Clínica Veterinária

Um Tratado de Doenças dos
Bovinos, Ovinos, Suínos e **Caprinos**

Volume 1

Grupo Editorial Nacional

O GEN | Grupo Editorial Nacional – maior plataforma editorial brasileira no segmento científico, técnico e profissional – publica conteúdos nas áreas de ciências da saúde, exatas, humanas, jurídicas e sociais aplicadas, além de prover serviços direcionados à educação continuada e à preparação para concursos.

As editoras que integram o GEN, das mais respeitadas no mercado editorial, construíram catálogos inigualáveis, com obras decisivas para a formação acadêmica e o aperfeiçoamento de várias gerações de profissionais e estudantes, tendo se tornado sinônimo de qualidade e seriedade.

A missão do GEN e dos núcleos de conteúdo que o compõem é prover a melhor informação científica e distribuí-la de maneira flexível e conveniente, a preços justos, gerando benefícios e servindo a autores, docentes, livreiros, funcionários, colaboradores e acionistas.

Nosso comportamento ético incondicional e nossa responsabilidade social e ambiental são reforçados pela natureza educacional de nossa atividade e dão sustentabilidade ao crescimento contínuo e à rentabilidade do grupo.

Clínica Veterinária

Um Tratado de Doenças dos
Bovinos, Ovinos, Suínos e **Caprinos**

Volume 1

NOVA EDIÇÃO DE RADOSTITS

Peter D. Constable

BVSc(Hons), MS, PhD, *Docteur Honoris Causa* (Université de Liège), Dipl.ACVIM, Dipl.ACVN (Honorary), AssocMember.ECBHM; Professor and Dean, College of Veterinary Medicine, University of Illinois, Urbana, Illinois, USA (constabl@illinois.edu)

Kenneth W. Hinchcliff

BVSc(Hons), MS, PhD, Dipl.ACVIM; President and Chief Executive Officer, Trinity College, University of Melbourne, Royal Parade, Parkville, Victoria, 3052, Australia; past Dean Faculty of Veterinary and Agricultural Sciences, University of Melbourne, Werribee, Victoria, Australia (hkw@unimelb.edu.au)

Stanley H. Done

BA, BVetMed, DVetMed, Dipl.ECPHM, FRCVS, FRCPath; Animal Health and Veterinary Laboratories Agency (AHVLA; contact norma.souter@ahvla.gsi.gov.uk), Thirsk, United Kingdom (stanleydone70@icloud.com)

Walter Grünberg

DrMedVet, MS, PhD, Dipl.ECBHM, Dipl. ECAR, AssocDipl.ACVIM; Farm Animal Internal Medicine Specialist, University of Veterinary Medicine Hannover, Foundation Clinic for Cattle, Hannover, Germany (walter.gruenberg@tiho-hannover.de)

Revisão Técnica

José Jurandir Fagliari

Mestre em Medicina Veterinária, área de Patologia Clínica Veterinária, pela Escola de Veterinária da Universidade Federal de Minas Gerais. Doutor em Medicina Veterinária, área de Clínica: Fisiopatologia Médica, pela Faculdade de Medicina Veterinária e Zootecnia da Universidade Estadual Paulista (Unesp, *campus* Botucatu). Pós-Doutorado em Clínica e Patologia Clínica Veterinária no Department of Veterinary Pathobiology da University of Minnesota, EUA.

Thaís Gomes Rocha

Mestre e Doutora em Medicina Veterinária pela Faculdade de Ciências Agrárias e Veterinárias da Universidade Estadual Paulista (Unesp, *campus* Jaboticabal).

11ª edição

GEN | GUANABARA KOOGAN

- Os autores deste livro e a editora empenharam seus melhores esforços para assegurar que as informações e os procedimentos apresentados no texto estejam em acordo com os padrões aceitos à época da publicação, *e todos os dados foram atualizados pelos autores até a data do fechamento do livro*. Entretanto, tendo em conta a evolução das ciências, as atualizações legislativas, as mudanças regulamentares governamentais e o constante fluxo de novas informações sobre os temas que constam do livro, recomendamos enfaticamente que os leitores consultem sempre outras fontes fidedignas, de modo a se certificarem de que as informações contidas no texto estão corretas e de que não houve alterações nas recomendações ou na legislação regulamentadora.
- Data do fechamento do livro: 05/11/2020
- Os autores e a editora se empenharam para citar adequadamente e dar o devido crédito a todos os detentores de direitos autorais de qualquer material utilizado neste livro, dispondo-se a possíveis acertos posteriores caso, inadvertida e involuntariamente, a identificação de algum deles tenha sido omitida.
- **Atendimento ao cliente: (11) 5080-0751 | faleconosco@grupogen.com.br**
- Traduzido de
  VETERINARY MEDICINE, ELEVENTH EDITION

  First published 1960.

  This edition of Veterinary Medicine, 11th edition by Peter D. Constable, Kenneth W Hinchcliff, Stanley H. Done, & Walter Gruenberg is published by arrangement with Elsevier Limited.
  ISBN: 978-0-7020-5246-0
  Esta edição de *Veterinary Medicine, 11ª edição*, de Peter D. Constable, Kenneth W Hinchcliff, Stanley H. Done, & Walter Gruenberg, é publicada por acordo com Elsevier, Inc.

  EDITORA GUANABARA KOOGAN LTDA.
  Uma editora integrante do GEN | Grupo Editorial Nacional
  Travessa do Ouvidor, 11
  Rio de Janeiro – RJ – CEP 20040-040
  www.grupogen.com.br

- Capa: Bruno Sales
- Imagem da capa: © la_puma
- Editoração eletrônica: Adielson Anselme
- Tradução: Eliane de Cássia Diniz, Etiele Maldonado Gomes, Gabrielle Christine de Souza Campos, José Jurandir Fagliari, Thaís Gomes Rocha
- Ficha catalográfica

CIP-BRASIL. CATALOGAÇÃO NA PUBLICAÇÃO
SINDICATO NACIONAL DOS EDITORES DE LIVROS, RJ

R122
11. ed.

Clínica veterinária: um tratado de doenças dos bovinos, ovinos, suínos e caprinos, volume 1/Peter D. Constable ... [et al.]; [tradução José Jurandir Fagliari ... [et al.]]. -
11. ed. - Rio de Janeiro : Guanabara Koogan, 2021.
1152 p. : il. ; 28 cm.

Tradução de: Veterinary medicine | a textbook of the diseases of cattle, horses, sheep, pigs and goats
Apêndice
Inclui bibliografia e índice
ISBN 978-85-277-3692-3

1. Medicina veterinária. I. Constable, Peter D. II. Fagliari, José Jurandir.

20-65303 CDD: 636.089
CDU: 636.09

Leandra Felix da Cruz Candido - Bibliotecária - CRB-7/6135

Dr. Otto M. Radostits

31 de agosto de 1934 a 15 de dezembro de 2006
Autor sênior da quinta à sétima edição; autor principal da oitava à décima edição

Dr. Otto Martin Radostits foi professor, clínico e pesquisador na área de medicina veterinária, influenciando, de modo marcante, os estudantes e clínicos veterinários em todo o mundo por meio de suas publicações, e não apenas este livro. Dr. Otto se envolveu estreitamente com o texto e a edição da quinta à décima edição do livro *Clínica Veterinária*.

Dr. Otto, filho mais velho de imigrantes austríacos, foi criado em uma pequena fazenda em Alberta, no Canadá. Suas experiências iniciais na fazenda e aquelas obtidas trabalhando como veterinário local, enquanto frequentava o Ensino Médio, despertaram interesse na carreira de ciências veterinárias, início de sua paixão pela medicina veterinária de grandes animais, que durou toda sua vida. Ele ingressou na Ontario Veterinary College em 1954, ocasião em que a instituição era a única escola de veterinária no Canadá cujo idioma falado era o inglês. Durante a graduação e a pós-graduação, o seu potencial e interesse clínico foram reconhecidos, sendo convidado para ingressar na faculdade como membro da clínica ambulatorial – atividade clínica ativa na área rural. Portanto, Dr. Otto lecionou ao longo dos 5 anos seguintes, com exceção de um ano que passou na School of Veterinary da Purdue University, em West Lafayette, Indiana, EUA.

O Western College of Veterinary Medicine, em Saskatchewan, no Canadá, foi criado sob a coordenação do Prof. D.L.T. Smith, em meados dos anos de 1960; o Dr. Otto foi um dos membros fundadores da faculdade. Ele criou a clínica ambulatorial e auxiliou a projetar as instalações clínicas da instituição e a finalizar a grade curricular. Permaneceu como membro do Western College of Veterinary Medicine até sua aposentadoria, em junho de 2002, quando foi agraciado com o título de Professor Emérito. Nessa instituição, ele desenvolveu-se e tornou-se um professor de clínica que influenciou estudantes e veterinários, locais e internacionais, por meio de suas publicações e palestras em congressos veterinários.

O reconhecimento internacional do Dr. Otto na área de medicina veterinária de grandes animais se deve, principalmente, à qualidade de suas publicações e à autoria de livros de veterinária. Essas publicações abrangem amplo espectro da medicina veterinária de grandes animais, desde o exame clínico do animal, individualmente, até a epidemiologia, o diagnóstico, o tratamento e o controle das doenças de animais pecuários, bem como a sanidade do rebanho e a medicina veterinária preventiva.

São particularmente notáveis suas contribuições na elaboração deste livro-texto, utilizado por estudantes de medicina veterinária e por clínicos veterinários de todo o mundo, nos últimos 50 anos, em suas 11 edições, das quais seis o Dr. Otto foi o autor sênior ou principal. Dr. Otto se uniu aos autores originais, Dr. Doug Blood e Dr. Jim Henderson, para a elaboração da quinta edição deste livro, em 1979; em 1994, tornou-se o autor sênior das oitava, nona e décima edições. Durante sua curta permanência como autor sênior, o livro manteve seu formato original, ou seja, um livro-texto para estudantes com diversos aspectos acessíveis a eles. Também manteve sua importância como um livro de referência, incluindo informações disponíveis sobre todas as doenças de grandes animais, uma tarefa realmente impressionante. Dr. Otto realizou uma grande parte desse trabalho e, com certeza, estaria orgulhoso desta 11ª edição.

Na redação destes e de outros textos, Dr. Otto incluiu a literatura veterinária e sempre acreditou, firmemente, na medicina baseada em evidências. Ele insistia para que todas as afirmações contidas nesses textos fossem comprovadas por referências da literatura, e manteve uma bibliografia muito ampla ao término de cada descrição de doença. Acreditava que os educadores veterinários também deviam estar atualizados quanto à literatura veterinária e tinha pouca admiração àqueles que não se atualizavam. A sua participação em discussões era marcante; contudo, Dr. Otto também era um dos primeiros a reconhecer as informações atuais que contrariavam teorias anteriores sobre determinada doença e sempre aceitava um argumento bem fundamentado.

Dr. Otto ensinou que um diagnóstico correto é o ponto crucial para solucionar um problema causado por doença; ele tinha paixão pela arte e ciência do exame clínico. Muitos de seus alunos lembram, com carinho, seu alerta: "cometemos mais erros por deixar de procurar do que por não saber". A insistência do Dr. Otto sobre a necessidade de um diagnóstico correto implicava na necessidade de o clínico veterinário obter, em seus livros, a melhor informação atual sobre o que fazer para curar ou prevenir determinada doença.

Dr. Otto é autor de outros livros. No fim dos anos de 1990, preocupava-se que as habilidades tradicionais do exame físico estavam sendo substituídas por análises laboratoriais e instrumentais. Como consequência, consultou clínicos veterinários de todo o mundo e, em 2000, escreveu, como autor sênior, o livro *Exame clínico e diagnóstico em veterinária*. A partir de sua atuação em fazendas, Dr. Otto percebeu que a doença dos animais pecuários consistia, comumente, em um problema do rebanho e reconheceu as limitações do clínico para "apagar incêndios". Ele escreveu o primeiro livro de importância sobre sanidade do rebanho e medicina preventiva, cuja primeira edição foi lançada em 1985. Dr. Otto publicou muitos outros trabalhos de importância para o ensino do médico-veterinário geral; ministrou mais de 250 palestras e seminários relacionados com medicina veterinária, como convidado, em diversos países. As contribuições do Dr. Radostits são reconhecidas na forma de muitos prêmios. Para ele, provavelmente, o mais importante foi o de Master Teacher, concedido por sua universidade, e, no âmbito nacional, o da Order of Canada.

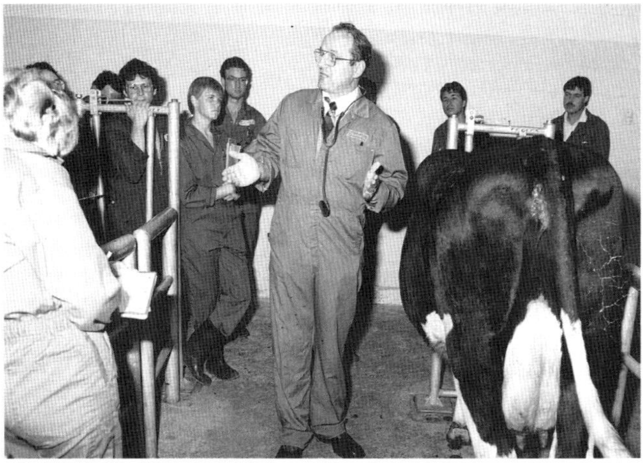

Dr. Otto Radostits ministrando uma aula no Western College of Veterinary Medicine, em Saskatchewan, Canadá. Imagem cedida pela Sra. Ruth Radostits e família.

Dr. Clive Collins Gay

Dr. Clive Collins Gay, DVM (Guelph, 1960), MVSc (Guelph, 1962), MVSc (*Ad Uendem Statum,* Melbourne, 1970), FACVSc (1977), diplomado pelo American College of Veterinary Internal Medicine (honorário, 2008) e Doctor of Veterinary Science (*Honoris Causa,* Melbourne, 2008), tem uma carreira eminente como veterinário de animais pecuários, pesquisador, autor e professor ao longo de cinco décadas.

Após concluir a graduação em 1960, em Guelph, Dr. Gay foi nomeado professor-assistente no Department of Veterinary Medicine da University of Glasgow, no período de 1962 a 1964. Em 1964, atuou como membro da George Aitken Pastoral Research (ovinos) e trabalhou no Veterinary Investigation Centre da University of Endinburg (Escócia), no Veterinary Investigation Centre, Ministry of Agriculture, Penrith (Inglaterra) e no Nuffield Institute for Medical Research da University of Oxford.

Em 1965, Dr. Gay foi convidado por seu preceptor, Prof. Douglas Blood, para atuar na School of Veterinary Science recentemente fundada, na University of Melbourne, como professor sênior em medicina de animais pecuários. Dr. Ken Hinchcliff foi aluno do Dr. Gay na University of Melbourne.

Dr. Gay foi um clínico muito talentoso, um entusiasta da ciência veterinária, que inspirou gerações de estudantes de graduação e pós-graduação, bem como seus assistentes. A sua importância como professor foi reconhecida pelos alunos na forma de várias condecorações recebidas durante anos, tanto na Austrália quanto na América do Norte; em 2000, recebeu o Washington State University (WSU) Faculty Award, concedido pela Washington State Veterinary Medical Association (WSVMA).

Em 1979, o Dr. Gay atuou como professor de clínica de animais de produção na WSU, onde suas atividades se concentravam em animais pecuários; em 1982, fundou a Field Disease Investigation Unit, coordenada por ele até sua aposentadoria, em 2005. A atuação da Field Disease Investigation Unit foi importante por ocasião de sua implantação, com abordagem multidisciplinar, incluindo a participação de professores de faculdades de medicina veterinária, veterinários autônomos, pesquisadores em ciência animal, profissionais de extensão rural e produtores, com intuito de controlar as doenças de animais pecuários economicamente importantes. Dr. Gay foi, também, um dos primeiros clínicos a propor o uso de medicina baseada em evidências. Foi membro de vários comitês do U.S. Department of Agriculture (USDA). Em reconhecimento à sua extensa contribuição nessa área, recebeu o conceituado Calvin W. Schwabe Award pelos trabalhos que realizou, durante a vida, sobre epidemiologia veterinária e medicina veterinária preventiva, concedido pela American Association of Veterinary Epidemiology and Preventive Medicine, em 2007. Em 2005, o Dr. Gay tornou-se Professor Emérito da WSU. Sua grande contribuição à medicina veterinária foi reconhecida pelo Distinguished Achivement Award, concedido pela Washington State Veterinary Medical Association, em 2006; tornou-se Honorary Diplomat of the American College of Veterinary Internal Medicine em 2008.

As atividades de pesquisa do Dr. Gay abrangem uma ampla área da ciência veterinária relacionada tanto com as espécies quanto com os sistemas, incluindo tópicos tão distintos como cólica em equinos, cardiologia em cães, diarreia em suínos, imunidade colostral em bezerros e deficiência de microelementos em ruminantes. Orientou 13 doutorados e 14 mestrados. Esse trabalho resultou na publicação de mais de 90 artigos em periódicos e mais de 100 resumos em anais de congressos, bem como no convite para ministrar mais de 150 palestras em grupos científicos, congressos veterinários e grupos agrícolas. O fato de palestrar em grupos agrícolas reflete o seu comprometimento com a "transferência de conhecimento" (atuação como extensionista), que foi o fundamento de sua atuação em estudos epidemiológicos e de medicina veterinária preventiva.

Ressaltando sua relevância internacional, o Dr. Gay foi pesquisador visitante no Department of Veterinary Microbiology, University of Guelph, em 1971; no Department of Veterinary Clinical Studies, University of Cambridge, em 1972; no Department of Veterinary Clinical Studies, Massey University, em 1993; no Central Veterinary Laboratory, Ministry of Agriculture Fisheries and Food, Pirbright, em 1994; e no Department of Geospatial Science, RMIT University (Melbourne), em 2001.

Ao longo dos anos, o Dr. Gay contribuiu ativamente com associações veterinárias estaduais e nacionais, atuando como membro do comitê da Victorian Division of the Australian Veterinary Association (1968-1971); editor do *Victorian Veterinary Proceedings* (1968-1971); e membro do comitê executivo da Washington State Veterinary Medical Association (1999-2005), onde foi vice-presidente (2000) e presidente (2003-2004).

Dr. Gay foi autor colaborador do livro *Clínica Veterinária*, editado por Blood, Henderson e Radostits, em 1979, 1983 e 1989, e autor e editor da oitava (1994), nona (2000) e décima (2007) edições. Suas colaborações mais importantes para essas edições foram: doenças dos recém-nascidos, doenças infecciosas de ovinos e caprinos, doença causada por príon, terapia antimicrobiana prática e doenças causadas por protozoários, bem como enfermidades metabólicas selecionadas, enfatizando a importância das influências ambientais e do manejo, de fatores relacionados com o hospedeiro e com a virulência dos patógenos na ocorrência e na gravidade das doenças. O Dr. Gay foi praticamente o responsável pela publicação da décima edição deste livro, quando o Dr. Radostits, autor e editor principal, adoeceu, na etapa final da preparação da obra.

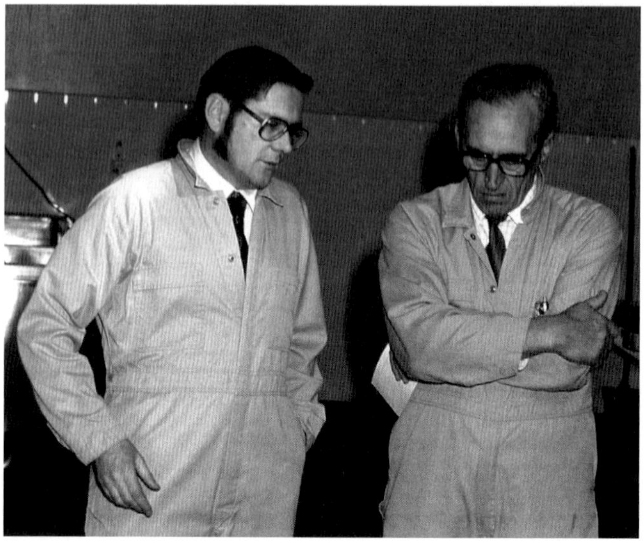

Dr. Clive Gay e Prof. Doug Blood, no Veterinary Clinical Centre, University of Melbourne, 1978. Imagem cedida pela família do Dr. Blood.

Professor Douglas Blood

1920 a 2013

Em 1926, o Prof. Douglas Blood chegou a East Ham, Londres, oriundo da Austrália. Sua família se estabeleceu em Richmond, New South Wales, e sobreviveu ao período da Grande Depressão. Com auxílio de bolsa de estudo, ele frequentou a Hurlstone Agricultural High School, onde gostava dos estudos desenvolvidos com animais, principalmente vacas e cães. Concluído o Ensino Médio, Dr. Doug foi admitido no Bachelor of Veterinary Science Program da University of Sydney. Durante a II Guerra Mundial, ele e um grupo de colegas convenceram as autoridades da universidade a deixá-los concluir o curso antecipadamente, de modo que se graduassem em 1942 e se alistassem, em seguida, no exército. Sr. Doug tornou-se capitão em uma unidade de vigilância denominada Curtin's Cowboys no Território do Norte. Após o seu regresso, lecionou na University of Sydney Veterinary School durante 12 anos. De 1957 a 1962, Dr. Doug ministrou aulas de medicina de grandes animais na Ontario Veterinary College, em Guelph. Durante esse período, foi professor e orientador do Dr. Otto Radostits e Dr. Clive Gay, que, em seguida, tornaram-se autores deste livro com o Dr. Doug.

Em 1962, o Dr. Doug foi indicado como professor de medicina veterinária e diretor fundador da Veterinary Science, na University of Melbourne. Dr. Doug deixou a direção em 1968, mas continuou como professor, aposentando-se em 1985, após 23 anos de serviço. Durante o período em que estava vinculado a Univesity of Melbourne, Dr. Doug convidou o Dr. Clive Gay para atuar como professor na School of Veterinary Science e ministrou aulas ao Dr. Ken Hinchcliff e ao Dr. Peter Constable, os quais se tornaram autores deste livro e diretores de faculdades de veterinária - Dr. Hinchcliff, na University of Melbourne, e Dr. Constable, na University of Illinois.

Em reconhecimento aos serviços prestados à ciência veterinária, Dr. Doug recebeu muitos prêmios e honrarias, inclusive a Schofield Medal, da University of Guelph; o Gilruth Prize, pelos méritos aos serviços prestados à ciência veterinária, da Australian Veterinary Association; e a Order of the British Empire. Ele participou da fundação da Australian and New Zeland College of Veterinary Scientists. Também atuou como membro do comitê da Victorian Division of the Australian Veterinary Association e como membro do conselho do Veterinary Surgeons Registration Board of Victoria.

Nos anos anteriores, Dr. Doug Blood havia revolucionado o ensino da clínica veterinária. Para todos nós, privilegiados pelo aprendizado nessa ocasião, ele foi um professor insuperável. Dr. Doug foi um dos primeiros professores de clínica veterinária a reconhecer a fisiopatologia como base para o ensinamento dos mecanismos de ocorrência de doenças em grandes animais. Ele também se concentrou nos princípios fisiopatológicos em suas explicações sobre as síndromes e no ensino de exames clínico e diagnóstico. Essa abordagem foi desenvolvida a partir dos ensinamentos de seu orientador, o cientista veterinário H.B. Parry, da University of Oxford, a quem dedicou a primeira edição deste livro. No que concerne ao ensinamento clínico, essa abordagem contrastou muito com o ensinamento de rotina, comum em várias disciplinas lecionadas naquela época, e contrariava totalmente os métodos de ensino de exames clínico e diagnóstico, baseados, principalmente, em padrões de reconhecimento.

Dr. Doug Blood também ensinou que o método de exame clínico deve se basear nos sistemas, ser realizado de modo sistemático e utilizando-se todos os órgãos dos sentidos e as técnicas disponíveis. Ademais, ensinou que o processo de exclusão inteligente de um diagnóstico também deve considerar a epidemiologia relacionada com a doença em questão, o exame do ambiente e a estimativa de probabilidade de ocorrência da enfermidade, conceito resumido na seguinte afirmação repetida frequentemente: "doenças comuns ocorrem comumente". Embora essas abordagens possam parecer óbvias aos alunos de graduação recentes, nos anos de 1950 e início da década de 1960, elas eram revolucionárias. Na verdade, em medicina veterinária, elas consistiram na base dos princípios de clínica de grandes animais ensinados atualmente. Os estudantes daquela época, mais antigos, recordam com grande admiração o conhecimento de clínica veterinária transmitido pelo Dr. Doug Blood e a contribuição particular para sua formação profissional. Durante todos os anos de sua carreira de professor, Dr. Doug foi capaz de inspirar os estudantes, sendo visto com respeito, admiração e mesmo veneração por seus alunos.

A primeira edição deste livro foi publicada em 1960, com autoria de D.C. Blood e J.A. Henderson. O título do livro era *Clínica Veterinária | Um Tratado de Doenças dos Bovinos, Equinos, Ovinos, Suínos e Caprinos* e baseava-se nas aulas do Dr. Doug Blood e do Dr. Jim Henderson, bem como nos ensinamentos e abordagens filosóficas do Dr. Doug. Nessa época, havia poucos livros relacionados com as disciplinas de ciências veterinárias e não havia disponibilidade de textos atualizados publicados em inglês que abordassem temas sobre clínica veterinária e doenças de animais pecuários. O livro original compreendia duas seções principais. A primeira, "Medicina Geral", tratava de disfunções dos sistemas orgânicos, e a segunda, "Medicina Especial", abordava doenças específicas das diversas espécies de grandes animais. Esse formato foi mantido até a 11ª edição. A segunda edição foi publicada em 1963 e nela foram adicionados dois capítulos sobre doenças parasitárias. Subsequentemente, novas edições foram publicadas em intervalos de, aproximadamente, 5 anos, com alterações maiores ou menores no formato da maioria das edições, como a inclusão de capítulos que tratam de novos temas ou subtítulos específicos para destacar, por exemplo, a epidemiologia ou as implicações zoonóticas da doença. No entanto, sempre, em todas as edições, fez-se ampla revisão da descrição da doença, com base na literatura atual.

A participação do Prof. Henderson no livro cessou na quinta edição, quando se recrutou o Prof. O. M. Radostits como autor sênior, além de outros autores colaboradores. O Dr. Blood participou como coautor nas nove edições, por um período de 45 anos, com outros coautores, inclusive Dr. Radostits, Dr. Gay, Dr. Hinchcliff e Dr. Constable.

No prefácio da primeira edição, afirmava-se que o livro se destinava principalmente aos estudantes de medicina veterinária, embora houvesse o desejo de que fosse útil aos clínicos veterinários e àqueles que trabalhavam no campo. Sem dúvida, o desejo se concretizou; o livro é amplamente utilizado como referência pelos veterinários que atuam na clínica de animais de grande porte e em outros de fazenda, nos países onde se fala a língua inglesa. As edições do livro também foram traduzidas para francês, italiano, espanhol, português, japonês, chinês e russo.

Além de sua paixão pelo método e acurácia do diagnóstico da doença tanto em animais individuais quanto nos rebanhos, o Dr. Doug Blood também era um entusiasta da medicina preventiva e foi um firme proponente da tese de que a doença subclínica é economicamente mais importante do que a doença clínica, em populações de animais pecuários. Com outros colegas da University of Melbourne, ele desenvolveu programas sanitários para bovinos leiteiros, bovinos de corte e suínos e realizou testes práticos desses programas em rebanhos e em grupos de animais particulares. Esses programas se baseavam em uma abordagem de toda a propriedade, com foco no conceito de que as metas de produção deveriam ser traçadas mediante o monitoramento da produtividade, com auxílio de computador, a fim de detectar desvio da meta de produção. O Dr. Doug Blood propôs, muito precocemente, o uso de computador para controlar e analisar os dados do diagnóstico clínico e do manejo sanitário do rebanho. Esses programas sanitários foram adotados comercialmente em vários países, com êxito.

O Dr. Doug tinha uma inteligência formidável, combinada com elevada ética profissional. Foi um pai de família generoso, que tinha prazer pela vida, bom humor e orgulho de sua família e de suas conquistas. Amava suas caminhadas matinais acompanhado de seu querido cão Border Collie, de música e de leitura; gostava muito de assar pão, fabricar cerveja, fotografar aves e usar gravata.

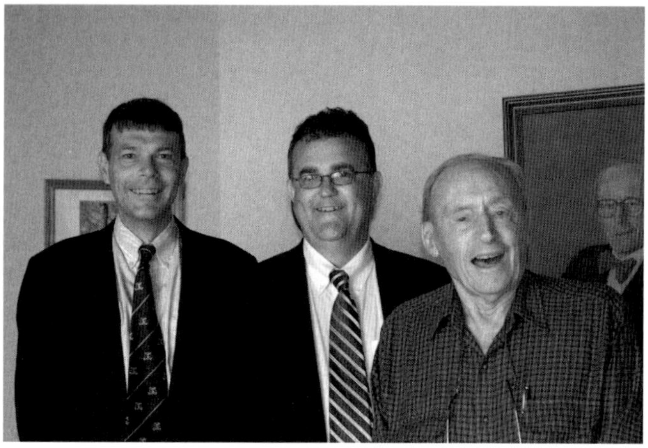

Professores Ken Hinchcliff, Peter Constable e Doug Blood (Werribee, Austrália, 2008). Imagem cedida por Hinchcliff K.

Colaboradores

D.D. (Doug) Colwell

BSc, MSc, PhD; (Doug.Colwell@AGR.GC.CA) Livestock Parasitology/Parasitologie du betail, Agriculture and Agri-Food Canada/Agriculture et Agroalimentaire Canada, Lethbridge Research Centre, Alberta, Canada

Sara Connelly

DVM, MS, Dipl.ACVCP; (sconnoll@illinois.edu) Clinical Assistant Professor, Department of Pathobiology and Veterinary Diagnostic Laboratory, College of Veterinary Medicine, University of Illinois, Illinois, USA

Levent Dirikolu

DVM, MVSc, PhD; (ldirikolu@lsu.edu) Professor and Director of the Equine Medication Surveillance Laboratory, School of Veterinary Medicine, Louisiana State University, Baton Rouge, Louisiana, USA

Robin Gasser

Tierarzt, DVM, PhD, DVSc; (robinbg@unimelb.edu.au) Professor in Veterinary Parasitology, Veterinary Preclinical Centre, Faculty of Veterinary Science, University of Melbourne, Parkville, Victoria, Australia

Lynn Hovda

RPh, DVM, MS, Dipl.ACVIM; (lhovda@safetycall.com) Adjunct Professor, University of Minnesota College of Veterinary Medicine, Director of Veterinary Services, SafetyCall International and Pet Poison Helpline, Bloomington, Minnesota, USA

Basil Ikede

DVM, PhD, Diagn Path, FCVSN; (ikede@upei.ca) University of Prince Edward Island, Charlottetown, Prince Edward Island, Canada

John Larsen

BVSc, PhD, Grad Dip Bus Admin; (j.larsen@unimelb.edu.au) Associate Professor of Ruminant Production Medicine and Director, The Mackinnon Project, Veterinary Clinical Centre, Faculty of Veterinary and Agricultural Sciences, University of Melbourne, 250 Princes Highway, Werribee, Victoria, Australia

William Witola

BVetMed, MSc, PhD; (whwit35@illinois.edu) Assistant Professor of Parasitology, Department of Pathobiology, College of Veterinary Medicine, University of Illinois, Urbana, Illinois, USA

Amelia R. Woolums

DVM, MVSc, PhD, Dipl.ACVIM, Dipl. ACVM; (amelia.woolums@msstate.edu) Professor, Department of Pathobiology and Population Medicine, College of Veterinary Medicine, Mississippi State University, Mississippi, USA

Prefácio à 11ª Edição

É com muito prazer que apresentamos a 11ª edição do livro *Clínica Veterinária*, 56 anos após a publicação de sua primeira edição, de autoria de Blood & Henderson, em 1960, e 9 anos depois da 10ª edição, de 2007. Esta obra, que trata de doenças de ruminantes, equinos e suínos, é o livro-texto mais amplamente citado em medicina veterinária, com um total recente de 4.267 citações (Google Scholar, maio de 2016). Pelo fato da ainda alta demanda por este livro, consideramos que desenvolvemos uma filosofia, formato e preço que atraem e satisfazem os anseios dos estudantes de graduação em medicina veterinária e veterinários que atuam na área de medicina de grandes animais.

Nesta 11ª edição, realizamos modificações substanciais no formato do livro, para mantê-lo atual, com a ampliação continuada dos conhecimentos sobre as doenças de grandes animais. O livro foi extensivamente revisado e reorganizado, com base nos principais sistemas orgânicos acometidos. A *abordagem por sistemas orgânicos* reflete a profunda influência do Dr. D.C. Blood na clínica de grandes animais em todo o mundo, enfatizando que o plano de exame clínico deve se fundamentar nos sistemas orgânicos. Ampliamos a abordagem dos sistemas orgânicos implementados na 1ª edição indicando as doenças que acometem o sistema orgânico primário ou o sinal clínico mais evidente atribuível a determinado sistema orgânico. Em consequência, a 11ª edição contém 21 capítulos, em vez dos 36 da 10ª edição: 13 tratam de sistemas orgânicos específicos, inclusive os sistemas digestórios de ruminantes e não ruminantes, o fígado e o pâncreas, os sistemas cardiovascular, hemolinfático/imune, respiratório, urinário, nervoso, musculoesquelético e reprodutor, além de anormalidades metabólicas/endócrinas, doenças da glândula mamária e, por fim, doenças de pele, olhos e orelhas. Cada um desses capítulos está distribuído em: doenças gerais; doenças infecciosas, listadas por sua etiologia (bacteriana, viral, fúngica e causada por príon, protozoários ou metazoários) e pelas espécies acometidas (todos os grandes animais, ruminantes, equinos, suínos); doenças metabólicas; doenças nutricionais; fatores ambientais e intoxicações; doenças neoplásicas; doenças congênitas e hereditárias; e, por fim, doenças de etiologia desconhecida. Os oito capítulos restantes abordam tópicos específicos da clínica: exame clínico e obtenção do diagnóstico; exame de populações; biossegurança e controle de infecção; condições sistêmicas gerais; anormalidades de água livre, eletrólitos, equilíbrio ácido-base e pressão oncótica; terapia antimicrobiana prática; doenças perinatais; e doenças sistêmicas e de múltiplos órgãos. Um índice amplo possibilita o fácil acesso do leitor às informações relevantes nos diferentes capítulos do livro.

Numa tentativa de assegurar que o livro continuasse a ter um *alcance internacional*, incluímos as doenças *cosmopolitas* clinicamente importantes em grandes animais. O livro menciona a erradicação da peste bovina em 2011, e inclui novas seções ou seções extensivamente revisadas sobre diversos tópicos, como: biossegurança e controle de infecção; epidemias causadas pelo vírus da doença da língua azul e pelo vírus Schmallenberg, em ruminantes, na Europa; doença de Wesselsbron, em bovinos, e hipocalemia, em bovinos adultos; fibrose pulmonar multinodular equina; infecção pelo vírus Hendra; doença epiteliotrópica eosinofílica multissistêmica de equinos; intoxicação por hipoglicina A e síndrome metabólica de equinos; síndrome reprodutiva e respiratória de suínos; diarreia epidêmica de suínos e circovírus e febre catarral maligna em suínos; infecções pelos vírus Torque teno, Menangle e Japanese B, em suínos; e diversas anomalias congênitas e hereditárias de grandes animais recentemente diagnosticadas.

Pensando no alcance global do livro, os quatro autores e nove coautores se graduaram ou atuaram como clínicos veterinários em 12 países de cinco continentes, incluindo Austrália, Áustria, Canadá, Alemanha, Japão, Países Baixos, Nigéria, Turquia, Suíça, Reino Unido, EUA e Zâmbia.

Continuamos a enfatizar a *epidemiologia* e a *fisiopatologia* de cada uma das doenças, com tópicos importantes para a tomada de decisão quanto ao *tratamento diagnóstico* e ao *controle*. Isso significa que nos esforçamos para manter um equilíbrio ideal entre a pesquisa publicada e as informações valiosas constatadas pelos veterinários de campo em seu trabalho diário. Para facilitar a busca de informações sobre assuntos específicos, os parágrafos foram divididos em seções menores, a partir de *tópicos* e *subtópicos*. Palavras-chave, termos e frases são destacados para enfatizar e facilitar ao leitor a detecção de pontos importantes. Ainda, incluímos as *implicações zoonóticas* e de *bioterrorismo* relacionadas com várias doenças e ressaltamos como os veterinários que atendem grandes animais têm se envolvido cada vez mais no controle de doenças transmissíveis aos humanos. O uso de testes diagnósticos individuais, descritos no tópico *Patologia Clínica* de cada doença, continua sendo um desafio para todos nós, especialmente com a maior disponibilidade de exames genômicos ou genéticos e de testes de uso ambulatorial. Continuamos a nos concentrar nos testes aceitos como de uso comum, discutindo suas limitações (se conhecidas) e fornecendo uma referência para os testes mais recentes e de futuro promissor como auxiliares de diagnóstico. Uma limitação comum das publicações que descrevem os novos testes diagnósticos refere-se à ausência de informação, ou informação inadequada, sobre as características (sensibilidade, especificidade, acurácia) do teste na população de animais na qual é utilizado.

Em concordância com o nosso profundo comprometimento com a prática de *medicina veterinária baseada em evidências*, há citações de referências relevantes compatíveis, publicadas a partir de 2006, bem como importantes artigos de pesquisa e revisões científicas, além de endereços eletrônicos, na forma de *Leitura complementar*. Recomendamos aos leitores a consulta às edições anteriores do livro para ter acesso às referências de artigos prévios.

Quando permitido, pela qualidade e pelo número de publicações revisadas por pares, aplicamos o sistema GRADE (acrônimo de *Grading of Recommendations Assessment, Development and Evaluation*), desenvolvido para graduar a qualidade das evidências e a força das recomendações em saúde (ver "Prefácio"), a fim de oferecer um resumo das recomendações sobre tratamento e controle em um quadro ao final de cada seção. Esse sistema refina as informações, enquadrando-as em uma das quatro recomendações que refletem "um julgamento que a maioria das pessoas bem informadas faria", ou seja, R1: "faz"; R2: "provavelmente faz"; R3: "provavelmente não faz"; e R4: "não faz". Acreditamos que o sistema GRADE é útil aos veterinários que cuidam de grandes animais e expandiremos essa abordagem para as futuras edições deste livro.

A restrição ao tamanho do livro tem sido uma preocupação constante, embora seja uma tarefa difícil com o volume crescente de informações publicadas e de doenças. Nossa intenção sempre foi propiciar informações sobre todas as doenças já relatadas. Apesar da redução das listas de referências e da ampla revisão para reduzir repetições, o livro ainda é extenso, o que o levou a ser publicado em dois volumes. Foram também adicionadas mais de 150 novas figuras ao livro, com o objetivo de auxiliar na apresentação das informações.

Continuamos apoiando a prática e a filosofia das edições anteriores deste livro com a colaboração de um número pequeno de autores na maioria dos textos; enquanto para os tópicos sobre conteúdos particulares, solicitamos a contribuição de especialistas. Acreditamos que a análise e a revisão relevantes da literatura por um número reduzido de autores com amplo conhecimento e visão global da medicina de grandes animais asseguram uma abordagem consistente de cada tópico. Nossos autores, residentes nos EUA, na Austrália, na Europa, no Reino Unido e no Canadá, têm grande experiência em medicina veterinária internacional.

O *Dr. Peter Constable*, diretor da College of Veterinary Medicine, da University of Illinois, EUA, assumiu a responsabilidade como autor sênior. Revisou várias seções relacionadas com doenças específicas de ruminantes, além de seções importantes dos capítulos que tratam de condições sistêmicas gerais e doenças do sistema digestório de ruminantes, bem como dos sistemas cardiovascular, urinário, musculoesquelético, nervoso e da glândula mamária. O Dr. Constable também revisou os capítulos sobre exame de populações e anormalidades de água livre, eletrólitos e equilíbrio ácido-base.

O *Dr. Kenneth Hindchcliff*, CEO da Trinity College, da University of Melbourne, e primeiro diretor da Faculty of Veterinary and Agricultural Sciences, também da University of Melbourne, Austrália, revisou todas as doenças de equinos e seções importantes dos capítulos sobre doenças do sistema respiratório, sistema digestório de não ruminantes, sistemas hemolinfático e imune, anormalidades endócrinas e doenças de neonatos. Ainda, revisou o capítulo sobre exame clínico e obtenção do diagnóstico, além de escrever o "Prefácio" do livro. O Dr. Hinchcliff agradece o apoio da St. John's College, Cambridge, que o recebeu como Overseas Visiting Scholar, em 2013, durante a preparação de algumas partes desse livro. O Dr. Constable e o Dr. Hinchcliff são responsáveis pela revisão final da obra.

O *Dr. Stanley Done*, recentemente aposentado da Animal Health and Veterinary Laboratories Agency, Thirsk, Reino Unido, participou de nosso livro como coautor e revisou todas as seções sobre doenças de suínos, uma tarefa importante porque a literatura sobre doenças infecciosas de suínos no mundo é muito extensa.

O *Dr. Walter Grünberg*, especialista em medicina interna de animais pecuários, da Tieräerztliche Hochschule, University of Veterinary Medicine, Hannover, Alemanha, também é um novo coautor. Revisou diversas seções relacionadas com doenças específicas de ruminantes e várias outras dos capítulos que abordam doenças do fígado e do pâncreas, bem como de pele, olhos, conjuntiva e orelhas.

A herança deixada pelos doutores *D.C. Blood*, *C.C. Gay*, *J. A. Henderson* e *O. M. Radostits* continuam nesta edição do livro *Clínica Veterinária*. O *Dr. Doug Colwell*, diretor da Research Scientist at Agriculture and Agri-Food Canada, revisou mais uma vez as seções sobre doenças causadas por ectoparasitas artrópodes. A *Dra. Sara Connelly*, professora-assistente de Patologia Clínica da College of Veterinary Medicine, da University of Illinois, EUA, revisou os apêndices que contêm tabelas de conversão e valores laboratoriais de referência. O *Dr. Levent Dirikolu*, professor de Farmacologia da School of Veterinary Medicine, da Louisiana State University, EUA, juntou-se ao nosso livro como colaborador, revisando o capítulo sobre terapia antimicrobiana prática. O *Dr. Robin Gasser*, professor de Parasitologia Veterinária, da Faculty of Veterinary and Agricultural Sciences, University of Melbourne, Austrália, é um novo colaborador, tendo revisado o texto sobre doenças causadas por protozoários. A *Dra. Lynn Hoyda*, diretora dos Serviços Veterinários, da PLLC and Pet Poison Helpline, Minnesota, EUA, também se juntou ao nosso livro revisando as seções relacionadas com as doenças causadas por toxinas presentes em plantas, fungos, cianófitos, clavibactérias e peçonhas de carrapatos e animais vertebrados. O *Dr. Basil O. Ikede*, que recentemente se aposentou na Atlantic Veterinary College, na Prince Edward Island, Canadá, novamente revisou as seções a respeito das principais doenças exóticas causadas por vírus e protozoários. O *Dr. John Larsen*, diretor do Mackinnon Project, da Faculty of Veterinary and Agricultural Sciences, University of Melbourne, Austrália, é outro novo colaborador, responsável por revisar vários capítulos que tratam de doenças de ovinos e caprinos. O *Dr. William Witola*, professor-assistente de Parasitologia, da College of Veterinary Medicine, da University of Illinois, EUA, também é um novo colaborador do livro, tendo revisado os capítulos relacionados com infecções parasitárias por nematódeos, trematódeos e tênias. E a *Dra. Amelia Woolums*, professora de Patobiologia e Medicina de População, na College of Veterinary Medicine, da Mississippi State University, EUA, participou da 11ª edição escrevendo um novo capítulo sobre biossegurança.

Acreditamos que nossos pares, que atuam com medicina de grandes animais, fizeram novamente uma revisão ampla e confiável da literatura, com um padrão, no mínimo, igual ao das dez edições anteriores. Esperamos que a 11ª edição de *Clínica Veterinária* forneça o conteúdo necessário para contemplar as necessidades de estudantes de medicina veterinária e clínicos de grandes animais pelos próximos 5 a 8 anos.

P. D. Constable
K. W. Hinchcliff
S. H. Done
W. Grünberg

Introdução

A primeira edição desta obra consistia em um livro-texto sobre doenças de animais pecuários tradicionais no mundo ocidental – bovinos, equinos, ovinos e caprinos –, com o objetivo principal de *oferecer* ao estudante de medicina veterinária e ao clínico veterinário o conhecimento e as informações necessários para o manejo sanitário desses animais. Embora esse objetivo não tenha se alterado, o contexto de medicina veterinária e clínica de grandes animais mudou notadamente ao longo desses 56 anos desde a publicação da 1ª edição deste livro.

MEDICINA VETERINÁRIA NO ANTROPOCENO

Antropoceno é o nome proposto para a nova era geológica, a partir do Holoceno, demarcada como o momento em que as atividades humanas começaram a ter um efeito global relevante nos sistemas do planeta.[1,2] Embora não aceita universalmente, a proposta reconhece que a atividade humana se tornou o principal determinante das condições biofísicas da Terra, influenciando sistemas globais e promovendo efeitos importante nos ambientes locais e regionais. O Antropoceno também está associado a marcantes alterações políticas e econômicas, inclusive instabilidade regional e redução nas barreiras políticas ou econômicas comerciais. Todos esses fatores influenciaram e continuam a influenciar a prática veterinária, bem como o manejo sanitário, o bem-estar e a produtividade dos animais produtores de lã e alimentos para o consumo humano.[3]

O conceito do Antropoceno possibilita aos veterinários considerar de que maneira a profissão de médico veterinário se adaptará às alterações ambientais e aos desafios sociais, políticos, ambientais e econômicos associados à saúde animal e humana. Tais desafios incluem (embora não se limitem a):[4]

- Mudança climática com efeitos indiretos na distribuição geográfica de enfermidades, surgimento ou reaparecimento de doenças infecciosas e não infecciosas e propagação de doenças a uma espécie historicamente não acometida
- Alteração dos padrões agrícolas e, consequentemente, do uso de animais, visto que as alterações climáticas forçam os fazendeiros a abandonar práticas de manejo animal e da terra empregadas há décadas ou séculos
- Crescente internacionalização do comércio e liberdade de deslocamento de pessoas, animais e fômites potenciais, com importantes implicações na biossegurança de países, regiões e indústrias
- Instabilidade política e consequente abandono do monitoramento da saúde animal e do controle de doenças
- Pressão econômica para produzir alimentos mais seguros e em maior quantidade, sem aumentar o uso de água e terra
- Expectativas da comunidade quanto a melhores condições de bem-estar animal e modificações obrigatórias de práticas de manejo de animais pecuários, como alojamento de bovinos leiteiros ou caudectomia para evitar miíase em cordeiros.

Como mencionado pelo *Safeguarding Human Health in the Anthropocene Epoch: Report of the Rockefeller Foundation-Lancet Commission on Planetary Health*, a escala de impacto humano no planeta é imensa, abrangendo as seguintes alterações:

- Cerca de 1/3 da superfície terrestre livre de gelo e de áreas de deserto foi transformada em terras cultiváveis ou pastagens
- Anualmente, cerca de metade de toda a água potável acessível é utilizada para o consumo humano
- A partir do ano 2000, mais de 2,3 milhões de km^2 de floresta primitiva foram desmatados
- Mais de 60% dos rios do planeta estão contaminados, o que corresponde a mais de 0,5 milhão de km de leito dos rios
- A taxa de extinção de espécies animais é 100 vezes maior do que aquela mencionada em registros de fósseis e o número de espécies remanescentes tem diminuído
- As concentrações dos principais gases de efeito estufa – dióxido de carbono, metano e óxido nítrico – encontram-se nos níveis mais altos já observados pelo menos nos últimos 800 mil anos
- A temperatura do planeta continua subindo acima dos níveis históricos, provocando alterações nos padrões de temperatura e precipitação pluviométrica.

Essas mudanças têm profundo impacto na saúde humana e animal, evidenciado pela alteração da distribuição geográfica de doenças, pelo surgimento de novas doenças e pelo reaparecimento de doenças anteriormente controladas ou reprimidas. Alterações antropogênicas no ambiente influenciam a saúde animal por interferirem na produtividade de sistemas de produção agrícola e animal e pela maior probabilidade de propagação de doenças de animais para os humanos. Estima-se que metade dos casos de doenças infecciosas zoonóticas emergentes globais ocorridos entre os anos 1940 e 2005 decorra de alterações no uso da terra e nas práticas agrícolas e de produção de alimentos.[5] Há evidência de risco crescente de transmissão de doença zoonótica em ambientes desarranjados e degradados, com mostrado pelo surgimento de duas doenças causadas por henipavírus em animais e seres humanos. Os henipavírus Nipah e Hendra são transmitidos de morcegos aos suínos e equinos, respectivamente, e, em seguida, infectam humanos. Nos dois casos, a doença está associada à modificação ambiental, inclusive a limpeza do solo, que possibilita transmissões repetidas de vírus por morcegos frugíveros reservatórios, enfatizando a importância de um ecossistema intacto e de condições climáticas apropriadas para o controle da transmissão de doenças.[6-8]

Modificações nos padrões climáticos podem influenciar sobremaneira a distribuição de vetores de importantes patógenos. As condições climáticas representam o principal fator determinante das distribuições temporal e geográfica de artrópodes, das características dos ciclos biológicos dos artrópodes, dos padrões de disseminação de arbovírus associados, da evolução dos arbovírus e na eficiência da transmissão dos arbovírus dos artrópodes aos hospedeiros vertebrados.[9] Por exemplo, o surgimento da infecção e da doença pelo vírus da língua azul na Europa foi atribuído às alterações na distribuição de mosquito-pólvora hematófago, que transmite o vírus, decorrentes de modificações climáticas. Apesar das controvérsias em torno dessa afirmação, não está clara a importância de outros fatores virais e antropogênicos, bem como de vetores, na propagação da doença.[10-13]

É preocupante a possibilidade de que as alterações nos padrões de uso do solo e das condições climáticas disseminem a febre do Vale Rift para novos locais, inclusive de modo mais frequente e profundo para a Península Arábica.[14] O surgimento do vírus Schmallenberg, um ortobunyavírus, como causa de doença em ruminantes na Alemanha e nos Países Baixos, no final de 2011, e sua subsequente disseminação rápida pela Europa alertam para o risco de aparecimento de novas doenças. Parece que o vírus é transmitido pelo mosquito-pólvora, mas sua origem permanece desconhecida. A ocorrência concomitante de novas cepas do vírus da língua azul (p. ex., BTV-6) na mesma região pode representar mais que uma coincidência.[15]

O transporte internacional de animais e de produtos de origem animal é comprovadamente acompanhado do risco de introdução de doenças em locais onde antes não existiam. A introdução da doença do cavalo africano em regiões com populações de equinos suscetíveis e a presença do mosquito-pólvora vetor (*Culicoides* spp.) podem resultar na disseminação da doença, como aconteceu na Península Ibérica em 1987.[16-18] O vírus da influenza equina foi acidentalmente introduzido na Austrália em agosto de 2007, pela importação de equinos infectados do Japão, cuja propagação parece ter ocorrido em razão dos procedimentos de quarentena inadequados.[19] A introdução do vírus, subsequentemente eliminado do continente, teve impacto econômico negativo.[20]

De modo semelhante, conflitos e instabilidade política, associados ou não a modificações nas condições climáticas, mas relacionados claramente com ação humana, promovem alterações nos padrões de deslocamento das pessoas. Além disso, carência de programas de erradicação e controle, bem como ausência de vigilância contribuem para o reaparecimento de doenças anteriormente controladas. Como exemplos, incluem-se a introdução da peste bovina na Turquia, a partir do Iraque, em consequência da primeira Guerra do Golfo, no início dos anos de 1990, e a disseminação de pleuropneumonia contagiosa bovina em Angola e no Nordeste Africano, como resultado das guerras civis.[21]

No Antropoceno, não haverá alterações apenas na ocorrência de doenças infecciosas: o aumento da temperatura global e as alterações nas condições pluviométricas elevarão o risco de doenças associadas ao calor e à estiagem em animais pecuários; ademais, os sistemas sociais serão prejudicados em decorrência das mudanças nos padrões de chuva, causando inundação, estiagem e maior ocorrência de eventos climáticos extremos.[4] Por exemplo, o estresse pelo calor influencia notavelmente a produção de leite, o ganho de peso e a fertilidade de bovinos, efeitos que se prolongam além do período de exposição ao calor.[4] O estresse pelo calor é preocupante em rebanhos leiteiros, em bovinos mantidos em confinamento e naqueles criados em sistema de criação extensivo em muitos países de climas temperado e tropical, o que levou à introdução de sistemas de manejo adaptados às alterações climáticas.[3,22,23] O aumento da temperatura global média elevará o número de dias por ano nos quais os bovinos ficam expostos a condições que causam estresse pelo calor[4], em alguns casos em mais de 100%.

A participação do veterinário nos sistemas de produção animal deve considerar esse cenário e as modificações climáticas, políticas, sociais e econômicas que representam a natureza da produção atual de lã e de alimentos pelos animais pecuários, destinados ao consumo humano.

CRIAÇÃO ATUAL DE ANIMAIS PECUÁRIOS

Embora ainda existam fazendas tradicionais que empregam múltiplos sistemas de produção de animais pecuários, em termos econômicos e de número de animais envolvidos são muito mais importantes as propriedades que empregam um ou dois sistemas de criação ou de espécies de animais pecuários. Por exemplo, nos países desenvolvidos é evidente a quase ausência de propriedades que criam suínos em sistema extensivo, em pastagens ou campos compartilhados com bovinos, equinos ou ovinos. Muito mais comuns, e economicamente importantes, são as grandes suinoculturas com centenas a milhares de suínos, que visam, com frequência, ao acasalamento desses animais, que, em seguida, são transferidos para outras fazendas ou instalações de animais em fase de terminação. Consideremos ainda a ascensão dos confinamentos, nos quais, por vezes, são agregados grandes números de bovinos oriundos de pequenas fazendas individuais; ou, ainda, a transformação de rebanhos leiteiros de pequenas propriedades (50 a 100 vacas) em grandes rebanhos, com milhares de vacas. Nessas condições, os problemas de sanidade enfrentados pelos administradores de fazendas e seus conselheiros veterinários são muito diferentes daqueles encontrados por um veterinário que faz o atendimento de uma vaca doente de um pequeno rebanho leiteiro em uma fazenda de criação familiar que também cria ovinos, suínos e aves. Esta edição do livro *Clínica Veterinária* pondera essas modificações circunstanciais, discutidas mais detalhadamente nesta "Introdução".

Outra importante modificação enfrentada pelos veterinários diz respeito ao crescente valor econômico individual de alguns animais, especialmente equinos, cuja medicina é discutida, em detalhes, durante o planejamento de cada edição. Esse crescente valor econômico e o desejo dos proprietários de proteger a saúde ou o desempenho dos equinos têm direcionado a atividade veterinária no sentido de desenvolver modalidades diagnósticas e terapêuticas sofisticadas e onerosas, bem como intervenções direcionadas ao cuidado de indivíduos. No entanto, isso é compensado pelo reconhecimento de que é economicamente importante preservar a saúde de grupos de equinos criados em haras ou estrebarias, bem como de toda a população de um país, com base em uma ampla compreensão de epidemiologia e biossegurança – como acontece nas criações de animais destinados à produção de lã e de alimentos para o consumo humano. Tendo em vista esse último aspecto, neste livro o tema medicina equina é tratado tanto na perspectiva da população de animais quanto do diagnóstico e tratamento de um equino, individualmente.

Obviamente, nos últimos 56 anos a medicina veterinária avançou de modo inimaginável. Por exemplo, tem-se incluído a compreensão sobre genética e cada vez mais sobre genômica (base da produção e da suscetibilidade à doença) nas discussões de quase todas as enfermidades, e não apenas naquelas com base claramente monogenética. Soma-se a isso, a importância incalculável do emprego de testes de diagnóstico à base da detecção de todo ou de parte do genoma de um patógeno. Hoje, os testes que utilizam reação em cadeia da polimerase possibilitam a detecção de uma quantidade muito pequena de DNA ou RNA, com bastante rapidez e absoluta especificidade, o que possibilita, em geral, a detecção de material genético do patógeno no mesmo dia da obtenção da amostra. Ainda, a análise do genoma, ou de parte dele [como polimorfismos de nucleotídeo único (SNIP, do inglês *single-nucleotide polymorphisms*)], de um animal ou um patógeno, propicia uma informação fundamental para a compreensão da patogênese, da patogenicidade ou da epidemiologia do microrganismo, cuja utilidade torna-se evidente na discussão de várias doenças – desde a detecção de mutações no genoma de animais, induzindo doenças particulares (p. ex., deficiência na adesão de leucócitos de bovinos) ou, ao contrário, reduzindo a suscetibilidade às doenças infecciosas, como acontece no caso de *scrapie* em algumas raças de ovinos; até a compreensão acerca da patogenicidade de microrganismos como as cepas neuropática e menos neuropática do herpes-vírus-1 equino, ou de sua epidemiologia, como na tipagem de cepa do vírus da influenza equina H3N8.

EPIDEMIOLOGIA CLÍNICA VETERINÁRIA

O surgimento da epidemiologia clínica como um meio de investigação dos padrões das doenças e de sua propagação, bem como de identificação de fatores dos risco da doença, foi importante para o entendimento da base da doença. O conhecimento dos padrões de propagação das enfermidades torna-se fundamental para o desenvolvimento e a implementação de medidas de biossegurança e de controle sensíveis e efetivas. De modo semelhante, o conhecimento dos fatores de risco da doença e a quantificação da importância relativa de cada condição ("risco relativo" e "razão da probabilidade", de acordo com o contexto) são essenciais para determinar quais desses fatores podem ser modificados para reduzir o risco da doença, e se o emprego de tal procedimento é econômico.

É evidente a importância da adoção da epidemiologia aplicada e analítica na clínica de grandes animais e na medicina veterinária. Atualmente, a pronta disponibilidade de instrumentos epidemiológicos possibilita aos veterinários identificar e quantificar os fatores de risco associados à doença, de modo a permitir um prognóstico mais acurado, verificar de modo apropriado a resposta ao tratamento sem depender de manifestações clínicas, avaliar cientificamente os procedimentos de controle e realizar testes de resposta. Nesse sentido, existe uma grande e desafiadora oportunidade para os veterinários se envolverem em pesquisas clínicas no campo, onde os problemas ocorrem. Para tanto, será necessário ter o conhecimento sobre o uso de bancos de dados computadorizados. Atualmente, esses bancos de dados propiciam oportunidades ilimitadas de captura e análise de dados, gerando informações úteis que, até então, eram consideradas impossíveis. A técnica de análise de decisão também é um instrumento valioso para os veterinários que se deparam com tomadas de decisão importantes sobre procedimentos de tratamento e controle.

LITERATURA CIENTÍFICA VETERINÁRIA E COMO UTILIZÁ-LA

Provavelmente, o maior avanço em medicina veterinária foi o aumento do conhecimento coletivo. A grande ampliação da compreensão de doenças animais e da sanidade animal, inclusive a respeito da eficiência do diagnóstico e de intervenções e técnicas terapêuticas, aliada à facilidade de acesso a essas informações por meio de dados disponíveis on-line e de mecanismos de pesquisas na internet, apresenta desafios quanto à avaliação da qualidade das informações e à sua verificação para que sejam utilizáveis.

O desenvolvimento de métodos formais de avaliação das informações e disponibilização de uma recomendação deu origem ao termo *medicina veterinária baseada em evidências*.[24-26] Por definição, esse termo se refere ao emprego das melhores evidências relevantes aliadas ao conhecimento clínico, com o intuito de tomar a melhor decisão possível a respeito do paciente veterinário, considerando as condições de cada um dos pacientes e as condições e os padrões do proprietário/cuidador.[27] As questões relacionadas com o emprego de uma abordagem baseada em evidências podem ser assim resumidas:

- Por que é necessária a evidência da eficácia das ações clínicas (avaliação dos sinais clínicos, testes de diagnóstico, intervenções, prognóstico)?
- Quais são e quão bons são os níveis de evidência?
- Como se transforma a evidência em uma recomendação ou decisão?
- Quais fatores contribuem para a determinação da evidência?
- Evidência fraca possibilita fazer uma recomendação forte?
- Evidência forte nem sempre possibilita fazer uma recomendação forte?
- Como utilizar isso na prática?

A medicina veterinária baseada em evidências contempla cinco etapas:[27]

1. Faça perguntas pertinentes e, por meio delas, defina quais precisam ser conhecidas, de modo a possibilitar a ação mais apropriada.
2. Obtenha a evidência geralmente consultando uma revisão da literatura disponível ou, menos comumente, realizando um novo estudo investigativo.
3. Avalie a qualidade da evidência e sua validade externa (valor da evidência para a questão formulada).
4. Empregue a evidência na prática, se apropriada. Veja comentários que acompanham o sistema GRADE.
5. Revise/avalie se a aplicação da nova evidência influenciou o resultado de interesse.

Qualidade da evidência

Na prática veterinária, a confiança na abordagem baseada em evidências depende da avaliação que se faz da qualidade da evidência disponível[28], embora nem todas as evidências tenham importância ou utilidade iguais. Embora existam diferenças discretas nas graduações da qualidade da evidência de diferentes fontes, a seguir há uma hierarquia aproximada de evidências, da menor para a maior em termos de seu valor prático:

- Opinião de especialista/editoriais/estabelecimento de consenso não estruturado ou opinião parcial
- Relatos de casos e de série de casos
- Estudos *in vitro* com um grupo-controle apropriado
- Modelo animal da doença de interesse (indução da doença em espécies além daquelas nas quais a doença ocorre naturalmente; por exemplo, camundongo como modelo para doença de equinos)
- Estudos cruzados ou de caso-controle
- Experimentos não randomizados, estudos de grupos ou modelos de doenças induzidas na espécie de interesse (espécies-alvo; p. ex., indução de diarreia viral em bezerros)
- Experimentos randomizados controlados, em condição de campo
- Revisão sistemática de experimentos randomizados controlados
- Revisão sistemática, inclusive metanálise.

Quanto melhor a qualidade da evidência, maior a confiança na tomada de decisão baseada em evidências. A maior qualidade da evidência é obtida por meio de revisões sistemáticas que podem incluir uma metanálise e se distinguem das revisões narrativas, cujo valor da evidência é muito menor: as revisões sistemáticas são obtidas com uma metodologia apropriada, de modo a assegurar a validade das conclusões.[29] As revisões sistemáticas devem se basear em uma questão claramente definida e em critérios previamente especificados para a inclusão e a avaliação da literatura, entre outros fatores. Há vários critérios e metodologias disponíveis para realizar revisões sistemáticas.[30-32]

A avaliação da qualidade da evidência obtida em artigos científicos depende do exato relato dos autores do artigo sobre o que e como fizeram. Estudos em medicina humana e pequenos animais mostraram que, em artigos, um relato mais deficiente da metodologia está associado a um número mais extenso de busca positiva, fazendo crer que relatos não bem documentados provavelmente fornecem evidência de eficácia não confiável.[33] Há uma quantidade crescente de diretrizes que informam aos autores a maneira de relatar apropriadamente os dados de experimentos, úteis também como *checklists* para os leitores. As diretrizes disponíveis são CONSORT, REFLECT, STARD, STROBE e outras encontradas no *site* EQUATOR (<http://www.equator-network.org/reporting-guidelines/>).[34]

Da evidência à recomendação

Em medicina humana, a abordagem que utiliza evidência como guia para a tomada de decisão clínica foi formalizada nas duas últimas décadas e está ganhando força na medicina veterinária. Como clínicos veterinários, os profissionais têm obrigações éticas e legais de utilizar os métodos e práticas mais propensos a fornecer os "melhores" resultados aos animais tratados e seus proprietários. Uma abordagem tradicional para decidir sobre os "melhores" tratamentos, testes ou métodos de diagnóstico e medidas preventivas consiste na identificação da evidência de eficácia da mais alta qualidade e no emprego de uma abordagem com a evidência de eficácia mais sólida. Cochrane Collaboration e Cochrane Reviews exemplificam e realizam essa abordagem em medicina humana (<http://cochrane.org/cochrane-reviews>).

Essa abordagem "baseada em evidências" presume, implicitamente, que se deve confiar na evidência de maior qualidade e que ela, necessariamente, leva ao emprego desse tratamento, do teste de diagnóstico ou da medida profilática. No entanto, essa abordagem falha quando se formulam recomendações para uso na prática clínica. Os clínicos precisam de recomendações baseadas em evidências disponíveis, mas que também considerem outros fatores que devem ser pensados quando se aconselha o proprietário ou treinador sobre a "melhor" abordagem para tratar o problema de seu animal (e deles). Essa metodologia, desenvolvida para o uso em medicina humana, é conhecida como sistema GRADE[35] e funciona basicamente fornecendo uma estrutura para definir uma recomendação final de intervenção, considerando:

1. Qualidade da evidência (Cochrane e avaliações similares de qualidade da evidência terminam aqui).
2. Seriedade da literatura obtida.
3. Magnitude da eficácia do tratamento.
4. Precisão da eficácia do tratamento.
5. Risco do evento alvo (frequência).
6. Risco de eventos adversos associados à intervenção.
7. Custo da intervenção.
8. Condições e preferências dos usuários finais (pacientes).

Todos esses critérios apresentam pelo menos alguma aplicação em medicina veterinária. Em resumo, para as avaliações da qualidade das recomendações devem ser considerados os seguintes fatores:

- *Qualidade da evidência na qual se baseou a recomendação.* A qualidade da evidência é avaliada por meio do tipo de estudo (sendo as revisões sistemáticas designadas, *a priori*, como as de melhor evidência e os estudos observacionais como os de evidência de menor qualidade), imprecisão dos resultados em vários estudos, inconsistência dos estudos, redundância, relatos tendenciosos, magnitude da eficácia, aceitabilidade biológica e força de associação[36-40]
- *Proporção custo-benefício.* A intervenção é mais benéfica ou prejudicial? Quais os graus potenciais de benefício e de prejuízo?

- *Exequibilidade para transmitir a evidência em circunstâncias nas quais a intervenção será realizada.* Posso aplicá-la em minha clínica? Está disponível?
- *Certeza do risco basal.* Qual a importância do problema?
- *Custo.* Devem ser considerados recursos para os custos financeiros e outras despesas.

A proporção custo-benefício (perdas e ganhos) pode ser classificada como:

- Favorável: claramente a intervenção é mais benéfica que prejudicial
- Equilibrada: há um equilíbrio significativo entre benefícios e prejuízos
- Indefinida: incerteza quanto à intervenção ser mais benéfica que prejudicial
- Desfavorável: claramente a intervenção é mais prejudicial que benéfica.

A qualidade da evidência que implica a recomendação pode ser classificada como:

- Alta: tem-se muita confiança de que o efeito real será próximo ao efeito esperado. Em outras palavras, pode-se ter muita certeza de que tanto a direção do efeito quanto sua magnitude são conhecidas com razoável segurança e que a magnitude do efeito é clinicamente relevante
- Moderada: tem-se moderada confiança no efeito esperado. É provável que o efeito real seja próximo ao efeito esperado, mas há possibilidade de que seja substancialmente diferente. Em outras palavras, a direção do efeito pode ser conhecida, embora a magnitude possa ser modificada por pesquisa adicional. É provável que a magnitude do efeito seja clinicamente relevante
- Baixa: a confiança no efeito esperado é limitada. O efeito real pode ser substancialmente diferente do efeito esperado. Em outras palavras, tanto a direção do efeito quanto sua magnitude muito provavelmente são modificadas por investigação clínica adicional
- Muito baixa: qualquer efeito esperado é muito incerto e a direção e a magnitude do efeito real da intervenção são desconhecidas.

Por fim, todas as considerações mencionadas podem ser refinadas, de modo que as recomendações a seguir constituam "um julgamento que as pessoas bem-informadas fariam":[41]

- Faça isso: há evidência de alta qualidade dos benefícios, dentro das limitações dos recursos apropriados (custos), para um problema de importância significativa (um julgamento que as pessoas mais bem-informadas fariam)
- Provavelmente, faça isso: quando a força da evidência é moderada ou quando o custo-benefício é incerto ou mínimo
- Provavelmente, não faça isso: quando a força da evidência é baixa ou muito baixa, o custo-benefício é incerto ou mínimo, ou quando o risco basal é baixo
- Não faça isso: há evidência de alta qualidade de prejuízos que, claramente, superam os benefícios, o custo é muito elevado em relação aos benefícios ou o risco basal é muito baixo (ou seja, o problema não é importante).

Embora não sejam bem estabelecidas em medicina veterinária, as diretrizes do sistema GRADE são utilizadas e proporcionam aos clínicos a oportunidade de fazer recomendações baseadas em evidências.[42]

ANIMAIS DESTINADOS À PRODUÇÃO DE ALIMENTOS E LÃ

A prática veterinária em animais de produção serve principalmente aos proprietários de animais destinados à produção de carne, leite e lã, como os bovinos de corte ou leiteiro, suínos, ovinos e caprinos. Serve, ainda, aos proprietários de animais ungulados mantidos em cativeiro, como veados, alces e bisões criados em fazendas, para a produção de carne e subprodutos (p. ex., couro). Embora haja algum consumo humano de carne de cavalo comercialmente processada, a venda é pequena em comparação à de carne de bovinos e suínos; assim, geralmente os equinos não são incluídos nas discussões sobre prática veterinária em animais destinados à produção de alimentos. Ademais, embora as aves, peixes e coelhos também sejam fontes importantes de alimentos para os humanos, não constituirão objetos de discussão neste livro.

Nas últimas décadas, a principal atividade da prática de animais de produção, e uma das principais fontes de renda dos veterinários, foi a prestação de *serviços de emergência veterinária* aos proprietários de rebanhos ou grupos de animais em que um único animal é acometido por uma doença comum. Ocasionalmente, surtos de doença afetavam vários animais. Além disso, outras fontes significativas de renda para os veterinários incluíam os serviços veterinários eletivos de rotina, como castração, vacinação, descorna e aplicação de vermífugos, testes para doenças (p. ex., brucelose e tuberculose), e administração de medicamentos veterinários, inclusive produtos biológicos. Desde meados do início dos anos 1970, tem-se notado que a ênfase e a dependência da medicina veterinária de emergência e de procedimentos de rotina foram sendo substituídas por uma maior atenção do veterinário e do produtor *à sanidade animal planejada e ao manejo da produção*, com a adoção de uma abordagem envolvendo a propriedade como um todo. Atualmente, os criadores de animais pecuários são muito mais bem informados sobre a criação animal, preocupando-se com a relação custo-benefício e a base científica das recomendações dos veterinários e dos conselheiros agrícolas. Cada vez mais, os próprios criadores realizam os procedimentos eletivos de rotina. A partir de sua experiência na lida da fazenda e munidos de informações obtidas em cursos de extensão a eles ministrados, os criadores também aprenderam a diagnosticar e tratar várias doenças comuns dos animais da fazenda. Hoje, vários antimicrobianos e produtos biológicos utilizados em medicina veterinária podem ser comprados pelos criadores, a partir de fontes veterinárias ou não veterinárias.

CRIAÇÃO INDUSTRIAL DE ANIMAIS PECUÁRIOS

A criação intensiva de animais de fazenda tem proporcionado problemas complexos relativos à produtividade e à sanidade animal, para os quais não há procedimentos terapêuticos simples, tampouco medidas preventivas confiáveis — isso tem tornado a tarefa do veterinário um desafio muito maior. Por exemplo, a doença respiratória aguda não diferenciada constitui uma enfermidade comum em bovinos criados em confinamento, cujo tratamento e controle efetivos são dificultados pela complexidade de sua etiologia e epidemiologia. A diarreia aguda de bezerros com menos de 30 dias de idade pode ser causada por diversos patógenos intestinais, cujo manejo clínico e controle efetivo podem ser mais impactados pelo conhecimento dos fatores de risco ou de determinantes epidemiológicos, como imunidade colostral e densidade populacional. A criação intensiva de suínos e o confinamento total dos animais aumentaram os problemas com doenças, muitos dos quais exacerbados por fatores ambientais desfavoráveis.

É comum um desempenho reprodutivo abaixo do ideal, em decorrência de vários fatores ambientais e de manejo, podendo se tornar praticamente impossível erradicar a pneumonia de suínos em fase de crescimento e de terminação, a menos que todo o rebanho seja substituído por outro com um risco de doença mínimo. Ainda, é difícil o controle de doenças infecciosas, como a síndrome respiratória e reprodutiva de suínos. A solução para esses problemas complexos nem sempre é facilmente aparente, em parte pela escassa pesquisa sobre etiologia e epidemiologia, bem como sobre diferentes estratégias de controle nos rebanhos acometidos por essas condições. É necessário que o veterinário tenha conhecimento e experiência em princípios de epidemiologia, nutrição aplicada e alojamento dos animais; os cuidadores recebam educação e treinamento; e que sejam analisados índices de produtividade, inclusive de lucros e perdas, o que requer auxílio de computadores. Ainda, são necessárias habilidades nas áreas de clínica veterinária, reprodução, farmacologia e patologia. Desse modo, o clínico que atende animais de produção deve ter habilidade no manejo simultâneo de sanidade e produção animal, enquanto os criadores pecuaristas precisam estar conscientes do custo, sendo que qualquer coisa que o veterinário faça ou recomende precisa ser custo-efetivo.

CLÍNICA DE ANIMAL DE COMPANHIA

Diferentemente de animais pecuários, o desenvolvimento da medicina de animais de companhia (pequenos animais) tem acompanhado os exemplos da medicina humana, com ênfase crescente e dependência do extensivo uso da patologia clínica para avaliações aprofundadas de hematologia, bioquímica clínica, enzimologia, condição imune e várias outras funções corporais do animal, do ponto de vista individual.

Técnicas diagnósticas como ultrassonografia, endoscopia, imagem nuclear e tomografia computadorizada são igualmente utilizadas em hospitais de ensino veterinário e em clínicas veterinárias de referência. O emprego em detalhes desses "perfis diagnósticos" possivelmente leva à maior compreensão da etiologia e da fisiopatologia da doença, com o objetivo final de diagnóstico precoce e mais confiável, possibilitando tratamento clínico e cirúrgico muito mais efetivo que o tratamento economicamente possível ou necessário em animais de produção. Porém, não se dá a mesma ênfase à eficiência produtiva, à epidemiologia e à relação custo-benefício com as quais o clínico de animais de produção constantemente se depara. Em razão do valor sentimental de seus animais e da maior importância do fortalecimento da ligação do animal de companhia às pessoas, cada vez mais os proprietários desses animais se dispõem a pagar pelos custos de testes laboratoriais extensivos, testes diagnósticos sofisticados e cuidado intensivo e prolongado do animal em hospital veterinário. Atualmente, um fato reconhecido na clínica de pequenos animais reside no emprego de cuidados paliativos de longo prazo em cães e gatos acometidos por doenças potencialmente incuráveis.

CLÍNICA DE EQUINOS

Desenvolveu-se paralelamente à clínica de pequenos animais. Importantes avanços ocorreram em algumas de suas áreas, como reprodução, cuidados clínicos intensivos de potros recém-nascidos e tratamento clínico e cirúrgico de doenças de equinos atléticos e de competição de alto valor. O grande avanço no conhecimento sobre diagnóstico, prognóstico e tratamento clínico e cirúrgico de cólica em equinos se deve ao aprofundado trabalho laboratorial diagnóstico e aos conhecimentos médico-cirúrgicos colocados em prática. O melhor entendimento do prognóstico de cólica equina atribui-se aos estudos prospectivos de achados laboratoriais e clínicos em equinos com a doença. No entanto, o grande avanço no aumento da sobrevida de equinos verificado nos anos iniciais de tratamento clínico intensivo e cirúrgico da cólica não continuou; desse modo, existe uma necessidade urgente de pesquisas clínicas prospectivas adequadamente delineadas, que permitam estabelecer protocolos terapêuticos ideais para esses animais. O mesmo vale para protocolos de tratamento intensivo de potros doentes. Além dos procedimentos terapêuticos e diagnósticos avançados utilizados em equinos de alto valor, em hospitais universitários veterinários, existem vários centros veterinários particulares especializados no atendimento de equinos atualmente oferecendo o mesmo tipo de serviço. Sem dúvida, o alto valor econômico de alguns equinos estimulou a implantação desses serviços.

O aumento crescente das técnicas diagnósticas e terapêuticas sofisticadas na clínica de equinos é prontamente notável, bem como o avanço marcante na compreensão de doenças infecciosas e contagiosas desses animais. Isso é particularmente verdadeiro para doenças de importância econômica com potencial de acometer um grande número de equinos e, em consequência, provocar o cancelamento de competições atléticas importantes, além da venda e do transporte dos animais. Em geral, são doenças respiratórias infecciosas e doenças exóticas à maioria das populações de equinos do mundo, como a doença do cavalo africano. O incentivo econômico ao controle dessas doenças resultou na ampliação considerável do conhecimento da etiologia (e, consequentemente, o estudo de vacinas), da epidemiologia, da imunologia, do diagnóstico e da prevenção. Ocorreram poucos avanços no tratamento daquelas enfermidades consideradas, em sua maior parte, autolimitantes e com baixa taxa de mortalidade.

OBJETIVOS CONTRASTANTES

É evidente que há importantes diferenças entre os objetivos e os princípios da clínica de animais de companhia e da clínica de animais de produção. Na primeira, o objetivo consiste em restabelecer a saúde de um animal com doença clínica, se possível, ou mesmo alcançar uma condição de saúde aquém do normal, desde que se propicie qualidade de vida satisfatória, utilizando todas as técnicas diagnósticas e terapêuticas prontamente disponíveis e viáveis ao cliente. Em claro contraste, na clínica de animais de produção, a finalidade é melhorar a eficiência da produtividade animal empregando métodos de diagnóstico, tratamento e controle mais econômicos, incluindo o descarte ou abate dos animais cuja enfermidade é de difícil tratamento e que representam perda econômica.

Essa dicotomia crescente na prestação de serviços veterinários a proprietários de animais de produção e ao de animais de companhia nos levou a apresentar um breve comentário introdutório no tópico sobre objetivos e princípios da clínica de animais de produção.

OBJETIVOS DA CLÍNICA DE ANIMAIS DESTINADOS À PRODUÇÃO DE ALIMENTOS (ANIMAIS DE PRODUÇÃO)

Eficiência da produtividade em animais pecuários

Na prática clínica de animais de produção, o principal objetivo consiste em melhorar, continuamente, a eficiência da produtividade de animais pecuários mediante o manejo sanitário animal, o que envolve várias atividades e responsabilidades diferentes, porém relacionadas, que incluem:

- *Empregar o método de diagnóstico e o tratamento mais econômico* em animais doentes e lesionados, para restabelecer uma condição de saúde economicamente produtiva ou, em alguns casos, se possível, realizar a eutanásia no menor prazo possível. O criador financeiramente atento quer saber a chance de sucesso após o tratamento da doença do animal, bem como reduzir os gastos decorrentes de convalescência prolongada e cirurgias repetitivas
- *Monitoramento sanitário e da produção dos animais* do rebanho, regularmente, de modo que o desempenho atual possa ser comparado às metas e se consiga identificar, o quanto antes, as razões que levaram a quedas na produção ou a elevações na incidência de doenças, de modo a possibilitar a adoção de medidas apropriadas e custo-efetivas. São exemplos o monitoramento de rotina dos registros de produção e o monitoramento regular da contagem de células somáticas no leite do tanque de resfriamento em rebanhos leiteiros
- *Recomendação de programas de controle e prevenção de doenças específicas*, como medidas de biossegurança no rebanho, vacinação de bovinos contra várias doenças infecciosas importantes que ocorrem em diversas condições e uso estratégico de anti-helmínticos em bovinos e ovinos
- *Organização de programas sanitários planejados para rebanhos e grupos de animais* para fazendas individuais, com o objetivo de manter a produtividade ideal mediante o manejo sanitário dos animais
- *Recomendações sobre nutrição, parição e práticas gerais de manejo.* Os clínicos de animais de produção devem se atentar a esses problemas quando influenciam a saúde dos animais – trata-se de uma parte importante do manejo sanitário orientado pelos índices de produtividade. Atualmente, é comum os veterinários ampliarem o seu serviço de consultoria em bovinocultura orientada por índices de sanidade, de modo a incluir um serviço de aconselhamento sobre a produtividade dos animais. A realização dessa atividade é uma questão de preferência individual; alguns veterinários adotam,

outros não. E outros, ainda, buscam orientações com pesquisadores da área agropecuária. Todavia, esses profissionais precisam ter conhecimento sobre assuntos relevantes, pelo menos o suficiente para saber quando solicitar a opinião de um especialista. Esses dois grupos de veterinários devem ter consciência da extensa lista de assuntos e livro-textos que abordam esses tópicos, indicados para a espécie, que devem ser utilizados como auxílio nesse tipo de serviço.

Bem-estar animal

Incentivar os criadores de animais pecuários a manterem padrões de bem-estar animal de acordo com o ponto de vista da comunidade tem se tornado uma importante responsabilidade do veterinário, como uma área na qual deve atuar de modo proativo.[43,44] Essa crescente preocupação pública com o bem-estar animal, inclusive de animais que produzem lã e alimento para o consumo humano, deve ser tratada com base em evidências científicas de alta qualidade e em um sólido conhecimento dos argumentos dos indivíduos e grupos contrários ao uso de animais para tais finalidades.

Zoonoses e segurança alimentar

A promoção de práticas de manejo que asseguram a produção de carne e leite livres de agentes biológicos e produtos químicos capazes de causar doenças em humanos também deve representar uma preocupação para os veterinários que lidam com animais de produção. De modo geral, as pessoas estão preocupadas com a segurança da carne e dos produtos lácteos que consomem, e a maneira mais efetiva de reduzir os riscos relacionados com alguns microrganismos infecciosos e resíduos químicos na carne e no leite é controlar esses agentes em seu ponto de entrada, na cadeia alimentar, ou seja, durante a fase de produção na fazenda. Sem dúvida, os veterinários haverão de se envolver na vigilância do uso de antimicrobianos e de outros produtos químicos adicionados aos alimentos e fornecidos como promotores do crescimento ou para prevenção de infecções. E a expectativa é que promovam a redução do risco de ocorrência de microrganismos causadores de zoonoses em populações de animais pecuários.

PRINCÍPIOS DAS PRÁTICAS DE CRIAÇÃO DE ANIMAIS DESTINADOS À PRODUÇÃO DE ALIMENTOS (ANIMAIS DE PRODUÇÃO)

Visitas regulares à fazenda

Uma característica particular da prática veterinária de animais de produção está no fato de que a maior parte dos serviços é realizada pelo veterinário em visitas planejadas ou emergenciais na fazenda. Em alguns países, onde o veterinário precisa viajar longas distâncias para chegar às fazendas, foram estabelecidas clínicas de grandes animais aonde os criadores levam os animais que necessitam de atendimento veterinário. Nos últimos 25 anos, essas clínicas disponibilizaram excelentes instalações com prestação de serviços muito mais eficazes e de melhor qualidade do que aqueles realizados na fazenda (p. ex., procedimentos cirúrgicos como cesariana, e terapia de reposição de líquido intensiva em bezerros com diarreia e desidratados). No entanto, essas clínicas atualmente oferecem muito menos serviços veterinários, devido aos elevados custos operacionais do atendimento hospitalar e do limitado retorno econômico possível com o tratamento de animais de produção, os quais têm preços estáveis. Além disso, a motivação dos criadores diminuiu em razão do tempo e do custo dispendidos com o transporte do animal até a clínica veterinária e de volta à fazenda e da crescente preocupação com a biossegurança e o potencial impacto da introdução de um patógeno no rebanho sobre a saúde e a produtividade de seus animais.

Exame clínico e diagnóstico

O diagnóstico, o tratamento e o controle das doenças de animais de produção dependem fortemente dos resultados do exame clínico dos animais da propriedade, bem como do exame cuidadoso do ambiente e das técnicas de manejo. Isso significa que o veterinário deve estar bem capacitado para obter um histórico clínico detalhado e útil na primeira visita a um animal ou a um grupo de animais, assim como para a realização de um exame clínico adequado. Deve ser obtido o melhor diagnóstico possível e economicamente favorável, de modo a permitir a instituição do tratamento e das medidas de controle o mais rápido possível. Na propriedade, durante o dia ou no meio da noite, em caso de suspeita de febre do leite (hipocalcemia), o veterinário não tem acesso imediato a um laboratório diagnóstico para a rápida mensuração da concentração sérica de cálcio da vaca acometida. O clínico deve ser um *diagnosticador perspicaz* e um usuário hábil das técnicas de diagnóstico físico – inspeção, auscultação, palpação, percussão, sucussão, balotamento e olfação. No campo, os achados clínicos, incluindo o histórico de doenças recentes do animal, frequentemente são muito mais úteis ao diagnóstico do que os resultados de exames laboratoriais. Portanto, é cada vez mais importante a realização de um exame clínico completo e cuidadoso, para detectar todas as anormalidades clínicas relevantes.

Um resumo do exame clínico do animal e os diferentes métodos de obtenção do diagnóstico são apresentados no Capítulo 1. Para um exame clínico eficiente, torna-se necessário o emprego cuidadoso de um procedimento sistemático de diagnóstico e, mais importante, da avaliação dos resultados. Um método bem satisfatório, que habilita o clínico ao diagnóstico, implica a correlação dos achados clínicos com os achados patológicos verificados nos animais que morreram e foram enviados para o exame necroscópico. A correlação dos achados clínicos com os dados de patologia clínica, quando disponíveis, também constitui um excelente método de avaliação, ainda que não esteja rotineiramente disponível na maioria das clínicas particulares. O clínico de animais de produção também deve ser um *competente patologista de campo* e estar capacitado para fazer necropsia no campo, geralmente em condições menos apropriadas às desejáveis, além de tentar obter o diagnóstico etiológico que permita controlar ou prevenir adequadamente outros casos da doença no rebanho. A realização de necropsia na propriedade ou em um laboratório de diagnóstico local pode compreender um procedimento importante, especialmente em uma clínica especializada em suínos ou em bovinos de corte criados em confinamento, na qual o exame clínico individual dos animais é realizado apenas ocasionalmente, em comparação ao que acontece na clínica de rebanhos leiteiros.

Exame do rebanho

O exame clínico de um rebanho no qual vários animais podem ser acometidos por uma ou múltiplas doenças clínicas ou subclínicas, ou quando a queixa do proprietário refere-se ao desempenho do rebanho abaixo da meta ideal, embora os animais pareçam normais, tem se tornado uma tarefa importante e desafiadora. Isso tem ocorrido particularmente em grandes rebanhos de bovinos leiteiros e de suínos, bovinos de corte e ovinos criados em confinamento, bem como em rebanhos de ovinos, enfatizando-se o manejo sanitário do rebanho. A criação intensiva de animais pecuários pode resultar em *epidemias* ou *surtos* de doenças no rebanho mais frequentes, como síndrome da doença respiratória bovina, timpanismo e diarreia aguda em bezerros de corte, além de mastite coliforme hiperaguda em vacas leiteiras. Em geral, essas doenças bem conhecidas são identificadas e comumente é possível obter o diagnóstico etiológico definitivo; em alguns casos, a doença torna-se passível de controle mediante vacinação. No entanto, certos casos de epidemia (p. ex., doença respiratória, salmonelose ou doença de Johne) podem exigir repetidas visitas do veterinário ao rebanho, para a implantação de procedimentos de tratamento e controle efetivos. As etapas envolvidas no exame de um rebanho acometido por determinada doença clínica ou que apresenta desempenho abaixo da meta ideal são apresentadas no Capítulo 1.

Coleta e análise dos dados de sanidade animal

Com a mudança da ênfase para os problemas do rebanho, a coleta, a análise e a interpretação dos dados de sanidade e produção animal passarão a ser atividades importantes do veterinário. Os criadores de animais pecuários devem manter e utilizar sistemas eficientes de registros desses dados, possibilitando que o veterinário tome a decisão sobre a saúde e produção dos animais. O antigo trabalho tedioso e impopular de registro e análise de dados relativos à saúde e à produção dos animais, hoje é realizado em computador. Nesse sentido, os veterinários precisarão desenvolver um perfil computadorizado de produção e sanidade animal para cada rebanho atendido. As faculdades veterinárias também terão que propiciar liderança, bem como instruir estudantes de graduação e pós-graduação na coleta, análise e interpretação de dados de saúde dos animais. Essa atividade deverá incluir métodos de informar ao produtor os resultados e a ação necessária para a correção do problema do rebanho, bem como para melhorar a produtividade dos animais.

Saúde pública e segurança alimentar

A grande responsabilidade dos veterinários é garantir que a carne e o leite produzidos pelos animais sob seus cuidados sejam livres de patógenos, produtos químicos, antimicrobianos e outros medicamentos potencialmente prejudiciais à saúde humana. O uso prudente de antimicrobianos, inclusive respeitando os períodos de carência para o consumo de carne e leite, tornou-se uma importante preocupação de associações veterinárias como a American Association of Bovine Practitioners, a American Association of Small Ruminant Practitioners e a American Associate of Swine Practitioners. Tradicionalmente, a atuação na área de saúde pública veterinária não era uma opção de carreira considerada por veterinários novos ou recém-formados. No entanto, em razão da recente preocupação com a contaminação dos suprimentos de carne por patógenos e *xenobióticos* (qualquer substância estranha a um sistema biológico do animal), e em função do efeito econômico potencialmente grave dessa contaminação sobre o mercado exportador de um país, atualmente está claro que os veterinários, munidos de diversos testes, haverão de se envolver cada vez mais no monitoramento do uso de medicamentos veterinários, a fim de que os animais não sejam introduzidos na cadeia alimentar antes de esses fármacos serem excretados de seus organismos. Os mesmos princípios são aplicados à contaminação de derivados do leite por antimicrobianos, cuja prevenção constitui uma importante responsabilidade do veterinário.

Economia na prática veterinária

Na prática de animais de produção, um bom rendimento depende da capacidade do veterinário de fornecer os serviços necessários e desejáveis ao produtor, a um preço favorável a ambos, criadores e veterinários. Tal cenário sofre interferência de várias restrições. Para muitos proprietários, a maximização do lucro líquido não é uma prioridade alta, dado que a independência e a qualidade de vida na fazenda em geral são consideradas mais relevantes. Consequentemente, quando os veterinários fazem recomendações para o controle da doença, o entusiasmo que advém da prestação do aconselhamento pode ser refreado se os fazendeiros falharem em adotar os procedimentos de controle, ainda que a recomendação seja fundamentada em informação confiável sobre o retorno financeiro esperado.

É bem conhecida a frustração por que passam muitos veterinários na tentativa de fazer com que os produtores de leite adotem os procedimentos de um programa de controle de mastite econômico e efetivo. Em alguns casos, os produtores não utilizam técnicas modernas de produção e controle de doenças porque não têm consciência de sua importância. Os retornos financeiros variáveis que os proprietários recebem por suas mercadorias, particularmente os baixos preços recebidos nos períodos de abundância de carne e de leite, também podem influenciar quanto à procura do serviço do profissional veterinário ou se eles mesmos tentarão realizar o trabalho.

Educação veterinária

Nosso ponto de vista sobre o estado da clínica de animais de produção e o que ela requer dos veterinários que a praticam tem sido relatado. Tradicionalmente, as faculdades de graduação em medicina veterinária formam profissionais com os conhecimentos e habilidades clínicas necessários para iniciar a veterinária e se engajar na prática de animais de produção. A maioria dessas faculdades conta com unidades de serviço de campo e clínica ambulante para grandes animais, dedicados ao ensino clínico. A carga de atividade clínica envolve estudantes, clínicos e profissionais de ciências paraclínicas, como microbiologistas, toxicologistas, patologistas e patologistas clínicos. No entanto, atualmente parece que as faculdades de medicina veterinária não não mantêm clínicas de animais pecuários para fins de ensino – na verdade, algumas até deixaram de existir. O fim da prática de internação de animais de produção em hospitais universitários veterinários, diferentemente do cuidado com animais pecuários de fazendas de recreação, contribuiu para o maior emprego de medidas rigorosas de biossegurança em propriedades de médio e grande porte. Os animais levados ao hospital universitário veterinário para diagnóstico e possível tratamento de uma doença não podem retornar à propriedade devido à preocupação com a possibilidade de introduzir doença infecciosa no rebanho. Não obstante, o fim da prática de internação de animais de produção em algumas universidades deve ser motivo de grande preocupação à profissão de medicina veterinária, porque as universidades têm obrigação de fornecer conhecimentos sobre as necessidades veterinárias dos animais pecuários. Algumas faculdades de medicina veterinária desenvolveram amplos programas, nos quais os estudantes de graduação permanecem um período em uma clínica veterinária particular, a fim de obter experiência clínica. No entanto, a falha em manter e sustentar as clínicas ambulantes de animais pecuários para fins de ensino prejudica a experiência prática dos clínicos e profissionais de ciências paraclínicas, cujas responsabilidades primárias envolvem o ensino. Além disso, a falta de casos clínicos influencia negativamente as atividades de pesquisa clínica dos clínicos veterinários, que precisam da experiência com um número crítico de casos clínicos para manter a credibilidade como um professor de faculdade de veterinária.

> *Estudar o fenômeno da doença sem livros é navegar em um oceano sem um comandante, enquanto estudar por livros, sem pacientes, é não ir ao oceano de modo algum.*
>
> *Sir William Osler* (*Books and Men*, Boston Surgical Journal, 1901)

O clínico veterinário deve ter conhecimento sobre os vários aspectos que envolvem o *manejo de animais pecuários*, sobretudo os que causam ou contribuem para a ocorrência de doença clínica ou subclínica, bem como para o prejuízo da produtividade dos animais. Esses veterinários se tornarão *especialistas em espécies animais industriais* e podem fornecer aconselhamento sobre o manejo sanitário e a produção dos animais, de modo totalmente integrado, às pessoas que gerenciam rebanhos leiteiros, rebanhos de vacas e bezerros de corte e lotes de bovinos de corte criados em confinamento, bem como rebanhos de suínos ou de ovinos. Para tanto, após a graduação, o veterinário precisa concluir um programa de residência clínica. A outra alternativa é desenvolver por contra própria a habilidade, dedicando-se à autoeducação diligente em uma clínica veterinária comprometida com o conceito de manejo sanitário animal total e que proporcione tempo e recursos para que o veterinário desenvolva sua especialidade.

Contribuição ótima dos clínicos de animais de produção

Tudo o que foi dito nesta introdução está relacionado com o aumento e a melhora do desempenho do profissional veterinário que atende animais de produção. Nos países desenvolvidos, isso pode significar maior solicitação de serviços veterinários pelos proprietários e maior viabilidade financeira de suas fazendas de produção. E, nos países em desenvolvimento, maior volume de produção, quando muitos grupos da comunidade mundial parecem predestinados à subnutrição. Isso pode ser resultado de uma produção agrícola mundial estável, que tem promovido, atualmente, uma grande revolução na agricultura: enquanto os países desenvolvidos apresentam superprodução notável com uma redução marcante na exploração agrícola tanto na indústria quanto no modo de vida, nos países em desenvolvimento, as decisões governamentais sobre saúde e bem-estar parecem depender mais da oportunidade política do que das necessidades básicas das pessoas e de seus animais. Nessas circunstâncias, não nos sentimos suficientemente corajosos e capazes de prever nossos futuros individuais. Contudo, uma retrospectiva nos mostra até onde a população humana, incluindo os agricultores e os profissionais veterinários, avançaram ao longo dos últimos 56 anos. Por isso estamos confiantes de que você terá oportunidade de perseguir adequadamente os objetivos e princípios que descrevemos.

LEITURA COMPLEMENTAR

Animal agriculture in a changing climate. Cornell University. <http://climatechange.cornell.edu/animal-agriculture-in-a-changing-climate/>.

Centre for Evidence-Based Veterinary Medicine. University of Nottingham. <http://www.nottingham.ac.uk/cevm/index.aspx>.

Quammen D. Spillover: Animal Infections and the Next Human Epidemic. London: Vintage Books; 2013.

Thornton PK, van de Steeg J, Notenbaert A, et al. The impacts of climate change on livestock and livestock systems in developing countries: a review of what we know and what we need to know. Ag Syst. 2009;101: 113-127.

REFERÊNCIAS BIBLIOGRÁFICAS

1. Crutzen PJ. Nature. 2002;415:23.
2. Whitmee S, et al. Lancet. 2015;386:1973.
3. Gauly M, et al. Animal. 2013;7:843.
4. Thornton PK, et al. Ag Syst. 2009;101:113.
5. Keesing F, et al. Nature. 2010;468:647.
6. Plowright RK, et al. Proc Royal Soc B. 2015;282.
7. Plowright RK, et al. Proc Royal Soc B. 2011;278:3703.
8. Pulliam JRC, et al. J R Soc Interface. 2012;9:89.
9. Gould EA, et al. Trans R Soc Trop Med Hyg. 2009; 103:109.
10. MacLachlan NJ, et al. Vet Res. 2010;41.
11. Maclachlan NJ, et al. Rev Sci Tech. 2015;34:329.
12. Wilson A, et al. Parasitol Res. 2008; 103:S69.
13. Jacquet S, et al. Mol Ecol. 2015;24:5707.
14. Paweska JT. Rev Sci Tech. 2015;34:375.
15. Doceul V, et al. Vet Res. 2013;44.
16. Gale P, et al. J Appl Microbiol. 2009;106:1409.
17. Thompson GM, et al. Ir Vet J. 2012;65:(3 May 2012).
18. Faverjon C, et al. BMC Vet Res. 2015;11.
19. Webster WR. Aust Vet J. 2011;89:3.
20. Smyth GB, et al. Aust Vet J. 2011;89:151.
21. Roeder P, et al. Philos Trans R Soc Lond B Biol Sci. 2013;368.
22. Cool cows: dealing with heat stress in Australian dairy herds. Dairy Australia, 2016. Accessed May 1, 2016, at <http://www.coolcows.com.au/>.
23. Animal agriculture in a changing climate. Cornell University, 2016. Accessed May 1, 2016, at <http://climatechange.cornell.edu/animal-agriculture-in-a-changing-climate/>.
24. Holmes M, et al. In Pract. 2004;26:28.
25. Cockcroft P, et al. In Pract. 2004;26:96.
26. Holmes M, et al. In Pract. 2004;26:154.
27. Evidence-based veterinary medicine. University of Nottingham. Accessed April 2, 2016, at <https://www.nottingham.ac.uk/cevm/index.aspx>.
28. Sargeant JM, et al. Zoonoses Pub Health. 2014;61:10.
29. O'Connor A, et al. Vet J. 2015;206:261.
30. O'Connor AM, et al. Zoonoses Pub Health. 2014; 61:28.
31. O'Connor AM, et al. Zoonoses Pub Health. 2014; 61:52.
32. Sargeant JM, et al. Zoonoses Pub Health. 2014;61:39.
33. Sargeant JM, et al. J Vet Intern Med. 2010;24:44.
34. O'Connor AM, et al. J Vet Intern Med. 2010;24:57.
35. Guyatt G, et al. J Clin Epidemiol. 2011;64:383.
36. Guyatt GH, et al. J Clin Epidemiol. 2011;64:1283.
37. Guyatt GH, et al. J Clin Epidemiol. 2011;64:1303.
38. Guyatt GH, et al. J Clin Epidemiol. 2011;64:1294.
39. Guyatt GH, et al. J Clin Epidemiol. 2011;64:1311.
40. Guyatt GH, et al. J Clin Epidemiol. 2011;64:407.
41. Guyatt GH, et al. Br Med J. 2008;336:1049.
42. Hinchcliff KW, et al. J Vet Intern Med. 2015;29:743.
43. Coetzee JF. Appl Anim Behav Sci. 2011;135:192.
44. Marley CL, et al. Animal. 2010;4:259.

Como Consultar este Livro

Gostaríamos que você aproveitasse ao máximo este livro. Para tanto, siga as orientações fornecidas nesta seção. Se fizer isso toda vez que consultar a obra, desenvolverá uma rotina diagnóstica a partir de:

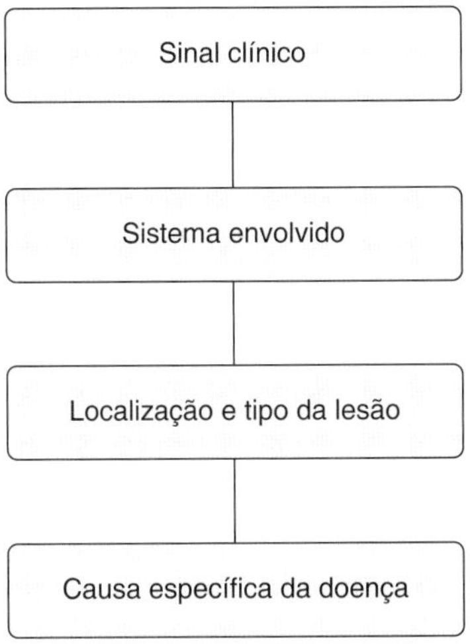

Sinal clínico
Sistema envolvido
Localização e tipo da lesão
Causa específica da doença

...e se tornará o que desejamos a todos: um profissional com raciocínio clínico.

Exemplo

Um touro de 1 ano de idade apresenta início súbito de dispneia, febre, anorexia, sons pulmonares anormais e secreção nasal.

- Etapa 1: o problema do touro é dispneia. Consulte o índice e encontre a principal entrada para dispneia
- Etapa 2: a discussão sobre dispneia o levará à dispneia do trato respiratório e dispneia cardíaca
- Etapa 3: com base no índice, consulte esses tópicos e decida se o sistema envolvido é o respiratório e se a lesão se situa nos pulmões
- Etapa 4: prossiga para o tópico sobre doenças dos pulmões e decida, com base nos achados clínicos e em outros, se a natureza da lesão é inflamatória e se trata-se de um caso de pneumonia
- Etapa 5: prossiga para o tópico sobre pneumonia e consulte a lista dos tipos de pneumonia que ocorrem em bovinos. Consulte no índice cada um deles e decida se a pasteurelose pneumônica é a causa específica provável
- Etapa 6: prossiga para a seção sobre pasteurelose pneumônica e determine o tratamento apropriado para o touro e as possibilidades de salvá-lo
- Etapa 7: não se esqueça de retornar ao fim da seção sobre pasteurelose pneumônica e verificar o que fazer para prevenir a ocorrência da doença no restante do rebanho.

PROCEDIMENTOS PARA ESCOLHER E ENVIAR AMOSTRAS OBTIDAS DURANTE A NECROPSIA PARA CONFIRMAÇÃO DO DIAGNÓSTICO

Nesta edição, mantivemos o subtítulo "Amostras para confirmação do diagnóstico" como um guia simples para coletar amostras durante a necropsia. Vários pontos devem ser enfatizados a respeito dessa seção. Primeiro e mais importante, a coleta das amostras não substitui um exame necroscópico completo. Ademais, as amostras são selecionadas a fim de confirmarem o diagnóstico, mas um profissional consciente deve também coletar amostras que possam ser utilizadas para excluir outras doenças. Mesmo o melhor dos clínicos pode chegar a uma tentativa diagnóstica incorreta; contudo, essa experiência será mais humilhante se não houver amostras disponíveis para a pesquisa de outros diagnósticos. Lembre-se também de que algumas doenças podem ser causadas por vários fatores etiológicos diferentes (p. ex., diarreia de bezerros neonatos); portanto, o veterinário que coletou amostras para confirmar um desses fatores, mas negligenciou os outros, não prestou um bom serviço ao cliente.

Existem diversos testes diagnósticos para uso em medicina veterinária, mas cada laboratório oferece apenas um painel selecionado, escolhido após considerar diversos fatores, que podem incluir: custo, demanda, confiabilidade, sensibilidade e especificidade, bem como a disponibilidade de tecnologia apropriada no laboratório. A quantidade de testes diagnósticos disponíveis é cada vez maior, e está além do propósito deste livro listar todos os que estão disponíveis para determinada doença ou recomendar um método que exclua os outros. Na seção "Amostras para confirmação do diagnóstico" foram listados apenas os testes oferecidos mais comumente.

Avanços na área de biologia molecular estão propiciando possibilidades notáveis de diagnóstico das doenças, mas atualmente a disponibilidade de muitos desses testes nos laboratórios de diagnóstico veterinários (LDV) é limitada. Para uma ótima eficiência na confirmação do diagnóstico em amostras obtida durante a necropsia, o veterinário deve contatar o LDV para saber quais testes são oferecidos, bem como obter o protocolo preferido para a coleta e envio de amostra daquele laboratório particular. A maioria dos LDV publica um guia do usuário que inclui os testes disponíveis e as amostras necessárias. A lista de normas de procedimento mencionada neste texto é extensa; ademais, alguns LDV podem requerer procedimentos muito específicos para o manuseio da amostra. Podem ser feitos vários comentários gerais a respeito do envio de amostras ao LDV:

- As amostras devem ser acompanhadas de um histórico clínico conciso, porém bem elaborado, incluindo informações sobre o animal, a alimentação e o manejo. A carência dessas informações priva o proprietário de toda a habilidade dos profissionais do laboratório
- No caso de suspeita de uma doença potencialmente zoonótica, indicar claramente no formulário de envio da amostra, em local visível
- Todas as amostras devem ser armazenadas em recipiente bem fechado, sem risco de vazamento, e claramente identificado com um marcador à prova d'água, indicando o tipo de amostra coletada (tecido/fluido), a identificação do animal e o nome do proprietário. Alguns LDV permitem misturar tecidos em um único saco ou recipiente para testes específicos (como isolamento de vírus), mas, em geral, todas as amostras frescas devem ser colocadas em recipientes diferentes. Ao acondicionar amostras para o envio, lembre-se de que a condensação de pacotes de gelo e tecidos congelados danificará todo papel solto dentro da embalagem; o formulário de encaminhamento deve ser colocado em um saco plástico, para protegê-lo, ou fixado com fita adesiva na parte externa do recipiente a ser enviado
- Amostras para histopatologia podem ser acondicionadas em um mesmo recipiente, com solução de formalina tamponada neutra a 10%. Uma amostra de tecido ideal de uma lesão deve incluir a interface entre tecido normal e anormal. Para fixação apropriada, os fragmentos de tecido não devem ter mais que 0,5 cm de largura, e a proporção tecido:solução de formalina deve ser 1:10. Se necessário, grandes porções de tecido, como o cérebro, podem ser fixadas em um recipiente maior e, em seguida, transferidas para um menor, contendo apenas o volume mínimo de formalina para envio ao laboratório. A fim de abreviar o tempo de fixação e evitar alterações por artefatos, os recipientes com formalina não devem estar em contato direto com materiais congelados durante o transporte
- Na seção "Amostras para confirmação do diagnóstico", os testes são mencionados sob várias categorias (bacteriologia, virologia etc.). As amostras apropriadas são indicadas, assim como quais testes podem ser realizados com elas. A seguir, esses diferentes testes são listados com uma breve discussão sobre o manuseio das amostras coletadas. Novamente, deve-se ressaltar que essa lista não contém todos os testes

diagnósticos disponíveis; ademais, os diferentes LDV recomendam diferentes procedimentos de manuseio das amostras

- Cultura aeróbica (CULT): essas amostras devem ser mantidas, em geral, refrigeradas durante o transporte ao LDV. Se o tempo de transporte previsto for superior a 24 h, as amostras devem ser congeladas e embaladas apropriadamente, de modo que cheguem ao LDV ainda congeladas. Não é possível recuperar várias espécies de bactérias com técnicas de cultura rotineiras; portanto, a maioria delas será realçada no texto pela expressão "necessidade especial de cultura".
- Imunodifusão em gel de ágar (AGID, do inglês *agar gel immunodiffusion*): teste sorológico. Deve-se enviar amostra de soro refrigerado ou congelado
- Cultura anaeróbica (CULT anaeróbica): a confirmação do diagnóstico requer que os suabes sejam enviados em meio de transporte especial e que o LDV tente isolar bactérias das amostras em condições de cultura anaeróbica. As exigências de transporte são as mesmas mencionadas para aquelas submetidas à CULT
- Ensaio analítico: refere-se a uma ampla variedade de testes, nos quais se mensura quantitativamente uma substância. O elemento a ser analisado é anotado entre colchetes. Por exemplo, (ensaio [Ca]) indica um teste para mensurar o teor de cálcio. O método utilizado para realizar o ensaio não é citado, mas, em geral, podem ser enviadas amostras congeladas para a maioria dos ensaios analíticos
- Bioensaio: refere-se a testes nos quais o material da amostra é administrado a um animal sob condições experimentais. Material preservado é inapropriado, e não é possível realizar alguns bioensaios com amostras que foram congeladas. Deve-se consultar o LDV que realizará o teste quanto às recomendações, antes da coleta da amostra
- Fixação de complemento (FC): teste sorológico. Deve-se enviar amostra de soro refrigerada ou congelada
- Citologia (CITO): esfregaços secos ao ar costumam ser apropriados. Mantenha-os secos durante o transporte
- Esfregaço direto: esfregaços secos ao ar costumam ser apropriados. Mantenha-os secos durante o transporte
- Ensaio de imunoabsorção enzimática (ELISA, do inglês *enzyme-linked immunosorbent assay*): amostras resfriadas ou congeladas são geralmente aceitas. Há muitas variantes de ELISA (p. ex., captura de antígeno, cinético, indireto, direto etc.); o tipo específico utilizado não é mencionado nesta parte do texto
- Exame por microscopia eletrônica (ME): a coleta e o manuseio apropriados da amostra variam de acordo com a amostra examinada. A maior parte das amostras enviadas para fins de diagnóstico aos LDV são de fezes, as quais não necessitam conservantes especiais
- Teste de flutuação fecal: a amostra pode ser fresca, refrigerada ou congelada
- Teste de anticorpo fluorescente (TAF): pode referir-se aos métodos direto e indireto de detecção de anticorpo. Em geral, são utilizadas seções obtidas em criostato; portanto, o tecido recebido pelo laboratório deve estar ainda congelado na chegada, a fim de fornecer os melhores resultados. Deve-se evitar ciclos de congelamento/descongelamento. Caso sejam enviados esfregaços (*imprints* teciduais), eles devem ser mantidos secos
- Cultura de fungos: requer meio de cultura especial. Os procedimentos de transporte são semelhantes aos mencionados para amostras destinadas a CULT
- Testes imuno-histoquímicos (IHQ): vários podem ser realizados em material fixado em formalina, mas alguns requerem que amostras de tecido congeladas sejam enviadas ao laboratório. Nesses casos, o teste é mencionado em um tópico específico sobre histologia (p. ex., virologia, bacteriologia etc.)
- Hemaglutinação indireta (HAI): teste sorológico. Enviar amostra de soro resfriado ou congelado
- Hibridização *in situ*: as amostras devem ser enviadas refrigeradas, embora alguns métodos analíticos possam utilizar material fixado em formalina. Esses testes utilizam sondas de ácido nucleico, que se ligam a sequências de ácido nucleico complementares na amostra. Embora não sejam amplamente utilizados nos diagnósticos de rotina, podem se tornar mais relevantes com o refinamento de seu uso
- Isolamento de vírus: as amostras devem ser mantidas resfriadas durante o transporte ou congeladas, se o tempo de transporte previsto for demorado
- Aglutinação em látex: amostras frescas, resfriadas ou congeladas são aceitas
- Exame de microscopia óptica: preferem-se amostras de tecido fixadas em formalina. O envio de amostras de tecido fresco ao LDV causa maior autólise tecidual antes da fixação, o que resulta em amostras menos aproveitáveis. Se houver disponibilidade, utilizar fixador de Bouin para globos oculares
- Teste de microaglutinação: tipo de exame sorológico. Enviar amostra de soro resfriada ou congelada
- Cultura de micoplasmas: esses microrganismos apresentam necessidades específicas para sua multiplicação, geralmente não incluídas nas técnicas de cultura bacteriológica padrões. Os procedimentos de transporte são semelhantes aos mencionados para amostras destinadas à CULT. Os suabes para cultura não podem ser enviados em meio que contenha carvão ou glicerol
- Reação em cadeia da polimerase (PCR, do inglês *polymerase chain reaction*): as amostras de tecidos devem ser congeladas e mantidas assim até a chegada ao LDV. Suabes e líquidos enviados para o teste PCR devem ser refrigerados, mas não congelados. Esses testes são capazes de detectar quantidades mínimas de ácido nucleico, de modo que, no caso de exame de vários animais, as amostras devem estar "limpas" a fim de evitar resultados falso-positivos por contaminação cruzada (ou seja, sangue/tecido de um animal contaminando a amostra de outro)
- Nitrogênio ureico sérico: teste útil para determinar o grau de comprometimento renal. A amostra pode ser enviada refrigerada ou congelada
- Neutralização de vírus: teste sorológico. Enviar amostra de soro refrigerada ou congelada.

Sumário

VOLUME 1

VOLUME 2

Encarte

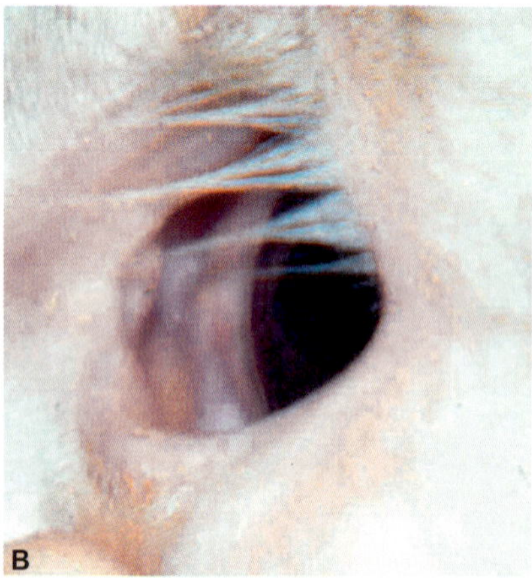

Figura 5.2 B. A retração do globo ocular do bezerro é de 8 mm, o que equivale à desidratação de 14%. Reimpressa com permissão de Constable PD et al. J Am Vet Med Assoc. 1998; 212(7):991-6.

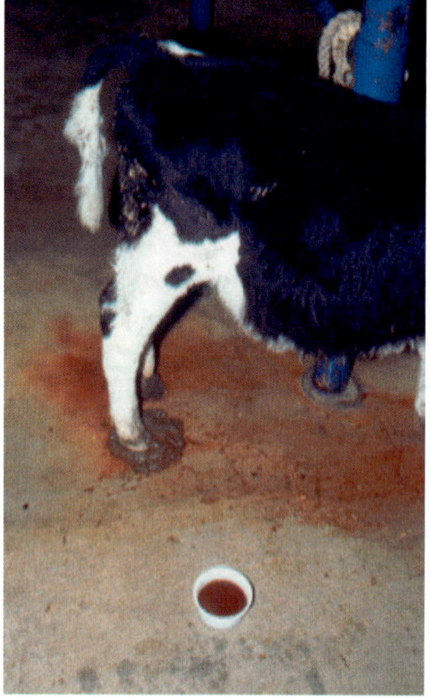

Figura 5.3 Hemoglobinúria em uma bezerra Holstein-Friesian que não dispunha de livre acesso à água. O animal bebeu, voluntariamente, 5 ℓ de água em 5 min e excretou urina sanguinolenta (no piso e no recipiente branco) 30 min depois.

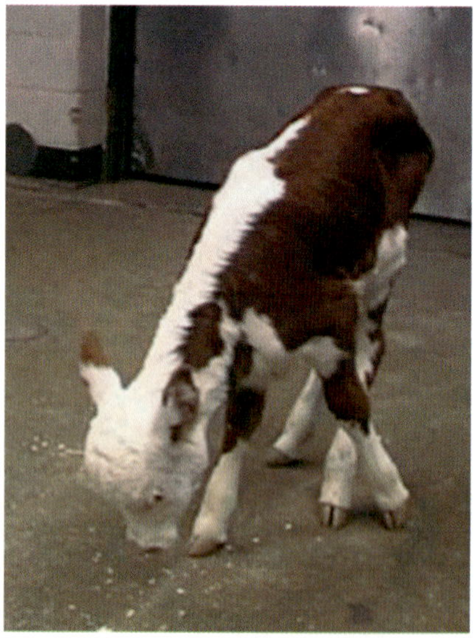

Figura 5.6 Bezerro com sintomas neurológicos de hipernatremia, inclusive atividade mental e postura anormais, e fasciculação dos músculos faciais. Fonte: Byers SR, Lear AS, Van Metre DC. Sodium balance and the dysnatremias. Vet Clin Food Anim 2014; 30: 333-350.

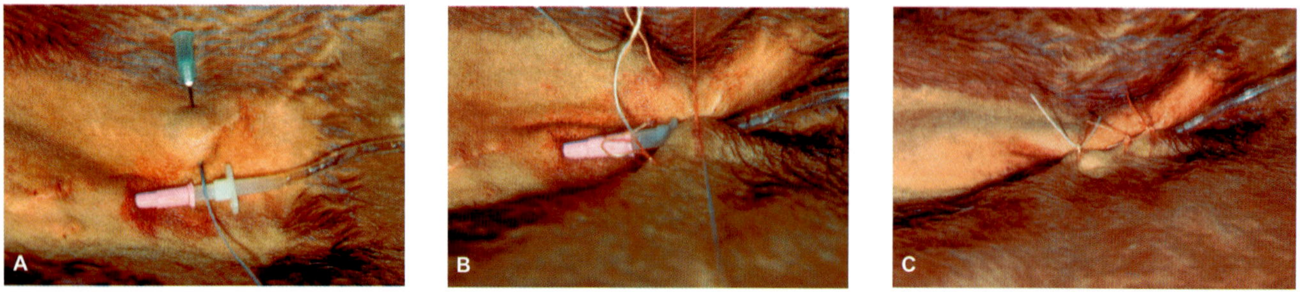

Figura 5.18 Fixação de um cateter calibre 14, de 14 cm de comprimento, na veia jugular de uma vaca. Faz-se tricotomia no local da venopunção, seguida de desinfecção para a colocação asséptica do cateter. Aplica-se 1 mℓ de lidocaína 2%, por via intradérmica, no local escolhido para a introdução do cateter e faz-se uma incisão cutânea de 5 mm de comprimento, inclusive da derme. **A.** Em seguida, o cateter é introduzido no lúmen da veia e empurrado cuidadosamente até que seu bulbo encoste na pele. O cateter é fixado por meio de suturas na pele utilizando uma agulha calibre 18 e fio multifilamentado sintético. A sutura faz uma laçada ao redor do tubo, próximo de onde se fixa o bulbo do cateter, de modo que ele não volte para trás. **B.** Em seguida, a agulha calibre 18 é passada através da dobra cutânea ventral adjacente ao cateter e aperta-se a sutura para criar um túnel. **C.** São aplicados pontos de sutura adicionais nas dobras cutâneas superiores e inferiores, a fim de alongar o túnel e impedir movimento excessivo da junção cateter-bulbo.

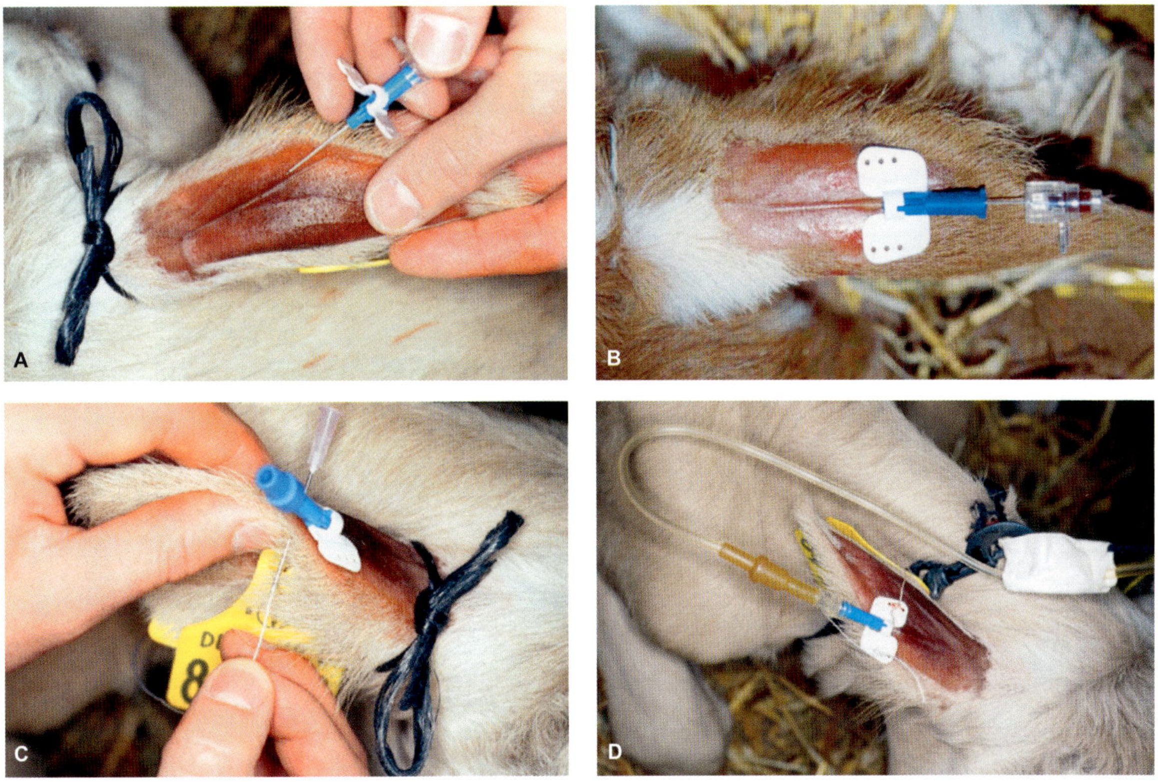

Figura 5.20 Colocação de um cateter com agulha interna, tipo "*butterfly*", calibre 22, com 2,5 cm de comprimento, na veia auricular de um bezerro. **A.** Faz-se a tricotomia e a assepsia da orelha para a introdução asséptica do cateter, aplicando-se um torniquete na base da orelha para facilitar a visualização das veias auriculares. **B.** Em seguida, o cateter é colocado no lúmen da veia e cuidadosamente empurrado para frente. **C.** Remove-se o torniquete e o cateter é fixado no pavilhão auricular com auxílio de uma agulha calibre 20, que atravessa o pavilhão auricular; o cateter é preso, tendo o cuidado para não torcer a orelha. **D.** Em seguida, o fluido de uso intravenoso é conectado e faz-se uma bandagem na orelha, tendo cuidado para não colocar a bandagem abaixo da extremidade do cateter. Fotografias gentilmente fornecidas pelo Dr. Joachim Berchtold, Alemanha.

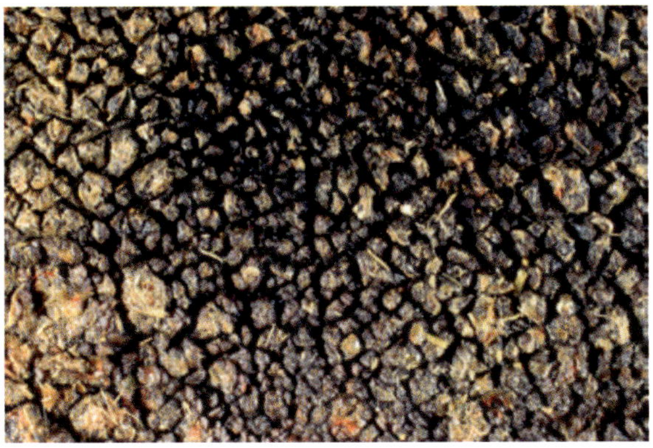

Figura 8.8 Paraqueratose ruminal no saco dorsal do rúmen de um bezerro Holandês-Frísio de 3 meses de idade com timpanismo recorrente por gás livre e baixo ganho de peso. Notar o agrupamento das papilas ruminais e a cornificação excessiva das papilas.

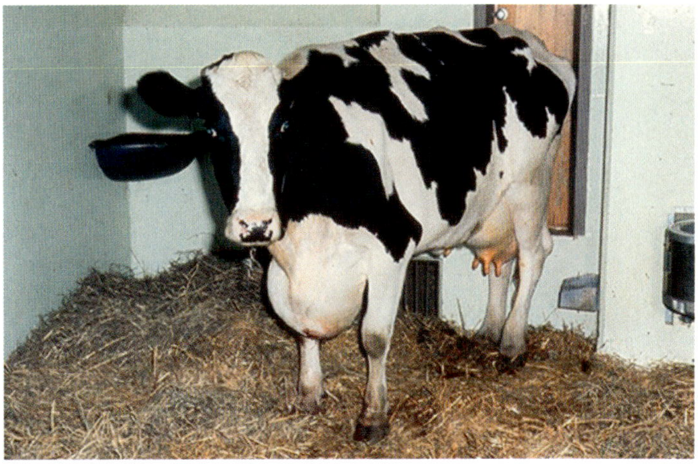

Figura 8.15 Vaca-leiteira Holandês-Frísio com insuficiência cardíaca direita (edema de barbela) causada por reticulopericardite traumática.

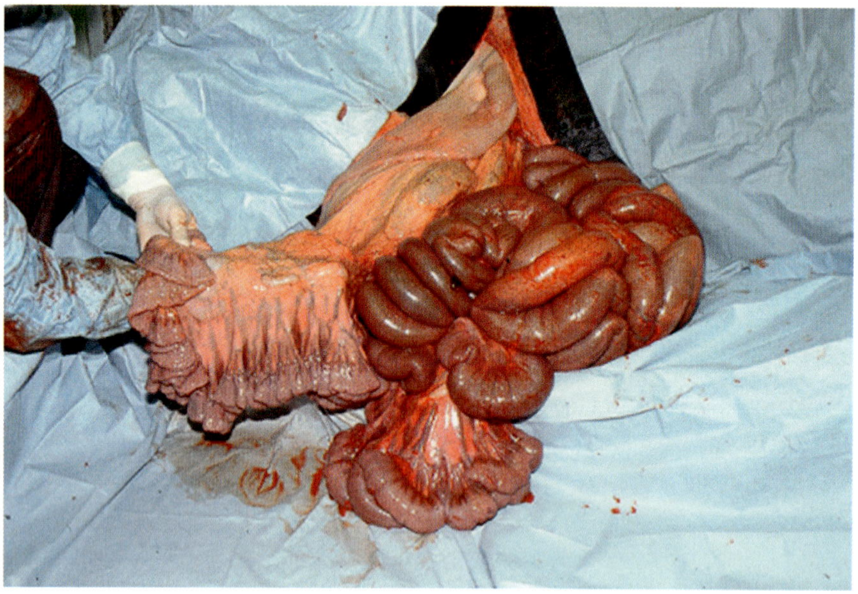

Figura 8.20 Intussuscepção jejunal em uma vaca Holandês-Frísio adulta. A vaca está em decúbito esternal com a cabeça para a direita. Uma incisão no flanco direito foi realizada e grande parte do intestino delgado exteriorizada. O cirurgião está segurando o jejuno, que está vazio, assim como o ceco (acima). A maioria do jejuno está acentuadamente distendida com líquido, e o mesentério está envolto em um nó no centro da figura, localização de uma grande intussuscepção.

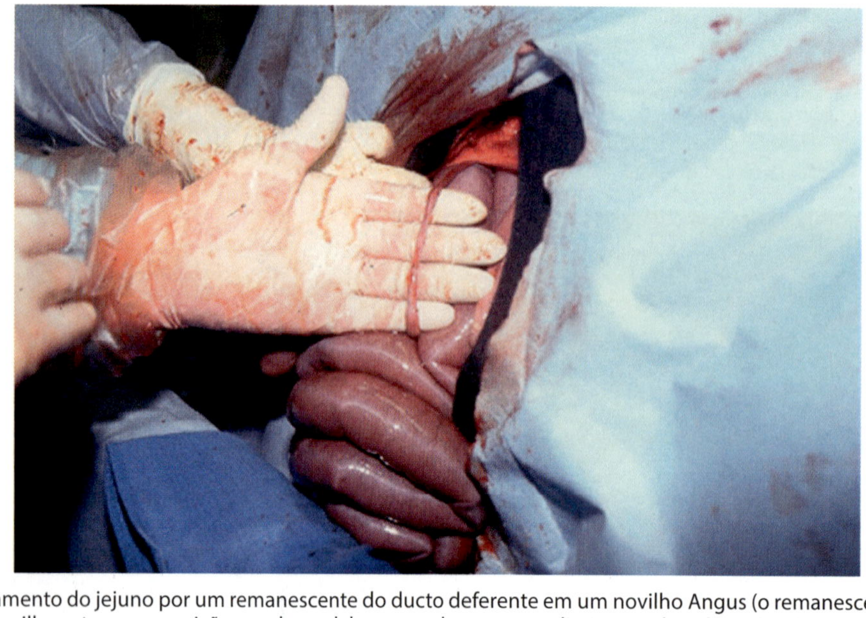

Figura 8.21 Encarceramento do jejuno por um remanescente do ducto deferente em um novilho Angus (o remanescente está sendo mostrado pelo cirurgião). O novilho estava em posição quadrupedal com a cabeça para a direita, tendo sido realizada uma laparotomia pelo flanco direito. Foi feita uma incisão no flanco direito sob anestesia regional e grande parte do jejuno estava distendida.

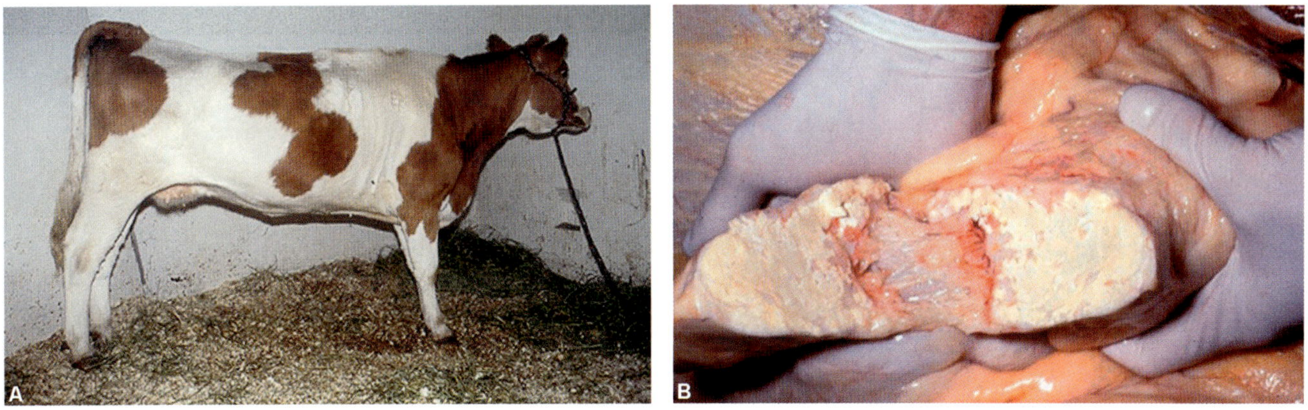

Figura 8.22 A. Vaca Simental apresentando sinais de dor abdominal subaguda, com as orelhas voltadas para a frente, expressão alerta e posição de cavalete. **B.** O mesentério jejunal continha múltiplas áreas e gordura endurecida, que ocluíam o lúmen intestinal.

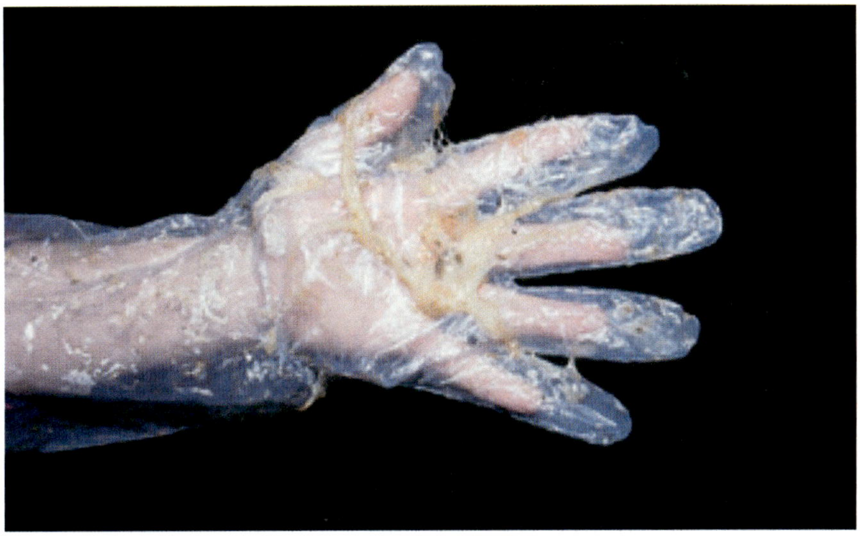

Figura 8.23 Conteúdo presente no reto de uma vaca com obstrução intestinal aguda causada por intussuscepção do jejuno. Há muito pouco material fecal evidente, e o conteúdo retal é predominantemente muco.

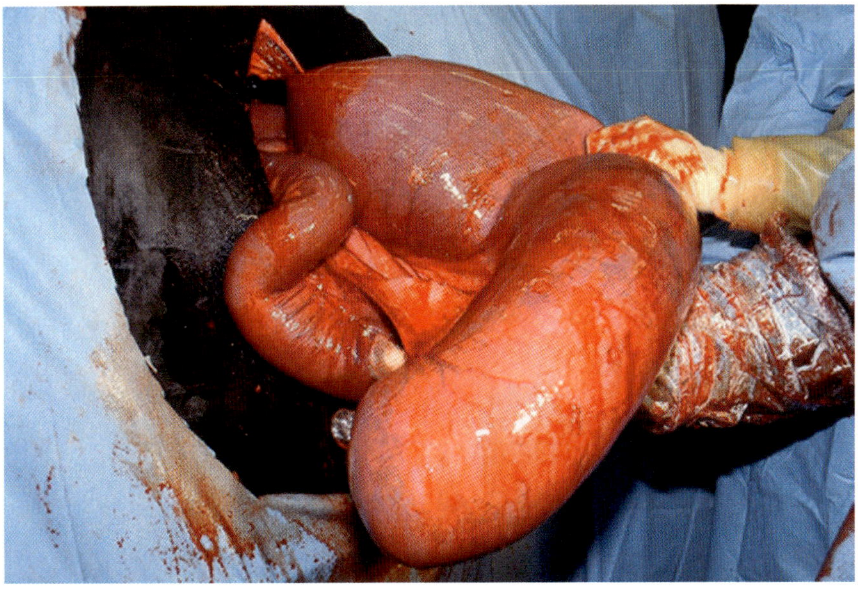

Figura 8.24 Vólvulo cecocólico em uma vaca Holandesa. A cabeça da vaca está à direita, e a laparotomia pelo flanco direito está sendo feita com o animal em posição quadrupedal. O ceco está acentuadamente distendido e tem coloração azulada, sugestiva de isquemia. O íleo também está acentuadamente distendido (estrutura com menor luz caudal ao ceco).

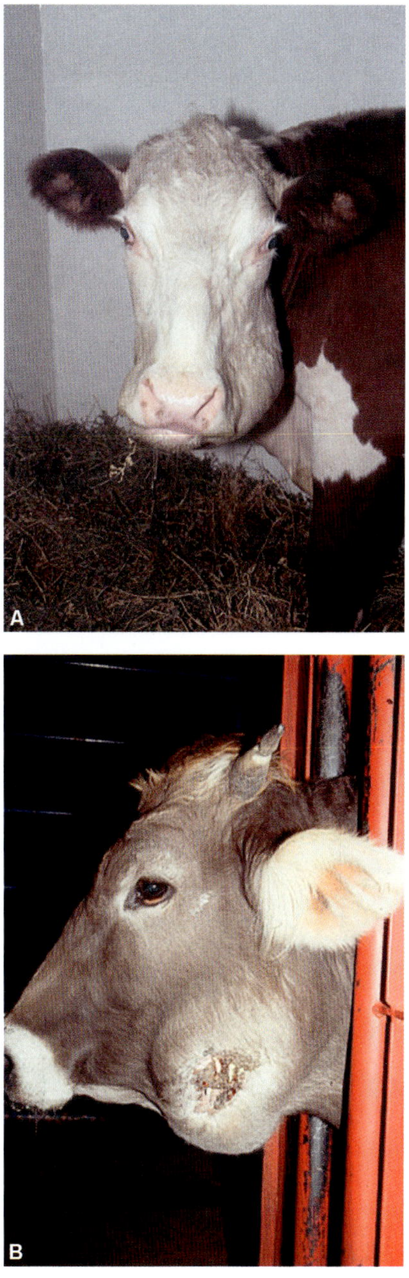

Figura 8.25 A. Vaca Hereford com actinomicose na mandíbula esquerda. **B.** Vaca Pardo-Suíça com actinomicose na mandíbula esquerda com trajeto fistuloso.

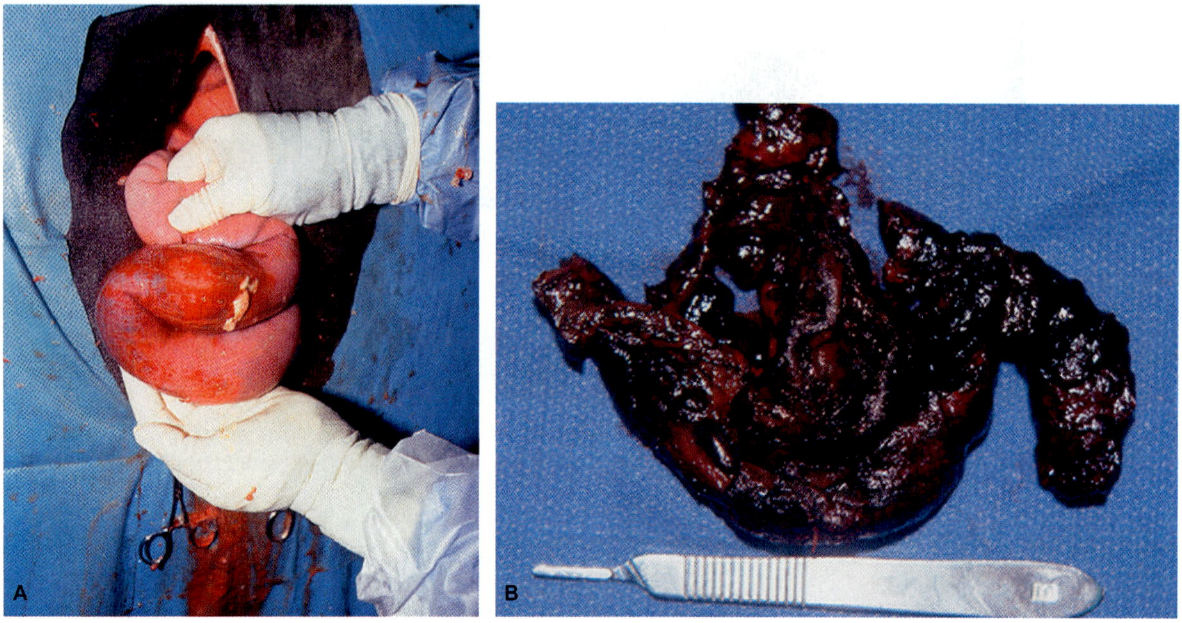

Figura 8.26 Vaca Holandês-Frísio com síndrome hemorrágica jejunal. **A.** Indica lesão típica no jejuno visível por meio de laparotomia pelo flanco direito com a vaca em posição quadrupedal. A cabeça da vaca está para a direita. **B.** Coágulo sanguíneo organizado, removido do lúmen intestinal por uma enterotomia distal à lesão.

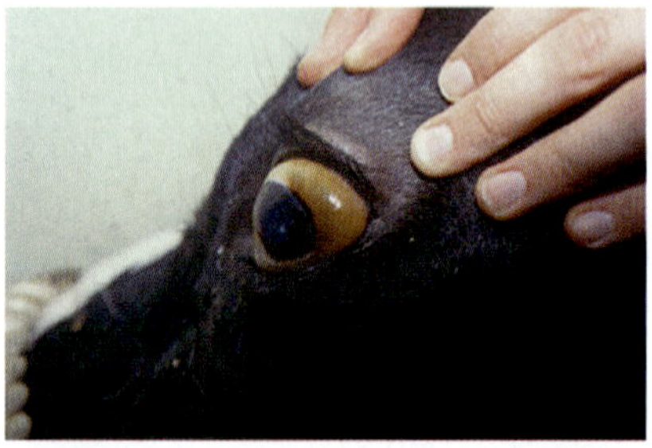

Figura 9.1 Icterícia intensa em uma vaca Holstein-Friesian.

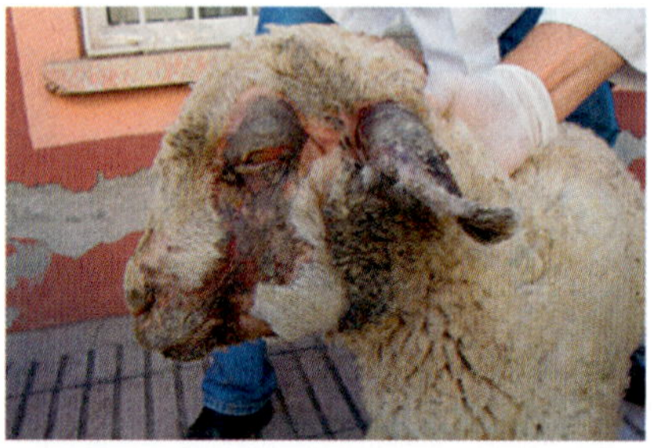

Figura 9.4 Ovino merino mestiço com a forma aguda da doença e fotossensibilização secundária grave causada por pitomicotoxicose (eczema facial). Notar a presença de eritema e grave ulceração, com crostas, ao redor dos olhos e da boca, edema de córnea, orelhas abaixadas e tumefação cutânea periocular e facial. Reproduzida de Ozmen O, Sahinduran S, Haligur M, Albay MK. Top Anim Health Prod. 2008; 40:545-551.

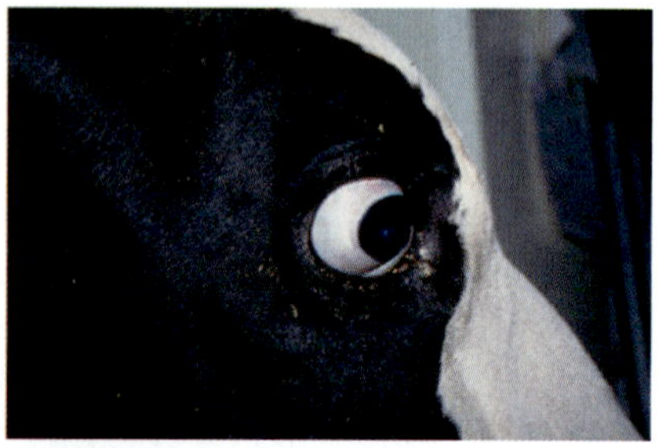

Figura 11.2 Conjuntiva bulbar extremamente pálida em uma vaca lactante anêmica da raça Holstein-Friesian. A vaca apresentava volume globular (hematócrito) de 13% devido à extensa hemorragia aguda na glândula mamária.

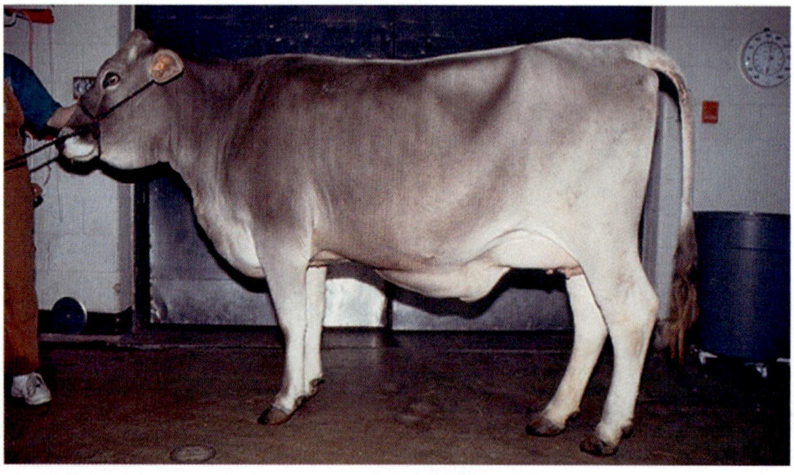

Figura 11.3 Vaca lactante da raça Pardo-Suíça com intensa proteinúria persistente e hipo-albuminemia grave (concentração sérica de albumina de 0,7 g/dℓ), resultantes de amiloidose renal em estágio avançado. Notar o edema no abdome ventral e na região submandibular secundário à hipoalbuminemia marcante. Detectou-se aumento de volume do rim esquerdo, por palpação retal; a biopsia renal confirmou o diagnóstico de amiloidose renal.

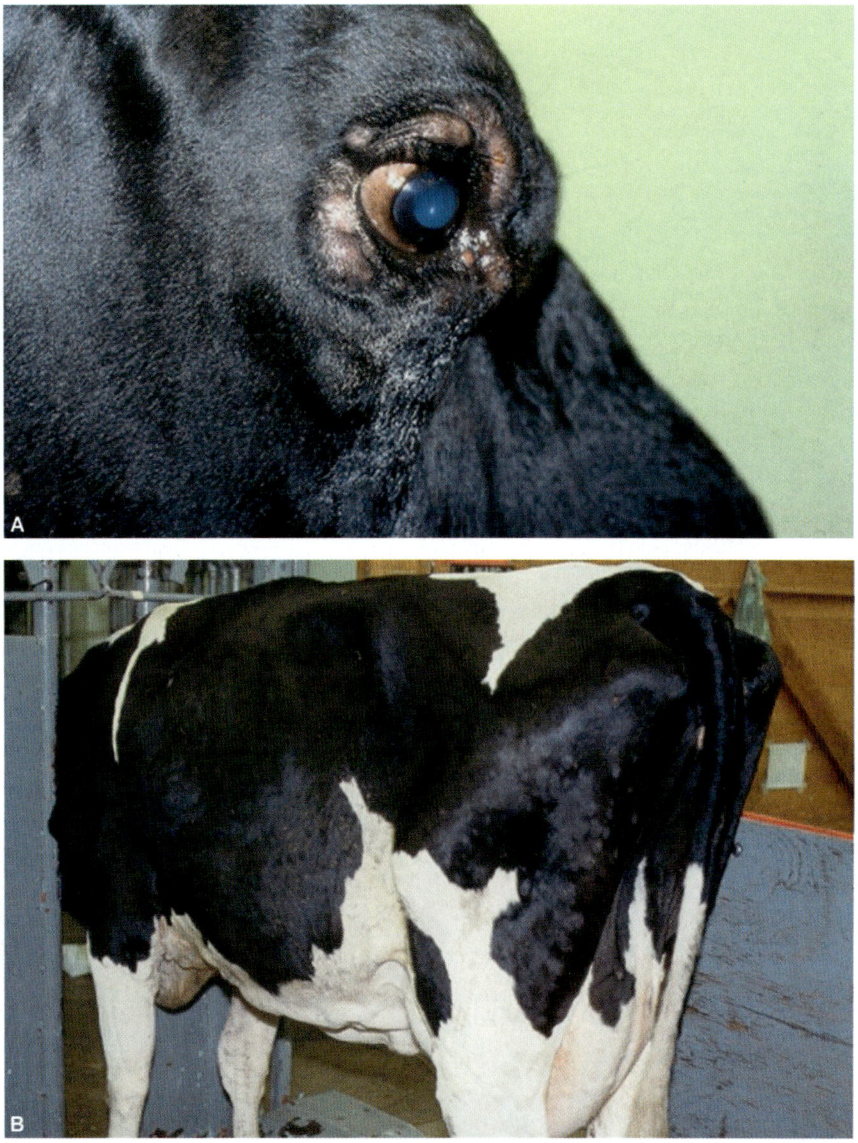

Figura 11.4 A e **B.** Urticária em vaca Holstein-Friesian após tratamento com antibiótico. Notar os pequenos nódulos múltiplos em diversas áreas cutâneas, bem como o edema de pálpebra.

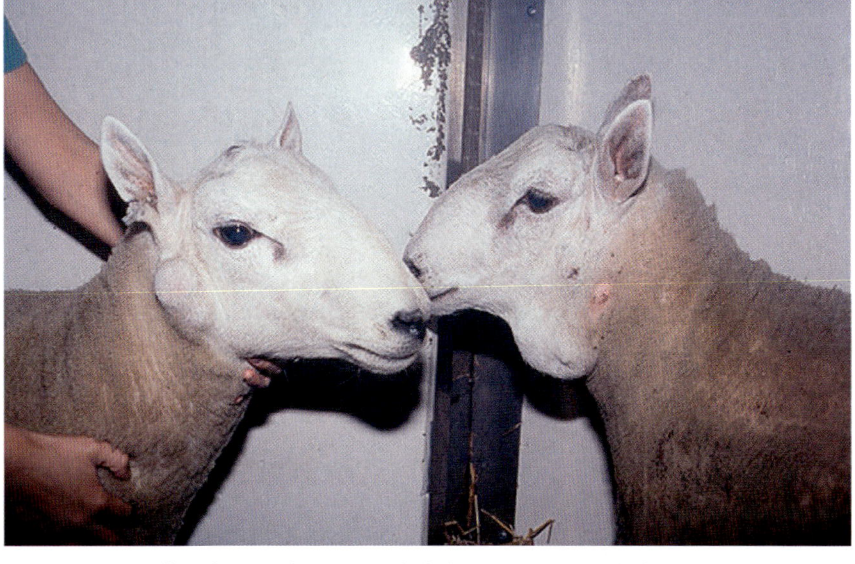

Figura 11.5 Ovelhas da raça Cheviot com linfadenite caseosa nos linfonodos submaxilares.

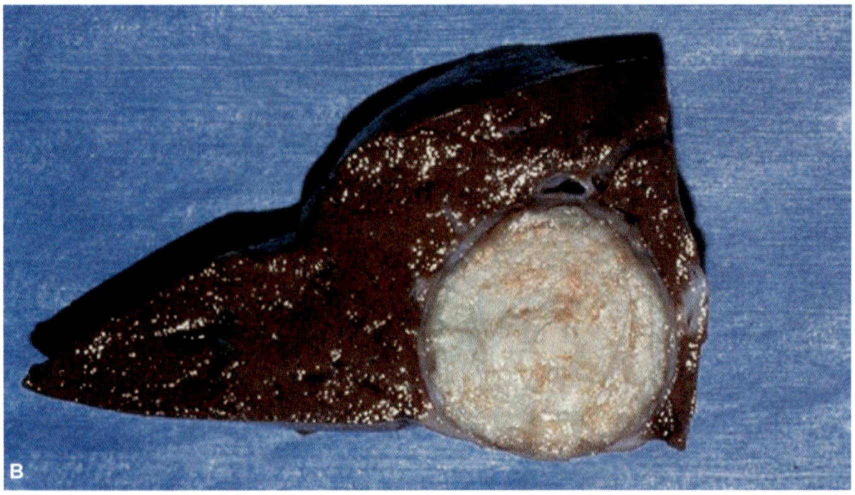

Figura 11.6 B. Imagem de seção transversal do fígado do mesmo ovino obtida durante a necropsia. Imagens cordialmente fornecidas pelo Dr. Michael Rings, EUA.

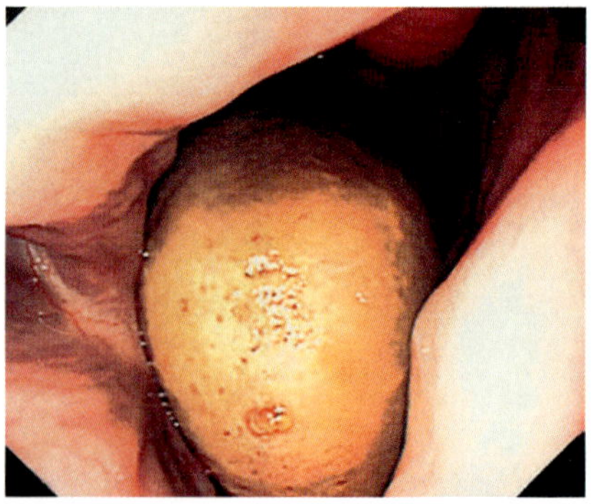

Figura 12.3 Visão endoscópica de um hematoma etmoidal progressivo em equino. Reproduzida com autorização.[12]

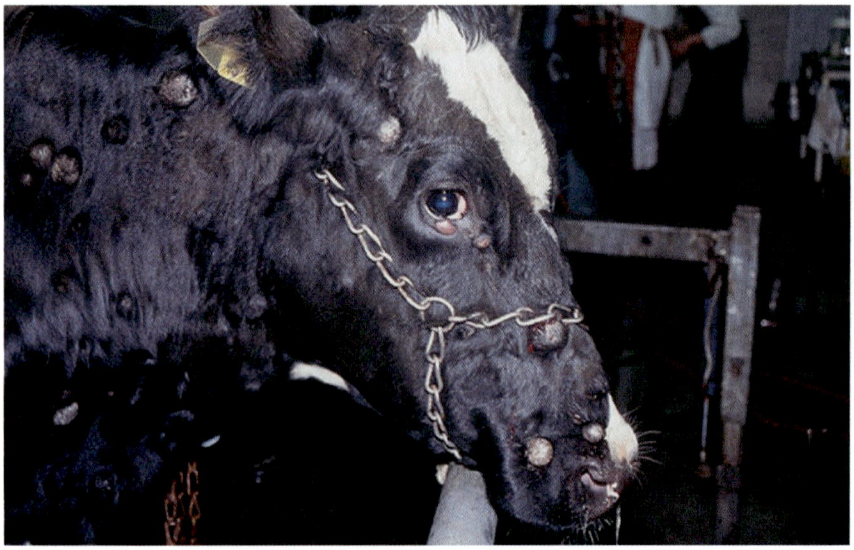

Figura 11.11 Linfoma cutâneo em uma novilha Holstein-Friesian de 2 anos de idade.

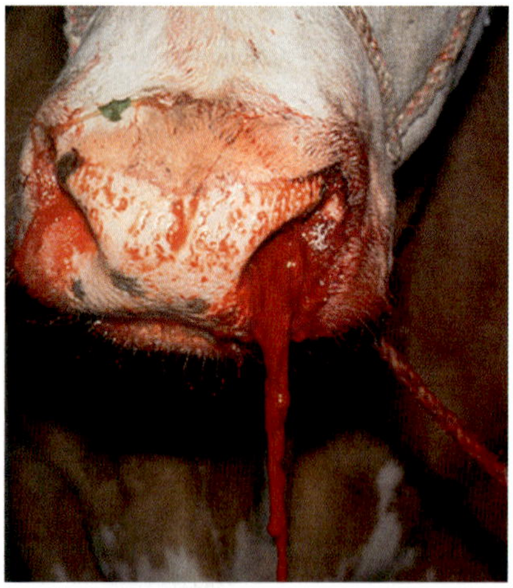

Figura 12.8 Epistaxe e hemoptise em uma vaca com hemorragia pulmonar e trombose da veia cava. Reproduzida, com autorização, de Braun 2008.[2]

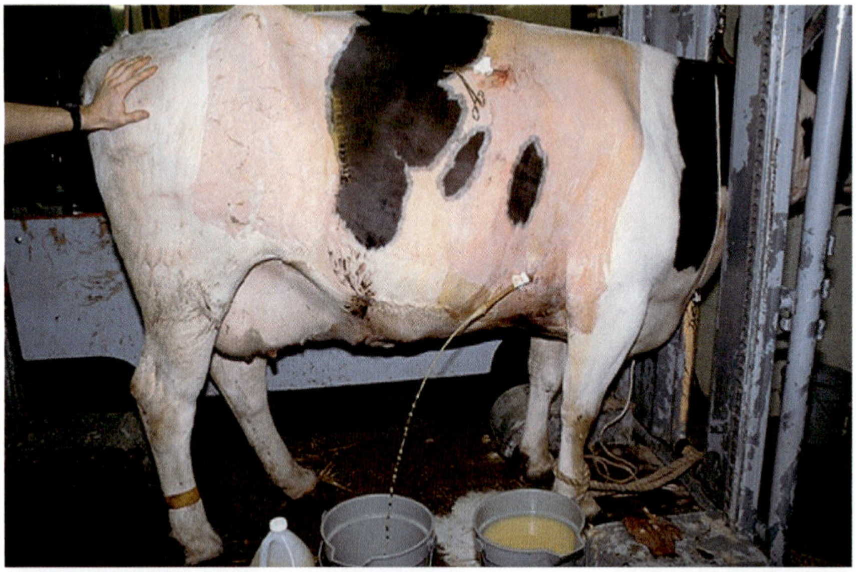

Figura 12.11 Lavagem pleural da cavidade direita de uma vaca Holandesa preta e branca com pleurite séptica secundária à perfuração localizada do abomaso e subsequente desenvolvimento de fístula diafragmática abomasal. Observar o tubo torácico de entrada dorsal que é pinçado e a drenagem do líquido pleural pelo tubo torácico de saída ventral. Dez litros de solução de cloreto de sódio (NaCl 0,9%) isotônica estéril aquecida foram infundidas dorsalmente e 20 ℓ de líquido pleural foram removidos pelo tubo ventral.

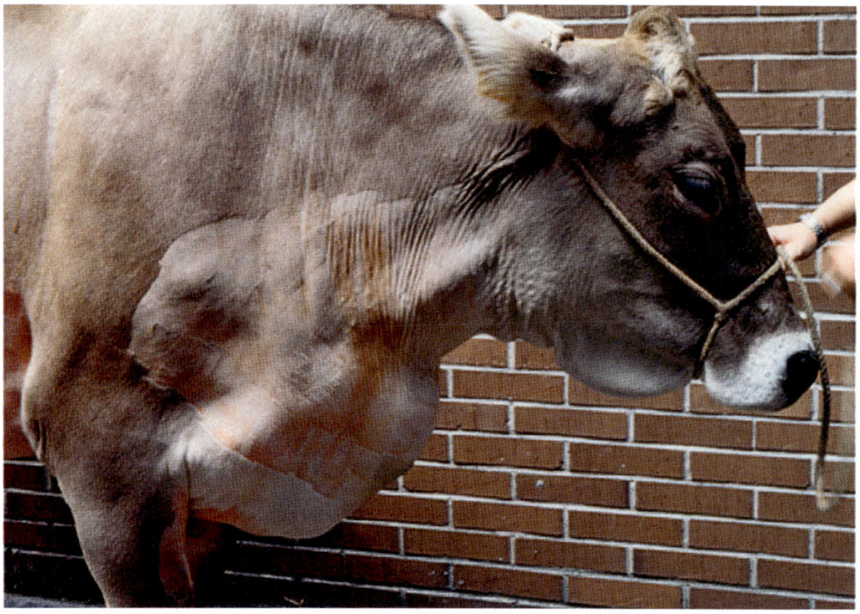

Figura 12.14 Vaca com trombose da veia cava cranial causando distensão da veia jugular e edema do peito. Cortesia do Dr. Christian Gerspach, Vetsuisse Faculty University of Zurich.

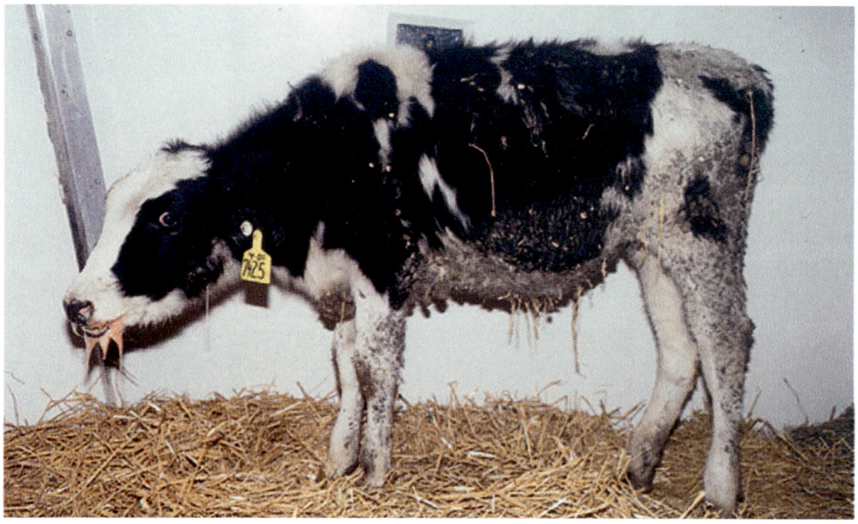

Figura 12.15 Novilha da raça Holandesa preta e branca com pneumonia enzoótica. Notar a má condição corporal, olhar ansioso, conjuntivite, secreção nasal, respiração com boca aberta com saliva espumosa manchada com sangue e pescoço estendido na tentativa de facilitar a respiração.

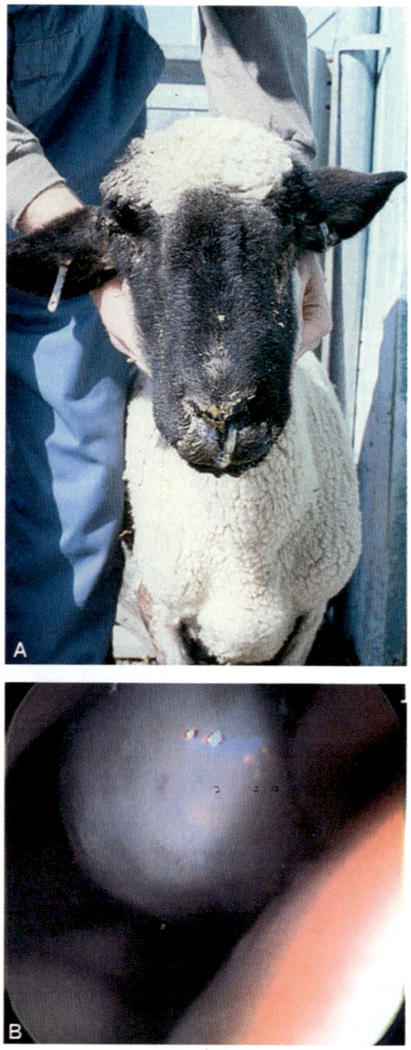

Figura 12.17 A. Adenocarcinoma nasal em uma ovelha Suffolk. Observar a secreção nasal seromucosa a seropurulenta (esquerda maior do que a direita). Muito pouco movimento de ar foi detectado a partir da narina direita. **B.** Visão endoscópica de um adenocarcinoma nasal (massa esférica cinza-rosada dorsal) em um carneiro Suffolk com achado clínico de obstrução do trato respiratório anterior.

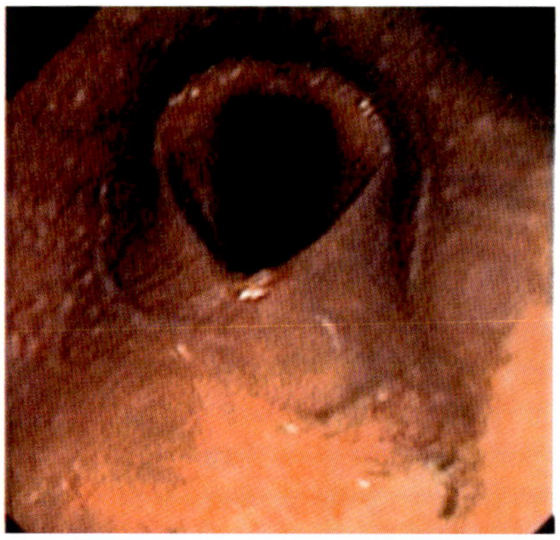

Figura 12.18 Vista endoscópica do deslocamento dorsal do palato mole em um equino de corrida Puro-sangue Inglês em repouso.

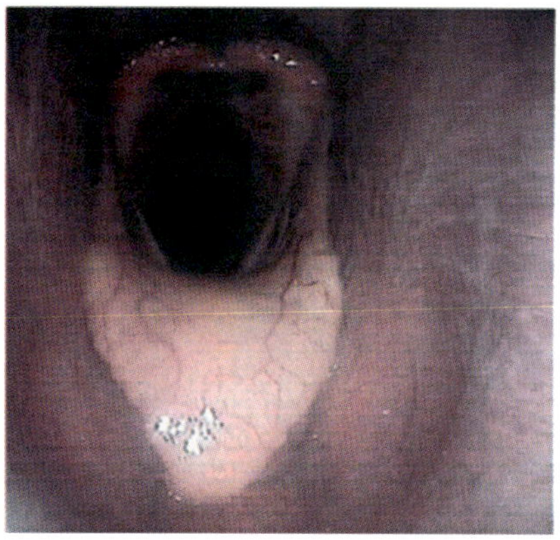

Figura 12.19 Via respiratória normal de um equino durante o exercício. Reproduzida com autorização.[1]

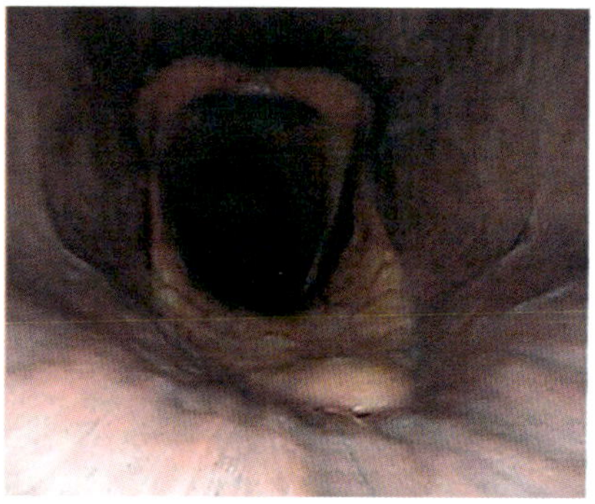

Figura 12.20 Instabilidade palatal sem obstrução da rima glótica. A epiglote tem aparência achatada e o palato mole parece flácido sem depressão côncava caudalmente. Reproduzida com autorização.[1]

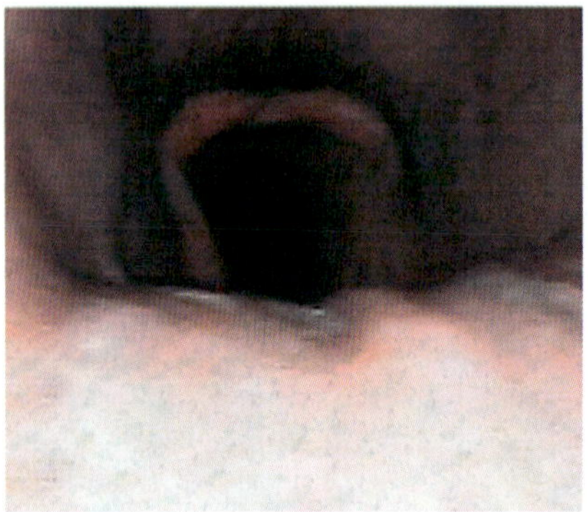

Figura 12.21 Instabilidade palatal com obstrução da rima glótica. O palato mole está ondulado em frente à rima glótica. Reproduzida com autorização.[1]

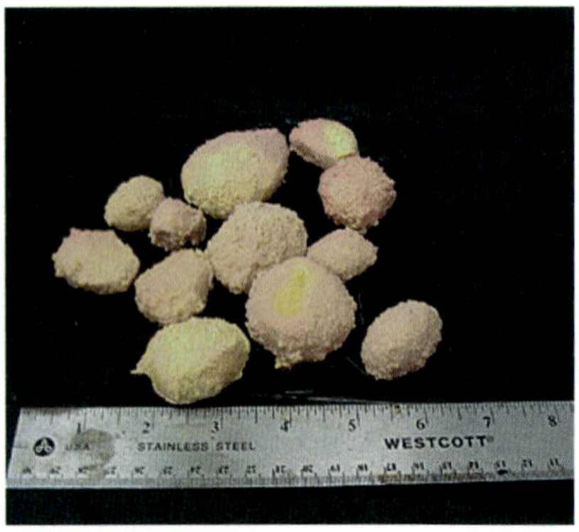

Figura 12.22 Condroides removidos *post mortem* da bolsa gutural de um equino.

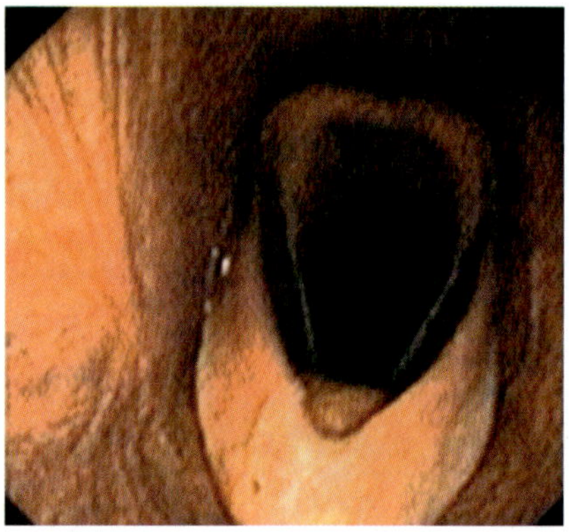

Figura 12.24 Visão endoscópica da faringe e laringe de um equino com aprisionamento da epiglote pelas pregas ariepiglóticas.

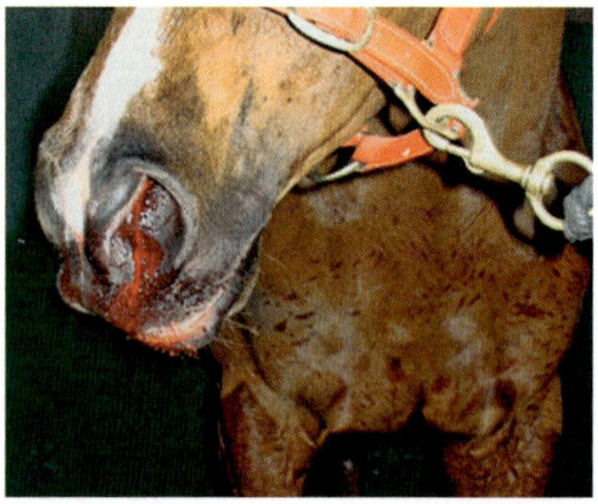

Figura 12.26 Equino de corrida Puro-Sangue Inglês com epistaxe secundária à hemorragia pulmonar induzida pelo exercício (HPIE) durante a corrida.

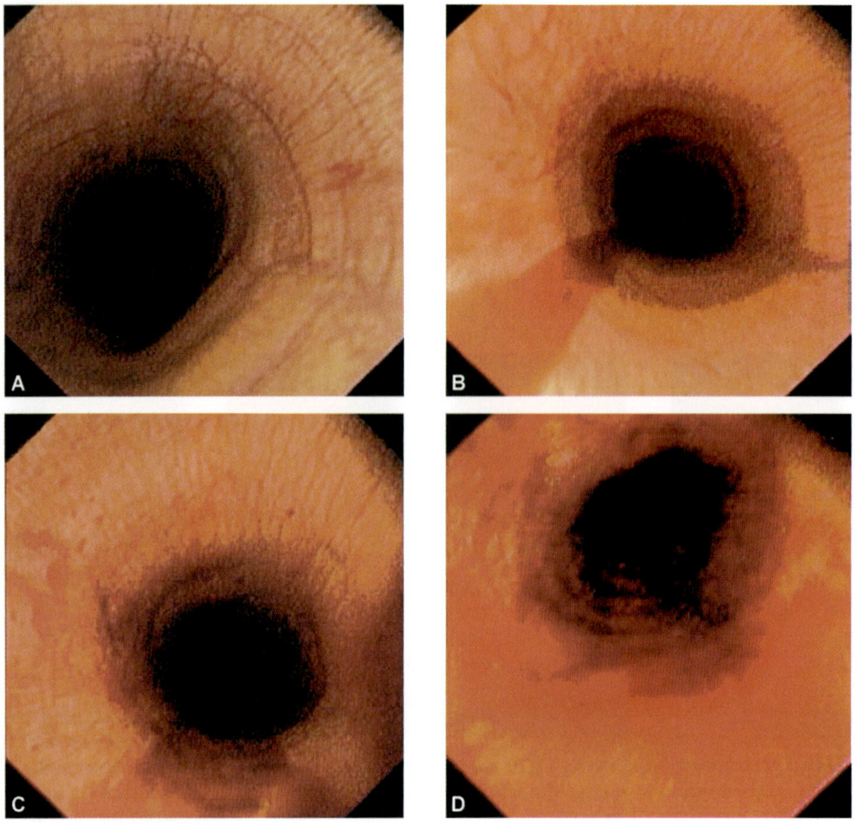

Figura 12.27 Classificação da hemorragia pulmonar induzida pelo exercício (HPIE) em equinos de corrida Puro-sangue Inglês: graus 1 (**A**), 2 (**B**), 3 (**C**) e 4 (**D**). Reproduzida, com autorização, de Hinchcliff *et al.* 2005.[21]

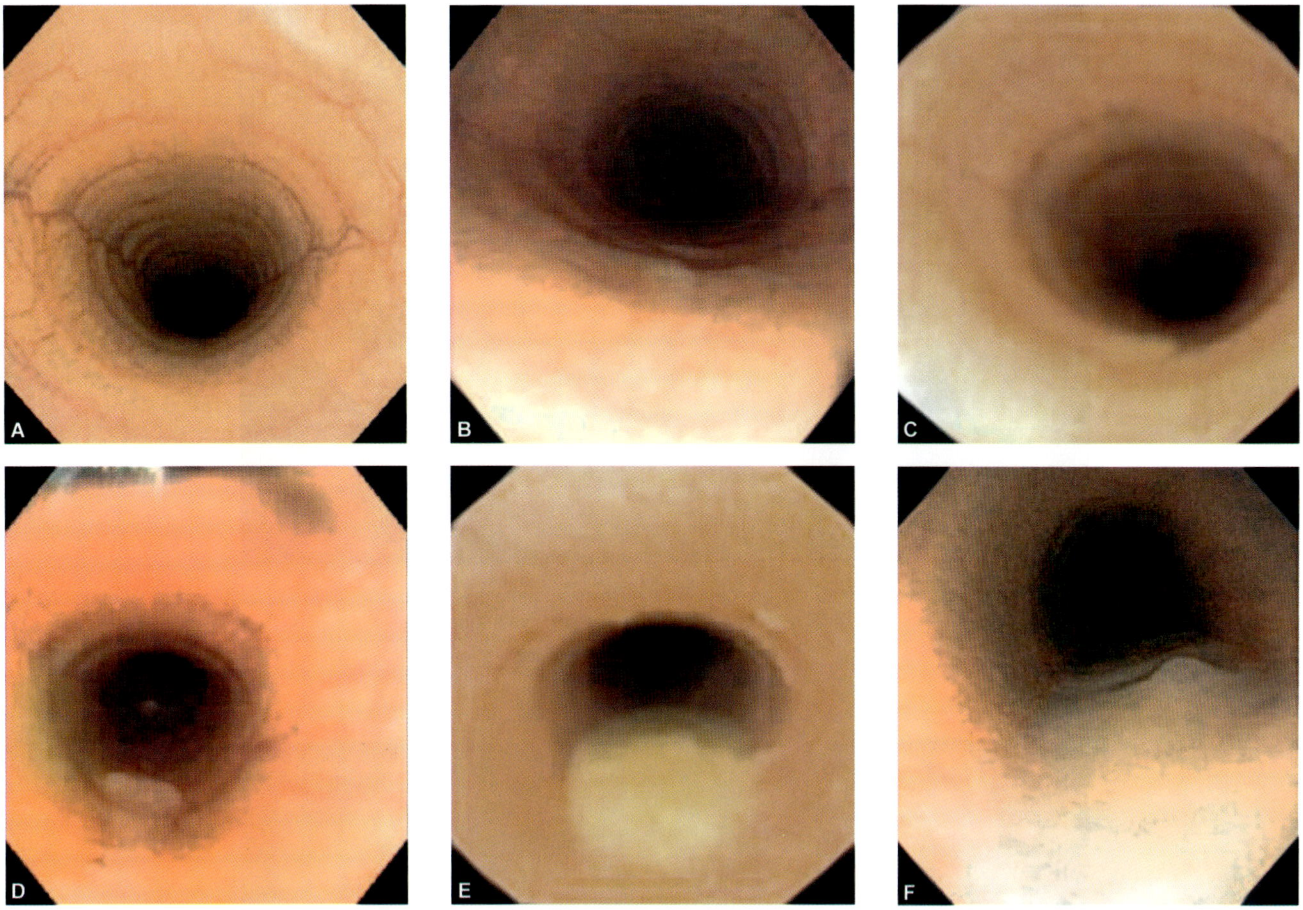

Figura 12.29 Graduação endoscópica do muco traqueal em equinos. **A.** Grau 0: sem muco; limpo ou uma única gota pequena de muco. **B.** Grau 1: pouco; diversas bolhas pequenas de muco. **C.** Grau 2: moderado; bolhas maiores de muco. **D.** Grau 3: marcado; confluente ou corrente, formando acúmulo de muco. **E.** Grau 4: grande; muco formador de poça. **F.** Grau 5: extremo; quantidades abundantes de muco. Adaptada de Gerber V, Straub R, Marti E *et al*. Endoscopic scoring of mucus quantity and quality: observer and horse variance and relationship to inflammation, mucus viscoelasticity and volume, Equine Vet J 2004, 36:576-582 com permissão de Equine Veterinary Journal.

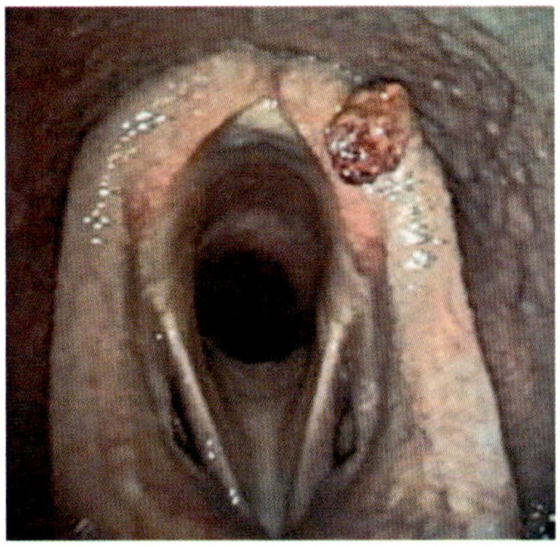

Figura 12.33 Lesão granulomatosa causada por *R. seeberi* em um equino de sangue quente belga. Reproduzida com autorização.[1]

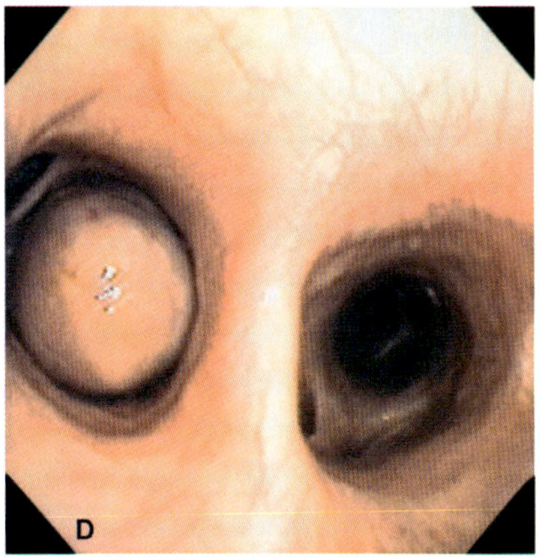

Figura 12.34 Visão endoscópica de um tumor de células granulares em equino.

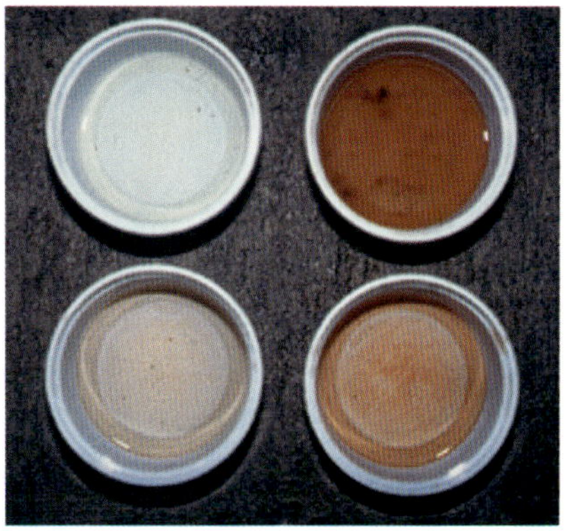

Figura 13.5 Alterações na aparência da urina durante a micção em uma vaca Holandesa com cistite crônica. A amostra superior esquerda é o jato inicial de urina, seguido pelo inferior esquerdo, inferior direito, e o superior direito é a última porção de urina eliminada. Notar a presença de coágulos de sangue na última amostra de urina.

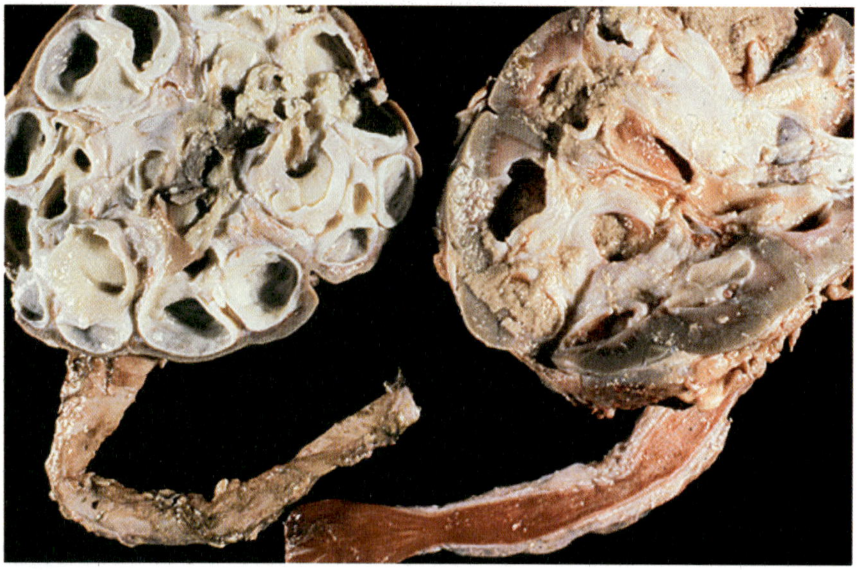

Figura 13.6 Pielonefrite bilateral grave, crônica, e uretrite em uma vaca Holandesa velha com azotemia profunda e falência renal grave. Notar o adelgaçamento cortical extenso em resposta à hidronefrose, particularmente no rim esquerdo (*esquerda*). Imagem gentilmente cedida por Dr. D. Michael Rings, EUA.

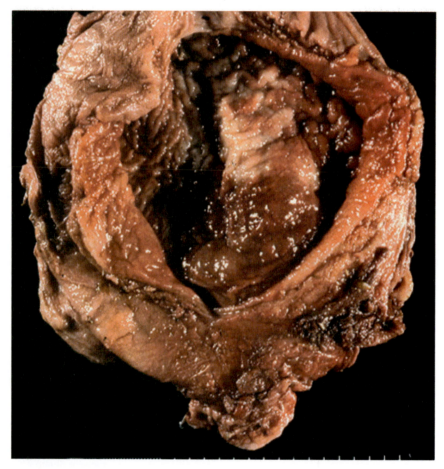

Figura 13.7 Cistite crônica grave no mesmo animal. A bexiga está aberta e áreas focais de cistite são evidentes. Imagem gentilmente cedida por Dr. D. Michael Rings, EUA.

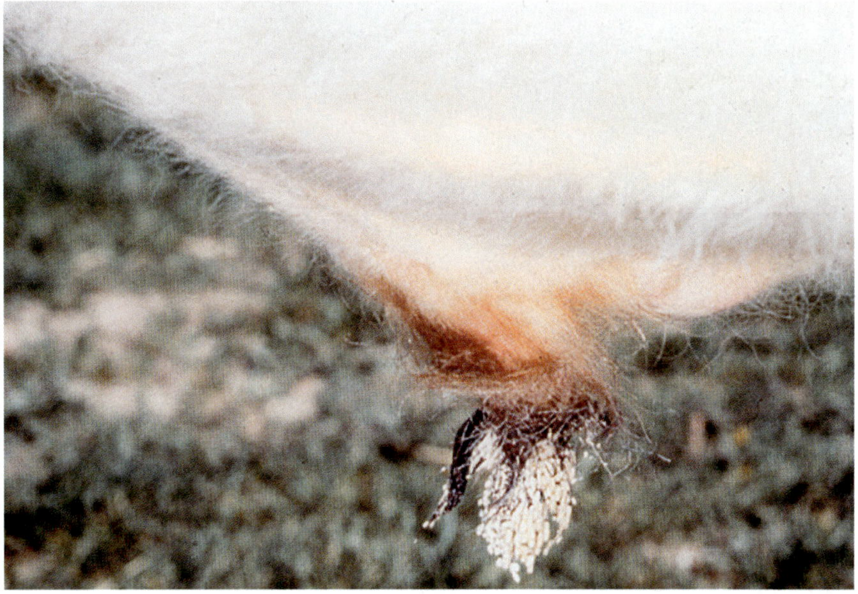

Figura 13.8 Precipitação intensa de cristais nos pelos prepuciais de um novilho com urolitíase obstrutiva.

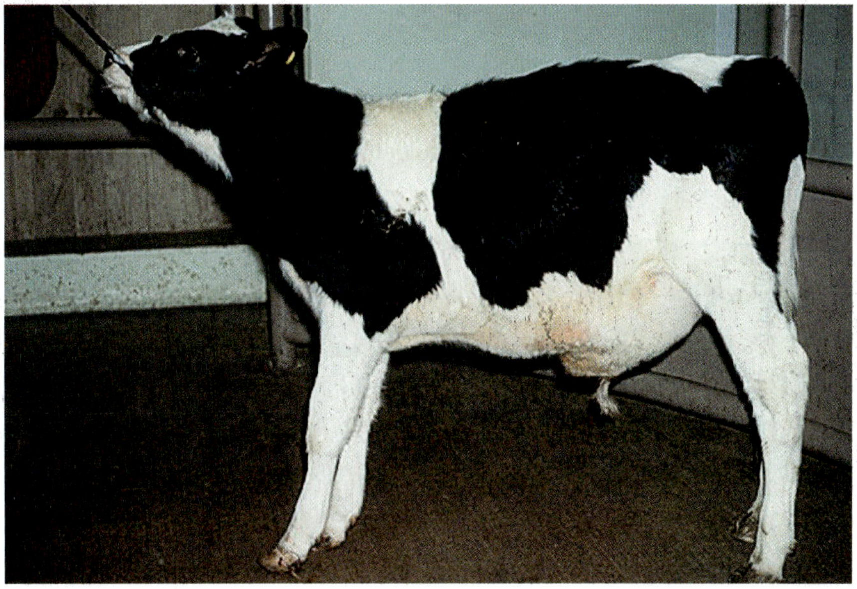

Figura 13.9 Novilho da raça Holandesa preto e branco com urolitíase obstrutiva, ruptura uretral e acúmulo de urina ventralmente ao local da ruptura. Imagem gentilmente cedida por Dr. Bruce L. Hull, EUA.

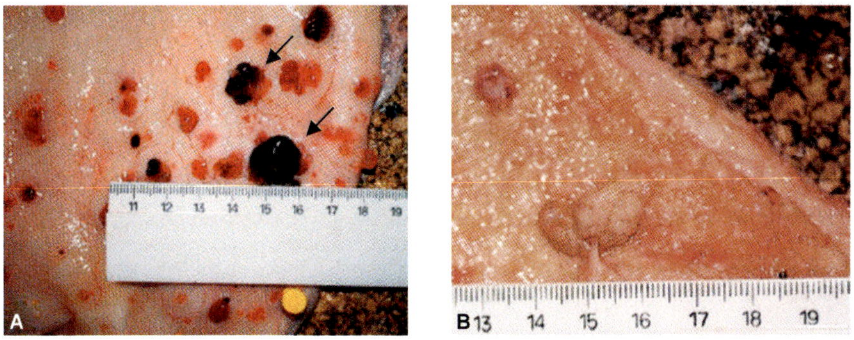

Figura 13.10 Superfície luminal da bexiga de bovinos com hematúria enzoótica. **A.** A bexiga contém múltiplos tumores, com dois tumores (setas) diagnosticados como hemangiossarcoma. **B.** A bexiga contém um carcinoma de células de transição. Reproduzida, com autorização, de Carvalho T, Pimto C, Peleteiro MC. J Comp Pathol 2006; 134:336-346.

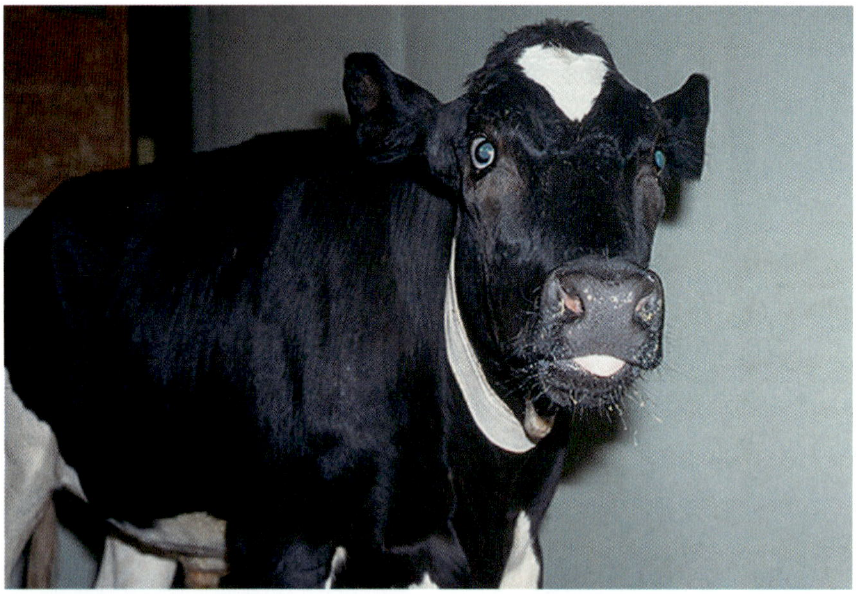

Figura 14.3 Novilha Holandesa preta e branca com intoxicação aguda por chumbo. Notar o estado mental anormal, contração dos músculos faciais e dilatação acentuada das pupilas. A atadura ao redor do pescoço protegia um cateter intravenoso usado para tratamento diário com Ca-EDTA. A novilha se recuperou após o tratamento.

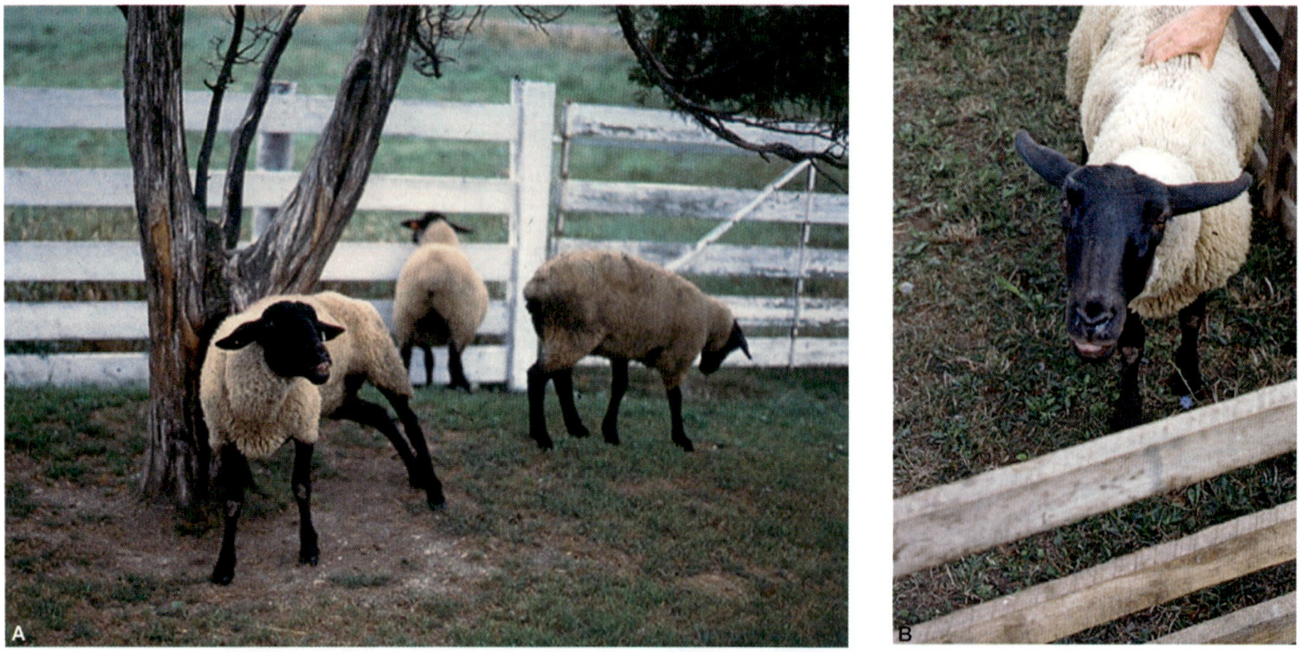

Figura 14.11 A. Sinais clínicos de *scrapie* em ovelhas Suffolk localizadas na região do meio-oeste dos EUA. A ovelha à esquerda apresenta prurido, manifesto ao se esfregar contra a árvore. A mesma ovelha também apresenta reflexo de prurido positivo com elevação do lábio superior e protração da língua. A ovelha à direita está perdendo peso e apresenta cabeça baixa, posicionada anormalmente. **B.** Resultado positivo do teste de prurido. Esfregar/coçar o dorso das vertebras torácicas resulta em ligeira elevação da cabeça e do lábio superior, lambedura dos lábios e olhar de satisfação em ovelhas com *scrapie*.

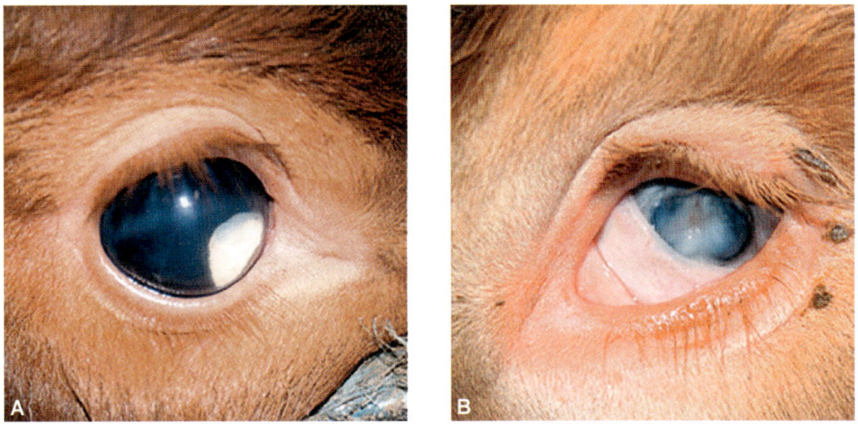

Figura 14.14 Deslocamento da lente (**A**) e ruptura ocular (**B**) em bezerros Simental com hipovitaminose A. Reproduzida, com autorização, de Anon. Vet Rec 2014;174:244.

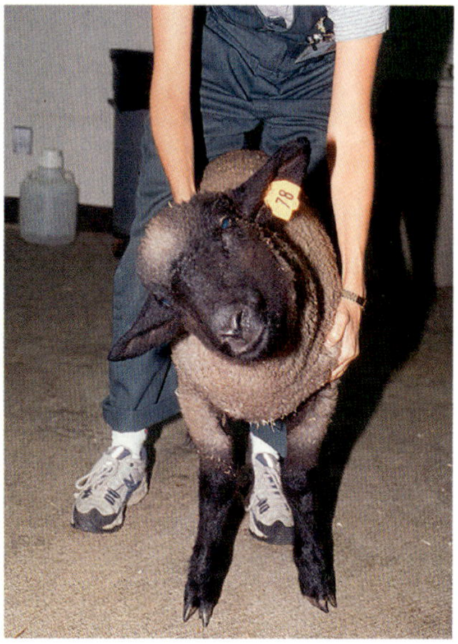

Figura 14.15 Otite média/interna do lado direito de um ovino Suffolk desmamado recentemente. Notar o desvio acentuado da linha entre os dois olhos a partir do plano horizontal.

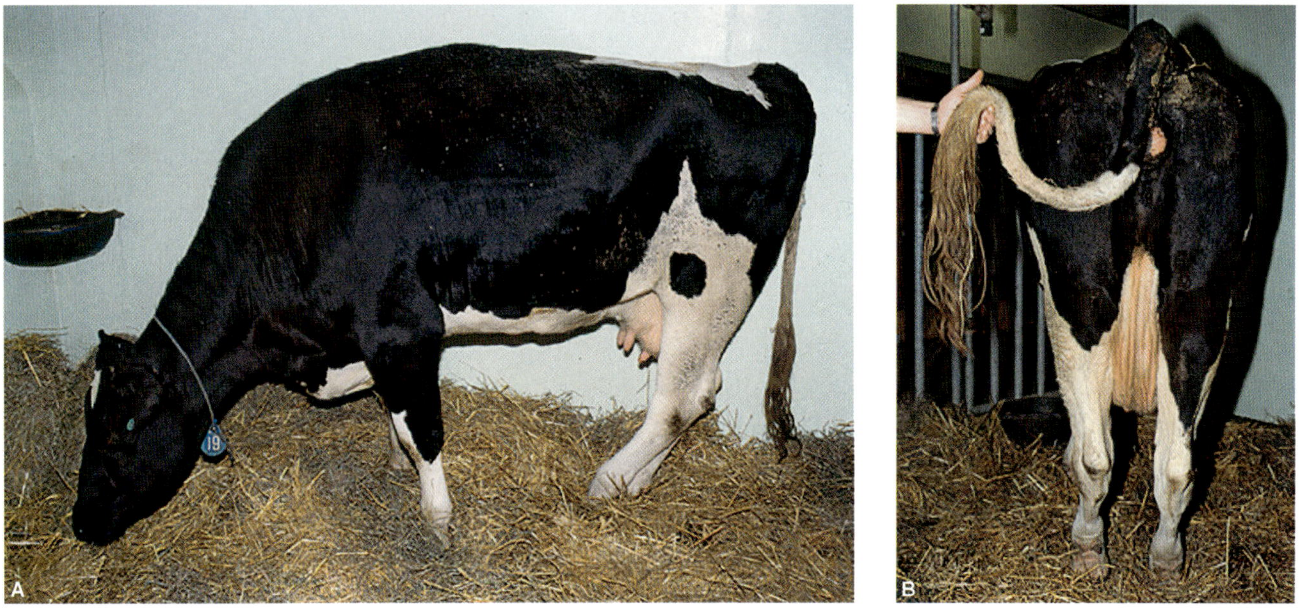

Figura 14.18 A. Paresia posterior bilateral em uma vaca da raça Holandesa preta e branca de 5 anos de idade com linfossarcoma espinal causado pela infecção por vírus da leucose enzoótica bovina. **B.** Vista caudal da mesma vaca, demonstrando paresia acentuada da cauda e membros pélvicos, e baixa produção de leite.

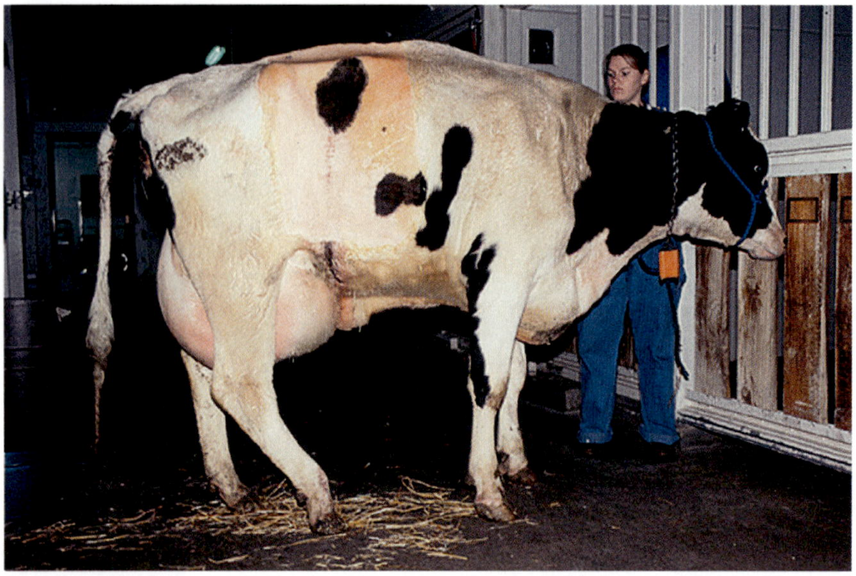

Figura 14.25 Vaca Holandesa preta e branca de 3 anos de idade com paresia branda do nervo ciático direito. O jarrete está "caído" quando comparado ao membro esquerdo não afetado, e o boleto está flexionado de forma característica. A vaca apresentava deslocamento de abomaso à esquerda corrigido cirurgicamente por incisão no flanco direito e foi tratada para mastite concomitantemente.

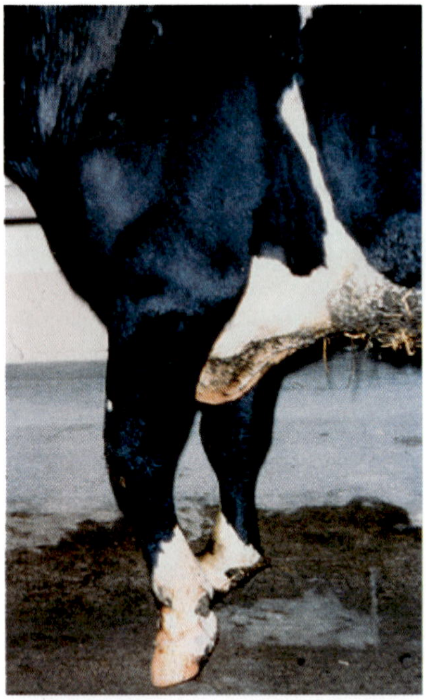

Figura 14.26 Paresia branda de nervo radial em um touro da raça Holandesa Preta e Branca. Aumento de volume está presente sobre o aspecto lateral do cotovelo. Verificou-se a paresia imediatamente após retirar o animal de tronco para contenção para casqueamento corretivo.

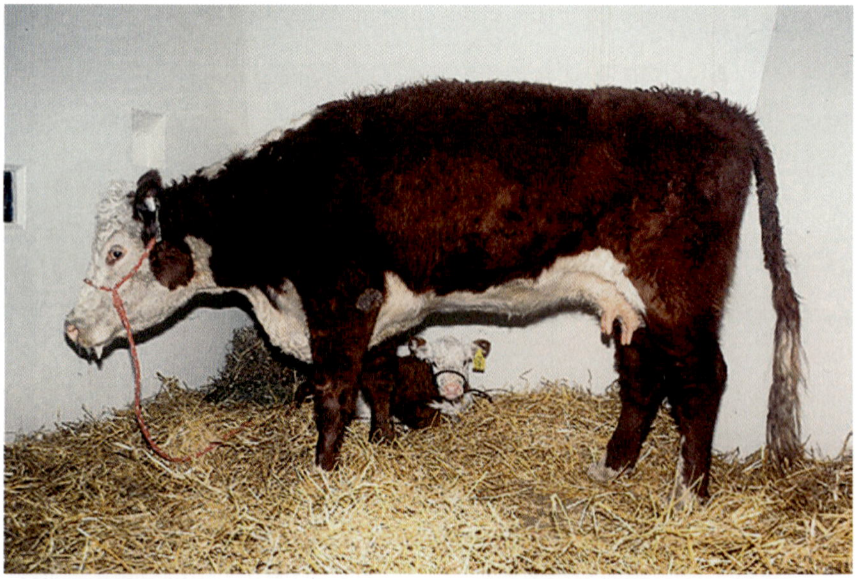

Figura 14.28 Vaca Hereford apresentando sinais iniciais de tétano com bezerro sadio. A cauda é mantida elevada ligeiramente afastada do períneo, as orelhas estão para trás, os olhos apresentam expressão de surpresa com ligeiro prolapso de terceira pálpebra, e saliva está pendendo da boca. A vaca havia parido 7 dias antes e apresentou retenção de placenta e metrite.

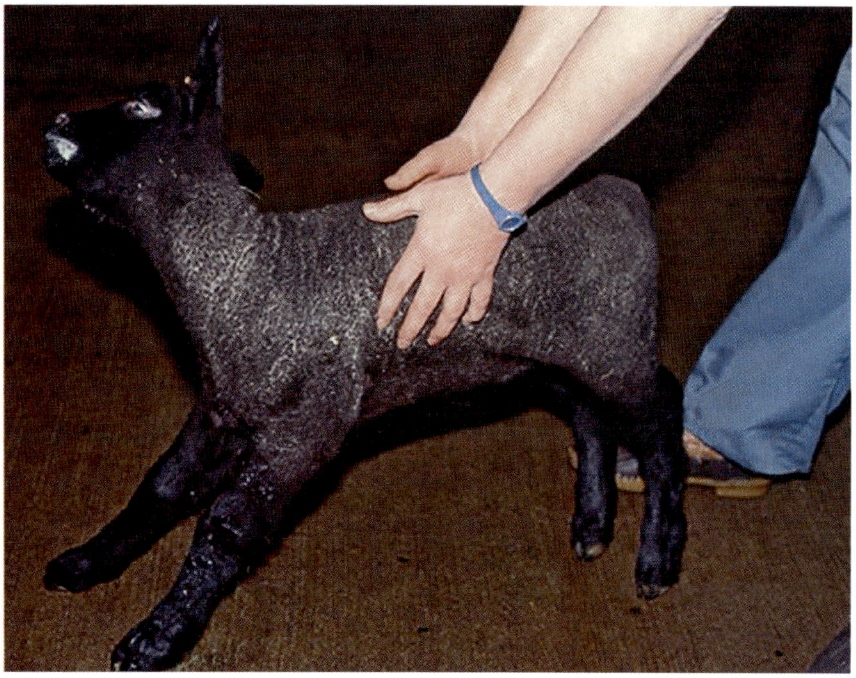

Figura 14.29 Cordeiro Suffolk com tétano após castração usando faixa elástica. O cordeiro apresenta postura de cavalete causada por rigidez muscular generalizada e sialorreia.

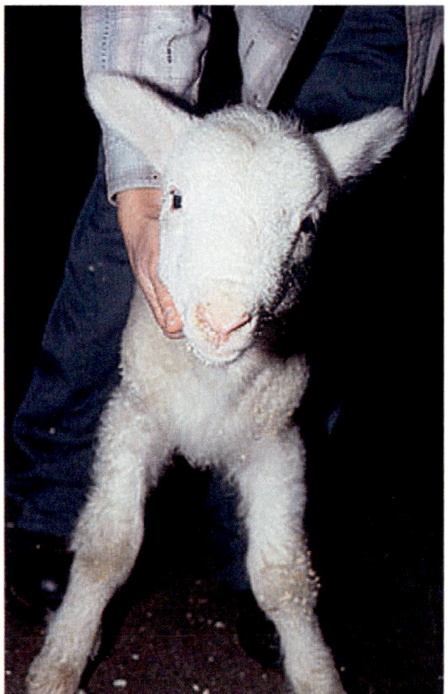

Figura 14.30 Cordeiro Corriadale com tétano após caudectomia. Observar a retração de orelha e pálpebra e rigidez generalizada.

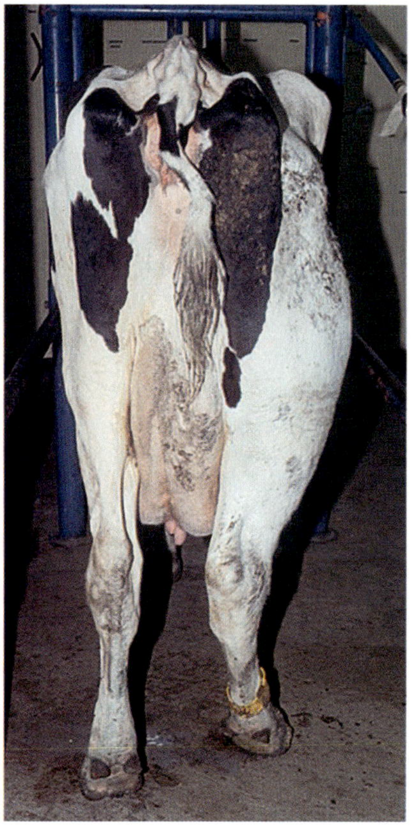

Figura 15.2 Miosite localizada na região distal lateral do fêmur direito de uma vaca-leiteira em lactação causada por um ferimento penetrante. A vaca também apresenta cauda fraturada, curta, resultante de uma lesão traumática que sofreu quando era bezerra.

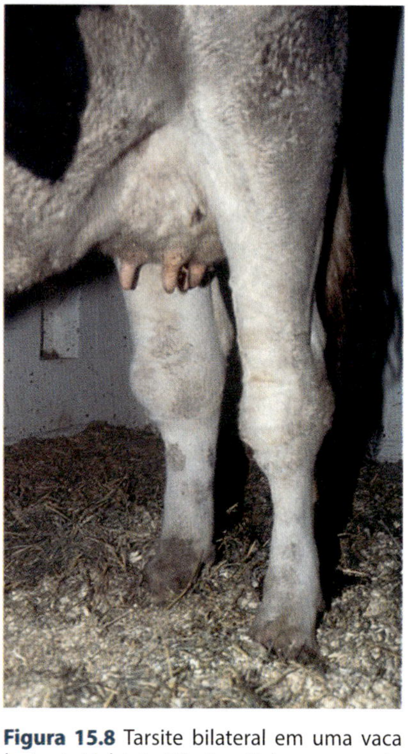

Figura 15.8 Tarsite bilateral em uma vaca lactante Holstein-Friesian. Notar a marcante efusão articular em ambas as articulações do tarso e os membros pélvicos excessivamente estendidos.

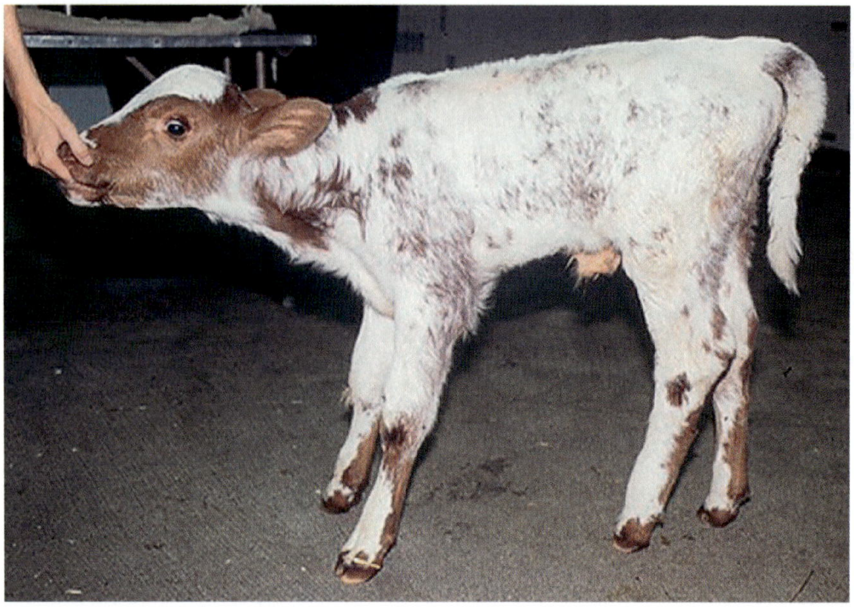

Figura 15.9 Sinais muito precoces de artrite séptica na articulação do jarrete esquerdo de um bezerro Shorthorn com 7 dias de idade. O bezerro não mamou colostro e apresentava uma tumefação discreta e dolorida no umbigo, há 2 dias. O menor tempo de sustentação do peso sobre a perna esquerda, com distensão palpável da articulação do jarrete esquerdo, acaba de se tornar evidente.

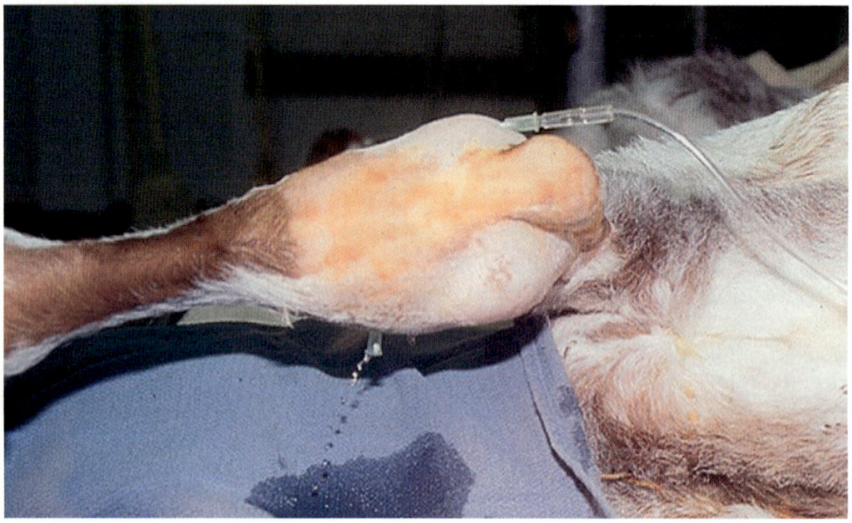

Figura 15.10 Lavagem completa (*through-and-through*) com agulha da articulação do jarrete do membro esquerdo do bezerro Shorthorn da Figura 15.9. A solução de lactato de Ringer aquecida é lavada pela articulação com distensão articular periódica (presente) para facilitar a lavagem de toda a articulação. O bezerro recuperou-se completamente.

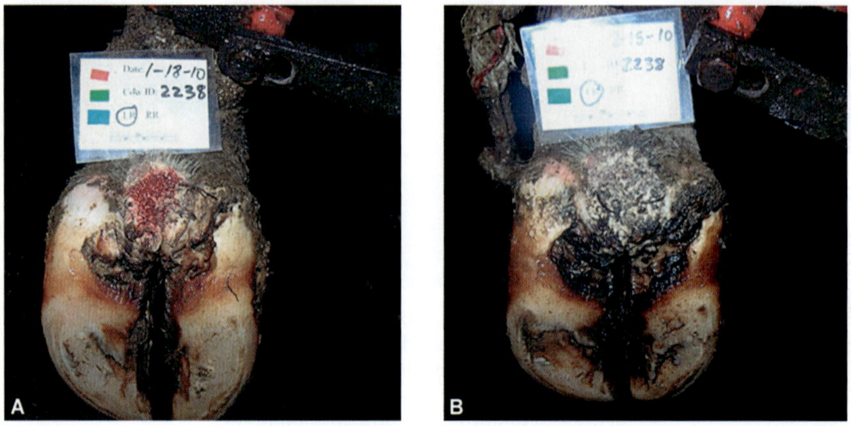

Figura 15.11 Progressão de lesão de categoria M2 dolorida (**A**) para lesão M4 madura, acompanhada de erosão do tecido córneo do talão (**B**), 4 semanas mais tarde, na mesma pata de uma vaca Holstein-Friesian de 3 anos de idade. Fotos gentilmente fornecidas pela Dra. Tessa Marshall, EUA.

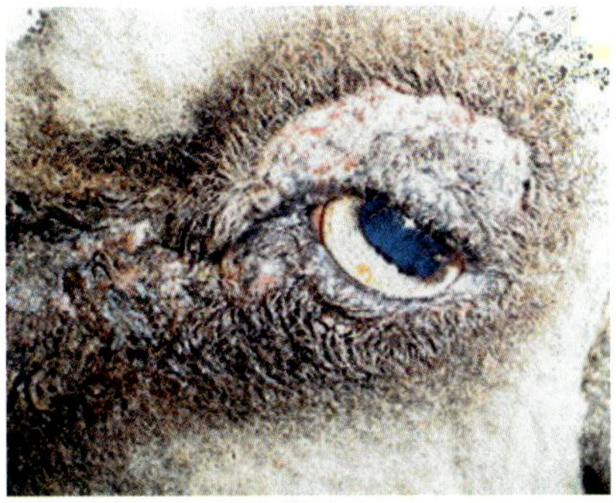

Figura 16.1 Lesões de dermatite alérgica sazonal em um ovino da raça Hampshire Down. Reproduzida, com autorização, de Correa TG et al. Vet Parasitol 2007; 145:181.[6]

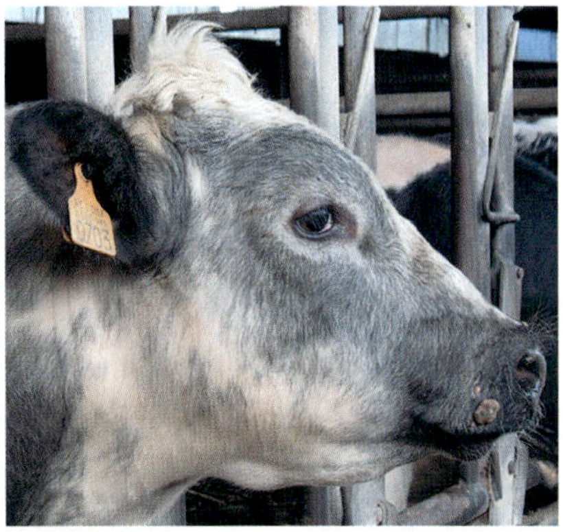

Figura 16.2 Verrugas na face de um touro da raça Belga Azul com cerca de 1 ano de idade.

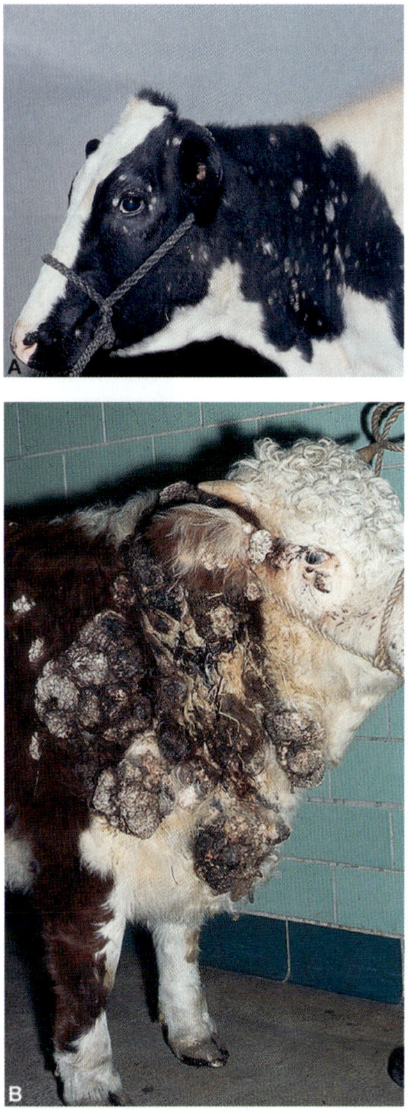

Figura 16.3 A. Verrugas (papilomas) no pescoço e ombros de uma novilha da raça Holstein-Friesian. **B.** Verrugas (papilomas) extensas em face, pescoço e ombro de um touro da raça Hereford com cerca de 1 ano de idade.

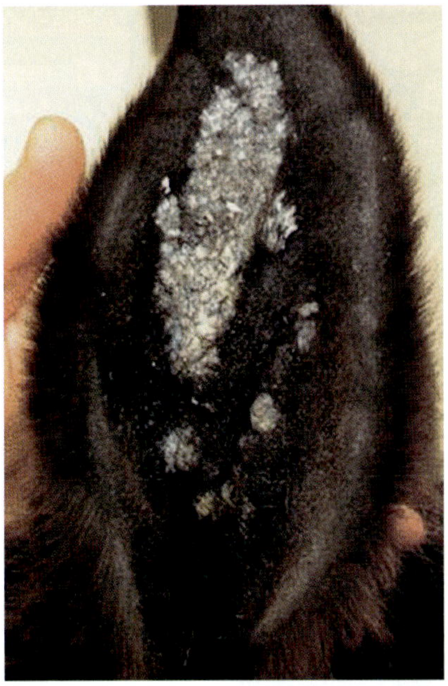

Figura 16.4 Placas coalescentes recobertas por uma crosta queratinosa que ocupa a maior parte da face côncava da orelha esquerda do equino, visto de frente. Reproduzida de Torres SMF et al. Vet Dermatol 2010; 21:503.

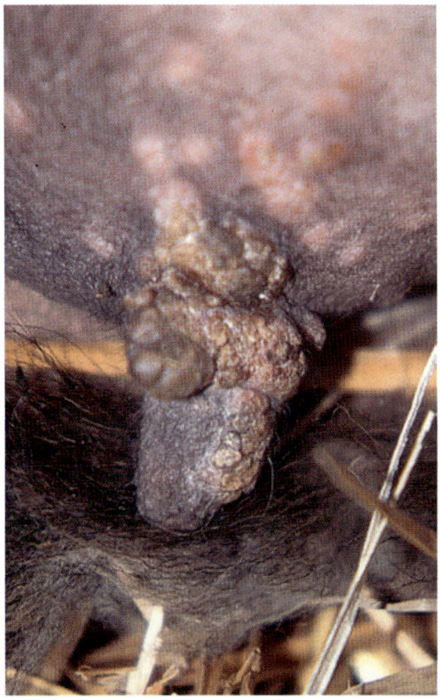

Figura 16.6 Ectima contagioso no teto de uma ovelha. O animal contraiu a infecção durante amamentação de um cordeiro com lesões de ectima contagioso nas comissuras bucais.

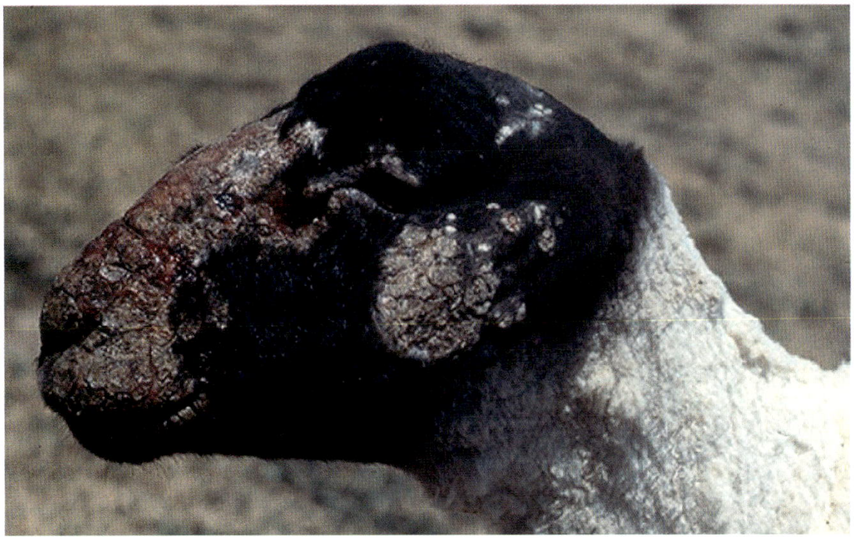

Figura 16.7 Lesões crônicas extensas resultantes da infecção crônica pelo vírus do ectima em um cordeiro da raça Suffolk. Essas lesões faciais são frequentemente acompanhadas de lesões semelhantes na parte distal dos membros.

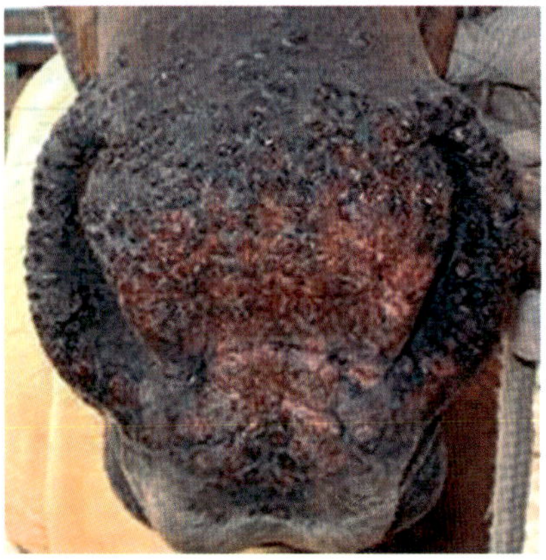

Figura 16.8 Focinho de uma égua com infecção aguda causada pelo vírus vaccinia. Notam-se múltiplas pápulas confluentes e lesões proliferativas no focinho, entre e ao redor das narinas, estendendo-se em direção aboral. Reproduzida, com autorização, de Brum MCS et al. J Vet Diagn Invest 2010; 22:143.

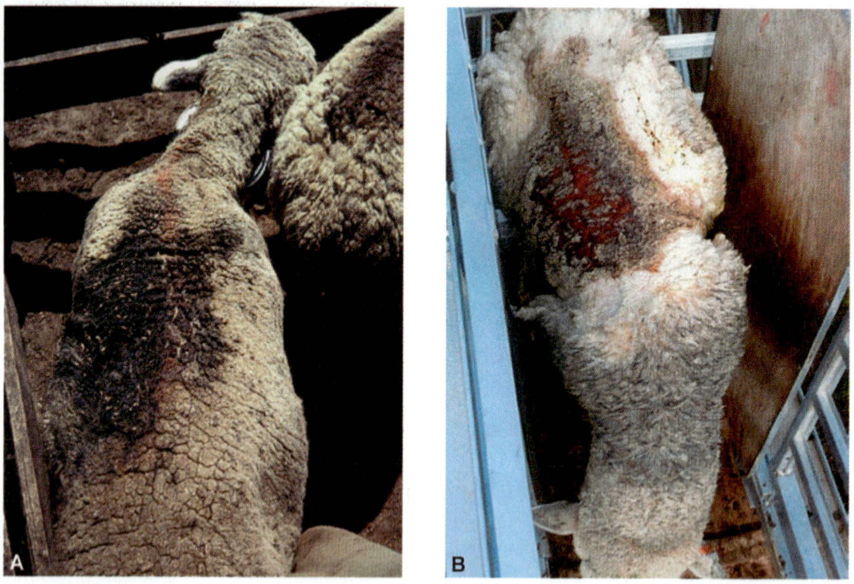

Figura 16.9 A. Miíase corporal em um carneiro castrado, vista de cima. O carneiro se apresenta apático e as larvas (brancas) são observadas na superfície da área atingida (lã enegrecida). **B.** Miíase corporal em um carneiro desmamado, vista de cima. Fez-se tricotomia das bordas da lesão antes da aplicação do medicamento.

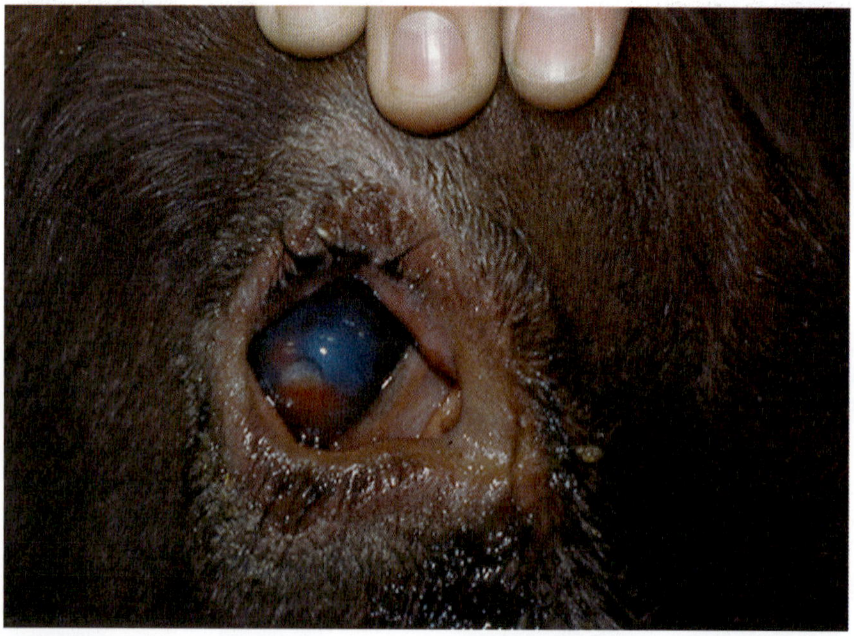

Figura 16.10 Ceratoconjuntivite infecciosa bovina em um novilho de corte. Notar o lacrimejamento abundante e o blefarospasmo, bem como a úlcera de córnea central localizada, com ceratite e conjuntivite.

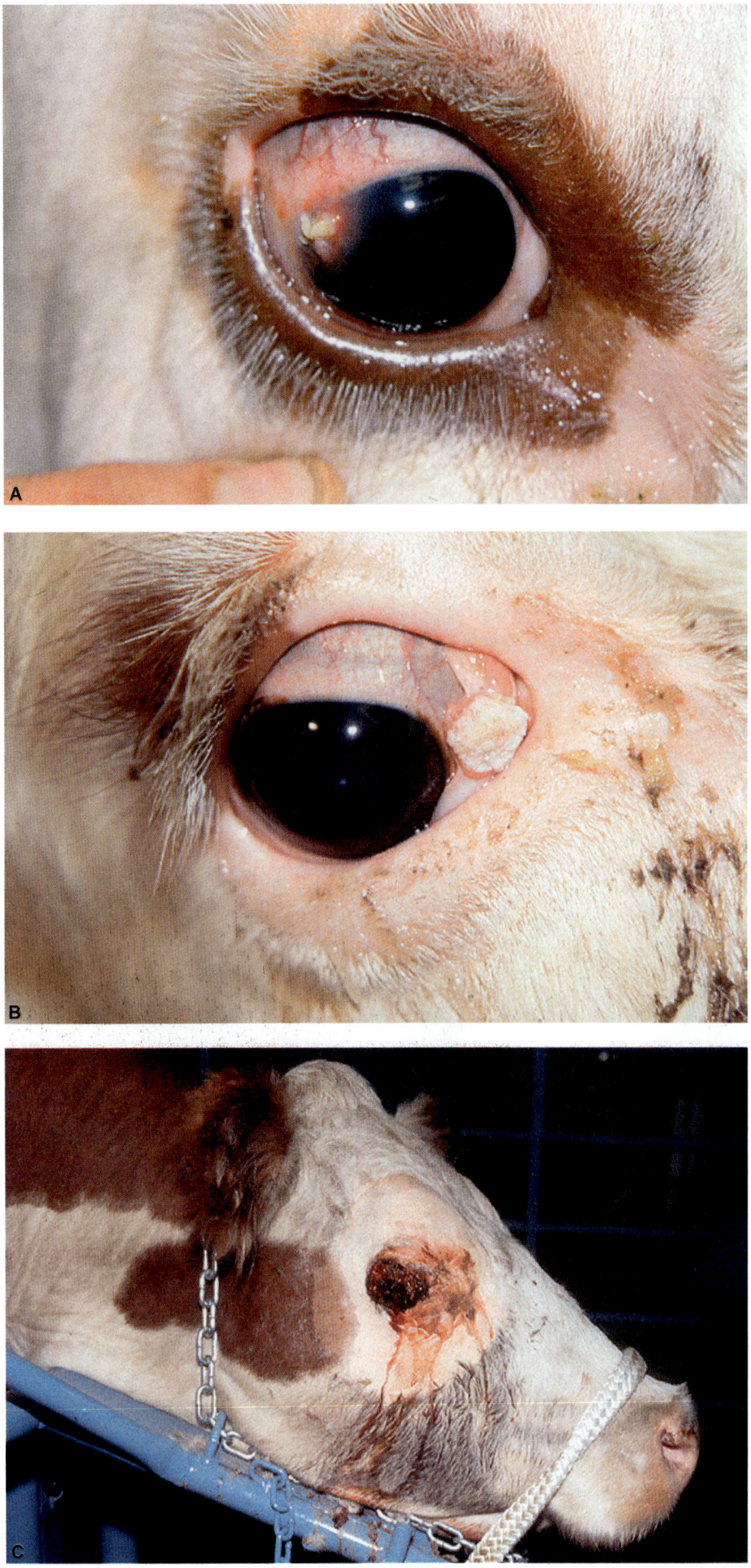

Figura 16.11 A. Placa avançada no limbo lateral do olho direito de uma vaca da raça Simental. Esta é uma lesão precursora de carcinoma de célula escamosa ocular. **B.** Papiloma avançado na terceira pálpebra do olho direito de uma vaca Simental. Esta é uma lesão precursora de carcinoma de célula escamosa. Notar a discreta pigmentação na pálpebra periocular. **C.** Carcinoma de célula escamosa avançado na pálpebra inferior direita de uma vaca Simental. A massa tumoral é grande o suficiente para provável metástase no linfonodo regional.

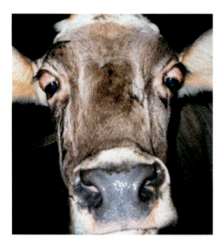

Figura 16.12 Caso avançado de estrabismo bilateral convergente com exoftalmia em uma vaca German Brown. Reproduzida, com autorização, de Mömke S, Distl O. Bilateral convergent strabismus with exophthalmus [BCSE] in cattle. An overview of clinical signs and genetics traits. Vet J 2007; 173:272-277.[7]

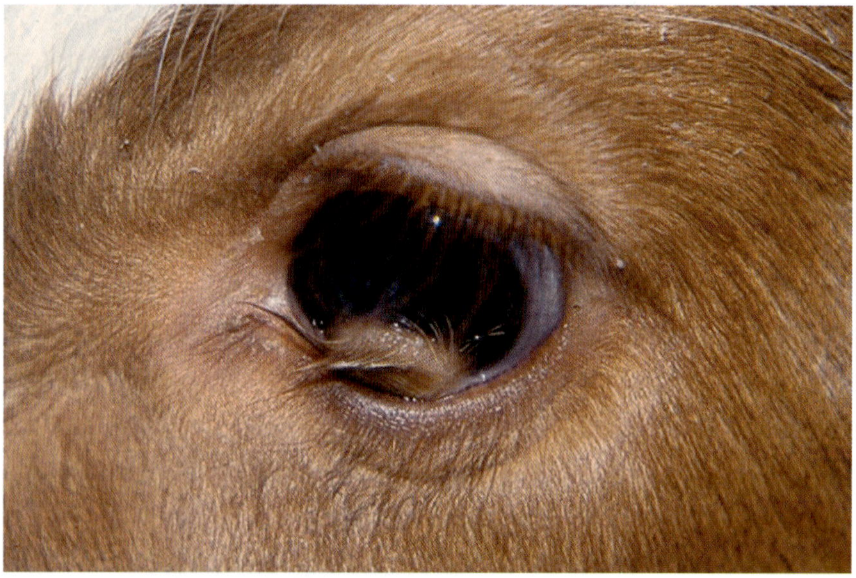

Figura 16.13 Cisto dermoide ocular na parte ventral da córnea e no limbo do olho esquerdo de um bezerro da raça Simental.

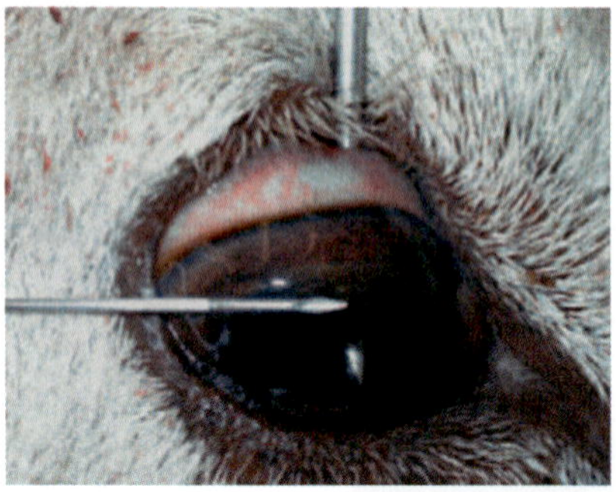

Figura 17.5 Coleta de amostra de humor vítreo de um animal que morreu recentemente, por meio da introdução de uma agulha de calibre 14 perpendicular e caudal ao limbo. A extremidade da agulha pode ser vista através da pupila. O humor aquoso é obtido mediante a introdução de uma agulha de calibre 21 em sentido horizontal, rostral ao limbo e na câmara anterior. O humor vítreo é necessário para a mensuração da concetração de magnésio. Reproduzida, com autorização, de Edwards G, Foster A e Livesey C. In Practice 2009; 31:22-25.

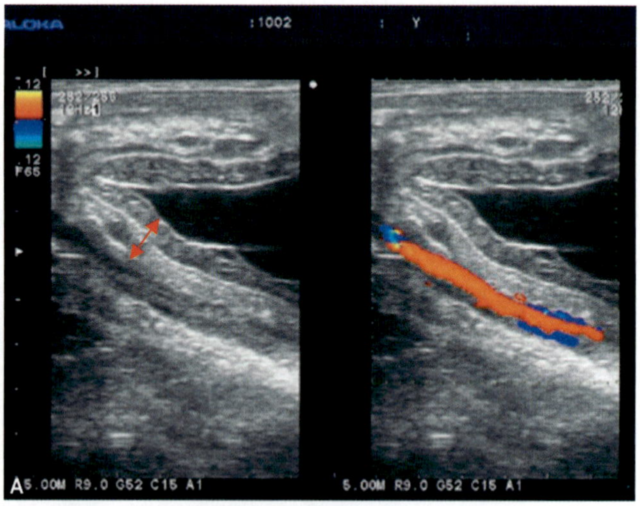

Figura 19.2 Mensuração dos índices ultrassonográficos de égua prenhe. **A.** Imagens transretais da parte ventral do corpo uterino, próximo à cérvice. Os marcadores mostram a espessura combinada do útero e da placenta (ECUP).

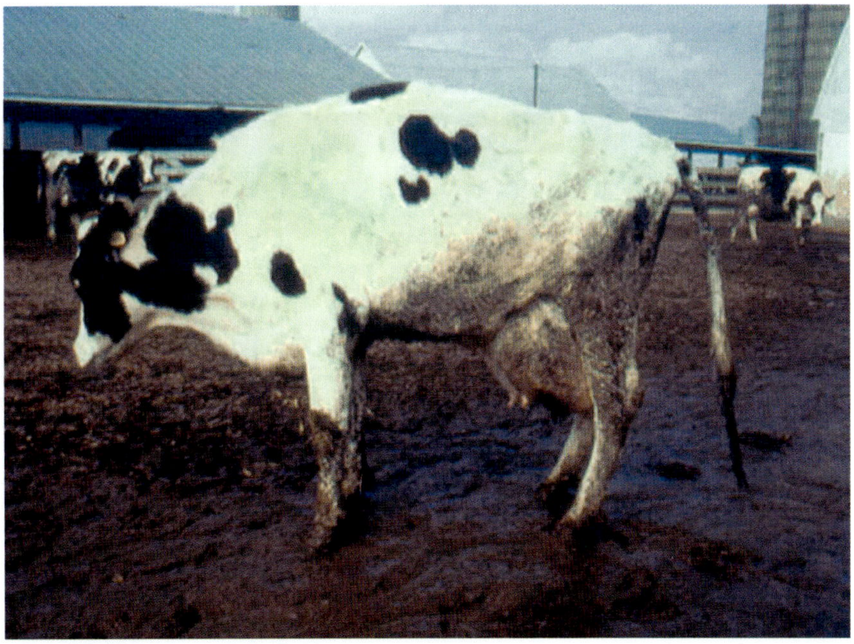

Figura 20.1 Em vacas-leiteiras mantidas em condição de confinamento, o desafio frente às bactérias ambientais pode ser enorme, como mostrado na foto de uma fazenda leiteira do Centro-Oeste dos EUA.

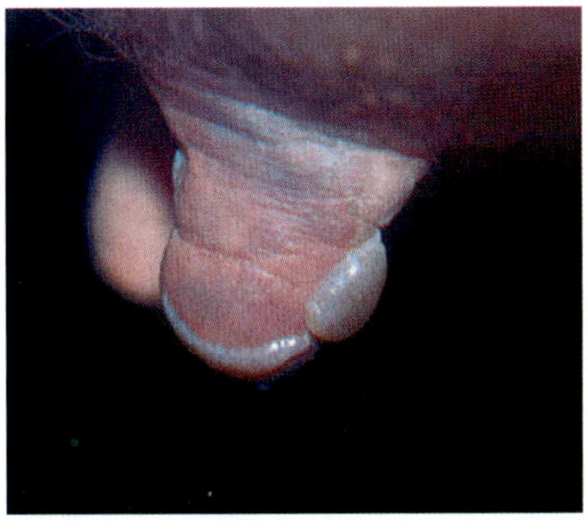

Figura 20.8 Vesículas no teto anterior esquerdo de uma novilha da raça Holstein com mamilite herpética aguda. As vesículas, friáveis, são os primeiros sinais da infecção.

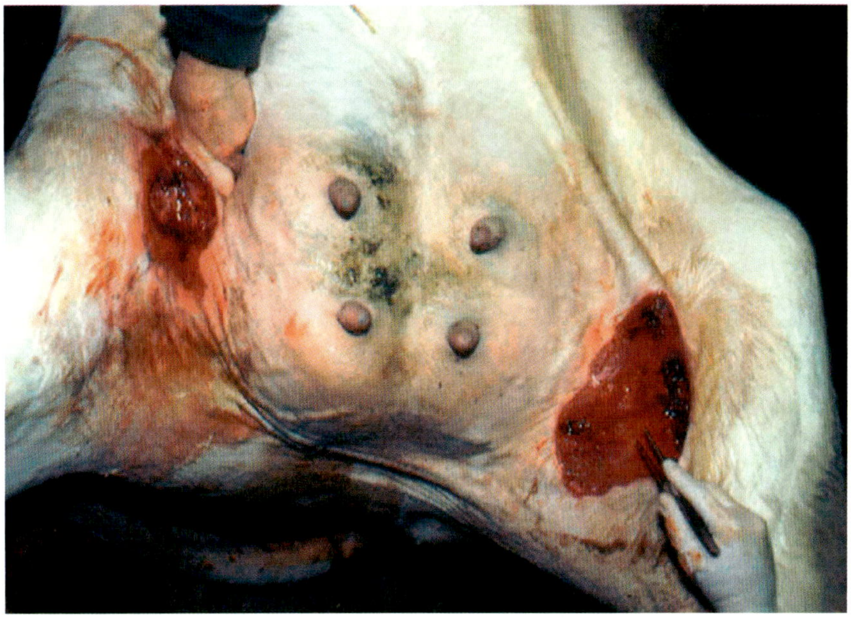

Figura 20.9 Cicatrização de dermatite da dobra cutânea do úbere localizada na face dorsocaudal lateral da glândula mamária de uma novilha da raça Holstein-Friesian. A novilha está posicionada em decúbito dorsal. Camadas lisas de tecido de granulação se desenvolvem 1 semana após o desbridamento agressivo das áreas focais de dermatite.

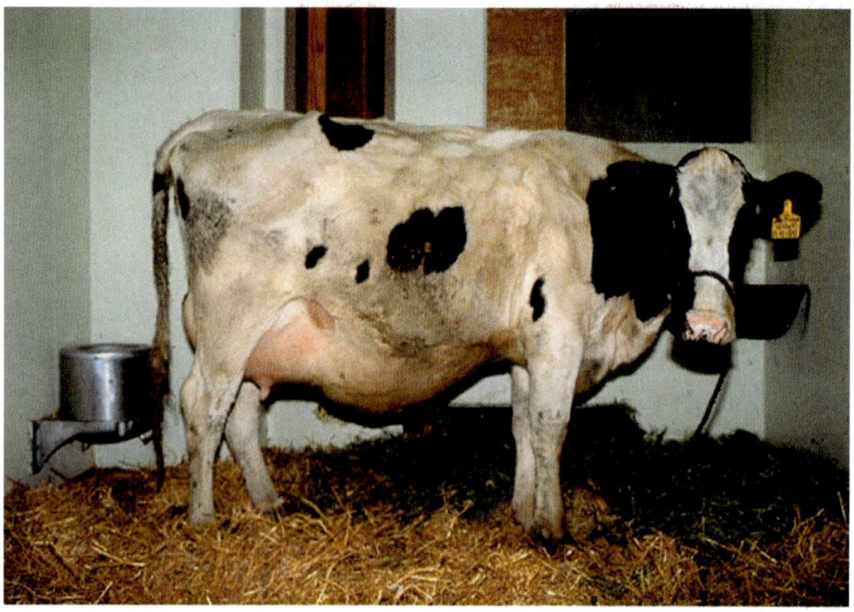

Figura 20.10 Edema de úbere em uma novilha da raça Holstein-Friesian de 2 anos de idade que pariu há alguns dias. Notar a extensão do edema em sentido cranial ao úbere. Esse edema de úbere apresenta escore 5/10.

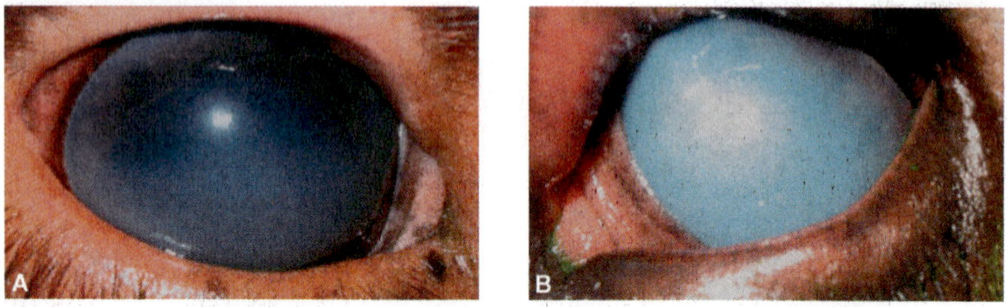

Figura 21.1 A. Olho direito de uma vaca adulta com sinais clínicos precoces de febre catarral maligna. Edema de córnea moderado presente. As estruturas intraoculares podem ser vistas, mas não em detalhes. **B.** Olho esquerdo de uma vaca adulta com febre catarral maligna avançada. Edema de córnea grave, sem que possam ser observadas estruturas intraoculares. Reproduzida, com autorização, de Zemljič T, Pot SA, Haessig M, Spiess BM. Clinical ocular findings in cows with malignant catarrhal fever: ocular disease progression and outcome in 25 cases [2007-2010]. Veterinary Ophthalmology 2012;15:46-52.

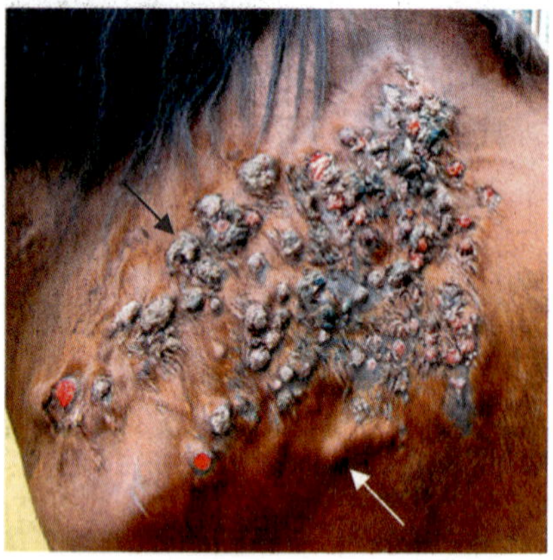

Figura 21.3 Blastomicose em equino com combinação de lesões verrucosas, elevadas, sem pelos (seta preta) e lesões subcutâneas (seta branca). Reproduzida, com autorização, de Funiciello B et al. Equine Vet Educ 2014;26:458.

1

Exame Clínico e Obtenção do Diagnóstico

INTRODUÇÃO

Enfermidade é uma condição de falta de saúde ou prejuízo desta causado por doença. O quadro doentio deve ser reconhecido para, em seguida, determinar qual moléstia está interferindo na saúde. O foco de qualquer investigação de doença animal é obter diagnóstico, e a parte crítica na tomada de decisão é o exame clínico do animal individualmente ou do grupo de animais. À semelhança da medicina humana[1], o diagnóstico, na verdade, é um procedimento que caracteriza a doença que acomete o animal. Trata-se da tentativa de reconhecer o grupo ou a classe da enfermidade que o animal apresenta, de modo que seja possível, com base em experiência coletiva ou individual prévia, determinar a provável doença e quais os procedimentos e as intervenções necessárias para resolver ou aliviar as consequências dela. Experiência coletiva se refere às informações sobre enfermidades mencionadas em artigos escolares, reunidas em textos e, em geral, disponíveis ao profissional pertinente. O ato diagnóstico não apenas fornece informações a respeito da identidade da doença, mas também sobre sua gravidade e, em repetidos exames, sobre sua progressão. Esses dados podem, então, ser utilizados para determinar o prognóstico e para monitorar a eficácia das intervenções, quando for o caso.

O termo doença pode ser definido como a "incapacidade de realizar funções fisiológicas em níveis normais, mesmo quando a dieta e outras necessidades ambientais estão disponíveis de forma apropriada".[2] Tradicionalmente, uma doença era definida pela constatação de uma combinação específica de sinais clínicos e anormalidades patológicas e clinicopatológicas. Por exemplo, pneumonia era definida por uma combinação de febre, tosse, aumento da frequência respiratória, ruídos pulmonares anormais, presença de exsudato inflamatório no muco traqueal, evidência radiográfica de anormalidades nos pulmões, leucograma indicativo de inflamação e constatação de lesões distintas nos pulmões durante o exame *post mortem*. A definição foi ampliada de modo a incluir animais ou rebanhos que não manifestam sinais clínicos de doença, porém não apresentam o desempenho esperado, por exemplo, taxa de crescimento inferior ao ideal em leitões; desempenho abaixo do esperado para um equino atleta; ou taxas reprodutivas inferiores à esperada. Os veterinários que atendem animais destinados à produção de alimentos (denominados animais de produção) e equinos precisam reconhecer aqueles acometidos, mesmo que individualmente, por uma lesão patológica particular reconhecível, ou por déficits bioquímicos ou metabólicos, ou deficiência nutricional que resultam em sinais clínicos reconhecíveis, como febre, dispneia, convulsões ou claudicação. Esta é a medicina veterinária tradicional, baseada na transposição de atitudes e comportamento, a partir da medicina humana. No entanto, também é necessário investigar doença que o proprietário reconhece simplesmente como falha no desempenho ou em atingir objetivos predeterminados. Ela não é, necessariamente, doença subclínica: é clinicamente reconhecível, mas, às vezes, apenas pelo baixo desempenho, como definhar sem qualquer sinal clínico relacionado a um sistema orgânico específico. Em outras situações, o proprietário pode não verificar qualquer anormalidade, a menos que mensure a produtividade como, por exemplo, a produção de leite ou a taxa de crescimento diária.

Tem-se dado considerável ênfase ao exame clínico e laboratorial dos animais individuais acometidos por doença clínica ou que não apresentam desempenho normal, e o grande volume de informações atualmente disponíveis sobre medicina laboratorial comprovam essa preocupação. Sua maior importância refere-se aos animais criados individualmente, como aqueles de companhia e de corrida e, a menos que o diagnóstico seja fácil e prontamente óbvio, se houver disponibilidade de um laboratório, pode ser necessário realizar um ou mais exames laboratoriais. Quanto mais valioso o animal, maior a tendência de solicitar algum estudo laboratorial. Diversos exames bioquímicos, hematológicos e biofísicos podem indicar informações relevantes acerca da função de um sistema ou órgão, procedimentos que geralmente possibilitam um exame mais detalhado e confiável. Em animais criados em rebanhos ou grupos, esses testes laboratoriais também são importantes, mas se equiparam, em importância global, às pesquisas epidemiológicas.

A informação epidemiológica se refere à distribuição e a determinantes da sanidade e de doenças em grupos[1] e, extrapolando, fornece informações úteis sobre o diagnóstico, o tratamento e o prognóstico em animais individuais. A epidemiologia clínica utiliza dados sobre as causas da doença, a eficácia dos testes de diagnóstico (sensibilidade, especificidade etc.) e as intervenções terapêuticas, bem como do prognóstico, a fim de controlar uma doença no indivíduo e nos rebanhos ou grupos de animais.

Em um rebanho de animais que manifestam doença clínica ou falha em alcançar os objetivos esperados, uma pesquisa epidemiológica, além do exame clínico do animal individual, pode fornecer valiosa contribuição para o diagnóstico. Nestas situações, a pesquisa epidemiológica contempla ou envolve a coleta de dados relacionados aos fatores de risco para a doença, à evidência quantitativa de pequenas falhas de desempenho, aos dados clinicopatológicos de grande número de animais e à avaliação quantitativa das consequências da doença. Isso não significa que os exames clínicos e laboratoriais são menosprezados na avaliação dos problemas do rebanho. Em alguns casos, os exames clínicos e laboratoriais assumem maior importância na confirmação de que animais de um rebanho que não apresentam desempenho normal, na verdade, não são clinicamente doentes. Todavia, quando a queixa apresentada é o baixo desempenho, é necessário obter todos os dados epidemiológicos pertinentes, inclusive medidas de produção confiáveis, para decidir se há ou não anormalidade e, se houver, determinar sua magnitude. É nesse momento que os veterinários decidem o que é *saúde* e o que é *doença*. Em programas de saúde de rebanho, essa atividade, positiva e contínua, é disponibilizada pelos veterinários a seus clientes pecuaristas.

Neste capítulo, descreve-se o procedimento padrão para o exame clínico de um animal individual, seguido de algumas diretrizes para o exame do rebanho. A abrangência do exame é suficiente para tornar o clínico capaz de determinar a natureza da anormalidade e o sistema envolvido. Para um exame mais detalhado, recomenda-se a consulta dos capítulos subsequentes. Cada um deles estabelece um método para o exame especial de um sistema em particular.

DIAGNÓSTICO

A prática clínica em medicina veterinária consiste em duas principais facetas: a obtenção de um diagnóstico e a indicação de medidas de tratamento e de controle. Para que o tratamento e o controle possibilitem resultados efetivos, o diagnóstico deve ser o mais preciso possível; assim, ele é crucial em todos os problemas médicos.

O diagnóstico é a identificação da doença que acomete o animal e, para que seja completo, deve incluir três partes:

1. Reconhecimento da manifestação clínica da anormalidade causada pelo agente etiológico – classificação da doença do animal.
2. Anormalidade da estrutura ou função (a doença) causada pelo agente etiológico.
3. Identificação da causa específica da doença com base nas duas etapas anteriores.

A doença deve ser classificada o mais precisamente possível. O ideal é incluir a espécie animal (e, se possível, mais detalhes), o agente etiológico e o principal sistema orgânico acometido, por exemplo, equino com pneumonia causada por *Rhodococcus equi* e abscesso pulmonar ou bovino com colibacilose neonatal. Muitos diagnósticos não alcançam esse objetivo em razão da falta de exames laboratoriais confirmatórios e tem-se uma classificação (diagnóstico) baseada nos sinais clínicos, como diarreia bovina crônica, ou em lesões verificadas durante a necropsia (como poliencefalomalácia bovina).

Métodos diagnósticos

Há pelo menos cinco métodos distintos reconhecidos, ora apresentados em ordem crescente de complexidade.[1] Em geral, o clínico experiente utiliza estratégias mais simples e o novato emprega as mais complexas. Isso acontece porque o método simples omite várias etapas do procedimento clínico racional ou *abrevia etapas* seguras e apropriadas, o que só é possível fazer com confiança após obter ampla experiência e ter prestado muita atenção na avaliação de sua própria competência como clínico, sobretudo na obtenção de diagnóstico.

Método 1 | Síndrome ou padrão de reconhecimento

Este método, às vezes denominado técnica de diagnóstico Gestalt ou *Aunt Minnie*, envolve a rápida, quase instantânea, obtenção do diagnóstico.[1] É denominada Gestalt porque implica reconhecimento de um padrão entre informações confusas ou aparentemente caóticas, e *Aunt Minnie* porque reconhece, de modo instantâneo, um sintoma já conhecido, sem necessidade de refletir e assimilar suas características distintas. O diagnóstico é instantâneo e intuitivo logo no início da inspeção do animal; por exemplo, o comportamento de um equino com dor abdominal ou as lesões cutâneas de ectima em um ovino ou de papilomatose em uma vaca. Da mesma maneira, o diagnóstico pode ocorrer durante a obtenção do histórico clínico ou a anamnese – na verdade, a maior parte dos diagnósticos em medicina humana é definida durante a anamnese – na qual a descrição da condição clínica e dos sintomas é patognomônica ou altamente sugestiva de uma doença. Este reconhecimento baseia-se na comparação do caso em questão com aqueles memorizados ou aprendidos pelo clínico, de modo que haja reconhecimento. Não há necessidade de buscar informação auxiliar adicional e o diagnóstico definitivo é obtido imediatamente. Quando empregado por clínicos experientes e bem treinados este método é rápido e confiável.

Método 2 | Raciocínio hipotético-dedutivo

Assim que o proprietário do animal começa a relatar os sintomas apresentados pelo paciente, geralmente iniciando com os sinais clínicos mais relevantes, o veterinário elabora uma pequena lista de possibilidades de diagnóstico (em geral, três ou quatro). Este é um procedimento que gera múltiplas *hipóteses* plausíveis a partir dos sintomas iniciais. Em seguida, o veterinário inicia o questionamento e realiza o exame clínico que testa as hipóteses. As perguntas e os exames devem ser direcionados para confirmar ou eliminar tentativas de diagnóstico (a técnica do confirma/exclui), mas podem levar à inclusão de mais hipóteses e à exclusão de outras. (Neste caso, as perguntas utilizadas são de investigação, com intuito de confirmar uma hipótese, e são totalmente diferentes das perguntas de exploração, que são breves e buscam mais sintomas importantes). Este processo de hipótese e dedução continua até que um diagnóstico seja escolhido entre os possíveis. A lista original de hipóteses pode ser expandida, mas geralmente não mais do que sete opções, e nas etapas finais, em geral, é reduzida para duas ou três hipóteses. A seguir, estas são arranjadas em ordem de preferência, constituindo a lista de *possibilidades de diagnóstico*.

Na clínica de animais pecuários, costuma-se ter ausência total de informações primárias concretas e de dados auxiliares, como resultados de exames laboratoriais; assim, pode ser que o clínico tenha de realizar o tratamento de duas ou três doenças possíveis. Um exemplo é a síndrome do pós-parto em vacas-leiteiras recém-paridas, na qual o tratamento de mastite subaguda, metrite e acetonemia é um procedimento padrão, visto que o clínico terá dúvida de qual doença é a principal responsável pela enfermidade. Em um hospital veterinário, ambiente em que se tem mais recursos disponíveis, no primeiro momento ainda pode ser necessário proceder desse modo, mas a lista de hipóteses diminui com os dados de exames laboratoriais adicionais. Essa abordagem *politerapêutica* é ineficiente e tem muitas desvantagens, como o custo adicional e o maior risco de contaminação de produtos alimentícios de origem animal por medicamentos, em particular antibióticos.

Uma importante característica dessa estratégia é depender da seleção de um sinal clínico chave ou crítico, ou de uma "dica", para elaborar as hipóteses iniciais. A seleção de um sinal-chave e de achados clínicos adicionais é feita instintivamente por clínicos experientes, com base em experiências similares anteriores. No caso de clínicos iniciantes, pode ser necessário o exame de dois ou mais sinais-chaves.

Método 3 | Arborização ou método algorítmico

Na verdade, esta é uma extensão do Método 2, mas o método racional hipotético-dedutivo é elaborado e realizado de acordo com um programa previamente planejado. Este método racional depende da memória do clínico e do conhecimento de uma ampla lista de possibilidades diagnósticas do caso em questão. Como a memória é impressionável e não confiável, o método hipotético-dedutivo está sujeito a erro por omissão. De modo semelhante, a arborização ou método algorítmico aborda uma lista de diagnósticos e examina um por vez, com perguntas respondidas com sim ou não; se a resposta for sim, as hipóteses diagnósticas condizentes permanecem; caso contrário, são excluídas. Por exemplo, a urina vermelha em uma vaca é um sinal-chave que induz à pergunta: esta vaca teve acesso a plantas que deixam a urina avermelhada? Se a resposta for não, a próxima pergunta pode ser: a cor vermelha da urina é causada por hemoglobinúria ou hematúria? Se a resposta for hemoglobinúria, todos os diagnósticos do ramo da hematúria do algoritmo são excluídos e o clínico segue com a próxima questão para tentar determinar se a vaca apresenta hemoglobinúria pós-parto ou qualquer das doenças caracterizadas por hemólise intravascular.

Este método funciona bem desde que a lista de possíveis diagnósticos seja completa e frequentemente atualizada assim que surgirem novos diagnósticos e, principalmente, quando novas maneiras de inclusão e exclusão das hipóteses forem adicionadas rapidamente, assim que publicadas. Estes algoritmos são notavelmente apropriados para o uso em computador, *smartphone* ou aparelhos digitais pessoais. Como o número de aplicativos para estes aparelhos tem aumentado quase diariamente, recomenda-se que os leitores utilizem essas ferramentas após a adequada avaliação de sua eficiência e precisão.

O método da arborização é bem apropriado aos clínicos que ainda não têm a experiência necessária para memorizar longas listas de diagnósticos potenciais e de testes críticos que confirmam ou excluem cada um deles. Em razão da possibilidade de os algoritmos incluírem *todos* os diagnósticos registrados com aquele sinal-chave particular, não há risco de erro por omissão. Assim, eles também são úteis ao especialista, que é menos sujeito à omissão do que o clínico geral, e que certamente não perderá nem mesmo o diagnóstico mais obscuro e improvável. Outra importante vantagem é que os algoritmos fornecem um sistema de testes que precisam ser realizados, bem como achados clínicos que devem ser pesquisados, os quais, na verdade, representam um tipo de protocolo clínico que possibilita lembrar das etapas sequenciais de diagnóstico que devem ser realizadas. A organização dos algoritmos representa o raciocínio clínico da pessoa que a elabora e deve ter mérito considerável, levando-se em conta que se trata de um especialista no assunto. Essa característica não significa que o método exclui a necessidade de o profissional empregar seu próprio raciocínio clínico. Todavia, os benefícios do cuidado clínico ideal aos animais provavelmente sejam mais bem alcançados por clínicos inexperientes que aplicam o raciocínio clínico de um especialista e, consequentemente, obtêm melhores resultados.

Método 4 | Anormalidade-chave

Este é o método que demanda mais tempo do que os anteriores, requerendo que os clínicos confiem em seu conhecimento de função e estruturas normais para selecionar a anormalidade-chave ou o sinal clínico. Este método consiste em cinco etapas e está resumido na Figura 1.1.

Determinação da anormalidade de função existente

Doença é uma anormalidade de função prejudicial ao animal. A primeira etapa é decidir qual é a anormalidade de função presente. Ao buscar o diagnóstico por meio deste procedimento, deve-se ter ciência do princípio da parcimônia, às vezes denominado navalha de Occam: trata-se do princípio de que a mais simples das várias hipóteses é provavelmente a melhor; ou seja, sempre buscar explicar os sinais clínicos do animal por meio do menor número de doenças. No entanto, também é importante ter em mente o ditado de Hickam: "os pacientes (animais) podem ter tantas doenças quanto necessárias". Portanto, o clínico deve tentar explicar a moléstia do animal com o mínimo de doenças possível, mas sem excluir definitivamente quaisquer outras explicações plausíveis. Por fim, pode-se detectar mais de uma anormalidade, porém algumas serão clinicamente irrelevantes, por exemplo, sopro cardíaco fisiológico em potro recém-nascido.

Em geral, faz-se a definição da anormalidade em termos genéricos, como paralisia, diarreia, timpanismo, edema, entre outros. Esses termos são basicamente clínicos, referem-se às anormalidades de funções fisiológicas e seu emprego requer conhecimento prévio da fisiologia animal. É nesse ponto que o estudo pré-clínico de fisiologia se funde com o estudo clínico de medicina.

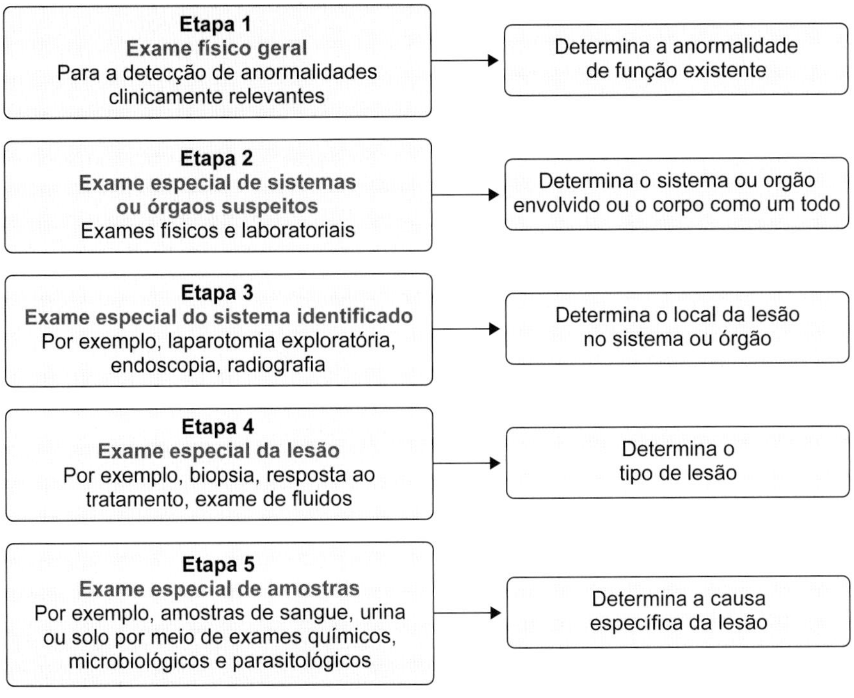

Figura 1.1 Obtenção do diagnóstico.

A necessária familiaridade com a fisiologia normal, mais a observação do caso em questão, possibilita determinar a anormalidade fisiológica, por exemplo, hipoxia. A etapa seguinte é determinar qual o sistema corporal, o organismo como um todo ou o órgão envolvido na ocorrência de hipoxia.

Determinação do sistema corporal, do corpo como um todo ou do órgão acometido

Após um exame clínico minucioso e a constatação de quaisquer anormalidades, é possível considerar qual sistema orgânico ou órgão é a causa dessa anormalidade. Em alguns casos, pode haver envolvimento de todo o corpo. Pode ser fácil verificar esta ocorrência em alguns sistemas; por exemplo, hipoxia pode ser causada por insuficiência dos sistemas respiratório ou circulatório, e o exame não é difícil. Contudo, surgem problemas especiais quando se tenta examinar o sistema nervoso, o fígado, os rins, as glândulas endócrinas, o baço e o sistema hematopoiético. Nesses casos, o exame físico de rotina, por exemplo, palpação, auscultação e percussão, não compensa e geralmente são necessários exames laboratoriais auxiliares. Esses exames são descritos na seção sobre os métodos de exames especiais para os vários sistemas. Como princípio básico, todas as funções do órgão examinado devem ser avaliadas e quaisquer anormalidades devem ser anotadas. Por exemplo, quando se avalia a integridade do sistema nervoso central, o clínico deve procurar anormalidades do estado mental, do modo de caminhar, da postura, do tônus de músculos e esfíncteres, movimentos involuntários e paralisia. Conhecendo-se as funções fisiológicas normais dos sistemas, durante o exame, procuram-se anormalidades.

Quando disponível apenas um exame físico simples, pode ser difícil escolher entre dois ou mais sistemas como a possível origem da anormalidade. Por exemplo, quando um animal não é capaz de se levantar da posição de decúbito, pode ser difícil definir se a origem da moléstia é o sistema nervoso, o sistema musculoesquelético ou fraqueza generalizada decorrente de doença sistêmica. Se os resultados de técnicas diagnósticas especiais e de exames de laboratório forem inconclusivos ou não estiverem disponíveis, pode ser necessário usar o recurso da probabilidade como guia. Por exemplo, a paresia causada por doenças musculares é mais comum em bezerros jovens, cordeiros e potros, e geralmente incomum em animais pecuários adultos, com exceção da miopatia associada com a síndrome da vaca caída, em bovinos leiteiros. No entanto, a paresia é comum em vacas adultas acometidas de hipocalcemia pós-parto, mastite coliforme hiperaguda e peritonite difusa aguda.

Determinação do local da lesão no sistema ou órgão acometido

O local da lesão no sistema corporal envolvido nem sempre é óbvio e podem ser necessários exames físico e laboratoriais. Por exemplo, há necessidade de um exame neurológico detalhado para localizar a lesão em um animal com manifestação de doença do sistema nervoso. Esse procedimento pode ser combinado com técnicas radiográficas, como mielografia. Pode ser necessária laparotomia exploratória, com ou sem biopsia, para determinar o local de uma lesão intestinal suspeita de ser a causa de diarreia crônica. A endoscopia é uma técnica padrão para a localização de lesões do trato respiratório de equinos. Com frequência, necessita-se de exame radiográfico para localizar lesões do sistema musculoesquelético, bem como para identificar doenças podais de equinos e bovinos.

Determinação do tipo de lesão

A anormalidade verificada pode ser ocasionada por lesões de diferentes tipos. Em geral, elas podem ser classificadas como anatômicas ou físicas e distúrbios funcionais. Ademais, as lesões físicas podem ser subdivididas em inflamatórias, degenerativas ou que ocupam espaço. Essas classificações não são mutuamente excludentes porque uma lesão pode ser tanto inflamatória como ocupar espaço, por exemplo, um abscesso na medula espinal ou no pulmão. Nesses casos, é necessário modificar o diagnóstico e dizer que se trata de uma lesão que ocupa espaço e que pode ou não ser inflamatória.

Com frequência, diferenciar distúrbios funcionais e lesões físicas é extremamente difícil porque as anormalidades ocasionadas podem ser semelhantes. Por exemplo, no caso de hipomagnesemia em vaca, não há lesão física, mas pode ser impossível diferenciá-la da encefalite notada na raiva furiosa. Como regra, distúrbios funcionais são transitórios, em geral recidivantes ou oscilantes e facilmente reversíveis após tratamento, enquanto as lesões estruturais ocasionam alterações relativamente estáticas ou que, no mínimo, se alteram lentamente e regridem apenas de maneira gradativa com o tratamento. Esta não é uma regra absoluta: em geral, a dor abdominal aguda ocasionada por obstrução intestinal é oscilante, mas a lesão é apenas física, enquanto a paralisia constatada na paresia pós-parto em vacas é estática, porém o distúrbio é funcional.

Em geral, a distinção entre lesões inflamatórias degenerativas e aquelas que ocupam espaço é mais simples. As lesões que ocupam espaço causam sinais característicos de pressão em órgãos vizinhos e, com frequência, podem ser detectadas por meio de exame físico. Lesões inflamatórias são caracterizadas por calor, dor, edema, migração local de leucócitos e leucocitose e, em casos mais graves, toxemia sistêmica. As contagens total e diferencial de leucócitos são testes *sensíveis*, porém, *inespecíficos* para a presença de infecção. Leucopenia, neutropenia e desvio degenerativo à esquerda sugerem infecção grave. Neutrofilia e desvio regenerativo sugerem infecção crônica ativa. As infecções mais comuns de bovinos, e que não costumam ser óbvias, situam-se na cavidade torácica (pleurite, abscessos pulmonares e pericardite) e na cavidade abdominal (peritonite). As lesões degenerativas causam a mesma anormalidade ou perda de função, como acontece com outros tipos de lesão, mas geralmente não são acompanhadas de evidência de inflamação, a menos que sejam extensas. Se a lesão for acessível, deve-se realizar biopsia para definir sua natureza.

Determinação da causa específica da lesão

Quando é possível determinar satisfatoriamente a natureza da anormalidade e o tipo de lesão, resta identificar o agente etiológico específico. Caso, por exemplo, seja considerado que um caso particular de paralisia em bezerro foi causado por lesão muscular degenerativa, no diagnóstico final deve-se considerar a presença de apenas poucos agentes etiológicos. Em muitos casos, é impossível ir além desse estágio sem empregar outras técnicas de exame, em particular os laboratoriais, embora seja uma prática comum diagnosticar sem essa evidência confirmatória, em razão de limitações de tempo, custo ou de laboratórios.

Nesse estágio, a obtenção de um histórico clínico minucioso e a inspeção cuidadosa do ambiente mostram seu real valor. Somente com conhecimento profundo de doenças específicas, das condições nas quais elas ocorrem, da epidemiologia e das características clínicas de cada doença é que se pode tomar uma decisão diagnóstica com algum grau de precisão. Se as possibilidades de diagnóstico são reduzidas a um número pequeno, a confirmação do diagnóstico por meio de exames laboratoriais se torna muito mais fácil porque o número de exames a ser realizado é menor, e a confirmação com base na resposta ao tratamento é mais facilmente avaliada. Se houver necessidade de tratamento com muitos medicamentos, em série ou em combinação, para obter a cura, a despesa é maior e a satisfação de ambos, proprietário e veterinário, será diminuída de acordo com a duração do tratamento. A exatidão do diagnóstico significa maior eficiência, sendo este o critério final da clínica veterinária.

Método 5 | Método do banco de dados

A base desse método (também conhecido como *método de Weed* ou *método orientado pelo problema*) é a realização de exames clínico e clinicopatológico completos do animal, de modo a obter um amplo conjunto de informações. Em seguida, os problemas (sinais-chaves) constatados nesses dados são comparados com o conjunto de informações diagnósticas, nas quais estão definidos os diagnósticos dos conjuntos de sintomas ou síndromes, a fim de selecionar o que melhor se adapta aos dados do animal.

Esse método também utiliza o *sistema de registro clínico veterinário orientado pelo problema*, que é um excelente sistema de registro diário de dados clínicos e laboratoriais, de modo consistente, sistemático e metódico, que pode ser facilmente seguido pelos clínicos e seus auxiliares. Atualmente, esse sistema é amplamente utilizado por veterinários de hospitais-escola. O sistema tem quatro componentes baseados em quatro etapas de ação médico-veterinário:

- Banco de dados
- Lista de problemas
- Planos iniciais
- Anotações de progresso.

As anotações de progresso são feitas todos os dias e divididas em quatro partes conhecidas coletivamente pelo acrônimo SOAP, a fim de designar:

- Informações **s**ubjetivas
- Dados **o**bjetivos
- **A**valiação do problema
- **P**lanos, que podem incluir o diagnóstico, o tratamento ou a orientação do cliente.

O método requer que os clínicos sejam muito meticulosos no exame e nos registros dos dados. Além disso, demanda muito tempo dos clínicos e dos patologistas, recursos laboratoriais e armazenamento de registros clínicos. Muitos dos dados não têm importância no diagnóstico porque as decisões diagnósticas são basicamente tomadas com base na presença ou ausência de número relativamente baixo de sintomas-chaves. O método também tem a desvantagem de tender a incluir o animal em uma categoria. É o oposto do método da *anormalidade-chave*, no qual apenas os sintomas e outros indicadores relevantes ao diagnóstico proposto são pesquisados e anotados. Em razão da necessidade de tempo e de registro e armazenamento de dados, este método não é apropriado para uso em clínica de animais de produção, em que rapidez é um componente vital na obtenção do diagnóstico. Trata-se de um excelente sistema para o ensino de clínica veterinária (ou seja, ensinar como fazer, mas, também, como nunca fazer).

O método é, na verdade, uma versão ampliada do método hipotético-dedutivo, em que as hipóteses são formuladas sequencialmente, à medida que informações adicionais se tornam disponíveis. No método de banco de dados, todas as hipóteses são pesquisadas paralelamente porque todas as informações possíveis são anotadas no banco de dados do animal. Neste método, o erro geralmente é causado pela possibilidade de dar importância excessiva a uma anormalidade eventual, por exemplo, na bioquímica clínica. Se não for possível associar a anormalidade a um sinal clínico, sua importância deve ser ponderada ou anotada simplesmente como um comentário. O mesmo erro pode ser decorrente da inclusão de um sintoma importante, como a diarreia, mas que se apresenta de maneira branda.

EXAME CLÍNICO INDIVIDUAL DO ANIMAL

O exame clínico é composto de três partes:

- Histórico clínico ou anamnese
- Animal
- Ambiente.

Uma advertência comum é que se deve obter um amplo histórico clínico e realizar um exame físico completo (um diagnóstico por exaustão[1]) durante a investigação de doença em um animal, individualmente. Essa abordagem, em que se juntam todas as informações pertinentes ou potencialmente pertinentes antes de tentar definir o diagnóstico, é ensinada aos estudantes de veterinária e também aos colegas médicos, mas não representa a conduta de clínicos experientes. Em medicina humana, a norma estabelece que todos os estudantes de medicina devem aprender a obter histórico e exame físico completos, mas, assim que dominarem a fundo seus componentes, deveriam ser ensinados a nunca usar este método exaustivo.[1]

O exame inapropriado de qualquer uma das três partes do exame clínico pode levar ao erro. O exame do animal doente é apenas uma parte da investigação completa. O questionamento cuidadoso do proprietário ou do cuidador do animal pode revelar informações sobre dieta atual ou anterior, cirurgias ou vacinações recentes, ou introdução de animais no grupo, fornecendo indicadores para um diagnóstico bem-sucedido. No entanto, o exame mais detalhado do animal e o questionamento mais cuidadoso do proprietário podem não fornecer as evidências necessárias para um diagnóstico correto, como acontece, por exemplo, na intoxicação por chumbo em bovinos. Apenas um exame físico minucioso do ambiente em busca de uma fonte de chumbo pode propiciar essa informação. Assim, a negligência de um aspecto do exame clínico pode tornar sem valor uma grande parte do trabalho sobre outros aspectos e induzir ao erro no diagnóstico.

Obtenção do histórico clínico ou anamnese

Em medicina veterinária, a obtenção do histórico clínico costuma ser a parte mais importante entre as três partes do exame clínico. A importância dos resultados obtidos durante o exame do animal e do ambiente está sujeita à modificação por vários fatores. Os animais não são capazes de descrever seus sintomas (manifestam sinais clínicos, notados por um observador, mas apenas pode-se supor que apresentam sintomas ou a sensação subjetiva de doença). A reação do animal ao manuseio e ao exame é muito variável e deve-se permitir uma ampla faixa de normalidade no critério utilizado no exame físico. Essas variações são muito maiores em algumas espécies do que em outras. Em geral, o exame é mais fácil em bovinos leiteiros, equinos, ovinos e caprinos; em algumas condições, pode ser difícil examinar adequadamente bovinos de corte e suínos. Uma inspeção satisfatória do ambiente pode ser difícil em razão da falta de conhecimento dos fatores envolvidos ou pela inabilidade do clínico em avaliar sua relevância. Problemas como a mensuração da umidade relativa em um estábulo e sua importância como fator predisponente a um surto de pneumonia ou a determinação do pH do solo para avaliar a propagação de leptospirose podem representar dificuldades praticamente insuperáveis ao veterinário de campo. Por outro lado, a investigação de um fator específico (um agente tóxico conhecido), como caminhar pela pastagem para verificar a presença de teixo (*Taxus* spp.) tóxico, pode ser relativamente simples.

Apesar disso, em medicina veterinária, a obtenção do histórico clínico é uma condição fundamental para o diagnóstico correto e, para ser benéfico, deve ser acurado e completo. Um modelo para obtenção do histórico requer o foco em uma coleção de dados que, progressivamente, aumenta ou diminui a possibilidade de um diagnóstico. O conjunto de informações que não contém questão clinicamente relevante (hipótese) é uma perda de tempo e de recursos. Reconhecidamente, deve-se considerar a falha humana: o tempo pode ser insuficiente, a importância de fatores particulares pode não ser relevante e pode haver interpretação incorreta dos dados. Embora esses fatores, até certo ponto, sejam desculpáveis, a falha em reconhecer a importância do histórico clínico, sozinha, pode ocasionar erro. Para evitar engano, é fundamental que o veterinário avalie a confiabilidade do histórico clínico por meio de exame cuidadoso das informações relatadas pelo proprietário sobre seus animais.

O histórico clínico deve sugerir não apenas as possibilidades de diagnóstico, mas também as probabilidades, ou seja: é improvável que uma novilha de 1 ano de idade seja acometida pela forma clínica da doença de Johne; ademais, é mais provável que uma vaca adulta manifeste paresia pós-parto do que uma novilha de primeira cria, a qual, por sua vez, é mais predisposta à paralisia obstétrica materna do que uma vaca adulta. Com frequência, o histórico pode indicar que se deve dar atenção especial ao exame de um sistema particular do animal ou a um fator particular do ambiente. Por exemplo, na hipovitaminose A em bovinos de corte com 6 a 10 meses de idade, os animais podem se apresentar clinicamente normais e o único meio de obter o diagnóstico pode ser o histórico de achados clínicos e o estado nutricional do animal.

Método de obtenção do histórico clínico

Boas habilidades de comunicação são um componente fundamental para obter um bom histórico clínico, e seu ensino tem aumentado como parte do currículo de medicina veterinária.[3] Neste texto, são apresentadas algumas sugestões como um guia útil ao clínico.

O veterinário deve estabelecer o contexto para a consulta e assegurar que o ambiente em que ela será realizada é seguro e apropriado, e que possibilita efetiva interação com o proprietário e o exame do animal.[3] Isso inclui se apresentar, de modo que ambas as partes tomem ciência de suas obrigações e responsabilidades. Por exemplo, na consulta, o veterinário pode ter contato exclusivamente com o proprietário, com um dos vários proprietários, com o gerente da fazenda ou o treinador do animal ou com o funcionário da fazenda ou do estábulo. Cada uma dessas pessoas pode ter diferentes níveis de autoridade (possivelmente, o único proprietário é a maior autoridade) ou de conhecimento (um funcionário do estábulo pode ter melhor compreensão da doença de um equino do que o proprietário geograficamente distante e que tem pouco contato com o animal).

A etapa seguinte é estabelecer um bom relacionamento com o cliente. "Como posso ajudá-lo hoje?" é uma boa pergunta inicial, pois propicia ao proprietário a oportunidade de relatar as suas preocupações relacionadas ao animal. Essa questão é importante porque possibilita ao cliente expressar os motivos para a consulta. Vale lembrar que o papel do veterinário na prática clínica é, na maioria dos casos, resolver problemas do proprietário ou aliviar suas preocupações. Focar exclusivamente no animal não traz, necessariamente, um bom resultado para o proprietário.

O proprietário ou o cuidador deve ser tratado com diplomacia e tato. Em geral, é fundamental o emprego de termos não técnicos, pois os pecuaristas podem se confundir com as expressões técnicas ou temem se expressar quando ouvem termos que não compreendem. O veterinário deve conhecer o vernáculo associado a raças particulares ou o uso dos animais, bem como ser capaz de se comunicar nesses termos. Afirmações, em especial àquelas relacionadas ao tempo, devem ser pesquisadas quanto a confiabilidade e precisão. Termos como "não faz muito tempo" ou "há pouco tempo" devem ser averiguados para determinar o número de horas, dias ou semanas envolvidos. O termo "recentemente" pode ser percebido de modo bem diferente por duas pessoas. Proprietários e, sobretudo, tratadores e administradores, podem tentar disfarçar sua negligência, reduzindo o tempo ou alterando a cronologia dos eventos. Se o exame detalhado das informações emitidas pelo proprietário parecer contraditório, é aconselhável ao veterinário prosseguir com outras perguntas e interpretar o histórico clínico à sua própria maneira. O clínico deve tentar separar as observações do proprietário das suas interpretações. Uma afirmação de que o equino manifestou uma crise de dor na bexiga pode, em um exame mais minucioso, indicar que o animal teve uma crise de dor abdominal, em que assumiu uma postura geralmente associada com micção. Todavia, quase sempre é impossível evitar perguntas que sugerem determinadas respostas – "os suínos manifestaram diarreia? Apresentaram vômito?" –, mas é necessário ponderar as respostas de acordo com a veracidade geral demonstrada pelo proprietário.

A ausência de um sintoma apenas pode ser determinada questionando se ele ocorreu ou não. Só solicitar o relato completo do que aconteceu invariavelmente resultará em um histórico incompleto. Obviamente, o clínico deve saber quais perguntas devem ser feitas; esse conhecimento é adquirido com experiência e familiaridade com a doença. Os proprietários raramente relatam os sinais clínicos em sua sequência cronológica correta e parte da tarefa do clínico é estabelecer a cronologia dos eventos.

Para obter um histórico completo e confiável, o clínico deve estabelecer um procedimento de rotina. O sistema a seguir mencionado inclui dados do animal, histórico da doença e informações sobre o controle. A ordem de obtenção dessas partes do histórico é variável. Em geral, é melhor obter primeiro o histórico da doença. O efeito psicológico é bom: o proprietário gosta que se saiba sobre a doença de seu animal.

Dados do animal

Caso sejam mantidos os registros do animal, mesmo que apenas para fins financeiros, é fundamental a identificação exata do animal. O histórico prévio dele pode ser apresentado; o estado da doença em um rebanho pode ser avaliado; amostras para exames laboratoriais podem ser enviadas, assegurando-se que os resultados podem ser referentes ao animal correto. Também são necessários registros exatos para a emissão de contas dos serviços veterinários prestados; além disso, os detalhes do endereço do proprietário e dos animais examinados e tratados devem estar corretos. Estas observações podem não ser relevantes na definição do diagnóstico, mas são fundamentais na manutenção de uma clínica bem-sucedida.

Os dados relevantes incluem:

- Nome e credenciais do proprietário
- Endereço postal e número de telefone
- Espécie, tipo e raça (ou estimativa de parentesco em uma raça mestiça)
- Sexo, idade, nome ou número e peso corporal
- Se necessário, uma descrição que inclua marcações de cor, caráter mocho e outras marcas de identificação do animal.

Essa lista pode parecer exagerada, porém, muitos dos dados, como idade, sexo, raça e tipo (utilização do animal, por exemplo, animal de carne, animal leiteiro, carneiro de corte, carneiro produtor de lã), são importantes para o diagnóstico. O histórico clínico de um animal em particular pode sugerir que é possível que o tratamento necessário seja antieconômico em razão de sua idade, ou que uma doença particular seja suficientemente importante no rebanho que justifique o emprego de diferentes medidas de controle.

Computadores são rotineiramente utilizados nas clínicas veterinárias para o registro de detalhes das chamadas da fazenda, de animais examinados e tratados, do valor cobrado pela viagem e pelos serviços profissionais, dos custos dos exames de laboratório, dos medicamentos utilizados e das doenças que ocorrem, continuamente, em determinada fazenda. Atualmente, as clínicas veterinárias podem fornecer relatórios regulares e anuais sobre a saúde dos rebanhos aos proprietários, de modo que os programas de controle sanitário planejados possam ser estimados e avaliados. A capacidade de obter e resumir essa informação em uma propriedade individual é uma importante etapa para fornecer um excelente serviço veterinário aos rebanhos de animais pecuários, independentemente de seu tamanho e de sua complexidade.

Histórico da doença

A obtenção do histórico varia consideravelmente, dependendo se há envolvimento de um animal ou de um grupo de animais na doença em questão. Em geral, na clínica de grandes animais, todos os estágios da enfermidade devem ser considerados problemas do rebanho, até que se prove o contrário. Com frequência, vale a pena examinar o restante do grupo e detectar os animais que se encontram em estágios iniciais da doença.

Doença existente

Deve-se tentar elucidar os detalhes das anormalidades clínicas mencionadas pelo proprietário, na sequência em que surgiram. Se mais de um animal estiver acometido, um caso típico deve ser escolhido e, então, devem ser anotadas as variações no histórico de outros casos. Em todas as situações, devem ser anotadas as variações anormais nas funções fisiológicas, como consumo de alimento ou de água, produção de leite, taxa de crescimento, respiração, defecação, micção, sudorese, atividade, modo de caminhar, postura, vocalização e odor. Em cada caso, há várias perguntas específicas que precisam ser esclarecidas e a maior parte delas são variações de questões já sugeridas.

Se a doença acometer certo número de animais, informações podem ser obtidas a partir de exames laboratoriais realizados em animais vivos ou de exames necroscópicos de casos fatais. O comportamento dos animais antes da morte e o período decorrido entre a constatação dos primeiros sinais clínicos e a morte ou recuperação são dados importantes. Procedimentos cirúrgicos ou medicamentosos prévios, como castração, caudectomia, tosquia ou vacinação, podem ser fatores relevantes na ocorrência da doença.

Taxas de morbidade, de fatalidade e de mortalidade na população

Em geral, a taxa de morbidade é expressa como a porcentagem de animais clinicamente acometidos em comparação com o número total de animais expostos aos mesmos riscos. A taxa de fatalidade é a porcentagem de animais acometidos que morrem. A taxa de mortalidade por causa específica, na população, é a porcentagem de todos os animais expostos que morrem em razão da doença em questão. A taxa de mortalidade da população é a proporção de animais da população de interesse que morrem em razão de qualquer causa, durante um período específico (uma taxa sempre inclui um fator tempo no denominador). As estimativas podem ser importantes no diagnóstico em virtude das amplas variações nas taxas de morbidade, de fatalidade e de mortalidade por causa específica, em diferentes doenças. Uma estimativa igualmente importante é a proporção de animais em risco e clinicamente normais, mas que apresentam anormalidades em exames laboratoriais ou em outros testes (essa condição é denominada *doença subclínica*).

Tratamento prévio

É importante saber se o animal foi submetido a algum tratamento para a enfermidade, pelo proprietário ou por outro veterinário. Informações detalhadas e confiáveis sobre os medicamentos utilizados e as doses administradas podem ser valiosas na eliminação de algumas possibilidades diagnósticas. Elas podem ser importantes na avaliação da provável eficácia do tratamento, na interpretação dos exames laboratoriais e na prescrição de tratamento adicional. Atualmente, as normas para o período de carência dos medicamentos requerem que os animais tratados não sejam abatidos ou que seus produtos, como leite, sejam comercializados por períodos variados, de modo que os resíduos desses medicamentos atinjam níveis toleráveis. Para isso, os proprietários precisam informar detalhes sobre tratamentos realizados recentemente.

Medidas profiláticas e de controle

Deve-se averiguar se procedimentos preventivos ou de controle já foram tentados. Podem ter sido realizados exames laboratoriais, emprego de inseminação artificial para o controle de doenças venéreas, vacinação ou alterações na dieta, no manejo ou nas condições de higiene. Por exemplo, em um surto de mastite bovina, deve-se questionar o método de desinfecção dos tetos das vacas após cada ordenha, com especial referência ao tipo de desinfetante utilizado, sua concentração e se o fluxo retrógrado das teteiras é praticado. A disseminação da doença pode ser decorrência de falha de higiene em quaisquer destes pontos. Quando houver disponibilidade de registros escritos, eles são mais confiáveis do que a memória do proprietário.

Exposição prévia

O histórico do grupo relativo à aquisição de novos animais é de importância particular na exposição do animal aos fatores de risco:

- O animal acometido é membro efetivo do grupo ou foi nele introduzido e, se foi, há quanto tempo?
- Considerando que o animal acometido já faz parte do grupo há algum tempo, novos animais foram adquiridos recentemente?
- O rebanho é do tipo *fechado* ou animais são introduzidos com certa frequência?

Nem todos os animais adquiridos e introduzidos no rebanho são transmissores potenciais de doença: podem ser oriundos de rebanhos nos quais são empregadas medidas de controle apropriadas, podem ter sido examinados antes ou após a compra ou mantidos em quarentena por um período adequado após a chegada, ou podem ter sido submetidos à profilaxia antibiótica ou biológica adequada. Os animais adquiridos e introduzidos no rebanho também podem ter vindo de regiões nas quais não ocorre uma doença particular, embora um histórico negativo seja menos confiável do que um histórico positivo de fonte de uma região onde uma determinada doença é enzoótica.

Pode ocorrer uma situação reversa em que animais importados não têm resistência à infecção endêmica presente no rebanho nativo ou não tenham se adaptado aos fatores estressantes do ambiente, como alta altitude, temperatura ambiente elevada e manejo nutricional particular, ou não estão acostumados às plantas tóxicas presentes no ambiente.

Trânsito

A possibilidade de infecção durante o trânsito sempre é um risco potencial, e certificados de sanidade pré-venda podem ter pouco valor se o animal passou por um ambiente de leilão, exposição ou pátios comuns de caminhões de transporte, quando em trânsito. Doenças altamente contagiosas podem ser transmitidas por caminhões, vagões de trem ou outras acomodações previamente contaminadas. Introduções temporárias de animais, inclusive aqueles adquiridos para fins de trabalho, para acasalamento ou para pastejo temporário, com frequência são vistos como possíveis vetores de doenças. Outras fontes de infecção são animais selvagens que pastejam na mesma área utilizada pelos animais domésticos e objetos inanimados, como calçados de pessoas, pneus de carros e utensílios empregados na alimentação.

Taxa de descarte

Os motivos para o descarte e o número de animais eliminados em razão de problemas de saúde devem ter considerável importância diagnóstica. Taxa de crescimento abaixo do normal, baixa produtividade e curta vida útil sugerem possível ocorrência de diversas doenças crônicas, inclusive aquelas causadas por agentes infecciosos, deficiências nutricionais ou intoxicações.

Doença prévia

As informações obtidas durante o questionamento sobre o histórico prévio de doença podem ser úteis. Se houver histórico de enfermidade prévia, devem ser feitas investigações, juntamente com o plano de exame usual, incluindo observações clínicas, achados de necropsia, taxas de fatalidade e de morbidade, tratamentos e medidas de controle utilizados e resultados obtidos. Se necessário, devem-se obter informações a respeito dos rebanhos de origem dos animais adquiridos, bem como dos rebanhos aos quais outros animais da mesma fonte foram enviados.

Histórico do manejo

Inclui nutrição, programa e prática de acasalamento, instalações, transporte e manejo geral. É muito importante saber se houve ou não qualquer alteração no manejo adotado antes do surgimento de doença. O fato de uma doença ter ocorrido quando os animais acometidos recebiam a mesma ração, obtida do mesmo fornecedor há muito tempo, sugere que a dieta não é a causa dessa doença, embora erros na preparação de misturas de concentrados, em particular com a prática atual de inclusão de aditivos aos alimentos, possa ocasionar variações que não são imediatamente aparentes.

Nutrição

O principal objetivo da avaliação do histórico nutricional é determinar a quantidade e a qualidade da dieta que os animais recebem comparando-as com as necessidades de nutrientes recomendadas para uma categoria semelhante de animais. Deve-se dar atenção tanto aos macronutrientes (proteína, fibra, carboidrato e gordura) quanto aos micronutrientes (minerais e microelementos). Má nutrição pode envolver subalimentação (inanição), superalimentação (obesidade) ou deficiência ou excesso de micronutrientes. Em algumas situações, é necessário enviar amostras de alimentos e água para análises, a fim de avaliar a qualidade e a adequação dos alimentos.

Animais de fazenda criados em pastagem

Animais pecuários criados em pastagem apresentam um problema diferente daqueles alimentados em estábulos porque recebem uma dieta menos controlada e, assim, mais difícil de ser avaliada. O risco de infestação parasitária e, em alguns casos, de doenças infecciosas, é muito maior em animais criados em pastagem. Deve-se investigar a composição da pastagem, seu provável valor nutritivo com especial referência às recentes alterações em decorrência de chuva ou seca, se o pastejo nutricional é praticado, se há programa de fertilização e se há fornecimento, ou não, de minerais e microelementos por meio de aspersão na pastagem ou de disponibilidade de mistura mineral. Deve-se dar atenção às fontes de suplementos minerais, particularmente de fosfatos, que podem conter excesso de flúor, e de misturas preparadas na própria fazenda, que podem conter quantidade excessiva de outros ingredientes. O exame efetivo da área de pastagem geralmente é mais compensador do que sua descrição.

Animais alimentados manualmente ou em estábulo

Recebem um suprimento alimentar controlado, mas, em virtude do erro humano, frequentemente são expostos a erros dietéticos. Devem-se avaliar os tipos e as quantidades dos alimentos. Exemplos de doenças causadas por dietas manualmente fornecidas aos animais de modo inadequado incluem osteodistrofia fibrosa em equinos que recebem dieta com excesso de grãos, azotúria nessa mesma espécie quando os animais são alimentados com dieta rica em carboidrato durante período de descanso e indigestão por ácido lático em bovinos aos quais são introduzidas dietas com alto teor de grãos muito rapidamente. As fontes dos ingredientes da dieta também podem ser muito importantes. Com frequência, grãos de algumas regiões são muito mais pesados e contêm uma quantidade de amido muito maior na casca do que nos grãos, em comparação com grãos colhidos em outras regiões e, assim, quando o alimento é medido, e não pesado, pode ocorrer superalimentação ou subalimentação.

Como as atividades das enzimas do trato digestório de animais pecuários neonatos são mais efetivas na digestão de leite integral, o uso de fontes não lácteas de carboidratos e proteínas na formulação de substitutos do leite pode resultar em indigestão e diarreia nutricional.

Doenças exóticas podem ser importadas em produtos alimentícios; exemplos bem conhecidos dessas doenças são carbúnculo hemático, febre aftosa e cólera suína.

Variações na preparação dos ingredientes das rações podem levar à produção de dietas variadas. Superaquecimento, como acontece no processo de peletização ou de cozimento dos alimentos, pode reduzir seu conteúdo de vitaminas; a contaminação com óleo lubrificante pode resultar em intoxicação por compostos naftalenos clorados; a extração de linhaça por meio de pressão pode deixar resíduos consideráveis de ácido hidrociânico no óleo residual da torta.

Práticas de alimentação podem contribuir para a ocorrência de doenças. Uma grande quantidade de suínos alimentados em cochos pequenos, com espaço restrito aos animais, ou bezerros alimentados em cochos coletivos são mais sujeitos à superalimentação ou à inanição, dependendo de seu tamanho e vigor. Alimentação de alto nível e, em consequência, rápido crescimento, pode ocasionar estados de deficiência por aumentar as necessidades de nutrientes específicos.

As alterações na dieta, tanto em animais alimentados manualmente quanto naqueles criados em pastagem, devem ser cuidadosamente anotadas. A mudança de animais de uma área de campo para outra, de uma pastagem para uma área de cereais, e de uma pastagem de baixa qualidade para uma pastagem de boa qualidade pode predispor ao surgimento de doenças. Períodos de deficiência alimentar podem ocorrer subitamente, em decorrência de condições climáticas desfavoráveis, transporte ou durante mudança para alimentos estranhos à dieta regular. As mudanças rápidas são mais importantes do que as gradativas, especialmente em vacas prenhes e lactantes, condições fisiológicas mais sujeitas à ocorrência de doenças metabólicas, inclusive aquelas causadas por hipocalcemia, hipoglicemia e hipomagnesemia.

Deve-se verificar a *disponibilidade de água potável*, sendo ideal que se faça o exame direto dos bebedouros.

Manejo e desempenho reprodutivo

No exame de um único animal, o histórico de acasalamento e parto pode sugerir ou excluir algumas possibilidades diagnósticas. Por exemplo, toxemia da prenhez é notada em ovelhas em final de gestação, enquanto a acetonemia acomete vacas-leiteiras principalmente 2 a 6 semanas após o parto. Metrite séptica aguda é uma enfermidade possível, em qualquer espécie, poucos dias após o parto, sendo improvável que ocorra várias semanas depois.

Histórico de acasalamento

Pode ser importante no diagnóstico de doenças hereditárias. Deve-se verificar se há grau de parentesco entre machos e fêmeas. Em animais mestiços, deve-se considerar o vigor híbrido, quando há evidente variação na resistência à doença entre grupos mantidos em semelhantes condições ambientais. Em várias raças de animais, e mesmo em algumas famílias, é evidente uma relação geral entre seleção para alta produtividade e suscetibilidade a certas doenças. Além disso, deve-se considerar a possibilidade de doenças genetotróficas, ou seja, a herança de uma necessidade maior do que a normal para um nutriente específico.

Histórico reprodutivo

O exame do histórico reprodutivo do rebanho envolve a comparação entre o desempenho reprodutivo passado e presente com alguns objetivos ideais. Intervalo médio entre parto e concepção, número médio de coberturas por concepção e porcentagem de animais jovens desmamados em relação ao número de fêmeas originalmente expostas ao acasalamento (produção de bezerros, cordeiros e leitões desmamados) são estimativas gerais da eficiência e do desempenho reprodutivo.

Utilizando bovinos como exemplos, algumas observações podem auxiliar na determinação da causa de falha em alcançar os objetivos do desempenho reprodutivo. Estas incluem:

- Porcentagem de abortos
- Duração da estação de monta
- Porcentagem de fêmeas prenhes em tempos específicos após o início do período de acasalamento
- Proporção touro/vaca
- Tamanho e topografia dos pastos de acasalamento
- Condição de fertilidade das fêmeas e dos machos na época do acasalamento.

A porcentagem de fêmeas que necessitam de assistência durante o parto e a de bezerros que morrem ao nascimento também são estimativas de desempenho reprodutivo indicativas do nível de manejo reprodutivo empregado.

Clima

Muitas doenças são influenciadas pelo clima. A prevalência máxima de podridão de casco em bovinos e ovinos é verificada no verão quente e úmido, sendo relativamente rara nas estações secas. A ocorrência de doenças transmitidas por insetos é maior quando as condições climáticas favorecem a proliferação do vetor. Do mesmo modo, a infestação por endoparasitas é influenciada pelo clima. Estações úmidas e frias favorecem a ocorrência de hipomagnesemia em bovinos criados em pastagens. Em equinos, a anidrose é uma enfermidade verificada especialmente em países de clima quente e úmido. A direção dos ventos predominantes é importante na maioria dos surtos de doenças, particularmente em relação à contaminação da pastagem e da água fornecida aos animais por fumaças de fábricas e minas, e à disseminação de doenças transportadas por insetos.

Manejo geral

Há tantos fatores envolvidos no manejo apropriado de animais pecuários que, se negligenciados, podem propiciar a ocorrência de doenças impossíveis de serem relacionadas neste texto; o manejo animal na prevenção de doenças é um tópico especial, sendo abordado em todas as partes deste livro. Alguns dos mais importantes fatores são:

- Higiene, especialmente em salas de ordenha e nas baias de parição e crescimento
- Alojamento adequado, em termos de espaço, ventilação, drenagem e localização, e adequação dos cochos
- Possibilidade de o animal se exercitar
- Manejo apropriado da ordenhadeira, de modo a prevenir lesão ao úbere.

Também é importante a categoria animal considerada; por exemplo, a enterotoxemia é mais comum em suínos e cordeiros em estágio final de crescimento, enquanto a paresia pós-parto é mais prevalente em vacas-leiteiras, a urolitíase obstrutiva é mais notada em cordeiros e novilhos criados em confinamento e a toxemia da prenhez é mais comum em ovelhas utilizadas para produção de cordeiros gordos.

Avaliação do ambiente

É uma parte necessária a qualquer investigação clínica, em razão da possível relação entre fatores ambientais e a ocorrência de doença. Uma avaliação satisfatória do ambiente requer conhecimento apropriado de criação animal e, com o desenvolvimento da especialização por espécies, é desejável que o veterinário compreenda as necessidades ambientais de uma espécie ou categoria particular de animais de produção.

Dependendo da região, alguns animais são mantidos em ambiente externo o ano todo, uns estabulados durante os meses de inverno e outros mantidos totalmente confinados. Em animais criados em pastagem, os efeitos da topografia, dos tipos de plantas e do solo, da superfície do terreno e da proteção de condições climáticas extremas são os mais importantes. Em animais estabulados em ambiente interno, higiene, ventilação e prevenção de superpopulação são os principais problemas. Alguns desses itens são mencionados brevemente neste texto, como normas de procedimentos. Cada observação deve ser anotada de modo detalhado para a elaboração de relatórios que são enviados aos proprietários. Registros detalhados e até mesmo fotos das características do ambiente têm maior importância quando há suspeita de envenenamento, com possibilidade de processos litigiosos.

Ambiente externo

Topografia e tipo de solo

A topografia de áreas de pasto, pastagens e terrenos arborizados pode contribuir na ocorrência de doença ou de produção e reprodução ineficientes. Pradarias e planícies não arborizadas que não possibilitam proteção contra os ventos predispõem os bovinos à tetania da lactação em regiões de clima rigoroso. Áreas baixas e pantanosas facilitam a disseminação de doenças transmitidas por insetos e infecções oriundas de solos úmidos, como leptospirose; doença de Johne, doenças ocasionadas pela infestação de trematódeos hepáticos e pneumonia parasitária são mais prevalentes nesses locais. Vegetação grosseira com extensas áreas arborizadas pode influenciar negativamente o desempenho reprodutivo em rebanhos de corte pela dificuldade de acesso dos touros às fêmeas durante os períodos de maior atividade do estro.

O tipo de solo de uma região pode fornecer importantes informações para a detecção de deficiências nutricionais; carências de cobre e cobalto são mais comuns em terrenos litorâneos arenosos e a deficiência de cobre associada ao excesso de molibdênio geralmente é verificada em solos de turfa. A superfície do terreno e suas características de drenagem são importantes em confinamentos de rebanhos de corte altamente intensivos e em grandes rebanhos leiteiros nos quais bovinos de engorda e vacas-leiteiras são mantidos e alimentados em regime de confinamento total. Superfícies do solo relativamente impermeáveis e/ou não adequadamente inclinadas para facilitar a drenagem podem se tornar um "mar" de lama após chuva intensa ou tempestade de neve. Umidade constante de cascos e úberes comumente resulta em podridão de casco e mastite. Úberes sujos aumentam o tempo necessário para a lavagem dos tetos antes da ordenha e podem prejudicar seriamente o programa de controle de mastite.

Em alguns países, a parição das vacas de corte ocorre em piquetes externos, na primavera, estação úmida e fria e com excesso de água na superfície do solo; isso aumenta o risco de disseminação de doenças contagiosas e resulta em elevação marcante na taxa de mortalidade de neonatos. A falta de proteção suficiente contra os ventos predominantes, chuva, neve ou calor do sol pode prejudicar seriamente a produção e exacerbar uma doença presente ou ocasionar um surto. Confinamentos empoeirados durante os meses quentes do verão podem contribuir para o aumento de ocorrência de doenças respiratórias ou retardar a resposta ao tratamento de enfermidades, como a pneumonia.

Taxa populacional (densidade populacional)

Superpopulação é uma causa comum de predisposição a doenças. Pode haver maior produção de fezes e urina, que aumenta a taxa de infecções. Em geral, a umidade relativa do ar é elevada e mais difícil de ser controlada. Brigas e atos de canibalismo também são mais comuns em confinamentos com superpopulação do que naqueles onde há disponibilidade de espaço suficiente para os animais se movimentarem com conforto. A detecção e a identificação de animais, por qualquer razão (doença, cio), podem ser difíceis e imprecisas em condição de superpopulação.

Fornecimento de alimentos e de água

Pastagem e alimentos

Nas pastagens, devem-se verificar os tipos de plantas predominantes, nativas e cultivadas, porque frequentemente estão associadas com certos tipos de solos e podem ser a causa real da doença; o alto teor de estrógeno em alguns tipos de trevo, a ocorrência de doenças neurológicas funcionais na pastagem onde há predomínio de *Phalaris aquatica* (sin. *P. tuberosa*) e azevém-perene e a presença de plantas *conversoras* de absorção seletivas em solos ricos em cobre e selênio são exemplos da importância da vegetação dominante. A presença de plantas tóxicas específicas, a evidência de pastejo excessivo e a constatação do hábito de mastigar ossos ou cascas de árvores podem ser confirmadas mediante o exame do ambiente.

Indício fundamental na investigação de possível intoxicação em um rebanho pode ser a existência de um depósito de lixo, de gramínea ou de centeio que contém ergotina na pastagem, o hábito de mastigar paredes do estábulo pintadas com tinta contendo chumbo ou o manuseio negligente de produtos tóxicos na área de alimentação. Deve-se verificar a possibilidade de contaminação da forragem por poluentes ambientais oriundos de fábricas e estradas próximas. Em alguns casos, pode ser importante a observação da natureza física das plantas que constituem a pastagem; pasto de gramínea madura e seca pode ser seriamente deficiente em caroteno, enquanto pastagem nova e viçosa pode ter potencial raquitogênico em razão de seu alto teor de caroteno ou pode causar hipomagnesemia, se houver predomínio de gramíneas. Pastagem de leguminosa viçosa ou alimento altamente concentrado com conteúdo insuficiente de fibras pode causar sério problema de timpanismo.

Os suprimentos alimentares fornecidos aos animais criados em confinamento, em ambiente externo, devem ser examinados à procura de alimentos mofados, contaminação por fezes e urina, e umidade excessiva decorrente de falta de proteção contra chuva e neve. A constatação de cochos sem alimentos pode confirmar a suspeita de que há falha no sistema de alimentação.

Água

O fornecimento de água potável e sua origem podem ser importantes na ocorrência de doenças. Água de açudes pode estar coberta de algas que contêm neurotoxinas ou substâncias hepatotóxicas; água de riachos podem transportar efluentes de fábricas próximas. Em um confinamento, pode haver indisponibilidade súbita de água decorrente do congelamento do sistema de encanamento ou de defeito nas válvulas dos tanques de água. Isso é notado ao se constatar a ansiedade de um grupo de bovinos tentando obter água de um tanque seco.

Descarte de resíduos

O descarte de fezes e urina tornou-se um importante problema em grandes sistemas de criação intensiva. Atualmente, os dejetos são espalhados nas pastagens e podem ser relevantes na disseminação de doenças infecciosas. Lagoas podem propiciar condições ideais para a procriação de moscas, que podem incomodar os rebanhos criados próximos a elas. O descarte inadequado de animais mortos também pode ser um importante fator na propagação de algumas doenças.

Ambiente interno

Há poucos aspectos sobre a produção de animais pecuários que despertam mais interesse, desenvolvimento e controvérsia nos últimos 5 anos do que o alojamento e as necessidades ambientais de animais de fazenda. Foram publicados vários livros a respeito e apenas alguns dos itens importantes são mencionados neste texto, acrescentando-se alguns exemplos. Os efeitos do alojamento na saúde animal não têm recebido a devida consideração, em parte por causa do conhecimento insuficiente das necessidades ambientais dos animais e, em parte, por falha em se aplicar o que já se conhece.

Em geral, pode-se afirmar que ventilação e alojamento inadequados, superpopulação e condições de desconforto são considerados fatores prejudiciais aos animais estabulados, tornando-os não apenas mais suscetíveis a doenças infecciosas, mas também menos produtivos. Além disso, essa redução na eficiência produtiva pode ser uma causa mais relevante de perda econômica do que as perdas ocasionadas por doenças infecciosas. Por essa razão, o veterinário deve ser capaz de examinar e avaliar todos os aspectos de um ambiente interno, os quais podem ser a causa primária ou o fator predisponente de doenças. Por exemplo, as principais causas de mortalidade de leitões na fase pré-desmame são congelamento e esmagamento de leitões nos primeiros dias de vida, e não as doenças infecciosas. Essas causas físicas são comumente relacionadas com uma combinação de baia de parição mal planejada, pisos escorregadios, aquecimento inadequado e, às vezes, superlotação nas instalações de parição.

Higiene

Uma das primeiras coisas a se observar é a condição de saneamento e higiene que, em geral, é um indicador confiável da qualidade do manejo; com frequência, condição de higiene inadequada está associada com alta prevalência de doenças infecciosas. Por exemplo, a ocorrência de diarreia em leitões pode ser alta porque as baias de parição não são suficientemente limpas e desinfetadas antes de receber as porcas gestantes. Situação semelhante é verificada em abrigos de cordeiros, bezerros e potros. Acúmulo excessivo de fezes e urina, com limpeza insuficiente das camas, resulta em alta taxa de mortalidade de neonatos. Os métodos utilizados para a limpeza e a desinfecção devem ser avaliados cuidadosamente. A remoção de fezes secas dos piquetes dos animais ocupados por muitos meses é uma tarefa difícil e trabalhosa e, com frequência, não é bem feita. Há possibilidade de haver confiança demais no uso de desinfetantes químicos.

Deve-se anotar o período total em que os animais ocuparam um piquete sem limpeza e desinfecção (tempo de ocupação). À medida que aumenta o tempo de ocupação, ocorre aumento marcante da prevalência de infecção e, com frequência, aumentam as taxas de morbidade e mortalidade decorrentes de doenças infecciosas.

Ventilação

Ventilação inadequada é considerada um importante fator de risco que contribui para a gravidade de pneumonia enzoótica suína em animais em fase de terminação. A infecção primária tem efeito mínimo em suínos bem alojados; contudo, ventilação inadequada resulta em aquecimento excessivo no alojamento nos meses de verão e resfriamento e umidade nos meses de inverno. Isso costuma resultar em formas subclínica e clínica de pneumonia, as quais comprometem seriamente a eficiência reprodutiva. Do mesmo modo, na maioria das regiões de clima temperado, os bezerros jovens criados em ambiente interno necessitam de proteção contra o frio durante o inverno. As consequências da pneumonia enzoótica em bezerros estabulados são muito mais graves quando a ventilação é inadequada do que quando os bezerros são mantidos em condição confortável e com ar limpo e fresco.

Avaliar a adequação da ventilação de um estábulo de animais de produção com sua capacidade econômica total é uma tarefa difícil e um item importante. A ventilação é avaliada mediante a determinação do número de ciclos de ar por unidade de tempo, da umidade relativa do ar durante o dia e a noite, da presença ou ausência de condensação no pelame dos animais ou nas paredes ou teto do estábulo, da presença de correntes de ar, dos materiais de construção e isolamento térmico utilizados, das posições e capacidade dos ventiladores e do tamanho e localização das entradas de ar. A mensuração da concentração de gases nocivos no estábulo, como amônia e sulfeto de hidrogênio, pode ser útil na avaliação da eficácia do sistema de ventilação.

Com frequência, na criação de animais em ambiente interno, nota-se superpopulação, condição que pode predispô-los a doenças; assim, a mensuração da densidade populacional e as observações do comportamento animal nessa condição é muito importante. Quando os suínos são criados em ambiente interno com superpopulação e ventilação inadequada, seus hábitos sociais podem se alterar drasticamente e começam a defecar e urinar em piso limpo e em seus companheiros de baias, mais do que no piso ripado sobre a canaleta de coleta de dejetos. Isso pode resultar em surtos de doenças transmitidas pela via fecal-oral.

Piso

Com frequência, a qualidade do piso é responsável pela ocorrência de doenças do sistema musculoesquelético e da pele. Pisos de concretos mal-acabados, com aparas expostas, podem ocasionar graves lesões podais e laminite em suínos adultos. Vacas-leiteiras recém-paridas são muito suscetíveis a escorregões em pisos inadequados de estábulos leiteiros, condição que representa causa comum da síndrome da vaca caída. Sistemas de estabulação livre, especialmente aqueles com pisos ripados, têm resultado em novo espectro de doenças podais em bovinos, em razão das bordas afinadas de algumas ripas. A qualidade e a quantidade de material utilizado como cama devem ser observadas. Atualmente, é raro o uso de cama em sistema de criação intensiva de suínos. A utilização de serragem ou aparas de madeira em sistema de criação livre de bovinos leiteiros pode estar associada com surtos de mastite coliforme. Material de cama úmido, em especial nos meses de inverno, está comumente associado com a ocorrência de pneumonia endêmica em bezerros.

Planta do piso

O projeto do piso e a planta geral de um alojamento de animais devem ser examinados quanto à evidência de que a movimentação de rotina dos tratadores dos animais e dos animais, e os equipamentos de alimentação não estão disseminando doença. Canaletas comuns que passam em alojamentos adjacentes podem disseminar doença por meio de contaminação de fezes ou urina. A natureza das divisórias entre alojamentos, do tipo sólido ou na forma de grade, pode facilitar o controle ou a disseminação de doenças infecciosas. Os materiais de construção utilizados influenciam a facilidade com que os alojamentos, como baias de parição e bezerreiros, são limpos e desinfetados para a entrada de novo lote de leitões ou bezerros.

Iluminação

Deve-se observar a quantidade de luz disponível em um estábulo. No caso de iluminação insuficiente, pode ser difícil manter nível adequado de saneamento e higiene, os animais doentes podem não ser detectados tão precocemente e é possível ocorrer erros de manejo.

Na investigação de um problema de rebanho, como mastite em vacas-leiteiras, o veterinário deve visitar a fazenda no momento da ordenha e observar como as vacas são preparadas para a ordenha, examinar os tetos e o úbere antes e após serem lavados, verificar o uso da ordenhadeira mecânica e o padrão de saneamento e higiene empregado. Podem ser necessárias várias visitas sucessivas para descobrir possíveis falhas no programa de controle de mastite.

Exame do animal

O exame clínico é o componente-chave em qualquer procedimento diagnóstico. Muitos dados se perdem, mais por não serem vistos do que por não serem conhecidos; além disso, deve-se assegurar que o exame clínico é apropriado para o caso em questão. O exame clínico auxilia na identificação de anormalidades anatômicas e funcionais do animal, fornece informações inestimáveis sobre a causa da enfermidade, e ajuda a estabelecer a gravidade da doença e a monitorar sua progressão. Cada vez mais, aumenta a utilidade das anormalidades detectadas no exame clínico. Por exemplo, a determinação da gravidade da anormalidade clínica, e não apenas sua presença ou ausência, é útil na definição do prognóstico. Um exemplo mais simplista disso é cólica equina, na qual a frequência cardíaca dos equinos acometidos está diretamente relacionada ao risco de morte. Exemplos mais sofisticados incluem avaliação objetiva da gravidade do envolvimento neurológico pelo conhecimento do clínico a respeito da gravidade e o uso do sistema de escore FAMACHA (do inglês *Faffa Malan Chart*) para anemia em pequenos ruminantes. Para serem úteis, é preciso que esses sinais de anormalidade clínica sejam reproduzíveis tanto intra quanto interobservadores e devem ter uma relação demonstrada com a probabilidade de diagnóstico ou a consequência da doença.

O exame clínico completo de um animal inclui, além da obtenção do histórico e investigação do ambiente, os exames físico e laboratorial. Não há necessidade de exame clínico completo de todos os animais em razão da simplicidade do diagnóstico de algumas doenças e, na obtenção do histórico, uma abordagem direcionada é facilitada pela experiência do clínico. Entretanto, é necessário o exame clínico geral de todos os animais, e o clínico inexperiente deve dispender mais tempo e esforço quando esse exame é praticável e econômico. Isso ajuda a evitar o tipo de erro constrangedor no qual um bezerro é submetido à cirurgia para correção de hérnia umbilical quando apresenta, também, um defeito cardíaco congênito.

À medida que adquire experiência, o clínico saberá determinar a extensão do exame clínico necessária. Devem ser realizados todos os exames laboratoriais que podem trazer alguma informação e que sejam práticos e econômicos. Em razão do custo dos exames laboratoriais, o clínico deve ser seletivo nos testes solicitados. A maneira mais econômica é examinar o animal e, então, selecionar os testes que sustentam ou excluem o diagnóstico clínico. Nesta seção, é apresentado um esboço geral de um sistema para o exame de um animal. Há uma grande diferença entre espécies quanto à facilidade do exame e ao volume de informações que podem ser obtidas. Outras técnicas de exame detalhadas serão descritas nos textos referentes aos sistemas corporais individuais.

O exame de um animal consiste em *inspeção geral* a distância (o *exame a distância*, e o *exame a distância de regiões corporais particulares*) seguida de *exame físico minucioso* de todas as regiões e de todos os sistemas corporais. Neste texto, são apresentados apenas os principais sistemas orgânicos examinados rotineiramente, como parte do exame geral.

Inspeção geral (exame a distância)

A importância de um exame a distância do animal não pode ser supervalorizada, embora seja frequentemente negligenciada. Fora a impressão geral obtida na inspeção a distância, há alguns sinais que podem ser mais bem avaliados antes de o animal ser incomodado. A proximidade do clínico é particularmente estressante aos animais não acostumados com manuseios frequentes.

Comportamento e aparência geral

A condição geral de saúde de um animal verificada no exame a distância deve ser avaliada de acordo com as seções a seguir.

Comportamento

Com frequência, a separação de um animal de seu grupo é indicação de doença. O comportamento também é um reflexo da saúde do animal. Se ele responde normalmente aos estímulos externos, como ruídos e movimentos, é classificado como *alerta*. Se as reações são lentas e o animal manifesta relativa indiferença aos estímulos normais, o paciente é considerado *embotado* ou *apático*. Bovinos com sobrecarga de carboidratos comumente relutam em se movimentar, a menos que sejam estimulados a isso. Uma condição de indiferença marcante, na qual o animal permanece parado, mas é capaz de se movimentar, porém não responde a todos os estímulos externos, é denominada *síndrome da mudez*. Isso ocorre na intoxicação por chumbo subaguda, na listeriose e em alguns casos de acetonemia, em bovinos, e na encefalomielite e na cirrose hepática, em equinos. O estágio terminal de apatia ou depressão é denominado *coma*, no qual o animal se apresenta inconsciente e não é possível acordá-lo.

Estados de excitação

A gravidade dos estados de excitação é variável. Um estado de ansiedade ou apreensão é a forma mais branda: nesse caso, o animal se apresenta alerta e olha constantemente para os lados, porém seus movimentos são normais. Com frequência, esse comportamento indica dor constante moderada ou outra sensação anormal, como ocorre no início da paresia pós-parto ou na cegueira recente. Manifestação mais grave é a inquietação, na qual o animal se movimenta consideravelmente, se deita e se levanta, e pode manifestar outros movimentos anormais, como olhar para os flancos, escoicear o abdome, rolar e deitar. Novamente, em geral, esse comportamento é indicativo de dor.

Graus mais extremos de comportamento excitado incluem *mania* e *fúria*. Na mania, o animal realiza movimentos anormais vigorosos: atos de lamber violentamente seu próprio corpo, lamber ou mastigar objetos inanimados e pressionar a cabeça contra obstáculos, para frente, são exemplos típicos. No caso de fúria, as atitudes são tão violentas e descontroladas que o animal representa perigo para qualquer um que dele se aproxima. Tanto na mania quanto na fúria, geralmente nota-se excitação cerebral, como acontece na raiva, na intoxicação aguda por chumbo e em alguns casos de acetonemia nervosa.

Voz

Anormalidade da voz deve ser verificada. Pode ser rouca, na raiva, ou fraca, no edema intestinal; pode ocorrer enfraquecimento contínuo da voz na acetonemia nervosa ou berro persistente indicativo de dor aguda. Berro silencioso e *bocejo* são comumente notados em bovinos com raiva; bocejo é um sinal comum em animais com insuficiência hepática.

Alimentação

O apetite do animal pode ser avaliado por meio de observação de sua reação à oferta de alimento ou pela quantidade de alimento disponível que não foi consumido. É importante determinar a quantidade de alimento que o animal ingere por dia. Animais que mantêm o apetite podem apresentar anormalidade de *preensão*, *mastigação* ou *deglutição* e, em ruminantes, de eructação e regurgitação.

A preensão pode ser influenciada por incapacidade em se aproximar dos alimentos, paralisia da língua em bovinos, ataxia cerebelar, osteomielite em vértebra cervical, bem como outras condições doloridas no pescoço. Quando há dor na boca, a preensão pode ser anormal e os animais acometidos podem ser capazes de consumir somente alguns tipos de alimentos. A mastigação pode ser lenta, em apenas um lado da boca ou incompleta, quando há comprometimento de estruturas bucais, especialmente dos dentes. Cessação periódica da mastigação, quando o alimento ainda se encontra na boca, é comum na síndrome da mudez, em que há lesões que ocupam espaço no crânio ou encefalomielite.

A deglutição pode ser dolorida em decorrência de inflamação de faringe ou esôfago, como acontece em equinos com garrotilho e em bezerros com difteria, bem como quando o uso inapropriado de tubos de alimentação e bolsas ou pistolas de beberagem causam laceração da mucosa da faringe. Tentativas de deglutição seguidas de tosse com saída de alimentos ou regurgitação pelas narinas também podem ser decorrentes de condições doloridas, porém são mais provavelmente causadas por obstrução física, como estenose ou divertículo de esôfago e corpo estranho ou paralisia de faringe. É importante diferenciar material oriundo do estômago de ingesta regurgitada do esôfago. Em geral, a obstrução esofágica parcial, que resulta em dificuldade de deglutição, se manifesta como repetidos movimentos de deglutição frequentemente associados com flexão do pescoço e grunhido.

Em ruminantes, podem ocorrer anormalidades de *ruminação* e *eructação*. Nota-se ausência de ruminação em diversas doenças de bovinos e ovinos; esforços violentos durante a regurgitação, acompanhados de grunhidos, sugerem obstrução de esôfago ou de cardia. Pode haver incapacidade de controlar a ruminação (ruminação por gotejamento) em decorrência de paralisia de faringe ou de afecções doloridas na boca. Em geral, ausência de eructação se manifesta como timpanismo.

Defecação

Na constipação intestinal e na estenose ou paralisia de reto, o ato de defecação pode ser difícil e acompanhado de esforço ou tenesmo. Quando há dor abdominal ou laceração da junção mucocutânea do ânus, a defecação pode causar sinal evidente de dor. Defecação involuntária é constatada na diarreia grave e quando há paralisia do esfíncter anal. Considerações sobre frequência, volume e características das fezes são feitas posteriormente. Não se pode confundir constipação intestinal com escassez de fezes, especialmente em bovinos adultos com doenças de pré-estômagos e falha de movimento da ingesta em direção caudal.

Micção

Pode-se verificar dificuldade de micção no caso de obstrução parcial do trato urinário; é dolorida quando há inflamação de bexiga ou de uretra. Na cistite e na uretrite, nota-se aumento da frequência, com eliminação de pequenas quantidades de fluido; ademais, o animal permanece em posição de micção por algum tempo após a cessação do fluxo. Em geral, a incontinência, acompanhada de gotejamento constante de urina, é decorrência de obstrução parcial da uretra ou de paralisia de seu esfíncter. Caso o animal urine no momento da inspeção visual, deve-se obter uma amostra de urina, para exame macroscópico e envio para urinálise.

Postura

Postura anormal não indica necessariamente a presença de doença, mas quando associada a outros sintomas, pode indicar o local e a gravidade de determinada enfermidade. Um dos exemplos mais simples é o descanso de um membro quando há dor nas extremidades; se um equino desvia continuamente seu peso de um membro para outro, ele pode apresentar laminite ou um quadro inicial de osteodistrofia fibrosa. Arqueamento do dorso com membros dobrados sob o corpo geralmente indica dor abdominal discreta; arqueamento do dorso para baixo (lordose) e posição dos *membros em cavalete* são características de dor abdominal intensa, em geral de ocorrência espasmódica; e postura de *cão sentado* em equino, acompanhada de movimentos de rolamento e ato de escoicear o abdome, comumente está associada com dor abdominal e pressão no diafragma, como ocorre na dilatação gástrica aguda que se instala após sobrecarga de grãos. Essa postura comumente é adotada por bovinos normais, mas pode ser verificada em condições doloridas nos membros pélvicos, como osteoartrite degenerativa em bovinos jovens. Em geral, abdução de cotovelos indica dor peitoral ou dificuldade respiratória. Elevação e rigidez da cauda e rigidez de orelhas e membros são bons indicadores de tétano em animais. O porte da cauda em suínos é uma boa referência de seu estado de saúde. Ovinos cegos, como ovelhas no início da toxemia da prenhez, se apresentam imóveis, mas com a cabeça erguida e com expressão de alerta extremo.

Quando o animal se posiciona em decúbito, também é possível constatar anormalidades de postura. Em bovinos com luxação coxofemoral ou com paralisia do nervo ciático, o membro acometido não consegue manter-se flexionado próximo ao abdome e se estende, reto, em uma posição estranha; dor peitoral unilateral pode fazer o animal se deitar sobre o outro lado, não habitual; e um membro pélvico fatigado pode ser mantido sob o corpo do paciente. A cabeça pode estar voltada para o flanco na paresia pós-parto e em equinos com cólica. Com frequência, os ovinos com hipocalcemia e os bovinos com luxação coxofemoral bilateral se posicionam em decúbito esternal, com os membros pélvicos estendidos para trás, em posição semelhante a uma rã. Em geral, incapacidade ou falta de vontade de se levantar indicam fraqueza muscular ou dor nas extremidades, como acontece na distrofia muscular enzoótica e na laminite.

Ato de caminhar (andar)

Os movimentos dos membros podem ser expressos em termos de frequência, amplitude, força e direção do movimento. Pode ocorrer anormalidade em uma ou mais dessas categorias. Por exemplo, na ataxia cerebelar verdadeira, todas as qualidades do movimento do membro são comprometidas. Na encefalomielite viral ovina, a amplitude e a força do movimento são excessivas, resultando em modo de andar hipermétrico e passos na forma de salto; na artrite, em razão da dor nas articulações, ou na laminite, pela dor nas patas, a amplitude dos passos diminui e o animal apresenta um modo de caminhar trôpego e arrastado. A direção do andar pode ser alterada. O andar em círculos é uma anormalidade comum e geralmente é acompanhada de rotação ou desvio da cabeça; pode ser uma condição permanente, como acontece na listeriose, ou ocorrer na forma espasmódica, como ocorre na acetonemia e na toxemia da prenhez. Andar compulsivo ou andar em linha reta, independentemente da presença de obstáculos, é parte da síndrome da mudez, já mencionada, sendo característico de encefalomielite e insuficiência hepática em equinos.

Condição corporal

O animal pode apresentar condição corporal normal, obesidade, magreza e emaciação. A diferença entre magreza e emaciação é uma questão de grau: esta última é mais grave e há outros sintomas que geralmente são levados em consideração. Em um animal com emaciação (caquético), a qualidade dos pelos é baixa, a pele é seca e coriácea e o desempenho no trabalho é baixo. Por outro lado, os animais magros são fisiologicamente normais. A diferença entre animal gordo e obeso segue a mesma ordem. A maior parte dos bovinos de corte preparados para exposições é obesa. A fim de incluir algum grau de avaliação numérica, atualmente é costume classificar a condição corporal em uma escala de 1 a 5 ou, de preferência, de 1 a 10, em todas as espécies de animais pecuários.

Conformação corporal

A avaliação da conformação ou forma baseia-se na simetria, na forma e no tamanho das diferentes regiões do corpo em relação a outras regiões. Um abdome muito grande em relação ao tórax e ao quadril pode ser classificado como uma anormalidade de conformação. Para evitar repetições, são incluídos pontos de conformação na descrição das regiões do corpo.

Pele

Em geral, as anormalidades de pele podem ser notadas a distância. Elas incluem alterações nos pelos ou na lã, sudorese anormal, presença de lesões discretas ou difusas e evidência de sujidades em decorrência de secreções e de prurido. O brilho normal do pelame pode não ser verificado. Pode ser seco, como ocorre na maioria das doenças crônicas debilitantes, ou excessivamente oleoso, como verificado na dermatite seborreica. Em animais debilitados, os pelos longos de inverno podem permanecer por tempo acima do normal. Alopecia pode ser evidente: na hiperqueratose, é difusa, e no caso de tinha, pode ser difusa, porém é mais comumente notada em áreas discretas. A sudorese pode estar diminuída, como se constata na anidrose em equinos; irregular, como ocorre em lesões de nervos periféricos ou excessiva, como acontece na dor abdominal aguda. Hipertrofia e dobras cutâneas podem ser evidentes, sendo a hiperqueratose o exemplo típico. Os tipos de lesões cutâneas discretas variam de placas urticarianas até crostas circunscritas de tinha, varíola e impetigo. Lesões difusas incluem os aumentos de volume óbvios causados por edema, hemorragia e enfisema no tecido subcutâneo. Aumentos de linfonodos e de vasos linfáticos também são evidentes quando se examina o animal a distância.

Inspeção de regiões corporais (exame particular a distância)

Como regra geral, a maior parte possível do exame clínico deve ser realizada antes de manusear o animal. Isso, em parte, visa a evitar excitação desnecessária do animal, mas também porque algumas anormalidades são mais bem vistas a distância e, em alguns casos, não podem ser distinguidas, quando o clínico se encontra muito perto do animal. Deve-se anotar a aparência geral do paciente e avaliar seu comportamento. Além disso, algum tempo deve ser dedicado à inspeção das diversas regiões corporais, que é um exame a distância particular.

Cabeça

A expressão facial pode estar alterada. São condições que merecem destaque: a rigidez notada no tétano, o riso sardônico ou a expressão maníaca verificada na raiva e a intoxicação aguda por chumbo. A simetria e a configuração das estruturas ósseas devem ser observadas. Abaulamento da fronte é constatado em alguns casos de hidrocefalia congênita e em anões com condrodisplasia e, nestes últimos, pode haver aumento bilateral da maxila. Na osteodistrofia fibrosa, ocorre tumefação da maxila e das mandíbulas; em equinos, a tumefação de ossos faciais geralmente é decorrência de sinusite frontal; na actinomicose em bovinos, é comum notar aumento da maxila ou da mandíbula. Assimetria de estruturas moles pode ser evidente, sendo mais óbvia na posição das orelhas, no grau de fechamento das pálpebras, no focinho e no lábio inferior. Flacidez de um lado e retração de outro são características comuns na paralisia facial. Tétano é acompanhado de rigidez das orelhas, prolapso da terceira pálpebra e dilatação das narinas.

A postura da cabeça é mais importante. Rotação geralmente está associada com anormalidade no aparato vestibular de um lado e desvio com envolvimento unilateral da medula cervical. Opistótono é um processo de excitação relacionado a tétano, intoxicação por estricnina, intoxicação aguda por chumbo, tetania hipomagnesemia, poliencefalomalacia e encefalite.

Os olhos merecem atenção. Deve-se verificar secreção aparente. Protrusão do globo ocular, como ocorre na linfomatose orbital, e retração do bulbo ocular, comumente notada na desidratação, são achados importantes; espasmo das pálpebras e piscadas excessivas, em geral, indicam dor ou envolvimento de nervo periférico; e prolapso da membrana nictitante está comumente relacionada com anormalidade do sistema nervoso central, geralmente tétano.

Dilatação das narinas e secreção nasal sugerem a necessidade de exame mais minucioso das cavidades nasais em uma etapa posterior. Espuma ou salivação excessiva indica afecção dolorida na boca ou faringe ou está associada com tremores dos músculos da mandíbula causados por anormalidade neurológica. Tumefação submandibular pode ser inflamatória, como ocorre na actinobacilose e no garrotilho, ou edematosa, como verificada na hipoproteinemia aguda, deficiência de proteína ou insuficiência cardíaca congestiva. Tumefação de bochecha, uni ou bilateral, comumente indica estomatite necrótica.

Pescoço

Caso haja aumento de volume na garganta, essa região deve ser examinada com mais atenção posteriormente, a fim de determinar se a causa é inflamatória e se há envolvimento de linfonodos, glândulas salivares (ou bolsa gutural, em equinos) e outros tecidos moles. Bócio ocasiona aumento de volume localizado mais abaixo do pescoço. Deve-se pesquisar a presença de pulso jugular, obstrução da veia jugular e edema; ademais, deve-se verificar se há aumento localizado decorrente de distensão do esôfago.

Tórax

O tipo de respiração deve ser examinado a distância, de preferência com o animal parado, em pé, porque é possível que o decúbito altere substancialmente a respiração. Deve-se considerar a influência de exercício, excitação, temperatura ambiente elevada e corpulência do animal: bovinos obesos podem apresentar frequência respiratória 2 a 3 vezes maior do que animais normais. Devem-se observar frequência, ritmo, profundidade e tipo de respiração.

Frequência respiratória

Em animais normais, criados sob condições regulares, a frequência respiratória deve situar-se nos seguintes intervalos:

- Equinos: 8 a 16 por minuto
- Bovinos: 10 a 30 por minuto
- Ovinos e suínos: 10 a 20 por minuto
- Caprinos: 25 a 35 por minuto.

O aumento da frequência respiratória é denominado polipneia, a diminuição da frequência é oligopneia e a cessação completa da respiração é apneia. A frequência respiratória pode ser obtida por meio da observação dos movimentos das narinas ou do gradil costal, da percepção de fluxo de ar nas narinas ou pela auscultação do tórax ou da traqueia. Um aumento significativo da umidade ou da temperatura ambiente pode dobrar a frequência respiratória normal. Animais aclimatados à condição de temperatura fria do ambiente externo são suscetíveis ao estresse térmico quando expostos subitamente a temperaturas mais elevadas. Quando levados ao ambiente interno, a frequência respiratória pode aumentar 6 ou 8 vezes em relação ao valor normal e, dentro de 2 h, pode ser evidente uma respiração ofegante, com a boca aberta.

Ritmo respiratório

O ciclo respiratório normal consiste em três fases de igual amplitude: inspiração, expiração e pausa. Variação na amplitude de uma ou de todas as fases representa anormalidade do ritmo. O padrão respiratório do potro neonato é muito diferente daquele do equino adulto, mas semelhante àquele de outros neonatos. Nesse padrão, nota-se frequência respiratória mais elevada, maior fluxo de ar e aumento da ventilação minuto, com base no peso corporal. Além disso, no potro neonato em pé, ambos os padrões de fluxo de ar, inspiratório e expiratório, são essencialmente monofásicos, enquanto no equino adulto estes fluxos são tipicamente bifásicos. A mudança de padrão de fluxo monofásico para bifásico ocorre no primeiro ano de vida.

Prolongamento das fases

Em geral, o prolongamento da inspiração é causado por obstrução do trato respiratório superior; com frequência, o prolongamento da expiração é ocasionado por falha do pulmão normal em colapso, como acontece no enfisema. Na maioria das doenças pulmonares, não se constata pausa e o ritmo consiste em dois movimentos, em vez de três. Pode haver variação entre os ciclos: na respiração tipo Cheyne-Stokes, nota-se aumento gradativo, seguido de diminuição gradual, na amplitude da respiração; já a respiração tipo Biot, verificada na meningite e com envolvimento da região medular, é caracterizada por períodos alternados de hiperpneia e apneia, os quais, com frequência, apresentam diferentes durações. Também constata-se comumente respiração periódica em animais com anormalidades eletrolíticas e no equilíbrio acidobase. Notam-se períodos de apneia seguidos de períodos curtos repentinos de hiperventilação.

Amplitude respiratória

A amplitude ou a profundidade dos movimentos respiratórios pode estar diminuída em condições doloridas no tórax ou diafragma, e aumentada em qualquer tipo de anoxia. O aumento moderado da amplitude é denominado hiperpneia, e a respiração laboriosa, dispneia. Na dispneia, os movimentos respiratórios acessórios tornam-se mais proeminentes. Nota-se extensão da cabeça e do pescoço, dilatação das narinas, abdução dos cotovelos e respiração pela boca, além de aumento dos movimentos das paredes torácica e abdominal. Também podem ser ouvidos ruídos respiratórios altos, especialmente grunhidos.

Tipo de respiração

Na respiração normal, nota-se movimento do tórax e do abdome. Nas condições doloridas do tórax, por exemplo, pleurisia aguda, e na paralisia dos músculos intercostais, verifica-se aderência relativa da parede torácica e aumento marcante dos movimentos da parede abdominal. Também pode haver uma crista pleurítica associada, oriunda da imobilidade torácica com o tórax expandido. Essa síndrome geralmente é denominada respiração tipo abdominal. A situação oposta é a respiração tipo torácica, na qual os movimentos são amplamente restritos à parede torácica, como ocorre na peritonite, especialmente quando há envolvimento do diafragma.

Simetria do tórax

A simetria do tórax também pode ser avaliada por meio de inspeção. Colapso ou consolidação de um pulmão pode restringir os movimentos da parede torácica no lado acometido. O *rosário raquítico* decorrente do aumento das junções costocondrais é típico de raquitismo.

Ruídos ou estridores respiratórios

Incluem:

- Tosse: causada por irritação de faringe, traqueia e brônquios
- Espirro: ocasionado por irritação nasal
- Sibilo: decorrente de estenose de vias nasais
- Ronco: notado quando há obstrução de faringe, como acontece na adenite tuberculosa de linfonodos faríngeos
- Ronqueira: verificada na paralisia de cordas vocais
- Grunhido: expiração forçada diante de uma glote fechada, condição notada em muitos tipos de respiração dolorida e laboriosa.

Uma importante parte do exame clínico de um equino que apresenta um ruído externamente audível, em geral um grunhido, durante o trabalho é determinar em que momento do ciclo respiratório o ruído ocorre. Ele pode estar associado a movimentos dos membros, como a expiração notada quando a pata toca o solo durante o galope ou meio-galope. A flexão da cabeça pelo cavaleiro exacerba o ruído.

Abdome

Em geral, as variações no tamanho do abdome são vistas durante a inspeção geral do animal. Aumento do tamanho pode ser decorrência de excesso de alimento, líquido, fezes, gases ou gordura, bem como a presença de feto ou de neoplasia. Em geral, outras diferenciações são possíveis apenas em um exame minucioso. Na gestação avançada, é possível notar movimentos do feto no flanco direito de vacas. Na distensão grave do intestino causada por gases, as alças intestinais podem ser vistas no flanco, especialmente em bezerros. Timpanismo intestinal geralmente resulta em distensão uniforme do abdome, enquanto o acúmulo de líquido tende a ocasionar maior distensão na parte ventral.

O termo *magro* é utilizado para descrever uma diminuição marcante do tamanho do abdome. É mais comumente constatado em casos de inanição, diarreia grave e em muitas doenças crônicas acompanhadas de inapetência. Hérnia umbilical, onfaloflebite ou gotejamento de urina causado pela persistência de úraco pode ser visto durante a inspeção da parede abdominal ventral. Com frequência, edema ventral está associado com proximidade do parto, mastite gangrenosa, insuficiência cardíaca congestiva, anemia infecciosa equina e ruptura da uretra em decorrência de urolitíase obstrutiva. Uma tumefação marcante assimétrica do flanco pode sugerir herniação da parede abdominal. Movimentos ruminais podem ser vistos na fossa paralombar esquerda e no flanco de bovinos; contudo, o exame completo do rúmen requer auscultação, palpação e percussão, descritas posteriormente.

Genitália externa

Aumentos de volume marcantes da bainha do prepúcio ou do escroto geralmente são de origem inflamatória, mas varicocele e tumores também podem ocasionar esses sintomas. Alterações degenerativas dos testículos podem resultar em escroto de menor tamanho. Secreções vaginais com pus e sangue indicam infecção do trato geniturinário.

Glândulas mamárias

Tamanho desproporcional do úbere sugere inflamação aguda, atrofia ou hipertrofia da glândula mamária. Essas condições podem ser diferenciadas apenas por meio de palpação e exames do leite ou de secreções, adicionalmente.

Membros

Há relatos de anormalidades gerais de postura e de modo de caminhar. A simetria é importante, e devem-se comparar os vários aspectos dos pares de membros quando há dúvida sobre a relevância de uma aparente anormalidade. Aumento ou deformidade de ossos, articulações, tendões, bainhas e bursas deve ser verificado, bem como todo aumento de volume de linfonodos periféricos e de vasos linfáticos.

Exame físico detalhado

Palpação

Palpação direta, com os dedos, ou palpação indireta, com martelo e plexímetro, tem como intuito determinar o tamanho, a consistência, a temperatura e a sensibilidade de uma lesão ou órgão. Os termos utilizados para descrever os achados são:

- Pastosa: se a estrutura cede com a pressão dos dedos, como acontece no edema
- Firme: quando a estrutura tem a consistência do fígado normal
- Dura: consistência semelhante à de ossos
- Flutuante: a estrutura se apresenta mole, elástica e ondulante quando pressionada, mas sem deixar marcas dos dedos
- Tensa: quando se percebe que a estrutura é semelhante a uma víscera distendida com gás ou líquido, ao se aplicar pressão considerável
- Enfisematosa: quando a estrutura se encontra inflada e aumentada de volume, movendo-se e crepitando quando pressionada, em razão da presença de gás no tecido.

Percussão

Na percussão, a superfície corporal é tocada de modo a provocar vibração das partes profundas, propiciando a emissão de ruídos audíveis. Os ruídos variam em função da densidade das partes que vibram e podem ser classificados como:

- Ressonante: ruído emitido por órgãos que contêm ar, por exemplo, pulmão normal
- Timpânico: ruído semelhante ao de um tambor, emitido por um órgão distendido por gases, como verificado no ceco ou no rúmen timpânico
- Maciço: ruído emitido por órgãos sólidos, como coração e fígado.

Pode-se realizar a percussão com os dedos, usando uma mão como um plexor e a outra como plexímetro. Em grandes animais, recomenda-se o uso de um martelo de plexímetro e um plexímetro metálico para se obter melhor resultado.

A qualidade dos ruídos obtidos é influenciada por diversos fatores. A força do golpe da percussão deve ser uniforme, pois o volume do ruído aumenta com uma percussão mais forte. Deve-se detectar a espessura e a consistência dos tecidos adjacentes; por exemplo, quanto mais espessa a parede torácica, mais ressonante será o pulmão. Não se deve comparar o ruído da percussão feita sobre uma costela com aquela realizada no espaço intercostal. Também são fatores importantes que devem ser considerados o tamanho e o escore da condição corporal. A técnica da percussão pode ser relativamente ineficiente em um animal gordo. Suínos e ovinos apresentam tamanho ideal, mas a gordura dos suínos e o revestimento de lã dos ovinos, além da natureza pouca colaborativa dessas espécies, tornam a percussão impraticável. Em equinos e bovinos adultos, os órgãos abdominais são muito grandes e os tecidos adjacentes muito espessos para uma delimitação satisfatória de órgãos e áreas anormais, a menos que o clínico tenha muita experiência. Os pulmões de bovinos e equinos podem ser satisfatoriamente examinados por meio de percussão, mas isso requer prática e experiência para que o resultado seja confiável.

A percussão é uma técnica auxiliar útil no diagnóstico de doenças pulmonares e de vísceras abdominais em grandes animais. Aumento da macicez no tórax indica consolidação pulmonar, efusão pleural ou lesão que ocupa espaço, como tumor ou abscesso. Aumento da ressonância no tórax sugere enfisema ou pneumotórax.

Balotamento

É uma técnica utilizada para detectar vísceras ou massas flutuantes na cavidade abdominal. Com os dedos estendidos ou o punho fechado, faz-se palpação vigorosa da parede abdominal, com um empurrão firme, para movimentar o órgão ou massa para frente e, então, permitir que ele retorne contra os dedos ou o punho. Balotamento do feto é um exemplo típico; as proeminências fetais podem ser facilmente percebidas empurrando o útero grávido através da parede abdominal, no flanco direito, em vacas prenhes. Ademais, impactação de abomaso, tumores grandes e abscessos na cavidade abdominal podem ser detectados por meio de balotamento. O balotamento combinado com auscultação do flanco de bovinos também é útil para detectar ruídos de jatos de líquido. Sua constatação no lado esquerdo sugere sobrecarga de carboidrato e volume excessivo de líquido no rúmen ou deslocamento do abomaso para o lado esquerdo. A presença de ruído de jato de líquido no lado direito do flanco pode indicar obstrução intestinal, vólvulo de abomaso, torção e dilatação do ceco e íleo adinâmico.

O balotamento combinado com auscultação do abdome de equinos com cólica pode esclarecer se há ruídos de jato de líquido, indicativo de intestino preenchido com fluido, como se constata na obstrução intestinal ou no íleo adinâmico. Uma modificação do método é a percussão tátil, em que se faz a percussão vigorosa de um lado da cavidade que contém líquido e a onda de líquido formada é palpada no outro lado. A sensação criada pela onda do líquido é denominada vibração de líquido. Isso é mais bem percebido pela palma da mão, na base dos dedos. Doenças que ocasionam ascite e acúmulo de líquido na cavidade peritoneal são exemplos de condições nas quais essa técnica pode ser útil.

Auscultação

Faz-se a auscultação direta dos ruídos produzidos pelo movimento do órgão encostando-se a orelha na superfície corporal, sobre esse órgão. A técnica preferida é a auscultação indireta com uso de estetoscópio. Tem-se realizado um número relativamente grande de estudos para determinar o estetoscópio mais efetivo, inclusive pesquisas sobre a forma e o tamanho da campânula do diafragma utilizada no tórax, a espessura dos tubos de borracha e o diâmetro e o comprimento das peças do fonendoscópio utilizado no tórax. É sábio investir em um bom equipamento, de um fabricante conceituado. Para grandes animais, tudo o que se precisa é um estetoscópio com fonendoscópio permutável de 5 cm de diâmetro e peças da campânula de tórax de borracha (para reduzir o ruído de fricção). Os detalhes dos ruídos audíveis durante a auscultação dos diversos órgãos são descritos em suas respectivas seções. Na rotina, a auscultação é utilizada na avaliação dos ruídos do coração, do pulmão e do intestino.

Percussão e auscultação simultâneas do abdome

Percussão e auscultação simultâneas dos lados esquerdo e direito do abdome é uma técnica útil para o exame abdominal de grandes animais. O estetoscópio é colocado sobre a área a ser examinada e faz-se a percussão das áreas ao redor do estetoscópio. Esse é um procedimento diagnóstico auxiliar valioso na detecção de víscera abdominal preenchida com gás em bovinos com deslocamento do abomaso para os lados esquerdo e direito, torção e dilatação do ceco, timpanismo intestinal associado à obstrução aguda ou íleo adinâmico, ou pneumoperitônio.

Auscultação e percussão simultânea do abdome de equinos com cólica é uma técnica útil para detectar *ping* indicativo de timpanismo intestinal associado à obstrução intestinal ou íleo adinâmico. Na hérnia diafragmática, é possível detectar a presença de intestino preenchido com gás, na cavidade torácica, por meio dessa técnica. Para estabelecer a presença de *ping* diagnóstico, é necessário fazer percussão e auscultação de lado a lado, percutindo com força localizada, rápida, brusca e clara. A técnica recomendada é um golpe rápido com um martelo de percussão ou objeto similar. Outro método prático é uma batida leve e rápida com a parte posterior do dedo indicador rapidamente liberado de trás do polegar. No caso de uma víscera preenchida com gás, obtém-se um *ping* claro, agudo e alto característico, muito diferente do ruído maciço e baixo notado durante o exame de víscera sólida ou preenchida com líquido. A diferença entre os dois ruídos é tão marcante que é, comparativamente, fácil delimitar as margens da víscera preenchida com gás.

Os fatores que determinam se um *ping* é audível são a força da percussão e o tamanho da víscera preenchida com gás, bem como a proximidade da parede abdominal. A qualidade musical do *ping* depende da espessura da parede da víscera (p. ex., rúmen, abomaso, intestino delgado, intestino grosso) e da quantidade e natureza do fluido e do gás no intestino ou víscera.

Sucussão

Essa técnica, que envolve a movimentação do corpo de um lado para o outro com intuito de detectar a presença de líquido é uma adaptação do método anterior. Por meio de auscultação cuidadosa enquanto o corpo é movimentado, nota-se que o líquido livre no intestino ou no estômago resulta em um ruído que lembra líquido em movimento ou estalos.

Outras técnicas

Técnicas de exame físico especiais, incluindo biopsia e paracentese, são descritas nas seções referentes aos exames especiais dos diversos sistemas orgânicos aos quais elas se aplicam. Com o emprego de técnicas e equipamentos apropriados, um dos procedimentos auxiliares mais úteis no exame físico é a radiografia. Com frequência, é possível detectar o tamanho, a localização e a morfologia de órgãos de tecidos moles, em animais de porte pequeno a moderado. O exame radiográfico, exceto de membros e neonatos, não é uma prática comum em grandes animais. Parece que a ultrassonografia tem uma aplicação muito mais abrangente, mas esse tema está além do escopo deste livro.

Sequência utilizada no exame físico detalhado

O exame físico detalhado deve ser realizado em ambiente o mais silencioso e calmo possível, de modo a evitar perturbação ao animal e, assim, aumentar as frequências cardíaca e respiratória em repouso. Em etapas finais, pode ser necessário o exame de alguns sistemas orgânicos após exercício, mas as mensurações em repouso devem ser realizadas antes. Se possível, o animal deve ficar de pé, pois é provável que o decúbito cause variações nas frequências cardíaca e respiratória e no pulso, e em outras funções.

A sequência utilizada no exame físico detalhado varia em função da espécie, dos achados durante a inspeção a distância, do histórico clínico e das hipóteses diagnósticas elaboradas pelo clínico. As diversas etapas do exame físico detalhado aqui descritas podem ser modificadas de acordo com as condições individuais, mas é importante realizar um exame clínico completo com bases nessas condições.

Após a avaliação a distância e o exame particular a distância, recomenda-se a obtenção de alguns sinais vitais antes do manuseio do animal para o exame das regiões corporais, como a cavidade bucal.

Em geral, uma sequência apropriada para o exame físico apropriado é:

- Sinais vitais: temperatura corporal, frequências cardíaca e respiratória, pulso e hidratação
- Tórax: ruídos cardíacos (frequência, ritmo e intensidade) e ruídos respiratórios
- Abdome: intubação nasogástrica
- Cabeça e pescoço: incluindo olhos, cavidade bucal, estruturas da face e veias jugulares
- Exame retal
- Trato urinário
- Trato reprodutor
- Glândula mamária
- Sistema musculoesquelético
- Sistema nervoso
- Pele: incluindo orelhas, cascos e chifres.

O princípio básico é avaliar os sinais vitais antes do manuseio e do exame de outros sistemas orgânicos, procedimentos que podem interferir nos sinais vitais. Após a obtenção dos sinais vitais, a sequência de exame pode variar, em razão das condições individuais, da urgência do caso e da facilidade em realizar exames particulares. Por exemplo, pode ser muito importante o uso de sonda nasogástrica como um dos primeiros procedimentos diagnósticos em um equino com cólica grave associada à distensão do estômago. No caso de vaca-leiteira em lactação com mastite hiperaguda, a sequência deve ser: avaliação de temperatura corporal, frequência e ruídos cardíacos, frequência respiratória e funções pulmonar e do rúmen, seguida de exame cuidadoso da glândula mamária. O exame físico detalhado de cada região corporal ou sistema orgânico é resumido nas seções a seguir.

Sinais vitais

Temperatura

Normalmente, obtém-se a temperatura retal. Quando isso não é possível, o termômetro deve ser introduzido na vagina. Deve-se assegurar que a coluna de mercúrio foi abaixada, umedecer o bulbo para facilitar a introdução e, se o ânus estiver flácido ou o reto preenchido com fezes endurecidas, introduzir um dedo para ter certeza de que o bulbo do termômetro seja posicionado contra a mucosa retal. Quando a temperatura é mensurada imediatamente após a defecação, se o termômetro for introduzido em um bolo fecal ou deixado no reto por tempo insuficiente, tem-se um valor falsamente menor.

Como regra geral, o termômetro deve ser mantido no local durante 2 min. Caso haja dúvida no valor obtido, deve-se obter a temperatura novamente. As variações normais médias da temperatura para diversas espécies animais, em temperatura ambiente média, são mostradas na Tabela 1.1.

Os valores de referência apresentados na Tabela 1.1 indicam a temperatura média em repouso das espécies animais e as temperaturas críticas acima das quais se pode considerar hipertermia. Ocorrem variações fisiológicas normais na temperatura corporal que não indicam a presença de doença: pode ocorrer variação diurna de até 1°C, com menor valor de manhã e valor máximo no final da tarde. É possível notar discreta elevação, de cerca de 0,6°C, no final da gestação; porém, não é incomum a ocorrência

Tabela 1.1 Temperaturas médias normais, com respectivos pontos críticos.

Espécie	Temperatura normal	Ponto crítico
Equino	38°C	39°C
Bovino	38,5°C	39,5°C
Suíno	39°C	40°C
Ovino	39°C	40°C
Caprino	39,5°C	40,5°C

As conversões de temperatura são aproximadas.

de diminuição súbita, embora não significativa, logo antes do parto em vacas e ovelhas, e temperatura abaixo do normal logo antes do estro e no momento da ovulação. É improvável que a magnitude da variação (cerca de 0,3°C) tenha relevância clínica.

Em porcas, a temperatura corporal é subnormal antes da parição e nota-se aumento significativo da temperatura que coincide com o parto. Comumente, essa elevação é suficientemente alta para exceder a temperatura crítica de 40°C e, erroneamente, pode ser considerada evidência de doença. O aumento de temperatura que ocorre em porcas no momento do parto, da ordem de 1°C, é mantido durante toda a lactação e desaparece por ocasião do desmame.

Umidade relativa do ar, temperatura ambiente e prática de exercício causam aumento da temperatura corporal. A variação pode ser tão alta quanto 1,6°C, no caso de temperatura ambiente elevada, e de 2,5 a 3°C após exercício intenso. Em equinos, após corrida, podem ser necessárias 2 h para que a temperatura corporal retorne ao normal.

Se animais aclimatados para temperatura fria de ambiente externo são colocados em ambiente interno com temperatura mais quente, sua temperatura corporal pode exceder o valor crítico dentro de 2 a 4 h. Variações marcantes de temperatura indicam doença:

- Hipertermia: é a elevação da temperatura corporal acima do ponto crítico, como acontece nos casos de intermação
- Febre ou pirexia: é o estado no qual ocorre combinação de hipertermia e toxemia, notado na maioria das doenças infecciosas
- Hipotermia: é uma condição na qual se verifica temperatura corporal subnormal, como se constata no choque, no colapso circulatório (como na paresia pós-parto e impactação aguda do rúmen, em bovinos), no hipotireoidismo e logo antes da morte, na maioria das doenças.

Pulso

Deve ser obtido na artéria coccígea média ou na artéria facial em bovinos, na artéria facial em equinos, e na artéria femoral em ovinos e caprinos. Por meio de cuidadosa palpação, é possível determinar diversas características, incluindo frequência, ritmo, amplitude, tônus, pressões mínima e máxima do pulso, bem como o tipo de pulso arterial. Algumas dessas características são mais apropriadamente incluídas no exame especial do sistema circulatório, e serão discutidas no capítulo que trata do referido assunto.

Frequência

A frequência do pulso depende apenas do coração, e não é diretamente influenciada por alterações no sistema vascular periférico. A frequência do pulso pode ou não representar a frequência cardíaca; nos casos de *deficit* de pulso no qual alguns batimentos cardíacos não produzem onda de pulso, as frequências são diferentes. As frequências normais em repouso (por minuto) para diversas espécies animais são mostradas na Tabela 1.2.

Embora haja diferença significativa nas frequências entre raças de vacas-leiteiras e entre vacas de baixa e de alta produção, as diferenças não devem ser notadas pelo clínico durante o exame de rotina. Em potros puro-sangue neonatos, a frequência de pulso é de 30 a 90/min nos primeiros 5 min, de 60 a 200 durante a primeira hora e de 70 a 130 nas 48 h após o nascimento. Equinos de tração apresentam frequência cardíaca ligeiramente maior do que os citados, com base em uma população de equinos. O pulso não é facilmente palpável em suínos, mas a frequência cardíaca comparável é de 60 a 100/min. As mesmas técnicas são empregadas no exame clínico intensivo de equinos acometidos pela síndrome do baixo desempenho.

Bradicardia, ou diminuição marcante dos batimentos cardíacos, é incomum, a menos que haja bloqueio cardíaco parcial ou total; isso ocorre em casos de lesões que ocupam espaço no crânio, de aderência diafragmática após reticulite traumática em bovinos ou quando o rúmen se encontra muito mais vazio do que o normal.

Taquicardia, ou aumento da frequência de pulsos, é comum e ocorre na maioria dos casos de septicemia, toxemia e insuficiência circulatória, bem como em animais com dor e excitação. A contagem da frequência deve ser realizada durante, no mínimo, 30 s.

Ritmo

O ritmo pode ser regular ou irregular. Todas as irregularidades devem ser consideradas anormais, exceto arritmia sinusal, uma irregularidade fásica que coincide com o ciclo respiratório. O ritmo tem dois componentes: o período entre os picos das ondas do pulso e a amplitude das ondas. Geralmente, esses dois são irregulares quando ocorrem variações no preenchimento diastólico do coração, ocasionando variação no volume sistólico subsequente. Irregularidades não desiguais ocorrem com periodicidade constante e, em geral, estão associadas a bloqueio cardíaco parcial. Irregularidades desiguais são causadas por extrassístoles ventriculares ou fibrilação atrial. A maioria dessas irregularidades, exceto aquelas provocadas por fibrilação atrial, desaparece com o exercício. É relevante sobretudo como indicação da presença de doença de miocárdio.

Tabela 1.2 Frequências de pulso em repouso.

Espécie	Frequência de pulso por minuto
Equino adulto	30 a 40
Potro com até 1 ano	70 a 80
Bovino adulto	60 a 80
Bezerro jovem	100 a 120
Ovino e caprino	70 a 90

Amplitude

A amplitude do pulso é determinada pela força da pressão digital necessária para suprimir a onda do pulso. Basicamente, é uma estimativa do volume sistólico cardíaco; pode estar consideravelmente aumentada no pulso em "martelo d'água" notado na insuficiência da válvula semilunar aórtica, ou diminuída, como acontece na maioria dos casos de debilidade do miocárdio.

Estado de hidratação

É avaliado mediante a inspeção dos olhos, onde se verifica a evidência de desidratação, e a avaliação da elasticidade da pele. A desidratação é caracterizada por retração do globo ocular em graus variados e formação de pregas cutâneas quando o tegumento é puxado com os dedos, as quais permanecem assim por variados períodos.

Exame das regiões corporais

Após a avaliação da temperatura corporal, do pulso e da frequência respiratória, o exame físico continua com o exame das diversas regiões corporais.

Tórax

O exame do tórax inclui palpação, auscultação e percussão das áreas cardíaca (precórdio) e pulmonar. A ampla variação da espessura da parede torácica, do tamanho do animal e da frequência respiratória entre as diferentes espécies requer um exame metódico e cuidadoso. Por exemplo, no equino adulto, a espessa parede torácica e a frequência respiratória normalmente baixa contribuem para uma respiração praticamente inaudível durante a auscultação do tórax. Também é necessário detectar lesões pulmonares menores, que podem prejudicar apenas discretamente o desempenho durante o trabalho, mas, por conta da importância da perfeita forma física de um equino de corrida, elas são muito relevantes. Outro fator importante que deve ser considerado durante o exame do sistema respiratório do equino é a capacidade dos animais de corrida em compensar mesmo as lesões pulmonares maiores, em razão de sua imensa reserva funcional. Por isso, é possível verificar equinos com extenso envolvimento pulmonar e, mesmo assim, com mínimo prejuízo à função respiratória.

Área cardíaca

O objetivo da auscultação da área cardíaca é avaliar a natureza dos ruídos cardíacos normais e detectar a presença de ruídos anormais. Os locais ideais para auscultação são o 4º e o 5º espaços intercostais; em razão da espessura dos músculos do ombro que recobrem a borda anterior do coração, é necessário o uso de uma peça peitoral plana de fonendoscópio pressionada sob o músculo tríceps. Caso o animal se apresente calmo, a extensão do membro torácico pode facilitar a auscultação. Áreas nas quais os diversos ruídos cardíacos são ouvidos com máxima intensidade não estão situadas diretamente sobre os locais anatômicos dos orifícios cardíacos, pois a condução do ruído através do líquido da câmara propicia auscultação ótima no local onde o líquido encontra-se mais próximo da parede torácica.

O primeiro ruído (sistólico) é mais bem ouvido sobre o ápice cardíaco; o fechamento da válvula tricúspide é mais audível sobre o ápice direito e o fechamento da válvula mitral, sobre o ápice esquerdo. O segundo ruído (diastólico) é mais bem ouvido sobre a base do coração, sendo o fechamento da válvula semilunar aórtica posteriormente e o da válvula semilunar pulmonar anteriormente, ambos do lado esquerdo.

Na auscultação do coração, devem ser verificados: frequência cardíaca, ritmo, intensidade e qualidade dos ruídos, bem como se há ruídos anormais. A comparação das frequências cardíaca e de pulso possibilita constatar se há *deficit* de pulso causado pela incapacidade das contrações cardíacas fracas em originar ondas de pulso palpáveis; essa ocorrência é mais provável nos casos de frequências cardíacas irregulares. Normalmente, o ritmo apresenta três tempos, podendo ser descrito como *TUM – TÁ – pausa*, sendo o primeiro ruído semelhante àquele de batida de surdo (profundo, longo e alto), enquanto o segundo é mais agudo e curto. À medida que aumenta a frequência cardíaca, o ritmo cardíaco torna-se mais curto, principalmente pela redução da diástole, e se apresenta como ritmo de dois tempos. O ritmo com mais de dois ruídos por ciclo é denominado ritmo de *galope*, podendo ser decorrência de duplicação tanto do 1º quanto do 2º ruído. A duplicação do 1º ruído é comum em bovinos normais; sua importância em outras espécies é discutida no Capítulo 10.

O ritmo entre sucessivos ciclos deve ser regular, exceto na arritmia sinusal normal associada com a respiração. No caso de irregularidade, geralmente nota-se variação nos intervalos de tempo entre os ciclos e na intensidade dos ruídos – ruídos mais altos surgem diretamente após pausas prolongadas e ruídos mais baixos do que o normal são constatados após intervalos mais curtos, como nas contrações extrassistólicas. A intensidade dos ruídos cardíacos pode ser classificada em absoluta e relativa; intensidade absoluta é quando os dois ruídos são mais altos do que o normal, e a relativa é quando um ruído é comparativamente maior do que o outro ruído do ciclo. Por exemplo, nota-se aumento de intensidade absoluta na anemia e na hipertrofia cardíaca.

A intensidade do 1º ruído depende da força de contração ventricular; assim, aumenta na hipertrofia ventricular e diminui na astenia do miocárdio. A intensidade do 2º ruído depende do fechamento da válvula semilunar aórtica, ou seja, da pressão sanguínea arterial; portanto, aumenta quando ocorre elevação da pressão sanguínea e diminui quando a pressão diminui.

Ruídos anormais podem substituir um ou os dois ruídos normais, ou podem acompanhá-los. Pode ocorrer abafamento dos ruídos cardíacos quando há distensão do saco pericárdico por líquido. Sopros ou murmúrios são ruídos relacionados a eventos no ciclo cardíaco; são causados, principalmente, por lesões endocárdicas como vegetações ou aderências valvulares, pelo fechamento insuficiente das válvulas e pela presença de orifícios anormais, como orifício no septo ventricular e persistência de ducto arterioso. A interferência no fluxo sanguíneo normal ocasiona turbulência e, em consequência, turbilhão e sopro. Para determinar o local e o tipo da lesão, é necessário detectar o momento de sua ocorrência no ciclo cardíaco: pode ser pré-sistólico, sistólico ou diastólico; para definir com segurança o momento da ocorrência, geralmente é necessário fazer a palpação do pulso arterial e a auscultação simultânea do coração. O local de intensidade máxima pode indicar o local provável da lesão; todavia, devem ser consideradas outras observações, inclusive anormalidades da onda do pulso arterial. Em muitos casos de debilidade avançada, anemia e toxemia, podem ser ouvidos sopros que aumentam e diminuem com a respiração (sopros hêmicos) e, provavelmente, são causados por astenia de miocárdio. Nos casos de pressão local no coração ocasionada por outros órgãos, como acontece, por exemplo, na hérnia diafragmática em bovinos, é possível ouvir sopros sistólicos altos, possivelmente provocados pela deformidade dos orifícios valvulares.

Ruídos anormais não relacionados ao ciclo cardíaco incluem atrito de fricção pericárdico, que ocorre em cada ciclo cardíaco, porém não especificamente relacionado a ruídos sistólicos ou diastólicos. São ruídos mais superficiais e distintos do que os sopros e têm a característica de mudar de um local para outro. Ruído de roçar pleural pode ser confundido com ruídos cardíacos, especialmente quando as frequências respiratória e cardíaca são iguais.

A palpação do batimento cardíaco tem uma importância real: a magnitude dos impulsos cardíacos pode ser avaliada e os frêmitos palpáveis podem, em alguns casos, ser mais importantes do que a auscultação de sopros. A palpação é mais bem realizada com a palma da mão e deve ser feita dos dois lados. Um impulso cardíaco aumentado – ou seja, os movimentos do coração contra a parede torácica durante a sístole – pode ser facilmente notado durante a inspeção próxima ao precórdio esquerdo, podendo ser sentido nos dois lados. Pode ser causado por hipertrofia ou dilatação do coração associada a insuficiência cardíaca ou anemia, ou por distensão do saco pericárdico com líquido inflamatório ou de edema. É preciso ter cuidado para não confundir um impulso cardíaco facilmente palpável causado por cardiomegalia com aquele provocado pela contração de tecido pulmonar e maior contato do coração com a parede torácica.

Normalmente, os movimentos cardíacos podem ser sentidos como batimentos sistólicos e diastólicos distintos. Esses batimentos são substituídos por frêmitos quando há insuficiência ou estenose valvular ou defeitos congênitos. Quando os defeitos são grandes, o sopro cardíaco ouvido durante a auscultação pode não ser muito alto, porém o frêmito é facilmente palpado. O estágio inicial da pericardite também pode causar frêmito por fricção. O impulso cardíaco deve ser muito mais forte no lado esquerdo do que no lado direito; o posto dessa condição indica deslocamento do coração para o lado direito. Ademais, pode ocorrer deslocamento caudal ou cranial.

A percussão com intuito de delimitar as bordas do coração tem pouco valor em grandes animais em virtude do tamanho relativamente grande do coração e dos pulmões e da profundidade do tecido envolvido. Nota-se aumento da área de macicez cardíaca na dilatação e na hipertrofia cardíaca e diminuição quando o coração é recoberto por quantidade de tecido pulmonar acima do usual, como acontece no enfisema pulmonar. Um exame mais detalhado do coração, por meio de eletrocardiografia, radiografia, punção e pressão sanguínea, é descrito na seção referente a doenças cardíacas, no Capítulo 10.

Área pulmonar

Auscultação, percussão e *palpação* são os principais métodos utilizados no exame dos pulmões.

A área pulmonar disponível para uma auscultação satisfatória é ligeiramente maior do que aquela disponível para percussão. O ruído respiratório normal é ouvido na maior parte dos pulmões, especialmente no terço médio anterior, na base do pulmão, e consiste em um ruído de sugar suave VEE-EFF; o último, mais suave, é verificado durante a expiração. Os ruídos são ouvidos com facilidade variada, dependendo da espessura da parede torácica e da amplitude do movimento respiratório. Em equinos com boa massa muscular e em bovinos de corte gordos, em repouso, os ruídos podem não ser audíveis. A amplitude e a sonoridade dos ruídos respiratórios podem aumentar em casos de dispneia e no estágio inicial de inflamação e congestão pulmonar. A amplitude dos ruídos respiratórios encontra-se diminuída ou totalmente inaudível quando há efusão pleural e nos casos de lesões que ocupam espaço no pulmão ou no espaço pleural. Ruídos pulmonares anormais incluem crepitação, sibilos e atrito de fricção pleural, sendo consequências da interferência na livre movimentação de ar para dentro e para fora dos pulmões e da presença de lesões que interferem nos movimentos normais do pulmão, ocasionando ruídos respiratórios adicionais, indicadores de doença. As descrições e interpretações dos ruídos respiratórios normais e anormais, e de outros ruídos respiratórios, encontram-se no Capítulo 12.

A intensidade dos ruídos pulmonares anormais pode estar aumentada, e sua clareza pode ser melhorada por meio da mensuração da frequência e profundidade dos movimentos respiratórios após exercício brando forçado, como fazer o animal caminhar por alguns minutos, seguindo-se auscultação imediata. Se o exercício for indesejável, pode-se fazer a oclusão das duas narinas por 30 a 45 s, que é seguida de algumas inspirações profundas e exacerbação de ruídos pulmonares anormais. Um procedimento alternativo, efetivo tanto em equinos quanto em bovinos, é a colocação de um saco plástico sobre o focinho e a face inferior. Quando os movimentos respiratórios se tornam exagerados, remove-se o saco e, imediatamente, faz-se a auscultação dos pulmões.

Em equinos e bovinos, normalmente são ouvidos ruídos decorrentes de peristaltismo no lado esquerdo da área pulmonar. Em bovinos, esses ruídos são causados por movimentos do retículo e, em equinos, são ocasionados por movimentos do cólon. Nessas espécies, a presença desses ruídos não é muito relevante, a menos que haja outros sintomas. Também em bovinos, os ruídos de deglutição, eructação e regurgitação podem ser confundidos com ruídos decorrentes de peristaltismo; movimentos ruminais e do esôfago devem ser verificados, observando-se a passagem de gás ou de bolo alimentar, a fim de identificar esses ruídos. Outras técnicas de exame do tórax são descritas no Capítulo 12.

A palpação da parede torácica pode revelar a presença de um frêmito pleural, proeminente nos espaços intercostais, quando há fluido na cavidade torácica, ou estreitamento dos espaços intercostais e diminuição dos movimentos das costelas sobre áreas de colapso pulmonar.

A percussão pode ser realizada pela técnica direta usual ou pode ser indireta, mediante leve percussão da traqueia e auscultação da área pulmonar. Durante a percussão direta nos espaços intercostais, é possível delimitar a área de ressonância normal do pulmão, bem como detectar ressonância ou ruído maciço anormal. Aumento da macicez pode indicar a presença de massa tecidual que ocupa espaço, consolidação pulmonar, edema pulmonar ou acúmulo de líquido. Na efusão pleural, é possível determinar o limite superior da área de macicez por meio de percussão e pode-se delimitar e identificar a *linha de líquido*, útil para avaliar a eficácia do tratamento.

Uma percussão normal, com ruído mais alto, é verificada em local de tecido que contém mais ar do que o usual, por exemplo, pulmão enfisematoso. No caso de pneumotórax ou de penetração de uma víscera preenchida com gás através de uma hérnia diafragmática, é possível ouvir um ruído timpânico delimitado. Para que a percussão seja um procedimento auxiliar de diagnóstico satisfatório, as áreas acometidas precisam ser amplas, com anormalidade máxima, e a espessura da parede torácica deve ser fina.

Abdome

O exame clínico inclui:

- Inspeção visual do contorno abdominal, verificando se há evidência de distensão ou emagrecimento
- Auscultação dos ruídos gastrintestinais
- Palpação e percussão de toda a parede abdominal
- Palpação retal
- Introdução de sonda nasogástrica
- Paracentese do abdome.

Auscultação

A auscultação do abdome é parte fundamental do exame clínico de bovinos, equinos e ovinos. Tem valor limitado em suínos. Os ruídos intestinais e estomacais indicam a natureza dos conteúdos intraluminais, bem como a frequência e a amplitude dos movimentos gastrintestinais, úteis como auxiliares no diagnóstico clínico. Devem ser verificadas: intensidade, duração e frequência dos ruídos. Todas essas características encontram-se aumentadas em animais recentemente alimentados ou imediatamente após excitação.

Auscultação do rúmen de bovinos e ovinos

É uma parte muito importante do exame clínico. Em animais normais, nota-se 1 ou 2 contrações primárias/min, envolvendo o retículo e os sacos dorsal e ventral do rúmen; a frequência depende do tempo decorrido após a alimentação e do tipo de alimento consumido. Contrações secundárias dos sacos dorsal e ventral do rúmen ocorrem em cerca de 1/min e comumente estão associadas à eructação. Faz-se o exame na fossa paralombar esquerda; uma sequência normal de sons consiste em um ruído de líquido borbulhento acompanhado de elevação do flanco, seguido de uma elevação mais evidente acompanhada de ruído de gás crepitante. A auscultação sobre a parte inferior das costelas do lado esquerdo revela ruídos de líquido fracos decorrentes de contrações do retículo pouco antes das contrações dos sacos ruminais dorsal e ventral, descritas anteriormente. Em ruminantes normais, os ruídos de retículo e rúmen são os ruídos abdominais predominantes.

Em bovinos com reticuloperitonite traumática, pode-se notar um grunhido, detectável por auscultação sobre a traqueia, durante a fase de contração do retículo de uma contração primária. Os fatores que resultam em diminuição na intensidade e frequência dos ruídos ruminais são discutidos, em detalhes, no Capítulo 8.

Os ruídos intestinais audíveis na auscultação do flanco direito de bovinos e ovinos consiste em fracos ruídos de borbulhamento, geralmente difíceis de interpretar. A contração do abomaso e dos intestinos resulta em uma mistura de ruídos difíceis de distinguir.

Ruídos intestinais dos equinos

Esses ruídos são claramente audíveis e sua avaliação é uma das principais partes do exame clínico e do monitoramento de equinos com suspeita de doença abdominal. No abdome direito e ventral, notam-se ruídos de crepitação altos (borborigmos) oriundos do cólon e ceco, com intensidade máxima em intervalos de cerca de 15 a 20 s. No abdome esquerdo, constatam-se ruídos de movimentos de líquido mais fracos, oriundos do intestino delgado. Na enterite, nota-se aumento da intensidade e da frequência dos ruídos, com uma qualidade distinta de líquido; na cólica espasmódica, são ouvidos ruídos altos, pouco menos crepitantes. Na impactação do intestino grosso, ocorre diminuição da intensidade e da frequência dos borborigmos e, na cólica tromboembólica causada por aneurisma verminótico e infarto do cólon, pode haver ausência total de ruídos. Na obstrução intestinal, os ruídos decorrentes dos movimentos peristálticos encontram-se muito diminuídos e, em geral, ausentes, e os ruídos de movimentos de líquido são infrequentes. Em equinos com estase intestinal, durante a auscultação do flanco direito, com frequência, detecta-se ruído de gotejamento de líquido oriundo da válvula ileocecal, com gás no saco dorsal do ceco.

Palpação e percussão da parede abdominal

Em razão da espessura e da pressão da parede abdominal em bovinos e equinos adultos, a palpação profunda de vísceras e órgãos através dessa parede tem valor limitado nessas espécies, em comparação com sua utilidade em pequenos animais. Em equinos, nenhuma víscera ou órgão, com exceção do feto, pode ser palpada com certeza através da parede abdominal. Em bovinos, geralmente são palpados o rúmen e seu conteúdo, na fossa paralombar esquerda. Em geral, a distensão ruminal é óbvia, enquanto a incapacidade de palpar o rúmen pode ser porque o órgão está pequeno e relativamente vazio ou haver deslocamento medial do abomaso.

Percussão e auscultação simultânea

No deslocamento do abomaso para o lado esquerdo, a percussão e a auscultação simultânea do terço superior do arco costal, entre a 9ª e 12ª costelas do lado esquerdo, origina ruídos musicais agudos altos, ou *ping*, os quais podem ser confundidos com ruídos semelhantes notados na atonia ruminal. Em vacas, um fígado com aumento marcante pode ser palpado por meio de balotamento, logo atrás do arco costal direito. Empregando-se uma combinação de palpação, percussão e auscultação simultânea na fossa paralombar direita e caudal por toda a extensão do arco costal direito, há possibilidade de detectar qualquer das seguintes anormalidades, em bovinos:

- Dilatação e torção de abomaso
- Dilatação e torção de ceco
- Impactação de abomaso e omaso
- Obstrução intestinal, inclusive torção do cólon espiral.

Pode-se tentar percussão e auscultação de víscera distendida por líquido ou gás, e o tamanho e localização da área timpânica fornece indicação da víscera provavelmente envolvida.

Percussão tátil do abdome

Essa técnica auxilia na detecção de quantidade excessiva de líquido na cavidade peritoneal: ascite, causada por ruptura de bexiga; transudato, na insuficiência cardíaca congestiva; e exsudato, na peritonite difusa. Aplica-se um golpe forte em um lado do abdome e sente-se uma onda de líquido, um blipe ou ondulação da parede abdominal, no lado oposto do abdome. Para que uma onda de líquido seja sentida, é preciso que a cavidade esteja preenchida com cerca de um terço de líquido.

Dor abdominal

Em bovinos, o local da dor abdominal pode ser definido por meio de palpação externa profunda da parede abdominal. Palpação profunda com elevação firme e uniforme da mão fechada ou com ajuda de uma barra horizontal segura por duas pessoas sob o animal, imediatamente caudal ao esterno xifoide, são procedimentos auxiliares úteis na detecção de um grunhido associado com reticuloperitonite traumática em bovinos. Em bovinos e equinos, a dor superficial pode ser estimulada por um empurrão firme com a mão ou com o dedo estendido. Em bovinos, a dor pode ser estimulada sobre o arco costal direito, no caso de lesão hepática, ou geralmente no abdome, na peritonite difusa.

A resposta à palpação de um foco de dor abdominal em bovinos é um grunhido, claramente audível sem auxílio de estetoscópio. No entanto, se houver dúvida quanto à audibilidade do grunhido, a auscultação simultânea da traqueia possibilita detectar um grunhido perceptível ao se atingir a região acometida. Em bezerros com úlcera de abomaso, pode-se detectar o foco de dor abdominal mediante palpação profunda sobre a área do abomaso.

Nos casos de distensão abdominal grave (timpanismo ruminal, em bovinos, e torção de intestino grosso) geralmente é impossível determinar, por meio de palpação e percussão, a víscera distendida. Pneumoperitônio é raro; assim, a distensão evidente do abdome geralmente é causada pela distensão de víscera por gás, líquido ou ingesta. Pode ser necessária a combinação de exame retal, introdução de sonda gástrica, paracentese e laparotomia exploratória para determinar a causa.

O exame do abdome de suínos por meio de palpação é difícil porque raramente esses animais se apresentam suficientemente quietos ou relaxados; ademais, a espessura da parede abdominal limita o alcance da palpação profunda. Em porcas em final de gestação, pode-se fazer o balotamento do útero grávido, porém geralmente não é possível palpar as proeminências fetais.

Em ovinos, o rúmen, o abomaso impactado e o útero grávido costumam ser palpáveis através da parede abdominal. O posicionamento dos ovinos sobre seus membros pélvicos desvia as vísceras para uma posição mais facilmente palpável.

Intubação nasogástrica

Um procedimento importante no exame do abdome e trato gastrintestinal, especialmente em bovinos e equinos, é a introdução de sonda nasogástrica no rúmen de bovinos e no estômago de equinos. É comum a ocorrência de refluxo gástrico em equinos com cólica, sendo importante definir se o estômago encontra-se distendido por líquido e, se necessário, esvaziá-lo. Esse assunto é abordado com detalhes no Capítulo 7. Em bovinos, quando há suspeita de doença ruminal, introduz-se uma sonda nasogástrica no rúmen, a fim de aliviar a distensão e obter uma amostra de líquido ruminal para a determinação do pH do órgão e a presença, ou não, de protozoários.

Cabeça e pescoço

Olhos

Deve-se observar se há secreção ocular: pode ser aquosa, na obstrução do ducto lacrimal; serosa, no estágio inicial de inflamação; e purulenta, nos estágios finais. É consideravelmente importante definir se a secreção é uni ou bilateral. Secreção unilateral pode ser causada por inflamação local, e secreção bilateral pode indicar doença sistêmica. Anormalidades de pálpebras incluem movimentos, posição e espessura anormais. Os movimentos podem ser excessivos nas doenças oculares doloridas ou nos casos de irritabilidade nervosa, incluindo hipomagnesemia, intoxicação por chumbo e encefalite. As pálpebras podem se manter permanentemente fechadas quando o olho está dolorido ou quando há edema palpebral como acontece, por exemplo, no edema local causado por fotossensibilização ou alergia. Pode ocorrer protrusão da membrana nictitante nos casos de dor na órbita, tétano ou encefalite. Pode haver tumores nas pálpebras.

Exame da conjuntiva

Esse exame é importante porque é um bom indicador da condição do sistema vascular periférico. A palidez, na anemia, e a cor amarela, na icterícia, podem ser visíveis; contudo, são mais facilmente observadas na mucosa bucal ou vaginal. Congestão dos vasos da esclera, hemorragias petequiais, edema de conjuntiva, como verificado no edema intestinal de suínos ou na insuficiência cardíaca congestiva, e secura causada por dor aguda ou febre alta são anormalidades facilmente observadas.

Anormalidades de córnea

Essas anormalidades incluem opacidade, variando de uma leve turvação no estágio inicial de ceratite a uma densa turvação branca na ceratite avançada, frequentemente associada a vascularização, ulceração e cicatrização. Em geral, o aumento da convexidade da córnea é causado pelo aumento da pressão intraocular e pode ser ocasionado por glaucoma ou hipópio.

Tamanho do globo ocular

Em geral, não há variação no tamanho do globo ocular, mas a ocorrência de protrusão é relativamente comum e quando unilateral, na maioria dos casos, é causada por pressão na face posterior da órbita. Linfoma periorbital em bovinos, luxação de mandíbula e hemorragia periorbital são causas comuns. A retração do globo ocular é uma manifestação comum em caso de redução no volume dos tecidos periorbitais como acontece, por exemplo, na inanição, com o desaparecimento do tecido adiposo, e na desidratação, com a perda de líquido.

Movimentos anormais do globo ocular

São verificados no nistagmo causado por anoxia ou por lesões do cerebelo ou do trato vestibular. No nistagmo, nota-se movimento involuntário periódico, com um componente lento em uma direção e um rápido retorno à posição original. O movimento pode ser horizontal, vertical ou de rotação. Na paralisia dos nervos motores dos músculos da órbita, ocorre restrição de movimento e posição anormal do globo ocular em repouso.

Exame das estruturas profundas

O exame das estruturas profundas do olho requer o uso de oftalmoscópio; no entanto, as anormalidades marcantes podem ser vistas por meio de inspeção direta. Em geral, a presença de pus na câmara anterior, denominada hipópio, apresenta-se amarela a branco-opaca, frequentemente com uma borda superior horizontal ocultando a íris. A pupila pode apresentar forma ou posição anormal ocasionada por aderências à córnea ou a outras estruturas. Grau de dilatação anormal é um sinal importante e, em geral, anormalidade unilateral sugere lesão de órbita.

Nota-se dilatação bilateral excessiva (midríase) nas lesões locais do sistema nervoso central que acometem o núcleo oculomotor, ou nas lesões difusas, incluindo encefalopatias, ou nas anormalidades funcionais, como acontece no botulismo e na anoxia. Cegueira periférica causada por lesões bilaterais das órbitas pode ter consequência semelhante. Não é comum notar constrição excessiva das pupilas (miose), a menos que haja sobredose de inseticidas organofosforados ou de medicamentos parassimpatomiméticos. A opacidade de cristalino é facilmente observada, especialmente em casos avançados.

Testes da visão

Diversos testes de visão e de reflexos oculares são facilmente realizados e, quando justificados, devem ser feitos nessa etapa do exame. Testes para cegueira incluem o reflexo de ameaça e um teste com obstáculo. No primeiro, simula-se um toque no olho, com cuidado para não provocar uma corrente de ar. O objetivo é estimular o reflexo de preservação do olho manifestado pelo reflexo de fechamento das pálpebras. Isso não acontece na cegueira periférica ou central e, na paralisia do nervo facial, pode haver a retirada da cabeça, mas não o fechamento das pálpebras. Deve-se realizar um teste com obstáculo em um ambiente não familiar, avaliando-se a capacidade do animal em evitar obstáculos. Com frequência, se o animal estiver nervoso, é difícil interpretar os resultados. Deve-se realizar um teste semelhante para cegueira noturna (nictalopia) em um local de baixa luminosidade, ao anoitecer ou em noite enluarada. A nictalopia é uma das primeiras indicações de avitaminose A. Cegueira total é denominada amaurose e cegueira parcial é chamada ambliopia. O reflexo da pupila à luz – fechamento e dilatação da íris em resposta à claridade e escuridão – é mais bem realizado com uma lanterna de luz forte.

Narinas

Deve-se dar atenção especial ao odor do ar expirado pelo nariz. Pode ser um odor adocicado anormal de cetose, em bovinos, ou um odor fétido que pode ter diversas origens, incluindo pneumonia gangrenosa, necrose em cavidades nasais ou acúmulo de exsudato nasal. Odor originado no trato respiratório normalmente é constante em cada respiração, podendo ser unilateral. O odor azedo, que demonstra anormalidade do trato digestório, é detectado apenas periodicamente, coincidindo com a eructação. Odores oriundos da boca, de dentes apodrecidos ou de úlceras necróticas causadas por *Fusobacterium necrophorum* em bezerros, podem ser sentidos na respiração nasal, mas são mais fortes na respiração bucal.

Em algumas situações, pode ser importante verificar o volume de ar expirado pelas narinas: pode ser a única maneira de determinar se o animal está respirando e, em alguns casos, de obter a frequência respiratória. Diferença de volume entre as narinas, sentida pelas mãos, pode indicar obstrução ou estenose de uma cavidade nasal. Isso pode ser verificado, adicionalmente, fechando-se uma narina por vez; se houver obstrução em uma narina, o fechamento da outra provoca grave dificuldade respiratória.

Qualquer secreção nasal deve receber atenção especial e seu exame deve ser feito no mesmo momento da inspeção da mucosa nasal. A secreção pode ser restrita a uma narina, na infecção local, ou pode ser bilateral, na infecção sistêmica. A cor e a consistência do exsudato indicam sua origem. No estágio inicial da inflamação, a secreção é um líquido claro incolor que, posteriormente, torna-se um exsudato branco a amarelo à medida que ocorre o acúmulo de leucócitos. Em bovinos da Ilha do Canal, a cor pode ser fortemente alaranjada, especialmente na rinite alérgica. Exsudato avermelhado ou cor de suco de ameixa indica a presença de sangue oriundo do trato respiratório inferior, como acontece na pneumonia e na anemia infecciosa equina. Coágulos de sangue oriundos do trato respiratório superior ou da faringe podem ser vistos em grande quantidade ou se apresentar como pequenas estrias. Em geral, o sangue proveniente do trato respiratório superior se mistura de modo desigual na secreção, enquanto aquele do trato respiratório inferior apresenta cor uniforme.

A consistência da secreção nasal varia de aquosa, no estágio inicial da inflamação, até espessa a cremosa, nos casos crônicos. Pode haver bolhas ou espuma. Quando as bolhas são grosseiras, significa que a secreção teve origem na faringe ou nas cavidades nasais; bolhas distintas se originam no trato respiratório inferior. Em todas as espécies, regurgitação ou vômito causado por faringite ou obstrução do esôfago pode ser acompanhado de eliminação de restos de alimento do nariz ou de presença de partículas de alimento nas narinas. Em certos casos, o volume de secreção nasal varia com o tempo; com frequência, aumenta quando o animal é alimentado no solo, ocasionando infecção do seio cranial.

A inflamação da mucosa nasal varia desde simples hiperemia, como acontece na rinite alérgica, até necrose difusa, como notada na doença das mucosas e na febre catarral maligna em bovinos, e úlceras profundas, nos casos de mormo. Nas doenças hemorrágicas, podem ser constatadas variações na cor da mucosa e pode haver hemorragias petequiais.

Boca

Nota-se salivação excessiva, com saliva viscosa saindo pela boca, geralmente acompanhada de movimentos mastigatórios, quando há corpo estranho na cavidade bucal e também em diversas formas de inflamação da mucosa bucal ou da língua. Actinobacilose na língua, febre aftosa e doença das mucosas são exemplos típicos. Ademais, pode-se constatar salivação excessiva em doenças do sistema nervoso central, como na intoxicação aguda por chumbo em bovinos jovens. Hipersalivação é um sinal característico da hipertermia epidêmica associada com as micotoxinas de *Acremonium coenophialum* e *Claviceps purpurea* e pelo fungo *Rhizoctonia leguminicola*, às vezes encontrado no trevo vermelho. Nota-se secura da boca na desidratação e na intoxicação por alcaloides da beladona, ou quando o animal recebe alimento com alto teor de ureia.

Anormalidades da mucosa bucal incluem lesões bucais, hemorragias nas doenças purpúricas e cores amarelada na icterícia, azulada na cianose e esbranquiçada na anemia. Deve-se ter cuidado para definir a natureza exata das lesões bucais, especialmente em bovinos; nessa espécie, a diferenciação entre vesículas e lesões erosivas e ulcerativas tem importância diagnóstica nas doenças de mucosa.

Dentes

O exame dos dentes para verificação de defeitos individuais é um assunto cirúrgico, mas o exame geral da dentição pode fornecer informações clínicas úteis. Erupção retardada e desgaste desigual dos dentes podem indicar deficiência mineral, especialmente de cálcio, em ovinos; desgaste excessivo com mosqueamento e pequenas depressões no esmalte sugerem fluorose crônica.

Língua

É possível notar tumefação da língua causada por edema local ou inflamação, como actinobacilose em bovinos, ou enrugamento e atrofia no estágio pós-inflamatório ou na atrofia nervosa. Lesões de mucosa lingual são parte da resposta geral da mucosa bucal à lesão.

Faringe

Em animais grandes, o exame da região da faringe requer destreza e uso de um espéculo de tamanho apropriado. A cavidade bucal e a faringe de bezerros, cordeiros e cabritos são examinadas mantendo a boca aberta, pressionando a base da língua com os dedos ou com um abaixador de língua; assim, observam-se a faringe, a glote e a parte proximal da laringe e cartilagens aritenoides. Em bovinos adultos, o uso de um espéculo cilíndrico de metal ou um Plexiglas, de 45 cm de comprimento e 4 cm de diâmetro, colocado na cavidade bucal e sobre a base da língua, possibilita a visualização de faringe e laringe. Corpos estranhos, celulite difusa e aumento de linfonodos faríngeos também podem ser detectados desse modo. Em bovinos, o uso de um espéculo encaixado entre os dentes molares superiores e inferiores possibilita a exploração e a avaliação de lesões da faringe e da parte proximal da laringe. Em equinos, não é possível ver a faringe pela cavidade bucal e a exploração manual desse órgão requer anestesia geral. Nessa espécie, a endoscopia é um procedimento útil e os fibroscópios modernos possibilitam a visualização de lesões na parte posterior das narinas e nas junções faringe-esôfago e laringe-traqueia em equino ou bovino consciente e em pé.

Região submaxilar

As anormalidades da região submaxilar que devem ser observadas incluem aumento de linfonodos causado por focos de infecção locais, edema subcutâneo como parte de um edema generalizado, celulite local com edema e dor, e aumento de volume das glândulas salivares ou dilatação da bolsa gutural em equinos. Com frequência, o aumento da glândula tireoide é despercebido ou confundido com outras lesões; no entanto, sua localização, pulsação e edema circunvizinho são característicos.

Pescoço

A parte mais importante do exame do pescoço de bovinos e equinos é a verificação da condição das veias jugulares. Congestão bilateral das veias jugulares pode ser causada por obstrução desses vasos por compressão, constrição ou insuficiência cardíaca congestiva direita. Na maioria dos animais, um pulso jugular de pequena magnitude, notado a cerca de um terço do trajeto superior do pescoço, é normal; contudo, deve ser diferenciado de um pulso da artéria carótida, o qual não é suprimido pela compressão da veia jugular em um ponto mais abaixo. Pode ocorrer variação simultânea a movimentos respiratórios profundos, mas sem relação com os ciclos cardíacos. Quando o pulso jugular estiver associado a cada movimento cardíaco, deve-se determinar se é fisiológico ou patológico. O pulso fisiológico é pré-sistólico e causado pela sístole atrial; é normal. O pulso patológico é sistólico e simultâneo ao pulso arterial e à primeira bulha cardíaca; é característico de insuficiência da válvula tricúspide.

Aumento localizado ou generalizado do esôfago associado com vômito ou disfagia é notado em caso de paralisia, estenose e divertículo de esôfago, e nas obstruções cardíacas. A introdução de um tubo ou de sonda estomacal pode facilitar o exame de anormalidades esofágicas.

A auscultação da traqueia é um método útil no auxílio ao diagnóstico. Normalmente, são ouvidos ruídos mais altos e mais distintos do que os ruídos respiratórios audíveis na área pulmonar. Na doença de trato respiratório superior, como laringite e traqueíte, os ruídos são mais altos e mais ásperos; quando há estenose, notam-se sibilos. Ruídos de estenose traqueal muito altos são característicos de colapso de traqueia em bezerros. Em geral, ruídos de traqueia anormais, independentemente da causa, são transferidos para os brônquios maiores e audíveis durante a auscultação do tórax, sobretudo na inspiração. Comumente são confundidos com ruídos pulmonares anormais causados por pneumonia; contudo, na pneumonia, em geral, os ruídos são ouvidos tanto na inspiração quanto na expiração.

Exame retal

A exploração do abdome por via retal (VR) é parte fundamental do exame completo do abdome de grandes animais, especialmente de bovinos e equinos. Anormalidades completamente inesperadas podem ser detectadas, podendo ser a causa de doença em animais, nos quais nenhuma outra anormalidade clínica relevante foi detectada no exame clínico. É necessário cuidado especial de modo a evitar dano ao animal e causar tensão. Lubrificação adequada e moderação da força são dois fatores importantes. O exame retal possibilita avaliações dos tratos digestório, urinário e genital, bem como de vasos, peritônio e estruturas pélvicas. Deve-se verificar a quantidade e a natureza das fezes no reto.

Anormalidades palpáveis no trato digestório incluem paralisia e dilatação do reto, distensão de alças intestinais por líquido ou gás, presença de massas de ingesta duras, como notadas nas impactações de ceco e cólon de equinos e obstruções intestinais causadas por vólvulo, intussuscepção ou estrangulamento. A detecção de bandas de mesentério esticadas, ocasionando deslocamento de segmentos, pode ser uma referência valiosa. Em bovinos, os sacos ruminais caudais são facilmente palpáveis. Quando o rúmen se encontra distendido, como acontece no timpanismo ou na indigestão vagal, eles podem ser empurrados para a pelve ou serem apenas palpados quando o rúmen se encontra vazio. Na torção de abomaso e, ocasionalmente, na indigestão vagal, o abomaso distendido pode ser palpado na metade direita do abdome. Nos animais saudáveis, pouco se tem a sentir durante a palpação, em virtude do espaço ocupado pelas alças intestinais normais. Objetos palpáveis devem ser cuidadosamente examinados.

Nas vacas, o rim esquerdo pode ser palpado na linha média, sendo percebidas lobulações distintas evidentes. Nos equinos, o polo caudal do rim esquerdo é facilmente palpável, mas o rim direito não é. Pode haver anormalidade de tamanho e dor quando pressionado, nos casos de pielonefrite, e anormalidades de tamanho decorrentes de hidronefrose e amiloidose. Os ureteres e a bexiga vazia normalmente não são palpáveis. Bexiga distendida ou cistite crônica com espessamento da parede pode ser palpada na linha média, na extremidade anterior da cavidade pélvica. Em bovinos, anormalidades de bexiga e ureteres também são palpáveis através das faces ventrais da vagina. Cálculos grandes apresentam consistência dura semelhante à pedra e, ocasionalmente, são observados em equinos na mesma posição. Nota-se dor com contração espasmódica do pênis durante a palpação da uretra nos casos de obstrução causada por pequenos cálculos, cistite e uretrite. Ureteres espessados e aumentados, como ocorre na pielonefrite, podem ser palpados entre o rim e a bexiga.

No peritônio e no mesentério, podem ser palpadas lesões tuberculosas semelhantes a uvas; grandes massas duras irregulares na necrose gordurosa; e aumento de linfonodos na linfomatose. A artéria aorta abdominal é palpável; em equinos, a artéria mesentérica anterior e alguns de seus ramos podem ser palpados. Este pode ser um importante exame em casos suspeitos de aneurisma verminótico, nos quais os vasos se encontram espessados, mas ainda pulsam, e apresentam uma superfície rugosa irregular, podendo ser doloridos. Em equinos, a borda causal do baço geralmente é palpável no lado esquerdo do abdome. Durante o exame retal do equino, em alguns casos, compensa palpar o anel inguinal, no interior do abdome, e empurrar a outra mão entre as coxas do animal, a fim de palpar, simultaneamente, o anel externo. Assim, é mais fácil definir se há alguma estrutura anormal passando pelo anel.

Fezes e defecação

O exame das fezes pode propiciar informação valiosa sobre as funções digestiva e motora do trato alimentar. Devem ser avaliadas quanto a volume, consistência, forma, cor, superfície, odor e composição. Deve-se observar frequência e tempo que o alimento demora para passar pelo trato. Podem ser recomendados exames laboratoriais para detectar a presença de ovos de helmintos, sangue oculto, pigmentos biliares e protozoários ou bactérias patogênicas.

Em geral, o volume de fezes é descrito como escasso, normal ou abundante; contudo, em algumas situações, pode ser recomendável pesar ou medir a produção diária de fezes. A produção normal por espécie é:

- Equinos: 15 a 20 kg/dia
- Bovinos: 25 a 45 kg/dia
- Suínos: 1 a 2,5 kg/dia
- Ovinos e caprinos: 0,5 a 1 kg/dia.

Nota-se aumento do bolo fecal quando o alimento contém muita fibra ou durante episódios de diarreia. A consistência e a forma das fezes variam dependendo da espécie, e a faixa de normalidade é muito variável, especialmente em função do tipo de alimento. Variações na consistência não explicáveis por alterações nas características do alimento podem indicar anormalidades de qualquer função do trato alimentar. A consistência é mais fluida no caso de diarreia e menos líquida do que o normal quando há constipação intestinal. A consistência e a forma das fezes podem fornecer alguma indicação do local da disfunção do trato gastrintestinal. Em geral, grande quantidade de fezes líquidas sugere disfunção de intestino delgado, onde, normalmente, é absorvida a maior parte de líquido. Fezes que contêm grande quantidade de alimento não digerido pode sugerir alimentação excessiva, mastigação incompleta, deficiência de enzima digestiva ou doença aguda do intestino delgado ou estômagos. Grande quantidade de fezes contendo ingesta bem digerida sugere disfunção do intestino grosso. Entretanto, são apenas diretrizes, sujeitas a erro.

Cor das fezes. Também varia amplamente, dependendo da cor do alimento; todavia, podem-se notar fezes mais claras que o normal quando há secção insuficiente de bile ou pela simples diluição dos pigmentos, como acontece na diarreia. O efeito do sangue na aparência das fezes já foi descrito. Quando o animal se encontra em tratamento, deve-se considerar a possibilidade de alteração da cor das fezes causada por medicamento.

Odor das fezes. Depende muito do tipo de alimento consumido, mas na enterite grave, o odor costuma ser semelhante ao de putrefação.

Composição das fezes. Deve-se observar a composição das fezes. Em animais herbívoros, sempre há certa quantidade de fibras não digeridas, mas quantidade excessiva sugere digestão incompleta causada, por exemplo, por má dentição e mastigação anormal. Em geral, fezes excessivamente pastosas estão associadas com prolongada permanência no trato digestório, como acontece na indigestão vagal ou no deslocamento de abomaso, em bovinos. Materiais estranhos de importância diagnóstica incluem areia ou pedriscos, madeira e fragmentos de mucosa. Muco é um componente normal, mas em excesso indica inflamação crônica, se associado a fezes líquidas copiosas, ou constipação intestinal, quando as fezes são duras e em pequeno volume. Fragmentos de mucosa sempre indicam inflamação.

Frequência de defecação. Em geral, há estreita associação entre a frequência de defecação e o tempo de permanência das fezes no trato gastrintestinal; no caso de diarreia, verifica-se maior frequência e menor tempo de permanência, e o contrário é notado na constipação intestinal. A maioria dos animais defeca 8 a 12 vezes/dia, mas o tempo de permanência das fezes no trato alimentar é muito variável, dependendo da espécie. Em animais onívoros e carnívoros com estômagos simples, o alimento permanece no trato alimentar por 12 a 35 h; em ruminantes, este tempo é de 2 a 4 dias, e em equinos, de 1 a 4 dias, dependendo do tipo de alimento consumido.

Outras observações

A observação de outras atitudes associadas com as funções do trato alimentar pode fornecer informação de valor diagnóstico. Deve-se verificar preensão, mastigação, salivação, vômito e defecação, bem como avaliar o comportamento do animal quando há evidência de dor abdominal.

Paracentese de abdome

A paracentese abdominal consiste na obtenção de amostra do líquido peritoneal quando há suspeita de peritonite ou inflamação da serosa dos intestinos ou de outras vísceras do abdome. Também é possível aspirar líquido de uma víscera abdominal distendida, o que costuma ser um procedimento útil no auxílio ao diagnóstico (ver Capítulo 7).

Sistema urinário

O exame do trato urinário consiste em observar o *ato de urinar*, a evidência de *dificuldade e dor durante a micção, urina anormal*, coleta e exame de urina e, dependendo da espécie, *palpação de rins, bexiga e uretra*. Detalhes sobre o exame do trato urinário são descritos no Capítulo 13.

Trato reprodutor

Em geral, o exame do trato reprodutor é realizado nessa etapa, mas não será discutido agora porque o assunto está além do propósito deste livro. No período imediatamente após o parto, deve-se fazer exame minucioso de vagina, cérvice e útero, em busca de anormalidades macroscópicas, como metrite, retenção de placenta e ruptura de útero, condições que podem causar enfermidade não evidenciada no exame de outros sistemas orgânicos.

Glândula mamária

As glândulas mamárias de todas as espécies são examinadas por meio de inspeção e palpação do úbere e tetos, bem como de exame macroscópico do leite ou de secreções anormais das glândulas. Detalhes sobre esse exame são descritos no Capítulo 20.

Sistema musculoesquelético e patas

É necessário o exame do sistema musculoesquelético e das patas quando se constata claudicação, fraqueza ou decúbito. Faz-se inspeção do modo de andar durante caminhada e trote a fim de determinar a origem da claudicação. Músculos, articulações, ligamentos, tendões e ossos são inspecionados e palpados para determinar anormalidades associadas a claudicação, fraqueza ou decúbito. As patas são examinadas mediante inspeção, palpação e desbaste dos cascos, em animais de fazenda, com intuito de detectar lesões associadas à claudicação. Exames de imagem são comumente utilizados para identificar lesões não facilmente reconhecidas no exame clínico de rotina. Detalhes sobre o exame do sistema musculoesquelético e das patas são descritos no Capítulo 15.

Sistema nervoso

Na clínica veterinária de rotina, os veterinários comumente incluem diversos componentes de um exame neurológico no exame clínico completo. Mais frequentemente, o diagnóstico e o diagnóstico diferencial podem ser estabelecidos a partir do histórico e dos achados clínicos. No entanto, se o diagnóstico for incerto, pode ser necessário fazer um exame neurológico completo, que pode revelar achados clínicos adicionais fundamentais para definir o diagnóstico e estabelecer o prognóstico.

O exame neurológico completo inclui avaliação do estado mental, cabeça e postura, funções dos nervos cranianos, andar e postura, funções do pescoço e dos membros torácicos, funções do tronco e dos membros pélvicos, palpação do arcabouço ósseo do sistema nervoso central, exame do líquido cerebrospinal e exames de imagens dos ossos da cabeça e da coluna vertebral. Os detalhes do exame neurológico são descritos no Capítulo 14.

Pele (inclusive orelhas, cascos e chifres)

É necessário um método sistemático para o exame da pele de modo a evitar erros de interpretação das lesões. Inspeção do comportamento do animal e da pele e pelos, bem como palpação e olfação da pele são os métodos físicos mais comumente utilizados no exame clínico da pele. Importantes pré-requisitos para um adequado exame da pele incluem boa iluminação, como luz natural e lanterna; tricotomia, quando há necessidade de visualização adequada das lesões; ampliação das lesões com auxílio de lupa, para ver melhor as anormalidades; e contenção e posicionamento do animal. Pode-se realizar palpação, a fim de verificar a consistência das lesões, a espessura e a elasticidade da pele, bem como a presença de dor associada com doenças cutâneas.

Palpação e inspeção minuciosas da pele e do revestimento piloso são necessárias para identificar e caracterizar as lesões. Lentes de aumento ou uma lente de aumento iluminada podem ser úteis. A face dorsal do corpo é inspecionada por meio de inspeção, a partir da parte posterior do corpo, pois a elevação dos pelos e manchas de alopecia podem ser mais evidentes por esse ângulo. São examinadas todas as estruturas da cabeça, inclusive nariz, focinho e orelhas. Em seguida, examinam-se a parte lateral do tronco e as extremidades. As patas de grandes animais precisam ser erguidas para o exame dos espaços interdigitais e de partes das bandas coronárias. Deve-se observar a pele do úbere e dos tetos de bovinos, ovinos, caprinos e equinos. A face ventral do corpo é cuidadosamente examinada com auxílio de uma fonte de luz, a fim de iluminar a face inferior de bovinos e equinos adultos. As faces externa e interna das orelhas e os cascos e chifres devem ser examinados mediante inspeção e palpação.

Cada centímetro da pele precisa ser examinado, em busca de lesões em diferentes estágios de desenvolvimento. *Visão, tato e olfação* são utilizados para ver, sentir e verificar o odor das lesões. A presença ou ausência de alguns ectoparasitas pode ser verificada por meio de inspeção direta. Por exemplo, piolhos e carrapatos de bovinos, em geral, são facilmente vistos. Em algumas doenças, o odor da pele pode ser anormal; a dermatofilose bovina é caracterizada por um odor pútrido e bolorento. É necessária a separação dos pelos com os dedos ou por meio de assopro suave para avaliar o comprimento das hastes dos pelos. São observados pelos quebrados, alterações na cor dos pelos e acúmulo de material exsudativo nas hastes dos pelos. A consistência e a elasticidade cutânea devem ser avaliadas mediante o rolamento da pele entre os dedos. A palpação digital cuidadosa da pelagem que parece normal na inspeção pode revelar lesões ocultas, como pústulas, que podem estar recobertas por pelos. Em alguns casos, tufos de pelos podem ser vistos saindo de um acúmulo de exsudato. Faz-se uma combinação de inspeção minuciosa e sistemática da cobertura de lã de ovinos, afastando partes de lã e examinando as fibras e a pele sob ela. Não se deve fazer tricotomia, *grooming* ou lavagem da pelagem antes de se identificar e caracterizar as lesões.

Imagem diagnóstica

O emprego de imagem diagnóstica está aumentando na clínica de grandes animais. Outrora utilizada no âmbito de hospitais de ensino veterinário nas universidades, as modalidades de imagens, como radiografia digital, tomografia computadorizada, fluoroscopia e ultrassonografia sofisticada, estão cada vez mais disponíveis em ambulatórios clínicos ou hospitais veterinários particulares. A ressonância magnética continua restrita a hospitais de escolas de veterinária ou nos principais hospitais de referência particulares.

Atualmente, a ultrassonografia de rotina é parte das atividades na maioria das clínicas veterinárias, sendo, essencialmente, uma continuação do exame clínico, em geral realizado mais por clínicos do que por especialistas em exames de imagens. A ultrassonografia tem se mostrado um exame de imagem valioso em quase todas as espécies animais, em razão do rápido desenvolvimento de unidades portáteis aprimoradas tecnicamente e seu potencial para uso em fazendas ou estábulos.

O exame ultrassonográfico é singular em seu uso em animais porque é uma técnica de exame dinâmica, com risco mínimo ao paciente ou ao operador do equipamento. A ultrassonografia não é invasiva, sendo bem tolerada por animais sem sedação. É possível realizar exames seriados para monitorar a progressão de uma anormalidade ou da resposta ao tratamento. A realização de ultrassonografia para definir um diagnóstico requer habilidade e experiência, mas estas podem ser obtidas pelo veterinário com facilidade e rapidez. Cursos de educação continuada e seminários são cada vez mais comuns e têm possibilitado excelente treinamento e conhecimento dos conceitos atualizados. A ultrassonografia pode ser valiosa no exame de conteúdos de lesões cavitárias, cavidades sinoviais, cistos ou outras lesões preenchidas com líquido em busca de conteúdos sólidos, semissólidos e líquidos e/ou efusão. Atualmente, é comum fazer centese de cavidades sinoviais ou corporais e biopsia de órgãos, como fígado e rim, como parte do exame clínico. A ultrassonografia possibilita a introdução segura da agulha guiada por exame ultrassonográfico da estrutura selecionada, auxiliando na mensuração da distância entre a superfície cutânea e essa estrutura, quando se realiza, por exemplo, uma técnica de biopsia à mão livre.

O exame ultrassonográfico de rotina, em modo B em tempo real, propicia informações sobre a forma física e a estrutura dos tecidos, permitindo uma avaliação subjetiva de movimentos, como contrações peristálticas dos intestinos, possibilitando uma visão geral que orienta a aplicação de outros modos de ultrassom. Atualmente, o modo M é parte integrante do exame ecocardiográfico.

Em medicina veterinária, são inúmeros os benefícios da ultrassonografia como procedimento de obtenção de imagem diagnóstica. O exame ultrassonográfico de rotina não ocasiona efeitos biológicos prejudiciais. É um procedimento seguro aos animais, operadores e pessoal de apoio, sendo possível realizá-lo em qualquer local, sem necessidade de medidas de segurança específicas.

A possibilidade de a ultrassonografia distinguir entre fluido e tecido mole e diferenciar os tecidos moles com base em sua composição torna esse exame mais apropriado do que a radiografia, no exame de estruturas de tecidos moles. Com frequência, a ultrassonografia pode propiciar informação que, no passado, era obtida apenas por meio de laparotomia exploratória. A ultrassonografia é limitada por sua incapacidade em penetrar em estruturas ósseas ou naquelas preenchidas com gás; portanto, devem-se encontrar janelas acústicas que evitam a interposição de osso ou gás entre o transdutor e a região de interesse, embora isso isso seja comumente obtido pelo posicionamento criterioso do animal. Para o exame transcutâneo em animais, pode ser necessária tricotomia na área de interesse, pois o feixe não consegue penetrar no ar aprisionado entre os pelos, ou aplicação de um material de facilitação acústica, como gel ou álcool 70%, em animais de pelagem curta (equinos, caprinos e bovinos, inclusive bezerros).

Exemplos do uso de ultrassonografia na clínica de bovinos incluem o diagnóstico de doença gastrintestinal, enfermidades da glândula mamária, doença torácica, doença esplênica, ruptura de vesícula biliar em vacas e padrão do fluxo sanguíneo na artéria carótida comum e na veia jugular externa, em caso de doença cardíaca e de vasos sanguíneos.

O uso de ultrassonografia como procedimento auxiliar do controle reprodutivo na clínica de vacas-leiteiras representa um importante avanço no entendimento da biologia da reprodução nesses animais. A literatura sobre equipamento de ultrassonografia veterinária, imagem de ovário de vacas (folículos ovarianos, corpo lúteo e cistos de ovário), útero de vacas (diagnóstico precoce de gestação, perda embrionária precoce, identificação de vacas com gestação gemelar e determinação do sexo do feto) e limitações diagnósticas da imagem ultrassonográfica tem sido revisada. Como a condição de não prenhe pode ser estabelecida em menos tempo (7 a 14 dias após a inseminação artificial – IA) com o uso de ultrassonografia do que pela palpação retal, as vacas não prenhes podem ser detectadas precocemente e submetidas à nova IA aumentando, assim, a taxa de prenhez, em decorrência do aumento da taxa de IA.

O uso de ultrassonografia para o exame de diversos sistemas corporais é mencionado em vários capítulos deste livro. Recomenda-se aos leitores a consulta a livros sobre ultrassonografia. Atualmente, cursos de curta duração e seminários laboratoriais são comuns, facilmente disponíveis e altamente recomendados. O desenvolvimento de programas de extensão educativos, a fim de treinar clínicos de bovinos, é uma condição fundamental para a rápida implementação dessa tecnologia na indústria leiteira.

LEITURA COMPLEMENTAR

Radostits OM, Mayhew IG, Houston DM. Veterinary Clinical Examination and Diagnosis. London: WB Saunders; 2000.

REFERÊNCIAS BIBLIOGRÁFICAS

1. Sackett DL, et al. Clinical Diagnostic Strategies. Clinical epidemiology: a basic science for clinical medicine. 1st ed. Boston: Little Brown; 1985.
2. Studdert VP, et al. Comprehensive Veterinary Dictionary. London: Elsevier; 2012.
3. Gray C, et al. Handbook of Veterinary Communication Skills. Oxford: Wiley-Blackwell; 2010.

Interpretação de dados laboratoriais

Por que obter dados laboratoriais?

A obtenção de um histórico clínico completo e a realização de um exame físico minucioso são os principais procedimentos disponíveis ao veterinário para a determinar a natureza de uma doença no animal e sua possível causa, embora, como mencionado anteriormente, não se aplica tudo isso em todos os casos. Entretanto, os dados laboratoriais, incluindo resultados de exames clínicos, bioquímicos, hematológicos, sorológicos, radiográficos, eletrocardiográficos e ultrassonográficos, bem como outros exames, com frequência são obtidos de animais, individualmente ou em grupos. Os motivos para a obtenção de dados paraclínicos ou laboratoriais são:

- Confirmar a presença ou a causa de uma doença
- Excluir a possibilidade de ocorrência de uma doença
- Avaliar a gravidade de uma doença
- Prever a progressão clínica de uma doença ou estabelecer um prognóstico
- Estimar possível resposta ao tratamento
- Determinar a resposta ao tratamento ou monitorar a progressão de uma doença

- Satisfazer as exigências reguladoras
- Determinar a doença ou a condição imune de um animal, um rebanho ou um grupo de animais.

A obtenção de dados laboratoriais não deve ser vista como procedimento final, com a expectativa de que "alguma coisa será descoberta". A decisão em obter dados laboratoriais deve ser tomada sempre com base em um ou mais objetivos anteriormente mencionados, com o pensamento de que os dados obtidos responderão uma questão particular claramente definida. Quando se trata de um animal doente com sinais clínicos não claramente diagnósticos ou indicativos de um sistema orgânico envolvido, é muito fácil solicitar um "perfil bioquímico sérico" e hemograma completo, sem uma ideia clara da utilidade da informação propiciada pelos resultados desses testes. Embora, na maioria dos casos, a utilidade desses testes seja muito clara, seus resultados são mais informativos quando utilizados para esclarecer uma questão particular, por exemplo: o animal tem evidência de doença renal?

Não se deve realizar um teste a menos que seja possível prever todos os resultados prováveis e fazer uma interpretação significativa de cada um deles. A obtenção de dados laboratoriais simplesmente para análise ou como um *ato desesperado de diagnóstico* é um desperdício de recursos e não contribui em nada para a conduta com o animal ou com o grupo de animais. É mais provável que os resultados do exame não sejam interpretáveis, acabando por confundir o diagnóstico suspeito.

Propriedades dos testes de diagnóstico

O relato de novos testes de diagnóstico ou o refinamento de exames atuais deve ser completo, de modo que possibilite ao leitor determinar a utilidade do teste. Diretrizes para determinar se a utilidade de um teste diagnóstico encontra-se adequadamente relatada são fornecidas como parte do documento padronização para o relato de precisão diagnóstica (do inglês, *Standard for the Reporting of Diagnostic Accuracy* [STARD]).[1] As propriedades de um teste e da população na qual será utilizado, mencionadas a seguir, devem ser conhecidas antes de se considerar a confiabilidade do teste:

- O teste deve ser desenvolvido e validado na população de interesse. Testes desenvolvidos em uma população podem não ser válidos em um animal de outra população. Por exemplo, testes desenvolvidos para uso em uma espécie podem não ser confiáveis se utilizados em outra espécie
- Deve-se ter conhecimento da confiabilidade do teste na situação em que se pretende utilizá-lo. O teste deve ser capaz de diferenciar animais com doença daqueles livres de doença. Isso implica conhecimento da sensibilidade e da especificidade do teste, das características da curva operacional do receptor e das taxas de probabilidade[2]
- A especificidade do teste, ou seja, a capacidade de um resultado positivo confirmar a presença da doença de interesse, deve ser conhecida. Embora que seja uma característica geralmente independente da prevalência da doença na população testada, nem sempre este é o caso
- A sensibilidade do teste, ou seja, a capacidade de um resultado negativo excluir a possibilidade de haver a doença de interesse, deve ser conhecida. Embora esta seja uma característica geralmente independente da prevalência da doença na população testada, nem sempre este é o caso
- A probabilidade pré-teste da doença na população deve ser conhecida (i. e., a prevalência da doença na população do animal que está sendo examinado). Isso propicia o cálculo da probabilidade pós-teste do animal que apresenta valor preditivo positivo ou negativo à doença investigada
- Na população de animais que estão sendo examinados, as taxas de probabilidade dos resultados de diversos testes devem ser conhecidas
- Deve-se conhecer a confiabilidade do laboratório que realiza o teste. A confiança no controle de qualidade do laboratório deve ser considerável; ademais, os resultados do teste devem ser reproduzíveis e confiáveis
- As taxas de variação de referências (valores nos animais livres da doença ou da condição de interesse) são conhecidas? Com qual grau de segurança? O significado de um resultado anormal deve ser claro
- O teste deve possibilitar ao clínico confirmar ou excluir a doença da lista de diagnóstico diferencial, ou influenciar de modo marcante a possibilidade de presença ou ausência da doença-alvo, no caso em que o teste é utilizado para fim diagnóstico, diferentemente do uso para monitoramento ou outras finalidades
- Todos os resultados do teste devem ser interpretáveis. Em outras palavras, todos os resultados devem propiciar informações úteis ao diagnóstico ou ao monitoramento da doença de interesse.

Utilidade

Para ser considerado útil, um teste diagnóstico deve ser confiável. Um teste confiável seguramente diferencia animais sadios daqueles doentes, contribuindo para o manejo efetivo do animal ou de sua doença. Testes diagnósticos não confiáveis fornecem dados não seguros que, na melhor das hipóteses, são inúteis, e em um cenário pior, induzem a manejo errado do animal ou de sua doença. Deve-se ter conhecimento da confiabilidade diagnóstica de um teste antes que seja utilizado na rotina clínica; um teste cuja confiabilidade diagnóstica é desconhecida deve ser considerado não confiável, até que se prove o contrário.

A utilidade de um teste para o veterinário depende de diversos fatores. Primeiramente, o teste deve ser confiável, como discutido anteriormente. Em segundo lugar, precisa ser tecnicamente exequível e confiável, ou seja, deve ser facilmente realizado e suas características (já listadas) precisam ser conhecidas. Um teste que não pode ser facilmente realizado tem mínima utilidade; além disso, os testes não confiáveis não fornecem resultados seguros. Para a mensuração de componentes, como análise bioquímica do soro sanguíneo ou sorologia, é importante que o exame tenha resultados confiáveis e precisos. Testes laboratoriais confiáveis fornecem resultados semelhantes ou muito parecidos ao valor real das variáveis mensuradas. Testes precisos propiciam resultados muito pouco diferentes daquele valor esperado. Vale ressaltar que um teste pode ser preciso sem ser exato, ou seja, nota-se pouca variabilidade, mas fornece valor diferente do valor real. Testes não confiáveis ou aqueles altamente variáveis (com pouca precisão) não são úteis, pois seus resultados não são confiáveis.

Em terceiro lugar, o teste deve ter utilidade diagnóstica, de modo que seus resultados possibilitem ao veterinário a tomada de decisão que influenciará o subsequente manejo do animal ou de sua doença. Se os resultados do teste não alteram o manejo do animal ou o tratamento de sua doença, nem melhoram a produção e o prognóstico, então o teste não tem utilidade diagnóstica e não deve ser utilizado. A utilidade diagnóstica depende das características do teste na população de animais que estão sendo examinados. As características importantes que devem ser conhecidas antes que o teste seja amplamente utilizado são a sensibilidade e a especificidade do teste e as taxas de probabilidade associadas com os possíveis resultados, na população na qual é utilizado. Para que um teste tenha sensibilidade e especificidade, é preciso haver uma variação dos valores esperados em animais sadios, denominada *variação de referência*.

Variação de referência (intervalo)

Um importante aspecto na avaliação de dados laboratoriais é decidir se o resultado de um teste é ou não compatível com o estado de saúde ou de doença do animal. Considera-se que animais saudáveis apresentam valor dentro de certa faixa de variação, enquanto animais doentes apresentam valores diferentes daqueles esperados para animais sadios. Com frequência, a variação de valores em animais sadios é denominada *variação normal*, embora, por causa da conotação estatística desse termo, prefere-se variação de referência ou intervalo de referência.

Variação de referência é a variação de valores de um teste esperada em um grupo de animais sadios. Em animais com valores fora da variação de referência, há maior probabilidade de doença, comparativamente aos animais com valores dentro da variação de referência. O aumento real da possibilidade de o animal estar doente depende do modo como o valor de referência foi determinado, da sensibilidade do teste e da prevalência da doença na população da qual o animal foi selecionado. O cálculo das taxas de probabilidade, positiva e negativa, é um modo útil de avaliação quantitativa dos resultados de um teste, desde que a probabilidade pré-teste (prevalência) da doença seja conhecido.

Em geral, a variação de referência para determinado teste é obtida por meio da coleta de valores de um grande número de animais sadios ou *normais*, seguida de análise estatística desses valores. Para variáveis que apresentam uma variação de valores possíveis (p. ex., concentração sérica de nitrogênio ureico), e não simplesmente presente ou ausente (p. ex., soropositivo ou soronegativo para anticorpos contra uma doença), a variação de valores em animais normais tem uma característica dispersa. Para a variação de valores da variável em animais normais, selecionam-se um valor máximo e um valor mínimo que representam os limites superior e inferior da variação de referência. Em geral, esses valores são selecionados de modo a incluir 95% dos valores de animais normais. Isso pode ser calculado supondo-se (ou após demonstração) que a distribuição dos valores em uma população de animais sadios é gaussiana (distribuição "normal"), quando se utiliza transformação de dados brutos para se aproximar de uma distribuição gaussiana ou quando se empregam análises estatísticas não paramétricas.

Problemas com as variações de referência

Existem problemas com o uso de variação de referência de animais normais para a detecção de animais doentes. Primeiramente, e dependendo da metodologia estatística utilizada para obter a variação de referência, cerca de 5% dos animais normais apresentam valores do teste fora da variação de referência, e esses animais podem ser erroneamente diagnosticados como doentes (*falso-positivos*). Embora uma taxa de 5% de animais falso-positivos seja relativamente baixa, o erro é exacerbado quando se faz baterias de testes ao mesmo tempo. Isso é um problema potencialmente sério na interpretação dos dados do perfil bioquímico sérico, no qual são mensurados simultaneamente 20 ou mais componentes de um animal. A possibilidade de o valor de algum animal situar-se fora da variação normal é de apenas 5%, mas quando 20 componentes são mensurados ao mesmo tempo, a chance de encontrar um dos 20 componentes com valor fora da variação de referência é cerca de 60% ($100[1\text{-}0{,}95^{20}]$).

Esse problema pode ser amenizado de diversas maneiras. Primeiramente, em geral o perfil bioquímico sérico contém mais de uma variável indicativa de uma anormalidade particular. Caso haja uma doença que acometa determinado sistema orgânico, então devem ocorrer alterações compatíveis em todas as variáveis indicativas de doença nesse sistema. Por exemplo, na maioria dos perfis bioquímicos séricos, mensuram-se tanto as concentrações de creatinina quanto de nitrogênio ureico. A elevação na concentração sérica de nitrogênio ureico pode indicar doença renal, mas se a concentração sérica de creatinina não se elevar, então a probabilidade de haver disfunção renal importante é muito menor do que se os valores desses dois componentes estivessem acima da variação de referência.

Em segundo lugar, a doença pode estar associada apenas com aumentos marcantes nos valores da variável, de modo que os valores geralmente baixos não podem ser excluídos. Por exemplo, é muito improvável que uma concentração sérica de creatinina abaixo da variação de referência indique a presença de doença renal; do mesmo modo, atividade sérica de creatinoquinase abaixo da variação de referência praticamente não tem valor diagnóstico.

Em terceiro lugar, deve-se considerar o quanto a variável está fora da variação de referência. É muito menos provável que uma pequena diferença na variação de referência indique a presença de doença do que uma diferença muito maior – o cálculo das taxas de probabilidade é um modo de expressar esse efeito de variáveis marcantemente anormais.

Outro problema com o uso de variação de referência para detectar doença é que nem todos os animais doentes apresentam um valor da variável de interesse fora da variação normal. Alguns animais doentes apresentam valores de variáveis úteis situados na variação de referência, e esses animais podem ser erroneamente diagnosticados como livres da doença (*falso-negativos*). Esse problema pode ser atenuado reduzindo a amplitude da variação de referência, embora isso aumente a taxa de falso-positivos, ou mensurando outras variáveis que também são úteis na detecção da doença suspeita. Por exemplo, um animal com doença hepática pode apresentar valor de atividade sérica de uma enzima hepática na variação de referência, sugerindo ausência de hepatopatia (resultado falso-negativo, não raro em animais com doença hepática crônica). No entanto, o mesmo animal pode apresentar aumento marcante das concentrações séricas de bilirrubina e ácidos biliares, achados fortemente sugestivos de hepatopatia.

Sensibilidade e especificidade

A *sensibilidade* de um teste é medida de sua capacidade em detectar animais doentes e seu valor numérico é a proporção de animais com a doença detectados pelo teste (Tabela 1.3). Um teste com alta sensibilidade detecta a maioria dos animais doentes de uma população. A *especificidade* de um teste é uma medida de sua capacidade em detectar animais sadios e seu valor numérico é a proporção de pacientes sadios detectados pelo teste. Um resultado positivo em um teste altamente específico indica doença na maioria dos animais doentes (uma baixa taxa de falso-positivo) e um resultado negativo em um teste de alta sensibilidade exclui efetivamente a possibilidade da doença investigada (uma baixa taxa de falso-negativo).

Sensibilidade e especificidade são propriedades intrínsecas do teste, e seus valores não são muito influenciados pela probabilidade de o animal ter a doença antes de ser testado para tal. A capacidade do teste em detectar se o animal tem determinada doença depende da probabilidade de esse animal ter a doença no momento do teste (prevalência de doença na população da qual o animal é oriundo), bem como da sensibilidade e da especificidade do teste. Pode-se combinar sensibilidade e especificidade para obter um único valor, denominado taxa de probabilidade.

Taxa de probabilidade

É uma medida total da eficiência do teste diagnóstico, combinando sensibilidade e especificidade (ver Tabela 1.3) e possibilitando o cálculo de probabilidades pós-teste da doença a partir de probabilidades pré-teste dessa doença. A taxa de probabilidade é uma qualidade do teste, não sendo influenciada, na maioria dos casos, pela prevalência da doença na população. A taxa de probabilidade é útil para quantificar a probabilidade pós-teste de um animal apresentar a doença. Por exemplo, em potros neonatos hospitalizados, um teste de estábulo positivo para falha na transferência de imunidade passiva tem uma taxa de probabilidade de 4,86. Um potro com

Tabela 1.3 Método de determinação de sensibilidade, especificidade, taxas de probabilidade de testes positivos e negativos e valores preditivos positivos e negativos de um teste.

Condição de doença	Presença de doença	Ausência de doença verdadeira
Teste positivo	Positivo verdadeiro (PV)	Falso-positivo (FP)
Teste negativo	Falso-negativo (FN)	Negativo verdadeiro (NV)

Sensibilidade = (PV/[PV + FN]) × 100
Especificidade = (NV/[FP + NV]) × 100
Teste positivo para taxa de probabilidade = Sensibilidade (1 – Especificidade)
Teste negativo para taxa de probabilidade = Especificidade (1 – Sensibilidade)
Valor preditivo positivo = PV/(PV + FP)
Valor preditivo negativo = NV/(NV + FN)

probabilidade pré-teste de apresentar a doença cujo teste é positivo (ou seja, indicativo de falha na transferência de imunidade passiva) é 50%; portanto, apresenta uma probabilidade pós-teste de ter a doença de 81%.

Valores preditivos positivos e negativos

A utilidade do teste depende das características do animal, da probabilidade de ter a doença (prevalência) e das características intrínsecas do teste. Os efeitos combinados da prevalência da doença e da sensibilidade e especificidade do teste podem ser calculados, sendo denominados *valor preditivo positivo* (VPP) e *valor preditivo negativo* (VPN), respectivamente. Esses valores são importantes porque determinam a utilidade do teste na detecção de animais doentes ou normais. VPP é a probabilidade de um teste ser positivo em um animal com a doença. VPN é a probabilidade de um teste ser negativo em um animal sem a doença.

Tanto o VPP quanto o VPN são intrinsecamente relacionados à prevalência da doença na população investigada. Portanto, informações sobre VPP e VPN são úteis apenas em populações de animais semelhantes àquela na qual os valores dessas variáveis foram determinados, sobretudo com referência à prevalência da doença na população. A prevalência da doença também pode ser considerada como a probabilidade de um animal selecionado da população, ao acaso, ter a doença – é a probabilidade pré-teste da doença no animal. Para um teste de determinada sensibilidade e especificidade, a probabilidade de que um teste positivo preveja corretamente a presença de doença (o VPP) se eleva à medida que aumenta a proporção de animais doentes na população (a doença tem maior prevalência). Por outro lado, o VPN aumenta quando a prevalência da doença diminui.

A influência de alterações na prevalência no VPP e no VPN de dois testes com diferentes sensibilidades e especificidades é mostrada na Tabela 1.4 e na Figura 1.2. A probabilidade de nenhum dos testes detectar a presença de doença em um animal com alta probabilidade pré-teste de ter a doença é muito alta. Da mesma maneira, a probabilidade de um resultado negativo indicar ausência de doença em um animal de uma população com baixa prevalência de doença também é muito alta. É importante ressaltar que a capacidade de um teste muito bom (com sensibilidade e especificidade de 95%) em predizer a presença de doença em um animal com teste positivo, de uma população com baixa prevalência (1% dos animais acometidos) da doença, é muito baixa. Aplicando isso a um animal individualmente, significa que é provável que mesmo um teste muito bom forneça mais um resultado incorreto do que um resultado correto, em um animal cuja presença de doença é improvável.

Tabela 1.4 Efeito de alterações na prevalência (probabilidade pré-teste de doença) no valor preditivo positivo e no valor preditivo negativo de testes com 95% (Teste A) e 60% (Teste B) de sensibilidade e especificidade.

Prevalência ou probabilidade pré-teste de doença (%)	Teste A VPP (%)	VPN (%)	Teste B VPP (%)	VPN (%)
1	17	99	1	99
10	67	99	14	92
25	85	98	33	82
50	95	96	60	60
75	98	86	83	31
90	99	65	94	12
99	99	19	99	1

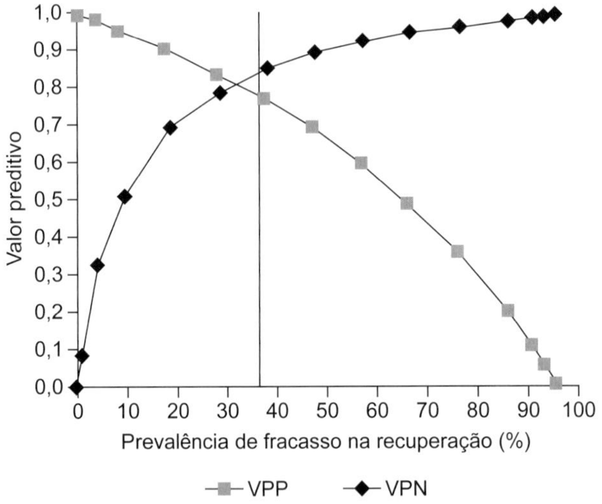

Figura 1.2 Efeito da prevalência nos valores preditivos positivos e negativos de um teste com diferentes sensibilidade e especificidade. Nesse exemplo, a prevalência corresponde à prevalência de fracasso em recuperar vacas em decúbito (ou seja, de ficar em pé) e as curvas representam os VPN e VPP resultantes para uma atividade sérica de aspartato aminotransferase de 171 U/ℓ. Adaptada com permissão de Shpigel et al. Vet Rec. 2003; 152:773.

De modo oposto, um resultado positivo em um animal com probabilidade pré-teste muito alta de ter a doença propicia pouca informação adicional, ou seja, o teste é ineficiente. O resultado do teste não aumenta a probabilidade de o animal ter a doença, em uma margem clinicamente útil. O teste diagnóstico tem sua maior utilidade quando a probabilidade pré-teste da doença for cerca de 50% e o aumento de VPP e VPN for muito maior para um teste com maior sensibilidade e especificidade.

A probabilidade pré-teste de doença e, então, o VPP do teste, pode ser aumentada mediante a seleção dos animais a serem testados, por meio de exame físico cuidadoso e obtenção de um histórico clínico apropriado. O VPP de um teste em um animal com sintomas da doença investigada é muito maior de que o VPP de um teste em um animal sem sintomas da doença. Em animais clinicamente normais testados, é mais provável a ocorrência de resultados falsos-positivos do que de positivos-verdadeiros, de modo que o uso indiscriminado do teste não é um bom procedimento.

LEITURA COMPLEMENTAR

Cockcroft P, Holmes M. Handbook of Evidence-Based Veterinary Medicine. Oxford: Blackwell; 2003.
Sackett DL, et al. Clinical Epidemiology. A Basic Science for Clinical Medicine. Boston: Little, Brown & Co.; 1991:3-170.

REFERÊNCIAS BIBLIOGRÁFICAS

1. Towards complete and accurate reporting of studies of diagnostic accuracy: the STARD initiative. Standards for Reporting of Diagnostic Accuracy. 2014. (Accessed at <http://www.equator-network.org/reporting-guidelines/stard/>.)
2. Newman TB, et al. Evidence-Based Diagnosis. Cambridge, UK: Cambridge University Press; 2009.

Diagnóstico com auxílio de computador

Na década de 1980, houve considerável interesse no diagnóstico com auxílio de computador. O lançamento de dados clínicos e laboratoriais de um animal em um programa de computador produziria uma lista de diagnósticos diferenciais de doenças, em ordem decrescente de probabilidade. No entanto, apesar dos 30 anos de atividade e interesse no uso de computador em diagnóstico, o impacto do diagnóstico auxiliado por computador na prática clínica é discreto. Programas de computador têm sido úteis em áreas restritas, como diagnóstico diferencial de dor abdominal em humanos e diagnóstico e tratamento de meningite. Entretanto, nenhum programa desenvolvido para uso em uma área corporal localizada específica foi adaptado com sucesso para uso geral. Teoricamente, espera-se que o computador seja útil, auxiliando o clínico a elaborar diagnósticos múltiplos e complexos.

Pesquisas sobre a tomada de decisão clínica confirmaram a importância em elaborar a lista de diagnósticos diferenciais ou de hipóteses diagnósticas. Um clínico que se depara com um problema diagnóstico deve utilizar os achados clínicos para criar uma lista de possíveis diagnósticos. Conhecendo as características epidemiológicas e clínicas de cada doença, o veterinário pode confirmar ou excluir certas possibilidades diagnósticas. A perspicácia diagnóstica depende da habilidade em reconhecer as anormalidades clínicas mais importantes e de produzir uma lista de diagnósticos diferenciais – tarefa que se torna mais eficiente com a experiência.

Os especialistas podem estabelecer diversos diagnósticos diferenciais em uma área restrita do conhecimento; todavia, a amplitude de conhecimentos necessários em clínica geral torna difícil ao clínico manter-se atualizado sobre as enfermidades raras ou incomuns. Se uma doença não é considerada pelo clínico diante de um problema, com frequência ela é negligenciada como uma possibilidade e pode ser "esquecida" por ocasião da definição do diagnóstico. Esse problema é maior na formação do veterinário pela prática comum de ensinamento de acordo com a natureza fundamental da doença. Todos os dados nosológicos de uma doença são apresentados em formato padrão, mas, na rotina clínica, a informação deve ser utilizada na ordem inversa; o clínico cria uma lista de doenças com base no histórico e em achados clínicos. Essa tarefa é facilitada por livros-textos que contêm listas de diagnósticos diferenciais para animais com achados clínicos semelhantes, mas rapidamente se tornam desatualizadas em razão dos vários achados clínicos, de maior ou menor importância, que podem ser associados à doença. A grande capacidade de armazenamento de dados no computador e a facilidade de acesso a esses dados tornam o equipamento útil para lidar com esse tipo de informação.

O sucesso de um diagnóstico com auxílio de computador depende, primeiramente, de o clínico determinar o achado importante, a *principal característica* ou o *fator principal* do caso, que pode ser útil na diferenciação de possíveis doenças semelhantes. O segundo requisito mais importante é conhecer a propensão de ocorrência de determinado achado clínico na doença em questão. O algoritmo é o centro de um sistema de diagnóstico com auxílio de computador. Algoritmos estatísticos calculam o diagnóstico mais provável a partir de análise estatística das probabilidades de doença e da frequência de achados clínicos em uma doença em especial. Um algoritmo estatístico se baseia no teorema de Bayes. Pode-se calcular a probabilidade posterior de que um animal tenha determinada doença, caso se tenha acesso a:

- Ocorrência (probabilidade prévia) da doença
- Probabilidade de um determinado achado clínico, se o animal apresenta a doença
- Probabilidade de ocorrência do mesmo achado clínico, se o animal apresenta a doença.

Após receber os dados, o computador utiliza essa teoria para calcular a probabilidade de diversas doenças. No entanto, o principal problema de um sistema bayesiano é que não está disponível uma ordem de probabilidades da ocorrência de doenças e de achados clínicos associados a elas. Em medicina veterinária, é necessário produzir dados abrangentes, a partir dos quais é possível determinar as probabilidades de ocorrência e os achados clínicos de cada doença, com base na prática clínica real.

Apesar dessas limitações, obteve-se algum progresso no desenvolvimento de diagnóstico com auxílio de computador em medicina veterinária, como o desenvolvido no College of Veterinary Medicine, Cornell University, Ithaca, New York. O programa CONSULTANT, criado por M.E. White e J. Lewkowicz, é um programa de internet que facilita a compilação de diagnósticos diferenciais com base nos sintomas apresentados ou na doença.[1]

O banco de dados tem descrição de milhares de doenças de cães, gatos, equinos, bovinos, ovinos, suínos e caprinos. Para cada doença, há uma breve descrição que inclui informação sobre testes diagnósticos, uma lista de referências atuais e uma lista dos achados clínicos que podem ser constatados na doença. O clínico insere um ou mais achados clínicos observados no animal. O computador disponibiliza uma lista das doenças nas quais aquele achado clínico ou a combinação de achados clínicos são notados. A descrição completa pode ser recuperada para qualquer doença que consta na lista de diagnósticos diferenciais. A principal limitação do programa atual é que a lista de diagnósticos diferenciais não apresenta ordem decrescente de probabilidade. Isso ocorre porque o programa não inclui a probabilidade de ocorrência e os achados clínicos de cada doença, informações que, como mencionado anteriormente, ainda não estão disponíveis.

A experiência com o programa CONSULTANT da Cornell mostrou que o diagnóstico com auxílio de computador não é utilizado na prática clínica diária, nos casos de rotina, mas que é útil sobretudo diante de um problema incomum, de modo a assegurar que um diagnóstico não seja esquecido. O banco de dados do computador também disponibiliza um mecanismo para que o clínico geral pesquise uma lista completa de diagnósticos diferenciais compilados das anotações de experiências de diversos especialistas, mantida atualizada à medida que novas informações são publicadas.

REFERÊNCIA BIBLIOGRÁFICA

1. CONSULTANT: a diagnostic support program for veterinary medicine. 2015. (Accessed June 25, 2015, at <http://www.vet.cornell.edu/consultant/>.)

PROGNÓSTICO E DECISÃO TERAPÊUTICA

Revisões sistemáticas

A tomada de decisão, para fins diagnóstico, terapêutico ou prognóstico, deve considerar evidências que auxiliam na decisão. Clínica baseada em evidência é o nome dado ao procedimento que utiliza a melhor evidência disponível para chegar à decisão sobre cuidado de saúde em animais (ou humanos). Em diversos casos, isso envolve a consideração de evidências de muitos estudos, frequentemente com recomendações e resultados conflitantes. Esse procedimento pode ser um desafio para profissionais inexperientes, não apenas pela dificuldade em manter familiaridade com a leitura científica, mas principalmente porque é necessária habilidade para avaliar o esquema das questões e a qualidade do relato científico.

Uma contribuição cada vez mais importante da clínica baseada em evidência em medicina humana e veterinária diz respeito ao processo de desenvolvimento e publicação denominado *revisões sistemáticas*.[1-4] Essas revisões diferem das revisões narrativas historicamente mais comuns, pois as revisões sistemáticas definem, de modo explícito, uma questão de revisão específica, utilizam métodos que reduzem a tendência na seleção e inclusão de estudos que tratam a questão revista (incluindo uma estratégia de pesquisa sistemática e específica e a seleção de estudos baseados em critérios de qualificação explícita), avaliação do risco de tendência nos estudos incluídos e resumo objetivo dos resultados, de modo qualitativo e quantitativo, como na metanálise.[5] Há disponibilidade de diretrizes detalhadas para a preparação dessas revisões.[5-12] As revisões sistemáticas fornecem aos leitores um relato claro e a avaliação da literatura científica a respeito de uma questão clínica particularmente bem definida. A quantidade dessas revisões é limitada e nem todas fornecem recomendações ou resultados inequívocos. Uma extensão da revisão sistemática é a abordagem *GRADE*, na qual a evidência é utilizada para fazer recomendações (tipicamente, as revisões sistemáticas fornecem apenas uma avaliação da qualidade da evidência e não como e/ou se deve ser utilizada).[13,14]

O dilema de administrar ou não certo medicamento, se realizar ou não determinada operação em um animal com ou sem um diagnóstico definido, ou quando o resultado é incerto, é uma condição familiar aos veterinários. Os proprietários de animais doentes ou com uma lesão pequena e simples esperam receber um prognóstico razoavelmente correto a respeito da recuperação do paciente e do custo do tratamento; todavia, em geral, há dúvida considerável sobre a presença ou não de determinada doença ou de sua gravidade, porque não há disponibilidade de informações diagnósticas confirmatórias.

As informações necessárias para um prognóstico razoavelmente correto incluem:

- Taxas de morbidade e de mortalidade esperadas para a doença
- Estágio da doença
- Existência ou não de um tratamento específico ou um procedimento cirúrgico disponível ou possível
- Custo do tratamento.

Se o sucesso depender de um tratamento intensivo e prolongado, o alto custo pode ser proibitivo ao proprietário que pode, então, definir que a eutanásia do animal é a melhor opção. Os veterinários têm a obrigação de manter os proprietários informados sobre todas as consequências possíveis e o tratamento considerado necessário, e não devem hesitar em deixar claras as recomendações sobre opções de tratamento ou de eutanásia do animal. Também existem diferentes graus de recuperação, que podem influenciar o prognóstico e a decisão terapêutica. No caso de animais reprodutores, a simples sobrevivência à doença é insuficiente e, com frequência, não se tenta o tratamento caso seja improvável uma completa recuperação e retorno à total capacidade reprodutiva. O abate pode ser a opção mais econômica. Em outros casos, por exemplo, equinos de estimação, o retorno a uma condição de saúde suficiente para permitir um trabalho leve pode satisfazer o proprietário.

Análise da decisão

Os veterinários devem, rotineiramente, tomar decisões que implicam consequências econômicas ao proprietário e a eles próprios. São comuns questões como vacinar ou não, tratar o animal ou recomendar seu abate, realizar ou não cirurgia, ou qual procedimento cirúrgico fazer para corrigir deslocamento de abomaso para a esquerda. Muitas dessas questões são complexas e requerem várias decisões sucessivas, podendo cada decisão ocasionar mais de um resultado. As decisões clínicas não são apenas inevitáveis, mas também tomadas em condições de incerteza. Essas condições decorrem de diversos fatores, incluindo:

- Erros em dados clínicos e laboratoriais
- Ambiguidade de dados clínicos e variações nas interpretações
- Incerteza sobre as relações entre as informações clínicas e a presença de doença
- Incerteza sobre a eficácia e o custo do tratamento
- Incerteza sobre a eficácia das medidas de controle, como vacinação ou adição de medicamento ao alimento e à água na tentativa de controlar uma doença contagiosa.

O processo de escolha de um plano de manejo com base em uma variedade de opções envolve uma avaliação mental das opções disponíveis e seus prováveis resultados. A análise da decisão fornece uma estrutura para lidar com decisões complexas, de modo que possam ser mais objetivamente avaliadas. Essa análise é uma maneira sistemática de tomar decisão sob condições de incerteza. Como a técnica pode ser muito útil para lidar com questões complexas associadas com tratamento e controle de doença em animais, individualmente e em rebanhos, é praticamente certo que ela se torne cada vez mais utilizada pelos clínicos de grandes animais.

A análise da decisão envolve a identificação de todas as opções disponíveis e os resultados potenciais de cada uma delas, além da estruturação de um modelo de decisão, geralmente como um diagrama de decisões na forma de árvore. Em termos figurativos, esse diagrama contém nós ou entroncamentos que representam escolhas, possibilidades e resultados. Esse diagrama é utilizado para mostrar as estratégias disponíveis ao veterinário e para calcular a probabilidade de ocorrência de cada resultado, caso se utilize uma estratégia particular. Deve-se estabelecer um valor de probabilidade para cada resultado possível e a soma dessas probabilidades, assinaladas nos ramos, deve ser igual a 1. As estimativas objetivas dessas probabilidades podem ser obtidas em resultados de pesquisas ou em registros pessoais do próprio veterinário, ou pode ser necessário o uso de estimativas subjetivas. Então, determina-se o valor monetário associado a cada possível resultado, seguido do cálculo do valor esperado para cada nó da árvore. Em cada nó de decisão, faz-se a escolha do ramo com o melhor valor esperado e este se torna o valor esperado para aquele nó. O valor esperado estabelece uma base para a decisão. Um exemplo de diagrama na forma de árvore de decisão, sem anotação dos valores de probabilidade, é mostrado na Figura 1.3.

No diagrama de decisão em forma de árvore, escolhas como a decisão de utilizar a Intervenção 1 ou a Intervenção 2 são representadas por quadrados denominados *nós de decisão*. Eventos de possibilidades, como resultados favoráveis ou desfavoráveis, são representados por círculos denominados *nós de possibilidade*. Quando várias decisões são tomadas em sequência, os nós de decisão devem ser posicionados da esquerda para a direita, na mesma ordem em que as decisões devem ser tomadas, com base na informação disponível naquele momento. A árvore de decisão pode se tornar muito complicada, mas as unidades básicas de eventos de escolhas e possibilidades representadas por quadrados e círculos

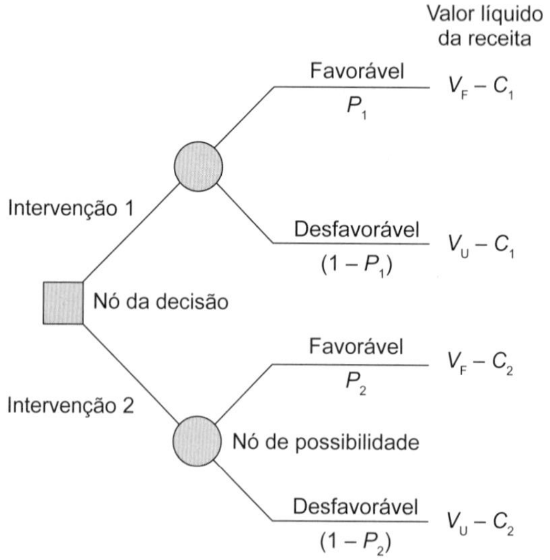

Legenda
P_1 = Prognóstico de resultado favorável após a intervenção 1
P_2 = Prognóstico de resultado favorável após a intervenção 2
V_F = Rendimento obtido de um resultado favorável
V_U = Rendimento obtido de um resultado desfavorável
C_1 = Custo da intervenção 1
C_2 = Custo da intervenção 2

Figura 1.3 Diagrama de decisão em forma de árvore para escolha entre duas intervenções. Adaptada com permissão de Feltrow J et al. J Am Vet Med Assoc 1985; 186:792-797.

permanecem as mesmas. Linhas, ou *ramos*, seguem cada nó e levam ao próximo evento. Os ramos que seguem cada nó de decisão precisam ser completos; por exemplo, devem incluir todos os resultados possíveis e os resultados devem ser mutuamente exclusivos. Após cada nó de possibilidade, há uma probabilidade de ocorrência do evento. A soma das probabilidades que seguem um nó de possibilidade deve ser de, no máximo, 1. As probabilidades são colocadas na árvore de decisão, após o nó de possibilidade. Os resultados esperados (V_F e V_U, na Figura 1.3) são introduzidos na extremidade direita da árvore. Os resultados representam os valores que são obtidos caso ocorram os eventos anteriores a eles na árvore e devem incluir os custos da intervenção.

Após construir uma árvore de decisão completa, que representa exatamente o problema, a etapa seguinte é decidir qual a melhor decisão a tomar. Isso é feito iniciando pelo lado direito da árvore, onde os valores dos resultados são multiplicados pelas probabilidades dos resultados no nó de possibilidade antecedente. Somam-se os valores oriundos desse procedimento, de modo a obter o equivalente de um valor médio ponderado no nó de possibilidade, conhecido como *valor esperado*, o qual, por convenção, é representado circundado por uma figura oval. Repete-se esse procedimento da direita para a esquerda da árvore, em cada nó de possibilidade. Quando se alcança o nó de decisão, movendo-se da direita para a esquerda, escolhe-se o caminho mais vantajoso, traçando-se linhas duplas que levam às decisões de maior custo/benefício. Quando se alcança o primeiro nó de decisão à esquerda da árvore, resta uma única via, que vai da esquerda para a direita, não bloqueada pelas linhas duplas. Esse caminho é a melhor maneira de lidar com o problema, de acordo com a informação disponível, incluindo o resultado do fim dessa via.

Um exemplo de construção e uso de um diagrama de decisão em forma de árvore para auxiliar na decisão de qual dia após o parto deve-se tratar um cisto de ovário, em vez de esperar a cura espontânea, é ilustrado na Figura 1.4. Estruturando o problema, com o passar do tempo, o clínico saberá se o cisto pode ser tratado naquele momento ou se o tratamento pode ser postergado. Se o primeiro tratamento não foi efetivo, é possível repetir o tratamento. A estrutura deve incluir todas as alternativas. Outras informações necessárias para solucionar o problema incluem:

- Ocorrência ou possibilidade de recuperação espontânea
- Resposta ao tratamento, no início e após a repetição do tratamento
- Constatação de resposta
- Custos do tratamento e da doença.

O fator crítico em todos os diagramas de decisão em forma de árvore é o valor da probabilidade para cada resultado possível. O valor monetário de cada resultado pode

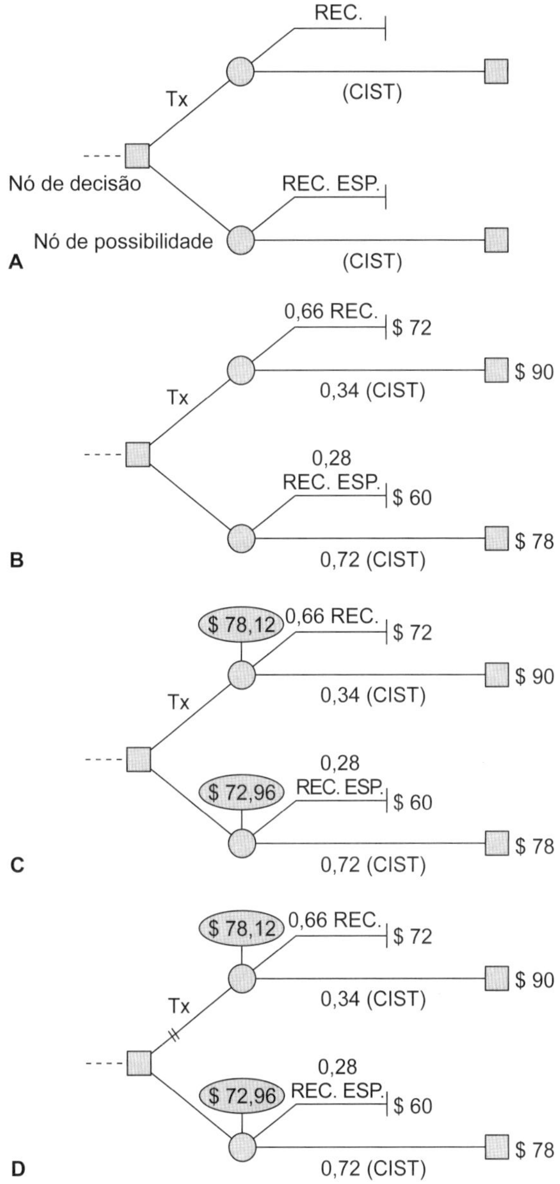

Figura 1.4 Exemplo de construção e uso de um diagrama de decisão na forma de árvore. As informações sobre probabilidades e valores, em dólares, são discutidas no texto. **A.** Estrutura do diagrama de decisão em forma de árvore, com uma decisão [tratar (*Tx*) *versus* não tratar] e possibilidade de recuperação [recuperação (REC) ou recuperação espontânea (REC. ESP.) *versus* persistência do cisto (CIST)]. **B.** Os valores das probabilidades e dos resultados previamente calculados são introduzidos na árvore. **C.** Os custos das decisões alternativas esperados foram calculados e anotados nos balões, acima dos nós de possibilidade. **D.** Nesse nó de decisão, a escolha correta é não realizar o tratamento porque o custo é menor (US$ 72,96 *versus* US$ 78,12). As linhas duplas indicam o caminho não escolhido (tratamento). Então, o valor de US$ 72,96 é o custo do resultado para esse nó de decisão. O valor é utilizado no cálculo da melhor alternativa ao nó de decisão anterior, porque o procedimento é repetido da direita para a esquerda (não mostrado). Adaptada com permissão de White ME, Erb HN. Comp Cont Educ Pract Vet 1982; 4:5426-5430.

ser estimado diariamente, mas, a menos que a probabilidade do resultado possa ser avaliada do modo mais exato possível, a análise da decisão não será confiável. A análise de decisão é utilizada para determinar o custo/benefício de rufiões, o momento do tratamento de cisto de ovário em vacas, a eficácia de três abordagens alternativas para o controle de meningoencefalite causada por *Haemophilus* em bovinos confinados, a estratégia de controle economicamente ideal entre as várias alternativas de controle da infecção causada por *Brucella ovis* em um rebanho de ovinos, e as vantagens relativas de testar ou não bezerros introduzidos em um confinamento, com perfil metabólico e celular como teste preditivo de desempenho no confinamento. Atualmente, a análise de decisão pode ser feita em computadores, que tornam o procedimento altamente apropriado para auxiliar o veterinário nas tomadas de decisão diárias.

Os detalhes das etapas utilizadas na análise de decisão de diferentes problemas na clínica de animais de produção foram descritos e recomenda-se aos leitores a busca por publicações, para informações adicionais. Há algumas limitações ao uso de análise de decisão em programas de saúde animal; as técnicas requerem tempo e empenho, que os clínicos relutam em oferecer, a menos que os benefícios sejam óbvios. É raro que as estimativas das probabilidades associadas com os respectivos ramos da árvore do diagrama de decisão estejam prontamente disponíveis.

Há relatos de várias técnicas que podem ser utilizadas para obter essas probabilidades e incluí-las na tomada de decisão. Atualmente, o rápido desenvolvimento do uso de epidemiologia clínica veterinária analítica pode propiciar as ferramentas para produzir os dados numéricos necessários à tomada de decisões confiáveis. É necessário aplicar princípios epidemiológicos aos estudos clínicos prospectivos, a fim de determinar o tratamento mais efetivo ou a eficácia de procedimentos de controle das doenças de ocorrência comum e economicamente importantes em animais de produção. Os custos e as receitas referentes a determinada estratégia podem não ter um valor de mercado ou o valor de mercado pode não ser uma medida apropriada; ademais, esses custos e receitas podem não ser tangíveis ou mensuráveis pelas unidades monetárias usuais. Por exemplo, o valor de mercado de uma vaca-leiteira pode não representar o valor verdadeiro ou real da vaca ao proprietário. O proprietário pode considerar o valor da vaca em relação a determinantes de reposição de bovinos, como o tamanho do rebanho, a disponibilidade de reposições e o potencial genético do animal. Em geral, a escolha final de uma opção ou outra é um procedimento complexo que também varia de indivíduo para indivíduo, dependendo do critério de decisão utilizado.

Em resumo, a análise de decisão fornece uma estrutura sistemática para a tomada de decisão racional sobre as questões mais importantes relativas à saúde animal e espera-se que alguns veterinários adotem a técnica para uso a campo.

LEITURA COMPLEMENTAR

O'Connor A, Sargeant J. Research synthesis in veterinary science: narrative reviews, systematic reviews and meta-analysis. Vet J. 2015;206:261-267.

REFERÊNCIAS BIBLIOGRÁFICAS

1. Baltzell P, et al. J Vet Int Med. 2013;27:760.
2. Dore E, et al. J Vet Int Med. 2012;26:32.
3. Grissett GP, et al. J Vet Int Med. 2015;29:770.
4. Sullivan SL, et al. Eq Vet J. 2015;47:341.
5. O'Connor A, et al. Vet J. 2015;206:261.
6. O'Connor AM, et al. Zoonoses Pub Health. 2014; 61:28.
7. O'Connor AM, et al. Prev Vet Med. 2014;113:313.
8. O'Connor AM, et al. Anim Health Res Rev. 2014;15:3.
9. O'Connor AM, et al. Zoonoses Pub Health. 2014; 61:52.
10. Sargeant JM, et al. Zoonoses Pub Health. 2014; 61:10.
11. Sargeant JM, et al. Zoonoses Pub Health. 2014; 61:39.
12. Sargeant JM, et al. Zoonoses Pub Health. 2014;61:2.
13. Neumann I, et al. J Clin Epi. 2016;72:45.
14. Guyatt GH, et al. Brit Med J. 2008;336:1049.

2

Exame do Rebanho

INTRODUÇÃO

O exame do rebanho ou de grupos de animais é importante quando há surtos de doença ou problemas de produtividade causados por doença subclínica. O intuito é definir a natureza exata do problema e identificar as anormalidades no ambiente associadas com sua ocorrência. O principal objetivo é estabelecer estratégias para tratamento, correção e controle do problema de saúde ali presente. Isso pode envolver estratégias para aumentar a resistência dos animais ou que modificam os fatores adversos no ambiente do rebanho.

Existem vários modos de se alcançar esses objetivos e eles não são mutuamente excludentes. Os métodos para o exame incluem:

- Definição inicial do problema a ser investigado
- Exame clínico individual dos animais do rebanho
- Análise de registros de desempenho e da doença
- Inspeção do ambiente
- Exames laboratoriais do animal e amostragem de alimentos e do ambiente
- Exame necroscópico dos animais mortos ou submetidos à eutanásia
- Exames epidemiológicos descritivos e analíticos.

Os métodos para a correção do problema incluem:

- Tratamento individual dos animais doentes
- Medicação profilática seletiva ou estratégica do grupo envolvido (metafilaxia)
- Imunoprofilaxia
- Alterações da dieta, do ambiente ou do manejo do rebanho ou de grupos selecionados dentro dele.

Para tratar os problemas do rebanho, pode-se utilizar um ou vários desses procedimentos, dependendo da natureza da doença em questão.

Os exames podem ser onerosos e, na instalação clínica, a extensão da investigação deve ser justificada pelo grau de importância econômica do problema. Algumas doenças são bem definidas, sendo identificadas fácil e definitivamente por meio de exames clínico ou pós-morte, e suas causas estão bem definidas, com métodos efetivos de controle já estabelecidos. Nesses casos, o exame do rebanho em uma instalação clínica pode limitar-se aos exames iniciais que definem o diagnóstico e a implementação de estratégias corretivas.

Outras doenças não são tão bem definidas. Pode haver várias causas para sua ocorrência e, consequentemente, podem ser necessárias todas as facetas dos métodos de exame para determinar o mais apropriado para o controle. Para esse tipo de doença, as *investigações epidemiológicas* são particularmente importantes; quando há uma justificativa econômica, deve-se realizar uma investigação epidemiológica minuciosa para determinar o método apropriado de intervenção.

ABORDAGEM PARA O EXAME DO REBANHO

O Capítulo 1 discutiu a abordagem para o exame clínico individual do animal e os métodos para determinar a presença de uma disfunção do sistema orgânico e obter um diagnóstico etiológico. Basicamente, ele consiste em exame físico, que avalia a função de cada sistema corporal, e exames laboratoriais e outros métodos auxiliares de diagnóstico, bem como informações que podem ajudar nessa avaliação e na definição da causa. No animal, individualmente, a doença costuma ser diagnosticada e classificada de acordo com o sistema envolvido e com o agente estimulador, por exemplo, pneumonia causada por *Pasteurella multocida* e miopatia provocada por deficiência de selênio. O tratamento subsequente baseia-se nesse conhecimento e, em geral, consiste em terapia direcionada à causa e à correção da disfunção do sistema orgânico. Portanto, a *abordagem tradicional* enfatiza o diagnóstico e o tratamento individual dos animais, pressupondo-se que *um indivíduo sadio leva a um rebanho saudável* porque *um rebanho é constituído de indivíduos.*

A abordagem para o exame do rebanho tem lógica e sistemática semelhantes, mas, obviamente, vai além do exame individual dos animais e envolve diferentes sistemas, bem como diferentes abordagens para a causa da doença. O exame do rebanho é realizado quando há um surto de doença ou um problema associado à produtividade ineficiente. Por definição, ele envolve um grupo ou uma população de animais. A maioria desses surtos decorre de falhas ou disfunções nas interações entre e dentro dos grupos de animais, bem como em seu manejo, ambiente e dieta. Assim, as características do grupo de animais acometidos tornam-se o foco do exame, e o manejo, o ambiente e a dieta são os grandes sistemas examinados. Portanto, *o programa de saúde animal integrada e manejo da produção* enfatiza o sistema de manejo, posto que *um sistema de produção otimizado leva a um rebanho saudável.* Durante o exame do rebanho, devem-se responder as seguintes questões:

- Qual é a doença presente?
- Quais são as características dos animais envolvidos?
- Por que este grupo de animais desenvolveu a doença?
- Por que eles se encontram em maior risco em relação aos outros animais do rebanho?
- Quais são os fatores relacionados ao manejo, à dieta ou ao ambiente que levaram a esse risco maior?
- Quais estratégias de intervenção podem ser utilizadas para corrigir o problema?

Um importante objetivo do exame é definir o diagnóstico etiológico, sobretudo um que possa ser alterado por uma intervenção. Com frequência, o diagnóstico etiológico de uma doença de rebanho é diferente daquele estabelecido no exame de um indivíduo. Em geral, a causa de doença em grupos de animais é multifatorial e resultado da interação entre vários fatores de risco, que podem ser característicos dos animais, de seu ambiente ou de um agente desencadeador. Em um rebanho, a causa, ou *etiologia* da doença pode ser uma falha de manejo. Para obter o diagnóstico etiológico, o clínico define e enumera as principais causas do problema dentre os vários fatores de risco.

No caso de diversas doenças, o exame prossegue investigando a causa no rebanho, com base no conhecimento dos fatores de risco. Em geral, eles têm uma relação lógica com a doença em questão, como no exemplo mencionado para pneumonia de bezerro.

Exemplos de etiologia multifatorial de uma doença

O exame individual de um animal, representativo de um grupo de bezerros jovens com doença respiratória, pode levar ao diagnóstico de pneumonia causada por *P. multocida*. O diagnóstico etiológico do mesmo problema, após exame do rebanho avaliando inúmeros fatores de riscos para pneumonia em bezerros pode incluir:

- Ventilação inadequada nos bezerreiros
- Falha na transferência adequada de imunoglobulinas colostrais
- Falta de um programa de vacinação contra patógenos do trato respiratório
- Falha no emprego do procedimento "todos dentro, todos fora", mudanças no alojamento
- Presença de um bezerro persistentemente infectado com vírus da diarreia bovina
- Mais provavelmente, uma combinação de um ou mais desses fatores de risco, além de outros fatores.

Com outras doenças, a lógica dessas relações pode ser menos evidente. Isto ocorre principalmente nas doenças recém-instaladas ou diagnosticadas, cuja patogênese é pouco conhecida, mas os exames epidemiológicos mostraram que há algumas relações associadas à causa. A definição de condições de ocorrência de uma doença pode levar a um método de controle, mesmo que a causa da doença, no sentido tradicional, não seja conhecida, e a relação entre as condições desencadeadoras ou associadas e a doença seja obscura. Um exemplo atual é o reconhecimento de uma associação entre a dieta da vaca seca, em bovinos leiteiros, e a ocorrência de doenças metabólicas e infecciosas no início da lactação.

Exemplo do controle de uma doença sem conhecimento de sua etiologia

Atualmente, sabe-se que o eczema facial em ovinos é uma toxicose causada por toxinas fúngicas produzidas nas pastagens. No entanto, bem antes de se conhecer completamente a natureza tóxica dessa doença, as condições epidemiológicas de sua ocorrência foram definidas e sua prevenção ocorria mediante a retirada dos ovinos das pastagens que apresentavam risco de ocorrência da doença durante os períodos de risco previstos.

Os problemas com doença e produtividade ineficiente verificados nos rebanhos podem ser um desafio considerável para o diagnóstico e a correção. Em parte, isso acontece porque, comumente, a causa da doença nos rebanhos ou em grupos de animais é multifatorial e, por isso, quando se examina o rebanho, todos os fatores que influenciam o modo de ação de uma doença naquele rebanho são importantes. A abordagem óbvia consiste na definição quantitativa da doença e na avaliação quantitativa da importância relativa desses fatores de risco. No entanto, na prática, essa abordagem pode ser difícil.

Em geral, nas instalações clínicas, não há dificuldade em obter a definição quantitativa dos animais acometidos e suas características. Em rebanhos grandes e bem documentados, geralmente é possível fazer uma avaliação quantitativa dos fatores de risco, desde que os registros contenham informações relacionadas a eles. Em rebanhos pequenos, a avaliação quantitativa da importância relativa dos fatores de risco pode ser limitada pelo pequeno número de animais. O conhecimento dos fatores de risco e de sua importância relativa na ocorrência da doença tem melhorado com os resultados de pesquisas epidemiológicas envolvendo grande número de animais de diversos rebanhos. O papel do clínico na abordagem de um problema de doença no rebanho é conhecer e ser capaz de detectar essas influências estabelecidas, quantificá-las, quando possível, e definir quais influências são mais bem corrigidas mediante intervenção tanto do ponto de vista prático quanto econômico.

ETAPAS DO EXAME

Não existe um protocolo único que possa ser utilizado no exame do rebanho porque isso depende do tipo de doença e do tipo de rebanho. Por exemplo, os métodos de exame utilizados na avaliação e na definição de um problema de definhamento em um grupo de cordeiros desmamados são diferentes daqueles utilizados em um problema de claudicação em bovinos leiteiros. A maioria dos exames de rebanho segue certas etapas e princípios gerais, mostrados na Figura 2.1. O exame de determinado rebanho não segue necessariamente todas essas etapas nem a mesma ordem; no entanto, aplicam-se os princípios gerais na maioria das investigações.

Etapa 1 | Definição da anormalidade

Primeiramente, é fundamental definir se a anormalidade é clínica ou subclínica. A definição deve ser correta porque essa etapa da avaliação define o foco do exame e os tipos de casos incluídos no exame e nos procedimentos analíticos. A definição também deve levar em conta as preocupações dos proprietários, porque eles devem implementar alterações e relutarão em fazer isso se perceberem que suas preocupações não foram consideradas. Um *caso* é definido como um animal ou um grupo de animais que apresentam as características da doença ou um desvio nas metas de produção definidas. Em algumas investigações, o problema se apresenta com manifestações clínicas óbvias, e a definição primária de casos é feita por meio do exame clínico de indivíduos acometidos. Em outras, a queixa principal pode ser a baixa produtividade na ausência de doença clínica. Um problema aparente na eficiência da produtividade pode ser constatado pelo exame de registros do rebanho. Em muitos rebanhos, isso se mostra como uma importante limitação imediata à investigação em razão da falta de registros suficientes sobre reprodução, produção e manejo associado para definir a queixa. Nessas condições, os critérios de produtividade ineficiente a ser considerada no exame precisam ser determinados, e alguma forma de avaliação deve ser estabelecida.

Etapa 2 | Definição do padrão de ocorrência e fatores de risco

Com frequência, essa etapa do exame é realizada com a Etapa 1. Nessa etapa, são definidas as características dos animais acometidos pela doença e que foram considerados como casos. Também se determinam as diferenças entre eles, como indivíduos ou como um grupo, e os animais do rebanho não acometidos pela doença. Essas diferenças podem ser características dos próprios animais ou de fatores ambientais que os afetam.

Em geral, o exame inicial visa a determinar as características dos animais envolvidos e os padrões *temporal* (quando) e *espacial* (onde) da doença. Comumente, as informações que possibilitam esses exames são obtidas no mesmo momento e compreendem os seguintes itens:

- Lista dos casos que ocorreram
- Data de observação do início da doença, em cada caso
- Idade, raça e outra informação individual para cada caso, podendo incluir informações como origem, associação familiar, histórico de vacinação e tratamento prévio
- Manejo dos membros do grupo, que podem ser membros de um cercado (aprisco, chiqueiro, curral), de sala de ordenha, de área de pastagem etc.
- Tipo de ração e dados nutricionais
- Manejo e outras informações ambientais relevantes para o problema.

Para calcular a *análise do grupo de risco*, deve-se anotar o número de animais presentes tanto no grupo de animais doentes quanto no grupo de sadios, bem como quaisquer semelhanças e diferenças de manejo e ambiente. Após identificar a anormalidade, todos os dados clínicos, laboratoriais e de produção são examinados de acordo com os subgrupos do rebanho acometidos e de acordo com o momento de ocorrência, as diferenças de manejo, as influências nutricionais e ambientais e outros fatores, como o histórico de vacinação.

Na maioria dos exames de rebanho, a análise desses dados se limita a um estudo cruzado. São calculadas as taxas de prevalência nos diversos grupos e pode-se determinar a população em risco. Os animais ou grupos podem ser examinados como aqueles com e sem doença e aqueles com e sem fatores de risco hipotéticos, utilizando uma tabela de contingência 2 × 2 gerada para cada

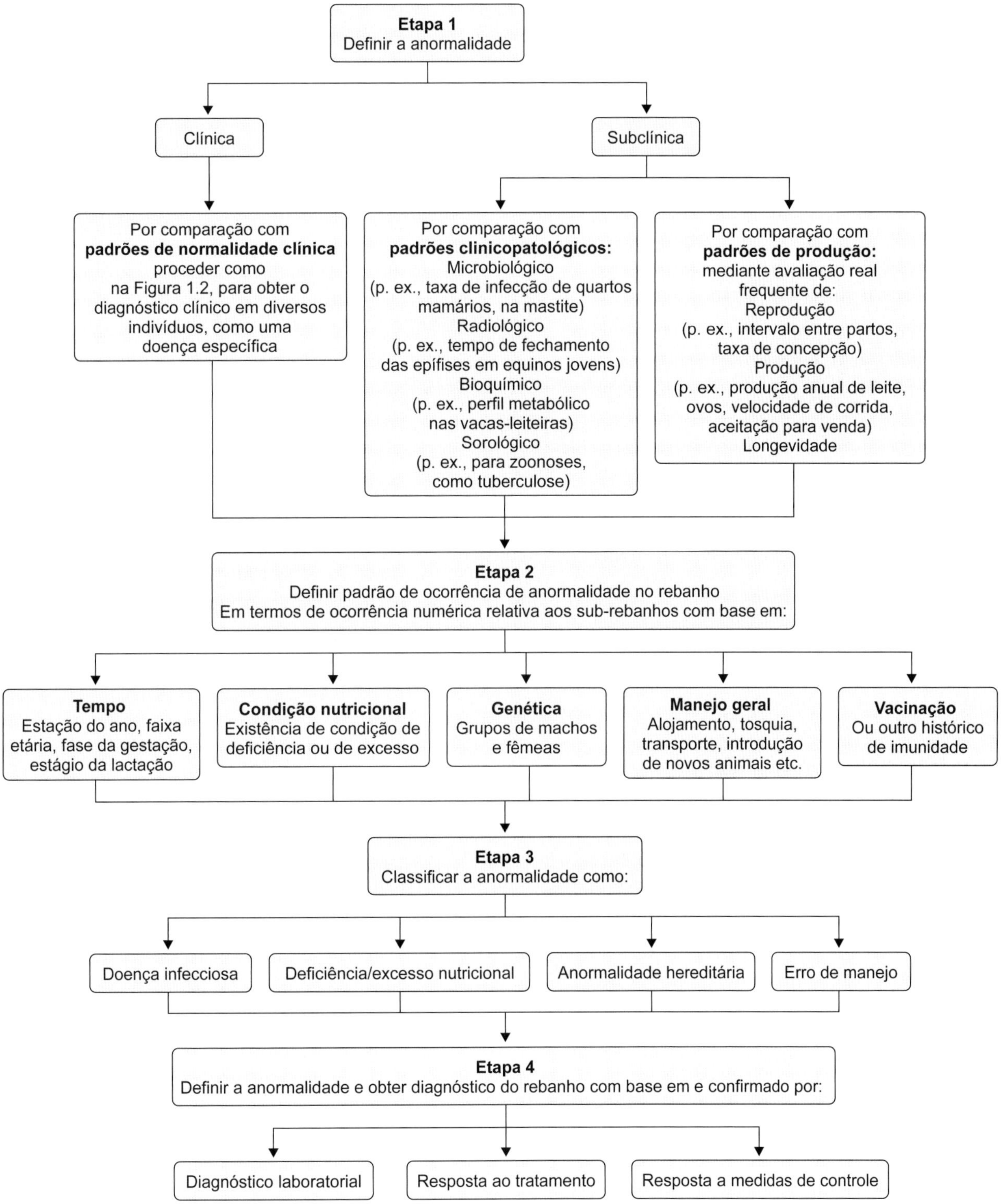

Figura 2.1 Exame do rebanho com objetivo de obter um diagnóstico.

variável. Risco relativo, proporções de probabilidade ou proporções de taxas podem ser calculadas como uma medida de associação da variável por meio de qui-quadrado e método de Mantel-Haenszel, utilizados para avaliar a significância do risco. Esses procedimentos determinam se existem associações entre determinados grupos de animais e aqueles fatores que podem influenciar o comportamento da doença.

Em alguns rebanhos, nos quais há extensos registros históricos, existe a possibilidade de examinar a natureza do problema, com base no estudo de um caso-controle. No entanto, isso não é possível na maioria dos rebanhos porque o registro de fatores importantes para a definição da doença é menos minucioso. Como a viabilidade econômica do rebanho é muito importante, pode ser necessário estabelecer um sistema de registro que possibilite o exame prospectivo da doença.

Padrão temporal

O padrão temporal de distribuição de uma doença na população pode ser importante, sugerindo o tipo de doença que está ocorrendo e suas possíveis causas. O registro temporal e a elaboração de gráficos dos casos são valiosos na indicação de possíveis portas de entrada de um microrganismo infeccioso ou de fontes de um produto tóxico. Para essa análise, determina-se a ocorrência temporal da doença por meio da compilação do tempo de início dos casos clínicos (horas, dias e semanas) e da elaboração de gráfico, além da relação dessa informação com alterações de manejo ou no ambiente.

Em geral, são feitos gráficos de dois tipos de curvas epidêmicas. A curva epidêmica do *ponto de origem* caracteriza-se por um rápido aumento no número de casos, em curto período. Esse tipo de curva epidêmica é notado quando todos os animais de uma população são expostos, ao mesmo tempo, a um agente comum. Pode ser uma toxina ou um microrganismo altamente infeccioso, acometendo muitos animais praticamente ao mesmo tempo; dependendo da variação do período de incubação, nota-se um aumento repentino ou uma curva em formato de sino, de curta duração. O gráfico de um surto esporádico sugere a introdução ocasional de um agente causador de doença em uma população suscetível ou a ocorrência esporádica de fatores apropriados para a manifestação clínica de um agente endêmico, ao contrário da ocorrência relativamente contínua de uma doença endêmica.

Quando a infecção precisa ser transferida de um animal para outro, após passar por multiplicação em cada animal, a ocorrência da doença demora e a curva epidêmica apresenta formato de sino achatado, com duração muito mais longa e com picos variáveis, dependendo das diferenças temporais e da oportunidade para transmissão. Isso é conhecido como epidemia *propagativa*. Embora a ocorrência e a identificação de um caso sejam de valor considerável nas investigações epidemiológicas dessa natureza, com frequência não podem ser identificados nos ambientes de clínicas veterinárias.

Exame espacial

O exame espacial de uma doença requer a coleta de informações sobre os animais acometidos e não acometidos em relação ao ambiente do alojamento, às pastagens ou à movimentação dos animais. A ocorrência de vários casos associados em uma área específica pode indicar a origem do problema. Isso é mais bem analisado anotando-se a frequência de casos em mapas do ambiente que incluem possíveis fatores de risco, como localização de cercados (aprisco, chiqueiro, curral) dentro das construções, as próprias construções, fontes de água, pastagens, aterros de lixo, estradas, locais de armazenamento de implementos etc. Quando se estabelece a associação espacial, recomenda-se inspeção adicional detalhada do local.

Etapa 3 | Definição do grupo etiológico

Após a caracterização da anormalidade de acordo com os grupos dentro do rebanho e tendo feito comparações das taxas de prevalência entre os grupos, pode ser possível distinguir em qual categoria etiológica a anormalidade pertence mais logicamente. Em muitas ocasiões, pode haver dificuldade considerável para decidir em qual das áreas gerais da etiologia situa-se a causa principal. Em muitos casos, os problemas do rebanho não resultam de um único erro, sendo multifatoriais, com a contribuição de diversas causas, em grau maior ou menor, e o problema pode se enquadrar em várias categorias.

Um exemplo é o problema de morte de bezerros cujo exame mostrou que: as taxas de mortalidade na população são maiores no inverno; a maioria das mortes ocorre entre 4 dias e 1 mês de idade; os bezerros mortos prematuramente nesse período apresentam septicemia ou disenteria causada por infecções por rotavírus e *Cryptosporidium*; a condição corporal dos bezerros declina durante a 3ª e a 4ª semanas de vida; e os bezerros que morrem mais tardiamente parecem morrer de inanição. As causas prováveis incluem consumo inadequado de colostro, ambiente insalubre com alto risco de infecção e, possivelmente, exposição excessiva ao frio e/ou má nutrição resultante das sequelas da doença entérica na absorção intestinal de nutrientes ou de baixa ingestão calórica. Esse complexo pode ser enquadrado nas categorias de doença infecciosa, doença nutricional e erro de manejo; uma definição adicional é descrita na próxima etapa.

O uso de *modelos de caminho* que resumem o conhecimento atual da etiologia da doença em questão pode auxiliar no exame do rebanho. Modelos de caminho específicos para o problema podem ser elaborados, podendo mostrar as inter-relações entre os diversos fatores de risco. Esses modelos podem indicar a dependência de qualquer fator na ocorrência de outro. Essa informação pode ser utilizada para estimar as contribuições relativas das várias categorias etiológicas e propiciar orientação, como em qual área a intervenção será, provavelmente, mais efetiva.

Etapa 4 | Definição da etiologia específica

A etapa final é a seleção da causa provável mais importante ou a combinação de causas em uma ou mais áreas gerais, fazendo a intervenção corretiva com base nesse diagnóstico. Em muitos casos, a causa primária pode ser evidente e a correção (alteração da dieta, mudança de manejo, vacinação etc.) pode ser feita nesse estágio. Em outros casos, pode-se fazer um exame prospectivo adicional para melhor definição, antes de tentar a intervenção. No exemplo anterior, havia suspeita de falha de transferência de imunoglobulinas colostrais e baixa ingestão calórica, ou mesmo identificadas como causas primárias do problema. No entanto, na maioria dos sistemas de registros das propriedades, não há dados disponíveis que ajudam a delinear as razões e as deficiências de manejo específicas que requerem correção; assim, seria necessário definir um estudo prospectivo que forneça esses dados.

Pode ser muito difícil obter um diagnóstico claramente definido da doença em um rebanho por causa de sua complexidade, mas, em cada capítulo, são disponibilizadas as relações importantes conhecidas para doenças individuais. Não há disponibilidade de métodos práticos de avaliação clínica quantitativa do nível de habilidade de manejo ou, mais importante, da intensidade com a qual ele é aplicado. Consequentemente, na maior parte das práticas de manejo, isso deve ser avaliado de modo qualitativo. Alguns dados alternativos, como a porcentagem de vacas submetidas ao teste de diagnóstico de prenhez, mas que não estão prenhes, a contagem de células somáticas no leite de tanque, a taxa de falha de transferência passiva de imunoglobulinas colostrais, entre outros, podem fornecer alguma indicação.

TÉCNICAS DE EXAME DO REBANHO OU DE GRUPO DE ANIMAIS

Nas seções seguintes, serão apresentadas algumas das técnicas empregadas no exame de um rebanho ou grupo de animais. Pode-se utilizar qualquer uma ou a combinação dessas técnicas ao mesmo tempo, dependendo da natureza do problema e da disponibilidade de instalações de suporte, como laboratórios de diagnóstico e laboratórios de análise de dados, e seus custos. As necessidades fundamentais para o sucesso incluem a capacidade de comunicação[1] do veterinário e a disposição em colaborar com outros profissionais[2] da área de saúde animal, como engenheiros agrônomos, economistas na área de agricultura, nutricionistas e pesquisadores nas áreas de culturas e de solos.

Exame clínico

Caso a doença clínica seja uma característica da patologia, o exame clínico é fundamental; deve-se examinar uma amostra representativa de animais. Contudo, a importância desse componente do exame não pode ser supervalorizada. Quando há doença clínica, uma definição exata e estabelecida por exame clínico pode levar ao diagnóstico de uma doença com causas específicas e conhecidas, e o exame adicional do rebanho pode focar especificamente nesses fatores. Mesmo quando o exame clínico não possibilita estabelecer definitivamente a causa da doença, mas indica um diagnóstico de doença de causas multifatoriais, ele ainda propicia a identificação de fatores de risco que precisam ser incluídos no exame do rebanho.

O registro dos achados é importante, sendo muito útil o uso de um formulário bem elaborado, de modo que sejam anotadas as mesmas características clínicas para cada animal. Com frequência, os animais clinicamente acometidos são inscritos como casos em uma investigação baseada na presença de algumas anormalidades clínicas ou sintomas definidos; um formulário de anotações ajuda nessa seleção. Isso é especialmente importante quando diversos veterinários de uma clínica estão envolvidos no exame do rebanho ao longo do tempo.

A seleção dos animais a serem examinados é fundamental. Essa incumbência não deve ser deixada para o proprietário porque a seleção pode ser tendenciosa, incluindo o animal mais doente, mais magro e mais velho, e não necessariamente os animais representativos da doença investigada. Isso é particularmente importante se um grupo de animais é trazido da fazenda para um local central, para um exame clínico detalhado, como parte do estudo do problema. Devem ser fornecidas instruções minuciosas aos proprietários, a fim de selecionar 10 a 12 animais, no mínimo. Os grupos devem incluir 8 animais doentes, se possível 4 casos avançados e 4 casos iniciais, além de 4 animais sadios, como controles. Quando a situação permitir, a inclusão de animais que podem ser sacrificados para exame necroscópico é uma vantagem. A menos que as instalações não permitam, o ideal é realizar o exame clínico na propriedade, devendo o veterinário selecionar os animais para o exame.

Nos surtos de doença em que ocorre morte, o exame necroscópico e a coleta de amostras é um procedimento de investigação e diagnóstico extremamente valioso. O exame necroscópico não deve ser ignorado como método primário para estabelecer um diagnóstico de problemas referentes à doença ou à baixa produtividade, em grupos de animais ou rebanhos maiores. Em muitas doenças que ocorrem em lotes de suínos e em grupos de ovinos maiores, os custos decorrentes da eutanásia de alguns animais para esse propósito são bem compensados pelos benefícios de um diagnóstico precoce e confiável e pela possibilidade de intervir rapidamente, empregando-se estratégias corretivas. Mesmo os proprietários de rebanhos bovinos estão dispostos a submeter os bovinos acometidos à eutanásia se o procedimento facilitar uma definição mais exata do problema. Também deve-se reconhecer que algumas doenças não podem ser precisamente definidas com base em sua manifestação clínica e epidemiologia, sendo necessário o exame necroscópico como parte do plano de exame.

Coleta de amostras e exames laboratoriais

O exame laboratorial é realizado por várias razões legais: para ajudar no estabelecimento de um diagnóstico ou, após estabelecer o diagnóstico, para auxiliar na definição dos fatores de risco, na avaliação ou na verificação da eficácia do tratamento e das estratégias de controle.

A validade do teste de laboratório na investigação de doença é boa apenas quando a qualidade e a relevância das amostras enviadas para exame forem boas. Com frequência, as amostras que podem ser mais facilmente obtidas não são as melhores para esse propósito e pode ser necessário estabelecer uma *estratégia de amostragem* especificamente direcionada para o problema em questão.

As análises laboratoriais de amostras são onerosas e não devem ser solicitadas, a menos que tenha um objetivo específico. Antes do envio de amostras para exames laboratoriais, devem ser respondidas as seguintes questões:

- A estratégia de amostragem está estruturada para responder questões específicas ou trata-se de uma busca aleatória de informações?
- Há uma estratégia de amostragem estabelecida que possibilita a comparação entre animais em risco e aqueles considerados sem risco para a doença ou para um fator de exposição? O *pool* de amostras é apropriado? Caso seja, qual o número ideal de amostras a ser obtida e qual o impacto desse *pool* de amostras no teste de sensibilidade geral?
- Há um padrão-ouro para a análise e sua interpretação?
- Que informação será obtida dos resultados dos exames laboratoriais que não poderia ser obtida em outros exames ou ser logicamente inferida sem esses exames?
- Quais as etapas específicas seguintes que dependem dos resultados desses exames? Ou essas etapas não dependem desses resultados?

Esse questionamento pode limitar os exames laboratoriais a situações em que o custo/benefício seja favorável.

O exame laboratorial ideal deve propiciar resultados imediatos na propriedade e ter baixo custo, ser amplamente disponível, de realização e interpretação simples e ter sensibilidade e especificidade apropriadas. Seis excelentes exemplos de exames extremamente úteis são: *California Mastitis Test* (CMT), para detectar mastite subclínica em um ou todos os quartos mamários da vaca; teste de nitroprussida na urina, para detectar acetonemia clínica ou subclínica; produção diária de leite de uma vaca, individualmente, ou do rebanho, que propicia *feedback* imediato sobre a dieta e o estresse ambiental; porcentagem de gordura no leite, que possibilita saber como está o pH do rúmen e a formulação da dieta; pH da urina, que fornece informação sobre a adequação da formulação da dieta acidogênica no final do período seco; e escore de condição corporal, utilizando parâmetros morfológicos ou espessura da camada de gordura do dorso, determinada por ultrassonografia. O sucesso na implementação de um programa de manejo da produção e saúde animal integrada requer mais testes de uso na fazenda, como aqueles mencionados anteriormente, e mais índices de saúde validados com base no comportamento, como o tempo de ruminação por dia e o nível de atividade com base em pedômetros.

Em geral, realiza-se exame laboratorial de amostras obtidas por ocasião do exame clínico, a fim de auxiliar na definição de presença e gravidade da disfunção orgânica, que geralmente não pode estabelecer a causa. O valor e o uso de exames laboratoriais na avaliação de função orgânica são discutidos nas seções deste livro, em capítulos que tratam de doenças relevantes dos sistemas orgânicos. Do mesmo modo, a natureza e o valor da amostragem no estabelecimento da associação etiológica de agentes tóxicos ou infecciosos com a doença são discutidos em tópicos das doenças específicas.

Exames laboratoriais também podem ser realizados para determinar os fatores de risco e a exposição. Quando utilizados para essa finalidade, a estratégia de amostragem deve ser direcionada e realizada após a obtenção do diagnóstico preliminar. Deve-se ter em mente as respostas à perguntas específicas, listadas anteriormente, pois, de outra maneira, será excessivamente oneroso. Um exemplo é o exame de alimentos específicos implicados como fontes potenciais de uma toxina, após exame epidemiológico e análise do fator de risco em um rebanho no qual foi estabelecida uma intoxicação específica como causa de morte de animais. Sem o exame epidemiológico prévio, uma amostragem em massa do rebanho e de seu ambiente, a fim de verificar a presença da toxina, seria extremamente cara e de valor limitado.

Por ocasião da visita inicial à propriedade, é aconselhável coletar amostras que sejam pertinentes ao problema e seu diagnóstico diferencial, mas que não têm relevância analítica primária na definição inicial do problema. Elas podem ser armazenadas e, dependendo dos resultados dos exames laboratoriais iniciais, podem ser descartadas ou utilizadas posteriormente para definir o problema. Com frequência, é desejável obter amostras em duplicata, de modo que o exame possa ser repetido, caso necessário. Isso é particularmente importante em exames sorológicos, pois pode haver percepção tardia do que deveria ter sido feito; ademais, amostras extras podem ser úteis quando se pretende fazer um exame retrospectivo.

Geralmente, em muitos surtos, é prudente coletar amostras de animais controles, especificamente para avaliar a doença em questão. Estes podem ser animais clinicamente normais que não tiveram contato com o fator de exposição suspeito, animais clinicamente normais, mas que foram expostos e que, possivelmente, estejam na fase de incubação ou subclínica, ou animais clinicamente acometidos. Esse sistema é semelhante ao protocolo do *perfil metabólico de Compton*, descrito em detalhes no Capítulo 17.

Outra consideração é o número de animais a ser incluído em cada grupo de amostragem. O número de amostras necessárias para detectar um atributo varia de acordo com a confiança da detecção desejada, bem como com o tamanho da população e a prevalência ou frequência do atributo naquela população. Pode não haver um conjunto de recomendações, mesmo para uma doença. Por exemplo, o número de amostras necessário para confirmar o diagnóstico de deficiência de cobre em um grupo de animais com doença clínica evidente causada por tal deficiência é muito menor do que aquele necessário para estabelecer uma condição essa deficiência em desenvolvimento ou o risco de doença clínica em razão da ingestão deficiente durante o pastejo. Infelizmente, na maioria das vezes, o custo limita sobremaneira o número de amostras que podem ser examinadas; número pequeno de amostras, que é comum, pode ocasionar restrições significativas em qualquer interpretação. Os dez animais comumente recomendados, ou 10% do grupo, parece ter pouca validade, na maioria dos exames.

Avaliação numérica do desempenho

Podem ser utilizados índices de produtividade como indicadores de saúde; eles também podem ser empregados para avaliar a resposta ao tratamento ou os controles. Cada vez mais são utilizados como guias para criação de gado e questões de manejo para resolver os problemas diários dos proprietários com custos e lucros. Quando há sistemas de registro na propriedade, eles podem ser fontes de dados inestimáveis na investigação dos problemas do rebanho com doença. Na clínica veterinária, monitores de eficiência de produtividade são amplamente utilizados no controle do desempenho ou da produtividade e são detalhados nos textos sugeridos sobre o assunto nas Referências Bibliográficas.

Estratégias de intervenção e testes de resposta

Com base no exame do rebanho, o clínico formula uma hipótese relativa à doença, como conjectura sobre a população de animais em risco, as causas da doença, a origem do problema e os métodos de transmissão ou propagação. Caso haja confiança suficiente nessas hipóteses, elas podem resultar em *estratégias de intervenção* para corrigir o problema, sem análise adicional. Em outros surtos, as hipóteses podem ser menos seguras e podem requerer exames adicionais, com testes de respostas.

Testes de resposta são frequentemente utilizados na abordagem de problemas de doença e de baixa produtividade no rebanho. Eles têm várias finalidades: podem ser utilizados para estabelecer ou confirmar um diagnóstico e, quando usados para esse propósito, geralmente o motivo é a dificuldade em confirmar o diagnóstico por outros métodos. Essa situação pode decorrer da falta de um teste laboratorial adequado ou porque o resultado do teste sugere o diagnóstico, mas não é confirmatório. Testes de resposta também podem ser utilizados para determinar o grau de intervenção necessário e a eficácia da intervenção utilizada.

Exemplo de motivo para realização de testes de resposta

O achado de hipocupremia em um grupo de bezerros com baixo desenvolvimento sugere o diagnóstico de retardo do desenvolvimento decorrente da deficiência de cobre, contudo, não é confirmatório, pois os bezerros com desenvolvimento normal também podem apresentar hipocupremia. A única maneira de confirmar essa associação e o diagnóstico é a realização do teste de resposta, sendo a variável o tratamento com cobre.

Exemplo de monitoramento da eficiência das intervenções

Podem-se utilizar testes de resposta para determinar o grau de intervenção necessário e a eficiência do nível de intervenção empregado. A deficiência de cobre em bezerros criados em pastagem pode se manifestar como uma deficiência simples ou como uma deficiência condicionada. Em geral, a deficiência simples de cobre pode ser prevenida com uma única injeção subcutânea de glicinato de cobre, que pode proteger os bezerros por muitos meses. Por outro lado, a deficiência de cobre condicionada pode requerer tratamento a cada 4 a 6 semanas. É possível fazer alguma previsão quanto à frequência necessária do tratamento por meio da análise dos elementos da pastagem. Um teste de resposta com monitoramento da concentração sanguínea de cobre e do ganho de peso, com intervalo de 6 semanas, pode avaliar a eficácia do tratamento utilizado e possibilitar a intervenção corretiva, quando necessária. Na ausência de um teste de resposta, a falta de resposta decorrente da decisão incorreta na frequência do tratamento pode resultar na exclusão do diagnóstico correto.

Há muitas limitações na realização do teste de resposta em situações clínicas em rebanhos particulares, e sua estrutura nem sempre possibilita satisfazer as rigorosas necessidades daqueles rebanhos utilizados na pesquisa. Nem sempre é possível estabelecer um teste de resposta controlado na clínica de rotina, mas a eficácia das estratégias de intervenção pode ser monitorada. O interesse final é se a doença ou o problema de produtividade é corrigido; no entanto, a eficácia das estratégias individuais deve ser especificamente monitorada, quando possível. No exemplo anterior sobre a morte de bezerros, poderia ter sido tomada uma decisão no sentido de modificar o método de fornecimento de colostro e de aumentar a ingestão calórica dos bezerros. Pode haver várias maneiras de conseguir essas modificações. A eficácia total dessas alterações é determinada pela maior sobrevivência dos bezerros. No entanto, a eficácia da alteração do fornecimento do colostro na melhora da transferência de imunidade passiva deve ser especificamente determinada mediante a mensuração da concentração sérica de imunoglobulinas em uma parte dos bezerros e a eficácia da melhor ingestão calórica mediante a pesagem dos animais. Se a taxa de mortalidade dos bezerros diminuir, essas últimas mensurações têm valor limitado, mas se não, então, há meios de predizer se a falha foi causada por diagnóstico incorreto do problema ou por pouca eficiência das estratégias corretivas sugeridas para corrigir suas respectivas áreas-alvo.

Com frequência, o diagnóstico obtido com base em um teste de resposta é presumível e tem se tornado habitual expressar o diagnóstico em termos de resposta ao tratamento, por exemplo, infertilidade responsiva ao selênio em ovinos. Esse não é um diagnóstico que satisfaz os conceitos originais dos postulados de Koch, embora satisfaça as modificações subsequentes desses postulados que, em geral, são atualmente aceitas e têm se baseado em uma interpretação mais ampla da causa da doença. Em populações animais, as doenças resultam basicamente de interações de diversos fatores de diferentes gêneros, incluindo fatores de manejo, nutricionais e ambientais, interagindo com agentes tradicionais causadores de doenças, como microrganismos e toxinas. Na prática, a resposta para o problema deve ser economicamente voltada para obter a cura do que encontrar a causa. Isso se aplica, sobretudo, quando essa conduta tem custo/benefício favorável e se a definição da causa é mais onerosa do que a perda causada pela doença.

Um exemplo simples é a ocorrência de morte em um grupo de bovinos após a troca de alimento por uma ração mais concentrada. Uma investigação epidemiológica, incluindo exame temporal da causa ou de fatores determinantes, pode seguramente associar as mortes com a modificação na ração. Isso deve ser suficiente para indicar que a ração deve ser retirada ou seu método de fornecimento, modificado. A abordagem alternativa é protelar qualquer decisão corretiva do problema até que se defina o exato problema com a ração. Isso pode envolver a análise da ração e o exame em busca de componentes tóxicos desconhecidos. Esses exames demoram certo tempo, envolvem custos consideráveis e não fornecem qualquer informação adicional que modifique a estratégia de intervenção inicial imediata.

IMPORTÂNCIA DO PROGRAMA DE CONTROLE DA PRODUÇÃO E SAÚDE ANIMAL INTEGRADA

A realização apropriada de programas de controle da produção e saúde animal integrada mantêm registros confiáveis sobre todos os problemas de produção e saúde. Esses registros são mantidos em um banco de dados epidemiológicos, incluindo número de animais no rebanho, número de animais no grupo no ciclo reprodutivo ou grupo etário em risco. Em muitos casos, todos os dados necessários ao diagnóstico efetivo de uma doença ou ao monitoramento de sua prevalência já estão incluídos nos registros desses rebanhos. Isso propicia ao veterinário e ao proprietário uma condição quase capaz de examinar o rebanho simplesmente consultando seus registros. As avaliações da meta e da produtividade são componentes importantes dos programas de controle da produção e saúde animal integrada e ambas são muito valorizadas pelos proprietários. Essa abordagem é detalhada nos textos sobre a saúde do rebanho e a clínica da produção, e também listadas no item "Leitura complementar."

Um importante tópico ainda a ser esclarecido é se o investimento no programa de controle da produção e saúde animal integrada propicia retorno apropriado para ambos, proprietário e veterinário. Esses programas devem ir além do aumento da produtividade; devem aumentar a rentabilidade e a sustentabilidade da empresa agrícola, ao mesmo tempo em que tratam de tópicos relacionados ao bem-estar animal. O número de estudos que avaliaram os aspectos econômicos de programas de controle da produção e saúde animal integrada é muito baixo. O primeiro, realizado por meio do pioneiro programa de medicina preventiva da Universidade de Melbourne, na Austrália, por Blood, Morris e Williamson, concluiu que "o programa de manejo e saúde de bovinos leiteiros avaliado neste estudo foi um investimento altamente rentável para seus proprietários".[3] Estudos detalhados semelhantes, documentando o retorno do investimento em programa de controle da produção e saúde animal integrada em outros sistemas de produção e outros países, são raros. Pesquisas recentes realizadas nos Países Baixos, avaliando as propriedades leiteiras que participam ou não de programas de manejo e saúde do rebanho, não constataram o benefício desses programas na eficiência geral da propriedade.[4,5]

LEITURA COMPLEMENTAR

Atkinson O. Guide to the rumen health visit. In Pract. 2009;31:314-325.

Cook N, Oetzel G, Nordlund K. Modern techniques for monitoring high-producing dairy cows. 1. Principles of herd-level diagnoses. In Pract. 2006;28:510-515.

Cook N, Oetzel G, Nordlund K. Modern techniques for monitoring high-producing dairy cows. 2. Practical applications. In Pract. 2006;28:510-515.

Derks M, van de Ven LMA, van Werven T, et al. The perception of veterinary herd health management by Dutch dairy farmers and its current status in the Netherlands: a survey. Prev Vet Med. 2012;104:207-215.

LeBlanc SJ, Lissemore KD, Kelton DF, et al. Major advances in disease prevention in dairy cattle. J Dairy Sci. 2006;89:1267-1279.

Mulligan FJ, O'Grady L, Rice DA, Doherty ML. A herd health approach to dairy cow nutrition and production diseases of the transition cow. Anim Reprod Sci. 2006;96:331-353.

Nickell JS, White BJ. Metaphylactic antimicrobial therapy for bovine respiratory disease in stocker and feedlot cattle. Vet Clin North Am Food Anim Pract. 2010;26:285-301.

Penry JF, Brightling PB, Dyson RS, Paine MS. Developing new veterinary services in milk quality: a review of a recent mastitis risk management co-development in Australia. N Z Vet J. 2011;59:24-27.

Radostits OM. Herd health. Food Animal Production Medicine. 3rd ed. Philadelphia, PA: WB Saunders; 2001.

van Winden S, Pfeiffer D. Sampling programmes to establish and monitor the infectious disease status of cattle herds. In Pract. 2008;30:30-35.

REFERÊNCIAS BIBLIOGRÁFICAS

1. Cipolla M, Zecconi A. Res Vet Sci. 2015;99:60.
2. Pothmann H, et al. J Dairy Sci. 2014;97:851.
3. Williamson NB. Aust Vet J. 1980;56:1.
4. Derks M, et al. Prev Vet Med. 2014;117:478.
5. Derks M, et al. J Dairy Sci. 2014;97:1336.

3

Biossegurança e Controle de Infecção

DEFINIÇÕES E CONCEITOS

O termo *biossegurança* tem sido definido de várias maneiras; uma definição informativa é "o resultado de todas as atividades realizadas em uma propriedade a fim de evitar a introdução de agentes causadores de doença em uma área que se tenta proteger".[1] Então, biossegurança é o resultado pretendido com o emprego de esforços para proteger animais e pessoas de produtos biológicos que causam doença. A prevenção de infecção de animais por diversos microrganismos, evitando-se a transmissão de agentes contagiosos entre eles e as pessoas em contato, é o principal foco do planejamento de biossegurança veterinária. Na aplicação do termo, é útil diferenciar biossegurança – o emprego de esforços para tentar evitar a introdução de microrganismos contagiosos em uma propriedade livre deles – e *biorrestrição* – o uso de práticas destinadas a reduzir a transmissão de agentes causadores de doença já presentes na população animal. *Risco biológico* é um termo geral que compreende qualquer produto biológico perigoso aos animais ou às pessoas em contato com esse produto; o objetivo do planejamento de biossegurança ou de biorrestrição é limitar ou prevenir infecção ou doença causada por qualquer risco biológico. Em razão de sua concisão, o restante desta seção visa à biossegurança e à biorrestrição na prevenção de infecções que causam doença em animais, em determinada propriedade (fazenda, rancho, confinamento ou instalações de nascimento ou de criação). O termo biossegurança é utilizado para referir-se às práticas relevantes tanto para a biossegurança quanto para biorrestrição. Recomenda-se que os leitores busquem informações sobre biossegurança nacional, biossegurança em hospitais veterinários e controle de agentes que podem causar doenças transmitidas por alimento em pessoas, mas não em animais.

A doença causada por microrganismos contagiosos pode influenciar negativamente a saúde, o bem-estar e a produtividade de animais; portanto, em qualquer propriedade onde os animais são mantidos, permanentemente ou por certo período, é provável que se justifique alguma atenção à biossegurança. No entanto, a determinação do plano de biossegurança correto, adequado para uma propriedade, primeiramente requer uma avaliação dos *riscos* de infecção nos animais da propriedade em questão. Nos últimos anos, o maior conhecimento sobre o possível impacto da doença infecciosa nas populações de animais domésticos levou ao desenvolvimento de cálculos de riscos para doenças ou algumas espécies de animais pecuários utilizados na avaliação do risco da introdução de doenças específicas ou contagiosas em geral. Muitos deles estão disponíveis em páginas na internet e alguns exemplos são mostrados na Tabela 3.1. Informações gerais sobre biossegurança em propriedades que criam animais também podem ser encontradas na internet, e alguns endereços eletrônicos com informações úteis são apresentados na Tabela 3.2. À semelhança de todas as informações obtidas na internet, deve-se verificar se as qualificações e o programa de trabalho da pessoa ou do grupo que fornece as informações sobre biossegurança é fidedigna antes que a informação obtida seja utilizada. Em geral, as informações fornecidas por especialistas em saúde animal ou por pecuaristas de organizações regionais ou nacionais são confiáveis.

A determinação do plano de biossegurança requer a identificação dos prováveis microrganismos contagiosos que causam doenças importantes nos animais da propriedade, e isso depende da espécie e da localização geográfica dos animais em questão, bem como do grau de *abertura* da propriedade (se recebe novos animais, permanentemente ou de modo temporário, de outra propriedade), pois a introdução de novos animais na fazenda é uma

Tabela 3.1 Exemplos de cálculos de risco, disponibilizados na internet para auxiliar na estimativa do risco de introdução de doenças nas instalações onde os animais são mantidos.

Espécie	Agente contagioso ou doença	Fonte de informação	Endereço na internet
Suínos	Inespecífico	U.S. Pork Board	www.pork.org/filelibrary/Biosecurity/BiosecurityBook.pdf
Bovinos	Vírus da diarreia viral bovina (BVDV)	Kansas State University, College of Veterinary Medicine	www.bvdconsult.com
Bovinos	Vírus da leucose bovina (BLV)	New York State Cattle Health Assurance Program	https://ahdc.vet.cornell.edu/Sects/NYSCHAP/docs/RiskAssessment.pdf
Bovinos	*Salmonella*	New York State Cattle Health Assurance Program	https://ahdc.vet.cornell.edu/Sects/NYSCHAP/docs/SalmonellaRiskAssessment.pdf

Tabela 3.2 Exemplos de fontes de informações disponibilizadas na internet referentes a práticas apropriadas de biossegurança em espécies de animais pecuários.

Espécie	Fonte de informação	Endereço na internet
Suínos	American Association of Swine Veterinarians	www.aasv.org/aasv/PRRSV_BiosecurityManual.pdf
Bovinos e ovinos	University of Nebraska, Great Plains Veterinary Education Center	www.farmandranchbiosecurity.com
Bovinos, suínos e equinos	Iowa State University, Center for Food Security and Public Health	www.cfsph.iastate.edu/Infection_Control/index.php
Equinos	Horses American Association of Equine Practitioners	www.aaep.org/info/infectiousdisease-control

importante fonte de risco à biossegurança. Alguns exemplos de agentes ou doenças que podem ser foco do plano de biossegurança animal são apresentados no Quadro 3.1. A elaboração de um plano também requer a *avaliação do custo de biossegurança em relação ao custo da doença*, sem o plano. As medidas de biossegurança, em especial quando aplicadas de modo apropriado, requerem tempo e dinheiro, fatores limitantes em todas as criações de animais, porém em diferentes graus. A falta de informações quanto ao custo/benefício das práticas limita a disposição dos proprietários em adotá-las.[2] Assim, é óbvio que não há plano de biossegurança "que se ajuste a tudo" e que possa ser empregado em todas as propriedades; preferivelmente, o veterinário e o proprietário ou administrador da fazenda devem trabalhar juntos para definir os principais riscos de doença infecciosa e, então, elaborar um plano com custo/benefício favorável e que seja exequível. Em algumas propriedades, o administrador pode escolher as medidas a serem empregadas para impedir a introdução de um agente contagioso ou para eliminá-lo da fazenda; em outras, pode optar pela tolerância de certa prevalência de doença ou de queda de produtividade ocasionada por um agente, quando sua eliminação for muito onerosa. Embora os veterinários devam ser preparados para defender o bem-estar dos animais, ajudando os proprietários a reconhecer quando a prevalência de uma doença é incompatível com o bem-estar animal, eles também devem reconhecer que os esforços para eliminar certos agentes contagiosos podem não ser financeiramente exequíveis para alguns criadores. Nesses casos, as medidas de biorrestrição que reduzem a ocorrência da doença na propriedade, com a identificação, em tempo oportuno, dos animais acometidos e o tratamento apropriado, o descarte ou a prática de eutanásia, podem ser a abordagem mais apropriada para assegurar o bem-estar animal.

Quadro 3.1 Doenças ou agentes que podem ser alvos apropriados no plano de biossegurança.

Bovinos leiteiros

Herpes-vírus bovino 1 (BHV-1); vírus da leucose bovina (BLV); vírus da diarreia viral bovina (BVDV); *Brucella abortus* (brucelose); leptospirose; mastite (causas contagiosas); *Mycobacterium avium* ssp. *paratuberculosis* (doença de Johne); *Mycobacterium bovis* (tuberculose); *Neospora caninum*; *Salmonella enterica* (incluindo diversos sorotipos)

Bovinos de corte

Herpes-vírus bovino 1 (BHV-1); vírus da leucose bovina (BLV); vírus da diarreia viral bovina (BVDV); *Brucella abortus* (brucelose); *Campylobacter fetus* ssp. *venerealis*; leptospirose; *Mycobacterium bovis* (tuberculose); *Trichomonas foetus*

Equinos

Herpes-vírus equino 1 e 4 (EHV-1 e EHV-4); vírus da anemia infecciosa equina (EIAV); vírus da *influenza* equina (EIV); *Salmonella enterica* (incluindo diversos sorotipos); *Streptococcus equi* ssp. *equi* (garrotilho)

Ovinos ou caprinos

Vírus da síndrome artrite-encefalite caprina (CAEV); *Corynebacterium pseudotuberculosis* (linfadenite caseosa); *Mycoplasma mycoides* ssp. *mycoides* (tipo de colônia grande); vírus da pneumonia progressiva ovina (OPPV); *Scrapie*

Suínos

Brucella suis; leptospirose; parvovirose suína; vírus da síndrome respiratória e reprodutiva suína (PRRSV); vírus da pseudorraiva (doença de Aujeszky); disenteria suína; vírus da *influenza* suína (SIV)

Alguns exemplos de doenças ou microrganismos contagiosos que podem ser alvos apropriados no plano de biossegurança, por espécie de animais pecuários. Esta lista não está completa. Outros microrganismos ou doenças não listadas também podem ser alvos apropriados no plano de biossegurança.

Um plano de biossegurança pode ser abrangente ou simples e focado em apenas algumas áreas de alto risco. Para ser efetivo, deve incluir um procedimento de avaliação periódica da eficácia de biossegurança por meio de monitoramento e manutenção de registros a fim de detectar a infecção ou os eventos de doença que podem comprometer o plano. Ademais, é necessária a comunicação do plano de biossegurança para todas as partes envolvidas no cuidado animal, por meio de treinamento e protocolo escrito, de modo a assegurar práticas consistentes.

ELABORAÇÃO DE UM PLANO DE BIOSSEGURANÇA

Planejamento inicial

Em determinada propriedade, a elaboração de um plano de biossegurança requer avaliação e determinação dos eguintes riscos:[1]

Riscos de doenças infecciosas

Estes agentes contagiosos já estão presentes na propriedade? Em caso positivo:

- Quais são os prejuízos causados por eles? Considere os custos do tratamento, as perdas associadas com morte de animais ou com descarte precoce, a redução do valor do animal e o prejuízo ao bem-estar dele. No caso de microrganismos que causam zoonoses, também devem ser considerados os custos associados à possível infecção humana
- Como e onde estes agentes são transmitidos aos animais suscetíveis?
  - Quais medidas podem ser empregadas para reduzir ou interromper essa transmissão?
    - Qual o provável custo, em tempo e dinheiro, para implementá-las?
    - Essas medidas podem ser adotadas nessa propriedade?
  - Caso não seja possível introduzir todas as medidas de controle, quais, possivelmente, teriam mais impacto? Quais são mais exequíveis e de custo/benefício mais favorável?
  - O subconjunto de medidas de controle de maior impacto e melhor custo/benefício pode ser implementado nessa propriedade?

Riscos de doenças infecciosas

Estes agentes contagiosos já estão presentes na propriedade? Em caso negativo:

- Qual é a probabilidade de introdução de microrganismos contagiosos *não* presentes atualmente na propriedade?
- Se introduzidos, quais os custos prováveis?
- Como esses agentes contagiosos podem ser introduzidos na propriedade?
- Quais medidas podem prevenir a introdução?
  - Qual é o custo provável dessas medidas?
  - Essas medidas podem ser implementadas nessa propriedade?
- Caso a introdução de todas as medidas de controle possíveis não seja exequível, quais, possivelmente, teriam maior impacto? Quais são mais exequíveis e apresentam melhor custo/benefício?
  - As medidas de maior impacto e de melhor custo/benefício podem ser implementadas nessa propriedade?

Essa avaliação é semelhante ao sistema de Análise de Risco e Ponto de Controle Crítico utilizado para garantir a segurança alimentar por meio da redução da contaminação de alimentos por materiais ou agentes de risco.[3] Embora essa lista de perguntas possa parecer assustadora, ao menos uma avaliação superficial desses tópicos auxilia a determinar se o custo e a inconveniência das práticas de biossegurança representam vantagens ao proprietário. O custo de diversas práticas de biossegurança não foi completamente estimado, sendo possível que varie de modo considerável nas diferentes propriedades, dependendo do custo e da disponibilidade de materiais e mão de obra, e do valor dos animais. Embora alguns proprietários sejam propensos a realizar uma avaliação econômica completa dos custos e dos benefícios das várias práticas de biossegurança antes de decidir sobre determinado plano, em diversos casos é provável que a avaliação dependa de estimativas grosseiras dos principais custos e benefícios. O veterinário e os proprietários devem ser capazes de se auxiliarem mutuamente na obtenção dessas estimativas, cada um com seu conhecimento e sua experiência.

PRÁTICAS QUE AUXILIAM NA MANUTENÇÃO DA BIOSSEGURANÇA

Teste e/ou isolamento de animais recentemente introduzidos

A chegada de animais de origem externa na propriedade, de modo permanente ou temporário, é um importante meio de introdução de microrganismos contagiosos em uma população residente. Embora os novos animais introduzidos possam parecer sadios na chegada, dentro de alguns dias eles podem manifestar sintomas de doença, desencadeados, em parte, pelo estresse e pela possível exposição a microrganismos contagiosos durante o transporte. Os animais submetidos a competições ou a leilões apresentam risco adicional decorrente da exposição recente a vários animais de outras origens, aumentando o risco de contato com agentes contagiosos. Além disso, os novos animais introduzidos podem ser portadores crônicos de microrganismos contagiosos, mesmo quando parecem persistentemente saudáveis. *Streptococcus equi* ssp. *equi*, *Mycobacterium avium* ssp. *paratuberculosis*, vírus da diarreia viral bovina (BVDV), vírus da síndrome reprodutiva e respiratória dos suínos (PRRSV) e alguns sorotipos de *Salmonella enterica* são exemplos de microrganismos transmissíveis que podem ser excretados durante semanas a meses, ou anos, por animais portadores que parecem completamente sadios.

Sabe-se que o isolamento de novos animais introduzidos, durante algum tempo após a chegada, pode auxiliar na redução do risco de transmissão de microrganismos contagiosos à população residente. Apesar disso, tem-se mostrado que apenas uma minoria de criadores de bovinos e equinos adotam essa prática.[4-7] O tempo exato em que os novos animais introduzidos devem permanecer isolados não está bem definido e depende do microrganismo em questão. Nas doenças que apresentam curto período de incubação, causadas por agentes contagiosos excretados apenas temporariamente, como muitos patógenos virais do trato respiratório, é possível que um período de quarentena de 14 a 28 dias seja apropriado para reduzir, de modo relevante, o risco de infecção em animais da população residente. Nas doenças em que os microrganismos são excretados durante várias semanas ou mais, é provável que um período de quarentena normal não funcione. De preferência, os animais isolados devem ser alojados em um local distante da população residente; caso essa prática não seja possível, eles não devem ter contato direto com o rebanho residente, tampouco com água e alimentos consumidos por eles, ou sequer compartilhar o mesmo espaço. Deve-se também evitar compartilhar cochos de alimentos, baldes de água, cordas e utensílios, ou lavá-los e desinfetá-los apropriadamente antes do uso. As pessoas envolvidas nos cuidados desses animais devem vestir roupas e calçados diferentes daqueles utilizados quando cuidam do rebanho residente; ademais, devem limpar as mãos com sabão antimicrobiano e água, ou desinfetar as mãos com produto à base de álcool, após o contato com os novos animais ou com materiais associados à lida deles.

Testar os animais para pesquisar a presença de microrganismos contagiosos antes da introdução no rebanho ou enquanto estão em isolamento, após a chegada, é um procedimento que reduz o risco de contágio. No entanto, o veterinário e o proprietário devem avaliar cuidadosamente como utilizar o teste, de modo que seja confiável e tenha uma boa relação custo/benefício. Pode não ser prático, tampouco ter bom custo/benefício, testar todos os novos animais introduzidos para todos os agentes contagiosos que podem excretar. A confiabilidade no resultado do teste também está relacionada à sensibilidade e à especificidade do teste diagnóstico utilizado, bem como à prevalência da doença na população de animais testados. Quando se aplica o teste em um animal, individualmente, para uma doença desconhecida, a fim de determinar se aquele indivíduo está infectado, o veterinário se baseia no *valor preditivo positivo* (VPP) e no *valor preditivo negativo* (VPN) desse teste; ou seja, a probabilidade de o animal estar infectado, frente a um resultado positivo (VPP) e a probabilidade de o animal não estar infectado, frente a um resultado negativo (VPN).

O VPP e o VPN de um teste estão relacionados com a prevalência da doença na população testada; quando a prevalência da doença é baixa, o VPP do teste será menor do que o VPP do mesmo teste em uma população na qual a prevalência da doença é alta. Esse é um importante ponto que deve ser considerado quando se decide fazer o teste em novos animais introduzidos, a fim de excluir a possibilidade de doença contagiosa, porque, em geral, eles não manifestarão sinais clínicos da doença. Acredita-se que esses animais façam parte de uma população em que todos os animais não apresentam sintomas e na qual a prevalência de qualquer doença contagiosa é menor do que na população em que todos os animais manifestam sinais da patologia (em outras palavras, em geral, é menos provável que um animal sem sinais clínicos de doença se infecte com um microrganismo contagioso do que um animal que apresenta sinais de doença provocada por esse microrganismo). Portanto, o VPP de qualquer teste diagnóstico realizado em animal que parece totalmente sadio é menor do que o VPP do mesmo teste quando realizado em um animal com sintomas da doença em questão. Desse modo, é mais provável que o teste propicie um resultado incorreto quando se examinam animais que parecem sadios, na investigação de quaisquer doenças contagiosas. No entanto, a probabilidade de um resultado incorreto depende da sensibilidade e da especificidade do teste em questão. Um teste altamente sensível apresenta VPP melhor do que um menos sensível, em uma população com baixa prevalência da doença. Portanto, a decisão de realizar o teste em novos animais introduzidos, a fim de excluir a possibilidade de haver agentes contagiosos, deve-se basear na confiabilidade da estratégia do teste (considerando a sensibilidade e a especificidade) e a probabilidade de presença da doença nos animais examinados, bem como no custo do teste em relação ao custo decorrente da introdução do microrganismo contagioso na população de animais. Especialistas em diagnóstico, que atuam em laboratórios de diagnóstico veterinário, devem ser capazes de fornecer informações a respeito da sensibilidade e da especificidade dos testes que oferecem aos veterinários e auxiliá-los na tomada de decisão. Há disponibilidade de uma revisão útil sobre estes temas para obtenção de informações adicionais.[8]

Outra maneira de auxiliar a reduzir a probabilidade de propagação de uma doença contagiosa é adquirir apenas animais de rebanhos sabidamente livres de doença, se possível. É menos provável que um animal oriundo de um rebanho certificado e transportado diretamente para a nova propriedade, sem contato com qualquer outro animal durante o trânsito, transmita doença. Embora nem sempre seja possível obter informações seguras e completas sobre a presença de doenças contagiosas nos rebanhos de origem, quando tais informações estão disponíveis, selecionar animais desses rebanhos ajuda a reduzir os riscos. Nas infecções não permanentes e para as quais há disponibilidade de vacinas, exige-se que os animais sejam vacinados antes da introdução em novo rebanho. Para que a vacinação seja útil, nessa condição, é importante que os animais sejam vacinados quando ainda há tempo para o desenvolvimento de imunidade protetora antes do transporte. Esse tempo varia de acordo com as vacinas, mas geralmente o animal deve receber uma dose inicial, seguida de uma dose de reforço, sendo que a aplicação desta última não pode ocorrer menos que 2 semanas antes do transporte.

Controle de contato por visitantes na propriedade

Visitantes na propriedade, incluindo funcionários que trazem materiais (como alimentos ou combustível) ou que levam material para e da propriedade (como esterco ou carcaças); profissionais da área de saúde animal, como ferradores e veterinários; e pessoas que chegam à propriedade apenas para visitar podem introduzir microrganismos contagiosos na população de animais residentes. Da mesma maneira, empregados, proprietários e membros da família também podem propagar microrganismos quando retornam de visitas a outras fazendas que criam animais. Vários estudos apontaram visitantes e seus veículos ou funcionários que estiveram em outras propriedades como fontes importantes de propagação de enfermidades contagiosas.[9-11] Caminhões de empresas que processam carcaças e, portanto, recolhem animais mortos, representam risco ainda maior, pois nesses caminhões os animais mortos provavelmente estavam doentes e excretaram microrganismos, contaminando suas carcaças e o caminhão utilizado para o transporte. Não se deve permitir a entrada de veículos estranhos à propriedade, se possível. No caso de visita de caminhão que transporta carcaças, estas devem ser colocadas em um local fora da propriedade para que sejam apanhadas ou, pelo menos, em um local na propriedade distante dos animais residentes. O descarte de carcaças na própria fazenda é uma alternativa que elimina a necessidade de visita do caminhão, porém os vários métodos de descarte também representam riscos de biossegurança que devem ser considerados; há revisão a respeito, em detalhes.[12]

Se os veículos visitantes não puderem ser estacionados longe da propriedade, os motoristas devem ser orientados a dirigir e estacionar em áreas onde o contato com os animais residentes é improvável. Caso não seja possível manter os veículos visitantes distantes dos animais residentes, todas as partes do veículo com possibilidade de contato com qualquer material da propriedade devem ser lavadas e desinfetadas antes de entrar. No entanto, um estudo relata que a lavagem das rodas não impediu a introdução do vírus da febre aftosa.

Por outro lado, o ato de estacionar os veículos visitantes longe das áreas onde os animais estavam alojados mostrou-se efetivo[9], sugerindo que a lavagem e a desinfecção dos veículos podem não ser medidas protetoras suficientes. Os funcionários devem tomar banho e trocar a roupa após a visita a locais externos à fazenda e antes de entrar em contato com os animais residentes. Altos níveis de biossegurança praticados por algumas propriedades não permitem que seus funcionários ou visitantes entrem em contato com os animais residentes por determinado período (em geral, 48 a 72 h) após o retorno de outras propriedades que criam animais. O acesso de visitantes é mais bem controlado com o monitoramento da entrada de todos os visitantes nos pontos de acesso; preferivelmente, os visitantes são recebidos por alguma pessoa da propriedade, assegurando que os contatos que podem introduzir a doença sejam evitados ou minimizados.

Controle de contato por animais selvagens, animais pecuários vizinhos e animais de companhia

Animais selvagens (incluindo aves e roedores) e animais pecuários vizinhos também apresentam importante risco de introdução de doenças contagiosas. Diversas pesquisas mostram que a proximidade com outras propriedades é importante fator de risco relevante para a introdução de algumas doenças contagiosas e estas podem ser causadas por contato direto entre os animais, por meio de cercas ou pastagens compartilhadas; visitas para entrega ou busca de materiais; uso compartilhado de equipamentos; ou transmissão de microrganismos contagiosos nas propriedades por animais selvagens, água corrente ou correntes de vento.[10,13,14] O contato com animais vizinhos através de cerca ou em pastagem aberta pode anular os esforços de biossegurança; portanto, quando possível, esse contato deve ser evitado. Animais de companhia (cães, gatos ou outras espécies) podem transmitir microrganismos contagiosos entre os animais pecuários, de modo que se deve controlar ou evitar o contato com esses animais. Uma vez que as aves e os roedores podem excretar patógenos, como o vírus da *influenza* (aves), *Salmonella* e *Leptospira* (roedores), deve-se evitar o acesso de aves selvagens, aves domésticas e roedores a áreas onde o rebanho pecuário se alimenta ou bebe água. Isso é feito por meio do isolamento de áreas nas quais as aves podem se reunir e de esforços empregados para restringir o acesso de aves selvagens e roedores aos suprimentos alimentares e às áreas de alojamento de animais.

Separação de grupos de animais com base no risco

Um procedimento útil para reduzir a transmissão de microrganismos contagiosos, caso sejam introduzidos, ou para minimizar a transmissão de microrganismos já presentes na propriedade, é a separação dos animais em grupos com base na sua probabilidade de excreção de microrganismos contagiosos e na sua suscetibilidade à infecção. Por exemplo, é mais provável que os animais doentes excretem esses microrganismos do que os sadios, e isso é particularmente verdadeiro em animais doentes, com sintomas de doença respiratória aguda ou gastrintestinal aguda, sobretudo diarreia. Portanto, os animais doentes devem ser alojados separadamente dos sadios, e os funcionários designados devem cuidar somente dos animais doentes; ou aqueles que cuidam de animais doentes devem trocar suas roupas e calçados e lavar as mãos com sabão antimicrobiano e água antes do contato com animais sadios. Os materiais (utensílios, corda, alimentos, água e cama) destinados aos animais doentes alojados não devem ser utilizados pelos sadios, a menos que seja possível fazer a limpeza completa e a desinfecção apropriada antes do uso.

É possível que os animais neonatos e jovens (com menos de 1 ano de idade) sejam mais suscetíveis à infecção, em razão de sua condição imune virgem, ou *naïve*, e da menor concentração de anticorpos maternos; assim, esses indivíduos devem ser separados dos animais doentes e, de preferência, de outros animais mais velhos que não apresentam doença, mas que podem excretar microrganismos contagiosos de modo inaparente. As fêmeas gestantes não devem entrar em contato com animais jovens (6 meses a 2 anos de idade), pois estes últimos comumente se encontram infectados por vírus que causam doença respiratória aguda, como herpes-vírus equino 1 (EHV-1) ou herpes-vírus bovino 1 (BHV-1), com possibilidade de aborto. No período periparto, as fêmeas também apresentam maior risco de excreção de microrganismos contagiosos porque os eventos próximos à parição podem ser imunossupressores; ademais, suas crias recém-nascidas são mais sujeitas à infecção, especialmente antes de mamar o colostro. Desse modo, os locais de parição devem ser separados daqueles onde são mantidos os animais doentes e os animais jovens que, provavelmente, excretam microrganismos contagiosos. Baias ou cercados (piquete, aprisco, chiqueiro) de parição também devem ser limpos e desinfetados entre os períodos de uso, a fim de reduzir a exposição dos recém-nascidos aos agentes contagiosos. Fêmeas que parem nas pastagens não devem ficar aglomeradas; ademais, deve-se evitar o acúmulo de lama e estrume, uma vez que podem ser locais onde os patógenos intestinais permanecem por semanas a meses.

É importante não apenas impedir o contato direto entre as subpopulações em uma propriedade, mas também evitar ou limitar o compartilhamento de área, alimentos, água e materiais entre os animais desses grupos. Por exemplo, tem-se mostrado que é mais provável que os bezerros desenvolvam doença respiratória quando são alojados, no início da vida, no mesmo local onde ficam as vacas adultas.[15] Em propriedades leiteiras, às vezes, o alimento não consumido pelas vacas lactantes é fornecido aos animais jovens, para reduzir o desperdício.[16] No entanto, essa prática pode expor esses animais jovens a microrganismos contagiosos excretados pelas vacas lactantes; portanto, deve-se evitar essa prática, ou o alimento não consumido apenas deve ser fornecido aos animais jovens de mais idade que, possivelmente, apresentam melhor imunidade aos agentes infecciosos presentes no alimento. A pasteurização do colostro e do resto de leite fornecido aos bezerros é outra prática que pode reduzir a transmissão de microrganismos contagiosos de vacas adultas para bezerros jovens em rebanhos leiteiros.

O contato com pessoas que cuidam dos animais também pode ser um importante meio de transmissão de microrganismo contagiosos entre subpopulações de animais de uma propriedade. Assim, diferentes funcionários devem ser designados para cuidar de diferentes subgrupos, se possível. Isso pode ser exequível em grandes propriedades, nas quais a quantidade de animais justifica o emprego de várias pessoas. Nas propriedades menores, em vez disso, pode ser necessário ter funcionários que começam o dia cuidando dos indivíduos mais suscetíveis (p. ex., animais jovens e fêmeas no pós-parto) e, em seguida, se deslocam para cuidar de indivíduos mais resistentes ou aqueles que, mais provavelmente, excretam agentes contagiosos (p. ex., animais doentes). Essa ordem de cuidados ajuda a reduzir a transmissão de microrganismos de animais em alto risco para os animais de alta suscetibilidade. Pode ser valioso o uso de macacão e botas destinados apenas ao uso nessas áreas onde são alojados animais suscetíveis e doentes, e que se instale um local de lavagem das mãos com água, sabão e desinfetante à base de álcool. Tudo isso facilita aos funcionários a redução do risco de transmissão de agentes contagiosos entre as subpopulações.

O estrume dos animais é uma importante fonte de diversos microrganismos contagiosos, e a transmissão orofecal é a principal via de infecção. Portanto, os cochos de alimentos e os tanques de água devem ser construídos e situados de modo que não sejam contaminados acidentalmente com fezes de animais residentes ou selvagens, como aves e roedores. Além disso, o equipamento utilizado para remoção de estrume e de sujidades das camas do alojamento dos animais não deve ser utilizado para o transporte de alimentos. Caso não seja possível evitar o uso compartilhado de equipamento, este deve ser totalmente limpo e desinfetado antes de ser utilizado com suprimentos alimentares.

Limpeza e desinfecção

Há disponibilidade de valiosa revisão sobre limpeza e desinfecção no contexto de cuidado animal.[17,18] Resumindo brevemente, limpeza e desinfecção são práticas de importância fundamental para a biossegurança, porém, quando não são realizadas de modo apropriado, tornam-se inefetivas. Os protocolos de limpeza e desinfecção devem ser estabelecidos e comunicados claramente às pessoas responsáveis por essas atividades, além de serem escritos e afixados em local de fácil visualização, de modo que as pessoas possam se lembrar do modo correto de completar o protocolo. O emprego das técnicas apropriadas de limpeza e desinfecção deve ser o mais fácil, a fim de maximizar a aceitação pelos funcionários.

Não existe um desinfetante único que seja apropriado para todos os fins; portanto, a escolha do desinfetante utilizado depende do local de desinfecção e do tipo de microrganismos contagiosos que devem ser eliminados. Além disso, a eficácia dos desinfetantes varia conforme os diferentes tipos de microrganismos. Em ordem crescente de resistência, os desinfetantes podem matar ou inativar vírus com envelope, bactérias (não micobacterianas), fungos, vírus sem envelope, micobactérias, esporos bacterianos e príons. Diversos desinfetantes são efetivos contra vírus com envelope, porém poucos são efetivos contra micobactérias e esporos bacterianos e muito poucos inativam príons. Alguns produtos químicos podem eliminar todos os microrganismos contagiosos de uma superfície (esterilizam), enquanto outros diminuem o número de um ou mais tipos de microrganismos (desinfetam), porém não esterilizam. Todavia, os produtos químicos esterilizantes são mais tóxicos e cáusticos às pessoas e aos animais; portanto, na maioria das propriedades onde há criação de animais, são utilizados desinfetantes não esterilizantes, por motivo de segurança. Na Tabela 3.3, há exemplos de algumas classes de desinfetantes comumente utilizados, com alguns de seus benefícios e desvantagens.

Para limpeza e desinfecção efetivas, os princípios importantes são:

- As superfícies e os itens que serão desinfetados devem ser completamente limpos com detergente e água antes da desinfecção, pois matéria orgânica como estrume, secreções nasais ou alimentos na superfície podem inativar alguns desinfetantes, bem como impedir a ação de qualquer desinfetante de contato na superfície a ser desinfetada
- Após a limpeza, o detergente deve ser eliminado totalmente da superfície, com água limpa, uma vez que o resíduo do detergente pode inativar alguns desinfetantes
- É difícil, ou impossível, a desinfecção total de uma superfície porosa (como madeira sem pintura), pois os microrganismos contagiosos podem persistir em fissuras microscópicas dessas superfícies. As superfícies e os utensílios utilizados na lida dos animais devem ser apenas de plástico, metal ou concreto liso, ou de madeira totalmente pintada. Caso não seja possível o uso de utensílios com esses materiais, eles devem ser empregados, pelo menos, de modo consistente na lida de animais em isolamento, por serem aquisições recentes ou por estarem doentes, possibilitando a efetiva desinfecção dos materiais que tiveram contato com indivíduos de alto risco
- Pisos sujos nas áreas de alojamento dos animais não podem ser desinfetados, embora seja possível reduzir a quantidade de patógeno por meio de raspagem e limpeza minuciosa. Com frequência, aplica-se óxido de cálcio nos pisos sujos, como desinfetante, e embora esse procedimento possa diminuir o número de patógenos, também há evidência de que o óxido de cálcio pode prolongar a sobrevivência de esporos de antraz.[19] Isso sugere que esse desinfetante não deve ser

Tabela 3.3 Exemplos de classes de desinfetantes com alguns de seus benefícios e desvantagens.[17,18]

Classe de desinfetante	Benefícios	Desvantagens	Observações
Álcool	Ação rápida, baixa toxicidade, sem resíduo	Inativado por matéria orgânica	Mais apropriado para preparação da pele e para objetos que entram em contato direto com a pele do paciente
Aldeído	Espectro muito amplo, inclusive esporicida	Relativamente tóxico, carcinogênico	–
Biguanidas (inclusive clorexidina)	Baixa toxicidade, amplo espectro antibacteriano, porém menos efetivas contra vírus	Inativadas por matéria orgânica	Semelhantes àquelas mencionadas para o álcool
Compostos clorados halogenados (inclusive hipoclorito de sódio)	Efetivos contra diversas bactérias, inclusive micobactérias, vírus e fungos Baixo preço	Inativados por matéria orgânica, alguns tipos de sabão e luz solar Irritantes e corrosivos	Apropriados para desinfecção de superfícies limpas do ambiente
Iodofor	Efetivo contra diversas bactérias, inclusive micobactérias, vírus e fungos Ação rápida, baixa toxicidade	Inativado por matéria orgânica, baixo custo, pode manchar tecidos ou utensílios	Produto de uso cutâneo; não apropriado para desinfecção de objetos ou superfícies
Compostos de amônio quartenário	O espectro antimicrobiano de diferentes formulações é variável; não é efetivo contra vírus sem envelope	Inativados por matéria orgânica e alguns tipos de sabão	–
Fenóis	Amplo espectro antimicrobiano, inclusive diversos vírus sem envelope; preserva a atividade na presença de matéria orgânica	Inativados por alguns detergentes; tóxicos para alguns animais	Deve-se evitar o uso em superfícies que entram em contato com leite, água ou alimentos
Agentes oxidantes (à base de peróxido de hidrogênio ou compostos peroxigenados)	Amplo espectro antimicrobiano, inclusive diversos vírus sem envelope e alguns esporos; relativamente atóxicos; atividade preservada na presença de matéria orgânica	Podem ser corrosivos aos utensílios	Alguns produtos: boa escolha para uso em pedilúvio em razão de sua eficácia estável prolongada na presença de matéria orgânica

utilizado em áreas onde há risco significante de sua ocorrência

- O desinfetante deve ser diluído na concentração apropriada e aplicado à superfície, mantendo um tempo de contato necessário para a desinfecção efetiva. O rótulo da embalagem indica a concentração e o tempo de contato que devem ser utilizados
- Após tempo de contato apropriado, o desinfetante deve ser eliminado da superfície com água limpa, pois diversos desinfetantes podem ser tóxicos ou deixar um gosto desagradável nos utensílios que armazenam água, leite ou alimentos. Os desinfetantes também podem ser irritantes quando entram em contato com a pele de pessoas ou de animais; ademais, podem ser corrosivos às superfícies das construções e aos utensílios.

Vale ressaltar a necessidade de rotulação dos desinfetantes, com informações detalhadas sobre sua classe química, os microrganismos infecciosos contra os quais o produto é eficaz e as recomendações de seu uso efetivo, inclusive a concentração na qual o produto deve ser utilizado e o tempo de contato necessário para a desinfecção. Pessoas que planejam elaborar protocolos de limpeza e desinfecção devem ler o rótulo dos desinfetantes que serão utilizados, a fim de assegurar que o protocolo seja compatível com as orientações contidas no produto e, assim, obter uma desinfecção efetiva.

Nas propriedades, frequentemente são utilizados pedilúvios que contêm desinfetantes, de modo que os cuidadores de animais podem passar no pedilúvio e desinfetar seus calçados quando se deslocam entre as áreas do alojamento dos animais, nas quais é provável que haja microrganismos contagiosos. As evidências que indicam a eficácia do uso de pedilúvio são controversas; alguns estudos relatam que ele está associado com menor risco de introdução de microrganismos contagiosos, mas outras pesquisas discordam. Um estudo mostrou que pedilúvios contendo desinfetante fenólico não impediram a transmissão de *Salmonella* entre clínicas vizinhas de grandes e pequenos animais, decorrente, provavelmente, dos pés de pessoas que caminhavam de um local para outro.[20] Da mesma maneira, a desinfecção de calçados não influenciou de modo consistente a contagem de bactérias no piso de outro hospital.[21] Diversos desinfetantes são capazes de reduzir sobremaneira a quantidade de bactérias nas solas de calçados, mas não os esterilizam.[22-24] O pedilúvio não reduz significativamente a contagem de bactérias se os calçados estiverem contaminados com fezes.[23] Para tanto, as solas devem ser esfregadas e livres de fezes e de outras matérias orgânicas na água ou em um pedilúvio primário destinado à limpeza dos calçados; depois, a pessoa deve caminhar para um segundo pedilúvio de desinfecção. As pessoas também devem utilizar calçados não porosos e impermeáveis à água, ou estarão impedidas de caminhar completamente no pedilúvio, o que anularia sua função. Um pedilúvio torna-se menos efetivo à medida que é utilizado, provavelmente em decorrência de sua contaminação com matéria orgânica e pela inativação do desinfetante pela alteração química que ocorre com o passar do tempo. Como é provável que os calçados conservem traços de matéria orgânica mesmo após esfregação, apenas os desinfetantes que se mantiverem eficazes com matéria orgânica devem ser utilizados (ver Tabela 3.3). O tempo pelo qual um desinfetante se conserva efetivo deve estar indicado no rótulo do produto, e a solução desinfetante contida no pedilúvio deve ser trocada regularmente, em intervalo que assegure a preservação da eficácia do desinfetante.

As pessoas são mais propensas a passar em capachos nos quais apenas as solas dos calçados entram em contato com os desinfetantes. Esses capachos são igualmente eficazes na redução do número de bactérias nas solas de calçados, em comparação com os pedilúvios.[22] Botas plásticas descartáveis podem impedir, efetivamente, a contaminação dos calçados[25], mas como podem se formar orifícios na base das botas quando utilizadas por longo tempo, elas devem ser usadas apenas por curtos períodos. Em resumo, pedilúvios e capachos podem reduzir a quantidade de microrganismos nas solas dos calçados e seu uso pode minimizar a transmissão de microrganismos contagiosos; contudo, para serem efetivos, devem ser utilizados apropriadamente, o que inclui esfregação dos calçados, livrando-os de estrume e outras matérias orgânicas, antes de passar pelo pedilúvio ou pelo capacho, emprego de desinfetante que continua ativo mesmo na presença de matéria orgânica, e troca regular da solução desinfetante quando esta se torna intensamente contaminada com matéria orgânica ou ao término do período de uso.

Higiene apropriada das mãos é outro importante componente da biossegurança. Existe informação disponível detalhada sobre a efetiva higienização das mãos, de materiais que possibilitam o treinamento do funcionário e o monitoramento da conformidade dele quanto a isso.[26] Em resumo, deve-se fazer a higiene das mãos após qualquer interação com um animal que pode excretar microrganismos contagiosos ou após contato com qualquer objeto ou material que tenha entrado em contato com um animal. Se as mãos estão visivelmente sujas com pó, estrume, urina, secreções ou excreções, elas devem ser completamente lavadas com sabão antimicrobiano e água. No entanto, se não estiverem visivelmente sujas, o uso de desinfetante à base de álcool é mais efetivo. Além disso, como a lavagem efetiva das mãos demora mais do que o uso do desinfetante e como repetidas lavagens podem provocar fissuras, a disponibilidade de desinfetante de mãos pode melhorar a complacência das pessoas que lidam com animais quanto à higienização das mãos. Devem-se utilizar luvas de exame descartáveis ao praticar atividades nas quais há possibilidade de contaminação das mãos por microrganismos contagiosos; também é importante ressaltar que as mãos devem ser higienizadas por meio de lavagem ou uso de desinfetante após a remoção de luvas, pois furos microscópicos nas luvas podem possibilitar a contaminação das mãos.

Monitoramento da doença e manutenção de registros

É necessário monitoramento regular e constante da doença e dos registros, a fim de realizar uma avaliação cuidadosa dos riscos de biossegurança em uma propriedade e para verificar a eficácia das práticas de biossegurança. Os cuidadores devem ser treinados para identificar os sinais de doenças comuns; eles também devem saber como os animais doentes ou lesionados precisam ser manipulados e tratados e quem deve ser informado quando eles detectam esses animais. Nas grandes propriedades, podem ser elaborados protocolos, por escrito, com o resumo dos critérios de identificação de alguns problemas de saúde comuns. Preferencialmente, todos os animais de uma propriedade devem ser identificados de algum modo permanente e particular, que possibilite a identificação exata dos animais doentes, a fim de monitorá-los e tratá-los. A identificação particular também facilita a manutenção de registros exatos, especialmente importante para assegurar a obediência ao período de carência (retenção), antes que os animais tratados ou seus produtos sejam comercializados para o consumo humano.

Os registros de doença do animal e os procedimentos terapêuticos devem ser revisados periodicamente pelo veterinário que atua na propriedade, pois isso facilita a identificação de padrões da ocorrência da doença, o que indica falha na biossegurança ou evidência de novos riscos à biossegurança. A avaliação periódica dos registros também propicia a oportunidade de melhorar a saúde e a produtividade do animal, como resultado de biossegurança efetiva.

Comunicação, treinamento e avaliação

É mais provável, até mesmo lógico, que as pessoas que cuidam de animais implementem as práticas de biossegurança quando consideram que essas práticas são efetivas. Se as pessoas que trabalham com rebanho pecuário não compreendem ou não consideram eficazes as práticas de biossegurança, os esforços para instituir um plano de biossegurança podem ser infrutíferos, porque os indivíduos não se sentem motivados a seguir os protocolos de biossegurança de modo consistente e efetivo. Portanto, os veterinários podem ajudar na melhora da biossegurança explicando as razões para as práticas de biossegurança, de modo claro e simples e auxiliando os responsáveis a elaborarem protocolos confiáveis, completos e fáceis de entender e usar. Também é útil elaborar protocolos, por escrito, das práticas de biossegurança mais críticas e afixá-los claramente nas áreas em que devem ser adotados. Isso porque as pessoas frequentemente esquecem as etapas do protocolo, e um protocolo realizado incorretamente pode ser ineficiente ou até causar dano aos animais ou às pessoas.

Deve-se fornecer treinamento, com revisão periódica, aos cuidadores de animais e aos seus supervisores, de modo a assegurar que os protocolos de biossegurança sejam aplicados de modo apropriado. A avaliação periódica dos protocolos é importante porque tem se mostrado que a complacência dos funcionários diminui com o passar do tempo, mesmo que as pessoas considerem necessária a adoção de medidas de biossegurança.[27,28] A revisão periódica regular dos registros sobre a saúde dos animais pode levar à detecção de falhas ou sucesso na biossegurança, e a comunicação desses resultados àqueles que trabalham com os animais pode ajudar a reforçar a necessidade de biossegurança.

LEITURA COMPLEMENTAR

Caveney L, Jones B, Ellis K, eds. Veterinary Infection Prevention and Control. Ames, IA: Wiley-Blackwell; 2011.

Dargatz DA. Biosecurity of cattle operations. Vet Clin North Am Food Anim Pract. 2002;18:1-5.

Gwyther CL, Prysor Williams A, Golyshin PN, et al. The environmental and biosecurity characteristics of livestock carcass disposal methods: a review. Waste Manag. 2011;31:767-778.

Weese JS. Infection control and biosecurity in equine disease control. Equine Vet J. 2014;46:654-660.

REFERÊNCIAS BIBLIOGRÁFICAS

1. Dargatz DA, et al. Vet Clin North Am Food Anim Pract. 2002;18:1.
2. Laanen M, et al. Prev Vet Med. 2014;115:1.
3. <http://www.fda.gov/Food/GuidanceRegulation/HACCP/ucm2006801.htm>.
4. Rogers CW, et al. N Z Vet J. 2010;58:64.
5. Negrón M, et al. Prev Vet Med. 2011;99:130.
6. Can MF. Vet Q. 2014;34:67.
7. Schembri N, et al. Prev Vet Med. 2015;118:104.
8. Smith DR. Vet Clin North Am Food Anim Pract. 2002;18:157.
9. Ellis-Iversen J, et al. Vet Rec. 2011;168:128.
10. Volkova V, et al. Avian Dis. 2012;56:521.
11. Fasina FO, et al. Prev Vet Med. 2011;98:204.
12. Gwyther CL, et al. Waste Manag. 2011;31:767.
13. Firestone SM, et al. Prev Vet Med. 2011;100:53.
14. <http://www.pork.org/filelibrary/Biosecurity/BiosecurityBook.pdf>.
15. Gulliksen SM, et al. J Dairy Sci. 2009;92:5139.
16. Maunsell F, et al. Vet Clin North Am Food Anim Pract. 2008;24:155.
17. Caveney L. Guidelines for effective cleaning and disinfection. In: Caveney L, Jones B, Ellis K, eds. Veterinary Infection Prevention and Control. Ames, IA: Wiley-Blackwell; 2011:10.
18. Caveney L. Chemical disinfectants. In: Caveney L, Jones B, Ellis K, eds. Veterinary Infection Prevention and Control. Ames, IA: Wiley-Blackwell; 2011:129.
19. Himsworth CG. Can Vet J. 2008;49:1208.
20. Hartmann FA, et al. J Am Vet Med Assoc. 2013;242:682.
21. Stockton KA, et al. J Am Vet Med Assoc. 2006;228:1068.
22. Dunowska M, et al. J Am Vet Med Assoc. 2006;228:1935.
23. Amass SF, et al. Swine Health Prod. 2000;8:169.
24. Amass SF, et al. J Swine Health Prod. 2001;9:121.
25. Dee S, et al. Can J Vet Res. 2004;68:19.
26. <http://www.who.int/gpsc/5may/tools/9789241597906/en/>.
27. Ssematiba A, et al. Prev Vet Med. 2013;109:106.
28. Dorea FC, et al. Avian Dis. 2010;54:1007.

4

Estados Sistêmicos Gerais

INTRODUÇÃO

Várias condições sistêmicas contribuem para a ocorrência de muitas doenças. Como essas condições são comuns a várias patologias, elas serão consideradas neste capítulo como um grupo a fim de evitar repetições desnecessárias. Os efeitos de hipertermia, febre, septicemia, toxemia e a resposta de fase aguda estão estreitamente relacionados, o que torna sua apreciação necessária para evitar que sejam repetidamente avaliados na tentativa de eliminar o agente causador. Do mesmo modo, os choques hipovolêmico, hemorrágico, por má distribuição e obstrutivo são mais bem examinados em conjunto. O choque anafilático é abordado no Capítulo 11.

O presente capítulo também trata, brevemente, de dor e estresse, quando associados à doença. Também são incluídas a síndrome do baixo desempenho, a redução de apetite e a morte súbita e inesperada.

HIPOTERMIA, HIPERTERMIA E FEBRE

Hipotermia, hipertermia e febre, caracterizadas por alterações fisiologicamente significativas na temperatura corporal, são aqui apresentadas em conjunto, com a introdução aos mecanismos de termorregulação do corpo.

Temperatura corporal

Os animais pecuários mantêm uma temperatura corporal (*homeotermia*) durante variações extremas da temperatura ambiente. Esta condição *homeotérmica* se deve aos mecanismos fisiológicos e comportamentais que modificam tanto a taxa de perda de calor do corpo quanto aquela na qual o calor é produzido durante a metabolização de alimentos ou de reservas energéticas do organismo. Para que a temperatura corporal permaneça constante durante as alterações da temperatura ambiente, a taxa de calor que se perde deve ser igual à que se ganha. A temperatura corporal é um reflexo do equilíbrio entre o *ganho de calor* do ambiente (radiação, condução e convecção) ou da atividade metabólica (manutenção, exercício, crescimento, lactação, gestação e alimentação) e a *perda de calor* para o ambiente (radiação, condução, convecção e evaporação) ou pela atividade metabólica (ordenha do leite, excreção de fezes e urina). Ocorre absorção do calor do ambiente quando a temperatura externa aumenta além da temperatura do corpo.

Produção de calor

Decorre da atividade metabólica e da digestão de alimentos, movimentos musculares e manutenção do tônus muscular. A *termogênese com tremor* é uma resposta à súbita exposição ao frio, sendo um importante mecanismo colaborador na exacerbação da produção de calor. A *termogênese sem tremor* também é induzida pela exposição ao frio, sendo o mecanismo pelo qual o calor é produzido pelo efeito calorigênico da epinefrina e da norepinefrina. No neonato, o calor é produzido a partir do metabolismo do tecido adiposo marrom, presente nos animais pecuários recém-nascidos; é um mecanismo de produção de calor particularmente importante para evitar a hipotermia neonatal.

Perda de calor

O calor é transferido para ou de um animal por meio de quatro fenômenos físicos padrões: *convecção*, *condução*, *radiação* e *evaporação*. Convecção é uma transferência de calor entre dois meios de diferentes temperaturas, como a superfície do pelame e o ar. De modo semelhante, a transferência de calor por convecção depende do gradiente de temperatura entre a superfície do pelame e o ar, bem como da área da superfície e da velocidade do ar na superfície corporal. Condução é a transferência de calor entre dois meios que estão em contato direto, como a pele e a água. Radiação é a absorção ou emissão de radiação eletromagnética na superfície corporal; depende da temperatura da superfície cutânea e da área dessa superfície. A transferência de calor por evaporação é um processo pelo qual se perde calor pela evaporação de água; depende do gradiente de pressão do vapor d'água entre a superfície cutânea e o ambiente e da velocidade do ar na superfície corporal.

A evaporação ocorre por meio de sudorese, salivação e respiração; sua importância relativa varia entre as espécies. As perdas por evaporação de umidade mudam de acordo com as espécies, dependem do grau de desenvolvimento do sistema de glândulas sudoríparas e são menos importantes nos animais do que em humanos, atuando apenas quando a temperatura corporal encontra-se relativamente elevada. Os equinos apresentam sudorese profusa; contudo, em suínos, ovinos, caprinos, camelídeos do Novo Mundo e bovinos europeus, a sudorese pode não ser considerada um mecanismo efetivo de perda de calor por evaporação. Nos bovinos zebuínos, a maior quantidade de glândulas sudoríparas cutâneas sugere que a sudorese pode ser mais importante. Salivação profusa e respiração exagerada, inclusive a respiração pela boca, são importantes mecanismos de dissipação do excesso de calor corporal em animais. Quando a temperatura do corpo se eleva, o volume corrente diminui e a taxa de respiração aumenta; assim, ocorre perda de calor, porém sem a alcalemia provocada por alcalose respiratória.

Equilíbrio entre a perda e o ganho de calor

É controlado pela termorregulação do hipotálamo. Os impulsos aferentes se originam nos receptores periféricos de calor e frio e dependem da temperatura do fluxo sanguíneo que chega ao hipotálamo. Os impulsos eferentes controlam a atividade do centro respiratório, o calibre dos vasos sanguíneos cutâneos, a atividade das glândulas sudoríparas e o tônus muscular. Há armazenamento de calor e a temperatura do corpo aumenta quando ocorre diminuição na frequência e na profundidade da respiração, constrição de vasos sanguíneos cutâneos, cessação de perspiração e aumento do tônus muscular. A inversão dessas funções é acompanhada de perda de calor. Essas alterações fisiológicas representam a base do aumento e a diminuição dos estágios da febre.

Diferenças raciais

Há diferenças entre as raças e as linhagens de bovinos quanto às características da pelagem e da pele, as quais influenciam a absorção do calor oriundo da radiação solar e a perda dele por resfriamento pela evaporação;

também existem diferenças nas taxas metabólicas, que influenciam a carga básica de calor. Tem aumentado o interesse nesse assunto em razão da demanda de categorias animais de alta produção nos países tropicais em desenvolvimento. Portanto, há informações detalhadas sobre os efeitos fisiológicos dos mecanismos de adaptação à alta temperatura ambiente em outras partes, mas elas não são tratadas neste livro, pois parecem minimamente relacionadas ao desenvolvimento de doença clínica.

Hipotermia e *hipertermia* (*intermação* ou *exaustão pelo calor*) são causadas pela exposição, respectivamente, à baixa e à alta temperatura ambiente; são importantes anormalidades da temperatura corporal associadas com extremos da temperatura ambiente. *Anidrose* é verificada principalmente em equinos mantidos em clima quente e úmido e está associada com incapacidade de suar; será discutida no Capítulo 16.

Hipotermia

É uma condição em que a temperatura corporal encontra-se abaixo do normal, sendo notada quando há *perda excessiva* ou *produção insuficiente de calor.* Hipotermia neonatal é uma importante causa de morbidade e mortalidade em animais pecuários recém-nascidos nos primeiros dias de vida. Lesão pelo frio e úlcera por congelamento são temas discutidos neste capítulo.

Etiologia

Perda de calor excessiva

A exposição à temperatura excessivamente fria provoca perda de calor caso o aumento da atividade metabólica, a ocorrência de tremores e contrações musculares persistentes e a vasoconstrição não sejam capazes de compensar essa perda.

Produção insuficiente de calor

Reservas de energia corporais e ingestão alimentar inapropriadas resultam em produção insuficiente de calor. Também ocorre hipotermia em decorrência de várias doenças nas quais o animal pode ter menor capacidade de tremer e de contrair os músculos esqueléticos, associadas com reduzido débito cardíaco, baixa perfusão periférica e choque. Os exemplos incluem paresia pós-parto, acidose ruminal aguda (sobrecarga de grãos) durante anestesia e sedação, e redução da atividade metabólica nos estágios terminais de diversas doenças. A diminuição súbita da temperatura corporal de um animal que apresentava febre, condição denominada queda pré-mortal, é um sinal de prognóstico desfavorável.

Combinação entre perda de calor excessiva e produção insuficiente de calor

Com frequência, a combinação de perda excessiva e produção insuficiente de calor causa hipotermia. Ingestão insuficiente de alimento energético ou inanição em animais pecuários recém-nascidos em um ambiente frio pode ser uma importante causa da hipotermia, o que pode não ocorrer em condições ambientais semelhantes, caso os animais consumam teor adequado de energia. Também pode ocorrer hipotermia fatal em outras circunstâncias, como após anestesia geral ou sedação com alta dose de azaperona em algumas raças de suínos, como os Pot-Belly. Os animais adultos dessa raça, quando privados de alimentos e mantidos em ambiente externo durante os meses mais frios do ano, podem desenvolver hipotermia, o que normalmente não ocorreria nessas condições se recebessem alimentação adequada.

Epidemiologia

Hipotermia neonatal

Animais pecuários recém-nascidos são propensos à hipotermia em ambiente frio – considerado importante causa de morte de neonatos – porque eles não conseguem manter a temperatura corporal central em valores normais nas primeiras horas após o nascimento. A hipotermia e as interações termorreguladoras ambientais são particularmente importantes em leitões e cordeiros em decorrência de sua proporção superfície/volume; contudo, também são relevantes em bezerros e potros doentes.

Ao nascimento, os ruminantes neonatos se deslocam de um ambiente térmico muito estável, de temperatura semelhante à sua temperatura corporal central, para um ambiente térmico variável e instável, 10 a 50°C mais frio do que sua temperatura corporal. A pelagem é umedecida com fluido placentário e torna-se um isolante térmico fraco, e a perda de energia é maior em razão da evaporação. O bezerro recém-nascido desenvolve hipotermia nas primeiras 6 h após o nascimento, e apenas substratos teciduais limitados estão disponíveis como fontes de energia. Os neonatos também são expostos a uma variedade de patógenos ambientais contra os quais apresentam pouca imunidade específica. Desse modo, o período neonatal é um dos mais críticos para a sobrevivência do animal e, durante esse período, as taxas de morbidade e de mortalidade podem ser altas em condições ambientais adversas.

A ênfase continuada da agricultura moderna em produzir neonatos durante todo o ano, inclusive em épocas de clima rigoroso e restrição de alimento (parição no fim do inverno e no início da primavera, em rebanhos de corte de regiões de clima frio); a meta de estações curtas de parição; a criação de rebanho com alta densidade populacional; e a produção de animais com alto potencial para desenvolvimento muscular, que pode estar associada com maior prevalência de distocia resultando em menor vitalidade dos animais ao nascimento, são todos fatores que parecem combinar maior taxa de mortalidade causada por hipotermia e maior ocorrência de doenças relacionadas em neonatos.

Em cordeiros, mais de 30% das mortes acontecem nos primeiros dias de vida, e a taxa de mortalidade pode ser superior a 10%, sendo que mais da metade das perdas é causada por hipotermia decorrente da exposição ao frio ou de inanição. Em bezerros, cerca de 50% das mortes acontecem nas primeiras 48 h após o nascimento, e a maior parte das perdas está diretamente relacionada, durante ou após, a um parto distócico, no qual a ocorrência de natimortos e a taxa de morte precoce pós-natal são de cerca de 20%, em comparação com a taxa inferior a 5% em bezerros nascidos de parto normal (parto eutócico).

Termorregulação em animais pecuários neonatos

Resposta ao estresse pelo frio

Ruminantes neonatos, comparados a vários mamíferos neonatos *altriciais*, apresentam desenvolvimento *precoce*, com mecanismos termorreguladores bem desenvolvidos que possibilitam manter a homeotermia na maioria dos ambientes. A exposição prolongada ao calor ou ao frio induz alterações hormonais e metabólicas específicas para cada tipo de estresse. Isso envolve a secreção de hormônios glicocorticoides e maior atividade do sistema nervoso simpático induzida pela maior secreção de catecolaminas. O principal efeito metabólico desses aumentos é a maior disponibilidade e utilização de substratos (gordura, glicogênio e proteínas) para o catabolismo, com maior produção de calor.

Termogênese induzida pelo frio

É obtida por meio de termogênese com e sem tremor de músculo esquelético, nesse caso, a partir do tecido adiposo marrom. A *termogênese com tremor* consiste em contrações involuntárias periódicas dos músculos esqueléticos. O calor é produzido durante a contração de feixes musculares dos músculos esqueléticos, cujo tônus aumenta, bem como a contração, quando há tremores marcantes. A maior produção de calor em bezerros neonatos, nas primeiras horas após o nascimento, pode ser importante quando os animais, inicialmente, permanecem em pé por 10 min; esse efeito é reproduzido posteriormente, quando os bezerros são mais fortes e permanecem em pé durante períodos mais longos. Nos animais, o principal local de termogênese sem tremores induzida pelo frio é o tecido adiposo marrom, presente em cordeiros, cabritos e bezerros neonatos, porém não em leitões. Nos cordeiros neonatos, cerca de 40% da resposta termogênica durante o metabolismo máximo é atribuída à *termogênese sem tremor* e, aproximadamente 60% se deve à termogênese com tremor.

Controle da perda de calor

A natureza isolante da pelagem e dos tecidos cutâneos para resistir à perda de calor não evaporativa durante exposição ao frio é fundamental para manter a homeotermia. Isolamento térmico total é a soma do isolamento tecidual e do isolamento externo.

Isolamento tecidual. É a resistência do tecido cutâneo à perda de calor por condução, da temperatura corporal central para a superfície cutânea. O isolamento tecidual é influenciado pela espessura da gordura subcutânea, que é mínima em neonatos, e pela vasoconstrição. O isolamento tecidual aumenta de acordo com a idade.

Isolamento externo. É a resistência térmica da pelagem e interface do ar às perdas de calor por radiação, convecção e condução da superfície cutânea para o ambiente. O isolamento externo depende do comprimento e do tipo de pelagem e da interface do ar. Quando expostos a condições ambientais com ar seco, sem vento e frio, o isolamento externo, como uma proporção do isolamento térmico total em bezerros neonatos, varia de 65 a 75%. Umidade e presença de secreção na pelagem reduz a capacidade do isolamento externo; vento e chuva também podem reduzir o isolamento externo.

A resistência térmica total do neonato à perda de calor depende das propriedades físicas da pele e da pelagem e da capacidade em induzir vasoconstrição de vasos sanguíneos cutâneos e piloereção. Os bezerros neonatos são notavelmente tolerantes ao frio, em ambiente com ar seco e sem vento. A demanda térmica de um ambiente externo frio depende do *vento* e da *precipitação pluviométrica*, bem como da *temperatura ambiente*.

A *perda de calor por condução* é controlada pela regulação simpática dos vasos sanguíneos que suprem os tecidos cutâneos, especialmente orelhas e extremidades dos membros inferiores. Em resposta ao frio, os vasos sanguíneos se contraem, ocorre diminuição do fluxo sanguíneo periférico e a transferência de calor é limitada. A vasoconstrição de vasos sanguíneos durante a exposição ao frio inicia nas orelhas, seguidas de extremidades inferiores e, então, a pele que circunda o tronco. A *vasodilatação fásica* na pele das orelhas e das extremidades distais dos membros, em temperatura próxima ao congelamento, deve-se à abertura súbita da anastomose arteriovenosa, de modo a possibilitar um *aquecimento intermitente* (condição conhecida como reação de *caça*). Não ocorre vasodilatação fásica na pele que envolve o tronco.

Mecanismos termorreguladores

A troca de calor entre qualquer animal homeotérmico e o ambiente é resultado de:

- Produção de calor, pelo metabolismo
- Perda de calor imperceptível por meio de evaporação da umidade, pelo trato respiratório e pele
- Transferência de calor sensível por meio dos mecanismos de condução, convecção e radiação.

Há uma variação no ambiente térmico efetivo denominada *zona térmica neutra*, na qual os animais mantêm a temperatura corporal com mínimo esforço metabólico. Nessa zona, a temperatura corporal é mantida, principalmente, pela variação do fluxo sanguíneo à superfície corporal, pela piloereção e por alterações de comportamento e postura. Essas respostas se ajustam aos processos físicos de transferência de calor, a fim de equilibrar a produção de calor no corpo. O limite inferior da zona térmica neutra (a *temperatura inferior crítica*) é a temperatura mínima que um animal pode tolerar sem que haja necessidade de aumentar a taxa de produção de calor metabólica para manter o equilíbrio térmico (Figura 4.1). A temperatura crítica mínima de um animal é determinada pela sua capacidade de resistir à perda de calor (isolamento térmico) e à produção de calor termoneutra latente do animal pelo metabolismo. Aumento do isolamento térmico ou da taxa metabólica termoneutra reduz a temperatura crítica inferior, aumentando a tolerância ao frio.

Não há disponibilidade de estimativas de temperatura críticas inferiores de bezerros durante os primeiros dias de vida, mas alguns valores para bezerros mais velhos são 13°C, em bezerros da raça Ayrshire com 2 dias de vida, e 8 a 10°C em bezerros leiteiros mestiços com 1 a 8 semanas de idade. Nos cordeiros, as estimativas são 37 e 32°C para neonatos com peso ao nascimento baixo (2 kg) e alto (5 kg), quando ainda umedecidos pelo fluido amniótico, e 31 e 22°C em cordeiros com mais de 1 dia de vida.

A zona térmica neutra para vacas-leiteiras lactantes varia de 5 a 25°C. Os bovinos adultos são muito tolerantes ao frio, com temperatura crítica inferior de 0°C para bezerros com 1 mês de idade; −16 a −37°C para vacas-leiteiras lactantes, dependendo de sua produção de leite; e −36°C para bovinos confinados em fase de terminação. O

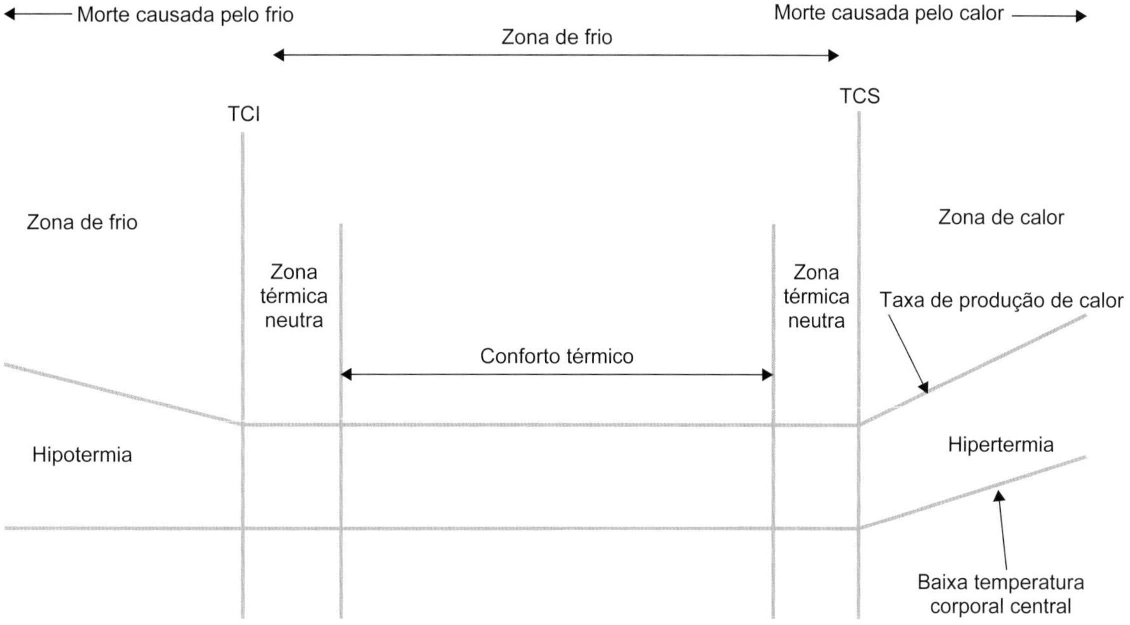

Figura 4.1 Relação entre temperatura ambiente, taxa de produção de calor e temperatura corporal central em animais pecuários. TCI: temperatura crítica inferior; TCS: temperatura crítica superior.
Adaptada de Kadzere et al. Livestock Prod Sci, 2002; 77:59-91.

limite inferior da zona de frio é o *limite letal de frio*, que é a temperatura ambiente abaixo da qual o bezerro é incapaz de produzir calor suficiente para compensar as perdas de calor necessárias para manter o equilíbrio térmico, no qual inicia um quadro de hipotermia. Longo período de exposição à temperatura abaixo desse limite resulta em morte. O limite letal de frio também pode ser definido como temperatura ambiente abaixo da qual a perda de calor excede o ponto mais alto ou o metabolismo máximo do animal. Com base nos valores de temperatura crítica inferior publicados, considera-se que *ausência de vento, pelagem limpa e seca, padrão de radiação* e permanência do *animal em pé decorrente do nível de manutenção de alimentação* continuam sendo as limitações para o uso desses valores. Em temperatura abaixo da de congelamento, o isolamento térmico das extremidades diminui e a perda de calor aumenta. Assim, algumas temperaturas críticas inferiores para os bovinos são muito baixas, o que significa que os neonatos podem ser submetidos a temperaturas frias que normalmente não são consideradas nocivas. O isolamento externo pode se modificar por conta de alterações na velocidade do vento e da radiação de ondas compridas. Para minimizar a perda de calor, os animais podem alterar o comportamento. Por exemplo, podem se dirigir em direção ao vento, reduzindo seu perfil, e procurar abrigo, amontoando-se e modificando sua postura. A radiação solar varia durante as horas do dia, dependendo da quantidade de nuvens. Em geral, o equilíbrio da radiação é positivo durante o dia; à noite, quando o céu está limpo, geralmente é negativo. A produção de calor varia de acordo com a hora do dia, o tempo desde a última refeição e a atividade física. Com frequência, a chuva reduz a ingestão de alimentos, e a doença e a hipotermia reduzem ainda mais; já o frio estimula o consumo de alimentos.

Produção de calor

A produção de calor pelo metabolismo é diretamente proporcional à quantidade de alimentos consumidos, especialmente em ruminantes adultos, nos quais o aumento do calor produzido durante a fermentação nos pré-estômagos é considerável. Quanto mais o animal se alimenta, maior o incremento calórico do alimento, e isso resulta em aumento da temperatura corporal central em até 0,3°C em vacas-leiteiras lactantes em comparação com as não lactantes. Os animais submetidos à baixa temperatura ambiente consomem mais alimentos se tiverem a oportunidade; a proporção de matéria seca aumenta em até 35%, uma condição típica. Também há produção de calor durante atividade física. Quando os bezerros recém-nascidos permanecem em pé nos primeiros 10 min, o gasto de energia aumenta proporcionalmente de 30 a 100%. À medida que os bezerros se tornam mais fortes e capazes de permanecer em pé por mais de 30 min, a produção de calor aumenta em 40%.

Termogênese no frio

Na termogênese no frio, a principal fonte de calor, induzida pela termogênese com tremor ou pela termogênese sem tremor, é o lipídio. Glicogênio também é importante nas taxas metabólicas máximas e para o metabolismo de lipídios. Em neonatos, nas primeiras 24 h, ocorre baixa digestão de proteínas do colostro e baixo metabolismo de aminoácidos.

Termogênese com tremor. É o sinal mais evidente de aumento da produção de calor na termogênese no frio.

Termogênese sem tremor. Há tecido adiposo marrom funcional em bezerros, cordeiros e cabritos recém-nascidos, e sua principal função é produzir calor via termogênese sem tremores. A liberação de norepinefrina durante a exposição ao frio em ruminantes neonatos estimula o aumento do fluxo sanguíneo ao tecido adiposo marrom. A ação dos hormônios da tireoide também é fundamental no controle da termogênese no frio, assim como os glicocorticoides por meio da mobilização de lipídios e glicogênio para fornecer substratos energéticos. Há grandes depósitos de tecido adiposo marrom na cavidade abdominal (perirrenal), ao redor dos grandes vasos sanguíneos e nas regiões inguinal e pré-escapular. Nos bezerros, a quantidade de gordura marrom pode representar 20 g/kg de peso corporal (PC) e nos cordeiros filhos de ovelhas bem nutridas, a gordura marrom pode representar 6 g/kg PC. Por ocasião da parição, ocorrem alterações marcantes no suprimento do neonato e na demanda por nutrientes. No útero, o feto de ruminante recebe alto teor de carboidrato e baixo teor de gordura, enquanto, após o nascimento, é suprido com colostro com alto teor de gordura e baixo de carboidrato. Antes do fornecimento do colostro, o ruminante neonato depende da mobilização de glicogênio e lipídios do tecido como substratos de energia para o metabolismo basal, bem como termogênese por tremores no tecido muscular e no tecido adiposo marrom. As principais fontes de substratos de energia para a termogênese em ruminantes neonatos são glicogênio e lipídio do fígado e do músculo, porque o catabolismo proteico é mínimo no início do período pós-natal.

Metabolismo máximo. É a taxa máxima de metabolismo em resposta ao frio, sem que haja diminuição da temperatura corporal. O tempo em que se mantém o metabolismo máximo é curto, por exemplo, alguns minutos em cordeiros neonatos. O metabolismo máximo representa cerca de 5 vezes a taxa metabólica em repouso e está associado com aumento da atividade simpática, desenvolvimento de acidose metabólica e elevação nas concentrações plasmáticas de glicose, glicerol, ácidos graxos livres e L-lactato. É provável que a hipoxia pré-parto esteja associada com a depressão pós-parto da atividade nervosa simpática e das respostas termogênicas ao frio.

Peso ao nascimento e metabolismo máximo. O principal fator determinante de um metabolismo térmico neutro no animal em repouso é o tamanho do corpo. Nos animais recém-nascidos, a taxa metabólica térmica neutra e a taxa de metabolismo máximo são mais proporcionais ao seu peso (P^1) do que $P^{0,75}$, o que significa que o metabolismo máximo por unidade de P é semelhante em todos os neonatos, independentemente do tamanho; entretanto, os animais com baixo peso apresentam maior área de superfície corporal por unidade de P do que os neonatos mais pesados. Assim, os neonatos com baixo peso apresentam taxa metabólica máxima inferior por unidade de área da superfície corporal e, consequentemente, são menos tolerantes ao frio do que os neonatos mais pesados. Portanto, neonatos de baixo peso precisam de um período maior para manter o equilíbrio térmico durante o estresse pelo frio em decorrência da baixa taxa termogênica induzida pelo frio por unidade de área da superfície cutânea, comparativamente aos animais mais pesados. Isso, em parte, explica a maior taxa de mortalidade neonatal em leitões e cordeiros menores e em bezerros de baixo peso filhos de novilhas primíparas e até mesmo de vacas multíparas.

Fatores que interferem na termogênese no frio

Diversos fatores influenciam a capacidade dos bezerros recém-nascidos em evitar hipotermia. A ativação imediata dos mecanismos termogênicos ocorre logo após o nascimento, quando geralmente a demanda por produção de calor é maior. O desenvolvimento de tecido adiposo marrom funcional deve ocorrer na vida fetal, possibilitando aos bezerros a máxima termogênese sem tremores durante o período pós-natal inicial. Em cordeiros e bezerros, a maior parte do tecido adiposo marrom é depositada no fim da gestação.

Temperatura ambiente e alimentação durante a gestação podem influenciar a termogênese no frio em cordeiros. Em ovelhas, a exposição materna ao frio decorrente datosquia de inverno faz aumentar o peso do cordeiro ao nascimento e a quantidade de tecido adiposo perirrenal, independentemente de alterações no consumo de alimentos no pré-parto. Desse modo, cordeiros recém-nascidos, filhos de ovelhas expostas à baixa temperatura, são mais tolerantes ao frio. A exposição aguda ao frio no final da gestação aumenta o suprimento de glicose ao feto, estimulando a secreção de insulina, a qual, por sua vez, favorece o crescimento dele; no cordeiro recém-nascido, ocorre recrutamento e proliferação de tecido adiposo marrom para aumentar a tolerância ao frio. Há evidência de que a exposição de vacas gestantes a ambiente frio, no pré-parto, pode resultar em bezerros mais pesados.

Má nutrição da mãe no fim da gestação. Isso pode influenciar negativamente a sobrevivência do bezerro neonato. A restrição de energia no pré-parto, começando aos 90 dias de gestação, em ovelhas, também pode reduzir o peso proporcional de tecido adiposo perirrenal e diminuir a capacidade de termogênese sem tremores em cordeiros recém-nascidos. Não foi esclarecido se há influência da restrição nutricional pré-parto na termogênese no frio em bezerros recém-nascidos, porém a restrição de proteínas no último trimestre de gestação reduziu a taxa termogênica termoneutra em 12% sem influenciar o peso ao nascimento, resultando em aumento da temperatura crítica inferior. Má nutrição materna também interfere negativamente na disponibilidade de substratos de energia necessários para a termogênese no frio em neonatos. A restrição nutricional de ovelhas prenhes reduz o conteúdo total de lipídios do corpo em fetos de ovelhas; contudo, não influencia o teor de glicogênio no músculo ou no fígado. Assim, a restrição nutricional ao feto prejudica a tolerância ao frio do neonato por reduzir as reservas de substratos corporais disponíveis para a termogênese no frio e a capacidade termogênica sem tremores.

As raças de bovinos europeias ou britânicas também são mais tolerantes ao frio e mais adaptadas aos climas temperados, enquanto bovinos zebuínos são mais adaptados ao clima subtropical em razão de sua maior tolerância ao calor. A baixa tolerância ao frio de bezerros *Bos indicus* recém-nascidos está associada com maior taxa de mortalidade em rebanhos da raça Brahman pura nos EUA. Esses bezerros são menos tolerantes ao frio e mais suscetíveis à síndrome do bezerro fraco.

Alterações pós-natal na termogênese no frio

No início do período pós-natal, à medida que os bezerros e os cordeiros crescem, a perda de calor por unidade de peso corporal diminui em decorrência do melhor isolamento térmico e à menor proporção da área de superfície cutânea em relação ao peso corporal. Em cordeiros e bezerros, a termogênese sem tremor diminui ao longo do primeiro mês de vida pela redução do metabolismo máximo. Isso coincide com a conversão de tecido adiposo marrom em tecido adiposo branco, cerca de 10 dias após o nascimento. A exposição pós-natal ao frio retarda a conversão do tecido adiposo marrom, aumentando a tolerância ao frio em cordeiros e bezerros por retardar o declínio normal da termogênese sem tremor.

Fatores de risco para hipotermia neonatal

Bezerros

Bezerros de corte nascidos em ambiente externo durante o frio são suscetíveis à hipotermia. Vento, chuva e neve diminuem o nível de isolamento térmico e aumentam a temperatura crítica inferior. Em geral, bezerros leiteiros nascidos em ambiente fechado não são expostos a ambientes frios que causam hipotermia; no entanto, constatou-se hipotermia em bezerros leiteiros criados em ambiente externo em região de clima frio; alguns deles apresentavam enterite.

Distocia pode comprometer a termogênese no frio. Durante o parto normal, pode ocorrer hipoxemia fetal, ocasionando glicólise anaeróbica, produção de ácido lático e acidose mista, respiratória e metabólica, que o bezerro geralmente consegue compensar horas após o nascimento. No parto distócico demorado, pode ocorrer acidose metabólica, que inibe a termogênese sem tremor e prejudica a tolerância ao frio logo após o nascimento. A distocia pode resultar em bezerros fracos, com pouco interesse em alcançar o teto, reflexo de sucção fraco e pouco apetite pelo colostro, resultando em privação do colostro e, em consequência, hipogamaglobulinemia.

O *colostro* fornece *imunidade passiva* aos bezerros e seus *nutrientes* satisfazem a demanda de energia no período pós-natal imediato. Para o bezerro manter o equilíbrio térmico durante a exposição ao frio, é fundamental a ingestão de colostro o mais breve possível, a fim de obter reserva de energia suficiente para isso. Desse modo, é de vital importância que os bezerros recém-nascidos consumam colostro de boa qualidade, a fim de garantir imunidade passiva adequada e auxiliar na manutenção da estabilidade térmica no início do período pós-natal, quando a taxa de perda de calor é maior. A disponibilidade limitada de substrato energético nas reservas corporais também requer que o animal consuma quantidade adequada de colostro durante longos períodos de exposição ao frio, especialmente bezerros neonatos com maior risco de desenvolver hipotermia. As necessidades para a manutenção da temperatura neutra em um bezerro de 40 kg podem ser satisfeitas com, aproximadamente, 2,4 ℓ de colostro; é necessário um adicional de 125 mℓ de colostro para suprir as necessidades de energia para cada redução de 1°C na temperatura ambiente efetiva abaixo da temperatura crítica inferior.

Em geral, bezerros jovens criados como vitelos são transportados por 1 a 2 dias nas duas primeiras semanas de vida. Esses bezerros são propensos ao estresse pelo frio porque são muito jovens e alimentados com dieta de baixo teor energético logo após o transporte. Bezerros que chegam a uma unidade de criação de vitelos dependem de suas reservas corporais para satisfazer as necessidades de energia, pois o fornecimento de alimento é limitado, e a temperatura ambiente não deve ser inferior a 14°C logo após a chegada, para não ocorrer mobilização extra das reservas de energia. As necessidades térmicas desses bezerros são maiores quando eles estão em pé do que deitados; a disponibilidade de uma cama que o estimule a deitar tem efeito positivo nas necessidades térmicas.

Cordeiros

A exposição ao frio, resultando em hipotermia, é uma importante causa de morte em cordeiros, como se constata quando grande número de animais morre durante ou logo após permanecerem algumas horas em ambiente de baixa temperatura (< 5°C), com vento e chuva, ou após chuva prolongada. As mortes que ocorrem durante condições climáticas ruins não podem ser, segura e necessariamente, atribuídas à exposição ao frio como causa primária, porque os cordeiros debilitados por outras condições, como inanição, são altamente suscetíveis ao resfriamento; situações como baixo peso ao nascimento, lesão ao nascimento e pelagem esparsa predispõem os cordeiros à exposição ao frio. Em condições menos graves, esses cordeiros podem sobreviver.

A *ingestão de colostro* também é fundamental aos cordeiros. No Reino Unido, em condição de campo, estima-se que os cordeiros necessitam de 180 a 210 mℓ de colostro/kg de peso corporal (PC) nas primeiras 18 h após o nascimento para propiciar substrato de energia suficiente para a produção de calor. Essa necessidade de colostro excede aquela requerida para adequada transferência de imunoglobulinas colostrais. A taxa termoneutra e a taxa de metabolismo máxima se elevam muito mais em cordeiros que consumiram colostro em comparação com os que não receberam colostro com 4 a 5 h de vida. O aumento da taxa metabólica é atribuído à maior disponibilidade de substrato de energia no colostro: as concentrações plasmáticas de glicose e de ácidos graxos livres não esterificados duplicam no período do nascimento até 4 h de vida em cordeiros que recebem o colostro, mas permanecem inalteradas naqueles que não recebem.

Nos rebanhos de ovinos da Austrália, as maiores perdas decorrem de hipotermia causada por *surtos* que ocorrem quando a condição climática é muito desfavorável. Nota-se alta taxa de mortalidade de cordeiros recém-nascidos em decorrência da exposição ao frio e da inanição, porque vários desses cordeiros nascem no fim do inverno e no início da primavera, quando é mais provável a ocorrência de condições climáticas adversas. Isso também é verdadeiro na região norte dos EUA e no Canadá. Com frequência, os cordeiros nascem em ambiente externo, em piquetes não protegidos e que alojam grande quantidade de ovelhas. Nessas condições, os cordeiros podem manifestar estresse grave pelo frio porque a temperatura no ambiente externo e no interior das baias de parição é de 15°C ou menos, consideravelmente menor do que as temperaturas críticas relatadas para cordeiros pesados (32°C) ou magros (37°C). Os cordeiros estressados pelo frio frequentemente apresentam hipotermia pela excessiva perda de calor decorrente da exposição a condições climáticas inclementes, à produção de calor induzida pela hipoxia grave ao nascimento ou à inanição. Os fatores que exacerbam a suscetibilidade dos cordeiros à hipotermia são:

- Cordeiros filhos de ovelhas em má condição
- Cordeiros filhos de ovelhas jovens ou idosas
- Cordeiros oriundos de gestação múltipla
- Cordeiros nascidos durante parto distócico
- Cordeiros com baixo peso ao nascimento ou prematuros
- Diferença de suscetibilidade ao frio entre as raças e diferenças genéticas dentro de uma raça
- Comprimento do pelame ao nascimento
- Umidade do pelame ao nascimento
- Exposição a ventos.

Realizou-se estudo experimental sobre os efeitos do estresse ao frio (0 a 10°C) em ovelhas prenhes durante as últimas semanas de gestação e em seus cordeiros com até 3 dias de vida. Em geral, as ovelhas não foram influenciadas pelo tratamento. As alterações induzidas pelo frio nos cordeiros incluíram fraqueza física, apatia e baixa resposta à amamentação. As concentrações plasmáticas de glicose e de insulina diminuíram, e a de cortisol aumentou. A taxa de mortalidade foi de 40% nos cordeiros estressados e de 10% em cordeiros mantidos em temperaturas mais quentes. Os cordeiros expostos ao frio apresentavam baixa quantidade de tecido adiposo na região perirrenal, extensa hemorragia subcutânea e edema das extremidades distais dos membros torácicos e pélvicos.

A *umidade da lã* é um importante fator para verificar se os cordeiros apresentam hipotermia. Cordeiros molhados sofrem redução no isolamento térmico do pelame, principalmente por conta da menor espessura do pelame, mas esse efeito é irrelevante em comparação com a maior perda de calor por evaporação em decorrência da umidade. Os cordeiros expostos a vento experimental produzido por um ventilador geram mais calor corporal do que aqueles não submetidos a esse vento; ademais, as diferentes resistências ao estresse pelo frio entre cordeiros de gestação única e aqueles de gestação gemelar se devem, basicamente, às diferenças correspondentes no peso corporal e na espessura do pelame.

Não é fácil determinar a importância relativa dos fatores ambientais e maternais. Tipicamente, a morte de cordeiros está relacionada com o peso corporal, representada por uma curva em forma de U, sendo o peso ao nascimento considerado ótimo para a sobrevivência situado entre 4,5 e 5,5 kg. A condição climática inclemente mata vários cordeiros, provavelmente mais do que morreriam de outra maneira, mas sobretudo aqueles que se encontram em risco por causa do menor vigor físico (associado à dieta prévia insuficiente) ou por falha na criação materna (associada à dieta insuficiente da ovelha, como sua falha na aptidão materna hereditária). O vigor do cordeiro, manifestado principalmente como *busca pela mamada*, é reduzido pela falta de recompensa, de modo que se cria um ciclo vicioso, se a ovelha não permanece em pé. O vigor também é muito prejudicado pelo desconforto causado pelo frio, atribuindo ao clima rigoroso dois fatores que influenciam a taxa de sobrevivência dos cordeiros. O cordeiro morre por hipotermia e inanição.

Leitões

Ao nascimento, o leitão passa por uma diminuição súbita e marcante de 15 a 20°C na temperatura em seu ambiente. Como o isolamento térmico do leitão recém-nascido é baixo, a manutenção da homeotermia depende quase que exclusivamente de sua capacidade de produzir calor. Diferentemente da maior parte dos mamíferos, os suínos recém-nascidos não apresentam tecido adiposo marrom. Em consequência, acredita-se que os suínos neonatos dependem, basicamente, da termogênese muscular para sua termorregulação. Os leitões recém-nascidos tremem vigorosamente desde o nascimento porque esse é o principal mecanismo de produção de calor, e a eficiência termogênica do tremor aumenta nos primeiros 5 dias após o nascimento.

Em leitões recém-nascidos, é importante a termorregulação nos primeiros 2 dias. A produção de calor metabólico e a temperatura retal aumentam, e o desenvolvimento de isolamento térmico adequado auxilia a resistir aos efeitos de um ambiente frio. As reservas corporais são importantes para a sobrevivência dos leitões nas primeiras horas de vida e as reservas de glicogênio e de gordura são utilizadas como importantes substratos energéticos para a produção de calor nas primeiras 12 a 24 h. Desse modo, a ingestão de colostro e um ambiente com temperatura elevada nos primeiros dias de vida é fundamental. Colocar diariamente 0,5 a 1 kg de palha picada, além dos 2 kg para preparação do ninho, quando a porca está próxima de parir, reduziu a porcentagem de natimortos em 27%, mas aumentou o número de leitões esmagados.[1] O frio prejudica o desenvolvimento de termoestabilidade e induz à hipotermia, que reduz o vigor do leitão e sua ingestão de colostro e imunoglobulinas.

Potros

Os potros recém-nascidos prematuros ou acometidos pela síndrome da má adaptação neonatal não conseguem manter sua temperatura retal em valores normais nas primeiras horas após o nascimento, nas condições ambientais geralmente encontradas nas baias de parição no Reino Unido. Sua taxa metabólica geral média é de cerca de 25% inferior ao valor médio verificado em potros sadios deitados.

Essa diferença na taxa metabólica em repouso influencia a temperatura crítica inferior – a temperatura do ar abaixo da qual a perda de calor excede a produção de calor em repouso. Estima-se que a temperatura crítica inferior de potros sadios é, aproximadamente, 10°C e de potros doentes cerca de 24°C. Quando os animais são umedecidos pelo líquido amniótico, é provável que a temperatura crítica inferior seja muito mais elevada. O ato de cobrir esses potros com manta e de propiciar radiação térmica por meio de aquecedores radiantes eleva a temperatura crítica inferior.

Os potros prematuros são mais comprometidos, em comparação com aqueles dismaturos ou que manifestam a síndrome da má adaptação neonatal. Eles têm pequena massa corporal, menor taxa metabólica e menor temperatura retal. É possível que os potros prematuros também apresentem reserva energética deficiente e isolamento térmico baixo, além de imaturidade dos sistemas orgânicos, o que pode limitar ainda mais a disponibilidade de energia. A *ingestão de colostro* também é crucial à sua sobrevivência.

Hipotermia pós-tosquia em ovinos

Condições climáticas, como chuva, frio e vento, podem ocasionar alta taxa de mortalidade decorrente de hipotermia em ovinos recentemente tosquiados; a perda de peso corporal no período imediatamente antes da tosquia é um importante fator de risco para a morte do animal. Na Austrália, no mês de janeiro, a temperatura média pode ser de 10°C, com alto índice pluviométrico e ventos de alta velocidade, respondendo por um *fator de resfriamento do vento* (uma função da temperatura, da chuva e da velocidade do vento). Outros fatores que aumentam a perda de calor são a luz solar *versus* tempo nublado e a espessura do manto de lã. A velocidade do vento onde ficam os animais é muito variável, dependendo da presença de quebra-ventos protetores, como árvores.

Ambiente frio e produção animal

Os animais pecuários mantêm uma temperatura corporal relativamente constante durante a exposição à variação extrema de ambientes térmicos, como acontece em países como o Canadá. O rigor do inverno é particularmente desafiador. A homeotermia é mantida por mecanismos fisiológicos e comportamentais que modificam a taxa de perda de calor do corpo ou a taxa de produção de calor durante a metabolização dos alimentos ou de reservas de energia do corpo. Apesar das temperaturas extremamente frias na maior parte das regiões agrícolas do Canadá, a gravidade efetiva dessas temperaturas é abrandada pelo clima seco do ambiente congelado e pelo isolamento externo efetivo do pelame do animal. A influência do vento pode contribuir para o estresse pelo frio, sendo necessária a disponibilização de abrigo contra o vento, com quebra-ventos naturais, como uma faixa de árvores, ou estruturas artificiais, como cercas porosas.

A exposição prolongada ao frio resulta em adaptação sutil às respostas hormonais e metabólicas. Em geral, a aclimatização em condições de frio e vento tem efeito pouco duradouro no metabolismo energético, porém melhora o isolamento térmico e o apetite. Durante a exposição prolongada de bovinos e ovinos a ambiente frio, por exemplo em ambiente externo durante o inverno, com temperatura abaixo de –10 a –20°C, ocorre redução na digestibilidade aparente da dieta. Para compensar isso, os animais precisam consumir mais alimentos do que os animais mantidos em estábulo aquecido para obter aporte semelhante de energia digerível.

Patogênese

A exposição súbita de animais neonatos, no dia do nascimento e nos primeiros dias de vida, à temperatura ambiente fria resulta em temperatura corporal subnormal e tremores, bem como diminuição do débito cardíaco, da frequência cardíaca e da pressão sanguínea. Isso resulta em fraqueza muscular, apatia, insuficiência respiratória, decúbito, colapso e, por fim, coma e morte. O corpo todo, especialmente as extremidades, torna-se frio e a temperatura retal é inferior a 37°C, podendo atingir 30°C ou menos, em neonatos. Pode haver lesão pelo frio ou ulceração nas extremidades do corpo em condição de frio extremo e termogênese sem tremor, resultando em depleção dos depósitos de tecido adiposo marrom. Os sinais neurológicos de convulsões notados em alguns casos de hipotermia não foram claramente explicados. Os sintomas nervosos notados em leitões que consumiram quantidade inadequada de leite e que foram expostos à baixa temperatura ambiente provavelmente são decorrentes mais da hipoglicemia marcante do que da hipotermia.

Em cordeiros recém-nascidos, carboidratos e lipídios são os principais substratos de energia para a produção de calor, pois o catabolismo proteico é mínimo nos primeiros dias após o nascimento. A concentração hepática de glicogênio aumenta notavelmente nos últimos dias que antecedem o parto normal. O conteúdo de glicogênio no fígado e no músculo esquelético disponível aos cordeiros recém-nascidos, no nascimento, determina o tempo que pode evitar hipoglicemia e hipotermia, se não for alimentado. O conteúdo de lipídios nos cordeiros recém-nascidos também pode influenciar a duração das reservas de glicogênio. Nos cordeiros com retardo de desenvolvimento, nota-se menor disponibilidade de lipídios e ocorre exaustão do glicogênio mais precocemente do que o normal. Esses cordeiros são muito suscetíveis à hipotermia, mas isso pode ser contornado pela ingestão precoce de colostro, que é rico em lipídios e prolonga a disponibilidade de glicogênio.

A morte resulta de excessivo resfriamento corporal provocado por baixa temperatura, ventos fortes e inanição. A umidade pode ou não estar envolvida. Indiretamente, a inanição se deve ao baixo desempenho maternal da ovelha, que não é uma boa mãe por interferência das condições climáticas, ou por sua má nutrição antes do parto. Com frequência, esses cordeiros caminham após o nascimento, mas pouco se constata no exame necroscópico. Podem ter mamado, mas nota-se leite mal digerido e o intestino do lado em decúbito encontra-se flácido. Também há hemorragias subcutâneas nos membros e grave depleção das reservas de gordura marrom.

Hipotermia secundária a outras doenças é causada por falha no mecanismo de termorregulação e, em geral, é acompanhada de graus variáveis de choque e incapacidade de estimular a termogênese com tremor.

Achados clínicos

Uma redução da temperatura corporal para um valor abaixo de 37°C representa um quadro de hipotermia na maioria das espécies de animais pecuários. É comum notar fraqueza, baixa atividade, extremidades frias e graus variáveis de choque. Bradicardia, pulso arterial fraco e colapso das principais veias são sintomas característicos. As membranas mucosas da cavidade bucal são frias e não se verifica saliva.

Hipotermia neonatal

Em bezerros, leitões, cordeiros e potros neonatos expostos a ambiente frio, a temperatura corporal pode ser tão baixa quanto 35°C algumas horas após o nacimento ou após 12 a 24 h de diarreia profusa acompanhada de marcante desidratação e acidemia. No entanto, desidratação aguda em um ambiente termoneutro é acompanhada de aumento discreto da temperatura retal. No estágio inicial da hipotermia, os animais acometidos podem apresentar calafrios e tremores, e a pele de suas extremidades e orelhas pode ser fria ao toque. Leitões com hipotermia tendem a se amontoar, apresentam letargia, não conseguem mamar e, por fim, deitam e morrem. Os bezerros com hipotermia expostos a ambiente frio assumem posição de decúbito esternal, deitam quietamente, apresentam fraco reflexo de sucção e morrem em algumas horas. Nos estágios finais, é comum observar fraqueza adicional, que leva ao coma. A membrana mucosa da cavidade bucal é fria e pode se apresentar seca. A frequência cardíaca é menor do que a normal, e a intensidade dos ruídos cardíacos diminui. É comum a morte do animal quando a temperatura corporal é inferior a 35°C; no entanto, observações de campo indicam que a temperatura pode ficar abaixo de 30°C e, ainda assim, é possível que os animais sobrevivam se forem submetidos a tratamento intensivo.

Hipotermia em ovinos tosquiados

Ovinos com hipotermia associada a tosquia recente e condições climáticas inclementes apresentam temperatura corporal entre 35 e 38°C. Eles se amontoam em grupos compactos, e aqueles que não conseguem manter calor suficiente enfraquecem, deitam e morrem em algumas horas. Podem ser encontrados em decúbito lateral ou esternal, com a cabeça voltada para o ombro. Nota-se diminuição do reflexo palpebral, a pele e as extremidades são frias, as membranas mucosas são pálidas a esbranquiçadas e um achado comum é a fraqueza generalizada, semelhante a um quadro de colapso circulatório.

Hipotermia secundária a outras doenças

Em geral, a hipotermia secundária a outras doenças não é intensa e notam-se sinais clínicos relacionados à doença primária. Hipotermia é comum em patologias como febre do leite, em vacas, mas retorna ao normal poucas horas após o tratamento efetivo com sais de cálcio. Geralmente, o tratamento bem-sucedido da doença primária faz a temperatura retornar aos valores da faixa de normalidade.

Patologia clínica

Em geral, não são realizados exames laboratoriais porque o diagnóstico frequentemente é óbvio e as variações das alterações bioquímicas limitam seu uso no diagnóstico de hipotermia. As concentrações plasmáticas de glicose, ácidos graxos não esterificados e imunoglobulinas comumente encontram-se diminuídas, e a hipoglicemia pode ser marcante. No entanto, a concentração de glicose depende do grau de inanição coexistente com a hipotermia. No caso de depleção das reservas corporais de lipídios e glicogênio induzida por inanição, ocorre depressão da termogênese no frio e subsequente hipotermia. Nos bezerros e cordeiros neonatos com hipotermia provocada por perda excessiva de calor durante curta exposição ao frio, as concentrações plasmáticas de glicose, ácidos graxos não esterificados e imunoglobulinas podem ser adequadas. Pode ocorrer hemoconcentração, azotemia e acidose metabólica.

Achados de necropsia

Lesões associadas com hipotermia dependem da duração e da intensidade da hipotermia. Hipotermia fatal em cordeiros e bezerros se caracteriza por ausência de lesões. Ausência relativa de leite no abomaso é comum. Estresse por frio experimental pode resultar em edema subcutâneo da parede ventral do corpo e edema subcutâneo e hemorragia nas extremidades. Pode ser evidente uma redução marcante na quantidade de tecido adiposo perirrenal. No entanto, a exposição de curta duração ao frio intenso pode provocar morte de bezerros, sem alterações significativas na aparência visual dos depósitos de tecido adiposo perirrenal e pericárdico.

Tratamento

Cordeiros recém-nascidos com hipotermia

Uma abordagem padronizada para detecção e tratamento de hipotermia em cordeiros recém-nascidos pode aumentar a taxa de sobrevivência. A maioria dos cordeiros apresenta hipotermia dentro de 5 h ou até mais de 12 h após o nascimento. A hipotermia nas primeiras 5 h de vida é mais comumente causada por alta taxa de perda de calor em cordeiros recém-nascidos úmidos, enquanto a baixa taxa de produção de calor, consequente à inanição, é a causa mais comum em cordeiros mais velhos. Cordeiros de parto gemelar ou triplo são mais suscetíveis à hipotermia do que aqueles nascidos de parto único, em virtude da baixa reserva de energia corporal; a ovelha demora mais para lamber e secar 2 ou 3 cordeiros, e a necessidade de leite para essas 2 ou 3 crias é maior do que para um único cordeiro, sendo mais provável a ocorrência de inanição.

Por meio de um termômetro eletrônico obtém-se a temperatura corporal de qualquer cordeiro fraco ou suspeito. Cordeiros de qualquer idade com hipotermia discreta (37 a 39°C) precisam ser secos quando for necessário reduzir a perda de calor, receber colostro de ovelha ou de vaca por meio de sonda estomacal e ser colocados em um piquete protegido, junto da ovelha. Os cordeiros com menos de 5 h de vida com hipotermia grave (abaixo de 37°C) devem ser secos e receber injeção intraperitoneal de solução de glicose a 20% em temperatura de 39°C. Um cordeiro grande (> 4,5 kg) recebe 50 mℓ, um cordeiro médio (3 a 4,5 kg) recebe 35 mℓ e um cordeiro pequeno (< 3 kg), 25 mℓ. Em seguida, os cordeiros com hipotermia são colocados em abrigos medindo 2 × 2 m, aquecidos e com fardos de palha dispostos horizontalmente na altura de dois fardos. O espaço é dividido horizontalmente em dois aposentos por meio de uma rede de malha, onde os cordeiros deitam. Um fluxo de ar quente emitido por um aquecedor doméstico, com temperatura de 38 a 40°C, é direcionado ao aposento inferior; um lençol de politeno envolvendo todo o espaço mantém o calor. Quando a temperatura do cordeiro atingir 37°C, ele é removido do calor e imediatamente alimentado com colostro de ovelha ou de vaca, por meio de sonda estomacal, na quantidade de 50 mℓ/kg PC. Se o cordeiro tem vigor e for capaz de mamar, ele retorna com a mãe a um abrigo protegido e é monitorado durante várias horas. O colostro pode ser obtido por meio de ordenha manual de uma ovelha, após administração de ocitocina.

A imersão de cordeiros hipotérmicos em água com temperatura de 38°C pode resultar em retorno à temperatura corporal normal em cerca de 28 min, com baixo gasto no esforço metabólico pelos cordeiros. Contudo, isso requer trabalho adicional e os cordeiros devem ser rapidamente secos, caso contrário, a perda de calor é excessiva após a remoção da água, em razão do velo úmido.

Bezerros recém-nascidos com hipotermia

O manejo clínico de bezerros recém-nascidos com hipotermia é semelhante àquele de cordeiros. Deve-se fornecer calor suplementar imediatamente. O reaquecimento pode ser feito em pequenos abrigos fechados, forrados com cobertores e aquecidos por lâmpadas de calor infravermelhas. Deve-se aquecer o colostro ou o leite à temperatura de 40°C e administrá-lo por meio de tubo esofágico. Os fluidos administrados IV devem ser aquecidos, mas sua temperatura geralmente diminui em razão da temperatura ambiente, antes de sua aplicação na jugular. A imersão do equipo utilizado para injeção IV em uma fonte de água quente e o cuidado em manter uma temperatura ambiente adequada podem abrandar o resfriamento de fluidos de uso IV antes da aplicação no bezerro. Todos os bezerros com hipotermia devem receber, rotineiramente, solução de dextrose (1 mℓ de dextrose 50%/kg PC) IV, porque a maioria deles apresenta hipoglicemia moderada a grave. Essa dose de dextrose 50% eleva a concentração plasmática de glicose dos bezerros para, aproximadamente, 100 mg/dℓ, considerando que o fluido extracelular corresponda a 50% do peso corporal do bezerro. Durante o reaquecimento, a temperatura retal deve ser mensurada em intervalos de 30 min a fim de avaliar a evolução do quadro.

Uma técnica de reaquecimento mais agressiva envolve repetidas aplicações de enema com solução de NaCl 0,9% aquecida (40°C) por meio de tubos macios flexíveis; um cateter de Foley 20 a 30 Fr é apropriado para essa finalidade, devendo ser introduzido pelo ânus e o bulbo estar inflado para manter o cateter no reto. O fluido administrado VR deve ser aspirado antes da infusão de volume adicional pelo cateter de Foley, a fim de maximizar a capacidade de aquecimento do enema. O uso desse fluido como parte do protocolo de reaquecimento dificulta o monitoramento da elevação da temperatura corporal. Ainda não se definiu se a imersão de bezerros hipotérmicos em água à temperatura de 38 a 40°C é benéfica, mas há certa dificuldade na prática do procedimento de imersão.

Potros recém-nascidos com hipotermia

O manejo clínico de potros doentes propensos à hipotermia será discutido na seção Controle.

Leitões recém-nascidos com hipotermia

Os leitões com hipotermia devem ser colocados em um pequeno abrigo aquecido por lâmpada de calor e tratados mediante a administração intraperitoneal de glicose para controle da hipoglicemia (ver Capítulo 19).

Controle

O controle e a prevenção de hipotermia requer vigilância dos animais que nascem em ambiente frio no momento do nascimento. Também é necessário detectar e tratar rapidamente os animais com doenças que causam hipotermia.

Cordeiros e bezerros

A prevenção de hipotermia em bezerros depende de planejamento e implementação de estratégias de manejo efetivas que limitam os fatores de risco que, sabidamente, predispõem os bezerros recém-nascidos à hipotermia e inanição. Estratégias de manejo para prevenir hipotermia decorrente da perda excessiva de calor são mais importantes nas primeiras 24 h após o nascimento. Elas incluem alteração da estação de parição para um período mais quente do ano a fim de reduzir a exposição a condições climáticas adversas. Uma medida que abranda a perda excessiva de calor é a disponibilização de ambiente seco e livre de corrente de ar durante o nascimento de bezerros e cordeiros. A disponibilidade de um abrigo para vacas de corte durante a parição e a seus bezerros na primeira semana após o nascimento pode reduzir a taxa de mortalidade decorrente de hipotermia. Nos rebanhos de vacas e bezerros de corte, em criação extensiva, barracões grandes o suficiente para abrigarem 8 a 10 bezerros são excelentes abrigos para proteção contra ventos, chuvas e neve.

No momento da parição de cordeiros ou bezerros, são necessárias vigilância e assistência apropriadas para minimizar a ocorrência de distocia e suas consequências aos neonatos. O consumo de quantidade adequada de colostro, o mais precocemente possível após o nascimento, é importante para o fornecimento de imunoglobulinas e de fontes de energia para o neonato.

Leitões

Leitões recém-nascidos requerem ingestão de volume apropriado de colostro nas primeiras horas após o nascimento, consumo contínuo de leite depois do período colostral, ambiente externo aquecido (com lâmpadas que emitem calor) à temperatura de 30 a 34°C durante, no mínimo, 3 dias após o nascimento e proteção contra lesões traumáticas, como esmagamento pela porca.

As porcas não removem instintivamente o líquido amniótico da superfície dos leitões; ele é removido pelo contato com outras superfícies ou por evaporação. Após o nascimento, leitões de tamanho menor do que o normal e leitões fracos devem ser secos manualmente a fim de reduzir a perda excessiva de calor. Quando as leitoas ou porcas geram grandes ninhadas e são incapazes de amamentar adequadamente suas crias, utiliza-se mãe adotiva.

Potros doentes

Estão propensos à hipotermia, mas o estresse pelo frio pode ser reduzido por meio de manejo apropriado, incluindo os seguintes procedimentos:

- O potro deve ser abrigado em ambiente com corrente de ar mínima, no qual a temperatura é mantida em valor constante e definida de acordo com as necessidades do animal. A temperatura do ar deve ser igual ou pouco acima da temperatura crítica inferior. Essa temperatura pode exceder 24°C para um potro doente em decúbito, não coberto com manta. Aquecedores que geram calor por irradiação são úteis, mas não devem ser colocados muito próximos do potro
- Deve-se remover a umidade excessiva do pelame dos potros logo após o nascimento. O potro doente que não consegue aumentar sua taxa metabólica é especialmente suscetível ao estresse pelo frio, quando molhado com líquido amniótico
- O isolamento térmico adicional, cobrindo-se o potro com manta e fazendo bandagem nos membros, reduz a perda de calor em uma superfície seca do corpo. O potro doente seco necessita de um adicional de 10 mm de isolamento para cada redução de 10°C, quando a temperatura do ar é inferior a 24°C. Como os potros doentes se encontram em decúbito, eles devem se deitar em uma almofada aquecida ou em um material de cama espesso a fim de reduzir a perda de calor por condução para o piso
- Consumo de alimento energético deve ser suficiente para manter o metabolismo em repouso; pode ser fornecido VO ou parenteral
- O monitoramento frequente das temperaturas retal e do ar, e da ingestão de alimentos energéticos auxilia no diagnóstico de estresse térmico, possibilitando uma ação apropriada. A ausência de tremores não indica que o animal não apresenta estresse pelo frio.

LEITURA COMPLEMENTAR

Carstens GE. Cold thermoregulation in the newborn calf. In: perinatal mortality in beef herds. Vet Clin North Am Food Anim Pract. 1994;10:69-106.

Hinch GN, Brien F. Lamb survival in Australian flocks: a review. Anim Product Sci. 2014;54:656-666.

REFERÊNCIA BIBLIOGRÁFICA

1. Westin R, et al. Prev Vet Med. 2015;119:141.

Lesão pelo frio (úlcera por congelamento e "friagem")

Sinopse

- Etiologia: exposição de extremidades corporais à baixa temperatura, geralmente abaixo de congelamento, sem proteção adequada
- Epidemiologia: estações mais frias do ano, principalmente em animais jovens, em especial bezerros de corte debilitados por outras doenças. Tetos de vacas-leiteiras lactantes também são suscetíveis
- Achados clínicos: é possível notar lesões nas extremidades dos membros, especialmente membros pélvicos, orelhas e cauda. Lesões delimitadas por tumefação inicial e edema seguido de necrose e desprendimento. Tetos e úbere de vacas adultas podem ser acometidos
- Patologia clínica: inespecífica
- Achados de necropsia: edema subcutâneo e hemorragia nos locais acometidos
- Confirmação de diagnóstico: achados clínicos e histórico de exposição ao frio
- Tratamento: ambiente seco e aquecido. Melhorar a circulação periférica
- Controle: remover bezerros debilitados de ambientes frios. Disponibilizar cama seca adequada.

Etiologia e epidemiologia

As lesões surgem durante clima frio, nos meses de inverno e primavera, sendo mais comuns em *bezerros* fracos ou naqueles com prejuízo à circulação periférica dos membros, geralmente em decorrência de diarreia e desidratação. Em um estudo retrospectivo sobre úlcera por congelamento em bezerros, notou-se que 80% dos casos estavam associados com doença concomitante, como pneumonia, diarreia, onfalite, sepse e doença ocular. Constatou-se hipotermia (< 37,5°C) em cerca de 50% dos bezerros. A doença parece mais comum em bezerros de raças de corte, possivelmente em decorrência dos fatores de risco relacionados ao manejo.

Nos *rebanhos leiteiros* em fazendas sem abrigo, o acesso a áreas de exercício em ambiente externo, sem cama adequada, pode ser um fator de risco. Pode haver alta prevalência de lesões de tetos em rebanhos bovinos estabulados, em grupos de vacas secas de regiões de clima temperado, quando uma frente fria extrema passa pela região. Diferenças regionais na ocorrência de fissuras do teto no inverno estão associadas com as diferenças regionais nas temperaturas de inverno.

Patogênese

Fisiologicamente, ocorre perda do calor corporal pela superfície cutânea, por meio de irradiação e convecção; quando a pele está úmida, a perda ocorre por condução e evaporação. *Bezerros recém-nascidos* são especialmente suscetíveis ao frio em razão de seu isolamento térmico inapropriado e da alta proporção da área de superfície corporal (pela qual há perda de calor) em relação ao volume corporal (pelo qual o calor é gerado). Preferivelmente, durante o estresse pelo frio, tem-se conservação das temperaturas central e do tronco à custa dos tecidos periféricos, mais suscetíveis à lesão pelo frio.

Os *tecidos periféricos* também são mais suscetíveis por terem maior contato com a temperatura ambiente e com locais úmidos. Quando os bovinos se encontram em decúbito esternal, parte do membro pélvico superior torna-se totalmente exposta e a porção distal do membro oposto, desde o casco até acima da articulação da quartela, fica exposta ao ambiente. Em geral, as extremidades distais dos membros torácicos são cobertas pelo tórax. Assim, qualquer situação que resulta em decúbito esternal prolongado faz as extremidades distais dos membros pélvicos resfriarem excessivamente e, se houver prejuízo da circulação por conta da desidratação preexistente, pode haver grau variável de lesão pelo frio. Observações de campo sugerem que se um bezerro fraco não sai da posição de decúbito esternal por várias horas, então a lesão pelo frio pode progredir para úlcera por congelamento grave irreversível antes que os sinais clínicos sejam detectados pelo proprietário.

Os *tetos de vacas-leiteiras* também ficam expostos quando esta permanece em pé ou deitada. Resíduo de solução de imersão do teto, utilizada após a ordenha, predispõe à lesão pelo frio.

Lesões de extremidades pelo frio variam de discreta a grave. Exposição ao frio resulta em vasoconstrição e resfriamento da parte acometida. A maior parte das lesões secas e frias é superficial e a pele pode se tornar gangrenosa, resultando em uma casca ou cobertura dura sobre o tecido mais saudável. A lesão pelo frio mais profunda provoca inflamação, hiperemia ou cianose, edema local e dor ou perda de sensibilidade.

Achados clínicos

A úlcera podal causada pelo frio, em *bezerros*, não é facilmente observada, mesmo por clínicos experientes. Com frequência, a cobertura e a pigmentação normal do pelame mascaram os sinais iniciais de úlcera causada pelo frio. Comumente, as lesões são detectadas por ocasião do tratamento com fluido em bezerro deitado, com diarreia, quando um exame clínico adicional revela que os membros posteriores estão frios e com exsudação.

Nos *estágios iniciais* da úlcera causada pelo frio nas partes distais dos membros, os tecidos apresentam tumefação e edema, e a lesão pode ser bem delimitada. Depois de várias horas de aquecimento em ambiente fechado, a pata continua fria, e um exame minucioso evidencia algum grau de exsudação cutânea vermelho-escura a azulada. Pode haver uma linha de delimitação entre o tecido normal e o acometido, próximo à articulação da quartela. Se a lesão não for grave, pode haver recuperação total em alguns dias.

Nos *casos mais graves*, pode ocorrer necrose e desprendimento da pele em 24 a 48 h, com descolamento dos cascos vários dias depois. Nota-se dor à palpação dos tecidos acometidos, especialmente na linha que delimita os tecidos normais e os acometidos.

Quando ocorre necrose avascular da parte acometida, a pele se torna dura como uma casca (denominada crosta) e a palpação moderada estimula a dor.

O congelamento das *orelhas* resulta em perda de sua flexibilidade, gangrena e perda das partes afetadas, bem como ondulação da pele adjacente. Ocorre desprendimento de algumas partes e, depois de vários dias, as orelhas parecem mais curtas.

O congelamento da *cauda* é mais comum na extremidade distal, resultando em rigidez e perda da flexibilidade por causa da formação de crosta. Podem ser acometidas partes variáveis da cauda, mas geralmente há envolvimento de 5 a 10 cm da extremidade distal. No caso de frio intenso, as partes distais das caudas de bovinos adultos podem congelar.

Em vacas adultas, lactantes, mantidas em camas e abrigos inapropriados com corrente de ar e neve, é possível o congelamento dos *tetos* e *da base do úbere*. Os tetos acometidos tornam-se edemaciados e frios e há formação de vesículas na pele, seguida de desprendimento. O congelamento dos tetos em vacas pode resultar em lesão permanente, telite crônica e mastite gangrenosa. Lesões menos graves predispõem à mastite.

Em touros de raças de corte com cerca de 1 ano de vida e mantidos em ambiente externo nos meses frios do inverno, ocorre congelamento do *escroto*, mas as lesões geralmente não são detectadas até a primavera.

Achados de necropsia

A necrose da pele da área acometida, com edema subcutâneo hemorrágico difuso grave, é típica de úlcera causada pelo frio.

Tratamento

Os bezerros acometidos devem ser transferidos para um *ambiente seco* aquecido e com boa cama, e a circulação deve ser melhorada mediante administração de *fluidos*, quando necessária. Nos casos iniciais, os bezerros se recuperam em alguns dias e o edema e a dor desaparecem. Observações de campo sugerem que a lesão por congelamento superficial da pele, entre a quartela e a coroa, cicatriza depois de várias semanas, impedindo que a lesão se estenda às bandas coronárias e à lâmina da pata, condição que, comumente, resulta no desprendimento do casco.

Nos casos graves com necrose extensa, a pele se desprende. Essas feridas abertas devem ser tratadas com unguento antibiótico apropriado e bandagem por vários dias. Os bezerros que apresentam extensa lesão por congelamento nos membros pélvicos e que se estendem da pata até as articulações do jarrete não respodem ao tratamento e devem ser submetidos à eutanásia.

Não há tratamento específico para o congelamento das orelhas e da cauda em bezerros ou dos tetos em vacas.

Controle

A prevenção de lesão pelo frio em *bezerros* recém-nascidos requer vigilância diária, de modo a assegurar que qualquer animal inativo seja examinado, investigando-se evidência de doença, tratado imediatamente e mantido em um ambiente protegido.

Quando se prevê um período muito frio para *vacas-leiteiras* em risco, deve-se suspender temporariamente a prática de imersão dos tetos durante esse período. Deve-se disponibilizar cama adicional para vacas criadas em sistema *free-stall* e pode-se amontoar a cama, com algum estrume, na parte central das fileiras de animais, de modo a fornecer calor onde as vacas podem deitar.

Hipertermia (intermação ou exaustão pelo calor)

Hipertermia é a elevação da temperatura corporal central provocada por produção ou absorção excessiva de calor ou por perda deficiente de calor, quando as causas dessas anormalidades são puramente físicas. Intermação (exaustão pelo calor) é a condição mais comumente observada.

Etiologia

As principais causas de hipertermia são elevação física da temperatura ambiente e esforço muscular intenso prolongado, especialmente em situação de alta umidade ou quando os animais são obesos, apresentam vasto pelame ou são confinados em ambiente com ventilação inadequada, como a bordo de navio ou durante transporte rodoviário. A temperatura de bovinos obesos, especialmente das raças de corte britânicas, pode ser superada pelo calor do confinamento. Bovinos da raça Brahman, no mesmo piquete, podem não ser acometidos. Caprinos da raça Angora são muito mais sensíveis à alta temperatura ambiente do que ovinos, especialmente quando jovens.

Alta temperatura ambiente

O limite superior da zona termoneutra (a *temperatura crítica superior*) é a temperatura ambiente efetiva acima da qual um animal deve aumentar a perda de calor para manter o equilíbrio térmico (ver Figura 4.1). O limite crítico superior para vacas-leiteiras é de 25 a 26°C. A temperatura crítica superior em ovinos com velo pouco espesso a bordo de navio parece ser 35°C, em condição de umidade de 33 a 39 mmHg (4,4 a 5,2 kPa) e pressão de vapor padrão. As diferenças entre as raças de animais quanto à tolerância à alta temperatura ambiente, à exposição à luz solar e ao exercício são importantes no manejo e na produtividade animal. Vacas da raça Holstein portadoras do gene *slick hair* (que, fenotipicamente, apresentam pelos curtos, lisos e brilhantes) são mais aptas para controlar a temperatura corporal durante o estresse pelo calor quando comparadas aos animais dessa raça do tipo selvagem, que apresentam pelos lisos e maior taxa de sudorese.[1] Os búfalos se mostram menos tolerantes ao calor do que os novilhos da raça Shorthorn que, por sua vez, são menos tolerantes do que bovinos da raça Javanese Banteng e mestiços da raça Brahman (os dois últimos parecem ser igualmente tolerantes). As diferenças parecem ser, ao menos em parte, decorrentes da capacidade de aumentar a evaporação cutânea no caso de estresse pelo calor.

Em vacas lactantes e não lactantes, há diferenças semelhantes quanto à tolerância ao calor; quando ocorre aumento da temperatura ambiente, as vacas lactantes apresentam elevação significativamente maior da temperatura retal e das frequências cardíaca e respiratória. Em bovinos leiteiros, isso se deve sobretudo ao maior consumo de matéria seca e ao calor gerado pela fermentação, que deve ser dissipado. Portanto, o estresse pelo calor é uma importante doença que limita a produtividade, quando as vacas-leiteiras são mantidas em condição de calor e alta umidade.

Equinos hidratados e descansados são capazes de manter a homeotermia em condições ambientais mais quentes. O mecanismo mais eficiente para manter a temperatura corporal baixa é sua capacidade de sudorese intensa.

Outras causas de hipertermia

- Hipertermia neurogênica: lesão no hipotálamo, por exemplo, hemorragia espontânea, pode causar hipertermia ou poiquilotermia
- Desidratação: provocada pela quantidade insuficiente de fluido para equilibrar a perda de calor pela evaporação
- Atividade muscular excessiva: por exemplo, na intoxicação por estricnina
- Miscelânea de intoxicações, inclusive aquelas causadas por levamisol e dinitrofenóis
- Hipertermia maligna, na síndrome do estresse suíno
- Hipertermia maligna em equinos da raça Quarto-de-Milha[2,3]
- Paresia periódica hiperpotassêmica em equinos
- Intoxicação por festuca em ruminantes e equinos
- Bovino com sindactilia bovina hereditária
- Administração de tranquilizantes para ovinos em clima quente
- Micotoxinas específicas, por exemplo, aquelas produzidas por *Claviceps purpurea* e *Acremonium coenophialum* causam hipertermia epidêmica; na Austrália, a hipertermia idiopática bovina pode ser causada por *Claviceps purpurea*
- Iodismo
- Intoxicação por Sylade (possivelmente).

Patogênese

Já foram relatados os modos pelos quais ocorre indução de hipertermia. Os efeitos fisiológicos causados por ela são importantes e aqui mencionados de maneira resumida.

A menos que a temperatura corporal atinja um ponto crítico, um breve período de hipertermia é vantajoso em uma doença infecciosa porque facilita a fagocitose e a produção de imunidade pelo organismo, além de comprometer a viabilidade da maioria dos microrganismos que penetram no corpo. Essas alterações justificam a indução artificial de febre para controlar doença bacteriana. No entanto, a taxa metabólica pode aumentar 40 a 50%, as reservas hepáticas de glicogênio são rapidamente exauridas e gera-se energia extra a partir do metabolismo endógeno de proteínas. O consumo de alimento diminui e ocorre alteração do metabolismo de carboidrato pós-absortivo em bovinos, caracterizado pelo aumento da concentração plasmática de insulina e liberação desta para um teste de tolerância à glicose. Caso ocorra anorexia por dificuldade respiratória e secura da boca, nota-se considerável perda de peso e ausência de força muscular, acompanhadas de hipoglicemia e aumento da concentração plasmática de nitrogênio ureico em decorrência do uso de músculos esqueléticos para a geração de energia.

O animal sente mais sede, em parte, pela secura da boca. Nota-se aumento da frequência cardíaca por conta, diretamente, da elevação da temperatura sanguínea e, indiretamente, pela diminuição da pressão sanguínea em decorrência da vasodilatação periférica. O aumento da frequência respiratória induz ao resfriamento pelo aumento da secreção salivar e da taxa de fluxo de ar através das superfícies epiteliais do trato respiratório, aumentando a taxa de resfriamento por meio de evaporação. A produção de urina diminui por causa da redução do fluxo de sangue nos rins, como consequência da vasodilatação periférica e das alterações fisicoquímicas nas células do organismo, resultando em retenção de água e de íons cloreto.

Quando a temperatura crítica é excedida, ocorre depressão da atividade do sistema nervoso e do centro respiratório, condição que, em geral, causa morte por insuficiência respiratória. Também verifica-se insuficiência circulatória provocada por astenia do miocárdio; a frequência cardíaca se torna mais rápida e irregular. Se o período de hipertermia é indevidamente prolongado, mais do que o grau excessivo, os efeitos nocivos são aqueles induzidos pelo aumento do metabolismo endógeno e pelo consumo de alimento deficiente. Com frequência, nota-se extensa lesão degenerativa na maioria dos tecidos corporais; mais provavelmente, é causada mais pelas alterações metabólicas do que pelos efeitos diretos da elevação da temperatura corporal.

Hipertermia maligna é uma característica autossômica dominante, constatada em linhagens de equinos da raça Quarto-de-Milha e provocada por um único ponto de erro de mutação no receptor do gene rianodina 1 (*RyR1*). A disfunção do gene *RyR1* causa liberação excessiva de cálcio no citosol e um estado hipermetabólico das células dos músculos esqueléticos que, nos casos graves, pode resultar em temperatura retal acima de 43°C. Hipertermia maligna é potencialmente fatal em equinos transportadores da anomalia genética, com taxa de mortalidade estimada de 34%.[2,3]

Achados clínicos

A elevação da temperatura corporal é o principal requisito para o diagnóstico de hipertermia e, na maioria das espécies, o primeiro sinal clínico evidente de hipertermia é verificado quando a temperatura retal aumenta 3 a 4°C acima do normal. Na maioria dos casos, a temperatura excede 42°C e pode atingir 43,5°C. No início, constata-se aumento das frequências cardíaca e respiratória e pulso fraco de grande amplitude, sudorese e salivação, seguidos de ausência marcante de suor. O animal pode estar inquieto, mas logo se torna apático, trôpego ao caminhar e tende a permanecer deitado.

Nos estágios iniciais, nota-se aumento da sede e o animal procura por locais frescos e, com frequência, deita-se na água ou tenta se molhar. Aumentos adicionais na temperatura retal causam respiração laboriosa, sendo evidente a angústia geral. Além desse estágio de doença, a respiração se mostra superficial e irregular, o pulso torna-se muito rápido e fraco; em geral, esses sintomas são acompanhados de colapso, convulsões e coma terminal. Na maioria das espécies, o animal morre quando sua temperatura corporal central excede o valor normal em cerca de 5 a 7°C. Se o período de hipertermia é longo, pode ocorrer aborto; ademais, relata-se alta taxa de morte embrionária em ovelhas com 3 a 6 semanas de prenhez. A eficiência reprodutiva de bovinos é influenciada negativamente por prolongado estresse pelo calor; em suínos em criação intensiva, nota-se uma condição conhecida como síndrome da infertilidade do verão, manifestada como baixa taxa de concepção e pequeno tamanho da ninhada, bem como anestro prolongado, que surge durante e após os meses quentes do verão, na maioria dos países. Há relato de elevada temperatura retal, taquipneia e doença neurológica em vários cordeiros com 4 a 6 meses de idade, examinados durante o verão, no Texas.[4] Os sinais neurológicos incluíam desde cifose postural e hiperextensão dos membros até decúbito esternal, e foram atribuídos à lesão da medula espinal induzida por hipertermia.

A frequência respiratória na extremidade inferior da zona termoneutra é de 20 movimentos respiratórios por minuto em bovinos, e de 25 a 30 em ovinos e caprinos. Em ruminantes adultos, uma frequência respiratória acima de 40 movimentos por minuto indica respiração ofegante, que pode ser um mecanismo compensatório que facilita o resfriamento por meio de evaporação respiratória. Portanto, a frequência respiratória é o indicador mais prático de estresse pelo calor em ruminantes adultos, sendo consideradas frequências respiratórias de 40 a 60, 60 a 80 e 80 a 120 movimentos respiratórios por minuto indicadores de estresse pelo calor discreto, moderado e grave, respectivamente. Em climas quentes e úmidos, não é raro verificar bovinos que respiram com a boca aberta, cujas frequências respiratórias são superiores a 80 movimentos por minuto, durante o período de estresse pelo calor. Em resumo, a progressão das alterações em bovinos durante esse período inclui aumento da frequência respiratória, da temperatura retal e da frequência cardíaca, seguido de diminuição da concentração da urina (decorrente da maior ingestão de água) e, por fim, inapetência e menor produção de leite.

Em equinos e asininos, o estresse pelo calor está associado com aumento da frequência e da profundidade respiratória, dilatação das narinas, cabeça pendente e apatia.[5] Equinos com hipertermia apresentam fadiga e importante perda de fluido e eletrólitos, caracterizada por desidratação hipotônica causada pela sudorese excessiva. Os sinais clínicos resultantes incluem menor desempenho, apatia, fraqueza, aumento das frequências cardíaca e respiratória e elevação marcante da temperatura retal (em geral, acima de 42°C). Em razão da hiponatremia, os equinos acometidos podem perder o estímulo para beber água, exacerbando a desidratação. Nos casos avançados, a pele se torna seca e quente porque ocorre prejuízo à sudorese. Equinos com hipertermia e que participaram de enduro podem apresentar *flutter* diafragmático sincrônico decorrente de hipocalcemia e alcalose metabólica. Em casos extremos de hipertermia que não foram identificados e tratados até que a condição estivesse avançada, pode haver coma e morte.

Patologia clínica

Não se constatou alteração clinicopatológica importante na hipertermia simples. No entanto, os equinos com hipertermia em estágio avançado apresentam, tipicamente, desidratação hiponatrêmica e azotemia. Os equinos com *flutter* diafragmático sincrônico tipicamente apresentam hipocalcemia.

Achados de necropsia

Durante a necropsia, notam-se alterações macroscópicas pouco definidas. A vasodilatação periférica pode ser evidente, a coagulação sanguínea é lenta e incompleta e verifica-se *rigor mortis* e putrefação precoces. Não há alterações histopatológicas constantes ou específicas.

Tratamento

É fundamental disponibilizar bebedouros apropriados; se o local for sombreado e com ventilação, tem-se um importante procedimento auxiliar quando diversos animais foram expostos à alta temperatura ambiente.

Caso seja necessário o tratamento individual dos animais em razão da gravidade ou da duração da hipertermia, os pacientes acometidos devem ser transferidos imediatamente para um local sombreado e, então, molhados na linha média do dorso com água fria com auxílio de uma mangueira, de modo que o pelame fique encharcado. Devem-se colocar ventiladores em frente ao animal a fim de promover o resfriamento por evaporação; também deve ser disponibilizada água fresca, com e sem adição de eletrólitos, para o animal beber. Nos casos graves de hipertermia, sem disponibilidade de grande volume de água, deve-se administrar água bem fria (2 a 8°C) e retirá-la logo em seguida, porque ela se torna morna quase imediatamente. A aplicação de água muito fria não induz vasoconstrição periférica clinicamente relevante e não foi associada com efeitos adversos de relevância clínica. A água aplicada por meio de esguicho não precisa ser necessariamente removida, pois o calor é transmitido ao jato d'água aplicado. Não se recomenda colocar mantas e toalhas umedecidas sobre a cabeça ou o pescoço porque elas ocasionam um isolamento térmico desnecessário.

A temperatura retal deve ser frequentemente monitorada durante o resfriamento; a aplicação de água deve ser interrompida quando a temperatura retal voltar ao normal. Como os animais acometidos podem não ter interesse ou não conseguir beber água, indica-se a administração IV de fluidos, como solução de NaCl 0,9%, aos animais fracos, em decúbito ou desidratados. Com frequência, nas primeiras horas de tratamento, os equinos necessitam 20 a 40 ℓ de fluido IV. Animais com *flutter* diafragmático sincrônico devem ser tratados com solução de cálcio IV, após a constatação de hipocalcemia.

Também em equinos, pode-se administrar fluido VO, porém deve-se ter cuidado para assegurar que não haja prejuízo à motilidade gastrintestinal. Na prática, obtém-se uma solução de eletrólitos de uso oral mediante a dissolução de 20 g de sal comum (NaCl) e 20 g de Litesalt (NaCl e KCl) em 5 ℓ de água; isso fornece 107 mmol/ℓ, 28 mmol/ℓ e 132 mmol/ℓ de sódio, potássio e cloreto, respectivamente. Em um equino adulto, pode-se administrar 5 ℓ desse fluido, em intervalos de 1 h, por meio de tubo nasogástrico.

Controle

Local sombreado é o fator mais importante para manter o conforto dos animais pecuários e impedir o estresse pelo calor. O local sombreado reduz o ganho de calor decorrente da radiação solar e pode ser obtido com o plantio de árvores ou pela construção de telhados ou sombreamento artificial com panos ou outros materiais. Deve-se propiciar sombra no local onde é fornecido o alimento e onde o produtor quer que os animais permaneçam. Pode-se aumentar a eficiência do sombreamento por telhado de metal pintando-o de branco na parte externa e de preto na face interna. Uma cobertura em direção norte-sul possibilita a secagem sob a sombra, pois o sol incide sobre a área sombreada ao longo do dia; isso pode ser útil na redução da prevalência de mastite coliforme, quando se utiliza irrigação por aspersão sob as áreas sombreadas; as vacas preferem deitar mais em áreas sombreadas que na instalação *free-stall*.

Para o controle do estresse pelo calor em rebanhos de bovinos leiteiros e naqueles em confinamento, devem-se adotar as seguintes medidas:

- Fornecer água fresca limpa e espaço à vontade no bebedouro
- Disponibilizar áreas sombreadas e sistemas de irrigação intermitente (tempo de umedecimento de 1 a 2 min, com tempo apropriado de secagem de 20 a 30 min); a aplicação contínua de água aumenta a umidade do local e reduz a eficácia do resfriamento por evaporação
- Melhorar a ventilação com o uso de ventiladores ou diponibilizar locais mais elevados para os bovinos ficarem
- Ajustar a dieta e fornecer uma proporção maior de ração ao anoitecer, quando está mais frio
- Reduzir os procedimentos de manejo durante os períodos de maior estresse pelo calor
- Selecionar os bovinos com base nas características da raça e do pelame e abrigar os bovinos mais suscetíveis (lentos, de pele escura) em locais com telhado em direção ao leste, com maior área de sombreamento; estudos genéticos identificaram genes associados com resistência ao estresse pelo calor em bovinos leiteiros.[1,6]

Em equinos que praticam atividade física, descansos periódicos na sombra, com disponibilidade de ventiladores e aspersores de água e manutenção de condição de hidratação normal, podem ser muito úteis na prevenção de estresse pelo calor. O monitoramento da frequência cardíaca é um método prático e útil para avaliar o grau desse estresse em equinos porque a frequência cardíaca permanece elevada por um tempo maior nesses animais, sob essas condições.

Quando os animais precisam ser confinados em condição de alta temperatura e umidade elevada, recomenda-se o uso de tranquilizantes, a fim de reduzir atividades desnecessárias. No entanto, é preciso ter cuidado porque a pressão sanguínea diminui, e os animais podem ter dificuldade para perder calor se o ambiente for muito quente; em alguns casos, eles podem ganhar calor. Por exemplo, a clorpromazina aumenta significativamente a taxa de sobrevivência em suínos expostos ao estresse pelo calor e umidade.

LEITURA COMPLEMENTAR

Foreman JH. The exhausted horse syndrome. Vet Clin North Am Equine Pract. 1998;14:205-219.
Kadzere CT, Murphy MR, Slianikove N, Maltz E. Heat stress in lactating dairy cows: a review. Livestock Product Sci. 2002;77:59-91.
Leon LR, Bouchama A. Heat stroke. Compr Physiol. 2015; 5:611-647.
Marai IFM, El-Darawany AA, Fadiel A, Abdel-Hafez MAM. Physiological traits as affected by heat stress in sheep—a review. Small Rumin Res. 2007;71:1-12.
O'Brien MD, Rhoads RP, Sanders SR, Duff GC, Baumgard LH. Metabolic effects to heat stress in growing cattle. Domest Anim Endocrinol. 2010;38:86-94.
Sevi A, Caroprese M. Impact of heat stress on milk production, immunity, and udder health in sheep: a critical review. Small Rumin Res. 2012;107:1-7.
Silanikove N. Effects of heat stress on the welfare of extensively managed domestic ruminants. Livestock Product Sci. 2000;67:1-18.

REFERÊNCIAS BIBLIOGRÁFICAS

1. Dikmen S, et al. J Dairy Sci. 2008;91:3395.
2. Aleman M, et al. J Vet Intern Med. 2009;23:329.
3. Nieto JE, Aleman M. J Vet Intern Med. 2009;23:619.
4. Sprake PM, et al. J Vet Intern Med. 2013;27:1242.
5. Pritchard JC, et al. Equine Vet J. 2006;38:433.
6. Dikmen S, et al. PLoS ONE. 2013;8(7):e69202.

Febre (pirexia)

É a elevação da temperatura corporal central acima daquela normalmente mantida por um animal; ela não depende dos efeitos das condições ambientais na temperatura corporal. É importante ressaltar que a febre é uma combinação de hipertermia e infecção ou inflamação que se origina a partir de um ponto de ajuste (*set point*) elevado para a regulação da temperatura.

Etiologia

A febre pode ser séptica, o tipo mais comum, ou asséptica, dependendo se há ou não infecção.

Febre séptica

Incluem infecções causadas por bactérias, vírus, protozoários ou fungos, como:

- Infecção localizada, como abscesso, celulite e empiema
- Intermitentemente sistêmica, como na bacteriemia e na endocardite
- Consistentemente sistêmica, como na sepse.

Febre asséptica

- Febre de origem química, causada por injeção de proteína estranha ou ingestão de dinitrofenóis
- Febre cirúrgica, decorrente de danos aos tecidos ou sangue
- Febre secundária à necrose tecidual, por exemplo, dano muscular após injeção de material necrosante
- Crises hemolíticas graves (hemoglobinemia)
- Infarto extenso
- Necrose extensa, nas neoplasias de rápido crescimento, como linfossarcoma multicêntrico em bovinos
- Reações imunes, como anafilaxia e edema angioneurótico.

Patogênese

Os tipos de febre, em sua maioria, são mediados pela ação de pirógenos endógenos produzidos por granulócitos, monócitos e macrófagos. O *pirógeno endógeno* mais importante conhecido é a interleucina-1 (IL-1), produzida por monócitos e macrófagos. A resposta febril inicia pela introdução de um *pirógeno exógeno* no corpo. Estes incluem patógenos como bactérias, vírus, endotoxinas bacterianas, complexos antígeno-anticorpo, hemoglobinemia durante crise hemolítica e várias substâncias inorgânicas. Nos estados de hipersensibilidade, complexos antígeno-anticorpo solúveis podem atuar como mediadores. Um dos pirógenos exógenos mais potentes é o lipopolissacarídeo de bactérias Gram-negativas.

Pirógenos endógenos

São proteínas liberadas por monócitos e, em menor grau, por linfócitos. No passado, essas proteínas eram denominadas *monocinas* e *linfocinas*, respectivamente; contudo, atualmente são mais comumente designadas por um termo mais geral, ou seja, *citocinas*. Uma das citocinas pirogênicas é IL-1, anteriormente denominada fator ativador de linfócito. A *IL-1* estimula a proliferação de linfócitos T na presença de um antígeno, exacerbando a resposta imune. Os mediadores entre o pirógeno endógeno e o hipotálamo parecem ser as prostaglandinas, e a concentração de cálcio no hipotálamo parece regular sua ação.

Interleucina-1 inicia a febre por induzir um aumento abrupto na síntese de *prostaglandinas*, especialmente prostaglandina E_2, na parte anterior do hipotálamo. Alto teor de prostaglandina no hipotálamo aumenta o ponto de ajuste termostático e estimula o mecanismo de conservação de calor (vasoconstrição) e produção de calor (termogênese com tremor) até que a temperatura do sangue e a temperatura corporal central se igualem à temperatura do ponto de ajuste hipotalâmico.

Acredita-se que os precursores de prostaglandina sejam mediadores químicos da febre, de acordo com a seguinte sequência:

1. Os pirógenos endógenos ocasionam a liberação de ácido araquidônico e a subsequente síntese de prostaglandina.
2. Catabólitos do ácido araquidônico modulam o mecanismo hipotalâmico autorregulador, resultando em um aumento no valor da temperatura do ponto de ajuste.
3. Antipiréticos inibidores de prostaglandina sintetase reduzem a febre por bloquear a síntese de prostaglandinas ou de precursores das prostaglandinas, a partir do ácido araquidônico.

Uma citocina conhecida como *fator de necrose tumoral-α (TNF-α)* é capaz de reproduzir várias das anormalidades fisiológicas verificadas no choque séptico; ela atua como mediador de vários dos efeitos deletérios das infecções causadas por bactérias Gram-negativas, inclusive febre.

Além de sua ação pirogênica, as citocinas atuam como mediadores da resposta de fase aguda, termo atualmente utilizado para descrever a reação de animais frente à invasão de patógenos, lesão tecidual, reações imunes e processos inflamatórios. Os mecanismos fisiológicos envolvidos na ocorrência de febre, após o estímulo pelo pirógeno, devem ser totalmente desenvolvidos e sensibilizados após exposição prévia ao pirógeno. A injeção de pirógeno em cordeiros recém-nascidos não provoca febre, mas as injeções subsequentes, sim.

Efeito dos pirógenos no hipotálamo

Os efeitos dos pirógenos bacterianos e teciduais ocorrem no centro termorregulador do hipotálamo, de modo que o nível termostático do corpo é elevado. A resposta imediata em parte dos órgãos envolvidos na regulação do calor é a prevenção da perda de calor e a maior produção deste. Esse é o período de *incremento* ou de calafrios, manifestado por vasoconstrição cutânea, resultando em pele fria e seca e ausência de sudorese. A frequência respiratória diminui, e ocorrem tremores musculares e mínima produção de urina. As extremidades se mostram frias ao toque, a temperatura retal se eleva e a frequência de pulso aumenta. Quando o período de aumento de calor eleva a temperatura corporal até o novo nível termostático, segue-se um segundo período de febre, o *fastígio*, ou período de temperatura constante. Nesse estágio, os mecanismos de dissipação e produção de calor retornam ao normal. A vasodilatação cutânea provoca vermelhidão da pele e das membranas mucosas, ocorre sudorese, que pode ser intensa, e retorna a diurese. Durante esse período, tem-se redução da motilidade dos pré-estômagos de ruminantes e aumento considerável do metabolismo para manter a temperatura corporal; pode haver debilidade tecidual. Também, o animal não é capaz de manter uma temperatura constante frente à variação da temperatura ambiente.

Assim que ocorre a remoção dos efeitos das substâncias pirogênicas, surge o estágio de *decremento*, ou de defervescência da febre, e o excesso de calor armazenado se dissipa. Vasodilatação, sudorese e flacidez muscular são marcantes, e a temperatura corporal diminui. A queda na temperatura corporal após o aumento inicial é seguida de diminuição nas concentrações plasmáticas de zinco e de ferro total. Caso a toxemia que acompanha a hipertermia seja suficientemente grave, pode ocorrer perda da capacidade dos tecidos em responder à produção de calor ou à necessidade de conservação de calor e, à medida que a morte se aproxima, tem-se uma súbita diminuição da temperatura corporal.

Resposta febril

Acredita-se que a resposta febril e a alteração de comportamento que a acompanha fazem parte de um mecanismo global gerado para conservar as fontes de energia e proteger os tecidos do desgaste causado pela infecção. A resposta febril tem seus principais efeitos nos mecanismos imunológicos. Os pirógenos endógenos estimulam a proliferação de linfócitos T. O aumento da temperatura corporal aumenta a mobilidade dos leucócitos, as atividades fagocíticas e bacterianas dos leucócitos e da transformação dos linfócitos, bem como exacerba os efeitos de interferona e IL-1.

Alguns possíveis efeitos adversos da febre incluem anorexia, que pode induzir catabolismo excessivo, se prolongado. Em raras condições, a febre extremamente elevada pode resultar em coagulação intravascular disseminada e efeitos no sistema nervoso central (SNC), podendo ocasionar convulsões.

Achados clínicos

Os efeitos da febre são uma combinação dos efeitos da hipertermia e da infecção ou inflamação. Ocorre elevação da temperatura corporal; aumento da frequência cardíaca com diminuição da amplitude e da força do pulso arterial; hiperpneia; debilidade; oligúria, frequentemente com albuminúria; aumento da sede, anorexia, fezes escassas, apatia e fraqueza muscular. A elevação da temperatura sempre é moderada e raramente acima de 42°C.

A *manifestação da febre pode ser variável.* Assim, o aumento da temperatura pode ser:

- Transitório
- Sustentado, sem variação diurna significativa
- Remitente, quando a variação diurna é exagerada
- Intermitente, quando os picos de febre duram 2 a 3 dias e são entremeados com períodos normais
- Atípico, quando as variações da temperatura são irregulares.

Uma febre bifásica, que consiste em um aumento inicial da temperatura, retorno ao valor normal e um segundo aumento, é verificada em algumas doenças como garrotilho em equinos e erisipela em suínos. Um exemplo marcante de febre intermitente em doenças animais é a anemia infecciosa equina.

Na clínica de animais pecuários, a causa mais comum de febre é a presença de um processo inflamatório, como pneumonia, peritonite, mastite, encefalite, sepse, viremia etc. As anormalidades clínicas típicas de determinada doença devem ser detectadas e diferenciadas durante os procedimentos de definição do diagnóstico. Na ausência de causas físicas de hipertermia, a constatação de febre indica a presença de inflamação, nem sempre prontamente aparente. *Febre de origem desconhecida* é comumente notada em animais pecuários e requer repetidos exames clínicos e laboratoriais a fim de elucidar a localização e o tipo de lesão.

Em *equinos*, a *febre de origem desconhecida* é caracterizada por um período prolongado de febre associado com sinais clínicos inespecíficos, como letargia, inapetência e perda de peso. Em um grupo de equinos com febre de origem desconhecida, constatou-se que, em 43% dos casos, a origem era infecciosa, em 22% neoplásica, em 7% imunomediada e em 19% dos animais consistia de uma miscelânea de doenças. A causa não foi esclarecida em 10% dos animais.

A *magnitude da febre* varia de acordo com a enfermidade presente; com frequência, é difícil decidir em que momento a elevação da temperatura é significativa e indica a presença de uma lesão que requer tratamento específico. Isso é especialmente verdadeiro quando se examinam grupos de animais com sinais clínicos inespecíficos, inclusive temperatura elevada. O exemplo típico é um grupo de bovinos criados em confinamento que manifestam apatia, inapetência, dispneia e febre de 39,5 a 40,5°C. A doença suspeita pode ser pasteurelose pneumônica, mas é praticamente impossível estabelecer o diagnóstico com base na auscultação pulmonar de todos os animais acometidos. Alguns animais podem apresentar febre de origem desconhecida e se recuperam em alguns dias, sem necessidade de tratamento específico. Nessas condições, e com base na experiência clínica, a tendência é obter um diagnóstico de *doença* respiratória bovina aguda não diferenciada ou *febre não diferenciada* em animais com temperatura ≥ 40,5°C por 2 dias consecutivos. Isso enfatiza a necessidade de escolha de um valor para o limite superior, que indique um quadro febril clínica e fisiologicamente significativo. Termografia infravermelha é um método promissor, não invasivo, de identificação de indivíduos com pirexia em um grupo estabulado, especialmente suínos criados em abrigos de confinamento e bovinos confinados.

Patologia clínica

Não há achado clinicopatológico específico para febre. O hemograma reflete as alterações associadas à causa da febre. A inflamação caracteriza-se por alterações marcantes na contagem de leucócitos totais e na contagem diferencial, típicas para cada doença. Pode-se realizar uma ampla variedade de testes a fim de identificar o local e o tipo de lesão que causa febre. Os exames mais comuns incluem:

- Exame microbiológico de amostra de sangue
- Análise de líquido seroso obtido de cavidades corporais
- Exame do líquido cerebrospinal
- Exame de amostras de leite
- Exame da secreção do trato reprodutor
- Exame do líquido articular
- Biopsia
- Laparatomia exploratória.

Pode ser necessária a obtenção de imagem diagnóstica a fim de detectar abscessos profundos.

Achados de necropsia

São característicos de uma doença em particular e comumente são caracterizados por graus variáveis de inflamação – hiperaguda, aguda e crônica – dependendo da gravidade da doença, de sua duração e do emprego ou não de tratamento. Nos casos de febre de longa duração, esses achados são ainda mais característicos, mas sua gravidade pode variar diariamente ou por períodos mais longos.

A febre deve ser diferenciada de hipertermia provocada por uma causa física, como *intermação* ou *exaustão* ou *hipertermia maligna* em suínos e em equinos da raça Quarto-de-Milha. Na *febre de origem desconhecida*, deve-se rever o histórico, o exame físico, os achados laboratoriais e o cenário epidemiológico. A localização dos sinais clínicos pode indicar o órgão ou o sistema corporal envolvido. Processos inflamatórios comuns incluem:

- Abscesso de peritônio, pleura e pulmão
- Metrite séptica
- Endocardite
- Poliartrite
- Pielonefrite.

Muitos animais são incluídos na categoria de febre de origem desconhecida porque o veterinário omite, desconsidera ou rejeita um sinal clínico óbvio. Nenhum algoritmo ou programa de diagnóstico computadorizado é capaz de solucionar esse desafio. Para melhorar a confiabilidade diagnóstica, os veterinários precisam trabalhar arduamente. Isso requer a obtenção de um histórico detalhado, exames físicos repetidos, reconsideração das características epidemiológicas relacionadas ao animal acometido, consultas a outros colegas e investimento de tempo para reavaliar o diagnóstico e as circunstâncias.

Tratamento

Medicamentos antimicrobianos

Os aspectos mais importantes do tratamento clínico da febre devem ser direcionados à sua causa. O principal objetivo é identificar e tratar a doença primária. Os medicamentos antimicrobianos são indicados no tratamento de infecções bacterianas. A seleção do antimicrobiano, a via de administração e a duração do tratamento dependem da causa da infecção, de sua gravidade e do acesso do medicamento à lesão. Em animais, o uso de antimicrobianos para prevenir infecções bacterianas secundárias a doenças virais (p. ex., pneumonia intersticial viral) é controverso e seu benefício é duvidoso.

Em animais com *febre de origem desconhecida*, o uso de antimicrobianos de amplo espectro parece racional. No entanto, não se recomenda o emprego de terapia às cegas porque pode ocasionar intoxicação, superinfecção por bactérias resistentes e interferir no subsequente diagnóstico acurado em meios de cultura. Além disso, a diminuição da temperatura após o tratamento pode ser interpretada como uma resposta à terapia, concluindo-se que havia uma doença infecciosa. Caso essa tentativa tenha sido iniciada, a resposta deve ser monitorada diariamente, a fim de determinar sua eficácia, e devem-se fazer esforços continuados para determinar a causa da febre. Em alguns casos, pode ser necessária a remoção cirúrgica da fonte de infecção, em abscessos ou em cavidades corporais, como a cavidade pleural, mediante técnicas de drenagem.

Antipiréticos

Como a febre, em geral, ocasiona pouco dano e comumente beneficia o mecanismo de defesa do animal, raramente o uso de antipiréticos é essencial; na verdade, pode mascarar a ação de um medicamento específico ou o curso natural da doença. Se a febre for alta o suficiente para causar desconforto ou inapetência, ou tão alta a ponto de haver risco à vida em decorrência de hipertermia, recomenda-se a administração de anti-inflamatórios não esteroides (AINE). A maioria deles, como flunixino meglumina, inibe a síntese de prostaglandinas e atua no SNC para reduzir o ponto de ajuste termorregulador. A temperatura retal começa a diminuir dentro de 30 min após a administração parenteral de AINE; contudo, em geral não retorna à faixa de variação fisiológica normal.

LEITURA COMPLEMENTAR

Evans SS, Repasky EA, Fisher DT. Fever and the thermal regulation of immunity: the immune system feels the heat. Nat Rev Immunol. 2015;15:335-349.

Soerensen DD, Pedersen LJ. Infrared skin temperature measurements for monitoring health in pigs: a review. Acta Vet Scand. 2015;57:5.

RESPOSTA DE FASE AGUDA

As proteínas de fase aguda são proteínas plasmáticas cujas concentrações se alteram quando os animais são submetidos a fatores estressantes externos, como transporte, ou a estímulos internos, como inflamação, infecção bacteriana, neoplasia e traumatismo cirúrgico.[1] As proteínas de fase aguda são classificadas como positivas (quando sua concentração aumenta) ou negativas (quando sua concentração diminui), em resposta a um estímulo externo ou interno. Há interesse crescente na mensuração das concentrações séricas de proteínas de fase aguda como forma de monitorar a gravidade de uma doença infecciosa, auxiliar no diagnóstico e verificar se um animal de produção é saudável e próprio para o abate. Durante a resposta de fase aguda hepática, o fígado aumenta a síntese de proteínas específicas (*proteínas de fase aguda positivas*) em resposta à liberação de IL-1β, IL-6 e TNF-α (citocinas pró-inflamatórias) pelos macrófagos e monócitos, ao mesmo tempo em que a síntese de albumina diminui (proteína de fase aguda negativa). Interleucina-1β induz à síntese de proteínas de fase aguda tipo 1 (amiloide sérica A [SAA] e proteína C reativa) dentro de 4 h após o estímulo. A interleucina-6 induz à síntese de haptoglobina em um estágio posterior, cuja concentração sérica permanece elevada por até 2 semanas. Um aspecto clinicamente relevante é que a IL-1β é o fator iniciador primário da febre, além de ser um importante iniciador da resposta de fase aguda; portanto, ainda é preciso determinar se a mensuração laboratorial das concentrações plasmáticas de proteínas de fase aguda fornece informações práticas além daquelas obtidas exclusivamente com a obtenção da temperatura retal. Deve-se ressaltar que embora o fígado tenha uma função central na resposta de fase aguda, os tecidos extra-hepáticos, como a glândula mamária de vacas, também podem sintetizar proteínas de fase aguda.

Fibrinogênio é a proteína de fase aguda positiva mais amplamente estudada em grandes animais. A interpretação da concentração plasmática de fibrinogênio é complicada por seu envolvimento na cascata de coagulação (diminuindo potencialmente em animais com coagulopatia grave, como coagulação intravascular disseminada) e sua variação relativamente estreita de sua elevação (tipicamente, não aumenta mais que 3 a 4 vezes a concentração normal). Além disso, nas doenças inflamatórias, a elevação da concentração plasmática de fibrinogênio é mais lenta do que a de outras proteínas de fase aguda, demorando, em geral, 24 h, com valor máximo verificado em 2 a 3 dias.

Amiloide A sérica (*SAA*) é uma proteína de fase aguda positiva (apolipoproteína) rapidamente sintetizada e liberada, em especial pelos hepatócitos, em resposta à inflamação ou infecção bacteriana. A função específica da SAA na resposta inflamatória não foi completamente esclarecida, mas acredita-se que tenha funções imunorrelacionadas, incluindo opsonização de bactérias Gram-positivas e Gram-negativas, aumento da ação quimiotática dos neutrófilos e monócitos e depuração de endotoxinas e lipoproteínas de alta densidade, inclusive colesterol, do plasma.

Haptoglobina é uma proteína de fase aguda positiva e acredita-se que seja um teste de triagem perfeitamente sensível para a liberação de glicocorticoides endógenos e de citocinas pró-inflamatórias. Haptoglobina é o principal sequestrador de hemoglobina livre no plasma e, portanto, reduz a multiplicação da maioria das bactérias por diminuir a disponibilidade de ferro. Traumatismo e aumento das concentrações plasmáticas de cortisol e estradiol associado à parição são importantes fatores que confundem a interpretação do aumento da concentração sérica de haptoglobina, pois também a aumenta.[2]

O *lipopolissacarídeo ligador de proteína* (LBP), em baixa concentração, atua como anti-inflamatório e, em alta concentração, como fator pró-inflamatório. Liga-se à fração lipopolissacarídea de bactérias Gram-negativas e, em seguida, esse complexo se fixa à membrana ou a receptores solúveis CD14, iniciando uma cascata de sinais. *Proteína C reativa* e a_1*-glicoproteína ácida* também são proteínas de fase aguda positivas extensamente pesquisadas em humanos, mas ainda não foram bem estudadas em grandes animais.

Em equinos, foram avaliadas diversas proteínas de fase aguda positivas, incluindo SAA, proteína C reativa, haptoglobina e fibrinogênio. Nessa espécie, a proteína de fase aguda clinicamente mais relevante parece ser a SAA, pois sua concentração é extremamente baixa em equinos sadios e se eleva notavelmente, de maneira muito rápida, durante a fase aguda da inflamação e diminui rapidamente após a cessação do estímulo inflamatório, em razão de sua meia-vida curta.[1,3,4] A utilidade clínica da SAA como marcador de infecção é pequena em potros neonatos porque a concentração dessa proteína aumenta em até 7 dias, em resposta à inflamação associada ao parto natural e à absorção de amiloide A presente no colostro.[5]

Amiloide A sérica, haptoglobina e fibrinogênio são importantes proteínas de fase aguda positivas em bovinos, sendo sintetizadas no fígado em resposta à liberação endógena de glicocorticoides e citocinas pró-inflamatórias. Entre essas proteínas de fase aguda, considera-se que a SAA é a mais útil no diagnóstico de doenças em bovinos. Nessa espécie, um potencial fator confundidor na interpretação de aumento da SAA é que sua concentração normalmente aumenta por ocasião da parição.[6] Isso significa que o aumento da concentração de SAA é inespecífico para inflamação ou infecção bacteriana em vacas-leiteiras no pós-parto e pode estar mais associado com uma lipidose hepática extensa do que com a presença de um processo inflamatório, no início da lactação.[6,7]

Nota-se aumento da concentração sérica ou plasmática de haptoglobina em vacas com lipidose hepática, deslocamento de abomaso, reticuloperitonite traumática, doença respiratória, mastite, metrite, pododermatite e amiloidose renal.[6,8-12] Há necessidade de mais pesquisas para aumentar os conhecimentos sobre as alterações na concentração e na cinética de haptoglobina em bovinos. A proteína C reativa não parece ser uma proteína de fase aguda em bovinos. O aumento das concentrações de SAA e haptoglobina em bovinos parece ser dose-dependente; entretanto, a magnitude do aumento reflete a gravidade da doença inflamatória primária.[13,14]

Em bovinos, as principais *proteínas de fase aguda negativas* são *albumina*, transferrina e *paraoxonase*.[8] A albumina não parece ser uma proteína de fase aguda tão sensível quanto a SAA, em bovinos. Além disso, a concentração sérica de albumina diminui nas 2 semanas pós-parto, em vacas-leiteiras lactantes, em parte como consequência do aumento do volume de plasma e redução na síntese de albumina[6]; ademais, a utilidade clínica da concentração sérica de albumina como indicador de fase aguda é menor em vacas no período pós-parto. Em ovinos, a resposta de fase aguda parece semelhante à mencionada para bovinos.[15]

A concentração plasmática ou sérica de ferro diminui, como parte da resposta de fase aguda; isso tem sido atribuído ao sequestro de ferro das reservas do organismo, de modo a reduzir a disponibilidade de ferro para a multiplicação bacteriana.[16] A inflamação provoca liberação de IL-6 que, por sua vez, estimula a liberação do hormônio peptídeo *hepcidina* pelos hepatócitos, impedindo o efluxo de ferro dos macrófagos e resultando, diretamente, em hipoferremia.[16] Em equinos, a concentração plasmática de ferro parece ser melhor indicador de resposta de fase aguda do que a concentração de fibrinogênio.[16]

LEITURA COMPLEMENTAR

Ceciliani F, Ceron JJ, Eckersall PD, Sauerwein H. Acute phase proteins in ruminants. J Proteomics. 2012;75:4207-4231.

Eckersall PD, Bell R. Acute phase proteins: biomarkers of infection and inflammation in veterinary medicine. Vet J. 2010;185:23-27.

Jacobsen S, Andersen PH. The acute phase protein serum amyloid A (SAA) as a marker of inflammation in horses. Equine Vet Educ. 2007;19:38-46.

Lomborg SR, Nielsen LR, Heegard PM, et al. Acute phase proteins after exposure to complex stress. Vet Res Commun. 2008;32:575-582.

Tothova C, Nagy O, Kovac G. Acute phase proteins and their use in the diagnosis of diseases in ruminants: a review. Vet Med (Praha). 2014;59:163-180.

REFERÊNCIAS BIBLIOGRÁFICAS

1. Jacobsen S, et al. Vet Surg. 2009;38:762.
2. Tothova CS, et al. Acta Vet Brno. 2008;77:51.
3. Jacobsen S, et al. Equine Vet J. 2005;37:552.
4. Pader K, et al. Vet Sur. 2011;40:998.
5. Paltrinieri S, et al. Vet J. 2008;176:393.
6. Guzelbektes H, et al. J Vet Intern Med. 2010;24:213.
7. Katoh N. J Vet Med Sci. 2002;64:293.
8. Bionaz M, et al. J Dairy Sci. 2007;90:1740.
9. Suojala L, et al. Acta Vet Scand. 2008;13:50.
10. Ganheim C, et al. Vet J. 2007;173:645.
11. Suojala L, et al. Acta Vet Scand. 2008;50:18.
12. Hajimohammadi A, et al. Comp Clin Pathol. 2013;22:227.
13. Jacobsen S, et al. J Dairy Sci. 2004;87:3330.
14. Tothova C, et al. Berl Munch Tierarztl Wochenschr. 2010;123:307.
15. Kabaroff LC, et al. Vet Immunol Immunopathol. 2006;113:113.
16. Borges AS, et al. J Vet Intern Med. 2007;21:489.

SEPSE, SEPTICEMIA E VIREMIA

Sepse é uma infecção bacteriana, suspeita ou comprovada, concomitante à *síndrome da resposta inflamatória sistêmica (SIRS)*, definida como uma inflamação sistêmica em resposta à lesão causada por microrganismos infecciosos (p. ex., bactérias, vírus, protozoários, fungos) ou por fatores não infecciosos (p. ex., traumatismo, toxina, hipertermia, queimadura). Em animais domésticos, ainda é preciso identificar critérios confiáveis de diagnóstico de SIRS; no entanto, para identificar a presença de SIRS em humanos, considera-se, para isso, a presença de, pelo menos, duas das seguintes anormalidades:

- Hipertermia ou hipotermia
- Taquicardia
- Taquipneia ou hiperventilação
- Leucopenia, leucocitose ou > 10% de neutrófilos bastonetes.

Esses critérios de diagnóstico de SIRS não devem ser aplicados quando as condições ambientais interferem na mensuração dessa proteína (como estresse pelo calor, baixa temperatura ambiente ou dor).

Sepse grave é aquela acompanhada da disfunção orgânica. *Choque séptico* é definido como sepse grave com hipotensão (pressão arterial média < 65 mmHg), apesar de terapia IV agressiva com fluido. *Sepse* é a invasão aguda da circulação sistêmica por bactérias patogênicas acompanhada de choque séptico, com possível instalação das bactérias em vários órgãos ou sistemas corporais. É causa comum de morbidade e mortalidade em animais pecuários recém-nascidos que não receberam quantidade suficiente de colostro nas primeiras 24 h após o nascimento. *Bacteriemia* é diferente de septicemia, pois a primeira não é acompanhada de sepse ou choque séptico. A diferença entre septicemia e bacteriemia é a intensidade de infecção. Na bacteriemia, há bactérias na corrente sanguínea apenas de modo transitório e elas não induzem sinais clínicos; por exemplo, com frequência há possibilidade de bacteriemia clinicamente irrelevante após palpação retal ou outras manipulações nas quais ocorre lesão de mucosa. Na septicemia, há patógeno durante todo o curso da doença, sendo ele diretamente responsável por sua iniciação. Atualmente, há um movimento para eliminar o uso do termo septicemia e empregar o termo *síndrome da disfunção de múltiplos órgãos*, que indica disfunção em dois ou mais sistemas orgânicos; no entanto, as definições empregadas anteriormente são clinicamente úteis.

Viremia é a invasão de vírus patogênicos na circulação sistêmica com localização do microrganismo em diversos tecidos corporais nos quais as lesões produzidas são características de vírus específicos. Muitas infecções causadas por riquétsias, protozoários e fungos também se propagam por todo o corpo pela via hematógena, mas geralmente não induzem a SIRS.

Etiologia | Todas as espécies

Diversos microrganismos infecciosos podem causar septicemia ou viremia. Alguns dos exemplos notáveis de septicemia e viremia são resumidos a seguir. Antraz, pasteurelose e salmonelose acometem todas as espécies de animais destinados à produção de alimentos (animais de produção).

Septicemia neonatal

A septicemia neonatal é causada principalmente por bactérias Gram-negativas.

Bezerros

Com frequência, a ocorrência de bacteriemia e septicemia está associada com *Escherichia coli* e *Salmonella* spp. Em sangue de bezerros, é mais frequente o isolamento de *E. coli*, porém é possível constatar infecções Gram-positivas em 10% dos bezerros com septicemia e infecções polimicrobianas em 28%. A septicemia de bezerros, raras vezes, é causada por bactérias semelhantes a *Actinobacillus suis*. Nota-se bacteriemia em 30% dos bezerros gravemente enfermos, com ou sem diarreia; o risco de bacteriemia é maior naqueles com falha na transferência de imunoglobulinas colostrais.

Leitões

Em leitões, é possível a instalação de septicemia provocada por *E. coli*, concomitantemente a septicemia com infecção localizada nas articulações, no endocárdio e nas meninges, associada com *Streptococcus suis* tipo 1.

Potros

Nota-se septicemia com infecção localizada associada com *E. coli*, *A. equuli*, *Klebsiella pneumoniae*, *Streptococcus* α-hemolítico e *Salmonella* spp.

Cordeiros

Mais comumente, os cordeiros desenvolvem septicemia causada por *E. coli*.

Bovinos

Constatam-se *Histophilus somni*, *Pasteurella multocida*, *Mannheimia haemolytica*, *Pasteurella* (*Yersinia*) *pseudotuberculosis*, infecção aguda ou crônica pelo vírus da diarreia viral bovina e da febre catarral maligna de bovino.

Ovinos (cordeiros jovens)

O principal patógeno é *H. somni*.

Suínos

Constatam-se vírus da cólera suína e da peste suína africana, bem como *Erysipelothrix insidiosa*.

Equinos, asininos e mulas

Há envolvimento da doença do cavalo africano e da infecção por *M. haemolytica*.

Septicemia secundária

A principal causa de morte decorrente de lesão por radiação subaguda é a septicemia resultante de falha na produção de leucócitos, em razão da lesão da medula óssea. Também pode ocorrer septicemia quando há anomalia congênita do sistema imune ou quando ocorre imunossupressão em animais mais idosos, em decorrência de terapia com corticosteroide ou de toxina, como aquela da samambaia.

Epidemiologia

Infecções sistêmicas causadas por bactérias, vírus, riquétsias, protozoários e outros patógenos se instalam em animais de todas as idades e em diferentes condições. As características epidemiológicas de cada doença são apresentadas nos respectivos capítulos deste livro. Os fatores de risco para doença infecciosa são classificados de acordo com:

- Animal
- Ambiente
- Patógeno.

Por exemplo, animais recém-nascidos privados de colostro são altamente suscetíveis à septicemia. Em potros, *a falha de transferência de imunidade passiva* (FTIP) é definida como concentração sérica de IgG_1 ≤ 400 mg/dℓ e falha parcial de TIP quando essa concentração varia de 400 a 800 mg/dℓ. Concentrações séricas de IgG ≥ 800 mg/dℓ são menos frequentemente associadas com sepse em potros, sendo essa concentração considerada o limiar para proteção deles.

Patogênese

Há envolvimento de duas causas na ocorrência de septicemia: *exotoxinas* e *endotoxinas*, produzidas por microrganismos infecciosos; elas originam toxemia intensa e febre alta em virtude da liberação inicial de mediadores pelo hospedeiro e da rapidez com que as bactérias se multiplicam e se propagam por todos os tecidos corporais (ver também seção sobre Toxemia, Endotoxemia e Choque Séptico). As manifestações clínicas se devem à ação dos patógenos nos monócitos e linfócitos, que iniciam a *SIRS*. O TNF-α está associado com a ocorrência de septicemia clínica em potros e bezerros recém-nascidos; a concentração plasmática de TNF-α está associada com a gravidade dos sinais clínicos.

Alguns patógenos se instalam em vários órgãos e podem provocar graves lesões em animais que sobrevivem à toxemia. Também podem ocorrer hemorragias e lesão endotelial direta. Os mesmos princípios gerais se aplicam à viremia, exceto que os vírus não produzem toxinas. É mais provável que as manifestações clínicas sejam decorrentes da lesão direta às células hospedeiras dos vírus. Pode ocorrer *infecção transplacentária*, resultando em *mumificação fetal*, *aborto* ou *infecção do feto que nasceu a termo*.

Coagulação intravascular disseminada

A progressão da SIRS pode resultar em coagulação intravascular disseminada (CID), causada pela formação de fibrina intravascular, especialmente nas doenças septicêmicas graves. CID se inicia pela lesão vascular, com dano parcial da camada íntima do vaso sanguíneo, causado pela circulação de materiais estranhos, como fragmentos da parede celular das bactérias, complexos antígeno-anticorpo e endotoxina, com subsequente agregação plaquetária e formação de trombos de plaquetas. Hipercoagulação grave descontrolada resulta em alta taxa de mortalidade causada pela síndrome de disfunção de múltiplos órgãos. Uma vez iniciada a coagulação, o estado de hipercoagulação inicial se altera para hipocoagulação à medida que são consumidos os fatores de coagulação e as plaquetas. A ativação do sistema de fibrinólise pode ser importante causa de diátese hemorrágica, observada nessa síndrome.

Achados clínicos

Na septicemia, os principais achados clínicos são *febre, disfunção cardiovascular e choque* e *hemorragias subepidérmicas e de submucosa* que, geralmente, são petéquias e, ocasionalmente, equimoses. As hemorragias são mais bem visualizadas na conjuntiva e nas membranas mucosas da boca e da vulva. Nos casos graves, é possível notar taquicardia, taquipneia e disfunção orgânica induzida por choque, com hipotensão cardiovascular, astenia de miocárdio e angústia respiratória, se o patógeno iniciar a liberação dos mediadores do hospedeiro que provocam *SIRS*. Essas características serão relatadas na seção Toxemia, Endotoxemia e Choque Séptico.

Os sinais clínicos específicos podem ser decorrentes da localização da infecção nas articulações, nas valvas cardíacas, nas meninges, nos olhos e em outros órgãos. Os achados clínicos característicos de cada doença que são acompanhadas de septicemia e viremia são apresentados nos respectivos capítulos deste livro.

Septicemia neonatal

É comum em todas as espécies de animais pecuários que apresentam algumas horas a vários dias de vida. São características comuns:

- Decúbito
- Depressão
- Ausência ou depressão notável do reflexo de sucção
- Desidratação
- Febre
- Diarreia
- Membranas mucosas evidentes ou congestas
- Fraqueza
- Rápida progressão para morte.

Potros privados de colostro costumam ser gravemente enfermos, desenvolvem coma e morrem dentro de algumas horas. Infecções localizadas em articulações e nos pulmões são frequentes em potros que sobrevivem por vários dias. É comum a ocorrência de poliartrite séptica, caracterizada por calor, dor, distensão sinovial e claudicação em 14 a 38% dos potros neonatos com septicemia. Cerca de metade dos potros com artrite séptica apresentam infecção clínica em duas ou mais articulações; as mais comumente envolvidas são a femoropatelar e a tarsocrural. Com frequência, nota-se pneumonia, caracterizada por dispneia e ruídos pulmonares anormais. A taxa de sobrevivência de potros com septicemia, verificada em uma série de estudos, foi de 70%.

Nos bezerros com menos de 30 dias de idade e com sinais clínicos de septicemia, é possível verificar evidências de choque, como extremidades frias, desidratação, pulso fraco, tempo de preenchimento capilar prolongado, fraqueza e decúbito. Achados indicativos da localização incluem oftalmite, sintomas nervosos, onfaloflebite e poliartrite.

Escore de sepse clínico

Um *escore de sepse clínico* para o diagnóstico precoce de septicemia em potros recém-nascidos foi avaliado e validado. Deve-se reconhecer que a aplicação desses sistemas de escore é estatisticamente falho, mesmo se forem atribuídos diferentes pesos preditivos, porque eles designam pesos iguais para diferentes graus de gravidade, para determinado fator preditivo. Contudo, esses escores de sepse adotados por alguns veterinários são úteis por facilitar a identificação de neonatos em risco de septicemia. Também foi sugerido um escore de previsão de bacteriemia em bezerros leiteiros neonatos com 1 a 14 dias de vida para prever, clinicamente, se um bezerro doente apresenta bacteriemia. Os bezerros são classificados de acordo com o *estado de hidratação*, a *aparência das fezes*, o *comportamento geral*, a *aparência dos vasos da esclera* e a *anormalidade umbilical*. No entanto, a sensibilidade, a especificidade e o valor preditivo positivo são muito baixos para terem valor diagnóstico.

Patologia clínica

Hemocultura

Deve-se tentar o isolamento da bactéria causadora, em amostra de sangue, por meio de cultura microbiológica. Preferencialmente, deve-se obter o resultado da hemocultura imediatamente antes do início da febre, a partir de uma amostra de sangue obtido de uma veia importante ou de qualquer artéria. O procedimento padrão envolve a realização de três culturas de sangue ou inoculação animal no pico febril. Deve-se coletar, no mínimo, 10 mℓ de sangue (de preferência, 30 mℓ), de modo anaeróbico, após a preparação asséptica do local da venopunção, por meio de tricotomia e desinfecção com iodopovidona. As amostras de sangue devem ser inoculadas em um caldo para cultura, na proporção sangue:caldo de 1:10 a 1:20, e os frascos de cultura devem ser examinados diariamente por até 1 semana. O crescimento se manifesta como turbidez do caldo e, possivelmente, pela presença de hemólise.

Hemograma

A presença de *leucopenia* ou *leucocitose* é um achado que auxilia no diagnóstico; o tipo e o grau de resposta leucocitária pode ter importância prognóstica, especialmente a presença de neutrófilos bastonetes, metamielócitos ou neutrófilos tóxicos.[1]

Pode ocorrer aumento da concentração plasmática de fibrinogênio. Detecta-se coagulopatia por alto consumo pela diminuição do número de plaquetas e das concentrações de protrombina e fibrinogênio e pela presença de produtos de degradação da fibrina, como *D-dímero*. Em bezerros neonatos, constatou-se prolongamento do tempo de tromboplastina parcial ativada, quando havia suspeita de choque séptico.[1]

Concentração de hemoglobina

Em animais pecuários recém-nascidos, baixas concentrações séricas de proteína e imunoglobulinas estão associadas com insuficiente transferência de imunoglobulinas colostrais e consequente septicemia, mais comumente provocada por bactérias Gram-negativas.

Biomarcadores

Cada vez mais, são utilizados biomarcadores de sepse para orientar o diagnóstico e o tratamento de pessoas. Os principais desafios do uso de biomarcadores de sepse em animais domésticos são disponibilidade, custo e tempo necessário para se obter o resultado. O risco de morte foi maior em bezerros com resultados anormais no perfil de coagulação, indicativos de disfunção hemostática grave, mesmo quando submetidos à terapia intensiva.[1] Biomarcadores plasmáticos ou séricos que se mostram promissores no diagnóstico de sepse em potros ou em equinos adultos são SAA[2], uma forma solúvel da molécula CD14 que se liga à endotoxina no plasma[3,4], adrenomedulina[5], arginina-vasopressina[6], e o hormônio adrenocorticotropina (ACTH).[6] Atualmente, parece que a proteína C reativa[7] e a haptoglobina[7] não são biomarcadores úteis de sepse em potros.

Sorologia

Há disponibilidade de testes sorológicos para a maioria das doenças infecciosas relatadas neste livro; no entanto, na maioria dos casos, o início agudo de septicemia impede o uso de testes para imunoglobulinas com possível exceção da IgM.

Achados de necropsia

As lesões refletem a doença específica que causa septicemia. Pode haver hemorragias na subserosa e submucosa com focos embólicos de infecção em vários órgãos, acompanhados de lesões típicas causadas por patógenos específicos.

Tratamento

Os princípios terapêuticos são semelhantes àqueles descritos no tratamento de toxemia, endotoxemia, febre e choque séptico; o tratamento deve priorizar o uso de medicamentos antimicrobianos de amplo espectro, bem como medidas de suporte gerais. Na septicemia do neonato acompanhada de *FTIP* acredita-se que o fornecimento de uma fonte de imunoglobulinas, por meio de transfusão de plasma ou de sangue, seja útil. Não se demonstrou se esse tratamento interfere na taxa de mortalidade. No Capítulo 19, há descrição dos cuidados intensivos que devem ser aplicados ao recém-nascido com septicemia. A frequência de bacteriemia (cerca de 30%) é suficientemente alta em bezerros com diarreia que estão muito enfermos (com baixo reflexo de sucção, desidratação > 6%, fraqueza, incapacidade para permanecer em pé ou em depressão clínica), de modo que os bezerros acometidos devem ser rotineiramente tratados para bacteriemia com ênfase naquela potencialmente causada por *E. coli*. Também é necessária a adoção de rigorosas medidas higiênicas a fim de evitar a propagação da infecção.

LEITURA COMPLEMENTAR

Dunkel B, Corley KTT. Pathophysiology, diagnosis and treatment of neonatal sepsis. Equine Vet Educ. 2015; 27:92-98.

Lewis DH, Chan DL, Pinheiro D, et al. The immunopathology of sepsis: pathogen recognition, systemic inflammation, the compensatory anti-inflammatory response, and regulatory T cells. J Vet Intern Med. 2012;26:457-482.

Osterbur K, Mann FA, Kuroki K, DeClue A. Multiple organ dysfunction syndrome in humans and animals. J Vet Intern Med. 2014;28:1141-1151.

Palmer J. Update on the management of neonatal sepsis in horses. Vet Clin Equine. 2014;30:317-336.

Taylor S. A review of equine sepsis. Equine Vet Educ. 2015;27:99-109.

Werners AH, Bryant CE. Pattern recognition receptors in equine endotoxemia and sepsis. Equine Vet J. 2012;44:490-498.

REFERÊNCIAS BIBLIOGRÁFICAS

1. Irmak K, et al. Vet Res Commun. 2006;30:497.
2. Belgrave RL, et al. J Am Vet Med Assoc. 2013; 243:113.
3. Wagner B, et al. Vet Immunol Immunopathol. 2013; 155.
4. Silva A, et al. Vet Immunol Immunopathol. 2013; 155:264.
5. Toth B, et al. J Vet Intern Med. 2014;28:1294.
6. Hurcombe SDA, et al. J Vet Intern Med. 2008;22:639.
7. Zabrecky KA, et al. J Vet Intern Med. 2015;29:673.

TOXEMIA, ENDOTOXEMIA E CHOQUE SÉPTICO

Toxemia é uma condição clínica sistêmica causada pela ampla ativação de mecanismos de defesa do hospedeiro frente a toxinas produzidas por bactérias ou por dano às células teciduais. Toxemia não inclui as doenças causadas por substâncias tóxicas produzidas por plantas ou insetos, tampouco por substâncias tóxicas orgânicas ou inorgânicas ingeridas. Na teoria, pode-se estabelecer o diagnóstico de toxemia quando as toxinas são detectadas na corrente sanguínea. Na prática, frequentemente a toxemia é diagnosticada quando há endotoxemia. Na maioria dos casos, há evidência que contribui para a identificação da provável fonte de toxina que, em muitos casos, é impossível de isolar ou identificar.

A forma mais comum de toxemia em grandes animais é a *endotoxemia*, causada pela presença de componentes lipopolissacarídeos da parede celular de bactérias Gram-negativas no sangue; clinicamente, é caracterizada por anormalidades em vários sistemas corporais. Em virtude da importância predominante de endotoxemia em grandes animais com infecções causadas por bactérias Gram-negativas, o foco dessa discussão é endotoxemia. As anormalidades que acompanham um quadro da doença incluem:

- Alterações marcantes na função cardiopulmonar
- Anormalidades na população total de leucócitos circulantes (neutropenia e linfopenia) e trombocitopenia, que pode ocasionar coagulopatias
- Aumento da permeabilidade vascular
- Diminuição do metabolismo e do fluxo sanguíneo nos órgãos, ocasionando insuficiência renal e cardíaca
- Diminuição da motilidade gastrintestinal
- Baixa perfusão sanguínea nos tecidos periféricos, ocasionando choque
- Necessidade de terapia intensiva complexa
- Alta taxa de mortalidade.

No tratamento de grandes animais com endotoxemia acompanhada de sinais clínicos de *choque séptico* (sepse grave, com hipotensão [pressão sanguínea arterial < 65 mmHg], mesmo com administração IV de fluidos), a eficácia dos protocolos terapêuticos atuais é apenas moderada.

Por exemplo, bactérias Gram-negativas como *E. coli*, *Salmonella* ssp., *Pasteurella* spp. e *H. somni* causam muitas doenças em ruminantes, nas quais é comum a ocorrência de endotoxemia. Notam-se graus variáveis de gravidade de toxemia em doenças como mastite, peritonite, pneumonia com pleurite, pericardite, metrite séptica, sepse de neonato, miosite, meningoencefalite e alguns casos de enterite. Ademais, a endotoxemia é uma das causas mais comuns de morte em equinos com doença gastrintestinal que causa obstrução física do trato alimentar, provocando estrangulamento e necrose isquêmica.

Etiologia

As toxinas podem ser classificadas como antigênicas ou metabólicas.

Toxinas antigênicas

São produzidas por bactérias e, em menor grau, por helmintos. Esses dois grupos de patógenos atuam como antígenos e estimulam a produção de anticorpos. As toxinas antigênicas estão classificadas como exotoxinas e endotoxinas.

Exotoxinas

São substâncias proteicas produzidas por bactérias e que se difundem no meio em que estão inseridas. São específicas quanto aos seus efeitos farmacológicos e quanto aos anticorpos contra elas produzidos. As principais exotoxinas bacterianas são aquelas produzidas por *Clostridium* spp., para as quais há disponibilidade de antitoxinas comerciais. As exotoxinas podem ser ingeridas pré-formadas, como no caso de botulismo, ou podem ser produzidas em grande quantidade por sua intensa multiplicação no intestino, como na enterotoxemia, ou nos tecidos, como acontece no carbúnculo sintomático e na hepatite necrótica infecciosa.

Enterotoxinas

São exotoxinas que atuam principalmente na mucosa intestinal, ocasionando anormalidades no equilíbrio hidreletrolítico. O exemplo mais característico é a enterotoxina liberada por *E. coli* enterotoxigênica, que causa diarreia hipersecretora em animais pecuários neonatos.

Endotoxinas

As endotoxinas de várias espécies de bactérias Gram-negativas são importantes causas de morbidade e mortalidade em animais pecuários. As endotoxinas são lipopolissacarídeos presentes na parede externa das bactérias. Elas são liberadas nas áreas adjacentes, quando as bactérias se proliferam rapidamente, com produção de parede celular bacteriana com danos não usuais ou, mais comumente, quando a parede da célula bacteriana se rompe. Assim, a endotoxina alcança a corrente sanguínea quando há uma grave infecção localizada, como mastite coliforme em vacas leiteiras, ou infecção disseminada, como sepse por coliformes em bezerros recém-nascidos.

No trato intestinal, há bactérias Gram-negativas, como parte da microflora normal, bem como endotoxinas. As endotoxinas não são normalmente absorvidas na mucosa intestinal, a menos que esteja lesionada, como acontece na enterite ou, especialmente, na obstrução intestinal aguda. Comumente, pequena quantidade de endotoxina absorvida na circulação é destoxificada no fígado, mas quando há redução na eficiência hepática ou se houver grande quantidade de toxina, instala-se endotoxemia. Endotoxinas também podem ser absorvidas em grande quantidade a partir de locais extraintestinais, incluindo glândula mamária, peritônio, abscesso e outros focos de infecção, ou de grandes áreas de tecidos lesionados ou traumatizados. As endotoxinas mais conhecidas são aquelas de *E. coli*, amplamente utilizada como modelos experimental de endotoxemia e de *Salmonella* spp.

As causas mais comuns de endotoxemia em equinos estão associadas a doenças do trato gastrintestinal, incluindo colite, estrangulamento ou obstrução intestinal e íleo adinâmico. As complicações associadas ao parto e à sobrecarga de grãos também são causas comuns de endotoxemia.

Toxinas metabólicas

Podem acumular-se como resultado da eliminação incompleta de materiais tóxicos normalmente produzidos pelo metabolismo corporal ou por metabolismo anormal. Geralmente, os produtos tóxicos produzidos no trato alimentar ou nos tecidos são excretados na urina e nas fezes ou são destoxificados no plasma e no fígado. Quando esses mecanismos normais estão comprometidos, especialmente no caso de disfunção hepática, as toxinas podem se acumular além de um ponto crítico, surgindo a síndrome da toxemia. Na obstrução do trato alimentar inferior pode haver maior absorção de cresóis, aminas e fenóis tóxicos, que normalmente são excretados nas fezes, resultando no desenvolvimento da síndrome da autointoxicação. Nos animais monogástricos, em condições normais, esses produtos de putrefação proteica não são absorvidos na mucosa do intestino grosso, mas quando ocorre regurgitação para o intestino delgado, pode ocorrer rápida absorção, aparentemente em razão da ausência de uma barreira protetora na parede do intestino delgado.

Nas doenças hepáticas, muitos dos mecanismos de destoxificação normal, inclusive oxidação, redução, acetilação e conjugação com glicina, ácido glicurônico, ácido sulfúrico e cisteína ficam prejudicados e as substâncias que normalmente estão presentes em quantidade insuficiente para provocar dano se acumulam ao ponto de ocasionar doença. As toxinas produzidas por metabolismo anormal incluem histamina e substâncias semelhantes à histamina nos tecidos lesionados. Cetonemia, causada pela metabolização desproporcional de gordura, e acidemia láctica, decorrente de acidose ruminal aguda (sobrecarga de grãos), são dois exemplos comuns de toxemia resultante de metabolismo anormal.

Patogênese

Os efeitos específicos de exotoxinas bacterianas e de toxinas metabólicas particulares são apresentados nas seções principais deste livro que tratam de doenças bacterianas específicas. Os princípios dos efeitos da endotoxemia bacteriana são aqui apresentados.

Em geral, a parte tóxica total da molécula de lipopolissacarídeo é semelhante, independentemente da fonte bacteriana. A endotoxemia resulta em uma extraordinária manifestação de efeitos fisiopatológicos, envolvendo praticamente todos os sistemas corporais. Entre as endotoxinas produzidas por bactérias, as mais conhecidas são as produzidas por *E. coli*.

Normalmente, *as endotoxinas estão presentes no intestino* e, embora a mucosa intestinal propicie uma barreira altamente eficiente, limitando a transferência transmural de endotoxinas, pequena quantidade é absorvida e alcança o sangue portal. Essas endotoxinas são removidas pelo fígado e não chegam ao sangue periférico. Na insuficiência hepática, ocorre aumento do conteúdo de endotoxinas no plasma. Quantidades significativamente maiores de endotoxinas escapam do intestino quando há lesão da barreira mucosa, em decorrência de isquemia intestinal, traumatismo, radiação ionizante, supercrescimento bacteriano, diminuição do pH luminal ou de doença intestinal inflamatória. Essas condições não apenas sobrecarregam temporariamente a capacidade do fígado em remover a endotoxina da circulação portal, mas também possibilita a transferência transmural de endotoxinas para a cavidade peritoneal e daí para o sangue periférico.

Também pode ocorrer *endotoxemia* quando bactérias Gram-negativas alcançam os tecidos e/ou o sangue. A maioria desses microrganismos liberam endotoxinas durante o período de rápido crescimento e chegam ao sangue a partir de focos primários de infecções teciduais sistêmicas ou superficiais. Um exemplo é a septicemia causada por coliformes em animais pecuários recém-nascidos. Quando alcançam o sangue, as endotoxinas são removidas da circulação pelo sistema fagocítico mononuclear, e a resposta desses fagócitos aos lipopolissacarídeos determina a gravidade da doença clínica.

Mediadores bioquímicos

As endotoxinas não provocam sinais clínicos por meio de efeito tóxico direto nas células dos hospedeiros; em vez disso, induzem a produção de mediadores solúveis e que se ligam a uma ampla variedade de células dos hospedeiros, incluindo células do endotélio e de músculo liso, granulócitos polimorfonucleares, plaquetas, trombócitos e células da linhagem monócito/macrófago. Essas células liberam vários mediadores bioquímicos inflamatórios, inclusive citocinas, fator de ativação plaquetária, tromboxano A_2, prostaglandinas, leucotrienos, proteinases, metabólitos de oxigênio tóxicos e aminas vasoativas. Os macrófagos se tornam altamente ativados pelo lipopolissacarídeo, exacerbando suas funções secretoras, fagocíticas e citocidas. As citocinas produzidas pelos macrófagos são responsáveis por vários efeitos fisiopatológicos da endotoxemia. Em grandes animais, os macrófagos intravasculares pulmonares são os principais produtores de citocinas.

Os animais se desenvolveram para reconhecer e responder aos lipopolissacarídeos das bactérias Gram-negativas. Embora os lipopolissacarídeos possam danificar diretamente o tecido do hospedeiro, vários de seus efeitos são indiretamente mediados pela ativação inapropriada dos mecanismos de defesa do hospedeiro, culminando em disfunção e insuficiência de múltiplos órgãos. É importante ressaltar que a resposta à endotoxina pode ser atenuada por algumas substâncias. Experimentalmente, o uso de detergentes, como um surfactante não iônico, pode atenuar a resposta do equino à determinada endotoxina. Há uma grande variação individual na resposta à administração de endotoxina. Muitas dessas variações ainda não foram esclarecidas, mas parece haver envolvimento de um componente genético.[1] O lipopolissacarídeo circulante origina complexos no plasma, com lipoproteínas de alta densidade ou com uma única proteína plasmática denominada LBP; o lipopolissacarídeo complexado é excretado do plasma, em poucos minutos, por macrófagos fixos e circulantes no pulmão e no fígado de bovinos, que reconhecem o complexo lipopolissacarídeo-LBP. Esse complexo se liga a um receptor ligado à membrana (*mCD14*) nas células mononucleares por meio de uma proteína de ligação secretada conhecida como MD-2 e, então, se liga a um *receptor toll-like-4* (TRL-4), na membrana da célula mononuclear; em seguida, o complexo lipopolissacarídeo-LBP-mCD14-MD-2 é internalizado e acredita-se que o lipopolissacarídeo é destruído nesse processo. A internalização do lipopolissacarídeo ativa a via de sinalização intracelular por meio do fator nuclear κB (*NF-κB*), que se transfere para o núcleo e causa a transcrição de vários genes de citocinas e a liberação de citocinas pró-inflamatórias, das quais as mais importantes são *TNF-α*, *IL-1* e *IL-6*. Alguns genes ativados são aqueles que codificam ciclo-oxigenase 2 (*COX-2*, a forma induzível de ciclo-oxigenase), óxido nítrico induzível, *moléculas de adesão endoteliais*, que promovem a aderência de neutrófilos à superfície endotelial, e quimiocinas. Alguns dos receptores ligados à membrana (mCD14) são desprendidos da superfície celular para o plasma, onde são denominados receptores CD14 solúveis (sCD14), que têm participação crucial na fisiopatologia da endotoxemia. Isso se deve ao fato de os receptores sCD14 poderem transferir lipopolissacarídeo complexado diretamente ao mCD14 ou ao complexo MD-2/TLR-4, ativando a via sinalizadora intracelular. O aumento da concentração sérica de sCD14 está associado com a gravidade de alguns sinais clínicos em equinos gravemente enfermos.[2]

Na endotoxemia, as concentrações plasmáticas de *metabólitos do ácido araquidônico*, *tromboxano A_2* e *parotaciclina* se elevam em várias espécies; esses eicosanoides provavelmente são os responsáveis pelas anormalidades hemodinâmicas causadas pela endotoxina, a qual inicia eventos celulares que ativam uma enzima da membrana celular denominada fosfolipase A_2. Essa ativação provoca hidrólise de fosfolipídios ligados à membrana; o ácido araquidônico é liberado da porção fosfolipídea da membrana celular danificada de mamíferos. A enzima ciclo-oxigenase transforma o ácido araquidônico em endoperóxidos intermediários, que atuam como substratos para a produção de prostaglandinas, tromboxano e prostaciclinas por sintetases específicas. As plaquetas são as principais fontes de tromboxano, que atua como potente vasoconstritor e indutor de agregação plaquetária. A maioria das prostaciclinas é sintetizada nas células do endotélio vascular; provoca vasodilatação e inibe a agregação plaquetária. A produção generalizada de produtos da ciclo-oxigenase induzida por endotoxina pode contribuir para a ocorrência de disfunção orgânica multissistêmica, choque e coagulopatia disseminada, culminando com a morte do paciente.

O *TNF-α* é liberado por macrófagos e monócitos, em modo dose-dependente, no início da endotoxemia; a atividade do TNF-α circulante está relacionada com a gravidade e a recuperação da doença. A infusão de TNF induz uma síndrome semelhante ao choque endotoxêmico, e a inibição do TNF-α confere proteção marcante contra os efeitos da sepse decorrente de infecção por bactérias Gram-negativas e da administração de lipopolissacarídeo. Experimentalmente, o pré-tratamento de equinos com anticorpos monoclonais contra TNF-α pode reduzir os efeitos clínicos e hematológicos da atividade de TNF induzida pela endotoxina; a atividade de IL-6 pode ser abrandada pela neutralização do TNF-α. A liberação de IL-1 tem ação pró-inflamatória e ocasiona pirexia e *resposta de fase aguda* hepática. A IL-6 contribui na resposta de fase aguda hepática e promove a proliferação de linfócitos B. Ela também pode ser útil como indicador de prognóstico, pois sua concentração plasmática parece ser o melhor fator preditivo de morte em humanos, comparativamente a TNF-α ou IL-1.

Os efeitos sistêmicos da endotoxemia podem ser demonstrados experimentalmente pela injeção parenteral de endotoxina purificada, TNF-α ou IL-1. No entanto, na doença de ocorrência natural, o efeito total inclui aquelas toxinas bacterianas, mais os mediadores produzidos pelos tecidos em resposta às toxinas e os efeitos de contrabalanço de moléculas anti-inflamatórias também secretadas durante a sepse, como IL-4, IL-10, IL-11 e IL-13, e os receptores solúveis CD14. Os efeitos fisiopatológicos da endotoxemia causada por bactérias Gram-negativas estão aqui resumidos, de acordo com os vários sistemas ou funções corporais envolvidos.

Função cardiopulmonar

Os efeitos hemodinâmicos da endotoxemia se manifestam em duas fases. No estágio inicial, geralmente a frequência cardíaca e o débito cardíaco aumentam, embora a pressão sanguínea sistêmica permaneça próxima ao normal ou ligeiramente inferior. Essa fase é conhecida como *fase hiperdinâmica* da endotoxemia. Durante essa fase, há maior demanda por oxigênio pelos tecidos periféricos, resultando em mecanismos compensatórios que aumentam o fluxo sanguíneo, na tentativa de satisfazer a maior demanda metabólica. No entanto, apesar do aumento absoluto do débito cardíaco e da liberação de oxigênio durante essa fase, o fluxo sanguíneo ainda pode ser inadequado para satisfazer as necessidades dos tecidos em condição hipermetabólica. Durante o estado hiperdinâmico, os animais acometidos apresentam hiperventilação, menor tempo de preenchimento capilar e membranas mucosas congestas avermelhadas. O desvio microcirculatório de sangue continua em órgãos, como os do trato gastrintestinal e os rins. A isquemia da mucosa intestinal se manifesta clinicamente como íleo adinâmico e pode haver diarreia. A menor perfusão renal resulta em menor produção de urina.

No caso de endotoxemia descontrolada, a fase hiperdinâmica progride para a *fase hipodinâmica* de choque. As alterações incluem baixo débito cardíaco, hipotensão sistêmica, maior resistência periférica e diminuição do retorno venoso central. Hipotermia, pulso rápido irregular, tempo de preenchimento capilar prolongado, membranas mucosas pálidas a cianóticas, acidemia e hipoxemia são evidências clínicas desse estágio avançado de toxemia. A pele e as extremidades se apresentam frias. Instala-se edema pulmonar grave e aumento da hipertensão pulmonar. Em equinos, a administração de alta dose de endotoxina pode induzir choque circulatório, com aumento da frequência cardíaca, diminuição do débito cardíaco e do volume sistólico e aumento concomitante da resistência vascular periférica. A infusão intravenosa lenta de baixas doses de endotoxina em equinos conscientes resulta em hipertensão pulmonar, sem choque hipovolêmico hipotensivo. Ocorre vasoconstrição intestinal como parte da resposta compensatória à endotoxemia, após infusão lenta de baixas doses de endotoxina.

A infusão de endotoxina em suínos induz amplas alterações, inclusive vasoconstrição e hipertensão pulmonar, broncoconstrição, aumento da permeabilidade vascular, hipovolemia, hipotensão sistêmica, edema pulmonar, hipoxemia, granulocitopenia e trombocitopenia. Na endotoxemia, as alterações vasculares incluem maior permeabilidade vascular, alteração no tônus vascular e obstrução microvascular. O aumento da permeabilidade capilar promove a transferência transmural de albumina e de outros coloides que transportam água para o espaço intersticial. Como resultado, tem-se hipoalbuminemia, hipoproteinemia, edema intersticial, edema pulmonar, hipovolemia relativa, diminuição do retorno sanguíneo ao coração e, adicionalmente, diminuição do débito cardíaco. Instala-se vasoconstrição arterial e arteriolar nas circulações sistêmica e pulmonar. A infusão prolongada de endotoxina em ovinos provoca hipotensão sistêmica, hipertensão pulmonar e lesão pulmonar aguda com insuficiência respiratória progressiva.

Ativação do sistema renina-angiotensina-aldosterona e disfunção do eixo hipotálamo-pituitária-suprarrenal

Em potros gravemente enfermos, a ativação do sistema renina-angiotensina-aldosterona (SRAA) é caracterizada pelo aumento das concentrações de angiotensina II e aldosterona. Esses potros também apresentam disfunção do eixo hipotálamo-pituitária-suprarrenal (HPS), no passado denominado *insuficiência suprarrenal relativa* (definida como concentração plasmática de cortisol inapropriadamente baixa ou baixa proporção ACTH:cortisol).[3] Em 2008, uma declaração de consenso elaborada por especialistas em cuidados de pacientes humanos críticos recomendou que o termo preferido para a disfunção do eixo HPS no choque séptico é insuficiência corticosteroide relacionada à doença grave, que reflete uma atividade corticosteroide incompatível com a gravidade da doença do paciente.

Leucócitos e plaquetas

Potros com choque séptico apresentam, mais comumente, septicemia causada por bactéria Gram-negativa; contudo, uma minoria manifesta septicemia decorrente de infecção por bactéria Gram-positiva ou por isolados bacterianos mistos, identificados na hemocultura. A presença de leucopenia ou linfopenia em um potro com suspeita de sepse torna mais provável a existência de septicemia por microrganismos Gram-negativos.[4] A endotoxemia provoca neutropenia aguda grave, que precede uma condição de neutrofilia e hemoconcentração. Neutropenia é provocada, principalmente, pela marginação e sequestro de leucócitos; neutropenia grave persistente indica mau prognóstico. Hemoconcentração é causada pela transferência de fluido do compartimento vascular para o espaço extravascular. A administração de endotoxina induz acúmulo imediato, marginação e ativação de leucócitos na microcirculação, especialmente nos capilares alveolares. Isso é seguido de degranulação e migração de leucócitos para o interstício e de lesão de células endoteliais. O sequestro pulmonar de neutrófilos é precedido pela fagocitose da endotoxina por macrófagos intravasculares, indicando que a resposta do macrófago pulmonar é fundamental para a resposta inflamatória subsequente. Leucopenia parece ser uma resposta imediata à administração de endotoxina, sendo observada 5 min após a infusão. A leucocitose de rebote se deve aos efeitos humorais na medula óssea; ao fator de liberação de neutrófilos que induz a liberação de neutrófilos pela medula óssea; e ao fator de estimulação da granulopoese. Bezerros que recebem colostro apresentam neutrofilia mais intensa em resposta à endotoxina do que aqueles privados de colostro, possivelmente em virtude da absorção do fator granulopoético presente no colostro. A endotoxemia também induz linfopenia, secundária à liberação de corticosteroides endógenos e redistribuição de linfócitos do sangue periférico e do baço para o tecido linfático.

Trombocitopenia é consistentemente notada após a administração de endotoxina, mas sua ocorrência é mais tardia do que a neutropenia, embora se mantenha por um período mais longo. A endotoxina influencia a função plaquetária por diversos mecanismos.

Sistema hemostático

Endotoxinas causam dano endotelial, direta ou indiretamente, expondo o colágeno subendotelial e a tromboplastina tecidual, iniciando, respectivamente, as vias intrínseca e extrínseca da cascata de coagulação. A endotoxina pode iniciar a cascata de coagulação diretamente por meio da ativação do fator XII ou pelo estímulo à liberação de tromboxano e outras substâncias procoagulantes pelas plaquetas. A endotoxina pode induzir coagulopatia indiretamente, pela lesão endotelial com ativação secundária do fator XII ou pelos efeitos da ativação do complemento. Notou-se que macrófagos e leucócitos liberam substância procoagulante em resposta à endotoxina, cuja ação é semelhante àquela do fator VII; também na endotoxemia pode perpetuar a coagulopatia atuando na via extrínseca da cascata de coagulação.

CID causa trombose microvascular difusa e eventual insuficiência orgânica subsequente à endotoxemia. A injeção experimental de endotoxina pode ocasionar microtrombose difusa em diversos sistemas orgânicos. Em equinos, o principal achado clínico de CID é a ocorrência de hemorragias petequiais e/ou equimóticas nas membranas mucosas e na esclera, com tendência de sangramento nos locais de venopunção. Também é possível notar epistaxe espontânea ou hemorragia prolongada após intubação nasogástrica. Como resultado da produção exagerada de trombina durante a CID, ocorre extensa deposição de fibrina na microcirculação, causando obstrução circulatória e hipoperfusão nos órgãos, que pode provocar necrose isquêmica e insuficiência do órgão envolvido. A consequência final é falha múltipla dos órgãos e morte do paciente.

Termorregulação

As endotoxinas bacterianas são potentes estimuladores das interleucinas (IL) dos macrófagos, as quais pertencem à família de polipeptídeos que atuam como mediadores-chave em diversas condições infecciosas, inflamatórias e imunológicas do hospedeiro. A IL-1 induz febre; aumento do número de neutrófilos circulantes, inclusive aqueles imaturos; proteólise muscular em razão da maior produção de prostaglandina E_2; aumento da síntese hepática de proteínas de fase aguda; e diminuição da síntese de albumina. A IL-1 participa da resposta de fase aguda, caracterizada por febre, aumento da síntese hepática de proteínas de fase aguda, neutrofilia e atividade procoagulante.

As endotoxinas comumente causam febre seguida de hipotermia. A concentração sérica de IL-6 é menor em potros com privação de colostro induzida por endotoxina e demora mais para alcançar seu valor máximo, comparativamente aos potros que mamaram colostro. A constatação de maior concentração, com elevação mais rápida desse valor, em potros que mamam colostro pode ser parte de um fator de resistência em equinos neonatos. A IL-6 tem um papel-chave na defesa do hospedeiro, regulando as respostas imunes antígeno-específicas, a diferenciação celular e a reação de fase aguda subsequente a um evento inflamatório. O padrão de resposta da concentração sérica de TNF-α é semelhante em potros com privação de colostro e naqueles que mamam colostro, desafiados com endotoxina; a temperatura retal média dos primeiros é significativamente menor do que naqueles que consomem colostro.

Função gastrintestinal

A endotoxemia pode causar grave inibição da motilidade gastrintestinal, inclusive do estômago e dos intestinos delgado e grosso. Íleo adinâmico pós-operatório é uma complicação frequente e grave em equinos com cólica, submetidos à cirurgia; há alta correlação entre a ocorrência de íleo adinâmico e a presença de isquemia intestinal. Em potros em jejum, relata-se que a administração de pequena dose de endotoxina provoca grave alteração nos padrões da motilidade intestinal normal, com inibição da amplitude e da frequência das contrações gástricas, contração do cólon dorsal esquerdo e pico de frequência no cólon menor. No intestino delgado, verifica-se aumento na atividade regular anormalmente harmoniosa e diminuição na atividade irregular. Em equinos, a endotoxemia experimental ocasiona hipomotilidade de ceco e de cólon proximal (íleo adinâmico) por um mecanismo que envolve receptores alfa-adrenérgicos, que é reversível com o uso de ioimbina. Inúmeros fatores podem interagir com o sistema nervoso simpático e induzir esse efeito.

A administração de endotoxina em vacas-leiteiras pode reduzir a frequência de contrações reticulorruminais; isso se deve aos mediadores induzidos por endotoxina, e esse efeito pode ser abolido por flunixino meglumina. Ademais, em bovinos, a endotoxina reduz a taxa de enchimento do abomaso; também suspeita-se que está envolvida na ocorrência de deslocamento de abomaso para o lado esquerdo.

Metabolismo de carboidratos

Os efeitos no metabolismo de carboidrato incluem diminuição na concentração plasmática de glicose, com frequência e magnitude que variam dependendo da gravidade da endotoxemia; desaparecimento do glicogênio hepático; e menor tolerância dos tecidos à glicose, de modo que a glicose administrada não é rapidamente absorvida. Choque endotoxêmico pode resultar em acidemia láctica e resposta tanto hiperglicêmica quanto hipoglicêmica. No choque endotoxêmico, a *hiperglicemia* ocorre no início, com manifestação breve[5]; é acompanhada de maior taxa de produção de glicose e depende da mobilização do glicogênio hepático. *Hipoglicemia* é muito comum na endotoxemia prolongada ou grave causada por amamentação insuficiente e sepse; hipoglicemia, hipertrigliceridemia e baixa concentração plasmática de insulina são comuns em potros com sepse.[6] As concentrações plasmáticas de insulina e leptina podem ter valor preditivo a respeito da consequência clínica, em potros gravemente enfermos.[6] A administração experimental de endotoxina em ovinos resulta em hiperglicemia passageira, com aumento da síntese hepática de glicose, seguida de hipoglicemia 3 a 8 h depois, quando a produção de glicose pelo fígado diminui. No início da endotoxemia, ocorre ativação simpática, provavelmente responsável pela glicogenólise e hiperglicemia inicial. As concentrações sanguíneas de piruvato e lactato aumentam em razão da baixa perfusão tecidual e da natureza anaeróbica do metabolismo tecidual.

Metabolismo de proteínas

Ocorre maior decomposição tecidual (catabolismo) e aumento concomitante da concentração sérica de nitrogênio ureico. As alterações notadas incluem anormalidades nas concentrações plasmáticas de aminoácidos, maior excreção urinária de nitrogênio e aumento do *turnover* de proteína no sangue total. Há relato da duração das alterações nas concentrações plasmáticas de aminoácidos e de outros metabólitos, durante e após febre induzida por endotoxemia aguda, em ovinos adultos. Em ruminantes, ocorrem alterações extensas e rápidas no metabolismo de proteínas dos tecidos, em resposta à administração de endotoxina; essas alterações podem contribuir para as perdas econômicas que ocorrem em surtos de doenças contagiosas. Nota-se também alteração no aminoacidograma (as proporções relativas de aminoácidos presentes no sangue) e no padrão eletroforético das proteínas plasmáticas. As concentrações de globulinas e de albumina aumentam, como parte da resposta de fase aguda.

Metabolismo de minerais

Ocorre balanço mineral negativo, com diminuição nas concentrações sanguíneas de ferro e zinco, como parte da resposta de fase aguda, pois o animal tenta sequestrar esses microminerais de bactérias invasoras; contudo, é comum ocorrer aumento da concentração sanguínea de cobre, concomitante ao aumento do teor de ceruloplasmina no sangue.

Reprodução e lactogênese

A endotoxemia pode ocasionar falha de prenhez em animais domésticos, em especial quando a gestação é dependente do corpo lúteo. Em equinos e bovinos, a indução experimental de endotoxemia causa liberação imediata e marcante de prostaglandina $F_{2\alpha}$. A administração IV de endotoxina pode interferir na função do corpo lúteo por ativar a cascata do ácido araquidônico, por efeito direto da prostaglandina $F_{2\alpha}$ no corpo lúteo. A administração de prostaglandina em éguas com prenhez de 21 a 35 dias resulta em diminuição no teor de progesterona e morte do feto, que pode ser prevenida pelo tratamento diário com um composto de progesterona. Resultados semelhantes foram verificados em vacas-leiteiras prenhes durante os primeiros 150 dias de lactação; nos primeiros 5 meses de lactação, a ocorrência de mastite coliforme tornou-se, cada vez mais, uma importante causa de morte embrionária precoce e retorno ao cio. No início do período pós-parto, o útero da vaca é capaz de absorver endotoxina, com possíveis alterações nas concentrações séricas de prostanoides, os quais – acredita-se – contribuem substancialmente para a ocorrência de sintomas sistêmicos de metrite tóxica em vacas. A endotoxina interfere negativamente nas funções do trato genital de ovelhas; as alterações nas concentrações de hormônio luteinizante e de testosterona são semelhantes àquelas verificadas após estresse induzido pelo cio.

Em porcas recém-paridas que manifestam a síndrome mastite-metrite-agalaxia, sugere-se que a endotoxina oriunda das glândulas mamárias com mastite podem ter importante participação na patogênese da agalaxia.

Efeitos concomitantes nos sistemas corporais

Os efeitos concomitantes da hipoglicemia, do aumento da concentração sanguínea de L-lactato e da acidemia interferem na atividade enzimática nos tecidos e reduzem a atividade funcional da maioria dos tecidos. Entre esses fatores, provavelmente a acidemia é o mais importante em animais adultos; em neonatos, é provável que a baixa concentração plasmática de glicose seja tão importante quanto a acidemia porque, em animais neonatos, é mais comum constatar hipoglicemia marcante.[5] Endotoxemia experimental em bezerros com 24 a 36 h de vida causa hipoglicemia grave, acidemia láctica e hipotensão, comumente associadas com sepse moderada a grave. O miocárdio encontra-se enfraquecido e o volume sistólico e a resposta ao estímulo cardíaco diminuem. Ocorre dilatação e, em alguns casos, lesão nas paredes dos capilares, de modo que diminui o volume sanguíneo circulante efetivo; essa diminuição, juntamente com o menor débito cardíaco, ocasiona queda da pressão sanguínea e instalação de insuficiência cardíaca. A redução resultante na perfusão dos tecidos e no consumo de oxigênio contribui sobremaneira para a perda da condição corporal do animal e para a ocorrência de sinais clínicos, como a cor vermelho-escura da mucosa bucal. A respiração é pouco comprometida, exceto quando é estimulada por insuficiência circulatória.

Há prejuízo à função hepática, e a lesão aos glomérulos e túbulos renais ocasiona aumento da concentração plasmática de nitrogênio não proteico e surgimento de albuminúria. O tônus funcional e a motilidade do trato digestório diminuem e o animal torna-se inapetente; a digestão é comprometida e, geralmente, segue-se constipação intestinal. Ocorre perda semelhante do tônus dos músculos esqueléticos, manifestando-se fraqueza e, por fim, prostração.

Além dos efeitos de toxinas específicas no sistema nervoso, como *Clostridium tetani* e *C. botulinum*, ocorre comprometimento geral da função, com apatia, depressão e, por fim, coma. Em razão da suspeita de participação de *E. coli* na etiologia da doença do edema em suínos, é surpreendente que algumas das lesões características do sistema nervoso não sejam constatadas na colitoxicose suína induzida experimentalmente. Alterações no sistema hematopoético incluem depressão da hemopoese e elevação do número de leucócitos – com frequência, o tipo de célula que aumenta varia dependendo do tipo e da gravidade da toxemia. Pode ocorrer leucopenia, mas geralmente está associada com aplasia do tecido hematopoético causada por vírus ou produtos endógenos específicos, como materiais radioativos. A maioria desses efeitos fisiopatológicos da endotoxicose foi induzida experimentalmente; parece que uma quantidade muito pequena pode contribuir com a ocorrência dos efeitos graves da doença intestinal, especialmente em equinos.

Tolerância à endotoxina

Repetidas administrações de lipopolissacarídeo resulta na atenuação da resposta do hospedeiro, condição conhecida como tolerância à endotoxina. Essa tolerância aos efeitos mediados pela endotoxina compreende duas fases. A fase inicial da tolerância é breve, ocorrendo dentro de horas ou dias, e não está associada com a produção de anticorpos contra a endotoxina. O desenvolvimento da fase posterior de tolerância requer vários dias, é duradouro, antígeno-específico e resulta da produção de anticorpo. Por meio desse mecanismo, é possível que o animal consiga sobreviver à dose de endotoxina que é letal ao indivíduo não tolerante. Experimentalmente, equinos desenvolveram tolerância à endotoxina após administrações sequenciais de dose subletal de endotoxina.

Hipersensibilidade

Um segundo efeito causado por algumas toxinas é a indução de uma condição de hipersensibilidade durante a primeira infecção, de modo que uma segunda infecção, ou a administração do mesmo antígeno, provoca anafilaxia ou um processo alérgico, como púrpura hemorrágica. Do mesmo modo, uma reação de Schwartzman generalizada pode ser induzida em suínos pela injeção de endotoxina de *E. coli*, especialmente quando se aplicam duas injeções com intervalo (em tempo) apropriado. Suínos alimentados com dieta deficiente em vitamina E são muito mais gravemente acometidos do que aqueles que recebem dieta normal. A vitamina E tem ação protetora, mas o selênio, não.

Outras toxinas de microrganismos infecciosos

Na micoplasmose (*Mycoplasma mycoides* var. *mycoides*), ao menos parte do efeito tóxico é atribuído aos galactanos contidos nas toxinas. Eles têm um efeito local notável, causando hemorragias em ductos alveolares e paredes de vasos sanguíneos pulmonares, de modo que a pressão sanguínea na artéria pulmonar aumenta, conforme diminui a pressão sanguínea sistêmica. As lesões posteriores são edema pulmonar e trombose capilar, características de pleuropneumonia. Coagulação intravascular disseminada também é uma característica das lesões causadas pela toxina de *Pseudomonas* spp.

Achados clínicos

Toxemia aguda

Na maioria das toxemias inespecíficas, os achados clínicos de toxemia aguda são semelhantes. A síndrome varia dependendo da rapidez da progressão e da gravidade da toxicose, mas há ampla variação. *Depressão*, *anorexia* e *fraqueza muscular* são comuns na endotoxemia aguda. *Bezerros não mamam voluntariamente* e podem não apresentar reflexo de sucção. Fezes escassas são comuns, mas também pode ocorrer diarreia com baixo volume de fezes. A frequência cardíaca aumenta e, no início, a intensidade das bulhas cardíacas encontra-se aumentada; no entanto, à medida que o quadro de toxemia se agrava, a intensidade pode diminuir. O pulso é fraco e rápido, porém irregular. *Febre* é uma ocorrência comum na fase inicial de endotoxemia, mas posteriormente a temperatura pode ser normal ou subnormal. Em cordeiros, potros e bezerros neonatos, pode não haver febre em razão de falha na termorregulação ou privação de colostro. Por fim, ocorre fraqueza muscular ao ponto de colapso, e a morte decorre de uma condição de coma ou com convulsões.

Em potros com sepse, é comum observar uveíte anterior, manifestada como lacrimejamento, blefaroespasmo, fotofobia, edema de córnea, hiperemia conjuntival e presença de fibrina na câmara anterior.[7] Alterações de segmento ocular posterior, como hemorragias multifocais, exsudatos e descolamento focal de retina, também podem ser vistas durante o exame oftálmico de potros com anormalidades mínimas no segmento anterior. Em potros, a presença de uveíte está associada com menor taxa de sobrevivência.[7]

Endotoxemia

Quando a produção e a liberação de toxina na circulação é aguda e sua toxicidade é suficientemente alta, o surgimento de colapso cardiovascular é rápido o bastante para ocasionar um estado de choque *tóxico* ou *séptico*. Os achados clínicos dignos de nota são:

- *Vasodilatação periférica* grave e consequente queda de pressão sanguínea
- Palidez de membranas mucosas
- Hipotermia
- Taquicardia
- Pulso de pequena amplitude
- Fraqueza muscular.

A síndrome também é discutida na seção sobre Choque, Endotoxemia e Choque Séptico. Endotoxemia é mais comumente associada com bacteriemia ou sepse causada pela infecção por microrganismos Gram-negativos, especialmente *E. coli*.

Os achados clínicos de endotoxemia grave incluem:

- Depressão
- Hipertermia seguida de hipotermia
- Taquicardia seguida de diminuição do débito cardíaco

- Diminuição da pressão sanguínea sistêmica
- Pele e extremidades frias
- Diarreia
- Mucosas congestas, com aumento do tempo de preenchimento capilar
- Fraqueza muscular, que leva ao decúbito.

Insuficiência renal é comum, sendo caracterizada por anúria. Na ocorrência de CID, ela é caracterizada por hemorragias petequiais e equimóticas na membrana mucosa e na esclera, com tendência de sangramento nos locais de venopunção.

Toxemia crônica

Letargia, afastamento do animal dos demais membros do grupo, inapetência, redução do crescimento ou da produção e emaciação são sinais característicos de toxemia crônica.

Infecção localizada

Nas infecções localizadas há, além dos sintomas gerais de toxemia, os efeitos clínicos de uma lesão que ocupa espaço. Eles serão mencionados na seção sobre Infecções Localizadas.

Patologia clínica

Hematologia

Na endotoxemia, ocorrem alterações nas contagens total e diferencial de leucócitos. Leucocitose e neutrofilia são verificadas na endotoxemia discreta; leucopenia, neutropenia e linfopenia são mais evidentes e duradouras à medida que a endotoxemia se agrava. É possível constatar neutrofilia de rebote induzida pela endotoxina, sendo atribuída a uma liberação acelerada de neutrófilos da reserva da medula óssea para a circulação, mediante a produção do fator de liberação de neutrófilos.

Na endotoxemia subletal experimental em potros com 3 a 5 dias de vida, verifica-se leucopenia seguida de leucocitose, hipoglicemia, aumento dos tempos de protrombina, de tromboplastina parcial, bem como hipoxemia branda.

Em potros gravemente enfermos, é comum a ocorrência de coagulopatias, especialmente naqueles com sepse e choque séptico.[8,9] Em potros neonatos, a evidência clínica de sangramento está associada com a gravidade do choque, sendo notada em 67% dos potros com choque séptico, 30% naqueles com sepse e 13% nos sem sepse.[8] Potros com sepse apresentam marcante ativação dos sistemas fibrinolítico e de coagulação e pode ser um critério para o diagnóstico de CID. Como consequência, nota-se aumento da concentração plasmática de D-dímero, um produto de degradação ligado à fibrina, a partir de fibrinólise, em potros com sepse; clinicamente, a concentração plasmática de D-dímero normal é útil como preditivo de ausência de sepse.[9]

Bioquímica sérica

Na endotoxemia aguda, geralmente nota-se baixa concentração plasmática de glicose, alto teor sérico de ureia e baixas concentrações séricas de proteína total e albumina; estas últimas se devem à maior permeabilidade dos capilares, enquanto a azotemia reflete uma menor taxa de filtração glomerular. Herbívoros adultos apresentam graus discretos de hipocalcemia, hipomagnesemia e hipopotassemia, bem como hipofosfatemia que, mais provavelmente, reflete inapetência e redução da motilidade do trato intestinal. A diminuição da concentração plasmática de ferro se deve à redistribuição desse mineral nos locais de armazenamento intracelular, especialmente no fígado. O teor plasmático de zinco diminui em razão da redistribuição do zinco no compartimento intracelular mediada por citocina, possivelmente pelo transportador de zinco Zip14.[10] A redução nos teores sanguíneos de ferro e zinco tem o propósito de reduzir a disponibilidade de importantes minerais para a multiplicação das bactérias. Em potros neonatos doentes, a alta concentração de cortisol está associada com maior taxa de mortalidade.[11]

Nas condições toxêmicas mais crônicas, é mais comum notar alta concentração sérica de proteína total e elevação marcante de globulinas no exame eletroforético.

Endotoxina

Pode ser detectada em plasma rico em plaquetas de bovinos e equinos gravemente enfermos, utilizando teste do lisado de amebócitos de Limulus cromogênico (LAL), um teste biológico que usa hemolinfa do caranguejo-ferradura. Os resultados da maioria dos estudos indicam que concentrações plasmáticas de endotoxina maiores, em animais gravemente enfermos, estão associados com maior taxa de mortalidade.[12] No entanto, o teste LAL não está amplamente disponível e, em geral, é utilizado em pesquisas.

Achados de necropsia

Durante a necropsia, os achados macroscópicos se limitam àqueles da lesão que produz a toxina. Microscopicamente, nota-se degeneração do parênquima hepático, dos glomérulos e túbulos renais e do miocárdio. Também pode haver degeneração ou necrose das glândulas suprarrenais.

Tratamento

Os princípios terapêuticos da endotoxemia ou choque séptico incluem: remoção de focos da infecção; administração de medicamentos antimicrobianos que atuem em microrganismos Gram-negativos; terapia agressiva com fluido e eletrólitos para a correção de hipovolemia relativa, hipotensão sistêmica, hipoglicemia e desequilíbrios de eletrólitos e ácido-base; e uso de anti-inflamatórios não esteroides (AINE) ou glicocorticoides, para inibição dos produtos da via ciclo-oxigenase. Esses quatro procedimentos terapêuticos são rotineiramente utilizados e recebem o nome de terapia direcionada a objetivos. Outros tratamentos que podem ser empregados em casos selecionados incluem a administração de medicamentos inotrópicos ou vasopressores, administração IV ou intramamária de polimixina B, infusão contínua de lidocaína e administração IV de plasma hiperimune contendo anticorpos contra o núcleo de antígenos de lipopolissacarídeo. Agentes terapêuticos potenciais em investigação (como pentoxifilina, dimetil sulfóxido[12a], tiloxapol e insulina) atualmente não podem ser recomendados para o tratamento de animais com endotoxemia, em razão da falta de estudos clínicos em animais com endotoxemia naturalmente adquirida.

Constata-se choque endotoxêmico ou séptico quando o animal não consegue controlar uma infecção ou endotoxemia. É uma enfermidade complexa que requer um procedimento terapêutico rápido e abrangente, incluindo aquelas intervenções mencionadas nas próximas seções.

Remoção de focos da infecção

Remover a endotoxina antes que seja absorvida é fundamental no tratamento de potros e bezerros com onfaloflebite, equinos com isquemia ou necrose intestinal e vacas-leiteiras em lactação com mastite coliforme.

Medicamentos antimicrobianos

Sempre há indicação de *medicamentos antimicrobianos bactericidas contra microrganismos Gram-negativos* quando há evidência de sepse ou de uma infecção localizada, causando endotoxemia. A escolha e a via de administração dependem do patógeno suspeito e do local da infecção. A rapidez em que ocorre a morte das bactérias Gram-negativas pode ser uma importante questão clínica porque os antimicrobianos que causam morte rápida (como moxalactano) podem provocar a liberação de um *bolus* de endotoxina na corrente sanguínea por ocasionar múltiplas perfurações nas bactérias, levando a uma rápida ruptura desses microrganismos, em razão do desvio de fluido osmótico, e à liberação de endotoxina. Teoricamente, os antimicrobianos que alteram a parede celular de bactérias Gram-negativas podem produzir a liberação de *bolus* de endotoxina, quando administrados aos animais com sepse causada por microrganismos Gram-negativos. Assim, na teoria, deve-se evitar o uso de antibióticos betalactâmicos efetivos contra bactérias Gram-negativas; entretanto, experiências clínicas não indicaram efeitos deletérios após administração desses antibióticos. Além disso, a administração concomitante de aminoglicosídeos inibe a liberação potencial de *bolus* de endotoxina pelos antibióticos betalactâmicos. No entanto, clinicamente é prudente assegurar que, ao iniciar o tratamento antimicrobiano de animais com endotoxemia, seja feita a administração concomitante de AINE. Também é importante ajustar a dose de antibióticos hidrossolúveis em animais neonatos porque alguns antibióticos, como gentamicina em potros e ceftiofur em bezerros, apresentam um grande volume de distribuição e excreção mais lenta em neonatos.[13]

Terapia com fluido agressiva

A administração IV de grande volume de fluido e eletrólitos é a prioridade fundamental no controle de endotoxemia. A manutenção da perfusão periférica é essencial em qualquer protocolo terapêutico no tratamento de choque endotóxico. Grande volume de fluido isotônico é uma prática padrão. Estudos recentes detectaram problemas com *bolus* de fluido de reanimação em pacientes com sepse, como 20 a 40 mℓ/kg, na primeira hora.[14,15] Esses achados sugerem que uma rápida recuperação deve ser o foco do uso de baixo volume de solução salina hipertônica e que a solução cristaloide de reanimação tradicional, em alto volume, não deve ser administrada como *bolus*. Em vez disso, essa solução tradicional deve ser administrada mais lentamente (< 20 mℓ/kg/h); portanto, a solução de lactato de Ringer ou outra solução de eletrólitos balanceada deve ser administrada ao longo de várias horas. Verifica-se resposta benéfica em razão de:

- Correção da vasoconstrição periférica
- Restabelecimento de uma qualidade de pulso aceitável
- Retorno da produção de urina
- Elevação da pressão venosa central
- Restabelecimento da pressão sanguínea arterial média para > 65 mmHg
- Restabelecimento do débito cardíaco
- Restabelecimento do suprimento de oxigênio em níveis aceitáveis.

Pode ser necessária a administração de fluido em volume equivalente a 0,5 a 1 vez o volume de sangue estimado para o animal, ao longo de várias horas.

Soluções hipertônicas

O uso de solução salina hipertônica (solução de NaCl 7,5%) pode melhorar a perfusão tecidual e reduzir o volume subsequente de fluido necessário para uma resposta benéfica. Experimentalmente, o uso de solução salina hipertônica na endotoxemia subletal causada por *E. coli* foi associado à resposta cardiovascular mais efetiva do que o uso de igual volume de solução salina isotônica. O débito cardíaco aumentou e a resistência vascular periférica diminuiu, comparativamente ao uso de solução salina isotônica, como controle. A solução salina hipertônica expande rapidamente o volume de plasma e aumenta a pré-carga, por atuar como agente osmótico efetivo no compartimento extravascular, ocasionando a translocação de fluido do espaço intracelular e trato gastrintestinal.

Solução de bicarbonato de sódio hipertônica é amplamente utilizada com tratamento inicial de acidose metabólica em equinos adultos com endotoxemia. Entretanto, em equinos com endotoxemia experimental, a solução de bicarbonato de sódio hipertônica não normalizou o pH sanguíneo; ocorreu aumento da concentração sanguínea de L-lactato, causando hipopotassemia, hipernatremia e hiperosmolaridade.

Administração de glicose e insulina

Sempre deve-se incluir glicose em fluidos de infusão porque, em geral, os animais com endotoxemia apresentam hipoglicemia, maior utilização de glicose e inapetência. A amplitude de variação apropriada para a concentração plasmática de glicose em pessoas e animais com sepse não é conhecida. Hiperglicemia, hiperinsulinemia e baixa concentração de leptina estão associadas com maiores taxas de morbidade e de mortalidade em equinos; equinos com endotoxemia apresentam prejuízo ao metabolismo de glicose e menor sensibilidade à insulina.[6,16] Originalmente, a concentração sanguínea de glicose era mantida em 180 a 200 mg/dℓ, mas abordagens recentes propõem manter a glicemia na faixa de referência para cada espécie.[17] A administração concomitante de glicose (37 mg/kg/h, equivalente a 30 kcal/kg/dia) e insulina (0,07 U/kg/h), na forma de infusão contínua, é efetiva na prevenção de hipoglicemia em equinos adultos sadios e naqueles com endotoxemia induzida experimentalmente.[17] A infusão contínua de insulina parece propiciar melhor controle glicêmico do que injeções subcutâneas desse hormônio.[17] Vale ressaltar que a insulina se liga, por afinidade, ao equipo de administração de fluido.

Agentes inotrópicos, vasopressores e anestésicos locais

Pacientes adultos e neonatos gravemente enfermos podem requerer a administração de agentes inotrópicos positivos, bem como de vasopressores. Esses agentes inotrópicos aumentam a contratilidade cardíaca, aumentando o débito cardíaco e o suprimento de oxigênio. Os vasopressores elevam a pressão sanguínea arterial sistêmica. Em geral, os medicamentos inotrópicos e os vasopressores são administrados por curto período, durante anestesia ou recuperação anestésica.

Dobutamina (adultos: 0,5 a 1 mg/kg PC/min; neonatos: 1 a 3 mg/kg PC/min) é o agente inotrópico de escolha para grandes animais, embora estudos em humanos prefiram a dopamina e a norepinefrina. Dobutamina deve ser diluída em solução de NaCl 0,9%, solução de dextrose 5% ou solução lactato de Ringer; a dose deve ser cuidadosamente ajustada mediante monitoramento do ritmo e da frequência cardíaca e da pressão sanguínea. *Norepinefrina* (0,01 a 1 mg/kg PC/min) é o agente vasopressor de escolha para animais com hipotensão e que não responderam à administração IV de fluido de carregamento ou de dobutamina. A norepinefrina deve ser diluída em solução de dextrose 5%; a dose deve ser ajustada porque há marcante variação individual na resposta à administração desse medicamento.

A administração IV de 1,3 mg de *lidocaína*/kg, em *bolus*, seguida de infusão contínua de 0,05 mg/kg/min, alivia alguns dos efeitos da administração de endotoxina em equinos adultos sadios; no entanto, os efeitos não foram intensos e a lidocaína foi administrada 20 min após a administração da endotoxina.[18] São necessários estudos clínicos em animais com choque séptico ou endotoxemia de ocorrência natural antes da recomendação de uso de lidocaína.

Anti-inflamatórios não esteroides

Os anti-inflamatórios não esteroides (AINE) têm uso geral no tratamento de endotoxemia em virtude de suas propriedades analgésicas, anti-inflamatórias e antipiréticas. Eles inibem a síntese de tromboxanos e de prostaglandinas e reduzem a resposta hemodinâmica aguda à endotoxemia. Embora os AINE sejam rotineiramente administrados aos animais com endotoxemia, um amplo estudo em humanos com sepse grave mostrou que o ibuprofeno não reduziu a taxa de mortalidade, embora tenha propiciado melhora no número de índices clínicos e menor produção de metabólitos do ácido araquidônico.

Flunixino meglumina é o AINE mais comumente utilizado no tratamento de endotoxemia em equinos e bovinos e continua sendo o AINE de escolha para tratamento dessa condição. É um potente inibidor da ciclo-oxigenase e sua ação nessa enzima, inibindo a síntese de eicosanoides, como prostaglandina E_2, pode explicar a ação anti-inflamatória desse medicamento. A flunixino meglumina também modula as alterações hemodinâmicas agudas e o alto teor sanguíneo de L-lactato, comumente verificados durante endotoxemia, podendo elevar a taxa de sobrevivência. A síntese de tromboxano B_2 (um metabólito do tromboxano) e de prostaglandina-$F_{1\alpha}$ estimulada por endotoxina é inibida pelas doses de 0,25 mg/kg e 0,1 mg/kg, respectivamente, o que resultou em amplo uso clínico de uma dose antiendotoxêmica de 0,25 mg/kg. No entanto, o uso do *termo antiendotoxêmico* deve ser desencorajado porque é enganoso, e, para equinos, recomenda-se uma dose de 1,1 mg/kg PC IV, em intervalos de 12 h. Deve-se ter cuidado, assegurando adequada hidratação aos animais com endotoxemia que recebem várias doses de flunixino meglumina. A dose recomendada nos EUA é geralmente administrada por via IV: em bovinos, de 1,1 a 2,2 mg/kg PC, a cada 24 h. A administração oral de flunixino meglumina, na dose de 2,2 mg/kg PC, antes da indução experimental de endotoxemia em bovinos tem efeito semelhante àquele verificado após a aplicação IV, reduzindo a febre e a concentração do metabólito prostaglandina $F_{2\alpha}$ induzidas pela administração da endotoxina. No entanto, a flunixino meglumina não previne a diminuição de leucócitos polimorfonucleares e de células mononucleares na circulação periférica que ocorre após a administração de endotoxina. A biodisponibilidade de flunixino meglumina varia de 53 a 60% em bovinos, e 80% em equinos.

A flunixino meglumina foi superior à prednisolona e ao dimetilsulfóxido em propiciar proteção e abrandar os efeitos da endotoxemia experimental em bezerros, mas teve ação protetora apenas parcial contra hipotensão e aumento da concentração sanguínea de lactato; ademais, não alterou o efeito hipoglicêmico. Embora a flunixino meglumina seja o AINE mais amplamente utilizado na endotoxemia, há pouca evidência experimental demonstrando sua eficácia, comparativamente a outros AINE. No tratamento de endotoxemia experimental em bezerros, foram comparados os efeitos de cetoprofeno, flunixino meglumina, cetorolaco e fenilbutazona. Todos esses medicamentos modificaram a resposta à endotoxina, mas nenhuma foi claramente superior às outras na modulação dos sinais clínicos. Em bezerros neonatos, a administração IV de 5 mg de fenilbutazona/kg PC/dia, durante 5 dias, suprimiu a resposta clínica à aplicação experimental de endotoxina, com o aumento crescente da dose de endotoxina, até alcançar altas doses. Em estudo *in vitro* dos efeitos dos medicamentos em monócitos do sangue periférico de equinos, não se constatou diferença significativa entre cetoprofeno e flunixino meglumina. Um achado interessante em vacas-leiteiras adultas com endotoxemia induzida experimentalmente foi que a flunixino meglumina e a fenilbutazona retardaram a excreção plasmática de endotoxina em até 2 a 3 vezes e 6 a 12 vezes, respectivamente, sugerindo que esses dois AINE podem prolongar os sinais clínicos de endotoxemia em bovinos, possivelmente por interferir no metabolismo hepático. A relevância clínica desse achado é desconhecida. O uso de flunixino meglumina foi associado com prejuízo à cicatrização do trato intestinal, lesão do trato gastrintestinal e dos rins e aumento da permeabilidade intestinal a lipopolissacarídeo.[19]

Glicocorticoides

No passado, os glicocorticoides (corticosteroides) foram amplamente utilizados no tratamento de endotoxemia e choque. A base lógica para o uso de glicocorticoides inclui:

- Estabilização de organelas e membrana de células
- Melhora do metabolismo celular e da gliconeogênese
- Melhora da microcirculação
- Redução na produção de toxinas endógenas, como o fator depressor do miocárdio
- Redução da ativação e da degranulação de leucócitos
- Mínima depressão do sistema reticuloendotelial e da lesão histológica do órgão.

Os corticosteroides mais comumente utilizados no tratamento de choque endotóxico foram hidrocortisona, prednisolona, metilprednisolona e *dexametasona*. Entretanto, em termos terapêuticos, esses corticosteroides têm sido mais benéficos quando utilizados como pré-tratamento em condições experimentais. Evidências publicadas com base em testes clínicos controlados sobre a eficácia dos corticosteroides nos casos de choque endotoxêmico de ocorrência natural, em pessoas e em animais pecuários, são escassas.

Os glicocorticoides melhoram a integridade do endotélio capilar e a perfusão tecidual, reduzem a ativação do complemento e da cascata de coagulação, diminuem a agregação de neutrófilos, estabilizam a membrana do lisossomo, protegem contra lesão hepática e aumentam a taxa de sobrevivência. No entanto, há preocupação quanto a seu uso em animais com sepse, porque esses medicamentos podem causar imunossupressão. Há necessidade de altas doses, com custo proibitivo em animais pecuários, quando são utilizados, mais comumente, nos casos agudos, em doses como 1 mg de dexametasona/kg PC IV, em intervalos de 24 h. Atualmente, considera-se que os glicocorticoides, se clinicamente efetivos, *devem ser administrados o mais cedo possível* aos animais com endotoxemia. Os glicocorticoides são menos frequentemente administrados aos animais com endotoxemia em razão de diversos estudos que sustentam o uso de AINE.

Polimixina B

É um antibiótico catiônico que apresenta uma carga de distribuição apropriada para, de modo estequiométrico, ligar-se ao lipídio A do lipopolissacarídeo. A administração parenteral de doses antimicrobianas de polimixina pode ocasionar nefrotoxicidade, neurotoxicidade e ototoxicidade; contudo, em doses menores, não nefrotóxicas, é efetiva, aliviando os efeitos da endotoxina em equinos. Portanto, agentes que se ligam à endotoxina específica, como polimixina B aplicada IV, teoricamente são benéficos e mostraram alguma eficácia em potros com endotoxemia e em equinos adultos, quando administrada na dose recomendada de 1 mg (6.000 U)/kg PC, em intervalos de 8 h.[20,21] Os benefícios atribuídos ao uso de polimixina B em animais com endotoxemia não são marcantes; não foram realizados estudos de eficácia definitivos em bezerros ou equinos com endotoxemia naturalmente adquirida. Em particular, como a eficácia da polimixina B é contra lipopolissacarídeo circulante, antes que se ligue a proteína de ligação ao polissacarídeo (LBP), acredita-se atualmente que a polimixina B, como acontece com os glicocorticoides, deve ser administrada o mais breve possível aos animais com endotoxemia, se considerada clinicamente efetiva. Fatores que favorecem o uso de polimixina B são: prazo de validade e armazenamento simples, facilidade de administração (IV, em *bolus*), custo e duração do efeito por 8 h.

Transfusão de plasma e soro hiperimune

Há disponibilidade comercial de *soro hiperimune* para o tratamento de endotoxemia em equinos. A base lógica para isso é que os anticorpos antilipídio A se ligam ao lipopolissacarídeo, inibindo a subsequente cascata da inflamação. Teoricamente, é difícil para um anticorpo inibir, por meio de competição, a forte afinidade por ligação e a alta especificidade entre o lipopolissacarídeo e a LBP. Também há dificuldade com o impedimento espacial entre IgG e a subfração R-nuclear de lipopolissacarídeo que contém lipídio A. Portanto, é difícil imaginar que o antissoro contra antígenos do núcleo do lipopolissacarídeo sempre será terapeuticamente efetivo em animais com endotoxemia naturalmente adquirida; ademais, extensos estudos em pessoas com sepse não demonstraram redução da taxa de mortalidade após a administração de plasma hiperimune com núcleo do lipopolissacarídeo. Já a administração de plasma contendo antissoro tem diversas vantagens teóricas, além de neutralizar a endotoxina, e pode ser que a transfusão de plasma, sozinha, seja benéfica.

Em alguns estudos, utilizou-se antissoro contra cepa rugosa mutante de *E. coli* 0111:B4 (J-5) no tratamento de endotoxemia experimental ou naturalmente induzida em equinos adultos, mas não em potros e bezerros. Estudo em potros indicou que a administração de soro hiperimune resultou em agravamento dos sinais clínicos e maior liberação de TNF-α e IL-6. Um estudo posterior detectou maior taxa de sobrevivência em potros gravemente enfermos e com sepse que receberam plasma hiperimune rico em anticorpos contra endotoxina; entretanto, a taxa de sobrevivência em um subgrupo da população de potros que apresentavam sepse causada por microrganismo Gram-negativo não foi significativamente alterada pela administração de plasma.[22] O uso de antissoro não parece racional na neutralização de lipopolissacarídeo circulante, como a polimixina B e, por essa razão, é provável que a administração de soro ou plasma hiperimune seja reservada aos animais que não melhoram após a administração de polimixina B.

Pentoxifilina e etilpiruvato

Pentoxifilina é um derivado da metilxantina, utilizado em potros com sepse porque tem mostrado que suprime a produção de TNF-α de modo dose-dependente. A administração oral de pentoxifilina, na dose de 10 mg/kg PC, induz concentrações séricas semelhantes àquelas obtidas em níveis terapêuticos em humanos, quando administrado a cada 12 h.[23] Não foram realizados testes clínicos com pentoxifilina em grandes animais com choque séptico ou endotoxemia de ocorrência natural.

Etilpiruvato é um derivado estável do piruvato; mostrou abrandar os efeitos clínicos da endotoxemia quando administrado IV, rapidamente, em equinos na dose de 150 mg/kg PC, com solução de lactato de Ringer, imediatamente após a administração de endotoxina.[15,24] Parece que o mecanismo de ação envolve sua ligação ao NF-κB e diminuição da expressão de citocinas pró-inflamatórias. Há um potencial para sinergismo entre etilpiruvato e flunixino meglumina no tratamento de endotoxemia em equinos, mas não foram realizados testes clínicos.

Anticoagulantes

A CID (estado de hipercoagulação) pode ser tratada com heparina, na tentativa de reduzir a coagulação intravascular. Muito do que se sabe a respeito de CID na endotoxemia foi extrapolado mais de espécies do que de grandes animais, e há poucas informações objetivas disponíveis como diretrizes para o uso clínico de anticoagulantes em grandes animais com endotoxemia. Assim, o foco do tratamento deve ser a administração IV maciça de fluido a fim de aumentar ao máximo a microcirculação.

Controle de endotoxemia

As características de um programa de controle são: reduzir o risco ou prevenir sepse em neonato, instituir tratamento precoce e agressivo de infecções causadas por bactérias Gram-negativas e assegurar rápida remoção cirúrgica de intestino lesionado e isquêmico. Vacinas compostas de antígenos nucleares de lipopolissacarídeo são amplamente utilizadas na América do Norte, com intuito de reduzir a incidência e a gravidade de mastite causada por bactérias Gram-negativas em vacas-leiteiras em lactação (ver Capítulo 20) e de infecções ocasionadas por microrganismos Gram-negativos em suínos; contudo, não foram desenvolvidos protocolos de vacinação similar para equinos, pequenos ruminantes e camelídeos do Novo Mundo, também sujeitos à endotoxemia.

LEITURA COMPLEMENTAR

Dellinger RP, Levy MM, Carlet JM, et al. Surviving sepsis campaign: international guidelines for management of severe sepsis and septic shock: 2008. Crit Care Med. 2008;36:296-327.

Dunkel B, Corley KTT. Pathophysiology, diagnosis and treatment of neonatal sepsis. Equine Vet Educ. 2015;27:92-98.

Lewis DH, Chan DL, Pinheiro D, et al. The immunopathology of sepsis: pathogen recognition, systemic inflammation, the compensatory anti-inflammatory response, and regulatory T cells. J Vet Intern Med. 2012;26:457-482.

Moore JN, Vandenplas ML. Is it the systemic inflammatory response syndrome or endotoxemia in horses with colic? Vet Clin Equine. 2014;30:337-351.

Osterbur K, Mann FA, Kuroki K, DeClue A. Multiple organ dysfunction syndrome in humans and animals. J Vet Intern Med. 2014;28:1141-1151.

Patel GP, Balk RA. Systemic steroids in severe sepsis and septic shock. Am J Resp Crit Care Med. 2012;185:133-139.

Russell JA. Management of sepsis. N Engl J Med. 2006; 355:1699-1713.

Taylor S. A review of equine sepsis. Equine Vet Educ. 2015;27:99-109.

Werners AH, Bryant CE. Pattern recognition receptors in equine endotoxemia and sepsis. Equine Vet J. 2012;44:490-498.

REFERÊNCIAS BIBLIOGRÁFICAS

1. Elasser TH, et al. J Appl Physiol. 2005;98:2045.
2. Silva A, et al. Vet Immunol Immunopathol. 2013; 155:264.
3. Dembek KA, et al. J Vet Intern Med. 2013;27:331.
4. Corley KTT, et al. Equine Vet J. 2007;39:84.
5. Ballou MA, et al. Vet Immunol Immunopathol. 2011;141:76.
6. Barsnick RJIM, et al. J Vet Intern Med. 2011;25:123.
7. Leiva M. J Vet Intern Med. 2010;24:391.
8. Bentz AI, et al. J Vet Intern Med. 2009;23:161.
9. Armengou L, et al. J Vet Intern Med. 2008;22:411.
10. Wang J, et al. Am J Vet Res. 2007;68:529.
11. Armengou L, et al. J Vet Intern Med. 2013;27:567.
12. Senior JM, et al. Equine Vet J. 2011;43:585.
12a. Kelmer G, et al. Equine Vet J. 2008;40:358.
13. Burton AJ, et al. Equine Vet J. 2013;45:507.
14. Maitland K, et al. N Engl J Med. 2011;364:2483.
15. Hilton AK, Bellomo R. Crit Care. 2012;16:302.
16. McGovern KF, et al. J Vet Intern Med. 2013;27:347.
17. Han JH, et al. Am J Vet Res. 2011;72:522.
18. Peiro JR, et al. J Vet Intern Med. 2010;24:940.
19. Jacobs CC, et al. Equine Vet J. 2013;45:333.
20. Wong DM, et al. J Am Vet Med Assoc. 2013;243:874.
21. Morresey PR, et al. Am J Vet Res. 2006;67:642.
22. Peek SF, et al. J Vet Intern Med. 2006;20:569.
23. Liska DA, et al. Am J Vet Res. 2006;67:1621.
24. Schroeder EL, et al. Equine Vet J. 2011;43:341.

TOXEMIA EM VACAS RECÉM-PARIDAS

Um tipo especial de toxemia de grande importância na clínica de animais de produção é aquela causada por diversas doenças que se manifestam logo após o parto, em vacas-leiteiras (e menos frequentemente em vacas de corte). Clinicamente, a síndrome é caracterizada por inapetência, marcante redução na produção de leite, diminuição das atividades ruminais e intestinais, apatia, letargia e febre. No passado, era utilizado o termo *síndrome do parto*, porém ele não é mais recomendado porque seu emprego geral pode levar os clínicos a negligenciarem a busca pela identificação segura do componente da doença.

As doenças comumente incluídas no amplo grupo incriminado na ocorrência de toxemia do periparto são:

- Acetonemia
- Síndrome da vaca gorda e toxemia da prenhez
- Mastite
- Peritonite
- Metrite puerperal.

Neste texto, faz-se uma breve consideração sobre metrite puerperal em vacas por ser comum a ocorrência dessa enfermidade e pela grave natureza dos sintomas sistêmicos da doença em vacas acometidas. As demais enfermidades são descritas em seus respectivos tópicos, também neste livro.

Metrite puerperal em vacas

Ocorre principalmente em vacas-leiteiras, nos 7 primeiros dias após o parto (mas até 21 dias pós-parto), sendo clinicamente caracterizada por sinais sistêmicos de doença que incluem febre (≥ 39,5°C), apatia, inapetência, aumento da frequência cardíaca, diminuição da produção de leite, tamanho do útero maior do que o normal para o número de dias após o parto, com fraco tônus uterino, e abundante secreção uterina aquosa marrom-avermelhada de odor fétido, com ou sem retenção de membranas fetais. A metrite puerperal é uma das principais doenças que causam perdas financeiras em bovinos leiteiros, com prejuízo total estimado em 329 a 386 dólares por caso. *Metrite clínica* é definida como a presença de útero anormalmente aumentado acompanhado de secreção uterina purulenta, notada na vagina, dentro de 21 dias após o parto, em uma fêmea sem sintomas sistêmicos de doença. Ela deve ser diferenciada de *endometrite clínica*, que é caracterizada pela presença de secreção uterina purulenta (> 50% de pus), notada na vagina 21 dias, ou mais, após o parto, ou pela presença de secreção mucopurulenta (cerca de 50% de pus e 50% de muco), vista na vagina 26 dias, ou mais, após o parto.

Etiologia

É multifatorial. Considera-se que a doença é precipitada pela combinação de comprometimento da função de neutrófilos; involução uterina pós-parto anormal, frequentemente com retenção de membranas fetais; e infecção uterina. É comum a constatação de uma flora bacteriana mista que inclui microrganismos como *Trueperella* (*Arcanobacterium* ou *Actinomyces* ou *Corynebacterium*) *pyogenes*, *Fusobacterium necrophorum*, *Prevotella melaninogenica*, *Bacteroides* spp. e *Streptococcus uberis*; estes comumente predominam como uma flora mista em vacas com retenção de placenta e metrite pós-parto, normalmente de 5 a 7 dias pós-parto. Outras pesquisas relataram que há predomínio de *E. coli* em vacas com retenção de placenta, especialmente nos primeiros 5 a 7 dias após o parto. Também podem estar presentes *Staphylococcus* spp., *Streptococcus* spp., *Pseudomonas aeruginosa*, *Proteus* spp. e, ocasionalmente, *Clostridium* spp.; às vezes, este último pode resultar em tétano, caso ocorra proliferação de *C. tetani*. O pirosequenciamento automático do DNA de alta qualidade da secreção uterina de vacas-leiteiras com metrite 1 a 3 dias e 8 a 10 dias pós-parto mostrou que *Fusobacterium* e *Bacteroides* respondem por mais de 83% de todo DNA bacteriano.[1] Bactérias Gram-positivas anaeróbicas facultativas de crescimento lento (*Helcococcus kunzii* e *H. ovis*) também foram isoladas de secreção uterina de vacas-leiteiras com metrite puerperal.[2]

O cenário atual é que a colonização de *E. coli* nos 3 primeiros dias após o parto cria um ambiente intrauterino apropriado, ocasionando metrite puerperal por facilitar a instalação e a persistência de *F. necrophorum* e de outras bactérias Gram-negativas aeróbicas no endométrio e no lúmen do útero. A colonização intrauterina inicial com cepas de *E. coli* que contêm o fator de virulência *fimH*, que facilita a aderência ao epitélio endometrial e às células do estroma, aumenta a possibilidade de instalação de metrite em 4,6 a 4,7 vezes.[3] Os sinais clínicos de metrite puerperal são causados, mais provavelmente, pela colonização intrauterina por *F. necrophorum*, uma bactéria aeróbica obrigatória, e por *T. pyogenes*, um microrganismo aeróbico facultativo, os quais são as fontes mais prováveis do odor fétido dos animais acometidos. Outro importante fator de virulência incriminado na ocorrência de metrite parece ser o *lktA* (leucotoxina), oriundo de *F. necrophorum*.[3] Essa via de colonização sequencial sugere que a redução da contaminação da vagina e do lúmen uterino – e, portanto, a colonização por *E. coli* – no período pós-parto imediato deve diminuir a ocorrência de metrite puerperal em vacas. O interessante é que a colonização uterina por *E. coli* no início do período pós-parto parece aumentar o risco de metrite puerperal e reduzir o risco de endometrite clínica, enquanto a colonização do útero por *S. uberis* nessa fase eleva a possibilidade de endometrite clínica.[4]

Epidemiologia

A doença acomete vacas de todas as idades, porém é mais comum em vacas-leiteiras adultas, 2 a 10 dias após o parto. Os fatores fortemente associados com o aumento da prevalência de metrite puerperal são:

- Rebanhos grandes
- Distocias
- Retenção de membranas fetais
- Diminuição da ingestão de alimentos nas 2 últimas semanas antes do parto[5]
- Vacas muito obesas ou muito magras.

Metrite puerperal é mais comum em vacas com retenção de membranas fetais por mais de 24 h após o parto. Diversas relações de causa/efeito foram incriminadas na ocorrência de retenção de placenta em vacas, sendo a causa primária mais provável o comprometimento das funções dos neutrófilos.

A retenção de membranas fetais está mais comumente associada com aborto, distocia e gestação de múltiplos fetos. A definição mais frequentemente utilizada é a presença de membranas fetais por 12 h ou mais após a parição; 6 a 8 h de retenção é o tempo limite, especialmente em vacas mais velhas. Cerca de 10% das vacas-leiteiras apresentam retenção de membranas fetais após o parto. Nos rebanhos, a prevalência varia de 3 a 27%. Nas gestações de um único feto, a prevalência é cerca de 10% e nas gestações gemelares é de 46%. Metrite puerperal acomete cerca de 50% das vacas com retenção de placenta; a ocorrência de metrite puerperal é 25 vezes mais provável quando há retenção de placenta, em comparação com vacas sem retenção. Outros fatores de risco de retenção de placenta menos comuns são:

- Idade avançada
- Prolongamento do tempo de gestação
- Parto induzido por hormônio
- Anasarca fetal
- Prolapso de útero
- Fetotomia.

Os fatores associados com retenção de placenta são indiretamente relacionados com o desenvolvimento de metrite puerperal. A remoção forçada da placenta retida, especialmente nos primeiros 4 dias após o parto, também é considerada o principal fator predisponente à metrite puerperal. Estudos recentes indicam que a causa fundamental de retenção de placenta é o comprometimento das funções dos neutrófilos, no qual a capacidade do sistema imune materno de reconhecer a placenta como tecido "estranho" encontra-se prejudicada. Especificamente, o descolamento da placenta das carúnculas sadias no parto normal depende da incompatibilidade entre o complexo de histocompatibilidade principal Classe I da mãe e do feto, expresso no epitélio da unidade materno-fetal.[5] Em outras palavras, a retenção de placenta é uma indicação de comprometimento do sistema imune, que pode ser secundário à deficiência de vitamina E ou de selênio no período periparto, ou um maior grau de balanço energético negativo no pré-parto. Considera-se que a ausência de motilidade uterina tem mínima participação no desenvolvimento de retenção de placenta e de metrite puerperal.

Em vacas, os casos de retenção de membranas fetais não complicados não têm efeito significativo na subsequente fertilidade e no intervalo parto-concepção. No entanto, é significativamente maior em vacas que desenvolvem metrite puerperal como sequela de retenção de membranas fetais. Deficiência de vitamina E e selênio, placentite e deficiência de vitamina A também são fatores sugeridos.

Patogênese

Falha na involução uterina normal, com retenção de membranas fetais e infecção do útero causada por flora bacteriana mista, resulta em metrite puerperal e toxemia grave. Ocorre necrose difusa e edema da mucosa e da parede do útero. Nota-se marcante acúmulo de secreção uterina de odor fétido e aumento do volume do útero. A absorção de toxinas ocasiona toxemia grave, especialmente em vacas obesas, podendo ocasionar degeneração hepática gordurosa irreversível.

Achados clínicos

As vacas acometidas manifestam anorexia e toxemia aguda dentro de 2 a 10 dias após o parto. Verifica-se acentuada redução na produção de leite. Em geral, a temperatura corporal se eleva, na faixa de 39,5 a 41°C, mas pode ser normal na presença de toxemia grave. Não há consenso quanto ao ponto de corte do limiar da temperatura retal para o diagnóstico de metrite tóxica porque o aumento da temperatura ambiente durante o verão também eleva a temperatura corporal central; ademais, o trauma relacionado à distocia, em vacas primíparas, parece elevar a temperatura retal. O ponto de corte ideal da temperatura retal que indica a presença de metrite puerperal em uma vaca-leiteira nos primeiros 10 dias de lactação é, aproximadamente, ≥ 39,5°C (variando de > 39,2 a 39,7°C), sendo o ponto de corte maior em vacas primíparas, em comparação com pluríparas.[6,7] Em alguns rebanhos leiteiros grandes, é rotina mensurar a temperatura retal todos os dias, pela manhã, nos primeiros 10 dias de lactação, principalmente como um teste de triagem para metrite puerperal. Um estudo sugeriu que a obtenção da temperatura retal aos 5 a 10 dias de lactação é suficiente porque esse procedimento não impacta negativamente a eficácia do tratamento dos casos de metrite puerperal diagnosticados antes de 5 dias de lactação.[8] Embora se considere necessária a elevação da temperatura retal para o diagnóstico de *metrite puerperal*, é importante saber que algumas vacas podem manifestar sinais sistêmicos de doença e secreção uterina serossanguinolenta, com temperatura retal normal. A elevação da temperatura retal entre o 5º e o 10º dia após o parto não deve ser utilizada como o único critério no diagnóstico de *metrite clínica*, pois isso pode levar ao tratamento desnecessário de vacas sadias. Por exemplo, 14 a 66% das vacas sadias apresentam, pelo menos uma vez, temperatura retal ≥ 39,5°C nos primeiros 10 dias de lactação e 59% das vacas com metrite clínica mantêm temperatura retal < 39,5°C; ademais, a temperatura retal é influenciada pela idade do animal, pelas condições ambientais e pelo método empregado na mensuração da temperatura retal.[9]

Em geral, ocorre elevação da frequência cardíaca, podendo variar de 96 a 120 bpm. É comum verificar aumento da frequência respiratória, na faixa de 60 a 72 movimentos respiratórios/min; os ruídos respiratórios podem estar mais altos que o normal. As contrações ruminais podem estar acentuadamente diminuídas ou ausentes. É possível ocorrer diarreia com fluido de odor fétido. É comum a ocorrência de desidratação discreta a moderada, porque as vacas acometidas não bebem água normalmente.

É comum notar retenção das membranas fetais, e a palpação da vagina mostra a presença de abundante quantidade de fluido marrom-escuro a avermelhado de odor fétido, contendo pequenos fragmentos de placenta agregados na vagina. Quando há retenção de membranas fetais e protrusão através da cérvice, geralmente é possível introduzir a mão e alcançar o útero. Com frequência, a exploração manual da cavidade uterina revela aderência de membranas fetais. Em geral, os cotilédones fetais encontram-se firmemente aderidos às carúnculas maternas; às vezes, podem estar descolados das carúnculas e a placenta pode ser retirada mediante simples tração.

Geralmente, a palpação retal mostra um útero grande, flácido e sem saliências longitudinais, que indicam involução uterina normal. Em vacas grandes, o útero flácido e de tamanho aumentado pode estar situado sobre a margem pélvica, estendendo-se para a parte ventral do abdome e, assim, pode ser facilmente palpado e examinado. Trata-se de um importante achado, porque as membranas fetais podem estar completamente retidas no útero e nenhuma evidência de sua presença pode ser detectável no exame de vagina e de cérvice, a qual pode estar quase que totalmente fechada, impossibilitando o exame do útero.

A presença de muco viscoso e inodoro na cérvice e na parte anterior da vagina geralmente – mas não sempre – indica que as membranas fetais foram expelidas. Quando não é possível constatar evidência de retenção de placenta e metrite puerperal no exame do trato reprodutor, por meio de palpação retal ou exame vaginal, e se o histórico indicar alguma dúvida sobre a disposição da placenta, deve-se considerar a possibilidade de retenção de placenta e metrite puerperal, até prova em contrário. Toxemia persistente, taquicardia (100 a 120 bpm), anorexia e estase ruminal sem clara relação com outra doença devem levantar suspeita de metrite séptica até que se defina o diagnóstico.

Tenesmo é uma ocorrência mais comum quando há retenção de placenta e causa irritação de vagina. O exame manual da vagina também pode estimular o desenvolvimento de tenesmo.

O curso da doença varia de 2 a 10 dias. Nos casos com retenção de membranas fetais, o animal pode apresentar toxemia e não retornar ao apetite normal antes que as membranas fetais sejam completamente expelidas, o que pode demorar até 10 dias. É possível observar a eliminação de fragmentos de placenta necrosados 10 a 14 dias após o início do tratamento.

Patologia clínica

Hematologia

Leucopenia, neutropenia e desvio à esquerda degenerativo são constatados nos casos agudos; o grau de alteração é proporcional à gravidade da doença e reflete a absorção de endotoxina do lúmen uterino. Bacteriemia causada por *Bacillus* spp. foi detectada em 53% (9/17) das vacas com metrite puerperal; no entanto, a bacteriemia não reflete os microrganismos mais comumente isolados do útero de vacas acometidas.[10] A prevalência de bacteriemia em vacas-leiteiras sadias, em mesma fase de lactação (53%, 8/15) foi semelhante àquela de vacas com metrite puerperal.

Fluido vaginal/uterino

Amostras de fluido de vagina e de útero revelam uma flora bacteriana mista, incluindo *E. coli*, *F. necrophorum*, *T. pyogenes*, *Proteus* spp., *Staphylococcus* spp. e *Streptococcus* spp., cujas bactérias predominantes variam, principalmente, em função do tempo a partir do parto. Em geral, *E. coli* predomina nos 5 primeiros dias após o parto, enquanto *F. necrophorum* e *T. pyogenes* predominam depois de 5 dias do parto, em vacas com retenção de placenta. Lóquio uterino de vaca com retenção de placenta apresenta concentração de endotoxina muito maior nos 2 primeiros dias após o parto, comparativamente ao lóquio de vacas sadias ou daquelas que tiveram parto distócico, mas sem retenção de placenta. Não foi detectada endotoxina no plasma de vacas com alta concentração de endotoxina no lóquio, indicando depuração sistêmica efetiva.

Outras amostras e testes

Pode ocorrer *cetonúria* em vacas obesas que mobilizam quantidade excessiva de gordura armazenada, resultando em cetose. *Testes de função hepática* indicam prejuízo a essa função, que pode ser irreversível em vacas excessivamente gordas. Um estudo que avaliou a detecção do odor fétido de metrite puerperal indicou considerável subjetividade na classificação de vacas sadias e doentes; um instrumento que funciona como "nariz eletrônico" foi mais reproduzível, mas não suficientemente confiável para uso na fazenda.[11] Uma nova análise subsequente com foco nos dias 2, 5 e 10, utilizando uma propriedade algorítmica, sugeriu que o desempenho do teste pode ser melhorado.[12]

Achados de necropsia

O útero se apresenta aumentado de volume, flácido e pode conter muitos litros de um líquido marrom-escuro de odor fétido, com membranas fetais em decomposição. A mucosa uterina encontra-se necrosada e hemorrágica, e a parede do útero espessada e edematosa. Nos casos graves, é possível notar fibrina na superfície serosa do útero. O fígado pode estar aumentado de volume e gorduroso e, geralmente, há discreta degeneração do miocárdio e dos rins. A presença de edema hemorrágico ou gelatinoso nas regiões perivaginal, perivulvar e perineal, juntamente com lacerações longitudinais no corpo uterino, cérvice, vagina e vulva, sugerem infecção por *C. septicum*.[13]

Síndrome da vaca gorda

É caracterizada por obesidade, anorexia ou inapetência, cetonúria, redução marcante da produção de leite, diminuição dos movimentos ruminais e involução retardada do útero. Em geral, a temperatura é normal, mas a frequência cardíaca e a frequência respiratória podem estar aumentadas. Em vacas com anorexia total, o prognóstico é desfavorável; em geral, aquelas inapetentes se recuperam após 5 a 7 dias de tratamento de suporte.

Peritonite difusa aguda

Pode acometer vacas poucos dias após o parto, sendo caracterizada por anorexia, toxemia, grunhido espontâneo ou estimulado por meio de palpação profunda, estase ruminal, febre e presença de exsudato inflamatório no fluido peritoneal.

Mastite aguda e hiperaguda

É observada em vacas poucos dias após o parto, sendo caracterizada por toxemia grave, edema nos quartos mamários acometidos e leite anormal.

Tratamento

Tratamento conservador

Em geral, os casos de retenção de membranas fetais não complicados, sem qualquer evidência de toxemia clínica, não necessitam de tratamento intrauterino ou parenteral. Tipicamente, a retenção de placenta dura, em média, 7 dias. Vacas com retenção de membranas fetais e tenesmo devem ser examinadas por via vaginal, para assegurar que não há evidência de lesão na vagina ou na cérvice. Em vacas com tenesmo, caso a placenta se encontre descolada e livre, ela deve ser retirada mediante tração cuidadosa. Deve-se evitar a remoção forçada da placenta.

Agentes antimicrobianos

Vacas com retenção de membranas fetais e *sem doença* sistêmica devem ser monitoradas, porém não é indicado o tratamento antimicrobiano. O tratamento IV ou IM com o antibiótico oxitetraciclina (10 mg/kg PC/dia) antes do desprendimento da placenta retarda seu descolamento; esse achado é compatível com o conceito de que a infecção intrauterina facilita o desprendimento da placenta.

Vacas com retenção de membranas fetais *complicada por metrite séptica e toxemia* devem ser tratadas diariamente com antimicrobianos, por vários dias ou até que ocorra a recuperação do animal. Vacas não tratadas podem morrer. Em razão da flora bacteriana mista presente no útero de vacas com retenção de placenta, no pós-parto, recomenda-se o uso de antimicrobianos de amplo espectro. Penicilina procaína (22.000 U/kg PC, IM, em intervalos de 12 a 24 h) e ceftiofur (1 a 2,2 mg/kg PC, IM, em intervalos de 24 h), durante 3 a 5 dias, são os tratamentos preferidos; com base em resultados de testes clínicos, alguns profissionais administram ampicilina (10 a 11 mg/kg PC, IM)[14] ou oxitetraciclina (11 mg/kg PC IV, a cada 24 h) por 3 a 5 dias.

Ceftiofur aumenta a taxa de cura e a produção de leite e diminui a temperatura retal, quando administrado a vacas-leiteiras com febre e secreção vaginal ou distocia. A injeção subcutânea de ceftiofur (1 mg/kg PC) ocasiona concentrações de derivados desse medicamento no tecido uterino e no lóquio superiores às concentrações inibitórias mínimas relatadas para patógenos comuns nas metrites. O tratamento com uma preparação de ceftiofur de maior tempo de ação (ceftiofur cristalino livre de ácido) SC, na base da orelha, na dose de 6,6 mg/kg, pode não propiciar duração adequada da concentração de antibiótico no tecido endometrial e no lóquio, em vacas com metrite puerperal; dados atuais não concordam com o uso desse protocolo de tratamento com dose única de ceftiofur, em vez de injeções subcutâneas diárias, por 3 a 5 dias.[15] Teste clínico aleatório recente indicou que duas injeções subcutâneas de ceftiofur cristalino livre de ácido (6,6 mg/kg), na base da orelha, nos dias 0 e 3, foram efetivas no tratamento de metrite puerperal; a segunda dose é aplicada na orelha oposta.[16] Deve-se ter cuidado ao realizar essas injeções porque a ocorrência de morte súbita está associada com sequelas neurológicas causadas pela injeção intra-arterial. O uso de ampicilina ocasiona maior taxa de prenhez e menor taxa de cura, comparativamente com o uso de ceftiofur, em vacas também tratadas com ampicilina e cloxacilina, por via intrauterina. Em geral, o tratamento com oxitetraciclina deve se restringir aos primeiros 5 a 7 dias após o parto, quando há predomínio de *E. coli*, pois é provável que esse antimicrobiano não seja efetivo contra *T. pyogenes* presente no endométrio. Em vacas com retenção de membranas fetais, a administração IV de 30 mg de oxitetraciclina/kg PC, em dose única, resultou em concentrações do antibiótico na secreção uterina, na placenta e nos cotilédones, durante 32 a 36 h. Duas injeções, IM, de formulações regulares de oxitetraciclina, na dose de 25 mg/kg PC, resultou em menor pico de concentração, porém este foi mantido por 144 h. O uso parenteral de oxitetraciclina parece diminuir a produção de endotoxina, indicada pela gravidade da leucopenia em vacas com retenção de placenta.

Nas *vacas gravemente acometidas*, pode ser necessária uma grande quantidade de fluido cristaloide isotônico balanceado, eletrólitos e glicose, por meio de infusão IV contínua; com frequência, isso resulta em marcante resposta benéfica dentro de 24 a 48 h. Sempre deve-se fazer o exame do útero por meio de palpação retal e vaginal, a fim de determinar o grau de involução uterina, a espessura da parede do útero, o volume do útero, a natureza do conteúdo luminal e o grau de aderência da placenta aos cotilédones. Esse procedimento pode ser diário, a fim de avaliar a evolução clínica. Se a secreção uterina for suficientemente fluida, ela deve ser drenada por meio de sifonamento; contudo, deve-se ter cuidado para que o tubo não penetre uma parede uterina friável. Invariavelmente, quando se utiliza tratamento de suporte e terapia antimicrobiana por via parenteral, a placenta é expelida em 6 a 8 dias, em geral dentro de 4 a 6 dias. O uso de antimicrobianos deve ser acompanhado de períodos de carência para o consumo de leite produzido pelas vacas tratadas.

Medicação intrauterina

O uso de medicação intrauterina é controverso. Há evidência limitada de que a infusão intrauterina de antimicrobianos, com ou sem enzimas líticas, e estrógenos, tem efeito benéfico no tratamento de metrite puerperal. Apesar disso, tem-se utilizado uma ampla variedade de antimicrobianos no tratamento intrauterino de vacas com retenção de placenta e metrite; contudo, em geral, é preciso utilizar antibióticos resistentes à enzima betalactamase porque o lúmen uterino pode conter bactérias que produzem essa enzima. A infusão intrauterina de 0,5 g de cefapirina, uma cefalosporina de 1ª geração, melhora o desempenho reprodutivo de vacas com metrite, mas apenas quando administrada após o 26º dia de lactação. A infusão intrauterina de 1 g de ceftiofur, uma cefalosporina de 3ª geração, em 20 mℓ de água esterilizada, uma vez, entre o 14º e o 20º dia de lactação, não melhorou o desempenho reprodutor, mas reduziu o risco de descarte e aumentou o tempo deste.

Derivados da tetraciclina (5 a 6 g) são comumente utilizados, mas devem ser administrados na forma de pó, dissolvidos em um volume apropriado de solução salina 0,9%, porque veículos como propilenoglicol podem causar irritação do endométrio. A infusão intrauterina de oxitetraciclina abranda o odor do lóquio e a ocorrência de febre em vacas com retenção de placenta. A infusão intrauterina, por meio de cateter uterino descartável, na combinação de 8 g de oxitetraciclina desidratada (40 mℓ de solução), em duas doses com intervalo de 72 a 96 h, com amoxicilina tri-idratada (15 mg/kg PC, IM, a cada 48 h, no total de três aplicações), aumentou a taxa de concepção na primeira inseminação e o percentual de prenhez aos 150 dias de lactação, comparativamente ao tratamento com apenas amoxicilina.[17] Em vacas com retenção de placenta, a administração intrauterina de solução de oxitetraciclina à base de povidona (5 g/dia até a expulsão da placenta) combinada com femprostaleno (1 mg SC) não influenciou o tempo de desprendimento da placenta e aumentou a frequência de piometra; esse achado foi compatível com o conceito de que a infecção bacteriana do útero facilita o desprendimento da placenta. O leite de vacas tratadas mediante infusão intrauterina de antimicrobianos deve ser descartado durante um período apropriado, de modo a evitar resíduos ilegais. Em geral, o tratamento intrauterino pode propiciar concentração efetiva do antibiótico no endométrio, mas a concentração no miométrio, mais profundo, é muito baixa para ser efetiva; em razão disso, prefere-se o tratamento sistêmico de vacas com metrite puerperal.

Têm-se administrado, via intrauterina, antissépticos (iodopovidona 0,5%; clorexidina 0,1%), soluções hiperosmóticas (solução salina 7,2%; dextrose 50%) e formulações orgânicas patenteadas[18] como soluções de lavagem ou de infusão, especialmente em rebanhos leiteiros que produzem leite orgânico, mas não há estudos, com grupo-controle negativo que demonstrem sua eficácia.

Tratamento auxiliar e controle

Partes da placenta retida em protrusão na vagina devem ser envolvidas em uma luva plástica utilizada em palpação retal, a fim de reduzir a quantidade de bactérias fecais após a defecação, embora essa hipótese não tenha sido avaliada. Como alternativa, pode-se fazer a excisão de restos placentários em protrusão na vagina; todavia, isso pode prolongar o tempo de expulsão porque o menor peso da placenta pode interferir na força de tração na placenta remanescente no lúmen uterino. Com frequência, o proprietário solicita a remoção manual completa, porém esse procedimento não é recomendado porque não se dispõem de estudos que demonstrem sua eficácia.

Os AINE são frequentemente utilizados como parte do tratamento inicial de metrite tóxica, com o propósito de abrandar a febre e os sinais clínicos de endotoxemia. A administração de uma dose (2,2 mg/kg IV) de flunixino meglumina como parte do tratamento inicial de metrite puerperal em vacas, juntamente com antibióticos, não melhorou o efeito terapêutico, em comparação com a administração de apenas antibióticos.[19] A adição de flunixino meglumina (1,1 mg/kg/dia, por via não declarada, durante 3 dias) ao tratamento de metrite puerperal em vacas-leiteiras com ceftiofur parenteral (1 mg/kg/dia SC ou intramuscular [via de administração não esclarecida]), durante 5 dias, não aumentou a taxa de cura clínica, não reduziu as concentrações séricas ou sanguíneas de biomarcadores inflamatórios, como amiloide-A e fibrinogênio, e não eliminou as bactérias do útero.[20]

A infusão de solução de colagenase (200.000 U dissolvidas em 1 ℓ de solução de NaCl 0,9% contendo 40 mg de cloreto de cálcio e bicarbonato de sódio) na artéria umbilical dentro de 12 h após o parto é um tratamento efetivo para retenção de placenta. Portanto, a injeção de colagenase é um método efetivo de prevenção de metrite séptica em vacas com retenção de placenta. Entretanto, o custo da solução de colagenase é alto; ademais, não se encontra amplamente disponível e, em alguns animais, a técnica de aplicação é difícil em razão da dificuldade de detecção de artéria umbilical íntegra para a injeção. Por isso, raramente se utiliza injeção de colagenase na rotina clínica veterinária. A eficácia da infusão de medicamentos antimicrobianos na artéria umbilical não foi apropriadamente avaliada.

Têm-se proposto o uso de medicações ecbólicas na prevenção e no tratamento de retenção de placenta em vacas. Estas incluem prostaglandinas, derivados do ergot, ocitocina e antagonistas de beta-2-adrenorreceptor. A base lógica para o uso desses medicamentos é estimular a contração uterina e, fisicamente, auxiliar na expulsão das membranas fetais. Em geral, o consenso é que elas não são efetivas após a definição do diagnóstico de retenção de placenta. Contudo, podem ser efetivas quando usadas imediatamente após o parto. Em particular, parece que administrações frequentes de ocitocina IM representam o principal modo de prevenção de metrite, sendo recomendado o protocolo de 20 UI a cada 3 h, do dia 0 ao 3º dia pós-parto e em intervalos de 2 h do 4º ao 6º dia pós-parto, e 40 UI a cada 2 h do 7º ao 10º dia pós-parto. Um amplo estudo mostrou que a injeção IM de ocitocina (30 UI) imediatamente após o parto e 2 a 4 h depois reduziu a ocorrência de retenção de placenta e o intervalo parto-concepção. A administração de 1 mg de femprostaleno SC, 25 mg de dinoprosta trometamina IM ou 20 UI de ocitocina, em um grande número de vacas-leiteiras de 5 rebanhos comerciais, não reduziu a ocorrência de retenção de membranas fetais, tampouco melhorou o desempenho reprodutivo. Uma revisão detalhada não possibilitou a detecção de qualquer evidência que encoraje o uso de estrógeno ou prostaglandina nos primeiros 7 a 10 dias após o parto.[21]

A informação de que a retenção de placenta pode ser causada por disfunção dos neutrófilos por ocasião da parição é a base da evidência epidemiológica de que a deficiência de oligoelementos ou de vitaminas (como selênio e vitamina E) está associada com aumento da prevalência de retenção de placenta. Nas regiões com deficiência de selênio, a suplementação da dieta com até 0,3 ppm pode reduzir a ocorrência de retenção de placenta em rebanhos alimentados com ração completa misturada. O selênio também pode ser fornecido em *bolus* intrarruminal ou mediante administração parenteral de preparações de vitamina E/selênio durante o período seco.

A aplicação subcutânea de vacina contendo subunidades de proteína ou componentes bacterianos inativados de *E. coli* (expressando o fator de virulência *fimH*), *F. necrophorum* (que produz a proteína leucotoxina) e *T. pyogenes* (que produz a proteína piolisina) pode evitar a metrite puerperal e, em consequência, melhorar o desempenho reprodutivo.[22] Espera-se pela produção de uma vacina comercial que contenha um ou mais desses agentes.

Identificação de vacas acometidas

As vacas que apresentam retenção de placenta e metrite puerperal devem ser identificadas e incluídas em um sistema de registros e examinadas a cada 30 a 40 dias após o parto, a fim de verificar evidência de complicações posteriores, como piometra.

Tratamento e controle

Tratamento

Para vacas com metrite com odor fétido e temperatura retal ≥ 39,5°C:

- Penicilina procaína : 22.000 U/kg de peso corporal (PC) por via intramuscular (IM), em intervalos de 12 a 24 h, durante 3 a 5 dias (R-1)
- Ceftiofur: 1,1 a 2,2 mg/kg PC IM, em intervalos de 24 h, durante 3 a 5 dias (R-1)
- Ceftiofur cristalino livre de ácido: 6,6 mg/kg PC por via subcutânea (SC), em intervalo de 3 dias, em duas doses (R-2)
- Ampicilina: 10 a 11 mg/kg PC IM, em intervalos de 24 h, durante 3 a 5 dias (R-2)
- Oxitetraciclina: 11 mg/kg PC IV, em intervalos de 24 h, durante 3 a 5 dias (R-2)
- Oxitetraciclina di-hidratada (8 g), mediante infusão intrauterina, por 2 vezes, em intervalo de 72 a 96 h, combinada com amoxicilina tri-hidratada (15 mg/kg PC IM, em intervalos de 48 h, no total de três injeções; R-2)
- Sifonamento cuidadoso de líquido uterino volumoso (R-2)
- Administração de tratamento intrauterino e remoção manual da placenta (R-3)
- Administração parenteral de anti-inflamatórios não esteroides (R-3).

Para vacas com metrite e temperatura retal < 39,5°C:

- Monitoramento diário da temperatura retal; iniciar tratamento quando notar temperatura > 39,5°C (R-1).

Controle

- Manter adequados teores corporais de vitamina E e selênio (R-1)
- Envolver a placenta retida com luva de palpação ou remover a parte de placenta pendurada no períneo.

LEITURA COMPLEMENTAR

Beagley JC, Whitman KJ, Baptiste KE, Scherzer J. Physiology and treatment of retained fetal membranes in cattle. J Vet Intern Med. 2010;24:261-268.

De Boer MW, LeBlanc SJ, Dubuc J, et al. Invited review: systematic review of diagnostic tests for reproductive-tract infection and inflammation in dairy cows. J Dairy Sci. 2014;97:3983-3999.

LeBlanc SJ. Postpartum uterine disease and dairy herd reproductive performance: a review. Vet J. 2008;176:102-114.

Reppert EJ. Evidence for the use of ceftiofur for treatment of metritis in dairy cattle. Vet Clin North Am Food Anim Pract. 2015;31:139-149.

Sheldon IM, Lewis GS, LeBlanc S, Gilbert RO. Defining postpartum uterine disease in cattle. Theriogenology. 2006;65:1516-1530.

REFERÊNCIAS BIBLIOGRÁFICAS

1. Santos TM, Bicalho RC. PLoS ONE. 2012;7:e53048.
2. Locatelli C, et al. J Gen Appl Microbiol. 2013;59:371.
3. Bicalho MLS, et al. Vet Microbiol. 2012;157:125.
4. Wagener R, et al. Vet J. 2014;202:527.
5. Huzzey JM, et al. J Dairy Sci. 2007;90:3220.
6. McNaughton AP, Murray RD. Vet Rec. 2009;165:615.
7. Benzaquen ME, et al. J Dairy Sci. 2007;90:2804.
8. Wenz JR, et al. J Dairy Sci. 2011;94:1864.
9. Sannmann I, et al. Theriogenology. 2013;79:961.
10. Burfeind O, et al. Theriogenology. 2014;82:121.
11. Credille BC, et al. J Vet Intern Med. 2014;28:1606.
12. Sannmann I, et al. J Dairy Sci. 2013;96:5773.
13. Burfeind O, et al. Theriogenology. 2014;82:64.
14. Odani JS, et al. J Vet Diagn Invest. 2009;21:920.
15. Lima FS, et al. J Dairy Sci. 2014;97:5401.
16. von Krueger X, et al. J Dairy Sci. 2013;96:1054.
17. McLaughlin CL, et al. J Dairy Sci. 2012;95:4363.
18. Armengol R, Fraile L. Theriogenology. 2015;83:1344.
19. Pinedo PJ, et al. J Dairy Sci. 2015;98:3120.
20. Drillich M, et al. J Dairy Sci. 2007;90:3758.
21. Jeremejeva J, et al. Acta Vet Scand. 2012;54:45.
22. Machado VS, et al. PLoS ONE. 2014;9(3):e91734.

CHOQUE HIPOVOLÊMICO, HEMORRÁGICO, POR MÁ DISTRIBUIÇÃO E OBSTRUTIVO

Sinopse

- Etiologia: choque causado pela redução do retorno venoso (falha no circuito) secundária a hipovolemia, hemorragia, má distribuição de sangue ou obstrução ao retorno venoso
- Achados clínicos: depressão e fraqueza, temperatura subnormal, aumento da frequência cardíaca e pulso filiforme fraco, pele e extremidades frias, prolongamento do tempo de preenchimento capilar. Desenvolvimento progressivo, sem terapia intensiva com fluido; colapso e morte no choque irreversível
- Patologia clínica: aumento da concentração de L-lactato no plasma ou sangue, diminuição na tensão de oxigênio no sangue venoso, evidência de disfunções de múltiplos órgãos. Na fase terminal, nota-se diminuição da pressão sanguínea central e baixa pressão sanguínea arterial média. Alterações na frequência cardíaca, no nível de atividade e na concentração de L-lactato no plasma ou no sangue a eficácia do tratamento
- Achados de necropsia: nenhum específico para choque hipovolêmico ou por má distribuição; a origem da hemorragia pode ser evidente no choque hemorrágico
- Confirmação diagnóstica: sinais clínicos, concentração de L-lactato no plasma ou sangue, tensão de oxigênio no sangue venoso
- Tratamento: terapia agressiva com fluido, utilizando-se soluções cristaloides isotônicas e, possivelmente, soluções coloides IV. Transfusão sanguínea ou administração de hemoglobina livre de estroma, no choque hemorrágico. O tratamento inicial com infusão rápida de pequeno volume de solução salina hipertônica induz rápido efeito ressuscitador, porém passageiro. Indicam-se antimicrobianos e anti-inflamatórios não esteroides no choque por má distribuição causado por endotoxemia.

Etiologia

O sistema circulatório consiste em uma bomba (coração) e um circuito (vasos sanguíneos). O choque circulatório pode ser decorrente de funcionamento anormal da bomba e/ou do circuito. Clinicamente, é muito importante diferenciar *falha na bomba* (choque cardiogênico causado por insuficiência cardíaca aguda ou crônica) de *falha no circuito*, pois o diagnóstico e o tratamento de ambos é muito diferente. O choque cardiogênico é descrito, em detalhes, no Capítulo 10, enquanto a falha no circuito é tratada na seção a seguir.

A falha no circuito ocorre sempre que o débito cardíaco se reduz abaixo de um nível crítico, em razão do inadequado retorno venoso ao coração. Há quatro modos principais de ocorrência de falha no circuito:

1. *Choque hipovolêmico* ocorre quando há redução do volume de sangue circulante

causada por perda de sangue, de plasma ou de água livre.
2. *Choque hemorrágico* ocorre quando há redução do volume de sangue circulante causada por perda rápida de sangue.
3. *Choque por má distribuição* ocorre quando há redução do volume de sangue circulante causada por aumento da permeabilidade capilar, sequestro de sangue nos vasos de armazenamento (como nas veias da circulação esplênica) ou sequestro de plasma em um grande compartimento do terceiro espaço, como as cavidades torácica e abdominal.
4. *Choque obstrutivo* ocorre quando há redução aguda no retorno venoso causada por obstrução mecânica, como tamponamento pericárdico ou trombose na artéria pulmonar. O choque obstrutivo é extremamente raro em grandes animais.

Independentemente da causa desencadeante da falha no circuito e inadequado retorno venoso, ocorre hipoperfusão tecidual, ocasionando prejuízo à captação de oxigênio e metabolismo anaeróbico. O resultado final da perfusão tecidual inadequada é o desenvolvimento de falha de múltiplos órgãos, acidemia por L-lactato e acidose por íons fortes (metabólica), manifestadas como o *estágio hipodinâmico* do choque. Hipovolemia e baixa perfusão tecidual resultam em extremidades frias, aumento da frequência cardíaca, pulso filiforme fraco, diminuição no tempo de preenchimento capilar e alteração do estado mental. Pode ocorrer arritmia cardíaca decorrente da isquemia miocárdica e das anormalidades no equilíbrio eletrolítico e ácido-base. Nota-se anorexia e estase gastrintestinal. Os sinais de insuficiência renal incluem anúria ou oligúria e azotemia. Causas comuns de falha no circuito em grandes animais são descritas a seguir.

Choque hipovolêmico

Ocorre quando há:

- Perda de fluido e desidratação, como acontece na diarreia de bezerros neonatos e nas lesões provocadas por queimaduras, especialmente quando a perda de fluido é grave e aguda
- Perda de fluido no trato gastrintestinal causada por obstrução intestinal aguda.

Choque hemorrágico

Hemorragia aguda com perda de 35% do volume total de sangue, ou mais, correspondente à perda de sangue aguda de 2,8% do peso corporal (considerando o volume de sangue como 8% do PC), ocasiona sinais clínicos de choque hemorrágico grave. Diferentemente, a hemorragia aguda com perda de menos de 10% do volume total de sangue (equivalente à perda aguda de sangue inferior a 0,8% do PC) ocasiona alterações clínicas minimamente detectáveis.

Lesões traumáticas e ruptura espontânea de vaso sanguíneo de grande calibre são causas comuns de hemorragia aguda. Qualquer tipo de lesão cirúrgica menor, por exemplo, ferida de castração ou descorna, pode ocasionar hemorragia excessiva, após a qual pode haver uma tendência hemorrágica causada por defeitos de coagulação. Algumas das causas mais comuns de choque hemorrágico são:

- Bovinos, ovinos e caprinos:
  - Hemorragia pulmonar espontânea associada à síndrome da veia cava caudal
  - Úlcera de abomaso, às vezes originada de uma lesão de leucose viral bovina (bovinos)
  - Hematúria enzoótica, com hemorragia oriunda de lesão de bexiga (bovinos)
  - Pielonefrite, com hemorragia decorrente de lesão renal (bovinos)
  - Hemorragia intra-abdominal, em razão de aneurisma arterial, possivelmente associado com deficiência de cobre (bovinos)
  - Laceração de artérias da parede da vagina, como resultado de distocia
  - Ruptura da artéria uterina média durante prolapso ou torção de útero
  - Tamponamento cardíaco causado por ruptura da artéria coronária ou da câmara ventricular; ruptura da artéria aorta (ver Capítulo 1)
  - Ruptura do fígado associada com distocia, em ovelhas; em animais mais velhos, possivelmente está associada com deficiência de vitamina E
- Equinos:
  - Hematoma etmoidal
  - Hemorragia pulmonar ocasionada por exercício
  - Ruptura da artéria uterina média, artéria uterovariana (especialmente do lado direito) ou da artéria ilíaca associada ao parto, mais comumente em éguas idosas
  - Sangramento nasal que acompanha a hemorragia da bolsa gutural, oriunda da artéria carótida ou da artéria maxilar, no caso de micose da bolsa gutural, ou de ruptura traumática do músculo longo do pescoço
  - Ruptura de artéria mesentérica ocasionada pela migração de larva de estrôngilo
  - Ruptura ou hematoma esplênico causado por contusão
  - Ruptura do fígado com hiperlipemia
  - Hemangioma, hemangiossarcoma, carcinoma de célula escamosa do estômago e outras neoplasias
  - Hemorragia vulvar persistente causada por veias varicosas ulceradas na parede dorsal da vagina
  - Aneurisma venoso congênito (raro)
- Suínos:
  - Úlcera esofagogástrica
  - Enteropatia hemorrágica proliferativa
  - Ruptura de fígado na hepatose dietética
  - Sangramento neonatal congênito, por exemplo, hemorragia umbilical.

Choques por má distribuição e obstrutivo

O choque por má distribuição ocorre quando há:

- Endotoxemia nos casos de sepse neonatal, salmonelose, mastite coliforme em vacas leiteiras lactantes, metrite tóxica em vacas
- Choque séptico em decorrência de sepse causada por bactérias Gram-positivas
- Redução muito brusca da pressão em uma cavidade corporal, como extração rápida de líquido ascético.

O choque obstrutivo é decorrente de tamponamento pericárdico.

Patogênese

Choque hipovolêmico

Quando a diminuição do débito cardíaco decorre de menor retorno venoso, os barorreceptores carotídeos e aórticos estimulam os nervos simpáticos e a medular da suprarrenal para liberar catecolaminas, resultando em vasoconstrição dos vasos com receptores alfa-adrenérgicos. A vasoconstrição *reduz a perfusão sanguínea renal*, ativando o sistema renina-angiotensina-aldosterona (SRAA) e induzindo à retenção de sódio e água. A menor perfusão nos rins pode resultar em isquemia renal e nefrose, caso a isquemia seja suficientemente grave e prolongada (ver Capítulo 13). A hipovolemia também estimula a liberação do hormônio antidiurético (vasopressina). Ocorre contração do baço e capacitância de veias, aumento da resistência vascular periférica e elevação da frequência cardíaca, na tentativa de manter o débito cardíaco e a perfusão sanguínea nos vasos sanguíneos cerebrais e na artéria coronária.

Ocorre desvio de água do espaço intersticial para o espaço vascular, em resposta à contração de arteríolas pré-capilares. No estágio inicial da insuficiência hipovolêmica, os principais sintomas são aqueles de depleção de fluido intersticial e desidratação, ou seja, ressecamento das membranas mucosas, retração do globo ocular e redução do turgor cutâneo. A vasoconstrição periférica decorrente de hipovolemia contínua e de redução do débito cardíaco resulta na abertura de *shunts* arteriovenosos e menor perfusão nos sistemas orgânicos, com lesão resultante de hipoxia e acidose tecidual, bem como desenvolvimento de sinais clínicos de insuficiência vascular periférica e choque. Na fase terminal, ocorre diminuição da pressão sanguínea arterial, e a queda da pressão arterial média indica perda total da reserva cardiovascular. A magnitude na qual a hipovolemia se instala influencia intensamente a recuperação porque os mecanismos compensatórios são mais facilmente superados pelas alterações agudas do que pelas crônicas.

Choque hemorrágico

Os principais efeitos da hemorragia são perda do volume de sangue (choque hipovolêmico), perda de proteínas plasmáticas (diminuição da pressão oncótica do plasma) e perda de hemácias (redução da capacidade de transportar oxigênio e da capacidade tampão).

No caso de hemorragia aguda e crônica grave, a rápida perda do volume sanguíneo resulta em choque hipovolêmico, e a perda de hemácias ocasiona anoxia anêmica. A combinação desses dois fatores é denominada choque hemorrágico, frequentemente fatal. Em condição de hemorragia menos grave, os mecanismos de compensação normais, incluindo liberação do sangue armazenado no baço e no fígado, e o desvio de líquido dos espaços teciduais, podem manter volume de sangue circulante suficiente; contudo, a anemia não é abrandada e a pressão oncótica do sangue diminui em razão da diluição das proteínas plasmáticas remanescentes. A anemia e o edema resultantes regridem com o passar do tempo, com a cessação da perda sanguínea.

Choque por má distribuição

Em animais normais, a mucosa intestinal saudável é uma efetiva barreira à absorção de endotoxina presente no intestino, pois uma pequena quantidade de toxina absorvida é metabolizada no fígado e não alcança a circulação sistêmica. Quando a integridade do intestino é comprometida por fatores como isquemia, traumatismo ou inflamação, quantidade suficiente de endotoxina pode ser absorvida, superando os mecanismos de depuração do fígado; assim, a endotoxina pode extravasar para a cavidade peritoneal e, a partir daí, alcançar a circulação sistêmica. A endotoxina também pode ser absorvida no local da infecção, como acontece em casos de peritonite difusa, mastite coliforme e metrite tóxica, ou quando é liberada por bactérias Gram-negativas presentes na corrente sanguínea. Nos estágios terminais do choque circulatório causado por hipoxia tecidual, perde-se a integridade da mucosa intestinal, e a transferência de endotoxina do trato intestinal aumenta intensamente nesses estágios, independentemente da causa desencadeante.

Endotoxina e outras toxinas bacterianas causam lesão endotelial direta. A endotoxina também ativa macrófagos e neutrófilos, causando liberação de inúmeros *mediadores inflamatórios*, incluindo TNF, IL-1, IL-6 e fator de ativação plaquetário, os quais ocasionam lesão endotelial, extravasamento vascular, hipotensão, vasculite e, por fim, redução do volume intravascular. Perfusão tecidual inadequada com sangue cujo teor de oxigênio é apropriado impede o metabolismo celular oxidativo e induz à liberação de ácido araquidônico, que é metabolizado na via ciclo-oxigenase, originando prostaglandinas e tromboxano A_2, ou na via lipo-oxigenase, dando origem a leucotrienos. Esses *eicosanoides* são potentes compostos vasoativos. Podem atuar no local ou ser transportados à circulação e atuar em locais distantes, prejudicando a reatividade dos vasos sanguíneos e a permeabilidade vascular. A endotoxina, por si só, também induz aumento da síntese e liberação de eicosanoides, e vários dos efeitos iniciais da endotoxina são mediados por esses metabólitos do ácido araquidônico.

Uma consequência adicional da hipoxia tecidual é a lesão do endotélio, com exposição do colágeno; a tromboplastina tecidual pode iniciar as cascatas de coagulação intrínseca e extrínseca, causando danos em outros sistemas orgânicos e complicações adicionais decorrentes do desenvolvimento de coagulopatias, inclusive CID, que podem ser fundamentais para a instalação de choque irreversível.

No *estágio hiperdinâmico* inicial de endotoxemia e sepse, há maior demanda de oxigênio pelos tecidos periféricos e aumento da frequência cardíaca e do débito cardíaco, com vasoconstrição pulmonar e sistêmica. A hipertensão pulmonar aumenta a filtração de líquido transvascular no pulmão e pode ocorrer edema pulmonar quando a hipertensão for acompanhada de aumento da permeabilidade vascular. Há hipoxemia arterial sistêmica causada por desigualdades na ventilação-perfusão no pulmão e, apesar do maior débito cardíaco, o fluxo sanguíneo pode ser inadequado para suprir as necessidades dos tecidos em uma condição de hipermetabolismo. O estágio *hipodinâmico final* de endotoxemia e sepse é caracterizado por redução do retorno venoso, diminuição da contratilidade cardíaca, redução do débito cardíaco e distribuição de oxigênio, hipoxemia arterial sistêmica e queda da pressão arterial média.

Choque obstrutivo

No caso de tamponamento pericárdico, a rápida elevação do volume de líquido pericárdico impede o preenchimento cardíaco diastólico, resultando em menor débito cardíaco. Nota-se resposta semelhante no estágio avançado de reticulopericardite traumática em bovino que ingeriu um pedaço de arame; entretanto, nessa última condição, o desenvolvimento de obstrução é lento.

Achados clínicos

Depressão, fraqueza e indiferença são acompanhadas de queda na temperatura corporal para um valor abaixo do normal. Nota-se pele fria e diminuição do turgor cutâneo. As membranas mucosas se apresentam cinza-pálida a branca e seca, e o tempo de preenchimento capilar se prolonga além de 3 a 4 s.

A frequência cardíaca aumenta para 120 a 140 bpm, em equinos e bovinos, com anormalidades do pulso, incluindo amplitude de pressão fraca e curta (manifestada como pulso "filiforme"). No estágio terminal, verificam-se arritmias cardíacas. Nos choques hipovolêmicos e hemorrágicos, a pressão sanguínea venosa diminui muito e dificilmente as veias se distendem em resposta à obstrução. No estágio terminal, a pressão sanguínea arterial, medida diretamente por meio de punção arterial ou indiretamente por métodos oscilométricos, diminui e não é um indicador precoce da gravidade da insuficiência circulatória.

Anorexia é comum, mas a sede pode ser evidente; nota-se anúria ou oligúria. Os sintomas nervosos incluem depressão, indiferença, apatia e, na fase terminal, coma.

Durante o estágio hiperdinâmico inicial do choque por má distribuição, a temperatura corporal encontra-se normal ou elevada, as membranas mucosas se apresentam congestas e vermelho-brilhantes; ocorre taquicardia, mas o tempo de preenchimento capilar é normal, e as extremidades (especialmente as orelhas) são frias ao toque. Embora esses sintomas não sejam específicos de choque, a detecção desse estágio em animais em risco de choque por má distribuição, como neonatos ou animais com sinais iniciais de anormalidade intestinal aguda, possibilita o início precoce do tratamento, procedimento que resulta, frequentemente, em melhor recuperação do que quando o tratamento é iniciado em estágios posteriores do choque.

Nos estágios finais do choque por má distribuição, é difícil haver *reversão terapêutica*. Diferentemente, o tratamento de insuficiência circulatória resultante de choque hipovolêmico ou hemorrágico é fácil, e a insuficiência pode ser revertida com sucesso, mesmo em estados de depressão profunda.

Patologia clínica

O uso de exames laboratoriais objetiva determinar a causa e a gravidade do choque e monitorar a eficácia do tratamento. Em geral, a expansão do volume sanguíneo e o restabelecimento da perfusão tecidual corrigem o desequilíbrio ácido-base e a acidose por íons fortes (metabólica) na maioria dos animais em choque, e as anormalidades regridem assim que se estabelece o equilíbrio hídrico.

O exame de sangue para determinar o volume globular (hematócrito) e a concentração plasmática de proteína é fundamental na indicação da magnitude da perda de sangue no choque hemorrágico, sendo um parâmetro clínico útil na avaliação do progresso da doença. No entanto, após a hemorragia, pode haver *retardo na diminuição do hematócrito* em até 4 a 6 h, em razão da contração esplênica, aumentando temporariamente o número de hemácias circulantes. Em geral, os menores valores do hematócrito e da concentração plasmática de proteína são verificados 12 a 24 h após a hemorragia, e a determinação desse tempo propicia um parâmetro clínico útil para avaliar o volume de sangue perdido. Devem ser observados sinais de uma resposta regenerativa (aumento do hematócrito, presença de reticulócitos e aumento do volume de hemácias) dentro de 4 dias após hemorragia aguda em ruminantes e suínos, mas essas informações não podem ser utilizadas em equinos. Em ruminantes, geralmente o hematócrito aumenta 1% por dia, após hemorragia aguda.

Abdominocentese, *toracocentese* e *ultrassonografia* são empregadas para identificar os locais de hemorragia interna. Indicam-se a contagem de *plaquetas* (*trombócitos*) e a determinação de *fator de coagulação* nos casos em que se constata hemorragia espontânea inexplicável.

Monitoramento no choque

Parâmetros clínicos como frequência cardíaca, característica do pulso, cor das membranas mucosas, temperatura das extremidades (especialmente das orelhas) e nível de atividade são indicadores extremamente importantes na avaliação da eficácia do tratamento, quando obtidos em diferentes momentos ao longo do tempo. O parâmetro individual mais valioso é a *frequência cardíaca*, embora em animais mantidos em temperatura ambiente de um estábulo, a *temperatura da pele (periférica)* também seja uma referência clínica útil, mas não durante a administração IV rápida de fluido porque há um retardo térmico de, no mínimo, 30 min antes que o volume sanguíneo aumente e aqueça o fluxo na periferia, aumentando a temperatura da superfície cutânea. A *concentração de L-lactato* no sangue ou no plasma e a *tensão venosa de oxigênio* são as indicações mais úteis de adequado suprimento de oxigênio e perfusão tecidual e, portanto, da eficácia do tratamento. Esses dois parâmetros laboratoriais são muito mais informativos do que a mensuração da *pressão venosa central* ou da *pressão sanguínea arterial média*; a mensuração da pressão sanguínea é discutida principalmente por interesse histórico.

A *concentração de L-lactato no sangue ou no plasma*, de preferência mensurada em amostra de sangue arterial ou de sangue obtido de veia de grande calibre, como a veia jugular, possibilita a definição do prognóstico; ademais, as mensurações seriadas são igualmente úteis na avaliação da eficácia do tratamento. Em termos gerais, normalmente a concentração plasmática de L-lactato é inferior a 1,5 mmol/ℓ, variando ligeiramente dependendo da dieta e do tempo desde a última refeição. Concentração plasmática de L-lactato superior a 4 mmol/ℓ indica intenso metabolismo anaeróbico e necessidade de terapia agressiva; concentração acima de 10 mmol/ℓ está associada com alta taxa de mortalidade em humanos, suínos, bovinos e equinos. Nota-se aumento da concentração sanguínea de L-lactato em vacas com vólvulo de abomaso; no entanto, a concentração de L-lactato no sangue não é um indicador confiável de prognóstico quanto à sobrevivência. Geralmente, a *alteração na concentração plasmática de L-lactato após o início do tratamento* é o parâmetro mais útil na avaliação do tratamento. Essa alteração pode ser monitorada por meio da concentração plasmática de L-lactato real ou pela avaliação da área sob a relação concentração plasmática de L-lactato/tempo. Em particular, o insucesso em reduzir a concentração plasmática de L-lactato, apesar do tratamento agressivo apropriado, é um sinal de prognóstico ruim.

A *tensão de oxigênio no sangue venoso* (*PO_2*), de preferência mensurada em amostra de sangue obtida de veia de grande calibre, como a veia jugular, é indicador da adequação da liberação de oxigênio, sendo uma referência útil para verificar a eficácia do tratamento. Em termos gerais, normalmente a PO_2 do sangue venoso varia de 35 a 45 mmHg e a do sangue arterial é 90 mmHg, sendo que a diferença entre elas depende da quantidade de oxigênio extraído pelos tecidos. A taxa de extração de oxigênio é maior nos tecidos que recebem fluxo sanguíneo inadequado, como consequência da inadequada liberação de oxigênio; isso resulta em maior diferença entre PO_2 do sangue arterial e PO_2 do sangue venoso e menor valor dessa última. *PO_2 do sangue venoso inferior a 30 mmHg* indica inadequada liberação de oxigênio e necessidade de terapia agressiva, como solução de hemoglobina em hemácias ou livre de estroma, no choque hemorrágico, e expansão do volume plasmático, nos choques hipovolêmico e por má distribuição. PO_2 venosa inferior a 25 mmHg indica anormalidades graves na liberação de oxigênio, e PO_2 venosa inferior a 20 mmHg indica morte iminente. Terapia de reanimação agressiva quase sempre aumenta a PO_2 venosa para mais de 40 mmHg; quando há falha nesse aumento, apesar de tratamento agressivo apropriado, tem-se um sinal de prognóstico ruim.

Pressão venosa central (PVC) é outro parâmetro de mensuração de hipovolemia, porém mensuração individual pode induzir a erro, devendo ser realizadas mensurações seriadas. Por definição, a PVC pode ser obtida somente com o uso de um cateter introduzido em um vaso sanguíneo do interior do tórax (tipicamente, a veia cava cranial), porque isso permite a mensuração de valores negativos de PVC. Com frequência, a PVC é mensurada na veia jugular, com auxílio de um cateter IV curto; essa pressão é mais corretamente denominada pressão venosa jugular e, como não pode ser negativa, tem valor clínico muito menor do que a PVC em animais em choque. Em equinos, uma regra geral prática é administrar fluido pelo tempo em que a PVC seja inferior a 2 cmH_2O (0,2 kPa) e cessar imediatamente a administração de fluido quando a PVC exceder 15 cmH_2O (1,5 kPa). A principal utilidade clínica da mensuração de PVC é assegurar que não ocorra sobrecarga de volume. Mais detalhes sobre a mensuração de PVC estão disponíveis no Capítulo 10.

Pressão sanguínea arterial média é um método não sensível, porém específico, de determinação da gravidade do choque e da eficácia do tratamento porque esse valor diminui apenas no estágio terminal do choque, indicando perda total da reserva cardiovascular. Mais detalhes sobre a mensuração da pressão sanguínea arterial média estão disponíveis no Capítulo 10.

Achados de necropsia

No *choque hemorrágico*, nota-se extrema palidez de todos os tecidos, e uma *aparência aquosa do sangue* pode ser acompanhada de extenso extravasamento, caso a hemorragia seja interna. Quando a hemorragia é *crônica*, os achados característicos são anemia e edema. No choque obstrutivo, há aumento marcante do volume de líquido pericárdico (geralmente sangue) ou presença de um grande trombo na veia cava cranial ou caudal ou na circulação pulmonar, ou evidência de distensão abdominal grave (como no timpanismo ruminal). No choque hipovolêmico ou por má distribuição, *não há achados específicos*, embora no choque por má distribuição possa haver congestão de capilares e vasos de pequeno calibre da região esplênica, bem como evidência de edema pulmonar. Na morte por choque séptico, os principais achados estão relacionados às alterações associadas com a doença infecciosa. Desidratação é evidente em animais que morrem em decorrência de choque hipovolêmico.

Diagnóstico diferencial

Pode-se diagnosticar insuficiência circulatória causada por anormalidade no circuito sem que haja disfunção cardíaca primária detectável e quando se conhece a causa primária, como hemorragia, desidratação ou endotoxemia. É preferível que o choque endotoxêmico ou séptico seja diagnosticado no início do estágio hiperdinâmico e tratado agressivamente nesse estágio. Isso requer o conhecimento dos riscos de choque em diversas condições, em cada espécie animal. Deve-se prever a ocorrência de choque hipovolêmico, hemorrágico ou por má distribuição:

- Nas doenças septicêmicas, especialmente de neonatos
- Nas infecções agudas localizadas
- Nas doenças intestinais, em especial naquelas de equinos que apresentam anormalidade intestinal aguda como parte do diagnóstico diferencial
- Quando há traumatismo grave
- Quando há grave perda de fluido, por qualquer razão
- Quando se realiza a descompressão de uma área (*i. e.*, remoção de líquido de uma cavidade corporal)
- Quando se realiza um procedimento cirúrgico significativo.

Tratamento

Identificação de causa

A identificação e, se possível, a eliminação imediata da causa desencadeante do choque é importante nos casos em que a insuficiência circulatória é iniciada por condições que são amenizadas por correção cirúrgica. Intervenção cirúrgica imediata, concomitante à terapia com fluido agressiva, pode salvar um animal, enquanto a demora na realização da cirurgia, até que o choque se apresente em estágio avançado, quase sempre é seguida de morte do paciente. Para a identificação segura da causa, há necessidade de exame clínico completo e, com frequência, de exames laboratoriais auxiliares.

A identificação da causa também fornece alguma indicação da possibilidade de sucesso do tratamento. Em geral, obtém-se maior sucesso no tratamento e no controle de choque hipovolêmico e choque hemorrágico, especialmente se instituído no início do curso clínico. Há menos sucesso no tratamento efetivo e no controle de choque por má distribuição, a menos que a sepse possa ser controlada e a fonte de endotoxina, eliminada.

Choque hipovolêmico e por má distribuição

A administração IV rápida de fluido é a terapia individual mais importante em animais com choque hipovolêmico ou por má distribuição. O objetivo é melhorar o retorno venoso e restabelecer a função circulatória e a perfusão tecidual. Podem ser utilizadas soluções cristaloides (fluidos que contêm eletrólitos) e soluções coloides (fluidos que aumentam a pressão oncótica e expandem o volume de plasma). Os princípios gerais e o uso de terapia com fluido são extensivamente discutidos no Capítulo 5.

Soluções cristaloides isotônicas

São as de menor custo e as mais comumente utilizadas no tratamento de choque hipovolêmico e choque por má distribuição em grandes animais. Soluções eletrolíticas balanceadas, como solução de lactato de Ringer, são preferidas à solução de NaCl 0,9%. Os fluidos para o restabelecimento do volume de fluido extracelular devem conter sódio; contudo, no tratamento de choque, não se indicam soluções glicosadas (fluidos que disponibilizam água livre quando a glicose é metabolizada). Há necessidade de *grande volume* de fluido cristaloide isotônico. Não há uma dose exata e cada caso precisa ser avaliado individualmente; a administração inicial de 100 mℓ/kg, por meio de infusão IV rápida, não é incomum e, provavelmente, o volume mínimo é de 50 mℓ/kg. Soluções cristaloides isotônicas expandem o volume de fluido intersticial e favorecem o fluxo urinário; entretanto, não se constata resposta benéfica imediatamente após a cessação da administração de fluido, a menos que a síndrome seja solucionada.

Com base na resposta clínica e no monitoramento das medidas discutidas anteriormente, quando necessário, administram-se mais fluidos; em geral, isso envolve a infusão IV contínua durante o curso clínico. Em bezerros, ruminantes e equinos, o restabelecimento de adequada perfusão tecidual por meio de terapia com fluido pode, com frequência, ser favorecida pela administração oral de grande volume de soluções de eletrólitos.

As desvantagens do uso de soluções cristaloides isotônicas incluem a necessidade de grande volume para o tratamento, a necessidade de repetidas administrações e o aumento sustentado da pressão na artéria pulmonar, com risco de ocorrência de edema pulmonar em animais com choque por má distribuição causado por endotoxemia. Além disso, a administração de grande volume de fluido isotônico a grandes animais é demorada e difícil de realizar no campo. Isso levou ao amplo uso de *pequeno volume de solução salina hipertônica* como tratamento de reanimação inicial em animais em choque. A administração IV de pequeno volume de solução salina hipertônica resulta em desvio transcompartimenal e transcelular de fluido para o compartimento vascular, com aumento do volume circulante, do débito cardíaco e do volume sistólico, bem como elevação da pressão sanguínea com redução da resistência vascular pulmonar e periférica. No entanto, há discreta melhora da função renal, a melhora da função hemodinâmica *dura muito pouco* e seu uso deve ser seguido de administração IV de fluido cristaloide isotônico.

Solução salina hipertônica

Tem sido utilizada com sucesso na terapia com fluido de choque hipovolêmico, hemorrágico ou por má distribuição, sendo valiosa por seu efeito de reanimação e pelo menor risco de causar edema pulmonar em animais com endotoxemia. Faz-se a administração IV de pequeno volume (4 a 5 mℓ/kg) de solução salina hipertônica (7,2%, 2.400 mOsm/ℓ), ao longo de 4 a 5 min, possibilitando acesso do animal à água potável imediatamente após a administração.[1] A injeção muito rápida causa vasodilatação e morte; já a injeção muito lenta reduz o efeito de reanimação. Há risco de flebite quando ocorre deposição perivascular de fluido hipertônico. Mostrou-se que a solução de lactato de sódio hipertônica melhora o equilíbrio hídrico e a pressão arterial média de suínos com choque endotóxico experimentalmente induzido.[2]

Coloides

A administração IV de soluções coloides (plasma, polímeros de gelatina e hidroxietilamido) induz um aumento mais sustentado do volume plasmático do que as soluções cristaloides, e há necessidade de menor volume para o tratamento. Contudo, as soluções coloides são caras, raramente utilizadas em bovinos e, às vezes, são usadas em equinos, com exceção de transfusão sanguínea. Hidroxietilamido, como Hetastarch e Tetrastarch, pode interferir na coagulação, mas a maioria dos efeitos é mínima e clinicamente inaparente.[3] O uso de soluções coloides também pode induzir edema pulmonar e aumentar o risco de coagulopatia. Para equinos, há disponibilidade de plasma equino comercial, contudo é caro. O uso de solução salina hipertônica em combinação com solução coloide ou preparado de albumina propicia uma resposta mais duradoura e a solução salina-dextrana hipertônica (cloreto de sódio 2.400 mOsm/ℓ e solução de dextrana 70 a 6%), na dose de 5 mℓ/kg, é mais efetiva do que o uso de apenas solução salina.

Choque hemorrágico

Deve-se determinar a origem do choque hemorrágico e corrigir a causa. A outra preocupação imediata é o restabelecimento do volume de sangue, decidindo se será feito com fluidos, sangue total ou solução de hemoglobina livre de estroma. A transfusão sanguínea repõe todos os componentes do sangue, sendo o tratamento mais satisfatório nos casos de hemorragia grave. No entanto, a decisão pelo uso de transfusão sanguínea não deve ser tomada sem critério, pois o procedimento é demorado e apresenta algum risco. A decisão pelo uso de sangue total, além de fluidos, para o tratamento leva em conta a necessidade de reposição de hemácias. O hematócrito pode ser uma referência, juntamente com a avaliação clínica, se a hemorragia começou, no mínimo, há 4 h. No caso de hemorragia aguda (< 4 h), indica-se transfusão apenas com base na gravidade dos sinais clínicos. No período imediatamente após a hemorragia, um hematócrito de 20% indica perda significante de hemácias e deve ser monitorado ao longo das próximas 24 a 48 h. Se ocorrer redução inferior a 12%, indica-se transfusão sanguínea, mas se o volume globular for 12 a 20%, geralmente não há indicação para transfusão.

O melhor anticoagulante para *transfusão sanguínea* imediata é o *citrato de sódio*, amplamente disponível e de baixo custo. O citrato forma um complexo com o cálcio e inibe a coagulação; desse modo, é preciso saber exatamente a quantidade de citrato de sódio misturado ao volume de sangue porque seu excesso induz hipocalcemia no receptor do sangue. O citrato de sódio (adquirido como um pó branco) é dissolvido em água esterilizada, obtendo-se uma solução-estoque de 3,85% (peso/volume), que pode ser autoclavada; subsequentemente, a solução-estoque é misturada ao sangue, na proporção de 1 para 9 partes de sangue. Como exemplo, 500 mℓ de solução-estoque de citrato de sódio a 3,85% é colocada no fundo de uma garrafa de vidro e acrescentam-se 4,5 ℓ do sangue coletado, obtendo-se um volume de sangue final de 5 ℓ. É possível coletar, seguramente, 20 mℓ de sangue/kg PC de um doador sadio (o que equivale a 10 ℓ de um equino ou bovino de 500 kg). Não exceda esse volume de coleta do doador, pois 40 mℓ de sangue/kg PC pode ser letal. Não se recomenda sangue heparinizado para transfusão imediata porque a meia-vida da heparina em animais domésticos é muito mais longa do que a do citrato; consequentemente, se a hemorragia não for controlada, há risco de a heparina ocasionar perda de sangue adicional.

Se a transfusão sanguínea for postergada, então o ácido citrato dextrose (ACD), também conhecido como anticoagulante citrato dextrose, é amplamente recomendado com base na adição de dextrose que, sabidamente, facilita o metabolismo das hemácias. É provável que o efeito benéfico da dextrose tenha sido exageradamente enfatizado em animais domésticos, em relação aos humanos, porque as hemácias das pessoas apresentam concentração de glicose semelhante àquela do plasma. Diferentemente, as hemácias de animais domésticos adultos têm concentração de glicose muito menor do que a concentração no plasma e, em consequência, a taxa de metabolização da glicose é muito menor[4], reduzindo sobremaneira a necessidade de adição de glicose. Defensores entusiásticos do uso de solução ACD podem adquirir *kits* plásticos de coleta comerciais (em geral, 450 mℓ), com volume apropriado da solução ACD, mas são caros quando utilizados em transfusão sanguínea em vaca ou equino adulto. Como alternativa, pode-se adicionar 3,6 mℓ de solução de dextrose 50%, 1,6 g de citrato de sódio e 0,5 g de ácido cítrico em água destilada até completar o volume total de 50 mℓ, que é suficiente para a coleta de 450 mℓ de sangue.

O doador de sangue deve ser saudável e facilmente contido durante a coleta, bem como livre de microrganismos infecciosos que podem ser transferidos durante a transfusão sanguínea, inclusive príons. O teste de reação cruzada (teste de compatibilidade sanguínea) não é realizado rotineiramente em bovinos, ovinos, caprinos e alpacas/lhamas porque essas espécies apresentam grande número de grupos sanguíneos, e reações à transfusão são raras na primeira transfusão. Nessas espécies, é preciso considerar a necessidade de teste de reação cruzada, se o animal com choque hemorrágico já foi submetido à transfusão prévia; no entanto, com frequência os resultados não são disponibilizados rapidamente o suficiente para influenciar a decisão sobre a transfusão em animais em choque. O teste de reação cruzada é rotineiramente feito em equinos, se disponível e realizado em tempo hábil, porque a incompatibilidade na primeira transfusão é muito maior nessa espécie. Notou-se que a ocorrência de eventos adversos durante a transfusão em equinos foi 16% (7/44), caracterizados por reações urticarianas brandas, choque anafilático agudo e exacerbação da hemólise intravascular.[5] Cinco do total de sete equinos apresentaram algum grau de incompatibilidade na primeira ou na segunda etapa do teste de reação cruzada, confirmando que o teste de compatibilidade é benéfico, se houver tempo suficiente, e encontra-se disponível.

A veia jugular (ou ambas as veias) deve ser preparada assepticamente; aplica-se uma "bolha" de lidocaína 2% sob a pele, a fim de facilitar a realização de uma pequena incisão perfurante de 5 mm na pele sobre o local da veia jugular, na região cervical média (a pele é deslocada dorsalmente, para longe da veia, enquanto se faz a incisão). A veia jugular deve ser distendida por meio da aplicação de garrote com uma corda ao redor da região cervical distal, de modo a ocluir a veia jugular e facilitar e manter a distensão desse vaso sanguíneo. Em seguida, introduz-se um *trocarte de sangria calibre 12* através da incisão e, então, ele é avançado pelo lúmen da veia jugular até que o encaixe do trocarte alcance a pele. A amostra de sangue é coletada diretamente em um frasco de vidro à medida que o sangue flui livremente, fazendo movimentos de rotação suaves do frasco, de modo a misturar o sangue obtido com o citrato e minimizar a formação de coágulo. Não é recomendada a adição de um tubo conectando o trocarte ao frasco de vidro porque, geralmente, esse tubo resulta em estreitamento do fluxo sanguíneo, com lentidão significativo da coleta de sangue. Prefere-se a coleta de sangue em bolsa de plástico do que em frasco de vidro porque, na primeira, a hemólise é menor, os fatores de coagulação são mantidos e ela não se quebra facilmente em caso de queda; no entanto, a bolsa de plástico pode não estar facilmente disponível em tamanho apropriado. Ao finalizar a coleta de sangue, retira-se o garrote, remove-se o trocarte e aplica-se um ou mais pontos de sutura na pele sobre o local da punção da veia, a fim de facilitar a hemostase. Após o uso, o trocarte deve ser completamente limpo e esterilizado porque o plasma se adere firmente a seu lúmen; a presença de proteínas plasmáticas estranhas favorece a coagulação e reduz o volume luminal e o fluxo, quando o trocarte for utilizado na coleta de sangue de outro animal.

O sangue deve ser administrado ao paciente receptor por via IV, por meio de um cateter de demora calibre 14 acoplado a um equipo disponível no mercado, com um filtro que retém pequenos coágulos sanguíneos. Deve-se realizar um teste administrando 20 mℓ de sangue e monitorando o animal quanto ao surgimento de sinais clínicos de anafilaxia, incluindo taquipneia, taquicardia, urticária e edema. Caso esses sintomas sejam constatados, a transfusão de sangue deve ser imediatamente interrompida. A administração de sangue em uma taxa muito rápida pode causar sobrecarga na circulação e insuficiência cardíaca aguda, especialmente em animais com falha no circuito e na bomba (coração). Recomenda-se taxa de infusão de 10 a 20 mℓ/kg PC/h; geralmente, em vaca ou equino, a administração de 5 a 10 ℓ de sangue demora 1 h.

Solução *salina hipertônica* é recomendada no tratamento inicial de choque hemorrágico e tem se mostrado efetiva no tratamento de choque hemorrágico experimental em grandes animais. A solução salina hipertônica pode ser particularmente útil no ambulatório clínico porque ela pode ser utilizada em situações de emergência, na reanimação inicial de casos de choque hemorrágico que dependem de transfusão sanguínea. Outra vantagem no ambulatório clínico é a facilidade de portabilidade dessa solução hipertônica. O uso de solução salina hipertônica é contraindicado nos casos de hemorragia não controlada, pois, nesses casos, seu uso resulta em hemorragias mais prolongadas.

Em alguns casos, são utilizados medicamentos que auxiliam na coagulação e na parada da hemorragia, mas há informações limitadas quanto à sua eficácia. Há recomendação de ácido aminocaproico (10 g em 1 ℓ de solução salina IV, para um equino adulto) para o controle de hemoperitônio em equinos. Tradicionalmente, tem-se utilizado *formalina* para o controle de hemorragia; há recomendação de 10 mℓ de solução de formaldeído 37% ou de 30 a 150 mℓ de formalina 10% tamponada, em 1 ℓ de solução de NaCl, administrada por via IV, rapidamente, por meio de um cateter, para o controle de hemorragia em equinos. No entanto, a administração de formaldeído em dose que não ocasiona reações adversas não altera os valores das variáveis hemostáticas mensuradas, em equinos sadios. Com base em informações atuais, não é possível recomendar o tratamento com formaldeído como procedimento hemostático em equinos. Entretanto, a administração de solução de formalina 5% a caprinos sadios (na dose de 1,1 mℓ/kg IV) tem efeito detectável, porém passageiro, na redução do tempo de coagulação e no tempo de sangramento. Isso sugere que o efeito da administração IV de formalina na hemostasia pode ser dose-dependente; ainda não foi determinada a dose ideal para equinos. Também tem sido utilizado 1 a 3 mg de *maleato de ergonovina*, IM, em intervalos de 3 h, para controlar hemorragia pós-parto em éguas.

Os animais devem ser mantidos em repouso, em baia escura, a fim de reduzir a excitação e o risco de hemorragia adicional. Indica-se o uso de analgésicos na doença hemorrágica, em condições que causam dor, como ruptura e hemorragia do ligamento largo do útero.

Choque obstrutivo

Deve-se identificar a fonte de obstrução e administrar medicamentos específicos. Choque obstrutivo é uma causa rara de choque em grandes animais.

Tratamento auxiliar

Tem-se mostrado que muitos medicamentos influenciam diversos componentes da resposta inflamatória que acompanha o choque séptico, mas nenhum, comprovadamente, altera a recuperação eventual; além disso, não se espera que a interferência de um aspecto da cascata inflamatória estimulada por endotoxina melhore a taxa de sobrevivência total. O tratamento específico de choque por má distribuição foi discutido anteriormente neste capítulo.

Corticosteroides

Há considerável controvérsia sobre o uso de corticosteroides em casos de choque. Trabalhos experimentais mostraram que esses medicamentos são úteis na prevenção de choque por má distribuição, mas para se obter esse resultado, os corticosteroides devem ser administrados antes do contato com bactérias ou endotoxinas. Há pouca evidência de que são úteis no tratamento de choque hipovolêmico, hemorrágico ou por má distribuição em animais, uma vez que desenvolveram sinais clínicos. Apesar disso, com frequência os corticosteroides são utilizados no tratamento de choque em animais. A dose utilizada é consideravelmente maior do que aquela empregada em outras condições; por exemplo, a dose de 1 a 2 mg de dexametasona/kg PC IV é muito cara para uso em bovinos e equinos.

Inibidores ciclo-oxigenase

O uso de inibidores da ciclo-oxigenase, como flunixino meglumina (0,25 mg/kg PC IV) e cetoprofeno (0,5 a 2,2 mg/kg PC, IM), é um atrativo porque eles inibem a produção de prostaglandinas vasoativas e de tromboxano A_2. Isso pode não ser totalmente vantajoso porque a via metabólica alternativa do ácido araquidônico é aquela dos leucotrienos, que também são potentes mediadores da inflamação. Em equinos que apresentam endotoxemia, o tratamento com inibidores da ciclo-oxigenase resulta em melhor manutenção da pressão sanguínea e da perfusão tecidual, mas não influencia a ocorrência eventual de morte. O mesilato de tirilazade suprime a produção de eicosanoide e a atividade do TNF-α e se mostrou benéfico no tratamento de endotoxemia experimental em bezerros.

Terapia antibiótica

No caso de choque por má distribuição, deve-se iniciar imediatamente um tratamento antibiótico apropriado. A terapia antibiótica não atua contra os efeitos imediatos da endotoxina e, teoricamente, aumenta sua liberação no curto prazo, mas não se trata de uma contraindicação para o uso de tratamento antibiótico. Dependendo do resultado da cultura bacteriana e antibiograma, deve-se utilizar um antibiótico bactericida de amplo espectro ou uma combinação de antibióticos que tenha amplo espectro. Sepse de bezerros ou potros ou peritonite difusa aguda causada por bactéria Gram-negativa deve ser tratada com antibióticos, além de terapia com fluido agressiva, se houver alguma chance de sobrevivência.

Vasoconstritores e vasodilatadores

Nos casos de choque, a administração de vasoconstritores e vasodilatadores ainda é problemática, a menos que a condição cardiovascular do paciente seja confiavelmente conhecida e possa ser monitorada. Em geral, seu uso não é rotineiramente recomendado. A administração de uma substância vasoativa em um paciente que apresenta choque por má distribuição e pressão sanguínea baixa pode parecer racional porque eleva a pressão sanguínea; contudo, reduz a perfusão tecidual, ainda que posteriormente. Bloqueadores alfa-adrenérgicos melhoram a perfusão tecidual e a função cardíaca assim que se restabelece o volume de sangue circulante, mas se houver hipotensão iminente, ela pode ser exacerbada. Agonistas dopaminérgicos podem ser úteis no estágio inicial de choque por má distribuição, contanto que o monitoramento seja adequado. Isso raramente é possível na rotina clínica de grandes animais e seu uso nesses pacientes se restringe aos hospitais de referência.

Imunoterapia

Imunoterapia com anticorpos contra *antígenos do núcleo do lipopolissacarídeo* de bactérias Gram-negativas pode ser útil no tratamento ou na prevenção de choque causado por endotoxina, em algumas doenças, mas não em outras. Imunoterapia tem mostrado alguma esperança no tratamento de choque associado à endotoxemia experimental em equinos, mas nenhuma no controle de choque por má distribuição associado com sepse causada por bactérias Gram-negativas, em neonatos. No mercado, há disponibilidade de soro hiperimune, administrado antes do início dos sinais clínicos graves, e pode ser indicado naqueles casos em que a endotoxemia é um risco. A vacinação com esses antígenos mostrou-se útil na redução da doença clínica causada por endotoxemia e na redução da prevalência de choque induzido por endotoxina, associado com mastite provocada por bactérias Gram-negativas em vacas, embora não reduza a ocorrência de infecção mamária.

LEITURA COMPLEMENTAR

Balcomb C, Foster D. Update on the use of blood and blood products in ruminants. Vet Clin North Am Food Anim Pract. 2014;30:455-474.

Bell G. Blood transfusions in cattle. UK Vet. 2006; 11:1-4.

Constable PD. Fluids and electrolytes. Vet Clin North Am Food Anim Pract. 2003;19:1-40.

Mudge MC. Acute hemorrhage and blood transfusion in horses. Vet Clin Equine Pract. 2014;30:427-436.

Tennent-Brown B. Blood lactate measurement and interpretation in critically ill equine adults and neonates. Vet Clin Equine. 2014;30:399-413.

REFERÊNCIAS BILIOGRÁFICAS

1. Sickinger M, et al. Vet J. 2014;201:338.
2. Duburcq T, et al. Crit Care. 2014;18:467.
3. Epstein KL, et al. J Vet Intern Med. 2014;28:223.
4. Megahed A, et al. J Vet Intern Med. 2015;29:1718.
5. Hurcombe SD, et al. J Am Vet Med Assoc. 2007; 231:267.

INFECÇÕES LOCALIZADAS

São comuns em animais de fazenda, e diversas delas são infecções bacterianas secundárias a lesões traumáticas. Como a maioria é submetida a tratamento cirúrgico, mediante incisão e drenagem ou por meio de excisão ou remoção, geralmente não são incluídas em livros de clínica médica. Elas são mencionadas brevemente aqui em virtude de sua importância no diagnóstico diferencial das causas de toxemia e, também, em razão de sua característica como lesão que ocupa espaço, causando compressão de outras estruturas. Ademais, o tratamento inicial é medicamentoso, especialmente quando não se detecta o local da lesão.

Etiologia

Abscessos e agregações semelhantes de material piogênico em algumas regiões anatômicas são descritos em outras partes deste livro. Os mais comuns são abscessos faríngeos, submandibulares[1], retroperitoneais, hepáticos[2,3], esplênicos, pulmonares, cerebrais, pituitários, subcutâneos e de medula espinal. Outras lesões semelhantes são nefrite embólica, empiema de bolsa gutural, linfadenite, fleimão faríngeo, osteomielite, abscesso de raiz de dente, e infecção de umbigo e vasos associados.

Comumente ocorrem acúmulos de restos de material piogênico necrótico/tóxico, descritos nos tópicos sobre pericardite, pleurisia, peritonite, metrite, mastite, meningite e pielonefrite.

Outras lesões piogênicas dignas de nota são:

- *Abscesso inguinal em equinos.* Provavelmente, alguns deles são decorrências de infecções pós-castração, mas alguns, obviamente, têm outras origens, possivelmente como linfadenite em linfonodo que drena uma pata que apresenta infecção cutânea crônica
- *Celulite traumática e fleimão em tecido mole*, especialmente em músculo esquelético. O pescoço é o local mais comum de infecção em equinos, com lesões resultantes de locais de injeções contaminadas ou a injeção de material de escaras, por exemplo, preparação de ferro indicada apenas para aplicação IV. Entre as ocorrências mais sérias nas patas e nos cascos de bovinos e equinos, incluem-se as feridas traumáticas penetrantes, com frequência gravemente infectadas. Estas comumente penetram cápsulas articulares, bursas e bainhas de tendão, bem como periósteo. Em bovinos, as causas comuns são implementos agrícolas; em equinos, são mais comumente causados por caminhadas em objetos contundentes, incluindo estacas e material de cerca
- *Abscedação e celulite da extremidade ou da parte proximal da cauda.* Isso ocorre em novilhos criados em confinamento e, raramente, se estende à parte traseira do animal e ao escroto; acredita-se que a causa seja a presença de um agregado de fezes na extremidade da cauda (bola de estrume) que aprisiona material de cerca. As bactérias isoladas da lesão indicam infecção mista

- *Abscesso perirretal* é notado em equinos, sendo geralmente causado por pequenas penetrações da mucosa durante palpação retal. Às vezes, se rompem no sentido da cavidade peritoneal, ocasionando peritonite aguda fatal. Outros causam obstrução do reto e cólica, e, virtude da dor e da compressão que ocasionam. São facilmente palpados durante o exame retal
- *Abscesso perivaginal* é notado em novilhas e vacas; é causado por lacerações vaginais que surgem durante o parto, em especial após distocia. Às vezes, se rompem no sentido da cavidade peritoneal, ocasionando peritonite aguda fatal. Mais comumente, o abscesso causa obstrução de reto e uretra e o animal manifesta sinais de dor abdominal e estrangúria em razão também da compressão durante a postura de defecação e micção. Abscessos perivaginais são facilmente palpados durante o exame do reto e da vagina
- *Abscesso de úraco.* Ver onfalite
- *Abscesso de pituitária* é notado em bovinos, ovinos e caprinos[4], como uma estrutura individual ou em combinação com outras lesões. Abscessos de pituitária causam uma ampla variedade de sinais, com destaque para disfagia decorrente de rebaixamento da mandíbula, cegueira e ausência de reflexo pupilar à luz, ataxia e decúbito terminal, com nistagmo e opistótono
- *Abscesso facial em bovinos e caprinos.* Abscessos faciais decorrentes de lesão na mucosa da bochecha causada por arestas de plantas são comuns em bovinos de corte alimentados com feno contendo diversas arestas que podem penetrar a mucosa bucal. *T. pyogenes* (antigamente, *Arcanobacterium* ou *Actinomyces* ou *Corynebacterium pyogenes*) é a bactéria mais comumente isolada. Abscessos localizados na face e no pescoço são comuns em alguns rebanhos de caprinos e ovinos.[5,6] *Corynebacterium pseudotuberculosis* é o microrganismo mais comumente isolado, seguido de *T. pyogenes* e *Staphylococcus* spp. Os abscessos são mais frequentes na mandíbula e nas regiões esternal, facial e cervical
- *Abscesso de raiz de dente em lhamas, alpacas, caprinos e ovinos.* Abscesso de raiz de dente é uma doença dental comum de lhamas e alpacas e acredita-se que seja causado pela ingestão de forragens fibrosas ou ásperas por ocasião da erupção dos dentes molares.[7] Os abscessos de raiz de dente podem surgir sem que haja uma causa conhecida ou podem ser secundários a traumatismos, migração de corpo estranho (como sementes de gramínea), maloclusão, revestimento dental anormal e doença periodontal. *T. pyogenes* e *F. necrophorum* são as bactérias mais comumente isoladas de abscessos de raiz de dente em camelídeos do Novo Mundo, cujo local mais frequentemente afetado é o dente molar mandibular[7]; em suínos, é mais frequente nos dentes incisivos mandibulares e, em equinos, no primeiro molar maxilar.

Causas bacterianas de infecção localizada

Incluem aquelas bactérias consideradas contaminantes comuns da pele dos animais, incluindo *T. pyogenes*, *F. necrophorum*, estreptococos e estafilococos. Infecções por clostrídios são comuns, mas ocorrem esporadicamente. Essas infecções são descritas como edema maligno. *Clostridium pseudotuberculosis* é causa comum de supuração local em equinos, sendo a causa específica de linfadenite caseosa de ovinos. *Rhodococcus equi* também causa abscessos pulmonares e subcutâneos em equinos e linfadenite cervical em suínos. Garrotilho (*Streptococcus equi* subsp. Equi), infecção por *R. equi* em potros, melioidose e mormo se caracterizam pela formação extensiva de abscessos sistêmicos. *Histophilus sommi* origina abscessos sistêmicos em ovinos. *Mycobacterium phlei* e outras micobactérias atípicas são causas raras de celulite local e linfadenite/linfangite manifestadas como "tuberculose cutânea" em bovinos. Abscesso cervical estreptocócico, em suínos, é outra infecção que, especificamente, forma abscesso.

Porta de entrada

A maioria das infecções localizadas inicia-se como feridas cutâneas penetrantes, causadas acidentalmente ou por descuido na desinfecção adequada da pele antes da aplicação de injeção ou de uma incisão, como acontece na castração, no corte de cauda e em outras situações semelhantes.

A ocorrência metastática a partir de outra infecção, especialmente endocardite, transportada por sangue ou linfa, é a próxima causa mais importante. Nesse caso, pode ocorrer infecção de uma cadeia inteira de linfonodos. Síndromes das veias cavas caudal e cranial causam semelhantes distúrbios embólicos nos pulmões.

Patogênese

A infecção local pode se manifestar como um agregado circunscrito de restos bacterianos e tecido necrosado, conhecido como *abscesso*. Ele pode ser firmemente envolvido por uma espessa cápsula de tecido fibroso ou pode ser contíguo com o tecido normal. Se o abscesso se instala em um linfonodo, é denominado *adenite*; quando o material infeccioso é purulento e espalhado difusamente pelo tecido, especialmente ao longo dos planos fasciais, é denominado *fleimão*; e quando tem natureza inflamatória, mas não purulenta, essa mesma lesão é conhecida como *celulite*.

As espécies de bactérias presentes no abscesso determinam o tipo e o odor do material purulento formado. Estafilococos produzem grande quantidade de pus amarelo espesso, enquanto os estreptococos produzem menor quantidade de pus e maior volume de exsudato seroso. Pus notado na infecção por *T. pyogenes* é fortemente colorido, amarelo ou verde, muito espesso e viscoso. Pus produzido na infecção por *F. necrophorum* tem um odor muito fétido e, em geral, também tem gás.

Na maioria das vezes, a instalação de bactérias nos tecidos é suficiente para causar infecção. As condições que favorecem a formação de abscesso incluem isquemia, traumatismo e a presença de uma cavidade ou de um hematoma. A formação contínua de pus resulta em aumento do abscesso a ponto de se romper ou se espalhar ao longo de vias de menor resistência, na proximidade de vasos ou cavidades ou de supurar para o exterior através de uma fístula. Secreção fistular contínua indica persistência de um foco séptico, geralmente um corpo estranho, como semente de gramínea e osso necrosado sequestrado, ou osteomielite.

Achados clínicos

Os sinais clínicos de abscesso e outros agregados de lesões piogênicas locais já foram descritos aqui. Achados clínicos gerais, sugestivos de infecção localizada difícil de ser notada clinicamente, são:

- Febre, depressão, inapetência, todos os sintomas de toxemia
- Dor resultando em postura anormal, por exemplo, arqueamento do dorso ou anormalidade ao caminhar, inclusive claudicação grave
- Perda de peso, cuja magnitude e rapidez podem ser marcantes
- Obstrução da drenagem linfática e venosa, podendo ocasionar tumefação e edema local. Sequelas podem incluir celulite extensa, se há disseminação retrógrada da infecção ao longo dos canais de drenagem, e flebite e tromboflebite, quando houver estase venosa
- Pode ser necessária palpação cuidadosa, após anestesia ou sedação profunda para aliviar o espasmo muscular induzido pela dor. Bezerros com extensa abscedação umbilical e equinos com abscessos inguinais podem ser examinados apenas de modo satisfatório por meio de palpação retal e abdominal profunda
- O exame radiográfico pode esclarecer a evidência de osteomielite e facilitar o exame do canal fistular, especialmente quando se faz a infusão de material radiopaco na fístula.

Patologia clínica

Hemograma

O hemograma completo auxilia a sustentar o diagnóstico de abscesso local. A menos que a infecção seja totalmente isolada por uma cápsula de tecido fibroso ou que seja pequena em relação ao tamanho do animal (abscesso de raiz de dente ou osteomielite), nota-se leucocitose com desvio à esquerda e aumento do número de leucócitos polimorfonucleares, em lesões agudas, ou de linfócitos e monócitos em lesões mais crônicas. Nas lesões crônicas, é comum notar anemia normocrômica moderada; também é comum verificar discreta proteinúria.

Obtenção de amostra de lesão para cultura e coloração

Em geral, são realizados procedimentos para detectar a presença de microrganismos infecciosos e definir sua identidade, mas é necessário cuidado para evitar a disseminação da infecção a partir do local infectado. As técnicas utilizadas incluem paracentese, aspiração cuidadosa do abscesso com agulha, hemocultura (com chance muito pequena de isolamento de bactérias, a menos que haja flebite ou endocardite) e aspiração de líquido cerebrospinal. O exame ultrassonográfico, como guia, é útil na aspiração percutânea de abscessos profundos.[8]

O isolamento de bactérias de um abscesso bem encapsulado pode ser difícil por causa da escassez de microrganismos. Podem ser necessárias técnicas especiais; o exame de um esfregaço corado com Gram e, às vezes, também com o corante de Ziehl-Neelsen, quando justificado, é parte fundamental do exame. Em geral, faz-se o antibiograma.

Achados de necropsia

A presença e o local da infecção podem ser definidos durante a necropsia.

Tratamento

Drenagem de abscessos

A drenagem cirúrgica de abscessos intactos facilmente acessíveis é o tratamento de escolha e, na maioria dos casos, é o único método efetivo de tratamento. Pode-se indicar a aspiração com agulha quando a natureza da lesão é incerta. O local é cirurgicamente preparado e o abscesso é drenado, lavado e tratado topicamente, em geral com um rolo de gaze embebido com uma solução de iodopovidona 1% – um composto químico estável constituído de polivinilpirrolidona e iodo elementar – nas primeiras 24 a 48 h. O rolo assegura que toda a gaze seja removida do abscesso. Se o abscesso for grande, então os rolos de gaze devem ser unidos por um nó, de modo a assegurar que toda gaze seja retirada ao mesmo tempo. Se o abscesso ainda não apresentar um ponto mole, o uso de compressa quente e ducha pode auxiliar na maturação de um abscesso superficial. Nesse estágio do tratamento, pode ser necessário o uso de analgésico. Em abscessos profundos, pode ser útil a aspiração guiada por ultrassonografia, seguida de lavagem da cavidade do abscesso com solução de NaCl 0,9%, remoção da solução salina remanescente e aplicação de penicilina potássica na cavidade.[8] Alguns abscessos abdominais podem ser acessíveis apenas por meio de cirurgia.[4,9] Para o tratamento efetivo de abscesso de raiz de dente, é necessária a extração do dente e acometido.

Agentes antimicrobianos

No tratamento de abscessos profundos não facilmente acessíveis para a drenagem cirúrgica, podem ser utilizados antimicrobianos por via parenteral. De preferência, uma amostra do conteúdo do abscesso deve ser obtida para exame microbiológico e antibiograma. O antimicrobiano deve alcançar alta concentração no plasma, a fim de facilitar a penetração no abscesso; em geral, há necessidade de tratamento diário por vários dias. No entanto, o uso de apenas antimicrobiano pode não ser efetivo, mesmo que, *in vitro*, o microrganismo seja sensível a ele, quando o abscesso for circundado por uma espessa cápsula – possivelmente, a cápsula impede a difusão do medicamento para a cavidade do abscesso. Antibióticos lipofílicos, como rifampicina, florfenicol ou macrolídeos, são, teoricamente, mais capazes de penetrar nos abscessos. A rifampicina deve ser administrada com outro antimicrobiano a fim de retardar o desenvolvimento de resistência ao antibiótico.

REFERÊNCIAS BIBLIOGRÁFICAS

1. Fielding CL, et al. Vet Rec. 2008;162:18.
2. Dore E, et al. J Vet Intern Med. 2007;21:853.
3. Arnold CE, Chaffin MK. J Am Vet Med Assoc. 2012;241:1659.
4. Allen AL, et al. J Vet Diagn Invest. 2013;25:482.
5. Ural K, et al. Small Rumin Res. 2008;77:84.
6. Washburn KE, et al. J Am Vet Med Assoc. 2009;234:1162.
7. Niehaus AJ, Anderson DE. J Am Vet Med Assoc. 2007;231:284.
8. Mohamed T, Oikawa S. J Vet Med A Physiol Pathol Clin Med. 2007;54:512.
9. Mair TS, Sherlock CE. Equine Vet J. 2011;43(suppl 39):123.

DOR

Problema da dor

Nos animais, a dor deve ser descrita como "uma experiência emocional e sensitiva aversiva que representa ao animal um aviso de dano ou ameaça à integridade de seus tecidos". Basicamente, a dor é um mecanismo de proteção, assegurando que o animal fique distante de influências nocivas (prejudiciais), mas a dor endógena, oriunda de influências nocivas internas, causa seus próprios problemas fisiológicos e patológicos que requerem a intervenção do veterinário. Em humanos, há outro parâmetro psicológico para a dor; embora seja usual transpor atitudes de dor de pessoas para os animais, trata-se mais de um fator comparativo do que um princípio científico comprovado.

Um importante problema quando se trata de dor em animais é a dificuldade de mensuração da dor. A dor é uma sensação subjetiva conhecida com base na experiência, que pode ser descrita por meio de ilustração, mas a mensuração de dor é uma atividade indireta relacionada a seus efeitos, sendo um fenômeno objetivo. Um painel de relatos sobre o reconhecimento e o alívio da dor em animais propôs uma classificação simplificada de perigo e dor em animais, como dor, ansiedade, medo, estresse, sofrimento, conforto, desconforto e ferimento. As recomendações são direcionadas a acadêmicos, professores e pesquisadores que utilizam animais de laboratório, bem como a indústria farmacêutica.

A avaliação de dor em animais envolve três métodos: *observação do comportamento*; mensuração de parâmetros fisiológicos, incluindo frequência cardíaca, pressão sanguínea, transpiração e polipneia, que indicam *ativação simpática*; e mensuração da concentração plasmática de fatores que indicam ativação simpática, como concentrações de cortisol, epinefrina, norepinefrina e ácidos graxos não esterificados, no plasma. Cada vez mais são utilizadas alterações comportamentais como indicadores indiretos de dor, mas os estudos carecem de padronização quanto à definição dos comportamentos, frequência e duração do monitoramento e interpretação dos resultados. Técnicas indiretas mais objetivas para a quantificação de dor incluem o uso de medidores de intensidade, medidas de vocalização, amplitude dos passos e medição da atividade utilizando pedômetros e acelerômetros.[1] Em razão da instabilidade e do custo das análises de epinefrina e norepinefrina e da baixa especificidade da concentração plasmática de ácidos graxos não esterificados para dor, o teste laboratorial mais comumente utilizado para mensuração de dor é a *concentração plasmática de cortisol*. A concentração de cortisol também é mensurada na salina, urina e fezes, de modo a propiciar um indicador mais confiável do estresse basal, porque o teor de cortisol no plasma aumenta rapidamente em resposta ao manuseio e à contenção do animal para a coleta da amostra de sangue.

Em animais pecuários, a dor é uma questão cada vez mais preocupante e há uma necessidade óbvia de sua identificação, avaliação, prevenção e controle em grandes animais. Diversas práticas pecuárias consideradas necessárias para evitar futura lesão ou doença dolorida (p. ex., remoção do botão do chifre ou descorna de bovinos, ovinos e caprinos[2]; corte da cauda de suínos e cordeiros[3]; operação de Mules em ovinos da raça Merino[4]; e corte de dentes em suínos neonatos), a fim de aumentar a produção animal e reduzir a ocorrência de brigas ou de lesões relacionadas ao trato reprodutor (p. ex., castração de machos e fêmeas) ou de facilitar a identificação do animal (marcação a fogo, colocação de brinco, tatuagem ou entalhes na orelha) são realizados pelos pecuaristas sem uso de analgésico. O propósito deste capítulo não é discutir sobre bem-estar animal ou prevenção de crueldade.

Avanços em atitudes sobre a dor

Atualmente, há maior consciência da existência e dos efeitos nocivos da dor em animais, fato que ocasionou ampla implementação de medidas de controle da dor no pós-operatório. Analgésicos melhorados e novos estão sendo desenvolvidos e comercializados como resultado do aumento de pesquisas básicas e clínicas sobre dor. Os efeitos nocivos da dor incluem:

- Sofrimento e estresse, resultando em retardo na cicatrização
- Aumento do catabolismo e menor consumo de alimentos
- Recuperação demorada e decúbito prolongado, com maior risco de complicações no pós-operatório
- Potencial para causar ventilação respiratória inadequada, com desenvolvimento de acidose respiratória e acidemia
- Automutilação
- Potencial de dor aguda tornar-se crônica.

A dor pode ser clinicamente benéfica por atuar como um mecanismo de proteção, mantendo os animais distantes de estímulos nocivos e imobilizando a parte do corpo acometida, facilitando a cicatrização. Dor é um valioso parâmetro auxiliar de diagnóstico, porém, uma vez detectada, ela precisa ser tratada e sua causa deve ser removida ou corrigida, se possível.

Uma vez aceito que a dor é prejudicial, é importante reconhecer e avaliar sua intensidade. No passado, a ciência veterinária utilizava uma abordagem antropomorfológica para avaliar se o animal estava ou não com dor. É uma abordagem elementar razoável para comparar os efeitos da dor nos animais com aqueles verificados em humanos porque há muito mais similaridades do que diferenças nas informações neuroanatômicas, fisiológicas e comportamentais entre pessoas e animais. No entanto, em razão das diferenças comportamentais e sociais inerentes entre humanos e animais, essa abordagem é limitada.

Pesquisas recentes sobre dor em animais incluem avaliação visual e subjetiva da dor, com base em mensurações fisiológicas e clinicopatológicas. Esses estudos aumentaram a consciência sobre a questão da dor em medicina veterinária e resultou em mais informações a respeito do uso de analgésicos apropriados. Atualmente, eles são mais comumente utilizados no pós-operatório de animais de produção e equinos na Nova Zelândia, Escandinávia, Reino Unido e EUA submetidos a procedimentos cirúrgicos e doloridos.[5-8] Há necessidade de mais pesquisas para estabelecer protocolos analgésicos ideais.

Etiologia

A sensação de dor é induzida por diferentes estímulos nos diferentes tecidos; um fator que ocasiona dor em determinado órgão não necessariamente causa dor em outro. Em animais, há três tipos de dor:

1. Cutânea (ou superficial)
2. Visceral
3. Somática (ou musculoesquelética).

As causas de cada tipo de dor são mencionadas nas seções a seguir.

Dor cutânea ou superficial

É causada por agentes ou ocorrências que lesionam a pele, como queimadura, congelação, incisão e esmagamento. Queimaduras por fogo, úlcera pelo frio, dermatite grave, mastite aguda, laminite, feridas cirúrgicas infectadas, podridão de casco, esmagamento por traumatismo, conjuntivite e corpo estranho no saco conjuntival são causas comuns de dor.

Dor visceral

Exemplos de dor visceral incluem:

- Inflamação de superfícies serosas, como acontece em peritonite, pleurisia e pericardite
- Distensão de víscera, incluindo estômago, intestinos, ureteres e bexiga
- Aumento de volume de órgãos, como hepatomegalia e esplenomegalia
- Inflamação, como ocorre em nefrite, celulite peripélvica e enterite
- Estiramento de mesentério e mediastino.

No sistema nervoso, a tumefação do cérebro, causada por edema difuso, ou das meninges, em decorrência de meningite, são potentes causas de dor. Inflamação (neurite) ou compressão (neuralgia) de nervos periféricos ou de raízes nervosas dorsais também está associada com dor intensa.

Dor musculoesquelética (somática)

Dor muscular pode ser provocada por lacerações e hematomas em músculos, miosite e lesões musculares que ocupam espaço. Osteomielite, fraturas, artrite, luxação articular e distensão de ligamentos e tendões também são causas óbvias de dor intensa. Entre as lesões mais doloridas, incluem-se tumefação e inflamação de membros ou articulações, causadas por lesões penetrantes profundas ou, em bovinos, por extensão da podridão de casco. Amputação de uma unha, laminite e artrite séptica pertencem à mesma categoria. Isquemia em músculo e tetania muscular generalizada, como ocorre na eletroimobilização, também parecem causar dor.

O traumatismo de feridas cirúrgicas é um assunto controverso relacionado ao bem-estar animal, especialmente aquelas decorrentes de procedimentos cirúrgicos menores, como descorna, corte de cauda e castração de animais de fazenda. Com base em observação clínica sustentada por alguns exames laboratoriais, como concentração de cortisol na saliva de bezerros e cordeiros após castração, parece que a dor após esses procedimentos é de curta duração, de até cerca de 3 h, e que a percepção de dor depende da idade do animal.[1,9]

Patogênese

Os receptores de dor estão distribuídos como estruturas terminais por todos os órgãos e sistemas corporais. São conectados ao SNC por meio de suas próprias fibras nervosas sensitivas, com seus corpos celulares no gânglio da raiz dorsal de cada nervo espinal e alguns nervos cranianos. Neurônios intramedulares conectam os neurônios periféricos ao tálamo, onde há percepção da dor, e ao córtex cerebral sensitivo, onde há percepção da intensidade e do local da dor e onde inicia e coordena a resposta à dor.

Os estímulos que causam dor são variáveis, dependendo do órgão. As principais causas incluem:

- Pele: incisão, esmagamento, congelação, queimadura
- Trato gastrintestinal: distensão, espasmo, inflamação de mucosa, estiramento de mesentério
- Músculo esquelético: isquemia, tumefação traumática, laceração, ruptura, hematoma
- Membranas sinoviais e cartilagens articulares: inflamação.

Nocicepção é um processo fisiológico normal pelo qual a dor é percebida. Quando ocorre lesão tecidual provocada por fatores químicos, térmicos ou mecânicos, os nociceptores periféricos (terminações nervosas livres especializadas de neurônios aferentes) sofrem despolarização e o estímulo inicial é percebido como dor.

Os nociceptores periféricos estão localizados na pele, fáscias musculares, músculos, tendões, vasos sanguíneos, cápsulas articulares, periósteo e vísceras. Atualmente, são conhecidas cinco classes de nociceptores periféricos: nociceptores térmicos, ativados por temperatura superior a 52°C ou abaixo de 5°C; nociceptores mecanotérmicos, ativados por pressão e temperatura; nociceptores polimodais; nociceptores viscerais; e nociceptores silenciosos. A *primeira dor* ou dor aguda inicial após a lesão é causada pela ativação de fibras nervosas mielinizadas de condução rápida de grande diâmetro denominadas *fibras tipo IAδ* (nociceptores térmicos) ou *tipo IIAδ* (nociceptores mecanotérmicos). A *segunda dor* ou dor lenta após a lesão é causada pela ativação de fibras não mielinizadas de condução lenta de pequeno diâmetro denominadas *fibras C*; estas fibras transmitem estímulo doloroso que é percebido como uma sensação de queimação sustentada que persiste após cessar a sensação de dor aguda inicial. Nociceptores viscerais são ativados por estimulação difusa, em vez de estímulo nocivo local direto. Nociceptores silenciosos são nociceptores mecanotérmicos ativados quando sensibilizados pela liberação de mediadores pró-inflamatórios (como bradicinina, histamina, leucotrienos, eicosanoides, serotonina, substância P, trifosfato de adenosina [ADP], baixo pH tecidual e outros componentes da reação inflamatória) nos tecidos lesionados, ocasionando *hiperalgesia periférica*. Acredita-se que a hiperalgesia durante a dor aguda favorece a cicatrização do local lesionado.

Hipersensibilidade central e analgesia preemptiva

Também pode ocorrer um estado de processamento central alterado em resposta à ativação crônica de nociceptores periféricos, conhecido como *hipersensibilidade central* ou "*wind up*". Essa hipersensibilidade de central resulta em alteração na resposta aos estímulos aferentes subsequentes, que duram 10 a 200 vezes mais do que o estímulo inicial. O resultado final é que o estímulo previamente percebido como inócuo, como um toque ou pressão, passa a ser percebido como estímulo doloroso, após a sensibilização do sistema. O tratamento pré-lesão com opioides ou com anestésicos locais impede ou reduz a ocorrência de hipersensibilidade central e de indicadores de comportamento de dor; contudo, os opioides e os anestésicos locais são menos efetivos se administrados após a instalação da lesão. É a ocorrência de hipersensibilidade central que torna o controle da dor muito mais difícil, quando já instalada, e o efeito dos analgésicos menos efetivo nessa condição. Assim, a combinação de hiperalgesia periférica (especialmente aquela associada com substância P) e hipersensibilidade central resulta em um quadro denominado dor clínica.

Sugere-se que para a prevenção de estímulos aferentes cirúrgicos provenientes da entrada na medula espinal, pode-se impedir a facilitação do processamento nociceptivo espinal, o que reduziria a intensidade da dor no pós-operatório. Isso é conhecido como conceito de *analgesia preemptiva*. A administração de um analgésico no pré-operatório é mais efetiva do que a administração da mesma dose no pós-operatório; isso é relevante no controle da dor provocada por cirurgia eletiva. Muitos estudos (principalmente em humanos) mostraram que o uso de anestésicos locais no pré-operatório e a administração de AINE ou de opioides antes da recuperação anestésica do paciente são procedimentos apropriados para indução de analgesia preemptiva.

A resposta fisiológica à dor é descrita nas seções a seguir. As respostas normais incluem a liberação de endorfina semelhante à morfina pelo cérebro, propiciando um sistema analgésico endógeno, bem como a liberação de cortisol pelo córtex da suprarrenal, em resposta a qualquer tipo de estresse. A resposta clínica à dor não varia apenas em razão da personalidade do paciente (alguns são mais calmos do que outros), mas também de muitos outros fatores. Por exemplo, distração, como fazer um equino com cólica caminhar; indução de dor alternativa mediante elevação forçada da cauda de uma vaca ("*tail jack*"); e uso de anestésico local tendem a aliviar a dor. Em animais pecuários, a dor provoca alterações comportamentais, fisiológicas e clinicopatológicas. As respostas comportamentais podem ser interpretadas como um modo de distração, uma atividade de mudança de lugar ou de posição ou como indução de dor alternativa. As respostas fisiológicas e clinicopatológicas representam parte do fenômeno de briga ou fuga e refletem a ativação do sistema nervoso simpático.

Achados clínicos

Os achados clínicos gerais de dor são aqui descritos e as indicações de dor associada a órgãos ou sistemas orgânicos individuais serão discutidas nas respectivas seções.

Respostas fisiológicas

As respostas fisiológicas à dor são manifestadas pelos sinais clínicos listados a seguir; a intensidade da dor determina o grau de resposta.

- Taquicardia
- Polipneia
- Dilatação de pupila
- Hipertermia
- Transpiração.

As respostas cardiovasculares de taquicardia e hipertermia podem contribuir para um desfecho fatal em animais com baixa reserva cardiovascular, como quando há desidratação, desequilíbrio ácido-base e choque endotóxico.

Respostas comportamentais

Incluem postura e modo de caminhar anormais, quando há dor musculoesquelética (p. ex., somática). As anormalidades ao caminhar incluem claudicação, andar arrastando as patas e rápido desvio de peso de um membro para outro. Esses tópicos são relevantes em cirurgia ortopédica.

As respostas comportamentais à dor também podem incluir atividades não relacionadas, como *rolar o corpo, bater com as patas no chão, agachar-se*, ou *ranger os dentes*, quando a dor é visceral. No entanto, as atividades comportamentais também podem estar relacionadas ao local da dor, por exemplo, o equino com cólica olha para seu abdome, ou a uma função particular, como dor manifestada durante tosse, caminhada, defecação, micção e outras. Os aspectos comportamentais associados à dor intensa são muito importantes em equino com intensa dor visceral que não se abranda, causada por cólica. Os atos de rolar, deitar-se e se jogar para cima e para trás (frequentemente se chocando contra paredes) pode resultar em lesão grave e causa pânico em muitos proprietários.

Em geral, a dor somática é mais localizada e facilmente detectada do que a dor visceral. Lesões em membros são prontamente identificadas como fraturas, estiramento de tendão localizado ou lesão muscular. No caso de dor somática intensa, como acontece em fratura ou artrite séptica, o membro se mantém erguido e o animal não sustenta peso nesse membro. Nas lesões menos graves, notam-se momentos de desvio de peso no membro.

Um dos fatores notáveis que influenciam a dor em animais é o efeito analgésico verificado quando o animal se deita sobre seu dorso ou quando adota uma posição supina, indolente. Isso pode estar relacionado à liberação de endorfinas.

Respostas comportamentais à dor mais gerais incluem *inapetência* e redução na taxa média diária de ganho de peso, expressão de ansiedade (orelhas retraídas), aversão ao exame clínico e aversão ao retorno a um local particular no qual sentiu dor previamente. Em geral, *gemido, grunhido* e *ranger de dentes* (odonterismo ou bruxismo) são indicativos de dor. Caso ocorra vocalização em cada movimento respiratório ou ruminal, é possível que a origem da dor seja a cavidade torácica ou abdominal. Quando o ranger de dentes está associado com o ato de pressionar a cabeça contra obstáculos imóveis, pode haver aumento da pressão intracraniana, como acontece no edema cerebral ou na intoxicação por chumbo. Em geral, o ranger de dentes como único sinal de dor está associado com distensão subaguda de segmentos do trato alimentar. Tipos mais extremos de vocalização causada por dor incluem berros moderados em bovinos, balidos em ovinos e caprinos e guinchos em suínos.

Estímulo da dor pelo veterinário

Esse procedimento é parte fundamental de um exame clínico. As técnicas envolvidas incluem:

- Pressão mediante palpação, incluindo balotamento firme com o punho e uso de um bastão para empurrar o dorso de um equino para baixo, ou para arquear o dorso de uma vaca para cima, a fim de induzir o berro
- Pressão por compressão, como se faz para detectar dor no casco
- Movimentação ativa do animal fazendo-o caminhar, ou realização de movimentos passivos, como flexão e distensão dos membros ou do pescoço
- Estímulo de dor relacionada à tosse, por meio de estímulo do reflexo da tosse
- Alívio da dor pela correção da lesão.

Periodicidade e duração da dor

Duração limitada da dor pode ser decorrência de recuperação natural da correção cirúrgica ou medicamentosa do problema. Dor constante resulta de um estado estático, enquanto dor periódica ou intermitente costuma estar relacionada a movimento peristáltico periódico. Em humanos e em animais de estimação, também é importante observar o momento do início da dor, se está relacionada a acontecimentos ou funções particulares e se o paciente manifesta alívio quando adota determinadas posturas ou atividades. Em animais pecuários, é improvável que esses fatores tenham importância como procedimentos auxiliares de diagnóstico.

Tratamento

Em animais pecuários, muitos fatores relacionados ao alívio da dor são importantes. Constantemente, o custo impede o uso de anestésicos locais e analgésicos. Entretanto, com as mudanças de atitude sobre dor em animais, essa questão é ponderada com mais frequência. O tratamento da lesão que origina dor é a principal prioridade; contudo, a lesão tratada pode permanecer dolorida por tempo variável. O alívio e o controle da dor devem ser um importante objetivo e devem ser considerados os seguintes princípios:

- O alívio da dor é um ato humanitário. Devem ser avaliados e implementados métodos melhorados e menos doloridos, de castração de machos[9], descorna[2], corte de cauda[3], operação de Mules em ovinos[4] e remoção de ovários em vacas, bem como tratamento de lesões doloridas de cascos de animais pecuários. Cirurgias como laparotomia devem ser realizadas com analgesia apropriada
- A analgesia pode ocultar sinais clínicos necessários para observar, definir o diagnóstico ou manter o caso em vigilância. Isso é muito importante na cólica equina
- O controle da dor é necessário para evitar que o animal pratique automutilação grave decorrente de descontrole de comportamento ocasionado por dor visceral intensa
- Os analgésicos para dor visceral são disponíveis e relativamente efetivos
- O principal problema no controle clínico da dor refere-se aos casos de feridas traumáticas graves infectadas, de cicatrização lenta, do sistema musculoesquelético. Possivelmente, a dor é muito intensa, contínua e se mantém por até várias semanas. Os animais acometidos não conseguem sustentar seu peso no membro acometido, têm grande dificuldade para se movimentar, emagrecem consideravelmente e preferem se manter em decúbito prolongado. Até o momento, não há disponibilidade de analgésicos efetivos que podem ser administrados de modo fácil e diário, durante algumas semanas, sem efeitos colaterais indesejáveis. Há necessidade urgente de desenvolvimento desses produtos.

Analgesia

Os analgésicos e as técnicas disponíveis incluem:

- Procedimentos cirúrgicos, por exemplo, neurectomia por secção de nervos periféricos, como realizada em equinos
- Destruição local de nervos periféricos por meio de produtos químicos, por exemplo, a injeção epidural de álcool etílico pode evitar tensão
- Destruição local de nervos periféricos por meio térmico, por exemplo, cauterização da borda da ferida após descorna de bezerros
- Analgesia com uso de medicamentos não opioides, quando a sedação não é necessária ou é contraindicada
- Analgésicos opioides (analgésicos narcóticos).

Analgésicos

Existem sete principais tipos de analgésicos, de uso parenteral ou tópico, para grandes animais:

- *Anestésicos locais*, como lidocaína (lignocaína), mepivacaína e bupivacaína
- *AINE*, como flunixino meglumina, cetoprofeno, fenilbutazona, carprofeno e meloxicam
- *α_2-agonistas*, como xilazina e detomidina
- *Opioides*, como morfina, fentanila, butorfanol e buprenorfina
- Antagonistas do receptor de N-metil-D-aspartato, como cetamina
- *Vaniloides*, como a capsaicina
- Análogos do ácido γ-aminobutírico, como gabapentina.

Em geral, os anestésicos locais, os α_2-agonistas e os opioides são utilizados para induzir analgesia de curta duração (horas); AINE de uso parenteral e vaniloides de uso tópico são utilizados para induzir analgesia de longa duração (dias a meses); e *análogos do ácido γ-aminobutírico são utilizados em pesquisas*. Analgesia efetiva é mais bem obtida com o emprego de uma *abordagem multimodal* que consiste na administração de dois ou mais medicamentos que reduzem ou cessam a transmissão, a modulação e a percepção de dor, propiciando ótimo alívio da dor (Figura 4.2). Devem ser consultados livros de anestesiologia padrão, a fim de verificar técnicas de analgesia local utilizando bloqueios de nervo periférico ou regional e anestésicos locais ou analgesia geral com uso de α_2-agonistas e opioides.

Anestésicos locais

Lidocaína, mepivacaína e bupivacaína exercem seus efeitos analgésicos atuando tanto na primeira quanto na segunda dor após a lesão, por meio do bloqueio de canais de sódio dependentes de voltagem nos nervos periféricos, impedindo a propagação da despolarização. As fibras tipos IAδ e IIAδ e as fibras C são bloqueadas antes de outras fibras sensitivas e motoras, indicando que é possível (mas, às vezes, é um desafio clínico) bloquear seletivamente a dor sem interferir na função motora normal do animal. As principais vantagens dos anestésicos locais são custo e efeito local previsível; a principal desvantagem é o efeito de curta duração. Em geral, em bloqueios específicos ou de nervos regionais, eles são administrados por meio de infiltração perineural. Um desafio relativo ao uso de lidocaína é que as preparações são ácidas e, consequentemente, há sensação de queimação quando injetada. A dor durante a injeção pode ser abrandada misturando-se 1 mℓ de solução de bicarbonato de sódio 8,4% com 10 mℓ de lidocaína 2%, em uma seringa de 12 mℓ; isso eleva o pH da solução e, relata-se, reduz a dor imediata causada pela injeção de lidocaína. A mistura bicarbonato-lidocaína deve ser utilizada imediatamente e não armazenada, porque o pH mais elevado diminui o teor de lidocaína na solução. Há disponibilidade de formulações de uso tópico de lidocaína (2,5%) e de prilocaína (2,5%) as quais parecem úteis na administração transdérmica de um anestésico local em grandes animais, antes da colocação de cateter IV, venopuntura, artrocentese ou coleta de líquido

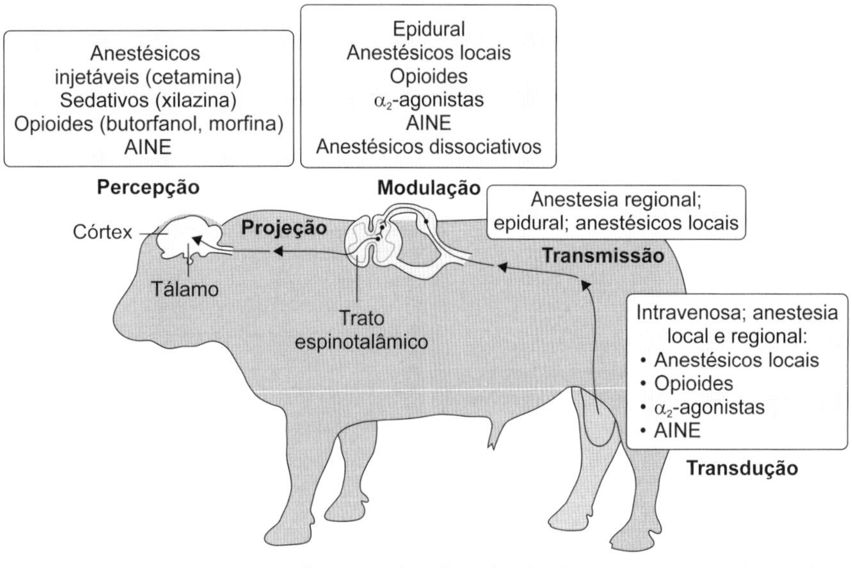

Figura 4.2 Vias nociceptivas em bovinos, identificando a localização anatômica da atividade do analgésico. Analgesia efetiva é mais bem obtida utilizando uma abordagem multimodal, que consiste na administração de dois ou mais medicamentos que reduzem ou cessam a transmissão, a modulação e a percepção de dor.
Reproduzida, com autorização, de Coetze, JF. Vet Clin North Am Food Anim Pract. 2013;29:13.

cerebrospinal. Na União Europeia, há preocupação quanto ao uso de lignocaína (lidocaína) em animais de produção, em virtude da atividade mutagênica e das características genotóxicas de um metabólito da lignocaína, a 2,6-xilidina. A procaína não origina esse metabólito, sendo uma alternativa apropriada, caso se restrinja o uso de lignocaína em animais de produção.

Anti-inflamatórios não esteroides

Parece que esses medicamentos exercem a maior parte de seu efeito analgésico relativo à *segunda dor* (dor lenta) causada pela sensibilização das fibras C por eicosanoides; atualmente, não se considera que os AINE tenham ação analgésica central. Os animais tratados com AINE devem estar normalmente hidratados, de modo a reduzir o risco dos efeitos renais, como nefrose tubular e necrose papilar (ver Doenças renais). Em equinos, a administração combinada de um AINE sistêmico com um corticosteroide intra-articular parece ser mais efetiva no tratamento de dor articular do que o tratamento com apenas um desses medicamentos.[10]

Embora a parição seja dolorida, dados recentes não indicam a administração de rotina de AINE durante o parto porque a maioria dos estudos realizados em vacas relatou maior ocorrência de retenção de placenta naquelas tratadas com AINE; esse resultado é compatível com o conhecimento atual de que $PGF_{2\alpha}$ tem uma importante participação no desprendimento da placenta.[11] Ainda é preciso esclarecer se o uso de AINE é benéfico em vacas com distocia.[12,13]

Flunixino meglumina

Esse AINE tem excelentes propriedades anti-inflamatória, antipirética e analgésica, sendo o AINE preferido no controle de dor visceral ou de dor de tecido mole aguda, embora também seja eficaz na dor musculoesquelética. A flunixino meglumina induz excelente analgesia na cólica equina e na dor pós-parto. A fim de comparar a ação dos três AINE na redução da dor pós-operatória em equinos, administrou-se uma dose IV de flunixino meglumina (1 mg/kg PC), fenilbutazona (4 mg/kg PC) e carprofeno (0,7 mg/kg PC). Verificou-se que os três AINE foram efetivos no controle da dor pós-operatória, mas a flunixino meglumina mostrou efeito clínico mais prolongado (12,8 h) do que carprofeno (11,7 h) e fenilbutazona (8,4 h). A flunixino meglumina (1,1 mg/kg PC IV) mostrou-se um analgésico efetivo em bezerros leiteiros, machos, com 2 a 3 meses de idade, submetidos à castração cirúrgica; a injeção de flunixino meglumina atenuou a resposta do cortisol e preveniu algumas das alterações de comportamento observadas em bezerros castrados não medicados ou que receberam apenas infusão de lidocaína.[1]

A dose de transporte usual de flunixino meglumina é 1,1 a 2,2 mg/kg PC IV (ruminantes) ou 1,1 mg/kg PC (equinos), seguida de dose de manutenção de 1,1 mg/kg PC, em intervalos de 24 h, embora, em alguns estudos, tenham sido utilizados intervalos de 8 a 12 h. Em geral, para obter efeito analgésico, administra-se flunixino meglumina 1 ou 2 vezes/dia, comumente por via parenteral (de preferência IV, em razão dos raros casos de mionecrose após injeções IM, especialmente em equinos), embora haja disponibilidade de formulações para uso oral. O medicamento aplicado IM é rapidamente absorvido, verificando-se concentração máxima dentro de 1 h. No entanto, altas doses administradas a um pônei podem ser tóxicas. Os efeitos tóxicos são semelhantes àqueles da fenilbutazona e consistem em úlcera de cólon, estômago e boca; as duas últimas são mais evidentes quando se faz administração oral. A principal desvantagem do uso de flunixino meglumina é o período de ação relativamente curto.[14]

Cetoprofeno

Esse AINE tem propriedades anti-inflamatória, antipirética e analgésica, sendo receitado na Europa para o tratamento de dor causada por mastite, claudicação e traumatismo (3,3 mg/kg PC IV ou IM, em intervalos de 24 h, durante 3 dias), em bovinos. Na Europa, também há disponibilidade de formulação de uso oral para bezerros lactentes. Teoricamente, o cetoprofeno pode ter propriedade analgésica superior aos AINE atualmente disponíveis porque ele bloqueia tanto a via ciclo-oxigenase quanto a via 5-lipo-oxigenase da cascata do ácido araquidônico; ademais, tem potencial atividade antibradicinina. No entanto, os últimos dois efeitos não foram comprovados em grandes animais, nas doses recomendadas. Tem se mostrado que o cetoprofeno propicia analgesia por várias horas após a descorna de bezerros e a castração cirúrgica de bezerros.

Fenilbutazona

Esse AINE é amplamente utilizado como analgésico VO em equinos, especialmente no tratamento de longa duração de dor musculoesquelética. É mais efetivo no alívio de dor musculoesquelética leve a moderada. A meia-vida do medicamento no plasma é cerca de 3,5 h, de modo que se recomenda a repetição do tratamento. A concentração plasmática de 20 mg/mℓ parece ser clinicamente efetiva em equinos, enquanto a dose de 60 a 90 mg/mℓ parece ser clinicamente efetiva em bovinos. Em equinos, após administração oral, verifica-se concentração plasmática máxima depois de 2 h; contudo, após injeção IM, isso não ocorre antes de 6 h; desse modo, as administrações IV e VO são as comumente utilizadas. A menos que se tenha cuidado em injetar o medicamento lentamente IV, pode ocorrer flebite grave, às vezes causando obstrução total da veia jugular. Em equinos, a dose recomendada é 4,4 mg/kg/dia PC, durante 5 dias VO ou IV. No primeiro dia, pode-se administrar 4,4 mg/kg PC, por 2 vezes, sendo esta a dose de transporte. Além de 5 dias, pode-se continuar o tratamento utilizando-se a menor dose efetiva. No entanto, o uso prolongado, especialmente em pôneis, com dose de 10 a 12 mg/kg/dia PC, durante 8 a 10 dias, pode ocasionar úlcera na mucosa do trato alimentar, inclusive na mucosa bucal, e retenção de fluido fatal causada por hipoproteinemia. A patogênese dessas lesões parece envolver uma flebopatia amplamente disseminada. Não se deve utilizar fenilbutazona no caso de preexistência de úlcera gastrintestinal, déficit de coagulação ou disfunção renal ou cardíaca. Esse medicamento deve ser utilizado sob rigorosa supervisão veterinária, de modo a se manter a dose efetiva mínima, e que seja utilizado apenas quando há clara indicação clínica para isso. Deve ser descontinuado se não houver evidência de resposta terapêutica ou caso surjam sintomas de toxicidade. Se houver dúvida quanto à toxicidade ou recomendação de uso prolongado, recomendam-se exames de sangue periódicos.

Em bovinos, a dose oral inicial recomendada é 10 a 20 mg/kg PC, seguida da dose oral diária de 4 a 6 mg/kg PC ou da dose de 10 a 14 mg/kg PC, em dias alternados. A excreção do medicamento é lenta em neonatos, de modo que o protocolo de dosagem deve ser ajustado em bezerros lactentes. A impressão clínica geral é que a fenilbutazona é o analgésico mais efetivo disponível para tratamento de bovinos com doenças musculoesqueléticas acompanhadas de dor. Nos EUA, não é mais permitido o uso de fenilbutazona em vacas-leiteiras com mais de 20 meses de idade, em virtude da preocupação com a presença de resíduos na carne e no leite; sabe-se que a fenilbutazona causa discrasia sanguínea em humanos, inclusive anemia aplásica, leucopenia, agranulocitose, trombocitopenia e morte. Além disso, a fenilbutazona é carcinogênica, conforme determinada pelo *National Toxicology Program*, dos EUA. Por conta dessas preocupações, a fenilbutazona não deve ser utilizada em animais destinados à produção de alimentos.

Meloxicam

É um AINE de ação mais duradoura do que a flunixino meglumina e tem a vantagem adicional de poder ser administrado por via IM. Preferivelmente, o meloxicam se liga à ciclo-oxigenase (COX)-2 (a isoforma que se pode induzir) e, portanto, em teoria, em grandes animais é menor a ocorrência dos efeitos adversos notados na inibição da isoforma COX-1 constitutiva, incluindo gastrite ou úlcera de abomaso e lesão de túbulos renais proximais. O meloxicam tem se mostrado um analgésico efetivo em ruminantes submetidos a procedimentos cirúrgicos, como descorna ou castração, sendo efetivo quando administrado na dose de 0,5 a 1 mg/kg PC VO, a cada 1 a 2 dias.

Entretanto, com base nas normas de prescrição nos EUA, a administração oral em ruminantes só deve ser feita quando há necessidade de manutenção de analgesia (> 3 dias).

Salicilatos

Ácido acetilsalicílico é o analgésico mais comumente utilizado em bovinos, mas não é muito efetivo e há limitada evidência clínica de sua eficácia. A dose recomendada é 100 mg/kg PC VO, em intervalos de 12 h; a administração oral é a mais comum. Como pode haver limitada absorção no intestino delgado, os salicilatos podem ser administrados IV (35 mg/kg PC, a cada 6 h, em bovinos; 25 mg/kg PC a cada 4 h, em equinos), mas essa via não é mais utilizada em razão da ampla disponibilidade de flunixino meglumina e fenilbutazona.

Carprofeno

É o AINE mais seguro por sua discreta inibição das prostaglandinas periféricas.

Diclofenaco

Esse AINE, quando administrado a cordeiros antes da castração com equipamento não cruento, reduz significativamente o período de tremores ou de postura anormal, após o procedimento de castração. O diclofenaco foi amplamente utilizado em bovinos e búfalos no sul da Ásia, até a detecção da redução catastrófica da população local de urubus. Constatou-se que os urubus que se alimentavam de carcaças de bovinos tratados com diclofenaco morriam por insuficiência renal induzida por esse medicamento. Subsequentemente, o uso veterinário de diclofenaco foi proibido em todo o sul da Ásia, em 2006, e desde então a população de urubus tem aumentado de modo notável.

α_2-agonistas

Xilazina

A xilazina foi o primeiro α_2-agonista amplamente utilizado em grandes animais e continua sendo o mais comumente administrado em ruminantes. A xilazina mostrou ser o analgésico mais efetivo no alívio das dores visceral, profunda e superficial induzidas experimentalmente em pôneis, quando comparada a fentanila, meperidina (petidina), metadona, oximorfona e pentazocina. No entanto, em decorrência de seu curto tempo de ação e sedação, diminuição da motilidade gastrintestinal e da função respiratória e maior produção de urina, seu uso se restringe a analgésico de curta duração. Parece que a xilazina induz mínima sedação e analgesia em suínos, quando administrada como um medicamento único.

A xilazina é amplamente utilizada em equinos. Medetomidina e dexmedetomidina são administradas a equinos quando é necessária analgesia de duração mais longa.[15]

Analgésicos narcóticos

Meperidina (demerol, petidina) é amplamente utilizada como analgésico para dor visceral, em equinos. Cloridrato de metadona e pentazocina também são utilizados, de modo limitado, e seu uso é detalhado no tratamento de cólica equina. Butorfanol, um narcótico sintético usado sozinho ou em combinação com xilazina, induz analgesia altamente efetiva nesses animais.[16]

Em geral, os analgésicos narcóticos não são tão efetivos em ruminantes quanto são em equinos e suínos, porque aqueles animais apresentam uma distribuição de receptores μ e κ diferente daquela de monogástricos. Em ruminantes, os opioides induzem analgesia breve ou nenhuma (dependendo do tipo de estímulo) e, para obter efeito, são necessárias doses maiores do que aquelas utilizadas em animais monogástricos. Os opioides também ocasionam efeitos comportamentais adversos em ruminantes. O problema é que a maioria dos opioides é medicamento controlado, necessitando de registros extensivos e armazenamento seguro; além disso, a presença de resíduos na carne e no leite em animais de produção limita ainda mais o uso de opioides em ruminantes.

Analgésicos narcóticos são utilizados no alívio de dor somática em humanos e podem ter amplo campo de aplicação em animais. Uma aplicação clínica recente é a liberação transdérmica de fentanila, um potente analgésico opioide agonista μ e κ, altamente lipossolúvel. Adesivos de fentanila têm sido aplicados na pele de equinos, suínos, ovinos, caprinos e lhamas. O grau de absorção depende da temperatura de sua parte central e da temperatura ambiente (e, portanto, do fluxo sanguíneo na pele onde o adesivo foi aplicado), da espessura da pele no local da aplicação e da aderência do adesivo à pele. Uma importante limitação para o uso de opioides é sua capacidade de causar dependência em humanos, devendo ser armazenado sob rigoroso controle, com registro por escrito de seu uso, na maioria dos países.

Antagonistas do receptor de *N*-metil-D-aspartato

O protótipo dos antagonistas do receptor de *N*-metil-D-aspartato é a cetamina, que modula a sensibilização central em dose subanestésica, induzindo efeito anti-hiperalgésico. A ação analgésica da cetamina é mais evidente em animais com dor moderada a intensa, ou naqueles animais que manifestam hipersensibilidade à dor.

Vaniloides

Capsaicina é derivada de pimenta ardida (*Capsicum annuum*), sendo o principal vaniloide utilizado em equinos; os vaniloides são caracterizados pela capacidade de ativar uma subpopulação de nociceptores primários de neurônios aferentes. A capsaicina induz hiperalgesia primária passageira, seguida de um período sustentado de dessensibilização que depende da espécie, idade, dose e via de administração. A sustentação da dessensibilização é responsável pela eficácia da capsaicina como analgésico. Portanto, ela tem efeito duplo: hiperalgesia inicial passageira (manifestada como uma sensação de queimadura) e dessensibilização de longa duração. A aplicação tópica de unguento de capsaicina no local onde passam os nervos digitais palmares tem sido utilizada em equinos como método auxiliar de analgesia na laminite, com eficácia comprovada. A principal desvantagem clínica do uso de capsaicina é a hiperalgesia primária passageira.

Análogos do ácido γ-aminobutírico

Gabapentina é a classe representativa e, originalmente, foi desenvolvida como um antiepiléptico para uso humano porque é um análogo estrutural do ácido γ-aminobutírico (GABA), um neurotransmissor inibidor. O efeito analgésico da gabapentina é verificado principalmente na dor crônica ou neuropática, ou como parte de terapia multimodal, sobretudo com AINE. A farmacocinética da gabapentina foi determinada em equinos[17], bovinos de corte[18] e bovinos leiteiros.[19] Em geral, é rapidamente, porém pouco, absorvida em equinos, quando administrada VO, na dose de 5 mg/kg PC; é rapidamente excretada em equinos, com meia-vida de excreção plasmática aparente de 3,4 h. Isso sugere que a gabapentina deve ser administrada com frequência (no mínimo, a cada 8 h), quando administrada VO em equinos.

Analgesia equilibrada (multimodal)

Como os múltiplos mecanismos de modulação da dor atuam em conjunto, propôs-se o conceito de *analgesia equilibrada ou multimodal*, semelhante àquele no qual o uso de diferentes combinações de sedativos e anestésicos resultam em melhor efeito de cada fármaco, induzindo anestesia equilibrada. Entre os equinos que recebem AINE ao final da anestesia, aqueles tratados com butorfanol durante a cirurgia necessitaram de menos analgesia adicional em comparação com os que não receberam qualquer opioide. Portanto, a combinação de medicamentos pode ser utilizada para provocar bloqueios sequenciais nas vias nociceptivas.

Acupuntura é uma opção terapêutica complementar popular para dor, em medicina humana. Em grandes animais, ainda são necessários testes clínicos aleatórios, com grupo-controle apropriado, teste cego e principais conclusões clinicamente relevantes, de modo a determinar se a acupuntura tem um efeito analgésico efetivo.

Vias de administração

As principais vias de administração de analgésicos são infiltração local, subcutânea, IM e IV. Atualmente estão sendo avaliadas outras vias, incluindo *oral*, *epidural*, *intra-articular* e *tópica*.

Xilazina e *lidocaína*, administradas para *analgesia epidural*, aboliram a dor e o tenesmo em vacas com traumatismo de base de cauda agudo, caracterizado por desconforto, dor aguda intensa, tenesmo grave e flacidez de cauda. Foi necessário um tratamento estendido para o alívio da dor por até 3 semanas. Também, foi injetada xilazina no espaço epidural para obtenção de analgesia durante a castração de touros. Em equinos, utilizou-se analgesia epidural combinando-se butorfanol e anestésicos locais, a fim de obter analgesia perineal.

Terapia de suporte

A aplicação de calor úmido em uma lesão localizada que causa dor é efetiva e, clinicamente, faz sentido. Seu efeito depende de quão frequentemente e por quanto tempo pode ser aplicado. Para um animal que permanece muito tempo deitado ou que possa se automutilar quando rola, é importante utilizar um material de cama adequado. Uma espessa camada de palha é mais útil quando é possível mantê-la limpa e densamente compacta. O uso de serragem é mais prático, mas pode causar algum dano, especialmente feridas. Paredes e pisos de borracha, como em cercados de recuperação, são efetivos, porém geralmente estão disponíveis apenas por curtos períodos. A distração de um equino com cólica por meio de caminhadas, continuamente, é uma maneira comum de evitar que o animal manifeste atitudes comportamentais, como o ato de rolar, que podem causar lesões por automutilação. Caminhada é útil, mas tem limitações óbvias.

O fornecimento de quantidade adequada de alimentos e água em boa qualidade é fundamental, sobretudo se o animal se encontra imobilizado e porque, com frequência, ele apresenta inapetência.

LEITURA COMPLEMENTAR

Anderson DE, Edmondson MA. Prevention and management of surgical pain in cattle. Vet Clin North Am Food Anim Pract. 2013;29:157-184.

Coetzee JF. A review of pain assessment techniques and pharmacologic approaches to pain relief after bovine castration: practical implications for cattle production within the United States. Appl Anim Behav. 2011; 135:192-213.

Habacher G, Pittler MH, Ernst E. Effectiveness of acupuncture in veterinary medicine: systematic review. J Vet Intern Med. 2006;20:480-488.

Lizarraga I, Chambaers JP. Use of analgesic drugs for pain management in sheep. N Z Vet J. 2012;60:87-94.

Mainau E, Manteca X. Pain and discomfort caused by parturition in cows and sows. Appl Anim Behav. 2011; 135:241-251.

Muir WW. Pain: mechanisms and management in horses. Vet Clin North Am Equine Pract. 2010;26:467.

Plummer PJ, Schleining JA. Assessment and management of pain in small ruminants and camelids. Vet Clin North Am Food Anim Pract. 2013;29:185-208.

Sanchez LC, Robertson SA. Pain control in horses: what do we really know? Equine Vet J. 2014;46:517-523.

Sneddon LU, Elwood RW, Adamo SA, Leach MC. Defining and assessing animal pain. Anim Behav. 2014;97: 201-212.

Stock ML, Coetzee JF. Clinical pharmacology of analgesic drugs in cattle. Vet Clin North Am Food Anim Pract. 2015;31:113-138.

Walker KA, Duffield TF, Weary DM. Identifying and preventing pain during and after surgery in farm animals. Appl Anim Behav. 2011;135:259-265.

REFERÊNCIAS BIBLIOGRÁFICAS

1. Webster HD, et al. J Dairy Sci. 2013;96:6285.
2. Stafford KJ, Mellor DJ. Appl Anim Behav Sci. 2011;135:226.
3. Sutherland MA, Tucker CB. Appl Anim Behav Sci. 2011;135:179.
4. Fisher AD. Appl Anim Behav Sci. 2011;135:232.
5. Waran N, et al. N Z Vet J. 2010;58:274.
6. Thomsen PT, et al. Vet Rec. 2010;167:256.
7. Huxley JN, Whay HR. Vet Rec. 2006;159:662.
8. Fajt VR, et al. J Am Vet Med Assoc. 2011;238:755.
9. Rault JL, et al. Appl Anim Behav Sci. 2011;135:214.
10. Brommer H, et al. Vet Rec. 2012;171:527.
11. Laven R, et al. Vet J. 2012;192:8.
12. Richards BD, et al. Vet Rec. 2009;165:102.
13. Newby NC, et al. J Dairy Sci. 2013;96:3682.
14. Smith GW, et al. J Am Vet Med Assoc. 2008;232:697.
15. Valverde A. Vet Clin North Am Equine Pract. 2010; 26:515.
16. Clutton RE. Vet Clin North Am Equine Pract. 2010;26:493.
17. Dirikolu L, et al. J Vet Pharmacol Ther. 2008;31:175.
18. Coetzee JF, et al. Vet J. 2011;190:98.
19. Malreddy PR, et al. J Vet Pharmacol Ther. 2013; 36:14.

ESTRESSE

É uma condição sistêmica que se instala como resultado da ação de estímulos que causam estresse por longo tempo, como dor, assunto já discutido anteriormente. Outros estímulos incluem fatores ambientais que estimulam respostas homeostáticas, fisiológicas e comportamentais além do normal. A medida mais objetiva de avaliação da presença e magnitude do estresse agudo é a verificação de ativação do *sistema medular simpatosuprarrenal* e do *eixo hipotalâmico-pituitário-suprarrenal (HPS)*, manifestada como aumento das concentrações plasmáticas de catecolaminas e de cortisol, respectivamente. A importância do estresse é que ele pode:

- Ocasionar doença psicossomática
- Aumentar a suscetibilidade à infecção
- Representar um nível de importância inaceitável para o bem-estar do animal
- Reduzir a eficiência produtiva.

A *síndrome de adaptação geral*, descrita em humanos, não tem algo parecido em animais e carece de definições exatas, patogênese precisa e credibilidade geral.

Causas

Para os animais, um ambiente satisfatório é aquele que propicia conforto térmico, conforto físico, controle de doenças e satisfação comportamental. Um ambiente no qual esses fatores são inadequados induz ao estresse. As influências ambientais que estimulam respostas fisiológicas dos animais serão mencionadas a seguir, e algumas são consideradas estímulos que causam estresse. Os efeitos da maioria dessas influências na produção ou nos índices de desempenho foram mensurados quantitativamente, e vários deles foram equivalentes às concentrações sanguíneas de corticosteroides da suprarrenal, que os quantificam como estímulos que causam estresse nas diferentes espécies:

- *Transporte rodoviário* por longo tempo, sobretudo durante clima inclemente e quando o caminhão está abarrotado, é considerado um importante fator estressante, associado ao aumento de prevalência de doenças contagiosas em todas as espécies de animais pecuários. Os efeitos do transporte rodoviário prolongado foram mensurados em bezerros jovens, bovinos, ovinos e equinos
- *Clima*, especialmente a temperatura, muito quente ou muito fria, é um estímulo que causa estresse. Em particular, a alteração climática influencia muito a produção de calor corporal e os mecanismos de conservação da temperatura em, por exemplo, condições de chuva e vento repentinos, que interferem no conforto dos animais
- *Esforço físico exagerado*, como no caso de enduro, em equinos; o ato de se debater, em animais contidos; medo; e excitação e medo na síndrome da miopatia por captura, em animais selvagens, são estímulos estressantes potenciais
- *Dor*, especialmente a dor mascarada pelo uso de analgésico, na cólica equina grave, é um estímulo estressante. A dor ocasionada por descorna e castração de animais pecuários também é um estímulo estressante passageiro, dependendo da espécie e do método utilizado
- *Fatores relacionados à aglomeração*, como temperatura, umidade, exaustação física associada com permanência em pé por longo tempo e, então, levar para caminhar, dificuldade em alcançar os alimentos e a água, entre outros, são fatores relevantes. Dois outros fatores podem ser importantes. Um é o efeito da superpopulação no comportamento; por exemplo, suínos em locais com superpopulação parecem morder mais uns aos outros do que quando são criados em grupos com menor densidade populacional e são mais agitados que o normal em ambiente de alta temperatura. A mordida é muito mais grave entre machos do que entre fêmeas. Também sabe-se que suínos mordem uns aos outros quando se estabelece hierarquia em um grupo, por exemplo, após a mistura de grupos, e que isso é mais grave quando há pouco alimento. Outro fator que pode influenciar a resposta do animal à superpopulação é o fator psicológico do desinteresse decorrente da superpopulação (ou de isolamento). No entanto, isso é uma condição desconhecida em animais
- *Presença ou ausência de cama*. Esse é um fator de conforto diferente de temperatura e umidade. Ainda não se sabe se o conforto climático influencia mecanismos fisiológicos
- *Alojamento* geralmente inclui a questão de conforto, como a manutenção de temperatura moderada, mas não se sabe se há outro fator além do físico

- *Deficiências nutricionais*, inclusive carência de energia, alimento volumoso e fluido
- Sossego *versus* excitação. Molestamento provocado por pessoas ou outros animais, suficiente para ocasionar medo, estimula a resposta de estresse em animais e acredita-se que isso seja uma importante causa de doença relacionada a estresse em animais. Portanto, transporte, participação em leilões, feiras e exposições, confinamento e simplesmente a mistura de diversos grupos de modo a estimular a competição hierárquica, são causas de estresse. A chegada ao abatedouro, onde há ruído e odor que ocasionam medo adicional, provavelmente seja muito estressante por essas razões, mas é improvável que o medo por morte iminente seja relevante. Essas situações são estressantes ao ponto de causar elevação na concentração plasmática de epinefrina
- *Instinto para viver em rebanho ou grupo*. Os animais acostumados a viver em rebanhos ou grupos, quando separados destes podem ficar angustiados por um tempo.

Patogênese

Acredita-se que o estresse se desenvolve quando os mecanismos do animal relacionados à adaptação de seu organismo ao ambiente vão além de suas capacidades normais. O ritmo diário (circadiano) das modificações homeostáticas e fisiológicas em respostas às alterações diárias normais no ambiente requer esse último modo de adaptação. No entanto, alterações marcantes no ambiente, como mudança climática grave, influenciam muito a adaptação e são consideradas estímulos estressantes.

Os sistemas orgânicos mais envolvidos no processo de adaptação ao ambiente são: endócrino, para respostas mais demoradas; nervoso, para estímulos sensitivos e respostas de curta duração. A resposta endócrina envolve, principalmente, a resposta medular suprarrenal, relacionada à situação de "fuga ou luta", que requer ação imediata, e a resposta da cortical da suprarrenal, que ocorre quando persiste a situação de estresse.

Em pessoas, grande parte do estado de "estresse" decorre de estímulos oriundos do córtex cerebral e depende da capacidade de desenvolver medo e ansiedade frente às situações prévias de estresse. Não se sabe se esses estímulos psicológicos têm ou não alguma participação importante na ocorrência de doença em animais. A evidência parece sugerir que fatores psíquicos têm alguma participação, mas que é relativamente pequena.

A decisão crítica para relacionar a presença de estresse e a ocorrência de doença implica saber quando uma pressão ambiental excede aquela que os mecanismos de adaptação do animal podem suportar de maneira razoável; em outras palavras, definir quando cada uma das pressões ambientais mencionadas anteriormente, de fato, representa um estímulo estressante. Há grande carência de definições sobre o assunto. É provável que a orientação mais útil seja "estresse é qualquer estímulo, interno ou externo, químico, físico ou emocional, que atua em neurônios do hipotálamo para liberar hormônio liberador de corticotrofina em concentração maior do que aquela verificada naquele momento do dia, na ausência de estímulo". Essa definição que emprega a palavra estresse como "estímulo que causa estresse" tem sido mais comumente utilizada. Com exceção disso, é aceitável. O limiar crítico de estresse ocorre no córtex da suprarrenal, e sua determinação física implica teste químico para determinar a concentração de ACTH, que é a base da definição original "síndrome do estresse e da adaptação geral", descrita por Selye, em 1950. O conceito original ainda é aceito em decorrência de sua simplicidade e lógica. No entanto, ainda é limitada a evidência que sustenta a hipótese. Não está comprovada a importância do conceito em animais, pois ainda não há uma resposta usual a uma aplicação padrão de estímulo. Há grande variação entre os animais; estímulos que seriam significativamente estressantes parecem não ter efeito total na atividade adrenocortical.

Estresse e transporte rodoviário

Foi avaliada a resposta de diferentes espécies de animais pecuários aos efeitos do transporte rodoviário. Em bovinos não habituados, que são forçados a caminhar e, então, constituírem um rebanho, notou-se aumento do hematócrito e das concentrações sanguíneas de catecolaminas, cortisol, lipídios totais, glicose e lactose. O transporte de bezerros de 4 a 6 meses de idade, por apenas 4 h, resultou em leucocitose com neutrofilia, redução da população de linfócitos T, supressão da blastogênese de linfócitos e exacerbação da atividade de neutrófilos. O efeito do transporte rodoviário em bovinos varia de acordo com a idade; o transporte de bezerros com 1 a 3 semanas de idade, com duração de até 18 h, não foi um fator estressante, como acontece em bezerros mais velhos. A ausência de resposta ao transporte em bezerros mais novos pode ser decorrência de falta de adaptação fisiológica ao transporte. Durante a viagem, a concentração plasmática de cortisol e a atividade sérica de creatinoquinase (CK) aumentaram. Notou-se evidência clínica de desidratação e aumento da concentração sérica de ácidos graxos não esterificados, β-hidroxibutirato e ureia, refletindo alterações do padrão de alimentação normal. Com base em mensurações fisiológicas e mensurações subjetivas do comportamento, uma viagem de 15 h, mesmo em boas condições, é inaceitável em termos de bem-estar animal. O transporte ocasiona exaustão e desidratação, mas o repouso favorece a recuperação dessas duas situações. Quando os ovinos são submetidos à viagem de até 24 h, é melhor que seja feita em etapas, pois a etapa inicial de carregamento e transporte é a mais estressante. Em ovinos que fazem uma viagem de 15 h, a principal alteração na liberação de hormônio acontece nas primeiras 3 h, sendo muito menor nas outras 12 h.

Foram avaliados os efeitos do transporte rodoviário nos índices de estresse em equinos. Uma viagem de até 24 h, em *trailer* bem ventilado não foi particularmente estressante aos equinos sadios habituados a esse tipo de transporte e a companheiros de viagem, permitindo-se paradas frequentes, ao menos a cada 3,75 h. Não houve indicação de que o transporte rodoviário é um fator de risco para doença pulmonar; contudo, o confinamento de equinos com a cabeça elevada por até 24 h (como acontece durante o transporte) resulta em colonização e multiplicação de bactérias no trato respiratório superior. Os equinos também apresentam menos estresse físico quando estão voltados para trás no *trailer*.

Com base na concentração plasmática de cortisol, considerou-se que o confinamento de touros jovens em caminhão e a movimentação são fatores estressantes durante o transporte rodoviário. O estresse ocasionado pelo transporte aumenta as perdas de fezes, urina e tecido, sendo maior nas primeiras 5 a 11 h de viagem. Durante o transporte de bezerros desmamados em fase de crescimento (195 kg), a principal parte de estresse do transporte é notada na fase inicial da viagem; períodos mais longos podem não acrescentar significativamente mais estresse do que aquele total de estresse imposto aos bezerros. É possível que o principal fator seja o manuseio dos animais durante seu carregamento e descarregamento.

Outras possíveis causas de estresse

A descorna de bezerros leiteiros com 8 semanas de idade resultou em elevação da concentração plasmática de cortisol dentro de 1 h após o procedimento, mas não houve evidência de estresse prolongado.

A avaliação dos efeitos da restrição de proteínas e/ou energia metabolizável na dieta materna na resposta de anticorpo humoral em vacas e a absorção de imunoglobulinas por seus bezerros com estresse pelo frio indicou que não houve diferença sustentada importante, comparativamente aos animais do grupo-controle.

Diferentes tipos de estresse também resultam em alterações distintas nas concentrações de metabólitos e hormônios. Estresse ambiental, como ruído, estimula a resposta hipotalâmico-cortical da suprarrenal, enquanto fatores estressantes como transporte estimulam a resposta simpático-medular da suprarrenal.

Patologia clínica

O parâmetro direto de mensuração de estresse é a determinação da concentração plasmática de ACTH; o estresse pode ser indiretamente avaliado pela mensuração da concentração plasmática de cortisol, que é um teste mais barato e mais amplamente disponível. A concentração de cortisol na saliva ou nas fezes é um bom indicador de estresse em ovinos e bovinos. É fácil obter amostras de saliva e fezes, e a realização do exame é simples. Vale lembrar que a elevação das concentrações de cortisol no plasma, na saliva e nas fezes é uma resposta fisiológica normal e não necessariamente, implica existência de uma condição ambiental prejudicial. A determinação das concentrações plasmáticas de catecolaminas (epinefrina e norepinefrina) se limita a pesquisas porque esses hormônios são instáveis em condições de armazenamento padrão.

Fatores estressantes como desmame, criação em alojamento solitário ou com novo grupo e transporte levam a uma resposta de fase aguda, manifestada como elevação imediata da concentração de amiloide A sérica e aumento discreto retardado da concentração de haptoglobina.[1] O mecanismo de acréscimo não está diretamente relacionado à elevação da concentração plasmática de cortisol. A liberação de cortisol endógeno também resulta em neutrofilia sem desvio à esquerda.[1]

Durante o transporte rodoviário prolongado de bovinos e ovinos, ocorrem alterações significativas nas concentrações séricas de proteína total, ácidos graxos não esterificados (AGNE), CK, β-hidroxibutirato e ureia, bem como do teor plasmático de glicose. Essas alterações podem ser utilizadas para avaliar o grau de estresse nutricional e a privação de alimentos e água durante o transporte.[2] A privação prolongada de alimentos reduz a reserva hepática de glicose e aumenta as concentrações plasmáticas de AGNE e cetonas. A desidratação eleva a concentração plasmática de proteínas e a osmolalidade do sangue. Estresse físico, como fadiga ou exercício, resulta em aumento de CK. Fatores psicológicos estressantes, como medo, ocasionam elevação dos teores de cortisol e corticosterona.

Síndromes relacionadas ao estresse

Doença psicossomática

Em humanos, ocorre um estímulo neuronal significativo do córtex cerebral para o hipotálamo, em resposta à pressão psicológica gerada pelo estresse. A incapacidade de monitorar a ansiedade e o desconforto em animais impossibilita determinar a presença de estresse psicológico nestes. No entanto, em animais pecuários, praticamente não se conhecem doenças psicossomáticas, como ocorre em pessoas. A patogênese da doença psicossomática parece envolver a capacidade do córtex cerebral de se sobrepor, efetivamente, aos mecanismos de (retroalimentação) normais, pelos quais a glândula pituitária controla a secreção de corticosteroides pelo córtex suprarrenal. Em outras palavras, os mecanismos de adaptação normais não atuam, desenvolvendo-se, assim, hiperadrenocorticismo e exaustão da suprarrenal.

Estresse e suscetibilidade à infecção

Observações a campo sustentam a ideia de que o estresse reduz a resistência à infecção. Isso parece ser lógico quando a atividade adrenocortical é maior do que o normal. A relação desse tipo mais amplamente explorada é aquela em que os bezerros são submetidos ao desmame e ao transporte e verifica-se sua suscetibilidade à febre do transporte (pasteurelose). A prevalência parece aumentar e, além disso, se agrava pela contribuição de outros fatores estressantes.

Estresse e bem-estar animal

O desconforto que as pessoas notam em animais domésticos é considerado um assunto de grande preocupação por parte da comunidade em geral. Atualmente, a criação intensiva de animais é um procedimento aceitável no agronegócio, mas parte do público consumidor está propensa a aceitar o ponto de vista de que essas práticas são cruéis. A literatura sobre o assunto tem procurado demonstrar que o estresse ambiental na criação intensiva, debicagem, caudectomia, dentre outras, é suficiente para causar uma resposta de estresse, que pode ser comprovada pelo aumento da secreção de corticosteroides. Não tem sido sempre assim, o que é compreensível, dadas as conhecidas variações da resposta dos animais às condições ambientais, necessitando de sua adaptação fisiológica. Se fosse possível demonstrar que existe essa relação e que o aumento da atividade adrenocortical causa redução na resistência à infecção, a tarefa do pessoal responsável pelo bem-estar dos animais seria muito mais fácil. No entanto, a carência desses dados experimentais torna a discussão menos fácil de resolver, mas, em geral, aceita-se atualmente que os produtores são responsáveis pelos seus animais e perante a sociedade em geral, mantendo um padrão aceitável de cuidado humanitário dos animais. Geralmente, esses argumentos são expressos como códigos de bem-estar animal, aceitos pela maioria das pessoas comprometidas com a questão. No entanto, eles não são diretrizes constitucionais, não tendo força de lei. Assim, alguns tribunais de justiça os aceitam como diretrizes sobre as quais se deve basear a relação homem-animal, na fazenda. Os códigos em si são arbitrários, o que torna compreensível que sejam fartamente entremeados de sentimentos antropomórficos. O estudo sobre etologia, que se expandiu muito no passado recente, pode, eventualmente, propiciar algumas respostas a esse campo ativo e, em geral, controverso.

Há crescente convicção de que o bem-estar dos animais na fazenda, durante o transporte, em recintos de leilão ou no abatedouro deve levar em consideração *cinco atitudes de liberdade* que refletem mais as condições ideais do que os padrões legais. O conceito sobre essas cinco atitudes teve origem no Relatório de Brambell, liberado para publicação em 1965 (Relatório do Comitê Técnico sobre Bem-estar de Animais Pecuários Criados em Sistemas Intensivos). Esse relatório indica que os animais pecuários devem ter liberdade para "se levantar, deitar, caminhar, se lamber e esticar os membros". As cinco atitudes de liberdade atualmente estabelecidas são:

- *Livre para se alimentar e beber água*: fácil acesso à água potável e dieta apropriada que mantém saúde plena e vigor
- *Livre de desconforto*: propiciar um ambiente adequado, incluindo abrigo e uma área de repouso confortável
- *Livre de dor, lesão e doença*: prevenir ou diagnosticar e tratar imediatamente a doença
- *Livre para expressar seu comportamento normal*: propiciar espaço suficiente, instalações apropriadas e adequada estrutura de grupo
- *Livre para ter medo e aflição*: assegurar que condições e tratamento evitem sofrimento mental.

O bem-estar animal também pode ser avaliado por meio de um perfil conceitual, sendo três deles amplamente defendidos (função biológica, estado afetivo e vida natural). No perfil *função biológica*, os animais utilizam uma variedade de respostas fisiológicas e comportamentais para se adaptarem ao ambiente; baixa produtividade e lesão são constatadas em circunstâncias graves, nas quais são incapazes de se adaptarem ao ambiente. Esse perfil é criticado porque não inclui um componente emocional, embora essa ativação possa ser inferida mediante a avaliação da magnitude dos eixos simpatico-suprarrenal medular e HPA. No perfil *estado afetivo*, o bem-estar animal é visto como "a soma da magnitude das experiências agradáveis e desagradáveis". Embora seja um conceito útil, sua quantificação é difícil. Finalmente, o perfil *vida natural* se baseia no conceito de que o bem-estar é melhorado quando os animais podem expressar seus comportamentos normais; isso é bem ilustrado em sistemas de produção "favoráveis ao bem-estar", como pastejo livre de grupos de ovinos e de rebanhos de bovinos de corte. Quando praticado ao extremo, o perfil vida natural pode resultar em problemas com o bem-estar dos animais, como maior perda de ruminantes neonatos expostos a clima muito frio e com ventania, causada por hipotermia.

A condição dos animais utilizados em pesquisa foi sempre um assunto de discussão entre pesquisadores e parte da sociedade. Geralmente, essa discussão gira em torno de proposições antropomórficas de que os animais são sujeitos a medo de dor, doença e morte, como acontece com as pessoas. Em termos fisiológicos, não há evidências consistentes que sustentem esses pontos de vista.

Entretanto, a opinião pública novamente alcançou um bom nível de aceitação de que a experimentação animal deve ser controlada e restrita, bem como cuidadosamente supervisionada, de modo a impedir pesquisas desnecessárias e sofrimento aos animais.

Estresse e doença metabólica

Há uma tendência em considerar patologia provocada por estresse qualquer doença metabólica causada pela forte pressão de um fator ambiental, por exemplo, hipocalcemia em ovinos e hipomagnesemia em bovinos criados em clima frio, acetonemia e toxemia da prenhez em vacas e ovelhas que recebem dietas deficientes e doença do músculo branco em bezerros e cordeiros após praticarem exercício vigoroso. Essas doenças têm origem ambiental, mas suas causas são muito mais simples do que a complexa interação do eixo córtex cerebral-hipotálamo-adrenocortical. Elas podem ser prevenidas e tratadas sem qualquer intervenção na patogênese da doença provocada por estresse. Isso não significa que não há participação adrenocortical na patogênese das doenças mencionadas anteriormente, mas as tentativas de se estabelecer essa relação, por ora, não têm sido bem-sucedidas.

Estresse e suas consequências no desempenho econômico

O constante conflito para o domínio de outros animais da população é mais marcante em aves e suínos e, nessas espécies, foi estabelecida a relação entre a condição hierárquica e a produtividade; os animais de menor produtividade pertencem à classe social inferior. Também sabe-se que as aves altamente sensíveis e que se assustam com facilidade têm baixa produtividade, sendo prontamente identificadas e descartadas.

A relação entre estresse e produtividade parece real. Por exemplo, em vacas-leiteiras lactantes, o estresse causado pelo calor em decorrência de alta temperatura ambiente reduz o consumo de alimentos com alto teor de fibras e, consequentemente, a produção de leite; do mesmo modo, as relações entre estresse e infertilidade e entre estresse e mastite em vacas foram bem documentadas. A sensibilidade de animais ao estresse ambiental é maior quando já apresentam estresse metabólico, por exemplo, durante a prenhez e no início da lactação. A adoção de um programa de descarte de animais agressivos e irregulares parece ter um fundamento econômico.

Controle do estresse

A ampla discussão pública sobre o bem-estar de animais domésticos destinados à produção de alimentos determina que os veterinários, os pesquisadores da área animal e a indústria de animais pecuários precisam desenvolver sistemas de manejo e alojamento que reduzem os fatores estressantes e propiciem um ambiente que torna os animais mais confortáveis e, ao mesmo tempo, mais produtivos. Em uma sociedade humana civilizada, é de se esperar que os animais utilizados para produção de alimentos ou como animais de companhia devam viver livres de abusos e de exploração hostil. É preciso determinar qual a melhor maneira de monitorar o bem-estar dos animais e verificar se estão, ou não, sob condições de estresse. Em muitos países, há disponibilidade das diretrizes com os códigos de práticas para produção de animais pecuários. Além de alojamento, manejo e intervenção experimental, também é importante dar a devida atenção à seleção apropriada e ao uso de anestésicos e analgésicos quando algo provoca dor, como descorna e castração. Em bovinos, foram avaliados os efeitos de sedativos, como acepromazina e xilazina, na resposta ao estresse, porém os resultados foram inconclusivos.

O bem-estar dos animais durante o transporte é uma importante questão que resultou em uma legislação governamental sobre o transporte de animais e a definição de procedimentos aceitáveis e não aceitáveis. O bem-estar é determinado pelo tempo de viagem e pelas condições nas quais os animais são transportados, incluindo densidade populacional, ventilação, temperatura, umidade, ruído e trepidação. Privação prolongada de alimentos e água durante longa viagem resulta em fome e sede e devem ser estabelecidas medidas que minimizem tais ocorrências.

LEITURA COMPLEMENTAR

Hart KA. The use of cortisol for the objective assessment of stress in animals: pros and cons. Vet J. 2012; 192:137-139.

Hemsworth PH, Mellor CJ, Cronin GM, Tilbrook AJ. Scientific assessment of animal welfare. N Z Vet J. 2015;63:24-30.

Sutherland MA. Welfare implications of invasive piglet husbandry procedures, methods of alleviation and alternatives: a review. N Z Vet J. 2015;63:52-57.

REFERÊNCIAS BIBLIOGRÁFICAS

1. Lomborg SR, et al. Vet Res Commun. 2008;32:575.
2. Saco Y, et al. Vet J. 2008;177:439.

DISTÚRBIOS DO APETITE, DA ALIMENTAÇÃO E DO ESTADO NUTRICIONAL

A *fome* é uma sensação subjetiva meramente local oriunda da hipermotilidade gástrica provocada, na maioria das vezes, pela ausência de distensão do estômago pelo alimento.

Apetite é um reflexo condicionado que depende de associações passadas e experiências com alimentos palatáveis e não dependem das contrações gástricas verificadas na fome. Na lida com os animais, o termo apetite é utilizado amplamente e, de fato, expressa o grau de fome, indicado pelo consumo de alimento. Quando se mencionam variações do apetite normal, elas significam variações no consumo normal de alimento, com a rara exceção do animal que demonstra interesse em se alimentar, mas não o faz por apresentar uma lesão dolorida na boca, ou outra anormalidade. Quanto às variações de apetite, considera-se apetite aumentado, diminuído ou anormal.

Hiperorexia, ou aumento do apetite, é causada pelo maior número de contrações gástricas, sendo manifestada como *polifagia* ou aumento do consumo de alimento. A ausência parcial de apetite (*inapetência*) e a ausência total de apetite (*anorexia*) são manifestadas por graus variáveis de redução da ingestão de alimento (*anofagia*). *Subnutrição* pode ser definida como o fornecimento inadequado prolongado de nutrientes que mantêm a boa saúde do indivíduo e, no caso de animais jovens ou subdesenvolvidos, mantêm o potencial de crescimento. Comparativamente, *má nutrição* consiste em deficiência, desequilíbrio ou excesso de nutrientes que prejudicam a saúde e o potencial de desenvolvimento do indivíduo.[1]

Apetite anormal inclui avidez por substâncias que, com frequência, são nocivas e não fazem parte da dieta usual. A anormalidade do apetite pode ser considerada perversão do apetite, uma condição passageira, ou depravação do apetite, uma condição permanente ou um hábito. Ambas são manifestadas por diferentes tipos de *pica* ou *alotriofagia*.

Sede

É um aumento de interesse por água, manifestada por consumo excessivo de água (polidipsia). Os dois principais estímulos para a sede são: aumento da osmolalidade do plasma e hipovolemia/hipotensão. A osmolalidade é controlada por receptores presentes na parte anterior do hipotálamo, fora da barreira hematencefálica, enquanto a "pressão" é controlada por barorreceptores de alta e baixa pressão, presentes no sistema vascular e no coração. Clinicamente, diabetes insípido, sem dúvida, provoca a polidipsia mais exagerada.

Observações específicas em pôneis mostraram que o consumo de água aumenta em resposta à elevação da pressão osmótica do fluido tecidual (decorrente de prévia privação de água) ou à diminuição do volume de fluidos corporais (como acontece após administração IV de furosemida). Os equídeos podem se adaptar e se recuperam rapidamente após 72 h de privação de água, especialmente jumentos e burros e, assim, podem ser considerados animais adaptados ao deserto.

A síndrome clínica causada pela privação de água não está bem definida. Os animais aos quais se fornece solução salina relutam em beber essa solução e, se a salinidade for suficientemente alta, eles morrem em virtude de intoxicação por sal. Em geral, os bovinos criados em pastagem e totalmente privados de água tornam-se muito excitados, sendo possível que, em um episódio de fúria, derrubem cercas e destruam bebedouros. Ao exame, manifestam abdome e globos oculares retraídos, além de outros sinais de desidratação. Nota-se excitabilidade com tremores e um pouco de espuma na boca. O andar é rígido e sem coordenação, seguido de decúbito. É possível a ocorrência de aborto de bezerros decompostos, com distocia causada pela ausência de dilatação da cérvice, algum tempo depois de saciada a sede; os sobreviventes podem morrer. Durante a necropsia, nota-se extensa liquefação dos depósitos de gordura, desidratação e morte fetal precoce em vacas.

A privação de água experimental foi relatada em camelos, em vacas-leiteiras lactantes e não lactantes e em ovinos. Os camelos morreram depois de privação total de água por 7 a 9 dias; a perda de PC foi de, aproximadamente, 25%. Vacas lactantes com acesso a apenas 50% de seu consumo normal de água tornaram-se muito agressivas ao redor do cocho de água, ficando bastante tempo ao redor dele, e deitavam menos. Depois de 4 dias, a produção de leite diminuiu 74% e o PC, 86% em relação aos valores iniciais. Verificou-se aumento significativo na osmolalidade sérica, com elevação nas concentrações de ureia, sódio, proteína total e cobre. O volume globular (ou hematócrito) aumentou, bem como as atividades séricas de creatinoquinase e aspartato aminotransferase (AST). Na privação total de água por 72 h, as alterações foram semelhantes, porém, surpreendentemente, nesse momento foram constatados poucos sinais clínicos. Não se notou alteração marcante na composição do leite e as concentrações plasmáticas de eletrólitos retornaram à normalidade em 48 h. Os ovinos, mesmo as ovelhas prenhes, conseguem sobreviver mesmo quando o acesso à água se restringe apenas a intervalos de 72 h; contudo, ocorre perda significativa do peso corporal (26%). A privação hídrica em que se permitiu acesso à água apenas a cada 96 h foi incompatível com a manutenção da prenhez.

Polifagia

Inanição, diarreia funcional, gastrite crônica e anormalidades da digestão, especialmente insuficiência pancreática, podem resultar em polifagia. A ocorrência de doenças metabólicas, inclusive diabetes melito e hipertireoidismo, é rara em grandes animais, mas essas condições causam polifagia em outras espécies. Com frequência, parasitismo interno está associado com baixa taxa de crescimento, mesmo com um consumo de alimento além do adequado.

Embora seja difícil avaliar o apetite de animais, parece ser a única explicação para o comportamento daqueles indivíduos que se alimentam excessivamente com ração concentrada ou outros alimentos palatáveis. As síndromes associadas com alimentação excessiva são tratadas no Capítulo 8.

Anofagia ou afagia

A redução no consumo de alimento pode ser decorrência de fatores físicos, como lesões doloridas na boca e na faringe ou perda do interesse em se alimentar. Hipertermia, toxemia e febre diminuem as contrações do estômago, como acontece na fome. Nas espécies com trato alimentar simples, a deficiência de tiamina na dieta causa atonia intestinal e redução no consumo de alimento. Em ruminantes, a deficiência de cobalto e a alta infestação por helmintos *Trichostrongylidae* são causas comuns de anofagia; baixa concentração plasmática de zinco também foi considerada uma causa. Na verdade, a estase do trato alimentar por qualquer causa resulta em anofagia. Algumas sensações, incluindo dor intensa, excitação e medo, podem se sobrepor à sensação de fome; animais criados em sistema extensivo podem, temporariamente, recusar o alimento quando confinados em lotes ou unidades experimentais. Alguns ovinos criados em pastagem tornam-se totalmente anofágicos quando confinados. A causa é desconhecida e o tratamento, se não for o retorno à pastagem, não é efetivo.

Um sinal clínico semelhante é a aversão ao alimento, notada mais comumente em suínos, que rejeitam determinada partida de alimento contaminada com micotoxinas, por exemplo, aquela de *Fusarium* spp., ou com a planta *Delphinium barbayi*.

Um dos importantes propósitos em medicina veterinária é encorajar o consumo adequado de alimento por animais doentes ou convalescentes. A administração, local ou sistêmica, de estimulantes do trato alimentar não tem valor, a menos que, previamente, se trate a doença primária. É improvável que a aplicação parenteral de medicamentos parassimpatomiméticos, quando há atonia do trato digestório causada por peritonite, aumente o consumo de alimento. Em bovinos, a administração intrarruminal de 10 a 20 ℓ de suco ruminal obtido de uma vaca normal, frequentemente propicia excelente resultado em bovinos adultos que manifestem anorexia por vários dias, desde que a causa primária da anorexia seja corrigida. O fornecimento de alimentos mais palatáveis também é benéfico.

O tratamento oral ou parenteral com fluido e eletrólitos é indicado para animais que não se alimentam nem bebem água por alguns dias. Para animais que não se alimentam ou àqueles com doença intestinal intratável, pode-se indicar o uso de alimentação IV total (nutrição parenteral). A questão da nutrição terapêutica em animais pecuários que não se alimentam parece ter sido ignorada. No entanto, na maioria dos casos, os animais pecuários voltam a consumir sua dieta normalmente preferida, assim que a causa inicial de anofagia ou afagia seja removida ou corrigida. Pode ser necessária terapia intensiva com fluido durante a fase de convalescença de qualquer doença que prejudicou o consumo de alimento e que pode resultar em discreta redução dos eletrólitos do soro sanguíneo.

A redução do consumo de alimento em vacas-leiteiras de alta produção, nos primeiros dias ou semanas de lactação, e em vacas de corte obesas no final da gestação pode ocasionar infiltração gordurosa e degeneração hepática, com alta taxa de mortalidade. Recomenda-se o tratamento parenteral com glicose e oral com propilenoglicol, a fim de reduzir a mobilização de quantidade excessiva de gordura corporal.

Na anofagia nervosa em pessoas, utiliza-se injeção de insulina em dose suficiente para induzir hipoglicemia, sem causar convulsões; em animais, o uso de tranquilizantes pode propiciar o mesmo resultado.

Em ruminantes, os efeitos do teor de glicose no sangue no consumo de alimento são controversos, mas é provável que nem a concentração sanguínea de glicose nem a de acetato sejam fatores importantes no controle do apetite. A anorexia, característica na acetonemia e na toxemia da prenhez em ruminantes, parece ser decorrente da toxemia metabólica notada nessas doenças. Lesões eletrolíticas na região hipotalâmica podem estimular ou deprimir o consumo de alimento, dependendo da área acometida. Isso indica uma provável importância do hipotálamo no controle geral do apetite.

LEITURA COMPLEMENTAR

Sartin JL, Daniel JA, Whitlock BK, Wilborn RR. Selected hormonal and neurotransmitter mechanisms regulating feed intake in sheep. Animal. 2010;4:1781-1789.

REFERÊNCIA BIBLIOGRÁFICA

1. Hogan JP, et al. Nutr Res Rev. 2007;20:17.

Pica ou alotriofagia

Pica é a ingestão de material estranho à dieta normal e varia desde o simples ato de lamber até o ato real de comer ou beber. Na maioria das vezes, está associada com dieta deficiente em quantidade ou, em alguns casos, mais especificamente de fibra ou de nutrientes individuais, em especial sal comum, cobalto ou fósforo. Em coelhos e potros, é considerada um comportamento normal, acreditando-se que seja um modo de suplementação da dieta ou de fornecimento de nutrientes para a flora bacteriana intestinal. O tédio, no caso de animais estreitamente confinados, com frequência resulta em desenvolvimento de pica. Dor abdominal crônica causada por peritonite ou gastrite e anormalidades do SNC, inclusive raiva e acetonemia nervosa, também são causas de pica.

O tipo de pica pode ser definido como: *osteofagia*, que é o ato de mastigar ossos; *infantofagia*, o ato de comer as crias; e *coprofagia*, o ato de ingerir fezes. Outros tipos incluem a ingestão de madeira pelos ovinos, ingestão de casca de árvore, consumo de carcaça em decomposição e canibalismo. A necessidade de sal pode resultar em lambedura do pelame, mastigação de couro, ingestão de terra e de urina. Também é possível notar ingestão de urina quando ela se mistura com material palatável, como efluente de silagem. A ingestão de casca de árvore é um hábito comum em equinos, especialmente quando sua dieta é deficiente em fibra, por exemplo, quando se alimentam de pastagem irrigada.

Canibalismo

Pode ser um importante problema em animais confinados, em especial suínos, que mordem as caudas uns dos outros, frequentemente resultando em infecção local grave. Embora alguns casos possam ser causados por dieta deficiente em proteína e ferro ou por baixa oferta de alimento, muitos casos parecem decorrer de tédio em animais aos quais se propicia espaço insuficiente para exercício. Parece que um ambiente com alta temperatura e disponibilidade de alimento geralmente limitada também podem contribuir para essa ocorrência. Machos castrados são acometidos com muito mais frequência do que as fêmeas; ademais, as mordidas também são muito mais graves em machos. Disponibilidade de instalações mais espaçosas ou de objetos pendurados para distração dos animais, juntamente de extração dos dentes incisivos e evitar a mistura de animais de diferentes tamanhos no mesmo ambiente são medidas de controle comuns nas criações de suínos. Em muitos casos, apenas um suíno da pocilga tem esse hábito, e sua remoção pode prevenir novos casos. Um procedimento comum sabidamente efetivo na prevenção de mordida de cauda é a remoção cirúrgica, com tesoura, das caudas de todos os animais, nos primeiros dias de vida, quando os dentes pontiagudos são extraídos. Infelizmente, a prática de canibalismo pode ser transferida da cauda para as orelhas. Como acontece em todos os tipos de pica, o hábito pode persistir após a correção da causa.

Infantofagia

Pode ser importante em suínos em duas condições. Em porcas submetidas a confinamento intensivo, sobretudo as fêmeas jovens, a ferocidade histérica que acompanha cada leitão que nasce pode causar grandes perdas. Quando as porcas são criadas em pastagem com alta densidade populacional, não é incomum verificar porcas "canibais" que protegem suas crias, mas atacam leitões de outras. Esse diagnóstico deve ser considerado quando ocorre desaparecimento inexplicável de leitões.

Importância da ocorrência de pica

Pica é definida como depravação ou anormalidade do apetite e pode ser decorrência de deficiência nutricional ou tédio. Pode ocasionar sérias consequências: canibalismo pode causar várias mortes; intoxicações, especialmente por chumbo e botulismo, são sequelas comuns; corpos estranhos causam reticuloperitonite[1] ou podem se instalar no trato alimentar e ocasionar obstrução; acúmulos de madeira, fibras ou areia podem causar obstrução; a ingestão de corpos estranhos pontiagudos pode resultar em perfuração do esôfago ou do estômago; com frequência, o tempo de pastejo é reduzido, e os animais pecuários podem vagar para longe da pastagem normal. Em muitos casos, não é possível determinar a verdadeira causa de pica, e as medidas de controle podem ser estabelecidas com base em tentativa e erro.

A maioria dos estudos baseados em observações indica uma relação entre a deficiência de fósforo e a ocorrência de pica, especialmente em ruminantes. Equinos que manifestam pica podem ter deficiência de ferro ou de cobre.[2]

Inanição

A privação total de alimento causa rápida depleção dos estoques de glicogênio e alteração no metabolismo de gordura e proteína. Nos estágios iniciais, notam-se fome, aumento da resistência e da força muscular e perda de peso corporal. Em ovinos, com frequência, verifica-se redução da concentração sérica de cálcio suficiente para causar hipocalcemia clínica. Segue-se o desenvolvimento de cetose associada com maior utilização de gordura e aumento da concentração sérica de AGNE. Durante o jejum, os teores de alantoína no plasma e na urina de caprinos e ovinos diminuem em razão da menor produção de proteína bacterina no pré-estômago.[3]

Com frequência, a redução marcante no consumo de alimentos em fêmeas de pôneis no fim da gestação é um precursor de hiperlipidemia, doença altamente fatal discutida no Capítulo 17. Em uma série de casos de inanição crônica em equinos, notou-se baixo escore de condição corporal, com diminuição da concentração sérica de nitrogênio ureico (causada pela baixa ingestão de proteína), anemia normocítica normocrômica e elevação da concentração sérica de bilirrubina total.[4] A proporção nitrogênio ureico sérico/creatinina sérica é considerada o melhor índice de avaliação de perda de proteína do que o teor sérico de albumina ou de proteína total; proporção < 15 mg/dℓ indica privação proteica ou inanição em equinos.[4] As alterações bioquímicas mais marcantes em pôneis e éguas, após privação de alimento experimental, foram aumento das concentrações séricas de triglicerídeos, colesterol e glutamato desidrogenase[5], com valor máximo no 8º dia de jejum; contudo, retornaram rapidamente aos valores normais assim que os animais voltaram a se alimentar. Esse grau de alteração no conteúdo de lipídio no sangue parece ser característico de pôneis e cavalos; é muito maior do que em suínos.

Em vacas lactantes, um pequeno período de inanição resulta em redução da concentração plasmática de glicose e aumento do teor de lipídio no plasma. A produção de leite diminui em até 70%. Assim que os animais voltam a se alimentar, a maioria dos valores retorna ao normal dentro de 5 dias, mas a concentração sanguínea de lipídio e a produção de leite pode demorar até 49 dias para retornar aos níveis normais. Em equinos, a produção de fezes diminui a zero no 4º dia e o consumo de água é praticamente zero nesse momento, mas o volume de urina se mantém. Apesar do aparente desequilíbrio hídrico, não ocorre desidratação apreciável e a concentração plasmática de proteína e o volume globular (hematócrito) permanecem normais. Pode ocorrer perda significativa do turgor cutâneo (aumenta a permanência da pele na forma de tenda) em decorrência da perda de gordura subcutânea em caso de caquexia. A atividade e a força muscular diminuem e a perda de peso corporal pode ser tão marcante quanto 50 a 60%. A taxa metabólica diminui, sendo acompanhada de diminuição da frequência cardíaca e redução do volume sistólico, da amplitude do pulso e da pressão sanguínea. A circulação sanguínea é normal, como indica a cor das membranas mucosas e o tempo de preenchimento capilar.

Nos estágios finais, quando há depleção dos estoques de gordura, ocorre intensa mobilização de proteínas e nota-se um aumento pré-mortal do teor de nitrogênio total na urina, enquanto as concentrações de cetona no sangue e na urina provavelmente diminuem para seus valores normais prévios. Também nota-se fraqueza intensa dos músculos esqueléticos e cardíaco nos estágios terminais; a morte é causada por insuficiência circulatória. Durante o período de utilização de gordura, ocorre considerável redução na capacidade de os tecidos utilizarem glicose, e sua administração em grande quantidade é seguida de glicosúria. Nessas condições, devem-se fornecer proteínas e carboidratos facilmente assimiláveis, em pequenas quantidades e intervalos curtos; contudo, alimentos gordurosos podem exacerbar a cetose já existente. As dietas de animais que passaram por um período de grande estresse nutricional por privação de alimento ou doença são descritas na seção seguinte.

Inanição em animais pecuários é um problema de bem-estar animal que envolve aspectos econômicos e éticos. Quando os animais com inanição são vistos por um fazendeiro vizinho ou por um veterinário, eles comumente são relatados às autoridades competentes, que podem ser fiscais regionais ou estaduais (oficiais de cuidado animal), que têm autoridade para tomar medidas apropriadas. Os animais são examinados e aplica-se uma ação corretiva, incluindo custódia desses animais e transferência para uma instalação comercial onde serão alimentados. O prognóstico dos animais com inanição quanto à sobrevivência é um grande desafio. O fator econômico é um importante aspecto porque o custo financeiro para manter um grupo de equinos com inanição pode ser maior do que seu preço no mercado livre. O manejo responsável de animais comerciais com inanição crônica deve incluir opções para eutanásia imediata. Fatores éticos incluem a tomada de decisão sobre se alguns animais com inanição grave devem ser submetidos à eutanásia. Em alguns casos, o inspetor oficial pode relutar em recomendar a eutanásia em massa de equinos considerados sadios com base em aversão pessoal.

Equinos com inanição crônica apresentam perda de peso, fraqueza e seu escore da condição corporal pode ser menor que 2, em uma escala de 1 a 9; morte é comum, especialmente nos períodos de clima frio. Com frequência, os equinos com inanição crônica pouco respondem ao retorno da alimentação. Pode-se esperar a morte de cerca de 20% dos equinos com subnutrição grave, mesmo após tentativas de retorno à alimentação. A recuperação de equinos com subnutrição grave de modo a apresentar um escore da condição corporal médio pode demorar de 6 a 10 meses.

Subnutrição prolongada (má nutrição)

A inanição parcial – subnutrição prolongada ou má nutrição – é uma condição de campo mais comum do que a inanição total. Em termos quantitativos, a dieta é insuficiente; tem todos os nutrientes essenciais, mas em quantidade abaixo do normal. Essa condição é compatível com a vida e, em geral, nota-se o mesmo padrão de alteração metabólica verificado na inanição total, porém em menor grau. Portanto, verificam-se cetose, perda de peso corporal e da força muscular e redução da taxa metabólica. Como resultado da menor atividade metabólica, ocorre diminuição da temperatura corporal e das frequências respiratória e cardíaca. Além disso, nota-se apatia, anestro em vacas, mas não em ovelhas e maior suscetibilidade à infecção. Esse maior risco de infecção verificado em alguns casos de má nutrição não pode ser considerado regra geral. No atual estado de conhecimento, pode-se afirmar que apenas *algumas* influências nutricionais comprometem a resistência a *algumas* formas de infecção.

A redução significativa do consumo de alimento também aumenta a suscetibilidade a algumas substâncias tóxicas, e isso foi relacionado aos efeitos da inanição na função hepática. Em ruminantes, o efeito da inanição na atividade de enzimas hepáticas é mais demorado do que em animais monogástricos, aparentemente porque o rúmen é capaz de armazenar alimentos, abrandando o efeito da inanição por alguns dias. O efeito mais notável da má nutrição de curta duração em ovinos e bovinos, comparativamente aos ratos, é o acúmulo muito rápido e em grande quantidade de gordura neutra nos hepatócitos. Quando há carência de proteína na dieta por um longo período, nota-se anasarca, especialmente no espaço intermandibular.

A má nutrição contribui sobremaneira na ocorrência de doenças quase específicas, entre elas "definhamento ao desmame" e "síndrome da porca magra", que serão tratadas na seção a seguir.

Má nutrição controlada, na forma de fornecimento de dietas aquém das necessidades de manutenção aos animais durante períodos de importante escassez de alimentos, atualmente é um exercício nutricional com ampla sustentação na literatura. No caso de animais criados em pastagem, é um fato da vida econômica que a perda de peso significativo seja planejada e tolerada em algumas épocas do ano, em virtude do fenômeno bem conhecido de crescimento compensatório, que possibilita que o animal recupere o peso perdido, sem qualquer prejuízo, durante os períodos de fartura de alimento. Animais submetidos a essas dietas apresentam alterações metabólicas que se refletem nos valores de componentes do sangue e dos tecidos, bem como alterações mais significativas no peso do animal. A restrição experimental do consumo de alimento para 65% do nível normal em novilhas não prenhes e não lactantes não ocasiona redução dos teores séricos de cálcio e fósforo, tampouco nas atividades de AST, lactato desidrogenase (LDH) e CK no plasma; a atividade sérica de fosfatase alcalina (ALP) também não se alterou. Em ovinos que perdem peso por conta de subnutrição, nota-se diminuição significativa na concentração plasmática de creatinina.

A restrição alimentar experimental, seguida de jejum e depois de acesso à vontade ao alimento, como acontece na natureza, não ocasionou sérios problemas de saúde em caprinos. Nesses animais, verificou-se perda de peso significativa, mas eles não se alimentaram em excesso quando se permitiu acesso aos alimentos.

A deficiência de um ou mais componentes específicos essenciais na dieta também provoca um tipo de inanição parcial (ver Capítulo 17).

Episódios de inanição parcial podem ser constatados em bovinos, ovinos e equinos criados em ambiente externo durante os meses frios do inverno, no hemisfério norte. Em geral, os alimentos consistem de feno de gramínea de baixa qualidade ou de palha de cereais, sem suplementação com grãos. Durante a exposição prolongada a ambiente frio, aumenta o consumo diário de alimentos pelos animais, na tentativa de satisfazer as necessidades de manutenção; em bovinos, pode ocorrer impactação do abomaso, com alta taxa de mortalidade. Achados de campo e de necropsia indicam total mobilização de gordura nos animais acometidos, inclusive atrofia serosa de gordura na medula óssea e incapacidade de manter a temperatura corporal interna em temperatura ambiente fria. A porcentagem de gordura na medula óssea do fêmur é um excelente teste para quantificar as reservas de gordura em todo o corpo do animal. Esse teste requer a dessecação de uma amostra de medula óssea em temperatura constante; a porcentagem de gordura na medula óssea é dada pela fórmula: (peso seco × 100/peso úmido). Animais normais apresentam percentual de gordura de 70 a 80% na medula óssea do fêmur; em geral, nos animais que morrem em decorrência de inanição, o percentual de gordura na medula óssea é < 10% e seu escore da condição corporal é muito baixo.[6] A atrofia serosa também pode ser quantificada por meio de ressonância magnética da gordura da medula óssea de membros distais[7], mas este parece ser um procedimento caro e complicado, comparado com a avaliação de peso constante. Em geral, os animais que apresentam inanição grave são fracos e permanecem em decúbito e podem ou não se alimentar quando a eles são oferecidos alimentos palatáveis.

Má nutrição e inanição podem ser notadas em bezerros com menos de 1 mês de vida, alimentados com substitutos de leite de má qualidade, contendo quantidade excessiva de proteínas e carboidratos não lácteos. Os alimentos da dieta não são bem digeridos pelos bezerros jovens e ocorre diarreia crônica e subnutrição gradativa. Os bezerros acometidos se recuperam rapidamente quando alimentados com leite integral de vaca por vários dias. Durante a necropsia, verifica-se redução marcante da massa muscular, perdas de depósitos de gordura e grave atrofia gordurosa. Inanição também pode ser constatada em bezerros de corte que mamam em novilhas mal alimentadas, com produção insuficiente de leite. A taxa de mortalidade é alta durante períodos de clima frio, quando as necessidades de manutenção são maiores. Inicialmente, os bezerros acometidos mamam vigorosamente e com persistência, tentam comer alimentos secos, bebem água e urina empoçadas e berram por várias horas. Por fim, eles deitam em posição esternal, com a cabeça e o pescoço virados para o flanco e morrem silenciosamente. Em geral, a resposta ao tratamento não é satisfatória e a taxa de mortalidade é alta. Nos sobreviventes, o período de convalescença é longo e geralmente o tratamento é antieconômico. Os animais acometidos devem ser alojados em ambiente interno, mantidos aquecidos e com cama de boa qualidade, durante o tratamento e o retorno à alimentação. No início, pode ser necessária terapia com fluido, utilizando solução de eletrólitos balanceada contendo glicose e aminoácidos, a fim de restabelecer a força e o apetite do animal. Isso é seguido do oferecimento de quantidades controladas de alimentos palatáveis altamente digeríveis. Feno de leguminosa de alta qualidade é excelente, pequenas quantidades de grãos moídos são importantes e a administração diária de uma mistura múltipla de minerais e vitamina B repõe a perda que ocorreu durante a inanição. Leite em pó desnatado é uma excelente fonte de carboidrato e proteína para animais jovens com inanição parcial. Os animais adultos não são capazes de digerir grande quantidade de leite em pó por causa da carência relativa de enzimas digestivas apropriadas.

Em equinos que estiveram doentes e com inapetência, deve-se inicialmente tentar o fornecimento de gramínea verde; se não houver sucesso com essa tentativa, deve-se oferecer feno de boa qualidade, preferivelmente alfafa. No início, é melhor misturar com um bom feno de gramínea, aumentando até alcançar 100% de feno de leguminosa, no período de 1 semana. Podem-se adicionar grãos misturados com melaço ou em farelo. Recomenda-se o fornecimento de dieta com baixo teor de fibra, a fim de assegurar digestibilidade máxima. Um suplemento de vitamina B pode ser útil até que o apetite retorne e o animal volte a se alimentar. Equinos com fratura de mandíbula ou que não são capazes de se alimentar por qualquer razão podem ficar sem comer por 3 dias; contudo, depois desse tempo, devem ser alimentados com auxílio de sonda gástrica. Uma ração apropriada é:

- Mistura de eletrólitos (10 g de NaCl; 15 g de $NaHCO_3$; 75 g de KCl; 60 g de K_2HPO_4; 45 g de $CaCl_2$; 24 g de MgO): 210 g
- Água: 21 ℓ
- Dextrose: aumentar de 300 g/dia para 900 g/dia, em 7 dias
- Queijo *cottage* desidratado: aumentar de 300 g/dia para 900 g/dia, em 7 dias.

A ração é fracionada em duas ou três quantidades iguais e oferecida durante o dia. Equinos adultos fracos e em decúbito podem ser suspensos em uma tipoia, de modo a evitar a formação de úlcera de decúbito e outras complicações decorrentes do decúbito prolongado.

LEITURA COMPLEMENTAR

Hogan JP, Petherick JC, Phillips CJC. The physiological and metabolic impacts on sheep and cattle of feed and water deprivation before and during transport. Nutr Res Rev. 2007;20:17-28.

Schott HC. Water homeostasis and diabetes insipidus in horses. Vet Clin North Am Equine Pract. 2011;27: 175-195.

REFERÊNCIAS BIBLIOGRÁFICAS

1. Ocal N, et al. J Anim Vet Adv. 2008;7:651.
2. Aytekin I, et al. Biol Trace Elem Res. 2011;139:301.
3. Fujihara T, et al. Anim Sci J. 2007;78:129.
4. Munoz A, et al. J Equine Vet Sci. 2010;30:581.
5. Hospes R, Bleul U. J Equine Vet Sci. 2007;27:542.
6. Whiting TL, et al. Can Vet J. 2012;53:1173.
7. Sherlock CE, et al. Vet Radiol Ultrasound. 2010;51:607.

PERDA DE PESO OU FALHA NO GANHO DE PESO (DEFINHAMENTO)

Esta seção trata da síndrome da perda de peso, ou baixo escore da condição corporal (ECC), mesmo com o fornecimento de alimento aparentemente adequado e com apetite normal. Na ausência de qualquer doença primária, um animal ou um grupo de animais com esse problema representa um importante dilema para o diagnóstico. Diversas doenças mal identificadas, nessa categoria, incluem definhamento do desmame, síndrome da porca magra, síndrome da ovelha magra e síndrome do bezerro fraco (ver outras seções deste capítulo).

Às vezes, peso corporal e ECC são utilizados de modo permutável e considerados sinônimos. Isso não é correto, pois o peso corporal, por si só, não é um bom indicador da ECC porque está estreitamente relacionado com altura e circunferência abdominal do animal e fornece apenas informações limitadas sobre a composição do corpo.[1] O peso corporal (peso vivo) reflete alterações nos conteúdos de proteína e gordura, mas é influenciado pelas porcentagens relativas de proteína, gordura e água do organismo, que podem variar dependendo da condição fisiológica. O peso corporal não é um bom indicador do conteúdo de energia por quilo de peso corporal; ademais, as proporções de gordura, proteína e água são muito variáveis em animais que apresentam o mesmo peso.[2] Por exemplo, quando há depleção da massa corporal, pode ocorrer depleção seletiva da massa de gordura, com substituição parcial por água, de modo que a quantidade de gordura mobilizada pode ser maior do que a perda de peso corporal.[1-3] Além disso, o peso corporal é substancialmente influenciado por doença intestinal e períodos curtos de impedimento à alimentação ou ao acesso à água ou à suplementação alimentar podem resultar em alterações marcantes no peso corporal, sem alterações semelhantes no conteúdo de energia do organismo.[2,4] A prenhez pode aumentar o peso corporal especialmente da metade ao final da gestação, somente em razão do crescimento do feto.

O escore da condição corporal é um indicador mais útil tanto da massa de gordura livre quanto da massa de gordura, em muitas espécies. Essas variáveis e, em especial a massa de gordura, estão estreitamente associadas com as necessidades de nutrientes, com a eficiência reprodutiva, com a seleção de descarte e com risco de doença (p. ex., laminite em equinos obesos) do animal; a estimativa da gordura corporal por meio do ECC ou a espessura da camada de gordura do dorso está se tornando cada vez mais importante no manejo dos animais.[1,2,4-9] Na determinação da condição corporal ideal de um animal, devem-se considerar diversos fatores, incluindo espécie, sexo, idade, condição reprodutiva, fase de lactação, risco de doença e uso pretendido. Por exemplo, a condição corporal ideal de vacas-leiteiras durante cada fase de lactação é aquela que propicia maior produção de leite, minimiza anormalidades reprodutivas e da saúde e maximiza o retorno financeiro.[2,8]

O escore da condição corporal é determinado, de modo subjetivo, por observadores que utilizam um sistema de graduação padronizado. Esse sistema não foi desenvolvido para avaliar o conteúdo (proporção) de gordura do animal, mas sim para avaliar "carne" ou a condição geral do animal, sendo limitado por sua natureza subjetiva.[10] Além disso, os sistemas de graduação da condição corporal não possibilitam a avaliação da adiposidade regional, o que poderia ter mais relevância clínica em algumas espécies, inclusive equinos.[5] Esses sistemas não foram validados para todas as principais raças e usos de animais (a validação determina a relação entre ECC e medida padrão-ouro da gordura corporal, bem como o espaço de diluição do deutério ou a análise da carcaça), tampouco quanto sua confiabilidade (concordância/repetibilidade intra e interavaliadores, expressa como um coeficiente de correlação intraclasse ou, de modo menos ideal, o valor do teste estatístico κ ou κ ponderado), demonstrada por um grande número de avaliadores. Há relatos de um coeficiente de correlação intraclasse de 0,74, por quatro avaliadores de 21 éguas e 75 pôneis, e de 0,92 (sem detalhes).[11,12] A concordância interavaliadores (teste estatístico κ ponderado) de três observadores treinados para avaliação de bovinos leiteiros foi 0,67, para concordância exata, 0,82 para ± 0,25, e 0,96 para ± 0,5 ECC, com base em uma escala < 2 a 5.[13] O treinamento dos observadores melhorou de modo marcante a repetibilidade tanto inter quanto intraobservadores.[13]

Ademais, diferentes sistemas de graduação podem ser utilizados em uma empresa ou entre os países, como o uso de diferentes metodologias de graduação do escore corporal no Reino Unido (ECCRU) e nos EUA (ECCUS), resultando na necessidade de desenvolvimento de fatores de correção (R^2 = 0,56):[14] ECCUS = 1,182 +0,816 × ECCRU e ECCRU = 0,131 + 0,681 × ECCUS.

O sistema de graduação para bovinos leiteiros desenvolvido pela Elanco Animal Health, e subsequentemente modificado, é utilizado nos EUA (Figura 4.3); uma metodologia para equinos é descrita no Capítulo 17.[13] Um sistema ECC semelhante para bovinos leiteiros é mostrado na Figura 4.4.

A estimativa da composição corporal, incluindo proporções de massa de gordura e massa de gordura livre, pode ser obtida utilizando tecnologias de diluição de marcadores (isótopos ou marcadores químicos, como ureia ou antipirina) ou por meio de ultrassonografia. O padrão-ouro é a análise da composição da carcaça, mas essa técnica requer o abate do animal, além de ser muito demorada e cara. O uso de tecnologias com marcadores, em especial o óxido de deutério, tem sido mais comum em estudos experimentais, mas tem utilidade limitada na rotina clínica.[4] Mais prático é o uso de ultrassonografia para determinar a espessura da gordura subcutânea ou a profundidade da gordura retroperitoneal (geralmente perineal), como indicador de estoques de energia do organismo. Essa metodologia foi bem desenvolvida em bovinos (Figura 4.5) e em suínos e menos em equinos.[3,5,7,16-18]

A mensuração da impedância bioelétrica é utilizada para avaliar a composição da carcaça de bovinos e para estimar as alterações no conteúdo de água corporal em equinos.[19-21] Tem-se pesquisado o uso de imagem térmica e de imagens digitalizadas para avaliar o ECC de vacas-leiteiras, por meio do desenvolvimento de sistemas automatizados.[17,22]

ECC	3	2,75	2,5	2,25	2	< 2
Área pélvica	V	V	V	V	V	V
Tuberosidades ósseas	Arredondadas	Angulares	Angulares	Angulares	Angulares	Angulares
Tuberosidades isquiáticas	Com coxim gorduroso	Com coxim gorduroso	Angulares, gordura palpável	Angulares, sem gordura palpável	Angulares, sem gordura palpável	Angulares, sem gordura palpável
Costelas	Corrugações não visíveis	Corrugações não visíveis	Corrugações não visíveis	Corrugações visíveis a meio caminho entre as extremidades e as pequenas costelas	Corrugações visíveis a ¾ do caminho entre as extremidades e as pequenas costelas	Corrugações visíveis a ¾ do caminho entre as extremidades e as pequenas costelas
					Articulação coxofemoral não proeminente	Articulação coxofemoral proeminente

ECC	3,25	3,5	3,75	4	4,25	4,5	4,75	5
Área pélvica	U	U	U	U	U	U	U	U
Ligamento da base da cauda	Visível	Pouco visível	Não visível	Não visível	Não visível	Não visível	Não visível	Não visível
Ligamento sacral	Visível	Visível	Pouco visível	Não visível	Não visível	Não visível	Não visível	Não visível
Articulação coxofemoral	Sem gordura	Sem gordura	Sem gordura	Sem gordura	Com gordura	Com gordura	Com gordura	Com gordura
Extremidades das pequenas costelas	Visíveis	Visíveis	Visíveis	Visíveis	Pouco visíveis	Pouco visíveis/ Não visíveis	Pouco visíveis/ Não visíveis	Pouco visíveis/ Não visíveis
Tuberosidades isquiáticas	Visíveis	Visíveis	Visíveis	Visíveis	Visíveis	Encobertas	Encobertas	Encobertas
Tuberosidades ósseas	Visíveis	Visíveis	Visíveis	Visíveis	Visíveis	Visíveis	Pouco visíveis	Pouco visíveis/ Não visíveis
								Todas as proeminências ósseas bem ressaltadas

Figura 4.3 Sumário do sistema para estimar o escore da condição corporal (ECC) de bovinos leiteiros, com escore variando de 1 (não pode ser mais magro) a 5 (não pode ser mais gordo).

A seguir, há uma lista detalhada de causas que devem ser consideradas quando um animal apresenta problema de perda de peso, na ausência de sinais indicativos de uma doença depauperante primária.

Causas nutricionais

"Má nutrição em fazenda de recreação" é uma causa comum surpreendente de baixo escore da condição corporal, especialmente em equinos de companhia. Proprietários inexperientes mantêm seus animais onde não são capazes de pastejarem e dependem, totalmente, de alimentos estocados, mas são subalimentados por motivos econômicos ou por ignorarem as necessidades nutricionais do animal. É necessário o conhecimento das necessidades dos animais e dos conteúdos de proteínas e carboidratos dos alimentos, a fim de fornecer uma dieta apropriada.

A primeira etapa do procedimento diagnóstico deve ser a inspeção dos alimentos e das condições de alimentação, para descartar a possibilidade de má nutrição (amplamente definida como fornecimento insuficiente de alimentos ou fornecimento de alimentos não apropriados para espécie, idade, condição reprodutiva e uso do animal), como causa de baixo ECC. Feno do prado maduro pode não propiciar ingestão suficiente de proteínas e calorias para alguns animais, e aqueles medrosos e em baixa posição hierárquica ("lei do mais forte") no grupo de animais alimentados podem ser fisicamente impedidos de obter sua parte do alimento disponível, especialmente se o espaço do cocho for inadequado.

Esse problema é também comum quando pessoas da cidade tentam criar algum bezerro ou cordeiro para ajudar a custear sua propriedade rural. Nessa condição, é comum misturar gramínea de pradaria fibrosa ao alimento apropriado para ruminantes jovens ou prenhes.

Outras considerações são:

- Dietas com teor total de energia inadequado porque não são suficientes para repor a perda energética decorrente do nível de produção do animal podem ser importantes causas de perda de peso em animais de alta produção. Esse assunto é discutido na seção sobre doenças de produção. Um exemplo é acetonemia em vacas de alta produção, nas quais os estoques corporais de gordura e proteína são utilizados para repor a deficiência de energia na dieta
- Má nutrição decorrente de uma ração deficiente em microelementos essenciais não é comum na condição de manejo discutida. Deficiência nutricional de cobalto ocasiona perda de peso em

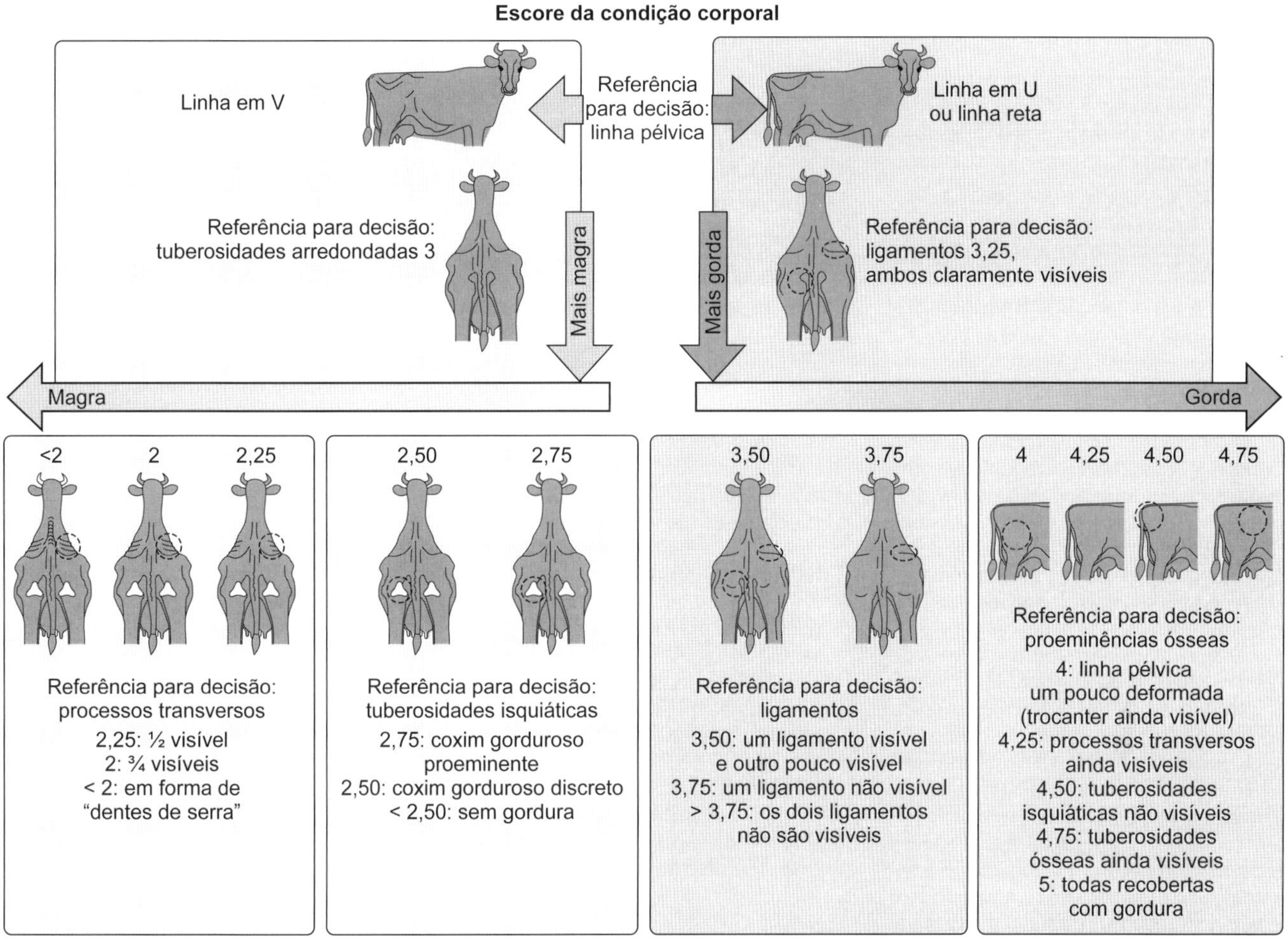

Figura 4.4 Sistema de graduação da condição corporal modificado em relação ao trabalho original. Adaptada de Isensee, A et al. Animal. 2014; 8(12):1971-1977.

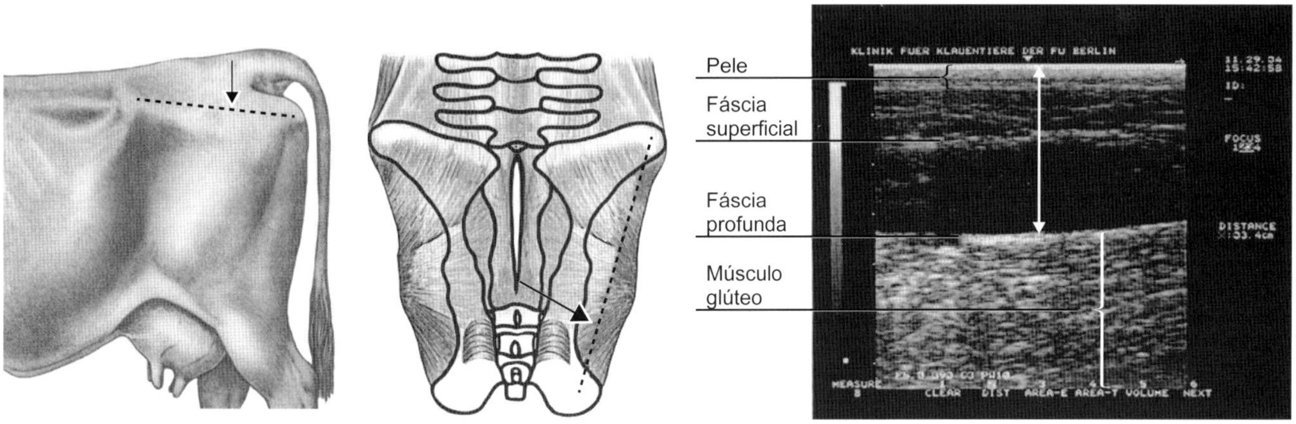

Figura 4.5 Local de mensuração ultrassonográfica da espessura da camada de gordura da parte traseira de vaca-leiteira, em imagens lateral esquerda e dorsal e imagem ultrassonográfica de uma vaca obesa, com espessura de gordura no dorso de 34 mm.
Reproduzida, com autorização, de Schroder UJ, Staufenbiel R. J Dairy Sci. 2006;89:1-4.

ruminantes, mas é mais provável que tenha um efeito no rebanho do que provoque a perda de peso em determinados animais. Também se incluem nessa categoria as deficiências de cobre, sal comum, zinco, potássio, selênio, fósforo, cálcio e vitamina D. Deficiências nutricionais experimentais de riboflavina, ácido nicotínico, piridoxina e ácido pantotênico, em bezerros e suínos, também são caracterizadas por definhamento

- O consumo inadequado de um alimento fornecido em quantidade apropriada é discutido na seção referente a doenças de boca e faringe, não sendo agora repetido, mas enfatiza-se que a primeira estrutura que o clínico examina em um animal magro é a boca. O proprietário pode ter esquecido a idade do animal, e um dos achados frequentes é uma vaca sem os dentes incisivos tentando sobreviver em uma pastagem
- Outros fatores que reduzem o consumo de alimento do animal, quando disponível em quantidade adequada, incluem ansiedade, excitação decorrente do cio, novos vizinhos, perda de um recém-nascido,

clima hostil, carrapatos ou outros insetos que causam desconforto e deslocamento de abomaso.

Perda excessiva de proteína e carboidratos

- *Perda de proteínas nas fezes.* Perda de proteína em decorrência de gastroenteropatia não é rara e pode ser causada por doenças tão comuns como parasitismo gastrintestinal ou paratuberculose bovina ou ovina (doença de Johne). A perda pode ser decorrente de lesão ulcerativa, em virtude da descontinuidade vascular generalizada, ou de exsudação através da mucosa intacta resultante da elevação da pressão hidrostática nos vasos sanguíneos, como acontece, por exemplo, no aneurisma verminótico e nos vasos linfáticos, nos casos de linfangiectasia intestinal. Não é possível detectar neoplasia (linfossarcoma ou adenocarcinoma gástrico ou intestinal são comuns) ou enterite grunulomatosa sem a realização de laparotomia e biopsia do segmento do trato alimentar. Geralmente, considera-se a possibilidade dessas doenças quando se verifica baixa concentração sérica de proteína total ou baixa concentração sérica de albumina com teor de proteína total normal, na ausência de outras causas de perda proteica
- *Proteinúria* por um longo período pode ocasionar depleção dos estoques de proteínas do organismo, resultando em perda de peso. Glomerulonefrite é uma causa comum. O exame de urina deve ser parte do exame clínico de um animal que apresenta perda de peso
- *Parasitoses interna e externa*, nas quais a hematofagia faz parte do mecanismo patogênico, podem resultar em perda proteica grave, além de anemia.

Anormalidades de digestão, absorção ou metabolização

Anormalidades de digestão e absorção comumente são manifestadas como diarreia, e as doenças assim manifestadas são discutidas na seção sobre síndromes de má absorção (ver Capítulo 7). Em ruminantes criados em pastagens, as principais causas são os vermes nematódeos *Ostertagia*, *Teladorsagia*, *Nematodirus*, *Trichostrongylus*, *Chabertia*, *Cooperia* e *Oesophagostumum*, além dos trematódeos *Fasciola* e *Paramphistomum*. Em bovinos, outras causas são tuberculose, coccidiose, sarcosporidiose e calcinose enzoótica. Em ovinos e caprinos, incluem-se doença de Johne, pneumonia viral sem envolvimento pulmonar e hemoncose. Em equinos, tem-se estrongilose, habronemose e infestação maciça por larvas de gastrófilos. Em suínos, incluem-se estefanurose, hiostrongilose (inclusive a síndrome da porca magra), infestação por *Macracanthorhynchus hirudinaceus* e ascaridiose. Neoplasia gastrintestinal também pode ser considerada uma possível causa.

- Atrofia crônica de vilosidades é mais grave no parasitismo intestinal ou em decorrência de infecção viral
- Anormalidades físicas da função do trato alimentar, como a indigestão vagal, em bovinos, e a disautonomia equina, em equinos, geralmente são manifestadas como baixo consumo de alimento e fezes claramente anormais
- A utilização inadequada de nutrientes absorvidos é uma característica de doença hepática crônica. Em geral, é distinguível pela baixa concentração sérica de albumina (embora esta seja uma manifestação incomum de doença hepática em equinos), pela realização de testes de função hepática, inclusive a mensuração das atividades séricas das enzimas oriundas do fígado. É comum a ocorrência concomitante de uma síndrome que consiste em edema, icterícia, fotossensibilização e perda de peso
- Neoplasia em qualquer órgão. Com frequência, na presença de neoplasia, nota-se um desequilíbrio no metabolismo corporal, como um todo, de modo que ocorre depauperação do animal mesmo que o consumo de alimento pareça adequado
- Infecção crônica, incluindo doenças específicas como tuberculose e sarcocistose. Febre da Costa Leste, tripanossomose (nagana), infecção pelo vírus *maedi-visna*, síndrome artrite-encefalite caprina, pneumonia enzoótica de suínos, garrotilho metastático em equinos e infecções inespecíficas, como rinite atrófica de suínos, abscesso, empiema e peritonite crônica reduzem a atividade metabólica, bem como o apetite. Esses dois efeitos se devem à toxemia causada pelo dano tecidual e às toxinas produzidas pelos microrganismos presentes. A relevância das infecções sistêmicas, por exemplo, anemia infecciosa equina, *scrapie* em ovinos e outras viroses de baixa patogenicidade, ocasionam perda de peso que progride para emaciação
- A recusa de alimento é uma síndrome bem conhecida em suínos, a qual, em alguns casos, é causada por micotoxinas presentes nos alimentos; síndrome semelhante é verificada em bovinos confinados e tratados com ração que contém grande quantidade de grãos de trigo
- Muitas doenças de outros sistemas, por exemplo, insuficiência cardíaca congestiva, se manifestam com perda de peso
- A determinação da causa específica da perda de peso em determinado animal depende, primeiramente, da diferenciação em um dos três principais grupos:
  - Causas nutricionais, diagnosticadas pela avaliação do consumo total de alimento pelo animal
  - Perda de proteína e carboidrato nas excreções do animal, diagnosticada por meio de testes laboratoriais clinicopatológicos
  - Anormalidades de absorção do alimento digerido, por testes de digestão, mencionados no Capítulo 7.

Pequenas falhas de desempenho

A necessidade de um desempenho economicamente eficiente dos animais pecuários faz adotar outro conjunto de critérios, além de livrá-los de doença, que devem ser considerados quando se decide pelo futuro do animal. O mesmo comentário se aplica, e de modo mais importante, quando se avalia a produtividade do rebanho. Geralmente isso é feito comparando-se o desempenho do rebanho em questão com aquele de rebanhos semelhantes a ele, ou comparando-se animais mantidos em ambientes semelhantes e submetidos às mesmas condições de manejo.

Como critério de produtividade, é comum usar índices de produção, que são os resultados essenciais da empresa particular. Assim, em rebanhos leiteiros, os critérios podem ser:

- Produção de leite ou de manteiga por vaca em cada lactação (litros de leite por vaca e por hectare)
- Eficiência reprodutiva, indicada pelo intervalo entre partos
- Porcentagem de bezerros que sobrevivem até 1 ano de idade
- Longevidade, como porcentagem de morte por ano ou idade média das vacas do rebanho mais a taxa de descarte anual
- No cálculo da taxa de descarte, é preciso diferenciar a venda decorrente de doença ou de baixa produção da venda de um animal produtivo
- Aceitabilidade do produto à venda, indicada pela contagem de células somáticas no leite de tanque e rejeição do leite em razão de sua baixa qualidade, baixo teor de gordura e baixo conteúdo de substâncias sólidas não gordurosas.

Caso se constate que o desempenho diminuiu muito em relação à meta estabelecida, recomenda-se uma investigação. Há disponibilidade e alguns alvos de produtividade em todas as indústrias animais, mas há grande variação entre os países, dependendo dos níveis agrícolas praticados e dos padrões de desempenho esperados. Por isso, eles não serão mencionados aqui, tampouco o grau de pequenas falhas em alcançar o alvo considerado aceitável, o qual depende muito do risco de aversão ou aceitabilidade na indústria daquele país. Por exemplo, se a empresa é altamente capitalizada por terreno e alojamento de alto valor, o padrão de desempenho esperado é maior do que em uma situação de maior exploração, na qual os bovinos são mantidos em pastagem durante o ano todo. Nesse último caso, pode-se incluir uma flexibilidade razoável na avaliação da produtividade, permitindo redução da meta em dois desvios padrões na média de produtividade estabelecida em rebanhos semelhantes.

Caso o desempenho encontre-se abaixo dos padrões permitidos, então deve-se fazer uma investigação, incluindo os seguintes grupos de possíveis causas:

- Dieta: verificar sua adequação em termos de conteúdo de energia, proteínas, minerais, vitaminas e água
- Hereditariedade: avaliar a base genética do rebanho e a qualidade do desempenho que se pode herdar
- Acomodação: incluir proteção contra estresse ambiental, construindo locais para alojamento dos animais e áreas de pastagens com sombras de árvores; verificar também se a densidade populacional está dificultando o acesso a alimentos, água e locais de camas
- Capacidade administrativa geral: avaliar o tempo destinado à atenção ao grupo de animais ou rebanho individual; isso é difícil de avaliar, a não ser indiretamente, como a eficiência de detecção do cio e a obtenção do padrão de parição planejado
- Doença depauperante: verificar se há doença clínica ou, especialmente, subclínica; essa última pode incluir algo como taxa de infecção de quarto mamário como índice de ocorrência de mastite, contagem de ovos nas fezes em relação à carga de parasitas, perfil metabólico relativo à prevalência de doença metabólica, entre outros.

Essas investigações tendem a requerer técnicas especiais, além do exame clínico individual dos animais. Na maioria das vezes, elas são autoevidentes, mas deve-se dar atenção à seção sobre exame de um rebanho ou grupo de animais, no Capítulo 2. É óbvio que há grande mérito em manter rebanhos e grupos de animais sob constante vigilância quanto à produtividade e à ausência de doença, como é praticada em modernos programas de sanidade do rebanho. O monitoramento do desempenho e a comparação com alvos são a base desse sistema.

As síndromes específicas que se encaixam nessa categoria de doença e que serão tratadas em outras partes desse livro são definhamento de ovinos recém-desmamados, síndrome da porca magra, síndrome do bezerro fraco, síndrome do baixo desempenho em equinos, síndrome da baixa gordura do leite e síndrome da queda de leite no verão, em vacas-leiteiras. Duas pequenas falhas de desempenho comumente verificadas por veterinários de campo são definhamento, em todas as espécies, e síndrome do baixo desempenho, em equinos.

LEITURA COMPLEMENTAR

Kenyon PR, Maloney SK, Blache D. Review of sheep body condition score in relation to production characteristics. N Z J Agric Res. 2014;57:38-64.

Roche JR, Friggens NC, Kay JK, et al. Invited review: body condition score and its association with dairy cow productivity, health and welfare. J Dairy Sci. 2009; 92:5769-5801.

Schroder UJ, Staufenbiel R. Methods to determine body fat reserves in the dairy cow with special regard to ultrasonographic measurement of backfat thickness. J Dairy Sci. 2006;89:1-4.

REFERÊNCIAS BIBLIOGRÁFICAS

1. Dugdale AHA, et al. Vet J. 2012;194:173.
2. Schroder UJ, et al. J Dairy Sci. 2006;89:1.
3. Dugdale AHA, et al. Equine Vet J. 2010;42:600.
4. Dugdale AHA, et al. Equine Vet J. 2011;43:562.
5. Dugdale AHA, et al. Equine Vet J. 2011;43:552.
6. Dugdale AHA. Equine Vet J. 2013;45:259.
7. Emenheiser JC, et al. J Anim Sci. 2014;92:3868.
8. Roche JR, et al. J Dairy Sci. 2009;92:5769.
9. Corner-Thomas RA, et al. Small Rumin Res. 2014; 119:16.
10. Kenyon PR, et al. N Z J Agric Res. 2014;57:38.
11. Carter RA, et al. Vet J. 2009;179:204.
12. Carter RA, et al. Am J Vet Res. 2009;70:1250.
13. Vasseur E, et al. J Dairy Sci. 2013;96:4725.
14. Bewley JM, et al. J Dairy Res. 2010;77:95.
15. Isensee A, et al. Animal. 2014;8:1971.
16. Dugdale AHA, et al. Vet J. 2011;190:329.
17. Weber A, et al. Livestock Sci. 2014;165:129.
18. Jiao S, et al. J Anim Sci. 2014;92:2846.
19. Thomson BC, et al. Aust J Exp Agric. 1997;37:743.
20. Latman NS, et al. Res Vet Sci. 2011;90:516.
21. Lindinger MI. Comp Exerc Physiol. 2014;10:3.
22. Halachmi I, et al. Comp Elect Agric. 2013;99:35.

Definhamento de ovinos recém-desmamados (definhamento do desmame)

Etiologia

Diversos fatores foram associados à ocorrência dessa síndrome em cordeiros, cabritos e bezerros. Causas contribuintes incluem parasitismo intestinal, coccidiose, infecção por *Mycoplasma ovis* (eperitrozoonose), manejo animal aquém do indicado e deficiências nutricionais. Essa última pode ser na forma de dieta grosseira inadequada (deficiente em energia e proteína) ou carência de microelementos (cobre, cobalto, selênio e zinco) ou de vitaminas (tiamina, vitamina A, vitamina D e vitamina E).

Com frequência, a síndrome é multifatorial, com o envolvimento de uma combinação de manejo, dieta e doenças infecciosas, cujas identificações e correções podem ser um desafio.[1]

Sinopse

- Etiologia: diversas causas que frequentemente interagem, incluindo manejo inadequado e tipo de criação animal; parasitismo; deficiências de microelementos e vitaminas; quantidade, qualidade e palatabilidade da pastagem e contaminação da pastagem por fungos
- Epidemiologia: perda de peso após o desmame e, em consequência, falha em alcançar o peso-alvo para adequada sobrevivência e acasalamento. Isso é frequente, mesmo com ampla disponibilidade de alimentos e quando o ovino adulto se alimenta bem
- Achados clínicos: baixo escore da condição corporal e deficiente crescimento da lã, falha de desenvolvimento e taxa de mortalidade crescente
- Lesões: inanição; baixo conteúdo de gordura corporal; involução de papilas ruminais e baixa mineralização dos ossos longos e costelas, frequentemente com cicatrização de fraturas
- Confirmação diagnóstica: avaliação do perfil de peso do rebanho e exame da pastagem fornecida. Testes laboratoriais para detectar causas contribuintes, como contagem de ovos nas fezes para detectar parasitismo interno, ou exames de sangue e tecido para verificar o conteúdo de microelementos. Avaliar a resposta ao tratamento ou ao suplemento nutricional requerido, como energia (geralmente é mais benéfico o fornecimento de grãos de cereais), proteína (grãos de leguminosas, como ervilhas ou tremoços), microelementos ou vitaminas
- Tratamento e controle: correção das deficiências nutricionais evidentes, inclusive de microelementos; revisão do calendário de manejo, inclusive da duração do período de monta (acasalamento) e mês de parição; e monitoramento proativo do peso corporal e da contagem de ovos nas fezes durante e após o desmame. Iniciar alimentação com grãos de cereais em cordeiros, enquanto ainda são mantidos com as mães; 20 g por animal em, no mínimo, três ocasiões, ajudam os ovinos recém-desmamados a reconhecer e iniciar o consumo de ração suplementar com grãos, antes que comecem a perder peso excessivamente.

Alimentos de baixa qualidade ou não palatáveis podem ser a causa de definhamento ou, no mínimo, estarem associados a ele; a transferência dos animais para uma pastagem de melhor qualidade alivia o problema. Isso foi observado em muitas espécies de pastagem, especialmente gramíneas senescentes ou viçosas, incluindo capim faláris (*Phalaris aquatica*), azevém perene (*Lolium perene*), sectária (*Setaria sphacelata*), festuca alta (*Festuca arundinaceae*) e nabo (*Brassica repens*). A infestação de gramíneas de pastagem com fungos endófitos pode ser um fator contribuinte para a ocorrência de definhamento e baixa taxa de crescimento, como na infestação por *Acremonium lolii*, em azevém perene e "síndrome do verão" em bezerros, causada pela infestação de *A. coenophialum* em pastagem de festuca alta. A contaminação de pastagens com *Fusarium* spp. toxigênico foi associada com a ocorrência de definhamento em cordeiros, na África do Sul, na Nova Zelândia e na Austrália. Também suspeita-se de associação entre pastagem e fungos de solo e ocorrência de definhamento em ovinos no leste do Canadá.

Epidemiologia

A síndrome parece mais grave no hemisfério sul, mas isso pode ser decorrente da maior população de ovinos da raça Merino. A doença é mais comum nessa raça, podendo ser resultado, em parte, da sua natureza medrosa, a qual torna o desmame e a necessidade de pastejo em grupo mais estressantes do que na maioria das outras raças. Por exemplo, em uma pesquisa com 1.400 criadores de ovinos da Austrália, verificou-se que a taxa de mortalidade pós-desmame média era 4,6% e que em 44% das propriedades havia alta taxa de mortalidade (excedendo a taxa de referência anual de 4%).[1] Alta taxa de mortalidade foi relatada em 50% das fazendas que criavam, predominantemente, ovinos da raça Merino, mas também em 32% das propriedades onde havia predomínio de ovinos mestiços; a taxa de mortalidade pós-desmame foi > 10%, em 14% das propriedades.

Os fatores que contribuem para a ocorrência de definhamento em animais recém-desmamados incluem:

- Superpopulação (abarrotamento) na pastagem
- Baixa qualidade ou quantidade inadequada de pastagem
- Considerando os cordeiros de baixo peso (< 20 kg) ao desmame, o risco de morte nos 20% mais magros de um grupo é 3 vezes maior do que naqueles 20% que apresentam a média de peso. Comumente, utiliza-se como meta do ganho de peso ao desmame, no mínimo, 22 kg para ovinos da raça Merino, ou 45% do peso do ovino adulto[2-4]
- Com frequência, ovelhas da raça Merino produzem pouco leite, por isso o manejo do grupo de ovelhas com ECC esperado para o acasalamento e prenhez completa é fundamental para alcançar a meta de peso ao desmame[4]
- Taxa de crescimento pós-desmame: o aumento da taxa de crescimento em 10 a 20 g/dia reduz o risco de morte para 70%[3], e uma meta de crescimento no período pós-desmame imediato de 30 g/dia (1 kg/mês) é suficiente para a redução significativa do risco de morte[2,4]
- Outros fatores de manejo que provavelmente ocasionam baixo peso ao desmame e subsequente definhamento incluem período de acasalamento longo (os cordeiros nascem no final da estação), ovelhas com baixo escore da condição corporal (cordeiros de baixo peso e fornecimento de pouca quantidade de leite) e cordeiros oriundos de gestação de múltiplas crias).

Não se constata definhamento em ovinos de outras raças, além de Merino[1], e também há relato da doença no hemisfério norte. Em alguns rebanhos, o efeito econômico pode ser desastroso, sendo estimado em até 58 milhões de dólares em todo o setor industrial, na Austrália.[5] Crescimento reduzido e retardo em atingir o peso de adulto pode ocasionar baixo desempenho na primeira parição. O alto número de mortes de recém-desmamados em rebanhos produtores de lã reduz a chance de selecionar ovelhas de reposição, prejudicando a taxa de ganho genético (embora as características genéticas do carneiro sejam predominantemente mais importantes em um rebanho de ovinos produtores de lã). Também há uma redução substancial na quantidade e na qualidade da lã de recém-desmamados que, na raça Merino, geralmente é mais fina e mais valiosa do que em qualquer grupo etário.

Achados clínicos e de necropsia

Como o nome indica, essa síndrome em ovinos recém-desmamados se manifesta principalmente por baixo escore de condição corporal e falha de desenvolvimento. Dentro de um grupo acometido, nem todos os cordeiros são igualmente afetados e há variação de peso e escores da condição corporal. Em condições muito precárias, com frequência esses cordeiros apresentam anemia; podem ter diarreia; e a ocorrência de morte é esporádica, porém contínua. Frequentemente, os ovinos são tratados com anti-helmínticos, sem resposta favorável. Em geral, não se constata achado anormal no exame macroscópico durante a necropsia, além daqueles associados à emaciação. Macroscopicamente, pode ser óbvio o baixo desenvolvimento das papilas ruminais; atrofia das vilosidades é um achado frequente no exame histológico do intestino delgado; e a mineralização dos ossos longos e das costelas pode estar diminuída por conta da má nutrição crônica. Isso pode ocasionar uma região cortical delgada e fraturas quando o ovino é manuseado para, por exemplo, realizar tosquia e colocar tipoia para sua sustentação.

Diagnóstico diferencial

Quando se defronta com esse problema, a abordagem inicial deve ser a avaliação das causas mais prováveis, a saber: deficiência de ingestão de energia ou proteína. O exame físico de um ovino acometido deve incluir a avaliação dos dentes, de modo a assegurar que não haja desgaste excessivo ou mesmo fratura de dentes incisivos (p. ex., se o ovino está mastigando com as raízes dos dentes).
Deve-se avaliar a condição de parasitismo interno do grupo por meio de técnicas apropriadas, como contagem de ovos nas fezes ou contagem total de vermes. Infestações por nematoides, clínicas e subclínicas, são ocorrências comuns nesta fase da vida dos ovinos, antes que se desenvolva imunidade apropriada e quando a contaminação da pastagem pode ser alta.
Infecções causadas por coccídios, *Cryptosporidium* ou *Mycoplasma* (*Eperythrozoon*) *ovis* são importantes causas de definhamento e devem ser investigadas mediante exame de flotação fecal e esfregaços sanguíneos, respectivamente.
O conteúdo de microelementos do grupo deve ser avaliado se a causa não puder ser atribuída a deficiências nutricionais óbvias (ingestão inadequada de energia e proteína) ou a parasitas intestinais. As deficiências de microelementos mais comuns são aquelas de cobre, selênio e cobalto. Tipicamente, estão associadas com regiões geográficas específicas, tipos de solo e diferentes padrões de ingestão de terra nas estações de clima úmido ou seco. Se a deficiência de microelemento for um fator contribuinte, é provável que haja histórico prévio desse problema nesta região. O diagnóstico com base na resposta à suplementação é um procedimento comum; os aspectos referentes ao diagnóstico de deficiências de microelementos serão discutidos em seções específicas.
A avaliação das possíveis causas mencionadas anteriormente pode ser demorada e cara; ademais, há casos em que a causa não é claramente identificada.
Microrganismos infecciosos podem causar lesões entéricas e definhamento (p. ex., coronavírus e *Yersinia*), com má absorção de nutrientes, manifestada com perda de peso e diarreia crônica. Inicialmente, podem ser diferenciadas no exame macroscópico, durante a necropsia, ou em amostras submetidas à cultura microbiológica e exame histopatológico.

LEITURA COMPLEMENTAR

Radostits O, Gay C, Hinchcliff K, Constable P. Unthriftiness in weaner sheep (weaner illthrift). In: Veterinary Medicine: A Textbook of the Diseases of Cattle, Horses, Sheep, Pigs, and Goats. 10th ed. London: W.B. Saunders; 2007:1997.

REFERÊNCIAS BIBLIOGRÁFICAS

1. Campbell AJD, et al. Anim Prod Sci. 2014;54:4.
2. Hatcher S, et al. Aust J Exper Agric. 2008;48:966.
3. Campbell AJD, et al. Aust Vet J. 2009;87:305.
4. Thompson AN, et al. Anim Prod Sci. 2011;51:784.
5. Sacket D, et al. Final report project AHW.087, MLA Sydney, 2006.

Falha no desenvolvimento de suínos

É uma síndrome clínica reconhecida nos EUA e no Canadá desde 2007[1] que também ocorre na Espanha.[2] Também é conhecida como síndrome caquética de suínos ou caquexia suína. É caracterizada por anorexia em leitões de creche, perda progressiva da condição corporal e letargia ao longo das 1 a 3 semanas seguintes. A taxa de morbidade pode ser baixa, mas a taxa de mortalidade é alta e muitos animais precisam ser descartados.

Etiologia

A etiologia da falha no desenvolvimento de suínos ainda não foi estabelecida. Pode haver o envolvimento de microrganismos infecciosos e de fatores não infecciosos. Essa síndrome foi primeiramente identificada em um rebanho altamente saudável, tendo sido descartadas todas as causas suspeitas comuns, embora tenham sido encontrados vírus e bactérias.[3,4] Alguns eminentes veterinários especialistas em suínos acreditam que a doença está associada principalmente com o manejo inadequado antes do desmame.

Epidemiologia

A doença se instala durante o período de desmane, e não apenas após o desmame. Atrofia de vilosidades e enterite são as principais características.

Patogênese

Alguns profissionais acreditam que a falha no desenvolvimento de suínos é um problema no local onde são mantidos no período pós-desmame, enquanto outros pensam ser um problema cuja origem está na fazenda. Não há fatores infecciosos, nutricionais, de manejo ou ambientais que justifiquem os sinais clínicos.

Sinais clínicos

Os suínos acometidos durante o desmame apresentam peso igual ou acima da média esperada. Dentro de 60 a 72 h do desmame, os animais ainda se apresentam ativos, alertas e sem febre, mas deitam em superfície plana e têm abdome vazio. Dentro de 7 dias, manifestam anorexia, letargia e pelame irregular. Permanecem de cabeça baixa e apresentam músculos flácidos. Relutam em caminhar e espirram com frequência. O quadro clínico dos suínos se agrava e o animal morre dentro de 2 a 3 semanas.

Alguns grupos de uma propriedade são acometidos, outros não. A doença pode ocorrer várias vezes e, então, desaparecer por um longo período. Alguns suínos das propriedades acometidas manifestam comportamentos bucais repetitivos, como lambedura, mastigação ou mordedura ruidosa. O momento crucial parece ser próximo das 96 h após o desmame. Nessa ocasião, os suínos repousam a cabeça nas costas de seus companheiros e começam a mastigar ruidosamente.

Patologia

É difícil afirmar se as lesões são as causas da doença ou se resultam de inapetência e inanição. A patologia submacroscópica mostra grave atrofia de vilosidades, rinite e gastrite, mas não na parte esofágica. Não se constata reserva de gordura na carcaça.

Nos primeiros casos, em 2007, as lesões mais evidentes eram histopatológicas e incluíam gastrite fúngica linfocítica superficial, enterite atrófica com muitas células jovens, atrofia de vilosidades, colite superficial, rinite neutrofílica e linfocítica, meningoencefalite não supurativa discreta e atrofia do timo.

Tratamento

Antes de detectar a causa, é difícil realizar um tratamento efetivo e muitos suínos são tão gravemente acometidos que a única solução é a eutanásia. É muito importante que haja disponibilidade de alimento e água aos animais, podendo ser necessário o fornecimento de mingau de aveia ou de outro cereal. Alguns suínos respondem a cuidados especiais em acomodações hospitalares (fontes de calor, eletrólitos, suplementos alimentares especiais com alto teor de leite, alimentos umedecidos e alimentação individual do animal).

Controle

Atualmente, não há.

REFERÊNCIAS BIBLIOGRÁFICAS

1. Dufresne L, et al. Proc Allen Leman Swine Conf. 2008;79.
2. Segales J, et al. Vet Rec. 2012;170:499.
3. Huang Y, et al. J Swine Health Prod. 2011;19:331.
4. Huang YJ, et al. J Vet Diagn Invest. 2012;24:96.

EXERCÍCIOS FÍSICOS E DISTÚRBIOS ASSOCIADOS

O ato de realizar atividade física requer gasto de energia em uma taxa acima da taxa metabólica em repouso. O aumento da taxa metabólica pode ser sustentado por metabolismo anaeróbico, por meio do uso de estoques intramusculares de ATP e conversão de glicogênio ou glicose em lactato, por curtos períodos. No entanto, no final das contas, basicamente toda energia é oriunda do metabolismo aeróbico, sendo limitada pela taxa de liberação de oxigênio ao tecido e sua utilização na mitocôndria. Para garantir a maior demanda de energia necessária para a atividade física, como correr, carregar pessoas e puxar carroça, ocorre aumento da taxa metabólica, a qual é garantida pela maior liberação de oxigênio ao tecido e remoção de dióxido de carbono. O maior consumo de oxigênio depende do aumento de sua liberação nos tecidos, o que é possível pelo aumento do débito cardíaco, do fluxo sanguíneo nos músculos e, em equinos, pela elevação na concentração de hemoglobina e aumento concomitante da capacidade do sangue em transportar oxigênio. A maior transferência de oxigênio do ar inspirado para o sangue é acompanhada, principalmente, de elevação da frequência respiratória e do volume corrente. Fatores que interferem no transporte de oxigênio do ar inspirado até as mitocôndrias podem prejudicar, potencialmente, o desempenho. Por exemplo, a hemiplegia de laringe reduz a ventilação minuto e exacerba a hipoxemia associada com exercício físico normal, em equinos; a fibrilação atrial reduz o débito cardíaco e, assim, a liberação de oxigênio nos tecidos; e a anemia diminui a capacidade de transporte de oxigênio pelo sangue.

O aumento do débito cardíaco durante exercício de intensidade máxima em equinos é muito grande; esses animais têm um débito cardíaco de, aproximadamente, 75 mℓ/min/kg, em repouso, e 750 mℓ/min/kg (300 ℓ/min, para um equino de 400 kg), durante exercício máximo. Concomitante ao aumento do débito cardíaco, ocorre elevação da pressão sanguínea no átrio direito, na artéria pulmonar e na artéria aorta. Durante o exercício, a pressão arterial sistêmica aumenta conforme aumenta a intensidade do exercício, com elevação dos valores da pressão sistólica, pressão média e pressão diastólica de 115, 100 e 80 mmHg (15,3, 13,3 e 10,6 kPa), em repouso, para 205, 160 e 120 mmHg (27,3, 21,3 e 16 kPa), respectivamente, durante exercício intenso.

A pressão da artéria pulmonar aumenta de um valor médio aproximado de 25 mmHg (3,3 kPa) para quase 100 mmHg (13,3 kPa), durante exercício intenso. A elevação da pressão pulmonar com o exercício pode contribuir para a ocorrência de hemorragia pulmonar induzida por exercício.

O aumento da taxa metabólica durante o exercício causa elevação marcante na geração de calor metabólico, com subsequente aumento da temperatura corporal. A elevação da temperatura corporal depende da intensidade e da duração do exercício e da capacidade do equino em dissipar o calor corporal. Exercício intenso de curta duração está associado com elevação marcante da temperatura corporal, mas esse aumento raramente causa doença. No entanto, exercício prolongado e de intensidade moderada, especialmente se realizado em ambiente úmido e quente, pode estar associado com temperatura retal superior a 42,5°C. Ocorre dissipação do calor principalmente pela superfície cutânea, por meio de evaporação e sudorese. A sudorese resulta em perda corporal de água e eletrólitos, incluindo sódio, potássio, cálcio e cloreto. A magnitude dessas perdas pode ser suficiente para causar desidratação e anormalidades nas concentrações séricas de eletrólitos, além de comprometimento da função cardiovascular e da termorregulação.

A recuperação do exercício é influenciada pela aptidão física do indivíduo, sendo mais rápida em equinos de melhor preparo físico, pela intensidade e duração da carga de exercício; e pela atividade durante a recuperação. Os equinos aos quais se permite caminhar após uma carga de exercício intenso se recuperam mais rapidamente do que aqueles que não caminham. A recuperação é retardada quando o equino não pode beber água para repor o líquido perdido pelo organismo ou por condição quente e úmida.

LEITURA COMPLEMENTAR

Hinchcliff KW, Kaneps AJ, Geor RJ. Equine Sports Medicine and Surgery: Basic and Clinical Sciences of the Equine Athlete. Edinburgh, UK: Saunders; 2014.

Votion DM, Navet R, Lacombe VA, et al. Muscle energetic in the exercising horse. Comp Exerc Physiol. 2007;4:105-118.

Doenças associadas a exercício

Muitas doenças induzidas por exercício estão associadas com atividades específicas. Por exemplo, intermação e exaustão pelo calor são ocorrências muito raras em equinos das raças Standardbred (cavalo americano troteador) e Puro-Sangue, após corrida de até 5 km, mas são comuns em equinos que participam de enduro (50 a 100 km) ou no segundo dia de competições de um evento de 3 dias. Por outro lado, hemorragia pulmonar induzida por exercício ocorre apenas em equinos que participam de corrida ou de competição de alta velocidade, sendo muito rara em raças de equinos de tiro. Doenças induzidas por exercício, rabdomiólise de esforço, *flutter* diafragmático sincrônico, hipertermia e hemorragia pulmonar induzida por exercício serão discutidas em outras seções deste livro.

Exaustão

Toda atividade física de duração e intensidade suficientes causa fadiga. Os mecanismos primários da fadiga variam dependendo do tipo de trabalho ou de exercício realizado. Assim, a fadiga em um cavalo de corrida que percorreu 3 km em alta velocidade tem uma gênese diferente daquela de um equino de enduro que percorreu 100 km em baixa velocidade.

Tipicamente, cavalos de corrida das raças Standardbred e Puro-Sangue se recuperam de modo rápido e raramente nota-se exaustão. No entanto, equinos que participam de enduro necessitam de um período maior de recuperação e o problema associado à fadiga pode progredir, de modo que a recuperação é retardada, ou impossível, sem tratamento.[1] Isso resulta em doença em alguns competidores após a corrida e eliminação de alguns equinos da competição durante o enduro.[2] Denomina-se a falha em se recuperar e os sinais clínicos e clinicopatológicos associados a isso de *síndrome do equino exausto*.

A síndrome do equino exausto está associada com enduro, evento de 3 dias, cavalgada em trilha e caçada de raposa e pássaro; em todas essas atividades, há exercício submáximo prolongado. O risco da doença é maior em equinos fisicamente mal condicionados ou quando os equinos são submetidos a exercício em ambiente quente e úmido, especialmente quando não acostumados a essas condições.

Patogênese

A patogênese da exaustão é complicada, mas provavelmente envolve depleção de glicogênio e eletrólitos do organismo, especialmente sódio, cloreto e potássio; hipovolemia causada por grande perda de água pelo suor; hipertermia; e desequilíbrio ácido-base. A prova de enduro está associada com a produção de muito calor, que é dissipado principalmente por meio de evaporação pelo suor. Durante cada hora de exercício submáximo, são perdidos 11 ℓ de suor e essa perda causa redução significativa no conteúdo total de água, sódio, potássio e cloreto do organismo, bem como nas concentrações séricas desses íons. A perda de cloreto causa alcalose metabólica. A hipovolemia prejudica a termorregulação por reduzir o fluxo sanguíneo na pele e, provavelmente, resulta em menor fluxo de sangue no trato gastrintestinal, contribuindo para a ocorrência de isquemia intestinal e íleo adinâmico. A temperatura corporal se eleva e alcança nível perigoso (43°C), e o equino não pode continuar a prova. O aumento exagerado da temperatura corporal pode se sobrepor aos mecanismos que evitam o superaquecimento do cérebro dos equinos, resultando em sinais de disfunção do SNC.[1] Se as anormalidades induzidas por exercício forem suficientemente graves, então a combinação de hipertermia e desidratação pode iniciar uma cascata de eventos que progridem para choque, falha múltipla de órgãos e morte.

Achados clínicos

Os sinais clínicos da síndrome do equino exausto incluem incapacidade de continuar o exercício, apatia, fraqueza, falha em se alimentar e beber água, retardo no retorno da frequência cardíaca e da temperatura retal aos valores normais, diminuição do turgor cutâneo e do tempo de preenchimento capilar, caminhada com membros rijos compatível com rabdomiólise e diminuição ou ausência de borborigmos. A urina se apresenta concentrada e cessa a micção.

Após prova de enduro, os equinos podem manifestar cólica, que pode estar associada com anormalidade na motilidade intestinal secundária aos desequilíbrios hidreletrolíticos e à hipertermia.[3-6] Em equinos submetidos à cirurgia, as lesões envolvem, mais comumente, o intestino delgado; os animais afetados manifestam sintomas típicos de obstrução aguda do intestino delgado, além de sinais de exaustão.[3] A maioria dos animais que apresentam cólica após prova de enduro respondem ao resfriamento e à correção das anormalidades hidreletrolíticas que acompanham as lesões cirúrgicas.[4]

O exame clinicopatológico indica hemoconcentração, hipocloremia, hipopotassemia e alterações variáveis na concentração sérica de sódio. Geralmente há alcalose metabólica (aumento da concentração sanguínea de bicarbonato), embora alguns equinos gravemente acometidos também apresentem acidose metabólica associada com a elevação da concentração de lactato no sangue. Ocorre aumento das concentrações séricas de nitrogênio ureico e de creatinina em virtude da desidratação e/ou doença renal. Em animais com rabdomiólise, a atividade sérica de creatinoquinase encontra-se muito aumentada.

Tratamento

Consiste em rápida reposição do estado de hidratação, correção dos desequilíbrios ácido-base e eletrolítico e redução da temperatura corporal. A terapia com fluido será discutida, com detalhes, no Capítulo 5. Fluidos apropriados para administração aos equinos exaustos incluem solução de lactato de Ringer, solução isotônica de cloreto de sódio com adição de cloreto de potássio (10 mEq/ℓ) e gliconato de cálcio (10 a 20 mℓ de solução 24%/ℓ). Teoricamente, a solução de lactato de Ringer não deve ser administrada aos equinos com alcalose metabólica, mas a experiência clínica indica que seu uso é seguro e efetivo.

Os equinos devem ser resfriados agressivamente com aplicação de água gelada ou água e gelo. Embora as crenças indiquem o contrário, a aplicação de gelo e água fria em cavalos com hipertermia não traz risco, tampouco causa rabdomiólise. Pode-se administrar AINE para o alívio da dor, quando os cavalos já não apresentam hipovolemia. Equinos com cólica devem ser submetidos a um exame completo, inclusive introdução de sonda nasogástrica, para assegurar que não houve distensão do estômago.

Prevenção

A prevenção se restringe em assegurar que os equinos que participam de provas sejam adequadamente treinados para o evento e aclimatados às condições ambientais. Antes de uma corrida, os equinos devem estar saudáveis, preferivelmente de acordo com o exame realizado por veterinário, e devem ser monitorados durante o evento quanto a sinais de fadiga excessiva, desidratação ou hipertermia.

REFERÊNCIAS BIBLIOGRÁFICAS

1. Foreman JH. Comp Exerc Physiol. 2012;8:81.
2. Nagy A, et al. Equine Vet J. 2014;46:294.
3. Alexander GR, et al. Equine Vet Educ. 2012;24:193.
4. Fielding CL, et al. Equine Vet J. 2012;44:472.
5. Banse HE, et al. Comp Exerc Physiol. 2013;9:125.
6. Walker WT, et al. Can Vet J. 2014;55:765.

Baixo desempenho em corrida e intolerância ao exercício em equinos

A definição de baixo desempenho em corrida é difícil. Equinos que têm registro comprovado de bom desempenho e, então, passam a ter queda do desempenho em comparação a seu nível anterior são facilmente detectados e, com frequência, identifica-se uma causa física de redução do desempenho. Isso é mais difícil em equinos sem histórico de desempenho satisfatório, e essa condição é mais bem definida como *falha em obter o desempenho esperado*. Equinos enquadrados nesse grupo podem, de fato, ter uma anormalidade clínica, mas comumente a causa é a perda da capacidade inata ou o treinamento inadequado. Essas duas possibilidades devem ser aventadas com o proprietário e o treinador, com cuidado e discernimento, só depois de um exame completo do animal.

Em equinos de corrida, a intolerância ao exercício é mais bem definida como a incapacidade de correr em uma velocidade anteriormente obtida pelo animal ou por seus pares. A forma mais extrema de intolerância ao exercício é evidenciada pela falha em completar a corrida, enquanto a mais moderada é caracterizada por discreta redução do desempenho, como perda de uma corrida por vários metros ou por 1 a 2 s, ou falha em obter o desempenho esperado.

Abordagem do equino com intolerância ao exercício

Os equinos com histórico de recente redução do desempenho ou aqueles que não estão alcançando o desempenho esperado devem ser sistematicamente examinados.

Histórico

Deve-se obter um histórico detalhado quanto à documentação da redução do desempenho, seu tempo na pista de corrida e a presença e progressão de quaisquer sinais clínicos. Isso pode ser complementado pelo seguinte questionamento ao proprietário ou treinador:

- *Qual a evidência de baixo desempenho?* Essa questão deve ser direcionada de modo a fornecer evidências objetivas da redução do desempenho por meio de avaliação dos tempos ou resultados em corridas. Isso também possibilita documentar a gravidade da redução do desempenho

- *Qual é a rotina de treinamento do equino?* O protocolo de treinamento deve ser apropriado ao nível de competição do animal
- *Como se manifesta a intolerância do equino ao exercício?* Ele começa a corrida vigorosamente e se cansa ao final dela ou é incapaz de manter uma velocidade apropriada para completar a corrida? O equino demora para recuperar a frequência respiratória normal após o exercício? Pode suar? Muda consistentemente de direção ou "puxa" para um lado?
- *Há histórico de doença nesse equino ou em outros equinos do mesmo estábulo ou da mesma pista de corrida?* O animal manifestou febre ou inapetência? Ele está sendo medicado? Deve-se dar atenção específica a qualquer informação de doença respiratória
- *Há ruído respiratório anormal quando o animal está correndo?* Equinos com obstrução das vias respiratórias superiores quase sempre emitem um ruído anormal durante o exercício
- *O equino manifesta tosse quando em repouso ou durante ou após o exercício?* Tosse pode ser uma indicação de doença de trato respiratório inferior
- *O equino apresentou sangramento nasal anteriormente, após exercício, ou foi diagnosticado com hemorragia pulmonar induzida por exercício?*
- *O animal apresenta claudicação?* Ele já apresentou sinais de rigidez muscular ou andar anormal?
- *Qual o histórico de administração de anti-helmíntico?*

Exame clínico

Deve-se realizar um exame clínico completo. O exame físico deve incluir uma avaliação detalhada dos sistemas musculoesquelético, cardiovascular e respiratório, inclusive coleta de amostras de fluidos corporais para exames laboratoriais, com base nos dados do histórico ou no exame clínico. Em centros maiores, há disponibilidade de testes auxiliares, como radiografia, endoscopia, cintilografia nuclear e testes de estresse, os quais podem ser indicados, em alguns casos.

Na evidência de doença musculoesquelética, o equino deve ser examinado em repouso e, em seguida, caminhando e em trote para verificar sinais de claudicação. Pode ser difícil detectar claudicação discreta, suficiente para prejudicar o desempenho em um animal que trota lentamente; podem ser necessários outros exames como inspeção durante e após corrida em alta velocidade na pista, radiografia e cintilografia nuclear. Devem ser palpados os principais grupos musculares, incluindo os músculos quadríceps, quanto à firmeza ou dor sugestiva de rabdomiólise.

O coração deve ser auscultado cuidadosamente, a fim de verificar evidência de insuficiência valvular ou arritmias. Sopros cardíacos sistólicos moderados (graus II a III/VI) mais audíveis no lado esquerdo do tórax são comuns em cavalos de corrida bem condicionados e não devem ser confundidos com doença valvular. Se durante a auscultação cardíaca são detectadas alterações, indicam-se eletrocardiografia, para o diagnóstico de anormalidades do ritmo (p. ex., fibrilação atrial), ou ecocardiografia, para mostrar a extensão das lesões valvulares.

O sistema respiratório deve ser cuidadosamente examinado por meio de auscultação do tórax, em um ambiente bem silencioso. Inicialmente, deve-se auscultar o tórax com o equino em repouso; caso não se detecte anormalidade, deve-se aumentar o volume corrente do paciente submetendo-o a repetidas respirações em um grande saco plástico posicionado sobre o nariz ou durante o exercício. Radiografia do tórax pode mostrar alterações compatíveis com hemorragia pulmonar induzida por exercício, obstruções recorrentes de vias respiratórias ou pneumonia. Aspirados de fluido de traqueal ou fluido obtido de lavado broncoalveolar devem ser examinados para verificar presença de inflamação ou hemorragia.[1,2] O trato respiratório superior, incluindo faringe, laringe, traqueia e carina, deve ser examinado com auxílio de um endoscópio flexível.

Exames de laboratórios

Indica-se a coleta de amostras de sangue e urina para exames de laboratório quando são detectadas anormalidades específicas no exame físico ou se, no histórico, houver dados que sugerem a necessidade de exame mais detalhado de alguns sistemas orgânicos. Por exemplo, rabdomiólise associada a exercício pode ser confirmada pelas mensurações das atividades séricas de CK e AST. No entanto, com frequência as amostras de sangue são enviadas para exame, como um procedimento de rotina. Deve-se dar atenção específica ao hemograma, especialmente a contagem de leucócitos, para verificar evidência de inflamação, e o hematócrito, para avaliar se há anemia. Deve-se ter cuidado para não atribuir às pequenas alterações uma importância indevida, até que se obtenha evidência que possa corroborar a suspeita clínica. O exame de fluido traqueal ou do lavado broncoalveolar pode fornecer evidência de doença de trato respiratório inferior.[2] O exame de fezes para pesquisa de ovos de helmintos pode confirmar parasitismo.

Teste de estresse do exercício

Atualmente, o exame de equinos antes e após uma corrida de alta velocidade é uma rotina em muitos centros de referência e em clínicas especializadas em medicina esportiva. No passado, quando o animal precisava ser submetido a exame endoscópico dinâmico ou à eletrocardiografia, o exame era realizado em esteira rolante, mas, atualmente, os exames endoscópico e eletrocardiográfico de equinos submetidos a exercícios no campo, de preferência aqueles semelhantes às competições e às atividades realizadas no cotidiano, são facilmente obtidos em tempo real.[3-8] A endoscopia dinâmica possibilita a visualização das vias respiratórias superiores de equinos sob as condições reais de trabalho (corrida, adestramento e caminhada com rédea) e evita os riscos e limitações aos equinos que se exercitam em esteira rolante[3,7,9], embora esse risco seja comparativamente menor em 0,6% dos animais que apresentam uma lesão importante durante o exame.[10] O exame de equinos em cavalgadas com sela também possibilita a oportunidade de avaliar a interação equino-sela-cavaleiro, inclusive o ajuste da sela e a tensão da barrigueira, que é importante causa de baixo desempenho em algumas categorias de equitação.[11]

Foram determinados os valores de diversas variáveis relacionadas ao desempenho de cavalos de corrida das raças Standardbred e Puro-Sangue, constatando-se que os melhores atletas tinham maior capacidade aeróbica. No entanto, no presente momento, a principal utilidade do teste de exercício em alta velocidade é a detecção de arritmia induzida por exercício (como taquicardia ventricular paroxística ou fibrilação atrial), rabdomiólise e obstrução de via respiratória superior. Esse tipo de obstrução é causa comum de baixo desempenho e, com frequência, pode ser diagnosticada mediante exame rinolaringoscópico de equino em repouso ou após breve obstrução nasal. Entretanto, algumas causas de obstrução são mais bem diagnosticadas por meio de rinolaringoscopia durante o exercício.[12]

Causas de intolerância ao exercício ou baixo desempenho

Qualquer doença que interfira negativamente na função normal de um equino tem potencial para prejudicar seu desempenho, e esse assunto é discutido em detalhes em livros-texto sobre medicina esportiva em equinos. Nas seções listadas a seguir, são mencionadas algumas causas comuns de intolerância ao exercício em cavalos de corrida.

Sistema musculoesquelético

- Claudicação é uma causa comum de baixo desempenho. Pode ser difícil detectar claudicação discreta, porém suficiente para prejudicar o desempenho. As causas e o diagnóstico de claudicação são discutidos em outro tópico do livro, não sendo comentados aqui
- Rabdomiólise (ver Capítulo 15).

Sistema cardiovascular

O baixo desempenho atribuído à doença cardiovascular pode ser decorrência de:

- Fibrilação atrial, em geral facilmente detectada durante a auscultação dos ruídos

cardíacos ou avaliação do pulso arterial e confirmada por exame eletrocardiográfico. Fibrilação atrial paroxística induzida por atividade física, que desaparece logo após o exercício, ocasiona baixo desempenho e sua detecção é difícil
- Arritmias ventriculares[4,5]
- Insuficiência valvular, como regurgitação de válvula mitral ou tricúspide secundária à doença congênita ou adquirida; endocardite é uma ocorrência rara em equinos
- Anomalias congênitas, inclusive defeito de septo ventricular
- Miocardite ou doença do miocárdio (rara)
- Trombose aortoilíaca.

Sistema respiratório

Vias respiratórias superiores (ver Doenças obstrutivas da laringe de equinos)

- Hemiplegia de laringe
- Deslocamento dorsal intermitente do palato mole
- Encarceramento da epiglote
- Hipoplasia da epiglote
- Condrite na cartilagem aritenoide
- Cistos na faringe
- Obstrução de via respiratória superior associada com paralisia periódica hiperpotassêmica
- Empiema de bolsa gutural
- Abscessos retrofaríngeos
- Dobras alares flácidas ou em excesso.

Vias respiratórias inferiores

- Pneumonia secundária à infecção por vírus da *influenza* ou herpes-vírus equino tipos 1 ou 4
- Pneumonia parasitária causada por *Dictyocaulus arnfieldi*
- Hemorragia pulmonar grave induzida por exercício
- Doença inflamatória de via respiratória inferior e obstrução respiratória recorrente
- Pneumonia granulomatosa.

Anormalidades hematológicas e bioquímicas

Anemia

- Parasitismo, especialmente causado por *Strongylus* sp. e ciatostomídeos
- Doença crônica, como a presença de um abscesso
- Anemia infecciosa equina
- Piroplasmose
- Úlcera gástrica (anemia é uma manifestação não usual nessa doença)
- Deficiência de ferro (é rara)
- Administração de inibidores da síntese do ácido fólico ou administração oral prolongada de ácido fólico inativo
- Intoxicação por fenilbutazona
- Flebotomia excessiva
- Carcinoma de célula escamosa do estômago
- Administração de eritropoetina humana recombinante.

Hipoproteinemia

- Parasitismo, especialmente causado por *Strongylus* sp. e ciatostomídeos
- Má nutrição, especialmente consumo inadequado de proteína
- Enteropatia com perda de proteína, como acontece na enterite granulomatosa ou no linfossarcoma.

Alterações eletrolíticas

- Hipopotassemia e hiponatremia secundárias às perdas excessivas no suor e consumo inadequado.

Doença do sistema nervoso

- Ataxia causada por mielopatia compressiva cervical (estática ou dinâmica), mieloencefalite protozoária equina
- Paralisia supraescapular
- Flexões repetitivas involuntárias exageradas do jarrete; o equino é incapaz de se movimentar.

Miscelânea

- Hipotireoidismo (muito raro)
- Tumor de pituitária (doença de Cushing equina)
- Hipoadrenocorticismo iatrogênico
- Doença hepática de qualquer causa, mas deve-se ter cuidado com a sobrecarga de ferro
- Doença renal
- Hiperparatireoidismo nutricional secundário
- Má nutrição
- Administração de medicamento que interfere no desempenho, como antagonistas beta-adrenérgicos (betabloqueadores) ou sedativos.

Tratamento

Deve ser direcionado para a correção da doença primária. Não é necessária a administração rotineira de hematínicos aos equinos que apresentam hemograma normal. Se, mesmo após um exame completo cuidadoso, não se detectar uma causa orgânica para o baixo desempenho, deve-se dar atenção ao programa de treinamento do animal. Os programas de treinamento de equinos são descritos no livro-texto citado no item Leitura Complementar (ver a seguir).

LEITURA COMPLEMENTAR

Hinchcliff KW, Kaneps AJ, Geor RJ. Equine Sports Medicine and Surgery: Basic and Clinical Sciences of the Equine Athlete. Edinburgh, UK: Elsevier Health Sciences; 2014.

REFERÊNCIAS BIBLIOGRÁFICAS

1. Richard EA, et al. Vet J. 2010;184:282.
2. Nolen-Walston RD, et al. JAVMA. 2013;242:1138.
3. Pollock PJ, et al. Equine Vet J. 2009;41:354.
4. Barbesgaard L, et al. Equine Vet J. 2010;42:202.
5. Trachsel DS, et al. Equine Vet J. 2010;42:208.
6. Davidson EJ, et al. Equine Vet J. 2011;43:3.
7. Van Erck E. Equine Vet J. 2011;43:18.
8. Strand E, et al. Equine Vet J. 2012;44:518.
9. Van Erck-Westergren E, et al. Equine Vet J. 2013; 45:376.
10. Franklin SH, et al. Equine Vet J. 2010;42:70.
11. Greve L, et al. Vet J. 2013;195:275.
12. Allen KJ, et al. Equine Vet J. 2010;42:587.

MORTE SÚBITA OU INESPERADA

Quando um animal é encontrado morto, sem ter manifestado previamente uma doença, frequentemente a definição do diagnóstico é difícil, mesmo após o exame necroscópico, dada a carência de achados clínicos e histórico detalhado. A seguir, há uma lista de doenças que devem ser consideradas quando ocorre morte súbita e inesperada em um único animal ou no grupo de animais. Detalhes de todas as doenças listadas estão disponíveis em outras seções deste livro. Essa lista se aplica particularmente a bovinos, mas são constatadas algumas ocorrências em outras espécies animais. É necessário ressaltar a diferença entre animal "encontrado morto" e "morte súbita e inesperada".

Quando os animais não são vistos com frequência, por exemplo, em intervalos semanais, é possível que eles tenham morrido com sinais clínicos evidentes de doença por alguns dias, porém sem que fossem observados. Nessas situações, a lista de possíveis diagnósticos é muito longa, assim como em casos em que os animais são mantidos juntos em grandes grupos e não são observados individualmente. É provável que isso aconteça em rebanhos de bovinos de corte, especialmente em confinamentos, ou quando os bezerros são mantidos com suas mães no pasto e não estão acostumados com a presença de pessoas, correndo para longe quando abordados.

Morte súbita ou inesperada de um único animal

Hemorragia interna espontânea

Essa condição pode ser decorrência de tamponamento cardíaco, em vacas; ruptura de artéria aorta ou de átrio, aneurisma aórtico congênito e aneurisma verminótico da artéria mesentérica, em equinos; e úlcera esofagogástrica ou síndrome hemorrágica intestinal em suínos. Ruptura de artéria aorta e fístula aortopulmonar devem ser consideradas causas potenciais de morte súbita em cavalos Frísios.[1]

Ruptura de aneurisma da artéria carótida interna

Essa condição pode ser secundária à micose da bolsa gutural de equinos. Em um levantamento sobre mortes súbitas em equinos durante corridas, na maioria delas (68%) não se definiu o diagnóstico etiológico, embora se tenha considerado que os animais morreram em decorrência de arritmias ventriculares associadas ao exercício. Daquelas em que se estabeleceu o diagnóstico, a maioria das mortes decorreu de hemorragia espontânea. Conclusões semelhantes foram obtidas em outros levantamentos. A maioria dos casos de morte súbita relatados em equinos é resultante de acidentes cardiovasculares. Fratura de pelve pode ocasionar hemorragia fatal nos músculos glúteos de equinos e pode ocorrer ruptura da artéria uterina média durante o parto em vacas com prolapso de útero.

Toxemia endógena hiperaguda

Pode ser decorrência de ruptura de estômago em equinos, de abomaso em vacas e de cólon em éguas durante o parto. Grande quantidade de conteúdo gastrintestinal é depositada rapidamente na cavidade peritoneal. Em animais recém-nascidos, sobretudo potros, a causa mais comum é infecção fulminante.

Toxemia endógena hiperaguda em um único animal pode ser resultante de picada de cobra, mas o veneno deve ser muito potente e o animal ter baixo peso corporal (como ovinos e caprinos adultos) para causar morte sem evidência de qualquer sinal clínico.

Estresse de transporte

Pode resultar em morte súbita em animais sensíveis ao estresse. O exemplo mais conhecido disso é a síndrome do estresse suíno (SES), durante a qual o estresse parece ser a única causa de morte. O transporte resulta em taxa de mortalidade por SES de 2 para cada 1.000 porcos em idade de abate, na Alemanha; na República Tcheca, essa taxa varia de 0,6 a 3,4.[2]

Traumatismo

Pode causar morte por hemorragia interna ou por lesão no SNC, especialmente no cérebro e na articulação atlantoccipital, suficiente para lesionar o bulbo. Na maioria dos casos, o trauma é evidente: houve briga, queda ou tentativa do animal de pular um obstáculo. Em equinos, um galope livre descendo uma ladeira pode resultar em queda perigosa ou colisão com uma parede, por exemplo, especialmente quando o solo é escorregadio.

Traumatismo inaparente geralmente ocorre quando o animal é amarrado por cabresto de haste longa e se arremete para trás quando se assusta ou quando recebe choque em cerca elétrica. Às vezes, o animal se lança para frente e bate a parte frontal da cabeça, entre os olhos, em um pequeno objeto saliente, como um pino ou parafuso utilizado em uma cerca. Ato de sadismo, especialmente a introdução de cabo de chicote ou cabo de garfo de lavoura no ânus ou na vulva, também pode ser inaparente.

Enfermidades gastrintestinais

Pode ocorrer ruptura de estômago em equinos após consumo excessivo de alimentos fermentáveis, administração de volume exagerado de líquido por meio de sonda nasogástrica, impactação do estômago ou quando ocorre redução marcante da motilidade gástrica, no caso de disautonomia equina aguda ou distensão do estômago por líquido. Em equinos, a enterite hiperaguda pode causar morte súbita inesperada.

Vólvulo ou acidentes gastrintestinais respondem por quase metade das mortes súbitas em porcas, seguidos de úlcera gástrica, retenção de fetos e toxemia.

Bovinos em decúbito que se acomodam em pequenos buracos do terreno podem morrer em decorrência de timpanismo, pois a cárdia fica recoberta por líquido ruminal, impossibilitando a eructação.

Mortes iatrogênicas

Podem ser decorrentes de administração IV excessiva de soluções de sais de cálcio em uma vaca excitada, infusão muito rápida de fluido em um animal com edema pulmonar, injeção IV de suspensão de penicilina procaína e injeção IV de ivermectina em equinos. O diagnóstico dessas causas não é difícil, e o proprietário ou o veterinário, quase sempre, ficam muito constrangidos.

Uma das importantes causas de morte súbita é a reação anafilactoide em um equino que recebeu injeção IV de um alergênio, como penicilina cristalina. A morte ocorre em cerca de 60 s. Também relata-se que a injeção intra-arterial de ceftiofur, penicilina ou do tranquilizante fenotiazina causa morte súbita. Isso foi documentado em pequeno número de bovinos que receberam injeção subcutânea de suspensão de ceftiofur cristalino livre de ácido, na base da orelha; em um relato, consta que 0,1% dos bovinos tiveram morte súbita e inesperada resultante de injeção intra-arterial acidental, com migração para os vasos sanguíneos do cérebro.[3]

Morte súbita em equinos

Realizou-se um estudo sobre a causa de morte súbita em equinos ao longo de 20 anos, em Victoria, na Austrália. O risco em corrida sem obstáculo foi de 0,08 a 0,10 para cada 1.000 corridas, enquanto o risco em corridas com obstáculos foi 3 a 4 vezes maior, de 0,26 a 0,36.[4] Fez-se a análise das causas de morte em equinos e pôneis com mais de 1 ano de idade que tiveram morte súbita e inesperada. Em 31% dos casos, não se definiu a causa da morte e 16% morreram em decorrência das seguintes causas: hemorragia no trato respiratório e no SNC e reações adversas a medicamentos. Em 14% dos casos, as causas da morte foram lesões cardiovasculares, e, nos 3% restantes, foram lesões do trato gastrintestinal.

Em cavalos de corrida, é frequente a morte súbita causada por hemorragia intensa nos pulmões, no abdome ou no cérebro. Em equinos encontrados mortos, mas que pareciam normais quando vistos pela última vez, a causa da morte não foi determinada em 33% dos casos. Lesões do trato gastrintestinal foram causas de morte em 39% e lesões do trato respiratório em 9% dos casos. Lesões em ambos, SNC e sistema cardiovascular, causaram morte em 5% dos casos; nos 10% restantes, havia uma miscelânea de causas.

Paralisia periódica hiperpotassêmica deve ser considerada uma causa potencial de morte súbita, em algumas linhagens de cavalos das raças Quarto-de-Milha, Appaloosa e Paint, em virtude de um único ponto de mutação na subunidade α do gene do canal de sódio do músculo.

Morte súbita ou inesperada em um grupo de animais

As doenças mencionadas a seguir podem ocorrer em animais individuais, sejam eles alojados ou corredores isolados.

Raio ou eletrocussão

Em geral, acomete diversos animais, juntos, amontoados ou em grupos. Mais raramente, a corrente elétrica eletrifica apenas um objeto contactante, de modo intermitente, e a morte ocorre desse mesmo modo. Na maioria dos casos, o histórico e o exame do ambiente revelam a causa.

Deficiência nutricional e intoxicação

Em animais criados em pastagem, a morte súbita pode ser decorrência de exposição súbita dos bovinos a plantas que podem causar timpanismo, hipomagnesemia e intoxicação por cianeto, nitrito, fluoroacetato e microcistinas (produzida por algas em lagos ou poças com água parada) ou pneumonia intersticial aguda.[5] Miocardiopatia aguda em animais jovens que recebem dieta deficiente em vitamina E ou selênio enquadra-se nesse grupo, pois é uma cardiomiopatia congênita em bovinos da raça Hereford. Deficiência nutricional grave de cobre em bovinos causa "*falling disease*", uma manifestação de miocardiopatia aguda.

Miocardiopatia aguda e insuficiência cardíaca estão associadas com intoxicação da pastagem por *Phalaris* spp.; nematoides de gramíneas em pastagem de *Lolium rigidum*; *Cicuta* e *Oenanthe* spp.; e as ervas daninhas *Fadogia*, *Pachystigma*, *Pavetta*, *Asclepius eriocarpa*, *Crypstostegia*, *Albizia* e *Cassia* spp. As árvores oleandro e teixo (*Taxus* spp.) também podem ser consideradas causas, bem como aquelas espécies que contêm fluoroacetato, como a árvore *Acácia cambagei* e as ervas daninhas *Gastrolobium*, *Oxylobium*, *Dichapetalum* e *Ixiolaema* spp. Há várias plantas que causam irregularidade cardíaca e alguns casos de morte súbita, como *Urginea* e *Kalanchoe* spp.; contudo, o mais comum é a ocorrência de insuficiência cardíaca congestiva. Intoxicações por monensina, lasalocid e salinomicina são causas cada vez mais comuns em equinos e, em menor extensão, em vacas.[5]

Acesso a substâncias tóxicas potentes

Animais estabulados e aqueles alimentados com dietas preparadas podem ter acesso a substâncias tóxicas potentes. Um seleto número de herbicidas, inseticidas, rodenticidas e metais respondem pela maior parte das intoxicações, com variação entre os países e entre diferentes espécies de animais.[6,7]

Há poucas substâncias tóxicas que causam morte súbita, sem sinais premonitórios. O cianeto é uma delas, mas é improvável que seja tóxico nessas condições. Monensina misturada aos alimentos destinados aos bovinos, mas que são fornecidos aos equinos, ou fornecidos em excesso aos bovinos, causam morte por insuficiência cardíaca. Organofosforados são causas mais prováveis, porém geralmente os sinais clínicos são aparentes. O chumbo enquadra-se nessa categoria; no entanto, sais de chumbo muito solúveis podem causar morte de animais jovens, rapidamente.[8]

Doenças causadas por microrganismos infecciosos

Essas doenças causam sepse ou toxemia e incluem antraz, carbúnculo sintomático, septicemia hemorrágia e pasteurelose hiperaguda, sobretudo em ovinos e, às vezes, em bovinos. Em suínos, devem ser considerados a doença do coração "de amora" e, talvez, o edema intestinal. Em equinos, provavelmente a colite é a única doença que causa morte súbita. Em ovinos e bovinos jovens, a enterotoxemia causada por *Clostridium perfringens* deve ser incluída e pode estar relacionada com sobrecarga ruminal em bovinos confinados e alimentados com grande quantidade de grãos. Em geral, algumas condições, práticas alimentares, clima e estação do ano fornecem alguma pista sobre a causa da morte.

Animais neonatos e jovens

Em animais muito jovens, inclusive neonatos, defeitos congênitos incompatíveis com a vida – prematuridade, sepse decorrente de baixa imunidade ou toxemia causada por um patógeno particular, especialmente *E. coli*, e hipotireoidismo – são importantes causas de morte súbita.

Anafilaxia

Anafilaxia após injeção de produtos biológicos, inclusive vacinas e soro, geralmente é um diagnóstico óbvio, mas sua ocorrência em animais criados em pastagem pode causar morte indefinida. Nessas condições, geralmente acomete um animal e, com frequência, constata-se doença clínica. Uma ocorrência semelhante é a morte súbita em grande número de leitões com deficiência de selênio e vitamina E que receberam injeção de ferro.

Procedimentos para investigação de morte súbita

Os procedimentos para a investigação de morte súbita são:

- Manter um registro minucioso, em razão da possibilidade de sindicância pela companhia de seguro ou litígio
- Obter um histórico clínico, que pode indicar modificações da composição ou fonte de alimentos, exposição a substâncias tóxicas ou administração de preparações potencialmente tóxicas
- Fazer um exame cuidadoso do ambiente à procura de fontes potenciais de patógenos. Ser especialmente cuidadoso se houver possibilidade de eletrocussão; piso de concreto pode ser letal quando combinado com corrente elétrica, a menos que se esteja usando botas de borracha
- Examinar cuidadosamente os animais mortos em busca de sinais de briga, secreção nasal espumosa, sangue não coagulado nos orifícios naturais, timpanismo, palidez ou outras alterações em membranas mucosas, marcas de queimaduras pelo corpo (especialmente nas patas) ou sinais de traumatismo ou de ter sido contido. Dê atenção particular à parte frontal da cabeça, palpando os ossos frontais, pois estes podem ter sido fraturados por objeto contundente pesado, sem muito dano à pele e aos pelos
- Assegurar-se que os cadáveres dos casos típicos sejam submetidos à necropsia, de preferência realizada por um patologista especialista de laboratório independente, cujas opiniões são mais respeitadas e imparciais
- Obter amostras de materiais suspeitos para análise. De preferência, coletar duas amostras, uma para ser analisada e outra para ficar disponível para a fábrica de alimentos, se necessário.

LEITURA COMPLEMENTAR

Lyle CH, Uzal FA, McGorum BC, et al. Sudden death in racing Thoroughbred horses: an international multicentre study of post mortem findings. Equine Vet J. 2001;43:324-331.

REFERÊNCIAS BIBLIOGRÁFICAS

1. Ploeg M, et al. Equine Vet J. 2013;45:101.
2. Vecerek V, et al. Vet Med. 2006;51:21.
3. McLaughlin CL, et al. J Dairy Sci. 2012;95:4363.
4. Boden LA, et al. Equine Vet J. 2006;38:312.
5. Varga A, Puschner B. Vet Med Res Rep. 2012;3:111.
6. Berny P, et al. Vet J. 2010;183:255.
7. Guitart R, et al. Vet J. 2010;183:249.
8. Nikolaidis E. Small Rumin Res. 2010;92:84.

Intoxicação por cianobactéria (algas azul-esverdeadas)

Sinopse

- Etiologia: toxinas de cianobactérias em florescências em água fresca estagnada ou água salobra, em lagos, poças, reservatórios e várzeas
- Epidemiologia: notam-se surtos, com alta taxa de mortalidade, quando a única fonte de água potável é contaminada por alga toxigênica
- Patologia clínica: aumento das atividades de enzimas hepáticas, anormalidades de eletrólitos, hipoglicemia (microcistinas) ou possível diminuição de acetilcolinesterase [anatoxina a(s)]
- Lesões: morte súbita causada por extensa necrose hepática (microcistinas) ou parada respiratória (anatoxinas). Hepatomegalia e necrose hepática (microcistinas); ausência de lesões (anatoxinas); cianobactérias no trato alimentar (ambas)
- Confirmação do diagnóstico: teste positivo para identificação de toxina(s) na fonte de água e em fluidos ou tecidos do animal confirma o diagnóstico; cromatografia líquida acoplada à espectrometria de massa com amostra de tecido animal, disponível para algumas toxinas (microcistinas)
- Tratamento: não há
- Controle: evitar água contaminada; uso cuidadoso de algicidas; controle de locais alagadiços.

Etiologia

Há mais de 2.000 espécies de cianobactérias, sendo que, no mínimo, 80 delas são consideradas toxigênicas.[1] As cianobactérias, comumente denominadas algas azul-esverdeadas, formam densas florescências em poças de água fresca ou salobra estagnada e morna. A ingestão de cianobactérias ou de suas toxinas, liberadas após a ruptura celular, resulta em sinais clínicos. A toxicidade é espécie-específica e algumas espécies, como *Anabaena flos-aquae*, produzem mais de uma toxina. As cianotoxinas que causam intoxicação em grandes animais são:[1-3]

- Microcistinas: hepatotoxinas potentes produzidas por várias cianobactérias diferentes, incluindo diversas espécies de *Anabaena*, *Anabaenopsis*, *Microcystis*, *Planktothrix*, *Nostok* e *Oscillatoria*
- Anatoxinas: potentes neurotoxinas produzidas principalmente por diversas espécies de *Anabaena* e algumas espécies de *Planktothrix*
- Várias toxinas de água doce: incluem-se nesse grupo as cianotoxinas conhecidas como causas de intoxicação em animais. As toxinas produzidas por diversas cianobactérias incluem saxitoxinas, cilindrospermopsina, nodularinas e, mais recentemente, β-*N*-metilamino-L-alanina (BMAA).[4,5]

Epidemiologia

Ocorrência

As toxinas de cianobactérias causam surtos de intoxicação em animais pecuários que ingerem água contaminada. Lagos, reservatórios, poças, buracos com água e outras fontes de água não correntes são contaminados, especialmente quando os microrganismos se concentram na beira dessas fontes de água, pela ação de ventos, de modo que grande quantidade de cianobactérias pode ser ingerida. Tipicamente, a superfície da água apresenta brilho verde-azulado ou verde-claro, em faixas de cor verde-neon que refletem as cores do arco-íris. Com frequência, as algas se acumulam nas margens, ponto onde os animais têm fácil acesso e a água é mais rasa e estagnada. Em pequenos buracos com água e nos reservatórios, com frequência a superfície da água é totalmente coberta por uma camada muito espessa de microrganismos gelatinosos (florescências das algas), e os animais são capazes de beber água sem ingerir algumas das algas. As cianobactérias são encontradas em todos os continentes, exceto na Antártida, e a toxicose foi relatada na maioria dos países, especialmente EUA, Canadá, Escandinávia, Japão, África do Sul, Austrália e Nova Zelândia.[2,3,6,7] As cianobactérias infectam todos os animais, inclusive aves, e aquelas encontradas em água salobra e água do mar causam morte de peixes.[3] Embora seja uma consequência normal, às vezes o animal não morre, especialmente quando são capazes de evitar a ingestão de grande quantidade de água.

Fatores de risco

Crescimento intenso comumente ocorre no período que compreende o final do verão e o outono. Os fatores que favorecem o crescimento dos microrganismos e o aumento de risco de intoxicação dos animais incluem água morna, água rasa, luz solar e ventos em direção à terra.[1-3] Além disso, a alta concentração de outros nutrientes, como nitrogênio e fósforo oriundos de fertilizantes, e a contaminação com fezes/urina podem ser fatores de risco.[2,8]

Patogênese

Microcistinas

Essas toxinas são hepatotoxinas potentes em praticamente todas as espécies animais, bem como algumas espécies vegetais. As toxinas estão presentes no interior das cianobactérias e são liberadas após dano ou morte celular. Quando o animal bebe água contaminada, o pH ácido do estômago libera as microcistinas das algas e ocorre a intoxicação. A toxina alcança os hepatócitos por meio de ácidos biliares transportadores e inibe as proteínas fosfatases 1 e 2A, resultando em alterações no citoesqueleto e no filamento de actina, necrose de hepatócitos e morte celular.[1] Outros mecanismos, como indução de radicais livres e alterações nas mitocôndrias, também lesionam o fígado.[1] O animal morre por conta de hemorragia intra-hepática.

Anatoxinas

Em animais intoxicados, foram identificados três importantes subgrupos de anatoxinas, todas elas com potente ação neurotóxica. Um subgrupo, da homoanatoxina-a, ainda não foi associado com a ocorrência de intoxicação em grandes animais, mas sim com neurotoxicose e morte em cães na Nova Zelândia.[9]

Anatoxina-a

Essa neurotoxina é um potente agonista de receptores nicotínicos de acetilcolina, tanto nas junções neuromusculares quanto nos neurônios.[1,6] Estímulo contínuo prolongado na junção neuromuscular resulta em fraqueza, paralisia respiratória e morte. Secundariamente, ocorre liberação de dopamina e norepinefrina para modulação nos receptores nicotínicos de acetilcolina dos neurônios.[10]

Homoanatoxina-a

As propriedades tóxicas dessa toxina são semelhantes àquelas da anatoxina-a.[9]

Anatoxina-a(s)

A estrutura química e o mecanismo de ação dessa toxina são diferentes das outras duas anatoxinas. Anatoxina-a(s) atua como inibidor irreversível de acetilcolinesterase, com mecanismo de ação semelhante àquele dos organofosforados contidos em pesticidas.[1,11] O estímulo contínuo de receptor nicotínico em decorrência de grande quantidade de acetilcolina resulta em ataxia, convulsões, parada respiratória e morte. Diferentemente dos compostos organofosforados, a(s) anatoxina-a(s) atua(m) apenas no sistema nervoso periférico (ou seja, sem efeito central).[11]

Diversas toxinas de água doce

As toxinas listadas a seguir não são tão comuns como as microcistinas e as anatoxinas, mas são dignas de nota porque foram associadas, de algum modo, com intoxicações em grandes animais

- Saxitoxinas: em geral, as toxinas desse grupo causam intoxicação paralítica em moluscos que, após ingeridos por pequenos animais, resultam em intoxicação nessas espécies; no entanto, um grupo de ovinos australianos manifestou sintomas e morreu após exposição a *Anabaena circinalis*.[3] A saxitoxina é uma potente neurotoxina que bloqueia seletivamente os canais de sódio dependentes de voltagem, ocasionando fraqueza neuromuscular, parada respiratória e morte[1,6]
- Cilindrospermopsina: essa toxina, produzida por diversas espécies de cianobactérias, inclusive *Cylindrospermopsis raciborskii*, foi incriminada como causa de morte de bovinos. Ela inibe a síntese proteica e, assim, compromete vários órgãos, incluindo coração, pulmões, fígado e rins
- Nodularinas: essa potente hepatotoxina é produzida principalmente pela cianobactéria *Nodularia spumigena*; causou morte de ovinos e outros animais pecuários.[1,3,12] O mecanismo de ação é semelhante àquele de microcistinas, sendo a morte uma consequência natural
- BMAA: essa potente neurotoxina, produzida pela cianobactéria *Hydrilla verticillata*, recentemente foi associada com o desenvolvimento de mielinopatia vacuolar aviária.[4,5] A toxina também foi associada com a ocorrência de diversas doenças neurológicas degenerativas em humanos e aventa-se a hipótese de que BMAA pode participar no início da doença do neurônio motor equina.[13]

Achados clínicos

Microcistinas

O quadro clínico foi bem descrito em suínos e equinos.[1,3,8] A maioria dos animais é encontrada morta ou morre dentro de poucas horas. No caso de morte precoce, notam-se vômito, diarreia, ataxia e choque; os animais que se mantêm vivos por algumas horas apresentam agitação, irritabilidade, ataxia, decúbito e convulsões antes da morte. Nos casos menos agudos, ocorre lesão hepática grave manifestada por anorexia, estupor ou hipersensibilidade, atonia ruminal, desidratação, decúbito, icterícia e fotossensibilização, em bovinos e ovinos. Muitos animais recuperados e aparentemente saudáveis morrem nos 3 meses seguintes. Os suínos intoxicados apresentam anorexia, apatia, vômito, letargia, tremores, espuma na boca, tosse, espirros, dispneia e disenteria.

Anatoxinas

Em geral, os animais intoxicados são encontrados mortos. Os sinais clínicos podem surgir dentro de 15 min após a exposição à toxina. Nos casos agudos, os animais manifestam tremores musculares, estupor, cambaleio, decúbito e, em alguns casos, hiperestesia ao toque, de modo que um ligeiro estímulo provoca convulsão acompanhada de opistótono. A morte é decorrência de parada respiratória. Animais expostos à abatoxina-a(s) também apresentam salivação excessiva, bem como lacrimejamento, vômito e diarreia.

Patologia clínica

Microcistinas

A análise química indica aumento das atividades das enzimas hepáticas, anormalidades de eletrólitos (hiperpotassemia), hipoglicemia e hipoalbuminemia, em todas as espécies.[1,3] Os achados em exames laboratoriais, em ordem de frequência, em ovinos expostos a microcistinas são aumentos nas concentrações séricas de ácidos biliares, glutamato desidrogenase, γ-glutamiltransferase e bilirrubina e diminuição na concentração sérica de albumina.

Anatoxinas

Não causam alteração nos exames laboratoriais.

Achados de necropsia

Na intoxicação por microcistina, os achados de necropsia variam dependendo do tempo desde a morte do animal. O exame macroscópico revela aumento de volume do fígado, com parênquima marrom-escuro a azulado.[14] As lesões microscópicas são compatíveis com necrose hepática centrolobular.[1] Outras lesões incluem hemorragias petequiais generalizadas, transudato plasmático em cavidades corporais e congestão na maioria das vísceras. Em alguns surtos, também foi observada gastrenterite com hemorragia intestinal e diarreia sanguinolenta grave. Não se constatou achado necroscópico específico em animais que morreram em decorrência da intoxicação por anatoxina.

Diagnóstico

A constatação de cianobactérias na fonte de água e no trato gastrintestinal não é achado diagnóstico. Para estabelecer o diagnóstico, é necessária a identificação da toxina específica na água e em tecidos e fluidos do animal. As toxinas podem desaparecer da água dentro de 2 a 3 dias, de modo que as amostras devem ser obtidas o mais breve possível após a intoxicação. Uma amostra da florescência dos microrganismos deve ser imediatamente preservada para a identificação, porque ocorre rápida degeneração celular durante o transporte até o laboratório. É necessário exame laboratorial para verificar o grande número de cianobactérias sabidamente tóxicas. Na rotina laboratorial, há disponibilidade de vários testes, inclusive ELISA, para confirmar a presença de microcistinas na água suspeita, mas poucos são utilizados para detecção de anatoxinas.[15] Há poucos anos, utilizava-se, com sucesso, cromatografia líquida acoplada à espectrometria de massa (LC-MS) para mensurar a concentração de microcistina nos tecidos corporais. Esse teste também não se encontra mais disponível rotineiramente para mensuração de anatoxinas.[16,17] O diagnóstico de intoxicação por anatoxina-a(s) pode ser sustentado pelo teste da acetilcolinesterase; contudo, deve-se excluir a possibilidade da presença de pesticidas organofosforados e carbamatos.[1]

Diagnóstico diferencial

O diagnóstico é confirmado pelo resultado positivo no teste para toxinas de algas em amostras de água suspeita e de tecidos e fluidos corporais do animal.

Microcistinas

- Intoxicação por aflatoxina
- Ingestão de dissulfeto de carbono
- Substâncias químicas hepatotóxicas (hidrocarboneto clorado, fenóis etc.)
- Ingestão de cogumelo (anatoxinas)
- Intoxicação pelo herbicida paraquat
- Alcaloides pirrolizidínicos e outras plantas hepatotóxicas
- Intoxicação por fomopsina
- Intoxicação por esporidesmina.

Anatoxinas

- Antraz
- Fibrilação atrial
- Intoxicação por cianeto
- Eletrocussão ou raio
- Intoxicação por ionóforo
- Intoxicação por plantas
- Ruptura de vaso sanguíneo importante (artérias aorta e uterina)
- Traumatismo.

Tratamento

Não há antídotos específicos e o tratamento é pouco compensador.

Controle

As duas principais medidas de controle são evitar a ingestão de material de florescência flutuante pelos animais e a adição de nutrientes que favorecem o crescimento de cianobactérias na água.[2,8]

Prevenção de ingestão de toxinas

- Impedir o acesso dos animais à água contaminada. Transferir os animais para um local que tenha fonte de água limpa ou obter água potável de um local longe de onde há florescências de cianobactérias
- Manter as florescências distantes do local onde os animais bebem água, com uso de um aparato de flutuação que as retenha
- Adicionar precipitantes, por exemplo, óxido de cálcio, sulfato de alumínio férrico e sulfato de cálcio hidratado, para remover algas sem a liberação de toxina e remover fosfatos (ver adiante)
- Algicidas como sulfato de cobre ainda são úteis, porém não mais se recomenda o uso não controlado, na rotina. As cianobactérias mortas liberam toxinas na água, de modo que a água não pode ser utilizada como água potável por, no mínimo, 5 dias. Os algicidas também danificam outros vegetais e, por fim, favorecem o surgimento de novas florescências de cianobactérias.

Prevenção de adição de nutrientes à água

- Proteger a fonte de água do acesso direto dos animais pecuários, de modo que não defequem ou urinem nas margens ou diretamente na água
- Fazer a precipitação de fosfatos com óxido de cálcio, sulfato de cálcio hidratado e sulfato de alumínio férrico. Isso é útil apenas para reservatórios pequenos ou açudes
- Fazer aeração mecânica das camadas inferiores do corpo d'água; isso é útil apenas para grandes reservatórios de água
- Controlar o represamento de água, diminuir o uso de fertilizantes fosfatados e minimizar o afluente de esgoto
- Filtrar o afluente favorecendo o aumento da camada de plantas aquáticas e do volume de água
- Plantar árvores e outras vegetações ao longo das margens das fontes de água.

LEITURA COMPLEMENTAR

Puschner B, Galey FD, Johnson B, et al. Blue-green algae toxicosis in cattle. J Am Vet Med Assoc. 1998;213: 1571, 1605-1607.

Toxic Cyanobacteria (Blue-Green Algae). An emerging concern. At <http://www.envirologix.com/library/KU_Manuscript_Toxic_Algae.pdf>; Accessed 08.10.13.

Walker SR, Lund JC, Schumacher DG, et al. Nebraska experience. Adv Exp Med Biol. 2008;619:139-152.

REFERÊNCIAS BIBLIOGRÁFICAS

1. Puschner B, et al. Gupta RC, ed. Veterinary Toxicology. 2nd ed. Elsevier, London; 2012:953.
2. Linkov I, et al. Managing Critical Infrastructure Risks. Linkov I, Wenning RJ, Kiker GA, eds. Netherlands: Springer; 2007:207.
3. Stewart I. Adv Exp Med Biol. 2008;619:613.
4. Bidigare RR, et al. Amyotroph Lateral Scler. 2009; 10(S):7.
5. Wiley FE, et al. J Wildl Dis. 2007;43:337.
6. Finnie JW, et al. Aust Vet J. 2011;89:24.
7. Handeland K, et al. Toxicon. 2010;56:1076.
8. Morgan SE. Vet Clin North Am Food Anim Pract. 2011;27:285.
9. Wood SA, et al. Toxicon. 2007;50:292.
10. Campos F, et al. Neurochem Int. 2010;56:850.
11. Patocka J, et al. Mil Med Sci Lett. 2011;80:129.
12. Simola O, et al. Vet Pathol. 2012;49:755.
13. Brenner SR. Med Hypotheses. 2013;80:103.
14. Kupper J. Prakt Tierarzt. 2009;90:162.
15. Humbert JF. Anal Bioanal Chem. 2010;397:1653.
16. Ott JL, et al. Toxicon. 2006;47:734.
17. Frias HV, et al. Biochem Biophys Res Commun. 2006; 344:741.

Plantas que provocam morte súbita, sem cardiomiopatia

Em muitos casos de intoxicação por plantas, não se conhece a toxina envolvida. As plantas mais comumente associadas com a ocorrência de morte súbita, sem evidência de cardiomiopatia, são listadas a seguir. Em razão das escassas informações a respeito da maioria dessas plantas, não é fornecida uma descrição completa de cada uma delas.

- *Arrabidaea bilabiata*
- *Burttia prunoides*
- *Eupatorium wrightii*
- *Lamium amplexicaule*/Lâmio-menta
- *Laurelia novae-zealandiae*/Pukatea
- *Nicandra physalodes*/maçã-do-Peru
- *Viguiera annua*/Viguiera anual.

DOENÇAS CAUSADAS POR AGENTES FÍSICOS

Raio e eletrocussão

Sinopse

- Etiologia: exposição à corrente elétrica de alta voltagem
- Epidemiologia: casos isolados ou múltiplos. Após tempestade, os animais mortos podem ser encontrados debaixo de árvores ou ao longo da cerca. Paralisia de membros posteriores em suínos criados em abrigos
- Achados clínicos: fraturas ósseas, inconsciência passageira ou morte imediata. Nos animais que se recuperam, podem persistir sintomas nervosos residuais. Paralisia de membros posteriores em suínos
- Achados de necropsia: em alguns casos, marcas de chamusco ou queimadura, bem como fraturas de ossos longos e fratura de vértebra lombar em suínos
- Confirmação do diagnóstico: é difícil. Histórico e evidência ambiental de raios ou exposição a choque elétrico, sem lesões indicativas de outras doenças no exame necroscópico.

Etiologia

As três causas comuns são: relâmpago de raio linear durante tempestade; rompimento de fios de transmissão elétrica aéreos, geralmente de alta voltagem; e instalação elétrica inadequada em estábulos e celeiros.

A ocorrência de lesão ou morte causada por raio pode envolver cinco mecanismos principais:[1,2]

1. Queda direta do raio no animal.
2. Faíscas emanadas de objetos altos, como árvores atingidas por raios.
3. Todo raio que cai origina correntes no solo (potenciais das patas ou voltagens das patas), sendo este o principal mecanismo em animais quadrúpedes, porque após a geração de corrente na terra, desenvolve-se um gradiente de potencial que pode iniciar a entrada de energia no animal através das patas, que se distribui pelo corpo. Diferentemente do que acontece com pessoas, essa corrente atravessa órgãos essenciais, como fígado e coração, causando morte.
4. O toque em condutores longos, como grades, cabos e cercas, pode ser fatal.
5. Condutores aéreos em terrenos elevados e objetos altos, quando abaixam e chegam próximos ao solo.

Durante *tempestade com relâmpagos e raios*, as árvores, as cercas, os celeiros e os reservatórios de água podem ser eletrificados e, não raramente, o solo pantanoso atua como condutor de eletricidade, passando pelas raízes de árvores atingidas pelo raio. É improvável que os animais eletrocutados, quando estavam em pé na terra eletrificada, apresentem marcas de queimadura no corpo. Árvores de carvalho são propensas a raios e, por conta de sua ampla folhagem e extenso sistema radicular, são mediadores comuns de morte por eletrocussão em animais criados em pastagem. Álamo, olmo, nogueira, faia, freixo e plantas coníferas também são mediadores de eletrocussão em animais que se protegem sob elas.

Os *fios de transmissão elétrica* são mais perigosos quando caem em poças d'água, o que provavelmente acontece durante tempestades. Nesses casos, a poça toda se torna eletrificada, e os animais que passam por ela podem morrer instantaneamente. Eletrocussão também pode ocorrer a partir dessa fonte, sem evidência óbvia de falha na linha de transmissão.

Em acidentes causados por *falha na fiação*, voltagens de 110 a 220 V são suficientes para matar um bovino adulto, desde que haja um bom contato entre a fonte e o solo. Bombas d'água e ordenhadeiras mecânicas são fontes comuns de eletricidade capazes de eletrificar canos de água e linhas de ordenha por meio de arame na terra ou curto-circuito. O uso de fusível muito potente (30 a 60 A) pode ocasionar continuidade do problema, que pode ser evitado com o uso de fusível de menor capacidade. Em caso de queda de energia elétrica, alguns fazendeiros optam pelo uso inapropriado de disjuntores que podem representar risco real de eletrocussão.

Epidemiologia

A ocorrência desse acidente não é elevada, mas pode haver alta taxa de mortalidade em fazendas individuais onde um celeiro ou um grupo de animais encontra-se sob uma árvore atingida por um raio. Cerca de 90% das mortes ocorrem em bovinos da Bélgica.[2] Os fatores de risco incluem documentação de raios, de nuvens para o solo, quase ao mesmo tempo da morte dos animais, e presença de água espalhada e árvores altas.[2] Um relâmpago pode matar até 20 cabeças de gado. A maior parte das mortes ocorre durante os meses de verão, quando os animais estão no pasto.[2,3]

Comportamento anormal em animais confinados pode indicar falha na fiação elétrica do celeiro. Mortes causadas por eletrocução em celeiros podem ocorrer a todo o momento.

Patogênese

A lesão tecidual ocasionada por choque elétrico é induzida pelos efeitos diretos da corrente elétrica, com surgimento de calor e isquemia tecidual. A exposição a correntes elétricas de alta voltagem causa *choque nervoso* grave, com inconsciência total e paralisia flácida. Em algumas condições, ocorre destruição focal de tecido nervoso, persistindo *sinais de danos residuais* após o desaparecimento do choque nervoso. Quando isso ocorre, geralmente a morte é causada por paralisia de centros medulares vitais. Também é possível ocorrer fibrilação ventricular, que contribui com a morte. *Queimaduras superficiais* podem ser evidentes no local de contato com a corrente elétrica, ao longo da via do fluxo de eletricidade, a partir do ponto de contato ao solo. A queimadura é causada pelo calor gerado pela resistência dos tecidos à passagem de eletricidade. Acredita-se que as fraturas se devam à contração muscular súbita e profunda.

Achados clínicos

As mortes causadas por raios podem ser detectadas mediante o exame do animal morto e de seu ambiente, juntamente com a informação sobre os dados do local da queda de raio.[2]

Notam-se várias potências de choque. No caso de correntes elétricas de alta voltagem e bom contato com o solo, como piso de concreto molhado, água e terra úmida, o animal pode cair morto sem debater-se. É possível notar chamusco e queimadura em razão da potência do choque elétrico. As queimaduras podem ser vistas no focinho ou nas patas e na forma de depósitos radiais de carvão de arco (carbono), com ou sem lesão tecidual, ou podem se apresentar com padrões de chamuscos ramificados semelhantes à arvore em direção à parte baixa do tronco e dos membros. Em um equino, notou-se cegueira aguda em decorrência do clarão de raios.[4]

Em casos de choques elétricos menos graves, o animal cai inconsciente, manifesta *colapso súbito* ou pode se debater, seguido de um período de inconsciência que dura de vários minutos a várias horas. Quando retorna à consciência, o animal é removido do campo elétrico; ele pode se levantar e ficar perfeitamente normal, ou manifestar apatia, cegueira, ataxia, parasilia de sua parte posterior, monoplegia e hiperestesia cutânea. Em alguns casos, pode haver outros sintomas locais, incluindo nistagmo e paralisia unilateral. Depois de alguns dias, é possível verificar o desprendimento da pele nos locais das queimaduras. Esses sintomas podem persistir ou desaparecer gradativamente ao longo de 1 a 2 semanas. No caso de eletrocussão em *suínos*, causada por raio ou por falha na fiação elétrica, os principais sintomas estão relacionados à lesão medular ou à fratura de ílio, ísquio e processos transversos de vértebras lombares, com grande número de animais apresentando claudicação aparente e, especialmente, paralisia de posterior. Em equinos, relata-se doença vestibular como sequela de acidente por raio.

Atualmente, parece que já não se observa a ocorrência frequente de choque elétrico; a eletrocussão sempre deve ser considerada no diagnóstico diferencial de lesão ou fratura pélvica ou espinal em suínos.

Nos casos de choques leves, especialmente aqueles que ocorrem em celeiros, com corrente elétrica doméstica de baixa voltagem, os animais podem cair ou permanecer em pé. Eles não perdem a consciência e o quadro clínico é de inquietação. O animal pode escoicear violentamente postes e pilares ou grades divisórias. Os episódios podem ser intermitentes e ocorrer apenas quando os bovinos têm um bom contato com o solo, como quando se encontram em pé em cursos d'água, quando bebem água ou estão úmidos. Em geral, os criadores de bovinos leiteiros não são acometidos, no mesmo ambiente, porque as botas que utilizam são isolantes efetivos.

Patologia clínica

Exames laboratoriais não são úteis no diagnóstico.

Achados de necropsia

Na suspeita de eletrocussão, o melhor é assegurar que não há possíveis *fontes de energia elétrica*, antes de iniciar o exame *post mortem*.

Com frequência, as lesões diagnósticas são mínimas, mas em cerca de 90% dos casos de morte por acidente com raio, notam-se marcas de chamuscos sob e sobre a pele e/ou danos ao ambiente. Instala-se *rigor mortis*, que desaparece rapidamente.

Em bovinos, com frequência deve-se considerar a possibilidade de antraz quando a carcaça se decompõe rapidamente e há saída de sangue pelos orifícios corporais externos. Geralmente, as pupilas se apresentam dilatadas e o ânus, relaxado. Nota-se congestão em todas as vísceras e o sangue é escuro, não coagulado. É possível verificar hemorragias petequiais por todo o corpo, inclusive em traqueia, endocárdio, meninges e SNC. Com frequência, os linfonodos superficiais, especialmente pré-escapulares e cervicais internos, se apresentam hemorrágicos. Também é possível observar chamuscamento superficial dos pelos, marcas de queimaduras nas patas e no focinho e extravasamento de sangue, interno ou subcutâneo, em um padrão arbóreo.

Em alguns casos de eletrocussão, notam-se fraturas longitudinais de ossos longos e, nos acidentes envolvendo suínos, verificam-se hemorragia local e fraturas extensas de ossos da região pélvica. Também há relato de fratura de vértebras lombares em suínos eletrocutados.

Teoricamente, a passagem de corrente elétrica pelo tecido pode causar alongamento dos núcleos celulares, que se tornam paralelos uns aos outros. Pode-se fazer o exame histológico das lesões cutâneas para verificar essas alterações; ademais, é possível notar hiperconcentração de fibras de músculo esquelético.

Diagnóstico diferencial

Deve-se ter muito cuidado ao aceitar a sugestão do proprietário de que o animal morreu ou foi lesionado por um raio. Comumente, faz-se seguro contra perda por acidente com raio, mas não para as muitas outras causas de lesão ou morte súbita. A fim de minimizar a possibilidade de conflito e potenciais problemas legais futuros, é prudente a presença de um representante da companhia de seguro durante a necropsia, de modo que todos concordem com o diagnóstico.
Para estabelecer o diagnóstico, deve-se ter o histórico de exposição e a evidência de lesão ou morte súbita. Nesse último caso, ainda é possível notar alimento semimastigado na boca. Queimaduras na pele, chamuscamento de gramíneas e dano a celeiros próximos a árvores também são evidências auxiliares aceitas. A possibilidade de eletrocussão causada por fiação elétrica inapropriada deve ser considerada quando ocorre choque elétrico ou morte súbita em animais amarrados em estacas. Os diagnósticos diferenciais incluem:

- Outras causas de morte súbita
- Em suínos, outras causas de paresia/paralisia posterior.

Diagnóstico

É possível elaborar um modelo para verificar a possibilidade de que a morte de um animal na pastagem foi causada por um acidente com raio. Os fatores significativamente associados com morte por acidente com raio no modelo multivariado foram idade, presença de árvore ou lâmina de água nos arredores, timpanismo e presença de alimentos na cavidade bucal no momento do exame.[2] A sensibilidade (Se) desse modelo básico é de 54%, e a especificidade (Esp) é de 88%. O valor preditivo foi melhorado pela combinação do modelo baseado na investigação da experiência veterinária (evidência circunstancial e achados patológicos), juntamente com a detecção de relâmpago nuvem-solo (NS) no momento e no local da morte (Se: 89%; Esp: 67%).[2]

Tratamento

Aos animais inconscientes, devem ser fornecidos estimulantes do SNC e respiração mecânica, mas, na maioria dos casos, os animais morrem ou se recuperam antes que seja possível instituir o tratamento.

Controle

As medidas empregadas para evitar a queda de raio em animais são amplamente inefetivas; contudo, a instalação apropriada de todos os equipamentos elétricos nos celeiros e nas salas de ordenha é fundamental para evitar perdas. Deve-se fazer o aterramento de todos os motores utilizando-se haste ou cabo de aterramento de ferro especial introduzido, no mínimo, 2,5 m no solo, preferivelmente em um local úmido; ademais, os equipamentos elétricos com risco potencial de contato com os animais devem ser cobertos. Não se deve permitir o aterramento de condutos de água. Devem ser utilizados fusíveis de mínima amperagem, de modo a propiciar proteção em casos de curto-circuito.

LEITURA COMPLEMENTAR

Gomes C. Lightning safety of animals. Int J Biometerol. 2012;56:1011-1023.

REFERÊNCIAS BIBLIOGRÁFICAS

1. Gomes C. Int J Biometeorol. 2012;56:1011.
2. Vanneste E, et al. Vet J. 2015;203:103.
3. Poelman DR, et al. J Atmos Ocean Technol. 2013; 30:942.
4. Evans PM, et al. Vet Ophthalmol. 2012;15:276.

Dispersão de voltagem

Sinopse

- Etiologia: baixa voltagem (< 10 V) no ambiente do animal, causando leve choque elétrico
- Epidemiologia: risco em qualquer sistema domiciliar eletrificado, porém mais comum em alojamentos de bovinos leiteiros e suínos
- Achados clínicos: em alguns animais, mas não em outros, nota-se mudança comportamental do padrão de alimentação, relutância em se movimentar livremente em algumas áreas dos prédios com níveis de 2 V ou mais. Histórico de maior ocorrência de doenças e menor produtividade, sem sustentação experimental
- Confirmação do diagnóstico: demonstração de dispersão de voltagem, com melhora do problema quando a dispersão é corrigida.

Etiologia

O termo *dispersão de voltagem* é utilizado para indicar baixa voltagem elétrica (< 10 V) entre dois pontos aos quais os animais podem ter acesso, resultando em fluxo de corrente elétrica no corpo do animal. *Outros termos* empregados para dispersão de voltagem são *eletricidade livre, voltagem de formigamento* e *voltagem transitória*. Os termos *voltagem neutro-terra* e *voltagem neutro-solo* são geralmente aplicados para a voltagem medida entre o barramento neutro da entrada de serviço e a haste de solo de referência. Os *pontos de contato de voltagem da vaca* se referem à voltagem medida entre um ponto de contato potencial da vaca, como um bebedouro, e o solo.

A fonte e causa do problema é complexa. Dispersão de voltagem pode ser causada por escape de corrente de instalações elétricas, indução magnética e elétrica de linhas de alta voltagem ou defeitos em conexões entre o circuito elétrico e a terra.[1]

Dependendo da corrente elétrica, a exposição à dispersão de voltagem pode provocar choque elétrico leve e desconforto aos animais. As voltagens que ocorrem em celeiros e, então, nos animais, geralmente são baixas e não sentidas pelas pessoas, em razão do isolamento decorrente de roupas e calçados.

Epidemiologia

A presença potencial de dispersão de voltagem é conhecida há muitos anos. Sua possível relação com a produtividade e a ocorrência de doença recebeu atenção particular na década de 1980, quando diferentes fontes indicaram que mais de 50% das fazendas leiteiras tinham vacas com ponto de contato de voltagem; estudos recentes indicam que o problema continua. Fiação elétrica deteriorada, isolamento inadequado de fios elétricos e construções antigas são *fatores de risco*. Acredita-se que vacas-leiteiras de alta produção são mais sensíveis ao choque elétrico; focinho e cascos com escoriação, infecção e ferida podem aumentar a sensibilidade.

Patogênese

A reação do animal à dispersão de voltagem depende do fluxo de corrente elétrica, ou choque, que é diretamente proporcional à voltagem e inversamente proporcional à *impedância* do fluxo no animal.[2] A impedância diminui à medida que aumenta o peso corporal em razão do aumento da superfície de contato e da pressão exercida pelos cascos no piso. Em suínos, o fluxo de corrente na mesma voltagem é maior em porcas do que em leitões. Há algumas diferenças na impedância entre diferentes vias nos animais (p. ex., boca aos cascos ou úbere aos cascos), mas também pode haver *variação na sensibilidade* à dispersão de voltagem entre os animais.[3] Geralmente, há suspeita do problema apenas quando a dispersão de voltagem é alta o suficiente para que um número significativo de animais do rebanho manifeste sintomas.

Avaliou-se a reação das *vacas* a diferentes níveis de voltagem, e constatou-se *menor percepção comportamental* em 1 a 2 V nas vacas mais sensíveis, e respostas comportamentais moderadas em 1,5 a 3 V. No caso de suínos, o comportamento nos atos de se alimentar e de beber água é prejudicado em 5 V, mas não em 2 V, e ocorre desconforto durante o período de repouso em 8 V.

Achados clínicos

Alterações comportamentais

As respostas comportamentais exibidas por vacas expostas à dispersão de voltagem dependem do local e da potência do fluxo da corrente. A dispersão de voltagem na *sala de ordenha* resulta em relutância em entrar na sala e em cruzar as grades do piso, nervosismo extremo e ato de bater as patas com força e sair rapidamente da sala. Quando a dispersão de voltagem ocorre nos *bebedouros*, as vacas podem relutar em beber, e mais lambem do que ingerem água. Também se aglomeram no bebedouro, e uma vaca atua como terra enquanto as outras bebem. As vacas acometidas pelo fluxo de corrente elétrica se apresentam agitadas, podem ter tremores, dorso arqueado e cabeça elevada com as orelhas mantidas rigidamente para trás; urinam e defecam frequentemente.

Em *suínos*, manifestação de inquietação, aumento da agressividade e alterações nos padrões de alimentação e de ingestão de água foram associados com dispersão de voltagem.

Consequências na produtividade e na ocorrência de doença

Observações de campo sugeriram que a dispersão de voltagem na sala de ordenha, no momento da ordenha, pode resultar em descida de leite incompleta, maior tempo de ordenha, aumento da contagem das células somáticas, maior prevalência de mastite e baixa produção de leite. No entanto, *experimentos controlados* relataram, de modo consistente, alterações comportamentais e elevação transitória da concentração sanguínea de cortisol em vacas expostas à dispersão de voltagem acima de determinado nível, mas não detectaram qualquer influência na contagem de células somáticas, na prevalência de mastite e na produção de leite.[1,2,4] De modo semelhante, a dispersão de voltagem não influenciou a prevalência de doença em suínos. Concluiu-se que a exposição à dispersão de voltagem em nível de 2 a 4 V pode ser um fator estressante discreto, mas que não prejudica a produtividade, tampouco aumenta a taxa de ocorrência de doenças de produção.

Diagnóstico diferencial

Deve-se suspeitar de dispersão de voltagem quando os animais exibem anormalidades de comportamento e, atualmente, é prudente considerá-la como parte do diagnóstico diferencial de problemas relacionados à baixa produtividade.
O ponto de contato da vaca pode ser mensurado com o emprego de um voltímero sensível, mas o ponto terra precisa ser bem estabelecido. Mensurar a voltagem neutro-terra não é um bom indicador preditivo do ponto de contato da vaca, não sendo recomendada como a única medida de risco de dispersão de voltagem na fazenda. Na maioria dos casos, é necessário um eletricista qualificado para resolver o problema. Relata-se que o uso de um filtro de voltagem de formigamento disponível no mercado reduz significativamente o nível de dispersão.

LEITURA COMPLEMENTAR

Reinemann DJ. Stray voltage and milk quality. A review. Vet Clin North Am Food Anim Pract. 2012;28:321-345.

REFERÊNCIAS BIBLIOGRÁFICAS

1. Rigalma K, et al. J Dairy Sci. 2010;93:3542.
2. Reinemann DJ. Vet Clin North Am Food Anim Pract. 2012;28:321.
3. Rigalma K, et al. Anim Welfare. 2011;20:385.
4. Erbreich LS, et al. J Dairy Sci. 2009;92:5951.

Ruídos e poluentes ambientais

Poluição oriunda de fora da propriedade

A deposição de contaminantes no solo, na água e nas plantas pode ser oriunda de várias fontes, incluindo poluição atmosférica, resíduos de petróleo e indústrias de metais (mineração e fundição), pesticidas de ação prolongada e esgoto. A deposição no solo, mas não nas plantas, não impede a intoxicação de animais porque o solo pode responder por uma proporção significativa da matéria seca ingerida por ruminantes criados em pastagem. Os poluentes atuam por meio de intoxicação direta, imunossupressão ou, no caso de alguns metais pesados, pela indução competitiva de deficiências de microelementos.

Despejos de mineração e *resíduos de fundição* foram associados com contaminação do solo e da água com diversos metais pesados. Resíduos de alumínio resultam em fluorose em canguru-cinza-oriental, na Austrália.[1,2] Bovinos que pastejam próximo a minas de chumbo, zinco ou vanádio apresentam maiores concentrações de chumbo, cádmio e vanádio nos tecidos corporais e evidências bioquímicas de intoxicação.[3-7] Bovinos que pastejam e bebem água próximo a antigas minas de urânio apresentam altas concentrações de radionuclídeos.[8] Água de minas também é potencialmente tóxica quando ingerida por animais pecuários. Pastagens adjacentes a *rodovias principais* e animais que nela pastejam também se encontram contaminados com metais pesados emitidos pelos veículos. Pode-se examinar amostras de sangue e de pelos da cauda, a fim de detectar concentrações anormais de diversos poluentes, inclusive metais pesados.[9,10] Bovinos que pastejam próximo a áreas de processamento industrial de chumbo e zinco apresentam maior concentração de chumbo no sangue, menores valores de hematócrito e de hemoglobina e maiores atividades séricas de alanina aminotransferase e AST do que bovinos criados em áreas não contaminadas.[11] Bezerros jovens que pastejam próximo a minas de zinco e chumbo também manifestam evidência de intoxicação subclínica (teor de chumbo no sangue: 6 a 35 mg/dℓ e aumento da atividade sanguínea da enzima ácido aminolevulínico desidrogenase), em comparação com os valores da faixa de referência de animais saudáveis.[6]

Os bovinos ingerem facilmente derivados de petróleo, e há revisão sobre a toxicologia de *poluentes de óleo no campo*. Outros importantes grupos de compostos incluem bifenilos policlorados, *bifenilos polibromatizados* e hidrocarbonetos clorados. Essas substâncias são amplamente utilizadas em agricultura e nas indústrias. Apresentam meia-vida muito longa e, embora por si só não sejam nocivas, elas causam diversos problemas se introduzidas na cadeia alimentar de humanos e depositadas em tecidos adiposos.

Poluição oriunda das próprias fazendas

Atualmente, a poluição do ambiente com fezes e urina de animais é um problema muito importante, especialmente em fazendas de criação intensiva de animais situadas próximo a centros urbanos. Cada vez mais são publicadas regulamentações direcionadas à exploração agrícola de animais pecuários, destino de efluentes de esgoto, ciclos de nitrogênio e minerais e emissão de odor; também cresce o número de ações reguladoras ou ações judiciais contra fazendeiros que não cumprem essas regulamentações. Esse não é assunto para um livro-texto de medicina veterinária, embora os esforços para minimizar a produção de nitrogênio, fósforo e potássio nas fezes, por meio de modificação da dieta e restrição de água, tenham implicações potenciais no bem-estar e nas atividades veterinárias.

A aplicação de esterco líquido nas pastagens, contaminando cursos d'água e o lençol freático, ocasionam problemas de saúde, como salmonelose, criptosporidiose, leptospirose e micobacterioses. Também é provável que poços d'água rasos e próximos ao alojamento de animais contenham altos teores de nitratos derivados do nitrogênio infiltrado na terra ao redor dos poços. Essa água é uma fonte potencial da intoxicação por nitratos, especialmente em suínos.

Um dos poluentes mais importantes em animais estabulados é a *amônia* oriunda da urina.[12] Quando combinada com poeira, pode causar grave inflamação da mucosa do trato respiratório. *Poeira* pode ser transportadora de bactérias ou vírus patogênicos ou de antígenos que provocam reação de hipersensibilidade, por exemplo, pneumonia intersticial. Monóxido de carbono e sulfeto de hidrogênio emitidos por *fossas de estrume* podem causar morte de animais e de pessoas. O maior risco é durante a agitação do estrume, quando ocorre liberação dessas substâncias. Dióxido de enxofre também é um contaminante ambiental capaz de causar irritação do trato respiratório de animais.

Ruídos

Os animais são mais sensíveis a ruídos agudos do que humanos, e a eliminação desse tipo de ruído nas instalações onde são mantidos melhora o *manejo regular* de bovinos e ovinos. A poluição sonora é um problema de importância crescente para os veterinários que policiam códigos de práticas de bem-estar animal e para aqueles que são chamados para atuar como testemunhas em casos que envolvem ruído excessivo e seus efeitos nos animais.

Em aves, os efeitos do alto ruído de aeronaves são breves, devem-se a reações de medo e incluem lesão por revoada abrupta, morte de animais jovens por martas e coelhos, sufocamento de pintinhos tomados de pânico e redução na produção de ovos. Esse ruído não prejudica bovinos e caprinos; em animais pecuários e nos selvagens, os efeitos do ruído de aeronave que voa baixo parecem mínimos.[13]

REFERÊNCIAS BIBLIOGRÁFICAS

1. Clarke E, et al. J Zoo Wildl Med. 2006;37:477.
2. Hufschmid J, et al. Ecotoxicology. 2011;20:1378.
3. Gummow B, et al. Prev Vet Med. 2006;76:167.
4. Ikenaka Y, et al. Environ Toxicol Chem. 2012;31:2300.
5. Pareja-Carrera J, et al. Ecotoxicol Environ Saf. 2014; 108:210.
6. Rodriguez-Estival J, et al. Environ Pollut. 2012; 160:118.
7. Swarup D, et al. Res Vet Sci. 2007;82:16.
8. Strok M, et al. J Environ Radioact. 2012;110:64.
9. Patra RC, et al. Ecotoxicol Environ Saf. 2007;66:127.
10. Patra RC, et al. J Vet Med A Physiol Pathol Clin Med. 2006;53:511.
11. Mohajeri G, et al. Bull Environ Contam Toxicol. 2014; 92:693.
12. Weeks CA. Anim Welfare. 2008;17:275.
13. van der Staay FJ, et al. BMC Vet Res. 2011;7:16.

Fazendas expostas a ventos e campos elétricos e magnéticos

Os campos elétricos e magnéticos são gerados pela transmissão de eletricidade por meio de cabos de alta tensão. Cabos de transmissão elétrica e equipamentos eletricamente carregados geram um *campo magnético de frequência extremamente baixa* (50 a 60 Hz), enquanto aparelhos eletrônicos emitem *radiação eletromagnética de alta frequência* (300 MHz a 300 GHz). Animais pecuários são expostos a esses campos quando cabos de alta voltagem passam pela propriedade rural. Veterinários alemães manifestaram preocupação quanto aos efeitos de campos eletromagnéticos de radiofrequência, associados com a instalação de uma rede nacional de telefones celulares, na saúde de animais pecuários. Estudos recentes sugerem que o principal efeito biológico da radiação eletromagnética de alta frequência é o aquecimento localizado, muito menor do que as alterações de temperatura que ocorrem durante o dia e as alterações da temperatura corporal em resposta às diferentes condições ambientais. A evidência de que os campos eletromagnéticos interferem no ritmo circadiano de várias espécies, como vacas e cordeiros, pela alteração na secreção de melatonina e cortisol, é controversa e há consenso de que não existe essa interferência.

Não há efeito aparente de cabos de transmissão de eletricidade de alta voltagem na saúde humana, com a possível exceção de maior risco de leucemia em crianças. Parece que não influencia os padrões de comportamento e de alimentação, tampouco o desempenho reprodutivo de bovinos que pastejam próximos de cabos de transmissão de alta voltagem. Não há efeito detectável consistente de que os cabos de transmissão de alta voltagem interfiram no desempenho reprodutivo ou na taxa de crescimento dos animais.

Fazendas expostas a ventos têm se tornado comuns em partes da Europa, América do Norte e Austrália, na medida em que a sociedade se torna cada vez mais interessada em utilizar fontes de energia alternativas aos combustíveis fósseis. A preocupação ambiental acerca das fazendas expostas a ventos envolve quatro alterações provocadas por turbinas de vento: um campo magnético de frequência extremamente baixa; uma radiação eletromagnética de alta frequência; um ruído de baixa frequência e baixa flutuação; e infrassom, que é uma onda de som não audível pelas pessoas por sua frequência ser extremamente baixa (1 a 20 Hz). A exposição a fazendas sujeitas a vento não prejudicou a saúde dos animais, com exceção da maior taxa de mortalidade de espécies de pássaros e morcegos migratórios específicos, em decorrência de lesão causada pela rotação das palhetas das hélices das turbinas pelo vento e desvio do rumo desses animais em razão da modificação no hábitat; esta última se deve principalmente à construção de estradas de acesso e preparação do terreno para sustentar fazendas que recebem muito vento.

LEITURA COMPLEMENTAR

Kurpas D, Mroczek B, Karakiewicz B, et al. Health impact of wind farms. Ann Agric Environ Med. 2013; 20:595-605.

Lerchl A. Animal studies on growth and development. Prog Biophys Mol Biol. 2011;107:404-407.

Lewczuk B, Redlarsko G, Zak A, et al. Influence of electric, magnetic, and electromagnetic fields on the circadian system: current stage of knowledge. Biomed Res Int. 2014;2014:169459.

Repacholi M. Concern that "EMF" magnetic fields from power lines cause cancer. Sci Total Environ. 2012;426: 454-458.

Schüz J. Exposure to extremely low-frequency magnetic fields and the risk of childhood cancer: update of the epidemiological evidence. Prog Biophys Mol Biol. 2011;107:339-342.

Sterze J, Pogacnik M. The impacts of wind farms on animal species. Acta Vet (Beograd). 2008;58:615-632.

Lesão por radiação

Sinopse

- Etiologia: radiação ionizante de radionuclídeos presentes no ambiente ou nos alimentos, oriundos de bombas nucleares ou de acidentes em usinas nucleares
- Epidemiologia: o tipo, a gravidade e a extensão da exposição dependem das condições atmosféricas e da liberação de radionuclídeos
- Achados clínicos: anorexia, apatia de diarreia intensa, na doença aguda. Depressão da medula óssea com anemia e doença septicêmica
- Patologia clínica: neutropenia e trombocitopenia, depressão da medula óssea
- Achados de necropsia: lesões ulcerativas e hemorrágicas no trato alimentar. Pneumonia, sepse generalizada
- Confirmação do diagnóstico: exposição à radiação após acidente nuclear
- Considerações sobre saúde pública: os animais expostos a material radioativo também atuam como reservatórios desse material, podendo contaminar pessoas que consomem carne, leite e outros produtos de origem animal
- Esse risco aos humanos representa um problema de saúde pública, sendo necessário, sobretudo, estabelecer os limites de tolerância de contaminação em produtos utilizados na alimentação humana e as alterações nas diretrizes e práticas agrícolas.[1-5] A discussão a seguir se restringe às consequências da irradiação na saúde dos animais a ela expostos.

Etiologia

A lesão por radiação pode ser causada de diversas maneiras, incluindo bombas nucleares, contaminação decorrente de acidente em usina nuclear e exposição a raios X, porém as consequências nos tecidos são semelhantes, com diferenças apenas na profundidade de penetração e no grau da lesão. A radiação emitida por radionuclídeos tem efeito biológico similar à irradiação externa por raios X, porque essas duas fontes são *ionizantes* – removem elétrons de suas órbitas, fazendo átomos no interior do tecido animal originarem pares de íons com carga elétrica, que ocasionam dano biológico. As explosões atômicas também podem causar danos ocasionados por rajadas fortes e repentinas de vento e calor.

Epidemiologia

Ocorrência e casos fatais

Há variação considerável nos efeitos decorrentes de explosão atômica ou de acidente em usina nuclear, dependendo da distância do local do acidente e do tempo decorrido depois da explosão, bem como do local de ocorrência, no ar ou na superfície terrestre, e dos tipos de radionuclídeos liberados. No caso de explosão nuclear, os animais sujeitos à irradiação imediata são mais gravemente acometidos do que aqueles expostos apenas a partículas radioativas na pastagem. No entanto, os animais criados em pastagem são expostos a risco muito maior, em razão dessas partículas radioativas liberadas. A área na qual ocorrem os efeitos de radiação direta é significativamente menor do que a área onde os "níveis de intervenção" para radionuclídeos são excedidos.

Fatores de risco

Animal

A radiossensibilidade é diferente entre as espécies animais, quando se define a morte como o ponto final. Equinos são mais resistentes à radiação de todo o corpo, comparativamente a outras espécies animais. Os ovinos parecem ser os mais sensíveis e morrem mais precocemente do que os bovinos, em dose de exposição semelhante. Os suínos são os menos sensíveis à baixa radiação. A idade também é um fator de risco; bezerros são mais sensíveis do que bovinos adultos e são propensos a desenvolver doenças respiratórias e intestinais, condições incomuns em bovinos adultos, os quais comumente manifestam doença hemorrágica.

Natureza da radiação

Entre os materiais radioativos emitidos em uma explosão atômica, diversos *radionuclídeos*, incluindo iodo-131, bário-140, estrôncio-89, estrôncio-90, césio-134 e césio-137, interferem nos sistemas biológicos. Destes, iodo, bário e estrôncio-89 radioativos são os menos importantes, por sua *meia-vida* curta. Diferentemente, estrôncio-90, césio-134 e césio-137 podem ser emitidos em grande quantidade e sua meia-vida é longa; portanto, são os de maior relevância biológica.[6] Caso ocorra ingestão de quantidade suficiente desses radionuclídeos e suas concentrações atinjam níveis críticos nos tecidos, ocorrem lesões semelhantes àquelas causadas por irradiação externa. Césio-134 e césio-137 são particularmente preocupantes, por sua mobilidade biológica. Eles se comportam metabolicamente como o potássio e se distribuem bastante pelo corpo.[6] Ambos emitem partículas beta e gama e induzem, de maneira efetiva, uma dose de radiação por todo o corpo de um animal que se alimenta de pastagem contaminadas por esses elementos radioativos. O iodo radioativo se comporta como iodo estável e se concentra na glândula tireoide.

O *tipo de solo* pode influenciar a ingestão de radionuclídeos em animais que se alimentam de pastagens contaminadas. A persistência de concentração de césio radioativo nas plantas está relacionada com solo ácido, com alto teor de matéria orgânica e baixo conteúdo de argila. Em solos ricos em minerais, o césio se liga fortemente às partículas de argila, condição que limita sua absorção pelas plantas; o fornecimento de minerais argilosos, como bentonita, aos ruminantes, reduz a absorção alimentar de césio radioativo. Adicionalmente, a contaminação dos animais é influenciada pelas *diferenças na absorção* de radionuclídeos pelas diferentes espécies de pastagens e pelas diferenças no *comportamento de pastejo* entre as raças de animais.

Implicações zoonóticas

Os radionuclídeos são excretados no *leite*[2] de animais, bem como estão presentes na *carne*[1], sendo um risco para as pessoas que consomem esses alimentos. A transferência de iodo radioativo ao leite de ovelhas e cabras é consideravelmente maior do que ao leite de vacas. A meia-vida do iodo radioativo é curta ao ponto de o leite contaminado ser utilizado para fabricação de produtos lácteos que requerem armazenamento, embora estes não tenham aceitação do público. A *concentração máxima permitida* de substâncias radioativas na carne é alcançada com um nível muito menor de contaminação na pastagem do que aquele necessário para causar lesão física a bovinos ou ovinos; na maioria dos países, estabeleceu-se concentração ao redor de 1.000 a 2.000 Becquerel (Bq) por kg de peso vivo.[4]

Patogênese

Em geral, a síndrome da radiação aguda ocorre poucos dias após a exposição à radiação de todo o corpo por 30 a 60 dias, dependendo de sua dose. Com base na dose, os principais sintomas foram classificados em três principais manifestações – do SNC, do trato gastrintestinal e hemorrágica; todavia, há considerável sobreposição dos sinais clínicos entre elas e as altas doses que resultam na síndrome do SNC hiperaguda.

Doses acima de 80 a 100 Gray (Gy) induzem rapidamente dano aos vasos sanguíneos, alterações na permeabilidade e aumento da pressão intracraniana, com morte em 2 a 5 dias. Quando a dose de radiação é de 10 a 80 Gy, ocorre doença gastrintestinal, resultante de dano às células indiferenciadas de rápida divisão, das criptas das vilosidades intestinais, as quais são as células-mãe dos enterócitos diferenciados das vilosidades do intestino. O dano às células-tronco da medula óssea é a principal causa de morte de animais submetidos à radiação por todo o corpo, com dose entre 2 e 10 Gy; em grandes animais, a morte acontece 6 a 8 semanas após a exposição. A doença clínica se instala lentamente após a exposição porque o efeito desse dano não é evidente até que ocorra a morte das células sanguíneas circulantes existentes. As consequências se devem à diminuição no número de granulócitos, plaquetas e hemácias, que se manifesta como maior suscetibilidade à infecção, síndromes hemorrágicas e anemia.

No início, nota-se linfopenia seguida de diminuição das contagens de granulócitos e plaquetas. A leucopenia possibilita a invasão de bactérias do trato alimentar, com instalação de *bacteriemia* e sepse 1 a 4 semanas após a irradiação. Há prejuízo ao mecanismo de coagulação e à produção de anticorpos, favorecendo a invasão. Necrose progressiva da parede intestinal, sem inflamação, é característica. Hemorragia trombocitopênica no sistema linfático e em outros tecidos ocasiona anemia grave.

A atividade do *epitélio germinativo* também diminui muito; se o animal sobrevive aos estágios iniciais mencionados anteriormente, inicia queda de pelos, surgem úlceras cutâneas e nota-se redução evidente da fertilidade. Também é possível verificar alterações de cristalino, especialmente catarata. Os *efeitos de longa duração* em animais são menos preocupantes do que no homem em razão do período de vida curto dos animais; assim, qualquer dano genético pode ser removido mediante acasalamento seletivo. Efeitos da irradiação de muito longo prazo incluem alta taxa de *mutações*, alta prevalência de neoplasias, principalmente no sistema hematopoético, e maior risco de carcinoma de célula escamosa da pele.

O dano à tireoide ocasionado pelo iodo-131 não parece um risco relevante em ruminantes. A glândula tireoide de ovinos é mais sensível à radiação do que a de vacas, e são necessárias doses contínuas e muito altas de iodo para causar lesão; ademais, os sinais clínicos em ruminantes com dano à tireoide são mínimos.

Achados clínicos

Síndrome aguda

Após irradiação imediata com altas doses, sobrevem a morte como consequência do dano ao SNC. Em doses menores, ocorre dano ao trato alimentar, e como consequência, especialmente em animais jovens, surge diarreia refratária intensa. O animal morre após poucos dias por causa da desidratação e do desequilíbrio de eletrólitos. O contato direto de material radioativo com a pele causa alterações dentro de algumas horas. As lesões notadas variam desde alopecia e descamação discreta até necrose extensa, dependendo da dose de irradiação.

Síndrome subaguda

Imediatamente após a irradiação com dose mediana, nota-se uma *fase inicial* de "doença da radiação", caracterizada por anorexia, vômito em suínos, e apatia profunda, que se prolonga por várias horas a vários dias.

A *segunda fase* caracteriza-se por aparente normalidade e dura 1 a 4 semanas após a irradiação. É seguida de uma *terceira fase*, na qual a maioria das mortes é resultante de dano às células-tronco da medula óssea e infecções secundárias. Os sinais clínicos variam dependendo do tipo de infecção e da idade do animal. Os bezerros comumente desenvolvem doenças respiratórias e intestinais, acompanhadas de febre, fraqueza e diarreia que progride para melena e disenteria, às vezes com tenesmo. A anorexia é total, mas o animal manifesta muita sede. Verificam-se fraqueza, decúbito e hiperirritabilidade. A respiração é rápida e ofegante, com secreção nasal sanguinolenta e, às vezes, abundante. Bovinos adultos desenvolvem anemia e sepse.

Em geral, se o animal sobrevive a essa fase, nota-se um *longo período de convalescença*, acompanhado de falha no ganho de peso normal, alopecia, esterilidade e alterações de cristalino. A esterilidade pode ser permanente ou retornar à normalidade ao final de 8 meses, em suínos, e de 2 anos, em bovinos. Nos anos seguintes, os animais que se recuperaram podem originar crias com mutação. Também é possível notar tumores, especialmente no sistema hematopoético e em locais da pele onde havia lesões por radiação.

Irradiação experimental de fêmeas prenhes causa morte e reabsorção do feto, defeitos em órgãos individuais e no desenvolvimento dos membros, menor taxa de sobrevivência de crias nascidas vivas e menor taxa de crescimento e de fertilidade dos animais sobreviventes. O tipo de anormalidade depende da fase de gestação em que ocorreu a exposição.

Exposição crônica

Exposição crônica à radiação gama e à radiação mista nêutron-gama, por vários anos, causa opacidade de cristalino. Doses de radiação que causam lesões no cristalino das pessoas são as mesmas que provocam opacidade semelhante no cristalino de bovinos, mas não as mesmas que ocasionam essa lesão em suínos e burros.

Patologia clínica

Em bovinos que receberam doses somáticas medianas, a *contagem do total de leucócitos* diminui abruptamente nos primeiros dias após a irradiação, com valor mínimo no 15º ao 25º dia pós-irradiação (PI). Nessa espécie, os leucócitos mais sensíveis são os neutrófilos, e não os linfócitos, que, em humanos, são os mais seriamente afetados pela irradiação.

A *contagem de plaquetas* começa a diminuir, de um valor normal de 500.000/mℓ, no 7º dia PI, para 40.000/mℓ, ao redor do 21º dia PI.

A *contagem de hemácias* e o valor do hematócrito também diminuem e o tempo de protrombina aumenta, juntamente com as outras alterações mencionadas. O retorno dos valores àqueles verificados antes da irradiação demora cerca de 1 ano, para granulócitos e plaquetas, e de 4 a 5 anos para agranulócitos.

Achados de necropsia

Gastrenterite, variando de hemorrágica a ulcerativa, é frequente; úlcera na mucosa da faringe e edema pulmonar são ocorrências comuns. Hemorragias teciduais também são características e incluem todos os tipos, de petéquias e equimoses até hematomas e grandes extravasamentos. Com frequência, na doença causada por radiação experimental, nota-se pneumonia fibrinosa grave, pleuropneumonia e pericardite. No exame histológico, é evidente a degeneração de diversos tecidos, especialmente de medula óssea, mucosa intestinal e tecido linfoide. É comum notar evidência de invasão bacteriana secundária. Em geral, a confirmação do diagnóstico requer a documentação de exposição à radiação.

Amostras para confirmação do diagnóstico

Para a confirmação histológica do diagnóstico, são utilizadas amostras de jejuno, linfonodo e medula óssea.

Diagnóstico diferencial

A síndrome subaguda é muito parecida com a intoxicação de bovinos por samambaia e por farinha de soja extraída com tricloroetileno, mas o diagnóstico geralmente depende do conhecimento de exposição à radiação.

Controle

Os problemas da defesa civil veterinária no caso de guerra termonuclear são muito amplos para serem discutidos neste texto; a informação necessária é fornecida pela maioria das autoridades governamentais. Minerais argilosos e ferro-hexacianoferratos adicionados aos alimentos podem se ligar ao césio radioativo e *limitar sua absorção* gastrintestinal em ruminantes, mas o amplo emprego desse procedimento é impraticável. O controle de longa duração das demais exposições a material radioativo pode ser feito mediante alterações de práticas agrícolas.

REFERÊNCIAS BIBLIOGRÁFICAS

1. Fukuda T, et al. Anim Sci J. 2015;86:120.
2. Lettner H, et al. J Environ Radioact. 2007;98:69.
3. Ohmori H, et al. Livestock Sci. 2014;159:156.
4. Okada K, et al. Anim Sci J. 2013;84:798.
5. Sasaki K, et al. Biosci Biotechnol Biochem. 2012; 76:1596.
6. Rabitsch H, et al. J Environ Radioact. 2008;99:1846.

Erupções vulcânicas

Em diversos países, existem cadeias vulcânicas ativas e potencialmente ativas muito próximas de importantes áreas de criação de animais pecuários. Erupções vulcânicas relevantes são raras, porém as experiências das erupções do Monte Hecha, na Islândia, do Monte St. Helens, nos EUA, do complexo Lonquimay, no sul dos Andes, do Monte Ruapehu, na Nova Zelândia, e do vulcão Eyjafjallajökull, na Islândia[1] sugerem que, embora a maioria dessas regiões vulcânicas não seja apropriada para a criação de animais pecuários e que, em geral, têm mínima influência na saúde dos animais, algumas erupções podem ocasionar perdas catastróficas de animais pecuários e redução da população animal por longo tempo, com grande impacto econômico. A erupção do vulcão Hudson, na América do Sul, em 1991, matou diretamente mais de 1 milhão de animais pecuários pela deposição de cinzas nas pastagens, resultando em séria perda econômica contínua às criações de ovinos, na Patagônia.[2] Também há risco de lixívia de importantes nutrientes minerais do solo, como enxofre, pelas cinzas vulcânicas, comprometendo a produtividade de atividades que envolve pastejo.[3]

Dano por explosão e por gases

A erupção vulcânica pode resultar em devastação de propriedades em razão dos efeitos da explosão lateral e dos fragmentos quentes, das lavas e do fluxo de lama. As perdas de animais pecuários ocasionadas por esse tipo de acidente podem ser totais, mas a área envolvida se restringe às imediações da erupção. Gases tóxicos emitidos durante a erupção podem se acumular em planícies próximas e resultar em morte dos animais criados nesses locais.

Perigo das cinzas

Propriedades com áreas significativamente grandes podem ser atingidas por partículas de material sólido expelido por vulcão em erupção, que consistem de cinza e fragmentos de rocha. O tamanho da área atingida pelas partículas de cinza depende da força e da direção dos ventos na altitude alcançada pela coluna de cinza no momento da erupção, mas muitos milhares de quilômetros quadrados podem ser atingidos pelas cinzas, variando desde uma pequena camada até uma camada com vários centímetros de espessura.

O risco aos animais pecuários durante a emissão de partículas parece ser mínimo; contudo, em áreas onde há queda de grande quantidade de cinzas, ocorre escuridão praticamente total. Os animais, especialmente ovinos, caminham sem destino e alguns morrem por *sufocação* ou *acidente*, inclusive afogamento.

O efeito imediato da liberação de partículas durante a erupção é a cobertura da pastagem com cinzas e, nas áreas onde a queda de partículas é muito intensa, as partes mais altas e suculentas das pastagens podem ficar indisponíveis para o pastejo.[2] Os animais pecuários podem ser forçados a consumir espécies de plantas mais robustas, porém tóxicas, caso não se forneçam alimentos armazenados; perdas ocasionadas pela ingestão de *plantas tóxicas* foram constatadas após a erupção do monte St. Helens. *Hipocalcemia*, aparentemente causada pela privação de alimento, também foi observada no período logo após a liberação de partículas por ocasião da erupção do monte St. Helens; também foi relatada após a erupção do monte Hecla.

A liberação vulcânica de partículas de cinza pode ter um efeito devastador na vida dos insetos, e isso pode ser acompanhado, logo depois, de morte por inanição de *espécies aviárias insetívoras*. Isso pode ser erroneamente interpretado pelas pessoas como evidência de intoxicação por cinza.

Produtos químicos tóxicos

A composição química da cinza representa risco potencial à saúde dos animais pecuários. Nas partículas liberadas durante a erupção do monte St. Helens e do monte Ruapehu, havia diversos microelementos e metais pesados potencialmente tóxicos, porém nenhum em concentração suficiente para ser considerado um risco à saúde dos animais pecuários. Durante a fase de transporte pelo ar, o vento separa a poeira em partículas de diferentes tamanhos e formas, e a densidade resulta em áreas variáveis na composição das partículas liberadas durante a erupção. Como consequência, podem ocorrer variações nas análises químicas das diferentes áreas onde houve queda das partículas vulcânicas. Os exames baseados em testes hidrossolúveis ou de lixiviação de ácido são mais relevantes à saúde imediata do animal do que aqueles que determinam o conteúdo total.

A *intoxicação* aguda *por flúor*, causada por alto teor de flúor na cinza e na água e em gramíneas contaminadas com cinza, logo após a erupção do monte Hecla, do Lonquimay e outras erupções, resultou em morte.[4,5] Portanto, recomenda-se a remoção dos animais pecuários de pastagem contaminada com cinza até que se determine o risco. Na maioria dos casos, é necessário remover os animais para um abrigo fechado e a eles *fornecer alimentos armazenados e água de poço, se disponíveis.*

Propriedades físicas

A contagem das partículas de cinza no ar e a inalação pelos animais são maiores durante o período de emissão de partículas vulcânicas, mas podem permanecer altas muito tempo depois da erupção, quando a cinza do solo é revolvida pelo movimento dos animais, ventos e práticas agrícolas habituais. Uma quantidade significativa desse material é representada por *pequenas partículas*, que podem ser *inaladas*. Nesses casos, pode-se esperar a irritação física e/ou química do trato respiratório, com aumento relevante da prevalência de doença respiratória. Isso não aconteceu após a erupção do monte St. Helens, mesmo nos animais que, sabidamente, apresentam doença respiratória preexistente; também não foi um problema relatado após a erupção do monte Hecla. Sinais de irritação, como lacrimejamento, foram amplamente observados, mas sem sequela adversa.

Consequências a longo prazo

A cinza vulcânica é composta, predominantemente, de vidro vulcânico poroso e silicatos minerais cristalinos, como o feldspato. Esses materiais, por si só, não causam toxicidade pulmonar. A cinza vulcânica pode conter também quantidades variáveis de sílica cristalina livre, como quartzo, cristobalita e tridimita que, se presentes como partículas cujo tamanho é passível de inalação, por longo período de exposição, podem ocasionar fibrose pulmonar.

Silicose é um problema de saúde humana, mas também há relato de silicose espontânea em animais pecuários. Embora seja uma preocupação em todas as erupções, o histórico de saúde de animais e pessoas, analisado por longo período após erupções vulcânicas, sugere que esse risco é mínimo.

Nas imediações do monte St. Helens, ocorreram duas consequências relevantes na saúde de animais pecuários:

- Aumento marcante na ocorrência de *hipomagnesemia* em bovinos em áreas de erosão e semiáridas na região central do estado de Washington. É possível que isso se deva à capacidade refletiva da camada de cinza no solo, que reduz a elevação de temperatura do solo durante a fase inicial do crescimento do capim e, assim, diminui a absorção de magnésio. A concentração de magnésio no capim é baixa e a de potássio é alta, mas não há valores pré-erupção para efeito de comparação
- *Deficiência de selênio* mais grave. A relação recente entre deficiência de selênio e solos de origem vulcânica é bem conhecida. Esse problema é corrigido pela suplementação adicional e mais intensiva de selênio.

Os animais criados em pastagem contaminada por materiais vulcânicos ou aqueles alimentados com feno obtido dessas áreas após a erupção podem ingerir quantidade considerável de cinza. No campo, notou-se pouca evidência de anormalidade da *função digestiva* em animais pecuários após a erupção do monte St. Helens e do monte Ruapehu, e os experimentos com fornecimento de alimentos contendo cinza a bovinos e ovinos mostraram que não há evidência clínica e necroscópica de efeitos indesejáveis, tampouco de redução na produtividade, exceto aquela associada à diminuição da palatabilidade do alimento que continha grande quantidade de cinza. Há evidência de que a inalação de gases vulcânicos por longo tempo exacerba as lesões causadas pela infestação de verme pulmonar em ovinos, no Havai.[6]

REFERÊNCIAS BIBLIOGRÁFICAS

1. Saltykovskii AY. Izvestiya, Atmos Oceanic Phys. 2012; 48:683.
2. Wilson T, et al. Nat Haz. 2011;57:185.
3. Cronin SJ, et al. J Vulcan Geotherm. 2014;286:233.
4. Flueck WT. Eur J Wildl Res. 2014;60:699.
5. Flueck WT, et al. J Wildl Dis. 2013;49:355.
6. Powers JG, et al. Pacific Sci. 2014;68:65.

Lesões causadas por incêndio (queimada de capim; queimaduras pelo calor)

Sinopse

- Etiologia: lesões pelo calor ou pela inalação de fumaça decorrente do fogo
- Epidemiologia: grande número de animais pecuários com queimaduras pelo calor durante incêndios em matas e gramíneas (pradaria). A lesão causada pela inalação de fumaça é mais comum em equinos resgatados de incêndio em cocheira
- Achados clínicos: edema e lesões provocadas pelo calor na pele. Sintomas de lesão de trato respiratório superior, durante inalação de fumaça por curto período, e de trato respiratório inferior quando ocorre inalação por longo tempo
- Tratamento: local paliativo e terapia com fluido para evitar choque, no caso de lesão superficial provocada pelo fogo. Havendo inalação de fumaça, manter as funções das vias respiratórias e do trato respiratório inferior. O maior dilema com o tratamento é o conflito entre o bem-estar do animal e a responsabilidade para com o proprietário.

Etiologia

Calor, monóxido de carbono e gases tóxicos são causas de lesões e morte durante incêndios. A maioria das vítimas de incêndio apresenta queimaduras provocadas pelo calor. Em geral, o tratamento de queimaduras é cirúrgico, mas há aspectos relacionados a queimaduras provocadas por incêndios de matas ou florestas que justificam a discussão em um livro de clínica de grandes animais. Por exemplo, quando há envolvimento de grande número de animais, a principal questão é se é o caso de tratá-los e, se sim, como fazê-lo. Como alternativa, se eles não forem tratados, deve-se tomar a decisão sobre a eutanásia humanitária ou seu aproveitamento como alimento. Quando ocorre queimadura em muitos animais, com frequência também há problema com as pastagens e com alimentos suplementares, como feno, destruídos pelo fogo. Além disso, o veterinário enfrenta um conflito moral entre o bem-estar dos animais e a responsabilidade para com o proprietário.

Epidemiologia

Incêndios em florestas

Embora não existam informações por escrito facilmente disponíveis a respeito de incêndios em florestas de árvores coníferas (p. ex., pinheiros), acredita-se que poucos animais sobrevivem aos efeitos sufocantes do calor intenso e da alta concentração de fumaça. A intensidade do calor se deve ao fato de que ocorre queimada de toda a floresta, das folhas aos troncos.

Nas florestas de árvores folhosas, como naquelas de eucaliptos na Austrália, o calor pode não ser tão intenso, quando somente as copas das árvores são queimadas. Ocorre queima da vegetação sob as árvores, mas os troncos podem ser apenas chamuscados e geralmente sobrevivem e crescem novamente. Dependendo da densidade da floresta e da quantidade de vegetação sob as árvores, muitos animais com queimaduras graves podem sobreviver e precisam ser examinados. As queimaduras mais graves são verificadas nas superfícies das partes baixas e na região ventral do corpo; são causadas pela queima de vegetação seca do solo da floresta.

Incêndios em pastagens

A situação mais séria é causada pelo incêndio no pasto ou na vegetação de pradaria; em virtude do curto período de calor intenso gerado pelo fogo impelido pelo vento, esse tipo de incêndio causa queimadura, mas não necessariamente mata os animais. Os incêndios podem ser extensos e envolver fazendas, acidentalmente, e grande número de animais. Muitos animais morrem por sufocação, especialmente ovinos, porém, com frequência, a maioria sobrevive com queimaduras de diferentes graus.

Incêndios em celeiros

Os animais podem morrer por conta de intoxicação e asfixia por monóxido de carbono ou pelas queimaduras por todo o corpo; alguns podem ser resgatados sem queimaduras, mas com risco de lesão respiratória causada pela fumaça. Em celeiros com estábulos, geralmente os animais sitiados pelo fogo e em seguida resgatados são equinos.

O veterinário enfrenta grandes problemas quando há muitos animais pecuários com queimaduras:

- Em geral, os Serviços de Defesa Civil regionais são responsáveis pela resolução de problemas decorrentes do dano à propriedade e do bem-estar das pessoas. Com frequência, são mal equipados para lidar com problemas dos animais, ainda que assumam a responsabilidade do destino desses animais, na ausência temporária dos proprietários. A reação normal das pessoas leigas é considerar que as lesões causadas pelo fogo são mais graves do que de fato são; assim, muitos animais com queimadura, com frequência, são submetidos à eutanásia sem necessidade

- Geralmente as instalações para alojamento e tratamento dos animais com queimaduras são parcial ou totalmente destruídas pelo fogo, de modo que, para o agrupamento dos animais acometidos para a inspeção, pode ser necessária improvisação ou um cercado temporário
- O seguro e seu valor também influencia a decisão a ser tomada pelo proprietário. Se a maioria dos animais tem cobertura do seguro contra incêndio, não se considera o argumento da decisão do veterinário de que os animais com queimaduras graves devem ser submetidos imediatamente à eutanásia, por motivos humanitários
- Com frequência, é difícil estabelecer uma maneira de aproveitar o animal para o abate, em curto período e para um grande número de animais; além disso, há problemas de logística porque alojamentos e cercas são queimadas. Geralmente, a opinião pública também é contra essa prática; ademais, a qualidade da carne dos animais com queimaduras pode ser muito ruim. No entanto, isso deve ser considerado uma opção para animais cujas funções foram prejudicadas pelas queimaduras, como ovelhas e vacas com lesões de tetos e carneiros e touros com queimaduras no prepúcio e no escroto.

Achados clínicos

Lesão por queimadura

As partes mais acometidas por queimaduras são a face, especialmente as pálpebras; a conjuntiva e os lábios; a região ventral do corpo, em especial úbere, tetos e períneo; e as coroas dos cascos. Córnea gravemente lesionada requer várias semanas para sua cicatrização; contudo, lábios e pálpebras intensamente edemaciados podem se apresentar quase normais dentro de 48 h. Em animais, um edema marcante quase sempre é característico em queimaduras cutâneas; a pele com queimadura grave seca e se desprende rapidamente, em 1 semana.

Os tetos de vacas-leiteiras podem ser lesionados ao ponto de não ser possível realizar a ordenha; nas novilhas, o prognóstico é pior. Queimaduras de prepúcio de carneiros, castrados ou não, podem causar obstrução de uretra. Isso geralmente não é aparente, até que se passam alguns dias; assim, a reinspeção de grupos considerados como não indicados para eutanásia imediata sempre deve ser uma prioridade.

O desprendimento da banda coronária do casco é uma ocorrência comum após queimadura decorrente de incêndio no pasto. Com frequência, nota-se um exsudato seroso na linha divisória entre o casco e a banda coronária, favorecendo o ataque de moscas-varejeiras. O banho das patas em solução de inseticida apropriado, que pode ser empregado sem que o seu uso seja indicado na bula, pode evitar ou tratar, efetivamente, o ataque dessas moscas. Pode ocorrer desprendimento de todo o casco, especialmente após incêndio que gera calor intenso; infecções secundárias podem agravar essas lesões.

Tratamento

Critérios de decisão

Se o sofrimento do animal é mantido em grau mínimo, a avaliação criteriosa e o prognóstico quanto à sobrevivência são fundamentais, pois possibilitam a muitos animais pecuários, que podem ser economicamente salvos, a chance de se recuperarem. A extensão das queimaduras é muito variável, dependendo do tipo de incêndio e da posição dos indivíduos no grupo de ovinos ou bovinos, quando o fogo passa por eles. Exceto em ovinos recém-tosquiados, o velo de lã, mesmo que chamuscado, protege o corpo do animal do calor intenso. Locais críticos de queimaduras são as áreas desprotegidas da pele, como membros, úbere e região glútea.

A pele com queimadura apresenta-se inflamada e quente logo após o incêndio; depois de 2 a 3 dias, fica enegrecida e torna-se dura e ressecada, com aspecto coriáceo. As queimaduras vistas nas primeiras 24 h após o incêndio se mostram progressivamente piores nos próximos dias.

Inicialmente, a principal decisão que deve ser tomada é definir se o animal acometido deve ser tratado ou submetido à eutanásia por motivos humanitários. Essa decisão é mais facilmente tomada quando aplicada em um animal do que quando envolve todo o rebanho ou grupo de ovinos e bovinos.

Os critérios recomendados para decidir o destino de ovinos com queimaduras provocadas por incêndio da pastagem dependem da presença de queimaduras nos cascos e nos membros, abaixo das articulações do carpo e do tarso, que causam edema local e pele ressecada com aspecto coriáceo. Com frequência, esses ovinos encontram-se deitados ou imóveis, incapazes de pastejar e, provavelmente, morrerão, devendo ser submetidos à eutanásia humanitária o mais breve possível. Queimaduras que não causam edema na parte baixa dos membros ou em outras partes do corpo possivelmente não são fatais e não ocasionam problemas de saúde crônicos, a menos que atinjam grande parte da superfície corporal (mais de 15 a 20%). Na Tabela 4.1, há um método simples de classificação de grande número de ovinos, em três grupos após um incêndio.

Em animais inconscientes ou muito aflitos que não conseguem caminhar ou têm muita dificuldade para respirar, o prognóstico quanto à recuperação é ruim, sendo melhor praticar eutanásia o mais breve possível. Após o incêndio, pode ser necessário monitorar os ovinos antes de decidir seu destino. Também podem ser necessárias várias inspeções do grupo de animais, a cada 7 a 14 dias, e, então, em intervalos progressivamente mais longos. Sempre é preciso evitar o sofrimento dos animais e considerar a necessidade do proprietário em recuperar as perdas e retomar seu negócio após o incêndio. Se existir seguro contra incêndio para esses animais, é altamente desejável manter registros escritos e consultar a seguradora quanto aos procedimentos a serem adotados.

Os animais que ficaram aprisionados em um local em chamas possivelmente tiveram queimaduras por todo o corpo, além de lesões nos tratos respiratórios superior e inferior provocadas pela inalação de fumaça. No caso de um único animal de alto valor, a broncoscopia pode auxiliar na definição da gravidade de suas lesões. Material de isolamento contra incêndio e de teto da instalação pode cair sobre os animais e causar queimaduras graves (de terceiro grau) em seu dorso.

O descarte de animais pecuários submetidos à eutanásia também requer um planejamento apropriado. Em eventos de grande proporção, é comum que as autoridades locais construam uma vala na fazenda ou em uma área pública próxima à fazenda.

Tabela 4.1 Método simples de classificação de animais pecuários que sofreram queimaduras e procedimentos apropriados para cada categoria.

Grupo	Prognóstico	Procedimento
1	Sobrevivência improvável	Eutanásia humanitária imediata. Em geral, se houver envolvimento de grande número de animais, eles serão mortos a tiro e enterrados em uma vala
2	Chance de sobrevivência superior a 50 a 75%	Tratar e monitorar em um pequeno cercado na fazenda; examinar a cada 1 a 2 dias, verificando se há dispneia e decúbito; pode ser que, depois, alguns animais precisem ser submetidos à eutanásia e/ou enviados para o abate; os demais animais são mantidos no rebanho
3	Lesão cutânea mínima: com frequência, lã e face/orelhas encontram-se chamuscadas (examinar as patas)	Supervisão mínima; manter os animais em um cercado amplo, examinar e verificar se há dispneia e claudicação (inicialmente aos 4 a 7 dias)

Queimaduras de pele

Queimaduras cutâneas extensas são acompanhadas de desvios de fluidos corporais, extravasamento vascular, perda de proteínas e risco de hipovolemia. Como tratamento inicial, utilizam-se fluidos cristaloides e coloides, como discutido anteriormente. Profilaxia de tétano e antibióticos de uso tópico, sulfadiazina de prata e gel de aloe vera são procedimentos terapêuticos apropriados. A administração de AINE pode reduzir a reação inflamatória e auxiliar no alívio da dor, mas os glicocorticoides podem potencializar a sepse por queimadura; assim, com frequência recomenda-se tratamento antibacteriano profilático. Em equinos, recomenda-se eutanásia quando mais de 50% da superfície corporal for acometida.

Inalação de fumaça

Pode ser necessária traqueostomia para manter a função das vias respiratórias superiores. Broncodilatadores, como aminofilina e sulfato de terbutalina, são utilizados para aliviar o reflexo de broncoconstrição. Oxigênio umidificado e hidratação local por meio de nebulização são procedimentos que aliviam a hipoxemia. Corticosteroides são utilizados para reduzir a inflamação em animais com lesões cutâneas mínimas.

LEITURA COMPLEMENTAR

Assessing sheep after a bushfire. <http://agriculture.vic.gov.au/agriculture/emergencies/recovery/livestock-after-an-emergency/assessingsheep-after-a-bushfire>; Accessed 30.04.16.

Assessing bushfire burns in livestock. NSW Departmentof Primary Industries Prime Fact no. 399. <http://www.dpi.nsw.gov.au/agriculture/emergency/bushfire/animals/assess-bushfire-burns-livestock>; Accessed 30.04.16.

Radostits O, Gay C, Hinchcliff K, Constable P, et al. Bushfire (Grassfire) injury (thermal burns). In: Veterinary Medicine: A Textbook of the Diseases of Cattle, Horses, Sheep, Pigs, and Goats. 10th ed. London: W.B. Saunders; 2007:1792-1793.

DIAGNÓSTICO DE DOENÇAS HEREDITÁRIAS

As anormalidades genéticas representam uma pequena, porém importante, lista de causas de perda em rebanhos de animais pecuários. Com o crescente acesso às tecnologias e às análises genômicas, elas são mais facilmente detectadas e classificadas. A maioria das anormalidades acomete animais de raça pura, e as mais simples de entender e controlar são aquelas doenças hereditárias que envolvem características recessivas autossômicas, com um fenótipo que se expressa claramente em animais jovens. O modo recessivo de herança significa que os heterozigotos podem, na ausência de teste disponível, permanecer na população de animais, ocasionando doença apenas quando nascem animais homozigotos, como resultado do acasalamento de pais heterozigotos. Um exemplo dessa situação é a síndrome da imunodeficiência combinada grave em potros da raça Árabe.

Anomalias dominantes tendem a ser autolimitantes em razão da perda de viabilidade das crias acometidas ou porque os animais acometidos são facilmente detectados e excluídos do grupo de reprodutores.

Uma situação mais complexa é quando animais heterozigotos apresentam características desejáveis e o animal homozigoto é grave ou letalmente acometido. Nesse caso, é imperativo que se faça a seleção para a mutação, por meio de acasalamento de heterozigotos desejáveis. Um exemplo é o cavalo da raça Quarto-de-Milha com paralisia periódica hiperpotassêmica (ver Capítulo 15), no qual o heterozigoto é favorecido pelo melhor desempenho em competições que utilizam cabresto. Outro exemplo é o bovino da raça Dexter original, no qual o fenótipo Dexter ligeiramente anão é dominante em relação ao normal, e selecionado para isso. Os animais homozigotos para o gene abortam um feto tipo "*bulldog*", não viável. É possível a ocorrência de anormalidades ligadas ao sexo, mas são incomuns. Podem surgir alguns distúrbios monogênicos novos, em razão de novas mutações do germoplasma. Aqueles com modo dominante de herança estão presentes na cria do animal em questão e geralmente afetam genes de proteínas estruturais, como o colágeno. Em anormalidades como osteogênese imperfeita ou fragilidade cutânea, deve-se considerar uma nova mutação. O número de crias com o defeito pode ser variável, dependendo do estágio da gametogênese em que ocorreu a mutação.

Procriação consanguínea, praticada conscientemente ou não, é uma importante característica na manifestação da maioria dos surtos de uma anormalidade recessiva. O efeito fundador é uma expressão disso, importante quando são introduzidas novas raças em um país, mediante importação de material genético de um pequeno número de indivíduos. Às vezes, o acasalamento artificial em grande escala internacional exacerba essa ocorrência, principalmente em bovinos, mas também em equinos.

Os distúrbios genéticos podem se manifestar como doença ou como malformação corporal. Quando diagnosticada, uma entidade pode refletir apenas uma parte do problema, podendo-se considerar que muitos outros casos não foram diagnosticados. A disseminação via indústria pode ter sua importância econômica limitada, mas quando anormalidades particulares tendem a se concentrar em alguns rebanhos ou grupos de animais, elas podem ter importância considerável em uma criação de reprodutores, especialmente naquelas envolvidas com acasalamentos de raça pura. O bem-estar dos animais também é uma preocupação a ser considerada, dadas a maior consciência de padrões éticos na produção de animais pecuários e as necessidades de acesso a mercados potenciais.

O advento de estudos de associação genômica ampla possibilitou a detecção de associações poligênicas com características de produção ou de propensão a doenças.[1-3] Exemplos incluem hipertrofia muscular (ou músculo duplo), em bovinos da raça Belgium Blue[3]; neuropatia laríngea recorrente[4-7] e timpanismo da bolsa gutural, em equinos[7]; e mastite[2] e resistência a doença micobacteriana[2], em bovinos. Embora essas análises sejam úteis, a ênfase em doença genética continua sendo a determinação da associação de mutações em genes individuais. Essa situação está mudando na medida em que análises genéticas mais complexas estão mais amplamente disponíveis.

Os dois principais problemas na investigação clínica de uma doença hereditária suspeita são: confirmar uma causa genética primária e adotar medidas de controle que tenham uma relação custo/benefício favorável.

Diagnóstico

Em diversas doenças ou malformações hereditárias de ocorrência conhecida em uma raça, a morfologia ou a histopatologia pode ser tão característica que é considerada patognomônica. No entanto, algumas anormalidades causadas por agentes ambientais (teratógenos) podem causar anomalias morfológicas semelhantes como, por exemplo, artrogripose, de modo que se deve ter cuidado ao definir o diagnóstico. A análise do *pedigree* pode ser útil quando há número suficiente de animais de acasalamentos conhecidos, para mostrar que a ocorrência da doença segue um padrão mendeliano. Entretanto, em muitos rebanhos ou grupos de animais, essa análise pode estar estreitamente relacionada e, às vezes, pode ser mal interpretada e mostrar uma falsa relação entre herança e doença. Como atualmente se conhecem as anormalidades bioquímicas envolvidas em muitas doenças, ou talvez estas possam ser deduzidas a partir de lesões histopatológicas, os testes laboratoriais podem confirmar um diagnóstico presuntivo. Teste de acasalamento de um pai com as filhas, com fêmeas aparentadas ou com fêmeas que tiveram crias acometidas é a confirmação conclusiva da etiologia genética de uma doença, contanto que seja gerado um número apropriado de crias. A exclusão de etiologia genética de determinada anormalidade pode ser tão importante quanto sua comprovação. Em geral, acasalamentos de um pai para gerar, no mínimo, 24 crias de suas filhas ou 12 crias de fêmeas supostamente heterozigotas (fêmeas que geraram indivíduos com anormalidades) são considerados números satisfatórios para excluir uma provável causa hereditária, quando não nascem indivíduos acometidos ($P < 0,5$). O nascimento de uma proporção de crias acometidas é uma forte evidência de hereditariedade. O emprego de técnicas de superovulação e transferência de embrião pode facilitar isso, especialmente quando há número insuficiente de filhas ou fêmeas supostamente heterozigotas. O tempo para concluir esse procedimento pode ser abreviado pela realização de cesariana nas fêmeas substitutas se o defeito puder ser detectado no feto.

O grau de consanguinidade é importante para indicar se a doença congênita é hereditária ou não. A compatibilidade do defeito é uma característica das doenças hereditárias, mas pode haver alguma variação na idade de início ou na expressão das lesões. Outros fatores epidemiológicos incluem a ocorrência do defeito há mais de 1 ano e sua ocorrência ou repetição no mesmo grupo de reprodutores, mas não em outros, na mesma propriedade.

Controle da doença hereditária

As medidas de controle apropriadas podem ser variadas, dependendo da importância da doença ou anormalidade, e podem ser destinadas ao rebanho, a um grupo de animais ou a uma determinada raça. Podem ser prospectivas, mas, em condições de campo, são principalmente reativas, com o propósito de evitar perdas adicionais por meio de uma ação imediata. Isso pode incluir o não acasalamento de pais supostamente heterozigotos ou de fêmeas que preferivelmente serão descartadas. O melhor é adquirir machos reprodutores para reposição de outro criador; contudo, se a anormalidade for comum na raça, o risco pode continuar e deve-se considerar o acasalamento com reprodutor de outra raça, caso o tipo de manejo da fazenda permita. Se houver disponibilidade de teste para detectar animais heterozigotos, ele pode ser utilizado na seleção de um novo reprodutor.

O controle de anormalidades genéticas em rebanhos de raça pura é mais complexo e sua eficiência depende da habilidade em detectar animais heterozigotos ou provar que os animais não são portadores do gene recessivo em questão. O teste de acasalamento é demorado, caro e de aplicação limitada. A explosão de conhecimentos sobre as bases genéticas moleculares e bioquímicas das doenças hereditárias nas espécies animais possibilitou meios efetivos de diagnóstico de genótipo para muitas dessas doenças. O controle pode ser aplicado a um rebanho ou grupo de animais, individual, ou a todos os animais em risco. É mais bem realizado com o auxílio das associações de raças, que podem ter controle sobre o destino de animais diagnosticados como heterozigotos, por meio do controle de registros. Além da confiabilidade dos testes genéticos no diagnóstico do genótipo, há a vantagem adicional de que animais particularmente valiosos podem ser mantidos no rebanho ou no grupo de animais para acasalamento porque suas crias podem ser testadas como normais ou heterozigotas.

A primeira geração de testes para heterozigotos eram testes bioquímicos, baseados no conhecimento da deficiência enzimática e no fenômeno da dosagem gênica. Animais heterozigotos com um gene normal e um gene mutante apresentam valores de enzima medianos, entre o valor normal e o valor de animais com doença, embora possa haver alguma sobreposição desses valores. Testes suplementares ou o conhecimento do genótipo dos pais podem auxiliar a esclarecer resultados duvidosos. Esses testes foram utilizados para controlar doenças de armazenamento lisossômico economicamente importantes, como α-manosidose em bovinos das raças Angus e Murray Grey, na Nova Zelândia e Austrália, e doença da estocagem de glicogênio tipo II em bovinos das raças Shorthorn e Brahman, na Austrália. Esses testes abriram caminho para os testes atuais, com tecnologia de segunda geração mais confiáveis, baseada no DNA, para essas e muitas outras doenças.

O genoma da maioria das espécies de animais pecuários é conhecido, e a análise de associação genômica ampla atualmente faz parte da rotina. Quando um ou mais genes anormais são conhecidos, então é muito mais simples definir a mutação e, por meio de teste diagnóstico molecular, detectar animais doentes ou portadores.

Técnicas de acasalamento artificial são capazes de disseminar amplamente genótipos indesejáveis, antes que sejam reconhecidos. Diversas organizações que trabalham com acasalamento artificial, envolvidas com a indústria leiteira, fazem triagem prospectiva de anormalidades genéticas, mediante análise prévia de acasalamentos do reprodutor em relação ao número de filhas. Isso é possível em razão do tempo que se leva para avaliar um reprodutor antes que seja introduzido na indústria em grande escala.

Herança mendeliana *online* em animais

Online Mendelian Inheritance in Animais (OMIA) é um banco de dados de genes, de doenças hereditárias e de características nas espécies animais (além de humanos e camundongos) disponibilizado pelo Prof. Frank Nicholas, da Universidade de Sydney, Austrália, com auxílio de muitas pessoas, ao longo de anos.[8] O banco de dados contém informações textuais e referências, bem como *links* com registros relevantes do *Online Mendelian Inheritance in Man* (OMIN), do PubMed, do Gene, e, brevemente, do banco de fenótipos do NCBI.

REFERÊNCIAS BIBLIOGRÁFICAS

1. Sahana G, et al. J Dairy Sci. 2014;97:7258.
2. Thompson-Crispi KA, et al. BMC Genom. 2014;15.
3. Sartelet A, et al. BMC Genom. 2015;16.
4. Dupuis MC, et al. Anim Genet. 2013;44:206.
5. Boyko AR, et al. BMC Genom. 2014;15.
6. Gerber V, et al. Equine Vet J. 2015;47:390.
7. Metzger J, et al. PLoS One. 2012;7.
8. Online Mendelian Inheritance in Animals, OMIA. Faculty of Veterinary Science, University of Sydney, 2015. At <http://omia.angis.org.au/>; Accessed August 14, 2015.

Anormalidades de Água Livre, Eletrólitos, Equilíbrio Ácido-base e Pressão Oncótica

5

INTRODUÇÃO

Em várias doenças de animais pecuários, ocorrem anormalidades de fluidos corporais (água livre), eletrólitos e equilíbrio ácido-base. Uma anormalidade no equilíbrio da água corporal em que o organismo perde mais fluido do que absorve resulta em redução do volume de sangue circulante e *desidratação* tecidual. Diferentemente, a rápida ingestão de grande volume de água pode ocasionar hiperidratação (*intoxicação por água*).

É frequente haver *desequilíbrios eletrolíticos* em decorrência da perda de eletrólitos, da transferência de alguns eletrólitos ou de alterações relativas em suas concentrações em virtude de perda de água. Os desequilíbrios eletrolíticos comuns são hiponatremia, hipopotassemia, hiperpotassemia, hipocalcemia, hipocloremia e hipofosfatemia.

Os *desequilíbrios ácido-base, acidemia* ou *alcalemia*, ocorrem devido à adição de ácido e à depleção da reserva de álcalis, ou à perda de ácido acompanhada de aumento relativo na reserva de álcalis.

A diminuição da *pressão oncótica* é decorrência de hipoalbuminemia ou de hipoproteinemia e se deve a doença gastrintestinal grave, doença glomerular renal, peritonite, pleurite, queimadura extensa, insuficiência hepática, desnutrição crônica e inanição grave (aumento da perda de proteínas plasmáticas, menor síntese ou transferência de proteínas plasmáticas para o compartimento extracelular, ou terceiro espaço). Edema generalizado é o sinal clínico mais comum de baixa pressão oncótica. O aumento da pressão oncótica é uma ocorrência menos frequente, sendo a causa mais comum a diminuição do volume de água livre causada por desidratação.

Na maioria das condições, as anormalidades de água livre, eletrólitos, equilíbrio ácido-base e pressão oncótica ocorrem simultaneamente, em graus variáveis, dependendo da causa inicial. Cada anormalidade importante será relatada separadamente, com destaque para etiologia, patogênese, patologia clínica e tratamento. No entanto, vale ressaltar que as condições reais das doenças em animais nos quais se indica tratamento com fluidos e eletrólitos raramente são causadas por uma única anormalidade. Na maioria dos casos, há uma combinação de desidratação com *deficit* de eletrólitos e, com frequência, sem anormalidade do equilíbrio ácido-base que requer tratamento.

DESIDRATAÇÃO

Etiologia

Há duas importantes causas de desidratação (diminuição no volume de água livre):

- Consumo inadequado de água
- Perda excessiva de fluidos.

Privação de água, ausência de sede (adipsia) decorrente de toxemia e incapacidade de beber água, como acontece na obstrução de esôfago, são exemplos de desidratação causada por consumo inadequado de água. A etiologia mais comum da desidratação é a perda excessiva de líquido pelo organismo. Diarreia é a causa mais frequente, embora, esporadicamente, vômito, poliúria e perda de líquido em razão de lesões cutâneas extensas ou de sudorese abundante possam ser causas importantes. Também nota-se desidratação grave em casos de sobrecarga de carboidrato aguda, em ruminantes; obstrução intestinal aguda e peritonite difusa, em todas as espécies; e dilatação e vólvulo de abomaso. Na maioria dos casos de desidratação (exceto aquela causada por privação de água), a perda importante que necessita de correção não é a de fluido, mas de eletrólitos (Figura 5.1).

A capacidade de sobreviver por longos períodos sem água, em clima quente, é um modo importante de adaptação do animal. Essa adaptação foi avaliada em camelos e em ovinos da raça Merino. Nestes últimos, a sobrevivência em condições áridas depende de vários fatores, incluindo o efeito de isolamento térmico do velo, bem como as capacidades de transporte de reserva de água no rúmen e no compartimento de fluido extracelular, de regular as concentrações de eletrólitos em vários locais de fluidos, de preservar água pelos rins e de manter a circulação mesmo com volume de plasma reduzido. Em ambiente quente, os mamíferos desidratados podem conservar água mediante a redução de respiração ofegante e sudorese, e da regulação da temperatura corporal acima do nível de hidratação. Em caprinos, a sudorese é uma importante via de perda de calor por evaporação, quando estão hidratados e expostos à alta temperatura ambiente, acima de 40°C.

A avaliação do comportamento de bovinos transportados para o abatedouro quanto à ingestão de água indicou que os animais negociados em leilões, antes de chegarem ao abatedouro, tinham mais sede e estavam mais cansados do que os bovinos oriundos diretamente das propriedades. Isso indica ingestão inadequada de água e desidratação.

Patogênese

Dois fatores envolvidos na patogênese da desidratação são:

- Redução no conteúdo de água nos tecidos e resultante interferência no metabolismo tecidual
- Redução no conteúdo de água livre do sangue.

A resposta inicial do organismo ao equilíbrio hídrico negativo é a retirada de fluido dos tecidos e a manutenção do volume normal de sangue. O fluido é obtido principalmente dos compartimentos intracelulares e intersticiais. Órgãos essenciais, como sistema nervoso central (SNC), coração e esqueleto, pouco contribuem, e perdas importantes ocorrem nos tecidos conectivos, nos músculos e na pele. A saída de fluido dos compartimentos intersticiais e intracelulares resulta em perda da elasticidade cutânea, ressecamento da pele, secura de membranas mucosas e redução e retração do globo ocular (enoftalmia) decorrente da redução do volume dos depósitos de gordura pós-orbitais. Nos caprinos, o conteúdo total de água corporal pode ser reduzido em até 44% antes que o animal morra.

A resposta secundária a um contínuo equilíbrio hídrico negativo é a redução no conteúdo de fluido do sangue, que ocasiona diminuição no volume sanguíneo circulante (*depleção de volume*) e aumento da concentração sanguínea (*hemoconcentração*). Ocorre aumento da viscosidade do sangue em razão da hemoconcentração, condição que compromete o fluxo de sangue e pode exacerbar a insuficiência circulatória periférica. A perda do volume de sangue circulante

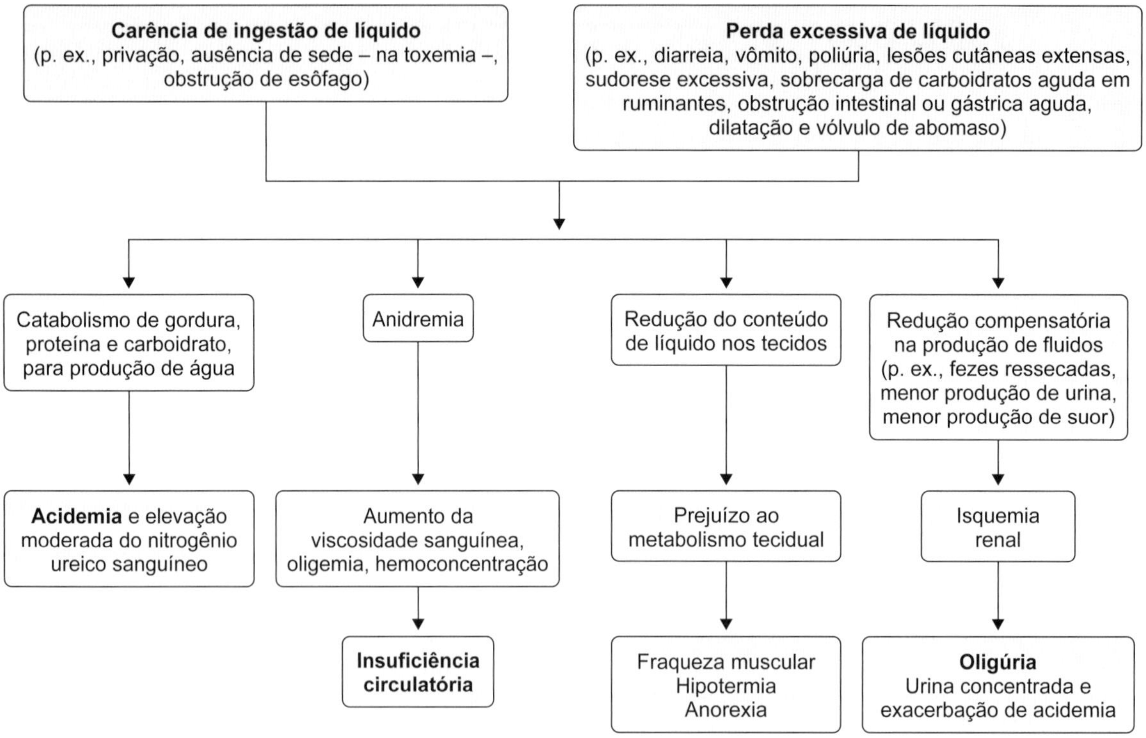

Figura 5.1 Etiologia e patogênese da desidratação.

também contribui para a depressão mental dos animais desidratados, a qual também é induzida por graus variáveis de acidemia e toxemia, dependendo da causa da desidratação. Em casos de privação de água e eletrólitos, ou apenas de privação de água ou incapacidade de ingerir água por um animal normal (p. ex., como acontece na obstrução do esôfago), a desidratação é mínima porque os rins compensam efetivamente o *deficit* de água mediante redução na produção de urina e aumento da osmolalidade urinária. Além disso, o animal preserva água por meio da menor produção de fezes e pelo aumento da absorção, o que resulta em desidratação dos conteúdos do rúmen e do intestino grosso e, consequentemente, em fezes ressecadas escassas. Bezerros com diarreia aguda produzem maior quantidade de fezes aquosas do que bezerros normais, mas a perda total de água não é muito maior do que de bezerros normais. Nos bezerros com diarreia, os rins compensam muito efetivamente a perda de água nas fezes e, se o animal ingere quantidade adequada de líquido, o volume plasmático pode ser mantido. A excreção urinária diminui, a urina torna-se progressivamente mais concentrada e a insuficiência renal pode exacerbar a acidemia e os desequilíbrios de eletrólitos preexistentes, daí a importância do restabelecimento do fluxo sanguíneo nos rins e da função renal. O bezerro recém-nascido é capaz de concentrar urina em grau praticamente igual ao do bovino adulto. Isso mostra a importância da ingestão de eletrólitos e fluido durante a diarreia, a fim de compensar as perdas contínuas. No entanto, é possível o desenvolvimento de acidose metabólica em cabritos e bezerros com diarreia, mas sem desidratação.

As cabras são mais sensíveis à privação de água durante a prenhez e a lactação do que no anestro. Privação de água por 30 h provoca aumento marcante da osmolalidade plasmática e da concentração plasmática de sódio em cabras prenhes e naquelas em lactação, as quais ingerem mais água do que as cabras em anestro.

Em equinos participantes de enduro, a desidratação é do tipo hipotônica, na qual ocorre perda de sódio e água pela sudorese. Isso pode ser o motivo da ausência de sede em alguns equinos desidratados com síndrome da exaustão. Em equinos que se exercitam em alta temperatura ambiente, acima de 32°C, pode ocorrer perda de peso de 10 a 15/kg/h; um equino que pesa 450 kg pode perder até 45 ℓ de líquido em uma corrida de 3 h.

A desidratação responde por importantes consequências ao metabolismo tecidual. Ocorre maior metabolização de gordura, em seguida de carboidrato e, por fim, de proteína, a fim de produzir água metabólica. O aumento do metabolismo endógeno sob condições relativamente anaeróbicas resulta em produção de metabólitos ácidos e desenvolvimento de acidose metabólica. A produção de urina diminui por causa do limitado fluxo de sangue nos rins, e isso, juntamente com o aumento do metabolismo endógeno, provoca aumento moderado da concentração plasmática de nitrogênio ureico. No início, a temperatura corporal pode aumentar ligeiramente (como acontece na hipertermia por desidratação) em razão da carência de líquido para manter a perda de calor por evaporação. Relata-se que o início da sudorese em touros, após exposição à alta temperatura ambiente, pode ser retardada pela desidratação.

A desidratação pode ocasionar morte, especialmente quando há obstrução intestinal aguda, vômito e diarreia, mas é, principalmente, uma causa que colabora na ocorrência de morte, quando combinada com outras condições sistêmicas, como acidose, desequilíbrios de eletrólitos, toxemia e septicemia.

Achados clínicos

Os primeiros e mais importantes achados clínicos na desidratação são *ressecamento* e *pregas na pele*, que conferem ao corpo e à face uma aparência enrugada. Ocorre retração do globo ocular e, ao tracionar a pele, verifica-se perda da elasticidade cutânea. Em geral, a desidratação é muito mais marcante quando as perdas de água e eletrólitos ocorrem ao longo de vários dias. Perdas hiperagudas e agudas podem não ser clinicamente evidentes porque as principais perdas são oriundas do compartimento intravascular e há apenas mínima transferência dos espaços intersticiais. Em equinos com desidratação, a retração do globo ocular e a perda da elasticidade cutânea não são achados clínicos marcantes.

Demonstrou-se que o melhor indicador da condição de hidratação de bezerros leiteiros é o *grau de retração do globo ocular na órbita*.

A condição de hidratação é avaliada levantando a pálpebra inferior, cuidadosamente, para sua posição normal e estimando a distância da retração do globo ocular, em milímetros. Essa distância é multiplicada por 1,7 para estimar o grau de desidratação como uma porcentagem do peso corporal (PC) de um animal com hidratação normal (Figura 5.2). O segundo melhor indicador da condição de hidratação de bezerros é a elasticidade da pele do pescoço e da parte lateral do tórax, verificada por meio de pinçamento da pele, rotacionando a dobra cutânea em 90°, e observando o tempo que demora para que essa dobra desapareça, cessado o pinçamento (normalmente < 2 s). A elasticidade da dobra cutânea da pálpebra inferior ou superior é um indicador insatisfatório da condição de hidratação de bezerros e não se recomenda esse procedimento. Não foi determinado o melhor método de avaliação da condição de hidratação de bovinos adultos e de outros animais de grande porte, mas é provável que o recuo da pálpebra e a duração do efeito de "tenda cutânea" na região do pescoço sejam métodos mais acurados e sensíveis para estimar a condição de hidratação. A presença ou a ausência de umidade nas membranas mucosas pode ser um indicador sensível de desidratação em bezerros leiteiros; contudo, não foi útil como indicador preditivo do estado de hidratação em bezerros mestiços da raça Brahman, mantidos em ambiente quente.[1] Também pode ser mais difícil a avaliação clínica da condição de hidratação em ovinos.[2]

Em bezerros com diarreia, a gravidade da desidratação, hipotermia e acidose metabólica está relacionada com o grau de depressão mental. Os efeitos combinados de acidemia e desidratação também contribuem para a ocorrência de hipotermia.

Na desidratação, ocorre rápida perda de PC, sendo comum notar fraqueza muscular e inapetência ou anorexia. Em equinos privados de água por 72 h, ocorre perda de PC média de aproximadamente 15%, e 95% dos animais apresentam densidade urinária 1,042, osmolalidade da urina de 1.310 mOsm/kg e proporção osmolalidade urinária:osmolalidade sérica de 4:14. O animal também desenvolve azotemia pré-renal.

O grau de sede depende da presença ou da ausência de outras doenças acompanhadas de inflamação ou endotoxemia. Na privação de água primária, os animais desidratados manifestam muita sede ao se oferecer água. Na desidratação secundária à enterite associada com inflamação intensa, acidemia e desequilíbrios de eletrólitos, o animal pode não manifestar sinal de sede. Os equinos que se desidratam durante prova de enduro podem recusar água e pode ser necessário administrá-la por meio de sonda oral e/ou de enemas. Em bovinos criados em pastagem e privados de água por até 9 dias e, então, com acesso à água, nota-se cambaleio, queda, convulsões e morte de alguns pacientes – sinais semelhantes àqueles verificados na intoxicação por sal em suínos. Em vacas-leiteiras lactantes, a restrição experimental à água por até 4 dias pode reduzir a produção de leite em 75% e diminuir o PC em 14%. Redução de 10% na ingestão de água provoca diminuição na produção de leite, cuja detecção pode ser difícil. Alterações comportamentais são evidentes: as vacas passam tempo considerável lambendo as vasilhas de água. Em clima frio, com frequência os bovinos são forçados a consumir neve como fonte de água. A neve deve ser macia o suficiente para ser escavada pelos bovinos; são necessários 3 a 5 dias para que o animal se acostume com a ausência de água e se torne dependente da neve. Durante esse tempo, ocorre alguma perda de PC. As ovelhas lactantes que têm a neve como uma fonte de água livre reduzem sua entrada e saída de água total em cerca de 35%.

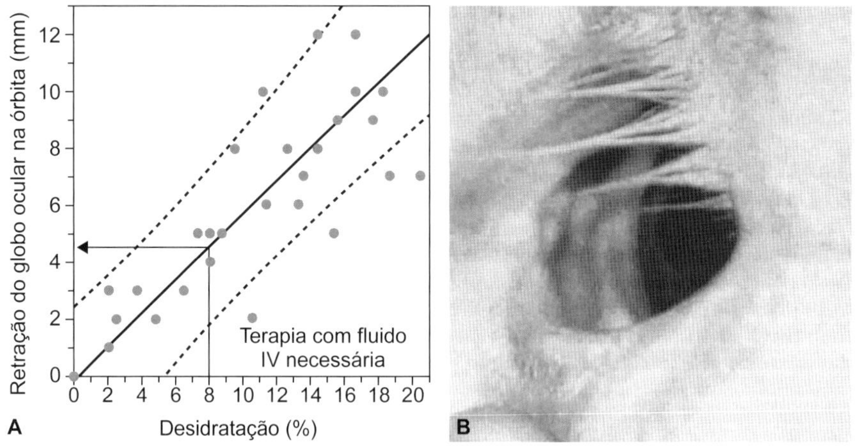

Figura 5.2 A. Associação entre retração do globo ocular na órbita e desidratação como um percentual do PC, em bezerros alimentados com leite, apresentando diarreia e desidratação induzidas experimentalmente. À esquerda do painel, os círculos preenchidos representam pontos de valores individuais, a linha sólida é a linha de regressão linear e as linhas tracejadas indicam intervalo de confiança de 95% para predição. Recomenda-se a administração de fluido intravenoso quando se estima desidratação que corresponde a 8%, ou mais, do peso corporal, o que equivale à retração do globo ocular na órbita de 4 mm, ou mais. **B.** A retração do globo ocular do bezerro é de 8 mm, o que equivale à desidratação de 14%. Reimpressa com permissão de Constable PD et al. J Am Vet Med Assoc. 1998; 212(7):991-6. (A Figura 5.2 B encontra-se reproduzida em cores no Encarte.)

Patologia clínica

A desidratação é caracterizada por aumento do hematócrito ou volume globular (VG) e da concentração sérica de proteína total, embora essa última resposta possa ser influenciada pela presença de enterite grave, peritonite ou proteinúria.

INTOXICAÇÃO POR ÁGUA

Sinopse

- Etiologia: ingestão rápida de grande volume de água
- Epidemiologia: acesso à água por bezerros sedentos ou que tenham passado por privação de água marginal durante algum tempo
- Achados clínicos: urina vermelho-escura, fraqueza e depressão
- Patologia clínica: hemoglobinúria, hemoglobinemia, hiposmolalidade, hiponatremia e hipocloremia
- Achados de necropsia: hemoglobinúria e necrose cortical renal
- Confirmação diagnóstica: epidemiologia, presença de hiponatremia e hipocloremia; exclusão de outras causas de hemólise intravascular
- Tratamento: observação; possivelmente, uso intravenoso de salina hipertônica, mas, em geral, o quadro é muito avançado para ser efetivo.

Em bezerros jovens com concentração sérica de sódio normal, a ingestão rápida de grande volume de água pode resultar em hemólise intravascular, hemoglobinemia e hemoglobinúria. Diferentemente, em animais com hipernatremia, a ingestão de água pode resultar em edema cerebral, mas não em hemoglobinúria. A síndrome do edema cerebral será descrita na seção que aborda a intoxicação por cloreto de sódio. A intoxicação por água (hiperidratação aguda) é descrita aqui.

Etiologia

Quando os animais têm muita sede, a ingestão de quantidade excessiva de água resulta em hiperidratação, condição também conhecida como intoxicação por água. A causa primária de hiperidratação aguda é a rápida diminuição na osmolalidade dos conteúdos intestinais que, normalmente, são isotônicos em relação ao plasma. Assim, ocorre brusca diminuição da osmolalidade luminal dentro de 5 min após a ingestão de água porque os bezerros sedentos fecham a goteira esofágica quando bebem água. Isso resulta em grande volume de água no abomaso que, subsequentemente, alcança o duodeno. A água livre é transferida rapidamente do lúmen do intestino delgado para o compartimento intravascular em razão da grande área de superfície de absorção no intestino delgado e do desenvolvimento de um gradiente osmótico entre o lúmen do intestino delgado e o leito capilar intestinal. O resultado final é uma brusca diminuição da osmolalidade plasmática e expansão e ruptura de eritrócitos, ocorrendo hemólise intravascular, hemoglobinemia, hemoglobinúria, hiponatremia, hipocloremia e decréscimo da concentração plasmática de proteína em relação ao momento pré-ingestão.

Epidemiologia

Embora rara, há relato dessa síndrome em vários países. Bezerros com 2 a 4 meses de idade são mais comumente acometidos, mas também há relato da doença em bovinos adultos, ovinos e caprinos anões. Nota-se intoxicação por água em bezerros mantidos em sistema de criação normal, quando animais que tinham acesso limitado à água são, repentinamente, liberados para livre acesso. É comum notar intoxicação por água em bezerros previamente alimentados com substituto do leite, sem outro fluido, ou em bezerros desmamados que receberam ração inicial com conteúdo limitado de água, quando eles são transferidos para pastagem ou para locais onde há disponibilidade de água à vontade. Bezerros que não recebem sal suplementar ou que perderam sal em decorrência de exercício intenso ou de alta temperatura ambiente podem ser mais suscetíveis, mas a síndrome também pode ocorrer quando não há restrição de sal. A maioria dos bezerros apresenta sinais clínicos dentro de minutos a horas após o acesso à água.

A intoxicação foi reproduzida em bezerros pelo fornecimento de água por meio de um tubo gástrico, com volume correspondente a 12% do PC.

Achados clínicos

Hemoglobinúria, em consequência da hemólise intravascular, é marcante; pode haver anemia hemolítica moderada a grave. O animal excreta urina vermelho-escura logo após o acesso à água. Outros sintomas incluem taquicardia e hipotermia, se a temperatura da água ingerida for inferior à temperatura corporal. Em geral, os animais intoxicados apresentam apatia e fraqueza (Figura 5.3).

Patologia clínica

Hemoglobinúria e hemoglobinemia são evidentes; ademais, notam-se hiposmolalidade, hiponatremia e hipocloremia. As concentrações séricas de proteína total e de albumina podem estar diminuídas, mas comumente na faixa de variação normal, pois os animais, em geral, apresentam desidratação moderada e sede antes da ingestão de grande volume de água.

Achados pós-morte

Nota-se palidez marcante da carcaça e o exame histológico pode revelar necrose do córtex renal causada por nefrose hemoglobinêmica.

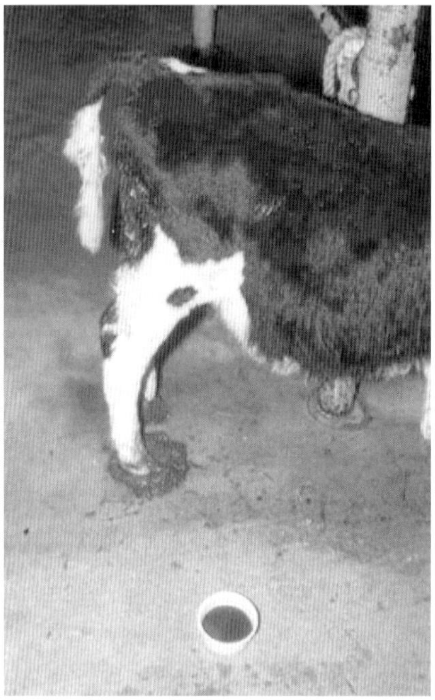

Figura 5.3 Hemoglobinúria em uma bezerra Holstein-Friesian que não dispunha de livre acesso à água. O animal bebeu, voluntariamente, 5 ℓ de água em 5 min e excretou urina sanguinolenta (no piso e no recipiente branco) 30 min depois. (Esta figura encontra-se reproduzida em cores no Encarte.)

Diagnóstico diferencial

- Outras causas de hemólise intravascular e hemoglobinúria.

Tratamento

Em geral, os animais acometidos não são tratados porque, quando surgem os sinais clínicos, já houve lise hiposmótica e, em geral, a osmolalidade sérica aumenta gradativamente, pois os túbulos contorcidos distais eliminam o excesso de água livre. Comumente, administra-se salina hipertônica (solução de NaCl 7,2%, na dose de 5 mℓ/kg PC IV, ao longo de 5 min) para corrigir a hiponatremia e a hipocloremia, mas, nos casos discretos, esse tratamento não é necessário. A taxa de mortalidade é baixa e a hemoglobinúria persiste por apenas algumas horas.

Controle

A intoxicação por água não é uma ocorrência comum e pode ser evitada impedindo que animais com sede tenham acesso ilimitado à água. Os bezerros devem ter livre acesso à água assim que nascem.

LEITURA COMPLEMENTAR

Angelos SM, van Metre DC. Treatment of sodium balance disorders: water intoxication and salt toxicity. Vet Clin North Am Food Anim Pract. 1999;15:609-618.

REFERÊNCIAS BIBLIOGRÁFICAS

1. Fordyce G, et al. Aust Vet J. 2015;93:214.
2. Combs MDA, et al. Aust Vet J. 2014;92:107.

DESEQUILÍBRIO DE ELETRÓLITOS

A maioria dos desequilíbrios de eletrólitos é causada por perdas de eletrólitos associadas com doenças do trato alimentar. Sudorese, salivação excessiva, vômito e exsudação de queimaduras também resultam em perdas de eletrólitos, mas são menos importantes em animais pecuários, com exceção da sudorese em equinos e da disfagia em ruminantes. Os eletrólitos de maior interesse são sódio, cloreto, potássio, cálcio, fósforo e magnésio. As perdas de bicarbonato serão discutidas posteriormente.

Hiponatremia

Sódio é o íon mais abundante no fluido extracelular, sendo o principal responsável pela manutenção da pressão osmótica do fluido extracelular. A causa mais comum de hiponatremia é o aumento da perda de sódio pelo trato intestinal nas enteropatias (Figura 5.4). Isso é particularmente notável em equinos com diarreia aguda e, em grau mais moderado, em bezerros com diarreia aguda. O sódio perdido é oriundo do fluido extracelular. Nos bezerros com diarreia aguda causada por *Escherichia coli* enterotoxigênica, a concentração de sódio no fluido intestinal secretado em resposta à enterotoxina é semelhante àquela do plasma e, geralmente, ocorre hiponatremia (*desidratação hipotônica*). Animais que apresentam diarreia por vários dias perdem grande quantidade de sódio e a hiponatremia pode agravar essa condição. A hiponatremia pode se tornar grave quando se administra água livre de sódio ou solução de dextrose 5% como único tratamento com fluido em animais já hiponatrêmicos. Também ocorre hiponatremia em animais com disfunção de túbulos renais proximais.

A hiponatremia induz maior excreção renal de água na tentativa de manter a pressão osmótica normal, resultando em redução no fluido do espaço extracelular, o que ocasiona diminuição do volume de sangue circulante, hipotensão, insuficiência circulatória periférica e, por fim, insuficiência renal. Fraqueza muscular, hipotermia e desidratação marcante são achados comuns.

Nota-se *desidratação isotônica* quando há perda simultânea de sódio e água. *Desidratação hipertônica*, uma ocorrência rara, é verificada quando há perda ou privação de água, com mínima perda ou privação de sódio. Pode ocorrer desidratação hipertônica em animais que não são capazes de ingerir água por obstrução de esôfago. Nos tipos de desidratação isotônica e hipertônica, o grau de desidratação é discreto, comparativamente à desidratação clínica marcante que pode ocorrer na desidratação hipotônica, acompanhada de grande perda de água e da concentração do espaço extracelular (Figura 5.5).

Não há sinais clínicos característicos de hiponatremia. Em geral, constata-se desidratação, fraqueza muscular e depressão mental,

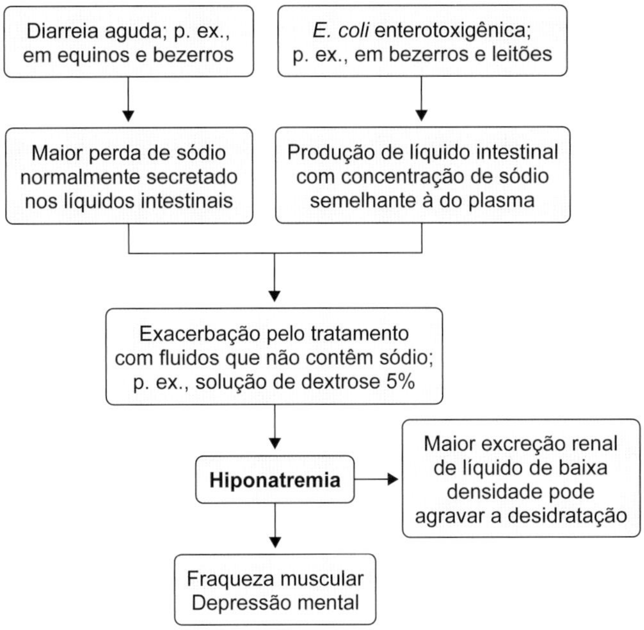

Figura 5.4 Etiologia e patogênese da hiponatremia.

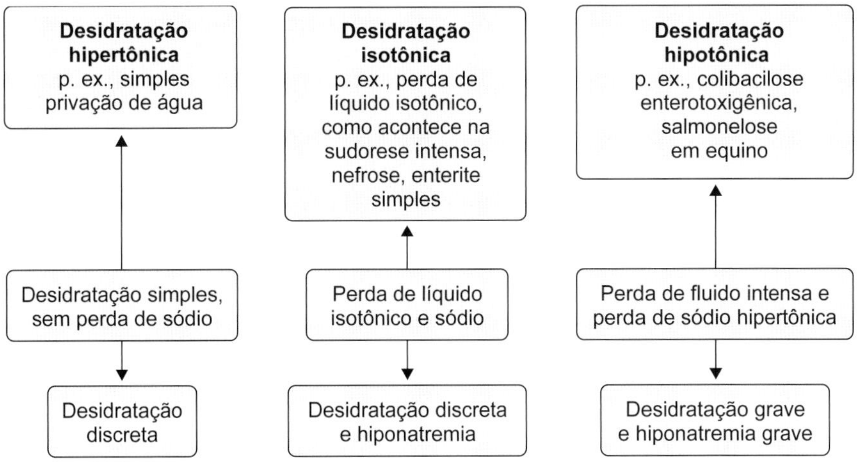

Figura 5.5 Tipos de desidratação.

sintomas também verificados em outros desequilíbrios de água e eletrólitos, bem como no desequilíbrio ácido-base. Do mesmo modo, não há sinais clínicos característicos de hipocloremia. No entanto, a hiponatremia influencia a pressão osmótica do fluido extracelular, enquanto a hipocloremia promove a reabsorção de bicarbonato e o desenvolvimento adicional de alcalose. Bovinos com dieta deficiente em cloreto de sódio manifestam poliúria e polidipsia.

Hiponatremia hipotônica resulta em *edema cerebral*, causado pela entrada de água no cérebro; no entanto, se a instalação de hiponatremia é lenta, os solutos podem sair do tecido cerebral em taxa suficientemente rápida para abrandar o desenvolvimento de edema cerebral. As sequelas neurológicas clínicas são determinadas, principalmente, pela velocidade de surgimento da hiponatremia e pela rapidez na correção daquelas com concentração sérica de sódio < 120 mEq/ℓ. Deve-se evitar a correção muito rápida da hiponatremia crônica (definida como hiponatremia > 48 h) em razão do risco de *desmielinização de neurônios pontinos e extrapontinos*, que pode ocasionar graves *deficits* neurológicos. Esses *deficits* não são bem descritos em animais pecuários; contudo, em humanos, a rápida correção da hiponatremia crônica foi associada com o progresso das anormalidades neurológicas dentro de 1 a 2 dias, acompanhado de desenvolvimento de ataxia progressiva, disfagia, mioclonia, tetraparesia espástica e morte em 2 a 5 dias. Atualmente, em grandes animais com hiponatremia crônica, recomenda-se aumentar a concentração sérica de sódio em 8 mEq/ℓ/dia. Clinicamente, isso é realizado pela infusão de 1 ℓ de uma mistura de soluções de NaCl de 7,2%, 5% e 0,9% (todas disponíveis no mercado), as quais se supõe que sejam distribuídas em 100% do espaço extracelular.[1] Para estimar o efeito da administração de 1 ℓ de solução de NaCl na concentração sérica de sódio ([Na]), aplica-se a seguinte fórmula:

$$\text{Alteração no [Na] sérico} = \frac{\text{[Na] administrado} - \text{[Na] sérico}}{\text{água corporal total} + 1}$$

Em que a água corporal total é estimada em litros, com base no PC, em kg, utilizando uma fórmula padrão de 60% PC para animais adultos. Com um aumento desejado de 8 mEq/ℓ, ao longo de 24 h, e um volume de infusão de 1 ℓ, essa equação pode ser ajustada para calcular a necessidade de [Na], em mEq/ℓ, em 1 ℓ de fluido, para ser administrado por via IV ao longo de 24 h:

$$\text{Necessidade de [Na]} = 8 \times (0{,}6 \times \{\text{PC, em kg}\} + 1) - \text{[Na] sérico}$$

Hipernatremia

É mais comumente causada por restrição de água ou erros nas misturas fornecidas aos animais neonatos, especialmente nas soluções de substitutos do leite ou nas preparações de eletrólitos de uso oral administrados aos bezerros neonatos com diarreia, como parte do tratamento de desidratação. Na América do Norte, parece que a ocorrência de hipernatremia está aumentando em bezerros leiteiros alimentados com substitutos de leite porque, cada vez mais, essas preparações dependem do soro de fábricas de queijo, e o soro tem alta concentração de sódio. Dentre as causas menos comuns de hipernatremia, inclui-se água com alta salinidade.[2] Nota-se hipernatremia transitória após administração de solução salina hipertônica (solução de NaCl 7,2%), mas a concentração sérica de sódio nunca excede 170 mEq/ℓ; ocasionalmente, pode exceder 160 mEq/ℓ por alguns minutos. Não se considera que as ocorrências transitórias de hipernatremia discreta induzida por administração IV de solução salina hipertônica tenham quaisquer consequências clínicas.

Nota-se hipernatremia clinicamente relevante quando a concentração sérica de sódio excede 160 mEq/ℓ; verifica-se taxa de mortalidade significativa sempre que a concentração sérica de sódio excede 180 a 190 mEq/ℓ, antes que seja iniciado o tratamento. Os sinais clínicos de hipernatremia são inespecíficos e incluem fraqueza, depressão, inapetência, postura anormal, decúbito, cegueira aparente e tremor muscular, especialmente de músculos faciais (Figura 5.6). Alguns animais podem manifestar convulsão imediatamente antes da morte. A depressão cerebral é causada pela inibição da glicólise pelos neurônios. Os animais não tão seriamente acometidos podem exibir obsessão por água. Hipernatremia foi associada com hiperglicemia persistente em camelídeos do Novo Mundo, nos quais se supõe que a hiperglicemia induzida pela

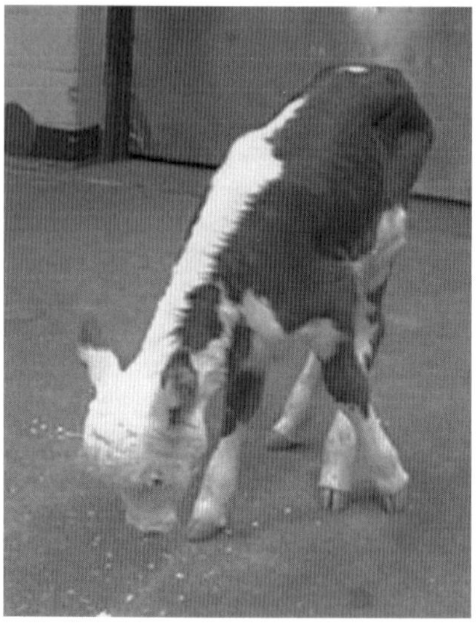

Figura 5.6 Bezerro com sintomas neurológicos de hipernatremia, inclusive atividade mental e postura anormais, e fasciculação dos músculos faciais. Fonte: Byers SR, Lear AS, Van Metre DC. Sodium balance and the dysnatremias. Vet Clin Food Anim 2014; 30: 333-350. (Esta figura encontra-se reproduzida em cores no Encarte.)

diurese resulta em perda excessiva de água livre, com ingestão inadequada de água.

A correção da hipernatremia é um desafio porque, se for feita de modo muito rápido, pode causar edema cerebral e herniação do cérebro por meio do forame magno, especialmente em animais com hipernatremia crônica. O tratamento visa a identificar e remover a causa primária (como o substituto do leite misturado de modo incorreto), bem como reduzir lentamente a concentração sérica de sódio para um valor-alvo (sendo um decréscimo diário de 10 mEq/ℓ a meta ideal), mediante a redução do [Na] sérico em 0,5 a 1 mEq/ℓ/h. O método preferido para a redução da concentração sérica de sódio é a administração oral de solução de sódio contendo eletrólitos. A primeira equação anteriormente apresentada pode ser aplicada para o uso de fluidos IV na correção de hipernatremia.

Hipocloremia

Ocorre hipocloremia como resultado de uma maior perda de eletrólitos no trato intestinal em casos de obstrução intestinal aguda, dilatação, impactação e vólvulo do abomaso e de enterite (Figura 5.7). Normalmente, uma grande quantidade de cloreto é secretada no abomaso pelas células da mucosa, na troca por bicarbonato, que se transfere para o plasma. Os íons hidrogênio, cloreto e potássio secretados no suco gástrico normalmente são absorvidos no intestino delgado. Falha no esvaziamento intestinal e obstrução da porção proximal do intestino delgado resultam no sequestro de grande quantidade de íons cloreto, hidrogênio e potássio, ocasionando *alcalose metabólica hipopotassêmica hipoclorêmica*. Pode-se induzir hipocloremia experimental grave em bezerros alimentados com dieta com baixo teor de cloreto e remoção diária do conteúdo do abomaso. Os achados clínicos incluem anorexia, perda de peso, letargia, polidipsia discreta e poliúria. Ocorre alcalose metabólica significativa, resultando em hipopotassemia, hiponatremia, azotemia e morte.

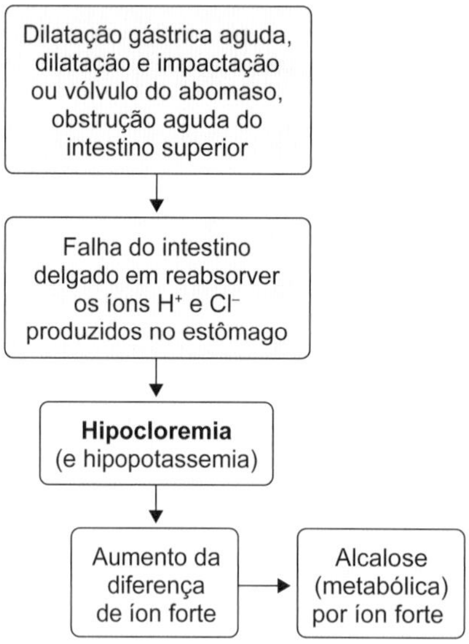

Figura 5.7 Etiologia e patogênese da hipocloremia.

Hipopotassemia

Pode ocorrer hipopotassemia como resultado da menor ingestão dietética, maior excreção renal, estase de abomaso, obstrução intestinal e enterite, e repetidas administrações de corticosteroides com atividade mineralocorticoide (Figura 5.8). O uso prolongado de soluções livres de potássio na terapia com fluido de animais com diarreia pode resultar em excessiva excreção renal de potássio e, em consequência, hipopotassemia. Bezerros neonatos com diarreia podem apresentar depleção marcante de suas reservas corporais de potássio, especialmente quando há acidemia significativa e acidose metabólica, e os bezerros ingerem pouco leite e têm histórico de diarreia crônica.[3] A alcalose pode induzir a troca de íons potássio por íons hidrogênio no fluido dos túbulos renais, resultando em hipopotassemia, a qual pode provocar fraqueza muscular, decúbito prolongado inexplicável, incapacidade em manter a cabeça na posição normal, anorexia, tremores musculares e, se muito grave, coma. O tratamento de vacas-leiteiras lactantes que apresentam cetose, com várias doses de isoflupredona, um glicocorticoide com alguma atividade mineralocorticoide, pode causar hipopotassemia e decúbito, com alta taxa de mortalidade.

Hipopotassemia (definida como concentração sérica ou plasmática de potássio < 3,9 mEq/ℓ) é comum em vacas-leiteiras lactantes que apresentam deslocamento de abomaso à esquerda (DAE), deslocamento de abomaso à direita (DAD), vólvulo de abomaso (VA), impactação de abomaso, mastite clínica, distocia, retenção de placenta e lipidose hepática.[4] A alta prevalência de hipopotassemia em vacas-leiteiras lactantes doentes decorre, mais provavelmente, de uma combinação de: menor ingestão de matéria seca; alcalemia pelo sequestro de cloreto no trato gastrintestinal em bovinos com DAE, DAD, VA ou menor taxa de esvaziamento do abomaso; hiperinsulinemia secundária à hiperglicemia[5,6]; perda obrigatória de potássio no leite (1,4 g de potássio/ℓ); ativação do sistema nervoso simpático; liberação de aldosterona em resposta à hipovolemia e à necessidade de retenção de sódio; e baixa reserva corporal de potássio em razão da massa muscular relativamente pequena nas vacas-leiteiras.

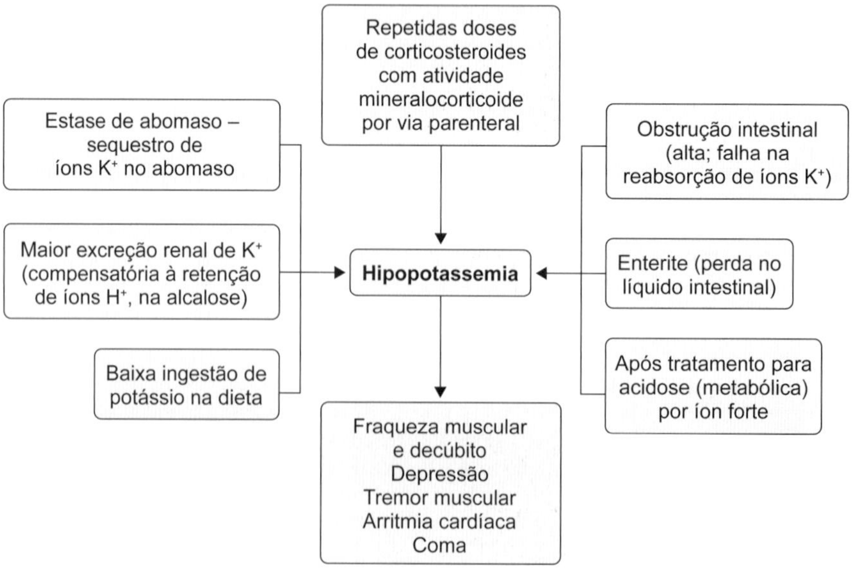

Figura 5.8 Etiologia e patogênese da hipopotassemia.

Vacas-leiteiras sadias podem apresentar depleção corporal de potássio logo após o parto, com base em resultados de estudos sobre equilíbrio de potássio, em estudos que documentam a redução do conteúdo de potássio nos músculos esqueléticos por ocasião da parição e na redução da concentração de potássio na urina imediatamente após o parto. Baixa concentração sérica de potássio foi um importante indicador preditivo de não sobrevivência em bovinos submetidos à correção cirúrgica de DAE ou ao tratamento de lipidose hepática.[4]

Em bovinos, com frequência, alcalose metabólica e hipopotassemia são acompanhadas de fraqueza muscular e *acidúria paradoxal*. Hipopotassemia provoca fraqueza muscular por reduzir o potencial de repouso das membranas, resultando em baixa excitabilidade do tecido neuromuscular. Desse modo, no diagnóstico diferencial de um animal com fraqueza muscular, sempre se deve incluir hipopotassemia.

Também é frequente que hipopotassemia e alcalemia estejam diretamente relacionadas por conta da resposta renal a ambas. A hipopotassemia causada por *deficit* corporal real de potássio é acompanhada de baixa concentração intracelular desse íon. O *deficit* intracelular de potássio e o excesso de hidrogênio induzem à excreção de hidrogênio na urina, quando há necessidade de reabsorção de sódio no néfron distal. Essa situação é verificada no caso de alcalemia e alcalose metabólica, no qual a reabsorção de bicarbonato de sódio no néfron proximal encontra-se diminuída em razão do excesso de bicarbonato no plasma. A avidez do néfron distal pelo sódio aumenta para manter o volume de líquido extracelular; a reabsorção distal de sódio aumenta à custa da secreção de hidrogênio, embora seja uma contradição à necessidade de retenção de ácido na presença de alcalose. Em outras palavras, os rins priorizam a manutenção do volume plasmático em vez do equilíbrio ácido-base, possivelmente porque a compensação respiratória geralmente é capaz de manter o pH sanguíneo na faixa de variação fisiológica normal. Como a eletroneutralidade do líquido extracelular deve ser mantida pela reabsorção de carga equivalente de cátions e ânions, as taxas de reabsorção renal de cloreto e bicarbonato são inversamente proporcionais. Desse modo, com o sequestro excessivo de íons cloreto no abomaso, ocorre compensação renal, resultando em hipocloremia em razão da maior reabsorção de bicarbonato, que pode continuar até que se desenvolva alcalose metabólica e alcalemia.

Como o potássio é o principal cátion no compartimento intracelular, a determinação da concentração plasmática ou sérica desse íon não é indicador confiável do conteúdo corporal total de potássio. Em geral, teor plasmático ou sérico extremamente baixo ou alta concentração indica desequilíbrio de potássio, frequentemente associado com outros desequilíbrios eletrolíticos e ácido-base. Por exemplo, na alcalemia, o potássio deixa o compartimento extracelular e sua concentração aumenta nas células. Isso pode resultar em baixa concentração sérica de potássio quando, na verdade, pode não haver depleção corporal de potássio. Diferentemente, na acidose metabólica e na acidemia grave em bezerros com diarreia aguda, o potássio deixa as células e alcança o líquido extracelular. Às vezes, isso resulta em hiperpotassemia quando, na verdade, o conteúdo corporal de potássio encontra-se normal ou até mesmo diminuído. Quando ocorrem alterações nas concentrações intracelular e extracelular de potássio, a proporção de potássio intracelular em relação ao extracelular pode diminuir de 30 a 50%, resultando na redução do potencial de repouso da membrana. Acredita-se que seja a explicação para os efeitos de hipopotassemia e hiperpotassemia na função muscular.

Em equinos e ruminantes, a concentração de potássio nas hemácias parece não ser indicador de *déficit* corporal de potássio mais confiável do que sua concentração plasmática ou sérica efetiva.[4] Nas vacas sadias, nota-se grande variação, de origem genética, no conteúdo de potássio (7 a 70 mmol/ℓ) e de sódio (15 a 87 mmol/ℓ) nas hemácias; não há influência de raça. Além disso, em um estudo com 180 vacas, não se constatou relação entre as concentrações de potássio no plasma e nas hemácias. Na teoria, para se detectar a depleção corporal de potássio em vacas individualmente, a concentração de potássio no leite é mais sensível do que seu teor sérico ou plasmático, porque a concentração de potássio no leite de uma vaca é estável por um curto período. No entanto, o conteúdo de potássio no leite é variável durante a lactação, sendo 42 mmol/ℓ no início da lactação, 40 mmol/ℓ no meio da lactação e 27 mmol/ℓ no final da lactação, com concentração média de potássio no leite de tanque de 37 mmol/ℓ. Também nota-se aumento da concentração de potássio no leite de quartos com mastite clínica ou subclínica. Em razão desses dois fatores, tem-se uma variação individual marcante na concentração de potássio no leite de vacas sadias, com variação de até 50% entre as vacas. Essa grande variação dificulta a determinação de um ponto de corte ideal para prever apropriadamente a depleção corporal de potássio em vacas-leiteiras lactantes doentes.[4] No entanto, em termos clínicos, o monitoramento do teor de potássio no leite de vacas individuais, sem mastite clínica ou subclínica, pode ser útil como indicador do grau de resposta ao tratamento com KCl.

A determinação do teor de potássio nos músculos esqueléticos é o método mais sensível e específico para avaliar o conteúdo total de potássio no corpo.[4-7] Considera-se que o músculo esquelético é o melhor tecido para obter amostras porque contém cerca de 75% das reservas de potássio do organismo. Em bovinos, deve-se obter amostra de um músculo padrão para a análise, pois há diferença superior a 15% no conteúdo de potássio entre os animais, e essa variação entre os músculos é maior do que a relacionada à raça.[7]

O tratamento de alcalose hipoclorêmica hipopotassêmica requer correção do volume de líquido extracelular e dos *deficits* de sódio e cloreto, mediante administração oral de soluções de NaCl 0,9% e de KCl. O fornecimento adequado de íons cloreto possibilita que o sódio seja reabsorvido sem bicarbonato. O aumento da reabsorção de sódio no néfron proximal reduz a secreção de ácido no néfron distal porque esse néfron recebe menor quantidade de sódio. À medida que o bicarbonato é reabsorvido e menos ácido é secretado, a alcalose metabólica é corrigida. Na hipopotassemia grave e na obstrução do intestino delgado, são necessárias soluções especificamente formuladas contendo potássio.

Deve-se administrar potássio IV ou VO. A via IV é utilizada apenas no tratamento inicial de ruminantes em decúbito, com hipopotassemia grave e atonia ruminal porque é muito mais perigoso e oneroso do que o tratamento por VO. O protocolo mais agressivo de *tratamento IV* envolve o uso de solução isotônica de KCl (KCl 1,15%), que deve ser administrada em taxa inferior a 3,2 mℓ/kg/h, o que equivale a uma taxa de liberação máxima de 0,5 mEq de K^+/kg PC/h. Taxas de administração de potássio maiores são acompanhadas de risco de indução de arritmias hemodinamicamente importantes, inclusive complexos ventriculares prematuros, que podem ocasionar fibrilação ventricular e morte. Um tratamento IV menos agressivo é a administração de uma mistura equimolar das soluções de NaCl (NaCl 0,45%) e de KCl (KCl 0,58%), assim como a adição de 10 mmol de KCl/ℓ de solução de Ringer, que aumenta a osmolaridade da solução para 329 mOsm/ℓ. A experiência clínica com a administração oral de KCl reduziu muito o tratamento de ruminantes adultos com KCl por via IV.

Administração oral de potássio é o método preferido de tratamento de vacas-leiteiras lactantes com hipopotassemia. A eficiência da absorção de potássio adicionado a uma dieta típica de vaca-leiteira lactante varia de 74 a 88%, sendo o potássio absorvido, predominantemente, no pré-estômago, mas também no intestino delgado. Em geral, o líquido ruminal de bovinos contém 24 a 85 mEq de potássio/ℓ e esse valor, bem como a absorção de potássio, dependem muito, e linearmente, da ingestão de potássio. Isso indica que o aumento da concentração de potássio no rúmen, mediante administração oral de KCl, causa, diretamente, aumento na absorção de potássio. Portanto, a administração oral de KCl em uma preparação de sal mineralizado é o procedimento ideal para o tratamento de bovinos com hipopotassemia porque o potássio é necessário ao bovino com depleção corporal do elemento, e o cloreto é necessário ao bovino com alcalemia e com transferência compartimental de potássio, induzida pelo pH, para o espaço intracelular.[7]

Atualmente, como tratamento de vacas-leiteiras inapetentes e com hipopotassemia, recomenda-se a administração oral de 120 g de alimento tipo "*feed grade*" KCl, 2 vezes, em intervalo de 12 h, fornecendo uma dose total de 240 g de KCl em 24 h; para uma vaca-leiteira de 600 kg essa dose equivale a uma dose diária de 0,4 g de KCl/kg PC.[4,7] Atualmente, não se recomenda dose oral diária de KCl superior a 0,4 g/kg PC, exceto em bovinos com hipopotassemia grave, porque há risco potencial de causar diarreia, salivação excessiva, tremores musculares nos membros, respiração laboriosa, convulsões e morte.[4,7] Relata-se que a administração oral de 0,58 g de KCl/kg PC foi tóxica para bezerros da raça Holstein com 6 meses de idade, com sintomas de salivação excessiva, tremores musculares nos membros e excitabilidade, com concentração plasmática máxima de potássio de 9 mEq/ℓ. Extrapolando essa dose tóxica em bezerros normopotassêmicos para vacas de 600 kg hipopotassêmicas, considera-se que uma dose diária de 240 g de KCl é próxima ao limite superior de segurança.

Também ocorre hipopotassemia após o tratamento de equinos com acidose metabólica e hiponatremia, provavelmente por causa da depleção do potássio corporal. Os equinos utilizados em provas de enduro podem desenvolver hipopotassemia, hipocalcemia e alcalose decorrentes da perda de eletrólitos durante a competição. Ademais, nota-se *flutter* diafragmático sincrônico, que pode ser decorrência de desequilíbrios de eletrólitos (especialmente hipocalcemia), causando hiperirritabilidade do nervo frênico. Com frequência, equinos inapetentes apresentam depleção corporal de potássio, sendo benéfica a suplementação de potássio na dieta (25 a 50 g de KCl/dia).

Hiperpotassemia

Em animais pecuários, a hiperpotassemia não é tão comum como a hipopotassemia, sendo mais frequente na acidose metabólica grave e acidemia. A descrição clássica para o desenvolvimento de hiperpotassemia na acidose metabólica envolve a redistribuição de potássio do espaço intracelular para o extracelular porque grande parte do excesso de íons hidrogênio é tamponada no compartimento intracelular. Assim, supostamente, ocorre permuta de íons potássio por íons hidrogênio através da membrana celular, de modo a manter a eletroneutralidade. Embora amplamente aceito, esse mecanismo nunca teve uma base fisicoquímica, porque uma diminuição do pH plasmático de 7,4 para 7,0 (equivalente a um aumento na atividade do íon hidrogênio do plasma de 40 para 100 mEq/ℓ) diminuiria o [K] plasmático de 7 para 6,99994 mEq/ℓ, com base na permuta eletroquímica de cátions. Essa redução não é apenas fisiologicamente irrelevante, mas também indetectável pelos equipamentos laboratoriais atuais.[8] Uma hipótese possível para o desenvolvimento de hiperpotassemia em animais com acidemia é que o baixo pH intracelular reduz a atividade da enzima Na-K-ATPase, induzindo o extravasamento de íons potássio, por gradiente de concentração, do espaço intracelular para o espaço extracelular; no entanto, não há dados experimentais indicando que a atividade de Na-K-ATPase é influenciada diretamente pelo pH dentro de uma variação fisiológica. Baixo pH intracelular tem efeito marcante na atividade de fosfofrutoquinase na via glicolítica; como a atividade de Na-K-ATPase depende da disponibilidade de ATP, a diminuição da atividade de fosfofrutoquinase é uma via potencial para hiperpotassemia induzida por acidemia. Nesta, o prejuízo à absorção de potássio celular dependente de insulina representa um segundo mecanismo potencial associado ao desenvolvimento de hiperpotassemia e acidemia; ligeira redução do pH sanguíneo pode induzir resistência à insulina. Como a insulina estimula uma transferência transcelular de glicose e potássio, a resistência tecidual à insulina é capaz de contribuir para a ocorrência de hiperpotassemia. Um terceiro mecanismo potencial para instalação de hiperpotassemia induzida por acidemia é a ativação de um canal de potássio da membrana celular denominado TREK-1, pelo baixo pH intracelular, resultando em efluxo de potássio da célula.[8] Um achado recente interessante é que a hiperpotassemia é muito menos comum em bezerros neonatos com acidemia causada por hiper D-lactatemia do que em bezerros com acidemia e concentração plasmática de D-lactato no intervalo de referência.[9]

O risco de a hiperpotassemia causar morte do paciente é muito maior do que aquele da hipopotassemia. A hiperpotassemia (quando acima de 7 a 8 mmol/ℓ) tem importante efeito na função cardíaca. Em geral, notam-se bradicardia e arritmia marcantes, podendo ocorrer parada cardíaca súbita. Foram relatadas alterações no eletrocardiograma (ECG) de equinos com hiperpotassemia induzida experimentalmente. As alterações consistem em quatro estágios sucessivos à medida que a hiperpotassemia se agrava. Notou-se alargamento e diminuição da amplitude, seguida de inversão e desaparecimento da onda P; aumento na amplitude da onda T; aumento do intervalo QRS, com alguma irregularidade na frequência ventricular; e períodos de parada cardíaca que se tornaram terminais ou foram seguidos de fibrilação ventricular. A concentração plasmática de potássio mínima necessária para causar alterações no ECG foi de 6 a 7 mmol/ℓ, e as consequências cardiotóxicas graves ocorreram com valores de 8 a 11 mmol/ℓ. Os efeitos da hiperpotassemia no ECG são exacerbados pela presença de hiponatremia, comum em bezerros neonatos com diarreia.

Tradicionalmente, a hiperpotassemia tem sido tratada mediante a administração IV de bicarbonato de sódio, glicose, insulina e, às vezes, cálcio. Como a hiperpotassemia está mais estreitamente associada com a diminuição da taxa de filtração glomerular, o objetivo principal do tratamento de hiperpotassemia é restabelecer o fluxo sanguíneo e a taxa de produção de urina normais por meio da administração de fluidos contendo sódio[9], especialmente aqueles que, além de conter sódio, provocam rápida alcalinização, como solução de bicarbonato de sódio 1,3%.[10] O uso de solução salina hipertônica tem se mostrado tão efetivo quanto o de solução de bicarbonato de sódio hipertônica na redução de hiperpotassemia e de bradiarritmias associadas à hiperpotassemia, como resultado do movimento intracelular de potássio induzido pelo sódio, da expansão do volume extracelular e do efeito de íon forte decorrente do aumento da concentração sérica de um cátion forte.[8] O cálcio neutraliza o efeito da hiperpotassemia no potencial de repouso da membrana, aumentando o limiar do potencial para um valor maior, restabelecendo uma diferença apropriada entre os potenciais de repouso e do limiar. O cálcio pode ser administrado por via IV, na dose de 0,2 a 0,4 mℓ de solução de gliconato de cálcio 23%/kg PC. Em resumo, as metas do tratamento da hiperpotassemia devem ser a melhora do fluxo sanguíneo renal e da taxa de filtração glomerular pela expansão do volume plasmático, a correção da acidemia e o aumento da concentração sérica de sódio. Glicose e insulina não são rotineiramente necessárias para corrigir a hiperpotassemia, mas podem ser administradas aos animais que não respondem ao restabelecimento da taxa normal de produção de urina e a correção da acidemia.

Verifica-se *paralisia periódica hiperpotassêmica* em equinos da raça Quarto-de-Milha que se apresentam muito musculosos. Os equinos acometidos tornam-se fracos, podem permanecer em pé com os membros abertos e relutam em se movimentar. É comum notar sudorese e fasciculações musculares generalizadas são evidentes. Esses animais se mantêm espertos e alertas, mas podem bocejar e não se alimentar ou beber água. Alguns equinos permanecem em decúbito e podem parecer em estado de flacidez muscular. Podem ocorrer crises durante o período de repouso após exercício ou aleatoriamente. Durante a crise, a concentração sérica de potássio se eleva em até 2 vezes e retorna ao valor normal assim que o animal se recupera. O tratamento consiste em administração IV de solução de bicarbonato de sódio, solução salina hipertônica ou solução de dextrose 5%, possivelmente com insulina.

Hipocalcemia

No plasma, há três frações de cálcio em equilíbrio: cálcio livre (43% do total); cálcio ligado a proteínas, na forma de um sal

(49%); e cálcio na forma de um complexo com outros componentes do plasma, como bicarbonato, lactato, citrato, sulfato e fosfato (8%). A fração de cálcio ionizado (livre) é a forma biologicamente ativa e, portanto, sua mensuração é o método preferido para determinar a concentração plasmática de cálcio. A concentração de cálcio ionizado (cCa^{2+}) no plasma de bovinos depende, principalmente, da concentração de cálcio total; a concentração de proteína total responde por 85% da variação no valor de cCa^{2+}. A concentração de cálcio ionizado depende, em menor grau, do pH, das concentrações plasmáticas de albumina (e, portanto, do teor de proteína total), lactato e cloreto, da temperatura e da força iônica.

A concentração de cálcio ionizado deve ser mensurada em uma amostra de sangue obtida de modo anaeróbico e deve ser relatada como cCa^{2+} mensurado em pH semelhante ao do paciente. Rotineiramente, nos estudos experimentais, faz-se a correção da concentração de cálcio ionizado mensurado para um pH 7,40 para auxiliar na interpretação dos valores obtidos, em relação uma faixa de variação de referência. Isso deve ser feito apenas quando a amostra não é coletada de modo anaeróbico e quando há perda de dióxido de carbono da amostra (como em um tubo de coleta a vácuo). Nesse caso, utiliza-se um valor de cCa^{2+} corrigido por pH, apenas para corrigir a perda de CO_2. A fórmula mais comumente utilizada para correção de pH do cCa^{2+} no plasma de ruminantes e equinos é: cCa^{2+}corrigido = $cCa^{2+} \times 10^{(-0,24 \times (7,40 - pH))}$. Há pequenas diferenças no valor de cCa^{2+} mensurado, dependendo se a amostra de sangue é obtida de modo anaeróbico utilizando heparina sódica ou heparina com cálcio balanceado.

Pode ocorrer hipocalcemia, ou febre do leite, em vacas-leiteiras adultas recém-paridas que apresentaram inapetência ou anorexia durante alguns dias. A hipocalcemia pode ser causada por uma redução no consumo de matéria seca decorrente de doenças ou pode ser o estágio mais precoce de paresia da parturiente hipocalcêmica. Os achados clínicos incluem anorexia; taquicardia discreta com menor intensidade dos ruídos cardíacos e, ocasionalmente, arritmia; redução da frequência e da amplitude das contrações do rúmen ou estase ruminal total; e diminuição ou ausência total de fezes; se não tratada, pode persistir por 6 a 36 h.

Com frequência, os casos de hipocalcemia se assemelham à obstrução intestinal e representam um problema no diagnóstico diferencial. Os bovinos acometidos podem não exibir qualquer sinal de fraqueza muscular, e a detecção do estado hipocalcêmico pode ser indefinível. A concentração sérica de cálcio total varia de 1,5 a 2 mmol/ℓ e a resposta à terapia IV geralmente é boa, embora a recuperação possa exigir várias horas até que o apetite retorne ao normal e ocorra defecação.

O cálcio pode ser administrado por vias IV, SC ou VO. *Gliconato de cálcio* e *borogliconato de cálcio* são as formas preferidas de administração IV e SC, porque o cloreto de cálcio ($CaCl_2$) causa necrose extensa e desprendimento de tecido quando administrado na região perivascular. Comparativamente ao gliconato de cálcio, o borogliconato de cálcio tem maior solubilidade e prazo de validade mais longo. Quando se administram altas doses de soluções equimolares de $CaCl_2$ e de gliconato de cálcio, a concentração plasmática de cálcio ionizado aumenta em maior proporção após o tratamento com $CaCl_2$, com maior ocorrência de arritmias cardíacas durante sua administração. Um tratamento típico para vaca-leiteira lactante com hipocalcemia do periparto é a administração IV lenta de 500 mℓ de borogliconato de cálcio 23%, acompanhada de auscultação cardíaca; isso fornece 10,7 g de cálcio. Embora o *deficit* de cálcio calculado em uma vaca-leiteira em decúbito, no periparto, seja de 4 g, deve-se fornecer uma quantidade adicional de cálcio para repor a perda contínua de cálcio pelo leite. Um estudo de campo comparando a eficácia de diferentes doses de cálcio no tratamento de febre do leite, ou hipocalcemia da periparturiente, concluiu que a dose de 9 g de cálcio foi mais efetiva do que a de 6 g. Portanto, uma boa regra prática para a administração de solução de borogliconato de cálcio 23% (2,14 g de cálcio/100 mℓ) em vacas com hipocalcemia da periparturiente é administrar a dose de 1 mℓ/kg PC. Parece que não há qualquer vantagem clinicamente relevante na aplicação mais lenta da solução, ao longo de 6 h, em comparação com a administração ao longo de 15 min.

As respostas cardíacas normais à *administração IV de cálcio* são o aumento da força de contração cardíaca e a redução da frequência cardíaca. Mantém-se a administração IV até se detectar o primeiro sinal de arritmia (uma bradiarritmia semelhante a uma pausa prolongada); então, reduz-se a velocidade de aplicação IV até se detectar uma segunda arritmia, momento em que se interrompe a aplicação e aplica-se o que resta da solução por via SC, na face lateral do tórax. Esse método de tratamento individual possibilita o ajuste da dose de cálcio necessária para cada animal. Durante o tratamento, a auscultação cardíaca é uma necessidade absoluta: o monitoramento visual do pulso jugular, na base do pescoço, não possibilita a detecção precoce de bradiarritmias, sendo maior o risco de aplicação de uma dose de cálcio tóxica e, possivelmente letal, à vaca. A taxa de segurança máxima da administração de cálcio em bovinos é 0,07 mEq de Ca^{2+}/ℓ/kg PC/min, o que equivale a 0,065 mℓ de borogliconato de cálcio 23%/kg PC/min. Em uma vaca-leiteira normocalcêmica de 500 kg, isso corresponde a uma taxa máxima de administração segura de 33 mℓ/min. A taxa de administração típica utilizando uma agulha calibre 14 é 50 mℓ/min; essa taxa é segura para vacas com hipocalcemia, desde que acompanhada de auscultação cardíaca durante a aplicação. A administração IV de gliconato de cálcio ou de cloreto de cálcio em equinos ocasionou aumento da concentração sérica de cálcio de, aproximadamente, 35% e resultou em hipomagnesemia, hipopotassemia e hiperfosfatemia, diurese induzida e aumento da excreção de cálcio, magnésio, potássio, sódio, fósforo e cloreto.[11]

A *administração SC* de soluções de cálcio é empregada há muitos anos como parte do tratamento de bovinos com hipocalcemia. Para facilitar a absorção de cálcio, prefere-se administrar não mais do que 125 mℓ em um mesmo local. Faz-se a introdução SC de uma agulha calibre 14, na face lateral do tórax, e administra-se 125 mℓ da solução; a agulha é redirecionada e aplica-se mais 125 mℓ em outro local. Repete-se o procedimento no outro lado da vaca. Há relato da eficácia da administração SC de cálcio em vacas sadias e parece que a injeção de cálcio por essa via é absorvida pelas vacas com hipocalcemia da periparturiente em uma taxa rápida o suficiente para ser clinicamente efetiva. Portanto, pode-se esperar que a administração SC de gliconato de cálcio em vacas em decúbito tenha alguma eficácia no aumento da concentração plasmática de cálcio; esse tratamento pode ser feito pelo proprietário, enquanto aguarda a chegada do veterinário, que administra o gliconato de cálcio por via IV. Não se recomenda a aplicação subcutânea de cloreto de cálcio porque ele causa extensa lesão tecidual; também não se recomenda a adição de dextrose ao cálcio porque ela aumenta a tonicidade da solução e a propensão à infecção bacteriana e formação de abscesso. Não se recomenda a administração de cálcio por via retal porque causa grave lesão na mucosa, além de tenesmo, e não aumenta a concentração plasmática de cálcio.

Também tem-se utilizado *administração oral* de solução de borogliconato de cálcio de uso parenteral, há muitos anos, geralmente empregando-se uma sonda ororruminal. Na década passada, aumentou o interesse em melhorar a eficácia das formulações de cálcio de uso oral. Os resultados de diversos estudos indicam que a administração oral de sais de cálcio é eficaz para aumentar a concentração plasmática de cálcio; o cálcio administrado por VO é absorvido por meio de um mecanismo de difusão passiva dose-dependente, através do epitélio ruminal, e por um mecanismo modulado pela vitamina D que envolve a proteína ligadora de cálcio dose-independente, no intestino delgado. A rápida correção da hipocalcemia após a administração oral de cálcio se deve, predominantemente, à difusão ruminal passiva, porque a absorção no intestino delgado é muito lenta para ter uma utilidade clínica.

Atualmente, existem duas soluções de cálcio recomendadas para administração oral em ruminantes – $CaCl_2$ e propionato de cálcio –, mas a maioria dos produtos disponíveis no mercado contém 50 g de $CaCl_2$. O lactato de cálcio parece não ser absorvido em quantidade apreciável, quando administrado por VO, em vacas, com grande volume de água (20 ℓ), seguido imediatamente pela administração oral de fosfato de sódio; esse resultado pode ter sido decorrente da formação de complexos cálcio-fosfato no rúmen.[12] O cloreto de cálcio tem como vantagens o baixo custo e o baixo volume de solução (por sua alta solubilidade); no entanto, o $CaCl_2$ pode causar lesões graves na faringe e no esôfago de ruminantes que apresentam capacidade de deglutição diminuída; necrose de pré-estômago e abomaso, quando administrado em alta dose; e pneumonia por aspiração quando administrado na forma de beberagem (*drench*). O propionato de cálcio tem a vantagem de ser menos irritante que o $CaCl_2$, embora o propionato seja um substrato gliconeogênico; as desvantagens do uso de propionato de cálcio são o alto volume necessário e o maior custo. Soluções de cálcio de uso oral devem ser administradas apenas em bovinos que apresentam capacidade de deglutição normal, evitando-se sua administração em animais com sinais clínicos de hipocalcemia avançada. Obtém-se maior concentração plasmática de cálcio de modo mais rápido quando se administra a solução de cálcio por meio de beberagem, após administração de vasopressina com intuito de induzir o fechamento da goteira esofágica, ou em vez de intubação ororruminal. Suspeita-se que o uso de soluções de cálcio representa maior risco de pneumonia por aspiração do que o uso de cálcio na forma de gel (com consistência semelhante a creme dental), embora essa possibilidade não pareça ter sido verificada. As preparações de gel de cálcio disponíveis no mercado contêm 50 g de $CaCl_2$ e aumentam a concentração plasmática de cálcio dentro de 30 a 60 min e durante, no mínimo, 6 h. Portanto, parece ser indicada outra dose em intervalo de 12 h (se necessária); fornece 100 g de $CaCl_2$ e 37 g de cálcio ao longo de 24 h, mas não se recomenda protocolo terapêutico mais agressivo.

Hipofosfatemia

É constatada em bovinos mantidos em condições semelhantes àquelas mencionadas para hipocalcemia. Menor ingestão de alimento ou estase do trato alimentar resulta em diminuição da concentração sérica de fosfato inorgânico. Decúbito súbito em vaca-leiteira lactante pode estar associado com deficiência marginal de fósforo, embora não se tenha estabelecido uma relação causa-efeito entre hipofosfatemia e decúbito. No entanto, muitas vacas inapetentes e fracas apresentam hipofosfatemia marginal e, clinicamente, parecem se beneficiar da normalização da concentração plasmática de fósforo. Assim, atualmente recomenda-se que os ruminantes com hipofosfatemia marcante e com sinais de doença sejam tratados com soluções que contêm fósforo.

Quase todas as soluções de uso IV disponíveis no mercado para o tratamento de hipofosfatemia contêm sais de *fosfito* (PO_2^{2-}) ou de *hipofosfito* (PO_3^{3-}) como fontes de fósforo, porque esses sais são muito solúveis, mesmo na presença de cálcio e magnésio. No entanto, o fósforo contido no fosfito e no hipofosfito é indisponível para mamíferos, o que significa que grande parte das soluções que contêm "fosfato" não é eficaz no tratamento de hipofosfatemia.[13] Em vez disso, deve-se administrar *a forma monofosfato monobásica de fosfato de sódio* (*NaH_2PO_4*). O pH da solução deve ser ligeiramente ácido (pH 5,8), de modo a manter a solubilidade do fosfato em clima frio, mas isso não é problema quando as soluções são armazenadas em temperatura ambiente elevada. Um tratamento recomendado para vaca leiteira lactante com hipofosfatemia grave é a administração IV lenta de 300 mℓ de solução de NaH_2PO_4 10% (monoidratada); isso fornece 7 g de fósforo (2,3 g de fosfato inorgânico) e aumenta a concentração plasmática de fósforo por, no mínimo, 6 h. Preparações para enema de uso humano, que contêm uma mistura de fosfato de sódio monobásico monoidratado e fosfato de sódio dibásico heptaidratado, em solução tamponada, também foram administradas por via IV em bovinos com hipofosfatemia, mas não são recomendadas. Essa solução para enema de uso humano é extremamente hipertônica e deve ser diluída antes da administração. Uma importante desvantagem da administração IV de soluções de fósforo é que não devem ser aplicadas antes de 2 h após a administração IV de cálcio, pois há risco de formação de precipitados de cálcio-fósforo no plasma de bovinos com hipercalcemia e hiperfosfatemia induzidas pelo tratamento. Tradicionalmente, isso tem sido avaliado pelo cálculo do *produto cálcio-fósforo*, em que pode ocorrer calcificação metastática se o produto da concentração sérica de cálcio e concentração sérica de fósforo (ambas em mg/dℓ) for superior a 70.

A hipofosfatemia é mais seguramente tratada pela administração oral de *fosfato monossódico*, sendo o método de administração preferido em ruminantes com motilidade ruminal. A administração oral também resulta em aumento mais prolongado da concentração plasmática de fósforo. A dose recomendada é 200 a 350 g de fosfato monossódico "*feed grade*" ($NaH_2PO_4.2H_2O$ contém 50 a 70 g de fósforo), administrada em *bolus* gelatinoso, beberagem ou intubação ororruminal.[12] Em outros minerais "*feed grade*" (como farinha de osso ou fosfato bicálcico), o fósforo é pouco disponível e não são recomendados para o tratamento de hipofosfatemia.

Hipomagnesemia

Em geral, o magnésio é administrado por via parenteral apenas quando um ruminante apresenta sinais clínicos de hipomagnesemia. O tratamento de hipomagnesemia envolve mais riscos (aos animais e aos clínicos) e é menos efetivo do que o tratamento de hipocalcemia da periparturiente; a resposta ao tratamento é muito mais lenta na hipomagnesemia, provavelmente porque a concentração de magnésio deve ser normalizada no líquido cerebrospinal (LCE), o que acontece na taxa de, aproximadamente, 1% por minuto.

Historicamente, no tratamento de hipomagnesemia, têm-se utilizado soluções de sais Epsom (sulfato de magnésio heptaidratado; $MgSO_4.6H_2O$) 25%; estabeleceu-se essa concentração de solução porque fornece, aproximadamente, 1 mmol de magnésio/ℓ. Deve-se ressaltar que as soluções de sais Epsom 25% são muito hipertônicas (2.028 mOsm/ℓ). Um tratamento típico para vaca adulta é a administração IV lenta (ao longo de, no mínimo, 5 min) de 100 mℓ de solução de sais Epsom 25%, o que fornece 2,5 g de magnésio (25 mg de magnésio por mℓ de solução). Mais recentemente, a hipomagnesemia tem sido tratada com soluções que contêm uma combinação de cálcio e magnésio, disponíveis no mercado; tipicamente, 500 mℓ destas soluções contêm 1,6 a 2,7 g de magnésio, na forma de borogliconato, cloreto ou do sal hipofosfito. Embora o *deficit* extracelular calculado em uma vaca com hipomagnesemia seja de 2 g de magnésio, deve-se fornecer magnésio adicional para corrigir supostas deficiências intracelulares, bem como para repor a perda de magnésio na urina. Para a administração IV, prefere-se solução contendo uma combinação de cálcio e magnésio em vez da solução de sais Epsom 25%, porque os ruminantes com hipomagnesemia costumam apresentar hipocalcemia; já a hipercalcemia propicia alguma proteção contra os efeitos tóxicos da hipermagnesemia. Ademais, a administração de soluções contendo magnésio como único cátion aumenta o risco de desenvolvimento de insuficiências cardíaca e respiratória durante o tratamento. A taxa de segurança máxima de administração de magnésio em bovinos é 0,08 mEq Mg^{2+}/kg PC/min, o que equivale a 0,04 mℓ de sais Epsom 25%/kg PC/min. No caso de uma vaca de corte de 500 kg com hipomagnesemia, isso corresponde a uma taxa de administração máxima segura de 20 mℓ/min.

As soluções que contêm magnésio (como a solução de sais Epsom 25%) também podem ser administradas por via SC, embora esse procedimento frequentemente ocasione necrose cutânea, sobretudo quando se administram soluções de sais Epsom 50%. Portanto, somente as soluções que contêm a combinação de cálcio e magnésio devem ser administradas por via SC.

A biodisponibilidade oral do magnésio é baixa, muito menor que a do cálcio. Portanto, não se recomenda a administração oral de magnésio no tratamento de hipomagnesemia, apesar de ser fundamental na prevenção de hipomagnesemia. Absorção ruminal de magnésio é facilitada pelos ácidos graxos voláteis, porém é prejudicada pelos íons potássio e amônio.

A administração por VR pode ser o único método prático e seguro de tratamento de uma vaca de corte que manifesta convulsão em decorrência da hipomagnesemia. Após o esvaziamento da ampola retal, pode-se aplicar uma solução de enema contendo 60 g de sais Epsom ou de cloreto de magnésio, em 200 mℓ de água, no cólon descendente (e não no reto), mantendo-se a cauda abaixada por 5 min; esse procedimento aumenta a concentração plasmática de magnésio dentro de 10 min. No entanto, a solução de enema pode ser prematuramente evacuada, eliminando-se a chance de sucesso terapêutico e esperando-se algum grau de lesão da mucosa do cólon, em virtude da alta osmolaridade de soluções com 30% de soluto (cerca de 2.400 mOsm/ℓ). Parece que a segurança desse protocolo terapêutico não foi avaliada, embora haja relato de que um enema com 50 mℓ de solução de $MgCl_2.6\,H_2O$ 30% aumentou rápida e efetivamente a concentração sérica de magnésio em bezerros com 7 a 10 semanas de idade e aliviou os sinais clínicos de hipomagnesemia.

A administração oral de hidróxido de magnésio e de óxido de magnésio alcaliniza excessivamente o rúmen e pode induzir alcalose metabólica grave (alcalose por íon forte), pois a absorção de magnésio causa hipermagnesemia e aumenta a diferença de íon forte (DIF) no plasma. Como a administração oral de bicarbonato de sódio provoca expansão do volume plasmático e induz alcalose metabólica (alcalose por íon forte), sem hipermagnesemia, é provável que esse tipo de administração seja o tratamento mais efetivo para sobrecarga de grãos em ruminantes.

LEITURA COMPLEMENTAR

Androgue HJ, Madias NE. Hypernatremia. N Engl J Med. 2000;342:1493-1499.

Androgue HJ, Madias NE. Hyponatremia. N Engl J Med. 2000;342:1581-1589.

Byers SR, Lear AS, Van Metre DC. Sodium balance and the dysnatremias. Vet Clin North Am Food Anim Pract. 2014;30:333-350.

Constable PD. Fluids and electrolytes. Vet Clin North Am Food Anim Pract. 2003;19:1-40.

REFERÊNCIAS BIBLIOGRÁFICAS

1. Wong DM, et al. J Vet Emerg Crit Care. 2007;17:275.
2. Ollivett TL, McGuirk SM. J Vet Intern Med. 2013; 27:592.
3. Trefz FM, et al. J Vet Intern Med. 2015;29:688.
4. Constable PD, et al. J Am Vet Med Assoc. 2013; 242:826.
5. Grünberg W, et al. J Vet Intern Med. 2006;20:1471.
6. Grünberg W, et al. J Am Vet Med Assoc. 2006; 229:413.
7. Constable PD, et al. J Dairy Sci. 2014;97:1413.
8. Constable PD, Grunberg W. Vet J. 2013;195:271.
9. Trefz FM, et al. J Dairy Sci. 2013;96:7234.
10. Trefz FM, et al. J Vet Intern Med. 2015;29:696.
11. Toribio RE, et al. Am J Vet Res. 2007;68:543.
12. Braun E, et al. Schweiz Arch Tierheilk. 2012;381:388.
13. Braun U, Jehle W. Vet J. 2007;173:379.

DESEQUILÍBRIOS ÁCIDO-BASE

O pH do sangue de mamíferos se mantém em uma faixa de variação normal de 7,35 a 7,45 por meio de seus sistemas tampões, dos quais a hemoglobina (Hb) é o mais importante, pois tem a maior capacidade de tamponamento. No entanto, como a concentração de Hb do sangue é regulada pela liberação de oxigênio, e não pelo equilíbrio ácido-base, ocorrem rápidas alterações da concentração de Hb apenas quando há alteração marcante na condição de hidratação ou na contração esplênica associada a exercícios; por outro lado, o sistema tampão bicarbonato é um sistema aberto que envolve a perda de dióxido de carbono por meio do sistema respiratório. Tradicionalmente, o *sistema tampão bicarbonato* tem sido considerado o mais importante. Outros sistemas de tamponamento do sangue são as proteínas plasmáticas e o fosfato. É necessária a adição de quantidades relativamente grandes de ácido ou álcali ao sangue, antes que sua capacidade de tamponamento seja exaurida e seu pH, modificado. Alterações do equilíbrio ácido-base normal, tanto alcalemia quanto acidemia, são comuns em animais doentes e muito contribuem para a ocorrência dos sinais clínicos observados.

A *abordagem tradicional para avaliação do equilíbrio ácido-base* implica na determinação da interação entre tensão plasmática de dióxido de carbono (PCO_2), concentração de bicarbonato de sódio ($[HCO_3^-]$), logaritmo negativo da constante de dissociação aparente (pK_1') para o ácido carbônico (H_2CO_3) no plasma e solubilidade do CO_2 no plasma (S), a fim de determinar o pH do plasma. Essa relação é mais frequentemente expressa como a *equação de Henderson-Hasselbalch*: $pH = pK_1' + \log([HCO_3^-]/S \times PCO_2)$. Historicamente, a avaliação do equilíbrio ácido-base utilizando a equação de Henderson-Hasselbalch tem utilizado o pH como uma variável geral da condição ácido-base, a PCO_2 como uma variável independente do componente respiratório do equilíbrio ácido-base e o excesso de base extracelular e a concentração efetiva de HCO_3^- ou o HCO_3^- padrão como uma variável do componente não respiratório (também denominado metabólico) do equilíbrio ácido-base.

Quando se utiliza a abordagem tradicional de Henderson-Hasselbalch, é possível distinguir *quatro principais anormalidades* do equilíbrio ácido-base: *acidose respiratória* (aumento da PCO_2), *alcalose respiratória* (diminuição da PCO_2), *acidose metabólica* (diminuição do excesso de base extracelular ou da concentração de HCO_3^- efetivo) e *alcalose metabólica* (aumento do excesso de base extracelular ou da concentração de HCO_3^- efetivo). O intervalo aniônico (IA), ou ânion *gap* (AG), é facilmente calculado com base nos resultados de análises bioquímicas séricas, sendo utilizado para determinar a presença de ânions não mensuráveis (ANM). A equação de Henderson-Hasselbalch é utilizada há muito tempo e continua sendo utilizada de modo amplo e rotineiro no controle clínico das anormalidades do equilíbrio ácido-base. Suas vantagens não devem ser negligenciadas. A principal desvantagem da equação de Henderson-Hasselbalch é que ela é mais descritiva do que mecanicista, reduzindo o valor da abordagem na explicação das causas das alterações do equilíbrio ácido-base durante as doenças. Isso se deve ao fato de que a equação de Henderson-Hasselbalch não possibilita distinguir os efeitos das variáveis dependentes e independentes no pH do plasma.

Concentração plasmática de HCO_3^- efetivo, em unidade mmol/ℓ, não é mensurada, mas sim calculada utilizando a equação de Henderson-Hasselbalch e os valores de pH e PCO_2 obtidos:

$$[HCO_3^-] = S \times PCO_2 \times 10^{(pH - pK1')}$$

No sangue de mamíferos normais, os valores de pK_1' e S, em temperatura de 37°C, são 6,105 e 0,0307 por mmHg, respectivamente. Em temperatura de 37°C, a equação é:

$$[HCO_3^-] = 0{,}0307 \times PCO_2 \times 10^{(pH - 6{,}105)}$$

Como a concentração de HCO_3^- efetivo é calculada a partir dos valores de pH e PCO_2, ela nunca pode fornecer uma medida independente do componente não respiratório de uma anormalidade ácido-base. Uma diminuição primária da PCO_2 (alcalose respiratória), em pH normal, sempre é acompanhada de redução na concentração plasmática de HCO_3^- (que seria interpretada como acidose metabólica). Do mesmo modo, um aumento primário na PCO_2 (acidose respiratória), em pH normal, sempre causa aumento na concentração plasmática de HCO_3^- (que seria interpretado como alcalose metabólica). Nos dois casos, a concentração de HCO_3^- efetivo depende do pH e da PCO_2, não fornecendo informação adicional sobre a causa do desequilíbrio ácido-base, exceto aquela obtida pelo conhecimento do pH e da PCO_2. Portanto, não faz sentido utilizar a concentração de HCO_3^- efetivo para definir o componente não respiratório (metabólico) de uma anormalidade ácido-base.

O uso atual da concentração de HCO_3^- efetivo na avaliação da condição ácido-base resulta da pesquisa de Van Slyke, de 1924, na qual o pH e o CO_2 total (altamente relacionado com o $[HCO_3^-]$ efetivo) podem ser mensurados mais apropriadamente do que a PCO_2. Isso faz pensar na representação gráfica da relação curvolinear HCO_3^- – pH, também conhecida como diagrama de Davenport, para representar as anormalidades ácido-base (Figura 5.9). Com o desenvolvimento, na década de 1950, de métodos laboratoriais práticos e confiáveis para mensuração da PCO_2, os desequilíbrios ácido-base foram representados graficamente pela relação linear $\log(PCO_2)$ – pH. Esse desenvolvimento originou, diretamente, o conceito de *excesso de base*.

Em grandes animais, a concentração plasmática normal de bicarbonato varia de 24 a 30 mmol/ℓ (ela deve ser comparada com a variação normal em humanos, de 22 a 24 mmol/ℓ).

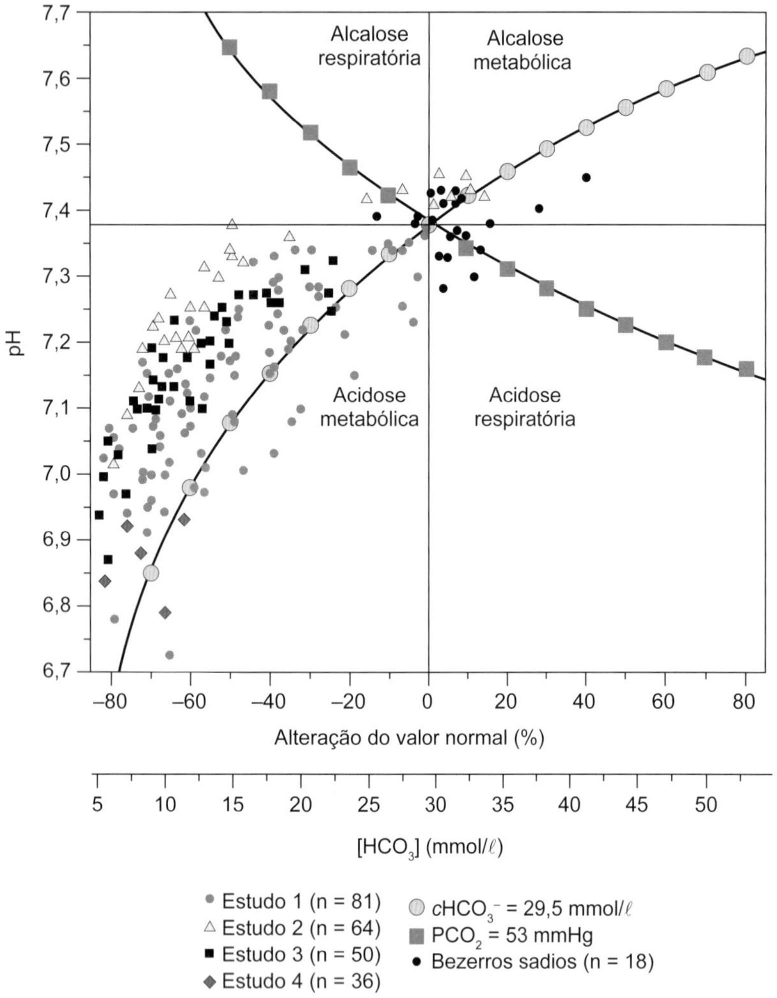

Figura 5.9 Gráfico tipo aranha mostrando a associação entre as alterações em duas variáveis da equação de Henderson-Hasselbalch, concentração plasmática de bicarbonato ($cHCO_3^-$) e pressão de dióxido de carbono (PCO_2) no pH de sangue venoso de 231 bezerros doentes, a maioria deles com diarreia. O gráfico tipo aranha foi obtido com base na alteração sistemática de uma variável incluída ($cHCO_3^-$ ou PCO_2), mantendo-se as variáveis restantes como valores de referências para o plasma do sangue venoso de bezerros. Os valores de referência, no plasma de bezerros, para as duas variáveis incluídas foram 29,5 mmol/ℓ para $cHCO_3^-$ e 53 mmHg para PCO_2. As linhas sólidas verticais e horizontais indicam pH do sangue venoso = 7,38, quando os valores de $cHCO_3^-$ e PCO_2 situam-se na faixa de referência normal. Observar que os pontos dos dados individuais são deslocados a partir da relação pH – $cHCO_3^-$ prevista. Esse deslocamento indica que as alterações no $cHCO_3^-$ do plasma não respondem por todas as alterações no pH sanguíneo dos bezerros doentes. Reproduzida, com autorização, de Constable PD. Vet Clin North Am Food Anim Pract 2014; 30:295-316.

Na acidose metabólica discreta, a concentração de bicarbonato varia de 20 a 24 mmol/ℓ, na acidose metabólica moderada de 14 a 18 mmol/ℓ e, nos casos graves, os valores são inferiores a 10 mmol/ℓ, indicando prognóstico ruim. Os valores de PCO_2, PO_2, bicarbonato plasmático e pH sanguíneo podem ser utilizados para determinar, caso haja, o grau de compensação alcançado. Na acidose metabólica, pode ocorrer diminuição compensatória da PCO_2 ocasionada por hiperventilação; na alcalose metabólica, pode haver aumento da PCO_2 causado por hipoventilação. Na acidose respiratória decorrente de pneumonia grave, a PO_2 arterial diminui de modo marcante.

O valor do *excesso de base* expressa diretamente a quantidade (em geral, em mEq/ℓ) de base forte (ou ácido) adicionada por litro de sangue ou plasma, quando o valor médio normal do excesso de base é arbitrariamente fixado em zero. Assim, o excesso de base é definido como a quantidade de ácido forte (como HCl) necessário para ajustar o pH de sangue humano 100% oxigenado, em 7,40, à temperatura de 37°C e na PCO_2 de 40 mmHg. Por definição, o valor do excesso de base normal para humanos é 0 mEq/ℓ (com variação de –2 a +2 mEq/ℓ); excesso de base superior a +2 mEq/ℓ indica alcalose metabólica, enquanto valor inferior a –2 mEq/ℓ (excesso de base negativo ou *deficit* de base) indica acidose metabólica. Em grandes animais, *o valor normal do excesso de base* varia de 0 a 6 mEq/ℓ.

Há disponibilidade de fórmulas matemáticas e nomogramas para calcular o excesso de base a partir dos valores mensurados de pH, PCO_2 e concentração sanguínea de Hb. Em geral, o excesso de base é expresso como BE_{ECF} (também denominado *excesso de base padrão* ou *excesso de base in vivo*). O excesso de base extracelular é a mensuração preferida porque fornece a melhor estimativa clínica quanto à quantidade de mmol/ℓ de HCO_3^- necessária para corrigir acidose metabólica e porque considera uma concentração de Hb fixa de 5 g/dℓ. Obviamente, o valor de BE_{ECF} é incorreto quando aplicado aos animais com anemia ou com policitemia; no entanto, o erro introduzido por essa aproximação é pequeno e, em geral, clinicamente irrelevante.

A maioria dos hemogasômetros calcula o excesso de base, em unidade mEq/ℓ, utilizando a equação empírica de Siggaard-Andersen, derivada de seu nomograma com concentração de Hb [Hb] e concentração de HCO_3^- efetivo, em mmol/ℓ:

$$BE_{sangue} = (1 \text{ a } 0{,}023 \times [Hb]) \times ([HCO_3^-] - 24{,}4 + (7{,}7 + 2{,}3 \times [Hb]) \times (pH - 7{,}40)$$

o que equivale à expressão mencionada a seguir, quando [Hb] = 3,1 mmol/ℓ = 5 g/dℓ:

$$BE_{ECF} = 0{,}93 \times ([HCO_3^- \textit{ efetivo}] - 24{,}4 + 14{,}83 \times (pH - 7{,}40)$$

O valor de BE_{ECF} calculado considera a concentração sérica de proteína normal (7,2 g/dℓ) e propicia uma estimativa não confiável da magnitude da alcalose ou acidose metabólica em animais domésticos com hipoproteinemia ou hiperproteinemia. Durante anos, houve controvérsia quanto à capacidade de o valor de BE_{ECF} e da concentração de HCO_3^- efetivo caracterizarem precisamente o componente metabólico da condição ácido-base, embora o BE_{ECF} apresente vantagens em comparação com a concentração de HCO_3^- efetivo. As principais vantagens do valor do excesso de base são: teoricamente, o BE_{ECF} está relacionado com a DIF e o BE_{ECF} não dependente da atividade respiratória. Com base nisso, quando se utiliza a abordagem tradicional de Henderson-Hasselbalch para verificar o equilíbrio ácido-base, recomenda-se utilizar o pH como índice geral da condição ácido-base, a PCO_2 como índice do componente respiratório e o excesso de base padrão (*in vivo*) como índice do componente não respiratório (metabólico; Figura 5.10).

A *abordagem do íon forte* para avaliar o equilíbrio ácido-base é um método revolucionário de avaliação, cada vez mais adotado. Em especial, acredita-se que o modelo do íon forte possibilita uma avaliação mais precisa da condição ácido-base do que a abordagem tradicional de Henderson-Hasselbalch; ademais, é possível detectar anormalidades ácido-base mistas complexas.[1-4] Essa

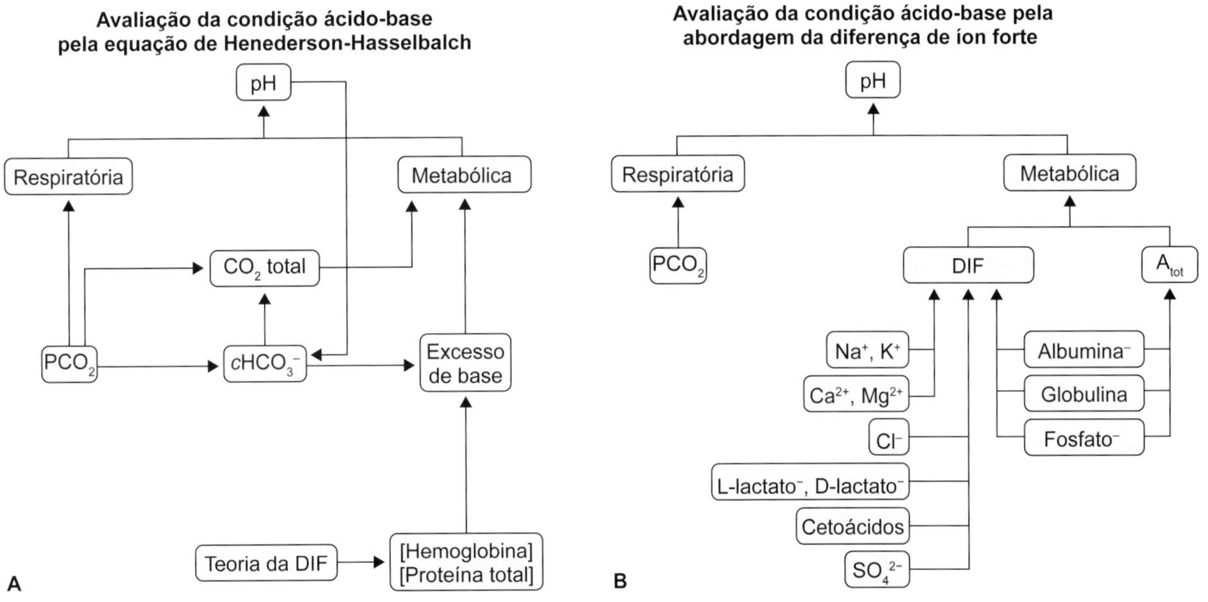

Figura 5.10 Avaliação do equilíbrio ácido-base utilizando a equação de Henderson-Hasselbalch tradicional **(A)** e a teoria da diferença de íon forte (DIF; **B**). A equação de Henderson-Hasselbalch considera o pH sanguíneo dependente do sistema respiratório, avaliado pela pressão parcial de dióxido de carbono (PCO_2), e do metabolismo, avaliado pela concentração de bicarbonato ($cHCO_3^-$) ou pelo excesso de base. **A.** Uma das falhas fundamentais quando se emprega a equação de Henderson-Hasselbalch é que o pH sanguíneo não pode ser dependente de $cHCO_3^-$ porque a concentração de bicarbonato é calculada a partir de valores do pH sanguíneo e da PCO_2. **B.** Para fins de comparação, isso mostra que a abordagem do íon forte para o equilíbrio ácido-base considera que o pH sanguíneo depende do sistema respiratório, determinado pela PCO_2, e do metabolismo, determinado pela DIF, e da concentração de tampões não voláteis (A_{tot}, como albumina, globulina e fosfato) no plasma. Reproduzida, com autorização, de Constable PD. Clinical assessment of acid-base status: strong íon difference theory. Vet Clin North Am Food Anim Pract 1999; 15:447-71.

abordagem do íon forte difere da aplicação da equação de Henderson-Hasselbalch tradicional, cuja base é o bicarbonato, em três importantes pontos: (1) o equilíbrio ácido-base é avaliado utilizando-se uma abordagem de sistemas; (2) faz-se uma clara distinção conceitual entre as variáveis dependentes (como pH e $[HCO_3^-]$) e as variáveis independentes; e (3) são considerados os efeitos da concentração de proteína no equilíbrio ácido-base.

A abordagem do íon forte reduz as reações químicas no plasma para aquela de íons simples na solução. Pode-se fazer essa afirmação porque os cátions (Na^+, K^+, Ca^{2+} e Mg^{2+}) e os ânions (Cl^-, HCO_3^-, proteína, lactato, sulfato e cetoácidos) quantitativamente importantes no plasma se ligam um aos outros de modo semelhante aos sais. Os íons do plasma (como Cu^{2+}, Fe^{2+}, Fe^{3+}, Zn^{2+}, Co^{2+} e Mn^{2+}) que participam em reações de oxidorredução, interações iônicas complexas e reações de precipitação, não são considerados íons simples, mas acredita-se que, quantitativamente, não sejam importantes na determinação do pH plasmático, sobretudo porque sua concentração no plasma é baixa.

Os íons simples do plasma podem ser diferenciados em dois tipos principais – íons não tamponados (íons fortes ou eletrólitos fortes) e íons tamponados. Os íons fortes se dissociam totalmente em pH fisiológico e, portanto, não têm nenhum efeito de tamponamento. No entanto, os íons fortes têm efeito elétrico porque a soma dos cátions totalmente dissociados não é igual à soma de ânions completamente dissociados. Stewart denominou essa diferença como diferença de íon forte (DIF). Como os íons fortes não participam de reações químicas no plasma, em pH fisiológico, eles atuam como uma unidade coletiva de carga positiva.

Diferentemente dos íons fortes, os *íons tampões* são derivados de ácidos e bases fracas do plasma que não se dissociam totalmente em pH fisiológico. A reação de dissociação convencional para um par de ácido fraco (HA) e base conjugada (A^-) é:

$$HA \rightleftharpoons H^+ + A^-$$

e, em equilíbrio, é possível calcular uma aparente constante de dissociação de ácido fraco (*Ka*), utilizando-se a convenção aceita sobre solutos hidratados, como $Ka = [H^+][A^-]/[HA]$. Para que um ácido fraco atue como um tampão efetivo, seu p*Ka* (definido como logaritmo negativo da constante de dissociação do ácido fraco *Ka*) deve situar-se na variação de pH ± 1,5.

Em termos conceituais, os íons tampões podem ser subdivididos em íons tampões voláteis (HCO_3^-) e íons tampões não voláteis (íons, exceto HCO_3^-). O bicarbonato é considerado separadamente porque esse sistema tampão é um sistema aberto no plasma de sangue arterial; alterações bruscas na pressão de dióxido de carbono e, consequentemente, na concentração de HCO_3^- do plasma de sangue arterial podem ser facilmente induzidas por alterações na atividade respiratória. Diferentemente, o sistema tampão não HCO_3^- é um sistema fechado, com quantidade fixa de tampão. Outra importante diferença fisiológica entre esses dois sistemas é que o sistema tampão aberto, como HCO_3^-, pode ser efetivo além do limite de pH = p*Ka* ± 1,5. Por fim, deve-se ressaltar que o HCO_3^- é um íon tampão homogêneo, enquanto os íons tampões não voláteis (A^-) representam um grupo diverso e heterogêneo de tampões do plasma (albumina, globulinas e fosfato), considerado como um único tampão. Outra hipótese do modelo de íon forte de Stewart é que HA e A^- não fazem parte de reações plasmáticas que resultam em destruição ou criação de HA e A^-. Isso porque, quando ocorre dissociação do HA, ele deixa de ser HA (e, portanto, diminui [HA] no plasma) e se torna A^- (portanto, aumentando $[A^-]$ no plasma). Assim, a soma de $[HA] + [A^-]$ (denominada A_{TOT}) permanece constante, com base na lei de conservação de massa:

$$[A_{TOT}] = [HA] + [A^-]$$

Em resumo, a abordagem do íon forte considera que os íons do plasma atuam como íons fortes, íons tampões voláteis (HCO_3^-) ou íons tampões não voláteis (A^-). Portanto, o plasma contém três tipos de elementos com carga: DIF, HCO_3^- e A^-. A necessidade de eletroneutralidade obriga que, sempre, a DIF seja igual à soma da atividade do íon tampão bicarbonato (HCO_3^-) e da atividade de íon tampão não volátil (A^-); assim, $DIF - HCO_3^- - A^- = 0$. Obviamente, essa equação considera que todos os elementos ionizados do plasma podem ser classificados como íon forte (DIF), íon tampão volátil (HCO_3^-) ou íon de tampão não volátil (A^-; ver Figura 5.9).

Desenvolveu-se uma equação *relacionando o pH do plasma com três variáveis independentes (PCO$_2$, DIF e A$_{TOT}$)* e três constantes (K$_a$, K$_1$ e S), com base nessas hipóteses. Os principais fatores que determinam o pH do plasma são PCO$_2$, DIF e concentração de tampões não voláteis no plasma (albumina, globulinas e fosfato). Uma modificação em qualquer uma dessas variáveis causa alteração direta e previsível no pH do plasma. Utilizando a abordagem do íon forte, é possível distinguir seis principais anormalidades do equilíbrio ácido-base (Figura 5.11), em vez das quatro principais anormalidades ácido-base (acidose respiratória, alcalose respiratória, acidose metabólica e alcalose metabólica), as quais são diferenciadas pela abordagem tradicional de Henderson-Hasselbalch. A abordagem do íon forte indica que a acidemia resulta de aumento da PCO$_2$ e da concentração de tampão não volátil ou de diminuição na DIF. Alcalemia se deve à redução da PCO$_2$ e da concentração de tampão não volátil ou ao aumento da DIF. A concentração de ânion forte não mensurável é quantificada pelo cálculo do intervalo de íon forte (IIF).

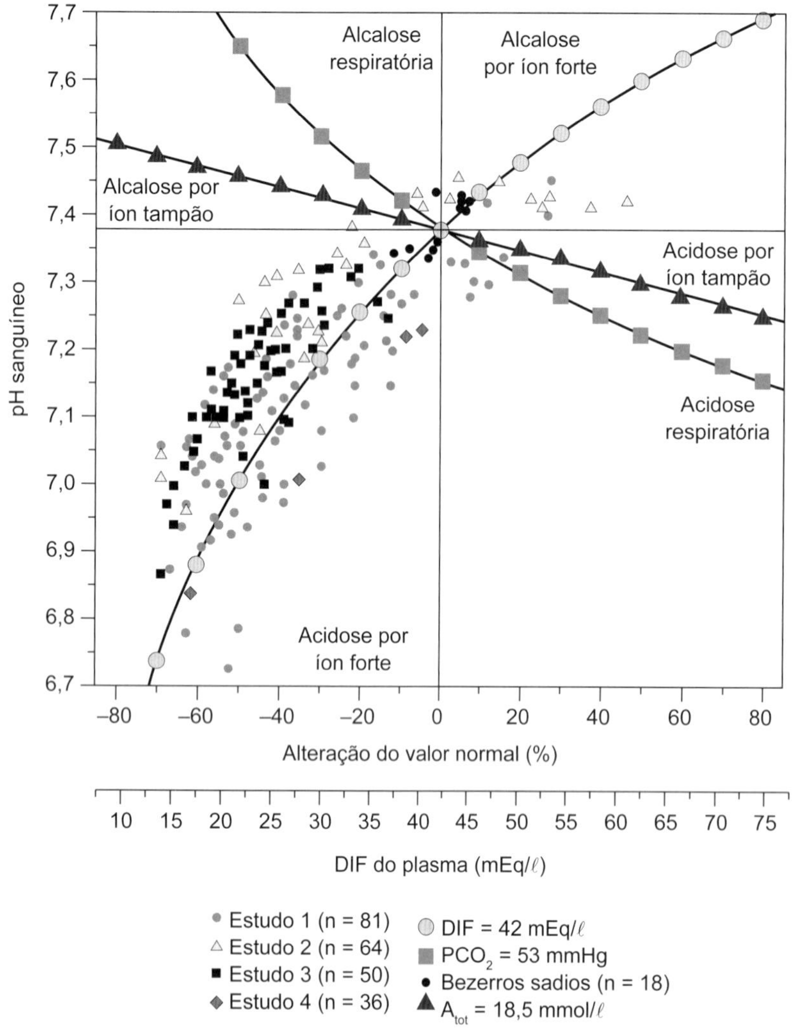

Figura 5.11 Gráfico tipo aranha indicando associação entre as alterações nas três variáveis independentes da equação de íon forte simplificada – diferença de íon forte (DIF), pressão de dióxido de carbono (PCO$_2$) e concentração de tampões não voláteis no plasma (A$_{TOT}$) –, no pH do sangue venoso de 231 bezerros doentes, a maioria deles com diarreia. O gráfico tipo aranha foi obtido a partir da alteração sistemática de uma variável incluída (DIF, PCO$_2$, A$_{TOT}$), mantendo-se as demais variáveis em seus valores de referência para o plasma do sangue venoso de bezerros (42 mEq/ℓ para DIF, 53 mmHg para PCO$_2$ e 18,5 mmol/ℓ para A$_{TOT}$). As linhas sólidas nos sentidos horizontal e vertical indicam pH do sangue venoso = 7,38, quando os valores de DIF, PCO$_2$ e A$_{TOT}$ situam-se na faixa de referência normal. Observar que os pontos dos dados individuais se localizam mais no centro, mais próximo da relação pH-DIF prevista do que da relação pH – *c*HCO$_3^-$ detectada na Figura 5.9. Isso se deve às alterações na concentração plasmática de proteína (e, portanto, em A$_{TOT}$) causada por modificações no estado de hidratação que respondem por algumas alterações do pH do sangue. O gráfico indica também as seis principais anormalidades do equilíbrio ácido-base (acidose e alcalose respiratória, por íon forte ou por íon tampão não volátil), bem como o efeito relativo de cada anormalidade no pH sanguíneo. Adaptada de Constable PD, Stämpfli HR, Navetat H et al. Use of a quantitative strong ion approach to determine the mechanism for acid-base abnormalities in sick calves with or without diarrhea. J Vet Intern Med 2005; 19:581-9. In: Constable PD. Acid-base assessment when and how to apply the Henderson-Hasselbalch equation and strong ion different theory. Vet Clin Food Anim 2014; 30:295-316.

Acidemia

Etiologia

A abordagem tradicional de Henderson-Hasselbalch para avaliação do equilíbrio ácido-base indica que as causas gerais de *acidose* não respiratória (*metabólica*) podem ser enquadradas em três categorias, com base na patogênese (Figura 5.12):

- Perda excessiva de base (bicarbonato)
- Acúmulo de ácido endógeno ou exógeno
- Combinação dos dois mecanismos supracitados.

Para fins de comparação, a abordagem do íon forte indica que as causas de acidose não respiratória (metabólica) podem ser enquadradas em *duas categoriais: acidose por íon forte*, provocada pela diminuição da concentração de cátion forte (hiponatremia) ou aumento da concentração de ânion forte (hipercloremia, hiper-L-lactatemia, hiper-D-lactatemia e cetoacidose), e *acidose por íon tampão não volátil*, causada por aumento das concentrações de albumina, globulinas e fosfato.

Algumas causas específicas comuns incluem diarreia aguda em animais recém-nascidos, enterite aguda em bovinos e equinos adultos e sobrecarga de carboidrato em ruminantes e equinos. Acidose metabólica sem desidratação, provavelmente causada por hiper-D-lactatemia, foi relatada em cabritos e bezerros neonatos.[4] Acidose respiratória também ocorre quando há retenção de dióxido de carbono no sangue, em razão da interferência na troca respiratória normal. Assim, pneumonia grave, enfisema pulmonar, depressão do centro respiratório e insuficiência cardíaca do lado esquerdo podem ser acompanhados de acidose respiratória. Ocorre acidose metabólica em recém-nascidos, no momento do parto, caso este seja demorado e difícil. Também é comum no choque acompanhado de insuficiência circulatória periférica e oxidação anaeróbica. Redução da excreção renal de ácido, na insuficiência ou falha renal, também contribui para a ocorrência de acidose metabólica. A administração de quantidade excessiva de soluções acidificantes no tratamento de alcalose metabólica também pode provocar acidose. Obstrução intestinal aguda em equinos é comumente acompanhada de acidose metabólica, enquanto em ruminantes adultos, é acompanhada de alcalose, ao menos no início da obstrução.

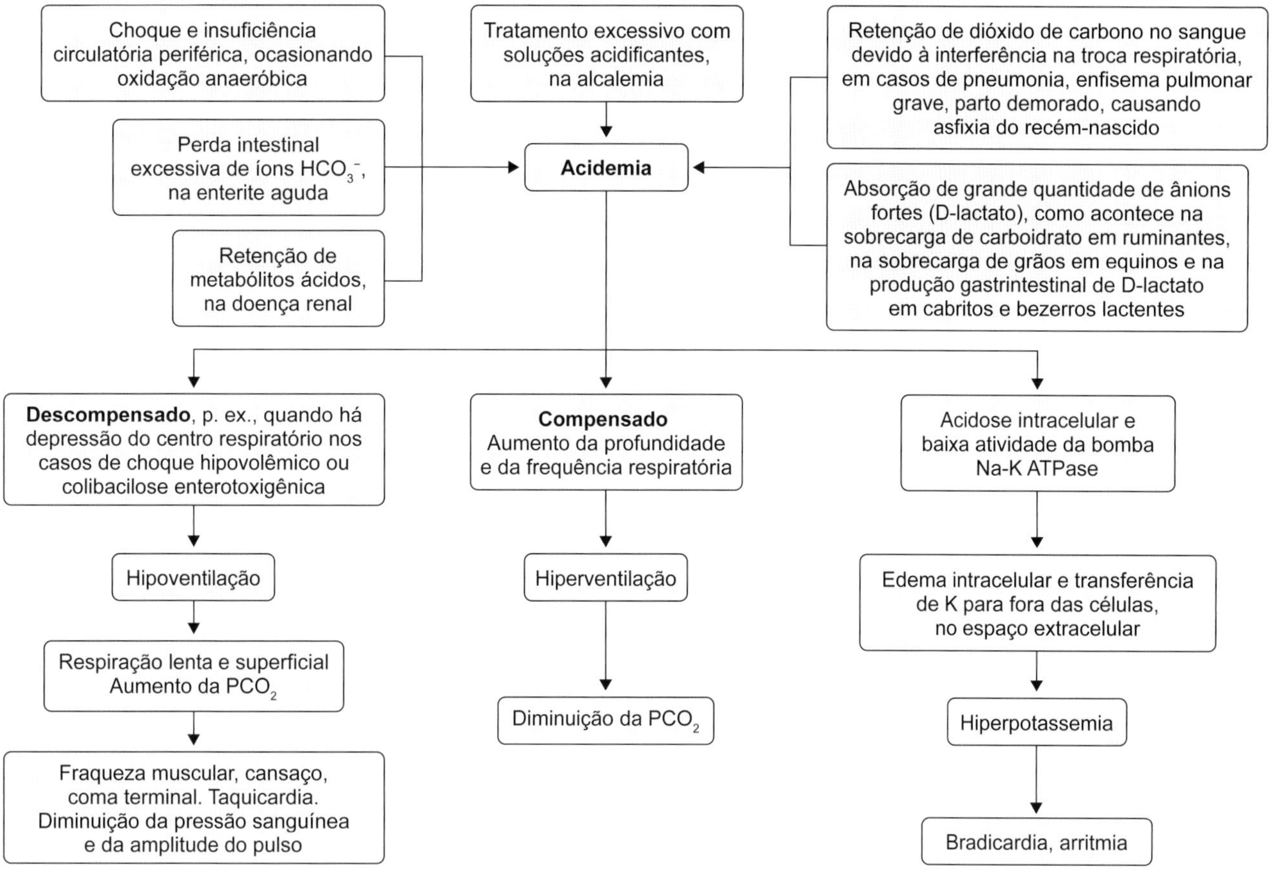

Figura 5.12 Etiologia e patogênese da acidemia.

Patogênese

A abordagem tradicional da equação de Henderson-Hasselbalch indica que a acidose metabólica é caracterizada por baixo pH do sangue arterial e baixa concentração plasmática de bicarbonato, após perda de bicarbonato ou adição de íons hidrogênio. O tamponamento extracelular ou intracelular e o mecanismo de compensação respiratória minimizam a alteração de pH, até que os rins possam excretar íons hidrogênio em quantidade suficiente para corrigir o desequilíbrio ácido-base. Em geral, o organismo tolera uma variação de pH de 7 a 7,6, embora haja relato de sobrevivência com valor de pH acima desse limite, por breve período, especialmente em animais neonatos com diarreia.

Em geral, a acidemia reduz a contratilidade cardíaca e o débito cardíaco no coração desnervado. No entanto, em animais normais, a ativação do sistema nervoso simpático em resposta à acidemia provoca aumento da contratilidade cardíaca, da frequência cardíaca e do débito cardíaco. Na acidemia, a resposta do miocárdio às catecolaminas não cessa até que o pH sanguíneo alcance valor inferior a 7 a 7,1. O aumento da pressão de dióxido de carbono no sangue e a depleção de bicarbonato causam aumento da profundidade da respiração e, em seguida, elevação da frequência respiratória por estímulo ao centro respiratório (*respiração de Kussmaul*). No entanto, quando o choque hipovolêmico é grave o suficiente, com frequência ocorre depressão da função respiratória, resultando no acúmulo adicional de íons hidrogênio; assim, a acidemia é exacerbada.

A acidemia causa graus variáveis de depressão do SNC e de fraqueza muscular. Anormalidades nervosas centrais podem ser notadas em potros neonatos que desenvolvem grave comprometimento respiratório, resultando em hipoxemia e hipercapnia, em razão da baixa capacidade do líquido cerebrospinal (LCE) em tamponar as alterações do equilíbrio ácido-base. A concentração de dióxido de carbono no SNC pode interferir na frequência respiratória, na atividade neurotransmissora, na função do SNC, no fluxo de sangue no cérebro e no volume de líquido extracelular cerebral. Se a barreira hematencefálica e a interface cérebro-LCE do neonato não estão desenvolvidas e não conseguem compensar adequadamente as alterações do CO_2 vascular, a hipercapnia pode exacerbar as anormalidades do SNC frequentemente notadas em potros recém-nascidos doentes. O aumento do fluxo sanguíneo no cérebro pode estar associado com a ocorrência de edema cerebral, resultando em depressão da atividade cerebral, verificada nesses mesmos potros.

Na acidose, o aumento da excreção urinária de ácidos também provoca poliúria, que pode ser suficientemente grave para causar desidratação ou exacerbar a desidratação concomitante. Em herbívoros, também é possível que o pH da urina esteja diminuído; no entanto, nem sempre há acidúria, em razão das anormalidades de eletrólitos e de água livre concomitantes.

Achados clínicos

As principais manifestações clínicas de acidose metabólica são depressão mental e graus variáveis de fraqueza muscular, dependendo do mecanismo fisiopatogênico da acidemia. Bezerros, cordeiros e cabritos recém-nascidos com acidose metabólica e acidemia grave apresentam apatia, fraqueza e relutam em mamar. Na acidemia grave, os animais acometidos podem permanecer em decúbito lateral, parecendo que estão em estado comatoso. A profundidade e a frequência das respirações podem aumentar em decorrência do aumento da PCO_2. Normalmente, a compensação respiratória é evidente quando o teor de bicarbonato diminui em 50% em relação ao valor normal. Os bezerros com desidratação e acidemia grave causadas por diarreia aguda podem não conseguir essa compensação porque sua função respiratória encontra-se deprimida. A frequência respiratória é mais baixa, e a respiração mais superficial do que a de animais normais. Em geral, nota-se taquicardia, que se agrava à medida que a acidose se acentua; a amplitude do pulso e a pressão sanguínea diminuem. Hiperpotassemia concomitante provoca bradicardia, bloqueio cardíaco, colapso agudo e morte rápida. Isso é especialmente evidente quando os animais com acidose e hiperpotassemia são transportados e manipulados para o tratamento. O aumento da atividade muscular parece exacerbar as anormalidades, não sendo rara a ocorrência de morte súbita. Fraqueza, cansaço e coma terminal são sintomas comuns. Uma observação recente interessante é que acidemia e acidose metabólica aguda (pH do sangue venoso obtido da veia jugular = 6,96; excesso de base = −22 mEq/ℓ), induzidas experimentalmente em bezerros neonatos sadios, por meio da administração IV de 4 ℓ de uma mistura de soluções de HCl e NaCl, não provocaram anormalidades clinicamente detectáveis.[5] Esse achado sugere que a acidemia deve ser crônica para ocasionar anormalidades clínicas evidentes ou que a maioria dos sinais clínicos notados em pacientes acidêmicos é causada por doença e anormalidades concomitantes do metabolismo energético e de eletrólitos.

Há relato de uma síndrome de acidose metabólica, com sinais mínimos de desidratação ou de diarreia, em bezerros com 1 a 4 semanas de idade.[4] Os bezerros acometidos apresentam apatia, fraqueza, ataxia e não manifestam reflexos de sucção e de ameaça. Alguns bezerros parecem comatosos. Manifestações clínicas semelhantes também foram relatadas em cordeiros e cabritos sem histórico prévio de diarreia.[6-8] Os achados laboratoriais anormais incluem diminuição do pH do sangue venoso, da PCO_2 e da concentração de íons bicarbonato, hiper-D-lactatemia marcante, aumento do nitrogênio ureico sanguíneo, aumento do intervalo aniônico e leucocitose por neutrofilia, com desvio à esquerda. Muitos dos sinais clínicos parecem ser causados principalmente pela hiper-D-lactatemia. Há necessidade da administração IV de 2,5 a 4,5 ℓ de solução isotônica de bicarbonato de sódio (1,3%), cujo volume depende da gravidade do quadro clínico, para que o bezerro neonato recupere sua saúde.

Alcalemia

Etiologia e patogênese

Alcalemia é causada por maior absorção de álcali, perda excessiva de ácido ou *deficit* de dióxido de carbono (Figura 5.13). Atonia de abomaso provocada por dilatação, impactação ou torsão do órgão é uma das causas mais comuns de alcalemia em bovinos. Há contínua secreção de ácido hidroclórico e de potássio no abomaso, quando há deficiente evacuação do conteúdo abomasal para o duodeno, para a absorção. Ocorre sequestro de ácido hidroclórico e de potássio no abomaso, juntamente com refluxo ao rúmen, situações que resultam em alcalose hipopotassêmica hipoclorêmica. Na alcalose metabólica, o potássio é transferido do espaço extracelular para o intracelular, resultando em hipopotassemia, quando, na verdade, pode não haver depleção corporal de potássio. Nos bovinos com alcalose metabólica, ocorre acidúria paradoxal, que ainda não está esclarecida, mas pode ser provocada pela grave depleção de eletrólitos, limitando a capacidade dos rins em regular o equilíbrio ácido-base. Deve-se diferenciar acidúria paradoxal de acidúria pós-parto relatada em vacas-leiteiras.

Há registro de alcalose metabólica em vacas com mastite coliforme grave, porém sua patogênese é desconhecida.

Achados clínicos

Os achados clínicos de alcalose não são suficientemente característicos para serem identificados de maneira confiável. A alcalose resulta em respiração lenta e superficial, na tentativa de reter dióxido de carbono. Na alcalemia extrema (pH > 7,60), é possível notar tremores musculares e tetania com convulsões tonicoclônicas, em razão das alterações marcantes no pH e, possivelmente, da diminuição da fração de cálcio sérico ionizado. Nos estágios terminais, também pode ocorrer hiperpneia e dispneia.

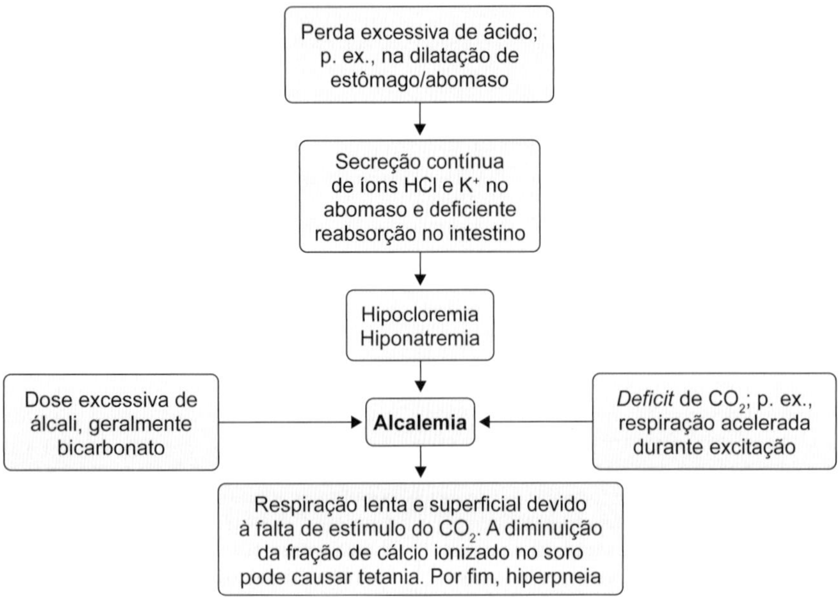

Figura 5.13 Etiologia e patogênese da alcalemia.

PRESSÃO ONCÓTICA E EDEMA

Etiologia

A *diminuição da pressão oncótica do plasma*, provocada por hipoalbuminemia ou hipoproteinemia, é a causa mais comum de edema simétrico generalizado. No entanto, o edema também pode ser ocasionado por outras três causas: *aumento da pressão hidrostática* nos vasos capilares e nas veias, causado por insuficiência cardíaca (congestiva) crônica ou impedimento ao retorno venoso; *aumento da permeabilidade capilar na endotoxemia*, parte da resposta alérgica, vasculite e lesão do endotélio vascular; e *obstrução do fluxo linfático.*

Diminuição de pressão oncótica do plasma

A diminuição da concentração plasmática de proteína total, especialmente de albumina, resulta em edema ventral simétrico. Na formação de edema, a hipoalbuminemia é mais importante do que a hipoglobulinemia porque a albumina tem maior participação na manutenção da pressão oncótica do plasma. A hipoalbuminemia pode ser resultado de *maior perda* de albumina (pela ação de hemoparasitas ou pela perda da proteína no trato gastrintestinal, nos rins ou em ampla área do terceiro espaço, como a cavidade pleural ou peritoneal), *menor produção* de albumina (como acontece na insuficiência hepática crônica) ou *menor consumo de proteína*:

- Perda de sangue crônica, especialmente nas infestações intensas por hemoparasitas, como *Strongylus* spp. em equinos; *Fasciola* spp. em ruminantes; *Haemonchus* spp. em ruminantes de todas as idades, especialmente em caprinos; e *Bunostomum* spp. em bezerros
- Gastrenteropatias com perda de proteínas, como acontece na doença de Johne e na amiloidose em bovinos adultos; na inflamação do cólon dorsal direito em equinos; na enteropatia proliferativa causada por *Lawsonia intracellularis* em potros; na infestação intensa por parasitas nematoides em ruminantes, especialmente *Ostertagia* spp. em bovinos jovens; e na ciatostomíase em equinos
- Glomerulopatias, como amiloidose em bovinos adultos, e glomerulonefrite em cordeiros da raça Finnish Landrace

- Lesão hepática crônica que causa uma deficiente síntese de proteínas plasmáticas (rara e terminal em grandes animais)
- Por fim, má nutrição crônica, com baixa ingestão de proteína na dieta, como acontece, por exemplo, com ruminantes criados em pastagem durante o período seco.

Aumento da pressão hidrostática

As causas de aumento da pressão hidrostática são:

- Edema ventral simétrico, na insuficiência cardíaca (congestiva) crônica, e edema pulmonar simétrico, na insuficiência cardíaca aguda
- Edema generalizado, na calcinose enzoótica bovina
- Edema ventral simétrico localizado, como acontece no edema de úbere no fim da prenhez, por compressão de veias e vasos linfáticos, em decorrência do aumento da glândula mamária (e, possivelmente, do aumento do feto e do útero), provocando edema mamário ou edema no abdome ventral de vacas (especialmente em novilhas), éguas e, ocasionalmente, ovelhas. A ingestão de sódio e potássio e a diferença cátion-ânion na dieta contribuem para a gravidade do edema de úbere. O edema regride 5 a 10 dias após o parto
- Edema local provocado por lesões compressivas em veias (como acontece no linfossarcoma do timo, com compressão da veia cava cranial) que drenam outros locais anatômicos
- Edema local, na hipertensão portal causada por fibrose hepática, que provoca ascite (raro em grandes animais).

Aumento da permeabilidade capilar

As causas de aumento da permeabilidade capilar são:

- Endotoxemia
- Edema alérgico, como notado na urticária, e edema angioneurótico, provocado pela liberação de vasodilatadores
- Lesão tóxica ao endotélio vascular ou vasculite, como se verifica em casos de antraz, gangrena gasosa e edema maligno, em ruminantes; doença do edema, em suínos; hepatose dietética, em suínos; arterite viral equina; anemia infecciosa equina e púrpura hemorrágica, em equinos; e cowdriose, em ruminantes.

Obstrução do fluxo linfático

- Parte do edema provocado por tumores ou tumefações inflamatórias se deve à obstrução do fluxo linfático. Extensa perda de líquido também é oriunda de lesões granulomatosas ou superfícies serosas. Podem resultar em ascite ou hidrotórax
- Edema congênito, na obstrução linfática hereditária em bezerros das raças Ayrshire e Hereford
- Linfangite esporádica ("membro grande"), em equinos
- Edema da parte inferior dos membros, em equinos imobilizados em razão de doença ou lesão.

Patogênese

Edema é o acúmulo de líquido no espaço intersticial dos tecidos provocado por anormalidade no mecanismo de troca de fluido entre os capilares, o espaço intersticial e os vasos linfáticos. Na extremidade arteriolar dos capilares, a pressão hidrostática do sangue é suficiente para superar sua pressão oncótica, e o fluido tende a passar para o espaço intersticial. Na extremidade venosa dos capilares, a situação se inverte, e o fluido tende a retornar ao sistema vascular. A diferença de pressão não é grande, mas há uma grande área de troca, e um pequeno aumento da pressão hidrostática ou uma ligeira redução na pressão oncótica faz o fluido não retornar aos capilares.

Também pode haver maior transferência de fluido ao espaço intersticial quando há maior permeabilidade vascular em virtude da lesão do vaso sanguíneo. Nessa condição, ocorre acúmulo de líquido no espaço intersticial, pois a saída de fluido através do endotélio é maior do que a capacidade de drenagem do sistema linfático. De outro modo, a pressão hidrostática capilar, a pressão oncótica e a permeabilidade vascular podem ser normais, mas se houver obstrução à drenagem linfática pode ocorrer acúmulo de líquido no espaço intersticial.

Em geral, o edema da parte inferior dos membros de equinos imobilizados é atribuído ao deficiente retorno linfático ou venoso, em razão da inatividade da "bomba" de retorno vascular da pata. Esse tipo de edema também pode estar relacionado com alterações no hematócrito e na concentração plasmática de proteína nos vasos sanguíneos da parte distal do membro, como resultado de inatividade.

Achados clínicos

O acúmulo de transudato edematoso nos tecidos subcutâneos é denominado *anasarca*; na cavidade peritoneal é denominado *ascite*; na cavidade pleural é *hidrotórax*; e no saco pericárdico é *hidropericárdio*. Em geral, em grandes animais, a anasarca se limita à parede ventral do abdome e ao tórax, à região peitoral e, se o animal pasteja, ao espaço intermandibular, em razão do alto gradiente de pressão hidrostática entre o espaço submandibular e o coração. O edema intermandibular pode ser menos evidente em animais estabulados porque eles não precisam baixar a cabeça para se alimentar. Edema de membros é raro em bovinos, ovinos e suínos, mas é muito comum em equinos, quando o retorno venoso é obstruído ou no caso de inatividade muscular. No caso de hidrotórax, não é comum notar edema generalizado; normalmente indica a presença de lesão intratorácica obstrutiva. Em equinos, edema local de cabeça é um sintoma comum na doença do cavalo africano e na púrpura hemorrágica.

A tumefação edematosa é *mole, indolor, fria ao toque* e *apresenta local de depressão quando pressionada*. Na ascite, nota-se distensão abdominal, sendo possível detectar a presença de líquido pela vibração durante percussão tátil, pelo ruído de líquido obtido na sucussão e por meio de paracentese. Uma linha de líquido alta pode ser detectada por qualquer um desses meios. Os sinais clínicos decorrentes do acúmulo de líquido na cavidade pleural e no saco pericárdico incluem restrição dos movimentos cardíacos, dificuldade respiratória e colapso da parte ventral dos pulmões. Ocorre abafamento dos ruídos cardíacos e respiratórios, e a presença de líquido pode ser avaliada mediante percussão e toracocentese ou pericardiocentese.

Edemas mais localizados causam mais sintomas locais: edema pulmonar é acompanhando de angústia respiratória e, em alguns casos, de saída de espuma pelas narinas; edema cerebral se manifesta como sintomas neurológicos graves indicativos de alteração da atividade mental. Uma ocorrência não rara é a formação de uma grande placa ao redor do umbigo de equinos com 1 ano de idade. A placa se desenvolve de modo rápido, não provoca doença aparente e regride espontaneamente depois de cerca de 7 dias. Tromboflebite é uma causa comum de edema localizado, sobretudo na cabeça de equinos e bovinos que apresentam tromboflebite nas duas veias jugulares. Em geral, verifica-se edema de cabeça nos animais acometidos apenas quando há rápida e total oclusão de ambas as veias jugulares com tromboflebite; em poucos casos de oclusão de veia jugular, ocorre a formação de veias colaterais, que drenam a cabeça.

Patologia clínica

O exame citológico de uma amostra de fluido revela ausência de células inflamatórias, quando o edema se deve à diminuição da pressão oncótica plasmática (hipoalbuminemia), ao aumento da pressão hidrostática e à maior permeabilidade vascular ou obstrução ao fluxo linfático. Toracocentese ou abdominocentese é útil para diferenciar as causas do acúmulo de líquido, em combinação com a mensuração da concentração sérica de albumina e da pressão venosa central média.

Os exames sempre devem ser direcionados à busca da causa de hipoalbuminemia; são examinados, em especial, o sistema renal, o trato gastrintestinal e o fígado, investigando-se evidência de doença e alteração em suas funções. Em geral, em animais com edema generalizado causado por diminuição da pressão oncótica plasmática, a concentração sérica de albumina é inferior a 15 g/dℓ. Deve-se esperar o surgimento de edema sempre que a concentração sérica de albumina for inferior a 10 g/dℓ.

Achados de necropsia

Na maioria dos casos, durante o exame macroscópico pós-morte, fica evidente a natureza do acúmulo de fluido, mas para o conhecimento da causa da doença que resultou em hipoalbuminemia, podem ser necessários cultura e exame histológico adicionais. Os achados de necropsia para as doenças específicas, nas quais o edema é uma característica, serão descritos em capítulos posteriores.

Diagnóstico diferencial

- Ruptura de uretra ou bexiga, para a diferenciação de ascite
- Peritonite ou pleurite, para a diferenciação de acúmulo de líquido na cavidade abdominal e no compartimento pleural
- Celulite, para a diferenciação de edema local.

Tratamento

O tratamento de edema deve ser direcionado à correção da causa, verificando se há diminuição da pressão oncótica plasmática, aumento da pressão hidrostática, maior permeabilidade vascular ou obstrução da drenagem linfática. Para a correção de hipoalbuminemia, pode ser preciso administrar coloide, como plasma ou dextrana 70, embora seja um procedimento de curta duração e de alto custo. A insuficiência cardíaca (congestiva) crônica requer tratamento com digoxina, e a tromboflebite das veias jugulares podem requerer tratamento específico (ver Capítulo 10). Na gastrenterite parasitária, deve-se administrar anti-helmíntico apropriado; o edema obstrutivo requer a remoção da causa física; e o edema por aumento da permeabilidade requer a resolução da causa da lesão endotelial.

Medidas auxiliares inespecíficas incluem restrição da quantidade de sal na dieta e uso de diuréticos. Temporariamente, os diuréticos podem aliviar os efeitos da pressão, porém é necessário tratar a causa primária para uma recuperação satisfatória. A aspiração do líquido do edema raramente é bem-sucedida e esse procedimento não é recomendado na rotina, pois propicia alívio apenas temporário, uma vez que o fluido se acumula rapidamente.

LEITURA COMPLEMENTAR

Constable PD. Fluids and electrolytes. Vet Clin North Am Food Anim Pract. 2003;19:1-40.

Constable PD. Acid-base assessment: when and how to apply the Henderson-Hasselbalch equation and strong ion difference theory. Vet Clin North Am Food Anim Pract. 2014;30:295-316.

Constable PD, Sen I. General overview to treatment of strong ion (metabolic) acidosis in neonatal calves with diarrhea. Eurasion J Vet Sci. 2013;29:121-126.

REFERÊNCIAS BIBLIOGRÁFICAS

1. Gomez DE, et al. J Vet Intern Med. 2013;27:548.
2. van Galen G, et al. J Vet Intern Med. 2013;27:186.
3. Gomez DE, et al. J Vet Intern Med. 2013;27:1604.
4. Trefz FM, et al. J Dairy Sci. 2013;96:7234.
5. Gentile A, et al. J Vet Intern Med. 2008;22:190.
6. Bleul U, et al. J Vet Intern Med. 2006;20:1003.
7. Angell JW, et al. Vet Rec. 2013;172:154.
8. Lorenz I, Lorch A. Vet Rec. 2009;164:174

ANORMALIDADES DE OCORRÊNCIA NATURAL RELACIONADAS COM ÁGUA LIVRE, ELETRÓLITOS, EQUILÍBRIO ÁCIDO-BASE E PRESSÃO ONCÓTICA

Essas anormalidades raramente são primárias e, em geral, decorrem de doença grave, como vólvulo de abomaso, sobrecarga ruminal ou obstrução intestinal – doenças que, por si só, representam risco à vida do animal. Anormalidades de fluidos e eletrólitos também representam risco à vida, e a simples correção das causas primárias, por exemplo, remoção de um grande segmento do intestino delgado de um equino, não tem valor, a menos que também se faça a correção da desidratação, hiponatremia e acidose. As possíveis variações nessas anormalidades de fluido, eletrólitos e equilíbrio ácido-base, de ocorrência natural, dificultam o diagnóstico e o tratamento. Se fosse possível obter um parecer clinicopatológico imediato sobre quais eram as anormalidades e como estavam progredindo, com base no monitoramento laboratorial constante, seria um desafio clínico irrelevante. A maior disponibilidade de equipamentos para testes laboratoriais remotos tem possibilitado a obtenção de dados clinicopatológicos em tempo real, rapidamente disponíveis; no entanto, o custo pode impedir o uso desses equipamentos. Portanto, é necessário ter um conhecimento básico de fisiologia e patologia dessas doenças, de modo a ser capaz de prever, por meio do exame clínico e do histórico, as prováveis deficiências e desequilíbrios e seus graus de gravidade.

Nos parágrafos anteriores, foram descritas as anormalidades individuais da homeostase de fluidos e eletrólitos. Na maioria das doenças de ocorrência natural, as anormalidades são complexas. Por exemplo, os eventos prováveis em um caso de diarreia aguda são exibidos em forma de diagrama, na Figura 5.14. É importante ressaltar que a variação nos desequilíbrios hidreletrolíticos é *dinâmica*, em razão das alterações compensatórias que ocorrem em diversos órgãos, especialmente nos sistemas respiratório e circulatório, bem como nos rins. É essa instabilidade que torna o monitoramento tão importante. Alguns aspectos gerais sobre a dinâmica das condições dos fluidos e dos eletrólitos são:

- A água corporal total e os eletrólitos são mantidos em condição de homeostase pelos sistemas de tamponamento do sangue, dos pulmões e dos rins
- Nas anormalidades de água corporal e eletrólitos, as alterações que ocorrem também são dinâmicas e há constante resposta do mecanismo homeostático, de modo a restabelecer a normalidade da relação entre água e eletrólitos
- Com algumas exceções, é incomum notar alcalemia ou acidemia descompensada. Em geral, ocorre uma compensação parcial em direção oposta ao desequilíbrio ácido-base primário, sendo importante determinar a natureza da anormalidade primária para decidir sobre um tratamento racional. Uma regra prática útil é que a anormalidade primária (acidose e alcalose) é indicada pelo aumento (alcalose) ou diminuição (acidose) do pH sanguíneo, em relação ao valor médio da espécie examinada
- Com frequência, pode-se determinar a natureza da anormalidade primária a partir das informações do histórico e dos achados clínicos
- A desidratação causada por privação de água e eletrólitos (indisponibilidade de água ou incapacidade de bebê-la) é discreta, e os animais podem parecer apenas discretamente desidratados, mesmo após vários dias de privação hídrica. As fezes são duras e secas, o conteúdo ruminal é firme e seco e o volume de urina é consideravelmente pequeno
- Com exceção da desidratação clínica, os achados clínicos dos desequilíbrios eletrolíticos e ácido-base não são característicos
- Sem avaliação laboratorial, deve-se considerar e estimar a natureza e o grau de desequilíbrio eletrolítico e ácido-base conforme o histórico do animal acometido e as alterações que mais provavelmente ocorreram.

Histórico e natureza da doença

Informações sobre o *histórico do caso*, o *tempo* que o animal está acometido e a *tentativa de diagnóstico* possibilitam uma avaliação clínica da natureza e do grau de possível desequilíbrio eletrolítico e ácido-base. É provável que os animais com diarreia aguda causada por enterite infecciosa apresentem acidose metabólica e hiponatremia. Na obstrução intestinal de equinos, notam-se diferentes graus de desidratação e acidose metabólica. A obstrução do trato intestinal superior e a estase de abomaso são caracterizadas por graus variáveis de desidratação e alcalose metabólica, com hipocloremia e hipopotassemia. A doença renal crônica é caracterizada por hiponatremia e hipocloremia. A característica da inapetência crônica em herbívoros é hipopotassemia, especialmente em ruminantes lactantes. A combinação de avaliação clínica e avaliação dos resultados dos exames laboratoriais disponíveis possibilita ao clínico uma abordagem terapêutica racional.

A informação sobre a duração da doença deve ser exata ou será enganosa. No histórico, a sequência dos achados clínicos pode indicar a tendência de gravidade. Os animais com diarreia aquosa profusa por 18 a 24 h podem apresentar acidemia grave. Em bovinos, a obstrução intestinal aguda não é tão grave quanto nos equinos. Em geral, a ruptura gástrica ou intestinal aguda em equinos

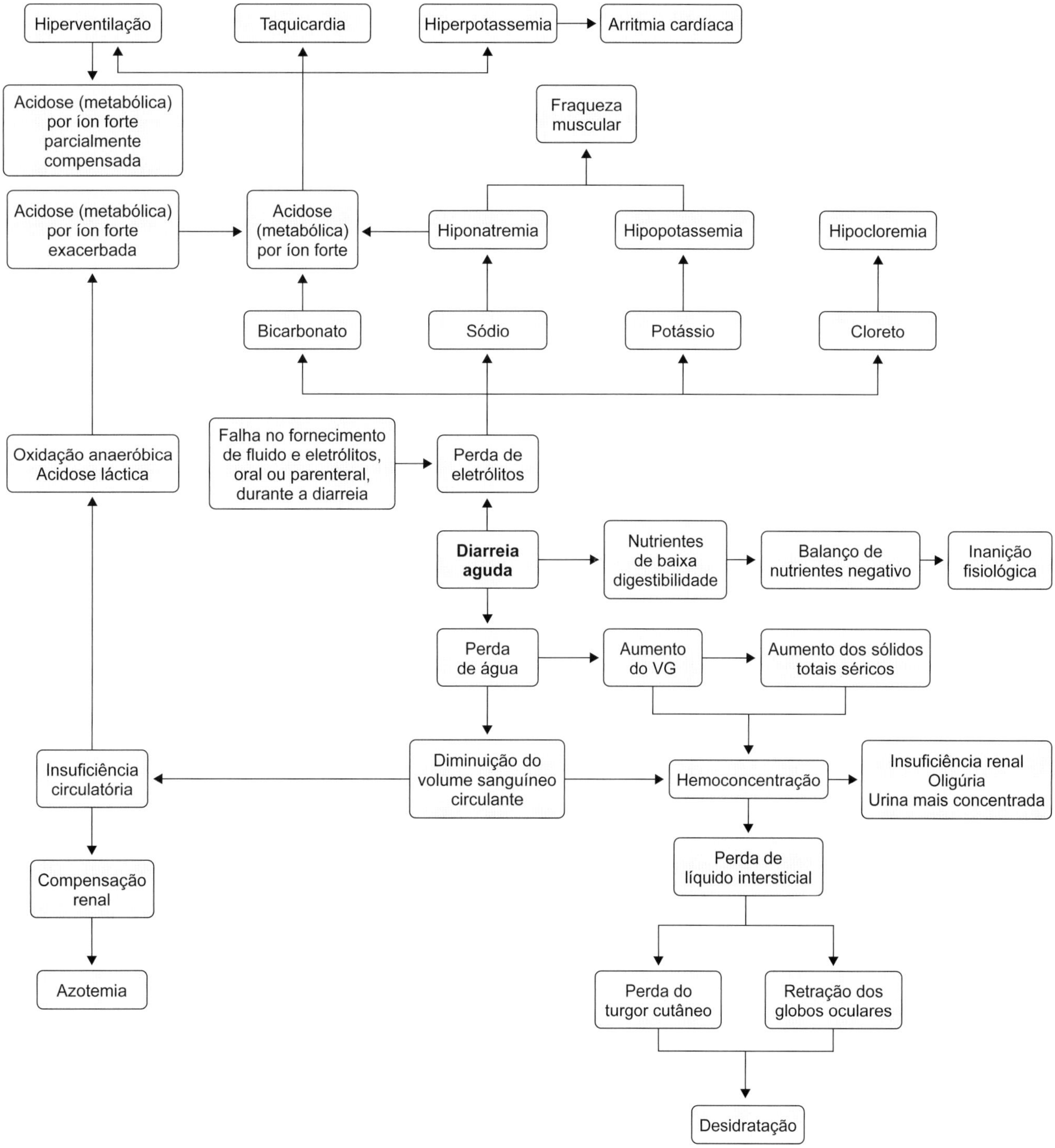

Figura 5.14 Inter-relações entre as alterações na água corporal, nos eletrólitos e no equilíbrio ácido-base em animal com diarreia.

ou bovinos é rapidamente fatal. Em bovinos com sobrecarga de grãos, a acidose pode ser fatal em 24 a 48 h; em equinos, a acidose causada por sobrecarga de grãos pode ser muito mais rapidamente fatal porque, nessa espécie, as anormalidades de eletrólitos são muito mais graves.

Achados clínicos

Em geral, a *desidratação* é clinicamente evidente, e a determinação do volume globular (VG), ou hematócrito, e da concentração sérica ou plasmática de proteína total facilita a avaliação e propicia valores de referência para a comparação diária da resposta ao tratamento.

Temperatura retal normal não é uma boa indicação de prognóstico, mas uma temperatura subnormal sugere agravamento do quadro clínico.

Taquicardia gradativamente progressiva indica que o quadro clínico do paciente está se agravando. Em geral, nos equinos, frequência cardíaca (FC) de até 60 bpm sugere lesão mínima (embora nem sempre), FC de 60 a 80 bpm indica uma condição de risco, FC de 80 a 100 bpm é grave, e FC acima de 100 bpm geralmente indica morte iminente (exceto no caso de timpanismo intestinal, que pode ser aliviado).

Pele fria e pegajosa, cuja perda da elasticidade mantém o formato de tenda quando puxada por mais que 30 s, sugere desidratação grave. *Cianose de membrana mucosa bucal e tempo de preenchimento capilar superior a 4 s* indica prognóstico ruim, bem como a respiração rápida (3 a 4 vezes o valor normal), com apneia e hiperpneia intermitente.

Em equinos, tremores musculares e flexão de membros são sinais graves e, comumente, são acompanhados de colapso e morte. A incapacidade de qualquer animal desidratado em permanecer em pé (eliminadas outras causas) é mau sinal. *Depressão grave* e apatia são comumente observadas em condições agudas e coma e, em geral, indicam estágio terminal.

A *acidose metabólica* é caracterizada por diferentes graus de depressão mental, sucção reduzida ou ausente em animais neonatos, fraqueza e ataxia. Em parte, depressão e fraqueza são causadas por desidratação, acidemia ou hiper D-lactatemia, embora um achado interessante seja que a acidemia aguda e intensa (pH do sangue venoso obtido da veia jugular = 6,96) em bezerros neonatos não foi associada com depressão ou fraqueza muscular.[1] Isso contraria resultados de outros estudos em bezerros com acidemia mais crônica e intensa, que indicam que a acidemia intensa está associada com menor capacidade de sucção e com outros sinais clínicos.[2,3] Nos animais recém-nascidos que apresentam acidose metabólica acompanhada de diarreia, é comum notar falha em mamar e a ausência de reflexo de sucção.[4,5] Deve-se suspeitar de hiper D-lactatemia em bezerros neonatos com reflexo palpebral reduzido ou ausente, assim como de acidose metabólica e acidemia intensa em bezerros neonatos que permanecem em pé sem estabilidade, ou que não são capazes de ficar em pé, ou que manifestam ausência ou reação retardada a estímulos acústicos, visuais ou de dor, como venopunção.[4] Também deve-se suspeitar de hiper D-lactatemia em cordeiros e cabritos neonatos com diminuição ou ausência de reflexo de sucção, com aparência sonolenta e diferentes graus de ataxia.[6-8]

Patologia clínica

Alguns valores de exames laboratoriais representativos, em exemplos de anormalidades hidreletrolíticas, são mostrados na Tabela 5.1.

Volume globular e concentração sérica ou plasmática de proteína total

Os valores do volume globular (VG), ou hematócrito (Ht), e da *concentração sérica ou plasmática de proteína total* (historicamente denominada *sólidos totais*) indicam a gravidade da perda de água. Os animais anêmicos e aqueles com doenças que causam hipoproteinemia podem fornecer valores enganosos, bem como animais neonatos por conta da variabilidade do VG em recém-nascidos e da grande diferença na transferência de imunoglobulinas colostrais.

A faixa de variação normal depende da idade e da espécie animal, de excitação prévia e da presença de anemia ou hipoproteinemia. Considera-se normal um valor de VG de 30 a 40%; valor de 40 a 50% pode ou não indicar a necessidade de terapia com fluido; valor de 50 a 60% indica necessidade de fluidos para recuperação; e valor acima de 60% indica necessidade de terapia intensiva com fluido, além de prognóstico ruim. Em geral, concentração sérica de proteína total de 6 a 7,5 g/dℓ é considerada normal; há necessidade de fluido quando essa concentração é de 8 a 10 g/dℓ, com prognóstico favorável; acima de 10 g/dℓ, o prognóstico é ruim.

Mensuração de CO_2 total

Um teste de triagem útil para avaliar a condição ácido-base de animais sem evidência de doença respiratória é a mensuração de CO_2 total. Define-se CO_2 como a quantidade de dióxido de carbono total no plasma que pode ser liberado com um ácido forte. Pode ser mensurado a partir de resultados obtidos na hemogasometria de rotina, como CO_2 total = $[HCO_3^-]$ + CO_2 dissolvido + $[H_2CO_3^-]$. Calcula-se $[HCO_3^-]$ utilizando-se a equação de Henderson-Hasselbalch e o CO_2 dissolvido é igual a $S \times P_{CO2}$; $[H_2CO_3]$ é irrelevante.

Muitos analisadores bioquímicos de soro automáticos mensuram diretamente o valor de CO_2 total (em vez de calcular esse valor a partir dos resultados da hemogasometria), mas, para a mensuração de CO_2 total, é importante que os tubos de coleta de sangue sejam totalmente preenchidos, antes da obtenção do soro: falha no preenchimento total dos tubos com sangue favorece o escape de CO_2 do soro para o espaço superior do tubo com vácuo, resultando na mensuração de valor de CO_2 total que subestima a verdadeira concentração sérica de CO_2 total. Também é importante o uso de grandes tubos com vácuo parcial na coleta de amostras de sangue, porque a proporção de ar é maior do que em tubos pequenos (3 mℓ ou menos no volume de sangue), ocasionando mensuração de menores valores de CO_2 total, mesmo com o preenchimento total do tubo. Assim, o CO_2 total é mais apropriadamente mensurado quando se utiliza tubo com volume de amostra de 4 a 10 mℓ, com vácuo parcial[9], e amostras armazenadas em temperatura de 4°C.[10] Como as alterações de CO_2 total refletem as alterações na concentração de bicarbonato efetivo, o CO_2 total nunca propicia uma mensuração independente do componente não respiratório da anormalidade ácido-base. No entanto, o CO_2 total é um teste útil na triagem de anormalidade ácido-base em animais domésticos sem evidência clínica de doença respiratória. Na ausência de doença respiratória, a diminuição de CO_2 total indica acidose metabólica, enquanto seu aumento indica alcalose metabólica. Historicamente, o CO_2 total tem sido mensurado no aparelho Harleco, embora essa metodologia não seja mais utilizada em razão da ampla disponibilidade de analisadores que realizam testes remotos para mensurações de gases e do pH do sangue.

Hemogasometria e determinação do pH sanguíneo

A coleta de sangue, de modo anaeróbico, em seringa de vidro e seu acondicionamento em água gelada é o método de referência para hemogasometria e determinação do pH do sangue; contudo, as seringas de vidro não são mais utilizadas na rotina clínica por causa do alto custo, da fragilidade e da impossibilidade

Tabela 5.1 Valores de exames laboratoriais representativos (média ± DP) em anormalidades hidreletrolíticas.

Patologia clínica	Diarreia aguda em equino	Diarreia aguda em bezerro	Alcalose metabólica causada por dilatação e impactação/vólvulo do abomaso em bovino	Obstrução intestinal aguda em equino	Sobrecarga de carboidrato aguda em ruminantes
Volume globular (%)	60 ± 7	45,3 ± 7	42 ± 6	64 ± 5	45,6
Proteína total sérica (g/dℓ)	10 ± 2	8,6 ± 1,5	8,2 ± 1,5	11,5 ± 1,5	8,5 ± 1,8
pH do sangue (venoso)	7,10 ± 0,15	7,08 ± 0,12	7,49 ± 0,15	7,15 ± 0,04	7,10 ± 0,05
Bicarbonato do plasma (mmol/ℓ)	12 ± 3	13,7 ± 4,2	35,4 ± 5,7	18 ± 6	12,5 ± 3,5
Pressão parcial de dióxido de carbono (mmHg)	45 ± 8	46,8 ± 6,4	46,4 ± 7,5	48 ± 6	40 ± 6
Sódio sérico (mmol/ℓ)	126 ± 3	138 ± 9,4	138,5 ± 5,4	135 ± 5	132 ± 4
Cloreto sérico (mmol/ℓ)	99 ± 3	101,4 ± 7,5	88,6 ± 12,8	98 ± 4	93 ± 3
Potássio sérico (mmol/ℓ)	3 ± 1,2	7,4 ± 1,6	3,4 ± 0,6	3,8 ± 0,6	5 ± 2,5
Nitrogênio ureico sanguíneo (mg/dℓ)	60 ± 30	50,1 ± 30,5	40 ± 15	65 ± 35	55 ± 25

de esterilização. Seringas de polipropileno têm substituído as seringas de vidro na coleta de sangue para hemogasometria e determinação do pH do sangue; no entanto, os clínicos devem ter consciência de que existem pequenas diferenças nos valores obtidos, em razão das diferenças nas seringas produzidas por diferentes fabricantes em todo o mundo.[11]

O método utilizado para coleta anaeróbica de amostra de sangue para hemogasometria e determinação do pH do sangue difere se o interesse clínico for o *sistema respiratório* (que requer *amostra de sangue arterial*) ou a *condição metabólica* (geralmente mais bem avaliada em amostra de sangue obtida de veia de grande calibre, como a *veia jugular*). Como, em geral, a doença respiratória clinicamente relevante pode ser detectada durante o exame físico de grandes animais[12], a maioria das amostras de sangue para hemogasometria e determinação do pH é coletada da veia jugular.

Se o principal interesse clínico for a avaliação da condição ácido-base de grandes animais, então deve-se coletar amostra de sangue venoso da veia jugular, de modo anaeróbico, em seringa de polipropileno de 3 mℓ; antes da coleta, a seringa deve ser revestida internamente com heparina sódica. Aspiram-se 3 mℓ de ar na seringa e, em seguida, retira-se de modo forçado; repete-se esse procedimento por 3 vezes. Esse modo de esvaziamento da seringa assegura a retenção de quantidade mínima de heparina, sem risco de diluição da amostra de sangue, mas suficiente para impedir a coagulação sanguínea. Como alternativa, pode-se utilizar seringas de polipropileno disponíveis no mercado, que contêm heparina de lítio liofilizada, mas essas seringas são consideravelmente mais caras do que as de polipropileno padrão.[13] Após a coleta, as bolhas de ar devem ser imediatamente removidas do sangue da seringa, segurando a seringa em posição vertical e dando leves batidas com o dedo, de modo que as bolhas saiam da amostra de sangue e se desloquem para sua superfície. Assim que todas as bolhas visíveis são removidas, ainda com a seringa mantida em posição vertical, deve-se desprezar uma pequena quantidade de sangue, de modo que o local de encaixe da agulha na seringa e o lúmen da agulha fiquem livres de bolhas de ar. Em seguida, faz-se a vedação da extremidade da agulha com cortiça para impedir perda de CO_2 e adição de O_2 na amostra de sangue. Amostras de sangue venoso obtidas da veia jugular podem predizer os valores de pH, PCO_2, concentração de bicarbonato, CO_2 total e excesso de base, da hemogasometria de sangue arterial, em animais que não apresentam doença respiratória; contudo, em animais com doença respiratória, essas amostras apenas preveem, de modo confiável, o pH sanguíneo.[14,15] Com o passar do tempo, alterações da PO_2 do sangue venoso obtido da veia jugular refletem a direção e a magnitude da alteração na PO_2 do sangue arterial.[16]

Em geral, a amostra de sangue deve ser analisada tão logo seja possível, de preferência dentro de 30 min após a coleta. O método de *armazenamento* da amostra de sangue obtida de modo anaeróbico, para hemogasometria e determinação do pH do sangue, difere dependendo do local onde a amostra foi obtida, se de artéria ou de veia de grande calibre. As amostras de sangue devem ser acondicionadas em água gelada (0°C) até o momento da análise.[17] Isso minimiza a ocorrência de quaisquer alterações relacionadas ao tempo, nos valores de pH e PCO_2 e, portanto, nos valores de excesso de base e CO_2 total, o que ocorre quando o sangue é mantido a 20°C ou em temperatura ambiente mais elevada, sobretudo em amostras de sangue contendo grande número de leucócitos. Se o principal interesse é a avaliação do sistema respiratório, deve-se obter amostra de sangue arterial do mesmo modo que se obteve a amostra de sangue venoso; no entanto, a amostra deve ser mantida em temperatura semelhante à temperatura corporal (preferível) ou em temperatura ambiente antes da realização da hemogasometria e da determinação do pH, tão logo seja possível. Isso porque o armazenamento em seringa de polipropileno de 3 mℓ em água gelada (0°C) facilita a difusão de oxigênio através do cilindro da seringa, causando aumento pré-análise da PO_2. Nunca devem ser utilizados tubos de coleta de sangue com vácuo parcial para hemogasometria e determinação do pH do sangue, porque eles precisam apresentar vácuo total; assim, não é possível obter uma amostra de sangue anaeróbica para análise. O uso de tubos com vácuo parcial sempre resulta em maior valor de PO_2 e menor valor de PCO_2 no sangue, porque ocorre equilíbrio entre oxigênio e dióxido de carbono em ar com alto teor de oxigênio e baixo teor de dióxido de carbono no interior do tubo.[18]

O emprego de aparelhos de análises clínicas remotas facilita muito a avaliação de rotina da condição ácido-base em animais domésticos; em geral, os aparelhos de testes remotos são suficientemente confiáveis para o uso clínico.[19] A avaliação completa da condição ácido-base requer hemogasometria e análise bioquímica sérica de amostras de sangue obtidas de uma veia de grande calibre ou de qualquer artéria. Se as concentrações séricas de proteína total, albumina e fósforo apresentam valores próximos ao normal, então se deve avaliar a condição ácido-base mensurando-se o pH sanguíneo, a PCO_2 e o excesso de base extracelular. Essa é a abordagem tradicional de Henderson-Hasselbalch. A presença de ânions não identificados deve ser investigada mediante o cálculo do ânion *gap*. Se as concentrações séricas de proteína total, albumina e fósforo se apresentam claramente anormais, então a condição ácido-base deve ser avaliada por meio da determinação do pH sanguíneo, da PCO_2, da DIF mensurada e de A_{TOT}. Essa é a abordagem de íon forte simplificada. A presença de íons fortes não identificados deve ser investigada mediante o cálculo do intervalo de íons forte (IIF).

O valor do *pH sanguíneo normal* na maioria dos animais domésticos varia de 7,35 a 7,45 (sangue venoso). O grau de acidemia verificado indica acidemia moderada (pH 7,30 a 7,25), acidemia grave (pH 7,25 a 7,20) e acidemia grave associada com alta taxa de mortalidade (pH 7,10 a 7,00), exceto em animais neonatos.

Concentração sanguínea ou plasmática de L-lactato

A concentração de L-lactato no sangue ou plasma propicia informação valiosa referente à adequação da liberação de oxigênio nos tecidos, sendo um modo de avaliar a gravidade da disfunção cardiovascular ou pulmonar, monitorando a resposta ao tratamento e formulando um prognóstico quanto à sobrevivência. Em geral, a concentração plasmática de L-lactato normal em grandes animais é considerada inferior a 1,5 mmol/ℓ. As elevações da concentração plasmática de L-lactato foram classificadas como discreta (2,5 a 4,9 mmol/ℓ), moderada (5 a 9,9 mmol/ℓ) e grave (≥ 10 mmol/ℓ). Concentração de L-lactato superior a 10 mmol/ℓ está associada com alta taxa de mortalidade em humanos, suínos e equinos.

Atualmente, há disponibilidade de vários aparelhos manuais de baixo custo para realização de testes remotos que mensuram a concentração de L-lactato no sangue. A maioria dos aparelhos mensura a concentração de L-lactato em amostra de sangue total, cuja metodologia envolve duas etapas, em tira reagente especial. A mensuração da concentração de L-lactato é obtida mediante a colocação de uma gota de sangue na tira reagente; o sangue se infiltra através de uma rede protetora na qual as hemácias são retidas e apenas o plasma atinge a área de detecção. Ocorre reação química, e a alteração na cor ou na corrente é rapidamente detectada e convertida em concentração de L-lactato, utilizando-se um algoritmo apropriado. Os valores podem ser expressos como concentração no sangue total ou no plasma, com base na função matemática do analisador. Vários estudos comparativos de métodos mostram que esses aparelhos são úteis na rotina clínica, especialmente quando a concentração de L-lactato no sangue é < 15 mmol/ℓ.

Estudos em pacientes humanos gravemente enfermos mostraram excelentes correlações entre as concentrações de L-lactato em amostras de sangue arterial, sangue da artéria pulmonar, sangue venoso central e sangue de veia periférica, indicando que a concentração de L-lactato na amostra de sangue venoso obtida da veia jugular reflete, de modo confiável, a concentração de L-lactato no sangue arterial sistêmico ou no sangue da artéria pulmonar, os quais são considerados locais padrão-ouro para a mensuração da concentração de L-lactato. Assim, na rotina atual, utiliza-se amostra de sangue venoso da veia jugular para a mensuração da concentração de L-lactato em grandes animais gravemente enfermos, com ênfase clínica na avaliação das alterações da concentração de L-lactato ao longo do tempo.[20-22] Isso porque essas alterações, especialmente em uma intervenção, têm maior valor prognóstico do que a concentração de L-lactato obtida apenas em um momento.

Concentração sérica de eletrólitos

As concentrações séricas de *eletrólitos* indicam a gravidade das perdas de eletrólitos e a necessidade de reposição por meio da administração de soluções de eletrólitos balanceadas ou de solução contendo o eletrólito específico. Em geral, são determinadas as concentrações séricas de *sódio, cloreto e potássio.* Pode-se estimar o *deficit* total de cada eletrólito utilizando a fórmula padrão apresentada na seção sobre cálculos das necessidades de eletrólitos.

As concentrações séricas de eletrólitos dependem da causa primária e da gravidade da doença. Por exemplo, na maioria dos casos de diarreia aguda, ocorre hiponatremia e acidose metabólica que, geralmente, são marcantes em equinos. Nesses casos, a concentração sérica de cloreto pode ser normal ou subnormal. No início, a concentração sérica de potássio encontra-se abaixo do normal, mas, à medida que se instala acidemia grave, pode ocorrer *hiperpotassemia.* Em bovinos com *hipomotilidade de abomaso*, ocorre *alcalose hipopotassêmica hipoclorêmica.*

As *anormalidades hidreletrolíticas* são classificadas em três tipos, com base nos valores de eletrólitos e da osmolalidade (considerando que osmolalidade plasmática em grandes animais sadios é de 285 mOsm/kg):

- Desidratação hipertônica (desidratação verdadeira): osmolalidade acima de 300 mOsm/kg; associada com privação de água, alguns problemas gastrintestinais agudos e alguns tipos de diarreia
- Desidratação hipotônica (perda de água, sem sais): osmolalidade abaixo de 270 mOsm/kg; associada com diarreia aguda, especialmente diarreia secretora, como acontece na salmonelose
- Desidratação isotônica: valores de eletrólitos e osmolalidade normais, como verificado em equinos com perda de eletrólitos e água em proporções quase iguais.

Concentrações séricas ou plasmáticas de ureia e creatinina

Ureia e creatinina são produtos metabólicos que podem ser utilizados para avaliar o grau de desidratação e diferenciar os casos de uremia pré-renal, renal e pós-renal. As concentrações séricas ou plasmáticas de ureia e creatinina se elevam em razão da gravidade da desidratação e da diminuição do volume de sangue circulante. Na uremia pré-renal, após o tratamento com fluido e eletrólitos, as concentrações de ureia e creatinina diminuem. Nos animais sadios, a concentração plasmática de creatinina é diretamente proporcional à massa muscular e, consequentemente, é muito maior em touros de corte do que em vacas-leiteiras. Nos animais sadios, a concentração plasmática de ureia é diretamente proporcional ao consumo de proteína e, consequentemente, é maior em ruminantes alimentados com dieta com alto teor proteico.

Concentração sanguínea ou plasmática de glicose

Pode-se determinar a concentração plasmática de glicose utilizando-se técnicas laboratoriais convencionais (teste da hexoquinase), que requer o envio de amostra de sangue heparinizada ao laboratório, tão logo seja possível, a fim de evitar resultados enganosos causados pela glicólise eritrocitária. Atualmente, há ampla disponibilidade de aparelhos que realizam testes quantitativos remotos rápidos, de baixo custo, que mensuram a concentração sanguínea de glicose, mas muitos deles são destinados à análise de sangue humano e não são apropriados para uso em grandes animais porque, incorretamente, consideram que a concentração intraeritrocitária de glicose é igual à concentração plasmática de glicose (que é o caso na maioria dos primatas). Em todos os animais domésticos examinados, verificou-se que a concentração intraeritrocitária de glicose é menor do que sua concentração plasmática e, assim, o valor da glicose sanguínea mensurada depende do valor do hematócrito que, geralmente, é definido como algo em torno de 44%. Desse modo, os glicosímetros preferidos que realizam testes remotos são aqueles que utilizam algoritmos espécie-específicos para corrigir o valor mensurado no sangue total, ou deve-se, também, obter o hematócrito e utilizar um algoritmo adicional para corrigir o valor do sangue total, para alterações do hematócrito, a partir do valor definido de 44%.

Intervalo aniônico (ânion *gap*)

Tradicionalmente, tem-se avaliado o equilíbrio ácido-base pelo uso da equação de Henderson-Hasselbalch, para caracterizar quatro anormalidades ácido-base principais (acidose respiratória, alcalose respiratória, acidose metabólica e alcalose metabólica), e pelo cálculo do intervalo aniônico (IA) para estimar a concentração de ANM. A determinação do IA tornou-se rotina em várias instituições médicas. Seu cálculo não é demorado, tem baixo custo e é muito útil na avaliação de diversas condições clínicas acompanhadas de desequilíbrios de eletrólitos.

A faixa de variação normal do IA depende, em parte, da fórmula utilizada para o cálculo. Alguns pesquisadores preferem não incluir a concentração de potássio quando calculam o IA, pois consideram que a $[K^+]$ varia muito menos do que $[Na^+]$, $[Cl^-]$ e $[HCO_3^-]$; portanto, tem mínima influência no valor do IA. No entanto, o consenso é que se deve incluir $[K^+]$ no cálculo de IA em grandes animais. Outros pesquisadores substituem o valor de CO_2 total mensurado por $[HCO_3^-]$, possibilitando o cálculo do IA a partir da análise bioquímica do soro ou do plasma, sem necessidade de hemogasometria.

O IA representa a diferença entre a concentração de ANM e a concentração de cátions não mensuráveis (CNM) no soro (os colchetes representam a concentração), que podem ser expressos na equação:

$$[Na^+] + [K^+] + [CNM] = [Cl^-] + [HCO_3^-] + [ANM]$$

que pode ser rearranjada da seguinte maneira:

$$[ANM] - [CNM] = IA = ([Na^+] + [K^+]) - ([Cl^-] + [HCO_3^-])$$

Uma alteração na [ANM] ou na [CNM] altera o valor do IA. Em condições normais, cerca de 2/3 do IA são oriundos de cargas negativas das proteínas séricas, e o restante representa as concentrações séricas de fosfatos e ânions fortes, como L-lactato, sulfato, β-OH butirato, acetoacetato e ânions associados à uremia.

A faixa de variação normal do IA depende da idade e da espécie. A variação normal em potros de 2 a 3 semanas de idade é 9 a 22 mEq/ℓ, maior do que em equinos com 2 anos de idade (variação de 8 a 13 mEq/ℓ). O intervalo de confiança de 95% para a variação do IA do animal adulto é variável entre as espécies: 8 a 13 mEq/ℓ (equinos), 14 a 20 mEq/ℓ (vacas) e 17 a 29 mEq/ℓ (ovinos). Em bovinos gravemente enfermos, verificaram-se valores de IA superiores a 30 mEq/ℓ; o aumento é atribuído à elevação das concentrações de lactato e de cetoácido no sangue, bem como a de ânions associados à uremia (Figura 5.15).

A potencial utilidade clínica do cálculo do IA é a possibilidade de estimar um valor para a concentração plasmática de

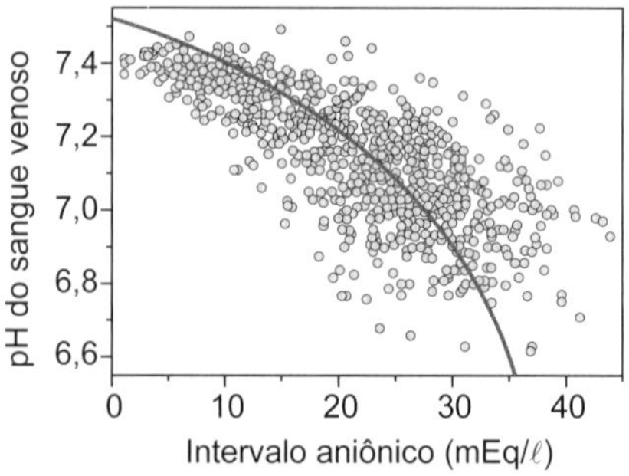

Figura 5.15 Relação entre o pH do sangue venoso e o intervalo aniônico (IA) em 806 bezerros neonatos com diarreia. A linha central representa o resultado da análise de regressão não linear: $pH = \log_{10}(39{,}7 - IA) + 5{,}92$. Reproduzida, com autorização, de Trefz FM, Constable PD, Lorenz I. J Vet Intern Med 2015; 29:678-87.

L-lactato e, por isso, o valor do IA tem sido considerado um indicador da "concentração plasmática de L-lactato do homem prostrado". A correlação entre o IA e a concentração de L-lactato no plasma é excelente em equinos com doença intestinal. Em bovinos adultos, há correlação apenas moderada entre o IA e a concentração de L-lactato e, de modo semelhante, há correlação com as concentrações séricas de fósforo e creatinina em bezerros neonatos e bovinos adultos, bem como com os teores séricos de albumina e proteína total, em bovinos adultos.[24] O cálculo de IA tem valor limitado como indicador preditivo da concentração de L-lactato no sangue de bezerros doentes, enquanto a correlação entre o IA e a concentração sérica em bovinos doentes sugere a presença potencial de ânions urêmicos.

Em resumo, os determinantes e a utilidade do IA como indicador preditivo de hiperlactatemia são:

- Em bovinos gravemente enfermos, o IA é influenciado por, pelo menos, três fatores: concentração sanguínea de L-lactato, concentração sérica de fósforo e concentração sérica de creatinina
- Em bovinos doentes, há quantidade considerável de ANM (aproximadamente, 7 mEq/ℓ), o que significa que cátions ou ânions não identificáveis, além de cloreto, bicarbonato, L-lactato, piruvato, β-OH butirato e fosfato, estão presentes em bovinos gravemente doentes ou que a fórmula utilizada para determinar a carga de proteínas não foi precisa
- O coeficiente de correlação entre o IA e a concentração de L-lactato no sangue é semelhante àquela observada em pacientes humanos e menor do que a notada em equinos doentes
- O IA parece ser melhor indicador preditivo da concentração sanguínea de L-lactato em bezerros neonatos com diarreia experimental do que em bovinos adultos com vólvulo de abomaso de ocorrência natural. Os efeitos da acidemia no IA e na concentração de eletrólitos podem ser variáveis, dependendo da causa da acidose e da espécie envolvida. Em equinos, a infusão experimental de ácidos D-lático e L-lático resultou em acidose, com alto valor do IA. A infusão de ácido hidroclórico provoca acidose metabólica, com decréscimo no valor do IA. A infusão de solução salina isotônica (NaCl 0,9%) causa discreta acidose, sem alteração significaiva no IA.

Intervalo de íon forte

O IIF representa a concentração de íons fortes não mensuráveis no plasma, sendo mais específico na detecção da presença de íons fortes não mensuráveis no plasma do que o IA. Além disso, os resultados dos estudos que compararam IIF e IA mostraram que o valor do primeiro é mais explicativo.

O conceito de IIF é uma extensão lógica do conceito de IA e foi estabelecido utilizando a abordagem DIF para expressar o IIF, considerando outros fatores:

$$IIF = \{A_{TOT}/(1 + 10^{(pKa-pH)})\} - IA$$

em que IIF representa a diferença entre a concentração de cátions fortes não mensuráveis e a concentração de ânions fortes não mesuráveis, no plasma ou no soro. O cálculo do IIF requer valores espécie-específicos para a concentração plasmática total de ácidos fracos não voláteis (A_{TOT}, ou seja, a concentração total de tampões não voláteis no plasma, como albumina, globulinas e fosfatos) e o logaritmo negativo de base 10 (pK_a) da constante de dissociação efetiva (K_a) para tampões não voláteis do plasma. Os valores de A_{TOT} e pK_a foram determinados no plasma de equinos (A_{TOT} 15 mmol/ℓ = 0,22 mmol/g de proteína total ou 0,47 mmol/g de albumina; pK_a = 6,66) e de bezerros (A_{TOT} 23,1 mmol/ℓ = 0,41 mmol/g de proteína total ou 0,75 mmol/g de albumina; pK_a = 7,08).

Em geral, a faixa de variação normal do IIF é –5 a +5 mEq/ℓ. Aumento do IIF acima de 5 mEq/ℓ (de ocorrência rara) indica aumento de cátions fortes não mensuráveis ou diminuição de ânions fortes não mensuráveis. Valor de IIF inferior a –5 mEq/ℓ (de ocorrência comum) indica diminuição de cátions fortes não mensuráveis ou, mais provavelmente, aumento de ânions fortes não mensuráveis (Figura 5.16).

O cálculo do IIF é um procedimento mais confiável na detecção de íons fortes não mensuráveis no plasma do que o IA. A diferença crítica entre IA e IIF é que este último propicia uma estimativa da diferença entre cátions fortes não mensuráveis e ânions fortes não mensuráveis, enquanto o IA propicia uma estimativa da diferença entre cátions não mensuráveis e ânions (inclusive íons fortes e íons tampões não voláteis, como albumina, globulinas e fosfatos). Portanto, alteração no IIF representa uma maneira mais específica para detectar alteração de íons fortes não mensuráveis (como lactato) do que a alteração do IA.[23,24]

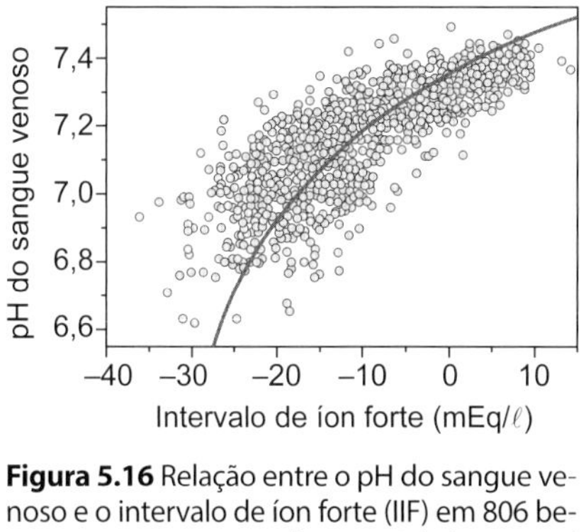

Figura 5.16 Relação entre o pH do sangue venoso e o intervalo de íon forte (IIF) em 806 bezerros neonatos com diarreia. A linha central representa o resultado da análise de regressão não linear: $pH = \log_{10}(IIF + 32,4) + 5,84$. Reproduzida, com autorização, de Trefz FM, Constable PD, Lorenz I. J Vet Intern Med 2015; 29:678-87.

Intervalo osmolal

A *avaliação do intervalo osmolal* é um meio de detectar aumento da quantidade anormal de soluto osmoticamente ativo no sangue. O intervalo osmolal é a diferença entre a osmolalidade plasmática mensurada e a osmolalidade calculada a partir da concentração plasmática de solutos normalmente mensurados. Sódio e potássio, e seus ânions associados, com glicose e ureia, representam a maior parte dos solutos osmoticamente ativos normais. Recomenda-se a fórmula a seguir, com os valores de glicose sérica/plasmática e de ureia, expressos em unidade mg/dℓ[25], embora muitos clínicos não acreditem na contribuição de ureia por considerarem que se trata de um osmol não efetivo que passa facilmente através das membranas celulares:

$$1,90 \times ([Na^+] + [K^+]) + (glicose/18) + (ureia/2,8) + 5$$

O exame da tríade *osmolalidade calculada, osmolalidade mensurada* e *intervalo osmolal* é útil no diagnóstico e no prognóstico de muitas doenças.

Pressão sanguínea arterial, jugular ou venosa central

Às vezes, faz-se a mensuração da pressão arterial nos centros de referência, nos quais existe fácil disponibilidade de assistência técnica e de equipamentos. A pressão arterial média (PAM) propicia uma informação grosseira quanto à presença e à gravidade do choque terminal, mas não sobre a gravidade ou a extensão da lesão primária. Os métodos de mensuração da PAM estão resumidos no Capítulo 10.

Ocasionalmente, faz-se a mensuração da pressão venosa jugular (ou, preferencialmente, da pressão venosa central – PVC) em centros de referência, a fim de monitorar a resposta à administração de fluidos. A pressão normal varia de 2 a 10 cm H_2O (0,3 a 1 kPa), mensurada na altura do ombro (articulação escapulоumeral). Pressão abaixo de 2 cm H_2O (0,3 kPa) requer terapia com fluido; acima de 15 cm H_2O (1,5 kPa) indica insuficiência cardíaca e sobrecarga de volume. A PVC média é um método sensível de detecção de hipovolemia em equinos dos quais foram retirados 16 mℓ de sangue/kg; nota-se redução significativa na PVC média na ausência de uma alteração na frequência cardíaca.[17] Os métodos de mensuração da pressão venosa jugular ou da PVC são resumidos no Capítulo 10.

Água corporal total

O método mais prático para mensurar alteração no conteúdo de água corporal é a determinação da *alteração do peso corporal (PC)* pesando-se o animal durante sua admissão e em horários padrões todos os dias, geralmente antes da refeição da manhã. Isso é mais útil em animais que chegam ao hospital com sinais clínicos compatíveis com desidratação grave. A mensuração simultânea do hematócrito e da concentração plasmática de proteína, por meio de refratometria, é um método de baixo custo e clinicamente útil para monitorar alterações no volume de fluido extracelular a partir da admissão. A utilidade clínica de pesagens frequentes pode ser melhorada por meio da pesagem periódica do alimento fornecido e ingerido, bem como a determinação do peso das fezes produzidas. Estimativas mais exatas são obtidas mediante coleta e pesagem da urina, embora geralmente isso seja possível apenas em pequenos ruminantes e em bezerros neonatos. Caso o paciente seja uma vaca-leiteira em lactação, também devem-se considerar as perdas no volume de leite.

Tem-se utilizado a análise de *impedância bioelétrica* em equinos, a fim de detectar alterações agudas no volume de fluido desses animais, embora a análise da impedância pareça ter mais aplicações em pesquisas do que em cuidados críticos de animais desidratados ou em choque. Esse método utiliza uma configuração cabeça-cauda (embora outras configurações tenham sido utilizadas) e requer tricotomia de duas áreas da pele – sobre a face cranial direita da primeira vértebra cervical e sobre a face caudal da tuberosidade isquiática direita – e desinfecção da pele com álcool. Em seguida, são fixados eletrodos de platina subdérmicos.[27,28] Esses eletrodos possibilitam uma melhor proporção sinal:ruído, mas seu uso não é prático no campo; eletrodos de fibra de carbono não invasivos parecem ser uma boa opção para uso em campo. Eletrodos adesivos são utilizados em humanos, mas não funcionam bem em equinos. O analisador de bioimpedância de multifrequência mensura a resistência e a reatância entre os eletrodos em múltiplas frequências, nos dois locais, e emprega algoritmos apropriados para calcular o volume de fluido extracelular, o volume de fluido intracelular e o conteúdo total de água do organismo. Como utilizado atualmente, o método parece não ter sensibilidade suficiente para o uso clínico de rotina porque é incapaz de detectar uma alteração de 20% no volume sanguíneo causada por hemorragia e subestima a contração e a expansão reais do volume de fluido extracelular em equinos adultos tratados com furosemida e grande volume de solução cristaloide IV.[27] Além disso, quando aplicado a potros neonatos com 48 kg PC, com volume de fluido extracelular estimado em 17,4 ℓ, o intervalo de confiança de 95% para o volume estimado por meio de impedância bioelétrica corresponde a 20% do valor real, com a estimativa variando de 15,6 a 19,2 ℓ.[28]

O princípio da diluição do sódio também tem sido utilizado para estimar alterações nos volumes dos fluidos extracelular e intracelular, em equinos. O método requer mensurações da concentração sérica de sódio, da concentração de sódio na urina e o PC e considera que os íons sódio e água permanecem constantes ao longo do tempo, em fluidos fisiológicos, exceto para "entradas" e "saídas" que refletem a administração IV de fluido e a produção de urina. O método requer validação em equinos gravemente enfermos, antes que seja recomendado seu uso.[29]

O método de referência para a mensuração do conteúdo total de água corporal em equinos antes e após exercício envolve a administração oral de óxido de deutério, seguida da análise de uma série de amostras de sangue. O conteúdo total médio da água corporal é cerca de 62%. Esse método não é utilizado na rotina clínica.

LEITURA COMPLEMENTAR

Constable PD. Acid-base assessment: When and how to apply the Henderson–Hasselbalch equation and strong ion difference theory. Vet Clin North Am Food Anim Pract. 2014;30:295-316.

Constable PD. Fluids and electrolytes. Vet Clin North Am Food Anim Pract. 2003;19:1-40.

Lindinger MI. Determining dehydration and its compartmentation in horses at rest and with exercise: A concise review and focus on multifrequency bioelectrical impedance analysis. Comp Exercise Physiol. 2014;10:3-11.

Neil K. How to use lactate in equine practice. Aust Equine Vet. 2008;27:34-48.

Tennent-Brown B. Lactate production and measurement in critically ill horses. Compend Contin Educ Vet. 2011;33:E1-E7.

Tennent-Brown B. Blood lactate measurement and interpretation in critically ill equine adults and neonates. Vet Clin North Am Equine Pract. 2014;30:399-413.

REFERÊNCIAS BIBLIOGRÁFICAS

1. Gentile A, et al. J Vet Intern Med. 2008;22:190.
2. Abeysekara S, et al. Am J Physiol Endocrinol Metab. 2007;293:E558.
3. Schwedhelm L, et al. J Dairy Sci. 2013;96:2464.
4. Bellino C, et al. J Am Vet Med Assoc. 2012;240:312.
5. Trefz FM, et al. J Vet Intern Med. 2012;26:162.
6. Lorenz I, Lorch A. Vet Rec. 2009;164:174.
7. Angell JW, et al. Vet Rec. 2013;173:193.
8. Bleul U, et al. J Vet Intern Med. 2006;20:1003.
9. Tinkler SH, et al. J Am Vet Med Assoc. 2012;241:922.
10. Tinkler SH, et al. Equine Vet J. 2012;44(S43):57.
11. Lima-Oliveira G, et al. Clin Biochem. 2012;45:683.
12. Šoltésová A, et al. Acta Veterinaria-Beograd. 2015; 65:111.
13. Kennedy SA, et al. Am J Vet Res. 2012;73:979.
14. Gunes V, Atalan G. Res Vet Sci. 2006;81:148.
15. Parker AJ, Fitzpatrick LA. Aust Vet J. 2006;84:349.
16. Bleul UT, et al. J Am Vet Med Assoc. 2008;233:289.
17. Bleul U, Götz E. Comp Clin Pathol. 2015;24:117.
18. Noël PG, et al. Equine Vet J Suppl. 2010;42:91.
19. Bleul U, Götz E. J Vet Emerg Crit Care. 2014;24:519.
20. Tennent-Brown BS, et al. J Vet Intern Med. 2010; 24:198.
21. Castagnetti C, et al. Theriogenology. 2010;73:343.
22. Borchers A, et al. Equine Vet J. 2012;(suppl 41):57.
23. Gomez D, et al. J Vet Intern Med. 2014;28:1122.
24. Trefz FM, et al. J Vet Intern Med. 2015;29:678.
25. Rasouli M, Kalantari KR. Clin Chem Lab Med. 2005;43:635.
26. Magdesian KG, et al. J Am Vet Med Assoc. 2006; 229:1458.
27. Fielding CL, et al. J Vet Intern Med. 2007;21:176.
28. Fielding CL, et al. Am J Vet Res. 2011;72:1390.
29. Fielding CL, et al. Am J Vet Res. 2008;69:1506.

PRINCÍPIOS DE TERAPIA COM FLUIDOS E ELETRÓLITOS

O princípio mais importante é evitar ou minimizar a desidratação e a perda de eletrólitos, sempre que possível. Isso significa fornecer quantidade adequada de água, espaço apropriado no bebedouro e, continuamente, sal e minerais necessários. O próximo princípio mais importante é tratar as perdas potenciais de fluidos e eletrólitos tão rapidamente quanto possível, a fim de minimizar o grau de desidratação e o desequilíbrio ácido-base que podem ocorrer em animais com doenças nas quais ocorrem essas perdas.

Os *principais objetivos terapêuticos* são a correção das anormalidades já existentes e o monitoramento e a *instituição da terapia de manutenção*, até que o animal se recupere. A correção das anormalidades pode demorar 4 a 6 h, podendo ser necessária terapia de manutenção por 2 a 4 dias, dependendo da causa da doença. Estudos recentes relatam preocupações com o uso de *bolus* de fluidos de reanimação em pacientes com sepse, como 20 a 40 mℓ/kg, na primeira hora.[1-3] Esses achados sugerem que a reanimação rápida deve envolver o uso de baixo volume de solução salina hipertônica e que o alto volume de solução de reanimação cristaloide tradicional não deve ser administrado em *bolus*. Em vez disso, deve-se administrar alto volume de fluido de reanimação cristaloide tradicional, em taxa de administração lenta (< 20 mℓ/kg/h).

Há, no mínimo, cinco anormalidades possíveis em relação à água livre, aos eletrólitos, ao equilíbrio ácido-base e à pressão oncótica, que ocorrem ao mesmo tempo e que devem ser corrigidas:

- *Deficit* de volume de fluido (água livre)
- *Deficit* osmolar plasmático
- Desequilíbrio eletrolítico específico
- Desequilíbrio ácido-base
- Anormalidade da pressão oncótica.

Os dois principais problemas são a determinação do tipo e do grau das anormalidades presentes e a decisão sobre qual solução de reposição de fluido e eletrólitos deve ser utilizada.

A condição ideal é a que considera a avaliação clínica e a avaliação laboratorial do animal, como mencionado anteriormente. O histórico clínico e o diagnóstico sugerem a possibilidade de acidemia ou alcalemia e dos desequilíbrios eletrolíticos que possivelmente estão presentes. Em geral, o grau de desidratação pode ser clinicamente estimado. Acidemia e desidratação graves devem ser tratadas o mais breve possível. Um resumo das anormalidades de fluido e do equilíbrio eletrolítico que ocorrem em algumas doenças comuns de bovinos e equinos, bem como a terapia com fluido sugerida, é apresentado na Tabela 5.2.

Cálculo das necessidades de eletrólitos

Os *deficits* de eletrólitos podem ser estimados por meio da mensuração de suas concentrações séricas no animal acometido. O *deficit* total do eletrólito, em mEq, é o produto do déficit de eletrólito, em mEq por litro (ΔmEq/ℓ) e o espaço de distribuição para o eletrólito. No caso de sódio, cloreto e bicarbonato, o espaço de distribuição é o volume

Tabela 5.2 Resumo das alterações do conteúdo de água corporal, eletrólitos e equilíbrio ácido-base em algumas doenças comuns de bovinos e equinos, e terapia de fluido sugerida.

Doença	Principais anormalidades e *deficits*	Necessidades de fluidos e eletrólitos
Diarreia em bezerro neonato (inclusive leitões e cordeiros)	Acidose metabólica, baixa concentração plasmática de bicarbonato, desidratação grave, perda de sódio, hiperpotassemia no caso de acidose grave	Mistura de iguais volumes de soluções salina isotônica e de bicarbonato de sódio isotônica com dextrose 5%, solução de eletrólitos balanceada IV ou oral
Acidose D-lática (sobrecarga de carboidrato em ruminantes)	Acidose metabólica, baixa concentração plasmática de bicarbonato, desidratação grave	Inicialmente, solução de bicarbonato de sódio seguida de solução de eletrólitos balanceada IV
Peritonite aguda difusa	Desidratação, alcalose metabólica discreta causada por íleo adinâmico	Grande volume de solução de eletrólitos balanceada IV, para hidratação e manutenção
Dilatação do lado direito/vólvulo de abomaso em bovinos, impactação de abomaso (nutricional ou lesão do nervo vago)	Alcalose metabólica, hipocloremia marcante, hipopotassemia, desidratação grave	Solução de eletrólitos balanceada ou solução com alto teor de potássio e solução de cloreto acidificante IV; a solução acidificante pode ser administrada VO; também, pode-se utilizar uma mistura de 2 ℓ de solução salina isotônica (0,9%), 1 ℓ de solução de cloreto de potássio isotônica (1,1%) e 1 ℓ de solução de dextrose isotônica (5%)
Mastite coliforme hiperaguda	Desidratação grave; discreto *deficit* de eletrólitos, inclusive ligeira hipocalcemia; acidose metabólica em caso de diarreia	Grande volume de solução de eletrólitos balanceada IV, para hidratação e manutenção, por 24 a 48 h (100 a 150 mℓ/kg PC/24 h)
Diarreia aguda em equino (salmonelose intestinal)	Desidratação grave, hiponatremia marcante, acidose metabólica, hipopotassemia após terapia com bicarbonato	Solução de bicarbonato de sódio hipertônica (5%), 3 a 5 ℓ/500 kg PC, seguida de solução com alto teor de sódio e solução com alto teor de potássio alcalinizante para corrigir hipopotassemia, após terapia com bicarbonato, todas administradas por via IV
Sobrecarga de grãos aguda em equino	Acidose metabólica, desidratação e choque	Solução de bicarbonato de sódio hipertônica (5%), 3 a 5 ℓ/500 kg PC, seguida de solução de eletrólitos balanceada IV
Privação de água e eletrólitos, obstrução de esôfago em equinos	Desidratação moderada	Solução de eletrólitos balanceada IV; após liberação da obstrução, fornecer solução de eletrólitos por VO
Obstrução intestinal aguda	Alcalose ou acidose metabólica, dependendo do grau de obstrução; desidratação grave em equinos e moderada em vacas	Inicialmente, solução de bicarbonato de sódio isotônica, 3 a 5 ℓ/500 kg PC, seguida de solução de eletrólitos balanceada IV; os equinos podem desenvolver hipopotassemia após terapia com bicarbonato e devem ser tratados com cloreto de potássio

de fluido extracelular, que corresponde a cerca de 30% do PC, em adultos normalmente hidratados, e 50% em neonatos em condição de hidratação normal. Em outras palavras, para sódio, cloreto e bicarbonato, o *deficit* miliequivalente total = (ΔmEq/ℓ) × (PC, em kg, estimado para um animal normalmente hidratado) × (0,3 ou 0,5).

Há muito menos certeza sobre o volume de potássio porque esse eletrólito é um íon predominantemente intravascular.

Tipos de fluidos de uso intravenoso

Os fluidos são classificados de acordo com sua natureza física (*cristaloide* ou *coloide*) e sua osmolaridade (*hipotônico*, *isotônico* ou *hipertônico*). Soluções cristaloides isotônicas ou ligeiramente hipotônicas são administradas, com mais frequência, por via parenteral; contudo, em condições específicas, preferem-se soluções cristaloides hipertônicas ou soluções coloides isotônicas.

Soluções cristaloides

Um cristaloide é uma substância que forma uma solução verdadeira, capaz de ser cristalizada. Exemplos de soluções cristaloides incluem solução de Ringer, solução de lactato de Ringer, solução de Ringer-acetato, solução de NaCl 0,9%, solução de NaCl 7,2% (salina hipertônica), solução de $NaHCO_3$ 1,3%, solução de $NaHCO_3$ 8%, solução de gliconato de cálcio e solução de dextrose 50%. Solução de cloreto de sódio é o exemplo clássico de solução cristaloide; como sal de cozinha (NaCl), apresenta-se como um cristal, mas se dissolve totalmente quando colocado na água. Como os cristaloides são totalmente hidrossolúveis, as soluções cristaloides contendo sódio se distribuem por todo o compartimento de fluido extracelular; portanto, não se limitam ao espaço intravascular. Soluções cristaloides contendo sódio sempre são indicadas na hipovolemia (problema de circuito), porém são contraindicadas na insuficiência cardíaca congestiva (problema de bomba), porque fornecem uma carga adicional de sódio e os animais com insuficiência cardíaca já têm muito sódio retido. Soluções cristaloides contendo sódio também são contraindicadas na presença de hipoalbuminemia grave, porque diminuem, adicionalmente, a concentração plasmática de albumina e a pressão oncótica, resultando em transferência de fluido no espaço intersticial, exacerbando o edema tecidual.

As soluções cristaloides são demonstradas em termos de número de moléculas (numerador) por volume de solução (denominador). O número de moléculas é expresso em moles (abreviado como mol), em que 1 mol de composto equivale ao peso molecular do composto, em gramas (as fórmulas de peso para NaCl, $NaHCO_3$ e KCl são 58,5 g, 85 g e 74 g, respectivamente). Como os fluidos corporais são diluídos, os moles são expressos como milimoles (mmol = mol/1.000), a fim de facilitar a leitura.

As soluções cristaloides são comumente expressas em termos de números de componentes com carga elétrica (numerador) por volume de solução (denominador). O número de componentes com carga é expresso em equivalentes (abreviado como Eq), em que 1 Eq é o número de cada componente com carga que se combina com ou substitui 1 mol de íon hidrogênio (isto significa que Eq sempre é um número positivo). Como os fluidos corporais se diluem, os equivalentes são expressos como miliequivalentes (mEq = Eq/1.000), para facilitar a leitura. Para calcular o valor de mEq a partir da unidade mmol, simplesmente multiplica-se o número de milimoles pela valência (carga), ou seja, mEq/ℓ = (mmol/ℓ) × valência. Por exemplo, 1 mmol de NaCl na solução fornece 2 mEq:1 mEq de Na^+ (1 × 1) e 1 mEq de Cl^- (1 × 1), considerando que NaCl atua como eletrólito forte na água (*i. e.*, dissocia-se totalmente em Na^+ e Cl^-, na água). Em termos de comparação, 1 mmol de $CaCl_2$ na solução fornece 4 mEq:2 mEq de Ca^{2+} (1 × 2) e 2 mEq de Cl^- (2 × 1) e 1 mmol de dextrose fornece 0 mEq, pois a dextrose não se dissocia em componentes com carga na água.

A principal razão para que os componentes do plasma sejam expressos em mEq, em vez de mmol, deve-se à necessidade de a eletroneutralidade ser sempre mantida; a diferença entre a carga atribuída a todos os cátions fortes (Na^+, K^+, Ca^{2+} e Mg^{2+}) e ânions fortes (Cl^-, lactato, sulfato, cetoácidos, ácido graxos não esterificados etc.) do plasma é a já mencionada DIF, que altera, de modo independente e direto, o pH sanguíneo e, portanto, o equilíbrio ácido-base. No plasma, a DIF normal é cerca de 40 mEq/ℓ, embora haja diferenças entre espécies no valor real. Portanto, soluções de eletrólitos com DIF efetiva maior que 40 mEq/ℓ são alcalinizantes, porque causam alcalose por íon forte. Soluções de eletrólitos com DIF efetiva = 0 são acidificantes, porque causam acidose por íon forte. Soluções de eletrólitos com valor de DIF intermediário podem ser alcalinizantes ou acidificantes, dependendo da alteração na DIF do plasma em relação à diminuição da concentração plasmática de proteína (que é alcalinizante; Tabela 5.3).

Soluções cristaloides isotônicas, hipertônicas e hipotônicas

A tonicidade da solução é uma questão clínica importante. O conhecimento do conceito de tonicidade requer a diferenciação de dois termos – *osmolalidade* e *osmolaridade*. Osmolalidade é o número de partículas dissolvidas por quilograma de solução, sendo expressa como mOsm/kg da solução. Em grandes animais, a osmolalidade plasmática normal é de, aproximadamente, 285 mOsm/kg, sendo fortemente mantida pelo aumento da ingestão de água (osmolalidade > 285 mOsm/kg) ou pela excreção de água livre (osmolalidade < 285 mOsm/kg). No plasma e no fluido extracelular, o termo correto é osmolalidade, porque é mensurada no laboratório; entretanto, com frequência, utiliza-se o termo osmolaridade porque 1 ℓ de solução de lactato de Ringer se assemelha muito a 1 kg dessa mesma solução, e porque a osmolaridade pode ser facilmente calculada a partir da concentração de eletrólitos na solução do fluido. Osmolaridade é o número de partículas por litro de solução, sendo expressa como mOsm/ℓ.

Um quilograma (ou 1 ℓ) de plasma de um animal adulto de grande porte contém dois componentes: 70 g de proteína e 930 g de água plasmática. Assim, a osmolalidade do plasma normal (285 mOsm/kg) é equivalente à osmolaridade do líquido plasmático, que é 306 mOsm/ℓ ([285 mOsm/kg]/[0,93 ℓ/kg]). Portanto, solução de Ringer, solução de NaCl 0,9% e solução de $NaHCO_3$ 1,3% são consideradas isotônicas porque se distribuem no líquido plasmático e suas osmolaridades calculadas são 309, 308 e 310 mOsm/ℓ, respectivamente.

Para soluções administradas em grandes animais, a osmolaridade normal do plasma é, aproximadamente, 306 mOsm/ℓ; portanto, as soluções podem ser consideradas como isotônicas (300 a 312 mOsm/ℓ), hipertônicas (> 312 mOsm/ℓ) ou hipotônicas (< 300 mOsm/ℓ). Utilizando essa classificação, nota-se facilmente que algumas soluções cristaloides utilizadas na rotina são hipotônicas; em particular, a solução de lactato de Ringer (275 mOsm/ℓ) é ligeiramente hipotônica, e a solução de dextrose 5% (250 mOsm/ℓ) é moderadamente hipotônica, embora, após a metabolização da glicose, a solução de dextrose 5% se torne cada vez mais hipotônica. Os eritrócitos são resistentes ao aumento da osmolaridade plasmática, embora sejam sensíveis a um ligeiro decréscimo na osmolaridade; essa é a base do teste de fragilidade eritrocitária, no qual colocam-se suspensões de hemácias em soluções com osmolaridades decrescentes. Em razão da hemólise induzida por solução hipotônica, o ideal é que os fluidos administrados por via parenteral sejam isotônicos ou hipertônicos.

Tabela 5.3 Resumo de osmolaridade e diferença de íon forte (DIF) efetiva das soluções cristaloides administradas por via parenteral.

Solução	DIF efetiva (mEq/ℓ)	Osmolaridade (mOsm/ℓ)
Soluções hipertônicas (> 312 mOsm/ℓ)		
Alcalinizantes		
$NaHCO_3$ 8,4%	100	2.000
$NaHCO_3$ 5%	595	1.190
NaH_2PO_4 10%	145	1.150
Acidificantes		
Dextrose 50%	0	2.500
NaCl 7,2%	0	2.460
Sulfato de magnésio 25%	0	2.028
Borogliconato de cálcio 23%	0	1.069
Soluções isotônicas (300 a 312 mOsm/ℓ)		
Alcalinizantes		
Trometamina	210	300
$NaHCO_3$ 1,3%	155	310
Carbicarb	75	300
Solução de McSherry	54	312
Solução de Darrow	53	312
Acidificantes		
Solução de Ringer	0	309
NaCl 0,9 %	0	308
KCl 1,15%	0	308
Soluções hipotônicas (< 300 mOsm/ℓ)		
Alcalinizantes		
Solução de Ringer-acetato	27	294
Solução de lactato de Ringer	< 14	275
Acificante		
Dextrose 5%	0	250

A diferença de íon forte efetiva é a diferença entre as concentrações de cátions fortes e de ânions fortes, depois que os íons metabolizáveis (como lactato e acetato) são completamente metabolizados, para produzir bicarbonato. Soluções de eletrólitos com DIF efetiva superior a 27 mEq/ℓ são alcalinizantes porque causam alcalose por íon forte. Soluções de eletrólitos com DIF efetiva = 0 são acidificantes porque causam acidose por íon forte.

Soluções cristaloides hipotônicas

A *solução de lactato de Ringer* é uma solução cristaloide balanceada, poliônica, alcalinizante e hipotônica (275 mOsm/ℓ), que contém concentrações fisiológicas de Na^+, K^+, Ca^{2+}, Cl^-, L-lactato e D-lactato ($CH_3CH(OH)COO^-$). A solução de lactato de Ringer é alcalizante porque o lactato é metabolizado predominantemente em íon bicarbonato:

$$CH_3CH(OH)COO^- + 3O_2 \rightarrow 2CO_2 + 2\,H_2O + HCO_3^-$$

A solução de lactato de Ringer é uma mistura racêmica quase equimolar de L-lactato e D-lactato. Em animais sadios, o L-lactato é rapidamente metabolizado; entretanto, os animais apresentam atividade irrelevante de D-lactato desidrogenase, fato que ocasiona lenta eliminação de D-lactato, principalmente pelo sistema urinário. Portanto, as soluções de D-lactato e L-lactato, como a solução de lactato de Ringer, apresentam cerca de metade da capacidade alcalinizante, em comparação com a solução de L-lactato. Assim, a DIF efetiva da solução de lactato de Ringer é menor do que o valor calculado de 28 mEq/ℓ. Essa solução é o fluido IV padrão para equinos neonatos e adultos, porque esses animais tendem a desenvolver acidemia quando inapetentes. No entanto, teoricamente, a solução de lactato de Ringer é inferior à solução de Ringer-acetato, porque os animais gravemente enfermos podem apresentar maior concentração sanguínea de L-lactato, sendo impróprio adicionar mais desta substância nessa situação.

Recentemente, tem-se verificado interesse em aumentar a concentração de L-lactato na solução de lactato de Ringer e diminuir a concentração de cloreto, a fim de aumentar o efeito alcalinizante. Em bezerros sadios, a adição de 56 ou 84 mEq/ℓ de L-lactato a uma solução de sódio isotônica induz efeito alcalinizante similar à adição de 56 ou 84 mEq/ℓ de bicarbonato.[4]

A *solução de Ringer-acetato* é uma solução cristaloide balanceada, poliônica, alcalinizante e hipotônica (294 mOsm/ℓ). As preparações de solução de Ringer-acetato disponíveis no mercado contêm concentrações fisiológicas de Na^+, K^+, Mg^{2+}, Cl^-, acetato (CH_3COO^-) e gliconato ($CH_2(OH)\{CH(OH)\}_4COO^-$). Este último é problemático porque os bezerros (e provavelmente todos os animais de grande porte) o metabolizam lentamente.[5] A solução de Ringer-acetato é alcalinizante porque o acetato é metabolizado em íon bicarbonato:

$$CH_3COO^- + 2O_2 \rightarrow CO_2 + H_2O + HCO_3^-$$

A abordagem do íon forte no equilíbrio ácido-base estabelece que a solução de Ringer-acetato é alcalinizante porque contém um ânion forte (acetato) metabolizável que, ao ser metabolizado, aumenta a DIF. Na América do Norte, há disponibilidade de duas preparações de solução de Ringer-acetato no mercado – plasma-Lyte A e Normosol-R. Ambas apresentam formulações semelhantes, porém o plasma-Lyte tem pH 7,4 quando administrado, enquanto o Normosol-R tem pH 6,6. É improvável que a diferença do pH das soluções tenha relevância clínica. A principal vantagem da solução de Ringer-acetato é que a concentração de sódio (140 mEq/ℓ) é praticamente a mesma daquela de animais pecuários, enquanto a concentração de sódio na solução de lactato de Ringer (130 mEq/ℓ) é consideravelmente menor.

A *solução de dextrose 5%* tem 250 mOsm/ℓ quando administrada, mas a osmolaridade do plasma diminui para menos de 250 mOsm/ℓ quando a glicose é metabolizada, originando água livre. Como a solução de dextrose 5% não contém sódio para expandir o volume extracelular e tem muito menos conteúdo energético do que a solução de dextrose 50%, com base no volume, a única indicação do uso de solução de dextrose 5% é para fornecer água livre ou como veículo de medicamentos.

Soluções cristaloides isotônicas

A *solução de Ringer* é uma solução cristaloide poliônica não alcalinizante isotônica que contém concentrações fisiológicas de Na^+, K^+, Ca^{2+} e Cl^-. Essa solução é ligeiramente acidificante porque sua DIF efetiva = 0 mEq/ℓ. A adição de um fluido com DIF = 0 mEq/ℓ ao plasma (DIF normal ≈ 40 mEq/ℓ) reduz a DIF plasmática e, portanto, diminui, de modo direto e independente, o pH do plasma porque uma redução de 1 mEq/ℓ na DIF reduz o pH plasmático em, aproximadamente, 0,016. A solução de Ringer é o fluido de uso IV padrão para ruminantes adultos, porque esses animais tendem a desenvolver alcalemia quando inapetentes.

A *solução salina isotônica (solução de NaCl 0,9%)* é uma solução cristaloide isotônica pouco importante no tratamento de rotina de ruminantes doentes, principalmente porque, em geral, os ruminantes desenvolvem hipocalcemia e hipopotassemia quando inapetentes. Assim, o uso de solução de NaCl 0,9% deve se limitar aos equinos, à irrigação de locais e feridas cirúrgicas ou como veículo para adição de outros eletrólitos e de dextrose. À semelhança da solução de Ringer, a solução de NaCl 0,9% é discretamente acidificante porque sua DIF efetiva = 0 mEq/ℓ.

A *solução de bicarbonato de sódio isotônica (solução de $NaHCO_3$ 1,3%)* é uma solução cristaloide alcalinizante isotônica utilizada no tratamento de acidemia grave (indicada quando o pH sanguíneo < 7,20 em razão da acidose metabólica). Essa solução é alcalinizante porque faz o tamponamento de íons hidrogênio – $HCO_3^- + H^+ \leftrightarrow CO_2 + H_2O$ – e aumenta a DIF (DIF efetiva = 155 mEq/ℓ). A solução de bicarbonato de sódio é superior às soluções de L-lactato sódico e acetato sódico no tratamento de acidose metabólica porque é uma fonte imediata de bicarbonato. Teoricamente, a solução de bicarbonato de sódio ($NaHCO_3$) não deve ser utilizada no tratamento de acidose respiratória grave porque a geração adicional de CO_2 pode agravar essa acidose. No entanto, estudos com grandes animais gravemente enfermos não mostraram efeito clinicamente relevante com a administração de bicarbonato de sódio no aumento da PCO_2 arterial, induzindo acidose respiratória e redução adicional do pH sanguíneo. Entretanto, há uma preocupação crescente porque a administração rápida de grande volume de bicarbonato de sódio pode resultar em alcalinização sistêmica, mas não *acidose paradoxal no líquido cerebrospinal* (LCE), que pode ocasionar sequelas neurológicas adversas. Uma revisão profunda de estudos relacionados a esse tema indicou que a acidose paradoxal no LCE foi verificada apenas em animais anestesiados, com ventilação controlada. Em outras palavras, quando se administra bicarbonato de sódio aos animais que controlam sua própria ventilação, mesmo quando anestesiados, não ocorre acidose paradoxal no LCE porque o animal detecta o aumento de PCO_2 arterial e eleva, de modo reflexo, o volume minuto da ventilação para neutralizar a acidose respiratória induzida pelo bicarbonato.[6]

A *trometamina* (THAM, Tris-hidroximetil aminometano, 300 mmol/ℓ) é uma solução isotônica que contém uma amina orgânica que atua como substância tampão segura e efetiva. Após sua administração, 70% do composto neutro $(CH_2OH)_3C\text{-}NH_2$ da trometamina é imediatamente protonado em cátion forte $(CH_2OH)_3C\text{-}NH_3^+$ no plasma, como mostra a equação:

$$(CH_2OH)_3C\text{-}NH_2 + H^+ \rightleftharpoons (CH_2OH)_3C\text{-}NH_3^+$$

Os 30% restantes da trometamina administrada permanecem não protonadas e, portanto, podem atravessar as membranas celulares e ocasionar, potencialmente, o tamponamento do compartimento intracelular. A trometanima é um agente alcalinizante alternativo ao bicarbonato de sódio; contudo, atualmente parece não ter qualquer vantagem clínica relevante em comparação ao bicarbonato de sódio, em animais que respiram espontaneamente.

Há disponibilidade de formulações isotônicas para uso IV, com ou sem eletrólitos; a administração de trometamina sem eletrólitos provoca hiponatremia e parece ser preferível à administração de trometamina com eletrólitos.

Carbicab é um tampão isotônico (300 mOsm/ℓ) obtido a partir do carbonato dissódico equimolar (Na_2CO_3) e do bicarbonato de sódio; o carbonato de sódio evita a produção de CO_2 quando se faz o tamponamento de sangue acidêmico:

$$CO_3^{2-} + H^+ \rightleftharpoons HCO_3^-$$

Suspeita-se que o Carbicab reduza a ocorrência e a magnitude da hipercapnia, quando há necessidade de alcalinização rápida em animais com acidose mista (metabólica e respiratória). Apesar dos diversos estudos comparando Carbicab com bicarbonato de sódio, as vantagens clínicas potenciais do primeiro foram demonstradas apenas em animais submetidos à ventilação mecânica ou com capacidade ventilatória extremamente limitada. O Carbicab foi administrado por via IV em bezerros com diarreia; contudo, esses estudos não demonstraram vantagem clinicamente relevante, em comparação à administração da solução de bicarbonato de sódio isotônica convencional. Assim, parece que não há razão plausível para preferir o Carbicab em vez de solução de bicarbonato de sódio isotônica, quando há necessidade de rápida alcalinização de animais conscientes.

A *solução de Darrow* é uma solução poliônica isotônica formulada por Darrow, em 1946, para uso em crianças; a solução tem sido administrada em bezerros. Em comparação com outras soluções poliônicas isosmóticas, a solução de Darrow apresenta baixo teor de sódio, altos teores de potássio e lactato e não contém cálcio ou magnésio. Assim, não se recomenda a administração de solução de Darrow em grandes animais.

Solução de eletrólitos balanceada de McSherry é uma solução poliônica isotônica formulada por McSherry e Grinyer, em 1954, para administração IV e intraperitoneal em bezerros com diarreia e desidratação. Teoricamente, é um excelente fluido de uso parenteral para reanimação de bezerros nessas condições, e merece ser utilizado com mais frequência. Infelizmente, no momento, não há disponibilidade de formulações comerciais.

Soluções cristaloides hipertônicas

A *solução de dextrose 5%* tem 2.500 mOsm/ℓ (cerca de 8 vezes a osmolaridade normal). A solução de dextrose 5% é comumente administrada aos ruminantes com cetose ou hipoglicemia e induz aumento transitório da contratilidade cardíaca. Na Europa, algumas formulações disponíveis no mercado contêm uma mistura equimolar de dextrose e frutose, embora a adição de frutose pareça não provocar aumento mais sustentado na concentração plasmática de glicose do que aquele propiciado pelo uso exclusivo de glicose.

Há controvérsia quanto à adição de glicose no fluido utilizado como tratamento. É comum a ocorrência de hipoglicemia em bezerros com diarreia e em neonatos com septicemia, mas isso é raro na maioria das outras doenças comuns, nas quais há anormalidade hidreletrolítica. A dextrose provoca a transferência de potássio do meio extracelular para o interior da célula, gera água metabólica e representa uma fonte de carboidrato. Caso se indique o uso de glicose, há necessidade de administração parenteral de grande volume para suprir as necessidades de energia para manutenção; ademais, deve-se fazer todo o esforço para restabelecer o apetite do animal e disponibilizar as necessidades necessárias por meio da ingestão de alimentos. As necessidades energéticas para manutenção são calculadas com base no peso metabólico ($kg^{0,73}$), ou seja, a medida do metabolismo de um animal em jejum que não se alimenta e não faz qualquer atividade muscular. A administração IV de 1 g de dextrose fornece 5 kcal (2,1 kJ) de energia; as quantidades aproximadas de solução de dextrose necessárias para satisfazer as necessidades energéticas para manutenção de bovinos são mostradas na Tabela 5.4. Essa tabela resume a estimativa das necessidades e deve ser utilizada apenas como um guia geral. Deve-se fazer todo o esforço para suplementar as necessidades energéticas por meio do fornecimento de alimentos energéticos.

A *solução de NaCl 7,2% (solução salina hipertônica)* tem 2.460 mOsm/ℓ (cerca de 8 vezes a osmolalidade normal), sendo utilizada para a rápida reanimação de animais com hipovolemia. A solução salina hipertônica deve ser administrada na dose de 4 a 5 mℓ/kg PC IV, ao longo de 4 a 5 min (1 mℓ/kg PC/min). Administração mais rápida ocasiona colapso hemodinâmico provocado por vasodilatação e baixa contratilidade cardíaca, enquanto a aplicação mais lenta não é mais vantajosa do que o uso de soluções cristaloides isotônicas. À semelhança da administração de alto volume de solução de NaCl 0,9%, a aplicação de pequeno volume de solução salina hipertônica induz, consistentemente, uma discreta acidose por íon forte, pois sua DIF efetiva é 0 mEq/ℓ. Em geral, após a administração de solução salina hipertônica, a diminuição do pH é menor que 0,08 unidade e se dissipa rapidamente com o tempo. Portanto, o efeito da solução salina hipertônica no equilíbrio ácido-base é clinicamente irrelevante.

A administração de pequeno volume (4 a 5 mℓ/kg PC) de solução salina hipertônica, na concentração de 7 a 7,5%, tem sido amplamente avaliada no tratamento de várias formas de choque hemorrágico, séptico e endotóxico. O volume plasmático aumenta em razão da transferência de água livre do espaço intracelular, aumentando o débito cardíaco, a PAM, a distribuição sistêmica de oxigênio e a taxa de filtração glomerular. A resistência vascular periférica total e a resistência vascular pulmonar diminuem, e a pressão de preenchimento circulatório média aumenta. A produção de urina é restabelecida e o equilíbrio ácido-base retorna ao normal, juntamente com o aumento da perfusão tecidual.

A solução salina hipertônica (7,2 a 7,5%), com ou sem dextrana 70, tem sido utilizada com sucesso na reanimação inicial de bezerros com diarreia que apresentam desidratação moderada a grave.[7-9] Quando utilizada desse modo, a reanimação é otimizada se os bezerros recebem 3 ℓ de uma solução de eletrólitos isotônica por VO, por meio de sonda esofágica, imediatamente antes da administração IV de solução salina hipertônica na veia jugular, com uma agulha calibre 18, na dose de 4 a 5 mℓ, durante 4 a 5 min. A combinação de aplicação IV de solução salina hipertônica e da administração oral de solução de eletrólitos induz uma taxa mais rápida de recuperação de bezerros desidratados, caracterizada por aumento do débito cardíaco e da PVC média. É importante ressaltar que a taxa de reanimação com solução salina hipertônica é mais rápida do que aquela propiciada pela administração de uma carga de sódio equivalente na forma de solução de lactato de Ringer, na dose de 80 mℓ/kg, durante a primeira hora. Portanto, a rápida infusão de pequenos volumes de solução salina hipertônica deve ser o procedimento preferido no tratamento inicial da reanimação de bezerros com diarreia e desidratação grave. Além disso, a maior parte do sódio administrado na solução salina hipertônica é retida pelo bezerro, resultando em reanimação mais sustentada, enquanto notou-se maior perda de água livre e de sódio na urina de bezerros que receberam solução de lactato de Ringer ou solução de NaCl 0,9%.[7,8,10] Embora os primeiros estudos com intuito de demonstrar a eficácia da solução salina hipertônica na reanimação de bezerros desidratados também tenham utilizado dextrana para prolongar a expansão do volume plasmático[7,8], estudos subsequentes mostraram que não há necessidade da adição de dextrana para se obter uma resposta benéfica.[9,10]

Solução salina hipertônica é amplamente utilizada em vacas-leiteiras com choque endotóxico e endotoxemia associados à mastite coliforme. As vacas acometidas são tratadas com 2 ℓ de solução salina hipertônica (4 a 5 mℓ/kg/PC) IV, seguida de acesso imediato ao bebedouro, e com outras terapias de suporte. A aplicação de pequeno volume de solução salina hipertônica, seguida de administração oral de água, aumenta rapidamente o volume circulatório, induz ligeira acidose metabólica, aumenta a perfusão renal e a taxa de filtração glomerular e causa alterações homeostáticas nas concentrações séricas de cálcio e fósforo. Na mastite experimental induzida por endotoxina em vacas, a aplicação IV de pequeno volume de solução salina hipertônica (7,5%; 5 mℓ/kg PC) resultou em expansão do volume plasmático e maior ingestão voluntária de água pela vaca, em cerca de 12 vezes, em comparação com vacas tratadas com solução salina isotônica. A administração IV rápida de solução salina hipertônica induz reanimação efetiva, porém transitória, de bezerros com choque endotóxico experimental.[11] A aplicação IV de solução salina hipertônica (solução de NaCl 7,2%, 2.400 mOsm/ℓ), na dose de 4 mℓ/kg PC, ao longo de 4 min, pode ser segura em bezerros com endotoxemia. Em termos comparativos, a infusão rápida de grande volume de solução salina isotônica é superior à aplicação de pequeno volume de solução salina hipertônica no tratamento inicial de reanimação de bezerros com endotoxemia aguda induzida experimentalmente.

Administrou-se solução salina hipertônica (solução de NaCl 7,2% na dose de 2 ℓ IV, ao longo de 10 min) a bovinos com deslocamento do abomaso à direita, seguida de 10 ℓ de solução de NaCl 0,9% IV; os efeitos de reanimação foram comparados com aqueles de bovinos que receberam quantidade de sódio equivalente, na forma de solução de NaCl 0,9% (26 ℓ). A solução salina hipertônica induziu taxa de reanimação inicial mais rápida, com base na avaliação da PVC média e na alteração do volume plasmático.[12] Administrou-se solução salina hipertônica (solução de NaCl 7,5%, na dose de 5 mℓ/kg IV, ao longo de 15 min) a bovinos com acidose ruminal aguda induzida experimentalmente e os efeitos de reanimação foram comparados com o uso de solução salina isotônica (solução de NaCl 0,9%). A resposta a ambos os fluidos pareceu equivalente, exceto por uma redução ligeiramente maior do pH sanguíneo em bovinos tratados com solução salina hipertônica.[13] Deve-se ressaltar que, teoricamente, não se deve administrar solução salina hipertônica a ruminantes com acidose ruminal aguda, porque a osmolalidade ruminal aumenta, de modo marcante, na acidose ruminal aguda, o que minimiza o gradiente osmótico gerado após a rápida administração IV de pequeno volume de solução salina hipertônica e o volume de água livre transferido ao pré-estômago.

Tabela 5.4 Necessidade diária de energia estimada para bovinos em jejum.

Peso corporal (kg)	Peso corporal metabólico (kg $W^{0,73}$)	Necessidade de energia metabolizável (kcal)	Glicose 50% (ℓ/dia)
45 (bezerros com 1 mês de idade)	16	1.760	7
90	27	2.970	1,2
180	45	4.950	2
360	74	8.140	3,3
454	87	9.519	3,8
544	100	12.100	4,8

Tem-se utilizado amplamente solução salina hipertônica em estudos com equinos. Este fluido é muito utilizado no tratamento inicial de reanimação de equinos gravemente enfermos submetidos à cirurgia abdominal para tratamento de cólica. O uso de solução salina hipertônica foi associado com melhora mais evidente e prolongada da função cardiopulmonar e com sobrevivência de equinos com choque endotoxêmico e hemorrágico induzido experimentalmente e com hipotensão causada por halotano. Quando administrada por via IV a equinos normais conscientes, na dose de 5 mℓ/kg PC, provoca aumento da osmolalidade plasmática e das concentrações séricas de sódio e cloreto, porém os equinos clinicamente normais controlam de modo rápido as cargas variáveis de sódio. Na endotoxemia aguda experimental em equinos, notou-se que aqueles tratados para reanimação com aplicação IV de solução salina hipertônica (5 mℓ/kg) e hidroxietilamido (10 mℓ/kg) apresentaram maior débito cardíaco, menores PAM e PVC média, maior concentração plasmática de cálcio ionizado e melhora da troca gasosa respiratória e da oxigenação arterial, em comparação com os equinos reanimados com alto volume de solução de Ringer-acetato isotônica.[14,15] Esses resultados são compatíveis com o aumento de água no interstício pulmonar e com a sobrecarga de volume, resultantes da administração rápida de alto volume de solução isotônica convencional.[14] Achados semelhantes foram relatados no tratamento de reanimação de bezerros com endotoxemia.[11] A solução salina hipertônica (7,2%), na dose de 4 mℓ/kg, é uma solução de reanimação melhor do que a solução salina isotônica (0,9%), considerando o mesmo volume, em equinos excluídos de uma prova de enduro em decorrência de desidratação. Os equinos desidratados que receberam solução salina hipertônica apresentaram maior expansão do volume plasmático e menor tempo para a primeira micção pós-tratamento do que aqueles tratados com solução salina isotônica.[16]

Soluções de bicarbonato de sódio hipertônicas são muito efetivas no tratamento inicial de acidose D-láctica em bezerros, de acidose causada por diarreia aguda em bezerros e de acidose (metabólica) por íon forte em bezerros recém-nascidos. A *solução de bicarbonato 8,4%* tem 2.000 mOsm/ℓ (cerca de 7 vezes maior que a osmolaridade normal). Essa solução é utilizada para rápida alcalinização, especialmente quando há acidemia grave (pH < 7,20). Optou-se por solução com essa osmolaridade porque ela fornece 1 mEq de HCO_3^-/mℓ de solução, o que facilita o cálculo do volume a ser administrado. A velocidade de administração IV da solução de bicarbonato de sódio 8,4% não deve exceder 1 mℓ/kg PC/min. Há relato de administração IV de solução de bicarbonato de sódio 8,4% em bezerros normovolêmicos com acidose mista (metabólica e respiratória) induzida experimentalmente. O estudo mostrou que a administração rápida da solução de bicarbonato de sódio (5 mℓ/kg IV, ao longo de 5 min) corrigiu imediatamente a acidose metabólica, aumentou o pH sanguíneo e melhorou a condição cardiovascular, sem induzir acidose paradoxal do LCE, sugerindo que esse tratamento pode ser útil no tratamento de bezerros com diarreia e desidratação.[17] Realizou-se estudo em bezerros com diarreia de ocorrência natural e desidratação, comparando-se a administração IV de solução de bicarbonato de sódio hipertônica (8,4%, na dose de 10 mℓ/kg, ao longo de 8 min) e de solução salina hipertônica (5,9%, na dose de 5 mℓ/kg, ao longo de 4 min). Os bezerros que receberam esses tratamentos também foram tratados com 3 ℓ de solução de eletrólitos VO, 5 min após a injeção. Como era esperado, a solução de bicarbonato de sódio hipertônica foi mais efetiva na correção da acidose metabólica e da acidemia intensa do que a solução salina hipertônica.[18] Um estudo comparou a administração IV de cargas de sódio equivalentes de solução de $NaHCO_3$ 8,4 a 1,3%, em bezerros neonatos com diarreia naturalmente adquirida e desidratação grave; os resultados indicaram que a solução de bicarbonato de sódio isotônica foi mais efetiva na reidratação dos bezerros e que a administração rápida de solução de bicarbonato de sódio hipertônica foi mais efetiva na correção imediata da acidemia e da acidose (metabólica) por íon forte.[19]

Estudos recentes avaliaram o efeito de solução de *lactato de sódio* hipertônica (11,2%, na dose de 5 mℓ/kg/h, ao longo de 270 min); o lactato propiciou um substrato energético que pode ser utilizado pela maioria das células do organismo, ao mesmo tempo em que atua como alcalinizante após a metabolização em bicarbonato. Em um modelo de endotoxemia em suínos, notou-se que a infusão de solução de lactato de sódio hipertônica aumentou a PAM e o debito cardíaco e melhorou a oxigenação, em comparação com o uso de solução de bicarbonato de sódio hipertônica ou de solução de NaCl 0,9%.[20]

A *solução de bicarbonato de sódio 5%* tem 1.190 mOsm/ℓ (cerca de 4 vezes maior do que a osmolaridade normal). Essa solução também é utilizada para rápida alcalinização, quando há acidemia grave (pH < 7,20). A velocidade de aplicação IV da solução de bicarbonato de sódio 5% não deve exceder 2 mℓ/kg/min. Podem ser necessários 3 a 5 ℓ de solução de bicarbonato de sódio 5% como tratamento inicial para a correção de hiponatremia grave e acidose (metabólica) por íon forte, notadas em equinos com diarreia aguda. Após esse tratamento inicial, é comum ocorrer hipopotassemia caracterizada por fraqueza muscular, que pode ser tratada com solução alcalinizante contendo altos teores de sódio e potássio.

A *solução de gliconato de cálcio 23% ou de borogliconato de cálcio* tem 1.069 mOsm/ℓ (cerca de 3,5 vezes maior do que a osmolaridade normal). A solução de borogliconato de cálcio é o tratamento padrão para febre do leite (hipocalcemia) em vacas. O D-gliconato é um açúcar aldose gerado pela oxidação de D-glicose, sendo o sal preferido para soluções de uso parenteral que contêm cálcio, porque não causa necrose tecidual tão grave como aquela provocada por cloreto de cálcio ($CaCl_2$). O gliconato de cálcio não deve ser adicionado à solução de bicarbonato de sódio porque origina, imediatamente, um precipitado branco ($CaCO_3$) que interfere na administração normal do fluido. Também, não se deve administrar gliconato de cálcio junto com tetraciclina, porque ocorre a formação de um precipitado amarelo.

Soluções coloides

Coloides são compostos muito grandes para atravessarem uma membrana semipermeável. Exemplos de soluções coloides utilizadas em ruminantes incluem sangue total, hemoglobina (Hb) livre de estroma, plasma, dextranos, hidroxietilamido e gelatinas. Como um grupo, as soluções coloides são excelentes para manter a expansão do volume plasmático, o que é um contraste marcante ao efeito das soluções cristaloides. As soluções coloides são contraindicadas na insuficiência cardíaca congestiva porque, nesse caso, os animais apresentam aumento do volume plasmático. Essas soluções também são contraindicadas na presença de insuficiência renal oligúrica ou anúrica, porque a sobrecarga de volume mantida pode causar edema pulmonar. Embora estudos preliminares utilizando soluções coloides pareçam promissores, pesquisas influentes promovendo o uso de soluções disponíveis no mercado realizadas recentemente não foram aceitas para publicação em revistas de renome[21], e a maioria das revisões menos amplas que avaliaram a segurança e a eficácia das soluções coloides foram escritas por pesquisadores que tinham ou têm comprometimento com os fabricantes de soluções coloides.[22] Ademais, há questionamentos sobre a importância relativa da diferença entre a pressão oncótica do plasma e a pressão oncótica intersticial na dinâmica do fluido transcapilar em pacientes com pressão capilar normal ou diminuída. O resultado final desses estudos recentes é uma menor motivação para o uso de soluções coloides disponíveis no mercado.

Sangue total é a perfeita solução coloide/cristaloide balanceada, com grande capacidade de transporte de O_2^-. Apresenta prazo de validade curto (< 24 h, em temperatura de 4°C) e sua obtenção é dispendiosa. A administração de sangue total é acompanhada de risco de transmissão de doenças e de reações alérgicas; esta extremamente rara em ruminantes na primeira transfusão sanguínea, mas é suficientemente comum em equinos, sendo necessária a tipagem sanguínea ou o teste de reação cruzada. A descrição dos métodos de coleta, armazenamento e administração do sangue serão descritos no Capítulo 4.

A *hemoglobina (Hb) livre de estroma* é uma solução substituta do sangue que contém o glutâmero 200 da Hb purificada (13 g de Hb/dℓ), oriundo de sangue bovino. Uma solução disponível no mercado tem prazo de validade de 2 anos, em temperatura de 20°C, osmolaridade de 300 mOsm/ℓ e pressão oncótica de 43 mmHg; portanto, é uma solução isotônica, porém hiperoncótica. A solução de Hb livre de estroma é excelente para aumentar a capacidade de transporte e distribuição de oxigênio, ao mesmo tempo em que possibilita a expansão do volume plasmático, à semelhança dos dextranos e do hidroxietilamido. As principais preocupações teóricas relacionadas à administração de solução de Hb livre de estroma são: vasoconstrição potente e nefrose hemoglobinúrica. Alguns estudos experimentais originais, avaliando os efeitos da administração de Hb livre de estroma, foram realizados em ovinos; em termos clínicos, há relatos ocasionais de administração bem-sucedida em equinos gravemente enfermos. É provável que o alto custo desse produto limite seu uso em grandes animais.

Plasma (fresco ou congelado) é uma excelente solução coloide/cristaloide balanceada. Em comparação com o sangue, o plasma tem prazo de validade muito maior (no mínimo, 1 ano, em temperatura de −20°C), porém sua obtenção é mais dispendiosa. Detalhes sobre coleta de sangue e obtenção, armazenamento e administração de plasma estão disponíveis em outras partes deste livro; no mercado, está disponível plasma de bovinos, equinos e camelídeos do Novo Mundo. Assim como o mencionado para o sangue, a administração de plasma é acompanhada de risco de transmissão de doenças e reações alérgicas, embora a ocorrência desses riscos seja menor do que aqueles verificados durante a transfusão sanguínea.

O plasma é rotineiramente administrado aos potros com falha na transferência de imunidade passiva. Ocasionalmente, administra-se plasma hiperimune a potros neonatos e equinos adultos com endotoxemia e septicemia causadas por bactérias Gram-negativas. Parece que há apenas um relato documentado sobre a eficácia da administração de plasma aos bezerros neonatos com diarreia e, provavelmente, esses bezerros passaram por privação do colostro. Em bezerros com diarreia que receberam 600 a 800 mℓ de plasma bovino (5 g de proteína/dℓ) e eletrólitos IV, a taxa de sobrevivência aos 14 dias foi de 93% (37/40), significativamente maior do que a taxa de sobrevivência de bezerros que receberam apenas eletrólitos IV (54%; 7/13). Outro estudo não verificou efeito benéfico da transfusão de sangue em bezerros submetidos ao tratamento para diarreia. Como a obtenção de sangue é mais barata do que a do plasma, geralmente faz-se transfusão de sangue total quando um ruminante neonato necessita de plasma. Há disponibilidade de soluções de albumina humana (5% ou 25% em solução de NaCl 0,9%), mas são muito caras em comparação a outros coloides, como plasma, sangue ou dextrana 70. Assim, não parece haver razão plausível para o uso de solução de albumina humana em grandes animais.

As *preparações de dextranos* (como dextrana 70 e dextrana 40) são polímeros de glicose de alto peso molecular, obtidos por meio de fermentação bacteriana da sacarose; em seguida, os metabólitos da fermentação sofrem hidrólise ácida e fracionamento. Portanto, o peso molecular da dextrana pode ser "escolhido"; no mercado, estão disponíveis dois produtos à base de dextrana: dextrana 70 (peso molecular médio de 70.000 g) e dextrana 40 (peso molecular médio de 40.000 g). Como o peso molecular da dextrana 70 é semelhante ao da albumina (peso molecular de 65.000 g), ocorre limitada difusão de dextrana ao espaço intersticial. Portanto, clinicamente, a dextrana 70 atua como expansor do volume plasmático; esse efeito é diferente daquele das soluções cristaloides isotônicas, as quais atuam como expansores do volume do fluido extracelular. Dextrana 70 é a formulação mais amplamente utilizada em grandes animais e, portanto, é o produto recomendado para administração nesses pacientes. Administrado na concentração de 6%, em solução de NaCl 0,9%, propicia uma solução hiperoncótica, porém isotônica. A taxa de administração relatada para dextrana 70 varia de 5 a 40 mℓ/kg/h, porém seu uso é mais seguro em dose inferior a 20 mℓ/kg/h. Um mililitro de dextrana 70 expande o volume plasmático em 0,8 a 1,2 mℓ, mas 50% da dose administrada se perde em 24 h. A administração de dextrana é acompanhada de risco de exacerbação de coagulopatias preexistentes, embora a relevância clínica do prolongamento do tempo de tromboplastina parcial ativada (TTPA) por decréscimo do fator VIII:C seja mínima. O risco de coagulopatia depende da taxa de administração, da dose total administrada (20 mℓ/kg é a dose máxima, em 24 h, em humanos) e do peso molecular da dextrana. Em geral, os efeitos prejudiciais das dextranas estão associados com altas doses ou com administração prolongada.

O uso de *solução de dextrana-salina hipertônica* (aplicação de 4 mℓ, 2.400 mOsm/ℓ de solução de cloreto de sódio com 6% de dextrana 70/kg PC IV, ao longo de 4 min) combinada com uma solução alcalinizante isotônica oral contendo cloreto de sódio (3,22 g/ℓ), cloreto de potássio (1,12 g/ℓ), acetato de sódio tri-hidratado (4,76 g/ℓ) e glicose anidra (16,22 g/ℓ) fornece 300 mOsm/kg de água, quando administradas na dose de 55 mℓ/kg PC, demonstrando-se superior à administração exclusiva de outras soluções no tratamento de diarreia hipovolêmica induzida experimentalmente em bezerros. O tratamento combinado resultou em aumento imediato e sustentado do volume plasmático, do débito cardíaco e do volume sistólico, melhorando a perfusão tecidual. Indicou-se reidratação rápida e sustentada após o tratamento combinado, por melhorar a condição de hidratação e a depressão clínica, e diminuir o hematócrito, a concentração sanguínea de lactato e as concentrações séricas de creatinina, albumina e fósforo. A reanimação com administração oral exclusiva de solução de eletrólitos foi mais lenta, porém total dentro de 24 h. A reanimação com solução salina hipertônica – dextrana exclusivamente – resultou em um único efeito transitório.

A administração de solução de dextrana-salina hipertônica (solução de NaCl 7,2% com 6% de dextrana, na dose de 4 mℓ/kg PC IV, ao longo de 4 min, em combinação com a administração oral de solução de eletrólitos isotônica, na dose de 50 a 60 mℓ/kg PC) foi uma maneira efetiva e rápida de reanimar bezerros com desidratação grave causada por diarreia induzida experimentalmente ou de ocorrência natural.

Hidroxietilamido é um polímero de glicose de alto peso molecular (peso molecular médio de 450.000 g), quimicamente sintetizado a partir da amilopectina, originando um polímero de glicose altamente ramificado, com estrutura semelhante àquela do glicogênio. O hidroxietilamido é hidrolisado no sangue pela enzima alfa-amilase; a adição de radicais hidroxietil lentifica a hidrólise e prolonga o efeito expansor do volume plasmático. As soluções de hidroxietilamido são classificadas de acordo com o peso molecular médio; uma taxa de substituição molar (geralmente indicada depois de uma barra) reflete o número de substituições de hidroxietil por unidade de glicose, sendo que um número maior indica maior número de substituições e taxa de degradação mais lenta.[23] Por todo o mundo, foram desenvolvidas diversas formulações de hidroxietilamido: Hetastarch (hidroxietilamido: 600.000 g/0,75, em solução de NaCl 0,9%, ou 670.000 g/0,75, em solução de lactato de Ringer), Pentastarch (200.000 g/0,4, em solução de NaCl 0,9%) e Tetrastarch (130.000 g/0,4 ou 130.000/0,42, em solução de NaCl 0,9%). Como o peso molecular do hidroxietilamido é muito maior do que o da albumina (65.000 g), nas preparações Hetastarch, o hidroxietilamido reduz a permeabilidade endotelial "vedando" os espaços entre as células endoteliais. O hidroxietilamido está disponível na concentração de 6%, em solução de NaCl 0,9%; isso propicia uma solução hiperoncótica, porém praticamente isotônica. As taxas de administração relatadas variam de 5 a 40 mℓ/kg PC/h; contudo, à semelhança da dextrana 70, é mais segura a administração de hidroxietilamido em dose inferior a 20 mℓ/kg PC/h. Também como a dextrana 70, a administração de hidroxietilamido é acompanhada de risco de exacerbação de coagulopatias preexistentes. Esse risco depende da taxa de administração, da dose total administrada (dose máxima de 20 mℓ/kg PC, em 24 h, em humanos) e do tamanho das partículas de hidroxietilamido. A administração de hidroxietilamido 6% a equinos anestesiados, na dose de 5 a 15 mℓ/kg, ao longo de 90 min, diminuiu a PVC média e o débito cardíaco, mas não corrigiu a hipotensão sistêmica induzida pela inalação do anestésico.[24] A administração rápida de hidroxietilamido 6% a equinos com doenças gastrintestinais de ocorrência natural, na dose de 10 mℓ/kg, aumentou a pressão osmótica-coloidal em, aproximadamente, 20%, mas não retornou aos valores da faixa de variação normal.[25] Recentemente, a administração de formulações de hidroxietilamido de alto peso molecular foi associada com ocorrência de nefrotoxicidade, insuficiência renal aguda e morte em humanos, especialmente em pacientes com sepse ou com doença renal preexistente; nos EUA, a *Food and Drug Administration* (FDA) recomendou, em 2013, que essas formulações não fossem utilizadas em pacientes com disfunção renal preexistente ou com doença hepática grave, tampouco em adultos gravemente enfermos. Parece que as formulações de hidroxietilamido de baixo peso molecular não causam efeitos adversos similares; contudo, são excretadas quando administradas mais rapidamente, em virtude de seu menor tamanho, resultando em efeito terapêutico de menor duração. A relevância desses achados, com o uso de formulações de hidroxietilamido em grandes animais, não está clara porque não se detectou anormalidade de coagulação clinicamente relevante causada pelo uso de hidroxietilamido, quando administrado em equinos com endotoxemia aguda induzida experimentalmente, na dose de 10 mℓ/kg.[15] *In vitro*, as soluções de hidroxietilamido apresentam efeitos dose-dependentes na coagulação do sangue de equinos, com base na avaliação da função e da agregação plaquetária.[23] A relevância clínica desses achados *in vitro* não foi determinada.

As formulações de Pentastarch apresentam duas importantes diferenças em relação às de Hetastarch (hidroxietilamido): parece que a exacerbação de coagulopatias preexistentes é menor e a taxa de excreção é mais rápida (meia-vida de eliminação de 5,6 h, em equinos sadios, e, possivelmente, de 2 h em equinos gravemente enfermos); no entanto, à semelhança do hidroxietilamido, o Pentastarch foi associado com maior ocorrência de lesão renal aguda em humanos.[26] Em equinos com cólica, administrou-se Pentastarch no pré-operatório, na dose de 4 mℓ/kg; isso provocou aumento do débito cardíaco em equinos anestesiados durante 150 min, em comparação com a aplicação do mesmo volume de solução salina hipertônica (solução de NaCl 7,2%).[27] Contudo, deve-se ressaltar que o Pentastarch é consideravelmente mais caro do que a solução salina hipertônica 7,2%, quando comparado com um volume-base.

Tetrastarch é o coloide mais recentemente disponibilizado e, em consequência, há menos pesquisas avaliando sua eficácia e segurança. Estudos *in vitro* sugerem que o Tetrastarch provoca menos prejuízo à coagulação em razão de seu menor peso molecular e menor número de substituição molar na formulação. Estudos em equinos adultos sadios indicaram que o Tetrastarch causou expansão do volume plasmático e menor duração dos efeitos adversos na função plaquetária do que o Hetastarch, na mesma dose.[28] A relevância clínica dessa diferença ainda não foi determinada.

Há disponibilidade de *gelatinas* (*colágenos de bovino modificados*) para uso veterinário. A formulação contém gelatina, com peso molecular médio de 30.000 g, sendo apresentada como uma suspensão de 5,6%, em solução de NaCl. Em comparação com as dextranas e os hidroxietilamidos, as gelatinas apresentam meia-vida plasmática mais curta e parecem ter menos efeito na coagulação. Em geral, as gelatinas não foram avaliadas tão amplamente como as dextranas e os hidroxietilamidos e, com isso, atualmente não são os coloides preferidos.

Administração prática de soluções de eletrólitos

Em condições ideais, com a avaliação laboratorial do animal, os déficits de eletrólitos podem ser confiavelmente verificados, podendo-se formular o fluido que contém os eletrólitos em falta. No entanto, na maioria das condições práticas, isso não é possível e, comumente, utilizam-se *soluções cristaloides poliônicas*. Em geral, essas soluções contêm sódio, potássio, cloreto e cálcio ou magnésio, em concentração similar à composição de eletrólitos no fluido extracelular; as soluções também podem conter lactato ou acetato, como precursores de bicarbonato. Pode-se adicionar dextrose à solução, tornando-a uma solução inicial ligeiramente hipertônica.

As soluções cristaloides poliônicas são seguras e podem ser utilizadas em grande volume, sem causar anormalidades eletrolíticas, desde que o volume sanguíneo circulante e a função renal tenham sido restabelecidos e mantidos. Podem ser utilizadas na maioria dos casos de desidratação e de alcalemia ou acidemia moderada, bem como em desequilíbrios eletrolíticos moderados. Geralmente não são apropriadas para o tratamento de alcalemia ou acidemia grave, tampouco para hiponatremia, hipopotassemia ou hipocloremia grave.

Para o tratamento de alcalemia ou acidemia grave e de hiponatremia, hipovolemia e hipocloremia grave, é preciso administrar soluções eletrolíticas específicas. Em geral, elas consistem em uma mistura de soluções simples comuns e de eletrólitos suplementares necessários para corrigir alguma anormalidade importante. Essas soluções são necessárias para corrigir rapidamente as anormalidades que não foram corrigidas com o uso de soluções eletrolíticas balanceadas. Essas soluções são apresentadas, de maneira resumida, nas Tabelas 5.3 e 5.5. Há disponibilidade de várias soluções de uso IV para a terapia com fluido em bezerros com diarreia, sendo recomendado que contenham 150 mmol/ℓ de sódio, 5 mmol/ℓ de potássio e cerca de 50 mmol/ℓ de uma mistura de bicarbonato e seus precursores.

Quando não há acidemia, não é necessário o uso de fluido contendo bicarbonato. Em geral, os bovinos adultos com alcalose metabólica associada à doença do abomaso apresentam hipopotassemia, hipocloremia e desidratação. Nesses casos, é apropriado e efetivo o uso de solução eletrolítica balanceada que contenha sódio (135 a 155 mEq/ℓ), cloreto (150 a 170 mEq/ℓ) e potássio (10 a 20 mEq/ℓ). Para vacas-leiteiras recém-paridas, é comum a adição de borogliconato de cálcio na mistura.

Tem-se recomendado o uso de solução contendo potássio no tratamento da depleção de potássio verificada em bezerros com diarreia aguda e em ruminantes e equinos que apresentam inapetência. No entanto, em bezerros com acidemia e hiperpotassemia grave, é importante expandir o volume sanguíneo circulante, restabelecer a função renal e corrigir a acidose (metabólica) por íon forte, antes do fornecimento adicional de potássio, que pode ser tóxico. Pode-se indicar o uso de solução contendo potássio após a correção de acidose e desidratação. Entretanto, se o apetite do animal retornar ao normal, geralmente a ingestão de potássio corrige qualquer deficiência existente.

Para bezerros neonatos com desidratação causada por diarreia, desenvolveu-se um sistema de decisão tipo "árvore" otimizado para o tratamento, com base nos sinais clínicos indicativos da condição de hidratação e na presença dos graus variáveis de acidemia causada por acidose metabólica (força de sucção, grau de enoftalmia, capacidade de ficar em pé e presença ou ausência de reflexo palpebral).[3,29] A decisão tipo "árvore" é seguida da determinação da necessidade de fluido oral ou da administração IV de solução de bicarbonato de sódio isotônica contendo 250 mmol, 500 mmol ou 750 mmol de bicarbonato de sódio, com suplementação adicional de glicose, quando indicada[30] (Figura 5.17).

Para o tratamento de alcalose metabólica hipopotassêmica hipoclorêmica, pode-se utilizar solução acidificante, mas é preferível apenas quando é possível a avaliação laboratorial constante do animal. Sem essa avaliação, recomenda-se o uso de solução de Ringer, solução de NaCl 0,9% ou solução salina hipertônica para corrigir a alcalose (metabólica) por íon forte em bovinos adultos, junto com a administração oral de potássio para animais inapetentes. Na alcalose metabólica hipopotassêmica hipoclorêmica experimentalmente induzida em ovinos com 40 a 50 kg de PC, a reposição do déficit de cloreto, com a aplicação de 2 ℓ de solução salina hipertônica (cloreto de sódio 1,8%), foi efetiva no retorno das concentrações plasmáticas de sódio e cloreto para o valor normal dentro de 12 h; a concentração plasmática de potássio e o equilíbrio ácido-base retornaram à normalidade

Tabela 5.5 Composição (mmol/ℓ) e indicações de soluções de eletrólitos utilizadas no tratamento com fluidos.

Solução	Na^+	K^+	Cl^-	Mg^{2+}	Ca^{2+}	HCO_3^-	Lactato ou acetato	Dextrose	Gliconato	Principais indicações
Cloreto de sódio 0,9% (salina isotônica)	155	155	–	–	–	–	–	–	–	Expansão do volume sanguíneo circulante
Bicarbonato de sódio 1,3% (isotônica)	155	–	–	–	–	156	–	–	–	Acidose metabólica
Bicarbonato de sódio 1,3%, em dextrose 5%	155	–	–	–	–	156	–	5%	–	Acidose metabólica
Bicarbonato de sódio 5% (hipertônica)	600	–	–	–	–	600	–	–	–	Acidose metabólica grave
Mistura, em igual volume, de solução salina isotônica e de bicarbonato de sódio isotônica	155	–	78	–	–	78	–	–	–	Acidose metabólica e desidratação
Solução de eletrólitos balanceada (ou seja, solução de McSherry)	138	12	100	5	3	–	50 (acetato)	–	–	Acidose metabólica, perda de eletrólitos e desidratação
Solução de lactato de Ringer	130	4	111	–	3	–	28 (lactato)	–	–	Acidose metabólica
Normosol-R	140	5	98	–	–	–	27	23	–	Acidose metabólica
Plasma-Lyte A	140	5	98	–	–	–	27	23	–	Acidose metabólica
Solução alcalinizante com alto teor de sódio, solução de lactato de Ringer, mais bicarbonato de sódio (5 g/ℓ)	190	4	111	–	–	60	27 (lactato)	–	–	Acidose metabólica e hiponatremia
Solução alcalinizante com alto teor de sódio e alto teor de potássio, solução de lactato de Ringer, mais 1 g de cloreto de potássio/ℓ e 5 g de bicarbonato de sódio/ℓ	190	18	125	–	–	60	27 (lactato)	–	–	Acidose metabólica, hiponatremia, hipopotassemia
Solução acidificante com alto teor de potássio, solução salina isotônica, mais 2,5 g de potássio e cloreto/ℓ; mistura de 1 ℓ de solução de cloreto de potássio isotônica (1,1%), 2 ℓ de salina isotônica (0,9%) e 1 ℓ de dextrose 9%	154	35	189	–	–	–	–	–	–	Alcalose metabólica, hipocloremia, hipopotassemia Alcalose metabólica em bovinos com doença de abomaso

dentro de 36 h após tratamento, sem o fornecimento de potássio. Pequenos volumes de solução salina hipertônica também são efetivos no tratamento de alcalose metabólica hipopotassêmica hipoclorêmica induzida experimentalmente em ovinos.

Em resumo, na clínica de grandes animais, são utilizados cinco diferentes tipos de soluções:

- *Soluções cristaloides poliônicas*, como solução de lactato de Ringer e solução de Ringer-acetato, são indicadas nos casos de desidratação e de desequilíbrios ácido-base e de eletrólitos moderados
- *Solução salina hipertônica e administração oral de água* representam uma alternativa prática e de baixo custo à administração parenteral de grande volume de fluido
- *Soluções de bicarbonato de sódio hipertônicas ou isotônicas*, como as soluções de bicarbonato de sódio 8,4%, 5% (hipertônicas) ou 1,3% (isotônica), são utilizadas nos casos de hiponatremia grave e acidose (metabólica) por íon forte, especialmente em bezerros com diarreia, deprimidos e desidratados
- *Soluções acidificantes contendo cloreto*, como a solução de Ringer, são utilizadas no tratamento de alcalose (metabólica) por íon forte
- *Soluções coloides*, como plasma ou sangue, são administradas mais frequentemente do que dextrana 70 ou de soluções de hidroxietilamido.

Como o custo é um fator importante no tratamento com fluidos em grandes animais, pode não ser possível utilizar soluções estéreis. A maior parte das soluções já mencionadas pode ser preparada utilizando-se os sais necessários misturados em água destilada, água fervida ou água de torneira comum e, portanto, gastando pouco.

Volume de fluido necessário e vias de administração

O volume de fluido necessário depende do grau de desidratação (uma estimativa do volume das perdas ocorridas), das perdas contínuas durante o tratamento e das necessidades de manutenção do animal durante o tratamento, considerando que a ingestão dietética de água, eletrólitos e nutrientes é mínima. Em geral, os fluidos são administrados em duas etapas:

- *Terapia de hidratação*, nas primeiras 4 a 6 h, na taxa de 100 a 150 mℓ/kg PC IV
- *Terapia de manutenção* (uma combinação de *perdas contínuas* e *necessidades de manutenção*) nas 20 a 24 h seguintes, dependendo da gravidade e da progressão da doença, na dose de 60 a 80 mℓ/kg PC IV, ao longo de 24 h (cerca de 3 a 4 mℓ/kg PC/h). Em alguns casos de diarreia profusa, as perdas contínuas e as necessidades de manutenção são, aproximadamente, 150 mℓ/kg PC, em um período de 24 h. A necessidade diária de água para a manutenção de equinos adultos varia de 54 a 83 mℓ/kg PC, com média de 64 mℓ/kg PC.

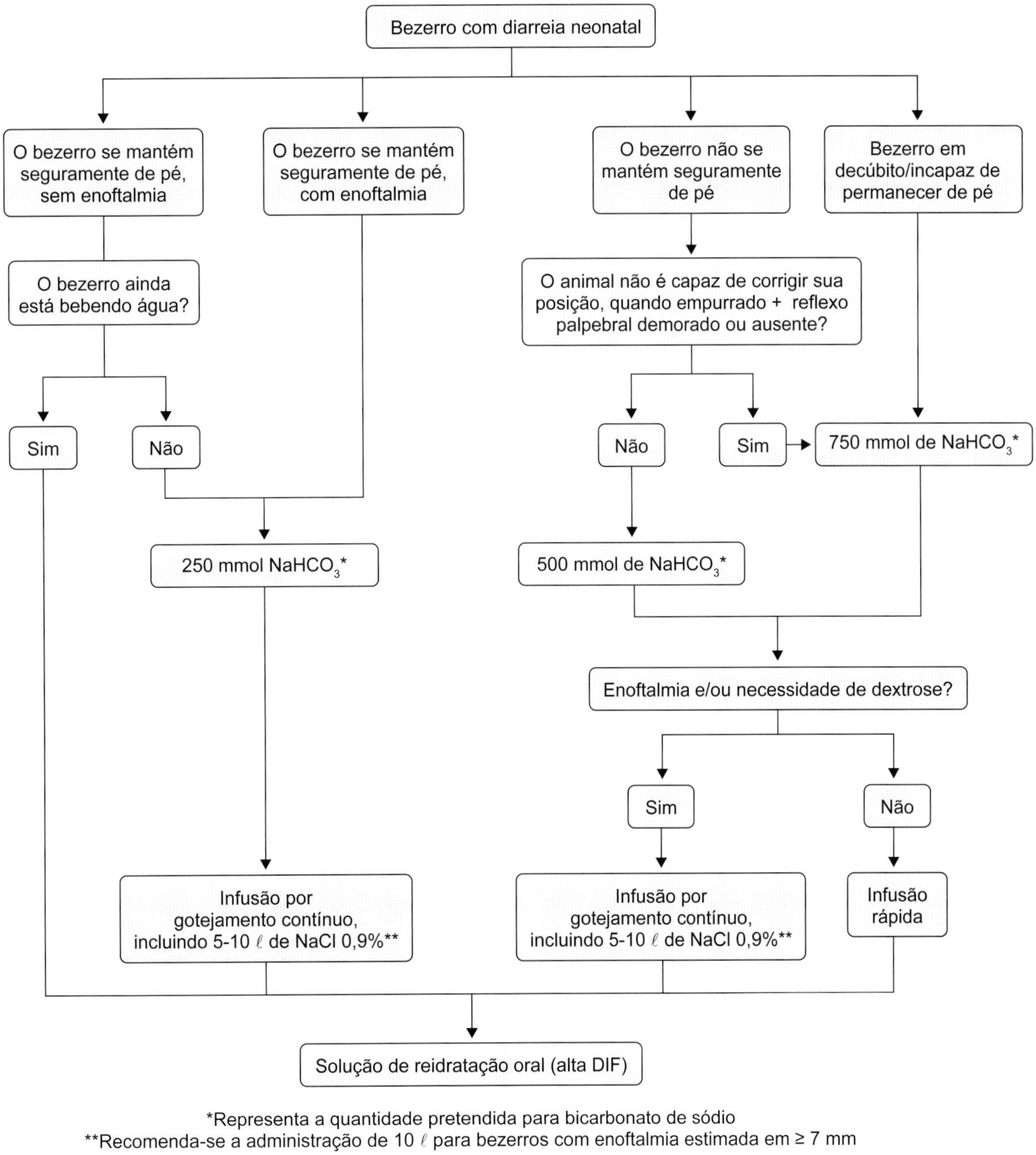

Figura 5.17 Sistema de decisão tipo "árvore" otimizado para o tratamento de bezerros neonatos com diarreia, em condição de campo. A capacidade de permanecer em pé é avaliada levantando-se os animais que estão em decúbito. A enoftalmia indica um espaço visível de 3 a 4 mm, entre a superfície da córnea e a carúncula lacrimal ou a posição normal da pálpebra inferior.
Adaptada de De Trefz FM et al. BMC Vet Res 2012; 8:238, 23.

Alguns exemplos de necessidades de grandes volumes de fluido para hidratação e manutenção, em casos de diarreia aguda, são mostrados na Tabela 5.6.

Tratamento parenteral com fluido

O volume total de fluido estimado, necessário como terapia de hidratação, deve ser administrado por via IV, utilizando-se cateter IV de demora nas primeiras 4 a 6 h, a fim de expandir e manter o volume sanguíneo circulante. Caso haja acidemia ou alcalemia, estas também devem ser tratadas imediatamente. Desse modo, as anormalidades mais importantes – baixo volume de sangue circulante e desequilíbrio ácido-base – são tratadas logo no início. A reposição do volume de sangue circulante restabelece a função renal, fato que auxilia na correção do equilíbrio ácido-base e de eletrólitos. A correção imediata da acidemia restitui aos tecidos a sua atividade fisiológica normal. Prefere-se a via IV para o tratamento de hidratação e para a correção dos desequilíbrios ácido-base e de eletrólitos graves. As outras vias (intraperitoneal, SC e oral) não são apropriadas quando há baixo volume de sangue circulante.

Durante a administração IV, o animal deve ser monitorado quanto a evidências clínicas e laboratoriais de efeitos deletérios ou de melhora. Uma *resposta favorável* é indicada por micção dentro de 30 a 60 min, melhora na atividade mental e alguma evidência de hidratação. *Respostas desfavoráveis* incluem *dispneia*, resultante de pneumonia preexistente; edema pulmonar, em razão de administração muito rápida; *ausência de micção* por insuficiência renal ou paralisia da bexiga; e *tetania*, decorrente da excessiva administração de álcalis. Caso ocorra contaminação da solução comercial

Tabela 5.6 Exemplos de volumes aproximados de fluidos necessários para reidratação e manutenção.

Animal	Grau de desidratação (% PC)	Fluido necessário para	
		Reidratação (ℓ)	Manutenção (ℓ/24 h)
Equino adulto (500 kg)	8	40	25 a 50
	12	60	25 a 50
Bezerro recém-nascido (50 kg)	8	4	2,5 a 5
	12	6	2,5 a 5
Vaca adulta (700 kg)	8	56	35 a 70
	12	84	35 a 70

de eletrólitos ou de outras substâncias, como aminoácidos, podem surgir sintomas incomuns, como sudorese, tremores e depressão várias horas após a administração IV. Se houver disponibilidade de um laboratório, a determinação do VG, da concentração de bicarbonato e do pH sanguíneo propicia um excelente monitoramento durante a administração de fluidos.

Taxa de administração

Depende do tamanho do animal, da gravidade da doença e do tipo de fluido administrado, bem como da resposta do animal aos fluidos. Em bezerros, pode-se administrar solução salina isotônica (NaCl 0,9%) e solução de bicarbonato de sódio na taxa de 1 a 3 ℓ/h; em equinos adultos, os fluidos podem ser administrados na taxa de 10 a 12 ℓ/h. Soluções hipertônicas, como bicarbonato de sódio 5%, podem ser administradas em equinos adultos, na taxa de 3 a 5 ℓ/h, seguidas de solução de eletrólitos balanceada, na taxa de 10 a 12 ℓ/h. Soluções nas quais se adicionou potássio devem ser administradas cuidadosamente, na taxa de 3 a 5 ℓ/h. Em vacas com desidratação grave e acidose causadas por sobrecarga de carboidrato, os fluidos podem ser administrados na taxa de 10 a 12 ℓ/h.

Reações adversas à administração IV de fluidos incluem *fraqueza muscular súbita* (sugestiva de hipopotassemia) e *hiperventilação e taquicardia* súbitas, que sugerem *hidratação excessiva*. Quando isso acontece, a aplicação de fluido deve ser interrompida e os sinais clínicos, avaliados. Caso haja disponibilidade de assistência laboratorial, a determinação do pH sanguíneo e do teor de bicarbonato podem propiciar uma explicação para a reação.

É necessário cuidado especial quando se administra fluido por via IV em animais com *hipotermia*, pois a aplicação IV de fluido é capaz de reduzir, adicionalmente, a temperatura corporal central. Durante a terapia com fluido, o resfriamento é inevitável, sempre que os animais são alojados em ambiente com temperatura abaixo de sua temperatura corporal central. É importante ressaltar que os fluidos inicialmente aquecidos em temperatura de 37°C se resfriam após a passagem pelo equipo. A colocação de aquecedores disponíveis no mercado ao redor do equipo, o mais próximo possível do local de inserção do cateter, é efetiva para aquecer fluidos de uso IV à temperatura > 36°C, em taxa de administração de 60 a 300 mℓ/h.[31] Quando se trata de neonato com hipotermia, muitos veterinários colocam a parte distal do equipo utilizado na administração de fluido em uma vasilha com água aquecida, de modo a assegurar que o fluido seja aquecido o tanto quanto possível durante a administração. A eficácia desse processo de aquecimento não foi avaliada; é provável que, em razão da distância entre a vasilha e o local de inserção do cateter, esse procedimento não seja efetivo quando se utilizam aquecedores de equipo disponíveis no mercado.

Uso de cateter intravenoso e suas complicações

A administração de grande volume de fluido por via IV aos animais pecuários é mais fácil quando se utiliza cateter de demora flexível (calibre 10 a 14) na *veia jugular*, apropriadamente fixado no pescoço do animal para impedir sua saída da veia (Figura 5.18). Deve-se empregar técnica de assepsia padrão. Utiliza-se um tubo plástico espiralado e um tubo de borracha apropriado para administração de fluidos, oriundo de um grande recipiente plástico de 20 a 25 ℓ (Figura 5.19). O tubo plástico espiralado possibilita que o animal se deite e se levante sem dano ao cateter e ao tubo. O uso de tubo de borracha com uma câmara de gotejamento ajuda a verificar a taxa de fluxo, que pode ser ajustada por meio de um clampe. Com um cateter calibre 14, é possível administrar 20 ℓ de fluido, como terapia de hidratação, a uma vaca ou um equino adulto, ao longo de 4 h.

Veia auricular de bovinos adultos e bezerros

No norte da Europa, é comum a administração IV de fluidos em bovinos adultos e bezerros na veia auricular. O pescoço curto, a pele espessa e, em algumas raças, a barbela pendular dos bovinos dificulta a introdução e a fixação do cateter de demora na veia jugular, por longo período. A cateterização da veia auricular de bovinos adultos pode ser bem-sucedida com o emprego de um cateter cuja agulha, calibre 14, é revestida por uma cânula de 5 cm de comprimento; isso permite a administração de 20 ℓ de solução de reidratação ao longo de 4 h. A cateterização da veia auricular de bezerros neonatos pode ser bem-

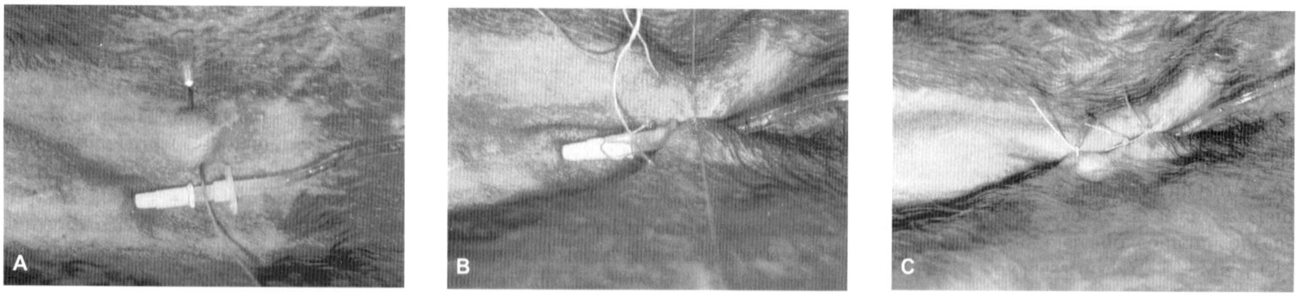

Figura 5.18 Fixação de um cateter calibre 14, de 14 cm de comprimento, na veia jugular de uma vaca. Faz-se tricotomia no local da venopunção, seguida de desinfecção para a colocação asséptica do cateter. Aplica-se 1 mℓ de lidocaína 2%, por via intradérmica, no local escolhido para a introdução do cateter e faz-se uma incisão cutânea de 5 mm de comprimento, inclusive da derme. **A.** Em seguida, o cateter é introduzido no lúmen da veia e empurrado cuidadosamente até que seu bulbo encoste na pele. O cateter é fixado por meio de suturas na pele utilizando uma agulha calibre 18 e fio multifilamentado sintético. A sutura faz uma laçada ao redor do tubo, próximo de onde se fixa o bulbo do cateter, de modo que ele não volte para trás. **B.** Em seguida, a agulha calibre 18 é passada através da dobra cutânea ventral adjacente ao cateter e aperta-se a sutura para criar um túnel. **C.** São aplicados pontos de sutura adicionais nas dobras cutâneas superiores e inferiores, a fim de alongar o túnel e impedir movimento excessivo da junção cateter-bulbo. (Esta figura encontra-se reproduzida em cores no Encarte.)

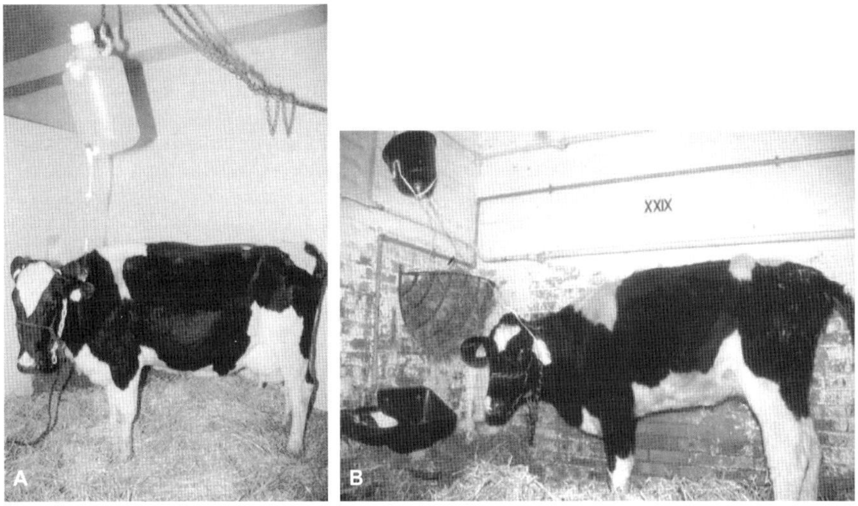

Figura 5.19 Administração de grande volume de solução cristaloide isotônica em vacas da raça Holstein-Friesian, na veia jugular (**A**) e na veia auricular (**B**).

sucedida com o emprego de um cateter com agulha interna, tipo "*butterfly*", calibre 22, com 2,5 cm de comprimento, após tricotomia da parte externa do pavilhão auricular e aplicação de um torniquete na base da orelha, a fim de facilitar a visualização dos vasos sanguíneos e a introdução do cateter (Figura 5.20).

Uso de cateter no ceco de equinos

Tem-se utilizado cateter de ceco percutâneo para a administração de fluidos em potros. A vantagem desse procedimento é o baixo custo, mas esse procedimento pode causar complicações, como peritonite, diarreia, laminite e hipocalcemia.

Tromboflebite

A cateterização da veia jugular por longo período (alguns dias), em bovinos adultos e, especialmente, em equinos, pode resultar em tromboflebite, flebite supurativa e sepse oriunda do cateter. A inspeção da veia jugular acometida revela tumefação, rigidez e dor moderada. É necessário cuidadoso exame visual e digital para determinar a patência da veia; em cerca de 50% dos casos, a veia encontra-se totalmente obstruída por trombo e não pode ser utilizada para administração IV por um período de 2 a 3 semanas. A extensão e a gravidade da tromboflebite podem ser determinadas por meio de ultrassonografia do pescoço; a patência da veia pode ser avaliada mediante sua compressão com a cabeça do transdutor.

O desenvolvimento de tromboflebite depende do método utilizado na preparação cutânea e da técnica de cateterização. A preparação cuidadosa da pele e o emprego de técnicas de assepsia durante a introdução e a manutenção do cateter são fundamentais para evitar essa complicação. Como medida profilática, tem-se utilizado 150 UI de heparina/kg PC SC, imediatamente após a introdução do cateter e, em seguida, a cada 12 h, mas esse procedimento não é considerado necessário quando se empregam boas

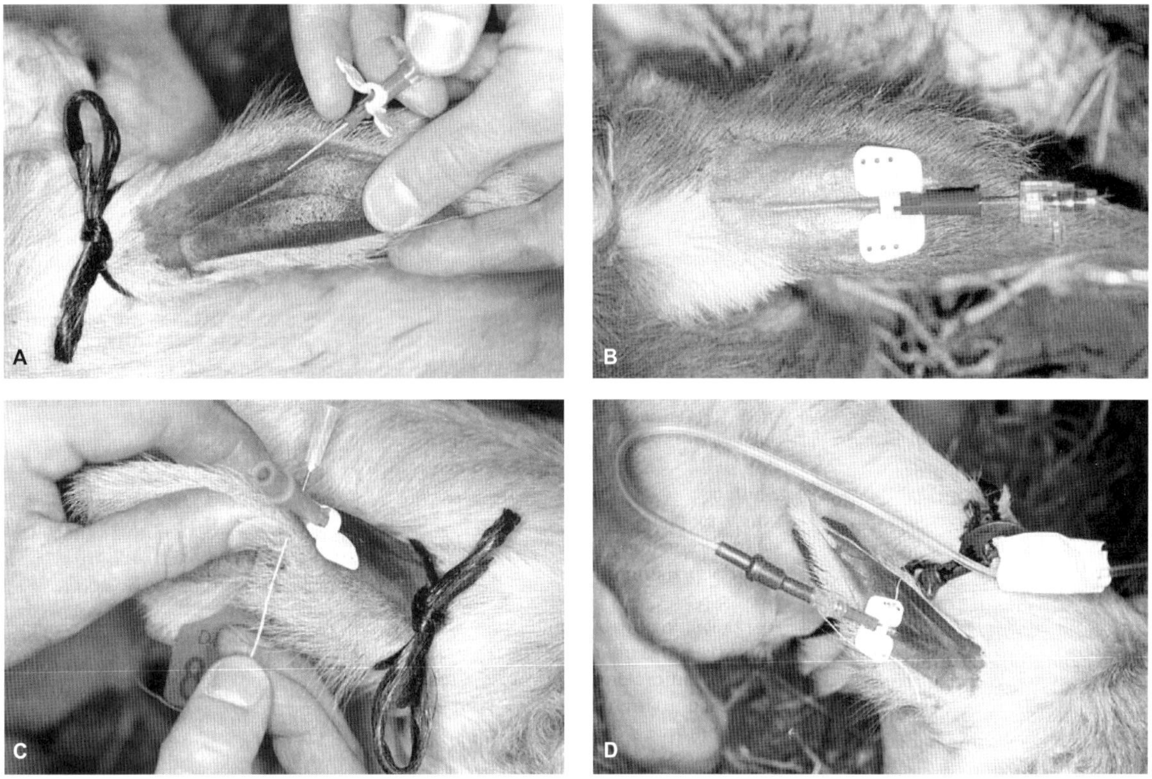

Figura 5.20 Colocação de um cateter com agulha interna, tipo "*butterfly*", calibre 22, com 2,5 cm de comprimento, na veia auricular de um bezerro. **A.** Faz-se a tricotomia e a assepsia da orelha para a introdução asséptica do cateter, aplicando-se um torniquete na base da orelha para facilitar a visualização das veias auriculares. **B.** Em seguida, o cateter é colocado no lúmen da veia e cuidadosamente empurrado para frente. **C.** Remove-se o torniquete e o cateter é fixado no pavilhão auricular com auxílio de uma agulha calibre 20, que atravessa o pavilhão auricular; o cateter é preso, tendo o cuidado para não torcer a orelha. **D.** Em seguida, o fluido de uso intravenoso é conectado e faz-se uma bandagem na orelha, tendo cuidado para não colocar a bandagem abaixo da extremidade do cateter. Fotografias gentilmente fornecidas pelo Dr. Joachim Berchtold, Alemanha. (Esta figura encontra-se reproduzida em cores no Encarte.)

técnicas. A alternância do cateter entre as veias jugulares, em intervalos de 48 a 72 h, é uma prática padrão em equinos submetidos ao tratamento com fluidos, mas, apesar dessa precaução, ocorrem complicações em 20 a 50% dos equinos cuja veia jugular foi cateterizada por um período de 48 h. A utilização de cateter de material menos trombogênico, a introdução asséptica do cateter e a observação de simples práticas de manejo aumentam a viabilidade do cateter em cerca de 14 dias. O cateter menos reativo é o Silastic, seguido do cateter de poliuretano; o cateter de politetrafluoroetileno causa a maior reação. Cateteres moles são melhores que os duros e rígidos.

Com frequência, o fluido de uso IV em grandes animais é acondicionado em um *carboy* (que, em língua persa e arábica significa *big jug*, ou seja, grande jarro), termo utilizado para descrever um recipiente que pode conter 20 a 40 ℓ de fluido. Um estudo retrospectivo sobre os fatores de risco associados à trombose venosa em equinos tratados com fluido IV em um hospital-escola mostrou que houve relação entre o uso de fluido do *carboy* e a ocorrência de diarreia e febre; a prevalência foi menor em equinos submetidos a anestesia geral, cirurgia e tratamento antimicrobiano. Foram isoladas diversas bactérias aeróbicas em cerca de 50% dos cateteres de uso IV removidos de equinos. Também foram isoladas bactérias em 7% dos suabes cutâneos obtidos em áreas ao redor do cateter, após a preparação cirúrgica com solução de iodo e antes e após a remoção do cateter. No entanto, não se constatou relação entre o isolamento bacteriano e a ocorrência de tromboflebite venosa.

Administração oral de fluido

Sempre que possível, deve-se utilizar a VO para administrar o volume de fluido necessário para a manutenção. Desde que não haja anormalidades do trato digestório que interfiram na administração oral ou na absorção de fluido, ela é a via preferida para o tratamento de manutenção. Em ruminantes, como bovinos adultos, a função ruminal deve estar normal para que haja absorção significativa de fluidos e eletrólitos. A administração oral de grande volume de fluido aos bovinos com atonia ruminal resulta em sequestro de fluido no rúmen e desenvolvimento de alcalose metabólica hipopotassêmica hipoclorêmica.

Administração oral de fluido em bezerros e bovinos adultos

No mercado, há disponibilidade de uma variedade de soluções de reposição de eletrólitos de uso oral. A maioria das preparações é em forma de pó, que é misturado à água ou diretamente no leite. As formulações variam quanto à sua composição, mas tipicamente, contêm sódio, cloreto, potássio, glicose, glicina e bicarbonato ou seus precursores (acetato, propionato ou citrato). Algumas formulações contêm outros componentes, como fibra de pectina revestida por lecitina que, conforme se relata, diminuiu a proliferação de *E. coli* e *Salmonella* spp., ou outros agentes que facilitam a normalização da população de bactérias intestinais. O conhecimento das necessidades de uma solução de eletrólitos ideal para uso oral em bezerros com diarreia ainda precisa ser consolidado. No entanto, tem-se progredido muito nos últimos 30 anos, e os pontos críticos na formulação de uma solução de eletrólitos ideal para uso oral são: osmolalidade, concentração de sódio, fonte de agente alcalinizante e conteúdo de energia (estreitamente relacionado à osmolalidade). Ainda não foi determinado se a solução de eletrólitos de uso oral precisa conter componentes como glutamina, que pode facilitar o reparo do epitélio intestinal lesionado. Essa questão está sendo ativamente pesquisada e ainda não se chegou a um consenso.

Soluções de eletrólitos de uso oral devem ser rotineiramente administradas a todos os bezerros com < 21 dias de idade assim que surgem os primeiros sinais de diarreia, porque não é possível prever seguramente o quão rápido o bezerro desenvolverá desidratação. Bezerros com retração do globo ocular de 4 mm ou mais, ou aqueles que não conseguem ficar em pé, devem receber fluidos IV (pequeno volume de solução salina hipertônica, pequeno volume de solução de bicarbonato de sódio ou grande volume de solução cristaloide isotônica comum), além de solução de eletrólitos VO. No tratamento inicial de um bezerro desidratado, deve-se utilizar uma solução de eletrólitos de uso oral que não é adicionada ao substituto de leite, porque isso ocasiona maior expansão do volume plasmático.[32] A *osmolalidade* da solução de eletrólitos de uso oral deve variar de isotônica (300 mOsm/kg) a hipertônica (700 mOsm/kg). A osmolalidade efetiva na extremidade da vilosidade intestinal é, aproximadamente, 600 mOsm/kg, pela presença de um mecanismo de permuta de contracorrente. Embora deva-se evitar o uso de fluidos muito hipertônicos em animais com grave lesão de vilosidade intestinal, atualmente não é possível prever quais bezerros apresentam essa lesão, com base nos achados do exame físico e na mensuração do pH das fezes, ou em outros parâmetros corporais. Fluidos com baixa osmolalidade (300 mOsm/kg) apresentam conteúdo inadequado de energia porque têm concentração insuficiente de glicose. Por essa razão, se o animal recusa o leite, então deve-se administrar solução de eletrólitos hipertônica (cerca de 600 mOsm/kg) VO.[33,34] Se o bezerro consome leite, deve-se administrar solução de eletrólitos isotônica (300 mOsm/kg) VO, porque o conteúdo inadequado de energia não é mais um problema.[34,35] O ideal é fornecer leite fresco aos bezerros com diarreia, 24 h após o tratamento; prefere-se o leite fresco de vaca em vez de substituto de leite ou leite pasteurizado, porque o leite fresco contém fatores tróficos que facilitam o reparo de epitélio intestinal lesionado, e o conteúdo de energia do leite é necessário para manter o peso corporal. Em geral, a restrição ao consumo de leite por bezerros com diarreia não deve ir além de 24 h.[37]

A *concentração de sódio* ou a solução de eletrólitos de uso oral deve conter 90 a 130 mmol/ℓ. A absorção adequada de sódio é o fator determinante fundamental para a expansão bem-sucedida do espaço extracelular, sendo a principal razão a administração oral da solução de eletrólitos (a concentração de sódio no leite é muito baixa, com valor médio de 28 mmol/ℓ). Concentração de sódio < 90 mmol/ℓ propicia fornecimento inadequado desse íon, enquanto concentração de sódio > 130 mmol/ℓ pode causar hipernatremia e perda adicional de água livre.

A solução de eletrólitos de uso oral também deve conter *glicose* e *acetato, propionato* ou *glicina* para facilitar a absorção de sódio e fornecer energia. Na membrana luminal das células epiteliais das vilosidades, há mecanismos de cotransporte para sódio e glicose, sódio e ácidos graxos voláteis como acetato e propionato, sódio e citrato, e sódio e aminoácidos (como a glicina). Portanto, a administração de glicose, acetato, propionato, glicina ou citrato facilita a absorção de sódio. Esses mecanismos de transporte não estão prejudicados na *E. coli* enterotoxigênica e são funcionais, pelo menos parcialmente, nas diarreias causadas por má absorção ou má digestão. Um estudo recente com bezerros neonatos sadios e adequadamente hidratados levantou questões sobre a importância relativa do transporte de sódio junto com a glicose na reidratação de bezerros com diarreia e sugeriu que a proporção glicose:sódio (que se acredita ser de 1 a 3, com uma proporção ótima de 1,4, com base nas soluções de reidratação oral de crianças) pode não ser um componente importante na eficácia do tratamento de bezerros neonatos.[38] A escolha de glicina como constituinte da solução de eletrólitos de uso oral, como um aminoácido transportado junto com o sódio, considerou sobretudo seu baixo custo e sua ampla disponibilidade, e também porque ela foi incluída nas primeiras soluções de reidratação oral de crianças.

A solução de eletrólitos de uso oral deve conter um *agente alcalinizante*, como acetato, propionato ou bicarbonato, em concentração de 40 a 80 mM/ℓ.[39-41] Para a correção de acidose discreta a moderada, os fluidos com acetato são tão efetivos quanto as soluções que contêm bicarbonato: [acetato- = CH_3COO^-] + H^+ + $2O_2$ ↔ $2CO_2$ + 2 H_2O. Para ser efetivo, o acetato deve ser metabolizado, e essa metabolização pode estar prejudicada em animais com acidemia ou com desidratação grave, embora isso não tenha sido comprovado em bezerros gravemente desidratados. Fluidos contendo acetato ou propionato podem ser fornecidos junto com o leite, pois tanto o acetato quanto o propionato não elevam o pH do abomaso, tampouco inibem a coagulação do leite. Comparativamente, as soluções de eletrólitos de uso oral contendo bicarbonato, quando fornecidas sem leite, provocam alcalinização excessiva do abomaso e da porção proximal do intestino delgado, diminuindo a eficácia do "agente esterilizante abomasal" na morte de patógenos intestinais ingeridos, favorecendo muito a aderência de *E. coli* enteropatogênica às células epiteliais e a produção da toxina STa. Ademais, o bicarbonato não inibe o crescimento de *Salmonella* no lúmen intestinal, enquanto acetato e propionato inibem a multiplicação dessa bactéria. No entanto, é importante ressaltar que, teoricamente, as soluções de eletrólitos de uso oral contendo bicarbonato são mais efetivas na rápida correção de acidemia grave do que o acetato ou o propionato, porque o bicarbonato reage diretamente com íons H^+ ($HCO_3^- + H^+ \leftrightarrow H_2CO_3 \leftrightarrow H_2O + CO_2$). A principal desvantagem das soluções de uso oral contendo bicarbonato é que o pH do abomaso (um mecanismo de defesa natural) se eleva, aumentando a preocupação de que o bicarbonato possa diminuir a capacidade de coagulação do leite no abomaso. Essa desvantagem teórica em relação ao bicarbonato parece não ser verdadeira, ao menos quando se fornece solução com baixa concentração de bicarbonato (25 mmol/ℓ).[37]

O potencial alcalinizante de uma solução de eletrólitos de uso oral pode ser estimado pelo cálculo da *DIF efetiva* dessa solução fornecida. Como a eletroneutralidade deve ser sempre mantida, a diferença entre a carga de todos os cátions fortes (geralmente, apenas sódio e potássio) e ânions fortes (geralmente apenas cloreto) na solução de eletrólitos de uso oral é denominada DIF efetiva e indica a concentração de íons fortes metabolizáveis, como acetato, propionato e citrato, bem como a concentração de bicarbonato.[39] As soluções de eletrólitos de uso oral devem ter DIF efetiva de, aproximadamente, 40 a 80 mmol/ℓ. Soluções de eletrólitos com DIF efetiva = 0 são acidificantes, porque elas causam acidose sistêmica por íon forte; essas soluções não são recomendadas no tratamento de bezerros desidratados, com diarreia.

A *taxa de esvaziamento do abomaso* influencia a taxa de liberação da solução de eletrólitos de uso oral no intestino delgado, principal local de absorção de fluido. Portanto, a taxa de esvaziamento do abomaso é um importante determinante da taxa de reidratação de bezerros desidratados com diarreia. O volume e o conteúdo calórico de uma dieta líquida são os principais determinantes da taxa de esvaziamento do abomaso.[40] Outros importantes determinantes dessa taxa de esvaziamento são o tipo de proteína ou de gordura e a osmolalidade, bem como o pH do duodeno; uma solução com osmolalidade 600 mOsm/kg ou um pH luminal < 2 ou > 10 reduz a taxa de esvaziamento do abomaso em bezerros lactentes.[40] Estudos em bezerros sadios sugerem que as soluções de eletrólitos de uso oral que fornecem > 2,4 g de glicose/kg PC podem diminuir a taxa de reidratação em virtude da menor liberação de água livre, sódio e glicose no intestino delgado, embora seja difícil detectar diferenças clinicamente importantes na taxa de reanimação quando as soluções de eletrólitos de uso oral são fornecidas a bezerros com diarreia naturalmente adquirida. Nestes casos, calcula-se a necessidade de manutenção total para 24 h e faz-se o fracionamento da dose, com administração oral, de preferência 3 vezes/dia. Em comparação com o tratamento parenteral, há risco menor de hiperidratação e de intoxicação por eletrólitos; ademais, na diarreia aguda, a ingestão de fluido de manutenção e de eletrólitos repõe continuamente as perdas que ocorrem durante o período de diarreia. Os proprietários de animais pecuários devem ser informados sobre a importância do fornecimento, o mais breve possível, de fluido e eletrólitos aos bezerros recém-nascidos que apresentam diarreia acompanhada de desidratação, apatia, inatividade ou incapacidade de mamar, bem como da importância em continuar o tratamento até a recuperação do animal. Os animais que apresentam diarreia ou outras doenças nas quais ocorrem perdas contínuas de líquido e eletrólitos devem ter disponíveis água e solução de eletrólitos o tempo todo.

Há controvérsia quanto ao *fornecimento contínuo de leite a bezerros com diarreia* enquanto recebem solução oral de fluido e eletrólitos. No passado, o procedimento convencional era impedir o consumo de leite por 1 a 2 dias e, então, fazer uma reintrodução gradativa do leite ao longo de alguns dias, quando há evidência de recuperação do paciente. Uma prática extrema era a privação total da ingestão de leite, até cessar a diarreia. A base lógica para essa prática era que a capacidade do intestino do bezerro em digerir leite estava prejudicada, especialmente a digestão de lactose em bezerros jovens com diarreia causada por rotavírus ou coronavírus. Também acreditava-se que a presença de leite no intestino seria um substrato para a contínua multiplicação dos patógenos entéricos. Estudos recentes em bezerros com diarreia de ocorrência natural ou com diarreia induzida experimentalmente mostraram o benefício do fornecimento de leite aos bezerros com diarreia e que recebem solução de eletrólitos VO[35]; essa prática resulta em recuperação mais rápida da diarreia (menos dias com diarreia), debilidade de menor magnitude, ganho de peso contínuo, maior armazenamento de gordura, taxa de regeneração da mucosa intestinal mais rápida e menor grau de atrofia do timo, em comparação com bezerros impedidos de consumir leite. A adição de solução de eletrólitos ao leite fornecido aos bezerros com diarreia é um procedimento efetivo e prático; essa abordagem terapêutica requer fácil acesso à água dos bezerros tratados, por todo o tempo.[36]

Em ruminantes adultos, tanto a água quanto o sódio devem ser absorvidos para manter a expansão do líquido do compartimento extracelular. Os ácidos acético, propiônico e butírico são rapidamente absorvidos do pré-estômago em suas formas não ionizadas, mas são mais lentamente absorvidos quando apresentam um íon sódio em sua forma ionizada. Os bovinos produzem até 180 ℓ de saliva por dia, com concentração de sódio de 126 mEq/ℓ; cerca de metade do sódio secretado na saliva é reabsorvido no pré-estômago, especialmente por mecanismos de transporte ativo. Com base nessa fisiologia, o sódio administrado por VO é bem absorvido em ruminantes adultos, e a absorção de sódio é acompanhada de transferência passiva de água do rúmen para o espaço extracelular.

A administração oral de bicarbonato de sódio pode ser parte importante do tratamento de ruminantes adultos com sobrecarga por grãos. A administração oral de bicarbonato de sódio aos ruminantes adultos (2,5 g/kg PC) causa alcalose metabólica (alcalose por íon forte) grave. O fornecimento de 700 mℓ de solução de bicarbonato de sódio 40% ou de solução de propionato de sódio 46% (ambas altamente hiperosmóticas), na forma de beberagem, em vacas-leiteiras, aumenta o pH sanguíneo em um grau equivalente. Portanto, a administração oral de solução de sais de sódio com alta DIF efetiva causa alcalose metabólica (alcalose por íon forte) em ruminantes adultos, bem como em neonatos.

Em razão da alta capacidade de absorção de sódio e água pelo rúmen, podem-se administrar soluções de eletrólitos hipotônicas VO em ruminantes adultos desidratados. A fórmula ideal de uma solução de eletrólitos de uso oral para ruminantes adultos é desconhecida, mas como todas as soluções, deve conter sódio, potássio, cálcio, magnésio, fósforo e propionato, a fim de facilitar a absorção de sódio e propiciar fonte adicional de energia ao animal. Desde que a osmolalidade do conteúdo ruminal se mantenha hipotônica em relação ao plasma, ocorre absorção lenta, porém contínua, de eletrólitos e água contidos em uma solução de eletrólitos de uso oral, em razão da capacidade de armazenamento do rúmen. Um fluido isotônico contendo 6,17 g de NaCl, 0,34 g de KCl e 2,89 g de $NaHCO_3$ (fornece 140 mmol de sódio/ℓ, 4,5 mmol de potássio/ℓ e 110 mmol de cloreto/ℓ) foi efetivo no tratamento de caprinos desidratados, quando administrado por meio de sonda nasorruminal.[42] Outra fórmula recomendada para ruminantes adultos, em especial aqueles com *alcalose metabólica hipopotassêmica hipoclorêmica*, contém 7 g de NaCl, 1,5 g KCl e 1 g de $CaCl_2$ (fornece 120 mmol de sódio/ℓ, 20 mmol de potássio/ℓ, 9 mmol de cálcio/ℓ e 158 mmol de cloreto/ℓ).[44] A formulação de uma solução de eletrólitos de uso oral que seja prática, efetiva, de baixo custo e disponível no mercado para ruminantes adultos continua sendo uma importante necessidade para o tratamento com fluido e eletrólitos.

Administração oral de fluido em equinos

O uso IV de fluido e eletrólitos tem sido amplamente aplicado no tratamento de desidratação e de anormalidades eletrolíticas em equinos com diarreia. No entanto, a administração oral de fluido, como utilizada em bezerros e bovinos adultos, não tem sido utilizada com a mesma extensão. O tratamento com solução de fluido oral pode ser um método prático, efetivo e econômico de reidratação de equinos com diarreia, ainda não totalmente explorado.

Em equinos com diarreia aguda, vários fatores contribuem com as perdas de líquido e eletrólitos. Ocorre grande perda de sódio e água nas fezes, mas a excreção fecal de potássio pode permanecer inalterada. A carência de consumo de alimentos, que compromete principalmente o consumo de potássio, pode resultar em perda diária de 2.500 a 3.000 mmol de potássio. Embora as perdas de água e potássio na urina diminuam, a depleção de potássio continua; assim, a perda de potássio é muito alta e precisa ser reposta, especialmente em equinos com anorexia. O significante déficit de potássio em equinos com diarreia também deve ser considerado quando se pensa na composição de fluidos de uso oral. A administração de 30 a 40 g de cloreto de potássio ou, se o uso de cloreto não é apropriado, a administração de 30 a 40 g de bicarbonato de potássio, em 2 a 4 ℓ de água, por meio de sonda nasogástrica, várias vezes ao dia, para um equino com diarreia e inapetente, pode complementar o tratamento IV com fluido e repor o déficit de potássio.

Em equinos, a composição ideal de soluções de eletrólitos de uso oral e o volume a ser utilizado ainda não foram determinados. O volume administrado depende do grau de desidratação. Em equinos, a desidratação se torna clinicamente evidente quando ocorre perda de aproximadamente 5% do PC. Em um equino de 500 kg, considerando uma perda de água de 90%, o déficit hídrico é cerca de 23 ℓ. É possível que haja desconforto abdominal após a administração, por meio de sonda nasogástrica, de uma série de doses de 8 a 10 ℓ de fluido de reidratação oral. A administração de grande volume pode resultar em rápida passagem pelo estômago e intestino e baixa absorção. Uma taxa de administração mais lenta, como 8 a 10 ℓ ao longo de algumas horas, pode ser mais bem tolerada e o tempo de trânsito no intestino pode ser reduzido, aumentando a absorção. Por meio de sonda nasogástrica, é possível administrar 6 a 8 ℓ em intervalos tão frequentes quanto 15 a 20 min, com auxílio de um funil; é possível administrar até 20 a 30 ℓ na primeira hora e 40 ℓ em um período de 2 h. Também pode-se administrar fluido VO, por meio de uma sonda nasogástrica de demora, de pequeno diâmetro, como a utilizada na nutrição enteral prolongada de equinos com disfagia.

Soluções de eletrólitos de uso oral disponíveis no mercado não são adequadas aos equinos porque as concentrações de sódio e potássio são muito baixas para repor as perdas de modo apropriado. Quando se faz o tratamento de equinos com diarreia aguda, a proporção de íons sódio em relação aos íons cloreto na solução de uso oral deve ser de, aproximadamente, 1,4:1. A necessidade de glicose em uma solução de reidratação oral para equinos adultos ainda não foi totalmente estabelecida. Há relato de uma formulação contendo 5,27 g de NaCl, 0,37 g de KCl e 3,78 g de $NaHCO_3$/ℓ de água potável, a qual fornecia uma composição de eletrólitos adequada para administração oral (135 mmol de Na/ℓ, 5 mmol de K/ℓ, 95 mmol de Cl/ℓ e 45 mmol de HCO_3/ℓ).

A administração oral de bicarbonato resulta em alcalemia marcante dentro de 3 a 6 h, com alteração máxima do pH com dose de 1 g de bicarbonato de sódio/kg PC (que corresponde a 40% da concentração extracelular de sódio). Doses acima desta não induzem alcalinização adicional, provavelmente por causa da absorção limitada do bicarbonato no trato intestinal. A administração oral de bicarbonato de sódio a equinos adultos normais em repouso, sem acesso liberado à água, induziu alcalose metabólica, hipernatremia, hipopotassemia e hiperosmolalidade por, no mínimo, 8 h. As doses orais utilizadas foram 0,25, 1 e 1,5 g/kg PC, em 3 ℓ de água; a dose IV foi de 0,25 g/kg PC em 3 ℓ de água. Os efeitos foram dose-dependentes: em equinos que receberam 1 e 1,5 g/kg PC VO, a hipercapnia persistiu por 12 h, enquanto naqueles que receberam dose oral ou IV de 0,25 g/kg PC, a hipercapnia se manteve por 2 h. Os efeitos dessas altas doses de bicarbonato de sódio na função renal de equinos foram aumento do fluxo de urina, da excreção fracionada de eletrólitos e de bicarbonato, da reabsorção de água livre de eletrólitos, das concentrações de sódio e de bicarbonato na urina, da excreção de urina, da excreção de sódio e bicarbonato, do pH urinário e do intervalo aniônico.

A temperatura ou a concentração de glicose no fluido parece não ser relevante, porque a taxa de absorção de fluido foi semelhante em equinos desidratados que receberam solução de reidratação oral em temperatura de 5°C, 21°C ou 37°C, ou que continham 0%, 2,5% ou 3,5% de glicose. A tonicidade da solução de reidratação oral tem relevância clínica mínima; no entanto, a administração oral de solução hipertônica (628 mOsm/kg PC) em equinos desidratados ocasionou aumento transitório da concentração plasmática de proteína, atribuído à transferência de água ao lúmen intestinal. A *administração* de uma solução hipotônica *em fluxo contínuo*, na dose de 15 mℓ/kg/h, por meio de uma *sonda nasoesofágica de pequeno calibre*, é efetiva na elevação da concentração plasmática de glicose em equinos adultos sadios, sendo que a maltodextrina (15 g/ℓ) propicia maior resposta glicêmica do que a glicose (15 g/ℓ). Esse protocolo terapêutico parece ser um método útil e de baixo custo no tratamento de equinos com desidratação e hipoglicemia discretas, porém são necessários estudos sobre a segurança desse procedimento em número maior de animais.[43] Em equinos, uma limitação prática ao uso de solução de reidratação oral é que ela deve ser ingerida, preferivelmente, de modo voluntário, em vez de administrada por meio de sonda nasogástrica. Essa limitação tem induzido recente interesse na administração oral na forma de pasta.

A administração oral de *pasta contendo eletrólitos* mostrou-se efetiva na correção de desidratação discreta a moderada em equinos, desde que os animais sejam monitorados para assegurar que bebam volume adequado de água. Essas pastas são de uso oral e podem ser formuladas de modo a conter 30 g de uma mistura, na proporção 1:1, de: cloreto de sódio e cloreto de potássio; cloreto de potássio e bicarbonato de sódio; ou cloreto de potássio e carbonato de potássio. A pasta é administrada em intervalos de 6 h; 120 g dessa última mistura fornece 1.400 mmol ou mais de potássio no período de 24 h. A administração oral de alta dose da pasta (0,5 g de NaCl/kg PC, 0,5 g de KCl/kg PC ou uma mistura de 0,25 g de NaCl/kg PC e 0,25 g de KCl/kg PC) em equinos desidratados induziu um período transitório de hiperidratação e aparente expansão do volume plasmático por 12 h. Embora os eletrólitos absorvidos após a administração da pasta sejam subsequentemente excretados na urina, esse tratamento é muito benéfico aos equinos com doenças acompanhadas de perda contínua de fluido, como acontece na diarreia.

Não há informação publicada sobre a administração oral de fluido em equinos com diarreia resultante de doença do intestino delgado, como enterite ou enterite proximal (duodenite). Parece improvável que esse procedimento seja indicado ou efetivo na duodenite anterior. Em equinos com colite, é provável que a capacidade de absorção do intestino delgado não se altere, e a administração oral de fluido antes do transporte do animal para um centro médico, para terapia intensiva com fluido, pode retardar o surgimento de complicações mais graves. Equinos com desidratação discreta podem ser reidratados efetivamente por meio de administração oral de fluido. Os equinos submetidos a esse tratamento devem ser clinicamente monitorados; além disso, deve-se mensurar hematócrito, concentração plasmática de proteína total e concentração sérica de eletrólitos.

A administração oral de fluido é um tratamento efetivo e de baixo custo em equinos com impactação do cólon maior e deslocamento dorsal do cólon. Uma restrição absoluta à terapia oral com fluido em equinos é a presença de refluxo gástrico. Em geral, embora possam ser administrados 6 a 8 ℓ de água por meio de sonda nasogástrica e funil (fluxo por gravidade), em intervalos de 15 a 20 min, sendo o fluido administrado rapidamente transferido ao intestino grosso, alguns animais não toleram a administração oral de fluido na dose de 10 ℓ/h, e manifestam discretos sinais de desconforto abdominal. Assim, a taxa de administração oral de fluido mais comumente utilizada é 8 a 10 ℓ, a cada 2 h, por meio de sonda nasogástrica e funil.[45] Volumes superiores a 10 ℓ devem ser administrados por um período de, no mínimo, 15 min[46], ainda que 90% dos 10 ℓ de solução de eletrólitos deixem o estômago dentro de 15 min.

Em geral, recomenda-se que o fluido seja isotônico, com osmolalidade de 280 a 360 mOsm/ℓ; o limite superior da variação de tonicidade seguro é desconhecido. Administrou-se água pura, no volume de 50 a 150 mℓ/kg PC, por um período de 24 h, em quatro tratamentos de equinos com desidratação induzida experimentalmente. A administração de água foi segura e efetiva na hidratação do conteúdo do lúmen do intestino grosso.[46] Uma formulação isotônica, cujo uso foi bem-sucedido em uma série de casos envolvendo 108 equinos, continha 6 g de cloreto de sódio e 3 g de cloreto de potássio/ℓ de água, equivalente à seguinte concentração de eletrólitos: 103 mEq de Na/ℓ, 40 mEq de K/ℓ, 143 mEq de Cl/ℓ.[45] O potássio é um importante componente de uma solução isotônica para equinos com impactação do cólon maior ou deslocamento dorsal do cólon. A administração oral de 60 ℓ de solução de lactato de Ringer ou de uma solução isotônica, ao longo de 12 h, foi superior na hidratação do conteúdo do cólon dorsal direito, em comparação com a aplicação IV de volume equivalente de solução de lactato de Ringer ou da administração enteral de 1 g de $MgSO_4.7\ H_2O$ (sais Epsom)/kg PC ou de 1 ℓ de solução de Na_2SO_4 anidro. No entanto, a administração enteral de sais Epsom foi associada com ocorrência de hipermagnesemia, e a solução de Na_2SO_4 anidro induziu hipocalcemia.

Administração oral de fluido e eletrólitos em leitões e cordeiros recém-nascidos

A causa mais comum de desequilíbrio hidreletrolítico em cordeiros e leitões recém-nascidos é diarreia neonatal aguda. Nota-se intensa desidratação, acidemia, hiponatremia e, em alguns casos, hiperpotassemia causada por acidose. Como tratamento efetivo, indica-se a administração de solução de eletrólitos balanceada ou solução salina isotônica e solução de bicarbonato de sódio, no início, seguidas de solução de eletrólitos balanceada. São aplicadas SC ou intraperitoneal, na dose de 15 mℓ por leitão, em intervalos de 2 h; o mesmo volume é administrado por VO. A dose segura de soro suíno esterilizado ou de solução salina e dextrose 5% que pode ser administrada aos leitões equivale a 8% de seu PC, por via intraperitoneal, fracionada em duas doses, com intervalo de 8 h. Os cordeiros também são tratados pelas vias SC (30 a 40 mℓ) e oral (50 a 100 mℓ), em intervalos de 2 h.

Nutrição parenteral

É utilizada para fornecer nutrição adequada IV desde que necessário, quando o fornecimento via trato gastrintestinal não é prático, adequado ou possível. Prefere-se o termo nutrição parenteral ao termo nutrição parenteral total porque as necessidades nutricionais totais de grandes animais não são completamente conhecidas ou não são tratadas mediante administração IV de fluido. Deve-se reconhecer que a nutrição enteral representa o nível mais avançado da medicina, pois ela propicia reparo, manutenção e desenvolvimento do trato gastrintestinal, muito mais do que a nutrição parenteral. Também deve-se ressaltar que a nutrição parenteral deve ser empregada apenas depois de, no mínimo, 5 dias de inapetência.

A técnica é utilizada para suprir as necessidades nutricionais do animal, especialmente de proteína, até que o animal retorne ao normal. Em bezerros com diarreia persistente causada por doença crônica do trato alimentar ou que não conseguem ou não querem se alimentar, pode-se indicar o fornecimento total de alimento IV. Altas concentrações de glicose, proteínas hidrolisadas, emulsões de lipídios e eletrólitos são administradas por meio de infusão IV contínua lenta, durante vários dias. Foram publicados alguns resultados animadores em bezerros, mas não se estimou o custo-benefício desse procedimento.

A nutrição parenteral foi um método aceitável de fornecimento da necessidade alimentar de manutenção de equinos sadios, por um período de 10 dias. O PC inicial, pré-tratamento, foi mantido em 94% dos animais, sem evidência clínica de desidratação. Nenhum problema foi constatado com a cateterização IV de longa duração. Calcula-se a quantidade diária total administrada com base na necessidade diária de calorias. O cateter IV deve ser introduzido na veia cava cranial, na qual um grande volume de sangue reduz a concentração hipertônica da solução. Os principais problemas associados à nutrição parenteral são: dificuldade na manutenção de gotejamento IV contínuo, hipertonicidade da solução utilizada, trombose venosa, diurese excessiva, sepse decorrente do cateter e contaminação bacteriana da solução.

Em geral, a nutrição parenteral em potros começa com o fornecimento inicial diário de energia digerível na faixa de 50 a 55 kcal/kg PC, destinada a suprir a necessidade energética em repouso; o fornecimento diário de energia aumenta gradativamente, até o limite diário de 120 kcal/kg, utilizando uma combinação de nutrição parenteral e enteral.[47] Em razão dos custos dos componentes, do conteúdo de energia e da disponibilidade dos produtos, há duas abordagens filosóficas para a nutrição parenteral em potros: (1) dextrose IV e emulsão de lipídios, sendo que 30 a 40% da ingestão calórica é fornecida por lipídios ou (2) dextrose IV, aminoácidos em uma solução livre de eletrólitos e emulsão de lipídios. Esta última formulação foi utilizada na nutrição parenteral de alpacas.[48] Em geral, adicionam-se vitaminas do complexo B à solução de nutrição parenteral final e não há consenso sobre a necessidade de uso concomitante de insulina. Na América do Norte, os produtos comerciais típicos disponíveis são destinados ao uso humano, em unidade de terapia intensiva; incluem solução de dextrose 50%, solução de aminoácidos 8,5% sem eletrólitos e solução com emulsão lipídica 20%, sendo esta o componente de maior custo. Em um estudo retrospectivo de 53 potros que receberam nutrição parenteral à base de lipídios, 32% desenvolveram hipertrigliceridemia (> 200 mg/dℓ), o que foi uma ocorrência significativamente relacionada com animais não sobreviventes.[47] Esse achado sugere que a nutrição parenteral de potros deve conter quantidade limitada de lipídios como fonte de energia. As recomendações atuais para pacientes humanos com sepse é o fornecimento de, no máximo, 5% da ingestão calórica na forma de emulsão de lipídios. Dentre os 53 potros, 15% desenvolveram complicações relacionadas ao cateter, como tromboflebite ou sepse.[47] Isso enfatiza a necessidade de emprego de técnica asséptica rigorosa durante a colocação ou lavagem do equipo e do cateter em animais que recebem nutrição parenteral.

Uma solução de nutrição parenteral prática e efetiva em ovinos, caprinos e camelídeos do Novo Mundo contém os componentes listados a seguir, sendo administrada na dose diária equivalente a 5% do PC:[43,44]

- 5 ℓ de solução de eletrólitos balanceada comercial (como solução de lactato de Ringer)
- 1 ℓ de solução de aminoácidos 8,5% (disponível no mercado)
- 500 mℓ de dextrose 50%
- 20 mℓ de vitaminas do complexo B
- Cloreto de potássio (20 a 40 mEq/ℓ) e gliconato de cálcio 23% (20 a 50 mℓ/ℓ), quando houver indicação.

Os componentes devem ser misturados de maneira asséptica, nessa ordem. A administração é mais fácil quando se utiliza um cateter central, com cuidado rigoroso à técnica de assepsia. *Hiperglicemia* é um achado comum em animais neonatos submetidos à nutrição parenteral, e essa ocorrência (glicose > 180 mg/dℓ, valor equivalente a > 10 mmol/ℓ) foi associada com maior probabilidade de não sobrevivência.[49] A ampla disponibilidade de glicosímetros de baixo custo facilita muito o monitoramento da concentração sanguínea de glicose em intervalos de 1 a 2 h e, assim, o ajuste da taxa de administração do fluido.

Em bovinos adultos, a nutrição parenteral envolve sobretudo a administração de solução de dextrose 50%, em taxa de infusão contínua, como parte do tratamento de cetose e de lipidose hepática e no tratamento de suporte de vacas inapetentes ou em decúbito ou que apresentam doenças infecciosas ou gastrintestinais.[50] A solução de dextrose concentrada (50%) é administrada com a finalidade de manter um baixo volume infundido e minimizar a expansão do volume plasmático e da diurese. Às vezes, as vacas com lipidose hepática ou anorexia prolongada necessitam de infusão IV contínua de dextrose por vários dias, até que possam manter um equilíbrio energético. A infusão IV contínua de solução de dextrose 50% (0,3 g/kg/h) em vacas-leiteiras lactantes sadias resultou em hiperglicemia e hiperinsulinemia, bem como redução marcante na concentração plasmática de fósforo. Outros efeitos da infusão IV de dextrose incluem diminuição da concentração plasmática de potássio, redução da ingestão de matéria seca e da produção de fezes e aumento transitório da produção de leite, seguido de decréscimo, que se mantém. Todos esses efeitos foram revertidos ao cessar a infusão de dextrose.[50] Os resultados sugerem que, em vacas-leiteiras lactantes, uma taxa de infusão lenta de glicose (0,1 a 0,2 g/kg/h) é mais apropriada.

LEITURA COMPLEMENTAR

Berchtold J. Treatment of calf diarrhea: Intravenous fluid therapy. Vet Clin North Am Food Anim Pract. 2009; 5:73-99.

Constable PD. Acid-base assessment. When and how to apply the Henderson-Hasselbalch equation and strong ion difference theory. Vet Clin North Am Food Anim Pract. 2014;30:295-316.

Constable PD. Fluids and electrolytes. Vet Clin North Am Food Anim Pract. 2003;19:1-40.

Ewaschuk JB, Naylor JM, Zello GA. D-lactate in human and ruminant metabolism. J Nutr. 2005;135:1619-1625.

Fielding L. Crystalloid and colloid therapy. Vet Clin North Am Equine Pract. 2014;30:415-425.

Grove-White D. Practical intravenous fluid therapy in the diarrhoeic calf. In Pract. 2007;29:404-408.

Hilton AK, Bellomo R. A critique of fluid bolus resuscitation in severe sepsis. Crit Care. 2012;16:302.

Jones M, Navarre C. Fluid therapy in small ruminants and camelids. Vet Clin North Am Food Anim Pract. 2014;30:441-453.

Rainger JE, Dart AJ. Enteral fluid therapy in large animals. Aust Vet J. 2006;84:447-451.

Roussel AJ. Fluid therapy in mature cattle. Vet Clin North Am Food Anim Pract. 2014;30:429-439.

Smith GW, Berchtold J. Fluid therapy in calves. Vet Clin North Am Food Anim Pract. 2014;30:409-427.

REFERÊNCIAS BIBLIOGRÁFICAS

1. Maitland K, et al. N Engl J Med. 2011;364:2483.
2. Hilton AK, Bellomo R. Crit Care. 2012;16:302.
3. Bellino C, et al. J Am Vet Med Assoc. 2012;240:312.
4. Junqueira JRC, et al. Arq Bras Med Vet Zootec. 2015;67:15.
5. Müller KR, et al. J Vet Intern Med. 2012;26:674.
6. Abeysekara S, et al. Can J Vet Res. 2012;76:16.
7. Constable PD, et al. Am J Vet Res. 1996;57:97.
8. Walker PG, et al. J Am Vet Med Assoc. 1998;213:113.
9. Leal MLR, et al. J Vet Intern Med. 2012;26:1042.
10. Flores RV, et al. Comp Clin Pathol. 2006;15:131.
11. Constable PD, et al. Am J Vet Res. 1991;52:981.
12. Sickinger M, et al. Vet J. 2014;201:338.
13. Rodrigues FAML, et al. Braz J Vet Res Anim Sci. 2011;48:446.
14. Pantaleon LG, et al. J Vet Intern Med. 2006;20:1422.
15. Pantaleon LG, et al. J Vet Intern Med. 2007;21:1374.
16. Fielding CL, Magdesian KG. J Vet Intern Med. 2011; 25:1138.
17. Berchtold J, et al. J Vet Intern Med. 2005;19:240.
18. Koch A, Kaske M. J Vet Intern Med. 2008;22:202.
19. Coskun A, et al. J Am Vet Med Assoc. 2010;236:1098.
20. Duburcq T, et al. Crit Care. 2014;18:467.
21. Anon. Br J Anaesth. 2011;107:116.
22. Hartog CS, et al. Intensive Care Med. 2012;38:1258.
23. Blong AE, et al. Am J Vet Res. 2013;74:712.
24. Ohta M, et al. J Vet Med Sci. 2013;75:841.
25. Bellezzo F, et al. BMC Vet Res. 2014;10(suppl 1):S8.
26. Rioux JP, et al. Crit Care Med. 2009;37:1293.
27. Hallowell GD, Corley KTT. J Vet Intern Med. 2006; 20:980.
28. Epstein KL, et al. J Vet Intern Med. 2014;28:223.
29. Trefz FM, et al. J Vet Intern Med. 2012;26:162.
30. Trefz FM, et al. BMC Vet Res. 2012;8:238.
31. Lee RA, et al. J Am Vet Med Assoc. 2014;244:1423.
32. Kirchner D, et al. Vet J. 2014;199:251.
33. Nouri M, Constable PD. J Vet Intern Med. 2006; 20:620.
34. Sen I, et al. J Am Vet Med Assoc. 2009;234:926.
35. Goodell GM, et al. J Dairy Sci. 2012;95:6677.
36. Wenge J, et al. Livestock Sci. 2014;159:133.
37. Constable PD, et al. J Dairy Sci. 2009;92:296.
38. Grünberg W, et al. J Dairy Sci. 2013;96:1.
39. Smith GW, et al. J Am Vet Med Assoc. 2012;241:1075.
40. Sen I, et al. Am J Vet Res. 2006;67:1377.
41. Marshall TS, et al. Am J Vet Res. 2008;69:824.
42. Atoji-Henrique K, et al. Pesq Vet Bras. 2012;32:1281.
43. Filho JDR, et al. J Equine Vet Sci. 2014;34:759.
44. Jones M, Navarre C. Vet Clin North Am Food Anim Pract. 2014;30:441.
45. Monreal L, et al. Vet Rec. 2010;166:259.
46. Lester GD, et al. J Vet Intern Med. 2013;27:554.
47. Lyers CJ, et al. Vet J. 2009;181:137.
48. Clore ERS, et al. J Vet Intern Med. 2011;25:598.
49. Krause JB, McKenzie HC. Equine Vet J. 2007;39:74.
50. Grünberg W, et al. J Am Vet Med Assoc. 2006;229:413.

6

Terapêutica Antimicrobiana Prática

INTRODUÇÃO

Este capítulo não pretende ser um tratado sobre farmacologia, farmacodinâmica e atividade antibacteriana dos medicamentos antimicrobianos. Há disponibilidade de outros livros-textos que tratam desses assuntos. No entanto, os antimicrobianos representam o grupo de medicamentos mais comumente utilizados na clínica de grandes animais e seu uso é recomendado em muitas condições mencionadas nos capítulos que seguem. Para evitar repetição, os princípios de uso e as considerações sobre protocolos de dosagem e seleção de medicamentos antibacterianos para determinadas condições são apresentados aqui e no formulário (ver Apêndice).

Algumas informações ou opiniões apresentadas baseiam-se mais no uso clínico do que em evidências experimentais. No entanto, isso quase sempre é inevitável porque, infelizmente, no passado, muitos medicamentos antimicrobianos foram liberados para uso em grandes animais, com mínima avaliação farmacológica ou clínica na espécie considerada. Como resultado, admitiu-se, frequentemente de forma errônea, que as informações obtidas a partir de estudos em animais de laboratório, cães e humanos, pudessem ser aplicadas diretamente a ruminantes, equinos e suínos.

PRINCÍPIOS DA TERAPIA ANTIMICROBIANA

O sucesso do tratamento antimicrobiano depende de sua capacidade em *alcançar e permanecer* no local da infecção e da concentração do medicamento que resulte, direta ou indiretamente, em morte ou controle do microrganismo infeccioso, com mínimo efeito nocivo ao hospedeiro. Para atingir esses objetivos, o antimicrobiano deve ser efetivo contra o microrganismo presente *no local de infecção* e deve ser administrado de modo a manter *uma concentração letal ou inibitória efetiva*. Esses princípios aplicam-se à terapia em todas as espécies e norteiam a escolha do antimicrobiano a ser utilizado. No entanto, na clínica veterinária de animais pecuários também há outras importantes considerações:

- *Custo* é fundamental. Não apenas o custo primário do medicamento, mas também os fatores relacionados, como a facilidade e frequência de administração e a duração do tratamento
- *Problemas com resíduo tecidual* e *períodos de carência*, sendo os principais determinantes da estratégia terapêutica
- *Bem-estar animal,* deve ser considerado quando se optar por não tratar o animal em decorrência de preocupação com o custo ou com a presença de resíduos que impeçam a comercialização do animal ou de seus produtos no futuro
- *Resistência antimicrobiana* e risco de contribuir para o surgimento dela é uma preocupação cada vez maior, não só com o uso terapêutico de antimicrobianos, mas também com a administração prolongada de alimentos que contêm antimicrobianos aos animais, a fim de prevenir doença.

Em uma situação teoricamente ideal, antes de escolher a terapêutica de um antimicrobiano deveriam ser obedecidas as seguintes etapas:

1. Localizar o sítio da infecção e identificar o microrganismo infectante em cultura microbiológica.
2. Determinar a concentração inibitória mínima (CIM) de cada antimicrobiano, para o microrganismo infectante.
3. Fazer uma seleção inicial do medicamento, com base na sensibilidade do microrganismo e no conhecimento da capacidade dos antimicrobianos em penetrar no sítio da infecção e alcançar e exceder a CIM, com o uso de doses não tóxicas.
4. Considerar dose, via e frequência de administração necessárias para obter a CIM de cada antibiótico selecionado na espécie animal particular a ser tratada.
5. Finalmente, selecionar um medicamento com base em seu potencial tóxico ao hospedeiro, na possível eficácia relativa de cada fármaco, no custo e facilidade de administração e, em animais destinados à produção de alimentos (animais de produção), nos custos associados aos relativos períodos de carência.

Na maioria das situações clínicas, não é possível seguir todas essas etapas antes do início do tratamento. Pode demorar vários dias para identificar o microrganismo infeccioso, a menos que ele possa ser definido pelo diagnóstico clínico. A identificação do microrganismo auxilia na determinação de sua sensibilidade potencial, mas, mesmo se esperar sua identificação, a determinação da CIM exata por meio da técnica de diluição em tubo para cada antimicrobiano demora vários dias e, com frequência, quando se recebe o resultado do teste, ele pode já ser antigo. Também não é fácil lembrar determinado antimicrobiano e as oscilações nas concentrações em tecidos e órgãos alcançados após a aplicação de doses variáveis por diferentes vias, portanto, esse método, em condições de campo, nem sempre está disponível. Infelizmente, também não há disponibilidade desse tipo de informação completa para cada antimicrobiano em todas as espécies de grandes animais.

Em razão dessa incerteza, na terapia antimicrobiana clínica, são adotados alguns expedientes. Um deles é o conceito de *dose recomendada*, o outro, o uso de teste de sensibilidade em disco, ambos discutidos posteriormente neste capítulo. Independentemente desses expedientes, deve-se considerar que a terapia antimicrobiana racional se baseia nos princípios já mencionados. Esses importantes princípios da terapia antimicrobiana serão discutidos com mais detalhes, individualmente.

Identificação da infecção por meio do exame clínico

Na doença infecciosa, o objetivo do exame clínico é identificar o tipo e o local da infecção, bem como sua causa. A importância de se obter um diagnóstico clínico confiável não deve ser exageradamente enfatizada, como o primeiro pré-requisito para a eficácia do tratamento antimicrobiano. Em muitas condições, a definição do diagnóstico possibilita a identificação imediata do patógeno, e a experiência clínica prévia pode sugerir o antibiótico específico a ser utilizado e permitir um prognóstico confiável sobre a eficácia do tratamento. Do mesmo modo, pode indicar a probabilidade de insucesso terapêutico ou de tratamento prolongado. Por exemplo, o diagnóstico de erisipela, em suínos, ou de garrotilho, em equinos, possibilita a identificação imediata do agente causador da infecção, bem como o tipo de antimicrobiano necessário. Também fornece alguma indicação sobre possível facilidade ou dificuldade de um tratamento bem-sucedido e sobre o tempo de tratamento necessário.

O estabelecimento de um diagnóstico correto também é importante em animais que podem necessitar de controle quimioterápico para outra doença. Assim, em suínos, é fundamental a exata diferenciação entre a diarreia da disenteria suína e a diarreia associada à gastrenterite causada por coliforme, para uma medicação profilática efetiva.

Com frequência, não é possível estabelecer o diagnóstico exato no primeiro exame; na maioria dos casos, é fundamental que o tratamento seja instituído naquele momento, não apenas para o bem-estar do paciente, mas também para manter uma boa relação com o proprietário. A falta de um diagnóstico etiológico definitivo não deve impedir o início do tratamento, enquanto são realizados testes adicionais. Nesses casos, a terapia racional depende muito da perspicácia clínica. Com frequência, um exame detalhado que indica o local e o tipo de infecção pode possibilitar uma suposição baseada em fatos ou informações sobre o possível patógeno e possibilitar uma terapia racional durante o período em que se realiza o diagnóstico específico em cultura microbiológica.

Com frequência, essa abordagem é utilizada inicialmente em condições de campo, na clínica de grandes animais; contudo, requer bom conhecimento clínico. O veterinário deve estar familiarizado não apenas com as doenças individuais de grandes animais, mas também com seu *diagnóstico diferencial* e com a *prevalência relativa* de cada doença naquela região. Ele também deve conhecer os tipos de microrganismos que podem causar infecções em várias partes do corpo, com manifestações clínicas semelhantes, e a prevalência relativa de cada doença. Assim, mastite hiperaguda em vacas recém-paridas é mais comumente causada por estafilococos, mas também pode estar associada com microrganismos coliformes ou, mais raramente, com *Trueperella* (*Actinomyces* ou *Corynebacterium*) *pyogenes* ou *Pasteurella multocida*. Para a cura da glândula mamária, ou mesmo da vaca, deve-se iniciar o tratamento imediatamente. Há ligeiras diferenças clínicas e epidemiológicas que podem possibilitar alguma diferenciação clínica entre esses microrganismos, mas frequentemente o tratamento é iniciado sem o conhecimento seguro de qual microrganismo está envolvido. Nessa situação, há *duas abordagens:*

- O tratamento pode ser direcionado ao microrganismo mais provável ou mais prevalente; em situações em que um microrganismo infeccioso particular é a causa mais prevalente da doença, essa é uma abordagem racional
- Em outras condições, quando a doença pode ser causada por qualquer um dos diversos microrganismos, cada um deles com uma diferente sensibilidade, e quando a experiência clínica sugere que nenhum dos microrganismos é o agente infeccioso predominante, é mais comum iniciar o tratamento com um antimicrobiano de amplo espectro ou com uma combinação de medicamentos eficazes contra todos os possíveis microrganismos. Quando indicado, o antibacteriano utilizado no tratamento pode ser substituído por um mais específico, desde que se tenha identificado o patógeno real e sua sensibilidade.

Também há situações clínicas nas quais o tratamento deve ser iniciado quando pouco se sabe sobre o local da infecção e, consequentemente, *sem identificar* o microrganismo infectante. Isso acontece quando uma infecção, como um abscesso, se forma em um local profundo e em órgãos clinicamente inacessíveis, como o fígado ou o baço. Nessas situações, também pode não ser possível determinar o tipo e a causa da doença por meio de exames laboratoriais, embora testes bioquímicos e ultrassonografia possibilitem alguma indicação do local. Nesses casos, geralmente, inicia-se o tratamento com um antimicrobiano de amplo espectro ou com uma combinação de antimicrobianos de menor espectro; o acerto da escolha é verificado pela resposta clínica subsequente.

Obtenção de amostras para o diagnóstico

Em hospitais de ensino, há fácil acesso a laboratórios de bacteriologia que, com frequência, dispõem de sistemas automáticos e rápidos para realizar teste de sensibilidade. No entanto, na prática, a obtenção de amostras para essa finalidade geralmente é restrita e limitada por fatores como disponibilidade de um laboratório de diagnóstico e o custo dos exames. Além disso, em muitos casos, no momento em que os resultados da cultura microbiológica e do teste de sensibilidade são disponibilizados, eles já estão antigos. Contudo, essas informações são úteis para futuros casos semelhantes e fornecem dados a respeito da prevalência e da sensibilidade antimicrobiana, os quais podem ser utilizados como conhecimento clínico adicional e como justificativa para usar medicamentos em condições não indicadas na bula (uso *extralabel*) em animais destinados à produção de alimentos.

Saber em que momento deve-se obter amostras para o exame microbiológico e o teste de sensibilidade é adquirido com a experiência clínica. Em geral, a abordagem para lidar com animais doentes, individualmente, é diferente daquela utilizada em grupos de animais que apresentam uma doença contagiosa. Nos animais, individualmente, o custo e o tempo de realização geralmente se restringem a obter amostra de animais de alto valor e de equinos. As amostras devem ser obtidas *individualmente de animais doentes* que apresentam risco de vida, de modo que se não se obtenha resposta no tratamento inicial, a escolha subsequente do antimicrobiano pode se basear nos resultados de exames laboratoriais. Também, as amostras devem ser obtidas de animais com doenças que podem ser causadas por um dos diversos microrganismos ou por um microrganismo que pode apresentar *padrões de resistência variáveis*. Exemplos incluem artrite infecciosa em potros e sepse causada por bactérias Gram-negativas. O crescente surgimento de padrões de resistência variáveis em patógenos de animais mostra a importância, cada vez maior, de se obter amostra e teste de sensibilidade e, atualmente, muitas clínicas montaram seus próprios laboratórios para essa finalidade.

Com frequência, também deve-se obter amostras de casos de *doenças crônicas que respondem mal ao tratamento*, a fim de determinar o melhor curso da terapêutica. Em grupos de animais em que há doença *contagiosa*, o mais importante é obter amostras para estabelecer ou confirmar o diagnóstico etiológico e definir o melhor medicamento para o tratamento. Quando *há grande número de animais em risco*, é importante confirmar a escolha da terapia inicial o mais breve possível, de modo que possam ser adotadas etapas terapêuticas, se a escolha não foi apropriada. Também, nessas condições, é importante a confirmação exata do diagnóstico etiológico, de modo que seja possível o emprego de medidas de controle que previnam problemas futuros. Assim, um surto de diarreia em leitões após o desmame pode ser decorrente de gastrenterite causada por bactérias coliformes, salmonelose ou disenteria suína. O exame clinicopatológico pode excluir a possibilidade de disenteria suína, mas não possibilita a diferenciação segura entre salmonelose e gastrenterite por coliforme. No tratamento inicial do surto, pode-se utilizar um antibiótico aminoglicosídeo, mas, ao mesmo tempo, devem ser obtidas amostras para cultura microbiológica e teste de sensibilidade a fim de determinar a exata sensibilidade do microrganismo infeccioso aos antimicrobianos, no caso de haver resistência a esse antibiótico. Também, por meio desse procedimento, define-se o diagnóstico etiológico, que determina as recomendações para o controle de futuros casos da doença.

Deve-se considerar *o tipo de amostra* para o exame. Em surtos de diarreia há pouco a se considerar na obtenção de amostras de fezes de animais debilitados e com diarreia crônica. As amostras devem ser obtidas de animais no início da diarreia. O local de amostragem também pode ter influência, podendo interferir na relevância dos resultados. Nos animais com pneumonia, a flora nasal pode não refletir o que acontece no pulmão, sendo as melhores amostras para cultura microbiológica aquelas obtidas de aspirado transtraqueal do sistema respiratório inferior.

De modo semelhante, cepas de *Escherichia coli* nas fezes nem sempre são representativas das cepas do intestino delgado em bezerros com diarreia.

Teste de sensibilidade aos antimicrobianos

Análise racional

O teste de sensibilidade aos antimicrobianos (ou antibiograma) não é necessário em todas as infecções porque vários microrganismos, invariavelmente, são sensíveis a um ou mais antimicrobianos que, na maioria dos casos, podem ser utilizados no tratamento. O clínico deve estar familiarizado não apenas com o espectro de ação de cada antimicrobiano, mas também com o espectro de sensibilidade dos microrganismos comumente envolvidos nas doenças de grandes animais. Em geral, o *teste de sensibilidade* é reservado aos membros daqueles grupos de microrganismos que apresentam variação considerável na sensibilidade aos antimicrobianos, considerados individualmente.

Pode haver variação considerável de uma área para outra, bem como quanto ao agrupamento espaçotemporal, nos padrões de sensibilidade de determinados microrganismos. É recomendável estabelecer os amplos padrões gerais de sensibilidade ou de resistência para esses grupos, em qualquer área clínica, e monitorar, periodicamente, qualquer alteração, de modo que o tratamento possa ser norteado por essa informação. Isso também pode propiciar informações que justificam o uso de antimicrobianos em condições não recomendadas na bula, em animais destinados à produção de alimentos.

O *objetivo do teste de sensibilidade* é determinar se o microrganismo em questão é provavelmente sensível à ação de um antimicrobiano, cuja concentração efetiva possa ser obtida empregando as doses terapêuticas usuais. Em termos clínicos, os microrganismos são considerados sensíveis ou resistentes à ação de um antimicrobiano. No entanto, em muitas associações microrganismo-antimicrobiano, a resistência ou a sensibilidade não é um *fenômeno "de tudo ou nada"*; depende da concentração do medicamento. Com frequência, microrganismos resistentes à baixa dose de um antimicrobiano podem ser sensíveis a doses maiores desse medicamento. Assim, uma bactéria sensível à ação da benzilpenicilina, na concentração de 0,1 μg/mℓ, pode ser considerada sensível porque uma concentração semelhante do medicamento pode ser facilmente alcançada no sangue e nos tecidos. Uma bactéria sensível apenas a uma concentração do antibiótico acima de 5 μg/mℓ pode ser considerada resistente, mesmo sendo possível alcançar e manter essa concentração de benzilpenicilina nos tecidos mediante aplicação frequente de altas doses.

Métodos de teste de sensibilidade

Em tubo

Os testes de sensibilidade podem ser quantitativos ou qualitativos. *Os testes de sensibilidade em tubo*, utilizando diluições seriadas do antimicrobiano contra uma dose padrão do microrganismo em teste, possibilita informações quantitativas, em termos de concentração inibitória mínima (CIM) exata do medicamento testado. A CIM representa a menor concentração de antibiótico que impede a multiplicação de bactérias, em um período de tempo definido e sob as condições do teste. O teste de sensibilidade em tubo é padrão-ouro. Para um tratamento efetivo, a maioria dos antibióticos necessita de uma concentração plasmática média correspondente a 2 a 5 vezes a CIM, mantida durante todo o intervalo entre as aplicações. Esses testes são trabalhosos e demorados e, na prática, raramente utilizados, por essas razões.

Em disco

Fornecem informação qualitativa mais limitada. Em geral, são testes auxiliares úteis na escolha de um antimicrobiano, especialmente para o tratamento de doenças sistêmicas. No entanto, as limitações do método usual do teste e de interpretação devem ser consideradas pelo clínico.

A técnica de *Kirby-Bauer* é a mais comumente utilizada em teste de sensibilidade de difusão em disco. Nessa técnica, os discos são impregnados com uma concentração padrão de antibióticos que se difundem no meio de cultura, originando uma área de inibição que representa a multiplicação das bactérias. Com uma concentração padrão do antibiótico no disco e um meio de cultura para o teste de sensibilidade ao antibiótico padrão, bem como as condições do teste, a concentração do antibiótico difundido em determinada distância do disco é relativamente previsível e constante. Há uma relação linear entre o diâmetro da zona de inibição e o $\log_2$ da CIM. Para cada CIM do antibiótico, foram estabelecidos pontos-limites e suas zonas correspondentes, aquém e além do qual o microrganismo é classificado como resistente, sensível ou de sensibilidade intermediária.

Embora, o teste de sensibilidade em disco de Kirby-Bauer tenha uma gênese quantitativa, os resultados são qualitativos, especialmente os utilizados na maioria dos laboratórios clínicos. Os pontos-limites da CIM são valores específicos utilizados para classificar as bactérias como: sensíveis, de sensibilidade intermediária e resistentes.

O ponto-limite da CIM e, portanto, os tamanhos das zonas de referência publicados para resistência e sensibilidade, geralmente se baseiam nas propriedades farmacocinéticas de cada antimicrobiano em humanos. Com frequência, essas apresentam uma relação limitada com suas propriedades farmacocinéticas em animais, sobretudo em ruminantes.

Também, no teste de sensibilidade utiliza-se um único antimicrobiano considerado representativo de sua classe, mas esse representante nem sempre é o antibiótico presente no medicamento antimicrobiano disponível no mercado para tratamento de animais pecuários. Além disso, o uso dos diâmetros das zonas específicas para estabelecer se há resistência ou sensibilidade pressupõe um teste padrão, com meio de cultura padrão e sob as condições padronizadas. Com frequência, essas condições não são satisfeitas nos laboratórios de rotina veterinária.

Apesar dessas limitações, os testes de sensibilidade em disco podem ser utilizados como guia para a seleção de antimicrobianos para terapia na clínica de grandes animais. Eles têm valor particular na escolha de antibiótico contra microrganismos que exibem padrões variáveis de resistência e quando esse padrão, para qualquer antibiótico, apresenta, essencialmente, distribuição bimodal. Podem ter valor limitado para microrganismos cuja sensibilidade é próxima ao ponto-limite da CIM. No entanto, em quase todas as doenças de grandes animais há carência de validação de testes de sensibilidade preditivos da resposta do tratamento porque os pontos-limites não foram validados. Os resultados do teste de sensibilidade das sulfonamidas não são confiáveis porque, frequentemente, são enganosos; pode-se obter boa resposta clínica com o tratamento, mesmo que o teste de sensibilidade indique resistência.

Com frequência, nos testes de sensibilidade em disco os microrganismos apresentam sensibilidade a diversos antimicrobianos. A seleção de um desses para o tratamento se baseia em fatores como *facilidade de administração* e *custo*. A eficácia relativa de qualquer antimicrobiano não pode ser determinada com base na comparação do tamanho das zonas de inibição.

Técnicas de microtitulação

O desenvolvimento de um método de microtitulação semiautomático para determinação direta da CIM possibilita a muitos laboratórios de diagnóstico e hospitais de ensino de referência a determinação direta da CIM no teste de sensibilidade bacteriana. Os resultados são mais diretamente aplicáveis à terapia racional e, em particular, mais relevantes do que os testes de difusão em disco na determinação da sensibilidade de microrganismos cuja zona de multiplicação se aproxima do ponto-limite da CIM para determinado antibiótico.

Outras considerações

A sensibilidade antimicrobiana de um microrganismo pode *variar* consideravelmente, dependendo da *espécie animal* na qual foi isolado. Em geral, *E. coli* isolada em suínos apresenta maior resistência aos antibióticos do que aquela isolada em bovinos adultos. Do mesmo modo, *Campylobacter* spp. isolada de suínos tem padrão de sensibilidade antimicrobiana muito diferente da de ovinos. Os isolados de uma mesma espécie também podem apresentar sensibilidade significativamente variável, de modo que *E. coli* isolada de mastite bovina geralmente apresenta padrão de sensibilidade mais amplo do que a de doença intestinal de bezerros. Além disso, existem diferenças de áreas e modificações com o passar do tempo. Baixos teores de antibióticos, fornecidos como promotores de crescimento, podem influenciar os padrões de sensibilidade, e em rebanhos nos quais são utilizados geralmente não é prudente o uso do mesmo medicamento ou de antimicrobianos do mesmo grupo para fins terapêuticos, sem que se faça um teste prévio.

Falhas e limitações da cultura microbiológica e do teste de sensibilidade

Resultados de cultura microbiológica e teste de sensibilidade (farmacodinâmica) têm se tornado ferramentas cada vez mais importantes na seleção de um antimicrobiano. Esses exames podem identificar o microrganismo de interesse, auxiliar na confirmação da necessidade de tratamento e estabelecer a sensibilidade do microrganismo aos antimicrobianos de interesse. Portanto, a cultura microbiológica e o teste de sensibilidade são procedimentos úteis; porém, esses exames são testes *in vitro* e os resultados devem, então, ser aplicados a uma condição *in vivo*. Como tal, os resultados da cultura e do teste de sensibilidade devem ser interpretados no contexto de um hospedeiro potencial e dos fatores microbianos que podem alterar as concentrações obtidas no sítio de infecção tecidual. É muito importante o emprego de técnica apropriada para obter amostras para cultura microbiológica porque a confiabilidade dos resultados da cultura tem relação direta com os métodos de amostragem utilizados. A seguir, são mencionadas limitações da aplicação dos resultados *in vitro* em alguns pacientes:

- Tempo, espaço e outras limitações inviabilizam o teste de todos os fármacos. Para algumas classes de antimicrobianos, um de seus membros representa um modelo para os demais medicamentos dessa classe
- Muitos laboratórios incluem um modelo de medicamento aprovado para uso em humanos, mas não em outros animais
- Nas culturas microbiológicas e nos testes de sensibilidade, os metabólitos ativos podem não estar incluídos nos padrões de interpretação, quando alguns deles podem contribuir, de modo marcante, na atividade antimicrobiana
- A cultura microbiológica e o teste de sensibilidade podem não indicar o real comportamento de uma bactéria *in vivo*
- As contribuições farmacocinéticas para os critérios de interpretação dos resultados obtidos na cultura e no teste de sensibilidade se baseiam amplamente na concentração plasmática total. Esses exames não consideram a possibilidade de ligação do medicamento às proteínas plasmáticas, superestimando a eficácia dos medicamentos que se ligam a essas proteínas (Quadro 6.1).

Quadro 6.1 Prós e contras do tratamento antimicrobiano empírico *versus* terapia antibiótica com base em cultura microbiológica e teste de sensibilidade.

Tratamento empírico	Tratamento com base no teste de sensibilidade
Vantagens	
• Mais rápido • Menor custo	• É muito provável que o antibiótico escolhido seja o correto • É mais provável que o protocolo de doses seja o apropriado • Economia de tempo e dinheiro, diferentemente da escolha empírica de antibióticos impróprios
Desvantagens	
• É mais provável a escolha de antibióticos impróprios (até 50% dos casos) • É mais provável um protocolo de doses inapropriado • Perda de tempo potencial • Perda de dinheiro potencial • Risco de resistência (50% dos microrganismos resistentes aos antibióticos comumente utilizados de modo empírico)	• Demora 24 a 48 h • Custo • Testam-se 1 a 2 antimicrobianos de cada classe (supondo-se que os resultados são semelhantes para os demais medicamentos dessa classe) • O protocolo laboratorial pode não representar exatamente a realidade

LEITURA COMPLEMENTAR

Boothe DM. Principles of antimicrobial therapy. Vet Clin North Am Small Anim Pract. 2006;1003-1047.

Constable PD, Morin DE. Treatment of clinical mastitis: using antimicrobial susceptibility testing profiles for treatment decisions. Vet Clin North Am Food Anim Pract. 2003;19:139-155.

Lubbers B. Using individual animal susceptibility test results in bovine practice. Vet Clin North Am Food Anim Pract. 2015;31:163-174.

Lubbers BV, Turnidge J. Antimicrobial susceptibility testing for bovine respiratory disease: getting more from diagnostic results. Vet J. 2015;203:149-154.

RESISTÊNCIA AOS ANTIBIÓTICOS

O desenvolvimento de resistência antimicrobiana por microrganismos patógenos e comensais representa importante risco à saúde dos animais e à saúde pública. Preocupações atuais relativas à resistência antimicrobiana se devem, principalmente, à rápida taxa de desenvolvimento de resistência proporcionalmente à lenta taxa de introdução de novos grupos de antibióticos mecanísticos e à convicção de que o desenvolvimento de resistência é acelerado pelo uso excessivo de antibióticos. Pode-se considerar três tipos de resistência antimicrobiana:

1. Natural ou intrínseca (resistência previsível).
2. Mutacional (resistência não previsível).
3. Extracromossômica ou adquirida.

Em geral, os microrganismos resistem às atividades dos medicamentos antimicrobianos e interferem em alvos específicos necessários à ligação do fármaco, como a produção de enzimas ou receptores modificados para os antibióticos (alteração da proteína ligadora de penicilina [PLP], para antibióticos betalactâmicos, e de DNA girasse, para fluoroquinolonas); destruindo ou alterando a integridade da conformação do fármaco (hidrólise do anel betalactâmico de penicilinas e cefalosporinas pela enzima betalactamase); e impedindo a ligação do fármaco em concentração efetiva a seu sítio de ação (alterando os canais de porina ou induzindo efluxo do medicamento).

A resistência antimicrobiana é um mecanismo biológico natural e a introdução de antibióticos no uso clínico praticamente é seguida de surgimento de resistência a eles, em populações de bactérias. Quando a população de microrganismos é exposta a um antibiótico, aqueles mais sensíveis morrem; o uso de antimicrobianos em medicina humana e veterinária naturalmente deve resultar na seleção de fenótipos resistentes a esses antimicrobianos. Isso acontece tanto com microrganismos patogênicos quanto não patogênicos. Em geral, a resistência é irreversível ou lentamente reversível.

Há diversos mecanismos de desenvolvimento de resistência. A resistência que resulta de mutação espontânea de genes cromossômicos que codificam um sítio-alvo, provavelmente tem importância limitada na prática clínica. Ocorre mais frequentemente com alguns antibacterianos, por exemplo, rifampicina, e pode ser evitada mediante a inclusão de um segundo antibacteriano no protocolo terapêutico. Em termos clínicos, a resistência medicamentosa determinada por plasmídeos e transpósons é muito mais importante e tem ocasionado padrões de multirresistência disseminados em algumas populações de bactérias. Os plasmídeos são elementos genéticos extracromossômicos que se replicam independentemente do cromossomo. Podem ser transferidos dentro de uma espécie bacteriana e, em alguns casos, entre espécies de bactérias e, também, podem atuar como vetores de transpósons. Além disso, podem codificar padrões únicos ou múltiplos de resistência aos antibióticos e cada vez mais surgem padrões múltiplos de resistência. No caso de patógenos dos animais, a resistência determinada por plasmídeos é particularmente importante nas bactérias da família *Enterobacteriacea*, *Staphylococcus aureus* e, em algum grau, em *Pasteurella* spp.

Praticamente todos os antibióticos administrados em doses terapêuticas causam modificações marcantes na microflora dos sítios do hospedeiro normalmente colonizados por bactérias. Ocorre supressão da flora sensível, com subsequente seleção e colonização desses locais por bactérias resistentes. Em suínos, há evidência de que o uso terapêutico de antibióticos em animais, individualmente, não influencia significativamente os padrões de resistência da flora dos animais do grupo, mas a adição de antibiótico no alimento de leitões desmamados seleciona microrganismos resistentes ao antibiótico, cuja resistência se mantém nos suínos durante a fase de terminação. Em bezerros, o fornecimento de antibióticos como promotores de crescimento e de leite tratado com antibiótico seleciona microrganismos resistentes no trato alimentar. Esses microrganismos resistentes podem persistir no animal e no ambiente e, subsequentemente, fazer parte da flora bacteriana normal de outros animais. Assim, não é raro isolar bactérias, por exemplo, *E. coli* resistente a um ou mais antibióticos, mesmo que os animais nos quais a bactéria foi isolada nunca tenham sido tratados com o antibiótico.

A prevalência de *E. coli* resistente a antibióticos na flora intestinal normal é maior em animais jovens do que em adultos, sobretudo aqueles mantidos em criação intensiva, como vitelos e suínos, e naqueles criados em ambientes nos quais o uso de antibióticos tenha induzido pressão de seleção. A prevalência diminui com o avanço da idade e, em geral, a flora intestinal de animais adultos tem um padrão de sensibilidade mais amplo. Embora muitos desses microrganismos resistentes não sejam patogênicos, eles contribuem na formação de um conjunto de plasmídeos R que podem ser transmitidos aos patógenos; na tomada de decisão terapêutica, deve-se considerar quais antibióticos são utilizados na rotina da fazenda, como promotores de crescimento. Tetraciclina e neomicina são comumente adicionadas ao substituto de leite, para bezerros; suas bulas indicam que são promotores de crescimento e auxiliam no controle da diarreia. Entretanto, não há estudo publicado que comprove os benefícios à saúde. Há estudos que mostram o melhor desenvolvimento de bezerros que recebem substituto de leite com antibiótico, em comparação com os bezerros do grupo-controle, mas essa diferença desaparece após o desmame, sem qualquer benefício à produção.

Há várias décadas, o fornecimento de antimicrobianos aos animais pecuários e às aves, com intuito de reduzir a ocorrência de doença e aumentar o ganho de peso, é uma prática comum em países desenvolvidos, mas é uma situação cada vez mais preocupante; a constatação de resistência aos antimicrobianos está começando a ser considerada uma questão de saúde pública. O problema é que o uso de antimicrobianos em animais destinados à produção de alimentos pode prejudicar a saúde humana por causa da presença de resíduos de medicamentos nesses alimentos e de cepas resistentes aos antibióticos em animais que, subsequentemente, podem infectar humanos por meio da ingestão do alimento ou da contaminação do ambiente por efluentes. As consequências disso incluem, também, maior risco de transferência de patógenos resistentes às pessoas, por contato direto com os animais. Embora muitos antibióticos promotores de crescimento utilizados em animais não sejam os mesmos utilizados no tratamento de humanos, a exposição ao antimicrobiano pode induzir resistência bacteriana aos compostos de estruturas diferentes.

Há risco particular aos proprietários, trabalhadores rurais e veterinários expostos à contaminação no ambiente rural, bem como risco de transferência de bactérias resistentes por meio dos alimentos produzidos na fazenda e de contaminação ambiental por efluentes da propriedade.

A preocupação de médicos e da população em geral acerca do modo de emprego de antibióticos nas fazendas tem aumentado em razão, particularmente, do desenvolvimento de enterococos resistentes à vancomicina (VRE) em humanos, associado ao uso do medicamento avoparcina (relacionado à vancomicina) como promotor de crescimento, adicionado aos alimentos destinados aos animais. Em resposta às preocupações referentes ao surgimento de resistência antimicrobiana, a Suécia proibiu o uso de todos os antibióticos promotores de crescimento, em 1986. Em seguida, a Dinamarca proibiu o uso de avoparcina e virginiamicina em 1995 e 1998, respectivamente. Por fim, a União Europeia proibiu o uso de avoparcina, em 1997, e de bacitracina, espiramicina, tilosina e virginiamicina, como promotores de crescimento, em 1999. Após a proibição do uso de avoparcina, em 1995, vários pesquisadores relataram diminuição na ocorrência de VRE em animais. Na Dinamarca, em aves, as prevalências máximas de 73 a 80% diminuíram para 5 a 6%. Na Itália, a prevalência de VRE nas carcaças e nos cortes diminuiu de 15 para 8%, 18 meses após a proibição, em 1997; na Hungria, um estudo realizado durante 4 anos mostrou não apenas redução na prevalência de VRE em aves, suínos e bovinos abatidos após a cessação do uso de avoparcina, como também diminuiu a CIM da vancomicina. Na Dinamarca, o maior uso de virginiamicina em frangos durante metade da década dos anos de 1990 foi relacionado com aumento da prevalência de *Enterococcus faescium* resistente, de 27% para cerca de 70%. Após a proibição, a taxa de resistência diminuiu 34%, em 2000. De modo semelhante, a proibição do uso de tilosina em suínos na Dinamarca, em 1998, resultou em diminuição na taxa de resistência à eritromicina (um macrolídeo estruturalmente relacionado) de 66 para 30%. O uso de avilamicina, em 1995 e 1996, aumentou a taxa de resistência de cepas de *E. faescium* em frangos, de 64 para 77%, enquanto a diminuição do uso depois de 1996 reduziu a prevalência para 5%, em 2000. Tem-se notado aparente redução de resistência à vancomicina em enterococos fecais isolados de pacientes humanos e de animais. Também tem-se verificado aparente aumento das taxas de morbidade e mortalidade em suínos relacionadas com infecções intestinais, diarreia e infecções crônicas causadas por *Lawsonia intracellularis*. Na Europa, essa elevação na prevalência de doenças em animais, a partir da proibição, resultou em aumento substancial no uso terapêutico de antibióticos em animais de produção, principalmente tetraciclinas, trimetropim/sulfonamidas e macrolídeos.

Em relação ao surgimento de microrganismos causadores de zoonoses resistentes aos antimicrobianos, uma preocupação particular é a resistência de cepas de salmonela a diversos antibióticos, determinada por plasmídeos, que causou epidemias da doença que rapidamente se disseminou em bezerros jovens na Inglaterra e por toda a Europa. Esses padrões de resistência múltipla foram associados com tipos particulares de fagos e biotipos de *Salmonella typhimurium* e *S. dublin*.

A prevenção da disseminação de microrganismos multirresistentes não é um procedimento fácil e há exemplos de disseminação envolvendo praticamente todos os principais grupos de bactérias patogênicas. Um exemplo é o surgimento e disseminação de *S. typhimurium* DT104, cuja resistência a múltiplos antibióticos é determinada por cromossomos. Esse microrganismo, patogênico a diversas espécies animais, inclusive humanos, se espalhou por todo o mundo nos anos 1990. Em virtude do sistema de vigilância de salmonela avançado no Reino Unido, essa bactéria foi primeiramente identificada como causa de doença em bovinos e humanos nos países do Reino Unido e, no início, seu surgimento foi atribuído ao uso de antimicrobianos em bovinos. No entanto, não há evidências que comprovem isso e sua disseminação ocorreu em decorrência de sua capacidade de colonização e não de seleção após ingestão de antimicrobianos. O histórico de surgimento e disseminação desse microrganismo, que não está relacionado ao uso de antimicrobianos em animais pecuários, sendo mais relacionado à capacidade de colonização da cepa DT104, deve atuar como um "freio" nas propostas de uso, alterando padrões de resistência antimicrobiana, como uma medida de risco do uso de antimicrobianos em animais pecuários.

Padrões de resistência múltiplos determinados por plasmídeos provavelmente estão aumentando em microrganismos, em ambientes nos quais a pressão de seleção é alta, em razão do uso frequente de antibióticos. O uso de antibióticos na atividade pecuária é um alvo óbvio para reduzir essa seleção, sendo frequentemente responsável pelo problema de desenvolvimento de resistência de patógenos humanos aos antibióticos. A infecção hospitalar por patógenos animais resistentes aos antibióticos é um problema emergente em hospitais veterinários e há disponibilidade de procedimentos que limitam sua disseminação.

Embora a principal preocupação seja relacionada ao uso de antibióticos como promotores de crescimento, em alguns países também existem movimentos para restringir o uso de alguns antimicrobianos, por exemplo, fluoroquinolonas, no tratamento de animais pecuários. No entanto, na Europa, um levantamento sobre a sensibilidade antimicrobiana de bactérias comensais e zoonóticas de animais de produção mostrou que embora haja variação entre os países europeus quanto à resistência dos microrganismos intestinais, isso envolveu amplamente os antimicrobianos mais antigos e que a resistência aos compostos mais recentemente utilizados no tratamento de humanos era baixa. Do mesmo modo, nos EUA, um estudo sobre patógenos de mastite, realizado por um período de 7 anos, não indicou tendência de aumento de resistência; ademais, mostrou redução da resistência de diversos patógenos Gram-positivos causadores de mastite aos antimicrobianos betalactâmicos.

LEITURA COMPLEMENTAR

Barton MD. Impact of antibiotic use in the swine industry. Curr Opin Microbiol. 2014;19:9-15.

Marshall BM, Levy SB. Food animals and antimicrobials. Impacts on human health. Clin Microbiol Rev. 2011;24:718-733.

Maneiras para reduzir ou prevenir o desenvolvimento de resistência antimicrobiana

As estratégias consideradas efetivas no retardamento do desenvolvimento de resistência envolvem menor uso de medicamentos antimicrobianos e emprego de protocolos de dosagem de modo a obter concentração suficiente do fármaco no local da infecção para matar microrganismos patogênicos, sem possibilitar a sobrevivência de subpopulações de microrganismos mais resistentes. Diversas entidades publicaram diretrizes sobre o uso de antimicrobianos e elas contemplam os seguintes princípios:

- Utilizar antibióticos quando há confirmação da presença de infecção bacteriana
- Iniciar o tratamento precocemente: na fase de multiplicação logarítmica da bactéria
- Utilizar dose adequada: baixa dose induz resistência e alta dose implica alto custo e toxicidade
- Evitar o uso prolongado de antibióticos
- Quando possível, dar preferência a antimicrobianos de espectro estreito de ação, com base na identificação definitiva do agente infeccioso, em vez de antimicrobianos de amplo espectro
- Manter um período adequado de tratamento: a regra geral é manter o tratamento por 7 a 10 dias ou até 4 a 5 dias após o desaparecimento de febre. Pacientes com mecanismos de defesa comprometidos devem ser tratados por 10 a 14 dias. As infecções crônicas podem necessitar de 4 a 6 semanas de tratamento
- Testes de sensibilidade: não são úteis em todos os casos; testes periódicos auxiliam a estabelecer uma tendência etiológica para determinada doença ou para uma propriedade em particular
- Avaliar a eficácia clínica: deve ocorrer melhora até 4 dias após o início do tratamento
- Prevenção e manejo adequados: medidas simples como controle de ventilação e umidade, sanidade do ambiente e prevenção de estresse.

Prevenção de resistência antimicrobiana (abordagem dos três "D")

- *Tornar a resistência menos intensa e perigosa* (em inglês, *"D"-escalate*): não utilize antibiótico quando houver disponibilidade de tratamento alternativo; limite o tempo de tratamento (o menor tempo de tratamento clinicamente aceitável); alterne, regularmente, os antibióticos utilizados
- *Planejar* (em inglês, *"D"esign*): protocolo de dosagem efetivo; escolha o antibiótico mais apropriado ao tipo de microrganismo, de espectro de ação estreito
- *Descontaminar*: reduzir a exposição às bactérias (calçar luvas, lavar as mãos, utilizar bandagens apropriadas, realizar assepsia rigorosa durante cirurgia etc.).

Pesquisas com fluoroquinolonas resultaram no conceito de *concentração para prevenção de mutante* (CPM), que representa nova técnica de mensuração *in vitro* da potência das fluoroquinolonas. CPM é a concentração de medicamento necessária para prevenir (inibir) o surgimento de mutante de primeira passagem. Em outras palavras, CPM é a maior CIM dos microrganismos isolados do paciente. Também relatou-se que os valores de CPM, com os perfis farmacocinéticos, podem ser utilizados para tornar o protocolo de dosagem o mais eficiente possível, a fim de prevenir o surgimento de mutantes resistentes. Quando os dados de CPM são aplicados às concentrações séricas do medicamento atingíveis e mantidas no corpo, pode-se estimar o tempo em que a concentração sérica do fármaco excede os valores de ambas, CIM e CPM. Esses dados, juntamente com aqueles referentes à morte bacteriana, possibilitam estimar o tempo de concentração do medicamento necessário para exceder os valores de CIM/CPM, para não apenas resultar em taxa significativa de morte bacteriana, mas também reduzir o risco de desenvolvimento de resistência. Por outro lado, nota-se baixa correlação entre CIM e CPM; a proporção CIM/CPM é específica tanto para o medicamento quanto para o patógeno específico. Atualmente, há disponibilidade limitada de dados para concluir se o conceito CPM é ou não aplicável a outros antimicrobianos.

METAFILAXIA ANTIBIÓTICA PARA CONTROLE DE DOENÇA RESPIRATÓRIA

O emprego de *metafilaxia* (medicação em massa) para o controle de doença respiratória de bovinos recém-desmamados ou recém-introduzidos no rebanho, muito estressados, é uma prática comum. Metafilaxia é um termo recentemente utilizado para indicar o tratamento antimicrobiano de todo um grupo de bezerros, na chegada à propriedade, antes do início de sinais de doença. Diversos vírus e bactérias foram associados com a ocorrência de doença respiratória bovina aguda (DRB). Essa síndrome era anteriormente denominada *febre do transporte*, pois, com frequência, os sintomas surgiam logo após a chegada dos animais no confinamento. Controlar e prevenir a DRB é dispendioso e difícil. Pode-se utilizar metafilaxia na prevenção e no tratamento curativo porque os bovinos que chegam a uma fazenda de engorda ou à instalação de confinamento podem estar sujeitos à DRB ou apresentar estágio recente da doença. As interações entre os patógenos do trato respiratório e o ajuste dos mecanismos de defesa inato do sistema respiratório, sobretudo frente a estresse ambiental e de manejo, como calor ou frio, desmame e transporte, parecem críticos para o desenvolvimento de DRB clínica. Essa doença resulta em perda econômica considerável decorrente do prejuízo no desempenho e na saúde dos bovinos.

A tomada de decisão sobre a administração de qualquer classe de produto farmacêutico, por meio de metafilaxia, baseia-se nos sinais clínicos, na taxa de prevalência da doença esperada no grupo e na evidência prévia da eficácia do produto. As diretrizes gerais que influenciam a decisão em realizar o tratamento de DRB por meio de metafilaxia incluem:

- Condição clínica dos bovinos por ocasião da chegada na propriedade
- Padrões de morbidade/mortalidade atuais (e esperados)
- Consumo de alimentos
- Elevação da temperatura corporal
- Eficácia dos produtos recomendados, na bula, para o controle de DRB.

A metafilaxia é mais comumente empregada poucos dias após a chegada dos animais no confinamento. Diversos produtos antimicrobianos são indicados para auxiliar no controle de DRB e, entre estes, muitos utilizados na metafilaxia de bezerros são considerados de *alto risco*. Quando se opta por metafilaxia, é necessário saber que nem todos os antibióticos utilizados são efetivos para reduzir os casos de DRB; portanto, devem ser utilizados apenas aqueles aprovados. Os medicamentos antimicrobianos atualmente indicados para controle de DRB são:

- Ceftiofur (Excede)
- Clortetraciclina (Aureomicina)

- Clortetraciclina/sulfametazina (AS-700)
- Florfenicol (Nuflor)
- Oxitetraciclina (Tetradure)
- Tilmicosina (Micotil)
- Tulatromicina (Draxxin).

Os sinais clínicos mais comumente verificados na DRB são: febre alta, apatia, inapetência, secreções nasal e ocular, tosse e graus variados de dispneia. O objetivo da metafilaxia é reduzir a ocorrência de DRB aguda em bezerros recém-chegados à propriedade e muito estressados. Uma estratégia importante empregada para reduzir a ocorrência de DRB é um programa sanitário preventivo denominado *pré-condicionamento*; trata-se de um programa de manejo planejado para ser instituído antes do transporte ao confinamento. Em geral, os programas de pré-condicionamento implicam que os animais sejam desmamados em um período de tempo predeterminado (geralmente com 30 a 45 dias de idade), vacinados contra diversos microrganismos infecciosos (vacinas contra bactérias e vírus), tratados com anti-helmínticos, castrados, descornados e adaptados aos comedouros e bebedouros, antes de serem transportados ao confinamento. A indústria de saúde de bovinos deve continuar a identificar medidas de controle de DRB mediante o desenvolvimento e uso de novas tecnologias, com intuito de aumentar a resistência dos animais, reduzir os fatores de risco e minimizar a exposição aos patógenos.

LEITURA COMPLEMENTAR

Chmiel-Urban R, Grooms DL. Prevention and control of bovine respiratory disease. J Livestock Sci. 2012; 3:27-36.
Clarke CR. Antimicrobial resistance. Vet Clin North Am Small Anim Pract. 2006;36:987-1001.
Duff GS, Galyean ML. Recent advances in management of highly stressed newly received feedlot cattle. J Anim Sci. 2007;85:823-840.
Griffin D. Antibiotics metaphylaxis to control respiratory disease. Accessed at <http://www.4cattlemen.com/ncba2007/newsroom/PR102GriffinAntibiotic.pdf>; 2014.
Nickell JS, White BJ. Metaphylactic antimicrobial therapy for bovine respiratory disease in stocker and feedlot cattle. Vet Clin North Am Food Anim Pract. 2010; 26:285-301.

USO PRÁTICO DE MEDICAMENTOS ANTIMICROBIANOS

Dosagem do antibiótico | Dose recomendada

Teoricamente, não existe dose estabelecida para todos os antimicrobianos. A concentração de um medicamento antimicrobiano necessário para uma ação efetiva contra diferentes microrganismos é variável, e essa necessidade pode ser satisfeita mediante o ajuste da dose. No entanto, essa condição é impraticável e, na prática, utiliza-se o termo *dose recomendada*, que propicia concentrações teciduais e sanguíneas efetivas contra microrganismos muito sensíveis, com efeitos colaterais mínimos ao hospedeiro. Nesse contexto, a dose recomendada deve ser considerada como a dose mínima. Caso se trate de microrganismos que necessitam concentração maior do medicamento para um tratamento efetivo, a dose recomenda pode ser aumentada. No caso de antibacterianos de baixa toxicidade, essa dose pode ser aumentada várias vezes; para alguns antibióticos, como a benzilpenicilina, esse é um procedimento terapêutico frequente. No entanto, no caso de antibacterianos com potencial tóxico, a dose recomendada pode ser aumentada, porém com cuidado e, frequentemente, é prudente pesquisar um antibacteriano diferente ao qual o microrganismo é mais sensível.

De modo semelhante, a dose recomendada pode ser excedida na tentativa de aumentar o gradiente de concentração nas infecções sensíveis em que o tecido necrosado dificulta a difusão do medicamento. Também, a dose recomendada pode ser aumentada por questões de manejo, como acontece no tratamento de ovinos com podridão de casco ou dermatite micótica, em que se administra uma única dose, por praticidade.

A *dose da bula* é a dose legal estabelecida na bula para utilização do medicamento. A bula estabelece a necessidade de *períodos de carência* para evitar resíduos do medicamento nos tecidos ou no leite. As doses recomendadas, apresentadas nas seções sobre as doenças consideradas individualmente, baseiam-se em nossa expectativa de eficiência terapêutica e, para alguns fármacos, a dose recomendada pode exceder aquela indicada na bula. Deve-se considerar o problema de persistência de resíduos nos tecidos quando a dose recomendada na bula for excedida; os períodos de carência devem ser ajustados de acordo com isso.

Com frequência, as doses e os intervalos entre elas, recomendados na bula de vários antimicrobianos utilizados em grandes animais, são muito baixos e longos. Em muitos casos, não há razão farmacológica óbvia para o emprego desses protocolos de dosagem. Infelizmente, os estudos farmacocinéticos de produtos antimicrobianos mais antigos, liberados para uso em grandes animais, foram limitados por ocasião de sua liberação, parecendo, em muitos casos, que a dose recomendada na bula era inadequada. Alguma estimativa da dose necessária de um antimicrobiano pode ser obtida pela comparação da CIM necessária para ser efetiva contra vários microrganismos, com as concentrações sanguínea e tecidual do fármaco obtidos com diferentes doses. Em geral, níveis 3 a 5 vezes maiores do que o valor da CIM são necessários para um tratamento efetivo, sendo comumente desejável para manter esses níveis durante o período de tratamento, sobretudo quando se utiliza antimicrobiano bacteriostático, embora provavelmente isso não seja fundamental.

A prova final para definir a dose e o intervalo entre as doses de um antimicrobiano é o teste clínico de sua eficácia no tratamento de doença infecciosa. Parece que os antimicrobianos são efetivos no tratamento de muitas doenças de grandes animais, na dose e no intervalo entre as doses em geral utilizadas. Contudo, à medida que são disponibilizados os resultados de estudos farmacocinéticos em animais pecuários, é muito provável que sejam indicadas modificações na dose e no intervalo entre doses de vários antimicrobianos em uso. Isso pode resultar em tratamento mais efetivo e orientar o uso da dose indicada na bula que apresenta maior espectro de ação contra a doença.

Vias de administração

Injeção intravenosa

Os antibióticos administrados por via intravenosa atingem, imediatamente, altas concentrações no sangue e nos tecidos. Esta via deve ser utilizada no tratamento de *septicemia* e de outras doenças que representam risco de vida aos animais. As concentrações obtidas são muito maiores do que aquelas conseguidas com dose equivalente do mesmo medicamento, administrado por via intramuscular ou oral e, consequentemente, tem-se maior *difusão do medicamento* nos sítios de infecção. Por isso, essa via de administração também pode ser utilizada na tentativa de aumentar a concentração do medicamentos em locais onde o antibiótico normalmente alcança apenas baixa concentração e onde áreas de necrose aumentam o tempo de difusão. A administração intravenosa (IV) também pode ser indicada nas *infecções crônicas*, como pneumonia causada por corinebactéria em potros, em que são necessárias concentrações de difusão para o fármaco penetrar nas áreas de abscessos e no material capsular do microrganismo.

Uma dose de ataque (DA) IV inicial pode impedir o desenvolvimento de *mutantes resistentes gradualmente*. Em decorrência das altas concentrações iniciais no sangue e nos tecidos, a via IV também pode ser utilizada no tratamento de infecções apenas moderadamente sensíveis ao antibacteriano utilizado. Isso se deve ao fato de que é possível obter concentrações efetivas mediante o uso de repetidas aplicações IV, que possibilita alcançar concentrações não obtidas com doses equivalentes administradas por via intramuscular ou oral.

Por motivos práticos, a via IV é utilizada para aplicação de medicamentos antimicrobianos de alto volume e *baixa concentração*, como sulfametazina e oxitetraciclina. Também, prefere-se a via intramuscular em cavalos de corrida, quando é preciso evitar lesão muscular. Evitar *lesão muscular* em bovinos de corte próximo à comercialização também é um motivo para utilizar a via IV.

A administração por via intravenosa não é isenta de riscos. Pode ocorrer injeção intracarotídea acidental quando se tenta aplicar injeção na veia jugular. *Reações tóxicas* agudas ao medicamento ou a seu veículo são mais comuns quando se utiliza a via intravenosa. Deve-se administrar medicamentos formulados especificamente para uso IV ou é preciso seguir as recomendações do fabricante sobre os cuidados para o uso dessa via, em qualquer medicamento. Os animais com toxemia grave terminal podem morrer logo após a injeção e, na mente do proprietário, a morte pode ser atribuída ao tratamento.

As injeções devem ser aplicadas *lentamente* e não na forma de *bolus*. O tratamento com repetidas aplicações IV geralmente se restringem ao ambiente hospitalar e podem ser dispendiosas em decorrências do *custo* adicional das preparações IV. No campo, frequentemente indica-se dose inicial *IV de ataque*, seguida de doses intramusculares de manutenção, no tratamento de doenças infecciosas, sendo este um procedimento terapêutico efetivo.

A veia jugular é utilizada em todas as espécies, exceto em suínos, nos quais a inacessibilidade às veias superficiais, exceto as veias auriculares, geralmente torna o uso da via jugular impraticável. Há risco de *reações perivasculares* e trombose intravascular quando se utiliza essa via, especialmente após administração de fármacos irritantes, como sulfonamidas e tetraciclinas.

Injeção intramuscular

É o método de administração de antimicrobianos mais comumente utilizado em grandes animais. Sempre que possível, essa via deve ser *evitada em animais destinados à produção de carne*, especialmente quando se utilizam preparações irritantes. Por ocasião do abate, é possível constatar lesões, 12 meses após a injeção intramuscular de tetraciclinas de ação prolongada. Se o medicamento tiver que ser administrado por via intramuscular em um animal com essa finalidade, a aplicação deve ser feita *no músculo do pescoço* porque a cicatriz tecidual e a consequente mancha são mais provavelmente vistas nesse local durante o processo de retaliação da carcaça, após o abate, podendo ser eliminadas. Os resíduos de alguns antibióticos podem persistir nesses locais por longo tempo, devendo-se seguir as recomendações da bula quanto ao período de carência para o consumo da carne.

Medicamentos irritantes devem ser utilizados com cuidado, ou evitados, em *equinos*, pois nessa espécie é mais comum a ocorrência de reações graves no local da injeção. Em geral, o desenvolvimento dessas reações indica a necessidade de alteração para um tratamento alternativo. Com frequência, em equinos, os medicamentos oleosos causam reações graves no local da injeção e não devem ser utilizados.

Há evidências de que, pelo menos para alguns antibióticos, o local de injeção intramuscular pode influenciar a taxa de absorção, a *biodisponibilidade* e a subsequente farmacocinética do antibiótico utilizado. Tanto em bovinos quanto em equinos, a injeção no músculo do pescoço propicia parâmetros farmacocinéticos mais favoráveis do que a injeção nos músculos glúteos ou do ombro. A biodisponibilidade após injeção na barbela é a mais baixa. Provavelmente, essas diferenças se devem às variáveis na difusão do medicamento injetado dentro e entre os músculos e nos diferentes suprimentos de sangue. Na difusão intermuscular há maior área de absorção e menor comprometimento de estruturas linfáticas e capilares. Em alguns países, a injeção no músculo da face lateral do pescoço é considerada inadequada. Quando é necessária injeção de preparação irritante em equinos é prudente que se faça no músculo peitoral, entre os membros torácicos, pois nesse local há menor tendência de a reação se espalhar, sendo mais acessíveis à drenagem e ao tratamento.

Independentemente do local, deve-se ter cuidado para que a injeção não seja administrada, acidentalmente, por via intravenosa, aplicando-se pressão negativa na seringa antes da aplicação do medicamento. Em animais adultos, não se deve aplicar mais de 10 mℓ do produto, em qualquer local de aplicação. Grandes volumes podem resultar na formação de cistos encapsulados repletos de medicamento, no músculo. Qualquer que seja o local da injeção, não se deve exceder o volume máximo recomendado na bula.

Com a maioria dos medicamentos antimicrobianos, exceto as preparações de depósito e os fármacos irritantes, obtém-se concentração sanguínea máxima em 30 a 120 min após a injeção. No entanto, a biodisponibilidade do fármaco aplicado por via intramuscular é influenciada, de modo marcante, por sua formulação e pela natureza irritante. Isso é especialmente evidente em preparações de oxitetraciclina.

Injeção intraperitoneal

Ocasionalmente, utiliza-se a via intraperitoneal para administração de antimicrobianos, especialmente em bovinos com peso próximo ao de comercialização e quando a administração IV, por várias razões, pode ser impraticável. Também, às vezes, é utilizada em suínos com diarreia; o antibacteriano é misturado ao fluido de reidratação. Nos bovinos, a injeção é administrada na parte média do flanco direito, entre a última costela e a tuberosidade isquiática, no mínimo, 10 cm ventral ao processo lateral da vértebra lombar. Isso é feito com intuito de evitar a deposição retroperitoneal e perirrenal do medicamento. Deve-se utilizar uma técnica de injeção asséptica. Também, os animais com peritonite às vezes recebem tratamento adicional por essa via. Em equinos com peritonite, a cavidade peritoneal pode ser drenada por meio de uma cânula introduzida na linha média ventral, como aquela utilizada na paracentese abdominal, sendo o antimicrobiano administrado por essa via. A injeção intraperitoneal também pode ser utilizada para administração parenteral de tetraciclinas em animais com toxemia aguda ou naqueles com angústia respiratória grave, quando a injeção IV pode resultar em colapso e até mesmo morte.

Injeção subcutânea

Não é comumente utilizada na clínica de grandes animais, mas a preocupação quanto às lesões na carne ocasionadas por injeções intramusculares está mudando esse conceito. Desde que o medicamento não seja aplicado em um depósito de gordura, a via subcutânea é uma alternativa razoável à injeção intramuscular. No caso de preparações irritantes, há um risco de reação excessiva e formação de abscessos estéreis. Animais muito pequenos (leitões) frequentemente são tratados por essa via. Na América do Norte, recomenda-se que uma preparação de ceftiofur de ação prolongada seja aplicada por via subcutânea no pavilhão auricular de bovinos. Esse local foi escolhido pela facilidade de acesso e por ser possível descartar uma parte menor de tecido do local da aplicação, por ocasião do abate. O uso disseminado no campo detectou morte súbita em um número muito pequeno de bovinos, após administração subcutânea no pavilhão auricular. Pesquisa subsequente mostrou que a causa mais provável foi a injeção acidental e rápida na artéria auricular, com o medicamento atingindo a circulação cerebral com rapidez. Atualmente, há recomendações quanto ao local correto de injeção no pavilhão auricular de modo a reduzir o risco de injeção na artéria intrauricular. Um exemplo é a injeção subcutânea de suspensão estéril de ceftiofur cristalina livre de ácido (Excede®) na face posterior da orelha, na junção com a cabeça, ou no terço médio da face posterior da orelha (Figura 6.1).

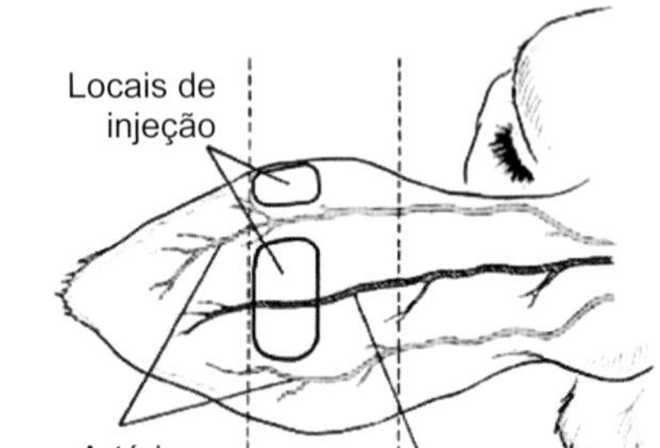

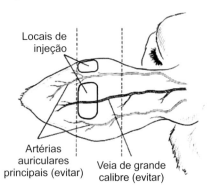

Figura 6.1 Diagrama das localizações aproximadas das principais artérias da face posterior da orelha e locais recomendados para a introdução da agulha. A administração de suspensão estéril de Excede na artéria auricular provavelmente é fatal. O Excede® também pode ser administrado por via subcutânea, na base da orelha, em direção rostral no sentido do olho, no mesmo lado da cabeça e orelha, ou por via subcutânea na base da orelha, em direção ventral. Cortesia de Zoetis, Inc., https://www.zoetisus.com/products/pages/excede_beef/TechinicalResources.aspx Excede® (suspensão estéril de Ceftiofur cristalina livre de ácido).

Administração oral

Em geral, a administração oral de antimicrobianos se restringe a *animais pré-ruminantes, potros jovens* e *leitões*. Após administração oral, as concentrações do medicamento no sangue e nos tecidos são consideravelmente menores do que aquelas obtidas com o uso de dose equivalente do mesmo antimicrobiano, administrado por via parenteral; por essa razão, geralmente a dose oral é 2 a 5 vezes maior do que a dose parenteral. A aplicação oral de medicamentos é menos confiável por causa das *características de absorção*, que podem variar de acordo com o volume da ingesta, a presença ou a ausência de estase gástrica e intestinal ou hipermotilidade e a natureza dos alimentos fornecidos, os quais se ligam, variavelmente, ao medicamento administrado por via oral. Por exemplo, em bezerros, a *biodisponibilidade* de oxitetraciclina e trimetoprima é muito menor quando administradas no leite do que na água, devido ao seu alto grau de ligação no leite. Há evidências de que a administração oral de antibióticos aos bezerros, com solução de glicose-glicina-eletrólitos, está associada com absorção mais favorável. Os antibióticos dos grupos dos aminoglicosídeos e as polimixinas não são absorvidos no trato alimentar; a benzilpenicilina é praticamente inativada no estômago.

A via oral é o método de administração mais fácil e, quando o custo de novas visitas é um fator relevante, essa via com frequência é escolhida para *medicação continuada*, pois qualquer proprietário é capaz de fazer o tratamento. Contudo, em geral, as infecções sistêmicas são mais bem tratadas mediante injeção parenteral e, portanto, o tratamento deve ser iniciado por essa via. A via oral é o método de escolha para o tratamento de infecções intestinais. Estudos experimentais mostraram que a administração oral de antibióticos a bezerros neonatos sadios pode causar atrofia de vilosidades intestinais e diarreia por má absorção. Isso ocorre sobretudo com o uso de neomicina e, em menor grau, com tetraciclina e ampicilina. Embora isso não impeça o uso de antibióticos específicos para o tratamento de enterite em bezerros jovens (quando indicados), essas informações sugerem que o uso profilático de antibióticos, por via oral, representa um risco para bezerros jovens.

O uso prolongado de medicação oral, em doses terapêuticas, pode resultar em *superinfecção* em todas as espécies animais. Comumente, é causada por fungos, estafilococos ou *Pseudomonas aeruginosa*. Ocorre mais comumente em bezerros tratados com diferentes antimicrobianos. É mais comum após o tratamento com tetraciclinas e geralmente é necessário um período de tratamento de, pelo menos, 2 semanas, para seu desenvolvimento.

Medicamentos antimicrobianos raramente são administrados por via oral em ruminantes. Exceções são as sulfonamidas, especialmente como terapia continuada após tratamento parenteral inicial, e como tratamento antimicrobiano de baixa dose em animais de confinamento, com intuito de reduzir a ocorrência de abscesso hepático e doença respiratória. Em ruminantes, a concentração sanguínea após administração oral é variável e, com frequência, não atinge concentração máxima antes de 12 a 18 h após o tratamento. Também, muitos antibacterianos são destruídos ou inativados no rúmen. Os antimicrobianos administrados por via oral causam alteração significante da flora ruminal e isso, por si só, pode resultar em uma síndrome caracterizada por estase ruminal, anorexia e apatia. Caso sejam administrados antibacterianos por via oral aos ruminantes, após o tratamento, deve-se repor a flora do rúmen por meio de transferência de conteúdo ruminal.

Contaminação de suprimentos alimentares

A *contaminação de ração por antibióticos* é um problema potencial em fábricas que processam alimentos medicados e não medicados, consecutivamente. O fornecimento acidental de antibióticos a bovinos e equinos pode resultar em *doença clínica* e a causa não ser imediatamente identificada pelo clínico. Isso pode ocorrer quando bovinos e equinos recebem alimentos medicados destinados a suínos, mas também é possível ocorrer quando a ração normal fornecida estiver contaminada com antibióticos. A transferência de resíduo de alimento medicado para outros suprimentos alimentares pode ocorrer em misturadores de alimentos de vários tipos e também por resíduos em esteiras de transporte, depósitos de alimentadores e caminhões. O risco de contaminação de suprimentos alimentares pode ser muito alto e os medicamentos contaminantes mais comuns são clortetraciclina, sulfonamida, penicilina e ionóforos.

Dentro de 24 h após o fornecimento de alimento medicado, as vacas-leiteiras manifestam anorexia, estase ruminal e, em seguida, excretam fezes de consistência cremosa contendo fibras não digeridas. Ocorre diminuição brusca na produção de leite. Também há relato de apatia, fasciculações musculares, cetose, hipocalcemia e decúbito. Em geral, os bovinos acometidos se recuperam quando voltam a se alimentar com ração não medicada, mas a produção de leite pode ser comprometida por todo o período de lactação restante. Tem-se incriminado os alimentos contaminados com dimetridazol, lincomicina e tilosina, embora haja controvérsia quanto à participação da tilosina nessa síndrome. A *transferência* de material medicado para outros alimentos também pode ocasionar *resíduos ilegais no tecido* por ocasião do abate. A contaminação da ração fornecida aos suínos com sulfonamida é um problema particular.

A administração oral de medicamentos antimicrobianos em equinos durante os três primeiros meses de vida deve ser feita com muito cuidado. Após o uso pode ocorrer diarreia, frequentemente intratável, resultando em debilidade crônica ou morte. Clindamicina e lincomicina apresentam alto risco e provavelmente são totalmente contraindicadas; macrolídeos, tetraciclinas, tilosinas e metronidazol são fatores de risco em equinos estressados.

Administração de medicamentos na água para suínos

A via oral é a maneira mais comum e prática de administrar medicamentos a um grupo de suínos. O antibacteriano pode ser adicionado à água ou ao alimento. Para o tratamento de suínos doentes, prefere-se a medicação em água, uma vez que *os animais doentes podem beber*, mas com frequência deixam de se alimentar. Também, em geral, pode-se *iniciar imediatamente* a medicação na água, já a mistura do antibacteriano na ração preparada para a pocilga pode demorar 1 a 2 dias. Ademais, a biodisponibilidade do antibiótico é menor em alimentos peletizados.

Nos surtos de doenças contagiosas em suínos, geralmente inicia-se o tratamento individual dos animais doentes do grupo por via parenteral, seguida de medicação em massa na água fornecida. Grandes unidades de criação de suínos costumam apresentar instalações para medicação automática; diferentemente das pequenas unidades. Quando os suínos utilizam bebedouros, a medicação na água não é um problema. No entanto, em sistemas de fornecimento de água automatizados, o medicamento deve ser colocado em um tanque principal, caso possa ser isolado, ou, mais comumente, interrompe-se o fornecimento de água normal e aquela com medicamento é ofertada aos suínos por meio de tambores portáteis de 200 ℓ, com uma cavidade para ingestão de água ou um aparato tipo "chupeta" fixado na lateral do tambor.

Para determinar a *concentração de antibiótico* necessária na água, calcula-se a dose diária total do medicamento, multiplicando-se o peso total do grupo de suínos, em kg, pela dose diária do antimicrobiano, em mg/kg. Essa dose deve, então, ser adicionada ao volume de água que será consumida no dia. É óbvio que esse volume varia de acordo com as condições climáticas e o tipo de doença. Por exemplo, suínos com diarreia podem ingerir quantidade de água maior que o normal. Na rotina, uma regra prática é considerar satisfatório o volume de água correspondente a 10% do peso corporal de suínos, entre o desmame e a idade de comercialização, com estimativa de 15% para situações nas quais pode se esperar maior consumo de água. Assim, a dose diária total é adicionada ao volume de água, em litros, equivalente a 10 a 15% do peso corporal total estimado do grupo. Em geral, porcas prenhes consomem 5 a 8 ℓ de água/dia, mas porcas lactantes podem ingerir 15 a 20 ℓ de água/dia. Quando houver dúvida quanto ao consumo exato de água, o medicamento pode ser adicionado a um volume menor e, quando consumido, adiciona-se mais água fresca no restante do dia. Geralmente, a medicação em água é mantida por um período de, pelo menos, 5 dias. Na água, os antibióticos podem sofrer rápida deterioração e, assim, deve-se preparar uma nova mistura diariamente. Na bula da maioria dos produtos destinados à medicação em água há recomendações de uso.

Administração de medicamentos na água para bovinos

Existem algumas limitações importantes na medicação em massa em suprimento de água para bovinos. Em geral, o volume diário de água consumida é diretamente proporcional à quantidade de matéria seca ingerida. Anorexia ou inapetência resulta em menor consumo de água, com volume que meramente supre as necessidades de manutenção. Dependendo do medicamento utilizado, a palatabilidade da água medicada pode influenciar sua ingestão. No caso de grandes tanques de água fornecida aos animais, que são reabastecidos continuamente, ou mesmo 2 ou 3 vezes/dia, é difícil determinar a quantidade de medicamento que será adicionada por dia, de modo a manter uma concentração razoavelmente constante. Teoricamente, os fornecedores automáticos de medicação em água devem propiciar uma concentração uniforme do medicamento na água fornecida. No entanto, alguns desses fornecedores são pouco confiáveis, o que torna necessárias vigilância e manutenção regulares. Em países onde a temperatura ambiente é inferior à temperatura de congelamento durante os meses de inverno, em certas condições de manejo a medicação em água pode ser difícil e impraticável.

Administração de medicamentos na ração

Em geral, esse procedimento é utilizado no controle de doenças a longo prazo. Em muitos países, a quantidade de antibiótico que pode ser adicionada aos alimentos se restringe à *dose aprovada que consta na bula* e o veterinário não tem direito legal de alterar essa dose. Em geral, o medicamento é adicionado ao misturador de alimentos.

Ionóforos

São aditivos alimentares utilizados em rações destinadas a bovinos, com a finalidade de aumentar a eficiência alimentar e o ganho de peso. Esses compostos alteram os padrões da fermentação ruminal. São amplamente utilizados em criações de bovinos de corte e de aves, com intuito de aumentar a eficiência alimentar e controlar a ocorrência de coccidiose. À semelhança de vários outros aditivos alimentares, os ionóforos são fornecidos em quantidade muito pequena com outro suprimento alimentar como transportador para sua ingestão. Alguns profissionais afirmam que a resistência aos ionóforos tem o mesmo risco à saúde pública que a resistência aos antibióticos convencionais.

Os ionóforos disponíveis no mercado são monensina (Coban e Rumensin), lasalocida (Avatec e Bovatec), salinomicina (Biocox e Sacox), narasina (Monteban e Maxiban), maduramicina (Cygro), senduramicina (Aviax) e propionato de laidlomicina (Cattlyst). São classificados como antibióticos poliésteres carboxílicos e modificados, pelos microrganismos, por meio do gradiente de concentração iônica (Ca_2^+, K^+, H^+ e Na^+), induzindo-os a entrar em um ciclo iônico irrelevante. Alguns ionóforos (p. ex., valinomicina) deslocam um único íon, mas os ionóforos fornecidos aos bovinos atuam como transportadores em sentido contrário. A alteração na concentração de íons impede que o microrganismo tenha um metabolismo de manutenção normal, fazendo-o gastar energia extra.

Os ionóforos atuam por meio de seleção contra o metabolismo de bactérias Gram-positivas e de protozoários do rúmen ou interferindo negativamente nesse metabolismo. As bactérias-alvo são aquelas que reduzem a eficiência da função digestiva do rúmen e suprimem a energia gerada durante a digestão dos alimentos. Controlando-se determinados protozoários e bactérias, são gerados menos produtos metabólitos (metano). A alteração na população de bactérias ruminais e no metabolismo possibilita que as bactérias benéficas sejam mais eficientes na produção de ácido propiônico, com menor produção de ácido acético e ácido láctico. Portanto, os bovinos apresentam melhor condição energética geral e uso mais eficiente dos suprimentos alimentares.

Os ionóforos são considerados antibióticos, porém não são terapêuticos. A resistência aos antibióticos é uma preocupação crescente das pessoas. No entanto, o aumento do número de bactérias resistentes aos antibióticos como resultado do uso de ionóforos não está bem comprovado por diversas razões: os ionóforos nunca foram (e, provavelmente, nunca serão) utilizados como antimicrobianos em humanos; eles apresentam um modo de ação muito diferente dos antibióticos terapêuticos; a resistência das bactérias aos ionóforos parece ser mais uma adaptação do que uma mutação ou aquisição de genes estranhos; os ionóforos podem atravessar as membranas celulares dos animais, condição que limita seu uso como antibióticos terapêuticos; e a resistência de bactérias-alvo aos ionóforos é complexa e tem alto grau de especificidade.

Pesquisas *in vivo* e *in vitro* indicam que apenas algumas bactérias do rúmen são inibidas pelos ionóforos. A sensibilidade e a resistência das bactérias do rúmen estão mais relacionadas com diferenças no envelope celular. Bactérias que produzem ionóforos são naturalmente resistentes e o modo de ação de seu mecanismo de resistência é desconhecido. Há poucos relatos sobre efeitos tóxicos dos ionóforos em animais-alvo e naquelas espécies de animais não alvo. Em geral, os ionóforos são seguros e efetivos, desde que utilizados nas doses recomendadas. No entanto, dose excessiva acidental, uso inapropriado, erro na mistura e ingestão acidental por espécies não alvo podem resultar em intoxicação de diversos animais. Equinos, bovinos, aves, cães, gatos e ratos são sensíveis à intoxicação por ionóforos. Acredita-se que os efeitos tóxicos são mediados pela alteração do gradiente iônico normal das células, o que ocasiona dano mitocondrial e perda de energia celular. Um efeito tóxico bem conhecido dos ionóforos é a cardiotoxicidade e a degeneração muscular nas espécies suspeitas; todavia, os tecidos específicos acometidos e os sinais clínicos resultantes variam entre as espécies. No entanto, um efeito menos comumente conhecido dos ionóforos está associado com o sistema nervoso, cuja manifestação envolve neuropatia com degeneração de mielina e ataxia. Os músculos cardíacos são acometidos, sobretudo, em bovinos; em equinos, ocorre lesão tanto no miocárdio quanto nos músculos esqueléticos. Entre as espécies de animais não alvo, os equinos parecem os mais sensíveis à intoxicação por ionóforo.

Outras vias de administração de medicamentos

Podem ser utilizadas para aumentar a concentração do antibacteriano em locais nos quais pode haver limitação à difusão do fármaco, após administração parenteral, e quando há necessidade de alta concentração no local da infecção. Essas vias incluem injeções intra-articular, intrapleural e subconjuntival. Devem ser utilizadas preparações não irritantes, empregando-se técnica de assepsia rigorosa. Na maioria dos casos, esses tratamentos devem ser acompanhados de terapia parenteral.

A infusão intramamária de medicamentos é descrita no Capítulo 20. A aplicação intratraqueal de antibióticos tem sido indicada no tratamento de pneumonia em bovinos. Teoricamente, resulta em maior concentração de antibiótico no local da infecção, embora, em vários casos de pneumonia, a difusão de medicamento no pulmão acometido é mínima. Os antibióticos são administrados em solução salina estéril na dose de 2 mℓ/kg de peso corporal. Um amplo estudo mostrou variação na absorção e na persistência dos antibióticos administrados por essa via em comparação com a aplicação parenteral, mas concluiu-se que não há vantagem potencialmente útil para seu uso.

A administração local de antibióticos nem sempre pode ser a via preferida, apesar de precedente histórico. Por exemplo, no tratamento de infecção do *trato genital* mostrou-se que a administração parenteral de antibióticos propicia concentrações teciduais do medicamento em todas as partes do sistema genital, enquanto a infusão intrauterina resultou em concentrações comparáveis apenas no endométrio e na secreção uterina. Pode-se indicar administração local e/ou parenteral em diferentes casos de infecção do trato genital.

LEITURA COMPLEMENTAR

Guan H, Wittenberg KM, Ominski KH, Krause DO. Efficiency of ionophores in cattle diets for mitigation of enteric methane. J Anim Sci. 2006;84:1896-1906.

Hersom M, Thrift T. Application of ionophores in cattle diet. 2012. Accessed June 2015, at <http://edis.ifas.ufl.edu/pdffiles/AN/AN28500.pdf>.

Kart A, Bilgili A. Ionophore antibiotics: toxicity, mode of action and neurotoxic aspect of carboxylic ionophores. J Anim Vet Adv. 2008;7(6):748-751.

Distribuição do medicamento

Absorção

Os antibióticos dos grupos dos aminoglicosídeos e das polimixinas não são absorvidos no trato alimentar e caso haja necessidade de concentrações circulantes desses antibióticos, eles devem ser administrados por meio de injeção parenteral. Quando há necessidade de concentrações intestinal e sistêmica, como provavelmente no caso de colibacilose neonatal, esses medicamentos devem ser administrados por ambas as vias, oral e parenteral. Benzilpenicilina e meticilina são inativadas em pH ácido e não se obtém concentração sanguínea relevante após a administração oral; no entanto, obtém-se concentração sanguínea terapêutica com o uso de ampicilina e amoxicilina. Algumas sulfonamidas (ftalilsulfatiazol, ftalilsulfacetamida, sulfaguanidina e succinilsulfatiazol) não são absorvidas no trato alimentar. Os demais antibióticos e sulfonamidas são absorvidos após administração oral, em bezerros e cordeiros pré-ruminantes e em suínos e equinos. No entanto, geralmente as concentrações obtidas no sangue e tecidos são consideravelmente menores do que as obtidas com doses equivalentes, administradas por via parenteral. O fornecimento de soro lácteo (cálcio) inibe a absorção de tetraciclinas em suínos.

Distribuição

Os fatores que controlam a distribuição de antimicrobianos nos líquidos corporais são complexos e deve-se considerar que a distribuição envolve um sistema multicompartimental no qual todos os compartimentos corporais estão em contato, direta ou indiretamente, com o sangue. A permuta, e sua taxa, entre o sangue e os diversos compartimentos teciduais é controlada por fatores que influenciam a difusão de solutos, como a concentração do medicamento e o volume do fluxo sanguíneo nos tecidos e o volume tecidual. Também, é consideravelmente influenciado pelo grau de ligação do fármaco às proteínas do sangue e dos tecidos, pela constante de ionização do medicamento, pelas diferenças de pH entre os compartimentos e por sua lipossolubilidade. A distribuição do medicamento também é influenciada pela idade e pelo estado de doença do animal.

A maioria das doenças infecciosas se instala nos compartimentos teciduais extravasculares e a concentração de fármaco livre não ligada nesses locais determina a eficácia do tratamento. A maioria dos antibióticos se difunde de modo relativamente livre nos líquidos extracelulares, mas as sulfonamidas e os antibióticos dos grupos do cloranfenicol, tetraciclinas, fluoroquinolonas e macrolídeos apresentam uma distribuição que se aproxima mais daquela da água corporal total e podem penetrar nas células.

Há diversas *barreiras* à difusão do antimicrobiano, incluindo líquido cerebrospinal e cérebro, cavidades serosas, líquido sinovial e articulações, olhos, placenta e feto. Em geral, sulfonamidas, tetraciclinas e cloranfenicol apresentam alguma capacidade de penetrar nessas barreiras em condição normal; a penicilina talvez não. A eritromicina tem capacidade de penetração intracelular e atravessa a maioria das membranas, mas não alcança concentração efetiva no cérebro ou no líquido cerebrospinal. Os antibióticos do grupo dos aminoglicosídeos geralmente alcançam concentrações efetivas nos líquidos sinovial, pleural e peritoneal, mas não no cérebro e nos olhos. A importância dessas barreiras, especialmente aquelas das cavidades serosas e das sinóvias, quando há inflamação, suscita dúvidas porque, com frequência, pode-se obter tratamento efetivo com antibióticos que, em condições normais, não alcançariam esses locais, a menos que haja inflamação. Uma exceção é a infecção ocular, em que para se obter concentração efetiva é necessária alta concentração circulante do antimicrobiano, tornando geralmente necessária a injeção intravenosa para obter essa concentração. Medicamentos lipofílicos se difundem na lágrima e a administração parenteral de eritromicina, oxitetraciclina e gentamicina, por exemplo, pode propiciar concentrações bacteriostáticas. Em vários locais, especialmente nas articulações e nas cavidades peritoneal, pleural e pericárdica, pode-se obter alta concentração, necessária, do antimicrobiano por meio de administração local.

Quase todos os medicamentos antimicrobianos são excretados pelos rins e, em geral, a urina contém alta concentração desses compostos. Essa característica não é tão relevante em grandes animais, nos quais as infecções do trato urinário são comparativamente raras, mas uma concentração ilegal de resíduo pode persistir nos rins por longo tempo, como acontece com os aminoglicosídeos. Penicilinas e tetraciclinas apresentam um ciclo enteropático significativo; a eritromicina também pode propiciar concentração relevante na bile.

Princípios farmacocinéticos para uso de antimicrobianos

Um conceito terapêutico fundamental é que se deve escolher o medicamento certo para a doença certa. O diagnóstico preciso da doença, o conhecimento da condição clínica do paciente e o sólido conhecimento do controle farmacocinético da doença são fatores fundamentais. Recentemente, surgiu um segundo aspecto terapêutico importante, enfatizando que os clínicos devem fazer mais do que simplesmente escolher o medicamento apropriado. Eles devem, também, definir a dose, a via de administração e a frequência de administração necessária para se obter e manter a concentração apropriada do fármaco no local pretendido. Farmacocinética é o estudo quantitativo do tempo que envolve *absorção, distribuição, metabolização* e *excreção* do medicamento. O objetivo final da farmacocinética é otimizar o controle terapêutico dos pacientes, individualmente, por meio da elaboração de protocolos fármaco-dosagem efetivos e seguros. A aplicação dos princípios farmacocinéticos possibilita escolha mais racional do protocolo de dosagem terapêutica. Em muitos casos, sabe-se que as características do paciente ou as condições patológicas específicas alteram as propriedades farmacocinéticas de determinado medicamento no organismo. Caso se façam ajustes apropriados no protocolo de dosagem, a fim de compensar essas alterações, é possível evitar problemas potenciais quanto à ineficácia e/ou toxicidade do medicamento. A seguir, são discutidos, brevemente, os parâmetros farmacocinéticos com intuito de auxiliar os clínicos a estabelecer um protocolo de dosagem apropriado para os compostos antimicrobianos.

A *área sob a curva* (AUC, acrônimo de *area under the curve*) é uma área estimada sob a curva da concentração plasmática do medicamento *versus* o tempo. O valor da AUC fornece uma medida da extensão da exposição ao fármaco e tem pouca relevância clínica. Sua interpretação terapêutica baseia-se na comparação com outros valores de AUC ou com algumas outras medidas terapêuticas (como a concentração inibitória mínima [CIM] dos antimicrobianos). A AUC de uma dose extravascular pode ser comparada com a AUC após administração intravascular a fim de determinar a biodisponibilidade.

Biodisponibilidade é a taxa e extensão da absorção do medicamento após administração extravascular. A AUC também é utilizada no monitoramento da eficácia terapêutica do medicamento, auxiliando na identificação de fatores que podem influenciar a farmacocinética, como doença, consumo de alimento, sexo, idade, raça, prenhez e lactação. Ademais, é utilizada em farmacologia clínica para calcular a depuração (*clearance*) sistêmica (*clearance* sistêmica $[Cl_s]$ = dose IV/AUC IV).

Volume de distribuição (*V*) é a constante que indica a quantidade de medicamento no corpo (*Q*) em relação à concentração desse medicamento no plasma (*C*; isto é, $V = Q/C$), mas não corresponde, necessariamente, a qualquer compartimento ou volume anatômico real. Por definição, *V* é a proporção constante entre a concentração plasmática e a quantidade correspondente do fármaco no organismo. É mais uma característica do medicamento do que de um sistema biológico, embora possa sofrer alteração na presença de doença, prenhez, obesidade e em outras situações. Dentre os medicamentos antibacterianos, os antibióticos betalactâmicos são ionizados em pH fisiológico e, em geral, apresentam baixo valor de *V*, enquanto os macrolídeos se concentram nas células e têm alto valor de *V*. Na literatura, há relato de três valores de distribuição, incluindo volume do compartimento central (V_c), volume de distribuição durante a fase de excreção terminal ($V_{área}$) e volume de distribuição em estado de equilíbrio (V_{ee}). Em farmacologia clínica, raramente se utiliza V_c, mas, às vezes, esse parâmetro é útil para prever a concentração plasmática máxima após injeção IV na forma de *bolus*. Quando se administra uma dose de ataque (DA) com a finalidade de obter imediata concentração do medicamento em estado de equilíbrio, a concentração máxima induzida pela DA pode ser estimada como: dose IV/V_c × $V_{área}$; indica a concentração plasmática do fármaco durante a fase de excreção terminal em relação à quantidade correspondente da susbtância que permanece no organismo. Em farmacologia clínica, o valor de $V_{área}$ é utilizado principalmente para estimar a quantidade residual do medicamento no corpo, quando a concentração do fármaco diminui, de acordo com sua fase de eliminação. Em farmacologia clínica, V_{ee} é útil para calcular a DA, bem como para prever a variação das concentrações plasmáticas durante o intervalo entre as doses. O V_{ee} fornece uma estimativa da distribuição do medicamento, independentemente do processo de eliminação. Conhecendo o valor de V_{ee}, é possível calcular a dose necessária para obter a concentração plasmática pretendida (*i. e.*, $DA = V_{ee} \times C_{ee}/F$), em que C_{ee} indica a concentração plasmática em estado de equilíbrio e *F* a biodisponibilidade. Quanto maior o volume de distribuição de um fármaco, maior a dose necessária para obter uma concentração desejada (*i. e.*, quanto maior V_{ee} menor a variação entre a concentração plasmática máxima e menor a concentração no plasma).

O Cl_s indica a eficiência de eliminação irreversível de um medicamento do corpo (principalmente por importantes órgãos de biotransformação e excreção, ou seja, o fígado e os rins), sendo definido como o volume de sangue depurado do medicamento por unidade de tempo. A depuração (ou *clearance*) determina a dose de manutenção (DM) necessária para obter a concentração plasmática pretendida, em estado de equilíbrio, porque no estado de equilíbrio há um balanço no qual a taxa de eliminação do medicamento é igual à taxa e extensão da absorção dele (p. ex., $DM = Cl_s \times C_{ee}/F$). O Cl_s pode ser calculado apenas depois da injeção IV do fármaco (p. ex., Cl_s = dose IV/AUC).

Efeito de primeira passagem é um tipo de depuração, definido como a extensão em que um medicamento administrado por via enteral é removido antes de alcançar a circulação sistêmica, por meio de metabolização pré-hepática e hepática. O efeito de primeira passagem é importante como possível fonte de variação na resposta clínica a determinado medicamento e na explicação de um componente da diferença na resposta entre administração parenteral e enteral do mesmo medicamento.

Meia-vida ($t_{1/2}$) é o tempo que demora para a quantidade de fármaco do corpo (ou a concentração plasmática) diminuir pela metade. Na maioria dos casos é a meia-vida de eliminação que é utilizada para distingui-la da meia-vida de absorção, um parâmetro que indica a taxa de absorção do fármaco e o aumento na concentração plasmática. Meia-vida é uma função de *V* e Cl_s ($t_{1/2} = 0{,}693 \times V/Cl_s$) e, frequentemente, determina a duração da ação após uma única dose do fármaco, o tempo gasto para alcançar o estado de equilíbrio, com repetidas doses (em geral, 3 a 5 meia-vida) e a frequência de doses necessária para evitar grandes oscilações entre a concentração plasmática máxima e menor concentração no plasma durante o intervalo entre as doses (doses com intervalos de uma meia-vida induzem concentrações plasmáticas que contemplam uma variação em dobro). A meia-vida de eliminação terminal é obtida como: $t_{1/2} = 0{,}693/\lambda_z$, em que 0,693 é o logaritmo natural de 2 e λ_z é o grau de inclinação da fase terminal. Como λ_z é um parâmetro derivado, composto com valores de $t_{1/2}$ semelhantes, pode apresentar diferenças marcantes nas taxas de Cl_s, e vice-versa. Por essa razão, $t_{1/2}$ é considerado indicador irrelevante das alterações farmacocinéticas que podem acompanhar doença, prenhez, lactação e envelhecimento.

O *tempo para obter a concentração plasmática máxima* (T_{MAX}) é o tempo após a administração da dose do fármaco no qual se verifica a concentração plasmática máxima e indica o tempo em que a taxa de absorção é igual à taxa de desaparecimento (distribuição e eliminação).

Concentração plasmática máxima (C_{MAX}) é a concentração máxima de fármaco verificado (ou calculado) no plasma, após administração; ocorre no T_{MAX}.

Biodisponibilidade (*F*) é definida como a taxa e a extensão nas quais o componente ativo ou a molécula ativa do fármaco é absorvido de um produto que contém esse fármaco e alcança a circulação. Para os medicamentos sistemicamente ativos, a biodisponibilidade absoluta (100%) é determinada pela injeção intravenosa desse medicamento (a menos que haja risco de precipitação do fármaco no sangue). Compara-se a biodisponibilidade de formulações alternativas do mesmo medicamento, administradas por diferentes vias, com aquela obtida após a injeção IV. Nesse caso, avalia-se a biodisponibilidade relativa por meio da determinação da AUC e comparação com a AUC obtida após a administração IV. Para os medicamentos sistemicamente ativos, com frequência determina-se a biodisponibilidade por meio não farmacocinético, geralmente comparando o tempo de ação e a magnitude da resposta clínica ou o efeito de um teste com o fármaco utilizando uma preparação padrão (ou de referência) desse medicamento.

Bioequivalência é um termo clínico atribuído a formulações de um medicamento, com taxas e extensão de absorção suficientemente similares, de modo que não há possibilidade de qualquer diferença quanto à eficácia e à segurança. Para demonstrar a bioequivalência de medicamentos sistematicamente ativos, em geral realiza-se um estudo farmacocinético comparativo, avaliando-se a similaridade (definida por critérios estatísticos e biológicos) entre C_{MAX} e AUC das formulações. Para fármacos não considerados sistemicamente ativos, podem ser necessárias comparações entre pontos-limites clínicos e outros pontos-limites farmacológicos.

Duração do tratamento

Para algumas doenças infecciosas há um protocolo terapêutico efetivo definido com base na experiência clínica. Quando esses protocolos são conhecidos eles serão mencionados na seção sobre tratamento das doenças individuais, nos capítulos subsequentes. Como regra prática em doenças não diferenciadas, o tratamento deve ser mantido por um período mínimo de 3 a 5 dias, ou mais, se houver evidência de doença infecciosa crônica localizada. Uma alternativa à regra prática é que o tratamento deve ser continuado por, no mínimo, 1 dia após o retorno da temperatura corporal à normalidade, especialmente quando se utiliza antibiótico bacteriostático. Doenças piogênicas crônicas podem necessitar de tratamento por um período mínimo de 2 a 4 semanas, ou mais.

Combinações de medicamentos

Com frequência, são utilizadas combinações de antimicrobianos na clínica veterinária. As combinações são utilizadas para obter um *efeito sinérgico*, no caso de uma única infecção, ou *amplo espectro de ação*, no caso de infecções que envolvem mais de um microrganismo. As combinações também podem ser úteis para impedir o *surgimento de mutantes resistentes* durante o tratamento.

A combinação de dois fármacos pode resultar em *efeito neutro*, no qual o efeito é aquele do medicamento mais efetivo ou é igual à soma dos efeitos dos dois medicamentos, ou pode resultar em *sinergismo* ou *antagonismo*. No entanto, não há regras rígidas ou fáceis para combinações que resultam em quaisquer desses efeitos. O conhecimento desses efeitos tem origem, praticamente, em pesquisas com animais de laboratório e algumas tentativas terapêuticas em humanos. Com base nessas tentativas, fica evidente que a ocorrência de *sinergismo* dependente muito do tipo de microrganismo infeccioso e, em certo grau, do local da infecção; considerando que dois fármacos podem apresentar efeitos sinérgicos em um tipo de infecção, o efeito pode ser neutro ou mesmo, ocasionalmente, antagonista, para outros microrganismos infecciosos. Do mesmo modo, não é fácil prever a ocorrência de *antagonismo*, mas os fármacos que mais comumente resultam em efeito antagônico quando combinados com outros são tetraciclinas, cloranfenicol e macrolídeos.

Uma abordagem tradicional é aquela em que, em geral, a combinação de medicamentos bactericidas resulta em efeito neutro ou em sinergismo; combinações de fármacos bacteriostáticas em geral induzem efeito neutro, enquanto a combinação de bactericida com bacteriostático pode resultar em antagonismo (Quadro 6.2). Contudo, essa abordagem é muito geral para ter validade, porque as interações são específicas para as infecções, individualmente, além de serem dose-dependentes.

Quadro 6.2 Modo de ação de medicamentos antimicrobianos.

Antimicrobianos bactericidas

- B-lactâmicos:
  - Penicilina
  - Cefalosporinas
- Penicilinas semissintéticas:
  - Ampicilina
  - Amoxicilina
  - Cloxacilina
  - Meticilina
  - Carbenicilina
- Aminoglicosídeos:
  - Estreptomicina
  - Neomicina
  - Gentamicina
  - Paromomicina
  - Tobramicina
- Glicopeptídeos:
  - Vancomicina
  - Rifampicina
  - Bacitracitana
  - Polimixinas
  - Fluoroquinolonas

Antimicrobianos bacteriostáticos

- Todas as sulfonamidas
- Trimetoprima
- Metotrexato
- Pirimetamina
- Tetraciclinas
- Macrolídeos:
  - Eritromicina
  - Oleandomicina
  - Espiramicina
  - Tilosina
  - Carbomicina
- Lincomicina
- Cloranfenicol
- Florfenicol

Nos animais pecuários, *o efeito sinérgico* entre penicilina e estreptomicina foi demonstrado no tratamento de dermatite micótica e de podridão de casco em ovinos.

O sinergismo entre antibióticos aminoglicosídeos e betalactâmicos é amplamente utilizado no tratamento de sepse em neonatos. A combinação carbenicilina-gentamicina pode ser útil no tratamento de infecções causadas por *P. aeruginosa*, *Klebsiella* e *Proteus* spp.; a combinação tilosina-oxitetraciclina pode ter útil no tratamento de infecções causadas por *Mannheimia* e *Pasteurella* spp. A combinação trimetoprima-sulfonamida é especialmente útil no tratamento de diversas doenças infecciosas de grandes animais. Rifampicina e eritromicina apresentam sinergismo *in vitro* contra *Rhodococcus equi*, bem como a combinação gentamicina-penicilina. Tiamulina e tetraciclina apresentam sinergismo *in vitro* contra vários patógenos do trato respiratório de suínos e estudos em rebanhos bovinos mostraram que essa combinação foi mais efetiva no controle de doença respiratória do que o uso exclusivo de clortetraciclina.

As combinações de medicamentos também são utilizadas para *terapia de amplo espectro*. O diagnóstico preciso, com identificação do microrganismo infeccioso mais provável, possibilita tratamento antibacteriano específico e dispensa o uso de terapia antimicrobiana de amplo espectro. No entanto, há situações clínicas em que se indica tratamento de amplo espectro, inclusive a possibilidade de terapia com combinação de medicamentos. Essas situações incluem problemas, como septicemia aguda, na qual o envolvimento de diversos microrganismos, com diferentes sensibilidades antibacterianas, pode ocasionar doença clínica idêntica, e as infecções causadas por um microrganismo que apresenta sensibilidade variável, dependendo da cepa isolada. No caso de necessidade de tratamento imediato, sem conhecimento da sensibilidade bacteriana, indica-se o uso de antimicrobianos de amplo espectro.

A disponibilidade de *fármacos de amplo espectro*, como ampicilina, amoxicilina e a combinação trimetoprima-sulfonamidas, potencializados têm reduzido a necessidade de uso de combinações de medicamentos, mas a combinação trimetoprima-sulfonamidas ainda pode ser necessária em algumas situações e é bastante indicada. Embora não se tenha demonstrado antagonismo em situações clínicas de animais, é prudente evitar combinações de antibióticos bacteriostáticos e bactericidas.

No mercado, há disponibilidade de *combinações com dose fixa* para alguns antibióticos; contudo, *não são recomendadas* e estão sendo gradativamente retiradas do comércio ou declaradas ilegais para uso em animais destinados à produção de alimento. As combinações com dose fixa têm problema porque a dose de um dos fármacos é condicionada à dose de outro. Também, as taxas de excreção de ambos os medicamentos podem ser muito diferentes. A mais comum dessas combinações com dose fixa, a penicilina-estreptomicina, tem esse problema.

Quando se utilizam combinações de fármacos antibacterianos, elas devem ser administradas individualmente, cada uma em sua dose e intervalo entre doses recomendados. Alguns antibióticos, quando misturados, apresentam *características físicas incompatíveis*. A incompatibilidade pode envolver os medicamentos ou seus veículos, podendo ser visível, como ocorre com benzilpenicilina cristalina e neomicina, ou pode não ser aparente, como acontece com gentamicina e carbenicilina. Os dois fármacos devem ser administrados separadamente, em diferentes locais. Também, ocorre incompatibilidade de antibióticos com as soluções de fluidos de uso intravenoso, especialmente com aqueles que contêm proteínas hidrolisadas.

Os antibióticos podem influenciar *a ação de outros medicamentos*. Em particular, o cloranfenicol e a tetraciclina inibem o metabolismo microssômico do fígado e podem aumentar, significativamente, a meia-vida de fármacos metabolizados por esse sistema enzimático, como digitálicos ou barbituratos, com risco potencial de intoxicação.

LEITURA COMPLEMENTAR

Toutain PL, Bousquet-Melou A. Plasma clearance. J Vet Pharmacol Ther. 2004;27:415-425.

Toutain PL, Bousquet-Melou A. Plasma terminal half-life. J Vet Pharmacol Ther. 2004;27:427-439.

Toutain PL, Bousquet-Melou A. Volume of distribution. J Vet Pharmacol Ther. 2004;27:441-453.

Outros fatores que determinam a escolha dos medicamentos

Além das considerações sobre sensibilidade das bactérias aos antimicrobianos, existem outros fatores importantes que norteiam a escolha do medicamento antimicrobiano a ser utilizado em determinada infecção. Na maioria das situações clínicas, há vários antimicrobianos efetivos, sendo necessário escolher entre eles.

Custo

É o principal fator e inclui não somente o custo do medicamento, mas também outros gastos associados à sua administração. Esse é o fator mais importante em animais pecuários, mas o de menor importância para equinos de lazer. A importância do custo do medicamento é óbvia. Por exemplo, na maioria dos países, um tratamento de 5 dias com benzilpenicilina procaína é consideravelmente mais barato do que um com, por exemplo, oxitetraciclina. Se não houver indicação específica para o uso de fármacos mais caros, então deve-se utilizar os de menor custo. Também pode ser importante considerar *outros custos* referentes a repetidas visitas para administrar o medicamento. A prática de receitar medicamento de uso intramuscular varia entre os países e as clínicas veterinárias, o que também precisa ser levado em consideração.

Facilidade de administração

Esse é mais um fator que influencia a natureza do fármaco e o tratamento utilizado. Em geral, evita-se iniciar o tratamento com um antibacteriano como a tetraciclina, que pode requerer administração IV diária, preferindo-se um que possa ser administrado de modo mais simples, a menos que haja boas razões terapêuticas para a escolha do primeiro. Em situações em que as instalações são precárias, onde é difícil *reunir ou encurralar os animais*, ou quando há necessidade de medicação em massa, pode-se indicar medicamento de depósito, de liberação lenta. Sempre que possível, evitar o uso de preparações irritantes.

Toxicidade

Deve-se sempre considerar o risco de intoxicação quando for tratada infecção que possa necessitar de altas doses de antimicrobianos ou de infecção crônica que requer tratamento prolongado. Quando é possível escolher, deve-se optar por antimicrobianos com baixo risco de efeitos colaterais tóxicos, em altas doses. Como acontece em todas as situações clínicas que envolvem grandes animais, é fundamental avaliar o caso e tentar *prognóstico*. O possível custo e a duração do tratamento devem ser estimados e o proprietário informado sobre isso. Quando examinado sob esse ponto de vista, a decisão pode ser contrária ao tratamento, optando-se pela eutanásia do animal.

Antimicrobianos bactericidas ou bacteriostáticos

Os antibióticos apresentam atividade principalmente *bactericida* (*i. e.*, mata os microrganismos) ou bacteriostática (impede a multiplicação dos microrganismos; ver Quadro 6.2), dependendo de sua concentração e da bactéria-alvo. Os antibióticos bacteriostáticos impedem, temporariamente, a multiplicação dos microrganismos, mas esse efeito é reversível assim que cessa a administração do fármaco. Para que esses antimicrobianos sejam clinicamente efetivos, sua concentração deve ser mantida acima da CIM durante todo o intervalo entre as doses. Muitos medicamentos bacteriostáticos podem ser bactericidas, se a exposição ao fármaco for suficientemente alta ou prolongada; ademais, alguns dos grupos de antimicrobianos bactericidas podem ser bacteriostáticos em baixa concentração. Tanto os bactericidas quanto os bacteriostáticos precisam do auxílio de *mecanismos de defesa corporais efetivos* e íntegros para que tenham uma ação completa.

Embora seja possível detectar, em termos de resposta clínica, se houver, pequena diferença entre os dois grupos de antimicrobianos, na maioria das doenças provavelmente se recomenda o uso de um antibiótico bactericida para o tratamento. Isso se torna especialmente verdadeiro quando se trata de infecção septicêmica aguda, frequentemente acompanhada de leucopenia significante, que requer ação bactericida máxima imediata, bem como evitar a propagação para um local subsequente.

Os medicamentos bactericidas matam os microrganismos. Eles são os preferidos no tratamento de infecções que não podem ser controladas ou erradicadas apenas pela ação dos mecanismos de defesa do hospedeiro em decorrência do tipo ou local da infecção (p. ex., endocardite bacteriana) ou pela baixa imunocompetência do hospedeiro (p. ex., paciente com doença imunossupressora ou que recebe medicação imunossupressiva). Os antimicrobianos bactericidas também são indicados no tratamento de infecções secundárias nas *síndromes granulocitopênicas*, como intoxicação por samambaia, ou crônica por furazolidona, em bezerros. Também, preferem-se antibióticos bactericidas no tratamento de infecções causadas por *microrganismos fortemente encapsulados*, como *Klebsiella* spp. e *R. equi*, os quais apresentam atividade antifagocitária. As infecções acompanhadas de *parasitismo intracelular* significativo representam um problema. A maioria dos antimicrobianos que se difunde de modo relativamente livre nas células apresenta atividade bacteriostática e, embora a doença possa ser controlada pelo uso desse medicamento, a infecção pode ainda persistir em estado latente.

CIM é a menor concentração de antibiótico que impede a multiplicação visível após um período de incubação de 18 a 24 h. A concentração bactericida mínima é a concentração mínima que mata 99,9% dos microrganismos.

A sensibilidade antimicrobiana se baseia nas seguintes suposições: CIM > concentração do medicamento no local da infecção: sem efeito: resistente (R); CIM = concentração do fármaco no local da infecção: duvidoso: intermediário (I); CIM < concentração do fármaco no local da infecção: tratamento efetivo: sensível (S). As designações S, I e R são definidas pelos laboratórios, com base nas concentrações plasmáticas seguramente obtidas. Ponto-limite, ou *breakpoint*, é a CIM (CIM_{BP}) escolhida para prever a recuperação clínica da infecção causada por um patógeno específico, em uma doença específica, em uma espécie específica, utilizando-se um protocolo específico (dose, via de administração, duração e frequência). A CIM_{BP} inclui considerações farmacocinéticas e farmacodinâmicas. Para cada medicamento há dois pontos-limite. Um microrganismo inibido em uma concentração de menor limiar, ou abaixo dela, ou sensível no ponto-limite da CIM é considerado S, enquanto um microrganismo capaz de se multiplicar, *in vitro*, após exposição à concentração do fármaco igual ou superior ao limiar ou ao ponto-limite de CIM resistente é designado R. MPC é a concentração do medicamento necessária para prevenir (ou inibir) o surgimento de mutantes na primeira passagem. Uma definição alternativa de MPC é a maior CIM do microrganismo isolado no paciente (Figura 6.2).

Efeitos pós-antibiótico

A supressão persistente da multiplicação bacteriana após a remoção de um medicamento antimicrobiano é denominada efeito pós-antibiótico (EPA). Ocorre persistência do efeito antimicrobiano após breve exposição a um agente antimicrobiano.

Estudos referentes à curva de morte bacteriana mostram que os antimicrobianos causam morte bacteriana *concentração-dependente ou tempo-dependente*. A relação entre eficácia, CIM e magnitude e tempo de ação da concentração plasmática do medicamento (CPD) é classificada como concentração-dependente (às vezes, denominada dose-dependente) ou tempo-dependente (às vezes, denominada concentração-independente). Um terceiro tipo surgiu com características comuns a essas classificações (p. ex., fluoroquinolonas).

Morte concentração-dependente

Alta concentração plamástica (C_{MAX}), em relação à CIM, é o principal determinante da eficácia clínica. Esses medicamentos também apresentam EPA prolongado, possibilitando amplos intervalos entre as doses, o que maximiza a eficácia clínica e minimiza os efeitos colaterais (p. ex., aminoglicosídeos, fluoroquinolonas, metronidazol).

- A taxa e extensão da mortalidade aumentam com o aumento da concentração do medicamento
- Ao maximizar a concentração máxima, aumenta a eficácia do fármaco e reduz a seleção de bactérias resistentes
- Alguns podem depender de ambos, tempo e concentração (AUC é um melhor indicador preditivo da eficácia)
- A proporção da AUC ou C_{MAX} em relação à CIM (AUC/CIM ou C_{MAX}/CIM) se correlaciona melhor com a eficácia (proporção de, no mínimo, 8 a 10)
- Alguns antibióticos (p. ex., macrolídeos) podem ser dependentes do tempo ou da concentração de acordo com o microrganismo.

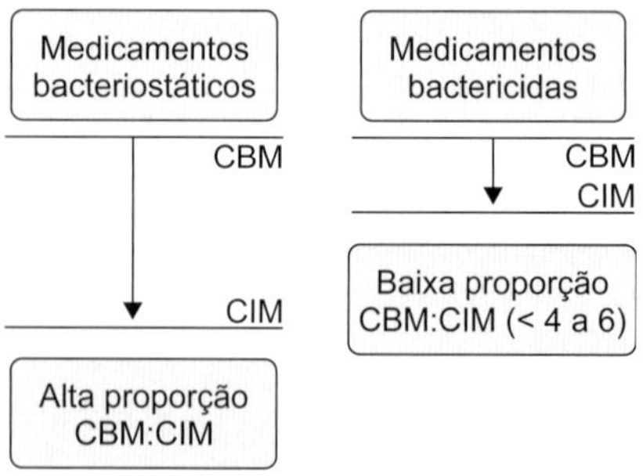

Figura 6.2 Relação entre a concentração bactericida mínima (CBM) e a concentração inibitória mínima (CIM) para medicamentos bacteriostáticos e bactericidas.

Morte tempo-dependente

O tempo em que a concentração antimicrobiana excede a CIM determina a eficácia clínica (T > CIM). Uma vez excedida a CIM da bactéria, aumentos adicionais na concentração plasmática não aumentam a atividade desse antimicrobiano. O objetivo é manter a CDP média acima da CIM do patógeno por um tempo significante (no mínimo 50%) do intervalo entre as doses (p. ex., penicilinas, cefalosporinas, vancomicina, outros medicamentos bacteriostáticos).

- Aumento da concentração do fármaco acima da CIM não resulta em aumento proporcional da taxa de morte bacteriana, mas pode ser necessário um aumento da dose para assegurar que o aumento de CDP é várias vezes maior que a CIM
- A ação antimicrobiana continua, desde que a concentração esteja acima da CIM e não ocasiona EPA
- CDP deve ser 2 a 4 vezes maior do que a CIM do patógeno
- T variável > CIM: 25%, para carbapenemos, 50 a 70%, para penicilinas de espectro estendido, e 100% para aminopenicilinas e penicilinas
- Para a maioria dos fármacos tempo-dependente é apropriado um aumento que exceda a CIM em 1 a 5 múltiplos, para valores entre 40 e 100% do intervalo entre doses.

Antimicrobianos proibidos para uso em animais destinados à produção de alimentos nos EUA

- Cloranfenicol
- Dimetridazol
- Ipronidazol
- Outros nitroimidazóis
- Furazolidona, nitrofurazona, outros nitrofuranos
- Sulfonamidas em vacas-leiteiras lactantes (exceto o uso aprovado de sulfadimetoxina, sulfabromometazina e sulfametoxipiridazina)
- Fluoroquinolonas
- Glicopeptídeos (p. ex., vancomicina).

Deterioração do fármaco

Muitos antibacterianos perdem sua atividade rapidamente quando mantidos em condições adversas. O *controle de qualidade*, em termos de pureza, eficácia e ausência de toxicidade custa dinheiro e, por essas razões, é preferível adquirir de empresas de reputação conhecida e seguir suas recomendações quanto a armazenamento e prazo de validade. O uso de preparações antibacterianas de baixo custo, adquiridas a granel e simplesmente embaladas e distribuídas, pouco considerando os fatores que influenciam a estabilidade do fármaco, com frequência resulta em baixa eficácia terapêutica. Preparações liofilizadas ou *cristalinas* que necessitam de reconstituição em uma solução antes da administração parenteral em geral são apresentadas dessa forma porque sua atividade se perde rapidamente, assim que misturadas à solução. Portanto, uma vez preparados, os medicamentos devem ser utilizados imediatamente ou deve-se obedecer às recomendações do fabricante quanto ao armazenamento. Deve-se dar atenção ao período de ação esperado após a reconstituição. *Temperatura* e exposição à *luz solar* podem ser importantes fatores que interferem na estabilidade dos antibióticos e são especialmente importantes na prática ambulatorial rural: devem-se utilizar caixas refrigeradas para armazenar antibióticos e outros medicamentos sensíveis.

Resposta desfavorável ao tratamento

Nos casos clínicos em que não se obteve resposta ao tratamento antimicrobiano, a consideração inicial é que foi escolhido um antimicrobiano inapropriado para o tratamento. Isso geralmente ocorre nas doenças infecciosas de etiologia desconhecida, nas quais a escolha do medicamento se baseia em suposições com base em fatos e informações. Nessas condições, deve-se esperar um tempo adequado para avaliar a eficácia do tratamento, antes de alterar a medicação. Em geral, espera-se um *período de 3 dias de tratamento* para avaliar e verificar se não ocorreu agravamento marcante do quadro clínico ou elevação adicional da temperatura corporal durante esse período. Caso não haja resposta à terapia inicial, então, no caso de doenças de etiologia desconhecida, é melhor substituir o antimicrobiano por um antibiótico de uma classe totalmente diferente. No entanto, nesses casos deve-se sempre considerar a possibilidade de etiologia viral ou não infecciosa; o quadro clínico e o diagnóstico devem ser revistos antes de qualquer alteração no tratamento.

Em qualquer situação com resposta deficiente ao tratamento, as causas usuais dessa falha devem ser consideradas em quaisquer ajustes posteriores da terapia ou em futuros tratamento de casos semelhantes. A primeira possível causa e mais óbvia é a de que o microrganismo *não é sensível ao medicamento* ou *não é sensível à dose do medicamento* utilizada. Há duas possíveis abordagens. A primeira é aumentar a dose e a frequência das doses e/ou alterar a via de administração, de modo que se obtenha concentrações maiores e possivelmente mais efetivas, tendo em mente a possibilidade de ocorrência de efeitos tóxicos. A segunda abordagem, e mais segura, é substituir o antimicrobiano utilizado. Esse problema pode ser evitado quando é possível identificar o microrganismo e sua potencial *sensibilidade* pelo exame clínico ou por meio de amostragem apropriada para cultura microbiológica e teste de sensibilidade. O desenvolvimento de resistência durante o tratamento antimicrobiano do animal, individualmente, não é um problema verificado na clínica de grandes animais.

Outra causa comum de resposta terapêutica deficiente é a localização da infecção em uma região onde o medicamento tem *difícil acesso*. Se o local for atrás de uma barreira à penetração do antibiótico, como articulações ou olhos, pode ser necessário recorrer a *doses maiores* e, mais frequentemente, à administração intravenosa do medicamento ou a um tratamento local auxiliar. Como alternativa, pode-se utilizar outro medicamento com *maior capacidade de penetração*.

Para a eficácia do tratamento, os microrganismos devem ser ativamente metabolizados pelos medicamentos antimicrobianos. Essa característica pode resultar em resposta deficiente à terapia ou retorno da infecção após a descontinuação do tratamento em *doenças crônicas*, como endocardite ou infecções acompanhadas de excesso de tecido necrosado ou fibrosado. Nessas condições, os microrganismos latentes e a difusão demorada do medicamento dificultam a cura efetiva e a manutenção de alta concentração do antimicrobiano por período mais longo e necessário. Na drenagem cirúrgica de *doenças purulentas*, sempre que possível, o emprego de terapia antimicrobiana é um auxílio fundamental.

A importância do *tratamento de suporte* e de terapias auxiliares, com intuito de neutralizar os efeitos do choque, da toxemia e da desidratação, que podem acompanhar a infecção, não pode ser exageradamente enfatizada e, com frequência, esses procedimentos podem influenciar muito a recuperação do paciente. Por exemplo, é óbvio que o uso de 3 mℓ de antibiótico pouco interfere nos efeitos de um *deficit* hídrico de 4 ℓ em um bezerro com diarreia.

Período de carência e prevenção de resíduo

Na maioria dos países, é obrigatória a suspensão do uso de antimicrobianos no alimento por um período específico antes do abate; os animais e o leite por eles produzidos não devem ser comercializados por determinado período após o tratamento antimicrobiano.

A contaminação de produtos alimentares por antibióticos pode *ser um risco à saúde pública*, embora a comprovação de risco de intoxicação ou alergia aos antibióticos em humanos seja mínima. Um exemplo particular de reação alérgica a resíduos de antibióticos é a penicilina. Também, existem *problemas comerciais* em que os resíduos de antibióticos no leite podem causar problemas consideráveis na fabricação de produtos lácteos. Os efeitos nos iniciadores de cultura para queijo e iogurte podem ser particularmente prejudiciais, podendo resultar em produtos de baixa qualidade ou perda total de grande quantidade de leite processado.

O objetivo da suspensão do uso de antimicrobiano é assegurar que a carne e o leite destinados ao consumo humano sejam saudáveis e não contenham resíduos de fármacos além do oficialmente permitido. A preocupação das pessoas quanto à qualidade do alimento que consomem determina qual alimento adquirem. Programas de controle de qualidade cooperativos, envolvendo tanto o produtor quanto o veterinário, são importantes respostas a essa preocupação.

Período de carência é o período de tempo no qual o animal deve se manter livre do medicamento antes que seja comercializado. No caso de leite, comumente se utiliza o termo *período de retenção* e indica o período durante o qual o leite não deve ser comercializado para o consumo humano, após o tratamento do animal com um medicamento. A *tolerância* para o ingrediente farmacologicamente ativo nos tecidos é definida por autoridades governamentais, para cada medicamento. *Nível de tolerância* é um nível abaixo do qual a concentração tecidual deve se reduzir, antes que seja considerado seguro para o consumo humano e que haja uma grande margem de segurança.

Os períodos de carência e de retenção são variáveis, dependendo do medicamento antimicrobiano utilizado e, também, da dose utilizada; fatores como idade e o estado doentio do animal também são importantes. Infelizmente, os períodos de carência e retenção necessários para assegurar produtos alimentares livres de resíduos ilegais de medicamentos não são conhecidos para uma variedade de doses e de intervalos entre doses de diversos antimicrobianos utilizados na rotina clínica e, provavelmente, não serão conhecidos em um futuro próximo. Em muitos países, isso levou à elaboração de normas que limitam a quantidade de antibióticos em produtos farmacêuticos. *São necessárias instruções na bula, explicando o uso do produto e a necessidade de período de carência.* Essas instruções incluem o que geralmente é denominada *dose recomendada na bula.*

Dose recomenda e uso não recomendado na bula (uso extralabel)

A dose recomendada na bula (e o intervalo entre as doses) é a dose de um antimicrobiano para o qual foram estabelecidos, períodos de retenção e carência específicos, e esses períodos se baseiam na dose recomendada na bula. Essa dose é a legal ou aprovada oficialmente para aquele fármaco.

Quando se utiliza um antimicrobiano, o clínico deve informar o proprietário de que o animal não pode ser comercializado (ou o leite vendido para o consumo humano) antes que se respeite o período de carência (ou de retenção). O clínico pode ser responsabilizado legalmente caso ocorra violação e o proprietário não tenha sido informado por ele a respeito do uso do medicamento.

Nos EUA, além da *dose recomendada*, a bula do medicamento também inclui as espécies animais para as quais o medicamento é recomendado, a categoria animal (vaca lactante *versus* vaca não lactante), a doença indicada, a via de administração, a dose do medicamento administrado em determinado local e o número de doses que pode ser utilizado. Essas *recomendações da bula* e a necessidade de cumpri-las são direcionadas, principalmente, aos usuários leigos destes medicamentos, que não podem utilizar o fármaco sem segui-las. As recomendações da bula também devem ser seguidas pelo veterinário, sempre que possível.

Requisitos para o uso não recomendado na bula (uso *extralabel*) de medicamentos nos EUA

- É permitido apenas ao veterinário ou sob sua supervisão
- O uso *extralabel* é permitido apenas a medicamentos de uso humano e veterinário aprovados pelo *U.S. Food and Drug Administration* (FDA)
- O pré-requisito para o uso *extralabel* de qualquer medicamento é uma forte relação veterinário-cliente-paciente
- O uso *extralabel* de medicamento deve ter apenas finalidade terapêutica (quando a saúde do animal estiver prejudicada ou ameaçada), não para aumentar a produtividade
- Não é permitido o uso *extralabel* de medicamentos administrados na água ou adicionados aos alimentos
- Não é permitido o uso *extralabel* de medicamentos que resultam em resíduos ilegais nos alimentos, bem como qualquer resíduo que possa representar risco à saúde pública
- A proibição do uso *extralabel* de um medicamento específico pela FDA impede seu uso.

Uso não recomendado na bula

Há ocasiões em que *o uso não recomendado na bula (uso extralabel)* de um medicamento é necessário e os veterinários podem fazer isso quando há uma relação veterinário-cliente-paciente apropriada. O propósito é que a dose recomendada na bula seja aquela terapeuticamente efetiva para aquele medicamento. No entanto, isso nem sempre acontece e a dose recomendada na bula não deve ser confundida com o termo *dose recomendada*, utilizado em outras partes deste livro. Também existem condições nas quais, embora a dose indicada na bula possa ser terapeuticamente eficiente em muitos casos, ela não é efetiva em um caso particular que o clínico precisa resolver. Protocolos de doses terapêuticas ideais frequentemente requerem uso *extralabel* do medicamento. Nessas situações, pode ser necessário o uso de antimicrobianos em doses e intervalos entre doses diferentes daqueles que constam na bula. O uso *extralabel* de medicamentos pode ser terapeuticamente necessário para o tratamento efetivo de uma doença, mas oficialmente não é aprovado e a obediência ao período de carência é de responsabilidade total do veterinário. Nessas condições, nem sempre o período de carência pode ser extrapolado a partir daquele indicado para a dose recomendada na bula.

Definição da relação veterinário-cliente-paciente apropriada (de acordo com a American Veterinary Medical Association)

Existe uma relação veterinário-cliente-paciente apropriada quando:

1. O veterinário assume a responsabilidade de fazer a avaliação médica da saúde do(s) animal(is) e verificar a necessidade de tratamento médico, e o cliente (proprietário ou outro cuidador) concordar em seguir as instruções do veterinário.
2. Há suficiente conhecimento do(s) animal(is) pelo veterinário para, ao menos, estabelecer um diagnóstico geral ou preliminar inicial da condição clínica dele(s). Isso significa que o veterinário viu recentemente e está familiarizado com a manutenção e o cuidado do(s) animal(is), com a eficiência no exame deles e/ou com a medicação apropriada e faz visitas oportunas à propriedade onde o(s) animal(is) é(são) mantido(s).
3. O veterinário está prontamente disponível para o acompanhamento, no caso de reações adversas ou falha no protocolo terapêutico.

Períodos de carência

Os *períodos de carência da dose recomendada na bula* são determinados a partir de estudos farmacocinéticos de excreção, após administração da dose indicada na bula. No entanto, a velocidade de eliminação da medicação do organismo pode ser influenciada pela dose do medicamento e frequência das doses. Por exemplo, a meia-vida de metabolização e excreção das sulfonamidas em bovinos é dose-dependente. No caso de doses repetidas de antibióticos, como tetraciclinas e aminoglicosídeos, ocorre deposição do medicamento em alguns tecidos e após sua descontinuidade ocorre liberação lenta desses depósitos teciduais e um longo *período de eliminação*. Durante esse intervalo, ocorre diminuição da concentração da medicação nos tecidos e no leite que, embora irrelevante em termos terapêuticos, é suficientemente alta para ocasionar resíduos ilegais. Isso é um dilema ao veterinário que tenta estabelecer períodos de carência. A ocorrência de períodos de eliminação significativos após um tratamento antimicrobiano prolongado foi reconhecida apenas recentemente e há poucas informações sobre sua duração em diferentes doses e frequências de doses. Outro problema é que a maioria dos parâmetros farmacocinéticos foi determinada em animais sadios e a fisiologia alterada em animais doentes pode interferir, de modo marcante, na meia-vida de excreção; também existe considerável variação entre os animais. Mais do que tentar estimar o possível período de carência para um uso não recomendado na bula, há bancos de dados computadorizados, de fácil acesso, que disponibilizam essas informações. Um deles é o Food Animal Residue Avoidance Databanking (www.farad.org), que fornece recomendações de períodos de carência de medicamentos utilizados sem seguir as recomendações da bula, com base na análise de dados farmacocinéticos publicados, nos períodos de carência de medicamentos recomendados na bula para animais domésticos e exóticos e no estabelecimento de limites máximos de resíduo.

Teste de resíduos

Atualmente, a única maneira de tentar evitar a presença de resíduos ilegais com o uso *extra-label* de antimicrobianos é a realização de teste de resíduos. Há inúmeros sistemas de teste disponíveis, que variam quanto ao método de detecção da presença de antibióticos. Testes como *Suab Test on Premises* (STOP), *Calf Antibiotic and Sulfa Test* (CAST), *Live Animal Suab Test* (LAST), *Fast Antimicrobial Screen Test* (FAST; mais sensível e menos demorado, substituiu bem os testes STOP e CAST), *Delvotest P*, *Charm Inhibition Assay* e *Charm Farm and Disk Assays*, baseiam-se na inibição da multiplicação de *Bacillus stearothermophilus* var. *calidolactis* ou *B. stearothermophilus*. Embora de custo relativamente baixo e de fácil realização, há risco de resultado falso-positivo decorrente da inibição da multiplicação bacteriana por substâncias inibidoras do leite, além dos antibióticos, especialmente no leite de glândula mamária inflamada. Esses testes são sensíveis para detecção de penicilina e seus compostos, porém são menos sensíveis para outras classes de antibióticos. Outros testes disponíveis no mercado utilizam uma variedade de métodos de detecção imunológica e teste para um único antibiótico ou para uma classe de antibióticos.

Teste de complacência

A maioria dos países tem um programa de monitoramento para detectar a presença de resíduos na carne. Nos EUA, a amostragem confere 95% de probabilidade de detectar um resíduo ilegal quando 1% da população de animais apresenta esse resíduo. A presença de resíduos ilegais em carne vermelha é muito baixa porque a prevalência de doenças infecciosas no período que antecede o abate é baixa. Em bovinos criados em confinamento, a prevalência de doenças pode ser alta no início do período de alimentação, mas há um período de alimentação subsequente relativamente longo, antes que os animais sejam abatidos, que excede o intervalo de carência da maioria dos medicamentos utilizados no tratamento de doenças que ocorreram no início do confinamento. Resíduos ilegais de medicações são detectados predominantemente em vacas-leiteiras de descarte e em vitelos.

As concentrações dos vários antibióticos ainda não aprovados não se encontram neste capítulo por duas razões. A primeira é que elas variam de um país para outro. A segunda é que as concentrações não permitidas tendem a ser estimadas pela sensibilidade do teste de detecção utilizado pela autoridade oficial e, com a melhora da tecnologia do ensaio, as concentrações mínimas legalmente aceitáveis são menores. Devem ser consultadas as publicações de normas locais para verificar as necessidades atuais.

As técnicas empregadas no teste podem ser notavelmente sensíveis. Um exemplo é a constatação de resíduos ilegais de cloranfenicol no leite, sangue e urina de vacas que apresentavam lesões de pele ou do teto e foram tratadas por meio de aspersão de solução de cloranfenicol 5%, medicamento ilegal para uso em animais de produção, na maioria dos países.

Causas de presença de resíduos ilegais no leite

Em um estudo retrospectivo sobre as causas da presença de resíduos ilegais de antibióticos no leite, verificou-se que as mais comuns foram *falhas no descarte do leite* durante todo o período de carência e *adição acidental do leite de glândula tratada* no tanque de transporte do leite. A adição acidental do leite de glândula tratada pode ocorrer quando há *inadequada identificação* das vacas tratadas. O veterinário deve, com o produtor, estabelecer um sistema de fácil identificação de vacas cujo leite deve ser descartado. Marcadores coloridos nas pernas constituem um sistema que permite imediata visualização pelo ordenhador.

A contaminação do recipiente de registro de leite e do equipamento de ordenha com alta concentração de antibiótico secretado no leite da primeira ordenha após o tratamento é outra causa de presença de resíduos ilegais. Em grandes propriedades leiteiras, as vacas tratadas devem ser *ordenhadas no final* ou ordenhadas em outro equipamento e, preferivelmente, mantidas separadas, em uma ala destinada a animais doentes.

Outras causas de presença de resíduos ilegais incluem *período seco curto*, no qual se utilizou terapia de vaca seca, mas a vaca pariu mais cedo do que se esperava. A infusão de antimicrobianos de vaca seca no úbere de novilhas antes da parição, a fim de prevenir mastite de verão, também é seguida de presença de resíduos ilegais por um período tão longo quanto 26 dias. Uma causa menos comum é *ordenha acidental de vacas secas* que, no final do período seco, não são mantidas em um grupo separado, bem como o descarte do leite apenas de quartos tratados. Pode ocorrer a aplicação errônea de antibiótico de vaca seca no tratamento de vaca lactante, caso os fármacos destinados ao tratamento de vacas lactantes não sejam *armazenados em local separado* de outros medicamentos.

O *risco* de resíduo é maior em propriedades que utilizam mais frequentemente antibióticos e naquelas que empregam mão de obra em tempo parcial. O uso de *registro* que contenha informações sobre os tratamentos e o dia que termina o período de carência é uma importante medida preventiva. Nos EUA, foram detectados no leite: sulfonamidas, tetraciclinas, penicilinas, aminoglicosídeos, cefalosporinas e cloranfenicol.

Causas comuns de resíduos de antibióticos no leite

- Tratamento antimicrobiano estendido ou dose excessiva
- Não obediência ao período de carência
- Registros precários sobre o tratamento
- Lenta excreção do medicamento
- Falha em identificar as vacas tratadas
- Contaminação do equipamento de ordenha
- Erros do ordenhador ou do produtor
- Produtos não utilizados de acordo com as recomendações da bula
- Falta de informação a respeito do período de carência
- Descarte do leite apenas de quartos tratados
- Parto precoce ou período seco curto
- Compra de vacas tratadas
- Uso de antibióticos para vaca seca em vaca lactante
- Ordenha de vacas secas.

Causas de presença de resíduos ilegais em bovinos de corte

A presença de resíduos ilegais de medicamentos ocorre predominantemente em vacas-leiteiras de descarte e em vitelos. Em um estudo sobre as principais causas da presença de resíduos ilegais de medicamentos nesse grupo de animais foram:

- Não obediência ao período de carência (61%)
- Uso de medicamento não aprovado (10%)
- Alimentação de bezerros com leite ou colostro de uma vaca tratada (9%). O maior risco de resíduo é notado em rebanhos que fornecem grande volume de colostro, possivelmente um reflexo da contaminação por terapia da vaca seca. O leite descartado de vacas tratadas e fornecidos aos bezerros também representa um risco, especialmente quando se utiliza infusão intramamária de doses de antimicrobianos não recomendadas na bula
- Uso de dose acima da recomendada na bula (6%).

As principais medicações envolvidas na ocorrência de resíduos na carne são neomicina, estreptomicina, penicilina, oxitetraciclina, gentamicina e sulfametazina. Em 60% dos casos de resíduos verificou-se que a via de administração era intramuscular, em 28% era oral e em 9% era intramamária. A administração oral de antimicrobianos na forma de *bolus* em bezerros subsequentemente abatidos como vitelo também é um problema.

Causas de presença de resíduos ilegais em suínos

Causas semelhantes são relatadas na ocorrência de resíduos ilegais em suínos, mas um problema adicional nessa espécie é o resíduo tecidual resultante da *adição de antibióticos nos alimentos*, como promotores de crescimento e para o controle de doenças. Sulfonamidas representam um problema particular. A não obediência do período de carência necessário pode resultar em rejeição de lotes de animais comercializados, o que representa uma perda econômica substancial aos produtores. Caso a adição de antimicrobianos no alimento tenha fins terapêuticos, o veterinário que prescreveu o medicamento pode ser o responsável, se não informar adequadamente o proprietário sobre os períodos de carência necessários.

Também há problema com *resíduos de sulfonamidas* resultantes da contaminação de um alimento não medicado por um antimicrobiano presente em um alimento medicado, no misturador de alimentos ou na fazenda. *Erros na distribuição* e nas sequências de *mistura* dos alimentos e *contaminação* por meio do reservatório do *sistema de distribuição* e dos *equipamentos de distribuição de alimentos* podem ocasionar contaminação residual. *Concentrações do transportador* de sulfametazina (sulfadimidina) superiores a 2 g/T, na ração de terminação, podem resultar em resíduos ilegais no fígado, por ocasião do abate. O uso de preparações granulares de sulfametazina reduz, de modo marcante, o risco de contaminação do transportador.

Outra fonte de contaminação na pocilga é a *ambiental*. Urina empoçada e estrume de suínos alimentados com 100 g de sulfametazina/T contêm quantidade suficiente de medicamento para contaminar os animais e exceder a concentração permitida, quando o contato com esse material é mantido, condição que pode durar 6 a 7 semanas, se as pocilgas não forem limpas após cessar a adição da medicação no alimento. *Urina seca* representa risco de contaminação de suínos por meio do ar. A sulfametazina é estável no estrume e em fluxo d'água, por longo tempo, e o ato de *coprofagia* praticado por suínos pode propiciar ingestão de quantidade significativa do medicamento. Para evitar esse risco, recomenda-se que 3 dias após cessar a adição do medicamento no alimento, as pocilgas sejam totalmente limpas ou os suínos transferidos para novo alojamento. A adição de medicamento na água também pode ocasionar resíduos no sistema de distribuição de água; portanto, esse sistema de fornecimento deve ser lavado. Os suínos destinados ao abate podem ser testados na fazenda, antes do transporte, utilizando testes disponíveis no mercado, os quais podem também ser utilizados para detecção de sulfonamidas nos alimentos e na água.

Tipo de tratamento

Nos EUA, os veterinários são responsáveis por uma taxa muito pequena de detecção de resíduos ilegais. As possíveis causas de violação resultante de tratamento veterinária incluem estabelecimento de período de carência inadequado, após o uso *extralabel* de um antimicrobiano e de modalidades terapêuticas que podem não ser consideradas como risco. A infusão intrauterina de solução de antibiótico em vacas pode resultar em concentrações de antibióticos na circulação sanguínea e em resíduos nos tecidos corporais e no leite. Isso se deve à absorção do antibiótico no endométrio e na cavidade peritoneal, após passagem pelas tubas uterinas. De modo semelhante, após a infusão de solução de antibiótico em um quarto da glândula mamária, é possível que ocorra baixa concentração do medicamento no leite secretado pelos outros quartos mamários. Em geral, considera-se que a gentamicina não é absorvida na glândula mamária, porém mais de 87% de uma dose intramamária desse antibiótico é absorvida do úbere *inflamado*.

Medicamentos aprovados

Sempre que possível, deve-se utilizar medicamento antimicrobiano aprovado, aplicando a dose recomendada na bula e respeitando o período de carência indicado, de modo a seguir as normas reguladoras e reduzir o risco de resíduos de antibióticos na carne e no leite. Em algumas situações e em espécies de menor interesse pode ser necessária a administração de antimicrobianos não aprovados. O uso de um antibiótico aprovado em uma espécie de menor interesse, para os quais não é aprovado, é considerado uso *extralabel*. Questiona-se a legalidade do uso de medicamentos não aprovados em espécies de menor interesse, ou de medicamentos aprovados para algumas espécies, mas não essas. Caso se opte por esse procedimento, provavelmente é prudente realizar cultura microbiológica e teste de sensibilidade, cujos resultados indicarão se o uso do medicamento não aprovado é terapeuticamente necessário. Alguns antibióticos não aprovados foram *totalmente banidos* do uso em animais de produção, em alguns países (p. ex., nos EUA, cloranfenicol, nitroimidazóis, sulfametazina, em vacas-leiteiras com mais de 20 meses de idade; flurazolidona; e uso *extralabel* de fluoroquinolonas), devendo ser obedecida a legislação local. Ademais, em alguns países pode ser proibido o uso de sulfametazina em animais destinados à produção de alimentos. A *American Association of Bovine Practitioners* elaborou uma moratória voluntária sobre o uso de aminoglicosídeos em bovinos.

CLASSIFICAÇÃO DOS ANTIMICROBIANOS | MECANISMOS DE AÇÃO E PRINCIPAIS EFEITOS COLATERAIS

Aminoglicosídeos e aminociclitóis

Os aminoglicosídeos representam uma classe de compostos antimicrobianos bactericidas (p. ex., amicacina, tobramicina, apramicina, estreptomicina, gentamicina, neomicina, canamicina, di-hidroestreptomicina, espectinomicina) produzidos por cepas de *Strepotmyces* spp., *Micromonospora* spp. e *Bacillus* spp. São os medicamentos de escolha para o tratamento de infecções graves causadas por bactérias Gram-negativas aeróbicas em animais.

Mecanismos de ação

Os aminoglicosídeos são bactericidas porque penetram na célula bacteriana e inibem a síntese de proteínas. São transportados até as bactérias por meio de uma associação iônica entre os aminoglicosídeos catiônicos e a superfície aniônica da célula. Os aminoglicosídeos penetram no microrganismo por meio de canais aquosos (porinas) presentes em bactérias Gram-negativas ou da parede de peptidoglicano das bactérias Gram-positivas preenchida com água, no espaço periplasmático. O transporte pela membrana citoplasmática (interna) é propiciado pelo gradiente de potencial elétrico gerado por um mecanismo de transporte que requer oxigênio, associado com um sistema de transporte de elétrons, o qual torna o citoplasma bacteriano carregado negativamente. Esse mecanismo de transporte é uma etapa aeróbica que requer energia, o que não acontece em um ambiente anaeróbico; portanto, a eficácia dos aminoglicosídeos depende de um alto teor de oxigênio no ambiente e, consequentemente, as bactérias anaeróbicas são resistentes a esses antibióticos. O mecanismo de transporte também pode ser inibido por cátions divalentes (*i. e.*, Ca^{2+}, Mg^{2+}).

Os aminoglicosídeos se ligam a uma ou mais proteínas receptoras da subunidade 30S do ribossomo bacteriano. Essa ligação interfere na síntese proteica, restringindo a formação de polissomos, causando desagregação em monossomos; leitura errada do mRNA; mutações que levam à substituição de um aminoácido por outro na cadeia polipeptídica (mutação *nonsense*) e mutações que alteram o modo de leitura (mutação *frameshift*) nas proteínas; e morte celular.

Toxicidade

Ototoxicidade e nefrotoxicidade são efeitos colaterais comuns da administração de aminoglicosídeos porque nesses órgãos as matrizes celulares contêm grande quantidade de fosfolipídios (receptores de aminoglicosídeos aniônicos), em comparação com outros tecidos corporais. Assim, os aminoglicosídeos não devem ser utilizados concomitantemente a outros medicamentos ototóxicos ou nefrotóxicos (*i. e.*, furosemida, anfotericina B).

A ototoxicidade se deve à lesão progressiva nas células da cóclea (mais comum com o uso de amicacina e neomicina), podendo resultar em surdez em cães, bem como dano às células do sistema vestibular (mais comum com o uso de estreptomicina e gentamicina), podendo causar ataxia em gatos. A ototoxicidade é praticamente irreversível, mas raramente documentada em grandes animais tratados com aminoglicosídeos.

Nefrotoxicidade (de ocorrência mais comum durante tratamento prolongado, acima de 10 dias) é causada por danos nas membranas das células dos túbulos proximais, com alta taxa metabólica, resultando em perda de enzimas do bordo em escova, proteinúria, redução da taxa de filtração glomerular e azotemia. O mecanismo da toxicidade renal não está totalmente esclarecido. Os fatores de risco para nefrotoxicidade incluem alta dose, tratamento de longa duração, desidratação ou disfunção renal preexistente, administração concomitante de medicações nefrotóxicas ou diuréticas, concentração persistentemente elevada e idade muito jovem ou muito avançada.

A toxicidade renal é praticamente reversível em decorrência da regeneração dos túbulos renais após a cessação da medicação. Acidose metabólica e anormalidades de eletrólitos (p. ex., hiponatremia, hipopotassemia) exacerbam a toxicidade renal dos aminoglicosídeos. Dieta com alto teor proteico aumenta a taxa de filtração glomerular e o fluxo sanguíneo renal, promovendo a excreção dos aminoglicosídeos e protegendo contra nefrotoxicidade.

Os aminoglicosídeos atravessam a barreira placentária e podem causar nefrotoxicidade e ototoxicidade na fêmea prenhe e em seu feto em desenvolvimento. Quando administrados rapidamente por via intravenosa, causam bradicardia, redução do débito cardíaco e diminuição da pressão sanguínea por interferirem no metabolismo do cálcio. Bloqueio neuromuscular é uma ocorrência incomum após a administração de aminoglicosídeos, sendo causado por bloqueio préjuncional da liberação de acetilcolina, em decorrência do prejuízo à liberação de cálcio nas junções neuromusculares (paralisia muscular e apneia). A administração por via intravenosa de sais de cálcio é utilizada no tratamento desse efeito tóxico. Por causa de sua toxicidade potencial, não se recomenda a administração de aminoglicosídeos quando houver uso de bloqueador neuromuscular.

A espectinomicina é muito menos tóxica do que os aminoglicosídeos; uma dose tão alta quanto 400 mg/kg IV pode ser tolerada. Há poucos efeitos colaterais relevantes, inclusive sem ototoxicidade ou nefrotoxicidade. No entanto, há relato de dor no local da injeção; vertigem, náuseas e insônia; e urticária, calafrios e febre. A administração de preparações de lincomicina-espectinomicina de uso oral, por via parenteral, em bovinos, causa grandes perdas associadas com edema pulmonar grave.

Antibióticos betalactâmicos | Penicilinas, cefalosporinas e inibidores da betalactamase

Os antibióticos betalactâmicos são *bactericidas*. Há muitos congêneres nesse grupo de fármacos. Os antibióticos desse grupo se diferem quanto:

- Aos microrganismos contra os quais podem ser utilizados (espectro de ação)
- À farmacocinética, estabilidade e via de administração
- Ao tipo e grau de resistência bacteriana.

Há quatro grupos principais de penicilina: de espectro estreito, de amplo espectro (aminopenicilinas), aquela resistente à penicilinase e de espectro ampliado (Tabela 6.1). As combinações de penicilina com um inibidor da betalactamase (penicilina potencializada) incluem amoxicilina-clavulanato (via oral, VO), ampicilina-sulbactam (IV), ticarcilina-clavulanato (IV) e piperacilina-tazobactam (IV).

Mecanismos de ação

As penicilinas e as cefalosporinas atuam inibindo a síntese da parede celular bacteriana, por interferir na etapa final da síntese de peptidoglicano. O componente peptidoglicano da parede celular é essencial para a integridade do envelope bacteriano. O peptidoglicano é composto de cadeias de glicana, que são fitas lineares de dois açúcares amino (*N*-acetilglucosamina e *N*-ácido acetilmurâmico) e pentapeptídeos, que apresentam ligação cruzada por cadeias de peptídeos. A formação da parede celular, rígida, deve-se à ligação cruzada entre as cadeias de peptidoglicano catalizada pela enzima transpeptidase (PBP, na membrana celular). A penicilina ocupa os sítios do substrato de transpeptidade D-alanil-D-alanina e se liga às enzimas por meio de uma ligação covalente, inibindo a transpeptização ou a ligação cruzada. A penicilina é mais efetiva contra colônias de bactérias que se multiplicam ativamente e não deve ser utilizada como bacteriostático. As diferenças de sensibilidade das bactérias Gram-positivas e Gram-negativas às penicilinas se devem às diferentes estruturas das paredes celulares, às diferenças nos sítios receptores (PBP) e à afinidade de ligação ao PBP-alvo, à quantidade relativa de peptidoglicano presente e aos diferentes tipos de betalactamase produzidos pelas bactérias. A composição das paredes celulares das bactérias Gram-positivas e Gram-negativas é diferente. A parede celular de bactérias Gram-positivas tem 50 a 100 moléculas compactas, enquanto a parede celular de bactérias Gram-negativas tem 1 a 2 moléculas compactas. A membrana lipopolissacarídea externa forma uma barreira às penicilinas hidrossolúveis, mas as porinas contidas nessa membrana possibilita a entrada de algumas penicilinas de espectro ampliado, dependendo do tamanho, da carga e do grau de hidrofobia de grupos R. Como resultado, muitas bactérias Gram-negativas são resistentes às penicilinas.

Toxicidade e considerações clínicas

Notam-se reações alérgicas à penicilina e a seus metabólitos (ácido peniciloico) quando a penicilina atua como um hapteno, induzindo reações de anticorpos, inclusive erupções cutâneas por hipersensibilidade, anemia hemolítica e anafilaxia. Assim, os resíduos de penicilina em animais destinados à produção de alimentos representam um risco à saúde pública.

Superinfecção pode ser um problema clínico durante a administração de penicilina, refletindo o surgimento de evidências bacteriológicas e clínicas de uma nova infecção durante o tratamento de uma infecção primária. As penicilinas podem induzir à ocorrência de um único microrganismo resistente, como dominante, que penetra no hospedeiro e causa infecção. As penicilinas podem alterar a flora intestinal normal e a função intestinal (anorexia, vômito e diarreia), podendo causar morte em algumas espécies, como porquinho-da-índia, hamster e coelho.

Em humanos, é possível a manifestação de convulsões oriundas do sistema nervoso central e parada cardíaca, com focos epileptogênicos que recebem altas doses de penicilina G. Para evitar a indução de arritmias ventriculares fatais, deve-se tomar cuidado com a velocidade da aplicação IV de penicilina potássica, devido ao conteúdo de potássio na preparação.

Cefalosporinas são antimicrobianos betalactâmicos, com mecanismo de ação semelhante àquele das penicilinas (inibição da síntese da parede celular bacteriana). Nas cefalosporinas há diferentes cadeias laterais, para criar fármacos individuais (atualmente

Tabela 6.1 Quatro principais classes de penicilina: espectro estreito, amplo espectro, resistente à penicilinase e de espectro ampliado.

Penicilinas de espectro estreito	Aminopenicilinas (amplo espectro)	Penicilinas resistentes à penicilinase (penicilinas antiestafilocócicas)	Penicilinas de espectro ampliado (penicilinas antipseudomonas)
• Penicilina G cristalina (IV) • Penicilina V (VO) • Penicilina G aquosa (IM)	• Amoxicilina (VO) • Ampicilina (IV ou VO) • Hetacilina	• Meticilina (IV) • Nafcilina (IV) • Penicilinas isoxazolil (IV ou VO) • Cloxacilina • Dicloxacilina • Oxaciclina • Flucoxacilina	• Ureidopenicilinas • Piperacilina (IV) • Azlocilina (IV) • Mezlocilina (IV) • Carboxipenicilinas • Ticarcilina (IV) • Carbenicilina (IV)

IV: via intravenosa; VO: via oral; IM: via intramuscular.

há quatro gerações de cefalosporinas). Diferentemente das penicilinas, as cefalosporinas têm um anel di-hidrotiazina, em vez de anel tiazolidina.

Toxicidade

As cefalosporinas causam menos reações de hipersensibilidade do que as penicilinas. Não devem ser utilizadas em animais sabidamente sensíveis às penicilinas (reação cruzada). São potencialmente nefrotóxicas e, assim, devem ser utilizadas com cuidado quando administradas concomitantemente a outros medicamentos nefrotóxicos, como os aminoglicosídeos (p. ex., gentamicina, amicacina, neomicina) e a anfotericina B. As cefalosporinas presentes na urina podem causar reação falso-positiva para glicosúria (técnica da redução do cobre) e proteinúria (teste turbidimétrico com ácido sulfossalicílico).

A ocorrência de superinfecção foi associada com administração oral de cefalosporina de primeira geração. O uso oral de cefalosporinas pode causar anorexia, vômito e diarreia.

Cloranfenicol

Inibe a síntese proteica por se ligar à subunidade 50S do ribossomo bacteriano, próximo ao local de ação de macrolídeos e lincosamidas; os antimicrobianos das duas últimas classes interferem na ligação do cloranfenicol e, portanto, um pode interferir na ação do outro, se administrados concomitantemente. Em geral, o cloranfenicol atua como bacteriostático de amplo espectro (contra bactérias Gram-positivas, Gram-negativas, aeróbicas e anaeróbicas).

Mecanismos de ação

O cloranfenicol ligado à subunidade 50S do ribossomo bacteriano inibe a ligação peptídea e a síntese de proteína por interferir na atividade da enzima peptidiltransferase. Isso pode comprometer a síntese de proteína mitocondrial em mamíferos porque os ribossomos mitocondriais desses animais são muito semelhantes aos ribossomos das bactérias.

Toxicidade

Pode ocorrer *anemia dose-dependente* reversível em animais (sobretudo gatos) e humanos. A anemia é causada pela inibição da síntese proteica mitocondrial na medula óssea, bem como inibição da absorção de ferro pelos eritrócitos, condição que reduz a taxa de maturação eritrocitária na medula óssea. A *anemia dose-dependente (anemia aplásica)* é notada em humanos e depende do tempo de tratamento. Acredita-se que o mecanismo de toxicidade envolva a nitrorredução de um grupo paranitro, produção de nitrosocloranfenicol e outros metabólitos tóxicos que induzem dano à célula-tronco. Por causa da ocorrência de anemia aplásica em humanos, rara, porém fatal, *o uso de cloranfenicol em animais destinados à produção de carne foi proibido* pela Food and Drug Administration (FDA). Assim, as pessoas devem calçar luvas e proteger os olhos quando administram cloranfenicol, bem como evitar repetidos contatos com o pó, ou sua inalação.

Outros efeitos colaterais são incomuns, mas ocorrem principalmente em animais jovens em decorrência do comprometimento das vias de glucoronidação. Há relato de depressão, desidratação, redução da ingestão de líquido, perda de peso, êmese, diarreia e anorexia, quando se utiliza alta dose ou tratamento prolongado com cloranfenicol. Não se recomenda o uso desse antimicrobiano em fêmeas lactantes porque ele é excretado no leite com possível risco de toxicidade nas crias (em neonatos e no feto, o fígado não está totalmente funcional). Pode haver interações medicamentosas, geralmente causadas pela inibição da atividade do citocromo P-450 no fígado, resultando em comprometimento da metabolização hepática de medicamentos como fenobarbital, pentobarbital, primidona e fenitoína.

Análogos do cloranfenicol

Florfenicol e *tianfenicol* são derivados do cloranfenicol. Foram sintetizados em razão da ocorrência, rara, de anemia aplásica induzida pelo cloranfenicol em pessoas e, também, pela proibição do uso desse antibiótico em animais destinados à produção de alimentos. Tentou-se a síntese de análogos do cloranfenicol com intuito de manter seu amplo espectro de ação antimicrobiana e evitar a ocorrência de anemia aplásica em pessoas. O mecanismo de ação e o espectro antimicrobiano são semelhantes aos do cloranfenicol.

Toxicidade

Os sinais de intoxicação são variáveis e incluem diarreia e hiperbilirrubinemia em equinos; diarreia e redução do consumo de alimentos e da função ruminal em bovinos; e reação tecidual local após injeção intramuscular ou subcutânea e inflamação perianal e eversão/prolapso retal em suínos. Há relato de supressão da medula óssea fatal quando se administra dose excessiva ou após tratamento prolongado com florfenicol.

Fluoroquinolonas

Pertencem a uma classe de compostos antimicrobianos sintéticos de amplo espectro de ação antimicrobiana (enrofloxacino, orbifloxacina, difloxacino, ciprofloxacino, marbofloxacino, danofloxacino etc.). As fluoroquinolonas têm boa eficácia contra muitas bactérias Gram-negativas (p. ex., *E. coli*, *Enterobacter* spp., *Klebsiella* spp., *Pasteurella* spp., *Proteus* spp., *Salmonella* spp.). Algumas bactérias Gram-positivas também são sensíveis às fluoroquinolonas (principalmente *Staphylococcus intermedius* e *S. aureus*, inclusive cepas Gram-positivas produtoras de betalactamase; contudo, o valor da CIM para estafilococos é, tipicamente, maior do que aqueles de bactérias Gram-negativas. Em razão da baixa eficácia contra bactérias anaeróbicas, em geral, as fluoroquinolonas não devem ser utilizadas no tratamento de infecções causadas por essas bactérias. *Chlamydia*, *Rickettsia*, *Mycoplasma*, *Mycobacteria*, *Ehrlichia*, *Coxiella* e *Ureaplasma* sp. também podem ser sensíveis às fluoroquinolonas.

As fluoroquinolonas de nova geração, como grepafloxacino, trovafloxacino e premafloxacino, apresentam maior atividade contra cocos Gram-positivos e bactérias anaeróbicas. São bactericidas potentes e bem tolerados pelos animais; podem ser administrados por diversas vias (oral, subcutânea, intramuscular e intravenosa).

Mecanismo de ação

As fluoroquinolonas são antimicrobianos bactericidas com boa atividade antibacteriana, especialmente contra bactérias Gram-negativas. Inibem a atividade da *enzima DNA girasse* ou *topoisomerase IV*, necessária para a hiperespiralação do DNA, decorrente da replicação de diferentes faixas que inibem a replicação e a transcrição bacteriana. As células de mamíferos são resistentes aos efeitos mortais porque a atividade de toposiomerase II é inibida apenas em concentração muito alta.

Toxicidade

As fluroquinolonas são relativamente seguras; não induzem reação alérgica, tampouco efeito teratogênico em animais. Não alteram a flora anaeróbica do trato gastrintestinal (GI), porém altas doses podem causar distúrbios do trato GI reversíveis (p. ex., náuseas, vômito, diarreia). Há relato de toxicidade ao sistema nervoso central (p. ex., espasmos musculares, convulsões) causada pela inibição do neurotransmissor GABA, especialmente em humanos; também relatada em equinos.

Há relato de artropatia, caracterizada pela formação de vesículas na superfície articular do condrócitos, nas doses recomendadas, em potros e cães jovens; outros animais domésticos parecem mais resistentes. Acredita-se que essa toxicidade resulta da capacidade desses antimicrobianos se ligarem a íons magnésio necessários para o desenvolvimento apropriado da matriz cartilaginosa (perda de proteoglicano da cartilagem articular). Não se constatou efeito colateral durante a prenhez, mas é melhor evitar o uso de fluoroquinolonas em fêmeas prenhes, a menos que outros antimicrobianos não sejam efetivos. Embora sejam utilizadas enrofloxacino e orbifloxacina em equinos (mesmo não sendo aprovadas), essas medicações não devem ser utilizados em equinos jovens pelo risco de lesão em cartilagens (enrofloxacino e orbifloxacina não devem ser administradas aos equinos com menos de 3 anos de idade, exceto, em último caso, nas infecções graves que não respondam a outros antimicrobianos).

A inibição das atividades das enzimas microssomais hepáticas pode alterar a metabolização de alguns medicamentos, como a teofilina. Há relato de cristalúria em pessoas (principalmente com o uso de ciprofloxacino), mas não em animais.

Lincosamidas

O grupo das lincosamidas contém três antibióticos: lincomicina, pirlimicina e clindamicina. À semelhança dos macrolídeos, as lincosamidas são utilizadas, principalmente, no tratamento de infecções causadas por bactérias Gram-positivas (inclusive bactérias Gram-positivas produtoras de betalactamase, *Staphylococcus* spp. e *Streptococcus* spp.), quando há resistência ou intolerância às penicilinas. As lincomisadas são muito efetivas contra microrganismos anaeróbios e pouco efetivas contra bactérias aeróbicas Gram-negativas.

Mecanismo de ação

As lincomisadas se ligam à subunidade 50S do ribossomo bacteriano e inibem a síntese de proteína. Como esse sítio de ligação é semelhante àquele do cloranfenicol e dos macrolídeos, o uso concomitante desses antimicrobianos reduz a eficácia total; portanto, deve-se evitar a terapia combinada.

Toxicidade

Dentre os diversos efeitos colaterais em humanos, inclui-se colite pseudomembranosa, também relatada em animais cujo trato GI tem capacidade de fermentação (equinos, inclusive pôneis, ruminantes, hamsters, coelhos, porquinhos-da-índia e chinchilas). A administração oral é contraindicada porque causa diarreia grave, frequentemente fatal. Em bovinos, a administração oral de lincomicina com o alimento em dose tão baixa quanto 7,5 partes por milhão, resulta em inapetência, diarreia, cetose e redução na produção de leite. A injeção intramuscular de clindamicina é muito dolorida. Não se constatou efeito colateral sério após infusão intramamária de pirlimicina em vacas-leiteiras.

Macrolídeos

Eritromicina é um dos antibióticos macrolídeos (tilosina, espiramicina, tilmicosina, tulatromicina, gamitromicina, tildipirosina, azitromicina, claritromicina etc.). Em geral, os macrolídeos são considerados bacteriostáticos, mas em alta dose podem ser bactericidas, contra microrganismos sensíveis. Os macrolídeos são muito efetivos contra bacilos e cocos Gram-positivos aeróbicos, bem como contra anaeróbios Gram-positivos e *Mycoplasma* spp.

Mecanismos de ação

Os macrolídeos se ligam à subunidade 50S do ribossomo bacteriano, interferindo na ligação de aminoacil-tRNA à unidade 50S e impedindo a ligação peptídea. Isso inibe a translocação de uma molécula de peptidil tRNA recém-sintetizada do sítio aceptor para o local peptidil.

Toxicidade

Os macrolídeos são relativamente seguros, com toxicidade mais frequentemente relatada em humanos. Estudos documentaram os efeitos procinéticos da eritromicina, espiramicina, tilcomisina, tulatromicina e tilosina, em bovinos.

Pode haver *dor e irritação* após injeção intramuscular, dependendo da formulação. Os macrolídeos e as lincosamidas, à semelhança da tilosina, estão associadas com a ocorrência de colite e a diarreia fatal em equinos, de modo que o uso de macrolídeos geralmente se limita à administração oral de eritromicina, no tratamento de infecção causada por *R. equi*, em potros. A eritromicina foi associada com hipertermia em potros; aqueles tratados e que retornaram a um ambiente quente, ensolarado e úmido desenvolveram febre, taquipneia e angústia respiratória, condição que pode resultar em intermação fatal. Há relato de diarreia em equinos e bovinos.

Toxicidade cardiovascular foi relatada em animais, exceto em bovinos, e tem sido particularmente associada ao uso de tilmicosina. Há relato de morte em humanos expostos acidentalmente à tilmicosina. Tilosina e espiramicina podem causar dermatite de contato em veterinários. Em bovinos, a administração intravenosa de tilosina pode provocar choque, dispneia e depressão; reações adversas foram relatadas após o uso de tildipirosina em suínos.

Sulfonamidas

São antimicrobianos sintéticos de amplo espectro contra a maioria dos microrganismos Gram-positivos e muitos Gram-negativos. As sulfonamidas representam o grupo mais antigo de antibióticos utilizados para fins terapêuticos. Foram os primeiros antimicrobianos efetivos empregados sistematicamente na prevenção e na cura de infecções bacterianas. As sulfonamidas são oriundas da primeira sulfonamida, a sulfanilamida. O uso desses fármacos por longo tempo pode ter resultado em resistência, fato que atualmente limita seu uso. Para aumentar a eficácia das sulfonamidas e transformá-las de bacteriostáticas em bactericidas (na maioria das vezes elas atuam como antimicrobianos bacteriostáticos), às vezes são combinadas com outros compostos, como trimetoprima e ormetoprima (também com pirimetamina), com intuito de potencializar seus efeitos antibacterianos.

Mecanismos de ação

O ácido fólico é o nutriente essencial para a síntese de proteínas e de ácidos nucleicos (DNA e RNA). O ácido fólico é sintetizado pelas bactérias a partir de um substrato, o ácido para-amino-benzoico (PABA); todas as células precisam de ácido fólico para se multiplicarem. O ácido fólico (como uma vitamina no alimento) se difunde ou é transportado nas células de mamíferos. No entanto, ele não consegue atravessar a parede celular das bactérias por difusão ou transporte ativo. Por isso, as bactérias precisam sintetizar ácido fólico a partir do PABA. As sulfonamidas atuam competindo com o PABA pelo substrato da enzima di-hidropteroato sintase, que liga o PABA ao ácido di-hidropteroico, o percursor imediato do ácido fólico.

As sulfonamidas são bacteriostáticas. Trimetoprima, ornetoprim e pirimetamina são bacteriostáticos, inibindo a atividade da enzima di-hidrofolato redutase, necessária para a síntese de purina e do nucleotídio pirimidina. Também, inibem a síntese de ácido fólico, porém em um local diferente da via metabólica onde atuam as sulfonamidas. Não há di-hidropteroato sintase nas células de mamíferos. Pirimetamina e trimetoprima são mais efetivos contra a redutase di-hidrofolato de parasitas do que contra essa enzima em mamíferos.

Toxicidade e considerações clínicas

As sulfonamidas podem causar intoxicação a diversos órgãos, inclusive fígado; contudo, não existe diferença entre as diversas sulfonamidas quanto ao risco de toxicidade. O uso desses antimicrobianos pode se limitar a pequeno número de pacientes, em razão das reações de hipersensibilidade induzidas pelo medicamento (reações de hipersensibilidade tipos II e III). Em algumas espécies, há relato de reações idiossincráticas, inclusive reações imunomediadas, como febre medicamentosa, urticária, exantema cutâneo, anemia, leucopenia, trombocitopenia, poliartrite asséptica, retinite focal e hepatite.

As doenças imunomediadas de pele, rim, fígado e olho (ceratoconjuntivite seca) não são dose-dependentes e ocorrem em resposta a qualquer sulfonamida. Felizmente, essas reações adversas são raras quando utilizadas as doses recomendadas e por menos de 2 semanas.

Altas doses de sulfonamidas (30 mg/kg, 2 vezes/dia) podem causar disfunção da tireoide, especialmente em cães, com diminuição das concentrações de tiroxina e tironina (hipotireoidismo). A diminuição é clinicamente relevante 3 semanas após a administração e retorna ao normal dentro de 3 semanas após a cessação do medicamento.

Há relato de cristalúria após administração de altas doses e, em razão disso, é importante assegurar que o animal se encontra bem hidratado, a fim de evitar lesão renal causada pela precipitação da sulfonamida (cristalúria). Como os herbívoros geralmente apresentam urina alcalina, a formação de cristais não é uma grande preocupação nessas espécies, como é em carnívoros, que apresentam urina ácida.

É possível a ocorrência de anormalidades congênitas em potros, filhos de éguas, que receberam sulfonamida como tratamento para mieloencefalite protozoária equina, durante a prenhez.

Precauções e contraindicações

Como regra geral, as sulfonamidas devem ser utilizadas com cuidado, ou evitadas, em animais com doença hepática, doença renal, discrasia sanguínea ou histórico de hipersensibilidade às sulfonamidas.

Embora comumente administradas por via oral em equinos, as sulfonamidas potencializadas não são utilizadas em equinos destinados à produção de alimento. As sulfonamidas potencializadas foram associadas com a ocorrência de diarreia, em equinos. As formulações de sulfonamidas potencializadas de uso injetável se apresentam na forma de suspensão; a administração por via intravenosa rápida causa hipotensão e colapso.

Tetraciclinas

As tetraciclinas (tetraciclina, clortetraciclina, oxitetraciclina, doxiciclina, minociclina etc.) apresentam ação bacteriostática de amplo espectro contra bactérias Gram-positivas aeróbicas e anaeróbicas (exceto bactérias Gram-positivas produtoras de betalactamase) e bactérias Gram-negativas. Também são efetivas nas infecções causadas por microrganismos resistentes a outros antibióticos, como vários membros da família *Rickettsiae* (*Anaplasma*, *Erlichia* e *Haemobartonella*), espiroquetas (inclusive aquela que causa doença de Lyme), *Mycoplasma pneumoniae*, *Chlamydia* spp. e *Plasmodium* spp. É rara a ocorrência de superinfecção com o tratamento prolongado com tetraciclinas.

Mecanismos de ação

As tetraciclinas atravessam a membrana celular externa das bactérias por difusão por meio de canais aquosos (porinas). Alcançam o citoplasma por meio de um sistema de transporte proteico, em bactérias Gram-negativas, e por meio de um mecanismo dependente de energia, em bactérias Gram-positivas. Em seguida, as tetraciclinas se ligam à subunidade 30S do ribossomo da bactéria; essa ligação interfere na síntese proteica das bactérias em crescimento ou em fase de multiplicação. Isso impede a ligação do aminoacil-tRNA ao sítio aceptor no complexo ribossômico mRNA.

Toxicidade

As tetraciclinas são consideradas relativamente seguras. A toxicidade clinicamente mais relevante é notada em animais que recebem altas doses ou naqueles com função renal comprometida e que recebem doses terapêuticas convencionais (exceto doxiciclina e minociclina). Além disso, a tetraciclina e a oxitetraciclina com prazos de validade vencidos podem se decompor e originar compostos nefrotóxicos que resultam na síndrome de Fanconi e em glicosúria, em razão do prejuízo à reabsorção de glicose do filtrado glomerular.

A maioria das tetraciclinas, exceto oxitetraciclina, são muito irritantes quando administradas por via intramuscular ou subcutânea (causa abscesso estéril) e deve-se ter muito cuidado na formulação de produtos de uso intramuscular, a fim de minimizar o dano tecidual. Por isso, frequentemente, as tetraciclinas são administradas por via intravenosa ou oral. A administração por via intravenosa rápida pode provocar colapso; para evitar, a tetraciclina deve ser injetada lentamente, durante um período de vários minutos, ou ser diluída em solução salina normal, livre de cátions polivalentes (pois eles se ligam às tetraciclinas e resultam em precipitação). O colapso é atribuído à disfunção cardiovascular transitória, como bloqueio atrioventricular, bradicardia ventricular e hipotensão. A aplicação IV de doxiciclina em equinos está associada com a ocorrência de efeitos colaterais prejudiciais ao sistema cardiovascular, podendo ocasionar morte do paciente. Produtos contendo oxitetraciclina em solução de propilenoglicol, não diluídos, podem causar hemólise intravascular e hemoglobinúria, quando administrados mediante injeção IV rápida.

Nota-se prejuízo ao desenvolvimento ósseo no feto e em animais jovens (as tetraciclinas atravessam a barreira placentária rapidamente; para fins de pesquisa, são administradas para monitorar a taxa de crescimento ósseo). Como resultado, as tetraciclinas não devem ser utilizadas em fêmeas prenhes, na última metade da gestação. Também, surgem manchas nos dentes (no esmalte do dente) quando se administra tetraciclina durante a prenhez (especialmente nas duas últimas semanas de gestação) e no primeiro mês após o nascimento, quando ocorre o desenvolvimento dos dentes. Esse efeito se deve à quelação das tetraciclinas em depósitos de cálcio dos dentes em desenvolvimento. As tetraciclinas são antianabólicas porque reduzem a síntese de proteínas, quando em alta concentração.

Miscelânea de antibióticos

Bacitracina

É um polipeptídeo lábil complexo produzido por *Bacillus subtilis*. Inibe a síntese de peptidoglicano durante a segunda etapa da síntese da parede celular bacteriana, por interferir na atividade da fosforilase; é um antibiótico bactericida.

A bacitracina é efetiva contra bactérias Gram-positivas e, frequentemente, é combinada com antibióticos efetivos contra bactérias Gram-negativas (como polimixina B e/ou neomicina). A bacitracina não é absorvida por via oral; sua aplicação sistêmica está associada com o desenvolvimento de nefrotoxicidade, além de dor, endurecimento e formação de petéquias no local da injeção. Por isso, a bacitracina é mais comumente utilizada topicamente, na forma de unguento.

Carbadox

É um antibiótico recém-sintetizado efetivo, especialmente, contra bactérias Gram-positivas; é pouco efetivo contra algumas bactérias Gram-negativas. O mecanismo de ação antimicrobiana não é conhecido, mas é bactericida.

Carbadox é mais comumente utilizado como aditivo alimentar promotor de crescimento em suínos, bem como no controle de disenteria suína (*Serpulina hyodysenteriae*, antigamente conhecida como *Treponema hyodysenteriae*), enterite bacteriana (especialmente a causada por *Salmonella* spp.) e infecções nasais (*Bordetella bronchiseptica*). É carcinogênico e genotóxico em roedores e, por isso, seu uso é proibido na Europa e no Canadá.

O carbadox estimula o sistema renina-angiotensina e suprime a produção de aldosterona por induzir alterações morfológicas no córtex da adrenal (Na↓ e K↑, no plasma). Em suínos, os sinais clínicos decorrentes da menor produção de aldosterona incluem retardo no crescimento, fezes ressecadas, definhamento, desidratação, ato de ingerir urina e grande interesse por produtos que contêm sal.

Dapsona

É uma classe química diferente daquela das sulfonamidas, mas seu mecanismo de ação é semelhante a elas, inibindo a síntese bacteriana de ácido di-hidrofólico por meio de competição com o para-aminobenzoato pelo sítio ativo da enzima di-hidropteroato sintase. A dapsona é rapidamente e bem absorvida após administração oral, sendo excretada principalmente na urina, na forma de conjugados e metabólitos não identificados.

A dapsona não é aprovada para uso veterinário. É muito útil no tratamento oral de algumas infecções de equinos causadas por protozoários. Pode ser carcinogênica, deve ser utilizada com cuidado em fêmeas prenhes e lactantes. Os efeitos tóxicos incluem hepatotoxicidade, anemia, trombocitopenia, neutropenia e distúrbios GI.

Metronidazol

É um bactericida também efetivo contra protozoários causadores de doença intestinal, como *Giardia* spp., *Entamoeba histolytica*, *Trichomonas* spp. e *Balantidium coli*. É efetivo contra a maioria dos microrganismos anaeróbicos obrigatórios, inclusive *Bacteroides* spp., *Fusobacterium*, *Veillonella*, *Clostridium* spp., *Peptococcus* e *Peptostreptococcus*. O metronidazol é utilizado principalmente como parte do tratamento de infecções causadas por bactérias anaeróbicas. É absorvido por protozoários e bactérias anaeróbicas e reduzido a um metabólito citotóxico que interfere na síntese de DNA, resultando em morte bacteriana.

Não existe formulação de metronidazol aprovada para uso veterinário, sendo seu uso proibido em animais destinados à produção de alimentos, em vários países, porque estudos laboratoriais mostraram que causam mutagenicidade e carcinotoxicidade. As formulações de uso humano são utilizadas no tratamento de infecções intestinais causadas por bactérias anaeróbicas em equinos, como giardíase e clostridiose. O metronidazol pode ser teratogênico; portanto, se possível, seu uso deve ser evitado em fêmeas prenhes, especialmente nas primeiras semanas de gestação, bem como, em fêmeas lactantes. O metronidazol não deve ser utilizado em animais debilitados.

A maioria das reações adversas graves está associada com toxicidade ao sistema nervoso central relacionada à dose, incluindo perda do equilíbrio, rotação e desvio da cabeça, nistagmo, desorientação, tremores e convulsões, quando são utilizadas altas doses de metronidazol em equinos.

Nitrofuranos

Os nitrofuranos (p. ex., nitrofurantoína, nitrofurazona, furazolidona) são derivados do 5-nitrofurano; foram sintetizados mais de 3.500 tipos. Seu uso em animais destinados à produção de alimento é proibido em vários países por seu potencial efeito carcinogênico verificado em animais de laboratório. Os nitrofuranos são antibióticos de amplo espectro muito efetivos contra bactérias Gram-negativas, com alguma atividade contra bactérias Gram-positivas. A furazolidona também é efetiva nas infecções causadas pelos protozoários *Giardia* e *Trichomonas* e por coccídios.

Os nitrofuranos são bacteriostáticos; inibem a síntese de carboidrato pelas bactérias por interferir na conversão de piruvato em acetilcoenzima A. Têm sido utilizados por via oral e tópica, sendo a biodisponibilidade oral aumentada quando administrado com alimentos. Não são mais comumente utilizados no tratamento de infecções sistêmicas porque sua CIM efetiva frequentemente é próxima da concentração tóxica. Também são rapidamente excretados, de modo que é difícil manter uma concentração terapêutica efetiva nos tecidos. Os nitrofuranos (especialmente a nitrofurantoína) são muito raramente utilizados em equinos, no tratamento de infecção do trato urinário inferior porque apresentam alta concentração na urina. Seu uso mais comum é a aplicação tópica nos olhos, orelhas, membranas mucosas e pele.

Novobiocina

É um ácido dibásico derivado da cumarina, clinicamente utilizado na forma de sal monobásico (Na^+) ou dibásico (Ca^{2+}). O mecanismo de ação antibacteriana não é conhecido, mas a novobiocina é bactericida. Foram propostos diversos mecanismos de ação, inclusive inibição inespecífica da síntese da parede bacteriana; inibição de DNA, RNA e da síntese proteica; inibição da respiração e da fosforilação oxidativa; e indução de deficiência de magnésio intracelular.

A novobiocina é efetiva contra bactérias Gram-positivas e Gram-negativas, sendo mais efetiva contra microrganismos Gram-positivos (a maioria das bactérias Gram-negativas é resistente), especialmente *S. aureus*. Outros microrganismos sensíveis a esse antibiótico são *Neisseria* spp., *Haemophilus* spp., *Brucella* spp. e algumas cepas de *Proteus* spp. Às vezes, a novobiocina é utilizada como alternativa às penicilinas, nas infecções causadas por *Staphylococcus* spp. resistente à penicilina. Parece ter efeito sinérgico quando combinada com tetraciclinas; tem-se utilizado a combinação novobiocina-tetraciclina na tentativa de ampliar o espectro de ação e de reduzir o desenvolvimento de resistência.

As reações tóxicas induzidas pela novobiocina incluem exantema cutâneo, leucopenia, trombocitopenia, agranulocitose, anemia, náuseas, vômito e diarreia. A novobiocina é menos tóxica quando utilizada como aplicação tópica; seu uso em grandes animais se restringe à aplicação tópica e à administração intramamária em vacas-leiteiras lactantes.

Polimixinas

As polimixinas A, B, C, D, E e M representam um grupo de antimicrobianos decapeptídeos *N*-monoacetilatado produzidos por *Bacillus polymixa*. As formas de polimixina B em sal sulfato (mistura das polimixinas B_1 e B_2) e polimixina E (também denominada Colistina) são utilizadas na prática clínica. O uso se limita, principalmente, à via oral (Colistina) ou aplicação tópica (polimixina B), por sua toxicidade sistêmica, embora tenha se utilizada administração IV de polimixina B, por prazo curto, como parte do tratamento inicial de endotoxemia em equinos.

As polimixinas são detergentes catiônicos ativos de superfície, com ação bactericida por interferir nos fosfolipídeos da membrana celular bacteriana e alterar a sua estrutura. Em bactérias sensíveis, é raro o desenvolvimento de resistência aos antimicrobianos.

Polimixinas e colistina são utilizadas principalmente em aplicação tópica na pele, membranas mucosas, olhos e orelhas e na administração intramamária em vacas-leiteiras lactantes. A ação antimicrobiana diminui muito na presença de pus, em tecidos que contêm fosfolipídios ácidos e na presença de detergentes aniônicos. As polimixinas têm sido utilizadas por via oral, em bovinos e suínos, no tratamento de infecções intestinais causadas por bactérias Gram-negativas; porém sua margem de segurança é estreita. Os efeitos tóxicos incluem nefrotoxicidade, paralisia respiratória (injeção IV rápida) e disfunção do sistema nervoso central, incluindo anorexia, pirexia e apatia.

Rifampicina

É um antibiótico semissintético macrocíclico complexo derivado da rifamicina B. É muito efetiva contra bactéria Gram-positivas (*Staphylococcus* spp.), *Mycobacterium* spp., *Haemophilus* spp., *Neisseira* spp. e *Chlamydia* spp., mas sua eficácia é limitada contra bactérias Gram-negativas por causa das diferenças na capacidade do antibiótico em atravessar a parede da célula bacteriana. A rifampicina também tem alguma ação antifúngica e antiviral (poxvírus e adenovírus). Em grandes animais, a rifampicina é mais comumente utilizada por via oral, com outros antibióticos, no tratamento de abscessos profundos, como abscessos hepáticos em ovinos causados por *Corynebacterium pseudotuberculosis* (linfadenite caseosa) ou abscessos pulmonares em potros causados por *R. equi*. A rifampicina também tem sido utilizada no tratamento individual de bovino de alto valor com doença de Johne. A administração combinada com outros antibióticos é fortemente recomendada porque o uso concomitante reduz o desenvolvimento de resistência à rifampicina.

A rifampicina é bactericida; inibe a atividade da RNA polimerase dependente de DNA, impedindo o início da síntese de RNA por interferir na atividade da subunidade B da enzima RNA polimerase dependente de DNA. Os metabólitos da rifampicina podem ocasionar cor vermelho-alaranjada na urina, nas fezes, na saliva e nas lágrimas.

A rifampicina é um potente indutor de enzimas microssomais hepáticas (hepatotoxicidade), além de ser teratogênica; sendo assim, seu uso em fêmeas prenhes deve ser evitado. A administração de rifampicina acelera a metabolização do cloranfenicol e de corticosteroides (prednisona e dexametasona). O efeito tóxico mais comum é hepatotoxicidade; os animais submetidos a tratamento de longa duração devem ser avaliados por meio de exames bioquímicos séricos periódicos, com intuito de monitorar os sinais de lesão e disfunção hepática.

Vancomicina

É um antibiótico glicopeptídeo bactericida que inibe a síntese de peptidoglicano na parede da célula bacteriana, durante a replicação. Foram sintetizadas várias formas de vancomicina *n*-alquil, sendo algumas delas mais ativas e com meia-vida de eliminação maior do que a da vancomicina.

A vancomicina é principalmente efetiva contra bactérias Gram-positivas (em particular, *Staphylococcus* spp. e estreptococos), enterococos (*E. faescium* e *E. faecalis*) e *Neisseria* spp. Também, é efetiva contra cocos Gram-positivos anaeróbicos, mas contra bactérias Gram-negativas anaeróbicas. Seu principal uso na clínica veterinária é no tratamento de infecções causadas por *S. aureus* resistente à meticilina, com risco de vida.

O uso *extralabel* de vancomicina em animais destinados à produção de alimento é proibido pela FDA. A vancomicina não é absorvida por via oral; as injeções intramuscular e subcutânea são doloridas e irritantes e, consequentemente, a vancomicina deve ser administrada por via IV lenta, por um período de, no mínimo, 30 min, diluída em uma solução. A administração por via intravenosa rápida foi associada com rubor cutâneo, prurido, taquicardia, hipotensão grave, parada cardíaca e outros sintomas associados à liberação de histamina. É possível a ocorrência de nefrotoxicidade e ototoxicidade. As formulações mais recentes são mais seguras, porém pode haver liberação de histamina após injeção IV.

Virginiamicina

É um antibiótico peptolídeo que consiste em uma fração M predominante ($C_{28}H_{35}N_3O_7$) e, em menor grau, uma fração S ($C_{43}H_{49}NO_{10}$). As frações S e M apresentam atividades bacteriostática e bactericida, quando utilizadas separadamente e juntas, respectivamente. Não há conhecimento de efeito sinérgico da virginiamicina quando combinada com antibióticos de outras classes. A virginiamicina inibe a síntese proteica por se ligar à subunidade 23S do ribossomo bacteriano e impedir o processo de translação, sem interferir na transcrição. Não é comumente utilizada no tratamento de infecções bacterianas de animais domésticos, apesar de apresentar ação antimicrobiana de amplo espectro. Mais frequentemente, é utilizada como aditivo alimentar, como promotor de crescimento, em suínos, perus e frangos.

LEITURA COMPLEMENTAR

Giguere S, Prescott JF, Dowling PM, eds. Antimicrobial Therapy in Veterinary Medicine. 5th ed. Ames, IA: Wiley-Blackwell; 2013.

Hsu WH, ed. Handbook of Veterinary Pharmacology and Therapeutics. 1 st ed. Ames, IA: Wiley-Blackwell; 2008.

Oakes J, Seifert S. American association of poison control centers database characterization of human tilmicosin exposures, 2001-2005. J Med Toxicol. 2008;4:225-231.

Plumb DC, ed. Plumb's Veterinary Drug Handbook. Ames, IA: Blackwell; 2015.

Riviere JE, Papich MG, eds. Veterinary Pharmacology and Therapeutics. 9th ed. Ames, IA: Wiley-Blackwell; 2009.

Doenças do Sistema Digestório | Não Ruminantes

7

PRINCÍPIOS DE DISFUNÇÃO DO SISTEMA DIGESTÓRIO

As funções principais do sistema digestório são a *preensão*, a *digestão* e a *absorção de alimentos e de água*, bem como a *manutenção do ambiente interno* pela modificação da quantidade e da natureza dos materiais absorvidos. As funções mais importantes podem ser divididas em quatro formas principais e, de modo correspondente, há quatro formas de disfunção alimentar. Pode haver anormalidades da *motilidade*, da *secreção*, da *digestão* ou da *absorção*. O procedimento para o diagnóstico da disfunção do sistema digestório deve determinar de que forma a função está alterada antes de estabelecer o local e a natureza da lesão e, por fim, sua causa específica.

Função motora

Motilidade gastrintestinal normal

A forma e a função do intestino delgado dos animais de fazenda são similares entre as espécies, mas os estômagos e o intestino grosso variam consideravelmente. Os padrões de motilidade do intestino delgado e do intestino grosso são parecidos entre as espécies. No intestino delgado, a unidade fundamental de atividade elétrica é a onda lenta, uma flutuação sublimiar no potencial de membrana. Ondas lentas são constantemente propagadas do estômago em direção ao reto. Quando um estímulo adicional leva o potencial de membrana a exceder o limiar de excitação, um pico ou atividade de resposta elétrica ocorre, em geral, acompanhado por contração. Quase todos os picos de atividade no intestino são sobrepostos sobre as ondas lentas, que são importantes no controle da frequência e da velocidade na qual as atividades de pico ocorrem. A atividade em picos, também conhecida como complexo mioelétrico migratório, é o padrão mioelétrico no estômago e intestino delgado de animais não ruminantes em jejum, ruminantes em jejum ou alimentados, e de suínos e equinos alimentados à vontade.[1] O complexo mioelétrico migratório tem três fases:

- *Fase quiescente*, na qual ocorre muito pouca atividade de pico
- *Fase irregular*, que se caracteriza pela atividade de pico intermitente
- *Frente de atividade*, que se caracteriza por atividade de pico intensa, contínua.

Há muito pouca contração muscular ou trânsito de conteúdo intestinal durante a fase quiescente. Durante a fase irregular, as contrações misturam o conteúdo intestinal e o propelem em direção aboral. A frente de atividade é acompanhada por contração muscular intensa que oblitera o lúmen, evitando o refluxo de conteúdo conforme ele se propaga, ou migra, ao longo do intestino. Em não ruminantes, suínos e equinos alimentados periodicamente, a alimentação abole o complexo mioelétrico migratório por muitas horas. Ele é substituído por padrão de alimentação, caracterizado por atividade de pico intermitente que se assemelha à fase irregular.

As atividades mioelétricas normais do ceco e do cólon, assim como aquelas do intestino delgado, são caracterizadas por ondas lentas e picos. Entretanto, diferentemente do intestino delgado, os padrões de pico variam enormemente segundo a espécie e a região do intestino grosso.

Anormalidades da motilidade do estômago e do intestino representam a consequência mais comum das enfermidades do sistema digestório. Alteração da motilidade do trato gastrintestinal pode resultar em:

- Hiper ou hipomotilidade
- Dilatação dos segmentos do sistema
- Dor abdominal
- Desidratação e choque.

Hipermotilidade e hipomotilidade

As funções mais importantes da motilidade do sistema digestório são: os movimentos peristálticos, que movem a ingesta do esôfago para o reto; os movimentos de segmentação, que agitam e misturam a ingesta; e o tônus dos esfíncteres. Em ruminantes, esses movimentos são de grande importância nos pré-estômagos. Preensão, mastigação e deglutição são outras funções do trato alimentar essenciais para sua função normal. A eructação dos gases ruminais é uma função adicional crucial da motilidade em ruminantes.

A *função motora anormal* pode se manifestar como *aumento ou diminuição da motilidade*. A peristalse e os movimentos de segmentação normalmente são afetados da mesma maneira e de forma igual. A motilidade depende da estimulação dos sistemas nervosos simpático e parassimpático e, portanto, depende da atividade das regiões central e periférica desses sistemas e da musculatura intestinal e dos seus plexos nervosos intrínsecos. O desequilíbrio autonômico, que resulta em uma dominância relativa de um ou de outro sistema, se manifesta por hiper ou hipomotilidade e pode resultar da estimulação ou destruição dos centros hipotalâmicos, dos gânglios ou dos ramos periféricos eferente ou aferente do sistema. Debilidade, acompanhada por fraqueza da musculatura, ou inflamação grave, como ocorre na peritonite aguda ou após um trauma ou infarto, resulta em atonia da parede intestinal. Inflamações menos graves, como ocorrem na gastrite e na enterite brandas, podem resultar em aumento das atividades muscular e propulsora. Anormalidades da motilidade intestinal podem resultar em diarreia ou constipação intestinal e reações adversas afetam a digestão e a absorção de ingesta.

O aumento da irritabilidade de um determinado segmento intestinal eleva sua atividade e perturba o gradiente de atividade decrescente normal, que assegura que a ingesta siga do esôfago até o reto. Não apenas o gradiente em direção ao reto torna-se mais rápido, o que aumenta a taxa de passagem de ingesta naquela direção, como o aumento de atividade potencial de um segmento irritado pode ser suficientemente alto para produzir um gradiente reverso para os segmentos orais, de maneira que a direção das ondas peristálticas seja revertida oralmente ao segmento irritado.

Dilatação

Um dos principais resultados das anormalidades de motilidade são a dilatação de um ou mais segmentos do trato gastrintestinal. A dilatação pode ser resultado do acúmulo de gás, líquidos e ingesta. Grande parte do líquido acumulado representa saliva e sucos gástrico e intestinal secretados durante a digestão normal. A dilatação por gás ocorre como consequência da falha em expelir gás, pela eructação ou pela flatulência, que é produzido como resultado dos processos digestivos normais ou pela fermentação anormal.

A dilatação causa dor e, por reflexo, aumento dos espasmos e da motilidade dos segmentos intestinais adjacentes. A dilatação também estimula ainda mais a secreção de líquidos dentro do lúmen do intestino, o que agrava a condição. Quando a dilatação ultrapassa o ponto crítico, há diminuição da capacidade da musculatura da parede intestinal em responder, a dor inicial diminui e um estado de íleo paralítico se desenvolve, no qual grande parte do tônus da musculatura é perdido.

Dor abdominal

A dor visceral pode se originar em qualquer víscera ou órgão abdominal, mas a forma como ela se desenvolve é sempre a mesma, e as doenças do sistema digestório são as principais causas de dor visceral e, mais especificamente, de dor abdominal. O *mecanismo mais importante é o estiramento da parede da víscera*, que estimula as terminações dolorosas livres dos nervos autônomos na parede. A contração, por si só, não causa dor. Esta é causada pela dilatação direta e reflexa dos segmentos adjacentes. Dessa forma, o espasmo – uma contração de segmentação exagerada de uma porção do intestino – resultará em dilatação dos segmentos intestinais imediatamente orais, quando uma onda peristáltica chegar. Quando há motilidade aumentada por qualquer razão, a segmentação excessiva e a peristalse causam dor abdominal, e a ocorrência frequente de fases de dor intermitentes depende do aumento periódico do tônus muscular, que é típico da parede do trato gastrintestinal. Outros fatores que apresentam efeito estimulante sobre a dor de órgãos terminais são edema e falha do suprimento sanguíneo local, como verificado em casos de embolismo ou em acidentes intestinais acompanhados por torção do mesentério. Um mecanismo secundário na produção de dor abdominal é o estiramento e a inflamação das membranas serosas.

Clinicamente, a dor abdominal pode ser detectada por palpação acompanhada por geração de resposta dolorosa. Entretanto, não se sabe se a resposta é causada pelo envolvimento de órgãos subjacentes ou por dor referida. É difícil determinar se a dor referida ocorre em animais. Em humanos, ela é principalmente uma sensação subjetiva, embora com frequência seja acompanhada por hiperalgesia local. Não há exemplos conhecidos de dor referida que sejam de importância diagnóstica em animais, e uma resposta de dor local à palpação do abdome é aceita como evidência de dor em membranas serosas ou vísceras que se encontram subjacentes ao ponto de palpação.

Desidratação e choque

Um efeito imediato da dilatação da parede do estômago ou do intestino delgado pelo acúmulo de saliva e de secreção gástrica e intestinal normais é o estímulo para uma secreção ainda maior de líquidos e eletrólitos para a luz dos segmentos orais. A estimulação se autoperpetua e cria um ciclo vicioso que resulta em perda de líquidos e eletrólitos até o ponto no qual desidratação fatal pode ocorrer. A desidratação é acompanhada por acidose ou alcalose, dependendo se a obstrução é no intestino e acompanhada por perda de álcalis, ou no estômago e acompanhada por uma grande perda de radicais ácidos. A reação em cadeia é a mesma se os líquidos são perdidos por vômito ou se ficam retidos no intestino.

O mesmo ciclo de eventos ocorre em ruminantes acometidos por ingurgitamento por carboidratos, mas, nesse caso, há mecanismos precipitantes que não são a dilatação, mas um aumento relevante na pressão osmótica da ingesta causada pelo acúmulo de compostos ativos osmoticamente, incluindo ácido láctico. A desidratação também é de grande importância na diarreia, independentemente da sua causa. Um fator adicional relevante na produção de choque quando há dilatação dos segmentos do sistema digestório é uma diminuição reflexa marcante das funções vasomotora, cardiovascular e respiratória. Nos casos de diarreia em bezerros nos quais não há sepse ou toxemia associadas à presença de bactérias, o resultado final da fase de desidratação pode ser insuficiência cardíaca causada por acidose metabólica e anormalidades eletrolíticas graves. Isquemia renal, que leva à azotemia ou à uremia, pode resultar da diminuição do volume de sangue circulante e também contribui para o desfecho fatal. Essas questões são discutidas em detalhes nos Capítulos 5 e 6.

Função secretória

Doenças em geral causadas por anormalidades da secreção de enzimas digestivas não são reconhecidas em animais de fazenda. Em humanos e, em menor extensão, em pequenos animais, defeitos na secreção gástrica e pancreática produzem síndromes que são imediatamente reconhecidas, mas que dependem do exame de patologia clínica para seu diagnóstico. Se elas ocorrem em animais de fazenda, ainda não foram reconhecidas como aberrações da motilidade causadas por defeitos de secreção. Entretanto, é razoável presumir que alguns neonatos apresentam deficiência na atividade de lactase, que resulta em diarreia dietética. A lactose não digerida causa diarreia por efeito hiperosmótico, e parte da lactose pode fermentar no intestino grosso, levando ao agravamento da diarreia pela fermentação de seus produtos. Suspeitou-se de deficiência na atividade de lactase em potros acometidos por diarreia de causa indeterminada, mas o diagnóstico definitivo não foi realizado. A atividade intestinal de lactase de potros tem seu pico ao nascimento e declina, gradualmente, até o quarto mês de vida, desaparecendo então em animais adultos antes do seu quarto ano de vida.

Função digestiva

A capacidade do sistema digestório de digerir alimentos depende das suas funções motora e secretória e, em herbívoros, da atividade da microflora que habita os pré-estômagos de ruminantes ou o ceco e o cólon dos Equidae. A flora dos pré-estômagos de ruminantes é capaz de digerir celulose, de fermentar produtos finais de outros carboidratos a ácidos graxos voláteis e de converter substâncias nitrogenadas em amônia e proteína. Em muitas circunstâncias, a atividade da flora pode ser modificada de maneira que a digestão se dê de forma anormal, ou seja, interrompida. A falha em fornecer a dieta adequada, a inanição ou a inapetência prolongadas e o excesso de acidez, tal como ocorre no ingurgitamento por grãos, resultam em prejuízo à digestão microbiana. As bactérias, as leveduras e os protozoários podem ser afetados adversamente pela administração oral de antibióticos e sulfonamidas ou de fármacos que alteram drasticamente o pH do conteúdo ruminal.

Doenças do estômago de ruminantes são apresentadas no Capítulo 8. Informações acerca da capacidade digestiva e absortiva do intestino de equinos não foram aprofundadas, mas algumas informações básicas estão disponíveis. A taxa de passagem de ingesta pelo estômago e intestinos é rápida, mas varia amplamente dependendo das características físicas da ingesta, com o material dissolvido passando mais rápido que o material particulado; 75% de um marcador líquido podem ser esvaziados do estômago em 30 min e ser encontrados no ceco em 2 h. A passagem pelo intestino grosso é muito mais lenta, em especial no segmento final do cólon, no qual grande parte dos líquidos é absorvida. Há uma relação óbvia entre a grande atividade do intestino delgado e o efeito de uma obstrução completa desse segmento intestinal: a dor é muito grave e, com frequência, incontrolável com analgésicos comuns; a perda de líquidos para o lúmen obstruído é rápida; e a desidratação, perda de eletrólitos e distúrbios do equilíbrio ácido-base são agudos, graves e potencialmente fatais.

Função de absorção

A absorção de líquidos e dos produtos finais da digestão dissolvidos pode ser afetada adversamente pelo aumento da motilidade ou por doenças da mucosa intestinal. Na maioria das situações, as duas ocorrem em conjunto, mas, ocasionalmente, como no caso de infestações por alguns helmintos, ocorrem lesões na parede intestinal sem alterações concomitantes na motilidade.

MANIFESTAÇÕES DE DISFUNÇÃO DO SISTEMA DIGESTÓRIO

A inanição é um dos principais efeitos fisiológicos da disfunção do sistema digestório quando a enfermidade é crônica, e desidratação é o principal efeito em enfermidades agudas, enquanto choque é um distúrbio fisiológico importante em doenças hiperagudas. Algum grau de dor abdominal é normal na maioria das doenças do sistema digestório, com a gravidade variando de acordo com a natureza da lesão. Outras manifestações incluem anormalidades da preensão, mastigação e deglutição, vômito, diarreia, hemorragia, constipação intestinal e fezes escassas.

Anormalidades da preensão, mastigação e deglutição

Preensão é o ato de apreender o alimento com a boca (lábios, língua e dentes). Ela também inclui a capacidade de beber. Causas de falhas da preensão são:

- Paralisia dos músculos da mandíbula ou língua
- Mau posicionamento dos dentes incisivos causado pelas seguintes situações:
  - Defeito esquelético hereditário (deslocamento dos dentes molares hereditário, prognatismo mandibular hereditário, osteopetrose congênita hereditária)
  - Raquitismo
- Ausência de alguns dentes incisivos
- Dor na cavidade oral causada por:
  - Estomatite, glossite
  - Corpo estranho na boca
  - Deterioração de dentes, por exemplo, fluorose
- Anormalidades congênitas da língua e dos lábios:
  - Lábio leporino hereditário
  - Língua lisa hereditária em bovinos.

Um exame simples da cavidade oral habitualmente revela a lesão causal. A paralisia é indicada pelo comportamento do animal, como se ele tentasse ingerir alimentos sem sucesso. Em todos os casos, a não ser que haja anorexia causada por doença sistêmica, o animal tem fome e tenta se alimentar, mas não consegue.

Se a causa for dentição ruim, a mastigação pode ser dolorosa, com movimentos mandibulares lentos interrompidos por pausas e expressão de dor; se for estomatite dolorosa, normalmente, há recusa completa em mastigar. A mastigação incompleta é evidenciada pela queda de alimentos da boca enquanto o animal come e pela passagem de grande quantidade de material não digerido nas fezes.

A deglutição é uma ação complexa governada por reflexos mediados pelos nervos glossofaríngeo, trigêmeo, hipoglosso e vago. Já foi descrita endoscópica e fluoroscopicamente em equinos. O mecanismo do ato inclui o fechamento de todas as saídas da faringe, a criação de uma pressão para forçar o bolo alimentar para o esôfago e movimentos involuntários da musculatura da parede esofágica para impulsionar o bolo alimentar para o estômago. Um defeito no controle nervoso do reflexo ou um estreitamento do lúmen da faringe ou do esôfago podem interferir na deglutição. É difícil diferenciar clinicamente causas físicas/funcionais e disfagia (dificuldade em se alimentar/deglutir).

A disfagia se manifesta por tentativas forçadas de deglutir acompanhadas inicialmente por extensão da cabeça, seguida por flexão forçada e contrações violentas dos músculos do pescoço e do abdome. Incapacidade de deglutir normalmente é causada pelas mesmas lesões que a disfagia, mas em maior grau. Se o animal tenta deglutir, o resultado depende do local da obstrução. Lesões na faringe causam regurgitação pelas narinas ou tosse do material. Em um segundo momento, há perigo de que parte do material alimentar seja aspirado para os pulmões e possa causar insuficiência respiratória e cardíaca agudas ou pneumonia por aspiração. Quando a obstrução ocorre em uma região mais aboral do esôfago, uma grande quantidade de material pode ser deglutida e então regurgitada. É necessário diferenciar entre material regurgitado do esôfago e vômito: o primeiro normalmente é ligeiramente alcalino e o segundo é ácido.

Causas de disfagia e incapacidade de deglutir

- Corpo estranho, tumor ou aumento de volume inflamatório da faringe ou do esôfago
- Condição dolorosa da faringe ou do esôfago
- Obstrução esofágica por material alimentar compactado
- Dilatação esofágica causada por paralisia
- Divertículo esofágico
- Espasmo esofágico no local de erosão da mucosa (acalasia do cárdia não é encontrada).

Sialorreia e salivação excessiva

A sialorreia, diferentemente da espuma que ocorre durante convulsões, pode ser ocasionada por dor na cavidade oral e pela incapacidade de deglutir. A salivação excessiva é causada pela estimulação da produção de saliva por toxinas sistêmicas, principalmente toxinas fúngicas ou por hipertermia. Em envenenamentos sistêmicos, o aumento da salivação com frequência é acompanhado por lacrimejamento.

Causas locais de sialorreia

- Corpo estranho na boca ou na faringe
- Ulceração, erosão profunda ou erupção vesicular da mucosa oral
- Incapacidade de deglutir (anormalidade esofágica).

Causas sistêmicas de salivação excessiva

- Plantas tóxicas: *Oleander* spp., *Andromeda* spp. (rododendro)
- Outras plantas tóxicas: grama kikuyu (ou um fungo presente na planta)
- Toxinas fúngicas, por exemplo, eslaframina e aquelas que causam hipertermia (*Claviceps purpurea* e *Acremonium coenophialum*)
- Iodismo
- *Watery mouth* dos cordeiros
- Doença da sudorese
- Envenenamento por metiocarbe.

Vômito e regurgitação

Vômito

Ejeção forçada de conteúdo do estômago e intestino delgado proximal pela boca, é um distúrbio motor complexo do sistema digestório. Trata-se de um movimento vigorosamente ativo sinalizado por hipersalivação, esforço para vomitar e contrações forçadas dos músculos abdominais e do diafragma. O vômito é um mecanismo essencialmente protetor com a função de remover quantidades excessivas de ingesta ou materiais tóxicos do estômago. É extremamente raro em equinos e, em geral, um evento terminal. O vômito ocorre de duas formas: *em jato* e *vômito verdadeiro*.

Vômito em jato

Não é acompanhado por movimentos para vomitar, e grande quantidade de material líquido é ejetado com pouco esforço. Ele é quase sempre o resultado de sobrecarga do estômago ou dos pré-estômagos com alimentos ou líquidos.

Vômito verdadeiro

Assim como em animais monogástricos, como o cão e o gato, o vômito verdadeiro é acompanhado por mímica do vômito, incluindo contrações da parede abdominal e dos músculos do pescoço e por extensão da cabeça. Os movimentos são comumente prolongados e repetidos, e o vômito costuma ser em pequena quantidade e com consistência de mingau ou pastosa. Em geral, é resultado da irritação da mucosa gástrica.

O vômito é comumente designado como de origem periférica ou central, a depender se o estímulo tem origem central – no centro do vômito – ou periférica – pela sobrecarga do estômago, inflamação da mucosa gástrica ou presença de corpos estranhos na faringe, no esôfago ou na goteira esofágica. O estímulo central do vômito pela apomorfina e nos casos de nefrite e hepatite são exemplos típicos, mas raramente ocorre vômito nesses casos em animais de fazenda.

O vômito pode apresentar implicações importantes no equilíbrio hidreletrolítico em razão da perda de conteúdo gástrico e intestinal. Pneumonia por aspiração e obstrução laríngea são consequências potencialmente graves. A avaliação de qualquer vômito suspeito para determinar seu local de origem deve ser sempre realizada.

O vômito verdadeiro é raro em animais de fazenda, exceto em suínos com gastrenterite ou acometidos por certas doenças sistêmicas. Não ocorre em ruminantes, mas anormalidades de regurgitação sim (ver a seguir). *O vômito verdadeiro não é uma característica de doença gástrica no equino por duas razões.*

Primeiro, um forte esfíncter do cárdia inibe a liberação de conteúdo estomacal; em equinos, é mais provável que ocorra a ruptura do estômago antes do vômito. Segundo, o palato mole e a epiglote se combinam para formar uma separação completa entre as regiões oral e nasal da faringe, de forma que qualquer conteúdo estomacal vomitado deve ser eliminado pela cavidade nasal, não pela boca. A regurgitação nasal espontânea ou o vômito ocorrem ocasionalmente, sendo manifestados pela eliminação de conteúdo estomacal verde nas narinas. Isso sugere dilatação gástrica extrema ou dilatação esofágica e do esfíncter cárdia e, talvez, algum déficit neurológico subjacente. Dessa forma, o vômito de grande quantidade de material em equinos, normalmente, é um evento terminal e sugere ruptura gástrica.

Regurgitação

A regurgitação é a expulsão pela boca ou pelas cavidades nasais de alimento, saliva e outras substâncias que ainda não chegaram ao estômago. Na maioria dos casos, é causada por anormalidades do esôfago que interferem na deglutição. Um exemplo comum em grandes animais é a regurgitação de alimentos, saliva e talvez líquido tingido de sangue do esôfago de equinos com obstrução esofágica. Esofagite também é uma causa comum de regurgitação.

Ruminantes regurgitam conteúdo ruminal como parte da ruminação, mas o material não é expelido da boca ou para as cavidades nasais. A regurgitação de conteúdo ruminal pela boca ocorre ocasionalmente em bovinos, é anormal e um evento dramático. Normalmente está associada à perda do tônus do cárdia ou à inflamação do cárdia (ver exemplos nas seções seguintes).

Regurgitação nasogástrica ou *refluxo gástrico* ocorrem em equinos. O conteúdo estomacal flui para dentro do esôfago e normalmente para dentro da nasofaringe e das cavidades nasais como resultado da dilatação do estômago com líquido (que normalmente se origina do intestino delgado). Esse processo involuntário em geral é lento e gradual, diferentemente do vômito verdadeiro. O refluxo gástrico em equinos pode ser incitado por intubação nasogástrica. O efluxo espontâneo do conteúdo estomacal é indicativo de dilatação do estômago por líquido com grande volume e alta pressão. Em outras ocasiões, a presença de líquido gástrico sequestrado pode ser confirmada apenas pela criação de um sifão, usando uma sonda nasogástrica para infundir um volume de líquido e então desconectar seu suprimento e recuperar o *refluxo nasogástrico*.

Causas de vômito e regurgitação incluem:

- Vômito terminal em equinos com dilatação gástrica aguda
- "Vômito" em bovinos é, de fato, *regurgitação* de uma grande quantidade de conteúdo ruminal pela boca. As causas incluem:
  - Terceiro estágio de febre do leite (perda de tônus do cárdia)
  - Intoxicação por arsênico (inflamação aguda do cárdia)
  - Intoxicação por plantas, incluindo *Eupatorium rugosum*, *Geigeria* spp., *Hymenoxys* spp., *Andromeda* spp., *Oleander* spp. e *Conium maculatum*
  - Administração pelo médico-veterinário de uma grande quantidade de líquidos no rúmen (a regurgitação ocorre enquanto a sonda ruminal está em posição)
  - Uso de sondas gástricas de grande diâmetro
  - Queda do bolo alimentar da boca: um caso especial de regurgitação normalmente associado a anormalidades do cárdia
- Vômito em suínos pode ser causado por:
  - Gastrenterite transmissível (GET)
  - Intoxicações agudas por substâncias químicas
  - Intoxicação pelo fungo *Fusarium* spp., que também causa efeitos não relacionados à alimentação, suspeito de ser análogo à náuseas em humanos
- Regurgitação em todas as doenças que causam disfagia e paralisia da deglutição.

Diarreia, constipação intestinal e fezes escassas

São as anormalidades mais comumente observadas quanto à *consistência*, *composição* e *frequência de defecação*.

Diarreia

Diarreia é o aumento na frequência de defecação, acompanhada por fezes que contêm uma maior concentração de água e menor conteúdo de matéria seca. A consistência varia de amolecida a líquida.

Anormalidades da peristalse e da segmentação normalmente ocorrem juntas e, quando há aumento geral da atividade peristáltica, há aumento do fluxo caudal, resultando em diminuição do tempo de trânsito intestinal e em diarreia. Em razão da falta de absorção de líquidos, as fezes normalmente são mais amolecidas que o usual, o conteúdo de matéria seca está abaixo da concentração normal e a quantidade total de fezes eliminadas por dia e, em geral, a frequência de defecação estão aumentadas. Causas comuns de diarreia são:

- Enterite, incluindo enteropatia secretória
- Má absorção, por exemplo causada por atrofia vilosa e na deficiência de cobre (pelo excesso de molibdênio)
- Diarreia neurogênica, como na excitação
- Lesões estruturais locais do estômago e do intestino, o que inclui:
  - Úlceras (p. ex., de abomaso ou estômago)
  - Tumor (p. ex., adenocarcinoma intestinal)
- Dieta indigerível (p. ex., intolerância à lactose em potros)
- Sobrecarga por carboidratos em bovinos
- Em alguns casos de hipertrofia do íleo, ileíte, diverticulite e adenomatose
- Estágios terminais da insuficiência cardíaca congestiva (edema visceral)
- Mastite que cursa com endotoxemia em bovinos (congestão esplâncnica)
- Compactação de cólon menor em equinos
- Cólica por areia em equinos
- Diarreia indiferenciada crônica e aguda em equinos
- Indigestão vagal em vacas causa fezes pastosas, mas a quantidade é diminuída; esses casos podem ser confundidos inicialmente com outras causas de diarreia.

Síndromes de má absorção

Estão sendo reconhecidas com frequência cada vez maior em animais de fazenda monogástricos. Por exemplo, em leitões recém-desmamados, há atrofia vilosa que resulta em perda das funções secretória e absortiva. A digestão ineficiente originada da síndrome pode ou não se manifestar como diarreia, mas, em casos de má absorção, ela costuma estar presente. Sempre há falha do crescimento ou dificuldade de manter o peso corporal (PC), apesar do apetite aparentemente normal e de uma dieta adequada. Em equinos, as lesões associadas à má absorção, que podem ou não cursar com diarreia, incluem atrofia vilosa, edema e/ou necrose da lâmina própria da parede intestinal e tratos nodulares e agregados de eosinófilos, indicando lesão pela migração de larvas de estrôngilos. Testes especiais são detalhados atualmente para o exame da eficiência digestiva em equinos, listados na próxima seção. O aumento da pressão venosa no sistema porta causado por insuficiência cardíaca congestiva ou fibrose hepática também causam diarreia.

Se a enterite em animais causa ou não hipermotilidade intestinal e aumento do peristaltismo o que resulta em diarreia ainda não se sabe. Se a hipermotilidade e o aumento da peristalse causam diarreia, fármacos que diminuem a motilidade podem ser indicados em alguns casos de diarreia infecciosa aguda. Conceitos atuais quanto à fisiopatologia das diarreias comuns associadas a agentes infecciosos (tais como *Escherichia coli* enterotoxigênica) indicam que há um efeito de aumento de fluxo de líquido intestinal para o lúmen e diminuição do fluxo de volta à circulação sistêmica, que causa dilatação do intestino com líquidos. O efeito hidráulico da dilatação pode causar diarreia e, portanto, a hipermotilidade provavelmente não é necessária. Adicionalmente, em razão da má absorção temporária que existe em enterites infecciosas e da presença de agentes infecciosos e enterotoxinas no lúmen do intestino, a ênfase deve ser na evacuação do conteúdo intestinal e não no uso de fármacos anticolinérgicos para inibirem essa evacuação. Ademais, é improvável que os anticolinérgicos terão qualquer efeito significativo nos mecanismos de secreção e absorção alterados por um enteropatógeno.

Constipação intestinal

Constipação intestinal é a *diminuição da frequência de defecação* acompanhada por fezes que contêm uma menor concentração de água. As fezes variam em consistência de duras a secas e em pequena quantidade. A constipação intestinal verdadeira, como ocorre em humanos, normalmente é caracterizada por falha na defecação e compactação do reto com fezes. Quando a motilidade dos intestinos é diminuída, o trânsito no sistema digestório é prolongado e ocorrem constipação intestinal ou fezes escassas. Em razão do aumento de tempo disponível para a absorção de líquidos, as fezes estão secas, endurecidas e em pequena quantidade, e são eliminadas a intervalos infrequentes. A constipação intestinal também pode ocorrer quando a defecação é dolorosa, tal como em bovinos com reticuloperitonite traumática aguda.

Fezes escassas

Pequenas quantidades de fezes, que podem estar secas ou macias. São mais comuns em bovinos com anormalidades nos pré-estômagos ou abomaso, resultando em movimento de apenas uma pequena quantidade de ingesta para dentro do intestino delgado e grosso (uma anormalidade de esvaziamento). Os detalhes estão disponíveis no Capítulo 8. Quando há estase intestinal completa, o reto pode ser esvaziado, exceto por material tingido de sangue, espessado e pastoso.

Causas comuns de constipação intestinal ou de fezes escassas são:

- Doenças dos pré-estômagos e abomaso, que causam falha no esvaziamento
- Compactação do intestino grosso em equinos e em suínos
- Debilidade grave, como em animais idosos
- Deficiência de volume de alimentos, normalmente fibras
- Desidratação crônica
- Obstrução parcial do intestino grosso
- Condições dolorosas do ânus
- Íleo paralítico
- "Doença das pastagens" em equinos
  - Síndrome da cauda equina em qualquer espécie
  - Polineurite equina
- Intoxicação crônica por zinco em bovinos
- Estágios finais da gestação em vacas.

Íleo (adinâmico e dinâmico)

Íleo é um estado de *obstrução funcional* dos intestinos ou de falha na peristalse. A condição é conhecida também como *íleo paralítico* ou *íleo adinâmico*. *O íleo dinâmico ou mecânico* é um estado de obstrução física. No íleo paralítico, há perda de tônus intestinal e de motilidade como resultado da inibição reflexa. Isso pode ocorrer na peritonite aguda, manipulação excessiva das vísceras durante a cirurgia, e dilatação grave e prolongada dos intestinos, como no caso de obstrução intestinal ou enterite. O íleo também pode ser causado por desequilíbrio ácido-base, desidratação, desequilíbrios eletrolíticos tais como hipocalcemia e hipopotassemia, e por toxemia. O íleo pode afetar o estômago, causando retardo no esvaziamento gástrico e subsequente dilatação com líquidos e gás. O efeito do íleo nos intestinos pode causar falha do movimento orocaudal de líquidos, gás e ingesta, e o acúmulo desses, que resulta em dilatação intestinal e graus variados de dor abdominal, desidratação e diminuição acentuada na quantidade de fezes. A dilatação do abdome, sons de tilintar por acúmulo de gás, sons de chapinhar por acúmulo de líquido e *pings* na percussão do abdome são achados clínicos comuns. A compactação do intestino grosso de equinos é uma forma de íleo.

O íleo pós-operatório dos intestinos delgado e grosso é uma complicação comum do tratamento cirúrgico de cólica em equinos.[2-5] Os achados clínicos incluem refluxo gástrico em razão da dilatação gástrica com líquido, ausência de sons ou peristaltismo intestinal mínimo, ausência de fezes, dor abdominal, dilatação das alças intestinais palpável por via retal e graus variados de choque e de desidratação como resultado do sequestro de líquido intestinal e sequestro e diminuição da absorção de líquidos. *O infarto da parede intestinal* associado a uma obstrução mecânica aguda do intestino também resulta em íleo. Na cólica tromboembólica causada por arterite mesentérica verminótica em equinos, grandes segmentos do cólon maior e do ceco podem se tornar infartados, resultando em íleo irreversível.

A etiologia e a patogênese do íleo em animais de fazenda não são bem compreendidas. Acredita-se que a hiperatividade simpática seja um fator. O reflexo gastroileal é um exemplo de influência da atividade de uma parte do sistema digestivo sobre outra parte; a inibição da motilidade gástrica quando o íleo está distendido é chamada de reflexo ileogástrico. A interrupção imediata de todo o movimento intestinal (íleo adinâmico) ocorre após a dilatação de um segmento intestinal, manipulação grosseira dos intestinos durante cirurgia abdominal ou irritação peritoneal. O íleo adinâmico ocorre por meio de três vias: descarga simpática geral das vias reflexas periféricas por meio dos plexos ilíaco e mesentérico, bem como dos plexos intramurais. O tratamento do íleo depende da sua causa original. A obstrução física dos intestinos e a torção do estômago devem ser corrigidas cirurgicamente.

O *tratamento do íleo pós-operatório* e do íleo associado à duodenite-jejunite proximal (enterite anterior) inclui a correção de anormalidades hídricas e eletrolíticas, alívio da dilatação gástrica e administração de fármacos procinéticos. Lidocaína (dose de ataque de 1,5 mg/kg seguido por 0,033 mg/kg/min IV) administrada profilaticamente em equinos que são submetidos à laparotomia exploratória em decorrência de dor abdominal diminui a gravidade e a duração do íleo pós-operatório.[4,6]

A motilidade do trato gastrintestinal pode ser modificada pela administração de muitos compostos (Tabela 7.1).[7-11] A utilidade clínica é documentada para a administração de lidocaína em equinos com íleo pós-operatório (ver informações anteriores) e para eritromicina em bovinos após cirurgia por doença abomasal.[7,8]

Hemorragia do sistema digestório

Hemorragia gástrica ou intestinal é uma ocorrência comum em animais de fazenda. As causas principais incluem:

- Úlceras gástricas ou abomasais (raramente duodenais)
- Enterite hemorrágica grave
- Lesões estruturais da parede intestinal (p. ex., adenomatose, neoplasia)
- Infestação por nematódeos hematófagos (p. ex., bunostomose)
- Ingurgitamento vascular local ou obstrução, como na intussuscepção e trombose verminótica.

A hemorragia gástrica resulta em formação de *hematina ácida*, que confere ao vômito coloração marrom-escura como grãos de café, e as fezes têm coloração preta ou marrom muito escura, como alcatrão (*melena*). A alteração nas fezes causada pela hemorragia intestinal varia de acordo com o nível hemorrágico. Se o sangue se origina no *intestino delgado*, as fezes podem ter coloração *castanho-escuras*, mas se no *cólon* ou *no ceco*, o sangue não é alterado e as fezes preservam *coloração vermelha uniforme*. A hemorragia no *cólon menor e reto* pode causar a liberação de fezes que contêm ou que consistem inteiramente de *coágulos de sangue total (hematoquezia)*.

Se houver qualquer dúvida quanto à presença de sangue nas fezes ou no vômito, testes bioquímicos devem ser realizados. A hemorragia pode ser suficientemente crítica a ponto de causar anemia grave e, em casos mais delicados, insuficiência circulatória periférica. Em bovinos, o teste mais sensível é aquele que utiliza uma solução alcoólica diluída de guaiaco como reagente-teste. Ele é capaz de detectar a perda de sangue diária pelo abomaso de um volume tão pequeno quanto 70 mℓ. O tempo de trânsito do sangue do abomaso até o reto em vacas normais varia de 7 a 19 h.

Dor abdominal

A dor associada a doenças das vísceras abdominais causa sinais similares, independentemente da víscera ou do órgão envolvido, e o exame cuidadoso é necessário para localizar a sede da lesão. As manifestações de dor abdominal variam de acordo com a espécie – os equinos são particularmente sensíveis –, e elas são compostas majoritariamente por anormalidades de comportamento e de postura. A dor associada a estados sistêmicos está apresentada em termos gerais no Capítulo 5, incluindo seus efeitos nos sistemas orgânicos e os métodos para sua detecção.

Tabela 7.1 Medicações com potencial ação procinética em equinos.

Medicação	Mecanismo de ação	Dose sugerida	Indicações potenciais
Parassimpatomiméticos			
Betanecol	Agonista de receptor muscarínico de ação direta	0,025 mg/kg PC, IV ou SC, a cada 4 a 6 h	Distúrbios que requerem a promoção do esvaziamento gástrico ou cecal. Íleo pós-operatório, refluxo gastroesofágico em potros
Neostigmina	Colinesterase de ação indireta	0,0044 a 0,022 mg/kg PC IV, IM ou SC; 4 mg SC a cada 6 h; 2 mg SC a cada 2 h	Inibidor de compactação de ceco e de cólon maior
Benzamidas			
Metoclopramida	Agonista de 5-HT4, antagonista de 5-HT3 e D2	0,04 mg/kg PC/h, IV TIC	Distúrbios que requerem promoção da motilidade gástrica e do intestino delgado, íleo pós-operatório, enterite anterior
Cisaprida	Agonista de 5-HT4, antagonista de 5-HT1	0,1 a 0,25 mg/kg PC/h, IV no decorrer de 60 min; 0,1 mg/kg PC, IM	Distúrbios que requerem promoção da motilidade gástrica e do intestino delgado, íleo pós-operatório, enterite anterior
Mosaprida	Agonista de 5-HT4	1 a 2 mg/kg PC, VO, a cada 24 h	Compactações gástricas, íleo de intestino delgado, compactações cecais
Tegaserode	Agonista de 5-HT	0,27 mg/kg PC, VO, a cada 12 h	Compactações de cólon maior
Bloqueadores dos canais de sódio			
Lidocaína	Desconhecido	1,3 mg/kg PC, IV (dose de ataque) seguido por 0,05 mg/kg PC/min TIC	Íleo pós-operatório, enterite anterior
Antibióticos macrolídeos			
Eritromicina	Estímulo à motilina	0,5 a 1 mg/kg PC em salina, IV, no decorrer de 60 min	Distúrbios que requerem promoção da motilidade gástrica e do intestino delgado, íleo pós-operatório, compactação de ceco
Antagonistas de dopamina			
Domperidona	Antagonista de receptor D2	0,2 mg/kg PC, IV	Distúrbios que requerem promoção da motilidade gástrica e do intestino delgado, íleo pós-operatório
Antagonistas α-adrenérgicos			
Ioimbina	Antagonista de receptores α_2-adrenérgicos	0,15 mg/kg PC, IV a cada 3 h 0,25 mg/kg PC em salina, IV, no decorrer de 60 min	Íleo pós-operatório
Tolazolina	Antagonista de receptores α_2-adrenérgicos	1 mg/kg PC em salina, IV	Desconhecido no decorrer de 60 min
Atipamezole	Antagonista de receptores α_2-adrenérgicos	0,03 a 0,06 mg/kg PC, IM	Desconhecido; possível prevenção ao íleo induzido por α_2-adrenérgicos
Acepromazina	Antagonista de receptores α-adrenérgicos inespecíficos	0,01 mg/kg PC, IV ou IM, 4 h	Íleo pós-opératório
Antagonistas opioides			
Naloxona	Antagonista opioide	0,05 mg/kg PC, IV	Desconhecido, possivelmente compactações de cólon maior, íleo induzido por opioides
N-metilnaltrexona	Antagonista opioide	0,75 mg/kg PC, IV a cada 12 h	Desconhecido, possivelmente compactações de cólon maior, íleo induzido por opioides

PC: peso corporal; IM: intramuscular; IV: intravenoso; VO: via oral; SC: subcutâneo; TIC: taxa de infusão constante.

Síndromes prontamente identificáveis de dor abdominal com sede no sistema digestório incluem:

- Equinos:
  - Dor aguda: cavam, olham para o flanco, rolam no chão
  - Dor subaguda: olham para o flanco, mas com menos frequência; cavam excessivamente; deitam o tempo todo, mas sem rolar; adotam postura de micção, os machos podem expor o pênis; andam para trás; adotam posição de cão sentado; decúbito dorsal; andam compulsoriamente
  - Dor peritoneal: apresentam rigidez da parede abdominal e dor à palpação
- Bovinos:
  - Dor aguda: arqueam o dorso para baixo, escoiceam com os membros pélvicos; deitam (o rolamento é incomum); em casos de dor abdominal intensa, como na torção de abomaso, os bezerros deitam e berram
  - Dor subaguda, incluindo peritoneal: arqueam o dorso para cima, gemem ao caminhar ou deitar e à palpação profunda do abdome, apresentam imobilidade.

Diagnóstico diferencial

Os estados patológicos que, possivelmente, podem ser confundidos com as categorias de condições dolorosas do sistema digestório apresentadas são:

- Dor aguda: parestesia, por exemplo, em dermatite por fotossensibilização em vacas; pleuropneumonia em equinos; torção uterina em éguas e em vacas; urticária como a que ocorre na alergia ao leite em vacas; cólica renal e uretral; andar compulsivo, por exemplo, em doença hepática; intoxicação por chumbo; disúria ou obstrução do trato urinário em geral; laminite; tetania da lactação em éguas
- Dor subaguda: encefalopatia, possivelmente insuficiência hepática.

Dor no sistema digestório

As causas comuns de dor no sistema digestório incluem:

- Equinos:
  - Dor aguda: todas as causas de obstrução intestinal, dilatação gástrica, enterite, colite aguda, raramente salmonelose
  - Dor subaguda: cólica tromboembólica, compactação do intestino grosso, hipertrofia do íleo
- Bovinos:
  - Dor aguda: obstrução intestinal, principalmente por fitobezoares; intoxicação por capim quicuio, *Andromeda* sp., *Oleander* sp., e água de cicuta (*Cicuta* sp.)
  - Dor subaguda: reticuloperitonite traumática e peritonite em geral, vólvulo abomasal.

Tenesmo

Tenesmo, ou esforço persistente, é comum em muitas enfermidades dos órgãos da cavidade pélvica; portanto, não é necessariamente um sinal diagnóstico de doença do trato alimentar inferior. Algumas vezes, é associado à defecação frequente causada por estímulo neurológico da peristalse. Causas comuns de tenesmo são:

- Bovinos:
  - Doença do sistema digestório inferior (p. ex., colite e proctite causados por coccidiose)
  - Doença do sistema genital (p. ex., vaginite grave, retenção de placenta)
  - Intoxicação por estrogênio em novilhas (p. ex., implantes de estrogênio, intoxicação por fusarium)
  - Intoxicação por 4-aminopiridina, intoxicação por metiocarbe
  - Lesões de medula espinal posterior: abscessos da medula espinal, raiva
  - Idiopático
- Equinos:
  - Não ocorre normalmente tenesmo, exceto durante o parto
- Suínos:
  - Constipação intestinal em porcas parturientes; também na distocia.

Choque e desidratação

A dilatação aguda e rápida do intestino ou do estômago causa efeitos reflexos no coração, pulmões e casos sanguíneos. A pressão sanguínea diminui abruptamente, a temperatura cai abaixo dos valores normais e há um aumento marcante na frequência cardíaca. Em acidentes intestinais agudos em equinos que têm desfecho fatal em 6 a 12 h, o choque é a principal causa de morte. Parece haver alguma diferença entre as espécies quanto à suscetibilidade ao choque, uma vez que acidentes similares em bovinos raramente levam à morte em menos de 3 a 4 dias; o timpanismo ruminal agudo é uma exceção e pode ter curso rápido, levando o animal ao óbito em um período de tempo muito curto após seu início. Dilatação menos grave, vômito e diarreia causam desidratação e anormalidades eletrolíticas e no equilíbrio ácido-base reconhecíveis clinicamente. A determinação da importância relativa do choque e da desidratação em um caso e em um momento específicos é um dos desafios da gastrenterologia. O tópico é descrito com mais detalhes em uma seção posterior.

Dilatação abdominal

A dilatação do abdome é uma manifestação comum de enfermidades do sistema digestório. Em geral, a dilatação abdominal associada ao trato alimentar é causada por *dilatação de vísceras* por *gás* ou *líquido*. O grau de dilatação abdominal depende da víscera que está distendida, da espécie envolvida e da idade do animal. Torna-se mais evidente quando vísceras grandes de bovinos e de equinos adultos estão distendidas. A dilatação do intestino delgado em bovinos e em equinos adultos não é detectada de forma confiável pela palpação retal, mas pode ser identificada pelo exame ultrassonográfico percutâneo do abdome.[12-14]

Ocasionalmente, alguns casos de dilatação são causados por *pneumoperitônio*, que em geral ocorre após cirurgia abdominal. Em ruminantes, as causas mais comuns são dilatação do rúmen, abomaso, ceco e intestino grosso, cujos detalhes são apresentados no Capítulo 8. A dilatação abdominal em equinos e em suínos normalmente é causada pela dilatação do intestino grosso. Dilatação gástrica em equinos não causa dilatação abdominal. A ascite é uma causa de dilatação abdominal em todas as espécies, mas pode ser difícil de detectar em equinos.

A dilatação abdominal pode ser simétrica, assimétrica ou mais evidente dorsal ou ventralmente, em um ou em ambos os lados. A gravidade pode variar de leve e quase indetectável a tão grave que a pele sobre a parede abdominal apresenta tensão suficiente a ponto de não ser possível tracioná-la para a formação de uma "tenda" (avaliação do turgor). A determinação da causa de dilatação requer exame cuidadoso do abdome por inspeção, palpação, percussão e auscultação simultânea. A palpação retal é usada para determinar a localização e a natureza da víscera distendida. Doenças de outros sistemas corporais que causam dilatação abdominal e devem ser considerados nos diagnósticos diferenciais incluem gestação avançada e hidropisia de alantoide.

As doenças do sistema digestório dos animais de estômago simples nas quais a dilatação abdominal pode se manifestar incluem:

- Timpanismo intestinal: causado por produção excessiva de gás que resulta da fermentação anormal no intestino grosso de equinos e de suínos
- Obstrução do intestino grosso: em equinos e em suínos, como resultado da sua torção ou estenose causada por aderências, normalmente como resultado de peritonite
- Retenção de mecônio: em potros, com frequência é acompanhada por dilatação grave do cólon e do abdome.

A obstrução do intestino delgado pode causar dilatação abdominal, mas não tão evidente quanto nos casos de acometimento do intestino grosso. Em todas as enfermidades mencionadas anteriormente, é comum a manifestação de dor abdominal aguda.

Nutrição anormal

A falha das funções motora, secretória, digestiva ou de absorção normais causa prejuízo ao suprimento de nutrientes para os tecidos corporais. O resultado é a inanição completa ou parcial, que leva o animal à falha no crescimento, perda de PC ou a apresentar outros sinais de deficiências nutricionais específicas. Efeitos adicionais incluem diminuição do apetite quando a motilidade intestinal diminui; em muitos casos nos quais a motilidade aumenta e não há toxemia, o apetite aumenta e pode ser voraz.

EXAMES ESPECIAIS

Os aspectos gerais do exame clínico do sistema digestório e do abdome de animais de fazenda são descritos no Capítulo 1. Algumas técnicas adicionais ou de exame especial e procedimentos são apresentadas nas seções a seguir.

Intubação nasogástrica

Rúmen de bovinos

O exame do conteúdo ruminal, com frequência, é essencial para auxiliar a determinação do estado do ambiente ruminal e da ingesta. A passagem de uma sonda gástrica no rúmen irá determinar a patência do esôfago e se há aumento da pressão intrarruminal associada ao timpanismo espumoso ou por gás livre. No timpanismo por gás livre, uma grande quantidade de gás normalmente é liberada em pouco tempo. No timpanismo espumoso, a extremidade da sonda dentro do rúmen pode se tornar ocluída pela espuma, e muito pouco gás (se algum) será liberado. Manobras como a movimentação da sonda para frente e para trás dentro do rúmen e soprar ar para desobstruir a extremidade ruminal da sonda, podem resultar na liberação de algum gás.

Quando a sonda está no rúmen, pode-se sifonar ou bombear *líquido ruminal* e coletá-lo em um béquer para avaliação de campo e laboratorial. A *cor*, dependendo até certo ponto da alimentação, será verde, verde-oliva ou castanho-esverdeada. Em bovinos mantidos a pasto ou que recebem feno de boa qualidade, a cor é *verde-escura*. Quando recebem dieta à base de *silagem ou palha*, a cor é *amarelo-acastanhada*. Na sobrecarga por grãos, a cor é *cinza-leitosa* e na estase ruminal de longa duração com putrefação, a cor é *verde-enegrecida*. A *consistência do líquido ruminal* costuma ser ligeiramente viscosa, e conteúdo ruminal aquoso é indicativo de bactérias e protozoários inativos. *Excesso de espuma* é associado ao timpanismo espumoso, como nos casos de timpanismo ruminal primário ou indigestão vagal. O *odor* do líquido ruminal normalmente é aromático e, embora pungente, não é desagradável ao olfato. *Odor de mofo e pútrido* normalmente indica putrefação de proteínas, e intensamente azedo, excesso de formação de ácido láctico causado pelo ingurgitamento por grãos ou carboidratos. O *pH do líquido ruminal* varia de acordo com o tipo de dieta e o intervalo de tempo entre a última alimentação e a coleta da amostra para avaliação do pH. O limite normal, no entanto, situa-se entre 6,2 e 7,2. O pH do líquido ruminal deve ser avaliado imediatamente após a coleta da amostra, usando uma fita indicadora de pH de limite amplo (1 a 11). *Valores de pH elevados (8 a 10)* são observados quando há putrefação de proteínas no rúmen ou quando a amostra for misturada à saliva. Valores baixos de pH (4 a 5) são encontrados após a alimentação com carboidratos. Em geral, *pH abaixo de 5* indica *ingurgitamento por carboidratos*; esse pH irá se manter durante 6 a 24 h após o animal ter consumido a dieta com carboidratos. O exame microscópico de algumas gotas de líquido ruminal depositadas em uma lâmina de vidro em microscópio com pequeno aumento irá revelar o nível de atividade dos protozoários. Normalmente, 5 a 7 protozoários estão ativos por campo. Na acidose láctica, os protozoários costumam estar ausentes ou apenas alguns mortos são visíveis.

Descompressão do rúmen distendido

Em bovinos adultos com dilatação abdominal grave causada por dilatação ruminal, é difícil, se não impossível, avaliar a condição do abdome. Para determinar se o rúmen está distendido e/ou para aliviar a pressão, deve-se introduzir uma sonda gástrica de grande diâmetro (sonda Colorado Kingman: 2 m de comprimento e 3 cm de diâmetro interno). Na indigestão vagal, o rúmen pode estar distendido por conteúdo líquido, que irá jorrar pela sonda de grande calibre. Em alguns casos, 100 a 150 ℓ de conteúdo ruminal podem ser eliminados. Se nenhum conteúdo for eliminado, o conteúdo pode estar espumoso ou pastoso e a extremidade ruminal da sonda irá obstruir quase instantaneamente. A lavagem ruminal pode então ser tentada usando uma mangueira de água para inserir 20 a 40 ℓ de água de uma só vez, seguido por drenagem utilizando o fluxo da gravidade. Após o rúmen ser parcialmente esvaziado, normalmente é possível avaliar de forma mais fidedigna o rúmen e o abdome.

Descompressão do estômago de equinos

A tentativa de introduzir uma sonda nasogástrica em um equino, normalmente, irá detectar a obstrução completa ou parcial do esôfago. Na dilatação gástrica em equinos, há um fluxo imediato de conteúdo líquido assim que o cárdia é ultrapassado *(refluxo gástrico)*. A técnica de descompressão gástrica é terapêutica e diagnóstica. A dilatação gástrica é uma característica extremamente dolorosa de alguns casos de cólica, e o simples alívio da dor pela descompressão gástrica facilita o exame clínico. A recuperação de um volume significativo (2 ℓ ou mais) de líquido gástrico sequestrado também é um indicador bastante específico de obstrução intestinal, principalmente do intestino delgado, e um indicador razoavelmente específico de que a intervenção cirúrgica é necessária.

Diagnóstico por imagem

Radiografia

Em razão do seu porte grande e da presença de uma quantidade substancial de gás no intestino grosso, radiografia abdominal não é utilizada rotineiramente como um recurso diagnóstico em equinos adultos com dor abdominal. De forma similar, em bovinos adultos, o grande volume do abdome e o gás no interior do rúmen não favorecem a realização de radiografia abdominal, exceto na identificação da presença de objetos metálicos no retículo. A *radiografia esofágica* é, entretanto, útil para o diagnóstico de distúrbios da deglutição em equinos.

Potros, bezerros e equinos de pequeno porte são pequenos demais para a realização de palpação retal, e a radiografia abdominal, com ou sem meio de contraste, tem sido utilizada como forma de diagnóstico em potros com cólica. Uma radiografia abdominal lateral padrão é um meio diagnóstico valioso em potros com cólica. O local da lesão, seja o estômago, o intestino delgado ou o intestino grosso, ou uma combinação dos três, pode ser determinado empregando-se as radiografias. A *sensibilidade da radiografia* na detecção de lesões gastrintestinais em potros neonatos foi relatada como de 96%, e a especificidade de 71%.

O conhecimento acerca da aparência radiográfica do abdome normal de um neonato é importante antes que as lesões possam ser detectadas de forma confiável. A radiografia lateral padrão, em posição quadrupedal, de um potro neonato é caracterizada da seguinte forma:

- Uma camada de gás sobre líquido e a ingesta no estômago
- Pequena quantidade de gás no intestino delgado no abdome cranial e médio-central
- Uma camada de gás sobre líquido e a ingesta no ceco e no cólon maior, visto no abdome caudodorsal
- Uma pequena quantidade de gás no cólon menor e gás de forma inconsistente no reto, visto na entrada da pelve.

A radiografia abdominal também tem sido usada para o diagnóstico de enterolitíase e acúmulo de areia como causas de cólica.[15-18] A técnica tem um alto valor preditivo positivo e tem bom custo-benefício em regiões de alta prevalência.

Ultrassonografia abdominal

A ultrassonografia abdominal tem sido usada para identificar intussuscepções de intestino delgado, deslocamentos de cólon maior, vísceras abdominais e neoplasias. A técnica pode ser realizada em apenas alguns minutos por um profissional experiente.[14]

Equinos

A ultrassonografia abdominal é um exame complementar diagnóstico que é utilizado para avaliar o equino com cólica e auxiliar na diferenciação de cólicas clínicas e cirúrgicas.[19-21]

Ela é confiável na identificação de equinos com anormalidade no intestino delgado. A dilatação completa do intestino delgado é associada ao aumento do risco de obstrução estrangulante (razão de probabilidade [RP] de 6,3), a inabilidade em visualizar o rim esquerdo (RP 31 para deslocamento do cólon dorsal esquerdo) e espessamento do cólon maior (RP 12 para vólvulo estrangulante do cólon maior).[22] A detecção do aumento da espessura da parede do intestino grosso durante a ultrassonografia é um teste pré-operatório reprodutível e confiável para torção de cólon maior em equinos com cólica cirúrgica com sede no cólon maior.[20] O duodeno do equino pode ser avaliado ultrassonograficamente. A técnica tem sido usada para detectar acúmulo de areia no intestino grosso.[23] Os padrões de atividade gastrintestinal foram avaliados em equinos saudáveis utilizando a ultrassonografia em B-mode e o Doppler.[24] A anatomia e a análise biométrica dos órgãos torácicos e abdominais em potros sadios do nascimento aos 6 meses de idade foram avaliados por meio da ultrassonografia.[25]

Bovinos

A ultrassonografia abdominal é um auxílio diagnóstico ideal para a investigação de doenças gastrintestinais, cujas mais comuns são a reticuloperitonite traumática, os deslocamentos do abomaso à esquerda e à direita, a obstrução duodenal, a síndrome intestinal hemorrágica, doenças do omaso, o íleo do intestino delgado e a dilatação e o deslocamento do ceco.[12,13,26] As várias divisões do intestino delgado podem ser diferenciadas umas das outras, com exceção do íleo, que não pode ser diferenciado do jejuno. Em vacas normais, nas quais o intestino está repleto de ingesta, todas as regiões do intestino apresentam um diâmetro relativamente grande. Em vacas com íleo, as alças intestinais proximais ao íleo estão distendidas e aquelas distais ao íleo, vazias.

Endoscopia

O exame gastroscópico é limitado aos animais monogástricos e apresenta utilidade particular em equinos e em potros. É útil para a confirmação da presença ou da ausência de úlcera gástrica, compactação, neoplasia e doença inflamatória. O procedimento envolve a passagem de um endoscópio flexível com, ao menos, 3 m de comprimento para equinos adultos e, aproximadamente, 13 mm de diâmetro.[27] A preparação do paciente é importante para assegurar que o estômago e o duodeno proximal sejam completamente visualizados. O paciente deve ficar em jejum alimentar por, aproximadamente, 16 h e de água por não menos que 1 h. Os equinos normalmente são sedados antes do início do exame. A insuflação do estômago é essencial para o exame completo, embora tenha sido associada ao vólvulo de segmento em um pequeno número de casos.[28]

A avaliação completa do estômago é importante, e a presença ou ausência de úlceras escamosas não pode ser usada como preditivo para a presença ou a ausência de úlceras glandulares.[27] A observação da mucosa escamosa é relativamente fácil, enquanto a passagem pelo antro pilórico é tecnicamente mais difícil. Entretanto, a observação do antro pilórico é necessária, uma vez que a maioria das ulcerações glandulares ocorrem nessa região.[29-31] A observação da porção mais ventral do fundo gástrico tipicamente não é possível em razão da presença de líquido. Este pode ser succionado pelo canal de biopsia do gastroscópio, entretanto, normalmente não é necessário, uma vez que as ulcerações nessa região são raras.[27]

Laparoscopia

Nesse procedimento, um laparoscópio é inserido por uma incisão na parede abdominal, na fossa paralombar esquerda ou direita. O animal deve ficar em jejum por 36 h, analgesia é realizada durante o procedimento, e a insuflação abdominal com dióxido de carbono é necessária para separar as vísceras para visualização. A laparoscopia em equinos em posição quadrupedal é um método de exame complementar valioso para avaliar estruturas das regiões dorsais do abdome. Em equinos em posição quadrupedal, as estruturas anatômicas relevantes que podem ser visualizadas no antímero esquerdo do abdome são o ducto hepático, os lobos lateral esquerdo e quadrado do fígado, o estômago, rim esquerdo com ligamento nefroesplênico associado, segmentos do jejuno, cólon descendente e ascendente, lado esquerdo do trato reprodutivo masculino ou feminino, vesícula urinária, anel vaginal e mesórquio. As estruturas importantes que são observadas no lado direito do abdome são o ducto hepático comum, lobos lateral esquerdo, quadrado e direito do fígado, processo caudado do fígado, estômago, duodeno, cólon dorsal direito, forame epiploico, bolsa omental, rim direito, base do ceco, segmentos do jejuno, cólon descendente e ascendente, vesícula urinária, metade direita do sistema reprodutivo masculino ou feminino e reto.

No equino, em decúbito dorsal sob anestesia geral, as principais estruturas de relevância diagnóstica observadas por via laparoscópica na região caudal do abdome são a vesícula urinária, mesórquio, ductos deferentes (esquerdo e direito), anéis vaginais esquerdo e direito, inserção do tendão pré-púbico, segmentos aleatórios do jejuno e do cólon descendente, flexura pélvica do cólon ascendente, corpo do ceco e folheto cecocólico. As principais estruturas observadas na região cranial do abdome são a superfície ventral do diafragma; ligamento falciforme e ligamentos redondos do fígado; região ventral dos lobos hepáticos lateral esquerdo, medial esquerdo, quadrado e lobo lateral direito; baço, cólons ventrais direito e esquerdo; flexura esternal do cólon ascendente; ápice do ceco e estômago. Alterações nas funções cardiovascular e respiratória ao pneumoperitônio e a várias alterações de posicionamento indicam a necessidade de monitoramento e suporte anestésicos contínuos.

Laparotomia exploratória (celiotomia)

A laparotomia exploratória é útil para palpar e inspecionar as vísceras abdominais como auxílio diagnóstico em bovinos, ovinos e equinos de todas as idades. O custo e o tempo são fatores importantes, mas se houver suspeita de uma enfermidade abdominal cuja localização e a natureza da anormalidade não possam ser identificadas por outras técnicas diagnósticas, a laparotomia é altamente desejável.

Testes de digestão e de absorção

A digestão e a absorção de nutrientes são funções complexas e interrelacionadas do trato gastrintestinal. A falha em uma ou mais etapas, como na motilidade normal e na digestão enzimática dos alimentos e na absorção de açúcares simples, gordura e proteínas pelo intestino delgado, pode resultar em assimilação inadequada de nutrientes pelo trato gastrintestinal. Os testes de digestão e de absorção do intestino delgado – ou ambos – foram desenvolvidos para uso em monogástricos. Esses testes têm como vantagem o rápido surgimento de produtos da digestão na corrente sanguínea, ou de compostos que são imediatamente absorvidos sem digestão.

As *indicações* para esses testes são:

- Perda de peso de causa indeterminada, cuja suspeita seja falha na absorção de alimentos pelo intestino delgado
- Diarreia dos potros lactentes, suspeita de decorrer da falha do potro em digerir a lactose (deficiência de lactase)
- Suspeita de enteropatia com perda de proteína em potros mais velhos e em equinos adultos.

A baixa concentração sérica de proteína e de albumina em casos de doença do intestino delgado pode ser causada por falha na digestão de proteínas e na absorção de aminoácidos ou pelo extravasamento de proteínas plasmáticas para a luz do intestino. Alguns equinos com enteropatia com perda de proteína apresentam resultados anormais nos testes de digestão e de absorção intestinal de açúcares. *Contraindicações* incluem a presença de lesões obstrutivas do trato gastrintestinal, o risco de piorar o processo mórbido pelo período de jejum necessário à maioria dos testes (tal como em pôneis com hiperlipemia), ou reações adversas conhecidas do animal a qualquer substância-teste.

A *interpretação* do teste se baseia na concentração da variável de interesse (normalmente glicose ou xilose) no sangue no decorrer de um período de tempo após a administração da refeição-teste (em geral por sonda nasogástrica). A concentração do metabólito ou do marcador de interesse no sangue é plotada em um gráfico em função do tempo, e o formato da curva, a maior concentração obtida, o tempo para chegar à maior concentração, a elevação dos valores basais (ou seja, aqueles mensurados imediatamente antes da administração da refeição-teste) são comparados a valores obtidos de equinos ou de potros clinicamente normais. As concentrações sanguíneas de glicose ou de xilose que são menores que o esperado (a chamada "curva achatada") podem ser indicativas de alterações na função gastrintestinal que impedem a propulsão, a digestão ou a absorção de nutrientes. Dessa forma, raramente esses testes de digestão e de absorção isoladamente fornecem informação suficiente para um diagnóstico definitivo de um distúrbio funcional. A exceção à regra é o teste de tolerância à lactose modificado em potros (ver adiante). A interpretação dos resultados dos testes de absorção oral, com frequência, é confundida por fatores que alteram a função digestória, como retenção de alimentos ou enterite, ou por condições que alteram a remoção do composto-teste do sangue, como a diminuição da sensibilidade à insulina. Esse é o caso para testes que dependem da determinação da concentração sanguínea de glicose. A concentração sanguínea de glicose é determinada, no estado de absorção, pela diferença nas taxas de absorção de glicose do intestino delgado para o sangue e da remoção da glicose do sangue pelos músculos, tecido adiposo e tecidos ativos metabolicamente. Condições que aumentam a captação de glicose do sangue podem resultar em um pico pequeno de concentração sanguínea de glicose, e condições que diminuem a sensibilidade à insulina (como visto em equinos gordos) podem resultar em alta concentração sanguínea de glicose. O uso de d-xilose como um indicador de absorção no intestino delgado foi delineado para evitar esses efeitos de consumo variável da glicose. Portanto, os valores obtidos em testes de absorção oral e de digestão devem ser interpretados com cautela e ser considerados à luz de todas as avaliações clínicas e laboratoriais disponíveis para o animal. A sedação não afeta a captação de d-xilose por equinos.[32]

Teste de absorção de glicose

O teste oral de tolerância à glicose é um dos exames da capacidade absortiva do intestino delgado cuja realização é mais simples. Entretanto, uma vez que muitos fatores afetam a concentração sanguínea de glicose, incluindo fatores que não estão relacionados à capacidade de absorção pelo intestino delgado, os resultados do teste podem, em algumas ocasiões, ser difíceis de interpretar. O teste oral de tolerância à glicose pode produzir resultados anormais em equinos com enfermidades que não afetam o intestino delgado, como doença do neurônio motor inferior ou miopatia por armazenamento de polissacarídeos. Em contrapartida, o teste oral de tolerância à glicose, com frequência, é usado em razão da disponibilidade imediata da glicose para administração oral e pela natureza rotineira da mensuração da concentração sanguínea de glicose.

As principais indicações para realizar o teste oral de tolerância à glicose incluem perda de peso inexplicada que, acredita-se, esteja relacionada à doença gastrintestinal e à suspeita de enteropatia com perda de proteína. As contraindicações são aquelas listadas previamente. Ademais, deve-se ter cuidado ao realizar o teste em equinos sob risco aumentado de laminite, uma vez que a passagem rápida de glicose não absorvida para o cólon maior e o ceco pode causar laminite.

Equinos submetidos ao teste oral de tolerância à glicose, primeiramente, são colocados em jejum por 12 a 18 h. O acesso à água deve ser mantido. A glicose é administrada por sonda gástrica na dose de 1 g/kg PC de glicose anidra (ou composto comparável) em uma solução com 10 a 20% de água. É realizada coleta de sangue para mensurar a concentração sanguínea de glicose imediatamente antes, e a cada 30 min por 4 a 6 h, após a administração de glicose. Alguns protocolos envolvem a coleta de sangue menos frequente (de hora em hora). Um protocolo requer a coleta de sangue antes e 120 min após a administração de glicose. Esse último protocolo não é recomendado, uma vez que picos precoces ou retardados de concentração sanguínea não são detectados. A concentração sanguínea de glicose em equinos normais aumenta em, ao menos, 85% (de 90 até 180 mg/dℓ [5,0 a 10,0 mmol/ℓ]) com pico de concentração sanguínea obtido 90 a 150 min após a administração de glicose. Equinos com má absorção parcial apresentam aumento da concentração sanguínea de glicose de 15 a 85% dos valores basais, e aqueles com má absorção completa não apresentam aumento, ou apresentam aumento de menos de 15% na concentração sanguínea de glicose em 2 h. As concentrações sanguíneas de glicose em equinos normais voltam aos valores basais em, aproximadamente, 6 h. O formato da curva é afetado pela dieta anterior do equino, e a curva é muito menor em equinos que recebem alimentos estocados, como feno e grãos, comparados a cavalos que recebem pasto de trevo ou de gramínea.

Equinos com perda de peso e falha completa na absorção de glicose, provavelmente, apresentam doença infiltrativa extensa do intestino delgado, como linfossarcoma ou enterite granulomatosa. Dos 25 equinos com falha parcial na absorção de glicose examinados, 18 (62%) apresentavam anormalidade estrutural do intestino delgado. Resultados claramente anormais do teste oral de tolerância à glicose parecem ser bastante específicos para doença do intestino delgado grave e generalizada. Deve-se ter cuidado ao interpretar os resultados que se desviam apenas marginalmente dos valores normais.

Teste de digestão do amido

Um teste adequado para a avaliação das funções do estômago, do intestino delgado e do pâncreas é o teste de digestão do amido. O exame se baseia na presença de amilase no intestino delgado, com clivagem subsequente do amido em glicose, que é então absorvido para a corrente sanguínea. O equino fica em jejum por 18 h e então recebe amido de milho (1 kg em 4 ℓ de água, ou 2 g/kg PC) por sonda nasogástrica. Uma amostra de sangue coletada antes do tratamento é comparada a outras amostras coletadas após 15, 30, 60, 90 e 120 min, e então de hora em hora, por 6 h.

Em equinos normais, há um aumento nos teores de glicose sanguínea de, aproximadamente, 30 mg/dℓ (1,7 mmol/ℓ; de 90 para até 120 mg/dℓ [5,0 a 6,7 mmol/ℓ]); o pico ocorre em 1 a 2 h e a curva retorna ao nível pré-tratamento em 3 h. O resultado pode ser afetado pela dieta do equino antes do teste.

Teste de digestão da lactose

Animais neonatos contam com a ingestão do açúcar do leite (lactose) como uma fonte importante de energia até o desmame. A lactose é digerida no intestino delgado proximal pela lactase, uma dissacaridase presente na borda em escova das células epiteliais intestinais, que cliva a lactose em glicose e galactose. A perda da produção de lactase pelo intestino delgado, como ocorre em algumas enterites bacterianas e virais, incluindo infecção por rotavírus, resulta em falha na quebra da lactose e na passagem do açúcar para o intestino posterior. A fermentação da lactose no intestino posterior causa diarreia osmótica aguda e, algumas vezes, grave. Uma indicação segura para a realização do teste oral de tolerância à lactose é, portanto, diarreia aguda em neonatos que são alimentados com leite. O teste também é importante porque, caso dê positivo (ou seja, a demonstração da intolerância à lactose), fornece uma indicação clara de que há necessidade de fornecimento de leite livre de lactose ou inclusão de suplemento de lactase na dieta do animal.

Um teste oral de digestão da lactose foi desenvolvido para potros. Lactose (1 g/kg PC) é administrada por sonda nasogástrica em solução a 20% em potros que ficaram em jejum por 2 a 4 h. Em potros e equinos jovens com até 3 anos de idade, há aumento na concentração sanguínea de glicose de 86 ± 11 mg/dℓ (4,8 ± 0,1 mmol/ℓ) para até 153 ± 24 mg/dℓ (8,5 ± 1,3 mmol/ℓ), chegando ao pico em 90 min e voltando aos valores basais pré-tratamento em 5 h. Em potros de 1 a 12 semanas de idade, a concentração sanguínea de glicose deve aumentar em, pelo menos, 35 mg/dℓ (1,9 mmol/ℓ) e o pico deve ocorrer dentro de 40 min após a administração da lactose. Nesse teste, nenhuma modificação na concentração sanguínea de glicose deve ocorrer em equinos com mais de 4 anos de idade. Em vez disso, há desconforto abdominal seguido por diarreia com fezes de consistência amolecida pelas próximas 24 h. A sacarose e a maltose são imediatamente digeridas no intestino de equinos adultos, mas não em potros neonatos. Os teores máximos das dissacaridases intestinais (sacara-se e maltase) não são alcançados até os 7 meses de idade. O teste oral de digestão da lactose, provavelmente, tem valor como monitoramento da lesão epitelial em equinos jovens. Em humanos, a capacidade de hidrolisar lactose é uma das primeiras funções da mucosa intestinal a ser perdida quando há lesão de epitélio intestinal. Também é uma das últimas funções a ser reestabelecida quando o paciente se recupera. A perda de lactase intestinal pode ser a base patogênica da diarreia que ocorre na infecção por rotavírus em neonatos. A digestão pela lactase é prejudicada em bezerros com diarreia branda. Bezerros com diarreia aguda estão em estado catabólico e respondem com maior aumento da concentração plasmática de glicose a uma dada concentração de glicose, quando comparados a bezerros saudáveis.

Uma modificação do teste oral de tolerância à lactose em potros inclui uma segunda avaliação naqueles animais nos quais há falha no aumento esperado da concentração sanguínea de glicose após a administração oral de lactose. Ao menos 8 h após o primeiro teste, os potros recebem uma refeição composta por leite livre de lactose, ou de leite acrescido de lactase. As concentrações sanguíneas de glicose são mensuradas, e um aumento de, no mínimo, 35 mg/dℓ (1,9 mmol/ℓ) é interpretado como evidência de deficiência de lactase. Tais animais podem então ser mantidos com uma dieta de leite livre de lactose. A diarreia, normalmente, cessa em 24 h, mas retornará dentro de horas quando os animais ingerem leite contendo lactose.

Uma alternativa aos testes de tolerância à lactose descritos anteriormente é de, simplesmente, alimentar o potro com leite livre de lactose por vários dias. O potro não deve ter acesso ao leite da égua ou a suplementos alimentares à base de leite durante o período de avaliação. Alguns potros apresentam resolução imediata da diarreia quando alimentados apenas com leite livre de lactose.

Teste de absorção da xilose

A D-xilose é usada para avaliar a função de absorção do intestino delgado, uma vez que ela não é metabolizada pelos tecidos, o que representa uma vantagem sobre o teste oral de tolerância à glicose. A substância é absorvida no trato intestinal e é excretada inalterada na urina dentro de 15 h após a administração. A concentração de D-xilose no sangue é, portanto, dependente apenas da taxa de absorção pelo intestino e da taxa de excreção pela urina. Entretanto, o composto é mais caro que a glicose e a mensuração da D-xilose no sangue requer uma análise específica que pode não estar prontamente disponível. As indicações para o exame são as mesmas que aquelas do teste oral de tolerância à glicose descrito anteriormente.

A D-xilose, na dose de 0,5 g/kg PC como uma solução a 10%, é administrada por sonda nasogástrica após jejum de 18 h. O teor sanguíneo máximo de 30 mg/dℓ (2 mmol/ℓ) de xilose, em 1,5 h, é o resultado normal em equinos adultos. Em potros normais, o pico de concentração sanguínea de xilose é alcançado em 30 a 60 min, e a concentração alcançada varia de acordo com a idade, sendo a maior (47 mg/dℓ [3,14 mmol/ℓ]) com 1 mês de idade, e a menor (19 mg/dℓ [1,25 mmol/ℓ]) aos 3 meses (a concentração pré-tratamento deve ser zero). Em equinos que apresentam alteração, a curva de xilose é achatada (o pico de 7 a 13 mg/dℓ [0,5 mmol/ℓ] a 60 a 210 min) contrastando com o pico de 20 mg/dℓ [1,3 mmol/ℓ] aos 60 min em equinos normais. Como um teste de triagem inicial, é recomendada a coleta de uma amostra 2 h após a administração.

A interpretação do teste é influenciada pela dieta habitual dos animais testados e pela privação de alimentos. Equinos que recebem uma dieta com alto teor de energia apresentam uma curva menos acentuada que os equinos que têm dieta com baixo teor de energia. O teste também é afetado pela duração da privação de alimento. Em éguas em jejum alimentar por 72 h e por 96 h, a taxa de absorção de D-xilose e os teores máximos desse açúcar no plasma foram menores. Por exemplo, a absorção aparentemente baixa pode ser causada pelo aumento no tempo de trânsito pelo intestino, talvez pela excitação.

Baixas concentrações sanguíneas de xilose ocorrem em equinos com doença infiltrativa do intestino delgado, tais como linfossarcoma ou enterite granulomatosa. O teste parece ser bastante específico (baixa frequência de falso-positivos) para enfermidades do intestino delgado, mas a sensibilidade (frequência de falso-negativos) não é conhecida. O pico de concentração de xilose é significativamente maior ($P = 0,048$) em equinos com suspeita de doença inflamatória do intestino sobreviventes (1,36 ± 0,44 mmol/ℓ), do que naqueles que não sobrevivem (0,94 ± 0,36 mmol/ℓ).[33]

A curva de absorção da D-xilose foi determinada para bovinos. Xilose (0,5 g/kg PC) é administrada no abomaso por abomasocentese, e o pico de concentração de glicose ocorre em cerca de 90 min.

Teste de absorção da sacarose

O teste de absorção da sacarose difere dos outros exames nessa seção, uma vez que os resultados anormais são associados à detecção de sacarose no sangue ou na urina de equinos. A sacarose, em geral, não é absorvida intacta; normalmente é clivada por dissacaridases no intestino delgado em glicose e frutose, que são, então, absorvidas. A sacarose intacta é absorvida pela mucosa gástrica lesionada, e a detecção de sacarose no sangue ou na urina indica a presença de ulceração gástrica, uma vez que os mamíferos nem sintetizam, nem metabolizam a sacarose. O teste de absorção da sacarose envolve a administração de 250 g de sacarose em equinos adultos que ficaram em jejum durante a noite (*overnight*). Amostras de sangue para a mensuração da concentração sérica de sacarose são coletadas 0, 15, 30, 45, 60 e 90 min após a administração. De forma alternativa, uma amostra de urina é coletada 2 h após a administração (a bexiga deve ser esvaziada imediatamente antes da administração). O pico de concentração sérica de sacarose ocorre 45 min após a administração, e os valores de pico se correlacionam com a gravidade da ulceração gástrica. Equinos com lesões mínimas apresentam concentração sérica de sacarose de 103 pg/μℓ, enquanto equinos com as lesões mais graves exibem concentração de 3.400 pg/μℓ.

Isótopos radioativos

Uma técnica usada para determinar se há enteropatia com perda de proteínas baseia-se na avaliação das fezes quanto à presença de radioatividade após a administração intravenosa de agentes radioativos. A proteína ^{13}C plasmática marcada com ^{51}Cr tem sido usada para esse propósito. De forma similar, a administração de leucócitos marcados radioativamente revela a presença de doença inflamatória do intestino delgado em equinos. O exame é bastante específico, uma vez que testes falso-positivos são incomuns, mas não é muito sensível.

Abdominocentese para a coleta de líquido peritoneal

O líquido peritoneal reflete o estado fisiopatológico da superfície mesotelial parietal e visceral do peritônio. A coleta de amostra de líquido peritoneal é útil para o diagnóstico de doenças do peritônio e do segmento abdominal do sistema digestório. É de importância vital em equinos, para o diagnóstico diferencial e prognóstico de cólica, e em bovinos para o diagnóstico de peritonite.

Líquido peritoneal de equinos e de bovinos

O líquido peritoneal é um transudato cujas características estão resumidas nas Tabelas 7.2 e 7.3. Ele apresenta funções similares

Tabela 7.2 Guia para a classificação e interpretação do líquido peritoneal de bovinos.

Classificação do líquido	Aparência física	Proteína total (g/dℓ)	Densidade	Eritrócitos totais × 10^6/μℓ	Leucócitos totais × 10^6/μℓ	Contagem diferencial de leucócitos	Bactérias	Partículas sólidas (fibras de plantas)	Interpretação
Normal	Âmbar, cristalino, 1 a 5 mℓ por amostra	0,1 a 3,1 (1,6) Não coagula	1.005 a 1.015	Poucos, pela punção de capilares durante a coleta da amostra	0,3 a 5,3	Células polimorfonucleares e mononucleares, razão 1:1	Nenhuma	Nenhuma	Aumento do volume no final da gestação, insuficiência cardíaca congestiva
Inflamação moderada	Âmbar a rosa, ligeiramente turvo	2,8 a 7,3 (4,5) Pode coagular	1.016 a 1.025	0,1 a 0,2	2,7 a 40,7 (8,7)	Neutrófilos não tóxicos 50 a 90%; macrófagos podem predominar na peritonite crônica	Nenhuma	Nenhuma	Estágios iniciais de estrangulamento, destruição do intestino; reticuloperitonite traumática; ruptura de bexiga; peritonite crônica
Inflamação grave	Sero-hemorrágico, turvo, viscoso, 10 a 20 mℓ por amostra	3,1 a 5,8 (4,2) Comumente coagula	1.026 a 1.040	0,3 a 0,5	2,0 a 31,1 (8,0)	Neutrófilos segmentados 70 a 90%; presença de neutrófilos tóxicos (degenerados) contendo bactérias	Normalmente presentes	Podem estar presentes	Estágios avançados de obstrução estrangulante; peritonite aguda difusa; perfuração de úlcera abomasal; ruptura de útero, estômagos ou intestino

Tabela 7.3 Características do líquido peritoneal de equinos em algumas enfermidades.

Doença	Concentração de proteína	Contagem de células nucleadas totais	Comentários quanto à citologia	Outras variáveis	Comentários
Equinos normais	< 2,1 g/dℓ < 21 g/ℓ	$<9 \times 10^9$ céls/ℓ $<9 \times 10^3$ céls/μℓ (CTCN em geral é substancialmente menor em equinos clinicamente normais)	Aproximadamente 50% de cada, entre neutrófilos não degenerados e células mononucleares	Lactato < 1 mmol/ℓ (sempre < lactato no plasma); glicose < 2 mmol/ℓ, diferente da glicose sanguínea; pH > 7,45; fibrinogênio < 300 mg/dℓ (3 g/ℓ) Creatinina = creatinina sérica Sem eritrócitos	Transparente a ligeiramente amarelado Não tem odor desagradável Não há crescimento na cultura
Éguas normais no final da gestação	< 2,5 g/dℓ < 25 g/ℓ	$< 0,9 \times 10^9$ céls/ℓ < 900 céls/μℓ	< 40% de neutrófilos; sem alterações degenerativas < 20% de linfócitos	O líquido em geral é obtido imediatamente; transparente a ligeiramente amarelado	–
Éguas normais no pós-parto (< 7 dias)	< 2,5 g/dℓ < 25 g/ℓ	$< 5 \times 10^9$ céls/ℓ $< 5 \times 10^3$ céls/μℓ	< 50% de neutrófilos; sem alterações degenerativas < 10% de linfócitos	O líquido em geral é obtido imediatamente; transparente a ligeiramente amarelado	–
Égua com distocia, mas clinicamente normal (1 dia)	< 2,5 g/dℓ < 25 g/ℓ	$2,7 \times 10^9$ (3,9) céls/ℓ* $2,7 \times 10^3$ (3,9) céls/μℓ	50 a 90% neutrófilos não degenerados; 40% células mononucleares e 10% linfócitos	Líquido transparente e amarelado Líquido essencialmente normal com pequeno aumento na CTCN e concentração de proteína	–
Égua com distocia e clinicamente anormal (ruptura uterina, laceração vaginal)	4,4 (1,3) g/dℓ* 44 (13) g/ℓ	27×10^9 (35) céls/ℓ* 27×10^3 (35) céls/μℓ	70 a 100% neutrófilos, alguns dos quais estão degenerados; < 10% células mononucleares e < 10% linfócitos	Aumento da contagem de eritrócitos	Líquido amarelo a sero-hemorrágico e turvo; pode ter odor desagradável; cultura pode revelar uma variedade de bactérias; contagem de eritrócitos em éguas com ruptura da artéria uterina média é alta, com CTCN normal
Peritonite séptica	5,2 (4 a 6) g/dℓ† 50 (40 a 60) g/ℓ	131 (7 a 700) × 10^9 céls/ℓ† 131 (7 a 700) x 10^3 céls/μℓ	Quase todos neutrófilos, muitos dos quais apresentam alterações degenerativas Alguns neutrófilos contêm bactérias em muitos casos; material vegetal em casos de ruptura do intestino	pH < que o do sangue; glicose < sangue (diferença < 2 mmol/ℓ ou 50 mg/dℓ); glicose peritoneal < 30 mg/dℓ (1,5 mmol/ℓ); fibrinogênio > 200 mg/dℓ (2 g/ℓ)	Líquido normalmente amarelo-escuro, castanho ou sero-hemorrágico Pode ser verde se houver ruptura grave do intestino ou estômago; turvo. Odor desagradável, cultura revela o crescimento de bactérias
Peritonite asséptica (por exemplo, lesão intestinal obstrutiva, não isquêmica e não estrangulante)	2,7 (0,7 a 4,9) g/dℓ† 27 (7 a 49) g/ℓ	13 (0,4 a 516) × 10^9 céls/ℓ† 13 (0,4 a 516) × 10^3 céls/μℓ	Predominantemente neutrófilos não degenerados (> 50%) Sem bactérias detectadas Sem plantas ou material estranho	Sem anormalidades pH ≥ que o do sangue	Líquido amarelo e transparente Não tem odor desagradável; sem crescimento de bactérias na cultura
Lesão intestinal estrangulante ou ruptura de víscera intrabdominal	5,2 (4,0 a 6,0) g/dℓ† 50 (40 a 60) g/ℓ	131 (7 a 700) × 10^9 céls/ℓ† 131 (7 a 700) × 10^3 céls/μℓ	Quase todos neutrófilos, muitos dos quais apresentam alterações degenerativas Em muitos casos, alguns neutrófilos contêm bactérias; material vegetal com ruptura de intestino	Lactato 8,5 ± 5,5 mmol/ℓ	Líquido sero-hemorrágico Turvo se houver ruptura
Obstrução não estrangulante	–	–	–	Lactato 2,1 ± 2,1 mmol/ℓ	–
Peritonite causada por *Actinobacillus equuli*	2,5 a 8,4 g/dℓ 25 a 84 g/ℓ	46 a 810 × 10^9 céls/ℓ 46 a 810 × 10^3 céls/μℓ	> 80% neutrófilos, quase todos sem sinais de degeneração Baixa contagem de bastonetes pleomórficos gram-negativos, tanto intracelulares quanto extracelulares		Líquido de coloração creme, laranja, castanho ou vermelho; turvo; sem odor desagradável; crescimento de *Actinobacillus equuli* na cultura

(*continua*)

Tabela 7.3 (*Continuação*) Características do líquido peritoneal de equinos em algumas enfermidades.

Doença	Concentração de proteína	Contagem de células nucleadas totais	Comentários quanto à citologia	Outras variáveis	Comentários
Abscesso intrabdominal	>2,5 g/dℓ >25 g/ℓ	$>10 \times 10^9$ céls/ℓ $>10 \times 10^3$ céls/µℓ	> 80% neutrófilos não degenerados; normalmente não há detecção de bactérias na coloração de Gram	–	Amarelo a branco; ligeiramente turvo; cultura irá ocasionalmente revelar o crescimento da bactéria causadora (normalmente *Streptococcus equi*)
Hemoperitônio	3,2 a 6,3 g/dℓ 32 a 63 g/ℓ	$<10 \times 10^9$ céls/ℓ $<10 \times 10^3$ céls/µℓ	Contagem diferencial similar à do sangue Principalmente neutrófilos não degenerados, eritrofagocitose e hemossiderófagos conforme a hemorragia se resolva	Alta contagem de eritrócitos (2,4 a $8,6 \times 10^{12}$ céls/ℓ, 2,4 a $8,6 \times 10^6$ céls/µℓ)	Sero-hemorrágico a francamente hemorrágico
Neoplasia intrabdominal (linfosarcoma, carcinoma de células escamosas gástrico)	< 2,5 g/dℓ < 25 g/ℓ	$< 10 \times 10^9$ céls/ℓ $< 10 \times 10^3$ céls/µℓ	Células anormais não são detectadas na maioria dos casos Deve-se ter cuidado para não confundir linfócitos reativos com linfócitos neoplásicos	–	Transparente a amarelo; com frequência, há avaliação subjetiva do aumento da quantidade (maior facilidade para coleta de um grande volume de líquido)
Uroperitônio	< 2,5 g/dℓ < 25 g/ℓ	$< 10 \times 10^9$ céls/ℓ $< 10 \times 10^3$ céls/µℓ	Contagem diferencial normal, pode ser possível visualizar cristais de carbonato de cálcio em equinos adultos com uroperitônio	Concentração de creatinina > concentração de creatinina sérica Concentração de nitrogênio ureico > concentração de nitrogênio ureico sérico Concentração de potássio > concentração sérica de potássio	Grande quantidade de líquido Transparente a amarelo muito pálido Odor urinífero

Dados de Frazer G. et al. Theriogenology 1997; 48:919; van Hoogmoed L. et al. J Am Vet Med Assoc 1996; 209:1280; van Hoogmoed L. et al. J Am Vet Med Assoc 1999; 214:1032; Pusterla N et al. J Vet Intern Med 2005; 19:344; Latson KM et al. Equine Vet J 2005; 37:342; Matthews S et al. Aust Vet J 2001; 79:536.
CTCN: contagem total de células nucleadas.
*Média (desvio-padrão [DP]).
†Mediana (intervalo).

àquelas dos outros líquidos teciduais, e contém células mesoteliais, linfócitos, neutrófilos e alguns eritrócitos, e, ocasionalmente, monócitos e eosinófilos. Os seguintes comentários gerais se aplicam:

- Ele pode ser examinado quanto às características físicas, principalmente cor, transluscência, densidade, tempo de coagulação, composição bioquímica, volume celular, morfologia celular e tipos celulares
- O exame do líquido pode ajudar a determinar a presença na cavidade peritoneal de:
  - Peritonite (química ou infecciosa)
  - Infarto de um segmento da parede intestinal
  - Perfuração da parede do sistema digestório
  - Ruptura da bexiga urinária
  - Extravasamento do sistema biliar
  - Hemorragia intraperitoneal
  - Neoplasia peritoneal
- A reação do peritônio varia com o tempo, e uma única avaliação pode ser perigosamente enganosa. Uma série de avaliações pode ser necessária, por exemplo, nos casos agudos, em intervalos curtos – tão curtos quanto 1 h
- Uma reação significativa na cavidade peritoneal pode ser localizada, de maneira que uma amostra normal de líquido coletada em um ponto da cavidade pode não ser representativo de toda a cavidade
- Alterações no líquido peritoneal, principalmente na sua composição química, por exemplo, concentração de lactato, pode ser o reflexo de uma alteração sistêmica. A avaliação de uma amostra de sangue periférico coletada concomitantemente tornará possível determinar se as alterações, de fato, estão restritas à cavidade peritoneal
- Assim como em qualquer avaliação clinicopatológica, os resultados devem ser interpretados com cautela e apenas em conjunto com o histórico e achados clínicos.

Propriedades específicas do líquido peritoneal (normal e anormal)

Cor

O líquido peritoneal normal é cristalino, de coloração amarelo-palha a amarelo. A turbidez indica a presença de aumento de leucócitos e de proteínas, que podem incluir filamentos finos de fibrina.

Uma *coloração verde* sugere material alimentar; cor verde-alaranjada intensa indica a ruptura do sistema biliar. A cor *rosa avermelhada* indica a presença de hemoglobina, eritrócitos degenerados, eritrócitos inteiros e lesão ao sistema vascular por infarto, perfuração ou aumento da pressão hidrostática. A cor *castanho-avermelhada* sugere os estágios tardios de necrose da parede intestinal, a presença de sangue degenerado e hemoglobina, e a lesão à parede intestinal com hemorragia.

Sangue total, líquido claro com estrias de sangue ou líquido intensamente corado pelo sangue indicam que a amostra foi coletada do baço ou de um vaso sanguíneo, ou que há hemoperitônio. A ruptura do útero ou da bexiga, ou a intoxicação por dicumarol também são possibilidades.

Uma amostra de coloração verde-escura que contenha protozoários móveis com pouquíssimos leucócitos e sem células mesoteliais aponta que a amostra foi coletada do lúmen intestinal. A enterocentese apresenta poucos efeitos clínicos aparentes sobre equinos normais, embora pacientes ocasionais possam apresentar febre transitória. Entretanto, a punção de uma alça intestinal desvitalizada pode causar extravasamento extenso de conteúdo intestinal e peritonite fatal. O efeito da enterocentese do intestino normal sobre o líquido peritoneal é, de forma consistente, o aumento da contagem de neutrófilos, que persiste por muitos dias.

Células e outras propriedades

A manipulação cirúrgica do trato intestinal durante laparotomia exploratória ou ressecção e anastomose intestinais em equinos resulta em uma reação inflamatória peritoneal pós-operatória rápida e significativa. A manipulação das vísceras causa lesão à superfície mesotelial. A contagem total e diferencial de células nucleadas, a contagem total de eritrócitos e as concentrações de proteína total e de fibrinogênio aumentaram no primeiro dia após a cirurgia, e permaneceram elevados por até 7 dias em um estudo que avaliou esse fenômeno.

Em bovinos, a celiotomia exploratória e a omentopexia resultam em aumento da contagem total de células nucleadas por um fator de 5 a 8, aumento menos significativo na densidade e elevação na concentração de proteína total por um fator de até 2. Essas alterações surgem, aproximadamente, 2 dias após a cirurgia, e continuam a aumentar até o sexto dia.

A presença de *partículas* no líquido peritoneal sugere ou coágulos/filamentos de fibrina, ou conteúdo intestinal resultante do extravasamento de uma parede intestinal perfurada ou rompida.

A *densidade alta e o elevado teor de proteína* são indicativos de lesão vascular e extravasamento de proteínas plasmáticas, como na peritonite ou no infarto mural.

O *volume* e a viscosidade do líquido variam. O fluxo normal é de 1 a 5 mℓ por amostra. Um fluxo contínuo de 10 a 20 mℓ por coleta indica excesso de líquido, causado por ruptura de bexiga ou ascite (amarelo-claro), peritonite aguda difusa (amarelo, turvo) e infarto e necrose da parede intestinal (fluido, tingido de vermelho). Quanto maior a concentração de proteína quando o líquido peritoneal passa de transudato a um exsudato inflamatório, mais viscoso o líquido peritoneal se torna. O líquido altamente viscoso pode coagular.

Células

Um método de coloração rápida, usando a coloração de Wright modificada, torna a lâmina corada imediatamente disponível para avaliação dentro de 5 min. O valor da técnica está na indicação do número de leucócitos e de outras células presentes, e na diferenciação dos tipos de células.

Um *aumento na contagem total de leucócitos* do líquido, incluindo um número desproporcionalmente maior de células polimorfonucleares, indica inflamação aguda, que pode ter origem infecciosa ou pode ser estéril. Um aumento na contagem de fagócitos mononucleares do peritônio é uma indicação de peritonite crônica. *Neutrófilos tóxicos e degenerados* sugerem a probabilidade de que uma infecção esteja presente. Um aumento no número de *células mesoteliais*, com presença distinta de figuras de mitose se dividindo ativamente, sugere neoplasia.

Bactérias encontradas como *inclusões fagocitadas em leucócitos*, ou por cultura de líquido, indicam uma peritonite infecciosa, que pode surgir por disseminação hematógena, cuja ocorrência, provavelmente, sugere que o agente possa ser específico. Se houver o extravasamento de um abscesso peritoneal, os mesmos comentários se aplicam, mas se houver extravasamento por um segmento de parede intestinal desvitalizada ou perfurada, possivelmente há uma infecção mista, e partículas de conteúdo intestinal podem estar presentes.

Eritrócitos inteiros, com frequência acompanhados por alguma hemoglobina, indicam ou hemoperitônio, e nesse caso deve haver fagocitose ativa de eritrócitos, ou que a amostra foi coletada inadvertidamente do baço. O sangue provavelmente estará concentrado se houver decorrido tempo suficiente para a reabsorção pelo peritônio. O sangue esplênico também apresenta volume globular (VG) maior, mas não há eritrofagocitose evidente na amostra. Um *VG de menos de 5%* no líquido peritoneal sugere extravasamento de sangue da parede intestinal infartada ou inflamada; um VG de mais de 20% sugere hemorragia significativa.

Abdominocentese em equinos

Em equinos, o local recomendado para a paracentese é a linha média ventral, 25 cm caudal ao apêndice xifoide (ou a meio caminho entre o apêndice xifoide e o umbigo). Após a preparação cirúrgica e infiltração de anestésico no subcutâneo, uma incisão em estocada é feita pela pele e tecidos subcutâneos e na linha alba. Uma cânula mamária bovina de ponta romba de 9 cm de comprimento ou um cateter metálico similar, com a ponta enrolada em uma gaze estéril para evitar a contaminação da amostra com sangue proveniente da pele, é inserida na ferida e manipulada até que a incisão na linha alba possa ser sentida. Com um movimento rápido, a cânula é empurrada através da linha alba na cavidade peritoneal. Um "pop" com frequência é ouvido quando há penetração da linha alba. A falha em fazer a incisão até a linha alba fará com que muitas cânulas dobrem e se quebrem.

Na maioria dos equinos (aproximadamente 75%), uma amostra de líquido é obtida imediatamente. Em outros, pode levar um pouco mais de tempo para que o líquido flua, normalmente jorrando sincronicamente com os movimentos respiratórios. Aplicar sucção com uma seringa pode ajudar a obter algum líquido se não houver fluxo espontâneo. O líquido normal é translúcido, amarelo, e flui facilmente por uma agulha de calibre 18 gauge. Duas amostras são coletadas, uma em tubo seco e outra em tubo com anticoagulante. Se o líquido coagular imediatamente, algumas gotas devem ser colocadas sobre uma lâmina de vidro e deve-se realizar um esfregaço e deixar secar para posterior coloração.

Na peritonite, a contagem total de leucócitos aumentará de forma marcante, mas uma ampla variação na contagem total pode ocorrer entre equinos em condições similares, e no mesmo equino dentro de um período de algumas horas. As variações são causadas pela natureza e pelo estágio da lesão e pela quantidade total de exsudato na cavidade peritoneal, que apresenta um efeito diluidor sobre a contagem total. Contagens totais de leucócitos variando de 10.000 a 150.000 por μℓ foram relatadas na peritonite, e no infarto intestinal em equinos. Experimentalmente, a injeção intravenosa e endotoxina em equinos causa alterações marcantes nos componentes celulares do sangue periférico, mas não há alterações na contagem total de leucócitos no líquido peritoneal.

Em *potros saudáveis*, os valores de referência para o líquido peritoneal são diferentes dos de equinos adultos. A contagem total máxima de células nucleadas em potros é muito menor que a de equinos adultos (1,5 × 10/ℓ contra 5 × 10/ℓ). Contagens de células nucleadas maiores que 1,5 × 10/ℓ devem ser interpretadas como elevadas. Anormalidades no líquido peritoneal em éguas 1 semana após o parto devem ser atribuídas a anormalidades sistêmicas ou gastrintestinais, e não ao parto. A contagem de células nucleadas, concentração de proteínas, concentração de fibrinogênio e densidade do líquido peritoneal de éguas paridas recentemente devem ser normais; entretanto, contagens diferenciais de células podem ser anormais por até 1 semana após o parto.

Riscos

A abdominocentese não é um procedimento livre de riscos, principalmente o de introdução de conteúdo fecal na cavidade peritoneal, provocando peritonite. Esse fato, no entanto, parece ser de grande importância apenas se houver alças intestinais em atonia e distendidas situadas na parede abdominal ventral. Isso é de ocorrência comum nos estágios finais de obstrução intestinal que ainda é responsiva a cirurgia. A punção de alças intestinais desvitalizadas pode causar extravasamento de conteúdo intestinal e peritonite aguda difusa, que é rapidamente fatal. A penetração da alça intestinal normal ocorre com frequência suficiente para levar à conclusão de que, aparentemente, ela não tem efeitos deletérios. Se uma amostra de líquido peritoneal for de importância diagnóstica em um determinado caso, e a primeira tentativa de paracentese causar a perfuração do intestino, recomenda-se que a tentativa de coleta seja repetida, se necessário duas ou três vezes, em locais mais caudais. A abdominocentese repetida não causa alterações nos constituintes do líquido peritoneal, e qualquer alteração significativa é, provavelmente, causada por alterações decorrentes da enfermidade em curso. A técnica apresenta maiores chances de causar penetração de uma alça intestinal se uma agulha afiada for usada no lugar da cânula mamária de ponta romba, e pela passagem forçada da cânula pela linha alba sem a incisão prévia adequada. Quando a incisão sugerida é realizada na linha alba, a cânula pode ser empurrada gentilmente enquanto se realiza um movimento de rotação.

Abdominocentese em bovinos

A escolha dos locais para paracentese é um problema, uma vez que o rúmen cobre uma grande proporção da parede abdominal ventral, e evitar a sua penetração é difícil. Os bovinos apresentam um baixo volume de líquido peritoneal, e a falha em obter uma amostra não é incomum. Os locais mais promissores são aqueles que, com base na anatomia, consistem em recessos entre os pré-estômagos, abomaso, diafragma e fígado. Esses são, normalmente, caudais ao esterno xifoide e 4 a 10 cm laterais à linha média. Outro local recomendado é à esquerda da linha média, 3 a 4 cm medial e 5 a 7 cm cranial ao forame da veia abdominal subcutânea esquerda. Uma cânula mamária similar à técnica descrita para equinos é recomendada, mas com cuidado e atenção; uma agulha hipodérmica de 16 gauge e 5 cm também pode ser usada. A agulha ou a cânula são empurradas cuidadosa e lentamente através da parede abdominal, que irá se contrair quando o peritônio for puncionado. Quando isso acontece, normalmente o líquido irá correr para dentro do frasco sem o uso de vácuo. Entretanto, se isso não ocorrer, uma seringa pode ser usada e a agulha pode ser movida para trás à procura do líquido, com o êmbolo da seringa sendo puxado. Outro local é a parede abdominal caudoventral direita, medial à prega do flanco, usando uma agulha de 15 gauge e 3,8 cm.

Em bezerros, uma técnica confiável inclui o uso de sedação com cloridrato de xilazina e diazepam IV. O animal é posicionado em decúbito lateral esquerdo, com o membro pélvico direito tracionado dorsal e caudalmente. Um local ligeiramente dorsal e caudal ao umbigo é preparado com outro ponto no centro da região inguinal. A área recebe anestésico local, e uma agulha de 14 gauge é introduzida e direcionada, de forma sutil, caudalmente e em direção à linha média, mantendo-a paralela à parede abdominal interna uma vez que a cavidade peritoneal tenha sido penetrada. Um cateter urinário de 3,5 gauge (sonda gástrica estéril de 1,2 mm × 56 cm) é inserido pela agulha e uma seringa de 3 mℓ é acoplada ao cateter. Sucção gentil é aplicada. O líquido é colocado em um tubo de 2 mℓ contendo ácido etilenodiamino tetra-acético tripotássico (EDTA). Um cateter sobre e agulha de 14 gauge também pode ser usado, seguido pela inserção de uma sonda gástrica de 3,5 french. Se líquido não puder ser obtido do primeiro local, o ponto localizado na região inguinal é usado empregando a mesma técnica básica e com o cateter direcionado cranialmente em direção à linha média.

A falha em obter uma amostra não exclui a possibilidade de que peritonite possa estar presente: o exsudato pode ser muito espesso e conter grandes massas de fibrina, ou a peritonite pode ser localizada. Também, animais que estão desidratados podem apresentar menos líquido peritoneal que o normal. A maioria dos animais dos quais amostras não podem ser obtidas, entretanto, estão, de fato, normais. Em animais nos quais há forte suspeita de peritonite por motivos clínicos, até quatro tentativas de paracentese podem ser realizadas antes de abortar o procedimento. O líquido deve ser coletado em um frasco com anticoagulante, preferencialmente EDTA, para evitar coagulação.

Líquido peritoneal anormal em bovinos é um indicador altamente sensível de doença peritoneal, mas não é um bom indicador da *natureza* da patologia. As anormalidades mais acentuadas ocorrem em doenças agudas do peritônio; peritonite crônica pode ser acompanhada por líquido peritoneal quase normal.

A avaliação do líquido peritoneal deve levar em consideração as seguintes características:

- Grande volume (10 a 20 mℓ) de líquido sero-hemorrágico sugere infarto ou necrose da parede intestinal
- Líquido intensamente tingido de sangue, sangue total ou líquido com estrias de sangue são, mais provavelmente, resultado da punção de um vaso sanguíneo ou por hemorragia na cavidade, como na intoxicação por dicumarol ou por neoplasia do sistema vascular
- O mesmo tipo de líquido tingido de sangue, como discutido anteriormente, pode acompanhar ruptura de útero ou de bexiga, ou ainda insuficiência cardíaca congestiva
- Uma grande quantidade de líquido de coloração amarelada e turvo sugere peritonite aguda difusa. O grau de turbidez depende do número de células e da quantidade de fibrina presentes
- A presença de partículas de material alimentar na amostra indica a perfuração ou a ruptura do intestino, exceto pelo fato de que a penetração do intestino pelo instrumento durante a coleta pode levar a equívoco. Tais amostras normalmente têm aparência muito semelhante às fezes e não contêm células mesoteliais
- O exame laboratorial é necessário para obter informações completas acerca da amostra coletada, que irá incluir a avaliação do número e do tipo de *leucócitos* presentes (o número está aumentado na peritonite), neutrófilos predominam na peritonite aguda e monócitos na forma crônica; o número de *eritrócitos* presentes; se há *bactérias* presentes dentro ou fora dos neutrófilos; e o teor de *proteína total*.

Valores significativos para esses itens estão na Tabela 7.2. Valores de referência para os constituintes do líquido peritoneal em bovinos adultos normais podem ser inadequados para a interpretação da análise do líquido peritoneal em bezerros de até 8 semanas de idade. A contagem de células nucleadas e a contagem de células mononucleadas do líquido peritoneal são maiores em bezerros, e a contagem de eosinófilos é menor que em vacas adultas.

Biopsia intestinal e hepática

Uma biopsia intestinal pode ser obtida a partir de uma laparotomia exploratória, mas tem alto custo e consome muito tempo. A biopsia retal é facilmente realizada e tem baixo custo. É um recurso diagnóstico valioso para a avaliação de determinadas doenças intestinais em equinos. As amostras coletadas em biopsia são obtidas usando contenção mínima e não precisam ser auxiliadas por visualização proctoscópica no equino em posição quadrupedal. Um fórceps de biopsia retal é usado para obter uma amostra do assoalho do reto, aproximadamente 30 cm proximal ao esfíncter anal. A técnica de biopsia hepática é apresentada no Capítulo 9.

PRINCÍPIOS DE TRATAMENTO DAS DOENÇAS DO SISTEMA DIGESTÓRIO

A remoção da causa primária da doença é essencial, mas a parte mais importante do tratamento das doenças do sistema digestório é a terapia de suporte e sintomática. Ela é direcionada ao alívio da dor e da dilatação, reposição hidreletrolítica, correção da motilidade anormal, alívio do tenesmo e reconstituição da flora digestiva, se necessário. Tratamentos específicos para enfermidades individuais são apresentados ao longo deste livro. Os princípios gerais são delineados a seguir.

Alívio da dor abdominal

O alívio da dor abdominal é de suma importância do ponto de vista humanitário, para evitar que o animal se automutile ao cair ou se jogar contra paredes ou outros objetos sólidos, bem como para tranquilizar o proprietário. Não existe um único analgésico completamente satisfatório em todas as situações. Os analgésicos narcóticos e não narcóticos de uso geral e aqueles usados para o tratamento da cólica equina serão abordados posteriormente.

Alívio da dilatação

Aliviar a dilatação das vísceras gastrintestinais é uma medida crítica para minimizar o choque e evitar a ruptura das vísceras. *O alívio da dilatação gástrica dos equinos com cólica é obtido pela intubação nasogástrica.* A dilatação causada por timpanismo em bovinos pode ser reduzida pela intubação orogástrica ou por trocaterização do rúmen. A trocaterização percutânea ou retal é usada para melhorar a dilatação do cólon maior em equinos. Ambas as técnicas podem ser úteis para aliviar a dilatação e os sinais de dor abdominal, mas complicações potenciais incluem peritonite, infecção e abscedação do local de trocaterização.[34,35]

Também é possível aliviar a dilatação apenas com medicamentos, como laxativos e purgantes, quando há acúmulo de ingesta sem obstrução física. Com frequência, é necessária intervenção cirúrgica quando a dilatação se associa à obstrução física. Na dilatação funcional (íleo paralítico), o alívio da atonia ou dos espasmos pode ser obtido por meio do uso de fármacos, como a metoclopramida. A dilatação causada por acidentes intestinais ou gástricos requer correção cirúrgica.

Reposição de líquidos e de eletrólitos

Repor líquidos e eletrólitos perdidos na doença gastrintestinal é um dos princípios mais importantes do tratamento. Na obstrução gástrica ou intestinal, ou quando a diarreia é grave, a reposição é feita por meio da administração parenteral de um grande volume de solução glicose-salina isotônica ou outras soluções eletrolíticas fisiologicamente normais. A quantidade de líquido perdida pode ser muito grande, e os líquidos devem ser administrados de forma a repor as perdas e dar suporte aos danos futuros e à necessidade de manutenção. Na desidratação aguda e grave em equinos, tal como ocorre na obstrução intestinal aguda, a quantidade de líquidos necessária antes e durante a cirurgia varia de 50 a 100 mℓ/kg PC a cada 24 h. É imperativa a administração de líquidos iniciar o quanto antes, em razão da necessidade de manutenção da homeostase. Detalhes quanto à fluidoterapia são apresentados no Capítulo 5.

Em animais jovens, a necessidade é ainda maior, e a dose de 100 mℓ/kg PC, administrada lentamente IV, é comumente necessária e não excessiva. O tratamento de choque também é apresentado nos Capítulos 2 e 9, e inclui a administração de líquidos, plasma ou sangue, e de fármacos anti-inflamatórios não esteroides. O uso de solução salina hipertônica IV seguido por ingestão de um grande volume de água pelo animal é outro aspecto da fluidoterapia nas doenças gastrintestinais (ver Capítulo 5).

Correção da motilidade anormal

Aumento da motilidade

Quando há aumento da motilidade, a administração de atropina ou outro espasmolítico, tal como dipirona ou proquamezine, normalmente é sucedida pelo desaparecimento da dor abdominal e por diminuição da perda de líquidos. Meperidina, butorfanol e pentazocina inibem a atividade mioelétrica cíclica regular no jejuno. É preciso alguma investigação clínica científica quanto à necessidade de tratar a hipermotilidade intestinal se ela ocorrer na enterite, por exemplo, e quanto à eficácia dos anticolinérgicos. Loperamida apresenta efeito antidiarreico em diarreia induzida experimentalmente em bezerros, mas o mecanismo de ação não envolve alterações na motilidade intestinal.

Diminuição da motilidade

Quando a motilidade gastrintestinal está diminuída, a prática comum é administrar fármacos parassimpatomiméticos ou purgativos, normalmente combinados a um analgésico. Medicamentos procinéticos, como cloridrato de metoclopramida e cisaprida mono-hidratada, aumentam o movimento da ingesta por meio do trato gastrintestinal. Eles são úteis em razão da indução de padrões de motilidade coordenados.

Metoclopramida

Ao atuar no trato gastrintestinal superior, aumenta a liberação de acetilcolina dos neurônios e a sensibilidade dos receptores colinérgicos à acetilcolina. É um antagonista dopaminérgico e estimula e coordena a atividade motora esofágica, gástrica, pilórica e duodenal. Ela aumenta o tônus do esfíncter esofágico inferior e estimula as contrações gástricas, enquanto relaxa o piloro e o duodeno. Essa ação resulta em aceleração do esvaziamento gástrico e diminuição do refluxo esofágico. O tempo de trânsito do material ingerido do duodeno até a valva ileocecal é diminuído em razão do aumento da peristalse no jejuno. Apresenta pouco ou nenhum efeito na motilidade do cólon. A farmacocinética da metoclopramida em bovinos tem sido estudada.

A metoclopramida atravessa a barreira hematencefálica, onde sua atividade de antagonista dopaminérgico na zona deflagradora de quimiorreceptores pode resultar em efeito antiemético, mas também em atividade involuntária, o que inclui tremores, inquietação e comportamento agressivo caracterizado por investir contra paredes e saltar sobre barreiras. Esse efeito pode ser revertido empregando-se um anticolinérgico, tal como cloridrato de difenidramina IV, na dose de 0,5 a 2 mg/kg PC.

As indicações para o uso de metaclopramida incluem esofagite e gastrite de refluxo, gastrite crônica associada ao retardo no esvaziamento, defeitos de esvaziamento abomasal em ruminantes, estase gástrica que ocorre como resultado da dilatação gástrica e cirurgia de vólvulo e *íleo pós-operatório*. Ela é contraindicada em animais com obstrução física do trato gastrintestinal.

Em equinos, a dose é de 0,125 a 0,25 mg/kg PC, diluída em solução com múltiplos eletrólitos e administrada IV no decorrer de 60 min. Ela é usada para estimular a atividade gástrica e do intestino delgado de equinos em doses de 0,25 mg/kg PC por hora, quando há hipomotilidade intestinal. Administrada como infusão intravenosa contínua de 0,04 (mg/kg)/h, pode diminuir a incidência e a gravidade de íleo pós-operatório persistente após a ressecção e anastomose do intestino delgado em equinos, sem reações adversas graves.

Em bovinos e em ovinos, a metoclopramida é usada a 0,3 mg/kg PC subcutâneo (SC), a cada 6 a 8 h. A metoclopramida não alterou a atividade mioelétrica cecocólica em bovinos.

Cisaprida

Promove a motilidade gastrintestinal aumentando a liberação de acetilcolina das terminações nervosas pós-ganglionares do plexo mioentérico. Ela é mais potente e tem atividade procinética mais ampla que a metoclopramida, aumentando a motilidade do cólon, bem como do esôfago, estômago e intestino delgado. Não apresenta os efeitos dopaminérgicos nem antieméticos e extrapiramidais da metoclopramida. A cisaprida é útil para o tratamento de estase gástrica, refluxo gastresofágico e íleo pós-operatório. Em equinos, aumenta a motilidade do cólon dorsal esquerdo e melhora a coordenação da junção ileocecal. A dose sugerida é de 0,1 mg/kg PC via oral (VO), a cada 8 h. A cisaprida apresenta algum valor no tratamento clínico de dilatação cecal em bovinos.

Xilazina e naloxona

Embora a *xilazina* seja usada para alívio da dor visceral em equinos e em bovinos, ela não é indicada na dilatação cecal em bovinos, pois diminui a atividade mioelétrica do ceco e da alça proximal do cólon ascendente. A *naloxona*, um antagonista opioide amplamente utilizado, com alta afinidade por receptores μ, também não é indicada para o tratamento clínico da dilatação cecal quando for necessário reverter a hipomotilidade.

Betanecol e neostigmina

O *betanecol* é um derivado metílico do carbacol e classificado como um fármaco de ação colinomimética direta. Sua ação é mais específica no trato gastrintestinal e na bexiga urinária. A *neostigmina*, um inibidor da colinesterase, é um fármaco colinérgico de ação indireta com atividade de estimulação motora, mas apenas no trato gastrintestinal. O betanecol na dose a 0,07 mg/kg PC intramuscular (IM) pode ser útil para o tratamento clínico da dilatação cecal em bovinos nos quais a hipomotilidade do ceco e da alça proximal do cólon ascendente deva ser revertida. A neostigmina na dose de 0,02 mg/kg PC IM aumenta o número de sequências de pico propagadas, mas elas não são coordenadas.

Alívio do tenesmo

Pode ser difícil tratar o tenesmo de forma efetiva. Anestesia epidural de longa ação e sedação são comumente utilizados. A combinação de xilazina e lidocaína pode ser adotada. Irrigação do reto com água e a aplicação de um anestésico tópico em gel também são usados.

Reconstituição da flora ruminal e correção da acidez ou da alcalinidade

Quando ocorrem anorexia prolongada ou indigestão aguda em ruminantes, a flora ruminal pode ser seriamente reduzida. Na convalescência, pode-se acelerar a reconstituição da flora pela administração oral de uma suspensão de líquido ruminal de uma vaca normal, ou de líquido ruminal seco, que contenha bactérias e leveduras viáveis e as substâncias necessárias para o crescimento dos microrganismos.

O pH do rúmen afeta o crescimento dos microrganismos ruminais, e a hiperacidez (tal como ocorre na sobrecarga por grãos), ou a hiperalcalinidade (como na sobrecarga por alimentos ricos em proteínas) devem ser corrigidos por meio da administração de fármacos alcalinizantes ou acidificantes, conforme a necessidade.

LEITURA COMPLEMENTAR

Hudson NPH, Pirie RS. Equine postoperative ileus: a review of current thinking on pathophysiology and management. Equine Vet Educ. 2015;1:3947.
Wong DM et al. Motility of the equine gastrintestinal tract: physiology and pharmacotherapy. Equine Vet Educ. 2011;23:88100.

REFERÊNCIAS BIBLIOGRÁFICAS

1. Fintl C, et al. Equine Vet J. 2011;43:145.
2. Freeman DE. Equine Vet J. 2008;40:297.
3. Holcombe SJ, et al. Vet Surg. 2009;38:368.
4. Torfs S, et al. J Vet Intern Med. 2009;23:606.
5. Hudson NPH, et al. Equine Vet Educ. 2015;27:39.
6. Cook VL, et al. JAVMA. 2008;232:1144.
7. Wittek T, et al. JAVMA. 2008;232:418.
8. Wittek T, et al. Vet Surg. 2008;37:537.
9. Okamura K, et al. J Vet Sci. 2009;10:157.
10. Okamura K, et al. Res Vet Sci. 2009;86:302.
11. Wong DM, et al. Equine Vet Educ. 2011;23:88.
12. Lejeune B, et al. Can Vet J. 2008;49:386.
13. Braun U, et al. Vet Rec. 2010;166:79.
14. le Jeune S, et al. Vet Clin Equine. 2014;30:353.
15. Kendall A, et al. Acta Vet Scand. 2008;50:17.
16. Keppie N, et al. Vet Radiol Ultra. 2008;49:122.
17. Maher O, et al. JAVMA. 2011;239:1483.
18. Kelleher ME, et al. JAVMA. 2014;245:126.
19. Beccati F, et al. Equine Vet J. 2011;43:98.
20. Ness SL, et al. Can Vet J. 2012;53:378.
21. Banse HE, et al. Comp Exerc Physiol. 2013;9:125.
22. Beccati F, et al. Equine Vet J. 2011;43:98.
23. Korolainen R, et al. Equine Vet J. 2002;34:499.
24. Williams S, et al. Equine Vet J. 2011;43:93.
25. Abraham M, et al. J Vet Intern Med. 2014;28:1580.
26. Braun U, et al. Vet Rec. 2007;160:865.
27. Sykes BW, et al. Equine Vet Educ. 2014;26:543.
28. Bonilla AG, et al. Equine Vet Educ. 2014;26:141.
29. Sykes BW, et al. Vet Rec. 2014;175.
30. Sykes BW, et al. Equine Vet J. 2014;46:416.
31. Sykes BW, et al. Equine Vet J. 2014;46:422.
32. Fintl C, et al. Equine Vet J. 2011;43:149.
33. Kaikkonen R, et al. Acta Vet Scand. 2014;56:35.
34. Scotti GB, et al. Equine Vet Educ. 2013;25:184.
35. Unger L, et al. Equine Vet Educ. 2014;26:430.

DOENÇAS DA CAVIDADE ORAL E ÓRGÃOS ASSOCIADOS

Doenças do focinho

Dermatite grave com formação de crostas, desenvolvimento de fissuras e esfacelamento e gangrena da pele do focinho são comuns em bovinos afetados por dermatite por fotossensibilização, febre catarral maligna bovina, vírus da diarreia viral e peste bovina.

Em ovinos, lesões graves do focinho são menos comuns, mas ocorrem na língua azul e no ectima contagioso.

Em suínos, apenas as doenças vesiculares – exantema vesicular suíno (EVS), doença vesicular suína e febre aftosa – causam lesões no focinho e em outros locais. As feridas são inicialmente vesiculares. Recentemente, houve confusão em incidentes isolados na Austrália e na Nova Zelândia nos quais ocorreram surtos, mas nenhum agente patogênico foi identificado.

Lesões congênitas apenas do focinho são raras; e o defeito lábio leporino congênito pode ser contíguo à fenda palatina.

Estomatite

Trata-se de inflamação da mucosa oral e inclui *glossite* (inflamação da língua), *palatite* (inflamação do palato) e *gengivite* (inflamação da mucosa das gengivas). Clinicamente, é caracterizada por perda parcial ou completa do apetite, ulceração dos lábios e salivação profusa. Comumente acompanha doenças sistêmicas.

Etiologia

A estomatite pode ser causada por agentes físicos, químicos ou infecciosos (causa mais comum). Os agentes encontram-se relacionados a seguir.

- Agentes físicos:
  - Trauma ao utilizar pistolas de administração oral de medicamentos ou instrumentos similares[1]
  - Laceração da língua
  - Lesão por corpo estranho
  - Maloclusão dos dentes
  - Talos ou espinhos pontiagudos de plantas. A lesão mais comum é na gengiva de bovinos e ovinos, logo abaixo dos incisivos dos cantos, onde as gramíneas duras são puxadas ao redor da arcada dos incisivos. Em locais nos quais os animais pastam em gramíneas, os alvéolos estão, com frequência, repletos de sementes da forragem. Animais muito jovens, por exemplo, cordeiros com 1 a 6 semanas de idade, são particularmente suscetíveis a lesões traumáticas decorrentes da ingestão de alimentos abrasivos. Entre as lesões mais dramáticas estão aquelas na boca de equinos. Elas são grandes (2 a 3 cm de comprimento e 5 mm de largura) e de formato linear. Podem ser causadas em equinos ou bovinos que ingerem lagartas que infestam os pastos[2], ou pelas arestas no feno ou forragens feitas de triticale (um híbrido de trigo e centeio) e uma gramínea de cerdas amarelas (*Setaria lutescens*).[3] Arestas do capim rabo-de-raposa podem causar múltiplos nódulos dolorosos nos lábios de equinos que ingeriram feno contaminado pelas arestas[4], assim como as sementes de cevada-dos-ratos (*Hordeum murinum*)[5]
  - A força e a espessura da aresta em cultivares de centeio-anão usado para fazer silagem fornecida a bovinos confinados em algumas regiões é associada a lesões orais. A incidência de lesões na língua em bovinos abatidos em algumas áreas pode ser de, aproximadamente, 19%, e a incidência é maior em bovinos terminados em silagem de cevada rugosa semianã (29,3%), comparada a cevada rugosa de talo normal (13,5%) e cevada macia de talo normal (11,8%)
  - A ingestão de alimentos congelados e de água quente são relatados, mas parecem bastante improváveis
  - Úlceras do palato mole em equinos podem ser causadas por trauma mecânico associado ao deslocamento dorsal do palato mole
- Agentes químicos:
  - Fármacos irritantes, por exemplo, hidrato de cloral, administrados em concentração excessiva
  - Agentes contrairritantes aplicados à pele, deixados desprotegidos e que são lambidos pelo animal, incluindo mercúrio e compostos de cantárides
  - Substâncias irritantes administradas por engano, incluindo álcalis e compostos fenólicos
  - Manifestação de intoxicação sistêmica, por exemplo, intoxicação crônica por mercúrio. Intoxicação por samambaia, *Heracleum mantegazzianum*, furazolidona e alguns fungos (*Stachybotrys, Fusarium* spp. e cogumelos) causa uma combinação de hemorragias focais e úlceras necróticas ou erosões. Elas são causa comum de confusão com doenças vesiculares ou erosivas
  - Lesões associadas à síndrome urêmica em equinos
- Agentes infecciosos:
  - Bovinos:
    - Necrobacilose oral associada à *Fusobacterium necrophorum*
    - Actinobacilose da língua bovina não é uma estomatite, porém é possível encontrar uma ou duas úlceras presentes no dorso e nas laterais da língua e nos lábios. Caracteristicamente, no início do curso da doença há miosite aguda difusa dos músculos da língua, seguido pelo desenvolvimento de múltiplos granulomas e, subsequentemente, fibrose e encolhimento
    - Lesões ulcerativas granulomatosas podem ocorrer nas gengivas em casos de actinomicose
    - Estomatite com vesículas ocorre na febre aftosa e na estomatite vesicular (EV)
    - Estomatite erosiva, com alguma ulceração secundária, ocorre na diarreia viral bovina (doença das mucosas), febre catarral maligna de bovinos e peste bovina e, raramente, na língua azul. Casos de rinotraqueíte infecciosa bovina em bezeros jovens podem apresentar lesões similares
    - Lesões proliferativas ocorrem na estomatite papular e, raramente, em casos de rinosporidiose e papilomatose nos quais a mucosa é invadida

    - Necrose da mucosa oral em bovinos com "doença da sudorese bovina"
    - Lesões não descritas que variam de erosões a úlceras ocorrem tardiamente nos estágios de muitas das doenças mencionadas previamente, quando bactérias secundárias invadem as lesões na mucosa. Em alguns casos, o envolvimento é mais profundo, e fleimão ou celulite podem se desenvolver. Dessa forma, as lesões que inicialmente eram vesiculares se convertem em úlceras bacterianas. A infecção secundária por fungos, especialmente *Monilia* spp., também pode ocorrer
  - Ovinos:
    - Lesões ulcerativas na língua azul, peste bovina e peste dos pequenos ruminantes
    - Lesões vesiculares raramente ocorrem na febre aftosa
    - Lesões granulomatosas causadas por ectima não são raras na boca, principalmente em cordeiros jovens. De forma similar, lesões orais ocorrem em casos graves de varíola ovina, dermatose ulcerativa, exantema coital e dermatite micótica
  - Equinos:
    - Queilite e gengivite (nódulos inflamatórios dos lábios e gengivas causados por arestas de plantas)
    - Lesões vesiculares da estomatite vesicular
    - Abscesso de língua associado a *Actinobacillus* spp.
  - Suínos:
    - Doenças vesiculares: febre aftosa, estomatite vesicular, exantema vesicular suíno e doença vesicular suína
- Estomatite bolhosa:
  - A estomatite bolhosa foi relatada em equinos e pode ser associada a síndrome do pênfigo paraneoplásico.

Muitas outras causas de estomatite foram sugeridas, mas a relação entre essas condições e as doenças específicas listadas anteriormente não é conhecida. É comum encontrar estomatites que não podem ser definidas como pertencendo a qualquer um desses grupos de etiologias. Um exemplo é a glossite necrótica relatada em novilhas de engorda nos EUA, na qual as lesões necróticas são confinadas à região anterior da língua.

Patogênese

As lesões da estomatite são produzidas pelos agentes causais, sendo por ação direta sobre a mucosa, por penetração por abrasões mínimas ou por alocação na mucosa após viremia. Nos primeiros dois casos, a estomatite é designada como primária. No terceiro, ela normalmente é descrita como secundária em razão da ocorrência comum de lesões similares em outros órgãos ou regiões do corpo, e pela presença de doença sistêmica. Os sinais clínicos de estomatite são causados pela inflamação ou erosão da mucosa e os sinais variam em gravidade com o grau de inflamação.

Achados clínicos

Há anorexia completa ou parcial e mastigação lenta e dolorosa. Os movimentos de mastigação e a abertura dos lábios são acompanhados por salivação, seja ela espumosa e em pequena quantidade, ou profusa e em forma de baba se o animal não deglute normalmente. A saliva pode conter pus ou restos de tecido epitelial. Um odor fétido estará presente na respiração apenas se houver invasão bacteriana da lesão. Aumento dos linfonodos locais pode ocorrer se bactérias invadirem a lesão, bem como expansão do volume da face em casos nos quais a celulite e o fleimão se estenderam para envolver os tecidos moles. Um aumento no desejo de consumo de água é aparente e o animal ressente a manipulação e o exame da boca.

Toxemia pode estar presente quando a estomatite é secundária às enfermidades sistêmicas ou quando há a presença de tecido necrótico. Essa é uma característica da necrobacilose oral e de muitas das viremias sistêmicas. Em algumas doenças específicas, as lesões podem estar presentes em outras partes do corpo, principalmente na coroa do casco e nas junções mucocutâneas.

Muitas lesões diferentes da cavidade oral podem estar presentes e sua aparência característica é descrita a seguir. A importância das doenças vesiculares, como a febre aftosa, significa que o reconhecimento e a diferenciação dessas lesões assumem grande importância.

Erosões são áreas de necrose rasas, normalmente discretas, que não são vistas imediatamente no seu estágio inicial. Elas tendem a ocorrer com maior frequência na mucosa lingual e na comissura labial. O tecido necrótico pode permanecer no local, mas normalmente se desprende, deixando uma descontinuidade muito rasa da mucosa, com base de coloração vermelho-escura que é vista com maior facilidade. Se ocorrer recuperação, essas lesões cicatrizam muito rapidamente.

Vesículas são aumentos de volume com parede fina e 1 a 2 cm de diâmetro, preenchidos por líquido seroso transparente. Elas são muito dolorosas e se rompem, formando úlceras pouco profundas e de margens agudas.

Lesões ulcerativas penetram mais profundamente na lâmina própria e são dolorosas, como, por exemplo, a estomatite necrótica em bezerros associada à infecção por *F. necrophorum*. Em cordeiros, a língua pode estar edemaciada e conter microabscessos na infecção por *Actinomyces (Corynebacterium) pyogenes*. Ocorre abscedação concomitante dos linfonodos faríngeos.

Lesões proliferativas são caracterizadas por uma anormalidade que se projeta acima da superfície da membrana mucosa, como na papilomatose oral. Há uma abscesso acompanhante dos linfonodos faríngeos. *Lesões traumáticas* normalmente são solitárias e se caracterizam por descontinuidade na membrana mucosa, frequentemente com evidência de cicatrização e a presença de tecido de granulação.

Estomatite catarral se manifesta como uma inflamação difusa da mucosa oral e é comumente o resultado de lesão direta por agentes químicos ou físicos. *Estomatite micótica* é caracterizada por depósitos aveludados intensos e esbranquiçados, com inflamação óbvia e lesão à mucosa.

Deformação ou perda de tecido na extremidade da língua pode resultar em uma síndrome crônica de mastigação e deglutição de alimentos, de tal forma que os alimentos estão sempre caindo por entre os lábios. Em ovinos, isso pode causar manchas permanentes nos pelos ao redor da boca, criando uma aparência similar a de um mastigador de tabaco. A perda da extremidade da língua normalmente é resultado do ataque de um predador a cordeiros neonatos ou doentes.

Laceração da língua pode resultar em separação completa ou parcial do órgão, com a porção separada protraindo da cavidade oral. Em bovinos, a glossectomia interfere na preensão e o animal não é capaz de se alimentar. A perda excessiva de saliva é comum, em razão da interferência na deglutição.

Ulceração do palato mole em equinos pode ocorrer em 16% dos equinos com deslocamento dorsal do palato mole e é caracterizada clinicamente por diminuição da tolerância ao exercício, ruído respiratório durante o exercício leve ou corrida, disfagia e tosse após o exercício. As úlceras podem ser vistas através da videoendoscopia do trato respiratório superior. *Estomatite bolhosa* em equinos é caracterizada por vesículas intactas ou rompidas nas margens periféricas da língua, na região sublingual e na mucosa da cavidade oral e dos lábios.

Patologia clínica

O material coletado das lesões de estomatite deve ser avaliado quanto à presença de bactérias patogênicas e fungos. Experimentos de transmissão podem ser realizados com filtrados de suabes ou de raspados, caso se acredite que a doença é causada por um agente viral.

Achados de necropsia

As lesões orais são facilmente observadas, mas o exame de necropsia completo deve ser realizado em todos os animais afetados fatalmente, para determinar se são primárias ou manifestações locais de uma doença sistêmica.

Diagnóstico diferencial

- O diagnóstico de estomatite é mais importante principalmente em bovinos, e em menor extensão em ovinos, em razão da ocorrência de lesões orais em muitas doenças virais altamente infecciosas. As doenças são listadas com base na sua etiologia, e sua diferenciação é descrita sob seus títulos específicos em outra seção deste livro
- Os exames clínico e necroscópico cuidadosos são necessários para definir o tipo e a extensão das lesões, caso qualquer tentativa de diagnóstico a campo seja feita

- Em bovinos, o linfoma do ramo da mandíbula pode se espalhar de forma extensiva pelo tecido submucoso da boca, causando aumento de volume marcante das gengivas, separação dos dentes, incapacidade de fechar a boca e salivação profusa. Não há descontinuidade ou inflamação da mucosa bucal, mas o aumento macroscópico dos linfonodos craniais é normal
- A diferenciação das causas de hipersalivação deve depender da avaliação cuidadosa da boca (a gengivite que a causa pode ser surpreendentemente moderada em equinos) e o alerta quanto ao volume da produção aumentada de saliva causada por hipertermia tóxica, por exemplo, nas intoxicações por festuca e por ergot
- Intoxicação pela micotoxina eslaframina também causa hipersalivação.

Tratamento

Os animais afetados devem ser isolados e receber alimento e água em utensílios separados, caso haja suspeita de um agente infeccioso. Os tratamentos específicos são descritos sob os títulos das doenças individuais. O tratamento inespecífico inclui a aplicação frequente de um colutório antisséptico suave, como uma solução de sulfato de cobre a 2%, suspensão de boro a 2% ou de sulfonamidas em glicerina a 1%. Úlceras indolentes requerem tratamento mais vigoroso e respondem bem à curetagem ou cauterização com bastão de nitrato de prata ou tintura de iodo.

Na estomatite causada por trauma pode ser necessário ter atenção aos dentes. Em todos os casos, alimentos palatáveis e macios devem ser oferecidos e é possível recorrer à alimentação por sonda gástrica ou intravenosa em casos graves e de curso prolongado. Se a doença for infecciosa, deve-se ter cuidado para assegurar que ela não seja transmitida pelas mãos ou por aplicação de medicações orais.

REFERÊNCIAS BIBLIOGRÁFICAS

1. Fuller MC, et al. Can Vet J. 2007;48:845.
2. Jans HWA, et al. Tijdschr Diergeneeskd. 2008;133:424.
3. Campbell JR, et al. Bovine Practitioner. 2013;47:36.
4. Johnson PJ, et al. Equine Vet Educ. 2012;24:182.
5. Mohammadi G, et al. Iranian J Vet Sci Technol. 2009;1:47.

Doenças dos dentes

As enfermidades cirúrgicas dos dentes dos animais são apresentadas em livros de cirurgia. Alguns dos aspectos clínicos das enfermidades dentárias dos animais de fazenda são descritos a seguir.

Etiologia

As causas podem ser congênitas ou adquiridas.

Defeitos congênitos

- Poliodontia (número excessivo de dentes) ocorre em muitas espécies. É detectada em 2,3% dos jumentos[1]
- Maloclusão de grau suficiente para interferir na preensão e mastigação
- Coloração castanho-avermelhada pela porfirinúria hereditária dos bovinos
- Formação defeituosa do esmalte de todos os dentes combinado à mobilidade excessiva das articulações como um defeito hereditário do metabolismo do colágeno em bovinos da raça Frísio-Holandês identificado como osteogênese imperfeita. Os dentes têm coloração rosa e aparência anormal. Esse defeito também foi relatado em um potro com epiteliogênese imperfeita grave.

Fluorose dentária

Os dentes são lesionados antes da erupção e apresentam erosão do esmalte.

Erosão do esmalte

A alimentação com subprodutos ácidos – como resíduo de fabricação de conserva de batata-doce, que é ácido em razão da presença de ácido láctico – pode causar erosão do esmalte dos incisivos de bovinos. A exposição *in vitro* dos dentes incisivos a sobrenadante de resíduo de conservas ou ácido láctico a um pH de 3,2 resultou na remoção do cálcio da superfície do esmalte dos dentes de bovinos. A neutralização dos resíduos de conserva a um pH de 5,5 não causou lesões detectáveis nos dentes. A alimentação de bovinos com silagem muito compactada também está associada à perda do esmalte dos incisivos ou a desgaste excessivo dos incisivos.

Desgaste prematuro e perda de dentes em ovinos (doença periodontal)

A perda prematura dos dentes incisivos ou "boca quebrada" causa preocupação em razão da idade precoce com a qual os ovinos afetados precisam ser descartados. A boca quebrada é uma doença inflamatória crônica dos tecidos de sustentação dos dentes. Entre 60 e 70% das ovelhas enviadas a abatedouros na Inglaterra e na Escócia têm amolecimento ou perda de dentes incisivos. A boca quebrada é geograficamente específica e parece que, uma vez estabelecida em uma propriedade, os animais estão permanentemente suscetíveis. Muitos ovinos são descartados antes do final da sua vida reprodutiva em razão da ocorrência de boca quebrada. O problema é particularmente grave na Nova Zelândia e na região montanhosa da Escócia. A causa não é conhecida, mas fatores ambientais que resultam em doença periodontal, provavelmente, são importantes. A boca quebrada é associada à flora bacteriana anormal na região, com os ovinos afetados apresentando predominância de *Mannheimia ruminalis* e *Moraxella caprae*, quando comparados a ovinos com a boca saudável.[2] *Porphyromonas* (*Bacteroides*) *gingivalis*, um organismo que é encontrado na placa de dentes de ovinos, foi encontrado com mais frequência nos animais acometidos, quando comparado aos animais não afetados. A profundidade da fenda gengival de ovinos é hereditária e, possivelmente, as fendas mais profundas albergam uma maior quantidade de bactérias patogênicas para a região periodontal, de maneira que quando os animais são expostos a um ambiente propício ao desenvolvimento de boca quebrada, eles se tornam mais suscetíveis às alterações. Embora as deficiências nutricionais e minerais influenciem o desenvolvimento dos dentes e sua erupção em ovinos, não há diferença significativa nos teores de cálcio e de fósforo entre animais provenientes de populações de ovinos controle e afetadas. Planos nutricionais deficientes retardaram a erupção dos dentes permanentes e o crescimento mandibular, mas essas alterações não são vistas em ovinos com boca quebrada. A ocorrência dessa doença periodontal é maior em regiões com alguns tipos de solo que em outros. A ingestão de material irritante, como areia ou gramíneas com espinhos, foi sugerida como causa, mas ela é considerada uma complicação secundária de uma enfermidade preexistente.

Outra doença dentária de ovinos também é relatada em larga escala na Nova Zelândia. Há desgaste excessivo dos dentes decíduos, mas sem alterações na taxa de desgaste dos dentes molares. O desgaste dos incisivos é episódico, não é causado por qualquer alteração nos tecidos de suporte, e não há modificação na resistência intrínseca ao desgaste dos dentes incicivos. A doença não é relacionada a uma ingestão dietética inadequada de cobre ou de vitamina D, e acredita-se que seja causada pela ingestão de partículas de solo. As duas doenças da Nova Zelândia não ocorrem simultaneamente e, aparentemente, não apresentam efeitos no escore de condição corporal. Cistos dentígeros foram descritos em ovelhas na Ilha Sul da Nova Zelândia, com prevalência de 0,91%.

Patogênese

Há algumas limitações no uso do número de incisivos para determinar a idade em ovinos. Em rebanhos de fêmeas ovinas com diversas idades, a mediana da idade nos quais dois, quatro, seis e oito incisivos nascem é de 15, 23, 30 e 42 meses de idade, respectivamente. Ocorrerão erros, caso se assuma que todas as ovelhas ganham um par de incisivos permanentes a intervalos anuais entre 1,5 e 4,5 anos de idade.

Na doença periodontal, ou doença da boca quebrada de ovinos, a lesão primária é uma gengivite aguda ao redor dos incisivos permanentes e pré-molares no momento da erupção. Essa gengivite aguda cede, tornando-se crônica, e com acúmulo de uma placa subgengival. Em algumas propriedades, por motivos ainda não compreendidos, essa gengivite penetra nos alvéolos, causando periodontite grave e, eventualmente, perda de dentes. A gravidade da gengivite pode variar entre as propriedades. A doença tem natureza episódica, com incidentes inflamatórios agudos discretos, levando à lesão periodontal que pode se resolver com cicatrização. O equilíbrio entre a reparação e os muitos episódios agudos, de curto e longo prazo, provavelmente contribuem para a ampla variação na incidência e na idade de início da perda dentária tanto dentro quanto entre rebanhos. A doença periodontal inflamatória afeta de forma marcante a mobilidade dos dentes. As fibrilas de colágeno que dão suporte aos dentes se tornam anormais. A bolsa periodontal, mais profunda como resultado da inflamação, remove a principal área de suporte dos dentes, e cargas anormais são aplicadas às fibras mais profundas dentro do tecido. Embora os dentes incisivos em geral sejam mais gravemente afetados, os pré-molares e os molares também estão envolvidos. Em algumas circunstâncias pouco habituais, a gengivite parece ter origem em um depósito excessivo de cálculos dentários. Na doença que ocorre na Escócia, há perda óssea alveolar local, entretanto, não há deficiência esquelética geral concomitante.

Achados clínicos

A evidência mais óbvia da doença da boca quebrada é a perda de incisivos, que normalmente ocorre em ovinos entre 3,5 e 6,6 anos de idade; ovinos normais sem boca quebrada manterão seus incisivos além dos 7 anos de idade. Muitos índices de saúde dentária podem ajudar a avaliar a quantidade de gengivite, a mobilidade dentária, a retração da gengiva e a formação de bolsas. A gengivite é caracterizada por avermelhamento e edema da borda da gengiva. Sangramento das gengivas também é uma característica. A gengivite clínica é evidente assim que ocorre a erupção dos dentes permanentes. A gengivite crônica resulta retração da margem das gengivas; perda da sua forma normal e fibrose da gengiva. Cerca de 1 ano antes da perda dentária, a lesão tecidual ao redor dos incisivos leva ao aprofundamento do sulco gengival e à formação de bolsas, que são imediatamente detectadas pelo uso de uma sonda graduada para mensuração dos dentes. O sulco normal mede 0,5 a 1 mm de profundidade na região labial, e até 4 mm de profundidade na região lingual; as bolsas podem ter mais de 1 cm de profundidade antes da perda dentária. O alongamento da coroa, protrusão, hemorragia, afrouxamento e periodontite lingual são característicos. Se os ovinos afetados com a doença periodontal boca quebrada forem examinados no decorrer de um período de 12 meses, apenas alguns animais apresentarão destruição clinicamente relevante. A relação entre a doença periodontal e o escore de condição corporal em ovinos é variável.

A inanição secundária ocorre mesmo com disponibilidade total de alimentos. A inspeção da boca pode revelar os dentes incisivos desgastados ou lesionados, mas os dentes molares não são inspecionados com facilidade nos animais vivos, portanto, as lesões dentárias podem ser negligenciadas. Uma vez que é comum verificar que tanto os incisivos quanto os molares estão afetados, a lesão nos dentes incisivos deve levar o clínico a suspeitar da presença de doença também nos dentes molares.

Bovinos alimentados com resíduos de conserva de batata-doce desenvolvem dentes enegrecidos, manchados, com erosão grave do esmalte.

Um levantamento realizado em abatedouro de defeitos dentários em vacas descartadas, todas com mais de 30 meses de idade, revelou que 14,6% apresentavam perda de um ou mais incisivos, cuja maior parte era de perdas adquiridas. A rotação e a sobreposição dos dentes rostrais eram comuns, assim como o atrito. A ausência congênita dos primeiros pré-molares inferiores; a ausência de outros dentes; espaços interdentários grandes e, com frequência, múltiplos, e alguns casos de macrodontia, cáries, defeitos múltiplos e fraturas foram observados nas arcadas dos pré-molares e molares. Houve também alguns padrões incomuns de atrito em pré-molares e molares, com frequência atribuídas à maloclusão, sendo o resultado de uma delas a formação de um gancho na extremidade posterior do terceiro molar maxilar.

Patologia clínica

Nenhum achado é definitivo.

Tratamento e controle

Não há medidas de tratamento e de controle confiáveis nos casos de boca quebrada em ovinos. O uso de próteses dentárias coladas aos incisivos, quando a ovelha ainda tem três pares de incisivos no lugar, está sendo investigado. O uso de antimicrobianos foi proposto para o controle da gengivite, mas, aparentemente, não há efeito sobre as doenças periodontais. O corte dos dentes incisivos de ovelhas para controlar a perda prematura foi avaliado, mas a prática foi banida do Reino Unido.

REFERÊNCIAS BIBLIOGRÁFICAS

1. Rodrigues JB, et al. Equine Vet Educ. 2013;25:363.
2. Riggio MP, et al. Vet Microbiol. 2013;166:664.

Doenças das glândulas salivares parotídeas

Incluem parotidite, que pode ser séptica ou associada à sialolitíase, anormalidades congênitas – incluindo remanescentes de cisto braquial, neoplasia e trauma. A inflamação das glândulas salivares (sialoadenite) pode ser secundária à sialolitíase.

Etiologia

A parotidite pode ser parenquimatosa, quando o tecido glandular está difusamente inflamado ou um processo supurativo local. Não há causas específicas em animais de fazenda, com casos ocorrendo apenas esporadicamente e, em geral, sendo causados por infecção local oriunda do sangue, pela contaminação dos ductos salivares em casos de estomatite, por irritação do ducto por arestas de forrageira, ou por cálculos salivares. A avitaminose A, com frequência, parece ser um fator predisponente em bovinos.

A sialoadenite séptica em equinos é uma doença incomum que causa dor, inapetência, disfagia e aumento de volume localizado das glândulas salivares parotídeas ou submandibulares.[1] Alguns casos (um terço) são associados à presença de sialolitíase.[1] Os sialólitos podem se formar ao redor de corpos estranhos, como sementes de forrageiras ou grãos.[2]

Lesões supurativas locais são causadas, em geral, por feridas penetrantes ou por extensão de celulite retrofaríngea ou abscesso em linfonodo. Neoplasia das glândulas parotídeas em bovinos, equinos e ovinos ocorre tanto como tumor primário (adenocarcinoma e tumor de bainha nervosa periférica), manifestação de um tumor sistêmico (linfoma), ou por extensão local de neoplasia de uma estrutura adjacente, como carcinoma de células escamosas ocular.[3-7] Trauma pode lesionar as glândulas ou ductos de drenagem.[8]

Patogênese

Na maioria dos casos, apenas uma glândula está envolvida. Não há perda da função salivar e os sinais são restritos àqueles relativos à inflamação da glândula

Achados clínicos

Nos estágios iniciais, há aumento de volume difuso da glândula, acompanhado por calor e dor à palpação. A dor pode interferir na mastigação e na deglutição e induzir o posicionamento anormal da cabeça e reação de sensibilidade quando são feitas tentativas de mover a cabeça. Pode haver edema local marcante em casos graves. A parotidite parenquimatosa difusa normalmente cede ao tratamento sistêmico e local em alguns dias, mas as lesões supurativas podem fistular externamente e formar fístulas salivares permanentes.

O exame deve incluir a avaliação cuidadosa da cavidade oral e o exame ultrassonográfico da glândula e dos ductos associados.[1] O tratamento de sialolitíase séptica inclui a correção do defeito subjacente (dentição anormal ou sialolitíase) e a administração de antimicrobianos.

Patologia clínica

O exame bacteriológico do pus que drena dos abscessos em equinos revela a presença de *Fusobacterium* sp. e de uma variedade de outras bactérias.[1]

Achados de necropsia

As mortes raramente ocorrem, e os achados de necropsia estão restritos ao envolvimento local da glândula ou às lesões primárias em outros locais, no caso de parotidite secundária.

Diagnóstico diferencial

- A palpação cuidadosa é necessária para diferenciar a parotidite da linfadenite, de abscessos na região da garganta e de metástases para os linfonodos parotídeos em casos de carcinoma ocular ou de linfoma mandibular em bovinos
- A inflamação flegmonosa aguda da garganta é relativamente comum em bovinos e é acompanhada por febre alta, toxemia grave e morte rápida. Ela pode ser confundida com parotidite aguda, mas o aumento de volume é mais difuso e causa obstrução marcante, que impede a deglutição e a respiração.

Tratamento

O tratamento sistêmico com sulfonamidas ou antibióticos é necessário em casos agudos, principalmente se houver reação sistêmica. Pode ser necessário drenar os abcessos. Uma sequela comum é a fístula salivar.

REFERÊNCIAS BIBLIOGRÁFICAS

1. Kilcoyne I, et al. Equine Vet J. 2015;47:54.
2. Al-Sobayil FA, et al. J Equine Vet Sci. 2008;28:437.
3. dos Anjos BL, et al. Acta Scientiae Veterinariae. 2010; 38:315.
4. Salgado BS, et al. Vet Clin Pathol. 2012;41:424.
5. McConnell EJ, et al. Equine Vet Educ. 2014;26:610.
6. Elce YA, et al. Equine Vet Educ. 2011;23:496.
7. Kegler K, et al. J Comp Pathol. 2014;150:382.
8. Lempe A, et al. Vet Surg. 2012;41:536.

DOENÇAS DA FARINGE E DO ESÔFAGO

Faringite

É a inflamação da faringe, caracterizada clinicamente por tosse, aumento de volume doloroso e apetite variável. Em casos graves, podem ocorrer regurgitação através das narinas e sialorreia.

Etiologia

A faringite em animais de fazenda normalmente tem origem traumática. A forma infecciosa, com frequência, é parte de uma síndrome com outros sinais clínicos mais evidentes.

- Causas físicas:
  - Lesão provocada pelo uso de pistolas de medicação oral ou para aplicação de beberagem, ou após intubação endotraqueal. Em bezerros com peso corporal mínimo, a administração intrarruminal de anti-helmínticos em cápsulas em espiral também foi associada a perfuração faríngea e esofágica
  - Administração inadequada de ímãs reticulares, resultando na formação de abscesso retrofaríngeo
  - Administração acidental ou ingestão de substâncias irritantes, ou quentes ou frias
  - Corpos estranhos, incluindo talos de forrageiras e de cereais, arames, ossos e cápsulas de gelatina alojadas na faringe ou no divertículo suprafaríngeo de suínos
- Causas infecciosas:
  - Bovinos:
    - Necrobacilose oral e actinobacilose com a formação de um granuloma, diferentemente da forma mais comum de linfadenite
    - Rinotraqueíte infecciosa bovina
    - Fleimão faríngeo ou celulite intermandibular é uma necrose grave, com frequência fatal, da parede da faringe e dos tecidos perifaríngeos sem, na verdade, causar faringite. *F. necrophorum* é comumente isolado das lesões
  - Equinos:
    - Como parte do garrotilho ou da infecção por antraz
    - Infecções virais do trato respiratório superior, incluindo herpes vírus tipo 1 equino, tosse de Hoppengarten, vírus da parainfluenza, adenovírus, rinovírus, arterite viral e influenza-1A/E1 e -1A/E2, causam faringite
    - Faringite folicular crônica com hiperplasia de tecidos linfoides na mucosa faríngea, dando a ela um aspecto granular ou nodular, com pontos esbranquiçados nos folículos linfoides[1]
  - Suínos:
    - Como parte do antraz nessa espécie e em alguns surtos de doença de Aujeszky.

Patogênese

A inflamação da faringe é caracterizada por aumento de volume doloroso e relutância em se alimentar. Se o aumento de volume da mucosa e da parede forem graves, pode haver obstrução virtual da faringe. Isso é especialmente verdadeiro se os linfonodos retrofaríngeos estiverem aumentados, como é provável que ocorra em infecções virais em equinos, como rinovírus.

Em casos de trauma causado pelo uso de pistolas de administração oral em bovinos de engorda tratados para doença respiratória com bolus de sulfonamidas, as perfurações da faringe e do esôfago podem ocorrer com o desenvolvimento de divertículos periesofágicos, com acúmulo de conteúdo ruminal e celulite. A administração inadequada de ímãs em vacas maduras pode resultar na formação de abscesso retrofaríngeo.

A hiperplasia linfoide faríngea em equinos pode ser classificada em quatro graus de gravidade (I-IV), com base no tamanho dos folículos linfoides e na sua distribuição na parede da faringe.[2]

Achados clínicos

O animal pode ser recusar a comer ou a beber, ou ele pode apresentar relutância em deglutir, com evidências de dor. O animal pode manifestar dor à abertura da mandíbula para o exame da cavidade oral, e a compressão manual externa da garganta causa tosse paroxística. Pode haver secreção nasal mucopurulenta, que algumas vezes contém sangue, tosse espontânea e, em casos graves, a regurgitação de líquido e de alimentos através das narinas. Administrar medicação oral em tais casos pode ser impossível. Os animais afetados, com frequência, permanecem em posição quadrupedal com a cabeça estendida, apresentam sialorreia e movimentam a mandíbula com frequência. Se o aumento de volume local for intenso, pode haver obstrução da respiração e aumento de volume visível da região da garganta. Os linfonodos retrofaríngeos e parotídeos comumente apresentam aumento de volume.

No *"fleimão faríngeo"* em bovinos, há início agudo de febre alta (41 a 41,5°C), frequência cardíaca rápida, depressão profunda e aumento de volume intenso dos tecidos moles nas regiões interna e posterior da mandíbula, até o ponto de ocorrer dispneia acentuada. A morte normalmente ocorre 36 a 48 h após o início dos primeiros sinais de enfermidade.

Na *faringite traumática de bovinos*, a inspeção da faringe através da cavidade oral revela hiperemia, hiperplasia linfoide e erosões cobertas por membranas diftéricas. Lacerações faríngeas são visíveis, e a palpação dessas indica a presença de conteúdo ruminal acumulado no divertículo em ambos os lados da glote. A palpação externa do aspecto mais proximal do pescoço revela aumento de volume firme, que representa o divertículo que compreende o conteúdo ruminal. Um abscesso retrofaríngeo secundário à administração inadequada de ímãs pode resultar em aumento de volume marcante, difuso e doloroso da região cervical cranial. A avaliação ultrassonográfica do aumento de volume pode revelar a presença do ímã dentro do abscesso.

A *palpação da faringe* pode ser realizada em bovinos com o uso de um abre-bocas, caso haja suspeita de um corpo estranho, e a avaliação endoscópica através da cavidade nasal é possível em equinos.

A maioria dos casos agudos se recupera em alguns dias, mas os casos crônicos podem persistir por muitas semanas, principalmente se houver ulceração, um corpo estranho persistente ou a formação de um abscesso.

Hiperplasia linfoide faríngea é a anormalidade mais comumente reconhecida no trato respiratório superior dos equinos.[2-4] O distúrbio é caracterizado por hiperplasia crônica de tecido linfoide na faringe de equinos jovens, evidente como múltiplos nódulos elevados que normalmente coalescem na faringe. Até 60% dos equinos da raça Puro-sangue Inglês são afetados, sem associação aparente com o desempenho atlético.[2] A enfermidade não é relacionada a outras anormalidades do trato respiratório superior em cavalos de esporte.[3] Caso uma infecção bacteriana secundária esteja presente, é possível verificar a presença de um exsudato purulento na mucosa faríngea e nas narinas.

Patologia clínica

A avaliação da secreção nasal ou de suabes realizados em lesões orais que acompanham o quadro clínico podem colaborar na identificação do agente causal. *Moraxella* spp. e *Streptococcus zooepidemicus* podem ser isolados em grande número de equinos com hiperplasia folicular linfoide graus III e IV.

Achados de necropsia

As mortes são raras na faringite primária e o exame necroscópico, normalmente, é realizado apenas naqueles animais que vieram a óbito em decorrência de doenças específicas. No fleimão faríngeo há edema, hemorragia e abscedação da área afetada, e na incisão da região verifica-se a presença de um líquido fétido, podendo haver também a eliminação de gás.

Diagnóstico diferencial

- A faringite se manifesta pelo início agudo de dor local
- Na paralisia de faringe, o início, normalmente, é lento
- A obstrução aguda por um corpo estranho pode ocorrer rapidamente e causar distúrbio grave e contínuo, com tosse para a expulsão, mas sem sinais sistêmicos
- A avaliação endoscópica da membrana mucosa faríngea, com frequência, é diagnóstica.

Tratamento

A enfermidade primária deve ser tratada normalmente por via parenteral, pelo uso de antimicrobianos. O fleimão faríngeo em bovinos, com frequência, é fatal e, portanto, o uso precoce e intensivo de antimicrobianos é indicado.

A hiperplasia linfoide faríngea, em geral, não é suscetível a antimicrobianos ou à terapia clínica, e se resolve conforme os equinos jovens amadurecem.

REFERÊNCIAS BIBLIOGRÁFICAS

1. Koblinger K, et al. J Vet Intern Med. 2011;25:1118.
2. Saulez MN, et al. Vet Rec. 2009;165:431.
3. Van Erck E. Equine Vet J. 2011;43:18.
4. Barnett TP, et al. Equine Vet J. 2013;45:593.

Obstrução faríngea

É acompanhada por respiração estertorosa, tosse e dificuldade de deglutição.

Etiologia

Corpos estranhos ou aumentos de volume do tecido são as causas mais comuns.

Corpos estranhos

Incluem ossos, espigas de milho e pedaços de arame. Embora os equinos sejam considerados animais com paladar mais seletivo em comparação aos bovinos, eles ocasionalmente irão ingerir pedaços de metal enquanto se alimentam.

Aumento de volume tecidual

- Bovinos:
  - Linfadenopatia retrofaríngea ou abscessos causados por tuberculose, actinobacilose ou leucose viral bovina
  - Pólipos fibrosos ou mucoides normalmente são pedunculados em decorrência da tração durante a deglutição, e podem causar obstrução intermitente das vias respiratórias e da passagem de alimentos
- Equinos:
  - Hiperplasia de linfonodos retrofaríngeos e granulomas linfoides como parte da hiperplasia folicular linfoide faríngea
  - Abscesso retrofaríngeo e celulite
  - Linfadenite retrofaríngea causada por garrotilho
  - Cistos faríngeos na região subepiglótica da faringe, provavelmente com origem no ducto tireoglosso, e fibroma; cistos similares ocorrem também no palato mole e dorso da faringe, sendo este último, provavelmente, remanescente do ducto craniofaríngeo
  - Cistos dermoides e tireoide de animais com bócio
- Suínos:
  - Aumento de volume linfoide difuso na parede da faringe e no palato mole
  - Compactação por alimentos ou por corpo estranho no divertículo suprafaríngeo.

Patogênese

A diminuição do calibre do lúmen da faringe interfere na deglutição e na respiração.

Achados clínicos

Há dificuldade de deglutição e os animais podem estar famintos o suficiente para comer, mas quando tentam deglutir, não conseguem fazê-lo, e o alimento é eliminado pela boca em um episódio de tosse. A ingestão de água, em geral, é bem-sucedida. Não há dilatação do esôfago e, normalmente, há pouca ou nenhuma regurgitação através das narinas. Apresenta sinais óbvios de ronco inspiratório, com frequência, alto o suficiente para ser ouvido à alguma distância. A inspiração é prolongada e acompanhada por esforço abdominal marcante. A auscultação sobre a região da faringe revela estertor inspiratório alto. O exame manual da faringe pode revelar a natureza da lesão, mas o exame com endoscópio de fibra óptica, provavelmente, é muito mais informativo. Quando a doença apresenta um curso longo, normalmente ocorre emaciação. A introdução de uma sonda nasal pode causar a ruptura de linfonodos abscedados, resultando em pneumonia aspirativa.

Em equinos com corpos estranhos metálicos na cavidade faríngea, os sinais clínicos incluem secreção nasal purulenta, disfagia, halitose, alterações na fonação, laceração da língua e respiração estertorosa. Em estudos de caso, a maioria dos equinos apresentava sinais clínicos há mais de 2 semanas, e foi tratada com antimicrobianos, apresentando apenas melhora temporária.

Patologia clínica

O teste de tuberculina deve ser indicado em casos de bovinos que vivem em regiões endêmicas para tuberculose. Suabes nasais podem conter *S. equi* quando há linfadenite por estreptococos em equinos.

Achados de necropsia

As mortes são raras e, em casos fatais, as lesões físicas são evidentes.

Diagnóstico diferencial

- Os sinais da enfermidade primária podem auxiliar no diagnóstico de tuberculose, actinobacilose e garrotilho
- A faringite é acompanhada por dor grave; sinais sistêmicos são comuns, e normalmente há estertor
- É particularmente importante diferenciar obstrução de paralisia faríngea quando há ocorrência de raiva na região. A obstrução esofágica também é acompanhada por rejeição do alimento ingerido, mas não há dispneia. A estenose laríngea pode causar um estertor comparável, mas a deglutição não é prejudicada. Obstrução nasal manifesta-se por respiração ruidosa, mas o volume de ar inspirado por uma ou ambas as narinas é menor e o ruído respiratório é mais sibilante do que um ronco
- A radiografia é útil para a identificação de corpos estranhos metálicos.

Tratamento

A remoção de um corpo estranho pode ser conseguida através da boca. O tratamento de linfadenite causada por actinobacilose utilizando iodeto, normalmente, é bem-sucedido e algum grau de diminuição no tamanho, com frequência, ocorre quando há aumento de volume das glândulas em casos de tuberculose, embora a recuperação completa seja improvável. O tratamento com penicilina parenteral em casos de abscessos por garrotilho pode afetar a cura. O tratamento cirúrgico obteve alta taxa de sucesso em casos de abscessos retrofaríngeos mediais.

Paralisia faríngea

Manifesta-se pela incapacidade de deglutir e pela ausência de sinais de dor e de obstrução respiratória.

Etiologia

A paralisia faríngea ocorre esporadicamente, causada por lesão nervosa periférica e em alguns casos de encefalite com lesão central.

Lesão nervosa periférica

- Infecção de bolsa gutural em equinos
- Trauma na região da garganta

Secundário a doenças específicas

- Raiva e outras encefalites
- Botulismo
- Doença do cavalo africano
- Como uma enfermidade idiopática em potros neonatos.[1]

Patogênese

A incapacidade de deglutir e a regurgitação são as principais manifestações da doença.

Pode haver uma associação com paralisia laríngea, acompanhada por "rugidos". A condição conhecida como "queda de conteúdo ruminal pela boca" em bovinos pode decorrer de uma paralisia faríngea parcial em razão da dificuldade em controlar o bolo alimentar regurgitado que, com frequência, cai da boca. Nessas circunstâncias, há possibilidade de desenvolvimento de pneumonia aspirativa.

Achados clínicos

O animal, normalmente, apresenta-se faminto, mas durante a preensão de alimentos e de água, as tentativas de deglutir são seguidas por queda do alimento da boca, tosse e pela expulsão de alimentos ou regurgitação através das narinas. A salivação ocorre constantemente e a deglutição não pode ser estimulada pela compressão externa da faringe. O reflexo de deglutição é complexo, e controlado por alguns nervos, portanto, pode-se esperar uma ampla variedade dos sinais, dependendo de qual nervo está envolvido e em qual grau. Há perda rápida de condição corporal e desidratação. Os sinais clínicos da doença primária podem ser evidentes, mas em casos de paralisia faríngea primária, não há reação sistêmica. Pneumonia pode ocorrer pela aspiração de conteúdo alimentar para os pulmões, e produz sons de gorgolejar altos à auscultação.

Na "queda de conteúdo ruminal pela boca" em bovinos, os animais são normais, exceto pelos bolos alimentares regurgitados que caem da boca, normalmente formando discos achatados de material fibroso. Os animais afetados podem perder peso, mas a condição costuma ser transitória, durando apenas alguns dias. Em contrapartida, a paralisia faríngea completa em geral é permanente e fatal.

A disfunção faríngea em potros neonatos é caracterizada pela incapacidade de mamar, com eliminação de leite pelas narinas. Os potros afetados, com frequência, são prematuros ou apresentam sinais de síndrome do mau ajustamento neonatal. Os testes diagnósticos, incluindo estudos de imagem, não revelam anormalidades além da faringe flácida, deslocamento dorsal do palato mole frequente, paralisia laríngea (unilateral ou bilateral) e incapacidade de deglutir.[1]

Patologia clínica

O uso de avaliações clinicopatológicas é restrito à identificação de enfermidades primárias específicas.

Achados de necropsia

Se a lesão primária for física, ela pode ser detectada ao exame macroscópico.

Diagnóstico diferencial

- Em todas as espécies, com frequência, a primeiro impressão clínica é de que há presença de um corpo estranho na boca ou na faringe, e isso pode ser determinado apenas pelo exame físico
- A paralisia faríngea é um sinal típico na raiva e no botulismo, mas há outros sinais clínicos que sugerem a presença dessas enfermidades
- A disfagia neonatal em potros resulta de fenda palatina ou de massas no palato mole, doença esofágica, incluindo megaesôfago ou estenose esofágica, ou doença muscular primária ou neurológica central, incluindo paralisia periódica hiperpotassêmica[1]
- A ausência de dor e de obstrução esofágica normalmente constituem evidência suficiente para eliminar a possibilidade de faringite ou obstrução faríngea
- A avaliação endoscópica das bolsas guturais é um auxílio diagnóstico útil em equinos.

Tratamento

É de suporte na maioria dos casos, adicional ao manejo de qualquer enfermidade desencadeante, tal como infecção das bolas guturais. A alimentação por sondagem nasogástrica permite recuperar a capacidade de deglutir na maioria dos potros afetados (> 90%) em 7 a 10 dias.

REFERÊNCIA BIBLIOGRÁFICA

1. Holcombe SJ, et al. Equine Vet J. 2012;44:105.

Esofagite

A inflamação do esôfago inicialmente é acompanhada por sinais clínicos de espasmo e de obstrução, dor à deglutição e à palpação e regurgitação de material pegajoso e tingido por sangue.

Etiologia

A esofagite primária causada pela ingestão de irritantes químicos e físicos normalmente é acompanhada por estomatite e faringite. Podem ocorrer laceração da mucosa por corpos estranhos ou a complicação da intubação nasogástrica. A intubação nasogástrica, quando realizada em equinos para o exame de cólica, é associada a um maior risco de lesão faríngea e esofágica. Esse fato pode estar relacionado ao uso de sondas de maior diâmetro para fornecer uma descompressão gástrica mais efetiva, pela maior duração da intubação em alguns equinos ou pela presença de dilatação gástrica resultando em maior resistência à passagem da sonda pelo cárdia.[1] Em uma série de seis equinos com trauma esofágico, as lesões foram detectadas a 5 e a 20 cm da abertura esofágica cranial.

A morte de larvas de *Hypoderma lineatum* na submucosa do esôfago de bovinos pode causar inflamação local aguda e gangrena subsequente. A inflamação do esôfago ocorre comumente em muitas enfermidades específicas, sobretudo naquelas que causam estomatite, mas os outros sinais clínicos da doença predominam sobre os sinais da esofagite.

Patogênese

A inflamação do esôfago combinada ao edema local e ao aumento de volume resulta em obstrução funcional e em dificuldade de deglutição.

Achados clínicos

Na esofagite aguda, há salivação e tentativas de deglutir que causam dor intensa, particularmente em equinos. Em alguns casos, as tentativas de deglutir são seguidas por regurgitação e tosse, dor, mímica de vômito e contrações vigorosas dos músculos cervicais e abdominais. Se a esofagite for na região cervical, a palpação da fossa jugular causa dor e os tecidos edemaciados ao redor do esôfago podem ser palpáveis. Em doenças específicas, como doença das mucosas e febre catarral maligna de bovinos, não há sinais clínicos evidentes de esofagite, uma vez que as lesões são predominantemente erosivas. A endoscopia esofágica normalmente irá revelar a localização e a gravidade da lesão.

Patologia clínica

Na esofagite grave de origem traumática pode ocorrer uma eosinofilia marcante que sugere inflamação ativa.

Achados de necropsia

Os achados patológicos são restritos àqueles que pertencem às muitas doenças específicas que cursam com esofagite. Nas lesões traumáticas ou naquelas causadas por substâncias irritantes, há edema macroscópico e, em alguns casos, perfuração.

Diagnóstico diferencial

- A esofagite deve ser diferenciada da faringite, na qual as tentativas de deglutição não são tão marcantes e a tosse tem maior probabilidade de ocorrer. A palpação também pode ajudar a localizar a lesão; entretanto, a faringite e a esofagite em geral ocorrem concomitantemente.

Tratamento

Deve-se estabelecer jejum alimentar por 2 a 3 dias e a terapia hidreletrolítica pode ser necessária por muitos dias. Antimicrobianos parenterais são indicados, especialmente se ocorreram laceração e perfuração. A reintrodução de alimentos deve ser monitorada com cuidado, e todos os constituintes da dieta devem ser umedecidos para evitar o possível acúmulo de alimentos secos no esôfago, que pode não estar completamente funcional.

Ruptura esofágica

Normalmente é traumática e pode representar risco à vida do animal.

Etiologia

A ruptura esofágica decorre da isquemia localizada e da necrose secundárias à compactação ou obstrução prolongadas por corpos estranhos ou material alimentar, trauma externo, intubação nasogástrica e perfuração de úlceras em equinos e em bovinos, bem como por morte de larvas de *Hypoderma lineatum* em bovinos. Em uma série de seis equinos com trauma esofágico, as lesões foram detectadas a 5 e a 20 cm da abertura esofágica cranial. Ruptura espontânea pode ocorrer em equinos com hipertrofia muscular idiopática do esôfago.[1] A taxa de mortalidade é alta, chegando a 100% dos equinos tratados de forma conservadora (sem cirurgia), e um pouco melhor para equinos submetidos à intervenção cirúrgica precocemente no curso da doença.[2,3]

A administração de bolus de anti-helmínticos de liberação prolongada a bezerros jovens sem porte suficiente pode causar lesão esofágica e perfuração. Os bolus têm 8,5 cm de comprimento e 2,5 cm de diâmetro e os bezerros devem pesar 100 a 150 kg. O peso corporal mínimo para o uso desses bolus é de 100 kg, mas, no estudo, alguns bezerros eram mais jovens que a idade recomendada e também eram muito reativos ao manejo, o que pode ter contribuído para a lesão.

Patogênese

A lesão traumática do esôfago resulta em edema, hemorragia, laceração da mucosa e, possivelmente, perfuração do esôfago, resultando em celulite periesofágica, que se dissemina proximal e distalmente ao longo dos planos fasciais do esôfago, a partir do local da perfuração. A perfuração do esôfago torácico pode resultar em pleurite grave e fatal. Há edema extenso e acúmulo de conteúdo alimentar deglutido e regurgitado, juntamente com gás. A celulite extensa e a presença de ingesta resultam em toxemia grave, e a disfagia pode causar pneumonia aspirativa.

Achados clínicos

Na lesão aguda do esôfago, há salivação e tentativas de deglutir que causam dor intensa, principalmente em equinos. Em alguns casos, as tentativas de deglutir são seguidas por regurgitação e tosse, dor, mímica de vômito e contrações vigorosas dos músculos cervicais e abdominais. Sialorreia intensa, bruxismo, tosse e secreção nasal profusa são comuns em equinos com trauma esofágico, como resultado de complicação por sondagem nasogástrica. Pode ocorrer regurgitação, com o material regurgitado apresentando muco e sangue fresco.

Se ocorrer ruptura esofágica na região cervical, a palpação do sulco da jugular causa dor, e os tecidos edemaciados ao redor do esôfago podem ser tocados. Quando ocorre perfuração, há dor local e edema, com crepitação e aumento de volume que podem, com frequência, se estender até a cabeça. A celulite cervical local pode causar ruptura através da pele e o desenvolvimento de uma fístula esofágica, ou infiltração ao longo da fáscia, resultando em obstrução compressiva do esôfago e toxemia. A perfuração do esôfago torácico pode levar a pleurite fatal. Os animais que se recuperam da lesão traumática do esôfago, normalmente, são afetados por estenose esofágica crônica, com dilatação acima da região da estenose. As fístulas em geral são persistentes, mas pode ocorrer cicatrização espontânea.

A endoscopia do esôfago costuma revelar a localização e a gravidade da lesão. Radiografias cervicais laterais podem apontar a presença de corpo estranho e de aumento de volume marcante dos tecidos moles, com presença de bolsas de gás.

Patologia clínica

Com frequência, há evidência hematológica de inflamação, desidratação, alcalose metabólica e toxemia.[2]

Achados de necropsia

Os achados macroscópicos de necropsia são consistentes com perfuração esofágica e celulite.

Diagnóstico diferencial

- Laceração traqueal e enfisema subcutâneo:
  - Feridas de pele na região da axila, com enfisema subcutâneo subsequente
  - Empiema grave das bolsas guturais
- Miosite por clostrídios secundária a feridas penetrantes ou por injeções intramusculares cervicais
- Fleimão faríngeo em bovinos.

Tratamento

O tratamento envolve a drenagem efetiva do local sobre a perfuração esofágica, prevenção de uma contaminação ainda maior, controle da infecção e da inflamação, e fornecimento de água e alimentos.

O tratamento cirúrgico envolve a fasciotomia para drenagem e para acessar o esôfago perfurado. A perfuração do esôfago é debridada por meio de uma fasciotomia ventral. A ferida da fasciotomia é tratada e manejada como uma ferida aberta. Uma sonda gástrica, de tamanho similar ao utilizado para realizar intubação nasogástrica no animal (14 a 20 mm) é inserida através de uma incisão separada na região cervical média do esôfago. Uma extremidade é posicionada no esôfago distal. O equino recebe alimentos (uma suspensão de pellets) e água através dessa sonda, e também é necessário oferecer água de beber ao animal. A sonda permanece no lugar até que a perfuração esofágica tenha cicatrizado (5 a 7 dias) e então é removida.[2,3]

A perda de saliva pode causar anormalidades importantes no equilíbrio eletrolítico e ácido-base, e os equinos devem ser suplementados com sódio e cloreto de potássio quando houver perda significativa de saliva por meio da fístula.

Antimicrobianos de amplo espectro e profilaxia para o tétano devem ser administrados. A dor e o aumento de volume podem ser controlados por meio da administração de AINE.

REFERÊNCIAS BIBLIOGRÁFICAS

1. Cathcart MP, et al. Equine Vet Educ. 2013;25:282.
2. Kruger K, et al. Equine Vet Educ. 2013;25:247.
3. Whitfeld-Cargile CM, et al. Equine Vet Educ. 2013; 25:456.

Obstrução esofágica

Pode ser aguda ou crônica, e é caracterizada clinicamente por incapacidade de deglutir, regurgitação de alimentos e de água, sialorreia contínua e timpanismo em ruminantes. Os casos agudos são acompanhados por sinais de angústia, incluindo ânsia de vômito e extensão da cabeça. Equinos com obstrução comumente regurgitam uma mistura de saliva, alimentos e água através das narinas, em razão da característica anatômica do palato mole dos equinos.

Etiologia

A obstrução pode ser *intraluminal*, quando é causada por material deglutido, ou *extraluminal*, quando é causada pela pressão de tecidos ou órgãos adjacentes sobre o esôfago. A paralisia esofágica também pode resultar em obstrução, por exemplo, em equinos com febre das pastagens.

Obstruções intraluminais

Obstruções intraluminais normalmente são causadas pela ingestão de materiais que têm tamanho inadequado e que, então, se alojam no esôfago:

- Obstruções sólidas, principalmente em bovinos, por nabos, cebolas, batatas, pêssegos, maçãs, laranjas e alimentos similares
- Cápsulas gelatinosas de 15 g em pôneis Shetland
- Alimentos são causa comum de obstrução em equinos e, ocasionalmente, em outras espécies.[1] A maioria das compactações é provocada por alimentos ingeridos de forma rotineira.[2] Polpa de beterraba umedecida de maneira inadequada, acesso inadvertido à polpa de beterraba seca e alimentos cortados em cubos ou peletizados podem causar a enfermidade em equinos, quando ingeridas de forma rápida
- Ingestão de alimentos enquanto sedado
- Corpos estranhos em equinos incluem fragmentos de madeira, bolus de antimicrobianos e fragmentos de sonda nasogástrica
- Tricobezoares podem causar obstrução esofágica em bovinos
- Frequentemente, a dentição ruim é incriminada como causa[2] e, embora plausível, não há evidências objetivas de que exista uma associação entre anormalidades dentárias e obstrução esofágica.

Obstruções extraluminais

- Aumento de volume de linfonodos no mediastino (tuberculose, neoplasia, *Rhodococcus equi, Corynebacterium* spp., garrotilho e secundário a pleurite)
- Abscesso cervical ou mediatínico

- Persistência do arco aórtico direito
- Timoma
- Megaesôfago e hipertrofia de musculatura esofágica caudal em equinos Frísios podem causar obstrução esofágica[3]
- Secundário à estenose esofágica, que pode ocorrer subsequentemente a trauma esofágico ou perfuração.[6]

Paralisia esofágica

Pode ser causada por alterações *congênitas ou adquiridas do esôfago.* Há muitos exemplos dessas anormalidades que interferem na deglutição, causando graus variados de obstrução, ainda que possa ser possível a passagem de uma sonda gástrica através do esôfago até o estômago ou rúmen.

A *paralisia esofágica*, o divertículo ou o megaesôfago foram relatados em equinos e em bovinos. A hipertrofia congênita da musculatura esofágica e a fístula esôfago-traqueal foram relatadas em bezerros. Ectasia esofágica congênita é reconhecida em potros, sendo causada pela degeneração da musculatura e diminuição do número de células ganglionares no plexo mioentérico. Disfunção esofágica congênita também ocorre em potros sem lesões histopatológicas detectáveis, mas com contrações simultâneas prolongadas em toda a extensão do esôfago.

Megaesôfago

Consiste em dilatação e atonia do corpo do esôfago, associada normalmente à função assíncrona do esôfago e do esfíncter esofágico caudal. Essa condição ocorre esporadicamente em bovinos e em equinos com doença esofágica preexistente. Normalmente, é uma afecção congênita que causa regurgitação e pneumonia aspirativa. Uma esofagite branda foi observada em alguns casos, e a estenose congênita do esôfago em potro foi associada à doença. Megaesôfago e hipertrofia muscular esofágica caudal ocorrem em equinos Frísios.[3]

Estenoses esofágicas

Resultam da deposição de tecido cicatricial ou de granulação, normalmente como consequência de lacerações prévias ou trauma ao esôfago. Elas podem ocorrer no equino adulto com histórico de obstrução prévia. Estenose esofágica que resultou em obstrução foi relatada em potros de 1 a 6 meses de idade, sem qualquer histórico de ingestão de corpo estranho. A estenose esofágica também foi descrita em uma cabra.

Outras causas de obstrução

- *Carcinoma gástrico* que causa obstrução do cárdia
- Carcinoma de células escamosas do esôfago em um equino
- Hérnia de hiato esofágica em bovinos
- Cisto paraesofágico em um equino
- Associação entre cisto traqueal e esofágico em um equino jovem
- Duplicação esofágica em um equino
- Duplicação tubular da porção cervical do esôfago em um potro
- Propulsão (puxar para fora) cranial esofágica do divertículo em um equino
- Fitobezoar esofágico em um equino
- Granuloma de mucosa esofágica
- Ruptura traumática do esôfago por lesão externa (p. ex., batida ou colisão do pescoço durante o transporte em um trailer envolvido em um acidente rodoviário ou causa similar, que leve a freada ou parada súbita) ou durante o tratamento com sonda nasogástrica
- A paralisia esofágica também pode ser associada a lesão ou encefalite, principalmente no tronco cerebral.

A *taxa de mortalidade* para uma obstrução simples tratada a campo é por volta de 2%, enquanto em casos presumivelmente mais graves tratados em centros de referência, é de aproximadamente 12%. Cerca de 8% dos casos de equinos (60 de 758) examinados por um autor em unidades de atendimento primário foram causados por obstrução esofágica.[2]

Cavalos da raça árabe e pôneis parecem ser super-representados entre os equídeos com obstrução esofágica, e cavalos Puro-sangue, sub-representados entre os equídeos com obstrução esofágica.[2,4] Não há qualquer predisposição sexual aparente. Os equídeos de qualquer idade podem ser afetados.

Patogênese

A *obstrução esofágica* resulta em incapacidade física de deglutir e, em bovinos, de eructar, levando ao desenvolvimento de timpanismo. Na obstrução aguda, há espasmo inicial no local da obstrução e movimentos de peristalse e de deglutição forçados e dolorosos. Complicações da obstrução esofágica incluem laceração e ruptura do esôfago, esofagite, constrição e estenose, além do desenvolvimento de um divertículo.

Divertículos esofágicos adquiridos podem ocorrer em equinos. Um divertículo por tração surge após a formação de cicatrizes periesofágicas e tem poucas consequências. Um divertículo por propulsão é um saco circunscrito de mucosa que protrai por meio de um defeito na camada muscular do esôfago. As causas propostas para explicar o divertículo por propulsão incluem pressão intraluminal excessiva por alimentos compactados, flutuações na pressão esofágica e trauma externo. Complicações associadas ao divertículo esofágico são peridiverticulite, aderências pulmonares, formação de abscessos e mediastinite. A estenose esofágica e subsequente obstrução secundária à compactação do divertículo também pode ocorrer.

No *megaesôfago*, o esôfago mostra-se afuncional, dilatado e preenchido por saliva, alimentos e água, o que resulta em regurgitação e pode causar pneumonia aspirativa. Ele pode ser congênito ou secundário a outras lesões e foi associado a ulcerações gástricas em potros.

Os valores normais para o perfil de pressão esofágica em equinos, vacas e ovelhas sadias foi registrado utilizando um manômetro esofágico. O corpo do esôfago de equinos e de bovinos apresenta duas regiões funcionalmente diferentes: a porção caudal e o restante do corpo do esôfago (porção cranial).

Achados clínicos

Obstrução aguda ou engasgo (choque)

Bovinos

A obstrução normalmente ocorre no esôfago cervical, logo acima da laringe, ou na entrada do tórax. As obstruções também podem ocorrer na base do coração ou no cárdia. O animal para subitamente de se alimentar e apresenta ansiedade e inquietação. Há tentativas forçadas de deglutir e regurgitação, salivação, tosse e movimentos de mastigação contínuos. Caso a obstrução seja completa, timpanismo se desenvolve rapidamente e agrava o desconforto do animal. Os movimentos ruminais são contínuos e forçados e pode haver sopro sistólico audível à auscultação cardíaca. Entretanto, raramente o timpanismo é grave a ponto de afetar seriamente o sistema cardiovascular do animal, como ocorre no timpanismo primário (espumoso) por ingestão de leguminosas.

Os sinais agudos, além do timpanismo, normalmente desaparecem dentro de algumas horas. Isso é causado por relaxamento do espasmo esofágico inicial e pode ou não ser acompanhado de movimento progressivo aboral da obstrução. Muitas obstruções se resolvem de forma espontânea, mas outras podem persistir por muitos dias a até 1 semana. Nesses casos, há *incapacidade de deglutir, salivação* e *timpanismo contínuo.* É impossível passar uma sonda nasogástrica. A obstrução persistente causa necrose da mucosa por compressão e pode resultar em perfuração ou estenose subsequente decorrente de constrições do tecido fibroso.

Equinos

Na obstrução esofágica causada por alimentos, a obstrução pode ocorrer em qualquer parte do esôfago, desde a região cervical superior até a porção torácica. A ingestão de grande quantidade de grãos ou de alimentos peletizados pode originar obstrução de uma grande porção do esôfago.

Os sinais clínicos variam de acordo com localização, natureza, extensão e duração da obstrução. Tipicamente, o principal sinal clínico é a *disfagia*, com *refluxo nasal de saliva, alimentos e água*. Os equinos afetados normalmente não tentarão mais ingerir alimentos, apenas água. A palpação externa do *esôfago cervical* pode revelar um *aumento de volume firme e cilíndrico* ao longo do trajeto cervical do esôfago, do lado esquerdo do pescoço, quando houver obstrução por alimentos.[2] Se causada por corpo estranho, tal como um pedaço de madeira, pode não haver nenhuma anormalidade palpável.

Equinos com obstrução esofágica aguda costumam ser difíceis de manejar: uma vez que os animais estão em pânico, esforçam-se para deglutir e têm mímica de vômito.[2] Com frequência, eles estendem e flexionam vigorosamente o pescoço e pateiam com os membros torácicos. Em alguns equinos, a passagem de uma sonda nasogástrica pode ser difícil, dado que eles resistem ao procedimento. Durante esses episódios de hiperatividade, eles podem apresentar sudorese profusa, taquicardia e sintomatologia semelhante à de dor abdominal. Tais sinais clínicos, ao primeiro exame, assemelham-se à cólica, mas a tentativa de passagem da sonda nasogástrica como parte do exame de um equino com cólica revela a obstrução.

A passagem da sonda nasogástrica é necessária para diagnóstico e avaliação do nível em que ocorreu a obstrução. Esse nível pode ser estimado com base no comprimento da sonda que foi passada. Deve-se ter cuidado para não empurrar a sonda abruptamente, evitando assim lesões ao esôfago. Em algumas ocasiões, o corpo estranho ou o alimento compactado irão se mover distalmente para o estômago, conforme a sonda avança com delicadeza.

A natureza da obstrução pode ser avaliada de maneira mais adequada com endoscópio de fibra óptica, mas a visualização de todo o esôfago de um equino adulto requer um endoscópio de 2,5 m de comprimento. O endoscópio possibilita determinar o limite rostral da obstrução, mas não o limite distal. A avaliação endoscópica do esôfago após o alívio da obstrução é útil para identificar qualquer anormalidade preexistente ou de lesões causadas pela obstrução. Se um equipamento radiográfico estiver disponível, radiografias laterais das regiões cervical e torácica do esôfago empregando meio de contraste, com o animal em posição quadrupedal, podem ser necessárias para determinar a extensão e a natureza da obstrução.

Obstrução persistente pode ocorrer em equinos, e animais de qualquer espécie podem vir a óbito em razão de pneumonia aspirativa ou quando a obstrução persiste por desidratação. Em *potros* com obstrução esofágica, os sinais clínicos incluem *refluxo nasal de saliva*, alimentos e leite, relutância em ingerir alimentos sólidos e dispneia, caso ocorra pneumonia aspirativa. Há perda de condição corporal se a obstrução persistir por algumas semanas. Os potros afetados podem apresentar vários episódios de engasgos nas semanas anteriores, dos quais eles, aparentemente, se recuperam de forma espontânea. A passagem de uma sonda nasogástrica pode ser possível em alguns animais, mas não em outros.

Obstrução crônica

Na obstrução crônica, os sinais de obstrução aguda não são evidentes, e em bovinos, o sinal mais precoce, em geral, é o timpanismo crônico, que frequentemente é de gravidade moderada e pode persistir por muitos dias, sem o surgimento de outros sinais. As contrações ruminais podem estar dentro dos parâmetros normais. Há o desenvolvimento de uma síndrome característica em equinos e em bovinos nos quais a obstrução é suficientemente grave para interferir na deglutição. O movimento de deglutição, em geral, é normal até que o bolo alimentar alcance o local da obstrução, quando então ele é substituído por movimentos de deglutição mais vigorosos. A dilatação do esôfago pode causar aumento de volume acentuado na base do pescoço. O material deglutido ou passa lentamente através da região estenosada, ou se acumula e, então, é regurgitado. A expulsão em jatos do material ingerido ocorre nos casos de divertículo esofágico, mas há retenção de água e impedimento à passagem de sondas gástricas. Nos estágios mais avançados, o animal pode não fazer mais tentativas de ingerir alimentos sólidos, contudo líquidos podem ser deglutidos satisfatoriamente.

Quando há *paralisia do esôfago*, assim como no megaesôfago, não ocorre regurgitação, mas o esôfago fica preenchido e extravasa, e o animal elimina saliva pela boca e pelas narinas. A aspiração para os pulmões pode ocorrer subsequentemente. A passagem de uma sonda gástrica ou esofágica é obstruída pela estenose, mas pode se desimpedida em casos de paralisia.

Complicações secundárias à obstrução esofágica

O risco de complicações aumenta de modo proporcional à duração da obstrução.[4]

A ocorrência de complicações após uma obstrução esofágica é mais comum em equinos, e incluem esofagite, ulceração da mucosa, perfuração esofágica, estenose esofágica e pneumonia aspirativa.[4] Complicações se desenvolveram em 51% dos 109 equinos hospitalizados com obstrução esofágica, e a complicação mais frequente foi a pneumonia aspirativa (39 dos 109 equinos).[4] A taxa de desenvolvimento de complicações foi muito menor entre equinos tratados a campo, nos quais a resolução da obstrução ocorreu em 24 h.[2]

Casos brandos de esofagite se curam espontaneamente. A ulceração de toda a circunferência e de todas as camadas do esôfago pode resultar em estenose, a qual pode ser clinicamente evidente em 2 a 5 semanas e pode requerer correção cirúrgica ou dilatação com o uso de um balão.[5] A perfuração esofágica pode ocorrer e é caracterizada por celulite difusa dos tecidos periesofágicos, normalmente com enfisema subcutâneo. Pode haver o desenvolvimento de uma fístula.

Patologia clínica

Testes laboratoriais não são usados para o diagnóstico, embora a avaliação radiográfica seja útil para determinar o local de estenose, divertículo ou dilatação, mesmo em animais tão grandes quanto um equino. A avaliação radiográfica após a ingestão de contraste a base de bário é um procedimento prático se a obstrução for no esôfago cervical. A visualização do lúmen interno do esôfago com um endoscópio de fibra óptica revolucionou completamente o diagnóstico de disfunção esofágica. Amostras de biopsia de lesões e de massas tumorais podem ser coletadas utilizando um endoscópio. Eletromiografia foi usada para localizar a área de paralisia do esôfago em uma vaca com megaesôfago funcional.

Tratamento

Abordagem conservadora

Muitas obstruções irão se resolver espontaneamente, portanto, a abordagem de tratamento conservadora é recomendada. Dos 60 casos tratados inicialmente a campo, 45 se resolveram em 12 h, 51 em 24 h e 58 em 48 h.[2] Se há histórico de obstrução prolongada com refluxo nasal considerável, o animal deve ser examinado cuidadosamente quanto à evidência de material estranho no trato respiratório superior e quanto ao risco de pneumonia por aspiração. Podem ser necessárias muitas horas de monitoramento, reavaliação e repetição da sedação antes da resolução da obstrução. Durante esse período de tempo, o animal não deve ter acesso a alimentos ou à água.

Sedação

Na obstrução aguda, se houver ansiedade acentuada e dor, o animal deve ser sedado antes de seguir com o tratamento específico. A administração de um sedativo como um agonista de receptor α-2, com ou sem um opioide, também pode ajudar a relaxar o espasmo esofágico e permitir a passagem de material alimentar compactado. Para a sedação e o relaxamento esofágico em equinos, um dos seguintes princípios é recomendado:

- Acepromazina 0,05 mg/kg PC IV
- Xilazina 0,5 a 1 mg/kg PC IV
- Detomidina 0,01 a 0,02 mg/kg PC IV
- Romifidina 0,04 a 0,12 mg/kg IV.

Diagnóstico diferencial

- Os sinais clínico da obstrução esofágica aguda em bovinos e em equinos normalmente são típicos, mas podem ser similares aos de esofagite, na qual dor local é mais evidente e, com frequência, há estomatite e faringite concomitantes
- A excitação, a sudorese e a taquicardia observadas em casos de obstrução aguda em equinos, com frequência, sugerem cólica. A passagem de uma sonda nasogástrica revela a obstrução. O uso de um endoscópio de fibra óptica, normalmente, ajuda a localizar e a visualizar a obstrução, e as obstruções são mais facilmente vistas quando o endoscópio está sendo retirado do que quando ele está sendo introduzido

- Obstrução crônica:
  - Pode ser difícil diferenciar as causas de obstrução crônica. O histórico de esofagite prévia ou de obstrução aguda sugere estenose cicatricial. A radiografia com contraste é um recurso valioso na avaliação de equinos com disfagia, obstrução e refluxo nasogástrico. O uso do sedativo detomidina pode afetar a função do esôfago e tornar difícil a interpretação dos estudos de contraste de bário VO
  - A persistência do arco aórtico direito é rara e é confinada a animais jovens
  - O aumento de linfonodos mediastínicos normalmente é acompanhado por outros sinais de tuberculose ou linfomatose
  - Timpanismo ruminal crônico em bovinos pode ser causado por atonia ruminal, na qual há ausência de movimentos ruminais normais
  - Hérnia diafragmática também pode ser causa de timpanismo ruminal crônico em bovinos e, algumas vezes, é acompanhada por obstrução do esôfago com ingesta parcialmente regurgitada. Essa condição e a indigestão vagal, outra causa de timpanismo crônico, normalmente são acompanhadas por um sopro cardíaco sistólico, mas a passagem da sonda gástrica é possível. Disfagia também pode resultar de defeitos puramente neurogênicos. Portanto, os "engasgos" sempre direcionam a uma suspeita de início dos quadros de raiva paralítica, o que traz implicações importantes para o médico-veterinário que está examinando o animal
  - A encefalomielite equina e o botulismo são outras enfermidades nas quais há dificuldade de deglutição
  - Fenda palatina é causa de regurgitação nasal recorrente em potros.

Para relaxamento esofágico, analgesia e efeito anti-inflamatório, recomenda-se o uso de hioscina: dipirona na dose de 0,5:0,22 mg/kg PC IV; para analgesia e efeito anti-inflamatório, recomenda-se flunixino meglumina na dose de 1,1 mg/kg PC IV, ou fenilbutazona na dose de 2 a 4 mg/kg IV. Para analgesia, pode-se administrar butorfanol a 0,02 a 0,1 mg/kg IV.

Introdução de uma sonda gástrica e possibilidade de o objeto se mover em direção ao estômago

A introdução de uma sonda nasogástrica é sempre necessária para localizar a obstrução. Podem ser feitas tentativas cuidadosas de empurrar a obstrução em sentido caudal, mas deve-se ter cuidado para evitar lesões à mucosa esofágica. Um endoscópio de fibra óptica pode ser usado para determinar a presença de uma obstrução, sua natureza e a extensão de qualquer lesão à mucosa esofágica.

Caso não se obtenha sucesso diante da realização dos procedimentos simples descritos anteriormente, é necessário então lançar mão de procedimentos mais vigorosos. Em bovinos, é comum fazer outras tentativas imediatamente, em parte por causa do estresse do animal e do risco de automutilação, mas também em razão do desenvolvimento de timpanismo. Contudo, raramente o timpanismo associado à obstrução esofágica representa risco à vida do animal. A tomada de decisão importante é quanto a realizar mais tentativas e lesionar o esôfago, ou aguardar e permitir que ocorra relaxamento do espasmo esofágico e que a obstrução se resolva espontaneamente. Esse problema é mais relevante em equinos. Tentativas de empurrar a obstrução de forma muito vigorosa podem lesionar a mucosa, causando esofagite e mesmo perfuração esofágica. Em contrapartida, deixar uma grande obstrução localizada pode restringir a circulação sanguínea daquela região da mucosa, e resultar em necrose isquêmica. Complicações como estenose e divertículos podem ocorrer, mas são incomuns. Como orientação em equinos, sugere-se que medidas conservadoras (principalmente sedação, aguardar e lavar o esôfago) sejam realizadas por muitas horas antes de instituir procedimentos radicais, tal como anestesia geral e manipulação ou esofagotomia.

Remoção por via endoscópica

Se um corpo estranho específico, tal como um fragmento de madeira, for a causa da obstrução, ele pode ser removido por via endoscópica. O corpo estranho deve ser visível endoscopicamente, e é necessário utilizar uma pinça ou um laço adequado através do canal de trabalho. Em alguns casos, deve-se lavar os alimentos compactados presentes na região anterior ao corpo estranho antes de tentar a remoção.

Remoção manual através da cavidade oral em bovinos

Obstruções sólidas no esôfago superior de bovinos podem ser alcançadas passando a mão através da faringe com a ajuda de um espéculo e com um auxiliar que pressione o corpo estranho para cima, em direção à boca. Em razão da presença de saliva escorregadia, com frequência é difícil conter a obstrução de forma segura o suficiente para empurrá-la dentro do esôfago. Um pedaço longo de arame forte dobrado em formato de laçada pode ser passado em volta do objeto para se tentar puxar o corpo estranho para cima, em direção à faringe. O uso de uma sonda de thygesen com uma laçada cortante é um método simples e efetivo de aliviar obstruções em bovinos que tentaram deglutir beterrabas e outros vegetais e frutas similares. Caso ambos os métodos falhem, é aconselhável deixar o objeto no local e usar tratamentos cujo objetivo seja relaxar a musculatura esofágica. Em tais casos em bovinos, pode ser necessário trocaterizar o rúmen e deixar a cânula no local até que a obstrução seja aliviada. Entretanto, essa medida não deve ser adotada, a não ser que seja absolutamente necessária.

Anestesia geral em equinos

Em equinos, as tentativas de remover manualmente obstruções sólidas da porção cranial do esôfago requerem anestesia geral, um espéculo oral posicionado e um técnico com mãos pequenas. A garganta é muito mais estreita nos equinos do que nos bovinos, e é difícil avançar a mão através da faringe até o início do esôfago. Fragmentos de sondas nasogástricas já foram recuperados do esôfago de equinos empregando sedação com xilazina e butorfanol IV e por meio do uso de um endoscópio de fibra óptica.

Lavagem esofágica em equinos

O acúmulo de material alimentar, que é mais comum em equinos, pode ser removido por lavagem cuidadosa do esôfago obstruído. O procedimento pode ser realizado em equinos em *posição quadrupedal* ou em *decúbito lateral sob anestesia geral*. Quantidades pequenas de água morna, 0,5 a 1 ℓ de cada vez, são bombeadas através da sonda nasogástrica inserida até o ponto de obstrução, e então a sonda é desconectada da bomba e permite-se que o material líquido seja sifonado para fora por gravidade através da sonda. O retorno do líquido pela cavidade oral e pelas narinas é minimizado assegurando-se que a sonda não seja obstruída pelo matrial que está sendo drenado, ou usando apenas pequenas quantidades de líquido a cada inserção para lavagem. Por meio desse procedimento, a sonda é manipulada gentilmente contra a compactação. O uso de uma sonda transparente auxilia a visualizar a quantidade e a natureza do material que está sendo retirado através da sonda. O procedimento é repetido muitas vezes até que o líquido se torne transparente. A execução desse procedimento requer algumas horas, mas a perseverança será bem-sucedida. Após cada lavagem, o tubo pode avançar caudalmente alguns centímetros e, eventualmente, percorrer todo o trajeto até o estômago. Deve-se ter cuidado para evitar o extravasamento de líquido do esôfago e a aspiração para os pulmões. Esse é um risco constante quando a irrigação para remoção de obstruções for realizada e, portanto, a cabeça do animal deve sempre ser mantida tão baixa quanto possível para evitar a aspiração. Após o alívio da obstrução, pode-se oferecer para o equino água e uma mistura úmida de alimento por muitos dias.

A lavagem é realizada de maneira similar em equinos em decúbito sob anestesia geral. Uma sonda endotraqueal com *cuff* é usada para manter as vias respiratórias e para evitar a aspiração de material estranho. A lavagem sob anestesia geral garante relaxamento do esôfago, que pode facilitar o procedimento e permitir o uso de um volume maior de água.

Remoção cirúrgica de corpos estranhos

A remoção cirúrgica por esofagostomia pode ser necessária, caso as outras medidas instituídas falhem. Gastrotomia ou rumenotomia podem ser necessárias para aliviar obstruções da porção caudal do esôfago, adjacente ao cárdia. Embora a estenose ou a formação de fístulas, com frequência, sejam associadas à cirurgia esofágica, complicações não ocorrem em todos os casos, e a cicatrização por segunda intenção é comum.

Sifonagem repetida em casos crônicos

Em casos crônicos, principalmente naqueles causados por paralisia, pode ser necessária a sifonagem repetida para remover o acúmulo de líquidos. Resultados bem-sucedidos são relatados em potros, empregando ressecção e anastomose do esôfago, e em um equino usando esofagomiotomia, mas o tratamento de obstrução crônica, normalmente, não obtém sucesso.

Alimentação por esofagostomia cervical

A alimentação de equinos acometidos por ruptura esofágica pode ser tentada por vários métodos. A manutenção de uma sonda nasogástrica através das narinas é difícil, mas possível. A alimentação enteral por meio de uma *esofagostomia cervical* apresenta algumas desvantagens, mas é um procedimento razoavelmente satisfatório em qualquer situação na qual a alimentação extraoral contínua seja necessária em equinos. Entretanto, a taxa de mortalidade é maior que em casos de alimentação por sonda nasogástrica. Quando a obstrução é causada por ulceração esofágica circunferencial, o menor lúmen está presente por volta dos 50 dias, e começa a dilatar ao ponto de estar normal novamente por volta dos 60 dias.

Administração de antimicrobianos

Animais com obstrução prolongada (> 12 a 24 h), febre, sons pulmonares anormais, evidências ultrassonográficas ou radiográficas de aspiração, ou nos quais há suspeita de aspiração de material regurgitado, devem receber antimicrobianos de amplo espectro por 5 a 7 dias.

REFERÊNCIAS BIBLIOGRÁFICAS

1. Anderson R, et al. J S Afr Vet Assoc. 2010;81:118.
2. Duncanson GR. Equine Vet Educ. 2006;18:262.
3. Komine M, et al. Vet Pathol. 2014;51:979.
4. Chiavaccini L, et al. J Vet Intern Med. 2010;24:1147.
5. Reichelt U, et al. Equine Vet Educ. 2012;24:379.
6. Waguespack RW, et al. Compendium – Equine. 2007; 4:194207.

DOENÇAS DO ESTÔMAGO E INTESTINOS DE NÃO RUMINANTES

Doenças que são acompanhadas por lesões físicas, tais como deslocamentos ou estrangulamentos, ou distúrbios de motilidade, tais como íleo adinâmico, são apresentados primeiramente em equinos e suínos. Enfermidades infecciosas bacterianas e virais específicas de suínos são então discutidas, seguido por enfermidades infecciosas bacterianas de grandes animais (incluindo equinos, suínos e ruminantes neonatos e adultos), tal como salmonelose, e doenças virais de grandes animais, como estomatite vesicular. Enfermidades infecciosas bacterianas, virais e parasitárias do estômago e dos intestinos são então apresentadas em potros, leitões, bezerros, cordeiros e cabritos neonatos. Enfermidades do estômago e dos intestinos de equinos e de suínos – bem como de ruminantes neonatos e adultos – causadas por toxinas, ou aquelas que são causadas por doenças congênitas ou hereditárias, são discutidas ao fim do capítulo. Enfermidades associadas a distúrbios funcionais e secretórios não são reconhecidas em animais. As deficiências de secreção biliar e pancreática serão abordadas no Capítulo 9. Aquelas enfermidades do estômago e dos intestinos peculiares aos ruminantes adultos serão tratadas separadamente, no Capítulo 8.

Gastrite

A inflamação do estômago manifesta-se clinicamente por vômito e costuma ser associada à enterite na gastrenterite.

Etiologia

A gastrite pode ser aguda ou crônica, mas ambas as formas podem ser causadas pelos mesmos agentes etiológicos, em graus diversos de gravidade e por períodos de tempo variados. A inflamação pode ser associada a agentes físicos, químicos, bacterianos, virais ou metazoários.

Bovinos e ovinos

As doenças do rúmen e do abomaso serão apresentadas no Capítulo 8. Para fins comparativos, as causas de abomasite são listadas aqui. Para ovinos, não há informações além daquelas referentes aos parasitas. Por questão de conveniência, elas são listadas com bovinos.

Agentes físicos

Os agentes físicos, como alimentos congelados, afetam apenas o rúmen. Em bezerros, a superalimentação com forragens grosseiras e a ingestão de material estranho podem causar abomasite. Em adultos, há incidência muito baixa de corpos estranhos no abomaso, e metade dos casos é associada à reticulite traumática.

Agentes químicos

Todos os venenos cáusticos e irritantes (incluindo arsênico, mercúrio, cobre, fósforo e chumbo) causam abomasite. Toxinas fúngicas causam irritação abomasal, especialmente aquelas de *Fusarium* spp. e *Stachybotrys alternans*. Acidose láctica aguda causada por ingurgitamento por alimentos ricos em carboidratos causa rumenite, com algum fluxo para dentro do abomaso e o desenvolvimento de abomasite/enterite.

Agentes infecciosos

Apenas os vírus da peste bovina, da diarreia viral bovina e da febre catarral maligna de bovinos causam erosão abomasal. As causas bacterianas são muito raras e incluem casos esporádicos de extensão de necrobacilose oral e enterotoxemia hemorrágica causada por *Clostridium perfringens* tipos A, B e C, raramente como um adjunto à colibacilose e suas lesões entéricas em bezerros. Fungos, por exemplo, *Mucor* spp. e *Aspergillus* spp., complicam as úlceras abomasais causadas por outros agentes etiológicos.

Agentes metazoários

Incluem nematódeos, como *Trichostrongylus axei*, *Ostertagia* spp., *Haemonchus* spp., e paranfístomos que migram para o rúmen.

Suínos

As lesões mais frequentemente encontradas são associadas à ulceração da *pars esophagea*, que é discutida sob o tópico específico de ulceração gástrica.

Agentes físicos

Corpos estranhos, cama, alimentos congelados ou embolorados e fermentados são todas causas possíveis. Em suínos mais velhos, particularmente em matrizes criadas extensivamente, a presença de pedras no estômago é uma característica comum e, em alguns casos, pode ser tão intensa que é possível ouvi-las quando o animal se movimenta, uma vez que a perda considerável de peso corporal é associada ao preenchimento gástrico. Pode ser uma das causas de síndrome da porca magra.

Agentes químicos

As mesmas causas listadas para bovinos são causas possíveis de gastrite em suínos. A gastrite também pode ocorrer na acloridria associada à diarreia. Suínos são extremamente curiosos, e irão investigar todos os componentes do ambiente onde vivem, mas, espera-se que atualmente haja mais cuidado com o armazenamento de alimentos e outros compostos nas propriedades. A ingestão da planta Artemísia (*bitterweed*) e de besouros (*blister beetle*) também pode causar gastrite em suínos.

Agentes infecciosos

Hiperemia venosa e infarto da mucosa gástrica ocorrem na erisipela, salmonelose, dermatite suína e síndrome nefropática (PDNS), gastrenterite transmissível (GET), disenteria suína e colibacilose aguda em leitões desmamados. Lesões similares ocorrem na peste suína clássica, peste suína africana e na influenza suína. Gastrite fúngica também ocorre secundariamente, principalmente após a antibioticoterapia.

Agentes metazoários

O verme vermelho do estômago, *Hyostrongylus rubidus*, e os grandes vermes do estômago, *Ascarops strongylina* e *Physocephalus sexalatus*, apresentam baixa patogenicidade, mas não podem ser desconsiderados como causa de gastrite em suínos. *Simondsia* spp. é encontrado na Europa, Ásia e Austrália, e causa gastrite nodular. *Gnathostoma* spp. ocorre na

Ásia e produz cistos na submucosa. Nas unidades mais comerciais, em especial naquelas de criação extensiva, a medicação rotineira é praticada, mas suínos criados em fundo de quintal raramente são tratados, pois os proprietários estão alheios aos riscos. Esses agentes também são encontrados em muitos javalis selvagens e em javaporcos.

Equinos

Os agentes físicos e químicos, conforme listado no tópico sobre bovinos, raramente causam gastrite em equinos. As causas infecciosas de gastrite são raras em equinos, mas a gastrite enfisematosa associada a *C. perfringens* foi relatada.

Agentes metazoários que causam gastrite em equinos incluem infestação intensa por larvas de bernes gástricos (*Gasterophilus* spp.); infestação por *Habronema muscae* e *H. microstoma*; *H. megastoma* causa lesões granulomatosas e ulcerativas e pode levar a perfuração e peritonite.

Patogênese

É incomum que a gastrite ocorra em animais sem o envolvimento de outras partes do sistema digestório. Mesmo em infestações parasitárias nas quais os nematódeos são relativamente seletivos no seu habitat, a infestação por um nematódeo normalmente é acompanhada pela infestação por outros, e a gastrenterite se desenvolve. Ela é tratada como uma entidade específica aqui, pois pode ocorrer como tal, e a enterite é comum sem o envolvimento gástrico. O efeito em cascata da gastrenterite pode ser determinado pelo resumo dos efeitos da gastrite e da enterite.

As reações do estômago à inflamação incluem aumento da motilidade e da secreção. Há aumento da secreção de muco, que protege a mucosa em alguma extensão, mas também retarda a digestão e pode permitir a putrefação da ingesta. Essa digestão anormal pode causar ainda mais inflamação e favorecer a disseminação da infecção para os intestinos. Na gastrite aguda, o principal efeito é sobre a motilidade, e na gastrite crônica é sobre a secreção. Na gastrite aguda, há um aumento na motilidade, causando dor abdominal e esvaziamento gástrico mais rápido, seja por vômito ou pelo piloro em animais incapazes de vomitar. Na gastrite crônica, o esvaziamento do estômago é prolongado em razão do retardo na digestão causado pelo excesso de secreção de muco. Isso pode resultar em dilatação gástrica crônica. A motilidade não está necessariamente diminuída, mas pode haver dor abdominal subaguda ou apetite depravado causado pelo aumento das contrações gástricas, que se assemelha à dor causada pela fome.

Achados clínicos

Gastrite aguda

Quando a inflamação é grave, suínos e, raramente, equinos e ruminantes, vomitam (ou os ruminantes regurgitam quantidade excessiva de conteúdo ruminal). Em animais monogástricos, como suínos, o vômito contém uma grande quantidade de muco, algumas vezes sangue, e é em pequena quantidade, e o vômito se repete por mímica de vômito vigorosa. O apetite sempre está diminuído, com frequência ausente, mas a sede normalmente é excessiva, e suínos afetados por gastrenterite podem brincar continuamente com a água ou lamber objetos frios. O hálito apresenta odor desagradável e pode haver dor abdominal. Diarreia não é marcante, a não ser quando há enterite concomitante, mas as fezes normalmente são pastosas e macias. Sinais adicionais costumam ser evidentes quando a gastrite é parte de uma enfermidade primária. Caso o vômito seja excessivo, desidratação e alcalose podem se desenvolver, com tetania e respiração rápida.

Gastrite crônica

É muito menos grave. Há diminuição ou depravação do apetite, e vômito ocorre esporadicamente, normalmente após a ingestão de alimentos. O vômito contém muito muco viscoso. A dor abdominal é pouco relevante e a desidratação é improvável, mas o animal se torna emaciado em razão da diminuição na ingestão de alimentos e digestão incompleta.

Anorexia, timpanismo, gastrite, estenose pilórica e úlceras gástricas são as manifestações clínicas decorrentes de corpo estranho abomasal em bovinos.

Patologia clínica

As amostras enviadas para avaliação laboratorial têm o objetivo de identificar o agente causal em enfermidades específicas. A estimativa da acidez gástrica normalmente não é realizada, mas amostras de vômito devem ser coletadas se houver suspeita de envenenamento por substâncias químicas.

Achados de necropsia

Os sinais de inflamação variam em gravidade de gastrite catarral difusa a erosão ulcerativa e hemorrágica grave da mucosa. Na doença das mucosas, há lesões erosivas discretas. Na gastrite parasitária em geral há espessamento marcante e edema da parede se o processo já estiver ocorrendo há algum tempo. A inflamação química em geral é mais marcante na extremidade das rugas e na região pilórica. Em casos graves, o conteúdo estomacal pode estar hemorrágico; em casos crônicos, a parede está espessada e o conteúdo pode estar hemorrágico; em casos crônicos, a parede está espessada e o conteúdo apresenta muito mais muco e odor rançoso, sugestivo de permanência prolongada e putrefação dos alimentos.

É importante diferenciar entre gastrite e fluxo eritematoso da mucosa gástrica normal em animais que apresentaram morte súbita. O infarto venoso na parede do estômago ocorre em algumas sepses bacterianas e virais em suínos, e causa hemorragia submucosa extensa, que pode facilmente ser confundida com gastrite hemorrágica.

Diagnostico diferencial

- Gastrite e dilatação gástrica apresentam muitas similaridades, mas na segunda, o vômito é mais profuso e em jatos, embora essas diferenças não sejam tão marcantes em equinos, nos quais qualquer forma de vômito é grave
- A gastrite em equinos normalmente não é acompanhada por vômito, mas pode ocorrer na dilatação gástrica
- Na obstrução esofágica, o vômito tem pH neutro, e não apresenta odor rançoso ou conteúdo gástrico
- A obstrução intestinal pode ser acompanhada por vômito e, embora este seja alcalino e possa conter bile ou mesmo material fecal, isso também pode ocorrer na gastrite, quando o conteúdo intestinal é regurgitado para o estômago
- O vômito de origem central é extremamente raro em animais de fazenda
- A determinação da causa da gastrite pode ser difícil, mas a presença de sinais de enfermidades específicas e o histórico de acesso a venenos ou a agentes físicos listados sob o tópico de etiologia podem fornecer as pistas necessárias
- A análise do vômito ou de material alimentar pode ter valor diagnóstico se houver suspeita de envenenamento por substâncias químicas.

Tratamento

O primeiro princípio do tratamento é a resolução da enfermidade primária, o que requer um diagnóstico específico. O tratamento auxiliar inclui evitar o fornecimento de alimentos, o uso de sedativos gástricos, a administração de soluções eletrolíticas para repor fluidos e eletrólitos perdidos pelo vômito e o estímulo da motilidade gástrica normal no período de convalescença.

Em equinos e suínos, a lavagem gástrica pode ser empregada no intuito de remover agentes químicos irritantes. Sedativos gástricos normalmente contêm hidróxido ou carbonato de magnésio insolúvel, caulim, pectina ou carvão ativado. A administração a intervalos frequentes de 2 ou 3 h é aconselhável. Se purgantes forem utilizados para esvaziar o sistema digestório, eles devem ser preparações suaves, como óleo mineral, para evitar ainda mais irritação à mucosa.

Se o vômito for grave, um grande volume de solução eletrolítica deve ser administrado por via parenteral. Detalhes quanto às soluções disponíveis são fornecidos no tópico de distúrbios da água corporal. Se os líquidos puderem ser administrados por via oral sem que ocorra vômito, essa via de administração é satisfatória.

Durante a convalescença, o animal deve receber apenas alimentos macios, palatáveis e de alto valor nutricional. Papa de farelo para bovinos e equinos e mingau para bezerros e suínos são os mais adequados e são saboreados pelo animal.

Enterite (incluindo má absorção, enteropatia e diarreia)

O termo enterite é usado para descrever a inflamação da mucosa intestinal que resulta em diarreia e, algumas vezes, disenteria, ocasionalmente dor abdominal e graus variados de desidratação e desequilíbrio ácido-base, dependendo da causa da lesão, sua gravidade e localização. Em muitos casos, a gastrite também ocorre concomitantemente à enterite.

Há muitas doenças que acometem os intestinos dos animais pecuários nos quais a diarreia e a desidratação são os principais sinais clínicos, mas a inflamação clássica da mucosa pode não estar presente. O principal exemplo desse fenômeno é a diarreia associada à *E. coli* enterotoxigênica (ETEC) que produz uma enterotoxina que causa um grande aumento na secreção de líquidos dentro do lúmen intestinal, com pouca – se alguma – alteração estrutural na mucosa intestinal. Isso sugere que outro termo que não enterite pode ser necessário para descrever as alterações nos mecanismos secretor e de absorção intestinal que resultam em diarreia, mas nos quais lesões patológicas não estão presentes. Contudo, com essas qualificações, por questão de conveniência, o termo enterite é usado para descrever aquelas enfermidades nas quais a diarreia é o principal sinal clínico causado pela má absorção no trato intestinal.

Etiologia e epidemiologia

Há muitas causas de enterite ou de má absorção em animais pecuários, e a doença varia consideravelmente em gravidade, dependendo do agente causal. Enteropatógenos incluem bactérias, vírus, fungos, protozoários e helmintos. Muitas substâncias químicas e toxinas também causam enterite (Tabelas 7.4 a 7.7). Adicionalmente aos agentes etiológicos primários da enterite, há muitas características epidemiológicas dos animais e do ambiente que são importantes para facilitar ou suprimir a capacidade dos agentes etiológicos em causar enterite. Portanto, bezerros e leitões neonatos deficientes em imunoglobulinas colostrais são mais suscetíveis à diarreia e apresentam maiores taxas de mortalidade por diarreia que animais com teores adequados. A salmonelose entérica comumente é deflagrada por fatores estressantes, como transporte ou privação de alimentos e água. O estresse do desmame em leitões é um fator de risco para diarreia pós-desmame. O uso prolongado de antimicrobianos VO em todas as espécies pode alterar a microflora intestinal e permitir o desenvolvimento de uma superinfecção por microrganismos que normalmente não causariam doença.

As características epidemiológicas marcantes e os sinais clínicos das enfermidades nas quais diarreia, causada por enterite ou por má absorção, é o principal sinal clínico em cada espécie são mostradas nas Tabelas 7.4 a 7.7. Há muitas outras enfermidades nas quais a diarreia pode estar presente, mas é apenas um sinal de menor importância.

Patogênese

Absorção intestinal normal

Sob condições normais, uma grande quantidade de líquido entra no intestino delgado por saliva, estômago, pâncreas, fígado e mucosa intestinal. Esse líquido e seus eletrólitos e outros nutrientes devem ser absorvidos, principalmente pelo intestino delgado, embora uma grande quantidade se mova em direção ao intestino grosso para digestão e absorção, especialmente nos equinos. A borda em escova da membrana das células epiteliais vilosas é de suma importância para a absorção de água, eletrólitos e nutrientes.

Detalhes quanto à fisiologia e à fisiopatologia da secreção epitelial no trato gastrintestinal estão sendo esclarecidos, levando a novos modelos de mecanismos de diarreia. O sistema nervoso entérico é um componente crítico do mecanismo que regula a secreção de líquidos no intestino normal, e um elemento-chave na fisiopatologia da diarreia. Vias neuronais reflexas aumentam a secreção de líquidos pelo epitélio em resposta a muitos patógenos entéricos de importância veterinária, tais como *Salmonella* spp., *Cryptosporidium parvum*, rotavírus e *C. difficile*. O sistema nervoso entérico também apresenta um papel importante na secreção epitelial deflagrada por produtos de leucócitos ativados durante a inflamação.

Mecanismos de diarreia

Qualquer disfunção dos intestinos irá resultar em falha na absorção adequada e em diarreia. Dependendo do agente causal, a má absorção intestinal pode ser o resultado de, pelo menos, quatro mecanismos diferentes:

- Diarreia osmótica
- Diarreia exsudativa
- Diarreia secretória
- Motilidade intestinal anormal.

Diarreia osmótica

Pode haver um efeito osmótico quando substâncias dentro do lúmen intestinal aumentam a pressão osmótica sobre uma grande área do intestino, o que resulta em um movimento osmótico de uma quantidade excessiva de líquidos para dentro do lúmen intestinal. O líquido não é reabsorvido e se acumula no lúmen. Exemplos incluem *o uso de purgantes salinos, superalimentação, alimentos de difícil digestão* e *deficiência de dissacaridases*. A deficiência de dissacaridases leva à digestão incompleta e ao acúmulo de uma grande quantidade de material não digerido, que atua como uma solução hipertônica.

A má absorção é associada a muitos vírus epiteliotrópicos que afetam as vilosidades das células de absorção, causando uma deficiência de dissacaridases. Exemplos incluem o vírus da gastrenterite transmissível (GET) em leitões neonatos e as infecções por rotavírus e por coronavírus em bezerros e em neonatos de outras espécies. A sequência patogênica de eventos comumente observada é constituída pela destruição seletiva de vilosidades de células de absorção, atrofia vilosa, perda da capacidade de digestão e de absorção (má absorção), diarreia, hiperplasia das criptas e recuperação. A recuperação depende da gravidade da lesão, da proporção entre as células das vilosidades e as células das criptas do epitélio lesionadas e da idade do animal. Leitões neonatos afetados por GET comumente morrem de desidratação e de inanição antes de haver tempo suficiente para a regeneração das células das vilosidades a partir da cripta do epitélio. Em contrapartida, suínos mais velhos apresentam maior capacidade de regeneração das células das vilosidades e a diarreia pode ser apenas transitória.

Diarreia exsudativa

A inflamação aguda ou crônica ou a necrose da mucosa intestinal resultam em aumento da produção de líquidos; produtos da inflamação, incluindo perda de proteínas séricas; e uma diminuição na absorção de líquidos e eletrólitos. Exemplos incluem muitas enfermidades associadas a bactérias, vírus, fungos, protozoários, agentes químicos e tumores que estão resumidos nas Tabelas 7.4 a 7.7. O exemplo clássico é a salmonelose entérica, na qual há inflamação grave com produção de enterite fibrino-hemorrágica. Outros exemplos importantes incluem disenteria suína, vírus da diarreia bovina e intoxicação por arsênico inorgânico.

Diarreia secretória

Um *desequilíbrio entre secreção e absorção* resulta em um grande aumento da secreção de líquido com pouca – se alguma – alteração estrutural das células da mucosa. A enterotoxina elaborada pela ETEC resulta em hipersecreção intestinal. Os vilos, juntamente com sua capacidade de digestão e de absorção, permanecem intactos. As criptas também permanecem intactas; entretanto, sua secreção aumenta além da capacidade de absorção dos intestinos, o que resulta em diarreia. O aumento da secreção é causado por um aumento na concentração de adenosina monofosfato cíclico que, por sua vez, pode estimular as prostaglandinas. A integridade da estrutura da mucosa é mantida e o líquido secretado é isotônico, rico em eletrólitos, alcalino e livre de exsudatos. Essas características são úteis para o diagnóstico de colibacilose enterotoxigênica.

Um princípio terapêutico importante pode ser aplicado nas enfermidades que cursam com diarreia secretória. Sempre que possível, em razão do custo da fluidoterapia parenteral, líquidos e eletrólitos devem ser administrados por via oral. A mucosa permanece relativamente intacta e retém a capacidade normal de absorção. As soluções de reposição de líquidos que contenham água, glicose e aminoácidos podem ser administradas por via oral e são absorvidas de forma eficiente. Glicose e aminoácidos aumentam a absorção de sódio e de água, repondo ou diminuindo as perdas de líquidos e de eletrólitos.

Também há evidências de que a secreção ativa de eletrólitos ocorre na enterocolite causada por salmonelose em muitas espécies de animais. Em enfermidades como disenteria

Tabela 7.4 Características clínicas e epidemiológicas de enfermidades de bovinos nas quais a diarreia é um sinal clínico significativo.

Agente etiológico ou enfermidade	Idade e classe dos animais afetados e fatores epidemiológicos importantes	Principais sinais clínicos e critérios diagnósticos
Bactérias		
Escherichia coli enterotoxigênica	Bezerros neonatos < 3 a 5 dias de idade, estado de imunidade colostral determina a sobrevivência; surtos são comuns	Diarreia aquosa profusa aguda, desidratação e acidose Cultura de fezes para o tipo enteropatogênico
Salmonella spp.	Todas as idades; ocorrem surtos; induzida pelo estresse	Diarreia aguda, disenteria, febre e possivelmente alta taxa de mortalidade Cultura de fezes
Clostridium perfringens tipos B e C	Bezerros jovens bem nutridos, < 10 dias de idade	Enterotoxemia hemorrágica grave, morte rápida; esfregaço de fezes
Mycobacterium avium subesp. *paratuberculosis*	Bovinos adultos; esporádico; um único animal acometido	Diarreia crônica com perda de peso, curso clínico longo Não há resposta ao tratamento; exames especiais
Proteus spp. e *Pseudomonas* spp.	Bezerros tratados para diarreia com uso prolongado de antibióticos	Diarreia crônica a subaguda, resposta ruim ao tratamento, perda de peso progressiva; cultura de fezes
Fungos		
Candida spp.	Bezerros jovens após uso prolongado de antibacterianos orais	Diarreia crônica, sem resposta ao tratamento; esfregaço de fezes
Vírus		
Rotavírus e coronavírus	Bezerros neonatos, 5 a 21 dias de idade, surtos explosivos	Diarreia aquosa profusa aguda; demonstração do vírus nas fezes
Disenteria de inverno (Coronavírus)	Vacas adultas estabuladas, surtos explosivos	Episódio agudo de diarreia transitória e disenteria que dura 24 h; diagnóstico definitivo atualmente não é possível
Vírus da diarreia bovina (doença das mucosas)	Bovinos jovens de 8 meses a 2 anos de idade; normalmente esporádica, mas ocorrem epidemias	Gastrenterite e estomatite erosivas; normalmente fatal; isolamento viral
Peste bovina	Altamente contagiosa, ocorre na forma de praga	Estomatite erosiva e gastrenterite; alta morbidade e mortalidade
Febre catarral maligna bovina	Normalmente bovinos adultos; esporádica, mas ocorrem pequenos surtos	Estomatite erosiva e gastrenterite, aumento de linfonodos, lesões oculares, hematúria e encefalite terminal Transmissão por sangue total
Helmintos		
Ostertagíase	Bovinos jovens a pasto	Diarreia aguda ou crônica, desidratação e hipoproteinemia Exame de fezes; pepsionogênio plasmático
Protozoários		
Eimeria spp.	Bezerros com mais de 3 semanas a bovinos com até 12 meses de idade; surtos são comuns	Disenteria, tenesmo, sinais nervosos; diagnóstico por exame de fezes
Cryptosporidium spp.	Bezerros com 5 a 35 dias de idade	Diarreia; esfregaço de fezes e coloração especial
Agentes químicos		
Arsênico, flúor, cobre, cloreto de sódio, mercúrio, molibdênio, nitratos, plantas tóxicas, micotoxinas	Todas as idades, histórico de acesso à substância em questão Ocorrem surtos	Todos os graus de gravidade de diarreia, disenteria, dor abdominal, em alguns casos sinais nervosos, desidratação, toxemia; análises de fezes e de tecidos
Agentes físicos		
Areia, solo, silagem e alimentos que contêm ácido láctico (grãos de cervejaria fermentados)	Normalmente bovinos adultos, histórico de acesso; ocorrem surtos	Diarreia aguda a subaguda e toxemia; encontrar areia nas fezes pH do rúmen
Deficiência nutricional		
Deficiência de cobre, condicionada pelo excesso de molibdênio	Normalmente bovinos adultos criados a pasto com alto teor de molibdênio	Diarreia subaguda e crônica, osteodistrofia, sem efeitos sistêmicos, alteração na coloração dos pelos; análise do fígado e do sangue
Dietética		
Superalimentação	Bezerros jovens que recebem quantidade excessiva de leite	Diarreia moderada, fezes volumosas e de coloração amarelo pálido; diagnóstico clínico
Indigestão simples	Alteração da ração de vacas adultas (feno para silagem) ou grão para animais confinados	Diarreia subaguda, grande volume de fezes; normal em 24 h; diagnóstico clínico normalmente é suficiente
Sucedâneo do leite de má qualidade	Leite desnatado desnaturado pelo calor usado na elaboração de sucedâneos do leite para bezerros	Diarreia subaguda a crônica, emaciação progressiva, sem resposta ao tratamento convencional, exceto ao leite integral de vaca Testes de coagulação no sucedâneo do leite
Etiologia diversa ou incerta		
Deficiência de dissacaridase intestinal	Esporádica; pode ocorrer em bezerros jovens	Diarreia subaguda irresponsiva ao tratamento convencional, exceto à retirada do leite; testes de digestão da lactose
Insuficiência cardíaca congestiva	Esporádica; bovinos adultos	Diarreia profusa aguda associada a edema visceral
Toxemia (mastite coliforme hiperaguda)	Esporádica	Diarreia aguda causada por endotoxemia pela mastite hiperaguda Cultura do leite

Tabela 7.5 Características clínicas e epidemiológicas de equinos com diarreia.

Agente etiológico ou enfermidade	Idade e classe dos animais afetados e fatores epidemiológicos importantes	Principais sinais clínicos e critérios diagnósticos
Bactérias		
Salmonella spp.	Potros jovens; equinos adultos, após estresse	Diarreia profusa aguda, desidratação grave, fezes com odor desagradável; leucopenia e neutropenia, cultura de fezes, hiponatremia
Rhodococcus equi	Potros de 2 a 5 meses de idade, alguns com histórico de enfermidade respiratória	Diarreia associada à pneumonia por *R. equi*; cultura do trato respiratório
Clostridium perfringens ou *C. difficile*	Equinos adultos que receberam antibióticos; potros jovens	Diarreia aquosa profusa, hipovolemia, hiponatremia. Cultura fecal e demonstração da toxina nas fezes
Aeromonas spp.	Equinos adultos, tende a ser mais comum no verão; com frequência é isolado de equinos com diarreia Papel etiológico definitivo ainda não foi provado	Febre, diarreia aguda; cultura de fezes
Vírus e riquétsias		
Neorickettsia risticii (anteriormente *Ehrlichia risticii*)	Endêmica em determinadas regiões na América do Norte e do Sul e na Europa; ingestão do organismo disseminado por insetos (efêmeras)	Diarreia aquosa profusa, febre, laminite; IFA, PCR
Parasitas		
Cyatostomos e grandes estrôngilos	Equinos individuais; histórico de vermifugação irregular Ocorrência sazonal de ciatostomíase larval	Diarreia aguda a crônica. Infecções patentes evidentes por exame de fezes para pesquisa de ovos de parasitas
Agentes físicos		
Acúmulo de areia	Equinos individuais em uma propriedade problema; ingestão de areia ou brita	Diarreia aquosa, não tem odor desagradável, não é profusa; radiografia ou ultrassonografia abdominal, exame de fezes
Sobredose de catárticos (DSS, $MgSO_4$, $NaSO_4$, óleo de rícino)	Animais tratados	Diarreia moderada a profusa; confirmação do histórico de administração do composto
Causas diversas ou desconhecidas		
Colite X	Um único animal; equinos adultos; alta taxa de mortalidade	Agudo, diarreia com pirexia, hipovolemia, leucopenia; exame *post mortem*
Colite granulomatosa ou eosinofílica	Um único animal; adultos	Diarreia crônica; necropsia ou biopsia de cólon
Colite dorsal direita/toxicidade por fenilbutazona	Administração de AINE em doses altas ou administração prolongada	Diarreia branda; febre baixa; cólica branda; hipoproteinemia, hiponatremia; necropsia, cirurgia
Diarreia induzida por antibióticos	Histórico de administração de antimicrobianos; taxa de mortalidade alta	Início súbito de diarreia com ou sem febre; leucopenia, hipovolemia; histórico

DSS: dioctil sulfosuccinato de sódio; IFA: teste de anticorpo fluorescente indireto; AINE: anti-inflamatórios não esteroides; PCR: reação em cadeia da polimerase.

suína, a permeabilidade do cólon pode permanecer normal ou mesmo diminuída, mas a absorção de água e eletrólitos diminui. Isso sugere que a causa principal de perda de líquidos e de eletrólitos em algumas enfermidades do cólon pode ser a falha do epitélio afetado em absorver líquidos e eletrólitos.

Motilidade intestinal anormal

Hiperexcitabilidade, convulsões e o estresse de um confinamento súbito e inesperado podem resultar em diarreia, que pode ser causada por aumento da peristalse, resultando em "*trânsito intestinal acelerado*" e diminuição da absorção intestinal ocasionada pela passagem rápida de líquidos em um intestino normal. Isso pode ocorrer em animais que estão sendo reunidos para o transporte ou durante o transporte propriamente dito.

Localização da lesão

A localização da lesão no trato intestinal também pode influenciar a gravidade da enterite ou da má absorção. As lesões que envolvem o intestino delgado são consideradas mais agudas e graves que aquelas no intestino grosso, uma vez que 75 a 80% dos líquidos intestinais são absorvidos pelo intestino delgado e uma quantidade muito menor pelo intestino grosso. Em geral, quando há predomínio de lesões no intestino grosso, as perdas de líquidos e eletrólitos não são tão agudas ou graves como quando há predomínio de lesões no intestino delgado. Contudo, os equinos constituem uma exceção. A quantidade total de líquidos que entra no intestino grosso a partir do intestino delgado, associada à quantidade que entra pela mucosa do intestino grosso, é igual ao volume de líquido extracelular total do animal, e 95% desse volume é reabsorvido no intestino grosso. Isso ilustra a grande importância do intestino grosso dos equinos na absorção de uma grande quantidade de líquidos oriundos de saliva, estômago, fígado, pâncreas e intestino delgado e grosso. Qualquer disfunção significativa dos mecanismos de absorção do intestino grosso de equinos resulta em grande perda de líquidos e eletrólitos. Isso pode explicar a desidratação rápida e o colapso circulatório que ocorrem em equinos com colite X. Colite ulcerativa moderada a grave do cólon dorsal direito em equinos tratados com fenilbutazona resulta em desidratação marcante, choque endotóxico e morte.

Desidratação e desequilíbrio eletrolítico e ácido-base

O efeito do aumento da quantidade total de líquidos no lúmen intestinal e da diminuição da absorção intestinal é a perda de líquidos e eletrólitos, aos custos dos líquidos corporais, dos eletrólitos e do suco intestinal normal. O líquido que é perdido consiste principalmente em água; os eletrólitos consistem em sódio, cloreto, potássio e bicarbonato; além de quantidades variáveis de proteínas. A proteína é perdida (enteropatia com perda de proteína) tanto na inflamação aguda quanto na inflamação crônica, levando a hipoproteinemia em alguns casos. A perda de bicarbonato resulta em

Tabela 7.6 Características clínicas e epidemiológicas de enfermidades de suínos nas quais a diarreia é um sinal clínico significativo.

Agente etiológico ou enfermidade	Idade e classe dos animais afetados e fatores epidemiológicos importantes	Principais sinais clínicos e critérios diagnósticos
Vírus		
Peste suína clássica e peste suína africana	Diarreia hemorrágica em qualquer idade	Muitos outros sinais (pirexia); uma variedade de testes laboratoriais (isolamento, ELISA, PCR etc.)
Gastrenterite transmissível	Surtos explosivos em leitões neonatos; alta morbidade e mortalidade	Diarreia aguda, vômito, desidratação e morte; nenhuma resposta ao tratamento (testes laboratoriais incluem isolamento viral, ELISA, ME e FAT)
Rotavírus e coronavírus (diarreia epidêmica)	Surtos em leitões neonatos e em leitões desmamados Pode ocorrer em rebanhos bem manejados	Diarreia aguda e desidratação; podem continuar a mamar na porca; morte em 2 a 4 dias; isolamento viral e patologia do intestino, ME, FAT (DES); EGPA para rotavírus
Bactérias		
Escherichia coli enterotoxigênica	Doença comum dos neonatos, leitões de 3 semanas de idade e desmamados; surtos; estado de imunidade colostral é importante	Diarreia aguda, desidratação; responde ao tratamento precoce Cultura de fezes e sorotipagem; determinação do fator de virulência
Salmonella spp.	Todas as idades; mais comum em suínos confinados	Sepse aguda ou diarreia crônica; responde ao tratamento precoce; cultura e sorotipagem
Clostridium perfringens tipo C	Leitões neonatos; alta taxa de mortalidade	Enterotoxemia hemorrágica aguda e hiperaguda; demonstração da toxina e cultura
C. perfringens tipo A	Leitões ligeiramente mais velhos, primeira semana de vida, taxa de mortalidade mais baixa	Conforme mencionado anteriormente
C. difficile	Diarreia em leitões antes do desmame	Esfregaços de parede do cólon, FAT, PCR
Brachyspira hyodysenteriae (disenteria suína)	Normalmente em suínos confinados; surtos são comuns	Disenteria aguda a subaguda, febre; responde ao tratamento Cultura, FAT, PCR de esfregaços de mucosa
Lawsonia intracellularis (AIS, EPH)	Suínos adultos e em crescimento; surtos são comuns	Disenteria aguda e morte; ZNM em esfregaços de mucosa, PCR, seções coradas com prata
Brachyspira pilosicoli	Normalmente em leitões desmamados	PCR
Protozoários		
Isospora spp.	Leitões neonatos com 5 a 14 dias de idade; alta taxa de morbidade, baixa taxa de mortalidade	Diarreia aguda; resposta ruim ao tratamento com amprólio Pesquisa de oocistos nas fezes
Outras espécies (*Eimeria*)	Em suínos mais velhos	Histologia dos fragmentos de intestino
Parasitas		
Ascaris suum e *A. lumbricoides*	Suínos jovens Todas as idades, normalmente suínos mais velhos	Diarreia branda por alguns dias; contagem de ovos de verme nas fezes
Trichuris suis	Todas as idades, normalmente em suínos mais velhos	Diarreia, disenteria e perda de peso; exame de fezes e patologia macroscópica
Deficiência nutricional		
Deficiência de ferro	Leitões jovens 6 a 8 semanas de idade; não é comum em rebanhos de suínos bem manejados	Diarreia branda e anemia

ELISA: imunoensaio ligado à enzima; ME: micrografia eletrônica; FAT: transferência de anticorpos fluorescentes; ZNM: Ziehl-Neilson modificado; EGPA: eletroforese em gel de poliacrilamida; PCR: reação em cadeia da polimerase; DES: diarreia epidêmica suína; EHP: enteropatia hemorrágica proliferativa; AIS: adenomatose intestinal suína.

acidose metabólica, que é de grande importância na diarreia aguda. A perda de sódio, cloreto e potássio resulta em *desequilíbrio nos eletrólitos séricos*. Em equinos acometidos por salmonelose entérica, há desidratação grave e hiponatremia acentuada. Em bezerros com diarreia neonatal, há *graus variados de desidratação* e perda moderada de todos os eletrólitos. Na diarreia grave aguda, há acidose grave e diminuição do volume de sangue circulante, o que resulta em diminuição da perfusão do fígado, dos rins e dos tecidos periféricos. Isso resulta em uremia, oxidação anaeróbica e acidose láctica, que acentua a acidose metabólica. Alguns animais apresentam hiperventilação na tentativa de compensar a acidose.

Na diarreia aguda, uma grande quantidade de líquidos intestinais é perdida nas fezes e uma grande quantidade está presente no lúmen intestinal (*desidratação intraluminal*), o que colabora para a desidratação clínica marcante em alguns animais afetados. Inicialmente, o líquido se move para fora do compartimento intravascular, depois, para fora do compartimento extravascular (espaços intersticiais), seguido, por último, pelo líquido que sai do espaço intracelular. Assim, na diarreia aguda de início súbito, o verdadeiro grau de desidratação presente inicialmente pode ser muito mais grave do que o que é reconhecível clinicamente; conforme a diarreia continua, o grau de desidratação clínica se torna muito mais evidente.

Enterite crônica

Na enterite crônica, seja como sequela da enterite aguda ou do desenvolvimento insidioso, a parede intestinal se torna espessada e há estímulo à secreção de muco. A absorção dos líquidos intestinais também diminui, mas não na mesma magnitude que na enterite

Tabela 7.7 Características clínicas e epidemiológicas de enfermidades de ovinos e caprinos nas quais a diarreia é um sinal clínico significativo.

Agente etiológico ou enfermidade	Idade e classe dos animais afetados e fatores epidemiológicos importantes	Principais sinais clínicos e critérios diagnósticos
Bactérias		
Escherichia coli enterotoxigênica (colibacilose)	Cordeiros neonatos em recintos de parição lotados; clima muito frio; surtos; colostragem inadequada. Problemas de déficit de habilidade materna; desenvolvimento ruim do úbere	Diarreia aguda (fezes amarelas), sepse, morte rápida Cultura das fezes para *E. coli* enterotoxigênica
Clostridium perfringens tipo B (disenteria dos cordeiros)	Cordeiros neonatos com até 10 dias de vida; recintos de parição lotados	Morte súbita, diarreia, disenteria e toxemia; esfregaço de fezes
C. perfringens tipo D (enterotoxemia)	Cabras adultas em lactação	Formas superaguda, aguda e crônica ocorrem; enterocolite; diarreia aquosa com fezes que contêm sangue e muco, fraqueza, cólica abdominal
Salmonella spp.	Cordeiros neonatos; ovelhas adultas gestantes	Diarreia aguda e disenteria em cordeiros; toxemia aguda, diarreia em ovelhas seguida por aborto; cultura de fezes e patologia
Mycobacterium paratuberculosis	Ovelhas e cabras adultas; muitos animais podem ser afetados	Perda de peso, diarreia crônica, curso clínico longo, sem resposta ao tratamento; testes sorológicos
Vírus		
Rotavírus e coronavírus	Cordeiros neonatos; muitos cordeiros afetados	Diarreia aquosa profusa aguda; sem toxemia; normalmente se recuperam espontaneamente se não houver complicações secundárias; isolamento viral
Parasitas		
Nematodirus spp.	Cordeiros com 4 a 10 semanas de idade que ficam a pasto Início súbito; surtos; são necessárias condições ambientais ideais para o parasita	Anorexia, diarreia, sede, 10 a 20% dos cordeiros podem morrer se não forem tratados; exame de fezes
Ostertagia spp.	Cordeiros com 10 semanas de idade ou mais velhos e ovelhas jovens criadas a pasto; tipos I e II	Muitos cordeiros podem desenvolver diarreia, perda de peso; abomasite
Trichostrongylus spp.	Cordeiros mais velhos, com 4 a 9 meses de idade	Apáticos, anoréxicos, perda de peso e diarreia crônica; exame de fezes
Protozoários		
Eimeria spp.	Superlotação do pasto e do confinamento, manejo sanitário e higiene deficientes; ocorre comumente após o desmame e introdução no lote de engorda	Diarreia aguda e subaguda e disenteria; perda de peso Mortalidade pode ser alta; exame de fezes
Cryptosporidium	Cordeiros com 7 a 10 dias de vida	Apatia, anorexia, sem febre, diarreia; podem morrer em 2 a 3 dias, os que sobrevivem podem ficar emaciados; exame de fezes e da mucosa intestinal; não há tratamento específico

aguda. Na enterite crônica, há um balanço nutricional negativo em razão da diminuição da digestão de nutrientes e diminuição da absorção, o que resulta em perda de condição corporal. O animal pode continuar a ingerir água e manter a hidratação quase normal. Em alguns casos de enterite crônica, dependendo da causa, há perda contínua de proteína, levando a hipoproteinemia clínica. A helmintíase intestinal de todas as espécies, a doença de Johne de ruminantes e as diarreias crônicas de equinos são exemplos. A perda de peso crônica em equinos pode decorrer da enterite linfoplasmocitária.

A *ileíte regional* é uma obstrução funcional do íleo inferior associada à proliferação de tecido de granulação na lâmina própria e na submucosa, com ou sem ulceração da mucosa, e hipertrofia muscular maciça da parede das regiões do intestino que são afetadas. Ela tem sido reconhecida com frequência crescente nos últimos anos, em suínos, equinos e ovinos. A lesão, indubitavelmente, interfere na digestão e na absorção normais, mas diarreia não é um sinal clínico comum.

Substituição das células epiteliais das vilosidades

As células epiteliais absortivas das vilosidades do intestino delgado estão envolvidas em quase todos os tipos de enterite ou síndrome de má absorção. Essas células que recobrem as vilosidades e ficam em contato direto com a lúmen intestinal contêm enzimas digestivas importantes, como as dissacaridases. Elas também estão envolvidas na absorção de líquidos, eletrólitos, monossacarídeos, tais como a glicose e aminoácidos, e no transporte de micelas de gordura. Seu tempo de substituição é de vários dias em bezerros e leitões neonatos, e de apenas alguns dias quando esses animais são mais velhos (3 semanas de vida). Isso pode explicar a suscetibilidade relativamente maior dos neonatos às enterites virais, tal como a GET em leitões e a infecção por rotavírus em neonatos de todas as espécies de animais pecuários. Quase qualquer influência nociva pode aumentar a taxa de extrusão dessas células, que são então substituídas por células imaturas que não são completamente funcionais. Os vilos se tornarão encurtados (atrofia vilosa), podendo resultar em má absorção crônica, similar à "diarreia tropical" de humanos. A destruição das células epiteliais das vilosidades explica o longo período de recuperação de vários dias em alguns animais com enterite aguda e a diarreia crônica em animais com atrofia vilosa crônica. A literatura quanto aos mecanismos de reparação da mucosa intestinal foi revisada.

Papel dos neutrófilos na lesão da mucosa intestinal

Os neutrófilos são elementos críticos da cascata de eventos que culmina na lesão de mucosa em muitas enfermidades inflamatórias do trato gastrintestinal, incluindo lesão de isquemia e reperfusão. Os neutrófilos medeiam sua ação deletéria por meio de muitos mecanismos, em especial a ruptura física do epitélio. Esses achados resultaram na elaboração de estratégias que atenuem a lesão de mucosa mediada por neutrófilos, evitando a migração transendotelial dos neutrófilos para a mucosa intestinal e subsequente ativação durante a inflamação. Fármacos mais recentes que inibem a ativação da β-2-integrina e, portanto, sua função, podem ser clinicamente úteis para inibir a lesão mediada por neutrófilos durante a inflamação.

Motilidade intestinal na enterite

A motilidade do trato intestinal em animais com enterite não foi suficientemente examinada e há poucas informações disponíveis. Acreditou-se por muitos anos que a hipermotilidade intestinal e o aumento da frequência e da amplitude da peristalse estavam presentes na maioria das enteropatias como resposta à enterite, e que a hipermotilidade colaborava para a diminuição da absorção. Entretanto, quando a patogênese das enteropatias infecciosas é considerada, por exemplo, o efeito unicamente secretório da enterotoxina implica que, provavelmente, caso a hipermotilidade esteja presente, ela é uma resposta à dilatação do lúmen intestinal por líquidos mais do que uma resposta à irritação. Com o lúmen intestinal preenchido por líquido, é necessário muito pouca peristalse intestinal para mover adiante uma grande quantidade de líquido no trato intestinal. Isso pode explicar o som de movimentação de líquido que é audível à auscultação do abdome em animais com enterite. É possível que os intestinos possam estar em um estado de relativa hipomotilidade, e não de hipermotilidade, o que torna questionável o uso de fármacos antiperistálticos para o tratamento de enterite.

Gastrite concomitante

A gastrite normalmente acompanha a enterite, mas não causa vômito, exceto, talvez, em suínos. Gastrite (ou abomasite) também pode ser a lesão primária que resulta em diarreia profusa, sem a presença de lesões intestinais. Exemplos são a ostertagiose e a ulceração de abomaso em bovinos. Presumivelmente, a quantidade excessiva de líquido secretado no abomaso afetado não pode ser reabsorvida pelos intestinos.

Efeitos da enterite sobre a farmacodinâmica de medicamentos

A enterite pode alterar a farmacodinâmica de muitos medicamentos administrados por via oral. Em estados de diarreia aguda, há retardo ou prejuízo da absorção, o que resulta em concentração plasmática subterapêutica. Em estados de má absorção crônica, podem ocorrer diminuição, aumento ou retardo da absorção, dependendo do fármaco. Ademais, antiácidos gástricos, medicamentos anticolinérgicos e opioides administrados por via oral para o tratamento de diarreia podem prejudicar a absorção de outros medicamentos, alterando a sua solubilidade ou retardando o tempo de esvaziamento gástrico.

Achados clínicos

O principal sinal clínico na enterite ou na má absorção é a *diarreia*. *Desidratação*, *dor abdominal*, *sepse* e *toxemia* com *febre* ocorrem comumente e sua gravidade depende do agente causal, da idade, da espécie de animal e do estágio da doença.

Na *enterite* aguda, as fezes têm consistência amolecida ou líquida e podem apresentar odor desagradável. Elas podem conter sangue (*disenteria*), fibrina e muco ou material estranho óbvio, como areia. A coloração das fezes varia consideravelmente: em geral são amarelo-claras em razão da diluição do pigmento biliar castanho, mas é possível encontrar quase qualquer cor além da coloração normal e, exceto pela presença de hemorragia franca (*hematoquezia*) ou *melena* (*fezes enegrecidas com cor de alcatrão*), a coloração das fezes normalmente não é representativa de uma enfermidade em particular. Quando as fezes são aquosas, elas podem não ser notadas ao exame físico. Algumas indicações quanto à natureza das enterites podem ser obtidas a partir da distribuição das fezes no períneo do animal. Portanto, em bezerros, o padrão das manchas pode sugerir coccidiose quando tanto as manchas que a acompanham quanto as fezes estão espalhadas horizontalmente entre as tuberosidades isquiáticas e a base da cauda, ou infestação por helmintos quando há poucas manchas de fezes na tuberosidade isquiática, mas a cauda e a região interna dos jarretes estão francamente cobertas por fezes. Tenesmo pode ocorrer, especialmente em bezerros, e é seguido por prolapso retal, principalmente quando lesões estão presentes no cólon e no reto. Intussuscepção pode ocorrer quando a enterite envolve o intestino delgado. Há muitas enfermidades nas quais ocorre *disenteria* com ou sem toxemia, e a morte pode ocorrer rapidamente. Essas incluem disenteria dos cordeiros, enterotoxemia hemorrágica dos bezerros, disenteria aguda dos suínos e síndrome intestinal hemorrágica dos suínos.

Hemorragia intraluminal aguda causada por ulceração de etiologia desconhecida no intestino delgado já foi relatada em vacas adultas. Ulceração duodenal também pode ocorrer em bovinos em associação com deslocamento de abomaso à esquerda.

Efeitos sistêmicos

Os *efeitos sistêmicos na enterite* variam consideravelmente. Sepse, toxemia e febre são comuns nas enterites infecciosas. Uma temperatura corporal aumentada pode retornar ao normal após o início da diarreia ou se colapso circulatório e choque forem iminentes. A *desidratação* irá variar de quase indetectável – 4 a 6% do PC – até 10 a 12% do PC, quando ela é muito evidente clinicamente. O grau de desidratação pode ser mais bem avaliado pelo turgor cutâneo realizado na pele da pálpebra superior ou do pescoço, determinando o tempo necessário para que a prega retorne ao normal. O grau de retração do globo ocular também é um método auxiliar útil. Nos estágios iniciais da enterite aguda, o grau de desidratação clínica pode ser subestimado em razão do tempo necessário para que os líquidos migrem dos espaços intersticial e intracelular para o espaço intravascular para substituir os líquidos já perdidos. A desidratação normalmente é evidente 10 a 12 h após o início da enterite aguda, e é clinicamente óbvia por 18 a 24 h. O colapso circulatório periférico (*choque*) ocorre comumente em casos agudos e hiperagudos. Pode haver taquicardia ou bradicardia e arritmia, dependendo do grau de acidose e desequilíbrio eletrolítico. Na anterite aguda, pode haver dor abdominal grave, que é mais séria em equinos, e com frequência, é suficiente nessa espécie para causar rolamento e escoiceamento do abdome. A dor abdominal na enterite não é comum em outras espécies, embora ocorra em intoxicações por metais pesados, tais como arsênico e chumbo, e na salmonelose aguda em bovinos. Alguns casos graves de colibacilose entérica em bezerros são caracterizadas por dor abdominal evidenciada por surtos intermitentes de estiramento e escoiceamento do abdome. A passagem de gás intestinal (flatulência) também ocorre comumente em equinos com diarreia aguda e crônica.

Sons intestinais na enterite

A auscultação do abdome normalmente revela sons de *aumento da peristalse* e *sons de líquido* nos estágios iniciais de enterite aguda. Posteriormente, pode haver *íleo paralítico* e ausência de sons de peristalse apenas com sons de líquido e de gás tilintando. O abdome pode estar distendido nos estágios iniciais em razão da dilatação das alças intestinais, e delgado nos estágios mais tardios, quando o líquido foi eliminado nas fezes. Dor pode ser evidenciada pela palpação do abdome em animais jovens.

Enterite crônica

Na *enterite crônica*, as fezes normalmente têm consistência amolecida e homogênea, contêm quantidade considerável de muco e, normalmente, não apresentam odor anormal. O emagrecimento progressivo e a emaciação ou caquexia são comuns e, normalmente, não há anormalidades sistêmicas. Os animais com enterite crônica, com frequência, irão ingerir e absorver água suficiente para manter a hidratação clínica, mas há evidências laboratoriais de desidratação e de perda de eletrólitos. Na enterite e na abomasite parasitárias, pode haver hipoproteinemia e edema subcutâneo. Na ileíte terminal, normalmente há perda de peso progressiva crônica e, ocasionalmente, diarreia branda. A lesão em geral é reconhecida apenas à necropsia. A adenomatose intestinal de suínos, estenose retal em suínos, enterite granulomatosa de equinos e linfossarcoma do intestino de equinos são exemplos de doença entérica que causa anorexia crônica e emagrecimento progressivo, normalmente sem evidências clínicas de diarreia. Essas enfermidades são conhecidas como síndromes de má absorção.

Patologia clínica

As avaliações laboratoriais de animais para obter um diagnóstico etiológico de enterite podem ser procedimentos complexos e dispendiosos, e requerem consideração cuidadosa do histórico, dos sinais clínicos e do número de animais afetados. Em surtos de síndromes entéricas, pode ser importante submeter amostras tanto de animais acometidos quanto de animais normais. Os detalhes quanto à técnica para a coleta das amostras e de tecidos necessários para o diagnóstico de enfermidades do sistema digestório causadas por alterações errôneas de manejo alimentar, infecções, toxinas e outros agentes foram descritos e são recomendados como referências.

Exame de fezes

O exame de fezes para determinar a presença de *bactérias, helmintos, protozoários, vírus* e *agentes químicos* causadores é descrito sob os tópicos específicos das enfermidades ao longo deste livro. É importante que amostras de fezes sejam coletadas, uma vez que a diferenciação entre os grupos etiológicos depende das avaliações laboratoriais. Em surtos de diarreia, deve-se também coletar amostras de fezes de um número representativo de animais pertencentes ao mesmo grupo que os animais afetados. A comparação do resultado do exame de fezes entre animais afetados e animais normais irá melhorar a acurácia da interpretação. Amostras de fezes podem ser examinadas quanto à presença de leucócitos e células epiteliais, que estão presentes em casos de enterite exsudativa.

Amostras de tecido intestinal

Em surtos de diarreia, em especial em neonatos, pode ser útil realizar necropsias em alguns casos não tratados e no início do curso clínico de diarreia aguda. As lesões associadas aos enteropatógenos são bem conhecidas, e um diagnóstico etiológico provisório pode ser possível por exames macroscópico e histopatológico da mucosa intestinal.

Hematologia e bioquímica sérica

Com o aumento da sofisticação nos laboratórios diagnósticos e na prática de grandes animais, está se tornando cada vez mais comum realizar avaliações laboratoriais consideráveis para determinar as alterações efetivas presentes, com intuito de elaborar uma abordagem mais racional da terapia. Para cada enterite específica, há alterações no hemograma e bioquímica sérica que auxiliam no diagnóstico e nos diagnósticos diferenciais. Nas enterites bacterianas, tais como salmonelose entérica aguda em equinos, pode haver alterações acentuadas na contagem total e diferencial de leucócitos, que é um auxílio diagnóstico útil. Na maioria dos casos de enterite aguda, há hemoconcentração, acidose metabólica e aumento na concentração de sólidos totais, diminuição no bicarbonato plasmático, hiponatremia, hipocloremia e hipopotassemia. Contudo, as anormalidades nos compartimentos dos líquidos corporais causadas pela diarreia dependem dos mecanismos patológicos envolvidos e da duração do quadro clínico. Em equinos com diarreia com menos de 6 dias de duração, a anormalidade mais comum pode ser a combinação entre ânion gap, acidose metabólica e alcalose metabólica caracterizada por hiponatremia, hipocloremia e hiperpotassemia. Os *desequilíbrios ácido-base* podem variar consideravelmente de caso para caso, e sugere-se que a fluidoterapia ótima deva se basear na avaliação laboratorial da hemogasometria e da concentração dos eletrólitos do animal. *Hiperpotassemia* pode ocorrer na acidose grave. Um aumento na concentração de creatinina sérica pode ser causado por perfusão renal inadequada associada à desidratação e à falência circulatória.

Testes de digestão/absorção

Estão disponíveis para a investigação de condições crônicas de má absorção, particularmente em equinos. A biopsia intestinal pode ser necessária para o diagnóstico definitivo de lesões intestinais crônicas que não podem ser determinadas por testes diagnósticos usuais. Exemplos incluem linfossarcoma intestinal, enterite granulomatosa e, talvez, doença de Johne. A eletroforese sérica e a administração de albumina marcada radioativamente podem ser necessárias para determinar a presença de enteropatia com perda de proteínas.

Achados de necropsia

A patologia da enterite ou da má absorção varia consideravelmente, dependendo da causa. Pode haver ausência de alterações na mucosa visíveis macroscopicamente, mas o lúmen intestinal estará preenchido por líquido ou relativamente vazio, dependendo do estágio da avaliação na colibacilose enterotoxigênica. Quando existe evidência macroscópica de inflamação da mucosa, graus variados de edema, hiperemia, hemorragia, conteúdo intestinal de odor desagradável, inflamação fibrinosa, ulceração e necrose da mucosa estarão presentes. Na necrose aguda, há evidências de hemorragia franca da mucosa, fibrina e de esfacelamento epitelial. Os linfonodos mesentéricos apresentam graus variados de aumento, edema e congestão e o envolvimento secundário do baço e do fígado não é incomum. Na enterite crônica, o epitélio pode parecer relativamente normal, mas a parede está espessada e pode estar edemaciada. Em algumas enfermidades específicas, há lesões típicas de uma doença particular.

Diagnóstico diferencial

Abordagem
- A abordagem diagnóstica da diarreia requer a avaliação do histórico epidemiológico e da natureza e gravidade dos sinais clínicos. Com exceção das enterites agudas em animais pecuários neonatos, a maioria das demais enterites comuns apresentam características epidemiológicas e clínicas razoavelmente distintas
- Em alguns casos, a necropsia de um caso não tratado de diarreia no estágio inicial da doença pode ser muito útil
- Se possível, o hemograma deve ser obtido para auxiliar a determinação quanto à presença ou ausência de infecção.

Aparência das fezes
- A aparência macroscópica das fezes pode fornecer algumas informações quanto à causa da diarreia. Em geral, a diarreia causada por lesões do intestino delgado é profusa e as fezes são líquidas e, algumas vezes, tão claras quanto água. A diarreia associada às lesões do intestino grosso caracteriza-se por pequeno volume de fezes amolecidas, que com frequência contêm uma quantidade excessiva de muco
- A presença de toxemia e de alterações febris marcantes na contagem total e diferencial de leucócitos sugere enterite bacteriana, possivelmente com sepse. Essa informação é particularmente importante em equinos e em bovinos com salmonelose
- A presença de hemorragia franca e/ou de fibrina nas fezes normalmente indica uma lesão inflamatória grave dos intestinos. Na diarreia induzida por areia em equinos, as fezes podem conter areia.

Emagrecimento
- A diarreia crônica com histórico de emagrecimento em uma vaca adulta sugere doença de Johne
- Emagrecimento crônico e diarreia crônica, ou mesmo a ausência de diarreia, em equinos podem indicar a presença de enterite granulomatosa, gastrenterite eosinofílica crônica, linfossarcoma alimentar, tuberculose e histoplasmose.

Diarreia alimentar e intoxicações
- Na diarreia de origem alimentar, as fezes normalmente são volumosas, amolecidas e com odor desagradável. O animal em geral está alerta e há efeitos sistêmicos mínimos. Uma avaliação da dieta costuma revelar se a composição da dieta ou o manejo alimentar irregular são responsáveis pela diarreia. A avaliação de amostras de novos alimentos pode ser necessária para determinar a presença de agentes químicos tóxicos
- A intoxicação por arsênico é caracterizada por disenteria, toxemia, temperatura normal e sinais nervosos
- A deficiência de cobre condicionada ao excesso de molibdênio causa diarreia moderadamente profusa, com fezes amolecidas e perda de peso moderada. Normalmente o estado de hidratação é normal e, possivelmente, há despigmentação dos pelos.

Parasitismo
- As helmintíases intestinais, tal como ostertagiose, causam diarreia profusa e perda de peso acentuada; a temperatura é normal é não há toxemia.

Causas diversas
- Em bovinos, a cavidade oral deve ser examinada quanto a evidências de lesões características de doenças virais
- Muitas enfermidades do estômago, incluindo ulceração, parasitismo, gastrite e tumores, podem resultar em diarreia e devem ser consideradas no diagnóstico diferencial de diarreia crônica
- Fezes amolecidas e escassas, associadas a alguns casos de obstrução incompleta do trato digestório de bovinos acometidos por complicações de reticuloperitonite traumática, não devem ser confundidas com diarreia.

Tratamento

Os princípios do tratamento de enterite incluem:

- Remoção do agente causal
- Alteração da dieta
- Fluidos e eletrólitos
- Protetores intestinais e adsorventes
- Fármacos antidiarreicos.

Remoção do agente causal

Normalmente, direciona-se tratamento específico à helmintíase intestinal com anti-helmínticos, a enfermidades, como coccidiose, com antiprotozoários e às enterites bacterianas com agentes antimicrobianos. Não há tratamento específico disponível para as anterites virais em animais pecuários.

Embora um número considerável de investigações tenha sido realizado quanto às enterites de animais pecuários, o foco tem sido na imunologia, na patologia, na microbiologia e na dinâmica de líquidos corporais, cada um com ênfase diferente nas diferentes espécies. Por exemplo, há informações consideráveis acerca da microbiologia e da imunologia das enterites comuns em bezerros e leitões, adicionalmente ao conhecimento extenso quanto à dinâmica de líquidos corporais em bezerros. Em equinos, há algumas informações a respeito da dinâmica dos líquidos corporais, mas a microbiologia das diarreias não é bem compreendida. Em nenhuma das espécies há informações suficientes quanto ao efeito dos antibióticos na microflora intestinal.

Antimicrobianos

O uso de antimicrobianos, seja VO ou parenteral, ou por ambas as vias simultaneamente, para o tratamento de enterites bacterianas, é um assunto controverso tanto na medicina humana quanto na medicina veterinária. Aqueles que apoiam seu uso nas enterites bacterianas agudas afirmam que eles são necessários para ajudar a diminuir o supercrescimento de bactérias patogênicas responsáveis pela enterite, e para evitar ou tratar a bacteriemia ou a sepse que podem ocorrer secundariamente a uma enterite. Aqueles que sugerem que seu uso seja contraindicado ou desnecessário em enterites bacterianas sugerem que os fármacos podem eliminar uma proporção significativa da flora intestinal, além da flora patogênica. Isso pode diminuir o efeito de antagonismo competitivo no intestino, que, por sua vez, pode permitir o desenvolvimento de uma superinfecção (o surgimento de evidências clínicas e bacteriológicas de uma nova infecção durante a quimioterapia para uma infecção primária). Ademais, o uso de antimicrobianos em doenças entéricas infecciosas permite o desenvolvimento de *resistência a múltiplos fármacos*, que é uma grande preocupação em saúde pública. O uso de antimicrobianos também pode aumentar o período de tempo pelo qual os animais afetados excretam o organismo, o que pode acontecer, por exemplo, na salmonelose entérica.

Muitas preparações antimicrobianas diferentes, tanto para uso oral quanto para uso parenteral, estão disponíveis. A escolha irá depender da experiência prévia, da doença suspeita e dos resultados dos testes de cultura e sensibilidade. As formulações parenterais são indicadas em animais com diarreia aguda, toxemia e febre. Muitos antimicrobianos, quando administrados por via parenteral, são excretados pelo fígado no lúmen intestinal e formulações orais podem não ser necessárias. Em casos de diarreia subaguda com efeitos sistêmicos mínimos, o uso de uma formulação oral pode ser suficiente. Entretanto, formulações orais não devem ser usadas por mais de 3 dias para evitar uma superinfecção. As formulações e as doses dos antimicrobianos comumente usados em enterites bacterianas são descritos sob cada enfermidade específica.

Medicação em massa nos alimentos ou na água

Antimicrobianos em massa no suprimento de água para o tratamento de surtos de enterites infecciosas específicas é usado comumente e com sucesso. Um dos melhores exemplos é o uso de antimicrobianos na água de beber de suínos afetados por disenteria suína. Entretanto, nem todos os animais acometidos ingerem quantidade suficiente de água com medicamento e a ingestão diária deve ser monitorada cuidadosamente. Os animais gravemente afetados em um surto precisam de tratamento individual.

Alteração da dieta

Se a causa da diarreia for de origem dietética, os alimentos devem ser removidos até que o animal esteja plenamente recuperado; os alimentos devem então ser substituídos por outra fonte ou reintroduzidos gradualmente. A questão quanto a se uma dieta digerível normalmente deve ou não ser removida temporariamente, ou a ingestão diária total diminuída em animais com enterite aguda, é de difícil resposta. O racional é que, em uma enterite aguda, a digestibilidade dos nutrientes é diminuída consideravelmente e os alimentos indigeríveis fornecem substrato para que a fermentação e a putrefação ocorram, cujos produtos podem acentuar o estado da má absorção. Entretanto, a retirada temporária dos alimentos representa um problema de ordem prática, especialmente em animais jovens. Por exemplo, a separação temporária entre a porca e os leitões neonatos afetados por enterite aguda representa um problema prático e é de valor duvidoso, similar ao que ocorre em bezerros de corte que mamam em vacas a pasto. Com potros, é relativamente fácil mantê-los com buçal por 24 h. Em leitões desmamados afetados por diarreia do desmame e em leitões de engorda com disenteria suína, é prática comum diminuir a ingestão diária normal pela metade por alguns dias até que a recuperação seja aparente. Equinos adultos afetados por diarreia não devem ter acesso a qualquer alimento por, pelo menos, 24 h. Durante esse período de jejum temporário, a ingestão oral de líquidos que contenham glicose e eletrólitos é desejável e necessária para ajudar a manter a hidratação. Em bezerros neonatos com diarreia, se a ingestão oral de líquidos for mantida, a perda total de água pelas fezes e através dos rins não é significativamente maior que em bezerros normais, uma vez que em bezerros diarreicos, os rins irão compensar de maneira efetiva as perdas fecais. Quando a recuperação for aparente, a dieta normal do animal deve ser reintroduzida gradualmente no decorrer de um período de alguns dias.

Líquidos e eletrólitos

Os objetivos iniciais da terapia hidreletrolítica para os efeitos da enterite são o reestabelecimento do volume normal de líquidos corporais, da osmolalidade efetiva e da composição do equilíbrio ácido-base. A qualidade e a quantidade de líquidos necessários para atingir esses objetivos depende das características da desidratação e do desequilíbrio eletrolítico e ácido-base. Sob condições ideais, quando há um laboratório disponível, a determinação do volume globular, proteína total sérica, bicarbonato plasmático, pH sanguíneo, eletrólitos séricos e hemograma deve fornecer ao clínico uma avaliação laboratorial inicial, bem como no decorrer do curso da terapia, para avaliar a efetividade do tratamento. Contudo, tal serviço laboratorial tem alto custo e em geral não está prontamente disponível. O clínico deve, portanto, avaliar o nív de desidratação e, com base no histórico e nos sinais clínicos, estimar o nível de acidose e de déficits eletrolíticos que provavelmente estão presentes. Uma abordagem prática para a fluidoterapia em equinos foi descrita. Os fluidos devem ser administrados por via oral sempre que possível, para economizar tempo e dinheiro e para evitar complicações que podem surgir pela fluidoterapia parenteral por um período prolongado. Além disso, os líquidos devem ser administrados tão precocemente quanto possível para minimizar o grau de desidratação. Com uma boa função renal, há uma margem de segurança mais ampla quanto à solução utilizada.

As três principais anormalidades da *desidratação, acidose* e *déficit de eletrólitos* normalmente são corrigidas simultaneamente com fluidoterapia. Quando há suspeita de acidose grave, ela deve ser corrigida imediatamente com uma solução hipertônica (5%) de bicarbonato administrada por via intravenosa, na taxa de 5 a 7 mℓ/kg PC, na velocidade de cerca de 100 mℓ/min. Isso é seguido pela administração de soluções eletrolíticas em quantidade necessária para corrigir a desidratação. Na desidratação grave, equivalente a 10% do PC, é necessária uma grande quantidade de líquidos (Tabela 7.8).

A fluidoterapia inicial deve ser administrada no decorrer das primeiras 4 a 6 h por infusão intravenosa contínua, seguida pela terapia de manutenção pelas próximas 20 a 24 h, ou pela duração da diarreia, se for grave, na taxa de 100 a 150 mℓ/kg PC a cada 24 h. Equinos com enterite aguda apresentam hiponatremia grave e, após fluidoterapia, podem se tornar gravemente hipopotassêmicos, evidenciado pela fraqueza e pelos tremores musculares. A solução hipertônica de bicarbonato de sódio irá colaborar na correção da hiponatremia, mas pode ser necessário acrescentar cloreto de potássio em um grande volume de líquidos administrados em razão da desidratação; 1 g de cloreto de potássio acrescentado a cada litro de fluido irá fornecer um adicional de 14 mOsm/ℓ (14 mmol/ℓ) de potássio. Em bezerros pré-ruminantes com diarreia, os líquidos e eletrólitos necessários para a manutenção podem ser administrados por via oral, dividindo as doses a intervalos de algumas horas. Nos estágios iniciais de diarreia aguda e em animais que não estão gravemente desidratados, a VO também pode ser usada com sucesso para corrigir a desidratação e para evitar que se agrave. A fórmula da solução oral à base de glicose e eletrólitos é fornecida na seção de colibacilose. Leitões e cordeiros afetados por desidratação são tratados com maior eficiência empregando soluções eletrolíticas balanceadas administradas por via subcutânea na dose de 20 mℓ/kg PC a cada 4 h, e por via oral a 20 mℓ/kg PC a cada 2 h. Detalhes quanto ao tratamento com fluidos e eletrólitos são fornecidos o Capítulo 5.

Protetores intestinais e adsorventes

Misturas de caulim e pectina são amplamente utilizados para cobrir a mucosa intestinal, inibir a secreção e aumentar o volume fecal em animais com enterite. Em crianças com diarreia, caulim e pectina irão resultar em fezes formadas, em vez de aquosas, mas a quantidade de água nas fezes não é alterada. Até o presente momento, não é possível recomendar seu uso a animais.

Tabela 7.8 Déficit de líquidos em equinos, potros e bezerros com 10% de desidratação.

Animal	Desidratação (%)	Déficit de líquidos (ℓ)
Equino de 500 kg	10	50
Potro de 75 kg	10	7,5
Bezerro de 45 kg	10	4,5

Fármacos antidiarreicos

Fármacos antimotilidade

Fármacos anticolinérgicos e opioides estão disponíveis para diminuir a motilidade intestinal. Os fármacos anticolinérgicos bloqueiam a ação da acetilcolina na musculatura lisa e nas glândulas. Isso resulta em diminuição da secreção e no esvaziamento gástricos e diminuição tanto nos movimentos de segmentação quanto de propulsão dos intestinos. A dose de anticolinérgicos necessária para produzir a contração de maneira efetiva também pode causar reações adversas, como xerostomia, fotofobia, taquicardia, retenção urinária e paralisia neuromuscular. Os opioides atuam pelo aumento da segmentação, enquanto diminuem os movimentos de propulsão no intestino. O resultado é uma elevação na resistência à passagem do conteúdo intestinal, e ocorre absorção mais completa de água e de nutrientes, com subsequente diminuição da frequência de defecação. Não há relatos publicados de ensaios clínicos que usem fármacos antimotilidade em animais pecuários; portanto, até o presente momento, eles não podem ser recomendados com qualquer segurança quanto à sua efetividade.

Fármacos antissecretórios

Também estão disponíveis para o tratamento de diarreia causada pela atividade hipersecretória da enterotoxina produzida por bactérias, como a ETEC. Cloridrato de loperamida administrado por via oral em bezerros com diarreia induzida experimentalmente pode retardar o início da diarreia por meio da inibição da secreção de líquidos. Os fármacos antissecretórios incluem clorpromazina, opioides, atropina e inibidores da prostaglandina. Esses ainda não foram avaliados adequadamente, e o fornecimento de líquidos e de eletrólitos balanceados, que contenham cloreto de sódio, bicarbonato de sódio e glicose, administrados tanto por via parenteral quanto oral, é considerado adequado e efetivo para o tratamento dos efeitos da hipersecreção.

Uma vez que as prostaglandinas apresentam um papel reparador importante nos intestinos, os AINE podem retardar a recuperação de alças intestinais lesionadas pela isquemia, e são contraindicados.

Controle

O controle e a prevenção da enterite em animais pecuários constituem um tópico e uma atividade importantes dentro da prática de grandes animais. O controle de cada enterite específica é apresentado sob cada enfermidade específica neste livro. Os princípios de controle incluem:

- Diminuir a pressão de infecção por meio do controle da densidade populacional
- Assegurar a resistência inespecífica adequada por meio da colostragem satisfatória de animais pecuários neonatos e da manutenção do estado nutricional adequado
- Vacinar para aquelas enfermidades nas quais há vacinas efetivas
- Minimizar os fatores estressantes relacionados ao manejo e ao ambiente
- Monitorar a morbidade e a mortalidade e assegurar que o diagnóstico seja obtido, de maneira que as medidas de controle para as doenças recém-introduzidas em um rebanho possam ser instituídas.

Hipermotilidade intestinal

Um aumento funcional na motilidade intestinal parece ser a base de muitas doenças de animais. Clinicamente, há alguma dor abdominal e, à auscultação, um aumento nos sons do sistema digestório e, em alguns casos, diarreia. Os animais afetados normalmente não morrem, e as lesões podem não ser definidas, mas é provável que a classificação, como usada aqui, provavelmente incluirá muitas das enfermidades que costumam ser referidas como enterite catarral ou indigestão.

A principal ocorrência de hipermotilidade intestinal é a cólica espasmódica em equinos. Outras circunstâncias nas quais a hipermotilidade e a diarreia ocorrem, sem evidência de enterite, incluem os estados alérgico e anafilático, e a alteração da alimentação para pastos fartos.

Diarreia alimentar

Ocorre em todas as espécies e em todas as idades, mas é mais comum em animais neonatos, nos quais há incapacidade absoluta ou relativa de digerir alimentos, ou quando uma dieta inadequada é fornecida. A incapacidade absoluta de digerir alimentos ocorre na intolerância à lactose primária, ou secundária grave, na qual o neonato não apresenta atividade de lactase intestinal. O resultado é a falha em clivar a lactose a seus monossacarídeos constituintes e, portanto, a fermentação da lactose no intestino delgado ou no intestino grosso. A fermentação bacteriana da lactose causa diarreia osmótica. A deficiência relativa da lactase ocorre, presumivelmente, em neonatos que ingerem um grande volume de leite, que então excede a capacidade digestiva do intestino. A frequência com a qual isso ocorre não está clara, e evitar ou restringir a alimentação de neonatos deve ser uma abordagem adotada com cautela. O fornecimento de alimentos indigeríveis, tal como sucedâneos do leite de qualidade inferior, pode causar diarreia.

Etiologia

Sucedâneos do leite

O uso de sucedâneos do leite de qualidade inferior em bezerros jovens com menos de 3 semanas de idade é uma das causas mais comuns de diarreia de origem alimentar. A qualidade do sucedâneo pode ser afetada pelo uso de leite desnatado em pó, desnaturado pelo calor durante o processamento, o que resulta em diminuição da concentração de proteínas não caseínicas. Isso resulta em coagulação inefetiva no abomaso e diminuição da digestibilidade. O uso de quantidade excessiva de carboidratos e de proteínas não lácteos também é associado a alta incidência de diarreia, perda de peso, emaciação e inanição em bezerros, bem como usar uma grande quantidade de proteína de soja e de concentrado de proteína de peixe, o que resultará em diarreia crônica e baixa taxa de crescimento.

A maioria das tentativas de criar bezerros com dietas à base de grande quantidade de produtos de soja – como farinha de soja aquecida – falharam, uma vez que os animais desenvolveram diarreia, perda de apetite e apresentaram peso mais baixo ou taxa de crescimento inferior. Bezerros pré-ruminantes desenvolveram respostas de hipersensibilidade intestinal a alguns produtos de soja, uma vez que as principais proteases do trato digestório não desnaturam os constituintes antigênicos solúveis da proteína da soja.

A diarreia de origem nutricional tornou-se um dos problemas mais importantes em locais nos quais um grande número de bezerros é criado sob condições intensivas. Em razão do custo relativamente alto do leite em pó desnatado de boa qualidade, uma grande quantidade de proteínas e de carboidratos não lácteos é usada na formulação. Embora alguns bezerros que vivem nessas grandes unidades possam digerir, de maneira satisfatória, os nutrientes presentes nos sucedâneos, isso leva a uma alta incidência de diarreia e colibacilose e salmonelose entérica secundárias.

Os sucedâneos feitos com leite bovino e coprodutos lácteos usados para alimentar leitões, cordeiros e potros órfãos podem causar diarreia alimentar pelas mesmas razões citadas anteriormente. Em bezerros alimentados com sucedâneos do leite, aumentar a ingestão total diária de líquido como porcentagem do PC causa maior incidência de fezes amolecidas, desidratação e apatia do que menores níveis de ingestão de líquidos e maior concentração de matéria seca. Isso sugere que uma quantidade maior de líquidos aumenta a taxa de passagem de matéria seca e diminui a absorção. A concentração de sólidos na dieta líquida deve variar entre 10 e 13%, e deve ser oferecida a 8% do PC em bezerros alimentados com sucedâneos do leite 1 vez/dia, sendo permitido livre acesso à ração de iniciação.

Superalimentação com leite

O fornecimento de uma quantidade excessiva de leite integral de vaca para bezerros alimentados artificialmente resultará em uma grande quantidade de fezes anormais, mas geralmente não há uma diarreia aquosa profusa com desidratação e perda de peso. Isso sugere que a simples superalimentação com leite pode não ser a causa da diarreia neonatal aguda de bezerros. Há poucas evidências de que a diarreia de origem alimentar pode ocorrer em bezerros de corte lactentes que ingerem leite que não coagula adequadamente. Em uma avaliação *in vitro*, apenas o leite de vacas com bezerros diarreicos mostrou evidência de coagulação inadequada.

Acredita-se que a ingestão de quantidade excessiva de leite de porca por leitões com 3 semanas de idade seja um fator que contribui para a etiologia da diarreia de leitões nessa faixa etária. Isso pode ser causado pelo fato de que a porca chega ao pico de lactação em 3 semanas.

Bezerros de corte que mamam em vacas de alta produção, cujo pasto é farto, com frequência são afetados por diarreia branda por volta das 3 semanas de idade. Acredita-se que a causa seja simplesmente o consumo de um volume excessivo de leite. De forma similar, cordeiros que mamam vigorosamente em ovelhas de alta produção podem desenvolver diarreia.

Os potros comumente apresentam diarreia com cerca de 9 dias de idade, o que coincide com o cio do potro na égua. Por muitos anos, acreditou-se que a causa era uma alteração súbita na composição do leite da égua, o que não foi comprovado pelas análises realizadas no leite. A diarreia é associada a alterações decorrentes da idade na microbiota do trato gastrintestinal do potro.[1]

Há interesse considerável em quais condições são boas para alimentar bezerros jovens com dietas líquidas. A temperatura do líquido quando oferecido, o fornecimento 1 ou 2 vezes/dia, e a quantidade de matéria seca ingerida podem afetar o desempenho de bezerros. Entretanto, há uma ampla margem de segurança na qual o desempenho dos bezerros não será afetado significativamente, se o manejo for bom.

Alteração na dieta

A diarreia alimentar também ocorre em todas as espécies após uma mudança brusca na dieta, mas particularmente em animais no momento do desmame. Isso é particularmente importante em suínos desmamados com 3 semanas de vida cuja ração não foi ajustada pós-desmame. A diarreia comumente ocorre quando os animais são movidos de um pasto seco para um farto, e quando é introduzida, pela primeira vez, a quantidade liberada de concentrado com grande porcentagem de grãos de cereal comuns.

Patogênese

Digestão do leite

Em bezerros, a ingestão de quantidade excessiva de leite integral de vaca após muitas horas de jejum causa dilatação do abomaso e, possivelmente, do rúmen. Sob essas condições, a capacidade de coagulação do leite pelo abomaso pode ser limitada. O fluxo de nutrientes do abomaso é mais uniforme em bezerros alimentados 2 vezes/dia do que em animais alimentados 1 vez/dia, o que sugere que a primeira forma permite a coagulação e a digestão mais efetivas.

Sob condições normais, o coágulo de leite se forma no abomaso minutos após a ingestão de alimentos, e o soro lácteo se move para o duodeno 5 a 10 min depois. A diluição do leite de vaca integral causará aumento do tempo de coagulação quando tratado com renina (quimosina). A superalimentação pode resultar na entrada de leite integral ou de quantidade excessiva de soro lácteo no duodeno, que pode não digerir de maneira satisfatória o leite integral, nem esmoer e hidrolisar os substratos no soro lácteo. A presença de quantidade excessiva de substratos, especialmente lactose, no lúmen intestinal, pode servir como um hidragogo e resultar em grande aumento de líquido intestinal, falha na absorção completa e fezes anormais. A velocidade de ingestão também é provavelmente importante. Seu prolongamento resulta na diluição de leite com saliva e na produção de um coágulo de leite mais facilmente digerido. A falha no reflexo esofágico em bezerros alimentados em balde também pode ser importante. O leite entra no rúmen, onde sofre putrefação.

Sucedâneos do leite e diarreia

A patogênese da diarreia em bezerros alimentados com sucedâneos do leite de qualidade inferior é bem conhecida. Em bezerros alimentados com sucedâneos à base de leite desnatado em pó desnaturado à baixa temperatura e a formação de coalho no abomaso, comparada à formação nenhuma, diminui a velocidade de passagem de conteúdo abomasal total (material retido da última alimentação e material residual da penúltima alimentação, saliva e secreções gástricas), matéria seca, proteína bruta e gordura do abomaso para o intestino. Leite desnatado em pó desnaturado pelo calor coagula de forma incompleta no abomaso, causando diminuição da digestibilidade.

Carboidratros e proteínas de origem não láctea não são bem digeridos por bezerros pré-ruminantes com menos de 3 semanas de vida, uma vez que suas atividades de amilase, maltase e sucrase são insignificantes, e sua atividade de pepsina-ácido clorídrico não é bem desenvolvida até, ao menos, 3 semanas de vida. Após a ingestão desses nutrientes, há menor digestibilidade, má absorção e diarreia.

Isso resulta em balanço de nutrientes negativo, emagrecimento e inanição gradual, sendo todos eles reversíveis pelo fornecimento de leite integral de vaca. A digestão de gordura é particularmente afetada, resultando em graus variados de esteatorreia. Bezerros pré-ruminantes alimentados com sucedâneo do leite que contenha óleo de milho terão diarreia.

O mecanismo para essa diarreia, que pode ocorrer em todas as espécies após a alteração súbita na dieta, não é bem compreendido. Entretanto, pode ser necessário que se passem muitos dias para que alterações qualitativas e quantitativas necessárias ocorram na capacidade digestiva enzimática. Não se sabe muito a respeito do desenvolvimento das enzimas intestinais no feto e no neonato, mas é provável que isso seja importante em animais individuais. Em bezerros, a atividade da lactase está completamente desenvolvida ao nascimento, e no período entre o nascimento e o desmame há alterações significativas na atividade das enzimas, algumas das quais são influenciadas pela presença ou ausência de substâncias da dieta.

Na diarreia alimentar, substrato não digerido no intestino pode resultar em alterações marcantes na flora bacteriana, que pode causar excesso de fermentação de carboidratos e putrefação de proteínas, cujos produtos acentuam a má absorção.

Achados clínicos

Bezerros de corte lactentes

A diarreia alimentar em bezerros de corte com 3 semanas de idade que vivem à pasto é caracterizada pela eliminação de fezes amolecidas, de coloração amarelo-clara, que tem odor desagradável. O períneo e a cauda normalmente estão sujos com fezes. Os bezerros estão alertas e costumam se recuperar espontaneamente em alguns dias, sem tratamento.

Bezerros de leite alimentados manualmente

Quando superalimentados com leite integral de vaca, esses animais normalmente estão apáticos e anoréxicos, e suas fezes são volumosas, com odor desagradável e contém quantidade considerável de muco. O abdome pode estar distendido em razão da dilatação do abomaso e dos intestinos. Colibacilose e salmonelose entérica secundárias podem ocorrer, o que resulta em desidratação grave. A maioria dos casos não complicados irá responder à fluidoterapia oral com suspensão ou privação de leite.

Diarreia do sucedâneo do leite

Em bezerros alimentados com sucedâneos do leite de qualidade inferior, haverá diarreia crônica com emagrecimento gradual. Os bezerros estão alertas, ingerem água normalmente, parecem distendidos após a ingestão de líquidos e passam um tempo considerável em decúbito. Não é incomum que muitos tratamentos tenham sido instituídos sem sucesso. A diarreia e a perda de peso continuam e, em 2 a 4 semanas, a emaciação é evidente e pode ocorrer morte por inanição. Os bezerros afetados, com frequência, apresentarão depravação do apetite e ingerirão a cama e outros materiais não comestíveis, o que acentua ainda mais a condição. Quando um grande número de bezerros está envolvido, a incidência de colibacilose e de salmonelose entéricas pode se tornar alta, e a taxa de mortalidade é grande. Essa é uma situação comum em unidades de criação de vitelos. Alopecia ocorre ocasionalmente em bezerros alimentados com sucedâneo de leite, mas sua causa não é conhecida.

Patologia clínica

Normalmente, não é necessária a avaliação laboratorial de animais com diarreia alimentar, a não ser que seja com o intuito de eliminar outras possíveis causas de diarreia. Quando sucedâneos do leite estão sendo utilizados, determinar seu tempo de coagulação, comparado ao leite integral, é útil para avaliar a qualidade do leite desnatado em pó para bezerros.

Achados de necropsia

Emaciação, ausência de gordura corporal, desidratação e atrofia serosa são sintomas de bezerros que morreram de diarreia e inanição, enquanto eram alimentados com sucedâneos do leite de qualidade inferior.

Diagnóstico diferencial

- Diarreia alimentar ocorre após alterações na dieta, consumo excessivo de certo alimentos de uma só vez ou o consumo alimentar de baixa qualidade. Normalmente não há sinais sistêmicos e a recuperação ocorre espontaneamente, quando a anormalidade dietética é corrigida ou o animal se adapta ao novo regime
- A diarreia alimentar deve ser diferenciada de todas as demais causas comuns em animais de uma determinada faixa etária, dentro de cada espécie
- A avaliação do histórico de alimentação recente e da dieta e dos seus componentes normalmente fornece evidências de uma diarreia de origem alimentar.

Tratamento

Alteração da dieta ou da alimentação manual de bezerros

Em bezerros alimentados manualmente acometidos por diarreia alimentar, o fornecimento de leite deve ser interrompido e soluções eletrolíticas orais devem ser administradas por 24 h. O leite é, então, reintroduzido gradualmente. Caso esteja sendo utilizado o sucedâneo do leite, sua composição nutricional e qualidade devem ser avaliadas. As práticas de alimentação devem ser analisadas e os ajustes necessários realizados.

É uma arte cuidar e manejar os bezerros alimentados manualmente para minimizar a incidência de diarreia alimentar. Muito se fala a respeito do uso de bicos de mamadeira e de baldes de fluxo lento para diminuir a incidência de diarreia alimentar, mas isso não substitui as boas práticas de manejo. Os bezerros criados para substituição no rebanho devem receber leite integral, se possível, por até 3 semanas. Quando um grande número de bezerros é criado para vitelos ou para engorda, o sucedâneo do leite deve ser formulado com leite e produtos lácteos com a melhor qualidade economicamente possível. Quanto pior a qualidade do sucedâneo do leite, mais impecável o manejo deve se tornar.

Monitoramento de bezerros de corte com diarreia alimentar

Normalmente, bezerros de corte acometidos por diarreia alimentar, com aleitamento materno e sob pastoreio, não requerem tratamento, a não ser que ocorram complicações. Eles devem ser observados diariamente quanto a evidências de apatia, anorexia, inatividade e diarreia aquosa profusa, sendo então necessário intervir com cuidados clínicos.

REFERÊNCIA BIBLIOGRÁFICA

1. Kuhl J et al. Vet Microbiol. 2011;151:321.

Necrose da gordura abdominal (lipomatose)

É uma variação da esteatite generalizada, e abordada em mais detalhes no Capítulo 17. As *massas endurecidas de gordura necrótica* que ocorrem de forma relativamente comum na cavidade peritoneal de bovinos adultos, em especial nas raças da Ilha do Canal e, possivelmente, na raça Aberdeen Angus, normalmente são confundidas com feto em desenvolvimento e podem causar obstrução intestinal, que se desenvolve em geral lentamente, resultando na manifestação de ataques de dor abdominal moderada e na eliminação de uma pequena quantidade de fezes. Muitos casos são detectados durante o exame de palpação retal rotineiro de animais normais. As massas lipomatosas estão localizadas no omento menor e maior e no mesentério de bovinos, e mais difusamente em outras partes do corpo em ovinos e caprinos. A composição dos depósitos de gordura é idêntica à gordura de vacas normais, e não há indícios de que a enfermidade possa ter origem neoplásica. Casos esporádicos são mais comuns, mas há relatos de prevalência tão alta quanto 67% em um rebanho. A causa não é conhecida, mas parece haver relação entre essa alta prevalência e a ingestão de pasto de festuca, e uma predisposição hereditária foi sugerida. A taxa de ocorrência aumenta com a idade, e o pico é aos 7 anos. Sugeriu-se que a deposição de gordura excessiva no tecido adiposo abdominal pode predispor bovinos à necrose da gordura. Uma forma incomum da doença com muitas lesões subcutâneas foi relatada em bovinos da raça Holandesa-Frísia que, acredita-se, seja hereditária. Não há tratamento e os animais acometidos devem ser enviados para o abate. Esteatite generalizada foi relatada em potros de pônei.

Lipomas pedunculados constituem um problema especial, principalmente em equinos mais velhos. Seu pedículo pode ter 20 a 30 cm de comprimento e, durante períodos de motilidade intestinal ativa, podem se enrolar ao redor de alças intestinais em qualquer região, desde o piloro até o reto. No piloro, causam obstrução intestinal aguda com dilatação gástrica. No reto, cólica subaguda e uma incapacidade característica de realizar a palpação via retal. Esse quadro é acompanhado pela formação de um cone na mucosa, não muito diferente da que ocorre na torção do útero. Diagnóstico e intervenção cirúrgica precoces podem solucionar o problema, mas o retardo na doença aguda é associado a prognóstico ruim em razão do comprometimento do fornecimento de sangue. A doença menos aguda causa compactação de cólon menor ou cólica recorrente.[1,2]

REFERÊNCIAS BIBLIOGRÁFICAS

1. Riley E et al. Equine Vet Educ. 2007;19:484.
2. Verwilghen D et al. Equine Vet Educ. 2013;25:451.

DOENÇAS DO PERITÔNIO

Peritonite

A inflamação do peritônio é acompanhada por dor abdominal, febre, toxemia e diminuição da quantidade de fezes. Os sinais variam, dependendo da gravidade e da extensão da peritonite.

Etiologia

A peritonite pode ocorrer como enfermidade primária que afeta o peritônio ou secundariamente, como parte de uma enfermidade que afeta principalmente outros órgãos.[1] Enfermidades primárias do peritônio incluem malignidades do peritônio, infecção por *Actinobaccillus equuli* em equinos, *Haemophilus suis* em suínos ou infecção por *Pasteurella multocida* em bezerros.[2,3] As causas primárias de peritonite são muito menos frequentes que as secundárias, cuja fonte principal é a perda da integridade do peritônio visceral, com frequência pela lesão do sistema digestório dentro do abdome, permitindo que o conteúdo gastrintestinal entre na cavidade peritoneal. Causas menos comuns são a perfuração da parede abdominal a partir do exterior por lesão traumática e do trato reprodutivo ou a introdução de patógenos ou de substâncias irritantes, como resultado de injeções na cavidade peritoneal ou laparotomia exploratória. Algumas das causas individuais mais comuns são:

- Bovinos:
  - Reticuloperitonite traumática, que também ocorre em camelídeos[4,5]
  - Secundário à trocaterização ruminal
  - Perfuração ou extravasamento de úlcera abomasal
  - Deslocamento de abomaso concomitante à úlcera perfurada
  - Necrose e ruptura da parede abomasal após vólvulo abomasal
  - Ruminite de bovinos subsequente à indigestão aguda por carboidratos
  - Complicação de cirurgia cesariana
  - Ruptura de vagina em novilhas jovens durante o coito
  - Deposição de sêmen na cavidade peritoneal, por exemplo, durante inseminação artificial traumática
  - Injeção de soluções estéreis, como preparações de cálcio para febre do leite ou suplementos de vitaminas/minerais (selênio)[6]
  - Transecção do intestino delgado quando este fica aprisionado entre o útero e a cavidade pélvica durante o parto
  - Injeção intraperitoneal de soluções não estéreis
  - Ruptura uterina espontânea durante o parto ou durante correção manual de distocia
  - Ruptura sádica da vagina ou do reto[7]
  - Ruptura espontânea do reto durante o parto
  - Como parte de enfermidades específicas, como tuberculose, pasteurelose[3] ou peritonite por alga[8]
- Equinos: a peritonite em equinos, com frequência, é secundária a doença gastrintestinal (cólica) e pode ser uma complicação importante após cirurgia abdominal. Essas enfermidades são discutidas sob os tópicos apropriados, nas seções desse texto que tratam da cólica equina. Se os casos atribuíveis às doenças gastrintestinais forem excluídos, a maioria dos casos é idiopática.[9] Causas primárias são infrequentes e incluem infecção associada a *A. equuli*.[2,10] A peritonite pode ser secundária a lesões peritoneais infecciosas, químicas ou parasitárias:
  - Ruptura do saco dorsal do ceco ou cólon durante o parto
  - Ruptura do ceco em potros submetidos à anestesia e à endoscopia gástrica
  - Ruptura do ceco em equinos adultos[11]
  - Como sequela de trocaterização cecal[12]
  - Secundário a torção e infarto de lobo hepático[13]
  - Ruptura retal ou laceração durante exame retal, predisposto por inflamação da mucosa e excesso de entusiasmo do examinador; esse assunto é apresentado separadamente na seção *Lacerações Retais*
  - Extensão de infecção retroperitoneal ou abscesso intra-abdominal[14], por exemplo, *S. equi* como resultado de garrotilho metastático, *R. equi* em potros com menos de 1 ano de idade
  - Erosão e ruptura gástricas relacionadas a ulceração associada a larvas de *Gasterophilus* ou *Habronema* spp. ou ulceração gástrica (uma sequela rara em equinos adultos)[15]
  - Perfuração de cólon associada à migração aberrante de *Gasterophilus intestinalis*
  - Extravasamento por perfuração cecal, aparentemente associada à infestação intensa pelo cestódeo *Anoplocephala perfoliata*
  - Ruptura gástrica espontânea
  - Infecção por *A. equuli*, em alguns casos, secundário à imunodeficiência[10,16,17]
  - Secundário a corpos estranhos gastrintestinais penetrantes[18]
  - Ruptura da bexiga ou do trato urinário[9]
  - Periorquite[19]
  - Pancreatite[20]
- Suínos:
  - Perfuração do íleo na ileíte regional
  - Doença de Glasser associada a *H. suis*
- Ovinos:
  - Disseminação de abscesso de parede intestinal após infestação por larvas de *Oesophagostomum* sp.
  - Serosite-artrite associadas a *Mycoplasma* sp.
  - Injeção intraperitoneal de selênio[6]
- Caprinos:
  - Serosite-artrite associada a *Mycoplasma* sp.
- Todas as espécies:
  - Perfuração traumática a partir do exterior da parede abdominal por perfuração por chifre ou ferida por estaca
  - Assepsia inadequada na laparotomia, injeção peritoneal ou trocaterização do rúmen ou do ceco para timpanismo
  - Extravasamento pela parede de um segmento intestinal infartado
  - Disseminação a partir de sítios subperitoneais no baço, fígado e vasos umbilicais.

Patogênese

Ao menos seis fatores contribuem para os sinais clínicos e as várias consequências da peritonite: toxemia ou sepse, choque e hemorragia, dor abdominal, íleo paralítico, acúmulo de exsudato e desenvolvimento de aderências.

Toxemia e sepse

Toxinas produzidas por bactérias e pela destruição dos tecidos são absorvidas imediatamente pelo peritônio. A toxemia resultante é o fator mais importante na produção da doença clínica, e sua gravidade normalmente é determinada pelo tamanho da área de peritônio envolvida. Na *peritonite difusa aguda*, a toxemia é profunda, mas na inflamação local é insignificante. O tipo de infecção presente obviamente é importante, em razão da variação entre as bactérias quanto a sua virulência e produção de toxinas.

Quando há ruptura da parede do sistema digestório e derrame de uma grande quantidade de conteúdo intestinal dentro da cavidade peritoneal, ocorre o desenvolvimento de algum grau de peritonite aguda, mas a morte normalmente é muito súbita, dentro de 2 a 3 h em equinos, para que algo além da lesão inicial se desenvolva. Esses animais morrem de choque endotoxêmico causado pela absorção de toxinas a partir do conteúdo intestinal. Na peritonite difusa aguda causada unicamente por contaminação bacteriana do intestino, a reação depende da bactéria que ganha acesso, da capacidade do omento em isolar a peritonite, e do quanto o animal precisa se movimentar. Vacas que sofrem penetração da parede reticular durante o parto apresentam menor competência imunológica, bem como pressão negativa na cavidade peritoneal maior que o normal; são invadidas por *F. necrophorum*, *Corynebacterium* spp. e *E. coli*; e são forçadas a andar até a sala de ordenha, até os cochos de alimentos, e assim por diante. Elas provavelmente desenvolvem peritonite purulenta difusa intensa e toxemia profunda e morrem em 24 h. Em contrapartida, equinos que desenvolvem peritonite aguda por estreptococos ou *A. equuli* apresentam pouca toxemia e manifestam apenas dor abdominal causada pela reação inflamatória do peritônio.

Choque e hemorragia

O choque causado pela deposição súbita de conteúdo intestinal ou conteúdo uterino infectado na cavidade peritoneal, associado à hemorragia que resulta da ruptura, podem ser fatores relevantes para o desfecho normalmente fatal quando vísceras infectadas se rompem. Após a ruptura do útero em vacas, o choque e a hemorragia talvez sejam mínimos, e a peritonite pode não se desenvolver se o conteúdo uterino não estiver contaminado. A falha do útero em cicatrizar ou ser reparado pode ser seguida por peritonite grave alguns dias depois.

Dor abdominal

É um sinal variável na peritonite. Na peritonite difusa aguda, a toxemia pode ser suficientemente grave para deprimir a resposta do animal ao estímulo doloroso, mas em casos menos graves, o animal normalmente adota uma posição com dorso arqueado e apresenta evidências de dor à palpação da parede abdominal. A inflamação das superfícies serosas do peritônio causa dor, que pode ser grave o suficiente para resultar em rigidez da parede abdominal e em postura anormal com o dorso arqueado.

Íleo paralítico

Ocorre como resultado da inibição reflexa do tônus do trato digestório e do movimento na peritonite aguda. Também é uma sequela importante da obstrução intestinal e da cirurgia abdominal traumática, na qual a manipulação excessiva das vísceras é inevitável. Raramente, ela surge em decorrência da ganglionite e da perda do controle neuronal da peristalse, similar à pseudo-obstrução intestinal idiopática em humanos. O efeito é a *obstrução funcional do intestino* que, se persistente, aumentará a probabilidade de morte. O resultado final é a ausência completa de defecação, com frequência sem fezes presentes no reto.

Acúmulo de exsudato líquido

O acúmulo de uma grande quantidade de exsudato inflamatório na cavidade peritoneal pode causar dilatação abdominal visível e, se for grave o suficiente, interferir na respiração por obstrução do movimento diafragmático. É uma ocorrência comparativamente rara, mas precisa ser considerada nos diagnósticos diferenciais de dilatação abdominal.

Aderências

O trauma ao peritônio resulta no acúmulo de um exsudato sero-hemorrágico, que contém duas proteínas relacionadas, o fibrinogênio e o plasminogênio. O primeiro é convertido pela trombina à fibrina, formando uma aderência fibrinosa inicial. O segundo pode ser convertido pelos fatores ativadores do plasminogênio à plasmina, uma enzima fibrinolítica específica que favorece a lise da aderência inicial. As células mesoteliais peritoneais são uma fonte de ativadores de plasminogênio, e cada espécie de animal doméstico possui sua própria atividade basal de plasminogênio peritoneal. Os bovinos apresentam uma alta capacidade de responder ao trauma com deposição de fibrina. A deposição intra-abdominal de fibrina e a formação de aderências são os fatores mais importantes na localização da peritonite após o trauma peritoneal pela penetração de corpos estranhos ou úlceras abomasais. Entretanto, essas aderências podem causar obstrução intestinal mecânica ou funcional.

Na *peritonite crônica*, a formação de aderências é mais importante do que qualquer um dos mecanismos patogênicos anteriores. São parte essencial do processo de cicatrização e importantes para localizar a inflamação a um segmento específico do peritônio. Se esse processo de cicatrização estiver se desenvolvendo satisfatoriamente e os sinais de peritonite diminuindo, é comum verificar que o exercício vigoroso causa a ruptura das aderências, disseminação da peritonite e retorno dos sinais clínicos. Dessa forma, uma vaca tratada de forma conservadora para reticuloperitonite traumática por imobilização pode apresentar uma recuperação excelente até o terceiro dia, mas se for permitido que ela vá ao pasto nesse momento, pode sofrer uma recidiva aguda. As reações adversas secundárias das aderências podem ser a ocorrência de *obstrução do intestino* ou estômago parcial ou completa, ou fixação à parede corporal, interferindo com a motilidade intestinal normal. As aderências são importantes na patogênese da indigestão vagal em bovinos.

Achados clínicos

A peritonite é comum em bovinos, menos comum em equinos e rara, caso seja identificada clinicamente, em ovinos, suínos ou caprinos. Há sinais gerais aplicáveis a todas as espécies e às formas gerais da doença, e também aqueles peculiares a espécies individuais e às várias apresentações clínicas da enfermidade.

Peritonite aguda e subaguda

Inapetência e anorexia

A inapetência ocorre em casos menos graves e crônicos, e a anorexia completa, na peritonite difusa aguda.

Toxemia e febre

A toxemia, normalmente com febre, está sempre presente, mas a gravidade varia dependendo da região do peritônio envolvida, da identidade dos patógenos e da extensão da lesão tecidual. Por exemplo, em bovinos com peritonite local aguda, a temperatura estará elevada (39,5°C) pelas primeiras 24 a 36 h, então retornará ao normal, mesmo que o animal ainda possa estar parcial ou completamente anoréxico. Febre alta (até 41,5°C) sugere peritonite difusa aguda, mas nos estágios terminais, a temperatura normalmente cai para subnormal. O mais notável é que a temperatura normal não exclui a presença de peritonite. Em equinos, a temperatura geralmente excede 38,5°C, mas a febre pode ser intermitente. Há aumento moderado nas frequências cardíaca e respiratória, e a segunda contribui para a fixação relativa da parede abdominal em razão da dor. Em alguns casos, há gemidos espontâneos ao fim de cada movimento expiratório.

Fezes

A quantidade e a composição das fezes, em geral, são normais. O tempo de trânsito da ingesta pelo trato alimentar e a quantidade de matéria seca aumentam. O volume de fezes diminui, embora nos estágios iniciais possa haver um período transitório de aumento na frequência de passagem de uma quantidade pequena de fezes amolecidas, que pode dar a falsa impressão de aumento na produção fecal. Em alguns equinos com peritonite, podem ocorrer períodos de diarreia, mas as fezes normalmente estão em menor quantidade ou completamente ausentes por períodos de até 3 dias, mesmo em animais que se recuperam, e o reto pode se apresentar tão ressecado e pegajoso em razão da presença de pequena quantidade de muco, que é difícil realizar um exame de palpação retal. Isso pode sugerir obstrução intestinal completa.

Em bovinos com peritonite que vivem a pasto, as fezes são caracteristicamente escassas, enegrecidas e têm formato de pequenas bolas de fezes acompanhadas por muco espesso semelhante à gelatina. As fezes podem, de forma alternativa, apresentar consistência de lodo espesso, serem difíceis de remover com uma luva de borracha e apresentarem odor desagradável.

Estase do sistema digestório

Assim como a ausência de fezes, existem outros indicativos de estase intestinal. Em vacas com peritonite aguda, as contrações ruminais estão diminuídas ou ausentes; na peritonite crônica, as contrações podem estar presentes, mas são mais fracas que o normal. Em equinos, a estase intestinal é evidenciada pela ausência ou diminuição de sons de movimentos peristálticos típicos à auscultação, embora os sons de tilintar de íleo paralítico possam ser audíveis. É muito importante diferenciar ambas as condições.

Dor abdominal evidenciada pela postura e pelo movimento

Bovinos com peritonite aguda apresentam relutância em se movimentar ou deitar, deitam com muita cautela e gemem de dor. A postura inclui o dorso caracteristicamente arqueado e rígido, bem como andar cauteloso. Gemem a cada passo e a defecação ou a micção são comuns, e quando a urina eventualmente é eliminada, normalmente é em um volume muito grande. Os animais evitam movimentos súbitos, sem coices, berros ou lambedura dos pelos.

Em equinos, os sinais claros de peritonite característicos em bovinos são incomuns, o que torna o diagnóstico difícil. A doença normalmente se manifesta como um episódio de dor abdominal, que inclui olhar para o flanco, coices no abdome e o animal deitar e rolar, sugerindo cólica causada por obstrução intestinal.

Em uma série de 51 casos de peritonite associada a *A. equuli* em equinos, a maioria apresentava taquicardia, aumento da frequência respiratória, febre e diminuição dos borborigmos intestinais. Os equinos acometidos estavam deprimidos, letárgicos e inapetentes. Dor abdominal branda a moderada manifesta-se como: relutância em se movimentar, patear no chão, deitar e alongar a musculatura do abdome. O início dos sinais clínicos foi agudo (< 24 horas) em 30 equinos, de 1 a 4 dias em oito equinos e mais longo e associado a emagrecimento em três equinos. Em 10 animais, a duração dos sinais clínicos não foi registrada. A enfermidade normalmente é primária, embora recidiva ou casos crônicos possam ser atribuídos à imunodeficiência, como a imunodeficiência comum variável em equinos idosos.[17]

Dor abdominal evidenciada pela palpação profunda

Em bovinos, a palpação profunda e firme da parede abdominal estimula facilmente uma resposta dolorosa reconhecível. Pode ser possível estimular a dor sobre toda a parede abdominal, caso a peritonite seja generalizada. Se estiver localizada, a resposta pode ser detectável apenas sobre uma região muito pequena. O aumento da tensão da parede abdominal normalmente não é detectável em vacas, embora seja responsável pela postura característica de dorso arqueado e aparência de abdome tenso, uma vez que, de qualquer forma, a parede já está firmemente esticada.

Muitos métodos são usados para estimular o gemido em bovinos com dor abdominal. Em vacas de tamanho médio com peritonite local aguda (mais comumente por reticuloperitonite traumática), a manobra que normalmente obtém mais sucesso é exercer pressão controlada para cima com o punho fechado sobre a parede ventral do corpo, caudalmente ao xifoide, enquanto o examinador ausculta sobre a traqueia com o estetoscópio. Em touros grandes, principalmente se a peritonite estiver cedendo, pode ser difícil incitar o gemido com esse método. Nesses casos, a melhor técnica é usar um bastão pesado mantido horizontalmente sob a região imediatamente caudal ao xifoide para possibilitar o levantamento eficiente por assistentes que mantenham o bastão em ambos os lados. O *beliscamento de cernelha* enquanto se ausculta sobre a traqueia também é usado e, com alguma experiência clínica, altamente confiável.

Em equinos com peritonite aguda ou subaguda, normalmente é mais fácil estimular a resposta dolorosa, que é manifestada pelo animal erguendo seu membro pélvico e virando com um movimento brusco a cabeça quando seu flanco inferior é pressionado com firmeza, mas não se deve esmurrar. A parede abdominal também pode ser palpada tensa, caso seja pressionada firmemente com a palma da mão. Em todos os casos de peritonite em todas as espécies, a resposta dolorosa é sempre muito mais evidente nos estágios iniciais da doença, e o animal pode apresentar peritonite crônica grave sem manifestar dor à palpação.

Exame retal

A ausência geral de fezes é característica. Em alguns casos, há possibilidade de palpar alças intestinais ligeiramente distendidas, flácidas e de parede espessada em bovinos. Ademais, pode ser possível sentir as aderências fibrinosas que se separam quando o intestino é manipulado. Elas nem sempre são palpáveis, e sua ausência não deve ser interpretada como critério de exclusão quanto à presença de peritonite. Apenas as aderências na região caudal do abdome são palpáveis. Aquelas rígidas e fibrosas podem estar presentes em casos de curso longo. Em equinos, não há achados de palpação retal específicos, além da diminuição da produção de fezes, que indiquem a presença de peritonite. A dilatação de segmentos tanto do intestino delgado quanto do intestino grosso pode fornecer evidências indiretas de íleo paralítico. Entretanto, ainda não está claro o que pode ser palpado em casos crônicos em razão da presença de depósitos de fibrina e de espessamento do peritônio. Também pode haver manifestação de dor mais intensa do que o normal quando uma região inflamada é palpada, ou quando uma região do mesentério ou aderência é manipulada.

Na ruptura do reto associada à distocia complicada, a ruptura normalmente é palpada facilmente por via retal no aspecto ventral do reto, profundamente no abdome. Alças intestinais distendidas podem ficar aprisionadas na laceração retal.

Peritonite difusa hiperaguda

Naqueles casos nos quais ocorre toxemia profunda, principalmente em vacas imediatamente após o parto, ou quando há ruptura do sistema digestório, a síndrome é bastante diferente. Há fraqueza intensa, depressão e falência circulatória. O animal está em decúbito e, em geral, é incapaz de levantar, está deprimido quase até o estágio de coma, apresenta temperatura subnormal de 37 a 37,5°C, frequência cardíaca alta (110 a 120 bpm) e pulso fraco. Não há dor abdominal evidenciada espontaneamente ou à palpação da parede abdominal. Em éguas com ruptura do saco dorsal do ceco durante o parto, o proprietário observa que o animal estava contraindo a parede abdominal e obtendo resultados, quando subitamente para de contrair violentamente a musculatura e de progredir na expulsão do potro. Um desfecho característico é dor abdominal moderada, seguida por choque. A morte ocorre 4 a 15 h após a ruptura.

O desfecho nos casos de peritonite difusa aguda varia de acordo com a gravidade. Casos hiperagudos acompanhados por toxemia grave normalmente vêm a óbito em 24 a 48 h. Os casos mais comuns e menos graves podem ser fatais em 4 a 7 dias, mas o tratamento adequado pode resultar em recuperação no mesmo período de tempo.

Em uma série de 31 casos de peritonite generalizada em bovinos, a maioria dos casos ocorreu no período periparto. Os sinais clínicos mais consistentes foram depressão, anorexia, diminuição da produção de fezes e graus variados de desidratação. O curso da enfermidade variou de 1 a 90 dias, com mediana de 4 dias. Em 19 animais, a duração da doença clínica foi de menos de 1 semana, e em 12 casos, a duração da doença foi de mais de 1 semana. Todos os animais vieram a óbito ou foram eutanasiados.

Peritonite crônica

Bovinos

O desenvolvimento de aderências, que interferem na motilidade normal do sistema digestório, e a disseminação gradual da infecção conforme as aderências se rompem, se combinam para produzir uma síndrome crônica de indigestão e toxemia, pontuada por ataques curtos e recorrentes de doença mais grave. As aderências podem ser detectáveis à palpação retal, mas normalmente estão situadas na região anterior do abdome e não são palpáveis. Caso ocorra obstrução intestinal parcial, as fases de dor normalmente são acompanhadas por aumento marcante nos sons do sistema digestório e dilatação palpável das alças intestinais por gás e líquido. O curso da peritonite crônica pode ser de muitas semanas e o prognóstico não é favorável em razão da presença de lesões físicas causadas pela formação de cicatrizes e aderências. Em alguns casos, há dilatação abdominal marcante com a presença de muitos litros de líquido turvo e infectado. Esse achado pode ter localização restrita à bolsa omental. A detecção de líquido na cavidade peritoneal de uma vaca não é fácil em razão da natureza líquida do conteúdo ruminal. Resultados obtidos pela avaliação de onda de líquido devem ser interpretadas com cautela. A coleta de líquido por paracentese abdominal é uma avaliação crítica.

Equinos

Equinos com peritonite crônica normalmente apresentam histórico de emagrecimento por um período de muitas semanas. A perda de peso é grave e, em geral, há episódios intermitentes de dor abdominal que sugerem cólica intestinal. Sons intestinais estão bastante diminuídos ou ausentes, e, em alguns casos, ocorre edema subcutâneo da parede abdominal ventral. Pode haver também pleurisia contígua. A identificação da causa de cólica depende do exame de amostras de líquido peritoneal.

Diagnóstico por imagem

Em bovinos com reticuloperitonite traumática, as alterações fibrinosas inflamatórias e abscessos podem ser avaliados por imagem (ver também o Capítulo 8).

Em bovinos, a radiografia reticular em posição quadrupedal é um auxílio útil para o diagnóstico e tratamento de reticuloperitonite traumática. A presença de um corpo estranho metálico pode ser detectada com acurácia, além da avaliação se o corpo estranho está ou não perfurando a parede reticular.

Patologia clínica

Hematologia

A contagem total e diferencial de leucócitos é um auxílio útil para o diagnóstico de peritonite e para a avaliação da sua gravidade. Na peritonite difusa aguda com toxemia, normalmente há leucopenia, neutropenia e aumento marcante da contagem de neutrófilos imaturos (um desvio à esquerda degenerativo). Há granulação "tóxica" de neutrófilos. Em casos menos graves de peritonite aguda com alguns dias de curso, pode haver leucocitose causada por neutrofilia, com o surgimento de neutrófilos imaturos. Na peritonite local aguda, vista comumente na reticuloperitonite traumática aguda em bovinos, normalmente há contagem de leucócitos totais normal ou ligeiramente aumentada, com desvio à esquerda regenerativo. Na peritonite crônica, dependendo da extensão da lesão (difusa ou local), a contagem total e diferencial de leucócitos pode ser normal, ou pode haver leucocitose com neutrofilia marcante e, ocasionalmente, um aumento na contagem total de linfócitos e de monócitos. O teor de fibrinogênio plasmático em bovinos, em geral, tende a aumentar conforme a gravidade da peritonite aguda aumenta, e pode ser um auxílio útil à contagem de células para avaliar a gravidade.

Em equinos com peritonite associada a *A. equuli,* há hemoconcentração, hipoproteinemia e neutrofilia com desvio à esquerda.

Abdominocentese e líquido peritoneal

A avaliação do líquido peritoneal obtido por paracentese é um auxílio valioso para o diagnóstico de peritonite e para a avaliação da gravidade. Ele também pode fornecer a indicação de qual o tipo de tratamento antibacteriano necessário. Os valores em equinos sadios, bem como em animais com diversas enfermidades intestinais e peritoneais são fornecidos na Tabela 7.3. A contagem máxima de células nucleadas no líquido peritoneal em potros sadios é muito menor que o valor máximo relatado para equinos adultos, e o mesmo ocorre em bezerros. Deve-se ter atenção particular aos seguintes aspectos:

- A facilidade de coleta da amostra como guia para a quantidade de líquido presente
- Se há estrias de sangue, indicando lesão à parede de vísceras
- A presença de material alimentar ou fecal, indicando necrose isquêmica intestinal ou ruptura
- Se há coagulação e alto teor de proteína, o que sugere inflamação, e não apenas transudação
- O número e os tipos de leucócitos presentes, como indicadores da presença de inflamação, e também sua duração
- A avaliação microbiológica.

Quando esses resultados estiverem disponíveis, devem ser interpretados em conjunto com o histórico, os sinais clínicos e outros resultados, como hematologia, bioquímica sérica e, possivelmente, radiologia. Especificamente, deve-se ter em mente que a falha em coletar a amostra não exclui a possibilidade de diagnóstico de peritonite.

A interpretação do líquido peritoneal também é influenciada pela simples manipulação das vísceras abdominais, e a resposta é mais intensa do que após a abertura e o fechamento da cavidade sem manipulação das vísceras. A manipulação cirúrgica resulta em reação inflamatória peritoneal significativa e rápida.

Na peritonite em equinos associada a *A. equuli,* o líquido peritoneal estava turvo e apresentava coloração anormal em 98% dos casos. O teor de proteína estava acima do normal em 50 amostras (variação de 25 a 84 g/ℓ, média de 44 g/ℓ, normal < 20 g/ℓ). A contagem total de células nucleadas estava elevada em todas as amostras (variação de 46 a 810 × 10 células/ℓ, média 230 × 10 células/ℓ, normal < 10 × 10 células/ℓ). A contagem de células nucleadas acima de 100 × 10 células/ℓ estava presente em 88% dos animais. Bastonetes gram-negativos pleomórficos foram vistos na citologia em 53% das amostras, e cultura positiva para *A. equuli* foi obtida em 72% das amostras.

Experimentalmente, a ressecção e anastomose do cólon menor em equinos adultos saudáveis causa uma resposta inflamatória diferente daquela oriunda da manipulação. Os valores absolutos no líquido peritoneal quanto à contagem de células, proteína total e contagem diferencial foram inadequados para diferenciar entre a reação cirúrgica normal e a infecção pós-operatória. A avaliação citológica do líquido peritoneal é necessária para demonstrar as alterações celulares degenerativas e a presença de bactérias e ingesta. A contagem de leucócitos periféricos e a concentração de fibrinogênio devem sempre ser comparadas às do líquido peritoneal quanto a evidências de infecção pós-cirúrgica. Em equinos, as contagens de células nucleadas e de eritrócitos no líquido peritoneal estão comumente elevadas por muitos dias após castração aberta. Essas contagens elevadas podem ser confundidas com peritonite.

Peritonite séptica em equinos

O diagnóstico de peritonite séptica é realizado rotineiramente com base no exame físico, nos achados hematológicos e na análise do líquido peritoneal. Após cirurgia abdominal, a diferenciação entre peritonite séptica e outras complicações pós-operatórias pode ser difícil usando apenas os achados do exame físico e das análises hematológicas. O diagnóstico de peritonite séptica normalmente é complicado em equinos após cirurgia, uma vez que apenas como resultado do processo exploratório, a contagem total de células nucleadas e a concentração de proteínas no líquido peritoneal, com frequência, são altas. Consequentemente, identificar bactérias na avaliação citológica ou no isolamento de bactérias do líquido peritoneal é um indicador mais definitivo de peritonite séptica, mas, algumas vezes, há resultados falso-negativos. Embora a cultura bacteriana seja considerada o critério padrão para o diagnóstico de sepse, nem sempre os resultados positivos podem ser obtidos, e os resultados demoram, no mínimo, 24 h para microrganismos aeróbicos e até 10 a 14 dias para microrganismos anaeróbicos. Dessa forma, testes auxiliares como pH, concentração de glicose e atividade de lactato desidrogenase (LDH) no líquido pleural e sinovial de equinos têm sido usados para detectar sepse com vantagens potenciais de velocidade, facilidade de mensuração e menor custo quando comparado às culturas bacterianas.

Equinos com peritonite séptica apresentam pH e concentração de glicose no líquido peritoneal significativamente menores que equinos com peritonite asséptica e os saudáveis. Comparado a outros testes, diferenças de mais de 50 mg/dℓ na concentração de glicose do soro para o líquido peritoneal apresentaram a maior utilidade diagnóstica para detecção de peritonite séptica. Líquido peritoneal com pH abaixo de 7,3, concentração de glicose abaixo de 30 mg/dℓ e de fibrinogênio acima de 200 mg/dℓ também foram altamente indicativos de peritonite séptica.

Peritonite em bovinos

Testes para avaliar o teor de proteína total, albumina, glicose, colesterol, fibrinogênio, L-lactato, D-dímero, LDH, fosfatase alcalina, creatinafosfoquinase, leucócitos e eritrócitos, algumas vezes, são usados para detectar peritonite em bovinos. O D-dímero do líquido peritoneal é mais preciso para o diagnóstico de peritonite em vacas (sensibilidade e especificidade > 95% para concentrações < 0,60 mg/ℓ); LDH e sua razão entre o soro e o líquido peritoneal e o gradiente de concentração de albumina soroascite apresentam sensibilidades entre 49 e 67,1% e especificidades entre 88,4 e 95,5%.[21] Uma concentração baixa de glicose no líquido peritoneal é altamente indicativa de peritonite séptica, assim como em equinos.[21]

Achados de necropsia

Na peritonite difusa aguda, todo o peritônio está envolvido, mas as lesões mais graves normalmente estão na região ventral do abdome. Hemorragia macroscópica na subserosa, exsudação e depósitos de fibrina na cavidade peritoneal e aderências recentes, que são facilmente rompidas, estão presentes. Nos casos menos agudos, o exsudato é purulento e pode ser menos fluido, formando com frequência uma cobertura espessa e caseosa sobre a maioria das vísceras. Em bovinos, com frequência é possível encontrar em grande número *F. necrophorum* e *Actinomyces (Corynebacterium) pyogenes*, que produzem um odor nauseabundo típico. A peritonite local aguda e a crônica normalmente não são fatais, e as lesões são descobertas apenas se o animal morrer por doenças intercorrentes, como pericardite traumática ou obstrução intestinal.

Diagnóstico

O diagnóstico de peritonite pode ser difícil porque os sinais clínicos predominantes com frequência são comuns também a outras enfermidades. As características clínicas indicadoras mais confiáveis de peritonite incluem:

- Fezes anormais, em quantidade e em composição
- Estase do sistema digestório com base na auscultação e na avaliação da eliminação das fezes
- Dor abdominal evidenciada por um gemido a cada respiração ou à percussão leve ou profunda do abdome
- Anormalidade dos intestinos à palpação retal
- Aderências fibrinosas ou fibrosas à palpação retal
- Líquido peritoneal anormal com aumento da contagem de leucócitos coletados por paracentese
- Uma contagem normal ou diminuída de leucócitos com desvio à esquerda degenerativo
- A peritonite pode ser química e, embora o exame microbiológico normalmente forneça resultados positivos, não é essencial para o diagnóstico de peritonite.

Prognóstico

Taxa de mortalidade em equinos

A peritonite em equinos é uma enfermidade que representa um risco potencial à vida do animal, e que deve ser tratada imediata e agressivamente.[1,22] O tratamento deve ser direcionado para a diminuição do choque sistêmico e hipovolemia, correção da causa primária, antibioticoterapia e drenagem e lavagem abdominal. As taxas de mortalidade para peritonite de qualquer etiologia em equinos variam de 30 a 67%, embora isso inclua os casos de peritonite secundária à cólica, que apresenta prognóstico pior do que os casos idiopáticos ou aqueles causados por *A. equuli*. A taxa de mortalidade em equinos com peritonite não relacionada à ruptura do sistema digestório é de, aproximadamente, 14%.[9] Em uma série de 67 casos de peritonite em equinos, daqueles que desenvolveram peritonite após cirurgia abdominal, a taxa de mortalidade foi de 56%. A peritonite que não é associada à ruptura intestinal ou à cirurgia abdominal apresentou uma menor taxa de mortalidade, de 43%. Equinos que morreram apresentaram maior frequência cardíaca, contagem de eritrócitos, concentração de creatinina sérica, volume globular e ânion gap; e menores valores de pH no sangue venoso e um número maior de espécies de bactérias cultivadas a partir do líquido peritoneal, quando comparado aos animais que sobreviveram. Aqueles que morreram apresentaram maior probabilidade de manifestação de dor abdominal, choque e de bactérias no líquido peritoneal.

Diagnóstico diferencial

As enfermidades que podem ser consideradas nos diagnósticos diferenciais de peritonite são:

- Bovinos:
  - Peritonite local aguda: reticuloperitonite traumática; obstrução intestinal aguda; abscesso esplênico ou hepático; indigestão simples; deslocamento de abomaso (direito e esquerdo), metrite pós-parto; cetose
  - Peritonite difusa aguda: paresia puerperal; mastite (forma hiperaguda); indigestão aguda por carboidratos; perfuração ou ruptura de úlcera abomasal; obstrução intestinal aguda; ruptura uterina; metrite pós-parto
  - Peritonite crônica: indigestão vagal; lipomatose ou necrose de tecido adiposo extensa do mesentério e do omento; extravasamento menor persistente de uma lesão intestinal; grande acúmulo de líquidos na ascite; ruptura da bexiga; pneumonia crônica e toxemias crônicas por uma ampla variedade de causas
  - Ascite: associada com maior frequência à doença cardíaca primária ou secundária, cor pulmonale com pneumonia crônica, endocardite, trombose da veia cava caudal e mesotelioma epitelioide abdominal difuso
- Equinos:
  - Peritonite aguda ou subaguda: obstrução intestinal aguda e cólica tromboembólica
  - Peritonite crônica: abscesso abdominal interno (abscesso retroperitoneal ou mesentérico) pode ser classificado como peritonite crônica, mas é tratado separadamente sob o título de Abscesso Retroperitoneal; tanto equinos com neoplasia intra-abdominal quanto abscessos apresentam sinais clínicos que incluem anorexia, emagrecimento, febre, cólica e depressão; ambos os grupos podem também apresentar líquido peritoneal que pode ser classificado como exsudato
- Suínos, ovinos e caprinos:
  - Peritonite normalmente não é diagnosticada antes da morte nessas espécies.

Tratamento

A causa específica deve ser tratada em cada caso, e os tratamentos usados são descritos sob as enfermidades específicas listadas anteriormente. Uma laparotomia exploratória pode ser indicada a fim de determinar a causa de peritonite e para o reparo efetivo. A literatura quanto ao tratamento de peritonite em equinos foi revisada.

Antimicrobianos

Antimicrobianos de amplo espectro administrados por via intravenosa ou intramuscular são indicados para a infecção e a toxemia. Contudo, não há relatos publicados de ensaios clínicos que avaliem a efetividade dos vários antimicrobianos para o tratamento de peritonite em bovinos ou equinos. Portanto, as recomendações são empíricas. Em geral, a *peritonite em bovinos* é comumente tratada com qualquer antimicrobiano de amplo espectro, com a escolha dependendo da facilidade de administração e do período de carência necessário para vacas leiteiras em lactação. O tratamento da reticuloperitonite traumática normalmente tem sido restrito ao uso de antimicrobianos; o tratamento de suporte não tem sido indicado, com exceção da peritonite difusa.

A *peritonite em equinos* associada à cirurgia abdominal ou à ruptura do trato gastrintestinal provavelmente é acompanhada por flora bacteriana mista, sendo necessário usar antimicrobianos de amplo espectro. Eles devem ser administrados em doses altas o suficiente para atingir uma alta concentração sanguínea e tecidual e manutenção dessa concentração diariamente até que a recuperação tenha ocorrido. Em uma série de casos de peritonite em equinos, os antimicrobianos mais comumente utilizados foram gentamicina a 2,2 a 3,3 mg/kg PC IV, a cada 8 a 12 h ou 6,6 mg/kg PC IV a cada 24 h, e penicilina a 22.000 UI/kg PC IV ou IM, a cada 6 a 12 h. Metronidazol administrado por via oral a 15 a 25 mg/kg PC também foi usado em equinos com peritonite.

Equinos com peritonite associada a *A. equuli* respondem rapidamente ao tratamento com penicilina a 22.000 unidades/kg PC, IM, 2 vezes/dia durante 5 dias a 2 semanas. A maioria dos microrganismos isolados é sensível à penicilina, mas alguns são resistentes e o sulfato de gentamicina a 6,6 mg/kg PC IV 1 vez/dia durante 5 dias a 2 semanas em combinação com penicilina também foram usados com sucesso. Em uma série de 51 casos em equinos, a taxa de recuperação após o tratamento com penicilina e gentamicina e o tratamento de suporte foi de 100%. A maioria dos equinos respondeu favoravelmente dentro de 48 h após o início do tratamento.

A administração de antimicrobianos dentro da cavidade peritoneal foi realizada, baseando-se no fato de que o fármaco atinge maiores concentrações no local da inflamação. Entretanto, não há evidências científicas de que esse tratamento seja superior à administração parenteral diária, e há algum risco de aderências e obstrução intestinal subsequente.

Líquidos e eletrólitos

A fluidoterapia intravenosa intensa e a terapia eletrolítica são parte vital do tratamento de peritonite, quando acompanhada por toxemia grave e choque, em especial durante as primeiras 24 a 72 h após cirurgia abdominal em equinos. Ela é mantida até que a recuperação seja aparente e o animal esteja ingerindo água voluntariamente; a água pode ser suplementada com eletrólitos (ver Capítulo 5).

Fármacos anti-inflamatórios não esteroides

Flunixino meglumina é recomendado a 0,25 a 1,1 mg/kg PC IV, a cada 8 a 12 h, quando a peritonite é acompanhada por choque. Entretanto, nenhuma informação está disponível quanto à sua eficácia.

Lavagem

Quando presente uma grande quantidade de exsudato, pode-se tentar a *lavagem peritoneal* com um grande volume de líquido que contenha antimicrobianos. Entretanto, não é fácil manter a patência dos drenos, em especial em bovinos. Ademais, o peritônio é altamente suscetível à inflamação, e a peritonite química é comum após a introdução de alguns materiais na cavidade peritoneal. A lavagem peritoneal em pôneis com salina e antimicrobianos induz uma resposta inflamatória leve e transitória, com alterações mínimas visíveis à necropsia. Soluções que contenham iodo povidona induzem peritonite química, grave quando usada uma solução de iodo povidona a 10%. Uma solução a 3% também causa peritonite, e seu uso também não é recomendado. É necessário ter extrema cautela quando materiais estranhos são introduzidos na cavidade para evitar exacerbar a inflamação existente. O peritônio também é um órgão muito vascularizado e materiais tóxicos são rapidamente absorvidos por sua superfície.

Um *dreno intra-abdominal ativo* foi usado com sucesso para tratar contaminação abdominal em equinos. Drenos abdominais de sucção fechada foram posicionados, principalmente sob anestesia geral. A lavagem abdominal foi realizada a cada 4 a 12 h, e cerca de 83% da solução de lavagem peritoneal foi recuperada.

Prevenção das aderências

Foram feitas tentativas de evitar o desenvolvimento de aderências, mas a sua eficácia não foi comprovada.

REFERÊNCIAS BIBLIOGRÁFICAS

1. Dart AJ et al. Equine Vet Educ. 2011;23:294.
2. Watts AE et al. Aust Vet J. 2011;89:143.
3. McFadden AMJ et al. N Z Vet J. 2011;59:40.
4. Ziegler J et al. J Zoo Wildl Med. 2013;44:163.
5. Tharwat M et al. Small Rumin Res. 2013;113:307.
6. Dennis MM et al. Aust Vet J. 2011;89:209.
7. Hvozdik A et al. Vet J. 2006;172:374.
8. Hafner S et al. Vet Pathol. 2013;50:256.
9. Henderson ISF et al. Vet Rec. 2008;163:293.
10. Layman QD et al. J Vet Diagn Invest. 2014;26:365.
11. Gray SN et al. Equine Vet Educ. 2014;26:422.
12. Unger L et al. Equine Vet Educ. 2014;26:430.
13. Tennent-Brown BS et al. JAVMA. 2012;241:615.
14. Arnold CE et al. JAVMA. 2012;241:1659.
15. Teschner D et al. Pferdeheilkunde. 2012;28:447.
16. Witonsky S. Equine Vet Educ. 2010;22:400.
17. Tennent-Brown BS et al. Equine Vet Educ. 2010; 22:393.
18. Lohmann KL et al. Can Vet J. 2010;51:1400.
19. Kinsley MA et al. Equine Vet Educ. 2010;22:489.
20. Yamout SZ et al. Equine Vet J. 2012;44:45.
21. Wittek T et al. J Vet Intern Med. 2010;24:1211.
22. Southwood L et al. J Vet Emerg Crit Care. 2007; 17:382.

DOENÇAS ABDOMINAIS DE EQUINOS, INCLUINDO CÓLICA E DIARREIA

Princípios gerais

A dor abdominal em equinos, evidente como uma constelação de sinais clínicos e comportamentais descritos a seguir, é comumente referida como cólica, majoritariamente causada por enfermidades gastrintestinais, embora possa se manifestar como resultado de doença de qualquer órgão intra-abdominal (Tabela 7.9). A discussão nessa seção trata da cólica causada por enfermidades gastrintestinais, causa frequente e importante de morte, e é considerada a doença, encontrada por médicos-veterinários, mais importante em equinos. Estima-se que o custo referente a essa enfermidade nos EUA seja de, aproximadamente, 115 milhões de dólares anualmente.[1]

Tabela 7.9 Origem e exemplos de dor visceral em equinos.

Origem	Exemplo: aguda	Exemplo: crônica
Tórax		
Pulmão	Pleuropneumonia	Abscedação pleural
Pleura	Obstrução	Neoplasia
Esôfago	Trauma	Pericardite
Coração	Pericardite	–
Abdome		
Estômago	Maioria das causas de cólica aguda	Doença inflamatória intestinal
Intestino delgado	Pancreatite	Enterolitíase
Intestino grosso	Nefrolitíase	Diarreia crônica
• Ceco	Hematoma da artéria uterina, ruptura	Nefrolitíase
• Cólon maior	Metrite	Neoplasia
• Cólon menor	Colelitíase	Colelitíase
Baço	Torção uterina	–
Fígado	–	–
Pâncreas	–	–
Rins	–	–
Ureteres	–	–
Ovários	–	–
Útero	–	–
Pelve		
Bexiga	Cistite	Cistite
Testículos	Urolitíase	Urolitíase
Reto	Laceração retal	Neoplasia
Ânus	Trauma durante o parto	–
Vagina	Vaginite necrótica	–

Reproduzida com autorização.[2]

Etiologia

Muitos sistemas de classificação da cólica equina foram descritos, incluindo um com base no sistema acometido (Tabela 7.10), que classifica as causas da cólica como:

- Obstrutiva não estrangulante: o movimento aboral da ingesta e das secreções é evitado ou prejudicado por obstruções luminais ou extraluminais, sem diminuição fisiologicamente importante do fluxo sanguíneo no sistema digestório durante os estágios iniciais da enfermidade (p. ex., compactação de cólon maior). A dilatação do estômago e dos intestinos pode diminuir o fluxo de sangue nos estágios mais tardios da enfermidade
- Obstrutiva estrangulante: obstrução dos movimentos aborais da ingesta e das secreções, com prejuízo ao fluxo sanguíneo

Tabela 7.10 Classificação etiológica da cólica equina.

Tipo de cólica	Etiologia	Lesão	Sinais clínicos típicos	Diagnóstico
Obstrução simples (não estrangulante)	Obstrução luminal	Compactação de estômago, íleo ou intestino grosso com ingesta ressecada Concreção, por exemplo, fecalito, mecônio, fitobezoar, enterolito, corpo estranho, cólica por areia, atresia congênita	Dor branda a moderada, frequência cardíaca ligeiramente aumentada no início, desidratação moderada Dor branda a moderada, desidratação moderada	Curso normalmente subagudo Diagnóstico por palpação retal ou imagem; celiotomia exploratória Curso subagudo a agudo Diagnóstico por palpação retal ou imagem; celiotomia exploratória
	Bloqueio mural	Hematoma, neoplasia, hipertrofia muscular idiopática	Dor, desidratação moderada	Exame de palpação retal, refluxo através da sonda nasogástrica; celiotomia exploratória
	Bloqueio extramural	Deslocamento de cólon maior	Cólica branda a moderada, desidratação branda, dilatação abdominal	Exame de palpação retal; celiotomia exploratória
	Funcional	Espasmos (cólica espasmódica) Íleo paralítico Refluxo gástrico (dilatação gástrica aguda, úlcera gástrica, enterite anterior)	Dor moderada a grave, sinais moderados a graves de hipovolemia	Exame de palpação retal, sons intestinais, sondagem nasogástrica, exame ultrassonográfico
Inflamação (irritação dos receptores de dor peritoneais)	Infecciosa (p. ex., *Salmonella* spp., *Actinobacillus equuli*); irritação química (urina, ingesta)	Peritonite Enterite	Dor branda, febre, toxemia, taquicardia, hipovolemia	Leucocitose, paracentese abdominal, diarreia
Infarto simples (não obstrutivo)	Infarto, isquemia	Cólica tromboembólica (arterite verminótica); oclusão arterial (lipoma pedunculado ao redor do mesentério), desligamento do mesentério (traumático ou congênito)	Dor branda a grave, toxemia Possivelmente perda de sangue	Paracentese abdominal, contagem total de leucócitos; celiotomia exploratória
Obstrução associada a infarto	Acidentes intestinais	Intussuscepção Torção Estrangulamento (forame epiploico, hérnias diafragmática e inguinal, defeitos mesentéricos ou defeito congênito, lipoma pedunculado)	Dor intratável seguida por depressão profunda, toxemia, taquicardia grave, hipovolemia	Exame de palpação retal; paracentese abdominal; volume globular; contagem total de leucócitos, sondagem nasogástrica; exame ultrassonográfico

causado por compressão mecânica dos vasos sanguíneos (arteriais, venosos ou ambos). Tanto a obstrução quanto o dano ao fluxo sanguíneo podem ocorrer ao mesmo tempo (p. ex., vólvulo do intestino delgado)

- Infarto não estrangulante: diminuição do suprimento sanguíneo de nutrientes (infarto), que não é atribuído à compressão mecânica de vasos (p. ex., cólica tromboembólica)
- Inflamatória (peritonite, enterite): inflamação do estômago, intestinos ou peritônio parietal e visceral (p. ex., colite, peritonite).

Os casos de cólica também podem ser classificados com base na duração da enfermidade: *aguda* (< 24 a 36 h), *crônica* (> 24 a 36 h), e *recorrente* (múltiplos episódios separados por períodos maiores que 2 dias de normalidade). Outro sistema de classificação tem base na anatomia, e está listado na Tabela 7.11.

Independentemente do sistema de classificação utilizado, alguns estimam que menos de 25% dos casos de cólica vistos a campo não apresentam diagnóstico definitivo.[3] Normalmente, considera-se que equinos com cólica transitória aguda aliviada por analgésicos têm "cólica espasmódica", diagnóstico mais comum na primeira apresentação (24 a 35%).[3] Compactação de cólon maior (20%) e etiologia não diagnosticada (13 a 25%) são as outras categorias mais frequentes.[1,3]

Sinopse

- Etiologia: ver Tabelas 7.9 a 7.11 e 7.13
- Epidemiologia: incidência anual de 2 a 30 casos para cada 100 equinos; mortalidade anual de 0,5 a 0,7 casos por 100 equinos, taxa de casos fatais de 7 a 13%. Qualquer predisposição por faixa etária é fraca, embora algumas enfermidades (p. ex., compactação de mecônio, estrangulação por lipoma pedunculado) apresentem distribuição específica por faixa etária. O consumo de uma dieta rica em concentrado aumenta o risco de cólica, assim como um programa ineficiente de controle de parasitas
- Achados clínicos: os sinais de dor abdominal incluem agitação, olhar o flanco, morder o flanco, cavar, deitar frequentemente, escoicear o abdome, tentativas frequentes de urinar e de defecar e rolar. Taquicardia é comum. Sons intestinais normais estão ausentes ou são substituídos por sons timpânicos. Pode haver dilatação abdominal. Pode ocorrer refluxo através da sonda nasogástrica. O exame de palpação retal pode revelar anormalidades
- Patologia clínica: poucas alterações são suficientemente diagnósticas para serem usadas para monitorar a gravidade da enfermidade. Hemoconcentração, azotemia e acidose metabólica são achados frequentes. O líquido peritoneal pode apresentar concentração aumentada de proteínas e de contagem de leucócitos
- Lesões: consistentes com a enfermidade específica
- Confirmação diagnóstica: exame físico, laparotomia exploratória, necropsia
- Tratamento: analgesia (Tabela 7.15), correção do desequilíbrio hidreletrolítico e ácido-base (Capítulo 5), descompressão gástrica por sondagem nasogástrica, administração de laxantes e lubrificantes fecais (Tabela 7.16), correção cirúrgica da lesão
- Controle de parasitas: assegurar forragem adequada na dieta.

Tabela 7.11 Desordem do sistema digestório de equinos que resultam em cólica, por localização anatômica.

Local	Desordem
Estômago	Dilatação gástrica: • Primária • Secundária à obstrução do fluxo de saída, estenose de piloro, íleo ou enterite anterior Compactação gástrica Ulceração gastroduodenal
Intestino delgado	Vólvulo Intussuscepção: • Íleocecal • Jejunojejunal Infarto ou isquemia: • Doença tromboembólica • Interrupção do suprimento sanguíneo por defeito mesentérico Estrangulamento, incluindo encarceramento no forame epiploico, dobras mesentéricas (incluindo ligamento cecocólico, ligamento nefroesplênico, ligamentos uterinos, cordão espermático), divertículo de Merckel e hérnias (diafragmática, inguinal/escrotal, umbilical) Estrangulamento por lipoma pedunculado Obstrução luminal: • Corpos estranhos • Ascarídeos Compressão luminal: • Lipomas • Massas intraluminais, como *Pythium* spp. e neoplasias (adenocarcinoma, linfoma, enterite eosinofílica) Aderências Enterite
Ceco	Compactação Ruptura ou perfuração Intussuscepção: • Cecocólica • Cecocecal Torção cecal Infarto (doença tromboembólica, enterocolite necrosante) Tiflite Timpanismo
Cólon ascendente (maior)	Compactação Timpanismo intestinal Vólvulo Deslocamento, incluindo dorsal esquerdo (ligamento renoesplênico ou nefroesplênico), dorsal direito, deslocamento cranial da flexura pélvica Infarto (arterite mesentérica verminótica, enterocolite necrosante) Obstrução luminal: • Acúmulo de areia • Enterólito Colite ulcerativa dorsal direita Colite Enterocolite necrosante
Cólon descendente (menor)	Compactação Obstrução luminal: • Fecalito • Enterólito Compressão luminal: • Lipoma pedunculado • Hematoma intramural • Abscesso perirretal • Tumor perirretal (melanoma) Avulsão do mesocólon e prolapso retal em éguas durante o parto Estrangulamento

Epidemiologia

A maioria dos estudos quanto à epidemiologia da cólica não fornece detalhes acerca de doenças específicas; antes, eles consideram a cólica como uma enfermidade. Essa inclusão de muitas doenças em uma categoria, embora maximize o poder estatístico dos estudos, é ruim, pois pode obscurecer detalhes importantes quanto à ocorrência e os fatores de risco de enfermidades individuais. Ademais, grande parte das informações relacionadas à incidência, tratamentos e desfecho de equinos com cólica deriva de estudos com equinos examinados em centros de referência, que, muito provavelmente, não são representativos de equinos com cólica não enviados para a avaliação por especialistas. Detalhes quanto à epidemiologia de entidades etiológicas específicas são listados sob esses títulos. Apenas os princípios gerais estão inclusos aqui.

Ocorrência

A cólica equina ocorre mundialmente – embora existam diferenças regionais quanto ao tipo de cólica (p. ex., enterolitíase), e é uma enfermidade de ocorrência comum e de grande importância em equinos. Para os casos de cólica equina reconhecidos a campo, diferentemente daqueles casos encaminhados para tratamento especializado, a taxa de *incidência* anual varia entre 3,5 e 10,6 casos para cada 100 equinos, embora em propriedades específicas, as taxas possam ser tão altas quanto 30 ou mais casos para cada 100 equinos, anualmente. Os proprietários de equinos no Reino Unido relatam uma prevalência anual de cólica, como proporção de todos os problemas de saúde, de 2,1 a 5,6%.[4] Essas estimativas são relatos espontâneos dos proprietários, e não se baseiam em um relato sistemático ou na coleta de dados. As estimativas usando uma população de equinos segurados no Japão identificaram uma taxa de incidência anual de cólica de 18,6% (de, aproximadamente, 45.000 equinos).[5] Nos EUA, a taxa de *mortalidade* anual por cólica é estimada entre 0,5 e 0,7 mortes para cada 100 equinos, e no Japão, 0,7%, o que representa 28% de todas as mortes de equinos (2,5 mortes para cada 100 equinos por ano) em ambas as populações.[1,5] As *taxas de fatalidade* são de 6 a 13% dos casos a campo, embora uma taxa menor, de 3,6%, seja relatada para cavalos segurados no Japão.[5] Aproximadamente 1 a 2% dos casos de cólica nos EUA e nas Ilhas Britânicas resultam em cirurgia. Deve-se ter em mente que essa estimativa de incidência e de mortalidade é altamente influenciada pela população de equinos estudada, e pode apresentar vieses ou ser influenciada indevidamente pela inclusão de propriedades com grupos de equinos com incidência de cólica extremamente alta ou baixa.

Fatores de risco

Podem ser categorizados em (1) características intrínsecas dos equinos, (2) aquelas associadas às práticas de alimentação, (3) manejo, (4) histórico médico, (5) controle de parasitas e (6) estação do ano.[6]

Características dos equinos

Idade

Há resultados contraditórios em estudos que avaliam a associação entre cólica e a idade. A divergência nos resultados pode ser decorrente da variação entre populações estudadas, do delineamento do estudo, da presença de vários fatores de confusão, e da interpretação das informações. Os fatores de confusão são aqueles que se alteram com a idade do animal, tal como uso, alimentação e manejo do equino, e mascaram o efeito da idade ou dão a impressão de que fazem parte dele quando, de fato, esse efeito não está presente. Equinos com 2 a 10 anos de idade têm 2,8 vezes mais chances de desenvolverem cólica que os animais com menos de 2 anos. Um estudo em grande escala relatou que anualmente, potros com menos de 6 meses apresentaram uma incidência de 0,2 casos de cólica para cada 100 animais, enquanto equinos com mais de 6 meses de idade apresentaram incidência de, aproximadamente, 4 a 6 animais acometidos por cólica para cada 100 equinos, com a incidência que variava, em alguma extensão, entre os grupos de idade mais avançada. A taxa de mortalidade varia amplamente entre equinos segurados no Japão, com uma incidência de morte por cólica muito maior em equinos mais velhos: 9% em equinos > 21 anos de idade, quando comparado a 1,5% em potros e sobreanos.[5] Outros estudos não verificaram efeito similar da idade. Entretanto, cada faixa etária apresenta um grupo específico de enfermidades únicas ou comuns a ela. Potros neonatos podem apresentar atresia congênita de cólon ou de ânus, ou compactação de mecônio (ver a seção Cólica em Potros), doenças que não afetam animais mais velhos, enquanto lesões estrangulantes ou obstrutivas causadas por lipomas pedunculados são encontrados apenas em equinos mais velhos.

Sexo

Não há efeito geral do gênero sobre o risco de cólica, mas determinadas enfermidades são restritas a esse fator. Por exemplo, hérnias inguinais ocorrem apenas em machos, enquanto encarceramento do intestino no mesométrio se dá em fêmeas. Éguas que pariram estão sob maior risco de desenvolver vólvulo de cólon maior (RP ajustado de 12,9, intervalo de confiança a 95% [IC] de 3,2 a 52).[7]

Raça

Em geral, há um achado consistente, embora não universal, que cavalos da raça Árabe estão sob maior risco de cólica, mas a razão para isso ainda não foi determinada. Acredita-se que cavalos Puro-sangue estão sob maior risco de cólica, independentemente do seu uso.

Dieta e manejo alimentar

Equinos a pasto estão sob menor risco de desenvolverem cólica do que os *estabulados,* que recebem alimentos concentrados. O risco aumenta conforme a quantidade de concentrado fornecida[8], por exemplo, um equino que recebe 5 kg por dia apresenta risco seis vezes maior de desenvolver cólica do que um equino que não recebe o concentrado.[1] Entretanto, outro relato não verificou efeito da composição da dieta sobre o risco de cólica. Alterações na dieta de equinos por modificações da quantidade e da qualidade dos alimentos, frequência de fornecimento ou tempo de alimentação aumentam o risco em duas a cinco vezes.

Manejo

Fornecimento de água

Equinos sem *acesso* constante *à água* estão sob maior risco de desenvolver cólica[8], enquanto aqueles com acesso a lagos ou açudes apresentam menor risco quando comparados a equinos que recebem água em baldes ou tinas.

O efeito pode ser atribuído ao fato de que equinos no pasto têm livre acesso a açudes, beneficiando-se dessa prática de manejo. Por sua vez, os que recebem água em baldes podem estar sob maior risco de passar longos períodos sem água.

Estabulação

O aumento da duração da estabulação por dia é associado a maior risco de cólica. Equinos tratados por seus proprietários e estabulados com grande número de outros cavalos apresentam menor probabilidade de cólica. Equinos com mais de três tratadores correm mais risco de desenvolver vólvulo de cólon maior.[7]

Exercício

Em geral, parece mais risco de cólica em equinos submetidos a exercício físico, ou que apresentaram mudança recente na quantidade de atividade física. Entretanto, essa associação deve ser considerada no contexto de outras diferenças existentes entre cavalos ativos e inativos, como práticas de alimentação, estabulação (cocheira *versus* pasto) e transporte. Como visto, o aumento da estabulação é associado a aumento no risco de vólvulo de cólon maior (5,5, 95% de IC 03 a 29).[7]

Cólica após corridas de enduro ocorre em, aproximadamente, 1,6% (47 de 2.832) dos equinos, sendo o vólvulo do intestino delgado (13 de 15 equinos) comum entre os animais que requerem cirurgia.[9] A maioria dos cavalos com cólica associada à corrida de enduro não requer exploração cirúrgica do abdome ou correção cirúrgica das anormalidades.[10] A etiologia não foi esclarecida, mas pode ser associada à diminuição do fluxo sanguíneo intestinal induzido por exercício.

A cólica associada à natação é causa importante de desconforto abdominal em equinos Puro-sangue em treinamento, com taxa de incidência de 3 anos de 0,08%.[11] Em um período de 3 anos, 38% (136) dos 361 casos de cólica foram associados à natação, dos quais 131 se resolveram espontaneamente, ou sem tratamento clínico.[11]

Estação do ano e clima

Parece haver uma distribuição sazonal ou padrão em alguns tipos de cólica, tanto a campo quanto naqueles animais examinados em centros de referência, com encarceramento no forame epiploico, compactação de cólon maior e/ou torção, e cólica clínica apresentando uma distribuição aparentemente sazonal.[5,12]

Houve aumento na incidência de cólica no início da primavera e do outono no Reino Unido, e nos casos de abdome agudo durante o verão em equinos no Japão.[5,12] O padrão sazonal pode representar alterações no manejo e no uso dos equinos, e não um efeito direto do clima. Apesar da crença já disseminada de que a cólica é associada a alterações no clima, principalmente tempestades com trovoadas, não há evidências conclusivas de tal associação.

Histórico médico

Equinos com histórico de cólica apresentam maior probabilidade de manifestarem outro episódio, e aqueles submetidos à cirurgia para tratar o problema têm, aproximadamente, cinco vezes mais chance de terem outro episódio de cólica, quando comparados a equinos que nunca apresentaram a enfermidade. Não há associação entre vacinação recente ou cuidados dentários e a incidência de cólica, embora cavalos que deixam cair alimentos parcialmente mastigados quando se alimentam estejam sob risco maior de desenvolverem vólvulo de cólon maior[7] (7,8, 95% de IC 1,8 a 33).

Equinos com um histórico de *mordedura da baia* ou *engolidores de ar* estão sob risco acentuadamente maior de apresentarem cólica (cerca de 2 vezes mais), sobretudo aqueles com encarceramento do intestino delgado no forame epiploico (RP ajustada de 72, 95% IC 14 a 359).[6,13] Histórico de cólica nos últimos 12 meses (5,1, 95% de IC 1,4 a 18,9), aumento da estabulação nas últimas 4 semanas (3,7, 95% IC 1,4 a 9,7), e da altitude (1,07, 95% de IC 1,01 a 1,12 por cm) também são significativamente associadas ao crescimento do risco de cólica causada por encarceramento no forame epiploico.[6] De maneira similar, equinos que apresentaram cólica nos últimos 12 meses estão sob risco aumentado de vólvulo de cólon maior (PR de 8,7, 95% de IC 1,8 a 43).[7]

Cavalos hospitalizados estão sob maior risco de desenvolvimento de cólica (ver a seção Compactação Cecal) e, entre os equinos hospitalizados para tratamento de enfermidade ocular, 21% desenvolveram sinais de cólica, com 14% dos equinos apresentando compactação de ceco.[14] A duração da hospitalização (> 8 dias) foi um fator de risco relevante para cólica.[14]

Controle de parasitas

Programas inadequados de controle parasitários foram considerados responsáveis por aumentar em duas a nove vezes os riscos de equinos desenvolverem cólica, embora outros estudos não tenham demonstrado relação entre a administração de anti-helmínticos e a cólica. A presença de cestódeos (avaliada pelo exame de fezes) é associada ao risco três vezes maior de compactação de íleo e 16 vezes maior de cólica[15], provavelmente em decorrência de infestação por *A. perfoliata* causar lesão na junção ileocecal de equinos.[16] A detecção da exposição a *A. perfoliata* pela verificação de anticorpos específicos no sangue é fracamente ou nem sequer associada ao risco de cólica.[15,17]

A infestação por vermes redondos (*Parascaris equorum*) é relacionada à cólica grave em equinos jovens, como resultado de compactação ou obstrução de intestino delgado.[18] Aproximadamente 75% dos equinos afetados receberam anti-helmínticos nas 24 h anteriores, o que sugere que a morte ou a paralisia de uma grande carga de ascarídeos resultou em obstrução do lúmen do intestino delgado por parasitas mortos ou morrendo.

Há maior incidência de cólica em equinos em propriedades nas quais é praticada a rotação de anti-helmínticos. Esse achado aparentemente paradoxal pode decorrer do fato de que as propriedades com maior incidência de cólica apresentam mais probabilidade de alterar a rotação de anti-helmínticos exatamente pelo maior número de casos de cólica em equinos. Os resultados aparentemente contraditórios de alguns estudos epidemiológicos não devem evitar que os veterinários recomendem programas de controle parasitário efetivos para equinos, dada a associação clara, a nível individual, de presença de cestódeos, ciatostomíneos e/ou grandes estrôngilos e doença ileocecal, diarreia e crescimento inadequado, bem como arterite verminótica, respectivamente.

Importância

As perdas causadas pela cólica em equinos decorrem, quase exclusivamente, da morte do paciente. Entretanto, o custo do tratamento e o trauma emocional aos proprietários ao verem seu animal acometido por uma enfermidade potencialmente fatal são considerações importantes. Um levantamento realizado com médicos-veterinários em 1989 nos EUA classificou a cólica como a enfermidade clínica mais grave em equinos, à frente da doença viral respiratória, e estudos recentes estimaram que o custo da cólica para a indústria do cavalo nos EUA é de 115 milhões de dólares anualmente.

Patogênese

A patogênese da cólica equina é variável e depende da causa e da gravidade da enfermidade incitante. Um equino com lesão estrangulante que envolve 50% do seu intestino delgado apresenta uma enfermidade de evolução muito mais rápida, com anormalidades mais graves, do que equinos acometidos apenas por cólica espasmódica branda ou compactação da flexura pélvica do cólon maior. Embora a cólica equina, com frequência, envolva alterações em muitos sistemas corporais, notavelmente nos sistemas gastrintestinal, cardiovascular, metabólico e endócrino, há diversas características e mecanismos que são comuns à maioria das causas de cólica que dependem apenas da gravidade da doença pela magnitude da sua alteração. As características comuns à cólica grave e, com frequência, presentes em menor grau na cólica branda, são dor, disfunção gastrintestinal, isquemia intestinal, endotoxemia ou toxemia, comprometimento da função cardiovascular (choque) e anormalidades metabólicas.

Dor

É *marca registrada da enfermidade gastrintestinal* em equinos e atribuída a: dilatação do trato gastrintestinal e estimulação de receptores de estiramento na parede do intestino e no mesentério; estiramento do mesentério por alças deslocadas ou encarceradas; inflamação e irritação do intestino, peritônio ou mesentério. Os métodos para avaliar objetivamente e atribuir um escore à dor em equinos foram desenvolvidos, mas não rigorosamente testados e validados em um grande número de equinos em situações variadas.[19-21] Os sistemas de escore que fornecem uma graduação composta e para os quais há boa concordância entre avaliadores apresentam como utilidade o desenvolvimento de critérios prognósticos para o monitoramento da resposta ao tratamento e para determinação da necessidade e da eficácia da analgesia/hipoalgesia.

A *intensidade da dor* com frequência, mas nem sempre, está relacionada à gravidade da causa incitante. Equinos com compactação branda de cólon maior de curta duração (< 24 h) apresentam, com frequência, dor moderada, enquanto equinos com lesão estrangulante do intestino delgado apresentarão dor muito grave. Equinos que se recuperaram de cirurgia do trato gastrintestinal (cirurgia de cólica) apresentaram escore de dor menor após a cirurgia do que aqueles que não sobreviveram.[19]

A dor gastrintestinal apresenta efeito inibitório sobre a função gastrintestinal normal, causando um estímulo de *feedback* no qual a dor inibe a motilidade e a função intestinal normais, permitindo o acúmulo de ingesta e de líquidos, o que resulta em dilatação e ainda mais dor. Os equinos podem responder muito violentamente à dor abdominal e podem se ferir enquanto rolam e se jogam.

Disfunção gastrintestinal

A cólica é quase invariavelmente associada ao prejuízo da função gastrintestinal, normalmente decorrente de alterações na função *motora* ou de *absorção*. A motilidade gastrintestinal pode estar aumentada, como presumivelmente ocorre na cólica espasmódica, com sua característica ou coordenação alteradas, como em alguns casos de cólica por compactação, ou ausente, como nos casos de íleo secundário à inflamação ou isquemia do intestino ou à presença de endotoxemia. O aumento ou a falta de coordenação da motilidade gastrintestinal provavelmente causam dor pela contração excessiva dos segmentos individuais do intestino ou pela dilatação deste em razão da perda de atividade propulsora normal. O *íleo* é associado à dilatação do intestino delgado e do estômago por líquidos e dilatação por líquido ou por gás do cólon maior, ambos causando dor grave que pode levar à ruptura gástrica ou do cólon. A função de absorção do intestino pode estar diminuída pela inflamação ou isquemia, que resulta em dilatação do intestino delgado ou do cólon maior, dor e, potencialmente, ruptura do estômago ou do cólon.

O prejuízo à *função de barreira* da mucosa gastrintestinal pela inflamação ou isquemia pode resultar em extravasamento de endotoxinas e outros compostos tóxicos no líquido peritoneal, com subsequente endotoxemia, toxemia e síndrome da resposta inflamatória sistêmica (ver seção sobre Endotoxemia).

Isquemia da parede intestinal

Geralmente, a maioria das formas letais de cólica envolve algum grau de isquemia do intestino, com perda subsequente da função de barreira, evidente na sua forma mais extrema, como ruptura da víscera, endotoxemia, bacteriemia, colapso cardiovascular e morte. A isquemia pode ser o resultado do prejuízo ao fluxo sanguíneo para ou do intestino em razão de torção ou vólvulo intestinal, encarceramento do intestino e do mesentério associado a defeitos ou hérnias, estrangulamento, como no caso do lipoma pedunculado, ou doença tromboembólica. A isquemia também pode resultar de dilatação gastrintestinal grave, tal como ocorre nos estágios terminais de compactação do cólon. Isquemia branda provavelmente prejudica a motilidade e a função intestinal normais. O papel da lesão e da reperfusão na patogênese da doença isquêmica não foi definido até o momento.

Endotoxemia

A morte em casos de cólica em que a víscera acometida se rompe secundariamente à dilatação ou quando isquemia e/ou infarto lesionam um segmento da parede intestinal é causada pela absorção de endotoxinas e outros compostos do lúmen intestinal pela circulação sistêmica (ver seção Endotoxemia). A absorção de endotoxinas causa aumento da concentração de fator de necrose tumoral e interleucina (IL)-6 no líquido peritoneal e na circulação sanguínea.

A ruptura do estômago ou do intestino também é um desfecho característico da dilatação do intestino em equinos. A deposição resultante de uma grande quantidade de ingesta altamente tóxica ou de conteúdo fecal na cavidade peritoneal causa choque profundo e morte em algumas horas.

Choque

A causa mais comum de morte em casos graves de cólica é o colapso cardiovascular secundário à endotoxemia/toxemia e hipovolemia. Em casos menos graves de cólica, hipovolemia e disfunção cardiovascular podem contribuir para o desenvolvimento da enfermidade, e a correção rápida da hipovolemia é essencial para o tratamento efetivo de cólica.

Hipovolemia é causada por perda de líquidos e eletrólitos pelo lúmen do trato gastrintestinal ou de proteínas do espaço vascular, com diminuição subsequente no volume de sangue circulante. Prejudica o retorno venoso para o coração e, portanto, o débito cardíaco, a pressão sanguínea arterial e a oxigenação dos tecidos. Não é de se surpreender que as avaliações do estado circulatório constituam um bom preditivo do desfecho da cólica (ver seção Prognóstico).

A função cardiorrespiratória é prejudicada se houver dilatação grave do intestino, tal como na torção de cólon maior, em razão da restrição da respiração pela pressão do diafragma e diminuição do retorno venoso para o coração, pela pressão sobre a veia cava. A função cardíaca é prejudicada em alguns equinos com cólica, como indicado por alta incidência de arritmias, concentração sérica elevada de troponina e função contrátil anormal detectada no exame ecocardiográfico.[22-25] A diminuição da função miocárdica é mais evidente como aumento na razão entre o tempo de pré-ejeção e o de ejeção no ventrículo esquerdo.[24]

Coagulação e fibrinólise

A cólica grave, principalmente aquela que envolve isquemia ou necrose do intestino, é associada a anormalidades na coagulação e na fibrinólise, caracterizadas por hipercoagulação ou hipocoagulação do sangue e fibrinólise anormal.[26-28] As anormalidades específicas presentes em um determinado momento dependem da gravidade da doença e da sua duração. O aumento inicial na coagulabilidade ou na fibrinólise pode progredir para estados hipofibrinolítico e de hipocoagulabilidade, conforme aumenta a gravidade da doença.[28]

A coagulação intravascular disseminada é comum entre equinos com isquemia ou necrose do intestino e é um bom indicador prognóstico de sobrevivência.[26,27] Alterações na coagulação e na fibrinólise incluem diminuição na atividade de antitrombina e na concentração de fibrinogênio e aumentos no tempo de protrombina, tempo de tromboplastina parcial ativada e concentração de complexos trombina-antitrombina no plasma.[27,29] Mensurações dinâmicas da função de coagulação ou de fibrinólise também revelam que a hipocoagulação, indicada por anormalidades em uma ou mais mensurações por tromboelastografia, é indicativa de um prognóstico ruim.[27] Entretanto, alterações nessas variáveis nem sempre se correlacionam bem com mensurações mais dinâmicas da função de coagulação, como a tromboelastografia.[27,29]

Visão geral da patogênese das cólicas comuns

Obstrução simples

As cólicas por obstrução simples são aquelas nas quais há obstrução da passagem aboral de ingesta, mas não isquemia ou estrangulamento do intestino. Nos estágios terminais, com frequência há isquemia causada pela dilatação do intestino.

Lesões *obstrutivas do intestino delgado* incluem hipertrofia do íleo, intussuscepção ileocecal e obstrução do lúmen por corpo estranho. O curso da enfermidade costuma ser de 24 a 72 h e, algumas vezes, torna-se mais longo, dependendo da extensão do problema; obstruções parciais apresentam sinais muito menos graves e a doença é de maior duração. A principal anormalidade é a diminuição do fluxo aboral de ingesta com subsequente dilatação do intestino cranial à obstrução, causando dor e, se a dilatação for grave, ruptura gástrica.

Lesões *obstrutivas do intestino grosso* incluem compactação e deslocamentos simples (não estrangulantes) do cólon maior. O curso da enfermidade pode se prolongar, com frequência por mais de 72 h. Os sinais de dor abdominal são causados por dilatação do intestino. Há dilatação progressiva com líquidos e gás e, em última instância, isquemia do intestino e ruptura.

Obstrutiva e estrangulante

Enfermidades que causam tanto obstrução quanto estrangulamento como eventos iniciais, como torção do intestino delgado ou vólvulo do cólon maior, resultam em dor grave e implacável, difícil de aliviar com o uso de analgésicos. A obstrução causa dilatação, e o estrangulamento, isquemia, perda da função de barreira e endotoxemia. Essas enfermidades apresentam curso curto, normalmente de menos de 24 h (podendo ser até de 6 h) com sinais clínicos marcantes. Endotoxemia/toxemia, inflamação sistêmica e colapso cardiovascular são característicos dessas enfermidades.

Infarto

Doenças que causam infarto, como cólica tromboembólica, são caracterizadas por isquemia da parede intestinal com alterações subsequentes na motilidade e nas funções de absorção e de barreira. Íleo causa dilatação dos intestinos e do estômago e a alteração na função de barreira causa endotoxemia. O curso da enfermidade normalmente é de menos de 48 h e é interrompido por colapso cardiovascular e morte.

Inflamatória

A inflamação do intestino ou do peritônio altera a motilidade gastrintestinal e a função de absorção, causando acúmulo de líquidos e de ingesta, dilatação e dor abdominal.

Achados clínicos

A maioria das descrições a seguir costuma ser aplicável à cólica aguda grave. Os sinais clínicos característicos de cada tipo etiológico de cólica são tratados sob seu título específico. Os objetivos da avaliação clínica são o *diagnóstico* – para determinar se a dor é causada por doença do trato gastrintestinal e, se for, para determinar a natureza da lesão – e *prognóstica* – para fornecer alguma estimativa quanto ao desfecho provável da enfermidade. Os clínicos veterinários são capazes de predizer de forma confiável o local da lesão (intestino delgado *versus* intestino grosso), o tipo de lesão (obstrução simples *versus* obstrução estrangulante ou infarto) e desfecho. A capacidade de predizer esses eventos aumenta com o treinamento e a experiência.

O *diagnóstico preciso* da causa da cólica apresenta alguma utilidade prognóstica, mas a avaliação do estado fisiológico do equino por meio da análise das frequências cardíaca e respiratória, coloração das membranas mucosas e tempo de preenchimento capilar, pressão sanguínea arterial, hematócrito e concentração de proteína total sérica, bem como de outras mensurações, permite a determinação mais precisa do prognóstico. Ademais, a causa da cólica é determinada em apenas cerca de 20% dos casos.

Inspeção

Comportamento

A dor manifesta-se por atitudes como *cavar*, *patear* ou *escoicear* o flanco ou por inquietação, como andar em círculos pequenos, se deitar e se levantar repetidamente, em geral com cuidado exagerado. Em equinos, a metodologia para identificar e graduar a dor foi validada e apresenta altos valores intraexaminador ($\kappa = 0{,}9$) e interexaminador (coeficiente de correlação intraclasse de 0,8), o que indica a repetibilidade das avaliações, tanto pelo mesmo observador quanto por diferentes. A escala de dor também apresenta boa sensibilidade e especificidade quanto ao desfecho (viveram *versus* morreram, 70 e 71%) e o tratamento (médico, cirúrgico, eutanásia, 70 e 57%; Tabela 7.12).[30]

Outros sinais são olhar e morder o flanco, *rolar* e deitar em decúbito dorsal. Com frequência, o pênis está protraído, sem micção ou com micção frequente em pequenos

Tabela 7.12 Critérios para avaliação da dor em equinos.[30]

Comportamento	Escore
Depressão	1
Olhar o flanco	2
Alternar o peso sobre os membros	
Inquietação	3
Escoicear o abdome	
Cavar	
Esticar-se	
Decúbito esternal	
Tentar deitar	4
Decúbito lateral	
Rolar	
Colapso	5

volumes. Brincar continuamente com a água, sem beber de fato (simulação de ingestão) é comum.

A *dor* pode ser contínua ou, mais comumente, intermitente, com fases de manifestação de dor que duram cerca de 10 min, intercaladas com períodos similares de relaxamento. Em geral, a intensidade da dor é proporcional à gravidade e à duração da doença, e exacerbações súbitas podem indicar alteração na evolução da enfermidade ou o desenvolvimento de outro problema, como um equino com compactação do cólon maior apresentando deslocamento do cólon ou um com diarreia desenvolvendo enterite necrosante. Equinos na fase terminal da doença podem apresentar diminuição marcante da dor, associada ao alívio da pressão após ruptura de alça intestinal distendida e depressão causada por toxemia e choque. A resposta à dor na cólica pode ser tão grave, e os movimentos incontroláveis tão violentos, que o cavalo pode causar lesões graves a si mesmo. Outras causas de dor, como pleurite ou rabdomiosite, podem ser confundidas com cólica, embora um equino que deite e role quase certamente apresente cólica do sistema digestório.

Postura

Costuma ser anormal; o equino permanece com o corpo esticado, os membros torácicos mais craniais e os membros pélvicos mais caudais, na posição conhecida como "postura de cavalete". Alguns ficam em decúbito dorsal, com as pernas para o ar, o que sugere a necessidade de aliviar a tensão no mesentério.

Tamanho do abdome

A *dilatação* do abdome é um sinal diagnóstico incomum, mas importante. A *dilatação simétrica* e *grave* normalmente é causada por dilatação do cólon, algumas vezes incluindo o ceco, secundário à torção de cólon ou à compactação do cólon maior ou menor e acúmulo subsequente de gás e líquido. Caso apenas o ceco esteja distendido, o abdome pode apresentar *aumento assimétrico* na fossa sublombar direita. A dilatação máxima do estômago ou do intestino delgado não causa dilatação significativa do abdome.

Vômito

O vômito em jato ou a regurgitação do conteúdo intestinal através das narinas é muito incomum em equinos e um sinal que sugere dilatação gástrica grave e ruptura iminente.

Defecação e fezes

Os padrões de defecação podem ser enganosos. Com frequência, de forma errônea, assume-se que não há obstrução completa quando o animal ainda está eliminando fezes, mas em fases muito iniciais da obstrução intestinal aguda, pode haver fezes normais no reto e o animal defecar muitas vezes antes que seja observado o sinal mais comum de esvaziamento do reto com mucosa pegajosa.

Exame físico

Frequências cardíaca e respiratória

A *frequência cardíaca* é um indicador útil da gravidade da enfermidade e da sua progressão, mas apresenta pouca utilidade diagnóstica. Equinos com frequência cardíaca de menos de 40 bpm normalmente apresentam doença branda, enquanto aqueles com frequência cardíaca acima de 120 bpm geralmente estão nos estágios terminais de enfermidades graves. Equinos com doença obstrutiva não estrangulante costumam apresentar frequência cardíaca entre 40 e 60 bpm, enquanto equinos com doença estrangulante ou necrose intestinal apresentarão frequências cardíacas de mais de 80 bpm. Todavia, a frequência cardíaca não é um indicador infalível da gravidade da enfermidade, uma vez que equinos com torção de cólon podem apresentar frequência cardíaca de 40 a 50 bpm.

A *frequência respiratória* é variável e pode ser tão alta quanto 80 respirações/min durante períodos de dor intensa.

Membranas mucosas e extremidades

As *membranas mucosas* de equinos normais e sem função cardiovascular significativamente prejudicada são róseas, úmidas e retornam à coloração normal 2 s após a pressão digital firme ser removida. Equinos desidratados apresentam membranas mucosas secas, embora o tempo de preenchimento capilar e a coloração da mucosa estejam normais. Os com função cardiovascular prejudicada apresentam membranas mucosas pálidas, secas, com retardo no tempo de preenchimento capilar (> 2 s). Equinos endotoxêmicos, com frequência, apresentarão membranas mucosas de coloração vermelha brilhante com tempo de preenchimento capilar normal ou aumentado. Conforme a enfermidade se torna mais grave, as membranas mucosas desenvolvem uma coloração azulada e o tempo de preenchimento capilar se torna superior a 3 s. Estágios *terminais* de enfermidade são associados a membranas mucosas frias, arroxeadas e secas, com tempo de preenchimento capilar maior que 3 s; a necrose da mucosa das margens gengivais, o chamado "halo toxêmico", é vista com frequência.

Extremidades frias podem ser indicativas de comprometimento da função cardiovascular, mas esse achado deve ser interpretado com cautela e apenas no contexto do restante do exame clínico. *Sudorese* é comum em equinos com dor abdominal grave e, quando presente em equinos com extremidades frias e sinais de colapso cardiovascular, é indicativo de prognóstico ruim.

Auscultação e percussão

A *auscultação* do abdome pode fornecer um diagnóstico útil e informações prognósticas e deve ser feita de forma completa e minuciosa. Cada um dos quatro quadrantes (dorsal e ventral, lados direito e esquerdo) do abdome precisa ser examinado por, pelo menos, 1 min. Deve-se ter atenção à intensidade, à frequência e às características dos sons intestinais espontâneos (borborigmos). Com frequência, são necessárias diversas auscultações para detectar alterações intermitentes ou rápidas nas características dos borborigmos.

Borborigmos contínuos e altos, distribuídos por todos os quadrantes ou quase todos, são indicativos de hipermotilidade intestinal e consistentes com cólica espasmódica, diarreia iminente ou nos estágios muito precoces de lesões obstrutivas/estrangulantes do intestino delgado. A *ausência de sons* ou aqueles ocasionalmente curtos e de alta intensidade, algumas vezes com característica de som de líquido (*splash*), é consistente com íleo. Esses sons não devem ser confundidos com o de rolamento prolongado da peristalse normal.

A *percussão auscultatória* é um procedimento valioso para definir se há camada de gás extensa; um peteleco ou um tapa abrupto com o dedo enquanto se ausculta com o estetoscópio produzirá um som de *ping* similar àquele produzido por piparotes em um balão inflado. A detecção de tais sons indica alças intestinais bastante distendidas por gás, próximas à parede abdominal. Tal alça é quase sempre o cólon maior ou o ceco, e é consistente com dilatação por gás secundária a íleo, compactação de cólon menor ou maior ou deslocamento de cólon, incluindo torção.

Exame retal

O exame retal cuidadoso provavelmente é a parte mais importante do exame físico na cólica e não deve ser negligenciado. O examinador deve conhecer a anatomia do abdome posterior para tomar decisões razoavelmente precisas quanto à localização dos vários órgãos. O reconhecimento de que existe uma anormalidade importante é fator crítico na decisão de encaminhar o equino para avaliação e cuidados especializados.

Anatomia normal

O equino deve ser contido de maneira que o exame possa ser realizado com risco mínimo tanto para o examinador quanto para o paciente. Os agitados ou com dor devem ser tranquilizados. Um cachimbo (pito) deve ser aplicado em todos os animas, exceto nos mais cooperativos, para minimizar as contrações e o risco de coices. O exame retal em equinos pequenos ou indóceis deve ser feito com cautela.

Apenas cerca de 40% do abdome pode ser examinado em um equino adulto, uma vez que as estruturas craniais e ventrais estão fora do alcance do examinador. No equino normal de 425 kg, não deve haver dilatação de alças intestinais e o intestino delgado não deve ser palpável. O *ceco* é imediatamente palpável no abdome caudal direito, com sua tênia ventral correndo do quadrante dorsal direito ventral e ligeiramente para a esquerda. A base do ceco pode ser palpável como uma estrutura macia e comprimível que contém líquido e gás. A borda caudal do *baço* é imediatamente palpável, uma vez que se localiza no lado esquerdo do abdome, contra a parede abdominal. Não deve haver alças intestinais entre o baço e a parede abdominal, embora ocasionalmente o cólon menor possa ser detectado dorsalmente ao baço. Dorsal e medial ao baço, o *rim esquerdo* deve ser imediatamente palpável, assim como o *ligamento* e o espaço *nefroesplênico*. Não deve haver alça intestinal no espaço nefroesplênico, embora alguns equinos apresentem porções do cólon menor na região do espaço nefroesplênico. No abdome caudal e ventral, se contiverem ingesta, podem ser palpadas porções do *cólon maior*, principalmente na flexura pélvica. Os anéis inguinais também podem ser palpados nos machos, bem como os ovários e o útero em éguas. A bexiga pode ser tocada se contiver urina.

Achados anormais

Anormalidades associadas a doenças específicas são discutidas na Tabela 7.13. O clínico deve ser capaz de reconhecer a dilatação do ceco e do cólon por gás ou por líquido, a dilatação do intestino delgado por líquido, a compactação do cólon maior e menor e o deslocamento do cólon maior.

A *dilatação do intestino delgado* é evidente quando há segmentos de estrutura tubular de até 10 a 15 cm de diâmetro, que podem se estender até caudalmente no canal pélvico. A estrutura com frequência pode ser comprimida – semelhante a comprimir um balão tubular preenchido por líquido – e é ligeiramente móvel. A presença de intestino delgado distendido é um sinal importante, sugestivo de lesão obstrutiva do intestino delgado ou enterite anterior.

A *dilatação*, a *compactação* e o *deslocamento do cólon podem ser evidentes à palpação retal*. A dilatação do *cólon maior* por gás e

Tabela 7.13 Achados de palpação retal e causas associadas de cólica equina.

Anormalidade retal	Doença	Características clínicas	Tratamento
Intestino delgado distendido	Jejunite/duodenite proximal, enterite anterior	Intestino delgado ligeira a moderadamente distendido; refluxo gástrico volumoso; alívio marcante da dor pela descompressão gástrica Líquido peritoneal normal na maioria dos casos	Suporte; descompressão gástrica repetitiva
	Lesão intestinal estrangulante; vólvulo ou encarceramento do intestino delgado	Dilatação grave e tensa do intestino delgado; refluxo gástrico Dor grave que não é aliviada pela descompressão gástrica; líquido peritoneal anormal	Cirurgia
	Compactação de íleo	Dor branda e progressiva; refluxo gástrico apenas na fase tardia da doença Compactação ocasionalmente palpável pelo reto	Tratamento inicialmente clínico, passando a ser cirúrgico se não houver resolução
	Hipertrofia de íleo	Dor branda a moderada e crônica que ocorre após ingestão de alimentos Hipetrofia pode ser palpável	Ressecção cirúrgica
	Intussuscepção ileocecal	Dor moderada a grave; refluxo gástrico tardiamente na enfermidade Normalmente em equinos jovens	Correção cirúrgica
Dilatação do cólon maior	Torção de cólon	Tênia dorsal em alguns casos; ceco deslocado medialmente Dor grave; dilatação abdominal; sem refluxo gástrico Doença de curso curto	Correção cirúrgica
	Deslocamento dorsal à esquerda do cólon (encarceramento nefroesplênico)	Dor branda a moderada; presença de tênias na palpação retal, levando ao espaço nefroesplênico; confirmação ultrasonográfica	Reposicionamento por rolamento do equino Cirurgia
	Deslocamento dorsal à direita do cólon	Dor moderada a grave; tênias levando do quadrante ventral para o dorsal direito; cólon lateral à base do ceco	Correção cirúrgica
	Compactação do cólon maior	Compactação palpável VR	Lubrificantes e amolecedores fecais, fluidos orais e intravenosos Cirurgia em casos refratários
	Enterólito	Obstrução normalmente do cólon dorsal direito ou do cólon transverso Não é palpável VR; dor refratária; radiografia	Remoção cirúrgica
	Cólica por gás	Dilatação do cólon maior por gás; dor aliviada imediatamente por analgésicos; curso curto com recuperação rápida; principal diferencial é a torção de cólon	Analgésicos e óleo mineral
	Cólica por areia	Dor branda a moderada; areia é auscultada no abdome ventral; areia nas fezes; ocasionalmente fezes aquosas	Analgésicos, psyllium VO
Dilatação do ceco	Compactação do ceco	Dor branda a moderada, curso de muitos dias com deterioração súbita quando há ruptura do ceco	Analgésicos, lubrificantes, amolecedores fecais; correção cirúrgica
	Torção de ceco	Dor aguda, grave; raro	Remoção cirúrgica ou correção
Deslocamento do baço	Encarceramento nefroesplênico do cólon maior	Ver anteriormente	
	Deslocamento de cólon maior	Dor branda a moderada; diagnóstico ultrasonográfico	Analgésicos; cirurgia
Massas intra-abdominais	Abscessos mesentéricos	Febre, dor abdominal crônica branda ou intermitente Aumento da contagem de leucócitos no sangue e no líquido peritoneal	Antibióticos por um longo período
	Neoplasia	Células neoplásicas no líquido peritoneal; laparotomia exploratória	Nenhum

líquido é palpável como uma estrutura grande (> 20 cm) e tensa, que, com frequência, se estende até o canal pélvico. As tênias frequentemente não são palpáveis em razão da dilatação. O intestino distendido pode se estender para dentro do canal pélvico, interferindo na avaliação da região caudal do abdome. A *compactação* é palpável como colunas de ingesta firme no cólon maior ou menor. A localização mais comum é na flexura pélvica, no abdome caudoventral e na entrada do canal pélvico. Quando é realizada pressão digital, a impressão da ponta do dedo permanece no material compactado.

A *dilatação do cólon menor* é detectável como segmentos de estruturas tubulares no abdome caudal. As alças de intestino apresentam uma banda antimesentérica proeminente, uma característica que não está presente no intestino delgado.

O *deslocamento* do cólon maior é evidente por via retal como bandas tensas que se estendem do abdome ventral cranialmente, dorsalmente e para a esquerda ou cranialmente, dorsalmente e para a direita nos deslocamentos do cólon à esquerda, e à direita, respectivamente. O deslocamento do cólon, se cursar com obstrução do fluxo aboral de ingesta e de gás, pode causar dilatação.

Sondagem nasogástrica

A passagem da sonda nasogástrica é parte essencial da avaliação clínica de um equino com cólica em razão da informação diagnóstica que ela fornece. Ademais, o alívio da dilatação gástrica que ela proporciona pode salvar a vida do animal.

A sonda nasogástrica *deve* ser passada até o estômago. Isso normalmente é evidenciado pela liberação de uma pequena quantidade de gás de odor adocicado quando a sonda entra no estômago. A sonda deve ser então avançada dentro do estômago, e se refluxo de material não ocorrer, um sifão deve ser estabelecido por preenchimento da sonda com cerca de 500 mℓ de água e esvaziamento rápido, abaixando a extremidade da sonda abaixo do nível do estômago do equino. Esse procedimento deve ser repetido por, pelo menos, três a quatro vezes, caso o refluxo não seja obtido. Se o refluxo for obtido, seu volume e suas características devem ser registrados. O volume deve ser mensurado e qualquer valor acima de 2 ℓ de refluxo contínuo provavelmente é importante. Se o refluxo for obtido, a sonda nasogástrica deve ser mantida no local ou recolocada com frequência (a intervalos de 1 h) até que a cólica se resolva. Se não houver refluxo, e o equino permanecer com cólica, devem ser feitas tentativas repetidas para obter refluxo. *Medicações orais* não devem ser administradas em equinos com refluxo nasogástrico.

Técnicas diagnósticas auxiliares

Ultrassonografia

O exame ultrassonográfico do abdome de equinos adultos é útil para identificar muitas anormalidades, incluindo dilatação do intestino delgado, intussuscepção ileocecal, dilatação gástrica, carcinoma de células escamosas gástrico, hérnia diafragmática, efusão peritoneal e outras condições.[31-35] O exame ultrassonográfico é útil para detectar dilatação do intestino delgado (tal como ocorre na enterite anterior ou em acidentes do intestino delgado), diminuição da motilidade (enterite anterior, enterite e obstrução), espessamento da parede intestinal (> 4 mm, enterite, colite dorsal direita), volume e características do líquido peritoneal (peritonite e hemoperitônio[36]), anormalidades do conteúdo intestinal (tal como a presença de areia ou ingesta excessivamente líquida), a presença de saculações no cólon ventral (a sua ausência indica dilatação), anormalidades na arquitetura intestinal (intussuscepções) e a presença de estruturas anormais (neoplasia[37] e abscessos[38]). A detecção dos vasos do mesentério do cólon em uma localização anormal (lateral ou ventral ao cólon) é fortemente associada ao diagnóstico de deslocamento do cólon ou do vólvulo.[32,39] A detecção ultrassonográfica de dilatação do intestino delgado é mais sensível que a palpação retal (Figura 7.1[33]).

A ultrassonografia abdominal pode ser usada para o diagnóstico preciso de algumas enfermidades do intestino delgado e do intestino grosso. Alças intestinais distendidas e sem motilidade são relacionadas com obstrução estrangulante. A falha em visualizar o rim esquerdo é associada ao encarceramento nefroesplênico, e o espessamento do cólon maior é ligado a vólvulo estrangulante.[40]

Em casos de torção de cólon em equinos, o exame ultrassonográfico revela parede do cólon com espessura de 9 mm ou maior. O teste apresenta sensibilidade de aproximadamente 67% (ou seja, prediz corretamente a presença de torção de cólon em dois terços dos equinos que apresentam a enfermidade) e especificidade de 100% (exclui corretamente o diagnóstico em 100% dos equinos que não têm a doença). De modo similar, a ultrassonografia apresenta sensibilidade de 80% e especificidade de 98% para detecção de dilatação de intestino delgado.[33]

O abdome deve ser examinado de forma sistemática com um transdutor de 2,0 a 3,5-mHz, e um procedimento que permita avaliação rápida do abdome de equinos foi proposto (Tabela 7.14).[33] O valor desse protocolo é que ele assegura um exame sistemático e completo do abdome e do tórax quanto a sinais de causas de cólica. A anatomia ultrassonográfica normal de equídeos foi descrita.[34]

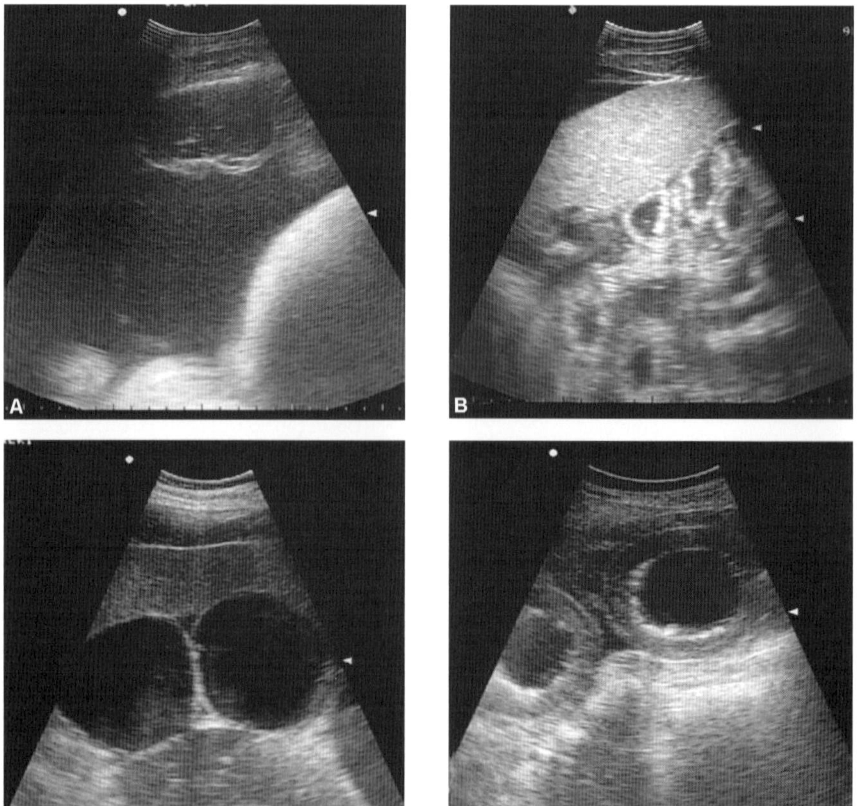

Figura 7.1 Imagens ultrassonográficas. **A.** Obtida no local 1: quantidade anormal de líquido anecoico visível. **B.** Alças de intestino delgado não túrgidas, preenchidas por líquido. **C.** Alças de intestino delgado túrgidas, sem espessamento de parede, em equino com obstrução de intestino delgado. **D.** Alças de intestino delgado túrgidas com espessamento de parede marcante em um equino com obstrução estrangulante do intestino delgado.

Tabela 7.14 Método para uma avaliação rápida do abdome de equinos com cólica.

Lado	Local	Procedimento de avaliação
Esquerdo	Abdome ventral	Posicione o transdutor imediatamente caudal ao esterno e mova caudalmente para avaliar as regiões do abdome mais dependentes da gravidade.
	Janela gástrica	Visualize o estômago na região do 10º EIC esquerdo no terço médio (dorsoventralmente) do abdome e então mova o transdutor nos 2 a 3 EIC craniais e caudais ao 10º EIC.
	Janela nefroesplênica	Posicione o transdutor entre dorsal e o terço médio do abdome no nível do 17º EIC.
	Terço médio esquerdo do abdome	Mova livremente o transdutor ao redor do terço médio do abdome
Direito	Janela duodenal	Posicione o transdutor no 14 a 15º EIC direito na região dorsal do terço médio (dorsoventralmente) do abdome
	Terço médio direito do abdome	Mova livremente o transdutor ao redor do terço médio do abdome
	Tórax cranial ventral	Posicione o transdutor no tórax cranial ventral, imediatamente caudal ao músculo tríceps

EIC: espaço intercostal. Reproduzida com autorização.[33]

Radiologia

O grande tamanho dos equinos adultos impossibilita a avaliação radiográfica detalhada de estruturas intra-abdominais. Enterólitos podem ser detectados por radiografia computadorizada com sensibilidade de 85% e especificidade de 93%. A sensibilidade é menor para enterólitos no cólon menor que para enterólitos no cólon maior (50 e 94,5%, respectivamente) e é significativamente afetada pela dilatação por gás.[41] Radiografia computadorizada (digital) fornece alguma melhora na sensibilidade, quando comparada à radiografia analógica, mas ambas são técnicas úteis para o diagnóstico de enterolitíase. O acúmulo de areia pode ser detectado por exame radiográfico do abdome.[42,43] Hérnias diafragmáticas podem ser detectadas por exame radiográfico (ou ultrassonográfico) torácico.

Pressão sanguínea arterial

É um indicador muito bom do grau de choque em casos de cólica, e a disponibilidade de uma técnica simples a torna um auxílio prático na avaliação do prognóstico em casos clínicos. Se a pressão sistólica normal é de, aproximadamente, 100 mmHg (13,3 kPa), a pressão abaixo de 80 mmHg (10,6 kPa) indica uma situação crítica (ela pode ser tão baixa quanto 50 mmHg [6,6 kPa]). Em equinos com dor muito grave, mas que não estão em choque, a pressão sistólica provavelmente estará muito alta, até 250 mmHg (33,3 kPa).

Curso da enfermidade

Depende da causa da enfermidade e da gravidade das lesões associadas. A cólica espasmódica e a associada a gás normalmente se resolvem dentro de algumas horas. Equinos com lesões estrangulantes apresentam sinais clínicos graves e normalmente morrem 24 h após o início dos sinais clínicos. Aqueles com lesões obstrutivas não estrangulantes apresentam curso da enfermidade mais longo, com frequência de 48 h a 1 semana, e morrem quando a dilatação causa desvitalização e ruptura da alça intestinal acometida.

Quando ocorre ruptura intestinal, há início súbito de choque e toxemia, a dor aguda que a precedia desaparece e o equino se torna quieto e imóvel. Os estágios terminais após a ruptura do intestino ou estômago, ou de endotoxemia profunda, são muito angustiantes. O equino pode entrar em decúbito, mas a maioria continua em posição quadrupedal até os últimos minutos, quando eles literalmente caem mortos. A respiração é superficial e há tremores musculares e sudorese profusa, frequentemente com delírios e andar cambaleante. A eutanásia deve ser realizada antes que o animal chegue a esse estágio.

Patologia clínica

A utilização de muitas variáveis de patologia clínica é útil na avaliação da gravidade das alterações que ocorrem como consequência de uma enfermidade, e não na elaboração de um diagnóstico definitivo. Portanto, algumas dessas variáveis apresentam relevância prognóstica (ver seção Prognóstico) e devem ser monitoradas repetidamente em casos graves.

Hematologia e bioquímica sérica

A avaliação do *hematócrito* e da concentração da *proteína total plasmática* é útil na avaliação do estado de hidratação (ver Capítulo 5). O hematócrito aumenta como consequência de contração esplênica ou da desidratação, tornando não confiável o uso dessa variável como indicador único do estado de hidratação. Contudo, aumentos tanto no hematócrito quanto na concentração de proteína total indicam desidratação, e essas variáveis podem ser utilizadas como estimativas grosseiras da resposta à fluidoterapia. A concentração de proteína total plasmática pode diminuir se houver perda significativa de proteínas para dentro da luz intestinal ou para o espaço peritoneal.

A avaliação da contagem de *leucócitos sanguíneos* apresenta pouca relevância diagnóstica, com exceção da combinação de leucopenia e desvio à esquerda, que são consistentes com endotoxemia que acompanha alças intestinais desvitalizadas, enterite ou peritonite. As concentrações séricas de amiloide A, uma proteína de fase aguda, são maiores em equinos com cólica que em equinos sadios.[44]

Equinos com cólica grave, com frequência, apresentam anormalidades na coagulação, e podem não sobreviver ou apresentar lesões estrangulantes com alterações mais graves, caracterizadas por baixa atividade de antitrombina e tempos de protrombina e de tromboplastina parcial ativada prolongados.[26,27,29] A coagulação intravascular disseminada é comum em equinos com isquemia ou necrose do intestino e é um bom indicador prognóstico de sobrevivência.[26,27] Alterações na coagulação e na fibrinólise incluem diminuição da atividade de antitrombina e da concentração de fibrinogênio, e aumento do tempo de protrombina, tempo de tromboplastina parcial ativada e concentrações de dímero-D e complexos trombina-antitrombina no plasma.[26,27,29,45] Mensurações dinâmicas da função de coagulação ou de fibrinólise também revelam que a hipocoagulação, indicada por anormalidades em uma ou mais medidas por tromboelastografia, é indicativa de um prognóstico ruim.[27] Entretanto, alterações nessas variáveis nem sempre se correlacionam bem com medidas mais dinâmicas da função de coagulação, tal como a tromboelastografia.[27,29]

Há evidências de função cardíaca anormal ou lesão cardíaca em até metade dos equinos com cólica grave.[25,46] A concentração plasmática de troponina I cardíaca (cTnI) excede os valores de referência para equinos saudáveis, em equinos com lesões estrangulantes ou obstrutivas não estrangulantes do intestino delgado ou do intestino grosso ou lesões inflamatórias (sem infarto) do intestino ou do peritônio.[25,46] A concentração de cTnI excedeu o limite superior do intervalo de referência (> 0,03 ng/mℓ) em 36% (9/25) dos equinos com lesões estrangulantes e 47% (9/19) dos equinos com lesões inflamatórias não estrangulantes.[25] A proporção de equinos com alta concentração de cTnI foi significativamente maior entre os não sobreviventes (12/24 [50%]) do que entre os sobreviventes (10/45 [22%]).[25] As concentrações foram maiores em equinos que não sobreviveram e são negativamente correlacionadas ao hematócrito e concentração de lactato sanguíneo, e negativamente com o tempo de ejeção ventricular esquerdo (uma mensuração da função cardíaca na qual o tempo de ejeção mais curto indica comprometimento da função).[25]

A mensuração das *concentrações séricas de eletrólitos* é importante para fornecer uma avaliação do status de eletrólitos do equino e na determinação da fluidoterapia (ver Capítulo 5). A natureza das anormalidades depende, em alguma extensão, da causa da enfermidade, mas é mais marcantemente afetada pela gravidade da doença. A hiponatremia branda não é incomum, mas é clinicamente irrelevante na vasta maioria dos casos.[47] *Hiperpotassemia* é comum em equinos com acidose grave e desvitalização de grandes seções de intestino.

Hipopotassemia é comum em equinos com cólica de curso mais prolongado, por exemplo, compactação de cólon maior, que não ingeriram alimentos por muitos dias. *Hipocalcemia* e *hipomagnesemia* são comuns em equinos com cólica, principalmente naqueles com cólica grave.[47,48] A mensuração da concentração total (ionizado e não ionizado) pode ser enganosa, uma vez que a diminuição na concentração do componente ionizado fisiologicamente importante pode estar presente em equinos com concentrações normais de íon total. Equinos hospitalizados com cólica ou diarreia apresentam maior probabilidade de manifestarem hipomagnesemia do que equinos com outros diagnósticos.

As atividades enzimáticas séricas raramente são úteis no auxílio ao diagnóstico ou no tratamento de equinos com cólica, exceto pela *atividade sérica de γ-glutamiltransferase* (GGT) que está aumentada em, aproximadamente, 50% dos equinos com deslocamento dorsal direito do cólon maior, enquanto tais elevações são raras em equinos com deslocamento dorsal esquerdo. A elevação da GGT e, menos comumente, da concentração de bilirrubina sérica em equinos com deslocamento dorsal direito, é atribuído à compressão do ducto biliar comum no ligamento hepatoduodenal, pelo cólon deslocado. As atividades sérica e peritoneal de *fosfatase alcalina* são maiores em equinos com doença intestinal isquêmica ou inflamatória do que em equinos com outras formas de cólica, embora as diferenças não sejam suficientemente grandes para serem úteis para o diagnóstico. A atividade de creatinoquinase sérica acima do intervalo de referência normal (385 U/ℓ) é associada ao aumento de quatro vezes na probabilidade de um equino apresentar isquemia de intestino delgado.

As concentrações de *nitrogênio ureico sanguíneo* e de *creatinina* são indicadores úteis do estado de hidratação e da função renal. A azotemia pré-renal é comum em equinos com cólica, e pode progredir até insuficiência renal aguda em casos graves de cólica de duração longa o suficiente. A alta concentração plasmática de proteínas ligadoras de ácidos graxos intestinais (> 100 pg/mℓ) é associada ao aumento da necessidade de cirurgia em equinos com cólica.

Hiperglicemia é comum em equinos com cólica examinados em centros de referência, com 45% dos casos apresentando concentrações sanguíneas de glicose dentro do intervalo de referência.[49] As concentrações sanguíneas de glicose são indicativas da gravidade da doença, com os equinos mais gravemente afetados apresentando concentrações maiores de glicose no sangue.[49,50]

Equinos que morrem por cólica apresentam maiores concentrações circulantes de epinefrina, cortisol e lactato que equinos que sobrevivem, indicando maior grau de ativação simpática e do córtex da adrenal.[51]

Equilíbrio ácido-base

A maioria dos equinos com cólica grave apresenta *acidose metabólica*, embora acidose respiratória e alcalose metabólica também ocorram. Equinos com enfermidade menos grave, tal como doença obstrutiva simples ou cólica espasmódica, podem não apresentar anormalidades no equilíbrio ácido-base.

A acidose metabólica, quando grave, normalmente – mas nem sempre – é atribuída à acidose por L-lactato. O lactato está presente como L-isômero, que é produzido pelo metabolismo dos mamíferos, e o D-isômero, que é produzido apenas pelo metabolismo bacteriano. O L-lactato se acumula como resultado do aumento da produção ou diminuição da depuração do L-lactato pelo animal. O D-lactato se acumula em razão da produção desse isômero no sangue ou líquido peritoneal, como resultado da presença de infecção bacteriana desses espaços anatômicos, ou em razão do extravasamento de D-lactato produzido por bactérias no trato gastrintestinal para a circulação por meio da mucosa comprometida ou como resultado da ruptura de vísceras.[52] Aumentos na concentração de D-lactato no sangue e no líquido peritoneal são sinais de prognóstico ruim.[52]

As concentrações de L-lactato podem ser estimadas pelo cálculo do ânion gap:

$$\text{Ânion gap} = (\text{sódio} + \text{potássio}) - (\text{bicarbonato} + \text{cloreto}).$$

Se as concentrações de bicarbonato não estiverem disponíveis, pode-se substituir pela concentração sérica de dióxido de carbono. Entretanto, a disponibilidade crescente de analisadores de L-lactato em laboratórios ou portáteis significa que a mensuração direta da concentração de L-lactato plasmático ou sanguíneo é possível em uma variedade de situações clínicas.[53-56] As amostras devem ser analisadas dentro de poucos minutos após a coleta, a não ser que esta seja realizada em tubos a vácuo que contenham fluoreto de sódio/oxalato de potássio, e, nesse caso, a concentração de lactato no plasma é estável em amostras refrigeradas por até 6 h (e, talvez, por mais tempo).[55] Mensurações da concentração plasmática de lactato são úteis na avaliação da gravidade da enfermidade e na probabilidade de sobrevivência, com um estudo documentando um aumento de 29% na probabilidade de morte (RP 1,20, 95% intervalo de confiança [IC] 1,2 a 1,4), para cada aumento de 1 mmol/ℓ na concentração plasmática de lactato.[54] Outros relatam evidência similar em equinos com lesão cirúrgica de intestino delgado ou do intestino grosso.[46] De maneira similar, aumentos na concentração plasmática de lactato no decorrer do tempo são indicativos de piora no prognóstico.[46,54]

Ânion gap de menos de 20 mEq/ℓ (mmol/ℓ) é associado a 81% de sobrevivência, 20 a 24,9 mEq/ℓ (mmol/ℓ) com 47% de sobrevivência, e 25 mEq/ℓ (mmol/ℓ) ou mais com 0% de sobrevivência.[1]

Abdominocentese

A análise do líquido peritoneal é um componente importante da avaliação completa de equinos com cólica. Detalhes quanto à técnica e interpretação dos resultados foram discutidos anteriormente, mas, em resumo, se houver aumento na concentração de proteína total, uma alteração na coloração para vermelho ou avermelhado, e um aumento na contagem de leucócitos no líquido peritoneal é provável que haja algum insulto às estruturas intra-abdominais. A coloração do líquido peritoneal também é indicativa de sua concentração de L-lactato, com a coloração amarela do líquido indicando uma baixa concentração de lactato e a coloração vermelha apontando a maior concentração.[50] O *teor de proteína total* aumenta quando há um insulto ao trato gastrintestinal que comprometa a superfície serosa do intestino, por exemplo, lesões estrangulantes do intestino delgado, ou nos estágios terminais de cólica por compactação, na qual a parede do intestino está desvitalizada.

O aumento da concentração de *D-lactato ou L-lactato* é associado à doença mais grave e à diminuição das chances de sobrevivência.[50,52] Concentrações de lactato no líquido peritoneal aumentam com a evolução da doença, de maneira que 55 a 60% dos equinos com concentração de lactato no líquido peritoneal < 2 mmol/ℓ morrem, enquanto o mesmo ocorre em 100% dos equinos com concentração de lactato no líquido peritoneal > 10 mmol/ℓ.[50]

As concentrações dos D-dímeros no líquido peritoneal estão aumentadas em equinos com aumento na atividade fibrinolítica como resultado da inflamação do peritônio ou prejuízo ao fluxo sanguíneo intestinal.[45-57] As concentrações do D-dímero no líquido peritoneal são maiores em equinos com endotoxina no líquido peritoneal.[45] O prognóstico para sobrevivência diminui com o aumento da concentração do D-dímero.

A presença de bactérias intracelulares, fibras vegetais e neutrófilos degenerados é indicativa de ruptura gastrintestinal, dado que *seja certo* que a amostra foi coletada do espaço peritoneal e não do lúmen de uma alça intestinal (por enterocentese inadvertida).

Protocolo para avaliação de um paciente com cólica

Ao avaliar um equino com cólica, os objetivos são:

- Determinar a natureza e a causa da lesão
- Estabelecer o prognóstico
- Determinar o tratamento mais adequado, incluindo a consideração da eutanásia
- Determinar a necessidade de encaminhamento para cuidado especializado, incluindo cirurgia.

O protocolo sugerido para avaliação de equinos com cólica é discutido nas seções seguintes. O intervalo de tempo entre avaliações repetidas depende de muitos fatores, incluindo a gravidade da doença e a possibilidade de acesso ao equino. Para um equino com possível obstrução intestinal, a avaliação deve ser realizada a cada hora; para um equino com provável compactação de cólon, a cada 4 h é adequado; e para cólica crônica com hipertrofia de íleo, uma avaliação por dia é suficiente. As observações apresentadas a seguir devem ser seguidas.

Comportamento

Os seguintes aspectos devem ser avaliados: gravidade da dor, frequência e duração dos ataques, se alimentos estão sendo ingeridos, quantidade e características das fezes e frequência de micção.

Observações clínicas e clinicopatológicas

- *Aumento da frequência do pulso* com diminuição na *amplitude do pulso* está entre os indicadores mais confiáveis do estado de desidratação ou choque. Eles podem ser temporariamente enganosos em equinos excitados em razão do ambiente estranho, ou por terem sidos separados de sua mãe, potro ou companheiro próximo. Eles também podem ser marginalmente influenciados por um surto de dor. Uma frequência superior a 60 bpm e um aumento gradual na frequência cardíaca de cerca de 20 bpm a cada hora em uma série de exames de monitoramento sinaliza a deterioração do prognóstico. Uma frequência alta que continua a piorar durante um período de analgesia como resultado da medicação também indica um prognóstico ruim. Um pulso de baixa amplitude, "filiforme", caracteriza choque grave
- *Coloração de membranas mucosas* e *tempo de preenchimento capilar* são avaliados. A congestão intensa (vermelho escuro) ou a cianose (roxa) e o tempo de preenchimento capilar muito mais longo que 2 s são indicadores de insuficiência circulatória periférica
- *Temperatura* é avaliada de maneira infrequente, a não ser que haja alguma indicação positiva, tal como a suspeita de peritonite, para aferi-la
- *Frequência respiratória*, também de menor importância, exceto como indicador de gravidade da dor, ou em estágios terminais de choque endotóxico ou desidratação, quando ela se torna arquejante
- A falta de *sons intestinais* indica íleo. Hipermotilidade normalmente é um sinal de doença menos grave, exceto nos estágios muito precoces de acidente do intestino delgado. O desenvolvimento de um som de *ping* à percussão auscultatória indica acúmulo de gás sob alguma pressão
- O desenvolvimento de *anormalidades palpáveis* é um achado desanimador. A decisão de intervir cirurgicamente é feita com frequência nesse momento. A inadequação inerente da avaliação retal é de que apenas a metade caudal da cavidade abdominal pode ser alcançada. Portanto, problemas no intestino grosso e na região do íleo terminal são mais facilmente detectados. Em casos de lesões do intestino delgado no abdome anterior, normalmente não é possível alcançar as alças distendidas até 6 h após o início da cólica. Essas alças podem chegar até tão longe quanto a pelve dentro de 18 h
- A avaliação da quantidade e da natureza das *fezes* é importante. A falha em defecar em 12 h de tratamento é um sinal ruim. O reto vazio com consistência pegajosa e ressecada ou um filamento de muco e sangue degenerado, algumas horas após a última defecação, levanta a suspeita de um intestino completamente obstruído. A passagem de óleo, mas não de fezes, sugere um bloqueio parcial do intestino grosso que irá permitir a passagem de óleo, mas não do bolo fecal
- A dilatação gástrica aguda ou a regurgitação de líquido do intestino delgado em volume suficiente para causar *refluxo de líquido pela sonda nasogástrica* é um desfecho desfavorável. A dilatação significativa do intestino também é associada ao acúmulo de líquido no estômago. Um teste negativo em caso sugestivo de obstrução do intestino delgado deve ser seguido por testes repetidos; o refluxo de uma lesão mais aboral no intestino delgado pode levar algumas horas para chegar ao estômago. Na compactação da valva ileocecal, o refluxo gástrico pode não se desenvolver até 24 h após o início da cólica
- *Paracentese abdominal.* Avaliações repetidas não têm risco grave e podem indicar o desenvolvimento de infarto, necrose da parede intestinal, extravasamento e o desenvolvimento de peritonite, ou a ruptura e morte causada por choque endotóxico
- *Dilatação* visível do abdome
- Aumento no *volume globular* (VG) de 5% (ou seja, de 55 a 60%) em uma hora é um sinal grave. Aumento no VG com diminuição estável ou redução da *concentração sérica de proteínas*, com frequência, é indicativo de perda de integridade capilar e extravasamento de proteínas vasculares para o espaço extravascular, tal como o lúmen intestinal. Esse é um sinal de prognóstico ruim
- *Turgor de pele*, por si só, pode ser um indicador pouco confiável do estado de hidratação do equino, mas alterações significativas entre um exame e outro provavelmente confirmam deduções feitas com base na frequência cardíaca e na coloração de mucosa
- *Pressão sanguínea arterial* é um dos indicadores prognósticos mais confiáveis em casos de cólica
- Resposta a *analgésicos*. Diminuição do alívio da dor após administração de detomidina, xilazina, butorfanol ou flunixino meglumina pode ser interpretada como uma piora grave no estado do intestino afetado.

Quando encaminhar o paciente

A decisão de encaminhar um equino para o cuidado e a avaliação de um especialista, com frequência, é difícil. A maioria dos encaminhamentos ocorre em razão da necessidade de tratamento clínico ou cirúrgico especializado e, portanto, envolve um custo considerável e inconveniência para o proprietário. Entretanto, o encaminhamento precoce é crítico, em razão do aumento da probabilidade de sobrevivência associado ao tratamento clínico ou cirúrgico precoces em equinos com cólica grave.[58] Os critérios para encaminhamento incluem:

- Dor grave e persistente sem causa identificável por mais de 24 h. O encaminhamento deve ser mais precoce se houver evidência de comprometimento da função cardiovascular ou qualquer dos sinais descritos a seguir
- Ataques recorrentes de cólica no decorrer de um período tão longo quanto alguns meses
- Falha de um analgésico eficiente em fornecer analgesia ou alívio por, pelo menos, 20 min
- Presença de uma lesão palpável por via retal, incluindo intestino delgado, cólon maior ou cólon menor distendidos, ou compactação do cólon maior que não se resolve em 24 h
- Refluxo de mais de 4 ℓ de líquido pela sonda nasogástrica
- Dilatação abdominal
- Líquido peritoneal tingido de sangue, com alto teor de proteínas e alta contagem de leucócitos
- Piora rápida da dor e dos sinais vitais durante um período de 2 a 4 h.

Nem todos esses critérios precisam ser preenchidos para assegurar a decisão de encaminhar o animal e, na maioria dos casos, a presença de um desses achados é suficiente para justificar a recomendação do proprietário em encaminhar o equino para uma avaliação mais completa e cuidado especializado.

Importante na decisão de encaminhar o animal, ou em realizar a laparotomia, é que o cliente compreenda os *custos* envolvidos e os *desfechos prováveis*. Uma vez que a decisão de encaminhar, com frequência, é complicada pela pressão emocional do proprietário e pela necessidade de tomar a decisão rapidamente, é importante dedicar um tempo para informar ao proprietário os custos prováveis e o desfecho esperado antes que uma decisão final de encaminhar o animal seja tomada. *Se houver dúvida, encaminhe!*

Cirurgia

A *decisão de encaminhar o animal para a cirurgia* é mais consistente quando realizada por especialistas treinados e, normalmente, se baseia em uma variedade de sinais clínicos e clinicopatológicos, com maior probabilidade quando há presença de dor implacável ou intermitente, dilatação abdominal grave, grande quantidade de refluxo pela sonda nasogástrica, dilatação abdominal palpável via retal, líquido peritoneal sero-hemorrágico, evidência de comprometimento cardiovascular, incluindo frequência cardíaca alta (> 60 bpm) e crescente, aumento do tempo de preenchimento capilar, alteração na coloração das membranas mucosas e ausência de borborigmos. A presença de líquido abdominal anormal (turvo ou sero-hemorrágico) e de líquido peritoneal com concentração de proteína total elevada apresenta boa sensibilidade (92%) e especificidade moderada (74%) quanto à necessidade de cirurgia. Critérios de indicação formais da necessidade de cirurgia em equinos com cólica em centros de referência fornecem uma estimativa numérica da necessidade de cirurgia, mas raramente são usados na maioria das instituições.

Prognóstico

Dados os grandes custos emocionais e financeiros de possuir um equino gravemente enfermo por cólica, há uma necessidade óbvia de realização de um prognóstico preciso. O prognóstico é altamente dependente da doença de base e esforços para determinar o diagnóstico são úteis na melhora da acurácia na estimativa do prognóstico. Por exemplo, lesões estrangulantes com infarto apresentam prognóstico pior do que a compactação não complicada do cólon maior, e um prognóstico muito pior do que a cólica espasmódica. As taxas de mortalidade de muitas causas de cólica são fornecidas nas seções que abordam essas enfermidades.

Além da importância de determinar um diagnóstico preciso para estabelecer o prognóstico, muitos esforços têm sido empenhados para estabelecer o valor prognóstico de vários fatores clínicos e clinicopatológicos.[59] Os melhores preditivos de sobrevivência são os fatores clínicos e clinicopatológicos que avaliam o estado cardiovascular e metabólico. Fatores importantes incluem a pressão arterial ou seus correlatos clínicos, pressão do pulso e/ou tempo de preenchimento capilar, frequência do pulso, coloração de membranas mucosas, indicadores do estado de hidratação (hematócrito e concentração de nitrogênio ureico sanguíneo), concentração sanguínea de lactato e ânion gap.

A *pressão arterial sistólica* é um dos melhores preditivos de sobrevivência, com equinos com pressão sistólica de 90 mmHg (12 kPa) apresentando 50% de chance de sobrevivência, enquanto menos de 20% dos equinos com pressão abaixo de 80 mmHg (10,6 kPa) sobrevivem.

O *tempo de preenchimento capilar*, a manifestação clínica da pressão sanguínea arterial, também é um bom preditivo da probabilidade de sobrevivência. O tempo de preenchimento capilar de 3 s ou mais é associado a uma taxa de sobrevivência de 30%. De maneira similar, o aumento da frequência cardíaca é associado à diminuição das chances de sobrevivência – um equino com frequência cardíaca de 80 bpm apresenta 50% de chance de sobrevivência, enquanto um animal com frequência cardíaca de 50 bpm apresenta uma chance de sobrevivência de 90%. O aumento na concentração de lactato sanguíneo e no ânion gap (ver seção Patologia clínica) é associado à probabilidade de morte. Avaliações do estado de hidratação também são bons indicadores de prognóstico. Um hematócrito de 50% (0,50 ℓ/ℓ) é associado a uma probabilidade de 50% de sobrevivência, enquanto a expectativa de sobrevivência cai para 15% quando o hematócrito é de 60% (0,60 ℓ/ℓ). Equinos com altas concentrações de epinefrina, cortisol ou lactato circulantes estão sob maior risco de morte.

Embora variáveis individuais possam ser bons indicadores prognósticos, sua utilidade preditiva aumenta quando elas são combinadas, embora isso cause a necessidade de lembrar os modelos ou mantê-los à mão, algo que nem sempre é conseguido facilmente a campo. Ademais, esses modelos foram desenvolvidos a partir de casos avaliados em centros de referência específicos e, provavelmente, não são aplicáveis a casos atendidos a campo ou mesmo a casos atendidos em outros centros de referência. Contudo, os princípios gerais provavelmente se aplicam a todas as circunstâncias, ainda que a indicação precisa e adequada de cada variável não seja.

Achados de necropsia

A natureza dos achados de necropsia depende da enfermidade subjacente.

Diagnóstico diferencial

As características dos diagnósticos diferenciais de causas comuns de cólica equina são fornecidas na Tabela 7.15. As seguintes enfermidades podem ser confundidas com cólica:

- Laminite
- Pleurite
- Enterocolite
- Rabdomiólise
- Urolitíase obstrutiva
- Uroperitônio
- Parto e distocia
- Torsão uterina
- Peritonite
- Colelitíase
- Ovulação e dor ovariana
- Obstrução esofágica
- Duodenite-jejunite proximal
- Ulceração gástrica
- Antraz
- Torsão testicular
- Tetania da lactação
- Tétano
- Raiva
- Botulismo
- Doença das pastagens
- Púrpura hemorrágica
- Mionecrose clostridial (gangrena gasosa)
- Cólica psicogênica.

Tratamento

Tratamento clínico

O tratamento específico de cada caso de cólica varia e depende da natureza da lesão e da gravidade da doença. Entretanto, muitos princípios são comuns ao tratamento da maioria dos casos de cólica:

- Fornecimento de analgesia
- Correção das anormalidades hidreletrolíticas, acidobásicas e hemostáticas
- Lubrificação gastrintestinal ou administração de amolecedores fecais
- Tratamento da enfermidade subjacente.

Analgesia[2]

A analgesia é importante porque alivia o desconforto do equino; minimiza as consequências fisiológicas da dor, incluindo a diminuição da motilidade gastrintestinal induzida pela dor; permite o exame clínico completo e diminui a probabilidade de o equino se ferir enquanto rola ou se joga. Os analgésicos, de forma geral, podem ser divididos em anti-inflamatórios não esteroides (AINE), analgésicos sedativos, opioides e espasmolíticos. As doses desses fármacos são fornecidas na Tabela 7.15.

Os analgésicos e suas doses devem ser selecionados de maneira que a dor do animal seja aliviada, mas que sinais de comprometimento cardiovascular progressivo indicativo da necessidade de tratamento mais agressivo não sejam mascarados.

A *acupuntura* não fornece analgesia efetiva em equino com cólica e não deve ser usada nesses animais.

Fármacos anti-inflamatórios não esteroides

Flunixino meglumina é um analgésico potente e de longa ação, com a capacidade de mascarar sinais de enfermidade cirúrgica, resultando em atraso no encaminhamento do paciente para a cirurgia e, consequentemente, na diminuição da probabilidade de recuperação. Deve ser utilizado para controlar a dor apenas quando o diagnóstico for claro ou quando intervenção cirúrgica não for uma opção. Ele não deve ser usado rotineiramente em equinos sendo monitorados quanto à progressão da enfermidade, a não ser que o monitoramento seja frequente e completo, o que pode não ser a situação em casos de cólica a campo. Um equino que permanece com dor 30 min após a administração de flunixino meglumina provavelmente apresenta doença gastrintestinal grave e deve ser reavaliado posteriormente.

Comentários similares aos do flunixino meglumina se aplicam ao *cetoprofeno*, mas não à *fenilbutazona*, que apresenta efeitos analgésicos relativamente fracos em pacientes com cólica (oposto ao seu efeito analgésico potente em doenças musculoesqueléticas). A *dipirona* é um analgésico fraco útil no tratamento de casos brandos de cólica.

Flunixino meglumina e etodolac retardam a recuperação da função de barreira do jejuno de equinos, e o flunixino inibe a atividade elétrica no cólon ventral. Contudo, não foi comprovado que esses efeitos detectados *in vitro* sejam relevantes na prática

Tabela 7.15 Analgésicos e espasmolíticos para uso na cólica equina.

Classe de medicamento	Fármaco	Dose	Comentários
AINE	Flunixino meglumine	0,25 a 1 mg/kg IV ou IM, a cada 8 a 24 h	Analgésico potente por até 12 h Pode mascarar sinais de enfermidade cirúrgica
	Cetoprofeno	2,2 mg/kg IV, a cada 12 h	Analgésico potente por até 12 h
	Fenilbutazona	2,2 a 4,4 mg/kg IV ou VO, a cada 12 h	Analgésico fraco para dor gastrintestinal Efeito mínimo sobre a motilidade
	Dipirona	10 mg/kg IV ou IM, a cada 4 a 6 h	Analgésico fraco; com frequência combinado à hioscina em preparações comerciais (Buscopan composto)
Opioides	Butorfanol	0,025 a 0,1 mg/kg IV ou IM, conforme a necessidade	Analgesia potente por 30 a 90 min; seguro Com frequência é combinado a um α-2 agonista Pode causar ataxia
	Meperidina (petidina)	0,2 a 2 mg/kg IV lentamente ou IM, conforme a necessidade	Analgesia moderada por 0,5 a 4 h; pode causar excitação e/ou ataxia
	Pentazocina	0,5 a 1 mg/kg IV ou IM, conforme a necessidade	Analgesia moderada; pode causar ataxia
	Sulfato de morfina	0,05 a 0,1 mg/kg IV lentamente ou IM, conforme a necessidade	Analgesia potente; pode causar excitação
α-2 agonistas	Xilazina	0,1 a 1 mg/kg IV ou IM, conforme a necessidade	Analgesia potente e sedação por até 30 min; diminui a motilidade intestinal Com frequência combinada a butorfanol
	Detomidina	10 a 40 μg/kg IV ou IM, conforme a necessidade	Analgesia potente e sedação por até 120 min
	Romifidina	0,04 a 0,12 mg/kg IV ou IM	Analgesia potente e sedação
	Medetomidina	0,01 a 0,02 mg/kg IV ou IM	Analgesia potente por até 120 min. Sedação
Espasmolíticos	Atropina	0,01 a 0,04 mg/kg IV ou IM	Não use, pois pode induzir íleo
	Butilbrometo de hioscina	0,1 a 0,4 mg/kg IV ou IM, a cada 6 a 12 h	Diminui a motilidade gastrintestinal; analgésico brando; com frequência combinado à dipirona
Outros	Acetilpromazina	0,02 a 0,04 mg/kg IV ou IM, a cada 6 a 24 h	Sem analgesia, mas sedação marcante; agente hipotensor potente; não usar
	Lidocaína	1,5 mg/kg IV, dose de ataque seguida por 0,05 (mg/kg)/min de infusão IV	Inibidor de substância P; analgésico, anti-inflamatório, agente promotilidade

para o tratamento de equinos com cólica com AINE. Com base nas informações disponíveis atualmente, equinos com dor não devem ser privados desses fármacos.

α-2 agonistas

Os *α-2 agonistas* (xilazina, detomidina e romifidina) fornecem analgesia potente, em especial quando combinados ao opioide *butorfanol*. A duração é relativamente curta (até 90 min para a detomidina), o que significa que os sinais de doença progressiva são imediatamente detectáveis. Os efeitos dos β-2 agonistas na diminuição da motilidade gastrintestinal não são clinicamente importantes na maioria dos casos de cólica e não devem desencorajar o uso desses fármacos muito úteis.

Opioides

Os *opioides*, incluindo butorfanol, meperidina (petidina), morfina e pentazocina, são analgésicos potentes úteis no tratamento de dor abdominal em equinos. Esses fármacos, com frequência, são combinados a um α-2 agonista. Morfina e meperidina podem causar excitação e urticária em alguns equinos. Todos são fármacos com potencial para uso abusivo por pessoas, e a limitação consequente da sua viabilidade limita seu uso em equinos.

Outros agentes

Acetilpromazina não apresenta quase nenhuma propriedade analgésica, embora seja um sedativo potente, e não deve ser usada no tratamento rotineiro de cólica. É um agente hipotensor potente, e não deve ser administrado a qualquer equino que esteja desidratado ou que apresente comprometimento da função cardiovascular.

Butilbrometo de hioscina, um fármaco parassimpatolítico, é amplamente utilizado em determinadas partes do mundo como o fármaco de escolha no tratamento inicial de casos de cólica a campo. É combinado com dipirona e efetivo no tratamento a campo de cólica branda e não complicada.

Atropina causa estase gastrintestinal em equinos e não deve ser utilizada no tratamento rotineiro de cólica. *Lidocaína* é um analgésico potente quando administrado por via sistêmica, mas deve ser fornecido por meio de infusão intravenosa constante. A sobredose resulta em excitação no sistema nervoso central (SNC).

Profilaxia e tratamento de endotoxemia

O tratamento de endotoxemia é apresentado em outro capítulo (ver Capítulo 4). A administração de plasma de equinos *hiperimunizados* com *Salmonella* Typhimurium ou *E. coli* diminui a gravidade dos sinais clínicos e a duração da enfermidade em equinos com endotoxemia secundária à enterocolite ou cólica. *Polimixina* (5.000 UI/kg IV, a cada 8 a 12 h) atenua os efeitos da endotoxina em doença experimental e é usada para a prevenção e tratamento de endotoxemia em equinos hospitalizados. Sua eficácia em situações clínicas ainda não foi determinada. *Ácido acetilsalicílico* (10 mg/kg VO, a cada 48 h) é administrado para diminuir a agregação plaquetária ao redor de cateteres venosos. *Flunixino meglumina* (1 mg/kg IV, a cada 8 a 12 h) ou *fenilbutazona* (2,2 mg/kg IV, a cada 12 h) é administrado para analgesia e evita o aumento de prostaglandinas plasmáticas induzido por endotoxinas. *Pentoxifilina* (8 mg/kg VO, a cada 8 h) é administrada por seu suposto efeito na atenuação dos efeitos de endotoxemia. A eficácia desses tratamentos no cenário clínico e seu efeito nas mensurações de desfecho da enfermidade, tal como duração da doença, taxa de mortalidade ou incidência de complicações, ainda não foram determinados, com exceção do plasma ou soro hiperimune.

Antibióticos, com frequência, são administrados em equinos com cólica grave e evidência de toxemia em razão da bacteriemia presumida. Os antibióticos de escolha devem apresentar um amplo espectro, incluindo bactérias gram-negativas, gram-positivas e anaeróbicas. Um regime adequado inclui um aminoglicosídeo e penicilina, possivelmente combinado com metronidazol. AINE são administrados para evitar o aumento na produção de prostaglandinas induzida por endotoxinas e as anormalidades clínicas associadas, incluindo febre, indisposição e taquicardia. Contudo, o efeito dos AINE na melhoria da sobrevivência ou na redução do tempo de tratamento não foi demonstrado.

Terapia hidreletrolítica

Equinos com evidências de desidratação, comprometimento da função cardiovascular ou desequilíbrios eletrolíticos devem receber fluidos IV, preferencialmente um fluido balanceado, isotônico, poliônico, como solução de Ringer com lactato. Equinos com cólica grave e sinais de colapso cardiovascular requerem reanimação urgente por administração intravenosa de grandes quantidades de solução salina hipertônica, seguida por administração de líquidos isotônicos. Equinos com hipoproteinemia podem se beneficiar da administração de plasma ou fluidos coloides como hetastarch (ver Capítulo 4 para detalhes quanto à fluidoterapia e seção de Choque para discussão do tratamento dessa síndrome).

Lubrificantes intestinais e amolecedores fecais

O lubrificante intestinal de escolha é *óleo mineral* (Tabela 7.16). Deve-se administrar apenas por sonda nasogástrica, uma vez que a sua aspiração é associada à pneumonia grave e normalmente fatal. O óleo mineral é útil em casos de cólica por compactação branda e, com frequência, é administrado quando a causa de cólica não é conhecida, dado que não haja refluxo de conteúdo gástrico pela sonda nasogástrica.

Dioctil sulfosuccinato de sódio é um amolecedor fecal com potencial para ser tóxico em doses terapêuticas, e atualmente seu uso não é recomendado. O *sulfato de magnésio* é um amolecedor fecal efetivo útil no tratamento de compactação em equinos. Contudo, pode causar hipermagnesemia e intoxicação caracterizadas por depressão e sinais de disfunção do SNC. O *sulfato de sódio* é um amolecedor fecal seguro e efetivo, embora possa induzir hipernatremia e hipopotassemia brandas.

Outros tratamentos

Agentes procinéticos (Tabela 7.16) podem ser usados em casos de íleo ou compactação do cólon maior. O íleo pós-operatório é uma complicação comum da cólica cirúrgica e deve ser tratado pela manutenção da hidratação e estado eletrolítico e pela administração de agentes procinéticos.[60] A *cisaprida* aparentemente é efetiva na diminuição da incidência de íleo pós-operatório, e pode ser útil no tratamento de íleo por outras causas. A eficácia clínica de outros agentes procinéticos reputados não foi demonstrada.

A *heparina* e as heparinas de baixo peso molecular foram recomendadas para o tratamento e a prevenção de coagulopatias associadas à cólica grave. O uso de heparina ou de heparinas de baixo peso molecular é relacionado ao aumento no risco de hemorragia e a heparina causa uma diminuição no hematócrito. A eficácia desse tratamento na melhora da sobrevivência não foi demonstrada.

Trocaterização

Ocasionalmente, em casos graves de cólica flatulenta (por gás) ou em casos de torção de cólon nos quais a dilatação abdominal está prejudicando a respiração, pode ser necessário aliviar a dilatação por gás do cólon ou do ceco por trocaterização. Esta normalmente é realizada pela *fossa paralombar direita*, imediatamente caudal à última costela. O local exato para a trocaterização pode ser encontrado ao fazer o baloteamento simultâneo da parede abdominal com o dedo e escutando com um estetoscópio. A região onde o som de *ping* for mais alto indicará o ponto de inserção do trocáter. Um trocáter adequado tem agulha de 12,5 a 15 cm, e de 14 a 16 gauge. A agulha é inserida pela pele e avançada para dentro do abdome, até que ocorra uma expulsão audível de gás através do trocáter. O trocáter deve ser mantido em posição enquanto houver expulsão de gás. O reposicionamento do trocáter pode ser necessário, uma vez que, conforme o intestino é descomprimido, ele se afasta do trocáter. O procedimento é razoavelmente seguro, mas irá causar alterações inflamatórias no líquido peritoneal. O principal risco é a laceração do cólon ou do ceco e o extravasamento de ingesta. É aconselhável administrar antibióticos sistêmicos a equinos que foram trocaterizados.

Tabela 7.16 Agentes procinéticos, lubrificantes e amolecedores fecais para uso em equinos com cólica.

Grupo do fármaco	Fármaco	Dose	Comentários
Lubrificantes	Óleo mineral	10 a 15 mℓ/kg, via sonda nasogástrica, a cada 12 a 24 h	Seguro; apenas lubrificante, não amolece as fezes; normalmente é eliminado em 12 a 36 h*
Amolecedores de fezes	Dioctil sulfosuccinato de sódio	12 a 25 mg/kg, via sonda nasogástrica, a cada 24 h	Não mais do que duas doses; tóxico em doses maiores*
	Sulfato de magnésio	0,5 a 1 g/kg, via sonda nasogástrica, em água	Catártico osmótico; tóxico (sinais do SNC causados por hipermagnesemia) com doses repetidas*
	Sulfato de sódio	1 g/kg, via sonda nasogástrica, em água, a cada 12 h	Catártico osmótico; hipernatremia branda; seguro*
	Psyllium	1 g/kg, oral, a cada 24 h	Laxativo de volume; usado para o tratamento de acúmulo de areia; eficácia incerta, mas é amplamente usado
Agentes procinéticos	Lidocaína	1,5 mg/kg, administração por via intravenosa lenta, então infusão 0,05 mg/kg/min	Analgésico, anti-inflamatório, procinético; usado para o tratamento de íleo; toxicidade evidente como sinais do SNC
	Metoclopramida	0,25 mg/kg IV lentamente no decorrer de 30 min., a cada 12 h	Tóxico; minimamente efetivo
	Eritromicina	1 (mg/kg)/h IV	Eficácia questionável; pode induzir colite
	Cisaprida	0,1 mg/kg IV, a cada 8 h	Efetiva na prevenção e no tratamento de íleo pós-operatório; pode prolongar o intervalo Q-T cardíaco (importância desconhecida)
	Neostigmina	0,02 mg/kg IM ou SC, a cada 8 a 12 h	Aumenta a motilidade do cólon maior, diminui a motilidade do intestino delgado; pode causar ruptura de cólon ao redor de compactação dura

*Nenhum desses agentes deve ser administrado se houver refluxo pela sonda nasogástrica.

Um dispositivo que facilita a descompressão transretal de timpanismo intestinal foi descrito, com resultados encorajadores.[61] Entretanto, essa técnica não pode ser recomendada até que mais estudos quanto à sua eficácia e segurança sejam realizados.

Manejo dos casos de cólica a campo

O tratamento inicial dos casos de cólica a campo que não apresentam sinais indicativos da necessidade de encaminhamento para a cirurgia normalmente inclui a administração de analgésicos e lubrificantes intestinais. Analgésicos adequados para o tratamento inicial de cólica a campo são um α-2 agonista, como xilazina, butilbrometo de hioscina, dipirona, butorfanol ou fenilbutazona. Se não houver refluxo pela sonda nasogástrica, então se deve administrar óleo mineral. Líquidos precisam ser administrados por via intravenosa se houver sinais de desidratação, comprometimento cardiovascular ou desequilíbrio eletrolítico. A resposta a esse tratamento tem de ser monitorada como descrito na seção *Protocolo para avaliação do paciente com cólica*. Outras administrações de analgésicos podem ser realizadas conforme a necessidade, e o equino deve ser monitorado quanto a qualquer evidência de deterioração. Se for feita a opção pelo encaminhamento, o centro de referência precisa ser contatado para sugestões quanto à analgesia durante o transporte. Os equinos devem ser transportados com a sonda nasogástrica posicionada.

Cirurgia

O único tratamento definitivo para muitas causas de cólica equina é a correção cirúrgica ou a remoção da lesão. A disponibilidade de centro cirúrgico adequadamente equipado e com pessoal treinado aumentou no decorrer das últimas duas décadas e com frequência há oportunidade de encaminhar equinos para a avaliação por profissionais com treinamento especializado. A cirurgia gastrintestinal não deve ser realizada por pessoal não treinado ou sem experiência, uma vez que são necessárias técnicas e instalações adequadas para os cuidados pós-operatórios.

A decisão de realizar laparotomia exploratória em um equino com cólica se baseia em um número de fatores, incluindo o diagnóstico provisório, achados da avaliação clínica e laboratorial e grau de dor. Equinos com dor grave e refratários ao tratamento com analgésicos devem ser submetidos à laparotomia exploratória, mesmo se outras anormalidades significativas não puderem ser detectadas. Algoritmos para a decisão de realizar cirurgia foram desenvolvidos, mas não são perfeitos e não substituem a opinião de um clínico adequadamente treinado e experiente. A avaliação do líquido peritoneal contribui para a decisão de realizar cirurgia. A taxa de sobrevivência para equinos que são submetidos à correção cirúrgica de lesões depende da natureza e da localização da doença subjacente e da sua duração. Entretanto, essas taxas variam de 50 a 75%, com aproximadamente dois terços dos equinos retornando ao seu uso pretendido.[62] As taxas de sobrevivência de equinos com lesão do intestino delgado são menores que de equinos com doença do intestino grosso, e o número de equinos que sobrevivem com doença estrangulante é muito menor do que aqueles com doença não estrangulante.[59] Cavalos de corrida Puro-sangue que retornaram à corrida após cirurgia de cólica o fazem com sucesso.[63]

Prevenção

A minimização dos episódios de cólica depende do manejo de alguns fatores, incluindo assegurar o controle adequado de parasitas, prover uma grande quantidade de forragem, minimizar a quantidade de alimento concentrado e fornecer cuidados odontológicos. Contudo, a maioria dos casos de cólica que não é atribuível a parasitas ou fatores dietéticos não pode ser prevenida.

LEITURA COMPLEMENTAR

Archer DC, Proudman CJ. Epidemiological clues to preventing colic. Vet J. 2006;172:29.
Dukti S, White NA. Prognosticating equine colic. Vet Clin North Am Equine Pract. 2009;25:217.
Robertson S, Sanchez LC. Treatment of visceral pain in horses. Vet Clin North Am Equine Pract. 2010;26:603.

REFERÊNCIAS BIBLIOGRÁFICAS

1. Radostits O et al. Equine Colic. Veterinary Medicine: A Textbook of the Diseases of Cattle, Horses, Sheep, Goats and Pigs. 10th ed. London: WB Saunders; 2007:215.
2. Robertson S et al. Vet Clin North Am Equine Pract. 2010;26:603.
3. Issaoui L. Vet Rec. 2013;172.
4. Slater J. Vet Rec. 2014;175:271.
5. Higuchi T. J Equine Sci. 2006;17:17.
6. Archer DC et al. Vet J. 2006;172:29.
7. Suthers JM et al. Equine Vet J. 2013;45:558.
8. Kaya G et al. J Anim Physiol Anim Nutr (Berl). 2009;93:339.
9. Alexander GR et al. Equine Vet Educ. 2012;24:193.
10. Fielding CL et al. Equine Vet J. 2012;44:472.
11. Walmsley E et al. Aust Vet J. 2011;89:180.
12. Archer DC et al. BMC Vet Res. 2006;2:27.
13. Escalona EE et al. BMC Vet Res. 2014;10.
14. Patipa LA et al. JAVMA. 2012;240:1488.
15. Back H et al. Vet Parasitol. 2013;197:580.
16. Pavone S et al. Vet Res Commun. 2010;34(suppl 1): S53.
17. Trotz Williams L et al. Vet Parasitol. 2008;153:73.
18. Cribb NC et al. N Z Vet J. 2006;54:338.
19. van Loon JPAM et al. Vet J. 2014;200:109.
20. Dugdale AHA. Vet J. 2014;200:210.
21. Graubner C et al. Vet J. 2011;188:178.
22. Hesselkilde EZ et al. Acta Vet Scand. 2014;56.
23. Diaz OMS et al. JAVMA. 2014;245:118.
24. Borde L et al. J Vet Emerg Crit Care. 2014;24:302.
25. Nath LC et al. JAVMA. 2012;241:1202.
26. Cesarini C et al. J Vet Intern Med. 2010;24:1490.
27. Epstein KL et al. J Vet Intern Med. 2011;25:307.
28. Cesarini C et al. J Vet Emerg Crit Care. 2014;24:672.
29. Dunkel B et al. J Vet Intern Med. 2010;24:1467.
30. Sutton GA et al. Vet J. 2013;197:646.
31. Sheats MK et al. Equine Vet J. 2010;42:47.
32. Abutarbush SM. JAVMA. 2006;228:409.
33. Busoni V et al. Vet J. 2011;188:77.
34. Epstein K et al. Vet Radiol Ultra. 2008;49:282.
35. le Jeune S et al. Vet Clin Equine. 2014;30:353.
36. Conwell RC et al. Vet Rec. 2010;167:514.
37. Taylor SD et al. J Vet Intern Med. 2006;20:1429.
38. Arnold CE et al. JAVMA. 2012;241:1659.
39. Ness SL et al. Can Vet J. 2012;53:378.
40. Beccati F et al. Equine Vet J. 2011;43:98.
41. Maher O et al. JAVMA. 2011;239:1483.
42. Kendall A et al. Acta Vet Scand. 2008;50:17.
43. Keppie N et al. Vet Radiol Ultra. 2008;49:122.
44. Pihl T et al. Vet Clin Pathol. 2013;42:177.
45. Delgado MA et al. J Vet Intern Med. 2009;23:882.
46. Radcliffe RM et al. J Vet Emerg Crit Care. 2012; 22:313.
47. Borer KE et al. Equine Vet Educ. 2006;18:320.
48. Borer KE et al. Equine Vet Educ. 2006;18:266.
49. Hassel DM et al. J Vet Intern Med. 2009;23:1261.
50. van den Boom R et al. Equine Vet Educ. 2010;22: 420.
51. Mair TS et al. Vet J. 2014;201:370.
52. Yamout SZ et al. Vet Surg. 2011;40:817.
53. van Oldruitenborgh-Oosterbaan MMS et al. J Vet Diagn Invest. 2008;20:83.
54. Tennent-Brown BS et al. J Vet Intern Med. 2010;24:198.
55. Tennent-Brown BS et al. J Vet Intern Med. 2007; 21:1090.
56. Tennent-Brown BS. Comp Contin Educ Vet. 2011; 33:E5.
57. Delgado MA et al. J Vet Intern Med. 2009;23:1232.
58. Cook VL et al. Vet Clin Equine. 2014;30:383.
59. Dukti S et al. Vet Clin North Am Equine Pract. 2009; 25:217.
60. Koenig J et al. Can Vet J. 2006;47:551.
61. Scotti GB et al. Equine Vet Educ. 2013;25:184.
62. Davis W et al. Equine Vet J. 2013;45:224.
63. Hart SK et al. JAVMA. 2014;244:205.

Cólica na égua gestante e pós-parturiente

O diagnóstico e o tratamento da cólica em éguas gestantes e no pós-parto imediato é desafiador em razão da variedade de condições que podem causar a enfermidade, da dificuldade em avaliar os órgãos intra-abdominais em éguas no final da gestação e da preocupação quanto à viabilidade do feto. Ademais, há dificuldades técnicas substanciais em corrigir cirurgicamente as anormalidades tanto do trato gastrintestinal quanto do trato reprodutivo na presença do útero gravídico. A cólica em éguas no fim da gestação pode ser decorrente de qualquer uma das causas que acometem equinos adultos (ver seção de Cólica equina), mas alguns distúrbios são mais comuns em éguas no fim da gestação, além de anormalidades do trato reprodutor que podem causar cólica.[1] As causas de cólica em éguas no fim da gestação incluem:

- Cólica branda idiopática, crônica ou recorrente
- Torção de cólon maior
- Compactação de cólon maior
- Encarceramento do intestino delgado decorrente de defeito mesentérico
- Ruptura do ceco ou do cólon
- Torção uterina
- Ruptura uterina
- Ruptura da artéria uterina média ou da artéria útero-ovariana
- Hérnia da parede abdominal
- Hérnia diafragmática
- Distocia
- Hidropisia
- Parto iminente.

Uma apresentação comum da cólica em éguas no fim da gestação é a dor abdominal crônica ou recorrente, branda, que não é associada a qualquer sinal de comprometimento cardiovascular ou da função gastrintestinal. Assume-se que o grande útero gravídico interfere na motilidade normal ou no posicionamento do intestino, com dor subsequente. A cólica grave em éguas no fim da gestação raramente é associada ao útero, com exceção da torção uterina. Os casos de cólica em éguas no pós-parto imediato (< 24 h após o parto) incluem:

- Cólica associada às contrações e involução uterinas, com frequência coincidente com a amamentação ou a administração de ocitocina
- Ruptura do ceco ou do cólon
- Íleo idiopático primário e ruptura gástrica[2]
- Encarceramento do intestino delgado por um defeito no mesentério
- Ruptura do mesocólon com isquemia de um segmento do cólon menor
- Prolapso retal
- Laceração uterina, com ou sem prolapso intestinal
- Prolapso uterino
- Inversão do corno uterino
- Prolapso da bexiga pela uretra
- Hemorragia da artéria uterina ou útero-ovariana
- Retenção das membranas fetais
- Uroperitônio, normalmente secundário à ruptura de bexiga.

Cólica em éguas no pós-parto que é mais do que transitória e associada à passagem da placenta ou à amamentação do potro é considerada importante, e a égua deve ser examinada com atenção e, se a cólica não se resolver, repetidamente.

O íleo primário idiopático e a ruptura gástrica se referem a síndromes específicas em éguas no pós-parto que apresentam cólica moderada a grave, secundária à dilatação gástrica e do intestino delgado e a íleo. Pode haver ruptura do estômago e morte. A doença é mais comum em éguas com 1 semana após o parto, mas pode ocorrer em até 2 meses após a parição. A cólica é aguda e moderada a grave. A sondagem nasogástrica retorna excesso de gás e líquido, e a palpação retal e a avaliação ultrassonográfica revelam alças distendidas e atônicas de intestino delgado. O tratamento é por alívio da dilatação gástrica por sondagem nasogástrica e tratamento de suporte (fluidos e analgésicos). Aproximadamente 50% das éguas requerem exploração cirúrgica do abdome para confirmar o diagnóstico e permitir a descompressão do intestino delgado e do estômago. As taxas de sobrevivência são de, aproximadamente, 90% com o tratamento apropriado.[2]

As *taxas de sobrevivência* para a cólica associada a anormalidades anatômicas em éguas no fim da gestação ou no pós-parto são de 50 e 30%, respectivamente.

O *exame clínico* de éguas com cólica no final da gestação ou no pós-parto usa os mesmos princípios que são aplicados ao exame de éguas não gestantes e equinos adultos com cólica. O monitoramento dos sinais vitais, a passagem da sonda nasogástrica, o exame de palpação retal e a coleta de líquido peritoneal devem todos ser realizados conforme o indicado. Entretanto, a presença do útero gravídico em éguas no final da gestação prejudica a palpação retal do abdome e, com frequência, a coleta de líquido peritoneal é impossível. A avaliação manual e visual (pelo uso do espéculo) da vagina e da cérvice deve ser realizada.

O exame de palpação retal precisa ser realizado e deve-se ter atenção ao útero, incluindo a posição e a viabilidade do feto e os ligamentos largos. A torção uterina pode ser detectada pelo exame dos ligamentos largos que, em éguas acometidas, será tenso e espiral na direção da torção. A hemorragia no ligamento largo, que pode se estender para o útero e região perivaginal, é detectável pelo aumento de volume dessas estruturas. Adicionalmente, as éguas afetadas apresentarão sinais de choque hemorrágico, incluindo taquicardia, sudorese e palidez de membranas mucosas. A palpação das estruturas gastrintestinais pelo reto é limitada na égua em final de gestação, embora o ceco e o cólon menor devam ser palpáveis. O baço e o rim esquerdo podem ser palpados em quase todas as éguas normais em final de gestação.

A diminuição do tamanho do útero em éguas no período pós-parto permite a avaliação mais completa do abdome caudal pelo exame de palpação retal. Novamente, deve-se ter cuidado à palpação do útero e estruturas associadas quanto a evidências de hemorragia, prolapso ou ruptura. O *prolapso retal* e a eversão do cólon menor em éguas no período pós-parto é um achado desanimador, uma vez que ele normalmente é associado à ruptura do mesocólon e necrose isquêmica do cólon menor, uma condição que quase sempre é fatal. O prolapso de pequenas porções do tecido anal ou perirretal não é uma preocupação séria.

A *silhueta abdominal* deve ser avaliada quanto a evidências de dilatação abdominal, tal como ocorre na torção de cólon ou na hidropisia uterina, e anormalidades no contorno abdominal causados por ruptura do tendão pré-púbico e herniação do conteúdo abdominal.

O *exame vaginal e cervical* pode revelar a presença de secreção associada ao aborto iminente ou ao parto. O exame vaginal para torção uterina é de valor limitado, uma vez que a torção quase sempre ocorre cranialmente à cérvice, de maneira que, de modo diverso ao que ocorre em vacas, a torção não é aparente como deformação da cérvice. O exame manual da vagina, cérvice e útero de éguas com cólica no período pós-parto é importante para detectar trauma uterino, cervical e vaginal, inversão uterina e retenção de membranas fetais.

O *exame ultrassonográfico* do abdome de éguas no final da gestação, tanto via retal (VR), quanto por via percutânea, permite o exame de estruturas que não são palpáveis VR. A presença de qualquer anormalidade quanto à estrutura, localização e motilidade das alças intestinais deve ser notada. Por exemplo, a dilatação do intestino delgado causada por encarceramento decorrente de defeito mesentérico pode não ser palpável VR, mas pode ser observada em exame de imagem. O líquido peritoneal deve ser avaliado quanto à quantidade e ecogenicidade. Hemorragia intra-abdominal causada por ruptura de artéria uterina é evidente como uma grande quantidade de líquido ecogênico que apresenta um padrão de movimentação em espiral, similar ao fluxo sanguíneo turbulento verificado na imagem ultrassonográfica dos ventrículos cardíacos de alguns equinos. A posição, o número e a viabilidade do feto ou dos fetos devem ser averiguadas. A natureza do líquido alantoico deve ser verificada.

A coleta de *líquido peritoneal* de éguas no período final de gestação pode ser difícil em razão do contato entre o útero gravídico e a parede abdominal ventral. O exame ultrassonográfico pode ser útil para localizar bolsas de líquido para coleta. A coleta de líquido peritoneal é mais prontamente realizada em éguas no período pós-parto. O líquido peritoneal de éguas no final da gestação e no período pós-parto, mesmo daquelas com parto vaginal assistido, deve apresentar teor de proteínas e contagem de células dentro dos valores de referência normais para equinos. Anormalidades no líquido peritoneal em éguas no final da gestação devem ser consideradas indicativas de doença intra-abdominal.

O *diagnóstico diferencial* de cólica é similar àquele de equinos não gestantes, exceto pelo indicado anteriormente.

O *tratamento* da cólica depende da sua causa. Equinos com cólica recorrente branda a moderada respondem à administração de doses baixas de anti-inflamatórios não esteroides (AINE), óleo mineral ou amolecedores fecais. Clenbuterol algumas vezes é administrado pelo seu efeito tocolítico[3], mas sua eficácia não foi esclarecida. Algumas vezes, progestágenos são administrados na tentativa de evitar o aborto de éguas após a resolução da cólica, mas existem evidências de que eles não são eficazes nessa situação.[4]

O *risco de aborto* em éguas com cólica é parcialmente dependente da gravidade da cólica e da sua causa, da necessidade de intervenção cirúrgica, da duração da cólica e do estágio da gestação.[3-6] As taxas de aborto em éguas gestantes tratadas para cólica em centros de referência varia de cerca de 20 a 50%, dependendo da enfermidade específica.[3-6] Éguas gravemente doentes com sinais de toxemia apresentam taxas de aborto de quase 70%, enquanto éguas com doença menos grave apresentam taxas de aborto de 8 a 18%, que não são significativamente diferentes das taxas em éguas sem cólica.[3] Éguas tratadas cirurgicamente apresentam maior risco relativo de aborto (3,5, 95% IC 1,7 a 7,3), do que éguas tratadas clinicamente. Para éguas tratadas cirurgicamente, hipotensão durante a cirurgia e anestesia prolongada representam fatores de risco significativos para o aborto.[4] A necessidade de intervenção cirúrgica, hipotensão durante a cirurgia e anestesia prolongada são indicativos prováveis de enfermidade mais grave, que poderia contar para as maiores taxas de aborto nessas éguas.[4]

LEITURA COMPLEMENTAR

Steel CM, Gibson KT. Colic in the pregnant and periparturient mare. Equine Vet Educ. 2001;13:94.

REFERÊNCIAS BIBLIOGRÁFICAS

1. Crabtree J. In Pract. 2012;34:400.
2. Hillyer MH et al. Equine Vet J. 2008;40:368.
3. Bartmann CP et al. Pferdeheilkunde. 2012;28:406.
4. Chenier TS et al. Can Vet J. 2009;50:481.
5. Drumm NJ et al. Equine Vet J. 2013;45:346.
6. Radostits O et al. Colic in the Pregnant and Postparturient Mare. Veterinary Medicine: A Textbook of the Diseases of Cattle, Horses, Sheep, Goats and Pigs. 10th ed. London: WB Saunders; 2007:229.

Cólica em potros

Sinopse

- Etiologia: ver Tabela 7.17
- Epidemiologia: esporádica. Algumas causas são congênitas, outras são hereditárias. Hérnias inguinal e escrotal ocorrem apenas em machos
- Achados clínicos: dor abdominal evidenciada por coices no abdome, olhar o flanco, movimentos repetidos de cauda como se estivesse espantando moscas, tentativas repetidas e abortadas de mamar, deitar frequentemente e levantar dentro de um período curto de tempo e rolar e deitar em decúbito dorsal. Dilatação abdominal em algumas enfermidades, e força para defecar com compactação de mecônio. Radiografia e ultrassonografia são úteis para a identificação da alça acometida
- Patologia clínica: inespecífica
- Lesões: decorrentes da etiologia
- Confirmação diagnóstica: exame físico, radiografia, ultrassonografia, laparotomia e necropsia
- Tratamento: controle da dor, fluidoterapia, tratamento de suporte, incluindo a consideração das necessidades nutricionais do potro e tratamento da enfermidade de base.

Etiologia

As enfermidades que causam cólica em equinos com menos de 1 ano de idade incluem tanto afecções congênitas quanto adquiridas, que estão listadas na Tabela 7.17. Cinquenta por cento dos potros Puro-sangue submetidos à laparotomia exploratória apresentavam lesões não estrangulantes, e 30% apresentavam enterite. Entre os potros com 2 semanas a 6 meses de idade, 30% dos potros submetidos à laparotomia exploratória apresentavam úlcera gástrica, 27% lesões estrangulantes, 21% lesões não estrangulantes e 17% enterite.[1] As causas mais comuns de cólica em potros com menos de 30 dias de idade, examinados em centros de referência, foram enterocolite (27%), cólica associada ao mecônio (20%), cólica transitória de causa indeterminada (19%) e enterocolite necrosante (16%).[2] Oito por cento dos potros examinados apresentavam lesões por infarto/obstrução do intestino delgado, e 7% tinham outras lesões, com 1,5% manifestando a síndrome letal do overo branco.[2]

Hérnia diafragmática é uma causa incomum de cólica em potros neonatos e pode ser congênita ou adquirida.[3-5] Acidentes intestinais, incluindo deslocamentos de cólon maior e obstrução extraluminal do cólon menor pelo pedículo ovariano, são incomuns.[6,7] Foi relatada herniação do cólon maior por hérnia umbilical.[16] Pancreatite em potros pode causar sinais de cólica.[8] Hiperamonemia intestinal pode causar cólica, diarreia e sinais de doença neurológica em potros.[9]

Tabela 7.17 Enfermidades que causam cólica em potros.

Anormalidades congênitas
Atresia anal
Atresia de cólon
Atresia de reto
Aganglionose ileocolônica
Hipoganglionose mioentérica
Hérnia inguinal
Hérnia diafragmática
Hérnia umbilical
Hérnia escrotal
Obstrução gastrintestinal com ou sem infarto
Compactação de mecônio
Íleo secundário à doença extraintestinal, incluindo hipoxia neonatal
Vólvulo de intestino delgado
Vólvulo de intestino grosso
Intussuscepção: • Jejunojejunal • Ileocecal
Obstrução do cólon menor: • Fecalito • Compactação • Mecônio • Encarceramento em hérnia, defeitos mesentéricos
Obstrução do cólon maior: • Compactação • Intussuscepção • Torção
Enterocolite necrosante
Aderências
Estenose do cólon
Compactação do íleo: corpo estranho
Compactação por ascarídeos: intestino delgado
Fitobezoar
Outras
Úlcera gástrica
Úlcera duodenal
Abscesso abdominal
Abscesso umbilical
Peritonite
Doença de Tyzzer (*Clostridium piliforme*)[1]
Uroperitônio
Enterite
Torção ovariana

Epidemiologia

Os fatores de risco variam de acordo com a causa da cólica, embora as condições congênitas, como *aganglionose ileocolônica* em progênie branca de equinos overo seja claramente hereditária, enquanto outras, como "cólon curto", não.[10] A maioria das condições ocorre esporadicamente, embora a *compactação de mecônio* seja mais comum em potros machos e ocorra apenas nos neonatos; *intussuscepções* são mais comuns em potros de 3 a 5 semanas de idade e principalmente naqueles com diarreia ou enfermidade extraintestinal, e compactação do cólon menor por *fecalitos* seja comum em potros mini-*horse*.[1] A compactação por vermes redondos (*P. equorum*) é causa usual de obstrução do intestino delgado em potros.[11] *Hérnias inguinal e escrotal* ocorrem apenas nos machos.

A *taxa de mortalidade* varia com a enfermidade subjacente, mas 75% dos potros tratados em centros de referência sobreviveram até a alta do hospital, com taxas similares aos potros tratados clínica e cirurgicamente.[2] Potros com sinais clínicos ou clinicopatológicos de doença mais graves (dor mais acentuada, ausência de borborigmos, dilatação abdominal e evidências de hipoperfusão) apresentaram uma menor taxa de sobrevivência.[2]

A taxa de sobrevivência em longo prazo e a adequabilidade para uso foi excelente para a maioria dos potros que se recuperaram da cólica (93%).[2] A *taxa de mortalidade* atribuível à cólica em potros no Japão foi de 1,5% (74/4.843).[12]

Fisiopatologia

A fisiopatologia da cólica em potros não difere qualitativamente daquela de equinos adultos (ver seção Cólica equina). A importância da dor, da dilatação gastrintestinal, dos distúrbios da motilidade e da absorção e a perda da função de barreira são todas similares em potros e em adultos. Ademais, a doença gastrintestinal em potros jovens pode interferir na ingestão de leite e do colostro, causando falha na transferência de imunidade passiva (FTIP) para o potro. A falha em mamar também resulta em hipoglicemia e desidratação, que podem exacerbar as anormalidades induzidas diretamente pela doença que causa a cólica.

Achados clínicos

A dor é a principal característica da doença gastrintestinal em potros. Aqueles com *dor abdominal* branda têm andar apreensivo e caminham continuamente, com períodos breves (< 1 min), mas frequentes, de decúbito esternal ou lateral. Os potros acometidos fazem tentativas frequentes de mamar, mas não continuam a sugar e podem ficar próximos ao úbere da égua sem se alimentarem, ainda que haja gotejamento de leite. O potro move vigorosamente sua cauda, como se estivesse espantando moscas, olha para o abdome e pode morder o flanco. Normalmente há tentativas frequentes de urinar ou defecar, mas sem a eliminação de quantidades significativas de urina ou fezes. Potros gravemente acometidos rolarão, muitas vezes violentamente, e podem passar um tempo considerável em decúbito dorsal, com frequência escorados contra paredes ou cercas.

Potros gravemente acometidos estão *taquicárdicos* (> 100 bpm) e *taquipneicos* (> 40 respirações/min; lembrando que potros jovens apresentam frequências cardíaca e respiratória e temperatura retal maiores do que potros mais velhos e animais adultos). A *coloração das membranas mucosas* e o *tempo de preenchimento capilar* são similares aos de equinos adultos, e as alterações podem ser interpretadas da mesma forma que para adultos.

O *abdome externo* deve ser examinado cuidadosamente quanto à presença de hérnias inguinal, escrotal e umbilical. Dilatação abdominal em potros pode ser o resultado de dilatação do cólon maior ou do intestino delgado (ou uroperitônio), embora a dilatação abdominal seja mais evidente quando há dilatação do cólon maior. A circunferência abdominal deve ser monitorada com frequência por medida direta para detectar alterações no grau de dilatação abdominal.

A *auscultação* do abdome pode revelar aumento ou diminuição dos borborigmos e, se houver dilatação do cólon maior ou do ceco por gás, sons de *ping* na percussão auscultatória do abdome.

A *palpação retal* em potros é limitada à exploração do reto com um ou dois dedos. A presença ou a ausência de fezes deve ser avaliada. A ausência de fezes no reto sugere obstrução completa, tal como agenesia intestinal.

Deve-se realizar a *sondagem nasogástrica*. A presença de mais do que 300 mℓ de refluxo em um potro é significativa e sugestiva de dilatação gástrica secundária à obstrução do fluxo ou de regurgitação de líquido do intestino delgado para o estômago decorrente de obstrução do intestino delgado.

Mecônio em geral é eliminado nas primeiras 10 a 12 h (normalmente 3 h) após o nascimento. A *retenção de mecônio* é evidenciada por sinais de cólica e a presença de mecônio de consistência firme no reto. A palpação do abdome caudal pode revelar material firme no cólon menor. Enemas (ver a seção Tratamento) normalmente fornecem alívio rápido e a confirmação do diagnóstico.

Métodos diagnósticos auxiliares

Diagnóstico por imagem

Radiografia é útil na avaliação de potros com cólica, embora raramente forneça um diagnóstico definitivo – com a possível exceção da compactação de mecônio – bem como os estudos de contraste de potros com lesões do cólon menor ou maior ou obstruções do esvaziamento gástrico. A *radiografia contrastada retrógrada* do trato gastrintestinal inferior de potros com menos que 30 dias de idade é uma técnica sensível para a detecção de anomalias anatômicas, tais como *atresia de cólon* e obstrução do *cólon menor*. A técnica é realizada por infusão intrarretal de até 20 mℓ/kg de sulfato de bário (30% p/v) em potros sedados e em decúbito lateral. A *compactação de mecônio* pode ser evidente como uma massa de material radiopaco no abdome caudal, com acúmulo de líquido e gás oral à obstrução. A radiografia contrastada do trato gastrintestinal superior é útil para detectar anormalidades do estômago e do intestino delgado, principalmente obstruções do fluxo de esvaziamento gástrico.

A *avaliação ultrassonográfica* do abdome de potros pode demonstrar intussuscepções, a presença de excesso de líquido peritoneal (tal como urina ou sangue), intestino edemaciado, hérnias e compactação de cólon. A presença de alças de intestino delgado atônicas e distendidas sugere a presença de íleo, possivelmente secundário à lesão estrangulante do intestino delgado. Entretanto, a diferenciação ultrassonográfica precoce entre íleo secundário à enterite e aquele que acompanha uma lesão estrangulante é difícil. A detecção de gás dentro da parede do intestino delgado ou grosso (pneumatose intestinal) é indicativa de prognóstico ruim e da presença de enterocolite necrosante.[13] Há uma alta prevalência de intussuscepções assintomáticas (cerca de 50%) detectadas em potros neonatos saudáveis por avaliação ultrassonográfica.[14] A detecção de uma intussuscepção dessa forma deve ser considerada à luz dos demais sinais clínicos manifestados pelo potro e, em um potro saudável, não necessariamente induz uma avaliação mais detalhada.

Endoscopia

A *avaliação endoscópica* do estômago é indicada em qualquer potro com cólica recorrente ou contínua branda a moderada, bruxismo ou ptialismo sugestivos de ulceração gástrica ou duodenal. A gastroscopia revela a presença de qualquer úlcera, sua extensão e gravidade.

Patologia clínica

Há poucas alterações detectadas por exames hematológicos e bioquímicos séricos de rotina em potros com cólica que fornecem um diagnóstico definitivo. Entretanto, alterações no hemograma e no perfil bioquímico sérico são úteis para a avaliação do estado fisiológico do potro e da gravidade da enfermidade. Os princípios usados para a avaliação dessas variáveis em equinos adultos podem ser aplicados a potros. Deve-se ter em mente que os valores normais de referência para muitas variáveis de patologia clínica em potros é dependente da idade, e difere de forma marcante de equinos adultos.

É mais provável que leucopenia acentuada seja um indicativo de enterite e cólica secundária a íleo do que por obstruções estrangulantes do intestino delgado. De forma similar, hiponatremia é incomum em casos de obstrução estrangulante, mas é um achado comum em potros com enterite.

Deve-se avaliar se transferência de imunidade passiva foi adequada em potros neonatos com cólica, por meio da mensuração da concentração de IgG sérica ou um teste equivalente.

O exame do líquido peritoneal é útil na avaliação da cólica em equinos. Os valores normais para o líquido peritoneal em potros diferem dos do adulto, e contagens superiores a 1.500 células/μℓ (1,5 × 10 células/ℓ) devem ser consideradas anormais.

Achados de necropsia

Os achados do exame de necropsia dependem da natureza da enfermidade.

Tratamento

Os princípios de tratamento de potros com cólica são os mesmos de equinos adultos: alívio da dor, correção das anormalidades hidreletrolíticas e tratamento da doença subjacente. Adicionalmente, potros com *FTIP* devem receber plasma.

Aqueles com enfermidade gastrintestinal incapazes de comer podem requerer *nutrição parenteral* para assegurar ingestão calórica adequada.

Diagnóstico diferencial

Características diagnósticas de causas comuns de cólica em potros estão listadas na Tabela 7.18. Os principais diagnósticos diferenciais para enfermidades gastrintestinais de potros com dor abdominal são:

- Enterite causada por infecção por rotavírus, salmonelose intestinal, clostridiose (*Clostridium perfringens* ou *C. difficile* ou outras causas)
- Uroperitônio
- Peritonite
- Doença ulcerativa gastroduodenal.

Compactação de mecônio pode ser tratada por meio da administração de enema de sabão e água morna, preparações de enema comerciais ou acetilcisteína. Enemas de sabão e água podem ser administrados a uma taxa de 5 mℓ/kg por meio de uma sonda de Foley macia introduzida no reto. *Acetilcisteína* (8 g em 200 mℓ de água com 20 g de bicarbonato de sódio) apresenta a vantagem de dissolver de fato parte do mecônio, facilitando assim a sua eliminação. Potros acometidos podem requerer analgésicos para controlar a dor, fluidos intravenosos para corrigir ou evitar a desidratação, laxantes orais, tal como óleo mineral (300 mℓ por sonda nasogástrica), e plasma para corrigir a FTIP. A correção cirúrgica da compactação raramente é necessária.

Tratamento cirúrgico

A proporção de potros que sobrevivem varia, de acordo com a enfermidade e a idade do animal.[15] Potros mais jovens (< 6 meses de idade) parecem ter prognóstico pior após correção cirúrgica de lesões intestinais do que potros mais velhos. Um número menor de potros submetidos à cirurgia de cólica vive para correr quando comparado ao seu coorte normal, embora os potros

Tabela 7.18 Diagnóstico diferencial de cólicas comuns em potros.

Enfermidade	Histórico	Sinais clínicos	Patologia clínica	Tratamento
Atresia intestinal ou hipoganglionose	Progênie branca de cavalos overo; ocorrência esporádica Potros neonatos < 4 dias de idade	Falha em eliminar as fezes Dilatação abdominal e dor	Inespecífico	Nenhum
Vólvulo de intestino delgado	Qualquer idade, mas é mais comum aos 3 a 6 meses de idade; início abrupto de dor abdominal; diarreia	Dor intensa; refluxo nasogástrico; dilatação abdominal Ultrassonografia: intestino distendido e atônico Radiografia: dilatação do intestino delgado por gás e líquido	Aumento da concentração de proteína e dos leucócitos no líquido peritoneal	Cirúrgico; baixa taxa de sobrevivência
Intussuscepção do intestino delgado	Qualquer idade, mas normalmente em animais com 3 a 6 semanas; diarreia	Dor intensa; início abrupto Refluxo nasogástrico Ultrassonografia: intussuscepção Radiografia: dilatação do intestino delgado por gás e líquido	Aumento da concentração de proteína e dos leucócitos no líquido peritoneal	Cirurgia com taxa de sobrevivência de 40%
Compactação por ascarídeos	Mais que 3 meses de idade Histórico recente (< 3 dias) de administração de anti-helmíntico	Dor intensa; refluxo nasogástrico Ultrassonografia: intestino distendido e atônico; ascarídeos	Inespecífico	Tratamento clínico; lubrificantes e analgésicos; cirurgia
Compactação de mecônio	Neonato; sem eliminação de mecônio; mais comum em machos	Inicialmente dor branda, tornando-se mais intensa; Dilatação abdominal Ultrassonografia: cólon maior distendido, compactação pode ser vista Radiografia: o contraste pode passar em volta da compactação	Inespecífico	Enemas de sabão com água morna Acetilcisteína; óleo mineral VO; cirurgia para casos refratários
Torção de cólon maior	Esporádica	Dor intensa e dilatação abdominal Ultrassonografia: cólon distendido por gás Radiografia: cólon distendido por gás	Inespecífico	Cirurgia; taxa de recuperação de 20%
Compactação de cólon maior	Esporádica; dieta ruim, ingestão de alimentos com areia	Dor inicialmente branda a moderada Dilatação abdominal progressiva Ultrassonografia: cólon distendido com material compactado	Inespecífico	Tratamento clínico com lubrificantes, amolecedores fecais e analgésicos; cirurgia
Compactação de cólon menor	Comum em mini-*horse*	Dor moderada a intensa Ausência de fezes; dilatação abdominal Ultrassonografia: cólon distendido com gás Radiografia: compactação de cólon menor	Inespecífico	Clínico conforme descrito anteriormente; cirurgia
Úlcera gastroduodenal	Comum em potros com outras enfermidades ou estresse	Normalmente é clinicamente inaparente Cólica, inapetência, ranger de dentes, salivação excessiva, diarreia; diagnóstico por gastroscopia	Nenhum diagnóstico	Antiácidos e compostos antiúlceras (Tabela 7.20) Raramente cirurgia para corrigir obstrução do fluxo de esvaziamento gástrico

acometidos que correm apresentem carreira de corrida similar.[1] Outros autores não relataram efeito adverso do tratamento cirúrgico para cólica em potros que sobreviveram.[2] Potros com lesões não estrangulantes e enterite têm maior probabilidade de sobreviver do que potros com úlcera gástrica e doenças estrangulantes. Potros lactentes estão sob maior risco de desenvolvimento de aderências pós-operatórias e necessidade de reeliotomia.[1]

Prevenção

Embora não esteja comprovado, há suspeitas da associação entre diarreia e lesões cirúrgicas do intestino delgado em potros, o que sugere que medidas para reduzir a incidência de enterite poderiam diminuir a ocorrência de cólica. Devem ser implementados programas de vermifugação adequados que diminuem ou eliminam a infestação por parasitas. Deve-se ter cuidado quando se vermifuga potros bastante infectados por *P. equorum*, uma vez que a morte rápida ou a paralisia dos ascarídeos pode causar compactação ou obstrução do intestino delgado.[11]

LEITURA COMPLEMENTAR

Neal HN. Foal colic: practical imaging of the abdome. Equine Vet Educ. 2003;15:26-270.
Bernard W. Colic in the foal. *Equine Vet Educ.* 2004;16: 319-323.

REFERÊNCIAS BIBLIOGRÁFICAS

1. Radostits O et al. Colic in Foals. Veterinary Medicine: A Textbook of the Diseases of Cattle, Horses, Sheep, Goats and Pigs. 10th ed. London: W.B. Saunders; 2007:230.
2. MacKinnon MC et al. JAVMA. 2013;243:1586.
3. Palmer JE. Equine Vet Educ. 2012;24:340.
4. Hart S et al. J Vet Emerg Crit Care. 2009;19:357.
5. Tapio H et al. Equine Vet Educ. 2012;24:334.
6. Hennessy SE et al. N Z Vet J. 2012;60:360.
7. Pilati N et al. Equine Vet Educ. 2013;25:290.
8. Ollivett TL et al. Equine Vet J. 2012;44:96.
9. Dunkel B et al. Equine Vet J. 2011;43:133.
10. Koenig JB et al. Can Vet J. 2007;48:420.
11. Tatz AJ et al. Equine Vet J. 2012;44:111.
12. Higuchi T. J Equine Sci. 2006;17:17.
13. de Solis CN et al. Equine Vet J. 2012;44:64.
14. Abraham M et al. J Vet Intern Med. 2014;28:1580.
15. Southwood LL. Equine Vet Educ. 2009;21:513.
16. Bodaan CJ et al. Equine Vet Educ. 2014;26:341.

Dilatação gástrica em equinos

Sinopse

- Etiologia: obstrução do fluxo de esvaziamento gástrico. Idiopático. Ingestão de excesso de líquido ou alimentos
- Epidemiologia: esporádica. Sem predileção por idade, raça ou sexo
- Achados clínicos: cólica. Refluxo pela sonda nasogástrica. Ruptura gástrica, peritonite grave aguda e morte
- Patologia clínica: não é diagnóstica. Células inflamatórias e ingesta no líquido peritoneal de equinos com ruptura gástrica
- Confirmação do diagnóstico: refluxo nasogástrico sem outra causa identificável
- Lesões: dilatação gástrica. Ruptura gástrica com hemorragia nas margens da ruptura
- Tratamento: descompressão gástrica. Tratar causa subjacente
- Controle: evitar a superalimentação. Controlar doenças incitantes.

Etiologia

A dilatação gástrica crônica pode ser causada por:

- Obstrução do fluxo de esvaziamento gástrico, como na estenose cicatricial do piloro, secundário à ulceração gastroduodenal ou pressão por tumor
- Atonia gástrica em equinos mais velhos ou engolidores de ar (aerofagia).

Dilatação gástrica aguda é associada a:

- Refluxo de conteúdo intestinal secundário a obstrução intestinal aguda, por exemplo, na enterite anterior, obstrução estrangulante do intestino delgado ou íleo
- Ingestão de excesso de líquido ou alimentos tal como soro lácteo ou grãos
- Dilatação aguda idiopática após corrida.

Epidemiologia

A incidência de ruptura gástrica – a sequela mais grave da dilatação gástrica – em equinos com cólica é de, aproximadamente, 5%, embora naqueles submetidos a laparotomia exploratória a taxa possa ser tão alta quanto 11%.[1] Não há efeitos detectáveis da idade, raça ou estação do ano sobre o risco de ruptura gástrica. Os fatores de risco para dilatação gástrica incluem o consumo de excesso de grãos, embora equinos rotineiramente alimentados com grãos estejam sob menor risco, e a ingestão de líquidos palatáveis, tal como soro lácteo, foi implicada. A *dilatação idiopática aguda* do estômago ocorre esporadicamente e é uma causa comum de ruptura gástrica, representando entre 16 e 60% dos casos de ruptura gástrica. A *dilatação crônica* secundária a obstrução do piloro causada por tumor é de ocorrência esporádica em equinos mais velhos, enquanto à obstrução cicatricial secundária à ulceração gastroduodenal é mais comum em equinos mais jovens e naqueles sob risco de desenvolver úlceras gastroduodenais. A dilatação aguda ocorre secundariamente à obstrução aguda do intestino delgado.

Patogênese

A obstrução aguda do esvaziamento gástrico ou da passagem aboral de ingesta e de secreções através do intestino delgado resulta em dilatação gástrica. Isso causa dor intensa e sinais de choque, incluindo aumento da frequência cardíaca, sudorese e retardo no tempo de preenchimento capilar das mucosas. A ruptura gástrica pode ocorrer em horas, e a morte pouco tempo depois. A dilatação crônica resulta da obstrução parcial e do retardo no esvaziamento gástrico. A enfermidade é mais prolongada e os sinais clínicos podem estar relacionados à enfermidade primária.

A obstrução pode ser tão aboral quanto a valva ileocecal. A dilatação gástrica com líquido também ocorre tardiamente no curso da compactação de cólon maior ou menor. Equinos com vólvulo do intestino grosso apresentam acúmulo de líquido no intestino delgado proximal e no estômago em razão da tensão da prega duodenocólica, causando compressão extramural do duodeno.

A dilatação gástrica causa dor intensa e, com frequência, há desidratação e hipocloremia como resultado do sequestro de secreções gástricas. A dilatação experimental do estômago de equinos saudáveis com água aumenta a pressão intra-abdominal de -2,7 cm H_2O (ou seja, subatmosférico) para + 3,1 cm H_2O após a instilação de 20 ℓ de água. Ainda é necessário esclarecer por meio de estudos clínicos se aumentos similares ocorrem durante a dilatação gástrica associada à doença gastrintestinal, e qual é a sua contribuição para a hipertensão abdominal.[2]

O ingurgitamento por carboidratos prontamente fermentáveis, tal como trigo, glicose ou alimentos para bezerro, resulta em uma síndrome caracterizada por choque, íleo e laminite. A dilatação gástrica pode ocorrer secundariamente ao ingurgitamento por grãos, mas os sinais clínicos de dilatação gástrica com frequência são mascarados por sinais mais graves secundários à endotoxemia.

Achados clínicos

Os achados clínicos de dilatação gástrica dependem, em grande parte, da enfermidade subjacente. Contudo, equinos com dilatação gástrica primária apresentam dor abdominal, normalmente com 12 a 36 h de duração, que piora de forma progressiva. As frequências cardíaca e respiratória aumentam conforme a dilatação piora, e o equino pode apresentar sudorese e sinais de dor abdominal que aumentam progressivamente. De forma paradoxal, alguns equinos com dilatação gástrica, principalmente do tipo que se desenvolve no decorrer de vários dias, ou os que estão se recuperando de cirurgia intestinal e sendo tratados com analgésicos, podem não manifestar qualquer sinal, a não ser os mais sutis, até a ruptura gástrica.

Vômito em equinos é muito raro, sempre associado à dilatação gástrica e, normalmente, é um evento terminal.

Na *dilatação decorrente do ingurgitamento por grãos*, a dor abdominal normalmente é intensa. A desidratação e o choque se desenvolvem rapidamente, com frequência em 6 a 8 h após a ingestão dos grãos e podem ser graves. A morte decorrente de ruptura gástrica pode ocorrer em 18 h.

A passagem da sonda nasogástrica normalmente resulta na evacuação de grande quantidade de líquido de odor desagradável, exceto em casos de ingurgitamento por grãos, nos quais o líquido é absorvido por eles. Entretanto, dilatação gástrica significativa e que representa risco à vida do animal pode estar presente mesmo se não houver refluxo pela sonda nasogástrica. Caso haja suspeita de dilatação gástrica, devem então ser realizadas tentativas repetidas de obter refluxo. A sonda nasogástrica deve ser deixada *in situ* até a enfermidade se resolver.

A *dilatação aguda* que ocorre imediatamente *após a corrida* é acompanhada por sinais mais graves e agudos. Há distensão abdominal, tosse e dispneia. O timpanismo também é detectado à percussão do abdome anterior, e grandes quantidades de gás de odor desagradável, bem como líquido, são eliminados através da sonda nasogástrica. Há alívio imediato do desconforto do animal.

Na *dilatação crônica*, há anorexia; dor branda, que pode ser contínua ou recorrente; fezes escassas e perda gradual de peso corporal que persiste por meses. Vômito e picos de dor podem ocorrer após a alimentação, mas normalmente não são graves. A desidratação pode estar presente, mas costuma apenas ser de grau moderado.

O estômago dilatado não pode ser palpado por *via retal*, mas a presença de alças de intestino delgado dilatadas deve alertar o clínico quanto à probabilidade de dilatação gástrica. A ruptura do estômago, ou de outras vísceras, é caracterizada durante o exame de palpação retal pela pressão negativa no abdome e pela presença de material particulado na superfície serosa do intestino.

O *exame ultrassonográfico* revelará um estômago dilatado que contém uma grande quantidade de líquido ou ingesta, e pode mostrar evidências de lesões predisponentes, como intestino delgado dilatado. O *exame radiográfico*, com ou sem ingestão de bário, pode ter valor diagnóstico em animais jovens e com obstrução crônica do esvaziamento gástrico. A *gastroscopia* realizada após o estômago ter sido esvaziado pode revelar lesões consistentes com a obstrução do fluxo de esvaziamento, como carcinoma de células escamosas ou anormalidades pilóricas secundárias à úlcera gástrica em potros.

Patologia clínica

Equinos com dilatação gástrica grave com frequência, mas nem sempre, apresentam *concentração sérica de cloretos ligeiramente baixa*. Alcalose metabólica, acidose metabólica ou distúrbios mistos podem estar presentes. Outras anormalidades dependem da doença subjacente.

O *líquido peritoneal* de equinos com dilatação gástrica é normal, enquanto o de equinos com ruptura gástrica é caracterizado por uma concentração de proteína total aumentada (> 2,5 g/dℓ, 25 g/ℓ) e contagem de leucócitos (> 10.000 células/μℓ, 10 × 10 células/ℓ), que são predominantemente compostos por neutrófilos degenerados. A avaliação microscópica do líquido revela bactérias intra e extracelulares e material vegetal.

Achados de necropsia

Após a sobrecarga por carboidratos em equinos, o estômago está dilatado com uma massa compacta e malcheirosa de ingesta. Na dilatação gástrica aguda decorrente de outras causas, o estômago está macroscopicamente dilatado com líquido e a parede apresenta placas irregulares de hemorragia. A ruptura, quando ocorre, normalmente é ao longo da curvatura maior e resulta em contaminação da cavidade abdominal com ingesta (para diagnóstico diferencial, ver Tabela 7.19).

Tratamento

O *alívio da dilatação gástrica* deve ser considerado uma *emergência*, uma vez que a ruptura gástrica invariavelmente leva à morte. A passagem da sonda nasogástrica, importante para o diagnóstico de acúmulo de líquido dentro do estômago, também fornece um meio para aliviar a dilatação. Repetição e persistência podem ser necessárias para aliviar a dilatação gástrica.

A passagem da sonda nasogástrica através da cárdia pode ser difícil em equinos com dilatação gástrica. Soprar a sonda para dilatar o esôfago ou instilar lidocaína (20 mℓ de uma solução a 2%) pode facilitar a passagem da sonda. Se não houver refluxo espontâneo de material, a sifonagem pode ser realizada preenchendo a sonda com 500 mℓ de água e abaixando rapidamente a extremidade da sonda abaixo do nível do estômago do equino. A sonda nasogástrica deve ser mantida no lugar até que não haja mais quantidade clinicamente significativa de refluxo (1 a 2 ℓ a cada 3 h para um equino adulto de 425 kg).

A dilatação gástrica causada por ingestão de quantidade excessiva de grãos, pão ou material similar pode ser impossível de resolver pela sondagem nasogástrica, em razão da consistência do material. A lavagem gástrica usando salina isotônica administrada por meio de uma sonda nasogástrica de grande calibre pode auxiliar na remoção de ingesta de consistência firme. A descompressão cirúrgica pode ser tentada em casos refratários, mas é tecnicamente difícil em razão da posição do estômago em equinos adultos.

A enfermidade subjacente deve ser tratada para restaurar o esvaziamento gástrico normal ou interromper o refluxo do intestino delgado. A terapia de suporte, incluindo a restauração da hidratação e do equilíbrio eletrolítico e ácido-base normais, deve ser instituída (ver o Capítulo 5). Equinos sob risco de pneumonia aspirativa devem ser tratados com antibióticos de amplo espectro por, pelo menos, 3 dias.

REFERÊNCIAS BIBLIOGRÁFICAS

1. Radostits O et al. Gastric Dilation in Horses. Veterinary Medicine: A Textbook of the Diseases of Cattle, Horses, Sheep, Goats and Pigs. 10th ed. London: W.B. Saunders; 2007:233.
2. Barrett EJ et al. J Vet Emerg Crit Care. 2013;23:423.

Compactação gástrica em equinos

A compactação gástrica primária é uma causa primária comum de cólica em equinos adultos, consistindo em, aproximadamente, 1,4% de 857 casos de cólica em um relato; 20 de 653 (3%) casos de equinos com cólica e 20 entre 6.097 admissões (0,3%) em outro relato.[1,2] A taxa de mortalidade é de 10 a 50%.[1,2] Aparentemente, não há predisposição por raça ou sexo, e a enfermidade ocorre em equinos maduros.[2]

A etiologia da compactação gástrica não é esclarecida na maioria dos casos, sendo consideradas como causas da enfermidade a dentição ruim, a ingestão rápida de alimentos, a ingestão inadequada de água e a motilidade gástrica anormal.[1] A compactação gástrica ocorre secundariamente à fibrose hepática e insuficiência associada à intoxicação por *Senecio jacobaea*.[3] A ingestão de caqui (*Diospyros virginiana*) causa compactação gástrica, ulceração e ruptura em equinos em razão da formação de fitobezoares.[4] A ingestão de *Datura stramonium* e outras espécies de *Datura* causa cólica e ruptura gástrica aguda em equinos.[5] Para casos de origem indeterminada, normalmente há histórico de dieta com gramíneas maduras, feno de alfafa, milho, forragem de sorgo ou silagem. Outras causas incluem acesso insuficiente à água, dentição ruim causando digestão ineficiente ou atonia em animais idosos. Alguns equinos acometidos apresentam anormalidades histológicas do estômago ou do intestino, mas a importância clínica dessas lesões no desenvolvimento da enfermidade não foi esclarecida.[1,2]

Os equinos podem apresentar cólica aguda crônica ou recorrente. Cavalos com doença aguda normalmente apresentam sinais clínicos com < 3 dias de duração, e a metade dos animais já apresentou sinais de cólica previamente.[2] O sinal clínico mais comum é inapetência com ou sem cólica.[1,2] As frequências cardíaca e respiratória normalmente não estão acentuadamente aumentadas e a palpação retal não revela anormalidades diagnósticas. Se o estômago se rompeu, haverá sinais de peritonite séptica com toxemia e comprometimento cardiovascular, incluindo sudorese, taquicardia, tempo de preenchimento capilar das membranas mucosas aumentado e alteração na coloração de membranas mucosas. Os sinais de enfermidade em longo prazo (crônica) incluem perda de peso; cólica intermitente; anorexia; apatia e eliminação de quantidade pequena de fezes endurecidas e secas.

A gastroscopia confirma o diagnóstico por visualização de uma grande quantidade de ingesta no estômago ou de fitobezoares, embora a visualização do estômago seja prejudicada pela grande quantidade de ingesta que causa a compactação. Na laparotomia exploratória, o estômago está aumentado com material alimentar seco e fibroso, mas não está acentuado e/ou agudamente dilatado, e os intestinos estão relativamente vazios.

O exame clinicopatológico comumente revela leucopenia e hiperfibrinogenemia[1,2], embora esses achados não sejam consistentes e nem estejam presentes em todos os casos.

O tratamento inclui a restauração da hidratação normal, que pode colaborar na eliminação da compactação. A administração judiciosa de lubrificantes (óleo mineral) ou catárticos osmóticos (sulfato de magnésio ou sulfato de sódio) ou de água pode auxiliar no amolecimento da compactação. Fitobezoares associados à ingestão de caqui podem ser tratados clinicamente pela administração de líquidos (intravenosos ou, se tolerado, por via oral), administração intragástrica de coca-cola ou refrigerantes dietéticos à base de cola e fornecimento de alimentos peletizados.[4] A analgesia deve ser fornecida conforme a necessidade, preferencialmente pelo uso de fármacos que não inibam a motilidade gastrintestinal. Laparotomia exploratória com gastrotomia e remoção do material compactado pode ser necessária em uma pequena proporção de casos.[1,2,6] A ruptura do estômago pode ocorrer e é invariavelmente fatal.[1]

LEITURA COMPLEMENTAR

Freeman DE. Gastric impaction. Equine Vet Educ. 2011; 23:174-176.

REFERÊNCIAS BIBLIOGRÁFICAS

1. Bird AR et al. Equine Vet J. 2012;44(suppl 43):105.
2. Vainio K et al. Equine Vet Educ. 2011;23:186.
3. Radostits O et al. Gastric Impaction in Horses. Veterinary Medicine: A Textbook of the Diseases of Cattle, Horses, Sheep, Goats and Pigs. 10th ed. London: W.B. Saunders; 2007:234.
4. Banse HE et al. JAVMA. 2011;239:1110.
5. Soler-Rodriguez F et al. Vet Rec. 2006;158:132.
6. Parker RA et al. Equine Vet Educ. 2011;23:169.

Úlcera gástrica (gastroduodenal) em potros

Sinopse

- Etiologia: desconhecida na maioria dos casos
- Epidemiologia: potros a partir de 1 dia de idade; 50% dos potros normais apresentam ulceração de mucosa gástrica. Doença clínica em 0,5% dos potros. Ulceração mais grave nos animais estressados ou com outras enfermidades
- Achados clínicos: nenhum na maioria dos potros. Ranger de dentes, salivação excessiva, cólica, diarreia, inapetência e perda de peso. Úlceras na mucosa glandular são consideradas mais importantes clinicamente. Morte súbita quando há perfuração. Úlceras presentes na gastroduodenoscopia
- Patologia clínica: não é diagnóstica

Tabela 7.19 Diagnóstico diferencial de causas comuns de cólica equina.

Enfermidade	Epidemiologia e histórico	Sinais clínicos	Patologia clínica	Resposta ao tratamento
Dilatação gástrica aguda	Ingestão de grãos ou soro lácteo; Obstrução do esvaziamento Lipoma no piloro Refluxo com enterite proximal	Dor aguda grave, sons intestinais negativos, palpação retal negativa; refluxo volumoso através da sonda nasogástrica e alívio da dor; regurgitação	Depende da doença subjacente; sem alterações diagnósticas	Boa para alívio da dilatação gástrica; prognóstico reservado e depende da enfermidade subjacente
Obstrução aguda e infarto do intestino delgado	Esporádica	Aguda, dor grave intratável, sem sons intestinais, palpação retal revela alças de intestino delgado dilatadas, bandas de mesentério tensas às 12 h; sem fezes após 12 h; refluxo nasogástrico	Hipovolemia; toxemia tardiamente no curso da doença Volume globular (VG) maior que 50% após 12 h Líquido peritoneal tingido de sangue	Dor intratável; correção cirúrgica
Obstrução aguda do intestino grosso	Conforme descrito anteriormente	Conforme descrito anteriormente, exceto pelo abdome visivelmente distendido; palpação retal impedida por grandes alças dilatadas de cólon maior	Conforme descrito anteriormente	Conforme descrito anteriormente
Compactação de valva ileocecal	Alimentos incluem palha de aveia finamente picada, ou sorgo, capim Sudão, capim Bermuda; infestação por *Anoplocephala perfoliata*	Dor subaguda por 24 h conforme o intestino delgado se dilata; então, por obstrução do intestino delgado; compactação palpável VR	VG normal nas primeiras 24 h Não há alterações características	Tratamento clínico inicialmente, então cirurgia para casos refratários
Cólica espasmódica/timpânica	Esporádica; aumento da incidência com controle de parasitas inadequado	Dor moderada aguda, mas frequência cardíaca de até 80 bpm Sons intestinais altos e gasosos; palpação retal e fezes normais, recuperação espontânea, dura apenas 1 a 2 h	Normal	Xilazina, detomidina, butorfanol e hioscina são efetivos; óleo mineral VO
Compactação do intestino grosso	Equinos idosos, debilitados, dentição ruim, alimentos indigeríveis; acesso inadequado a água; consumo excessivo de gramíneas de baixa energia	Dor moderada, depressão ou ausência dos sons intestinais, por palpação retal; colunas longas de material fecal endurecido e ressecado, distinto de cíbalos individuais	Normal	Responde bem a analgésicos padrão, óleo mineral, amolecedores fecais e fluidoterapia
Arterite verminótica mesentérica (cólica tromboembólica)	Controle de parasitas inadequado; rara	Dor subaguda contínua por 3 a 4 dias; sem sons intestinais; por palpação retal, alças intestinais ligeiramente dilatadas; íleo paralítico	Ligeira leucocitose e desvio à esquerda Paracentese recupera líquido hemorrágico Sem alterações	Irreversível mesmo que cirurgia seja realizada Prevenção inclui controle de parasitas adequado
Enterólitos, corpos estranhos no cólon, fitobezoares	Endêmico em algumas regiões	Cólica subaguda ou recorrente, apenas de gravidade moderada; massas palpáveis no cólon menor	Sem alterações	Apenas cirurgia
Obstrução subaguda de intestino delgado (aderências, neoplasias, hipertrofia muscular idiopática do íleo etc.*)	Histórico de cólica recorrente moderada ou persistente branda	Dor moderada; alças de intestino delgado dilatadas à palpação retal; ponto de obstrução pode ser palpável; sons intestinais normais a aumentados	Sem alterações	Excelente para cirurgia
Cólica por areia (sablose)	Acesso a alimentos contaminados; pastejo em países arenosos quando o alimento é escasso; deficiência de sal ou tédio levando à ingestão ou lambedura de solo	Pode apresentar dor intensa com compactação aguda ou dor crônica branda, com frequência com surtos intermitentes de diarreia; alças compactadas que contêm areia podem ser palpáveis; auscultação de areia no abdome ventral; radiografia; ultrassonografia	Normal; misturar fezes e água e deixar sedimentar para verificar a presença de grande quantidade de areia	Analgesia e psyllium VO; evitar a ingestão de areia
Cólica flatulenta	Principalmente em pastagens verdes suculentas Algumas vezes secundária a obstrução física do intestino grosso	Dor aguda grave; abdome visivelmente distendido Sons intestinais altos presentes inicialmente; exame retal difícil em razão do tamanho das alças	Não há informações	Trocaterização pelo flanco direito ou laparotomia exploratória se o tempo e a analgesia não obtiverem sucesso
Deslocamento dorsal do cólon esquerdo (encarceramento no ligamento nefroesplênico)	Esporádico	Dor moderada intratável que continua por dias Ausência da flexura pélvica à palpação retal, baço deslocado medialmente	Sem alterações	Rolamento do paciente anestesiado para reposicionar o cólon tem bastante sucesso; trote com ou sem a administração de fenilefrina
Estrangulamento do intestino delgado ou do cólon por lipoma	Apenas em equinos com mais de 10 anos de idade Início súbito	Início súbito de dor moderada sem toxemia Pode ser palpável VR	Sem alterações	Cirurgia

O quadro clínico varia com o tempo de evolução: as descrições são relacionadas a sinais com 12 a 24 h de curso clínico.

*Intussuscepção crônica, hipertrofia de íleo terminal, aderências construtivas, divertículo de Meckel e fibroma da raiz do mesentério.

- Lesões: ulceração de mucosa gástrica, ulceração e estenose duodenal e esofagite. Peritonite hiperaguda séptica
- Confirmação do diagnóstico: demonstração gastroscópica de úlceras em potros com sinais clínicos indicativos
- Tratamento: o tratamento deve ser reservado aos potros com doença clinicamente importante. Ranitidina 6,6 mg/kg VO, a cada 8 a 12 h, ou cimetidina 6,6 a 20 mg/kg VO ou IV a cada 6 h, ou omeprazol 1 a 4 mg/kg VO ou IV a cada 24 h
- Controle: minimizar a ocorrência de enfermidades incitantes ou exacerbantes. Não administrar medicação antiúlcera como profilaxia.

A úlcera gastroduodenal em equídeos jovens apresenta muitas manifestações. A doença em neonatos é caracterizada por ulceração da mucosa glandular e ocorre em potros que têm outras enfermidades ou são expostos a fatores estressantes importantes fisiologicamente. A enfermidade em potros lactentes ocorre na mucosa escamosa ou na mucosa glandular do estômago ou em ambas, e/ou na mucosa duodenal. A doença em potros dessa faixa etária pode progredir para formação de cicatrizes, interferindo no fluxo de esvaziamento gástrico, com gastrite subsequente, disfagia e ulceração esofágica levando a inapetência, ptialismo e morte. A doença em potros desmamados normalmente afeta a mucosa escamosa gástrica. Não há evidências de que a ocorrência disseminada de lesões da mucosa escamosa gástrica seja clinicamente importante em potros desmamados.[1]

Etiologia

Sem etiologia estabelecida, embora não haja associação com o estresse (ver adiante). Não há evidências de uma etiologia infecciosa, por exemplo, *Helicobacter* sp., no desenvolvimento de úlceras em neonatos, em potros lactentes ou desmamados. A administração de medicações não esteroides acima da dose recomendada pode induzir ulceração gastroduodenal. Não há evidências de que, nas doses terapêuticas recomendadas, elas sejam uma causa comum de úlceras gástricas.[2]

Epidemiologia

Ocorrência

Úlceras gástricas são relatadas em potros na América do Norte, Europa e Austrália e, provavelmente, tem ocorrência cosmopolita. A *prevalência* de erosões e úlceras da mucosa gástrica glandular e aglandular, detectadas por exame gastroscópico, é de, em média, 50% em potros com menos de 2 meses de idade que não apresentam sinais de úlcera gástrica.[3] Lesões da mucosa escamosa estão presentes em 45% dos potros, enquanto lesões na mucosa glandular ocorrem em menos de 10% dos potros com menos de 4 meses de idade. Cinquenta por cento dos potros desmamados assintomáticos (5 a 7,5 meses de idade) apresentam lesões de mucosa gástrica evidentes à gastroscopia.[1]

A ulceração da mucosa gástrica e/ou duodenal estava presente em 22% (155 de 691) dos potros ao exame de necropsia.[4] O estudo foi realizado em um centro de referência, e os potros foram examinados como resultado da sua morte ou eutanásia naquela instituição. A relevância desses resultados para potros assintomáticos ou aqueles que se recuperaram da sua enfermidade não é conhecida. Todos os potros examinados tinham menos de 6 meses de idade e as lesões eram mais comuns na mucosa gástrica aglandular (70 de 155 potros). Vinte e cinco dos 155 potros apresentavam lesões apenas na mucosa glandular, 25 apresentavam lesões tanto na mucosa glandular quanto aglandular e 20 apresentavam lesões tanto na mucosa escamosa quanto na duodenal. Não houve associação da idade com a distribuição ou prevalência das lesões.[4] Úlceras gástricas foram significativamente associadas à presença de outras doenças gastrintestinais, mas não à presença de qualquer outra categoria de doença.

Doença atribuível às úlceras gástricas ou duodenais ocorre em aproximadamente 0,5% dos potros, embora a prevalência seja maior nos com doenças comórbidas como pneumonia e sepse.

Estimativas da taxa de mortalidade não estão disponíveis para qualquer forma de úlcera gastroduodenal em potros.

Fatores de risco

Idade e sexo

A *idade* é um fator de risco importante para ulceração do epitélio escamoso, com 88% dos potros com menos de 9 dias de idade acometidos, quando comparados a 30% dos potros com mais de 70 dias de idade. Essas estimativas devem ser consideradas com cautela, uma vez que achados tidos como lesões em estudos anteriores (descamação [descolamento] da mucosa escamosa) não são atualmente considerados anormais ou indicativos de doença.[4] Lesões gástricas ocorrem em menos de 10% dos potros com mais de 90 dias de idade. Aparentemente não há efeito da idade sobre a prevalência de ulceração da mucosa gástrica glandular, que é considerada clinicamente como uma lesão muito mais significativa. Não há efeito do *gênero* sobre a prevalência de úlceras.

Estresse e doenças

São fatores de risco importantes para o desenvolvimento de úlceras na mucosa glandular. Essas lesões ocorrem em 27% dos potros com outras enfermidades, mas também em 3% daqueles considerados saudáveis.

Patogênese

A patogênese da ulceração gástrica em potros não foi determinada em definitivo e há muitas informações que são extrapolações dessa enfermidade em humanos e em outras espécies de animais. Assume-se que as úlceras ocorram em razão do desequilíbrio entre a capacidade erosiva do *pH gástrico baixo* e os *mecanismos protetores* da mucosa gástrica. O pH gástrico baixo foi considerado essencial para o desenvolvimento de úlceras gástricas, mas há menos certeza quanto a isso atualmente, já que se reconhece que potros criticamente enfermos, em especial aqueles prematuros ou em decúbito, com frequência apresentam pH gástrico alto (menos ácido e mais alcalino) e altamente variável.[5] Ademais, a administração de omeprazol a potros desmamados é efetiva para diminuir a prevalência de lesões da mucosa escamosa gástrica, mas pode piorar lesões da mucosa glandular.[1]

O conhecimento atual é de que a preservação do fluxo sanguíneo adequado para a mucosa e a presença de uma camada intacta de muco rico em bicarbonato sobre o epitélio sejam essenciais para a manutenção da resistência do epitélio à digestão pelo ácido gástrico e pela pepsina. O fluxo sanguíneo da mucosa e a secreção de bicarbonato na camada de muco protetor são dependentes, em parte, da concentração normal de prostaglandina E na mucosa. Fatores que inibem a produção de prostaglandina E, tais como os anti-inflamatórios não esteroides (AINE) e isquemia, podem contribuir para o desenvolvimento de úlceras. Trauma ao epitélio gástrico pode romper a camada protetora e permitir que uma úlcera se desenvolva, assim como a presença de compostos no líquido duodenal, como sais biliares, que refluem de forma intermitente para o estômago de potros normais.

Potros normais desenvolvem a capacidade de secreção ácida gástrica e a habilidade de diminuir o pH gástrico para menos de 4 em 1 a 2 dias após o nascimento. A ingestão de leite aumenta o pH gástrico, e, em geral, acredita-se que a ingestão frequente de leite forneça um efeito protetor contra as reações adversas do pH baixo sobre a mucosa gástrica. Entretanto, o desenvolvimento de lesões gástricas em potros não é unicamente o resultado de exposição prolongada ao pH baixo, embora isso possa ser um fator necessário, uma vez que potros neonatos enfermos que estão sob alto risco de erosão gástrica ou ulceração apresentam pH que, com frequência, é maior que 5 a 6.[3] Um pH elevado, que pode ser alcalino em potros gravemente enfermos sob alto risco de morte, não é consistente com o desenvolvimento de lesões gástricas.

A maioria das úlceras não leva à manifestação de sinais clínicos. *Ulceração grave* é associada ao retardo no esvaziamento gástrico, dilatação gástrica, refluxo gastresofágico e subsequente esofagite por refluxo e dor. As úlceras podem perfurar a parede do estômago e causar peritonite hiperaguda séptica, ou erodir em um vaso sanguíneo calibroso, com hemorragia subsequente e, ocasionalmente, exsanguinação. Úlceras, a inflamação associada e dor podem causar gastroparesia e retardar o esvaziamento gástrico, e lesões crônicas podem resultar tanto em obstruções funcionais quanto físicas do esvaziamento gástrico, com subsequente dilatação gástrica e esofagite de refluxo.

Achados clínicos

Há seis síndromes clínicas associadas às úlceras gastroduodenais em potros:[3]

1. Ulceração ou descamação epitelial da mucosa escamosa da curvatura maior e regiões adjacentes à margo plicatus. Essas lesões são muito comuns em potros com menos de 60 dias de idade e normalmente não causam sinais clínicos. As lesões cicatrizam sem tratamento e atualmente são consideradas uma variação da normalidade.[4]
2. Ulceração do epitélio escamoso da curvatura menor e da região fúndica. É mais comum em potros mais velhos (> 60 dias) e algumas vezes é associada a sinais clínicos que incluem diarreia, inapetência e cólica.
3. Ulceração da mucosa glandular, algumas vezes se estendendo até o piloro. A lesão ocorre em potros de qualquer idade e é mais comum em potros com doença comórbida. Os sinais clínicos causados pela úlcera podem ser graves e incluem ranger de dentes, salivação excessiva, inapetência, cólica e diarreia. Com frequência há esofagite de refluxo.
4. Obstrução do fluxo de esvaziamento gástrico causada por estenose de piloro ou duodenal secundária a ulceração pilórica ou duodenal. Ocorre em potros com 2 a 5 meses de idade e é evidente a partir de cólica, inapetência, perda de peso, dilatação gástrica, refluxo gastresofágico, salivação excessiva e ranger de dentes.
5. Peritonite hiperaguda secundária à perfuração gástrica. Esse quadro normalmente ocorre em potros que não apresentam histórico de sinais de ulceração gástrica. Os sinais clínicos incluem morte inesperada, choque, desidratação, sudorese e aumento da frequência respiratória.
6. Choque hemorrágico secundário à perda de sangue no trato gastrintestinal por úlcera hemorrágica. Essa é uma apresentação incomum.

Os sinais típicos de úlceras gástricas em potros incluem depressão, ranger de dentes, salivação excessiva e dor abdominal que pode variar em intensidade de muito branda a aguda e grave, similar à de potros com acidente intestinal agudo. Diarreia com ou sem dor abdominal branda a moderada, com frequência, é relacionada a úlcera gástrica em potros. O tratamento com fármacos antiúlceras algumas vezes é associado à resolução da diarreia e dos sinais de úlcera gástrica. Pode haver dor evidenciada pela palpação profunda do abdome cranial, mas esse não é um sinal clínico diagnóstico confiável.

- O diagnóstico definitivo é feito pelo exame gastroscópico. O endoscópio deve ter 2 m de comprimento, embora um endoscópio de 1 m possa permitir a avaliação parcial do estômago de potros jovens ou pequenos. O diâmetro do endoscópio deve ser de menos de 1 cm. Potros normalmente podem ser examinados sem sedação, embora a sedação possa facilitar a avaliação em potros maiores ou mais reativos. De maneira ideal, potros mais velhos devem ficar em jejum por 12 h antes do exame, mas esse procedimento pode não ser necessário ou aconselhável em potros doentes. Potros jovens (aqueles que dependem da ingestão do leite para suprir suas necessidades calóricas) devem ficar em jejum por 1 a 2 h. A avaliação adequada do estômago aglandular normalmente pode ser conseguida sem jejum, principalmente em potros mais jovens, mas o exame completo da mucosa glandular e do piloro requerem jejum.

A *sondagem nasogástrica* pode causar dor e fazer com que os potros acometidos apresentem ânsia. Potros com obstrução do fluxo de esvaziamento gástrico, causado tanto por estenose pilórica ou duodenal quanto por gastroparesia, apresentarão refluxo de material através da sonda nasogástrica.

O exame de *radiografia* contrastada é útil para definir a obstrução do fluxo de esvaziamento gástrico e pode demonstrar defeitos de preenchimento na parede gástrica que são consistentes com úlceras. O principal uso de radiografia é para estabelecer retardos no esvaziamento gástrico. Potros normais apresentam o esvaziamento completo do sulfato de bário (10 a 20 mℓ/kg PC administrado por sonda nasoesofágica ou nasogástrica) do estômago 2 h após a administração. Úlceras gástricas ocasionalmente aparecem como defeitos do preenchimento, mas radiografias contrastadas não são sensíveis o suficiente para justificar o seu uso rotineiro para a avaliação de ulceração gástrica.

Patologia clínica

Não há alterações diagnósticas no hemograma ou no perfil bioquímico sérico. Os teores de pepsinogênio sérico não são úteis para o diagnóstico de úlcera gástrica em potros. A avaliação do sangue oculto não é sensível nem específica para ulceração gástrica em potros. Potros com perfuração do estômago apresentam alterações consistentes com peritonite séptica. A mensuração de uma isoforma de α1-antitripsina no soro é relatada como sensível e específica para a detecção de úlceras gástricas em potros, mas esses resultados não foram validados e o teste não está amplamente disponível.[6]

Achados de necropsia

Úlceras e erosões gástricas são achados comuns em potros que morrem por enfermidades não relacionadas, e sua presença não deve ser superinterpretada.[4] A aparência característica das lesões gástricas foi descrita anteriormente. Potros que morrem por úlcera gástrica o fazem em decorrência de peritonite difusa hiperaguda, exsanguinação ou inanição secundária à obstrução do fluxo de esvaziamento gástrico.

Confirmação do diagnóstico

A combinação de sinais clínicos compatíveis, a demonstração endoscópica de úlceras gástricas, uma resposta favorável ao tratamento com antiácidos e a eliminação de outras enfermidades permite o diagnóstico de úlcera gástrica.

Diagnóstico diferencial

A combinação de ranger de dentes, salivação excessiva, depressão, inapetência e cólica em potros é virtualmente diagnóstica de úlcera gástrica. Outras causas de cólica em potros são listadas na Tabela 7.17.

Tratamento

O tratamento de úlcera gástrica clinicamente importante deve ser diferenciado da profilaxia de animais considerados sob alto risco de desenvolverem a doença ou daqueles nos quais as lesões foram detectadas de forma acidental. Os princípios do tratamento de úlcera gastroduodenal clinicamente importante em potros incluem:

- Promoção da cicatrização por diminuição da acidez gástrica e melhora na proteção da mucosa
- Melhora no esvaziamento gástrico
- Fornecimento de suporte nutricional e metabólico
- Tratamento de doenças comórbidas.

A *diminuição da acidez gástrica* é conseguida pela administração de um dentre vários fármacos que diminuem a secreção ácida gástrica e aumentam o pH gástrico (Tabela 7.20). Esses medicamentos podem ser antagonistas de receptores tipo 2 (H_2) da histamina ou inibidores da bomba de prótons nas células parietais gástricas. A administração de ranitidina (6,6 mg/kg VO, a cada 8 h) aumenta efetivamente o pH gástrico em potros normais, mas não afeta de forma significativa o pH gástrico em neonatos hospitalizados.[3] Omeprazol (4 mg/kg VO, a cada 24 h), um inibidor da bomba de prótons, aumenta o pH gástrico em 2 h após a administração e por 24 h em potros clinicamente normais e neonatos clinicamente enfermos.[7] O omeprazol melhora a cicatrização de úlceras espontâneas em potros com mais de 28 dias de vida e normalmente é considerado como não apresentando reações adversas importantes. Entretanto, evidências recentes sugerem que a administração de omeprazol a potros desmamados clinicamente normais é associada ao aumento da gravidade das lesões na mucosa glandular.[1]

Sucralfato é usado para prover proteção do epitélio gástrico desnudado, embora sua eficácia na prevenção de lesões ou na melhoria da cicatrização de lesões existentes em potros com doença espontânea seja duvidosa.

Um *protocolo de tratamento* comum envolve a administração de um antagonista de receptor H_2 ou de omeprazol. O tratamento deve começar tão logo haja a suspeita de presença de úlcera clinicamente relevante e deve continuar por, pelo menos, 1 semana após a resolução dos sinais clínicos ou até que haja confirmação endoscópica da cicatrização. Potros com frequência são tratados por 2 a 6 semanas.

Potros com gastroparesia secundária a ulceração gastroduodenal grave ou gastrite podem se beneficiar da administração de betanecol (ver a Tabela 7.20) para aumentar a motilidade gástrica e melhorar o esvaziamento gástrico. O *bypass* cirúrgico do piloro ou de estenoses duodenais pode ser necessário em potros com obstrução física do esvaziamento gástrico e, quando realizada por cirurgiões experientes, apresenta um prognóstico razoável (> 50%) para recuperação e sobrevivência até a alta do hospital.[8]

Fármacos anti-inflamatórios não esteroides como a fenilbutazona ou flunixino meglumina são ulcerogênicos em doses altas e devem ser usados com moderação e nas doses recomendadas em potros enfermos. Não há evidências de que esses compostos predisponham ou causem úlcera gástrica quando usados nas doses recomendadas.[2] É necessário ser prudente para minimizar seu uso em potros com úlceras gástricas ou duodenais.

Suporte nutricional e metabólico deve ser fornecido conforme o necessário para potros que não são capazes de se alimentar ou beber ou que apresentam anormalidades no equilíbrio hídrico e eletrolítico.

Controle

O controle de enfermidades que predispõem potros a úlceras gastroduodenais pode diminuir a incidência ou a gravidade da doença ulcerosa. O tratamento profilático de potros enfermos ou estressados com antagonistas H_2, sucralfato ou omeprazol é amplamente praticado, mas foi questionado, uma vez que a eficácia da profilaxia farmacológica na prevenção de doenças ou da morte causadas por ulceração gástrica não foi demonstrada.[9] De fato, a supressão da acidez gástrica (aumentando o pH gástrico, tanto em animais enfermos quanto em potros normais, pode não ser aconselhável, em razão do efeito protetor do pH gástrico baixo na colonização do estômago por bactérias. Potros em unidade de tratamento intensivo que receberam medicação para suprimir a secreção ácida apresentaram probabilidade 2 (95% IC 1,4 a 2,9) vezes maior de desenvolverem diarreia do que potros que não receberam essas medicações.[9] Ademais, a presença de úlceras detectadas não foi diferente entre potros que receberam medicação antiúlcera (15%) e aqueles que não foram tratados com essas medicações (21%).[9]

Atualmente, a administração de omeprazol a potros desmamados clinicamente normais não é recomendada.[1] O escore de condição corporal e o peso corporal de potros desmamados não melhorou quando da administração de omeprazol, apesar da diminuição na prevalência de lesões na mucosa escamosa, e foi associada a um aumento na gravidade de lesões na mucosa glandular.[1]

REFERÊNCIAS BIBLIOGRÁFICAS

1. Dahlkamp M et al. Pferdeheilkunde. 2012;28:561.
2. Fennell LC et al. Equine Vet Educ. 2009;21:660.
3. Radostits O et al. Gastric (Gastroduodenal) Ulcer in Foals. Veterinary Medicine: A Textbook of the Diseases of Cattle, Horses, Sheep, Goats and Pigs. 10th ed. London: W.B. Saunders; 2007:234.
4. Elfenbein JR et al. Equine Vet J Suppl. 2012;41:76.
5. Javsicas LH et al. Equine Vet J. 2008;40:41.
6. Taharaguchi S et al. Vet Rec. 2007;161:338.
7. Sanchez LC et al. J Vet Intern Med. 2008;22:406.
8. Coleman MC et al. Equine Vet J. 2009;41:653.
9. Furr M et al. Equine Vet J. 2012;44:80.

Úlcera gástrica em equinos adultos

A ulceração da mucosa esofágica, escamosa e glandular gástricas ou duodenal, sozinha ou em muitas combinações, ocorre em equinos adultos. Essa constelação de lesões foi denominada síndrome úlcera gástrica equina (SUGE).[1] Entretanto, essa denominação não fornece informações suficientes para descrever a síndrome, que é composta por muitas enfermidades, cada qual com sua própria etiologia e patogênese, de modo a permitir a discussão focada nos fatores de risco, etiologia, prognóstico e tratamento de cada doença.[1,2] Por exemplo, ulceração e gastrite da mucosa escamosa gástrica associadas a programas

Tabela 7.20 Fármacos usados no tratamento de úlcera gastroduodenal *clinicamente importante* em potros e em equinos adultos e recomendações para o tratamento (e não para a profilaxia).

Classe do fármaco	Fármaco	Dose, via e frequência	Comentários
Antagonistas-H_2	Cimetidina	6,6 a 20 mg/kg VO, a cada 6 h	Supressão potente da secreção ácida; meia-vida de eliminação curta, sendo necessária administração frequente Usar preferencialmente na dose maior
	Cimetidina	6,6 mg/kg IV, a cada 6 h	Supressão rápida e potente da secreção ácida; usar quando a administração oral não for possível e o efeito rápido for necessário
	Ranitidina	0,9 a 2 mg/kg IV ou 6,6 a 8,8 mg/kg VO, a cada 8 a 12 h	Supressão potente da secreção ácida e resolução rápida dos sinais clínicos
Inibidor de bomba de prótons	Omeprazol	4 mg/kg VO, como pasta a cada 24 h	Potente, início rápido e duradouro da supressão da secreção ácida
Pantoprazol	–	1,5 mg/kg IV, a cada 12 a 24 h	Supressão da secreção ácida potente em potros
Protetores de mucosa	Sucralfato	40 mg/kg VO, a cada 6 h	Pode ser administrado ao mesmo tempo que os inibidores da secreção ácida
Análogos da prostaglandina	Misoprostol	5 μg/kg VO, a cada 12 h	Causa diarreia e cólica branda Efetivo como profilático para úlceras causadas pela administração de AINE em humanos, mas tem efeitos mínimos na melhora da cicatrização de úlceras existentes
Antiácidos	Hidróxido de alumínio	1 a 2 g VO, a cada 4 a 6 h	Inefetivo, não usar
	Hidróxido de magnésio	1 a 2 g VO, a cada 4 a 6 h	Inefetivo, não usar
	Carbonato de cálcio	1 a 2 g VO, a cada 4 a 6 h	Inefetivo, não usar
Agentes procinéticos	Betanecol	0,025 mg/kg SC, a cada 6 h	Eleva a motilidade gástrica com aumento mínimo da secreção ácida gástrica; usado para tratar gastroparesia; contraindicado se houver obstrução física do fluxo de esvaziamento gástrico

H_2: receptor de histamina do tipo 2.

de treinamento intensivo apresentam achados clínicos e etiologia diferentes da ulceração da mucosa glandular gástrica decorrente do uso imprudente de anti-inflamatórios não esteroidais (AINE). A etiopatogênese das lesões da mucosa escamosa gástrica pode diferir das da mucosa glandular; portanto, deve-se especificar, em cada local, a presença e a gravidade de lesões.[2,3] Ademais, é provável que o tratamento ideal para lesões da mucosa escamosa seja diferente do da mucosa glandular.

Não há informação suficiente para garantir uma descrição separada para cada enfermidade (com exceção da intoxicação por AINE). Por essa razão, não há discussões separadas para cada doença ou circunstância na qual a enfermidade ocorre. Entretanto, há diferenças entre as muitas doenças e a discussão deve ser interpretada à luz dessa informação.

Etiologia

A etiologia das ocorrências mais comuns de úlcera gástrica em equinos não é conhecida, mas foram identificados muitos fatores de risco descritos na seção Epidemiologia.

Sinopse

- Etiologia: desconhecida na maioria dos casos. Intoxicação por AINE. Não é associada à infecção por *Helicobacter* sp.
- Epidemiologia: comum em equinos sob treinamento intensivo e usados em competições, tais como Puro-sangues, Quartos de Milha de corrida e de treinamento e equinos usados para enduro. Comum em equinos com cólica, mas a importância clínica na maioria dos casos não foi esclarecida. Associada a períodos de privação de alimentos ou alimentação intermitente, tal como ocorre com estabulação de equinos ou manutenção em piquetes de terra
- Achados clínicos: nenhum na maioria dos equinos. Apetite ruim, falha em crescer e cólica branda em alguns animais. Úlceras ou erosões presentes à gastroduodenoscopia
- Patologia clínica: não é diagnóstica. Teste de absorção da sacarose apresenta utilidade potencial
- Lesões de necropsia: gastrite e/ou ulceração gástrica, que raramente é a causa da morte
- Confirmação do diagnóstico: demonstração gastroscópica das úlceras
- Tratamento: omeprazol 1 a 4 mg/kg VO, 1 vez/dia. Ranitidina e cimetidina são usadas, mas são menos eficazes e convenientes
- Controle: minimizar os fatores de risco, inclusive o confinamento e a alimentação intermitente. Não prolongar a administração de omeprazol a cavalos de alto risco.

Casos individuais de úlceras gástricas são associados à gastrite parasitária, tal como na infestação por larvas de *Gasterophilus* spp. e *H. megastoma*. Tumores do estômago, tal como carcinoma de células escamosas gástrico ou linfossarcoma, causam ulceração da mucosa gástrica. Fitobezoares gástricos e sementes de caqui (*D. virginiana*) foram associados à compactação gástrica, ulceração e perfuração da porção glandular do estômago de um equino.[4] A administração de AINE nas doses recomendadas não está associada ao aumento do risco de úlceras gástricas.[5]

Há poucas evidências de que a infecção por *Helicobacter* spp. ou microrganismos similares estejam relacionadas a úlceras gástricas em equinos.[5,7] Uma amostra de conveniência de 20 cavalos de corrida eutanasiados em razão de fratura do membro durante a corrida revelou que 18 (90%) apresentavam lesão de gastrite e/ou ulceração da mucosa gástrica.[7] Espiroquetas foram detectadas em lesões em dois de sete cavalos com úlceras, quatro de sete animais com gastrite e cinco de seis cavalos com ambas as lesões. O DNA de *Helicobacter* foi detectado por reação em cadeia da polimerase (PCR, na sigla em inglês) em uma proporção similar de lesões em um de dois cavalos que não apresentavam lesões. O importante é que esse estudo demonstrou a presença de bactérias, mas não o seu papel causal na doença; e pode ser que uma proporção similar de equinos que não apresentam lesões gástricas esteja infectada. Um estudo com 63 cavalos abatidos para consumo humano revelou lesões de mucosa gástrica em 36, mas sem evidências de infecção por *Helicobacter* spp., demonstrada por urease ou teste de fluorescência na hibridização *in situ*.[5] Atualmente, não há evidências convincentes do papel da infecção por *Helicobacter* spp. na etiopatogênese de úlcera gástrica. Contudo, são necessários mais estudos que definam claramente a doença estudada.

Epidemiologia

Ocorrência

A ocorrência de ulceração gástrica é detectada pelo exame *post mortem* ou gastroscópico. A frequência com a qual úlceras gástricas são detectadas depende do método de avaliação, do grupo de equinos examinados e do motivo da sua avaliação. Não é incomum que estudos com um grande número de equinos (> 100) relatem a prevalência de úlceras gástricas igual ou maior a 80%, embora isso não seja universal.[8,9] Estudos que relatam a incidência de ulceração gástrica em equinos com anormalidades clínicas ou na necropsia revelaram uma frequência alta de lesões gástricas em equinos com cólica (49%).[10] Estudos mais recentes que examinaram um grande número de equinos sem achados clínicos de úlcera gástrica, mas pertencente a populações de risco, mostraram alta prevalência em equinos que realizavam exercício extenuante regularmente.[9,11-13]

Úlcera gástrica em equinos é uma enfermidade reconhecida recentemente, com a maioria dos relatos após os anos 1990, o que coincide com a disponibilidade de endoscópios de comprimento suficiente para permitir a avaliação de equinos adultos. Entretanto, estudos longitudinais de equinos submetidos a exame *post mortem* na Suécia mostraram que há registros de cavalos acometidos por úlceras gástricas desde 1924.[14]

A condição é comum em raças de cavalos de corrida e outras raças usadas para eventos esportivos, e essa população representa a maior ocorrência da enfermidade. Dito isso, equinos menos ativos e cavalos a pasto podem ser acometidos com prevalência relativamente alta.[3,11,15,16] Éguas matrizes a pasto podem apresentar alta prevalência de úlceras gástricas (71%, 44 de 62 cavalos examinados) com 42 de 44 equinos acometidos apresentando úlceras apenas na mucosa escamosa.[16] Não houve diferença na prevalência de úlceras entre éguas gestantes e não gestantes ou entre éguas gestantes e recém-paridas.[16] Úlceras não foram correlacionadas à perda de peso em potros ou placenta, levantando suspeitas quanto à sua importância clínica. Mais de 60% de uma seleção não randomizada de cavalos mantidos a pasto na Dinamarca apresentavam úlcera gástrica ≥ 2.[3]

Cavalos Puro-sangue de corrida ou de trote em treinamento ou em corrida apresentam alta prevalência de lesões gástricas.[8,9,11,12] Estudos gastroscópicos de amostras de conveniência de equinos Puro-sangue de corrida clinicamente normais, mas em treinamento, revelaram lesões na mucosa gástrica em 82 a 93% deles. Lesões gástricas são detectadas em 52 a 87% dos cavalos Puro-sangue em treinamento, que correm ativamente.[9] O exame *post mortem* de cavalos Puro-sangue em Hong Kong, onde muitos animais que se aposentam das corridas são examinados *post mortem*, revelou prevalência de 66% de lesões gástricas, aumentando para 80% quando considerados apenas os cavalos que correram recentemente. Entre cavalos de corrida selecionados para avaliação gastroscópica em razão de anormalidades clínicas – como inapetência, falha em correr de acordo com as expectativas, pelagem ou condição corporal ruim –, lesões de mucosa gástrica foram detectadas em 86 a 90% dos animais.[14]

Essas lesões também ocorrem em aproximadamente 80% dos *cavalos de enduro*, entre temporadas de corrida, e em mais de 90% durante as corridas.[13] Lesões gástricas estavam presentes em 58% dos *cavalos de adestramento* que competiram até 30 dias antes do exame gastroscópico.[14]

Lesões da mucosa escamosa *versus* lesões da mucosa glandular

A frequência de úlceras na mucosa escamosa em geral, mas não invariavelmente[17], é maior do que a de úlceras da mucosa glandular, com muitos equinos apresentando lesões em ambas as regiões. Por exemplo, dos 201 equinos de diversas raças e finalidades examinados na Dinamarca, 43 apresentavam lesões tanto da mucosa gástrica glandular quanto aglandular, 15 apresentavam lesões apenas da mucosa glandular e 26% lesões apenas da mucosa aglandular.[3] A maioria (86%) das lesões graves – maiores ou iguais ao grau 2, usando um sistema de graduação simplificado – localizavam-se na mucosa escamosa, bem como boa parte das úlceras estava localizada adjacente à margo plicatus. Lesões da mucosa glandular são *consideradas* de maior relevância clínica do que as da mucosa escamosa, embora lesões graves (SUGE > 2) da mucosa escamosa sejam *consideradas* clinicamente importantes. Entretanto, evidências claras da importância de úlceras em ambas as regiões, ou da importância relativa de úlceras de gravidade variada, ainda não estão disponíveis.

Fatores de risco

Fatores de risco para lesões gástricas em equinos incluem: treinamento para um evento esportivo; exercícios e a quantidade de tempo praticando atividade física; e cólica. Fatores de risco suspeitos incluem: temperamento do cavalo (equinos nervosos estão sob maior risco)[17]; dieta; práticas alimentares; alojamento (pasto *versus* estábulo); estresse (embora a definição de estresse com frequência não seja clara); e administração de AINE, como a fenilbutazona. Embora cada um desses fatores de risco possa ser considerado separadamente, é provável que muitos estejam relacionados e atuem de forma convergente para aumentar o risco de desenvolvimento de lesões da mucosa gástrica. Por exemplo, estar em treinamento normalmente coincide com a estabulação, alimentação intermitente, picos diários de exercício extenuante e a administração de AINE. A combinação desses fatores, mesmo sem a administração de AINE, induz de forma confiável o desenvolvimento de úlceras em cavalos Puro-sangue de corrida. Equinos jovens (2 anos de idade) que iniciaram treinamento no mês anterior ao primeiro exame gastroscópico, apresentam aumento marcante na gravidade das lesões no momento de uma segunda avaliação gastroscópica 1 mês depois.

Fatores de risco do animal

Entre equinos adultos, a idade e o gênero são fatores de risco fracos para a presença de lesões gástricas[17], que tendem a ser mais graves em equinos mais velhos. Entre os cavalos Standardbred de corrida, os *trotters* apresentam duas vezes mais lesões gástricas que os *pacers*. Equinos com lesões gástricas apresentam maior probabilidade de terem temperamento nervoso, resposta ao hormônio do estresse exacerbada a novos estímulos e de cavarem.[17] Fármacos anti-inflamatórios não esteroides são ulcerogênicos em doses altas e, com frequência, administrados em equinos em treinamento. O impacto dos AINE sobre a permeabilidade gástrica varia entre medicamentos[19], embora o risco de qualquer um deles causar úlcera gástrica em doses efetivas para o tratamento de dor musculoesquelética pareça mínimo.[5] Ademais, entre cavalos de corrida Puro-sangue, não há associação clara entre a administração desses medicamentos e o risco de desenvolver lesões gástricas.[14,17]

A *cólica* está associada à presença de lesões gástricas, embora a relação entre causa e efeito com frequência não seja clara em casos individuais. Em uma série de 111 equinos com evidência clínica de desconforto abdominal de duração e gravidade variadas, 91 apresentavam evidência endoscópica de ulceração gástrica. Outras anormalidades do trato gastrintestinal ou de vísceras abdominais não foram encontradas em 57 dos 91 equinos com úlceras gástricas. Portanto, ulceração gástrica foi a principal causa de cólica, com base na ausência de anormalidades concomitantes, na resposta clínica ao tratamento com antagonistas H_2 e na confirmação da melhora ou resolução da ulceração gástrica por endoscopia. Entretanto, 34 dos 91 equinos com ulceração gástrica apresentavam anormalidades concomitantes do trato gastrintestinal, demonstrando que lesões gástricas podem se desenvolver em equinos com cólica. Dessa forma, a cólica pode causar lesões gástricas e úlceras gástricas podem causar cólica.

Fatores de risco do manejo e do ambiente

Cavalos de corrida em *treinamento* apresentam maior prevalência de úlceras do que os de corrida que não estão em treinamento ativo, e animais que correm regularmente também apresentam maior prevalência de úlceras do que os em repouso ou em treinamento, mas que não estão correndo. Cavalos Standardbred de corrida em treinamento têm 2,2 vezes mais chances de apresentarem lesões gástricas, e os que correm regularmente têm 9,3 vezes mais chances do que cavalos que não estão em treinamento ou correndo. O aumento do tempo de treinamento é associado à maior gravidade das lesões gástricas em cavalos de corrida Puro-sangue.[20] Embora, como discutido previamente, muitos fatores possam contribuir para a probabilidade de um equino apresentar lesões gástricas, como exercício, isso provavelmente decorre do aumento da pressão intragástrica e da diminuição do pH no estômago proximal (aglandular), que ocorrem durante o exercício.

O *jejum* causa úlceras gástricas em equinos, provavelmente pela falta de tamponamento do ácido produzido durante os períodos em que o estômago está vazio. É provável que o acesso intermitente à comida, que ocorre em muitos estábulos, resulte em períodos do dia em que o equino não tem comida dentro do estômago. A perda de tamponamento é causada pela ausência de material alimentar no estômago e diminuição da produção de saliva, que normalmente tampona o ácido gástrico. O pH intragástrico diminui durante períodos de jejum em equinos, o que explica os mecanismos de aumento da exposição como consequência das práticas de manejo.[21] Cavalos que pastam comem frequentemente e apresentam alimento no estômago quase todo o tempo.

Sugere-se que a *dieta* seja um fator de risco para o desenvolvimento de úlceras gástricas, mas ainda são necessários estudos definitivos. Equinos em treinamento para corrida normalmente recebem dietas ricas em concentrado, e suspeita-se que isso predisponha os animais à ulceração gástrica. O fornecimento de feno de alfafa e de grãos foi associado a menor incidência de lesões gástricas em seis cavalos pesquisados quando comparados ao feno de gramíneas.

O *confinamento* em estábulos está associado ao aumento da prevalência de lesões gástricas, embora elas ocorram com frequência em alguns grupos de equinos mantidos a pasto. Ainda que cavalos com lesões gástricas durante o confinamento apresentem cicatrização quando estão a pasto, isso não se deve à elevação do pH[15], já que esses animais não têm pH mais alto no estômago proximal ou ventral do que quando recebem alimento *ad libitum* nos estábulos[15]; isso sugere que não seja o ambiente que afeta o pH intragástrico. Novamente, há considerável confusão entre os vários fatores de risco, uma vez que o alojamento a pasto está associado ao acesso constante a alimentos; portanto, não há períodos de jejum, somente alteração na dieta, antes rica em concentrados para uma predominantemente de gramíneas; além disso, com frequência há interrupção do exercício forçado.

Patogênese

O estômago equino é comparativamente menor em relação ao tamanho do trato gastrintestinal. A mucosa do estômago é dividida em duas partes. A região proventricular tem coloração branca brilhante, e é composta por uma camada grossa de *epitélio escamoso estratificado*, e não contém glândulas. Ele cobre cerca de um terço da mucosa e termina abruptamente na margo plicatus, uma borda serreada irregular, ligeiramente mais espessa e com mucosa glandular. A maioria das lesões gástricas em equinos ocorre na mucosa escamosa.

A *mucosa glandular* apresenta estrutura semelhante a veludo e é coberta por uma camada espessa de muco viscoso. A mucosa contém três tipos principais de glândulas: da cárdia, que secretam muco; fúndicas, que contêm células secretoras de muco, células parietais que produzem ácido clorídrico e células principais secretoras de pepsinogênio; e pilóricas, que consistem amplamente em células secretoras de muco. O epitélio escamoso estratificado da mucosa apresenta resistência mínima ao ácido gástrico. O epitélio glandular apresenta mecanismos elaborados, incluindo a barreira de mucobicarbonato, prostaglandinas, fluxo sanguíneo da mucosa e restituição celular para se proteger da lesão péptica. O ácido clorídrico e os pepsinogênios, que são convertidos à enzima proteolítica pepsina em ambiente ácido, são secretados na mucosa glandular pelas células parietais e células principais, respectivamente. O equino é um secretor contínuo e variável de ácido clorídrico, e o pH do conteúdo gástrico dos equinos no piloro e no antro, com frequência, é menor do que 2. O pH gástrico é menor, e a acidez maior, quando os cavalos são privados de alimentos ou interromperam voluntariamente a ingestão de alimentos, com frequência por intervalos tão curtos quanto 2 h. Portanto, há períodos durante o dia nos quais a acidez gástrica é alta (notavelmente durante o período de meia-noite às 9 h da manhã).[15,21] Períodos de alta acidez gástrica prolongada (pH < 2,0) podem ser induzidos em equinos por privação intermitente de alimentos, que com frequência resultam em ulceração gástrica grave no epitélio da mucosa gástrica escamosa. A administração concomitante do antagonista de H_2 ranitidina durante o período de jejum diminui substancialmente a região de lesão no epitélio da mucosa escamosa gástrica.

A patogênese da úlcera gástrica é incerta. Propõe-se que o epitélio escamoso estratificado reaja à exposição excessiva ao ácido, tonando-se espessado e hiperqueratótico.[22] O esfacelamento das camadas superficiais predispõe então à infecção secundária, quando bactérias oportunistas e células inflamatórias migram para a região. A lesão se aprofunda e progride de uma erosão à ulceração, expondo o tecido desprotegido ao conteúdo ácido.[22] A cicatrização subsequente pode ocorrer, dependendo de fatores que influenciam a acidez e a capacidade de cicatrização do animal individual.[22] A exposição da mucosa escamosa ao ácido provavelmente está envolvida no desenvolvimento de úlcera na maioria dos equinos e há evidências *in vitro* de que ácidos graxos voláteis, em combinação com o ácido clorídrico, sejam importantes no desenvolvimento de úlceras na mucosa aglandular.[23]

Uma circunstância específica parece favorecer o desenvolvimento de gastrite e ulceração em equinos submetidos a exercício intenso. Durante o exercício, a pressão intragástrica aumenta de, aproximadamente, 14 mmHg em repouso para tão alto quanto 50 mmHg; o volume do estômago diminui e a acidez do líquido dentro da região proximal do estômago passa de pH 5 a 7 para pH 2 a 4. A combinação da diminuição do fluxo sanguíneo e a exposição ao pH baixo aumenta a probabilidade de lesão mucosa, perda dos mecanismos protetores e desenvolvimento de lesões de mucosa gástrica.[14]

Outros fatores, inclusive a lesão física à mucosa gástrica, refluxo de ácidos biliares do duodeno e a presença de ácidos graxos voláteis no estômago, podem contribuir para o desenvolvimento de lesões gástricas, mas o papel definitivo, se houver, de cada um desses fatores não foi determinado.

Achados clínicos

A grande maioria dos equinos com lesões da mucosa gástrica, incluindo ulceração, não apresenta achados clínicos. Entre os cavalos de corrida, sinais de desempenho ruim[24], recusa em ingerir determinados tipos de alimento, apetite caprichoso (não consumir toda a refeição em um ritmo constante) e condição corporal ruim foram associados a úlceras gástricas. Desses sinais, provou-se apenas a associação entre pelagem ruim e condição corporal ruim e úlceras gástricas, embora a associação entre escore de condição corporal baixo e a presença de lesões gástricas não seja consistente entre estudos.[9,17] A alta prevalência de alguns achados clínicos, por exemplo, falha em ter o desempenho esperado, e úlceras gástricas significa que há uma alta probabilidade de que equinos com um determinado sinal clínico porventura irão apresentar úlcera. Contudo, a experiência clínica indica que cavalos com lesões mais graves ou extensas apresentarão achados clínicos mais sérios, incluindo cólica e falha em ter um bom desempenho.

A *cólica* é associada à presença de lesões da mucosa gástrica, incluindo ulceração. Esta pode resultar de lesões em outros locais do trato gastrintestinal, provavelmente em razão do jejum ou da recusa em se alimentar. De modo alternativo, a ulceração gástrica pode causar cólica. Os quatro critérios para determinar se ulceração gástrica é a causa primária de cólica em equinos são:

- Confirmação endoscópica da ulceração gástrica
- Ausência de outras anormalidades do sistema digestório
- Resposta clínica ao tratamento que efetivamente diminui ou neutraliza a acidez gástrica
- Confirmação da melhora ou cicatrização completa das lesões gástricas.

A maioria das úlceras gástricas em equinos não está associada à hemorragia, de maneira que sinais de anemia e melena não são comuns em equinos. Cavalos com ulceração gástrica grave e esofagite de refluxo com frequência apresentarão bruxismo e ânsia. A ruptura de úlceras gástricas, perfuração e peritonite subsequente, bem como exsanguinação de uma úlcera hemorrágica são raras nos animais adultos.

O envolvimento do baço em equinos com úlcera gástrica perfurada, um evento raro, resulta em febre, anorexia, toxemia, dor à palpação profunda sobre o flanco esquerdo e leucocitose com desvio à esquerda.

A avaliação *gastroscópica* é a única forma de demonstrar a lesão gástrica e de avaliar sua extensão e gravidade. A avaliação gastroscópica de equinos adultos requer um endoscópio de, ao menos, 2,5 m de comprimento, embora um de 3 m seja preferível. Alimentos no estômago interferem na avaliação completa da mucosa gástrica e, principalmente, do piloro e do antro. O equino deve ser preparado, sendo deixado em jejum alimentar por, pelo menos, 12 h e jejum hídrico por 4 h antes do exame. Se esse equino está estabulado com cama de material comestível, como palha ou cascas, deve-se colocar buçal para evitar a ingestão desse material. Pode ser necessário sedar o equino antes da avaliação (cloridrato de xilazina 0,1 a 0,3 mg/kg IV) e aplicar um pito (cachimbo). A mucosa gástrica é examinada de forma sistemática. Uma vez que a extremidade do endoscópio passe através da cárdia, a curvatura maior e o margo plicatus são examinados. O endoscópio é então avançado e rotacionado de maneira que a curvatura menor e a cárdia sejam examinadas. O estômago deve ser inflado com ar durante o procedimento. O excesso de líquido no piloro e no antro pode ser aspirado para permitir uma melhor visualização dessas regiões. Deve-se ter atenção ao margo plicatus, uma vez que essa é a região onde é mais comum lesões. A mucosa gástrica glandular deve ser examinada cuidadosamente quanto à presença de lesões, uma vez que é fácil não visualizá-las neste local. O material aderido à mucosa deve ser lavado, inserindo-se água pelo endoscópio. O endoscópio pode ser avançado até o duodeno para permitir uma avaliação completa do antro. A avaliação endoscópica normalmente subestima o número de úlceras gástricas, quando comparada ao exame de necropsia, e não prediz de forma precisa a gravidade e a profundidade das úlceras.

Vólvulo segmentar do intestino delgado ocorre de forma infrequente (0,3 a 3,2% das avaliações) após avaliação gastroscópica.[25] Sinais de cólica se desenvolvem 10 min a 3 h após a gastroscopia e são causados por vólvulo segmentar não estrangulante do intestino delgado dilatado por gás. Especula-se que a causa seja a dilatação do intestino delgado por gás, embora essa causa ainda não seja confirmada. O movimento de ar do estômago para o intestino delgado após a instilação de ar no estômago é uma ocorrência comum.[26] É prudente evacuar tanto ar quanto possível ao final da gastroscopia.

Muitos sistemas de graduação para a descrição de lesões gástricas em equinos foram desenvolvidos e propostos. Poucos foram validados e testados quanto à sua utilidade diagnóstica. O escore número/gravidade de úlceras gástricas foi validado e comparado a um sistema não validado proposto por um grupo de especialistas.[27] Notavelmente, nenhum dos sistemas de graduação torna explícita a localização anatômica das lesões. Uma vez que é provável que essa informação apresente importância diagnóstica ou prognóstica, ela deve ser registrada.[3] Especificamente, lesões esofágicas, da mucosa escamosa gástrica, da mucosa glandular gástrica e duodenais devem ser classificadas quanto à localização e à gravidade independentemente do sistema de graduação utilizado. O sistema de graduação simplificado, quando usado por três observadores experientes, apresenta maior concordância entre eles (coeficiente de correlação intraclasse [CCI] de 0,97) do que o sistema número/gravidade (CCI = 0,94 para o número de lesões e 0,93 para a gravidade).[27] Os valores de κ para a concordância entre observadores foram significativamente menores quando o sistema número/gravidade foi usado.[27] Observadores relataram que o sistema simplificado foi de uso rápido e fácil.[27] Este parece oferecer um método útil de classificação da gravidade da lesão gástrica em equinos, com a ressalva de que a localização da lesão deve ser registrada.[2]

Escore número/gravidade de úlceras gástricas		
Escore	Número de lesões	Gravidade da úlcera gástrica
0	Sem lesões	Sem lesões
1	1 a 2 lesões localizadas	Parece superficial
2	3 a 5 lesões localizadas	Estruturas mais profundas envolvidas (mais profundas que 1)
3	6 a 10 lesões	Múltiplas lesões e gravidade variável
4	> 10 lesões	Mesmo que 2, além da presença de hiperemia ou escurecimento da lesão
5	> 10 lesões	Mesmo que 4, mas hemorragia ou coágulo sanguíneo aderido à úlcera
Descrição		
0	Epitélio da mucosa intacto	
1	Epitélio da mucosa intacto com avermelhamento ou hiperqueratose	
2	Lesão pequena única ou pequenas lesões focais	
3	Grande lesão única ou grandes lesões multifocais ou lesões superficiais extensas	
4	Lesões extensas normalmente coalescentes com regiões de ulceração profunda aparente	

A maioria das lesões em cavalos de corrida encontra-se na mucosa escamosa gástrica, com menos de 20% das lesões na mucosa glandular. A situação é diferente em equinos adultos hospitalizados, nos quais as lesões na mucosa escamosa e glandular ocorrem praticamente com a mesma frequência (58%). A maioria das lesões na mucosa glandular de cavalos hospitalizados ocorre no antro ou no piloro, em oposição à mucosa glandular do corpo do estômago.

Refluxo gastresofágico idiopático ocorre esporadicamente e raramente em equinos adultos. Os cavalos acometidos apresentam bruxismo e ptialismo que pode ser grave. A avaliação endoscópica revela ulceração e erosão do esôfago que é mais grave no esôfago distal. Com frequência, não há evidência de prejuízo ao fluxo de esvaziamento gástrico, como ocorre em potros com a doença.

Patologia clínica

Equinos com úlceras gástricas são relatados como apresentando maior concentração sérica de creatinina e maior atividade sérica de fosfatase alcalina do que cavalos não acometidos, mas essas diferenças não são suficientes para serem clinicamente úteis.[14] Equinos com úlcera gástrica tipicamente não apresentam anemia.

A permeabilidade da mucosa gástrica pode ser avaliada por meio da mensuração da concentração de sacarose no sangue (soro) ou urina. A sacarose, um dissacarídeo, é degradada pela sacarase no intestino delgado a seus componentes monossacarídeos glicose e frutose, que são então absorvidos. A sacarose não é absorvida intacta em animais saudáveis. A permeabilidade gástrica anormal permite a passagem de sacarose da luz do estômago para o sangue, com subsequente excreção na urina. Em equinos com lesões gástricas, a concentração de sacarose no sangue (soro) após administração nasogástrica de 250 g de sacarose (açúcar de mesa) como uma solução a 10% em água de bica aumenta após 30 min, com pico aos 45 min. A magnitude do aumento está correlacionado à gravidade das lesões.[28] O teste é bastante sensível para a detecção de anormalidades na permeabilidade da mucosa gástrica, conforme evidenciado pelas concentrações anormais de sacarose no soro na ausência de lesões detectáveis pela avaliação endoscópica em equinos que receberam altas doses de fenilbutazona (4,4 mg/kg VO, q12 h dia 1; 2,2 mg/kg VO, q12 h por 4 dias; 2,2 mg/kg VO, q24 h por 9 dias)[19] Um teste que usa a concentração de sacarose maior do que 0,7 mg/dℓ na urina após a administração intragástrica de uma solução de sacarose a 10% (1 g/kg VO, após a alimentação) apresentou sensibilidade e especificidade de 83 e 90%, respectivamente, para a detecção de ulceração gástrica.[14]

Achados de necropsia

Úlceras podem ser únicas ou múltiplas e estão localizadas mais comumente adjacentes ao epitélio escamoso da mucosa do margo plicatus, ao longo da curvatura menor do estômago. Elas podem ter formato linear ou irregular e, com exceção daquelas na mucosa glandular, raramente têm aparência circular. Úlceras na mucosa escamosa, com frequência, apresentam bordas ligeiramente elevadas, com coloração acastanhada e queratinizadas, e contêm pequena quantidade de material necrótico na sua base; o sangramento intenso é incomum. As úlceras na região glandular normalmente são depressões circulares ou ovais, circundadas por uma zona de inflamação intensa. A classificação das lesões dentro da região escamosa inclui hiperqueratose, cicatrizes pontuais, erosões difusas/ulcerações e lesão ao margo, enquanto dentro da região glandular incluem hiperemia, erosão focal, ulcerações e metaplasia glandular.[22]

Quando ocorre perfuração, há uma região de peritonite local, a parede do estômago está aderida ao baço e esplenite supurativa extensa pode estar presente. Em alguns casos, especialmente quando o estômago está cheio no momento da perfuração, uma laceração longa se desenvolve na parede e uma grande quantidade de ingesta é derramada na cavidade peritoneal. Massas tumorais podem estar presentes e serem acompanhadas por muitas úlceras na região glandular.

Diagnóstico diferencial

A ulceração gástrica em cavalos adultos deve ser diferenciada das causas comuns de cólica recorrente.

Tratamento

Os objetivos do tratamento de equinos com úlcera gástrica é a cicatrização da úlcera, supressão da dor e prevenção de recidiva. O princípio sobre o qual o tratamento de úlceras gástricas em equinos se baseia é a supressão da acidez gástrica (aumento do pH intragástrico). Isso pode ser conseguido inibindo a produção de ácido ou aumentando o tamponamento do ácido.

Os protetores de mucosa são administrados com o objetivo de evitar a exposição da mucosa lesionada ao ácido. Alterações do manejo podem diminuir o risco de os equinos desenvolverem a enfermidade.

Supressão do ácido

Os agentes disponíveis para suprimir a produção de ácido são compostos que incluem omeprazol e lansoprazol, que bloqueiam a bomba de prótons na superfície luminal das células parietais gástricas, e os antagonistas de receptores H_2, incluindo a cimetidina, ranitidina e famotidina.

Omeprazol

Atualmente, é o tratamento preferido para úlceras gástricas em equinos. A farmacocinética, a farmacodinâmica, a segurança e a eficácia do fármaco foram extensivamente estudadas em equinos sob uma variedade de condições de manejo. O omeprazol (4 mg/kg PC VO, a cada 24 h) é efetivo na promoção da cicatrização de úlceras da mucosa escamosa em equinos que continuam a treinar e a correr, uma situação na qual as úlceras não iriam cicatrizar espontaneamente. O omeprazol é seguro e não há reações adversas pela sua administração. Na dose de 4 mg/kg 1 vez/dia, é mais efetivo para a cicatrização de úlceras tanto da porção mucosa escamosa quanto glandular do estômago do que na dose de 0,8 mg/kg.[29] Entretanto, o omeprazol é menos eficaz na cicatrização de úlceras da mucosa glandular do que da mucosa escamosa. Um regime de tratamento utilizado com frequência é o omeprazol 4 mg/kg, 1 vez/dia durante 14 dias, seguido pela terapia de manutenção de 1 a 2 mg/kg 1 vez/dia pelo período relativo à fase de risco de desenvolvimento de úlceras gástricas pelo equino. A administração de omeprazol (4 mg/kg 1 vez/dia antes ou após o exercício) resultou em cicatrização de 80% das úlceras da região escamosa *versus* 21% das úlceras da região glandular ($P = 0,0002$), e melhora em 96% das úlceras da região escamosa *versus* 53% das úlceras da região glandular ($P = 0,001$).[30] Omeprazol pasta administrado na dose de 1 mg/kg VO, 1 vez/dia, é efetivo tanto na prevenção do desenvolvimento de úlceras em equinos que estão iniciando o treinamento para corrida quanto evita a recidiva de úlceras em equinos nos quais as úlceras cicatrizaram durante o tratamento com dose maior de omeprazol.[31,32] Omeprazol (0,5 mg/kg, 1 vez/dia) é tão eficaz quanto o tratamento com 1 mg/kg 1 vez/dia em cavalos Puro-sangue de corrida com úlcera gástrica e em treinamento. Todavia, não houve grupo-controle não tratado, ou grupo que recebeu uma dose maior de omeprazol, de modo que os resultados podem refletir a cicatrização que poderia ser esperada sem medicação.[33] A administração de omeprazol (1 mg/kg) como uma formulação de comprimido revestido é tão efetiva quanto a administração de omeprazol (4 mg/kg) em pasta em um estudo controlado sem placebo. A administração da formulação em comprimido revestido resultou em menor concentração plasmática de omeprazol do que a que foi conseguida com a maior dose da formulação em pasta.[34]

A administração retal de omeprazol não aumenta de forma confiável o pH gástrico.[35] A administração intravenosa de omeprazol (0,5 mg/kg) aumenta significativamente o pH intragástrico em 1 h e parece melhorar a cicatrização de úlceras da região aglandular.[36] A adição de sulfonamidas-trimetoprima ao tratamento com omeprazol não melhora a cicatrização de úlceras da mucosa glandular.[37]

A composição dos excipientes e a forma do omeprazol são importantes para determinar a sua eficácia. Formas de apresentação do omeprazol, que não a preparação comercial, são associadas a eficácia menor ou nula. O omeprazol é mais efetivo que a cimetidina (20 mg/kg VO, a cada 8 h) para o tratamento de úlceras gástricas em cavalos de corrida. O esomeprazol (0,5 mg/kg IV, a cada 24 h) é efetivo para aumentar o pH intragástrico em equinos adultos.[38] Sua eficácia para o tratamento ou prevenção de lesões gástricas não foi determinada.

Cimetidina

É um protótipo de antagonista de receptor H_2. Atua por meio do bloqueio da ação da histamina na membrana basal das células parietais gástricas e é usada para o tratamento de úlcera gástrica em equinos, para o qual deve ser administrada com frequência e em doses altas (20 a 25 mg/kg VO, a cada 6 a 8 h). O fármaco apresenta absorção variável após administração oral em equinos. Normalmente ela é mais barata que o omeprazol, mas é menos efetiva. Cimetidina pode ser administrada por via intravenosa (7 mg/kg, a cada 6 h) se ação rápida for necessária ou se o animal não ingerir medicamentos VO (p. ex., cavalos com cólica).

Ranitidina e famotidina

Ranitidina (6,6 mg/kg VO, a cada 8 h) diminui de forma efetiva a acidez gástrica e evita o desenvolvimento de úlceras em equinos submetidos a um período de jejum. Não afeta as taxas de esvaziamento gástrico.[39] Preparações comerciais para esse uso em equinos são comercializadas em alguns países.

A famotidina é um antagonista de receptor H_2 comercializado para uso em humanos. Ela é efetiva na diminuição da secreção ácida gástrica em equinos (3 mg/kg VO, a cada 12 h ou 0,3 mg/kg IV a cada 12 h), mas tem custo alto.

Antiácidos gástricos

Os antiácidos gástricos administrados por via oral neutralizam o ácido do estômago para formarem água e um sal neutro. Eles não são absorvidos e diminuem a atividade da pepsina, ligando-se aos sais biliares no estômago e estimulando a produção local de prostaglandina. Uma dose oral de 30 g de hidróxido de alumínio e de 15 g de hidróxido de magnésio pode resultar em aumento significativo no pH gástrico por até 4 h. A duração de ação curta, o efeito mínimo e transitório no pH gástrico e a necessidade de administração de grandes volumes VO faz com que esses produtos sejam os melhores. Ademais, há evidências de que os antiácidos não são efetivos para o tratamento de úlceras gástricas em cavalos de corrida.

Protetores e outros tratamentos

O *sucralfato* é um medicamento antiúlcera com efeito citoprotetor sobre a mucosa gástrica. Ele se dissocia no ácido gástrico, tornando-se octassulfato de sacarose e hidróxido de alumínio. O hidróxido de alumínio atua como um antiácido e o octassulfato de sacarose se polimeriza a uma substância viscosa e pegajosa que cria um efeito protetor pela ligação à mucosa ulcerada. Isso evita a difusão retrógrada dos íons hidrogênio, inativa a pepsina e absorve os ácidos biliares. O sucralfato é administrado a equinos (22 mg/kg VO, a cada 8 h) mas não é efetivo para promover a cicatrização em enfermidade induzida ou associada ao menor risco de úlceras gástricas em cavalos de corrida que receberam o composto.

Complexos pectina-lecitina não são efetivos para o tratamento de úlcera gástrica em equinos. Uma combinação de pectina, lecitina e bicarbonato em quantidades não especificadas administrada como suplemento mostrou eficácia limitada na diminuição do escore de úlceras gástricas induzidas por jejum alimentar.[40]

A administração de concentrados ou extratos de espinheiro-marítimo (*Hippophae rhamnoides*) não diminui a incidência de lesões gástricas na região aglandular em equinos com doença ulcerativa induzida experimentalmente (privação alimentar intermitente).[41]

Misoprostol, um análogo da prostaglandina E, é administrado para o tratamento de lesões gástricas e outras entéricas[42], em especial aquelas atribuídas à intoxicação por AINE. Entretanto, sua eficácia no tratamento ou prevenção de ulceração gástrica em equinos não foi determinada. Aparentemente, sua administração em éguas gestantes não é segura.[43]

Alterações de manejo

Equinos com úlceras gástricas passam por períodos de cicatrização espontânea quando removidos do treinamento ou mantidos a pasto. Essas alterações de manejo não são adequadas na maioria das situações, e a ênfase deve ser dada no fornecimento de dietas que apresentam baixo potencial ulcerogênico (como feno de alfafa) e no uso de práticas de alimentação que minimizem ou eliminem períodos nos quais os cavalos não têm acesso a alimentos. Se for possível, feno deve estar disponível constantemente para equinos.

Visão geral do tratamento

A abordagem comum do tratamento é promover a cicatrização da úlcera pela administração de agentes efetivos (omeprazol ou, possivelmente, ranitidina) em doses altas até que as úlceras tenham cicatrizado, como demonstrado pela gastroscopia. O equino então recebe omeprazol na dose menor (1 a 2 mg/kg VO, a cada 24 h) durante o período de tempo no qual esteja sob risco de desenvolver úlceras gástricas. Alterações no manejo, inclusive práticas de alimentação e dieta, devem ser instituídas no início do tratamento. Embora não seja estatisticamente associada ao risco de ulceração gástrica, o fenilbutazona ou outros AINE deve ser minimizado em equinos sob alto risco de desenvolverem a doença.

Controle

A prevenção de úlceras gástricas em cavalos atletas é direcionada à minimização dos efeitos de fatores que promovem o desenvolvimento de úlceras. Isso envolve a administração crônica de omeprazol (1 mg/kg VO, 1 vez/dia)[32], mas deve incluir atenção à dieta e às práticas de alimentação (discutidas anteriormente) que minimizem o tempo pelo qual os cavalos não têm comida no estômago. De maneira ideal, os cavalos sob risco devem ser mantidos a pasto, mas nem sempre isso é possível em decorrência das muitas condições de manejo ou dos sistemas de criação; e também, não evita de forma confiável o desenvolvimento de úlceras.[16] Todos os equinos em treinamento atlético e confinados a baias devem ser considerados sob alto risco de desenvolvimento de úlceras gástricas e devem ser manejados como tal. Estão disponíveis recomendações detalhadas quanto às práticas de alimentação.[44]

LEITURA COMPLEMENTAR

Sykes BW, Jokisalo JM. Rethinking equine gastric ulcer syndrome: Part 1–Terminology, clinical signs and diagnosis. Equine Vet Educ. 2014;26:543-547.

Reese R, Andrews F. Nutrition and dietary management of equine gastric ulcer syndrome. Vet Clin North Am Equine Pract. 2009;25:79-92.

REFERÊNCIAS BIBLIOGRÁFICAS

1. Merritt AM. Equine Vet J. 2009;41:616.
2. Sykes B et al. Equine Vet Educ. 2014;26:543.

3. Luthersson N et al. Equine Vet J. 2009;41:619.
4. Banse HE et al. JAVMA. 2011;239:1110.
5. Fennell LC et al. Equine Vet Educ. 2009;21:660.
6. Husted L et al. BMC Microbiol. 2010;10:84.
7. Contreras M et al. Lett Appl Microbiol. 2007;45:553.
8. de Bruijn CM et al. Vet Rec. 2009;164:814.
9. Cate RE et al. Comp Exerc Physiol. 2012;8:47.
10. Dukti SA et al. Equine Vet J. 2006;38:347.
11. Bell RJW et al. N Z Vet J. 2007;55:13.
12. Jonsson H et al. Equine Vet J. 2006;38:209.
13. Tamzali Y et al. Equine Vet J. 2011;43:141.
14. Radostits O et al. Gastric Ulcer in Adult Horses. Veterinary Medicine: A Textbook of the Diseases of Cattle, Horses, Sheep, Goats and Pigs. 10th ed. London: W.B. Saunders; 2007:237.
15. Husted L et al. Equine Vet J. 2008;40:337.
16. le Jeune SS et al. Vet J. 2009;181:251.
17. Malmkvist J et al. Appl Anim Behav Sci. 2012; 142:160.
18. Marques FJ et al. Equine Vet Educ. 2011;23:249.
19. D'Arcy-Moskwa E et al. J Vet Intern Med. 2012;26: 1494.
20. Orsini J et al. J Equine Vet Sci. 2009;29:167.
21. Husted L et al. Equine Vet J. 2009;41:658.
22. Martineau H et al. Equine Vet J. 2009;41:638.
23. Andrews F et al. Am J Vet Res. 2006;67:1873.
24. Franklin SH et al. Equine Vet Educ. 2008;20:119.
25. Bonilla AG et al. Equine Vet Educ. 2014;26:141.
26. Kihurani DO et al. Vet Radiol Ultrasound. 2009; 50:429.
27. Bell RJW et al. N Z Vet J. 2007;55:19.
28. Hewetson M et al. J Vet Intern Med. 2006;20:388.
29. Sykes BW et al. Equine Vet J. 2014;46:416.
30. Sykes BW et al. Equine Vet J. 2014;46:422.
31. Endo Y et al. J Vet Med Sci. 2012;74:1079.
32. White G et al. JAVMA. 2007;230:1680.
33. Sykes BW et al. Vet Rec. 2014;175:10.
34. Birkmann K et al. J Vet Intern Med. 2014;28:925.
35. Rand C et al. Vet Rec. 2011;169:126.
36. Andrews F et al. J Vet Intern Med. 2006;20:1202.
37. Sykes BW et al. BMC Vet Res. 2014;10:180.
38. Videla R et al. J Vet Intern Med. 2011;25:558.
39. Maher O et al. Am J Vet Res. 2008;69:1153.
40. Woodward MC et al. BMC Vet Res. 2014;10 (suppl 1):S4.
41. Huff NK et al. J Vet Intern Med. 2012;26:1186.
42. Blikslager AT. Equine Vet J. 2013;45:8.
43. Jacobson CC et al. Equine Vet J. 2013;45:91.
44. Reese R et al. Vet Clin North Am Equine Pract. 2009;25:79.

Obstrução intestinal em equinos

É uma causa importante de cólica em equinos e pode envolver o intestino delgado, ceco, cólon maior (ascendente) ou menor (descendente). Uma vez que as características clínicas da obstrução de diversos segmentos intestinais são bastante diferentes, a obstrução intestinal será discutida com base no local afetado (intestino delgado, ceco e cólon maior ou menor).

Obstrução do intestino delgado em equinos

Sinopse

- Etiologia: vólvulo; intussuscepção; encarceramento e estrangulamento no forame epiploico, divertículo de Meckel, defeitos mesentéricos, hérnia umbilical, inguinal ou diafragmática ou por lipoma pedunculado; obstrução causada por corpos estranhos ou ascarídeos, tumores intramurais, incluindo hematomas, infiltrados eosinofílico, neoplasias e abscessos; hipertrofia de íleo; compactação de íleo
- Epidemiologia: doenças majoritariamente esporádicas, embora a idade de acometimento possa variar com a enfermidade
- Achados clínicos: lesões estrangulantes causam doença aguda e grave, com dor intensa, taquicardia, desidratação e hemoconcentração e, normalmente, alças dilatadas de intestino delgado, palpáveis via retal (VR) ou detectáveis por exame ultrassonográfico; morte ocorre em equinos não tratados dentro de 48 h; lesões obstrutivas não estrangulantes causam dor e anormalidades clínicas menos graves e apresentam curso mais longo até a morte
- Patologia clínica: não é diagnóstica; hemoconcentração e azotemia são indicativas de desidratação; aumentos na concentração de lactato no sangue (plasma) e/ou no líquido peritoneal são úteis para a determinação do prognóstico; leucopenia e desvio à esquerda são consistentes com endotoxemia e peritonite; líquido peritoneal pode ser sero-hemorrágico quando há infarto intestinal
- Lesões: consistentes com a doença
- Confirmação diagnóstica: exploração cirúrgica ou necropsia
- Tratamento: correção cirúrgica da lesão; analgesia; correção das anormalidades de líquidos, eletrólitos e ácido-base.

Etiologia

Uma classificação é mostrada a seguir.[1]

Obstrução com infarto

- Vólvulo ou torção do mesentério
- Encarceramento em ou estrangulamento por:
  - Defeitos mesentéricos
  - Forame epiploico
  - Divertículo de Meckel
  - Lipoma pedunculado
  - Lesões neoplásicas (teratoma)[2]
  - Aderências
  - Hérnia inguinal
  - Hérnia umbilical
  - Hérnia diafragmática
  - Defeitos no mesentério ou em ligamentos intra-abdominais (p. ex., gastresplênico) ou baço
  - Cordão espermático em machos castrados
  - Defeitos de desenvolvimento no mesentério.

Obstrução sem infarto

- Intussuscepção:
  - Jejuno-jejunal, ileoileal e outras intussuscepções do intestino delgado
  - Ileocecal aguda e crônica
- Corpos estranhos:
  - Compactação de duodeno ou de jejuno por fragmento de madeira ou de material de cerca
  - Fitobezoares[3]
  - Corpos estranhos lineares como cordas ou barbantes de fardos de feno
  - Compactação do duodeno ou jejuno por blocos de melado
- Compactação por *P. equorum*[4,5]
- Compactação do íleo terminal
- Hipertrofia muscular do íleo terminal
- Massas intramurais, como neoplasias (adenocarcinoma intestinal, linfossarcoma focal e leiomioma), hematomas, abscessos e infecções fúngicas (pitiose intestinal), enterite eosinofílica focal[6] e enteropatia proliferativa por *Lawsonia intracellularis* (LI)
- Compressão do intestino por massas intra-abdominais, inclusive abscessos e tumores neoplásicos.

Obstrução funcional

- Enterite anterior
- Íleo pós-operatório
- Ganglioneurite mioentérica
- Isquemia intestinal por qualquer causa (cólica tromboembólica, acidentes mesentéricos e íleo pós-exercício).

A classificação usada acima deve ser empregada apenas como guia, uma vez que a apresentação clínica real pode variar. Por exemplo, intussuscepções normalmente resultam em infarto do segmento intussuscepto, mas, uma vez que esse segmento está efetivamente isolado do corpo, os achados clínicos com frequência são característicos de um equino com lesão por infarto. De forma similar, equinos com encarceramento do intestino delgado no forame epiploico com frequência apresentam achados clínicos menos graves do que o esperado, dada a gravidade da lesão.

Epidemiologia

A epidemiologia da cólica foi abordada em uma seção anterior. Não há fatores de risco reconhecidos para vólvulo do intestino delgado e para muitos acidentes do intestino delgado. Informações epidemiológicas estão disponíveis para algumas enfermidades obstrutivas do intestino delgado e são apresentadas adiante. Doenças obstrutivas do intestino delgado compõem, aproximadamente, 20% dos casos de cólica encaminhados para avaliação e tratamento em centros de referência. Para doenças do intestino delgado que requerem correção cirúrgica, a taxa de mortalidade é de 100% se a cirurgia não for realizada. A sobrevivência a curto prazo dos equinos submetidos à correção cirúrgica de obstrução do intestino delgado é de 34 a 74%. A taxa de mortalidade é maior no período perioperatório. As taxas de sobrevivência variam dependendo da natureza e da gravidade da lesão, com taxas de sobrevivência menores em longo prazo para equinos que requerem ressecção do intestino, principalmente para ressecções de mais de 2 m ou mais de uma cirurgia. O prognóstico pode ser melhor quando há identificação precisa, mas viável, do intestino comprometido, e sua preservação em vez de sua ressecção.[7]

Hérnia intestinal através do forame epiploico

Ocorre em, aproximadamente, 5% dos equinos com doença do intestino delgado que requerem cirurgia. Machos castrados apresentam quatro vezes mais chance de serem acometidos do que éguas. Cavalos Puro-sangue estavam super-representados em dois estudos, o que sugere uma predisposição por raça, e não houve efeito da idade sobre a incidência. Na Grã-Bretanha, parece haver um aumento na incidência da enfermidade entre outubro e março. Equinos no Reino Unido com histórico de aerofagia (RC ajustada de 72, IC 95% 14 a 359), cólica nos últimos 12 meses (5,1; IC 95%, 1,4 a 18,9), ampliação no tempo de estabulação nas últimas 4 semanas (3,7; IC 95% 1,4 a 9,7) e aumento da altura (1,07; IC 95% 1,01 a 1,12 por centímetro) estão sob crescimento mais marcante do risco de desenvolver encarceramento do intestino delgado no forame epiploico.[8] Fatores de risco similares foram identificados em equinos nos EUA, Irlanda e Reino Unido.[9] Equinos com cólica que fazem aerofagia (uma anormalidade comportamental na qual o equino segura um objeto fixo, tal como uma tábua de cerca ou mourão com os incisivos, flexiona o pescoço e puxa ar para dentro do esôfago) têm maior probabilidade de apresentarem herniação do intestino delgado pelo forame epiploico do que equinos que não o fazem.[1,8,9] A razão para essa associação não é conhecida, mas pode estar relacionada a fatores que predispõem o cavalo tanto à aerofagia quanto à herniação intestinal através do forame epiploico, tais como dieta, exercício ou estabulação. De forma alternativa, a aerofagia pode causar alterações na pressão intra-abdominal que favorecem a herniação. Não há predisposição por idade para o desenvolvimento desse distúrbio.

A *taxa de mortalidade* para equinos submetidos à cirurgia varia de 30 a 50%, embora relatos mais antigos apresentem taxas de mortalidade muito maiores.[10]

Lipomas pedunculados

A prevalência de cólica causada por lipomas pedunculados é de 1 a 2,6% dos equinos com cólica e 1 a 17% de todos os equinos submetidos à celiotomia em razão de doença do intestino delgado. A prevalência varia dependendo da população de equinos estudada. A proporção de cavalos com cólica causada por lipoma pedunculado aumenta com a idade, e a mediana da idade dos equinos acometidos é de 19 anos. Lipomas pedunculados causam obstrução do intestino delgado em cavalos mais velhos (> 8 anos), com machos castrados (2x) e pôneis (4x) sob maior risco. Ocasionalmente (5 de 75 casos), lipomas pedunculados causam lesões obstrutivas estrangulantes do cólon menor. A taxa de mortalidade para equinos submetidos à cirurgia é maior do que 60%.

Hérnias inguinais

Ocorrem apenas em machos. *Hérnias inguinais congênitas* normalmente são autolimitantes, não requerem tratamento médico ou cirúrgico e se resolvem quando o potro chega aos 3 a 6 meses de idade. Hérnias inguinais congênitas raramente causam lesões estrangulantes do intestino delgado (ver seção de Cólica em potros). *Hérnias inguinais adquiridas* ocorrem quase exclusivamente em garanhões, e a enfermidade é rara em machos castrados. Aparentemente, não há predisposição por raça ou idade. A taxa de mortalidade de equinos submetidos à cirurgia é de 25%.

Intussuscepção

Intussuscepção do intestino delgado é mais comum em equinos jovens e em potros, mas também ocorre em equinos adultos. Aproximadamente 50% das intussuscepções em equinos adultos são associadas a massas luminais ou murais, o que normalmente não ocorre em cavalos mais jovens e potros. A taxa de mortalidade de equinos submetidos à cirurgia é de 25 a 60%.

Tanto a *intussuscepção ileocecal* aguda quanto crônica ocorrem mais comumente em cavalos jovens (6 a 30 meses), embora elas sejam raras em potros. Não há predisposição por raça ou gênero. A enfermidade é aguda em, aproximadamente, 70% dos casos e crônica nos demais. Intussuscepções ileocecais constituem, aproximadamente, 75% de todas as intussuscepções que envolvem o intestino delgado e 60% de todas as intussuscepções. A *taxa de mortalidade* para equinos com intussuscepção ileocecal aguda quando a cirurgia está disponível é de, aproximadamente, 70%, enquanto com intussuscepções crônicas é de menos de 10%. Há fortes evidências de uma associação entre a infestação por cestódeos (*A. perfoliata*) e a doença ileocecal que causa cólica em equinos.[11,12]

Corpos estranhos

Obstruções por corpo estranho ocorrem com mais frequência em potros e em sobreanos, possivelmente em razão da sua tendência em explorar e ingerir itens incomuns. A compactação por *P. equorum* ocorre em potros entre 3 e 18 meses de idade e, com frequência, é associada à administração de anti-helmínticos em potros que não foram tratados previamente.[4,5] Obstruções do intestino delgado por blocos de melado são associadas à ingestão de grande quantidade desse material.

Compactação

A *compactação de íleo* é mais comum em éguas e ocorre apenas em animais com mais de 1 ano de idade. A doença representou 7% das cólicas cirúrgicas em um levantamento. A taxa de mortalidade foi tão baixa quanto 8% em animais tratados em um centro de referência[13], embora relatos mais antigos apresentem taxas de sobrevivência muito menores.[1] A enfermidade é atribuída à ingestão de alimentos finamente moídos e com alto teor de fibra, como feno de capim bermuda, mas essa não é a única causa. Cavalos com cólica que receberam feno de capim bermuda têm, aproximadamente, probabilidade 3 vezes maior de apresentarem compactação de íleo do que equinos com cólica que não receberam esse alimento. De forma similar, a ausência de administração de compostos efetivos contra cestódeos é associada ao risco três vezes maior de compactação de íleo entre cavalos com cólica, e a infestação por cestódeos é relacionada ao aumento na incidência de cólica espasmódica e compactação ileocecal em cavalos Puro-sangue de corrida.

Defeitos mesentéricos

O encarceramento do intestino delgado através de defeitos no mesentério é causa de cólica em, aproximadamente, 2% dos pacientes com cólica submetidos à celiotomia exploratória. A taxa de sobrevivência em longo prazo é de, aproximadamente, 40%. Não foram identificadas predileções por idade, raça ou sexo.

Patogênese

Os efeitos da obstrução intestinal e a influência específica da endotoxemia relacionada em equinos foram detalhados anteriormente. O tipo de lesão é importante, dependendo se o suprimento sanguíneo para uma grande seção do intestino foi ocluído ou se a circulação efetiva foi mantida. Obstruções que não causam isquemia intestinal disseminada, tal como aquelas causadas por pressão externa focal ou com alguma forma de doença causada por lipomas pedunculados ou causadas por corpos estranhos internos como fitobezoares, são menos agudamente letais e não causam sinais tão graves quanto o vólvulo e formas de intussuscepção que resultam em isquemia de grandes seções do intestino. Nesse caso, endotoxinas do lúmen intestinal passam através dos tecidos desvitalizados da parede do intestino para a circulação, resultando em sinais de toxemia e colapso cardiovascular. Não parece haver um papel importante da translocação de bactérias intestinais para a circulação sanguínea em equinos com lesões intestinais pequenas.[14]

Achados clínicos

Doença aguda | Lesões por infarto

Em obstruções agudas e completas do intestino delgado com isquemia intestinal causada por vólvulo, intussuscepção ou estrangulamento, normalmente há início quase imediato de dor abdominal grave. A dor pode ser mínima ou transitoriamente responsiva à administração de analgésicos. Durante esse estágio inicial, os sons intestinais ainda estão presentes e ainda há eliminação de fezes. A frequência de pulso aumenta para 60 a 80 bpm, e frequência respiratória pode ser tão alta quanto 80 movimentos/min e a sudorese começa em muitos equinos. Podem se passar 8 a 12 h antes que as alças intestinais dilatadas possam ser palpadas pelo exame retal, e, aproximadamente o mesmo período de tempo para que evidências clínicas e laboratoriais de hipovolemia se tornem aparentes. Dependendo do local da obstrução, pode haver refluxo de líquido na passagem da sonda nasogástrica. Lesões mais proximais resultam em dilatação do estômago mais precocemente no curso da enfermidade. A dilatação do intestino delgado é imediatamente verificada pelo exame ultrassonográfico transabdominal ou retal. A sensibilidade e a especificidade da avaliação ultrassonográfica para a detecção de dilatação do intestino delgado (98 e 84%, respectivamente) é maior do que pela palpação retal (50 e 98%, respectivamente).[1,15]

No período de 12 a 24 h após o início da obstrução, a frequência de pulso aumenta para 80 a 100 bpm, alças de intestino delgado dilatadas podem ser palpadas VR, os sons intestinais e a defecação cessam e o reto está vazio e pegajoso ao toque. A paracentese abdominal revela líquido tingido de sangue. A partir de 24 h, sinais de hipovolemia e choque tóxico se tornam marcantes, mas a dor pode não piorar. O equino com frequência manifestará depressão e baixa responsividade aos estímulos externos. A sudorese pode persistir. A frequência cardíaca aumenta para 100 a 120 bpm, as alças intestinais são facilmente palpáveis e pode ocorrer o preenchimento do estômago por refluxo, com um grande volume de líquido evacuado pela sonda gástrica; o equino pode vomitar. A morte por endotoxemia ou ruptura do intestino normalmente ocorre em 48 h. O estágio terminal é caracterizado por choque endotóxico grave, com ou sem ruptura intestinal e peritonite difusa aguda.

Casos subagudos | Lesões sem infarto

Se não há envolvimento vascular na obstrução do intestino delgado, tal como ocorre na compactação de íleo, a dor é menos grave do que em equinos com lesões e infarto; ela normalmente é responsiva a analgésicos e a frequência cardíaca está apenas ligeiramente aumentada (50 a 60 bpm). A dor pode ser de baixa intensidade contínua ou intermitente, com ataques moderados de dor que se alternam com períodos de inquietação sem sinais claros de dor. A dor normalmente é responsiva à administração de analgésicos. A duração da cólica nesses casos pode ser de muitos dias a muitas semanas. Dilatação intestinal palpável e evidências clínicas e laboratoriais de hipovolemia podem estar evidentes; por exemplo, compactação de íleo é detectável por palpação retal em, aproximadamente, 25% dos equinos acometidos.[13] A intervenção cirúrgica se torna uma opção em razão da falha do animal em melhorar.

Intussuscepção do intestino delgado

Pode causar uma síndrome de cólica aguda, subaguda ou crônica, dependendo do grau de envolvimento do suprimento sanguíneo. Equinos com *intussuscepção ileocecal aguda* apresentam início abrupto de dor abdominal moderada a grave, taquicardia, refluxo através da sonda nasogástrica, ausência completa de borborigmos e intestino delgado bastante dilatado evidente por palpação retal. O curso da enfermidade normalmente é de menos de 24 h. Equinos com *intussuscepção ileocecal crônica* apresentam histórico de cólica crônica intermitente que ocorre após a alimentação, perda de peso e diminuição do volume de fezes. A dor abdominal é branda e intermitente e o equino não está desidratado ou taquicárdico. O exame de palpação retal revela a presença de intestino delgado ligeiramente dilatado, principalmente após a ingestão de alimentos, e aproximadamente 25% dos casos de intussuscepção podem ser palpados VR. Dor abdominal branda pode estar presente por semanas antes que uma crise abdominal ocorra. O exame ultrassonográfico pode revelar a intussuscepção no flanco direito.

Vólvulo do intestino delgado

Representa uma síndrome típica de obstrução intestinal aguda e infarto. O início dos sinais é abrupto e há dor intensa, taquicardia, sudorese e deterioração rápida da condição clínica do animal.

Hérnia inguinal estrangulada

Essa entidade com frequência não é identificada nos estágios iniciais, uma vez que a distensão do escroto é facilmente negligenciada, a não ser que um exame específico da região seja realizado. Dor intensa em um garanhão, mesmo quando alças de intestino delgado dilatadas não são palpáveis por via retal, deve demandar um exame completo imediato do escroto e, por via retal, dos anéis inguinais.

Hérnia diafragmática estrangulada

Quando adquirida após o nascimento, essa lesão não apresenta características que a distinguem e será identificada apenas por radiografia torácica ou laparotomia exploratória.[16] Com frequência há histórico de trauma, como na distocia, ou em adultos, queda ou ter sido atingido por um veículo. O curso clínico é característico de qualquer lesão aguda e estrangulante intestinal. O intestino delgado ou cólon maior podem herniar para dentro da cavidade torácica e são evidentes ao exame radiográfico ou ultrassonográfico do tórax.

Encarceramento no forame epiploico

O encarceramento do intestino delgado no forame epiploico é associado a uma gama de achados clínicos, alguns dos quais são sutis. O estrangulamento do intestino delgado através do forame epiploico tipicamente causa sinais de dor abdominal aguda com refluxo de material através da sonda nasogástrica. Entretanto, aproximadamente 40% dos equinos acometidos não apresentam sinais de dor abdominal quando examinados em centros de referência e 52% não apresentam refluxo nasogástrico.

Equinos com achados clínicos menos graves presumivelmente apresentam comprimento menor de intestino delgado encarcerado ou obstruções incompletas da passagem de material ou do fluxo sanguíneo. A herniação da margem parietal (antimesentérica) do intestino delgado algumas vezes é associada a uma obstrução incompleta do intestino delgado e sinais de enfermidade branda. Em razão da localização anterior da lesão, o intestino delgado dilatado normalmente não pode ser palpado VR e não é identificável sem o exame ultrassonográfico ou intervenção cirúrgica. Uma complicação fatal de hérnia no forame epiploico é a ruptura da veia porta, levando à morte súbita por hemorragia interna. A tensão pela seção encarcerada do intestino na veia porta causa laceração da parede e hemorragia subsequente. Hemoperitônio em um equino com cólica deve suscitar imediatamente a possibilidade de encarceramento do intestino delgado no forame epiploico como causa da doença. O desfecho dessa combinação quase sempre é fatal.

Obstrução funcional

Obstruções funcionais causadas por enterite anterior, isquemia intestinal ou íleo pós-operatório podem ser difíceis de distinguir de lesões obstrutivas do intestino delgado que requerem correção cirúrgica. O íleo pós-operatório é caracterizado por dor contínua e refluxo através da sonda nasogástrica após correção cirúrgica de uma lesão intestinal. O íleo provavelmente é resultado da peritonite difusa e da inflamação do intestino que resultam da exploração cirúrgica do abdome. Se houver dúvida suficiente quanto à causa dos sinais de obstrução intestinal do equino, então laparotomia ou relaparotomia devem ser realizadas.

Corpo estranho

A compactação do duodeno por corpo estranho constituído por aglomerados de madeira roída ou espigas de milho quebradas gera sinais de obstrução aguda, mas sem endotoxemia, causada por infarto.

Compactação de valva ileocecal

A compactação de valva ileocecal manifesta-se por um período inicial de 8 a 12 h de dor abdominal subaguda, com ligeiro aumento da frequência cardíaca. Os sons intestinais estão aumentados em frequência e intensidade. O exame retal pode revelar o íleo dilatado e compactado no flanco superior direito, na base do ceco, em aproximadamente 10% dos casos. Ele é facilmente confundido com uma compactação do cólon menor. Refluxo na sondagem nasogástrica ocorre em, aproximadamente, 50% dos casos. Após 24 a 36 h, a dor se torna mais grave. Há depressão grave, placas de suor e extremidades frias, e o animal permanece de cabeça baixa, posição de cão sentado e rola e se joga violentamente. A dor abdominal se torna grave e contínua, a frequência do pulso aumenta para 80 a 120 bpm, e o pulso é fraco. Os sons abdominais estão ausentes e há refluxo de líquido sanguinolento pela sonda nasogástrica. À palpação retal, o intestino delgado está ligeiramente dilatado com gás e líquido. A morte normalmente ocorre em 36 a 48 h após o início da doença sem correção cirúrgica ou intervenção médica efetiva.

Hipertrofia muscular idiopática (hipertrofia do íleo terminal)

Causa cólica crônica ou branda intermitente de curso longo, com diminuição do apetite e perda de peso, que persiste por um período de semanas, algumas vezes meses, em equinos com idade entre 5 e 18 anos. A dor da cólica é associada à ingestão de alimentos. Ao exame de palpação retal, o íleo bastante espessado pode ser palpado na base do ceco, e também podem estar presentes alças dilatadas de íleo com a parede espessada.

Pode haver dificuldade em diferenciar a hipertrofia de íleo da intussuscepção crônica, em especial a intussuscepção do íleo terminal para dentro do ceco. Ingesta líquida pode passar pelo lúmen bastante diminuído de uma intussuscepção, de maneira que a hipertrofia mural ocorre oralmente. Um quadro clínico similar resulta da estenose do intestino delgado por aderências, normalmente resultando da migração parasitária. Em todos os três quadros, há aumento da motilidade do intestino delgado e não há interferência no suprimento sanguíneo.

Obstrução abdominal caudal

Lesões obstrutivas do intestino delgado no abdome caudal e, portanto, mais provavelmente palpáveis, incluem estrangulamento por defeitos no mesentério e no ligamento gastresplênico, encarceramento atrás do ligamento ventral da bexiga ou por um defeito no ligamento largo do útero.

Radiografia não é útil para diagnosticar a causa de obstrução do intestino delgado em equinos adultos, mas a ultrassonografia do abdome é recompensadora e apresenta maior sensibilidade para a detecção de alças de intestino delgado dilatadas do que o exame de palpação retal. Se estiver disponível, o exame ultrassonográfico é indicado no exame inicial ou no segundo exame de todos os cavalos com cólica. A avaliação ultrassonográfica pode detectar, adicionalmente ao intestino delgado dilatado, diminuições ou ausência de motilidade associadas a íleo, espessamento da parede intestinal, intussuscepções, aumento de volume de líquido peritoneal e anormalidades na ecogenicidade do líquido peritoneal.

Patologia clínica

Embora a avaliação laboratorial de animais com obstrução intestinal possa não ser usada para o diagnóstico de obstrução, ela pode ser útil na avaliação da gravidade e para fornecer um indicativo de prognóstico. Em geral, os achados laboratoriais incluem:

- Hemoconcentração (o volume globular normalmente excede 50%)
- Aumento na concentração de creatinina sérica (dependendo da gravidade da diminuição do volume de sangue circulante)
- Diminuição do teor de bicarbonato plasmático e do pH, com aumento na concentração de lactato e no ânion gap
- Leucopenia e neutropenia causadas pela desvitalização do intestino infartado e pelo desenvolvimento de endotoxemia e, em alguns casos, peritonite
- Aumento no número total de leucócitos, eritrócitos e concentração de proteína no *líquido peritoneal* obtido por paracentese. Na obstrução intestinal aguda com infarto, o líquido peritoneal estará tingido de sangue. Conforme a necrose e a gangrena se desenvolvem, há um aumento no número total de leucócitos com elevação no número de neutrófilos imaturos. Com a evolução da desvitalização, mas antes da perfuração da parede do intestino, bactérias intracelulares e extracelulares podem ser vistas no líquido. O líquido peritoneal de equinos com lesões por infarto intestinal apresenta maior atividade de fosfatase alcalina do que o líquido de equinos com obstruções não estrangulantes. As concentrações de lactato do líquido peritoneal podem ser mensuradas e são associadas à probabilidade de sobrevivência. Concentrações de lactato no líquido peritoneal de equinos com cólica 1, 6, 12 e 16 mM foram associados a taxas de mortalidade de 11, 29, 63 e 82% em equinos sem lesões estrangulantes, e de 25, 52, 82 e 92% de equinos com lesões estrangulantes[17]
- Aumento na atividade sérica de álcool desidrogenase em cavalos com cólica, com concentrações que sobem de (intervalo mediano) 10,5 (8,7 a 11 u/ℓ) em cavalos saudáveis, para 16,5 (13,8 a 18 u/ℓ) em cavalos com compactação de cólon, 40 (20 a 74,9 u/ℓ) em cavalos com estrangulamento de intestino delgado e 63,2 (40 a 78 u/ℓ) em cavalos com torção de cólon.[18]

Achados de necropsia

As lesões físicas são características da doença.

Diagnóstico diferencial

Outras enfermidades que podem mimetizar a dor causada por doença do trato gastrintestinal estão listadas sob diagnóstico diferencial na seção Cólica equina. Causas gastrintestinais de cólica que devem ser diferenciadas de doença obstrutiva do intestino delgado incluem:
- Enterite e diarreia aguda
- Neoriquetsiose equina (febre do cavalo Potomac)
- Enterite anterior
- Úlcera gástrica em potros e adultos
- Distúrbios do cólon maior ou menor
- Timpanismo intestinal (cólica por gás)
- Cólica tromboembólica. Ver também a Tabela 7.10.

Tratamento

Os princípios de tratamento de equinos com lesões obstrutivas do intestino delgado são similares aos de qualquer cólica (ver seção Cólica equina).

Todo esforço deve ser despendido para aliviar a dor do cavalo usando doses adequadas de analgésicos efetivos (ver Tabela 7.15). Deve-se ter cuidado ao usar flunixina meglumina para não mascarar sinais de que uma lesão requer correção cirúrgica até que a gravidade da enfermidade torne o sucesso do tratamento improvável.

Quase todas as lesões obstrutivas do intestino delgado requerem correção cirúrgica. As técnicas cirúrgicas, incluindo a necessidade de realizar ressecção de intestino delgado, variam de acordo com a lesão física e a viabilidade do intestino.[19,20] Adicionalmente à cirurgia, deve-se ter atenção à manutenção do equilíbrio hidreletrolítico e ácido-base do cavalo (ver seção Cólica equina). O tratamento do íleo pós-operatório deve ser agressivo e inclui: a correção das anormalidades ácido-base, hídricas e eletrolíticas; a descompressão gástrica contínua através de uma sonda nasogástrica; e a administração de fármacos procinéticos como a cisaprida, lidocaína, eritromicina e metoclopramida (ver Tabela 7.16).

A compactação de íleo pode ser tratada clinicamente pela administração de fluidos intravenosos, descompressão gástrica e administração de óleo mineral. Equinos tratados clinicamente devem ser monitorados de perto, uma vez que intervenção cirúrgica imediata pode ser necessária se a condição do cavalo se deteriorar.

REFERÊNCIAS BIBLIOGRÁFICAS

1. Radostits O et al. Small Intestinal Obstruction in Horses. Veterinary Medicine: A Textbook of the Diseases of Cattle, Horses, Sheep, Goats and Pigs. 10th ed. London: WB Saunders; 2007:241.
2. Arensburg L et al. Equine Vet Educ. 2012;24:433.
3. Banse HE et al. AAEP Proc. 2009;476.
4. Cribb NC et al. N Z Vet J. 2006;54:338.
5. Tatz AJ et al. Equine Vet J Suppl. 2012;43:111.
6. Olmos JFP et al. Equine Vet J. 2006;38:354.
7. Freeman DE et al. Equine Vet J. 2014;46:711.
8. Archer DC et al. Equine Vet J. 2008;40:405.
9. Archer DC et al. Equine Vet J. 2008;40:224.
10. Southwood LL et al. Equine Vet J. 2009;41:459.
11. Back H et al. Vet Parasitol. 2013;197:580.
12. Pavone S et al. Vet Res Commun. 2010;34(suppl 1): S53.
13. Fleming K et al. Can Vet J. 2011;52:759.
14. Hurcombe SD et al. J Vet Emerg Crit Care. 2012;22: 653.
15. Beccati F et al. Equine Vet J. 2011;43:98.
16. Romero AE et al. Can Vet J. 2010;51:1247.
17. Delesalle C et al. J Vet Intern Med. 2007;21:293.
18. Gomaa NAM et al. J Vet Emerg Crit Care. 2011;21:242.
19. Stewart S et al. Equine Vet J. 2014;46:333.
20. Freeman DE et al. Equine Vet J. 2014;46:711.

Duodeno-jejunite proximal (enterite anterior, enterite proximal)

Duodenite proximal-jejunite é uma síndrome de íleo do intestino delgado caracterizada clinicamente por início agudo de dor abdominal e produção de quantidade copiosa de refluxo nasogástrico. É idiopática e associada a lesões no duodeno e/ou jejuno proximal.

Sinopse

- Etiologia: desconhecida – suspeita-se de estirpes de *Clostridium difficile*
- Epidemiologia: doença esporádica. Taxa de mortalidade altamente variável (6 a 75%)
- Achados clínicos: cólica, grande volume de refluxo pela sonda nasogástrica, febre branda, resolução da dor pela descompressão gástrica
- Patologia clínica: não é diagnóstica
- Lesões: duodenite, jejunite proximal, dilatação gástrica e do intestino delgado
- Confirmação do diagnóstico: nenhum *ante mortem*, resolução da doença
- Tratamento: descompressão gástrica, correção das anormalidades hídricas e eletrolíticas.

Etiologia

A etiologia da duodeno-jejunite proximal não é conhecida, com suspeita de causas tanto infecciosas (*Salmonella* spp. e *C. difficile*) quanto tóxicas (aflatoxicose, fusariotoxicose). *Salmonella* spp. foi isolada de alguns cavalos com duodenite-jejunite proximal, mas esse achado não é consistente. *C. difficile* pode estar envolvido, conforme evidenciado pela detecção de estirpes toxigênicas de *C. difficile* a partir de refluxo nasogástrico obtido de todos os 10 cavalos com duodenite-jejunite proximal amostrados, mas apenas de um de 16 equinos com outras enfermidades que causavam refluxo nasogástrico.[1] Essa observação se baseia em um número pequeno de casos e demonstra uma associação, mais do que uma causa, devendo ser interpretada sob esse aspecto. A intoxicação experimental com meio de cultura de *F. moniliforme* produz lesões histológicas, mas não achados clínicos consistentes com a doença.

Epidemiologia

A enfermidade é referida nos Estados Unidos[2] e Europa e há relatos anedóticos de sua ocorrência na Austrália e outros países. Não há efeito aparente da idade, exceto pelo fato de que a doença não é observada em cavalos com menos de 1 ano de idade e é incomum em equinos com menos de 2 anos de idade. Não foi demonstrada predileção por raça ou gênero.[3] O fornecimento de uma grande quantidade de alimento concentrado a equinos é um fator de risco para a doença, assim como o pastejo.[3] A duodenite-jejunite proximal ocorre mais comumente nos meses de clima mais quente.

Há relatos anedóticos de propriedades com alta incidência da doença, o que sugere uma causa não identificada ou fator de risco. Não há relatos quanto à incidência ou taxas de morbidade/mortalidade de duodenite-jejunite proximal. A *taxa de mortalidade* varia de 6 a 75%, mas em centros de referência é por volta de 10%.[4]

Patogênese

A lesão principal é a inflamação e edema do duodeno e do jejuno, com esfacelamento do epitélio dos vilos e atrofia vilosa. Essas lesões provavelmente são associadas a íleo e a falha na função de absorção do intestino delgado. O acúmulo de líquido no intestino delgado atônico causa dilatação, dor e refluxo de conteúdo alcalino do intestino delgado para o estômago. O sequestro de líquido, eletrólitos e bicarbonato no estômago e intestino delgado causa diminuição no volume de sangue, choque e acidose metabólica. A dilatação gástrica e do intestino delgado e a hipovolemia causam taquicardia. A ruptura da barreira mucosa do intestino delgado permite a absorção de toxinas, incluindo endotoxinas, que posteriormente comprometem as funções cardiovascular e metabólica. A morte em casos não tratados resulta da peritonite difusa aguda secundária à ruptura gástrica, ou choque e distúrbios metabólicos secundários à hipovolemia e endotoxemia. Laminite e refluxo nasogástrico permanente são causas de morte (incluindo eutanásia) em equinos hospitalizados.[5]

Achados clínicos

O início dos achados clínicos normalmente é súbito e caracterizado por cólica branda a grave. Os equinos acometidos apresentam *depressão, desidratação* e tempo de preenchimento capilar prolongado, além de frequência cardíaca entre 50 e 80 bpm. A frequência respiratória é variável. O cavalo pode apresentar sudorese profusa e podem haver fasciculações musculares em equinos gravemente acometidos. Aproximadamente dois terços dos casos apresentam pirexia.[5] Os *borborigmos estão ausentes*, embora haja sons de tilintar de gás em um intestino atônico preenchido por líquido. O exame de *palpação retal* normalmente revela a presença de muitas alças de intestino delgado de moderada a gravemente dilatadas. O *refluxo de líquido* pela sonda nasogástrica é um achado consistente, e normalmente resulta em alívio marcante da dor e resolução da taquicardia. O líquido com frequência é sanguinolento, malcheiroso, alcalino e em grande volume (10 a 12 ℓ).

A descompressão gástrica e a administração de líquidos IV resulta em melhora marcante dos achados clínicos, embora os equinos acometidos possam continuar a apresentar refluxo nasogástrico por 24 h a 10 dias. A maioria dos casos se resolve em 5 dias. Se não tratados, os equinos desenvolvem dilatação gástrica grave, com ruptura subsequente e morte pela peritonite difusa hiperaguda, ou como resultado da hipovolemia e toxemia. Uma sequela comum é o desenvolvimento de laminite (aproximadamente 8%). Cerca de 10% dos equinos com duodenite-jejunite proximal apresentam arritmias cardíacas, incluindo despolarizações ventriculares e distúrbios de condução atrioventricular. A arritmia se resolve com a solução da duodenite-jejunite proximal ou com a correção da hipopotassemia e distúrbios ácido-base.

Patologia clínica

Há hemoconcentração com hematócrito tão alto quanto 0,7 ℓ/ℓ (70%) e proteína sérica total tão alta quanto 96 g/ℓ (9,6 g/dℓ) em equinos gravemente acometidos. O leucograma é variável e não é diagnóstico, e leucocitose e desvio à esquerda são comuns. A concentração de potássio sérico pode ser ligeiramente baixa e a concentração de bicarbonato sanguíneo e o pH são baixos na maioria dos casos. Equinos com duodenite-jejunite proximal apresentam concentração de bilirrubinas séricas e atividades de γ-glutamiltransferase (GGT), aspartato aminotransferase e fosfatase alcalina maiores do que equinos com lesões por infarto do intestino delgado. Entretanto, as diferenças não são suficientemente grandes para que essas variáveis sejam usadas na diferenciação entre animais com duodenite-jejunite proximal e aqueles com lesões por infarto de intestino delgado.

O líquido peritoneal apresenta contagem de células nucleadas normal em 65% dos casos; nos demais, ela está aumentada. O teor de proteínas do líquido peritoneal com frequência é normal em casos amostrados no início do curso da doença, mas pode subir quando a doença é mais grave ou de curso mais prolongado, sendo um indicador prognóstico útil.

Achados de necropsia

Lesões macroscópicas são restritas ao estômago, duodeno e jejuno na maioria dos casos. O estômago acometido e o intestino delgado estão dilatados, e a superfície serosa apresenta muitas hemorragias petequiais e equimóticas. A mucosa apresenta coloração vermelho-escura e hemorragias petequiais, bem como, ocasionalmente, focos de necrose e ulceração. Alterações histológicas incluem inflamação neutrofílica, edema, hiperemia, descamação epitelial e atrofia vilosa. Há necrose da mucosa, edema rico em fibrina e intensa infiltração neutrofílica na submucosa, além de hemorragia extensa na túnica muscular e serosa. Alguns equinos com duodenite-jejunite proximal apresentam evidências bioquímicas e histológicas de doença hepática, incluindo vacuolização hepatocelular e inflamação neutrofílica. Alguns equinos com duodenite-jejunite proximal apresentam miocardite.

Diagnóstico diferencial

O diagnóstico diferencial mais importante é a lesão obstrutiva do intestino delgado.

Confirmação do diagnóstico

Equinos com lesões obstrutivas do intestino delgado requerem correção cirúrgica urgente, enquanto a maioria dos cavalos com duodenite-jejunite proximal responde bem ao tratamento clínico. A diferenciação entre duodenite-jejunite proximal e lesões obstrutivas do intestino delgado com base apenas nos achados clínicos é difícil, e não há nenhuma variável que permita que a distinção seja feita de forma confiável. Equinos com duodenite-jejunite proximal apresentam menor frequência cardíaca, maior temperatura retal (febre), menor volume de refluxo gástrico e intestino delgado menos túrgido à palpação retal do que equinos com lesões obstrutivas, embora existam outros relatos de que equinos com duodenite-jejunite proximal apresentam maior volume de refluxo ao primeiro exame e durante as primeiras 24 h de curso da doença. Contudo, essas diferenças não são grandes o suficiente para serem conclusivas. Equinos com duodenite-jejunite proximal têm líquido peritoneal normal com maior frequência do que equinos com lesões obstrutivas do intestino delgado. A resposta à descompressão gástrica e administração de líquidos intravenosos é útil para diferenciar entre doenças, uma vez que equinos com duodenite-jejunite proximal apresentam resolução marcante da dor abdominal e da taquicardia dentro de minutos após a descompressão gástrica, enquanto cavalos com obstrução do intestino delgado mostram resolução mínima ou nula desses sinais. Em geral, cavalos com frequência cardíaca abaixo de 60 bpm após descompressão gástrica, alças de intestino delgado ligeira a moderadamente dilatadas, resolução da dor abdominal após a descompressão gástrica e líquido peritoneal normal provavelmente apresentam duodenite-jejunite proximal. Entretanto, os equinos devem ser examinados frequentemente quanto a mudanças na condição clínica. O agravamento da dor e do estado cardiovascular face à fluidoterapia adequada requer reconsideração quanto ao diagnóstico de duodenite-jejunite proximal.

Tratamento

Os princípios do tratamento de duodenite-jejunite proximal são descompressão gástrica, correção das anormalidades hidreletrolíticas e ácido-base e fornecimento de fluidos e eletrólitos de manutenção; alívio da dor e profilaxia da laminite. A decisão de escolher ou não o tratamento cirúrgico para equinos acometidos depende da disponibilidade de cirurgiões capacitados em manejar tais casos ou da experiência do clínico em manejar esses casos clinicamente ou por meio de intervenção cirúrgica. Cavalos que têm a maior probabilidade de serem submetidos à intervenção cirúrgica são aqueles que apresentam sinais mais graves de dor e ausência de febre (cada uma delas aumenta a probabilidade de lesão obstrutiva de intestino delgado que requer intervenção cirúrgica para correção).[5] A duração da hospitalização não é diferente para equinos tratados clinicamente (10 ± 4 dias) ou de forma cirúrgica (10 ± 6 dias), embora a taxa de sobrevivência para equinos tratados cirurgicamente seja menor (75 *versus* 91%).[5] Isso pode ser resultado da modalidade de tratamento, mas também pode estar relacionado à seleção de cavalos para o tratamento cirúrgico. Equinos tratados cirurgicamente apresentam maior probabilidade de desenvolverem diarreia (12 *versus* 28%).[5]

A *descompressão gástrica* é uma necessidade urgente em equinos acometidos e pode ser conseguida por meio da sondagem nasogástrica. Esta deve ser mantida no lugar ou recolocada com frequência, enquanto houver refluxo em quantidade clinicamente significativa (mais que 2 a 4 ℓ/4 h em um equino de 425 kg). A interrupção da sifonagem gástrica deve ser realizada com cautela e o animal deve ser monitorado quanto ao aumento na frequência cardíaca, desenvolvimento de dor abdominal ou evidência ultrassonográfica de dilatação gástrica ou do intestino delgado que possa indicar a recidiva de dilatação gástrica. Após a remoção da sonda nasogástrica, deve ser feita e reintrodução de líquidos orais e alimentos cautelosamente. Pequenas quantidades (1 a 2 ℓ) de água devem ser oferecidas com frequência durante as primeiras 12 a 24 h. Não deve ser dado acesso imediato *ad libitum* à água, uma vez que alguns equinos no início do período de convalescença de duodenite-jejunite proximal irão consumir uma grande quantidade de água e desenvolver dilatação gástrica e cólica. Os alimentos devem ser reintroduzidos gradualmente no decorrer de 24 a 48 h.

Complicações de sifonagem gástrica prolongada ou repetida através de sonda nasogástrica são faringite e perfuração esofágica com celulite subsequente.

Anormalidades hidreletrolíticas e ácido-base devem ser corrigidas pela administração intravenosa de líquidos isotônicos poliônicos, como solução de Ringer com lactato. Os equinos acometidos perdem uma quantidade considerável de cloreto e de potássio no refluxo, sendo necessária a suplementação de líquidos com potássio (até 20 mEq/ℓ de fluidos administrados).

A *analgesia* pode ser fornecida por meio da administração de muitos fármacos, incluindo flunixina meglumina e cetoprofeno. Se o diagnóstico de duodenite-jejunite proximal for incerto, analgésicos potentes, como flunixina meglumina, devem ser usados com cautela até que não haja mais a possibilidade de lesão que requeira correção cirúrgica.

Algumas vezes são administrados *agentes procinéticos*, como lidocaína e cisaprida (Tabela 7.21) e antiácidos, como cimetidina. A eficácia da cimetidina não foi determinada. Há evidências de que a lidocaína (lignocaína) seja eficaz na diminuição da duração do refluxo, na quantidade de refluxo e na duração da hospitalização de equinos com íleo de causa indeterminada (alguns dos quais presumivelmente apresentam duodenite-jejunite proximal) ou após a correção cirúrgica de cólica.[6]

Antibióticos, como penicilina e um aminoglicosídeo, com frequência são administrados a equinos acometidos em razão da bacteriemia presumida associada à doença. *O tratamento cirúrgico* da enfermidade foi descrito e os desfechos foram discutidos anteriormente.[5]

Tabela 7.21 Fármacos usados para tratar íleo em equinos com duodenite e jejunite proximal.

Fármaco	Dose	Comentários	Recomendações
Lidocaína	1,3 mg/kg por via IV lentamente, então infusão de 0,05 mg/kg	Analgésico, anti-inflamatório, procinético; usado para tratar íleo; toxicidade evidente como sinais de sistema nervoso central	R2
Metoclopramida	0,25 mg/kg IV lentamente no decorrer de 30 min, a cada 12 h	Tóxico; minimamente efetivo	R3
Eritromicina	1 (mg/kg)/h IV	Eficácia questionável, pode induzir colite	R3
Cisaprida	0,1 mg/kg IV, a cada 8 h	Efetiva na prevenção e tratamento de íleo pós-operatório; pode prolongar o intervalo Q-T cardíaco (importância desconhecida); disponibilidade muito limitada	R3

REFERÊNCIAS BIBLIOGRÁFICAS

1. Arroyo LG et al. J Med Microbiol. 2006;55:605.
2. Radostits O et al. Anterior Enteritis. Veterinary Medicine: A Textbook of the Diseases of Cattle, Horses, Sheep, Pigs, and Goats. 10th ed. London: WB Saunders; 2007:245.
3. Cohen ND et al. Equine Vet J. 2006;38:526.
4. Southwood LL et al. Equine Vet J. 2009;41:459.
5. Underwood C et al. Equine Vet J. 2008;40:373.
6. Malone E et al. Vet Surg. 2006;35:60.

Doenças do ceco

Etiologia

- Compactação do ceco
- Ruptura do ceco
- Intussuscepções cecocecal e cecocólica
- Torsão de ceco
- Timpanismo cecal
- Infarto do ceco
  - Anormalidades congênitas (duplicação cecal)[1]
  - Intussuscepção ileocecal é discutida como uma doença obstrutiva do intestino delgado (ver a seção Obstrução do intestino delgado em equinos).

Há fortes indícios do papel da infestação por *A. perfoliata* na doença cecal de equinos. Ela resulta em edema, hiperemia e focos hemorrágicos na mucosa da valva ileocecal com parasitismo brando até enterite necrosante regional, com a extensão das lesões para a muscular da mucosa e inflamação eosinofílica ao redor das arteríolas e plexo neural da submucosa no parasitismo intenso.[2,3] As lesões são associadas à produção local e sistêmica de anticorpos específicos IgE e IgG(T).[2]

Sinopse

- Etiologia: compactação cecal, perfuração cecocecal e cecocólica, intussuscepções, torção cecal e timpanismo cecal
- Epidemiologia: doenças esporádicas, com exceção da associação com infestação por *Anoplocephala perfoliata*. Compactação cecal e perfuração cecal são relatadas em equinos e em potros hospitalizados por condições não relacionadas. Ruptura cecal ocorre em éguas durante o parto
- Achados clínicos: a compactação cecal é evidente como cólica branda intermitente que pode não ser notada por um observador casual. Perfuração cecal ou ruptura são evidentes como choque agudo, sudorese e taquicardia secundária à peritonite difusa. Intussuscepção cecocólica causa cólica aguda grave e intussuscepção cecocecal causa cólica branda intermitente. O exame de palpação retal e/ou ultrassonografia retal ou percutânea podem ser diagnósticos
- Patologia clínica: não é diagnóstica
- Achados: lesões macroscópicas consistentes com a doença.
- Confirmação do diagnóstico: exame físico, laparotomia exploratória ou exame de necropsia
- Tratamento: compactação cecal tratada clinicamente por hiper-hidratação, amolecedores fecais e analgésicos. Não há tratamento para ruptura ou perfuração cecal. Correção cirúrgica de algumas compactações cecais e de todas as intussuscepções cecocecais e cecocólicas.

A ciatostomíase larval também é associada à intussuscepção cecocólica e cecocecal em equinos jovens. Outras causas incluem massas intramurais e extramurais, inclusive abscessos cecais e acúmulo de tecido gorduroso (lipomatose)[4] ou neoplasia[5], que alteram a motilidade cecal e a passagem de ingesta, bem como outras alterações na motilidade cecal e colônica.

Ruptura cecal ocorre em potros com faixa etária entre 1 e 6 meses, que apresentam associação com anestesia prévia e administração de fármacos anti-inflamatórios.[6] A ruptura não é associada exclusivamente à compactação de ceco em potros acometidos.[6]

Acredita-se que distúrbio da motilidade cecal ou desidratação do conteúdo cecal secundária a alterações na dieta sejam as causas mais importantes de compactação e ruptura do ceco. Equinos com compactação cecal recorrente apresentam menor densidade de neurônios nas camadas musculares da base e no corpo do ceco do que equinos normais, o que dá suporte à hipótese de que distúrbios da motilidade secundárias às anormalidades neuronais são a causa da doença. A administração de fármacos que interferem na motilidade cecal ou na função secretória têm o potencial de aumentar o risco de doença cecal.

Epidemiologia

A doença cecal compõe, aproximadamente, 4 a 10% das cólicas em equinos examinados para dor abdominal em centros de referência.

Compactação cecal

É a causa de cólica em, aproximadamente, 2 a 5% dos equinos tratados para tal em centros de referência.[7] Essa estimativa provavelmente reflete um viés de seleção, com equinos com doença menos grave não sendo encaminhados para uma avaliação mais completa. A compactação de ceco é, portanto, provavelmente muito menos comum como causa de cólica em casos a campo. A compactação de ceco é a causa mais comum de doença cecal (40 a 50% dos casos) e representa 5% dos equinos com compactação intestinal.[3,7]

Não há predisposição por gênero para a enfermidade, embora existam relatos de uma alta proporção (22%) de éguas acometidas que pariram nos últimos 90 dias ou que estão prenhas (20%).[7] Equinos mais velhos são acometidos de forma desproporcional, com 50% dos cavalos afetados apresentando entre 10 e 17 anos de idade.[7] Cavalos com mais de 15 anos de idade estão sob maior risco, quando comparados a equinos com menos de 7 anos de idade.[3] A doença ocorre esporadicamente, mas é relatada em equinos e potros hospitalizados e tratados por uma doença não relacionada, e especula-se que anestesia, cirurgia e/ou a administração de AINE sejam fatores de risco para a doença.[3,6-8] A hospitalização e o tratamento para doenças oculares são fatores de risco para cólica por compactação, com 10 de 72 (14%) equinos em um estudo desenvolvendo compactação do ceco.[9] Jejum, dentição ruim, comida de má qualidade e restrição da ingestão de água também podem ser fatores de risco para a doença. A *taxa de mortalidade* é de, aproximadamente, 30 a 50%.[7]

Uma forma específica de compactação de ceco é a que envolve apenas sua base (cúpula cecal) sem o acúmulo de material compactado no ápice do ceco ou corpo do ceco.[10] Não há fatores de risco identificados, e o desfecho para tratamento cirúrgico é bom (100% de sobrevivência de 7 cavalos tratados).[10] A doença apresentou frequência de 0,45% de equinos submetidos à laparotomia exploratória.[10]

Perfuração ou ruptura cecal

Ruptura cecal no parto ocorre em 0,1% das éguas. Ela representa, aproximadamente, 27% das doenças cecais em equinos, e o mais comum é que seja associada à doença concomitante, mas aparentemente não relacionada (13%). A ruptura ou perfuração cecal é uma doença esporádica que normalmente, mas nem sempre, é uma sequela da compactação cecal. A taxa de mortalidade é de 100%. A ruptura cecal, com frequência sem doença preexistente reconhecida, é uma complicação da anestesia e da administração de AINE (normalmente fenilbutazona). Assim como outras enfermidades cecais, a infestação por *A. perfoliata* foi implicada como causa de ruptura cecal, embora nem todos os cavalos com ruptura cecal apresentem infestação por cestódeos.

Intussuscepções cecocecal e cecocólica

São a causa de 1% dos casos de cólica tratados cirurgicamente e representam, aproximadamente, 3 a 7% das enfermidades cecais. A taxa de mortalidade é por volta de 50 a 70%.[3,11] Não há padrões epidemiológicos reconhecidos para a ocorrência de *intussuscepções cecal ou cecocólica*, com a exceção de que os equinos jovens (< 3 anos) e os Standardbreds são desproporcionalmente acometidos. Na Nova Zelândia, as intussuscepções cecocólica e cecocecal parecem afetar de forma desproporcional equinos mais jovens (variando de 6 meses a 12 anos de idade).[11] Isso pode representar um efeito biológico ou a seleção de casos apresentados no centro de referência. Suspeita-se que a infestação por cestódeos (*A. perfoliata*) aumente o risco de intussuscepção cecal, embora essa suspeita não seja universal.

Torção cecal

Raramente ocorre e é associada à hipoplasia do folheto cecocólico em alguns, mas não em todos os casos.

O *timpanismo cecal* primário é raro. O infarto cecal é causado por doença tromboembólica secundária à arterite por *Strongylus vulgaris* ou enterocolite necrosante.

Patogênese

A compactação cecal provavelmente é o resultado de prejuízo ou alteração da motilidade cecal, com diminuição resultante do esvaziamento cecal no cólon ventral direito. O acúmulo de material alimentar causa dilatação cecal e tensão excessiva na parede do ceco, com isquemia, necrose e ruptura. A infestação por cestódeos, incluindo *A. perfoliata*, causa lesão da mucosa cecal e da submucosa, necrose e inflamação – alterações que podem contribuir para a disfunção cecal. A morte resulta da peritonite hiperaguda difusa.

A ruptura cecal no parto provavelmente provém da alta pressão intra-abdominal associada à expulsão do feto. A patogênese da ruptura cecal sem compactação cecal não é conhecida.

Achados clínicos

Dilatação e compactação cecais

Existem muitos esquemas de classificação para a dilatação e compactação cecais, incluindo o período de tempo para o desenvolvimento da doença (aguda ou crônica), a presença de fatores de risco identificáveis (hospitalização, administração de AINE e a presença de *A. perfoliata*) e a natureza do material que está dilatando o ceco (ingesta compactada ou líquido).[10] Cada um deles fornece a oportunidade de enfatizar um aspecto específico da(s) doença(s) e é útil por essa razão. A classificação simplificada utilizada anteriormente continuará a ser usada.[3]

A *dilatação cecal* ocorre como duas síndromes clínicas: uma causada pela compactação do ceco com material alimentar ressecado e a outra gerada pela dilatação aguda do ceco por uma mistura de líquido e ingesta.

Casos nos quais o ceco está *compactado* e dilatado com material alimentar ressecado normalmente apresentam sinais de dor abdominal branda a moderada que, com frequência, é intermitente por um período de 1 a 4 dias. Os sinais de dor podem ser brandos o suficiente para não serem notados por um observador casual. Os equinos acometidos normalmente estão ligeiramente deprimidos e apresentam diminuição do apetite. A frequência cardíaca é de 40 a 60 bpm, borborigmos estão diminuídos e pode haver desidratação leve. A sondagem nasogástrica recupera líquido de refluxo apenas nos estágios mais tardios do curso da doença. A palpação retal revela uma massa no abdome caudal direito que permite o diagnóstico em, aproximadamente, 85% dos casos.[7] A tênia ventral e, ocasionalmente, medial do ceco são palpáveis, com material alimentar firme na base e no corpo do ceco. A massa se estende ao longo da linha média do abdome, ventral e cranialmente. Se não for tratado, o ceco se rompe, causando um início agudo de taquicardia, sudorese, retardo no tempo de preenchimento capilar e choque, com morte ocorrendo em horas. Não é incomum que os sinais iniciais da doença não sejam notados e o problema seja reconhecido apenas após a ruptura do ceco.

O desfecho para equinos com compactação do ceco depende da enfermidade e do seu estágio de apresentação. O prognóstico para equinos tratados clinicamente é bom, com 81% dos cavalos sobrevivendo até a alta hospitalar. Isso provavelmente reflete o fato de que equinos tratados clinicamente estão metabolicamente estáveis (e, portanto, não apresentam ruptura do ceco) e têm compactação menos grave. A laparotomia exploratória resulta em diagnóstico de ruptura cecal em, aproximadamente, um quarto dos equinos[7], sendo que todos vêm a óbito, e a taxa de sobrevivência é por volta de 65 a 90% naqueles cavalos que se recuperam da anestesia.[7,8]

Cavalos com *compactação cecal recorrente* crônica apresentam enfermidade branda caracterizada por sinais súbitos a moderados recorrentes de cólica, diminuição da ingestão de alimentos, perda de peso e fezes amolecidas.

A compactação da *base do ceco* (cúpula cecal) por ingesta causa uma cólica branda de vários dias de duração. Os equinos acometidos estão metabolicamente estáveis e não há achados diagnósticos à palpação retal. O diagnóstico é feito durante laparotomia exploratória.

A *dilatação cecal* também ocorre como uma síndrome na qual o *líquido* se acumula no ceco. Essa enfermidade apresenta curso muito mais agudo e é caracterizada por dor abdominal intensa, taquicardia e sinais consistentes com toxemia. A palpação retal mostra um ceco bastante dilatado e tenso com ingesta líquida. Sem intervenção cirúrgica, o desfecho é a ruptura cecal e morte.

Perfuração e ruptura

A *perfuração cecal* ocorre secundariamente à dilatação cecal ou como entidade primária. Normalmente há apenas sinais premonitórios muito brandos, tanto em adultos quanto em potros, e a enfermidade torna-se aparente quando o ceco se rompe e peritonite difusa aguda se desenvolve.[6] Vinte e cinco por cento dos equinos com compactação cecal desenvolvem perfuração ou ruptura.[7] A detecção da serosa com superfície granulosa ao toque e gás livre no abdome ao exame de palpação retal são diagnósticos de ruptura de víscera e peritonite difusa. Enfisema subseroso e retroperitoneal na região da base do ceco podem ser indicativos de perfuração cecal ou ruptura.[12]

Intussuscepção

A *intussuscepção cecocecal* é a invaginação do ápice do ceco no corpo do ceco e, normalmente, apresenta-se como cólica branda intermitente, dependendo do grau de envolvimento do ápice do ceco. Intussuscepções pequenas que causam pouca obstrução e nenhum infarto da seção invaginada provocam apenas dor branda.

Sinais de intussuscepção cecocólica, nos quais o ceco invertido (o intussuscepto) progride através do orifício cecocólico para dentro do cólon ventral direito, ocorrem no decorrer de 1 a 7 dias e variam de brandos e recorrentes a agudos e persistentes. O exame de palpação retal pode revelar uma massa no quadrante dorsal direito, a ausência do ceco e dor à palpação do quadrante dorsal direito. A avaliação ultrassonográfica do flanco direito revela o ceco dentro do cólon, que é aparente em uma seção transversal, em um padrão de "alvo" ou touro.[11]

Patologia clínica

A compactação de ceco com alimentos normalmente é associada à hemoconcentração branda. Perfuração de ceco resulta em leucopenia intensa e desvio à esquerda, hemoconcentração (hematócrito > 50%, 0,50 ℓ/ℓ) e azotemia.

O *líquido peritoneal* de equinos com compactação cecal, em geral, é normal. Contudo, se o ceco se tornar isquêmico, então o líquido se torna sero-hemorrágico com alta concentração de leucócitos (> 8.000 células/$\mu\ell$, 8×10 células/ℓ) e concentração de proteína (> 2,5 g/dℓ, 25 g/ℓ). Perfuração cecal é evidente como uma alta proporção de neutrófilos degenerados, bactérias intra e extracelulares e material vegetal. O líquido peritoneal é anormal em 81% dos cavalos com intussuscepção cecocólica e 67% dos casos de intussuscepção cecocecal.[11]

Achados de necropsia

O ceco dilatado e a peritonite difusa são notados imediatamente. Casos de perfuração cecal sem dilatação apresentarão peritonite difusa, mas a causa é aparente apenas na avaliação mais cuidadosa do trato gastrintestinal.

Diagnóstico diferencial

Ver Tabela 7.10 para causas de cólica.

Tratamento

O tratamento clínico da compactação de ceco envolve controle da dor, restauração do estado hidreletrolítico e ácido-base normais (ver Capítulo 5) e administração de amolecedores fecais, como o sulfato de sódio. Óleo mineral, embora usado com frequência, não é suficiente como agente único para facilitar a eliminação da compactação, já que não causa o amolecimento das fezes.

A *administração intravenosa de líquidos* duas a três vezes o volume de manutenção necessário é usada com frequência na tentativa de acelerar o amolecimento fecal por aumentar a secreção de água dentro da compactação. A *administração oral* de uma grande quantidade de água (4 ℓ a cada 2 h por 24 h) pode amolecer a compactação.

Equinos com compactação cecal devem ser *monitorados cuidadosamente* quanto a sinais de deterioração, principalmente quanto ao desenvolvimento de isquemia cecal, por meio de exames físicos e abdominocentese repetidos. A ausência de resolução em 24 h, ou o surgimento de sinais de deterioração, devem indicar a exploração cirúrgica por meio de tiflotomia, evacuação do ceco e, possivelmente, *bypass* cecal parcial. Os resultados do tratamento cirúrgico de cavalos com compactação cecal são bons, com taxas de sobrevivência de 65 a 90% relatados para equinos que se recuperaram da cirurgia.

Intussuscepções cecocecal e cecocólica devem ser corrigidas cirurgicamente. A taxa de sobrevivência é de, aproximadamente, 50%, embora as estimativas sejam variáveis em razão do pequeno número de animais relatados.[11] Equinos com *perfuração cecal* sempre morrem e devem ser eutanasiados sem demora.

LEITURA COMPLEMENTAR

Mair TS, Sherlock CE. Caecal perforation. Equine Vet Educ. 2014;26:426-429.

REFERÊNCIAS BIBLIOGRÁFICAS

1. Taylor EA et al. Equine Vet Educ. 2014;26:477.
2. Pittaway CE et al. Vet Parasitol. 2014;199:32.
3. Radostits O et al. Diseases of the Cecum. Veterinary Medicine: A Textbook of the Disease of Cattle, Horses, Sheep, Pigs, and Goats. 10th ed. London: WB Saunders; 2007:246.
4. de Bont MP et al. Equine Vet Educ. 2013;25:241.
5. Stephan S et al. Case Rep Vet Med. 2012;2012:301498.

6. Tabar J et al. Can Vet J. 2009;50:65.
7. Plummer A et al. JAVMA. 2007;231:1378.
8. Smith LCR et al. Equine Vet J. 2010;42:388.
9. Patipa LA et al. JAVMA. 2012;240:1488.
10. Sherlock CE et al. JAVMA. 2013;243:1596.
11. Bell RJW et al. Aust Vet J. 2010;88:272.
12. Gray SN et al. Equine Vet Educ. 2014;26:422.

Deslocamento e/ou vólvulo do cólon maior (ascendente)

Deslocamento e vólvulo do cólon maior (ascendente) são evidentes como encarceramento nefroesplênico, encarceramento renoesplênico, deslocamento dorsal esquerdo do cólon maior ou deslocamento dorsal direito do cólon maior.

Etiologia

- Deslocamento dorsal esquerdo do cólon maior (encarceramento renoesplênico ou nefroesplênico e encarceramento do cólon maior lateral ao baço)
- Deslocamento dorsal direito do cólon maior
- Vólvulo (tanto estrangulante quanto não estrangulante).

Sinopse

- Etiologia: desconhecida, provavelmente envolve distúrbios da motilidade do cólon
- Epidemiologia: vólvulo é mais comum em éguas durante o final da gestação ou após o parto. Deslocamento dorsal esquerdo (encarceramento renoesplênico) pode ser mais comum em equinos machos de grande porte
- Achados clínicos: deslocamento esquerdo do cólon maior causa sinais de cólica branda a moderada. O exame de palpação retal mostra cólon maior no espaço renoesplênico, e o exame ultrassonográfico confirma o diagnóstico. O deslocamento de cólon dorsal direito causa cólica branda a moderada. O exame de palpação retal revela cólon lateral à base do ceco. Vólvulo do cólon maior causa dor abdominal branda a extremamente intensa, taquicardia, choque e distensão abdominal. O exame de palpação retal mostra cólon dilatado e deslocado
- Patologia clínica: não é diagnóstico
- Lesões: deslocamento do cólon maior
- Confirmação do diagnóstico: exame físico, laparotomia e exame de necropsia
- Tratamento: vólvulo e deslocamento dorsal direito devem ser tratados cirurgicamente. O deslocamento dorsal esquerdo pode ser corrigido por rolamento do cavalo anestesiado ou trotando o cavalo após a administração de fenilefrina.

A etiologia dessas condições não é conhecida, mas presumivelmente envolve algum distúrbio da motilidade normal do cólon. Outras causas de obstrução do cólon maior incluem anormalidades congênitas do cólon ventral direito, duplicação cística do cólon ascendente, defeitos no mesocólon e encarceramento no forame epiploico ou ligamento gastresplênico. Intussuscepção do cólon maior causa infarto e cólica grave. O termo vólvulo se refere à rotação do segmento de intestino ao longo do eixo maior do seu mesentério, e torção se refere à rotação no eixo longo do intestino. Em razão da disposição anatômica do mesocólon, ambos os termos podem ser usados corretamente para descrever deslocamentos do intestino grosso.

Epidemiologia

Deslocamento dorsal esquerdo do cólon maior (Figuras 7.2 e 7.3) é a causa de 2 a 10% dos casos de cólica encaminhados para tratamento por especialistas. Não há predisposição por raça, idade ou gênero, embora alguns autores sugiram que machos e cavalos de grande porte apresentam maior probabilidade de acometimento. A taxa de mortalidade é de, aproximadamente 5% para equinos tratados corretamente.

Deslocamento dorsal direito do cólon maior (Figura 7.4) ocorre esporadicamente e não há fatores de risco reconhecidos. A taxa de mortalidade é relatada como sendo tão alta quanto 43%.

Os fatores de risco para deslocamento do cólon maior sem infarto incluem aerofagia (RC = 90), número de horas de estabulação por dia (RC para estabulação de 24 h = 35), falta de exercícios regulares (RC = 3,3), alteração no programa de exercícios (RC 9), falta de administração de anti-helmínticos (RC = 17).

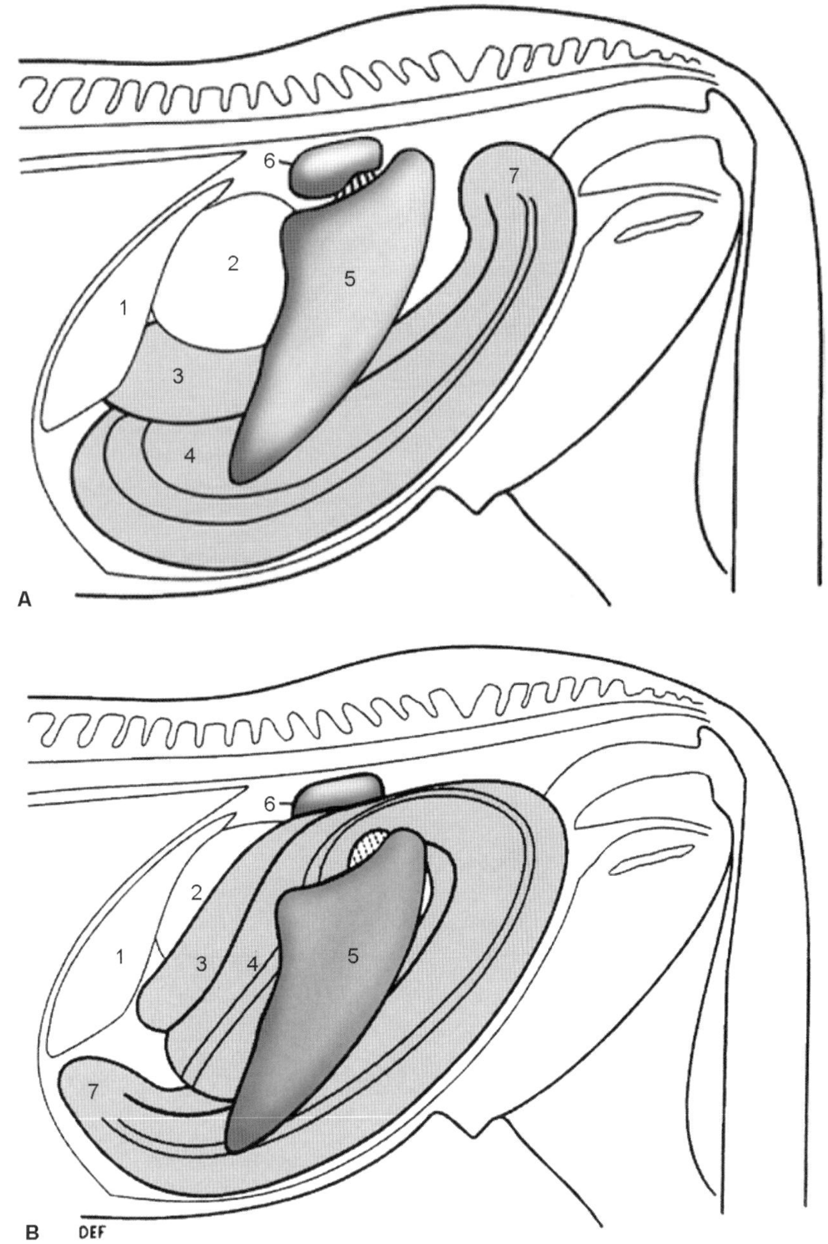

Figura 7.2 **A.** Vista lateral esquerda do abdome de um equino normal. **B.** Deslocamento dorsal esquerdo do cólon esquerdo, vista lateral esquerda. Os cólons ventral e dorsal esquerdos estão deslocados lateral e dorsalmente ao baço e ocupam o espaço renoesplênico. 1: fígado; 2: estômago; 3: cólon dorsal esquerdo; 4: cólon ventral esquerdo; 5: baço; 6: rim esquerdo e ligamento renoesplênico; 7: flexura pélvica. Reproduzida com permissão de Johnston JK, Freeman DE. Vet Clin North Am Equine Pract 1997;13:317.

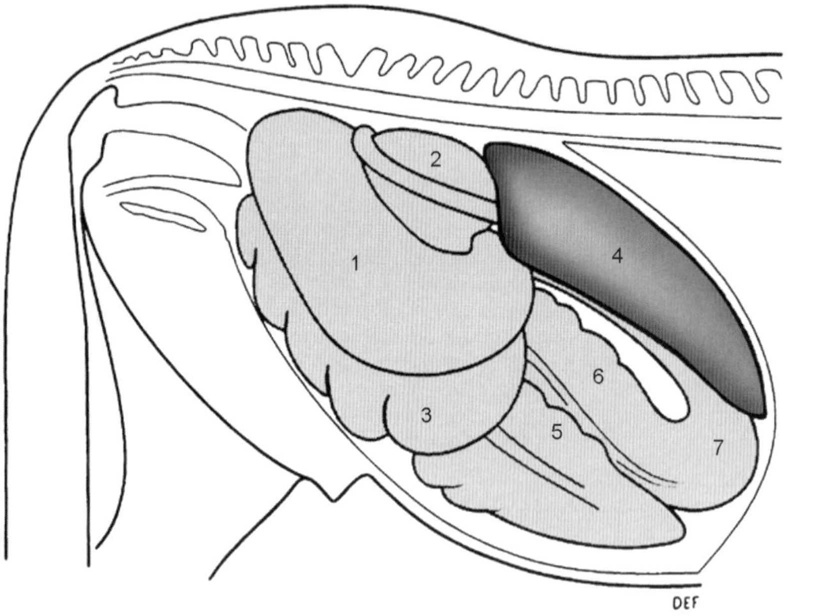

Figura 7.3 Deslocamento dorsal direito do cólon, vista lateral direita. O cólon passou lateralmente ao ceco, a flexura pélvica está deslocada cranialmente e as flexuras esternal e diafragmática estão deslocadas caudalmente. 1: cólon dorsal direito; 2: base do ceco; 3: cólon ventral direito; 4: fígado; 5: ceco; 6: cólon ventral esquerdo; 7: flexura pélvica. Reproduzida com permissão de Johnston JK, Freeman DE. Vet Clin North Am Equine Pract 1997;13:317.

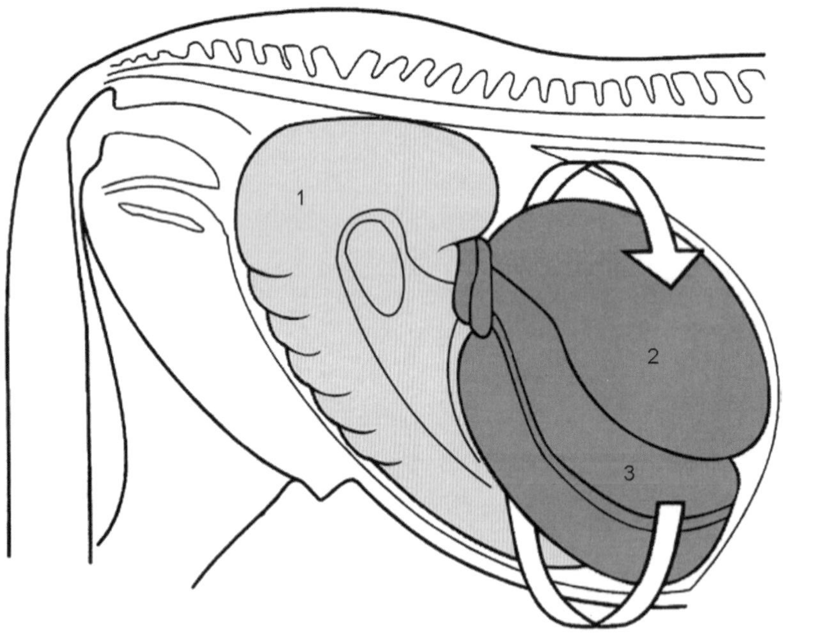

Figura 7.4 Vólvulo do cólon de 360° em sentido horário, visto pelo lado direito. O vólvulo ocorreu na direção da seta. 1: ceco; 2: cólon dorsal direito; 3: cólon ventral direito. Reproduzida com permissão de Johnston JK, Freeman DE. Vet Clin North Am Equine Pract 1997;13:317.

Vólvulo do cólon maior é causa de cólica em 11 a 17% dos casos de cólica nos quais cirurgia abdominal é realizada. A doença ocorre comumente em éguas, sobretudo naquelas no final da gestação ou que pariram recentemente. Os fatores de risco de vólvulo do cólon maior incluem ser uma égua de cria (RC 2,5 *versus* cavalos machos), maior altura, cólica nos últimos 12 meses (RC 2,17), apresentar maior número de tratadores, maior número de equinos no perímetro e número de variáveis relacionadas à qualidade e quantidade da alimentação.[1] A enfermidade apresenta taxa de recidiva de até 15% em éguas de cria. A doença ocorre em equinos a partir dos 2 dias de idade e, aparentemente, não há efeito da raça sobre a ocorrência da enfermidade. A *taxa de mortalidade* varia dependendo da extensão do vólvulo, com graus menores de vólvulo (< 270°) apresentando uma taxa de mortalidade de 30% e o vólvulo de 360° ou mais apresentando taxa de mortalidade de 65%. A taxa de mortalidade para equinos com vólvulo estrangulante do cólon maior tratados cirurgicamente é de, aproximadamente, 30% (sobrevivência até a alta hospitalar), 52% por 1 ano e 67% por 2 anos.[2]

Patogênese

Fatores diretos que levam ao vólvulo ou ao deslocamento não são conhecidos, embora fatores de risco tenham sido identificados (ver a discussão anterior). Um cenário plausível é que a motilidade alterada do cólon e a dilatação subsequente com gás ou ingesta predisponham o cólon ao deslocamento, seja espontaneamente ou como resultado do cavalo rolar ou deitar em resposta à dor abdominal.

Deslocamentos dorsal esquerdo e dorsal direito do cólon raramente comprometem o fluxo sanguíneo e representam lesões obstrutivas não estrangulantes (ver a seção Patogênese na cólica equina). O deslocamento do cólon maior (ver Figuras 7.2 e 7.3) impede o movimento aboral de ingesta e de gás e pode resultar em dilatação do cólon. Caso a dilatação se torne grave o suficiente, o fluxo de sangue do cólon pode ser prejudicado e causar isquemia e necrose do cólon. A obstrução do fluxo sanguíneo é predominantemente na drenagem venosa, resultando em obstrução estrangulante hemorrágica com desenvolvimento progressivo de edema intramural, extravasamento de eritrócitos, trombose microvascular, perda de células mesoteliais da superfície serosa e necrose da mucosa com perda de epitélio do cólon.

Vólvulo do cólon maior com menos de 270° não compromete o suprimento sanguíneo, mas impede o movimento aboral de ingesta e de gás. Vólvulo de 360° ou mais causa isquemia pela oclusão tanto da circulação arterial quanto venosa do cólon maior envolvido, com perda rápida da integridade da mucosa colônica e da viabilidade do cólon. Há diminuição da perfusão microvascular em equinos com vólvulo do cólon maior.[3] Lesão de mucosa irreversível ocorre após 3 a 4 h de isquemia. A perda da integridade da mucosa prejudica a função de barreira normal e permite que toxinas e substâncias normalmente confinadas ao lúmen do cólon entrem na circulação sistêmica. Adicionalmente, a perda da função de barreira permite o extravasamento de proteínas vasculares e, em casos graves, de eritrócitos para o lúmen do cólon. Os sinais subsequentes são típicos de obstrução estrangulante (ver a seção Cólica equina) com o desenvolvimento de toxemia, colapso cardiovascular e morte em 12 a 18 h.

O deslocamento mais comum é o do cólon ventral em sentido medial e dorsal para um vólvulo de 360° completo do intestino grosso (ver Figura 7.4). O deslocamento lateral e dorsal do cólon ventral é muito menos comum. O vólvulo normalmente ocorre ao nível da prega cecocólica, embora aquele que envolve o ceco ou as flexuras diafragmática e esternal também ocorra.

Achados clínicos

Deslocamento dorsal esquerdo (encarceramento renoesplênico)

O deslocamento dorsal esquerdo normalmente tem apresentação aguda e uma duração de até 4 dias, embora possa ser causa de cólica crônica recorrente. A dor abdominal nos estágios iniciais é branda a moderada e torna-se progressivamente mais grave conforme a dilatação do cólon maior se desenvolve. A frequência cardíaca normalmente é entre 50 e 70 bpm, mas pode ser tão baixa quanto 30 bpm. A temperatura retal está dentro dos limites normais. Coloração de membranas mucosas e tempo de preenchimento capilar, em geral, estão normais, a não ser que haja isquemia do cólon. *Distensão abdominal* é apreciável em alguns equinos acometidos. Há mais do que 2 ℓ de refluxo pela *sonda nasogástrica* em, aproximadamente, 28% dos casos, embora raramente o refluxo seja profuso. O exame de *palpação retal* revela a presença de intestino no ligamento renoesplênico em, aproximadamente, 70% dos casos com o achado típico de tênia do cólon ventral sendo seguida para o espaço. A dilatação do cólon maior pode prejudicar a detecção do intestino no espaço renoesplênico. O baço normalmente está deslocado caudal, medial e ventralmente da sua posição normal contra a parede abdominal esquerda (ver Figura 7.2).

A demonstração *ultrassonográfica* do cólon no espaço renoesplênico confirma o diagnóstico com uma precisão de 88%. Gás no cólon deslocado obscurece o rim esquerdo e a borda dorsal do baço, normalmente visíveis ao exame ultrassonográfico da região paralombar esquerda.

Aproximadamente 8% dos equinos com encarceramento nefroesplênico apresentam uma lesão adicional. O encarceramento no qual as flexuras esternal e diafragmática estão deslocadas cranialmente ao estômago e fígado ocorre em menos de 3% dos casos.

Deslocamento dorsal direito

A gravidade da cólica varia de branda a grave em equinos com deslocamento dorsal direito do cólon. Taquicardia (50 a 80 bpm) e distensão abdominal branda são características, dado que o intestino encarcerado não esteja isquêmico. Normalmente não há refluxo pela sonda nasogástrica, embora, conforme a doença progrida, possa ocorrer dilatação gástrica. O exame de *palpação retal* revela a presença de cólon maior lateral à base do ceco, embora a dilatação do cólon possa tornar a detecção do intestino deslocado difícil. O deslocamento dorsal direito é uma sequela comum da compactação da flexura pélvica.

Vólvulo

O início da dor é abrupto e a duração da enfermidade varia de horas, em equinos com lesões estrangulantes, a dias – em cavalos com torção de menos de 270°. A dor pode ser de branda a grave e intratável, com o equino se jogando violentamente no chão. A dor em equinos com vólvulo de 360° ou maior, em geral, não é responsiva a qualquer analgésico. A frequência cardíaca é variável, e pode ser de menos de 40 bpm em equinos com doença grave, embora normalmente seja de mais de 60 bpm e aumente com a gravidade da doença. A temperatura retal está dentro dos limites normais. As membranas mucosas estão vermelho-escuras a azuladas e o tempo de preenchimento capilar é de mais de 3 s em equinos gravemente acometidos. A dilatação abdominal é marcante, normalmente grave, e pode prejudicar a respiração em equinos com vólvulo de 360° ou maior. A *auscultação* do abdome revela ausência de borborigmos e a presença de *pings* de alta intensidade, timpânicos à percussão auscultatória. Os *pings* são causados pela presença de gás em um cólon maior ou ceco intensamente dilatados. Normalmente não há refluxo pela sonda nasogástrica. O exame de *palpação retal* pode ser limitado pelo cólon dilatado e preenchido por gás que ocupa o abdome caudal. Em casos não tratados, a morte costuma ocorrer em 12 a 24 h em razão do colapso cardiovascular. O exame *ultrassonográfico* revela cólon com espessura mural de 9 mm ou mais em equinos com torção de cólon. O teste apresenta sensibilidade de, aproximadamente, 67% (ou seja, prediz corretamente a presença de torção de cólon em dois terços dos equinos com enfermidade) e especificidade de 100% (exclui corretamente o diagnóstico em 100% dos equinos que não apresentam a doença).

Patologia clínica

As alterações no hemograma, no perfil bioquímico sérico e no líquido peritoneal não existem ou são muito sutis em equinos com deslocamento dorsal esquerdo não complicado, deslocamento dorsal direito e vólvulo de menos de 270°. Equinos com cólon isquêmico como resultado de estrangulamento, normalmente, apresentam leucopenia com desvio à esquerda, hemoconcentração e aumento do ânion gap.

A *atividade sérica de GGT* está aumentada em, aproximadamente, 50% dos equinos com deslocamento dorsal direito do cólon, enquanto tais elevações são raras em equinos com deslocamento dorsal esquerdo. O aumento na atividade de GGT e, menos comumente, na concentração de bilirrubina sérica em equinos com deslocamento dorsal direito é atribuível à compressão do ducto biliar comum no ligamento hepatoduodenal pelo cólon deslocado.

Equinos com vólvulo do cólon maior apresentam alta prevalência de anormalidades em variáveis hemostáticas, inclusive concentração de trombina-antitrombina, concentração de dímero-D, atividade de antitrombina, tempo de protrombina e contagem de plaquetas. Cavalos que não sobrevivem apresentam menor contagem de plaquetas, aumento do tempo de protrombina e menor atividade de antitrombina.

O líquido peritoneal, com frequência, apresenta um aumento na concentração de proteína total (> 25 g/ℓ, 2,5 g/dℓ) e contagem de leucócitos (> 8.000 células/μℓ, 8 × 10 células/ℓ) em equinos com comprometimento intestinal. A avaliação do líquido peritoneal, com frequência, não é necessária para chegar ao diagnóstico em equinos com torção de cólon, embora ela apresente valor prognóstico de maneira que equinos com líquido peritoneal tingido de sangue apresentam prognóstico ruim. O risco de enterocentese inadvertida é maior em equinos com dilatação grave do cólon, e a abdominocentese deve ser tentada com cautela em tais casos. O uso de uma cânula mamária de bovinos ou de um instrumento similar rombo é preferível ao uso de uma agulha.

Achados de necropsia

O cólon está deslocado, como descrito anteriormente para cada enfermidade. Morte costuma resultar de necrose isquêmica do cólon e da peritonite associada, endotoxemia e choque. Lesões histológicas em equinos que morrem por vólvulo do cólon são mais graves do que daqueles que sobrevivem e são caracterizadas por hemorragia na lâmina própria, edema e perda das células da mucosa e da arquitetura das criptas.

Diagnóstico diferencial

Ver Tabela 7.19.

Condições menos comuns do cólon maior incluem:

- Encarceramento da flexura pélvica no forame epiploico
- Intussuscepções colocólicas
- Adenocarcinoma colônico.

Tratamento

O tratamento deve consistir em controle da dor; correção das anormalidades hídricas, ácido-base e eletrolíticas; suporte da função cardiovascular e correção da doença subjacente (ver a seção Cólica equina). Descompressão por trocaterização de alças de cólon ou ceco dilatadas por gás pode ser benéfica. A correção do vólvulo de cólon ou do deslocamento dorsal direito do cólon requerem cirurgia exploratória do abdome e correção manual do deslocamento.

Deslocamento esquerdo

A correção do deslocamento dorsal esquerdo pode ser conseguida por meios cirúrgicos ou não cirúrgicos. A *correção não cirúrgica* é obtida: pelo rolamento do cavalo anestesiado em uma sequência específica, que faz com que o cólon retorne à sua posição normal no abdome, ou exercício após administração intravenosa de fenilefrina.[4] A correção não cirúrgica obtém sucesso em, aproximadamente, 80% dos casos, embora complicações sejam relatadas. É recomendada como o tratamento inicial definitivo em equino com deslocamento dorsal esquerdo não complicado.

O rolamento do equino anestesiado após administração intravenosa de fenilefrina obteve taxa de sucesso maior (42/50, 84%) do que o exercício (trote) após administração de fenilefrina (24/38, 63%).[4] A sequência de eventos após o diagnóstico da condição é mostrada na Figura 7.5. *Fenilefrina* (0,02 a 0,04 mg/kg IV como infusão no decorrer de 10 min) causa contração esplênica e, acredita-se, aumenta as chances de o cólon retornar à sua posição normal. O equino é anestesiado 10 min após a administração de fenilefrina e posicionado em decúbito lateral direito. O equino é então lentamente rolado para o decúbito dorsal, e o abdome é massageado vigorosamente na tentativa de fazer com que o cólon se mova ventral e medialmente. Caso uma talha esteja disponível, o cavalo pode ser içado em decúbito dorsal. A sequência termina com o equino sendo rolado para o decúbito lateral esquerdo e a realização de um exame ultrassonográfico ou palpação retal para determinar a posição do cólon. Hemoperitônio fatal pode ocorrer após a administração de fenilefrina.

Uma forma alternativa de correção não cirúrgica envolve a administração de fenilefrina (0,01 mg/kg IV lentamente) e fazer o cavalo trotar. A técnica obteve sucesso na correção do deslocamento em 11 de 12 equinos. Pode ser vantajoso aliviar a dilatação do cólon maior por trocaterização percutânea ou transretal antes de submeter o cavalo ao trote.[5]

Casos que são refratários ao tratamento não cirúrgico requerem laparotomia (linha média ventral ou flanco esquerdo) e correção manual do deslocamento. Recidiva do deslocamento ocorre em 3 a 7% dos casos. Equinos com doença recorrente podem se beneficiar da ablação cirúrgica do espaço nefroesplênico.

Deslocamento dorsal direito e vólvulo do cólon

O deslocamento dorsal direito e o vólvulo de cólon requerem correção cirúrgica das anormalidades anatômicas.

REFERÊNCIAS BIBLIOGRÁFICAS

1. Suthers JM et al. Equine Vet J. 2013;45:558.
2. Suthers JM et al. Equine Vet J. 2013;45:219.
3. Hurcombe SD et al. Equine Vet J. 2014;46:674.
4. Fultz LE et al. JAVMA. 2013;242:1146.
5. Scotti GB et al. Equine Vet Educ. 2013;25:184.

Compactação do cólon maior (ascendente) em equinos

Sinopse

- Etiologia: idiopática, normalmente associada à restrição de exercício, dieta de baixa qualidade ou restrição do acesso à água
- Epidemiologia: esporádica. Compõe aproximadamente 10 a 15% dos casos de cólica em centros de referência e na prática primária. Taxa de mortalidade de 10%
- Achados clínicos: cólica branda a moderada, com frequência com muitos dias de duração. Exame de palpação retal revela cólon maior dilatado e compactado
- Patologia clínica: não há alterações diagnósticas
- Lesões: compactação do cólon maior, normalmente na flexura pélvica ou cólon dorsal direito
- Confirmação do diagnóstico: exame físico
- Tratamento: controle da dor. Administração de amolecedores fecais (sulfato de sódio). Administração oral de água ou fluidos isotônicos poliônicos ou administração intravenosa de fluidos isotônicos a 100 mℓ/kg/dia.

A compactação do cólon maior (ascendente) é uma enfermidade comum de equinos algumas vezes conhecida apenas como obstrução e dilatação simples de cólon (ODSC). Não estão inclusas as causas de obstrução por estrangulamento, vólvulo ou deslocamento de cólon.

Etiologia

A causa da maioria das compactações de cólon maior não é conhecida, mas podem incluir:

- Dentição ruim, tal como ocorre em equinos mais velhos
- Regimes de alimentação ruins, como alimentação infrequente em equinos estabulados
- Equinos que ficam em jejum para preparação cirúrgica ou corrida e então recebem acesso irrestrito a alimentos ou ingerem material que confecciona seu leito
- Equinos que recebem dietas com alto teor de fibra, como sorgo maduro, planta do milho ou mesmo capim Bermuda maduro (*Cynodon* spp.) e feno do campo, principalmente se seu acesso à água é limitado; ingestão de um grande volume de sementes indigeríveis, por exemplo, *Crataegus crusgalli* ("esporão de galo") pode causar surtos de compactação do cólon dorsal direito

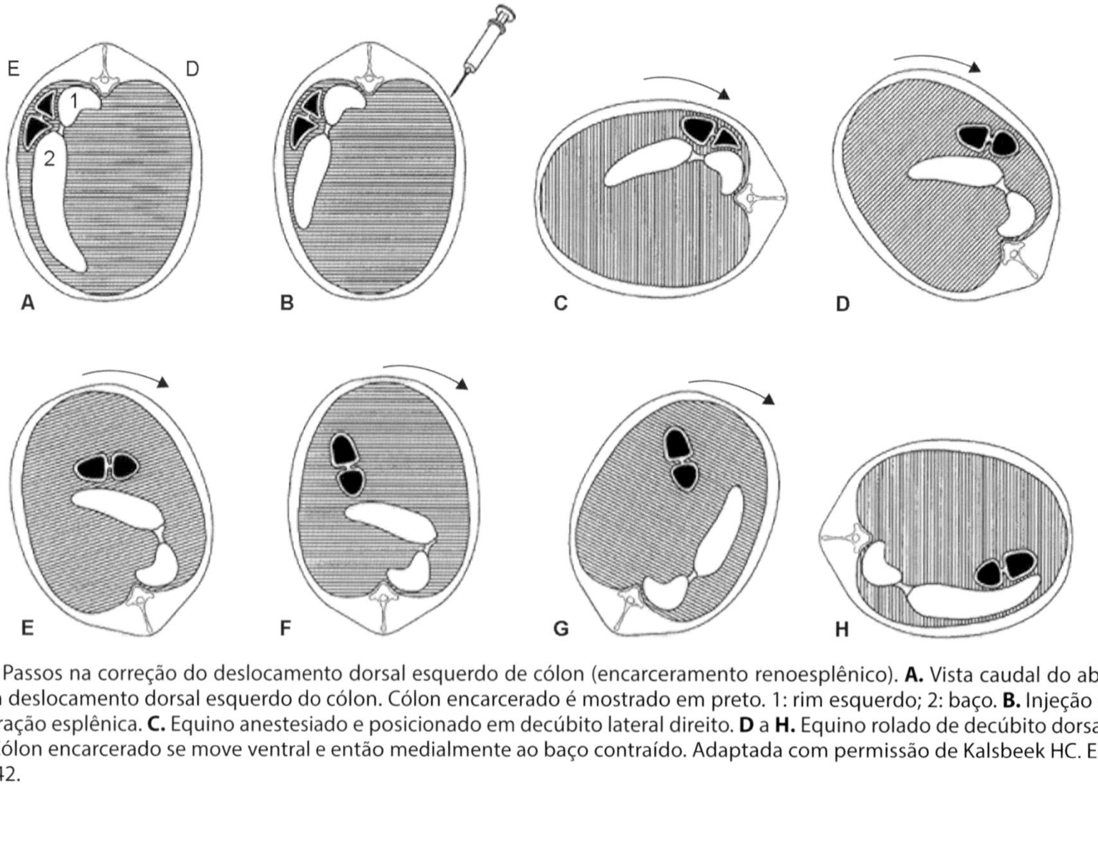

Figura 7.5 Passos na correção do deslocamento dorsal esquerdo de cólon (encarceramento renoesplênico). **A.** Vista caudal do abdome do equino com deslocamento dorsal esquerdo do cólon. Cólon encarcerado é mostrado em preto. 1: rim esquerdo; 2: baço. **B.** Injeção de fenilefrina e contração esplênica. **C.** Equino anestesiado e posicionado em decúbito lateral direito. **D** a **H.** Equino rolado de decúbito dorsal a lateral esquerdo. Cólon encarcerado se move ventral e então medialmente ao baço contraído. Adaptada com permissão de Kalsbeek HC. Equine Vet J 1989;21:442.

- Equinos que são estabulados e começam a receber alimentos duros após permanecerem em pastos macios também têm maior probabilidade de desenvolver cólica por compactação
- Cavalos miniaturas americanos desenvolvem compactação de cólon
- Debilidade geral
- Enterólitos e bolas de fibra também podem causar obstrução do intestino grosso e normalmente resultam em surtos recorrentes de cólica
- Amitraz, um acaricida formamidínico para bovinos, causa cólica por compactação em equinos
- Retenção de mecônio em potros (ver seção Cólica em potros)
- Administração de AINE que altera a motilidade do cólon e pode predispor à compactação, embora o suporte epidemiológico não esteja disponível
- Restrição do acesso à água, por exemplo durante o inverno, quando os bebedouros congelam ou a água não é palatável.

Epidemiologia

Obstrução simples do cólon e dilatação ocorrem em equinos de qualquer idade. Pode ser ligeiramente menos comum em fêmeas[1], embora esse achado não seja consistente entre estudos da enfermidade. Aparentemente não há predisposição por raça. A doença é mais comum no inverno no Reino Unido (41% dos casos). A doença representa 13% dos casos de cólica tratados em centros de referência e, aproximadamente, 10% dos casos de cólica atendidos em clínicas particulares no Reino Unido.[1] Um fator de risco importante é a alteração do manejo, principalmente uma que envolva a diminuição na realização de exercícios e mudanças na dieta.[1] Fatores de risco da ODSC incluem aerofagia, estabulação com risco maior quando há aumento do número de horas de estabulação por dia, alteração no programa regular de exercícios, viagem nas últimas 24 h e falta de administração de anti-helmínticos. Lesão musculoesquelética recente ou concomitante é comum em equinos com ODSC.[1]

Entre 118 casos de ODSC avaliados pelo atendimento primário (a campo) no Reino Unido, 53% se resolveram com tratamento mínimo ou sem tratamento, em 37% foram necessários muitos retornos ou hospitalização e em 9% requereu-se cirurgia ou o animal veio a óbito.[1] A *taxa de mortalidade* é de, aproximadamente, 10%.[1]

A enfermidade é comum em jumentos, ocorrendo com frequência de 3,2 para cada 100 jumentos por ano, e é a causa mais comum de cólica nessa espécie.[2,3] Fatores de risco importantes foram o aumento da idade (RC 1,1 por ano), PC menor (0,98 por kg), cólica prévia (6,80) e presença de doença dental (29).[2] A taxa de mortalidade foi de 58%.

Patogênese

O desenvolvimento de compactação do cólon maior, com frequência, é atribuído à motilidade colônica anormal. Outros fatores, inclusive desidratação branda, como resultado de ingestão limitada de água ou ingestão de material de baixa digestibilidade, podem causar compactação. A estabulação é associada à diminuição da motilidade do intestino grosso, menor concentração de água nas fezes e menor volume de fezes, quando comparado a equinos a pasto, e pode predispor ao desenvolvimento de cólica por compactação.[4,5] Como resultado final da motilidade anormal, do conteúdo intestinal ou de ambos, há acúmulo de uma grande massa de alimentos fibrosos no cólon maior. O material normalmente se acumula primeiro na flexura pélvica ou cólon dorsal direito, presumivelmente em razão da diminuição do diâmetro do lúmen nesses locais. O *acúmulo de material indigerível* causa dilatação do cólon e evita a passagem aboral de ingesta. A *dilatação* causa dor e alterações na motilidade colônica, que exacerba ou perpetua a compactação. Alterações na motilidade podem levar a deslocamento do cólon, como o deslocamento dorsal direito. Se a dilatação for suficientemente grave ou prolongada, o cólon pode se tornar isquêmico e necrótico, com subsequente ruptura, peritonite difusa hiperaguda e morte.

Achados clínicos

Dor abdominal moderada é o sinal típico em equinos com ODSC; as frequências do pulso e respiratória são relativamente normais, e os sons gastrintestinais estão diminuídos.[1] Não há refluxo na sondagem nasogástrica. Essas manifestações são contínuas por 3 a 4 dias e, algumas vezes, chegam a 2 semanas. O equino não se torna violento, a principal manifestação da dor é alongar o corpo e deitar, e os picos de dor são de intensidade moderada, ocorrendo a intervalos de até meia hora. Há anorexia e as fezes são eliminadas em pequena quantidade e estão cobertas por muco espesso e pegajoso. Achados clínicos mais graves incluem aumento da frequência cardíaca, sinais de dor abdominal intensa e irresponsiva, alteração na coloração das membranas mucosas e ausência de sons intestinais normais, que são associados ao comprometimento vascular do cólon, ruptura iminente ou deslocamento do cólon.

Ao *exame de palpação retal*, o local de ocorrência mais comum de compactação do cólon maior é a flexura pélvica, e a alça sólida e dilatada do intestino com frequência se estende até a borda pélvica ou mesmo para o lado direito da linha média. Repousando sobre o assoalho da cavidade pélvica, ela é facilmente palpada; pode-se deixar a impressão dos dedos na massa fecal, e a curvatura e sulco entre as alças dorsal e ventral do cólon esquerdo podem ser facilmente discernidas. Deve-se ter atenção para identificar as estruturas abdominais caudais, uma vez que a compactação do cólon maior pode levar ao deslocamento do cólon, como o deslocamento dorsal direito, para o qual é necessária correção cirúrgica. A compactação do cólon dorsal direito normalmente não pode ser palpada por via retal, e a única anormalidade pode ser a dilatação do cólon com ingesta macia que se acumula oralmente à obstrução.

Patologia clínica

O hemograma, a bioquímica sérica e o líquido peritoneal estão normais até que o cólon se torne isquêmico, e nesse momento ocorre leucopenia com desvio à esquerda e aumento na contagem de leucócitos e da concentração de proteína no líquido peritoneal.

Achados de necropsia

Os achados de necropsia incluem intestino grosso repleto de material fecal firme e ressecado; pode ter ocorrido ruptura.

Diagnóstico diferencial

Ver Tabela 7.19.
- Compactação da flexura pélvica é diagnosticada imediatamente à palpação retal
- Uma síndrome clínica similar é causada por estenose do cólon maior.

Tratamento

Os princípios de tratamento são controle da dor, correção das anormalidades hidreletrolíticas e amolecimento da ingesta para facilitar a sua eliminação. O controle da dor foi discutido na Tabela 7.15. A fluidoterapia é abordada no Capítulo 5.

O *amolecimento da ingesta* é conseguido pela reidratação do material ressecado e fornecimento de lubrificação para acelerar a sua eliminação. *Amolecedores fecais* (ver Tabela 7.16), tais como sulfato de magnésio ou sulfato de sódio, podem ser administrados para aumentar a concentração de água nas fezes e amolecer a ingesta compactada. O sulfato de magnésio é associado a um pequeno risco de hipermagnesemia e sinais neurológicos, enquanto o sulfato de sódio causa hipernatremia branda e hipopotassemia. A administração oral de solução eletrolítica poliônica balanceada é associada ao aumento mais significativo no conteúdo de água no cólon e não leva a alterações na concentração de eletrólitos séricos. A administração enteral de 10 ℓ/h (para um cavalo de 500 kg) de solução eletrolítica isotônica, poliônica e balanceada é mais efetiva do que a administração intravenosa da mesma quantidade de água combinada à administração oral de $MgSO_4$ para a hidratação do conteúdo do cólon em equinos normais. A administração oral de água pura (100 mℓ/kg/dia) é efetiva em aumentar a concentração de água fecal em equinos sadios desidratados por jejum hídrico. A administração oral de água resultou em aumento equivalente no conteúdo de água fecal, assim como a administração de fluidos poliônicos isotônicos, mas em menor débito urinário e menor perda de sódio.[6]

Óleo mineral (ver Tabela 7.17) é um lubrificante que pode não penetrar a ingesta compactada suficientemente para amolecer o material, embora seja administrada com frequência a equinos com compactação de cólon.

O amolecimento do conteúdo do cólon é conseguido de maneira ideal pela administração de água ou fluidos isotônicos poliônicos por via enteral. A água pode ser administrada por sonda nasogástrica na taxa de 4 a 10 ℓ para um cavalo de 450 kg a cada 1 a 2 h até que a compactação amoleça. O uso desse regime resulta na resolução da compactação em 20 h (desvio-padrão de 5 h) em quase todos os equinos com deslocamento de cólon e em cerca de 80% dos equinos com deslocamento não estrangulante.[7] Entretanto, alguns equinos desenvolvem diminuição da motilidade do intestino delgado ou do íleo com a enfermidade, e apresentam retardo no esvaziamento gástrico e refluxo de líquido pela sonda nasogástrica. Tais equinos não devem receber qualquer medicação ou água pela sonda nasogástrica até que o refluxo tenha se resolvido. De forma alternativa, fluidos isotônicos podem ser administrados a 100 mℓ/kg/dia até que a compactação se resolva.

Agentes procinéticos, como neostigmina, normalmente são contraindicados em razão do risco de ruptura do cólon dilatado, quando contrações vigorosas são induzidas farmacologicamente.

Pode ser necessário tratar os equinos por 1 a 6 dias até que a compactação se resolva, e os animais *não devem ser alimentados* durante esse período. Quando alimento volta a ser fornecido, ele deve ser de fácil digestão e, inicialmente, em volume limitado. Equinos que se recuperaram de uma compactação do intestino grosso apresentam taxa de recidiva de cólica maior do que o esperado (30%).

O *tratamento cirúrgico* pode ser necessário para casos refratários (cerca de 15%), mas é associado a prognóstico ruim em razão do risco de ruptura iatrogênica do cólon durante tentativas de exteriorizá-lo do abdome durante a cirurgia. Compactação do cólon dorsal direito tem maior probabilidade de requerer tratamento cirúrgico.

REFERÊNCIAS BIBLIOGRÁFICAS

1. Jennings KM et al. BMC Vet Res. 2014;10.
2. Cox R et al. BMC Vet Res. 2007;3:1.
3. Cox R et al. Prev Vet Med. 2009;92:179.
4. Williams S et al. Equine Vet J. 2011;43:93.
5. Williams S et al. Equine Vet J. 2015;47:96.
6. Lester GD et al. J Vet Intern Med. 2013;27:554.
7. Monreal L et al. Vet Rec. 2010;166:259.

Enterólitos e fecalitos

Etiologia

Enterólitos são concreções semelhantes à rocha, com formato esférico ou tetraédrico, que se formam no cólon maior de equinos, normalmente ao redor de um corpo estranho, e que podem causar doença evidente, como *enterolitíase obstrutiva.* A maioria dos enterólitos no cólon de equinos é de dois tipos principais: fosfatos de magnésio/estruvita e vivianita de magnésio. Há uma ampla variabilidade na macrotextura e nas concentrações iônicas entre e dentro dos enterólitos de fosfato amônio de magnésio (estruvita). Equinos acometidos com frequência apresentam mais de um enterólito, que pode pesar até 12 kg.

Fecalitos são agregados de objeto indigerível, tal como material de cerca, plástico ou corda que, com frequência, apresentam um formato irregular.

Epidemiologia

Enterólitos ocorrem esporadicamente em equinos na maioria das regiões do mundo, mas essa enfermidade é endêmica com incidência maior que a esperada em determinadas regiões, como na Califórnia. Equídeos com enterolitíase representam 15,1% dos equinos admitidos para tratamento de cólica e 27,5% dos pacientes submetidos à celiotomia para tratamento de cólica em um estudo na Califórnia, mas menos de 2% dos cavalos com cólica avaliados em um centro de referência no Texas. Dos 1.105 equinos submetidos à laparotomia exploratória em decorrência de cólica em um período de 16 anos, 21% apresentavam enterolitíase obstrutiva, dos quais 41% apresentam enterólito no cólon descendente e 59% no cólon ascendente (maior).[1] Dos 97 equinos com enterolitíase obstrutiva do cólon descendente, 49 também apresentavam enterólitos no cólon maior. Dos 139 equinos com enterolitíase obstrutiva do cólon maior, 32 apresentavam múltiplos enterólitos detectados.[1]

Cavalos da raça Árabe e seus cruzamentos, Morgans, Cavalos de Sela Americanos e jumentos estão super-representados, e Puro-sangue, Standardbreds, Warmbloods e garanhões estão subrepresentados em alguns estudos, o que sugere uma predileção da doença por essas raças.[1] A doença é relatada em cavalos miniaturas americanos.

As éguas estão super-representadas entre os casos cirúrgicos de enterolitíase obstrutiva, e equinos com doença do cólon menor são, em média, mais jovens do que os com acometimento do cólon maior (13,2 *versus* 15,4 anos).[1] Enterólitos raramente ocorrem em equinos com menos de 4 anos de idade e são mais comuns em cavalos mais velhos (> 11 anos). Fecalitos associados à ingestão de corpos estranhos ocorrem com mais frequência em equinos jovens ou adolescentes.

O fornecimento de dieta com mais 50% de feno de alfafa, menos de 50% de feno de aveia e ausência de acesso diário a pasto (estabulação) são associados a aumento do risco de enterolitíase em equinos na Califórnia (RC de 4,7; 0,2; 0,2 e 2,8, respectivamente).[2] O pH médio do conteúdo do cólon de equinos com enterolitíase é significativamente maior do que o de equinos controle, e cavalos com enterolitíase apresentam porcentagem significativamente menor de matéria seca nas amostras de fezes do cólon e maior concentração média de minerais do que os animais do grupo-controle.

Aproximadamente 15% dos casos examinados em centros de referência que atendem um grande número de casos desenvolvem ruptura de víscera causada por enterólito e morrem. A taxa de sobrevivência em longo prazo de equinos tratados cirurgicamente é de, aproximadamente, 80 a 90%, e não difere entre a doença do cólon menor ou maior.[1]

Fecalitos ocorrem esporadicamente e parecem ser mais comuns em equinos jovens, talvez em razão da sua propensão à exploração e ingestão de materiais estranhos.

Patogênese

O mecanismo que leva à formação de enterólitos não é conhecido. Os enterólitos são formados no cólon maior e, raramente, no ceco. São clinicamente inaparentes, mesmo se bastante grandes, até que causem obstrução da passagem aboral de ingesta, normalmente por oclusão do cólon dorsal direito ou do cólon transverso. Ocasionalmente, enterólitos passam para o cólon menor. A obstrução do cólon causa cólica branda a moderada, com frequência intermitente, presumivelmente quando o enterólito ou fecalito obstrui o cólon, com a dor se resolvendo quando o enterólito se move e a obstrução se desfaz. A obstrução completa resulta em bloqueio do movimento aboral de ingesta, acúmulo de gás e ingesta proximais à obstrução e dilatação do cólon maior. Não há perda da integridade do cólon precocemente no curso da doença, mas com o passar do tempo e a dilatação, há isquemia e necrose do cólon, com subsequente perfuração, desenvolvimento de peritonite aguda e morte.

Achados clínicos

Os achados clínicos de equinos com enterolitíase obstrutiva do cólon menor (descendente) difere dos de equinos com doença do cólon maior. Cavalos com doença do cólon menor apresentam achados clínicos de menor duração e doença mais grave do que equinos com enterolitíase obstrutiva do cólon maior. A manifestação histórica mais comum de enterolitíase do cólon maior em equinos é a cólica recorrente, intermitente (aproximadamente um terço dos casos), com frequência com a eliminação de enterólitos nas fezes (cerca de 10% dos casos).

Uma proporção maior de equinos submetidos à cirurgia por doença obstrutiva do cólon menor está taquicárdica (56 *versus* 12%) e/ou apresenta baixa contagem de leucócitos (16 *versus* 5%) do que os equinos tratados para enfermidade do cólon maior. Cavalos com enterolitíase do cólon menor apresentam achados clínicos de menor duração (mediana de 5 h, variando de 5 a 72 h) do que equinos com enterolitíase do cólon maior (mediana de 2 dias, variando de 12 h a 3 meses).[1]

Cavalos com obstrução aguda apresentam sinais típicos de doença obstrutiva não estrangulante do cólon maior, inclusive cólica branda a moderada, com falha em eliminar as fezes. A frequência cardíaca é de 50 a

70 bpm, os borborigmos estão diminuídos, mas não ausentes, e há dilatação abdominal branda. O *exame de palpação retal* pode revelar cólon maior ligeiramente dilatado, mas o enterólito causador nunca é palpável, exceto em raras ocasiões nas quais o enterólito ou fecalito está alojado no cólon menor distal. Em equinos com obstrução completa do cólon menor, a gravidade da dor aumenta no decorrer das próximas 24 h e há dilatação imediatamente aparente do cólon maior. Em geral, não há refluxo através da sonda nasogástrica. A fase terminal, que pode levar 72 h para ocorrer, é causada por ruptura da víscera e marcada por dor abdominal moderada a grave, distensão abdominal, taquicardia (> 80 bpm), diminuição do tempo de preenchimento capilar, alteração da coloração das membranas mucosas, sudorese, fasciculações musculares e morte. A ruptura de uma víscera e peritonite aguda ocorrem em, aproximadamente, 15% dos casos.

Radiografia do abdome é útil para identificar enterólitos em equinos com cólica (Figura 7.6) e é mais precisa para a detecção de enterólitos no cólon maior do que no cólon menor.[1,3,4] A acurácia do diagnóstico é de, aproximadamente, 80% para enterólitos no cólon maior e 40% para aqueles no cólon menor, com sensibilidade e especificidade de 84 e 96%, respectivamente.[4] A sensibilidade é menor para enterólitos no cólon menor (62%) pois a visualização é impedida pela dilatação do trato gastrintestinal por gás.[4] A observação de um enterólito no exame radiográfico de um equídeo com achados clínicos compatíveis é altamente sugestiva de diagnóstico de enterolitíase obstrutiva. A falha em detectar um enterólito não descarta a doença, em especial para enterolitíase do cólon menor (sensibilidade de 62%). A razão mais comum para a não detecção de um enterólito é a baixa qualidade da imagem do abdome, em razão da penetração inadequada pelo raios X, enfatizando a necessidade de equipamento radiográfico adequado.

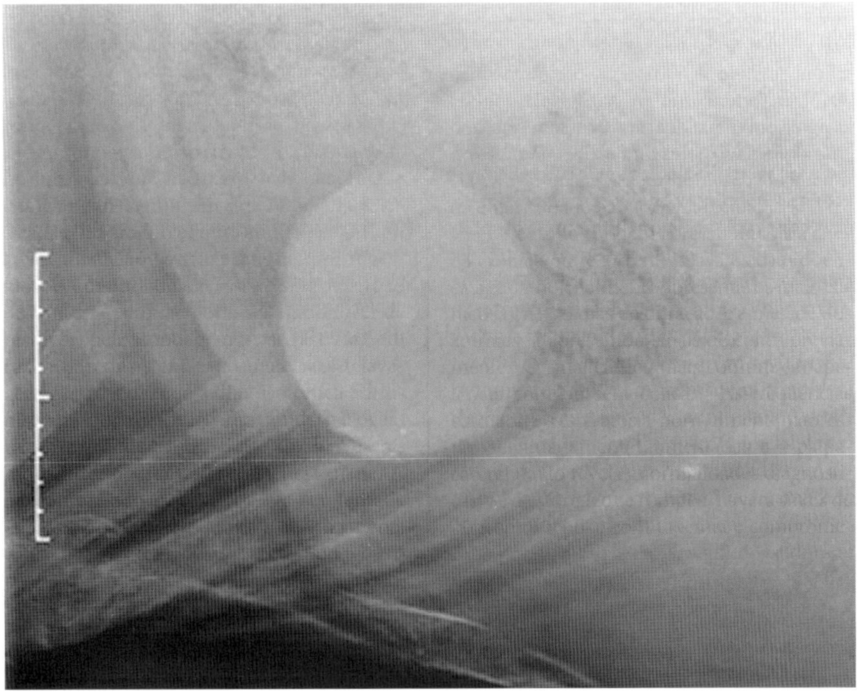

Figura 7.6 Enterólito no cólon maior de um equino com cólica. A escala é de 10 cm. Reproduzida com autorização de Kelleher ME et al. JAVMA 2014;245:126.[4]

Patologia clínica

Não há alterações diagnósticas no hemograma, perfil bioquímico sérico ou exame do líquido peritoneal. Equinos com enterólitos apresentam maiores concentrações de bilirrubina sérica ao exame em centros de referência, mas essa alteração não é suficientemente grande para ser útil como auxílio diagnóstico. De modo similar, equinos com enterólitos apresentam maior concentração de proteína e contagem de leucócitos no líquido peritoneal do que equinos com outras formas de cólica, mas, novamente, essas diferenças são muito pequenas para terem relevância diagnóstica. Alterações nas variáveis hematológicas e bioquímicas durante a fase terminal da doença são características de peritonite difusa aguda e incluem leucopenia com desvio à esquerda, hemoconcentração e azotemia.

Achados de necropsia

Enterólitos são achados acidentais frequentes no exame de necropsia de equinos mais velhos, e a sua presença não deve ser superinterpretada. A doença obstrutiva causada por um enterólito é caracterizada por dilatação do cólon, presença de um enterólito cólon dorsal direito, transverso ou cólon menor e, em casos que vêm a óbito em razão da enfermidade, peritonite difusa aguda que resulta da ruptura do cólon ou da perfuração do local por um enterólito. Acredita-se que enterólitos de formato tetraédrico com pontas afiadas sejam mais perigosos do que enterólitos esféricos.

Diagnóstico diferencial

Ver Tabela 7.19.
O principal diagnóstico diferencial é a compactação de cólon, que pode ser difícil de diferenciar da obstrução por enterólito na ausência de exame radiográfico do abdome.

Tratamento

O tratamento definitivo é a remoção cirúrgica do enterólito. O tratamento de suporte, que inclui analgesia e fluidoterapia, deve ser instituído (ver seção Cólica equina).

Controle

A prevenção da ingestão de corpos estranhos, como pequenos pedaços de metal, pode diminuir a incidência da doença. Estratégias que diminuem o pH fecal e a concentração de minerais nas fezes também diminuem a incidência da doença.

REFERÊNCIAS BIBLIOGRÁFICAS

1. Pierce R et al. Vet Surg. 2010;39:609.
2. Hassel DM et al. Res Vet Sci. 2008;85:476.
3. Maher O et al. JAVMA. 2011;239:1483.
4. Kelleher ME et al. JAVMA. 2014;245:126.

Cólica por areia

A ingestão de areia com acúmulo no cólon maior causa cólica branda a grave, que pode ser recorrente, diarreia aguda ou crônica e perda de peso em equídeos.[1] A cólica por areia é uma enfermidade de equinos que ficam em pastagens curtas de solo arenoso, são alimentados em solo arenoso ou que recebem alimentos contaminados com areia. Com frequência é associada à escassez de alimentos. Equinos de todas as idades são acometidos, inclusive potros que adquirem a areia enquanto comem terra. A *taxa de mortalidade* para equinos tratados por remoção cirúrgica da areia é de 20 a 40%, enquanto a taxa de sobrevivência para equinos tratados clinicamente é de, aproximadamente, 90%.[1] A doença é atribuível ao acúmulo de areia no cólon dorsal direito ou cólon transverso ou flexura pélvica, causando irritação da mucosa, obstrução luminal e motilidade anormal. Areia no cólon ventral não causa obstrução, mas é associada a vólvulo do cólon e deslocamento. A areia não se acumula no intestino delgado.

Os *achados clínicos* são de cólica branda a grave, com frequência recorrente e que pode ser associada à diarreia (20%), distensão abdominal (80%) e anorexia (10%).[1,2] A cólica com frequência é branda, a não ser que ocorra torção ou vólvulo do cólon, e nesses casos, os sinais são típicos dessa enfermidade. Equídeos com sintomas de cólica persistente grave têm maior probabilidade de têm anormalidades adicionais, tais como vólvulo ou deslocamento de cólon.[1] A diarreia é aquosa, mas não é profusa ou malcheirosa. Os equídeos acometidos, com frequência, estão taquicárdicos e, algumas vezes, ligeiramente piréxicos.[1,2] A *auscultação* sobre o abdome cranial ventral, imediatamente caudal ao xifoide, revela sons similares àqueles feitos quando uma sacola de papel é parcialmente preenchida por areia e rotacionada. Esse som é diagnóstico de acúmulo de areia no cólon ventral.

O *exame de palpação retal* pode revelar compactação por areia no cólon ventral em, aproximadamente, um quarto dos casos, porém, com mais frequência (50%), o cólon ceco ou ambos estão dilatados por gás.[2] A palpação retal não irá detectar acúmulo de areia no cólon dorsal direito ou no cólon transverso, uma vez que eles estão além do alcance. Fezes coletadas durante o exame de palpação retal podem ser examinadas quanto à presença de areia, misturando as fezes com água em uma luva de palpação retal, agitando a mistura de água e fezes para suspender a areia, permitindo que a mistura sedimente. A areia é evidente na parte dependente da luva e detectada dessa forma em, aproximadamente, 50 a 80% dos equídeos acometidos.[1,2]

Radiografia demonstrará areia nos cólons ventral e dorsal (Figura 7.7) e pode ser usada para monitorar a eficácia do tratamento. A gravidade do acúmulo de areia pode ser avaliada radiograficamente e alocada em graus:[3]

0: sem areia.
1: uma pequena quantidade de areia (maior acúmulo < 5 × 5 cm), não há acúmulo ventralmente.
2: uma quantidade de areia pequena a moderada (maior acúmulo cerca de 15 × 5 cm ou 5 × 15 cm), relativamente ventral ou apenas uma pequena parte da areia está próxima à parede abdominal ventral.
3: uma quantidade moderada de areia ventralmente (maior acúmulo cerca de 15 × 5 cm ou cerca de 5 × 15 cm).
4: um grande (> 10 × > 10 cm) acúmulo de areia ventralmente.

Equinos com cólica por compactação apresentam acúmulos de areia de grau 2 a 4, e equinos não acometidos apresentam graus 0 a 2.[4,5] Equídeos clinicamente normais podem apresentar quantidade pequena de areia no cólon detectável radiograficamente. Informações adicionais obtidas radiograficamente e associadas ao diagnóstico de cólica por areia são, além da presença de areia, o número de acúmulos de areia, a opacidade do acúmulo, localização e altura padronizada do acúmulo.[5]

A *ultrassonografia* apresenta boa sensibilidade (88%) e especificidade (88%), quando comparada ao padrão-ouro de radiografia para detecção de areia no cólon ventral. A ultrassonografia não é tão efetiva para detectar areia no cólon dorsal direito ou no cólon transverso, e pode permitir a detecção de anormalidades associadas, incluindo evidências de deslocamento do cólon ou espessamento da parede e dilatação do intestino delgado.

Anormalidades no hemograma e no perfil bioquímico sérico são consistentes com inflamação e desidratação e incluem desvio à esquerda no leucograma, neutrofilia, hiperfibrinogenemia e azotemia branda.[1,2] O líquido peritoneal pode ser normal em equinos ligeiramente afetados ou indicativo de inflamação e comprometimento do intestino em equídeos gravemente enfermos.[1]

O *tratamento* consiste em alívio da dor, correção das anormalidades hidreletrolíticas e ácido-base, prevenção da ingestão de areia e sua remoção. Em equinos com cólica grave consistente com obstrução aguda do cólon dorsal direito ou cólon transverso por areia, vólvulo ou deslocamento, a remoção cirúrgica é indicada. Equídeos que requerem correção cirúrgica da cólica causada por areia e anormalidades gastrintestinais associadas apresentam um prognóstico pior do que os que requerem apenas tratamento clínico.[1]

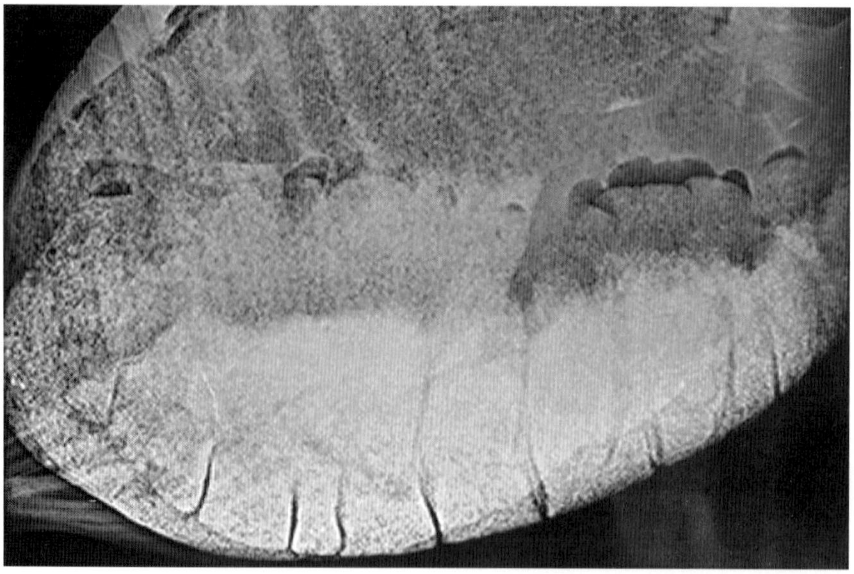

Figura 7.7 Radiografia abdominal lateral de equino miniatura com acúmulo grave de areia. Reproduzida com autorização de Hart KA et al. Equine Vet J 2013;45:465.[1]

O *tratamento clínico* para remover efetivamente a areia é indicado nos casos menos agudos. Um tratamento clínico amplamente utilizado é a administração de *mucilagem psyllium* (0,5 a 1 g/kg VO, a cada 12 h por 4 a 8 semanas) aplicada via sonda nasogástrica ou sobre os alimentos. Entretanto, em um modelo experimental de doença, esse tratamento não foi mais efetivo do que qualquer tratamento específico para a remoção de areia do ceco e dos cólons. Em contrapartida, a administração de uma combinação de psyllium (0,5 kg VO, 2 vezes/dia) e óleo mineral (2 ℓ VO, 1 vez/dia) efetivamente removeu 51% da areia administrada, enquanto o tratamento com óleo mineral resultou na eliminação de 26% da areia. A maior quantidade de areia foi excretada após 24 h de tratamento com psyllium e óleo, e após 5 dias de tratamento apenas com óleo.[6] Óleo mineral (1 mℓ/kg) ou $MgSO_4$ (1 g/kg) VO pode acelerar a remoção da areia. A administração de uma combinação de psyllium (1 g/kg PC) e $MgSO_4$ (1 g/kg PC) resultou na eliminação da areia em 9/12 equinos com acúmulo de areia de ocorrência natural, enquanto a administração apenas de $MgSO_4$ resultou na eliminação em 2/12 e o psyllium sozinho em 3/12.[7] Deixar a pasto equinos que normalmente ficam estabulados ajuda na eliminação da areia.

O controle da enfermidade é realizado evitando a ingestão de areia, alimentando os equinos com feno e grãos em comedouros limpos, fornecendo forragem adequada na dieta, deixando os cavalos pastarem em campos com cobertura adequada pelas gramíneas e, talvez, em regiões nas quais a ingestão de areia seja inevitável, pela administração diária de mucilagem psyllium. A recomendação para administração diária de psyllium se baseia em estudos em equinos saudáveis, e é uma extrapolação a sua indicação em equinos acometidos.[8]

LEITURA COMPLEMENTAR

Walesby HA *et al.* Equine sand colic. *Compend Contin Educ Pract Vet.* 2004;26:712.

REFERÊNCIAS BIBLIOGRÁFICAS

1. Hart KA *et al. Equine Vet J.* 2013;45:465.
2. Granot N *et al. Aust Vet J.* 2008;86:404.
3. Korolainen R *et al. Equine Vet J.* 2002;34:499.
4. Kendall A *et al. Acta Vet Scand.* 2008;50:17.
5. Keppie N *et al. Vet Radiol Ultra.* 2008;49:122.
6. Hotwagner K *et al. J Anim Physiol Anim Nutr (Berl).* 2008;92:86.
7. Niinisto K *et al. Vet J.* 2014;202:608.
8. Landes AD *et al. J Equine Vet Sci.* 2008;28:79.

Colite dorsal direita

Essa é uma enfermidade crônica causada por colite ulcerativa do cólon dorsal direito. Na maioria dos casos, mas não em todos, a doença é associada à administração prolongada de AINE. Colite ulcerativa ocorre após a administração de fenilbutazona.[1,2] A taxa de mortalidade é maior do que 50%, embora não estejam disponíveis descrições de um grande número de equinos acometidos.

A *patogênese* envolve a inibição da síntese de prostaglandina na mucosa e consequente diminuição da secreção de água, cloretos e bicarbonato pela mucosa do cólon dorsal direito e apoptose (morte celular programada) das células da mucosa. A perda da secreção de bicarbonato pode estar associada à falha na alcalinização do conteúdo do cólon dorsal direito e subsequente desenvolvimento de lesões na mucosa. O cólon dorsal direito é a única seção do cólon na qual ocorre secreção de água, e essa atividade única pode predispor essa seção do cólon à doença.[3] A exposição das células da mucosa à fenilbutazona pode ocorrer tanto pelo lúmen quanto pelo sangue. A exposição luminal pode estar relacionada à liberação de fenilbutazona da ingesta no cólon dorsal direito. A ulceração da mucosa do cólon permite o extravasamento de constituintes do plasma no lúmen do cólon, o que resulta em hipoalbuminemia e perda de eletrólitos[2-4], e entrada de substâncias do cólon – tais como endotoxinas – na circulação sistêmica e, como consequência, o desenvolvimento de sinais de endotoxemia e resposta inflamatória sistêmica (leucopenia, hiperfibrinogenemia e febre). A ulceração crônica e extensa da mucosa causa crescimento de tecido de granulação e fibrose do cólon dorsal direito com subsequente perda de função secretória, estenose e obstrução parcial.

Os *achados clínicos* incluem depressão, anorexia, febre branda (38,6 a 39,5°C), cólica branda intermitente, edema ventral, perda de peso e ocasionalmente diarreia branda. Quase sempre há histórico de administração de um AINE. A enfermidade pode persistir por semanas e, com frequência, sugere o uso de AINE. O exame de palpação retal não revela nenhum achado importante. A *ultrassonografia* é útil para o diagnóstico de colite dorsal direita pela detecção da presença de uma camada submucosa hipoecogênica e por permitir a mensuração da espessura da parede do cólon dorsal direito. A camada hipoecogênica na parede do cólon dorsal direito corresponde a edema e infiltrados celulares observados histologicamente. O cólon dorsal direito de equinos adultos apresenta espessura máxima de 6 mm, enquanto em equinos com colite dorsal direita é maior do que 8 mm e pode atingir 16 mm. Ademais, a razão da espessura da parede do cólon dorsal direito para o cólon ventral direito é de até 1,6 em equinos normais, e maior do que 2 em equinos acometidos. A detecção da colite dorsal direita por cintigrafia é conseguida por administração de leucócitos marcados com oxima tecnécio hexametilpropilenoamina 99m. As imagens obtidas 20 h após a administração de leucócitos marcados mostra a captação de células no cólon dorsal direito (abdome cranioventral direito).

Com frequência há *peritonite* branda (neutrofilia no líquido peritoneal). Leucopenia com desvio à esquerda e hipoproteinemia são características.[4] *Anormalidades bioquímicas séricas* incluem hipoalbuminemia, hiponatremia (< 135 mEq/ℓ), hipocloremia (< 90 mEq/ℓ) e azotemia (creatinina sérica > 2 mg/dℓ, 170 μmol/ℓ).

O exame de necropsia revela colite ulcerativa do cólon dorsal direito. Em casos crônicos, pode haver estenose do cólon direito com subsequente compactação de ingesta e ruptura do cólon.

O *tratamento* com frequência é pouco compensador, embora haja relatos de tratamento bem-sucedido pela administração de uma dieta com baixo resíduo, tal como dieta completamente peletizada administrada 4 a 6 vezes/dia. Psyllium (120 g 1 vez/dia) por 3 a 6 semanas pode melhorar a cicatrização do cólon. A administração de misoprostol (ver Tabela 7.20) foi sugerida, mas não teve sua eficácia demonstrada. A excisão cirúrgica da lesão é difícil em razão da sua localização no abdome, mas o by-pass do cólon dorsal direito pode ser benéfico.[5] O *controle* envolve minimizar a quantidade de AINE administrados a equinos.

LEITURA COMPLEMENTAR

Bueno AC *et al.* Diagnosis and treatment of right dorsal colitis in horses. *Compend Contin Educ Pract Vet.* 2000;22:173.

REFERÊNCIAS BIBLIOGRÁFICAS

1. Noble G *et al. J Vet Intern Med.* 2012;26:1192.
2. McConnico R *et al. Am J Vet Res.* 2008;69:1496.
3. Marshall JF *et al. Equine Vet J.* 2011;43:140.
4. Reed SK *et al. Am J Vet Res.* 2006;67:398.
5. Lane JK *et al. Vet Surg.* 2010;39:879.

Obstrução do cólon menor

- Compactação do cólon menor[1]
- Obstrução por enterólito ou fecalito (ver a seção Enterólitos e fecalitos)
- Retenção de mecônio (ver a seção Cólica em potros)
- Atresia coli (ver a seção Cólica em potros)
- Estrangulamento por lipoma pedunculado, vólvulo, intussuscepção e herniação por meio de defeitos mesentéricos, incluindo o mesocólon ou ligamento gastresplênico, pedículo ovariano[2] ou ovário aumentado
- Neoplasia (intramural), incluindo linfoma[3]
- Hematoma
- Prolapso retal
- Ruptura do mesocólon
- Lipomatose do cólon
- Abscesso perirretal.

A probabilidade de ocorrência de qualquer causa específica de obstrução está relacionada a alguns fatores, inclusive idade, dieta e uso. Uma revisão de 84 casos de obstrução do cólon menor que foram submetidos à laparotomia revelou que a causa mais comum era compactação (37%), estrangulamento por lipoma pedunculado (27%), colite eosinofílica focal (6%) e aderências do cólon menor (6%).[4]

Epidemiologia

Doença do cólon menor está presente em, aproximadamente, 2,5 a 5% dos equinos tratados para cólica em centros de referência, e compactação de cólon menor representa aproximadamente 2% dos casos de cólica em equinos. Éguas idosas são mais comumente acometidas, embora as condições possam ocorrer em equinos de qualquer idade. Árabes, pôneis e cavalos miniatura estão sob maior risco de doença do cólon menor, embora outros estudos não tenham verificado essa predileção aparente. A ruptura do mesocólon ocorre durante o parto. A compactação do cólon menor pode surgir como surtos limitados a alguns equinos em uma única propriedade no decorrer de um período de dias a semanas, sem causa predisponente óbvia ou eventos incitantes. A *taxa de mortalidade* depende da condição e é de 10 a 40% para compactação de cólon menor.[1] A taxa de sobrevivência para alta do hospital e 1 ano e 2 anos após a correção cirúrgica de doença do cólon menor em equinos que sobreviveram à cirurgia foi de 91, 81 e 74%. Aproximadamente 80% dos equinos sobreviveram à cirurgia a curto prazo.[4]

Patogênese

A obstrução do cólon menor causa acúmulo de ingesta e de gás no cólon menor, aboral à obstrução e no cólon maior, com dilatação subsequente, dor e diminuição da motilidade. A dilatação do cólon menor pode prejudicar o fluxo sanguíneo com isquemia subsequente, necrose e ruptura ou perfuração do cólon menor. Encarceramento do cólon menor resulta em isquemia do segmento encarcerado e restrição do fluxo de ingesta. Sinais subsequentes são característicos de toxemia e obstrução intestinal. A alta proporção de equinos acometidos, nos quais *Salmonella* spp. é isolada, sugere que a colite está envolvida na patogênese da compactação do cólon menor.

Achados clínicos

Lesões não estrangulantes

Manifestam-se como cólica branda a moderada que pode persistir sem alteração na gravidade por até 36 h. A frequência cardíaca depende da gravidade da cólica, mas é, em média, de 60 bpm, com um intervalo de 30 a 110 bpm. Há desidratação branda. *Distensão abdominal* normalmente é branda inicialmente, mas aumenta conforme a enfermidade progride. Os borborigmos estão diminuídos e sons timpânicos podem se desenvolver conforme o cólon maior e o ceco se dilatam. O *exame de palpação retal* revela a presença de cólon maior dilatado, mas sem nenhuma evidência de deslocamento de cólon.

A *compactação do cólon menor* é palpável como uma coluna tubular de material no cólon menor, embora possa não ser detectada se a compactação estiver localizada na seção cranial do cólon menor. Por volta de 40% dos casos apresentam diarreia e 13% fazem força para defecar.[1] Febre está presente em, aproximadamente, um terço dos casos.[1] O exame de palpação retal revela a compactação do cólon menor, evidente como uma massa tubular no abdome caudal, em cerca de 40% dos casos, embora um exame completo por via retal seja difícil em razão da dilatação do cólon maior e pelo acúmulo de fezes no cólon menor distal. Há refluxo através da sonda nasogástrica em aproximadamente 30% dos casos.

Lesões estrangulantes

Lesões estrangulantes que interferem no suprimento sanguíneo do cólon menor normalmente se apresentam como cólica aguda, de intensidade moderada a grave. Há taquicardia e evidência de toxemia. A dilatação abdominal geralmente é marcante e há ausência de borborigmos. O exame de palpação retal revela dilatação do cólon maior e, ocasionalmente, dilatação do cólon menor de consistência macia e que pode ser comprimida.

A avulsão do mesocólon ocorre durante o parto e, com frequência, é evidente como *prolapso retal* na égua. A avulsão resulta em isquemia do cólon distal. Inicialmente, a égua não mostra sinais de dor, mas os sinais de toxemia se desenvolvem conforme a seção do cólon onde o mesocólon sofreu avulsão se torna necrótico.

Patologia clínica

Não há alterações características no hemograma ou no perfil bioquímico sérico. O líquido peritoneal é normal até que a viabilidade do cólon menor esteja comprometida e, nesse momento, a concentração de proteína e a contagem de leucócitos aumentam. *Salmonella* spp. é isolada em, aproximadamente, 20% dos casos de compactação de cólon menor, o que sugere colite na patogênese da enfermidade.

Achados de necropsia

A compactação de cólon menor é evidente como uma coluna tubular de ingesta firme no cólon menor, com dilatação do cólon maior. Acidentes do cólon menor, como ruptura do mesocólon durante o parto e intussuscepção, são imediatamente aparentes.

Diagnóstico diferencial

Ver Tabela 7.19.

Tratamento

Compactação do cólon menor

Os princípios do tratamento de compactação do cólon menor são alívio da dor e da compactação. Equinos com sinais de cólica branda a moderada, facilmente controlada pelo uso de analgésicos, devem ser tratados clinicamente. Equinos com dor intratável ou dor progressivamente pior, dilatação abdominal e líquido peritoneal anormal devem ser tratados de forma cirúrgica. Equinos tratados cirurgicamente apresentam prognóstico pior do que os tratados clinicamente, provavelmente por apresentarem enfermidade mais grave.

O *tratamento clínico* da compactação de cólon menor envolve a administração de analgésicos (ver Tabela 7.15); correção das anormalidades hidreletrolíticas e ácido-base e administração de amolecedores fecais (ver Tabela 7.16). Tratamentos para acelerar o amolecimento e a eliminação da compactação incluem super-hidratação, administração de sulfato de magnésio ou de sódio e lubrificantes, como óleo mineral e, ocasionalmente, administração de um enema em um equino em posição quadrupedal. A super-hidratação deve ser realizada por via intramuscular ou pela administração oral de fluidos poliônicos em uma dose de três a cinco vezes o volume de manutenção (10 mℓ/kg/h). A administração de enemas para equinos em posição quadrupedal é controversa e deve ser realizada com cautela para não ocasionar a ruptura do cólon menor. A trocaterização do cólon maior ou do ceco pode ser necessária em equinos com dilatação abdominal grave. A trocaterização pode ser associada a efeitos adversos, incluindo peritonite e hemorragia.[5,6]

Acidentes do cólon menor, inclusive estrangulamento e intussuscepção, requerem correção cirúrgica e, em algumas situações, abordagem parainguinal.[7-10] A correção cirúrgica da ruptura do mesocólon não está disponível em razão do acesso cirúrgico limitado ao local da lesão.

LEITURA COMPLEMENTAR

Prange T. Small colon obstructions in foals. Equine Vet Educ. 2013;25:293-296.

Schumacher J, Mair TS. Small colon obstructions in the mature horse. Equine Vet Educ. 2002;14:19.

REFERÊNCIAS BIBLIOGRÁFICAS

1. Frederico LM et al. JAVMA. 2006;229:1612.
2. Pilati N et al. Equine Vet Educ. 2013;25:290.
3. Smith KM et al. Equine Vet Educ. 2013;25:74.
4. de Bont MP et al. Equine Vet J. 2013;45:460.
5. Scotti GB et al. Equine Vet Educ. 2013;25:184.
6. Unger L et al. Equine Vet Educ. 2014;26:430.
7. Espinosa Buschiazzo CA et al. Equine Vet Educ. 2010; 22:223.
8. Prange T et al. Vet Surg. 2010;39:748.
9. Barrett EJ et al. Equine Vet Educ. 2013;25:442.
10. Klohnen A. Equine Vet Educ. 2013;25:447.

Cólica espasmódica

Etiologia

A cólica espasmódica ocorre esporadicamente e os fatores causais normalmente não são identificados. Causas sugeridas incluem excitação, tal como ocorre durante tempestades com raios, preparação para apresentações ou corridas; e ingestão de água gelada com o corpo quente e suando após exercício, embora faltem evidências epidemiológicas dessas associações. A presença de uma alta carga parasitária de cestódeos é relacionada a alta incidência de cólica espasmódica (não diagnosticada). A penetração de larvas de *Strongylus vulgaris* na mucosa e a migração pela submucosa são conhecidas como causa de alterações na atividade mioelétrica do íleo, que pode levar ao desenvolvimento de cólica em equinos. Cólica psicogênica raramente ocorre em equinos.

Epidemiologia

A condição é esporádica. Acomete equinos de todas as idades, mas não é reconhecida em potros jovens. Aparentemente, não há predisposição por raça ou gênero.

Patogênese

Acredita-se que a hipermotilidade da cólica espasmódica em equinos decorra de um aumento no tônus parassimpático, sob a influência dos agentes causais mencionados anteriormente.

Achados clínicos

A cólica espasmódica em equinos é caracterizada por *ataques breves de dor abdominal*. A dor é intermitente, com o equino rolando, pateando e escoiceando por alguns minutos, e então espojando e levantando normalmente por alguns minutos até que o próximo ataque de dor ocorra. Os sons intestinais com frequência são audíveis a alguma distância do equino e borborigmos semelhantes a estrondos altos são captados à auscultação. O pulso está moderadamente aumentado para, aproximadamente, 60 bpm e pode haver algumas áreas irregulares de sudorese, mas os achados de palpação retal são negativos e não há diarreia. O exame de palpação retal normalmente não revela anormalidades. Os sinais costumam desaparecer espontaneamente em algumas horas.

Patologia clínica e achados de necropsia

Os exames laboratoriais não são usados no diagnóstico e a enfermidade não é fatal.

Diagnóstico diferencial

Ver Tabela 7.19.

Tratamento

A hipermotilidade aguda que ocorre na cólica espasmódica normalmente é transitória, e o uso de espasmolíticos específicos não é necessário. Detomidina, xilazina ou butorfanol são analgésicos efetivos. A administração de hioscina é efetiva. Os equinos acometidos com frequência recebem óleo mineral (1 mℓ/kg) por sonda nasogástrica.

Timpanismo intestinal em equinos

É uma das causas mais comuns de cólica; representa, aproximadamente, 64% dos equinos com doença abdominal aguda no Japão.[1]

Etiologia

A causa da maioria dos timpanismos intestinais idiopáticos não é conhecida, embora a ingestão de alimentos verdes altamente fermentáveis seja considerada um fator de risco. O fornecimento de rações ricas em grãos é relacionado a alterações no conteúdo do cólon que podem predispor ao timpanismo. O timpanismo intestinal ocorre secundariamente às doenças obstrutivas que impedem a passagem aboral de ingesta e de gás.

Patogênese

A produção excessiva de gás ou sua retenção em um segmento de intestino causam dilatação e dor abdominal aguda. A dilatação intestinal diminui a motilidade intestinal e pode contribuir para o curso da enfermidade. Timpanismo grave pode interferir na respiração normal e na função cardiovascular (ver seção Patogênese da cólica equina).

Achados clínicos

A dilatação abdominal é evidente e a dor é aguda e grave. Os sons do peristaltismo estão diminuídos, mas o líquido pode ser auscultado se movendo em alças intestinais preenchidas por gás, produzindo um som de tilintar metálico. Os sons de *ping* consistentes com vísceras intensamente dilatadas pode ser auscultado à percussão auscultatória do abdome. À palpação retal, alças intestinais preenchidas por gás na cavidade abdominal tornam impossível o exame adequado do seu conteúdo.

No timpanismo primário, há intensa eliminação de flatulência. É importante diferenciar o timpanismo primário do que ocorre secundariamente à doença obstrutiva, tal como enterolitíase e deslocamento do cólon.

Patologia clínica

As avaliações laboratoriais não têm valor diagnóstico.

Achados de necropsia

Em casos de timpanismo secundário, a obstrução causal é evidente. Em casos primários, os intestinos estão preenchidos por gás, e as fezes normalmente estão pastosas e amolecidas.

Diagnóstico diferencial

Ver Tabela 7.19.

Tratamento

Os princípios de tratamento são o alívio da dor e da dilatação, manutenção da hidratação e diminuição da produção de gás. No timpanismo secundário, a doença primária deve ser identificada e tratada.

A dor deve ser aliviada pela administração de xilazina, detomidina ou butorfanol ou agentes similares (ver Tabela 7.21). A dilatação do intestino deve ser aliviada pela trocaterização, que deve ser realizada apenas se não houver resposta ou caso haja resposta mínima à administração de analgésicos e não tenha retorno à atividade peristáltica normal em razão do risco de peritonite, hemorragia ou infecção.[2] A trocaterização pode ser realizada percutaneamente ou via retal.[3] A hidratação normal deve ser restaurada por administração intravenosa de fluidos poliônicos. A produção intestinal de gás deve ser minimizada pela administração de óleo mineral ou um laxativo similar (ver Tabela 7.16).

REFERÊNCIAS BIBLIOGRÁFICAS

1. Higuchi T. J Equine Sci. 2006;17:17.
2. Unger L et al. Equine Vet Educ. 2014;26:430.
3. Scotti GB et al. Equine Vet Educ. 2013;25:184.

Arterite mesentérica verminótica (aneurisma verminótico e cólica tromboembólica)

Etiologia

Não é conhecida, embora presumivelmente seja resultado de tromboembolismo que se origina em locais de arterite verminótica na artéria mesentérica cranial.

Epidemiologia

Acredita-se que a enfermidade seja mais prevalente entre equinos sob regime de vermifugação deficiente; entretanto, exceto em casos extremos nos quais o animal vem a óbito e é avaliado por exame de necropsia, ou quando submetido à laparotomia exploratória, o diagnóstico não é confirmado. Portanto, medidas precisas quanto à sua incidência não estão disponíveis. Casos ocorrem em potros tão jovens quanto 3 a 6 meses de idade. A incidência da doença tem diminuído de forma marcante com o advento de anti-helmínticos de amplo espectro efetivos e a prevenção quase completa da infecção por *Strongylus* spp. em países desenvolvidos. O exame *post mortem* de 46 equinos na Sardenha, que foram relatados como tratados com anti-helmínticos de amplo espectro, identificou lesões macroscópicas na artéria mesentérica cranial de todos os equinos e larvas de *S. vulgaris* em 39% deles.[1]

Patogênese

A migração de larvas de *Strongylus vulgaris* na parede da *artéria mesentérica cranial* e dos seus ramos ocorre em equinos. A presença de larvas causa lesões inflamatórias crônicas ativas e espessamento da túnica íntima e da túnica adventícia das artérias ileocecal e cólica.[1] Essas lesões podem causar tromboêmbolos que restringem o suprimento sanguíneo para os intestinos, com subsequente isquemia e disfunção. A cólica recorrente da arterite verminótica possivelmente é causada por prejuízo ao suprimento vascular e nervoso para o intestino. A doença é basicamente um infarto da parede intestinal sem deslocamento do intestino. O intestino delgado, cólon e ceco podem ser afetados. A doença também foi associada a larvas de ciatostomíneos.

Achados clínicos

Os sinais variam dependendo da gravidade da enfermidade. Assume-se que *cólicas brandas intermitentes* que respondem a analgésicos a curto prazo e anti-helmínticos a longo prazo são causadas por arterite verminótica. Os equinos acometidos com frequência estão deprimidos e passam longos períodos em decúbito. Perda de peso e inapetência são características da enfermidade em alguns equinos. A doença pode ter curso de semanas a meses.

Casos agudos graves da doença são causados por infarto de regiões ou de todo o segmento do intestino delgado, ceco ou cólon. Os equinos acometidos apresentam início agudo de dor abdominal grave, taquicardia (> 100 bpm) e sudorese. A auscultação revela diminuição dos borborigmos. À palpação retal, há distensão branda do intestino delgado ou do cólon maior, dependendo do segmento de intestino acometido. Raramente há sinais de obstrução intestinal. A palpação da artéria mesentérica cranial pode revelar espessamento e dor, mas não é um sinal diagnóstico útil em casos de doença aguda. A *morte* é causada por peritonite secundária à desvitalização do intestino[2], normalmente 24 h após o início dos achados clínicos.

Patologia clínica

Não há alterações diagnósticas no hemograma ou no perfil bioquímico sérico. Equinos com lesão da artéria mesentérica apresentam volume corpuscular médio, hemoglobina corpuscular média, concentrações de α-2 globulinas, -β-globulinas e γ-globulinas maiores do que equinos saudáveis.[1] O líquido peritoneal em casos brandos pode apresentar elevações leves na concentração de proteínas e na contagem de leucócitos. Em casos graves, a concentração de proteína no líquido peritoneal está aumentada (> 25 g/ℓ, 2,5 g/dℓ), assim como a contagem de leucócitos (9.000 a 100.000 células/μℓ, 9 a 100 × 10^3 células/ℓ).

Achados de necropsia

Infarto do cólon e do ceco são mais comuns e evidentes como gangrena de grandes seções do órgão ou lesões puntiformes multifocais, que são vermelhas e edemaciadas. A avaliação histológica raramente revela a presença de trombos. Com frequência, há arterite verminótica da artéria mesentérica cranial, evidente como espessamento da íntima e adelgaçamento do lúmen.[1,3]

Diagnóstico diferencial

Ver Tabela 7.19.

Tratamento

Casos brandos recorrentes são tratados com analgésicos, como flunixina meglumina (ver Tabela 7.15), laxantes, como óleo mineral (ver Tabela 7.16), e anti-helmínticos (ivermectina 200 μg/kg VO, ou fenbendazol 50 mg/kg VO, a cada 24 h por 3 dias).

Casos graves são tratados com analgésicos (ver Tabela 7.15), administração intravenosa de fluidos (ver Capítulo 5) e tratamento de suporte. Normalmente, a gravidade da cólica requer exploração cirúrgica do abdome com ressecção de lesões pequenas. Casos mais graves não sobrevivem.

LEITURA COMPLEMENTAR

White NA. Thromboembolic colic in horses. Compend Contin Educ. 1985;7:S156-S161.

REFERÊNCIAS BIBLIOGRÁFICAS

1. Pilo C et al. Vet Parasitoly. 2012;184:161.
2. Fjordbakk CT, Gunnes G. J Equine Vet Sci. 2012; 32:638.
3. Marinkovic D et al. Acta Veterinaria-Beograd. 2009; 59:231.

Abscesso retroperitoneal (abscesso abdominal interno, peritonite crônica e bursite omental)

Uma forma reconhecida de cólica recorrente ou intermitente é associada a um abscesso na cavidade abdominal. Os abscessos normalmente são *retroperitoneais*, e algumas vezes envolvem a bursa omental, e o extravasamento crônico deles na cavidade peritoneal causa peritonite crônica ou recorrente. A recuperação completa é difícil, e há uma alta taxa de falha no tratamento. Esses abscessos resultam de:

- Infecção de um *aneurisma verminótico*, principalmente em equinos jovens
- *Infecção metastática por S. equi* (garrotilho bastardo)
- *Perfurações mínimas na parede intestinal*, permitindo extravasamento mínimo de conteúdo de maneira que o omento contenha o extravasamento
- Erosão por meio de um *granuloma gástrico* associado a *Habronema* sp. ou um carcinoma de células escamosas da parede do estômago
- Em *éguas*, ocorre o desenvolvimento de um abscesso na fáscia pélvica após *laceração da parede do reto durante o diagnóstico de gestação*
- Abscessos causados por *R. equi* em potros.

Os *achados clínicos* sugestivos da enfermidade incluem cólica persistente ou crônica intermitente e perda de peso. *Febre* é comum, e *graus variados de anorexia* são típicos. Em casos com peritonite crônica concomitante ou bursite omental, a quantidade de exsudato inflamatório pode ser grande o suficiente para causar distensão abdominal. Quando o abscesso é perirretal e na fáscia pélvica podem haver tenesmo e constipação intestinal causados por retenção voluntária de fezes.

Ao *exame de palpação retal*, pode ser possível sentir o abscesso ou as aderências a um abscesso. Com frequência eles são múltiplos e bastante grandes e aderidos uns aos outros, de maneira que bandas tensas de mesentério podem ser palpadas, que irão levar a mão até o local do abscesso. Dor normalmente é incitada por palpação retal dos locais infectados e por palpação firme da parede abdominal externa. Ultrassonografia através da parede abdominal foi usada para localizar um grande abscesso retroperitoneal em potro.

O *hemograma*, principalmente nos casos agudos, é caracterizado por neutrofilia, que pode ser tão alta quanto 30.000/μℓ, com desvio à esquerda. *Anemia crônica* causada por depressão de medula óssea pode ocorrer, assim como o aumento do *fibrinogênio plasmático* e *hipoalbuminemia*. A abdominocentese pode revelar líquido turvo com concentração de proteína maior do que 2,5 g/dℓ e aumento na contagem de leucócitos. Se for possível enviar amostra para a cultura, as bactérias agentes causais normalmente são *S. equi, S. zooepidemicus, Corynebacterium equi, C. pseudotuberculosis* ou infecções mistas, caso tenha ocorrido extravasamento intestinal. É comum haver a falha no crescimento de bactérias a partir da efusão peritoneal, mesmo quando há uma infecção ativa em um abscesso retroperitoneal.

Abscessos intra-abdominais devem ser diferenciados de *neoplasias abdominais* em equinos. Anorexia, perda de peso, febre, cólica e depressão são comuns em ambas as síndromes. Os achados laboratoriais em ambos os grupos são similares, mas o exame citológico do líquido peritoneal pode revelar um diagnóstico preciso em casos de neoplasia.

A parede do estômago comprometida ou perfurada pode resultar em aderências ao baço e desenvolvimento de abscessos esplênicos em equinos.[1] Nesses animais, uma dor intensa pode ser provocada pela palpação firme do abdome no flanco esquerdo logo atrás da última costela. Abscessos no fígado não são localizados com tanta facilidade. Abscessos na fáscia pélvica costumam não ser muito discretos, mas notados instantaneamente ao inserir a mão pelo reto.

Tratamento

O *tratamento* com antimicrobianos de amplo espectro é indicado, e a resposta inicial é boa, mas com frequência transitória se o curso normal do tratamento for de apenas 3 a 5 dias. O prognóstico normalmente é empírico em razão da dificuldade em eliminar completamente a infecção. O tratamento deve ser mantido por pelo menos 2 semanas e, em alguns casos, por um período de 2 ou mesmo 4 a 5 meses. Pode ser possível tratamento cirúrgico, mas ele normalmente não é efetivo em razão da deformidade da região pela aderência, e o desfecho comum é o de laceração do intestino e extravasamento de conteúdo na cavidade peritoneal, ao tentar exteriorizar a lesão.

REFERÊNCIA BIBLIOGRÁFICA

1. Lohmann KL et al. Can Vet J. 2010;51:1400.

Lacerações retais

Lacerações iatrogênicas no reto de equinos são problemas graves na clínica equina. Elas são a principal causa de processos por má prática profissional do médico-veterinário, compondo aproximadamente 7% dos pedidos de seguro contra os médicos-veterinários que atuam na clínica equina nos EUA, e podem representar uma grave perda econômica para o proprietário. A ocorrência de lacerações retais com frequência é um evento carregado de emoções, uma vez que são momentos inesperados que normalmente ocorrem em animais sadios sendo submetidos a exame de palpação retal de rotina. O diagnóstico imediato e o tratamento vigoroso, juntamente com a total sinceridade com o proprietário ou tratador do equino quanto aos eventos são essenciais para aumentar a probabilidade de um bom desfecho para o cavalo e para a relação veterinário-cliente.

Lacerações retais também ocorre em *bovinos* e *ovinos* durante procedimentos reprodutivos, incluindo diagnóstico de gestação manual em bovinos e durante a inserção de transdutor de aparelho de ultrassonografia via retal (VR) em ovinos. A frequência e os fatores de risco não são relatados.

Etiologia

A etiologia das lacerações retais costuma ser imediatamente aparente, com a grande maioria das lacerações retais em equinos sendo de origem iatrogênica. Ruptura iatrogênica ocorre durante o exame de palpação retal por médicos-veterinários ou por pessoas leigas para manejo reprodutivo (égua de cria) ou exame de outra estrutura intra-abdominal, por exemplo, durante a avaliação de um equino com cólica.[1] A ruptura espontânea não iatrogênica pode ocorrer associada às lesões com infarto do cólon menor distal ou do reto, lesões durante o parto ou coito e trauma malicioso causado pela inserção de objetos estranhos por assistentes.[2] É importante que não se assuma que as lacerações retais são iatrogênicas até que uma avaliação completa do animal e do histórico tenha sido realizada.

Epidemiologia

Os *fatores de risco* para lacerações retais em equinos não foram quantificados. Relatos quanto à *frequência* não fornecem informações acerca do *risco relativo* de ocorrência para um animal individual. Por exemplo, lacerações retais acontecem com maior frequência em éguas, mas o risco de uma laceração retal ocorrer em uma égua expresso em risco por exame ou risco por ano pode ser menor do que para um garanhão. A ocorrência menos frequente em garanhões (ou seja, o número de casos) pode decorrer do fato de que garanhões são submetidos à exame de palpação retal com frequência muito menor do que as éguas. Feita essa ressalva, associações identificadas às lacerações retais incluem:

- Idade: ao contrário das especulações anteriores, o aumento da idade provavelmente é um fator de risco para lacerações retais em equinos, que são mais frequentes em animais > 9 anos de idade[1]
- Gênero: a condição é mais comum em éguas[1], provavelmente porque elas são submetidas a exame de palpação retal com

maior frequência, como parte do manejo reprodutivo de rotina. O risco relativo para éguas *versus* garanhões e cavalos machos castrados não é conhecido

- Raça: Árabes e cavalos miniaturas americanos parecem estar sob maior risco de lacerações retais iatrogênicas[1]
- Tamanho: animais menores podem estar sob maior risco
- Contenção inadequada: equinos devem ser adequadamente contidos para o exame de palpação retal (ver seção Prevenção)
- Preparação inadequada do reto: o reto e o cólon menor distal devem ser esvaziados de fezes antes que um exame dos órgãos reprodutivos ou do trato gastrintestinal seja realizado
- A experiência do examinador não é um fator de risco para lacerações retais em equinos
- O uso de transdutores ultrassonográficos VR não parece aumentar o risco de lacerações retais.

Patogênese

Lacerações retais ocorrem em equinos em razão do reto de cavalos ser relativamente sensível e frágil e acontecerem contrações poderosas durante a palpação retal. Em contrapartida, o reto bovino é relativamente resistente e, embora lesionado com frequência, raramente se rompe. Lacerações ocorrem em razão da tensão excessiva na parede retal. Isso normalmente ocorre em equinos pelo peristaltismo e contração do reto sobre a mão do examinador, com a separação do reto ocorrendo em geral sobre o dorso da mão.

A ruptura completa da porção peritoneal do reto resulta em contaminação fecal do abdome e início rápido de peritonite séptica e morte. Lacerações na porção não peritoneal do reto (ou seja, caudal à reflexão peritoneal) causam celulite perirretal e abscedação.

Achados clínicos

Os achados clínicos mais proeminentes diante da ocorrência de lacerações retais são sangue na luva de palpação do examinador. O tingimento com sangue de uma pequena quantidade de muco ou de lubrificante normalmente não é associado a lacerações retais (embora isso deva ser verificado por repetição do exame), enquanto hemorragia franca na luva é indicativo de laceração retal. O reto de um equino adulto de 450 kg tem, aproximadamente, 30 cm de comprimento e está parcialmente dentro do abdome, onde é coberto por peritônio, e parcialmente no canal pélvico, onde não é envolvido por peritônio, mas sustentado por tecido conjuntivo espesso e músculo. A porção peritoneal do reto é sustentada dorsalmente pelo mesorreto (mesocólon). A maioria das lacerações iatrogênicas em equinos ocorre a 25 a 30 cm do ânus, mas podem ocorrer a até 60 cm do ânus, na porção peritoneal do reto. As lacerações são quase sempre na parede dorsal ou dorsolateral e são longitudinais (paralelas ao eixo longo do reto). Especula-se que a parede dorsal do reto seja mais fraca do que outros segmentos, pois ela não é coberta por serosa, e os vasos sanguíneos perfuram as camadas musculares, enfraquecendo-as.

Lacerações retais em equinos foram classificadas de acordo com as camadas da parede do reto que foram rompidas. Também representam um guia útil para os achados clínicos esperados e para o tratamento indicado:

- *Grau I:* ruptura apenas da mucosa e da submucosa. Normalmente, não há outros achados clínicos além de algum sangue na luva de palpação utilizada pelo examinador. A maioria dessas lesões ocorre na mucosa do aspecto ventral do reto
- *Grau II:* ruptura da camada muscular da parede retal, com as superfícies mucosa e serosa intactas. Essa é uma forma de laceração reconhecida raramente. Há achados clínicos mínimos
- *Grau IIIa:* a laceração inclui as camadas mucosa, submucosa e muscular, mas a superfície serosa está intacta. Esse grau de laceração normalmente causa peritonite séptica. Caso a laceração seja caudal à reflexão peritoneal, a fáscia pélvica torna-se infectada, mas a infecção pode permanecer nela por 7 a 10 dias, formando celulite local ou abscesso. Durante esse período, o equino provavelmente será acometido por peritonite branda crônica, com dor abdominal branda, febre e toxemia leve. Ao final desse período, a infecção pode erodir através do peritônio e causar peritonite difusa grave e aguda ou ruptura pelos tecidos perianais causando uma fístula
- *Grau IIIb:* a laceração é na parede dorsal e inclui mucosa, submucosa e músculos. Uma vez que não há camada serosa nessa posição, a laceração se estende para o mesocólon. Normalmente, há peritonite séptica
- *Grau IV:* ruptura completa com extravasamento de material fecal no espaço peritoneal. Os achados clínicos de peritonite séptica são graves e a morte é quase inevitável.

Equinos com laceração retal não apresentarão qualquer sinal imediato de desconforto. Entretanto, caso a laceração seja graus III ou IV, o equino mostrará sinais de peritonite séptica, inclusive elevação da frequência cardíaca e respiratória, sudorese e aumento do tempo de preenchimento capilar e alteração da coloração de membranas mucosas em 1 a 2 h.

Patologia clínica

Alterações hematológicas e bioquímicas séricas em equinos com lacerações graus III e IV são consistentes com peritonite séptica aguda. Essas alterações incluem leucopenia e neutropenia, aumento da contagem de neutrófilos bastonetes, inicialmente aumento do hematócrito e da concentração de proteína total, após o que pode diminuir a concentração de proteína total sérica, conforme ela extravasa para o abdome. O líquido peritoneal apresenta maior contagem de leucócitos e concentração de proteína. O exame citológico revela a presença de neutrófilos degenerados, bactérias intracelulares e extracelulares e material vegetal. Material lipídico pode ser detectado no líquido peritoneal se houver extravasamento de óleo mineral por meio da laceração.[3]

Prognóstico

A *taxa de mortalidade* varia, dependendo do tipo de laceração (ver, a seguir, seção Achados clínicos). Quase todos os equinos com lacerações graus I ou II sobrevivem, enquanto a taxa de sobrevivência para equinos com lacerações grau III tratados adequadamente é de 60 a 70%. Quase todos os equinos com laceração grau IV morrem. As taxas de sobrevivência para as lacerações retais de graus I, II, III e IV são de 100, 100, 38 e 2% para equinos tratados em um centro de referência.[1]

Tratamento

Se a pessoa que está realizando o exame de palpação retal sentir a mucosa lacerar, se houver sangue na luva de palpação retal ou se o equino que foi examinado VR até 2 h antes começar a apresentar sudorese e manifestar sinais de dor abdominal, deve-se suspeitar de laceração retal. Um exame completo deve ser conduzido imediatamente, mas é necessário ter muito cuidado para evitar ainda mais lesão do reto. Os princípios de tratamento são verificar a presença da laceração, determinar sua gravidade, evitar o extravasamento de material fecal na cavidade peritoneal ou tecidos adjacentes, tratar a peritonite séptica, evitar o aumento da laceração e prover alívio da dor.

Cuidado imediato

Se houver suspeita de laceração retal, o equino deve ser contido da maneira adequada e examinado imediatamente. Não deve haver demora em conduzir o exame. O cliente deve ser informado quanto à possibilidade de laceração retal. Medidas de primeiros-socorros tomadas no momento de uma laceração grau III ou IV podem ter influência significativa no desfecho do caso. Equinos com lacerações retais grau III ou IV devem receber tratamento de primeiros-socorros e então serem encaminhados para avaliação e tratamento mais completos.[4]

A existência de uma laceração deve ser determinada e sua gravidade avaliada. Isso é mais bem realizado sedando o equino, fornecendo analgesia local para a mucosa do reto e do ânus e fazendo exames manual e visual cuidadosos da mucosa retal. A sedação pode ser realizada por meio da administração de um agonista adrenérgico (xilazina, romifidina e detomidina) com ou sem um medicamento narcótico (butorfanol, meperidina, petidina e morfina). A analgesia do reto e do ânus pode ser induzida por anestesia epidural (lidocaína ou xilazina) ou pela aplicação local de lidocaína gel ou enema de lidocaína (10 a 15 mℓ de lidocaína 2% em 50 a 60 mℓ de água infundidos dentro do reto). O peristaltismo pode ser diminuído pela administração de hioscina (brometo de *N*-butilescopolamina, 0,3 mg/kg IV).

O exame manual ou visual do reto pode ser realizado. O exame manual é realizado após lubrificação generosa do ânus e da mão e braço do examinador. Algumas autoridades preferem o uso da mão sem luva de palpação para esse exame em razão da diminuição da sensibilidade quando veste-se luvas. Entretanto, deve-se ter em mente os riscos para o examinador por não usar uma barreira de proteção (luvas) durante o exame de palpação retal. As fezes devem ser removidas do reto e um exame digital completo e cuidadoso deve ser realizado. Se uma laceração for detectada, a posição, a distância e a profundidade da mesma devem ser determinadas. O exame digital cuidadoso deve ser usado para estabelecer o número de camadas envolvidas e se há ruptura do reto e comunicação com o espaço peritoneal.

De maneira alternativa, o reto pode ser examinado visualmente por um espéculo vaginal de égua ou usando um endoscópio. É provável que ambas as abordagens minimizem mais danos ao local. Esses exames podem ser prejudicados pela presença de material fecal.

Se uma laceração grau III ou IV for detectada, então o equino deve receber antibiótico de amplo espectro (penicilina, aminoglicosídeos e, possivelmente, metronidazol) e AINE, e encaminhado para avaliações mais completas. Alguns, mas não todos os especialistas, recomendam a colocação de um tampão retal para evitar ainda mais contaminação pela laceração retal. Esse tampão é formado por uma malha tubular de 7,5 cm na qual é inserido um rolo de algodão (aproximadamente 250 g). O rolo é umedecido com solução de iodopovidona, lubrificado e inserido no reto na região da laceração. Anestesia epidural deve evitar a expulsão do rolo a curto prazo.

O encaminhamento e o cuidado imediatos são essenciais para maximizar a probabilidade de um bom desfecho em equinos com lacerações graus III e IV.

Lacerações graus I e II

O tratamento dessas lacerações é clínico. Os equinos devem receber antibióticos de amplo espectro e as fezes devem ser amolecidas pela administração de óleo mineral. Essas feridas cicatrizam em 7 a 10 dias.

Lacerações grau III

Tanto o tratamento clínico como cirúrgico são efetivos em, aproximadamente, 60 a 70% dos casos de lacerações de grau III. O tratamento de escolha depende do conhecimento e da experiência do clínico e da condição financeira do proprietário do equino. O tratamento cirúrgico inclui o reparo direto da laceração (para aquelas lesões que podem ser expostas via ânus), colocação de uma tela retal via laparotomia ventral e realização de uma colonostomia de alça. Muitas técnicas são descritas.[5,6] A correção cirúrgica deve ser complementada pelo tratamento agressivo da peritonite.

O tratamento clínico inclui a administração de antibióticos de amplo espectro (como penicilina, aminoglicosídeos e metronidazol), fármacos antiendotóxicos (como soro hiperimune ou sulfato de polimixina), AINE, fluidos cristaloides, fluidos coloides (hetastarch e plasma) e heparina, bem como outros cuidados. A lavagem peritoneal pode ser indicada. A avaliação manual do reto a intervalos frequentes (a cada 1 a 2 h por 72 h e então 4 a 6 vezes/dia durante mais 7 dias) foi sugerida para melhorar o prognóstico, embora outros sejam cautelosos com relação à evacuação manual do reto em razão do risco de piora da laceração.

Lacerações grau IV

Lacerações dessa gravidade requerem intervenção cirúrgica imediata para minimizar a contaminação fecal do peritônio. Entretanto, o prognóstico desfavorável e o custo alto do tratamento, associados à baixa taxa de sucesso da intervenção cirúrgica nesses casos, significa que a maioria dos equinos será eutanasiada. Se for tentado o cuidado cirúrgico, deve haver tratamento clínico agressivo da peritonite.

Prevenção

Conforme indicado anteriormente, as lacerações retais podem ocorrer durante o exame de palpação realizado mesmo pelo examinador mais experiente. De maneira ideal, o proprietário deve ser informado acerca dos riscos inerentes à palpação retal e um consentimento explícito para a realização do exame deve ser obtido. Isso é especialmente importante para animais que estão sob maior risco de laceração retal.

O exame deve ser feito apenas quando houver uma razão clínica clara para a sua realização, quando o animal for um candidato adequado para o exame de palpação retal e quando o animal puder ser adequadamente contido para permitir que um exame completo seja realizado em relativa segurança tanto para o examinador quanto para o animal.

O examinador deve prosseguir cautelosamente com o exame. A mão e o braço com luva do examinador devem ser bem lubrificados com um lubrificante a base de água. O ânus deve ser dilatado gentilmente usando os dedos em forma de cone. As fezes devem ser retiradas do reto, de maneira que esteja vazio até grande parte da extensão cranial à região que será examinada. Se o equino for ansioso e estiver contraindo muito, ou se houver peristaltismo excessivo, o animal deve ser sedado e fármacos antiperistálticos (como a hioscina) devem ser administrados. O exame deve ser interrompido se o equino começar a relutar ou resistir excessivamente ao exame. A aplicação de um pito (cachimbo) com frequência facilita o exame.

Durante o exame, deve-se ter cuidado para não resistir às ondas peristálticas; a mão deve ser retirada antes do avanço dessas ondas e reinserida conforme a peristalse passe. Os dedos devem ser abertos durante o exame e deve-se ter cuidado para não realizar pressão excessiva sobre uma região pequena do reto, tal como pode ocorrer ao tentar palpar o ovário ou uma alça intestinal dilatada.

A laceração retal em um equino é uma causa comum de processos por má conduta profissional, e o médico-veterinário envolvido nesse caso deve ser aconselhado a recomendar ao proprietário do equino uma segunda opinião a outro médico-veterinário, para minimizar qualquer engano.

REFERÊNCIAS BIBLIOGRÁFICAS

1. Claes A et al7. JAVMA. 2008;233:1605.
2. Hvozdik A et al. Vet J. 2006;172:374.
3. Brown JS et al. Vet Clin Pathol. 2011;40:265.
4. Kannegieter N et al. Aust Equine Vet. 2011;30:45.
5. Kay AT et al. Vet Surg. 2008;37:345.
6. Stewart SG et al. JAVMA. 2014;245:816.

Diarreia aguda de potros lactentes

Etiologia

As causas de diarreia em potros lactentes estão listadas na Tabela 7.22. A razão da diarreia não é determinada em um grande número de potros, em parte porque a doença normalmente é esporádica, branda e transitória. Os agentes infecciosos que causam diarreia mais comumente identificados em potros em haras de criação na Grã-Bretanha incluem rotavírus, *C. perfringens, Salmonella, Cryptosporidium* sp. e *Strongyloides westeri,* embora a importância relativa de muitos patógenos varie entre 1 ano e outro, entre propriedades e entre uma região e outra.[1] Patógenos potenciais podem ser isolados tanto de potros com diarreia quanto de potros saudáveis[2], tornando o diagnóstico etiológico da causa de diarreia desafiador. Em mais de 1.000 potros examinados em criatórios no Reino Unido, a doença mais comum foi a diarreia com alterações sistêmicas (febre, taquicardia, depressão, desidratação ou combinações entre esses sintomas) acometendo 5,9% dos potros com < 30 dias de idade. Aproximadamente metade desses potros foi positivo para a detecção de rotavírus.[1]

Agentes etiológicos infecciosos foram isolados em 55% dos 223 potros hospitalizados nos EUA para o tratamento de diarreia, com 78% dos 122 potros positivos apresentando apenas um organismo isolado.[3] Os potros foram testados quanto à presença de rotavírus, *Salmonella* spp., *C. perfringens, C. difficile,* coronavírus, helmintos e *Cryptosporidium.* Rotavírus foi o organismo mais comumente detectado e foi identificado em 20% dos potros.

Tabela 7.22 Características epidemiológicas e clínicas de potros lactentes com diarreia.

Agente etiológico	Fatores epidemiológicos importantes	Principais achados clínicos; critérios diagnósticos
Idiopática		
Diarreia do cio do potro	Potros < 2 semanas de idade	Sem sinais sistêmicos de doença; a diarreia é branda e pastosa Não há critérios diagnósticos específicos
Causas bacterianas		
Sepse (coliformes, *Actinobacillus* sp., *Salmonella* sp., *Klebsiella* sp., e outros)	Potros neonatos com < 2 semanas de idade; falha na transferência de imunidade passiva	Sinais de sepse sistêmica adicionalmente à diarreia; febre, depressão, decúbito, falha em mamar, aumento de volume das articulações, pneumonia, onfalite e onfaloflebite; *hemocultura*
Salmonella sp.	Surtos em potros neonatos, mesmo naqueles com transferência de imunidade passiva adequada; a égua é o portador provável Higiene no parto pode evitar a enfermidade	Início agudo de diarreia, depressão, febre e toxemia; *hemocultura e cultura de fezes*
Escherichia coli	Não é uma enfermidade bem documentada em potros (ver bezerros e leitões)	Diarreia não fétida; *cultura de fezes revela intenso crescimento de E. coli mucoide* (evidência apenas circunstancial)
Enterococcus (*Streptococcus*)	Potros jovens; a doença raramente é relatada	Diarreia; *demonstração do crescimento de S. duran nas fezes*
Rhodococcus equi	Potros 2 a 5 meses de idade, algum histórico de doença respiratória	Diarreia associada a pneumonia por *R. equi; cultura do trato respiratório*
Clostridium difficile	< 2 semanas de idade	Cólica, febre, íleo, hematoquezia, toxemia, depressão; *cultura de fezes e demonstração da toxina nas fezes*
C. perfringens tipo C	Potros neonatos; doença esporádica a surtos anuais em haras de criação; a maioria dos potros excreta *C. perfringens* tipo A, que raramente causa doença em potros	Cólica, febre, íleo, hematoquezia, toxemia, depressão Cultura de *C. perfringens* tipo C nas fezes, demonstração da toxina nas fezes
Lawsonia intracellularis	Potros lactentes mais velhos e potros desmamados; esporádico ou surtos nas propriedades	Perda de peso, diarreia branda a moderada, edema ventral, depressão, hipoproteinemia; sorologia e reação em cadeia da polimerase nas fezes
Yersinia pseudotuberculosis	Potros lactentes; surtos em haras de criação	Diarreia aquosa e pneumonia supurativa; cultura das fezes e das lesões
Aeromonas hydrophila	Relatos da doença são incomuns; importância incerta	Diarreia; cultura das fezes
Causas virais		
Rotavírus	< 3 meses de idade; ocorre como surtos ou doença endêmica na propriedade; altamente contagioso	Diarreia aquosa profusa com hipovolemia e depressão variáveis; detecção do vírus nas fezes por ME, AFI, ELISA
Adenovírus	Potros imunodeficientes (Árabes com imunodeficiência combinada grave)	Diarreia, depressão; pode estar associado a outras enfermidades, incluindo pneumonia; detecção do vírus nas fezes por ME
Coronavírus	Potros jovens (faixa etária não é bem definida) Aparentemente é uma causa rara de diarreia em potros	Diarreia, detecção do vírus nas fezes por ME
Parasitas		
Cryptosporidium sp.	Potros de qualquer idade; pode se disseminar de outras espécies, incluindo potros e lhamas jovens	Infecção inaparente a doença fulminante com diarreia, hipovolemia e colapso; diarreia crônica Detecção de oocistos nas fezes, AFI
Strongyloides westeri	Potros individuais; importância incerta como causa de diarreia	Diarreia aguda a crônica; infecções patentes evidentes por exame de fezes para contagem de ovos de parasitas
Outros		
Nutricional	Esporádica; potros órfãos que recebem sucedâneo do leite de baixa qualidade; potro lactente que recebe suplementação inadequada	Diarreia crônica branda a moderada; falha em crescer; *fornecer dieta apropriada para potros (sem ter como base plantas, proteínas ou leite bovino)*
Intolerância à lactose	Esporádica; secundária à diarreia viral; ocorre apenas em potros alimentados com leite	Diarreia moderada a grave, ácida; *teste de tolerância oral à lactose ou triagem pela administração de lactase junto à administração do leite*
Sobredose de catárticos (DSS, $MgSO_4$, $NaSO_4$, óleo de rícino)	Potros lactentes	Diarreia moderada a profusa; *confirmação pelo histórico de administração de compostos*
Enema	Histórico de administração; diarreia de curta duração	Animais alertas e responsivos com diarreia branda a moderada; não há teste diagnóstico específico
Induzida por antibióticos	Administração de antibióticos	Diarreia branda a moderada; pode ser associada a *Candida* sp. ou *C. difficile; cultura das fezes, exame para a toxina de C. difficile*

DSS: dioctil sulfossuccinato de sódio; ELISA: ensaio imunoabsorvente ligado à enzima; ME: microscopia eletrônica; AFI: anticorpo fluorescente indireto.

C. perfringens causa diarreia em potros jovens. Há cinco tipos mais importantes de *C. perfringens* e, embora o organismo seja claramente associado à doença, o papel definitivo de cada um desses tipos na causa da doença não foi estabelecido, em parte em decorrência da produção de toxinas pelas estirpes isoladas de potros com diarreia não ter sido documentada rotineiramente. Contudo, há evidências claras de que *C. perfringens* tipo C causa diarreia em potros. *C. perfringens* tipos A, B, D e E podem ser associados a doença em potros, mas não existem provas definitivas. *C. perfringens* β-2 toxigênico tipo A foi descrito como causa de colite em um potro.[4] *C. difficile*, sozinho ou em coinfecção com *C. perfringens,* é a causa de diarreia em potros.[5,6]

E coli, fator importante de doença em neonatos de outras espécies de animais de produção, não parece ser uma causa relevante de diarreia em potros, embora algumas estirpes sejam patogênicas. De forma similar, embora existam relatos de coronavírus como causa de doença grave em potros, a infecção por esse vírus não parece ser uma razão comum de diarreia em potros. *Candida* spp. pode causar diarreia em potros criticamente doentes e naqueles que recebem tratamento com antibióticos, mas leveduras aparentemente não são causa de diarreia em potros.[7] *Yersinia* spp. foi associada à diarreia em potros, mas não parece ser um fator comum de doença. *Bacteroides fragilis* é uma causa incomum de diarreia em potros. *C. parvum* ou um *Cryptospiridium* específico de equinos causa diarreia em potros e pode ser isolado de éguas de cria.[8-10] O papel de *Campylobacter* spp. na diarreia de potros, se houver, não foi esclarecido, embora ela tenha sido isolada de potros com enterite.[11]

A infecção por *Strongyloides westeri*, embora normalmente incriminada como causa apenas de doença branda, se houver, pode causar doença grave em potros em um surto de diarreia.[12]

Rotavírus do grupo A são causa importante de diarreia em potros e discutidos separadamente.[13,14] A maioria dos potros desenvolve diarreia transitória, sem importância clínica, nas 2 primeiras semanas de vida. Coloquialmente conhecida como *diarreia do cio do potro* em razão da sua associação temporal com o estro pós-parto da égua, a ocorrência de diarreia não é associada ao estro na égua, mas sim a alterações na flora intestinal conforme o potro cresce.[15]

Causas não infecciosas de diarreia em potros incluem a diarreia do cio do potro, superalimentação de potros órfãos ou fornecimento de substitutos do leite incorretos, intolerância à lactose primária ou secundária e pica (alotriofagia), incluindo ingestão de areia e terra. A intolerância à lactose primária – ausência congênita de lactase em potros – é relatada como sendo rara.[16] A intolerância à lactose secundária ocorre em potros que estão se recuperando de enterite e responde ao fornecimento de leite livre de lactose ou à administração de lactase exógena. Pancreatite aguda causa diarreia em potros, e sinais de dor abdominal e aumento da atividade de lipase no sangue e no líquido peritoneal.[17]

A diarreia é comum em potros com sepse sistêmica (septicemia), que pode ser atribuída ao agente que também causa concomitantemente colite/enterite (p. ex., *Salmonella* spp.) ou como resultado de disfunção de órgãos sistêmica.[18] Aproximadamente 50% dos potros com diarreia tratados em centros de referência estavam bacterêmicos, embora a bacteriemia não tenha sido associada a risco de morte.[18]

Epidemiologia

A diarreia é comum em potros lactentes em todo o mundo, embora estudos quanto a sua incidência, fatores de risco e desfecho sejam escassos. A diarreia acomete 21% dos potros anualmente no Texas, ficando atrás apenas das doenças do trato respiratório (22%) como causa de enfermidade. A frequência de doença varia com a idade: 25% dos potros de 0 a 7 dias de idade apresentam diarreia, comparados a 40 e 8% dos potros com idade entre 8 e 31 dias e de 32 a 180 dias, respectivamente. Embora seja uma síndrome comum, a diarreia não é associada a uma alta taxa de mortalidade (2,6%). Resultados de um estudo conduzido no Texas podem não ser aplicáveis a potros em outras regiões, conforme indicado pelo achado de 5,9% dos potros acometidos por diarreia com sinais sistêmicos *versus* 2,9% dos potros com diarreia não diagnosticada sem sinais sistêmicos no Reino Unido.[1]

Entre as causas comuns de diarreia, as maiores taxas de mortalidade são associadas a *C. perfringens, Salmonella* sp. e *Cryptosporidium* sp. [2]

Fatores de risco para o desenvolvimento de diarreia variam dependendo da sua etiologia, mas, em geral, a doença é menos comum em potros nascidos a pasto e mantidos em piquetes com baixa densidade populacional.[11]

A diarreia por rotavírus frequentemente é endêmica nas propriedades, e a doença ocorre como surtos em anos sucessivos. Os potros acometidos variam em idade de menos de 7 dias a mais de 3 meses.

A diarreia causada por *R. equi* ocorre em potros com pneumonia por *R. equi*, e essa enfermidade é endêmica em algumas propriedades. Nem todos os potros com pneumonia por *R. equi* desenvolvem diarreia. A doença ocorre em potros de 2 a 5 meses de idade.

A salmonelose também ocorre em surtos de doença entre potros com menos de 8 dias de idade em haras de criação e é associada ao estado portador das éguas.[12]

A diarreia associada a *C. perfringens* tipo C ocorre em potros com menos de 10 dias de idade, sendo que a maioria dos potros acometidos tem menos de 6 dias de vida[4], e pode ocorrer como um problema da propriedade, com vários potros acometidos em cada um dos vários anos sucessivos.[13] Os fatores de risco da propriedade incluem a presença de outros animais de produção, potros usados para trabalho, potros nascidos na terra e confinamento em baia ou piquete nos primeiros dias de vida.[14] O *C. perfringens* tipo A é excretado nas fezes da maioria dos potros normais, enquanto *C. perfringens* tipo C raramente é isolado das fezes de potros normais.[15] *C. difficile* causa diarreia em potros que não receberam antibióticos[16], em contrapartida ao que é observado em animais adultos, e normalmente acomete potros com menos de 14 dias de idade, embora potros de até 120 dias de vida possam ser acometidos.[17] Falha na transferência de imunidade passiva (FTIP) não é um fator de risco para enterite por *C. perfringens* ou *C. difficile* em potros.

L. intracellularis causa diarreia branda a moderada em potros lactentes mais velhos ou em potros desmamados. A doença ocorre como surtos em haras de criação. Não há fatores de risco relacionados ao potro ou à propriedade reconhecidos.

Patogênese

A patogênese da diarreia varia dependendo do agente incitante (ver a seção adequada desse texto para discussão quanto à patogênese) embora, se suficientemente grave, todas causem perda excessiva de líquidos e eletrólitos nas fezes, e subsequente hipovolemia, anormalidades eletrolíticas, metabólicas e fraqueza. Embora não seja demonstrado em potros, a diarreia em bezerros causa acidose metabólica pela perda de sódio e outros cátions nas fezes, o que resulta em uma diminuição da diferença de íons fortes no sangue, causando acidose. A perda de bicarbonato *per se* não é a causa da acidose metabólica, pelo menos em bezerros. Os agentes infecciosos geralmente causam enterite, embora a infecção por rotavírus seja associada a perda de células dos vilos e subsequente perda de atividade enzimática derivada das células epiteliais maduras. A perda de atividade enzimática, incluindo a de dissacaridases, causa má absorção dos nutrientes do leite e de outros alimentos. A falha em absorver nutrientes no intestino delgado faz com que eles cheguem ao ceco e intestino grosso, onde são fermentados. As diminuições subsequentes no pH do cólon e o aumento na atividade osmótica do conteúdo do cólon resultam em excreção de uma grande quantidade de líquidos e eletrólitos. *C. difficile* e *C. perfringens* produzem enterotoxinas que causam lesão às células intestinais e acúmulo de líquido hemorrágico no intestino.[16] *L. intracellularis* causa uma enteropatia infiltrativa e proliferativa com subsequente perda de proteínas e má absorção de nutrientes.[19]

Achados clínicos

Os achados clínicos variam de diarreia branda pastosa que adere ao períneo e não causa sinais sistêmicos detectáveis de doença, à diarreia aquosa profusa com rápido desenvolvimento de perda de reflexo de sucção, depressão do estado mental, taquicardia, aumento do tempo de turgor cutâneo, íleo e decúbito.

Os sinais de doença sistêmica incluem falha em mamar, aumento da frequência ou duração aumentada do tempo de decúbito, potros a pasto que não seguem a égua, fadiga, micção menos frequente ou produção de urina concentrada (a urina de potros saudáveis tem diluição normal) e fraqueza. Os potros acometidos com frequência apresentam depressão do estado mental, taquicardia, febre (dependendo da causa da diarreia), aumento do tempo de preenchimento capilar, membranas mucosas secas, aumento do tempo de turgor cutâneo e retração do globo ocular na órbita (consistente com desidratação). Dependendo da causa de diarreia, os potros podem apresentar sinais de cólica, que pode variar de branda – com olhar para o flanco intermitente ou mordedura e inquietação, até agitação profunda, rolar e decúbito dorsal. Potros gravemente acometidos apresentam convulsão como resultado da hiponatremia grave.[18]

A diarreia crônica e aquela ocasionada pelo desequilíbrio nutricional ou intolerância à lactose causa perda de peso rápida, falha em crescer, pelagem ruim e letargia. A contaminação fecal crônica do períneo e dos jarretes causa escoriações e perda de pelos.

A diarreia relacionada ao cio do potro normalmente é branda e transitória e não é associada a sinais sistêmicos de doença. Entretanto, a diarreia causada por agentes infecciosos normalmente é grave e acompanhada por sinais sistêmicos de doença.

Doenças relacionadas à infecção por *Clostridium* sp. com frequência são graves, com sinais de toxemia de início rápido, cólica, hipovolemia e morte. A diarreia normalmente está presente e, com frequência, é hemorrágica, embora possa ser aquosa e profusa. Potros gravemente acometidos normalmente apresentam sinais de cólica, toxemia e íleo e podem não desenvolver diarreia antes de virem à óbito. A salmonelose pode cursar com sepse, com subsequente desenvolvimento de diarreia, embora, em potros mais velhos, diarreia seja um sinal comum.

Patologia clínica

Diarreia com sinais sistêmicos de doença em potros pode causar hiponatremia, hiperpotassemia, hipocloremia, acidose metabólica, hipoproteinemia e azotemia. A magnitude das anormalidades varia com a causa da doença e com a sua gravidade. A hiponatremia pode ser intensa (< 100 mEq/ℓ). A hipoproteinemia pode ser o resultado da perda de proteínas pelo intestino inflamado, um reflexo da FTIP ou uma combinação de ambos. Todos os potros jovens com diarreia devem ter a concentração de imunoglobulinas séricas ou plasmáticas avaliadas ou algum outro teste para avaliação da transferência de imunidade passiva.

Causas virais de diarreia podem ser diagnosticadas pelo exame de microscopia eletrônica (ME) das fezes. Contudo, existem testes mais rápidos e suficientemente sensíveis e específicos para o diagnóstico de doença por rotavírus (ensaio imunoenzimático ligado à enzima [ELISA]) e anticorpo imunofluorescente indireto [AFI]). Cultura das fezes irá demonstrar a presença de *Salmonella* spp. na maioria dos casos, se ela for a causa da doença; o crescimento de *C. perfringens* tipo C ou *C. difficile* na cultura de fezes não é suficiente para o diagnóstico de enterocolite clostridial, uma vez que esses microrganismos podem ser recuperados das fezes de potros normais. A confirmação do diagnóstico é realizada pela demonstração da presença de toxinas clostridiais nas fezes, que pode ser problemática, uma vez que as toxinas são muito lábeis.[4,6,20]

Confirmação diagnóstica

Para critérios diagnósticos de enfermidades específicas, veja a seção adequada nesse texto.

Lesões

Lesões associadas à diarreia em potros dependem da causa incitante. De modo característico, em casos graves há enterite e colite com ulceração da mucosa intestinal. Potros com diarreia por rotavírus, sendo que a maioria deles sobrevive, apresentam achatamento do epitélio do intestino delgado.

Tratamento

Os princípios de tratamento são:

- Correção e manutenção da hidratação e equilíbrio ácido-base e eletrolítico
- Assegurar a transferência de imunidade passiva adequada
- Assegurar a nutrição adequada
- Evitar complicações da doença, inclusive bacteriemia.

A correção da hipovolemia e das anormalidades eletrolíticas deve seguir as recomendações gerais apresentadas em outra seção nesse texto. Potros pouco afetados, como aqueles sem sinais sistêmicos de doença, podem não requerer a administração de líquidos orais ou parenterais, e o cuidado envolve a observação e aguardar a intervenção, quando necessária, de acordo com a deterioração no estado geral do potro. Potros mais gravemente acometidos podem requerer suplementação oral com solução de reidratação eletrolítica balanceada isotônica, tais como aquelas comercializadas para uso em bezerros. A quantidade e a frequência irão depender do tamanho do potro, da gravidade da doença e da resposta ao tratamento. Potros que manifestam sinais claros de hipovolemia devem receber fluidos IV. Esses fluidos devem preferencialmente ser selecionados com base na concentração de eletrólitos séricos do potro, mas na maioria das situações, fluidos isotônicos poliônicos balanceados, tais como solução de Ringer com lactato, são adequados. A correção da hiponatremia em alguns, mas não em todos os potros, requer a administração de cloreto de sódio hipertônico (7%) IV. Contudo, a correção rápida da hiponatremia, especialmente se ela for de longa duração (mais do que 24 h) pode ser associada a um aumento no risco de desmielinização cerebral.[21,22] A correção da hiponatremia irá resolver a atividade convulsiva.

O ajuste do desequilíbrio ácido-base normalmente ocorre com a correção de anormalidades hidreletrolíticas. O fornecimento de fluidos que são ricos em sódio e apresentam um alto íon gap forte, por exemplo, solução de Ringer com lactato, normalmente corrigirão a acidose metabólica comum em potros com diarreia. Entretanto, em alguns potros, a taxa de perda fecal de cátions, incluindo sódio e potássio, impede a resolução da acidose metabólica sem a administração de bicarbonato de sódio. O bicarbonato de sódio pode ser administrado por via intravenosa ou oral. A administração oral apresenta como vantagens o fato de ser uma forma conveniente e que não requer a administração de uma grande quantidade de fluidos ou soluções hipertônicas. A dose de bicarbonato de sódio pode ser calculada de acordo com o PC do potro e o déficit de bases. Como orientação, um potro de 40 kg que não está hipovolêmico, mas apresenta diarreia aquosa profusa contínua e acidose metabólica, deve receber 30 g de bicarbonato de sódio VO a cada 6 h. As concentrações séricas de sódio e de bicarbonato devem ser mensuradas ao menos 1 vez/dia e as doses de bicarbonato de sódio devem ser ajustadas com base nesses valores. A sobredose ou a administração contínua quando a diarreia já cessou resultam em hipernatremia e alcalose metabólica.

Potros com diarreia devem ter a concentração sérica de imunoglobulinas mensurada. Potros hipogamaglobulinêmicos devem receber plasma IV (20 a 40 mℓ/kg PC).

É essencial assegurar que os animais acometidos por diarreia continuem a ingerir uma quantidade suficiente de calorias para assegurar sua sobrevivência. Os potros requerem até 150 (kcal/kg)/dia para crescimento, mas podem manter o peso com algo em torno de 50 (kcal/kg)/dia, sobretudo se os nutrientes forem fornecidos IV. Potros com diarreia branda a moderada devem poder mamar à vontade. Caso exista a preocupação de que o potro possa não estar ingerindo leite suficiente, uma sonda pode ser posicionada para que ele receba suplementação com o substituto do leite de égua composto por leite sem lactose. Algumas vezes, lactase é acrescentada ao leite com base no conceito de que a enterite causa deficiência de lactase (para detalhes quanto ao teste de tolerâcia à lactose em potros, ver a seção Testes de função de absorção).

Potros com diarreia grave podem se beneficiar da administração parenteral de nutrientes e do repouso do trato gastrintestinal. A suspensão da alimentação resulta em diminuição marcante do volume de fezes e o prolongamento das anormalidades eletrolíticas e ácido-base. Entretanto, é crítico que para a completa recuperação do potro, a suspensão da alimentação seja acompanhada por nutrição parenteral parcial.

Antibióticos normalmente são administrados a potros com diarreia grave, uma vez que aproximadamente 50% desses potros apresentam bacteriemia.[18] Embora não haja evidência de que a administração parenteral de antibióticos diminua as taxas de morbidade ou de mortalidade, a precaução tem mérito, assim como em bezerros. A administração oral de antimicrobianos em potros com diarreia é comum, mas não é recomendada em razão do risco de exacerbar a doença e por sua eficácia desconhecida. Potros com suspeita de enterocolite por clostrídios devem receber metronidazol (15 a 20 mg/kg IV ou oral, a cada 6 a 12 h).

Fármacos que afetam a motilidade gastrintestinal, como loperamida, parassimpatolíticos e narcóticos, não têm eficácia comprovada na diminuição da morbidade ou na taxa de mortalidade e seu uso não é recomendado.

Controle

O controle da diarreia em potros é problemático pois trata-se de uma enfermidade muito comum, muitos casos são brandos e transitórios, um diagnóstico definitivo com frequência não está disponível em tempo hábil e ela pode ser associada a uma ampla variedade de agentes infecciosos e não infecciosos. Princípios básicos incluem assegurar a adequada transferência de imunidade passiva, diminuir a exposição a patógenos e minimizar os efeitos de outros fatores de risco.[23]

Das causas importantes de doença em termos de taxa de morbidade e de mortalidade, o controle da diarreia associada à infecção por rotavírus e às espécies de clostrídios é o mais importante. O controle da diarreia por rotavírus é discutido em outra seção, o por clostrídios em propriedades com problemas endêmicos inclui vacinação de éguas, administração de metronidazol a potros sob risco e suplementação da imunidade passiva com antitoxinas para toxinas clostridiais. A vacinação de éguas com toxoides (toxoide de *C. perfringens* tipos C e D) preparado para uso em outras espécies foi praticada, mas não há relatos quanto à sua segurança e eficácia. A administração de antitoxina contra *C. perfringens* C, D e E pode fornecer proteção contra as toxinas α, β e ε que têm potencial para afetar potros. O antissoro, que é produzido para uso em ruminantes, é administrado por via oral (50 a 100 mℓ por potro) logo após o nascimento. A eficácia dessa prática não foi determinada. Potros sob risco também podem receber metronidazol (10 mg/kg, a cada 12 h) nos primeiros 4 a 5 dias de vida. Novamente, a eficácia dessa prática não foi estabelecida. A vacinação de éguas com proteína recombinante de toxina de *C. difficile* resultou na produção de anticorpos específicos, embora a eficácia da vacina na proteção de potros não tenha sido testada.[24]

A administração de probióticos com *Lactobacillus pentosus* WE7 não conferiu qualquer proteção contra diarreia, e foi associada a um aumento no risco de doença clínica, inclusive diarreia.

LEITURA COMPLEMENTAR

Mallicote M, House AM, Sanchez LC. A review of foal diarrhea from birth to weaning. *Equine Vet Educ.* 2012; 24:206-214.

REFERÊNCIAS BIBLIOGRÁFICAS

1. Wohlfender FD et al. Equine Vet J. 2009;41:179.
2. Harris R et al. Vet Med Intern. 2012;2012:724959.
3. Frederick J et al. J Vet Intern Med. 2009;23:1254.
4. Hazlett M et al. J Vet Diagn Invest. 2011;23:373.
5. Uzal FA et al. Vet Microbiol. 2012;156:395.
6. Silva ROS et al. Equine Vet J. 2013;45:671.
7. Sgorbini M et al. J Equine Vet Sci. 2008;28:145.
8. Grinberg A et al. N Z Vet J. 2009;57:284.
9. Perrucci S et al. Vet Parasitol. 2011;182:333.
10. Caffara M et al. Vet J. 2013;198:531.
11. Blunden AS et al. Equine Vet Educ. 2006;18:8.
12. Lucena RB et al. Pesquisa Veterinaria Brasileira. 2012; 32:401.
13. Bailey KE et al. Vet Microbiol. 2013;167:135.
14. Ghosh S et al. Vet Microbiol. 2013;166:474.
15. Kuhl J et al. Vet Microbiol. 2011;151:321.
16. Roberts VLH et al. Equine Vet Educ. 2008;20:249.
17. Ollivett TL et al. Equine Vet J. 2012;44:96.
18. Hollis AR et al. J Vet Intern Med. 2008;22:1203.
19. Wong DM et al. J Vet Intern Med. 2009;23:940.
20. Silveira Silva RO et al. J Equine Vet Sci. 2014;34:1032.
21. Hardefeldt LY. Aust Vet J. 2014;92:488.
22. Wong DM et al. J Vet Emerg Crit Care. 2007;17:275.
23. Wohlfender FD et al. Equine Vet J. 2009;41:186.
24. Artiushin S et al. Equine Vet J. 2013;45:476.

Diarreia aguda em equinos adultos (não lactentes)

Sinopse

- Etiologia: *Salmonella* spp., *Strongylus* spp., ciatostomíneos, *Neorickettsia risticii*, *Clostridium difficile*, administração de antibióticos, coronavírus, idiopática
- Epidemiologia: normalmente é uma enfermidade esporádica de equinos jovens, com frequência há uma associação temporal com doença respiratória branda ou um evento estressante, tal como transporte. Helmintíase apresenta distribuição sazonal e pode ocorrer como um problema de rebanho. *N. risticii* apresenta distribuição geográfica definida
- Achados clínicos: variam de diarreia aguda e transitória com alterações mínimas nos sinais vitais a início agudo de diarreia aquosa profusa com desenvolvimento rápido de doença cínica grave. Depressão, febre, desidratação e anorexia são comuns. Laminite ocorre como uma sequela
- Patologia clínica: leucopenia, hemoconcentração, hiponatremia, hipopotassemia ou hiperpotassemia e acidose metabólica. AFI ou PCR para *N. risticii*, cultura de fezes ou PCR para *Salmonella* spp. Cultura de fezes para *Clostridium* spp. e ELISA para demonstração de toxina nas fezes
- Lesões: colite com ou sem enterite
- Confirmação do diagnóstico: com frequência a causa não é confirmada
- Tratamento: manutenção da hidratação e correção das anormalidades ácido-base e eletrolíticas. Causas graves requerem tratamento mais intensivo. Oxitetraciclina para neoriquetsiose equina (erliquiose monocítica). Metronidazol para diarreia associada a *C. difficile*. Administração de anti-helmínticos
- Controle: nenhum.

AFI: anticorpo imunofluorescente indireto; PCR: reação em cadeia da polimerase.

Etiologia

As causas são as seguintes:

- Salmonelose: muitas *Salmonella* spp.
- Helmintose: *Strongylus* sp., ciatostomíneos
- Neoriquetsiose equina (febre do cavalo de Potomac): *Neorickettsia risticii*
- Administração de antibióticos: macrolídeos (lincomicina, tilosina, eritromicina), tetraciclinas, ciprofloxacino, combinação de trimetoprima-sulfonamida, penicilina, aminoglicosídeos, ceftiofur e outros[1-3]
- Clostridiose intestinal: *C. perfringens* (tipos A e C[4]), estirpes toxigênicas de *C. difficile*[5-8] e, possivelmente, *C. cadaveris*
- *Aeromonas spp.*: algumas vezes é isolada de equinos com diarreia, mas o seu papel definitivo como agente causal não foi demonstrado[9]
- Coronavírus[10,11]
- Idiopática:
  - Hiperamonemia intestinal[12,13]
  - Concentração excessiva de sulfato na água de beber[14]
  - Administração de imidocarb para o tratamento de piroplasmose equina[15]
  - Intoxicação por arsênico inorgânico, cantaridina ou purgantes como óleo de rícino.

Diferentemente de outras espécies, *E. coli* não parece ser uma causa importante de diarreia em equinos adultos. Na maioria dos casos (65%) de diarreia aguda em equinos, a causa não é determinada, ou se for, isso com frequência ocorre durante o exame de necropsia ou como resultado de testes sorológicos ou microbiológicos após o equino ter se recuperado.

Epidemiologia

Ocorrência

A síndrome de diarreia aguda tem ocorrência *mundial* em equinos adultos de todas as raças e de ambos os gêneros. O padrão de ocorrência da síndrome depende dos fatores causais, com a neoriquetsiose equina associada a *N. risticii* apresentando distribuição geográfica específica, e a *ciatostomíase aguda* apresentando distribuição sazonal. A salmonelose pode ocorrer esporadicamente ou como surtos em estábulos, baias e hospitais veterinários; enterocolite por *C. difficile*, com frequência, é associada a hospitalização, administração de antibióticos ou ambos em equinos adultos.

A *colite X* se refere a uma enterocolite idiopática hiperaguda a aguda, com alta taxa de mortalidade. Ela normalmente é esporádica, mas podem ocorrer em um galpão ou em um estábulo de corrida por semanas e causar perdas econômicas consideráveis.

Estimativas quanto às taxas de incidência, morbidade e mortalidade não estão disponíveis para todas as enfermidades e são discutidas em maior detalhe nas seções correspondentes do texto que trata dessas afecções.

A *taxa de mortalidade* para a doença espontânea pode ser de 25 a 50% mesmo em equinos tratados intensivamente, embora essas estimativas se baseiem em equinos tratados em centros de referência. A taxa de recuperação para a diarreia aguda, mas transitória, em equinos examinados no atendimento a campo é muito maior. A taxa de mortalidade é maior para equinos com diarreia induzida por *C. difficile* do que para equinos com diarreia aguda de outras etiologias e para equinos com diarreia induzida por antibióticos. O prognóstico é pior em equinos com taquicardia, desidratação grave (VG > 45% [0,45 ℓ/ℓ]), azotemia, acidose metabólica, baixa concentração sérica de albumina ou maior contagem de neutrófilos imaturos (bastonetes) no sangue periférico.

Fatores de risco

Os fatores de risco para salmonelose, neoriquetsiose equina e estrongilose/ciatostomíase são abordados sob os tópicos específicos.

Estresse

Episódios estressantes, como transporte ou corrida, hospitalização, cirurgia, administração de antibióticos ou doença respiratória branda com frequência precedem o início da diarreia.

Celiotomia

A celiotomia para cólica é associada à incidência de diarreia grave em até 27% de equinos que sobrevivem. O risco de diarreia é maior em equinos com doença do cólon maior ou enterotomia, mas não é influenciada pelo tipo de antibiótico administrado após a cirurgia.

Administração de antibióticos

É associada à diarreia aguda em equinos, e quase todos os antimicrobianos podem causar doença, embora alguns aparentemente estejam associados a maior risco ou doença mais grave. Por exemplo, a administração de antibióticos macrolídeos, incluindo lincomicina, clindamicina e eritromicina, é consistentemente associada a maior risco de diarreia em equinos adultos. A diarreia ocorre em equinos que receberam antimicrobianos, mas tais cavalos com frequência apresentam outros fatores de risco para o desenvolvimento de diarreia, e a ligação à administração de um antimicrobiano não está clara.[1] A prevalência de diarreia induzida por antimicrobianos em 5.300 equinos adultos, em três centros de referência, no decorrer do período de 1 ano, foi de 0,6% e a taxa de mortalidade foi de 18%.[3] Contudo, 6,3% dos equinos que receberam antimicrobianos desenvolveram diarreia 7 dias após a cirurgia de artroscopia, enquanto nenhum dos 44 equinos que não receberam antimicrobianos após cirurgia de artroscopia apresentaram a disfunção.[16]

O antibiótico macrolídeo *lincomicina* causa doença aguda – com frequência fatal – em equinos, mesmo quando administrado a uma dose relativamente baixa, tal como quando equinos ingerem ração medicada de suínos. A eritromicina é associada à diarreia em equinos adultos e em éguas de potros que receberam uma combinação de eritromicina e rifampicina. *Tetraciclinas* foram associadas ao desenvolvimento de diarreia aguda, mas quando administradas por via intravenosa em dose terapêutica (6,6 mg/kg, a cada 12 a 24 h); provavelmente não apresentam probabilidade de causar diarreia maior do que a administração de qualquer outro antibiótico de amplo espectro. A contaminação de alimentos com tetraciclinas causa surtos de diarreia em haras. Enrofloxacino pode ser causa de diarreia em equinos.[3] A combinação de *sulfadiazina e trimetoprima* administrada por via oral causou diarreia em 7% dos equinos hospitalizados, enquanto pivampicilina, um profármaco da ampicilina, causou diarreia em 3%, embora essa diferença não tenha sido estatisticamente significativa. O risco de diarreia foi maior em equinos hospitalizados que receberam enrofloxacino ou combinações de fármacos que incluíam gentamicina. Entretanto, o número de equinos com diarreia foi menor e associações importantes podem não ter sido detectadas.[3]

Patogênese

A diarreia é o resultado de anormalidades no metabolismo de água e eletrólitos no cólon. Aproximadamente 90 ℓ de líquido isotônico entram no cólon de um equino adulto (450 kg) a cada 24 h, e qualquer perturbação da absorção normal desses líquidos resulta em aumento da concentração de água nas fezes e na excreção de eletrólitos. Equinos com colite apresentam microbiota fecal acentuadamente diferente, quando comparados a equinos saudáveis, com perda de predominância de clostrídios, que normalmente estão presentes em equinos saudáveis, e diminuição da diversidade de microrganismos.[17] Parece haver uma disbiose generalizada da microbiota fecal de equinos com colite.

A patogênese da *diarreia associada à administração de antimicrobianos* não foi esclarecida, mas pode envolver um ou mais dos seguintes fatores: motilidade gastrintestinal alterada (p. ex., eritromicina), distúrbio da flora entérica, permitindo o supercrescimento de patógenos e subsequente enterite ou colite, ou alteração da digestão microbiana da ingesta com anormalidades no equilíbrio de água e eletrólitos.[1] A administração de antimicrobianos altera de forma marcante a flora de equinos saudáveis.[18] A administração oral de sulfadiazina-trimetoprima ou a administração intramuscular de ceftiofur a equinos saudáveis por 1 semana causou uma diminuição > 99% no número de bactérias celulolíticas viáveis nas fezes por, pelo menos, 1 semana após a interrupção da administração.[18] O ceftiofur resultou em uma diminuição marcante do número de lactobacilos viáveis nas fezes. Equinos tratados com antibióticos eliminaram mais *Salmonella* nas fezes e apenas apresentavam *C. difficile* durante e após a administração de antimicrobianos.[18] Patógenos potenciais ou identificados em equinos com suspeita de diarreia induzida pela administração de antimicrobianos incluem *C. difficile, C. perfringens, Salmonella* sp. e coliformes. Quase todos os equinos adultos com diarreia dos quais *C. difficile* ou sua toxina podem ser isolados receberam antibióticos antes do início da diarreia.

A colite resulta de causas físicas, químicas ou infecciosas que induzem inflamação do cólon. As causas diretas variam com a etiologia da doença. Por exemplo, colite causada por infecção por estirpes toxigênicas de *C. perfringens* tipo C é atribuível à ligação da toxina β-2 à mucosa do cólon, enquanto a colite causada por salmonelose é associada à invasão pelo organismo e perda da mucosa do cólon. A colite é ligada ao aumento na produção de citocinas inflamatórias no cólon, incluindo fator de necrose tumoral, e com o prejuízo à função de absorção da mucosa. Adicionalmente, toxinas bacterianas e a inflamação resultam no aumento da permeabilidade da mucosa com perda de proteínas plasmáticas para dentro do lúmen do cólon e absorção sistêmica de toxinas, incluindo endotoxina. A perda de proteínas plasmáticas causa a diminuição da pressão oncótica coloidal plasmática, com subsequente extravasamento de água e eletrólitos e desenvolvimento de edema e diminuição do volume intravascular efetivo (hipovolemia). O efeito da diminuição na pressão oncótica se torna aparente apenas em equinos que estão sendo tratados agressivamente com fluidos. Esses cavalos, que com frequência recebem de maneira inadvertida quantidades excessivas de sódio como parte do seu tratamento, rapidamente desenvolvem edema da parede ventral do corpo e do cólon, entre outros tecidos. A perda de proteínas plasmáticas, incluindo antitrombina III, e a absorção intestinal de ativadores de coagulação, da fibrinólise ou da inflamação, podem contribuir para a coagulação intravascular disseminada observada com frequência nos equinos com enterocolite.

O grande volume de diarreia em equinos causa a diminuição do teor de água e de eletrólitos do corpo. Hipovolemia, hiponatremia, hipocloremia e hipoproteinemia se desenvolvem. Desequilíbrios no estado ácido-base e eletrolítico prejudicam a motilidade gastrintestinal. A hipovolemia prejudica a perfusão dos tecidos periféricos, que, combinado à absorção de endotoxinas através da mucosa do cólon lesionada, resulta em toxemia, acidose láctica e morte.

Achados clínicos

O início dos achados clínicos normalmente é súbito, embora em alguns equinos com diarreia possa haver vários dias de inapetência, depressão branda e febre baixa antes do início da diarreia. A enfermidade varia em gravidade desde curta duração e com sinais sistêmicos mínimos até uma doença fulminante com morte em poucas horas. A descrição aqui é das formas mais graves da doença. Uma vez que a diarreia ocorra, com frequência há uma *progressão rápida*, com alguns equinos vindo a óbito 12 h após o início dos achados clínicos, embora a maioria sobreviva por, pelo menos, 24 h. Na forma hiperaguda da doença, o equino vem a óbito, com frequência em 6 h, antes de desenvolver diarreia.

Tipicamente, esses equinos estão gravemente deprimidos, e permanecem com sua cabeça baixa. Eles podem brincar com a água, mas raramente comem ou bebem. Os equinos normalmente estão ligeiramente febris (38,6 a 39,5°C), mas acentuadamente taquicárdicos (80 a 100 bpm), taquipneicos (30 a 40 movimentos/min) e desidratados (8 a 12%). Há preenchimento capilar lento das membranas mucosas, que, em geral, inicialmente estão vermelho-brilhantes e então se tornam azul-arroxeadas conforme a toxemia e a desidratação se tornam graves. O desenvolvimento de uma linha arroxeada na margem gengival é um sinal de prognóstico ruim. A maioria dos equinos está oligúrica.

A diarreia é profusa e aquosa. A *dor abdominal* normalmente está presente, mas é branda; o início de dor abdominal grave com frequência é associado à necrose do cólon maior ou do ceco e morte iminente. O *exame de palpação retal* revela uma grande quantidade de fezes líquidas com dilatação mínima do cólon maior.

Complicações da enterocolite grave aguda incluem laminite, tromboflebite das veias jugulares, *trombose* dos vasos, inclusive artérias nos membros e insuficiência renal, aspergilose pulmonar e enterocolite necrosante. A laminite se desenvolve em 1 a 3 dias após o início da diarreia em, aproximadamente, 10% dos casos e pode ocorrer em qualquer equino com enterocolite, mas é mais comum em cavalos com febre do cavalo de Potomac (neoriquetsiose equina). Tromboflebite, que pode ou não ser séptica, normalmente acomete as veias, em especial a jugular, que têm ou tiveram cateteres posicionados ou em locais de injeção intravenosa frequente. A trombose da veia pode ocorrer alguns dias a 1 semana após a remoção do cateter, embora a maioria ocorra enquanto o cateter ainda está posicionado. A insuficiência renal ocorre como resultado de uma combinação de insultos, como hipovolemia, endotoxemia e administração de fármacos nefrotóxicos, incluindo aminoglicosídeos e AINE. A aspergilose pulmonar costuma ser clinicamente inaparente. Equinos clinicamente acometidos apresentam toxemia com progressão rápida; dificuldade respiratória, hipoxemia e exsudato nasal tingido de sangue e espumoso. Enterocolite necrosante fatal dos equinos é caracterizada por um curso curto, com a maioria dos equinos vindo a óbito em 48 h após o início da diarreia, desidratação profunda, desequilíbrio eletrolítico, acidose metabólica grave e, na fase terminal, dor abdominal grave.

A maioria dos equinos que sobrevive apresenta resolução da diarreia em, aproximadamente, 7 dias, embora uma proporção pequena, mas clinicamente relevante, desenvolva diarreia crônica.

Patologia clínica

O *exame hematológico* revela um aumento no hematócrito (45 a 60%), concentração de proteínas plasmáticas variável e neutropenia com desvio à esquerda marcante. Conforme a enfermidade evolui e o equino é tratado com administração intravenosa de fluidos, a concentração de proteínas plasmáticas e a pressão oncótica diminuem. A concentração plasmática ou sérica de albumina pode ser tão baixa quanto 1,2 g/dℓ (12 g/ℓ). Alterações na *coagulação* e na *fibrinólise* são evidentes pelo aumento de um ou mais dos seguintes parâmetros: tempo de protrombina de um estágio, tempo de tromboplastina parcial ativada e concentração de produtos de degradação da fibrina, alterações variáveis na concentração de fibrinogênio plasmático e diminuição da concentração de plaquetas sanguíneas. Aproximadamente um terço dos equinos hospitalizados para o tratamento de diarreia grave apresentam evidência subclínica de coagulação intravascular disseminada, o que implica uma chance menor de recuperação.

A *análise bioquímica sérica* normalmente revela hiponatremia, hipocloremia, alterações variáveis na concentração sérica de potássio, hipocalcemia (tanto a concentração de cálcio ionizado quanto cálcio total), azotemia (aumento das concentrações de nitrogênio ureico sanguíneo e da concentração de creatinina), hiperfosfatemia e aumento da atividade de enzimas indicativas de lesão muscular (creatinoquinase) ou hepática (aspartato aminotransferase e fosfatase alcalina).

A *hemogasometria* com frequência revela uma acidose metabólica grave e, quanto mais negativo o excesso de base, pior o prognóstico. A interpretação do estado ácido-base em equinos com enterocolite grave é difícil, em razão dos efeitos opostos da hipoproteinemia e da combinação de acidose láctica e da perda de eletrólitos sobre o pH sanguíneo. A hipoproteinemia causa alcalose metabólica, enquanto o aumento da concentração de lactato plasmático e a hiponatremia causam acidose metabólica. A presença de hipoproteinemia, portanto, tende a diminuir o efeito da acidose láctica sobre o pH sanguíneo, o que subestima a gravidade da acidose. O equilíbrio ácido-base em equinos com anormalidades graves na concentração de proteínas plasmáticas deve ser aferido pela avaliação do excesso de base, gap de ânions fortes ou diferença de ânions fortes.

As concentrações de endotelina plasmática são maiores em equinos com enterocolite do que em equinos normais, embora a relevância clínica desse achado não esteja clara. O *líquido peritoneal* frequentemente é normal no início, mas torna-se hemorrágico e apresenta aumento na contagem de células sanguíneas e na concentração de proteínas se ocorrer necrose intestinal.

Confirmação do diagnóstico

Depende do resultado da cultura de fezes para *Salmonella* sp., exame de fezes quanto à presença de ovos ou larvas de helmintos e exames de AFI e PCR para *N. risticii*. A demonstração de um grande número de salmonelas nas fezes em várias amostras coletadas, ou nos linfonodos do equino que vem a óbito em decorrência da doença, é indicativa de que o equino apresentava *salmonelose*. Entretanto, a demonstração de baixos números de salmonelas em uma única cultura de fezes não é uma evidência definitiva de que a infecção por *Salmonella* sp. foi a causa da diarreia do equino. O *exame de fezes* para a pesquisa de ovos de helmintos pode ser negativo em casos de *ciatostomíase aguda*, embora um grande número de larvas de quarto estágio possa estar presente nas fezes. O diagnóstico de infecções por *N. risticii* se baseia em um teste de AFI positivo. O isolamento de *Clostridium* sp. e a demonstração de *enterotoxina clostridial* nas fezes de equinos com diarreia aguda dão suporte ao diagnóstico de clostridiose intestinal, embora a demonstração apenas da toxina normalmente seja considerada evidência suficiente para o diagnóstico. Testes de *aglutinação em látex* estão disponíveis para a detecção de toxinas de *C. perfringens* tipos A e toxinas de *C. difficile*.

Necropsia

No exame de necropsia, há lesões extensas, sendo as mais dramáticas no intestino grosso, principalmente no ceco e cólon ventral. Esses incluem hiperemia, petéquias disseminadas pelo intestino grosso e edema da parede intestinal nos estágios iniciais e, posteriormente, uma necrose intensa, de coloração verde-escura. O conteúdo é líquido, com frequência espumoso e de odor desagradável, e pode estar tingido de sangue.

O exame histológico revela necrose da mucosa com exsudato fibrino-hemorrágico e inflamação intensa da mucosa e da submucosa.

Diagnóstico diferencial

Lista de diagnósticos diferenciais:

- Salmonelose
- Neoriquetsiose equina (febre do cavalo de Potomac)
- Ciatostomíase
- Diarreia induzida por antibióticos
- Infecção por *Clostridium* sp. (*C. difficile*)
- Colite X
- Intoxicação por arsênico orgânico, cantaridina e purgativos, tais como óleo de rícino
- A doença incipiente em equinos antes do início da diarreia pode se assemelhar a torção de cólon ou isquemia do cólon maior secundária à arterite verminótica.

Tratamento

Equinos com doença branda – aqueles que não manifestam sinais sistêmicos de doença, normalmente se recuperam com tratamento sintomático. Entretanto, cavalos com doença grave requerem tratamento mais específico e cuidados de suporte, que normalmente são intensivos e têm alto custo financeiro.

Os *princípios do tratamento* de equinos com diarreia aguda são:

- Restauração e manutenção da hidratação normal
- Correção das anormalidades eletrolíticas e ácido-base
- Fornecimento de analgesia
- Profilaxia e tratamento dos efeitos da endotoxemia/toxemia, incluindo o manejo da síndrome da resposta inflamatória sistêmica
- Prevenção da absorção de toxinas
- Correção e prevenção da coagulação intravascular disseminada.

Restauração da hidratação

A restauração da hidratação deve ser considerada um *procedimento de emergência* em equinos gravemente acometidos. Os fluidos devem ser administrados por via intravenosa até que a hidratação seja restaurada, depois a hidratação deve ser mantida, seja VO (via sonda nasogástrica) ou por administração intravenosa de fluidos.

Fluidos adequados para a restauração da hidratação são soluções eletrolíticas ricas em sódio, isotônicas, preferencialmente poliônicas, como *solução de Ringer com lactato* ou *solução de Ringer. Cloreto de sódio isotônico* também é adequado. Soluções de dextrose isotônicas não são adequadas, pois elas não contêm qualquer eletrólito. Após a correção da desidratação, deve-se ter atenção ao equilíbrio do sódio, uma vez que a administração de uma quantidade excessiva da substância, principalmente a equinos com pressão oncótica plasmática que está abaixo do normal, pode causar expansão do volume de líquido extracelular e edema.

Fluidoterapia é discutida em outra seção. A *manutenção da hidratação* em equinos gravemente acometidos pode ser desafiadora, e tem melhores resultados por administração intravenosa de fluidos. A *administração oral* de fluidos a equinos com diarreia, embora não forneça a reidratação normal ou a manutenção da hidratação, pode ser efetiva e ter menor custo quando comparada à administração intravenosa.

Os equinos que se tornam *hipoproteinêmicos* requerem transfusão de plasma ou a administração de coloides sintéticos, como hetastarch e pentastarch. Os achados clínicos que indicam a necessidade de transfusão incluem uma frequência cardíaca persistentemente elevada e perfusão periférica ruim, apesar da administração de um grande volume de fluido. Edema ventral e edema da cabeça e dos membros podem se desenvolver em equinos hipoproteinêmicos. Plasma suficiente deve ser administrado para restaurar a concentração de proteínas plasmáticas para, pelo menos, 40 g/ℓ. Hetastarch ou pentastarch não fornecem nenhuma das proteínas complexas presentes no plasma e essenciais para a manutenção da formação normal de coágulos e fibrinólise e não há aumento na concentração de proteínas plasmáticas. Adicionalmente, coloides sintéticos podem prejudicar a função plaquetária. A eficácia da administração de coloides sintéticos deve ser avaliada pelo exame dos achados clínicos ou pela mensuração da pressão oncótica plasmática.

Equilíbrio eletrolítico e ácido-base

Hiponatremia e hipocloremia normalmente serão corrigidos pela administração de soluções eletrolíticas isotônicas ricas em sódio, como solução de Ringer com lactato. Se ela não ocorrer, então cloreto de sódio ou bicarbonato de sódio podem ser adicionados aos fluidos intravenosos ou administrados por via oral. A *hipocalcemia* pode ser corrigida pela adição de gliconato de cálcio (20 mℓ de gliconato de cálcio a 23% por litro de fluido) aos fluidos, contanto que os fluidos não contenham bicarbonato de sódio. A mistura de bicarbonato de sódio e gliconato de cálcio faz com que o cálcio precipite da solução. Os equinos afetados apresentam *depleção total do potássio corporal*, ainda que as concentrações séricas de potássio estejam normais ou aumentadas, e os fluidos de manutenção devem conter potássio a até 25 mEq/ℓ. Fluidos com alta concentração de potássio devem ser administrados lentamente. De maneira alternativa, cloreto de potássio pode ser administrado por via oral (50 a 100 g para cada 450 kg, a cada 12 h).

A *acidose metabólica* em equinos com diarreia aguda, com frequência, se resolve parcial ou completamente quando a hidratação é restaurada. Entretanto, a acidose grave pode ser tratada com *bicarbonato de sódio* IV. A administração oral de bicarbonato de sódio (100 g para 450 kg, a cada 8 a 12 h) com frequência é adequada para restaurar e manter o equilíbrio ácido-base normal. A concentração sérica de sódio deve ser monitorada, caso grandes quantidades de bicarbonato de sódio sejam administradas.

Terapia com antimicrobianos

Aproximadamente um terço dos equinos adultos com diarreia aguda que requerem hospitalização apresentam hemocultura positiva no primeiro dia.[19] As bactérias detectadas incluem *Corynebacterium* spp., *Streptococcus* spp., *Pantoea agglomerans*, bastonetes gram-negativos, *Bacillus* spp. e leveduras. Equinos com hemoculturas positivas estavam mais doentes e apresentavam probabilidade 13 vezes maior de morrer,[19] o que pode ser reflexo da letalidade da bacteriemia ou o fato de que equinos que estavam mais doentes e apresentavam maior probabilidade de morrer estavam sob maior risco de desenvolverem bacteriemia. A administração de antimicrobianos não foi associada ao desfecho (viveram *versus* morreram, risco de complicações).

A administração de tetraciclinas a equinos com diarreia aguda associada a *N. risticii* é claramente indicada e, com frequência, é curativa. Entretanto, a administração de fármacos antimicrobianos a equinos com diarreia aguda que não associada a *N. risticii* é controversa.

Não há evidências de que a administração de antimicrobianos melhore o prognóstico de equinos com diarreia aguda. A preocupação com a administração de antimicrobianos é que esses medicamentos possam exacerbar a diarreia em alguns casos. Em contrapartida, não administrar antimicrobianos em equinos gravemente enfermos com lesão da mucosa do cólon, e presumivelmente sob risco aumentado de bacteriemia, é problemático. Independentemente, muitos clínicos escolhem tratar equinos com diarreia aguda com antibióticos de amplo espectro tais como a combinação de penicilina potássica (20.000 UI/kg IV, a cada 6 h) e gentamicina (7 mg/kg IV ou intramuscular, a cada 24 h) ou sulfadiazina trimetoprima (30 mg/kg IV ou oral, a cada 12 h). Metronidazol (15 a 20 mg/kg VO, a cada 6 a 12 h) ou vancomicina foram recomendados para equinos com clostridiose intestinal, embora a sabedoria do uso de vancomicina em medicina veterinária, um medicamento usado para o tratamento de estafilococos meticilina-resistentes em humanos, possa ser questionável. Em regiões nas quais neoriquetsiose equina é endêmica, todos os casos suspeitos devem ser tratados com tetraciclina (6,6 mg/kg IV, a cada 12 h por 3 dias) ou outro antibiótico efetivo, dependendo da confirmação da doença. Isolados de *C. difficile* toxigênico de equinos com diarreia quase sempre são suscetíveis a metronidazol (15 a 29 mg/kg VO, a cada 6 a 12 h).

Profilaxia e tratamento da endotoxemia/toxemia e resposta inflamatória sistêmica

O tratamento da endotoxemia é abordado em outra parte desse texto. A administração de plasma de equinos *hiperimunizados* com *S.* Typhimurium ou *E. coli* reduz a gravidade dos achados clínicos e diminui a duração da doença em equinos com endotoxemia secundária à enterocolite ou cólica. *Polimixina* (5.000 UI/kg IV, a cada 12 h) atenua o efeito da endotoxina na doença experimental e é usada para a prevenção e tratamento de endotoxemia em equinos hospitalizados. Sua eficácia em situações clínicas não foi determinada de forma apropriada em ensaios clínicos. *Ácido acetilsalicílico* (10 mg/kg VO, a cada 48 h) é administrado para diminuir a agregação plaquetária ao redor de cateteres intravenosos. Flunixina meglumina (1 mg/kg IV, a cada 8 a 12 h) ou *fenilbutazona* (2,2 mg/kg IV, a cada 12 h) é administrada para analgesia e para evitar o aumento de prostaglandinas plasmáticas induzido por endotoxinas. *Pentoxifilina* (8 mg/kg VO, a cada 8 h) é administrada por sua reputação de atenuar efeitos da endotoxemia. A eficácia desses tratamentos em situações clínicas e seu efeito sobre o desfecho da doença, tal como duração dos achados clínicos, taxa de mortalidade e incidência de complicações, não foram determinados, com exceção do plasma ou do soro hiperimunes.

Ligação de toxinas

Esmectita ou carvão ativado, algumas vezes, são administrados a equinos com enterocolite aguda na tentativa de adsorver toxinas, como aquelas produzidas por *Clostridium* spp., e evitar a sua absorção sistêmica. Há evidências *in vitro* de que a esmectita pode ligar as toxinas clostridiais, mas ainda não existem conclusões de sua eficácia *in vivo*.

Coagulação intravascular disseminada

A prevenção e o tratamento da coagulação intravascular disseminada incluem o monitoramento de alterações em variáveis indicativas de coagulação e fibrinólise, inclusive a concentração do D-dímero; atividade de antitrombina III; protrombina de um estágio e tempos de tromboplastina parcial ativada, contagem de plaquetas e concentração de fibrinogênio. Plasma pode ser administrado para aumentar a atividade de antitrombina III sanguínea, com frequência em conjunto com heparina ou heparina de baixo peso molecular (dalteparina ou enoxaparina). Doses de 50 U de dalteparina ou 0,5 mg/kg de enoxaparina por quilograma subcutâneo (SC) a cada 24 h parece adequado para tratamento profilático de anticoagulação em equinos. Para o tratamento de distúrbios de coagulação ou para equinos enfermos que são considerados como de alto risco para o desenvolvimento de doença trombótica, as doses podem ser aumentadas para 100 U de dalteparina ou 1 mg/kg de enoxaparina por quilograma SC, a cada 24 h.

Controle

Medidas de controle específicas para infecção por *Salmonella* spp., neoriquetsiose equina e ciatostomíase (estrongilose) são discutidas sob seus respectivos títulos. A incidência de colite induzida por antibióticos pode ser diminuída pela minimização da frequência com a qual os antibióticos são administrados a equinos. A administração de esmectita a equinos submetidos a cirurgia de cólica diminui a proporção de equinos com diarreia pós-operatória de 41 para 11%.[20] Não há evidências de que os probióticos diminuem a gravidade da doença ou a sua duração, embora quase todos sejam considerados seguros e fáceis de admistrar.[21]

LEITURA COMPLEMENTAR

McGorum BC, Pirie RS. Antimicrobial associated diarrhea in the horse. Part 1: overview, pathogenesis and risk factors. Equine Vet Educ. 2009;21:610-616.

McGorum BC, Pirie RS. Antimicrobial associated diarrhea in the horse. Part 2: which antimicrobials are associated with AAD in the horse. Equine Vet Educ. 2009;22:43-50.

Naylor RJ, Dunkel B. The treatment of diarrhea in the adult horse. Equine Vet Educ. 2009;21:494-504.

REFERÊNCIAS BIBLIOGRÁFICAS

1. McGorum BC *et al. Equine Vet Educ.* 2009;21:610.
2. McGorum BC et al. Equine Vet Educ. 2010;22:43.
3. Barr BS et al. Equine Vet J. 2013;45:154.
4. Diab SS et al. Vet Pathol. 2012;49:255.
5. Diab SS et al. Vet Pathol. 2013;50:1028.
6. Ruby R et al. J Am Vet Med Assoc. 2009;234:777.
7. Songer JG et al. J Vet Diagn Invest. 2009;21:377.
8. Diab SS et al. Vet Microbiol. 2013;167:42.
9. Waldridge BM et al. J Equine Vet Sci. 2011;31:700.
10. Oue Y et al. Vet Microbiol. 2011;150:41.
11. Oue Y et al. J Vet Med Sci. 2013;75:1261.
12. Stickle JE et al. Vet Clin Pathol. 2006;35:250.
13. Dunkel B et al. Equine Vet J. 2011;43:133.
14. Burgess BA et al. Can Vet J. 2010;51:277.
15. Donnellan CMB et al. Equine Vet J. 2013;45:625.
16. Verwilghen D et al. Equine Vet Educ. 2014;26:176.
17. Costa MC et al. PLoS ONE. 2012;7.
18. Harlow BE et al. Vet Microbiol. 2013;166:225.
19. Johns I et al. Equine Vet J. 2009;41:160.
20. Hassel DM et al. Vet J. 2009;182:210.
21. Schoster A et al. J Vet Intern Med. 2014;28:1640.

Diarreia crônica indiferenciada de equinos

Sinopse

- Etiologia: sinal comum de muitas doenças entéricas e não entéricas
- Epidemiologia: doença esporádica de equinos adultos, exceto pela ciatostomíase e a salmonelose, que são discutidas sob esses títulos
- Achados clínicos: eliminação de fezes líquidas ou não formadas, tanto em quantidade aumentada quanto normal. Perda de peso, aumento do apetite. Exceto por esses achados, o exame físico é normal. O exame de palpação retal em geral é normal
- Lesões: colite na maioria dos casos
- Confirmação do diagnóstico: exame de fezes para larvas de ciatostomíneos, biopsia retal que demonstra linfoma ou enterite granulomatosa e *Salmonella* spp. em biopsias de mucosa retal e nas fezes. Areia nas fezes ou evidente à radiografia abdominal
- Tratamento: suporte: anti-helmínticos, corticosteroides, preparações antidiarreicas
- Controle: como para ciatostomíase e salmonelose.

Etiologia

A diarreia crônica é o *sinal final comum* de muitas causas de disfunção do cólon em equinos. Doenças que causam diarreia crônica (mais de 2 semanas de duração) incluem: ciatostomíneos, colite crônica idiopática, salmonelose, linfossarcoma alimentar[1,2], colite granulomatosa, colite eosinofílica, ingestão de areia, doença hepática crônica, peritonite e linfangiectasia, além de sequela de diarreia aguda. Imunodeficiência, incluindo deficiência de células B variável em adultos, podem predispor o equino à doença. *Brachyspira* sp. foi implicada como causa de diarreia crônica em equinos.[3,4] *Campylobacter fetus* subesp. *fetus* foi isolado das fezes e de biopsia retal de um equino Quarto de Milha de 2 anos de idade com diarreia crônica e perda de peso. A administração de enrofloxacino foi temporariamente associada a eliminação de fezes formadas, embora essa alteração não persista.[5]

Há muitas causas e sua importância relativa varia entre localizações. Mesmo com esforços concentrados, um diagnóstico *ante mortem* definitivo é conseguido em menos de 30% dos casos.

Epidemiologia

A ocorrência é esporádica, com apenas casos únicos ocorrendo em um grupo. Outros equinos contactantes não são acometidos. A taxa de mortalidade é de 35 a 65%. Parece não haver variação na incidência relacionada a idade, gênero ou raça. Equinos mais velhos não parecem estar sob maior risco de apresentarem diarreia crônica. A epidemiologia da ciatostomíase (estrongilose) e da salmonelose são discutidas sob seus respectivos títulos.

Patogênese

A diarreia é atribuível à disfunção colônica, que pode resultar na perda excessiva de eletrólitos nas fezes e diminuição da absorção de nutrientes no cólon maior. A doença exclusivamente do intestino delgado não causa diarreia em equinos. Além da diarreia, pode estar presente enteropatia com perda de proteína. A disfunção do cólon pode ser associada às lesões inflamatórias ou infiltrativas do cólon, mas em muitos casos, nenhuma lesão anatômica é detectada. Entretanto, o conteúdo do cólon de equinos acometidos apresenta maior capacidade de fermentação do que o de equinos normais, o que sugere que em alguns equinos, a doença é essencialmente decorrente de digestão e absorção anormais no cólon.

Achados clínicos

O achado característico é a diarreia crônica. A consistência das fezes varia de semelhante a um mingau espesso (aveia) até fibras não digeridas em líquido, até líquido sem fibra. A consistência das fezes em um cavalo individual pode variar amplamente entre 1 dia e outro. A duração da diarreia é variável, mas pode ser por toda a vida. Morte ou eutanásia normalmente são o resultado da perda progressiva de peso. O início da diarreia normalmente é abrupto, e pode estar associado a sinais de toxemia e desidratação, conforme descrito anteriormente. Contudo, com frequência não há toxemia ou outros sinais sistêmicos além da perda de peso, e os equinos acometidos estão alertas e apresentam apetite normal ou aumentado.

O exame de palpação retal normalmente falha em revelar anormalidades, embora equinos com enterite granulomatosa ou linfossarcoma alimentar possam apresentar linfonodos mesentéricos aumentados de volume. Radiografia abdominal irá revelar quantidade excessiva de areia no cólon maior em equinos com essa enfermidade.

Patologia clínica

- O exame hematológico pode revelar *neutrofilia* e *anemia* brandas, mas essas alterações são pouco úteis para a determinação da etiologia da diarreia
- O exame bioquímico sérico tipicamente mostra *hipoalbuminemia*, *hipoglobulinemia*, *hiponatremia* e *hipopotassemia* brandas, mas novamente, essas alterações não

são características de qualquer enfermidade específica

- A hipoalbuminemia é consistente com a presença de enteropatias com perda de proteína, como colite crônica, linfossarcoma alimentar, ciatostomíase ou colite granulomatosa
- *Hiperbilirrubinemia* e aumento da concentração de *ácidos biliares séricos* é sugestivo de doença hepática
- Aumentos na *atividade sérica de fosfatase alcalina*, embora comuns, não têm utilidade diagnóstica
- Equinos com ciatostomíase normalmente apresentam aumento na concentração de β-globulinas, embora a sensibilidade desse teste seja baixa.

O *líquido peritoneal* apresenta leucocitose por neutrofilia e aumento da concentração de proteína (> 25 g/ℓ) em equinos com peritonite, mas é normal na maioria dos equinos com diarreia crônica, inclusive aqueles com linfossarcoma alimentar ou colite granulomatosa.

O *exame de fezes* de equinos com ciatostomíase pode revelar ovos do tipo estrôngilos ou larvas de quarto estágio de ciatostomíneos. A presença de *areia* nas fezes, demonstrada ao deixar que as fezes se precipitem em uma luva de palpação retal transparente ou um recipiente similar, sugere o acúmulo de areia no cólon como causa da diarreia. A presença de *protozoários* nas fezes não tem relevância diagnóstica. *Giardia spp.* é encontrada comumente nas fezes de equinos normais de todas as idades e, apesar de relatos anteriores da sua presença nas fezes de equinos com diarreia, não é associada à doença. *Coccidiose* é muito incomum em equinos e *Eimeria leuckarti* provavelmente não é patogênica.

A demonstração de *Salmonella* spp. nas fezes ou em biopsia da mucosa retal, seja por cultura ou reação em cadeia da polimerase (PCR), é sugestiva, mas não diagnóstica de salmonelose, dada a alta proporção de equinos normais que eliminam *Salmonella* spp. nas fezes. O isolamento de *R. equi* das fezes de equinos jovens com diarreia é sugestivo de doença entérica associada a esse organismo.

Testes de absorção de d-xilose, *glicose* ou *amido* anormais indicam doença do intestino delgado e são sugestivos de enterite granulomatosa, embora a maioria dos equinos com essa enfermidade não apresente diarreia.

Laparotomia exploratória, seja pela linha média ventral sob anestesia geral ou pelo flanco esquerdo sob anestesia local e *biopsia intestinal* pode demonstrar linfossarcoma alimentar, enterite granulomatosa, enterite eosinofílica, colite crônica e outras doenças abdominais. *Biopsia retal* tem menor custo e é menos invasiva, mas apresenta sensibilidade relativamente baixa, embora uma boa especificidade para enterite granulomatosa, enterite eosinofílica e linfossarcoma alimentar.

Achados de necropsia

São consistentes com a doença subjacente, embora em muitos casos, as lesões macroscópicas não sejam evidentes. As alterações histológicas em alguns casos são restritas a resposta inflamatória branda e podem ser difíceis de correlacionar com a gravidade da doença clínica. Em alguns desses casos, a diarreia provavelmente reflete o desequilíbrio na microflora do intestino grosso, e a demonstração de um agente etiológico específico é um objetivo irrealista. Em contrapartida, o isolamento de *Salmonella* spp. do trato gastrintestinal ou dos linfonodos mesentéricos deve ser interpretado com cautela, na ausência de evidência histológica de salmonelose.

Em razão da ampla variedade de causas potenciais de diarreia crônica em equinos, não é possível listar todas as amostras necessárias para "confirmar" o diagnóstico. Na maioria das situações, amostras de fígado, linfonodos mesentéricos e várias regiões do trato gastrintestinal fixadas em formol compõem o material mínimo necessário. Independentemente de quais outros testes sejam realizados, é prudente congelar segmentos tanto do intestino delgado quanto do intestino grosso (com o conteúdo) caso outros testes sejam considerados necessários.

Diagnósticos diferenciais

- Colite crônica idiopática
- Salmonelose
- Ciatostomíase
- Colite granulomatosa
- Ingestão de areia
- Linfossarcoma
- Peritonite
- Linfangiectasia intestinal
- Hiperlipemia
- Doença hepática
- Enterite basofílica
- Gastrenterite eosinofílica.

Tratamento

Os *princípios de tratamento* são lidar com a doença subjacente, corrigir os distúrbios hidreletrolíticos, administrar tratamento sintomático de diarreia e fornecer cuidados de suporte. Exceto em casos de ciatostomíase ou acúmulo de areia, o tratamento de equinos com diarreia crônica com frequência não é compensador.

Tratamentos específicos

Ciatostomíase deve ser tratada com doses larvicidas de anti-helmínticos, como fenbendazol (50 mg/kg 1 vez ou 7,5 mg/kg/dia durante 3 dias), moxidectina (400 μg/kg) ou ivermectina (200 μg/kg). O tratamento pode não ser compensador se houver lesão grave do cólon maior.

Diarreia secundária ao *acúmulo de areia* no trato gastrintestinal deve ser tratada evitando-se a ingestão de areia pelo equino e, embora a eficácia seja discutível, com mucilagem psyllium (1 a 2 g/kg VO, 1 vez/dia durante 4 a 5 semanas; ver seção Cólica por areia).

Colite crônica idiopática pode ser tratada com corticosteroides (dexametasona 0,2 a 0,4 mg/kg, 1 vez/dia) ou prednisolona (0,5 a 1,0 mg/kg, 1 vez/dia) por 3 a 4 semanas e a dose deve ser diminuída conforme os achados clínicos melhorem.

A *salmonelose crônica* foi tratada com enrofloxacino (2,5 a 5 mg/kg VO, a cada 12 h, por 3 a 4 semanas), algumas vezes em combinação com metronidazol (15 a 20 mg/kg VO, a cada 6 a 12 h), mas deve-se ter em mente o risco de lesão à cartilagem articular em equinos tratados com enrofloxacino. Muitas enfermidades comumente associadas à diarreia crônica não são tratáveis.

Tratamento sintomático e de suporte

Os tratamentos sintomáticos incluem *metronidazol* (7,5 a 20 mg/kg VO, a cada 6 a 12 h) ou *iodocloridroxiquina* (10 a 20 mg/kg VO, 1 vez/dia). Embora alguns equinos apresentem resolução da diarreia quando são tratados com esses compostos, não há demonstração clara da sua eficácia. A administração de *antibióticos*, exceto pela que foi descrita anteriormente, normalmente não altera o curso da doença. Preparações *antidiarreicas*, tais como *fosfato de codeína*, *loperamida* e *subsalicilato de bismuto*, com frequência fornecem melhora temporária na consistência das fezes. Alguns equinos com diarreia crônica respondem à *transfaunação*, na qual 5 a 10 ℓ de conteúdo do cólon coletados imediatamente após a morte de um equino sem sinais de doença entérica são administrados por sonda nasogástrica.

O tratamento de suporte inclui o fornecimento de suplementação com eletrólitos, principalmente sódio, potássio e bicarbonato, como aditivo à dieta. Suplementos adequados incluem alguns produtos comerciais indicados para reposição de fluidos em bezerros diarreicos, ou uma mistura de cloreto de potássio (300 g), cloreto de sódio (400 g) e bicarbonato de sódio (300 g). A mistura é isotônica quando dissolvida na taxa de 90 g/12 ℓ ou pode ser administrada por via oral na taxa de 30 a 90 g para um equino de 400 kg, a cada 24 h. Água não suplementada deve ser fornecida sem restrição e as concentrações de eletrólitos séricos devem ser monitoradas. Equinos *gravemente acometidos* podem requerer administração intravenosa de soluções eletrolíticas isotônicas poliônicas.

O suporte nutricional deve incluir o fornecimento de uma dieta à base de forragem de alta qualidade e grãos. Algumas tentativas podem ser necessárias para determinar a melhor dieta para um equino, mas deve-se ter cuidado para que ela contenha uma quantidade adequada de energia e seja balanceada nutricionalmente. Os equinos devem ser alimentados para chegar a, e manter, um peso corporal ideal.

Recuperação espontânea ocorre principalmente em equinos jovens e esse fator, bem como a duração normalmente longa da doença (6 a 12 meses), tornam difícil decidir de forma segura a validade do tratamento.

Controle

O controle da ciatostomíase e da salmonelose é discutido sob seus respectivos títulos.

A diarreia causada por acúmulo de areia no cólon deve ser evitada não alimentando equinos no chão e contendo o pastejo em piquetes com o pasto curto e solo arenoso.

REFERÊNCIAS BIBLIOGRÁFICAS

1. Sheats MK et al. Equine Vet Educ. 2008;20:459.
2. Sanz MG et al. Can Vet J. 2010;51:522.
3. Bazargani TT et al. Int J Vet Res. 2010;4:81.
4. Hampson DJ et al. Vet Rec. 2006;158:661.
5. Hurcombe SDA et al. J Vet Diagn Invest. 2009; 21:266.

Doenças intestinais inflamatórias crônicas idiopáticas de equinos

Uma síndrome que combina perda de peso, crescimento inadequado, diarreia, cólica branda, má absorção intestinal e hipoproteinemia atribuível à doença inflamatória crônica do intestino delgado e/ou grosso em equinos é descrita.

As causas da doença intestinal inflamatória idiopática em equinos não estão bem definidas, e a síndrome foi subdividida em enterite granulomatosa, enterite eosinofílica, enterocolite linfocitária-plasmocitária, enterocolite basofílica e doença epiteliotrópica eosinofílica multissistêmica. Outras causas de doença intestinal inflamatória crônica incluem parasitismo, linfossarcoma alimentar e outras neoplasias gastrintestinais[1], tuberculose, pitiose e histoplasmose.[2] Intolerância ao glúten, uma proteína encontrada no trigo e em grão similares, é uma causa bem reconhecida de doença intestinal inflamatória em humanos. Embora a maioria dos equinos com doença intestinal inflamatória não apresente evidência de hipersensibilidade ao glúten, foi relatado o caso de um equino com altas concentrações de anticorpos contra o glúten e que respondeu bem à dieta livre desse composto.[3]

O tratamento empírico de 20 equinos com diagnóstico presuntivo de doença inflamatória intestinal com base em uma combinação de hipoproteinemia, hipoalbuminemia, má absorção, aumento da espessura da parede intestinal ao exame ultrassonográfico ou alterações características na biopsia da mucosa do reto com anti-helmínticos larvicidas, e administração > 3 semanas de corticosteroides resultou em uma boa resposta ao tratamento em 15 dos equinos, com 13 sobrevivendo por, pelo menos, 3 anos.[4] O pico da absorção da xilose foi maior (1,36 ± 0,44 mmol/ℓ) em animais que sobreviveram do que naqueles que não sobreviveram (0,94 ± 0,36).[4]

REFERÊNCIAS BIBLIOGRÁFICAS

1. Taylor SD et al. J Vet Intern Med. 2006;20:1429.
2. Mair TS et al. Equine Vet Educ. 2006;18:299.
3. van der Kolk JH et al. Vet Q. 2012;32:3.
4. Kaikkonen R et al. Acta Vet Scand. 2014;56:35.

Enterite granulomatosa em equinos

A enterite granulomatosa é uma das muitas doenças intestinais inflamatórias de equinos. É caracterizada por início gradual de perda de peso e crescimento inadequado.

A etiologia da enterite granulomatosa não é conhecida. A infecção por *Mycobacterium* spp. é sugerida como causa, mas a demonstração de bactérias que se coram com corante ácido rápido em seções de tecido ou por cultura de intestino ou linfonodos mesentéricos de equinos acometidos é rara e inconsistente.

A doença ocorre com maior incidência em *equinos Standardbred* entre 1 e 6 anos de idade, embora ela afete outras raças. A enfermidade normalmente é esporádica, embora tenha sido relatada em irmãos nascidos na mesma propriedade. Estimativas quanto à sua incidência não estão disponíveis. A doença tem taxa de mortalidade de quase 100%, embora a recuperação seja documentada para um pequeno número de equinos.

O acúmulo de linfócitos e células gigantes multinucleadas na lâmina própria é associada à perda das vilosidades no intestino delgado. Há má absorção de carboidratos e gorduras e perda excessiva de proteínas nas fezes, com subsequente hipoalbuminemia, edema e perda de peso.

Perda de peso e *anorexia* são os achados clínicos mais comuns. A febre é incomum. Aproximadamente um terço dos equinos apresenta diarreia ou histórico de dor abdominal. Os equinos acometidos apresentam alopecia descamativa difusa e escoriações, principalmente na banda coronária. O exame de palpação retal pode revelar linfonodos mesentéricos macios e aumentados. Cólica é uma manifestação incomum.

Exames hematológicos e bioquímicos séricos revelam *anemia* macrocítica branda (hemoglobina < 100 g/ℓ, hematócrito < 30%) com o leucograma normal. Hipoalbuminemia é um achado consistente (< 25 g/ℓ, < 2,5 g/dℓ), enquanto a concentração de globulinas pode ser normal, baixa ou, mais comumente, alta (> 50 g/ℓ, > 5,0 g/dℓ). A concentração de fibrinogênio plasmático normalmente está aumentada (> 4 g/ℓ, 400 mg/dℓ), e não há alterações características na análise bioquímica sérica. O líquido peritoneal é normal.

Testes de absorção usando d(+)-xilose, glicose ou amido indicam a diminuição da absorção de carboidratos no intestino delgado em muitos equinos acometidos. O teste de absorção de d(+)-xilose é realizado administrando este fármaco na dose de 0,5 ou 1 g/kg como uma solução a 10% por sonda nasogástrica, após jejum de 12 a 18 h. A concentração de d(+)-xilose nas amostras de sangue coletadas a 0, 1, 2, 3, 4 e 5 h após a administração é determinada. Um teste anormal é aquele no qual não há pico óbvio na curva de d(+)-xilose e no qual o pico de concentração é mais baixo do que o esperado para um equino normal sob uma dieta similar. Em equinos com intestino delgado normal, a administração de uma solução de glicose a 10% VO na dose de 1 g/kg PC resulta em um aumento na concentração plasmática de glicose > 85% dos valores basais. Um aumento < 15% acima dos valores basais é observado em equinos com doença do intestino delgado que impede a absorção de glicose. Valores intermediários são encontrados tanto em equinos normais quanto em animais doentes.

Os *diagnósticos diferenciais* incluem outras causas de síndrome de má absorção em equinos, como parasitismo, doença inflamatória crônica (abscesso abdominal), neoplasia[1], doença epiteliotrópica eosinofílica multissistêmica e má-nutrição.[2] A *confirmação do diagnóstico* é conseguida por meio do exame histológico de uma biopsia do reto ou intestino delgado. A biopsia retal tem baixa sensibilidade (menos de 50%), mas alta especificidade para o diagnóstico de enterite granulomatosa. Biopsias do intestino delgado e dos linfonodos mesentéricos apresentam sensibilidade muito maior do que a biopsia retal, e são os testes recomendados. A biopsia endoscópica do duodeno pode ser útil para fornecer um diagnóstico.[3]

O *exame de necropsia* revela que a parede intestinal está uniformemente espessada, sobretudo no jejuno e no íleo. Linfonodos mesentéricos podem estar aumentados. Há atrofia de vilos com infiltração granulomatosa difusa e irregular da lâmina própria do intestino delgado. Abscessos das criptas são comuns. Em muitos casos, granulomas também estão presentes no fígado, no baço, nos rins e na medula óssea. Os tipos celulares predominantes são o macrófago e as células epitelioides, com células gigantes ocasionais. A doença pode ser difícil de distinguir do linfossarcoma alimentar.

Tentativas de realizar o *tratamento* com uma variedade de fármacos anti-inflamatórios e antimicrobianos, inclusive prednisona e sulfassalazina, foram quase universalmente frustrados. A resolução da doença ocorreu em até 7 meses, enquanto um equino foi tratado com uma dose decrescente de dexametasona, iniciando com 40 mg (0,1 mg/kg) IM a cada 4 dias por 4 semanas, e então decrescendo lentamente. A ressecção cirúrgica de lesões solitárias é relatada, mas essa é uma manifestação incomum da doença. Não há medidas de controle efetivas.

LEITURA COMPLEMENTAR

Schumaker J, Edwards JF, Cohen ND. Chronic idiopathic inflammatory bowel disease of the horse. J Vet Intern Med. 2000;14:258-265.

REFERÊNCIAS BIBLIOGRÁFICAS

1. Taylor SD et al. J Vet Intern Med. 2006;20:1429.
2. Mair TS et al. Equine Vet Educ. 2006;18:299.
3. Divers TJ et al. Equine Vet Educ. 2006;18:284.

Enterocolite linfocítica-plasmocítica

Essa é uma enfermidade incomum em equinos, em contraste ao que é relatado em cães; acomete cavalos de qualquer idade e não há predileção por raça ou gênero. A etiologia não é conhecida. Os achados clínicos incluem perda de peso, diarreia e letargia. Anormalidades clinicopatológicas incluem hipoproteinemia e hipoalbuminemia em, aproximadamente, metade e três quartos dos casos, respectivamente. Os resultados do teste de absorção oral da glicose são anormais em, aproximadamente, 75% dos casos. O exame histológico de uma biopsia de mucosa retal revela tecido anormal, sugestivo de doença, em cerca de metade dos casos. O diagnóstico é confirmado pela biopsia do íleo ou exame de necropsia. Os diagnósticos diferenciais são similares àqueles de enterite granulomatosa. Há infiltração marcante da lâmina própria com linfócitos e plasmócitos, na ausência de alterações granulomatosas. A administração de dexametasona melhora os achados clínicos da doença em uma pequena proporção de equinos. Medidas de controle não estão disponíveis.

LEITURA COMPLEMENTAR

Schumaker J, Edwards JF, Cohen ND. Chronic idiopathic inflammatory bowel disease of the horse. J Vet Intern Med. 2000;14:258-265.

Enterite eosinofílica idiopática focal

Enterite eosinofílica idiopática focal é uma doença incomum em equinos e é caracterizada por obstrução intestinal secundária à estenose principalmente do intestino delgado causada por reação inflamatória crônica dominada por eosinófilos.[1,2] A causa da doença não é conhecida, embora a hipersensibilidade ou mecanismos imunomediados provavelmente sejam importantes na patogênese da doença. A enfermidade é reconhecida com frequência crescente no Reino Unido.[3]

Enterite eosinofílica idiopática focal ocorre sem predisposição aparente por gênero ou sexo. Equinos mais jovens (< 5 anos) estão sob maior risco.[3] A doença é mais comum durante o período de julho a novembro no hemisfério Norte.[3] A doença é relatada no norte dos EUA, Reino Unido, Irlanda e Holanda.[4-6]

Os *achados clínicos* normalmente são causados por obstrução intestinal aguda e se manifestam como cólica.[4,5] Os equinos acometidos raramente apresentam perda de peso e diarreia. A forma comum da doença é aquela na qual a infiltração é segmentar e associada à cólica aguda causada por obstrução do intestino delgado ou do cólon maior por lesões murais.[4,5] A enfermidade deve ser diferenciada de outras causas de cólica.

Histologicamente, a enfermidade é caracterizada pela presença de infiltrados eosinofílicos em uma reação inflamatória ativa crônica, que afeta os intestinos delgado e grosso. Os infiltrados são restritos ao trato intestinal. Há células endoteliais ativadas, eosinófilos e neutrófilos, e componentes que indicam uma duração da inflamação maior do que 3 dias.[2] Macrófagos e eosinófilos são os tipos celulares predominantes nas lesões.[2] A confirmação do diagnóstico *ante mortem* é conseguida pela biopsia do intestino delgado. A infecção por *Pythium insidiosum* pode induzir uma enterite focal similar.

O *prognóstico* para equinos acometidos é bom. A lesão normalmente é passível de ressecção cirúrgica, mas isso não parece ser necessário para a recuperação, a não ser que ocorra obstrução luminal aguda do intestino.[1,4,5] Medidas de controle não são relatadas.

REFERÊNCIAS BIBLIOGRÁFICAS

1. Proudman CJ et al. Equine Vet J. 2006;38:290.
2. Makinen PE et al. Equine Vet J. 2008;40:386.
3. Archer DC et al. PLoS ONE. 2014;9.
4. Archer D et al. Vet J. 2006;171:504.
5. Olmos JFP et al. Equine Vet J. 2006;38:354.
6. Winhard F et al. Praktische Tierarzt. 2010;91:578.

Febre da pastagem equina (disautonomia equina, doença da pastagem, mal seco)

Sinopse

- Etiologia: desconhecida
- Epidemiologia: equinos de todas as raças e de ambos os sexos, no Reino Unido, Europa e sul da América do Sul. Maior incidência na primavera/início do verão
- Achados clínicos:
  - Doença da pastagem aguda: cólica, refluxo nasogástrico, ausência de sons intestinais, depressão, disfagia, dilatação do intestino delgado com duração inferior a 2 dias no momento do óbito
  - Doença da pastagem subaguda: taquicardia com ou sem sinais de cólica, diminuição dos sons intestinais, compactação do cólon e curso clínico de 2 a 7 dias
  - Doença da pastagem crônica: início insidioso, perda de peso, cólica intermitente, diminuição do apetite, rinite seca, regiões irregulares de sudorese e disfagia branda
- Patologia clínica: nenhum achado é específico ou diagnóstico
- Lesões: ambas as formas da doença apresentam degeneração de neurônios do sistema nervoso autônomo, principalmente dos plexos mioentérico e submucoso
- Confirmação do diagnóstico: exame da biopsia do íleo. A biopsia do reto não é confiável
- Tratamento:
  - Doença da pastagem aguda/subaguda: suporte. Nenhum efetivo
  - Doença da pastagem crônica: cuidados de enfermagem
- Controle: não específico. Vacinação não disponível atualmente.

A doença da pastagem dos equinos é uma enfermidade não contagiosa, aguda, subaguda ou crônica, com alta taxa de mortalidade, que acomete equídeos predominantemente no Reino Unido e noroeste da Europa.

Etiologia

Há uma crença cada vez maior de que a doença da pastagem dos equinos é uma forma toxicoinfecciosa de botulismo causada pela exposição de equídeos suscetíveis à toxina tipo C de *C. botulinum* (BoNT/C e/ou toxina binária C2).[1,2] Contudo, a hipótese do papel do botulismo toxicoinfeccioso na doença da pastagem de equinos não explica completamente a distribuição geográfica da doença. A presença de anticorpos IgG para BoNT/C no soro de 30,8% (61 de 198) dos equinos em Israel, onde a doença não é reconhecida, sugere que outros fatores além da simples exposição à BoNT/C são necessários para o desenvolvimento da enfermidade.[3] Especula-se que fatores dietéticos (por isso "febre da pastagem") alterem a biota gastrintestinal de equinos e permitam a proliferação de *C. botulinum* tipo C ou D, ou promovam o aumento da produção ou da absorção de neurotoxinas, e iniciem o desenvolvimento da doença.[4] É interessante notar que equinos com febre da pastagem apresentam maior prevalência de *C. perfringens* nas fezes (7/9 detectados por cultura e 15/37 por ELISA) e no conteúdo do íleo do que equinos com cólica (1/16) de outra etiologia ou equinos sadios a pasto (0/60 por cultura e 1/74 por ELISA).[5] Esse fato é interpretado mais como indicativo de uma alteração na microbiota gastrintestinal do que como indicativo de fator causal do *C. perfringens* na febre da pastagem em equinos.[5]

Evidências que apoiam o papel de *toxinas de C. botulinum* na etiologia da doença incluem o isolamento de estirpes de *C. botulinum* tipo C produtoras da toxina (BoNT/c) do íleo de 45% dos equinos com doença da pastagem e 4% dos animais controle clinicamente normais, a presença de maiores concentrações de anticorpos IgA para BoNT/C e BoNT/D no íleo de equinos com doença da pastagem aguda do que em animais controle não acometidos[6], e maior risco de doença em equinos com baixa concentração sérica de anticorpos IgG anti-BoNT/C. A vacinação de equinos com toxoide botulínico diminuiu significativamente a taxa de mortalidade entre animais vacinados, quando comparada a equinos não vacinados, fornecendo evidências quanto a um papel da imunidade para toxinas de *C. botulinum* na resistência à doença.[1] Notavelmente, esse estudo foi conduzido em 1922 e 1923. Há planos de conduzir mais ensaios com vacinas.[7]

Epidemiologia

Ocorrência

A doença da pastagem é comum em todas as regiões da Grã-Bretanha (inclusive Irlanda, possivelmente), República Tcheca, Suécia, Suíça, Hungria, Chipre e costas norte e oeste da Europa.[2,8-10] Uma doença clínica e histologicamente indistinguível, o mal seco ocorre na região da Patagônia Argentina, sul do Chile e nas ilhas Malvinas (Falkland). Disautonomia, com achados clínicos e alterações histológicas consistentes com febre da pastagem de equinos, foi relatada em uma mula no Kansas, EUA.[11]

Equinos, pôneis, jumentos, zebras, cavalos de Przewalski, coelhos e lebres são acometidos. A *incidência* em propriedades com histórico da doença varia entre 0,4 e 16% por ano, ou 2,1 casos de doença da pastagem para cada 100 equinos, por ano. Aproximadamente 47% dos casos são agudos, 20% subagudos e 33% apresentam a forma crônica da doença.[12]

A *taxa de mortalidade* para doença da pastagem aguda é de 100%, enquanto a da forma crônica em equinos é de, em média, 49%[12], e para aqueles tratados em centros de referência, 60 a 70%. Equinos diagnosticados no mês de junho têm 2,7 vezes (IC 95%, 1,4 a 5,4) mais chance de sobreviver do que os diagnosticados em maio.[12]

Aqueles que sobrevivem às fases iniciais da forma crônica da doença com frequência são descartados em razão da fraqueza e da emaciação, embora possam se recuperar completamente.

Fatores de risco

Fatores de risco do animal

O risco e a prevalência da enfermidade são maiores em equinos com 4 a 5 anos de idade (RP ajustada de 1,9, quando comparada a equinos com 0 a 3 anos de idade) e então diminuem, de maneira que o risco de doença é menor em equinos > 12 anos (RP 0,02, quando comparada a equinos com 0 a 3 anos de idade).[12]

De modo similar, quando só considerados os equinos na Escócia, aqueles com 11 a 20 anos de idade estão sob menor risco do que equinos com 2 a 10 anos de idade (RP 0,32).[13] A mediana da idade ao diagnóstico é de 6 anos (moda 5 anos), e os casos são relatados em equinos com 2 meses a > 30 anos de idade.[12] Potros nascidos de éguas acometidas são clinicamente normais. Aparentemente, não há predisposição por raça a não ser aquela atribuída ao fato de haver maior número de equinos de determinadas raças em áreas de risco[12]; quando só considerados cavalos na Escócia, raças nativas escocesas também estão sob risco aumentado se comparadas a outras raças (RP 3,56).[13] Não há associação clara com o gênero.[13]

Equinos a pasto estão sob maior risco (por isso o nome coloquial da doença), e a patologia raramente ocorre em cavalos aos quais é negado o acesso a pasto e pastejo. Estão sob maior risco de desenvolverem a enfermidade: cavalos submetidos a alteração de pasto recente (< 14 dias; RP 24), os que chegaram à propriedade há menos de 2 meses e os que pertencem a propriedades onde já houve casos prévios da doença (RP 2,2 a 45), embora equinos que já tiveram contato com animais acometidos estejam sob menor risco (RP 0,1). Equinos com menor concentração sérica de anticorpos para BoNT/C também estão sob maior risco de desenvolverem a doença.

Fatores de risco do ambiente

O risco de doença na Escócia é maior conforme o aumento da latitude (quanto mais ao norte) na taxa de RP 1,08 para cada 10 km.[13] A enfermidade ocorre durante todo o ano com uma distribuição sazonal marcante, com pico de 61% dos casos ocorrendo em abril, maio e junho no Reino Unido.[12] Surtos da doença estão associados à ocorrência de tempo mais frio e seco do que o normal durante as 2 semanas que precedem o surto. Há aumento do risco associado a mais horas de sol (RP 1,44 a 2,48 por hora adicional por mês, após a correção para latitude, conforme mencionado anteriormente) e mais dias de geada (RP 1,13 a 1,18 por dia por mês) e diminuição do risco com maior temperatura média (0,82 a 0,76/°C).[13]

Fatores de risco do pasto e do solo

O acesso ao pasto é um fator de risco conhecido. O exame do pasto e do solo onde ocorreram casos de doença da pastagem em equinos revela quais locais apresentam concentrações significativamente maiores de nitrogênio no solo e de ferro, arseniato de chumbo e cromo na forragem.[14] *Ranunculus* sp. (ranunculus) é ocorrência comum em locais com equinos acometidos.[14] O papel, se houver, do *Ranunculus* sp. ou dos metais pesados sobre a patogênese da doença não foi esclarecido.

Equinos com doença da pastagem apresentam o perfil de aminoácidos plasmáticos esperado para animais com intoxicação subaguda ou crônica por cianeto. Isso levou à investigação da concentração de cianeto em plantas de pastagens comuns em áreas com equinos acometidos. A concentração de glicosídeos cianogênicos no trevo-branco (*Trifolium repens*) é maior em pastos associados à casos de doença da pastagem em equinos (497 mg cianeto/kg matéria seca) do que em trevo-branco de locais controle (< 300 mg/kg).[4] Embora o trevo-branco seja uma planta comum nas pastagens de muitas regiões do mundo, incluindo regiões com casos de doença da pastagem em equinos, o seu papel na patogênese da doença da pastagem é meramente especulativo. Supõe-se que a quantidade de cianeto ingerido por equinos a pasto com alta concentração de cianeto é insuficiente para induzir a intoxicação, mas pode haver envolvimento de outras plantas na predisposição à doença.[4] De forma alternativa, as alterações na quantidade de pasto cianogênico podem ser simples coincidências.

Fatores de risco da propriedade ou do perímetro

Propriedades com histórico da doença estão sob maior risco de apresentarem casos futuros.[12] No perímetro onde foi registrada a ocorrência dessa enfermidade, o risco de desenvolvimento da doença aumenta se o número de equinos na propriedade multiplicar, equinos jovens estiverem em haras ou escolas de equitação, em propriedades que apresentam solo arenoso ou barrento e nas que criam aves domésticas e usavam remoção mecânica das fezes. O risco de recidiva da doença em uma propriedade diminui com a presença de solo calcário, copastagem com ruminantes, aparação dos pastos e remoção manual das fezes. Não há associação entre a doença e o tipo de pasto ou o fornecimento de alimentos suplementares. O provimento de feno ou pré-secado associa-se à diminuição do risco da doença. Qualquer distúrbio do solo, como a aração, aumenta o risco da enfermidade.

Transmissão

A doença não é contagiosa. A administração do soro de equinos acometidos em animais normais causa lesões, mas não achados clínicos consistentes com a doença.

Patogênese

Os achados clínicos são atribuídos à lesão disseminada do sistema nervoso autônomo, incluindo os neurônios simpáticos dos gânglios pré-vertebrais e paravertebrais[15], o que resulta em disautonomia simpática e parassimpática, mais evidente clinicamente como manifestações do trato gastrintestinal. Coincidindo com a lesão do sistema nervoso autônomo, ocorre o aumento nas concentrações plasmáticas de di-hidroxifenilalanina, epinefrina, norepinefrina e dopamina, possivelmente em razão do aumento da secreção desses compostos pelos gânglios e neurônios simpáticos acometidos. Lesões nos nervos cranianos e tronco encefálico provavelmente são responsáveis pela disfagia e salivação evidentes na maioria dos casos. A rinite é associada à diminuição da inervação noradrenérgica, não colinérgica, maior em neurônios positivos para a substância P, ou ao peptídeo relacionado ao gene da calcitonina da mucosa nasal em casos subagudos e crônicos.

O exame eletrocardiográfico de equinos acometidos revela perda de inervação parassimpática do coração, consistente com lesões dos gânglios cardíacos terminais. Lesões esplâncnicas são mais graves nos plexos mioentérico e da submucosa do íleo, com alterações menos graves no cólon maior e gânglio celíaco mesentérico. Também há diminuição das células de Cajal intersticiais (células envolvidas na atividade de marca-passo e na transmissão autonômica dentro do intestino). Essas alterações neuronais são associadas ao prejuízo marcante na atividade colinérgica no tecido do íleo de equinos acometidos. Em razão da alteração na atividade autonômica, a peristalse diminui (em casos crônicos) ou cessa (em casos agudos) com acúmulo subsequente de ingesta no intestino delgado, estômago e cólon maior. A morte é causada por emaciação em casos crônicos ou ruptura do estômago e do intestino em casos agudos.

Achados clínicos

São variados, e a acurácia do diagnóstico *ante mortem* com base apenas nos achados clínicos é difícil. O diagnóstico normalmente é baseado nos achados clínicos, na eliminação de doenças com apresentação clínica similar e na consideração da origem do equino.[16] O período de incubação da doença é de, aproximadamente, 10 a 14 dias.

São reconhecidas as formas *aguda, subaguda* e *crônica* da doença, embora algumas autoridades usem a designação de aguda e crônica. Em todos os casos, há algum grau de disfagia, que resulta em queda de saliva e eliminação de ingesta pelas narinas. Alimento seco fica compactado entre as bochechas e os dentes e o animal brinca com a água. Esses sinais são atribuíveis às lesões nos nervos cranianos. Em sua maioria, os animais estão deprimidos.

Casos agudos

O início é súbito e o curso da doença é de 1 a 4 dias. A dor abdominal pode ser intensa, mas também estar ausente mesmo na presença de taquicardia. Há taquicardia (80 a 90 bpm, podendo ser > 100), diminuição ou falta de sons intestinais, ausência de defecação e distensão abdominal. Ao exame de palpação retal, o intestino delgado está dilatado com líquido e é imediatamente palpável no abdome caudal. A sondagem nasogástrica recupera uma grande quantidade de líquido (20 ℓ). Micção é frequente e pode ser acompanhada por tenesmo. Equinos acometidos podem caminhar de forma inquieta e um tremor muscular fino ocorre constantemente, sobretudo na região superior do membro torácico. Ataques periódicos de sudorese multifocal são comuns. Há salivação intensa. A endoscopia esofágica revela ulcerações lineares que resultam da esofagite de refluxo.

Casos subagudos

Esses casos mostram sinais de cólica branda ou podem não apresentar qualquer sinal de cólica, mas taquicardia, depressão, diminuição dos sons gastrintestinais e compactação do cólon maior com aparência enrugada característica. O curso clínico é de 2 a 7 dias e a morte é inevitável. A endoscopia revela erosões lineares em muitos equinos acometidos.

Casos crônicos

O curso normalmente é de > 7 dias e é caracterizado por perda de peso, placas irregulares de sudorese e cólica intermitente. Os equinos permanecem em posição quadrupedal com os quatro membros juntos (postura de elefante sobre uma tina) e mostram abdome enrijecido. A disfagia é evidente e o intestino está vazio, exceto pelo cólon e reto, que contêm fezes endurecidas e secas. Nos estágios finais, o equino ronca, fica com o pênis exposto e faz tentativas de ingerir materiais anormais. A maioria dos casos da forma crônica apresenta rinite, caracterizada pela presença de crostas de material mucopurulento nos turbinados e isso é considerado, diante da presença de histórico apropriado e demais achados clínicos, quase patognomônico de doença da pastagem. Pode haver obstrução esofágica com pneumonia aspirativa secundária.

A aplicação de fenilefrina (0,5 mℓ de uma solução a 0,5%) em um dos olhos causa desvio dorsal dos cílios da pálpebra superior em equinos com doença da pastagem, mas não nos normais.

Há defeitos na motilidade esofágica discerníveis pela radiografia em equinos com doença da pastagem.

Equinos com doença da pastagem aguda, subaguda e crônica normalmente apresentam anormalidades na eletromiografia (12 de 14 examinados), inclusive atividade espontânea excessiva; potenciais de fibrilação; gêmeos, trigêmeos ou quadrigêmeos; descargas neuromiotônicas e complexo de descargas repetitivas.[17]

A recidiva da doença em equinos é extremamente rara. A confirmação do diagnóstico *ante mortem* pode ser conseguida apenas pela biopsia do íleo, embora a da mucosa nasal tenha sido sugerida como alternativa. O exame de biopsia retal é específico (especificidade estimada como 100% com base na detecção de, pelo menos, três neurônios cromatolíticos), mas não suficientemente sensível (70%) para o diagnóstico da doença, com base em um estudo de 14 casos e 10 controles.[18] A biopsia retal *ante mortem* não é confiável para o diagnóstico da doença, quando comparada à biopsia do íleo, que apresenta uma alta sensibilidade.[19,20] Biopsias de íleo podem ser coletadas por laparotomia convencional ou por laparoscopia.[20] O uso de íleo fixado em formol apresenta tanto sensibilidade quanto especificidade de 100%.[21] A coloração imuno-histoquímica para sinaptofisina não auxilia na diferenciação entre tecido autolítico e tecido de um equino com doença da pastagem.[22]

Patologia clínica

O perfil bioquímico sérico e o exame hematológico não mostram alterações patognomônicas. As concentrações de amiloide sérico A e fibrinogênio plasmático são significativamente maiores em equinos com doença da pastagem do que em equinos saudáveis e em equinos com cólica que não foi causada por doença inflamatória, mas é similar à de equinos com enterite, colite ou peritonite.[23] Sinais de desidratação, distúrbio eletrolítico, hiperbilirrubinemia e aumentos na atividade sérica de enzimas hepáticas são todos secundários à doença. A urina de equinos com doença da pastagem apresenta densidade, concentrações de proteína e creatinina maiores e pH menor do que a de equinos não acometidos, consistente com a desidratação e distúrbios eletrolíticos que ocorrem com a doença. O líquido peritoneal com frequência é anormal, com aumento na concentração de proteínas e na contagem de leucócitos, mas em razão da sobreposição considerável com os valores de equinos com lesões do trato gastrintestinal que requerem cirurgia, é de valor diagnóstico limitado.

Achados de necropsia

Em casos de curta duração, o estômago e o intestino delgado estão dilatados com excesso de líquido e de gás, e o cólon com frequência compactado com ingesta corrugada e coberta por material enegrecido. Em casos crônicos, o trato alimentar está vazio.

Histologicamente, há degeneração extensa dos neurônios do sistema nervoso autônomo, sem evidência de inflamação. Esses neurônios incluem os gânglios (cranial, cervical, estrelado, celíaco mesentérico etc.) e aqueles dos plexos mioentérico e submucoso do intestino. Alterações neuronais degenerativas também podem ser observadas no sistema nervoso central, incluindo os núcleos dos nervos oculomotor, facial, vestibular lateral, hipoglosso e vago; nos cornos ventrais da medula espinal e nos gânglios das raízes dorsais. Essa neuropatia é difícil de confirmar, a não ser que amostras frescas e bem fixadas sejam submetidas ao exame histológico. A coloração imuno-histoquímica para sinaptofisina não auxilia na diferenciação entre tecido autolítico e tecido de equinos com doença da pastagem.[22]

Amostras para confirmação do diagnóstico *post mortem*

Amostras para exame de microscopia óptica incluem gânglios simpáticos fixados em formol, tronco encefálico, medula espinal com gânglios das raízes dorsais, região fúndica do estômago, duodeno, jejuno, íleo distal, cólon ventral e cólon dorsal.

Diagnóstico diferencial

Doença da pastagem aguda

- Estrangulamento ou vólvulo do intestino delgado
  - Obstrução esofágica
- Deslocamento ou torção do cólon maior
- Enterite anterior
- Peritonite
- Compactação do íleo terminal
- Intussuscepção ileocecal
  - Hemoperitônio
  - Hipocalcemia (tetania da lactação e exaustão).

Doença da pastagem subaguda ou crônica

- Compactação do cólon maior ou menor
- Helmintíase
- Abscedação mesentérica ou outra doença inflamatória crônica
- Carcinoma de células escamosas gástrico
- Botulismo
- Doença do neurônio motor equino
- Linfossarcoma do trato alimentar ou outra neoplasia
- Dieta inadequada
- Dentição ruim
- Doença do neurônio motor equino.

Tratamento

Casos agudos respondem transitoriamente à descompressão gástrica e à administração intravenosa de fluidos, mas a morte é inevitável. Casos crônicos selecionados se beneficiam de cuidados de enfermagem intensos com fornecimento de dieta com alto teor de energia e proteína, bem como acesso ao pasto. A administração do agente colinérgico procinético de atuação indireta cisaprida (0,5 a 0,8 mg/kg VO, a cada 8 h por 7 dias) foi recomendada, mas não é compensadora.[16] A administração de brotizolam (um estimulante do apetite), acetilcisteína (antioxidante e neuroprotetor) e gel de aloe vera (antioxidante, anti-inflamatório e laxante) não obteve efeito benéfico em 29 casos.

Controle

Medidas bem-sucedidas não foram satisfatoriamente estabelecidas e nenhuma recomendação definitiva pode ser feita. Entretanto, deve-se considerar os fatores identificados como passíveis de aumentar o risco da doença, como pastejo e movimentação para novas propriedades, principalmente para aquelas nas quais foram relatados casos prévios da doença, e o distúrbio do solo. O fornecimento de feno ou pré-secado é associado ao menor risco de desenvolvimento da doença. Embora a administração de ivermectina seja relacionada a um aumento no risco da doença, o controle adequado de parasitas não deve ser ignorado em regiões nas quais a doença da pastagem é endêmica.

Não há vacina disponível comercialmente, embora ensaios tenham sido planejados.[7]

LEITURA COMPLEMENTAR

Pirie RS, Jago RC, Hudson NPH. Equine grass sickness. Equine Vet J. 2014;46:545-553.

Wylie CE, Proudman CJ. Equine grass sickness: epidemiology, diagnosis, and global distribution. Vet Clin Equine. 2009;25:381-399.

REFERÊNCIAS BIBLIOGRÁFICAS

1. Newton JR et al. Equine Vet J. 2010;42:477.
2. Schwarz B. Vet Rec. 2013;172:393.
3. Steinman A et al. Equine Vet J. 2007;39:232.
4. McGorum BC et al. Grass Forage Sci. 2012;67:274.
5. Waggett BE et al. Equine Vet J. 2010;42:494.
6. Nunn FG et al. Equine Vet J. 2007;39:457.
7. Equine Grass Sickness Surveillance Scheme. Em: <www. equinegrasssickness.co.uk>; Acessado em 8.10.13.
8. Protopapas KF et al. Turk J Vet Anim Sci.2012;36:85.
9. Schwarz B et al. Vet Rec. 2012;170:75.
10. Melkova P et al. Vet Med (Praha). 2014;59:137.
11. Wright A et al. Equine Vet J. 2010;42:170.
12. Wylie CE et al. Equine Vet J. 2011;43:571.
13. Wylie CE et al. Equine Vet J. 2014;46:64.
14. Edwards SE et al. Front Pharmacol. 2010;1:122.
15. Shotton HR et al. J Comp Pathol. 2011;145:35.
16. Lyle C et al. In Pract. 2009;31:26.
17. Wijnberg ID et al. Equine Vet J. 2006;38:230.
18. Wales AD et al. Vet Rec. 2006;158:372.
19. Mair TS et al. Vet Rec. 2011;168:266.
20. Ireland JL et al. Vet Rec. 2011;168:261.
21. Milne E et al. J Vet Diagn Invest. 2010;22:248.
22. Waggett BE et al. J Comp Pathol. 2010;142:284.
23. Copas VEN et al. Vet Rec. 2013;172:395.

Hiperamonemia intestinal

É uma síndrome reconhecida recentemente em equinos e caracterizada por concentrações anormalmente altas de íon amônio (NH_4^+) no sangue, combinado a sinais de doença neurológica e gastrintestinal, mas sem evidência clínica ou clinicopatológica de doença hepática.[1-6] A síndrome é associada à disfunção gastrintestinal que resulta no aumento da produção de amônio (NH_4^+), possivelmente como resultado da microbiota intestinal alterada ou da absorção de amônia (NH_3) causada por permeabilidade da mucosa alterada. A doença não é uma encefalopatia hepática na qual o aumento na concentração sanguínea de amônio é secundário à doença hepática e a diminuição da depuração do amônio.

O amônio é produzido no intestino posterior por bactérias urease-positivas e no intestino delgado por glutaminase localizada nos enterócitos. Sob circunstâncias normais, a amônia é absorvida e transportada como amônio no sangue para o fígado, onde é convertida em ureia ou incorporada a aminoácidos. A diminuição da função hepática ou da absorção a partir do intestino de quantidades excessivas de amônio pode resultar em hiperamonemia. O aumento na concentração sanguínea de amônio afeta adversamente a função de neurônios e astrócitos, levando à despolarização, ativação de receptores de N-metil-aspartato e edema das células. Há apenas uma baixa correlação entre as concentrações sanguíneas de amônio e sinais de doença neurológica, embora a inflamação sistêmica combinada à hiperamonemia resulte em sinais mais graves do que apenas a hiperamonemia.[1]

A epidemiologia da síndrome não é bem descrita. A enfermidade é relatada no Reino Unido e no leste e sudeste dos EUA. Equídeos de qualquer idade podem ser acometidos, incluindo potros com menos de 1 dia de idade.[4] Os fatores de risco incluem doença gastrintestinal (colite, enterocolite, cólica e compactação de mecônio).[4] A taxa de mortalidade em equídeos tratados em um centro de referência foi de 60% (22 de 36 casos). A ingestão de raízes de acácia-falsa (*Robinia pseudoacacia*) causaram a doença em dois pôneis.[7] Suspeita-se que a infecção por *C. sordellii* possa ser uma causa em equinos adultos.[8]

Os achados clínicos incluem aqueles de colite, enterocolite ou cólica e podem incluir diarreia e depressão do estado mental. Os equinos normalmente estão taquicárdicos e taquipneicos, mas não febris. Sinais de disfunção neurológica e doença gastrintestinal podem estar presentes ao exame inicial ou se desenvolver no decorrer das próximas 24 a 72 h. Sinais de doença neurológica incluem depressão profunda, pressão da cabeça contra obstáculos, ataxia, cegueira central, decúbito, alterações na personalidade, agressão, estado mental anormal, andar compulsivo, andar em círculos, bater de lábios e convulsões (pequeno ou grande mal).[4]

Apresenta hiperamonemia (normal $< 55\ \mu mol/\ell$), um componente essencial do diagnóstico. As concentrações sanguíneas de amônio normalmente são maiores do que $100\ \mu mol/\ell$ e podem exceder $1.000\ \mu mol/\ell$, embora equinos com inflamação sistêmica grave possam apresentar sinais de doença neurológica com concentração sanguínea de amônio tão baixas quanto $60\ \mu mol/\ell$.[4] Equinos acometidos apresentam sinais hematológicos consistentes com inflamação (leucocitose), hipovolemia (aumento do hematócrito e concentração de proteína total sérica) e alguns mostram ligeiro aumento na atividade sérica de enzimas de origem hepática (GGT).[4]

O tratamento é amplamente de suporte, incluindo a correção da hipovolemia, proteção contra traumas autoinflingidos, controle das convulsões, esforços para diminuir a concentração sanguínea de amônio e a diminuição da inflamação sistêmica. A doença subjacente deve ser tratada de maneira adequada. A diminuição da concentração sanguínea de amônio pode envolver a administração oral de neomicina, lactulose ou ambos. A eficácia desses tratamentos não foi determinada. Lactulose (cerca de 300 mg/kg VO, a cada 8 h) é usada, mas a diminuição na concentração de amônio sanguíneo em equinos acometidos não foi determinada e em animais saudáveis é modesta ($3\ \mu mol/\ell$).[4] Propõe-se que a lactulose atue acidificando o conteúdo do cólon, favorecendo a conversão de amônia livremente absorvível (NH_3) à amônio. Carvão ativado ou óleo mineral podem ser administrados para diminuir a absorção e aumentar a excreção de materiais tóxicos ingeridos.[7] Sedativos podem ser aplicados para controlar a deambulação ou o comportamento anormal.

LEITURA COMPLEMENTAR

Dunkel B. Intestinal hyperammonaemia in horses. Equine Vet Educ. 2010;22:340-345.

REFERÊNCIAS BIBLIOGRÁFICAS

1. Dunkel B. Equine Vet Educ. 2010;22:340.
2. Sharkey LC et al. Vet Clin Pathol. 2006;35:254.
3. Stickle JE et al. Vet Clin Pathol. 2006;35:250.
4. Dunkel B et al. Equine Vet J. 2011;43:133.
5. Gilliam LL et al. Vet Clin Pathol. 2007;36:196.
6. Unt VE et al. Equine Vet Educ. 2012;24:387.
7. Vanschandevijl K et al. Equine Vet Educ.2010;22:336.
8. Desrochers AM et al. J Vet Intern Med. 2003;17:238.

ENFERMIDADES ABDOMINAIS EM SUÍNOS, INCLUSIVE DIARREIA

Dilatação gástrica aguda em suínos

Ocorre como resultado da ingestão de excesso de alimentos moídos finamente (grãos) e água, o que resulta na fermentação excessiva e na dilatação por gás. Em suínos, a dilatação gástrica simples normalmente é aliviada de imediato por vômito.

Dilatação gástrica aguda em porcas

Trata-se de um problema muito mais grave. É mais comum em animais alimentados 1 vez/dia e causada pela ingestão rápida de grande quantidade de alimentos e depois atividade física. Acredita-se que o vólvulo ocorra quando as porcas ingerem uma refeição substanciosa e umedecida muito rapidamente. A ocorrência é especificamente relacionada à excitação intensa e à atividade física durante o momento da ingestão de alimentos. As mortes ocorrem 6 a 24 h após a última refeição. Na necropsia, o estômago está enorme (50 a 60 cm de diâmetro), com ingurgitamento dos vasos e efusão hemorrágica e contém elevada quantidade de gás, líquido e, normalmente, uma grande quantidade de alimentos. A rotação varia de 90° a 360° graus ao redor do eixo mesentérico e pode ocorrer em ambas as direções, principalmente em sentido horário. O baço está acentuadamente deslocado, o fígado sem sangue e o diafragma bastante deslocado em direção ao tórax. É facilmente evitado fornecendo alimentos 2 vezes/dia, principalmente se alimentadores automáticos forem usados.

Úlceras gástricas e hiperqueratose em suínos

As úlceras ocorrem nas regiões fúndica ou não glandular do estômago. As primeiras são incomuns e costumam ocorrer em caso de doenças como salmonelose, infestação por *H. rubidus* em porcas ou na gastrenterite transmissível, e sua relevância ainda não foi completamente compreendida na clínica de suínos. A segunda forma é muito mais importante como causa de perdas econômicas e relevância clínica. Elas são úlceras hemorrágicas únicas ou múltiplas, com frequência associadas a graus variados de hiperqueratose. Lesões experimentais no estômago normalmente são produzidas na região glandular do estômago como modelo da doença em humanos.

Sinopse

- Etiologia: alimento em partículas finas ou peletizado. Determinadas espécies de bactérias e outros fatores podem contribuir.
- Epidemiologia: incidência altamente variável, mas aumenta com a intensificação da indústria suína, com a ênfase na melhora da digestibilidade e da eficiência alimentar e com uso de alimentos em partículas finas ou peletizados. Suínos em crescimento e em terminação, porcas adultas e cachaços
- Achados clínicos: morte súbita por hemorragia gástrica hiperaguda. Formas subagudas causam anemia, palidez, falha no crescimento e fezes enegrecidas
- Patologia clínica: anemia hemorrágica
- Lesões: hiperqueratose, erosões, úlceras da região esofágica, hemorragia gástrica e anemia
- Confirmação do diagnóstico: lesões na necropsia
- Lista de diagnósticos diferenciais:
  - Enterite proliferativa dos suínos
  - Salmonelose entérica
  - Disenteria suína
- Tratamento: nenhum é efetivo
- Controle: dietas preparadas com controle na moagem das partículas de, ao menos, 6 mm. Incorporar cloreto de S-metilmetionina-sulfônio na dieta e diminuir o estresse.

Etiologia

A etiologia da ulceração da região aglandular é multifatorial. Alimentos finamente moídos e peletizados são causas importantes de ulceração da região aglandular. Determinados estressantes ambientais também podem ser fatores contribuintes.

Epidemiologia

Ocorrência

Pode haver suscetibilidade genética, que pode estar relacionada à velocidade de crescimento. A ulceração não é mediada por glicocorticoides.

A enfermidade pode ocorrer em animais de todas as idades, mas é mais comum em suínos com 45 a 90 kg de peso corporal, porém também pode ocorrer em animais após o desmame e em adultos. Todas as raças são suscetíveis. Em qualquer região do mundo, a prevalência em grupos de suínos pode variar de 1 a 90%, dependendo do sistema de criação e do regime de alimentação.

A avaliação dos estômagos de suínos em abatedouros em muitos países revelou uma alta proporção de animais com graus variados de hiperqueratose, erosão e úlceras da região aglandular. Erosão extensa da região aglandular pode estar presente em até 63% das porcas e 36% dos suínos em terminação. Em suínos em abatedouros, foi relatada uma variação de 4 a 57%. As úlceras eram brandas em 9,5% e graves em 13,4% dos casos. A incidência foi variável entre países, o que pode refletir diferenças nos métodos de alimentação ou criação. A enfermidade tem importância econômica crescente com o aumento da intensificação da indústria suína.

A indústria de produção de alimentos enfrenta um dilema, uma vez que os alimentos finamente moídos e peletizados fornecem alta digestibilidade e eficiência alimentar em suínos em crescimento e em terminação, mas promovem uma alta incidência de lesões na região aglandular, que podem afetar o desempenho. A peletização de alimentos para suínos também é vantajosa pois flui de forma mais fácil e efetiva em sistemas de distribuição automatizados nas granjas, quando comparada a alimentos finamente moídos, que podem obstruir os sistemas de distribuição; diminuem a poeira e a segregação de ingredientes e aumentam a densidade da massa. O alimento é menos danoso do que o pellet.

A incidência de doença clínica é baixa, mas a taxa de mortalidade é alta quando ocorre hemorragia grave. Os efeitos das lesões sobre o desempenho variam consideravelmente. Em um estudo, suínos com lesões extensas ganharam 50 a 75 g/dia a menos que os suínos sem lesões, mas em outros estudos, não houve efeito.

A relevância dessa enfermidade tem aumentado com a ocorrência da síndrome multissistêmica do emagrecimento pós-desmame e a síndrome da nefropatia e dermatite suína (SNDS), associadas à infecção pelo circovírus suíno tipo 2 (CVS2). Também há aumento da incidência em locais onde o complexo das doenças respiratórias suínas (CDRS) é um problema, principalmente durante os meses de verão.

Fatores de risco

Muitos dos fatores de risco afetam a velocidade de passagem da ingesta através do estômago, quer ele contenha ou não alimentos. Em geral, qualquer fator que aumente a consistência do estômago diminui a ulceração e vice-versa. Por exemplo, alimentos finamente moídos diminuem a consistência.[1]

Qualquer fator que cause estômago vazio potencialmente aumentará a acidez na região aglandular do estômago, constituindo um fator de risco. Nos anos 1960, tudo o que era necessário para produzir úlceras esofágicas em suínos era mantê-lo em alimentação restrita ou engaiolar o animal e deixá-lo em jejum de água e alimentos por 24 h. Isso pode, portanto, incluir fornecimento intermitente de alimentos e água, doença respiratória e clima quente.

Fatores de risco da dieta

Em geral, a ulceração é influenciada pela composição de grãos da dieta, procedimentos de moagem e processamento. A moagem dos alimentos (moinho de martelos) aumenta o risco de ulceração e, nesse tipo de moinho, há mais fragmentos de trigo do que quando o alimento é submetido ao laminador. O laminador esmaga em vez de fragmentar os grãos, portanto, ele não é ulcerogênico. A dieta à base de cevada ou de aveia passada por um moinho de rolamento é a menos ulcerogênica.

A doença ocorre principalmente em suínos confinados e de crescimento rápido que recebem dieta à base de grãos. Ela também se dá em suínos que receberam grande quantidade de soro de queijo ou leite desnatado. Muito cobre e zinco insuficiente também podem ser fatores importantes. A incidência é maior em suínos que recebem dietas que contenham uma maior proporção de milho do que outros grãos. A incidência é ainda maior se o milho for moído finamente ou gelatinizado e expandido.

Alimento finamente moído

Esse é o fator de risco mais importante. Uma das explicações para isso pode ser o esvaziamento rápido do estômago quando partículas finas são usadas, uma vez que o alimento no estômago se torna mais fluido e o esvaziamento ocorre mais rapidamente. Em geral, há uma graduação de pH ascendente da cárdia para o esôfago, mas, com o esvaziamento rápido, existe a possibilidade de que o pH baixo chegue à região esofágica.

O fornecimento de uma dieta à base de cevada finamente moída para suínos a partir de 10 a 11 semanas de idade pode causar rapidamente lesões (1 mês), e a incidência e a gravidade das lesões aumentam progressivamente no decorrer dos próximos 2 meses. Dietas com alto teor de trigo ou amido de milho podem ser piores do que aquelas com base em cevada e aveia.

O tamanho da partícula e a forma física do alimento são fatores de risco importantes. O tamanho das partículas dos alimentos é relevante, independentemente do alimento usado. Dietas finamente moídas (principalmente trigo e milho) apresentam efeitos deletérios sobre a mucosa gástrica em suínos em terminação. A moagem por peneiras de 4,68 mm se aproxima ao tamanho de peneira usado com mais frequência na moagem de cevada para suínos, e é associada à baixa incidência de úlceras. A diminuição do tamanho da partícula e a peletização melhoram o desempenho de crescimento de suínos em terminação. Para cada 100 μm de diminuição no tamanho do alimento, há aumento de, aproximadamente, 1,3% da eficiência de ganho, mas a cada aumento, o nível das úlceras se eleva. Dietas finas apresentam o efeito de aumentar a concentração de pepsina, assim como dietas peletizadas.

Uma dieta peletizada usa grãos finamente moídos antes de serem comprimidos em pellet, e que retornam à forma de partículas finas, quando chegam ao estômago. A dieta finamente moída, passada por peneiras de 3 mm em um moinho de martelos para depois ser peletizada, é associada a uma incidência de 75% de hiperqueratose da região aglandular e 11% dos suínos podem apresentar erosões graves e ulceração da região aglandular. A incidência de lesões diminui quando a dieta passa por uma peneira de 6 mm. Mesmo palha (palha de cevada moída grosseiramente e usada como 5 a 10% da ração) fornece proteção quase completa. Em suínos em crescimento, mostrou-se que fibras da dieta ricas em polissacarídeos são importantes para prevenir o desenvolvimento de lesões paraqueratóticas na região aglandular. Um aumento na concentração de fibra bruta de uma dieta finamente moída não afeta a ocorrência de erosões graves e/ou de úlceras na região aglandular.

Os processos têm efeitos adicionais sobre a digestibilidade da matéria seca, nitrogênio e energia, com digestibilidade máxima dos nutrientes em dietas peletizadas com milho moído a uma partícula com 400 μm de diâmetro. A diminuição do tamanho da partícula abaixo de 400 μm causa problemas práticos com a moagem e aumenta a incidência de lesões gástricas, e sugere-se que o tamanho da partícula de 600 μm, ou ligeiramente menor, seja ótimo para milho tanto em dietas soltas quanto peletizadas para suínos em terminação.

No exame endoscópico do estômago de suínos alimentados com partículas pequenas (tamanho geométrico médio de 578 μm), verificou-se que, conforme a gravidade das úlceras aumenta, o desempenho de crescimento de suínos alimentados individualmente diminui. O fornecimento de dieta com partículas grandes (tamanho geométrico médio de 937 μm) por 3 semanas resultou na diminuição da gravidade das úlceras.

Altos teores de gorduras insaturadas na dieta não ajudam, principalmente se forem acompanhadas por baixos índices de vitamina E. De modo similar, suínos que recebem restos de alimentos apresentam lesões gástricas mais graves.

Fatores de risco do ambiente e do manejo

Sugeriu-se que o confinamento, a lotação, o transporte, as alterações no ambiente e a exposição a outros suínos são relevantes na etiopatogênese das úlceras gástricas em suínos. O método de alimentação também pode ser importante. A interrupção do fornecimento de alimentos igualmente pode aumentar o estresse dietético. Todos esses são fatores que geram estresse, e muitos outros, incluindo ansiedade, medo, dor, fadiga, jejum etc., são associados ao aumento na incidência de úlceras. Há uma ocorrência ainda maior no verão, quando a demanda por água é maior. Os machos são sempre mais acometidos em termos de prevalência e gravidade, mas eles podem ser mais facilmente estressados. Um dos fatores mais importantes é o tempo no estábulo até o abate. A manipulação *ante mortem* é extremamente importante. Suínos mantidos em período de descanso durante a noite apresentam mais úlceras do que suínos que são abatidos no dia da chegada.

Rebanhos maiores sempre apresentam mais problemas, o que provavelmente reflete as diferentes dietas que são usadas (com base de trigo e peletizadas). As propriedades maiores também têm mais chance de infecção, maior pressão de seleção e mais fatores relacionados à alimentação.

Suínos que recebem somatotropina suína podem apresentar maior ocorrência de úlceras, possivelmente causadas por aumento no teor da gastrina circulante.

Há relatos de uma variedade de corpos estranhos no estômago de suínos, inclusive pedras que porcas criadas extensivamente mastigam e também areia. A maioria das pedras provavelmente é eliminada nas fezes, mas podem se acumular e dilatar o estômago. A capacidade do estômago normalmente é de, aproximadamente, 3 a 6 ℓ. Isso pode levar à diminuição do apetite e gastrite, mas acredita-se que não seja um fator contribuinte para ulceração. De modo similar, bolas de pelos são um achado comum, chegando a 10 a 15 cm de tamanho no estômago. A ocorrência de lixo indica pica ou apetite depravado, que, com frequência, é indicativo de alimentação inadequada. Uma das outras substâncias encontradas no estômago de suínos criados extensivamente são flocos de betume, que sobram da caça a pássaros, mas que são tóxicos.

Fatores de risco do patógeno

Bactérias gástricas

Úlceras na região fúndica do estômago são associadas com frequência à gastrite. *Helicobacter heilmannii* e *Gastrospillium suis* (agora chamado *H. suis*[2]) foram encontrados em úlceras gástricas, mas não em úlceras da região aglandular de suínos e é improvável que sejam a causa primária da lesão. *Helicobacters* e *Arcobacters* são incomuns antes do desmame e sua ocorrência aumenta com a idade. Portanto, aproximadamente 80% dos suínos comercializados podem estar infectados[3] e 90% dos adultos as têm em seus estômagos. Elas são capazes de causar úlceras em desafios experimentais.[4] Elas foram encontradas em alguns estudos, mas não em outros. Normalmente, são vistas no antro do estômago, próximas às células produtoras de ácido no fundo, e a gastrite que elas produzem pode estar relacionada à estimulação das células parietais, que leva à mais hiperacidez, e então a lesão pode se estender para a região aglandular. Podem se estender para a região aglandular se houver gastrite. A inoculação experimental desses agentes *Helicobacter* em uma dieta líquida rica em carboidratos falhou em produzir úlceras da região aglandular, mas a inoculação de *Lactobacilli* spp. e *Bacillus* spp. produziu úlceras quando elas foram administradas no mesmo substrato. Esse fato pode estar relacionado ao grau de fermentação produzido, à produção de ácidos graxos de cadeia curta e, então, à acidez gerada.

A espiroqueta *H. suis* foi encontrada em 84% dos estômagos de suínos com úlceras gástricas francas na região aglandular. Os microrganismos ficaram principalmente na camada mucosa e na fovéola gástrica da mucosa antral e oxíntica, e apenas ocasionalmente na região da cárdia da mucosa aglandular. Atualmente, acredita-se que a presença do organismo seja associada a lesões da mucosa pilórica e à gastrite em suínos.[2]

H. heilmannii tipo 1 foi encontrado com mais frequência no estômago de suínos com úlceras (100%) e naqueles com lesões pré-ulcerosas (90%) do que nos estômagos com mucosa aglandular macroscopicamente normal (35%).

Patogênese

Em suínos, quase todos os casos de úlceras gastroduodenais de ocorrência natural são localizados na região aglandular do estômago. A produção excessiva de ácido pelo estômago, a depleção do sistema de tamponamento gástrico que resulta em ativação prolongada de pepsinogênios e as alterações na composição do muco são sugeridos como fatores importantes relacionados à ulceração gástrica em suínos. A textura física dos alimentos pode influenciar a secreção de pepsina e de ácido, e a fluidez do conteúdo gástrico induzido por dietas ulcerogênicas pode alterar o gradiente de pH normal dentro do estômago. Isso permite o maior contato da pepsina e do ácido com a região esofagogástrica.

As concentrações de ácidos graxos de cadeia curta são maiores no conteúdo gástrico proximal de suínos, e são associados à alta ingestão de carboidratos prontamente fermentáveis, como milho moído. Esses produtos do metabolismo bacteriano, principalmente o acetato e o lactato, chegam a uma alta concentração dentro de 4 h após a alimentação, uma vez que o pH na região proximal do conteúdo gástrico pode permitir que alguns tipos de bactérias proliferem. Esses ácidos fracos são lipossolúveis em sua forma indissociada, e podem penetrar e acidificar os tecidos subjacentes mais prontamente do que os íons hidrogênio livres. Dessa forma, a produção rápida de ácidos graxos de cadeia curta, seguida pela sua absorção e acidificação tecidual, pode ser similar à acidose ruminal e ruminite em ruminantes após a ingestão de uma grande quantidade de carboidratos prontamente fermentáveis.

O epitélio ruminal, também uma mucosa escamosa estratificada, é facilmente lesionado por ácidos graxos de cadeia curta em um pH ≤ 5. A quebra da barreira por ácidos graxos de cadeia curta pode resultar em inflamação subjacente e destruição disseminada de tecidos. Experimentalmente, a exposição da mucosa gástrica de suínos aos ácidos graxos de cadeia curta resulta na penetração rápida da barreira externa e na acidificação dos tecidos viáveis subjacentes. Isso resulta em edema celular e na formação de vesículas, seguido por desprendimento da barreira externa, erosão para zonas mais profundas e, por fim, ulceração.

Ácidos orgânicos fracos, em pH ≤ 2,5, induzem um grau maior de lesão funcional e histológica em três regiões gástricas (escamosa, cárdia e oxíntica) do que o ácido clorídrico. A predileção pela mucosa escamosa em úlceras de ocorrência natural pode ser atribuída à falta de defesa ou de mecanismos de reparação que estão presentes na mucosa da cárdia e oxíntica, que são capazes de secreção de HCO_3^- e muco, que pode aumentar o pH adjacente a essas camadas epiteliais. Dessa forma, o aumento da digestibilidade associado à diminuição do tamanho das partículas da dieta pode promover a fermentação rápida após a ingestão, o que resulta na produção de maior concentração de ácidos graxos de cadeia curta. Qualquer aumento no conteúdo de líquido também irá contribuir para as alterações no gradiente de pH que existe no estômago. O excesso de gastrina é então estimulado e ocorre mais secreção ácida.

Normalmente, a região aglandular é branca, lisa e brilhante, e pode estar manchada por bile. O primeiro estágio da ulceração é a hiperqueratose, seguida por erosões, ulcerações e hemorragia. As erosões podem cicatrizar, resultando em uma contração fibrosa. A ulceração crônica pode ocorrer com o desenvolvimento de muitas úlceras, em combinação com tecido fibroso que envolve toda a mucosa escamosa. A hiperqueratose avançada pode causar estenose parcial do esôfago terminal.

A erosão de um vaso sanguíneo dentro da úlcera resultará em hemorragia gástrica aguda ou subaguda. Esses casos geralmente são esporádicos, causando a morte de indivíduos dentro de um grupo, com casos que ocorrem no decorrer de um período de várias semanas. Os achados clínicos com frequência não são observados, e os suínos acometidos são encontrados mortos em decorrência de hemorragia aguda dentro do estômago.

A regurgitação de bile dentro do estômago e a intensidade de coloração do tecido esofagogástrico pela bile foram relacionados à patogênese das úlceras esofagogástricas em suínos. Quase todos os estômagos de suínos contêm bile e coloração da região aglandular pela bile; não há evidências que deem suporte à hipótese de que a regurgitação de bile no estômago esteja associada às lesões esofagogástricas em suínos em terminação. Não há indícios de uma associação entre gastrite e úlcera.

Achados clínicos

Os achados clínicos refletem a taxa de perda de sangue, mas um animal pode ir de perfeitamente saudável à ulceração em 24 h. Portanto, é possível haver um caso de morte súbita (hiperaguda), e os estágios agudo, subagudo e crônico da doença. Normalmente não há febre. A mortalidade pode variar de 1 a 2%, mas em alguns casos nos quais há surto em um grupo, ela pode ser maior.

A maioria dos casos é subclínico, mas porcas irão morrer por perda de sangue. Suínos morrem com frequência em decorrência de úlceras durante doenças concomitantes, tais como doença respiratória e, nesse caso, a anorexia pode perturbar o conteúdo gástrico e permitir que material de alta acidez chegue ao cárdia. De modo similar, quando há uma diminuição do consumo de água, a integridade da mucosa pode ser quebrada em placas ou flocos por ressecamento das superfícies mucosas.

A ulceração gástrica é mais comum em suínos com mais de 6 semanas de idade e ocorre em porcas e cachaços adultos; os achados clínicos dependem da gravidade das úlceras. Os efeitos da ulceração sobre a produção podem ser altamente variáveis. A maioria dos suínos com úlcera esofagogástrica é clinicamente normal, e a taxa de crescimento e a ingestão de alimentos parecem não estar afetados. Algumas observações sugerem que não há efeito da ulceração sobre a taxa de crescimento, enquanto outras indicam que a presença de úlceras esofagogástricas resulta em uma diminuição acentuada na taxa de crescimento e aumento no tempo necessário para que o suíno chegue à idade de mercado. Alguns suínos acometidos também comem lentamente e regurgitam com frequência. O monitoramento endoscópico dos estômagos de suínos que receberam dietas ulcerogênicas verificou que conforme a gravidade da úlcera aumenta, o desempenho de crescimento diminui. As principais perdas econômicas estão associadas à morte súbita causada por hemorragia e diminuição acentuada no desempenho associado às partículas de tamanho pequeno.

A erosão de um vaso sanguíneo dentro da úlcera resultará em hemorragia gástrica aguda a subaguda. Esses casos normalmente são esporádicos, causando morte de indivíduos em um grupo, com casos que ocorrem no decorrer de um período de várias semanas. Os achados clínicos com frequência não são observados, e os suínos acometidos são encontrados mortos em decorrência de hemorragia aguda dentro do estômago. Quando os suínos são encontrados mortos em decorrência de hemorragia hiperaguda, a inspeção de suínos contactantes pode revelar outros animais com palidez de mucosas e fezes enegrecidas (melena), indicativo daqueles com hemorragia subaguda.

Casos com hemorragia gástrica subaguda podem sobreviver por alguns dias e há evidências de palidez acentuada, fraqueza, anorexia e fezes pastosas enegrecidas que mudam para pequena quantidade de pellets cobertos por muco. A fraqueza pode ser suficiente para causar decúbito. Vômito de líquido espumoso tingido por bile e ranger de dentes podem ocorrer. Dor abdominal pode ser incitada pela palpação profunda sobre o esternoxifoide, e pode haver relutância em caminhar, juntamente com rigidez da coluna, indicativo de dor. Animais que sobrevivem com frequência falham em se desenvolver, o que normalmente é resultado da anemia pela perda de sangue crônica, e, em alguns casos, os animais desenvolvem peritonite crônica. Quando a doença está ocorrendo, a observação cuidadosa pode detectar casos precocemente. Sinais sugestivos são escurecimento das fezes e desenvolvimento de palidez de mucosas. As porcas parturientes estão sob risco. Em levantamentos de descarte de porcas, 60% podem apresentar lesões gástricas e 10 a 15% podem ter úlceras. Trata-se de uma causa comum de mortalidade de porcas, ou mesmo da causa mais comum. Muitas porcas apresentam cicatrizes que indicam úlceras prévias que cicatrizaram.

Patologia clínica

Testes laboratoriais não são indicados. Animais com ulceração gástrica apresentam, em geral, valores de hematócrito, concentração de hemoglobina e contagem de eritrócitos menores do que o normal. As fezes enegrecidas podem ser examinadas quanto à presença de sangue.

Achados de necropsia

Ao exame *post mortem*, os animais normalmente estão em condição muito boa. Ascarídeos foram encontrados no estômago, mas esse não é um fator relevante a campo. Se o sangramento foi extenso, a carcaça pode estar muito pálida.

Na necropsia, as úlceras estão confinadas à região esofágica do estômago, embora hiperqueratose possa bloquear a saída do esôfago e causar aumento da camada muscular desse órgão para forçar através da cárdia. Nesse caso, os suínos com frequência vomitam e então começam a comer de novo imediatamente, como se ainda não tivessem comido. Os estômagos acometidos apresentam mais conteúdo líquido de forma consistente, quando comparados aos estômagos não afetados. Se a perda intensa de sangue pela úlcera foi a causa da morte, então a carcaça estará pálida e sangue fresco normalmente está presente no estômago (pode haver grandes coágulos sanguíneos) e intestinos. O conteúdo do cólon também pode parecer melena. Lesões iniciais em animais que não manifestam achados clínicos incluem hiperqueratinização da mucosa (normalmente regiões aumentadas de volume, pálidas, inicialmente sem coloração pela bile), que progride para erosão epitelial sem ulceração propriamente dita. As úlceras em geral ocorrem inicialmente ao longo da junção da região aglandular com o estômago glandular, mas podem aumentar até remover toda a porção escamosa do estômago. Essas úlceras mais difusas são facilmente ignoradas em um exame superficial, em razão da sua aparência uniforme. Úlceras gástricas crônicas desenvolvem bordas elevadas e espessadas, causadas pela fibrose em curso, ocasionalmente resultando em estenose gastresofágica. A aparência histológica varia de acordo com o estágio de desenvolvimento da lesão, mas em casos fatais, tipicamente há perda completa da camada epitelial, com exsudação de neutrófilos de um leito de tecido de granulação maduro. Em um levantamento de estômagos aparentemente normais, verificou-se que 32% apresentavam paraqueratose histologicamente, 38% tinham erosões leves e 23% possuíam ulcerações graves. Estudos recentes mostraram bactérias semelhantes a *Helicobacter* no estômago de suínos, porém mais estudos são necessários para determinar se a infecção tem um papel significativo na formação da úlcera. Pequenos grupos de *H. heilmannii* foram verificados nas criptas, mas eles não são associados a alterações histológicas. Um levantamento recente sugeriu que não há correlação entre a infecção na mucosa da cárdia e a gravidade das lesões presentes na região esofagogástrica. Os achados macroscópicos normalmente são suficientes para confirmar o diagnóstico de ulceração esofagogástrica. A lesão inicial da hiperqueratose (com frequência corada em verde pela bile) leva à paraqueratose, com fissuras e a lâmina própria então é exposta. O epitélio descola e então úlceras de epitélio se desenvolvem com hemorragia dos vasos. Lesões crônicas podem ser vistas como crateras cujo assoalho é musculatura lisa. Histologicamente, as lesões são espessadas, com paraqueratose e há células nucleadas na superfície da mucosa, as papilas estão alongadas e há infiltração de neutrófilos e eosinófilos. Normalmente, apenas a mucosa é ulcerada, mas ocasionalmente a submucosa é afetada e então, a muscular e, muito raramente, a serosa.

A gravidade e a extensão de lesões esofagogástricas podem ser graduadas de acordo com o seguinte esquema:

0	Epitélio intacto.
1	Pequeno grau de hiperqueratose (< 50% da superfície total).
2	Hiperqueratose nítida (= 50% da superfície total).
3	Hiperqueratose e menos do que cinco erosões menores do que 2,5 cm de comprimento.
4	Hiperqueratose e mais do que cinco erosões ou erosões maiores do que 2,5 cm de comprimento.
5	Hiperqueratose e mais do que 10 erosões ou erosões maiores do que 5 cm de comprimento, e/ou uma úlcera (com ou sem sangramento) ou estenose do esôfago em direção ao estômago.

Não há diferença entre os escores de lesões entre suínos Duroc, Landrace e Ibéricos.

Diagnóstico diferencial

A ocorrência de morte súbita com carcaças que apresentam sinais de palidez extrema e pele cor de mármore sugere a possibilidade de hemorragia hiperaguda por úlceras esofagogástricas. A enfermidade deve ser diferenciada na necropsia de enteropatia proliferativa hemorrágica, disenteria suína e salmonelose. Fezes de coloração enegrecida em suínos em crescimento e terminação são caracteristicamente causadas por hemorragia subaguda associada à ulceração esofagogástrica. Pode haver anemia e aumento do teor de pepsinogênio plasmático.

É possível detectar estômagos com helicobacter cobrindo-o com um gel de ureia com indicador sensível à alteração de pH. Se houver um grande número dessas bactérias urease positivas, então o pH muda.

Infestação grave por vermes-chicote é um diferencial. O diagnóstico clínico pode ser confirmado por endoscopia, que requer um estômago vazio (pode causar ulceração por si só) e anestesia.

Tratamento

Em animais extremamente valiosos, transfusões de sangue e administração de fluidos podem ser utilizados. Tentou-se xarope de ranitidina a 300 mg/dia por porca. Vitamina K e hematínicos tiveram pouco sucesso. Soro bovino concentrado administrado como solução a 1% supostamente diminui a extensão e a gravidade dos sinais associados às úlceras em suínos em crescimento, mas, em geral, a medicação não ajuda. Se o diagnóstico for feito, recomenda-se a eutanásia.

Controle

É importante ter atenção a fatores sociais, como superlotação, ventilação adequada, diminuir a taxa de crescimento e minimizar o estresse. A administração de melatonina a 5 ppm (5 mg/kg alimento) foi usada. Administrou-se metionina, mas sua eficácia não foi efetivamente comprovada como tratamento.

O controle de lesões esofagogástricas em suínos em crescimento e em terminação depende de alimentos com um tamanho de partícula e uma forma física que irão propiciar o desempenho mais econômico em termos de digestibilidade e eficiência alimentar, além de minimizar a incidência de lesões. Uma dieta com base em cevada e aveia pode ser mais benéfica do que uma com base em trigo ou milho. A ração laminada pode ser melhor do que a peletizada. O aumento do teor de fibras é importante (aveia e polpa de beterraba). Recomenda-se a passagem dos alimentos por peneiras de 6 mm, e não de 3 mm, e o uso de um laminador, e não um moinho de martelos. Entretanto, o tamanho da peneira não é o único fator que afeta o tamanho da partícula. Outros fatores incluem a condição de peneiração e moagem, o tipo e a variedade de grão e sua umidade, a velocidade de moagem, o processo de peletização de 3 semanas e a taxa de fluxo na distribuição de alimentos para os suínos. Sugere-se que um tamanho de partícula de 600 μm ou um pouco menor seja ótimo para milho em dietas laminadas ou peletizadas para suínos em terminação. O aumento do tamanho da partícula para 750 μm, usando o grão laminado, e não peletizado, por 3 semanas, e o uso de cama de palha, provaram trazer melhoras quando ocorre um surto.

A incorporação de cloreto de *S*-metilmetionina sulfônio, comercializado com frequência como vitamina U, um componente nutricional de muitos vegetais, tal como repolho e cenouras, apresenta propriedades antiúlceras gástricas. A adição dessa substância à dieta, peneirada em uma peneira de 3 mm, e fornecida a suínos em crescimento dos 45 kg aos 107 kg de peso vivo, a 400 partes por milhão (ppm) diminuiu a incidência de erosões graves ou úlceras em, aproximadamente, 50%. A adição de alfafa para aumentar o teor de fibra bruta em uma dieta experimental não teve efeito sobre a incidência ou a gravidade das lesões. Outros relataram o efeito benéfico da alfafa (que apresenta alto teor de antioxidantes, vitaminas E e K), mas não quando a somatotropina foi usada e ela produziu úlceras. Casca de semente de girassol na dieta também foi usada para diminuir a velocidade do trânsito do alimento a partir do estômago.

A incorporação de zinco na dieta pode ajudar. Esta deve conter quantidade adequada de vitamina E e selênio. A diminuição de fatores estressantes relacionados ao ambiente e ao manejo, com atenção às taxas de lotação, pode ser importante.

REFERÊNCIAS BIBLIOGRÁFICAS

1. Millet S et al. Anim Feed Sci Tech. 2012;175:175.
2. Baele M et al. Int J Syst Evol Microbiol. 2008;58:1350.
3. Hellemans A et al. Vet Rec. 2007;161:189.
4. Haesebrouck F et al. Clin Microbiol Rev. 2009; 22: 202.

DOENÇAS INTESTINAIS NÃO INFECCIOSAS DOS SUÍNOS

Refluxo intestinal

A dilatação aguda também ocorre em suínos secundariamente à obstrução aguda do intestino delgado. A obstrução pode ser tão distante quanto a válvula ileocecal. O segmento oral do intestino dilata e fica preenchido por líquido e reflui para o estômago, preenchendo-o. Em suínos, ocorre a êmese. O desfecho depende do retorno a uma motilidade gástrica suficiente para evacuar o estômago.

Diagnóstico

O vômito na dilatação gástrica é mais profuso e em jato do que na gastrite ou na enterite, mas pode ser confundido com aquele decorrente da obstrução dos segmentos mais orais do intestino delgado.

Obstrução intestinal em suínos

Etiologia

Algumas causas de obstrução intestinal estão listadas a seguir:

- Em suínos adultos, ocorre torção do cólon espiral em seu mesentério
- Em leitões jovens, obstrução do cólon menor terminal causa fezes muito endurecidas; casca de cevada utilizada como cama também pode ser implicada na obstrução. Grande consumo de maravalha ou turfas de madeira, usadas como cama, pode levar os leitões a desenvolverem compactação
- A ingestão de grande quantidade de lactose causa dilatação e atonia do intestino da mesma forma que o fornecimento de grande quantidade de grãos em ruminantes.

Algumas vezes, vermes ascarídeos podem causar obstrução do intestino. Fatores genéticos e ambientais também contribuem para o encarceramento do intestino em uma hérnia umbilical.

Achados clínicos

Em suínos, dilatação do abdome, ausência de fezes e anorexia completa são evidentes. A dilatação pode ser extrema em suínos jovens quando o cólon terminal está obstruído. A morte normalmente ocorre em 3 a 6 dias.

Compactação do intestino grosso de suínos

Etiologia

- Em suínos, a compactação do cólon e do reto ocorre esporadicamente, em geral em porcas adultas que fazem pouca atividade física e são alimentadas com grãos integrais. A doença também ocorre em suínos que estão em lotes superlotados em terrenos arenosos ou com cascalho
- Em suínos jovens desmamados, pode haver obstrução do cólon espiral
- Relata-se um suposto megacólon hereditário em suínos de engorda como causa de distensão abdominal, constipação intestinal e emagrecimento. Não há estenose anal.

A torção no eixo longo do mesentério é uma condição comum em suínos e leva à compactação e morte rápida. Ela pode envolver o intestino delgado ou o intestino grosso, ou ambos.

Achados clínicos

Na compactação do intestino grosso, os efeitos parecem ser causados amplamente por uma autointoxicação, embora a paresia posterior que ocorre comumente, mais provavelmente pareça ser causada pela pressão do material fecal ressecado.

A retenção do mecônio não causa sinais específicos. Há anorexia e apatia e o suíno fica em decúbito a maior parte do tempo. As fezes eliminadas são escassas, muito endurecidas e cobertas por muco. Em alguns casos, ocorre fraqueza ao ponto do animal se tornar incapaz de levantar. Bolas duras de fezes no reto normalmente são detectadas quando o termômetro é inserido.

Na paralisia do reto, há incapacidade de defecar e normalmente algum grau de tenesmo. O ânus e o reto estão dilatados e a remoção manual das fezes não resulta em contração do reto. Recuperação espontânea normalmente ocorre 3 a 4 dias após o parto.

Timpanismo intestinal em suínos

Normalmente é um achado acidental durante o abate.

Etiologia

- O timpanismo primário ocorre quando há ingestão de excesso de soro lácteo. Foi relatado em porcas secas adultas. A dilatação do cólon proximal causa ruptura com morte pelo choque endotóxico
- O timpanismo secundário do intestino grosso normalmente é secundário à obstrução intestinal aguda.

Metaplasia óssea

O achado de placas metastáticas de osso no mesentério ou parede do intestino delgado não é uma ocorrência incomum e provavelmente resulta da tentativa de reparar uma lesão local por calcificação. Ela não parece causar problema e é encontrada no abate.

Síndrome da hemorragia intestinal

É uma ocorrência esporádica, mas ocasionalmente pode envolver todos os suínos em um lote de terminação, causando perda econômica significativa em decorrência de morte súbita ou abate forçado dos animais acometidos. Apresenta muitos outros nomes, incluindo síndrome do intestino hemorrágico, síndrome da dilatação intestinal suína, "intestino sangrento" ou "timpanismo por soro lácteo". É similar à dilatação intestinal. Suínos grandes são acometidos, normalmente a partir dos 35 kg até animais adultos. Eles se tornam pálidos, apresentam abdome distendido e morrem subitamente.

Etiologia

A causa é o aumento da pressão intra-abdminal de +3,5 mmHg ou −15 mm para > 30 mmHg.[1] A razão mais marcante é o timpanismo por soro lácteo, no qual há um excesso de fermentação de carboidratos no intestino grosso. Isso causa a torsão anti-horária de todo o intestino, de maneira que o ceco fica direcionado cranialmente.

A torção do mesentério normalmente não envolve o intestino grosso. Outros fatores etiológicos possíveis incluem alergia, uma vez que há um grande número de eosinófilos na parede intestinal, leite desnatado e não soro lácteo e ração seca, e infecções por *Lawsonia.*

Epidemiologia

Em unidades que fornecem soro lácteo como parte da dieta, as mortes ocorrem com maior frequência em razão do aumento do fornecimento de soro lácteo.

Achados clínicos

Os suínos normalmente são encontrados mortos ou têm cólica abdominal. Ocasionalmente eles parecem pálidos. Pode haver distensão do abdome.

Patologia

O intestino delgado quase sempre está autolisado, mas há perda subjacente de epitélio, perda de vilos e infiltração de células inflamatórias com um grande número de clostrídios no intestino.

O intestino delgado está preenchido com líquido tingido de sangue e pode haver vólvulo com dilatação acentuada do cólon e líquido tingido de sangue no abdome.

Tratamento

Normalmente não há tempo para o tratamento.

Controle

A única medida de controle possível é a alteração da dieta, principalmente diminuir a concentração de soro lácteo, mas deve-se estar atento ao fato de que isso pode diminuir a taxa de crescimento e a dieta precisa ser ajustada para compensar.

REFERÊNCIA BIBLIOGRÁFICA

1. Thomson JR et al. Pig J. 2007;59:152.

Diverticulite e ileíte de suínos

Nessa enfermidade, há espessamento da parede do íleo, principalmente da porção terminal, de maneira que o intestino se torna espessado e rígido. Há uma similaridade clínica importante com a doença de Crohn em humanos, e a etiologia de ambas as condições é obscura. Predisposição familiar é provável em humanos e foi sugerida em suínos.

Os sinais são de peritonite aguda causada por ulceração e, algumas vezes, perfuração do íleo acometido. A enfermidade ocorre subitamente, com perda de apetite, sede excessiva e relutância em levantar. A temperatura é subnormal, a respiração é dispneica e há coloração azulada da pele. A morte se dá em 24 a 36 h. Casos agudos ocorrem em suínos jovens de até 3 meses de idade, e casos crônicos, causados por ulceração e peritonite crônica, ocorrem em animais na faixa etária de 7 a 8 meses.

Na necropsia, pode haver peritonite difusa causada pelo extravasamento do conteúdo do trato alimentar pelas úlceras de íleo perfuradas. O espessamento marcante da parede do íleo com proliferação nodular da mucosa do íleo e aumento de linfonodos mesentéricos são achados concomitantes comuns. Embora os achados macroscópicos sejam similares àqueles da doença de Crohn em humanos, os achados histopatológicos são bastante diferentes. Há uma perda proteica óbvia e relevante pela lesão intestinal e hipoproteinemia intensa.

Prolapso retal

É ocasional em bovinos e raramente vista em outras espécies. Causas comuns incluem enterite com diarreia profusa, tenesmo violento, tal como ocorre na coccidiose em bovinos jovens e, algumas vezes, na raiva, abscesso de medula espinal e também quando os órgãos pélvicos estão ingurgitados.

Prolapso retal em suínos

O prolapso retal é uma condição bastante comum em suínos. É uma questão de bem-estar e, com frequência, requer abate dos animais acometidos.

Etiologia

Parece provável que qualquer evento que produza um aumento na pressão intra-abdominal a uma média de 29 mmHg possa causar prolapso. Tal evento ocorre quando as porcas são cabresteadas e fazem força contra o cabresto enquanto sentam.

Epidemiologia

Em um estudo de prolapso retal em um rebanho comercial suíno, 1% dos suínos apresentaram prolapso com idades entre 12 e 28 semanas, com o pico de incidência ocorrendo com 14 a 16 semanas de idade. As taxas de prolapso foram maiores durante os meses de inverno e outono. Outros fatores de risco incluíram:

- Machos: risco relativo de 2,3
- Peso ao nascimento de menos de 1.000 g: risco relativo de 3,4
- Um cachaço Yorkshire específico: risco relativo de 2,8
- Número de parições da porca:
  - 1 – risco relativo de 14,9
  - 2 – risco relativo de 8,2
  - 3 – risco relativo de 9,8.

Não houve evidência para confirmar a hipótese de que diarreia e tosse sejam fatores associados ao risco de prolapso.

Sugeriu-se que suínos com baixo peso ao nascimento podem ser particularmente suscetíveis, já que eles têm desenvolvimento insuficiente da musculatura pélvica, que leva a fraqueza em um ponto específico da pelve no qual é possível ocorrer hérnia perineal, e não há ancoramento ligamentoso firme do reto à parede pélvica. No mesmo contexto, sugeriu-se que o "esfregar" anal excessivo em suínos muito jovens enfraquece essas estruturas intrapélvicas.

O fornecimento de rações com concentração de lisina acima das necessidades é considerado um fator de risco para prolapso retal em suínos. Outros profissionais sugeriram que ele ocorre em suínos que são transportados em lotes de alta densidade. Pode ser resultado da compactação de cristais de fosfato na uretra. A administração de tilosina e lincomicina também foi sugerida como causa, mas esses efeitos desaparecem 72 h após o tratamento.

O uso de estrógenos como estimulante do crescimento e o acesso a toxinas fúngicas estrogênicas (zearalenona) predispõem ao prolapso retal. Sugeriu-se que essa micotoxina em rações de suínos seja a causa de prolapso retal, mas não há evidências suficientes para provar tal afirmação.

Achados clínicos

Há distensão abdominal intensa, que pode ser acompanhada de tosse e produção de fezes amolecidas. Pode haver ou não tenesmo. O prolapso tende a se reduzir naturalmente ou se tornar estrangulado, necrótico, cair ou ser mordido por outros suínos.

Patologia

Pode haver perda acentuada de sangue e peritonite.

Tratamento

Casos brandos devem ser hospitalizados individualmente e casos graves devem ser eutanasiados de imediato. O tratamento é cirúrgico, por redução sob anestesia.

Controle

Uma possível medida de controle é alocar os leitões desmamados em um piquete de palha por 3 semanas antes de colocá-los em sistema de gaiola e transferi-los para chão ripado.

Estenose retal

Condição adquirida comum em suínos, ocorre no animal que engorda aos 2 ou 3 meses de idade. A estenose retovaginal ocorre como um defeito hereditário em vacas da raça Jersey.

Etiologia

A causa da estenose retal não é conhecida, mas existem algumas associações. Um componente genético forte sugere que ela possa ser uma fraqueza de desenvolvimento na estrutura do reto, que facilita a não cicatrização naquele ponto específico, imediatamente proximal ao anel anal. Esse pode ser um componente hereditário. Esse ponto apresenta um baixo suprimento sanguíneo colateral, uma vez que é o ponto no qual o reto é irrigado pela artéria hemorroidal caudal rostralmente (originalmente mesentérica caudal) e caudalmente pelas artérias perineais da artéria pudenda interna, originalmente de dentro da pelve.

Epidemiologia

- Pode ser uma sequela da salmonelose entérica, principalmente *S. enterica* Typhimurium ou, possivelmente, outras infecções tais como *Candida, Selenomonas, Chlamydia* ou *Lawsonia*, mas essas podem ter surgido após o problema e não serem um fator etiológico
- Pode se desenvolver a partir de um prolapso
- Pode ocorrer após o uso de tilosina
- Com grande frequência, ocorre 10 dias após uma mudança na dieta.

Patogênese

A patogênese presumida é que a enterocolite prolongada com proctite ulcerativa resulte em cicatrização anular da parede retal 2 a 5 cm anterior à junção anorretal. Isso resulta em dilatação do cólon e atrofia por compressão das vísceras abdominais e torácicas. A doença pode ser reproduzida experimentalmente com *S. Typhimurium* ou a manipulação cirúrgica do suprimento sanguíneo arterial para o reto, o que resulta em proctite ulcerativa isquêmica.

Achados clínicos

Em um grupo específico, pode acometer até 10% dos suínos de engorda. Os suínos estão apáticos, deprimidos e não crescem. Há distensão abdominal progressiva, inapetência, emaciação, desidratação e fezes aquosas a pastosas. A estenose do reto pode ser palpada pelo exame digital do reto. Alguns suínos com estenose incompleta não manifestam sintomatologia clínica.

Patologia

À necropsia, há peritonite branda e dilatação intensa do cólon e, algumas vezes, também do íleo terminal. A estenose está presente a 2 a 5 cm do ânus, e pode ser tão grave que há um cordão esquirroso, com ou sem um lúmen estreito remanescente no seu centro. Pode haver abscedação no local. Histologicamente, há restos necróticos e tecido de granulação no local da estenose.

Tratamento

A maioria dos suínos acometidos morre ou é descartada por motivos humanitários. O tratamento cirúrgico da condição é descrito, mas raramente apresenta boa relação custo-benefício.

DOENÇAS VIRAIS E BACTERIANAS DO SISTEMA DIGESTÓRIO

Salmonelose em suínos (paratifoide)

Infecções por *Salmonella* em suínos são importantes como causa de salmonelose nessa espécie, e muitos sorotipos que acometem suínos podem atuar como fonte potencial para a infecção em humanos.

Sinopse

- Etiologia: *Salmonella* Typhimurium, *Salmonella* Choleraesuis, *S.* Derby e raramente outras
- Epidemiologia: mundial. Importante zoonose e doença de origem alimentar. Prevalência da infecção em animais saudáveis varia de acordo com a espécie e o país. Incidência de doença clínica muito menor do que a prevalência; surtos podem ocorrer, precipitados por fatores estressantes. Disseminação por meio direto ou indireto; animais acometidos são a fonte e contaminam alimentos e o suprimento de água. A doença pode se tornar endêmica em uma propriedade. Animais portadores eliminam os microrganismos e podem introduzir a infecção em um rebanho. Privação de alimentos e de água, transporte, estiagem, pastejo, alojamentos intensivos e mistura de animais de diferentes fontes contribuem para o início da enfermidade. Resistência a antimicrobianos é o maior problema de saúde pública, com infecções subclínicas em suínos
- Achados clínicos: sepse em um grupo de suínos com até 4 meses de idade, com alta taxa de mortalidade. Diarreia aguda e disenteria, redes de fezes fibrinosas, febre, desidratação acentuada e toxemia; enterite crônica; aborto; gangrena seca das extremidades; artrite e focos de osteomielite
- Patologia clínica: cultura de microrganismos das fezes. Detectar os microrganismos com testes especiais; usar hematologia para alterações na contagem de leucócitos e bioquímica clínica para alterações nos eletrólitos
- Lesões: hemorragias septicêmicas. Mucoenterite a enterite fibrino-hemorrágica necrótica acentuada e aumento de linfonodos mesentéricos. Petéquias nos rins, focos de necrose e espessamento da parede intestinal na enterite crônica. Cultura do organismo do sangue, baço, fígado e linfonodos
- Lista de diagnósticos diferenciais:
  - Sepse dos neonatos
  - Sepse coliforme dos leitões
  - Sepse em suínos em crescimento
  - Cólera suína
  - Erisipelas
  - Pasteurelose
  - Disenteria suína
- Tratamento: antimicrobianos
- Controle: evitar a introdução da infecção no rebanho. Limitar a disseminação da infecção dentro do rebanho pela identificação de animais portadores, pelo uso de antimicrobianos profiláticos, pela restrição da movimentação de animais, pela limpeza do suprimento de água e pela higiene e desinfecção dos recintos. Eliminar materiais infectantes. Vacinas para imunização estão disponíveis, mas não são efetivas.

Etiologia

Sorovares de *S. enterica* subesp. I são associados principalmente a vertebrados de sangue quente e responsáveis pela maioria das infecções por *Salmonella* em humanos e animais domésticos. Sorovares de *Salmonella* diferem quanto à variedade de hospedeiros que elas podem infectar e quanto à natureza da doença: essa diferença é conhecida como *especificidade sorovar-hospedeiro*. Alguns sorovares de *Salmonella*, por exemplo, Typhimurium (STM) e Enteritidis (SE), podem infectar uma ampla variedade de hospedeiros e são denominadas ubíquas. Elas tipicamente são associadas a doença entérica relativamente branda, embora em alguns hospedeiros, tais como camundongos, a doença possa ser sistêmica e grave.

Outros sorovares são muito restritos na sua variedade de hospedeiros, causando doença sistêmica grave em apenas um, por exemplo, *S.* Choleraesuis (SCS).

Um terceiro grupo de sorovares é associado predominantemente à doença em uma espécie, mas também pode infectar um número limitado de outros hospedeiros, por exemplo, *S.* Dublin (SD). A natureza da doença associada a esse terceiro grupo de sorovares é variável e, normalmente, sistêmica.

Atualmente, métodos moleculares estão disponíveis para a investigação epidemiológica de infecções por *S. enterica* subsp. *enterica*. Uma preocupação recente é a emergência de isolados de SCS, bem como de STM multirresistentes.[1] STM é o isolado mais comum em suínos na América do Norte[2] e na maioria das demais regiões do mundo. Ocasionalmente, outras espécies são encontradas em suínos, tais como *S.* Heidelberg, que pode ser associada a PWD, e SD que também foi encontrada em suínos.

Epidemias localizadas de *S.* Typhisuis também ocorrem e, recentemente, mostrou-se que ela pode existir apenas em antibióticos.[3] Outros sorotipos normalmente são transitórios e podem estar associados a fatores especiais. Salmonelas foram recuperadas de javalis selvagens em Portugal, na Espanha e no norte da Itália, e STM é um dos sorovares presentes.

Epidemiologia

Salmonelas apresentam uma capacidade extraordinária de sobrevivência em razão da sua habilidade em persistir no hospedeiro reservatório, serem eliminadas por animais portadores, persistirem no ambiente e usar vetores de forma efetiva.

Surtos de salmonelose normalmente ocorrem em suínos desmamados criados intensivamente, mas a infecção também pode acontecer em neonatos (protegidos pelos anticorpos colostrais) e adultos.

Em um levantamento de *Salmonella* em tanques de resíduos, em um *pool* de fezes frescas de porcas em terminação e de suínos desmamados, verificou-se que as *Salmonellas* não foram facilmente recuperadas no inverno e têm maior probabilidade de serem recuperadas de tanques de resíduos do que de um *pool* de amostras frescas. Os quatro tipos mais comuns foram STM var Copenhagen (31%), SD (12,4%), STM (10,6%) e *S.* Agona (10,6%).[4]

Em um estudo interessante de amostras ambientais, verificou-se que determinadas regiões no ambiente indireto (corredores entre as baias, rampas de acesso, corredor central do galpão – áreas que normalmente são esquecidas) apresentavam *Salmonella* residual.[5]

Em um estudo realizado na Alemanha, verificou-se que os principais fatores de risco para a disseminação da salmonelose foram a movimentação de animais durante o período de terminação, não apresentar um transportador separado para diferentes grupos de faixas etárias de suínos, e os suínos terem contato com outros animais.[6]

Nos EUA, um estudo foi realizado com isolados de *Salmonella* em 2003 e 2008 do Laboratório de Diagnóstico da Iowa State University.[7] A detecção de Grupo C SCS var. Kunzendorf diminuiu, mas estirpes do Grupo B aumentaram; *S.* Typhimurium var 5 (antes chamada Copenhagen), *S.* Agona, *S.* Derby, *S.* Heidelberg e STM todas aumentaram.

Prevalência e ocorrência da infecção

A maioria das infecções por *Salmonella* é subclínica, associada a um grande número de sorotipos. Foram descritos fatores que influenciam a prevalência de *Salmonella* spp. em granjas de suínos usando a abordagem da metanálise na tentativa de explicar a variação entre muitas estimativas.[8] STM apresenta distribuição mundial e causa enterocolite em leitões jovens.

A incidência tem aumentado em algumas áreas geográficas. Ela normalmente se manifesta como sepse. Em contrapartida, há dificuldade em isolar o organismo no Reino Unido. SCS é isolada com frequência de suínos clinicamente enfermos, mas raramente de alimentos à base de porco ou de hospedeiros não suínos. As principais fontes são suínos que estão excretando ativamente a bactéria e ambientes contaminados. Ocorrem tanto transmissão vertical quanto horizontal. Verificou-se que a presença de outros Enterobacteriaceae e a composição desses não são indicadores úteis da infecção subclínica por *Salmonella*.[9]

Bélgica

Em um estudo na Bélgica[10], 7,8% dos suínos foram soropositivos (12 granjas). Granjas abertas (que adquirem animais) apresentaram duas vezes mais suínos soropositivos do que as fechadas. Os resultados também foram duas vezes maiores na idade de abate do que na metade do período de terminação. STM foi encontrada em 65% dos casos, e 65% desses apresentavam perfil de resistência a antimicrobianos (PRA) tetrarresistente.

Canadá

No Canadá, um estudo de sorovares de *Salmonella* mostrou que porcas apresentavam 43% dos isolados, leitões na creche 29% e unidades de ciclo completo 28%. Houve 19 sorovares diferentes, os mais comuns foram: SD (28,5%) e STM var Copenhagen (19,15%).[11] Em um estudo com, aproximadamente, 90 granjas de terminação em Alberta, verificou-se que a soroprevalência de amostras foi de 13,2% (a maioria das propriedades estava abaixo de 20% de soroprevalência) e a prevalência na granja foi de 83,3%.[12]

Ademais, a situação mudava com frequência entre as visitas. O fornecimento de ração e os antibióticos presentes na água foram associados a soroprevalências menores.

Tchecoslováquia

Na Tchecoslováquia, STM predomina em suínos, mas SE também é bastante frequente, uma vez que esta é o sorotipo mais comum em muitos países da Europa Central.[13] SE coloniza o trato intestinal em maior quantidade, mas foi eliminada nas fezes em menor quantidade.

Dinamarca

Em granjas de suínos na Dinamarca, as infecções por *Salmonella* normalmente são subclínicas. Um levantamento de 1993 a 1994 verificou que 22% dos 1.368 maiores rebanhos estavam infectados por *Salmonella*. Os sorotipos mais prevalentes foram STM (62% dos rebanhos infectados), *S.* Infantis (10%), *Salmonella* 4.12:b (8%) e *S.* Panama (5%). A fagotipagem de isolados de STM de suínos e humanos revelou que os suínos provavelmente são a principal fonte de infecção para humanos na Dinamarca. Um levantamento mais recente mostrou que STM (principalmente DT12 e DT120) foram mais comuns em terminação (7,4% positivos em linfonodos e 3,2% positivos em carcaças) e SD em rebanhos de reprodução (40,9% foram positivos em, pelo menos uma amostra). Um PRA para um ou mais antibióticos foi encontrado em 35,2% e a quatro ou mais antibióticos em 19,3%.[14] A prevalência de *Salmonella* em suínos na Dinamarca diminuiu de 3,5% em 1993 para 0,7% em 2000 após a introdução do programa nacional para diminuir a prevalência de salmonelas em suínos.

Em abatedouros de suínos na Dinamarca, verificou-se que, mantendo o número de animais soropositivos abaixo de 50, era possível manter a prevalência de carcaças abaixo de 1%, e que a melhora nas práticas de higiene poderia diminuir a contaminação adicional da carcaça.[15]

Itália

Uma distribuição similar foi encontrada na Itália.[16]

Japão

SCS também é um patógeno importante em suínos no Japão.[17]

Países Baixos

Nos Países Baixos, a taxa de infecção é de 25% em suínos saudáveis em abatedouros, mas investigações similares em outros locais verificaram uma taxa de infecção de 10% (Nova Zelândia) e 6% (Reino Unido).

O sorotipo e a distribuição dos fagótipos de estirpes de *Salmonella* isoladas de suínos nos Países Baixos no período de 1984 a 2001 mostrou que os sorovares Typhimurium e Dublin de suínos foram os mais comuns. O monitoramento da população e de rebanhos para a soroprevalência de *Salmonella* em suínos em terminação forneceu uma base para o sucesso da futura intervenção e estratégias de controle para *Salmonella* em suínos. A soroprevalência de *Salmonella* em porcas e em suínos em terminação nos Países Baixos foi determinada usando ELISA indireto em amostras de sangue coletadas em abatedouros. A prevalência na população de suínos em terminação em 1996 e 1999 foi de 23,7 e 24,5%, respectivamente, e para porcas foi de 40,5 e 60,4%, respectivamente. A prevalência em suínos de terminação criados extensivamente foi maior, 44,6%, do que em suínos em terminação criados intensivamente. Em 46 rebanhos de matrizes, a média de prevalência nos rebanhos foi de 54, 44 e 19%, respectivamente.

Espanha

Na Espanha, verificou-se que granjas de suínos são um reservatório de sorovares de *Salmonella*, particularmente STM e também Rissen e Derby.[18] Um estudo em porcos caipiras na Espanha[19] mostrou que 33% dos rebanhos tinham *Salmonella*, e a prevalência foi de 3,3%; *S.* Anatum e STM foram as mais comumente isoladas.

Suécia

Na Suécia, a prevalência de salmonelose em animais de produção é baixa em razão dos programas de controle de *Salmonella*.

Suíça

Na Suíça, há uma baixa taxa de positividade para *Salmonella* detectada por ELISA em sucos da carne de amostras de diafragma (4%).[20]

Tailândia

Em um estudo na Tailandia[21] verificou-se que houve uma prevalência de 63% nas fezes e uma soroprevalência de 72%, e os resultados não foram significativamente diferentes. *S.* Rissen foi encontrada em 49% e STM em 19% das granjas.

Reino Unido

No Reino Unido, foram feitas visitas de aconselhamento em propriedades com *Salmonella*; 15.790 amostras foram coletadas de 296 propriedades e *Salmonella* foi isolada de 28% das amostras. STM compôs 64% das amostras (fagótipos U288 e DT193) e SD 16%.[22]

As infecções por *Salmonella* (suínos soropositivos) em granjas de cria, crescimento e terminação diminuíram entre 21 e 65 dias e então aumentaram dos 65 aos 165 dias de idade.[23] Um estudo no Reino Unido[24] mostrou que entre 1994 e 2010, o número de casos de *Salmonella* diminuiu acentuadamente (360 a 172) e STM foi a mais comum no decorrer do período, embora as proporções relativas tenham diminuído. Atualmente, a maioria dos casos é de DT193 ou U288. Os números de DT104 são muito menores e atualmente são de menos de 5%. A porcentagem de STM monofásica aumentou no decorrer do período e atualmente chegou a 25%. A porcentagem que mostra PRA a seis ou mais antibióticos aumentou de 27,3% em 1994 para 58,3% em 2010. Apenas 3,3% foram completamente sensíveis a todos os antibióticos em 2010.

EUA

Pesquisas americanas indicam uma taxa de infecção de 10 a 13%. Salmonelas foram isoladas dos linfonodos mesentéricos e do conteúdo cecal de 84% das porcas abatidas em um abatedouro em Minnesota. Esses dados se baseiam no material de um único abatedouro e devem ser avaliados com cautela em razão do aumento muito rápido na taxa de infecção que ocorre quando os animais são mantidos por muitos dias nos recintos pré-abate.

A taxa de presença no ceco foi de 23%, embora as carcaças estivessem apenas moderadamente contaminadas (5,3%). Os resultados do ELISA do suco da carne indicaram que 15,2% das amostras de líquidos teciduais foram positivas no ponto de corte de 40% e 35,7% no nível de corte experimental de 10%. Isso indica que os suínos são expostos a um nível relativamente grande de *Salmonella* durante as semanas antes do abate. Um levantamento nacional realizado em suínos nos EUA para eliminação de *Salmonella* nas fezes encontrou *S. enterica* sorotipos Derby, Agona, Typhimurium, Brandenburg, Mbendaka e Heidelberg com maior frequência. STM é isolada mais comumente de suínos clinicamente enfermos nos EUA.[25] No meio-oeste dos EUA, a salmonelose associada a SCS intracelular facultativa adaptada ao hospedeiro é uma causa importante de perdas econômicas em rebanhos suínos em razão da morte e da diminuição da produtividade. É o sorotipo recuperado com maior frequência de suínos e é isolado de mais de 95% dos casos de surtos de salmonelose suína em Iowa. Em um estudo dos EUA, verificou-se que *Salmonella* aumentou do primeiro levantamento para o segundo em 9,2% na prevalência bacteriológica e 31,3% na prevalência sorológica.[26]

Morbidade e taxa de mortalidade

A taxa de morbidade em surtos de salmonelose em suínos normalmente é alta, com frequência chegando a 50% ou mais. A taxa de mortalidade em casos de sepse pode ser de 100%.

Métodos de transmissão e fontes de infecção

As salmonelas se disseminam por contato direto ou por meios indiretos. Os animais infectados são a fonte dos microrganismos; eles excretam as bactérias e infectam outros animais, direta ou indiretamente, por contaminação do ambiente, principalmente alimentos e suprimento de água. O animal de produção pode se infectar de diferentes formas: por transmissão de animal para animal, principalmente sorovares adaptados ao hospedeiro; por alimentos contaminados e por ambiente contaminado (solo, aves, roedores, insetos e suprimento de água). Na maioria dos casos, a transmissão é em distâncias curtas, ou seja, dentro do mesmo recinto ou baia, com alguma transmissão entre baias e prédios no mesmo local, mas com transmissão limitada entre locais.[27] Normalmente, a infecção se dissemina de curral para curral, mas pode se disseminar a alguma distância por meio de fômites e vetores. Foi demonstrada a transmissão de *Salmonella* entre granjas de suínos por moscas domésticas.[28] Dejetos líquidos de animais infectados podem contaminar o ambiente diretamente. As bactérias também podem ser disseminadas durante o transporte de animais infectados e durante a manutenção dos animais em recintos pré-abate. Em ambas as situações, a excreção de salmonelas é exacerbada pelo estresse.

Quando todos os animais se tornam doentes ao mesmo tempo, é provável que uma fonte comum esteja envolvida, tal como água, alimentos, cama ou contaminação de uma fonte. Sempre é maior em sistemas de fluxo contínuo nos quais não há sistemas todos dentro/todos fora com limpeza e desinfecção. Chãos ripados são muito melhores do que calhas de drenagem simples.

Salmonelas podem ser isoladas de água de lavagem de pocilgas, e a recirculação de água contaminada pela pocilga serve como fonte constante do microrganismo. O alojamento de suínos em idade de terminação em galpões com calhas de fluxo aberto pode contribuir para o aumento da eliminação de *Salmonella*, quando comparado a suínos alojados em pisos parcialmente ripados. A fermentação metanogênica em reservatórios de esgoto não elimina *Salmonella* de dejetos de pocilgas; a fermentação acidogênica com a produção de ácido livre pode destruir salmonelas e outros patógenos potenciais.

Durante o abate, a contaminação fecal da carcaça ocorre comumente e pode se manter por todos os procedimentos até processamento de produtos crus. A transmissão aerógena pode ser a forma primária da infecção por STM. Estudos mostraram que o organismo pode sobreviver no ar por tempo suficiente para representar um risco significativo de disseminação aerógena.

Em um estudo na Alemanha de 50 rebanhos com *Campylobacter* spp., *Yersinia enterocolitica* (YE) e *S. enterica*[29], as amostras de fezes, o ambiente direto, o ambiente indireto e moscas e insetos revelaram a informação mostrada na Tabela 7.23.

Respectivamente, para os três grupos, 22 rebanhos (80%), 12 rebanhos (48%) e 7 rebanhos (12%) foram positivos para *Campylobacter* e YE; para *Campylobacter* e *S. enterica*; e para *Y. enterocolitica* e *S. enterica*, respectivamente. *Campylobacter* e YE foram encontradas com maior frequência no grupo de baixo risco para *S*. Essa pesquisa mostrou que o ambiente dos suínos deve ser investigado ao se implementar estudos de controle.

Tabela 7.23 Proporção de amostras que testaram positivo para os microrganismos listados.

Microrganismos	Fecal	Ambiente direto	Ambiente indireto	Moscas/insetos
Campylobacter	38,1%	32,7%	5,3%	4,6%
Yersinia enterocolitica	17,1%	8,1%	1,2%	3,1%
Salmonella enterica	11,2%	7,1%	4,1%	1,5%

Excreção e o estado de portador

Em infecções experimentais por SD, verificou-se que os suínos excretam bactérias constantemente por 2 semanas e então de forma intermitente por várias semanas.[30] Os suínos que receberam uma dose alta de bactérias também soroconverteram, enquanto aqueles que receberam dose baixa não o fizeram. A excreção diminuiu quando os suínos receberam clorato de sódio VO, desinfecção tópica e foram desmamados mais jovens.[31] As porcas apresentam maior probabilidade de excretar a bactéria do que leitões na creche ou em unidades de ciclo completo.[11] A excreção pode aumentar por uma longa lista de fatores estressantes, incluindo mistura de grupos, transporte, doença concomitante, antibioticoterapia e privação de alimentos.

Um estudo longitudinal de excreção de *Salmonella* em suínos de terminação naturalmente infectados foi realizado, e verificou-se que a maioria dos suínos excreta a bactéria de forma intermitente e que houve diferenças dentro dos suínos e entre os cortes.[32] O fornecimento de gema de ovo que contém imunoglobulina-Y anti-*Salmonella* pode não ser efetivo para o controle da excreção de *Salmonella* em suínos.[33] De muitas formas, a excreção é mais um problema de contaminação da cadeia alimentar para humanos do que uma fonte de infecção para outros suínos. Os suínos podem carrear um número baixo de *Salmonella*, mas a excreção irá ocorrer quando houver superlotação, e o isolamento por 24 h irá causar a excreção. O jejum alimentar aumenta a produção de cortisona e estimula a excreção.

Uma vez que as salmonelas são microrganismos intracelulares facultativos que sobrevivem no fagolisossomo de macrófagos, podem escapar dos efeitos bactericidas de anticorpos e do complemento. Portanto, a persistência da infecção em animais e no ambiente é uma característica epidemiológica importante da salmonelose.

Para STM, o doador pode ser qualquer espécie de animal doméstico, inclusive humanos ou qualquer animal silvestre ou ave. Embora todos os adultos infectados tornem-se portadores, raramente é por tempo prolongado.

O suíno portador é uma fonte de infecção no recinto pré-abate, principalmente na ausência de limpeza e desinfecção. STM foi o sorotipo mais comum. No início da semana, após a limpeza e a desinfecção, 6% dos suabes foram positivos, mas ao final da semana, esse número passou para 44%.[34]

A infecção experimental de suínos com 7 a 8 semanas de idade com uma única dose oral de STM pode persistir continuamente, pelo menos até a idade de mercado. Independentemente da via de infecção, SCS pode persistir nas tonsilas e linfonodos ileocólicos, junção ileocólica e cólon e pode ser excretada nas fezes de suínos infectados experimentalmente por, pelo menos, 12 semanas. A magnitude da excreção e a persistência da infecção são dose-dependentes. Doses baixas de SCS podem ser facilmente eliminadas, doses moderadas podem persistir por, pelo menos 2 meses, e doses altas podem resultar em estado portador a longo prazo. Após inoculação intranasal de STM, o organismo aparece rapidamente nos intestinos, o que sugere que as tonsilas e pulmões podem ser locais importantes para a invasão e disseminação de espécies de *Salmonella*. A infecção experimental com uma estirpe zoonótica de *S*. Newport também pode se estabelecer em suínos com 7 semanas de idade e persistir até a idade de mercado (28 semanas). A persistência a longo prazo da infecção é limitada, em geral, às tonsilas palatinas, do trato[25] intestinal caudal ao jejuno médio e seus linfonodos. A prevalência de microrganismos em suínos cria um reservatório de infecção para animais e humanos. A transmissão de salmonelose em suínos pode ocorrer em alguns dias. A exposição a níveis relativamente baixos de SCS pode resultar em alta morbidade e iniciar um surto grave em suínos jovens dentro de alguns dias após a exposição a suínos infectados. Apenas uma pequena fração de suínos portadores é responsável pela manutenção do patógeno em uma população de suínos. SCS pode persistir por, pelo menos, 3 meses em fezes úmidas e 6 meses em fezes secas.

Fatores de risco que predispõem à doença clínica

As características clínicas da salmonelose em grandes animais variam, dependendo dos diversos sistemas de manejo usados, da intensidade de lotação, se os animais estão ou não confinados e das características epidemiológicas das diferentes espécies de *Salmonella*.

Fatores de risco do animal

A resposta à infecção varia, dependendo da dose de desafio e do estado imunológico do animal, que por sua vez depende da ingestão de colostro em neonatos, exposição prévia à infecção e exposição a fatores estressantes, principalmente em animais mais velhos. Em geral, aceita-se que a intervenção de alguns fatores precipitantes, tais como transporte, doença intercorrente, uso de antimicrobianos, privação aguda de alimentos ou outros estressantes, normalmente são necessários para causar a enfermidade salmonelose, que difere da infecção por *Salmonella* spp.

A infecção quase sempre ocorre VO; portanto, a gravidade da doença em um indivíduo ou como surto em um grupo, depende do grau de contaminação e das condições do ambiente de temperatura e umidade, que determinam o tempo de sobrevivência das salmonelas. Tão importante quanto, é a influência do hospedeiro no desfecho da infecção. Muitos animais se tornam infectados naturalmente e são portadores passivos; eles excretam *Salmonella* pelas fezes sem doença clínica, mas apenas pela duração de tempo da sua coabitação com outros animais infectados. Também é possível reproduzir a salmonelose experimentalmente na maioria dos animais, utilizando uma dose grande o suficiente de uma estirpe virulenta do organismo. Ainda ocorre com certa frequência em animais que são portadores subclínicos da infecção, mas que desenvolvem salmonelose clínica quando expostos a fatores estressantes, como transporte longo, hospitalização, privação grave de alimentos ou parto. A secreção orofaríngea pode conter salmonelas, uma vez que as tonsilas são rapidamente colonizadas.

Resistência genética à salmonelose em animais domésticos

Há evidências de uma forte associação genética com a resistência à salmonelose. Entretanto, a seleção de animais com características de resistência ainda não é usada para controle de enfermidades ou para o estado portador de *Salmonella*. O controle da colonização do trato gastrintestinal de animais de produção por *Salmonella*, principalmente quando ocorre criação intensiva, tal como em granjas de suínos, pode parecer ser um objetivo particularmente útil com enormes benefícios potenciais à saúde pública. Pode haver um papel de muitas características imunológicas hereditárias, inclusive a função de leucócitos polimorfonucleares e proliferação mitogênica da lecitina.

Salmonella Choleraesuis

A epidemiologia da infecção por SCS em suínos é bem documentada e tem se modificado acentuadamente desde meados dos anos 1960, quando surtos explosivos, que poderiam facilmente ser confundidos com peste suína clássica, ocorreram. As taxas de morbidade e mortalidade eram altas e a doença se espalhou rapidamente por unidades comerciais de terminação de suínos. Esses surtos atualmente são raros e de pequena dimensão, principalmente em razão da restrição ao uso de lixo como alimento, movimentação e mistura muito menores de suínos em leilões em mercados públicos e pelas estratégias de prevenção de doença, tais como o uso de suínos livres de patógenos específicos (LPE), política todos dentro/todos fora em unidades comerciais de terminação e da integração vertical de empresas de produção de suínos. Isso assegura o fornecimento constante de suínos em crescimento e livres de doenças para unidades de terminação e a premissa de uma responsabilidade do tipo pirâmide em todos os níveis da empresa. A diminuição marcante na prevalência de salmonelose suína coincidiu com a diminuição e na erradicação da peste suína clássica. Entretanto, métodos modernos de criação de suínos em sistemas de produção em vários locais, usando o manejo todos dentro/todos fora para animais em terminação, parecem não ter benefício na diminuição da prevalência de *Salmonella* quando comparados a sistemas convencionais de nascimento-terminação.

Infecções subclínicas

S. enterica normalmente não causa doença clínica em suínos, mas infecções subclínicas constituem um problema de segurança alimentar importante em todo o mundo. Estudos longitudinais abrangentes de dois sistemas de produção de suínos em vários locais nos EUA revelaram variabilidade temporal considerável na prevalência de *Salmonella* entre coortes de suínos. Coortes de porcas e de suínos em crescimento identificados individualmente de suas ninhadas foram amostradas em série para determinar a prevalência e sorotipos de salmonelas em cada estágio da produção, com base na cultura de fezes e amostras de alimentos e do ambiente. Um total de 15 diferentes sorotipos foram isolados dos dois sistemas. A estimativa de prevalência de suínos variou de 0 a 48,1%. A contaminação ambiental foi encontrada com frequência, apesar da limpeza e da desinfecção. Apenas em raras ocasiões o alimento estava contaminado. A prevalência da infecção dentro e entre os coortes de suínos foi altamente variável, o que indica que estimativas pontuais de prevalência e de sorotipos de *Salmonella* não são indicadores confiáveis do estado de *Salmonella* em propriedades, e que estudos não controlados de intervenções para o controle de *Salmonella* em granjas de suínos podem fornecer resultados ilusórios.

Nos EUA, novas regulamentações acerca da segurança de produtos cárneos foram implementadas em resposta a preocupações do público quanto a surtos de doenças de origem alimentar. As características marcantes das regulamentações são a necessidade de sistemas aprovados de monitoramento microbiológico de *S. enterica, E. coli* O157:H7 e *E. coli* genérica como indicadores da contaminação por conteúdo gastrintestinal. Da perspectiva de saúde pública, conformidade regulatória e competitividade internacional, *S. enterica* é o patógeno de origem alimentar mais importante para a indústria de suínos nos EUA. Isso resultou em estudos epidemiológicos longitudinais da excreção fecal de *S. enterica* tanto em populações de criação quanto de crescimento de suínos.

A relação entre infecções subclínicas ao nível de rebanho, do porco individual e no abate é complexa. Há influência do início e da duração da excreção de *Salmonella* e dos padrões de transmissão entre suínos individuais em diferentes faixas etárias durante o período de crescimento. Bacteriologia e sorologia podem ser usadas para avaliar a relação, mas são necessárias amostras repetidas em coortes diferentes de animais para investigar de forma correta a dinâmica da infecção.

Estudos longitudinais da infecção por STM em rebanhos de suínos de nascimento-terminação na Dinamarca revelaram que a ocorrência de *Salmonella* varia entre e dentro de grupos de faixas etárias em rebanhos, mesmo naqueles com nível de infecção aparentemente moderada a alta. *Salmonella* foi predominante em suínos desmamados, em crescimento e em terminação e foi apenas ocasionalmente detectada em porcas e cachaços. Isso contraria o resultado de estudos nos EUA, nos quais se verificou a detecção frequente de *Salmonella* em porcas. No estudo dinamarquês, houve um aumento rápido na prevalência de *Salmonella* na creche, que pode estar associada aos fatores estressantes do desmame, tais como mudança na alimentação, mistura de ninhadas e leitões sendo privados de anticorpos do leite da porca antes da ativação da sua própria resposta imune. A observação de que nenhum leitão estava excretando *Salmonella* imediatamente antes do desmame, mas que 3 a 4 semanas após, na creche, entre 5 e 50% dos leitões a estavam excretando, sugere que a transmissão horizontal ocorreu na creche. Durante o período de terminação, a excreção de *Salmonella* diminuiu, mas com variação considerável. Alguns leitões se livraram sozinhos da infecção, enquanto outros continuaram a excretar. O tempo de excreção médio foi estimado em 18 a 26 dias. O pico de soroprevalência ocorreu, aproximadamente, 60 dias após o pico de prevalência na cultura. Ao abate, houve um aumento marcante na prevalência de infecção por *Salmonella*. Esse aumento pode ser causado pela contaminação cruzada rápida durante o transporte e alojamento pré-abate. A infecção rápida durante o transporte e, particularmente, durante a retenção pré-abate, é a principal razão para o aumento da prevalência de *Salmonella* em suínos. Um alto grau de contaminação da carcaça ocorre no abate em razão da chegada de suínos positivos para *Salmonella* e pela contaminação cruzada no ambiente do abatedouro. Caminhões de alimentos contaminados também podem atuar como uma fonte potencial de contaminação por *Salmonella*. O jejum de suínos antes do abate não aumenta a prevalência da colonização por *Salmonella* ou os fatores de risco para a contaminação da carcaça. No decorrer do tempo em uma unidade de produção de suínos, verificou-se que um genótipo específico de *Salmonella*, se introduzido em uma unidade de reprodução-gestação da granja, evoluiria de forma lenta no decorrer de períodos curtos de tempo; sua distribuição espacial seria limitada principalmente às baias adjacentes ou próximas.[35]

Fatores de risco associados à prevalência sorológica de *Salmonella* em rebanhos de suínos em terminação nos Países Baixos foram avaliados. O fornecimento de uma dieta completamente líquida que continha coprodutos fermentados e a omissão da desinfecção após a lavagem sob pressão de um compartimento como parte do procedimento todos dentro/todos fora foram associados a menor soroprevalência de *Salmonella*. Um rebanho de tamanho pequeno a moderado (< 800 suínos em terminação), o diagnóstico prévio de infecção clínica por *Salmonella* no rebanho, o uso de tilosina como um antimicrobiano promotor do crescimento em alimentos para terminação e rebanhos que têm mais do que 16% dos fígados dos seus suínos condenados ao abate em razão da presença de manchas brancas foram associados à maior soroprevalência de *Salmonella*. O uso da tilosina como antimicrobiano promotor do crescimento não teve efeito sobre a infecção experimental por *Salmonella*.

Naqueles rebanhos nos quais a enfermidade ocorre, a introdução normalmente é associada à importação de suínos portadores infectados. Entretanto, é possível que a infecção seja disseminada por moscas e pelo movimento de objetos inanimados, como equipamento de limpeza e utensílios. Alimentos não fornecem um ambiente favorável para o desenvolvimento de SCS, de maneira que a infecção de origem alimentar não é comum. A sobrevivência no solo e na água é de, aproximadamente, 6 meses e na lama é de até 5 semanas. A persistência em riachos contaminados pelos efluentes das pocilgas é improvável. Acredita-se que a suscetibilidade à salmonelose em suínos aumente por doenças intercorrentes, principalmente cólera suína, deficiência nutricional de ácido nicotínico e outros estresses nutricionais, tais como alteração súbita da dieta.

Mecanismos imunes

Respostas imunes precoces foram descritas[36], e há uma maior expressão de citocinas pró-inflamatórias e células T-auxiliadoras tipo 1.

Em um estudo experimental de STM, juntamente com o trato intestinal (jejuno, íleo e cólon), verificou-se que houve alterações diferentes na expressão de genes ao longo do trato.[37] Todas as citocinas quimioatrativas foram estimuladas no íleo e no jejuno e IL-8 foi superexpressada no cólon.

A maioria das informações quanto ao mecanismo de imunidade à *Salmonella*, inclusive a segurança e a imunogenicidade à maioria das vacinas de *Salmonella*, foi realizada experimentalmente em camundongos. Em infecções primárias em camundongos, o crescimento bacteriano inicial no sistema reticuloendotelial é controlado pela contribuição de macrófagos e células polimorfonucleares, e é afetado pela virulência da estirpe. Em infecções letais, o crescimento inicial das bacterinas nos tecidos resulta em altos números de bactérias que levam à morte do animal. Após a infecção natural por *Salmonella*, anticorpos, respostas a lipopolissacarídeos (LPS) e determinantes de proteínas podem ser detectados. IgM anti-*Salmonella* aparece no soro precocemente na infecção, seguida por IgG. As células T apresentam um papel crítico nos estágios posteriores da infecção primária. A presença de STM nos linfonodos mesentéricos foi examinada, e verificou-se que houve uma resposta imune marcada por uma infiltração substancial de fagócitos e uma estimulação de genes de citocinas pró-inflamatórias. Isso resultou na diminuição de STM, mas não na eliminação total. Pode ser que a STM interfira nas interações entre células dendríticas e células T.[38,39]

Fatores de risco do ambiente e do manejo

Práticas de criação em geral

Há uma ampla variedade de fatores que contribuem para a infecção por *Salmonella*. Esses incluem a presença de outros animais de produção na propriedade, o tamanho do rebanho, casos clínicos prévios, bebedouro tipo bacia, alimentos secos, alimentos peletizados, rebanhos de criação positivos para *Salmonella*, piso liso ou parcialmente ripado, diminuição do espaço de piso, contaminação persistente do piso, coinfecções, síndrome reprodutiva e respiratória suína (SRRS), falta de higiene e práticas de biosseguranca, contato entre suínos em baias adjacentes, sistemas de fluxo contínuo, vários fornecedores de suínos, flutuações na temperatura ambiental e alimentos contaminados por *Salmonella*. Em um estudo de mercado, verificou-se que ocorre um aumento significativo na prevalência de *Salmonella* entre os primeiros e os últimos grupos a deixarem os lotes de terminação, com os últimos grupos apresentando maior risco de contaminação por *Salmonella*.

Estudos longitudinais dinamarqueses mostraram que 25% dos rebanhos nunca são infectados, 24% são consistentemente infectados e 50% são infectados a maior parte do tempo. Parecem existir ciclos de infecção quando a infecção chega a seu pico no decorrer das próximas 2 a 4 semanas após a chegada de uma infecção, e entre 5 e 30% podem ainda estar excretando ao final do período de terminação.

A intensificação da criação em todas as espécies é reconhecida como um fator que contribui significativamente para o aumento na taxa de novas infecções. Um exemplo típico é o estado portador de 54% observado em suinoculturas intensivas na Nova Guiné, comparada a 9% em suínos caipiras. Qualquer alteração significativa no manejo do rebanho ou em um grupo de animais pode precipitar o início de salmonelose clínica se a infecção preexistir naqueles animais. Alimentos peletizados são associados ao aumento na prevalência de *Salmonella*.[40]

A associação entre biossegurança e a prevalência de espécies de *Salmonella* em granjas de suínos no Reino Unido foi sugerida.[41] As granjas que praticam biossegurança apresentam escore por ELISA menor na musculatura do que aquelas que não praticam. A implementação efetiva de biossegurança em rebanhos grandes pode ser a razão pela qual eles apresentam um período mais curto de altos títulos por sorologia, quando comparados a rebanhos menores.[15]

Temperatura e umidade são mais importantes, uma vez que as salmonelas são suscetíveis ao ressecamento e luz solar. STM pode permanecer viável em pasto, no solo, em água parada e em fezes por até 7 meses. Os tempos de sobrevivência das bactérias no solo são influenciadas por muitas variáveis, o que dificulta tornar qualquer afirmativa generalista significativa.

O tempo de sobrevivência de *Salmonella* spp. em fezes líquidas geladas depende de muitos fatores, incluindo pH da pocilga e sorotipo do organismo, e pode ser tão longo quanto 28 semanas. A água de beber pode permanecer infectada por períodos longos (até 9 meses). Portanto, a infecção pode ser introduzida por animais domésticos portadores infectados.

Animais estabulados

Em animais estabulados, a pré-mistura dos alimentos em forma líquida para bombear em cochos de alimentação em pocilgas é uma forma efetiva de disseminar a salmonelose, se a infecção estiver presente nos alimentos e caso a mistura fique parada antes do fornecimento aos animais. O contato nariz-nariz pelas gaiolas também é associado ao aumento na prevalência.[40]

Em um estudo longitudinal de criadores de núcleos e de unidades de multiplicação na Inglaterra, houve uma associação entre o sorovar de *Salmonella* e o ambiente imediato das gaiolas.[42] As gaiolas que contêm reprodutores em unidades de produção, com frequência são positivas, e rebanhos do mesmo proprietário com frequência apresentavam as mesmas combinações de sorovares. Sorovares de animais silvestres eram similares àqueles encontrados no perímetro associado.

Alimentos contaminados

Animais estabulados em geral são mais suscetíveis à infecção por alimentos comprados fora da propriedade. Alimentos orgânicos, incluindo farinha de ossos, são considerados cada vez mais disseminadores da salmonelose e, embora a contaminação atinja usualmente, por exemplo, de 23% das granjas no Reino Unido, a proporção pode ser tão alta quanto 70%. A maior parte da contaminação de carne e farinha de ossos ocorre após a esterilização pelo calor, principalmente se o material é deixado nos tanques de digestão. A farinha de peixe é um dos alimentos mais intensa e frequentemente contaminados. Por exemplo, a maior parte do aumento recente nos relatos de isolamento de salmonelas nos EUA foi de *S.* Agona introduzida na farinha de peixe peruana. Essas farinhas precisam ser aquecidas a 82°C por uma hora para serem esterilizadas. A infecção desses materiais pode derivar da infecção *ante mortem* dos animais usados para fazer o coproduto, mas a contaminação do material durante o processo de preparação ou abate ou no momento do armazenamento também pode ocorrer. Alimentos armazenados que não são de origem animal, principalmente grãos, também são comumente contaminados por fezes de roedores ou aves que infestam os depósitos, e isso pode levar a grandes surtos de salmonelose causada por STM. Todos os depósitos de alimentos devem ser protegidos de aves e roedores. Produtos à base de leite em pó parecem ser relativamente seguros. Materiais vegetais também podem ser fonte de infecção.

Alguns sorotipos, como STM, foram isolados de 2,8% das rações para suínos e de amostras de ingredientes dos alimentos e de 46% das amostras de alimentos das propriedades testadas. SCS não foi isolada de rações de suínos.

O risco de cultivar *Salmonella* com ou sem PRA foi maior se alimentos peletizados foram usados, quando comparado a alimentos pastosos ou líquidos. Amostras de fezes de granjas de ciclo completo apresentaram menor probabilidade de testarem positivo do que granjas de crescimento-terminação.[43]

Alimentos comerciais são um veículo potencial para a transmissão de *Salmonella*.[44] Em um estudo no Reino Unido, verificou-se que cereais poderiam se tornar contaminados, principalmente com STM, e a razão mais provável foi o armazenamento dos grãos em propriedades de criação de bovinos com acesso para aves e animais silvestres.[45] O efeito da composição dos carboidratos na cevada e em cultivares de aveia foi estudado *in vitro*, e mostrou-se que a população de salmonelas diminuiu em cultivares descascados de cevada e aumentou em cultivares aveia com casca.[46]

Introdução da infecção em uma propriedade

Alimentos contaminados, animais portadores e roupas infectadas de visitantes e trabalhadores casuais são os métodos de introdução da infecção mais comuns. Métodos menos comuns incluem aves que voam livremente, como gaivotas prateadas, e larvas de nematódeos que já estão contaminados com salmonelas. As salmonelas foram isoladas de uma ampla variedade de animais silvestres, que podem atuar como reservatórios da infecção de animais domésticos sob determinadas condições.

Fatores de risco do patógeno

As salmonelas são microrganismos intracelulares facultativos, que sobrevivem no fagolisossomo de macrófagos e podem, portanto, evadir os efeitos bactericidas de um anticorpo. Comparadas a outros microrganismos da mesma família, são relativamente resistentes a vários fatores ambientais. Elas se multiplicam em temperaturas entre 8 e 45°C, em atividade de água acima de 0,94, e em uma faixa de pH de 4 a 8. Elas são capazes de se multiplicar em um ambiente com baixo nível ou nenhum oxigênio. A bactéria é sensível ao aquecimento e não irá sobreviver em temperaturas acima de 70°C. Ela é sensível à pasteurização. As salmonelas se mostraram resistentes ao ressecamento, mesmo por anos, especialmente em fezes ressecadas, poeira e outros materiais secos, tais como rações e determinados alimentos. Sobrevivência prolongada em água e no solo também foi descrita. Elas são bastante sensíveis à radiação beta e gama. O LPS do anígeno-O de salmonelas é tóxico e é um fator de virulência importante, e acredita-se que a imunidade direcionada contra o LPS seja de grande importância nos mecanismos de defesa contra a salmonelose.

Antígenos fimbriais de algumas espécies de *Salmonella* foram descritos e caracterizados. As fimbrias medeiam muitos fatores de virulência importantes para a manutenção e a sobrevivência dos microrganismos no hospedeiro e no ambiente, incluindo a inicialização e a estabilização do organismo em células epiteliais, a colonização do organismo em locais receptores, a manutenção da infecção persistente em hospedeiros, mediando a apreensão seletiva de bactérias pelas células fagocitárias, e evasão dos mecanismos de defesas imunológica específicos do hospedeiro. As fímbrias também são úteis em testes diagnósticos.

Estirpes de ocorrência natural com muitos padrões de fatores de virulência e de suscetibilidade a antimicrobianos podem ser identificadas em rebanhos com infecção endêmica.

Resistência de Salmonella a antimicrobianos

Estirpes de *Salmonella* spp. com resistência a antimicrobianos atualmente estão disseminadas. Desde 1990, houve um aumento dramático na ocorrência de estirpes multirresistentes de *Salmonella* spp. em muitos países em desenvolvimento. A disseminação epidêmica de STM DT104, que atualmente apresenta distribuição mundial, é de especial interesse. PRA em salmonelas transmitida zoonoticamente é uma consequência indesejável, mas quase inevitável, do uso de antimicrobianos em animais de produção. Em geral, tal uso é legítimo. Recomendações foram feitas para que antimicrobianos novos com resistência cruzada àqueles usados em medicina humana não sejam usados para profilaxia em animais de produção de alimentos. Por exemplo, argumenta-se que o uso de antimicrobianos em animais de produção tem sido um fator preponderante no desenvolvimento de suscetibilidade menor aos antimicrobianos, tais como ciprofloxacino em salmonelas transmitidas zoonoticamente. Estirpes resistentes a múltiplos fármacos que também carreiam fatores de virulência específicos apresentam maior probabilidade de ser clinicamente relevantes.[47]

PRA de *Salmonella* tem sido uma preocupação controversa relevante em medicina veterinária e em saúde pública humana. Antimicrobianos são usados em animais de produção para o tratamento de doenças infecciosas e para promoção do crescimento. Seu uso contínuo tem sido incriminado como uma das principais causas de pressão seletiva que leva ao aparecimento e à persistência de estirpes resistentes. A resistência normalmente é para múltiplos antimicrobianos e sua existência é considerada como um fator de risco potencial. A significância da PRA é mais óbvia com relação ao seu impacto no tratamento de infecções em humanos. Se a frequência de resistência a fármacos aumentar, a escolha de antimicrobianos para o tratamento de salmonelose sistêmica em humanos torna-se mais limitada. Também existe uma associação entre salmonelas resistentes a drogas e o uso de antimicrobianos para infecções que não a salmonelose na rotina clínica. O PRA em infecções por *Salmonella* pode complicar a terapia com antimicrobianos para outras infecções; terapia anterior com antimicrobianos faz com que um menor número de PRA de *Salmonella* causem infecções sintomáticas e o aumento na proporção de espécies de *Salmonella* que apresentam um PRA irá aumentar a frequência geral de salmonelose.

Infecções em humanos associadas ao PRA de *Salmonella* estão aumentando, e se tornaram causa de preocupação em saúde pública. Estudos retrospectivos nos EUA mostram que infecções em humanos por *Salmonella* com PRA estão aumentando, e que essas estirpes resistentes podem ser rastreadas para alimentos de origem animal. Há uma ampla variação de país para país quanto à porcentagem de isolados de *Salmonella* que apresentam PRA. Em geral, o PRA entre *Salmonella* é muito mais alto nos EUA do que em outros países. No Reino Unido, no decorrer de um período de 20 anos, ocorreram poucas alterações nos padrões de PRA de salmonela isolada de animais. A maior parte das resistências de STM é associada ao fagótipo DT204C. Outros sorotipos além de SD e STM apresentam baixos níveis de resistência à maioria dos antimicrobianos, com exceção das sulfonamidas e tetraciclinas, às quais a resistência vem aumentando.

PRA da *Salmonella* no Reino Unido tem sido monitorada desde 1970 usando teste de difusão em disco. Um total de 76% de todos os isolados de *Salmonella* ainda são sensíveis a todos os 16 antimicrobianos usados para o teste.

Nos Países Baixos, de 1984 a 2001, o monitoramento da resistência foi mais comum para STM. Entre as estirpes de humanos, suínos e galinhas, o nível de resistência à tetraciclina, ampicilina, cloranfenicol e sulfametaxazol-trimetoprima aumentou no decorrer desses 17 anos.

Desde a sua introdução na medicina veterinária na Europa no final dos anos 1980 e início dos anos 1990, a suscetibilidade de muitas espécies de bactérias às fluoroquinolonas tem sido cada vez mais relatada como decrescente, e sua resistência às quinolonas tem sido relatada como crescente. A incidência de resistência às quinolonas em estirpes de *Salmonella* isoladas de suínos na Alemanha entre 1998 e 2001 aumentou.

No Canadá, a resistência em isolados de STM de animais, alimentos de origem animal e do ambiente dos animais a cada um dos sete antibióticos (ampicilina, cloranfenicol, kanamicina, neomicina, estreptomicina, sulfisoxazol e tetraciclina) aumentou persistentemente durante cada um dos anos de 1994 a 1997, e nenhum dos isolados mostrou diminuição da sensibilidade à ciprofloxacino.

A prevalência de isolados de STM e SCS de suínos e de humanos que são resistentes às fluoroquinolonas e multirresistentes aumentou em Taiwan, e os isolados se tornaram disseminados por todo o país. Os isolados de SCS de humanos e de suínos foram genotipicamente relacionados, o que sugere a disseminação do organismo de suínos a humanos por todo o país.

No Japão, Taiwan e Tailândia, há resistência de SCS a muitos antibióticos, e muitos são multirresistentes, inclusive fluoroquinolonas e cefalosporinas.[17]

O perfil de resistência a um antibiótico foi mais comum em amostras de fezes (98%) do que em amostras ambientais (65%)[48] e a resistência à múltiplos fármacos seguiu um padrão similar (35,7% do recinto *versus* 56,4% das fezes).

No Reino Unido, o PRA foi visto em 92% dos isolados testados.[22] As frequências mais altas foram vistas com as tetraciclinas (T), compostos de sulfonamidas (SU), ampicilina (AM), sulfametoxazol/trimetoprima (SXT), estreptomicina (E) e cloranfenicol (C). Cinquenta e nove padrões de PRA foram observados, com aquele listado previamente em 33% dos casos.

Em um estudo nos EUA entre 2003 e 2008, mostrou-se que SD apresentou aumento da resistência à estreptomicina e sulfadimetoxina, assim como *S.* Heidelberg (e também ao cloranfenicol). Outras espécies apresentaram aumento da resistência à estreptomicina[7], mas apenas dois ou três isolados eram resistentes à enrofloxacino.

Na Coreia, também foi registrado o aumento da resistência em STM. Todos os isolados foram resistentes a mais de quatro antibióticos, principalmente estreptomicina (94,1%), tetraciclina (90,1%) e ampicilina (64,7%).[49]

Em um estudo realizado na Bélgica[10], 7,8% dos suínos foram soropositivos (12 granjas). STM foi encontrada em 65% e desses, 65% apresentavam um perfil de PRA tetrarresistente.

Um estudo realizado na Espanha com suínos caipiras[19] mostrou que a resistência a múltiplos fármacos (quatro ou mais) foi encontrada em 36% dos suínos. As estirpes comumente foram resistentes à estreptomicina (46%) e às tetraciclinas (30%).

Em um estudo de PRA nos EUA, comparando os anos de 2000 e 2006, verificou-se que 6,2 e 7,2% das amostras (2000) e 34,2 e 52,6% (2006) das propriedades foram positivas. STM, SD e *S.* Agona foram os sorotipos mais recorrentes. O padrão de PRA mais comum foi estreptomicina, sulfisoxazol e estreptomicina. A proporção de suscetibilidade para todos os antibióticos foi de 38,1% em 2000 e 20,4% em 2006. A proporção de resistência a três ou mais antibióticos foi similar em ambos os anos (52,8 e 52,7%).[50] Um estudo posterior na Universidade de Purdue, nos EUA, mostrou resultados similares no PRA, mas também notou-se que STM e outras possuíam múltiplos PRA para amoxicilina/ácido clavulânico, ampicilina, ceftiofur e cefalotina.[51]

Em um estudo de PRA na Coreia[52], verificou-se que STM, *S.* Rissen e *S.* Schwarzengrund foram mais comumente isoladas em suínos normais, mas que STM foi a mais comumente isolada em suínos diarreicos (89,7%). As mais comuns foram PT194 e PT203. Apenas 3% eram DT104. A resistência mais comum na *Salmonella* era à estreptomicina, sulfametoxazol e tetraciclina. Quase todas as STM eram resistentes a mais que quatro antibióticos.

A diversidade genética e os perfis de PRA de *S.* Derby em suínos na França foram descritos.[53] Os padrões foram muito similares entre suínos, carne de porco e humanos. Apenas 15,5% de *S.* Derby não apresentavam PRA. A maioria (mais de 70%) apresentava PRA para mais do que três antimicrobianos. Apenas alguns isolados apresentavam resistência a betalactâmicos. Os reservatórios suínos são o segundo maior contribuinte para a salmonelose humana na União Europeia.

Um estudo longitudinal de salmonelas em uma unidade que não usava antibióticos e em uma unidade de produção convencional mostrou PRA de 4% em uma unidade de produção convencional e 11,7% no seu ambiente, e 0,2% em suínos em uma unidade livre do uso de antibióticos e 0,6% em seu ambiente. Houve 42 sorotipos (principalmente Anatum, SD, STM e Infantis) e elas eram resistentes à tetraciclina, à estreptomicina e a sulfisoxazol. A resistência a múltiplos fármacos foi encontrada em 27% dos suínos na unidade convencional.[54]

Implicações zoonótica dos suínos

A enfermidade tem assumido importância cada vez maior nos últimos anos, em razão da ocorrência muito mais frequente de salmonelose humana, com a salmonelose animal como o principal reservatório.[2,25] *Salmonella* é a segunda zoonose mais importante depois da campilobacteriose.

A infecção em humanos normalmente ocorre por ingestão de alimentos e quatro são comumente isolados de suínos (Typhimurium, Heidelberg, Agona e Infantis), mas também existe a possibilidade de contato direto como fonte de salmonelose humana.[55] As vias importantes atualmente são suínos e frangos, e na Dinamarca essa era uma fonte importante de salmonelose humana até que medidas de controle foram instituídas. Na maioria das situações, o aumento das infecções humanas é com sorotipos *exóticos* que não STM, que tiveram origem em alimentos de origem animal usados na alimentação de suínos e frangos, e então para humanos por produtos derivados de suínos e frangos. O risco maior é de que a bactéria transmitida tenha resistência adquirida a antibióticos específicos, uma vez que os animais dos quais elas se originaram foram tratados com os antibióticos específicos repetidamente ou por um longo período de tempo. Normalmente a bactéria causa enterite em humanos, exceto pela via subcutânea, que normalmente causa sepse.

Os suínos infectados que deixam a granja são a principal fonte de infecção para o abatedouro, no qual a disseminação das salmonelas ocorre. Quanto maior o tempo de permanência dos suínos nos recintos pré-abate, maior a chance de disseminação da infecção.

O status da *Salmonella* nos recintos pré-abate na Irlanda em relação ao processo de abate foram avaliados, e verificou-se que o recinto pré-abate, os recintos de evisceração, as esteiras de transporte e os equipamentos de desossa eram fontes potenciais de contaminação.[56] A contaminação cruzada dentro da planta do abatedouro contabilizava até 69% da contaminação das carcaças por *Salmonella*.

Um estudo em abatedouros pequenos em Wisconsin sugeriu que a contaminação poderia ser reduzida por resfriamento das carcaças 2 dias antes da fabricação e por melhoria da higiene na manipulação das carcaças.[57]

Salmonella Sorovar Typhimurium DT104

O isolamento cada vez mais comum de STM DT104 (fagótipo definitivo) é de grande importância para os oficiais de saúde pública. STM DT104 foi relatada pela primeira vez no Reino Unido em 1984 e emergiu nos anos 1990 como uma causa cada vez mais frequente de infecções por *Salmonella* em humanos e em animais no Reino Unido e em outros países europeus, como Alemanha, França, Áustria e Dinamarca, bem como no Canadá. Uma ampla variedade de reservatórios potenciais é associada a essa estirpe infecciosa, de humanos para os animais de produção tradicionais, tais como frangos, bovinos, ovinos e suínos. No decorrer de um período de 1 ano, foi a *Salmonella* predominante isolada de nove espécies de animais (bovinos, suínos, ovinos, frangos, pombos, equinos, gatos, cães e coelhos) na Escócia. Todos os isolados foram resistentes a pelo menos um antimicrobiano, e 98% foram resistentes a múltiplos antimicrobianos.

O organismo foi encontrado em uma variedade de alimentos para humanos, incluindo salames e salsichas. Infecções em humanos podem resultar do contato com animais de produção e do consumo de alimentos contaminados, como carne de porco, salsichas e patês de carne.

Os achados clínicos em humanos infectados com DT104 incluem diarreia, febre, dor de cabeça, náuseas e vômito. Sepse pode se desenvolver em uma pequena porcentagem de casos, com complicações potenciais de meningite e focos de infecção em ossos e articulações.

O fator PRA para DT104 é uma preocupação importante. A resistência à ampicilina, cloranfenicol, estreptomicina, tetraciclinas e sulfisoxazol é característica do organismo. Atualmente, há evidências de que DT104 está desenvolvendo resistência a trimetoprima e fluoroquinolonas, tais como ciprofloxacino, o fármaco de escolha para o tratamento de infecções por *Salmonella* em humanos adultos.

O controle e a prevenção da infecção por DT104 dependerão do aumento das atividades de vigilância, investigação de surtos e identificação de veículos e de riscos de infecção.

Muitas formas clínicas da salmonelose (gastrenterite, bacteriemia e outras anormalidades sistêmicas) podem ocorrer em médicos-veterinários que trabalham com animais infectados por *Salmonella*.

Importância econômica

A salmonelose é uma causa significativa de perdas econômicas em animais pecuários em razão dos custos da doença clínica, que incluem mortes, diagnóstico e tratamento de casos clínicos, custos do diagnóstico laboratorial, os custos da limpeza e desinfecção, os custos do controle e da prevenção. Ademais, quando a enfermidade é diagnosticada em um rebanho, ela pode criar uma apreensão considerável no produtor em razão da dificuldade em identificar os animais infectados. O médico-veterinário, com frequência, também fica em uma situação difícil, uma vez que o diagnóstico, tratamento e controle da doença são menos do que confiáveis e é difícil fornecer conselhos confiáveis ao proprietário. As perdas sofridas pelos produtores incluem diminuição da eficiência alimentar e diminuição do ganho de peso ou mortes decorrentes da salmonelose.

Patogênese

As infecções são muito mais comuns do que a doença clínica. O desenvolvimento da enfermidade é muito variável. A gravidade é influenciada pelo sorotipo, pela virulência, pela resistência do hospedeiro, pela via e quantidade de dose infectante. Mais de 200 fatores de virulência foram identificados. O estabelecimento de infecções experimentais requer um grande número de microrganismos (10^8-10^{11}). A dose infectante inicial a campo provavelmente é muito menor do que a necessária experimentalmente.

A capacidade de invadir é necessária para patogênese e é codificada por um plasmídeo sorotipo-específico. STM reside como um patógeno extracelular nas tonsilas de forma independente dos mecanismos de biofilme.[58]

Há muitos fatores de virulência, mas dois dos mais importantes são genes que codificam dois tipos diferentes de sistemas de secreção tipo III (T3SS) localizados nas duas principais ilhas patogênicas 1 e 2.[59] A ilha 1 entra na célula e encoraja a célula a aceitar a *Salmonella*. Ela é encontrada nas tonsilas (SPI-1) e SPI-2 é importante para a sobrevivência intracelular. A T3SS da SCS é importante para a invasão do intestino e causa enteropatia,[60] e uma das suas proteínas efetoras, SipB, induz a apoptose dependente da caspase-1em macrófagos e tem um papel essencial na patogênese da *Salmonella*. Os genes *ST-1* da STM promovem a colonização intestinal, mas não tonsilar, em suínos[61] e começam o fluxo inicial de neutrófilos.

A replicação de SCS e STM é associada à sua virulência diferencial.[62] A virulência entérica de STM é associada à replicação rápida na parede intestinal e à indução rápida de citocinas pró-inflamatórias (fator de necrose tumoral-α [TNF- α], IL-8 e IL-18), enquanto a virulência sistêmica de SCS é associada ao incremento da persistência nos linfonodos mesentéricos, que pode ajudá-la a evadir a imunidade inata do hospedeiro. A indução da soroconversão e persistência de STM em suínos é estirpe-dependente.[63]

A supressão de sinalização por citocinas nas tonsilas palatinas pode facilitar a colonização inicial das tonsilas palatinas.[13] Isolados septicêmicos podem ter padrão particular de invasão.[64]

A patogênese da salmonelose é um fenômeno complexo e multifatorial. A natureza da enfermidade que ocorre após a infecção é dependente da combinação específica do sorovar e do hospedeiro, conhecida como especificidade sorovar-hospedeiro. Uma ampla variedade de infecções está incluída no termo *salmonelose*. O tipo de infecção mais comum é conhecido como "estado portador", no qual o animal carreia o organismo, mas não é acompanhado por anormalidades clínicas ou doença clínica. Em animais de produção, esses carreadores são de suma importância, uma vez que atuam como reservatórios para a disseminação da infecção através da eliminação e podem estar presentes como produtos alimentares contaminados.

A secreção oral infectada pode levar à possibilidade de secreções aerossolizadas, fezes ou partículas de poeira contaminadas.

A evolução dos sorovares hospedeiro-específicos de *Salmonella* é considerado associado ao aumento na patogenicidade para esse hospedeiro específico. A hipótese se baseia no fato de que uma ampla variedade de sorovares (Typhimurium e Enteritidis), em geral, são associados à doença grave apenas em animais jovens, enquanto sorovares restritos ao hospedeiro causam alta mortalidade tanto em hospedeiros jovens quanto adultos.

A micotoxina deoxinivalenol promove o engolfamento de STM por macrófagos suínos, o que coincide com a reorganização do citoesqueleto.[65]

Infecção

Salmonella infecta animais e humanos pela via oral. Após a ingestão, alguns microrganismos resistem ao pH baixo do estômago, chegam ao íleo distal e ceco, invadem a mucosa e replicam na submucosa e nas placas de Peyer.

Em animais jovens e em adultos nos quais a resistência está diminuída, a disseminação ocorre além dos linfonodos mesentéricos, e a infecção se estabelece nas células reticuloendoteliais do fígado, a partir do qual elas invadem a corrente sanguínea. Esses passos no processo de infecção ocorrem muito rapidamente. Uma vez que a infecção sistêmica tenha se estabelecido, a salmonelose como enfermidade pode se desenvolver. Suas principais manifestações são sepse, enterite, aborto e um grupo de localizações em tecidos variados, como resultado da bacteriemia. É provável que o estresse aumente o efeito das salmonelas, uma vez que as catecolaminas liberadas irão resultar em diminuição da produção ácida gástrica e aumento da motilidade intestinal, colaborando na passagem das salmonelas através do estômago, até o intestino e cólon.

Durante o processo de invasão, há indução da síntese de novas proteínas que melhoram a sobrevivência intracelular. Muitos tipos de epitélios podem ser infectados, mas as placas de Peyer podem ser o principal local de invasão.

SCS se localiza no cólon, na superfície luminal das células-M das placas de Peyer do íleo. A ligação aos receptores epiteliais desencadeia a captação controlada por microfilamentos, formação de vacúolos, transporte por vacúolos através da célula e entrada na lâmina própria via exostose pela membrana basal. Elas causam lesão branda e transitória de enterócitos. Salmonelas podem sintetizar mais de 30 proteínas, as quais, na prática, podem tornar as bactérias, virtualmente, parasitas intracelulares. A disseminação para linfonodos locais pode ocorrer rapidamente em razão do transporte por fagócitos CD18+ para o baço e o fígado, e então para os macrófagos e células dendríticas. Ao mesmo tempo, há uma reação inflamatória macrofágica aguda e lesão microvascular. Nem STM nem SCS em um experimento de realimentação produziram alterações no TNF-α ou IL-1β, embora SCS diminua a taxa de crescimento em 25%.[66] O sistema imune inato é parte da primeira linha de defesa contra patógenos invasores, e faz parte dele a liberação de peptídeos antimicrobianos – como as defensinas – no lúmen do trato intestinal. Até o momento, 12 peptídeos foram identificados, e a expressão de pBD-1 e pBD-2 foi descrita no intestino delgado de suínos.[67,68] As células do íleo de suínos expressam teores aumentados de ambos quando expostas a STM viável, mas não à SCS.[69]

STM não se dissemina efetivamente além do trato intestinal e de linfonodos drenantes em suínos desmamados.[70] Menor sinalização por citocinas, porém maior toxicidade de STM para macrófagos se correlaciona à maior virulência desse sorotipo para suínos quando comparada a SD ou *S.* Infantis.[71]

Sepse, bacteriemia e o estado portador

Após a invasão da corrente sanguínea, uma reação febril ocorre em 24 a 48 h, e a fase aguda da doença, similar àquela vista em casos naturais, está presente após 3 a 9 dias. A sepse inicial pode ser rapidamente fatal. Se a invasão sistêmica for suficiente para causar apenas bacteriemia, enterite aguda pode se desenvolver, e aborto é uma sequela final comum em ovinos e bovinos. Muitos animais sobrevivem a esse estágio da doença, mas ocorre a localização das salmonelas nos linfonodos mesentéricos, fígado, baço e principalmente na vesícula biliar. Na infecção experimental por STM em suínos, o organismo pode persistir de 6 a 8 semanas de idade até a idade de comercialização com persistência a longo prazo nas tonsilas palatinas, trato gastrintestinal e linfonodos adjacentes. Em adultos sadios, pode não haver doença clínica quando a infecção ocorre pela primeira vez, mas pode haver localização em vísceras abdominais. Em ambas as situações, os animais se tornam portadores crônicos e eliminam salmonelas de forma intermitente da vesícula biliar e de focos de infecção na parede intestinal nas fezes e, ocasionalmente, no leite. Por essa razão, eles são fontes de infecção importantes para outros animais e para humanos. Animais portadores também podem desenvolver sepse ou enterite agudas se sua resistência for diminuída por estresses ambientais ou infecção intercorrente. As salmonelas podem residir intracelularmente, onde elas são capazes de escapar da morte mediada por anticorpos, e o número de microrganismos é controlado pelos mecanismos de defesa celulares que envolvem os macrófagos nos quais eles residem.

Sepse em suínos associada a SCS pode causar pneumonia similar à pneumonia na pasteurelose e infecção por *Actinobacillus pleuropneumoniae,* hepatite, enterocolite e encefalite.

Enterite

Pode se desenvolver no momento da primeira infecção ou em algum outro período em animais portadores. A melhor informação disponível sobre a patogênese da enterite deriva de doença produzida experimentalmente. Na maioria das situações, a doença é produzida pela administração de doses maciças de bactéria, e isso pode resultar na produção de síndromes diferentes daquelas que ocorrem naturalmente. A patogênese da salmonelose entérica é muito mais complexa que a da cólera, e envolve um aumento na concentração de AMC cíclico nas células da mucosa e na concentração de prostaglandinas, bem como na resposta inflamatória às bactérias que evadem. A invasão intestinal é uma característica da patogênese da *Salmonella.* O organismo deve invadir o epitélio da mucosa intestinal para causar a enfermidade. O recrutamento de neutrófilos e a transmigração através do epitélio é importante na enterite. Caspase-1 derivada do hospedeiro pode atuar como um agente pró-inflamatório, clivando IL-1-β e IL-18 em moléculas ativas. SipA é uma proteína que a *Salmonella* injeta dentro da célula do hospedeiro, que também mostrou contribuir para a resposta inflamatória por ativação da fosfoquinase C. Isso ativa a migração transepitelial de neutrófilos para o lúmen intestinal. A diarreia é o resultado da diminuição da absorção do sódio e aumento da secreção de cloreto causado por enterotoxinas cólera-*like* e Shiga-*like.* Algumas proteínas da membrana externa de *Salmonella* (cadeias O laterais, LPS liso e núcleo de LPS são importantes) também medeiam a lesão celular. A sobrevivência dentro do fagócito também é um atributo importante de salmonelas virulentas.

STM requer um sistema de secreção tipo III funcional codificado por SPI-1 para causar diarreia. O sistema de secreção de SPI-1 medeia a translocação de proteínas efetoras secretadas dentro das células epiteliais alvo. Essas proteínas efetoras são fatores-chave de virulência necessários para a invasão intestinal por *Salmonella* e indução de secreção de líquidos e resposta inflamatória.

Embora haja enterite óbvia suficiente para levar à diarreia que caracteriza a doença, parecem haver outros fatores envolvidos. Por exemplo, mostrou-se experimentalmente que na enterite por *Salmonella* há estimulação da secreção ativa de cloreto combinada à inibição da absorção de sódio, mas a invasão da mucosa não é essencial para que essas alterações ocorram. Essas observações são de interesse, face à hiponatremia conhecida que caracteriza a doença. Em suínos, lesões ulcerativas podem se desenvolver na mucosa intestinal e podem ser de tamanho suficiente para causarem diarreia crônica intermitente. Em suínos também foi observada atrofia vilosa como sequela da infecção por SCS.

Em suínos, a maioria dos casos clínicos de salmonelose são associados SCS ou STM. SCS é adaptada a hospedeiros suínos, causando doença sistêmica do tipo tifoide. STM não é adaptada ao hospedeiro suíno, e a infecção resulta em enterocolite localizada.

Em *suínos,* o desenvolvimento de enterite associada a SCS começa 36 h após a infecção, com o surgimento de erosões e edema da mucosa cecal. Com 64 h, a parede está espessada e há secreção caseosa difusa recobrindo as erosões. Trombose microvascular e necrose endotelial na submucosa e lâmina própria, provavelmente causadas por endotoxinas, são lesões precoces importantes na salmonelose suína. Isso então facilita a isquemia na mucosa mediada por IL-1. Elas têm efeitos diretos sobre os tecidos ou apresentam efeitos sobre uma variedade de mediadores de citocinas. A membrana necrótica se solta às 96 h, e com 128 h, toda a função é perdida, e toda a parede intestinal é envolvida no processo inflamatório com a camada muscular obliterada às 176 h. O cólon normalmente é o principal órgão acometido nas infecções por STM em suínos, causando colite necrosante focal ou difusa. Os microrganismos se proliferam no intestino, invadem o epitélio intestinal, estimulam a secreção de líquidos e se disseminam do intestino para os linfonodos mesentéricos e outros órgãos. SCS invade enterócitos por penetração na borda em escova, resultando em perda focal de microvilos, e as bactérias são endocitadas em vacúolos ligados à membrana. A infecção experimental de alças intestinais de íleo de suínos com *S. enterica* resulta na aderência bacteriana preferencial às células-M dentro de 5 min, e em 10 min, a invasão bacteriana da membrana apical ocorre em células-M, células caliciformes e enterócitos. A perfusão experimental de fígados suínos com polissacarídeos ou SCS vivas resultou na liberação de mediadores que medeiam atividades biológicas que têm papel importante na redução da gravidade das infecções bacterianas.

Achados clínicos

A doença é mais satisfatoriamente descrita como três síndrome, classificadas de forma arbitrária de acordo com a gravidade como *sepse, enterite aguda* e *enterite crônica.* Essas serão descritas primeiramente, mas as diferenças entre espécies animais são suficientemente significativas para justificar a descrição da doença separadamente em cada uma delas. Não há diferenças significativas entre infecções associadas a diferentes espécies de *Salmonella.*

Salmonelose suína

Em suínos, a doença varia amplamente e, embora todas as formas ocorram nessa espécie, com frequência há uma tendência de uma forma ser mais comum em um surto específico. Na septicêmica em suínos acometidos por SCS, manchas vermelho-escuras a roxas são evidentes na pele, principalmente no abdome e nas orelhas, e hemorragias petequiais subcutâneas também podem ser visíveis. Sinais nervosos, incluindo tremores, fraqueza, paralisia e convulsões podem ser proeminentes e ocorrem em uma grande proporção de suínos acometidos. Sinais nervosos incluindo tremores, fraqueza, paralisia e convulsões, podem ser proeminentes e ocorrem em uma grande parte dos suínos acometidos. A taxa de mortalidade dessa forma da doença normalmente é de 100%.

Uma entidade semiespecífica que ocorre em suínos de até 4 semanas de idade se manifesta como meningite e achados clínicos de prostração e convulsões clônicas.

Na forma aguda, também há uma tendência à ocorrência de envolvimento pulmonar, mas a principal característica dessa doença é a enterite, com pneumonia e, ocasionalmente, encefalite presentes apenas como sinais secundários. Em algumas situações, suínos que morrem de sepse mais comumente carreiam SCS, enquanto aqueles com enterite aguda normalmente são infectados por STM. Pneumonia aguda é comum acompanhando essa forma da doença em suínos, e sinais nervosos e manchas na pele descritos na forma septicêmica também podem estar presentes. Foi relatada meningite causada por STM DT104 em leitões com 1 semana de vida. Incoordenação, paralisia, opistótono, movimentos de pedalagem e poliartrite que resultam em refugo de animais e mortes são comuns. Broncopneumonia que se assemelha à pasteurelose e pleuropneumonia que se assemelha à infecção por *A. pleuropneumoniae* podem ser associados a SCS.

Uma síndrome de estenose retal ocorre em suínos em crescimento como sequela da salmonelose entérica associada à STM e é descrita sob esse título.

Sepse

Essa é a forma característica da doença em suínos jovens com até 4 meses de idade. Comumente, há depressão profunda, apatia, prostração, febre alta (40,5 a 42°C), e morte dentro de 24 a 48 h. Com frequência há tosse produtiva com dispneia. Pode haver cianose das extremidades. Diarreia não é uma característica até 3 a 4 dias de evolução. Raramente, sinais nervosos podem ser vistos. Porcas prenhas podem abortar. A morbidade normalmente é baixa (< 10%), mas as taxas de mortalidade podem ser altas.

Enterite aguda

Essa é uma forma comum em animais adultos de todas as espécies. Ela é mais comumente associada a STM. Há febre alta (40 a 41°C) com diarreia líquida grave, algumas vezes disenteria; e ocasionalmente tenesmo. A febre com frequência cede de forma rápida com o início da diarreia. As fezes com frequência são aquosas e amareladas, sem muco ou sangue inicialmente; apresentam odor pútrido e contêm muco e algumas vezes sangue, apresentam fragmentos de fibrina, que podem se assemelhar a estruturas tubulares do intestino; e apresentam mucosa intestinal em placas ou em redes. Há anorexia completa e, em alguns casos, aumento da sede. A frequência cardíaca está aumentada, os movimentos respiratórios são rápidos e superficiais e as mucosas são congestas. Porcas gestantes comumente abortam. A taxa de mortalidade sem tratamento precoce pode chegar a 75%. Em todas as espécies, desidratação grave e toxemia ocorrem e o animal perde peso, torna-se fraco e em decúbito e morre em 2 a 5 dias. Animais neonatos que sobrevivem ao estado septicêmico normalmente desenvolvem enterite grave, com diarreia tornando-se evidente em 12 a 24 h após o início da doença. Se eles sobreviverem a esse estágio da doença, poliartrite residual ou pneumonia podem complicar a fase de recuperação.

Enterite crônica

Embora a enfermidade possa já se instalar como enterite crônica, costuma ocorrer com mais frequência após um episódio agudo. Os episódios podem ocorrer a intervalos regulares. Suínos acometidos costumam apresentar pirexia, diminuição da ingestão de alimentos e estão desidratados.

Patologia clínica

Há heterogeneidade na precisão diagnóstica revelada pelo uso de revisão/metarregressão.[72] O diagnóstico etiológico definitivo de salmonelose depende da cultura do organismo a partir das fezes, sangue e outros líquidos ou tecidos corporais. Amostras de alimentos e água também podem ser cultivadas para determinar a fonte do organismo. Muitos testes sorológicos estão disponíveis, mas sem sensibilidade e especificidade suficientes. O suporte clinicopatológico ajuda a:

- Diagnosticar um animal individual, quando o tratamento e o prognóstico dependem de um diagnóstico definitivo
- Diagnosticar um problema de rebanho para assegurar que medidas de controle de rebanho de alto custo não sejam implementadas de forma desnecessária.

As técnicas de diagnóstico disponíveis são discutidas nas seções a seguir.

Cultura e detecção bacteriana

Essa é a única forma de fazer um diagnóstico etiológico definitivo de salmonelose e de determinar exatamente o sorotipo. Entretanto, a cultura do organismo pode não ser confiável por muitas razões, incluindo o método usado para coletar as amostras, a quantidade de amostra submetida, variação na excreção do organismo e método bacteriológico usado. Um dos principais fatores complicantes é a ocorrência de portadores aparentemente saudáveis, que eliminam o organismo de forma intermitente nas fezes, e dos portadores silenciosos, que não excretam, mas abrigam o organismo nos linfonodos mesentéricos ou na mucosa do ceco e do cólon. A dificuldade varia de acordo com o genótipo. O uso do suabe pelo método convencional de arrastar provavelmente fornece uma recuperação melhor do que o método de Swiffer.[48]

A discussão quanto aos meios de enriquecimento sugere que o médio semissólido de Rappaport-Vassiliadis modificado (MRSV) é benéfico para o isolamento de *Salmonella*.[73] Em um estudo no Japão, verificou-se que esse método de cultura foi tão bom quanto a imunocaptura por PCR de fluxo contínuo.[74]

Cultura de fezes

O cultivo de salmonela das fezes é comum, mas pode não ser confiável. Isso é notável com infecções por SCS em suínos. As dificuldades estão relacionadas à diluição pela diarreia e à natureza altamente contaminada da amostra; a amostra de fezes líquidas coletada em frascos é superior ao suabe fecal. Laboratórios clínicos em geral requerem, pelo menos, 48 h para o diagnóstico presuntivo de *Salmonella* spp. nas fezes. Confirmação bioquímica e sorológica do genótipo e o antibiograma requerem 24 a 48 h adicionais. O uso enriquecimento adicional das amostras de fezes com caldo tetrationato é superior ao enriquecimento primário para a detecção de salmonelas de bovinos.

Múltiplas culturas de fezes

Um ELISA de captura de antígeno com cultura de enriquecimento para a detecção de salmonelas de amostras de fezes é mais rápido do que as técnicas de rotina, com sensibilidade de 69% e especificidade de 97% para o teste.

Sondas de DNA

O uso de sondas de DNA que codificam o volume globular bem conservado do plasmídeo de virulência da *Salmonella* é um método sensível para triagem de um grande número de amostras para detectar *Salmonella* spp. potencialmente virulenta.

Uma reação da cadeia de polimerase via transcriptase reversa (RT-PCR) pode ser uma alternativa útil à cultura para a triagem de um grande número de amostras, principalmente quando a prevalência de *Salmonella* é baixa.[75]

Sorologia

Em um estudo de subtipos de eletroforese em gel de campo pulsado (PFGE, na sigla em inglês) houve correlação entre o sorotipo e o subtipo de PFGE. PFGE usando restrição XbaI forneceu um método possível para triagem e identificação de sorotipos de *Salmonella* em suínos.[76]

Ensaio imunoabsorvente ligado à enzima do soro

O ELISA Danish mix (DME) é uma combinação de extrações de SCS (antígenos O 6 e 7) e STM (antígeno O 1, 4, 5 e 12) de LPS, usado para avaliar amostras de soro coletadas de animais vivos na propriedade ou de suco da carne (coletado quando a amostra de carne de uma carcaça é congelada e descongelada). O DME foi designado para vigilância e é recomendado para o monitoramento de rebanhos e detecção de altos níveis de infecção por *Salmonella*. O teste tem sido a base do programa de controle nacional de *Salmonella* na Dinamarca (SALINPORK), Alemanha e no Reino Unido, e está sendo considerada nos Países Baixos e na Bélgica. Em uma série de estudos usando suínos experimentalmente infectados com STM ou *S. infantis,* a sensibilidade de DME foi maior do que 95% e a especificidade de 100%, quando comparado à cultura usada para determinar o estado positivo ou negativo dos suínos. Há uma forte associação entre a sorologia do rebanho e a prevalência de *Salmonella* mensurada em três locais de coleta: conteúdo cecal, faringe e superfície da carcaça. A comparação de três ELISA comerciais mostrou que os resultados dos três testes eram muito diferentes.[77] O resultado do ELISA do suco da carne é sempre mais baixo do que o do ELISA do soro.[78]

Testes indiretos

Esses incluem a contagem de células brancas total e diferencial. Leucopenia, neutropenia e desvio à esquerda degenerativo grave são altamente sugestivos. Há também hiponatremia acentuada e hipopotassemia branda.

Um diagnóstico positivo depende da cultura do organismo, normalmente de fezes, mas possivelmente do sangue no estágio septicêmico. Se o diagnóstico sorológico estiver disponível, uma amostra de soro também deve ser submetida. Testes indiretos são bastante valiosos e, se a disponibilidade laboratorial for boa, a contagem de leucócitos totais e a estimativa de teores séricos de sódio devem ser tentados com urgência. Com frequência, o melhor que se consegue é o diagnóstico presuntivo, que pode ser amparado por um diagnóstico de rebanho – o de que a enfermidade ou infecção está presente no rebanho e presume-se que o caso em questão seja um de um grupo.

Diagnóstico do rebanho

O exame sorológico de uma amostra de origem animal é o primeiro passo. Um teste sorológico completamente negativo indica que a infecção não está presente. O resultado positivo mostra a necessidade de mais exames e que devem ser realizados culturas de fezes periódicas a intervalos de 15 dias, usando meio enriquecido. Quando STM é a bactéria causal, as fezes de outras espécies de animais na propriedade devem ser examinadas, uma vez que patos, cães, equinos, suínos, ovinos e bovinos podem ser fontes de infecção uns para os outros. É sempre aconselhável examinar a água de beber e os alimentos.

Detecção de animais portadores clinicamente normais

O problema diagnóstico mais difícil na salmonelose é a detecção de animais portadores clinicamente normais. A segurança do diagnóstico com base unicamente na cultura de suabes fecais não é alta e representa a principal dificuldade na detecção de animais portadores. Uma combinação de cultura de fezes e testes sorológicos oferece alguma melhora na acurácia, mas mesmo com os testes de aglutinação ou de fixação de complemento (FC), a acurácia não é suficiente.

Determinação da prevalência de infecção em uma população de animais

É particularmente importante determinar a prevalência de infecção por *Salmonella* em uma população de suínos.

Suínos e produtos derivados são fontes importantes de *Salmonella* não tifoide para humanos que os consomem, caso não sejam manuseados com cuidado. Animais que entram no abatedouro e são portadores de *Salmonella* representam a fonte mais importante de contaminação da carcaça e dos produtos. Para ser capaz de estimar o número de suínos infectados que entram no abatedouro e, por consequência, o tamanho do problema, o nível de prevalência de *Salmonella* na população e no rebanho devem ser investigado. Uma estimativa da prevalência de infecção por *S. enterica* em suínos em terminação no estado de Iowa foi realizado usando culturas fecais e de necropsias feitas na propriedade, bem como amostras coletadas no abatedouro e ELISA sérico usando exsudato do soro (suco da carne). As amostras de fezes coletadas na propriedade detectaram apenas 13,3% de todos os suínos positivos necropsiados na propriedade. Combinando os resultados do abatedouro e da propriedade, as amostras de fezes detectaram 57,4% de suínos positivos. Amostras coletadas no abatedouro forneceram estimativas de prevalência muito maiores do que das amostras coletadas na propriedade (39,9% *versus* 5,3%). Portanto, amostras de fezes apresentaram baixa sensibilidade para a detecção de suínos infectados, e amostras coletadas no abatedouro superestimaram a prevalência de *S. enterica* na propriedade. Um estudo dos linfonodos subilíacos no abatedouro mostrou que eles apresentavam a menor taxa de detecção, quando comparados à incidência na propriedade.[79] Os suínos podem se tornar infectados durante testes de rotina ou períodos de espera durante a comercialização, quando expostos a número relativamente baixo de *Salmonella* no ambiente pré-abate. A intervenção nesse momento no processo de produção pode ter um grande impacto da segurança dos produtos de origem suína.

A probabilidade de detectar *Salmonella* em rebanhos de suínos soropositivos com correlação entre resultados de sorologias e culturas fecais foi examinada em rebanhos de suínos como parte de um programa de pesquisa internacional financiado pela Comissão Europeia, Salmonella em Suínos. Amostras foram examinadas de rebanhos na Dinamarca, Países Baixos, Grécia e Alemanha. O status sorológico do rebanho foi determinado por amostras de sangue de 50 suínos de terminação. Houve crescimento na probabilidade de recuperação de *Salmonella* com o aumento da soroprevalência dentro do rebanho, mas a correlação foi apenas moderada.

Achados de necropsia

Sepse

Podem não existir lesões macroscópicas em animais que morrem de forma hiperaguda, mas hemorragias petequiais extensivas na submucosa e na serosa normalmente são evidentes. As petéquias são muito proeminentes e podem dar aos rins a aparência de "ovo de peru", normalmente associada à cólera suína. Uma região romboidal de infarto na mucosa gástrica normalmente está presente em suínos, algumas vezes com hemorragia franca. Congestão e hepatização do tecido pulmonar também podem ocorrer com broncopneumonia. Manchas na pele são marcantes e, dependendo da gravidade do caso, pode variar de eritema extremo com hemorragia a placas e descamação circunscritas similares à da peste suína. Pode haver infarto da extremidade das orelhas, que pode se soltar completamente. Os linfonodos com frequência estão aumentados, úmidos, congestos e hemorrágicos. O fígado pode apresentar áreas focais de necrose e a parede da vesícula biliar pode estar espessada e edematosa. Em alguns casos, os achados de necropsia podem incluir esplenomegalia e focos puntiformes brancos no fígado (nódulos paratifoides). As lesões histológicas são extensas, mas nenhuma é específica, com exceção da característica ligeiramente granulomatosa dos nódulos paratifoides mais antigos. Há regiões de necrose de coagulação, com neutrófilos e histiócitos. Pode haver trombos fibrinoides nas vênulas da mucosa gástrica, na pele cianótica, nos capilares glomerulares e nos vasos pulmonares. O baço e os linfonodos apresentam hipoplasia celular e histiocitose.

Enterite aguda

A lesão mais comum é a enterotiflocolite, que normalmente envolve íleo, ceco e cólon espiral. No passado, no Reino Unido, a infecção por SCS foi associada a "úlceras em botão" significativas em segmentos acometidos, principalmente próximo à junção ileocecocólica. Os linfonodos mesentéricos estão aumentados de maneira consistente e úmidos. O conteúdo gástrico normalmente é escasso e tingido por bile. Com frequência, o conteúdo cecal ou do cólon é enegrecido ou semelhante a areia e granuloso.

Algumas alterações associadas à forma septicêmica com frequência estão presentes, mas a lesão mais consistente é encontrada nos intestinos grosso e delgado. A característica da inflamação varia de mucoenterite com petéquias na submucosa a enterite hemorrágica difusa. Congestão e infarto da mucosa gástrica são vistas com frequência. Infecções por STM são caracterizadas por enterite necrótica grave no íleo e no intestino grosso. O conteúdo intestinal é aquoso, tem odor pútrido e pode conter muco e sangue total. Em casos de animais que sobreviveram por períodos mais longos, necrose superficial e exsudação de fibrina podem evoluir para o desenvolvimento de pseudomembranas diftéricas e redes de fibrina. Os linfonodos mesentéricos estão aumentados, edemaciados e hemorrágicos. A parede da vesícula biliar pode estar espessada e inflamada.

As lesões histológicas são mais comuns no ceco e no cólon espiral, mas podem estar presentes em outros locais. A *lâmina própria* e a submucosa são tipicamente infiltradas por neutrófilos, e então macrófagos e alguns linfócitos. Trombos de fibrina são observados com frequência nos capilares. Pode haver crostas fibrinonecrótica na superfície da mucosa, com frequência contendo outras bactérias e *Balantidium coli*.

Os sobreviventes das formas septicêmica e entérica aguda de salmonelose podem desenvolver estenose retal. Lesões em suínos com *S.* Heidelberg são brandas ou não existentes.

Enterite crônica

Em suínos, as lesões de enterite crônica são difusas. Menos comumente, podem ser discretas, na forma de úlceras em botão, que ocorrem no ceco, ao redor da válvula ileocecal. Os linfonodos mesentéricos e o baço estão aumentados de volume. Em todas as espécies, pneumonia crônica e uma variedade de outros processos inflamatórios localizados, como poliartrite e osteomielite, podem ser encontrados.

Diagnóstico

Achados clínicos e lesões podem levar ao diagnóstico presuntivo de salmonelose, mas todas as sepses em suínos são superficialmente similares.

As salmonelas estão presentes em coração, sangue, baço, fígado, bile, linfonodos mesentéricos e conteúdo intestinal, tanto em animais septicêmicos quando na forma entérica aguda. Na forma crônica, a bactéria pode ser isolada de lesões intestinais e, menos comumente, de outras vísceras. A cultura tem mais sucesso se meios de enriquecimento, tais como caldo tetrationato, forem usados. Em suínos infectados experimentalmente com STM e SCS, os microrganismos podem ser detectados com marcação imunoenzimática com peroxidase-antiperoxidase e técnicas Immunogold. Levantamentos realizados para determinar a porcentagem de portadores em uma população de animais por exame de material de abatedouro mostram que, de longe, o maior número de isolamentos é realizado dos linfonodos que drenam o ceco e o intestino delgado inferior.

Amostras para confirmação do diagnóstico

- *Bacteriologia:* linfonodos ileocecais, íleo, cólon, baço, pulmões, fígado, suabe para cultura da vesícula biliar (CULT). Requer sulfito de bismuto verde brilhante, águas sangue ou ágar MacConkey. Enriquecimento não é necessário, a não ser que haja contaminação fecal ou erro no manuseio da amostra. Nesses casos, caldo tetrationato a 42 ou 43°C é o meio de enriquecimento de escolha. Caldo selenito é inibitório para SCS. O íleo não é bom para a confirmação de sepse
- *Histologia:* amostras fixadas em formol desses tecidos mais rins, estômago, cérebro.

Outros testes não são usados rotineiramente. A reação em cadeia da polimerase (PCR, na sigla em inglês) apresenta custo alto e pouca sensibilidade sem pré-enriquecimento. Sorologia (ELISA) é usada para o diagnóstico de rebanho. ELISA misto do suco da carne é mais importante para avaliar a infecção ao abate. Tenha em mente o potencial zoonótico desses microrganismos ao manipular a carcaça e submeter amostras.

Diagnóstico diferencial

O diagnóstico clínico de salmonelose é difícil em razão do número de enfermidades que se assemelham a cada forma de apresentação da doença. A salmonelose é caracterizada por sepse em animais jovens e enterite aguda e crônica em adultos, embora enterite aguda possa ocorrer em neonatos. Portanto, a forma septicêmica da doença deve ser diferenciada de todas as outras causas de sepse e das formas entéricas de todas as causas de diarreia, tanto em animais jovens quanto em adultos. Na necropsia, o isolamento de salmonelas de tecidos e do conteúdo intestinal, embora sugestivo de salmonelose, não confirma por si só o diagnóstico, e deve-se ter cuidado para averiguar se outras enfermidades estão presentes.

Suínos

Salmonela septicêmica ocorre em suínos com 1 a 4 meses de idade e é caracterizada por febre, depressão, alterações na coloração da pele, diarreia e morte rápida:

- *Cólera suína, peste suína africana, gastrenterite coliforme de leitões recém-desmamados* e *pasteurelose* podem se assemelhar bastante a salmonelose septicêmica e exames laboratoriais normalmente são necessários para a identificação
- *Erisipela aguda* é caracterizada por lesões de pele típicas, febre, aumento de volume nas articulações e lesões típicas na necropsia
- *Disenteria suína* é caracterizada por fezes mucoides com disenteria e lesões típicas do intestino grosso.

Enterite aguda

O diagnóstico diferencial de diarreia inclui:

- Disenteria suína
- Enteropatia proliferativa
- Coronavirose
- Circovírus
- Colibacilose
- Coccidiose
- Tricuríase.

Tratamento

Tratamento primário | Terapia antimicrobiana

A escolha do antibiótico deve se basear no uso de antibiograma e do conhecimento e experiência prévios do clínico. A maioria dos PRA de salmonelas é mediada por plasmídeos. A DT104 é especialmente preocupante, pois é cromossomicamente integrada a múltiplos PRA.

O uso de antimicrobianos para o tratamento de salmonelose clínica é controverso, e existem abordagens diferentes para o problema entre médicos veterinários. A controvérsia está centralizada em dois aspectos da resposta ao tratamento, e a abordagem adotada depende, em grande parte, da experiência do clínico em relação a ela.

O primeiro aspecto é aquele relativo ao sucesso em salvar as vidas de animais clinicamente acometidos. Na experiência do autor, o tratamento precoce com antimicrobianos de amplo espectro é altamente efetivo na diminuição da mortalidade e no retorno dos animais à função normal. Em geral, concorda-se que o tratamento deve ser precoce, uma vez que o retardo significa perda de integridade da mucosa intestinal. Um padrão comum de resposta ao tratamento em um rebanho é que o proprietário dá pouca importância ao primeiro um ou dois casos que surgem, e esses animais são tratados 24 a 48 h após o início da diarreia. Quando esses casos vêm a óbito, um regime mais imediato é instituído, no qual o proprietário tem o fármaco aprovado em mãos e começa o tratamento tão logo a diarreia e febre sejam observadas. A taxa de cura então é de cerca de 100%.

O segundo aspecto é a controvérsia de que antimicrobianos para salmonelose podem induzir o estado "portador" dos animais. Em humanos e em animais, há algumas evidências de que os antimicrobianos podem prolongar o período em que a bactéria causal pode ser isolada do intestino após a recuperação clínica. Aceita-se que isso pode ocorrer e que antimicrobianos podem, em tese, contribuir para a disseminação da enfermidade. Entretanto, em razão da forma como os animais são mantidos e por eles estarem constantemente ingerindo pasto ou outros alimentos contaminados, há um segmento quase universal de portadores nas populações de animais, portanto, parece exagero considerar um sobrevivente da salmonelose um contribuinte significativo para a frequência de portadores. Em muitas situações, essa parece ser a visão correta, mas, em outras, um animal torna-se infectado, por exemplo, em um hospital veterinário, uma exposição ou uma competição, então se recupera clinicamente com o tratamento e, depois de retornar a seu rebanho original, inicia um surto de salmonelose fatal e debilitante. Ambos os padrões epidemiológicos ocorrem e aparentemente em lugares diferentes, de maneira que a atitude adequada parece ser aquela que se encaixa nas circunstâncias locais. Em uma região em que apenas casos esporádicos ocorrem em rebanhos, seria profissionalmente negligente não tratar animais infectados com antimicrobianos apropriados. Nas áreas endêmicas, os animais que se recuperam não devem ser enviados para rebanhos até ser comprovado que eles não são portadores.

Outras questões relacionadas são a criação de estirpes da bactéria resistentes a fármacos e o efeito da medicação oral sobre a flora intestinal normal. O problema com estirpes resistentes não deve se tornar significativo se apenas animais individuais forem tratados, mas a medicação em massa e os tratamentos profiláticos, em geral, resultam em uma grande população de estirpes resistentes.

O tratamento oral de suínos é reconhecido como satisfatório. Em resumo, antimicrobianos são recomendados para todos os animais clinicamente acometidos. A escolha do antimicrobiano depende do teste de sensibilidade aos fármacos em cada caso ou surto, mas com a falha dessa abordagem, as seguintes generalizações podem ser aplicadas.

Para suínos com salmonelose septicêmica, trimetoprima-sulfadoxina é recomendada, com a combinação de clortetraciclina e sulfametazina em massa no suprimento de água (75 mg de cada por litro de água). Em locais nos quais um grande número de suínos é acometido, a medicação em massa por meio da alimentação ou da água normalmente é praticada. Uma vez que suínos enfermos não comem, é necessário instituir o tratamento pela água, e se o fármaco não for palatável, o tratamento individual é o último recurso. Fármacos que se dissolvem e são palatáveis costumam, portanto, ser necessários. A doença experimental em suínos com *S. typhisuis* pode ser controlada pela inclusão de uma baixa concentração de clortetraciclina, penicilina e sulfametazina nos alimentos.

Controle

Tornou-se claro que intervenções bem-sucedidas devem se basear em uma ampla gama de abordagens preventivas.[80] Embora, em tese, o aumento da higiene e o estabelecimento de sistemas de produção "todos dentro/todos fora" diminua o nível de *Salmonella,* na prática isso não é fácil de implementar.[81]

O controle de *Salmonella* em suínos pode ser dividido em três áreas principais. Intervenções no rebanho não são suficientes para diminuir *Salmonella* a < 1%, o objetivo dos esquemas dinamarqueses.[82] O custo-benefício de intervenções no abatedouro varia com o tamanho da planta, e as que apresentam a maior possibilidade de serem bem-sucedidas são vapor a vácuo e vapor ultrassônico. Até o momento, essas abordagens ainda não foram testadas quanto à sua efetividade.

Evitar que a infecção entre no rebanho (biossegurança)

Em um estudo de simulação na França, verificou-se que se a movimentação de animais se basear no nível de prevalência e não for permitido o movimento de rebanhos com alta prevalência para os de baixa prevalência, então a incidência de *Salmonella* pode ser reduzida significativamente.[83]

Evitar a infecção é o principal objetivo, mas ele não é obtido facilmente. As fontes principais de infecção são animais portadores e alimentos contaminados que contenham produtos de origem animal.

Só devem ser trazidos rebanhos de reprodução certificados como livres e somente se o rebanho que irá recebê-los também estiver livre de salmonelas. Comprar marrãs ou porcas é um risco muito maior do que cachaços. Para as suinoculturas de terminação, devem ser aplicadas as seguintes regras:

- Introduzir animais diretamente da propriedade de origem. Evitar leilões e transporte público, que podem ser fontes de infecção. Assegurar que a propriedade de origem seja livre de salmonelose. Granjas de terminação que recebem animais positivos apresentam níveis muito maiores de soroprevalência do que as que não o fazem
- Se possível, comprar animais quando eles estiverem mais velhos para dar a oportunidade de desenvolvimento de imunidade específica e não específica. Animais de rebanhos vacinados são desejáveis, mas nem sempre estão disponíveis
- O perímetro onde circulam vendedores, veículos de transporte e em que ocorrem leilões deve estar sob vigilância, e deve ser enfatizada a necessidade de desinfecção frequente. Com a diminuição do nível de infecção, é importante manejar as infecções em sistemas de transporte e nos recintos pré-abate.[84] Introduzir apenas aqueles animais que provavelmente não são portadores.

Infelizmente, a detecção de portadores é imprecisa e cara. Para ter qualquer grau de confiança nos resultados, amostras de fezes para cultura devem ser submetidas em, pelo menos, três ocasiões. Ainda assim, portadores ocasionais com lesões na vesícula biliar ou nas tonsilas irão escapar da rede e serão capazes de reviver a enfermidade na propriedade ou transferi-la para outros animais.

O controle de roedores e aves é essencial. Também é importante controlar o acesso a fômites humanos potenciais, portanto, devem ser providenciadas roupas protetoras limpas e botas antes da entrada no rebanho. Com frequência, a importância de muitas fontes ambientais é negligenciada, e elas devem ser analisadas com mais cuidado, como recintos pré-abate e instalações para a lavagem dos caminhões.[85]

Aumento da higiene para evitar a disseminação dentro do rebanho

Possivelmente, os métodos mais efetivos para o controle de infecção por *Salmonella* em leitões desmamados parece ser a segregação no início do desmame (nenhum benefício adicional antes de 3 semanas) em acomodações limpas.[86]

Quando ocorrem surtos, procedimentos para limitar a disseminação, como apontado posteriormente, precisam ser estritamente reforçados e deve-se realizar o tratamento de grupos acometidos e daqueles de alto risco. Os fármacos que podem ser usados estão listados no tratamento, bem como a escolha de fármacos individuais, dependendo da sua eficiência e de seu custo

- *Identificar animais portadores e descartá-los ou isolá-los e tratá-los.* Novas amostras de animais tratados devem ser coletadas subsequentemente para determinar se obteve-se um *status* "livre"
- *O uso profilático de antimicrobianos*, como oxitetraciclina nos alimentos na dose de 10 g/ton., ou clortetraciclina na água de beber na dose de 55 mg/ℓ, são usados, mas não recomendados, em razão dos resultados ruins e do risco de desenvolvimento de estirpes resistentes
- *Restringir a movimentação de animais nos arredores da propriedade* e limitar a infecção ao menor grupo. Pastos e instalações permanentes são importantes, embora a principal fonte de infecção na maioria dos casos seja a água de beber
- *O suprimento de água deve ser fornecido em calhas que não sejam suscetíveis à contaminação fecal.* Água de beber parada ou pasto podem permanecer infectados por até 7 meses
- *É importante a desinfecção rigorosa das instalações.* A política todos dentro/todos fora deve ser adotada e realizada a limpeza com vapor e a esterilização química após cada lote de animais. Leitões podem ser criados livres de infecções por *Salmonella* até 6 semanas de idade por remoção dos leitões de rebanhos infectados e isolamento em instalações, quando eles são desmamados com 10 a 21 dias de idade. O movimento de suínos ao desmame da creche ou das unidades de crescimento para unidades de terminação recém-construídas ou rigorosamente desinfetadas com histórico conhecido de infecção por *Salmonella* é altamente bem-sucedido. Se a economia permitir, baias individuais para bezerros podem ser benéficas. Nos locais onde bezerros são criados em confinamento, essas baias são comuns e econômicas. Granjas de suínos precisam de tratamento cuidadoso. Currais de terra representam um problema, especialmente aqueles usados para ovinos e bezerros, mas dado que eles possam ser mantidos secos e vazios, duas aspersões com 1 mês de intervalo de formol a 5% são recomendadas. A desinfecção diminui bastante o número, mas não elimina o organismo[48], independentemente de qual desinfetante for usado
- *Construções adequadas para o alojamento de suínos são importantes.* Paredes impermeáveis para interromper a disseminação entre baias, a arquitetura do local para permitir que o animal se alimente sem entrar na baia, evitar qualquer atividade comunitária e colocar piso ripado para que haja vias de escape para o esterco podem

auxiliar na limitação da disseminação de doenças entéricas. Sistemas de manjedoura profundos são satisfatórios, contanto que eles sejam mantidos secos e uma grande quantidade de cama esteja disponível. Com suínos, a oportunidade de ciclo oral-fecal do organismo é maior e a disseminação da infecção dentro e entre grupos deve ser mantida no limite mínimo. O *design* da baia e do ambiente devem encorajar o comportamento de eliminação adequado e a boa higiene da baia. Os bebedouros devem ser colocados ao final da baia, preferencialmente na parte estreita em baias retangulares, para encorajar a defecação nessa área. Áreas úmidas ou alagadas do piso em outras partes da baia irão encorajar a defecação e micção aí, e devem ser eliminadas. Bebedouros do tipo mamadeira, e não cocho, são preferíveis por razões higiênicas. Valas comuns de dejetos aumentam a possibilidade de disseminação, especialmente durante o processo de limpeza, e a tendência é de acúmulo de esterco e áreas úmidas sobre a vala. Um piso totalmente ripado ou com tela para suínos do desmame até 10 a 12 semanas de idade irá diminuir acentuadamente a oportunidade de ciclo oral-fecal dos microrganismos nessa faixa etária, que é especialmente suscetível a doenças entéricas. Os cochos de alimentos devem permitir o ingresso da cabeça do suíno e devem ser construídos de forma a evitar a contaminação fecal ou outras contaminações dos alimentos. Os suínos precisam ser agrupados de acordo com o tamanho, e a superlotação, que pode resultar em higiene inadequada da baia, deve ser evitada. O espaço necessário varia de acordo com o *design* da baia e do galpão, mas em geral, fica entre 0,3 m^2 para leitões recém-desmamados e 0,6 a 1 m^2 para suínos de tamanho comercial. Em pisos convencionais ou em baias com piso parcialmente ripado, aproximadamente 2/7 do espaço devem estar disponíveis para área de esterco. A construção da baia deve permitir a limpeza fácil e eficiente. Em rebanhos-problema, uma vigilância especial para a ocorrência de doença entérica é necessária após o colapso da higiene da baia em dias muito quentes

- *O descarte de material infectante deve ser feito com cautela.* Carcaças devem ser queimadas ou, ainda melhor, enviadas a uma instituição para diagnóstico, e não devem circular pela planta do abatedouro para serem usadas como matéria-prima para uma farinha de osso mais contaminada. A diminuição do tempo de armazenamento e o uso do esterco para descarte deve ser colocado em plantações, e não em pastos. O esterco não constitui um perigo para o feno e as salmonelas não sobrevivem ao processo de fabricação da silagem. Quando o esterco é usado no pasto, ele deve ser armazenado por pelo menos 1 mês antes do uso, ou mais caso o efluente do silo seja incluído. O pasto adubado não deve ser utilizado por animais por 1 mês, e para animais jovens, um retardo de 6 meses é recomendado. O esterco de suínos é mais perigoso, e deve sempre ser evitado. Ureia e, em menor proporção, a amônia, devem ser usadas para desinfetar esterco contaminado por *Salmonella*, diminuindo o tempo de armazenamento necessário, enquanto aumenta o seu valor como fertilizante[87]
- *Todas as pessoas que trabalham no perímetro infectado devem ser avisadas quanto aos riscos para a sua saúde.* Outras espécies errantes, especialmente cães, devem ser mantidas sob contenção. Restrições quanto à movimentação de funcionários dentro da unidade também podem evitar a infecção cruzada
- Não mover os animais de volta de baia para baia é essencial.

Diminuição da exposição a patógenos

- Promover a higiene pessoal adequada
- Usar métodos efetivos para limpeza e desinfecção
- Controle do fluxo de humanos e tráfego de animais
- Implementação de protocolos para a identificação imediata de pacientes com sinais de enfermidade contagiosa
- Controle de aves, roedores e moscas.

Evitar o aumento da suscetibilidade a patógenos

- Controle da temperatura ambiente
- Uso apropriado de antimicrobianos
- Auxiliar no estabelecimento de flora normal intestinal ou ruminal
- Controle da endotoxemia.

Monitoramento da efetividade do programa de controle de doenças infecciosas

- Cultura bacteriana de amostras de fezes de animais internados no hospital
- Cultura regular de amostras ambientais.

Intervenções alimentares para auxiliar nas defesas do suíno

Forma física do alimento

Rebanhos que usam alimentos peletizados apresentam soroprevalência, em média, três vezes maior do que rebanhos que misturam sua própria ração. Esse dado é surpreendente, já que os alimentos peletizados seguem especificações restritas para a produção, enquanto dietas não comerciais usam soja que não foi submetida a tratamento pelo calor. Alimentos não comerciais e alimentos moídos grosseiramente protegem os suínos contra *Salmonella*, embora haja perda de produtividade.

A adição de 25% de soja que não foi tratada pelo calor, trigo não peletizado ou cevada apresenta efeito benéfico naqueles rebanhos com soroprevalência alta. O fornecimento de ração aumentou a viscosidade do conteúdo gástrico, quando comparado a alimentos peletizados, e uma maior concentração de lactobacilos produtores de ácidos orgânicos foi encontrada no estômago. O aumento da quantidade de cevada também teve efeito protetor.

O uso de ácidos orgânicos em alimentos secos peletizados pode diminuir a soroprevalência em suínos de terminação, e 0,8% do ácido fórmico ou do ácido láctico podem também reduzir a prevalência de *Salmonella*.[88]

O mesmo pode ser conseguido pela colocação de ácidos orgânicos na água de beber. Eles parecem ser mais benéficos em dietas pós-desmame do que em dietas de terminação. Esses efeitos provavelmente são muito menores em porcas. Em um estudo de microbianos ou ácidos orgânicos fornecidos diretamente, não houve efeito sobre o tratamento, exceto para antibióticos adicionados nos alimentos.[89]

O efeito de ácidos orgânicos na colonização por *Salmonella* e sua excreção em suínos desmamados em um modelo de *seeder* mostrou que os ácidos orgânicos podem diminuir a excreção fecal e o número de coliformes e de salmonelas na digesta cecal. A colonização das tonsilas e dos linfonodos ileocecocólicos por salmonelas não foi afetado.[90]

Alimentos líquidos para suínos de terminação parecem diminuir o nível de soroprevalência em dois terços, quando comparados ao uso de ração seca. A chave parece ser manter o pH dos alimentos abaixo de 5,5, de maneira que os alimentos na tubulação também sejam ácidos pelo encorajamento à fermentação ou pela adição do ácido fórmico.

Água de beber oxigenada melhora a atividade imune e a resposta de suínos expostos a STM.[91]

Ácidos orgânicos

Em um estudo sobre o efeito de uma mistura de ácido fórmico e ácido láctico (ambos a 0,4% p/v) ou lactulose a 1%, houve influência sobre o número de *Salmonella* no íleo e ceco de suínos desafiados experimentalmente.[92]

A influência da administração de ácidos orgânicos à água de beber durante as duas últimas semanas antes do abate sobre a excreção de *Salmonella* pelo suíno abatido e a contaminação de carcaças mostrou ser inefetiva na diminuição do nível de bactérias.[93] O efeito da adição de ácidos orgânicos na água de beber ou nos alimentos durante parte do período de terminação na prevalência de *Salmonella* em suínos em terminação foi descrito.[94] Os suínos receberam uma mistura de ácidos (láctico, fórmico e propiônico) ou diformato de potássio. Ao final do experimento, a proporção de suínos soropositivos foi menor com ambos os tratamentos do que nos controles. A frequência de excreção fecal também foi menor.

O tratamento dos alimentos pelo calor é um procedimento efetivo para suínos. O aquecimento durante a peletização diminui acentuadamente a concentração de bactérias nos alimentos, e o tratamento especial é válido, uma vez que uma proporção muito alta de alimentos derivados de suínos estão contaminados. A disponibilidade de tais alimentos que têm garantia de serem livres de *Salmonella* pode ser uma vantagem.

Jejum

Com o aumento do tempo de jejum antes do abate, aumenta também o número de salmonelas, enquanto o número de lactobacilos diminui.[95]

Outras opções

No futuro, há o potencial do uso de bacteriófagos para diminuir a população de salmonelas[96], mas esse estudo mostrou que elas estavam presentes em níveis muito baixos em granjas comerciais de suínos. Terapia experimental com coquetéis de fagos de bacteriófagos de suínos abatidos diminuiu significativamente as concentrações de STM no ceco e numericamente a concentração de *Salmonella* no íleo.[97] O uso de 2-nitro-1-propanol e 2-nitroetanol acrescido de cloro pode ser possível como aditivo alimentar para controlar *Salmonella*.[98]

Imunização

Vacinologia da Salmonella

Uma vacina bem-sucedida deve evitar a colonização do hospedeiro, a excreção do organismo no ambiente, o desenvolvimento do estado portador e do estado clínico.[80] Atualmente, nenhuma vacina preenche todos esses critérios, mas elas podem diminuir a pressão na propriedade.[99-103] Uma vacina atenuada diminui o número de STM em um modelo que simula o estresse pré-abate.[104]

Uma vacina viva atenuada de STM que expressa interferona-α suíno (IFN)-α apresenta atividade antiviral e alivia os achados clínicos de Gastrenterite transmissível (GET). O resultado indica o valor das vacinas atenuadas de *Salmonella* como sistemas de fornecimento de citocinas.[105]

Mostrou-se que uma bacterina inativada de STM diminui a excreção e a transmissão horizontal de STM, bem como a proporção de animais que excretam ou são portadores no abate.[94]

A imunização de porcas prenhas com vacina viva de *Salmonella* com um gene de virulência (GV) deletado, e a proteção dos seus leitões lactentes contra salmonelose obteve sucesso. As respostas imunes sistêmica e de mucosa foram altamente induzidas pela vacina experimental, especialmente quando ela foi administrada pelas vias intramuscular com um reforço oral e com dose primária e reforço orais.[106]

A literatura de vacinas contra *Salmonella* foi revisada. A resistência do hospedeiro à *Salmonella* se baseia inicialmente na produção de citocinas inflamatórias levando à infiltração de células inflamatórias ativadas nos tecidos. Em seguida, a imunidade específica dependente de células-T e células-B se desenvolve, permitindo a depuração de *Salmonella* dos tecidos e o estabelecimento de imunidade adquirida a longo prazo contra a reinfecção. O aumento da resistência que se desenvolve após a infecção primária ou vacinação requer citocinas de células-T, tais como IFN-γ, TNF-α e IL-2, além de anticorpos opsonizantes. A soroconversão e/ou a presença de células-T de memória detectáveis nem sempre se correlaciona com o desenvolvimento de resistência adquirida à infecção.

A imunização com salmonelas vivas induz a resistência precoce ao redesafio com microrganismos virulentos que aparecem 1 dia após a infecção ou vacinação com microrganismos vivos, mas não com mortos. A proteção inicial não é específica e efetiva contra diferentes sorotipos de *Salmonella*. A imunidade a longo prazo usando vacinas vivas atenuadas é sorotipo específica e envolve a reativação da imunidade imunológica. Vacinas mortas induzem uma intensa resposta de anticorpos, mas deflagram resposta insuficiente de células T-auxiliadoras-1 (Th1).

Vacinas foram desenvolvidas e testadas em suínos. Se a vacinação for combinada com as precauções higiênicas descritas, é um auxílio ao manejo. Bacterinas mortas e vacinas vivas atenuadas estão disponíveis. Ambas podem ser usadas como vacinas pré-natais para fornecer imunização passiva ao neonato. Atualmente, considera-se aceito que vacinas vivas de *Salmonella* são imunogênicos mais efetivos em bezerros do que vacinas mortas. Experimentalmente, mostrou-se que a vacina de STM viva que fornece também *E. coli* recombinante, K88ab, K88 c, Fed A e Fed F é altamente imunogênica.[106]

Uma vacina comercial que contém SCS viva atenuada também mostrou proteger leitões neonatos após a vacinação das porcas e dos leitões desmamados. Em razão da idade jovem na qual os leitões precisam estar imunes, recomenda-se que as porcas sejam vacinadas três vezes, a intervalos de 7 a 14 dias. Os leitões jovens são vacinados com 3 semanas de idade. Uma vacina viva de SCS avirulenta foi desenvolvida e avaliada para a proteção contra desafio experimental. Os suínos vacinados foram capazes de manter ganhos de PC normais durante o período de observação de 4 semanas após o desafio por inoculação com uma dose alta de uma estirpe virulenta. Ela tem sido consistentemente segura a eficaz em leitões tão jovens quanto 3 semanas e fornece proteção por, pelo menos, 20 semanas. Foi elaborada uma vacina viva de marcador negativo (OmpD) de STM que, administrada a suínos, não interferiu no diagnóstico por ELISA do suco da carne[107] e traz esperanças para o futuro. Vacinas vivas sofisticadas de SCS curada do plasmídeo e de CRP com deleção de gene foram descritas, e a forma mutante pode constituir a base para uma nova vacina.[108]

A maioria dos casos de salmonelose em suínos é subclínica e causada por *S.* Typhimurium. A vacina ideal contra STM deveria evitar a colonização, excreção do organismo no ambiente, desenvolvimento de portadores de salmonelose clínica e promover a eliminação do organismo de animais infectados. Considera-se que as vacinas vivas das estirpes fornecem proteção superior quando comparadas às vacinas inativadas.

Monitoramento

Foram descritos métodos estatísticos para categorizar rebanhos suínos com base em dados sorológicos[109,110] bem como para epidemiologia espacial descritiva.[111]

Os rebanhos podem ser classificados de forma bastante diferente de acordo com o teste usado[112] quando três testes de ELISA foram comparados, e seus resultados avaliados.

Programa Nacional de Vigilância e Controle

Em 1993, o Ministério de Alimentos, Agricultura e Pescado da Dinamarca e o Conselho Dinamarquês do Bacon e da Carne iniciaram um programa ambicioso para eliminar os suínos como uma fonte importante de salmonelose humana. No início dos anos 1990, os suínos haviam sido reconhecidos como uma fonte cada vez mais importante de salmonelose humana na Dinamarca. Nesse país, a proporção de salmonelose humana atribuída aos suínos foi estimada em 10 a 15% em 1997 e 1998. Nos Países Baixos, estimou-se que, aproximadamente, 15% dos casos humanos de salmonelose foram associados ao consumo de carne de porco contaminada.

O Programa Dinamarquês de Vigilância e Controle da Salmonella para suínos opera em todos os estágios da cadeia produtiva, e é aplicado nacionalmente desde 1995. Como resultado do programa, o nível de *Salmonella* na carne de porco dinamarquesa diminuiu de 3,5% em 1993 para 0,7% em 2000. Simultaneamente, o número de casos humanos de salmonelose causado por carne de porco diminuiu de, aproximadamente, 1.444 em 1993 para 166 em 2000. O controle de qualidade foi descrito.[113]

O programa de controle é integrado ao "alimento para comida". Ele se baseia no teste rotineiro e na classificação de rebanhos de suínos para o abate e dos suínos abatidos subsequentemente de acordo com o risco inerente, como mensurado pela avaliação contínua do programa. Em um estudo de cultura e testes de ELISA, verificou-se que os resultados não podem ser comparados com facilidade, uma vez que alguns suínos soronegativos são positivos na cultura e alguns suínos negativos na cultura foram positivos na sorologia, de maneira que o teste precisa ser selecionado para responder à pergunta específica.[114] Problemas metodológicos relacionados à dados de densidade óptica obtidos de suco da carne por ELISA mostraram ser necessário o recálculo; caso contrário, a soroprevalência verdadeira poderia ser subestimada.[115]

O sistema de Controle Dinamarquês e um programa de vigilância e controle estendido pré-produção foram descritos.[116] Apenas descontaminação com água quente foi socioeconomicamente viável em comparação com o plano de controle, como foi operacionalizado em 2006.[117]

Basicamente, o nível de *Salmonella* é controlado em vários estágios. O plano do Reino Unido foi descrito.[118] As barreiras à adoção de medidas de controle de *Salmonella* em suínos no Reino Unido foram revisadas[119] e uma das questões mais importantes foi a falha dos criadores em reconhecer a importância do controle da *Salmonella*. Outros fatores são o baixo nível de conhecimento da carne de porco como uma fonte potencial de *Salmonella*, a baixa incidência da doença associada à carne de porco, e os membros da cadeia produtiva não quererem abordar os problemas. É importante reconhecer que o *pool* de amostras é altamente eficiente, quando comparado a amostras individuais, e que o agrupamento no nível de baia influencia os resultados; portanto, é importante levar essas informações em consideração ao estimar o tamanho da amostragem adequado e a estimativa da prevalência proveniente de dados de *pools* de amostras.[120] Esses dados podem ser usados para estudar a epidemiologia espacial da enfermidade.[121]

Gêneros alimentícios

Alimentos compostos são tratados por calor a 81°C para eliminar *Salmonella*. O programa nacional requer teste obrigatório de *Salmonella* em todas as plantas de produção de alimentos de origem animal. Em 2000, o nível de *Salmonella* spp. no produto final era de apenas 0,3%.

O pré-condicionamento com baixo nível de nitrato ou nitroetano aumenta o efeito bactericida dos tratamentos com clorato e isso pode oferecer oportunidades para o controle de *Salmonella* no futuro.[122] A suplementação dos alimentos com dicromato de potássio diminui significativamente a duração da sobrevivência e o aumento das taxas de redução de *Salmonella*.[123]

O fornecimento direto de bacteriófagos microencapsulados mostrou diminuir experimentalmente a colonização e a excreção.[124]

Uma estirpe probiótica de *E. faecium* fornecida a suínos resultou em incremento da infecção, mas também em aumento no nível de anticorpos específicos para STM DT104.[125] Dose alta de óxido de zinco na dieta não tem efeito protetor em suínos desmamados com DT104.[126] Caprilato na forma de contas encapsuladas ou como óleo pode ser um aditivo que diminui a *Salmonella* nos alimentos de suínos.[127]

Rebanhos de criação e reprodução

A cada mês, são coletadas amostras de sangue de todos os animais nos recintos, que são examinadas quanto a anticorpos para *Salmonella*. Com base no nível de anticorpos, um índice de *Salmonella* é calculado. Se o índice exceder 5, amostras de fezes dos animais devem ser examinadas quanto à presença de *Salmonella* spp. Quando o índice excede 15, deve-se descartar os reprodutores até que o índice decline para menos de 15 novamente.

Produtores de terminação

Se um rebanho de porcas vende suínos desmamados para um rebanho de terminação com um nível de *Salmonella* de 2 a 3, amostras de fezes das baias devem ser coletadas e examinadas quanto à presença de *Salmonella*.

Suínos de abate

Em um estudo de suínos de abate, o conteúdo do íleo foi 18,7% positivo, os linfonodos 17,8%, o conteúdo retal 7,2% e os suabes da carcaça 3,6%.[93]

Rebanhos de suínos para abate são monitorados continuamente por testes sorológicos do suco da carne. Amostras de carne são congeladas, e o suco da carne (coletado após o descongelamento) é examinado para anticorpos específicos contra *S. enterica* usando ELISA.

O ELISA combina muitos antígenos O de *S. enterica* e permite a detecção de resposta de anticorpos após infecção por muitos sorovares diferentes. As amostras de carne para teste são coletadas na linha de abate, e o número de amostras e a frequência de coleta são determinados pelo tamanho do rebanho. Rebanhos que enviam menos de 200 suínos para o abate por ano não são examinados, o que compõe cerca de 1,6% dos suínos abatidos. Os rebanhos são categorizados em quatro níveis, com base na proporção de amostras de suco da carne soropositivas durante os 3 meses anteriores. Com base na porcentagem de densidade óptica do teste de ELISA, os rebanhos são classificados nos seguintes níveis:

- Nível 0: rebanhos que apresentam apenas soronegativos no decorrer de 3 meses ou mais
- Nível 1: rebanhos com prevalência baixa aceitável de *Salmonella*
- Nível 2: rebanhos com prevalência moderada de *Salmonella*
- Nível 3: rebanhos com prevalência inaceitavelmente alta de *Salmonella*.

As informações do rebanho quanto à classificação podem ser usadas para direcionar abordagens de vigilância baseada em risco.[128-130] Um rebanho classificado como nível 2 ou 3 deve receber uma visita de aconselhamento de um médico-veterinário e de um extensionista especializado local, e determinadas precauções de manejo devem ser adotadas. Em um rebanho nível 3, os suínos de terminação devem ser abatidos sob condições de higiene especiais. Em um estudo realizado no Reino Unido, o risco de contaminação aumentou quando os animais permaneceram mais de 12 h nos recintos pré-abate, os suínos foram transportados do nordeste do Reino Unido, e não receberam alimentos quando não havia mais cama disponível.[131]

A proporção de amostras de suco da carne sorologicamente positivas coletadas durante o ano de 1995 variou de, em média, 2,9% em rebanhos pequenos a 6,1% em rebanhos grandes.

O transporte segregado para o abatedouro tem custo adicional, mas pode diminuir a contaminação.[132] Os custos estão atrelados a alterações no transporte e à distância adicional quando se altera o envio.

Em um estudo de carcaças de suínos no Canadá, verificou-se que a limpeza dos suínos e o estado da água de escalda eram dois fatores importantes envolvidos no estado portador de *Salmonella* ao final do processo de abate.[133] A descontaminação de carcaças de suínos pode ser conseguida usando água quente e cloreto de sódio acidificado.[134]

O uso de *sprays* de ácido láctico como medida de descontaminação, quando aplicados dentro de um bom processo de fabricação durante o processamento, diminuirá significativamente a contaminação por *Salmonella* em uma variedade de carnes suínas (fígado, coração, intestinos e estômago).[135]

Limpeza e desinfecção em abatedouros, principalmente em áreas de espera pré-abate, é um lugar que pode influenciar a presença de *Salmonella* na carcaça.[34]

Foi descrita a contagem de *Salmonella* nas fezes de suínos naturalmente infectados.[136] A maior parte das exposições a *Salmonella* em suínos é em doses abaixo da infectante. Doses > 10^3 UFC aumentam a probabilidade de infecção nos animais.[137] Apenas algumas altas concentrações de *Salmonella* nas fezes de suínos foram agrupadas em animais dentro da baia. A identificação e a remoção de animais que excretam uma grande quantidade de bactérias pode ser efetiva para diminuir a condenação de carcaças. A robustez e a rapidez do ensaio direto de q-PCR pode ser uma ferramenta muito útil para a triagem e a remoção de animais que excretam uma grande quantidade de bactérias nos recintos pré-abate. Em uma avaliação experimental de intervenções na propriedade, cinco atividades foram classificadas: fornecimento de alimentos, inclusão de ácidos na ração, desinfecção dos cochos das baias, vacinação contra *Salmonella* spp. e tetraciclinas nos alimentos.[138]

Esterco

A adição de ureia ao esterco suíno irá aumentar as concentrações da amônia e ânions carbonato antibacterianos. Ela pode diminuir acentuadamente o tempo necessário para eliminar *Salmonella do esterco* e reduzir os riscos de reciclagem do patógeno associados ao uso de esterco suíno como fertilizante.[139]

No abatedouro

Lesões que perfilam no processamento podem ser usadas para predizer a contaminação das carcaças de suínos por *Salmonella*.[140]

O papel do abate na disseminação da *Salmonella* e no controle da produção de carne de porco foi revisado[141] e ele indica se há uma fonte contínua de infecção na propriedade. Nos abatedouros, algumas práticas podem diminuir a contaminação da carcaça, outras podem pôr em risco a higiene da mesma.

REFERÊNCIAS BIBLIOGRÁFICAS

1. Xiong N et al. Am J Vet Res. 2010;71:1170.
2. Foley SI et al. J Anim Sci. 2008;86:e173.
3. Barnhill AF et al. Appl Environ Microbiol. 2010; 76:2678.
4. Farzan A et al. Zoonoses Public Health.2009;57:388.
5. Gotter V et al. Epidemiol Infect. 2012;140:150.
6. Gotter V et al. Prev Vet Med. 2012;106:301.
7. Clothier KA et al. J Vet Diagn Invest. 2010;22:578.
8. Sanchez J et al. Prev Vet Med. 2007;81:148.
9. Guenther S et al. Vet Microbiol. 2010;142:352.
10. Rasschaert G et al. J Food Prot. 2012;75:859.
11. Wilkins W et al. Can J Vet Res. 2010;74:81.
12. Rajic A et al. Foodborne Pathog Dis. 2007;4:169.
13. Volf J et al. Vet Microbiol. 2012;156:127.
14. Arguello H et al. Res Vet Sci. 2013;95:334.
15. Baptista FM et al. Prev Vet Med. 2009;92:301.
16. Lomonaco S et al. Zoonoses Public Health. 2008; 56:137.
17. Asai T et al. Comp Immunol Microbiol Inf Dis. 2010; 33:109.
18. Garcia-Feliz C et al. Zoonoses Public Health. 2007; 54:294.
19. Gomez-Laguna J et al. Vet J. 2011;190:176.
20. Wachek S et al. J Food Prot. 2012;75:1483.
21. Dorn-in S et al. Prev Vet Med. 2009;88:15.
22. Miller AJ et al. Zoonoses Public Health.2011;58:549.
23. Vigo GB et al. Foodborne Pathog Dis. 2009;6:965.
24. Mueller-Doblies D et al. Prev Vet Med.2013;110:447.
25. Foley SI et al. J Anim Sci. 2008;86:e149.
26. Rostagno MH et al. Foodborne Pathog Dis. 2009; 6:865.
27. Weigel RM et al. Prev Vet Med. 2007;81:274.
28. Wang YC et al. J Food Prot. 2011;74:1012.
29. Nathues C et al. J Food Prot. 2013;76:1704.
30. Osterberg J et al. Vet Rec. 2009;165:404.
31. Patchanee P et al. J Food Prot. 2007;70:1798.
32. Pires AFA et al. Epidemiol Infect. 2013;141:1928.
33. Mathew AG et al. J Food Prot. 2009;72:267.
34. Boughton C et al. Foodborne Pathog Dis.2007;4:26.
35. Rao S et al. Prev Vet Med. 2010;97:90.
36. Meurens F et al. Vet Res. 2009;40:05.
37. Collardo-Romero M et al. Vet Res. 2010;41:23.
38. Martins RP et al. J Proteomics. 2012;73:4457.
39. Martins RP et al. Comp Immunol Microbiol Infect Dis. 2013;36:149.
40. Wilkins W et al. Zoonoses Public Health. 2010; 57:115.
41. Twomey F et al. Vet Rec. 2010;166:722.
42. Wales AD et al. Vet Rec. 2009;165:648.
43. Farzan A et al. Zoonoses Public Health. 2010;57(suppl 1):85.
44. Molla B et al. Appl Environ Microbiol. 2010;76: 7188.
45. Davies RH et al. Vet Microbiol. 2013;166:543.
46. Pieper R et al. Appl Environ Microbiol. 2009;75: 7006.
47. Gebreyes WA et al. J Clin Microbiol. 2009;47:777.
48. Zweide BM et al. J Food Prot. 2009;72:142.
49. Rayamajhi N et al. J Vet Med Sci. 2008;70:1133.
50. Haley CA et al. J Food Prot. 2012;75:428.
51. Huang T-M et al. Lett Appl Microbiol. 2009;48:331.
52. Lim S-K et al. Foodborne Pathog Dis. 2009;6:981.
53. Kerounton A et al. Foodborne Pathog Dis. 2013; 10:977.
54. Keelara S et al. Appl Environ Microbiol. 2013;79: 5167.
55. Hoelzer K et al. Vet Res. 2011;42:34.
56. Duggan SJ et al. J Food Prot. 2010;12:2148.
57. Algino RJ et al. J Food Prot. 2009;72:714.
58. Van Parys A et al. Vet Microbiol. 2010;144:93.
59. Pavlova B et al. Vet Res. 2011;42:16.
60. Schlumberger MC et al. Curr Opin Microbiol. 2006; 9:46.
61. Boyen F et al. Microbes Infect. 2006;8:2899.
62. Paulin SM et al. Infect Immun. 2007;75:3950.
63. Van Parys A et al. Comp Immunol Microbiol Infect Dis. 2013;36:465.
64. Bergeron N et al. J Clin Microbiol. 2009;47:3413.
65. Vandenbroucke V et al. Vet Res. 2009;40:64.
66. Fraser JN et al. J Anim Sci. 2007;85:1161.
67. Sang Y et al. Mamm Genome. 2006;17:332.
68. Veldhuizen EJA et al. Mol Immunol. 2007;44:276.
69. Veldhuizen EJA et al. Vet Microbiol. 2009;136:69.
70. Boyen F et al. Vet Microbiol. 2008;128:364.
71. Volf J et al. Vet Microbiol. 2010;146:105.
72. Wilkins W et al. Zoonoses Public Health. 2010;57 (suppl 1):121.
73. De Busser E et al. Foodborne Pathog Dis. 2013; 10:1820.
74. Katsuda K et al. J Food Prot. 2010;73:957.
75. Wilkins W et al. Zoonoses Public Health. 2010; 57:115.
76. Gaul SB et al. J Clin Microbiol. 2007;45:472.
77. Vico JP et al. Zoonoses Public Health. 2010;57(suppl 1):107.
78. Vico JP et al. J Vet Diagn Invest. 2011;23:528.
79. Wang B et al. Foodborne Pathog Dis. 2010;7:795.
80. Rostagno MH. Vet Rec. 2011;169:551.
81. Dahl J. Pig J. 2008;61:6.
82. Baptista FM et al. Epidemiol Infect. 2011;139:754.
83. Lurette A et al. Prev Vet Med. 2011;102:30.
84. Hotes S et al. Transbound Emerg Dis. 2011;58:11.
85. Dorr PM et al. Appl Environ Microbiol. 2009; 75:1478.
86. Wales AD et al. Vet Rec. 2011;168:267.
87. Bolton DJ et al. J Appl Microbiol. 2012;114:134.
88. Creus E et al. Zoonoses Public Health. 2007;54:314.
89. Walsh MC et al. J Anim Sci. 2012;90:261.
90. Michiels J et al. J Food Prot. 2012;75:1974.
91. Jung B-G et al. J Vet Med Sci. 2012;74:1651.
92. Martin-Pelaez S et al. Vet Micrbiol. 2010;142:337.
93. De Busser IV et al. Zoonoses Public Health. 2009; 56:129.
94. Arguello H et al. Comp Immunol Microbiol Infect Dis. 2013;36:489.
95. Martin-Pelaez S et al. Vet J. 2009;182:469.
96. Callaway TR et al. Foodborne Pathog Dis. 2010; 7:851.
97. Wall SK et al. Appl Environ Microbiol. 2010;76:48.
98. Anderson RC et al. J Food Prot. 2007;70:308.
99. Roesler U et al. J Vet Med B Infect Dis Vet Public Health. 2006;53:224.
100. Selke M et al. Infect Immun. 2007;75:2476.
101. Farzan A et al. Can J Vet Res. 2010;74:253.
102. Hur J et al. Vet Immunol Immunopathol. 2011; 139:250.
103. Schwartz P et al. Vet Rec. 2011;169:553.
104. Leyman B et al. Vet J. 2012;194:250.
105. Kim SJ et al. Vaccine. 2010;28:5031.
106. Hur J et al. Can J Vet Res. 2012;76:186.
107. Selke M et al. Infect Immun. 2007;75:2476.
108. Chu C-Y et al. Vaccine. 2007;25:7031.
109. Abrahantes JC et al. Prev Vet Med. 2009;89:59.
110. de Vos CJ et al. Prev Vet Med. 2007;82.
111. Benschop J et al. Vet Res. 2008;39:02.
112. Poulin M-C et al. Vet Rec. 2010;166:500.
113. Bak H et al. Prev Vet Med. 2007;78:130.
114. Farzan A et al. Epidemiol Infect. 2007;135:238.
115. Wilhelm E et al. J Food Prot. 2007;70:1246.
116. Alban L et al. Zoonoses Public Health. 2010;57(suppl 1):6.
117. Goldbach S et al. Prev Vet Med. 2006;77:1.
118. Twomey F et al. Gov Vet J. 2007;17:28.
119. Van Dam YK et al. Pig J. 2010;63:50.
120. Arnold ME et al. AJC Epidemiol Infect. 2009; 137:1734.
121. Clough HE et al. Prev Vet Med. 2009;89:67.
122. Anderson RC et al. Food Pathog Dis. 2006;3:461.
123. Rajtak U et al. Appl Environ Microbiol. 2012; 78: 110.
124. Saez AC et al. Food Pathog Dis. 2011;8:1269.
125. Szabo I et al. Appl Environ Microbiol. 2009;75:2621.
126. Janczyk P et al. Appl Environ Microbiol. 2013; 79:2914.
127. Messens W et al. Vet Microbiol. 2010;141:73.
128. Baptista FM et al. Zoonoses Public Health. 2010; 57(suppl 1):49.
129. Smith RP et al. Zoonoses Public Health. 2010; 57(suppl 1):39.
130. Hotes S et al. Zoonoses Public Health. 2010;57(suppl 1):30.
131. Milnes AS et al. Epidemiol Infect. 2009;137:1135.
132. Hotes S et al. Prev Vet Med. 2012;104:174.
133. Letellier A et al. J Food Prot. 2009;72:2326.
134. Hamilton D et al. Zoonoses Public Health. 2010; 57(suppl 1):16.
135. King AM et al. J Food Prot. 2012;75:1589.
136. Pires AFA et al. Foodborne Pathog Dis. 2013;10:933.
137. Osterberg J et al. Vet Rec. 2008;162:580.
138. Wilhelm B et al. Prev Vet Med. 2012;107:1.
139. Bolton DJ et al. J Appl Microbiol. 2012;114:134.
140. Hurd HS et al. Am J Vet Res. 2012;73:91.
141. Arguello H et al. J Food Prot. 2013;76:899.

Clostridiose intestinal em suínos

Há três *Clostridia* envolvidos na clostridiose intestinal de suínos:

- *C. perfringens* tipo C (CPC) acomete leitões entre 1e 14 dias, normalmente menos do que 7 dias (raramente mais velhos) e produz diarreia aquosa hemorrágica e morte súbita
- *C. perfringens* tipo A (CPA) acomete leitões de 2 a 10 dias (raramente mais velhos) e produz diarreia pastosa, aquosa e branda e diminuição da taxa de crescimento
- *C. difficile* (CD) acomete leitões de 1 a 5 dias de idade (raramente mais velhos) e produz diarreia pastosa, desidratação e morte.

CD é uma causa importante de diarreia em humanos, associada ao uso de antibióticos. Ele também pode estar presente como colite ou colite fulminante seguida por íleo paralítico, megacólon tóxico e perfuração intestinal. Pode, ainda, causar diarreia em potros, hamsters e cobaias tratados com antibióticos. Alguns autores destacam o alto nível de relação entre os ribotipos de CD encontrados em isolados humanos e em suínos.[1,2] Originalmente, era associado a infecções hospitalares, mas atualmente, cerca de 40% podem ser infecções por CD associado à comunidade.[3,4] O ribotipo O78 é uma estirpe emergente em humanos e em suínos.[5] Ainda há confusão acerca do seu potencial zoonótico ou em enfermidade de origem alimentar.[6] É provável que haja baixo risco de origem alimentar em razão do nível de infecção em suínos abatidos ser bastante reduzido.[7] Sugeriu-se que humanos e suínos possam ser expostos às mesmas fontes ambientais de CD. A patologia comparada de enfermidades associadas a CD foi descrita.[8] Ela pode ser a causa não controlada mais importante de diarreia neonatal em suínos.[9]

Etiologia

CPC é um patógeno primário, mas pode colonizar outras lesões. É um bastonete gram-positivo grande que apenas ocasionalmente forma esporos e produz as toxinas α e β (toxinas CPA e CPB). A β-toxina é mais importante e sensível à protease/tripsina. Uma segunda toxina, a toxina β-2, foi encontrada na enterite necrótica, e sua função ainda não foi esclarecida. Quantidades variáveis de toxinas α, β e δ são produzidas. *C. perfringens* tipo B é encontrado ocasionalmente.

CPA é um habitante normal da microflora intestinal em leitões neonatos, mas também pode causar doença grave pela α-toxina que produz. Imediatamente após o nascimento, elas estão em grande número no estômago de leitões e, posteriormente, em grande quantidade no cólon. Com bastante frequência, há números maiores em leitões saudáveis do que em diarreicos. O gene *cpb2* e a proteína que ele expressa, uma toxina de 27,6 Kd (CPB2) foi descrita pela primeira vez em um isolado de enterite necrótica. Demonstrou-se subsequentemente sua presença por reação em cadeia da polimerase (PCR, na sigla em inglês) em muitos animais com diarreia e enterite necrótica.[10] A toxina CPB2 é codificada por um "gene consenso" ou por um "gene atípico", com 80,4% de similaridade entre as duas proteínas.[11] Em um estudo da codificação de cpb2 por CPA na diarreia, mostrou-se que o consenso cpb2 estava presente em 93% dos isolados de leitões saudáveis e diarreicos, e que o gene atípico foi mostrado apenas em 56% dos animais saudáveis e 32% dos leitões diarreicos.[12] A presença da toxina CPB2 no conteúdo intestinal de leitões normais e diarreicos não diferiu significativamente. Há um papel da toxina β-2, e quase todas as estirpes do tipo A também produzem essa toxina. Também existem algumas estirpes que produzem enterotoxina.

CD pode ser assintomático ou causar diarreia em leitões. Os esporos germinam no íleo, ceco e cólon. Emergido como causa de enterite em suínos, é classificado de acordo com o ribotipo (O) e tipos de toxinas, por exemplo, toxina O76 tipo V. Ele produz duas toxinas principais, A (lisa as células epiteliais) e B (lesiona os tecidos subjacentes), e ambas estão envolvidas na patogenicidade, bem como uma terceira toxina binária. O ribotipo O78 foi encontrado em 83% dos isolados de suínos da América do Norte.[13]

Epidemiologia

A prevalência e a diversidade de CPC e de CD toxigênicas entre rebanhos de suínos do meio-oeste dos EUA foram estudadas.[14] CPC foi isolada de 89,8% dos suínos e CD de 57,7% dos suínos. A maioria dos isolados de CD eram de toxina tipo V, mas houve diversidade considerável nos isolados de CD.

Em um estudo na Polônia, CPC foi encontrada em 92% das amostras de fezes e todos os isolados pertenciam ao tipo A, e 48,7% deles continham o gene *cpb2*. O tipo isolado A subtipo β-2 mostrou a expressão de genes *cpa* em 100% das estirpes e o gene *cpb2* em 71% das estirpes analisadas. Os isolados de leitões de 1 dia de idade mostraram tanto *cpa* quanto *cpb2*.[15]

CPC ocorre na maioria dos países produtores de suínos; enterite necrótica foi vista em comunidades isoladas na Suíça.[16] Nesse país, ela ocorre em granjas de criação que não vacinam para CPC.[17,18]

Ele pode ser transmitido de leitão a leitão, mas a fonte normalmente são as fezes da porca. Com frequência, sua ocorrência segue a introdução de um novo lote a uma propriedade, e então pode ocorrer por alguns meses. Se importações regulares forem feitas, pode durar por 15 meses. Eles normalmente estão presentes em pequeno número nas fezes de porcas, mas são capazes de crescer além da capacidade do restante da flora do intestino do leitão e, eventualmente se multiplicam em grandes números.

O organismo persiste no ambiente como esporos que são resistentes a calor, desinfetantes e luz ultravioleta.

A epidemiologia do CPA foi estudada em granjas em Ontario, com referência especial a isolados cpb-2-positivos.[19] A conclusão foi que se estirpes tipo A estão envolvidas na enterite neonatal, então podem existir estirpes que não foram identificadas pelo sistema de genotipagem existente. Nesse estudo, a população cpb-2 positiva e expressando CPB2 foi clonal, e essa linhagem pareceu ser adaptada a leitões jovens. Essa foi a primeira vez que essa relação foi estabelecida em nível de granja.

Infecções por CPA normalmente ocorrem na primeira semana de vida e as porcas são a fonte de infecção. Ele é onipresente no intestino e no solo, e existem algumas estirpes que causam a enfermidade e outras não, mas até o momento, não é possível diferenciá-las, salvo quando a positividade para CBP2 é mostrada por PCR. Provavelmente ocorrerá a formação de esporos, e o organismo pode ser encontrado em alimentos.

CD tem distribuição mundial, mas principalmente no Canadá, EUA, França e recentemente Países Baixos. Quase dois terços dos leitões em grandes áreas de produção de suínos nos EUA apresentam CD, com alguns rebanhos tendo taxas de infecção de 100%. Isso pode refletir o uso rotineiro de antibióticos e também más práticas de criação e de higiene. Em um estudo realizado na Espanha[20], a bactéria foi recuperada de leitões neonatos (25,9%) mas não de leitões com 1 a 2 meses de idade. Os genes para produção de ambas as toxinas foram encontrados na maioria dos isolados, e apenas alguns não apresentavam nenhum dos genes da toxina. Nesse estudo, não houve uma ligação clara entre o isolamento da bactéria e a diarreia neonatal suína. Um estudo longitudinal que comparou CD em suínos criados em sistema convencional e em sistema livre do uso de antibióticos, tanto na propriedade quanto no abate[21], mostrou que CD foi mais prevalente em ambos os sistemas na granja de criação e diminuiu com o avançar da idade. Ao abate, a prevalência era muito baixa tanto em carcaças quanto nos equipamentos. Toxina tipo V foi o tipo mais comumente isolado, com cerca de 90%, e os outros eram tipo XIII. Os autores verificaram resistência a antibióticos, independentemente do uso de antibióticos nas propriedades.

Em um estudo de aquisição de CD por leitões nos Países Baixos, um grupo de seis porcas, seu *box* e suas crias foram estudados.[22] Dentro de 48 h após o nascimento, todos os 71 leitões eram positivos para CD. Um foi positivo dentro de 1 h. Todas as seis porcas foram positivas em 113 h, e os *boxes* foram positivos de forma intermitente. CD foi encontrado no ar e nos tetos das porcas. Todos eram O78 e, assim como na maior parte dos Países Baixos, a mesma disseminação clonal, exceto por um isolado. Esse estudo mostrou que O78 se dissemina facilmente pela porca, leitões e ambiente. Transmissão vertical não foi encontrada, e provavelmente não constitui um fator importante. Os leitões podem estar infectados 1 h após o nascimento, mas não houve transmissão vertical. Demonstrou-se a alta prevalência de CD ribotipo O78 em porcos selvagens ibéricos[23], assim como sua ocorrência em porcos selvagens.[24]

Em um estudo na Suíça[25], não foi encontrado CD em suínos ou na carne moída.

Em um estudo em suínos de abate nos Países Baixos, foi verificada uma incidência de CD maior do que o esperado.[26] A prevalência foi de 8,6%, e 16 ribotipos diferentes foram identificados, com O78 sendo o mais comum. Nenhum fator específico relacionado à propriedade foi associado à prevalência de CD.

Um estudo similar em 2011 mostrou alta prevalência de ribotipos de CD em suínos que chegavam aos abatedouros.[27] Os resultados mostraram que os suínos apresentavam ribotipos de CD depois de serem dessensibilizados e após a realização da sangria no abatedouro. Suínos de 9/10 diferentes propriedades foram positivos, com sete ribotipos diferentes por PCR, e O15 sendo o ribotipo predominante.

Em um estudo recente nos EUA[28], 88% dos suínos apresentavam uma única estirpe de CD (196/223 suínos), mas 12% carreavam múltiplas estirpes. Esse foi o primeiro relato de múltiplas estirpes em um suíno. No geral, esse estudo mostrou que um percentual significativo de estirpes eram toxigênicas e, com frequência, associadas a genes de perfil de resistência a antimicrobianos (PRA), embora eles não fossem resistentes a fármacos usados para tratar infecções por CD.

Foram descritos os genótipos de *C. difficile* em populações de leitões na Alemanha.[29] O organismo foi isolado de 73% dos suabes retais de leitões. A taxa de isolamento foi de 68% no período pós-parto, 94% dos animais de 2 a 14 dias de idade, e diminuiu para 0% após os 49 dias de idade. Não houve relação entre o isolamento e o tratamento com antibióticos. Esse estudo mostrou que os ribotipos 078 e 126, patogênicos para humanos, são dominantes em leitões na Alemanha. A presença de CD em suínos se correlaciona à idade do animal, mas mão ao tratamento com antibióticos ou à doença clínica.

Patogênese

Os microrganismos do tipo C colonizam o intestino do neonato em 24 h após o nascimento. Eles podem se multiplicar muito rapidamente na ausência de imunidade colostral e aderir às células epiteliais do jejuno e às extremidades dos vilos. Eles então se descolam e o organismo se prolifera ao longo da membrana basal. A necrose é extensa e a hemorragia ocorre logo após. A necrose pode se estender pela parede do intestino para as camadas musculares. Então, pode haver perfuração e peritonite. A toxina β letal e necrosante é um fator-chave.[30] A toxina β se liga ao revestimento endotelial dos vasos, levando a sinais precoces de trombose. Inicialmente, ela se liga às células endoteliais da mucosa do intestino delgado nos estágios iniciais de CPC induzida experimentalmente.[31] Ela rompe o citoesqueleto de actina da célula e causa retração da borda da célula e enrugamento da célula seguido por morte celular.[32]

Deficiências na secreção de tripsina e de inibidores de protease colostral provavelmente colaboram para a suscetibilidade de leitões com menos de 4 dias de idade.

Verificou-se a presença da toxina no conteúdo intestinal e no líquido peritoneal. Isso sugere que a morte pode ser causada pelos efeitos da lesão intestinal e da toxemia.

A patogênese do tipo A não foi compreendida, mas provavelmente se assemelha a do tipo C, sem a ligação dos microrganismos ao epitélio. A ligação e a invasão não ocorrem em infecções experimentais, mas acontece necrose epitelial nesses casos, embora de forma menos evidente do que em casos naturais. Há lesões mínimas, o que sugere que a diarreia seja secretória. CPB2 provavelmente é um marcador de virulência, uma vez que ele ocorre em > 90% dos casos de enterite natural, mas raramente é encontrado em suínos normais. O papel das toxinas ainda é incerto, e a associação com a diarreia neonatal requer o isolamento de um grande número de bactérias positivas para cpb2, além da exclusão de outras causas. Em suínos, CPB2 costuma ser um tipo consenso e é quase invariavelmente expresso. CPA quase sempre pertence ao tipo clonal. Quase todos os isolados de casos de diarreia carreiam CPB2, comparado com uma menor proporção de isolados positivos para CPB2 de suínos saudáveis.

CD provavelmente possui *pili*, cápsula e enzimas degradantes, mas as toxinas são essenciais para produzir o quadro clínico. As duas toxinas produzidas por CD são as toxinas bacterianas mais bem conhecidas. A enterotoxemia do tipo A é associada à presença de toxina A de CD monomérica (TcdA; 308 kDa). Ela causa a produção de líquidos no intestino. A toxina B (TcdB; 270 kDa) não parece se ligar a nenhum tecido nem produz lesões em explantes[34], mas parece ser uma citocina que é extremamente tóxica para cultura de células. Ambas as toxinas são internalizadas pelas células-alvo e rompem o citoesqueleto. Há interrupção da produção de enzimas e da divisão celular. A degranulação dos mastócitos da mucosa e a liberação de mediadores inflamatórios segue, resultando em lesão tecidual. O evento-chave parece ser a endocitose mediada por receptores nas células epiteliais intestinais.[35]

Uma toxina formadora de poros foi identificada em estirpes de *C. perfringens* provenientes de casos de enterite necrótica.[36]

Um grande levantamento de PRA e genes de toxinas em suínos comerciais foi realizado.[37] Em suínos jovens cujas amostras foram coletadas no momento do nascimento, 73% apresentavam CD, e ele foi isolado de 47% das porcas. Apenas um suíno foi positivo na creche e nenhum suíno de terminação foi positivo. Resistência à ciprofloxacino foi encontrada em 91,3% dos suínos jovens e em 94% das porcas. O perfil ciprofloxacino-eritromicina-tetraciclina foi detectado em 21,4% dos leitões e 11,7% das porcas. A maioria apresentava TcdA (65%), TcdB foi encontrado em 84% e a toxina binária CdtB foi identificada em 77%. A presença de esporos de CD nas fezes de animais de produção representa um risco para a contaminação de produtos cárneos.[38] Em explantes de cólon, a toxina A produz edema celular, edema de mitocôndria e de outras organelas, dilatação das vesículas citoplasmáticas, expansão dos espaços paracelulares, apoptose e necrose.[35]

C. perfringens tipo E raramente causa lesão ao intestino de suínos, mas pode fazê-lo em leitões desmamados, quando os anticorpos maternos desaparecem.

Achados clínicos

Em todas as três formas de clostridiose intestinal, é provável que o quadro varie de acordo com o status imune do suíno.

Em CPC, o suíno está normal ao nascimento e em casos hiperagudos, com frequência há morte súbita sem outros achados clínicos. Também pode haver diarreia hemorrágica com manchas de fezes no períneo. Os suínos acometidos estão fracos, relutam em se movimentar e tornam-se rapidamente moribundos. Eles podem ser esmagados pela mãe ou morrer de inanição. Muitos suínos são encontrados mortos em 12 a 36 h.

Em casos agudos, os leitões podem sobreviver por 1 a 2 dias após o início dos achados clínicos. As fezes podem estar vermelho-amareladas (manchadas de sangue) com restos de tecido e manchas no períneo, e os leitões então rapidamente se tornam desidratados, fracos e morrem.

Em casos subagudos, há diarreia amarela sem sangue, mas os leitões tornam-se progressivamente emaciados, podem eliminar flocos de tecido nas fezes e se tornam muito magros, desidratados e então morrem, normalmente com 5 a 7 dias de idade.

Casos crônicos podem apresentar diarreia intermitente por mais de 1 semana. As fezes são cinza-amareladas e mucoides, e a cauda e períneo podem ter manchas de fezes. As lesões não são visíveis pela serosa.

Em casos de CPA, a condição pode ocorrer em 10 a 21 dias, mas com frequência há diarreia pastosa 2 dias após o nascimento, os leitões apresentam pelagem áspera e há manchas de fezes no períneo. A diarreia pode durar até 5 dias e se tornar mucoide e rosa. A maioria dos leitões se recupera, mas alguns podem apresentar retardo no crescimento.

Em casos de CD, os leitões são acometidos entre 1 e 7 dias de idade e, com grande frequência, são nascidos de marrãs. A prevalência diminui com a idade e é incomum após os 60 dias de idade. Eles se apresentam com histórico de diarreia em idade jovem e, ocasionalmente, dispneia. Os leitões desenvolvem dispneia, emaciação, distensão abdominal e edema escrotal. A diarreia ocorre e os animais se desidratam rapidamente, com olhos fundos e manchas no períneo. Pode causar perdas pré-desmame de até 90%, mas normalmente as perdas são de 50%. Sugere-se que os leitões nascidos de porcas tratadas com fluoroquinolonas sejam mais suscetíveis a CD.

Patologia

A patologia do CPC hiperagudo é caracterizada por intestino delgado gravemente hemorrágico cheio de fezes pastosas tingidas de sangue e líquido hemorrágico na cavidade peritoneal. As lesões normalmente ocorrem no jejuno (pode ser apenas em parte dele) e íleo, mas podem quase chegar ao piloro. Os linfonodos mesentéricos podem estar congestos.

Histologicamente, pode haver vilos necróticos com uma superfície coberta por microrganismos gram-positivos na superfície epitelial. As criptas podem estar necróticas e pode haver hemorragia significativa.

A patologia da CPC aguda é menos grave. As lesões normalmente são localizadas e pode haver enfisema. Com frequência, as lesões são segmentares. Pode haver peritonite fibrinosa, e a parede intestinal pode estar espessada com sangue e restos necróticos. Nos casos subagudos, pode haver espessamento de parede intestinal. Os casos crônicos podem apresentar membranas diftéricas no jejuno e o conteúdo pode ser mais aquoso.

Histologicamente, há necrose vilosa grave, com sobreposição de um carpete de restos necróticos, sangue, fibrina com um grande número de bactérias gram-positivas.

A patologia da CPA é muito menos grave. O intestino normalmente tem a parede fina, está preenchido por gás e conteúdo aquoso e sem sangue. O intestino delgado com frequência está congesto. As áreas necróticas podem ser vistas na superfície intestinal. A inflamação é branda e ocasionalmente com restos aderidos. O intestino grosso normalmente não apresenta lesões, mas pode estar preenchido por conteúdo pastoso. Normalmente não há nenhuma outra alteração, além das lesões intestinais.

Microscopicamente, pode haver necrose da extremidade das vilosidades. Pode haver um grande número de microrganismos na superfície ou no lúmen. Não há hemorragia. O estômago normalmente não apresenta lesões.

Estirpes enterotoxigênicas podem produzir necrose superficial da mucosa e da atrofia vilosa. Experimentalmente, esses casos apresentam diarreia pastosa e emaciação, com baixa mortalidade e diarreia profusa tingida de sangue, enterite e morte.

Em infecções por CD, algumas vezes há edema do mesocólon, e os intestinos estão preenchidos por fezes pastosas a aquosas, de coloração amarela. Muitos leitões são positivos para a toxina em um recinto infectado e leitões que não manifestam achados clínicos podem ser positivos para a toxina.[39-41] Supuração focal na lâmina própria do colón é a lesão-chave, e edema do cólon e da serosa são comuns. Com frequência há infiltrados inflamatórios. Normalmente há erosão segmentar do epitélio da mucosa do cólon, e exsudação de neutrófilos e fibrina no lúmen também ocorrem. A associação entre toxinas CD e lesões macroscópicas e microscópicas foi avaliada.[42] Não houve correlação significativa entre toxinas CD e edema do mesocólon. Por sua vez, houve correlação significativa entre toxinas e colite e tiflite. As toxinas foram isoladas em uma proporção substancial de suínos saudáveis, que podem representar um reservatório subclínico significativo nessa espécie.

Diagnóstico diferencial

O diagnóstico presuntivo de tipo C se forma quando os achados clínicos, o padrão de mortalidade e as lesões macro e microscópicas são avaliadas.

Uma forma mais crônica pode requerer detecção de microrganismos do tipo C nas lesões. Embora possa ser confundido com coccidiose, rotavírus, GET, diarreia epidêmica suína (DES), é mais provavelmente confundido com CPA, sobretudo na sua forma menos grave. Isso requer cultura bacteriológica, detecção da toxina e genotipagem.

O diagnóstico do tipo A é mais difícil em razão dos achados clínicos e epidemiologia serem mais ambíguos. Pode-se encontrar um grande número de microrganismos gram-positivos, principalmente no estômago, mas também no intestino delgado e nas fezes. A genotipagem revela microrganismos tipo A com toxina CBP2 (toxina β).

Em um resumo de um estudo recente[12], postulou-se que era impossível separar leitões diarreicos e saudáveis com base no número de bactérias no intestino, a presença de consenso CPB2 em isolados de CPA, a expressão de CPB no intestino de suínos e entre leitões diarreicos com causas conhecidas e desconhecidas de diarreia. Também não houve associação entre achados histológicos e a presença de CPB2. A exclusão de outros agentes não é um critério diagnóstico adequado[12], e um grande número de CP positivo para cpb2 tipo A deve ser considerado normal.

Um documento muito interessante foi enviado para veterinários clínicos de suínos e veterinários patologistas para saber como eles diagnosticavam infecções por CPA.[43] A maioria dos clínicos diagnosticava com base na idade do leitão acometido (1 a 7 dias), e 41% dos patologistas não estavam certos a respeito do diagnóstico, mesmo com base no isolamento do organismo, genotipagem ou detecção de toxinas e exclusão de outros patógenos por meio da histopatologia.

O diagnóstico de CD se baseia no achado de lesões no cólon e detecção de TcdA e TcdB nas fezes ou no conteúdo do cólon, usando ensaios imunoenzimáticos disponíveis comercialmente.

Achados laboratoriais

Bacteriologia

É possível semear o conteúdo do intestino e as lesões da mucosa. Bastonetes gram-positivos grandes são visíveis. Na cultura, os microrganismos têm 3 a 5 mm de diâmetro, possuem coloração cinza e são circulares após 24 h em ágar sangue bovino ou equino. O CPC produz uma zona interna de hemólise associada à toxina teta (perfringolisina O) e uma área externa menos completa causada pela toxina β. Um bastonete gram-positivo grande que cresce anaerobicamente e apresenta camada dupla de hemólise é *C. perfringens.*

Testar quanto à toxina é essencial. A toxina β é demonstrada no conteúdo intestinal ou no líquido peritoneal. Relações clonais podem ser detectadas por tipagem de sequências multilocus (MLST).[33]

Imunoensaios enzimáticos atualmente estão em uso para detectar genes para as toxinas. Um PCR em tempo real (RT-PCR) pode ser usado para detecção de genes de toxina CP em isolados de animais.[43]

A presença de enterotoxina em infiltrados fecais pode ser confirmada usando testes de aglutinação em látex passivos reversos comerciais, eletroforese, ELISA e células Vero. Um ELISA de captura de antígeno para toxina β-2 de CP foi desenvolvido.[45] PCR para os genes também são usados. A detecção de CD toxigênica nas fezes de suínos também foi descrita.[46] Os autores desenvolveram três tipos diferentes de sequências: o gene *tpi* (triose fosfato isomerase), específico para CD, e os genes *TcdA* e *TcdB*, que codificam as toxinas A e B de CD, respectivamente.

Quatro testes diagnósticos diferentes foram usados para detectar CD em leitões.[47] Concluiu-se que todos eles apresentavam baixo desempenho como teste para CD em suínos. O RT-PCR foi o teste mais adequado para triagem de negatividade em um rebanho como primeiro passo, seguido por cultura toxigênica como segunda parte do algoritmo de dois passos.

Histologia

Grandes bastonetes gram-positivos podem ser vistos nos cortes. As lesões hemorrágicas podem ser quase diagnósticas. Em muitas circunstâncias, os clostrídios são encontrados em associação com outros agentes que causam diarreia no neonato (p. ex., rotavírus, GRT, DES, coccídeos, criptosporídeose).

Tratamento

É de pouca utilidade em casos do tipo C e a profilaxia é mais importante. A proteção contra o tipo C pode ser conseguida pelo uso de antitoxina equina em porcas não imunes, ou administração parenteral em leitões imediatamente após o nascimento, quando ela normalmente fornecerá proteção por 3 semanas.

O tratamento é mais útil na infecção do tipo A e, nesses casos, os antimicrobianos irão funcionar. O tratamento de CD pode ser bem-sucedido usando tilosina. Um estudo norte-americano mostrou 99% de resistência à ciprofloxacino, enquanto 1% mostrou resistência à tetraciclina e 6% à eritromicina.[21]

Controle

Para infecções do tipo C, antibióticos orais como ampicilina ou amoxicilina devem ser administrados imediatamente após o nascimento e diariamente pelos próximos 3 dias. Pode haver resistência e plasmídeos tetraciclina-resistentes foram identificados.

As porcas devem ser vacinadas com toxoide tipo C na cobertura ou no meio da gestação, e 2 a 3 semanas antes do parto. A enfermidade normalmente é erradicada após um ciclo de partos. Injeções de reforço devem ser administradas 3 semanas antes do próximo parto. Mesmo após vacinações repetidas e ausência de enterite necrótica clínica na propriedade, CPC ainda pode ser detectada.[18]

Para evitar infecções do tipo A, vacinas autógenas podem ser feitas e toxoides para toxinas α e β2 devem ser utilizados em porcas para proteção dos leitões, ou ainda alguns outros produtos usados fora das recomendações da bula. Ademais, avoparcina e salinomicina foram usadas nos alimentos.

Para CD, há uma abordagem limitada com bacitracina dissalicilato de metileno, que pode ser usado em porcas para proteger os leitões. É administrado a 250 g/ton por 2 semanas no alimento pré-parto e na ração de lactação na mesma dose por 3 semanas.

Em um estudo recente, o uso de toxoide α e β recombinante de *C. perfringens* produzido em *E. coli* elevou a imunidade humoral anteparto e passiva e pode, possivelmente, ser usado para o desenvolvimento de uma vacina comercial.[48]

Também existem sugestões de que a exclusão competitiva com microrganismos não toxigênicos pode inibir estirpes CD toxigênicas.[49] Esporos foram administrados nas porcas ou aspergidos nos tetos ou administrados oralmente aos leitões.

REFERÊNCIAS BIBLIOGRÁFICAS

1. Debast SB et al. Environ Microbiol. 2009;11:505.
2. Bakker D et al. J Clin Microbiol. 2010;48:3744.
3. Khanna S et al. Am J Gastrenterol. 2012;107:89.
4. Kuntz J et al. BMC Infect Dis. 2011;11:194.
5. Goorhuis A et al. J Clin Microbiol. 2008;46:1157.
6. Rupnik M. Clin Microbiol Infect. 2007;13:457.
7. Norman KN et al. Appl Environ Microbiol. 2011; 77:5755.
8. Keel MK et al. Vet Pathol. 2007;44:814.

9. Songer JG et al. Anaerobe. 2006;12:1.
10. Van Asten AJ et al. Vet J. 2010;183:135.
11. LeBrun M et al. Vet Microbiol. 2006;116:158.
12. Farzan A et al. Can J Vet Res. 2013;77:45.
13. Keel K et al. J Clin Microbiol. 2007;45:1963.
14. Baker AA et al. Appl Environ Microbiol. 2010;76: 2961.
15. Kukier E et al. Bull Vet Inst Pulawy. 2012;56:495.
16. Jaggi U et al. Schweiz Arch Tierheilk. 2009;151: 369.
17. Wollschlaeger N et al. Schweizer Arch Tierheilk. 2009;151:377.
18. Schafer K et al. Vet Rec. 2012;doi:10.1136/vr.101052.
19. Chan G et al. BMC Vet Res. 2012;8:156.
20. Alvarez-Perez S et al. Vet Microbiol. 2009;137:302.
21. Susick EK et al. Vet Microbiol. 2012;157:172.
22. Hopman NEM et al. Vet Microbiol. 2011;149:186.
23. Alvarez-Perez S et al. Res Vet Sci. 2013;95:358.
24. Thakur S et al. J Wildl Dis. 2011;47:774.
25. Hofer E et al. J Food Prot. 2010;73:973.
26. Keessen EC et al. Vet Microbiol. 2011;154:130.
27. Hopman NEM et al. Vet Q. 2011;31:179.
28. Fry PR et al. J Clin Microbiol. 2012;50:2366.
29. Schneeberg A et al. J Clin Microbiol. 2013;51:3796.
30. Uzal FA et al. Infect Immun. 2009;77:5291.
31. Schumacher VL et al. Vet Pathol. 2013;50:626.
32. Gurtner C et al. Infect Immun. 2010;78:2966.
33. Jost HB et al. Vet Microbiol. 2006;116:158.
34. Keel MK et al. Vet Pathol. 2006;43:225.
35. Keel MK et al. Vet Pathol. 2011;48:369.
36. Keyburn AL et al. Toxins (Basel). 2010;2:1913.
37. Thakur S et al. Am J Vet Res. 2010;71:1189.
38. Rodriguez-Palacios A et al. Emerg Infect Dis. 2007; 13:485.
39. Bakker D et al. J Clin Microbiol. 2010;48:3744.
40. Hunter PA et al. J Antimicrob Chemother. 2010; 65(suppl 1):13.
41. Weese JS et al. Anaerobe. 2010;16:501.
42. Yaeger MJ et al. J Vet Diagn Invest. 2007;19:52.
43. Chan G et al. Can Vet J. 2013;54:504.
44. Albini S et al. Vet Microbiol. 2008;127:179.
45. Kircanski J et al. J Vet Diagn Invest. 2012;24:895.
46. Alvarez-Perez S et al. Vet Med. 2009;54:360.
47. Keessen EC et al. J Clin Microbiol. 2011;49:1816.
48. Salvarani FM et al. Vaccine. 2013;31:4152.
49. Songer JG et al. Vet Microbiol. 2007;124:358.

Infecções por *Escherichia coli* em leitões desmamados

A diarreia é mais frequente quando os leitões são expostos a estirpes patogênicas de *E. coli*. O efeito do desmame é produzir uma diminuição acentuada na diversidade de coliformes em um leitão individual. Estirpes diferentes de *E. coli* eram predominantes em animais diferentes, o que pode facilitar a disseminação de estirpes patogênicas.

Muitas estirpes não são patogênicas. *E. coli* não patogênica dá apoio ao equilíbrio intestinal fisiológico do hospedeiro. *E. coli* patogênica com perfis de gene de virulência (GV) pode causar surtos de diarreia. Concluiu-se que *E. coli* portadora de GV é parte normal da população de bactérias intestinais.[1] *E. coli* patogênica pode ser dividida em muitos tipos, mas há três principais. São considerados ETEC: *E. coli* produtora de verotoxina (VPEC) e *E. coli* fixadora e destruidora (FDEC).

Há dois fatores agravantes principais em suínos: um deles é que o intestino apresenta distribuições diferentes de receptores com o avançar da idade. O outro é que quase todos os isolados (94,8%) que carreiam o gene da enterotoxina, também carreiam genes para uma das adesinas fimbriais. Os dois genótipos mais proeminentes são K88, LT1, STb e F18, STa, STb e SLT.

Escherichia coli enterotoxigênica

ETEC apresenta dois fatores de virulência principais: adesinas ou fímbrias e enterotoxinas. As adesinas promovem ou controlam a aderência às células epiteliais do intestino delgado e incluem K88, K99, F41, 987P e F18. Apenas F18 e K88 são frequentemente associadas à doença em leitões desmamados. Somente suínos jovens são suscetíveis a K99 ou 987P. A suscetibilidade relacionada à idade está ligada à presença ou ausência de receptores adequados no intestino delgado. As enterotoxinas pertencem a dois grupos; enterotoxinas termolábeis (LT) e enterotoxinas termoestáveis STa ou STb. Apenas leitões desmamados são suscetíveis a F18, e a resistência se desenvolve às 8 semanas de idade, quando aparentemente a ligação é bloqueada. O receptor para F18 ainda não foi identificado, mas é um glicoconjugado no qual o carboidrato ligado atua como alvo para as fímbrias. A adesina F18 ocorre em duas formas: ab, encontrada na VTEC e ac, encontrada na ETEC. Também há um antígeno fimbrial F4 que fica em um cromossomo diferente do F18. ETEC F4 causa problemas na primeira semana após o desmame, enquanto VTEC F18 causa problemas 1 a 2 semanas após o desmame.

Escherichia coli produtora de verotoxina

Essas estirpes produzem toxinas Shiga ou Shigalike (verocitotoxinas) e causam doença do edema (DE). VTEC suína coloniza o intestino pelo pilus de F18, assim como algumas ETEC de suínos. Não é incomum encontrar estirpes positivas para F18 que produzem enterotoxinas e verotoxinas e podem causar tanto diarreia quanto DE.

Escherichia coli fixadora e destruidora

Essas bactérias possuem o gene *eae*, que codifica a intimina. Esse é um fator adesina que facilita a ligação da bactéria às células epiteliais intestinais. Está em um plasmídeo que é distinto do plasmídeo que codifica K88na ETEC e estirpes de ETEC que produzem lesões de fixação de destruição. As seguintes estirpes são encontradas:

- K88 ab, ac e ad
- F18ab (mais associado a DE) e F18ac
- F41, normalmente associada a fímbrias K99
- Estirpes que contêm LT, STa, STb, toxina Shiga-like 2e (Stx2e) e, possivelmente *E. coli* enteroagregativa.

Há vinte anos, a maioria das estirpes de suínos eram positivas para 987 ou K99. Os genes para Stx2e e F18 eram raros nessa época, mas são muito mais comuns atualmente.

O157 em suínos

Em um levantamento recente na Suécia, foram encontradas apenas duas estirpes positivas para O157:H7 e quatro negativas para O157:H7. A patogenicidade é indicada por genes que codificam uma ou mais toxinas do tipo Shiga, mas muitos outros fatores também podem ser necessários. A maioria das estirpes não possuía toxina Shiga, mas carreava adesinas fimbriais F4 ou F18. Um terço das estirpes examinadas produziu STa ou STb, mas menos de um terço produziu STx e metade apresentava o gene *eae*.

Diarreia pós-desmame (DPD) e DE são duas infecções comuns por *E. coli* em suínos desmamados. Na DPD, há diarreia, desidratação e, com frequência, morte. Na DE ou enterotoxemia, há edema subcutâneo da testa e pálpebras e achados clínicos neurológicos, como ataxia, convulsões, decúbito e morte. Estirpes de ETEC isoladas de casos de DPD pertencem principalmente ao grupo O8, O141, O147, O149 e O157. Estirpes associadas a DE apresentam predominantemente grupos O138, O139 e O141. DPD é uma causa significativa de mortalidade entre o desmame e o abate em alguns rebanhos. Embora os achados clínicos nessas duas enfermidades sejam diferentes, eles ocorrem em faixas etárias similares, e sob o mesmo tipo de alteração de manejo pode preceder a sua ocorrência. Tanto o desmame quanto a idade de desmame são associados a efeitos significativos nas populações microbianas. Em DPD, as bactérias desaparecem mais rapidamente, normalmente em cerca de 7 dias após a infecção (DPI), mas na DE elas ainda podem estar presentes 9 DPI, porém com um crescimento mais lento e um pico 3 a 5 DPI. Um cenário típico seria 4 a 5 dias DPD seguido por DE clínica com mortalidade que pode ser tão alta quanto 50%. Ambas são associadas à proliferação de sorotipos predominantemente hemolíticos de *E. coli* no intestino delgado. Entretanto, é raro encontrar ambas as enfermidades na mesma propriedade. Na DPD, os sorotipos são ETEC e a principal manifestação é a diarreia que resulta da atividade de enterotoxina no momento da proliferação.

Na DE, estirpes não enterotoxigênicas produzem verotoxina; após um período de tempo, indiretamente produz a síndrome neurológica característica da enfermidade.

Uma das características da virulência em *E. coli* é a presença de elementos genéticos móveis como plasmídeos, bacteriófagos e ilhas de patogenicidade. Foi encontrada uma ilha de patogenicidade que codifica fimbrias positivas para F18. Toxinas de distensão citoletal também foram descritas. Em muitos países, a prevalência de DE diminuiu, enquanto a gastrenterite coliforme aumentou. É possível que essa alteração reflita a tendência de desmame mais precoce dos suínos, embora a emergência e a disseminação de novas estirpes de ETEC possa também ser um fator. Mais recentemente, uma terceira enfermidade, angiopatia cerebroespinal, foi atribuída ao efeito da infecção por *E. coli*. Embora existam algumas similaridades na etiologia e epidemiologia dessas enfermidades, elas são suficientemente diferentes para garantir uma descrição separada.

Uma das principais características em comum é o processo de desmame, que provavelmente é o distúrbio mais grave que os leitões jovens enfrentam. Essa mudança de dieta líquida para sólida também é acompanhada por muitas outras alterações, como movimentação, mistura, mudanças ambientais e de manejo. Também há alteração da função imune e produção de estresse que altera profundamente a microflora intestinal, particularmente a flora coliforme. Algumas estirpes podem aumentar, mas outras podem diminuir.

Também é importante ter em mente que algumas *E. coli* também podem causar choque fatal. Elas normalmente são ETEC (O149, O157 ou O8) F4 (positivas para K88) ou *E. coli* que causa DE (Stxe). A morte ocorre antes que a diarreia ou o edema sejam produzidos. Ela provavelmente é causada pela liberação rápida de uma grande quantidade de lipopolissacarídeos por ETEC colonizadoras, que então produzem uma tempestade de citocromos (TNF-α, IL-1 e IL-6). Normalmente não há achados clínicos e as lesões são mínimas, incluindo congestão e enterite hemorrágica.

Infecções sistêmicas por *E. coli* também ocorrem em suínos de qualquer idade, mas com mais frequência em animais muito jovens quando há pouca proteção colostral. Normalmente, as infecções são por ETEC. Os achados clínicos são bastante variáveis e se desenvolvem dentro de 12 h, com algo simples como abdome distendido em leitões, que são encontrados mortos 48 h depois.

Doença do edema (edema intestinal, enterotoxemia por *Escherichia coli*)

DE ocorre em suínos desmamados e em crescimento e é caracterizada por edema subcutâneo e subseroso, ataxia progressiva, decúbito e morte. Embora seja improvável que estirpes isoladas de suínos sejam associadas a doença grave em humanos, suínos saudáveis não podem ser excluídos como fonte potencial de infecção em humanos por STEC (produtoras de toxina Shiga) Stx2e.[2]

Sinopse

- Etiologia: estirpes de *Escherichia coli* produtoras de verocitotoxina e toxina Shiga-like
- Epidemiologia: em suínos desmamados de crescimento rápido, entre 4 e 12 semanas de idade, após alteração na dieta ou no manejo alimentar e perda dos anticorpos maternos
- Achados clínicos: morte súbita. Incoordenação, queda, edema das pálpebras e face; leitões morrem em 6 a 36 h
- Patologia clínica: cultura de *E. coli* das fezes
- Lesões: edema facial, estômago cheio e edema mesentérico
- Confirmação do diagnóstico: cultura específica para o organismo
- Lista de diagnósticos diferenciais:
  - Pseudorraiva
  - Encefalomielite viral dos suínos
  - Encefalomiocardite
  - Meningite estreptocócica
  - Intoxicação por sal
  - Intoxicação por arsênico orgânico
  - Doença do coração de amora
- Tratamento: nenhum
- Controle: evitar mudanças drásticas na dieta.

Etiologia

DE é associada a estirpes de *E. coli* que produzem toxinas Stx e Stx2e que entram na corrente sanguínea e lesionam os vasos sanguíneos. Três sorogrupos causam DE: O138, O139 e O141 e, algumas vezes, O147. Eles são chamados EDEC e quase todos são α-hemolíticos. As estirpes têm adesinas que permitem que as bactérias colonizem o intestino e elaborem proteínas exotoxinas. Os fenótipos bioquímicos foram estudados na Suécia e O138, O139 e O141 são dominados por um tipo fenotípico, ainda que outros ocorram dentro do mesmo sorotipo. Toda a ilha de patogenicidade conhecida como ETT2 é necessária para os fatores de virulência de DE em O138, O139 ou O141.

Foram encontrados isolados de *E. coli* nos quais a toxina ou os tipos fimbriais F18 não estavam relacionados a eletroferótipos selecionados. Isso sugere que a toxina e os genes *F18* no isolado de suínos com DPD ou DE ocorrem em muitas bases cromossômicas. A bactéria coloniza o intestino delgado sem causar alterações significativas por meio do fator de aderência F18 (F107), normalmente F18ab ou, ocasionalmente F18ac como a adesina fimbrial. As estirpes de *E. coli* com a maior capacidade de ligação à mucina pertenciam aos ST potenciais produtores de toxinas, enquanto estirpes sem genes que codificam a produção de toxinas mostram uma ligação muito mais fraca à capacidade de mucina.

Na Dinamarca, em um surto recente em que DE não havia sido observada previamente, a maioria dos isolados eram O139, mas alguns não foram tipificados. Todos os isolados de suínos dinamarqueses com DE pertenciam a um grupo, diferentemente dos isolados em outros países. No estudo conduzido na Dinamarca, 563 isolados foram sorotipados e O149 foi encontrado em 49,9% dos isolados, O138 em 14,9%, O139 em 6,9%, O141 em 4,1% e O8 em 3,7%. Os GV foram avaliados e se encaixaram em seis tipos patogênicos que cobriram 65,7% de todos os isolados. As fímbrias são o principal fator de colonização da *E. coli* que causou DE.

Herdabilidade e suscetibilidade

Acredita-se que a herdabilidade da resistência à colonização intestinal por *E. coli* que causa DE esteja sob controle de um *locus* que consiste em dois alelos com suscetibilidade (S)-dominante à resistência(s). A suscetibilidade genética à DE é causada pela habilidade do *E. coli*, que expressa F107, aderir a e colonizar as células da borda em escova intestinal e não à suscetibilidade à toxina. Há uma correlação alta entre o genótipo de receptor F18 intestinal e a suscetibilidade à enfermidade, mas suínos com genótipos resistentes ao receptor F18 não estavam completamente protegidos contra a colonização por *E. coli*.

Epidemiologia

Possivelmente, o fato mais significativo no desenvolvimento de DE é a perda dos anticorpos do leite ao desmame. O ambiente da unidade de suínos desmamados provavelmente é a fonte de *E. coli*, seja de outros suínos desmamados, seja pelo ambiente sujo. Nem todos os suínos infectados desenvolvem a enfermidade.

Os sorotipos específicos de *E. coli* que podem causar a enfermidade são introduzidos na granja e tornam-se parte da flora intestinal normal. Eles podem não causar a doença até o surgimento de condições ambientais específicas, como quando elas se proliferam excessivamente dentro do intestino e produzem a toxina. A doença ocorre predominantemente em suínos entre 4 e 12 semanas de idade. Ela pode ocorrer esporadicamente, mas é mais comum como surtos que afetam até 50% dos suínos dentro de um grupo. De modo característico, os suínos maiores e de crescimento mais rápido são acometidos dentro de um grupo. A enfermidade não é comum em suínos pequenos e com baixas taxas de crescimento. A idade ao desmame, a dieta, a superlotação, o frio, o transporte e outros fatores influenciam a suscetibilidade de suínos a *E. coli* produtora de SLTIIe, e pode determinar se DE subclínica ou clínica ocorrem após a infecção. Leitões que recebem dietas com alto teor de proteína são mais suscetíveis a DE clínica experimental do que leitões que recebem dietas com baixo teor de proteína. A enfermidade ocorre com frequência 1 semana após a alteração da dieta ou após receber alimentos *ad libitum*, mas também pode ocorrer após fatores como desmame, vacinação, alteração de baia e reagrupamento. Um estudo verificou a presença de VPEC O139 em tanques de armazenamento de água e em água de beber.

Fímbrias de F18 tem aumentado de forma significativa desde 1997, de 10% para 70%, e isso pode ser ligado à seleção genética do gene de estresse.

O surto tem início súbito, mas duração curta, apresentando em média 8 dias e raramente excedendo 15 dias. A epidemiologia da enfermidade em suínos acometidos em um rebanho não é característica de uma enfermidade altamente contagiosa, e normalmente não se dissemina para envolver outras baias de suínos na mesma granja.

A doença ocorre após a proliferação de sorotipos relevantes no intestino. Sorotipos de *E. coli* associados a edema intestinal podem ser isolados das fezes de suínos saudáveis. Os fatores que iniciam a proliferação não são conhecidos, mas alterações na composição ou na quantidade de alimento fornecido comumente deflagram o início. Fatores de manejo que potencializam o ciclo oral-fecal desses microrganismos provavelmente são importantes para a disseminação dentro do grupo.

Patogênese

Algumas das estirpes F18ab ou F18ac produzem ambas as enterotoxinas e Stx2e, e, nesses casos, DPD normalmente é mais comum do que DE. Podem ocorrer infecções mistas tanto por estirpes ETEC quanto por EDEC, nas quais a diarreia costuma predominar.

Os receptores F18, importantes na DE, não são expressos completamente em suínos com menos de 20 dias de idade. As estirpes positivas para F18 causam DE aproximadamente 5 a 14 dias após o desmame. Os receptores fimbriais podem ser regulados por lecitinas na dieta, e essa pode ser a razão pela qual a colonização por F18 diminui após o desmame. A toxemia resulta em edema grave em locais específicos nos quais Stx2 foi absorvida. A colonização de EDEC se desenvolve nas extremidades e laterais dos vilos no jejuno distal e no íleo. Stxe é absorvida pela circulação e causa lesão vascular aos órgãos-alvo. Ela não é absorvida normalmente, mas está sob a influência de fatores desconhecidos que podem incluir a bile. A absorção causa uma angiopatia degenerativa das artérias pequenas e arteríolas. No cérebro, as alterações podem ser exacerbadas pela anoxia que resulta em fluxo sanguíneo lento.

É uma progressão simples. O intestino de suínos suscetíveis, que normalmente são animais de crescimento rápido e sem anticorpos maternos, apresenta receptores para *pili* de F18. Esse parece ser o principal fator, e então a colonização por *E. coli* ocorre com produção de toxina, absorção de toxina e lesão ao epitélio vascular. O endotélio parece não apresentar receptor específico para toxina Stx2e, e, por fim, edema se desenvolve nos tecidos-alvo. Receptores epiteliais para DE patogênico não são encontrados em todos os suínos. Os receptores para ambos os F14 estão em um cromossomo[13] e para F18 em outro.[3,4] O número de *E. coli* prolifera rapidamente quando infectados a um nível de 10^9/g de fezes.

Fatores nutricionais e estase gastrintestinal resultam em proliferação de estirpes de *E. coli* no intestino delgado e produção de toxina. Em geral, há um retardo entre o começo da proliferação intestinal máxima e o início dos achados clínicos. Na enfermidade experimental, os achados clínicos ocorrem 5 a 7 dias após o desafio oral experimental com bactérias e até 36 h após a inoculação intravenosa com toxina. O retardo parece estar relacionado ao desenvolvimento de lesões vasculares, com aumento da permeabilidade vascular que leva a formação de edema e encefalomalácia. A inoculação oral experimental de *E. coli* produtora de DE resulta na colonização do intestino delgado e em lesões nos vasos da mucosa intestinal que são detectáveis tão precocemente quanto 2 dias após a infecção. Foi descrito um modelo experimental de DE subclínica em leitões desmamados. Lesões vasculares microscópicas foram encontradas em suínos 14 dias após a inoculação oral com estirpe de *E. coli* positiva para SLT2. Uma vez ocorrendo DPD, há um aumento na permeabilidade intestinal que predispõe a DE, assim, o influxo de toxina SLT para a corrente sanguínea se torna mais fácil, levando à doença. DE é associada a acidose metabólica, que pode ser explicada pela produção endógena de acidose no intestino delgado. Sabe-se que a acidose intestinal é conhecida por causar hiperexcitabilidade na mucosa.

Achados clínicos

DPD e DE podem ocorrer simultaneamente. A taxa de mortalidade varia de 50 a 90%. Elas podem se manifestar de forma súbita e também assim desaparecer. Recidiva no perímetro não é incomum. Elas normalmente ocorrem após o desmame, mas podem acontecer a qualquer momento.

A enfermidade ocorre esporadicamente e de forma inesperada em um grupo, com frequência acometendo alguns suínos dentro de algumas horas, e não apresenta tendência a se disseminar de um grupo para outro. Os leitões que se desenvolvem melhor têm mais probabilidade de serem acometidos e, uma vez realizado o diagnóstico, todos os suínos na baia devem ser avaliados na tentativa de detectar animais nos estágios iniciais da enfermidade. A incidência em uma ninhada irá variar até 50% ou mais.

Com grande frequência, os suínos podem se tornar inapetentes, com edema das pálpebras e da testa. O sinal mais precoce e mais óbvio é a incoordenação dos membros pélvicos, embora ele possa ser precedido por diarreia. O suíno mostra dificuldade em permanecer em posição quadrupedal e apresenta cambaleios e senta sobre os membros pélvicos. Há dificuldade em levantar e de fazer com que um membro ultrapasse o outro durante o passo, em razão da rigidez e contração dos tendões que afetam tantos membros torácicos quanto membros pélvicos. Em alguns casos, há sinais óbvios de irritação nervosa, que se manifestam como tremores musculares, andar errante e convulsões clônicas. Paralisia flácida completa se segue. Um grunhido peculiar pode ser ouvido. Normalmente não há diarreia nem febre. Pode haver prurido. Nos estágios terminais, pode haver diarreia aquosa.

A enfermidade subclínica pode ocorrer quando os suínos estão clinicamente normais e podem então desenvolver lesões vasculares e apresentam taxa de crescimento baixa.

Ao exame mais detalhado, edema das pálpebras e conjuntiva podem ser vistos. Isso também pode envolver a fronte da face e as orelhas, mas não pode ser verificada até a necropsia. A voz normalmente está rouca e pode se tornar quase inaudível. Cegueira pode ser aparente. As fezes normalmente são firmes e a temperatura retal está quase sempre abaixo do normal. O curso da doença pode ser muito curto, com alguns suínos sendo encontrados mortos sem que sinais tenham sido observados. Na maioria dos casos, a doença é observada por 6 a 36 h, com alguns casos apresentando curso mais longo. A recuperação ocorre algumas vezes, mas algum grau de incoordenação pode persistir.

Patologia clínica

Como auxílio ao diagnóstico, amostras de fezes devem ser cultivadas para determinar a presença de *E. coli* hemolítica enquanto os animais acometidos ainda estão vivos. O conhecimento quanto à sensibilidade do organismo pode ser importante na prescrição de medidas de controle. O princípio de DE é citotóxico para células Vero, o que pode ser útil em um sistema de ensaio para o diagnóstico. A toxina Stx2e foi detectada em sangue periférico de suínos com enfermidade clínica, o que não apenas mostra que a toxina é transportada, mas pode, eventualmente, levar a uma técnica para detecção de casos iniciais.

Achados de necropsia

O suíno é bem desenvolvido para a sua idade, o estômago está cheio de alimentos e as fezes, em geral, estão normais. O edema é variável. Edema das pálpebras, testa, abdome ventral, cotovelo e articulação do tarso, submandibular e orelhas é acompanhado por edema da parede do estômago e do mesocólon em casos clássicos. O edema gelatinoso pode ser muito espesso ao redor do estômago e mesentério. O mesocólon também está edemaciado, e o edema da vesícula biliar algumas vezes é observado. Os linfonodos podem estar aumentados de volume e edemaciados. Com bastante frequência, o estômago está cheio de alimentos ressecados. Pode haver diminuição do conteúdo do cólon, bem como edema pulmonar e hemorragias petequiais no epicárdio e pericárdio. O excesso de líquido pleural, peritoneal e pericárdico também é característico, e os músculos esqueléticos estão pálidos. O edema, com frequência, pode estar localizado, de maneira que a avaliação de regiões suspeitas deve ser realizada com cuidado, usando múltiplas incisões, especialmente ao longo da curvatura maior do estômago, próximo ao cárdia. *E. coli* hemolítica pode ser recuperada de quase todas as culturas puras do intestino, principalmente no cólon e reto, e em alguns casos, dos linfonodos mesentéricos. Antissoro policlonal direcionado contra sorotipos de *E. coli* associadas à DE são usados para confirmar o diagnóstico por meio de um teste de aglutinação.

Em alguns casos, uma gastrenterite hemorrágica atípica foi descrita, com edema acentuado, mas a mucosa do intestino delgado e grosso apresentam hemorragia extensa e há diarreia aquosa, seguida por morte.

Pode haver encefalomalácia multifocal no tronco encefálico, juntamente com lesões típicas em artérias pequenas e arteríolas.

Histologicamente, as lesões importantes são edema mural, degeneração hialina e necrose fibrinoide em artérias e arteríolas. Algumas vezes, as lesões são mínimas e difíceis de reconhecer. Em casos subagudos a crônicos, essa angiopatia pode resultar em hemorragias focais do cérebro e encefalomalácia. Camadas irregulares de bactérias estão aderidas à mucosa jejunal distal e ilíaca, mas com frequência desaparecem no momento em que o suíno vem a óbito.

Amostras para a confirmação do diagnóstico

- Bacteriologia: íleo e cólon (CULT); cultura dos tipos de *E. coli* e confirmação do sorotipo e fatores de virulência é essencial. Em DE, um grande número de *E. coli* podem ter desaparecido. A presença de *E. coli* hemolítica não é diagnóstica para DE uma vez que algumas estirpes de EPEC que causam DE não são hemolíticas. Há mais casos de infecções mistas por *E. coli* atualmente do que antes. A diferenciação de *E. coli* patogênica e não patogênica pode ser realizada por reação em cadeia da polimerase (PCR, na sigla em inglês). Um PCR multiplex foi desenvolvido para STa, STb, K99, 987 P e F41.[5] Um ensaio multiplex de PCR para nove fatores de virulência diferentes associados a *E. coli* que causa DE em suínos está disponível.[6] O teste mostra que o gene está presente, mas não se ele de fato está codificando as proteínas
- *Histologia:* cólon, íleo, jejuno, região fúndica gástrica, cérebro e linfonodos mesentéricos (LM) fixados em formol.

Diagnóstico diferencial

O surgimento 2 semanas após o desmame é sugestivo, assim como edema visível e sinais neurológicos. Embora existam muitas enfermidades de suínos em faixas etárias suscetíveis nas quais há predomínio de sinais neurológicos, o edema intestinal é fácil de diagnosticar em razão da rapidez com a qual a doença se instala, o número de suínos acometidos em um momento, a duração curta do surto e o edema óbvio dos tecidos. Suínos acometidos normalmente estão em boa condição corporal. A ataxia e o decúbito devem ser diferenciados das enfermidades do sistema nervoso de suínos que causam esses sintomas. Essas incluem pseudorraiva, encefalomielite viral (doença de Teschen), encefalomiocardite, meningite estreptocócica, intoxicação por sal e intoxicação por arsênico orgânico. A doença do coração de amora e encefalomiocardite podem produzir sinais similares, e a diferenciação com base nos achados de necropsia e histopatológicos é necessária. Na intoxicação por *Amaranthus* spp. e *Chenopodium álbum*, os sinais podem ser similares, mas o edema é limitado aos tecidos perirrenais.

Tratamento

Suínos enfermos devem ser tratados inicialmente com antimicrobianos e eletrólitos por via parenteral, uma vez que eles não ingerem alimentos nem água. Após, pode-se instituir a administração na água. O tratamento não é efetivo. A eliminação das bactérias produtoras de toxinas pode ser tentada pelo uso de antimicrobianos nos alimentos e no suprimento de água. A escolha do antimicrobiano irá variar, dependendo de variações regionais quanto à sensibilidade de *E. coli* a fármacos. O medicamento deve ser altamente ativo no lúmen do intestino (possivelmente fluoroquinolonas, cefalosporinas, apramicina, ceftiofur, neomicina ou trimetoprima), dependendo das leis de prescrição em cada país. O consumo de alimentos por suínos do grupo que não estão acometidos deve ser reduzido de imediato, e então deve voltar ao normal gradualmente ao nível anterior no decorrer de um período de alguns dias. Suínos que se recuperam apresentam anticorpos protetores para Stx2e.

Controle

Os berçários devem ser manejados como propriedades todos dentro/todos fora e adequadamente limpos, desinfetados e secos, e deve haver um período de vazio sanitário antes da chegada do próximo lote de animais. A manutenção da temperatura correta para o desmame e evitar correntes de ar são especialmente relevantes.

As estirpes de DPD e DE de todas as *E. coli* são aquelas que apresentam maior probabilidade de resistência a antibióticos.

Os suínos devem ser mantidos na mesma alimentação por, pelo menos, 2 semanas após o desmame, e a mudança na alimentação deve ser feita gradualmente no decorrer de um período de 3 a 5 dias. A restrição à alimentação nos períodos críticos é praticada com frequência e pode diminuir a ocorrência de DE. De forma similar, um aumento na fibra bruta e diminuição na qualidade de nutrientes da dieta por esse período podem diminuir a incidência. Entretanto, é evidente que uma restrição grave e uma diminuição marcante na qualidade dos nutrientes é necessária para conseguir esse efeito, e isso não é compatível com o objetivo da criação de suínos em crescimento. É essencial que suínos sob ingestão restrita recebam o alimento em cochos de tamanho adequado para assegurar a ingestão homogênea de alimentos entre os animais do grupo. Por motivos similares, ninhadas de suínos que são agrupadas durante ou após o desmame devem ser divididas em grupos de PC aproximadamente igual.

A incorporação estratégica de um antimicrobiano no alimento durante o período de risco pode ser necessária em algumas propriedades. Uma diminuição do potencial de ciclo oral-fecal de microrganismos no grupo pode diminuir a incidência de DE, assim como a diminuição da idade de desmame. Tanto a adição de ácidos orgânicos quanto de medicação com 50 ppm de enrofloxacino são úteis no controle e/ou prevenção de DPD ou DE.

O tratamento com soro anti-VT2E pode fornecer imunidade protetora contra DE em suínos. Aspergir plasma suíno seco tem ajudado, uma vez que este contém anticorpos específicos anti-ETEC. Tem-se utilizado ovos de galinhas vacinadas previamente.

Nenhuma vacina bem-sucedida está disponível para produzir aumento dos teores de IgA necessários para neutralizar a *E. coli* aderida. Uma nova vacina recombinante foi desenvolvida para uma vacina de subunidade de Stx22e.[7] Apenas vacinas com as fímbrias pré-formadas induzem proteção, e essa é limitada pela variante homóloga, mas experimentalmente, a vacinação de leitões com toxina Shiga-like 2e geneticamente modificada evita a DE após desafio com toxina Shiga-like após o desmame. A concentração de proteína na dieta também influencia a suscetibilidade a DE. Suínos que recebem dieta com baixo teor de proteína e que não foram vacinados desenvolveram DE subclínica. Os que recebem dieta com alto teor de proteína e que são vacinados apresentam diminuição da incidência de edema subclínico e não desenvolveram DE clínica.

REFERÊNCIAS BIBLIOGRÁFICAS

1. Schierack P et al. Appl Environ Microbiol. 2006; 72:6680.
2. Zweifel C et al. Vet Microbiol. 2006;117:328.
3. Bao WB et al. Mol Biol Rep. 2012;39:3131.
4. Barth S et al. J Vet Diagn Invest. 2011;23:454.
5. Han W et al. Appl Environ Microbiol. 2007;73:4082.
6. Casey TA et al. J Vet Diagn Invest. 2009;21:25.
7. Florian V et al. Proc Int Pig Vet Sci. 2012;22:77.

Diarreia pós-desmame em suínos (gastrenterite coliforme)

A DPD é comum dentro de muitos dias após o desmame e é caracterizada por uma diminuição na taxa de crescimento associada a alterações na mucosa do intestino delgado e, em alguns suínos, por gastrenterite coliforme caracterizada por morte súbita ou diarreia grave, desidratação e toxemia. É uma das causas principais de perda econômica em razão tanto da mortalidade quanto de menores taxas de crescimento por muitos dias a 2 semanas após o desmame. A etiologia, a epidemiologia e a patogênese são multifatoriais e complexas em razão da interação dos muitos fatores associados ao desmame. Em algumas ocasiões, a DPD pode ser seguida por doença do edema (DE).

Sinopse

- Etiologia: sorotipos específicos de *Escherichia coli* enterotoxigênica
- Epidemiologia: 3 a 10 dias após o desmame; altas taxas de morbidade e de mortalidade. Fatores estressantes relacionados ao desmame constituem fatores de risco (alteração na dieta, perda de contato materno e de anticorpos maternos, mistura de ninhadas e alterações ambientais)
- Achados clínicos: alguns suínos são encontrados mortos. Surtos de diarreia grave alguns dias após o desmame. Febre, desidratação, anorexia, perda de peso e morte em alguns dias
- Patologia clínica: cultura do microrganismo de fezes e conteúdo intestinal

- Lesões: desidratação, peritonite serofibrinosa, intestino preenchido por líquido e edema mesentérico
- Confirmação do diagnóstico: isolamento de sorotipos específicos de *E. coli*
- Lista de diagnósticos diferenciais:
  - Edema intestinal
  - Disenteria suína
  - Salmonelose
  - Erisipelas
  - Pasteurelose
- Tratamento: antimicrobianos no suprimento de água de beber
- Controle: minimizar o estresse ao desmame. Antimicrobianos nos alimentos e na água no pós-desmame. Acidificação intestinal. Óxido de zinco na dieta pós-desmame.

Etiologia

Algumas estirpes de *E. coli* podem causar tanto DE quanto DPD. A característica-chave é o desaparecimento, após o desmame, de anticorpos contra *E. coli* supridos pelo leite. A enfermidade é associada a ETEC que produz fatores de aderência que permitem a colonização do intestino e é mediada por enterotoxinas que induzem a secreção de líquido pela mucosa intestinal intacta. Ela também pode ser causada por EPEC que não possui qualquer dos fatores de virulência para DPD e DE. Um resumo é que DPD é associada a tipos fimbriais F4 (K88) e variantes F18 (F18ac ou F18ab como adesinas fimbriais)[1,2] e que possuem genes para a toxina Shiga-like 2 (SLT-2E), LT e/ou toxina Shiga A e B (STa ou STb). A toxina e os genes fimbriais *F18* em *E. coli* isolados de suínos com DPD ou DE ocorrem em uma variedade de bases cromossômicas. Os três receptores F4 (F4ab, F4ac e F4ad) são codificados em *loci* distintos.[3] Quase todas são α-hemolíticas e pertencem a um número limitado de sorotipos.

A presença de receptores F4 foi fortemente associada a suínos que excretam uma grande quantidade de *E. coli*.[4] Mais comumente, F4 é do sorotipo O149 e F18 é dos sorotipos O139, O138, O141, O149 e O157, que são associados a essa enfermidade. A maioria dos sorotipos parece ser O149:STaSTbLT:F4 (K88). As estirpes de O149 isoladas nos últimos anos de suínos desmamados com diarreia apresenta o gene de uma enterotoxina STa adicional, que as estirpes mais antigas não possuem. Das estirpes novas que correspondem a O149 H10, 92% codificam esse gene. Esse gene de enterotoxina 1 (*EAST* 1) termoestável de *E. coli* enteroagregativa é encontrado em isolados de suínos desmamados que apresentam diarreia ou DE. As fímbrias F107 podem ser encontradas em associação com isolados de DPD, e outras fímbrias de aderência, tais como Av24 e 2134P foram descritas. Muitos isolados de ETEC colonizam o intestino delgado de suínos desmamados, mas não apresentam fatores de colonização conhecidos. Os sorogrupos de *E. coli* de suínos com DPD em granjas suínas na Espanha incluem estirpes que produzem ETEC e VTEC e toxinas do fator necrosante citotóxico. A enfermidade pode ser reproduzida consistentemente em suínos desmamados, dado que a borda em escova das células epiteliais seja suscetível à adesina das estirpes de *E. coli* com antígeno fimbrial F4 (K88). A sequência de DNA que codifica os antígenos fimbriais F18 e adesinas AIDA estão no mesmo plasmídeo em isolados de *E. coli* do ceco. Normalmente, eles eram LTSTb ou STb (13%) e 12% eram hemolíticos e positivos para F18. As demais não eram hemolíticas e pertenciam ao sorogrupo K48.

Embora exista uma similaridade etiológica entre DPD e colibacilose entérica neonatal em leitões lactentes, a relação não é exata. Estirpes associadas à colibacilose entérica neonatal podem não apresentar a capacidade de produzir DPD, e muitas estirpes isoladas de gastrenterite coliforme não apresentam o antígeno K88+.

Estirpes de fatores necrosantes citotóxicos de *E. coli* foram isoladas de suínos desmamados com enterite necrótica na África do Sul.

Alguns isolados O45 não enterotoxigênicos de *E. coli* associados a DPD produzem FDEC, e sua proliferação pode estar associada à dieta. A infecção dupla com FDEC também pode ser associada a DPD.

A infecção com rotavírus pode ser um fator etiológico. O rotavírus pode infectar e destruir células epiteliais das vilosidades do intestino delgado, o que pode permitir a colonização por *E. coli*. Experimentalmente, uma ingestão de alimentos com alto teor de nutrientes fornecido 3 vezes/dia a suínos desmamados às 3 semanas de idade produz diarreia mais prolongada, colonização do intestino por ETEC hemolítica e eliminação persistente de rotavírus. Entretanto, outras observações levantam dúvidas quanto à importância de rotavírus como causa de diarreia, uma vez que eles podem ser encontrados em fezes de suínos sem diarreia alguns dias após o desmame. A enfermidade aguda pode ser reproduzida usando estirpes de *E. coli* K88 sem infecção concomitante por rotavírus.

Muitas estirpes positivas para F18ab ou F18ac produzem enterotoxinas e Stxe e, em casos de infecção por essas estirpes, é mais provável que a DPD ocorra, e não DE.

Epidemiologia

Apresenta distribuição mundial e um sorotipo pode predominar em uma única região geográfica.[46] Ocasionalmente, sorogrupos diferentes podem estar envolvidos em um surto.

DPD ocorre predominantemente em suínos 3 a 10 dias após o desmame. Há variação considerável na morbidade e na mortalidade entre grupos, baias de suínos e prédios. A faixa etária clinicamente acometida varia de acordo com a idade dos suínos e a dieta. Receptores F4 são expressos em suínos de todas as idades, mas F18 não se expressa completamente até que os suínos tenham 2 a 3 semanas de idade. A dieta pode retardar o início da manifestação de DPD por até as 6 a 8 semanas após o desmame, caso substâncias como zinco ou agentes acidificantes sejam adicionados à dieta.

A maioria dos surtos ocorre em suínos desmamados precocemente. As infecções em geral são adquiridas do ambiente. Com mais frequência, os suínos são encontrados enfermos ou mortos no quarto ou quinto dia. A disseminação nos grupos acometidos é rápida e a taxa de morbidade de 80 a 90% do grupo em 2 a 3 dias não é incomum. Com frequência, outras baias com suínos suscetíveis dentro da mesma área também irão desenvolver a enfermidade dentro de um curto período de tempo após o surto inicial. O problema pode persistir em um rebanho, acometendo grupos sucessivos de suínos desmamados no decorrer de um período de semanas a meses. O início do problema pode ser associado à introdução de lotes diferentes ou de uma formulação distinta da ração de desmame. A taxa de mortalidade pode ser tão alta quanto 30% e, subsequentemente, os sobreviventes podem apresentar uma diminuição na taxa de crescimento. O desmame de leitões às 3 semanas de idade é seguido comumente em alguns dias pela diminuição pós-desmame da taxa de crescimento, variações na ingestão total de alimentos e desenvolvimento de diarreia. Suínos desmamados a 3 a 4 semanas de idade em um ambiente sujo e desconfortável aparentam ser especialmente suscetíveis.

A proliferação de *E. coli* no intestino após o desmame parece secundária a alguns distúrbios gastrintestinais subjacentes. Após o desmame, há aumento progressivo na viscosidade do conteúdo intestinal, que altera a estrutura e o crescimento intestinais e estimula a proliferação de ETEC em suínos recém-desmamados. Em todos os grupos de suínos examinados, o número de sorotipos ou a diversidade da flora intestinal estão diminuídos na primeira semana após o desmame. A enfermidade é associada a uma proliferação mais precoce, mais prolongada e em maior magnitude de ETEC no intestino delgado que ocorre em suínos sadios após o desmame. Alguns estudos mostraram que a suscetibilidade à adesão de ETEC positiva para K88 é um pré-requisito para o desenvolvimento da enfermidade. Experimentalmente, suínos que não apresentam o receptor de adesina não desenvolvem diarreia quando desafiados com *E. coli* positiva para K88 e quando no mesmo ambiente que suínos positivos para adesinas.

Acredita-se que muitos fatores comumente relacionados ao desmame predisponham os suínos a DPD associada a ETEC. Alguns desses fatores de risco incluem:

- Estresse pela perda de contato materno
- Introdução a baias ou outros leitões desconhecidos
- Ventilação inadequada nas baias de desmame
- Diminuição da temperatura ambiente
- Alteração na dieta
- Interrupção do recebimento de imunoglobulinas pelo leite
- Diminuição da atividade bactericida gástrica atribuível a um aumento temporário no pH gástrico

- Exposição pré-desmame (*creep feeding*) aos antígenos dietéticos fornecidos após o desmame.

A lavagem das mãos e o uso de roupas limpas não evitou a transmissão de *E. coli*, mas banho seguido do uso de roupas limpas, sim.

Experimentalmente, há evidências de que o estresse de uma temperatura ambiente fria (15°C) pode resultar em maior incidência de diarreia em suínos desmamados do que naqueles mantidos em temperatura ambiente de 30°C.

A natureza e a quantidade de alimentos que o leitão consome antes e após o desmame podem ser fatores predisponentes. Uma hipótese sugere que uma hipersensibilidade transitória do intestino pode ocorrer se os leitões forem expostos previamente a uma pequena quantidade de antígenos dietéticos antes do desmame (*creep feeding*), seguido pela ingestão de uma maior quantidade de dieta após o desmame. Os suínos que desenvolvem diarreia tendem a ser aqueles que consomem mais alimentos após o desmame do que os seus contemporâneos.

Em geral, o desmame na terceira semana de idade é associado a alterações no epitélio das vilosidades do intestino delgado que resulta em graus variados de má absorção e diminuição da taxa de crescimento diário que pode perdurar por 2 semanas. Há uma diminuição grande e rápida na atividade de lactase intestinal que coincide com diminuição na taxa de crescimento e menor capacidade de absorver xilose. Há uma diminuição na altura das vilosidades e aumento na profundidade das criptas do intestino delgado, mas essas alterações não são necessariamente associadas ao consumo de *creep feed* antes do desmame, o que não ampara a hipótese de que a hipersensibilidade ao antígeno da dieta causado pela introdução de alimentos antes do desmame seja um fator. Atualmente, há dúvidas consideráveis quanto à validade da hipótese de hipersensibilidade intestinal. Trabalhos experimentais recentes indicam que o *creep feeding* não é necessário para a produção de diarreia e não induz alterações morfológicas características de uma reação alérgica no intestino delgado. Alimentos não digeridos no lúmen intestinal favorecem a proliferação de ETEC. Proteínas de origem animal podem fornecer alguma proteção.

A manipulação da dieta pode modificar muitas alterações que ocorrem normalmente no intestino delgado de leitões após o desmame. O fornecimento de substituto de leite de porca ou de uma dieta à base de caseína hidrolisada reduz o aumento da profundidade da cripta e a diminui as enzimas da borda em escova. O uso de um antibiótico para suprimir a atividade microbiana não altera as modificações da mucosa após o desmame.

A ecologia de *E. coli* e rotavírus no estômago e intestinos de suínos lactentes saudáveis e de suínos após o desmame foi avaliada. O pH gástrico é maior em suínos desmamados e pode não chegar a nível suficiente para evitar que um número significativo de bactérias atinja o intestino delgado. Esse fator pode ser importante em suínos desmamados em baias nas quais o ciclo oral-fecal de *E. coli* pode fornecer um desafio maciço. Após o desmame, a ETEC hemolítica sorotipo O149:K91, K88ac (estirpe Abbotstown) coloniza comumente o intestino delgado rostral a partir da região mais aboral do trato intestinal. Esse sorotipo nunca foi encontrado no conteúdo gástrico de suínos desmamados. Quando esse sorotipo está presente, ele tende a dominar a flora de *E. coli* em todos os níveis do intestino. Embora rotavírus sejam comuns no conteúdo intestinal de suínos desmamados, a presença do vírus não é necessária para a produção de DPD.

A perda de imunidade lactogênica no desmame pode ser um fator de risco. O leite de porcas cuja progênie desenvolveu DPD contém anticorpos capazes de neutralizar o efeito enterotoxigênico de *E. coli* homóloga. Isso sugere que a presença de atividade mediada por anticorpos contra ETEC pode ser importante na prevenção da enfermidade durante o período de lactação. Ao desmame, essa proteção é removida e o leitão não é capaz de produzir seus próprios anticorpos rapido o suficiente para evitar a enfermidade. O estresse do desmame não parece afetar os mecanismos imunes do suíno.

O desmame de leitões ao nascimento ou com 1 dia de idade é relacionado a alta taxa de mortalidade causada por diarreia e sepse. A alta taxa de mortalidade é associada à ausência de anticorpos colostrais, e condições de higiene estritas são necessárias para a criação artificial de leitões desmamados ao nascimento.

Patogênese

Regiões diferentes do trato intestinal suíno podem albergar estirpes diferentes de *E. coli* e pode ser que essas estirpes apresentem características distintas.[5]

A colonização e a proliferação de *E. coli* no intestino delgado se originam de microrganismos na região aboral do trato intestinal. Há um aumento rápido no número de bactérias de sorotipos de *E. coli* associados com DPD no epitélio do intestino delgado ou no muco que cobre desde a região média do jejuno até o íleo, que pode ser encontrada nas fezes de suínos saudáveis. Os fatores de virulência para DPD são associados a antígenos fimbriais de F4 e F18, que carreiam os genes para a produção de toxinas (STa, STb, LT, SLT2a e SLX2e). Os receptores para adesina F4 não são encontrados em todos os suínos. Há cinco fenótipos com base na suscetibilidade da borda em escova de suínos diferentes para aderência de isolados que produzem variantes F14ab (K88ab), F4ac (K88ac) e F4ad (K88ad). Suínos com pelo menos uma cópia do alelo dominante para o receptor são suscetíveis a aderência a células epiteliais e, portanto, colonização. A variante F18ab é expressa pela estirpe de *E. coli* O139 que produz toxina Shiga-like e causa DE. As estirpes F18ac fimbriais de *E. coli* com frequência se relacionam a O141 ou O157 causam diarreia pela expressão de enterotoxinas (STa ou STb) juntas ou com ou sem toxinas Shiga-like. STb se liga a um receptor específico.[6] As estirpes de DPD também produzem LT, que leva a hipersecreção de eletrólitos e água.[7,8] Após o desmame, seu número nas fezes costuma aumentar acentuadamente, mesmo em suínos que permanecem saudáveis. *E. coli* prolifera no intestino delgado e produz uma enterotoxina que parece aderir aos receptores. Isso deflagra a captação de cálcio para dentro da célula, o que resulta em excreção de água e eletrólitos no lúmen. Esses eventos levam à perda de líquidos e eletrólitos para dentro do lúmen e diarreia subsequente. Após o desmame, a absorção de líquidos e eletrólitos no intestino delgado de suínos fica temporariamente diminuída.

Na EPEC suína, a intimina se liga a seu receptor na superfície apical das células do intestino delgado e grosso[9,10] com a maioria estando presente no cólon e no duodeno. O mecanismo pelo qual elas causam diarreia ainda não foi completamente esclarecido.

Enterotoxinas termolábeis tipo IIa e tipo IIb estão envolvidos na patogênese de ETEC em leitões neonatos.[48] O número de *E. coli* hemolíticas presentes na porção proximal do jejuno pode ser 10^3 a 10^5 vezes maior em suínos acometidos do que em suínos saudáveis desmamados na mesma idade. A suscetibilidade do intestino delgado à enterotoxina varia de acordo com a região; o intestino delgado superior é altamente suscetível, e a suscetibilidade diminui em direção às regiões mais distais do intestino. Diferentemente de muitas outras espécies, os suínos em desmame dependem amplamente do seu intestino grosso para a absorção de líquidos e eletrólitos, ocorrendo apenas alterações pequenas no movimento de líquidos ao longo dos segmentos do jejuno e do íleo. Em casos fatais, a morte provém dos efeitos combinados da desidratação e da acidose que resultam das perdas de líquidos e eletrólitos. Nas formas hiperaguda e aguda da enfermidade, há uma síndrome semelhante ao choque com congestão gástrica e entérica acentuadas, enterite hemorrágica e morte. O modelo experimental da enfermidade é caracterizado por estas três síndromes:

- Diarreia fatal hiperaguda
- Diarreia moderada com 3 a 4 dias de duração, acompanhada por excreção fecal do organismo inoculado e diminuição do ganho de PC
- Excreção fecal do microrganismo com diminuição do ganho de peso vivo, mas sem diarreia.

O papel de rotavírus na patogênese de DPD é incerto. Ele pode ser encontrado nas fezes de suínos lactentes saudáveis e de suínos desmamados. O vírus é capaz de infectar e destruir as células epiteliais dos vilos, que podem contribuir para a atrofia vilosa parcial, perda de atividade de enzimas digestivas, má absorção e diminuição da taxa de crescimento. A inoculação experimental com uma ETEC e rotavírus causa doença mais grave do que qualquer um desses dois agentes provoca isoladamente.

Foram observadas alterações na mucosa do intestino delgado de suínos recém-desmamados que são objeto de muita controvérsia. Há diminuição do comprimento dos vilos, na atividade de dissacaridases intestinais e aumento na profundidade e na atividade das criptas intestinais. Essas alterações são máximas em 3 a 7 dias após o desmame, e persistem até a segunda semana, o que coincide com a diminuição na taxa de crescimento.

Achados clínicos

DPD e DE podem ocorrer simultaneamente. Em geral, na DPD a taxa de mortalidade varia de 1,5 a 2%, mas em surtos prolongados pode chegar a 25%. A morbidade é similar à da enfermidade neonatal, mas menos grave, e há menor taxa de mortalidade. A morbidade pode chegar a 100%. A diminuição pós-desmame na taxa de crescimento pode acometer 50 a 100% dos suínos em alguns dias após o desmame e persistir por até 2 semanas. Em algumas circunstâncias, a diarreia pode não se desenvolver em qualquer dos suínos do grupo, ou pode ser retardada em 6 a 8 semanas. A diminuição da ingestão de alimentos, dor abdominal e pelagem opaca são achados característicos de leitões positivos no pós-desmame. Eles podem apresentar falha no crescimento por 10 dias a 2 semanas, momento no qual irão mostrar melhora marcante.

É comum que um ou dois suínos em bom estado nutricional sejam encontrados mortos com poucas manifestações como sinais premonitórios. Nesse momento, os outros animais do grupo podem parecer normais, mas o exame mais detalhado irá revelar depressão branda e pirexia moderada. O exame *post mortem* de suínos encontrados mortos deve ser conduzido precocemente. Alguns animais do grupo irão desenvolver diarreia em 6 a 24 h, e 3 dias após a manifestação inicial, a morbidade pode chegar a 100%. O consumo de alimentos diminui de forma acentuada nos estágios iniciais do surto, mas os suínos acometidos ainda beberão água. Suínos atingidos podem apresentar coloração rosa na pele das orelhas, região ventral do pescoço e abdome nos estágios terminais. Diarreia é um sinal cardinal – as fezes são muito aquosas e de coloração amarela, mas podem ser eliminadas sem manchar a região caudal e a cauda. Pirexia não é uma característica em suínos individuais uma vez que a diarreia seja evidente. Suínos acometidos apresentam perda dramática de condição corporal e do brilho do pelo e tornam-se progressivamente desidratados. Alterações na voz e andar cambaleante, movimentos incoordenados, podem ser observados nos estágios terminais em alguns suínos. O curso de um surto dentro de um grupo, em geral, é de 7 a 10 dias, e a maioria dos suínos que vêm a óbito o fazem nos primeiros 5 dias. Suínos que sobrevivem apresentam taxa de crescimento ruim por mais 2 a 3 semanas, e alguns indivíduos apresentam retardo permanente do crescimento. Em surtos em suínos desmamados precocemente, a diarreia costuma ser evidente antes que a morte ocorra. Há evidências de que a DPD possa ser ativada pela SRRS.

Patologia clínica

É indicada cultura das fezes e conteúdo intestinal para estirpes de *E. coli* ETEC.

Achados de necropsia

Suínos no início do curso do surto estão em boa condição nutricional, mas aqueles que morrem posteriormente apresentam perda de peso, desidratação e, algumas vezes, cianose. Manchas brandas na pele das orelhas e regiões ventrais da cabeça, pescoço e abdome normalmente estão presentes. Em casos agudos, há aumento moderado no líquido peritoneal, e podem estar presentes filamentos de fibrina quase imperceptíveis nas alças do intestino delgado. Os vasos do mesentério estão congestos e, ocasionalmente, hemorragias petequiais e edema estão presentes. O estômago pode estar dilatado com alimentos ressecados, e o intestino delgado pode estar dilatado com ligeiro edema e hiperemia. A mucosa gástrica está congesta, e infarto (ulceração) pode estar presente ao longo da curvatura maior. O intestino delgado está dilatado e contém líquido mucoide de coloração amarela e, em certas ocasiões, material tingido por sangue. A mucosa do intestino delgado está congesta e, algumas vezes, há regiões hemorrágicas. O conteúdo do intestino grosso tem consistência líquida de mingau, e a mucosa pode estar congesta. Suínos que vêm a óbito posteriormente podem estar emaciados e apresentar odor de amônia. Em alguns casos, está visível edema de mesocólon brando. *E. coli* hemolítica pode ser isolada de um grande número de intestinos delgados e linfonodos mesentéricos. Antissoro policlonal direcionado contra sorotipos patogênicos conhecidos normalmente é usado para testar o isolado, mas um resultado negativo não exclui que a estirpe seja enteropatogênica.

Microscopicamente, podem não haver lesões, mas em geral há aderência bacteriana aos vilos intestinais. Essa aderência é mais pronunciada no duodeno e no cólon. As bactérias podem estar presentes nos enterócitos e, algumas vezes, essas células se desintegram e levam ao descolamento do epitélio. As outras alterações são aquelas que comumente são associadas à endotoxemia, sobretudo trombose microvascular em muitos órgãos.

Amostras para confirmação do diagnóstico

- *Bacteriologia:* linfonodo mesentérico, segmento de íleo, cólon (CULT); em casos de DPD, a cultura normalmente revela *E. coli* hemolítica (ETEC) e não hemolítica (EPEC). Um ensaio de RT-PCR para detecção de *E. coli* F14 em amostras de fezes de suínos visando parte da sequência *rfb* específica para esse grupo foi usado.[11] Foi descrito um PCR multiplex para nove fatores de virulência diferentes associados a *E. coli* que causa diarreia e DE em suínos.[12] Também foi descrito um RT-PCR para diferenciação de F4 (K88) variantes (F4ab, F4ac e F4ad) de ETEC de leitões diarreicos[47]
- *Histologia:* estômago fixado em formol, muitos segmentos de intestino delgado, cólon, fígado, pulmão, baço (MO); a colonização do epitélio pode ser vista por microscopia óptica e confirmada utilizando imuno-histoquímica (IHQ) ou hibridização *in situ* (HIS).

Diagnóstico diferencial

Deve-se considerar primeiramente a diarreia pós-desmame em suínos com diarreia e óbito em um período de 3 a 10 dias após mudança na alimentação ou no manejo, com desidratação acentuada e mortalidade baixa a moderadamente alta. As lesões macroscópicas e odor associado são úteis.

A disenteria suína e a salmonelose se manifestam por diarreia e morte, mas não estão necessariamente relacionadas ao desmame ou a alterações na alimentação, e ambas são mais comuns em suínos mais velhos e em crescimento. Há maior dificuldade na diferenciação inicial entre *Salmonella* e gastrenterite coliforme. Na salmonelose, as fezes em geral estão mais fétidas, com mais muco, fragmentos de mucosa e, ocasionalmente, sangue, e as alterações na coloração da pele são mais dramáticas. Na necropsia, linfonodos periféricos e abdominais aumentados e hemorrágicos e baço aumentado e com polpa branca proeminente são mais sugestivos de salmonelose; entretanto, a diferenciação por cultura frequentemente é necessária. Se houver dúvida, os suínos devem ser tratados para cobrir ambas as condições até que o diagnóstico final seja determinado. O início da disenteria é comparativamente mais insidioso do que o da diarreia pós-desmame; a característica das fezes, padrão clínico e epidemiológico e lesões *post mortem* diferenciam essas duas enfermidades. O início da disenteria suína é comparativamente mais insidioso do que o da diarreia pós-desmame; as fezes características, padrão clínico e epidemiológico e lesões *post mortem* diferenciam essas duas enfermidades.

A peste suína deve sempre ser um diagnóstico diferencial em um surto de diarreia e morte em suínos. Contudo, as características epidemiológicas e lesões *post mortem* são diferentes.

Outras causas comuns de diarreia aguda em suínos em crescimento, como erisipelas, pasteurelose e infecção por *Actinobacillus pleuropneumoniae* são facilmente diferenciadas no exame de necropsia.

A doença do edema ocorre sob circunstâncias similares à gastrenterite coliforme, mas a manifestação clínica e achados *post mortem* são completamente diferentes.

Tratamento

Resistência a antimicrobianos e *E. coli*

Em um estudo na Espanha[13], verificou-se que as populações de *E. coli* no microbioma fecal de suínos são altamente dinâmicas e apresentam um alto nível de diversidade. Os suínos de terminação apresentavam o menor nível de perfil de resistência a antimicrobianos (PRA). O PRA da granja não selecionava para genes de virulência (GV) em *E. coli* albergada pela população de suínos saudáveis.[14]

Em um estudo em suínos que recebiam antibióticos na alimentação, verificou-se que os biotipos bacterianos mudavam após 14 dias de tratamento, com os suínos tratados apresentando aumento em Proteobacteria (1 a 11%) quando comparados a suínos não tratados. Houve aumento da diversidade e da ocorrência de genes de resistência a antibióticos. Alguns dos novos genes conferiam resistência a antibióticos que não foram administrados.[15]

Havia maior diversidade de *E. coli* presente em tanques de estocagem do que nas fezes frescas. A detecção de resistência a antibióticos específicos não foi significativamente diferente.[16] Pode haver troca horizontal de genes de PRA. Quase metade (47%) de *E. coli* e *Salmonella* isoladas da mesma amostra de fezes apresentavam genes *PRA* no mesmo nível.[17,18]

Agrupamentos significativos espaço-tempo de *E. coli* resistente são encontrados em regiões da Dinamarca.[19] Em um estudo de *E. coli* isolada de suínos na China, verificou-se que a maioria dos isolados eram geneticamente não relacionados. *PRA* foi encontrado em 89% das estirpes de *E. coli*. O GV mais prevalente foi *East 1*, seguido por Stx2e e *eae*. Os autores ressaltaram que há uma grande necessidade de monitorar alterações como resultado da alta incidência de GV e *PRA*.[20] A farmacodinâmica de antimicrobianos em diferentes níveis do trato intestinal de suínos e sua relação com os padrões de resistência de *E. coli* em suínos foram descritos.[21] Um estudo de *PRA* e perfil de genes de virulência em ETEC multirresistente isolada de suínos em DPD na Austrália[22] mostrou que nove sorogrupos foram identificados, particularmente O149. Nenhum apresentou resistência a ceftiofur ou enrofloxacino, e 9,4% foram resistentes ao florfenicol. O141 apresentou maior índice *PRA* do que outros sorogrupos. Houve poucas associações entre *PRA* e GV. Os perfis de GRA/GV de ETEC multirresistente sugerem que houve considerável diversidade de estirpes e plasmídeos, o que reflete uma pressão de seleção variada no que concerne à propriedade individual, mas não se trata de emergência, da disseminação lateral de clones multirresistentes.

Um estudo sueco mostrou que, exceto pela resistência a tetraciclinas, sulfametoxazol e estreptomicina, a resistência a antibióticos é igualmente disseminada entre isolados de *E. coli*. As tetraciclinas não devem ser o primeiro tratamento de escolha em razão da aquisição rápida de resistência. Quase todos os isolados são altamente suscetíveis a enrofloxacino, gentamicina e neomicina.

É imperativo que o tratamento de todos os suínos do grupo seja realizado tão logo surjam os sinais iniciais de DPD, ainda que nesse momento, a maioria dos suínos possa parecer clinicamente normal. O retardo irá resultar em altas taxas de mortalidade. Qualquer suíno em um grupo que apresente febre, depressão ou diarreia deve ser hospitalizado, tratado individualmente tanto por via parenteral quanto VO, e todo o grupo deve então ser tratado com medicação antibacteriana oral. A medicação da água é preferível à medicação de alimentos, pois, embora a adição de medicamentos aos alimentos seja mais fácil de instituir, os suínos enfermos normalmente irão ingerir água (em menor quantidade, caso estejam doentes) mesmo se não ingerirem alimentos. Neomicina, tetraciclinas, sulfonamidas ou sulfonamidas potencializadas com trimetoprima normalmente são os fármacos de escolha. Danofloxacino é segura e altamente efetiva. A infecção experimental com *E. coli* positiva para K88 foi controlada pela administração intramuscular de ceftiofur sódico diariamente por 3 dias consecutivos. Quando a administração em pulso é usada, parece haver menor desenvolvimento de resistência.

Em granjas com problemas de DPD, o teste de sensibilidade prévio irá orientar a escolha do antibacteriano a ser usado. A medicação com antibióticos deve ser mantida por mais 2 dias após a diarreia não estar mais evidente e, em geral, é necessária por um período de 5 a 7 dias.

Deve-se considerar o tratamento de grupos de suínos submetidos a risco equivalente no mesmo ambiente. A administração de fluidos intraperitoneais e a reposição de eletrólitos em suínos gravemente desidratados, além da adição de eletrólitos na água de beber, devem ser considerados.

Controle

Recomendações quanto ao controle efetivo e econômico da diminuição da taxa de crescimento pós-desmame e DPD em leitões desmamados na terceira semana de idade são difíceis, uma vez que a etiologia e a patogênese dessa enfermidade complexa não são bem compreendidas. Epidemiologicamente, a enfermidade é associada ao desmame e aos efeitos da dieta consumida antes e após o desmame. Em todos os casos, o leitão deve pesar 4,5 kg ou, preferencialmente, 5,5 kg ao desmame. Animais que se recuperam produzem anticorpos protetores.

Uma ampla variedade de técnicas foi tentada, inclusive acidificação intestinal, medicação antimicrobiana na água ou em alimentos, modificações ambientais, exclusão competitiva, fornecimento de probióticos, agentes quelantes, tais como ovos, leite ou coprodutos bacterianos (a maioria dos estudos mostram que eles não funcionam), óxido de zinco ou vacinação das porcas e dos leitões com toxoides. O uso de anticorpos de gema de ovo na dieta pode ou não ser efetivo.

A aspersão de pó de plasma seco obtido de suínos imunizados com vacina que contém subunidade F4 e LT da fímbria diminui a diarreia em razão dos anticorpos espontâneos contra ETEC.[23] Esse estudo mostrou que a combinação de anticorpos anti-LT e anti-F4 foi a mais efetiva.

A acidificação intestinal diminui a ligação de *E. coli* à superfície epitelial e o pH de 3,5 a 4,0 na calha ou no bico do bebedouro é melhor. Ácido cítrico, ácido fórmico, ácido propiônico ou uma mistura de ácido cítrico/sulfato de cobre pode ser usada.

Óxido de zinco, em especial, estabiliza a flora intestinal. Isso tem impacto tanto sobre as células do hospedeiro quanto sobre o metabolismo do patógeno, e pode fornecer informações quanto aos mecanismos para a diminuição da diarreia.[24] Leitões que receberam lactose e fibras foram menos acometidos, e a classe seguinte de animais menos atingidos foi aquela de animais que receberam óxido de zinco. Suínos que receberam promotores de crescimento a base de antibióticos na dieta e óxido de zinco apresentaram menor contagem de bactérias anaeróbicas nas suas fezes do que leitões controle. A remoção desses ingredientes da dieta irá aumentar os dias até o abate. Em um estudo quanto ao efeito do fornecimento de caolim nas infecções por ETEC em leitões desmamados[25], verificou-se que houve um efeito protetor no curso da ETEC. A colonização e a excreção de ETEC por leitões que receberam caolim foram mais brandas e de duração mais curta.

Tradicionalmente, tem-se aceito, sem evidências confiáveis, que a transição súbita da dieta ao desmame é o principal fator predisponente, mas observações experimentais são contraditórias. Um grupo de observações indica que se os suínos ingerem uma pequena quantidade de *creep feed* antes do desmame, eles então têm um primeiro contato e desenvolvem hipersensibilidade intestinal que, diante da ingestão da mesma dieta após o desmame, irá resultar em DPD. Em contrapartida, sugeriu-se que leitões devem consumir ao menos 600 g de *creep feed* antes do desmame para desenvolverem um sistema digestivo maduro. Outras observações indicam que aqueles suínos que consomem quantidade excessiva de alimentos após o desmame desenvolvem a enfermidade.

A suspensão completa do *creep feed*, seguido por um desmame abrupto na terceira semana de idade, pareceu apresentar um efeito protetor, possivelmente associado a uma baixa ingestão dietética. Granjas com menores taxas de DPD usaram sua primeira ração de leitão (ração de fase 1) por muito mais tempo e também alteraram para a segunda ração no decorrer de um período mais longo. A exclusão competitiva mostrou-se benéfica.

As recomendações apresentadas aqui se baseiam na hipótese de que o consumo de uma quantidade adequada de *creep feed* antes do desmame é a prática mais efetiva e econômica. Todos os esforços devem ser feitos para minimizar o estresse associado ao desmame. Fatores estressantes influenciam a excreção fecal de ETEC por leitões jovens por um mecanismo que pode não envolver a modulação da resposta imune. Para evitar uma transição súbita para uma dieta de desmame, *creep feed* deve ser introduzido a leitões lactentes com, pelo menos, 10 dias de idade. É importante que o *creep feed* e a área de alimentação sejam mantidos frescos para preservar a palatabilidade. O mesmo alimento deve ser fornecido por, pelo menos, 2 semanas após o desmame, e todas as alterações de alimentação subsequentes devem ser feitas gradualmente, no decorrer de um período de 3 a 5 dias. A restrição de alimentos no período de 2 semanas imediatamente após o desmame pode diminuir a incidência, mas, em geral, não é bem-sucedida. É uma observação de campo comum que a incidência de diarreia varia com diferentes fontes de alimentos, mas estudos experimentais para confirmar essa relação não estão disponíveis.

A adição de fibra à dieta pode ser benéfica, mas causa diminuição da taxa de crescimento. Em um estudo[26] quanto ao papel das fibras no controle de DPD, verificou-se que houve duas formas principais de diminuir os distúrbios entéricos: minimizando o uso de polissacarídeos não amiláceos (PNA), como cevadinha e goma guar, que levam ao aumento da viscosidade da ingesta; e pela inclusão de níveis moderados de PNA que não aumentam a viscosidade da dieta, como aveia e inulina, especialmente onde há teores altos de proteína bruta. As frações de PNA afetam a composição taxonômica e as características metabólicas da microbiota fecal.[27]

O uso de dietas com baixo teor de proteína pode diminuir os produtos tóxicos e reduzir a incidência de DPD. Uma dieta com menor teor de proteína reduz a fermentação proteica e a incidência de DPD no desafio com ETEC.[28] O desenvolvimento de maior digestibilidade ou o estímulo à maior ingestão de alimentos também pode ser responsável pela diminuição da ocorrência de DPD.[29] Óxido de zinco na dieta de 300 a 4.000 ppm pode impedir a ocorrência de DPD por meio da prevenção da colonização da cobertura epitelial do intestino. Uma variedade de alimentos diminui a adesão de ETEC à camada epitelial do intestino suíno e diminui a resposta inflamatória.[30]

Uma preparação simbiótica de amido e probiótico anti-ETEC K88 na presença de fécula de batata crua é um método efetivo para diminuir os efeitos negativos de ETEC no modelo suíno.[31]

A administração de ácidos orgânicos na água de beber para diminuir o pH para 4,0 mostrou que houve uma diminuição na excreção de *E. coli* fecal, mas também uma diminuição significativa na ingestão de água.[32]

β-glucanos também diminuem a suscetibilidade a ETEC[33], e nesse estudo houve diminuição da excreção de *E. coli* positiva para F4 e diminuição da resposta de anticorpos séricos específicos para F4.

Colicina também diminuiu DPD[34], assim como prebióticos.[35] Um estudo com probióticos mostrou-se promissor.[36]

Uma dieta rica em triptofano melhorou a ingestão de alimentos e o desempenho de crescimento de suínos desafiados com ETEC (K88+)[37] e *E. coli* F4.[38]

Quando possível, ao desmame, a porca deve ser removida e os suínos devem ser mantidos como uma única ninhada na mesma baia no período imediatamente após o desmame. Se o agrupamento de ninhadas for praticado nesse momento ou posteriormente, os suínos devem ser agrupados em ninhadas de tamanhos equivalentes. O aleitamento múltiplo no período pré-desmame pode diminuir o estresse do agrupamento de suínos parcialmente desmamados. Com todos os suínos, mas especialmente aqueles desmamados antes das 6 semanas de idade, a construção da baia deve encorajar padrões de defecação e micção adequados pelos suínos e boa higienização da baia para minimizar o ciclo fecal-oral de *E. coli* hemolítica. O ambiente também parece especialmente importante nesse grupo, e a disposição das baias construídas deve encorajar a ventilação adequada. É preferível desmamar suínos com base em seu PC, e não na idade, e em muitas granjas, um peso de desmame inferior a 6 kg é associado a uma alta incidência de DPD.

Há o desenvolvimento de resistência bacteriana contra uma ampla variedade de antibióticos. Isso significa que a suscetibilidade dos microrganismos deve ser testada antes do seu uso. A inclusão de um antimicrobiano nos alimentos ou na água para cobrir o período crítico de suscetibilidade (em geral 7 a 10 dias após o desmame) pode ser usado como uma medida preventiva. Apramicina na taxa de 150 g/ton de alimento por 2 semanas após o desmame pode ser associada à melhora nas taxas de crescimento e diminuição da mortalidade. A alta incidência de resistência a fármacos em isolados de *E. coli* torna os testes de sensibilidade prévios obrigatórios, e pode ser necessário mudar o antibiótico se novas estirpes foram detectadas no rebanho. O uso rotineiro de antibióticos profiláticos com esse propósito precisa ser considerado frente ao problema de resistência a fármacos transmitida geneticamente; contudo, atualmente essa medida com frequência é necessária para o controle de um problema.

A vacinação pode oferecer um método alternativo de controle. Vacinas injetáveis para porcas visam a produção de colostro com maior concentração de anticorpos, mas não aumentam os anticorpos IgA adequados no intestino do suíno desmamado.

Entretanto, atualmente não existem vacinas disponíveis para o controle de colibacilose em suínos desmamados. A inoculação oral de 5×10^8 a 10^9 de estirpes K88 não toxigênicas pode ser seguida de K88 no dia 1, seguida de K88/F18ab no dia 7, e F18 nos dias 13 a 15. Apenas as vacinas orais com fímbrias pré-formadas parecem produzir qualquer grau de proteção das fímbrias variantes homólogas. Os resultados variam, e alguns autores acreditam que o tempo de trânsito prolongado no estômago após o desmame pode desativar as fímbrias F4 quando elas forem usadas como vacinas fimbriais. ETEC microencapsulada e fímbrias isoladas foram usadas para vacinação oral de suínos. A vacinação parenteral para o controle e gastrenterite coliforme provou-se de valor variável, provavelmente em razão dos antígenos administrados por via parenteral normalmente não estimularem a produção de anticorpos IgA e a imunidade intestinal. A imunização oral por meio da incorporação de antígenos de *E. coli* no *creep feed* mostrou diminuir a incidência e gravidade de DPD. Uma vacina experimental de *E. coli* viva avirulenta com K88+, LT+, ETEC + em suínos desmamados forneceu proteção. A criação artificial de suínos desmamados precocemente com o intuito de aumentar a eficiência da porca é um conceito de manejo atraente. Contudo, altas perdas por morte decorrente de diarreia reduziram o progresso dessa nova abordagem em desenvolvimento. A incorporação de anticorpos à dieta de tais leitões como medida profilática talvez seja possível e vem sendo estudada.

Bacteriófagos podem ser usados para evitar e tratar diarreia decorrente da infecção experimental causada pela ETEC O149.[39]

Uma candidata a vacina que expressa adesinas de ETEC (*K88ab, K88ac, K99, FasA* e genes fimbriais de *F41*) inserida em um plasmídeo e transferida a *Salmonella* produziu um aumento significativo na resposta de anticorpos.[40] O estudo mostrou que a vacina candidata pode efetivamente proteger os leitões jovens contra colibacilose.

Uma vacina comercial com origem em fímbrias F4 mostrou-se útil na prevenção contra ETEC F4 virulenta.[41,42] Uma vacina fimbrial F18 não induziu imunidade protetora.[43]

A utilização de microcápsulas de alginato de quitosana para administração oral de imunoglobulina de gema de ovo (IgY) foi avaliada em um modelo suíno de colibacilose entérica[44], e mostrou que é útil e pode ser um método futuro para prevenir doença causada por *E. coli*.

O controle definitivo de DPD é remover o gene receptor da população. Embora isso tenha sido realizado experimentalmente, esses animais ainda não estão disponíveis comercialmente em grandes números. O gene *MUC13* pode fornecer marcadores potenciais para a seleção de animais resistentes a ETEC F14ab/ac (K88ab/ac).[45]

Antimicrobianos orais aumentam o PRA de *E. coli* suína.[46]

LEITURA COMPLEMENTAR

Burrow E et al. Oral antimicrobials increase antimicrobial resistance in porcine E.coli–A systematic review. Prev Vet Med. 2014;113:364.

Friendship RM, Amezcua MR. Post-weaning E.coli diarrhea. Pig J. 2007;59:144-151.

Gyles CI, Fairbrother JM. Escherichia Coli. Pathogenesis of Bacterial Infections in Animals. 4th ed. Ames, IA:Wiley-Blackwell; 2010:267-308.
Hodgson KR, Barton MD. Treatment and control of ETEC infections in pigs. CAB Rev Persp Agrc Vet Sci Nutr Nat Rev. 2009;4:044.
Isaacson R, Kim HB. The intestinal microbiome of the pig. Anim Health Res Rev. 2012;13:100-109.
Schroyen M et al. The search for gene mutations underlying enterotoxigenic E.coli F4ab/ac susceptibility in pigs: a review. BMC Vet Res.2012;43:70.

REFERÊNCIAS BIBLIOGRÁFICAS

1. DebRoy C et al. J Vet Diagn Invest. 2009;21:359.
2. Duan Q et al. Microbial Pathog. 2013;55:32.
3. Yan X et al. J Med Microbiol. 2009;58:1112.
4. Geenen PL et al. Epidemiol Infect Dis. 2007;135: 1001.
5. Abraham S et al. Appl Environ Microbiol. 2012; 78:6799.
6. Goncalves C et al. FEMS Microbiol Lett.2008;281:30.
7. Dorsey FC et al. Cell Microbiol. 2006;8:1516.
8. Johnson AM et al. J Bacteriol. 2009;191:178.
9. Dean P et al. Curr Opin Microbiol. 2009;12:101.
10. Gyles CI et al. Escherischia Coli. Pathogenesis. Of Bacterial Infections in Animals. 4th ed. Ames, IA: Wiley-Blackwell; 2010:267-308.
11. Goswami P et al. Vet Microbiol. 2010;141:120.
12. Casey TA et al. J Vet Diagn Invest. 2009;21:25.
13. Marchant M et al. Appl Environ Microbiol. 2013; 79:853.
14. Rosengren LB et al. Appl Environ Microbiol. 2009; 75:1373.
15. Looft T et al. PNAS. 2012;109:1691.
16. Duriez P et al. Appl Environ Microbiol. 2007; 73:5486.
17. Frye G et al. Foodborne Pathog Dis. 2011;8:663.
18. Wang X-M et al. Foodborne Pathog Dis. 2011;8:687.
19. Abatih EN et al. Prev Vet Med. 2009;89:90.
20. Wang X-M et al. FEMS Microbiol Lett. 2010;306:15.
21. Burch DGS. Pig J. 2007;59:91.
22. Smith MG et al. Vet Microbiol. 2010;145:299.
23. Niewold TA et al. Vet Microbiol. 2007;124:362.
24. Sargeant HR et al. Livestock Sci. 2010;133:45.
25. Trickova M et al. Vet Med. 2009;54:47.
26. Wellock IJ et al. Pig J. 2007;59:113.
27. Metzler-Zebeli B et al. Appl Environ Microbiol.2010;76:3692.
28. Heo JM et al. J Anim Sci. 2009;87:2833.
29. Lalles JP et al. Proc Nutr Soc. 2007;66:267.
30. Hermes RC et al. Comp Immunol Microbiol Infect Dis. 2011;34:479.
31. Krause DO et al. Appl Environ Microbiol. 2010; 76:8192.
32. De Busser IV et al. Vet J. 2011;188:184.
33. Stuyven E et al. Vet Immunol Immunopathol. 2009; 128:60.
34. Cutler SA et al. Antimicrob Agents Chemother. 2007; 51:3830.
35. Tsukahara T et al. J Vet Med Sci. 2007;69:103.
36. Konstantinov SR et al. FEMS Microbiol Ecol. 2008;66:599.
37. Trevisi P et al. J Anim Sci. 2009;87:148.
38. Messori S et al. Vet Microbiol. 2013;162:173.
39. Jamalludeen N et al. Vet Microbiol. 2009;136:135.
40. Hur J et al. Vaccine. 2012;30:3829.
41. Nadeau E et al. Proc Int Cong Pig Vet Sci. 2010;463.
42. Hodgson KR et al. Rev Persp Agric Vet Sci Nutr Nat Res. 2009;44:1.
43. Verdonck F et al. Vet Immunol Immunopathol. 2007;120:69.
44. Li X-Y et al. Vet Immunol Immunopathol. 2009;129: 132.
45. Zhang B et al. Anim Genet. 2008;39:25.
46. Burrow E et al. Prev Vet Med. 2014;113:364.
47. Byun J-W et al. Vet J. 2012;193:593.
48. Casey TA et al. Vet Microbiol. 2012;159:83.

Campilobacteriose em suínos

Muitas espécies do gênero *Campylobacter* são conhecidas como causa de enfermidade em animais de produção; algumas são potencialmente zoonóticas e o papel de outras é incerto. Os microrganismos são causa de diarreia, com frequência com muco, em suínos com 3 dias a 3 semanas de idade, e suínos não imunes em grupos de animais mais velhos. Com frequência eles não são diagnosticados, pois não se suspeita da sua ocorrência.

Etiologia

Há duas espécies principais em suínos, *C. coli* (CC) e *C. jejuni* (CJ). Ambas são bastonetes microaérofilos gram-negativos, catalase-positivos, e causam doença de ocorrência natural e em infecções experimentais.[1] Outras espécies foram administradas experimentalmente em suínos e causaram doença (*C. hyointestinalis, C. sputorum*), enquanto outras foram encontradas em suínos naturalmente, com frequência em grandes números e algumas vezes associados a enfermidade (*C. hyointestinalis* subsp. *hyointestinalis, C. hyointestinalis* subsp. *lawsonii, C. mucosalis, C. hyoilei, C. lari* e *C. lanienae*). Elas também foram encontradas em javalis e javaporcos. Fatores de virulência incluem motilidade, secreção de toxinas[2], flagelos, proteínas de virulência[3], inflamação e invasão.[4,5] Seis espécies de *Campylobacter* foram isoladas de javaporcos na Califórnia.[6]

Epidemiologia

Prevalência da infecção

A prevalência de infecções por *Campylobacter* tanto em suínos diarreicos quanto não diarreicos pode ser de, em média, 50%, mas não há correlação entre a ocorrência do microrganismo nas fezes e a presença de diarreia. Contudo, a presença desses microrganismos constitui uma zoonose potencial entre tratadores de animais.

CJ, CC e *C. lari* podem ser isolados de suínos em granjas comerciais. Os microrganismos têm distribuição mundial. CC é isolado do conteúdo intestinal de 99% dos suínos no abate. Aproximadamente 60% dos espécimes de suínos saudáveis abatidos podem albergar CJ.

A prevalência de CC pode ser de 100% em suínos jovens e outras espécies, como CJ, podem estar presentes em menos de 10% dos suínos jovens. Ambas podem ser isoladas do intestino de suínos saudáveis. O organismo está presente na vesícula biliar, mucosa do íleo e mucosa do intestino grosso.

Fatores de risco

Fatores de risco possíveis para CJ foram a aplicação de esterco com aspersores, fornecimento de semente de algodão integral e acesso à ração de aves.

Transmissão

Os microrganismos se disseminam pela via fecal/oral, tendo como origem a porca, as fezes ou água infectadas. Leitões apresentam o mesmo genótipo de CC que as suas mães[7] no início da vida, mas então ela é parcialmente substituída por estirpes de outros locais, de maneira que aos 66 dias de idade, 33% dos isolados de leitões tiveram origem em outras fontes. Os animais infectados podem secretar o microrganismo em altas concentrações (10^3 a 10^4/g fezes) por mês. Ele pode sobreviver a 4°C por 24 h e a 22°C por 6 dias. O parto aumenta a excreção fecal pela porca e contribui para a infecção dos leitões.[8] Estes são infectados quando jovens, e então a infecção se dissemina. Os fatores de manejo estão correlacionados ao tamanho do rebanho, com propriedades menores apresentando maior prevalência de campilobacter.[9]

Fatores de risco do patógeno

Aves selvagens provavelmente constituem o principal reservatório natural de infecção, mas também outros animais de produção e roedores. A distribuição e a diversidade de *Campylobacter* em um ambiente de criação em larga escala no Reino Unido foram determinadas por amostragem sistemática de fezes, solo e água. Nos meses mais quentes, propriedades grandes e alojamento individual foram fatores de risco identificados para a excreção pelas porcas.[10] O aumento anual das infecções por *Campylobacter* na Inglaterra e País de Gales começa no início de maio e chega ao seu pico no início de junho, e essa incidência sazonal pode estar associada à transmissão do microrganismo por moscas.

Há um nível de heterogeneidade sem precedentes em CC nos EUA.[11]

CJ é adaptada ao trato intestinal de animais de sangue quente e, normalmente, não replica fora do seu nicho ambiental. Um único flagelo polar e o formato de saca-rolha facilitam a sua motilidade no muco intestinal viscoso. As bactérias morrem gradualmente fora do trato intestinal do hospedeiro. Estirpes de CJ não podem ser isoladas da água após 3 semanas, mas podem sobreviver por até 60 dias em água parada.[12]

CC está disseminada, com níveis baixos de resistência a antibióticos, alta diversidade genética e uma estirpe de CC*i* pode ter se adaptado à sobrevivência ou persistência na água. A granja suína pode se tornar um reservatório de CC, e ser transmitida para frangos.

Resistência a antimicrobianos

O aumento do perfil de resistência a antimicrobianos (PRA) em *Campylobacter* tem sido reconhecido mundialmente, e a resistência às quinolonas é mais comum em isolados tanto de CJ quanto de CC de animais de produção, especialmente frangos. Na Suíça, houve um grande número de novos tipos de sequências em suínos com resistência a macrolídeos[13], e o uso de tilosina selecionou para resistência.[14] No Canadá, um estudo mostrou um alto nível de resistência a macrolídeos, lincomicina e tetraciclinas, mas não a fluoroquinolonas.[15] Em um estudo no meio-oeste dos EUA, onde não houve uso de antibióticos em uma granja suína, houve menos microrganismos resistentes.[16] Foi relatada uma alta prevalência de CC no estômago de suínos em um abatedouro na França, e uma alta proporção de estirpes foram resistentes a tetraciclinas e eritromicina. No Japão, o PRA foi associado à resistência em CC, tanto dentro quanto entre classes de antimicrobianos.[17] As tetraciclinas são usadas com maior frequência para tratar enfermidades de suínos, seguidas por betalactâmicos e macrolídeos.[18] A maioria dos CC foram resistentes a um ou mais antibióticos em alguma forma.[19] Na Austrália, suínos são mais resistentes à oxitetraciclina do que frangos. Foi mostrada uma relação dose-resposta entre o uso de macrolídeos e a resistência a eles.[20] O uso de fluoroquinolonas foi o fator mais importante associado à emergência de CC resistente.[21] As estirpes resistentes estão persistindo nos isolados ambientais que foram coletados de espécies de animais de produção diferentes.

Implicações zoonóticas

Campylobacter é a principal bactéria causadora de diarreia em humanos em muitos países industrializados. A causa mais importante de doenças autóctones de origem alimentar é a carne de frango contaminada. Carnes vermelhas (vaca, cordeiro e suíno) também contribuem para a doença, embora com menor risco.

Há uma forte relação entre a infecção por *Campylobacter* e humanos que vivem em fazendas, e o contato com animais diarreicos é o principal fator de risco para enterite por *Campylobacter* em humanos. A contaminação fecal é a principal causa em locais que vendem carne crua (frango, peru, porco e vaca) amostradas de uma cadeia de supermercados, com níveis de 1 a 10%.[22] Ambos os principais microrganismos foram identificados em carne de porco[23] e em animais em abatedouros[24], mas os suínos não foram contribuintes significativos para a enfermidade em humanos[25], embora eles possam representar um risco para a saúde pública pela cadeia alimentar.[26,27] Ademais, o tratamento dos animais de granjas com antibióticos tem aumentado a resistência em CC isolados de alimentos.[28]

Há forte evidência de que isolados de CJ de enfermidade humana e de animais de produção são muito similares. Tipagem por sequência de multilocus (TSM) tem sido usada para comparar genótipos de CJ de animais de produção e do ambiente daqueles encontrados em locais que comercializam carne e da enfermidade em humanos. O risco de contaminação de produtos cárneos é associado a suínos que excretam altas concentrações de *Campylobacter* antes do abate.[29]

Patogênese

O papel de CJ como patógenos primários em animais de produção é incerto. O microrganismo normalmente não é patogênico para animais de produção. Em humanos, a dose infectante é considerada como < 1.000 *Campylobacter*.

Os microrganismos flagelados móveis são mais invasivos do que os não flagelados e imóveis. Eles podem sobreviver por longos períodos de tempo tanto dentro de fagócitos quanto de células epiteliais. A fixação, invasão e translocação de CJ nas células do intestino delgado de suínos foi descrita.[30]

Após a infecção, o organismo se multiplica rapidamente, sobretudo no íleo, em contato próximo com a mucosa, mas ele não parece invadir a mucosa em grandes números. Eles podem se disseminar para os tecidos linfoides associados ao intestino, tonsilas, baço e vesícula biliar[1], mas produzir citotoxina. O microrganismo então se dissemina para o intestino grosso.

Recentemente, mostrou-se que a secreção de IL-4 lesiona as junções paracelulares e permite o aumento da invasão das células por CJ.[31]

Achados clínicos

A enfermidade pode ser tão branda que é inaparente, sem febre, e pode se manifestar apenas por depressão branda e fezes amolecidas com fragmentos ocasionais de muco. O período de incubação varia de 1 a 3 dias.

A imunidade materna normalmente protege contra a doença clínica, mas não contra a infecção, e a maioria dos leitões apresenta anticorpos até 5 a 7 semanas de idade.

Os achados clínicos incluem febre branda por 2 a 3 dias e diarreia aquosa a pastosa, com muco e, ocasionalmente, estrias de sangue por alguns dias. Em suínos mais velhos, com CC, pode haver diarreia mucoide crônica com perda de peso.

Patologia clínica

As informações quanto aos muitos métodos utilizados para a detecção e identificação de *Campylobacter* em amostras laboratoriais foram revisadas. Em razão das características únicas de crescimento de *Campylobacter,* o isolamento desses microrganismos de amostras de campo requer o uso de meios e condições de cultivo especiais e, em geral, é laborioso e necessita de bastante tempo. Contudo, o isolamento de *Campylobacter* das fezes é possível com altas taxas de sucesso. A recuperação de *Campylobacter* de amostras do ambiente pode ser difícil, uma vez que o microrganismo não se propaga no ambiente. O uso de métodos de detecção molecular tem facilitado bastante a detecção rápida e específica de *Campylobacter,* mas não substituiu o padrão-ouro, que são os métodos de cultivo tradicionais. A detecção e a quantificação de CJ nas fezes de bovinos naturalmente infectados é possível utilizando PCR em tempo real quantitativo.

Achados de necropsia

À necropsia, as lesões são restritas ao intestino delgado; pode haver enterite catarral difusa a enterite hemorrágica grave do jejuno e principalmente do íleo terminal. Os linfonodos podem estar aumentados, e o íleo terminal pode estar espessado. Pode haver perda de vilosidades do íleo, e a mucosa estar ligeiramente inflamada. Histologicamente, o achado mais importante é a proliferação do tecido linfoide no íleo terminal. Um grande número de *Campylobacter* pode ser visto em esfregaços da mucosa e isolado na cultura.

Diagnóstico

Se houver diarreia mucoide com algum muco e, talvez, um pouco de sangue em leitões jovens, sem grande morbidade ou mortalidade, então se deve suspeitar de campilobacteriose.

A cultura é suficiente, mas pode ser suplementada pelo uso de sondas de DNA e reação em cadeia da polimerase (PCR, na sigla em inglês) e melhorada pelo uso de PCR em tempo real (RT-PCR).[32] A discriminação dos principais tipos capsulares de CJ é possível usando PCR multiplex.[33] O uso de ELISA para a detecção de anticorpos séricos é possível em alguns laboratórios, mas apresenta disponibilidade comercial limitada.

Tratamento

O tratamento raramente é realizado, o que é bom, uma vez que uma alta proporção de CC é resistente à eritromicina (5 a 62%) e à estreptomicina (70% no Canadá).[34] Potencial resistência a macrolídeos é associada a propriedades que usam tilosina para o tratamento de diarreia em suínos jovens.[26] Uma alta taxa de resistência à ciprofloxacino também foi relatada para CC de suínos.[25]

Controle

O controle depende das medidas sanitárias e de higiene em galpões de animais de produção para diminuir as populações bacterianas no ambiente dos animais. Uma dose alta de óxido de zinco como suplemento dietético possui um efeito inibitório sobre a excreção de CC em leitões desmamados.[35]

LEITURA COMPLEMENTAR

Jacobs-Reitsma WI. Campylobacter in the food chain. In: Nachamkin I *et al.*, eds. *Campylobacter*. 3rd ed. Washington, DC: American Society of Microbiology; 2008:627-644.

REFERÊNCIAS BIBLIOGRÁFICAS

1. Bratz K et al. Vet Microbiol. 2013;162:136.
2. Zheng J et al. Infect Immun. 2008;76:4498.
3. Guerry P. Trends Microbiol. 2007;10:456.
4. Mansfield IS et al. Microbial Pathog. 2008;4:241.
5. Malik-Kale P et al. J Bacteriol. 2008;190:2286.
6. Jay-Russell MT et al. Zoonoses Public Health. 2012; 59:314.
7. Soultos N et al. J Appl Microbiol. 2006;102:916.
8. Laroche M et al. Zoonoses Public Health. 2007; 54(suppl 1):27.
9. Wehnebrink T et al. Proc 7th Int Symp Ep FdBorne Path Pork Verona. 2007;173.
10. Denis M et al. Vet Microbiol. 2011;154:163.
11. Thakur S et al. Zoonoses Public Health. 2010;57(suppl 1):100.
12. Xuan TB et al. Front Microbiol. 2011;article 282.
13. Egger R et al. Vet Microbiol. 2012;155:272.
14. Jutunen P et al. Vet Microbiol. 2010;146:90.
15. Varela NP et al. Can J Vet Res. 2007;71:189.
16. Rollo SN et al. J Am Vet Med Assoc. 2010;236:201.
17. Ozawa M et al. Prev Vet Med. 2012;106:295.
18. Koike R et al. Ann Rep Natl Vet Assay Lab. 2012; 45:30.

19. Qin SS et al. Int J Food Microbiol. 2011;146:94.
20. Rosengren LB et al. Can J Food Prot. 2009;72:482.
21. Taylor NM et al. Epidemiol Infect. 2009;137:1121.
22. Jacobs-Reitsma W. Campylobacter in the Food Supply. In: Nachamkin I et al., eds. Campylobacter. 3rd ed. Washington, DC: American Society for Microbiology; 2008:627-644.
23. Little CL et al. Food Microbiol. 2008;25:538.
24. von Altrock A et al. Prev Vet Med. 2013;109:152.
25. de Jong A et al. J Antimicrob Chemother. 2009; 63: 733.
26. Mataragas M et al. Int J Food Microbiol. 2007;126:1.
27. Oporto B et al. J Appl Microbiol. 2007;103:977.
28. Alfredson DA et al. FEMS Microbiol Lett. 2007; 2277:123.
29. Abley MJ et al. J Food Prot. 2012;75:139.
30. Rubesia-Mihaljevic R et al. Microbiol Pathog. 2007; 43:120.
31. Parthasaranthy G et al. Microb Pathog. 2009;47:38.
32. LeBlanc-Maridor M et al. J Microbiol Methods. 2011; 85:53.
33. Poly F et al. J Clin Microbiol. 2011;49:1750.
34. Varela NP et al. Can Vet J. 2007;48:515.
35. Bratz K et al. J Appl Microbiol. 2013;115:1194.

Enteropatia proliferativa suína

Sinopse

- Etiologia: Lawsonia *intracellularis* (simbionte ileal intracelular)
- Epidemiologia: 4 a 8 semanas após o desmame; suínos em crescimento e marrãs jovens, porcas e cachaços. Fatores de risco não são conhecidos
- Achados clínicos: diarreia, perda de peso, inapetência e pode haver recuperação. Surtos de diarreia hemorrágica e morte rápida podem ocorrer em suínos em crescimento, marrãs jovens e cachaços
- Patologia clínica: demonstração do microrganismo
- Lesões: ileíte proliferativa. Enteropatia hemorrágica proliferativa, fragmentos de fibrina e coágulos de sangue
- Confirmação do diagnóstico: demonstrar o microrganismo nos tecidos
- Lista de diagnósticos diferenciais:
  - Ulceração esofágica
  - Síndrome intestinal hemorrágica
  - Enterite hemorrágica por *Clostridium perfringens* tipo C
- Tratamento: antimicrobianos no alimento
- Controle: não há estratégias confiáveis. Medicação dos alimentos.

A enteropatia proliferativa suína (EPS) foi conhecida por uma série de nomes no passado, incluindo *ileíte regional, complexo enterite proliferativa suína, adenomatose intestinal suína (AIS), EPS, enterite necrótica, enterite regional* e *enteropatia hemorrágica proliferativa (EHP)* dos suínos. Todos esses termos refletem as lesões causadas por LI.

A EPS causa perdas econômicas consideráveis. Há uma relação próxima à espécie *Desulfovibrio*, e é relacionada a *Bilophila wadsworthii*, que é um habitante conhecido do cólon humano e associado a apendicite. Ela é amplamente encontrada em suínos na Austrália. Não há associações conhecidas com enfermidades em humanos.[1] Ela causa doença em equinos jovens e pode ser isolada de animais de laboratório.[2] Pode haver dois biovares, um de suínos e outro de outras espécies.[3] As LI de suínos são > 99% similares em todo o mundo no DNAr 16S e nas proteínas da membrana externa. A maioria dos trabalhos foi realizada usando um modelo de mucosa homogeneizada desafiador.[4]

Etiologia

O agente causal, descrito pela primeira vez em Iowa nos anos 1930, é a LI, que foi isolada e preencheu o postulado de Koch em 1993. Essa bactéria é um bastonete curvo (formato vibrioide), gram-negativo, intracelular obrigatória do citoplasma de células epiteliais intestinais. A tipagem molecular do microrganismo, o sequenciamento do genoma e os três pequenos plasmídeos foram descritos. Os isolados de diferentes regiões do mundo são similares.

Tanto a cultura pura de LI quanto a mucosa homogeneizada irão produzir achados clínicos, lesões e excreção. Ela é cultivada com mais sucesso em meios livres de células e também em linhagens de enterócitos de ratos.[5]

A enfermidade é complexa, com frequência chamada apenas de ileíte, e ocorre em duas formas: aguda, denominada enteropatia hemorrágica suína ou ileíte regional, que ocorre de 4 a 12 semanas de idade; e a crônica, normalmente chamada de AIS ou enterite necrótica, que ocorre de 6 a 20 semanas de idade.

Epidemiologia

Ocorrência

A ocorrência é mundial. O complexo EPS acomete suínos da idade de desmame até os em crescimento e também marrãs jovens, porcas e cachaços. Ela é caracterizada clinicamente por diarreia, perda de peso corporal e inapetência em leitões recém-desmamados, e morte súbita em leitões em crescimento, marrãs jovens e cachaços. As lesões essenciais são proliferativas, e parece haver uma relação etiológica e patológica entre AIS, enterite necrótica, enterite regional e enteropatia hemorrágica. Enteropatia proliferativa não hemorrágica ocorre com mais frequência em suínos com 6 a 24 semanas de idade.

EHP normalmente acomete suínos com mais de 16 semanas de idade, mas ocorre em suínos tão jovens quanto 6 semanas e tão velhos quanto 4 anos de idade. EHP é uma forma, e parece ocorrer na maioria dos países. Provavelmente, apresenta distribuição mundial, com 30 a 60% dos rebanhos acometidos, dependendo do país. Na Alemanha, 82,7% dos rebanhos de terminação apresentaram soroconversão. É especialmente comum em rebanhos com histerectomia ou LPE (livres de patógenos específicos) e apresenta maior prevalência em períodos quentes do verão. Em alguns países, sua prevalência está aumentando, e é uma das principais síndromes emergentes em rebanhos LPE.

Em todas as faixas etárias, a enfermidade normalmente é associada à ocorrência de AIS, mas não se sabe se a síndrome hemorrágica resulta de alguma lesão do intestino que também predispõe à enteropatia proliferativa, ou se é apenas uma manifestação aguda dessa enfermidade. As síndromes de enterite necrótica e de ileíte terminal relacionadas podem ser encontradas em suínos aparentemente saudáveis examinados ao abate. Uma vez que a doença é comum em suínos, o crescimento subótimo de animais em estudos nutricionais pode ser causado pela doença.

Sugeriu-se que o microrganismo pode viver em meio extracelular por 2 semanas, a 5 a 15°C. Ele parece ser altamente resistente a muitos agentes de limpeza, como iodopovidona ou permanganato de potássio, mas pode ser suscetível a cetrimida a 3%. Em um estudo, a transmissão ocorreu independente da limpeza, do uso de pedilúvios, de botas exclusivas etc.

Sugeriu-se que o microrganismo normalmente vive em matéria orgânica em unidades de crescimento, esperando pela chegada de lotes de suínos suscetíveis, com o aumento súbito na excreção 4 a 12 semanas após o desmame. A presença de LI na tonsila verificada recentemente pode ser apenas uma coincidência, uma vez que o microrganismo pode apenas ter acabado de ficar preso nas criptas após o animal lamber material infectado, já que eles foram encontrados nesse local apenas em 2/32 suínos. Infecções mistas são encontradas em 10% dos suínos em crescimento, e há uma forte associação entre diarreia e a prevalência de *Brachyspira hyodysenteriae* e *B. pilosicoli.*

Prevalência da infecção

Um estudo na Bélgica sugeriu que 24% dos suínos abatidos apresentavam espessamento do íleo, com uma variação de 10 a 49% entre lotes de uma mesma propriedade. Na Dinamarca, 94% dos rebanhos estavam infectados com uma média de prevalência no rebanho de 30%. No Canadá, verificou-se uma distribuição disseminada entre 50 e 100% nos rebanhos nas províncias, com 5 a 89% dos suínos acometidos. Nos EUA, verificou-se pelo uso do teste de monocamada de imunoperoxidase (MCIP) para estudo de anticorpos que 75% dos rebanhos em crescimento apresentavam anticorpos, e dentro do rebanho, a prevalência foi de 11 a 91%. Dos rebanhos de cria, 78% apresentavam anticorpos com dois picos, um no momento da infecção, e outro 9 a 18 semanas após, e uma prevalência geral de 5 a 61%.

No Canadá, estudando 96 casos de EPS, verificaram-se que 15% ocorriam em suínos desmamados (8 a 10 semanas), 36% em suínos em crescimento de 10 a 18 semanas e 14% entre suínos de terminação de 18 a 26 semanas. Outros 16% foram verificados em suínos maduros com > 26 semanas.

Estimativas quanto à incidência da enfermidade são complicadas pela dificuldade em tornar o diagnóstico clínico e patológico preciso. Levantamentos em granjas de suínos na Austrália indicaram que 56% ou observaram a doença ou obtiveram um diagnóstico do veterinário.

Levantamentos de amostras de fezes de rebanhos de suínos em Taiwan revelaram uma prevalência geral de infecção por LI de 30% dos rebanhos e em 5,5% dos suínos.

Morbidade e taxa de mortalidade

A enfermidade pode ocorrer em todas as idades de suínos pós-desmame, mas apresenta uma alta incidência em marrãs e cachaços jovens de reposição com 6 a 9 meses de idade, e em suínos aproximadamente 4 a 8 semanas após o desmame. A alta incidência em marrãs de reposição pode ser causada pela supressão da enfermidade pelo fornecimento de baixos níveis de agentes antibacterianos na dieta durante o período de crescimento, mas com frequência a síndrome surge primeiro em marrãs e, algum tempo depois, em suínos em crescimento. Em marrãs, os surtos podem ser explosivos, mas em geral, têm curta duração, com taxas de morbidade de até 50% do grupo ocorrendo dentro de um período de 2 a 3 semanas. A taxa de mortalidade normalmente não excede 10%. Em grandes rebanhos com adição contínua ao rebanho de marrãs de reposição, e em rebanhos nos quais a enfermidade ocorre em suínos em crescimento, os surtos podem ter maior duração. A doença em animais em crescimento, em geral, apresenta morbidade e taxas de mortalidade equivalentes. Ela é mais grave, de maneira que a diminuição da taxa de crescimento de animais que sobrevivem e suínos contemporâneos pode ocorrer, gerando perda econômica ainda maior pelo descarte.

Quando induzida experimentalmente em níveis altos de 10^9 a 10^{10} de LI por suíno, a mortalidade nos grupos não tratados variou de 10 a 50%, o que é considerado muito mais alto do que no surto de ocorrência natural.

Fatores de risco

Podem ocorrer dois padrões de infecção. A primeira é a infecção precoce, e a segunda é a infecção retardada, que é vista em propriedades que separam suínos ao desmame e apresentam método de produção todos dentro/todos fora.

Sabe-se muito pouco a respeito dos fatores de risco para EPS. Descobriu-se um gene que codifica um antígeno de superfície (LsaA) que, se acredita, esteja associado à fixação e entrada nas células e é sintetizado durante as infecções. Um estudo de surtos relatados de EHP indicou que a enfermidade, com frequência, ocorre dentro de 12 meses após o repovoamento do rebanho e a remoção dos antimicrobianos dos alimentos. Propôs-se que a introdução de rebanhos de reprodução nos quais a enfermidade é endêmica pode ser um fator de risco, mas isso não foi documentado. Um estudo no Reino Unido mostrou que parecia haver um risco maior quando mais que 500 porcas estavam presentes. Uma estrutura de parição mais antiga na população de porcas parecia diminuir a infecção. Aparentemente, o risco é maior se comprando cachaços. Piso completamente ripado ou completamente vazado também representavam um maior risco de infecção, quando comparados ao piso sólido ou com cama de palha. Verificou-se um maior risco naqueles rebanhos nos quais um grande número de suínos entrou nas unidades de terminação simultaneamente. Suínos em piso de concreto também podem estar predispostos. Sistemas intensivos foram mais gravemente afetados do que sistemas de criação extensiva. Houve menor risco quando a limpeza e desinfecção completas (todos dentro/todos fora) foram realizadas antes da entrada do próximo grupo de suínos. A soroconversão normalmente ocorreu conforme os suínos entravam no local de terminação, o que sugere que a exposição se deu na creche. Podem existir cinco fatores de risco principais: agrupamento, flutuações de temperatura (superaquecimento/resfriamento), transporte, despovoamento e novas instalações. As porcas podem apresentar baixa concentração de anticorpos e são capazes de passar proteção colostral aos leitões. Os anticorpos maternos normalmente declinam entre 3 e 5 semanas de idade, mas podem se estender até os 42 dias pela vacinação repetida de porcas, momento no qual a exposição deve ter ocorrido, e tanto anticorpos ativos quanto passivos podem estar presentes.

Métodos de transmissão

O microrganismo é encontrado em hamsters, furões, raposas, lebres, cervos, emus, avestruzes e primatas. A colonização de roedores e de roedores silvestres foi descrita.[6] A relevância desses hospedeiros alternativos ainda não foi averiguada. O papel dos vetores não foi esclarecido, mas a principal fonte de infecção é o suíno recém-introduzido (tanto suínos em crescimento quanto adultos). Marrãs podem ser excretoras ou portadoras, e o organismo provavelmente pode sobreviver no mundo extracelular por 1 a 2 semanas, a 5 a 15°C. Pode ser transmitido em botas, outros fômites e por insetos e moscas.[7] Assume-se que o método de transmissão entre suínos seja a via fecal-oral.[8]

Patogênese

Sistemas de excreção dependentes de contato, como sistema de secreção tipo III (T3SS), têm papel importante na patogenicidade de muitos microrganismos gram-negativos.[9,10] Esse sistema transfere proteínas bacterianas (efetoras) para dentro da célula, onde elas rompem muitos processos celulares[11] e promovem a patogenicidade bacteriana. Mostrou-se que o sistema é funcional na LI.[9]

A infecção é VO e entra nas células epiteliais das criptas do intestino delgado. O processo parece ir primeiro para o íleo, depois para o ceco e, por fim, para o reto.[4] O processo de infecção parece levar 3 semanas, até que o pico de microrganismos surja nas fezes, cerca de 1 semana após a infecção experimental. As lesões histológicas podem desaparecer do íleo no dia 29 após a inoculação. Progresso considerável tem sido feito quanto ao uso de modelos de íleo suíno.[12]

A enteropatia proliferativa é caracterizada por hiperplasia das células epiteliais das criptas intestinais, particularmente no íleo e no cólon. A presença de bactérias curvas que não estão ligadas à membrana, livres no citoplasma dos enterócitos acometidos, é uma característica consistente da enfermidade. A bactéria se associa ao enterócito e entra através de um vacúolo de entrada, que então se quebra e as LI vivem livremente na célula. O microrganismo infecta as células imaturas das glândulas mucosas e interrompe a sua maturação.[13] As células caliciformes diminuem e então desaparecem. As células perdem proteína e falham em absorver nutrientes, o que contribui para a perda de peso que ocorre.[14] Isso faz com que elas se multipliquem sem deixar a glândula, as células então degeneram – provavelmente por apoptose – e as glândulas continuam a proliferar.[15]

Lesões macroscópicas e microscópicas típicas de enterite proliferativa aguda podem ser reproduzidas pela inoculação em suínos com 3 a 7 semanas de idade de LI cultivada em células. O período de incubação é de, aproximadamente, 7 a 14 dias, com as lesões iniciais surgindo no píleo terminal. A excreção fecal normalmente ocorre cerca de 7 dias após o desafio e os animais soroconvertem em cerca de 14 dias após o desafio. O pico da enfermidade é, aproximadamente, 21 dias após a infecção.

Os achados clínicos diminuem, e as lesões começam a se resolver após 28 dias. O processo mórbido resulta em um retardo de 2 semanas na comercialização. A inoculação em suínos gnotobióticos não causa a doença. Atualmente, parece certo que a LI é o agente causal da enfermidade. A infecção de células epiteliais intestinais é ligada de forma causal à proliferação hiperplásica acentuada do tecido acometido.

O microrganismo se internaliza e multiplica dentro das células, e propõe-se que ele seja capaz de afetar, direta ou indiretamente, o ciclo celular dentro do epitélio intestinal. Esse evento pode ou não estar relacionado ao papel da ciclina quinase p27, que regula a diferenciação de células imaturas da cripta para a sua forma diferenciada. As alterações na doença experimental são similares àquelas na doença de ocorrência natural. Após a infecção experimental, há substituição quase completa da mucosa normal do íleo por mucosa adenomatosa. As criptas afetadas estão aumentadas e ramificadas, com perda de células caliciformes e proliferação acentuada de células epiteliais da cripta. Lesões hiperplásicas podem se desenvolver 2 a 3 semanas após o desafio, e persistirem por muitas semanas. Em animais mais velhos, as lesões podem ser complicadas pela hemorragia mucosa aguda ou necrose. No estágio de progressão da doença, 3 semanas após a infecção, muitos microrganismos estão consistentemente presentes dentro das células epiteliais afetadas, mas não em outros locais. Nos estágios de desenvolvimento e recuperação da doença, 7 a 9 semanas após a infecção, características ultraestruturais do tecido intestinal afetado consistem em células epiteliais pálidas, aumentadas de volume e protraídas, e células epiteliais encolhidas. Isso é seguido pelo surgimento de corpos apoptóticos tanto nas células epiteliais quanto nos macrófagos, o ressurgimento de células caliciformes normais e a diminuição do número de microrganismos dentro das lesões. As bactérias são liberadas das células por protrusões citoplasmáticas e celulares para dento do lúmen intestinal e podem ser encontradas em amostras de fezes.

Na doença experimental em suínos, a soroconversão para o microrganismo não ocorre, o que confirma a resposta fraca característica da doença natural.

As lesões proliferativas podem resultar em desempenho subótimo em suínos normais em outros aspectos, ou em falha no desenvolvimento, ou podem se manifestar como hemorragia intestinal aguda durante os estágios de recuperação da adenomatose intestinal. As lesões hemorrágicas são mais difíceis de explicar, mas pode haver lesão tóxica direta ou indireta ao endotélio dos vasos sanguíneos.

Sugeriu-se que há uma íntima associação entre a presença de LI e a diminuição do número de células T e B. Isso fornece evidências de que a doença apresenta um efeito imunossupressor. Também parece que os macrófagos têm uma função importante, com o acúmulo de macrófagos ativados nas glândulas hiperplásicas infectadas. No dia 14 após a infecção, surgiram alguns pontos minúsculos de lesão, e o percentual de criptas infectadas foi mínimo. Ao mesmo tempo, o número de células CD3+ e CD3+ intraepiteliais diminuiu, enquanto as células CD8 e CD4 não apresentaram alterações. Aparentemente, houve a indução de um fenótipo imunossupressivo com inibição de uma resposta imune adaptativa por meio da diminuição de células T CD8+ e de células B.

Achados clínicos

A enfermidade pode ocorrer em suínos de algumas semanas de idade a adultos, e tem curso de, aproximadamente, 6 semanas, em média. Ela é mais comum em animais recém-desmamados. A morbidade pode chegar a 12% e a mortalidade raramente excede 6%, mesmo quando a forma hemorrágica é muito grave.

Essa enfermidade é uma das causas comuns de falha no crescimento, variações no peso em lotes de suínos e retardo na comercialização. Em muitos casos, os achados clínicos não são óbvios até que ocorram efeitos sobre o crescimento. Os suínos podem parecer magros e eliminar fezes liquefeitas.

Entre 6 e 20 semanas, a forma endêmica é chamada de adenomatose intestinal suína, com emagrecimento e retardo no desenvolvimento. Em estudos sobre a vacinação, a melhora tem sido da ordem de 5% para o ganho de peso médio ou taxa de conversão alimentar.[16] Verificou-se uma diminuição de 56 g/dia de ganho de peso, em média, para cada unidade log 10 de aumento na excreção de LI. Em um estudo conduzido na Alemanha, a positividade da reação em cadeia da polimerase (PCR, na sigla em inglês) para LI teve um efeito significativamente negativo no ganho de peso médio.[17]

A *ileíte regional* é o diagnóstico diferencial mais comum da enterite granulomatosa que é verificada em doença entérica associada ao circovírus suíno tipo 2 (CVS2). Em muitos casos, tanto CVS2 quanto LI foram verificados no mesmo caso como afetando o íleo.

EPS ou ileíte ocorre em suínos com 6 a 16 semanas de idade. Na forma crônica, são comuns a diminuição na taxa de crescimento e a falha em se desenvolver. Os suínos acometidos são afebris e a diarreia ocorre, mas não é acentuada. A maioria dos casos se recupera espontaneamente dentro de 6 semanas após o início dos sinais. Quando inflamação e necrose resultaram em enterite necrótica e ileíte regional, diarreia e perda de peso acentuada ocorrem, seguidas de morte, com frequência por perfuração de íleo em casos de ileíte regional.

EHP ocorre em suínos mais velhos, como marrãs jovens e cachaços, e se manifesta principalmente por diarreia hemorrágica e morte súbita. Outros animais dentro do grupo também podem apresentar palidez de pele e fezes hemorrágicas com fragmentos de fibrina, mas, a não ser por isso, parecem clinicamente normais. Em alguns suínos, há perda de sangue contínua e a morte ocorre em 48 h após o início da hemorragia, mas na maioria dos suínos a diarreia é transitória. Em surtos, até 70% dos suínos acometidos por disenteria podem morrer em 24 h após o início dos sinais. Febre não é uma característica e a maioria dos suínos sofre apenas um ligeiro retardo no desenvolvimento por um período de 2 semanas. Um pequeno percentual irá desenvolver retardo crônico no desenvolvimento.

Em suínos em crescimento, a enfermidade é economicamente mais grave. Assim como em marrãs, morte aguda com palidez de pele acentuada e sem sinais prévios podem ocorrer, mas os sobreviventes apresentam retardo no desenvolvimento e, conforme o surto continua, outros suínos contemporâneos podem apresentar a síndrome crônica de retardo no desenvolvimento e eliminação periódica de fezes hemorrágicas.

Quando as porcas são acometidas no início da gestação, elas podem abortar. Normalmente, cerca de 6 dias após o início dos achados clínicos e no final da gestação, elas podem infectar a ninhada de neonatos.[18] Suínos que foram infectados experimentalmente são resistentes à reinfecção posteriormente.[19]

Patologia clínica

Muitos suínos acometidos apresentam palidez e anemia e o volume globular pode estar apenas 20% do normal. Nessas circunstâncias, pode haver a presença de fezes enegrecidas (melena) pelo sangue digerido.

O microrganismo pode ser detectado nas fezes de suínos saudáveis com 10 a 25 semanas de idade, em crescimento ou em terminação, que, provavelmente, é a faixa etária de suínos que serve como fonte principal de infecção para leitões mais jovens na creche.

Um ensaio de PCR é altamente confiável para a detecção de microrganismos nas fezes e nos tecidos intestinais. Ele pode detectar tão pouco quanto 2×10^2 células bacterianas por grama de fezes, mas é mais provável que a PCR detecte a excreção de 10^3 ou mais por grama de fezes.

Resultados positivos na PCR estão presentes apenas em animais com lesões ativas de enteropatia proliferativa. A excreção como detectada por PCR pode ter início tão cedo quanto 6 a 8 semanas e continua por 28 semanas. O período da soroconversão até a primeira excreção foi de 2 a 8 semanas.

Uma técnica de hibridização *in situ* (HIS) fluorescente que tem como alvo o RNA ribossômico 16S usando uma sonda de oligonucleotídio identificou LI com sucesso. O teste de imunofluorescência (IF) indireta funciona cerca de 2 semanas após a excreção de LI. A soroconversão pode ter início entre 12 e 27 semanas. A variação na positividade da primeira detecção foi de 7 a 23 semanas. Anticorpos maternos parecem não evitar a infecção de leitões. ELISA detectam anticorpos 21 a 28 dias após a infecção.

Achados de necropsia

O impacto imediato da EPS é o espessamento do íleo e do ceco e, com menor frequência, o cólon espiral. Nem todos os casos apresentam lesões. Algumas lesões podem ser tão brandas que não são percebidas. Lesões macroscópicas óbvias ocorrem em casos graves, mas em casos menos graves é necessário o exame histológico. A patologia está relacionada à dose. Contanto que se lembre desses fatos, é possível monitorar LI no abatedouro.

Um estudo complexo quanto às lesões macroscópicas, histológicas e imuno-histoquímicas de LI foi realizado, no qual os suínos apresentaram recuperação completa e foram negativos à imuno-histoquímica (IHQ) aos 35 dias pós-infecção. O antígeno foi detectado no intestino, linfonodos (macrófagos) e tonsilas (vivendo livremente nas criptas). Eles foram encontrados no reto e em muitas porções do intestino grosso. O primeiro local de colonização foi o jejuno e o íleo, e então os segmentos intestinais inferiores. No dia 29 não havia nada no intestino delgado, mas a LI ainda foi observada no ceco, cólon proximal e reto. A IgA mucosa foi detectada pela primeira vez no dia 15 e ainda foi detectável no dia 29, mas em todos os casos, os títulos variaram de apenas 1:4 a 1:16.

As lesões macroscópicas de enteropatia proliferativa foram detectadas pela primeira vez 11 dias após a infecção, o que é o mesmo tempo para a identificação histológica da hiperplasia dos enterócitos e diminuição das células caliciformes. A identificação imuno-histoquímica pode ser vista 5 dias após a infecção e continua até o dia 29.

Na AIS, as lesões mais proeminentes são no íleo terminal e na porção proximal do intestino grosso. Há espessamento macroscópico da mucosa e submucosa do íleo terminal, e a mucosa do cólon também pode parecer congesta e ligeiramente espessada.

Em ambas as formas da doença, a superfície mucosa pode estar erodida e pode ter aparência granular, com material aderido abundante na forma de restos fibrinonecróticos. Também pode haver um centro fibrinonecrótico preenchendo o lúmen. Na EHP, a única diferença pode ser que a superfície da mucosa pode estar coberta por grandes coágulos sanguíneos não digeridos.

Histologicamente, as alterações na mucosa consistem em proliferação acentuada de células epiteliais imaturas e uma criptite supurativa. Em muitos casos, as criptas afetadas têm 5 a 10 vezes mais células de espessura, com numerosas figuras de mitose.

Na *enterite necrótica*, o revestimento do intestino pode estar coberto por massas amarelas ou acinzentadas de material necrótico.

Na ileíte regional (chamada intestino de mangueira) o íleo distal está rígido pelo espessamento da parede intestinal causado por hipertrofia muscular e formação de tecido de granulação. A lesão inicial da mucosa com frequência é mascarada em razão da colonização da mucosa ulcerada por bactérias invasoras secundárias.

Na *EHP*, a carcaça normalmente está muito pálida e uma grande quantidade de sangue, com frequência, está presente no trato intestinal. A mucosa e a submucosa do íleo estão espessadas e podem estar cobertas por fibrina. Fragmentos de fibrina podem algumas vezes estar presentes. Embora a parede intestinal seja vermelho-escura e hemorrágica, podem não haver pontos óbvios de hemorragia. Histologicamente, há evidência de congestão vascular, trombos de fibrina, aumento da permeabilidade de vasos sanguíneos e necrose da mucosa intestinal. A característica da lesão vascular se assemelha a infecção bacteriana aguda e reação de hipersensibilidade do tipo I. Novamente, as características-chave microscópicas são a presença de células epiteliais em proliferação com núcleos basofílicos, que margeiam as criptas acentuadamente alongadas. Não há células caliciformes nesse local. Na análise de lesões histológicas, abscessos nas criptas foram verificados em 20% dos suínos, diminuição das células caliciformes em 90%, hipertrofia e hiperplasia em 3%, hipertrofia de ambas as camadas musculares em 78%, aumento nos eosinófilos em 34% e hiperplasia linfoide em 90%.

Em casos crônicos, as lesões descritas previamente foram quase todas substituídas por tecido conjuntivo fibroso, e o diagnóstico pode se basear na visualização apenas de fragmentos isolados de mucosa.

A Lawsonia também é a causa comum de colite. Em 70% dos casos de colite, LI também é encontrada na mucosa do cólon. Em três casos, LI foram encontradas apenas no cólon, e nesses intestinos grossos infectados, houve um excesso de muco na superfície.

A coloração de esfregaços de mucosa do íleo com corantes ácidos modificados pode revelar bactérias do tipo bastonete, curvas e típicas no citoplasma apical dos enterócitos infectados que estão proliferando, o que permite um diagnóstico presuntivo. Nem sempre é específico para *Lawsonia*. Elas nem sempre estão presentes em restos necróticos ou tecido autolisado. IHQ ou coloração com prata (Warthin-Starry) de intestino fixado em formol normalmente é suficiente para detectar os microrganismos intracelulares em todas as formas de enterite proliferativa. LI também pode ser identificada usando um ensaio de PCR. É possível encontrar antígenos bacterianos na lâmina própria em linfonodos de drenagem do íleo. Esse é o resultado de um processo natural de depuração da infecção.

Tem havido interesse considerável na relação entre CVS2 e LI e dificuldade em separar os dois.[20,21]

Amostras para confirmação do diagnóstico

- *Bacteriologia:* íleo distal, cólon proximal (esfregaço direto e PCR); o microrganismo precisa crescer nas linhagens de células teciduais com concentrações de oxigênio e CO_2 que mimetizem as condições no intestino delgado. Essa não é de fato uma opção, uma vez que as técnicas são de difícil execução e o microrganismo é intracelular obrigatório. Uma coloração simples com *Ziehl-Neelsen* ou coloração de Gimenez modificada irão mostrar os microrganismos.

Tem ocorrido desenvolvimento considerável em técnicas de PCR para as fezes como uma técnica *ante mortem*. Há sensibilidade variável decorrente da qualidade da amostra e da presença de fatores inibidores nas fezes, mas a especificidade é de, aproximadamente, 97%. Essa técnica parece ser bastante útil em animais clinicamente doentes, mas não é muito confiável em animais acometidos subclinicamente. A PCR é mais específica quando aplicada à mucosa do íleo do que às fezes. Há relatos de que as amostras de fezes apresentam maior probabilidade de serem positivas na PCR em rebanhos com EHP do que em rebanhos com AIS. É mais sensível do que a coloração de Warthin-Starry ou o teste de anticorpos imunofluorescentes (TAIF). A excreção começa por volta da sétima semana, e é observada com maior frequência da 13ª à 16ª semanas. Foi desenvolvida uma PCR nested em tubo muito sensível e menos suscetível a falso-positivos, quando comparada à PCR nested padrão. Um ensaio 5'nuclease foi desenvolvido com um limite de detecção de uma célula de LI por tubo de PCR. Uma PCR em tempo real foi delineada como um teste de alta taxa de transferência para uso em fezes. É tão específico quanto uma PCR convencional, mas é mais sensível. Ela pode ser quantificada e realizada com culturas puras, homogeneizados de tecidos ou bactérias eliminadas nas fezes.

Uma PCR multiplex também foi descrita para *B. hyodysenteriae, B. pilosicoli,* e LI.[22] Apresenta 100% de especificidade para as três espécies, e não gera falso-positivos. A PCR pode detectar 10^2 a 10^5 LI por grama de fezes. Uma PCR quantitativa TaqMan para uso nas fezes e em amostras de tecido[23] mostrou-se mais sensível e específica do que a PCR convencional em tecidos.

Há, ainda, a técnica de fluorescência indireta, mas ela requer conhecimento e um anticorpo confiável específico para *Lawsonia*, e também não é 100% para animais acometidos subclinicamente. A porcentagem de concordância entre TAIF e MCIP foi de 98,6%. Sugeriu-se que TAIF é mais sensível que a PCR na avaliação *ante mortem*.

- *Histologia:* íleo distal, cólon proximal (MO, IHQ), IHQ foi descrita[24]
- *Sorologia:* a resposta de anticorpos séricos em suínos para LI é específica e envolve tanto IgM quanto IgG.

O método utiliza LI cultivada em enterócitos ou LI preparada em lâminas como antígeno. Esses ensaios são específicos, uma vez que as culturas de células ou lâminas são examinadas microscopicamente, e as bactérias coradas de forma específica podem ser distinguidas de qualquer fundo. A coloração de bactérias é feita utilizando-se fluorescência (AIF), que detecta anticorpos 28 dias após a infecção, ou MCIP marcada por peroxidase. O teste MCIP é altamente específico (100%) e bastante sensível (90%) em animais infectados experimentalmente. É um teste diagnóstico adequado para a triagem do rebanho, mas não para o diagnóstico de EPS em animais individuais. Os anticorpos IgG podem ter vida curta e são encontrados apenas entre 18 e 24 semanas. Isso se mostrou útil para o diagnóstico de EPS, embora a resposta humoral com frequência seja fraca e de curta duração. Os títulos de 1:30 para LI aparecem, aproximadamente, 2 semanas após a infecção, e 90% se tornam positivos 3 semanas após o desafio com 5% apresentando títulos de 1:480 ou mais. Eles, no entanto, já estão decaindo cerca de 4 semanas após o desafio. Os anticorpos não foram detectados até 16 semanas de idade e, com frequência, não até 19 a 22 semanas. Atualmente há ELISA para diagnóstico de rebanho.

Uma *resposta mediada por células* pode ser detectada no laboratório de pesquisa usando um ensaio imunospot ligado à enzima (ensaio Elispot células-T), que mensura a secreção por linfócitos de IFN-γ específico para LI. Ele parece seguir o mesmo padrão que a resposta humoral, e começa a diminuir com, aproximadamente, 3 semanas, embora mais lentamente.

Tanto a resposta humoral quanto a mediada por células ainda podem ser detectadas 13 semanas após o desafio ou a vacinação.

Diagnóstico

Em uma revisão comparativa de métodos diagnósticos publicada em 2009, sugeriu-se que as avaliações macroscópicas e histopatológicas, inclusive o uso da coloração de Warthin-Starry (sensibilidade de 34%, mas especificidade de 100%) dos cortes de tecido foram de valor limitado.[24] Os autores sugeriram que o exame de PCR das fezes foi o mais útil em termos de sensibilidade, mas menos específico (95%) do que a IHQ (99%) ou HIS (100%).

Diagnóstico diferencial

Adenomatose intestinal suína
Os achados clínicos característicos são inapetência, perda de peso e diarreia branda em leitões recém-desmamados. Deve ser diferenciada de gastrenterite coliforme pós-desmame, que é muito mais grave clinicamente, e na qual ocorre morte rápida. A diminuição do ganho de peso diário pós-desmame (checagem pós-desmame) ocorre por muitos dias após o desmame, e a recuperação acontece no curso de muitos dias após a retomada do consumo normal da dieta.

Enteropatia proliferativa hemorrágica
Ocorre em suínos em crescimento, marrãs jovens e cachaços e é caracterizada por palidez extrema das mucosas e morte súbita. Deve ser diferenciada da ulceração esofagogástrica hemorrágica fatal, disenteria suína aguda e síndrome hemorrágica intestinal.

Ulceração esofagogástrica
Ocorre em suínos de todas as idades, mas especialmente em animais em crescimento. Os achados de necropsia incluem ulceração da porção aglandular do estômago e da entrada esofágica, com hemorragia no estômago e eliminação para os intestinos, o que oferece uma diferenciação fácil. Ocasionalmente ocorre morte aguda com hemorragia intestinal na disenteria suína. Mais comum em adultos acometidos pela enfermidade e no início de um surto. A palidez da pele não é acentuada, e a hemorragia é restrita ao intestino grosso e associada às lesões características de disenteria suína nessa região. Suínos contemporâneos apresentam achados clínicos e de necropsia típicos da enfermidade, e o diagnóstico pode ser confirmado com avaliações laboratoriais.

Síndrome hemorrágica intestinal
Mais difícil de diferenciar da enteropatia hemorrágica proliferativa. Ocorre mais comumente em suínos com 3 a 6 meses de idade que são bem nutridos e muitos, mas não todos os surtos, foram relacionados com fornecimento de soro lácteo. Tipicamente associado à distensão abdominal, à evidência de dor abdominal antes da morte e à presença de timpanismo intestinal marcante no exame *post mortem*. Em muitos casos, a hemorragia no intestino parece resultar da torção que oclui as veias mesentéricas. Ela ocorre em todas as regiões do intestino, exceto no duodeno proximal e no estômago, que apresentam drenagem separada. Em razão da dilatação intestinal, a torção pode ser facilmente negligenciada, sendo mais bem determinada pela direção cranial anormal do saco cego do ceco e pela palpação do mesentério. A distribuição da hemorragia pode ocorrer sem torção, e a etiologia nesses casos não é conhecida.

Outras enfermidades
Enterite necrótica infecciosa associada a Clostridium perfringens tipo C pode causar hemorragia no intestino, mas é facilmente diferenciada pelos achados clínicos, epidemiológicos e laboratoriais. *Enterite brachispiral branda, salmonelose, circovírus suíno tipo 2 e diarreias nutricionais são diagnósticos alternativos.*

Tratamento e controle

O tratamento é pelo uso de antimicrobianos. O controle se baseia em biossegurança, terapia antimicrobiana e biossegurança e medidas de higiene eficientes, principalmente entre instalações, também são importantes. O controle rigoroso de roedores e moscas é aconselhável.

Biossegurança para evitar a entrada da infecção é peça chave do controle. Compostos a base de amônia quaternária são desinfetantes muito efetivos[25], e iodo e Virkon S também são eficientes. Atenção aos suínos portadores; isolar por 30 a 60 dias, adotar antibióticos preventivos conforme indicado anteriormente, diagnóstico laboratorial e vacinação empregando a nova vacina aquosa.

Um programa de monitoramento de LI em marrãs de rebanhos de reprodução foi descrito[18], no qual as marrãs foram testadas a intervalos regulares antes da venda em um rebanho afetado, bem como na chegada ao rebanho receptor. Ademais, os suínos em crescimento pertencentes ao rebanho receptor também foram testados. Verificou-se ser possível estabelecer perfis de rebanho e evitar a transmissão de um rebanho para outro.

A erradicação usando desmame precoce não é uma possibilidade, mas medicação e vacinação sim. Tem-se afirmado que suínos com 30 a 50 kg excretam menos LI nas fezes quando alimentados com ração não peletizada e não tratada termicamente (ração caseira). Um esquema de erradicação de LI usado na Dinamarca após o uso de antimicrobianos (tiamulina, lincomicina e tilosina) falhou. Um programa de controle foi testado no Reino Unido, empregando-se PCR para identificar animais acometidos e medicação com clortetraciclina e tiamulina para o controle. O número de animais positivos à PCR diminuiu de 50 a 70% para 0%. Em suínos com mais de 14 semanas, houve algumas PCR positivas derivadas de grupos tratados. Outra propriedade usou fosfato de tilosina e permaneceu limpa.

Antimicrobianos

É provável que a administração de antibióticos na água ou nos alimentos seja necessária nos estágios iniciais. Normalmente, isso ocorre por volta de 8 a 11 semanas de idade. Um tratamento preferível seria tiamulina 120 ppm ou tilosina 100 ppm por 14 dias. Na doença aguda, a medicação da água e principalmente as medicações individuais são mais efetivas que o tratamento pela medicação na ração.

A medicação contínua para LI pode evitar a infecção, mas é malvista, pois pode evitar o desenvolvimento de imunidade e estender a suscetibilidade à infecção. De fato, o momento para o uso de qualquer medicação pode afetar a resposta imune, a excreção fecal subsequente e o desenvolvimento de lesões.

Não há informações publicadas disponíveis quanto ao tratamento de suínos acometidos individualmente. A enfermidade normalmente é tratada a nível de rebanho por medicação dos alimentos.

Aparentemente, não ocorreram alterações nas concentrações inibitórias mínimas (CIM) *in vitro* desde os anos 1980 e 1990. Provavelmente, existem quatro razões pelas quais a medicação não funciona: subdose; infecções concomitantes; alguma outra doença ou problema nutricional, por exemplo, erro diagnóstico; e antibióticos administrados muito tardiamente para serem efetivos. Caso os antimicrobianos sejam usados, é uma boa ideia iniciar pelo menos 3 semanas antes da data prevista de aquisição da infecção.

Em um estudo de 10 isolados de LI norte-americanos e europeus, verificou-se que, quanto à atividade extracelular, valnemulina foi a mais ativa, com atividade intermediária para clortetraciclina, tilosina e tiamulina, mas lincomicina mostrou menor atividade.[26] Para atividade intracelular, carbadox, tiamulina e valnemulina foram os mais efetivos. Tilosina e clortetraciclina apresentaram atividade intermediária e lincomicina foi a menos efetiva.

A suscetibilidade antimicrobiana do microrganismo isolado de suínos com enteropatia proliferativa foi determinada em sistema de cultura de tecidos. Penicilina, eritromicina, difloxacino, virginiamicina e clortetraciclina foram os compostos mais ativos testados. Tiamulina e tilmicosina foram os próximos mais ativos, e os aminoglicosídeos apresentaram maiores concentrações inibitórias mínimas. Tanto a lincomicina quanto a tilosina foram relativamente inativas contra as estirpes do microrganismo testado.

A campo, a bacitracina, virginiamicina e salinomicina são inúteis, assim como as penicilinas e as fluoroquinolonas.

Clortetraciclina oral, um dos fármacos mais antigos, ainda é usado; a 300 ou 600 ppm, ela pode evitar que suínos desafiados desenvolvam doença clínica. Clortetraciclina a 300 ppm e tilosina a 600 ppm evitaram os achados clínicos de EPS.

A tilosina é ideal para o tratamento injetável, em alimentos ou pela água, e foi usada com sucesso para o tratamento de EPS a 100 ppm. Para efetividade, os antimicrobianos teriam que se acumular no citoplasma das células intestinais e bloquear a síntese de proteínas. Os macrolídeos, as tetraciclinas e a virginiamicina atuam por bloqueio seletivo da síntese proteica nos ribossomos. A administração oral de fosfato de tilosina na dose de 100 ppm ou 40 ppm na ração de suínos por

4 dias antes do desafio experimental, e continuamente por 16 dias, quando então a dose foi diminuída para 40 e 20 ppm, foi efetiva na prevenção dos achados clínicos e lesões de enteropatia proliferativa. Ela não parece bloquear o padrão de soroconversão para LI. Tilosina a 10 ppm diminuiu significativamente a excreção fecal de LI e as lesões histológicas consistentes com EPS. A injeção de tilosina produziu melhora no escore de diarreia e no escore de impressão clínica, que melhorou o ganho de peso. O tartrato de tilosina na água de beber para o tratamento de ileíte foi efetivo na diminuição dos achados clínicos, lesões e diminuição na taxa de crescimento.

A lincomicina é ideal para injeção, tratamento de água e tratamento nos alimentos. A Linco-Spectina a 80 ppm usada consecutivamente mostrou-se útil para o tratamento de EPS. Lincomicina a 44 e a 110 ppm por 21 dias consecutivos foi efetiva no controle dos achados clínicos de EPS, e a 110 ppm também diminuiu a mortalidade associada a EPS. Lincomicina em pó hidrossolúvel a 250 mℓ/gal também é efetiva.

Verificou-se que a aivlosina é útil em concentrações 25% menores do que as usadas para tilosina.[27] Valnemulina também foi efetiva a 75 ppm nos alimentos. Tiamulina é útil para medicação nos alimentos e na administração na água de beber. Tiamulina administrada a 50 ppm, 2 dias antes do desafio experimental e mantida por 3 semanas evitou a doença clínica. Ademais, suínos que receberam 150 ppm de tiamulina 7 dias após o desafio permaneceram clinicamente normais e não apresentaram lesões específicas de enteropatia proliferativa à necropsia. A tiamulina na água é muito útil, mas um estudo mostrou que, presente na água, ela interfere na soroconversão, enquanto se administrada nos alimentos, não há interferência.

O uso de bacitracina zíncica no alimento de suínos em crescimento/terminação a 300 ou 200 ppm da desmama até os 100 dias de idade, ou 200 ou 100 ppm dos 100 aos 125 dias de idade, e 100 ou 50 ppm dos 125 aos 156 dias de idade foi efetivo no controle dos efeitos da enteropatia proliferativa em suínos em uma propriedade com histórico prévio da doença.[7]

Carbadox e óxido de zinco podem ter algum efeito contra LI. Verificou-se ser útil em alimentos nas duas últimas semanas na creche. Ela diminui a excreção fecal, os achados clínicos e nenhum animal positivo à IHQ ou PCR foi encontrado em um estudo. Ovos de galinha hiperimunes foram sugeridos para o controle de infecção por LI em suínos em crescimento.

Vacinas

A principal diferença entre doenças respiratórias e do trato digestório nos últimos anos foi o desenvolvimento de vacinas para as primeiras, mas não para as últimas.

Recentemente foi desenvolvida uma vacina para ileíte, a primeira para doenças entéricas.[28,29] Essa vacinação[30] pode aumentar o ganho de peso diário em até 46 g/dia, aumentar o peso da carcaça e reduzir o período de terminação. Ela é administrada por via oral, a partir das 3 semanas de idade, ou na água de beber. Tenha cuidado com o uso de antimicrobianos antes da vacinação, uma vez que ela pode diminuir a resposta à vacina. Em um estudo recente na Dinamarca[29], o uso de oxitetraciclina para o tratamento de LI foi reduzido em 79%, com um número significativamente menor de suínos sendo tratados.

A vacinação de suínos administrada na água de beber, usando a proporção de água, é um método seguro e eficiente, que poupa mão de obra e é fácil de vacinar. Com medicação nos alimentos, os suínos vacinados tiveram desempenho melhor do que os não vacinados quando expostos a um desafio com LI. A porcentagem de morbidade foi reduzida, a conversão alimentar melhorou e o ganho de peso diário médio aumentou em, aproximadamente, 6%. Houve também uma diminuição de 23% nos descartes. Ela é mais bem empregada em um período de 7 dias livres de antibióticos. A presente vacina é administrada em água para marrãs de 30 a 40 kg. Pode ser dispensada com antimicrobianos e produz imunidade protetora. Há diminuição das lesões macro e microscópicas na ausência completa de antimicrobianos quando as marrãs são vacinadas como animais de terminação e recebem um reforço a cada 6 meses.

REFERÊNCIAS BIBLIOGRÁFICAS

1. Michalski CW et al. BMC Microbiol. 2006;6:81.
2. Pusterla N et al. Vet Microbiol. 2009;136:173.
3. Murakata K et al. J Comp Pathol. 2008;139:8.
4. Boutrop TS et al. J Comp Pathol. 2010;143:101.
5. Schmitz-Esser S et al. J Bacteriol. 2008;190:5746.
6. Collins AM et al. Vet Microbiol. 2011;150:384.
7. McOrist S et al. J Swine Health Prod. 2011;19:277.
8. Friedman M et al. Lett Appl Microbiol. 2008;47:117.
9. Alberdi MP et al. Vet Microbiol. 2009;139:298.
10. Peters J et al. Trends Microbiol. 2007;15:241.
11. Cornelis CR. Nat Rev Microbiol. 2006;4:811.
12. Mcorist S et al. Can J Vet Res. 2006;70:155.
13. Oh Y-S et al. Vet J. 2009;184:340.
14. Vanucci FA et al. BMC Microbiol. 2010;10:1016.
15. Riber U et al. Vet Microbiol. 2011;149:506.
16. Scholz AM et al. Pig J. 2008;61:25.
17. Nathues H et al. Dtsch Tierartzl Wochenschr. 2008; 115:404.
18. Jacobson M et al. Vet Microbiol. 2010;142:317.
19. Collins AM et al. Vet Microbiol. 2007;120:381.
20. Opriessnig T et al. J Comp Pathol. 2011;145:261.
21. Jensen TK et al. J Comp Pathol. 2006;135:176.
22. Stahl M et al. Vet Microbiol. 2011;151:307.
23. Richter B et al. J Vet Diag Invest. 2010;22:70.
24. Ladinig A et al. J Comp Pathol. 2009;140:140.
25. Wattanaphasak S et al. J Swine Health Prod. 2010; 18:11.
26. Wattanaphasak S et al. Vet Microbiol. 2009;134:305.
27. Guedes RMC et al. Vet Rec. 2009;165:342.
28. McOrist S et al. J Vet Rec. 2007;184:340.
29. Bak H et al. Acta Vet Scand. 2009;51:1.

Colite braquispiral (disenteria suína, colite espiroquetal suína) e colite não específica

Os suínos desmamados são suscetíveis a muitas doenças entéricas bacterianas que causam perda econômica considerável. Infecções por *Brachyspira hyodysenteriae* (BH; disenteria suína), *Lawsoniana* e *Campylobacter*, infecções por *E. coli* pós-desmame, com edema intestinal, e *B. pilosicoli* [BP; colite espiroquetal suína CES)] são os principais competidores. Adicionalmente, úlceras, torção, estenose retal e prolapso retal fazem parte dos distúrbios intestinais de suínos mais velhos.

Disenteria suína

É uma enfermidade altamente fatal caracterizada por diarreia muco-hemorrágica e morte, caso não seja tratada por alguns dias. Causa perdas econômicas (cerca de 10 a 15 dólares por suíno) em decorrência de mortalidade, morbidade, crescimento lento e baixa utilização dos alimentos, custo alto das medicações e biossegurança. Não é uma enfermidade relevante para a saúde pública. As espiroquetas intestinais de humanos são diferentes.

Sinopse

- Etiologia: *Brachyspira hyodysenteriae*
- Epidemiologia: provavelmente a doença entérica de maior importância econômica em suínos em crescimento, com 8 a 16 semanas de idade. Transmitida pela via fecal-oral. Superlotação e alta densidade de animais são fatores de risco. Alta morbidade e mortalidade moderada se não tratada
- Achados clínicos: diarreia muco-hemorrágica e perda de peso comumente são persistentes se não tratada
- Lesões: colite e tiflite
- Confirmação do diagnóstico: detecção do microrganismo no intestino. Diagnóstico sorológico no rebanho
- Tratamento: tiamulina, valnemulina, tilosina e lincomicina injetáveis e na água e nos alimentos. Arsenicais orgânicos nos alimentos e no suprimento de água e carbadox e monensina nos alimentos e na água em alguns países
- Controle: eliminação da infecção com o tratamento nos alimentos e na água de beber. Evitar a reinfecção e a introdução de animais portadores no rebanho. Erradicar por despovoamento e repovoamento, medicação e medidas de biossegurança.

Etiologia

O gênero *Brachyspira* contém sete espécies, além de outras que ainda não foram nomeadas oficialmente. Elas são microrganismos gram-negativos, filamentosos, semelhantes a cobras. As sete espécies que comprovadamente ocorrem em suínos estão listadas na Tabela 7.24. A caracterização das espécies foi descrita recentemente.[1]

Essas espécies podem ser distinguidas por sua zona de β-hemólise, capacidade de produzir indol e perfil enzimático. Todas elas têm subtipos, com fenótipos e genótipos incomuns. Elas se distinguem de *B. hyodysenteriae* com base na ultraestrutura, sequência de genes, testes bioquímicos e antígenos. *B. hyodysenteriae* apresenta dois antígenos específicos, a proteína de 36-kDa e a proteína flagelar periplasmática de 46-kDa.

Há muita heterogeneidade antigênica entre isolados de *B. hyodysenteriae*. Há 11 sorogrupos com subdivisões em sorovares. A sorotipagem dos isolados do microrganismo

Tabela 7.24 Características bioquímicas de espécies de *Brachyspira* isoladas de suínos.

Espécie	Principais características
Brachyspira hyodysenteriae (disenteria suína)	Fortemente hemolítica, indol positivas, algumas são negativas
B. pilosicole (colite espiroquetal suína)	Fracamente hemolítica, algumas são indol positivas
B. suanatina (suínos e pato-real)[2]	Fortemente hemolítica, indol fracamente positivo
B. murdochii (raramente, colite branda em suínos)	Fracamente hemolítica, indol negativas
B. intermedia (raramente diarreia e colite)[3,4]	Fracamente hemolítica, indol negativas
B. innocens (raramente diarreia, comensal?)	Fracamente hemolítica, indol negativas
B. hampsonii (espécie nova, colite)	Fortemente beta-hemolítica

é importante para o diagnóstico e a avaliação epidemiológica. A variedade de estirpes sorologicamente distintas do microrganismo é muito mais ampla do que o que se acreditava anteriormente. *B. hyodysenteriae* apresenta antígenos heterogêneos na porção lipopolissacarídeos (LPS) da membrana externa, e muitos sorotipos de *B. hyodysenteriae* foram descritos com base na imunodifusão dupla e precipitação em ágar gel. Alguns sorotipos são predominantes em determinadas áreas geográficas.

B. hyodysenteriae (anteriormente *Serpulina* e, antes disso, *Treponema*), uma espiroqueta grande e fortemente beta-hemolítica, é o principal agente causal. Supostamente é indol positiva, mas em um estudo realizado na Bélgica, metade era indol negativa. Ela causa tiflocolite em emas em cativeiro. Ratos e camundongos podem atuar como reservatórios. Todos são microrganismos anaeróbicos, mas são tolerantes ao oxigênio e crescem na presença de 1% de oxigênio. Os genomas foram estudados.[5-8] A diversidade de isolados foi mostrada por TSML[2,9] e por análise de relato sequencial de multilocus de número variável.[10] *B. hyodysenteriae* pode ser confirmado usando análise de DNA polimórfico amplificado aleatório.[11] Aparentemente, eles têm a capacidade de adquirir genes uns dos outros e de outras bactérias entéricas. Eles podem ser diferenciados por eletroforese de campo pulsado e eletroforese multilocus, e a primeira técnica é particularmente boa para a diferenciação de estirpes que são 53 a 100% similares geneticamente. Estirpes de *B. hyodysenteriae* possuem muitos antígenos, alguns dos quais são divididos tanto por *B. hyodysenteriae* quanto por outras espécies de BP. Microrganismos que são fenotipicamente característicos de *B. hyodysenteriae* foram descritos, mas sua assinatura genética RNA 23 s e sequência são consistentes com *B. innocens*. Dentro do gênero de *B. hyodysenteriae* há algumas estirpes que, aparentemente, são avirulentas ou têm menor potencial virulento. Em alguns casos, pode haver grupos clonais de *B. hyodysenteriae*.[12] A virulência de isolados de *Brachyspira* foi comparada recentemente[13] e sugeriu-se que os resultados das características de culturas fenotípicas podem ser um indicador mais sensível do potencial para induzir doença semelhante à disenteria do que apenas a identificação molecular, com base nos ensaios de reação em cadeia da polimerase (PCR, na sigla em inglês) atuais.

Os fatores de virulência de *B. hyodysenteriae* foram examinados[14], e, embora muitos fatores tenham sido isolados, apenas o gene *nox* foi encontrado em todos os isolados, e *tly*A e *hly*A/ACP foram restritos em apenas alguns isolados de *B. hyodysenteriae*. Nesse estudo, verificou-se um alto grau de heterogeneidade.

Epidemiologia

Ocorrência

Um estudo sueco mostrou que espécies de brachispira foram isoladas de 58,5% de todas as amostras. Dessas, 25,4% eram *B. hyodysenteriae*, 16,4% eram BP e 58,2% eram *B. intermedia, B. innocens* ou *B. murdochii*.

Disenteria suína tem distribuição mundial e é uma enfermidade importante em suínos na América do Sul, Sudeste Asiático e Europa. Houve uma diminuição na ocorrência da doença na América do Norte, provavelmente em razão da biosseguranca estrita e pelo uso de carbadox. Ela é mais comum na faixa etária de 7 a 16 semanas de idade, mas pode acometer suínos mais velhos, até os 6 meses de idade. Suínos adultos e lactentes raramente são atingidos. A ocorrência geral provavelmente é de, aproximadamente, 10% com controle por meio do uso de fármacos, principalmente antibióticos promotores de crescimento. Uma vez que a propriedade seja afetada, o microrganismo irá permanecer, desenvolver ou adquirir nova resistência a antibióticos, a não ser que sejam realizados despovoamento, desinfecção e repovoamento ou tratamento de todo o rebanho.

Fatores de risco

Em um estudo recente de um surto em East Anglia, Reino Unido, que teve início em uma propriedade após a movimentação de 400 suínos para uma unidade extensiva em meados de 2006, verificou-se que no início de 2009, a enfermidade tinha se disseminado para 29 unidades por muitos meios (Tabela 7.25).

Fatores de risco do animal

Suínos de 8 a 16 semanas de idade são mais suscetíveis à disenteria suína. A maioria dos surtos ocorre após a compra de animais infectados de rebanhos conhecidos por apresentarem a enfermidade ou onde a doença não é conhecida (vendidos como desmamados) e a

Tabela 7.25 Importância dos fômites e animais na disseminação de *Brachyspira* sp. em uma propriedade.

Método de disseminação	Entre as 29 unidades (%)
Movimentação de suínos	13 (44,8)
Disseminação local	3 (10,4)
Manejo	4 (13,9)
Prestador de serviço	1 (3,4)
Transporte de suínos	3 (10,4)
Aves	2 (6,9)
Caminhão de ração	1 (3,4)
Desconhecido	1 (3,4)

comercialização continua. A infecção se dissemina dentro e entre rebanhos suínos por suínos portadores. A enfermidade foi descrita em javaporcos e javalis e, ocasionalmente, acomete aves, camundongos, ratos e cães em propriedades infectadas. Camundongos são capazes de carrear o microrganismo por até 180 dias após a inoculação.

Fatores do patógeno

Há muitas infecções latentes sem achados clínicos. Existem evidências de que o microrganismo desestabiliza a comunidade microbiana no intestino grosso. Experimentalmente, a inoculação oral de suínos gnotobióticos com uma combinação de *B. hyodysenteriae* e *B. vulgatus* ou *F. necrophorum* irá resultar no desenvolvimento de achados clínicos característicos e lesões de disenteria suína. A enfermidade foi reproduzida com culturas puras de *B. hyodysenteriae* em supinos convencionais e livres de patógenos específicos (LPE). O desafio de suínos gnotobióticos com culturas puras irá resultar na colonização, mas a enfermidade não irá ocorrer até que outros microrganismos intestinais sejam inseridos, o que sugere que a enfermidade é o resultado de uma mistura de infecções sinérgicas da espiroqueta e de outros microrganismos intestinais anaeróbicos. Esses resultados e outros são consistentes com o conceito de que *B. hyodysenteriae* é o principal agente causal de disenteria suína e que a presença de um ou mais anaeróbios é um pré-requisito para a expressão de patogenicidade de *B. hyodysenteriae*. Esse pré-requisito pode ser preenchido por muitos anaeróbios. Há considerável variação na virulência entre estirpes de sorotipos diferentes de *B. hyodysenteriae* quando administrados por via oral a leitões ou camundongos LPE. Um *B. hyodysenteriae* virulento foi isolado de um rebanho livre de achados clínicos de disenteria suína, o que indica que o microrganismo pode ainda estar presente em rebanhos considerados livres da doença.

Os principais polipeptídeos de *B. hyodysenteriae* são imunógenos fortes e estão presentes em muitos sorotipos, mas há considerável diversidade na antigenicidade de LPS entre esses mesmos sorotipos. Uma técnica de impressão digital do DNA com base na PCR pode analisar perfis genéticos de isolados do microrganismo provenientes de casos de disenteria suína em rebanhos diferentes, o que pode ser importante epidemiologicamente.

Espiroquetas intestinais fracamente beta-hemolíticas potencialmente patogênicas podem estar presentes em rebanhos suínos com uma alta incidência de diarreia e podem ser distinguidas de estirpes apatogênicas pelo teste de hidrólise do hipurato. A prevalência dessas estirpes é menor em rebanhos tratados com olaquindox.

Fatores de risco do ambiente e do manejo

Suínos importados são fonte comum de infecções. Entretanto, é difícil controlar esse aspecto, em razão da existência de portadores assintomáticos. Investigações mostraram que o caminhão sujo pode ser importante. Em outras palavras, a biossegurança falhou.

A superpopulação e o aumento da quantidade de fezes nas baias contribuem para o aumento na incidência de disenteria suína. A falha em limpar pisos sólidos regularmente resulta no acúmulo de fezes, o que aumenta a pressão de infecção. A contaminação de baias com efluentes fecais de baias adjacentes ou por lavagem dos sistemas de esgoto permite que os suínos tenham acesso a dejetos e pode constituir uma fonte de infecção e reinfecção. A introdução contínua de suínos jovens em baias que não foram limpas e lavadas anteriormente fornece fontes de infecção. A mistura de suínos desmamados de diferentes procedências é, com frequência, uma fonte de infecção para suínos suscetíveis.

Muitos fatores afetam a sobrevivência do microrganismo nas fezes de suínos infectados. Ele pode sobreviver por 10 dias no solo a 10°C e até 78 dias se houver 10% de fezes de suínos no solo. O microrganismo pode permanecer vivo por até 48 dias em fezes disentéricas a 0 a 10°C; a sobrevivência é reduzida a 7 dias a 25°C e a menos de 24 h a 37°C. A diluição de fezes disentéricas com água de torneira (1:10) aumenta a sobrevivência para 61 dias a 5°C. O microrganismo foi encontrado nas fezes após 112 dias. Dessecação e desinfecção eliminam rapidamente o microrganismo do ambiente. Desinfetantes fenólicos e hipoclorito de sódio são mais efetivos. O microrganismo pode sobreviver em lagoas por até 60 dias. Em granjas de suínos com sistema de esgoto aberto que albergam animais infectados por disenteria, a água da lagoa é usada para expelir as fezes das instalações, o que permite que os suínos bebam os efluentes conforme eles fluem pelo esgoto. Sob essas condições, o microrganismo pode sobreviver por 5 a 6 dias após a remoção dos animais infectados que o excretam. O microrganismo foi isolado de uma lagoa de estabilização em uma granja suína, o que pode ser parcialmente responsável pela manutenção da disenteria suína dentro de um rebanho.

Os efeitos dos componentes da dieta sobre a flora bacteriana comensal do intestino grosso não são bem compreendidos. Acreditava-se que polissacarídeos não amiláceos fossem levados às partes distais do cólon e estivessem então disponíveis para fermentação. A inclusão de trigo e soja e/ou a adição de enzimas exógenas às dietas de suínos podem influenciar a microflora do intestino grosso, mas não evitam a disenteria suína. A colonização do intestino por espiroquetas foi altamente relacionada a polissacarídeos não amiláceos solúveis, e o desenvolvimento de disenteria suína foi influenciado pelo componente amido-resistente da dieta. Alimentos que contêm uma grande quantidade de grãos de soja e alojamento de suínos em grupos foram considerados os principais fatores contribuintes na produção experimental de disenteria suína. Alimentos que contêm altos teores de polissacarídeos não amiláceos solúveis resultam no aumento da viscosidade do conteúdo intestinal, um maior conteúdo de líquido intestinal, baixo pH e aumento do número de coliformes nos intestinos. Um experimento recente sobre alimentação e disenteria suína não mostrou efeito do fornecimento de arroz na dieta, que não foi capaz de prevenir a disenteria suína; e o aumento de polissacarídeos não amiláceos ou de amido resistente não foi capaz de diminuir a incidência ou a prevalência de disenteria suína; de fato, os achados clínicos foram piores.

Métodos de transmissão

B. hyodysenteriae está presente nas fezes de suínos acometidos. A infecção ocorre pela ingestão, e a transmissão é potencializada por condições que levam ao ciclo fecal-oral. A disseminação da infecção dentro de um grupo é lenta, levando de 7 a 14 dias, e pode se propagar para outras baias de suínos no decorrer de um período de 2 a 3 semanas. Suínos que se recuperaram da doença clínica com ou sem tratamento podem se tornar portadores e ainda apresentam a capacidade de excretar o organismo e infectar animais contactantes por 50 a 90 dias. A doença clínica pode inicialmente ser deflagrada por estresse, mas a infecção subsequente se dissemina por contato direto. A frequência de excreção varia com o tempo, e espera-se que apenas uma pequena proporção da população convalescente se torne portadora. Todos os métodos de transmissão fecal são uma fonte provável (caminhões, pessoas, roupas, botas etc.).

Patogênese

B. hyodysenteriae sobrevive ao ácido gástrico e chega ao intestino grosso. No ambiente da víscera, *B. hyodysenteriae* apresenta maior movimentação. O agente possui muitas proteínas na membrana externa, incluindo a lipoproteína de 29,7 kDa (B. hyodysenteriaelp29,7) e uma proteína de superfície variável de 39 kDa.[15] Ela também apresenta um LPS no envelope externo que pode ajudar a romper a barreira epitelial do cólon. Ademais, a atividade de NADH oxidase a protege da toxicidade pelo oxigênio. A atividade hemolítica é um fator de virulência essencial, possivelmente controlado por quatro genes, *tly* A, B e C e *LlyA*.

A hemolisina com atividade citotóxica, extraída de uma estirpe virulenta do microrganismo, causa lesão epitelial grave quando injetada nas alças ligadas do íleo e do cólon de suínos livres de germes, e é um fator de virulência na disenteria suína. O microrganismo pode se aderir à cultura de células intestinais *in vitro*, o que pode ser um dos seus fatores de virulência. O organismo também é altamente móvel, o que fornece a ele a capacidade de se mover pelo muco e facilita a penetração na mucosa. Esse pode ser um fator de virulência importante. Muitos outros fatores de virulência também podem ser importantes. O microrganismo provavelmente não se adere à superfície epitelial das células; em vez disso, ele coloniza a camada mucosa sobrejacente. A atração quimiotática do microrganismo a lugares que contêm muco igualmente é um fator potencialmente importante. Ele penetra no muco, se move para as criptas e rompe o epitélio do cólon, o que causa colite muco-hemorrágica, enquanto resistindo à toxicidade pelo oxigênio. O microrganismo coloniza a mucosa intestinal por associação com o muco intestinal, tanto na camada de gel que cobre o epitélio quanto nas criptas preenchidas por muco (em contrapartida, a *B. pilosicoli* [BP] fracamente beta-hemolítica se adere a uma célula na superfície luminal do epitélio do cólon para formar um tapete denso de espiroquetas aderidas).

Ainda não se sabe se a invasão é uma característica necessária da infecção na disenteria suína. Não se sabe onde eles vivem normalmente, mas podem obviamente se reproduzir de forma mais rápida do que se forem evacuados. O padrão de colonização parece ser aleatório. A hemolisina lisa as células da mucosa intestinal, o que então fornece os esteróis vitais das membranas para as brachispiras. Muitos genes podem estar envolvidos na virulência, incluindo *tly*A e *LlyA*. Para que a infecção se estabeleça, parece que um gene para a produção de NADH oxidase é necessário, uma vez que ele protege contra os efeitos da toxicidade do oxigênio. De forma similar, pode haver um sistema de transporte de ferro nas *Brachyspira*, e sua presença pode se correlacionar com a patogenicidade de *B. hyodysenteriae*. Outro gene de interesse é o *mgl*B, que pode eventualmente ser apontado como de grande importância. A produção de oligossacarídeos também pode ser um fator de virulência.

A associação ao muco regulada por quimiotaxia ou pela motilidade parece ser o mecanismo predominante da associação à mucosa. Há erosão progressiva do epitélio superficial, excesso de produção de muco, edema, hemorragia da lâmina própria e produção de pseudomembrana. Quando o número de microrganismos chega a $10^6/cm^2$ de mucosa, então as lesões começam a aparecer. As espiroquetas surgem nas fezes cerca de 1 a 4 dias antes do início da diarreia. A causa da diarreia, disenteria e quantidade excessiva de muco nas fezes é a colite erosiva. Algumas células CD8+ podem ser associadas à suscetibilidade à disenteria suína induzida experimentalmente, enquanto monócitos e células T CD4+CD8+ parecem ser os principais leucócitos que respondem durante a doença. A morte resulta da desidratação crônica e da toxemia bacteriana. Em alguns animais, uma síndrome do choque agudo resulta em morte rápida e súbita. No início da doença, ela ativa IL-1 e IL-6 e estimula os macrófagos. Nos estágios posteriores, as células T apresentam um papel importante na defesa.

A dieta tem uma grande influência no desfecho das infecções por *B. hyodysenteriae*. A colonização pode ser controlada pelo fornecimento de dietas de alta digestibilidade, que alteram a microbiota do cólon e encorajam espécies que inibem o crescimento de espiroquetas.[16,17] Dietas ricas em inulina terão o mesmo efeito.[18,19]

Achados clínicos

A enfermidade em geral acomete animais em crescimento e em terminação algumas semanas após a saída da creche e, raramente, animais desmamados. Ocasionalmente, ela acomete porcas no parto ou no meio da lactação. Costuma acometer suínos com 6 a 12 semanas de idade, mas os animais podem ter qualquer idade. O período de incubação a campo pode ser de 7 a 60 dias, mas normalmente é de 4 a 14 dias.

A morbidade em um grupo de suínos pode variar de 10 a 75%, a mortalidade de 5 a 25% e, em casos não tratados, a mortalidade pode chegar até 50%. Inicialmente apenas alguns suínos são acometidos no grupo, mas a disseminação ocorre em um período de apenas alguns dias a 2 semanas e atinge a maioria dos animais. Suínos acometidos estão ligeiramente deprimidos, apresentam diminuição do apetite e febre moderada (40 a 40,5°C). As fezes estão apenas parcialmente formadas, em geral com consistência de mingau, e são eliminadas sem esforço consciente, e respingam ao contato com o piso da baia. Suínos acometidos comumente defecam quase em qualquer lugar e em qualquer objeto da baia. As fezes têm coloração cinza-claro a enegrecida, e na inspeção atenta, uma grande quantidade de muco está presente e manchas de sangue e fragmentos de epitélio podem ser vistos. Em alguns suínos, a presença de uma grande quantidade de sangue irá manchar as fezes. A ocorrência de sangue nas fezes normalmente ocorre 2 a 3 dias após o início da diarreia. Animais acometidos tornam-se progressivamente desidratados e seu abdome parece delgado e afundado. A morte normalmente ocorre em alguns dias a semanas após o início dos sinais, e resulta principalmente da desidratação e da toxemia. Suínos com diarreia hemorrágica grave morrem mais rapidamente. Manchas na pele não são uma característica, exceto nos estágios terminais.

Em suínos não tratados, a doença pode persistir por 3 a 4 semanas antes da recuperação clínica. Menos comumente, um surto pode ter início com a morte súbita de um ou dois suínos, sem nenhuma evidência de sinais premonitórios ou uma diarreia hemorrágica terminal. Isso ocorre com maior frequência em suínos em idade de comercialização e em adultos de rebanhos nos quais a disenteria suína foi introduzida pela primeira vez. Ela também é causa rara de morte esporádica em marrãs e porcas em rebanhos convencionais.

A enfermidade responde bem ao tratamento, mas após a suspensão deste, pode recidivar dentro do mesmo grupo de suínos. Ela também pode recidivar em propriedades com 3 a 4 semanas de intervalo, e ressurgir após o término da antibioticoterapia. Uma forma crônica da doença com diarreia persistente e falha em crescer ocorre em alguns suínos, com lesões irreversíveis na mucosa do cólon.

Imunidade

Anticorpos maternos devem estar presentes para proteger os suínos jovens. A doença clínica é associada ao desenvolvimento de IgG, IgA e IgM específicos no soro e à produção local de IgA no tecido da mucosa intestinal. As concentrações de IgG se correlacionam com a detecção de achados clínicos. IgA no intestino grosso indica infecção recente. Suínos convalescentes tratados e não tratados desenvolvem títulos elevados que são mantidos por até 150 dias após a infecção. A relação entre a magnitude dos títulos de aglutininas e a imunidade protetora não está clara. Suínos portadores excretam *B. hyodysenteriae* enquanto os títulos elevados de aglutinação contra o microrganismo estão presentes.

Suínos não tratados que se recuperam de disenteria suína são resistentes ao desafio experimental por até 16 a 17 semanas após a infecção, e esses são parcialmente espécie-específicos. Em rebanhos acometidos por disenteria suína, a enfermidade pode ressurgir a intervalos de 3 a 4 semanas após o tratamento, e os fármacos mais eficazes podem inibir o desenvolvimento de imunidade.

Patologia clínica

A hematologia pode mostrar um aumento dos leucócitos com desvio à esquerda. As proteínas de fase aguda podem aumentar. Há um aumento precoce na taxa de sedimentação de eritrócitos e nos teores de fibrinogênio. A proteína plasmática total pode estar elevada. Os teores sanguíneos de sódio, cloretos e bicarbonato diminuem. Uma acidose metabólica acentuada e hiperpotassemia terminal podem ocorrer. Na disenteria suína experimental, nem a glicose sanguínea nem o teor de lactato apresentaram qualquer alteração, mas as concentrações séricas de aminoácidos glicogênicos não essenciais, como serina, alanina, glutamina e tirosina, diminuíram.[20] O teor de lisina aumentou durante a disenteria suína e a leucina durante a recuperação.

Detecção e cultura do organismo

O microrganismo pode ser detectado nas fezes de suínos acometidos por microscopia de campo escuro, como microrganismos altamente móveis, com motilidade em serpentina características ou em esfregaços secos corados com Giemsa ou azul Victoria 4R. O melhor diagnóstico é obtido coletando amostras do cólon superior. Amostras de fezes submetidas para avaliação laboratorial devem ser diluídas (1:10) em salina tamponada com fosfato ou suabes retais colocados em meio de Amies para evitar a morte de microrganismos, o que ocorre quando as amostras são armazenadas a temperatura ambiente ou enviadas pelo correio. Testes de microaglutinação (TMA), testes de aglutinação em lâmina e testes de anticorpos fluorescentes (TAF) indireto e direto também são usados para detectar os microrganismos.

O agente pode ser cultivado em ágar soja tripticase que contenha 5% de sangue bovino desfibrinado sob condições atmosféricas específicas.

Coloração com anticorpos fluorescentes ajuda consideravelmente na sua demonstração, mas pode não distinguir estirpes apatogênicas e resultados falso-positivos e falso-negativos são comuns. O diagnóstico presuntivo por teste de anticorpos fluorescentes (TAIF) pode ser suplementado com alguns testes laboratoriais que servem para identificar as espiroquetas como patogênicas. O *teste de aglutinação em lâmina* é um meio útil e específico para identificar o microrganismo, mas requer uma quantidade apreciável de crescimento de espiroquetas na superfície do ágar para a realização do teste. O *teste de aglutinação microscópico* é um teste rápido para a identificação laboratorial definitiva *B. hyodysenteriae*, mas não é capaz de distinguir as estirpes avirulentas do microrganismo.

O principal problema diagnóstico tem sido a identificação de suínos portadores que são infectados com o microrganismo e são uma fonte potencial de infecção para outros suínos. Fluorescência (AIF) indireto e direto usados para examinar as fezes e o conteúdo do cólon de suínos quanto à presença de *B. hyodysenteriae* não foram sensíveis ou específicos o suficiente para identificar suínos individuais infectados.

Qualquer teste diagnóstico deve ser capaz de distinguir entre as diferentes *Brachyspira* spp. Algumas são comensais inócuas, enquanto outras são potencialmente patogênicas. *B. innocens*, um habitante apatogênico do intestino grosso de suínos, é muito similar a *B. hyodysenteriae*, tanto em morfologia quanto em características de crescimento, e partilha muitos dos mesmos antígenos de superfície. Diversos testes sorológicos com soro de suínos que se recuperaram de infecção por *B. hyodysenteriae* indicaram a presença de anticorpos de reação cruzada entre *B. hyodysenteriae* e *B. innocens*, o que torna a diferenciação difícil.

Métodos de detecção de antígenos que se baseiam no uso de sondas de DNA ou em PCR foram desenvolvidos recentemente e parecem consideravelmente promissores. Eles utilizam porções de genes *RNA16s* e *RNA23s*, ou o gene *nox*, ou o gene *tyl*A. A PCR normalmente é realizada na placa de isolamento primário (3 a 5 dias), que pode também ser usada para o teste de sensibilidade a antimicrobianos.

Desenvolveu-se uma PCR que pode detectar 10^3 a 10^4 microrganismos, e é mais rápida e reconhece mais amostras positivas do que a cultura de fezes e o isolamento.

A PCR duplex desenvolvida também foi mais sensível do que a cultura e os testes bioquímicos, que mostraram detectar 10^2 bactérias por grama de tecido e pode ser usada para diferenciar *B. hyodysenteriae* de BP.

Uma PCR multiplex foi desenvolvida com o intuito de diferenciar *B. hyodysenteriae*, BP e *L. intracellularis*.[21,22] PCR em tempo real (RT-PCR) permite a detecção do número de bactérias. HIS irá funcionar para *B. hyodysenteriae*.

O método mais definitivo para diferenciar *B. hyodysenteriae*, *B. innocens* e BP é o método de reassociação relativo DNA-DNA.

Testes sorológicos

Anticorpos monoclonais contra antígenos LPS sorotipo-específicos de *B. hyodysenteriae* podem ser usados em ELISA[23], imunofluorescência indireta e ensaios de *imunoblot* para diferenciar entre *B. hyodysenteriae* e *B. innocens*.

Testes sorológicos como teste de aglutinação em microplacas e ELISA podem ser usados em rebanhos para identificar aqueles que estão infectados. É 100% sensível e específico, mas não é capaz de confirmar animais individuais infectados. Os ELISA detectam 10^2 microrganismos por mililitro de fezes.

Muitos testes sorológicos foram utilizados, e tipicamente esses testes usaram cultura total ou LPS como antígeno.[9] Os primeiros aumentam os falso-positivos e os últimos aumentam os falso-negativos, mas dão menos falso-positivos. Em geral, essas técnicas são úteis para a detecção de rebanhos infectados, mas não são capazes de detectar suínos individuais infectados que podem estar atuando como animais portadores. Recentemente, foi identificada uma lipoproteína de membrana externa (BMPB) de 30 kDa, que é específica de *B. hyodysenteriae* e é reconhecida tanto em suínos infectados experimentalmente quanto naturalmente. O gene foi clonado e sequenciado, e epítopos específicos em BMPB estão sendo identificados.

Testes sorológicos podem auxiliar na identificação de suínos portadores. Uma avaliação de muitos testes sorológicos para a detecção de anticorpos contra *B. hyodysenteriae* concluiu que apenas o TMA detectou anticorpos para o microrganismo. O ELISA tem sido usado para detectar anticorpos em suínos individuais, mas reações cruzadas entre *B. hyodysenteriae* e *B. innocens* são comuns. Um ELISA usando sorotipo 2 de *B. hyodysenteriae* como antígeno não foi capaz de diferenciar entre os estágios de infecção, mas pôde indicar se o suíno havia sido infectado.

Achados de necropsia

As lesões são restritas ao ceco e ao cólon e, ocasionalmente, ao reto[24], e podem ser encontradas em suínos sadios. Algumas vezes, as lesões se estendem a todo o intestino grosso ou são localizadas. Pode haver hiperemia e edema da parede do intestino grosso e mesentério. Os linfonodos mesentéricos podem estar aumentados de volume e o edema flui. As lesões de mucosa variam de tiflocolite catarral a fibrinonecrótica a hemorrágica. Elas com frequência são cobertas por muco e fibrina e coágulos de sangue. O conteúdo do cólon é de amolecido a aquoso. Com a progressão, o edema e as lesões da mucosa tornam-se mais graves, com aumento da exsudação de fibrina e formação de uma pseudomembrana mucosa espessa que contém sangue. A hiperplasia de células caliciformes é muito prevalente. As células na base das criptas podem estar alongadas e hipercrômicas. Pode haver a presença de espiroquetas nas células caliciformes e nas células epiteliais rompidas. Algumas espiroquetas podem ser encontradas ao redor de vasos sanguíneos.

As carcaças de suínos que morreram de disenteria suína normalmente apresentam perda de peso, desidratação e tiflite e colite microscopicamente visíveis. A colite está presente de início no ápice do cólon espiral, mas subsequentemente se dissemina para envolver todo o cólon e ceco. Nos estágios iniciais, há inflamação e necrose com graus variados de hemorragia no lúmen. As glândulas submucosas estão aumentadas e, com frequência, visíveis através da serosa do cólon como pontos opacos. Em casos avançados, um exsudato fibrinonecrótico está aderido à superfície mucosa avermelhada e granular. O conteúdo intestinal também pode estar aderido à mucosa. As criptas com frequência estão espessadas pelo edema. Os linfonodos de drenagem estão aumentados e congestos. O intestino delgado é poupado, exceto pelo envolvimento de íleo terminal em casos avançados. As espiroquetas podem ser demonstradas em grandes números usando corantes de Warthin/Starry em esfregaços de superfície mucosa das lesões, especialmente nos casos iniciais, mas não há invasão sistêmica.

O exame de microscopia eletrônica do cólon de suínos com disenteria suína revela alterações indicativas de estase dos vasos da microcirculação da lâmina própria. As lesões iniciais no cólon consistem em congestão e dilatação vascular superficiais, edema da lâmina própria e separação intercelular das células epiteliais nas criptas. Essa lesão progride para necrose de células epiteliais e extrusão com extravasamento de eritrócitos para o lúmen. Degeneração, necrose e extrusão de enterócitos colônicos superficiais seguem progressivamente. Grandes espiroquetas estão presentes nas criptas, no citoplasma de células epiteliais lesionadas e nas cavidades ao redor de vasos na lâmina própria. A lesão característica de disenteria suína é a necrose do epitélio superficial do cólon. Essa característica pode ser difícil de verificar em tecidos parcialmente autolisados, ou se as amostras forem provenientes de animais que estão se recuperando da infecção ou sendo tratados com antibióticos. Nas lesões subagudas, a hiperplasia das criptas e das células caliciformes é mais acentuada, e a produção intensa de muco dilata todas as criptas.

O cultivo de *B. hyodysenteriae* é difícil, sendo necessárias condições anaeróbias e meios seletivos. Essa característica promoveu o desenvolvimento de técnicas alternativas de diagnóstico, como PCR e coloração imunohistoquímica. Preparações de montagem a fresco de mucosa do cólon com frequência são usadas para obter o diagnóstico presuntivo e TAF está disponível para confirmar.

Realizou-se um estudo consecutivo por endoscopia repetida em lesões patológicas e amostras de biopsia foram coletadas.[24] No terceiro dia, a endoscopia mostrou mucosa reativa e hiperêmica e quantidade excessiva de muco. Histologicamente, houve hiperplasia de criptas, depleção do muco das células caliciformes e erosão epitelial. Ao mesmo tempo, houve aumento na concentração de proteínas de fase aguda, monócitos circulantes e diminuição do número de células CD3+. Após 5 dias, os suínos retornaram ao normal.

Diagnóstico

O histórico e os achados clínicos indicam tanto *B. hyodysenteriae* quanto *B. hampsonii*, e são mais graves do que as de BP. A confirmação pode ter início por esfregaços de fezes ou de mucosa e pelo achado de espiroquetas típicas. O restante da confirmação requer testes laboratoriais que usam métodos descritos anteriormente, principalmente cultura em meios seletivos. Espiroquetas podem ser confirmadas por testes de inibição do crescimento e por antissoros específicos, e a análise de enzimas usando o sistema API ZYM é útil, uma vez que *B. hyodysenteriae* não apresenta α-galactosidase.

Amostras para confirmação do diagnóstico

- Bacteriologia: cultura do cólon (cultura apresenta requerimentos especiais, como uma placa de ágar gel com adição de espectinomicina, colistina e vancomicina no meio ou meio BJ). Esfregaço direto (colorações ácidas rápidas modificadas), TAF, PCR
- Histologia: cólon fixado em formol, muitos locais (MO, IHQ). HIS e AIF podem ser usados em tecido fixado.

Diagnóstico diferencial

Disenteria suína deve ser diferenciada de outras enfermidades nas quais há diarreia em suínos em crescimento. Suínos com disenteria suína normalmente estão emaciados, desidratados, apresentam pelagem áspera e manchas de fezes no períneo, e têm colite muco-hemorrágica. A identificação da nova espécie *Brachyspira hampsonii* também requer confirmação laboratorial.

- Espiroquetose colônica suína: esse é o diagnóstico diferencial mais difícil de disenteria suína, e é associado a diarreia branda em suínos desmamados e em crescimento. Ela requer confirmação laboratorial
- Gastrenterite coliforme, salmonelose e cólera suína: caracterizada por início e disseminação mais rápidos dentro de um grupo do que na disenteria suína, e a morte ocorre mais precocemente. Na gastrenterite coliforme e na salmonelose, os sinais iniciais podem ser morte súbita ou suínos gravemente deprimidos e fracos, com febre, manchas na pele, anorexia e diarreia aquosa profusa. A gastrenterite coliforme ocorre dentro de alguns dias após o desmame, enquanto a cólera suína se dá em suínos de todas as idades, com alta mortalidade. A disenteria suína é mais insidiosa no início, o apetite raramente é perdido por completo, e as fezes são amolecidas e muco-hemorrágicas. Na necropsia, as lesões de disenteria suína são confinadas ao intestino grosso, enquanto na gastrenterite coliforme, na salmonelose e na cólera suína as lesões também estão presentes no intestino delgado. A salmonelose apresenta lesões hemorrágicas necróticas profundas com necrose de coagulação. Outras enfermidades podem resultar na eliminação de fezes hemorrágicas. *Trichuris suis* normalmente é visível macroscopicamente em grandes números
- Síndrome hemorrágica intestinal: geralmente ocorre como diarreia hemorrágica grave com morte rápida, e não como uma síndrome crônica, mas a diferenciação patológica pode ser necessária. Normalmente está associada a fornecimento de soro lácteo. A disenteria suína não afeta todo o intestino delgado. Hemorragia crônica causada por *úlcera esofagogástrica* resulta em melena; os achados epidemiológicos são diferentes, e os achados de necropsia são característicos no intestino e em outros órgãos.

Tratamento

Suínos acometidos podem precisar de tratamento de suporte.

Terapia antimicrobiana

Alguns pesquisadores sugeriram que a recidiva de *B. hyodysenteriae* nos EUA pode ter sido causada pelo aumento da resistência a antibióticos, assim como ocorreu na Europa e na Ásia. Em um estudo recente, as concentrações inibitórias mínimas (CIM) contra lincomicina e gentamicina foram altas, assim como os padrões mostrados por *B. murdochii* e espécies de *Brachyspira*, mas não por *B. hyodysenteriae*. Os outros antibióticos apresentam CIM no valor mais baixo da escala.

Antimicrobianos normalmente são administrados por medicação em massa a todos os suínos do grupo acometido. O tratamento por medicação da água – e não dos alimentos – é preferível, uma vez que geralmente é mais fácil e mais rápido de ser implementado, e os suínos acometidos normalmente continuam a beber água (mas talvez não na mesma quantidade do que quando não estavam acometidos) enquanto estão anoréxicos. Suínos com diarreia hemorrágica grave e toxemia podem não beber quantidade suficiente de água tratada, e devem ser cuidados inicialmente por administração parenteral. A medicação nos alimentos é mais adequada à profilaxia subsequente. Quando ocorrem surtos, todos os suínos gravemente acometidos devem ser tratados individualmente, e a água de beber medicada por muitos dias a níveis terapêuticos, seguido por uma possível medicação dos alimentos por até 3 semanas ou mais, a níveis profiláticos.

Escolha dos antimicrobianos

Muitos antimicrobianos são adequados para o tratamento e controle de disenteria suína, e a escolha é amplamente dependente de disponibilidade, custo, eficácia e regulamentação. Os antimicrobianos e suas doses mostrados aqui são usados para o tratamento e o controle.

Atualmente, tiamulina, lincomicina e os nitroimidazóis (dimetridazol, ronidazol e ipronidazol) são os antimicrobianos mais efetivos para o tratamento pela água de beber. Em alguns países, determinados antimicrobianos podem não ser aprovados para o uso em suínos. Os antimicrobianos mais eficazes para uso no alimento de suínos são carbadox, os nitroimidazóis, tiamulina e lincomicina.

Uma técnica de diluição em macrocaldo *in vitro* determinou a sensibilidade de um grupo de isolados de *B. hyodysenteriae* da Austrália, EUA e Canadá a antimicrobianos. Dimetridazol e tiamulina foram efetivos contra a maioria dos isolados. Lincomicina inibiu o crescimento de alguns isolados, e a tilosina falhou em inibir a maioria dos isolados testados. Um grupo de isolados de *B. hyodysenteriae* do Reino Unido foi sensível a tiamulina, e não houve evidência de que o microrganismo desenvolveu resistência ao fármaco. Um grande número de estirpes de *B. hyodysenteriae* isolados na Hungria entre 1978 e 1992 foi testado contra sete agentes quimioterápicos usados comumente para o tratamento de disenteria suína, e as alterações no padrão de resistência também foram monitoradas. Todas as estirpes permaneceram sensíveis ao carbadox. A sensibilidade ao dimetridazol diminuiu gradativamente, com, aproximadamente, 50% das estirpes ainda sendo sensíveis. A maioria das estirpes era resistente à tilosina. A resistência à lincomicina aumentou gradativamente, mas, cerca de 50% permaneceram sensíveis. A tiamulina foi a mais efetiva, mas algumas estirpes resistentes emergiram. Monensina foi efetiva para a prevenção, mas resistência se desenvolveu rapidamente. Sedecamicina, um antimicrobiano macrolídeo, foi efetivo, mas a CIM foi muito maior do que a esperada. Isolados de *B. hyodysenteriae* na Dinamarca foram sensíveis *in vitro* à virginiamicina, mas a medicação dos alimentos a 20 ppm foi inefetiva para o controle. Uma combinação de tiamulina e salinomicina e apenas a salinomicina no alimento por 105 dias em doses decrescentes foram efetivas no controle de doença de ocorrência natural e nos primeiros 30 dias (60 ppm de salinomicina e 30 ppm de tiamulina), nos 60 dias seguintes (30 ppm cada) e nos próximos 15 dias (30 ppm de salinomicina). Para a salinomicina apenas, a diminuição da dose é nos primeiros 30 dias (60 ppm), nos próximos 60 dias (30 ppm) e nos próximos 15 dias (30 ppm; Tabela 7.26).

Arsenicais orgânicos têm menor custo e são recomendados como fármacos de primeira escolha, quando disponíveis no país. Quando administrados tanto pelo alimento quanto pela água, há risco de toxicidade. A recomendação geral é administrar a medicação por um período de 7 dias e então suspender a sua administração por um período de 7 dias antes da reintrodução. Contudo, com frequência essa reintrodução não é prática, e a medicação contínua a 250 ppm nos alimentos costuma ser usada como tratamento de acompanhamento. A toxicidade normalmente não ocorre em níveis abaixo de 500 ppm, mas ela ocorreu a níveis de 200 ppm nos quais medicação contínua foi praticada, portanto, é necessária vigilância constante para sinais de toxicidade. Embora suponha-se que ocorra a resistência a arsenicais orgânicos, ela ainda não foi documentada. Houve uma diminuição acentuada no uso de arsenicais para o tratamento clínico de disenteria suína. O uso de métodos de diluição em ágar ou em caldo para chegar a CIM para os muitos antibacterianos é essencial, em razão da necessidade atual de padronizar a sensibilidade cada vez menor[26] e a transferência de genes de resistência cada vez maior.[27]

Falha em responder ao tratamento

Para a eliminação de B. hyodysenteriae, é necessária a seleção de um fármaco efetivo. Os principais problemas com o tratamento de disenteria suína são a falha em alguns surtos da enfermidade em responder favoravelmente ao tratamento, e as recidivas ou casos novos que podem ocorrer após a suspensão do medicamento do alimento ou da água. Muitos problemas relacionados a fármacos foram postulados para explicar essas complicações.

A disenteria suína *retardada por fármacos* ocorre muitos dias após a suspensão dos alimentos que contêm antimicrobianos. Ela pode ser causada tanto por um fármaco inefetivo quanto por uma dose inadequada de um fármaco efetivo e pela falha em eliminar o microrganismo causal do cólon. Contudo, a reinfecção de outro suíno também deve ser considerada. Os nitroimidazóis em dose alta aparentemente irão evitar o retardo ou a recidiva da disenteria.

Na disenteria induzida experimentalmente usando inóculos orais de cólon de suínos acometidos, tiamulina na água de beber a 45 ou 60 mg/ℓ por 5 dias também foi efetiva para o tratamento da doença clínica. Contudo, a diarreia comumente recidiva 2 a 10 dias após a suspensão do fármaco e a medicação

Tabela 7.26 Antibioticoterapia em uso para disenteria suína.

Antibiótico	Doses
Tiamulina	10 mg/kg PV IM por 3 dias 8 mg/kg por 5 a 7 dias na água (60 mg/ℓ por 5 dias na água) 106 a 120 ppm (30 a 40 g/ton) por 7 dias nos alimentos Seguido por 30 a 40 mg/ton por 2 a 4 semanas A recuperação ocorre com frequência em 24 h
Valnemulina	3 a 4 mg/kg PV/dia durante 3 a 4 semanas nos alimentos Para prevenção, 25 ppm (1,0 a 1,5 mg/kg) por 7 a 28 dias Tanto a valnemulina quanto a tiamulina reagem de forma cruzada com ionóforos (salinomicina, narasina e montesina) e eles não devem ser administrados juntos
Carbadox	50 mg/kg de alimento por 30 dias a 35 kg apenas, ou combinado com sulfametazina a 100 mg/kg de alimento
Lincomicina	11 mg/kg PV IM diariamente por 3 dias, por < 10 dias Na água, 44 ppm (8 mg/kg PV) por < 10 dias Nos alimentos a 100 g/ton por 3 semanas ou até que os sinais desapareçam Seguido por 40 g/ton Não é adequado para animais com mais de 110 kg Resistência ocorre a um CIM de 30 mg/ℓ
Lincomicina/ espectinomicina	66 ppm de ambas no alimento por 8 dias Seguido por 44 ppm por 20 dias
Tilosina	10 mg/kg PV, IM, 2 vezes/dia, por 3 a 5 dias 5 a 10 mg/kg PV na água por 5 a 7 dias Então na sequência, 100 g/ton por 3 semanas no alimento Seguido por 40 g/ton nos alimentos Resistência disseminada, mas quando sensível, ela funciona
Aivlosina	Pode ser usada quando há resistência à tilosina[25]
Imidazóis	
Nitroimidazol	(Não é usado nos EUA e na Europa) 260 ppm na água por 7 a 14 dias
Dimetridazol	200 g/ton nos alimentos
Ronidazol	60 ppm na água por 3 a 5 dias, 120 ppm (60 mg/ton) no alimento. Estirpes resistentes irão se desenvolver
Monensina	100 ppm nos alimentos por 56 dias Seguido por 50 ppm de 56 a 84 dias, e 25 ppm até 112 dias Toxicidade se usada com pleuromutilinas
Arsenicais (anteriormente de uso comum)	
Arsanilato sódico	Na água a 175 ppm por 6 dias
Ácido arsanílico	500 g/ton por 21 dias nos alimentos (monitorar quanto a sinais de toxicidade)

PV: peso vivo; IM; intramuscular; CIM: concentração inibitória mínima; ppm: partes por milhão.

repetida da água com tiamulina foi necessária para diminuir a gravidade da diarreia e evitar mortes. Após um a três tratamentos, os suínos estavam imunes à exposição experimental e houve aumento significativo nos anticorpos séricos anti-*B. hyodysenteriae*. Isso reforça a observação de que quando são suspensos determinados antimicrobianos, como o dimetridazol, que são altamente efetivos na prevenção do desenvolvimento de diarreia, os suínos acometidos não se tornam imunes.

A disenteria suína *reduzida por fármacos* ocorre quando níveis subótimos de medicamentos são usados. A gravidade da diarreia é menor e não há mortes, mas a enfermidade não é eliminada. Contudo, doença grave pode ocorrer após a suspensão da medicação.

O fornecimento de ronidazol a 60 ppm por 10 semanas, ou carbadox a 55 ppm ou lincomicina a 110 ppm por 6 semanas eliminou a infecção experimental, e não houve recidiva da disenteria suína durante o período de 9 semanas após a suspensão da medicação. O fornecimento de arsanilato de sódio na dose de 220 ppm por 3 semanas a suínos que foram alimentados com ronidazol por apenas 6 semanas causou o desenvolvimento de disenteria suína.

Tanto na disenteria suína retardada por fármacos como na reduzida por fármacos foram verificadas lesões crônicas no cólon. Na disenteria suína resistente a fármacos, a medicação do alimento não é efetiva para diarreia e ocorrem mortes. Determinados surtos da doença podem ser resistentes tanto à tilosina quanto ao arsanilato de sódio. A sensibilidade de *B. hyodysenteriae* ao dimetridazol não diminuiu significativamente após o uso do fármaco por muitos anos.

A disenteria suína *aumentada por fármacos* é a forma mais grave da enfermidade resistente a fármacos, na qual os suínos acometidos são mais gravemente afetados do que os controles não tratados. A causa não é conhecida. A enfermidade ocorre na forma grave muitos dias ou semanas após a suspensão da medicação bem-sucedida de um surto prévio da doença. Essa forma parece ocorrer mais comumente em suínos que não apresentam doença clínica durante um surto prévio, mas receberam o tratamento. A concentração do fármaco administrado foi suficiente para evitar a diarreia, mas não o bastante para eliminar as espiroquetas do cólon. Durante o retardo da diarreia inicial pelo fármaco, pode ter ocorrido recolonização intraglandular pelas espiroquetas em todo o cólon. Após a suspensão da medicação, pode ocorrer multiplicação intraglandular rápida de espiroquetas grandes, que resulta em doença clínica. A disenteria retardada e aumentada pelo fármaco normalmente se dá apenas naqueles suínos que foram infectados, mas não desenvolveram doença clínica, o que normalmente resulta em imunidade. A ocorrência de diarreia é necessária para o seu desenvolvimento, que ocorre de 4 a 13 semanas após a infecção. O tratamento de disenteria suína com os fármacos mais efetivos mostrou inibir o desenvolvimento da sua imunidade e anticorpos séricos para *B. hyodysenteriae*. Contudo, a sua relevância clínica não foi determinada, e até o momento, sugere-se que surtos de disenteria suína sejam tratados vigorosamente.

Deve ser possível minimizar esses problemas de disenteria suína relacionados a fármacos por meio do uso de níveis terapêuticos de medicamentos efetivos na água de beber por períodos curtos de tempo, seguido por níveis profiláticos nos alimentos por 3 semanas ou mais. Essas medidas devem ser combinadas a técnicas de manejo adequado e descarte de dejetos que minimizem ou evitem a reexposição.

Independente do fármaco utilizado, muitos suínos são reinfectados após a suspensão da medicação em razão da presença contínua de microrganismos no ambiente. As fontes de microrganismos incluem suínos contactantes portadores que excretam o microrganismo e a sobrevivência do microrganismo em dejetos (ver a seção Epidemiologia).

Limpeza e desinfecção

Após a instituição do tratamento, limpeza completa de baias contaminadas é necessária para evitar a reinfecção ou a transmissão da infecção a novos grupos de suínos. Isso normalmente é feito após 3 a 6 dias, quando a diarreia cessou. A decisão de continuar a medicação profilática depende da higiene e do conhecimento de padrões anteriores da enfermidade na propriedade. Em geral, recomenda-se que a profilaxia continue por, pelo menos, 2 semanas. Unidades de criação de suínos com sistemas de esgoto aberto nos quais suínos infectados por disenteria suína foram mantidos devem permanecer vazios por um período maior do que 5 a 6 dias para eliminar *B. hyodysenteriae*.

Controle

Experimentalmente, uma dieta de alta digestibilidade pode proteger os animais da disenteria suína. A dieta não pode influenciar a colonização por *B. hyodysenteriae*.[28]

Dietas que contêm inulina, mas não lupinas, ajudaram a prevenir a disenteria suína em suínos experimentalmente desafiados.[18]

O controle efetivo da disenteria suína depende do controle da infecção em rebanhos e da limitação da reinfecção, erradicação por despovoamento e repovoamento ou medicação em massa sem despovoamento.

Controle da infecção/limitação da reinfecção

O controle da enfermidade clínica pode ser conseguido pelo tratamento precoce com níveis adequados de antimicrobianos por um período de tempo suficiente. Essa medida deve ser combinada à remoção adequada de dejetos fecais para evitar a reinfecção. Suínos destinados ao mercado devem ser removidos do grupo, suas baias devem ser limpas, desinfetadas e deixadas para secar por alguns dias antes da reintrodução de animais. Onde for possível, a compra de animais de engorda deve ser restrita a vendas particulares de rebanhos sem histórico da doença. Caminhões comunitários não devem ser usados para o transporte. Onde essas medidas não forem possíveis, os suínos devem ser mantidos em baias de isolamento por 3 semanas e devem receber alimentos ou água medicados para eliminar o estado portador em suínos infectados. Todos os esforços devem ser feitos para evitar ciclos fecais-orais potenciais e a contaminação entre baias. A prevenção do acúmulo de fezes também é de grande importância. Suínos que têm origem em propriedades diferentes não devem ser agrupados na mesma baia. Também é necessário diminuir o estresse do transporte e da superlotação sobre os animais.

Em propriedades de ciclo completo nas quais a enfermidade sempre é uma ameaça, a medicação profilática rotineira também pode ser necessária. Comumente, isso é realizado após o desmame e durante o início da fase de crescimento. Em países nos quais o período de carência está em vigência, o uso de determinados antimicrobianos para esse propósito não é possível.

O fornecimento de tiamulina na dose de 20 mg/kg PC para porcas prenhes, começando 10 dias antes do parto e continuando até 5 dias após, quando os leitões são desmamados e transferidos para uma unidade de isolamento, foi bem-sucedido na prevenção de infecção de leitões neonatos. Esse método é conhecido como "método de barreira", que pode ser eficiente para a erradicação de infecções endêmicas. Para diminuir o risco de infecção pós-natal da progênie, os leitões devem permanecer com suas mães infectadas de forma latente pelo menor tempo possível. Ademais, o desmame precoce é necessário, e o isolamento estrito é uma condição importante para o sucesso. A enfermidade se dissemina principalmente por suínos portadores, e o contato entre suínos infectados e não infectados deve ser evitado.

A administração de tiamulina a 10 mg/kg PC, por via IM, diariamente por 5 dias a todos os animais em um rebanho grande, combinado à limpeza, à desinfecção e ao controle de roedores, foi efetiva no controle da enfermidade, e nenhum outro sinal clínico ocorreu nos 2,5 anos subsequentes.

Programa de medicação em massa e saneamento sem despovoamento

Com o uso estratégico de antimicrobianos, o saneamento efetivo, despovoamento seriado de possíveis animais portadores e a introdução de animais infectados, é possível erradicar virtualmente a infecção de um rebanho.

A eliminação da infecção de rebanhos suínos fechados é possível usando antimicrobianos (ver a seção Tratamento) e há muitas opções.

Modificação da dieta

Experimentalmente, a modificação da dieta pode auxiliar no controle da disenteria suína. O fornecimento de uma dieta altamente digerível diminui a fermentação no intestino grosso e é associada à falha na colonização por *B. hyodysenteriae* diante do desafio oral. Suínos alimentados com uma dieta à base de milho em flocos vaporizados ou sorgo em flocos vaporizados diminuiu a incidência da enfermidade. Suínos que recebem uma dieta com base em arroz cozido estavam totalmente protegidos da infecção experimental por *B. hyodysenteriae*.

Despovoamento e repovoamento

A infecção pode ser erradicada pelo despovoamento de todo o rebanho e repovoamento com animais de reprodução livres da infecção. Contudo, essa pode ser uma medida antieconômica a não ser que seja parte de um plano de longo prazo para o rebanho e o produtor.

A enfermidade pode ser erradicada pelo uso de rebanhos com o mínimo de enfermidades ou com alto status de saúde, que são livres de muitas enfermidades infecciosas e mantêm o status de livre de doenças. Em tais rebanhos, doenças como disenteria suína ocorrem apenas raramente e quase nunca no decorrer de um período de muitos anos.

Biossegurança

Medidas de biossegurança estritas são necessárias para evitar a introdução de suínos portadores infectados. Isso requer o conhecimento acerca do estado do rebanho de origem. Isso também exige um teste altamente confiável para detectar os suínos infectados. Atenção especial deve ser dada ao estado dos veículos que visitam a propriedade. Os funcionários da granja e os motoristas dos caminhões não devem cruzar o portão no ponto de embarque. O portão de embarque deve ser no perímetro da unidade.

O monitoramento do rebanho para liberdade contínua é essencial. Isso inclui observações clínicas, o exame do cólon no abatedouro, cultura de fezes, o monitoramento por ELISA[23] e o exame de fezes por PCR.

Vacinas

Suínos que se recuperaram da disenteria suína clínica podem estar protegidos contra desafios subsequentes, mas tentativas de imunizar suínos com *B. hyodysenteriae* provaram fornecer proteção incompleta e envolver procedimentos complexos que podem ter limitado seu valor prático. O desenvolvimento de vacinas efetivas irá requerer a atenção à soroespecificidade do organismo usado para formular as vacinas.

Vacinas efetivas ainda não estão amplamente disponíveis. Uma vacina comercial que usa bacterina digerida por proteína mostrou-se eficaz na diminuição da enfermidade causada por *B. hyodysenteriae*. Ela produziu tanto imunidade sistêmica quanto de mucosa. Tanto IFN-γ quanto a resposta de blastogênese de linfócitos foram estimuladas. Uma lipoproteína recombinante de membrana externa também se mostrou uma potencial vacina.

Uma vacina de célula completa inativada e com adjuvante contra *B. hyodysenteriae* foi testada experimentalmente. A vacina forneceu proteção significativa em dois ensaios pequenos, mas alguns dos animais vacinados e não vacinados desenvolveram disenteria suína tardia, o que é inexplicável. Testes de campo são necessários para a vacina. Uma vacina inativada experimentalmente de *B. hyodysenteriae* com óleo mineral como adjuvante resultou na exacerbação da enfermidade clínica após o desafio; a maioria dos suínos vacinados desenvolveu a doença precocemente e em grau mais grave do que os suínos não vacinados.

REFERÊNCIAS BIBLIOGRÁFICAS

1. Clothier KA et al. J Vet Diag Invest. 2011;23:1140.
2. Rasback T et al. Microbiol. 2007;153:4074.
3. Hafstrom T et al. BMC Genomics. 2011;12:395.
4. Phillips ND et al. Vet Microbiol. 2010;143:246.
5. Bellgard MI et al. PLoS ONE. 2009;4(3):e4641.
6. Pati A et al. Stand Genomic Sci. 2010;2:260.
7. Wanchanthueck P et al. PLoS ONE. 2010;5(7):e11455.
8. Motro Y et al. Vet Microbiol. 2009;134:340.
9. La T et al. Vet Microbiol. 2009;Vet Microbiol 138:330.
10. Hidalgo A et al. J Clin Microbiol. 2010;48:2859.
11. Hidalgo A et al. Epidemiol Infect. 2010;138:76.
12. Osorio J et al. PLoS ONE. 2012;7:6.
13. Burrough ER et al. J Vet Diag Invest. 2012;20:1.
14. Barth S et al. Vet Microbiol. 2012;155:438.
15. Witchell TD et al. Infect Immun. 2006;74:3271.
16. Molbak L et al. J Appl Microbiol. 2007;103:1853.
17. Klose V et al. J Appl Microbiol. 2010;108:1271.
18. Hansen CF et al. J Anim Sci. 2010;88:3327.
19. Thomsen LE et al. Vet Microbiol. 2007;119:152.
20. Song Y, Hampson DJ. Vet Microbiol. 2009;137:129.
21. Jonasson R et al. Res Vet Sci. 2007;82:323.
22. Willems H, Reiner G. Berl Munch Tierarztl Wochenschr. 2010;123:205.
23. Song Y et al. Vet Res. 2012;8:6.
24. Jacobson M et al. Res Vet Sci. 2007;82:287.
25. Vyt P et al. Vlaams Diergeneeskd. 2012;81:205.
26. Duinhof TF et al. Tijdschr Diergeneeskd. 2008;133:604.
27. Stanton TB et al. Appl Environ Microbiol. 2008;65: 5028.
28. Pluske JR et al. Br J Nutr. 2007;97:298.

Brachyspira hampsonii

Em todos os aspectos, *B. hampsonii* produz a mesma síndrome clínica e patológica que *B. hyodysenteriae*. É possível que muitas espécies de *Brachyspira* não reconhecidas apresentem um papel importante na doença intestinal suína clinicamente relevante. Recentemente, uma nova espécie de *Brachyspira* fortemente hemolítica foi encontrada na América do Norte, em casos similares àqueles causados por *B. hyodysenteriae*[1] e, subsequentemente, foi encontrada na Espanha. Em outras palavras, a disenteria suína era causada por um agente completamente diferente. Verificou-se que os isolados eram diferentes de todas as *Brachyspira* spp. conhecidas com base no gene *nox*, sequenciamento de RNA ribossômico 16S e testes bioquímicos. O microrganismo foi chamado *B. hampsonii*, em homenagem a David Hampson, que contribuiu sobremaneira para o estudo da *Brachyspira*. Para identificar o microrganismo, reação em cadeia da polimerase (PCR, na sigla em inglês) duplex foi usado inicialmente para diferenciar ou eliminar *B. hyodysenteriae* e *B. pilosicoli* (BP), e então PCR foi usada para identificar o gene *nox*. Os produtos de PCR foram então sequenciados e a tipagem multilocus foi usada.[2,3] Os resultados da tipificação agruparam os isolados em duas chaves (I e II), que formaram um cluster independente um do outro. A maioria das chaves I era positiva para β-glicosidase e da chave II era negativa para essa enzima. Esse microrganismo é fortemente beta-hemolítico, mas é indol negativo, o que o distingue de *B. hyodysenteriae* e *B. suanatina*, que são as outras *Brachyspira* beta-hemolíticas.

A enfermidade era quase ausente nos EUA, mas alguns surtos recentes de diarreia gravemente hemorrágica foram verificados nos EUA e no Canadá.[4] Desde 2008, mais de 50% dos isolados de um levantamento de casos de disenteria suína foram não tipificados no laboratório em Minnesota[1], e apenas 36% foram tipificáveis até o nível de espécie nos primeiros 9 meses de 2010 no laboratório em Iowa.[4] Os outros podem ser *B. hampsonii*. Todos os isolados foram associados a diarreia hemorrágica grave a campo.

Em outubro de 2009, dois rebanhos em Saskatchewan, no Canadá, manifestaram uma doença indistinguível da disenteria suína. Todos os suínos apresentaram lesões características no intestino grosso, e espiroquetas abundantes foram verificadas em esfregaços da mucosa do cólon de suínos acometidos, mas não de suínos não afetados. Eles não foram capazes de identificar *B. hyodysenteriae*. Uma (q)RT-PCR quantitativa foi desenvolvida, e mostrou 10^5 a 10^6 microrganismos por grama de tecido ou conteúdo cecal.[5] Em 2011, uma condição similar foi relatada em Iowa e Minnesota.[6] Recentemente, o organismo foi encontrado na Espanha e isolado de gansos e patos, o que sugere que aves silvestres podem transmitir o microrganismo a suínos por todo o mundo.

REFERÊNCIAS BIBLIOGRÁFICAS

1. Chander Y et al. J Vet Diag Invest. 2012;24:903.
2. La T et al. Vet Microbiol. 2009;138:330.
3. Rasback T et al. Environ Microbiol. 2007;9:83.
4. Clothier KA et al. J Vet Diag Invest. 2011;23:1140.
5. Harding J et al. Allen D Leman Swine Conf St Paul MN. 2010;65.
6. Harding J et al. Proc Int Pig Vet Soc Vancouver Canada. 2010;740.

Colite inespecífica em suínos

Essa enfermidade tem distribuição mundial e suas causas ainda não foram definidas de forma definitiva. Ela pode ser encontrada em todos os estágios desde o desmame até o abate, mas particularmente do desmame aos 40 kg. A colite inespecífica foi verificada pela primeira vez no Reino Unido em sistemas de manejo intensivo.

Etiologia

No momento, o papel dos muitos candidatos possíveis não está claro. Ela pode envolver os ingredientes da dieta, as práticas de alimentação, enterite viral predisponente, o manejo e higiene ruins ou mesmo alterações súbitas no manejo.

A condição é mal definida, mas se acredita que nutrição e infecção sejam importantes. Alimentos não digeridos chegam ao cólon como resultado da digestão inadequada dos alimentos. Esses alimentos não digeridos permitem a fermentação no cólon, e todos esses fatores podem não permitir que o cólon absorva água. Algumas vezes, a condição é encontrada em alimento peletizado, mas não em ração. A peletização tem a capacidade de caramelizar os carboidratos, alterar o tamanho da partícula e destruir micronutrientes.

Ela pode ser associada a variações em uma ampla gama de fatores, incluindo ingredientes dos alimentos, formulação da dieta, disponibilidade de alimentos, ausência de fibras ou alta concentração de sal na água.[1]

Epidemiologia

A epidemiologia pode incluir granjas individuais, fornecedores de animais para reprodução, condições de baixa higiene e fornecedores diferentes de alimentos envolvidos na disseminação da enfermidade.

Patogênese

Muitas infecções podem contribuir para distúrbios do cólon, principalmente a infecção por brachyspirae e *Lawsoniana*, e aqueles microrganismos que contribuem para a atrofia de vilosidades no intestino delgado.

Qualquer anormalidade no intestino delgado irá aumentar a quantidade de alimento não digerido e prejudicial no intestino grosso. Atualmente, demonstrou-se que algumas dietas induzem a acidose do cólon e aumentam a colonização por espiroquetas. Muitos desses casos não têm o envolvimento de qualquer brachyspirae, e existe a possibilidade de uma síndrome de disfunção do cólon sem o envolvimento direto de espiroquetas. É possível que qualquer evento que leve a distúrbio da microflora do cólon possa causar acidose láctica no cólon e lesão da mucosa do cólon, diminuindo assim a absorção de líquidos nesse segmento intestinal, o que resulta em diarreia.

Achados clínicos

Os achados clínicos de colite inespecífica são brandos e caracterizados por diarreia branda persistente em suínos com 5 a 14 semanas de idade. Crescimento retardado e anorexia parcial são comuns. Dados quanto à morbidade e a mortalidade não estão disponíveis.

Os suínos apresentam diarreia esporádica, com eliminação de fezes amolecidas, que podem formar bolhas ao serem eliminadas, muco ocasional nas fezes, diminuição do crescimento e flanco vazio em suínos com 18 a 35 kg e com morbidade de 20 a 30%. Os animais podem ficar doentes por até 3 semanas. A maioria dos suínos continua a se desenvolver, mas alguns apresentam crescimento ruim.

Patologia

Os suínos apresentam aumento do cólon com conteúdo espumoso e a maioria tem mucosa avermelhada. Em um estudo de colite inespecífica, houve aumento na profundidade das criptas do cólon de suínos desmamados com diarreia.[2] Não houve associação com qualquer causa infecciosa comum de colite, mas houve relação com dieta rica em proteínas e trigo. Acredita-se que o nível total e a digestibilidade de proteínas afetem a microbiota intestinal. A fermentação adicional de proteína não digerida no cólon pode então resultar na produção de coprodutos tóxicos, e essa pode ser a explicação para a diarreia associada às proteínas. O aumento da profundidade das criptas no cólon pode resultar da degradação de proteínas no cólon, bem como da dieta mais comum rica em fibras e cereais moídos grosseiramente. Nesse estudo[2] é possível que a maior profundidade das criptas seja associada ao tamanho da partícula de alimento. Microscopicamente, eles apresentam colite erosiva branda. O intestino grosso macroscopicamente dilatado é visto em algumas ocasiões. O conteúdo é líquido, contém bolhas e, algumas vezes, é oleoso. Verificou-se uma maior profundidade da cripta nesses casos de colite.[1] Algumas vezes, pode haver lesões de cólon.

Diagnóstico

Os achados clínicos podem indicar colite inespecífica, e a ausência de qualquer diagnóstico positivo em testes laboratoriais pode sugerir colite inespecífica.

Tratamento

Identificar qualquer causa específica e tratá-la, e fornecer tratamento antibiótico, como oxitetraciclina.

Controle

Controlar infecções coincidentes tais como circovírus suíno tipo 2 (CVS2) e vírus da síndrome reprodutiva e respiratória suína (VSRRS) por meio de vacinação.

Introduzir medidas gerais de limpeza, e principalmente usar todos dentro/todos fora por idade e então, limpeza completa, desinfecção e secagem. Avalie a nutrição e alteração geral de alimentos peletizados para ração. Elimine também ou reduza os fatores antitrípticos nos alimentos (diminuindo a tripticase na soja) e diminua os carboidratos indigeríveis. Algumas variedades de trigo e feijão devem ser evitadas, e o trigo pode ser substituído por cevada. Enzimas também podem ser usadas para diminuir os polissacarídeos não amiláceos que entram no cólon.

REFERÊNCIAS BIBLIOGRÁFICAS

1. Chase-Topping EM et al. Vet J. 2007;173:353.
2. Pedersen KS et al. Vet Q. 2012;32:45.

Espiroquetose intestinal suína (colite espiroquetal, colite suína e espiroquetose colônica suína) e colite inespecífica

A espiroquetose intestinal suína é uma enfermidade não fatal do cólon, que acomete suínos recentemente desmamados, em crescimento e em terminação. O organismo causal, *B. pilosicoli* (BP), foi reconhecido pela primeira vez em 1980, e é uma espiroqueta gram-negativa, anaeróbia, mas tolerante ao oxigênio, encontrada no cólon.

Ela é vista em muitos hospedeiros, inclusive humanos imunocomprometidos, primatas, cães, gambás, frangos de produção comercial e muitas espécies de aves. Parece não haver risco para pessoas que trabalham em granjas de suínos. As estirpes humanas podem causar colite em suínos e a sua ampla ocorrência em diversas espécies pode preocupar quanto ao risco zoonótico, mas esse risco ainda não foi confirmado. Uma causa especial de preocupação é que em algumas regiões do mundo, o nível de infecção em humanos é bastante elevado, e esse pode ser um indicador de que a disseminação é possível de alguma das outras espécies para humanos.

A espiroquetose colônica suína (ECS) e a colite inespecífica podem ser duas síndromes diferentes, ou a primeira pode contribuir para a segunda com outros microrganismos e contribuições nutricionais. Ainda hoje, o efeito das combinações de flora e fauna sobre a patogenicidade dos muitos microrganismos não é conhecida. Não obstante, não há formas de introduzir uma microbiota intestinal conhecida que encoraje o bem-estar. A inter-relação entre o que ocorre no intestino delgado e o resultado no intestino grosso em suínos ainda é amplamente desconhecida.

Uma colite inespecífica pode ser parte das infecções por *Brachyspira, Salmonella, Lawsoniana, Trichuris* ou *Balantidium*. ECS certamente é associada a BP, anteriormente conhecida como *Serpulina pilosicoli*. *B. hyodysenteriae* e BP são os dois únicos patógenos confirmados do grupo brachyspirae, juntamente com as recém-descritas *B. hampsonii, B. innocens, B. intermedia*[1], *B. suanatina*[2], e *B. murdochii*[3,4], que ainda são consideradas apatogênicas para a maioria dos pesquisadores.

Espiroquetas grandes, anaeróbias, fracamente beta-hemolíticas, não *B. hyodysenteriae* foram associadas à colite suína e são capazes de induzir doença em suínos gnotobióticos, mas seu papel como patógeno principal ou oportunista na colite em suínos convencionais não é certo.

Etiologia

BP é a causa de ECS. É uma espiroqueta fracamente beta-hemolítica, normalmente tipificada por eletroforese em gel de campo pulsado (PFGE, na sigla em inglês). Ela apresenta 4 a 7 flagelos e nenhum plasmídeo.[5] A membrana externa apresenta lipopolissacarídeos (LPS), sorologicamente heterogêneos. Há muitas membranas da proteína externa. O microrganismo é mais tolerante ao estresse oxidativo do que *B. hyodysenteriae*.

Um grupo de pesquisa sueco agrupou as espiroquetas intestinais isoladas de suínos em quatro grupos com base em estudos filogenéticos, embora elas sejam intimamente relacionadas. Grupos I e II foram isolados apenas de suínos com disenteria ou diarreia. Grupo II foi diferenciado do Grupo I apenas por β-hemólise fraca. Na Suécia, os membros do Grupo II com frequência são isolados de suínos jovens desmamados com até 25 kg em rebanhos nos quais diarreia inespecífica, que é clinicamente distinta da disenteria suína, ocorre com frequência. Essas estirpes parecem estar ausentes ou serem raras em rebanhos sem tais suínos diarreicos. O Grupo III incluiu as estirpes tipo *B. innocens*. O Grupo IV (detectado por PCR) incluiu as estirpes patogênicas fracamente beta-hemolíticas P43 (BP) que causam diarreia espiroquetal em suínos. A maioria das propriedades apresenta genótipos de *BP* distintos, e são raros genótipos comuns entre e dentro dos rebanhos.

Uma investigação complexa de suínos com 20 a 40 kg (8 a 16 semanas de idade) que apresentaram diarreia e crescimento lento em 85 granjas suínas na Escócia, no período de 1992 a 1996, forneceu muitas das informações necessárias quanto à ocorrência de infecções mistas. BP foi encontrada em 25% das granjas; brachyspirae atípicas em 7%; *B. hyodysenteriae* em 6%; com *S. Typhimurium* em 4%, *Y. pseudotuberculosis* (YP) em 4% e *Lawsonia intracellularis* (LI) apenas em 3%. Infecções mistas por BP e *Yersinia, Salmonella,* outras combinações e *B. hyodysenteriae* foram encontradas em 27%. Em seis das 85 granjas, nenhum patógeno foi identificado.

Ocorrência

ECS provavelmente apresenta ocorrência mundial. Rebanhos usando carbadox apresentaram menor prevalência de espécies de *Brachyspira* do que aqueles que usavam olaquindox. Verificou-se sua ocorrência em rebanhos com doença mínima nos quais nenhum antibiótico foi utilizado e também em rebanhos sem o uso de promotor de crescimento. Podem haver muitas estirpes em uma propriedade, ou granjas com apenas uma estirpe.

Fatores de risco

Transmissão

ECS normalmente é introduzida em rebanhos por outros suínos. A excreção pode ser contínua no decorrer de muitas semanas, ou intermitente. É provável que uma via comum de transmissão seja a fecal-oral, mas camundongos e aves podem ter participação nisso. Ela foi relatada em uma ampla variedade de espécies que podem ser infectadas naturalmente (suínos, cães e aves), mas roedores provavelmente não são hospedeiros de longo prazo.[6] É possível que aves aquáticas selvagens possam ser um reservatório.

Fatores de manejo e ambientais

O microrganismo apresenta maior sobrevivência ambiental do que *B. hyodysenteriae*, principalmente em lagoas de dejetos, em acúmulos de esterco e no solo. Ele sobrevive em água de lagos a 40°C por 66 dias e permanece viável a 10°C por 119 dias no solo e 210 dias no solo acrescido de 10% de fezes de suínos. Ele é suscetível à maioria dos desinfetantes, mas não quando matéria orgânica está presente.

Pode haver associação entre esse agente e outros fatores inespecíficos no intestino. Alterações no microambiente do cólon podem predispor à colonização e a lesões associadas a BP. Há menor incidência se antibióticos forem fornecidos na alimentação, quando comparado a nenhum antibiótico.

Alimentos

O consumo de uma dieta à base de arroz diminuiu significativamente o início da excreção de BP após o desafio experimental. Em um conjunto de experimentos recentes, cinco dietas foram usadas em conjunto com BP. Elas incluíram alimentos peletizados, alimentos padrão não peletizados, alimentos padrão acrescidos de ácido láctico, dieta líquida e dieta à base de arroz cozido. O grupo de suínos que recebeu arroz excretou, de fato, BP por menos tempo em suas fezes e em menor número do que os demais grupos. Os suínos na dieta peletizada tiveram o pior desempenho. Dietas não peletizadas e misturas caseiras foram melhores.

Patogênese

A colonização inicial do cólon parece ser mediada pela associação com a mucina regulada pela motilidade, na qual há uma quimiotaxia positiva em direção à mucina. A galactosamina e a glucosamina são constituintes importantes da mucina intestinal, e BP usa ambos os substratos quando está em crescimento *in vitro*. O microrganismo penetra no muco. Segue-se a multiplicação de espiroquetas próximas à superfície mucosa e dentro do lúmen das criptas. Ocorre a ligação próxima da BP à membrana apical dos microvilos dos enterócitos do cólon. As junções celulares são o alvo. Nenhum receptor foi identificado ainda. Nos experimentos que foram realizados, essas lesões são vistas apenas nas primeiras 3 semanas após a inoculação. Pode haver um ligante específico para as espiroquetas e a interação entre o receptor e a membrana da célula do hospedeiro. BP pode invadir entre os enterócitos e chegar à lâmina própria, onde ela permanece extracelularmente, ou pode ser vista nos macrófagos. BP pode virtualmente "comer" seu caminho do lúmen para a lâmina própria. Elas se espalham extracelularmente na lâmina própria subjacente e são fagocitadas pelos macrófagos e também entram nos vasos sanguíneos capilares. Elas são capturadas por um novo mecanismo chamado fagocitose em espiral, no qual BP está localizada e se replica no retículo endoplasmático (RE) das células infectadas, o que sugere o trânsito intracelular.

A penetração no epitélio pode envolver a dissociação das regiões juncionais intercelulares pela ação de uma protease serina semelhante à subtilisina presente na membrana externa da espiroqueta. A proliferação do microrganismo aumenta as concentrações de IL-1β e IL-8.

Achados clínicos

A espiroquetose colônica suína é caracterizada por diarreia branda persistente em suínos, perda de peso e aumento do tempo até o abate. Ela acomete principalmente animais desmamados com 20 a 40 kg, mas pode ocorrer em animais de terminação e em porcas. Acredita-se que o período de incubação seja de 5 a 20 dias. Com frequência, ela ocorre após modificações na dieta. Pode haver febre baixa (40°C), e comumente ocorrem retardo no crescimento e anorexia parcial.

Os achados clínicos de espiroquetose intestinal suína (EIS) são difíceis de distinguir da colite inespecífica (CI), e são similares àqueles verificados em outras formas de colite, incluindo disenteria suína precoce. Em um estudo, verificou-se que a prevalência foi de 5 a 15%, e a mortalidade < 1% em lotes acometidos.

Tipicamente, a EIS ocorre 7 a 14 dias após o desmame ou após os lotes serem misturados. A morbidade varia de 5 a 30% e os sinais duram de 2 a 6 semanas. Ela é clínica e patologicamente distinta da disenteria suína. Os achados clínicos incluem diarreia mucoide não hemorrágica, que tem coloração esverdeada ou cinza, amolecida e inicialmente líquida, formando poças semelhantes a "cimento fresco" e então tornando-se aquosa. Normalmente, ela é autolimitante e dura 2 a 14 dias. O períneo pode estar sujo de fezes. Durante a recuperação e em casos crônicos, pode haver uma grande quantidade de muco. Os suínos acometidos normalmente são alertas e ativos, mas podem se tornar deprimidos, delgados e apresentarem pelos ásperos. Raramente esses animais morrem, e eventualmente, eles se recuperam. Algumas vezes, relata-se infecção crônica e recidivas. Suínos acometidos por infecções mistas levam mais tempo para se recuperar e apresentam efeito mais profundo nas taxas de crescimento que com frequência persistem, a não ser quando os animais são tratados.

Patologia

Lesões macroscópicas normalmente são sutis ou não identificadas. Elas são restritas ao ceco e ao cólon em todas as espécies. O cólon espiral está flácido e cheio de conteúdo aquoso, com quantidade variável de muco. O intestino grosso normalmente está cheio de conteúdo. As lesões da mucosa são mais óbvias na região média do cólon espiral, seguida pela região proximal do cólon espiral. A mucosa do ceco normalmente não está envolvida ou o está apenas ligeiramente. A mucosa está avermelhada ou espessada pelo edema, e pode formar sulcos. Há um número variável de erosões. Se houver poucas erosões, então parece não haver nada visível, mas se as erosões estiverem em grande quantidade, então a superfície parece granular, e pode ser necessário lavar gentilmente a mucosa com água para vê-las. Fibrina pode estar misturada à muco e sangue, e pode haver quantidade variável de ambas livres na luz do cólon. Em infecções mistas com BP, as lesões são mais extensas e, algumas vezes, afetam o ceco, bem como o cólon.

Microscopicamente, com o passar do tempo, a superfície do epitélio se torna erodida e atenuada, mas essas alterações não são específicas de BP. Há colite erosiva branda a moderadamente grave, que pode ser multifocal ou difusa. Sua extensão e gravidade provavelmente são função da microflora do cólon. As lesões podem se estender para a camada muscular. Com frequência, há exsudato fibrinonecrótico aderido e partículas de alimentos. Hiperplasia de células caliciformes com criptas dilatadas preenchidas por muco, edema de mucosa e infiltrados linfoplasmocitários também são encontrados. Abscessos de cripta não são incomuns.

A característica histológica é um tapete denso ou borda em escova falsa de espiroquetas que estão densamente agrupadas, paralelas umas às outras, e estão ligadas pela extremidade ao epitélio do cólon, assemelhando-se a uma borda em escova. Essa pode ser uma característica apenas nas primeiras 2 a 3 semanas após a infecção. Com o tempo, as espiroquetas persistem no lúmen das glândulas do cólon, que ficam dilatadas e preenchidas por muco. Nas infecções crônicas, pode haver um grande aumento das células inflamatórias crônicas. Na microscopia eletrônica (ME), as espiroquetas podem ser vistas nas células epiteliais.

Imunologia

A imunidade a BP não é compreendida. Há baixo teor de IgG produzido após 2 a 3 semanas. BP pode ser capaz de evadir o sistema imune. Suínos que se recuperaram podem apresentar imunoglobulinas séricas, mas em infecções experimentais, parece haver uma deficiência na resposta sistêmica.

Diagnóstico laboratorial

O diagnóstico laboratorial de ECS é similar ao de disenteria suína. A identificação de espiroquetas em esfregaços frescos de fezes vistos por microscopia de contraste de fase pode fornecer evidências de infecção por espiroquetas, mas esse método sozinho não é confiável e não consegue diferenciar entre os muitos grupos de espiroquetas patogênicas e apatogênicas. Ele pode ser melhorado por anticorpos marcados com fluorescência.

O isolamento primário é a técnica de eleição para a confirmação da enfermidade, e é então necessário mostrar BP na mucosa ou nas fezes por cultura ou PCR. Os microrganismos BP fracamente beta-hemolíticos podem então ser demonstrados e a identificação provisória é feita pela hidrólise do hipurato, embora existam microrganismos que são hipurato negativos, mas foram confirmados como BP por meio de análise de DNA ribossômico 16S. A maioria apresenta capacidade de clivagem do hipurato. É mais seguro lembrar que as análises bioquímicas não são definitivas, uma vez que eles podem ser tanto hipurato negativo quanto positivo. Por essa razão, é válido checar a sua reação com β-glucuronidase, uma vez que elas devem ser negativas caso sejam BP de fato.

As lesões microscópicas não são diagnósticas, uma vez que podem ser confundidas com salmonelose ou disenteria suína, mas os microrganismos em cortes corados com hematoxilina e eosina podem ser vistos, e eles devem ser confirmados em cortes corados com corante de prata *Warthin–Starry*. A identificação específica requer coloração imuno-histoquímica (IHQ) com anticorpos monoclonais de camundongo BP-específicos. RNA ribossômico fluorescente pode ser detectado na hibridização *in situ* (HIS). A ME de varredura mostra células epiteliais degeneradas e a colonização por espiroquetas do epitélio com BP, mas não com *B. intermedia*. A presença de *B. intermedia* pode então ser detectada por PCR usando genes de rDNA 23S. PCR específicas cujo alvo seja RNA 16S ou RNA 23S ou genes *nox*[7] estão disponíveis. As PCR duplex e múltiplas foram desenhadas para diferenciar BP de *B. hyodysenteriae* e *Lawsoniana*. PCR em tempo real (RT-PCR) está disponível, e a análise do polimorfismo do comprimento do fragmento de restrição pode ser usada para identificar os isolados de BP. Ainda não existem sistemas de detecção de anticorpos.

Tratamento

O tratamento e o controle empregam os mesmos princípios que aqueles usados para a disenteria suína. Em um estudo antigo nos EUA, todos os isolados foram suscetíveis à tiamulina e ao carbadox; mais de 50% foram resistentes à gentamicina; e 42% foram suscetíveis à lincomicina, 15,8% resistentes e 42% apresentavam sensibilidade intermediária. Poucas estirpes são suscetíveis à tilosina. Em todos os estudos de resistência relacionados ao tempo, parece haver resistência crescente. Naqueles países nos quais olaquindox pode ser usado, a dose de 100 ppm é útil.

Em infecções experimentais, quando a valnemulina é administrada após o desafio, ela reduz significativamente a diarreia e a colonização por espiroquetas. Mais recentemente, a valnemulina no alimento tem se mostrado útil a 25 ppm por 14 a 27 dias, levando a menores escores de lesão e colite menos disseminada.

Controle

Uma política de controle de roedores efetiva e a prevenção da entrada de aves provavelmente são essenciais para o controle de ECS. O tratamento e o controle de EIS e ECS são conseguidos por meio do uso dos mesmos princípios aplicados à disenteria suína. O controle pode produzir economia significativa onde há sistema de manejo todos dentro/todos fora e múltiplos locais de produção. A melhoria da higiene e a diminuição do contato com fezes são ingredientes essenciais para o controle bem-sucedido. Se houver muita contaminação, então é sempre melhor permitir a exposição por cerca de 1 semana antes de administrar antibióticos, uma vez que ela permite a produção de, ao menos, alguma imunidade. Uma vez que outras espécies podem ser a fonte de infecção, é necessário controlar camundongos e aves. O uso racional de antibióticos pode ser útil. A rotação do uso de antibióticos pode diminuir a probabilidade de surgimento de resistência. Os três tratamentos com maiores chances de sucesso são valnemulina, carbadox e tiamulina, embora carbadox não possa ser usado em muitos países.

- Rações que contêm 33 e 110 ppm de lincomicina forneceram um controle efetivo
- Na Finlândia, o uso de tiamulina a 200 ppm por 18 a 30 dias, combinado à limpeza completa removeu CES de 60 granjas de ciclo completo
- Valnemulina a 25 ppm (1,25 mg/kg) mostrou-se efetiva no controle de CES espontânea.

Vacinação

Parece induzir uma resposta sorológica primária e secundária a BP, mas uma bacterina experimental de célula total não foi protetora quando administrada por via parenteral. Não há vacina em uso disseminado.

REFERÊNCIAS BIBLIOGRÁFICAS

1. Phillips ND et al. Vet Microbiol. 2010;143:246.
2. Rasback T et al. Environ Microbiol. 2007;9:983.
3. Komarek V et al. Vet Microbiol. 2009;131:311.
4. Jensen TK et al. Vet Pathol. 2010;47:334.
5. Wanchanthueck P et al. PLoS ONE. 2010;5(7):e11455.
6. Backhams A et al. Vet Microbiol. 2011;153:156.
7. Ronde J, Habighorst-Blome K. Vet Microbiol. 2012; 158:211.

Yersiniose em suínos

A enfermidade principal de suínos é causada por *Y. enterocolitica* (YE), bem como por *Y. pseudotuberculosis* (YP). Ela causa enterite e tiflocolite em suínos e condições similares ocorrem em humanos. A contaminação de carcaças durante o processo de abate pode levar a problemas na cadeia alimentar (biotipos 4, 2:O9 e 1:O3), e pode representar risco aos trabalhadores do abatedouro. *Yersinia* também tem relevância em reações cruzadas de O9 com *Brucella*, sendo uma causa frequente de problemas em testes de *Brucella*.

Etiologia

Os microrganismos são cocobacilos gram-negativos. Há dois biotipos e sorotipos, e alguns tipos que causam intoxicação alimentar em humanos apresentam fatores de virulência.

Epidemiologia

Ambas as espécies são disseminadas em suínos[1] e o estado portador pode persistir por um longo período de tempo, tanto nas tonsilas quanto nas fezes. A excreção é baixa em suínos desmamados (30%), aumenta em suínos em crescimento, chega ao pico em animais de terminação (70%), declina em marrãs (20%) e normalmente é ausente em porcas e cachaços. Anticorpos apresentam tendência similar, havendo baixa concentração em neonatos e em suínos desmamados e aumento de maneira que, normalmente, 100% das porcas têm anticorpos. O microrganismo pode sobreviver no ambiente e infectar outras espécies, incluindo ratos, camundongos, moscas e humanos.

Patogênese

A infecção é carreada nas tonsilas onde, algumas vezes, pode ficar alojada, e a multiplicação ocorre no íleo e no intestino grosso. A excreção ocorre entre 5 e 21 dias após a infecção (DPI) e pode continuar por até 10 semanas. Anticorpos aparecem após 18 dias e podem estar presentes também por aproximadamente 10 semanas. Sepse pode ocorrer com YP e, nesses casos, pode haver a formação de abscessos no fígado, baço, linfonodos e intestinos, bem como enterite.

Achados clínicos

Pode haver febre branda, diarreia aquosa (3 a 5 dias), fezes de coloração escura e em casos de YE, mucosa corada de sangue e fezes amolecidas. Estenose retal pode também ser vista. Em casos de YP, pode haver apatia, inapetência, edema e diarreia com sangue, e o microrganismo também foi isolado de casos de estenose retal.

Patologia

Em casos clínicos anteriores à necropsia, pode haver enterite catarral. Em casos de YP, as lesões talvez sejam mais graves, com úlceras em botão no cólon, intestino, linfonodos mesentéricos e fígado.

Diagnóstico

Os achados clínicos não fornecem um diagnóstico provisório provável de yersiniose, mas os microrganismos normalmente são encontrados em testes bacteriológicos *post mortem*. Eles podem ser isolados em cultura de meios de enriquecimento ou de caldos. Sondas de DNA ou PCR também irão detectar ambos os microrganismos, e YE também pode ser detectada nas fezes por PCR a 5 UFC/mℓ de fezes. O diagnóstico normalmente depende da patologia associada à demonstração dos microrganismos por cultura ou PCR. Sorologia (ELISA) pode ser útil para a detecção de infecção no rebanho de 2 semanas após a infecção até um pico com aproximadamente 30 a 35 dias e desaparecimento com cerca de 70 dias.

Tratamento

Se existe o problema, ele provavelmente irá responder ao tratamento com antimicrobianos na água ou nos alimentos, principalmente tetraciclinas, penicilinas sintéticas, fluoroquinolonas e furazolidona (não na União Europeia).

Controle

Higiene e biossegurança, auxiliados pelo controle de roedores e moscas.

REFERÊNCIA BIBLIOGRÁFICA

1. von Altrock A et al. Foodborne Pathog Dis. 2011; 8:1249.

Diarreia viral em suínos neonatos

A diarreia neonatal em suínos envolve principalmente vírus, como diarreia epidêmica suína (DES), rotavírus e vírus da Gastrenterite transmissível (GET), provavelmente nessa ordem de importância, desde 2013. Ademais, há muitos outros vírus de importância menor ou desconhecida.

Outros grupos principais em suínos neonatos incluem doenças bacterianas e principalmente infecções clostridiais (*C. perfringens* tipo A e C e *C. difficile*). Adicionalmente, há enfermidades causadas por protozoários, como coccidiose e criptosporídeose, que complicam ainda mais a situação. Infecções múltiplas provavelmente são mais comuns do que o imaginado, já que existe a tendência a não pesquisar mais a fundo os diagnósticos já que o culpado inicial foi identificado.

Visão geral sobre a diarreia viral

Vírus suínos emergentes e reemergentes foram revisados.[1] Os agentes etiológicos da diarreia são variados, mas o grupo predominante é o dos vírus. Esses incluem GET e DES, que são as infecções mais graves que causam mortalidade considerável. O DES é um desencadeador muito mais recente de enfermidade na Ásia (China, Tailândia, Vietnã e Coreia), onde 50% dos casos podem ser causados por esse agente[2-5] e a mortalidade chega atualmente a 100%; desde maio de 2013, uma grande epizootia ocorreu na América do Norte.

O agente mais comum é o rotavírus suíno. Ademais, há muitos novos agentes emergentes que incluem o kobuvírus suíno e o bocavírus suíno.[6-9]

Um estudo sistemático desses vírus foi realizado na China.[10] Em suínos em terminação, 5 a 10% apresentaram diarreia e, normalmente, se recuperaram dentro de 1 semana.

Porcas apresentaram diarreia em 15 a 20% dos casos quando gestantes, e normalmente ficavam bem dentro de 1 a 3 dias. Os leitões ficaram doentes em 1 semana após o nascimento. Esses surtos se disseminaram rapidamente dentro de 3 a 5 dias. Os achados clínicos incluíram diarreia aquosa amarela, vômito, depressão, anorexia e morte por desidratação em 2 a 3 dias. O estômago continha uma massa de leite coagulado e não digerido. O intestino delgado estava com a parede fina e quase transparente. A mortalidade com frequência chegava a 80 a 100%, mas a terapia de suporte pode diminuí-la para 20 a 30%. Se os leitões fossem infectados com > 14 dias, então a mortalidade era baixa. As alterações patológicas eram quase todas no jejuno e no íleo, com poucas alterações no duodeno. Com frequência ocorria atrofia vilosa.

Os patógenos que causam diarreia são diversos, com mais de 96% dos casos apresentando pelo menos uma causa na Coreia[4], na Itália[8] e na Tailândia[11].

Nesse estudo de 2013 conduzido na China[10], não surpreendeu que 82% apresentavam DES. Kobuvírus foi detectado com frequência em uma única infecção, mas, mais importante, em infecções mistas. Bocavírus e rotavírus também foram detectados com frequência em infecções mistas e apenas ocasionalmente em infecções únicas. Mais de 75% das infecções nesse estudo foram mistas. Infecções por 2 agentes foram 43,9%, por três agentes foram 26,1%, e por quatro agentes foram 2,3% dos casos.

Muitos vírus coexistem com DES. Padrões de infecção diferentes são observados em diferentes faixas etárias. A carga viral de DES tende a ser maior nos supinos infectados do que nos saudáveis. GET e rotavírus não foram detectados em suínos sadios. A viabilidade dos vírus entéricos após o tratamento do esgoto foi avaliada.[12]

REFERÊNCIAS BIBLIOGRÁFICAS

1. Meng XJ. Transbound Emerg Dis. 2012;(suppl 1):85.
2. Chen J et al. Arch Virol. 2010;155:1471.
3. Duy DT et al. Thai J Vet Med. 2011;41:55.
4. Park SJ et al. Arch Virol. 2011;156:577.
5. Puranaveja S et al. Emerg Infect Dis. 2009;15:1112.
6. Cheng WX et al. PLoS ONE. 2010;5:e13583.
7. Manteufel J, Truyen U. Intervirology. 2008;51:328.
8. Martelli P et al. Vet Rec. 2008;162:307.
9. Reuter G et al. Arch Virol. 2009;154:101.
10. Zhang Q et al. Arch Virol. 2013;158:1631.
11. Khamrin P et al. Emerg Infect Dis. 2009;15:2075.
12. Costantini VP et al. Appl Environ Microbiol. 2007; 73:5284.

Rotavírus suíno

O vírus é a principal causa de diarreia em suínos. O potencial zoonótico não é conhecido, embora estirpes de suínos e de humanos sofram rearranjo.[1] Um caso recente detectado em uma criança na China mostrou que o rotavírus responsável foi um rearranjo suíno-bovino.[2]

Etiologia

O vírus apresenta 11 segmentos de RNA de fita dupla (dsRNA), e cada segmento codifica uma proteína estrutural viral (PEV) ou uma proteína não estrutural, exceto pelo segmento 11, que codifica ambas.[3] O vírus é uma partícula com três camadas, e se as proteínas externas forem removidas (VP4 e VP7) por um desinfetante, então permanece uma partícula com duas camadas; em fotografia por microscopia eletrônica (ME), ambas as partículas podem ser vistas. Apenas as com três camadas são infecciosas.[4] Há sete grupos que são morfologicamente similares, mas antigenicamente diferentes com base na VP6. Desses, o Grupo A é o mais importante em suínos[4], mas o Grupo C tem se tornado um problema nos últimos anos[5-7] e o Grupo E foi detectado no Reino Unido há muitos anos atrás. A classificação dos rotavírus tem sido objeto de muita discussão.[8,9] Nos EUA, houve diversidade substancial.[10]

Os rotavírus do Grupo A são causa comum de diarreia em leitões lactentes com 1 a 5 semanas de idade, com pico de ocorrência de 1 a 3 semanas de idade, e leitões desmamados com 3 a 5 semanas de idade e dentro de 3 a 5 dias após o desmame. Os Grupos A, B e C ocorrem em levantamentos diagnósticos, com, aproximadamente, 90% pertencendo ao Grupo A. Recentemente, foi descrita diversidade substancial nos vírus do Grupo B nos estados Unidos.[10] Os rotavírus do Grupo C também são incriminados como causa de diarreia neonatal enzoótica em rebanhos com o mínimo de enfermidades. Eles são divididos em dois sorotipos, G (15 +) e P (25), e tipos diferentes predominam em surtos diferentes.

Múltiplos sorotipos G e P de rotavírus foram detectados em suínos. Em um levantamento recente na Europa, 14% das amostras de suínos foram positivas para rotavírus e o número de combinações G-P foi alto, o que confirma a alta diversidade genética.[11] Novas combinações estão sendo descobertas a todo momento, como por exemplo, a descoberta de um vírus semelhante a G2 com um novo tipo VP4 P32 na Irlanda[12] e de G9 P13 em Ohio em leitões lactentes. Há pouca ou nenhuma proteção cruzada entre rotavírus suínos com tipos G e P distintos, mas os vírus que partilham G e P comuns induzem, pelo menos, proteção cruzada parcial em estudos experimentais. Essa é a razão pela qual, algumas vezes, é essencial conhecer quais tipos estão presentes na propriedade. Os mais comuns são G3, G4, G5 e G11.

Em alguns países, um determinado genótipo pode ser mais comum, por exemplo, P23 na Tailândia.[14] Sorotipos variantes de rotavírus suíno, como G3, podem causar surtos graves de diarreia em leitões. Infecções subclínicas são comuns, e a resistência à infecção por rotavírus conferida pela idade pode não ocorrer.

Epidemiologia

Os sorotipos têm distribuição mundial, e até 100% dos suínos adultos podem ser sorologicamente positivos para os Grupos A, B, C e E, e múltiplos sorogrupos e sorotipos foram encontrados em suínos.[15-18]

A transmissão fecal-oral é comum e possivelmente por aerossol, embora isso ainda não seja confirmado. No passado, a maioria das infecções era pelo Grupo A, mas recentemente nos EUA[6] e no Brasil[19], o Grupo C tem aumentado. A dinâmica da infecção na propriedade foi descrita.[20] Por um lado, rearranjos ocorrem entre suínos, por outro, entre bovinos, equinos e humanos.[9,21-23]

Em um rebanho infectado, leitões tornam-se infectados entre 7 e 35 dias de idade e, normalmente, não é possível detectar o vírus em leitões com menos de 10 dias de idade, presumivelmente como resultado da proteção por anticorpos lactogênicos. A excreção do vírus pode ocorrer de 1 a 14 dias para vírus do Grupo A, e por um menor período de tempo em vírus do Grupo B. Sugere-se que em granjas de criação intensiva, com excreção constante do vírus nas fezes de porcas antes e após o parto, leva ao ciclo contínuo de infecção por rotavírus, com o aumento da imunidade do hospedeiro contra as estirpes circulantes na população de suínos. Um vírus tal como CRW-8 provavelmente poderia passar por alterações por meio de mutações no decorrer de um período de tempo, o que levaria à variação antigênica.

Em leitões, a diarreia por rotavírus é mais comum em suínos desmamados sob condições de manejo intensivo, e a incidência aumenta rapidamente do nascimento às 3 semanas de vida. Não há resistência idade-dependente até as 12 semanas de idade. A enfermidade assemelha-se à diarreia por leite ou à diarreia das 3 semanas de idade dos leitões. A mortalidade causada por rotavírus varia de 7 a 20% em leitões lactentes e de 3 a 50% em suínos desmamados, dependendo do nível de sanidade. Nos EUA, o pico de incidência ocorre em fevereiro e um aumento moderado ocorre de agosto a setembro.

Um estudo epidemiológico caso-controle avaliou a relação entre rotavírus do Grupo A e práticas de manejo em Ontário no decorrer de um período de 5 anos. Em rebanhos positivos para rotavírus, o tamanho do rebanho foi maior e a idade de desmame foi menor, quando comparado a rebanhos negativos para rotavírus. Suínos criados em creches todos dentro/todos fora tinham três a quatro vezes maior probabilidade de apresentarem diagnóstico positivo para rotavírus do Grupo A do que suínos em sistema de fluxo contínuo. Suínos em sistemas todos dentro/todos fora foram desmamados em idade mais precoce.

A porca é a fonte de infecção. Porcas soropositivas podem excretar rotavírus de 5 dias antes até 2 semanas após o parto, quando os leitões são mais suscetíveis à infecção. Há aumento de anticorpos secretórios IgA e IgG contra rotavírus no leite de porcas após infecção natural por rotavírus ou após a inoculação parenteral de porcas gestantes ou lactantes com rotavírus vivo atenuado. O desmame precoce de leitões com alguns dias de vida a até 3 semanas de idade resulta em remoção dos anticorpos fornecidos pelo leite da porca e predispõe à infecção.

A transmissão contínua do vírus de um grupo para outro é um fator importante na manutenção do ciclo de infecção por rotavírus em granjas suínas. O vírus pode ser encontrado na poeira e em fezes secas em baias de parição que foram limpas e desinfetadas. Isso sugere que o ambiente também é uma fonte importante de infecção. O rotavírus suíno pode sobreviver nas fezes originais dos suínos infectados por 32 meses a 10°C. Marrãs e porcas excretam o antígeno viral antes do parto e durante a lactação, o que torna quase impossível eliminar a infecção de um rebanho. Conforme as porcas ficam mais velhas, elas desenvolvem teores crescentes de anticorpos IgA lactogênicos contra rotavírus, mas não transferem teores crescentes de proteção aos seus leitões.

Eletroferótipos diferentes de rotavírus do Grupo A e diferentes grupos de rotavírus podem ocorrer ao mesmo tempo em uma única granja, o que deve ser considerado ao desenvolver vacinas. Os subgrupos dos rotavírus suínos do Grupo A foram classificados e há diferenças na virulência entre os isolados. A maioria dos isolados de surtos de diarreia pertencem ao Grupo A, enquanto uma pequena porcentagem é de rotavírus atípicos. Alguns rotavírus suínos estão relacionados antigenicamente aos sorotipos de rotavírus humanos 1 e 2. Os rotavírus suínos que apresentam genótipos típicos bovinos P[1], P[5], P[11], G[6] e G8 foram detectados em suínos, o que indica uma alta frequência de transmissão de rotavírus entre bovinos e suínos. Os muitos tipos G e P do vírus foram avaliados e comparados na Polônia e nos EUA.

Rotavírus atípicos e outros enterovírus com frequência estão presentes em rebanhos suínos que apresentam diarreia pré-desmame e diarreia pós-desmame (DPD), e devem ser considerados como patógenos potenciais. Alguns rotavírus atípicos são associados ao sincício celular das vilosidades epiteliais em leitões com enterite. Infecções únicas e mistas de leitões neonatos com rotavírus e enterovírus foram descritas. Rotavírus combinado à infecção por *E. coli* K99 causa efeito aditivo quando induzida experimentalmente em suínos gnotobióticos. A inoculação de vírus semelhantes ao calicivírus em leitões gnotobióticos pode resultar em diarreia com atrofia vilosa. A diarreia em leitões desmamados com 1 a 3 semanas de idade foi associada a uma infecção combinada entre rotavírus *Isospora suis*. Pode haver um efeito sinérgico importante com outros vírus tais como diarreia epidêmica suína.[24] O efeito combinado da modificação da dieta ao desmame e da infecção por rotavírus em leitões gnotobióticos é a atrofia temporária, e não há evidências de atrofia persistente do intestino delgado.

Patogênese

Eles replicam em enterócitos dos vilos do intestino delgado e das células do epitélio do ceco e do cólon. O jejuno e o íleo são mais afetados. Dentro de 12 a 48 h de uma inoculação experimental, as células acometidas lisam e a ruptura da arquitetura dos vilos se segue. Em algum grau, esses eventos são dependentes da idade, da estirpe e do sorogrupo. Os Grupos A e C produzem os efeitos mais graves. A má absorção resulta do prejuízo ao transporte de glicose regulado pelo sódio, prejuízo à síntese de dissacaridases e aumento da atividade da timidina quinase.

Achados clínicos

O período de incubação pode ser de 18 a 96 h. A diarreia por rotavírus pode ocorrer em leitões lactentes de 1 a 4 semanas de idade e em suínos 1 a 7 dias após o desmame. Se a condição não for complicada por outros agentes, então a enfermidade com frequência é branda. A imunidade lactogênica é muito protetora. Infecções experimentais diretas são sempre mais graves que as infecções naturais. Em leitões mais velhos, ela é menos grave, e em suínos com 4 a 5 semanas, ela produz apenas diarreia muito branda. A enfermidade em leitões lactentes assemelha-se à diarreia por leite ou à diarreia das 3 semanas. A maioria dos suínos na ninhada é afetada por diarreia líquida profusa a diarreia amolecida com graus variados de desidratação. A recuperação normalmente ocorre em alguns dias, a não ser que seja complicada por ETEC ou sanidade insatisfatória, superlotação e manejo ruim. A enfermidade com frequência é mais grave em rebanhos nos quais há partos continuamente, sem período de vazio para limpeza e desinfecção na baia de parição. A enfermidade também pode ocorrer em suínos alguns dias após o desmame, e pode ser o principal fator na DPD de leitões desmamados às 3 semanas de idade, ou mais precocemente, no caso de desmame de leitões com 1 a 2 dias de idade.

Patologia

As lesões macroscópicas são mais graves em suínos com 1 a 14 dias de idade quando o estômago está vazio e o intestino com a parede fina, flácido e preenchido por líquido aquoso floculento. Os vasos linfáticos no mesentério estão vazios e os linfonodos estão pequenos. Em suínos com mais de 21 dias, não há lesões macroscópicas em casos não complicados.

Histologicamente, há perda de extremidade dos vilos dentro de 16 a 18 h pós-inoculação. Atrofia vilosa significativa ocorre dentro de 24 h e chega à sua altura em 24 a 72 h. Então, ocorre o achatamento do epitélio escamoso e hiperplasia das criptas.

Diagnóstico

Os rotavírus suínos crescem em cultura celular com um arredondamento característico das células, e o vírus pode ser detectado nessas culturas por imunofluorescência ou imuno-histoquímica (IHQ). A segunda também é utilizada diretamente em cortes de tecido do intestino delgado.

Uma ampla variedade de métodos é utilizada para detectar rotavírus, mas muitos se baseiam em kits de ELISA comerciais para rotavírus A, e ELISA de captura com anticorpos monoclonais foram desenvolvidos para os Grupos B e C. A hibridização de ácido nucleico e o RNA viral foram detectados por RT-PCR. Esta última com frequência é utilizada para a detecção de sorogrupos e genotipagem.[1,6,15-17,25]

Uma vez que a infecção é tão disseminada, há pouco sentido em mesurar anticorpos, mas uma ampla variedade de técnicas podem ser usadas para detectar altas concentrações de IgA e IgM, que irão indicar infecção recente.

Imunidade

A resposta imune parece ser específica tanto para P quanto para G. Parece haver pouca proteção cruzada entre os grupos. A presença de anticorpo IgA neutralizante no intestino delgado parece ser a característica mais importante na resposta imune. Essa é a razão pela qual o suíno é mais suscetível à infecção quando os teores de anticorpos maternos diminuem.

Diagnósticos diferenciais

- Gastrenterite transmissível é mais comum em leitões com menos de 1 semana de idade, e surtos explosivos são comuns. Há diarreia aguda profusa e vômito. Os leitões acometidos podem continuar a mamar por muitas horas após o início da diarreia. A taxa de mortalidade é alta em leitões com menos de 7 dias de idade; suínos mais velhos normalmente sobrevivem
- Diarreia epidêmica suína tipo I acomete leitões com menos de 4 a 5 semanas de idade e é caracterizada por diarreia aquosa profusa, alta morbidade e baixa mortalidade
- Diarreia epidêmica suína tipo II causa uma diarreia líquida profusa em suínos de todas as idades, incluindo leitões lactentes. Surtos explosivos podem ocorrer e a morbidade pode chegar a 100%. A mortalidade normalmente é restrita a leitões com menos de 3 semanas de idade
- A colibacilose entérica normalmente ocorre em leitões com menos de 3 dias de vida. Há diarreia aguda, desidratação e morte rápida. Os suínos com sepse coliforme podem morrer sem diarreia óbvia e normalmente parecem cianóticos. Ninhadas inteiras podem ser acometidas e a taxa de mortalidade pode ser de 100%. O tratamento precoce com antibióticos e fluido SC irá resultar na recuperação. Coccidiose ocorre em leitões de 5 a 10 dias de idade e é caracterizada por uma diarreia aguda na qual as fezes têm odor desagradável e variam em consistência de semelhante a queijo cottage a líquida, e de cinza a amarela e espumosa. A diarreia é persistente por muitos dias e não é responsiva a antibióticos. Alguns suínos se recuperam espontaneamente, enquanto outros morrem em 2 a 4 dias. Oocistos de coccídeos podem ser detectados nas fezes. A taxa de morbidade varia de 50 a 75% e a taxa de mortalidade varia de 10 a 20%
- Enterotoxemia hemorrágica causada por *Clostridium perfringens* tipo C acomete toda a ninhada de leitões com menos de 1 semana de idade; é caracterizada clinicamente por toxemia grave, disenteria e morte rápida; na necropsia, há enterite hemorrágica
- Coccidiose
- *C. perfringens* tipo A
- *C. difficile*
- Outros vírus causadores de diarreia em suínos (calicivírus, sapovírus, norovírus, adenovírus etc.).

Tratamento

A diarreia causa desidratação e desequilíbrio eletrolítico, de maneira que a reidratação e o fornecimento de energia são essenciais por meio do uso de eletrólitos orais. Quanto mais jovem o suíno, pior o efeito da diarreia, uma vez que nesses animais a reserva de energia e a tolerância ao frio são amplamente diminuídas. Portanto, é essencial manter o ambiente aquecido e fornecer os alimentos corretos para leitões jovens para encorajar o consumo de alimentos. A limpeza e desinfecção regulares diminuem o nível de desafio pelo vírus.

Controle

Muitos desinfetantes, incluindo fenóis, formol e cloro são usados para lidar com vírus que são resistentes a muitas condições ambientais. O vírus pode sobreviver por 9 meses a temperaturas normalmente encontradas em uma baia de parição. Até o momento, não há nenhuma vacina eficaz contra rotavírus suíno.[26]

REFERÊNCIAS BIBLIOGRÁFICAS

1. Martella V et al. Vet Microbiol. 2010;140:246.
2. Wang YH et al. J Med Virol. 2010;82:1094.
3. Estes MK, Kapikian AZ. Fields Virology. 5th ed. Lippincott; 2007:1917-1974.
4. Jeong Y-J et al. Vet Microbiol. 2009;138:217.
5. Rossow K et al. Rotavírus; National Hog Farmer. com Nov 1. 2010.
6. Chun Y-H et al. J Vet Diag Invest. 2010;22:74.
7. Mattihijnssens J et al. Arch Virol. 2008;153:1621.
8. Mattihijnssens J et al. Arch Virol. 2010;156:1397.
9. Marthaler D et al. Virology. 2012;433:85.
10. Midgley S et al. Vet Microbiol. 2012;156:238.
11. Collins PJ et al. Vet Res. 2010;41:73.
12. Amimo JO et al. J Clin Microbiol. 2013;51:1142.
13. Okitsu S et al. J Clin Microbiol. 2011;49:442.
14. Halaihel N et al. Epidem Infect. 2010;138:542.
15. Katsuda K et al. J Vet Diag Invest. 2010;18:350.
16. Kim H-J et al. Vet Microbiol. 2010;144:274.
17. Lamhoujeb S et al. Arch Virol. 2010;155:1127.
18. Medici MC et al. J Swine Health Prod. 2010;19:146.
19. Miyazaki A et al. J Clin Microbiol. 2012;50:2009.
20. Cao D et al. J Virol. 2008;82:6073.
21. Ghosh S et al. Virus Genes. 2010;40:382.
22. Parra GI et al. Vet Microbiol. 2009;126:243.
23. Jung K et al. Res Vet Sci. 2008;84:502.
24. Ben Salem AN et al. J Virol Methods. 2010;165:283.
25. El-Attar L et al. Vaccine. 2009;27:3201.
26. Costantini VP et al. Appl Environ Microbiol. 2007; 73:5284.

Vírus da encefalomielite hemaglutinante suína

O vírus da encefalomielite hemaglutinante suína (VEH) também é conhecido como doença do vômito e do depauperamento. Também é uma enfermidade de leitões neonatos. Ela pode ser vista com diferentes manifestações, e não há relevância para a saúde pública.

Etiologia

A causa é um Betacoronavírus da família *Coronaviridae*, e o hospedeiro natural do vírus é o suíno. Ela foi descrita originalmente no Reino Unido e no Canadá, e há apenas um sorotipo. Há predominantemente infecções inaparentes, com surtos ocasionais em rebanhos não imunes[1,2], e apresenta tropismo por tecidos nervosos.

Epidemiologia

A enfermidade tem ocorrência mundial. A condição acomete neonatos e é mantida por infecção dos leitões a partir das porcas. Uma vez que a maioria das porcas está protegida, há poucos surtos. Um rebanho novo com 6.000 porcas com 55% de marrãs e porcas de primeira e segunda parições foi gravemente afetado.[2] Os leitões são acometidos antes das 3 a 4 semanas de idade, se nascidos de porcas não imunes. O vírus é transmitido pelas secreções nasais, provavelmente como resultado do contato nariz-nariz e, possivelmente, de aerossóis. A excreção do vírus após a infecção provavelmente dura de 8 a 10 dias. A presença de anticorpos maternos, que dura até 15 semanas, protege os leitões contra lesões neuronais. Suínos com mais de 3 a 4 semanas não manifestam sinais neurológicos.

O vírus também irá se disseminar rapidamente entre suínos de terminação recém-desmamados, e a imunidade se desenvolve dentro de 8 a 16 semanas. O vírus é rapidamente destruído pela luz ultravioleta.

Patogênese

Após a infecção oronasal, os sinais começam em 3 a 5 dias. Esses sintomas são influenciados pela idade à infecção e, possivelmente, também por qualquer diferença entre estirpes do vírus. A replicação é disseminada no trato respiratório, principalmente nos pulmões, nas tonsilas e no intestino delgado. Ela pode se disseminar para o sistema nervoso central via sistema nervoso periférico, principalmente pelos nervos trigêmeo, vago e os plexos intestinais para a medula espinal. Ao chegar ao cérebro, ele afeta principalmente os centros do vômito e do apetite, e produz depauperamento. A replicação do vírus no plexo nervoso gástrico causa lesões e distúrbios do esvaziamento gástrico e inanição. A viremia não é importante.

Achados clínicos

Leitões entre 5 dias e 3 semanas são acometidos. Com frequência eles tentarão mamar, e então irão parar e vomitar. Os primeiros sinais são vômito e agrupamento, o que indica um aumento da temperatura que pode durar por 1 a 2 dias. Na sequência, ocorrem anorexia, desidratação e constipação intestinal, há aumento na frequência de vômito que, normalmente, é seguido por morte ou depauperamento. Os sinais nervosos podem se seguir em alguns suínos, como fraqueza dos membros pélvicos, dificuldade em deglutir e mímica e vômito persistentes. Suínos mais velhos, próximos às 3 semanas de idade, podem apenas perder o seu apetite e se tornar emaciados, e talvez seja necessário realizar eutanásia nesses animais. A morbidade pode ser de 100% se totalmente suscetíveis, e a mortalidade também pode ser alta sob circunstâncias similares. Suínos em surtos da chamada forma encefalomielítica motora podem ficar encolhidos, espirrar, tossir e vomitar tão precocemente quanto aos 7 dias após o nascimento. Eles podem então apresentar tremores, hiperestesia, andar agitado, andar para trás ou adotar posição de cão sentado. Cegueira, opistótono, nistagmo e movimentos de pedalagem em decúbito lateral seguidos por coma e morte também são vistos.

Patologia

Normalmente, não há lesões macroscópicas. O abdome pode estar abaulado. O trato intestinal e, principalmente, o estômago estão vazios. Pode haver dilatação intestinal. Histologicamente, pode haver inflamação não supurativa nas tonsilas e nos pulmões. Na forma V e D, pode haver degeneração dos gânglios do estômago e inchaço perivascular no estômago. Se houver uma forma encefalítica, encefalite não supurativa é encontrada, sendo mais acentuada na ponte, na medula e nos cornos dorsais da medula espinal, com aumento de volume perivascular, gliose e degeneração neuronal.

Diagnóstico

Os achados clínicos em suínos jovens com menos de 3 semanas de idade são altamente sugestivos. O isolamento do vírus nos primeiros 2 a 3 dias de uma infecção aguda é possível usando células PK e então empregando hemadsorção, imunofluorescência, neutralização ou hemaglutinação, ou a presença de sincícios para confirmar. Imuno-histoquímica (IHQ) das tonsilas, tronco encefálico e pulmões também irá confirmar o diagnóstico.

PCR em tempo real (RT-PCR) nas tonsilas, tronco encefálico e pulmões também irá demonstrar o agente. Um anticorpo que surge 7 a 10 dias após a infecção (DPI) pode ser detectado por redução de placa, vírus-neutralização (VN) ou testes de inibição de hemaglutinação. A concentração de anticorpos aumenta rapidamente após a infecção, mas a sua presença não indica a enfermidade ativa.

Diagnósticos diferenciais

Os diagnósticos diferenciais mais prováveis são pseudorraiva ou Teschen-Talfan.

Tratamento e controle

Não há tratamento ou controle. Ao saber que o rebanho está livre de contaminação, deve-se mantê-lo dessa forma por meio das medidas de biossegurança, comprar novos animais de uma propriedade conhecida por não ser infectada e manter os animais em quarentena na chegada; então, adaptar a unidade para encorajar a imunidade às estirpes presentes na propriedade. Também, deve-se manter a alta imunidade no rebanho misturando faixas etárias de porcas para encorajar a circulação do vírus, aumentando a imunidade colostral.

REFERÊNCIAS BIBLIOGRÁFICAS

1. Alsop JGE. J Swine Health Prod. 2006;14:97.
2. Quiroga MA et al. Emerg Infect Dis. 2008;14:484.

Adenovírus suíno

Causa diarreia branda e pneumonia em suínos.

Etiologia

Os adenovírus suínos são DNA vírus e podem ser cultivados em células que apresentam efeitos citopáticos e inclusões intranucleares. Eles são resistentes ao ambiente e podem viver por até 1 ano a 4°C, mas são suscetíveis à maioria dos desinfetantes. Sete tipos foram encontrados em suínos, e os tipos 1 a 4 são os mais comuns.

Epidemiologia

Os adenovírus suínos têm distribuição mundial; por exemplo, anticorpos foram encontrados em 80% dos suínos abatidos no Reino Unido e, de forma similar, no Japão. A positividade para anticorpos aumenta com a idade. Os vírus foram isolados de secreções nasais, aborto, de leitões nascidos prematuros após infecção transplacentária e de animais normais. Em um rebanho, 24% dos leitões até 8 semanas de idade foram positivos, bem como 60% dos suínos de terminação e 90% das porcas.

Patogênese

Estirpes intestinais colonizam as tonsilas e os intestinos e infectam as células intestinais dos vilos do jejuno inferior e do íleo. Inclusões intranucleares podem ser vistas em células que apresentam edema nuclear e perdem os microvilos, e então ocorre encurtamento dos vilos. As células acometidas migram para a extremidade dos vilos. O tipo 4 também apresenta predileção pelo trato respiratório, onde causa pneumonia intersticial e, ocasionalmente, encefalite.

Achados clínicos

Suínos com menos de 3 semanas são acometidos com mais frequência, porém a infecção pode ocorrer de 5 dias a 24 semanas. O período de incubação é de 3 a 5 dias, e a diarreia ocorre por 3 a 6 dias. Ela é amarela, intermitente e de consistência variável. Ocorre desidratação, mas a morte é rara.

Patologia

Há adelgaçamento da parede intestinal no jejuno e no íleo. Histologicamente, há inclusões intranucleares nos enterócitos, principalmente nas placas de Peyer, e essas são do tipo Cowdry (eosinofílicas ou anfofílicas, circundadas por um halo claro).

Diagnóstico

O diagnóstico se baseia na detecção de partículas virais no conteúdo intestinal por microscopia eletrônica (ME), demonstração de inclusões em cortes histológicos e a detecção do vírus por PCR e qPCR.

Calcivírus suíno

Os calicivírus entéricos suínos[1,2] foram encontrados na Europa[3], Coreia[4] e Japão.[5,6] Eles são comuns e sua patogenicidade não é conhecida. Não se sabe se são zoonóticos, mas, no momento, não causam preocupação em termos de saúde pública.[7,8] Eles são vírus que contêm RNA. A infecção de leitões gnotobióticos causa diarreia que dura 3 a 7 dias. Os vírus são encontrados em uma localização comum, nas laterais e na base dos vilos, e causam atrofia vilosa significativa.

A família Caliciviridae é dividida em quatro gêneros: *Norovírus, Sapovírus, Lagovírus* e *Vesivírus*. Um quinto gênero não denominado[9] e ambos os sapovírus e norovírus são de patogenicidade incerta em suínos.[8] Os vírus de suínos são chamados sapovírus suínos (PoSaVs) e norovírus suínos (PoNoVs). A prevalência e as características moleculares dos vírus foram estudadas nos EUA.[9]

Não foi demonstrada nenhuma relação clara entre diarreia e infecção[10] e eles são recuperados com frequência de suínos normais.[11-13]

REFERÊNCIAS BIBLIOGRÁFICAS

1. Halaihel N et al. Epidem Infect. 2009;138:542.
2. Wang QH et al. Vaccine. 2007;25:5453.
3. Martella V et al. J Clin Microbiol. 2008;46:1907.
4. Kim HJ et al. J Vet Med B. 2006;53:155.
5. Song YJ et al. Virus Genes. 2011;42:394.
6. Yin Y et al. Arch Virol. 2006;151:1749.
7. Mattison K et al. Emerg Infect Dis. 2007;13:1184.
8. Reuter G et al. J Clin Microbiol. 2010;48:363.
9. Scipioni A et al. Vet J. 2008;178:32.
10. Scheuer KA et al. J Clin Microbiol. 2013;51:2344.
11. Sisay Z et al. Arch Virol. 2013;158:1583.
12. Wang Q et al. J Clin Microbiol. 2006;44:2057.
13. Collins PJ et al. Vet Micrbiol. 2009;139:176.

Sapovírus suínos

O primeiro dos PoSaVs foi isolado em 1980 de um leitão diarreico por meio de microscopia eletrônica. O protótipo era conhecido como vírus Cowden, e a maioria dos sapovírus estudados desde então é similar a esse vírus. Originalmente, ele era conhecido como calicivírus entérico suíno. Infecções experimentais por esse vírus produzem diarreia grave, anorexia e lesões intestinais.

São encontrados em todas as faixas etárias de suínos, inclusive aqueles com diarreia e sem achados clínicos. Sugere-se que os sapovírus tenham um papel na enterite em leitões.[1] Um vírus semelhante ao sapovírus isolado na Coreia foi identificado recentemente nos EUA.[2] A caracterização do sapovírus foi descrita.[3]

Um levantamento de suínos com diarreia mostrou que 32,5% apresentavam sapovírus, mas não houve prova de que eles eram a causa do problema.[4] Os vírus evoluíram por recombinação.[5]

Ambos os sapovírus e os norovírus são resistentes às condições ambientais. Ao menos seis genótipos de sapovírus foram identificados e eles estão disseminados em granjas na Europa.[3] Também foram identificados no Japão.[6] Eles são altamente diversos, mas PoSaVs pertencem aos genótipos GIII, GVI, GVII, GVIII e GIX; e GX e GIII são mais comuns em suínos. Infecções duplas com dois ou mais sapovírus são comuns.

Em infecções experimentais, os sapovírus produzem diarreia. Os vírus causam lesões no intestino delgado e se replicam nos enterócitos. Quando administrados por via oral a leitões, os vírus são excretados por até 9 dias. Em exames histológicos, ele produz encurtamento, arredondamento e fusão ou destruição dos vilos no duodeno e no jejuno. Há hiperplasia de células das criptas e diminuição da razão vilosidade:cripta (atrofia vilosa).

O período de incubação com o vírus Cowden original foi de 2 a 4 dias após a inoculação oral, e a diarreia e a anorexia persistiram por 3 a 7 dias. Em outro estudo, os vírus foram homogeneamente distribuídos entre diferentes faixas etárias de suínos e não foram associados à doença.[4]

Em um levantamento sorológico na Espanha[6], 85 amostras de suínos com 8 a 34 semanas foram avaliadas e 62% foram positivas.

Uma alta concentração de anticorpos maternos provavelmente se desenvolveu nas primeiras semanas de vida, que então diminui e, com aproximadamente 3 meses, aumenta novamente (imunidade ativa).

Nenhum sapovírus humano foi detectado em suínos e pelos autores que analisaram sapovírus por toda a Europa.[3] Eles detectaram os vírus em 80/1.050 amostras (7,6%) coletadas de 30 propriedades em 6 países. A maior prevalência foi em suínos com 2 a 8 semanas de idade, e não houve diferença na prevalência entre leitões doentes e saudáveis. Seis genótipos antigos e dois tipos novos foram descobertos.

Testes diagnósticos estão disponíveis em laboratórios de pesquisa (p. ex., ME, PCR, RT-PCR).[7,8] Pouco se sabe acerca da imunidade, embora assuma-se que as porcas produzem anticorpos colostrais.

REFERÊNCIAS BIBLIOGRÁFICAS

1. Alcala AC et al. Vet Immunol Immunopathol. 2010; 137:269.
2. Sisay Z et al. Arch Virol. 2013;158:1583.
3. L'Homme Y et al. Arch Virol. 2010;155:839.
4. Martella V et al. Virus Genes. 2008;36:365.
5. Dos Anjos K et al. Arch Virol. 2011;156:1953.
6. Nakamura K et al. J Clin Microbiol. 2010;48:1215.
7. Reuter G et al. J Clin Microbiol. 2010;48:363.
8. Wang QH et al. J Clin Microbiol. 2006;44:2057.

Norovírus suínos

Não se sabe se os norovírus suínos e humanos são antigenicamente distintos ou relacionados. Esses vírus não foram detectados em creches ou em suínos após o desmame, mas foram encontrados em suínos sadios em terminação.[1,2]

PoNoV foi encontrado em suínos em terminação e adultos assintomáticos.[1] Eles apresentam RNA de fita simples (ss)RNA senso positivo com três moldes de leitura aberta (MLA). Geneticamente diversos, eles apresentam cinco genótipos[3], e G11 é aquele encontrado em suínos e em humanos. Há três genótipos separados (11, 18 e 19) em suínos, e eles apresentam distribuição mundial.[4-11] Epidemiologicamente, irão sobreviver a tratamentos de esgoto. Pouco se sabe acerca de sua patogenicidade.

Em um experimento com norovírus humanos em suínos gnotobióticos, foi produzida diarreia branda com lesões no intestino delgado proximal.[12] Ele replicou em alguns suínos e outros produziram anticorpos. Nenhum teste diagnóstico está disponível comercialmente, mas muitos foram usados em laboratórios de pesquisa (p. ex., ME, RT-PCR e PCR).[9]

REFERÊNCIAS BIBLIOGRÁFICAS

1. Martella V et al. Virus Genes. 2008;36:365.
2. Wang OH et al. J Clin Microbiol. 2006;44:2057.
3. Zheng DP et al. Virology. 2006;346:312.
4. Cunha JB et al. Res Vet Sci. 2010;89:126.
5. Keum HO et al. Arch Virol. 2009;154:1765.
6. L'Homme Y et al. Arch Virol. 2009;154:581.
7. Mauroy A et al. Arch Virol. 2008;153:1927.
8. Mijovski JZ et al. Infect Genet Evol. 2010;10:413.
9. Reuter G et al. Arch Virol. 2007;152:611.
10. Shen Q et al. Arch Virol. 2009;154:1625.
11. L'Homme Y et al. Virus Genes. 2009;39:66.
12. Cheetham S et al. J Virol. 2006;80:10372.

Astrovírus suínos

Os astrovírus suínos, embora isolados de porcos, são de importância desconhecida. Eles não são zoonóticos, e foram isolados de suínos pela primeira vez nos anos 1980.

Etiologia

Os vírus de diferentes espécies provavelmente são antigenicamente diferentes, e cinco tipos foram reconhecidos.[1-5] Todos esses tipos são encontrados nos EUA[6] e, em alguns casos, mais do que um tipo foi encontrado no mesmo suíno. As estirpes suínas são diferentes das estirpes humanas.[7] Eles são membros da família Astroviridae e do gênero *Mamastrovirus*; são vírus senso positivos, com ssRNA e são altamente diversos. Eles apresentam genomas parcialmente agrupados[4,8] e são de duas linhagens diferentes (PAST-1 e PAST-2).

Epidemiologia

Os astrovírus suínos apresentam distribuição mundial. Em um levantamento recente[9], sugeriu-se que, talvez, 62% dos suínos apresentassem astrovírus (260 suínos com diarreia foram estudados). Presume-se que a transmissão seja pela via mais comum, a fecal-oral, tal como para a maioria dos patógenos entéricos.

Patogênese

Sabe-se que esses vírus causam doença apenas quando em associação a outros agentes. Em infecções experimentais com a administração de PAST-1, produziu-se apenas diarreia branda, que ocorreu dentro de 1 dia e continuou por 5 a 6 dias.

Achados clínicos

A associação entre esses vírus e a doença clínica é obscura, uma vez que eles são encontrados tanto em suínos com diarreia quanto em saudáveis. Os achados clínicos são encontrados em associação à infecção simultânea por rotavírus, coronavírus ou calicivírus.[9]

Diagnóstico

Microscopia eletrônica, cultura celular e PCR em tempo real (RT-PCR) foram usados para detectar o antígeno. Técnicas de vírus neutralização (VN) e fluorescência (AIF) foram usadas para detectar anticorpos.[10]

Tratamento e controle

O tratamento e o controle provavelmente não são possíveis, e em caso de acometimento, o tratamento de suporte deve ser instituído.

REFERÊNCIAS BIBLIOGRÁFICAS

1. Laurin MA et al. Arch Virol. 2011;156:2095.
2. Luo Z et al. Vet Microbiol. 2011;149:316.
3. Lan D et al. Arch Virol. 2011;156:1869.
4. Reuter GY et al. Arch Virol. 2011;156:125.
5. Reuter G et al. Arch Virol. 2012;157:1143.
6. Xiao C-T et al. J Gen Virol. 2013;94:570.
7. Kapoor A et al. J Gen Virol. 2009;90:2965.
8. Indik S et al. Vet Microbiol. 2006;117:276.
9. De Benedictis P et al. Infect Genet Evol. 2011;11:1529.
10. Mor SY et al. J Vet Diag Invest. 2012;24:1064.

Torovírus suínos

A ligação entre esses vírus e a doença clínica é obscura. Provavelmente apresentam distribuição mundial e, mais recentemente, foram encontrados na Espanha.[1,2] Esses vírus com formato de rim são membros de uma das quatro espécies dentro do gênero *Torovírus* da família Toroviridae, subfamília de Coronaviridae[3] e foram identificados em muitos suínos com diarreia, incluindo:

- Um suíno de 3 semanas de idade com diarreia
- Suínos de 4 semanas de idade da Itália que apresentavam diarreia amarela-esverdeada e 30% de morbidade e 8 a 10% de mortalidade
- Estirpes de torovírus da Coreia causam infecções esporádicas
- Na África do Sul, suínos com 6 a 8 semanas de idade apresentaram aumento súbito na mortalidade, com os leitões apresentando diminuição do apetite, fraqueza, tremores, decúbito e morte.

Em geral, eles provavelmente são endêmicos na maioria dos rebanhos de suínos e supostamente ocorrem em grupos relacionados em uma região. A maioria dos suínos é acometida após o desmame. Há uma alta prevalência em suínos desmamados atingidos subclinicamente.[4,5] Provavelmente, ocorre infecção subclínica endêmica em neonatos e em suínos jovens e, possivelmente, há uma baixa incidência em adultos.[4] Na Coreia, eles são geneticamente diversos.[5]

Os torovírus podem ser detectados por PCR, RT-PCR e qRT-PCR para o antígeno e ELISA e vírus neutralização para anticorpos.

Anticorpos podem ser demonstrados usando ELISA com proteína viral recombinante.

REFERÊNCIAS BIBLIOGRÁFICAS

1. Pignatelli J et al. Virus Res. 2009;143:33.
2. Pignatelli J et al. J Virol Methods. 2010;163:398.
3. Carstens EB et al. Arch Virol. 2010;155:133.
4. Pignatelli J et al. Vet Microbiol. 2010;144:260.
5. Shin DJ et al. Arch Virol. 2010;155:417.

Orbivírus suínos

Os orbivírus suínos foram encontrados em fezes de suínos e parecem não apresentar relevância clínica.

Picobirnavírus suínos

Foram encontrados no Reino Unido, Argentina, Venezuela e Hungria. Sua relevância clínica não é conhecida, mas em uma propriedade, 11% das amostras de suínos com 15 a 35 dias de idade foram positivas. A excreção foi seguida do nascimento ao abate.[1]

REFERÊNCIA BIBLIOGRÁFICA

1. Martinez LC et al. Infect Genet Evol. 2010;10:984.

Kobuvírus suínos

O vírus foi identificado pela primeira vez na Hungria em 2008.[1] Esses vírus também são Picornaviridae e pertencem ao gênero *Kobuvirus*, e o vírus é encontrado em suínos com diarreia e naqueles saudáveis.[1,2] Nenhuma significância foi atribuída a eles ainda. Apresentam distribuição mundial por RT-PCR e as taxas de infecção variam de 45 a 99%. Relatou-se que a prevalência pode ser de até 84,5%.[3] Essas infecções são mais comumente observadas em suínos na creche e como infecções únicas. A carga viral em suínos saudáveis e infectados também foi similar. Ele foi encontrado no Brasil, Holanda[4], Tailândia[5], Japão[6], Coreia[3] e China.[7,8] Eles também foram encontrados na República Tcheca[9] e, em 2013, nos EUA.[10]

REFERÊNCIAS BIBLIOGRÁFICAS

1. Reuter G et al. Arch Virol. 2009;154:101.
2. Reuter G et al. Rev Med Virol. 2011;21:32.
3. Park SJ et al. Arch Virol. 2010;155:1803.
4. Barry AF et al. Infect Genet Evol. 2011;11:1811.
5. Khamrin P et al. Emerg Infect Dis. 2009;15:2075.
6. Khamrin P et al. Infect Genet Evol. 2010;10:950.
7. Yu JM et al. Emerg Infect Dis. 2009;15:823.
8. Wang C et al. Virus Genes. 2011;43:350.
9. Dufkova L et al. Arch Virol. 2012;158:549.
10. Sisay Z et al. Arch Virol. 2013;158:1583.

Novo vírus suíno

Um novo vírus circular com ssDNA foi isolado das fezes de suínos[1] e esses vírus podem acometer uma ampla variedade de espécies, inclusive suínos.[2]

REFERÊNCIAS BIBLIOGRÁFICAS

1. Skorski A et al. Arch Virol. 2013;158:283.
2. Shan T et al. J Virol. 2011;85:11697.

Bocavírus suínos

Estudos indicam que os Bocavírus[1], que possuem relação próxima com enfermidades entéricas em animais domésticos, apresentam alta prevalência em amostras de fezes de suínos.[2,3] São encontrados comumente em suínos em crescimento[4], e o nível de carga viral não é diferente entre os sadios e infectados. Eles podem ser detectados usando RT-PCR com base em TaqMan.[5] Um bocavírus que causa sinais de trato respiratório foi encontrado na China.[6] O vírus foi encontrado em suínos na Suécia[7,8], China[9,10] e na Irlanda do Norte.[11]

REFERÊNCIAS BIBLIOGRÁFICAS

1. Manteufel J, Truyen U. Intervirology. 2008;51:328.
2. Cheng WX et al. PLoS ONE. 2010;5:e13583.

3. Zhang HB et al. Epidemiol Infect. 2011;139:1581.
4. Zhang Q et al. Arch Virol. 2013;158:1631.
5. Li B et al. Virol J. 2011;8:357.
6. Zhai S et al. Arch Virol. 2010;155:1313.
7. Blomstrom A et al. Virus Res. 2009;146:125.
8. Blomstrom A et al. Virus Res. 2010;152:59.
9. Shao Lun Z et al. Arch Virol. 2010;155:1313.
10. Cheung AK et al. Arch Virol. 2010;155:801.
11. McKillen J et al. Vet Microbiol. 2011;15:39.

Nova síndrome da diarreia neonatal

Um estudo francês[1] sugeriu que há uma nova síndrome da diarreia neonatal (SDNN) na França e na Dinamarca caracterizada por taxa de mortalidade de até 40% em leitões lactentes, de causa desconhecida, com 15 a 20% dos rebanhos franceses supostamente apresentando esse surto, e mais de 80% das submissões em laboratórios dinamarqueses tendo sido associadas a ele. Sugeriu-se que os rebanhos sejam principalmente rebanhos bem manejados e de alta produção. Há variabilidade considerável entre as ninhadas; principalmente as marrãs e porcas de segunda cria são acometidas. O tempo de parto nas ninhadas atingidas foi mais longo do que nos rebanhos não acometidos. A proporção de leitões nascidos tardiamente foi maior. A concentração de anticorpos no colostro variou, mas não houve evidências de diferenças na qualidade do colostro. Nenhum padrão consistente foi verificado nesses rebanhos, e nenhum padrão de observações microbiológicas foi encontrado. O teor de IgG sérica dos leitões é um reflexo da taxa de absorção do intestino, que depende do teor de IgG no colostro que, por sua vez, depende da concentração de anticorpos maternos na porca. A quantidade de leite no estômago dos leitões acometidos era normal; não foram verificadas lesões macroscópicas óbvias; eles não estavam desidratados; o intestino delgado estava contraído ou atônico e dilatado; hiperemia foi rara, e o conteúdo intestinal estava amarelado e aquoso. A mucosa intestinal não estava inflamada e os linfonodos estavam reativos. O cólon não apresentava alterações e o conteúdo estava pastoso ou aquoso. Nos laboratórios da Dinamarca, 55% dos casos apresentavam *E. coli* não hemolítica e 7% apresentavam *E. coli* hemolítica que era principalmente O7, 16% apresentavam ETEC, *C. perfringens* tipo A foi encontrado em 80%, *C. difficile* foi encontrado em 12% e rotavírus também foi encontrado em 12%. Em apenas 1/220 amostras foi isolado *C. perfringens* tipo C.

Quatro rebanhos suínos dinamarqueses com SDNN foram investigados.[2] Esses casos ocorrem desde 2008 e são caracterizados por uma ausência de resposta ao tratamento ou às mudanças de manejo. Nenhum patógeno foi detectado no passado e também nessa investigação. Macroscopicamente, esses suínos apresentam estômagos preenchidos e intestinos flácidos sem alterações na mucosa. As alterações histológicas predominantes foram atrofia vilosa no jejuno e no íleo. Lesões epiteliais foram verificadas no cólon em um terço dos casos. Nos casos que ocorreram na Dinamarca, verificou-se que a avaliação microbiológica não foi suficiente para explicar o problema, a histopatologia, em geral, foi inconclusiva, *E. coli* e *C. perfringens* tipo A foram encontrados em suínos normais e, portanto, não foram considerados importantes, e o papel de *C. difficile* sob condições dinamarquesas não foi elucidado.

Uma definição de caso sugerida foi diarreia não hemorrágica durante a primeira semana de vida, sem detecção de patógenos infecciosos conhecidos, caracterizada por estômagos preenchidos por leite e intestinos flácidos na necropsia.

REFERÊNCIAS BIBLIOGRÁFICAS

1. Sialelli J-N et al. J Rech Porc. 2009;41:167.
2. Kongsted H et al. Vet Res. 2013;9:206.

Gastrenterite transmissível em suínos

Sinopse

- Etiologia: vírus da gastrenterite transmissível (GET), membro da família Coronaviridae
- Epidemiologia: enfermidade altamente contagiosa de leitões neonatos, mas pode acometer suínos de todas as idades em rebanhos suscetíveis. Altas morbidade e taxa de mortalidade em leitões com menos de 10 dias de idade. A taxa de mortalidade é baixa em animais com mais de 5 semanas de idade. Grandes perdas econômicas. Epidemias da doença ocorrem em rebanhos suscetíveis. Transmissão pelas vias oral e por aerossóis. Recrudescência da infecção e doença endêmica comumente ocorrem após a epidemia. Infecção de porcas gestantes resulta em proteção de leitões por IgA secretória no leite. Coronavírus respiratório suíno, mutante do vírus da GET, tem diminuído a incidência de GET
- Achados clínicos:
  - Doença epidêmica: diarreia aguda, vômito, desidratação e morte em leitões com menos de 10 dias de idade. Diarreia menos grave em suínos mais velhos de todas as idades
  - Doença endêmica: diarreia em suínos jovens de 6 dias de idade e mais velhos, inclusive suínos desmamados
- Patologia clínica: detecção do vírus nos tecidos. Sorologia
- Lesões: intestinos preenchidos por líquido. Atrofia de vilos
- Confirmação do diagnóstico: detecção do vírus em raspados de mucosa do intestino
- Lista de diagnósticos diferenciais:
  - Colibacilose entérica
  - Coccidiose
  - *Clostridium perfringens* tipos A e C; *Clostridium difficile*
  - Enterite por rotavírus
  - Diarreia epidêmica suína, principalmente as novas estirpes
  - Doença do vômito e do depauperamento
  - Diarreia de porcas adultas, marrãs e cachaços
- Tratamento: terapia de suporte. Fluidos e eletrólitos. Não há tratamento específico
- Controle: isolamento de porcas em razão do parto. Exposição planejada ao vírus. Biossegurança e aquisição de rebanho de reposição livre do vírus. Sistema de manejo todos dentro/todos fora. Vacinação.

Etiologia

A gastrenterite é associada ao vírus da GET dos suínos, um alfacoronavírus 1, membro da Família Coronaviridae[1], que pertence à Ordem Nidoviridales. A sequência de nucleotídios de 20 vírus da GET isolados, obtidos de oito países entre 1946 e 1996, foi comparada. O vírion é envelopado, grande, com genoma de RNA de fita simples com polaridade positiva. Ele apresenta três polipeptídeos estruturais principais: a proteína da espícula de 200 KDa (proteína S), a proteína da membrana de 30 KDa (M) e a proteína menor de 10 KDA (E). Elas são produzidas por moldes de leitura aberta (MLA) 2, 5 e 6. As funções dos produtos de MLA da 3a e 3b não são conhecidas, mas postulou-se que sejam determinantes importantes da virulência.

Na Europa, estirpes de coronavírus semelhantes à GET emergiram recentemente.[2] Esses podem ser novos recombinantes, e são associados ao inverno, possivelmente ocorrendo em hospedeiros não suínos (gatos, cães e raposas) e podem ser disseminados por estorninhos (pássaros) e moscas domésticas.[3]

Epidemiologia

Ocorrência e prevalência da infecção

A enfermidade ocorre em regiões de produção de suínos na América do Norte, Europa e muitas partes da Ásia, principalmente no hemisfério norte. Durante as últimas três décadas, GET tem mudado de uma enfermidade esporádica que historicamente ocorre no meio-oeste dos EUA para uma enfermidade endêmica na maioria dos países do hemisfério norte. Ela pode causar doença grave mesmo em rebanhos soronegativos, especialmente se não houver proteção contra coronavírus respiratório suíno (CVRS). Na Ásia, GET e diarreia epidêmica suína (DES) com frequência cocirculam. Em regiões densamente povoadas por suínos, tais como no meio-oeste dos EUA, a enfermidade é uma das principais causas de morbidade e mortalidade em suínos jovens. A doença não foi diagnosticada na Austrália e na Nova Zelândia. Em 1990, a prevalência da infecção nos Reino Unido foi baixa, com 0,6% das porcas amostradas sendo soropositivas, quando comparadas a 3% em 1984. Nenhuma grande epidemia ocorreu desde 1981. Em 1984, a soroconversão para o vírus da GET ocorreu em um rebanho fechado na ausência de qualquer sinal clínico da enfermidade. O vírus da GET não foi isolado, e é possível que a soroconversão tenha resultado da emergência de CVRS por toda a Europa e Reino Unido no início de 1986. CVRS é um mutante por deleção do vírus da GET, e sua alta taxa de prevalência diminuiu de maneira acentuada o número de surtos de GET em rebanhos de suínos na Europa. O vírus da GET provavelmente coexiste nesses rebanhos com o CVRS. Em 1999, um único caso foi diagnosticado em East Yorkshire como um caso extraordinário. Outros surtos isolados em rebanhos que eram soropositivos para CVRS também foram relatados. Um surto de GET ocorreu no Reino Unido em 1996, no qual o vírus foi uma variante com um gene de espícula intacto, mas com uma grande deleção em mℓA 3a que, portanto, pode não ser necessário para a virulência entérica.

A *prevalência da infecção* pelo vírus da GET, com base em levantamentos sorológicos de rebanhos suínos, varia com o tamanho do rebanho, a distância entre os rebanhos, e a compra de reprodutores de rebanhos que não são livres de patógenos específicos. Dependendo da localização geográfica, até 50% dos rebanhos podem ser soronegativos, e em 45% dos rebanhos, a prevalência da infecção nas porcas irá variar de 10 a 80%. Nos EUA, um levantamento nacional realizado em 1990 em rebanhos suínos verificou que 36% dos rebanhos eram positivos para o vírus da GET e 24% eram vacinados contra o vírus. Em 1997, até 100% dos rebanhos avaliados e 91% das amostras de soro foram positivas tanto para o vírus da GET quanto para CVRS, o que indica um aumento acentuado, provavelmente como resultado de infecções subclínicas.

A enfermidade é altamente contagiosa e acomete leitões principalmente com menos de 10 dias a 2 semanas de idade. Os suínos com mais de 5 semanas de idade, com frequência, apresentam achados clínicos mais brandos. A *GET epidêmica* ocorre quando o vírus é introduzido pela primeira vez em um rebanho suscetível e normalmente tem duração curta, não sendo mais clinicamente evidente após o desenvolvimento da imunidade no rebanho. Epidemias da doença ocorrem com maior frequência durante os meses de inverno. A *GET endêmica* ocorre quando o vírus persiste em um rebanho parcialmente imune no qual suínos suscetíveis são introduzidos, ou se a forma epidêmica não for bem manejada. A GET endêmica é uma sequela comum de uma forma epidêmica primária em rebanhos com mais de 300 porcas, nos quais a diarreia ocorre em leitões com 6 dias de idade a aproximadamente 2 a 3 semanas após o desmame. A recidiva de GET clínica com frequência ocorre em rebanhos infectados endemicamente, aproximadamente 9 meses após o primeiro surto, conforme os leitões de porcas suscetíveis sejam expostos ao vírus. A recidiva foi associada aos seguintes fatores:

- Rebanhos de reprodução com mais de 100 porcas
- Presença de suínos de terminação em rebanhos grandes
- Introdução de marrãs compradas.

Morbidade e taxa de mortalidade

Tipicamente, uma epidemia em um rebanho é explosiva e dramática. A disseminação rápida e a alta morbidade ocorrem em suínos de todas as idades em 2 a 3 dias, mas a doença clínica principal é restrita a suínos antes do desmame e a porcas em lactação. A taxa de mortalidade pode chegar a 100% em suínos com menos de 10 a 14 dias de idade, mas é muito menor com o aumento da idade, e a mortalidade é baixa em suínos desmamados e nos adultos. A epidemia comumente tem fim em 3 a 5 semanas, com a perda de suínos jovens, suínos suscetíveis e com o desenvolvimento de imunidade do rebanho e, em geral, a enfermidade não recidiva por um período de 3 a 6 anos.

Fatores de risco

Fatores de risco do animal

Nível de imunidade do rebanho. Epidemias da doença clínica ocorrem após a introdução do vírus em *um rebanho suscetível sem exposição prévia* ao vírus. Todas as faixas etárias irão se infectar, e a maioria dos suínos será acometida clinicamente em graus variados. Leitões lactentes com menos de 2 a 3 semanas de idade são mais suscetíveis à doença clínica, e irão sofrer as maiores taxas de mortalidade. A doença clínica pode desaparecer quando os rebanhos se tornam imunes. GET endêmica se desenvolve quando o vírus e a doença clínica persistem em rebanhos parcialmente imunes, como resultado da introdução contínua e periódica de suínos suscetíveis. Em situações endêmicas, a diarreia normalmente é observada em suínos com cerca de 6 dias de idade até, aproximadamente, 14 dias após o desmame. A mortalidade geral de suínos é menor e, em geral, ocorre em episódios de recrudescência. Após o desmame, os leitões não mais apresentam a proteção da IgA secretória específica do TGI proveniente do leite e são suscetíveis à infecção e doença clínica se a taxa de infecção em suínos desmamados for alta. Dessa forma, os suínos desmamados atuam como reservatórios principais da infecção. *O número de parições da porca* pode ser um fator de risco. Porcas de primeira parição, sem exposição prévia ao vírus, podem ser um fator de risco em algumas propriedades. Em outras, porcas de três parições estavam sob maior risco por motivos desconhecidas. Um único cachaço pode ser um animal de alto risco em algumas granjas.

Tamanho do rebanho. Há maior probabilidade de as porcas serem soropositivas se o tamanho do rebanho exceder 500 porcas e se mais de 25 reprodutores de reposição forem comprados de rebanhos que não são livres de patógenos específicos. Um modelo matemático para a detecção e dinâmica da enfermidade na Austrália indicou que há maior probabilidade de a enfermidade se estabelecer em rebanhos de reprodução e de terminação de tamanho médio. O número limite de suínos suscetíveis para o estabelecimento da infecção é de 90 a 160. Os rebanhos suínos sob maior risco são aqueles com maior número de suínos suscetíveis, reprodução contínua de suínos suscetíveis, alto número de animais comprados e contato próximo entre suínos selvagens e suínos domésticos suscetíveis. O risco é maior em rebanhos que não recebem diagnóstico rápido, tais como quando há pouco ou nenhum envolvimento veterinário no manejo da saúde e das doenças. Em propriedades pequenas (que contêm 15 a 40 porcas), os surtos de GET são caracterizados por disseminação rápida da infecção para a maioria dos animais de todas as idades, mas com uma duração de apenas 3 a 5 semanas.

Fatores de risco do ambiente e do manejo

Fatores climáticos parecem ser importantes para a ocorrência e o estabelecimento da doença. O clima ainda não representa relevância nos trópicos e no hemisfério sul, e há evidência de que a disseminação da doença está limitada a climas quentes. Em regiões nas quais a enfermidade é endêmica, ela apresenta ocorrência sazonal distinta, com a maioria dos surtos ocorrendo do meio do inverno à primavera, e uma ocorrência cíclica foi relatada. O vírus é lábil acima de 21°C e é muito sensível à luz do sol. Ele também é morto pela maioria dos desinfetantes. A enfermidade tende a ocorrer em surtos em regiões nas quais os rebanhos próximos são acometidos dentro de muitas semanas. Dentro dos galpões dos suínos, a localização das baias de parição pode ser um fator de risco se as entradas de ar frio estiverem diretamente acima das baias.

O uso de um sistema de fluxo contínuo de produção em um rebanho é um fator de risco importante. A sobreposição constante de porcas paridas em baias de parição, a sobreposição de suínos desmamados em baias creche, e o fluxo contínuo de suínos de terminação sem limpeza e desinfecção adequadas entre cada grupo de suínos são fatores de risco e perpetuam a infecção persistente e a forma endêmica da enfermidade. O sistema todos dentro/todos fora para cada grupo de suínos diminui o risco de infecção entre suínos.

Falta de biossegurança adequada é um fator de risco principal. A infecção pode ser introduzida em rebanhos pela importação de reprodutores infectados, por caminhões e outros veículos contaminados, ou pelas roupas e botas dos funcionários.

Fatores de risco do patógeno

O vírus apresenta um longo tempo de sobrevivência nas fezes, na água e em detritos. Ele é destruído imediatamente por soluções padrão de fenol e formol, por fervura e por ressecamento, mas não por congelamento. O vírus é altamente fotossensível, o que pode contar para a sua ocorrência mais frequente durante os meses de inverno e primavera. O vírus sobrevive ao congelamento, e restos de carne de porco infectados podem fornecer uma fonte de infecção, seja diretamente por meio da alimentação com lavagem não cozida ou possivelmente de forma indireta por meio de cães. A infecção intencional pelo fornecimento de intestino de leitão infectado congelado a porcas para induzir imunidade também pode ser uma fonte relevante de infecção contínua de um rebanho ou área.

O genoma e a base genética para a patogênese do vírus foram descritos. Diferenças antigênicas entre vírus GET foram avaliadas, e a sequência de nucleotídios de isolados de muitos países foram comparadas. O vírus da GET não é antigenicamente relacionado aos dois outros coronavírus suínos, o vírus da encefalomielite hemaglutinante e o vírus da diarreia epidêmica suína, mas é relacionado ao CVRS.

Coronavírus respiratório suíno

O CVRS é um mutante por deleção do vírus da GET com tropismo tecidual alterado para o trato respiratório, reconhecido pela primeira vez na Bélgica em 1984. Ele apresenta receptor de proteína de ligação parcialmente deletado. O vírus se assemelha antigenicamente ao vírus GET, e suínos infectados com CVRS desenvolvem uma resposta sorológica que não pode ser distinguida por testes de vírus-neutralização da resposta de suínos infectados pelo vírus da GET. Em outras palavras, ele fornece proteção cruzada. A infecção por CVRS produz altos teores de interferona e óxido nítrico nos pulmões.[4,5] Apesar da relação antigênica entre os vírus CVRS e GET, eles podem ser diferenciados por anticorpos monoclonais. Todas as estirpes de CVRS apresentam, aproximadamente, 600 a 700 nucleotídios (nt) deletados dentro do gene *S* aminoterminal, o que resulta em perda da atividade de hemaglutinação e dois sítios antigênicos. CVRS europeus apresentam deleção idêntica de 672 nt na mesma posição, enquanto as estirpes dos EUA apresentam 621 a 681 deleções de nt localizadas em posições diferentes, o que sugere que essas mutações surgiram separadamente. A infecção natural de porcas com CVRS induz anticorpos naturais que neutralizam a GET clássica. O vírus se disseminou pela Europa e foi identificado nos EUA e no Canadá. A disseminação do vírus pode ser explicada em parte pela transmissão aérea, e a infecção das porcas apresenta padrão sazonal, afetando propriedades durante o inverno e a primavera. Estudos de soroprevalência na Bélgica indicam que 95% das porcas são positivas para CVRS. Quase todos os leitões são infectados aos 10 a 15 dias de idade. A infecção é disseminada em rebanhos de suínos na Espanha. Os fatores de risco associados à soropositividade em rebanhos suínos dinamarqueses incluem (a) aumento do tamanho do rebanho, (b) determinadas localizações geográficas, (c) a presença de sistemas de calha com piso ripado e (d) a compra de suínos. O estado sorológico de rebanhos vizinhos também é um fator de risco; a proximidade com um rebanho soropositivo tem sido associada ao aumento do risco do rebanho se tornar sorologicamente positivo.

CVRS replica no trato respiratório de suínos e em extensão muito limitada nos intestinos.[6,7] Sua patogenicidade é controversa. Alguns estudos indicam que o vírus causa apenas infecção respiratória subclínica, enquanto outros relacionaram o vírus a surtos a campo de doença respiratória. Experimentalmente, a inoculação do vírus por via intratraqueal em leitões com 8 semanas de idade resultou em doença respiratória clínica e pneumonia broncointersticial, e o vírus foi recuperado do trato respiratório. Alguns isolados do vírus produzem pneumonia intersticial em leitões neonatos, sem nenhuma enfermidade respiratória clínica reconhecível. A administração de dexametasona irá produzir lesões pulmonares graves[8], assim como a infecção concomitante por vírus da síndrome reprodutiva e respiratória suína (SRRS). Em um estudo recente no Japão, verificou-se que a maioria dos suínos é soropositiva para CVRS, mas GET está presente apenas em algumas propriedades.[9]

Métodos de transmissão

A forma de transmissão exata do vírus da GET é incerta. A excreção do vírus nas fezes de suínos infectados normalmente termina dentro de algumas semanas após a recuperação, embora suínos recuperados possam albergar o vírus nos tecidos pulmonares ou intestinais por períodos de mais de 100 dias. Acredita-se que o período de excreção seja de 14 dias. Após o desmame, o suíno não está mais protegido pelo anticorpo IgA secretório específico do leite da porca, e é altamente suscetível à infecção se a taxa de infecção for alta na população de suínos desmamados. O suíno desmamado é o principal reservatório de infecção para a infecção contínua do rebanho. Suínos em crescimento, sem achados clínicos, podem ser um reservatório importante para o vírus. O vírus também foi isolado de suabes faríngeos coletados de porcas criadas na propriedade enviadas para o abate.

Epidemias normalmente ocorrem após a introdução de suínos a um rebanho, e o suíno portador é a principal fonte de infecção. Com frequência, a enfermidade aparece primeiro em suínos mais velhos em um rebanho, e então subsequentemente se dissemina para suínos neonatos na área de parição. *A disseminação é muito mais rápida em sistemas de fluxo contínuo quando comparados a sistemas todos dentro/todos fora, uma vez que o grupo de suínos na mesma faixa etária ou no mesmo estágio de produção é manejado como um grupo e suas baias são limpas e desinfetadas antes e após serem ocupadas.* Visitantes e suas botas, veículos de transporte, equipamento e estorninhos foram incriminados na transferência da infecção para novos locais. Os estorninhos podem atuar como vetores na disseminação da enfermidade para propriedades adjacentes. O vírus também pode se multiplicar em moscas domésticas (*Musca domestica*), e elas podem ser um vetor. Suínos selvagens não são reservatórios significativos para o vírus da GET no sul dos EUA, mas são capazes de se tornar infectados e desenvolverem anticorpos vírus-neutralizantes contra o vírus. Subpopulações de suínos infectados podem existir dentro de um rebanho, e embora a excreção normalmente dure por 14 dias, é possível que o animal seja infectado por 100 dias.

Uma vez que a infecção ganhe acesso ao rebanho, a transmissão ocorre tanto via oral quanto pela via respiratória. A velocidade de disseminação sem contato direto indica que o vírus pode se espalhar por aerossol. A transmissão respiratória parece ser significativa em adultos, e a replicação no trato respiratório é seguida pela excreção nas secreções nasais e no leite dentro de 1 dia após a infecção, bem como nas fezes. A excreção no leite resulta em transmissão rápida para os leitões lactentes, que, por sua vez, podem excretar uma grande quantidade de vírus 2 dias após a infecção.

Mecanismos imunes

A imunidade à doença clínica em leitões neonatos depende do teor de anticorpos IgA secretórios específicos para GET no colostro da porca e é conhecida como *imunidade lactogênica*. Quando prenhes, as porcas são infectadas por via oral com o vírus virulento da GET e células precursoras específicas de IgA são sensibilizadas no intestino. Essas células sensibilizadas migram para as glândulas mamárias e se diferenciam em plasmócitos que secretam anticorpos da classe IgA contra o vírus da GET no colostro e no leite. Esse mecanismo imune que induz anticorpos protetores para leitões lactentes é chamado de *ligação intestino-glândula mamária* ou *sistema tecido linfoide associado ao intestino* (TLAI). Após a infecção natural por GET durante a gestação a porca ou marrã recuperada é capaz de proteger a sua ninhada contra a enfermidade. Após o parto, o colostro contém anticorpos dos isótopos IgG, IgM e IgA derivados do soro. Após o terceiro dia, o leite é produzido e o único anticorpo que ele contém é a IgA, que é sintetizada na glândula mamária. Os anticorpos IgA da porca imune são os mais importantes na proteção das superfícies mucosas, tais como trato gastrintestinal, e essa imunoglobulina é o isótopo mais abundante no leite suíno. Esses anticorpos IgA não são induzidos após a administração parenteral de antígenos virais, o que explica a ineficiência relativa das vacinas parenterais. Anticorpos séricos induzidos pela vacinação de porcas prenhes não fornecem proteção dos leitões por meio do colostro e do leite.

A IgA secretória é a classe de anticorpo predominante no leite, e é responsável pela proteção lactogênica de suínos e pela proteção ativa do intestino. Ela é estimulada pela inoculação oral com vírus da GET não atenuado, mas não é associado ao vírus da GET atenuado. Embora altas concentrações de IgA e IgG que se originam do soro estejam presentes no colostro, a IgG não persiste na secreção mamária local, enquanto a IgA persiste em razão da secreção mamária local. Após a primeira semana de lactação, a IgA secretória constitui 50 a 60% da concentração total de imunoglobulinas no leite de suínos e a IgG forma 20 a 30%.

Leitões lactentes são protegidos da infecção por ingestão contínua de anticorpos da classe de IgA secretados no leite. O teor de IgA sérico como indicador de imunidade à GET pode ser mensurado por meio do teste de anticorpo ligado à imunoperoxidase indireto. Suínos jovens de 6 semanas de idade expostos à infecção experimental pelo vírus desenvolveram tanto imunidade humoral quanto celular, que chegam aos picos com 21 e 28 dias, respectivamente.

Recentemente, formas menos típicas da doença foram observadas. Com os nascimentos contínuos e a introdução contínua de suínos suscetíveis em ambientes infectantes, os surtos podem ser consideravelmente prolongados, e o prolongamento da recrudescência é mais provável do que quando as porcas prenhes são mantidas em isolamento relativo em um pasto ou em outro local. A forma atípica endêmica da enfermidade, com baixa morbidade, baixa mortalidade e, com frequência, com início da doença clínica retardado até que os leitões tenham 2 a 4 semanas de idade, foi observada e pode não ser reconhecida em razão de achados clínicos atípicos. Há maior probabilidade da sua ocorrência em unidades de criação contínua e ela pode ser associada a imunidade parcial do rebanho e estirpes de baixa virulência. Algumas porcas não desenvolvem imunidade significativa após uma única infecção, e em rebanhos grandes, pode haver um número suficiente desses para permitir que a enfermidade se perpetue em uma forma não endêmica de baixa incidência.

A recrudescência da doença pode ocorrer após um período de muitos meses, e acredita-se que seja o resultado de exposição e imunidade inadequadas de alguns suínos, principalmente do lote seco durante o início do surto, seguido por reinfecção por um suíno portador. A recrudescência da enfermidade clínica normalmente tem duração muito mais curta do que o surto primário e comumente dura apenas 6 a 10 dias. Os períodos de recrudescência costumam ser precipitados pelos partos simultâneos de muitas marrãs suscetíveis na mesma baia de parição. De maior relevância a longo prazo é o fato de que, aproximadamente 50% de alguns rebanhos grandes continuam a sofrer recrudescências clínicas por quase 2 anos ou mais. A forma endêmica da enfermidade parece estar correlacionada a rebanhos com mais de 100 porcas e rebanhos nos quais os suínos de terminação são mantidos. Em rebanhos grandes, o vírus pode se disseminar mais lentamente, e as marrãs de reposição podem levar muitos meses para se tornarem infectadas e para que ocorra soroconversão. Em rebanhos grandes, a rápida rotatividade dos reprodutores, os partos contínuos e o desmame precoce também contribuem para a perpetuação de uma infecção endêmica e, portanto, a GET pode se manter por meio de disseminação lenta e incompleta do vírus entre suínos adultos, principalmente em reposições do rebanho. A infecção mista com SRRS e GET não parece afetar os efeitos clínicos, a excreção ou a persistência de qualquer um dos dois vírus.

Perdas econômicas

Uma epidemia de GET no rebanho causa perdas econômicas em decorrência dos seguintes fatos:

- Morte de suínos
- Aumento do tempo de vazio sanitário da propriedade
- Aumento do trabalho
- Perturbação do programa de reprodução
- Diminuição subsequente do crescimento de suínos jovens destinados ao abate
- Piora do desempenho dos suínos mais velhos.

As perdas econômicas podem ser muito grandes. A simulação destas resultantes de um surto da doença na Austrália, onde a enfermidade é exótica, estimou uma diminuição na renda de 70% nos 6 meses que se seguiram a um surto moderado (50% de mortalidade de leitões com menos de 1 semana de idade) e 100% para um surto grave (95% de mortalidade de leitões com menos de 1 semana de idade). Uma análise das perdas econômicas que resultam da doença em granjas de suínos em algumas áreas dos EUA no período de 2 anos estimou perda média entre 13 e 18% do retorno médio ganho sobre os custos da produção total. Assumiu-se que o crescimento dos suínos que sobreviveram foi reduzido em 10% e sua conversão alimentar em 18%, mas a criação dos suínos que sobreviveram ou nasceram pouco tempo após uma epidemia de GET é lucrativa.

Patogênese

A proteína S da membrana viral do vírus da GET (GETv) apresenta quatro sítios antigênicos principais e é o principal indutor de anticorpos neutralizantes. A proteína medeia a ligação do vírus à superfície das células e a fusão subsequente das membranas viral e celular.[3] Títulos altos de IgG sérica e de anticorpos vírus-neutralizantes para GETv provavelmente refletem a quantidade de proteína S que o suíno recebeu. Mostrou-se que dois ligantes diferentes interagem com a proteína S e se ligam à aminopeptidase N suína; o receptor celular para GETv é essencial para a infecção das células. GETv também é capaz de reconhecer resíduos de ácido siálico e se ligar a macromoléculas sialiladas. Um segundo sítio de ligação na divisão N-terminal da proteína S permite a interação entre o GETv e o resíduo ácido siálico terminal das glicoproteínas ou glicolipídios e a aglutinação de eritrócitos. O GETv também reconhece a proteína da borda em escova intestinal de suínos chamada glicoproteína semelhante à mucina (PSM), e o GETv se liga a essa mucina produzida pelas células caliciformes. Um vírus mutante que perdeu a sua capacidade de ligação com o ácido siálico não é patogênico, uma vez que é incapaz de se ligar às células caliciformes. A atividade de ligação com o ácido siálico é um fator de patogenicidade importante para o GETv, e é importante ter em mente que os sítios de ligação com o ácido siálico para GETv e *Escherichia coli* são diferentes.

O vírus infecta o trato respiratório superior e os intestinos, mas os efeitos clínicos principais resultam da infecção intestinal. Após o desafio oral de leitões suscetíveis, o período de incubação pode ser tão curto quanto 24 h. Após 12 a 24 h, há necrose intensa, e nenhuma atividade enzimática permanece no epitélio. O vírus infecta células epiteliais colunares diferenciadas maduras dos vilos intestinais, mas não as células indiferenciadas das criptas. A replicação ocorre em 4 a 5 h, em descamação das células infectadas e liberação dos vírus e, após vários ciclos de replicação, há diminuição acentuada no tamanho das vilosidades com atrofia vilosa.

A perda de células epiteliais resulta em aumento da migração de células indiferenciadas das criptas para recobrir os vilos encurtados. Com vírus virulentos, as células epiteliais a nível de intestino delgado são infectadas, com as lesões principais ocorrendo no jejuno proximal e, em menor extensão, no íleo. Na maioria dos casos, o duodeno não é acometido. A menor virulência das estirpes atenuadas do vírus pode estar associada à sua incapacidade de infectar e produzir lesões nos vilos das porções mais craniais do jejuno. Suínos gnotobióticos inoculados oralmente com uma vacina contra GET irão desenvolver lesões similares àquelas em casos de ocorrência natural.

A diarreia resulta da combinação de má absorção, dos efeitos osmóticos subsequentes à perda de parte da superfície intestinal e da perda da atividade das dissacaridases, além do prejuízo ao fluxo de sódio do lúmen para o espaço extracelular, causado pela ocorrência de células indiferenciadas que recobrem os vilos achatados. O vírus invade os vilos, mas não o epitélio das criptas do intestino delgado, dentro de horas após a infecção experimental. As células infectadas das vilosidades descamam rapidamente e são substituídas por enterócitos relativamente indiferenciados. Com a descamação das células infectadas, o epitélio se prolifera e a migração de células a partir das criptas acelera. Existem anormalidades acentuadas na função de transporte de íons no jejuno e íleo no pico da diarreia. Há falha do intestino em transportar ativamente o sódio e o cloreto, e há um defeito no transporte de íons sódio mediados pela glicose. A hiperpermeabilidade às macromoléculas do intestino delgado também ocorre, mas sua relevância não foi determinada. A infecção induzida experimentalmente em leitões de 3 semanas de idade resulta em atrofia vilosa, hiperplasia das criptas e diminuição acentuada da resposta secretória das vilosidades do epitélio às enterotoxinas de *E. coli*. A enfermidade é mais grave em suínos gnotobióticos que são infectados com *E. coli* além do vírus da GET, o que sugere que fatores bacterianos também influenciam a gravidade da diarreia.

Na doença experimental em suínos de 2 dias de idade, vômito e diarreia ocorrem 12 a 24 h após a inoculação oral do vírus, e os leitões acometidos ficam moribundos 1 a 2 dias após. Antes de se tornar moribunda, a maioria dos leitões se mostra letárgica e comatosa. Adicionalmente à desidratação e à acidose metabólica, há hipoglicemia acentuada, que resulta da combinação de metabolismo inadequado da glicose inerente aos leitões neonatos e má digestão aguda e má absorção em razão da atrofia vilosa difusa e grave. A alta taxa de mortalidade é atribuída à combinação de desidratação, acidose e hipoglicemia grave.

A alta taxa de mortalidade é atribuída à uma combinação de desidratação, acidose e hipoglicemia grave. A resistência idade-dependente à GET pode ser explicada em parte pela diminuição da suscetibilidade das células epiteliais de suínos mais velhos à infecção e pelo aumento da capacidade proliferativa das células das criptas, com regeneração muito mais rápida dos vilos atróficos em suínos com mais de 2 semanas de idade. Pode ser que o vírus tenha desenvolvido estratégias para evadir a apoptose em enterócitos intestinais pela produção de uma quantidade enorme de vírus.

Um experimento recente que comparou uma estirpe da Coreia com duas estirpes dos EUA mostrou que a progressão do vírus na Coreia foi muito mais lenta (ou seja, ele era muito menos virulento), possivelmente porque houve apenas uma replicação no íleo e no jejuno, enquanto as estirpes dos EUA também replicaram no duodeno. As estirpes mais virulentas atacaram uma área maior de enterócitos. A maioria ataca apenas os enterócitos dos vilos e não das criptas. Um surto de GETv com virulência reduzida foi associado à presença de três estirpes de CVRS na propriedade, que apresentaram alterações variáveis na sequência de MLA 3, 3a e 3b.

Achados clínicos

Em surtos primários ou epidêmicos, os achados clínicos de GET típica aguda são característicos. A manifestação da enfermidade não é alterada de forma significativa pela infecção concomitante por SRRS. As porcas podem se tornar doentes quando em lactação e desenvolver anorexia e agalactia, contribuindo ainda mais para a mortalidade de leitões.

Leitões

Após um período de incubação de 18 a 72 h, há início agudo de vômito e diarreia. A diarreia é profusa e frequente; as fezes são aquosas e normalmente têm coloração verde-amarelada. As fezes podem conter coágulos brancos de leite não digerido e apresentam um odor desagradável. O vômito é amarelo, espumoso e pegajoso. Pode haver febre transitória, mas na maioria dos casos, a temperatura está normal. Depressão e desidratação são acentuadas, os pelos estão arrepiados e fraqueza e emaciação progridem para a morte em 2 a 5 dias. Alguns leitões podem continuar a mamar até poucas horas antes da morte; aqueles que sobrevivem estão acentuadamente emaciados e ganham peso lentamente. A enfermidade pode começar de forma precoce, 24 h após o nascimento. Não é incomum que em uma propriedade individual a enfermidade se torne menos grave (endêmica) e, nesses casos, assemelhe-se à infecção por rotavírus e se dissemine mais lentamente com o passar do tempo.

Suínos mais velhos

Em suínos mais velhos, pode haver sinais similares àqueles que ocorrem em leitões, mas muitos animais tornam-se infectados sem anormalidades clínicas. Diarreia pode ocorrer primeiramente em porcas secas. Em suínos mais velhos, há probabilidade muito maior de ocorrer a recuperação, com a enfermidade tendo curso de, aproximadamente, 10 dias. Porcas em lactação podem ou não ser acometidas clinicamente. Febre e inapetência ocorrem, com ou sem diarreia, e agalactia é uma complicação comum em porcas. Em rebanhos afetados endemicamente, com partos contínuos e imunidade parcial das porcas, a doença é mais branda, com diarreia que acomete leitões com, aproximadamente, 6 dias de idade ou mais velhos e diarreia em suínos desmamados. Períodos curtos de doença clínica ocorrem em algumas partes do rebanho, a mortalidade é baixa e os suínos acometidos subsequentemente apresentam crescimento inadequado.

Patologia clínica

Bioquímica sérica

Desidratação grave com acidose metabólica e hipoglicemia acentuada são comuns.

Detecção do vírus

O vírus GET pode ser cultivado em células renais de suíno (PK), e o CVRS em células PK e de testículo suíno.

Os vírus podem ser detectados em raspados de mucosa e em fezes utilizando um ensaio imunoabsorvente ligado à enzima (ELISA), microscopia eletrônica imune, coloração com anticorpos fluorescentes ou teste da imunoperoxidase. Um imunoensaio de enzima de captura foi desenvolvido. O teste de hemaglutinação passiva reversa para a detecção de vírus nas fezes também está disponível. A técnica de microscopia eletrônica de fase sólida para a detecção do vírus nas fezes também é útil para o diagnóstico em animais vivos. CVRS pode ser isolado em cultura de tecidos.

Sonda de DNA

Sondas de DNA podem diferenciar CVRS de GETv. Reações da polimerase em cadeia (PCR) foram descritas há bastante tempo para a identificação de GET. A PCR em tempo real (RT-PCR), uma PCR rápida RT-TaqMan, mostrou-se um teste muito bom e sensível para GETv em amostras de fezes de suínos.[10] Os testes atualmente estão disponíveis para diferenciar CVRS de GETv.

A hibridização *in situ* (HIS) foi descrita, e uma RT-PCR nested, muito sensível, foi desenvolvida. Um RT-PCR multiplex para diferenciação entre vírus DES (DESv) e GETv em amostras clínicas foi descrito. Provou-se também ser possível usar tecido fixado em formol para PCR multiplex, PCR nested e HIS, com 100% de conformidade.

Foi desenvolvido um RT-PCR que detecta simultaneamente tanto GETv quanto DESv.[11] Um microensaio multiplex pode ser usado para o diagnóstico diferencial rápido de oito vírus, incluindo GETv.[12]

Sorologia

Muitos testes sorológicos podem detectar e quantificar anticorpos contra os vírus em animais vivos. O teste de soroneutralização é sensível e confiável, mas leva tempo e requer instalações para as técnicas de cultura de células. Anticorpos neutralizantes aparecem no soro 7 a 8 dias após a infecção, e persistem por, ao menos, 18 meses. Um ELISA é mais sensível que o teste de vírus-neutralização, e um ELISA competitivo diferencia entre GETv e CVRS. Um ELISA de bloqueio para diferenciar entre GETv e CVRS também foi descrito.[13,14]

Achados de necropsia

As lesões são confinadas ao intestino e ao estômago, embora as alterações possam ser mínimas em muitos surtos a campo e na doença experimental. A parede intestinal está fina e translúcida, e o intestino está dilatado com ingesta líquida. Apesar da presença de leite no intestino, há poucas evidências de absorção de gorduras nos vasos linfáticos de drenagem. As alterações histopatológicas importantes são atrofia dos vilos com falha na diferenciação das células epiteliais do intestino delgado. A atrofia é evidente 24 h após a infecção, e a regeneração ocorre 5 a 7 dias depois. A diminuição acentuada no tamanho dos vilos intestinais pode ser detectada mesmo em pequeno aumento com um estereomicroscópio. No estômago, pode haver ingurgitamento dos vasos e necrose do epitélio profundo nas criptas da mucosa. Nenhum corpúsculo de inclusão é detectável. Quando patógenos secundários contribuem para a enfermidade, podem ocorrer lesões inflamatórias nos intestinos. Em casos crônicos foi descrito o espessamento da parede intestinal idêntico ao que ocorre na ileíte terminal (regional).

Na Europa, a enfermidade é caracterizada por lesões de mucosa mais graves, com frequência incluindo exsudação de fibrina.

Também ocorre degeneração da musculatura cardíaca e, em alguns casos, dos músculos esqueléticos.

Um teste simples para a presença de lactase intestinal em lavados intestinais pode auxiliar no diagnóstico laboratorial. O exame de cortes congelados de jejuno de leitões acometidos agudamente pela técnica de anticorpos fluorescentes é um método rápido e efetivo para a detecção do vírus nos tecidos. O intestino pode ser afetado por segmentos, de maneira que devem ser coletadas amostras de muitas áreas. O antígeno viral é detectável por apenas 24 a 36 h quando utilizado a maioria dos conjugados com anticorpos fluorescentes (AF). Isso torna a seleção de casos agudos mais crítica. Microscopia eletrônica com frequência é usada para identificar a presença de coronavírus, mas esse método não é específico para GETv. Métodos de PCR para detecção do GETv estão sendo desenvolvidos, e técnicas imuno-histoquímicas estão disponíveis para tecidos fixados em formol.

O uso de marcadores de apoptose mostra que a maioria das células que está sofrendo apoptose não está infectada pelo GETv; elas são chamadas *células bystander*. Previamente, sugeriu-se que a apoptose não ocorre em enterócitos de leitões infectados por GETv. Um acúmulo de células produtoras de interferona alfa ocorre no TLAI de leitões infectados por GETv. Sugeriu-se que essas são a contraparte mucosa das células dendríticas que, mostrou-se recentemente, produzem interferona (IFN) alfa após indução viral *in vitro*. O desafio de suínos com GETv produz um aumento em células CD4/CD8, um aumento nas células matadoras naturais e nas células T citotóxicas, um aumento na expressão de receptores de IL-2 e diminuição na expressão do fenótipo de células nulas.

Amostras para a confirmação do diagnóstico

- Histologia: muitos segmentos de jejuno e íleo, estômago (MO, IHQ)
- Virologia: muitos segmentos de jejuno e íleo (TAF), fezes (ME).

Diagnósticos diferenciais

As características clínicas e epidemiológicas da GET devem tornar possível o diagnóstico presumível, mas a confirmação dependerá de encontrar lesões histológicas compatíveis, da detecção de antígeno, experimentos de transmissão e evidências de soroconversão. Não é comum encontrar surtos de diarreia em leitões que pareçam ser a GET típica quando há a presença de CVRS na mesma propriedade. Ambos os vírus podem ser demonstrados em tecidos por TAF, mas anticorpos séricos não podem ser detectados em reprodutores; ou os anticorpos podem ser detectados em adultos, mas o vírus não pode ser mostrado nos tecidos nem por imunofluorescência nem por cultura do tecido.

Atrofia vilosa não é patognomônica da enfermidade, pois ela ocorre em leitões com 3 semanas de idade acometidos por diarreia e esteatorreia, em infecções por rotavírus em leitões, na coccidiose e em alguns rebanhos por causas não determinadas imediatamente após o desmame. Em algumas circunstâncias, o diagnóstico em suínos lactentes ou recentemente desmamados é difícil. Em leitões, a GET deve ser diferenciada das seguintes enfermidades:

- *Colibacilose entérica*: uma enfermidade comum em leitões com menos de 10 dias de idade com diarreia profusa, sem vômito, desidratação e uma boa resposta ao tratamento se tratados precocemente
- *Clostridium perfringens tipo C*: enterotoxemia que ocorre em leitões com alguns dias de idade e causa depressão acentuada, diarreia, disenteria, avermelhamento do ânus e morte rápida. As lesões na necropsia são características
- *Clostridium perfringens tipo A*
- *Clostridium difficile*
- *Coccidiose*: acomete leitões neonatos com 5 a 15 dias de idade, causa diarreia profusa, depressão, desidratação e falha no crescimento. Os suínos acometidos podem continuar a mamar. Há alta morbidade, baixa mortalidade e oocistos nas fezes
- *Enterite por rotavírus*: rotavírus causam diarreia em leitões lactentes e desmamados, com alta morbidade e baixa mortalidade. A maioria dos leitões acometidos se recupera em alguns dias, e a epidemia é comumente associada a reprodução contínua
- *Diarreia epidêmica suína*: um vírus semelhante ao coronavírus, causa diarreia em suínos similar à que ocorre na GET, exceto por ser muito menos grave e com baixa mortalidade. *A diarreia epidêmica suína tipoI*provoca diarreia apenas em suínos com até 4 a 5 semanas, enquanto a diarreia epidêmica suína tipo II causa diarreia em suínos de todas as idades. A morbidade pode chegar a 100%, mas a mortalidade é baixa. A enfermidade pode começar nos suínos de terminação e se disseminar rapidamente para porcas gestantes e seus leitões lactentes. A diarreia pode persistir nos suínos com 6 a 10 semanas de idade, e marrãs soronegativas introduzidas no rebanho podem se tornar infectadas e desenvolver diarreia profusa que dura alguns dias. As estirpes recentes isoladas na Coreia, Vietnã, China e, atualmente, nos EUA são muito mais similares à GET
- *Doença do vômito e do depauperamento*: acomete suínos com menos de 10 dias de idade em epidemias similares à GET. Contudo, vômito é característico, mas diarreia não, e é necessária a diferenciação laboratorial. *Em adultos (marrãs, porcas e cachaços)*, a GET deve ser diferenciada da diarreia que resulta das seguintes enfermidades:
    - Disenteria suína
    - Salmonelose
    - Enterite proliferativa suína.

Tratamento

Não há tratamento específico, mas boas práticas de criação, inclusive ambiente aquecido, seco e livre de correntes de ar, com água à vontade e fornecimento de nutrientes, pode ajudar. O tratamento ajuda a aliviar a fome, a desidratação e a acidose metabólica, que resultam em hipoglicemia. O tratamento com fluidos e eletrólitos que contêm glicose é indicado. Uma vez que há perda de vilosidades intestinais e da enzima lactase, o tratamento ideal seria diminuir a ingestão de leite por até 5 dias e administrar uma solução de glicose-glicina-eletrólitos VO de tempo em tempo para manter a hidratação. Contudo, a remoção dos leitões acometidos da porca não é prática nem recomendada. A fluidoterapia oral deve melhorar a taxa de sobrevivência, com os leitões acometidos se recuperando em alguns dias após o tratamento. Na GET induzida experimentalmente, a remoção da dieta láctea e o uso de uma solução oral de glicose-glicina-eletrólitos com solução de dextrose a 5% administrada por via intraperitoneal, na taxa de 25 mg/kg de peso corporal (PC), 1 vez/dia, diminuiu a gravidade da diarreia, a desidratação e a acidose metabólica, mas não evitou ou melhorou de maneira significativa a insuficiência renal e a hipoglicemia grave. Um leitão neonato que pesa 1,25 kg tem um consumo de energia de, aproximadamente, 170 kcal/d (711 kJ) se mantido a 30°C; 30 mℓ de uma solução de dextrose a 5% fornece 1,5 g de glicose para um total de, aproximadamente, 5,6 kcal/d (a energia bruta da glicose é de 3,74 kcal/g). Uma vez que o volume de solução de dextrose a 5% injetado diariamente em leitões não pode exceder 8% do seu peso vivo, é improvável que a hipoglicemia possa ser evitada ou tratada.

O uso de interferona humano administrado por via oral a leitões com 1 a 12 dias de idade acometidos pela enfermidade aumentou as taxas de sobrevivência, quando comparado aos leitões tratados com placebo.

Controle

A infecção endêmica irá persistir, contanto que as porcas suscetíveis ou parcialmente imunes sejam expostas ao vírus. O controle da enfermidade é complexo, uma vez que ela é altamente contagiosa e em razão da dinâmica da infecção entre os diferentes grupos de faixas etárias de animais dentro de grandes rebanhos de suínos. Embora haja informação considerável quanto à biologia do vírus e a natureza da enfermidade, há poucas informações confiáveis documentadas quanto ao controle em rebanhos de suínos reprodutores. A maioria das recomendações para o controle é empírica e se baseia na experiência clínica, sem ensaios a campo controlados para avaliar as diferentes estratégias. As seguintes orientações para o controle da GET se baseiam nas características do vírus e da enfermidade:

- A enfermidade é altamente contagiosa e se dissemina rapidamente entre grupos de suínos em um rebanho. A maioria das epidemias dura 6 semanas
- Leitões neonatos são altamente suscetíveis à doença se o leite da porca não contiver anticorpos IgA secretórios específicos contra GET
- A infecção de porcas prenhes com o vírus virulento resulta em imunidade protetora para os seus leitões. Porcas que se

recuperam são imunes, normalmente não albergam ou excretam o vírus, e não necessariamente precisam ser descartadas

- Suínos desmamados são o principal reservatório de infecção em rebanhos de ciclo completo
- A vacinação de porcas gestantes com qualquer das vacinas disponíveis não é tão efetiva para o fornecimento de proteção para os leitões quanto a infecção natural
- A enfermidade é controlada por eliminação do vírus do rebanho ou pela imunização natural controlada e o uso de sistemas de produção todos dentro/todos fora.

Controle durante e após um surto

A natureza altamente contagiosa da enfermidade torna o controle imediato de um surto em um rebanho virtualmente impossível. Epidemias normalmente duram aproximadamente 6 semanas, tempo durante o qual muitos leitões morrem, e o rebanho eventualmente se torna imune. O controle bem-sucedido depende do planejamento e da implementação de determinadas estratégias, que devem ser compreendidas e implementadas pelo produtor e monitoradas pelo médico-veterinário. A falha do produtor em compreender completamente ou aceitar o diagnóstico e aplicar os princípios do controle irá resultar no fracasso em controlar a enfermidade e na persistência de uma forma endêmica da doença no rebanho. Muitas estratégias são usadas para controlar a pressão de infecção e para melhorar a imunidade onde for possível.

Isolamento das porcas próximas ao parto

Para evitar ainda mais novas infecções dos leitões neonatos, as porcas que estão 2 a 3 semanas da data do parto devem ser isoladas sob condições de higiene estritas. Contudo, normalmente essa medida não é prática na maioria das criações intensivas de suínos, nas quais o isolamento em geral não está disponível. A enfermidade é tão altamente contagiosa que o isolamento não é efetivo. Não deve haver movimentação de suínos entre as baias de parição e a creche. Um sistema todos dentro/todos fora para a movimentação de suínos, principalmente nas baias de parição e nas creches, com limpeza e desinfecção completas entre os grupos, deve ser estabelecido (ver a discussão adiante de práticas de todos dentro/todos fora).

Interrupção da compra e da venda do rebanho de reprodutores

Uma vez que o diagnóstico de GET tenha sido confirmado em um rebanho de venda de reprodutores, todas as vendas devem ser interrompidas. Da mesma forma, todas as compras de reprodutores de outros rebanhos devem ser suspensas por alguns meses até a epidemia ceder e os planos de produção futuros para o rebanho, inclusive o controle de enfermidades, sejam revisados.

Despovoamento parcial e descarte

Se possível e exequível, todos os suínos desmamados prontos para as unidades de terminação devem ser removidos da propriedade para unidades de terminação contratadas. Isso permite a limpeza geral das instalações, a quebra no ciclo de produção e um sistema de produção intensivo todos dentro/todos fora. Todos os suínos descartados devem ser destruídos para evitar suínos excretando ativamente os vírus.

Exposição planejada ao vírus virulento

Para minimizar a duração e a gravidade do surto, todas as porcas gestantes e próximas 3 a 4 semanas da data do parto devem receber um inóculo de GETv virulento obtido de intestino infectado pelo vírus, idealmente de leitões nos quais a enfermidade começou nas últimas 12 a 24 h. Os leitões devem ser submetidos a necropsia e GET confirmada por diagnóstico laboratorial. Não é possível assumir que todos os leitões que morrem em uma epidemia de GET estão infectados pelo vírus. Os intestinos dos casos confirmados devem ser homogeneizados em um meio especial e centrifugados, e o sobrenadante deve ser colocado em cápsulas e congelado para o armazenamento. O conteúdo das cápsulas é então descongelado e colocado sobre o alimento das porcas. O inóculo é administrado diariamente por 3 dias. A preparação e o uso do inóculo irão assegurar a inoculação uniforme e adequada das porcas, quando comparadas às recomendações anteriores de fornecer fezes e intestino de leitões que morreram da enfermidade a outros suínos. Mais inóculo pode ser preparado inoculando leitões desmamados em isolamento e coletando seu intestino delgado 1 a 2 h após o início da diarreia, que normalmente ocorre 16 a 21 h após a inoculação. Os cachaços também recebem o inóculo. Uma alternativa ao inóculo é a mistura de intestinos de dois leitões acometidos em 25 ℓ de água e o fornecimento de 50 mℓ da solução diariamente por 3 dias.

Se houver tempo suficiente para o desenvolvimento da imunidade, os leitões nascidos 3 a 4 semanas após estarão protegidos por meio do colostro e do leite, que contêm anticorpos IgA específicos contra GETv. Leitões que mamam de suas mães são resistentes à infecção enquanto lactentes, mas eles se tornam completamente suscetíveis se transferidos para uma porca não imune. A infecção natural pela boca produz uma alta concentração de anticorpos secretórios, principalmente IgA, no colostro e no leite, enquanto a vacinação produz uma boa resposta de IgG, mas uma resposta muito menor de IgA. As vacinas recombinantes mais recentes também mostraram ser imunogênicas, mas ainda não são capazes de produzir imunidade lactogênica.

Uma alternativa ao fornecimento de material infectante a porcas e marrãs prenhes é a vacinação usando as vacinas disponíveis. As marrãs, porcas e animais de reposição, cachaços e leitões neonatos são vacinados de acordo com as indicações da vacina utilizada. Contudo, a eficácia das vacinas é questionável. Nas últimas duas décadas, o objetivo foi produzir vacina de subunidade de proteína do GETv. A abordagem mais recente tem sido de fornecer imunoproteínas recombinantes (capazes de neutralizar o GETv *in vitro*) para conferir imunidade protetora.[15]

Biossegurança e reposição dos rebanhos de reprodução

Após a recuperação de uma epidemia em um rebanho, reprodutores de reposição devem ser introduzidos, de uma só vez, e expostos a animais do rebanho, monitorados quanto à manifestação de achados clínicos e testados. Os testes sorológicos, usando soro pareado de 30 e 60 dias após a entrada no rebanho, indicarão a soroconversão ao vírus. São necessárias as precauções usuais para evitar a transmissão da infecção entre unidades do rebanho e entre rebanhos, incluindo o seguinte:

- Lavagem das botas
- Limpeza dos caminhões
- Uso de roupas separadas para cada unidade de um rebanho grande
- Banho dos funcionários que se movem entre unidades.

Verificou-se que a lavagem das mãos e a troca para roupas limpas, ou o banho e a troca para roupas limpas após entrar em contato com suínos infectados com o GETv, são suficientes para evitar a transmissão mecânica para suínos suscetíveis.

Sistema de manejo todos dentro/todos fora

O sistema de manejo e a produção todos dentro/todos fora se baseia no princípio de manejo, alimentação e alojamento de suínos em pequenos subgrupos, conforme eles se movem pelos muitos estágios da produção. Esses subgrupos ou permanecem livres de determinados agentes infecciosos, se ausentes, ou todos os animais do grupo tornam-se infectados e imunes aos agentes infecciosos que estão presentes em alguns suínos e são transmitidos a outros animais dentro daquele subgrupo, mas não a outros subgrupos. Nesse sistema, as marrãs e porcas reprodutoras são manejadas e procriam como subgrupos, são mantidas nas unidades de gestação como subgrupos, parem como subgrupos e amamentam seus leitões como subgrupos. Os suínos são desmamados como subgrupos simultaneamente, os suínos desmamados são colocados na creche como subgrupos ao mesmo tempo, e todos são retirados da creche para as unidades de terminação ao mesmo tempo. Os suínos são manejados nas unidades de terminação como subgrupos, e todos eles são comercializados como um subgrupo. A cada estágio da produção, as instalações devem ser limpas e desinfetadas após a remoção dos suínos, e deixadas vazias por alguns dias antes que um novo subgrupo seja introduzido nas instalações limpas.

Esse sistema evita a mistura de suínos entre os grupos e faixas etárias, o que é feito com frequência para manter a uniformidade de tamanho e idade dos suínos. Durante uma epidemia, o uso estrito do sistema todos dentro/todos fora nas unidades de parição e na creche irá auxiliar no controle da doença clínica. Aproximadamente 2 meses após uma epidemia e diante da ausência de doença clínica, suínos sentinelas de 2 a 4 meses de idade podem ser introduzidos a cada parte do rebanho e monitorados quanto a evidências sorológicas de atividade viral.

Despovoamento completo e repovoamento ou estabelecimento de um novo rebanho

Em algumas circunstâncias nas quais a enfermidade não pode ser controlada, o despovoamento completo do rebanho é a melhor opção. Essa medida deve ser seguida pelo repovoamento com reprodutores provenientes de rebanhos livres de patógenos específicos ou rebanhos livres de enfermidades mínimas que são conhecidos por serem livres do vírus. Os testes sorológicos podem ser usados para avaliar os animais antes deles serem alocados nas instalações. No momento, o estabelecimento de um novo rebanho de suínos comumente depende da aquisição de um rebanho de reprodutores proveniente de rebanhos livres de doenças.

Vacinas e vacinação contra GETv

Em muitas circunstâncias, as vacinas contra GETv não fornecem proteção completa e confiável para leitões lactentes contra a exposição por desafio. Contudo, expor leitões ao CVRS mostrou ser muito benéfico para fornecer resistência ao GETv e também resultou em uma resposta de anticorpos maternos muito melhor.

Vacinação de porcas prenhes

Em razão da efetividade da imunidade adquirida após infecção natural, a vacinação da porca gestante pode parecer ser o método de eleição para o controle da enfermidade. Contudo, as vacinas disponíveis não foram eficazes o suficiente para serem uma estratégia de controle confiável. Anticorpos vírus-neutralizantes (VN) circulantes adquiridos ativamente ou passivamente fornecem proteção insuficiente contra a doença clínica, e as vacinas parenterais foram relativamente inefetivas. A proteção contra a doença requer a presença de anticorpos IgA secretórios nos intestinos, adquiridos ativa ou passivamente (ver Mecanismos imunes).

Vacinas contra GET

Muitas vacinas de vírus vivo atenuado ou vírus inativado estão disponíveis para uso em porcas prenhes e leitões neonatos. As vacinas para administração oral e intranasal foram desenvolvidas com base no fato de que a vacinação pelas vias oral e intranasal induziria a produção de anticorpo IgA secretório. Contudo, essas vacinas não foram eficazes.

A vacinação de porcas gestantes com estirpes atenuadas de GETv, seja por via parenteral ou VO não fornece imunidade lactogênica suficiente para proteger seus leitões contra estirpes virulentas de GETv. Algumas ninhadas que mamam em porcas vacinadas irão alcançar a proteção parcial, na qual o início da diarreia é retardado, a diarreia é menos grave e a taxa de mortalidade é menor. Atrofia de vilosidades é inibida em muitos graus em leitões que mamam em porcas imunizadas, dependendo, em parte, do título de anticorpos no colostro e no leite. A gravidade das perdas em um rebanho vacinado após a exposição ao vírus irá variar, dependendo dos seguintes fatores:

- Manejo do rebanho
- Condições ambientais
- Histórico de exposição prévia
- Gravidade da exposição viral.

Após infecções natural ou oral experimental de porcas prenhes com uma estirpe virulenta de GETv, a imunidade lactogênica é altamente protetora para leitões, e os anticorpos neutralizantes no leite são associados principalmente à fração IgA. A vacinação de porcas VO com vacina não atenuada fornece teores maiores de proteção lactogênica do que as vacinas de vírus atenuado administradas por via oral e parenteral. Em porcas vacinadas, os teores de anticorpos colostrais se correlacionam com a porcentagem de sobrevivência dos seus leitões quando expostos por desafio com 3 a 5 dias, enquanto os anticorpos séricos para GETv não se correlacionam. Há também uma relação significativa entre os anticorpos do leite e a porcentagem de sobrevivência quando os suínos são expostos por desafio aos 5 dias de idade, mas não aos 3 dias de idade. Há a necessidade de desenvolver uma estirpe de vírus atenuado que seja completamente avirulenta para suínos, mas que também replique o suficiente no intestino delgado de porcas após a administração oral e induza anticorpo IgA secretório. Aparentemente, ainda não foi identificada nenhuma estirpe do vírus que seja suficientemente atenuada e segura para suínos, sendo também capaz de induzir um estímulo imune suficiente no intestino da porca. A estirpe Nouzilly, que é um tipo mutante de GETv resistente à acidez e às proteases do trato digestivo de suínos adultos, está sendo avaliada como uma vacina.

Esquema de vacinação

Se as vacinas forem usadas, em geral, recomenda-se que sejam feitas duas doses, com 14 dias de intervalo, durante o último trimestre de gestação. As vacinas estão disponíveis para a vacinação de leitões neonatos, suínos desmamados e suínos de terminação, mas ainda não há informações suficientes publicadas quanto à eficácia dessas vacinas com base em estudos clínicos casualizados usando controles com condições a campo.

Vacina de GETv de subunidade

Experimentalmente, uma vacina de subunidade de glicoproteína S de vírus GET recombinante administrada por via subcutânea ou intramamária em porcas prenhes induziu anticorpos IgG colostrais e lácteos, mas não anticorpos IgA contra o vírus. Leitões nascidos de porcas vacinadas foram desafiados aos 4 a 5 dias de idade com vírus virulento, e a morbidade foi de 100%, com mortalidade variando de 20 a 80%. A mesma vacina administrada por via subcutânea a leitões com 11 dias de idade induziu anticorpos VN. Esse achado é consistente com a observação bem conhecida de que anticorpos IgA secretórios no leite são necessários para a proteção dos leitões. Comparado aos anticorpos VN, os anticorpos secretórios da classe IgA são mais efetivos na neutralização do GETv, uma vez que apresentam maiores títulos no leite, são mais resistentes às enzimas proteolíticas e se ligam aos enterócitos gastrintestinais. A imunidade protetora à GET se correlaciona aos títulos de IgA secretória contra vírus da GET no soro lácteo quando os suínos são expostos por desafio ao vírus virulento com 3 a 5 dias de idade.

Imunidade ao CVRS

Há proteção cruzada considerável entre GETv e CVRS, bem como evidências indiretas da relação tecido linfoide associado aos brônquios (TLAB)-glândula mamária descrita para o GETv em porcas prenhes, expostas a múltiplos CVRS. Em rebanhos infectados com CVRS, múltiplas exposições de porcas prenhes são associadas a maiores títulos de anticorpos IgA e IgG a GETv no leite, e esses títulos contribuem para a proteção contra GETv. A imunização de marrãs prenhes contra CVRS induz imunidade lactogênica parcial e proteção parcial de leitões do desafio com GETv. Uma taxa de sobrevivência geral de 70% foi encontrada em leitões que mamam em marrãs infectadas com CVRS, quando comparadas a taxa de sobrevivência de 16% para leitões que mamam em marrãs controle. O maior grau de proteção ocorre em porcas expostas a CVRS, e que então recebem uma vacinação de reforço com GETv 2 semanas depois. A infecção de suínos com CVRS estimula o sistema imune humoral de mucosa e sistêmico contra GETv, e desafios subsequentes com GETv resultam em resposta secundária de anticorpos e menor duração da excreção do vírus. A imunidade protetora contra a infecção por GETv também é induzida em leitões expostos a CVRS aos 2 a 6 dias de idade.

REFERÊNCIAS BIBLIOGRÁFICAS

1. Carstens EB et al. Arch Virol. 2010;155:133.
2. Decaro N et al. Emerg Infect Dis. 2010;16:41.
3. Sedlak K et al. Wildl Dis. 2008;44:777.
4. Jung K et al. J Gen Virol. 2009;90:2713.
5. Jung K et al. Vet Immunol Immunopathol. 2010;136: 375.
6. Atanasova K et al. Open Vet Sci. 2008;2:117.

7. Jung K et al. J Virol. 2007;81:13681.
8. Zhang X et al. J Virol. 2008;82:4420.
9. Miyazaki A et al. J Vet Med Sci. 2010;72:943.
10. Vermulapalli R et al. J Virol Meth. 2009;162:231.
11. Ogawa H et al. J Virol Meth. 160:210.
12. Chen Q et al. Intervirol. 2010;53:95.
13. Elia G et al. J Virol Meth. 2010;163:309.
14. Lopez I et al. J Vet Diag Invest. 2009;21:598.
15. Bestagno M et al. J Gen Virol. 2007;88:187.

Diarreia epidêmica suína

DES foi descrita pela primeira vez na Grã-Bretanha em 1977. Embora tenha surgido provavelmente em 1971 e se disseminado globalmente, entre os anos 1970 e 1980 ocorreu em raras ocasiões. É uma enfermidade altamente contagiosa em suínos de todas as idades, sobretudo nos jovens. Acredita-se que ela seja similar, mas não tão grave quanto a gastrenterite transmissível (GET). Antes de 2012 na Ásia e 2013 nos EUA, e então no Canadá, a enfermidade era esporádica na Ásia e na Europa. Ela não foi encontrada no Hemisfério Ocidental antes de maio de 2013.

Recentemente, em uma nova onda de infecções graves, essa enfermidade foi associada sobretudo à Ásia, particularmente China[1,2], Vietnã[3], Tailândia[4] e Coreia (originalmente, mas há pouco ela reapareceu na Europa[5]).

Ela foi detectada pela primeira vez em suínos nos EUA em maio de 2013[6] e em novembro[9] de 2013, 1.069 casos de vírus da DES foram encontrados em mais de 19 estados (www.aasv.org/pedv).

O surto dessa estirpe chinesa nos EUA em 2013 foi particularmente grave, uma vez que em um período de 3 a 4 meses do início do surto podem ter ocorrido entre 250.000 e 300.000 mortes em Oklahoma, Indiana e Iowa. O número total de mortes entre abril de 2013 e junho de 2014 pode ter sido de 7 milhões.

Etiologia

Há muitos coronavírus suínos: GET foi descrito em 1946, VEH em 1962, DES em 1977, CDRS em 1984 e o recém-descoberto Deltacoronavírus descrito em Hong Kong em 2012. Eles são os maiores RNA-vírus. Todos os coronavírus estão intimamente relacionados. Sujeitos a deleções e inserções do seu material genético, dois desses podem ter ocorrido no novo vírus da DES nos EUA. O DESV é um RNA vírus senso positivo da família Coronaviridae e subfamília Coronavirinae e gênero *Alphacoronavirus*, que contém o DESV, GET e CVRS.

Trata-se de um coronavírus com três antígenos proteicos não estruturais. O genoma do vírus é similar ao do GET e é composto por sete MLA que codificam quatro proteínas estruturais. Ele pode ser cultivado em células Vero. Os isolados chinês e coreano formam grupos distintos dos isolados europeus.[7-10] Estirpes chinesas recentes[2] diferem dos isolados coreanos. Também foi encontrado na Índia e reemergiu na Tailândia[5], onde atualmente é endêmico. Ele causou perdas maciças no Vietnã em 2009. Estirpes coreanas recentes diferem das estirpes europeias e vacinais.

A sequência de genoma completo do vírus foi descrita de um suíno infectado com o DESV estirpe EUA/Colorado/2013.[11] Ele apresenta 96,5 a 99,5% de homologia com outros DESV no banco de genes e 99,5% de homologia com uma estirpe chinesa recente. Até o momento, os casos iniciais no Colorado, Oklahoma e Kansas apresentam sequências de gene *S* similares (99,8 a 100%).

As propriedades genéticas das estirpes chinesas endêmicas de DESV foram descritas.[12] O estudo mostrou que os 10 isolados após 2010 apresentavam alta homologia uns com os outros, e foram agrupados juntos com a estirpe virulenta DR13 da Coreia do Sul e da estirpe chinesa anterior.

Esse vírus tem sido observado em várias partes da China desde dezembro de 2010. Dez isolados após 2010 apresentaram homologia uns com os outros.[12] Eles foram agrupados próximos à estirpe coreana e a uma estirpe chinesa anterior. Sugere-se que as estirpes atuais sejam derivadas por alterações genéticas similares das estirpes coreanas ou chinesas anteriores.

Os vírus isolados recentemente em Iowa (cinco casos) apresentam uma sequência genética diferente daqueles investigados em abril de 2013, mostrando maior similaridade com estirpes isoladas na China entre 2004 e 2012. O primeiro isolado foi descrito.[11] Eles apresentam apenas 93,9 a 94,6% de identidade de nucleotídios com aqueles encontrados previamente desde abril de 2013, mas são 99,5 a 100% similares uns aos outros.

Os vírus causam um efeito citopático distinto, com fusão celular característica, formação de sincícios e eventual morte celular. Os isolados dos EUA são ligados uns com os outros e são 96,6 a 99,5% relacionados às 23 estirpes de DESV não americanas a nível de nucleotídios, e são mais próximos das estirpes chinesas de 2011 a 2012.[16]

Estudos recentes sugerem que existem dois grupos distintos de DESV circulando nos EUA. O primeiro grupo apresenta 99,1 a 100% de identidade com as primeiras estirpes chinesas. O segundo possui 99,6 a 100% de identidade uns com os outros, mas apenas 93,4 a 94,4% de identidade de nucleotídios com as estirpes originais dos EUA, o que mostra que mutações já começaram a ocorrer.

Um novo vírus, o Deltacoronavírus suíno, intimamente relacionado aos coronavírus aviários, foi descoberto em Hong Kong em 2012.[19] Ele causa diarreia grave e vômito em suínos adultos, mas não é tão grave em suínos lactentes. A recuperação parece ocorrer após a enfermidade. Ele não apresenta imunidade cruzada e foi encontrado nos EUA em agosto de 2013.[20,21]

Epidemiologia

A gravidade e o desfecho da enfermidade dependem da idade, da dose de desafio, da imunidade e de outras condições da propriedade. Sob condições experimentais, suínos de 4 semanas de idade inoculados com DESV não ganharam muito peso por 7 a 10 dias após o desafio.

O vírus normalmente é inserido por um suíno portador, que geralmente é um animal recém-introduzido na propriedade. A movimentação de suínos por compra e venda é uma fonte importante de infecção. Ele é facilmente disseminado em mercados. Caminhões de transporte contaminados, botas e outros fômites possivelmente também têm papel na disseminação. Não há transmissão pelo sêmen.

A recomendação de usar realimentação na Ásia provavelmente contribuiu para que o vírus se tornasse endêmico nesse continente.

Em estudos realizados durante o surto recente nos EUA, rebanhos maiores apresentavam mais probabilidade de serem afetados, locais positivos apresentavam maior trânsito de caminhões de entrega de alimentos, metade da frequência das visitas de pessoal das empresas de serviços foi feita em locais positivos e caminhões que transportavam suínos (2×) e caminhões que removiam lixo (5×) também foram associados à positividade. Funcionários ou familiares que trabalhavam fora da granja também foram associados à positividade.

Estudos recentes do gene *S* parcial mostraram que as estirpes tailandesa e vietnamita tiveram origem na estirpe chinesa JS-2004-2. A transmissão é pela via fecal-oral, e a excreção do vírus começa no momento do desenvolvimento da diarreia. Há uma alta concentração do vírus nas fezes e o vírus é muito estável, de forma que fômites, equipamentos e pessoas são facilmente contaminados. O transporte de fezes infectadas em caminhão representa um risco considerável.

A excreção do vírus pode ser 10.000 a 1.000.000 de vezes maior na DES, quando comparada a GET, e esse vírus é muito mais infeccioso.

A epidemia recente nos EUA começou no Colorado e em Ohio em abril de 2013 e se disseminou rapidamente por, pelo menos, 16 estados até julho de 2013, com, possivelmente, mais de 400 casos. Quando sequenciado, o vírus mostrou-se 99,4% similar ao vírus chinês de 2012. Tem sido difícil encontrar a origem, uma vez que ele pareceu ocorrer separadamente em muitos locais.

Um estudo recente no vírus chinês original já sugeriu que novas variantes estão surgindo. A excreção nasal e fecal foi observada pela primeira vez 24 h após a infecção. Alguns estudos sugerem que a maior excreção viral ocorre entre 12 e 18 h após o início da diarreia. O pico de excreção fecal ocorreu 5 a 6 DPI, e foi muito maior do que a excreção nasal. Alguns suínos ainda excretam o vírus 21 e 28 DPI, ou mesmo 35 DPI sem achados clínicos.[17] Os suínos permanecem positivos na PCR por até 6 semanas. Apenas tecidos do trato gastrintestinal parecem ser positivos. Nenhuma transmissão por aerossol foi detectada, mas o vírus foi encontrado nas paredes, baias e cochos de alimentos. O vírus é altamente infeccioso e altamente estável no ambiente (> 28 dias nas fezes a −20°C, > 28 dias no alimento úmido, < 2 semanas em alimentos secos a temperatura ambiente, > 14 dias e < 28 dias em fezes à temperatura ambiente e 28 dias a 40°C nas fezes a temperatura ambiente). Não houve efeito da umidade relativa sobre a sobrevivência do vírus.

Durante infecções agudas em criações de cachaços, o vírus foi detectado em fezes, sangue e sêmen.[18] Há também evidência de uma disseminação local do vírus e de que ele possa viajar por uma área em partículas de poeira, e não como um verdadeiro aerossol. O vírus foi detectado por PCR em amostras de ar coletadas a até 10 milhas de uma propriedade infectada.

Nos EUA, têm ocorrido discussões consideráveis acerca de como o vírus se espalha: ar, pessoas, alimentos ou fômites. Até o momento, parece mais provável que ele tenha chegado aos EUA em alimentos ou no plasma processado. As PCR não foram desenhadas para encontrar o vírus em alimentos, mas rações grosseiras mostraram-se capazes de infectar suínos em estudos experimentais. Amostras de cochos de alimentos se mostraram positivas para o vírus vivo. O vírus vivo também foi encontrado em amostras de ar e em fezes de aves.

Estudos recentes sugeriram que proteínas plasmáticas, principalmente aquelas importadas, são possíveis meios de infecção. Uma declaração da Agência de Inspeção de Alimentos do Canadá em 18 de fevereiro de 2014 afirmou que o teste com um bioensaio suíno determinou que os ingredientes do plasma que contém DESV são capazes de causar a doença em suínos. A epidemiologia claramente relaciona o envio de plasma contaminado com vírus vivo da DES aos 18 rebanhos contaminados em Ontario. Esses importados infectados tiveram origem nos EUA. Em 5 de março de 2014, foram registradas 25 granjas suínas com DES em Ontario. Até essa data, apenas 6% dos 1.063 trailers testados para DES foram positivos. Um pátio de agrupamento de suínos também testou positivo. As autoridades de Ontario sugeriram que o vírus não seria tão facilmente transmitido nos meses mais quentes, como em março. As autoridades canadenses afirmaram que os produtos plasmáticos, *spray* de plasma seco e alimentos foram positivos por PCR.

Ocorrência

Em abril de 2013 no centro-oeste de Iowa, leitões foram descritos como apresentando diarreia aquosa fétida e mortalidade de 90% dos animais. Ele então se espalhou rapidamente para locais no noroeste e nordeste de Iowa e então para Indiana, com mortalidade de leitões maior que 90%. Não houve conexão com o sistema de produção, não foram verificadas relações conhecidas e nenhum caminhão de transporte ou de alimentos em comum. Em maio, a confirmação da presença de coronavírus ocorreu por meio de ME. O vírus foi então confirmado como similar à estirpe de DESV chinesa de 2012, e a PCR e o sequenciamento no Laboratório Nacional de Serviços Veterinários nos EUA confirmaram essa informação. Em 13 de junho de 2013, ele tinha chegado a 12 estados. Em 15 de setembro a mais cinco estados; em 15 de dezembro a outros nove estados; e em 5 de julho de 2014, 29 estados relataram suínos infectados.

Após ocorrer amplamente nos EUA, agora ele se disseminou até o Canadá. Em março de 2014, houve 25 casos em Ontario e um em Quebec, um na ilha Prince Edward e um em Manitoba.

Patogênese

O vírus parece precisar de tripsina para a sua replicação, para abrir a proteína da espícula, que é a causa pela qual ele fica aderido principalmente aos enterócitos intestinais, que são a fonte de tripsina.

O vírus se assemelha ao vírus da GET em comportamento, mas não replica no trato respiratório. O principal gene estrutural do genoma 28 kb do DESV codifica o fator de virulência multifuncional – a espícula (S) – que é responsável pela ligação ao receptor viral, indução de anticorpos neutralizantes e fusão com a célula do hospedeiro. Essas sequências do gene *S* são uma característica distinta das estirpes de DESV, que afetam a virulência e a evolução. As novas estirpes tiveram início na China em 2010.

O vírus se localiza nas células epiteliais intestinais suínas por meio de receptores, principalmente nas laterais e nas extremidades das vilosidades. A aminopeptidase N suína é um receptor funcional para o coronavírus da DES. A proteína N do DESV se localiza então no RE da célula, e inibe o crescimento de células epiteliais intestinais, prolongando a fase S do ciclo celular. Ela então causa a expressão de IL-8, que induz o estresse no RE. A proteína N também se liga ao RNA do vírion e fornece a base estrutural para o nucleocapsídio helicoidal, dando estabilidade ao vírus. O nível de produção de enzimas digestivas é rapidamente diminuído e a má nutrição resulta em inanição muito rapidamente, seguida por desidratação. Em suínos parcialmente imunes, apenas uma pequena porção do intestino é afetada.

Imunidade

Há relatos de que anticorpos contra DESV persistem por, pelo menos, 1 ano. A proteção colostral pode durar até 2 semanas em leitões (anticorpos IgG específicos). A imunidade lactogênica é ruim. O tempo de proteção depende do título da mãe. O teor de IgA colostral é o método melhor para a avaliação da proteção do que o teor sérico de IgA. Ela é mais resistente à degradação enzimática no intestino e, portanto, melhor em neutralizar infecções intestinais. Ela também apresenta maior atividade do que a IgM e a IgG. Uma das características das estirpes chinesas recentes é que elas levam a baixa proteção do rebanho, com recidiva de surtos a cada 6 meses.

Achados clínicos

Nos anos 1970, quando ocorreram pela primeira vez na Europa, foram descritos dois tipos. O vírus da diarreia epidêmica tipo 1 ocorre em suínos adultos e não em suínos lactentes e foi similar à forma branda da GET. A forma mais grave, que acometeu suínos lactentes, associada à mortalidade muito maior, foi chamada vírus da diarreia epidêmica suína tipo 2. Ela é exatamente igual à forma grave de surtos de GET, uma vez que se espalha muito rapidamente para acometer todos os leitões da creche. As porcas podem apresentar anorexia e diarreia, mas o quadro é mais variável em adultos. Atualmente, com as novas estirpes, a mortalidade pré-desmame será de 100% em um período de 3,5 a 5 semanas. Na creche, haverá diarreia, com ligeiro aumento na mortalidade e diminuição da taxa de crescimento.

Ela acomete suínos de todas as idades, com período de incubação de 1 a 3 dias. A maioria das porcas ficará doente em 12 a 36 h, com diarreia e, algumas vezes, vômito. Os suínos acometidos são apáticos, relutam em se levantar, mas pirexia é rara. Os leitões então produzem diarreia extremamente aquosa, podem vomitar e estão inapetentes. Na DES antiga, a morbidade com frequência era de 100%, mas a mortalidade era baixa, o que distingue a enfermidade da GET. Ela também raramente ocorria se houvesse acesso à água. Os achados clínicos então podem durar 2 a 3 dias antes da morte ou da recuperação dos leitões acometidos. Essa recuperação pode levar 7 a 8 dias. Em animais mais velhos, pode haver 100% de inapetência sem outros sinais. Apenas 20 a 80% dos animais mais velhos podem apresentar vômito ou diarreia. Algumas vezes, os leitões com menos de 30 kg não são acometidos e isso pode decorrer dos anticorpos maternos, que duram 5 a 13 semanas.

Nos EUA, os casos novos em 2013 apresentaram diarreia grave e vômito. A taxa de mortalidade em muitos animais com menos de 7 dias de idade foi de 100%, e em leitões com até 3 semanas de idade, a morbidade foi de 90%, porém tornou-se menor conforme os leitões ficavam mais velhos.

Há diarreia aquosa grave, desidratação e coágulo de leite no estômago em todos os leitões suscetíveis acometidos. A morte é causada por desidratação e perda de eletrólitos.

Nos novos surtos no Vietnã, a morbidade chegou a 100% e a mortalidade variou de 65 a 91%, e a enfermidade pareceu mais branda no Vietnã do que na Tailândia. Na Ásia, parece haver baixa imunidade do rebanho, com surtos recidivando a intervalos de 6 meses.

Nos novos surtos nos EUA, os achados clínicos são caracterizados por vômito agudo, anorexia, diarreia aquosa e alta taxa de mortalidade em suínos com menos de 10 dias de vida. Ela é altamente contagiosa e pode ser vista em suínos de todas as idades. Foram necessárias quase 6 semanas para o retorno da produção ao nível basal após o surto (células das vilosidades são substituídas cerca de três vezes mais rápido em suínos de 3 semanas de idade do que em suínos com 1 semana de idade).

Houve também efeito sobre as porcas, com diminuição de 12% na taxa de partos se elas fossem infectadas nos primeiros 30 dias de gestação; uma diminuição de 2,2 leitões nascidos vivos para ninhadas de marrãs, caso fossem acometidas em um momento similar, e um efeito mais grave sobre a reprodução subsequente em marrãs do que em porcas.

Patologia

O estômago normalmente está vazio ou pode estar cheio de leite não digerido e coagulado. As paredes do intestinos estão finas e pálidas, com conteúdo aquoso. Há enterite atrófica grave com encurtamento das vilosidades (atrofia vilosa) e fusão de vilosidades 24 h após o início dos achados clínicos. A atrofia é tão grave quanto aquela verificada na GET. A razão da altura da vilosidade/cripta cai de 7:1-9:1 para 3:1. Sob condições experimentais em suínos desmamados, houve atrofia vilosa grave ocorrendo 3 DPI e permanecendo até 7 dias, mas houve reparação das estruturas por volta do 14º dia. Em suínos neonatos, a atrofia das vilosidades foi visível dentro de 12 h após a infecção, e foi significativa com 24 h.

A patologia é mais branda do que na GET, exceto nos novos surtos chineses que ocorreram após 2010, nos quais a patologia foi tão grave quanto na GET. Um estudo realizado em um surto nos EUA em 2013 mostrou que a enfermidade é exatamente a mesma que a GET. Extremidades e laterais das vilosidades degeneradas, com células epiteliais aumentadas de volume e preenchidas por citoplasma eosinofílico foram descritas. Algumas células estavam soltas daquelas adjacentes e algumas vezes tinham sincícios. Investigações iniciais mostraram coronavírus na ME, mas os tecidos foram negativos para GET e rotavírus A na PCR em tempo real (RT-PCR). Testes subsequentes por sequenciamento mostraram que todos os produtos de PCR eram DESV e 99% similares às estirpes chinesas.

Diagnóstico

Os achados clínicos sugerem tanto a GET quanto DES e, no passado, a DESV era branda e diferenciada pela ausência de mortalidade. As novas estirpes de DESV são idênticas à GET. GET e DES apresentam a mesma morfologia sob ME, de maneira que a microscopia imunoeletrônica é necessária para diferenciar as estirpes usando conteúdo intestinal ou fezes. Amostras de fezes de suínos clinicamente acometidos são consideradas o padrão-ouro. O vírus é de difícil crescimento, e essa é a razão pela qual a tecnologia de PCR foi desenvolvida. O vírus pode ser mostrado por ELISA; RT-PCR; RT-PCR multiplex[13], que é rápida, apresenta bom custo-benefício e é sensível; e qRT-PCR.[14] As novas PCR multiplex com *primers* específicos são úteis para a detecção simultânea de GET, DES e rotavírus tipo A em amostras de campo. Técnicas de imunoperoxidase podem ser usadas para detectar o vírus no epitélio intestinal. Os alvos da PCR são a porção conservada do gene *N*.

A maioria dos laboratórios de diagnóstico nos EUA atualmente oferece o diferencial DESV/GET por PCR. A técnica é muito sensível e pode ser realizada em amostras de tecido intestinal, fezes ou fluidos orais.

Anticorpos específicos podem ser detectados por imunofluorescência, e há ELISA para a detecção de anticorpos específicos no soro sanguíneo de suínos e no leite dos animais que se recuperaram.

Muito recentemente, a Universidade do Estado de Iowa validou um teste de AIF que mensura a exposição ao vírus, e o melhor momento para o teste é entre 3 e 4 semanas após o início dos achados clínicos. É trabalhoso e os títulos de anticorpos diminuem de forma muito rápida, mas irão aumentar dramaticamente após uma reexposição. Atualmente, há uma PCR multiplex diferencial que pode ser usada para distinguir os dois grupos de vírus nos EUA.

Fluidos orais foram tão bons quanto amostras de fezes em um estudo nos EUA.[17] De acordo com os resultados da PCR de fluidos orais e suabes fecais, a excreção viral começou no primeiro dia e chegou ao seu pico 3 a 4 DPI. Não foram verificados achados clínicos da infecção viral presentes aos 10 DPI. Nos fluidos orais e suabes fecais, o ácido nucleico viral continuou a ser encontrado nos limites de detecção de 10 a 35 DPI. Um ligeiro aumento na excreção viral foi verificado nos dias 14 a 17 nos fluidos orais. Foi surpreendente encontrar excreção viral por quase 30 dias após o término dos achados clínicos.[17] Nos locais onde o vírus é endêmico, pode não haver doença clínica e a PCR pode ser positiva.

Tratamento

Não há tratamento. Deve-se se assegurar o fornecimento adequado de água, e administrar substitutos do leite e glicose: soluções de eletrólitos e glicina para a infecção por DESV. As novas estirpes chinesas, presentes no restante da Ásia, Europa e EUA, costumam ser rapidamente fatais para que se institua o tratamento precoce. Com frequência, é necessário eutanasiar animais gravemente acometidos, e a hospitalização é necessária para os menos acometidos.

Não há imunidade cruzada com GET ou CVRS. Em uma unidade de criação, a DES de apresentação antiga era autolimitante. Os teores de anticorpos séricos tornaram-se detectáveis 2 semanas após a infecção e aumentaram até concentrações de 1:1.000, então diminuíram para 1:20 a 1:640. A concentração de anticorpos passivos de uma porca exposta previamente pode proteger os leitões por 5 a 13 semanas, mas anticorpos na porca nem sempre significa que o leitão estará protegido.

A imunidade de infecções naturais prévias e as vacinas usadas anteriormente na Ásia não parecem oferecer qualquer proteção contra essa estirpe recente. Na China, uma vacina viva bivalente tem sido usada para a proteção contra GET e DES desde 1977, mas ainda há poucas evidências de que ela funcione para as novas estirpes virulentas de DES.

Controle

Desinfetantes usados para GET funcionam de forma efetiva contra DESV. O aquecimento a 71°C por 10 min para *trailers* matará o vírus, assim como a exposição a 20°C por 7 dias.

A chave para os produtores é compreender que, após o desaparecimento dos achados clínicos, o vírus pode ser excretado por até 35 dias, e, portanto, deve-se ter cuidado ao mover os suínos (que ficam estressados e podem, portanto, excretar o DESV).

O único controle são medidas de biossegurança e sanitárias estritas, incluindo isolamento antes da integração de novos animais no rebanho.

Autores nos EUA chamaram a atenção para o risco que pode estar associado à dieta dos suínos e aos seus ingredientes. Alguns produtores estão escolhendo não usar qualquer produto suíno na dieta de porcos e podem escolher remover plasma suíno da dieta e substituí-lo por plasma bovino. Outros produtos adequados são mingau de soja fermentada, concentrado de proteína de soja, concentrado de proteína do soro lácteo, leite em pó desnatado e ração à base de frango, entre outras. O uso específico de *feedback* pode ser aplicado às porcas quando falham os esforços para controlar surtos esporádicos de DES. O material a ser usado no *feedback* torna-se disponível 24 h após o início da diarreia, quando a contagem viral é muito alta. A exposição de porcas prenhes ao vírus usando fezes de leitões infectados estimula rapidamente a imunidade lactogênica e torna o surto na propriedade mais curto.

O método antigo para o controle de GET pode funcionar para suínos com DESV e inclui:

- Adicionar animais de reposição com 4 a 6 meses de idade, depois tornar o rebanho fechado
- Praticar o *feedback* (exposição forçada) de todo o rebanho a fezes, intestinos e conteúdo do intestino de animais das baias de parição/creche
- Praticar fluxos estritos todos dentro/todos fora e unidirecionais até os achados clínicos terem desaparecido

- Introduzir sentinelas cerca de 30 dias após os achados clínicos terem cessado para confirmar a não circulação do vírus
- Manter controle estrito de fluxo unidirecional de suínos e pessoas para permitir que o DESV saia do perímetro.

Em outro estudo, Dufresne[18] sugeriu:

- Que todos os leitões com até 10 dias de idade sejam desmamados fora da propriedade
- Expor todas as marrãs e porcas 2 a 5 semanas antes do parto a fezes diarreicas removidas com tecidos das lâmpadas de aquecimento nas baias de parição. Esse material pode então ser colocado na água de beber diariamente, por 3 dias
- Retardar a exposição controlada até que haja intestino suficiente de leitões diarreicos. O material ideal parece ser intestino de leitões eutanasiados 24 h após o início do surto
- O autor repete a exposição controlada três vezes em 2 semanas usando um intestino para cada 10 porcas.

Esse tipo de abordagem parece levar à estabilização por volta de 18 a 20 semanas após o início do protocolo. O processo é mais difícil do que para SRRSV, uma vez que há maior transmissão do vírus, maior estabilidade viral e a imunidade da porca é menor. Em contrapartida, a persistência de infecção viral no hospedeiro é muito mais curta.

A maioria dos rebanhos retorna à mortalidade normal em 5 semanas após a exposição. Na experiência de um médico-veterinário[18], 70% da mortalidade pré-desmame nos rebanhos permanece normal por um período maior de tempo, mas o restante apresenta graus variados de recidiva clínica. Acredita-se que a recidiva não seja apenas um exemplo de falha na exposição, mas é possível ocorrer em razão da diminuição gradual de imunidade no rebanho. Eles verificaram recidivas nos rebanhos com pouco ou nenhum tempo de vazio sanitário, em granjas muito grandes com muitas porcas (mais de 5.000) e onde há baias e não gaiolas de gestação.

O controle se baseia apenas na biossegurança, e assegurar-se que todos os produtos à base de sangue sejam adequadamente tratados termicamente a 27°C seguido por armazenamento em temperatura ambiente por 6 semanas. Em 2014, a enfermidade foi classificada como de notificação obrigatória nos EUA, de maneira que seja possível registrar a sua disseminação.

LEITURA COMPLEMENTAR

Song D, Park B. Porcine epidemic diarrhea virus; a comprehensive review of the molecular epidemiology, diagnosis and vaccines. Virus Genes. 2012;44:167-175.

Stevenson GW et al. Emergence of porcine epidemic diarrhea virus in the United States: clinical signs, lesions and viral genomic sequences. J Vet Diag Invest. 2013;25:649.

REFERÊNCIAS BIBLIOGRÁFICAS

1. Chen J et al. Arch Virol. 2010;155:1471.
2. Sun RQ et al. Emerg Infect Dis. 2012;18:161.
3. Duy DT et al. Thai J Vet Med. 2011;41:55.
4. Puranaveja S et al. Emerg Infect Dis. 2009;15:1112.
5. Martelli P et al. Vet Rec. 2008;162:307.
6. Stevenson GW et al. J Vet Diag Invest. 2013;25:649.
7. Park SJ et al. Virus Genes. 2007;35:321.
8. Chen JF et al. Virus Genes. 2008;36:355.
9. Pan YF et al. Virology J. 2012;9:195.
10. Park SJ et al. Arch Virol. 2011;156:577.
11. Marthaler D et al. Genome. 2013;1:e00555-13.
12. Wang X-M et al. Arch Virol. 2013;158:2487.
13. Li W et al. Emerg Infect Dis. 2012;18:1350.
14. Xu X et al. Vet Microbiol. 2013;164:212.
15. Xu X et al. Virol J. 2013;19:26.
16. Chen Q et al. Proc Am Assoc Swine Vet. 2014;59-60.
17. Bower L et al. Proc Am Assoc Swine Vet. 2014;61-62.
18. Dufresne L. Proc Am Assoc Swine Vet. 2014;613.
19. Woo PCY. J Virol. 2012;86:3995.
20. Marthaler D et al. Emerg Inf Dis. 2014;20:1620.
21. Li G et al. Genome Announc. 2014;2:e00218-14.

Doença vesicular suína

Sinopse

- Etiologia: enterovírus da família Picornaviridae
- Epidemiologia: importante por se assemelhar à febre aftosa. Nenhum surto desde 2011 na Europa e desde 2000 na Ásia. Transmitida por contato direto, movimentação de suínos e alimentação com lavagem não cozida que contenha produtos suínos
- Achados clínicos: febre, claudicação, vesículas na banda coronária e recuperação em 2 a 3 semanas
- Patologia clínica: demonstrar o antígeno em tecidos
- Lesões: vesículas
- Confirmação do diagnóstico: demonstrar o vírus nos tecidos. Isolar o vírus. RT-PCR.
- Diagnósticos diferenciais:
  - Podridão dos cascos de suínos
  - Diferenciar de outras doenças vesiculares por avaliação laboratorial e identificação do vírus
- Tratamento: nenhum é necessário
- Controle: do fornecimento de lavagem e da movimentação de suínos infectados.

A importância da doença vesicular suína reside no fato de que os achados clínicos dessa enfermidade, economicamente sem importância, são indistinguíveis daqueles da febre aftosa (FA), que se torna um problema econômico se ocorrer em um país. Ela pode mascarar a FA, como aconteceu em Taiwan em 1997, embora o diagnóstico atualmente seja mais fácil e possível na propriedade.[1]

Etiologia

A enfermidade é associada a um enterovírus (família Picornaviridae) relacionado ao vírus coxsackie B5 de humanos. Uma variante pode ter se adaptado a suínos. O vírus já foi conhecido como coxsackie suíno (75 a 85% de homogeneidade com o vírus humano). Os isolados humanos de vírus coxsackie B5 não causam enfermidade em suínos. E embora o vírus da doença vesicular suína já tenha infectado humanos, com as estirpes atuais não se considera isso provável. A enfermidade é restrita a suínos, embora o desafio experimental de ovinos tenha produzido infecção subclínica.

Epidemiologia

Ocorrência e prevalência da infecção

A enfermidade foi reconhecida como um surto limitado na Itália em 1966, e erradicada pelo abate. Depois surgiu em alguns países da Ásia (o último foi a China, em Taipei, em 2000) e da Europa, mas, recentemente, apenas em Portugal (2007)[2] e na Itália (2011). O segundo surto foi associado ao crescimento rápido no número de suínos na Lombardia e ao aumento no movimento de animais, combinado aos fracos métodos de biossegurança.[3] A América do Norte e do Sul e a Australásia permanecem livres da infecção.

Programas de erradicação com base na política de abate foram instituídos e, na maioria dos casos, efetivos. Houve alguma variação na virulência, determinada por dois aminoácidos no capsídio, e podem existir sete estirpes antigênicas, embora não haja uma ampla variedade genética. O padrão epidemiológico da enfermidade nos muitos surtos é presumivelmente causado por estirpes diferentes do vírus.

Métodos de transmissão

Infecções, em geral, ocorrem por abrasões mínimas nos cascos, mas podem ocorrer por outras vias. O período de incubação é de 2 a 14 dias, e o vírus pode ser excretado antes do início dos achados clínicos. Durante e por um curto período de tempo após a fase de viremia, o vírus é excretado nas secreções oral e nasal. Também é excretado nas fezes por um período de até 3 semanas, e o líquido vesicular e o epitélio descamado da vesícula são fontes potentes de infecção. Uma infecção crônica com excreção do vírus por períodos de até 3 meses foi descrita. O contato em um ambiente contaminado pode levar a viremia dentro de 1 dia e os achados clínicos em 2 dias.

Grandes quantidades de vírus são excretadas na vizinhança imediata dos suínos infectados. A transmissão ocorre por contato direto ou por alimentos, água ou fezes infectados, e a enfermidade pode se disseminar rapidamente entre suínos dentro de um mesmo grupo. A transmissão aerógena do vírus não é uma característica, e a disseminação entre grupos de suínos é menos rápida do que a que ocorre na FA. A resistência ao vírus e sua persistência no ambiente permitem a disseminação por métodos mecânicos, tais como caminhões e botas contaminadas. Áreas que albergaram suínos infectados podem permanecer infectadas por um período significativo de tempo. O potencial de caminhões de transporte de animais comunitários e mercados em disseminar a infecção é considerável, em razão da ocorrência de lesões mínimas nos cascos que ocorrem durante a movimentação dos suínos e da presença de matéria orgânica persistentemente infectada.

Na epidemia que ocorreu no Reino Unido nos anos 1970, os principais métodos de disseminação eram a movimentação de suínos (48%), veículos contaminados (21%), utilização de lavagem contaminada para a alimentação (15%) e o contato em mercados (11%). Outros métodos incluíram a movimentação de equipamentos ou de funcionários, a disseminação local e a recrudescência de infecções prévias. Os surtos foram menos frequentes no verão, quando eram consumidos menos suínos, e isso resultou em uma movimentação muito menor de suínos.

A doença pode ser suficientemente branda para não ser detectada clinicamente. Isso, associado à ocorrência de infecção subclínica e à relutância dos proprietários em relatar a suspeita da sua ocorrência, facilitou a disseminação pela movimentação de suínos infectados para outras propriedades ou em mercados. A transmissão vertical não foi demonstrada.

A enfermidade também pode se disseminar pelo fornecimento de lavagem não cozida, mas acredita-se que é necessária uma quantidade maior de vírus para infectar o suíno por essa via. Os animais mortos durante o período de incubação da doença ou com infecção subclínica apresentam uma quantidade considerável de vírus nos tecidos corporais. Há pouca diminuição na infectividade com o armazenamento por congelamento, e o vírus pode persistir em carne de porco e produtos derivados de suínos indefinidamente.

Fatores de risco

Fatores de risco do patógeno

Há diferenças antigênicas mínimas e variação na virulência entre alguns isolados de vírus da doença vesicular suína de diferentes países e duas variantes genética e antigenicamente distintas na Europa. O vírus da doença vesicular suína pode ser cultivado em cultura de tecidos e apresenta características que o distinguem dos vírus associados a FA, EV e exantema vesicular. O vírus é extremamente resistente a influências químicas e físicas, o que faz com que o controle da enfermidade seja muito difícil. Ele é inativado apenas em extremos de pH (ele pode sobreviver em pH de 2 a 12) e de temperatura. Pode permanecer também infectante no ambiente e no esterco por períodos de, pelo menos, 6 meses. É resistente à ação de muitos desinfetantes, e as recomendações para o uso deles incluem hidróxido de sódio a 2%, formaldeído a 8% e hipoclorito de sódio a 0,04%, caso a matéria orgânica não esteja presente. Ele é facilmente transmitido em carne infectada. O vírus sobrevive ao processamento de carne de porco e produtos à base de carne de porco, como salame, exceto quando aquecido a mais de 68°C. Ele pode persistir nesses produtos indefinidamente (no salame, 40 dias).

Carcaças infectadas podem ser mantidas sob refrigeração por meses e, quando colocadas em pH neutro a 40°C, os vírus ainda podem ser encontrados por até 160 dias. O vírus é muito estável, tornando, portanto, difícil descontaminar o ambiente, principalmente onde os suínos são criados no solo. O vírus pode ser encontrado em minhocas acima dos locais onde as carcaças foram enterradas.

Importância econômica

Embora os efeitos econômicos da enfermidade de primária sejam mínimos, o custo do método de erradicação pelo abate é alto. Ainda que a taxa de morbidade da maioria das estirpes seja alta, a doença geralmente tem seu curso em 2 a 3 semanas e produz mortalidade insignificante e apenas um atraso mínimo na produção. A principal importância da enfermidade é sua similaridade clínica com outras enfermidades vesiculares e os efeitos do banimento da exportação de animais para outros países. A necessidade de diferenciação imediata de um surto de FA e o problema de ter tal entidade clínica similar presente na população de suínos tornou a erradicação da doença desejável. Na maioria dos países, isso tem se provado extremamente caro.

Patogênese

Há variação na suscetibilidade à invasão pelo vírus da doença vesicular suína nos diferentes locais do corpo; em surtos naturais, é mais provável que a infecção tenha se iniciado na pele lesionada, principalmente em lesões nos cascos. Sugere-se que 90% das infecções ocorram nas tonsilas. Uma grande quantidade de vírus está presente nos tecidos antes dos achados clínicos se desenvolverem. Uma vez estabelecida a infecção em um suíno, a excreção do vírus é tão maciça que resulta em infecção de outros animais no grupo pelas tonsilas e pelo trato gastrintestinal, bem como por lesões na pele. Uma quantidade maciça de vírus é excretada nas fezes. Experimentalmente, a enfermidade pode ser reproduzida por inoculação intravenosa, intramuscular, subcutânea e intradérmica do vírus.

O vírus se dissemina no local de infecção e entra na corrente sanguínea pelos vasos linfáticos. Ela é seguida pela viremia, que pode durar 2 a 3 dias. Pesquisas recentes sugeriram que o vírus pode persistir por um longo período de tempo (por até 63 dias), mas com 119 dias após a infecção (DPI), o vírus foi novamente encontrado nas fezes quando dois grupos de suínos foram misturados. Isso mostra que o vírus e o seu RNA podem persistir por um longo período de tempo e, possivelmente, sugere um estado portador, mas os mesmos autores também alegam que a persistência da infecção é rara. A maioria dos vírus é produzida durante a primeira semana, mas as lesões são infectantes por um longo período de tempo. Os vírus apresentam afinidade especial pelo epitélio da banda coronária, língua, lábio e focinho, e pelo miocárdio. As lesões no cérebro, especialmente no tronco encefálico, são vistas histologicamente, mas sinais nervosos não são um achado clínico comum.

Achados clínicos

O período de incubação varia de 2 a 14 dias. A enfermidade normalmente é branda ou mesmo inaparente. Inicialmente, ela pode se manifestar como claudicação. A taxa de morbidade varia de 25 a 65%, e até 100% dos suínos em uma baia podem ser acometidos. Febre transitória (40 a 41°C) e inapetência temporária e branda podem ser verificadas. Claudicação, arqueamento do dorso e outros sinais de desconforto podal são evidentes, mas menos graves do que em casos de FA. Muito ocasionalmente, eles caminham sobre os joelhos ou gritam. A incidência de claudicação e de lesões podais é influenciada pelo manejo e esses sinais são menos grave quando a cama ou o piso são macios. Vesículas características ocorrem nos locais de predileção, com frequência associados a trauma. Elas são mais comuns na banda coronária das unhas, especialmente nos talões e nos dígitos supranumerários. Elas têm início como áreas de palidez e aumento de volume, e progridem em 1 a 2 dias para vesículas de parede grossa que rompem, dando aparência de uma úlcera. Algumas vezes, os suínos podem apresentar retardo na recuperação. Em suínos gravemente acometidos, as lesões irão circundar a banda coronária e o casco pode cair, assim como na FA. Lesões também ocorrem na língua, lábios e focinho e na pele dos membros e do abdome. Elas são muito menos frequentes nessas áreas e, com frequência, não progridem para vesículas típicas. Uma avaliação dos pés de outros suínos aparentemente normais dentro de um grupo com frequência revelará lesões mínimas, e a extensão do envolvimento dos suínos dentro de um grupo pode ser subestimada sem avaliação cuidadosa.

Em alguns surtos, a incidência de lesões clínicas é mínima e uma única vesícula no pé do suíno deve ser tratada como suspeita. Alguns animais não apresentam achados clínicos, mas desenvolvem títulos significativos de anticorpos neutralizantes. O curso da enfermidade dentro de um grupo, em geral, é de 2 a 3 semanas, a mortalidade é muito incomum e há apenas impacto mínimo sobre a produção, a não ser que a separação completa do tecido córneo do casco ocorra. Sinais nervosos com ataxia, andar em círculos, pressão da cabeça contra obstáculos e convulsões e paralisia foram observados em raras ocasiões. Os suínos que se recuperaram apresentam imunidade que protege contra a reinfecção.

Patologia clínica

Testes para a identificação de doença vesicular suína incluem a demonstração do antígeno nos tecidos e a detecção de anticorpos. O epitélio vesicular fornece o melhor material para a demonstração direta do antígeno, e ele pode estar presente mesmo em lesões remanescentes de 10 dias de idade. O vírus também pode crescer e ser identificado em cultura de tecidos. Um PCR em tempo real (RT-PCR) foi desenvolvido, e a PCR e PCR-ELISA foram descritos, incluindo aqueles para diferenciar entre as muitas enfermidades vesiculares.[4,5] Um dispositivo de fluxo lateral para a detecção de doença vesicular suína e diferenciação de FA em amostras clínicas também foi desenvolvido.[6] Ele apresenta o potencial para ser usado próximo ao animal e fornece suporte rápido para o diagnóstico clínico como um teste na propriedade.

Anticorpos específicos são produzidos dentro de 4 a 6 dias e podem ser demonstráveis antes que a doença clínica se torne evidente. Com anticorpos fluorescentes ou FC direto, o resultado pode ser obtido dentro de 8 a 12 h. Anticorpos podem ser detectados por vírus-neutralização (VN) ou ELISA para o diagnóstico e vigilância da doença. ELISA isótopo-específicas foram descritos. O ELISA de bloqueio em fase líquida direto (ELISA-FL) se correlaciona bem com o teste de neutralização, usado pelas autoridades da Comunidade Europeia. O ELISA com anticorpos monoclonais de captura foi usado no Canadá, na Itália e na Inglaterra para testar os resultados comparativamente a outros testes, e verificou-se que a VN deve ser usada como teste definitivo. O isolamento do vírus e a RT-PCR são os testes de eleição para detecção de doença vesicular suína nas fezes e nos órgãos.

Achados de necropsia

Não existem achados macroscópicos ou histológicos que diferenciem a doença vesicular suína da FA. Lesões na pele consistem em regiões de necrose de coagulação, com formação de vesículas intraepiteliais. Focos necróticos adicionais estão presentes nas tonsilas, pelve renal, bexiga, glândulas salivares, pâncreas e miocárdio. Também há meningoencefalite não purulenta. Inclusões intranucleares estão presentes nos anficitos ganglionares. Um ELISA usado no líquido vesicular ou no epitélio pode dar resultado em 4 a 24 h. Ele cresce bem quando em cultura com células renais de suíno, e pode mostrar efeitos em 6 h. A infecção intracerebral de camundongos causa paralisia e morte.

Diagnóstico diferencial

A ocorrência de vesículas diferencia essa enfermidade de outras doenças não vesiculares. A chamada podridão dos casos de suínos é associada a lesões na sola e no casco da unha, e não na região epitelial da banda coronária. A diferenciação da doença vesicular suína de outras doenças vesiculares requer a avaliação laboratorial e a identificação do vírus, conforme detalhado anteriormente.

Tratamento e controle

Nenhum tratamento foi descrito e é necessário. Na maioria dos países onde ocorreram surtos, procura-se fazer o controle por meio da erradicação pelo abate. O despovoamento é seguido pela limpeza completa e desinfecção e repovoamento limitado após um período de 2 a 3 meses. O descarte de carcaças infectadas pode ser importante em razão do local de descarte poder permanecer infectante.

A detecção de rebanhos infectados pode ser um problema. A natureza branda da doença significa que ela pode facilmente escapar à detecção, principalmente em baias de suínos escuras ou onde as condições de piso podem obscurecer a observação dos pés. Infecções brandas podem produzir poucas alterações clínicas e qualquer lesão vesicular deve ser tratada com suspeita. A relutância de alguns proprietários em relatar lesões suspeitas também pode ser importante, e é essencial instituir programas educacionais que enfatizem a necessidade de detecção precoce e diagnóstico de surtos. Levantamentos sorológicos para identificar infecções atuais ou passadas se provaram valiosos para auxiliar a detecção de enfermidade. Animais reagentes em uma única sorologia causam bastante problema para o comércio. Leitões recebem anticorpos maternos da porca, que podem durar de 30 a 50 dias. Os três métodos de disseminação mais importantes são:

1. Fornecimento de lavagem que contenha carne de porco infectada.
2. Movimentação de suínos de propriedades infectadas, seja diretamente de granja para granja, ou indiretamente por mercados.
3. Movimentos de suínos em veículos contaminados.

O controle dessas formas de disseminação inclui:

- A obrigatoriedade de regulamentar o cozimento da lavagem
- O fechamento de mercados, exceto, talvez, pelas áreas de espera para suínos indo diretamente para o abate
- Controle estrito da movimentação e da venda de suínos
- A limpeza adequada e sanidade de áreas infectadas e veículos de transporte.

A transmissão por alimentos infectados com carne contaminada em lavagem parece ser mais difícil de controlar, e o período latente desse ciclo significa que surtos podem recidivar no momento em que se acreditava que a erradicação tinha sido completa. A desinfecção do esgoto é difícil, mas pode ser tentada pelo tratamento com hidróxido de sódio.

No Reino Unido, o item mais crucial para o controle foi a introdução de um movimento de prevenção de 21 dias após a movimentação inicial. Sentinelas são colocadas 8 semanas após a desinfecção inicial e observadas por cerca de 3 semanas. Se até esse momento estiverem livres, é permitido repovoar a propriedade.

A vacinação não tem sido usada para o controle na maioria dos países, embora vacinas experimentais estejam disponíveis, mas não comercialmente.

LEITURA COMPLEMENTAR

Kitching P. Swine vesicular disease. In: Morilla A, Yoon KJ, Zimmermann JJ, eds. Trends in emerging viral infections of swine. Ames, IA: Iowa State Press; 2002: 205-208.

REFERÊNCIAS BIBLIOGRÁFICAS

1. Ferris NP et al. J Virol Methods. 2009;155:10.
2. Knowles NJ et al. Vet Rec. 2007;161:71.
3. Bellini S et al. Rev Sci Tech. 2010;29:639.
4. Fernandez J et al. J Virol Methods. 2008;147:301.
5. Niedbalski W. Polish J Vet Sci. 2009;12:119.
6. Ferris NP et al. J Virol Methods. 2010;163:477.

Exantema vesicular suíno

EVS é uma enfermidade infecciosa aguda, febril de suínos associadas a um calicivírus. Ao menos 34 tipos de calicivírus foram reconhecidos no oceano e os novos surtos continuam a acontecer. A relação entre esses vírus e o EVS é fonte contínua de especulação. O vírus foi isolado em 2.000 leões-marinhos e mostrou-se infeccioso para suínos. É indistinguível clinicamente de FA em suínos, estomatite vesicular e doença vesicular suína. Não tem sido um problema para a indústria de suínos por mais de 50 anos.

Etiologia

O vírus causal é um calicivírus, e 13 estirpes antigênicas foram isoladas com alguma variação na virulência entre as estirpes. Em um mesmo rebanho, um vírus isolado pode ser antigenicamente diferente de outro. Pelo menos 17 tipos antigênicos foram isolados desde 1972. Apenas suínos são suscetíveis, embora a transmissão experimental para equinos possa ser realizada com algumas estirpes. Suínos de todas as idades e raças são suscetíveis à infecção. O surto inicial em suínos foi rastreado para a alimentação com carne de animais marinhos.

Epidemiologia

Ocorrência

EVS foi diagnosticado pela primeira vez no sul da Califórnia em 1932. Em 1952, foi identificado fora da Califórnia e, em 1953, tinha ocorrido em 42 estados. Contudo, o controle rígido erradicou a enfermidade por volta de 1956, com importância principalmente ao controle da alimentação com lavagem.

Exceto por surtos isolados no Havaí e na Islândia, a enfermidade ocorreu apenas nos EUA. Ela é importante em razão do seu efeito direto e por se assemelhar a FA. Embora o EVS seja uma doença branda com baixa taxa de mortalidade (normalmente menos de 5% e pode haver muitas mortes em suínos lactentes), os animais acometidos podem apresentar perda acentuada do peso corporal e o período de convalescência pode requerer muitas semanas. Porcas prenhes podem abortar e porcas lactantes podem secar, resultando em perda importante de leitões lactentes. A enfermidade foi erradicada dos EUA em 1959, 27 anos após seu surgimento inicial.

Métodos de transmissão

As fontes de infecção são suínos vivos infectados e carne de porco infectante. Suínos infectados excretam o vírus na saliva e nas fezes, mas não na urina, 12 h antes das vesículas se desenvolverem e por 1 a 5 dias após. Lavagem crua que contenha restos de carne de porco é o meio mais comum de disseminação de uma propriedade para outra. Em locais infectados, a enfermidade se dissemina por contato direto e, embora o vírus seja resistente às influências do ambiente, a disseminação por meios indiretos não ocorre imediatamente. Suínos com frequência se infectam, como evidenciado pelo desenvolvimento de imunidade, sem evidência de doença clínica. A ingestão de material infectado é suficiente para produzir a infecção.

O isolamento de um vírus idêntico de animais marinhos, que é capaz de produzir uma enfermidade idêntica ao EVS quando inoculado em suínos, levou à hipótese de que o reservatório primário para o EVS sejam animais marinhos. Epizootias em suínos podem ter sido iniciadas pela alimentação com carne de animais marinhos ou de lavagem que continha produtos de animais marinhos.

Fatores de risco

Fatores de risco do patógeno

O vírus é resistente às influências ambientais e persiste em carnes congeladas e resfriadas. Ele é destruído imediatamente por muitos desinfetantes usados comumente, inclusive hipoclorito de sódio, hidróxido de sódio e fenol. Uma boa imunidade se desenvolve após um ataque, e persiste por, aproximadamente, 20 meses. Não há imunidade cruzada apreciável entre as estirpes de vírus, e muitos surtos, cada um associado a uma estirpe diferente do vírus, podem ocorrer em um rebanho de suínos.

Um vírus similar, se não idêntico, o vírus do leão-marinho de São Miguel foi isolado de leões-marinhos e de lobos-marinhos na costa da Califórnia, nos EUA. Ele é física, química e morfologicamente idêntico ao vírus do EVS, embora os mesmos tipos antigênicos não tenham sido encontrados. O vírus produz uma enfermidade idêntica ao EVS quando inoculado em suínos, e parece apresentar uma gama de hospedeiros similar. O vírus do EVS é infectante para focas-harpa, mas a enfermidade é inaparente e autolimitante. A inoculação intradérmica de EVS em filhotes de leão-marinho resulta em lesões semelhantes a placas. Alimentar suínos com tecidos dos lobos-marinhos inoculados experimentalmente resultou em soroconversão nos suínos que receberam os tecidos dos lobos-marinhos infectados com vírus da EVS, mas não naqueles alimentados com tecidos de lobos-marinhos infectados com o vírus do leão-marinho de São Miguel. Anticorpos contra esse vírus também foram detectados em baleias cinzentas da Califórnia e em suínos selvagens que habitam regiões costeiras.

Patogênese

Como em outras enfermidades vesiculares, há viremia que dura 72 a 84 h, e que começa 48 h após o surgimento das vesículas, com localização na mucosa oral e na pele acima dos cascos. A inoculação intradérmica do vírus da EVS e do vírus do leão-marinho de São Miguel em suínos resulta em vesículas repletas de líquido nos locais de inoculação no focinho, banda coronária e língua. As lesões normalmente são limitadas às porções sem pelos do tegumento e à língua. Uma encefalite viral branda ocorre em suínos inoculados com o vírus de suínos, e o vírus de leões-marinhos pode ser recuperado do tecido cerebral de suínos infectados com o vírus.

Achados clínicos

O período de incubação varia com a virulência da estirpe causal do vírus, mas normalmente é de 1 a 3 dias. Morbidade sempre é alta, mas a mortalidade é baixa. Há febre alta inicialmente (40,5 a 41°C) seguida por desenvolvimento de vesículas na boca, no focinho, nos tetos e úbere, bem como na pele coronária, sola, bulbo do talão e entre as unhas. Isso é acompanhado por apatia extrema e anorexia completa. A lesão inicial é uma área avermelhada que logo desenvolve uma vesícula preenchida por líquido transparente. A vesícula se rompe facilmente, deixando uma região erodida. Isso costuma ocorrer em 24 a 48 h após elas surgirem, e é acompanhado por diminuição rápida da temperatura. Vesículas secundárias com frequência surgem a seguir, e podem causar edema local da face e da língua. As lesões nos cascos podem predominar em alguns surtos, enquanto em outros elas podem ser pouco relevantes. Os cascos acometidos são muito sensíveis e há claudicação grave. A cicatrização das vesículas orais ocorre rapidamente, embora a infecção bacteriana secundária com frequência exacerbe as lesões nos cascos. A recuperação em casos não complicados ocorre em 1 a 2 semanas. Ocasionalmente, pode haver encefalite, miocardite e diarreia, bem como falha em se desenvolver. Quando as porcas se tornam infectadas tardiamente na gestação, o aborto ocorre com frequência e porcas lactantes podem secar.

Patologia clínica

O líquido das vesículas é usado em experimentos de transmissão e para a cultura em tecidos. Soro sanguíneo é usado para FC, vírus-neutralização em cultura de células e teste de precipitação por difusão em gel.

Achados de necropsia

O exame *post mortem* não é de grande valor para o diagnóstico de EVS, mas a patologia da enfermidade foi definida. As lesões são limitadas às epiteliais nas quais há vesículas, necrose, separação da pele e cicatrização rápida com pouca formação de cicatrizes. O diagnóstico envolve o isolamento viral em cultura de células, com microscopia eletrônica como uma possibilidade e muitos testes sorológicos, inclusive teste de anticorpo fluorescente para antígenos. Testes de PCR também foram desenvolvidos.

Diagnóstico diferencial

Em razão da similaridade com a FA, o diagnóstico imediato e preciso da doença é essencial. Na maioria dos países, a *doença é notificável.*

Todas as espécies
- FA e outras doenças vesiculares.

Bovinos
- Diarreia bovina a vírus
- Febre catarral maligna bovina
- Pseudovaríola bovina.

Equinos
- Intoxicação por escaravelhos (Meloidae)
- Penfigoide bolhoso
- Intoxicação por fenilbutazona
- Aristas de semente de gramíneas.

Tratamento

Não há tratamento efetivo. A imunidade é sólida após a infecção, mas a infecção heteróloga é possível.

Controle

A erradicação da enfermidade deve ser tentada sempre que possível. Na maioria das circunstâncias, é essencial que a sua ocorrência seja relatada às autoridades competentes. O primeiro passo é a quarentena do perímetro infectado e a restrição à movimentação de suínos na área. Os animais infectados devem ser abatidos, mas as carcaças podem ser destinadas ao consumo humano, desde que a carne seja submetida a tratamento especial para assegurar a destruição do vírus. Procedimentos de congelamento e resfriamento normais não são suficientes para destruí-lo. Toda a lavagem fornecida aos suínos deve ser fervida. O perímetro infectado deve ser completamente limpo e desinfetado com solução de hidróxido de sódio a 2% antes do repovoamento. A implementação dessas medidas foi bem-sucedida na erradicação da doença nos EUA.

Diante dos reservatórios do vírus e animais marinhos e infecção aparente de suínos selvagens nas regiões costeiras da Califórnia, é possível que a enfermidade recidive em suínos domésticos nos EUA. Métodos possíveis de reintrodução que precisam ser monitorados foram descritos.

A imunização ativa pode ser praticável se a doença reaparecer e outras medidas de controle falharem. Vírus morto com formol produz imunidade que dura por, pelo menos, 6 meses. Vacinas multivalentes podem ser necessárias se uma ou mais estirpes do vírus estiverem envolvidas.

Recentemente, a classe patogênica de vírus semelhantes a calicivírus da EVS (gênero *Vesivirus*) endêmicos em determinadas espécies marinhas e em animais de produção dos EUA possivelmente causaram doença vesicular nas mãos e nos pés de humanos.

Salmonelose em ruminantes e equinos

Sinopse

- Etiologia: *Salmonella* spp.
  - Bovinos: *S.* Typhimurium, *S.* Dublin (SD) e *S.* Newport
  - Ovinos e caprinos: *S.* Typhimurium, *S.* Dublin, *S.* Abortusovis e *S. enterica* subsp. *diarizonae*
  - Equinos: *S.* Typhimurium e *S.* Enteritidis. Há diferenciação entre sorovares hospedeiro-específicos, restrita a hospedeiros e onipresentes
- Epidemiologia: ocorrência cosmopolita. Zoonose importante e enfermidade de origem alimentar. Prevalência da infecção em animais saudáveis varia de acordo com a espécie e o país. A incidência de doença clínica é menor do que a prevalência, e surtos ocorrem deflagrados por fatores estressantes. A disseminação ocorre por meios direto e indireto; o animal infectado é a fonte do organismo, que contamina alimentos e o suprimento de água. A enfermidade pode se tornar endêmica em uma propriedade. Animais portadores excretam o organismo e podem introduzir a infecção em um rebanho. A privação de água e de alimentos, transporte, secas, pastejo intensivo e confinamento, e mistura de animais de fontes diferentes contribuem para o início da doença. A resistência a antimicrobianos é uma grande preocupação em saúde pública, e é mais comum em animais doentes isolados do que em portadores saudáveis
- Achados clínicos: sepse em ruminantes neonatos e potros, com alta taxa de mortalidade. Diarreia aguda e disenteria, fragmentos de fibrina nas fezes, febre, desidratação acentuada e toxemia; enterite crônica; aborto; gangrena seca das extremidades; artrite e focos de osteomielite. Diarreia grave e desidratação são característicos em equinos
- Patologia clínica: cultura do microrganismo das fezes, cultura repetida das fezes é necessária para identificar animais portadores, sorologia no sangue ou leite, uso de alterações hematológicas no leucograma e bioquímica clínica para alterações eletrolíticas
- Lesões: hemorragias septicêmicas. Mucoenterite a enterite necrótica fibrino-hemorrágica acentuada; aumento dos linfonodos mesentéricos. Focos de necrose e espessamento da parede intestinal na enterite crônica
- Confirmação do diagnóstico: cultura do microrganismo das fezes, tecidos ou fluidos corporais; reação da polimerase em cadeia e ELISA de antígeno para detectar DNA específico
- Tratamento: antimicrobianos em casos de bacteriemia, terapia com anti-inflamatórios e fluidoterapia de suporte e eletrolítica
- Controle: evitar a introdução da infecção no rebanho. Limitar a disseminação da infecção dentro do rebanho por identificação dos animais portadores, antimicrobianos profiláticos, restrição à movimentação de animais, suprimento de água limpa, higiene e desinfecção das instalações. Evitar a disseminação da infecção em clínicas veterinárias e descartar materiais infectantes. Vacinas para imunização estão disponíveis, mas não são efetivas.

Etiologia

Salmonella são bacilos gram-negativos em formato de bastonete que pertencem à família Enterobacteriaceae. *Salmonella* spp. pertence aos patógenos de origem alimentar mais importantes a causar infecção em humanos. A bactéria é um microrganismo intracelular facultativo com ocorrência cosmopolita em todas as espécies de mamíferos. O gênero *Salmonella* consiste em apenas duas espécies, *S. enterica* e *S. bongori.* Com base em características moleculares, *S. enterica* é ainda dividida em seis subespécies: subsp. *enterica* (antes chamada subgênero I), subsp. *salamae* (antes chamada subgênero II), subsp. *Arizonae* (subgênero IIIa), subsp. *diarizonae* (subgênero IIIb), subsp. *houtenae* (subgênero IV) e subsp. *indica* (subgênero VI). O subgênero V atualmente é alocado em *S. bongori* para evitar confusão com os nomes dos sorovares de *S. enterica* subsp. *enterica.*[1] Dentro de cada subespécie, estirpes diferentes são classificadas em sorovares (ou sorotipos) com base no seu antígeno de lipopolissacarídeos – LPS – (O) e antígeno flagelar (H) característicos de acordo com o esquema Kauffmann–White. Atualmente, mais de 2.600 sorovares são reconhecidos, dos quais a maioria que causa infecção em pessoas e em mamíferos pertencem a *S. enterica* subsp. *enterica.*[2] Na prática, para *S. enterica* subsp. *enterica,* o nome da subespécie não precisa ser indicado, uma vez que apenas os sorovares dessa subespécie têm nomes. Os sorovares das outras subespécies são designados por sua fórmula antigênica. O nome dos sorovares não é mais colocado em itálico, mas em letras maiúsculas.[1]

Antes que uma nova taxonomia e nomenclatura do gênero *Salmonella* tivesse sido introduzido em 1986, as subespécies eram tratadas como subgêneros e os sorovares eram considerados espécies. Essa alteração na taxonomia já causou e vai continuar causando confusão enquanto ambas as terminologias aparecerem na literatura médica. A maneira como as antes espécies de *Salmonella* e atualmente sorovares eram designados mudou com o tempo. Inicialmente, o sorovar denotava uma síndrome (p. ex., *S. typhi*) ou combinação entre hospedeiro e síndrome (p. ex., *S. abortus-ovis, S. abortus-equi*). Posteriormente, os sorovares foram designados pela origem geográfica da primeira estirpe identificada do sorovar em questão (p. ex., S. *dublin,* S. *london*). Quando a nova nomenclatura foi introduzida, os nomes foram mantidos para sorovares da subespécie *enterica,* que incluem a grande maioria dos sorovares isolados, uma vez que esses nomes já eram familiares. Em contrapartida, os sorovares de outras subespécies são atualmente designados por sua fórmula antigênica.[1]

Sorovares de *Salmonella* diferem quanto à gama de hospedeiros que eles podem infectar e quanto à natureza da enfermidade que eles podem causar: essa diferença é conhecida como *especificidade sorovar-hospedeiro.* Os chamados *sorovares onipresentes,* como S. Typhimurium ou S. Enteritidis podem acometer uma ampla variedade de hospedeiros e produzir doença aguda, mas autolimitante. *Sorovares hospedeiro-específicos,* tais como *S.* Typhi em humanos ou *S.* Gallinarum em aves domésticas, acometem apenas uma única espécie, e são associados a doença grave que não necessariamente inclui diarreia. *Sorovares restritos a hospedeiros* acometem principalmente uma espécie específica, mas também podem causar enfermidade em um número limitado de outras espécies. Tais sorovares são, por exemplo, SD, que acomete principalmente bovinos ou *S. Choleraesuis* (SCS), que acomete principalmente suínos.[3] Os sorovares que mais comumente causam salmonelose em espécies de animais de produção são os seguintes:

- *Bovinos: S.* Typhimurium, SD, *S.* Newport, *S.* Enteritidis
- *Ovinos e caprinos: S.* Typhimurium, SD, *S. enterica* subsp. *diarizonae, S.*
- Abortusovis
- *Equinos: S.* Typhimurium, *S.* Abortusequi, *S.* Newport, *S.* Enteritidis.

Epidemiologia

A epidemiologia da salmonelose é complexa, o que, com frequência, torna o controle da doença difícil. Os padrões epidemiológicos de prevalência da infecção e incidência da doença diferem enormemente entre regiões geográficas, dependendo do clima, densidade populacional, uso da terra, práticas de produção, coleta de alimentos e tecnologias de processamento e hábitos do consumidor. Ademais, a biologia dos sorovares difere tão amplamente que considerações quanto à salmonelose, infecção por *Salmonella* ou contaminação por *Salmonella* são inevitavelmente complexas.

Prevalência da infecção

Levantamentos investigando a prevalência da excreção fecal indicam variação considerável entre países e espécies de animais. Na seção seguinte, a literatura da prevalência da infecção ou excreção fecal em animais saudáveis é revisada por espécie.

Bovinos

A prevalência dos resultados positivos de cultura de fezes de bovinos leiteiros nos EUA foi avaliada em três estudos comparáveis conduzidos em 1996, 2002 e 2007, e incluiu mais de 90 propriedades de, pelo menos, 17 estados.[4] Na maioria dos estudos recentes, 39,7% dos rebanhos participantes e 13,7% dos animais testados foram positivos para *Salmonella* spp., que é o dobro da prevalência em rebanhos e em animais relatada no primeiro estudo de 1996.[4] Em geral, rebanhos maiores com mais de 500 vacas apresentaram maior probabilidade de ter amostras de fezes com cultura positiva (61%) do que rebanhos com menos de 500 vacas (41,5%). Os sorovares mais comuns isolados no estudo de 2007 foram, em ordem decrescente, *S.* Cerro, *S.* Kentucky, *S.* Montevideo,

S. Muenster, *S.* Meleagridis, *S.* Mbandaka e *S.* Newport.

Um estudo conduzido em um grande confinamento nos EUA que recebia bezerros do Meio-Oeste e das Planícies Altas encontrou uma prevalência de amostras ambientais positivas na cultura em coortes no momento da entrada no confinamento de 64,7%.[5] Os sorotipos isolados predominantemente nesse estudo foram *S.* Anatum, *S.* Montevideo, *S.* Orion, *S.* Kentucky, *S.* Mbandaka e *S.* Newport. A distribuição geográfica dos sorotipos difere: *S.* Typhimurium apresenta distribuição universal e SD apresenta distribuição irregular. Nos EUA, até 1948, ela foi limitada à Califórnia e até recentemente, em 1971, ela não havia sido relatada em bovinos a leste das Montanhas Rochosas. Em 1980, o primeiro caso de SD ocorreu em Indiana. A movimentação de bovinos adultos infectados é responsável pela introdução da infecção em áreas nas quais ela não havia sido diagnosticada previamente. Em um levantamento realizado na Califórnia com 60 rebanhos leiteiros, amostras de leite e de soro testados por ELISA para anticorpos contra antígenos de *Salmonella* sorogrupos B, C1 e D1 verificou que 75% dos rebanhos leiteiros avaliados apresentavam vacas com evidência sorológica de exposição recente a salmonelas, especialmente *S.* Typhimurium e SD.

Dados de um monitoramento bacteriológico de *Salmonella* em rebanhos bovinos foram relatados por muitos estados membros da União Europeia (UE) em 2009.[6] A Finlândia e os Países Baixos relataram uma prevalência de 0 e 5,5% de amostras de fezes positivas na cultura, respectivamente. Níveis de prevalência entre 0 e 3,4% em animais na fazenda ou no momento do abate foram relatadas em oito estados membros da UE e na Noruega. Os resultados das avaliações microbiológicas da carne bovina conduzidas nos Países Baixos, Dinamarca, Alemanha, Irlanda e Itália indicam que os sorovares mais prevalentes, em ordem decrescente, foram *S.* Typhimurium, SD, *S.* Infantis, *S.* Derby e *S.* Enteridis.[6]

Um estudo australiano que investigou a prevalência de amostras de fezes positivas à cultura em bovinos em idade de abate revelou um nível de prevalência em animais estimado em 1,7% para bovinos leiteiros, 0,8% para bovinos de corte e 0,5% para bovinos de corte a pasto.[7] Nesse estudo, a prevalência em rebanho determinada para amostras de fezes positivas para *Salmonella* spp. não Dublin foi de 17% para vacas-leiteiras, 13% para bovinos de corte confinados e 5,5% para bovinos de corte a pasto.[7] Os sorovares mais prevalentes em bovinos foram SD, *S.* Typhimurium e *S.* Anatum.

A prevalência de amostras de fezes de bovinos e de bezerros hospitalizados positivas à cultura em um hospital-escola veterinário nos EUA cultivadas como parte de um programa de vigilância da *Salmonella*, mas que não eram suspeitos clínicos de *Salmonella*, foi de 3,2% para bezerros e de 2,3% para bovinos adultos.[8] Os sorotipos mais prevalentes nesses pacientes que não eram suspeitos de salmonelose foram, em ordem de ocorrência, *S.* Newport, *S.* Typhimurium e *S.* Agona.[8]

Ovinos

A literatura quanto à prevalência de infecção em ovinos é escassa. O estudo recente do U.S. Department of Agriculture-Animal and Plant Health Inspection Service (USDA-APHIS) "*Sheep 2011*" incluiu 247 propriedades de criação de ovinos de 22 estados para investigar a prevalência de microrganismos entéricos patogênicos e comensais nas populações de ovinos dos EUA.[9] Nesse estudo, a prevalência de amostras de fezes positivas à cultura do rebanho foi determinada como 66,4%. A proporção de amostras compostas de fezes positivas, estratificada por tipo de ovino, foi de 38,2% para ovelhas e cordeiros lactentes; 30,9% para o grupo de cordeiros lactentes, cordeiros comercializados e ovelhas de reposição, e 29,1% para ovelhas prenhes e outras.[9] De longe, o sorovar mais prevalente foi *S. enterica* subsp. *Diarizonae* IIIb:61-:1,5,7, que contabilizou 94,6% de todos os isolados. *S.* Enteritidis e *S.* Newport combinadas contabilizaram apenas 4% de todos os isolados, enquanto *S.* Typhimurium não foi isolada.[9]

Estudos em abatedouros conduzidos em diferentes países relataram prevalência de amostras positivas à cultura em ovinos entre 0,1% no Reino Unido e 40% na Austrália.[10] Em um estudo recente em abatedouros na Austrália, *Salmonella* spp. foi isolada de 20% das amostras de fezes e 13% das lãs em ovelhas abatidas.[11] Outro estudo australiano usou qPCR multiplex para determinar a prevalência de *S. enterica* em amostras de fezes coletadas de cordeiros ao desmame, no pós-desmame e antes do abate de oito propriedades em quatro estados. A prevalência geral de amostras de fezes positivas para *Salmonella* foi de 5%, mas foi encontrada uma ampla variação entre estados. As maiores taxas de prevalência foram determinadas em New South Wales, em cordeiros ao desmame (18,1%) e no pós-desmame (23,8%).[10]

S. Abortusovis é um sorovar restrito a ovinos que representa uma causa comum de aborto e mortalidade em cordeiros neonatos no oeste da Ásia.[12] Infecções foram relatadas na França, Espanha, Alemanha, Chipre, Itália, Suíça, Rússia e Bulgária, mas poucos estudos quanto à prevalência da infecção estão disponíveis. Um estudo suíço recente determinou a soroprevalência de infecção por *S.* Abortusovis em rebanhos de ovinos em 2007 após uma série de surtos de abortos que ocorreram entre 2003 e 2007 por todo o país. Antes de 2003, o aborto causado por *S.* Abortusovis não foi relatado por muitas décadas nesse país. Em geral, foi verificada uma soroprevalência nos animais de 1,7% e prevalência de rebanhos de 16,3%.[13]

Equinos

Foram conduzidos poucos estudos de prevalência de infecções em equinos sem manifestação clínica. O National Animal Health Monitoring System Equine, em um estudo conduzido em 1998 que incluiu mais de 8.000 equinos de quase 1.000 propriedades de todo o país, relatou uma prevalência de amostras de fezes positivas à cultura de 0,8%. Estimou-se que ao menos um equino em 1,8% estava excretando salmonela nas fezes.[14] Um total de 14 diferentes sorotipos foi isolado, com o sorotipo mais comum sendo *S.* Muenchen.

Verificou-se que 4% dos espécimes de origem equina submetidos a laboratórios diagnósticos nos Emirados Árabes Unidos foram positivos para *Salmonella.* Os dois sorovares predominantes de *Salmonella* foram *S.* Typhimurium e *S.* Kentucky, seguidos por *S.* Anatum e *S.* Agona.[15]

Ocorrência

A salmonelose ocorre universalmente em todas as espécies.

Bovinos

Assumiu-se que a enfermidade é de grande importância, principalmente na indústria de laticínios. Além de ter implicações na saúde e na produtividade de um animal individual e no rebanho, infecções e surtos em bovinos leiteiros representam um risco zoonótico importante de transmissão. Notavelmente, as prevalências de diferentes sorovares de *Salmonella* isolados de amostras de animais clinicamente sadios diferem de modo considerável das taxas de prevalência de sorovares isolados de amostras de fezes de animais enfermos.

Um estudo a campo recente nos EUA, conduzido em 831 rebanhos leiteiros de Nova York, Pensilvânia, Vermont, Massachusetts e Connecticut, que concordaram em enviar amostras de fezes de animais com doença clínica suspeitos de *Salmonella* para diagnóstico laboratorial, relatou resultados positivos para cultura em 22,5% de mais de 2.500 amostras cultivadas.[16] A taxa de incidência no rebanho foi de 8,6 rebanhos positivos para 100 rebanhos/ano, e o nível de incidência em animais para novilhas pré-desmame, novilhas pós-desmame e vacas adultas foi de 8,1; 0,04 e 1,8 casos para cada 1.000 animais/ano respectivamente.[16] Nesse estudo, *S.* Newport foi o sorovar mais prevalente, com 41%, seguido por *S.* Typhimurium (incluindo var. Copenhagen) com 19,1%, *S.* Infantis (8,2%), 4,5,12:i:- (6,1%), *S.* Agona (5,2%) e *S.* Muenster (4,2%).[16]

Entre 768 casos clínicos suspeitos de *Salmonella* em um hospital-escola veterinário no estado de Nova York, 6,5% foram identificados como portadores que excretam nas fezes, com base nos resultados da cultura.[8] A prevalência de amostras de fezes positivas na cultura em casos clínicos foi de 9,1% em bezerros e de 3,6% em vacas adultas, com maior proporção de amostras positivas no outono, e menor durante a primavera.[8] Os sorovares mais comuns foram S. Typhimurium, S. Typhimurium var. Copenhagen e S. Newport, com números similares de isolados.[8]

No Reino Unido, com uma população de bovinos de 8,26 milhões em 2013, um total de 52.922 amostras de casos clínicos foram submetidas para fins diagnósticos; salmonelas foram isoladas de 604 amostras. Os sorovares mais prevalentes isolados de bovinos foram SD (72,5%), S. Mbandaka (7,5%), S. Typhimurium (5,0%) e S. Montevideo (3,3%).[17] SD foi o sorovar mais comumente isolado de bovinos com doença clínica nos últimos 15 anos no Reino Unido. A prevalência de S. Typhimurium, que foi o sorovar mais prevalente com mais de 60% ao final dos anos 1990 no Reino Unido e em outros países, tem diminuído continuamente no decorrer dos últimos anos, principalmente S. Typhimurium tipo definitivo (DT)104, que foi associado a surtos de salmonelose em bovinos leiteiros e em humanos no Reino Unido e nos EUA.

Na Alemanha, o número de surtos de salmonelose bovina tem diminuído no decorrer dos últimos anos, de 258 surtos em 2002 para 81 surtos em 2009. De 2009 a 2011, esse número aumentou novamente para 109 surtos de salmonelose bovina em 2011. 18 S. Typhimurium (incluindo var. Copenhagen) foi o sorovar mais comum, associado a, aproximadamente, 40% de todos os surtos entre 2009 e 2011, seguido por SD (22%), S. Enteritidis (6,4%) e S. Abony (5,5%).[18]

Um estudo recente investigou a prevalência de sorovares diferentes de amostras de fezes positivas à cultura de bezerros diarreicos na Austrália, incluindo um total de 597 amostras de 84 rebanhos.[19] Os sorovares mais comuns em bezerros diarreicos foi de SD (27,4%), S. Typhimurium (14,5%), S. Zanzibar (11,3%) e S. Bovismorbificans (9,7%).

S. Montevideo tem sido causa de grandes perdas econômicas por aborto em vacas e mortalidade em rebanhos de bovinos de corte criados extensivamente na Escócia. Até 25% das vacas abortaram e a mortalidade geral do rebanho foi de 7%. O microrganismo tem sido causa de aborto em um rebanho ovino vizinho.

Ovinos

A salmonelose é encontrada normalmente quando ovinos são agrupados em altas densidades. No Reino Unido, com a população de ovinos de 30,95 milhões, aproximadamente 9.500 amostras de ovinos de casos clínicos suspeitos de *Salmonella* foram processadas por laboratórios oficiais de diagnóstico em 2013.[20] Os sorovares mais comuns foram *Salmonella enterica* subsp. *diarizonae* 61:k:1,5,(7) e variantes (36,6%), seguido por S. Montevideo (32,1%), SD (11,6%) e S. Agama (8,9%).[20] Não foram verificados casos de S. Typhimurium ou S. Abortusovis em ovinos no Reino Unido em 2013.

O sorovar Dublin pode causar tanto enterite quanto aborto em ovinos adultos, e a enfermidade, com frequência, é associada à metrite, anorexia e perda da lã. Cordeiros neonatos podem desenvolver diarreia com alta taxa de mortalidade. O sorovar Typhimurium é associado a doença aguda, enterite, mas normalmente não a aborto. S. Brandenburg tem acometido animais de produção e humanos na Ilha Sul da Nova Zelândia. A estirpe causou abortos em ovinos e em bovinos, bem como gastrenterite em bezerros e em bovinos adultos. A mesma estirpe também provocou doença em equinos, caprinos, cervos, suínos e humanos. A disseminação da enfermidade em fazendas foi fortemente associada a ovelhas que abortaram, o que resultou em contaminação ambiental considerável. Durante a estação de abortos, gaivotas-de-asas-escuras pareceram espalhar a doença a outras propriedades. Outras fontes potenciais de infecção eram ovinos portadores, fontes de água contaminadas e poeira contaminada.

Surtos de infecção por S. Abortusovis causando aborto em ovinos aconteceram em diferentes países da Europa e Ásia ocidental. Mais recentemente, tais surtos ocorreram na Suíça durante a estação de parição de 2003/2004 até 2007/2008, com até 70% de perdas fetais em rebanhos acometidos.[13]

Equinos

A incidência de salmonelose tem aumentado na população de equinos, principalmente onde animais são agrupados em grandes centros clínicos e haras. Salmonelose nosocomial é um problema importante em equinos em hospitais veterinários.[21] Também é possível que muitas das enterites não identificadas de equinos possam ser associadas a *Salmonella* spp.

No Reino Unido, o isolamento de Salmonella spp. de casos clínicos foi relatado em 2013. Diferentemente de anos anteriores, *Salmonella* 4,5,12:i:-, e não S. Typhimurium foi o sorovar mais comumente isolado (25%).[22]

Morbidade e taxa de mortalidade

A taxa de morbidade em surtos de salmonelose em bezerros e ovinos normalmente é alta, com frequência chegando a 50% ou mais. Morbidade e mortalidade normalmente são maiores em bezerros com menos de 12 semanas de idade. Em todas as espécies, a taxa de mortalidade com frequência chega a 100% se o tratamento não for instituído. Em surtos em rebanhos de bovinos lactentes criados extensivamente, a morbidade variou de 14 a 60% e a mortalidade em bovinos adultos de 0 a 14%. Em uma revisão de 40 casos de salmonelose clínica em equinos que foram diagnosticados em uma clínica, a taxa de mortalidade foi de 60%. Uma epidemia de salmonelose acometendo até 40% dos potros com menos de 8 dias de idade em uma propriedade de cavalos Puro-sangue foi relatada.

Métodos de transmissão

Salmonelas são disseminadas por meios diretos ou indiretos. Os animais infectados são a fonte de microrganismos; eles excretam bactérias e infectam outros animais, direta ou indiretamente, por contaminação do ambiente, principalmente alimentos e suprimento de água. Os animais da propriedade podem ser infectados por meios diferentes: por transmissão de animal a animal, especialmente de sorovares adaptados ao hospedeiro; por alimentos animais contaminados e por um ambiente contaminado (solo, aves, roedores, insetos, suprimento de água). Resíduos líquidos de animais infectados podem contaminar o ambiente diretamente, incluindo riachos, rios e pastos. Bactérias também podem se disseminar durante o transporte de animais infectados e na manutenção dos animais em recintos de descanso antes do abate. Nessas situações, a excreção de salmonelas é exacerbada pelo estresse imposto.

A mistura de bezerros jovens suscetíveis e seu transporte subsequente é um mecanismo eficiente para a disseminação rápida de *Salmonella.* Leilões servem como reservatórios de infecção, apesar da limpeza e desinfecção. Muitos veículos e mercados são contaminados com *Salmonella.* A introdução de um animal portador infectado a um rebanho é causa comum de surtos de salmonelose clínica em rebanhos leiteiros que estão expandindo em tamanho.

O microrganismo pode persistir no local por, em média, 14 meses em ambiente onde os bezerros são criados. *Salmonella* spp. não sobrevive por mais de 5 dias na urina bovina misturada a fezes, mas sobreviverá em fezes bovinas secas por até 6 meses. Após um surto clínico de salmonelose, por exemplo, em um rebanho leiteiro que cria suas próprias reposições, o perímetro não pode ser declarado livre de *Salmonella* apenas com base na ausência de casos clínicos por alguns anos ou diante do desempenho comparativamente alto do rebanho. Em grandes rebanhos leiteiros com *free-stalls* modernos que reciclam a água em seus sistemas de esgoto, pode ser possível isolar sorovares de *Salmonella* por muitos anos após um surto de salmonelose clínica. Os microrganismos podem ser encontrados em amostras de água reciclada, filtros de tanque de expansão de leite e fezes de bezerros e bovinos adultos.

Durante o abate, a contaminação fecal da carcaça ocorre comumente, podendo acontecer em qualquer momento desde os procedimentos de abate até o processamento dos produtos crus. O leite pode ser contaminado diretamente por vacas que excretam o microrganismo no úbere, principalmente naqueles bovinos infectados com SD e S. Muenster, ambos adaptados a colonizar a glândula mamária dos bovinos. Embora S. Typhimurium não seja normalmente excretada no leite, exceto durante o estágio febril da doença clínica, relatou-se que ela foi persistentemente isolada do leite de uma vaca saudável. S. Enteritidis foi isolada de filtros de leite, do leite de um tanque de expansão e de leite de um quarto de uma vaca-leiteira de 5 anos de idade que excretava persistentemente o microrganismo pelo leite por muitos meses. Há maior probabilidade de que o leite seja contaminado por fezes de um animal com salmonelose clínica ou de um portador saudável, durante o processo de ordenha. Fontes adicionais de contaminação durante a ordenha são o uso de água poluída ou equipamentos contaminados. Trabalhadores que não têm boa higiene e apresentam salmonelose ou excretam de forma crônica também podem contaminar o suprimento de leite.

A transmissão aerógena pode ser a forma principal de infecção por *S.* Typhimurium. Estudos mostraram que o microrganismo pode sobreviver no ar por tempo suficientemente longo para representar um dano significativo por disseminação aerógena.

Estado portador

Uma vez que as salmonelas são microrganismos intracelulares facultativos que sobrevivem nos fagolisossomos dos macrófagos e de outras células, eles podem evadir os efeitos bactericidas dos anticorpos e do complemento. Portanto, a persistência da infecção em animais e no ambiente é uma característica epidemiológica importante da salmonelose. Uma vaca infectada com SD pode se tornar um caso clínico ou um *portador ativo*, excretando o organismo de forma constante ou intermitente nas fezes. De forma alternativa, pode se tornar um *portador latente*, com a persistência da infecção nos linfonodos ou tonsilas, mas sem salmonelas nas fezes, ou mesmo um *portador passivo*, que constantemente adquire a infecção do pasto ou do piso do bezerreiro. Em portadores passivos, a invasão dos tecidos não ocorre, e quando o animal é removido do ambiente, a infecção desaparece. Contudo, portadores passivos provavelmente multiplicam as salmonelas, contribuindo para a epidemiologia do patógeno. Portadores latentes podem se tornar portadores passivos ou mesmo casos clínicos sob estresse, especialmente no momento do parto ou durante uma enfermidade. Um grande problema no controle da infecção por SD é que portadores latentes do microrganismo, diferentemente daqueles que excretam de forma persistente, não podem ser identificados de imediato por cultura de fezes ou métodos sorológicos. Em um estudo de 3 anos em um rebanho leiteiro, o microrganismo foi isolado ocasionalmente das fezes de bovinos adultos, de alguns bovinos após o parto e de alguns bezerros 24 h após o nascimento. Em alguns rebanhos leiteiros, o microrganismo pode persistir por muitos anos com baixa taxa de incidência de doença clínica.

Para *S.* Typhimurium, que é um dos sorovares mais comuns associados à doença em humanos, o doador pode ser qualquer espécie de animal doméstico, incluindo humanos, ou qualquer animal silvestre ou ave. Embora todos os adultos infectados tornem-se portadores, raramente isso ocorre por qualquer período de tempo, e bezerros raramente se tornam portadores. Em ovinos e em bovinos, o estado portador pode persistir por tanto tempo quanto 10 semanas, e em equinos por até 14 meses.

Fatores de risco que predispõem à enfermidade clínica

As características clínicas da salmonelose em grandes animais variam dependendo dos diversos sistemas de manejo utilizados, da densidade de animais, se eles são ou não confinados, e as características epidemiológicas das diferentes espécies de *Salmonella*. Portanto, a salmonelose em bovinos é uma enfermidade muito grave e persistente em regiões nas quais ela é causada principalmente pelo sorovar adaptado ao hospedeiro de SD. Em contrapartida, a salmonelose bovina associada a *S.* Typhimurium é esporádica e, ainda que seja fatal para animais individuais, não é uma enfermidade grave. Embora provavelmente existam diferenças similares quanto às outras espécies, elas não são particularmente bem definidas. A diferença entre as enfermidades associadas a SD e *S.* Typhimurium é que existe uma tendência marcante para SD persistir em bovinos adultos e criar um reservatório de animais portadores. Com *S.* Typhimurium essa ocorrência não é tão comum, de maneira que a enfermidade provavelmente cede após a exposição inicial e recidiva apenas quando a fonte de infecção, de roedores e alimentos, ou detritos e esgoto, reaparecem. Isso não exclui a possibilidade de a enfermidade persistir em um rebanho por períodos longos. A infecção por *S.* Typhimurium persistiu em um grande rebanho leiteiro por 3,5 anos. Embora a taxa de incidência de doença clínica tenha declinado no decorrer do período de estudo, o microrganismo ainda pôde ser cultivado dos filtros do tanque de expansão de leite, que podem ter sido associados a uma vaca identificada como excretora pelo leite. São documentados muitos incidentes de doença humana associados a infecção por *S.* Typhimurium após o consumo de leite cru.

Em equinos hospitalizados, muitos estudos determinaram um aumento no desenvolvimento de infecção nosocomial por *Salmonella* após o tratamento com antimicrobianos ou intubação nasogástrica, bem como em equinos que apresentavam cólica no momento da admissão.[21] Outros estudos relataram um aumento do risco de desenvolvimento de salmonelose decorrente do tratamento parenteral prolongado com penicilina G potássica.[21]

Fatores de risco do animal

Exceto em neonatos, principalmente potros, a infecção por *Salmonella* sp. normalmente não é suficiente para causar salmonelose clínica. A resposta à infecção com *Salmonella* sp. varia, dependendo do tamanho da dose de desafio e do estado imunológico do animal, que por sua vez depende da ingestão de colostro em neonatos, bem como da exposição prévia à infecção e exposição a fatores estressantes, principalmente em animais mais velhos. Em geral, é aceito que a intervenção de algum fator desencadeante, tal como transporte, doença intercorrente, anestesia e cirurgia, administração de antimicrobianos ou de anti-helmínticos, privação aguda de alimentos ou parto, normalmente são necessários para causar doença clínica distinta da infecção por *Salmonella* spp.

A porta de entrada da infecção na salmonelose quase sempre é a via oral, de maneira que a gravidade da enfermidade em um indivíduo, ou em um surto em um grupo de animais, depende do grau de contaminação do ambiente e das condições de temperatura e umidade que determinam o tempo de sobrevivência das salmonelas. Tão importante quanto é a influência do hospedeiro no desfecho da infecção. Muitos animais se tornam infectados naturalmente, e são portadores passivos; eles excretam salmonelas nas suas fezes sem doença clínica, mas apenas pela duração da sua coabitação com outros animais infectados. É possível reproduzir a salmonelose experimentalmente na maioria dos animais usando uma dose grande o suficiente de uma estirpe virulenta do microrganismo. Ainda é comum a ocorrência de animais que são portadores subclínicos da infecção, mas que desenvolvem salmonelose clínica quando expostos a fatores estressantes, tais como transporte por longas distâncias, hospitalização, privação intensa de alimentos ou parto.

Resistência genética à salmonelose em animais domésticos

Há evidências de forte associação genética quanto à resistência a salmonelose em muitas espécies de animais domésticos economicamente importantes. Contudo, a reprodução seletiva para características de resistência não é usada no controle de enfermidades ou do estado portador de *Salmonella* em qualquer uma dessas espécies. O valor de uma característica de resistência específica na diminuição das enfermidades deve ser equilibrado a outros fatores, tais como produtividade de carne e de leite. O controle da colonização do trato gastrintestinal de animais de produção por *Salmonella* parece ser um objetivo particularmente útil, com enorme benefício potencial para a saúde pública. Pode haver um papel para muitas características imunológicas hereditárias, incluindo a função de leucócitos polimorfonucleares e a proliferação mitogênica induzida por lecitina.

As inter-relações entre os fatores de risco do hospedeiro, o ambiente e o patógeno são descritas aqui de acordo com as diferenças entre espécies.

Bovinos de leite

Em bezerros, a enfermidade normalmente é endêmica em uma propriedade específica, embora surtos possam ocorrer.

S. Typhimurium é comumente associada à enterite ou à sepse em bezerros com menos de 2 meses, enquanto o sorovar Dublin é identificado com frequência similar em bovinos jovens (> 2 meses) e adultos.[23] A disseminação entre bezerros de um grupo é pela via fecal-oral. A infecção de um bezerro neonato pode ter origem materna, uma vez que muitas vacas que são portadoras latentes passam a excretar a bactéria ativamente no parto. Os bezerros não são infectados ao nascimento, mas se tornam infectados no ambiente.

Em bovinos adultos, SD é uma infecção comum e ocorre esporadicamente, mas como surtos quando há fatores estressantes. A disseminação em geral é pela via oral e, em bovinos a pasto, aumenta de maneira significativa quando há condições persistentemente úmidas. Camundongos silvestres são reservatórios potenciais de SD em rebanhos de bovinos leiteiros.

Bovinos de corte e de engorda

Embora a salmonelose possa causar perdas econômicas significativas em rebanhos de bovinos de corte e de engorda, ela não é tão importante quanto em bovinos leiteiros. Poucos bovinos de corte excretam *Salmonella* no momento do abate, e esses animais não parecem ser um fator de risco importante para a contaminação das carcaças.

Ovinos

A salmonelose em ovinos pode ocorrer como uma ampla variedade de síndromes diferentes de gravidade variável, dependendo principalmente do sorovar específico envolvido. *Salmonella enterica* subsp. *diarizonae* são encontradas mais comumente em ovinos. Os sorovares de *Salmonella enterica* subsp. *enterica* mais encontrados em ovinos incluem *S.* Montevideo, SD, *S.* Typhimurium e *S.* Agama.

Equinos

São, com frequência, portadores passivos, albergando *Salmonella* em órgãos internos, tais como linfonodos, mas não excretam os microrganismos nas fezes ou os excretam apenas de forma intermitente. Dessa forma, a busca por um portador pode ser trabalhosa ou mesmo infrutífera. Ao menos, cinco culturas de fezes negativas devem ser realizadas antes de absorver um portador suspeito.[21]

Como em outras espécies, a idade é um fator de risco importante para o desenvolvimento de doença clínica grave e sepse. Fatores de risco para os potros incluem: histórico de distocia, imaturidade ou prematuridade, falha na transferência de imunidade passiva (FTIP) e ambiente sujo, infecção concomitante por um patógeno ou outras doenças debilitantes e saúde ruim da mãe.

A ocorrência de salmonelose em equinos hospitalizados por outra enfermidade tem se tornado um problema relevante e pode, pelo menos em parte, ser atribuído ao aumento do estresse e à supressão imune causados por doença e procedimentos debilitantes, como anestesia e cirurgia.

Mecanismos imunes

A maioria das informações quanto aos mecanismos de imunidade à *Salmonella,* incluindo a segurança e a imunogenicidade de todas as vacinas contra esse microrganismo, tem sido encontrada experimentalmente nesses animais. Em infecções primárias em camundongos, o crescimento bacteriano inicial no sistema reticuloendotelial é controlado pela contribuição tanto dos macrófagos quanto das células polimorfonucleares e é afetado pela virulência da estirpe. Em infecções letais, o crescimento inicial das bactérias nos tecidos resulta de um alto número de bactérias que leva à morte do animal. Após a infecção natural por *Salmonella,* a resposta de anticorpos aos LPS e determinantes proteicos pode ser detectada. IgM anti-*Salmonella* aparece no soro precocemente após a infecção, seguida por IgG. As células T apresentam papel crítico nos estágios mais tardios da infecção primária.

Fatores de risco do ambiente e do manejo

Bovinos

A intensificação da criação de todas as espécies é reconhecida como um fator que contribui de forma significativa para o aumento da taxa de novas infecções. Qualquer alteração significativa no manejo de um rebanho ou de um grupo de animais pode deflagrar o início da salmonelose clínica se a infecção preexistir nesses animais. Os fatores de risco para a excreção fecal de *Salmonella* e para a salmonelose clínica em rebanhos leiteiros foram o tamanho do rebanho, a atividade de roedores nos alojamentos e nas páreas de alimentação, o uso de sistemas de lavagem com água e a alimentação de vacas lactantes com produtos de cervejaria. O grande tamanho do rebanho e o manejo intensivo provavelmente fornecem um ambiente favorável à excreção de *Salmonella* e à infecção crônica em rebanhos leiteiros.

O estresse nutricional causado pelas dietas de transição e o estresse pelo calor foram associados a surtos em alguns rebanhos. O jejum, o estresse do transporte e o agrupamento de animais antes do abate podem afetar o número de bovinos que se tornam contaminados com patógenos bacterianos, como *Salmonella.* Contudo, nenhum dos fatores de risco avaliados antes ou durante o processo de transporte apresentaram impacto sobre a excreção fecal e a contaminação do couro ou da carcaça. O pH do conteúdo ruminal mostrou influenciar o número de salmonelas que sobrevivem à passagem pelo rúmen. Um alto teor de ácidos graxos voláteis e pH baixo, tal como ocorre quando um ruminante está em uma dieta completa com ração, é desfavorável à passagem de salmonelas pelos pré-estômagos. A diminuição na ingestão de alimentos como resultado do transporte ou próximo ao parto pode contribuir ainda mais para o risco de infecção clínica ou subclínica. Em alguns rebanhos, há casos esporádicos em vacas no período periparto, normalmente 1 semana após o parto.

Pastos contaminados com fezes de animais infectados representam uma fonte importante de infecção para animais criados extensivamente. Em bovinos a pasto, há uma incidência sazonal distinta no fim do verão, do outono e início do inverno, provavelmente em razão da maior exposição à infecção no pasto. Temperatura e umidade são mais importantes, uma vez que as salmonelas são suscetíveis ao ressecamento e à luz do sol. *S.* Typhimurium pode permanecer viável em pasto e no solo, água parada e fezes por até 7 meses. O uso do esterco dos animais para adubação como forma de descarte do esterco de galpões de bovinos é altamente eficiente para disseminar infecções por *Salmonella.* A probabilidade de as vacas se tornarem infectadas aumenta consideravelmente se elas pastarem logo após a aplicação do adubo e é menos provável durante períodos secos e ensolarados e quando há crescimento suficiente do pasto para evitar que elas ingiram o pasto muito próximo à superfície do solo. O tempo de sobrevivência de *Salmonella* spp. em esterco líquido frio depende de muitos fatores, incluindo pH do esterco e sorotipo do microrganismo. Ele pode ser tão longo quanto 28 semanas.

A contaminação dos suprimentos de água de bezerros e de vacas por *Salmonella* foi identificado como uma fonte potencial de exposição. A água oferecida para bezerros leiteiros desmamados em bebedouros automáticos foi um fator de risco, quando comparado à válvula sob demanda e a um pH da água maior que 8. A água de beber pode permanecer infectada por períodos longos, de até 9 meses, e em bovinos em criação extensiva a pasto, a água de beber infectada em poços estagnados é uma fonte significativa de infecção. Praias de confinamento (lagos rasos temporários) com frequência são contaminados com muitos sorotipos de *Salmonella.* O uso de praias como fonte de água para animais confinados pode ser fonte de *Salmonella,* e elas não devem ser usadas para o gado se refrescar durante os meses de verão, para reduzir a poeira ou para a irrigação das lavouras. Animais silvestres, aves e aves aquáticas migratórias têm acesso a esses corpos de água e, em razão do seu tamanho e número, há muito pouco que possa ser feito para evitar que se tornem contaminados.

A infecção pode ser introduzida por animais portadores infectados. Por exemplo, em grandes unidades de criação de bezerros, muitos deles são infectados ao serem recolhidos da propriedade de origem e, se eles forem agrupados, todos os bezerros do grupo em breve estarão infectados. A infecção pode se disseminar entre os bezerros confinados individualmente, o que sugere que a disseminação por aerossol pode ocorrer. *S.* Typhimurium pode sobreviver por muitos meses em perímetros de criação de bezerros, apesar do despovoamento, limpeza e desinfecção. Contudo, em razão da falha da maioria dos bezerros em se manterem como portadores, eles normalmente estão livres de infecção 6 semanas após a chegada ao recinto.

Alimentos contaminados, animais portadores e roupas contaminadas de visitantes e trabalhadores casuais são os métodos mais comuns de introdução da infecção. Métodos menos comuns incluem aves que voam livremente e larvas de nematódeos imediatamente infectados por salmonelas. As salmonelas foram isoladas de uma ampla variedade de animais silvestres que podem atuar como reservatórios para a infecção de animais domésticos sob determinadas condições.

O tratamento prévio com antimicrobianos de bovinos ou de bezerros com infecções por *Salmonella* confirmadas laboratorialmente aumenta a probabilidade de isolamento de salmonelas. A vacinação com vacina viva modificada produz uma reação sistêmica, o tratamento com compostos irritantes, como tetracloreto de carbono para fascíolas, e a própria infestação por fascíolas também pode precipitar a doença clínica.

Ovinos

Em ovinos criados extensivamente, a ocorrência mais comum da enfermidade é durante a seca, quando as ovelhas são concentradas em pequenas áreas de pasto intensamente contaminado por fezes. Ovinos mantidos em piquetes de espera ou veículos de transporte previamente ocupados durante longos períodos por outros ovinos também são suscetíveis à doença clínica. Há maior probabilidade de ocorrência quando os animais bebem água de poças, especialmente em locais intensamente contaminados, ou quando são expostos à água reciclada de banhos de imersão. Em ovinos, a enfermidade é comumente associada à privação de alimentos, quando os animais são reunidos para vacinação, para a administração de anti-helmínticos ou transporte por longas distâncias. Cordeiros em lotes de engorda são suscetíveis à salmonelose dentro de algumas semanas após a chegada ao lote.

O desenvolvimento moderno de confinamentos de cordeiros, nos quais ovelhas são trazidas no período periparto para baias pequenas, também é um meio de potencializar a disseminação de animais que excretam cronicamente. Em todas essas situações, o estresse pela privação de alimentos provavelmente contribui para a suscetibilidade. Foram relatados surtos a campo em ovinos criados extensivamente. Em algumas situações, eles foram causados pelo uso de farinha de osso não esterilizada como suplemento de fósforo. Surtos que ocorrem em ovinos em muitas propriedades da mesma região e ao mesmo tempo foram associados à contaminação da água de beber por aves que ingerem carcaças. A administração de altas doses de óxido de zinco como profilaxia contra eczema facial também é associada à deflagração de surtos de salmonelose em ovinos jovens.

Equinos

Em equinos adultos, a maioria dos casos de salmonelose clínica ocorre após estresse de transporte e, principalmente, em equinos que são superalimentados antes do embarque, recebem pouco ou nenhum alimento ou água durante uma viagem prolongada e são alimentados excessivamente na chegada. Os casos podem surgir 1 a 4 dias depois. Grupos de equinos que foram expostos a ambientes contaminados, tais como leilões e piquetes em ferrovias, podem sofrer surtos nos quais até 50% dos animais são acometidos. Múltiplos sorotipos de *S.* Enteritidis foram isolados dos linfonodos mesentéricos de 71% dos equinos saudáveis examinados em um abatedouro, o que indica que a infecção extraintestinal ocorre em equinos, assim como em outras espécies. Diante da alta ocorrência do estado portador nessa espécie, é surpreendente o fato de não ocorrerem mais surtos.

A ocorrência de salmonelose em equinos hospitalizados por outras enfermidades tornou-se um grave problema para hospitais-escola veterinários e clínicas de equinos particulares que oferecem tratamento cirúrgico. Nessas circunstâncias, ocorre reintrodução constante de portadores da doença, a contaminação persistente do ambiente e uma grande população de equinos, estando todos eles sob estresse decorrente de anestesia, intervenção cirúrgica ou doença intercorrente, e muitos dos quais são expostos ao tratamento oral ou parenteral com antimicrobianos, que parecem aumentar bastante sua probabilidade de adquirir salmonelose. Equinos nos quais a intubação nasogástrica foi realizada, apresentaram 2,9 vezes maior risco de isolamento de salmonela do que os equinos que não foram submetidos a esse procedimento. Equinos tratados com antibióticos por via parenteral apresentaram 6,4 vezes maior risco, e aqueles tratados com antimicrobianos por via oral e parenteral estavam sob risco 40 vezes maior de desenvolverem salmonelose, quando comparados a equinos que não receberam tal tratamento. Em equinos hospitalizados, os fatores associados à excreção fecal de salmonelas incluíram diarreia no momento da admissão, bem como febre e alteração na dieta enquanto hospitalizados.

Surtos de salmonelose nosocomial entre equinos em um hospital-escola veterinário foram descritos. As taxas de mortalidade podem ser altas, sendo necessário o fechamento do hospital para desinfecção completa e amostragem sistemática do ambiente para detectar a presença de *Salmonella* persistente. É necessário o isolamento estrito de equinos hospitalizados que estão excretando *Salmonella*, e o planejamento e a implementação de controle de doenças infecciosas (CDI) por todo o hospital. O cloro é um desinfetante efetivo sobre um maior número de superfície. Os fatores potencialmente associados à excreção de *Salmonella* entre equinos hospitalizados para cólica em hospitais-escola veterinários foram examinados. *Salmonella* spp. foi detectada nas fezes de 9% dos pacientes pelo menos uma vez durante a hospitalização. Eles tiveram maior probabilidade de excretar *Salmonella* se a diarreia foi evidente 6 h ou menos após a hospitalização, e a duração da hospitalização excedeu 8 dias (RC 20,3), se laminite se desenvolveu durante a hospitalização (RC 12,0), se os resultados da intubação nasogástrica foram anormais (RC 4,9), se leucopenia estava evidente 6 h ou menos após a hospitalização (RC 4,6), ou se o tempo de viagem até o hospital-escola excedeu 1 h (RC 3,5). Equinos tratados com probióticos não diferiram de equinos controles na probabilidade de excreção fecal de *Salmonella* (RC 1,5) ou na prevalência de achados clínicos.

A salmonelose também é uma das causas comuns de sepse em potros, e a enfermidade pode ocorrer como endêmica em haras específicos ou surtos com muitos potros acometidos de uma só vez. A estratégia de manejo comum quando da "visita a haras de criação" de trazer éguas e potros neonatos para haras comuns e então levá-los diariamente a um ponto central para observação provavelmente também facilita a disseminação da infecção entre grupos de potros.

Alimentos contaminados

Animais confinados, em geral, são mais suscetíveis à infecção por alimentos comprados que contenham coprodutos de origem animal do que os animais que estão a pasto que, novamente, são mais suscetíveis a fertilizantes à base de produtos de origem animal. Alimentos orgânicos, incluindo farinha de osso, estão sendo cada vez mais incriminados na disseminação da salmonelose. A maior parte das contaminações da carne e da farinha de osso ocorre após a esterilização por calor, especialmente se o material for deixado em tanques de digestão. A farinha de peixe é um dos alimentos mais frequente e intensamente contaminados. Essas farinhas precisam ser aquecidas a 82°C por uma hora para serem esterilizadas. A contaminação desses materiais pode derivar de infecções *post mortem* nos animais usados para a fabricação de coprodutos, mas a contaminação do material durante o processo de preparação, ou no abatedouro, ou durante o armazenamento também pode ocorrer. Os alimentos armazenados que não têm origem animal, especialmente grãos, também são comumente contaminados pelas excretas de roedores que infestam o local, o que pode levar a surtos agudos de salmonelose causada por *S.* Typhimurium. De especial importância é o colostro armazenado sem refrigeração. Se o colostro for contaminado, inicialmente a multiplicação de salmonelas pode ocorrer e a transmissão da infecção é provável. Produtos à base de leite em pó parecem ser relativamente seguros.

Fatores de risco do patógeno

Salmonelas são microrganismos intracelulares facultativos que sobrevivem no fagolissossomo dos macrófagos e de outras células e podem, portanto, evadir os efeitos bactericidas dos anticorpos. Comparados a outros microrganismos da mesma família, as salmonelas são relativamente resistentes a muitos fatores ambientais. Elas se multiplicam a temperaturas de 8°C e 45°C, em atividade de água acima de 0,94 e pH de 4 a 8. Elas também são capazes de se multiplicar em um ambiente com baixa tensão de oxigênio. A bactéria é sensível ao calor e não sobreviverá a temperaturas acima de 70°C. Ela é sensível à pasteurização. Mostrou-se que as salmonelas são resistentes à dessecação, mesmo por anos, especialmente em fezes secas, poeira e outros materiais secos, tais como alimentos e determinadas rações. A sobrevivência prolongada em água e no solo também foi descrita. Elas são bastante sensíveis à radiação beta e gama.

Acredita-se que *Salmonella* spp. apresenta 13 *locus* fimbriais, os quais estão posicionados *in vivo*. As *fímbrias* são necessárias para aderência às células do hospedeiro, colonização e formação de biofilme, mas não especificamente para a sobrevivência intracelular.[24]

Os *flagelos* foram implicados como fatores de virulência, uma vez que podem melhorar a motilidade e a invasividade das bactérias. Essa visão, contudo, permanece controversa uma vez que os flagelos consistem em monômeros de flagelina, que são indutores potentes da imunidade inata. No epitélio intestinal, a flagelina induz a inflamação, enquanto inibe a apoptose.[24]

Como outras bactérias gram-negativas, a membrana celular das salmonelas contém LPS (endotoxinas) que, ao serem liberadas, podem induzir choque no organismo do hospedeiro, contribuindo para a sua virulência. O antígeno-O LPS das salmonelas é tóxico, e é um fator de virulência importante, e acredita-se que a imunidade direcionada contra o LPS seja de grande importância na defesa do hospedeiro contra a salmonelose.

As salmonelas possuem um *sistema de secreção tipo três* (SSTT), que é necessário para a invasão das células epiteliais do intestino. O SSTT funciona como uma agulha, permitindo que a bactéria injete suas proteínas externas, as chamadas proteínas efetoras, dentro das células do hospedeiro à qual estão aderidas. As proteínas efetoras sinalizam para as células do hospedeiro para aceitarem as bactérias, que consequentemente são engolfadas para dentro das células do hospedeiro e encerradas em uma vesícula chamada vacúolo que contém *Salmonella*.

As salmonelas adquiriram pelo menos cinco IPS pela transferência horizontal de genes. IPS-1 e IPS-2, principalmente, são determinantes importantes da virulência do patógeno.

A capacidade de produzir *superóxido dismutase* é outro fator de virulência que protege as salmonelas das espécies reativas de oxigênio produzidas pelas células do hospedeiro para matar patógenos intracelulares.[24]

Em estado de privação de ferro, as salmonelas apresentam a capacidade de produzir dois sideróforos potentes, a *enterobactina* e a salmoquelina, permitindo que elas sobreponham essa limitação.[24]

Resistência da Salmonella a antimicrobianos

Estirpes de *Salmonella* spp. com resistência a antimicrobianos (RAM) atualmente estão disseminadas tanto em países desenvolvidos quanto em países em desenvolvimento. Desde 1990, tem havido aumento considerável na ocorrência dos tipos de *Salmonella* spp. resistentes a múltiplos antibióticos em muitos países desenvolvidos.

RAM de salmonelas têm sido e são um ponto de preocupação e de controvérsia importante na medicina veterinária e na saúde pública humana. Acredita-se que o uso contínuo de antimicrobianos na medicina veterinária, principalmente em animais de produção de alimentos, seja a principal causa de pressão seletiva, que leva ao aparecimento e à persistência de estirpes resistentes. A resistência normalmente é para múltiplos antimicrobianos, e sua existência é considerada como fator de risco potencial. A relevância da RAM é mais óbvia no seu impacto sobre o tratamento de infecções em humanos. RAM de *Salmonella* spp. causando doença clínica leva ao aumento da morbidade, da mortalidade e dos custos com o tratamento e limita a escolha de antimicrobianos para o tratamento de salmonelose sistêmica em humanos.[26] As infecções por *Salmonella* resistentes aos antimicrobianos podem complicar o tratamento antimicrobiano de outras infecções; a terapia antimicrobiana prévia permite que um menor número de salmonelas resistentes aos antimicrobianos causem infecções sintomáticas, e o aumento na proporção de salmonelas que são resistentes a antimicrobianos irá aumentar a frequência geral de salmonelose. Infecções em humanos associadas a salmonelas resistentes aos antimicrobianos estão aumentando e se tornaram uma causa de preocupação em saúde pública. A resistência às cefalosporinas de terceira e quarta gerações e às fluoroquinolonas é considerada de grande importância em saúde pública, uma vez que esses são antimicrobianos de especial relevância para o tratamento da salmonelose humana.[27]

A prevalência de isolados de *Salmonella* que são resistentes a antimicrobianos varia amplamente entre países, espécies animais e sorovares. Diferenças nacionais e espécie-específicas foram atribuídas a diferenças na prática do uso de antimicrobianos entre espécies animais, sistemas de produção e países. Em geral, o perfil de resistência a antimicrobianos (PRA) entre salmonelas é maior nos EUA do que em outros países, é mais comum em isolados de suínos do que de outras espécies, sendo mais comum no sorovar Typhimurium do que em outros sorovares de *Salmonella*. A comparação dos níveis de PRA em estudos diferentes mostrou de maneira consistente que o PRA é muito menos comum em isolados de indivíduos saudáveis do que em isolados de indivíduos doentes.

Durante os anos 1990, o PRA de *Salmonella* tornou-se uma preocupação importante em razão da epidemia global de *S.* Typhimurium DT104 em animais e em humanos que, com frequência, era resistente a uma ampla variedade de antimicrobianos usados comumente para o tratamento de salmonelose em humanos. A *S.* Newport multirresistente tem se disseminado em escala epidêmica, tanto em animais quanto em humanos nos EUA. Adicionalmente, a resistência à cinco fármacos encontrada em *S.* Typhimurium DT104, *S.* Newport chamada Newport RMD-AmpC também é resistente à amoxicilina-ácido clavulânico, cefalotina, cefoxitina e ceftiofur, e apresenta menor suscetibilidade à ceftriaxona. O surgimento de estirpes Newport RMD-AmpC em humanos coincidiu com o surgimento de infecções por Newport RMD-AmpC em bovinos. Embora o papel dos animais de fazenda como fonte primária para a infecção por *Salmonella* em humanos não seja inegável, deve-se perceber que a transferência de RAM entre espécies não necessariamente requer a transferência do patógeno.[28] Os genes de resistência podem ser carreados em plasmídeos ou integrons, nos quais são potencialmente móveis de forma independente dos elementos do DNA que codificam um sistema de integração sítio-específico que é responsável pela aquisição de vários elementos móveis pequenos chamados cassetes de genes que, por sua vez, codificam genes de resistência a antibióticos. Integrons também foram descritos em plasmídeos de DNA em *S.* Enteritidis. Plasmídeos e integrons podem ser transferidos entre *Salmonella* e *E. coli* associadas a animais, e genes idênticos *CMY-2* carreados por plasmídeos similares foram identificados em humanos, o que sugere que o plasmídeo CMY-2 passou por transferência entre diferentes espécies de bactérias, e pode ter sido transmitido entre animais de produção e humanos.

Um levantamento incluindo 380 amostras positivas para *Salmonella* de animais enfermos, submetidas para diferentes laboratórios diagnósticos nos EUA, revelou que 82% das amostras eram resistentes a pelo menos um antimicrobiano, e 70% para ao menos três antimicrobianos.[29] Quando estratificado por espécie animal, a maior taxa de prevalência de resistência para pelo menos um antimicrobiano foi encontrada em suínos (92%), seguido por bovinos (77%), frangos (68%) e equinos (29%).[29] Aproximadamente 35% dos isolados de bovinos e 10% dos isolados de equinos foram resistentes a mais de 9 antimicrobianos. Os sorovares que apresentaram resistência para 5 a 8 antimicrobianos foram *S.* Typhimurium (71%), SD (69%) e SCS (40%). Nesse estudo, a resistência foi observada com maior frequência para tetraciclinas (78%), estreptomicina (73%), sulfametoxazol (68%) e ampicilina (54%).[29] De forma preocupante, 36% dos isolados de bovinos mostraram resistência a ceftiofur, uma cefalosporina de terceira geração extensivamente utilizada na clínica de bovinos nos EUA. A resistência ao ácido nalidíxico, um composto usado para detectar resistência emergente a fluoroquinolonas, foi observada em isolados de frangos (9%), bovinos (8%) e perus (6%).

O levantamento anual realizado no Reino Unido no ano de 2013, incluindo um total de 2.886 isolados de casos clínicos submetidos para laboratórios diagnósticos, relatou resistência para pelo menos um antimicrobiano em 35,8% das amostras, mas em 87,1% dos isolados de suínos.[27] Quando estratificado por sorovar, 69,7% de *S.* Typhimurium, mas apenas 5,1% de isolados de SD foram resistentes para pelo menos um antimicrobiano. Dos sorovares que não S. Typhimurium e SD, 38,8% foram resistentes para pelo menos uma substância antimicrobiana.[27] A RAM foi observada com maior frequência para tetraciclinas (26,1%), compostos de sulfonamidas (24,8%), estreptomicina (18,8%) e ampicilina (13,2%). A resistência ao ácido nalidíxico foi observada em 5% de todos os isolados, e foi mais comum em perus (20,2%), outras espécies de aves (14,6%), frangos (8,0%) e cães (6,0%). Isolados de bovinos foram resistentes a esse composto em 1,4%. A resistência à ceftazidima ocorreu em 0,03% de todas as amostras.[27]

Em um estudo menor conduzido na Austrália, incluindo 76 amostras de fezes positivas para *Salmonella* provenientes de bezerros diarreicos, verificou-se resistência para pelo menos um antimicrobiano em 27,6% de todos os isolados. A resistência a mais de quatro antimicrobianos ocorreu em 14,3%.[19] A resistência mais comum foi à estreptomicina (25,5%), uma combinação de sulfonamidas (21,1%) e ampicilina (18,4%). A resistência ao ácido nalidíxico não foi observada nesse estudo.

Implicações zoonóticas

A salmonelose, um distúrbio intestinal comum em humanos associado primariamente à carne e frango contaminados por *Salmonella*, causa mais de 90 milhões de casos em humanos a cada ano. Os custos anuais da salmonelose humana foram estimados em, aproximadamente, €3 bilhões na UE e $2,7 bilhões nos EUA. Os Centros de Controle de Doenças estimam, aproximadamente, 1 milhão de casos de doença por ano, 19.000 hospitalizações e 380 casos de morte anuais.[31] Na UE, aproximadamente 109.000 casos humanos confirmados de salmonelose foram relatados em 2009, correspondendo a 23,7 casos para cada 100.000 habitantes.[30]

A enfermidade tem assumido importância crescente nos últimos anos em razão da ocorrência muito mais frequente de salmonelose humana, com a salmonelose animal como principal reservatório. *S.* Enteritidis e *S.* Typhimurium são os sorovares mais comumente associados à enfermidade em humanos. Casos de *S.* Enteritidis em humanos são mais comumente associados ao consumo de ovos contaminados e carne de frango, enquanto infecções por *S.* Typhimurium são tipicamente associadas ao consumo de carne de suínos, frangos e bovinos.[30] Os principais riscos são que a bactéria transmitida apresentará resistência a antibióticos específicos, uma vez que os animais dos quais ela se originou foram tratados com antibióticos específicos repetidamente ou no decorrer de um longo período.

As muitas formas clínicas da salmonelose podem ocorrer em médicos-veterinários que trabalham com animais infectados por *Salmonella*. Gastrenterite, bacteriemia e outras anormalidades sistêmicas podem ocorrer. A salmonelose cutânea foi relatada em médicos-veterinários que trabalhavam com bovinos infectados no momento do parto. A enfermidade foi caracterizada por dermatite pustular, da qual *S.* Virchow e SD foram isoladas. Os médicos-veterinários podem desenvolver lesões cutâneas após manobras obstétricas, mesmo após as precauções higiênicas e o uso de quantidade abundante de cremes desinfetantes e lavagem cuidadosa dos braços e das mãos.

Salmonella Typhimurium DT104

Durante os anos 1990, houve uma epidemia global de *S.* Typhimurium multirresistente DT104 (DT significa o fagotipo definitivo) em animais e em humanos. Essa epidemia foi importante pela sua prevalência disseminada, sua natureza presumivelmente zoonótica e pela alta frequência de múltiplas RAM. *S.* Typhimurium DT104 foi relatada pela primeira vez no Reino Unido em 1984, e emergiu nos anos 1990 como causa crescente de infecções por *Salmonella* em humanos e em animais na Inglaterra, País de Gales e Escócia, bem como em outros países europeus como Alemanha, França, Áustria e Dinamarca e no Canadá. Uma ampla variedade de reservatórios potenciais é associada a essa estirpe infecciosa, desde humanos até animais de produção tradicionais, tais como frangos, bovinos, ovinos e suínos. No decorrer de um período de 1 ano na Escócia, essa foi a estirpe de *Salmonella* predominante isolada de nove espécies de animais (bovinos, suínos, ovinos, frangos, pombos, equinos, gatos, cães e coelhos). Um grande surto de salmonelose causado por DT104 multirresistente (MR) ocorreu na Inglaterra em pessoas que consumiram leite de laticínio que recebeu leite cru fornecido por duas propriedades. O DT104 foi isolado do filtro de leite, e, acredita-se que a falha na pasteurização foi a causa. Estirpes do microrganismo de humanos, de vacas-leiteiras e dos filtros de leite mostraram menor suscetibilidade à ciprofloxacino.

Todos os isolados foram resistentes a pelo menos um antimicrobiano, e 98% foram resistentes a múltiplos antimicrobianos, com o tipo R ACTSp sendo o padrão de resistência predominante. No Reino Unido, uma estirpe clonal de mrDT104 resistente a pelo menos cinco antimicrobianos (ampicilina, cloranfenicol, estreptomicina, sulfonamidas e tetraciclina; tipo R ACSSuT) foi detectada em humanos em 1984, e em bovinos em 1988. O microrganismo emergiu como uma causa importante de diarreia em equinos em Ontário.

O microrganismo foi encontrado em muitos alimentos para humanos, inclusive salame, salsichas, carne de frango, hambúrgueres, ostras e vegetais. As infecções em humanos foram associadas ao contato com animais de fazenda e ao consumo de alimentos contaminados, como carne de frango, carne de porco, salsichas, patês de carne e carne bovina. A ecologia dos microrganismos, seus reservatórios específicos e sua distribuição na cadeia alimentar humana não foram esclarecidos. Os achados clínicos em humanos infectados com DT104 incluem diarreia, febre, dor de cabeça, náuseas e vômito. Sepse pode se desenvolver em uma pequena porcentagem dos casos com complicações potenciais de meningite e focos de infecção em ossos e articulações.

Importância econômica

A salmonelose é uma causa significativa de perdas econômicas em animais de produção em razão dos custos da doença clínica, que incluem mortes, diagnóstico e tratamento de casos clínicos, custos de diagnóstico laboratorial, custos da limpeza e desinfecção, e os custos do controle e da prevenção. Ademais, quando a enfermidade é diagnosticada em um rebanho, ela pode criar uma apreensão considerável no produtor em razão da dificuldade em identificar os animais infectados. O médico-veterinário com frequência também se encontra em uma posição difícil, uma vez que o diagnóstico, tratamento e controle da doença são menos confiáveis e é mais difícil dar conselhos com segurança. Uma estimativa do impacto econômico de um surto de infecção por SD em uma unidade de criação de bezerros indicou que os custos da doença representaram uma proporção substancial da margem bruta da criação de bezerros. As perdas sofridas pelos produtores incluíram a diminuição da eficiência alimentar e a do ganho de peso ou mortes em razão da salmonelose.

Patogênese

A patogênese da salmonelose é um fenômeno complexo e multifatorial. A natureza da doença que ocorre após a infecção depende da combinação específica do sorovar e do hospedeiro, conhecida como especificidade sorovar-hospedeiro. Uma variedade de infecções está incluída no termo *salmonelose*. O tipo mais comum de infecção é conhecido como "o estado portador", no qual a presença do microrganismo não é acompanhada por anormalidades clínicas ou doença clínica. Em animais de produção, esses portadores são importantes, uma vez que atuam como reservatórios para posterior disseminação da infecção por meio da excreção, e podem estar presentes como produtos alimentares contaminados.

A evolução dos sorovares hospedeiro-específicos de *Salmonella* é considerada como associada ao aumento da patogenicidade para o hospedeiro específico. A hipótese se baseia no fato de que uma ampla variedade de sorovares (Typhimurium e Enteritidis), em geral, são associados à doença grave apenas em animais jovens, enquanto sorovares restritos ao hospedeiro causam alta mortalidade tanto em animais jovens quanto em adultos.

A patogênese de diferentes sorovares de *Salmonella* que possuem graus diferentes de restrição ao hospedeiro foi estudada em cordeiros jovens para avaliar a base da especificidade sorovar-hospedeiro em ovinos. A infecção por *S.* Abortusovis resultou em achados clínicos de salmonelose, incluindo febre e disseminação bacteriana para tecidos sistêmicos. Isso confirma a virulência da estirpe em ovinos. *S.* Gallinarum causou doença relativamente branda, mas é virulenta para frangos. SD foi virulenta para ovinos, confirmando a sua associação com a salmonelose ovina. A especificidade aparente de um sorovar por um hospedeiro específico ou uma variedade de hospedeiros, como definida por dados epidemiológicos, é influenciada não apenas pela virulência bacteriana, mas também pela capacidade do sorovar em circular dentro de uma população de hospedeiros.

Infecção

A *Salmonella* infecta animais e humanos pela via oral. Após a ingestão, muitos dos microrganismos resistem ao pH baixo do estômago, chegam ao íleo distal e ceco, invadem a mucosa e se replicam na submucosa e nas placas de Peyer.

Em animais jovens e em adultos nos quais a resistência foi diminuída, ocorre a disseminação além dos linfonodos mesentéricos, e a infecção se estabelece nas células reticuloendoteliais do fígado e, a partir daí, a bactéria invade a corrente sanguínea. Esses passos no processo de infecção podem ocorrer muito rapidamente. Por exemplo, em bezerros neonatos, a SD ingerida pode ser encontrada na corrente sanguínea 15 min depois. Em bezerros mais velhos, a bactéria pode ser isolada dos linfonodos intestinais 18 h após a administração oral. Dado que um número suficiente de um sorotipo suficientemente patogênico seja usado, a enfermidade é reproduzível com culturas puras, por exemplo, de *S.* Typhimurium em cordeiros, SCS em suínos, SD, *S.* Typhimurium e *S.* Enteritidis em bezerros e *S.* Typhimurium em equinos. Uma vez estabelecida a infecção sistêmica, a salmonelose como doença pode se desenvolver. Suas manifestações principais são a sepse, enterite, aborto e um grupo de localizações em vários tecidos como resultado da bacteriemia.

Sepse, bacteriemia e estado portador

Após a invasão da corrente sanguínea, uma reação febril ocorre em 24 a 48 h, e a fase aguda da doença, similar ao que é visto em casos naturais, tem início após 3 a 9 dias. A sepse precoce pode ser rapidamente fatal. Se a invasão sistêmica for suficiente para causar apenas bacteriemia, enterite aguda pode se desenvolver, e o aborto é uma sequela final comum em ovinos e em bovinos. Muitos animais sobrevivem a esse estágio da doença, mas ocorre a localização das salmonelas nos linfonodos mesentéricos, fígado, baço e, principalmente, na vesícula biliar. Em adultos saudáveis, pode não haver doença clínica quando a infecção ocorre pela primeira vez, mas pode haver localização nas vísceras abdominais. Em ambas as circunstâncias, os animais se tornam portadores crônicos, e há eliminação de maneira intermitente nas fezes e, ocasionalmente, no leite, a partir da vesícula biliar e de focos de infecção na parede intestinal. Por essa razão, eles são fontes importantes de infecção para outros animais e para humanos. Animais portadores também podem desenvolver sepse aguda ou enterite se a sua resistência estiver reduzida pelo estresse ambiental ou infecção intercorrente. Salmonelas podem residir intracelularmente, onde elas são capazes de escapar da morte mediada por anticorpos, e o número de microrganismos é controlado pelos mecanismos de defesa celulares que envolvem os macrófagos nos quais as bactérias residem.

Enterite

Podem se desenvolver no momento da primeira infecção ou em algum outro momento em animais portadores. A melhor informação disponível quanto à patogênese da enterite deriva de doença produzida experimentalmente. Na maioria das circunstâncias, a doença é produzida pela administração de doses maciças de bactérias, e isso pode resultar na produção de uma síndrome diferente daquela que ocorre naturalmente. A patogênese da salmonelose entérica é muito mais complexa do que a da cólera, envolvendo o aumento da concentração do AMP cíclico da mucosa e do teor de prostaglandinas, bem como resposta inflamatória às bactérias invasoras. A invasão intestinal é uma característica da patogênese da *Salmonella*. Dentro de minutos após a injeção no íleo de bezerros, a *Salmonella* pode ser vista invadindo células M e enterócitos que recobrem vilos associados aos folículos linfoides e vilos de absorção. O microrganismo deve invadir o epitélio da mucosa intestinal para causar a doença.

Após infecção oral com SD, ocorre invasão através da parede intestinal no íleo terminal e no ceco, que progride apenas até os linfonodos mesentéricos. O progresso além desse ponto e o desenvolvimento de salmonelose são determinados por fatores tais como estado imune e idade do animal, se o hospedeiro foi ou não exposto ao estresse e da virulência das estirpes. Muitas características da bactéria influenciam sua virulência, incluindo a presença de adesinas, pilos e flagelos, citotoxina, enterotoxina, LPS e a resposta inflamatória que elas iniciam na parede intestinal. Os efeitos de alguns desses fatores não são limitados ao trato intestinal, e também contribuem para complicações sistêmicas da salmonelose. O plasmídeo de virulência da SD medeia a infecção sistêmica em bovinos por meio da disfunção de macrófagos.

As infecções por SD em bezerros têm sido usadas para criar a doença experimentalmente. Em bezerros com 6 a 7 semanas de idade, a administração oral do microrganismo é fatal em 24 h, com os animais morrendo de sepse e de panenterite necrosante aguda. Bezerros com 12 a 14 semanas de idade desenvolveram diarreia progressiva fatal 1 semana após a infecção. A infecção experimental com *S.* Typhimurium em alças de íleo de bezerros ligadas resulta em uma resposta inflamatória neutrofílica aguda, associada à invasão das placas de Peyer.

Em bezerros, a infecção é iniciada pela invasão bacteriana do epitélio da mucosa do íleo distal ou do cólon proximal, causando lesão tecidual local extensa, que leva ao encurtamento dos vilos e à degeneração da camada de enterócitos. A invasão por *Salmonella* induz resposta inflamatória potente caracterizada por infiltração maciça de células polimorfonucleares na lâmina própria e na submucosa e secreção de líquido no lúmen intestinal. As lesões à camada de enterócitos e a secreção de líquido dentro do lúmen intestinal resultam em diarreia, e a febre é causada por citocinas inflamatórias circulantes.

A infecção por *Salmonella* induzida experimentalmente em bezerros pode resultar no aumento dos teores de haptoglobina sérica 3 dias após o desafio. Por volta do terceiro dia após a infecção experimental, os teores séricos de haptoglobina aumentam para, em média, 212 μg/mℓ, enquanto controles que receberam placebo apresentaram teores médios de 0 μg/mℓ. O aumento na concentração reflete os achados clínicos de infecção, e é considerado um marcador útil da gravidade da infecção na salmonelose em bezerros.

Em *ovinos,* a doença experimental produzida pela administração oral de *S.* Typhimurium inclui enterite aguda precoce do intestino delgado às 24 h. Aos 5 a 8 dias, há tiflite necrótica e hemorrágica, e a infecção se estabelece nos linfonodos mesentéricos e no fígado. A infecção experimental da glândula mamária de vacas-leiteiras por SD resulta em infecção persistente associada a mastite crônica ativa, similar a portadores com infecção por SD adquirida naturalmente.

Em pôneis com infecção experimental por *S.* Typhimurium por via oral, há muita variação no tempo para que os sinais surjam após a administração. Pirexia, neutropenia e altas contagens fecais de *Salmonella* coincidem com o segundo e o quarto dia, mas a diarreia ocorreu apenas em alguns pôneis do terceiro ao décimo primeiro dia após a inoculação. Testes de aglutinação positivos foram relatados a partir do primeiro dia, mas ocorreram com maior frequência durante o período de 6 a 12 dias após a inoculação. A neutropenia nos estágios iniciais da enfermidade é transitória, e neutrofilia ocorre quando a diarreia tem início.

A *febre* e a *leucopenia* características da *salmonelose equina* têm sido atribuídas à liberação de endotoxinas das bactérias que morrem durante a invasão do epitélio intestinal e a replicação das bactérias dentro dele. A mucosa do cólon equino pode responder à toxina da cólera, que causa aumento da secreção de cloreto, sódio e água dentro do lúmen intestinal. A atividade da enterotoxina de *S.* Typhimurium de origem equina tem sido comparada à enterotoxina da cólera.

Embora ocorra uma enterite suficientemente óbvia para levar à diarreia que caracteriza doença, parecem haver outros fatores envolvidos. Por exemplo, mostrou-se experimentalmente que na enterite por *Salmonella* ocorre a estimulação de secreção ativa de cloreto, combinada à inibição da absorção de sódio, mas a invasão da mucosa não é essencial para que essas alterações ocorram. Essas observações são de interesse diante da hiponatremia conhecida que caracteriza a doença. Estudos em bezerros com salmonelose mostraram que a perda de fluidos relacionada à diarreia nesta doença é muito maior do que em outras diarreias de bezerros. Isso associado à grande perda de material sólido contribui para perda de peso significativa que ocorre na salmonelose.

Abomasite

S. Typhimurium DT104 tem sido associada a alguns surtos independentes de abomasite em vitelos. A abomasite foi reproduzida experimentalmente pela infecção oral de bezerros.

Aborto

É uma manifestação comum da salmonelose em bovinos entre os dias 124 e 270 da gestação. Quando a infecção é associada a SD, o microrganismo se multiplica na placenta, tendo origem em uma lesão primária em outros tecidos maternos. A morte fetal já ocorreu em muitos casos, em razão da sua invasão pela bactéria, mas bezerros vivos também ocorrem, o que sugere que a lesão da placenta é crítica. *S.* Montevideo, *S.* Enterica subesp. *diarizonae* e *S.* Abortusovis são frequentemente associadas a um número significativo de surtos de aborto em ovelhas.[13,20] O aborto causado pela infecção por *S.* Abortusovis tipicamente ocorre durante a segunda metade ou último terço da gestação. Em equinos, *S.* Abortusequi é tipicamente associada ao aborto tardio (7 a 8 meses de gestação).

Gangrena seca terminal, osteíte e poliartrite

Gangrena seca terminal causada por endarterite das extremidades dos membros, orelhas e cauda pode ocorrer em bezerros com infecção por SD. Osteomielite epifiseal que afeta as metáfises e polissinovite e artrite também são sequelas possíveis.

Achados clínicos

As manifestações clínicas mais comuns de salmonelose são enterite, mas muitas outras condições, incluindo sepse aguda, aborto, artrite e doença respiratória são observadas com frequência.

A enfermidade é descrita de forma mais satisfatória como três síndromes classificadas arbitrariamente de acordo com a gravidade como *sepse*, *enterite aguda* e *enterite crônica*. Essas são descritas primeiro, mas as diferenças entre as espécies animais são suficientemente significativas para justificar a descrição da doença separadamente em cada uma delas.

Sepse

Essa é a forma característica da doença em potros, bezerros e cordeiros neonatos. Comumente, há depressão profunda, apatia, prostração, febre alta (40,5 a 42°C) e morte em 24 a 48 h.

Enterite aguda

Essa é a forma comum em animais adultos de todas as espécies. Há febre alta (40 a 41°C), com diarreia líquida grave, algumas vezes disenteria e, ocasionalmente, tenesmo. A febre com frequência cede de forma rápida com o início da diarreia. As fezes apresentam odor pútrido, contêm muco, algumas vezes sangue e fragmentos de fibrina, que pode aparecer como fragmentos tubulares do intestino, e mucosa intestinal em fragmentos ou grupos. Há anorexia completa, mas em alguns casos há aumento da sede. A frequência cardíaca é rápida, as respirações são rápidas e superficiais e as mucosas estão congestas. As fêmeas prenhes comumente abortam. A taxa de mortalidade sem o tratamento precoce pode chegar a 75%. Em todas as espécies, desidratação grave e toxemia ocorrem, e o animal perde peso, torna-se fraco, entra em decúbito e morre em 2 a 5 dias. Animais neonatos que sobrevivem ao estado septicêmico normalmente desenvolvem enterite grave, com a diarreia tornando-se evidente em 12 a 24 h após o início da enfermidade. Se os animais sobreviverem a esse estágio da doença, poliartrite residual ou pneumonia podem complicar a fase de recuperação.

Enterite crônica

Essa é a forma comum em suínos após um surto grave e ocorre ocasionalmente em bovinos e equinos adultos. Em bezerros, há diarreia intermitente ou persistente, com a eliminação ocasional de sangue, muco e fragmentos firmes de fibrina; febre moderada intermitente (39°C) e perda de peso levando a emaciação. Embora a enterite crônica possa ocorrer inicialmente, ela normalmente aparece após um episódio agudo.

Salmonelose bovina

A doença associada a SD normalmente é endêmica em uma propriedade específica, com casos esporádicos ocorrendo quando animais individuais são expostos ao estresse. Surtos graves são raros, mas ocorrem quando há estresse menos grave, normalmente privação nutricional aguda aplicada a todo o rebanho.

Quando *S.* Typhimurium é a causa, é normal um único animal ou um pequeno número de animais serem acometidos em um determinado momento. Quando a enfermidade ocorre em uma população de bezerros é comum que ela seja muito mais grave, com muitos animais acometidos, seja como um surto pontual ou, quando há uma sucessão de bezerros, a ocorrência contínua da doença. A ênfase, portanto, em geral é a ocorrência de casos individuais esporádicos em bezerros neonatos e em vacas que pariram recentemente. Dependendo da região geográfica, outros sorovares de ocorrência menos comum foram associados à doença clínica em bovinos e em bezerros, que incluem *S.* Newport, *S.* Agona, *S.* Infantis, *S.* Enteritidis, *S.* Mbandaka, *S.* Muenster e *S.* Bovismorbificans.[16-19] *S.* Muenster em um rebanho de vacas-leiteiras tem sido associada a abortos, diarreia em adultos e em bezerros e excreção do microrganismo no leite em cerca de 8% das vacas.

Sepse é a forma comum da doença em bezerros neonatos com menos de algumas semanas de idade. Há depressão, toxemia, febre, dispneia e fraqueza, podem ocorrer sinais neurológicos, incluindo incoordenação e nistagmo. Diarreia e disenteria podem ocorrer, mas não são comuns.

Bezerros com mais de 1 semana de idade e adultos normalmente são acometidos por *enterite aguda*, seguida, naqueles animais que sobrevivem, por aborto em vacas prenhes e poliartrite em bezerros. Em casos graves de enterite, com frequência há disenteria, com sangue total sendo eliminado em grandes coágulos, e agalatia completa nas vacas em lactação. Dor abdominal, com escoiceamento do abdome, rolar, sentar, gemer e olhar para os flancos podem ocorrer em bovinos adultos. O exame retal nesse estágio normalmente causa dor intensa.

Enterite crônica com inapetência, diminuição do ganho de peso e falha no desenvolvimento podem ocorrer após um episódio de enterite aguda, ou pode ser a única manifestação da doença. O aborto é uma sequela comum em vacas prenhes que sobrevivem a um episódio de enterite aguda. Contudo, a infecção por SD também é uma causa significativa de aborto em bovinos sem que haja qualquer sinal clínico que não a retenção de placenta. Uma sequela em alguns casos de salmonelose entérica aparente é o desenvolvimento de gangrena terminal seca causada por endarterite das extremidades, incluindo extremidades das orelhas, ponta da cauda e nos membros do boleto para baixo.

Gangrena seca terminal das extremidades em bezerros é caracterizada por claudicação, aumento de volume dos membros pélvicos abaixo do boleto e separação da pele acima dele. A porção distal do membro está fria, indolor e a pele está seca ou úmida. Há uma clara linha de demarcação da pele ao nível da articulação do boleto, entre a pele proximal normal e o tecido necrótico distal. As falanges podem se separar do metatarso. A extremidade das orelhas pode estar endurecida e desviada medialmente, e o aspecto distal da cauda pode estar seco e enrugado.

Aborto causado por SD pode ocorrer espontaneamente sem qualquer evidência clínica prévia de salmonelose no rebanho, e ocorre dos dias 124 a 270 da gestação. Vacas que abortam podem estar doentes com febre, anorexia e hipogalactia, e algumas irão reter as membranas fetais. Em muitos casos, os bezerros podem nascer pouco antes do termo e morrem no período perinatal. S. Muenster também foi implicada em abortos em rebanho leiteiro.

A doença experimental produzida pela infecção de bovinos adultos com SD por via oral varia de nenhuma doença clínica a disenteria fatal. O aborto ocorre em algumas fêmeas prenhes. Muitos animais manifestam pirexia, anorexia e diarreia branda. A infecção experimental de bezerros por S. Typhimurium tem o mesmo efeito geral, com síndromes mais graves ocorrendo em bezerros mais jovens. Casos crônicos podem desenvolver lesões ósseas, incluindo osteoperiostite e osteomielite, algumas vezes com separação da epífise. A infecção experimental por S. Enteritidis causa diarreia profusa amarela, febre, desidratação, tosse frequente e secreção nasal mucopurulenta.

Salmonelose caprina e ovina

Dependendo da região geográfica, os sorovares mais comumente associados à doença clínica em ovinos incluem S. Typhimurium, S. *enterica* subespécie *diarizonae*, S. Montevideu, SD, S. Abortusovis e S. Enteritidis.[13,20,32] A salmonelose em ovinos pode ocorrer como enterite aguda ou aborto em escala de rebanho. Contudo, nos estágios iniciais do surto e em cordeiros jovens, a infecção pode estar presente na forma septicêmica. Após a infecção experimental de ovinos com SD, febre e diarreia são seguidas por aborto em ovelhas prenhes. O aborto também é comum na doença de ocorrência natural associada a todos os sorovares que causam doença clínica, e não apenas a S. Abortusovis. Algumas ovelhas morrem após o aborto, e muitos cordeiros nascidos vivos morrem subsequentemente. Febre e diarreia seguidas por aborto também foram produzidas experimentalmente em ovinos por meio da administração de SD.

Em cabras, casos de ocorrência natural não são relatados com frequência. SD é o patógeno mais comum naqueles países nos quais ele é um residente, mas S. Typhimurium também é relatada como causa. Sepse hiperaguda em animais neonatos e enterite aguda ocorrem com sinais e lesões similares àquelas verificadas em bovinos.

Salmonelose equina

A salmonelose é uma das causas comuns de diarreia infecciosa em equinos, e S. Typhimurium e S. Agona estão entre os sorovares mais comumente isolados de casos clínicos. A enfermidade em equinos normalmente ocorre em um único animal e é esporádica. Contudo, surtos ocorrem em potros neonatos, em grupos de equinos transportados recentemente e em equinos hospitalizados em clínicas veterinárias. A análise de agrupamento espacial e temporal de equinos com salmonelose em uma unidade de tratamento intensivo de um hospital-escola veterinário sugeriu que os cavalos acometidos foram agrupados pelo tempo. A infecção experimental de equinos por administração oral de S. Typhimurium produz uma doença similar à doença natural. O período de incubação pode ser tão curto quanto 24 h. Ocorrem as seguintes síndromes:

- *Excreção assintomática* de S. Typhimurium nas fezes de maneira intermitente ou contínua por períodos curtos de 4 a 6 dias
- *Forma entérica subaguda em equinos adultos* em propriedades nas quais a doença é endêmica, com febre, depressão e anorexia, mas sem diarreia grave, embora as fezes possam apresentar consistência de fezes de bovino amolecidas. Não há outras anormalidades intestinais óbvias. Pode haver neutropenia com desvio à esquerda
- *Enterite aguda fulminante grave*, com diarreia, febre, desidratação e neutropenia. Há dor abdominal, que pode ser suficientemente grave para levar a ações violentas. Essa é a forma comum da doença, que ocorre normalmente em adultos que são expostos ao estresse de uma forma ou de outra. Potros neonatos e jovens com até 8 dias de idade, com frequência, também apresentam essa forma da doença, caracterizada por depressão, anorexia e diarreia
- *Em potros com até 2 dias de idade, há sepse altamente fatal.* A localização em um animal que sobrevive inclui lesões no cérebro, que causam meningoencefalite, além de poliartrite. Meningoencefalomielite fatal causada por S. Agona foi descrita em um potro de 7 dias de idade. Os achados clínicos incluíam desvio da cabeça, convulsões e diarreia.

S. Abortusequi tem se tornado rara, ocorrendo apenas em alguns países pelo mundo. A infecção por esse sorovar é associada ao aborto no último terço da gestação, seguido por retenção de placenta e metrite. Potros nascidos vivos podem desenvolver sepse aguda na primeira semana de vida, ou poliartrite na segunda semana de vida. Em garanhões, orquite, pneumonia, artrite e mais raramente, tendovaginite foram descritas.

Patologia clínica

O diagnóstico etiológico definitivo da salmonelose depende do isolamento do microrganismo de tecidos coletados assepticamente na necropsia, e de fezes, sangue, leite e outros fluidos corporais. No caso de aborto, o material adequado para a cultura inclui placenta, suabes vaginais e conteúdo do estômago do feto.[33] Alimentos, água e amostras ambientais podem ser cultivadas para confirmar a presença do patógeno em um rebanho ou para determinar a fonte do microrganismo. O tipo de amostra necessário e a frequência de coleta irão depender amplamente do objetivo da estratégia dos testes, da apresentação clínica (se houver) e do grau de precisão da estimativa de prevalência que é necessário. Amostras de animais individuais devem ser obtidas tão assepticamente quanto possível para evitar a contaminação cruzada. Os casos clínicos são mais bem amostrados durante a fase aguda da doença e antes do início da terapia antimicrobiana. Os testes de amostras ambientais de rebanhos, como *pool* de fezes ou suabes do piso ou de botas podem apresentar melhor custo-benefício.[33] A identificação da infecção subclínica pode requerer amostras repetidas e o tamanho maior de amostragem, em razão dos chamados animais portadores, que podem excretar a bactéria apenas de forma intermitente e em baixos números.

As técnicas de diagnóstico disponíveis são apresentadas a seguir.

Cultura bacteriana

É a única forma de realizar o diagnóstico etiológico definitivo de salmonelose e determinar com exatidão o sorotipo. Contudo, a cultura do microrganismo, principalmente a partir das fezes, não é confiável por muitos fatores, incluindo o método usado para a coleta das amostras, a quantidade de material submetido, a variação na excreção fecal do microrganismo e o método bacteriológico utilizado. O principal fator complicante é a ocorrência de portadores aparentemente saudáveis, que excretam o microrganismo de forma intermitente e em baixos números, e de portadores silenciosos, que não excretam *Salmonella* nas fezes, mas albergam o microrganismo nos linfonodos mesentéricos ou na mucosa do ceco e do cólon. As dificuldades variam de acordo com o genótipo. Sorovares adaptados ao hospedeiro (p. ex., SD em bovinos ou S. Abortusovis em ovinos) são mais difíceis de isolar das fezes do que sorovares com uma variedade maior de hospedeiros, tais como S. Typhimurium. Em bovinos com infecção por SD, as bactérias estão presentes no sangue e no leite por um período muito curto durante a fase de bacteriemia e antes do início da diarreia. Vacas próximas ao parto apresentam maior probabilidade de excreção de *Salmonella* nas fezes. Múltiplas culturas a intervalos de 24 h são superiores a uma única cultura de fezes para diagnóstico de salmonelose clínica em equinos; atualmente, ao menos cinco amostras de fezes consecutivas são recomendadas para excluir o estado portador em um animal individual com mais de 95% de confiança.[21]

O microrganismo pode ser cultivado de tecidos, fluidos corporais, amostras de fezes, tanque de expansão de leite, filtros de leite, água, alimentos e do ambiente. Ao coletar amostras em fazendas leiteiras semanalmente por 7 a 8 semanas, a prevalência de excreção fecal de diferentes grupos de bovinos pode variar amplamente entre rebanhos, indicando que rebanhos com bovinos infectados podem ser classificados incorretamente, caso apenas um grupo seja testado.

Laboratórios clínicos, em geral, requerem pelo menos 48 h para o diagnóstico presuntivo de *Salmonella* spp. nas fezes, uma vez que são necessárias as etapas de pré-enriquecimento e de enriquecimento. A confirmação bioquímica e sorológica do genótipo e os testes de suscetibilidade posteriores podem requerer mais 24 a 48 h.

Existem muitos meios para cultivar *Salmonella*, e a escolha do método adequado depende dos sorovares suspeitos, da fonte ou do tipo de amostra, e da espécie animal acometida.

Meios de pré-enriquecimento

O uso de meios de pré-enriquecimento, tal como água peptonada tamponada ou caldo de pré-enriquecimento, pode aumentar a sensibilidade da cultura de fezes, ressuscitando salmonelas gravemente lesionadas que poderiam não crescer em meios de cultura seletivos. O uso de meios de pré-enriquecimento pode, contudo, não ser ideal para isolar sorovares hospedeiro-específicos, que são menos vigorosos e podem sofrer pelo supercrescimento de bactérias competidoras durante esse processo de enriquecimento não seletivo.[33]

Meios de enriquecimento

Contêm aditivos que estimulam seletivamente o crescimento de *Salmonella*, enquanto inibem o crescimento de microrganismos competidores. Exemplos de meios de crescimento seletivos incluem tetrationato de sódio, caldo selenito cisteína e o caldo verde brilhante. Contudo, alguns desses meios de enriquecimento específicos são tóxicos para determinados sorovares de *Salmonella*; por exemplo, o caldo verde brilhante é tóxico para muitas estirpes de SD.[33]

Meios de cultivo seletivo

São ágares sólidos que inibem o crescimento de outras bactérias que não *Salmonella* spp., enquanto fornecem informações sobre algumas das principais características bioquímicas, como fermentação de não lactose e produção de sulfito de hidrogênio por *Salmonella* spp.[33] Ágares seletivos normalmente são incubados por 24 a 48 h a 37°C, e *Salmonella* está presente como colônias características nesses ágares, que podem ser diferenciadas de colônias de outras bactérias. Existem, contudo, alguns microrganismos tais como *Proteus*, *Pseudomonas* ou *Citrobacter*, que podem ser difíceis de diferenciar da *Salmonella* em ágares seletivos. Em amostras positivas, testes bioquímicos adicionais são necessários para identificar variantes de sorovares específicos.

Métodos de reconhecimento de DNA e imunológicos

Estão disponíveis muitos métodos rápidos de detecção de *Salmonella*, como separação imunomagnética por condutividade elétrica/impedância, ELISA e métodos de PCR com sondas de DNA. Muitos desses métodos foram desenvolvidos para uso em alimentos para humanos, mas não foram completamente validados para amostras ambientais ou de fezes. Amostras que contenham material fecal representam um problema para os métodos baseados em PCR, em razão da presença de inibidores da reação de PCR na matriz da amostra teste.[33] Na maioria dos casos, os estágios em meios de enriquecimento seletivos e não seletivos e técnicas de extração de DNA são necessários quando usando métodos baseados em DNA, o que resulta em mais etapas e mais tempo do operador para o procedimento de isolamento.

Sorologia

Ensaio imunoabsorvente ligado à enzima sérico

Testes sorológicos usando ELISA em soro ou no leite podem ser usados em rebanhos para identificar S. Typhimurium ou S. Enteritidis em infecções em animais de produção e também foram utilizados como auxílio diagnóstico para identificar portadores de SD. O teste se baseia em imunoglobulinas para os antígenos O de LPS do microrganismo, e normalmente é desenhado para detectar uma variedade limitada de sorovares ou sorogrupos de *Salmonella*.[33]

ELISA para anticorpos anti-*Salmonella* atualmente estão em uso rotineiro, e são amplamente disponíveis comercialmente. O teste pode ser realizado em amostras de sangue ou de leite individuais para identificar indivíduos potencialmente infectados, ou para determinar a resposta à vacinação; ele também pode ser usado para verificar rebanhos infectados por meio da determinação da presença ou da ausência de anticorpos em amostras do tanque de expansão do leite. O teste do tanque de expansão de leite para anticorpos contra SD é usado como um teste diagnóstico de triagem em alguns países. O uso de muitos testes de ELISA em amostras de líquido muscular de bovinos, coletadas no abate, pode ser usado como uma alternativa para o soro na detecção de anticorpos contra polissacarídeos de *Salmonella*.

Resultados sorológicos de animais individuais devem ser interpretados com cautela, uma vez que animais sorologicamente positivos podem não estar mais infectados por *Salmonella*. Em contrapartida, indivíduos infectados e excretando podem não ter soroconvertido. Particularmente, em regiões com baixa prevalência de infecção por *Salmonella*, os problemas quanto à especificidade significam que a maioria dos resultados positivos será falsa.[33] Sorologia positiva repetida em animais individuais pode, contudo, ser usada como auxílio diagnóstico para descarte seletivo de animais portadores crônicos.

Diagnóstico laboratorial em um animal doente suspeito

Um diagnóstico positivo depende da cultura do microrganismo, normalmente das fezes, mas possivelmente do sangue no estágio septicêmico. Em casos de aborto, material fetal e placenta devem ser submetidos para a cultura. Caso o diagnóstico sorológico esteja disponível, uma amostra de soro também deve ser submetida. Testes indiretos são muito valiosos e, se houver boa disponibilidade de auxílio laboratorial, uma contagem total de leucócitos e a avaliação dos teores séricos de sódio devem ser realizados. Com frequência, pode-se determinar um diagnóstico presuntivo, que pode ser apoiado por um diagnóstico de rebanho.

Diagnóstico de rebanho

O exame sorológico de amostras dos animais é o primeiro passo. Um teste sorológico completamente negativo pode indicar que a infecção não está presente. Resultados positivos indicam a necessidade de maiores avaliações, e culturas de fezes periódicas, com intervalos de 15 dias, devem ser realizadas. Quando S. Typhimurium é o agente bacteriano causal, as fezes de outras espécies de animais na propriedade devem ser avaliadas, uma vez que patos, cães, equinos, suínos, ovinos e bovinos podem ser fontes de infecção um para o outro. É sempre aconselhável examinar a água de beber e alimentos quando há evidências de infecção.

Detecção de animais portadores clinicamente normais

O problema diagnóstico mais difícil na salmonelose é a detecção de animais portadores clinicamente normais. O procedimento recomendado é a cultura de fezes de todas as vacas, em intervalos de 14 dias, por três avaliações e a repetição dos exames no dia do parto. Nesse momento, suabes são coletados das fezes e da vagina da vaca, e das fezes do bezerro. As amostras devem, preferencialmente, ser coletadas quando as vacas estão amarradas em mourões, e não quando elas estão a pasto, em razão do grande número de portadores passivos da infecção na segunda circunstância. Em equinos, pelo menos cinco amostras devem ser submetidas para cultura de fezes como procedimento diagnóstico para identificar equinos portadores para obter mais de 95% de confiança de que os animais testados são negativos para *Salmonella* spp.[21]

A confiabilidade do diagnóstico que se baseia unicamente na cultura de suabes de fezes não é alta, e representa a principal dificuldade na detecção de animais portadores. Uma combinação de cultura de fezes e testes sorológicos oferece alguma melhora na acurácia, mas mesmo com a aglutinação ou os testes FC, a acurácia é insuficiente.

Determinação da prevalência da infecção em populações de animais

Dentre os animais de produção de alimentos, é particularmente importante determinar a prevalência da infecção por *Salmonella* em uma população de bovinos.

Achados de necropsia

Sepse

Podem não existir lesões macroscópicas em animais que morreram de forma hiperaguda, mas as hemorragias petequiais extensas na submucosa e subserosa normalmente são evidentes. Em alguns casos, os achados de necropsia podem incluir esplenomegalia e pequenos focos esbranquiçados no fígado (nódulos paratifoides). As lesões histológicas são inespecíficas, com exceção da característica granulomatosa dos nódulos paratifoides mais antigos. As placentas de bovinos e ovinos que abortam em razão da *Salmonella* spp., com frequência, contêm um número muito grande de bactérias intravasculares.

Enterite aguda

Algumas das alterações associadas com a forma septicêmica, com frequência, estão presentes, mas a lesão mais consistente é encontrada no intestino grosso e no intestino delgado. A característica da inflamação varia de mucoenterite com petéquias na submucosa a enterite hemorrágica difusa. Lesões similares podem estar presentes no abomaso e, na infecção por SD em bezerros, múltiplas erosões na mucosa e petéquias na parede do abomaso são comuns. Infecções por *S.* Typhimurium são caracterizadas por enterite necrótica grave no íleo e no intestino grosso. O conteúdo intestinal está aquoso, tem odor pútrido e pode conter muco ou sangue total. Em casos que sobreviveram por um maior período de tempo, a necrose superficial e a exsudação de fibrina podem anteceder o desenvolvimento de uma membrana diftérica extensa e de fragmentos de fibrina. Os linfonodos mesentéricos estão aumentados, edemaciados e hemorrágicos. A parede da vesícula biliar pode estar espessada e inflamada.

Enterite crônica

Em bovinos, a forma crônica normalmente se manifesta por áreas discretas de necrose da parede do ceco e do cólon. A parede está espessada e coberta por material necrótico amarelo-acinzentado recobrindo uma superfície mucosa granular e avermelhada. Menos comumente, as lesões são discretas na forma de úlceras em botão, ocorrendo com maior frequência no ceco, ao redor da válvula ileocecal. Os linfonodos mesentéricos e o baço estão aumentados. Em todas as espécies, pneumonia crônica e uma variedade de outros processos inflamatórios localizados, como poliartrite e osteomielite, podem ser encontrados.

Salmonellas estão presentes no coração, sangue, baço, fígado, bile, linfonodos mesentéricos e conteúdo intestinal, tanto na forma sistêmica como na forma entérica aguda. Na forma crônica, as bactérias podem ser isoladas de lesões intestinais e, menos comumente, de outras vísceras. A cultura tem maior sucesso se meios de enriquecimento, tais como caldo tetrationato, foram usados. Levantamentos que determinam o percentual de animais portadores em populações por meio da avaliação de material de abatedouro mostram que o maior número de isolamentos é feito dos linfonodos que drenam o ceco e intestino delgado inferior.

Amostras para confirmação do diagnóstico

- Bacteriologia: ileocecal, íleo, cólon, baço, pulmão, fígado e suabe para cultura da vesícula biliar (CULT)
- Histologia: amostras fixadas em formol desses tecidos, mais rim, estômago e cérebro (MO).

Atenção ao potencial zoonótico desses microrganismos ao manipular carcaças e submeter amostras.

Diagnóstico diferencial

O diagnóstico clínico da salmonelose é difícil em razão do número de outras enfermidades que se assemelham a cada forma da doença. A salmonelose é caracterizada por sepse em animais jovens e enterite aguda e crônica em animais adultos, embora a enterite aguda possa ocorrer em neonatos. Portanto, a forma septicêmica da doença deve ser diferenciada de todas as outras causas de sepse, e a forma entérica diferenciada de todas as outras causas de diarreia em animais jovens e adultos. Na necropsia, o isolamento de salmonelas de tecidos e do conteúdo intestinal, embora sugestivo da presença de salmonelose, não confirma, por si só, o diagnóstico, e deve-se ter cuidado para determinar se outra enfermidade está presente.

Bovinos

- Sepse: a forma septicêmica da salmonelose em bezerros assemelha-se à sepse coliforme, e a diferenciação é possível apenas por exame bacteriológico do sangue, das fezes e dos tecidos. A salmonelose ocorre com maior frequência durante a segunda e terceira semanas de vida, contrariamente à sepse coliforme, que ocorre com mais frequência nos primeiros dias de vida. Ambas são caracterizadas por fraqueza, depressão, polipneia, taquicardia, febre ou hipotermia, esclera injetada e hemorragias, diarreia e morte rápida
- Enterite aguda: a salmonelose entérica aguda em bovinos adultos ou em bezerros é caracterizada por febre, anorexia, toxemia, dor abdominal, diarreia e disenteria, excesso de muco e filamentos de fibrina nas fezes e desidratação
  - *Coccidiose* é mais comum em bovinos jovens com 2 a 8 meses de idade, e é caracterizada por diarreia com hemorragia franca nas fezes, tenesmo, apenas ocasionalmente sinais sistêmicos de desidratação e anemia, e recuperação espontânea em alguns dias; raramente ocorrem sinais nervosos e morte
  - *Obstrução intestinal aguda* é caracterizada por dor abdominal, fezes escassas ou ausentes, fezes tingidas de sangue, tenesmo, anorexia e anormalidades palpáveis ao exame retal
  - *Síndrome intestinal hemorrágica* é caracterizada por início agudo de dor abdominal acentuada, associada a sinais de doença sistêmica, mas sem febre. As fezes contêm grande quantidade de sangue escurecido, parcialmente ou completamente coagulado, assemelhando-se a geleia de amora. A condição tipicamente acomete vacas adultas individuais no meio da lactação
  - *Disenteria de inverno* ocorre em surtos e explosivos em bovinos adultos confinados; as fezes são cinzas com coágulos de sangue, não há toxemia, não há desidratação e a doença é autolimitante em 24 a 48 h
  - *Doença das mucosas* é caracterizada por lesões orais típicas, anorexia, febre, diarreia persistente, desidratação, lesões nas fendas interdigitais e alta taxa de mortalidade
  - *Intoxicação por samambaia* é caracterizada por disenteria, hemorragias esclerais e histórico de acesso a samambaia
  - *Outras intoxicações*, especialmente arsênico e, em menor extensão, algumas ervas, podem causar enterite aguda similar
- Enterite crônica: salmonelose entérica crônica pode assemelhar-se à paratuberculose (doença de Johne) ou intoxicação crônica por molibdênio, mas disenteria e fragmentos epiteliais não ocorrem nessas doenças. Infestações maciças por trematódeos estomacais também podem causar diarreia e disenteria
- Aborto: aborto causado por salmonelose e requer exames laboratoriais do feto, fluídos fetais, muco vaginal, fezes e leite dos animais que abortaram.

Ovinos

- Diarreia associada a infecções por coccídeos ou *Campylobacter* spp. ou por infestação por parasitas podem se assemelhar à salmonelose entérica em ovinos, mas a última normalmente é mais aguda e com maior taxa de mortalidade. Aborto relacionado à salmonela requer exame laboratorial do feto, fluidos fetais, muco vaginal e fezes do animal que abortou.

Equinos

- Sepse: a salmonelose septicemica em potros pode se assemelhar às septicemias associadas a *Escherichia coli* e *Actinobacillus equuli*
- Enterite aguda: salmonelose entérica aguda em equinos adultos causa diarreia profusa, desidratação, depressão grave e fraqueza. O histórico de transporte recente, com frequência, ajuda na sugestão de

diagnóstico de salmonelose em equinos adultos, nos quais colite X é um diagnóstico diferencial importante
  - *Colite X equina idiopática* é uma enterocolite grave de equinos adultos, caracterizada por diarreia profusa, desidratação acentuada e alta taxa de mortalidade, apesar da sua fluidoterapia intensa. Muitos casos são considerados como salmonelose entérica, mas com frequência não se obtém o diagnóstico etiológico definitivo
  - *Clostridiose* causada por *C. perfringens* tipo A e *C. difficile* pode resultar em diarreia hemorrágica hiperaguda, desidratação acentuada e morte rápida
- Enterite crônica: diarreia crônica causada por salmonelose pode se assemelhar a *parasitismo, enterite granulomatosa* ou *linfossarcoma.*

Tratamento

Tratamento primário | Terapia antimicrobiana

O uso de antimicrobianos para o tratamento de salmonelose clínica é controverso. Preocupações quanto a essa abordagem de tratamento incluem o risco de criar os chamados animais portadores e a seleção para PRA, particularmente quando usando antimicrobianos não apenas em indivíduos clinicamente acometidos, mas metafilaticamente em um grupo de animais expostos. As preocupações, em parte, são derivadas da experiência na medicina humana, na qual a infecção invasiva com *Salmonella* é incomum, e a terapia antimicrobiana é desencorajada.[23] Contudo, bacteriemia com frequência é encontrada em bovinos com enterite aguda, e sepse é uma característica da salmonelose clínica em potros, bezerros e cordeiros. Em casos agudos de salmonelose clínica com suspeita ou confirmação de bacteriemia, seria profissionalmente negligente não tratar os animais acometidos com antimicrobianos apropriados. De fato, há evidências de que os antimicrobianos podem prolongar a duração do período após a recuperação clínica de episódios agudos e, especificamente, de enterite crônica em humanos e em animais, durante o qual a bactéria causal pode ser isolada do intestino. Aceita-se que isso pode ocorrer e que o uso de antimicrobianos pode contribuir para a disseminação da doença.

Outra questão relacionada é a criação de estirpes resistentes a fármacos. O problema com as estirpes resistentes não teria se tornado relevante se apenas animais individuais tivessem sido tratados, mas a medicação em massa de animais contactantes e os tratamentos profiláticos, em geral, resultaram em uma grande população de estirpes resistentes.

O tratamento oral em bovinos e suínos é reconhecido como um tratamento satisfatório, mas não é recomendado em equinos, nos quais uma piora imediata da diarreia, ou o prolongamento do curso clínico, como uma diarreia crônica persistente, podem ser encontrados. Acredita-se que ambas as sequelas resultam em uma alteração da população normal da microflora intestinal que, por sua vez, resulta de uma concentração 8 a 10 vezes maior do fármaco do que o que ocorre no intestino após o tratamento oral, comparado à concentração resultante da administração parenteral.

Se a terapia antimicrobiana for considerada, a escolha dos antimicrobianos deve se basear nos testes de suscetibilidade a antimicrobianos sempre que possível. Uma vez que as salmonelas são patógenos intracelulares facultativos, a escolha de antimicrobianos com boa penetração tecidual e que chegam a concentrações adequadas intracelulares é crítica.

Ruminantes

Atualmente, muitos países não têm antimicrobianos indicados para o tratamento de salmonelose bovina. Em casos de doença aguda e grave nos quais o uso de antimicrobianos é mais apropriado e o tratamento não pode ser protelado, antibióticos de amplo espectro, com frequência, são usados em razão do tempo considerável necessário para obtenção do resultado da cultura bacteriana e dos testes de suscetibilidade no caso de *Salmonella.* Como resultado, o tratamento de salmonelose em bovinos é amplamente empírico, e o uso extrabula de determinados antimicrobianos é comum na prática veterinária.

Salmonella spp. são bactérias gram-negativas, que, em geral, são resistentes à penicilina, eritromicina e tilosina. A resistência a outros antimicrobianos, como ampicilina, amoxicilina, ceftiofur, florfenicol, sulfonamidas, trimetoprima-sulfas e tetraciclinas é variável.[16,23] A resistência a múltiplos fármacos é encontrada com maior frequência em estirpes isoladas de bezerros do que de vacas adultas.[16]

Historicamente, ampicilina, cloranfenicol e trimetoprima-sulfas foram amplamente utilizados para o tratamento de salmonelose em bovinos, mas com a resistência a esses compostos tornando-se cada vez mais comum, e com as preocupações acerca do uso do cloranfenicol em animais de produção, o uso de ceftiofur tem se tornado cada vez mais frequente, principalmente nos EUA. O cloranfenicol atualmente está banido do uso em animais de produção de alimentos em muitos países. A nitrofurazona administrada por via oral a bezerros e bovinos adultos foi comumente usada para o tratamento de salmonelose, mas atualmente também está banida. Nos países nos quais é permitido, as fluoroquinolonas são amplamente utilizadas para o tratamento de casos clínicos. Contudo, o uso de cefalosporinas de terceira e de quarta gerações e de fluoroquinolonas que são consideradas agentes antimicrobianos criticamente importantes na medicina humana e veterinária é desencorajado pela Organização Mundial da Saúde (OMS); o uso desses compostos deve ser limitado a casos nos quais a resistência a outros antimicrobianos é confirmada ou, pelo menos, deve ser assumida.

Equinos

Como em outras espécies, a terapia antimicrobiana em equinos infectados por *Salmonella* é controversa. Embora os antimicrobianos sejam indicados em casos de bacteriemia e sepse, como ocorre em potros, a sua eficácia para tratamento de enterocolite ou de portadores saudáveis é questionável. Em qualquer caso, a escolha do antibiótico deve se basear na sensibilidade do microrganismo isolado ao fármaco, sempre que possível. Com base em alguns estudos de isolados de equinos, gentamicina a 3 mg/kg de PC, combinado a ampicilina 20 mg/kg de PC, administradas por via intravenosa a cada 8 a 12 h têm sido recomendadas. Uma alternativa é a administração de trimetoprima-sulfonamida IV, 2 vezes/dia, combinada a uma dose de 30 mg/kg PC de ceftiofur a 2 a 4 miligramas por quilo de peso, 2 vezes/dia. Sulfadiazina, sulfadoxina e sulfametoxazol são as melhores para se combinar com trimetoprima para a salmonelose em equinos. Deve-se ter cuidado ao tratar equinos adultos com salmonelose, em razão da tendência dos antimicrobianos, especialmente das tetraciclinas, em precipitar episódios de diarreia.

Potros com salmonelose septicêmica normalmente são tratados tanto por via sistêmica, quanto oral com antimicrobianos, algumas vezes diferentes por cada via. O tratamento deve ser dado a intervalos de, pelo menos, 6 h e acompanhado por fluidoterapia de suporte. Antimicrobianos recomendados incluem gentamicina, ampicilina, combinações de sulfonamidas e cloranfenicol.

Terapia de suporte

Inclui o uso de soluções eletrolíticas orais e fluidos poliônicos administrados por via intravenosa para repor os fluidos e corrigir o desequilíbrio eletrolítico e ácido-base (ver Capítulo 5).

Anti-inflamatórios não esteroidais (AINE) foram recomendados para aliviar os sintomas relacionados à endotoxemia, controlar a dor e, possivelmente, evitar o risco de laminite em equinos. A manutenção da hidratação adequada é particularmente importante ao se usar AINE que diminuem a perfusão renal e podem se tornar nefrotóxicos em indivíduos desidratados. O uso prolongado de AINE tem sido associado a ulceração gástrica/abomasal em diferentes espécies e ulceração de cólon em equinos. O seu uso deve, portanto, ser limitado em tempo e à menor dose possível.

Tratamento

- Terapia antimicrobiana em casos suspeitos/confirmados de bacteriemia: o uso de antimicrobianos para o tratamento de enterite crônica ou de portadores saudáveis é altamente controverso

- Bovinos/bezerros:
  - Trimetoprima-sulfonamida: 20 mg da combinação/kg IV/IM a cada 12 a 24 h (R2)
  - Amoxicilina: 10 mg/kg, IM, a cada 12 h (R2)
  - Amoxicilina-clavulanato: 12 mg da combinação/kg, IM, a cada 12 h (R2)
  - Ampicilina: 10 mg/kg VO/IM, a cada 12 h (R2)
  - Enrofloxacino*: 2,5 a 5,5 mg/kg SC/IM, a cada 24 h (R2)
  - Ceftiofur*: 1,1 a 2,2 mg/kg PC, a cada 24 h SC/IM por 3 dias (R2)
- Equinos/potros:
  - Trimetoprima-sulfonamida: 30 mg da combinação/kg IV/IM/VO, a cada 12 h (R2)
  - Ampicilina: 20 mg/kg IV/IM, a cada 8 a 12 h (R2)
  - Amoxicilina triidratada: 20 mg/kg, IM, a cada 12 h (R2)
  - Ceftiofur*: 2 a 4 mg/kg, a cada 24 h SC (R2)
  - Fluoroquinolonas* (R3)
- Potros
  - Gentamicina 6,6 mg/kg IV, a cada 24 h ou 4,4 mg/kg IV, a cada 12 h, assegurar hidratação adequada (R2)
  - Cloranfenicol: 50 mg/kg IV, a cada 6 a 8 h (R2)
- Terapia anti-inflamatória:
  - Flunixino meglumina: 2,2 mg/kg IV em dose única (R2)
  - Meloxicam: 0,5 mg/kg SC/IV em dose única (R2)
- Fluidoterapia: oral e parenteral para repor água e corrigir o desequilíbrio ácido-base e eletrolítico.

* São classificados como antimicrobianos criticamente importantes em medicina humana e veterinária. O uso como primeiro tratamento é desencorajado. IM: intramuscular; IV: intravenoso; VO: via oral; SC: subcutâneo.

Controle

Prevenção da introdução de infecção (biossegurança)

Evitar a infecção é o principal objetivo, mas não é facilmente alcançado. As fontes principais de infecção são animais portadores e alimentos contaminados que contenham produtos de origem animal. Existe a necessidade crítica de desenvolver métodos de controle da disseminação de infecções por *Salmonella* em propriedades leiteiras, por meio da implantação de medidas de biossegurança e de biocontenção, além da melhoria do manejo da propriedade. Isso poderia resultar na diminuição do uso excessivo de tratamentos antibióticos de animais individuais ou do rebanho.

Um rebanho fechado minimiza o risco de infecção, mas não é um procedimento prático para os criadores de animais de produção para os quais a salmonelose é o principal problema (criadores de bezerros e criadores de suínos de engorda). Para tais produtores, as seguintes regras se aplicam:

- Introduza os animais diretamente da propriedade de origem. Evite leilões, mercados de animais e transporte público, pois todos são possíveis fontes de infecção. Assegure que a propriedade de origem seja livre de salmonelose
- Se possível, compre os animais quando eles forem mais velhos, como bezerros de 6 semanas de idade, para dar a oportunidade de desenvolvimento de imunidade específica e inespecífica. Animais de rebanhos vacinados são desejáveis
- O perímetro de vendedores, leilões e veículos de transporte deve ser mantido sob vigilância, e a necessidade de desinfecção vigorosa frequente deve ser ressaltada. A taxa de infecção em bezerros que foram comprados e entregues no Reino Unido foi de menos de 1%, mas a taxa de infecção aumentou para 36% quando os bezerros foram mantidos no perímetro durante o final de semana
- Introduza apenas aqueles animais que provavelmente não sejam portadores. Infelizmente, a detecção de portadores não é confiável e tem alto custo monetário. Para ter confiança nos resultados, amostras de fezes para cultura devem ser submetidas em pelo menos três ocasiões. Mesmo assim, portadores ocasionais com lesões na vesícula biliar ou nas tonsilas irão escapar da rede e serão capazes de reviver a doença na propriedade ou transferir a doença para outro animal. Práticas de manejo para diminuir o risco de *S.* Brandenburg em cabanhas de ovinos incluem diminuição da densidade do rebanho; evitar o pastejo em pastagens curtas; manter o plano nutricional adequado; minimizar a agregação de ovelhas em piquetes e o tempo que elas passam em piquetes; drenar o terreno antes da formação dos piquetes; fornecer uma fonte de água de beber limpa; evitar a compra e/ou o pastejo do rebanho de propriedades conhecidamente afetadas, uma vez que esses animais podem ser portadores; evitar que cães tenham acesso a carcaças; e evitar que alcatrazes comuns tenham acesso às carcaças, removendo e enterrando os fetos abortados frequentemente durante a estação de parição.

Limitação da disseminação dentro de um rebanho

Quando ocorrem surtos, procedimentos para limitar a disseminação, como mostrado a seguir, precisam ser fortemente ressaltados e deve-se realizada a medicação de grupos acometidos e dos suscetíveis sob alto risco.

- Identificar animais portadores e/ou descartá-los ou isolá-los e tratá-los. Novas amostras devem ser coletadas subsequentemente de animais tratados a fim de determinar se eles estão livres da infecção
- Pode ser feito uso profilático de antimicrobianos, mas não é recomendado, uma vez que os resultados são ruins e existe o risco de desenvolvimento de estirpes resistentes. Probióticos usados para prevenção da excreção de *Salmonella* no período pós-operatório em equinos com cólica foram avaliados, e mostraram-se inefetivos
- Restringir a movimentação de animais ao redor da propriedade e limitar a infecção ao menor grupo. Tanto os pastos quanto as instalações permanentes são importantes, embora a fonte principal de infecção, na maioria dos casos, seja a água de beber
- O suprimento de água deve ser fornecido em cochos que não sejam suscetíveis à contaminação fecal. Água de beber parada ou o pasto podem permanecer infectados por períodos tão longos quanto 7 meses
- Desinfecção rigorosa de instalações é importante. A política todos dentro/todos fora deve ser adotada, e a limpeza com vapor e desinfecção deve ser realizada após cada lote de animais. Se os custos financeiros permitirem, baias individuais para bezerros são benéficas. Onde os bezerros são criados confinados, esse tipo de instalação é comum e econômico. Piquetes de terra representam um problema, especialmente aqueles usados para ovinos e bezerros, mas, se eles conseguirem se manter secos e vazios, são recomendadas duas aspersões, com 1 mês de intervalo, com formol a 5%
- O controle da salmonelose em clínicas veterinárias e em hospitais-escola veterinários requer atenção especial para as possíveis fontes de infecção e a contenção e meios de evitar a disseminação da infecção. Após o diagnóstico da doença em uma clínica, um levantamento ambiental deve ser realizado usando cultura bacteriológica de estábulos, paredes, bombas gástricas, sondas nasogástricas, corredores, ralos e outros equipamentos usados rotineiramente. Isso é seguido por uma limpeza completa e desinfecção de todo o perímetro que abrigue animais. As superfícies devem então ser cultivadas novamente para determinar a presença de contaminação residual. Equipamentos médicos e cirúrgicos devem ser limpos e esterilizados. O padrão do fluxo do tráfego na clínica deve ser revisado e adequado. Recomenda-se o uso de luvas descartáveis e a lavagem completa das mãos após a manipulação de animais suspeitos. Estábulos nos quais equinos com salmonelose são mantidos só devem ser usados para acomodar animais recém-hospitalizados após a coleta de amostras (coletadas após dois ciclos de limpeza e desinfecção) dos ralos dos estábulos, rachaduras e cantos apresentarem resultados negativos na cultura bacteriológica. O uso de ensaio de PCR para o DNA da *Salmonella* de ralos e de sistemas de drenagem revelou a maior proporção de resultados positivos. Os resultados da PCR devem ser confirmados por cultura bacteriológica, uma vez que um resultado de PCR positivo, por si só, não é considerado como risco de salmonelose para equinos hospitalizados. Quando um cavalo hospitalizado deixa sua baia permanentemente, ela deve ser limpa de toda a matéria orgânica usando uma mangueira de água fria e esfregada com uma escova de aço. Isso é seguido pela aplicação de uma solução genérica de cloro. Esse procedimento é então seguido dentro de 24 h por outra limpeza e desinfecção com solução de peroxigênio (Virkon), que é deixada para secar. Virkon é uma mistura estável e balanceada de compostos de

peroxigênio, surfactantes, ácidos orgânicos e sistemas de tampão inorgânicos. Os ingredientes ativos são peroximonossulfato de potássio, cloreto de sódio e outros ingredientes. Ele é efetivo contra uma ampla variedade de bactérias, vírus e fungos, incluindo: *S. pyogenes*, *C. pyloridis*, *Klebsiella pneumoniae*, *E. coli* e *S.* Typhimurium

- A construção adequada de alojamentos é importante. Paredes impermeáveis para interromper a disseminação de baia para baia, o desenho da baia para permitir que o cocho de comida fique fora dela, evitar qualquer atividade comunitária e pisos ripados para fornecer vias de escape para o esterco, tudo ajuda a limitar a disseminação de doenças entéricas. O desenho da baia e do ambiente devem ser tais que encorajem o comportamento de eliminação adequado e a boa higiene da baia. Os bebedouros devem ser colocados em uma extremidade da baia, preferencialmente na parte mais estreita em baias retangulares, para encorajar a defecação nessa área. Áreas úmidas ou alagadas de piso em outras partes da baia irão encorajar a defecação e micção, e devem ser eliminadas. Bebedouros do tipo mamadeira, e não do tipo bacia, são preferíveis por motivos higiênicos. Áreas comuns de defecação aumentam a possibilidade de disseminação, especialmente durante o procedimento de limpeza, e a tendência é que os animais se agrupem em áreas de piso ripado ou em malha sobre um canal
- A eliminação de material infectante deve ser feita com cautela. As carcaças devem ser queimadas ou, ainda melhor, enviadas para uma instituição para o diagnóstico, e não devem ser convertidas em farinha de osso, ainda mais se contaminadas. O esgoto e o esterco devem ser usados para a adubação de plantações e não de pastos. O adubo não constitui perigo quando usado em pastos para feno, e as salmonelas não sobrevivem ao processo de elaboração da silagem. Quando o esterco é usado para adubar o pasto, ele deve ser armazenado por pelo menos 1 mês antes, ou por ainda mais tempo se efluentes de silos forem incluídos. O pasto adubado não deve ser usado por 1 mês, e para animais jovens, recomenda-se um período de descanso de, no mínimo, 6 meses. O esterco de suínos é mais perigoso, e deve sempre ser evitado
- Todos os funcionários que trabalham no perímetro infectado devem ser alertados quanto ao risco conferido à própria saúde. Outras espécies peripatéticas, especialmente cães, devem ser mantidas sob contenção.

Princípios de controle de doenças infecciosas para prevenção de doenças gastrintestinais e respiratórias nosocomiais em hospitais de grandes animais

Os princípios de um programa de CDI para a prevenção de doenças gastrintestinais e respiratórias em hospitais de grandes animais foram descritos, e são aplicáveis ao controle da salmonelose. As três estratégias básicas são: diminuir a exposição aos patógenos, evitar a suscetibilidade crescente aos patógenos e monitorar a efetividade do programa e CDI. Os principais procedimentos são resumidos a seguir.

- Diminuir a exposição aos patógenos:
  - Promovendo higiene pessoal adequada
  - Usando métodos efetivos para a limpeza e desinfecção
  - Controlando o fluxo de pessoas e o tráfego de animais
  - Implementando protocolos para identificação imediata de pacientes com sinais de doenças contagiosas
  - Controlando aves, roedores e moscas
- Evitar a suscetibilidade crescente a patógenos
  - Controlando a temperatura ambiente
  - Usando antimicrobianos adequadamente
  - Auxiliando no estabelecimento da flora intestinal ou ruminal normais
  - Controlando a endotoxemia
- Monitorar a efetividade do programa de controle de doenças infecciosas
  - Cultura bacteriana de amostras de fezes de animais internados no hospital
  - Cultura regular de amostras ambientais.

Passos recomendados para o desenvolvimento de um programa de controle efetivo de doenças infecciosas para hospitais de grandes animais

Um programa de CDI efetivo é necessário para todos os hospitais-escola de grandes animais e clínicas veterinárias particulares. Os passos recomendados são expostos a seguir:

- Ter todos os clínicos trabalhando juntos para desenvolver e aprovar o programa de CDI, uma vez que a adesão de todos aos fundamentos do programa é vital
- Desenvolver um programa de CDI específico por escrito e disseminá-lo amplamente entre os membros da equipe
- Identificar um médico-veterinário que seja ativo no hospital de grandes animais para servir como fiscal do CDI; esse indivíduo irá fiscalizar o programa e deve relatar os resultados ao diretor do hospital e parceiros de atuação
- Fornecer recursos, tanto humanos quanto monetários, necessários para o fiscal do CDI realizar de maneira efetiva o programa aprovado; a prevenção custa menos do que as alternativas
- Tornar estudantes, residentes e equipe cientes dos pontos-chaves do programa de CDI e da importância que os clínicos têm no seu cumprimento
- Ensinar aos tratadores, particularmente aqueles responsáveis pela limpeza, desinfecção e alimentação, os objetivos do programa de CDI e os métodos a serem empregados
- Monitorar a efetividade da limpeza e sanitização por meio de culturas bacterianas de amostras ambientais e dar respostas regulares aos funcionários das baias, equipe, estudantes e clínicos
- Realizar palestras ao menos uma vez ao ano para distribuir informações escritas acerca do programa de CDI e os resultados do monitoramento.

Animais sendo transportados

São um caso especial. Esses animais devem ser descarregados e exercitados pelo menos uma vez a cada 24 h e devem receber os alimentos, pelo menos, duas horas antes da oferta de água. Feno ou feno picado são preferíveis a alimentos suculentos. Todos os trailers e cochos de alimentação e de água devem ser adequadamente limpos e desinfetados entre viagens. Os equinos que serão transportados devem ser embaiados e alimentados à mão com alimentos duros por 4 a 5 dias antes do transporte. Se for provável que a doença ocorra, o fornecimento profilático de sulfonamidas ou antimicrobianos mostrou diminuir a incidência em todas as espécies. Além do risco dessa prática produzir bactérias resistentes, tem-se sugerido que ela também pode mudar a flora bacteriana normal do intestino, encorajando a proliferação de salmonelas e levando ao desenvolvimento de doença clínica.

Imunização

Vacinologia da Salmonella

A resistência do hospedeiro à *Salmonella* se baseia inicialmente na produção de citocinas inflamatórias, que levam à infiltração de células inflamatórias ativadas nos tecidos. Portanto, a imunidade específica dependente de células T e de células B se desenvolve, permitindo a depuração da *Salmonella* de todos os tecidos, e o estabelecimento de imunidade adquirida de longa duração à reinfecção. Essa maior resistência que se desenvolve após a infecção primária ou à vacinação, requer células T, citocinas tais como IFN-γ, TNF e IL-2, além de anticorpos opsonizantes. A soroconversão e/ou a presença de células T de memória detectáveis nem sempre se correlacionam ao desenvolvimento de resistência adquirida à infecção.

A imunidade em longo prazo usando vacinas vivas atenuadas é sorotipo-específica e envolve a reativação da imunidade imunológica. Vacinas mortas induzem fortes respostas de anticorpos, mas deflagram respostas insuficientes de células Th1.

A vacinação pode diminuir o número de bactérias excretadas nas fezes e a quantidade de bezerros positivos à hemocultura, diminuindo, portanto, o número de portadores e a contaminação ambiental. Muitos tipos de vacinas foram desenvolvidos e testados em bovinos e em suínos. Se a vacinação for combinada às precauções higiênicas descritas, as vacinas são um auxílio ao manejo. Bacterinas mortas e vacinas vivas atenuadas estão disponíveis. Ambas podem ser usadas como vacinas pré-natais para fornecer imunização passiva ao neonato. Atualmente, aceita-se que as vacinas vivas contra *Salmonella* são mais imunogênicas em bezerros do que as vacinas mortas.

Bovinos

Em bovinos, SD é a infecção que provavelmente é endêmica em um rebanho, e uma vacina comercial, para ser efetiva, deve apresentar um forte componente SD. Os microrganismos vivos apresentam mais capacidade de estimular anticorpos anti-LPS e a imunidade mediada por células. Bezerros vacinados com 1 a 3 semanas de idade com bacterina SD viva modificada aromática-dependente apresentam imunoglobulinas anti-LPS detectáveis após a imunização. Vacinas vivas orais seguras contra S. Typhimurium e SD têm sido elaboradas, e mostraram conferir proteção contra infecção experimental com estirpes virulentas do tipo selvagem do microrganismo. A vacinação de bezerros via oral com a vacina contra aro-SD viva modificada geneticamente, alterada, estável, que não reverte forneceu uma resposta imune sistêmica mensurável, mas o volume da vacina torna improvável que seu uso a campo seja prático. Bezerros vacinados responderam com aumento na imunidade humoral e na imunidade mediada por células, como mensurado por ELISA e testes cutâneos. Sugere-se que a combinação de imunidade humoral e imunidade mediada por células, estimuladas por vacinas com microrganismos vivos, forneçam proteção superior. Outras vacinas geneticamente alteradas, que consistem em estirpes híbridas derivadas de SD e S. Typhimurium, estão sendo avaliadas. Uma vacina viva avirulenta de SC é eficaz experimentalmente contra salmonelose causada por infecção por SD em bezerros.

Verificou-se que a estirpe vacinal 51, produzida no Reino Unido a partir de uma estirpe variante bruta desse microrganismo, foi eficiente e segura para fornecer boa proteção contra S. Typhimurium, assim como contra SD. Ela tem as desvantagens de uma vacina viva, mas os bezerros podem ser vacinados com sucesso com 2 a 4 semanas de idade. Em experimentos limitados, outras vacinas vivas atenuadas e vacinas mortas com adjuvante forneceram proteção aos bezerros, e um programa abrangente de vacinação, higiene e a adoção de uma política de rebanho fechado foi bem-sucedido no controle da doença. Relatos de vacinas mortas contra *S. Typhimurium* usadas em bezerros indicaram bons resultados, dado que a massa antigênica da vacina seja mantida alta, mas as vacinas mortas comerciais são de valor duvidoso.

S. Typhimurium atenuada (estirpe SL1479) administrada por via oral ou intramuscular mostrou boa eficiência, e SD atenuada (estirpe SL1438) mostrou efetividade similar. A vacina contra *S. Typhimurium* também fornece alguma proteção contra SD.

As bacterinas autógenas, que devem ser precipitadas em hidróxido de alumínio para terem qualquer efeito significativo, são administradas em duas injeções, com 2 semanas de intervalo. Boa imunidade é produzida, mas bezerros e suínos com menos de 6 semanas de idade são refratários, e reações anafiláticas podem causar a perda de um número significativo de animais. Para proteger os bezerros jovens, o melhor programa é vacinar as vacas durante o final da gestação. Isso fornecerá proteção passiva para os bezerros por 6 semanas, caso eles ingiram colostro suficiente, e os bezerros podem ser vacinados nesse momento, caso ainda exista perigo. A vacinação de vacas prenhes com vacina de S. Typhimurium morta com formol, aproximadamente 7 semanas e então 2 semanas antes do parto, protegeu os seus bezerros contra a infecção experimental. Relatos de resultados não foram empolgantes, mas se for dada atenção adequada aos detalhes do programa, têm sido suficientes, na visão do autor, para fornecer proteção quase completa. Uma observação similar foi feita a respeito da vacinação de bezerros contra S. Typhimurium.

Equinos

Em equinos, um regime similar de dose de reforço para todas as éguas no final da gestação parece ser efetivo. Em potros, uma bacteriana autógena de S. Typhimurium tem sido usada em muitas situações difíceis a campo, e tem sido atribuída à prevenção de mais casos clínicos e diminuição da contaminação ambiental, apesar das práticas inadequadas de higiene e de manejo.

Ovinos

Resultados em ovinos não foram convincentes. Algumas vacinas vivas contra *S. Typhimurium* estão sendo avaliadas quanto à sua eficácia contra salmonelose em ovinos.

LEITURA COMPLEMENTAR

Akkina JE, Hogue AT, Angulo FJ et al. Epidemiologic aspects, control, and importance of multiple-drug resistant Salmonella typhimurium DT 104 in the United States. J Am Vet Med Assoc. 1999;214:790-798.

Wallis TS, Galyov EE. Molecular basis of Salmonella induced enteritis. Mol Microbiol. 2000;36:997-1005.

Liebana E. Molecular tools for epidemiological investigations of S. enterica subspecies enterica infections. Res Vet Sci. 2002;72:169-175.

Smith BP, House JK, Magdesian KG et al. Principles of an infectious disease control program for preventing nosocomial gastrointestinal and respiratory tract diseases in large animal veterinary hospitals. J Am Vet Med Assoc. 2004;225:1186-1195.

REFERÊNCIAS BIBLIOGRÁFICAS

1. Grimont PAD, Weill FX. In: <http://www.pasteur.fr/ip/portal/action/WebdriveActionEvent/oid/01 s-000036-089>; 2007 Accesso em 01.12.15.
2. OIE. In: <http://www.oie.int/fileadmin/Home/eng/Health_standards/tahm/2.09.09_SALMONELLOSIS.pdf>; 2010 Acesso em 01.12.15.
3. Stevens MP et al. Phil Trans R Soc B. 2009;364:2709-2723.
4. USDA-APHIS. In: <http://www.aphis.usda.gov/animal_health/nahms/dairy/downloads/dairy07/Dairy07_is_SalCampy.pdf>; 2009 Accesso em 01.12.15.
5. Dodd CC et al. Foodborne Pathog Dis. 2011;8:781.
6. EFSA. EFSA Journal. 2011;9(3):2090.
7. Vanselow BA et al. Aust Vet J. 2007;85:498-502.
8. Cummings KJ et al. J Am Vet Med Assoc. 2009;234:1578.
9. USDA-APHIS. In: <http://www.aphis.usda.gov/animal_health/nahms/sheep/downloads/sheep11/Sheep11_is_Salmonella.pdf>; 2011 Accesso em 01.12.15.
10. Yang R et al. Vet J. 2012;202:250.
11. Duffy U et al. Aust Vet J. 2010;88:399.
12. Cagiola M et al. Vet Microbiol. 2007;121:330.
13. Wirz-Dittus S et al. Prev Vet Med. 2010;97:126.
14. Traub-Dargatz JL et al. J Am Vet Med Assoc. 2000; 217:226.
15. Münch S et al. Trop Anim Health Prod. 2012;44: 1725.
16. Cummings KJ et al. J Dairy Sci. 2009;92:3766.
17. AHVLA. In: <https://www.gov.uk/government/uploads/system/uploads/attachment_data/file/348959/pub-salm13-chp2.pdf>; 2014 Acesso em 01.12.15.
18. FLI. In: <http://www.fli.bund.de/fileadmin/dam_uploads/Jahresberichte/TG-JB/TGJB_2012.pdf>; 2013 Acesso em 01.12.15.
19. Izzo MM et al. Aust Vet J. 2011;89:402.
20. AHVLA. In: <https://www.gov.uk/government/uploads/system/uploads/attachment_data/file/348960/pub-salm13-chp3.pdf>; 2013 Acesso em 01.12.15.
21. Ekiri AB et al. J Am Vet Med Assoc. 2009;234:109.
22. AHVLA. In: <https://www.gov.uk/government/uploads/system/uploads/attachment_data/file/348962/pub-salm13-chp5.pdf>; 2013 Acesso em 01.12.15.
23. Mohler VL et al. Vet Clin Food Anim. 2009;25:37.
24. Ibarra JA, Steele-Mortimer O. Cell Microbiol. 2009; 11:1579.
25. Stevens MP et al. Philos Trans R Soc Lond B Biol Sci. 2009;364:2709.
26. CMO. In: <https://www.gov.uk/government/uploads/system/uploads/attachment_data/file/138331/CMO_Annual_Report_Volume_2_2011.pdf>; 2011 Acesso em 01.12.15.
27. AHVLA. In: <https://www.gov.uk/government/uploads/system/uploads/attachment_data/file/348969/pub-salm13-chp12.pdf>; 2013 Acesso em 15.12.15.
28. Mather AE et al. Science. 2013;431:1514.
29. Zhao S et al. Vet Microbiol. 2007;123:122.
30. EFSA. USDA 2013. In: <http://www.ers.usda.gov/topics/food-safety/foodborne-illness/readings.aspx>; 2011 Acesso em 15.12.15.
31. CDC. In: <http://www.cdc.gov/foodborneburden/PDFs/pathogens-complete-list-01 a 12.pdf>; 2013 Acesso em 01.12.15.
32. Government of Australia. In: <http://archive.agric.wa.gov.au/objtwr/imported_assets/content/pw/ah/dis/salmonellosis%20ºf%20 sheep%20 factsheet.pdf>; 2013 Acesso em 01.12.15.
33. OIE. In: <http://www.oie.int/fileadmin/Home/eng/Health_standards/tahm/2.09.09_SALMONELLOSIS.pdf>; 2010 Acesso em 01.12.15.

Diarreia aguda indiferenciada em animais de produção neonatos (principalmente bezerros e leitões)

Diarreia em animais de produção neonatos, principalmente em bezerros com menos de 30 dias de idade e em leitões na primeira semana de vida, é uma das enfermidades mais comuns que os clínicos de grandes animais encontram na prática. É causa significativa de perdas econômicas em rebanhos de bovinos e em suínos, e continua a ter papel essencial com a intensificação da produção de animais. Tem sido feito progresso considerável no tratamento dos efeitos da diarreia, tais como desidratação e a acidemia, mas menos no controle dessas enfermidades.

As causas de diarreia em bezerros e leitões são complexas e, normalmente, envolvem a interação entre bactérias enteropatogênicas, vírus, protozoários, a imunidade colostral do animal e os efeitos do ambiente (Tabela 7.27). Portanto, o termo *diarreia aguda indiferenciada em bezerros neonatos* é usado para descrever o tipo de diarreia aguda que ocorre em bezerros neonatos com menos de 30 dias de idade, caracterizada clinicamente por diarreia aquosa profusa aguda, desidratação progressiva, acidemia e morte em alguns dias, ou antes, se não for tratada. Com base unicamente nos achados clínicos, normalmente não é possível diferenciar entre as causas conhecidas comuns de diarreia em bezerros neonatos, que incluem ETEC, *E. coli* enteropatogênica (fixadora e destruidora – EPEC), *E. coli* necrotoxigênica, rotavírus, coronavírus, torovírus bovino (vírus Breda), norovírus, *Cryptosporidium* spp., *Giardia* spp. e *Salmonella* spp. Os achados de necropsia comuns são desidratação, emaciação e trato intestinal preenchido por líquidos, sem outras lesões macroscópicas óbvias, à exceção da enterite associada a *Salmonella*, *C. perfringens* tipos B e C, *Eimeria* spp. e EPEC, nas quais, normalmente, existem lesões macroscópicas típicas na necropsia.

Portanto, a doença é considerada uma síndrome complexa, uma vez que é possível isolar um ou qualquer combinação de mais de um dos agentes etiológicos específicos em casos clínicos. *Fatores de risco ambientais e do animal* têm um papel importante na predisposição ao desenvolvimento de doença clínica, e a doença pode não ocorrer, ou fazê-lo com baixa taxa de incidência e/ou gravidade na ausência de tais fatores predisponentes.

Fatores de risco

Muitos fatores de risco inter-relacionados têm sido associados ao aumento na incidência de diarreia em bezerros, e têm ampliado a dificuldade de compreender a complexidade da doença e de controlá-la. A identificação e a modificação ou remoção desses fatores de risco podem ser muito efetivas no manejo clínico e no controle de epidemias da doença.

Fatores de risco do animal

Os fatores de risco do hospedeiro, alguns dos quais são inter-relacionados, incluem:

- Mães primíparas (maior risco de distocia, menor qualidade do colostro...)
- Imaturidade/baixo peso vivo ao nascimento do neonato
- Dificuldade ao nascimento (trauma mecânico, asfixia, acidemia e baixo vigor)
- Falha na transferência de imunidade passiva (FTIP)
- Nutrição da fêmea gestante (diminuição da quantidade ou alteração da composição de nutrientes no colostro)
- Tamanho da ninhada (aumento da morbidade e da mortalidade com aumento do tamanho da ninhada em leitões)
- Doenças da mãe por volta de ou após o parto (p. ex., o complexo mastite-metrite em porcas).

Colostro

O papel do colostro na proteção do bezerro neonato contra doenças infecciosas no início da vida não poderia ser mais enfatizado. A falha do neonato em ingerir uma quantidade adequada de colostro que contenha uma alta concentração de imunoglobulinas colostrais dentro de algumas horas após o nascimento é o principal fator de risco que contribui para o desenvolvimento de diarreia e de outras doenças infecciosas. A FTIP completa ou parcial ocorre com uma incidência entre 5% e mais de 20% em diferentes espécies de animais de produção, com maiores taxas de incidência em bezerros leiteiros (ver também falha na transferência de imunoglobulinas colostrais [transferência de imunidade passiva] no Capítulo 19).

As causas de FTIP podem ser muitas e incluem baixo vigor do bezerro com baixo reflexo de sucção (p. ex., imaturidade, acidemia, asfixia, trauma relacionado ao parto), concentração inadequada de imunoglobulinas do colostro (p. ex., extravasamento de colostro antes do parto, colostro coletado mais de 6 h após o parto), volume inadequado de colostro disponível para bezerro (p. ex., agalatia, mastite, baixa habilidade materna da mãe) ou retardo na ingestão do colostro.

Casos de diarreia causados por *deficiências nutricionais específicas* raramente são relatados e não são bem documentados. Contudo, observações a campo indicam que surto de diarreia em bezerros de corte lactentes podem ter sido associados a deficiências nutricionais específicas, como cobre ou selênio. Essas deficiências não são documentadas, mas devem ser consideradas em determinadas situações nas quais elas estão conhecidamente presentes em um rebanho. Uma epidemia de diarreia intratável em bezerros de corte de 2 meses de idade foi associada a deficiência dos teores teciduais e plasmáticos de vitamina E em bezerros acometidos, que também apresentavam lesões de distrofia muscular esquelética e miocárdica, com concentrações adequadas de selênio. Um suprimento inadequado de vitamina E e de betacaroteno para o neonato por meio do colostro de mães que eram deficientes em vitamina A e betacaroteno durante o final da gestação foi incriminado como fator predisponente para diarreia neonatal em bezerros leiteiros.[1] Uma combinação de baixa concentração de vitamina E e baixa concentração de imunoglobulinas pode contribuir para diarreia neonatal, por meio do prejuízo à função imune celular dos bezerros, mas não é bem documentada.

Fatores de risco do ambiente e do manejo

Muitos foram identificados como predisponentes para diarreia em diferentes espécies de animais de produção e em distintos sistemas de produção.

Bezerros

Uma ampla variedade de práticas de manejo, do alojamento e da alimentação da vaca gestante até o manejo do período periparto, até o alojamento e a alimentação de bezerros, foram associados ao aumento do risco de doenças entéricas em bezerros leiteiros (Tabela 7.28).

Nutrição da vaca no período pré-parto

Deficiências nutricionais em vacas durante o último trimestre de gestação foram associadas à diminuição do peso ao nascimento e prejuízo à absorção intestinal de IgG dos bezerros nascidos de vacas que receberam

Tabela 7.27 Diferenciais da diarreia: causas mais prováveis de diarreia neonatal aguda em animais de produção.

Bezerros	Leitões	Cordeiros e cabritos	Potros
Escherichia coli enteropatogênica e enterotoxigênica	*E. coli* enteropatogênica	*C. perfringens* tipo C	Diarreia do cio do potro
Rotavírus	*Salmonella* spp.	*C. perfringens* tipo B (disenteria dos cordeiros)	Rotavírus
Coronavírus	Vírus da gastrenterite transmissível		*C. perfringens* tipo B
Torovírus bovino (vírus Breda)	–	Rotavírus	–
Calicivírus bovino	*C. perfringens* tipo C (raramente tipo A)	Herpes-vírus caprino	–
Norovírus bovino	–	–	–
Cryptosporidium spp.	*C. difficile*	–	–
Giardia spp.	Rotavírus	–	–
Salmonella spp.	VSRRS	–	–
Eimeria spp. (bezerros com menos de 3 semanas de idade)	*Isospora* spp.	–	–
Clostridium perfringens tipo C	–	–	–

VSRRS: vírus da síndrome reprodutiva e respiratória suína.

Tabela 7.28 Fatores de risco na diarreia aguda indiferenciada dos bezerros neonatos.

Fator de risco	Papel do fator de risco
Imunidade colostral do bezerro	Baixos teores de imunoglobulinas séricas deixam os bezerros altamente suscetíveis à morte por diarreia
Distocia	Bezerros nascidos em um parto distócico apresentam maior risco de desenvolverem diarreia e morrerem
Número de parições da vaca	Bezerros nascidos de novilhas podem não ingerir concentrações suficientes de imunoglobulinas colostrais
Tempo de permanência no curral de parição (leite)	Bezerros leiteiros que permanecem no curral maternidade com a vaca por mais de 24 h estão sob maior risco de desenvolvimento de diarreia, presumivelmente em razão do maior tempo de exposição aos patógenos e/ou menor quantidade de colostro ingerido
Agrupamento em baias (*versus* casinhas)	Bezerros alojados em grupos estão sob maior risco de desenvolverem diarreia, presumivelmente em razão da facilidade de transmissão fecal-oral do patógeno
Superlotação	O aumento da densidade populacional amplia a taxa de infecção e as taxas de morbidade e de mortalidade
Uso preventivo de antimicrobianos	Bezerros com suprimento adequado de colostro estavam sob maior risco de desenvolverem diarreia quando tratados preventivamente com sucedâneo do leite acrescido de antibióticos[12]
Meteorologia	Mudanças no tempo; tempo chuvoso, com vento e frio, comumente precedem surtos de diarreia em bezerros de corte; maiores taxas de mortalidade em bezerros de leite expostos a temperaturas ambientais quentes; altas temperaturas ambientais precipitam surtos
Qualidade da dieta	Leite desnatado desnaturado pelo calor usado como sucedâneo do leite apresenta menor digestibilidade do que o leite integral, e precipita diarreia
Tratador de bezerros	A preocupação e o cuidado dados pelo tratador dos bezerros terão impacto direto sobre a morbidade e a mortalidade associadas à diarreia
Tamanho do rebanho	Foram publicados relatos controversos quanto ao efeito do tamanho do rebanho sobre a taxa de incidência de diarreia em bezerros e sua mortalidade

dietas deficientes em proteínas.[2,3] Embora tenham sido relatados poucos efeitos da nutrição da vaca sobre a concentração de imunoglobulinas colostrais, deficiência de betacaroteno e de tocoferol na vaca durante o final da gestação foram associados à deficiência dessas substâncias nos seus bezerros. Uma vez que deficiências de betacaroteno e de tocoferol foram mais comuns em rebanhos com altas taxas de incidência de diarreia neonatal, isso foi incriminado como um fator predisponente potencial.[1,4]

Manejo durante o parto | Leite

O manejo durante o parto tem grande impacto na saúde do bezerro e no seu desenvolvimento durante o período neonatal e além. Bezerros nascidos em instalações maternidade separadas estão sobre menor risco de desenvolver diarreia neonatal, quando comparados a bezerros nascidos em instalações regulares (sejam estábulos ou *free stalls*)[5], e bezerros nascidos em baias maternidade individuais apresentaram menor risco de diarreia do que animais nascidos em baias maternidade coletivas.[6] O tempo de permanência prolongado do neonato na baia maternidade (mais de 24 h) foi associado ao aumento do risco de diarreia e da mortalidade de bezerros. Esses efeitos foram atribuídos a diferenças na exposição aos patógenos e diferenças na ingestão do colostro, associadas aos diferentes sistemas de manejo.

O grau de supervisão do parto e a qualidade do cuidado obstétrico também afetam a incidência da enfermidade em bezerros neonatos. A falta de supervisão no parto pode levar a partos prolongados, que resultam em acidemias mais graves e asfixia, que irão prejudicar o vigor do bezerro no início da vida. Boas técnicas obstétricas irão diminuir o estresse e o risco de trauma relacionado ao parto em vacas e em bezerros.[5]

Manejo durante o parto | Corte

Superlotação na maternidade ou em lotes de inverno de vacas e de novilhas no periparto, da mesma forma, é considerado um fator de risco importante para diarreia em bezerros em rebanhos de cria. A diminuição da superfície efetiva do piquete de parição por vaca, em geral, é associada à drenagem ruim e umidade, que resultam em aumento da exposição aos patógenos. De forma similar, a probabilidade de ocorrência de diarreia em bezerros nascidos ao final da estação de parição é duas vezes maior do que aquela de bezerros nascidos na primeira parte da estação de parição. Isso também decorre do aumento da exposição aos patógenos, conforme a estação de parição progride.

Manejo do colostro | Leite

Embora em grande parte das espécies de animais de produção a ingestão adequada de colostro possa ser avaliada na grande maioria dos neonatos saudáveis que nasceram espontaneamente, esse não é o caso em bezerros leiteiros. Muitos estudos mostraram que um número considerável de bezerros que mamam voluntariamente em suas mães após o nascimento sofrem de FTIP, que é o principal fator de risco para diarreia e outras doenças infecciosas neonatais.[4,6] Assegurar a ingestão adequada de colostro no período apropriado por meio da separação do bezerro da sua mãe e do fornecimento manual de colostro é associada a taxas significativamente menores de FTIP, e risco significativamente menor de diarreia neonatal.

Outras práticas de manejo do colostro que podem afetar a ocorrência de doenças são evitar a contaminação fecal durante a coleta, a pasteurização do colostro, e o armazenamento apropriado.

Alojamento e alimentação de bezerros | Leite

O alojamento de bezerros em grupo durante o primeiro mês de vida é associado a maior incidência de diarreia do que o alojamento de bezerros em casinhas individuais, e a morbidade geral de bezerros neonatos é maior quando eles são alojados em grupos de 6 a 30 animais, quando comparados a grupos menores de até 6 bezerros.[7] De forma similar, o alojamento em áreas internas foi associado a maiores taxas de morbidade e de mortalidade em bezerros leiteiros neonatos do que o alojamento em áreas externas.

A ocorrência geral de enfermidades e a mortalidade de bezerros neonatos mostraram ser influenciadas pelas práticas de alimentação. O suprimento adequado de nutrientes e de energia é criticamente importante para a função imune. Na indústria de leite, é habitual limitar o fornecimento diário de leite a bezerros lactentes a 10 a 15% do peso corporal (PC), um procedimento também conhecido como "alimentação restrita". O objetivo da alimentação restrita é facilitar o desmame precoce e diminuir o risco de diarreia. Não obstante, a ingestão voluntária de bezerros que recebem leite integral pode facilmente exceder o dobro dessa quantidade, e mostrou-se que bezerros podem seguramente ingerir uma quantidade de leite equivalente a 20% do seu PC, alcançando ganho de peso diário acentuadamente maior do que bezerros sob alimentação restrita.[8] O efeito do fornecimento de quantidades maiores de leite sobre incidência de diarreia foi estudado com resultados inconsistentes; alguns estudos relataram maior incidência de diarreia quando foi fornecido maiores volumes, enquanto outros não.[8]

O fornecimento de sucedâneo do leite no lugar de leite integral também representa uma forma de subnutrição, particularmente durante a estação fria do ano, quando as necessidades energéticas do bezerro são maiores.

A densidade energética e a digestibilidade das proteínas contidas nos sucedâneos de leite comerciais, em geral, são menores do que do leite integral, proposto como predisponente do prejuízo da função imune e, portanto, da doença. Um estudo comparando bezerros que receberam a mesma quantidade de leite integral ou sucedâneo do leite em uma propriedade leiteira comercial verificou que a taxa de mortalidade em ambos os grupos foi similar durante o verão, mas diferiu dramaticamente durante o inverno entre bezerros que receberam leite integral (2,8%) e sucedâneo do leite (21%).[9]

Alguns estudos mostraram que o principal fator contribuinte para mortalidade de bezerros leiteiros é o cuidado fornecido pelo tratador dos bezerros.

Alojamento e alimentação de bezerros | Corte

Em rebanhos de corte, os médicos-veterinários observam comumente uma relação entre condições climáticas adversas e epidemias de diarreia em bezerros. Durante condições climáticas inclementes, como tempestades de neve, uma prática comum em rebanhos de corte é confinar as vacas paridas em uma pequena área onde elas são alimentadas, recebem água e são observadas com maior facilidade. A superlotação pode ser seguida por um surto de diarreia em bezerros.

Controle de doenças e manejo | Leite

Antibióticos são amplamente utilizados para o controle e tratamento de diarreia e de outras enfermidades, principalmente em bezerros leiteiros e em vitelos. Uma prática comum é o fornecimento de leite ou de sucedâneo do leite com antimicrobianos durante as primeiras semanas de vida, uma prática associada à diminuição da morbidade e da mortalidade em bezerros e aumento do ganho de peso diário, principalmente em rebanhos com alta prevalência de FTIP e alta pressão de infecção.[10] Em contrapartida, esse efeito foi muito menos pronunciado ou mesmo oposto em rebanhos bem manejados com baixa prevalência de FTIP. Em rebanhos bem manejados, os bezerros que recebem sucedâneo do leite medicado apresentam 30% mais dias de diarreia do que os companheiros de rebanho que receberam sucedâneo do leite sem medicação.[10]

Embora a terapia antimicrobiana seja claramente indicada em bezerros diarreicos com sinais de doença sistêmica, os antibióticos podem ser contraproducentes em bezerros diarreicos sem doença sistêmica.[11] Estes últimos, quando tratados com antibióticos, além da reidratação oral, tiveram 70% mais dias de diarreia do que os bezerros sem doença sistêmica que receberam reidratação oral sem antibióticos.[12]

Outros fatores ambientais e de manejo

Frio, umidade e vento durante os meses de inverno em climas temperados, e clima quente e úmido durante os meses de verão, podem ser associados ao aumento na incidência da mortalidade de bezerros leiteiros causada por diarreia. Mudanças no tempo e clima frio, úmido e com vento são comumente associados a surtos subsequentes da doença em bezerros de corte criados extensivamente. O aumento da densidade populacional em bezerreiros, que resulta em um ambiente altamente contaminado, é um fator de risco importante.

O aumento no percentual de novilhas parindo no rebanho é associado a uma elevação no risco de diarreia, uma vez que, em bezerros nascidos de novilhas, a incidência de diarreia pode ser quatro vezes maior do que de bezerros nascidos de vacas.

Rebanhos grandes são associados ao aumento na incidência de diarreia e maior morbidade e mortalidade geral em bezerros em alguns estudos, mas não em outros.[7]

Leitões

Epidemias de diarreia em leitões são comumente associadas a condições de sanidade e higiene inadequadas nas instalações de parto, que podem estar sob uso contínuo, sem tempo suficiente para limpeza e desinfecção entre partos. Os produtores que manejam suas baias de nascimento no sistema todos dentro/todos fora apresentam menores taxas de morbidade e de mortalidade relacionadas à diarreia.[13] O tamanho do rebanho teve uma associação positiva com a morbidade de leitões, mas não com a mortalidade relacionada à diarreia.[13]

Leitões em ninhadas que receberam sucedâneo do leite como suplemento alimentar tiveram maior risco de desenvolvimento de diarreia (RC 1,9), quando comparados a leitões que não receberam. Embora a explicação para essa observação não seja evidente, sugeriu-se que a suplementação alimentar pode ser associada ao aumento da ocorrência de hipogalactia ou agalactia em porcas, já que o fornecimento de sucedâneos do leite diminui a ingestão voluntária de leite de porca.[13]

Outras práticas de manejo associadas à diminuição da incidência de diarreia em leitões foram administração parenteral de ferro em leitões e a vacinação das porcas do rebanho contra *E. coli*.[13] O aumento no percentual de marrãs entre a população de porcas é associado ao aumento na incidência de diarreia no rebanho.[14]

Efeitos sazonais também foram relatados, com maior incidência de diarreia em leitões ocorrendo durante a estação fria do ano.[15]

Cordeiros

Fatores de manejo associados à diarreia em cordeiros neonatos são a densidade animal em baias, a frequência de limpeza das baias de parição e o uso de fármacos anti-helmínticos.[16,17]

Foram publicados resultados controversos quanto ao efeito do tamanho do rebanho na incidência de diarreia em cordeiros. Embora alguns autores relatem aumento no risco de diarreia com o aumento do tamanho do rebanho, isso não foi confirmado por outros autores.[17]

Fatores de risco do patógeno

Bezerros

A distribuição e a ocorrência de enteropatógenos nas fezes de bezerros diarreicos e de bezerros normais saudáveis variam dependendo da localização geográfica, da propriedade, da idade e do tipo de bezerro examinado, bem como da capacidade de isolar ou demonstrar patógenos do diagnóstico laboratorial. Rotavírus, *Cryptosporidium* spp., coronavírus e ETEC, coletivamente, são responsáveis por 75 a 95% das infecções em bezerros neonatos mundialmente. As frequências relativas de cada um dos quatro diferem entre localizações, entre estações do ano e entre anos. Qualquer um dos patógenos comuns pode predominar ou pode estar ausente em determinados grupos de animais. Infecções mistas são comuns. Rotavírus é mais comum em alguns grupos, especialmente em bezerros confinados. Coronavírus pode predominar em bezerros de corte em alguns países, e *Cryptosporidium* spp. pode ocorrer em 30 a 50% dos bezerros diarreicos mundialmente. *Cryptosporidium* spp., rotavírus e coronavírus são os enteropatógenos mais comumente identificados em vitelos criados intensivamente. Em bezerros leiteiros, a prevalência de giardíase e de criptosporídeose pode ser alta, e ambos os parasitas podem ser associados à diarreia. *C. parvum* é um patógeno importante em bezerros com menos de 1 mês de idade, mas *Giardia duodenalis* pode se tornar mais importante em bezerros mais velhos. Bezerros podem se livrar da infecção por *C. parvum* em 2 semanas, enquanto *G. duodenalis* pode se tornar crônica nos mesmos bezerros. A combinação de *Cryptosporidium* spp. e rotavírus pode predominar em algumas situações. *Cryptosporidium* spp. foi o segundo patógeno mais comumente detectado, após o rotavírus, e estudos caso-controle indicaram uma associação altamente significativa com diarreia. Enteropatógenos podem não ser detectáveis em até 30% dos bezerros diarreicos. *Eimeria* spp. pode causar coccidiose em bezerros a qualquer momento após os 21 dias de vida, mas a doença é mais comum em bezerros com vários meses de idade.

Em alguns países, *E. coli* enterotoxigênica F5 (K99+) pode ocorrer em 30 a 40% dos bezerros diarreicos, enquanto em outros, a incidência pode ser tão baixa quanto 3 a 6%. *E. coli* fixadora e destruidora (FDEC) que causa colite hemorrágica e a presença de sangue nas fezes de bezerros diarreicos com, aproximadamente, 2 semanas de idade, está sendo reconhecida com frequência crescente. Ela pode ocorrer concomitantemente com outros enteropatógenos (*Criptosporidium*, rotavírus, coronavírus, ETEC, vírus da diarreia viral bovina [BVDV, na sigla em inglês] e coccídeos).

A idade de ocorrência dos enteropatógenos comumente associados com diarreia em bezerros é mostrada na Tabela 7.29. Estudos

Tabela 7.29 Enteropatógenos de bezerros: idade de ocorrência dos enteropatógenos mais comuns de bezerros.

Enteropatógeno	Idade (dias)
Escherichia coli enterotoxigênica	< 3
E. coli fixadora e destruidora	20 a 30
Rotavírus	5 a 15
Coronavírus	5 a 21
Outros vírus (vírus Breda, parvovírus, vírus da diarreia viral bovina)	14 a 30 (e mais velhos, até algumas semanas de idade)

de caso-controle de bezerros diarreicos e saudáveis do mesmo grupo indicam que os enteropatógenos encontrados comumente em bezerros diarreicos também podem ser vistos em bezerros saudáveis, mas em menor frequência, com exceção de rotavírus, que pode ser excretado por até 50% dos bezerros saudáveis. Parece que bezerros saudáveis podem ser infectados com maior frequência por ETEC, *Cryptosporidium* spp., coronavírus e rotavírus em rebanhos nos quais alguns bezerros apresentaram doença entérica recentemente do que em rebanhos livres dos principais patógenos entéricos.

Campylobacter spp. e *Yersinia* spp. são bem adaptados aos hospedeiros bovinos e podem ser encontrados nas fezes de bezerros diarreicos e saudáveis com prevalência similar. Sua relevância como patógenos em bezerros neonatos é incerta. Eles provavelmente são parte da flora entérica normal de ruminantes. Contudo, uma vez que eles representam uma fonte de infecção gastrintestinal em humanos, fatores de manejo que limitem a colonização intestinal por essas bactérias devem ser considerados em rebanhos de vacas e bezerros de corte.

Em alguns estudos, rotavírus e coronavírus ocorrem com frequência quase igual no trato intestinal de bezerros normais e diarreicos. Lesões intestinais compatíveis com a infecção viral são encontradas em, aproximadamente, 70% dos bezerros diarreicos. Portanto, esses vírus estão amplamente disseminados na população de bovinos e, apenas sob determinadas circunstâncias predisponentes, a infecção será grave o suficiente para causar doença clínica. Outros vírus, tais como parvovírus, astrovírus, vírus Breda e norovírus foram isolados das fezes de bezerros diarreicos, mas seu papel na etiologia ainda precisa ser definido.

Relatou-se uma enterite necrosante de bezerros de corte lactentes, com 7 a 10 semanas de idade, criados a pasto na Escócia. Febre, diarreia aguda e disenteria, e taxa de mortalidade de 25% são característicos. Nenhum agente etiológico foi identificado.

Cordeiros e cabritos

As estirpes de *E. coli* isoladas de cordeiros e cabritos diarreicos em fazendas espanholas, em geral, não são toxigênicas e pertencem a um grande número de sorogrupos O.

Leitões

Em surtos de diarreia em leitões neonatos durante os primeiros 5 dias de vida, os enteropatógenos que estão presentes comumente nas fezes incluem o vírus da gastrenterite transmissível (GET), ETEC, *Isospora* spp., rotavírus, *C. perfrigens* e adenovírus. *C. difficile* emergiu como um patógeno importante que causa enterite em leitões lactentes. O vírus da GET causa diarreia em leitões com menos de 15 dias de idade, *Isospora* sp. entre 5 e 15 dias de idade e rotavírus em leitões com mais de 10 dias de idade. Verificou-se que a ETEC foi excretada preferencialmente por leitões diarreicos desmamados. Leitões diarreicos lactentes apresentam baixa prevalência de excreção de ETEC, que diminuiu da primeira para terceira semanas de vida.[18] Durante a segunda e terceira semanas de vida, *I. suis* é o patógeno mais comum em surtos de diarreia em ninhadas de leitões. Embora leitões individuais possam ser infectados por um único patógeno, é mais comum que mais de um patógeno esteja presente em uma ninhada.

Tem-se observado uma ocorrência sazonal de enteropatógenos comuns. A prevalência de vírus da GET pode ser maior durante os meses de outono, inverno e primavera, e os coccidia e *E. coli* são mais comuns durante o verão, o outono e no início do inverno, com menor prevalência na primavera.

Potros

A diarreia em potros é comum, mas a maioria dos casos é brando, transitório e não associado a agentes infecciosos. A diarreia é mais comumente relatada entre potros com menos de 7 dias de idade. A ocorrência mais comum é associada a "diarreia do cio do potro". A diarreia é um achado clínico comum em potros sépticos e, presumivelmente, resulta da hipoperfusão na mucosa e dos mediadores inflamatórios relacionados à sepse, e não à enterite bacteriana ou viral.

Rotavírus do grupo A (RVA) é a causa mais comum de epidemias de diarreia em potros, e ocorre com mais frequência em potros com menos de 30 dias de idade.[19] Infecções por clostrídios associadas a diarreia são mais comumente causadas por *C. perfringens* tipo C ou *C. difficile*.[19] *Salmonella* spp. tem sido associada à diarreia em potros, mas pode causar diarreia em equinos de qualquer idade. Uma variedade de outros patógenos foi isolada ocasionalmente de potros diarreicos, como *E. coli*, *B. fragilis*, *Enterococcus* spp. e *Aeromonas* spp.

Manejo clínico de epidemias

Diante de um surto de diarreia aguda em bezerros neonatos (com menos de 30 dias de idade) com diarreia aquosa profusa, desidratação progressiva e morte, os seguintes passos são sugeridos:

1. Visitar o rebanho e fazer uma investigação epidemiológica para identificar os fatores de risco que podem ser responsáveis pelo surto. A maioria dos surtos é multifatorial, e é provável ocorrer uma interação entre o ambiente, o manejo, a alimentação e os patógenos. A investigação das causas subjacentes do surto deve envolver o exame dos seguintes fatores:
   - Manejo de vaca seca (inclusive os protocolos de vacinação)
   - Manejo do parto
   - Manejo do colostro
   - Manejo dos bezerros (alojamento, tratamentos profiláticos, vacinações etc.)
   - Alimentação dos bezerros (leite integral ou sucedâneo do leite, tipo de sucedâneo do leite, quantidade fornecida, frequência de alimentação e higiene da alimentação)
   - Histórico do surto presente
   - Histórico de surtos prévios de doenças (não apenas acometendo os bezerros neonatos)
   - Bezerros acometidos (quais bezerros estão afetados? Idade, vigor, tipo de alojamento etc.)
   - Resultados de necropsia, patologia clínica em microbiologia, se disponíveis
   - Tratamentos usados no surto atual e sua eficácia
   - Alterações recentes no manejo e no ambiente ou alterações no rebanho que possam ser associadas ao surto
2. Cada um dos fatores de risco reconhecido comumente deve ser examinado quanto ao seu possível papel no surto específico:
   - Superlotação de bezerreiros em rebanhos de corte
   - Alterações recentes na taxa de incidência de distocia ou mortalidade perinatal em bezerros e doenças do periparto em vacas
   - Mudanças recentes no clima e estresse recente de qualquer tipo no rebanho
   - Em rebanhos leiteiros cujos bezerros recebem sucedâneo do leite, o plano nutricional deve ser investigado
   - Qualquer introdução recente de bezerros de reposição no rebanho deve ser considerada como uma fonte possível de patógenos
   - Prevalência da FTIP pode ser avaliada por meio da verificação de 10 a 12 bezerros saudáveis, entre 24 h e 7 dias de idade, quanto à concentração de proteína sérica ou, preferencialmente, a concentração de IgG sérica; a prevalência de FTIP certamente não deve exceder 20%
3. Bezerros acometidos devem ser avaliados clinicamente, os mortos, enviados para necropsia; a causa deve ser determinada para assegurar que a diarreia é o principal problema.
4. Todos os bezerros acometidos devem ser identificados, isolados e tratados imediatamente com a fluidoterapia oral ou parenteral, conforme indicado. Utilizar fluidos orais e terapia eletrolítica para tratar desidratação e acidemia assim que os bezerros manifestarem diarreia.

5. Terapia com antimicrobianos deve ser considerada em bezerros diarreicos com doença sistêmica, mas não em bezerros alertas com diarreia como único sinal clínico.
6. Amostras de fezes (30 a 50 g) devem ser coletadas de bezerros diarreicos, ao primeiro sinal de diarreia, e bezerros normais e submetidas ao laboratório para tentar isolar e caracterizar ETEC, bem como rotavírus e coronavírus, *Salmonella* spp. e *Cryptosporidium* spp. Um teste de ELISA rápido está disponível para detectar simultaneamente antígenos de *E. coli* F5 (K99+), coronavírus bovino (BCoV) e rotavírus nas fezes de bezerros diarreicos durante a fase aguda da infecção. *Kits* de testes comerciais que podem ser usados na propriedade para detectar antígenos de BCoV, RVA, *E. coli* F5 e *Cryptosporidium* spp. têm se tornado disponíveis nos últimos anos.
7. Vacas gestantes próximas à data do parto devem ser movidas para uma nova área de parição. Em um rebanho leiteiro, isso significa uma baia de parição diferente, limpa e preferencialmente em outro galpão para evitar que tenha sido ocupado previamente por bovinos; em rebanhos de corte, isso pode significar mover um grande número de vacas para um pasto de parição novo e não contaminado.
8. O controle da doença no futuro dependerá da aplicação dos princípios de controle descritos sob diarreia aguda indiferenciada de animais de produção e diarreia viral dos bezerros, cordeiros, cabritos, leitões e potros. Se um número significativo de vacas estiver prestes a parir por mais de 3 a 6 semanas, podem ser consideradas vacinas contra diarreia dos bezerros.
9. Um relatório deve ser submetido para que o proprietário indique a observação feita nas propriedades, delineie as recomendações específicas para o manejo clínico de bezerros acometidos, e para o controle da doença no futuro.

Controle

Os princípios do controle são apresentados detalhadamente nas sessões de colibacilose dos bezerros neonatos, leitões, cordeiros, cabritos e potros, bem como de diarreia viral em bezerros, cordeiros, cabritos, leitões e potros, usando os seguintes princípios:

- Diminuição do grau de exposição do neonato aos agentes infecciosos
- Fornecimento de resistência máxima inespecífica por meio da ingestão adequada de colostro e manejo dos animais
- Aumento da resistência específica do neonato pela vacinação da vaca ou do neonato.

LEITURA COMPLEMENTAR

Andrews AH. Calf enteritis–diarrhea in the preweaned calf–strategic investigation of outbreaks. Cattle Pract. 2004;12:109-114.

McGuirk S. Disease management of dairy calves and heifers. Vet Clin Food Anim Pract. 2004;24:139-153.

REFERÊNCIAS BIBLIOGRÁFICAS

1. Torsein M et al. Prev Vet Med. 2011;99:136.
2. Cartsens GE et al. J Anim Sci. 1987;65:745.
3. Blecha F et al. J Anim Sci. 1981;53:1174.
4. Godden S. Vet Clin Food Anim Pract. 2008;24:19.
5. Lorenz I et al. Irish Vet J. 2011;64:10.
6. Mee JF. Vet Clin Food Anim Pract. 2008;24:1.
7. Svenson C et al. J Dairy Sci. 2006;89:4769.
8. Khan MA et al. J Dairy Sci. 2011;94:1071.
9. Godden SM et al. J Am Vet Med Assoc. 2005;226:1547.
10. Berge ACB et al. J Dairy Sci. 2005;88:2166.
11. Constable PD. Vet Clin Food Anim Pract. 2009;25: 101.
12. Berge ACB et al. J Dairy Sci. 2009;92:4707.
13. Dewey CE et al. Swine Health Prod. 1995;3:105.
14. Svensmark B et al. Acta Vet Scand. 1989;30:43.
15. Chang G et al. Can J Vet Res. 2013;77:254.
16. Sweeney JPA et al. Vet J. 2012;192:503.
17. Andrés S et al. Small Ruminant Res. 2007;70:272.
18. Wieler LH et al. J Vet Med B. 2001;48:151.
19. Mallicote M et al. Equine Vet Edu. 2012;24:206.

Enterocolite associada a *Clostridium difficile*

Sinopse

- Etiologia: estirpes toxigênicas de *Clostridium difficile*. Etiologia bacteriana comum em diarreia associada a antibióticos. Disseminação fecal-oral
- Epidemiologia:
  - Equinos: ocorre em potros e em adultos. Comumente é deflagrado por tratamento com antibióticos e/ou hospitalização
  - Suínos: diarreia e morte em leitões na primeira semana de vida
- Achados clínicos: diarreia aquosa profusa, taquipneia, desidratação e acidose metabólica. Alta taxa de mortalidade, especialmente em potros muito jovens
- Achados de necropsia: enterocolite fibrinosa a necrótica. Edema do mesocólon em suínos
- Confirmação do diagnóstico: demonstração de microrganismos e toxinas
- Tratamento: fluidos e eletrólitos
  - Equinos: metronidazol, se houver sensibilidade, ou vancomicina (atenção à questão de saúde pública)
- Controle: isolamento e barreira de proteção e metronidazol profilático.

Etiologia

C. difficile é uma bactéria anaeróbica, gram-positiva, formadora de esporos. É uma causa reconhecida de diarreia associada a antibióticos e de colite pseudomembranosa em humanos que sofrem de perturbações da flora intestinal pela antibioticoterapia ou outras causas. *C. difficile* causa enterocolite em equinos de qualquer idade e é associado a diarreia em leitões neonatos.

Estirpes de *C. difficile* patogênicas para equinos produzem duas toxinas, A e B, e o grau de patogenicidade é relacionado à capacidade de produção de toxinas.[1] Existem muitas estirpes (> 50 ribotipos em uma estimativa), embora um número muito menor (cerca de 4) constitua os isolados predominantes em animais.[2] O ribotipo 078 é relatado com maior frequência em animais, especialmente em suínos e bovinos[3], embora ribotipos comuns em humanos (014/020 e 002) também ocorram em animais. *C. difficile* é isolado comumente de bovinos. Todos os *C. difficile* isolados de suínos, ovinos e frangos nos Países Baixos foram toxigênicos.[3]

Epidemiologia

Ocorrência

Equinos

A enfermidade pode ocorrer como surtos ou, mais comumente, é esporádica e associada a fatores de risco como administração de antimicrobianos, hospitalização ou ambos.[1] Aparentemente, sua ocorrência é cosmopolita. Em potros jovens nas primeiras 2 semanas de vida, pode ocorrer sem causas predisponentes aparentes, mas em equinos adultos ela comumente ocorre após o uso de agentes antimicrobianos.[4] A taxa de mortalidade é maior em potros muitos jovens, nos quais a doença pode ser complicada por outras enfermidades neonatais existentes.

A microbiota de equinos é complexa e as espécies de clostrídios são comuns nas fezes de equinos saudáveis, embora *C. difficile* (principalmente não toxigênico) seja isolado em < 10% dos equinos em uma única amostragem.[5-7] Contudo, amostras mensais de 25 equinos saudáveis por 1 ano detectaram *C. difficile* toxigênico em 40% dos equinos pelo menos uma vez[8], e *C. difficile* toxigênico foi detectado em 7 de 55 cavalos de corrida saudáveis examinados em uma ocasião durante o verão em Ohio, o que sugere que portadores assintomáticos de estirpes toxigênicas em algumas populações de equinos saudáveis são relativamente comuns.[9] A detecção de *C. difficile* toxigênico é frequente, mas nem sempre é associada à doença em equinos de qualquer idade, como demonstrado pela representação desproporcional desse microrganismo nas fezes de equinos com diarreia.[6-8,10-14] Sete de 14 potros com diarreia tinham toxina de *C. difficile* (A/B) identificada nas fezes, enquanto nenhum dos 139 potros saudáveis foram positivos.[15] *C. difficile* foi detectado apenas em potros com doença gastrintestinal, e não em potros saudáveis (RC 5,4) no Kentucky Central.[14] Toxina(s) de *C. difficile* são detectadas em, aproximadamente, 5% dos potros hospitalizados com diarreia[10], e *C. difficile* foi isolado de 10 de 73 equinos hospitalizados, dos quais 7 foram positivos para toxina A e/ou B.[16] Não houve associação entre *C. difficile* e outra enfermidade específica nesse estudo.[16] Um ou ambos os animais em pares de égua-potro podem ser infectados subclinicamente com *C. difficile*, e são fontes potenciais de infecção um para o outro.[11] Isso é exemplificado pelo desenvolvimento de enterocolite aguda por *C. difficile* em éguas de potros tratados com eritromicina e rifampicina. Tanto *C. perfringens* (tipo A) quanto *C. difficile* podem infectar simultaneamente potros com enterocolite grave não associada à administração de antimicrobianos, o que sugere o potencial para uma interação que resulta em doença mais grave.[4]

Há fortes indícios casuais de associação de enterocolite por *C. difficile* em equinos com a administração de antimicrobianos. Embora a maioria dos clínicos concorde que essa associação existe, não há evidências que quantifiquem o aumento do risco de um equino desenvolver doença associada a *C. difficile* com a administração de antimicrobianos, ou a um antimicrobiano específico. A administração de antimicrobianos não foi significativamente mais provável em equinos com diarreia associada a *C. difficile* do que em equinos com diarreia nos quais *C. difficile* não foi identificado, e apenas 26% dos equinos hospitalizados com diarreia associada a *C. difficile* tinham recebido antimicrobianos.[17] Trinta e dois de 33 (97%) equinos e todos os equinos adultos com diarreia associada a *C. difficile* receberam antimicrobianos antes do início da diarreia, quando comparados a 48 a 79% de equinos com diarreia por outras causas.[18]

Equinos com duração da hospitalização mais longa antes do início da diarreia tiveram maior probabilidade de desenvolver diarreia associada a *C. difficile*.[18]

Suínos

C. difficile tem sido cada vez mais relatado, ou reconhecido, e ocorre predominantemente em leitões jovens, mas também é a principal causa de doença e mortalidade em porcas.[19] A doença tem distribuição mundial e é uma causa importante de morte em leitões jovens.[20,21] Em leitões, ocorre predominantemente na primeira semana de vida, quando a maioria da ninhada pode ser acometida, e a taxa de mortalidade pode chegar a 50%, mas normalmente é menor. Inibição do crescimento é uma sequela comum. Surtos ocorrem com ou sem o histórico de uso de antibiótico.

A doença não tem sido efetivamente reproduzida por desafio simples em animais convencionais, o que sugere que *C. difficile*, por si só, não seja suficiente. O desafio de equinos adultos com *C. difficile*, com ou sem tratamento prévio com penicilina, não resultou em doença clínica em qualquer um dos animais, mas *C. difficile* foi isolado com mais frequência das fezes de equinos pré-tratados com penicilina. O desafio de potros neonatos com *C. difficile* resultou em doença entérica e diarreia, mas apenas nos animais que não receberam transferência de anticorpos colostrais adequada. *C. difficile* foi reproduzido em suínos gnotobióticos, mas não em suínos convencionais. O tratamento profilático antimicrobiano de rotina de porcas periparturientes para doenças como mastite-metrite-agalatia resultou em surtos de enterocolite.

Fatores de risco do patógeno

Estirpes patogênicas de *C. difficile* produzem uma enterotoxina (toxina A) e uma citotoxina (toxina B). Existem graus de virulência entre estirpes, mas as não toxigênicas são consideradas apatogênicas. Outros fatores de virulência, incluindo a toxina adenosina actina-específica difosfato-ribosilato e uma camada S de cobertura da superfície celular externa, foram propostas como fatores de virulência adicionais.

Os microrganismos podem ser isolados de muitas amostras ambientais, incluindo do solo e ambiente de hospitais veterinários. Embora pareça que o microrganismo não está comumente presente nas fezes de equinos normais, ele pode ser isolado de espécies animais, e apresenta alta prevalência nas fezes de cães e de gatos. O microrganismo pode sobreviver nas fezes por, pelo menos, 4 anos. Os esporos são resistentes a desinfetantes comuns, mas uma solução de cloro a 5% é relatada como efetiva para desinfecção.

Implicações zoonóticas

C. difficile é causa de diarreia em humanos e ocorre mais comumente após administração de antibióticos, embora casos esporádicos sem esse fator de risco também possam ocorrer. A enfermidade em humanos pode ser branda e autolimitante, ou se desenvolver para colite pseudomembranosa grave com risco de perfuração intestinal. Em um estudo usando tipagem molecular, 25% dos isolados de humanos eram indistinguíveis dos isolados de animais. O risco de infecção zoonótica deve ser considerado, mas barreiras de proteção e atenção à higiene pessoal ao manipular casos em animais, devem evitar o risco de infecção. Médicos-veterinários e tratadores sob terapia antimicrobiana estão sob risco particular.

Patogênese

A doença é associada a diarreia aquosa grave e enterocolite necrosante hemorrágica. A enterotoxina A lesiona a extremidade das vilosidades e a membrana da borda em escova, causa necrose e aumento da permeabilidade intestinal. A citotoxina B é letal para células, uma vez que a parede intestinal esteja lesionada. Pode ocorrer erosão completa da mucosa. Ambas as toxinas induzem a produção de TNF e interleucinas pró-inflamatórias, resultando em resposta inflamatória e formação de pseudomembrana. Intolerância à lactose pode se desenvolver secundariamente à infecção.

Achados clínicos

Equinos

C. difficile ocorre em equinos de qualquer idade. Em potros, é parte de um complexo de enfermidades que causa diarreia e tem gravidade clínica variável, característica dessa doença.[10,14] Em adultos, a infecção causa enterocolite necrosante ou hemorrágica, com sinais clássicos dessa síndrome.[22]

A doença em potros varia de diarreia branda e autolimitante a enterocolite aguda rapidamente fatal. A doença, que ocorre no início das primeiras 2 semanas de vida, se manifesta inicialmente como diminuição do interesse por mamar, com frequência com sinais de cólica e episódios cada vez mais prolongados e graves de rolamento e escoiceamento do abdome, e ocorrência de diarreia aquosa profusa e, ocasionalmente, diarreia hemorrágica. A temperatura retal está dentro dos limites normais, mas a desidratação é grave e há aumento das frequências cardíaca e respiratória, acidemia atribuível à acidose metabólica e o desenvolvimento de choque séptico. Há aumento progressivo do abdome, e ultrassonografia transcutânea mostra alças intestinais espessadas, preenchidas por líquido, e líquido livre no abdome ventral.

Em equinos adultos, a doença se manifesta como colite aguda e frequentemente fatal, com diarreia profusa, toxemia, hipovolemia e acidose metabólica, e é relatada em indivíduos e como surtos em equinos hospitalizados e tratados para muitas doenças.[13,17,18] Achados clínicos em equinos com doença associada a *C. difficile* não são distinguíveis daqueles de doença não associada a *C. difficile*[17], embora equinos com diarreia associada a *C. difficile* apresentem maior temperatura retal, contagem de neutrófilos bastonetes, hematócrito e concentração de hemoglobina do que os equinos com diarreia não associada a *C. difficile* toxigênico. Equinos com diarreia associada a *C. difficile* apresentam maior duração da hospitalização após o início da diarreia do que aqueles com diarreia por outras causas.[18]

A taxa de mortalidade para equinos adultos é de, aproximadamente, 25%.[18]

Suínos

Os leitões acometidos estão deprimidos e apresentam diarreia amarela mucoide, com leitões ocasionais eliminando fezes com estrias de sangue. Com a progressão da enfermidade, suínos acometidos possuem distensão abdominal e taquipneia, e alguns apresentam edema escrotal. Há desidratação progressiva e hipoglicemia.

Patologia clínica

Há leucopenia com desvio à esquerda tóxico, hematócrito alto e hiperfibrinogenemia. As proteínas plasmáticas podem estar normais ou diminuídas, e há alta concentração de bilirrubina e aumento na atividade de enzimas hepáticas. Acidose metabólica, como evidenciado pelo aumento do ânion gap e diminuição da concentração de CO_2 total, hiponatremia e azotemia estão presentes.[17,18] As concentrações sanguíneas de IgG de potros acometidos comumente estão nos limites normais.

Métodos clássicos de diagnóstico são por cultura de microrganismos nas fezes e demonstração de toxinas A e B por ensaios de citotoxinas e imunoensaios enzimáticos, alguns dos quais validados para uso em equinos com diarreia aguda e em potros.[12,23] Ágar cicloserina-cefoxitina-frutose é comumente usado para isolar *C. difficile* das fezes, e a detecção é melhorada pelo uso da tecnologia de PCR.[24] O isolamento de *C. difficile* por si só, em geral, não é considerado diagnóstico e deve ser acompanhado pela demonstração da toxina a nas fezes por ELISA ou por ensaio de citotoxina em cultura de tecidos, para permitir o diagnóstico presuntivo. O teste de toxinas fecais em animais vivos é o método efetivo de confirmação do diagnóstico e apresenta alta correlação com os testes de toxinas no conteúdo intestinal, realizados após a morte.

O microrganismo, mas não a toxina, é lábil quando mantido aerobicamente a 4°C, com diminuição significativa na recuperação após 24 h. Consequentemente, amostras para cultura devem ser coletadas em meio de transporte anaeróbico e enviados em gelo.

PCR pode fornecer o método mais confiável de detecção de genes que codificam as toxinas A e B.[11,13,15] Fezes ou isolados podem ser testados quanto a genes que codificam toxinas A e B por PCR, e a PCR também pode ser usada retrospectivamente após o diagnóstico *post mortem* em tecidos fixados em formol.

Ensaios humanos não são adequados para diagnóstico da doença em leitões, com desempenho de testes moleculares desenhados para humanos sendo inadequado para o diagnóstico da doença em suínos.[25]

Achados de necropsia

Equinos

Os achados macroscópicos são de enterocolite necrosante ou hemorrágica, com achados histológicos que variam de colite fibrinosa superficial com hemorragia e edema a enterocolite ulcerativa e necrossupurativa multifocal hemorrágica grave.[22]

Suínos

O conteúdo do intestino delgado é escasso, e o do intestino grosso tem coloração amarela a amarelo-escura. Edema do mesocólon é um achado comum, juntamente com aumento de fluidos nas cavidades peritoneal e pleural. Os achados histológicos variam de necrose e esfoliação da mucosa intestinal a necrose segmentar transmural no intestino grosso.[11,15]

Diagnóstico diferencial

- Equinos: ver Tabela 7.5
- Suínos: ver Tabela 7.6.

Tratamento

Os equinos devem ser tratados agressivamente com fluidos, plasma e vasopressores para corrigir o desequilíbrio hidreletrolítico, a acidose metabólica e controlar a dor. Terapia antimicrobiana deve se basear em testes de sensibilidade sempre que possível, mas a maioria dos isolados de *C. difficile* é suscetível a antimicrobianos usados comumente.[26] Os isolados costumam ser resistentes a sulfametoxazol-trimetoprima e bacitracina, são variavelmente resistentes à rifampicina e suscetíveis à vancomicina. Metronidazol a 10 mg/kg IV, 4 vezes/dia ou 15 mg/kg VO, 4 vezes/dia, tem sido usado comumente para tratamento, mas existe variação geográfica quanto à sensibilidade e há relatos de estirpes clinicamente importantes que são resistentes.[27] Metronidazol e vancomicina não são aprovados para uso em espécies de animais de produção na maioria dos países, e uso de vancomicina não é prudente com base em questões de saúde pública. A farmacocinética do metronidazol em potros é altamente dependente da idade, e a dose deve ser ajustada em potros por meio do aumento no período entre doses do fármaco de a cada 6 h para a cada 12 h, até que os potros tenham 2 a 3 semanas de idade.[28]

Estudos *in vitro* mostraram que a esmectita di-tri-octaédrica (DTO) pode ligar toxinas A e B de *C. difficile*, e que ela pode atuar sem inibição da ação antibacteriana do metronidazol. Ensaios clínicos de eficácia ainda não foram conduzidos, mas considerações farmacológicas indicam que a dose inicial de 1,4 kg de esmectita DTO, administrada por sonda gástrica, seguido por 454 g a cada 6 a 8 h, pode ter valor terapêutico. Estudos experimentais em hamsters indicam que o uso de soro imune e de vacinas é promissor, mas eles não estão atualmente disponíveis para animais pecuários.

Controle

Não há procedimentos definitivos para o controle. O microrganismo está comumente presente em ambientes veterinários e de equinos nos quais existem potros. Áreas de parto devem ser limpas e desinfetadas com desinfetantes esporidicidas. Metronidazol, 500 mg, administrado por via oral, 2 vezes/dia durante 2 semanas, pode ser indicado para equinos sob risco. Casos clínicos devem ser isolados e, em um ambiente veterinário, devem ser estabelecidas barreiras de proteção estrita entre os animais acometidos e outros animais sob tratamento com antimicrobianos. Probióticos administrados por via oral e bactérias produtoras de ácido láctico estão sob uso para auxiliar na prevenção, mas existem dados que indicam a ausência de eficácia.[29]

LEITURA COMPLEMENTAR

Diab SS et al. Clostridium difficile infection in horses: a review. Vet Microbiol. 2013;167:42-49.

REFERÊNCIAS BIBLIOGRÁFICAS

1. Diab SS et al. Vet Microbiol. 2013;167:42.
2. Janezic S et al. BMC Microbiol. 2014;14:173.
3. Koene MGJ et al. Clin Microbiol Infect. 2012;18:778.
4. Uzal FA et al. Vet Microbiol. 2012;156:395.
5. Costa MC et al. PLoS ONE. 2012;7(4):e35858.
6. Medina-Torres CE et al. Vet Microbiol. 2011;152: 212.
7. Schoster A et al. BMC Vet Res. 2012;8:94.
8. Schoster A et al. Vet Microbiol. 2012;159:364.
9. Rodriguez-Palacios A et al. Can Vet J. 2014;55:786.
10. Frederick J et al. J Vet Int Med. 2009;23:1254.
11. Magdesian KG et al. Vet J. 2011;190:119.
12. Medina-Torres CE et al. J Vet Int Med. 2010;24:628.
13. Niwa H et al. Vet Rec. 2013;173:607.
14. Slovis NM et al. Equine Vet J. 2014;46:311.
15. Silva ROS et al. Equine Vet J. 2013;45:671.
16. Rodriguez C et al. Vet Microbiol. 2014;172:309.
17. Weese JS et al. Equine Vet J. 2006;38:185.
18. Ruby R et al. JAVMA. 2009;234:777.
19. Yaeger MJ et al. J Vet Diagn Invest. 2007;19:52.
20. Chan G et al. Can J Vet Res. 2013;77:254.
21. Knight DR et al. Appl Environ Microbiol. 2015; 81:119.
22. Diab SS et al. Vet Pathol. 2013;50:1028.
23. Silveira Silva RO et al. J Equine Vet Sci. 2014;34:1032.
24. Avbersek J et al. Vet Microbiol. 2013;164:93.
25. Knight DR et al. J Clin Microbiol. 2014;52:3856.
26. Lawhon SD et al. J Clin Microbiol. 2013;51:3804.
27. Magdesian KG et al. JAVMA. 2006;228:751.
28. Swain EA et al. J Vet Pharmacol Ther. 2015;38:227.
29. Schoster A et al. J Vet Int Med. 2015;29:925.

Enteropatia proliferativa em equinos

Etiologia

A enteropatia proliferativa é associada a *Lawsonia intracellularis* (LI), uma bactéria intracelular obrigatória, gram-negativa, relacionada com enteropatia proliferativa em suínos, equinos, hamsters, cães, cervos, coelhos, ratos, camelos[1] e ratitas. A doença em potros pode ser reproduzida por infecção oral experimental de potros com um microrganismo virulento.[2] O microrganismo pode ser isolado das fezes de um grande número de mamíferos, incluindo cangambás, gambás da Virginia, lebres e coiotes.[3] Há bastante similaridade no DNA entre isolados de uma variedade de espécies, embora estirpes do microrganismo isoladas de uma espécie variem em sua capacidade de produzir doença em outras espécies. A infecção de potros com o microrganismo derivado de potros clinicamente acometidos, de potros com o microrganismo derivado de suínos, de suínos com microrganismo derivado de potros, e de suínos infectados com microrganismo derivado de suínos, mostraram doença mais grave em isolados espécie-específicos. Tais isolados resultaram no desenvolvimento de achados clínicos, em um período de excreção fecal do microrganismo maior e alta resposta sorológica, do que isolados não espécie-específicos.[4] Há também evidências de infectividade e patogenicidade variáveis em animais de laboratório (hamsters e coelhos neozelandeses) dos isolados de equinos ou de suínos e de potros ou leitões clinicamente acometidos.[5]

Epidemiologia

A doença foi relatada inicialmente na América do Norte, e detectada subsequentemente na maioria – senão em todas – as regiões do mundo com haras comerciais, incluindo Japão, Europa, América do Sul, Austrália e Israel.[6-11] A prevalência de anticorpos séricos contra o microrganismo aumentou com o aumento da idade, por exemplo, 15% em potros antes do desmame, 23% em potros desmamados, 89% em sobreanos e 99% em equinos com > 2 anos de idade.[8] Anticorpos séricos são detectados por ELISA em 14 a 100% dos equinos em propriedades individuais no Kentucky, com soroprevalência positivamente relacionada à ocorrência da doença. Propriedades sem evidência de doença clínica endêmica apresentaram os menores títulos médios e os menores títulos máximos em equinos individuais do que propriedades nas quais a doença era endêmica. Não se sabe se esse achado é um reflexo da prevalência da doença (ou seja, uma consequência da alta prevalência da doença em algumas propriedades) ou se reflete a maior exposição de equinos que subsequentemente desenvolvem doença.[12] Por volta de 50% das éguas em uma propriedade com doença endêmica são soropositivas, e cerca de 50% dos potros adquirem imunidade passiva (tornam-se soropositivos após mamarem nas éguas), e os anticorpos derivados da mãe persistem por 1 a 3 meses.[13] Trinta por cento dos potros apresentam evidência de infecção, mas não de doença.[13]

Em um estudo, o microrganismo não foi detectado em potros com sinais de doença gastrintestinal no Kentucky[9], embora a doença seja endêmica na região.[14] A enfermidade ocorre quase exclusivamente durante o fim do verão e início do inverno no Kentucky.[14]

Potros acometidos normalmente têm 3 a 13 meses de idade, e a doença em animais adultos é rara.[15] Há informações insuficientes para determinar se existe predisposição por raça para doença. A enfermidade é presumivelmente transmitida pela via fecal-oral, com éguas como uma fonte potencial, mas ainda não provada, da infecção.[16]

Enteropatia proliferativa em potros ocorre como casos isolados e como surtos em áreas de criação. Existem evidências de que surtos começaram após a introdução de potros ou sobreanos em propriedades sem histórico da doença, embora não se saiba se isso é coincidência ou representa o mecanismo de introdução da infecção em propriedades. A morbidade entre potros e desmamados em propriedades afetadas é de 20 a 25%, embora esta se baseie em surtos da doença em apenas duas propriedades. A taxa de mortalidade é tão baixa quanto 7% em potros tratados.[14]

Patogênese

A patogênese da doença em potros ainda não foi determinada, mas provavelmente é similar à da doença em suínos. A infecção resulta no desenvolvimento de uma enteropatia caracterizada por proliferação das células epiteliais das criptas intestinais e infiltração da lâmina própria com células inflamatórias mononucleares. Má absorção subsequente do conteúdo do intestino delgado e perda de proteínas pelo intestino acometido causam perda de peso e hipoproteinemia, característicos da doença em potros. Há diminuição ou ausência da absorção de glicose em potros, que podem persistir – com diminuição da gravidade – por > 2 meses.[17] Cólica e diarreia resultam de disfunção intestinal e má absorção. Hipoproteinemia e a diminuição subsequente da pressão oncótica plasmática resultam em edema e sinais de hipovolemia. A morte é associada a hipoproteinemia grave, inanição e cólica.

Achados clínicos

A enfermidade pode se apresentar com curso curto, caracterizado por perda de peso rápida, cólica e morte em 2 a 3 dias após o início dos achados clínicos, ou como uma doença mais crônica, caracterizada por desenvolvimento gradual de perda de peso e depressão. A perda de peso e a condição corporal ruim são achados consistentes entre potros acometidos pela doença crônica. A maioria dos potros acometidos apresenta diarreia que varia em gravidade de aguda aquosa e profusa para, mais comumente, fezes excessivamente amolecidas. Os potros, com frequência, estão deprimidos embora continuem a mamar. Edema do abdome ventral e do espaço intermandibular são comuns.[14] Febre não é uma característica consistente da doença.

A forma aguda da doença resulta em enterite necrosante hemorrágica e ulcerativa.[18,19] Outros potros acometidos podem ser encontrados mortos ou morrer após uma doença breve (normalmente < 8 h), caracterizada por febre branda e desenvolvimento rápido de cólica branda a grave e sinais de sepse.

O exame *ultrassonográfico* do abdome revela várias alças de intestino delgado ligeiramente dilatadas e com parede espessada. As alças intestinais podem apresentar parede com 5 a 8 mm de espessura (o normal é < 3 milímetros; Figura 7.8).

Muitos potros acometidos, especialmente aqueles que morrem em decorrência da enfermidade, apresentam doenças concomitantes, como parasitismo e pneumonia.

O período de incubação é de 2 a 3 semanas em suínos, mas não é conhecido em equinos. Os potros que se recuperam da doença podem levar muitas semanas para retomar ao peso corporal (PC) normal. Outros que se recuperaram chegam a, aproximadamente, 70% do valor de venda de um irmão ou companheiro de rebanho não acometido.[14]

Patologia clínica

Hipoproteinemia com hipoalbuminemia moderada a grave está presente na maioria dos potros acometidos. As concentrações séricas de albumina podem ser tão baixas quanto 0,6 g/dℓ (6 g/ℓ). Hiperfibrinogenemia e anemia branda são comuns, mas não se tratam de achados consistentes. A contagem de leucócitos está aumentada (> 14 × 10^3 células/ℓ) na maioria dos potros. Concentrações séricas de sódio e de cloreto estão menores do que o normal, e a concentração de creatinina sérica maior do que o normal em, aproximadamente, 50% dos potros acometidos.

A detecção da exposição pode ser feita pela detecção de anticorpos no soro (MCIP ou ELISA) ou pela detecção de DNA de LI nas fezes ou em suabes retais.[12-14,20,21] O exame de PCR das fezes para LI é específico para a detecção do microrganismo em potros acometidos. O exame de fezes detecta LI em, aproximadamente, 80% das amostras, os suabes retais em aproximadamente 75% e ambos combinados em, aproximadamente, 90% das amostras de potros acometidos.[21] O ensaio de imunofluorescência indireta detecta anticorpos e IgG no soro contra LI em potros, embora a especificidade desse achado não seja conhecida. Potros com enteropatia proliferativa apresentam títulos de 1:30 ou mais.

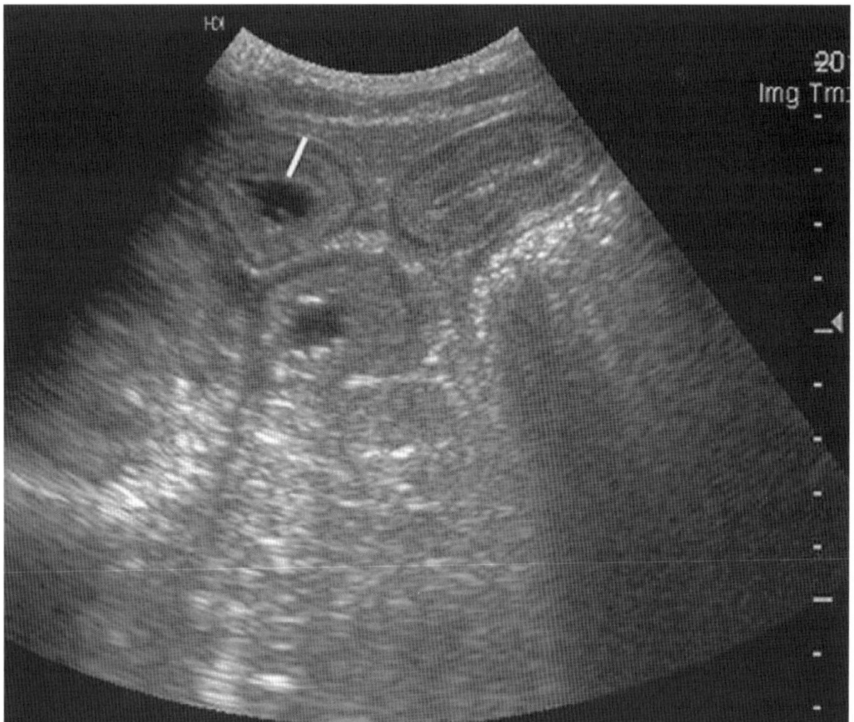

Figura 7.8 Imagem ultrassonográfica percutânea de uma potra de 8 meses de idade com enterite causada por *Lawsonia intracellularis* e mostrando espessamento acentuado da parede do intestino delgado (9 mm; normal < 3 mm). Reproduzida com autorização de Arroyo, LG et al. Can Vet J. 2013;54:853.[18]

Necropsia

Lesões macroscópicas são, principalmente, espessamento e aspecto irregular do intestino delgado. Há proliferação de epitélio das criptas intestinais, com projeção das células das criptas para dentro do lúmen intestinal. Há infiltração de células inflamatórias mononucleares na lâmina própria. A coloração das secreções intestinais com prata revela numerosas bactérias curtas e curvas no citoplasma apical das células epiteliais das criptas.

Amostras para a confirmação do diagnóstico

- *Histopatologia* do intestino delgado
- *Coloração com prata* do intestino delgado para mostrar bactérias intracelulares associadas a células da cripta hiperplásicas
- *Bacteriologia* é cultura (que pode ser difícil e requer cultura de células) e exame de PCR de tecido do intestino delgado.

Diagnóstico diferencial

O diagnóstico *ante mortem* e enteropatia proliferativa em potros deve se basear na presença de achados clínicos, hematológicos e bioquímicos característicos, sorologia positiva e detecção do DNA de LI nas fezes por reação em cadeia da polimerase.
O principal diagnóstico diferencial é o *parasitismo* por *Parascaris equorum*, ciatostomíneos e grandes estrôngilos (em potros mais velhos). O exame de fezes para ovos de helmintos é diagnóstico em casos de infecção patente, mas as infestações por parasitas, com frequência, não são patentes em potros jovens. O histórico de um programa de controle de parasitas adequado torna o parasitismo menos provável, mas não o exclui. *Desnutrição* causada por práticas de alimentação inapropriadas ou inadequadas ou agalatia deve ser descartada como causa de falha no crescimento.
Enteropatia com perda de proteína secundária a *enterite e colite* pode ser associada a *Salmonella* sp., *Rhodococcus equi* ou *Cryptosporidium* sp. Outras doenças intestinais que causam enterite, mas são menos frequentes como causa de perda de proteína, incluem clostridioses intestinais, anaplasmose granulocítica equina e infecção por *Bacterioides* sp. Abscessos intra-abdominais associados a *R. equi* ou *Streptococcus* sp. podem causar perda de peso crônica e sinais hematológicos similares a enteropatia proliferativa.
Hipoproteinemia pode ocorrer secundariamente a ulceração gastrintestinal.
Neoplasia é rara em potros dessa idade, mas linfossarcoma intestinal pode causar hipoproteinemia e perda de peso.
Intoxicação por fármacos *anti-inflamatórios não esteroides* pode causar enteropatia com perda de proteína.
Diarreia e falha no crescimento causadas por colite e tiflite associadas a *Brachyspira* sp. (uma espiroqueta) são relatados no Japão.

Tratamento e controle

Os princípios de tratamento e de controle são a erradicação da infecção e correção da hipoproteinemia. A administração de *antibióticos* é curativa em muitos potros, e a resposta ao tratamento não parece variar acentuadamente com a administração de oxitetraciclina, cloranfenicol ou claritromicina.[14] O microrganismo isolado de suínos é sensível *in vitro* a uma ampla variedade de antimicrobianos, incluindo penicilina, eritromicina, difloxacino, virginiamicina e clortetraciclina. Os antibióticos usados para tratar infecção por LI em potros incluem oxitetraciclina (6,6 mg/kg, a cada 12 h IV), doxiciclina (10 mg/kg, a cada 12 h VO), cloranfenicol (50 mg/kg, a cada 6 h VO), claritromicina 7,5 mg/kg VO) ou estolato de eritromicina ou produto similar (15 a 25 mg/kg, a cada 6 a 8 h VO), algumas vezes em combinação com rifampicina (5 a 10 mg/kg, a cada 12 h VO). Eritromicina ou oxitetraciclina/doxiciclina parecem ser efetivos no tratamento de potros acometidos. O cloranfenicol é usado no lugar da eritromicina em potros que desenvolvem diarreia intratável ou grave quando tratados com eritromicina, mas o seu uso é ilegal em alguns países e não é recomendado em razão do risco de anemia aplásica em pessoas expostas ao fármaco. Enrofloxacino pode ser efetiva com base na concentração inibitória mínima, mas deve ser reservada como fármaco de último recurso, em razão da artropatia associado ao seu uso em potros.

Potros branda ou moderadamente acometidos requerem apenas a administração de antimicrobianos e tratamento de suporte. Potros mais gravemente acometidos podem necessitar de tratamento de suporte intensivo, incluindo a administração intravenosa de plasma e/ou coloides sintéticos (hetastarch) para restaurar a pressão oncótica plasmática e minimizar a formação de edema, suplementação de líquidos e eletrólitos em razão da hipovolemia e anormalidades na concentração de eletrólitos séricos, dietas com alto teor calórico ou nutrição parenteral e medicação antiúlcera caso sinais de ulceração gástrica estejam presentes.

Medidas de controle específicas para evitar a disseminação da doença entre equinos não foram estabelecidas. Dado o ciclo fecal-oral reputado da infecção e a associação de surtos de doença em suínos após a introdução de novos animais ou a união de grupos, são indicadas medidas de higiene que minimizem a contaminação fecal do ambiente por potros potencialmente infectados. O microrganismo de suínos pode sobreviver nas fezes por até 2 semanas. Potros com a enfermidade devem ser isolados de potros saudáveis, embora a duração desse isolamento não seja conhecida, e não devem ser transportados para outras propriedades até que os achados clínicos e hematológicos da doença tenham se resolvido. O papel de hospedeiros silvestres na doença de potros, se houver, não é conhecido.

A administração de uma vacina viva modificada avirulenta por via intrarretal parece proteger potros da doença após a exposição experimental ou em propriedades com doença endêmica.[22-24]

REFERÊNCIAS BIBLIOGRÁFICAS

1. Badouei MA et al. J Camel Pract. 2014;21:219.
2. Pusterla N et al. J Vet Int Med. 2010;24:622.
3. Pusterla N et al. J Wildl Dis. 2008;44:992.
4. Vannucci FA et al. Vet Res. 2012;43:53.
5. Sampieri F et al. Can J Vet Res. 2013;77:261.
6. Endo Y et al. J Jpn Vet Med Assoc. 2015;68:239.
7. Gabardo MP et al. Pesquisa Veterinaria Brasileira. 2015;35:443.
8. Kranenburg LC et al. Tijdschrift Diergeneeskd. 2011; 136:237.
9. Slovis NM et al. Equine Vet J. 2014;46:311.
10. Steinman A et al. J Equine Vet Sci. 2014;34:641.
11. van den Wollenberg L et al. Tijdschrift Diergeneeskd. 2011;136:565.
12. Page AE et al. Equine Vet J. 2011;43:25.
13. Pusterla N et al. Vet Microbiol. 2009;136:173.
14. Frazer ML. J Vet Int Med. 2008;22:1243.
15. Mayer JR et al. Equine Vet Educ. 2014;26:619.
16. Page AE et al. J Equine Vet Sci. 2015;35:116.
17. Wong DM et al. J Vet Int Med. 2009;23:940.
18. Arroyo LG et al. Can Vet J. 2013;54:853.
19. Page AE et al. J Vet Int Med. 2012;26:1476.
20. Page AE et al. JAVMA. 2011;238:1482.
21. Pusterla N et al. J Vet Diagn Invest. 2010;22:741.
22. Nogradi N et al. Vet J. 2012;192:511.
23. Pusterla N et al. Vet J. 2010;186:110.
24. Pusterla N et al. Am J Vet Res. 2012;73:741.

Neoriquetsiose equina (erliquiose monocítica equina, colite erliquial equina e febre do cavalo Potomac)

Sinopse

- Etiologia: *Neorickettsia risticii*, que é uma riquétsia. A infecção ocorre por ingestão dos trematódeos imaturos infectados (cercárias aquáticas), caramujos infectados por trematódeos ou insetos aquáticos (incluindo adultos capazes de voar, por exemplo, efemerópteros)
- Epidemiologia: uma doença infecciosa, não contagiosa, de ocorrência esporádica em equinos na América do Norte e do Sul e em partes da Europa. Ocorrem epidemias localizadas. A doença é mais comum próximo a grandes rios, mas pode ocorrer em outros locais
- Achados clínicos: febre e diarreia, com cólica e laminite em casos graves. Aborto é uma sequela da doença clínica em algumas éguas
- Lesões: nenhuma lesão macroscópica, exceto por laminite. Evidência histológica de tiflite e colite
- Confirmação do diagnóstico: demonstração de *N. risticii* por reação em cadeia da polimerase ou cultivo, no sangue ou nas fezes de equinos doentes. Mais comumente, a presença de um alto título de anticorpos em equinos com achados clínicos apropriados é considerada diagnóstica
- Tratamento: oxitetraciclina (6,6 mg/kg IV, a cada 12 a 24 h), fluidos e tratamento de suporte. Profilaxia para laminite
- Controle: vacinação, que é de eficácia questionável e não é recomendada.

Etiologia

O agente causal é *N. risticii*, um pequeno coco gram-negativo relacionado aos agentes da erliquiose humana (*Ehrlichia sennetsu*) e intoxicação por salmão em cães (*N. helminthoeca*).[1]

Epidemiologia

A doença é infecciosa, mas não contagiosa, e normalmente tem ocorrência esporádica. Ocorrem epidemias localizadas.

Ocorrência

A neoriquetsiose equina é relatada nos EUA, Canadá, Europa, Uruguai e sul do Brasil. Embora possa haver ocorrência mais ampla, evidências de infecção com base nos testes de anticorpo fluorescente indiretos usados comumente devem ser interpretados com cautela, em razão da alta taxa de resultados falso-positivos. A maior prevalência de doença é próxima a grandes rios, aparentemente relacionado à infecção de equinos pela ingestão de insetos aquáticos infectados, embora a doença possa ocorrer em outros locais, por exemplo, quando ventos fortes carreiam insetos infectados (efemerópteros e *Hexagenia* spp.) a partir de fontes de água.[2]

A doença clínica é esporádica e sazonal, com predominância de casos durante o verão e o outono em regiões com invernos frios a gélidos. Em áreas mais quentes, como a Flórida e o Texas, casos ocorrem durante todo ano. A prevalência de equinos no Meio-Oeste e na Costa Leste dos EUA com anticorpos contra *N. risticii* varia com a região geográfica, mas pode ser tão alta quanto 86% dos equinos testados, embora a taxa geral pareça estar mais próxima de 25%. A prevalência de equinos com a evidência sorológica de exposição é muito menor na Califórnia. Há variação sazonal acentuada na prevalência de equinos soropositivos, com a maior prevalência nos meses de verão (julho e agosto) e a menor prevalência nos meses de inverno.

Fatores de risco do animal

Acredita-se que a doença clínica seja incomum em equinos com menos de 1 ano de idade (14% em uma série de casos)[3], embora a doença hiperaguda possa ocorrer em potros e não exista diferença quanto à idade na prevalência da doença em equinos adultos. De forma similar, não há evidências de influência da raça ou do sexo na suscetibilidade à doença. O risco da doença é maior em equinos estabulados no perímetro com um histórico de infecções prévias ou naqueles que apresentam outros animais de produção.

A taxa de ataque clínico varia consideravelmente, mas as estimativas variam entre 0,44 e 19 casos por ano a cada 1.000 equinos sob risco. Durante epidemias, a taxa de ataque clínico pode ser tão alta quanto 20 a 50% dos equinos em propriedades afetadas. A *taxa de mortalidade* varia de 7 a 30%.[3]

O risco de um equino se tornar soropositivo em algumas áreas está relacionado à raça (Thoroughbreds têm três vezes mais chances de serem soropositivos do que cavalos não Thoroughbreds e não Standardbreds), sexo (fêmeas têm 2,7 vezes mais chances de serem expostas do que garanhões ou machos castrados) e idade (aumento do risco até os 12 anos de idade). Equinos que apresentaram os achados clínicos compatíveis com neoriquetsiose têm maior probabilidade de serem soropositivos do que equinos sem esse histórico.

Transmissão

A doença é infecciosa, mas não contagiosa. Equinos desenvolvem infecção e doença após a ingestão de insetos aquáticos, incluindo tricópteros (*Dicosmoecus gilvipes*) e efemerópteros (*Hexagenia* spp.).[1,2] A doença pode ser transmitida experimentalmente para equinos por meio da administração parenteral de *N. risticii* ou de sangue de equinos infectados. Estudos com carrapato (*Dermacentor variabilis*), simulídeos (*Simulium* spp.), pulgas, moscas (*Tabanus* spp., *Hybomitra* spp., *Stomoxys* spp., *Haematobia* spp.) e mosquitos falharam em demonstrar a transmissão da infecção.

N. risticii infecta estágios dos trematódeos (cercárias e xifidiocercárias) encontrados em caramujos de água-doce (*Juga yrekaensis* e *Planorbella subcrenata* na Califórnia e noroeste dos EUA e *Elimia* sp., incluindo *E. livescens* e *E. virginica* no leste dos EUA).[4] *N. risticii* infecta metacercárias encontradas em insetos aquáticos adultos e em formas jovens, incluindo tricópteros (Trichoptera), efemerópteros (Ephemeroptera), donzelinhas (Odonata, Zygoptera), libélulas (Odonata, Anisoptera) e perláreos (Plecoptera). O DNA de *N. risticii* foi detectado em trematódeos (Lecithodendriidae) que infectam morcegos e andorinhas. O DNA de *N. risticii* está presente em ovos de trematódeos (*Acanthatrium oregonense*) encontrados em morcegos, demonstrando transmissão vertical (adulto para ovo) da infecção em trematódeos. Ademais, o DNA de *N. risticii* foi detectado no sangue, fígado ou baço de morcegos infectados com o trematódeo, sugerindo que *N. risticii* também possa ser transmitida horizontalmente de trematódeos para morcego. Esses resultados indicam que o trematódeo *A. oregonense* é um reservatório natural e, provavelmente, um vetor de *N. risticii*. Essa informação sugere que morcegos insetívoros e aves são os hospedeiros definitivos dos trematódeos, que mantêm um reservatório natural de *N. risticii*. Em resumo, parece que equinos são infectados acidentalmente por *N. risticii*, cujo ciclo evolutivo normal ocorre entre os estágios de trematódeos em morcegos, caramujos de água-doce e insetos aquáticos. A infecção dos equinos ocorre quando eles ingerem trematódeos imaturos com *N. risticii* (as cercárias aquáticas) diretamente enquanto bebem água de cursos de água ou caramujos infectados por trematódeos ou insetos aquáticos enquanto bebem ou se alimentam.

Equinos infectados desenvolvem uma imunidade estéril, de forma que é improvável que sejam fonte de infecção subsequente.

Patogênese

A infecção é seguida por bacteriemia associada a monócitos, e o microrganismo está presente nos monócitos, macrófagos e células epiteliais glandulares do trato intestinal. O número de *N. risticii* no sangue é maior antes do desenvolvimento dos achados clínicos que, em equinos infectados experimentalmente e em pôneis, ocorre aproximadamente 19 dias após a infecção por ingestão de insetos aquáticos infectados. Os achados clínicos proeminentes de diarreia são causados por colite e tiflite, e são associados à ruptura da absorção de sódio e cloreto no cólon maior induzida pela neoriquétsia. Perdas de fluidos e de eletrólitos associadas à diarreia causam desidratação, hiponatremia e acidose.

A infecção transplacentária por *N. risticii* ocorre e causa aborto, que pode acontecer de semanas a meses após a resolução da doença clínica na fêmea.[5]

Achados clínicos

A manifestação clássica de infecção por *N. risticii* em equinos é febre, depressão, anorexia, diarreia, cólica e laminite. Uma revisão retrospectiva identificou diarreia (66% de 44 equinos), febre (50%), anorexia (45%), depressão (39%), cólica (39%) e claudicação (18%) como achados clínicos mais comuns da enfermidade em equinos, em cada um dos dois centros de referência.[3] Contudo, a infecção pode resultar em uma ampla variedade de anormalidades clínicas, que variam de infecção inaparente a febre transitória e depressão, a sinais graves descritos anteriormente. A neoriquetsiose equina deve ser considerada em qualquer equino que vive em áreas endêmicas e apresente febre e depressão.

Em caso de ocorrência natural de doença clínica grave, tipicamente ocorre início agudo de depressão, anorexia, taquicardia, membranas mucosas congestas e febre. Há diminuição dos sons intestinais na auscultação abdominal nos estágios iniciais da síndrome e subsequentemente sons de tilintar em água antes do início da diarreia, que normalmente ocorre 24 a 72 h depois. A gravidade da diarreia varia, mas em geral é profusa e em jatos. Ela persiste por até 10 dias e pode haver perda de líquido suficiente para resultar em desidratação grave e rápida e choque hipovolêmico. A cólica é um sinal em alguns equinos, e pode ser branda ou estar presente como abdome agudo. Também pode haver edema subcutâneo no abdome ventral e membros. Manifestações clínicas menos graves de infecção incluem febre e anorexia sem outros sinais ou ocorrência de cólica branda ou edema subcutâneo.

Laminite ocorre em até 40% dos equinos e, normalmente, aparece 3 dias após o início dos sinais da doença.[3] Uma revisão retrospectiva de 44 casos identificou laminite presente à internação (12 h a 5 dias após o desenvolvimento dos primeiros achados clínicos em equinos com sinais de neoriquetsiose) em 18% dos casos, com mais 18% desenvolvendo a laminite durante a hospitalização (0 a 4 dias após a admissão, mediana de 24 h).[3] A laminite, com frequência, é grave e envolve todos os quatro membros na maioria dos equinos (88% daqueles com laminite) e com rotação da falange distal em 60% dos casos que apresentaram exame radiográfico do casco (provavelmente os equinos mais gravemente acometidos).[3]

O aborto acontece como resultado da infecção por *N. risticii* e, em infecções experimentais e naturais, ocorre 65 a 111 dias após a infecção da fêmea.[5] Todas as fêmeas que abortaram se tornaram clinicamente doentes após a infecção, mas os achados clínicos da doença se resolveram no momento do aborto. O aborto foi precedido por edema ventral e aumento do úbere na infecção experimental, e a placenta ficou retida em alguns casos, incluindo aqueles de infecção natural.

Patologia clínica

O *exame hematológico* normalmente revela leucopenia (< 5.000 leucócitos por microlitro) com neutropenia (74% dos casos) e desvio à esquerda marcante, trombocitopenia branda e hemoconcentração (hematócrito de 50 a 60%; 0,5 a 0,6 ℓ/ℓ) em 38% dos casos.[3] As *análises bioquímicas séricas*, com frequência, revelam hipocalcemia (76% de 32 equinos), hiponatremia (64%), hiperglicemia (59%), hipocloremia (53%), azotemia (50%), hiperbilirrubinemia (50%) e hipoalbuminemia (34%).[3] Hiperlactatemia e acidose metabólica são comuns. O *líquido peritoneal*, em geral, está normal. Equinos com hemoconcentração têm menor probabilidade de sobreviver.[3]

A *confirmação do diagnóstico* é conseguida pela demonstração de *N. risticii* no sangue ou nas fezes, ou evidência sorológica da infecção em equinos com achados clínicos compatíveis com a doença. O diagnóstico de rotina se baseia na demonstração de títulos altos de anticorpos séricos no teste AIF. A maioria dos equinos com doença causada por *N. risticii* tem títulos ≥ 1:80 no início dos achados clínicos, enquanto equinos com títulos ≤ 1:40 provavelmente não apresentam a doença. A presença de altos títulos no momento do início dos achados clínicos é o resultado de 8 a 12 dias de período de incubação, durante os quais há um alto nível de neoriquetsemia e a produção de uma forte resposta de anticorpos IgM. A resposta de anticorpos IgM diminui rapidamente, e pode ser indetectável aos 60 dias após a infecção, embora uma resposta de IgG proeminente ocorra. Portanto, no momento em que os achados clínicos são aparentes, o equino apresenta altos títulos que podem declinar, tornando o uso de títulos de soro em animais em fase aguda e convalescentes (2 semanas após a resolução de achados clínicos) potencialmente enganoso. O aumento no título em amostras coletadas com muitos dias de intervalo logo após o início da enfermidade é indicativo da doença, mas a diminuição dos títulos não a descarta. O teste AIF realizado em alguns laboratórios apresenta alta taxa de falso-positivos e deve ser interpretado com cautela. O teste diagnóstico preferencial é a demonstração do antígeno ou do DNA de *N. risticii*.

A detecção do microrganismo nos leucócitos por exame microscópico de esfregaços de sangue corado normalmente não é possível, em razão do baixo nível de infecção dos monócitos sanguíneos. O microrganismo pode ser cultivado, mas esse procedimento é caro e demorado. Contudo, a PCR nested detecta a presença de ácido nucleico de *N. risticii*, com sensibilidade similar àquela de hemocultura em infecções experimentais. O teste de PCR depende da presença de organismos no sangue, e pode ser menos sensível em razão de níveis variáveis de microrganismos no sangue.[3] A especificidade do teste, na presença de achados clínicos compatíveis, é assumida como alta.

De maneira similar, *N. risticii* pode ser detectada por teste de PCR nas fezes de equinos. A sensibilidade não é relatada, mas assume-se que a especificidade seja alta na presença de achados clínicos compatíveis.

Achados de necropsia

As alterações macroscópicas em equinos que morrem por neoriquetsiose equina normalmente incluem edema subcutâneo da parede ventral do corpo e consistência muito líquida do conteúdo do intestino grosso. Congestão, hemorragia e erosões na mucosa podem ocorrer por todo o trato alimentar, mas são concentrados no ceco e no cólon. Os linfonodos mesentéricos, com frequência, estão aumentados de volume e edemaciados. Lesões de laminite podem estar presentes. O exame histológico confirma a erosão e ulceração da mucosa alimentar, que é acompanhada por infiltração de uma população mista de leucócitos na lâmina própria e submucosa. O microrganismo causal pode ser demonstrado em cortes de tecido corados com coloração de prata Steiner. A detecção usando microscopia eletrônica (ME) ou PCR é outra opção.

Fetos que são abortados como resultado de infecção por *N. risticii* apresentam lesões macroscópicas consistentes de aumento do fígado, baço e linfonodos mesentéricos e evidência histológica de enterocolite, hepatite, miocardite e hiperplasia linfoide, com necrose de linfonodos mesentéricos.[3]

Amostras para confirmação do diagnóstico *post mortem*

O parasita pode ser mostrado no ceco, no cólon e nos linfonodos mesentéricos por reação em cadeia da polimerase ou ME. Tecidos fixados em formol para microscopia óptica devem incluir ceco, cólon, fígado e linfonodos mesentéricos.

Diagnóstico diferencial

Os principais diferenciais são os seguintes (Tabela 7.5):

- Diarreia causada por salmonelose, colite por *Clostridium difficile*, emergência maciça de ciatostomíneos hipobióticos, colite X e colite induzida pelo uso de antibióticos
- Aborto causado por herpes vírus equino-1, leptospirose, anomalias congênitas e *Salmonella abortusequi*.

Tratamento

Tratamento e profilaxia

Tratamento de neoriquetsiose equina

- Oxitetraciclina 6,6 mg/kg IV a cada 12 a 24 h por 5 dias (R1).

Profilaxia

- Vacinação (R3).

O tratamento específico de neoriquetsiose equina é oxitetraciclina (6,6 mg/kg de PC IV, a cada 12 a 24 h, por 5 dias) e equinos tratados no início da doença respondem bem. A administração de oxitetraciclina aumenta a probabilidade de sobrevivência em nove vezes (RC 95% e IC 1,2 a 7), com 6/14 equinos não tratados com oxitetraciclina (normalmente tratados com outro antibiótico) sobrevivendo, quando comparados a 26/30 tratados com oxitetraciclina.[3] A administração de metronidazol com oxitetraciclina não oferece uma clara vantagem de sobrevivência.[3]

Dada a efetividade da oxitetraciclina no tratamento da doença e a ausência de evidência clara de que a oxitetraciclina em doses recomendadas induz ou exacerba a diarreia, esse fármaco deve ser administrado a todos os equinos que vivem em uma área endêmica e que desenvolvem sinais consistentes com neoriquetsiose equina. O tratamento não interfere no desenvolvimento de imunidade. Outros antibióticos que foram usados incluem combinações de sulfonamidas e trimetoprima ou rifampicina e eritromicina. Doxiciclina foi usada, mas a administração intravenosa é associada a anormalidades cardiovasculares e morte súbita.

O tratamento de equinos com diarreia aguda é discutido no Capítulo 7. Profilaxia para laminite é indicada no Capítulo 15.

Controle

É centralizado na vacinação, embora ela não seja adequada ao controle da doença em situações de campo.[6] A aparente falta de eficácia da vacinação nos EUA pode ser causada pela inclusão de apenas uma estirpe de *N. risticii* na vacina, e essa estirpe é imunologicamente distinta (com base na proteína de superfície p51) da maioria das estirpes das regiões leste e meio-oeste dos EUA e da maioria das estirpes isoladas após o ano 2000.[6] Há muitas estirpes do microrganismo, com variação associada em proteínas expressas na superfície, principalmente P51, e a vacina pode não conferir imunidade a todas essas estirpes.[1,6] P51 é fortemente reconhecida pelo soro de equinos por títulos de AIF de 1:80 e acima; e pode ser útil para a inclusão em vacinas ou testes diagnósticos.[6]

A infecção é seguida pelo desenvolvimento de resposta de anticorpos neutralizantes, associada à depuração de *N. risticii* e à presença de imunidade estéril às estirpes homólogas, que persistem por, pelo menos, 20 meses. Uma vacina de célula inativada com adjuvante está disponível, e os animais vacinados apresentam resistência ao desafio experimental. Contudo, a proteção da vacinação não é completa e diminui dentro de 6 meses. As taxas de sobrevivência à neoriquetsiose equina não é diferente entre equinos que foram vacinados (7 de 9, 78%) antes do desenvolvimento da doença e de todos aqueles equinos estudados (n = 44, taxa de sobrevivência de 79%).[3] Em áreas com baixa taxa de ataque da doença (0,44 a 1,7 equinos/1.000, por ano), o risco de neoriquetsiose em equinos vacinados uma vez ao ano é quase idêntica (RC 0,93) daquele de equinos não vacinados, e não há diferença na gravidade da doença em equinos vacinados e não vacinados. Ademais, é mais econômico não vacinar os equinos em áreas com baixa taxa de ataque. Em áreas com alta taxa de ataque, pode-se fornecer uma vacinação inicial com duas doses, com 3 semanas de intervalo, e revacinação a intervalos de 4 meses durante a estação da doença.

Recomendações atuais da American Association of Equine Practitioners incluem detalhes quanto à vacinação de equinos contra a neoriquetsiose.[7] Em razão das evidências mostrando eficácia limitada ou ausente da vacinação com os produtos disponíveis atualmente, a vacinação de rotina de equinos não é recomendada neste momento.

REFERÊNCIAS BIBLIOGRÁFICAS

1. Radostits O et al. Equine Neorickettsiosis (Potomac Horse Fever). Veterinary Medicine:A Textbook of the Diseases of Cattle, Horse, Sheep, Goats and Pigs. 10th ed. London: W.B. Saunders;2007:1466.
2. Wilson JH et al. AAEP Proc. 2006;324.
3. Bertin FR et al. J Vet Intern Med. 2013;27:1528.
4. Pusterla N et al. Vet J. 2013;197:489.
5. Coffman EA et al. J Vet Diagn Invest. 2008;20:827.
6. Gibson K et al. Vet Res. 2011;42:71.
7. Potomac Horse Fever. American Association of Equine Practitioners. In: <www.aaep.org/potomac_fever.htm>; 2013 Acesso em 08.11.13.

Infecção por coronavírus equino

É associada à diarreia em potros, embora raramente[1], e é incriminada como causa de letargia aguda, febre e sinais de disfunção gastrintestinal em equinos adultos. O suposto agente causal é o coronavírus equino (ECoV), e as estirpes identificadas no Japão, na França e nos EUA são virtualmente idênticas à estirpe isolada inicialmente de potros na Carolina do Norte.[1-4] Existe alguma variação no vírus, principalmente dentro de P4.7 e da região não codificante após o gene *p4.7*.[5] ECoV é do gênero *Betacoronavírus* e espécie Betacoronavírus-1, que inclui BCoV, vírus da encefalomielite hemaglutinante suína (VEH), e coronavírus respiratório canino.[6] A inoculação experimental de equinos adultos reproduz a doença.[7]

A associação entre infecção por coronavírus e doença clínica em equinos adultos é relatada no Japão, América do Norte e Europa.[1-5,8] Fatores de risco do animal não foram identificados, e a doença ocorre em equinos com 1 a 29 anos de idade.[2,5,8] A doença em equinos adultos é mais comumente relatada na forma de surtos em estábulos, acometendo 15 a 60% dos equinos.[2,4,5] A taxa de mortalidade é de, aproximadamente, 0 a 7%, com mortes causadas por diarreia aguda profusa; sepse ou sinais de doença neurológica.[2,5,8] Taxa de mortalidade de 27% é relatada em dois surtos da doença em mini-horses e minijumentos.[8]

Assume-se que a transmissão seja fecal-oral, mas a importância dos fômites é disseminada dentro de um estábulo, e a longevidade do vírus no ambiente não é relatada. O vírus pode ser detectado nas fezes por, pelo menos, 12 a 14 dias após a inoculação oral em equinos[7], embora o tempo de excreção mediano a partir do início dos achados clínicos em equinos na doença espontânea seja 4 dias.[8]

O período de incubação para equinos experimentalmente infectados com ECoV é de 2 a 4 dias antes do desenvolvimento de febre ou anorexia.[7] Os principais achados clínicos são anorexia, letargia e febre. Por volta de 10% dos equinos acometidos apresentam diarreia e cólica em, aproximadamente, 2% dos equinos.[2,5] Equinos que morrem fazem com progressão rápida da doença, incluindo diarreia profusa, sepse ou doença neurológica. Depressão, ataxia e decúbito com concentração de amônia sanguínea anormalmente alta são sugestivos de hiperamonemia intestinal.[8] Os achados clínicos, em geral, se resolvem dentro de 1 a 4 dias, com tratamento de suporte. Surtos duram, aproximadamente, 3 semanas.[2,5]

Equinos acometidos estão leucopênicos (neutropênicos).[2,5] Concentrações de amiloide sérica A aumentam em equinos infectados experimentalmente 2 a 4 dias após a inoculação do vírus.[7] A sorologia é útil para demonstrar a soroconversão para ECoV ou altos títulos em equinos recuperados.[3,5] O vírus pode ser detectado nas fezes e sangue, mas não na secreção nasal, em casos não experimentais usando tecnologia de PCR.[2,3] Transcrição reversa e amplificação isotérmica mediada por loop (AIML) são menos sensíveis, mas mais baratos, do que a tecnologia PCR em tempo real (RT-PCR) para a detecção do vírus.[9] O vírus é recuperado com maior frequência das fezes de animais acometidos durante os surtos, e a carga viral nas fezes é associada à gravidade da doença.[2,3,8]

O tratamento é de suporte. Não há vacina. O controle é facilitado pela implementação de medidas para diminuir a disseminação viral, tais como a limitação estrita na movimentação de equinos dentro das instalações, uso de procedimentos sanitários incluindo desinfetantes e interrupção de corridas e de competições até que o surto seja controlado. A maioria dos desinfetantes utilizados comumente é eficaz na diminuição da infectividade de coronavírus nas superfícies, incluindo benzalcônio e glutaraldeído, bem como desinfetante a base de álcool.

REFERÊNCIAS BIBLIOGRÁFICAS

1. Miszczak F et al. Vet Microbiol. 2014;171:206.
2. Pusterla N et al. Vet Microbiol. 2013;162:228.
3. Oue Y et al. Vet Microbiol. 2011;150:41.
4. Narita M et al. J Jpn Vet Med Assoc. 2011;64:535.
5. Oue Y et al. J Vet Med Sci. 2013;75:1261.
6. Zhang J et al. Virology. 2007;369:92.
7. Nemoto M et al. Arch Virol. 2014;159:3329.
8. Fielding CL et al. J Vet Int Med. 2015;29:307.
9. Nemoto M et al. J Virol Methods. 2015;215:13.

Diarreia viral em bezerros, cordeiros, cabritos, leitões e potros

Sinopse

- Etiologia: rotavírus, coronavírus, torovírus e parvovírus
- Epidemiologia: causa comum de diarreia em animais de produção neonatos, normalmente em bezerros, mas também em cordeiros, cabritos, leitões e potros. Rotavírus são onipresentes no ambiente e 50 a 100% dos adultos são soropositivos. A disseminação é pelas fezes. A proteção depende da presença de anticorpos colostrais específicos no lúmen intestinal. Coronavírus bovino também é pneumotrópico e causa enfermidade respiratória
- Achados clínicos:
  - Bezerros: surtos de diarreia com 5 a 14 dias de idade ou mais velhos, com até 3 a 4 semanas. A recuperação ocorre em alguns dias
  - Leitões: surtos de diarreia com 1 a 4 semanas de idade e após o desmame. Diarreia epidêmica suína tipo I com 4 a 5 semanas; tipo II em todas as faixas etárias. A recuperação ocorre em alguns dias
  - Potros: diarreia profusa, febre branda e desidratação. A recuperação ocorre em alguns dias
- Lesões: intestino preenchido por líquido e desidratação. Atrofia de vilos e de criptas. Confirmação do diagnóstico. Muitos testes diagnósticos para identificar vírus em amostras de fezes
- Tratamento: fluidoterapia e terapia eletrolítica oral e parenteral; correção dos distúrbios ácido-base
- Controle: diminuir a pressão de infecção, assegurar transferência de imunidade passiva adequada e vacinação das mães para fornecer anticorpos colostrais específicos.

Etiologia

Muitas famílias de vírus causam diarreia em animais de produção neonatos, e ocasionalmente, em adultos. Essas incluem Reoviridae, Coronaviridae, Toroviridae e Parvoviridae.

Rotavírus

São vírus não envelopados, de dsRNA, que pertencem à família Reoviridae, e são a principal causa de diarreia em humanos, bezerros, cordeiros, cabritos e leitões. Todos os membros do grupo de vírus têm morfologia comum e foram previamente designados vírus semelhante ao reovírus. Os rotavírus de crianças, bezerros, leitões e potros são morfologicamente indistinguíveis um do outro, bem como dos vírus de camundongo jovens; os rotavírus de cordeiros são similares aos vírus de bezerros e de leitões.

Os rotavírus são designados em sorogrupos, com membros do grupo partilhando antígenos distinguíveis. Atualmente, sete sorogrupos (grupos A a G) são reconhecidos, que são antigenicamente e eletroforeticamente distintos. Os rotavírus que pertencem aos grupos A-C são associados à doença clínica em humanos e em animais, enquanto dos grupos D-G foram isolados apenas de animais diarreicos. *RVA é, de longe, o grupo mais prevalente em humanos e em animais.*

Os sorogrupos de rotavírus são ainda classificados em sorotipos, com base na especificidade das proteínas do capsídio externo VP7 (tipo G, para glicoproteína) e VP4 (tipo P, para proteína-protease sensível). Ao menos 27 sorotipos G e 35 sorotipos P de rotavírus do grupo A são reconhecidos.[1]

Coronavírus

São vírus ssRNA que pertencem à família Coronaviridae. Eles são associados à enterite aguda em bezerros neonatos e leitões e, possivelmente, também em potros. Em ruminantes, a infecção por coronavírus pode ser associada a diarreia em bezerros, doença respiratória em bezerros, diarreia em bovinos adultos (disenteria de inverno) e doença respiratória em bovinos adultos.[2] O vírus semelhante ao coronavírus dos suínos é similar a, porém distinto, do vírus da gastrenterite transmissível (GET) e é a causa de diarreia epidêmica suína (DES) tipo II.

Torovírus

A família Toraviridae inclui o vírus de Berna de equinos e o vírus Breda, que foram isolados de bovinos.

Parvovírus

Foram associados a diarreia em bezerros, mas não são patógenos significativos em bovinos.

Outros vírus e infecções mistas

Embora rotavírus e coronavírus sejam as causas mais comuns de diarreia viral em animais de produção neonatos (além de GET em leitões), os adenovírus e pequenos vírus que se assemelham aos astrovírus e calicivírus foram isolados de bezerros diarreicos e de potros, mas sua significância etiológica é desconhecida.

Infecções virais múltiplas e mistas estão sendo reconhecidas com frequência crescente por meio de técnicas diagnósticas cada vez mais precisas. Tanto rotavírus quanto coronavírus podem ocorrer no mesmo bezerro diarreico, com ou sem *E. coli* enterotoxigênica (ETEC).

Epidemiologia

Os aspectos gerais da epidemiologia das diarreias virais de animais de produção neonatos são descritas aqui, seguidas pelas características epidemiológicas e específicas em bezerros, cordeiros e cabritos, leitões e potros. Os rotavírus são usados como modelo.

Ocorrência

Os rotavírus são onipresentes no ambiente de animais domésticos, e levantamentos sorológicos indicam que 50 a 100% dos bovinos, ovinos, equinos e suínos adultos apresentam anticorpos antivirais. Embora diferentes espécies animais comumente alberguem diferentes genótipos de coronavírus, há evidências de transmissão interespécies, não apenas entre espécies de animais, mas também entre animais e humanos. Duas vias para transmissão interespecífica foram propostas, transmissão direta interespécies e transmissão associada a um rearranjo.[4] Contudo, a relevância da infecção interespécies sob condições de campo não foi avaliada. A infecção cruzada entre espécies não é uma propriedade partilhada por todos os rotavírus.

Métodos de transmissão

O trato intestinal é o local de multiplicação dos rotavírus e os vírus são excretados apenas nas fezes. Fezes infectadas podem conter até 10^{10} partículas virais por grama. *Rotavírus* são considerados *altamente contagiosos*; estudos em suínos mostraram que a infecção pode ser conseguida com tão pouco quanto 90 partículas virais. *Uma vez que os rotavírus são estáveis nas fezes e relativamente resistentes a desinfetantes utilizados no dia a dia é extremamente difícil evitar a contaminação das instalações dos animais uma vez que é infecção tenha sido introduzida.* O animal adulto é a principal fonte de infecção para o neonato. A sobrevivência do rotavírus bovino no ar e em superfícies é influenciada diretamente pelo nível de umidade relativa. Os rotavírus geralmente sobrevivem bem no estado aerossol, e uma umidade relativa média no ar pode ser um dos veículos de disseminação do vírus.

Mecanismos imunes

Uma característica epidemiológica importante dos rotavírus e dos coronavírus em animais de produção neonatos é que a proteção contra a doença depende da presença de anticorpos colostrais específicos no lúmen do intestino do neonato. Anticorpos colostrais no soro não protegem diretamente, mas contribuem para a imunidade da mucosa por meio de ressecreção no lúmen intestinal. A proteção contra doença clínica depende da quantidade de imunoglobulinas no lúmen do intestino. A administração oral diária de colostro que contenha anticorpos específicos ou soro hiperimune a neonatos além do tempo de "fechamento intestinal" (absorção intestinal de anticorpos colostrais) irá melhorar a resistência à enterite clínica por rotavírus.

A proteção é contra a doença clínica, mas não necessariamente contra a infecção, o que significa que bezerros, cordeiros e leitões podem excretar o vírus nas fezes enquanto protegidos da doença clínica. A proteção dura apenas o tempo da presença dos anticorpos colostrais no lúmen intestinal, o que explica porque a diarreia por rotavírus ocorre comumente após 5 a 7 dias de idade. A sobrevivência de bezerros à diarreia por rotavírus pode depender de uma alta concentração sérica de imunoglobulinas de colostrais.

Bezerros | Rotavírus bovino

Muitas das características epidemiológicas da diarreia neonatal de bezerros associada a rotavírus e coronavírus devem ser consideradas no contexto da "diarreia aguda indiferenciada de bezerros neonatos", uma vez que infecções mistas são mais comuns do que infecções únicas.

Ocorrência e prevalência da infecção

As taxas de prevalência mundiais para infecção por rotavírus bovino variam de 7 a 94%, dependendo da região geográfica, embora a maioria dos estudos relate prevalências que variam de 30 a 40%.[5] RVA é, de longe, o grupo mais prevalente e é o grupo mais comumente associado a doença clínica, embora os sorogrupos B e C também sejam isolados de bezerros diarreicos. A diarreia causada por RVA ocorre em bezerros com 1 a 2 semanas de idade.

Em bovinos, foram identificadas estirpes de RVA que pertencem a, pelo menos, 12 tipos G (G1-G3, G5, G6, G8, G10, G11, G15, G17, G21 e G24) e 11 tipos P (P[1], P[3], P[5 a 7], P[11], P[14], P[17], P[21], P[29] e P[33]. As estirpes mais comuns pertencem a G6, G8 e G10 em associação com P[1], P[5] e P[11].[1] G6 e G10 são os sorotipos de RVA mais prevalentes em bezerros de leite e de corte com diarreia nos EUA. Estirpes de rotavírus que pertencem a G10 P[11] constituem a maior proporção de rotavírus em bovinos na Índia, o que possui graves implicações zoonóticas, uma vez que essa estirpe é relacionada àquela encontrada em crianças recém-nascidas na Índia.

A prevalência de infecção subclínica pode ser maior do que o indicado pelo isolamento do vírus a partir das fezes. Complexosrotavírus-imunoglobulinasecoronavírus-imunoglobulinas podem estar presentes nas fezes de 44 e 70% dos bovinos adultos, respectivamente, enquanto rotavírus e coronavírus livres podem estar ausentes ou presentes em apenas 6% das amostras de fezes, respectivamente. Vacas clinicamente normais podem excretar o vírus por várias semanas na presença de anticorpos séricos e fecais. A infecção repetida por rotavírus bovino e a reexcreção podem ocorrer em bezerros com muitos meses de idade, mesmo na presença de anticorpos séricos. Bezerros clinicamente normais também podem excretar o vírus e pode haver evidência histológica de lesões do intestino delgado causadas por infecção por rotavírus.

Infecções concomitantes

Rotavírus foi detectado nas fezes de 43% dos bezerros de leite neonatos diarreicos na Espanha. Infecção concomitante foi detectada em 58% dos bezerros infectados por rotavírus, e a infecção mista mais comum foi rotavírus-*Cryptosporidium*. As taxas de detecção de outros enteropatógenos com a infecção por rotavírus foram de 20% para coronavírus, 85% para *Cryptosporidium* spp., 17% para *E. coli* F5

(K99) e 2% para *Salmonella* spp. Com o aumento da idade do bezerro, a taxa de detecção de outros enteropatógenos diminuiu. Resultados similares foram relatados recentemente em bezerros leiteiros nos Países Baixos.[6]

Fatores de risco

Fatores de risco do animal

Os fatores que influenciam a infecção por rotavírus e sua gravidade clínica incluem:

- Idade do animal
- Estado imune da mãe e absorção de anticorpos colostrais
- Temperatura ambiente
- Grau de exposição viral
- Ocorrência do desmame
- Presença de outros enteropatógenos.

Bezerros são mais suscetíveis a diarreia por rotavírus entre 1 e 3 semanas de idade. Essa idade de ocorrência é relacionada, em parte, ao declínio rápido de anticorpos colostrais específicos para rotavírus.

A mortalidade é maior nos animais mais jovens que receberam colostro insuficiente e foram submetidos a condições climáticas extremas.

Fatores de risco do ambiente

Embora o rotavírus tenha sido mais comumente associado a surtos de diarreia em bezerros de corte criados extensivamente, ele também foi recuperado de bezerros de leite criado em conjunto em grandes grupos e em grandes rebanhos leiteiros. A taxa de morbidade em rebanhos de corte varia de rebanho para rebanho, e de ano para ano.

A sobrevivência do rotavírus bovino no ar e nas superfícies é diretamente influenciada pelo nível de umidade relativa. Rotavírus, em geral, sobrevivem bem no estado aerossol e em uma umidade relativa média, e o ar pode ser um dos veículos de disseminação do vírus.

Fatores de risco do patógeno

Existem diferenças na virulência entre rotavírus bovinos que podem explicar a variabilidade na gravidade da doença em surto naturais, e devem ser consideradas no desenvolvimento de vacinas.

Os rotavírus possuem duas proteínas do capsídio externo VP4 e VP7. A especificidade da neutralização relacionada à VP7 é o sorotipo G (para glicoproteína) e esse é associado a VP4, conhecido como sorotipo P (para proteína protease sensível). Tipos G e P específicos foram associados a espécies específicas de animais. Conforme mais rotavírus são caracterizados em diversas localizações do mundo, a especificidade do hospedeiro para os tipos P e G tem se tornando menos distinta. Os tipos G 6, 8 e 10 que costumavam ser conhecidos como específicos de bovinos, foram encontrados em humanos.

Contrariamente à recuperação natural da infecção, que resulta em títulos altos de anticorpos neutralizantes específicos para P, a administração parenteral incita principalmente anticorpos neutralizantes específicos anti-G. Portanto, a falha na proteção ativa com vacinas monovalentes para prevenção de diarreia associada ao rotavírus em bezerros neonatos pode ser menos do que ótima, em razão da diversidade de tipos P e G que ocorrem na natureza.

Infecções subclínicas naturais são comuns em bezerros na segunda semana de vida, o que levanta dúvidas quanto à patogenicidade do rotavírus. Experimentalmente, o desfecho clínico da infecção depende tanto da idade quanto do isolado de rotavírus. Não foi verificada resistência à infecção dependente da idade. Rotavírus bovino difere em virulência para bezerros na segunda semana de idade, e bezerros mais velhos são suscetíveis à infecção por rotavírus e doença.

O rotavírus de bezerros pode ser transmitido experimentalmente para leitões, e foi associado a surtos naturais de diarreia nos últimos. O isolamento de rotavírus de um cervo neonato acometido por diarreia no zoológico da Austrália levantou algumas questões epidemiológicas interessantes.

Morbidade e taxa de mortalidade

Em alguns rebanhos, a doença começa com taxa baixa, de 5 a 10% no primeiro ano, aumenta para 20 a 50% no segundo e para 50 a 80% no terceiro ano. Em outros rebanhos, surtos e explosivos que afetam 80% dos bezerros ocorreram no primeiro ano. A taxa de mortalidade também é variável (em alguns rebanhos é tão baixa quanto 5%), enquanto em outros rebanhos pode ser tão alta quanto 60%. A taxa de mortalidade provavelmente depende do nível de imunidade colostral dos bezerros, da incidência de colibacilose entérica e do nível de manejo dos animais e de manejo clínico dado ao rebanho.

Método de transmissão

O vírus é excretado tanto por bezerros quanto por bovinos adultos em grande quantidade (até 10^{10}/g de fezes) e a excreção pode durar muitas semanas. A transmissão é pela via fecal-oral, por meio de fezes ou fômites contaminados. A dose infectante mínima para bovinos não parece ter sido determinada, mas tão pouco quanto 90 partículas virais foram suficientes para induzir infecção em leitões, tornando o patógeno altamente infeccioso.

Mesmo sob condições extensivas, há disseminação rápida do vírus entre os bezerros que estão em contato frequente uns com outros, principalmente durante a estação de partos. Os bezerros são infectados após o nascimento pelas fezes da mãe ou de outros bezerros diarreicos infectados. Vacas prenhas excretam rotavírus de forma intermitente durante a gestação, de um parto para o próximo, e fornecem uma fonte direta de infecção para o bezerro neonato. Tanto bezerros infectados clinicamente quanto bezerros diarreicos podem ser fonte de infecção para outros bezerros contactantes.

Mecanismos imunes

Bezerros neonatos são protegidos de rotavírus apenas durante os primeiros dias após o nascimento, quando o colostro contém anticorpos específicos antirrotavírus, que é ativo no lúmen do intestino. Isso se relaciona bem com o pico de incidência de diarreia por rotavírus, que ocorre com 5 a 7 dias de idade, e coincide com a diminuição acentuada da concentração de imunoglobulinas colostrais no terceiro dia após o parto, e o período de incubação de 18 a 24 h para que a doença ocorra. As imunoglobulinas colostrais séricas dos bezerros podem ser recicladas do soro para o intestino e complementar o papel dos anticorpos do colostro e do leite no lúmen do intestino.

Coronavírus bovino (diarreia de bezerros)

BCoV é associado à diarreia em adultos (disenteria de inverno) e em bezerros (diarreia de bezerros). A diarreia, tanto em bezerros de leite quanto de corte, associada a BCoV apresenta prevalência cosmopolita e ocorre de 1 dia a 3 meses de idade, mas principalmente entre 1 e 2 semanas de vida. A doença é mais comum durante os meses de inverno, o que pode refletir o aumento da sobrevivência do vírus em ambientes frios e úmidos. O vírus é onipresente em populações de bovinos, e a maioria dos bovinos adultos é soropositivo. Os coronavírus podem estar presentes tanto em bezerros diarreicos quanto nos saudáveis; e as taxas de incidência variam de 8 a 69%, e de 0 a 24% para bezerros diarreicos e bezerros saudáveis, respectivamente.

O vírus pode ser excretado por até 70% das vacas adultas, apesar da presença de anticorpos específicos no seu soro e nas fezes. Os picos de excreção são durante os meses de inverno e no parto. Bezerros nascidos de vacas portadoras estão sob maior risco de diarreia. A persistência subclínica e infecções recorrentes também são comuns, tanto em neonatos quanto em bezerros mais velhos, e a excreção do vírus desses animais pode manter o reservatório da infecção.

A vacinação de vacas com vacina viva modificada com uma combinação de rotavírus, coronavírus e *E. coli* não influencia a excreção sazonal, mas em vacas vacinadas, a incidência de excreção não aumenta no parto, como ocorre em vacas não vacinadas. Todos os isolados de BCoV pertencem a um único sorotipo, e soro policlonal foi detectado apenas com variações antigênicas mínimas.

O *BCoV também é um vírus pneumotrópico* que pode replicar no epitélio do trato respiratório superior. Em bezerros de leite, a infecção inicial ocorre quando os animais têm 1 a 3 semanas de idade, mas existem muitos episódios de expressão de antígenos virais ou de soroconversão quando os bezerros têm muitas semanas de idade. Os achados clínicos de doença respiratória ocorrem entre 2 e 16 semanas de idade, mas são brandos. Uma infecção mais grave do trato respiratório inferior causando lesões pulmonares mínimas foi relatada, mas também não foi grave o suficiente para que o tratamento fosse necessário. Tais infecções provavelmente são comuns em rebanhos fechados com infecções subclínicas recorrentes que ocorrem em bezerros mais velhos. A persistência da infecção ou a reinfecção do trato respiratório superior com o vírus também é comum. A quantidade e especificidade de anticorpos maternos para BCoV em bezerros no momento da infecção com o vírus pode interferir no desenvolvimento de uma resposta de anticorpos ativa no soro e nas secreções mucosas. A via fecal-oral é um método presumido de transmissão, mas a transmissão por aerossóis também pode ocorrer.

O BCoV foi isolado de ruminantes selvagens com diarreia. Fezes de um cervo sambar, um inhacoso e um cervo-de-cauda-branca em habitat de animais selvagens continham partículas identificadas como BCoV. Bezerros gnotobióticos e privados de colostro inoculados com esses isolados desenvolveram diarreia e excretaram coronavírus nas fezes e na secreção nasal. Portanto, ruminantes selvagens podem albergar estirpes de coronavírus transmissíveis a bovinos.

O BCoV da disenteria de inverno em bovinos adultos é relacionado ao BCoV que causa diarreia em bezerros jovens.[2] Não há evidências de diferenças sorológicas ou antigênicas *in vivo* entre esses dois BCoV.

Parvovírus

Têm sido associados a surtos de diarreia pós-desmame (DPD) em bezerros de corte, mas sua patogenicidade não foi estabelecida. Estudos de soroprevalência encontraram 49 a 83% de bovinos adultos soropositivos para o vírus no decorrer de um período de 2 anos.

Torovírus bovinos (vírus Breda)

O vírus Breda, um membro do gênero *Torovirus*, foi isolado das fezes de bezerros neonatos com diarreia em Iowa, Ohio, muitas regiões da Europa e no Canadá. Em Ohio, o vírus foi detectado em 9,7% das amostras de fezes de bovinos com diarreia; ele ocorreu em 26% de todas as amostras de bezerros. É um vírus comum nas fezes de bezerros com diarreia em propriedades em Ontario. Em criações de vitelos em Ohio, 24% dos bezerros excretavam os vírus durante os primeiros 35 dias após a chegada, que foi associado com diarreia. Bezerros excretando patógenos adicionais tiveram maior probabilidade de apresentar diarreia do que aqueles excretando menos do que um patógeno. Bezerros que foram soronegativos ou apresentaram baixos títulos de anticorpos para o vírus Breda na chegada tiveram maior probabilidade de excretar o vírus do que aqueles bezerros que foram soropositivos na chegada.

Mais de 88% dos bovinos adultos são soropositivos para o vírus Breda. Mais de 90% dos bezerros neonatos apresentam alta concentração de anticorpos maternos para o vírus, que diminuem após alguns meses de idade, seguida pela soroconversão ativa entre 7 e 24 meses de idade.

Norovírus bovino

Norovírus, anteriormente conhecidos como vírus semelhantes a Norwalk, são vírus ssRNA que pertencem à família Caliciviridae e foram reconhecidos como os patógenos mais comuns envolvidos em surtos de gastrenterite aguda não bacteriana em humanos. Os norovírus podem ser geneticamente classificados em cinco genogrupos GI-GV. Genogrupos I, II e IV são considerados como patógenos de humanos, enquanto o genogrupo III foi isolado de bovinos. As estirpes protótipos identificadas em bovinos são a estirpe Newbury-2 (anteriormente conhecida como agente Newbury 2) e o vírus Jena. A prevalência soroepidemiológica do vírus Jena, um calicivírus entérico bovino, é de 99% em algumas populações selecionadas de bovinos na Alemanha. Nos Países Baixos, o norovírus é endêmico em criações de vitelos e em rebanhos leiteiros selecionados. O maior número de propriedades de criação de vitelos positivas para norovírus foi encontrado em regiões com o maior número de propriedades de vitelos. O vírus é endêmico em populações de bovinos e é geneticamente distinto do norovírus humano.[7] Estirpes de norovírus genótipo III foram isoladas de bezerros saudáveis e diarreicos na Hungria, Itália e, recentemente, na França.[7-9] Embora a significância clínica da presença de norovírus em bezerros diarreicos permaneça obscura, uma diferença significativa na quantidade de partículas virais excretadas nas fezes entre bezerros saudáveis e bezerros diarreicos foi demonstrada em um estudo caso-controle recente.[10]

Cordeiros e cabritos

Rotavírus

São associados à diarreia em cordeiros com 7 a 30 dias de vida.[11] A infecção por rotavírus foi relatada em muitos países, incluindo o Reino Unido, EUA, Austrália, Japão, Espanha, Egito, Marrocos e Índia. Rotavírus grupos A e B foram isolados de cordeiros diarreicos, mas parecem haver diferenças geográficas quanto à ocorrência entre os grupos A e B. Embora o grupo B seja isolado predominantemente nos EUA e no Reino Unido, RVA é mais comum na Índia.[12]

A prevalência da infecção por rotavírus em cordeiros diarreicos foi avaliada recentemente na Índia, pelo levantamento de 500 amostras de fezes de cordeiros diarreicos, coletadas no decorrer de um período de 3 anos. RVA foi isolado de 13,2% de todas as amostras.[13] Um estudo similar no Egito relatou prevalência de infecção por rotavírus entre cordeiros diarreicos como 12,3%.[14]

Rotavírus atípicos, possivelmente do grupo B, foram isolados das fezes de cabritos diarreicos. Cabritos afetados tinham entre 2 e 3 dias de idade, e a doença foi grave, com desidratação acentuada, anorexia e prostração.

A prevalência de infecção por rotavírus em cordeiros parece ser influenciada pela estação do ano, uma vez que o aumento no número de surtos com alta morbidade e mortalidade foi relatado no início dos meses de primavera.[11]

A doença experimental em cordeiros é branda e caracterizada por diarreia leve, desconforto abdominal e recuperação em alguns dias. A mortalidade em cordeiros é muito maior quando tanto rotavírus quanto EPEC são usados.

Leitões

Rotavírus suíno

Rotavírus são reconhecidos como agentes etiológicos importantes de diarreia em leitões desmamados e não desmamados. Ao menos quatro grupos de rotavírus (A-E) foram associados à diarreia em leitões, mas RVA é, de longe, o mais prevalente. Dentro de RVA, os genótipos G3-G5, G9 e G11, em combinação com P[6], P[7], P[13] e P[19] são mais prevalentes em suínos, e existem diferenças na virulência entre isolados. Quatro genótipos diferentes de RVA e mesmo grupos diferentes de rotavírus podem ocorrer ao mesmo tempo em uma única propriedade. Alguns rotavírus suínos são relacionados antigenicamente aos sorotipos de rotavírus humanos. Rotavírus suínos que apresentam os genótipos clássicos de bovinos P[1], P[5], P[11], G6 e G8 foram detectados em suínos, o que indica uma alta frequência de transmissão de rotavírus entre bovinos e suínos.

Existe pouca ou nenhuma proteção cruzada entre rotavírus em suínos com tipos G e P distintos, mas vírus que partilham os mesmos tipos G e P induzem ao menos proteção cruzada parcial em estudos experimentais. Sorotipos variantes de rotavírus suínos, tais como G3, podem causar surtos graves de diarreia em leitões. Infecções subclínicas são comuns, e pode não ocorrer resistência à infecção por rotavírus pela idade.

Os rotavírus apresentam ocorrência cosmopolita e são altamente prevalentes em populações de suínos. Marrãs e porcas infectadas excretam o vírus antes do parto e durante a lactação, o que torna quase impossível eliminar a infecção de um rebanho. A transmissão contínua do vírus de um grupo para outro é um fator importante na manutenção do ciclo de infecção por rotavírus em uma criação de suínos. O vírus pode ser encontrado na poeira e em fezes secas em baias de parição que foram limpas e desinfetadas. Isso sugere que o ambiente também é uma fonte importante de infecção. O rotavírus suíno pode sobreviver nas fezes originais de suínos infectados por 32 meses a 10°C.

Em um rebanho infectado, os leitões se tornam infectados entre 19 e 35 dias de idade, e o vírus não pode ser detectado em leitões com menos de 10 dias de vida, presumivelmente como resultado da proteção dos anticorpos lactogênicos. Há aumento na concentração de IgA e IgG secretórias para rotavírus no leite de porcas após a infecção natural por rotavírus ou após administração parenteral em porcas prenhas ou lactantes com rotavírus vivo atenuado. O desmame precoce de leitões com 3 semanas de idade resulta em remoção de anticorpos fornecidos pelo leite da porca.

Em leitões, a diarreia por rotavírus é mais comum em suínos desmamados sob condições de manejo intensivo, e a incidência aumenta rapidamente do nascimento às 3 semanas de idade. Não há resistência dependente da idade até as 12 semanas de vida. A enfermidade assemelha-se à diarreia por leite ou à diarreia das 3 semanas de vida em leitões. A mortalidade causada por rotavírus varia de 7 a 20% em leitões lactantes e 3 a 50% em leitões desmamados, dependendo do nível de higiene. Nos EUA, o pico de incidência é em fevereiro, e um aumento moderado ocorre de agosto a setembro.

Um estudo epidemiológico caso-controle avaliou a relação entre RVA e práticas de manejo em Ontario no decorrer de um período de 5 anos. Em rebanhos positivos para rotavírus, o tamanho do rebanho foi maior e a idade de desmame foi menor do que em rebanhos negativos para rotavírus. Suínos criados em creches no sistema todos dentro/todos fora apresentaram 3,4 vezes mais chances de terem diagnóstico positivo para RVA do que suínos em sistemas de fluxo contínuo. Suínos no sistema todos dentro/todos fora foram desmamados mais precocemente.

Infecções concomitantes com rotavírus e outros patógenos entéricos, como ETEC, *Salmonella* spp. ou vírus da GET são causas comuns de efeito aditivo que resulta em doença clínica mais grave e maior taxa de mortalidade.

Coronavírus suíno

O vírus da *DES* é semelhante ao coronavírus, e causa diarreia em suínos. Essa enfermidade é similar a GET, exceto por ser muito menos grave e com menores taxas de mortalidade. Foram descritas duas formas clínicas da enfermidade: DES tipo I e II. *DES tipo I* causa diarreia apenas em suínos com até 4 a 5 semanas de idade. *DES tipo II* causa diarreia em suínos de todas as idades. A morbidade pode chegar a 100%, mas a mortalidade é baixa. A enfermidade pode ter início nos suínos em terminação e se disseminar rapidamente para porcas prenhas e leitões lactentes. A diarreia pode persistir em suínos de 6 a 10 semanas de idade, e marrãs soronegativas introduzidas no rebanho podem se tornar infectadas e desenvolverem diarreia profusa que perdura por alguns dias.

CVRS com relação antigênica próxima ao vírus da GET foi identificado como enzoótico no Reino Unido e em alguns países da Europa. Um isolado canadense do vírus inoculado em leitões de 8 semanas de idade causou polipneia e dispneia e lesões de broncoalveolares difusas. Estudos de soroprevalência na Espanha revelaram que 100% dos grandes rebanhos e 91% dos pequenos rebanhos apresentavam animais com anticorpos. Ocorrem apenas sinais brandos ou inaparentes do trato respiratório em suínos, e o crescimento desses animais em terminação pode ser temporariamente afetado.

Potros

Rotavírus equino

É a causa viral mais comum de diarreia e é endêmico na maioria, senão em todas, as populações de equinos, como foi concluído pela alta taxa de soroprevalência em equinos adultos não vacinados.[15,16] RVA é o grupo mais comumente associado a diarreia em potros com até 3 meses de idade. A maioria dos rotavírus equinos difere daqueles de outras espécies, com eletroferótipos distintos e reação de subgrupos. Seis tipos G e seis tipos P foram descritos entre os rotavírus equinos até o momento; contudo, a maioria dos rotavírus equinos circulantes são G3 P[12] e de G14 P[12].[17]

O vírus pode ser isolado das fezes de potros saudáveis e de potros diarreicos em surtos de diarreia. Surtos da doença ocorrem em haras com grande número de potros jovens nos quais a população está em alta densidade. Um estudo-caso controle de diarreia em potros no Reino Unido no decorrer de um período de 3 anos revelou o rotavírus como o patógeno significativamente associado a diarreia em potros. Os outros patógenos comuns foram *C. perfringens, S. westeri* e *Cryptosporidium* spp. Um levantamento de patógenos entéricos em potros Thoroughbred diarreicos no Reino Unido e na Irlanda revelou a prevalência de 37% de rotavírus; em potros normais, de 8%.

Infecções duplas com estirpes diferentes de rotavírus, bem como coinfecção com outros enteropatógenos, incluindo *Salmonella* spp., *Cryptosporidium* spp. e ECoV foram relatados, mas sua relevância clínica ainda precisa ser determinada.[15]

Patogênese

Rotavírus

Infecta células epiteliais maduras da borda em escova das vilosidades no intestino delgado e, em menor extensão, no intestino grosso. As células infectadas se soltam, levando a atrofia vilosa parcial, e as vilosidades atróficas são rapidamente recuperadas por células das criptas relativamente indiferenciadas, que amadurecem no decorrer de alguns dias, e resultam na cicatrização da lesão. A atividade da β-galactosidase (lactase) da mucosa na borda em escova das vilosidades do epitélio é menor do que aquela encontrada em animais normais, o que resulta em diminuição da utilização da lactose. Essa diminuição nas enzimas é associada a enterócitos imaturos nos vilos durante a infecção por rotavírus. Estudos *in vitro* sugerem que a lactase pode ser o receptor e a enzima de liberação para o rotavírus, o que pode explicar a alta taxa de suscetibilidade dos neonatos, que apresentam altos teores de lactase. O efeito em cascata das alterações morfológicas e funcionais no intestino é a má absorção, que resulta em diarreia, desidratação, perda de eletrólitos e acidemia.

A patogênese é similar em bezerros, cordeiros, suínos e potros. As lesões ocorrem 24 h após a infecção, células epiteliais das vilosidades do intestino delgado são infectadas, tornam-se descoladas e a regeneração ocorre em 4 a 6 dias após o início da diarreia. As vilosidades intestinais normalmente retornam para próximo ao normal em 7 dias após a recuperação da diarreia. Contudo, bezerros e suínos podem requerer 10 a 21 dias para recuperação completa para uma taxa de crescimento normal após infecção por rotavírus. A infecção experimental por rotavírus em leitões de 3 semanas de idade resultou em diarreia, anorexia e vômito. Atrofia vilosa do intestino delgado é a lesão mais grave, mas retorna ao normal em 6 dias. A infecção e a doença clínica se desenvolvem na presença de anticorpos neutralizantes séricos obtidos de porcas soropositivas.

Embora, em geral, seja aceito que a má absorção da lactose é um fator importante na patogênese da diarreia, a infecção experimental em cordeiros gnotobióticos com rotavírus não resultou em intolerância à lactose, como verificado pela mensuração das substâncias redutoras nas fezes, ou pelos efeitos clínicos e dos teores de glicose sanguínea após a carga de lactose. Intolerância à lactose pode ser demonstrada por meio do uso de doses extremamente altas de lactose, três a quatro vezes a ingestão diária normal. Portanto, alimentos que contenham lactose, tais como leite, não necessariamente são contraindicados na diarreia por rotavírus.

Uma infecção combinada por rotavírus e ETEC pode resultar em doença mais grave do que a produzida apenas com a infecção por rotavírus, particularmente em bezerros com muitos dias de idade, quando os rotavírus normalmente produzem doença branda e quando os bezerros são resistentes à colibacilose enterotoxigênica. As lesões intestinais de atrofia vilosa também são mais graves e se estendem para além do cólon nas infecções duplas. Casos de ocorrência natural de infecção dupla em bezerros são considerados mais graves do que infecções únicas. Sob condições de campo, provavelmente mais do que um enteropatógeno está envolvido na patogênese da diarreia.[6,12,15]

Experimentalmente em bezerros gnotobióticos de 1 dia de idade, a infecção concomitante de vírus da diarreia viral bovina (BVDV, na sigla em inglês) e rotavírus bovino resultou em doença entérica mais grave do que aquela associada apenas com um dos vírus isoladamente. O BVDV potencializou o efeito do rotavírus. Depleção linfoide grave foi associada à infecção por BVDV, independente da infecção concomitante por rotavírus. Os achados clínicos de infecção por

BVDV e rotavírus induzida em bezerros neonatos de 8 a 9 dias de idade são muito mais graves, e a duração da diarreia é muito maior, do que na infecção apenas por rotavírus.

Coronavírus

A patogênese da enterite por coronavírus em bezerros é similar à da infecção por rotavírus. As células epiteliais das vilosidades do intestino delgado e do intestino grosso são comumente afetadas. O epitélio das criptas também é afetado, o que torna a regeneração das células epiteliais das vilosidades muito mais demorada e que, por sua vez, resulta em diarreia persistente por muitos dias e morte por desidratação e desnutrição. A infecção experimental de bezerros com BCoV virulenta resulta em depleção de linfócitos nos linfonodos mesentéricos e nas placas de Peyer, baixos teores de imunoglobulinas e supressão imune generalizada. A infecção experimental com vírus atenuado resulta em menores títulos de imunoglobulinas intestinais do que de vírus virulento. Experimentalmente, bezerros neonatos são capazes de montar uma resposta imune intestinal para BCoV e falhas vacinais podem ser o resultado de excesso de atenuação do vírus. As alterações fisiopatológicas causadas por diarreia induzida por coronavírus em bezerros foram descritas, e são similares às alterações que ocorrem na doença entérica aguda em bezerros associada a outros enteropatógenos.

Coronavírus suíno

Esse vírus replica nas células epiteliais das vilosidades intestinais tanto do intestino delgado quanto do intestino grosso, e assemelha-se clinicamente à GET em leitões. Não há evidências de que a infecção por rotavírus em leitões seja acompanhada por aumento da permeabilidade do intestino às macromoléculas.

Agente semelhante ao calicivírus (norovírus)

Norovírus causa degeneração das células epiteliais das vilosidades na região proximal do intestino delgado, levando a atrofia vilosa, diminuição da atividade de dissacaridases e má absorção da xilose. Em bezerros gnotobióticos infectados experimentalmente pelo vírus Breda, as células epiteliais das vilosidades do íleo e do cólon são acometidas, incluindo as células epiteliais do domo.

Parvovírus

A infecção experimental por parvovírus em bezerros resulta em linfopenia e viremia e lesão do epitélio da cripta do intestino delgado e dos tecidos linfoides mitoticamente ativos associados. A atrofia vilosa ocorre em razão da falha na substituição de células epiteliais das vilosidades. No dia 5 após a inoculação, houve evidência de reparação das lesões intestinais. Após o desafio experimental, os tecidos tonsilares, a mucosa intestinal e os linfonodos mesentéricos, todos se tornaram infectados. A disseminação subsequente também resultou em maior envolvimento do intestino grosso e do jejuno superior, placas de Peyer e linfonodos mesentéricos.

Achados clínicos

Bezerros

A enfermidade de ocorrência natural normalmente ocorre aos 4 dias de idade e é caracterizada por início súbito de diarreia líquida profusa. As fezes têm coloração amarelo-pálida, são mucoides e podem conter estrias de sangue. A recuperação normalmente ocorre em alguns dias. Surtos explosivos acontecem, e até 50% dos bezerros de 5 a 14 dias de idade na população acometida podem desenvolver a doença. Se ETEC estiver presente, a doença pode ser aguda; a desidratação é grave e mortes podem ocorrer. Múltiplas infecções mistas com *E. coli*, coronavírus e *Cryptosporidium* spp. são comuns em bezerros com mais de 4 dias de idade; portanto, pode ser impossível descrever um caso típico de rotavírus de ocorrência natural não complicado ou de diarreia semelhante a coronavírus. Existe uma tendência da diarreia viral em bezerros neonatos a ocorrer em surtos explosivos; os bezerros normalmente não estão toxêmicos, mas a característica da diarreia não pode ser diferenciada clinicamente daquela relacionada a outros patógenos entéricos comuns de bezerros neonatos.

Uma enterite por coronavírus que acomete bezerros de 1 a 7 dias de idade foi descrita, mas não existem características clínicas distinguíveis. A diarreia pode persistir por muitos dias, seguida por morte apesar da fluidoterapia e da realimentação cuidadosa com leite. As fezes são volumosas, mucoides e pegajosas, e podem ter coloração verde-escura ou marrom-clara.

Cordeiros

Experimentalmente, cordeiros gnotobióticos neonatos desenvolvem diarreia 15 a 20 h após a inoculação oral, e apresentam apatia e desconforto abdominal brando. Existem apenas algumas descrições documentadas de diarreia por rotavírus de ocorrência natural em cordeiros neonatos. Os cordeiros acometidos têm menos de 3 semanas de idade, desenvolvem diarreia profusa, e a taxa de mortalidade é alta. Não está claro se surtos de diarreia por rotavírus não complicados ocorrem em cordeiros neonatos.

Leitões

A diarreia por rotavírus pode ocorrer em leitões lactentes de 1 a 4 semanas de idade e em suínos após o desmame. A enfermidade em leitões lactentes assemelha-se à diarreia do leite ou à diarreia das 3 semanas. A maioria dos suínos na ninhada é acometida por diarreia líquida profusa a diarreia pastosa, com graus variados de desidratação. A recuperação normalmente ocorre em alguns dias, a não ser em casos complicados por ETEC, sanidade inadequada, superlotação ou manejo ruim. A enfermidade com frequência é mais grave em rebanhos nos quais há nascimentos continuamente, sem período de vazio para limpeza e desinfecção das baias de parição. A enfermidade também pode ocorrer em suínos alguns dias após o desmame e pode ser um fator importante na DPD de leitões desmamados com 3 semanas de idade ou mais precocemente, no caso de leitões desmamados com 1 a 2 dias de vida.

DES tipo I acomete leitões apenas até 4 a 5 semanas de idade, e é caracterizada por diarreia aquosa profusa, alta morbidade e baixa mortalidade.

DES tipo II causa diarreia líquida profusa em suínos de todas as idades, incluindo leitões lactentes. Surtos explosivos podem ocorrer e a morbidade pode chegar a 100%. A mortalidade normalmente é restrita a leitões com menos de 3 semanas de idade.

Potros

Potros acometidos – normalmente de 3 dias a 5 meses de idade – parecem deprimidos, falham em mamar e entram em decúbito. A temperatura varia de 39,5 a 41°C e a respiração pode estar rápida e superficial. Há diarreia profusa, aquosa, não fétida que resulta em desidratação grave e desequilíbrio eletrolítico. A recuperação após o tratamento normalmente ocorre em 2 a 4 dias. A morte pode ocorrer em 24 h após o início da diarreia.

Patologia clínica

Detecção do vírus

Amostras de fezes (20 a 30 g) devem ser coletadas de animais acometidos tão logo seja possível após o início da diarreia e submetidas ao laboratório sob refrigeração. Amostras de mucosa intestinal de várias seções do intestino delgado e grosso devem ser submetidas sob refrigeração para detecção do vírus e possível isolamento.

Uma vez que múltiplas infecções virais e bacterianas mistas são comuns, a solicitação para o diagnóstico laboratorial deve incluir a consideração de todos os patógenos comuns. Os vírus são mais difíceis de detectar do que os enteropatógenos bacterianos. Em surtos em rebanhos, amostras de fezes de muitos animais acometidos e de alguns animais normais devem ser submetidas. Rotavírus normalmente estarão presentes tanto em animais normais quanto em animais diarreicos, o que representa um problema na interpretação, e requer a avaliação dos achados clínicos e epidemiológicos.

Muitos testes laboratoriais estão disponíveis para detecção de rotavírus e coronavírus nas fezes, conteúdo intestinal e tecidos. O teste específico usado irá depender das instalações e dos equipamentos disponíveis.

Microscopia eletrônica

A demonstração dos vírus nas fezes usando microscopia eletrônica (ME) tem sido a técnica de diagnóstico padrão. É mais fácil visualizar os vírus se eles forem concentrados por ultracentrifugação ou aglutinados por microscopia imunoeletrônica usando antissoro específico. Com a ME, o vírus pode ser detectado por até 6 a 10 dias após o início da diarreia. Microscopia eletrônica com proteína A conjugada ouro é um teste valioso para detecção de BCoV nas fezes e secreção nasal de bezerros infectados. Contudo, uma vez que os equipamentos e o conhecimento necessários para ME não estão disponíveis em muitos laboratórios, técnicas diagnósticas alternativas foram desenvolvidas.

Imunofluorescência

Muitos testes são baseados na imunofluorescência. Esses incluem coloração imunofluorescente de esfregaço de fezes e imunofluorescência de cultura celular de preparações de fezes. A coloração imunofluorescente de um esfregaço de fezes é um teste mais conveniente para o diagnóstico laboratorial, uma vez que o diagnóstico pode ser feito em algumas horas e a ME não é necessária. Contudo, os testes de imunofluorescência podem não ser confiáveis como alguns outros testes. A técnica de AF irá detectar apenas vírus dentro das células epiteliais, que estão presentes nas fezes por 4 a 6 h após o início da diarreia. Em alguns estudos, a técnica de AF detecta os vírus em apenas 20% das amostras, enquanto ME detecta o vírus em cerca de 60% das amostras.

Imunodifusão e microscopia eletrônica

Imunodifusão e ME são superiores à técnica de AF. O tratamento das fezes com quimotripsina melhora a taxa de detecção. Anticorpos monoclonais para rotavírus suíno do grupo C podem ser usados em um teste de imunofluorescência e podem ter aplicações mais amplas no estudo de diarreias por rotavírus do grupo C em suínos, bovinos e potencialmente outras espécies.

O teste de seções imunofluorescentes do cólon espiral é um método diagnóstico de escolha para a detecção de coronavírus em bezerros; amostras de fezes não são confiáveis. O isolamento do coronavírus do órgão traqueal por cultura é a técnica mais sensível *in vitro*. O ensaio de hemadsorção-eluição-hemaglutinação para detecção de coronavírus nas fezes de bezerros é um procedimento simples e rápido. O teste de contraimunoeletroforese está disponível para detecção de coronavírus em bezerros. Uma técnica imuno-histoquímica pode ser usada para detectar o vírus de DES no intestino delgado.

ELISA são mais sensíveis e simples do que a imunoeletroforese, FC, imunofluorescência em culturas celulares inoculadas ou ME para detecção de rotavírus nas fezes de bezerros. O ELISA é efetivo na detecção da presença de rotavírus suíno nas fezes e foi confirmado em dois terços das amostras testadas usando ME, imunofluorescência e eletroforese em gel de poliacrilamida (EGPA). O ELISA de bloqueio usando anticorpos monoclonais pode detectar DESV nas fezes e anticorpos séricos tanto em leitões naturalmente quanto experimentalmente infectados, e mais precocemente do que o teste de imunofluorescência indireta.

ELISA competitivo de bloqueio é considerado mais adequado para detecção de rotina de vírus epidêmico suíno nas fezes de suínos.

ELISA e ME das fezes são igualmente confiáveis na detecção de rotavírus e coronavírus nas fezes de bezerros experimentalmente infectados. A concordância entre os dois testes foi de 95% para coronavírus e 84% para rotavírus. Sempre existirão amostras limítrofes que contêm antígenos em quantidades próximas ao limite de detecção para cada teste. Algumas amostras serão positivas para um teste e negativas para outro, e vice-versa. Esse problema pode ser minimizado se muitas amostras individuais de um surto da doença forem examinadas. A identificação morfológica do rotavírus normalmente é direta, mas o pleomorfismo BCoV pode representar um problema. O ELISA também pode falhar em detectar o antígeno viral nas fezes que também contêm anticorpos. O teste pode fornecer resultados diagnósticos em 24 h após a coleta de amostras de fezes.

Hemaglutinação passiva reversa, ELISA e eletroforese em gel de poliacrilamida

As três técnicas para detecção de rotavírus em amostras de fezes de bezerros diarreicos foram comparadas. A hemaglutinação passiva reversa (*HAPR*) foi ao menos tão sensível quanto o teste de ELISA, e ambos foram comparados com a EGPA. A concordância geral entre *HAPR* e *EGPA* foi de 96%; o ELISA não foi tão sensível. O ELISA comercial apresenta sensibilidade ligeiramente maior do que a aglutinação, *EGPA* e *EGPA* concentrado, mas a especificidade do *ELISA* é menor. O teste de aglutinação em látex tem menor sensibilidade do que o ELISA, mas sua especificidade é maior. O teste de aglutinação em látex é fácil de realizar, mais sensível do que a ME, e mais específico para detecção de rotavírus. O ensaio de hibridização em ponto pode detectar e diferenciar dois sorotipos de rotavírus suíno.

O ELISA, que é rápido e barato, combinado com a RT-PCR, que é sensível e altamente específica, é uma abordagem prática em estudos epidemiológicos de rotavírus bovinos. Ensaios de PCR atualmente estão disponíveis para detecção de BCoV nas fezes. Ensaio de sonda de DNA não radioativa derivada de PCR pode ser usado para detectar sorotipos de rotavírus.

Um ELISA rápido usando anticorpos monoclonais pode ser usado para detecção simultânea de antígenos de BCoV, rotavírus sorogrupo A e *E. coli* K99 nas fezes de bezerros. A especificidade de todos os componentes foi de mais de 90% específico e a sensibilidade para BCoV, *E. coli* F5 (K99) e rotavírus foi de 77, 93 e 100%, respectivamente.

A imunocromatografia é usada para a detecção de RVA nas fezes de bezerros, leitões e potros e tem sensibilidade de 89% e especificidade de 99%, quando comparada ao ELISA, e sua reprodutibilidade é de 100%. É um procedimento de um passo, simples de usar, muito rápido e pode ser realizado na propriedade.

Um teste de imunoensaio enzimático a campo (*Rotazyme test*) é altamente preciso e confiável para a detecção de rotavírus nas fezes de equinos com e sem diarreia. O teste é simples, rápido e específico, e pode ser realizado no lugar de uma técnica mais cara e lenta, tal como ME.

ImmunoCard STAT Rotavírus é um ensaio para rotavírus do grupo A humano que pode ser usado como teste diagnóstico para rotavírus bovino com sensibilidade e especificidade de 87 e 93,6%, respectivamente. O ensaio tem um passo e duração de 10 min, com todos os reagentes necessários incluídos no kit e sem a necessidade de qualquer equipamento de laboratório.

Sorologia

Muitos testes sorológicos estão disponíveis para a mensuração de anticorpos antirrotavírus no soro e nas secreções lácteas. Um ELISA é usado para detectar anticorpos para coronavírus DES no soro de suínos. O radioimunoensaio é o teste mais sensível, quando comparado à imunodifusão em ágar-gel, FC, hemaglutinação e teste de inibição da hemaglutinação.

Achados de necropsia

A patologia de diarreia por rotavírus e coronavírus experimentalmente induzida em bezerros, cordeiros e leitões gnotobióticos privados de colostro foi descrita. Macroscopicamente, as alterações não são notáveis e consistem em desidratação, trato intestinal preenchido por líquido e distensão do abomaso. As alterações microscópicas consistem em encurtamento do comprimento das vilosidades e substituição das células epiteliais altas das vilosidades colunares por células cuboidais e escamosas. Segmentos de intestino delgado podem revelar fusão de vilosidades, células absortivas arredondadas, atrofia vilosa e exposição da lâmina própria. Hiperplasia das criptas ocorre em resposta à perda de células epiteliais colunares das vilosidades. Lesões histológicas causadas por infecção prévia por rotavírus podem estar presentes no intestino delgado superior de bezerros clinicamente normais. A taxa na qual os enterócitos são afetados em bezerros mais velhos resistentes à enfermidade é causada pela diminuição da taxa de penetração do vírus nas células.

Na enterite por coronavírus em bezerros, comumente há atrofia vilosa tanto do intestino delgado quanto do intestino grosso, e destruição do epitélio das criptas; a destruição não ocorre na enterite por rotavírus. As alterações são mais graves em casos a campo de diarreia aguda em bezerros em que ambos os vírus e ETEC podem ser isolados. Mostrou-se também que a infecção concomitante com BVDV é sinérgica na diarreia rotaviral bovina.

A aparência histológica das lesões intestinais em infecções experimentais de bezerros com o vírus Breda, agente semelhante ao calicivírus e parvovírus foi descrita. Em geral, as lesões são similares àquelas associadas à infecção por rotavírus e coronavírus.

Uma ampla variedade de testes diagnósticos disponíveis para confirmar a presença de vírus entéricos já foi discutida. Em razão da frequência de infecções subclínicas por esses agentes, é importante confirmar histologicamente a atrofia vilosa.

Amostras para a confirmação do diagnóstico

- *Histologia:* duodeno, jejuno, íleo, cólon (MO, IHQ)
- *Virologia:* conteúdo do cólon (ME, ELISA, aglutinação em látex); cólon, íleo, jejuno (TAF, cultura).

Diagnóstico diferencial

A causa de diarreia aguda em animais de produção neonatos não pode ser determinada clinicamente. Todas as bactérias e vírus enteropatogênicos comuns podem causar diarreia líquida aguda profusa, com desidratação progressiva e morte em alguns dias.
Quando surtos de diarreia são encontrados, um exame detalhado dos possíveis fatores de risco deve ser realizado, e amostras adequadas de fezes e de tecidos dos animais acometidos devem ser submetidas ao laboratório. Os espécimes mais confiáveis incluem amostras de fezes obtidas de animais algumas horas após o início da diarreia, e animais acometidos e não tratados são submetidos à necropsia e exame microbiológico em algumas horas após o início da diarreia.
As características clínicas e epidemiológicas das causas comuns de diarreia aguda em animais de produção neonatos são as seguintes:

- Bezerros:
  - *Colibacilose enterotoxigênica* ocorre principalmente em bezerros com menos de 5 dias de idade, e é caracterizada clinicamente por diarreia aguda profusa. A recuperação após o tratamento normalmente ocorre em 2 dias. Surtos ocorrem em bezerros de corte e em bezerros de leite. A diarreia por rotavírus e por coronavírus em geral ocorrem em bezerros com 5 a 10 dias e até 3 semanas de idade. Ocorrem surtos explosivos, caracterizados por diarreia líquida profusa com recuperação em 2 a 4 dias. A recuperação é auxiliada pela fluidoterapia oral
  - *Criptosporídeose* ocorre em bezerros de 5 a 15 dias de idade, e é caracterizada por diarreia persistente que pode durar muitos dias. Os criptosporídeos podem ser detectados por coloração de Giemsa de esfregaços fecais ou por flutuação fecal
  - Vírus da diarreia viral bovina: não se sabe ao certo se o BVDV causa ou não diarreia clinicamente significativa, com lesões do intestino delgado, em bezerros com 3 a 6 semanas de idade. Laboratórios diagnósticos relatam a presença de lesões intestinais, tais como a atrofia de vilosidades e destruição de células das criptas em bezerros com 3 a 6 semanas de idade que foram acometidos por diarreia intratável, e dos quais o BVDV foi isolado das fezes. Contudo, não há evidência de relação direta entre causa e efeito
- Leitões:
  - *Gastrenterite transmissível* é mais comum em leitões com menos de 1 semana de vida, e surtos explosivos são comuns. Ocorre diarreia profusa aguda e vômito. Os leitões acometidos podem continuar a mamar por várias horas após o início da diarreia. A taxa de mortalidade é alta em leitões com menos de 7 dias de idade; leitões mais velhos normalmente sobrevivem
  - *Diarreia epidêmica suína tipo I* acomete leitões com menos de 4 a 5 semanas de idade, e é caracterizada por diarreia aquosa profusa, alta morbidade e baixa mortalidade
  - *Diarreia epidêmica suína tipo II* causa diarreia líquida profusa em suínos de todas as idades, incluindo leitões lactentes. Surtos explosivos podem ocorrer, e a morbidade podem chegar a 100%. A mortalidade normalmente é restrita a leitões com menos de 3 semanas de idade
  - *Colibacilose enterotoxigênica* normalmente ocorre em leitões lactentes e desmamados. Ocorre diarreia aguda, desidratação e morte rápida. Suínos com enterotoxemia (*Escherichia coli* produtora de toxina shiga) podem morrer sem diarreia óbvia e, normalmente, parecem cianóticos. Ninhadas inteiras podem ser acometidas, e a taxa de mortalidade pode ser de 100%. O tratamento precoce com antibióticos e fluidos subcutâneos irá resultar em recuperação
  - *Coccidiose* ocorre em leitões com 5 a 10 dias de idade, e é caracterizada por diarreia aguda, na qual as fezes têm odor desagradável e variam em consistência de semelhante a queijo cottage a líquida e cinza ou amarela e espumosa. A diarreia persiste por muitos dias e não é responsiva a antibióticos. Alguns suínos se recuperam espontaneamente; outros morrem em 2 a 4 dias. Os oocistos de coccídeos podem ser detectados nas fezes. A taxa de morbidade varia de 50 a 75% e a taxa de mortalidade de 10 a 20%
  - *Enterotoxemia hemorrágica* causada por *Clostridium perfringens* tipo C acomete ninhadas inteiras de suínos com menos de 1 semana de idade; e é caracterizada clinicamente por toxemia grave, disenteria e morte rápida; à necropsia, há enterite hemorrágica
- Cordeiros:
  - *Colibacilose enterotoxigênica* ocorre em cordeiros com maior frequência com menos de 1 semana de idade, e é caracterizada por apatia, falha em mamar e diarreia aguda, que responde a antibióticos e fluidoterapia
  - *Septicemia coliforme* acomete cordeiros alguns dias de idade, e normalmente causa morte súbita. Disenteria dos cordeiros ocorre com maior frequência em cordeiros com menos de 10 dias de idade, e pode ocorrer morte súbita ou toxemia aguda, abdome enrijecido e diarreia grave e disenteria. Na necropsia, o achado característico é enterite hemorrágica.
- Potros:
  - *Diarreia por rotavírus* ocorre em potros com 5 a 35 dias de idade, mas é mais comum em potros com menos de 2 semanas de idade. Há diarreia aquosa profusa, falha em mamar, decúbito e desidratação. A recuperação costuma ocorrer em 1 semana. Febre branda é comum
  - *Diarreia do cio do potro* ocorre em potros com 6 a 10 dias de idade, cujas mães estão em estro 7 a 10 dias após o parto
  - Salmonelose, *C. perfringens* tipo B e diarreia dietética pelo consumo excessivo de leite são causas de diarreia menos comuns em potros neonatos.

Tratamento

O tratamento de diarreias virais em animais de produção neonatos é essencialmente o mesmo descrito para diarreia aguda indiferenciada de bezerros neonatos. Não há tratamento específico para diarreia viral, mas agentes antimicrobianos podem ser usados tanto via oral (VO) quanto parenteral para a ocorrência possível de infecções bacterianas entérica e sistêmica secundárias. Na ausência de complicações, a recuperação da enterite viral normalmente ocorre sem tratamento específico em 2 a 5 dias, o que ocorre paralelamente à substituição das células epiteliais das vilosidades, cuja reparação completa e maturação requerem muitos dias após o término da diarreia.

Fluidoterapia oral e parenteral, como indicado, é essencial (Capítulo 5). Potros acometidos podem requerer terapia hidreletrolítica por até 72 h. Uma formulação eletrolítica com glicose e glicina é uma fluidoterapia efetiva para leitões acometidos por diarreia experimental por rotavírus. A fórmula é: glicose 67,53%, cloreto de sódio 14,34%, glicina 10,3%, ácido cítrico 0,8%, citrato de potássio 0,2% e fosfato di-hidrogênio de potássio 6,8%. Sessenta e quatro gramas dessa fórmula são dissolvidos em 2 ℓ de água para produzir uma solução isotônica.

Quando possível, os animais acometidos, principalmente bezerros e potros, devem ser separados de outros neonatos. Quando os surtos da doença ocorrem em qualquer espécie, os princípios de sanidade e de higiene devem ser enfatizados para minimizar a disseminação da infecção.

Controle

Os princípios de controle da diarreia viral são similares àqueles descritos para diarreia aguda indiferenciada de bezerros neonatos:

- Diminuir a pressão de infecção
- Assegurar a transferência de imunidade passiva

- Vacinar a mãe para induzir imunidade específica no colostro (imunização passiva do neonato).

Manejo e ingestão de colostro

Estratégias de manejo do colostro são discutidas em detalhes (ver a seção Falha de transferência de imunidade passiva).

Vacinação

A vacinação da mãe antes do parto é uma estratégia comum para controlar a infecção por rotavírus em bezerros, leitões e potros.

Duas abordagens principais são usadas para fornecer imunidade específica para o controle de diarreia por rotavírus e coronavírus em bezerros:

1. Estimulação da imunidade ativa por meio da vacinação do bezerro neonato com uma vacina oral contendo vírus vivo modificado (VVM).
2. Melhorar a imunidade lactogênica por meio da vacinação da mãe durante a gestação (imunização passiva).

Vacinas orais para bezerros neonatos

As vacinas VVM de rotavírus para administração oral em bezerros imediatamente após o nascimento estão disponíveis comercialmente há muitos anos. No início, os resultados foram divulgados, mas os ensaios de vacinação a campo não incluíam controles contemporâneos, e a eficácia da vacina não foi determinada com certeza. A incidência de diarreia em rebanhos não vacinados no ano anterior foi comparada com a incidência durante o ano de vacinação, o que é uma avaliação inadequada da eficácia da vacina.

Ensaios a campo usando a vacina oral indicam uma falha na proteção de bezerros contra infecção por rotavírus e infecção por rotavírus-coronavírus. A vacinação oral efetiva de bezerros pode ser prejudicada pela presença de anticorpos específicos no colostro (a barreira colostral) e pode explicar a falha da vacina sob condições de campo. A resposta de anticorpos intestinais de bezerros jovens para uma infecção viral entérica é associada à produção de IgM e IgA localmente no intestino. Essa resposta está ausente ou diminuída em bezerros que ingeriram quantidades adequadas de colostro com anticorpos específicos para os vírus. A maior parte dos ensaios de eficácia com a vacina foram realizados em bezerros gnotobióticos privados de colostro, que foram vacinados VO ao nascimento e desafiados experimentalmente alguns dias após o nascimento. Provavelmente é fútil vacinar os bezerros VO imediatamente após o nascimento, sobretudo em rebanhos nos quais a doença é endêmica, uma vez que o colostro irá conter altos teores de anticorpos específicos.

A excreção fecal de rotavírus da vacina oral raramente ocorre após a inoculação oral de bezerros gnotobióticos com uma vacina viva modificada de rotavírus bovino-BCoV. Em razão da baixa excreção do vírus em bezerros gnotobióticos que não apresentam os efeitos de interferência dos anticorpos colostrais, parece improvável que a vacina contra rotavírus será excretada em quantidade relevante por bezerros convencionais que ingeriram colostro que continha anticorpos. Portanto, a detecção do vírus por coloração negativa em ME nas fezes de bezerros vacinados VO, provavelmente decorre de vírus virulento de campo, e não do vírus vacinal.

Vacinação da mãe gestante (para imunização passiva do neonato por meio das imunoglobulinas colostrais)

A vacinação da mãe prenhe para aumentar a imunidade colostral específica pode fornecer proteção passiva contra infecções entéricas virais de animais de produção neonatos. O sucesso desse método depende da presença contínua de uma quantidade suficiente de anticorpos específicos para rotavírus e coronavírus no lúmen intestinal. Normalmente, os níveis colostrais de anticorpos são altos nas primeiras ordenhas após o parto. Contudo, há diminuição rápida dos anticorpos colostrais para abaixo dos teores protetores em 24 a 48 h após o parto. A maioria dos casos de diarreia por rotavírus e coronavírus ocorre 5 a 14 dias após o nascimento, quando os níveis de anticorpos no leite pós-colostral são baixos demais para serem protetores.

A vacinação parenteral de mães prenhas antes do parto com vacina para rotavírus e coronavírus normalmente irá aumentar a concentração e a duração de anticorpos específicos no colostro. O uso de uma vacina viva modificada contra rotavírus-coronavírus estimula o aumento pequeno e insignificante nos anticorpos colostrais e do leite. Contudo, aos 3 dias após o parto, os títulos de anticorpos para rotavírus e coronavírus no leite de novilhas vacinadas diminuíram para teores baixos ou indetectáveis.

Vacina inativada para rotavírus administrada em vacas prenhas no último trimestre irá aumentar significativamente a concentração de anticorpos para rotavírus no colostro e no leite de vacas vacinadas quando comparadas aos controles, mas a gravidade da diarreia pode ser a mesma em bezerros de ambos os grupos. O aumento nos teores de anticorpos do leite retarda o estabelecimento da infecção, mas não diminui a gravidade da doença clínica que foi induzida experimentalmente.

Estudos experimentais de vacinas maternas para rotavírus bovinos

O uso de vacina para rotavírus com adjuvante administrada simultaneamente pelas vias intramuscular e intramamária melhorou significativamente as concentrações de anticorpos contra rotavírus no soro, colostro e leite, enquanto a vacinação intramuscular com vacina comercial viva modificada para rotavírus-coronavírus não o fez. Suplemento de colostro de vacas vacinadas pelas vias intramamária e intramuscular, fornecidos a bezerros desafiados com rotavírus na taxa de 1% da ingestão total de leite, forneceram proteção tanto contra diarreia quanto contra a excreção do vírus. Os títulos de anticorpos de 30 dias dessas vacas experimentais também foram considerados protetores para bezerros no momento no qual eles devem ter desenvolvido um alto grau de resistência idade-específica para infecção por rotavírus. O uso de uma vacina inativada para rotavírus em adjuvante oleoso administrado em vacas 60 a 90 dias antes do parto e repetida no dia do parto resultou em aumento significativo e prolongamento da presença de anticorpos colostrais por até 28 dias após o parto. A diarreia em bezerros de vacas vacinadas foi menos comum e menos grave. Resultados similares foram obtidos com vacina inativada com adjuvantes combinando rotavírus e *E. coli*. Resultados similares foram conseguidos pela vacinação de ovelhas prenhas. A vacinação de ovelhas pode resultar no aumento de anticorpos colostrais específicos e prolongar o período no qual os anticorpos estão presentes no lúmen do intestino dos cordeiros. A vacinação de vacas com vacina monovalente resultou em resposta heterotípica a todos os sorotipos de rotavírus aos quais os animais foram expostos previamente, o que sugere que a vacinação com um único sorotipo pode ser suficiente.

A resposta de anticorpos lactogênica em vacas prenhas vacinadas com partículas recombinantes semelhantes ao rotavírus (VLP) de dois sorotipos ou com vacina de rotavírus bovino inativado foi avaliada. Os títulos de anticorpos para rotavírus bovino no soro, colostro e leite aumentaram significativamente pelo uso de VLP de tripla camada e vacinas inativadas, mas as maiores respostas de anticorpos maiores ocorreram em vacas vacinadas com VLP.

Vacina contra coronavírus bovino

Uma vacina com adjuvante oleoso contendo antígeno de BCoV para melhorar a imunidade lactogênica no bezerro por meio da vacinação de vacas e novilhas prenhas entre 2 e 12 semanas antes do parto aumentou as concentrações séricas de anticorpos nas mães, o que foi refletido por um aumento similar no título e na duração de anticorpos específicos no colostro e no leite por até 28 dias após o parto. A resposta geral dependeu do fornecimento de uma quantidade adequada de antígenos incorporada em uma única dose de vacina.

Vacinas comerciais para rotavírus-coronavírus e E. coli F5 (K99)

As vacinas originais contra rotavírus e coronavírus para uso em vacas prenhas para fornecer imunização passiva não foram suficientemente eficazes em razão da diminuição rápida nos anticorpos colostrais específicos, o que torna os bezerros suscetíveis à diarreia viral vários dias após o nascimento. O sucesso relativo das bacterinas de *E. coli* F5 enterotoxigênica resultaram em uma mudança na curva epidêmica de diarreia aguda em bezerros com menos de 30 dias de idade, de alguns dias de idade até 2 a 3 semanas de vida.

Vacinas desenvolvidas mais recentemente são eficazes. Uma vacina inativada combinada contra rotavírus, coronavírus e *E. coli* F5 administrada 31 dias antes da data de parto esperada foi avaliada e comparada com controles. Houve aumento significativo dos anticorpos séricos contra todos os três antígenos nos animais vacinados, que foi acompanhado por um aumento dos teores de anticorpos protetores para rotavírus, coronavírus e *E. coli* no seu colostro e leite por pelo menos 28 dias. Os teores de anticorpos específicos contra rotavírus e coronavírus no leite de vacas vacinadas foi mais de 4 vezes maior do que o aumento verificado nas vacas do grupo-controle por pelo menos 28 dias após o parto.

A vacinação primária de vacas prenhas com vacina comercial trivalente contendo rotavírus bovino vivo atenuado e coronavírus e *E. coli* F5 seguida por um reforço anual às 6 semanas e 3 semanas antes do parto, ou usando o mesmo protocolo com uma vacina trivalente inativada, resultaram em aumento significativo na concentração sérica de anticorpos de todos os animais vacinados, quando comparados ao grupo-controle. Os títulos de anticorpos foram maiores em vacas que receberam a vacina viva, quando comparado com aquelas que receberam a vacina inativada.

Os anticorpos colostrais contra todos os três antígenos aumentaram em todos os grupos vacinados com vacina viva, enquanto dos animais vacinados com vacina inativada apresentaram aumento significativo apenas nos títulos F5. O colostro de vacas vacinadas com vacina viva continha títulos de anticorpos específicos muito maiores. Portanto, a vacina VVM pode melhorar significativamente a resposta específica a rotavírus e coronavírus e a *E. coli* F5 após a vacinação primária seguida por um reforço anual.

Colostro armazenado

As altas concentrações de anticorpos antivirais no colostro nas primeiras duas ordenhas de vacas podem ser usadas para o incremento da imunidade em bezerros alimentados manualmente. O fornecimento de diário de colostro armazenado da primeira ordenha de vacas de um rebanho acometido irá diminuir a incidência de doença clínica dos bezerros. O colostro deve ser fornecido diariamente – além do momento de fechamento intestinal (ou seja, absorção intestinal de imunoglobulinas) – uma vez que os anticorpos para rotavírus não são retidos no lúmen intestinal por mais que 2 a 3 dias. Em rebanhos afetados, os anticorpos específicos antivirais no colostro armazenado podem ser suficientes para evitar a doença em bezerros que receberam colostro por até 20 a 30 dias. Se um grande número de vacas estiver parindo em um curto período de tempo, pode-se fazer um *pool* com o colostro das vacas imunizadas, que pode ser fornecido para os bezerros diariamente. Mesmo quantidades pequenas do colostro de vacas imunizadas são eficazes se misturados com leite integral de vaca ou sucedâneo do leite. Essa alimentação suplementar de colostro pode ser necessária por apenas 3 a 4 semanas, uma vez que os bezerros mais velhos normalmente possuem um alto grau de resistência idade-específica às infecções por rotavírus.

Anticorpos colostrais sistêmicos

Por muitos anos, não se sabia ao certo se os anticorpos colostrais circulantes em bezerros eram transferidos de volta para o trato intestinal. Evidências mostram que a imunidade passiva para a diarreia por rotavírus pode ser conseguida por títulos adequados de anticorpos colostrais séricos. Os bezerros que receberam colostro no primeiro dia de vida apresentaram títulos significativos de anticorpos neutralizantes para rotavírus no lúmen do intestino delgado por 5 e 10 dias depois. Os títulos de anticorpos intestinais se correlacionam com os títulos de anticorpos séricos elevados do colostro e foram predominantemente do isótopo IgG_1. Os títulos de anticorpos intestinais foram aproximadamente equivalentes em bezerros de 5 e de 10 dias de idade, o que sugere que *a transferência de anticorpos para o trato intestinal é um processo contínuo por até 10 dias após o nascimento.* Evidências adicionais de que a transferência de imunidade passiva ocorre é que bezerros são protegidos do desafio por rotavírus pela administração de imunoglobulinas colostrais por meio de injeção parenteral. Essa proteção não foi ocasionada por anticorpos lactogênicos, uma vez que os bezerros não receberam nenhuma fonte de anticorpos na dieta. A transferência de anticorpos circulantes para o trato intestinal pode ser o mecanismo que resulta na diminuição da morbidade e das taxas de mortalidade causadas por diarreia em bezerros com alta concentração de imunoglobulinas séricas passivas.

Vacinas contra rotavírus suíno

Embora as vacinas orais contra rotavírus suíno não tenham obtido sucesso, o uso tanto de vacinas vivas modificadas quanto de vacinas inativadas contra rotavírus para imunização parenteral da porca antes do parto é uma prática comum. Em suínos, assim como em ruminantes, anticorpos IgG para rotavírus são predominantes no colostro, e diminuem em 8 a 32 vezes na transição para o leite. Contudo, a IgA secretória é o principal isótipo de anticorpos para rotavírus no leite de porcas. O aumento dos teores de IgA e IgG para rotavírus ocorre no leite de porcas após a infecção natural por rotavírus em leitões lactentes, ou após inoculação parenteral de porcas prenhas ou lactantes com rotavírus vivo atenuado. Mas os títulos diminuem ao final da lactação, o que sugere que a infecção natural repetida de porcas ou a revacinação parenteral podem ser necessárias para manter uma alta concentração de anticorpos IgA para rotavírus no leite. Essa observação pode colaborar para a maior prevalência de infecção por rotavírus durante a primeira semana de vida em leitões nascidos de marrãs (38%) do que naqueles nascidos de porcas (3%).

Vacina contra rotavírus equino

Muitas vacinas inativadas contra rotavírus equino estão disponíveis. Essas vacinas mostraram aumentar significativamente a concentração de anticorpos séricos em éguas vacinadas e nos seus potros. No entanto, mostrou-se que os potros podem adquirir a infecção por rotavírus independente de apresentarem altos títulos de anticorpos contra rotavírus. A incidência de diarreia por rotavírus foi menor em potros nascidos de éguas vacinadas, quando comparados a potros nascidos de éguas controle, mas a diferença não foi significativa. Uma vez que a maioria desses ensaios clínicos mostrou que os potros de éguas vacinadas ainda podem adquirir infecção por rotavírus e desenvolverem a doença clínica, essas vacinas podem, no máximo, ser considerada parcialmente protetoras.[15] A vacinação parenteral de éguas com a vacina de rotavírus inativada estimula a produção de maiores teores de IgG específica, e não de IgA, no colostro e no leite.

Vacinas de subunidade

As vacinas de subunidade contra rotavírus, que consistem em VLP administradas por via parenteral, podem melhorar os títulos de anticorpos contra rotavírus bovino no soro, no colostro e no leite. Essas vacinas oferecem vantagens sobre vacinas vivas modificadas convencionais ou vacinas inativadas, incluindo:

- Exclusão de agentes adventícios associados às vacinas vivas
- Produção consistente de proteínas do capsídio externo
- Engenharia genética para permitir a atualização de vacinas eficazes para incrementar a imunidade lactogênica.

LEITURA COMPLEMENTAR

Boileau MJ, Kapil S. Bovine coronavirus. Vet Clin Food Anim Pract. 2010;26:126-146.

Parwani AV, Tsunemitsu H, Saif LJ. Current research in bovine group A and group C rotaviruses. Curr Top Vet Res. 1994;1:115-132.

Saif LJ, Rosen BI, Parwani AV. Animal rotaviruses. In: Kapikian AZ, ed. Viral Infections of the Gastrointestinal Tract. New York: Marcel Dekker; 1994:289-314.

REFERÊNCIAS BIBLIOGRÁFICAS

1. Papp H, et al. Vet Microbiol. 2013;165:190.
2. Boileau MJ, Kapil S. Vet Clin Food Anim Pract. 2010; 26:126.
3. Mallicote M, et al. Equine Vet Edu. 2012;24:206.
4. Midgley SE, et al. Vet Microbiol. 2012;156:238.
5. Swiatek DL, et al. Vet Microbiol. 2010;140:56.
6. Bartels CJM, et al. Prev Vet Med. 2010;93:162.

7. Koplan J, et al. Emerg Infect Dis. 2011;17:1120.
8. Di Bartolo I, et al. Vet Rec. 2011;169:73.
9. Reuter G, et al. Vet Rec. 2009;165:537.
10. Cho YI, et al. Vet Microbiol. 2013;166:375.
11. Wani SA, et al. Small Ruminant Res. 2004;52:145.
12. Gaza S, et al. Open Vet J. 2011;1:50.
13. Gazal S, et al. Vet J. 2012;193:299.
14. Khafagi MH, et al. Global Veterinaria. 2010;4:539.
15. Bailey KE, et al. Vet Microbiol. 2013;167:135.
16. Mallicote M, et al. Equine Vet Educ. 2012;24:206.
17. Papp H, et al. Vaccine. 2013;31:5627.

Estomatite vesicular (boca ferida, febre de indiana)

Sinopse

- Etiologia: vírus da estomatite vesicular, gênero *Vesiculovirus* da família Rhabdoviridae
- Epidemiologia: doença de bovinos, equinos e suínos que ocorre apenas nas Américas. Acomete predominantemente animais adultos. Doença sazonal que ocorre em surtos agrupados no verão e no outono. Transmissão por vetores, direta e mediata. Lista A da Organização Mundial de Saúde Animal (notificação obrigatória na maioria dos países). Importância principalmente como diagnóstico diferencial de febre aftosa
- Achados clínicos: lesões vesiculares ou úlceras em cicatrização na mucosa oral, banda coronária, tetos e prepúcio
- Confirmação do diagnóstico: isolamento do vírus, ELISA sanduíche indireto (ELISA-SI), fixação de complemento e reação da polimerase em cadeia. Sorologia (amostras pareadas) por meio de ELISA com bloqueio em fase líquida, vírus-neutralização ou fixação de complemento
- Tratamento: nenhum especificamente, apenas suporte
- Controle: doença notificável. Quarentena e controle da movimentação.

ELISA: ensaio imunoenzimático ligado à enzima.

Etiologia

O agente causal da estomatite vesicular (EV) é o *vírus da estomatite vesicular* (VEV), gênero *Vesiculovirus*, que pertence à família Rhabdoviridae. Duas classes imunológicas distintas do vírus foram reconhecidas: VEV Nova Jersey (VEV-NJ) e VEV Indiana (VEV-IND). Existem três subtipos de VEV-IND, com base nas relações sorológicas, incluindo IND-1 (IND clássica), IND-2 (vírus cocal) e IND-3 (vírus Alagoas). O sorotipo NJ é o mais virulento e o mais comum.

O vírus é muito menos resistente às influências ambientais do que o vírus da febre aftosa (FA). Ele é destruído imediatamente pela luz do sol, fervura e pelo uso de desinfetantes comuns, mas pode sobreviver no ambiente por períodos prolongados no escuro e no ambiente frio.[1]

EV é listada na "Lista A" da Organização Mundial da Saúde Animal (OIE) e, como tal, é uma doença notificável à OIE por estados-membro. Da mesma forma, ela é uma *doença notificável* na maioria dos países do mundo. A doença é de grande importância em razão de suas características clínicas indistinguíveis da FA em ruminantes e em suínos. Ela é considerada como uma zoonose de menor importância, uma vez que pode causar doença em humanos.

Epidemiologia

Ocorrência

Ocorrência geográfica

A doença é limitada às Américas, embora historicamente tenha sido relatada na África do Sul (1896 a 1897) e na França (1915 e 1917). É *endêmica* no México, América Central, norte da América do Sul e leste do Brasil, bem como em áreas limitadas do sudeste dos EUA, nos quais surtos ocorrem anualmente.[2] *Incursões* periódicas para o norte e para o sul de áreas endêmicas nos EUA, Brasil e Argentina produzem doença epizoótica. Ela também é enzoótica nas ilhas Ossabaw, na costa da Geórgia, nos EUA. A ilha de Ossabaw é o único foco enzoótico reconhecido de VEV-NJ. Os anticorpos VEV-NJ foram detectados apenas em suínos selvagens, bovinos, equinos e asininos, cervos e guaxinins. Contudo, apesar da alta taxa de transmissão, a doença clínica raramente é detectada.

Estirpes de VEV-NJ são endêmicas no sul do México, na América Central, na Venezuela, na Colômbia, no Equador e no Peru, e contabilizam mais de 80% dos casos clínicos. A atividade esporádica dessas equipes foi observada no norte do México e no oeste dos EUA. Casos da doença relatados no Brasil e na Argentina foram relacionados a VEV-IN2 e VEV-IN3.[1] VEV-IN2 foi isolado apenas nesses dois países e somente de equinos. Bovinos próximos a equinos acometidos não desenvolvem a doença clínica, nem anticorpos contra VEV.[1]

Em áreas endêmicas, os surtos são sazonais, com frequência associados à transição entre as estações chuvosa e seca. Nessas regiões, a doença ocorre sazonalmente a cada ano, emergindo de áreas tropicais para causar surtos esporádicos em locais de clima mais frio durante os meses de verão.

Nos EUA, surtos ocorrem periodicamente no fim do verão e do outono; os principais ocorreram de 1982 a 1983 em 14 estados do Oeste, em 1995 envolvendo seis estados e em 2005 com nove estados; nos anos seguintes, a doença ocorreu de forma esporádica. Os surtos ocorrem nos estados do *Sudoeste e Oeste,* começam no sul e progridem para o norte, e se *agrupam* em áreas de alta densidade de animais de produção em regiões verdes irrigadas.[3]

No surto de 1995, a doença ocorreu em Arizona, Colorado, Novo México e Utah. A curva epidêmica sugeriu uma epidemia em propagação; o número de perímetros positivos teve seu pico durante a 39ª semana, então diminuiu rapidamente. Como nos surtos anteriores no sudoeste dos EUA, houve uma progressão da doença para o norte, com progressão da enfermidade no decorrer do tempo. Em todo país, equinos contabilizaram 88% dos exames realizados para a doença, e 97% do perímetro no qual as espécies de animais infectados foram identificadas relataram equinos como positivos. Bovinos contabilizaram 10% dos exames realizados, e 3% dos perímetros positivos no quais as espécies foram identificadas, apresentaram bovinos positivos.

A primeira e principal ocorrência da doença "língua ferida" em equinos, bovinos e suínos nos EUA foi em 1801. A doença inutilizou 4.000 equinos necessários para a Guerra Civil em 1862. As principais epidemias em bovinos nos EUA e em equinos ocorreram nos estados do Sudoeste, entre 1889 e 2005. O principal surto ocorreu em equinos militares nos EUA durante a guerra de 1914 a 1918, mas nos últimos anos, além da doença clínica em equinos, ela tem se tornado cada vez mais importante em rebanhos de bovinos e de suínos.

Ocorrência no hospedeiro

EV acomete principalmente equídeos, inclusive cavalos, jumentos e mulas, bem como bovinos e suínos. Camelídeos e, possivelmente, ovinos e caprinos, bem como humanos, ocasionalmente desenvolvem achados clínicos. Os animais domésticos parecem ser hospedeiros terminais, nos quais o vírus não persiste e não retorna ao seu ciclo natural. Surtos da doença são *mais comuns em equinos, seguidos por bovinos* e, em menor extensão, *suínos.* Bezerros são muito mais resistentes à infecção do que bovinos adultos. Levantamentos sorológicos verificaram que em áreas endêmicas no México e na América Central e do Sul, adicionalmente a animais de produção domésticos, muitas espécies de animais silvestres, tais como cervos, antílocapra, carneiros selvagens, morcegos, guaxinins, gambás, ursos, coiotes, raposas, cães, macacos, coelhos, roedores, perus e patos, bem como humanos são expostos à infecção e desenvolvem anticorpos neutralizantes.[2] A infecção experimental é possível em cobaias, camundongos, furões, hamsters e galinhas. O reservatório e hospedeiro de amplificação do VEV não foram identificados até o momento.

Seres humanos são suscetíveis à infecção, apresentando doença semelhante à influenza, e o desenvolvimento de altos títulos de anticorpos em humanos geralmente acompanha surtos em bovinos.

No surto de 1995 nos EUA, a soroprevalência total em animais de produção no Colorado foi menor do que aquela em áreas epidêmicas, e as taxas de soroprevalência em áreas epidêmicas foram maiores em equinos do que em bovinos. Os resultados da soroprevalência sugerem que alguns animais apresentam EV subclínica durante as epidemias, e que os animais podem ser expostos ao vírus entre epidemias. O perímetro sentinela no Colorado, visitado a cada 4 meses durante um período de 3 anos, quando não houve doença clínica, encontrou evidências de soroconversão para ambos os sorotipos do vírus.

Morbidade e mortalidade

A taxa de morbidade varia consideravelmente; em geral, 5 a 10%, mas pode atingir até 80%. Costuma não causar mortalidade em equinos e em rebanhos leiteiros, mas taxas gerais de mortalidade, que variam de 0 a 15%, são relatadas para rebanhos de corte. Taxas de mortalidade maiores do que em outras espécies foram relatadas em suínos infectados pelo VEV-NJ. A maioria dos casos ocorre em animais adultos, enquanto animais com menos de 1 ano de idade raramente são acometidos. Os surtos em uma região normalmente não são extensos, mas a doença se assemelha à FA, e tem sido considerada importante por essa razão.

Métodos de transmissão

Os mecanismos de transmissão do VEV ainda não são completamente compreendidos. Epidemiologicamente, a *transmissão por vetores* é considerada a via mais relevante, embora a transmissão por contato direto pele com pele provavelmente contribua para a disseminação da doença dentro de um rebanho.[4] Há fortes evidências epidemiológicas que corroboram com a transmissão por vetores. Além do seu padrão de ocorrência altamente sazonal, determinou-se que a incidência da enfermidade aumenta com o crescimento da população de potenciais insetos vetores, com a proximidade entre animais acometidos e água corrente, bem como com a falta de uso de abrigos.[4] A transmissão biológica por insetos hematófagos, que foi demonstrada repetidamente como sendo abundante em perímetros de casos positivos, também indica que a hipótese de transmissão por insetos é plausível. A *transmissão biológica* de VEV foi verificada em *simulídeos* (*Simulium vittatum*), *flebotomíneos* (*Lutzomyia* spp.) e *mosquitos* (*Culicoides* spp.).[4] A transmissão mecânica por moscas (*Musca domestica* e *M. autumnalis*) e larvas oculares (*Hippelates* spp.) nos quais o vírus foi isolado também pode ocorrer. Experimentalmente, simulídeos infectados por VEV-NJ transmitem o vírus imediatamente para suínos domésticos. A transmissão foi confirmada por soroconversão ou pela presença de EV clínica.

A transmissão do vírus por vetores tem sido debatida, uma vez que a viremia, considerada essencial para a transmissão de doenças por insetos hematófagos, não é comumente observada em animais infectados com VEV. Assim como em outras espécies de animais domésticos nos quais a viremia não foi detectada natural ou experimentalmente, a viremia não ocorre em suínos infectados experimentalmente por simulídeos. Ademais, os animais hospedeiros vertebrados naturais, que são necessários para manter o vírus entre surtos, não foram identificados. Anticorpos para o VEV foram demonstrados em uma grande proporção de *espécies silvestres* na América Central, mas sua relevância como reservatório de vida silvestre permanece indeterminada. Acredita-se que os suínos selvagens são reservatórios e hospedeiros de amplificação na ilha de Ossabaw.

Outra hipótese proposta é de que o VEV é, na realidade, um vírus de plantas que pode ser ingerido com as forragens e então sofrerem um processo de adaptação, infectando o seu hospedeiro.[1]

O contágio mediato ou imediato ocorre por contato ou ingestão de materiais contaminados, especialmente produtos lácteos de grandes propriedades intensivas, nas quais ocorre o uso de cochos de água e de alimentos comunitários em grandes proporções. Ele também ocorre pela ingestão de pasto contaminado. A disseminação dentro de um rebanho leiteiro também parece ser auxiliada pelos procedimentos de ordenha. A importância da importação de embriões de áreas infectadas é considerada como de risco mínimo para introdução da infecção.

Bovinos convalescentes são suspeitos de perpetuar a doença e de disseminá-la por meio de movimento para outros rebanhos. VEV foi isolado de bovinos convalescentes 38 dias após o desaparecimento dos achados clínicos, e a doença pode recidivar em bovinos convalescentes. O RNA viral pode ser detectado na língua e nos linfonodos de drenagem de bovinos 5 meses após a inoculação experimental, mas não há evidências de persistência de vírus competentes para replicação em longo prazo em bovinos.

Fatores de risco

Fatores de risco do hospedeiro

Diferenças na suscetibilidade de diversas espécies são bem estabelecidas, com, respectivamente, equinos, bovinos e suínos considerados mais suscetíveis à doença clínica.[1] A idade é outro fator de risco bem documentado como predisponente para a doença clínica, com potros e bezerros com menos de 1 ano de idade apresentando menor probabilidade de desenvolverem doença clínica, embora a infecção e soroconversão ainda ocorram.[1] Na Costa Rica, que é uma área endêmica para EV em vacas-leiteiras, o número de partos foi associado à doença clínica (animais com 4 ou 5 parições apresentavam 5,3 vezes maior probabilidade de apresentarem achados clínicos de EV do que os com 3 parições ou menos). Os animais na sexta ou mais parições apresentavam RC 4,6 vezes maior do que animais de parição 3 ou menor. Também foi verificado que os fatores de risco associados à soropositividade ao nascimento estão relacionados à raça (bezerros da raça Jersey apresentavam RC 14,7 vezes maior do que bezerros holandeses).[5]

Fatores de risco do ambiente

Existe *incidência sazonal* acentuada da enfermidade, com ocorrência de casos diminuindo bastante com o início do tempo frio. A doença é enzoótica em países costeiros com clima tropical, precipitação pluviométrica intensa e alta população de insetos. Também há maior incidência em áreas protegidas geograficamente e com precipitação intensa, tal como vales nas montanhas e em planícies. Áreas de baixa incidência são protegidas por barreiras naturais à migração de insetos. Essas observações destacam a importância de insetos picadores na disseminação da enfermidade, tanto localmente quanto de áreas infectadas para áreas limpas. Em áreas enzoóticas, há risco muito maior para laticínios em terras de floresta, a presença mosquito-palha (flebotomíneos) e o maior risco de doença clínica em vacas mais velhas e em vacas em lactação.

Os fatores de risco do manejo que interferiram no risco de EV em equinos, bovinos e ovinos durante o surto de 1997 em Colorado, Novo México, Utah e Arizona foram avaliados. Animais com acesso a abrigos ou celeiros apresentavam menor risco de desenvolvimento da doença, com RC de 0,6. Isso foi mais acentuado em equinos com RC de 0,5. Quando os equinos tinham acesso ao pasto, o risco de desenvolvimento da doença aumentou, com RC de 2,01. Em todo o perímetro onde os proprietários relatam populações de insetos com intensidade maior do que o normal, a RC foi de 2,5. Perímetros com animais estabulados a menos de 800 metros de água corrente tiveram chance mais do que duas vezes maior de apresentarem achados clínicos de EV (RC 2,6). Isso sugere que os rios são vias ou fatores de risco para EV, o que é consistente com surtos da doença que ocorrem próximos a grandes cursos de água na região norte durante o verão.

Fatores de risco do patógeno

Os dois principais sorotipos de VEV, VEV-IN e VEV-NJ são vírus distintos, com apenas 50% de similaridade na sequência de genes de glicoproteína. VEV-NJ é mais predominante do que VEV-IN na América do Norte.

Nos últimos 70 anos, cada surto esporádico no sudoeste dos EUA foi associado a linhagens virais distantes daquelas que causaram surtos previamente no país, mas com relação próxima aos vírus mantidos em áreas endêmicas no México. Esse padrão de ocorrência viral contrasta com o observado em áreas endêmicas na América Central e na América do Sul, onde a linhagem genética viral é mantida em áreas ecológicas específicas no decorrer de longos períodos de tempo. Portanto, os dados filogenéticos e a distribuição geográfica e temporal dos surtos indicam que a EV não apresenta um ciclo endêmico estável no oeste dos EUA.

Reprodução experimental

Animais de produção podem ser infectados pelo VEV por injeção ou exposição aos aerossóis, mas não esfregando o vírus sobre a pele intacta. A injeção intradérmica causa lesão cutânea óbvia no local da aplicação. A inoculação experimental com o vírus mata camundongos neonatos e embriões de galinha, e a maioria das cobaias, hamsters, furões, camundongos e pintinhos.

Experimentalmente, simulídeos infectados pelo vírus IV-NJ, quando expostos ao abdome ou narinas de leitões jovens, causam lesões que se desenvolvem 1 dia após a infecção. Toda a superfície de um focinho ventral às narinas torna-se avermelhado e edemaciado, com áreas puntiformes pálidas e elevadas. Esse processo antecede a formação de vesículas no dia 2, e a ruptura e subsequente erosão e formação de crostas no dia 3. As erosões persistem por muitos dias e, por volta do dia 7, as vesículas estão quase cicatrizadas. Vesículas secundárias se desenvolvem no lábio superior e na extremidade da língua no dia 3. O vírus pode ser recuperado de tecidos adjacentes à narina, mas não isolado do sangue total ou do plasma.

Viremia não foi detectada em qualquer espécie de animal doméstico infectada naturalmente ou experimentalmente com o sorotipo do vírus New Jersey.

Importância econômica

A maioria dos casos de EV se recupera em dias. As perdas econômicas em grandes fazendas leiteiras são causadas principalmente pela diminuição na produção de leite provocada pela mastite secundária à infecção por VEV. Existe também um grande inconveniente e incapacidade temporária de ingerir alimentos.

Ocorrem também perdas associadas à quarentena, como deixar de aproveitar oportunidades de mercado e o pasto se tornar de má qualidade pelo consumo excessivo dos animais em quarentena. Outros efeitos econômicos resultam do cancelamento de eventos animais, tais como feiras, além do custo da perda de mercados internacionais.

Na epidemia de 1995 de VEV-NJ no oeste dos EUA, os custos diretos pelo aumento do trabalho, os custos com atendimento médico-veterinário e o tratamento dos equinos acometidos foram estimados em 382 dólares por caso. Em um rebanho leiteiro, as perdas foram estimadas em 787 dólares por animal pelo aumento do descarte, e em propriedades de gado de corte, os custos foram de 15.565 dólares por propriedade. Os regulamentos estaduais que restringem a movimentação de animais dentro de uma zona de 10 milhas ao redor do perímetro com casos confirmados, por um período de 30 dias após a última lesão ter cicatrizado, e a declaração de quarentena, tudo é acrescentado às perdas econômicas.

EV é classificada pela OIE como doença da lista A, tornando-a uma *enfermidade de notificação obrigatória* por todos os países membros da OIE.[6] Nos EUA, todos os animais de produção com achados clínicos de doença vesicular devem ser inspecionados por funcionários da USDA-APHIS. Perímetros confirmados como apresentando animais positivos para EV permanecem em quarentena por até 30 dias após os achados clínicos da doença terem desaparecido dos animais de produção no perímetro. Portanto, atividades locais e nacionais que envolvem equinos e bovinos podem ser interrompidas, e exportações internacionais podem ser proibidas em razão de embargos para carne e para animais de produção.

Implicações zoonóticas

Infecções ocasionais em humanos dão à enfermidade alguma relevância em termos de saúde pública, mas a doença é branda, assemelhando-se à influenza, e considerada uma zoonose de menor importância.[1]

Patogênese

A infecção local da membrana mucosa da boca e da pele ao redor da boca e das bandas coronárias é seguida pelo desenvolvimento de vesículas nos lábios, focinho, língua, bem como nos tetos e na fenda interdigital. A *ausência frequente de vesículas clássicas* na mucosa oral de animais acometidos em surtos a campo levou ao exame cuidadoso da patogênese das lesões de mucosa. Mesmo em casos produzidos experimentalmente, apenas 30% das lesões se desenvolvem como vesícula, as demais desidratam, soltam-se durante o desenvolvimento, e terminam por erosão como uma área necrótica seca.

Mecanismos imunes

Após a infecção, anticorpos séricos neutralizantes se desenvolvem em alguns dias e podem persistir por 8 a 10 anos. A reinfecção pode ocorrer na presença de um alto título de anticorpos. Em bovinos, equinos e suínos, altos títulos de vírus foram encontrados nas margens das lesões e no líquido da vesícula por um período de tempo curto após a infecção. Contudo, a viremia não é detectável, e não há estado portador conhecido em bovinos, equinos e suínos.

Achados clínicos

Bovinos

Após um período de incubação de 3 a 15 dias, há o surgimento súbito de febre branda e o desenvolvimento de vesículas no dorso da língua, almofada dental, lábios e mucosa oral. As vesículas se rompem rapidamente e a irritação resultante causa salivação profusa e anorexia. Com frequência, ocorre confusão em surtos a campo da enfermidade, em razão da falha em encontrar vesículas. Em alguns surtos com milhares de bovinos acometidos, as vesículas estavam quase completamente ausentes. É mais provável que elas sejam encontradas nas bochechas e língua, onde os tecidos moles são friccionados pelos dentes. Em outros locais, há uma lesão erosiva necrótica. Em vacas de leite, há diminuição acentuada na produção de leite. As lesões nos cascos e úbere ocorrem apenas raramente, exceto em vacas-leiteiras nas quais as lesões nos tetos podem ser extensas e levar ao desenvolvimento de mastite. As lesões são muito dolorosas e causam diminuição da ingestão de alimentos e resistência à ordenha em vacas-leiteiras. A recuperação é rápida e os animais acometidos estarão clinicamente normais em 3 a 10 dias, as complicações secundárias são relativamente raras.

Equinos

Os sinais são amplamente similares. Ocorre febre, depressão, inapetência, sialorreia, e os equinos acometidos podem esfregar e mastigar os lábios. As vesículas coalescem e se rompem, com o descolamento do epitélio e a formação de úlceras rasas. O período de febre e de vesículas tem curta duração. Não é infrequente que as lesões sejam vistas limitadas ao dorso da língua ou dos lábios, e estejam no estágio de úlcera coalescente. Outros locais menos comuns incluem o úbere da égua e o prepúcio dos machos. As lesões podem ocorrer na banda coronária e levar à claudicação e deformidades da parede do casco.

Suínos

As vesículas se desenvolvem sobre ou atrás do focinho, nos lábios e nos cascos, e a claudicação é mais frequente do que em outros animais.

Patologia clínica

O líquido das vesículas, o epitélio que cobre as vesículas não rompidas, fragmentos de epitélio de vesícula, vesículas recém-rompidas ou suabes das vesículas são espécimes ideais para diagnóstico por isolamento viral. Se não estiverem disponíveis, líquido da orofaringe de bovinos ou suabes da garganta de suínos podem ser submetidos. As amostras devem ser colocadas em frascos com caldo triptose tamponado com tris com vermelho fenol, em pH 7,6. O tampão glicerofosfato, pH 7,2 a 7,6 pode ser usado para espécimes que serão submetidos a FC.[1] As amostras precisam ser mantidas refrigeradas pelo tempo de transporte por até 48 h, ou então devem ser congeladas.

O ELISA-SI atualmente é o método diagnóstico de escolha para identificação de sorotipos virais de VEV e de outros agentes causais de doenças vesiculares. O isolamento do vírus também pode ser realizado por inoculação em *cultura de células* Vero e subsequente coloração com conjugado AF anti-VEV. FC é menos sensível do que ELISA-SI e é afetado por fatores pró-complemento ou anticomplemento.[1] O reconhecimento do ácido nucleico por PCR foi usado para detectar a presença de DNA viral.

Testes sorológicos incluem VN, FC e ELISA-PL, todos sendo testes prescritos para o comércio internacional. ELISA-PL atualmente é considerado o método de escolha para a detecção e quantificação de anticorpos contra diferentes sorogrupos VEV. O ELISA tem como vantagens a rapidez e custo e tem especificidade comparável, apresentando menos resultados falso-negativos do que a VN.[1]

Achados de necropsia

O exame de necropsia normalmente não é realizado com propósito diagnóstico.

Diagnóstico diferencial

Em razão da sua similaridade com os casos de FA, o diagnóstico imediato e confiável da doença é essencial. Na maioria dos países, a *doença é de notificação obrigatória.*

Bovinos
- FA
- Pseudovaríola
- Estomatite papular bovina
- Diarreia viral bovina/doença das mucosas
- Rinotraqueíte infecciosa bovina
- Febre catarral maligna
- Língua azul
- Doença hemorrágica epizoótica
- Peste bovina
- Queimaduras químicas ou térmicas.

Equinos
- Intoxicação por besouros
- Penfigoide bolhoso
- Arterite infecciosa equina
- Infecção por herpes vírus equino
- Infecção por calicivírus
- Infecção pelo vírus do Canyon Jamestown
- Intoxicação por fenilbutazona
- Dermatite e estomatite eosinofílica esfoliativa equina
- Carcinoma de células escamosas
- Melanoma
- Farpas de gramíneas.

Suínos
- FA
- Doença vesicular suína
- Exantema vesicular do suíno
- Podridão dos cascos
- Queimaduras térmicas ou químicas.

Tratamento

O tratamento raramente é realizado, mas anti-inflamatórios não esteroides podem contribuir para o conforto do animal e a rápida recuperação.

Controle

As *precauções de higiene e de quarentena* para conter a infecção dentro do rebanho são controle suficiente, e a doença normalmente se esvai em seu próprio tempo. O movimento de animais para fora da propriedade deve ser proibido até 30 dias após a cicatrização de todas as lesões. Normalmente existem restrições à movimentação de animais de áreas infectadas para diferentes jurisdições que são livres da doença clínica, e a EV é uma *doença da lista A da OIE.*

A imunidade após um ataque parece ser de duração muito curta, provavelmente não mais do que 6 meses, mas os títulos sorológicos persistem por um tempo muito maior. Uma *vacina morta autógena* foi aprovada para uso em vacas-leiteiras em áreas infectadas ou sob risco durante o surto de 1995 nos EUA, mas a eficácia da vacina não pode ser determinada.

Uma vacina de DNA que expressa o gene da glicoproteína de EV-NJ estimula títulos de anticorpos neutralizantes em camundongos, bovinos e equinos. O nível de proteção de anticorpos necessário para a proteção não é conhecido.

Um VEV-IND recombinante que expressa glicoproteínas de NJ e IND foi gerado e examinado como candidato a vacina. Quando inoculado em suínos, ele induziu anticorpos neutralizantes e os suínos ficaram protegidos contra o desafio homólogo com doses altas.

LEITURA COMPLEMENTAR

Letchworth GJ, Rodriguez LL, Barrera JDC. Vesicular stomatitis. Vet J. 1999;157:239-260.

Schmitt B. Vesicular stomatitis. Vet Clin North Am Food Anim Pract. 2002;18:453-459.

OIE Terrestrial Manual 2010; Chapter 2.1.19. Vesicular stomatitis. At: <http://www.oie.int/fileadmin/Home/eng/Health_standards/tahm/2.01.19_vesicular_stomitis.pdf>; Acesso em 10.01.14.

REFERÊNCIAS BIBLIOGRÁFICAS

1. OIE Terrestrial Handbook. In: <http://www.oie.int/fileadmin/Home/eng/Health_standards/tahm/2.01.19_vesicular_stomitis.pdf>; 2010 Acesso em 10.01.14.
2. The Center for Food and Public Health. In: <http://www.cfsph.iastate.edu/Factsheets/pdfs/vesicular_stomatitis.pdf>; 2008 Acesso em 10.01.14.
3. USDA. In: <http://www.aphis.usda.gov/vs/nahss/equine/vsv/>; 2012 Acesso em 10.01.14.
4. Durante PC et al. J Am Vet Med Assoc. 2008;232:249.
5. Remmers L et al. Ann NY Acad Sci. 2000;96:417.
6. OIE. In: <http://www.oie.int/en/animal-health-in-the-world/the-world-animal-health-information-system/old-classification-of-diseases-notifiable-to-the-oie-list-a/>; 2013 Acesso em 10.01.14.

DOENÇAS PARASITÁRIAS DO SISTEMA DIGESTÓRIO

Criptosporídeose

Sinopse

- Etiologia: normalmente *Cryptosporidium parvum*, *C. andersoni* e/ou *C. bovis*
- Epidemiologia: a infecção é comum em ruminantes neonatos. Pode causar diarreia, principalmente se houver infecção concomitante com outros enteropatógenos e estresse nutricional ou ambiental
- Achados clínicos: diarreia por má absorção
- Patologia clínica: oocistos nas fezes, demonstrados por imunofluorescência ou detecção do DNA de oocistos por reação da polimerase em cadeia
- Lesões: atrofia vilosa
- Confirmação do diagnóstico: demonstração das lesões e do microrganismo
- Tratamento: suporte. Halofungiona é aprovada em bovinos
- Controle: higiene e manejo para assegurar a transferência de anticorpos colostrais passivos e minimizar a pressão de infecção.

Etiologia

Cryptosporidium spp. é um protozoário do filo Apicomplexa (coccídeo).[1-14] Eles apresentam ciclo evolutivo direto e as infecções são transmitidas por via fecal-oral. Atualmente, com base principalmente em dados moleculares, mais de 16 espécies de *Cryptosporidium* e mais de 44 genótipos foram relatados como parasitas de células epiteliais (normalmente nos tratos gástrico ou intestinal) de hospedeiros que representam todas as classes de vertebrados.[2-4] *C. parvum* é uma *infecção comum* em animais jovens, incluindo ruminantes, e é encontrado em muitas espécies de mamíferos, incluindo humanos. *C. parvum* é considerado causa significativa de graus variados de diarreia de ocorrência natural em animais de produção neonatos. Esse agente pode atuar concomitantemente a outros enteropatógenos e produzir lesão intestinal e diarreia.

Epidemiologia

Ocorrência e prevalência

A criptosporídeose tem sido reconhecida mundialmente em muitos hospedeiros animais, inclusive bovinos, cordeiros, cabritos, potros e leitões.[4] Muitos estudos relataram a prevalência da infecção, o que, no entanto, não implica doença clínica.

Bezerros

Muitos estudos verificaram associação limitada entre infecção e diarreia, mas existem muitos relatos que relaciona infecção em bezerros com diarreia entre 5 e 15 dias de idade. Um estudo em bezerros pré-desmame (5 a 60 dias de idade) e pós-desmame (3 a 11 meses de idade) mostrou fortes evidências de uma associação entre o hospedeiro e a criptosporídeose relacionada à idade. A prevalência de *Cryptosporidium* em bezerros no pré-desmame foi mostrada como cerca de 50% (de 503) e pode diminuir para cerca de 20% (de 468) em bezerros após o desmame. É interessante que, embora a maioria das infecções em bezerros pré-desmame sejam relacionadas a *C. parvum*, apenas uma pequena porcentagem (p. ex., < 1%) dos bezerros desmamados tenham sido infectados por essa espécie. As espécies predominantes em bezerros desmamados, com base em estudos de DNA, são *C. andersoni* e *C. bovis*. Essa informação sugere que bezerros jovens representam um risco zoonótico mais significativo do que bezerros mais velhos. A infecção de bezerros, com frequência, é seguida pelo desenvolvimento de resistência à reinfecção, e a excreção de oocistos é menos comum e intermitente em bovinos adultos e mais velhos, embora altas taxas de excreção possam ser encontradas em bovinos adultos em alguns rebanhos (que, provavelmente, se relacionam a espécies que não *C. parvum*).

Uma vez que, provavelmente, os bezerros são infectados por *C. parvum* pouco tempo após o nascimento, e já que os achados clínicos da doença são limitados tipicamente a um período de diarreia intensa e autolimitante em decorrência do alto custo e da efetividade limitada dos tratamentos de quimioterapia e de suporte, parece haver pouco incentivo para o desenvolvimento de práticas de criação para limitar a criptosporídeose bovina. Contudo, propriedades de criação intensiva (p. ex., animais de leite e rebanhos de engorda) podem representar uma fonte significativa de oocistos infectantes para humanos no ambiente, o que, presumivelmente, é exacerbado pela presença de bezerros neonatos.

Ovinos e caprinos

C. parvum também é uma infecção entérica *comum* em *cordeiros e cabritos jovens* e a diarreia pode resultar da monoinfecção, porém mais comumente é associada a infecções mistas. As características da(s) infecção(ões) e o padrão de excreção de oocistos de criptosporídeos são similares aos de bezerros.[1] A infecção pode, algumas vezes, ser associada a surtos de diarreia, com a alta taxa de mortalidade em cordeiros com 4 a 10 dias de idade, e em cabritos com 5 a 21 dias de idade.[1]

Suínos

A infecção por criptosporídeos em suínos ocorre em uma *faixa etária mais ampla* do que em ruminantes, e foi observada em suínos com 1 semana até a idade de comercialização. A infecção parece ser comum entre 6 e 12 semanas de idade. Muitas infecções por criptosporídeos parecem ser *assintomáticas*, embora criptosporídeose possa contribuir para a diarreia por má absorção após o desmame.

Potros

A infecção por *Cryptosporidium* em potros parece ser menos prevalente. Diarreia foi relatada em potros com 5 dias a 6 semanas de idade. A doença pode ocorrer em potros árabes com imunodeficiência combinada hereditária.

Cervídeos de cativeiros

Criptosporídeose também foi relatada em cervídeos jovens e pode causar diarreia. A infecção igualmente foi encontrada em filhotes de cervo vermelho, que morreram com 24 a 72 h de idade após uma síndrome de fraqueza grave e depressão acompanhada por uremia terminal.[1]

Fontes de infecção e transmissão

Experimentos mostraram que é necessário um pequeno número de oocistos para a infecção. O ciclo de replicação no intestino amplifica uma dose infectante mínima, e estudos em animais gnotobióticos indicam que a *dose infectante* pode ser tão baixa quanto um oocisto. A fonte de infecção são *fezes* que contêm os oocistos que já estão esporulados e são infectantes quando excretados. Um grande número de oocistos é excretado durante o período de patência em bezerros, o que resulta em contaminação ambiental intensa. A transmissão pode ocorrer diretamente de bezerro para bezerro, indiretamente por fômites ou transmissão humana, e pela contaminação do ambiente ou do suprimento de água por fezes. A infecção em animais neonatos e o aumento da contaminação do seu ambiente imediato podem ocorrer como resultado do *aumento periparto* na excreção de oocistos nas fezes da mãe.

Fatores de risco

Os fatores que tornam o animal suscetível à infecção e que predispõem animais infectados ao desenvolvimento de doença clínica ainda não são bem compreendidos.[4] A criptosporídeose em animais de produção jovens, com frequência, é associada a infecção por *C. parvum*. Outras infecções entéricas podem ocorrer concomitantemente com a presença de *Cryptosporidium*/criptosporídeose. O local de infecção pelo *Cryptosporidium* é predominantemente nos enterócitos, onde resulta em lesão celular, perda das enzimas da borda em escova e diminuição da área de superfície das vilosidades.

Fatores de risco do patógeno

Os oocistos são resistentes à maioria dos *desinfetantes* e podem permanecer viáveis por mais de 18 meses em ambientes frios, úmidos ou molhados, podendo sobreviver por muitos meses no solo ou no esgoto, mas são suscetíveis à dessecação, temperaturas superiores a 60°C e luz ultravioleta. A infectividade dos oocistos pode ser destruída por amônia, formol, ressecamento por congelamento e exposição a temperaturas abaixo de 0°C e maiores que 65°C. Hidróxido de amônio, peróxido de hidrogênio, dióxido de cloro, solução salina com formol a 10% e amônia a 5% são efetivos na destruição da infectividade dos oocistos. A infectividade dos oocistos nas fezes de bezerros é reduzida após 1 a 4 dias de ressecamento.

Infecções concomitantes

Infecções por outros enteropatógenos – principalmente rotavírus e coronavírus – são comuns, e estudos epidemiológicos sugerem que a diarreia é mais grave com infecções mistas com outros patógenos. As taxas de infecções simples e mistas variam entre estudos. Em geral, infecções mistas por patógenos são mais comuns, mas a infecção por criptosporídeos pode ser muito significativa em sua própria forma. Animais *imunologicamente comprometidos* são mais suscetíveis à criptosporídeose do que animais imunocompetentes, mas a relação entre a doença e a falha na transferência passiva de imunoglobulinas colostrais não foi completamente elucidada. A doença pode ser reproduzida tanto em bezerros privados de colostro quanto em bezerros alimentados com colostro a campo. A doença crônica pode ocorrer, por exemplo, em bezerros com transferência de imunidade passiva de imunoglobulinas adequada. Contudo, a excreção de oocistos foi observada como sendo maior em bezerros com baixa eficiência da absorção do colostro e baixa concentração sérica de IgG.

As taxas de mortalidade na criptosporídeose normalmente são baixas, e a doença é autolimitante, a não ser que existam outros fatores complicantes. Adicionalmente às infecções concomitantes, esses incluem deficits relacionados à ingestão inadequada de colostro e leite e o congelamento por condições ambientais adversas. A resistência relacionada à idade e não ligada à exposição prévia foi observada em cordeiros, mas não em bezerros. A infecção pode resultar em resposta de anticorpos séricos, mas tanto a imunidade mediada por célula quanto a resposta humoral são importantes na imunidade contra criptosporídeos.

Implicações zoonóticas

Animais domésticos acometidos podem ser um reservatório de infecção para humanos suscetíveis.[4-9] Em humanos, *Cryptosporidium* é reconhecido como uma causa relativamente comum de diarreia autolimitante em pessoas imunocompetentes, principalmente crianças. Em pacientes sintomáticos imunocompetentes, a criptosporídeose se apresenta mais comumente como diarreia e pode levar à rápida perda de peso e à desidratação, sendo necessária a fluidoterapia parenteral. A doença normalmente é autolimitante, com sintomas que, em geral, duram entre 3 e 12 dias. Em pessoas *imunologicamente comprometidas*, a doença clínica pode ser grave. Isso é particularmente preocupante em pacientes humanos com síndrome da imunodeficiência adquirida, que são imunocomprometidos e imunossuprimidos. A infecção pode ser transmitida de uma pessoa para outra, mas a infecção direta de animais e a infecção indireta pela água da superfície ou água de beber contaminada por fezes de animais domésticos e selvagens também pode ser significativa. O esterco de animais pode conter oocistos de *Cryptosporidium*, e existe potencial para contaminação da cadeia alimentar como resultado da contaminação por contiguidade da água de superfícies, ou pela aplicação direta de esgoto não tratado em plantações.

O contato animal direto pode resultar em infecção em humanos nos quais ocorre a transmissão e a infecção da mão para a boca. A criptosporídeose foi relatada em estudantes de veterinária e é uma preocupação para crianças em feiras, zoológicos de animais de estimação e, algumas vezes, durante visitas educacionais em propriedades rurais. A criptosporídeose é uma de muitas infecções zoonóticas que emergiram recentemente nesse cenário. O aumento aparente da prevalência dessas infecções pode ser causado pelo movimento geral da população de comunidades rurais para urbanas, e a consequente remoção da exposição precoce a agentes zoonóticos derivados de animais de produção. De maneira similar, ele pode resultar de uma melhor detecção e relatos por autoridades de saúde pública. De modo independente, o risco de transmissão de agentes zoonóticos associados a zoológicos de animais de estimação, animais de fazenda, feiras etc. é real, e os veterinários são cada vez mais solicitados para informações a respeito. Isso pode ocorrer em associação com uma capacitação oficial, com, por exemplo, um médico-veterinário orientando como deve ocorrer a feira ou prestando consulta a proprietários de fazendas que desejam que populações urbanas participem de atividades em fazendas. Os tratadores em fazendas de bovinos estão sob alto risco de diarreia causada por criptosporídeos e transmitida por bezerros infectados por *Cryptosporidium*, e pessoas imunocomprometidas devem ter acesso restrito a animais jovens e, possivelmente, à fazenda.

Patogênese

Cryptosporidium normalmente é transmitido por via fecal-oral e apresenta ciclo evolutivo monoxeno (um hospedeiro).[4] Resumidamente, oocistos esporulados (que contêm quatro esporozoítos infectantes) são ingeridos pelo hospedeiro e exocitam normalmente no intestino ou no estômago (abomaso), dependendo da espécie de *Cryptosporidium*. Cada esporozoíto móvel migra por deslizamento ao longo da superfície externa das células epiteliais do intestino (p. ex., microvilosidades do intestino delgado) e penetra nas células, causando a invaginação da membrana celular (de enterócitos no intestino delgado) e formando vacúolos membranosos em bicamada [a camada externa é derivada do hospedeiro; a camada interna é derivada do parasita – membrana vacuolar parasitófora (MVP)]. A camada externa do vacúolo – derivada do hospedeiro – se desintegra, e a camada interna da MVP se espessa e atua como uma interface entre o parasita em desenvolvimento e o citoplasma do hospedeiro, o que resulta no parasita se localizado na região intracelular, mas externa ao citoplasma das células (ou seja, extracitoplasmática). Invasões intracitoplasmática são possíveis em raras ocasiões, mas parecem ser limitadas à invasão de macrófagos nas placas de Peyer.

Dentro da célula, os esporozoítos se desenvolvem em um trofozoíto, que subsequentemente passa por reprodução assexuada (esquizogonia ou merogonia; fissão binária longitudinal) para produzir merontes tipo I (esquizontes). Cada um desses merontes tipos I contém 16 merozoítos, liberados dos enterócitos. Cada merozoíto infecta um novo enterócito, então se replica e desenvolve em um novo meronte tipo I para repetir o ciclo, ou entra na fase reprodutiva para replicar e se desenvolver em um meronte do tipo 2, cada qual contendo 4 merozoítos. Após a penetração na célula do hospedeiro, cada merozoíto tipo 2 inicia o seu ciclo sexual (gametogonia) e eventualmente se desenvolve em um microgamonte (que contém 12 a 16 microgametas) ou um macrogamonte (que se matura em um macrogameta). Os microgametas (machos) são liberados e fertilizam os macrogametas (fêmeas) para formar zigotos. Os zigotos então se desenvolvem dentro do MVP em um oocisto. Em outra fase reprodutiva assexuada (esporogonia), o oocisto esporula para produzir internamente 4 esporozoítos nus. Dois tipos de oocistos são produzidos e são liberados da camada epitelial. Os oocistos de parede fina (cerca de 20% da população total de oocistos) permanecem no trato alimentar e têm a capacidade de sustentar uma autoinfecção, enquanto os oocistos de parede grossa (cerca de 80%) são eliminados nas fezes. Os oocistos de paredes finas são de relevância particular em indivíduos imunocomprometidos, imunodeficientes ou imunossuprimidos, como causa provável de criptosporídeose crônica. Em bovinos, os criptosporídeos são mais numerosos no intestino delgado ou abomaso (*C. andersoni*). O período pré-patente pode variar de 2 a 7 dias em bezerros, e de 2 a 5 dias em cordeiros. Os oocistos normalmente são eliminados nas fezes de bezerros por 3 a 12 dias, mas há variação considerável tanto na pré-patência quanto na patência.

Cryptosporidium normalmente tem impacto mais grave e direto no trato intestinal. A infecção por criptosporídeos no intestino é mais bem caracterizada e é iniciada quando os zoítos infectam enterócitos vizinhos e as formas endógenas se disseminam para os enterócitos, tanto das vilosidades quanto das criptas. Diarreia grave ocorre principalmente como resultado de infecção proximal do intestino delgado, enquanto infecções confinadas ao íleo distal e ao intestino grosso tendem a ser associadas a diarreia intermitente ou podem ser assintomáticas. As formas endógenas de *Cryptosporidium* rompem as bordas das microvilosidades, o que leva à perda de enterócitos maduros, encurtamento e fusão de vilosidades e alongamento das criptas causada pelo aumento da divisão celular e do edema. Isso leva à perda de enzimas digestivas ligadas à membrana, diminui a capacidade absortiva do intestino e diminui a captação de líquidos, eletrólitos e nutrientes do lúmen intestinal.

Achados clínicos

Não existem achados clínicos patognomônicos da criptosporídeose em bezerros.[4] Bezerros acometidos normalmente têm 5 a 15 dias de idade, e apresentam diarreia branda a moderada, que persiste por muitos dias, independentemente do tratamento. A duração da diarreia tende a ser de poucos dias a mais do que aquela associada a rotavírus, coronavírus ou *E. coli* enterotoxigênica (ETEC). As fezes são amarelas ou pálidas e aquosas, e podem conter muco. Diarreia persistente pode resultar na perda acentuada de PC e emaciação. Na maioria dos casos, a diarreia é autolimitante após alguns dias. Graus variados de apatia, diminuição da ingestão de alimentos e desidratação são comuns. Apenas raramente ocorrem desidratação grave, fraqueza e colapso, o que está em contraste a outras causas de diarreia aguda em bezerros neonatos. A taxa de mortalidade pode ser alta em rebanhos com criptosporídeose, quando o tratador suspende a administração de leite e fornece apenas soluções eletrolíticas durante o episódio de diarreia. A natureza persistente da diarreia leva a déficit de energia acentuado nessas circunstâncias, e os bezerros podem morrer de inanição em 3 a 4 semanas. Essa síndrome pode ser particularmente comum nos meses de inverno, quando o estresse pelo frio pode afetar as necessidades energéticas.

Na criptosporídeose induzida experimentalmente em bezerros, depressão e anorexia são os achados clínicos mais precoces e consistentes. A ingestão de alimentos está diminuída e, combinada à diarreia persistente no decorrer de alguns dias, pode causar emaciação. A recuperação pode ocorrer entre 6 e 10 dias após o início da diarreia. Na criptosporídeose induzida experimentalmente em cordeiros e cabritos, depressão, diarreia e diminuição da ingestão de alimentos são comuns, e a recuperação pode ocorrer em alguns dias. Manifestações clínicas graves foram observadas nos cordeiros a campo submetidos ao estresse pelo frio ambiental, e naqueles que apresentam deficiência de energia em razão da ingestão inadequada de colostro.

Patologia clínica

Tradicionalmente, o diagnóstico de criptosporídeose tem se baseado na detecção de oocistos de *Cryptosporidium* ou do seu DNA nas fezes do hospedeiro. Os oocistos podem ser detectados nas fezes por exame de esfregaços fecais com colorações específicas, por flutuação fecal, por métodos imunológicos ou com base no DNA.[4] Técnicas diagnósticas incluem o ensaio de imunofluorescência para detecção de oocistos nas fezes. Tem-se sugerido que se a diarreia for associada a criptosporídeose, as fezes podem conter 10^5 a 10^7 oocistos por mililitro. Os oocistos são pequenos (5 a 6 μm de diâmetro), relativamente não refráteis e difíceis de detectar por microscopia óptica. Eles podem ser detectados por microscopia com contraste de fase. Os oocistos podem ser concentrados de amostras fecais por centrifugoflutuação em soluções de sal ou açúcar de alta densidade. A coloração de Ziehl-Neelsen modificada é um procedimento simples, rápido e adequado para o diagnóstico de rotina de larga escala.[4] A imunofluorescência e outras técnicas imunológicas são utilizadas de forma relativamente ampla, assim como as técnicas de PCR associadas ao DNA para detecção específica e caracterização genética de estágios de *Cryptosporidium* presentes em amostras de fezes.[4]

Achados de necropsia

Graus variados de desidratação, emaciação e atrofia serosa estão presentes em bezerros acometidos por diarreia persistente no decorrer de muitos dias. Ocorre atrofia das vilosidades no intestino delgado. Histologicamente, um grande número de estágios diferentes do parasita, inclusive merontes ou esquizontes, estão na extremidade dos enterocistos (microvilosidades). Em infecções de baixo grau, apenas um pequeno número de estágios do parasita é detectado, sem alterações histopatológicas aparentes ou limitadas ao intestino. As vilosidades estão mais curtas do que o normal, e hiperplasia das criptas e infiltração com uma mistura de células inflamatórias são comuns.

Amostras para confirmação do diagnóstico

- Parasitologia: fezes (exame microscópico, ELISA, TAIF)

- Histologia: intestino fixado em formol (vários locais) ou abomaso (p. ex., *C. andersoni*).

Diagnóstico diferencial

A enfermidade deve ser diferenciada de outras diarreias infecciosas comuns em bezerros abordadas na seção "Diarreia aguda indiferenciada de animais de produção neonatos".

Prevenção e controle

Em animais, os componentes-chave para *prevenção e controle* de criptosporídeose incluem a manutenção de um ambiente limpo e a introdução de estratégias de manejo efetivas para minimizar o potencial de disseminação rápida de um animal/propriedade para outro e de animais para humanos.[4] A prevenção da infecção por *Cryptosporidium* é desafiadora em propriedades de criação intensiva, em razão da dose infectante ser muito baixa; portanto, a exclusão ou eliminação do parasita do ambiente da fazenda é quase impossível. Embora a manutenção de rebanhos bovinos ou ovinos "fechados" possa controlar a introdução da criptosporídeose de animais comprados de fontes externas (p. ex., leilões), fatores externos adicionais, tais como transporte do parasita por meios "mecânicos" e introdução do parasita por meio de água ou alimentos contaminados, podem introduzir a infecção em uma propriedade e são difíceis, senão impossíveis, de controlar. Adicionalmente, oocistos excretados por animais selvagens e/ou introduzidos em suprimentos de água por esses animais podem representar outra fonte potencial de infecção para rebanhos de animais domésticos. O papel dos animais silvestres como reservatórios, o seu envolvimento na transmissão para animais de produção e da doença de animais de produção e humanos ainda não é bem compreendido, sendo necessárias mais investigações usando métodos moleculares avançados.

Uma vez que a prevenção da infecção em rebanhos de animais de produção nem sempre é prática, o controle é uma característica crítica de uma estratégia de manejo adequada. Contudo, a infecção limitante em animais neonatos e a minimização do risco de disseminação de animais infectados para animais não infectados é um desafio significativo. Muitos cientistas estudaram os fatores relacionados à prevalência de *Cryptosporidium*, e o impacto associado à criptosporídeose. Embora seja útil para ressaltar fatores potencialmente importantes que contribuem ou protegem contra a infecção e doença, tais estudos normalmente são limitados ao mostrar uma associação estatística entre qualquer "fator" e o aumento ou a diminuição do "risco", causado por limitações inevitáveis do delineamento experimental de tais levantamentos. Especificamente, uma vez que esses levantamentos são conduzidos em rebanhos, múltiplos fatores (p. ex., alojamento, frequência da limpeza de baias, proximidade com outros rebanhos de animais de produção, fontes de alimento e água) podem variar entre rebanhos, todos os quais contribuem para a prevalência da doença. Nenhum desses fatores pode ser isolado especificamente, tornando a determinação do impacto real de qualquer fator individual difícil. Diante desse conhecimento, práticas de manejo do rebanho que parecem ser associadas à proteção contra infecção por *Cryptosporidium* e/ou acometimento por criptosporídeose, incluem o parto no inverno e não no verão, a remoção de neonatos das mães 1 h após o nascimento, certificar-se que os neonatos receberam uma dose inicial adequada de colostro (seja da mãe, de outro animal ou por mamadeira de um suplemento congelado) e assegurar a instalação adequada dos bezerros.

Fatores ambientais considerados importantes na diminuição do risco de criptosporídeose em neonatos incluem baixa densidade populacional para os bezerros; uso de piso de concreto, não de palha, maravalha ou areia; e limpeza rotineira de baias e utensílios de alimentação (ou seja, higiene). A limpeza regular de baias e dos cochos é considerada essencial para o manejo rigoroso da criptosporídeose, contudo, em razão da natureza robusta dos oocistos de *Cryptosporidium,* deve-se ter cuidado para assegurar que tais regimes de limpeza sejam efetivos. Os oocistos permanecem viáveis por longos períodos de tempo, e são resistentes a muitos desinfetantes adequados para uso em ambiente agrícola (p. ex., desinfetantes à base de cloro). Desinfetantes à base de amônia podem matar oocistos de *Cryptosporidium*, mas liberam vapores irritantes, e podem ser usados apenas durante o vazio sanitário. Desinfetantes que contenham peróxido de hidrogênio associado a ácido peracético ou nitrato de prata também se mostraram deletérios para a sobrevivência de oocistos de *C. parvum* e estão disponíveis comercialmente para aplicação em propriedades. A limpeza com vapor é outra medida de suporte que se mostrou efetiva para matar os oocistos de *Cryptosporidium* em instrumentos hospitalares, e pode ser adequada para descontaminação de instrumentos usados para alimentação ou ordenha em propriedades.

A remoção mecânica dos oocistos diariamente de superfícies de concreto usando mangueiras de alta pressão parece ser uma forma efetiva de diminuir a disseminação de *Cryptosporidium* e é preferível a varrer, o que impõe o aumento do risco de contaminação cruzada entre baias pela transferência mecânica de oocistos. É importante ressaltar que a dessecação de oocistos parece ser um meio altamente efetivo de controle de parasitas, e acentua ainda mais o benefício do uso de piso de concreto em baias, em vez de materiais porosos ou absorventes, para facilitar a secagem.

Opções de tratamento

Comparadas às estratégias de manejo apresentadas previamente, as opções imunoterapêuticas ou quimioterapêuticas são limitadas.[4,10,11] A estratificação pela idade demonstrada para *Cryptosporidium* em muitas espécies de animais sugere que a imunidade passiva é possível e provavelmente resulta da exposição prévia à doença, mas a efetividade em incitar a imunidade passiva pelo colostro ainda não foi esclarecida. A imunoterapia passiva usando o colostro de vacas imunizadas com o antígeno nativo ou recombinante de *Cryptosporidium* foi explorada e mostrou ser protetora para bezerros jovens em alguns estudos, mas não em outros.[4]

Levantamentos de fatores de risco indicam que bezerros neonatos apresentam menor probabilidade de infecção por *Cryptosporidium* após a ingestão de colostro; contudo, a prevalência da infecção em neonatos, mesmo após a ingestão de colostro, é alta antes do desmame, o que indica que a transferência passiva de imunoglobulinas é limitada. No geral, as evidências indicam que a transferência passiva de imunidade pelo colostro apresenta pouca probabilidade de ser efetiva como meio único de defesa contra criptosporídeose em bezerros jovens.

Embora muitas vias tenham sido exploradas para o desenvolvimento de uma vacina contra criptosporídeose, nenhuma está disponível comercialmente. Recentemente, o uso de uma vacina baseada no oocisto completo de uma linhagem atenuada de *C. parvum* (submetida à radiação gama) foi revista e mostrou causar resposta protetora em bezerros. Os esforços foram focados na avaliação da resposta imune contra antígenos derivados de oocistos ou da superfície celular de esporozoítos.[10] As proteínas CP15 e P23, envolvidas na motilidade dos zoítos, e a invasão das células do hospedeiro foram expressas usando métodos recombinantes, e parecem ser imunógenos promissores. Embora o sucesso geral tenha sido limitado, a disponibilidade das sequências de genoma nuclear completo para alguns *Cryptosporidium* spp. e o desenvolvimento de tecnologias moleculares e de computador podem fornecer a oportunidade para identificar novas proteínas como alvos vacinais.

Na ausência de uma vacina, os tratamentos de suporte e quimioterápico têm sido opções de tratamento significativamente pesquisados. Entre os meios de tratamento de criptosporídeose, o mais simples, mas até o momento o mais efetivo para tratar animais de produção é a reidratação oral ou intravenosa de animais desidratados clinicamente acometidos. Quimioterapia tem sido explorada, mas apenas com sucesso limitado. Muitos compostos antimicrobianos orgânicos, incluindo muitas quinonas, aminoglicosídeos (p. ex., paramomicina e estreptomicina) e antagonistas do folato (p. ex., sulfanitrana e trimetoprima) foram avaliados com sucesso variável. *Lactato de halofungiona* (LHF) tem sido usado como medida de suporte para tratamento de criptosporídeose clínica em bezerros. Estudos indicam que a administração de LHF para bezerros infectados na dose de 60 a 125 μg/kg PC (p. ex., por 7 dias a partir de 1 dia de idade), diminuiu a gravidade da doença clínica, bem como o número de oocistos nas fezes pouco tempo após o tratamento. Outros estudos forneceram ainda mais apoio para esses achados, indicando que LHF é uma quimioterapia efetiva em bezerros visando a diminuição da gravidade da criptosporídeose bovina, e sugerindo que o LHF diminui a disseminação de *Cryptosporidium* de animal para animal em razão da diminuição da excreção de oocistos nas fezes. Contudo, embora o LHF possa ser útil na diminuição da gravidade da doença sintomática, esse fármaco mais retarda do que elimina a excreção de oocistos nas fezes. Apesar do uso do LHF como medida de suporte, recomenda-se que essa dose deva ser estritamente mantida (dado o seu índice terapêutico limitado), e os bezerros gravemente desidratados não devem ser tratados para evitar os efeitos tóxicos. *Sulfato de paromomicina* administrado por via oral na dose de 100 mg/kg PC diariamente, por 11 dias consecutivos a partir do segundo dia de idade, parece evitar a doença em cabritos e diminuir, mas não impedir completamente, a diarreia em cordeiros infectados.[1]

Tratamento de suporte

Bezerros acometidos devem receber tratamento de suporte com líquidos e eletrólitos – tanto por via oral quanto parenteral – conforme a necessidade, até que aconteça a recuperação espontânea.[4,12] *Leite integral* de vaca deve ser administrado em pequenas quantidades várias vezes ao dia para otimizar a digestão e minimizar a perda de peso corporal. É mais importante *continuar a fornecer* leite de acordo com a necessidade diária total, apesar da presença de diarreia, uma vez que a diminuição da ingestão pode levar à morte por inanição. Muitos dias de tratamento intensivo e alimentação podem ser necessários antes da recuperação ser aparente. *Nutrição parenteral* pode ser considerada valiosa em bezerros.

Estratégias de manejo

Adicionalmente ao tratamento e regimes de controle para limitar o impacto da infecção por *Cryptosporidium* nos rebanhos, estratégias de *manejo* são críticas para limitar a disseminação de oocistos infectantes de *Cryptosporidium* para outras propriedades e, em se tratando de *C. parvum*, para a população humana.[4] A criptosporídeose é de difícil controle. Uma abordagem racional para prevenção é *minimizar a transmissão* entre a fonte do organismo e animais de produção neonatos, bem como entre animais. A diminuição do número de oocistos ingeridos pode diminuir a gravidade da infecção e permitir o desenvolvimento da imunidade. Os bezerros devem nascer em ambientes limpos, e uma quantidade adequada de colostro deve ser fornecida logo após o nascimento. Os bezerros devem ser mantidos separados, sem contato entre bezerros pelo menos durante as 2 primeiras semanas de vida, com higiene e alimentação estritas. A desinfecção detalhada anteriormente deve ser usada para higiene.

Bezerros diarreicos sempre devem ser *isolados* dos saudáveis durante o curso da diarreia e por muitos dias após a recuperação. Os animais doentes comumente são tratados pela mesma pessoa que oferece leite para os bezerros saudáveis, e deve-se ter cuidado para evitar a transmissão mecânica da infecção. Sistemas de criação de bezerros devem ser esvaziados e limpos regularmente; o sistema de manejo todos dentro/todos fora com limpeza completa e muitas semanas para secagem entre lotes de bezerros deve ser usado.

O esterco de animais é o principal contribuinte para oocistos de *Cryptosporidium* no ambiente das fazendas, e medidas também precisam ser implementadas para diminuir risco de poluição da água de beber.[4,13,14] O armazenamento adequado e a manipulação controlada do esterco (p. ex., de currais de bovinos ou de vacas-leiteiras) ou chorume da cama irá auxiliar na diminuição do risco de contaminação de cursos de água. O fluxo para cursos de água representa um risco significativo, principalmente durante e após uma intensa precipitação pluviométrica – embora o risco representado pelos oocistos na água varie, dependendo do tipo de solo e da densidade de vegetação na área adjacente. Em geral, os animais não devem ter acesso a calhas ou cursos de água no pasto em que ficam, por meio da introdução de zonas tampão.

LEITURA COMPLEMENTAR

Budu-Amoako E, Greenwood SJ, Dixon BR, Barkema HW, McClure JT. Foodborne illness associated with Cryptosporidium and Giardia from livestock. J Food Prot. 2011;74:1944-1955.

Fletcher SM, Stark D, Harkness J, Ellis J. Enteric protozoa in the developed world: a public health perspective. Clin Microbiol Rev. 2012;25:420-449.

Jex AR, Smith HV, Monis PT, Campbell BE, Gasser RB. Cryptosporidium–biotechnological advances in the detection, diagnosis and analysis of genetic variation. Biotechnol Adv. 2008;26:304-317.

Jex AR, Smith HV, Nolan MJ et al. Cryptic parasite revealed improved prospects for treatment and control of human cryptosporidiosis through advanced technologies. Adv Parasitol. 2008;77:141-173.

McDonald V. Cryptosporidiosis: host immune responses and the prospects for effective immunotherapies. Expert Rev Anti Infect Ther. 2011;9:1077-1086.

Marcos LA, Gotuzzo E. Intestinal protozoan infections in the immunocompromised host. Curr Opin Infect Dis. 2013;26:295-301.

McDonald V, Korbel DS, Barakat FM, Choudhry N, Petry F. Innate immune responses against Cryptosporidium parvum infection. Parasite Immunol. 2013;35:55-64.

Ryan U, Power M. Cryptosporidium species in Australian wildlife and domestic animals. Parasitology. 2012; 139:1673-1788.

Santin M. Clinical and subclinical infections with Cryptosporidium in animals. N Z Vet J. 2013;61:1-10.

Xiao L, Fayer R, Ryan U, Upton SJ. Cryptosporidium taxonomy: recent advances and implications for public health. Clin Microbiol Rev. 2004;17:72-97.

Xiao L, Feng Y. Zoonotic cryptosporidiosis. FEMS Immunol Med Microbiol. 2008;52:309-323.

REFERÊNCIAS BIBLIOGRÁFICAS

1. Radostits O et al. Diseases Associated with Protozoa. Veterinary Medicine: A Textbook of the Disease of Cattle, Horses, Sheep, Goats and Pigs. 10th ed. London: W.B. Saunders; 2007:1512.
2. Fayer R. Exp Parasitol. 2010;124:90.
3. Xiao L, Fayer R. Int J Parasitol. 2008;38:1239.
4. Jex AR et al. Oxford textbook of zoonoses (2 ed.): Biology, clinical practice, and public health control. In: Palmer SR, Soulsby L, Torgerson P, Brown DWG, eds. Cryptosporidiosis. Oxford, UK: Oxford University Press; 2011.
5. Xiao L. Exp Parasitol. 2010;124:80.
6. Caccio SM, Pozio E. Expert Rev Anti Infect Ther. 2006; 4:429.
7. Tzipori S, Widmer G. Trends Parasitol. 2008;24: 184.
8. Bouzid M et al. Clin Microbiol Rev. 2013;26:115.
9. Robertson LJ. Epidemiol Infect. 2009;137:913.
10. Boulter-Bitzer JI et al. Biotechnol Adv. 2007;25:13.
11. Armson A et al. Expert Rev Anti Infect Ther. 2003; 1:297.
12. Constable PD. Vet Clin North Am Food Anim Pract. 2009;25:101.
13. Smith A et al. Epidemiol Infect. 2006;134:1141.
14. Baldursson S. Karanis P. Water Res. 2011;45:6603.

Coccidiose

Sinopse

- Etiologia: muitas espécies diferentes de *Eimeria* spp., *Isospora* spp.
- Epidemiologia: principalmente bezerros, cordeiros, leitões e cabritos jovens. A taxa de infecção pode ser alta, a doença clínica é relativamente comum; alta morbidade com baixa taxa de mortalidade. Ocorre com maior frequência em condições de superlotação, tanto em confinamentos quanto a pasto, principalmente em bezerros e cordeiros movidos do pasto para o confinamento. Transmitida pela via fecal-oral; oocistos excretados por animais infectados. A imunidade se desenvolve após a infecção; doença clínica raramente ocorre em bovinos adultos
- Achados clínicos: diarreia, disenteria, tenesmo, apetite normal ou inapetência e dor abdominal branda em cordeiros, sinais nervosos em bezerros com coccidiose em climas frios, perda de peso corporal e anemia em alguns casos, mas é incomum. Epidemias ocorrem em bezerros e cordeiros, principalmente em animais de confinamento. Diarreia sem sangue nas fezes de leitões
- Patologia clínica: número de oocistos nas fezes é diagnóstico
- Lesões: ileíte, tiflite e colite
- Confirmação do diagnóstico: oocistos nas fezes; estágios assexuados (esquizonte ou merozoítos) nos tecidos intestinais
- Diagnóstico diferencial:
  - Bezerros: diarreia por rotavírus e coronavírus; enterotoxemia por *Clostridium perfringens* tipo C; colibacilose causada por *Escherichia coli* fixadora e destruidora
  - Cordeiros: salmonelose; helmintíase; enterotoxemia por *C. perfringens* tipo C
  - Leitões: gastrenterite transmissível (GET); colibacilose, *Strongyloides ransomi*; enterotoxemia por *C. perfringens* tipo C
- Tratamento: terapia de suporte. Coccidiostáticos
- Controle: da densidade populacional para minimizar o número de oocistos ingeridos enquanto a imunidade se desenvolve. Uso de coccidiostáticos em alimentos e no suprimento de água, desinfecção do ambiente, se possível.

Etiologia

Espécies de coccídeos são as seguintes:

- Bovinos: *Eimeria zuernii*, *E. bovis*, *E. ellipsoidalis*; *E. alabamensis*, *E. auburnensis* e *E. wyomingensis* também pode causar a enfermidade em bezerros

- Ovinos: *E. arloingi* A (ovina), *E. weybridgensis* (*E. arloingi* B), *E. crandallis*, *E. ahsata* e *E. ovinoidalis* (previamente conhecida como *E. ninakohlyakimovae*) e *E. gilruthi*
- Caprinos: *E. arloingi*, *E. faurei* e *E. gilruthi*, *E. caprovina*, *E. ninakohlyakimovae1* e *E. christenseni*
- Suínos: *I. suis*; muitas espécies de *Eimeria* (sem importância clínica), incluindo *E. debliecki*, *E. neodebliecki*, *E. polita*, *E. perminuta*, *E. scabra* e *E. suis*
- *Equinos e asininos: E. leuckarti* (ubíqua, mas sem relevância clínica).

Epidemiologia

Ocorrência e prevalência da infecção

A coccidiose é vista com mais frequência em animais de produção abrigados ou confinados em áreas pequenas contaminadas com oocistos.[2,3] Coccídeos normalmente são hospedeiro-específicos, e não há imunidade cruzada entre espécies de coccídeos. A doença clínica é comum em bovinos e em ovinos. A coccidiose que causa diarreia em leitões neonatos é um problema importante em alguns rebanhos suínos.

A coccidiose é mais comum em animais jovens, com incidência sazonal que pode ser associada ao momento do ano em que bezerros jovens e cordeiros são reunidos para o desmame ou movidos para lotes de engorda ou alimentados em pequenas áreas nos meses de inverno. A prevalência da infecção e a incidência da doença clínica também são relacionadas à idade. Em bovinos leiteiros confinados, a prevalência da infecção em bezerros e em sobreanos pode ser alta (40 a 50%).

Bezerros

Na América do Norte, a doença é mais comum em bezerros de corte após o desmame no outono, e quando os animais são confinados e alimentados em áreas pequenas e superlotadas durante os meses de inverno. A infecção ocorre com maior frequência quando bezerros desmamados são alimentados no chão, resultando em contaminação fecal contínua do alimento. A prevalência da infecção em bezerros no noroeste e meio-oeste dos EUA é maior no verão, outono e primavera, quando comparado ao meio do inverno (janeiro) e início do verão (junho). No Canadá, por exemplo, a coccidiose de inverno ocorre em bezerros de corte com 6 a 10 meses de idade, mais comumente após um período prolongado de frio ou uma mudança súbita de inverno moderado a temperaturas extremamente frias. O tempo frio pode atuar como um fator estressante e precipitar a doença clínica em animais previamente infectados. A coccidiose aguda e o aumento marcante do número de oocistos excretados irão ocorrer após o tratamento de bezerros infectados com corticosteroides no 20º dia após a infecção, quando os achados clínicos são aparentes, ou do 12º ao 15º dia após a infecção.

Surtos ocasionais ocorrem em bezerros de corte lactentes a pasto, quando eles são reunidos próximo a fontes de água. A coccidiose pós-desmame ocorre em bezerros de corte que pastam em regiões subcosteiras tropicais secas (p. ex., norte de Queensland, Austrália). Ela pode ser mais grave em anos secos, o que sugere que o desafio por oocistos é menos importante que o efeito imunossupressivo do desmame e o estresse dietético na precipitação da doença clínica. Bezerros normalmente são desmamados e reunidos por 3 semanas, e então são soltos no pasto. A coccidiose grave por *E. zuernii* causando diarreia, disenteria, perda de peso e morte ocorre com até 10% dos bezerros clinicamente acometidos. A doença é mais grave em condições quentes, secas e ensolaradas, quando, apesar da intensa contaminação fecal, as condições do curral permanecem secas e empoeiradas, e os oocistos são difíceis de encontrar. A coccidiose causada por *E. alabamensis*, juntamente com outras espécies, é causa comum de diarreia e retardo do crescimento em bezerros com 2 a 4 meses de idade, nas primeiras semanas após serem colocados em pastos permanentes na primavera.

Em *bezerros de leite*, a enfermidade ocorre sob condições de superlotação e sujeira, umidade e quando o alimento é contaminado com fezes. Alguns levantamentos de fazendas leiteiras revelaram que a coccidiose é um dos problemas mais comuns relacionados à saúde, principalmente em situações de superlotação. Os criadores de vacas-leiteiras escolhem tratar os animais com certa frequência ou fornecer coccidiostáticos na ração para o controle da coccidiose.

Bovinos adultos

A coccidiose é incomum em bovinos adultos, mas casos esporádicos ou mesmo epidemias podem ocorrer algumas vezes em vacas-leiteiras que pariram há 6 a 8 semanas. Animais mais velhos podem atuar como fonte de infecção para bezerros mais jovens no rebanho.

Ovinos e caprinos

A coccidiose pode ser um grande problema em cordeiros confinados. Em alguns países, como na Alemanha, a incidência cumulativa de *E. ovinoidalis* e *E. weybridgensis*/*E. crandallis* aumentou rapidamente, resultando em incidência de quase 100% em cordeiros com 8 semanas de idade. A coccidiose aguda em cordeiros criados intensivamente ocorre com aproximadamente 6 a 8 semanas de idade, quando a excreção de oocistos é muito alta em cordeiros saudáveis e em cordeiros clinicamente acometidos. Não há aumento na excreção de oocistos no período periparto em ovelhas. A taxa de excreção fecal de oocistos em cordeiros a pasto é muito alta, quando comparada a de ovelhas. A doença pode ocorrer comumente em cordeiros após a introdução em um lote com problema de superlotação e outros fatores estressantes. Cordeiros sem exposição prévia a coccídeos são altamente suscetíveis à infecção.

A coccidiose é uma das enfermidades mais importantes em caprinos mantidos em grande número sob condições de manejo intensivo. A prevalência da infecção pode ser de até 100% em alguns rebanhos. Os cabritos são a principal fonte de contaminação do pasto, e cabritos recém-desmamados podem apresentar altas contagem de oocistos. Mais de 13 espécies diferentes de *Eimeria* foram descritas em diferentes partes do mundo.

Suínos

Observações sugerem que a coccidiose neonatal suína inclua episódios repetidos de diarreia em leitões com 5 a 15 dias de idade, sem resposta ao tratamento com antimicrobianos, e com falha na vacinação da porca prenhe com bacterinas de *E. coli* para controlar a diarreia neonatal em leitões. O pico de incidência ocorre entre 7 e 10 dias de idade, mais comumente durante os meses quentes de verão, quando as temperaturas altas favorecem a esporulação dos oocistos. *I. suis* é um parasita comum em granjas de suínos;[1,3] e pode ser encontrado em 90% dos rebanhos e 25 a 50% das ninhadas. A prevalência pode ser maior quando leitões e suas mães são mantidos em piso de concreto, quando comparado ao piso autolimpante. A taxa de morbidade é variável, e a taxa de mortalidade pode ser de até 20%. A infecção por rotavírus pode ocorrer concomitantemente com a infecção por *I. suis* em leitões com 1 a 3 semanas de idade, que pode ser importante como causa de esteatorreia ou de diarreia inespecífica, conhecida como diarreia do leite, diarreia branca ou diarreia das 3 semanas. A infecção por *I. suis* ocorre comumente em grandes propriedades de produção de suínos; a maior taxa de infecção ocorre em ninhadas com 3 a 4 semanas de idade.

Morbidade e taxa de mortalidade

Em geral, para a *maioria das espécies* de animais de produção, a taxa de infecção é alta e a da doença clínica normalmente é baixa (5 a 10%), embora epidemias que acometem até 80% dos animais possam ocorrer. A taxa de mortalidade normalmente é baixa, com exceção da alta taxa de mortalidade em bezerros com coccidiose de inverno acompanhada por sinais nervosos.[1] A taxa de mortalidade pode ser alta em bezerros ou cordeiros sem nenhuma exposição prévia à coccidiose. Em bezerros, o ganho de peso corporal e o consumo de alimentos comumente são diminuídos por muitas semanas após a coccidiose clínica aguda, e os bezerros acometidos não recuperam a perda de peso corporal, quando comparados a animais controle não infectados.

Em *cordeiros a pasto*, a infecção subclínica é comum, mas não são documentadas evidências de que a taxa de crescimento seja afetada, mesmo com altos níveis de infecção.

Embora a medicação com coccidiostáticos possa diminuir a taxa de infecção, não há diferença aparente no desempenho entre ovelhas tratadas e não tratadas. Em cordeiros criados sob condições de lotação em confinamentos, a aquisição de infecções por várias espécies de *Eimeria* não parece afetar a taxa de crescimento, mas a infecção artificial por e *E. ninakohlyakimovae* tem sido apontada como causa de doença clínica grave e taxa de mortalidade de até 50%.

Leitões infectados por *I. suis* apresentam o peso corporal significativamente diminuído com 7, 14 e 21 dias de idade. A diminuição do peso em 3 semanas é importante economicamente, uma vez que esse peso é contabilizado no "índice de produtividade das porcas", usado como auxílio ao manejo para ajudar a avaliação do valor potencial de marrãs como animais de reposição pelos produtores.

Métodos de transmissão

A *fonte de infecção* são fezes de animais clinicamente acometidos ou portadores, e a infecção é adquirida por ingestão de alimentos e água contaminados com oocistos esporulados de coccídeos ou por lambedura da pelagem contaminada com tais oocistos. Os oocistos não esporulados são eliminados nas fezes e requerem condições ambientais adequadas para esporular. *Umidade e condições temperadas ou frias favorecem a esporulação, enquanto temperatura alta e umidade baixa a impedem.* Dependendo da espécie de coccídeo, os oocistos esporulam em temperaturas entre 12 e 32°C e requerem oxigênio. Eles podem resistir ao congelamento até, aproximadamente -7 a -8°C por 2 meses, mas -30°C normalmente é letal.[1] Sugeriu-se que os oocistos possam esporular nos meses de inverno na pelagem contaminada com fezes dos animais. Isso pode explicar a produção contínua de muitas espécies diferentes de coccídeos durante os meses frios do inverno, quando a esporulação sobre o solo não é possível.[1] Condições secas e temperaturas altas também destroem oocistos esporulados em algumas semanas, mas os oocistos podem sobreviver por até 2 anos sob condições favoráveis. Temperatura > 35°C, umidade < 25% e luz do sol por pelo menos quatro horas são fatais para *E. zuernii*.

A ingestão de oocistos esporulados resulta em infecção. *Um grande número de oocistos normalmente surge por reinfecção contínua e aumenta o grau de contaminação ambiental.* Isso é mais comum quando bezerros e cordeiros estão confinados em condição de superlotação em baias pequenas ou confinados em lotes de engorda. Cordeiros podem se tornar infectados em algumas semanas após o nascimento em baias de parição intensamente contaminadas por fezes das ovelhas. A superlotação de animais em pastos irrigados e ao redor de poços de água em condições de seca também pode levar a infecções intensas e doença. Cordeiros de engorda e bezerros trazidos para os rebanhos de engorda a partir de pastagens esparsas podem carrear alguns oocistos, que aumentam infecções intensas, particularmente se as condições estão úmidas. Em tal situação, os achados clínicos da doença normalmente aparecem várias semanas a 1 mês após o animal ser confinado. Os bezerros jovens e cordeiros a pasto podem excretar um grande número de oocistos por longos períodos, o que resulta no aumento da população de coccídeos. Em rebanhos nos quais vaca e bezerro ficam juntos, a prevalência e a intensidade de excreção dos oocistos variam com o tempo, resultando em valores de pico por volta do momento do parto (aumento do periparto).

Porcas não têm um papel significativo na transmissão de infecção por *I. suis* de uma geração de leitões para a próxima por meio da contaminação das baias de parição. Oocistos de *I. suis* normalmente não podem ser encontrados nas fezes de porcas em granjas de suínos nas quais a coccidiose neonatal ocorre.

Fatores de risco

Fatores de risco do animal

A coccidiose aguda ocorre principalmente em *animais jovens*, mas pode aparecer em qualquer idade quando a resistência é afetada por doenças concomitantes ou por clima inclemente. A prevalência de infecção normalmente é maior em bezerros do que em novilhos ou adultos no mesmo rebanho, mas também existem evidências de variação da resistência contra outras espécies de *Eimeria*. A infecção experimental concomitante de bezerros com vírus e *E. bovis* pode resultar em doença clínica e lesões que são mais graves do que aquelas causadas por apenas uma infecção.

O *estado nutricional do animal* como fator de risco para coccidiose clínica é bem conhecido. O desmame precoce de cordeiros com 21 dias de idade, seguido de infecção experimental, resultou em falha no crescimento. Ademais, observações a campo mostraram que cordeiros desmamados precocemente são mais suscetíveis à coccidiose do que os desmamados tardiamente. Essa observação pode decorrer de um reflexo da falta de imunidade em cordeiros mais jovens, mas o estresse dietético em cordeiros desmamados precocemente pode contribuir para a doença. Há relatos de que cordeiros mantidos em baixo plano nutricional são menos afetados pela coccidiose do que aqueles mantidos em um alto plano nutricional. Os planos nutricionais podem ser associados a diferenças na prevalência de *Eimeria* spp. Números consideráveis de oocistos podem ser excretados no ambiente, mesmo por ovelhas bem alimentadas, com 14 a 16 meses de idade.

Em muitos países da Europa, por exemplo, a coccidiose é comum em *cordeiros confinados, desmamados com 6 a 8 semanas de idade* e criados em cama de palha com alta densidade populacional, o que propicia o ambiente ideal para a sobrevivência e a esporulação de oocistos. Com frequência, o uso de coccidiostáticos não afeta a taxa de excreção de oocistos, o que sugere inconsistências no efeito de medicação na alimentação ou que a infecção pode ser controlável em rebanhos não medicados sem o uso de coccidiostáticos.

Fatores de risco do ambiente e do manejo

A coccidiose ocorre em animais de produção quando condições do ambiente e do manejo resultam em *exposição oral* de animais não imunes a um grande número de oocistos esporulados. A superlotação, a alimentação dos animais no chão ou situações nas quais fontes de alimento e de água são contaminados por fezes e oocistos aumentam a pressão de infecção por coccídeos e promovem a transmissão. A doença é comum em pequenos rebanhos de bovinos de corte que criam suas próprias reposições e terminam seu próprio lote de animais em piquetes pequenos, que estão superlotados; nessa situação, os alimentos e o ambiente podem se tornar intensamente contaminados com matéria fecal. Bezerros a pasto pela primeira vez em pastos permanentes podem ser associados à coccidiose clínica causada pela ingestão de oocistos que sobreviveram ao inverno.

Em partes da Europa, a ocorrência rara de coccidiose clínica em vacas-leiteiras estabuladas parece associada às práticas de manejo, nas quais os bezerros são alojados individualmente durante as primeiras semanas e, subsequentemente, em pequenos grupos em baias relativamente grandes. Os padrões de higiene são altos, e o esterco é removido com frequência. Essas medidas diminuem a ingestão de um alto número de oocistos e são favoráveis; a intensidade da infecção por coccídeos normalmente é ligada ao número de oocistos no ambiente e ingerido pelos animais.

O sistema de produção pode influenciar o desenvolvimento de coccidiose subclínica e clínica. Dois sistemas de produção são usados comumente para engorda de cordeiros. No *sistema extensivo*, os cordeiros não são desmamados até o abate, com pouco ou nenhum alimento concentrado na dieta. No *sistema intensivo*, o cordeiro recebe um alto teor de concentrados. Mesmo se nenhum sinal clínico de coccidiose for observado, os cordeiros provavelmente serão acometidos subclinicamente em ambos os sistemas. Cama de palha e a alta densidade predispõem os cordeiros a contaminação intensa do ambiente, o que dá suporte à sobrevivência dos oocistos e a sua rápida esporulação.

Multinfecções

Infecções naturais comumente envolvem várias espécies de coccídeos. Uma única espécie pode ser o patógeno principal, mas outros provavelmente contribuem para a enfermidade. Em alguns casos, a coccidiose clínica em bovinos acontece apenas quando *E. bovis* e *E. zuernii* ocorrem conjuntamente. Embora *E. bovis* e *E. zuernii* sejam as espécies mais comumente associadas a coccidiose bovina[2], muitas outras espécies foram descritas. Em ovinos e em caprinos, a prevalência de múltiplas espécies pode ser alta (> 80%). *I. suis* é a principal causa de diarreia em suínos neonatos ou desmamados[3], enquanto *E. debliecki* não é patogênica. Coccídeos com frequência apresentam distribuição ampla em animais de produção.

Mecanismos imunes

A imunidade contra coccídeos intestinais consiste tanto no componente celular quanto no componente humoral.[1] A imunidade celular parece ser mais importante na "resistência" contra a infecção do que a imunidade humoral. Observações a campo sugerem que a coccidiose em bovinos é imunossupressora, o que pode aumentar a sua suscetibilidade a outras infecções comuns. Na coccidiose experimental, a função de neutrófilos pode estar inibida, e o fornecimento de decoquinato pode evitar essa inibição.

A administração de dexametasona a bezerros suprime a resposta imunológica do animal, e permite que o ciclo evolutivo dos coccídeos se mantenha sem interrupções. O estradiol e a progesterona podem melhorar a imunidade mediada por células, e podem fornecer alguma proteção contra a debilidade normalmente grave, e o emagrecimento em bezerros associados à infecção por *E. bovis*.

A coccidiose é uma doença importante em cordeiros jovens a pasto após serem criados em confinamento, assim como ocorre em países da Europa, por exemplo. Nessa situação, os cordeiros passam as primeiras semanas da sua vida confinados e apresentam pouca exposição aos oocistos infectantes, e nenhuma ou pouca imunidade é adquirida. Quando os cordeiros são soltos no pasto utilizado por ovelhas na estação de pastejo anterior, eles rapidamente se tornam infectados por oocistos que sobreviveram ao inverno. A coccidiose se desenvolve em tais cordeiro não imunes 2 a 3 semanas depois. A imunidade induzida pela primeira infecção parece proteger a maioria dos cordeiros contra a reinfecção posteriormente na estação de pastejo. Se os cordeiros forem tratados com sulfadimina a 200 mg/kg PC nos dias 12, 13 e 14 após serem soltos a pasto, então é verificada uma redução significativa na gravidade da infecção por coccídeos.

A imunidade específica a cada espécie de coccídeo se desenvolve após a infecção, de maneira que os animais jovens expostos pela primeira vez, com frequência, são mais suscetíveis à infecção grave e à doença clínica do que outros animais. Uma infecção inicial única com tão pouco quanto 50 oocistos pode induzir forte imunidade à reinfecção pela mesma espécie, e a produção de oocistos pode cessar após, aproximadamente, 10 dias. Sob condições de campo, os animais (p. ex., ovelhas) provavelmente ingerem continuamente oocistos dos pastos e se tornam cada vez mais contaminados com o avanço da estação. A imunidade a uma ampla variedade de coccídeos é incrementada pela reinfecção ou reexposição frequentes.

Cordeiros muito jovens, provavelmente, são relativamente resistentes à infecção causada por uma mistura de espécies patogênicas de coccídeos, mas a suscetibilidade aumenta progressivamente até, pelo menos, 4 semanas de vida.[1] Cordeiros inoculados com 4 a 6 semanas de idade desenvolvem diarreia grave, enquanto o mesmo inóculo administrado com 1 dia de idade não causa doença clínica. A infecção subclínica precoce melhora a resistência dos cordeiros ao desafio posterior. Quando os cordeiros recebem um inóculo relativamente grande de oocistos durante sua primeira semana de vida, eles são relativamente resistentes aos efeitos patogênicos de alguns coccídeos, são capazes de responder imunologicamente e parecem estar protegidos contra desafios subsequentes. Essas informações sugerem que a exposição precoce ou a infecção de cordeiros com coccídeos antes de eles serem submetidos aos efeitos patogênicos do parasita pode ajudar na redução da incidência, da prevalência e da gravidade da coccidiose subsequente. Em bezerros, a resistência à *E. zuernii* pode ocorrer após quimioterapia com monensina ou amprólio, ou infecção experimental. Ambos os fármacos suprimem o desenvolvimento de doença durante o período no qual a imunidade pode se desenvolver. Uma imunidade efetiva se desenvolve em leitões após a infecção natural ou experimental por *I. suis*, que parece ser o parasita coccídeo mais imunogênico de suínos. A fonte de infecção para os leitões suscetíveis são os suínos mais velhos infectados. Os leitões desenvolvem a doença, que é mais grave quando infectados com *I. suis* com 1 a 3 dias de idade, e então quando infectados com 2 semanas de idade.[3]

Patogênese

Os coccídeos de animais de produção permanecem no trato gastrintestinal durante a maioria dos estágios do seu ciclo evolutivo. Espécies individuais de coccídeos apresentam seus locais de predileção específicos; por exemplo, *E. zuernii* e *E. bovis* ocorrem principalmente em ceco, cólon e íleo distal, enquanto *E. ellipsoidalis* e *E. arloingi* acometem o intestino delgado. *E. gilruthi* se localiza no abomaso e, ocasionalmente, no duodeno.

Ciclo evolutivo

O ciclo evolutivo da *Eimeria* spp. é direto. Os oocistos não esporulados são eliminados nas fezes de um hospedeiro infectado, e se desenvolvem em estágios infectantes (oocistos esporulados) no ambiente. Uma única célula original de *Eimeria* se divide, formando quatro esporoblastos; cada qual se desenvolve em um esporocisto e, dentro de cada esporocisto, dois esporozoítos se desenvolvem (configuração 1:4:2 de oocisto para *Eimeria*). Quando ingerido, a parede do oocisto se rompe, e os esporocistos e os esporozoítos são liberados. Os esporozoítos então penetram nas células epiteliais. Uma vez dentro das células, os esporozoítos se transformam em merozoítos, que então passam por replicação assexuada (esquizogonia ou merogonia) e produzem *esquizontes de primeira geração* que contêm muitos merozoítos. Após a maturação dos esquizontes, os merozoítos são liberados por ruptura da célula epitelial. Novas células epiteliais são novamente invadidas e a *esquizogonia de segunda e terceira gerações* ocorrem. Os esquizontes de segunda geração e/ou terceira geração (dependendo da espécie de *Eimeria*) têm localização mais profunda na mucosa do que os esquizontes de primeira geração, e normalmente levam ao esfacelamento do epitélio, associado a hemorragia e destruição tecidual; portanto, esses esquizontes causam efeitos patogênicos que levam à enterite (hemorrágica em infecções graves) e doença clínica, mas também induzem imunidade. Após a esquizogonia, os merozoítos finais liberados invadem as células epiteliais e "mudam" para produzir os estágios sexuais, chamados *macrogametócito* (fêmea) e *microgametócito* (macho) durante a fase de *gametogonia*. Os microgametócitos eventualmente produzem microgametas, que fertilizam macrogametas (de macrogametócito, dentro da mucosa) para produzir zigotos. Esses zigotos se tornam oocistos, que se soltam do epitélio e são excretados nas fezes. O esfacelamento da camada epitelial durante a gametogonia também pode levar à hemorragia. O período pré-patente varia, dependendo da espécie de coccídeo.

Em bovinos, *E. zuernii* e *E. bovis* são patogênicos, e seus ciclos evolutivos similares. Em bezerros infectados, a esquizogonia de primeira geração ocorre no íleo inferior, e a esquizogonia de segunda geração e a gametogonia ocorrem no ceco e no cólon proximal. Ambas as fases causam efeitos patogênicos para esses dois parasitas, e causam ruptura das células que eles invadem, com consequente esfoliação do revestimento epitelial do intestino. É notável que a contagem de oocistos, com frequência, seja baixa quando a doença está no seu pico, uma vez que os oocistos ainda não foram formados. A esfoliação da mucosa causa diarreia e, em casos graves, hemorragia no lúmen intestinal e a anemia hemorrágica resultante pode ser fatal. Se o animal sobreviver a esse estágio, o ciclo evolutivo dos coccídeos termina sem maiores lesões, e a mucosa intestinal irá se regenerar e retornar ao normal. Os períodos patentes para *E. zuernii* e *E. bovis* são de 15 a 17 e de 18 a 21 dias, respectivamente. O tratamento de bezerros com corticosteroides pode converter infecções subclínicas em doença aguda em bezerros, o que sugere que fatores ambientais, nutricionais e de manejo também podem atuar como estressantes na indução da doença.

Bezerros gravemente acometidos que sobrevivem à fase aguda da doença não recuperam as perdas no peso corporal, a não ser que sejam alimentados por 3 a 4 semanas adicionais, o que sugere que os coccídeos bovinos podem apresentar um efeito marcante no desempenho. Uma infecção subclínica por coccídeos sobreposta a uma infecção subclínica estabelecida de baixo grau por nematódeos no intestino delgado pode apresentar um efeito marcante sobre a mineralização da matriz óssea em ruminantes jovens adultos, predispondo-os à osteodistrofia.

O fato de infecções por várias espécies de *Eimeria* serem tão comuns em animais de produção pode explicar a variação na excreção dos oocistos de animais infectados, mas, mais importante, em grupos de animais. Novos casos podem se desenvolver em poucos dias por algumas semanas, em razão de variação na extensão do período pré-patente entre espécies de coccídeos.

A *patogênese dos sinais neurológicos associados à coccidiose* em bezerros não é conhecida. A avaliação de uma série de casos excluiu possíveis explicações, como alterações nos eletrólitos séricos, deficiência de vitamina A e de tiamina, intoxicação por chumbo, uremia, meningoencefalite por *H. somnus*, a gravidade da doença e alterações acentuadas na microbiota intestinal e hepatopatia.

A *patogênese da coccidiose de inverno em bovinos*, que ocorre durante ou após o clima muito frio no Canadá e no norte dos EUA, não é compreendida. Em janeiro, fevereiro e março, as temperaturas externas podem chegar a -40°C, com temperatura média diária de -10 a -15°C por vários dias consecutivos. Tais temperaturas devem ser frias demais para a esporulação de oocistos nas fezes ou sobre o solo. Existe a especulação de que a esporulação pode ocorrer na pelagem de bovinos, ou os estágios endógenos de *E. zuernii* pode estar em fase latente e podem ser reativados pelo estresse no tempo frio.

Em *cordeiros*, a maioria das infecções naturais é composta por muitas espécies diferentes de coccídeos, e há uma ampla variação nos valores na produção de oocistos em cordeiros individuais, seja nas fezes do mesmo cordeiro no decorrer de um período de tempo, ou nas fezes de alguns cordeiros em qualquer ocasião. Sob condições de campo, ocorrem reinfecções constantes, e ondas de estágios patogênicos sucedem uma à outra. A ocorrência de atrofia vilosa na mucosa intestinal de cordeiros acometidos por coccidiose provavelmente está relacionada à diarreia recorrente. Contudo, em cordeiros, há alguma dúvida a respeito dos efeitos de infecção por coccídeos na taxa de crescimento, consumo de alimentos e achados clínicos. Podem não haver relações óbvias entre a dose infectante, a produção de oocistos nas fezes e a doença. Essa informação sugere que, em cordeiros, a mera presença de um grande número de oocistos fecais não constitui um diagnóstico de coccidiose, e que uma gama de fatores pode levar à doença. Em muitos casos, é possível que um grande número de oocistos nas fezes de ovelhas, na ausência de doença, possa estar relacionado a espécies não patogênicas de *Eimeria*.

I. suis apresenta, pelo menos, três ciclos assexuados e um ciclo sexuado de replicação intestinal.[3] Todos os estágios são mais proeminentes na metade distal do intestino delgado, mas também ocorrem no intestino delgado proximal, ceco e cólon. O período pré-patente é de 5 a 7 dias; a patência normalmente é de 14 a 16 dias. A doença se relaciona à diarreia, atrofia vilosa e necrose do epitélio intestinal, e é caracterizada por alta morbidade e baixa mortalidade. Na faixa de temperatura de 32°C a 35°C, os oocistos de *I. suis* podem esporular e se tornar infectantes em 12 a 16 h. Alterações patogênicas são mais acentuadas no intestino delgado, e consistem em atrofia de vilosidades e ulceração focal pela destruição de células epiteliais das vilosidades, principalmente durante o pico de reprodução assexuada. Uma pseudomembrana fibrinonecrótica pode se desenvolver em casos graves. Os estágios extraintestinais de *I. suis* foram detectados nos linfonodos, no fígado e no baço, e sua relevância não foi esclarecida. Leitões desenvolvem achados clínicos mais graves de coccidiose quando inoculados com *I. suis* aos 3 dias de idade do que aos 19 dias de idade, e os leitões acometidos que sobrevivem desenvolvem imunidade à reinfecção. Rotavírus e outras infecções podem complicar a doença.

Achados clínicos

O período pré-patente depende do agente causal e do hospedeiro animal. Normalmente, varia de 1 a 3 semanas em bovinos, de 2 a 3 semanas em ovinos e pode ser tão curto quanto 5 dias em leitões. As síndromes clínicas associadas aos vários coccídeos são similares em todos os animais.

Bovinos e ovinos

Uma febre branda pode ocorrer nos estágios iniciais, mas, na maioria dos casos clínicos, a temperatura corporal é normal ou subnormal. O primeiro sinal de coccidiose clínica é o início súbito de diarreia com odor desagradável, com fezes líquidas que contêm muco e/ou sangue. O sangue pode aparecer como uma coloração escura, alcatroada nas fezes ou como estrias e coágulos, ou a defecação pode consistir inteiramente em grandes coágulos de sangue fresco vermelho. O períneo e a cauda comumente estão manchados com fezes e sangue. Manchas intensas são características, com frequência acompanhadas pela eliminação de fezes, e o prolapso retal pode ocorrer. O grau de anemia hemorrágica é variável, dependendo da quantidade de sangue perdida, e na maioria dos casos de infecção adquirida naturalmente em bezerros, a anemia não é uma característica. Ainda assim, em casos excepcionais, anemia pode ocorrer com mucosas pálidas, fraqueza, andar cambaleante e dispneia. Desidratação é comum, mas normalmente não é grave se os animais acometidos continuarem a beber água.

Inapetência é comum e, em casos excepcionais, pode haver anorexia. O curso da doença normalmente é de 5 a 6 dias, mas alguns animais passam por um longo período de convalescência, no qual o consumo de alimentos e o ganho de peso corporal estão diminuídos. Bezerros gravemente acometidos não recuperam rapidamente as perdas de peso corporal que ocorreram durante a fase clínica da doença. Em casos brandos de coccidiose, a diarreia e a diminuição na taxa de crescimento podem ocorrer. Casos clínicos podem apresentar taxas de crescimento inferiores e apenas anemia crônica.

A coccidiose clínica ocorre apenas raramente em bovinos adultos. Vacas-leiteiras jovens podem ser acometidas, comumente entre 6 e 8 semanas após o parto. Diarreia, disenteria, tenesmo, membranas mucosas pálidas, espessamento e corrugação da parede retal e recuperação rápida, com frequência sem tratamento, são sinais comuns.

Coccidiose com sinais nervosos

Sinais nervosos que consistem em tremores musculares, hiperestesia, convulsões tônico-clônicas com ventroflexão da cabeça e do pescoço, nistagmo e alta taxa de mortalidade (80 a 90%) podem ocorrer em bezerros com coccidiose clínica aguda. Em surtos dessa "forma nervosa", foram acometidos 30 a 50% de todos os bezerros suscetíveis. Ela é comum durante ou após clima extremamente frio no meio do inverno, no norte dos EUA e no Canadá. Bezerros acometidos podem morrer em 24 h após o início da disenteria e dos sinais nervosos, ou podem viver por muitos dias, comumente em posição de decúbito lateral, com o grau leve de opistótono. Apesar do tratamento de suporte intensivo, a mortalidade é alta. Sinais nervosos não foram descritos na coccidiose induzida experimentalmente em bezerros, o que sugere que os sinais nervosos podem não estar relacionados à disenteria ou, de fato, mesmo à coccidiose.

Cordeiros

A coccidiose em cordeiros é similar à forma em bezerros, mas com muito menos disenteria. Em grupos de cordeiros criados e alimentados sob condições intensivas, taxas de crescimento inferiores, diarreia (com ou sem sangue), dor abdominal de baixa intensidade, início gradual de fraqueza, inapetência, prejuízo à qualidade da lã, febre branda, decúbito, emaciação ou morte com um curso de 1 a 3 semanas foram descritos. A diarreia pode não ser percebida no exame físico de rotina, mas a avaliação clínica de cordeiros acometidos revela o períneo manchado por fezes, com fezes amolecidas no reto. Cordeiros movidos diretamente de pastos para lotes de engorda e com pouca ou nenhuma exposição prévia a coccídeos, com frequência desenvolvem doença aguda com alta morbidade e elevada taxa de mortalidade.

Leitões

Em leitões, surtos intensos de coccidiose ocorrem entre 5 e 15 dias de idade, independentemente da época do ano. Anorexia e depressão são comuns. Há diarreia profusa; as fezes são amarelas, aquosas e algumas vezes têm aparência espumosa. A diarreia pode persistir por muitos dias, quando a desidratação e o prejuízo ao crescimento são óbvios. Embora os leitões acometidos continuem a mamar, eles se tornam desidratados e perdem peso. Pode ocorrer vômito. Ninhadas inteiras podem ser acometidas, e a taxa de mortalidade pode chegar a 20%. A doença pode persistir em rebanhos por muitas semanas ou meses, principalmente em locais onde programas de parto contínuo são usados.

Patologia clínica

Contagem de oocistos nas fezes

Animais com coccidiose aguda irão excretar oocistos nas fezes apenas se a infecção for patente (ou seja, muitas gerações de esquizogonia ocorrerem e a gametogonia levar à produção de oocistos). Em ruminantes com infecção e/ou doença patente, uma contagem de mais de 5.000 oocistos por grama de fezes é considerada "significativa", e, embora contagens inferiores a 5.000 oocistos por grama de fezes normalmente não surgiram doença clínica, indicam uma fonte de infecção e disseminação, dependendo do manejo e das condições ambientais. A contagem de oocistos > 10^5/g é comum na coccidiose intensa, embora contagens similares também possam ser encontradas em animais assintomáticos (p. ex., em ovelhas). A excreção de oocistos após uma infecção aguda ou doença pode diminuir rapidamente após um pico. Caso oocistos não sejam encontrados e haja suspeita da doença, esfregaços fecais podem ser examinados quanto à presença de merozoítos; esses zoítos podem ser detectados pela técnica de flutuação fecal. Dependendo do hospedeiro animal, algumas espécies de coccídeos podem ser identificadas e diferenciadas com base no seu tamanho e características dos oocistos (principalmente após a esporulação), embora possa haver alguma sobreposição de tamanhos entre espécies.

Bezerros

Animais acometidos expostos a oocistos podem desenvolver disenteria grave poucos dias antes do surgimento dos oocistos nas fezes. Contudo, quando as fezes de muitos animais acometidos são avaliadas, e normalmente em 2 a 4 dias após o início da disenteria, os oocistos podem ser detectados nas fezes. O período durante o qual os oocistos são excretados em número significativo (período patente) varia entre espécies de coccídeos, com a idade do animal, e com o grau de imunidade; portanto, é mais interessante avaliar vários animais em um grupo ou rebanho (preferencialmente muitas vezes) do que se basear apenas no resultado de um único animal.

Cordeiros

Em cordeiros a pasto, os oocistos aparecem pela primeira vez nas fezes com cerca de 2 semanas de idade. A contagem de oocistos continua a aumentar em cordeiros até, aproximadamente, 8 a 12 semanas, quando a contagem pode chegar a 10^5 a 10^6/g de fezes. Daí em diante, as contagens irão diminuir para, aproximadamente, 500/g quando os cordeiros tiverem 6 a 12 meses de idade. Também existe variação considerável, tanto entre indivíduos quanto de 1 dia para o outro, no número e nas espécies de oocistos presentes nas fezes. Portanto, é útil examinar muitas amostras no decorrer de um período de vários dias para avaliar a excreção de oocistos.

Leitões

Em leitões, o período pré-patente varia de 5 a 7 dias e os oocistos são excretados nas fezes por 5 a 8 dias após o início dos achados clínicos. Os leitões podem desenvolver coccidiose com 5 dias de idade, e os oocistos podem não estar presentes nas fezes até 3 dias depois. O uso de uma solução de cloreto de sódio saturada com glicose como solução de flutuação é recomendado ao examinar fezes de leitões quanto à presença de oocistos de *I. suis*.

O exame de necropsia de casos clínicos selecionados e não tratados normalmente é útil para o diagnóstico. Deve-se suspeitar da doença quando leitões com 5 a 8 dias de idade desenvolvem diarreia que responde muito pobremente ao tratamento. Surtos de diarreia em leitões com menos de 5 dias de idade normalmente são associados a *E. coli* ou GET. Contudo, infecções mistas são comuns e investigações laboratoriais extensas, frequentemente, são necessárias para isolar o agente causal. O diagnóstico, com frequência, requer a combinação da consideração do histórico de diarreia em leitões com 5 a 15 dias de idade, a presença de lesões macro e microscópicas, a presença de estágios de coccídeos em raspados de mucosa e/ou em cortes histológicos e a identificação de oocistos no conteúdo intestinal e nas fezes. Em infecções intensas, os leitões podem morrer antes dos estágios sexuados do parasita terem se desenvolvido, e o diagnóstico depende de encontrar lesões e, principalmente, esquizontes e merozoítos de *I. suis* no jejuno e no íleo. Esses estágios de desenvolvimento também podem ser detectados em esfregaços fecais ou raspados de mucosa. Um diagnóstico a campo rápido consiste em coloração de lâminas com esfregaços por impressão da mucosa do íleo e do jejuno. Microscopia de autofluorescência e métodos baseados em PCR podem ser usados como ferramentas complementares para a detecção de *I. suis* e outros coccídeos.

Achados de necropsia

As carcaças, com frequência, apresentam palidez generalizada de tecidos, e normalmente há manchas de fezes nos membros pélvicos. *Em bovinos*, congestão, hemorragia e espessamento da mucosa do ceco, cólon, reto e íleo são as alterações macroscópicas características vistas na necropsia. O espessamento pode ser intenso o suficiente para produzir cristas na mucosa. Pequenos corpos de coloração branca semelhantes a cistos e formados por grandes e esquizontes podem ser visíveis na extremidade das vilosidades do íleo terminal. Ulceração ou esfacelamento da mucosa podem ocorrer em casos graves. Infecções dos intestinos delgado e grosso podem ser caracterizadas por tiflite fibrinosa e colite. Sangue coagulado ou fezes manchadas de sangue podem estar presentes no lúmen do intestino grosso. Histologicamente, há desnudamento do epitélio e os merozoítos podem ser detectados em algumas células. Esfregaços de mucosa ou do conteúdo intestinal devem ser examinados quanto aos vários estágios de desenvolvimento.

Os achados de necropsia *em ovinos* são marcados por envolvimento mais grave do intestino delgado do que em bovinos. Alterações intestinais características vistas em ovelhas são tiflite hemorrágica e colite (*E. ovinoidalis*), descamação epitelial focal (*E. crandallis*), lesões mucosas focais com a formação de pólipos (*E. bakuensis*) e enterite catarral (*E. ahsata* e *E. faurei*), associada com um ou mais estágios do parasita (esquizontes = merontes e/o gamontes). Em ovinos acometidos por *E. gilruthi*, o abomaso contém numerosos nódulos de 1 a 2 mm de diâmetro, similares (superficialmente) à aparência macroscópica dos nódulos causados por *Ostertagia*. Esses nódulos contêm grandes esquizontes de *E. gilruthi*.

Em leitões, o intestino delgado normalmente está flácido, mas por vezes uma enterite fibrinonecrótica pode ser observada. Achados clínicos precedem a produção de oocistos, de maneira que raspados de mucosa devem ser avaliados quanto à presença dos estágios anteriores do ciclo evolutivo.

Amostras para confirmação do diagnóstico

- Parasitologia: fezes (flutuação fecal); segmentos de jejuno, íleo e cólon (esfregaço direto)
- Histologia: duodeno, jejuno, íleo, ceco e cólon fixados em formol (MO).

Diagnóstico diferencial

- Bezerros: a coccidiose clínica é caracterizada por disenteria, tenesmo, envolvimento sistêmico brando e desidratação. A presença de um grande número de oocistos dá suporte ao diagnóstico, e os achados de necropsia normalmente são característicos. Quando sinais nervosos ocorrem em bezerros que parecem ter coccidiose, a diferenciação de outras doenças que causam disfunção cerebral deve ser feita

- Ovinos: o diagnóstico depende dos achados clínicos de diarreia e/ou disenteria, da presença de um grande número de oocistos nas fezes, e das lesões intestinais à necropsia. Grandes números (10^5/g) de oocistos podem ocorrer nas fezes de cordeiros assintomáticos; portanto, a observação de grandes números de oocistos nas fezes dos cordeiros acometidos por diarreia e/ou disenteria pode não confirmar, por si só, um diagnóstico de coccidiose. Nos cordeiros expostos previamente aos coccídeos e que podem ser relativamente imunes, outras causas de diarreia, como helmintíase, salmonelose e enterotoxemia por *Clostridium perfringens* tipo C, devem ser consideradas. Ver Tabela 7.7 para características epidemiológicas e clínicas das enfermidades que causam diarreia em pequenos ruminantes
- Leitões: diarreia causada por coccidiose deve ser diferenciada da colibacilose entérica, GET, infecção por rotavírus, *Strongyloides ransomi* e *C. perfringens* tipo C. Ver Tabela 7.6 para características epidemiológicas e clínicas das doenças que causam diarreia em suínos.

Tratamento

A coccidiose normalmente é uma enfermidade autolimitante, e a recuperação espontânea sem tratamento específico é comum quando os estágios de esquizogonia (merogonia) passaram. Muitos tratamentos foram recomendados sem levar esse fator em consideração, e é improvável que qualquer agente quimioterápico de uso comum para coccidiose clínica tenha qualquer efeito sobre os estágios tardios (gametogonia) dos coccídeos. A maioria dos coccidiostáticos apresenta efeito supressor sobre os esquizontes de primeiro estágio, e são usados para prevenção ou controle.

Em um surto, os animais clinicamente acometidos devem ser isolados e receber fluidoterapia oral e parenteral de suporte, conforme a necessidade. A densidade populacional de animais em baias deve ser diminuída. Todo o alimento e suprimento de água devem ser elevados do chão para evitar a contaminação fecal. Medicação em massa dos alimentos e do suprimento de água devem ser indicados, na tentativa de evitar novos casos e de minimizar os efeitos do surto. Bovinos com coccidiose e sinais nervosos devem ser trazidos para o confinamento, mantidos aquecidos e sobre cama, e devem receber fluidoterapia via oral e parenteral. Contudo, a taxa de mortalidade da coccidiose bovina pode ser alta, apesar do tratamento de suporte intensivo. O tratamento parenteral com sulfonamidas pode ser indicado para controlar o desenvolvimento de enterite bacteriana ou pneumonia secundárias, que podem ocorrer em bezerros com coccidiose durante períodos de tempo muito frios. Corticosteroides são contraindicados.

Bezerros e cordeiros

Os agentes quimioterápicos recomendados para tratamento e controle de coccidiose em bezerros e em cordeiros estão resumidos na Tabela 7.30. Há informação suficiente disponível para recomendar de forma confiável um tratamento específico de coccidiose clínica aguda. A maioria desses agentes quimioterápicos não foi testada adequadamente em ensaios clínicos. Sulfadimidina é amplamente utilizada de forma empírica para o tratamento de coccidiose aguda em bezerros. *Amprólio* também é usado para o tratamento, e pode ter um efeito benéfico em termos de aumento de ganho de PC e consumo de alimentos, quando comparado com controles não tratados, que se recuperam espontaneamente.

Leitões

Triazinetrionas simétricas são efetivas contra estágios sexuados e assexuados de infecção experimental por *I. suis* em leitões, e são mais efetivas antes do início dos achados clínicos.[1]

Controle

O controle da coccidiose assume maior importância em bezerros, cordeiros e suínos e, algumas vezes, pode ser difícil de conseguir.

Manejo do ambiente

O controle bem-sucedido irá depender de evitar a superlotação de animais enquanto eles desenvolvem imunidade específica anticoccídeos. Apenas um pequeno número de oocistos (50 por dia) é necessário para o desenvolvimento de uma imunidade sólida em cordeiros. O piso de bezerreiros e de baias de cordeiros deve ser bem drenado e mantido tão seco quanto possível. As baias de parição devem ser mantidas secas, devem ser limpas frequentemente e a cama deve ser removida, de maneira que os oocistos não tenham tempo para esporular e se tornarem infectantes.[1] Todas as medidas que minimizam a quantidade de contaminação fecal da pelagem e da lã devem ser praticadas. Cochos de água e de alimentos devem ser elevados para evitar a contaminação fecal. A alimentação de bovinos no chão deve ser evitada se possível, principalmente quando a superlotação for um problema.

Tabela 7.30 Quimioterápicos recomendados para o tratamento e controle de coccidiose em bezerros e cordeiros.

Sulfadimidina (sulfametazina)
Bezerros e cordeiros: 140 mg/kg PC VO, diariamente por 3 dias, individualmente Bezerros: nos alimentos, 35 mg/kg PC por 15 dias Cordeiros: administração diária de 25 mg/kg PC por 1 semana
Amprólio
Bezerros: dose individual de 10 mg/kg PC, diariamente por 5 dias ou 65 mg/kg PC em dose única. Nos alimentos, 5 mg/kg PC por 21 dias Cordeiros: no alimento, 50 mg/kg PC por 21 dias
Monensina
Cordeiros: 2 mg/kg PC diariamente por 20 dias, começando no 13º dia após a inoculação experimental; 20 mg/kg no alimento, continuamente Bezerros: 16,5 ou 33 g/ton por 31 dias
Lasalocida
Cordeiros: 25 a 100 mg/kg fornecido do desmame até a idade de mercado. Também na dieta de ovelhas de 2 semanas antes até 60 dias após o parto

Cordeiros a pasto

Em grupos de cordeiros a pasto, a rotação frequente de pastagens para o controle de parasitas também irá ajudar no controle de infecções por coccídeos. Contudo, quando os cordeiros são precocemente expostos à infecção como resultado da contaminação de ovelhas ou pelo contato com o piso da baia de parição contaminado, uma imunidade sólida normalmente pode ser desenvolver e, apenas quando a densidade do lote for extremamente alta, ocorrerão problemas.

Bovinos e cordeiros confinados

O controle da coccidiose em bezerros e cordeiros de engorda inseridos em lotes superlotados depende do manejo da densidade populacional ou do uso preventivo de quimioterápicos para suprimir infecções em animais enquanto a imunidade efetiva se desenvolve. Procedimentos de manejo incluem o estabelecimento de uma densidade de rebanho adequada, que pode ser avaliada por inspeção visual. Quando os animais estão em superlotação, eles normalmente se tornam sujos, há competição excessiva pelos suprimentos de alimentos e a sua taxa de crescimento pode ser afetada.

Leitões

O controle da coccidiose em leitões neonatos infectados por *I. suis* não tem sido seguro. O uso de coccidiostáticos no alimento de porcas por muitos dias ou por algumas semanas antes e após o parto foi recomendado e usado a campo, mas os resultados são variáveis. O amprólio e a monensina foram avaliados para a prevenção de coccidiose experimental em leitões, e são inefetivos. Um programa de controle efetivo, que consiste na limpeza adequada, desinfecção e limpeza por vapor das baias de parição para diminuir os oocistos no ambiente foi recomendado. Amprólio (a 25% no alimento) na dose de 10 Kg/tonelada de alimentos para porcas, começando 1 semana antes do parto e continuando até que os leitões tenham 3 semanas de idade, foi recomendado, mas os resultados são relatados como insatisfatórios. Uma única dose de 1 mℓ de toltrazurila administrada a leitões com 3 a 6 dias de idade diminuiu consideravelmente a ocorrência de coccidiose e seu período de patência em, aproximadamente, metade.[1] Um único tratamento com toltrazurila a 20 mg/kg PC (oral) é altamente efetivo contra *I. suis* em um estágio inicial de infecção, (p. ex., 2 dias) em leitões lactentes.

Coccidiostáticos

São usados para controle de coccidiose de ocorrência natural, principalmente em bezerros e cordeiros. O coccidiostático ideal suprime o desenvolvimento completo do ciclo evolutivo dos coccídeos, permite o desenvolvimento de imunidade, e não interfere no desempenho produtivo. Fármacos usados para o tratamento estão resumidos na Tabela 7.30.

Para serem efetivos, os coccidiostáticos devem ser administrados no início da infecção. Em qualquer grupo de animais, haverá várias espécies diferentes de coccídeos em diversos estágios do ciclo evolutivo, alguns em estágios suscetíveis a fármacos (antes de 13 a 15 dias em bezerros) outros além desse estágio (após 16 a 17 dias), o que explica porque os coccidiostáticos parecem ser efetivos em algumas epidemias e inefetivos em outras. Em uma epidemia em bezerros, novos casos podem se desenvolver por até 12 a 15 dias após o início do fornecimento de um coccidiostático efetivo nos alimentos para bezerros contactantes. Contudo, o início preciso da infecção não é conhecido, e o período pré-patente não pode ser estabelecido; o máximo que pode ser feito é medicar os alimentos e o suprimento de água com um coccidiostático de eleição, tratar novos casos que se desenvolvam e evitar os fatores estressantes como superlotação e distúrbios nutricionais.

Alguns comentários a respeito dos coccidiostáticos são feitos aqui. A medicação profilática de rotina no alimento e no suprimento de água de bezerros de engorda e de cordeiros com coccidiostáticos efetivos normalmente controla a doença e permite o desenvolvimento de imunidade efetiva, mas a resistência ao fármaco pode se desenvolver.

Antimicrobianos

Sulfonamidas nos alimentos, na concentração de 25 a 35 mg/kg de PC por pelo menos 15 dias são efetivas para o tratamento de coccidiose em bezerros e em cordeiros. A sulfadimidina a 55 g/tonelada também é efetiva em cabras. A combinação de clortetraciclina e uma sulfonamida tem fornecido proteção em bezerros e em cordeiros.

Ionóforos

A *monensina* é um coccidiostático efetivo e promotor do crescimento em bovinos, ovinos e caprinos. As doses recomendadas são de 16 a 33 g/tonelada de alimento para bezerros e 20 g/tonelada de alimento para cordeiros. Teores de 11 g/tonelada de alimento não são confiáveis como a maior dose para bezerros. O nível recomendado para caprinos é de 16 g/tonelada de alimento. Uma ração concentrada que contenha monensina a 15 g/tonelada pode ser fornecida a ovelhas de 4 semanas antes do parto até o desmame, e para cordeiros de 4 a 20 semanas de idade. A monensina pode diminuir acentuadamente a excreção de oocistos de ovelhas e cordeiros, quando administrada antes e após o parto. A suspensão do uso da monensina pode ser seguida pelo desenvolvimento de coccidiose fatal em alguns animais, presumivelmente porque o fármaco suprimiu a infecção, bem como o desenvolvimento de imunidade. A coccidiose em bezerros de corte após o desmame tem sido tratada com monensina em dispositivos inta-ruminais de liberação contínua. O nível tóxico de monensina para cordeiros é de 4 mg/kg PC.

Lasalocida é relacionada à monensina e também é um coccidiostático efetivo para uso em ruminantes. Para o benefício máximo, a lasalocida deve ser usada diariamente no alimento de cordeiros suscetíveis à coccidiose por tanto tempo quanto possível. Um método efetivo de controle é medicar os alimentos de ovelhas, começando aproximadamente 2 semanas antes do parto e continuando a medicação até que os cordeiros sejam desmamados. Os cordeiros começam a receber lasalocida em sua ração de crescimento e subsequentemente na sua ração do desmame até a idade de abate. Para o tratamento de coccidiose e melhora no desempenho do lote, a lasalocida será administrada antes e durante o tempo que cordeiros que não tiveram contato com coccídeos são expostos pela primeira vez à ocorrência natural de oocistos. Uma dose tão baixa quanto 25 mg/kg de alimento irá controlar a coccidiose e melhorar o desempenho quando fornecida a cordeiros no início da vida. Melhoras no desempenho de lotes de engorda normalmente não ocorrem em cordeiros mais pesados que já eliminam os oocistos e estão recebendo lasalocida na dose de 25 mg/kg de alimento.

Lasalocida fornecida na dose de 40 mg/kg de ração para bezerros leiteiros, começando aos 3 dias até as 12 semanas de idade, é efetiva para a diminuição de excreção fecal de oocistos e o aumento de ganho de peso diário, além disso, melhora a ingestão de matéria seca e a eficiência alimentar. A mistura de lasalocida no sucedâneo do leite para bezerros começando aos 2 a 4 dias de idade é um método efetivo para a prevenção e o controle da coccidiose. Também é efetivo como coccidiostático quando fornecido à vontade no sal na concentração de 0,75% da mistura total de sal. A lasalocida a níveis de 0,75 a 3 mg/kg PC é efetiva na prevenção da coccidiose experimental em bezerros. A dose de 1 mg/kg PC é a mais efetiva e rápida e é recomendada quando surtos de coccidiose são previstos ou iminentes em bovinos. A lasalocida e o decoquinato são efetivos na supressão de infecções por coccídeos em bezerros jovens sob condições de exposição aparentemente baixa e bom manejo. Contudo, evidências mostram que nem a lasalocida e nem o decoquinato, tampouco ambos, adicionados ao alimento de bezerros de leite de 16 semanas de idade naturalmente infectados por coccidiose subclínica por 56 dias, apresentaram qualquer efeito significativo no desempenho do ganho de peso.[1]

Monensina, lasalocida e decoquinato nas doses recomendadas pelo fabricante são igualmente efetivas. A combinação de monensina e lasalocida a 22 mg/kg e 100 mg/kg de dieta, respectivamente, é um profilático efetivo contra coccidiose de ocorrência natural em cordeiros desmamados precocemente sob condições de lotes de engorda. Ionóforos foram usados no alimento continuamente, do desmame até a idade de abate, e o controle da coccidiose irá melhorar o desempenho do lote de engorda. O fornecimento contínuo de lasalocida, decoquinato ou monensina irá controlar efetivamente a coccidiose; a interrupção da medicação pode resultar no surgimento de oocistos nas fezes e de diarreia.

O decoquinato no alimento na dose de 0,5 a 1 mg/kg de PC pode suprimir a produção de oocistos na coccidiose experimentalmente induzida em bezerros.[1] Ele é efetivo na prevenção de infecções por coccídeos quando fornecido continuamente nos alimentos secos a 0,5 mg/kg PC.[1] Quando fornecido a bezerros leiteiros de 9 a 24 semanas de idade, parece haver melhora na taxa de crescimento. Na dose de 0,5 mg/kg PC ele também é efetivo em cabras.

Toltrazurila é um composto eficaz.[4,5] Usado na dose de 20 mg/kg PC como dose única VO, 10 dias após os animais serem soltos no pasto, irá evitar a coccidiose em bovinos e em ovinos. Adicionalmente, a medicação de cordeiros naturalmente infectados com toltrazurila no dia 10 após serem soltos a pasto diminui acentuadamente a excreção de oocistos por um período prolongado, e diminuiu a contaminação do pasto com oocistos. Um único tratamento com toltrazurila pode diminuir a excreção de oocistos em cordeiros naturalmente infectados por um período de, aproximadamente, 3 semanas após a administração. O tratamento oral semanal de cordeiros lactentes com 20 mg/kg PC de toltrazurila pode diminuir a excreção de oocistos e aumentar o ganho de peso no decorrer de um período de 10 semanas.[1]

Vacinas

Embora vacinas de subunidades possam oferecer vantagens teóricas, detalhes limitados quanto à compreensão da imunobiologia das coccidioses em animais de produção e o número relativamente grande de espécies permanecem obstáculos ao desenvolvimento de vacinas efetivas contra coccídeos.

LEITURA COMPLEMENTAR

Daugschies A, Najdrowski M. Eimeriosis in cattle: current understanding. J Vet Med B Infect Dis Vet Public Health. 2005;52:417-427.

Hermsilla C, Ruiz A, Taubert A. Eimeria bovis: na update on parasite-host cell interactions. Int J Med Microbiol. 2012;302:210-215.

Innes A, Vermeulen AN. Vaccination as a control strategy against the coccidial parasites Eimeria, Toxoplasma and Neospora. Parasitology. 2006;133(suppl S):145-168.

Step DL, Streeter RN, Kirkpatrick JG. Bovine coccidiosis: a review. Bov Pract. 2002;36:126-135.

REFERÊNCIAS BIBLIOGRÁFICAS

1. Radostits O et al. Diseases Associated with Protozoa. Veterinary Medicine: A Textbook of the Disease of Cattle, Horses, Sheep, Goats and Pigs. 10th ed. London: W.B. Saunders; 2007:1498.
2. Bangoura B et al. Parasitol Res. 2012;110:875.
3. Worliczek H et al. Wien Klin Wochenschr. 2007; 119:33.
4. Jonsson NN et al. Parasitol Res. 2011;109(suppl 1): S113.
5. Veronesi F et al. Vet J. 2011;190:296.

Giardíase

Sinopse

- Etiologia: *Giardia duodenalis*. Zoonótica e assemblages específicos de animais de produção
- Epidemiologia: alta prevalência da infecção em animais de produção jovens. Ciclo fecal-oral da infecção pela excreção em animais jovens pela mãe e por contaminação por fômites no ambiente. É possível que haja transmissão entre espécies e pela água
- Achados clínicos: pode resultar em fezes pastosas intermitentes e diminuição do crescimento. Algumas infecções são assintomáticas
- Patologia clínica: demonstração de cistos nas fezes por microscopia por contraste de fase ou anticorpos fluorescentes
- Achados de necropsia: atrofia de vilosidades
- Tratamento e controle: benzimidazóis, metronidazol e higiene.

Etiologia

Giardia duodenalis (sinônimos *G. lamblia*, *G. intestinalis*) é um protozoário flagelado (binucleado) que infecta muitas espécies de vertebrados, principalmente mamíferos.[1-8] É a principal causa de diarreia em humanos e tem sido reconhecida como causa de diarreia em animais pecuários. Atualmente, existem muitas variantes genéticas dentro de *G. duodenalis*, e a classificação genotípica de membros de *G. duodenalis* está evoluindo. Variantes genéticas (genótipos) são chamados assemblages. Bovinos são suscetíveis à infecção pelo assemblage zoonótico A, que infecta muitas espécies de animais diferentes, e pelo assemblage E, que parece ser restrito a animais ungulados.

O organismo se desenvolve no intestino delgado, onde se multiplica por fissão binária longitudinal na superfície da mucosa intestinal no estágio de trofozoíto, e é excretado nas fezes como um cisto.[2,3]

Epidemiologia

Ocorrência

A infecção por *Giardia*, oposto à enfermidade, tem sido relatada na maioria dos continentes, e foi identificada em *todos os animais pecuários comuns*.[4] Há uma ampla variedade nas prevalências relatadas entre regiões, o que, provavelmente, reflete as estratégias de amostragem e os métodos de detecção. A excreção de cistos de *Giardia* pode ser contínua, mas normalmente também é intermitente em animais jovens. A maior parte dos estudos de prevalência foi realizada em bezerros, e relata prevalências pontuais das taxas de infecção de 1 a 100% em países diferentes, com a maioria dos estudos mostrando prevalências entre 20 e 80% em bezerros.[1] Uma faixa similar é evidente em estudos mais limitados em cordeiros e cabritos, potros e leitões.[1] Estudos longitudinais dos padrões de excreção em bovinos de corte, bovino de corte confinados, bovinos leiteiros, bezerros e potros, algumas vezes, mostra altas taxas de infecção.[1]

Fonte de infecção

Animais jovens são a fonte primária de infecção, e ela é transmitida por via fecal-oral. Altas taxas de excreção de cistos em animais jovens resultam na contaminação do *ambiente* e na infecção por meio de fômites.

A *mãe* também é fonte de infecção para animais jovens. O *aumento periparto* da excreção de cistos de *Giardia* foi mostrado em ovelhas, nas quais a excreção aumentou 2 semanas antes do parto, teve seu pico 0 a 4 semanas após e diminuiu para um nível baixo 6 a 8 semanas depois do parto, relacionado a uma diminuição da imunidade no estágio final da gestação.[1] Suspeita-se que o aumento periparto ocorra também em éguas. Infecções cruzadas de outras espécies animais e a infecção por água e alimentos contaminados são outras fontes de infecção possíveis.

Fatores de risco do patógeno

Acredita-se que a dose infectante de *Giardia* seja muito pequena. Cistos de *Giardia* são relativamente resistentes às influências ambientais e podem sobreviver a 4°C por 11 semanas em água, 7 semanas no solo e 1 semana em fezes de bovinos, mas não sobrevivem ao congelamento. São resistentes a cloriinação, e a desinfecção extensiva do ambiente não evita a reinfecção.

Fatores de risco do animal

A idade é determinante na infecção; as taxas de excreção de cistos nas fezes são muito maiores em animais de produção jovens do que em adultos. A excreção de cistos em grupos de bezerros normalmente é maior entre 3 e 10 semanas de idade, com o número de cistos nas fezes aumentando entre 1 e 6 semanas de idade. A excreção de cistos diminui após o desmame, mas pode persistir de forma intermitente durante a idade adulta. Padrões similares são vistos em cordeiros. A influência da idade sobre a infecção em suínos pode ser confundida por medicações profiláticas usadas rotineiramente em granjas de suínos. Não foi verificado efeito significativo da estabulação, alimentação, manejo de água ou estação do ano em bovinos, mas práticas de higiene e de manejo podem influenciar a exposição e a dinâmica da infecção. As taxas de infecção precoces e altas em bezerros e cordeiros, quando comparados a outras espécies de animais de produção, provavelmente são reflexo disso. Os suínos criados em pisos aramados são infectados posteriormente na vida, quando comparados a suínos criados em pisos de concreto poroso. A prevalência da infecção é maior em bezerros deixados com suas mães para mamar o colostro por 3 dias do que em bezerros removidos da mãe ao nascimento para casinhas individuais, e que recebem colostro em mamadeira.

Estudos experimentais

Com base em experimentos em bezerros, *Giardia* tem um período pré-patente de 7 a 8 dias, e patência de 60 a 112 dias, sem evidência de giardíase.[1] A infecção de cordeiros livres de patógenos específicos de 6 semanas de idade com trofozoítos de *Giardia* resultou na ocorrência de episódios de diarreia e fezes amolecidas, que foram temporariamente associadas à detecção de cistos de *Giardia* nas fezes.[1] Comparados a controles, cordeiros infectados apresentam menor taxa de ganho de peso, sem diminuição da ingestão de alimentos, e demoraram mais tempo para chegarem ao peso de abate.

Importância econômica

Evidências de uma importância econômica significativa para a maioria das infecções por *Giardia* em animais pecuários não foram convincentes.

Implicações zoonóticas

A maioria das infecções por *Giardia* em bovinos são por assemblage E, associado a animais de produção, com menor proporção de infecções pelo assemblage A zoonótico.[2-6] Contato com animais de produção é um fator de risco para doença em humanos. Existe preocupação considerável em círculos de saúde pública de que a infecção em humanos também possa decorrer de corpos de água que recebem efluentes de agricultura e de pastos, levando à contaminação da água de beber. Existe também preocupação quanto à dispersão de *Giardia* por fezes em cursos de água que recebem fezes de animais.

Patogênese

Os cistos ingeridos exocitam e liberam trofozoítos, que se multiplicam e colonizam a superfície do intestino delgado. Os trofozoítos aderem às vilosidades do intestino delgado por meio de ventosas na sua superfície ventral. O parasita induz uma resposta inflamatória, atrofia de vilosidades e diminui a *razão vilosidade para cripta*, e há diminuição nas enzimas dissacaridases da borda em escova.[1] Acredita-se que a doença seja o resultado do aumento da motilidade intestinal (como consequência da inflamação) e, consequentemente, há diarreia, má digestão e má absorção de nutrientes.

Achados clínicos

Existem muitos relatos que detalham a demonstração de infecção por *Giardia* em animais individuais com diarreia crônica e por má absorção, a maioria sugere associação com doença que causa diarreia. Grande parte desses relatos relaciona animais jovens em uma idade quando tanto a diarreia indiferenciada quanto a excreção dos cistos de *Giardia* são comuns, mas as evidências de associação causal nem sempre são completamente convincentes, uma vez que outras causas possíveis de diarreia não são excluídas. Existem também muitos estudos em animais que descrevem que a infecção, algumas vezes, não é acompanhada por evidência de doença clínica.[3-5] Em bezerros e cordeiros, a infecção por *Giardia* tem sido associada a diarreia semilíquida, pastosa, intermitente, que contém muco e dura 2 a 3 dias, mas pode chegar a 6 semanas em alguns animais, e há diminuição do crescimento, apesar do apetite normal. Experimentos controlados que mostram fezes amolecidas e diminuição do ganho de peso em cordeiros infectados experimentalmente indicaram que a *Giardia* pode ser patogênica para ovinos.

Patologia clínica

Cistos de *Giardia* podem ser mostrados nas fezes por microscopia de contraste de fase ou microscopia imunofluorescente após a técnica de flutuação. Soluções saturadas de sal ou açúcar podem desfigurar os cistos, e a demonstração da infecção é mais bem conduzida pelo gradiente da sacarose ou flutuação em solução de sulfato de zinco. Imunofluorescência pode ser mais sensível do que a microscopia para detecção de cistos, e métodos associados a PCR são utilizados comumente para a detecção e caracterização genética de *G. duodenalis*.[7]

Achados de necropsia

Os achados são no intestino delgado superior. Embora com frequência não existam alterações macroscópicas, microscopicamente pode haver um aumento nos linfócitos intraepiteliais do jejuno, com inflamação difusa moderada a grave, atrofia de vilosidades, distorção das criptas e diminuição na razão vilosidade para cripta. Os trofozoítos podem ser detectados histologicamente na mucosa, e em raspados de mucosa corados obtidos do intestino delgado.

Tratamento e controle

Infecções por *Giardia* em animais pecuários foram tratadas com sucesso com dimetridazol, em uma dose oral de 50 mg/kg PC, diariamente por 5 dias[1]; também são suscetíveis a furazolidona, mas ambos os fármacos são ilegais para uso em animais de produção em muitos países.

A administração oral de *benzimidazóis*, albendazol (20 mg/kg PC, diariamente por 3 dias) e fenbendazol (10 mg/kg PC, diariamente por 3 dias) é efetiva para o tratamento de infecção por *Giardia* ou giardíase em bezerros.[8] O curso de 3 dias é necessário para o tratamento efetivo; alguns bezerros tornam-se reinfectados após o tratamento. O princípio do controle da giardíase é similar àquele usado para criptosporídeose, mas não foi realmente desenvolvido especificamente para animais de produção. Procedimentos recomendados descritos para conseguir a diminuição à exposição (na seção Diarreia aguda indiferenciada de animais de produção neonatos) são adequados.

LEITURA COMPLEMENTAR

Baldursson S, Karanis P. Waterborne transmission of protozoan parasites: review of worldwide outbreaks–an update 2004-2010. Water Res. 2011;45:6603-6614.

Cacciò SM, Ryan U. Molecular epidemiology of giardiasis. Mol Biochem Parasitol. 2008;160:75-80.

Fletcher SM, Stark D, Harkness J, Ellis J. Enteric protozoa in the developed world: a public health perspective. Clin Microbiol Rev. 2012;25:420-449.

Lane S, Lloyd D. Current trends in research into the waterborne parasite Giardia. Crit Rev Microbiol. 2002;28:123-147.

Olsen ME et al. Update on Cryptosporidium and Giardia infections in cattle. Trends Parasitol. 2004;20:185-191.

REFERÊNCIAS BIBLIOGRÁFICAS

1. Radostits O et al. Diseases Associated with Protozoa. Veterinary Medicine: A Textbook of the Disease of Cattle, Horses, Sheep, Goats and Pigs. 10th ed. London: W.B. Saunders; 2007:1515.
2. Thompson RC, Monis PT. Adv Parasitol. 2012; 78:57.
3. Monis PT et al. Trends Parasitol. 2009;25:93.
4. Thompson RC et al. Vet J. 2008;177:18.
5. O'Handley RM, Olson ME. Vet Clin North Am Food Anim Pract. 2006;22:623.
6. Robertson LJ. Epidemiol Infect. 2009;137:913.
7. Koehler AV et al. Biotechnol Adv. 2014;32:280.
8. Budu-Amoako E et al. J Food Prot. 2011;74:1944.

Ascaríase em suínos, equinos e bovinos

Sinopse

- Etiologia: vermes nematódeos da família Ascaridae. *Ascaris suum* em suínos, *Parascaris equorum* em equinos e *Toxocara vitulorum* em búfalos e bovinos
- Epidemiologia: transmissão por ingestão de ovos larvados altamente resistentes e de longa vida. *T. vitulorum* também é transferido pelo colostro
- Achados clínicos: infestações intensas levam a desenvolvimento ruim e diarreia sem febre, algumas vezes com icterícia obstrutiva, obstrução intestinal e sinais respiratórios
- Patologia clínica: ovos característicos nas fezes e eosinofilia acentuada
- Lesões: hemorragias petequiais nos pulmões e pontos fibróticos no fígado
- Confirmação do diagnóstico: demonstração dos ovos característicos nas fezes
- Tratamento:
  - Suínos: ivermectina, abamectina, doramectina, flubendazol, febantel, oxibendazol, tiofanato, tartrato de pirantel e levamisol
  - Equinos: febantel, fenbendazol, mebendazol e oxibendazol
- Controle:
  - Suínos e equinos: manter animais jovens afastados de locais nos quais os ovos podem se acumular
  - Bovinos/búfalos: tratamento anti-helmíntico profilático em bezerros com 10 a 16 dias de vida.

Etiologia

Cada espécie tem o seu próprio ascarídeo: *Ascaris suum* em suínos e *Parascaris equorum* em equinos são cosmopolitas, enquanto *Toxocara vitulorum* é uma causa importante de mortalidade em bezerros de búfalos na Índia e no Sudeste Asiático.[1] Estudos genéticos mostraram que, embora *A. suum* dos suínos seja muito similar a *A. lumbricoides* do homem, existem diferenças hospedeiro-específicas[2], e a infecção cruzada ocorre apenas de forma infrequente.[3] Não existem ascarídeos específicos para ovinos, embora eles possam raramente ser infectados por *A. suum*.

Ciclo evolutivo

A. suum e *P. equorum* apresentam ciclo evolutivo similar. Os vermes adultos são longos (as fêmeas têm 20 a 40 cm e os machos têm 15 a 25 cm de comprimento), são cilíndricos e pontiagudos em ambas as extremidades e apresentam uma cutícula espessa brilhosa, de coloração amarelo-esbranquiçada. Eles vivem no intestino delgado e põem números muito grandes de ovos de casca grossa (0,5 a 2 milhões por dia).[4] Esses não são infectantes até que as larvas se desenvolvam internamente. Esse processo precisa de umidade e calor adequados, e ocorre no decorrer de um período de muitas semanas. Quando deglutidos, os ovos infectantes eclodem rapidamente no intestino do hospedeiro, e as larvas migram pela parede intestinal, chegando à veia porta, e são transportadas para o fígado. Elas atravessam o sistema venoso hepático e viajam para os pulmões, passam pelos brônquios e traqueia para a faringe e são deglutidos, chegando ao intestino, onde amadurecem. O período pré-patente (tempo desde a infestação até o surgimento dos ovos nas fezes) é de 6 a 8 semanas para *A. suum*, e de 11 a 15 semanas para *P. equorum*.

T. vitulorum possui um ciclo evolutivo mais complexo. Quando os ovos são ingeridos por bovinos ou búfalos com mais de 4 a 5 meses de idade, as larvas se localizam nos tecidos somáticos sem se desenvolverem ou crescerem, em vez de viajarem para o intestino. Subsequentemente, elas se tornam ativadas próximo ao parto e migram para o úbere. Elas são transferidas para o bezerro no colostro e crescem até o estágio adulto no intestino no decorrer de um período de 3 a 4 semanas e produzem um grande número de ovos por, aproximadamente, 4 semanas.[1] Após 8 semanas de infecção, as contagens de parasitas nos bezerros infectados diminuem em razão do fortalecimento da imunidade do hospedeiro.[1]

Epidemiologia

Em suínos e equinos, a única via de infecção é pela ingestão de ovos larvados. Uma vez que os ovos apresentam casca muito grossa, o estágio infectante é protegido das influências deletérias do ambiente. Poucos desinfetantes irão eliminá-los, e eles são muito resistentes ao frio, mas sobrevivem melhor em ambientes de temperatura branda e úmidos. Períodos de sobrevivência de até 5 anos foram relatados. No Reino Unido, os ovos de *A. suum* excretados de setembro a maio se tornam infectantes mais ou menos de forma sincronizada em julho, e o número de ovos que se torna infectante então diminui rapidamente. Isso coincide com a prevalência de lesões hepáticas relatadas em fábricas de bacon. A transmissão, portanto, é sazonal, mas uma vez que os ovos de ascarídeos são muito resistentes e podem sobreviver ao inverno, suínos e equinos podem, na ausência de boa higiene, se tornar infectados em qualquer período do ano. A ascaríase clínica normalmente é associada a condições que permitem que os ovos infectantes se acumulem. Isso pode acontecer onde, por exemplo, a taxa de lotação é alta e os mesmos currais são usados ano após ano, ou quando baias internas não são limpas adequadamente. Embora os ovos no ambiente sejam resistentes ao ressecamento e ao congelamento, a exposição à luz do sol irá matá-los em algumas semanas.[4]

Imunidade protetora se desenvolve, e consequentemente, apenas os animais jovens são gravemente afetados. Os vermes ascarídeos são muito imunogênicos, e induzem uma forte resposta imune Th2, caracterizada por eosinofilia e altas concentrações de citocinas anti-inflamatórias, o que resulta na expulsão do parasita.[5] Contudo, essa indução Th2 forte pode inibir respostas Th1 contra infecções bacterianas e virais, diminuindo a eficácia das vacinações.[6,7] Sob condições de campo, os ovos são eliminados por potros de 12 a 13 semanas de idade, e a expulsão espontânea dos vermes ocorre 6 a 9 semanas depois. Os ovos são vistos ocasionalmente nas fezes em potros muito jovens, mas acredita-se que seja pela ingestão de ovos não infectantes durante a coprofagia. Em animais mais velhos, nenhum sinal clínico é observado, mas animais infestados, particularmente porcas adultas e cavalos sobreanos, continuam a contaminar o seu ambiente e são um elo importante na cadeia da infecção.

Larvas de *T. vitulorum* estão presentes em maior número no colostro 2 a 5 dias após o parto, e algumas são encontradas após o nono dia. Vermes maduros estão presentes no intestino do bezerro aos 10 dias de idade, e os ovos são eliminados às 3 semanas. Os vermes são expelidos aos 5 meses de idade; portanto, a toxocaríase é uma doença de bezerros.

Patogênese

A migração das larvas pelo fígado resulta em hemorragia e fibrose, a segunda aparecendo como pontos brancos sobre a cápsula. Em infecções intensas, fibrose difusa pode ocorrer. A lesão mais grave se dá nos pulmões, onde as larvas provocam lesão alveolar com edema e consolidação. Essa lesão pode exacerbar infecções pulmonares preexistentes, ou fornecer uma porta de entrada para bactérias piogênicas no organismo. A imunidade às larvas em migração é adquirida, e pode ser transferida por meio do colostro ou soro imune.

Em animais que não suínos, as larvas de *A. suum* migram e se desenvolvem, mas os vermes normalmente não chegam ao intestino delgado. Durante esse processo, achados clínicos graves de envolvimento pulmonar podem surgir. A doença tem sido produzida experimentalmente em cordeiros e bezerros, e tem sido observada como ocorrência a campo em novilhas.

Potros com P. equorum apresentam diminuição da motilidade intestinal e aumento na proporção de água para sólidos corporais, além da diminuição da reserva corporal de albumina.

Achados clínicos

Em suínos com até 4 a 5 meses de idade, os achados clínicos associados à infestação intensa são crescimento ruim, diarreia afebril e diminuição da resistência a outras doenças. Existem algumas evidências de que a exposição aos parasitas durante a fase de crescimento sem tratamento anti-helmíntico causa lesões permanentes ao potencial de crescimento. Vermes adultos podem ser vomitados e, ocasionalmente, casos de icterícia obstrutiva e obstrução ou ruptura intestinal ocorrem. Pode haver tosse enquanto as larvas estão passando pelos pulmões, mas ela não é acentuada, e raramente ocorre lesão suficiente para causar aumento notável da frequência e da amplitude respiratórias. Em casos raros, a infestação pode ser tão grave que os suínos manifestam dispneia grave ou morrem de insuficiência hepática aguda. Pneumonia enzoótica dos suínos e influenza suína são relatados como doenças muito mais graves quando acompanhadas por infecções intensas por *A. suum*, e quebras na vacinação com vírus vivo contra cólera suína foram atribuídas a essa causa. *A. suum* em outras espécies de hospedeiros produz febre, dispneia e anorexia por volta do oitavo dia após a infestação.

Os efeitos em potros e em bezerros causados por infestação intensa com *P. equorum* e *T. vitulorum* são similares àqueles observados em leitões jovens, e incluem pelagem grosseira, diarreia e, em algumas ocasiões, cólica. Adicionalmente, em potros, convulsões, obstrução e perfuração intestinal podem ocorrer. Lesões pulmonares podem dar origem a febre, tosse e secreção nasal mucopurulenta.[8] Em bezerros, anemia e esteatorreia são achados adicionais.

Patologia clínica

Ovos característicos normalmente estão presentes em grande quantidade nas fezes de animais clinicamente afetados. Eosinofilia acentuada e aumento sistêmico da expressão de IL-4[7] com frequência acompanham os estágios iniciais da infestação em suínos e em outras espécies, tendo sido comprovado que a eosinofilia persiste em bezerros por, pelo menos, 1 ano.

Achados de necropsia

Nos estágios iniciais de infestação maciça, ocorrem hemorragias subpleurais e edema e congestão pulmonares. A cavidade pleural pode conter líquido tingido de sangue. O fígado está aumentado e congesto, e pode haver hemorragia sob a cápsula. Microscopicamente, tratos necróticos e seções de larvas são observados. Em espécies que não a suína, a infestação por *A. suum* é acompanhada por enfisema, espessamento de parede alveolar com fibrina, eosinófilos, hemorragia nos pulmões e tratos necróticos no fígado.

Em casos crônicos, a cápsula do fígado está acentuadamente marcada com pontos brancos de pequeno diâmetro que podem, em casos graves, ser confluentes e constituírem uma rede de tecido conjuntivo. Histologicamente, os tratos necróticos foram substituídos por tecido fibroso. A carcaça normalmente está em condição ruim e pode estar ictérica. Grandes números de vermes maduros podem quase preencher o lúmen do intestino delgado.

Confirmação do diagnóstico

Ovos de ascarídeos são castanhos e apresentam parede espessa com superfície rugosa. A contagem de ovos nas fezes superior a 1.000 opg (ovos por grama de fezes) é considerada como indicativo de infecção significativa. As larvas em migração são pequenas demais para serem observadas a olho nu no exame *post mortem*. Elas podem ser recuperadas do tecido pulmonar macerado usando a técnica de Baermann, ou vistas microscopicamente em raspados de muco bronquial. Experimentalmente, o diagnóstico molecular para *T. vitulorum* espécie-específico e altamente sensível de PCR e amplificação isotérmica de DNA mediada por *loop* foram desenvolvidos para identificação precisa e diagnóstico de *Toxocara* spp., sobrepondo as limitações inerentes às abordagens tradicionais.[8,9]

Diagnóstico diferencial

Estágios iniciais de infecção maciça
- Pneumonia enzoótica em suínos
- Forma crônica de pneumonia por *Rhodococcus equi* em potros jovens
- Outras formas de pneumonia em bezerros

Infecção crônica
- Outras causas de falha no desenvolvimento, incluindo desnutrição e enterite crônica causada por infecções por *Salmonella* e *Brachyspira* spp.

Tratamento

Tratamento e profilaxia

Tratamento
- Suínos:
  - Ivermectina ou doramectina: 0,3 mg/kg, por via IM (R1)[10,11]
  - Abamectina: 0,1 mg/kg/dia durante 7 dias no alimento (R1)[10]
  - Flubendazol: 5 mg/kg, como dose única ou 30 g/tonelada de ração de terminação administrado por 5 a 10 dias (R2)
  - Fenbendazol: 5 mg/kg no alimento como dose única dividida no decorrer de 7 a 14 dias (R3)
  - Febantel: 5 mg/kg VO (R3)
  - Oxibendazol: 15 mg/kg ou 1,6 mg/kg/dia VO por 10 dias (R3)
- Equinos:
  - Febantel: 6 mg/kg VO (R1)
  - Fenbendazol: 7,5 mg/kg VO (R1)
  - Mebendazol: 5 a 10 mg/kg VO (R1)
  - Oxibendazol: 10 mg/kg VO (R1)
- Búfalos:
  - Pirantel: 12,5 mg/kg VO (R2).[17]

Suínos

Em suínos, ivermectina, abamectina ou doramectina e flubendazol são efetivos contra adultos e larvas de quarto estágio (intestinal) de *A. suum*, enquanto fenbendazol, febantel, oxibendazol, tiofanato, tartrato de pirantel e levamisol são efetivos contra vermes adultos. Ivermectina, fenbendazol, flubendazol, tiofanato e pirantel podem ser administrados no alimento, com a dose dividida no decorrer de vários dias. Ivermectina também pode ter alguma atividade contra larvas em migração.

Equinos

Em equinos, febantel, fenbendazol, mebendazol e oxibendazol são todos efetivos contra *P. equorum* adulto. Fenbendazol é ativo, inclusive, contra formas imaturas no intestino. Mostrou-se que *P. equorum* também é resistente à ivermectina e pirantel.[11-15]

Bezerros de búfalo

Em bezerros de búfalo, os poucos dados disponíveis sugerem que pirantel tem boa eficácia tanto contra as formas imaturas quanto contra os vermes adultos.[16] Outros compostos, como levamisol, febantel, oxfendazol e mesmo a piperazina podem ser usados para o tratamento, mas podem não expelir todos os vermes.

Controle

Características importantes do ciclo evolutivo que devem ser levadas em consideração quando sugerindo um programa de controle para infecções por ascarídeos incluem:

- Os vermes são ovipositores prolíficos
- Os ovos infectantes são muito resistentes e de longa vida
- Animais jovens são mais suscetíveis.

A ênfase deve ser dada à prevenção da contaminação do ambiente. Isso é conseguido pelo tratamento periódico de animais que, provavelmente, estão excretando os ovos, de animais adultos portadores assintomáticos e dos jovens mais vulneráveis. A exposição de suínos jovens e de potros ao solo contaminado e à cama deve ser evitada.

Tratamentos desnecessários devem ser evitados pelo monitoramento regular da contagem de ovos nas fezes. Em sistemas de criação intensiva de suínos em piso de concreto, o risco de infestação por ascaridíase pode ser muito reduzido, mas raramente eliminado, com bons padrões de higiene. No caso de baias com cama de palha, estudos epidemiológicos no Reino Unido sugeriram que toda cama deve ser removida ao final de junho (para remover os ovos excretados nos meses anteriores, antes que se tornem infectantes) e novamente ao final de agosto (para remover os ovos depositados no verão). Se for permitido aos suínos ter acesso a pequenos piquetes de terra, eles devem ser mantidos bem secos, e as fezes devem ser removidas com frequência. O controle é difícil em sistemas de criação extensiva, uma vez que os ovos se tornam infectantes em 4 a 6 semanas no verão, e muitos persistem e resistem ao inverno. A aragem profunda do solo contaminado após o uso irá diminuir o risco de ovos infectantes de *A. suum* e *Trichuris suis* para futuros lotes de suínos.

Se as baias de parição forem limpas regularmente com mangueiras de água de alta pressão e as porcas forem tratadas imediatamente antes da entrada, pode ser possível controlar a infecção em leitões sem tratamento com anti-helmíntico. Recaídas podem ocorrer, uma vez que os ovos de ascarídeos são adesivos e nem todos serão eliminados pela lavagem com mangueira. Pela mesma razão, os ovos são facilmente introduzidos do exterior em botas etc. Portanto, pode ser necessário tratar os leitões ao desmame. Os ascarídeos podem ser controlados em suínos em crescimento pelo tratamento periódico com anti-helmínticos, mas isso deve ser combinado a medidas rigorosas de higiene para eliminar a lesão hepática causada pelas larvas em migração.

Potros jovens representam um problema maior, uma vez que eles, com frequência, são alocados em pastos permanentes usados por potros nos anos anteriores. Tais pastos podem se tornar intensamente contaminados por ovos. As recomendações para o controle incluem:

- Limpeza completa e desinfecção da baia maternidade após cada parto
- Uso de pequenos piquetes de exercícios que devem, preferencialmente, ser deixados em descanso durante 1 ano após a ocupação por equinos
- Remoção semanal das fezes do pasto. Os potros devem ser rotineiramente tratados com cerca de 10 a 12 semanas de idade, quando os parasitas se tornam maduros pela primeira vez e, novamente, a intervalos bimestrais. Dessa forma, a contaminação intensa do pasto por ovos pode ser evitada.

A resistência de *P. equorum* a anti-helmínticos tem sido amplamente relatada nos últimos anos.[11-14] Em bezerros de búfalo, um único tratamento com anti-helmínticos aos 10 a 16 dias de idade usando um composto com alta atividade contra os estágios larvais fornece bom controle para *T. vitulorum*.[18]

LEITURA COMPLEMENTAR

Matthews JB. Anthelmintic resistance in equine nematodes. Int J Parasitol Drugs Drug Resist. 2014;4:310.

Roepstorff A, Mejer H, Nejsum P, Thamsborg SM. Helminth parasites in pigs: new challenges in pig production and current research highlights. Vet Parasitol. 2011;180:72.

REFERÊNCIAS BIBLIOGRÁFICAS

1. Dorny P et al. Korean J Parasitol. 2015;53:197.
2. Leles D et al. Parasit Vectors. 2012;5:42.
3. Izumikawa K et al. Jpn J Infect. 2011;64:428.
4. Lee A. Internal Parasites of Pigs. Australia: Department of Primary Industries, State of New South Wales; 2012 Primefact 1149 first edition, Pub12/20.
5. Steenhard NR et al. Parasite Immunol. 2007;29:535.
6. Urban JF et al. Vet Parasitol. 2007;148:14.
7. Steenhard NR et al. Vaccine. 2009;27:5161.
8. Macuhova K et al. J Parasitol. 2010;96:1224.
9. Tomita N et al. Nat Protoc. 2008;3:877.
10. Cribb NC et al. N Z Vet J. 2006;54:338.
11. Lopes WDZ et al. Res Vet Sci. 2014;97:546.
12. Mkupasi EM et al. Acta Trop. 2013;128:48.
13. Carig TM et al. J Equine Vet Sci. 2007;27:67.
14. Stoneham S, Coles GC. Vet Rec. 2006;158:552.
15. Schougaard H, Nielsen MK. Vet Rec. 2007;160:439.
16. Von Samson-Himmelstjerna G et al. Vet Parasitol. 2007;144:74.
17. Reinemeyer CR. Vet Parasitol. 2012;185:9.
18. Rast L et al. Prev Vet Med. 2014;113:211.

Estrongilose (ciatostominose) em equinos

Etiologia

Os vermes vermelhos (estrôngilos) são nematódeos comumente encontrados no intestino grosso de equinos e outros Equidae. Eles pertencem a duas subfamílias: Strongylidae (grandes estrôngilos) e Cyathostominae (conhecidos como pequenos estrôngilos, pequenos vermes vermelhos, triconemas, ciatostomos ou ciatostomíneos).[1] Os grandes estrôngilos incluem *S. vulgaris*, *S. edentatus* e *S. equinus*, que migram extensivamente pelo corpo, e *Triodontophorus* spp. e *Oesophagostomum robustus*, que não migram. Os ciatostomíneos consistem em um complexo de 50 espécies, de 14 gêneros, incluindo *Cylicostephanus*, *Cyathostomum*, *Cylicocyclus*, *Cylicodontophorus*, *Poteriostomum*, *Gyalocephalus* e *Cylindropharynx*.[1] Dessas, aproximadamente 10 espécies são comuns.

Ciclo evolutivo

Os ovos são eliminados nas fezes e, sob condições climáticas adequadas, produzem larvas de terceiro estágio infectantes a partir de 7 dias. Assim como muitas outras enfermidades parasitárias, a sobrevivência dos ovos e das larvas é favorecida pelo sombreamento, umidade e temperatura moderada. A dessecação, luz ultravioleta e o congelamento e descongelamento repetidos são particularmente deletérios para seu desenvolvimento e sobrevivência.[2] Alguns ovos e larvas podem resistir a temperaturas de congelamento, mas o desenvolvimento cessa abaixo de 7,5°C, para ser retomado quando as temperaturas aumentam. Possibilidades otimizadas de infecção do hospedeiro ocorrem no início da manhã ou da noite, quando há produção de um filme de umidade nas plantas, ou após a chuva, ambas as condições que encorajam a migração das larvas pelo pasto.[3] A umidade do solo do pasto é influenciada pela precipitação pluviométrica e, nos dias antes da deposição de fezes no pasto, influencia o desenvolvimento de larvas e a migração para forragem.[4] O ciclo evolutivo de todas as espécies é direto; os equinos se tornam infectados pela ingestão de larvas infectantes.

Após a ingestão, as larvas de estrôngilos não migratórios, como os ciatostomíneos, desembainham e penetram na parede do ceco e do cólon, onde elas permanecem em pequenos nódulos subserosos por 7 a 18 semanas, antes de invadirem o lúmen do intestino. O tempo passado na mucosa depende do seguinte:

- Espécie
- Estação do ano
- Idade e grau de imunidade do hospedeiro.

Elas podem se tornar latentes no seu desenvolvimento na mucosa, e sua emergência sincronizada algumas semanas depois pode provocar achados clínicos graves. Isso pode ocorrer espontaneamente, principalmente no final do inverno, ou pode ser induzido pelo tratamento anti-helmíntico. A expulsão da população de vermes adultos parece remover o mecanismo de *feedback* inibitório, e pode provocar os achados clínicos. Larvas de terceiro estágio hipobióticas estão presentes na mucosa em todas as estações do ano.

Sinopse

- Etiologia: duas subfamílias de nematódeos, os Strongylinae (grandes estrôngilos) e os Cyathostominae (conhecidos como pequenos estrôngilos, pequenos vermes vermelhos, triconemas, ciatostomas ou ciatostomíneos)
- Epidemiologia: os ovos são excretados por equinos de todas as idades, o ciclo evolutivo é direto, larvas infectantes se desenvolvem sazonalmente no pasto, e ciatostomíneos hipobióticos podem causar doença grave quando eles retomam o seu desenvolvimento mais tardiamente no inverno
- Achados clínicos:
  - Estrongilose generalizada: baixo desenvolvimento, perda de peso, pelagem grosseira e prejuízo ao desempenho
  - Arterite verminótica (associada a *Strongylus vulgaris*): variável, incluindo cólica e diarreia
  - Ciatostominose larval: perda de peso rápida, com frequência com início de diarreia súbito
- Patologia clínica: ovos de estrongilídeos nas fezes (exceto na doença causada por larvas); diminuição da hemoglobina, da contagem de eritrócitos e do volume globular; leucocitose; eosinofilia (com ervas em migração); hiperglobulinemia, principalmente e IgG(T); hipoalbuminemia
- Lesões:
  - Estrongilose generalizada: grande número de vermes adultos no ceco e no cólon; inflamação hemorrágica da mucosa com várias pequenas úlceras e nódulos grandes e pequenos
  - Ciatostominose larval: mucosa macroscopicamente inflamada, com grande número de larvas aparecendo como filamentos castanhos
  - Arterite verminótica: a parede da artéria mesentérica cranial muito espessada, trombos em organização e larvas na superfície interna; e isquemia ou necrose de partes da parede intestinal causadas por êmbolos
  - Larvas migratórias: visto em várias localizações subserosas, algumas causam nódulos no fígado
- Confirmação do diagnóstico: poucos indicadores patognomônicos; a avaliação é feita com base no estado geral e história clínica, achados clínicos e laboratoriais; arterite da artéria mesentérica cranial algumas vezes é palpável via retal (VR); vermes imaturos por vezes estão presentes nas fezes na ciatostominose larval
- Tratamento:
  - Estrongilose generalizada: ivermectina, moxidectina, benzimidazóis, por exemplo febantel, mebendazol, oxibendazol
  - Larvas migratórias de estrôngilos: ivermectina, moxidectina
  - *Ciatostominose larval*: ivermectina, moxidectina
- Controle: limpeza e remoção das fezes dos pastos 2 vezes/semana, pastagem mista ou alternada e administração rotineira de vermífugos para evitar a contaminação do pasto com ovos.

Larvas de S. edentatus penetram no intestino e viajam pelos vasos porta para o fígado, onde as larvas permanecem e produzem tratos hemorrágicos por, aproximadamente, 1 mês. Elas também migram pelo ligamento hepatorrenal para tecidos conjuntivos sob o peritônio, e formam nódulos hemorrágicos. Após aproximadamente 3 meses, elas retornam pela raiz do mesentério para o intestino grosso e, novamente, formam nódulos hemorrágicos, que finalmente se rompem e liberam os vermes no lúmen. As fêmeas adultas que realizam oviposição estão presentes a partir das 40 semanas. As larvas podem ser encontradas em outros órgãos, por exemplo, nos testículos, mas essas larvas não retornam para o intestino. *S. equinus* migra pelo fígado para o pâncreas e cavidade peritoneal, mas ainda não foi determinado como eles retornam para o intestino.

Larvas de S. vulgaris penetram na parede do intestino, sofrem mudança para o quarto estágio larval na submucosa e, então, passam por dentro de pequenas artérias. No 14º dia, eles chegaram à artéria mesentérica cranial, onde se desenvolvem até larvas de quarto estágio. Em 3 a 4 meses, sofrem muda e os jovens adultos então retornam ao intestino pelo lúmen das artérias. Nódulos se formam na parede do intestino, que se rompem posteriormente, liberando adultos no lúmen intestinal. O período pré-patente é de 6 meses.

Epidemiologia

A estrongilose é uma doença comum em equinos, com distribuição cosmopolita, e causa morte quando medidas de controle são negligenciadas. Em áreas com invernos frios e verões de temperatura branda, o pico de deposição de ovos ocorre na primavera, e permanece alto ao longo do verão. Nesse momento, as temperaturas são adequadas para o desenvolvimento das larvas, e a contaminação maciça por larvas infectantes pode ocorrer no final do verão e início do outono, quando equinos jovens suscetíveis estão presentes. Na Europa, larvas de *S. vulgaris* podem sobreviver ao inverno em número considerável. Se os verões forem quentes e secos, apenas uma pequena proporção dos ovos se desenvolvem em larvas, e essas podem ter vida curta, mas a reinfestação contínua mantém a contaminação do pasto alta.

Em regiões subtropicais, os ovos podem eclodir durante todo o ano e a disponibilidade de larvas é influenciada mais pela precipitação pluviométrica do que pela temperatura. Por exemplo, na Flórida, as contagens de ovos nas fezes permanecem altas durante todo o ano, e há um aumento no outono das larvas infectantes. Tais associações entre risco da doença e clima local são implicações importantes no momento do tratamento.

O início da doença após a ingestão de um grande número de larvas depende do período de maturação do parasita no hospedeiro, e se os estágios imaturos ou adultos são patogênicos. Surtos de doença causada pela emergência de pequenos estrôngilos após hipobiose são vistos comumente na Europa no final do inverno e início da primavera (ciatostominose larval ou de inverno), enquanto lesões arteriais causadas por larvas de *S. vulgaris* são vistas inicialmente no final do verão, e chegam ao máximo no meio do inverno.

As éguas são a principal fonte de infecção para equinos mais jovens, uma vez que muitos adultos albergam cargas apreciáveis de estágios adultos de estrôngilos, que eliminam uma grande quantidade de ovos.[5] Não obstante, os equinos desenvolvem alguma imunidade adquirida à infecção, de maneira que animais jovens são mais suscetíveis. A possibilidade de vacinação está sendo investigada, mas um produto comercial parece uma perspectiva improvável a curto prazo.

O uso excessivo de anti-helmínticos com alta eficácia, a intervalos regulares, resultou em um declínio acentuado na prevalência de *S. vulgaris* em muitas regiões. Por outro lado, os ciatostomíneos estão se tornando cada vez mais importantes. Isso pode ser causado por qualquer um dos seguintes fatores:

- Ausência de suscetibilidade dos ciatostomíneos da mucosa a muitos fármacos
- Seleção de vermes resistentes aos benzimidazóis
- Seleção para períodos mais curtos de ressurgimento de ovos.

Patogênese

O processo de doença associado aos estrôngilos pode ser dividido entre aquele produzido por larvas em migração, aquele provocado pela emergência em massa de larvas da mucosa, e o associado aos vermes adultos. A infecção intestinal intensa pode alterar a motilidade intestinal, a permeabilidade e a absorção.

As larvas de S. vulgaris são as mais patogênicas, causando arterite, trombose e espessamento da parede da artéria mesentérica cranial. Êmbolos podem ser liberados e se alojam em pequenos vasos sanguíneos, levando à isquemia parcial ou completa em parte do intestino, produzindo assim cólica. O resultado disso depende da extensão do segmento de intestino acometido, e da capacidade do suprimento sanguíneo colateral em se estabelecer antes da necrose e da gangrena ocorrerem. Ainda não foi esclarecido se a isquemia é causada diretamente, pelos efeitos mecânicos do embolismo, ou por eventos fisiopatológicos subsequentes. Seja qual for a causa, a melhora significativa na motilidade proximal à lesão ocorre subsequentemente, e pode causar vólvulo ou torsão. Intussuscepção é vista ocasionalmente. A cólica também pode ser causada pela pressão da artéria mesentérica cranial espessada sobre o plexo mesentérico.

Outras lesões arteriais associadas à migração de larvas de *S. vulgaris* incluem aneurisma da artéria mesentérica cranial, mas isso é uma ocorrência relativamente rara. Com maior frequência, larvas migram de forma aberrante além da artéria mesentérica cranial, e causam tratos de migração e trombos em outros vasos sanguíneos. Múltiplas lesões podem ser vistas nas artérias do ceco e do cólon, que podem ocluir completamente o lúmen e causar gangrena em regiões do intestino. Lesões menores ocasionalmente são vistas nas artérias ilíaca, renal, esplênica, hepática e coronárias. Tromboses aórtica e ilíaca podem resultar em claudicação de membro pélvico. Casos de campo e experimentais de nematodíase cérebro-espinal causada por invasão do SNC por *S. vulgaris* foram relatados.

Larvas de Strongylus sp. que retornam ao intestino causam grandes nódulos na parede do ceco e do cólon. Pode ocorrer hemorragia considerável quando esses se rompem para liberar os parasitas no lúmen do intestino. Em infestações muito intensas, o sangramento pode ser suficiente para causar a morte.

Larvas de ciatostomíneos em desenvolvimento provocam a formação de pequenos nódulos, que podem ser superficiais ou na submucosa, dependendo da espécie. Em infecções intensas, a emergência de um grande número de larvas no decorrer de um período curto de tempo causa inflamação do ceco ou do cólon ventral, com pequenas úlceras das quais as larvas emergiram; hemorragias de tamanhos variados; e excesso de produção de muco. Tipicamente, isso leva à perda de peso, diarreia e, algumas vezes, uma variedade de outras manifestações clínicas, incluindo cólica e intussuscepção cecocecal. Os animais acometidos algumas vezes podem excretar *Salmonella*.

Strongylus adultos podem ser divididos naqueles que causam perda de sangue e nos que se alimentam superficialmente nos tecidos. *Strongylus* spp. apresenta uma grande cavidade bucal, usada para sugar e digerir fragmentos de mucosa, enquanto secretam anticoagulantes para ajudar na ingestão de sangue. A hemorragia dos locais de punção continua após os vermes se soltarem para encontrarem novos locais para aderência. *Triodontophorus* spp. e *O. robustus* se alimentam de forma similar, mas são menos patogênicos, uma vez que apresentam cápsula bucal menor. Uma exceção é *T. tenuicollis*, porque essa espécie se adere em grupos ao cólon dorsal direito e pode causar grandes úlceras. Os pequenos estrôngilos (ciatostomíneos) apresentam cavidade bucal ainda menor, e produzem apenas lesão superficial, de maneira que mesmo em números relativamente grandes (dezenas ou centenas de milhares) de adultos, com frequência causam pouco dano aparente.

Achados clínicos

Em infestações naturais, com frequência é impossível quantificar os efeitos de espécies de estrôngilos individuais, uma vez que o quadro clínico normalmente representa os efeitos combinados de uma infestação mista. Desenvolvimento inadequado, pelagem grosseira, prejuízo ao desempenho, perda de peso e anemia são sinais associados à cavalos parasitados. As perdas mais significativas provavelmente são causadas pela falha de um equino jovem em crescer, e pelo desempenho menos eficiente de cavalos e jumentos de trabalho moderadamente parasitados.

Síndromes clínicas causadas por arterite na artéria mesentérica cranial, aorta e artéria ilíaca são descritas em outros capítulos. Experimentalmente, a fase migratória de *S. vulgaris* é associada à pirexia, inapetência, depressão, leucocitose e cólica contínua ou intermitente. Em casos mais crônicos, ocorre:

- Febre persistente de baixo grau
- Hiporexia
- Cólica intermitente
- Baixo ganho de peso.

Diarreia pode estar presente. Éguas adultas expostas a infestações intensas por *S. vulgaris* no fim da gestação podem se tornar muito fracas, ao ponto de permanecerem em decúbito. Ao exame clínico, as mucosas estão pálidas, a frequência cardíaca está aumentada e os sons cardíacos mais audíveis, e a frequência respiratória moderadamente aumentada. Os sons intestinais estão aumentados, embora as fezes estejam normais. Pode ocorrer aborto, e a égua normalmente vem à óbito.

A maturação simultânea de grandes números de larvas hipobióticas induz uma condição conhecida como ciatostominose de inverno ou larval, que representa potencialmente um risco à vida, e é associada ao desenvolvimento de um grande número de estágios imaturos dos vermes na parede do intestino grosso, tipicamente, em equinos com 1 a 3 anos de idade. Esse processo normalmente é caracterizado por perda de peso intensa, fraqueza, diarreia aguda ou crônica, edema subcutâneo, pirexia e cólica.[6] Muitas larvas de ciatostomíneos podem ser eliminadas nas fezes, e podem ser vistas aderidas à luva após o exame retal. A ciatostominose larval pode ocorrer em equinos de todas as idades, mas é mais comum em adultos com menos de 5 anos de idade. A não ser que tratada precocemente, o prognóstico é reservado.

Patologia clínica

Exame de fezes para ovos de estrongilídeos confirma presença de estrôngilos adultos, mas não diferencia entre as espécies. Para fazer isso, é necessário eclodir os ovos e examinar as larvas infectantes. Isso pode ser feito por um especialista em parasitologia, e retarda o resultado em, pelo menos, 10 dias. Experimentalmente, a amplificação específica do DNA ribossômico nas fezes pode ser usada para a detecção e identificação de infecções por estrôngilos, e pode levar aos testes diagnósticos.

Valores hematológicos, principalmente diminuição dos teores de hemoglobina, contagem de eritrócitos e hematócrito, com frequência constituem indicações inespecíficas do grau de infestação por estrôngilos. Leucocitose é uma característica de infecções intensas, enquanto eosinofilia pode refletir a presença de larvas em migração. A análise sérica revela aumento acentuado de β-globulinas, principalmente em IgG(T), e a diminuição de albumina.

Achados de necropsia

Vermes estrôngilos adultos podem ser vistos aderidos ou próximos à superfície mucosa. Os três *Strongylus* spp. têm coloração vermelha, e 2 a 5 cm de comprimento. *Triodontophorus* e *Oesophagostomum* são menores, com até 2 cm. Os pequenos estrôngilos (ciatostomíneos) são mais difíceis de visualizar, pois são mais delgados e, em geral, têm menos de 2 cm de comprimento, com cápsula bucal menor. Uma vez que a maioria dos casos de estrongilose é causada por infestações mistas com todos os gêneros, os achados de necropsia normalmente incluem a maioria das lesões características de cada verme.

Em casos de estrongilose geral, números muito grandes de vermes adultos serão encontrados no ceco e no cólon. Pode haver tantos que podem parecer formar uma camada que cobre o conteúdo desses órgãos. Inflamação catarral, hemorrágica ou fibrinosa do ceco e do cólon ventral, com múltiplas úlceras pequenas, é associada à emergência de larvas de ciatostomíneos. Pode haver edema, com produção excessiva de muco ou muitas hemorragias puntiformes. Poucos vermes adultos podem estar presentes na ciatostominose de inverno, mas grandes números de larvas (muitas por centímetro quadrado) podem ser vistas como estrias castanhas na mucosa, especialmente se ela for iluminada por trás. Adultos de *T. tenuicollis*, com frequência, são encontrados em grandes números no cólon dorsal direito, em associação com hemorragias circulares pequenas e, algumas vezes, eles estão aderidos em grupos à base de úlceras de mucosa profundas.

Larvas de Strongylus ocorrem em muitas localizações subserosas, especialmente em nódulos na parede intestinal, e as cavidades corporais podem conter excesso de líquido tingido de sangue. Lesões de arterite verminótica de tamanho variado, associadas a *S. vulgaris*, são comuns na raiz da artéria mesentérica cranial e, ocasionalmente, na artéria ilíaca. A parede arterial afetada está intensamente espessada e contém cavidades na sua superfície interna, muitas das quais contêm larvas vivas. Trombos lamelados também são comuns nesse local e, algumas vezes, são infectados. O espessamento da parede arterial, com frequência, se estende ao longo das artérias cecal e cólica e a eclosão completa dessas pode ser seguida por gangrena de um segmento do intestino. Lesões similares de arterite podem estar presentes na base da aorta. A ruptura espontânea dos vasos ocorre ocasionalmente. Uma correlação significativa foi relatada entre lesões na aorta proximal e a presença de lesões isquêmicas focais no miocárdio. Acredita-se que elas sejam causadas pela microembolização, que leva às lesões de arteriosclerose nas arteríolas miocárdicas.

Larvas de S. edentatus causam tratos hemorrágicos e nódulos no fígado e aderências e rupturas da arquitetura do omento. Nódulos hemorrágicos com 1 a 3 cm de diâmetro são produzidos na região subperitoneal, e esses são relatados como causa de cólica e anemia.

Confirmação do diagnóstico

O diagnóstico específico é difícil de conseguir em cada caso. Poucas observações clínicas ou resultados laboratoriais são patognomônicos das síndromes associadas à infecção por estrôngilos. Com frequência, deve-se realizar um julgamento com base nas características gerais do histórico clínico, achados clínicos e achados laboratoriais. Por exemplo, apenas 7 de 14 casos de ciatostominose larval foram diagnosticados *ante mortem* em uma série de equinos adultos com diarreia crônica investigados em clínicas universitárias de referência.

O diagnóstico de estrongilose geral deve ser considerado quando crescimento inadequado, inapetência, diarreia e algum grau de anemia são os achados clínicos presentes. Em geral, aceita-se que a estrongilose é uma causa importante de anemia em equinos. As contagens de ovos nas fezes, em geral, são altas (mais de 800 opg), mas são difíceis de interpretar. Elas têm pouca correlação direta com a carga parasitária, uma vez que são influenciadas pela imunidade e composição das espécies. Também, elas tendem a não diferenciar entre diferentes gêneros de estrôngilos ou entre esses e a infecção do estômago por *Trichostrongylus axei*. Em potros, os ovos observados durante as primeiras poucas semanas de vida são obtidos por coprofagia, e não são indicativos de uma infecção patente.

O diagnóstico de arterite verminótica também é difícil. Um espessamento da artéria mesentérica cranial pode ser palpável VR; a artéria é situada abaixo da aorta, ao nível do polo posterior dos rins. Baixa concentração sérica de albumina e aumento de β-globulinas, particularmente IgG(T), são os testes laboratoriais mais úteis, e a arteriografia pode demonstrar lesões em várias artérias. A ultrassonografia transretal também pode ser útil.

Na ciatostominose larval, perda de peso acentuada, diarreia, leucocitose, microcitose, hiperglobulinemia, aumento da concentração de fibrinogênio sérico e hipoalbuminemia normalmente são verificados.[6] Edema periférico está presente em alguns casos. A contagem de ovos nas fezes pode ser baixa ou zero, uma vez que os estágios imaturos causam a enfermidade, e os proprietários, com frequência, já vermifugaram os animais antes de procurarem por orientação. Consequentemente, testes diagnósticos sorológicos espécie-específicos usando antígenos larvais foram investigados.[7,8] Adicionalmente, ensaios experimentais de PCR cujo alvo era a região do espaço intergênico do DNA ribossômico foram desenvolvidos para a identificação de espécies de larvas de ciatostomíneos.[9-11]

Diagnóstico diferencial

Estrongilose geral

- Outras causas de anemia em equinos, incluindo:
  - Babesiose
  - Anemia infecciosa equina
  - Deficiência dietética em animais estabulados e o efeito da corrida por longos períodos
- Outras causas de desenvolvimento inadequado em equinos, incluindo:
  - Ascaríase em potros
  - Deficiência nutricional acentuada ou agalactia em éguas.

Ciatostominose larval

- Outras causas de diarreia crônica, incluindo:
  - Outras infecções parasitárias, principalmente estrôngilos em migração
  - Enterite granulomatosa
  - Neoplasia do trato alimentar
  - Salmonelose
  - Doença hepática crônica
  - Peritonite
  - Sablose
  - Hiperlipidemia.

Tratamento

Tratamento e profilaxia

Tratamento e profilaxia

- Ivermectina: 0,2 mg/kg VO (R1)
- Moxidectina: 0,4 mg/kg VO (R1)
- Febantel: 6 mg/kg VO (R3)
- Mebendazol: 10 mg/kg VO (R3)
- Oxibendazol: 10 mg/kg VO (R3).

Profilaxia

- Ivermectina: 0,2 mg/kg VO, a cada 8 a 10 semanas (R3)
- Moxidectina: 0,4 mg/kg VO, a cada 13 a 16 semanas (R3)
- Oxibendazol: 10 mg/kg VO, a cada 4 a 6 semanas (R3)
- Febantel: 6 mg/kg VO, a cada 4 a 6 semanas (R3)
- Mebendazol: 5 a 10 mg/kg VO, a cada 4 a 6 semanas (R3).

O tratamento pode ser direcionado contra estrôngilos imaturos e adultos, grandes e pequenos no lúmen do intestino, contra larvas de *Strongylus* em migração, principalmente *S. vulgaris*, ou contra larvas de ciatostomíneos na mucosa intestinal. A última pode se desenvolver em larvas de terceiro ou de quarto estágios, ou larvas hipobióticas no início do terceiro estágio. Os anti-helmínticos variam em sua eficácia contra esses estágios larvais, o que influencia o período de reaparecimento dos ovos (p. ex., o tempo entre o tratamento e o ressurgimento dos ovos nas fezes, conforme novas populações de vermes adultos se estabelecem). Esse, por sua vez, determina o intervalo entre tratamentos em programas de controle.

Para a eliminação de vermes adultos, há uma ampla variedade de compostos e formulações para uso nos alimentos, como pastas ou na água de beber. A maioria desses, contudo, pertence a apenas três grupos químicos administrados por via oral:

1. *Avermectinas/milbemicinas*, também conhecidas como lactonas macrocíclicas (ivermectina 0,2 mg/kg, moxidectina 0,4 mg/kg).
2. *Benzimidazóis* (febantel 6 mg/kg, mebendazol 5 a 10 mg/kg, oxibendazol 10 mg/kg).
3. *Tetraidropirimidinas* (pirantel 19 mg, embonato de pirantel [pamoato]/kg ou 6,6 mg de pirantel base/kg).

Tanto na Europa quanto na América do Norte foram relatadas altas prevalências de populações de ciatostomíneos resistentes aos benzimidazóis e ao pirantel.[12] A resistência dos ciatostomíneos ao fenbendazol é ubíqua em muitas regiões, e esse anti-helmíntico atualmente não é recomendado para o controle de citostominose.[13-17] Existem também relatos de resistência emergente às lactonas macrocíclicas (tanto ivermectina quanto moxidectina).[18,19] Onde a resistência a qualquer um desses três grupos é um problema, a escolha de um anti-helmíntico efetivo pode ser estendida pelo uso de produtos que contenham piperazina, que pode ter efeito sinérgico com a fenotiazina. Uma alternativa é o uso cauteloso de compostos organofosforado selecionados, como diclorvós ou haloxona (que não devem ser administrados em potros).

Larvas de ciatostomíneos na mucosa são mais problemáticas. Publicações sobre isso são difíceis de interpretar, em razão da possível influência do delineamento experimental e da metodologia sobre os resultados. Moxidectina 0,4 mg/kg VO tem atividade contra larvas de terceiro estágio hipobióticas e em desenvolvimento, bem como contra larvas de quarto estágio. Consequentemente, esse composto apresenta um período prolongado de reaparecimento de ovos, permitindo o intervalo entre tratamentos de 13 semanas para prevenção da excreção de ovos no pasto. Ivermectina parece, na melhor das hipóteses, ter resultado variável na sua atividade contra os estágios de mucosa, e o intervalo de tratamento de 8 a 10 semanas, em geral, é recomendado. Outros anti-helmínticos em doses adulticidas apresentam pouco ou nenhum efeito sobre as larvas de ciatostomíneos na mucosa, e intervalos de tratamento de 4 a 6 semanas são necessários durante períodos de desafio intenso no pasto.

S. vulgaris e S. edentatus em migração podem ser controlados com ivermectina 0,2 mg/kg VO ou fenbendazol a 60 mg/kg VO (dose única) ou, de forma mais confiável, 7,5 mg/kg VO, diariamente, por 5 dias. Em caso de arterite verminótica, pode levar alguns meses após a remoção dos parasitas para que a lesão se resolva.

Controle

A erradicação de todos os estrôngilos de equinos não é exequível, uma vez que as infecções são ubíquas e nenhum fármaco disponível atualmente pode eliminar por completo as larvas da mucosa. Equinos adultos podem eliminar quantidade substancial de ovos durante a sua vida; as densidades dos lotes, com frequência, são altas e potros normalmente pastam com suas mães. Larvas infectantes sobre as gramíneas podem ter vida longa e, normalmente, existem poucas oportunidades para períodos de descanso em longo prazo ou ressemear os pastos em haras. Consequentemente, o objetivo principal dos programas de controle é minimizar o número de larvas infectantes que se acumulam nos pastos. Não há tratamento específico do pasto que seja econômica ou ambientalmente aceitável. A possibilidade de uso de fungos nematófagos que irão destruir larvas nas fezes é uma perspectiva excitante. Opções para controle por manejo de pastagens são limitadas. O pastejo alternado ou misto com ruminantes pode diminuir a infectividade do pasto, uma vez que os estrôngilos equinos não se estabelecem no hospedeiro. Contudo, o parasita estomacal *T. axei* é um parasita partilhado entre as espécies. A remoção de todas as fezes de equinos do pasto 2 vezes/semana é altamente efetiva, desde que precipitação pluviométrica intensa não disperse o material. Essa abordagem pode ter bom custo-benefício em locais onde animais valiosos estão sob risco ou onde a mão de obra tem custo relativamente baixo. Dispositivos mecânicos puxados por trator estão disponíveis para este propósito. Um benefício adicional da remoção das fezes é que a área dentro do piquete que o equino usará para pastar será maior, isto é, a razão bruta de gramíneas aumenta. O uso do rastelo é efetivo em condições quentes e secas, quando os ovos e larvas são rapidamente dissecados, mas em outros momentos, é provável que tenha um efeito deletério pela disseminação de larvas infectantes.

A quimioterapia profilática é usada em maior ou menor extensão na maioria dos estábulos, uma vez que limitações quanto à mão de obra e terras frequentemente limitam a efetividade de abordagens não químicas. A segunda deve, contudo, ser usada sempre que possível para minimizar o número de tratamentos necessários durante o ano, o que, por sua vez, diminui o risco de desenvolvimento de resistência aos anti-helmínticos. O objetivo da quimioterapia profilática no controle da estrongilose é prevenir a excreção de ovos de estrongilídeos no pasto. Sob condições de desafios intenso a pasto, a administração regular a intervalos de 4 a 6 semanas para os benzimidazóis (que não o fenbendazol), 8 a 10 semanas para ivermectina, ou 13 a 16 semanas para moxidectina é necessária por todo o período de risco. Uma vez que as contagens de larvas no pasto tenham sido diminuídas a níveis insignificantes, o tempo entre as doses pode ser estendido. A contagem rotineira de ovos nas fezes é um componente importante de qualquer estratégia de controle, uma vez que eles são uma medida direta da taxa na qual a contaminação do pasto ocorre. Elas também confirmam a eficácia contínua dos fármacos usados e podem ser empregados para determinar o intervalo ótimo entre tratamentos.

O parasitismo é um problema de rebanho, e todos os equinos em uma propriedade devem ser tratados simultaneamente, mesmo que pertençam a proprietários diferentes. Se o exame de fezes de rotina for realizado, a administração pode ser restrita aos animais com contagem de ovos significativa. Animais não tratados fornecem então refúgio aos parasitas para conservação da eficácia anti-helmíntica. Uma vez que os equinos e ruminantes, em geral, albergam vermes parasitas diferentes, o risco de doença pode ser diminuído pela pastagem dessas espécies juntas, ou alternando o uso do piquete entre cada espécie. Uma vez que a maioria dos ovos é depositada no pasto durante a primavera em regiões de clima temperado, a concentração do tratamento nesse momento deve diminuir a contaminação e levar a contagens muito menores a pasto no outono e inverno seguintes. Programas de tratamento intensivos, com frequência, são adotados em haras, nos quais é necessária a diminuição máxima da contaminação. Com menor frequência, a administração de fármacos pode ser necessária em propriedades com baixa densidade nos piquetes ou onde os equinos são criados com outras espécies. Uma vez que a égua é a principal fonte de contaminação para o potro, ela deve ser tratada aproximadamente 2 meses antes do parto, novamente após o parto e regularmente depois. O tratamento de potros deve ter início às 10 semanas de idade, e deve remover todos os pequenos estrôngilos antes que eles comecem a oviposição, sendo repetida a intervalos regulares, dependendo do fármaco de escolha.

O retardo no início da resistência é uma consideração importante no delineamento de qualquer programa de controle. Os principais anti-helmínticos para equinos pertencem a apenas três grupos químicos, e a população de parasitas resistente a um composto normalmente não é suscetível, ou é mais tolerante, aos efeitos de outros compostos naquele mesmo grupo químico. O nível de resistência em um rebanho pode ser estimado por meio da *técnica de redução na contagem de ovos nas fezes*. Ao menos seis equinos com alta contagem de ovos são pesados (p. ex., com a fita de peso) e tratados com uma dose mensurada de forma confiável de um anti-helmíntico. Uma diminuição na contagem média de ovos de menos de 90% após 7 a 14 dias é sugestiva de resistência. Testes mais estritos são necessários para a confirmação. Recomendações para estender o tempo de vida dos produtos existentes são similares àquelas listadas anteriormente para ruminantes, e foram publicadas para anti-helmínticos de equinos.

LEITURA COMPLEMENTAR

Nielsen MK, Kaplan RM, Thamsborg SM, Monrad J, Olsen SN. Climatic influences on development and survival of free-living stages of equine strongyles: implications for worm control strategies and managing anthelmintic resistance. Vet J. 2007;174:23-32.

Nielsen MK. Universal challenges for parasite control: a perspective from equine parasitology. Trends Parasitol. 2015;31:282-284.

Peregrine AS, Molento MB, Kaplan RM, Nielsen MK. Anthelmintic resistance in important parasites of horses: does it really matter? Vet Parasitol. 2014;201:1-8.

REFERÊNCIAS BIBLIOGRÁFICAS

1. Lichtenfels JR et al. Vet Parasitol. 2008;156:4.
2. Van Dijk J et al. Int J Parasitol. 2009;39:1151.
3. Qinelato S et al. Vet Parasitol. 2008;152:100.
4. Khadijah S et al. Vet Parasitol. 2013;197:204.
5. Gras LM et al. Vet Parasitol. 2011;179:167.
6. Peregrine AS et al. Can Vet J. 2006;47:80.
7. McWilliam HE et al. Int J Parasitol. 2010;40:265.
8. Paz-Silva A et al. Clin Vaccine Immunol. 2011;18:1462.
9. Van Doorn DC et al. Vet Parasitol. 2010;168:84.
10. Cwiklinski C et al. Parasitology. 2012;139:1063.
11. Traversa D et al. J Clin Microbiol. 2007;45:2937.
12. Traversa D et al. Parasit Vectors. 2009;2:S2.
13. Traversa D et al. Vet Parasitol. 2012;188:294.
14. Osterman Lind E et al. Vet Res Commun. 2007;31:53.
15. Lester HE et al. Vet Parasitol. 2013;197:189.
16. Relf VE et al. Int J Parasitol. 2014;44:507.
17. Startford CH et al. Equine Vet J. 2014;46:17.
18. Lyons ET et al. Parasitol Res. 2009;104:569.
19. Lyons ET, Tolliver SC. Parasitol Res. 2013;112:889.

Oxyuris equi (oxiúros)

É um nematódeo que provoca irritação da região perianal de equinos, fazendo com que eles cocem ou mordam suas caudas. Isso pode resultar em perda de pelos e, algumas vezes, lesão física à região. O parasita é onipresente, mas de maior prevalência em regiões com alta precipitação pluviométrica.

O ciclo evolutivo é direto. Os vermes maduros têm coloração cinza e habitam o ceco e o cólon. Os machos têm 1 a 2 cm de comprimento, enquanto as fêmeas são muito maiores, com até 15 cm, e apresentam cauda longa e afunilada. Quando cheias de ovos, as fêmeas migram pelo intestino e rastejam para a região perianal, onde fixam seus ovos na pele em grumos amarelos, e então elas morrem. Um embrião se desenvolve dentro do ovo em, aproximadamente, 3 dias, e então o ovo se torna infectante. Os ovos podem ser lambidos da pele e engolidos, ou eles eventualmente podem cair ao solo. Resistentes à dessecação, podem se tornar suspensos na poeira do ambiente e permanecer viáveis em estábulos por longos períodos. A transmissão então ocorre por meio de alimentos contaminados.

O diagnóstico é por meio da detecção de ovos operculados, ligeiramente achatados de um lado, em uma fita adesiva transparente que é pressionada contra a pele da região perianal e colocada em lâmina de microscópio para avaliação ou pela observação oportuna de vermes adultos nas fezes.

Tratamento e profilaxia

Tratamento

- Ivermectina: 0,2 mg/kg VO (R1)
- Moxidectina: 0,4 mg/kg VO (R1)
- Pirantel: 13,2 mg/kg VO (R1)
- Febantel: 6 mg/kg VO (R1)
- Mebendazol: 10 mg/kg VO (R1)
- Oxibendazol: 10 mg/kg VO (R1).

O tratamento consiste na aplicação de uma pomada desinfetante na região perianal e na administração de ivermectina, moxidectina, pirantel ou qualquer dos novos benzimidazóis de amplo espectro na dose padrão para equinos.[1] Sais de piperazina também são efetivos. Contudo, estudos recentes na Europa e nos EUA verificaram que a resistência de *O. equi* à ivermectina e moxidectina está emergindo.[2,3]

LEITURA COMPLEMENTAR

Reinemeyer CR. Anthelmintic resistance in nonstrongylid parasites of horses. Vet Parasitol.2012;185:9-15.

REFERÊNCIAS BIBLIOGRÁFICAS

1. Reinemeyer CR et al. Vet Parasitol. 2010;171:106.
2. Durham A, Coles G. Vet Rec. 2010;167:913.
3. Wolf D et al. Vet Parasitol. 2014;201:163.

Strongyloides (verme filamentoso)

Animais de produção em muitos países são expostos à infecção por nematódeos do gênero *Strongyloides*. Surtos da doença ocorrem em suínos jovens, potros, bezerros e cordeiros, mas a importância econômica geral desse parasita não parece ser muito grande. Espécies diferentes ocorrem em cada hospedeiro: *S. ransomi* em suínos, *S. westeri* em equinos e *S. papilosus* em ovinos e em bovinos. Todos são parasitas do intestino delgado. Eles são semelhantes a um filamento, com menos de 1 cm de comprimento.

Apenas os vermes fêmeas estão presentes no intestino, de maneira que os ovos são produzidos por partenogênese. Os ovos têm casca fina e contêm um embrião. As larvas que eclodem podem se desenvolver nas formas infectantes ou nas formas não parasitárias. A segunda categoria é formada pelos machos de vida livre e fêmeas que vivem em matéria orgânica em decomposição no solo, e produzem ovos férteis que dão origem a larvas infectantes. A transmissão ocorre quando as larvas infectantes entram no hospedeiro por ingestão ou por penetração cutânea. Em animais mais velhos, elas se acumulam no tecido subcutâneo e migram para a glândula mamária quando a lactação tem início. Portanto, os neonatos são infectados pelo leite, e as fêmeas ovipositoras podem estar presentes no intestino, aproximadamente, 1 semana após o nascimento. As larvas infectantes penetram na pele de animais jovens, viajam pelo sangue para os pulmões, onde penetram nos alvéolos, ascendem nas vias respiratórias para faringe, e então são deglutidas.

Diarreia em animais jovens é o sinal clínico mais comum, mas a passagem de números maciços dessas larvas através da pele também pode provocar dermatite. Infecções experimentais em bezerros causam palidez e tosse, mas casos de morte súbita sem sintomas prévios foram atribuídas à parasitose intensa por muitas larvas migratórias. Balanopostite pode ocorrer em touros. Em cordeiros, ocorrem dermatite, hemorragia pulmonar e enterite. Ovinos também podem desenvolver claudicação ou serem mais suscetíveis à podridão do casco quando submetidos a infestações intensas. A infecção experimental de cabras jovens produziu diarreia transitória, desidratação, caquexia, ranger de dentes, espuma na boca, anemia e sinais nervosos. Suínos podem apresentar anorexia, inquietação e anemia, mas diarreia é o principal sinal clínico. A infestação em suínos diminui a atividade de enzimas intestinais e mostrou aumentar as perdas de plasma intestinal e de sangue, e diminuir a síntese de proteínas no fígado. Em potros, altas contagens de ovos podem ser registradas em animais aparentemente saudáveis, mas podem coincidir com o início de diarreia (independente do primeiro cio da égua) em outros indivíduos. Episódios de frenesi em potros que duram, aproximadamente, 30 min foram atribuídos à invasão percutânea por larvas. Dentro de 2 dias, ocorre o desenvolvimento de lesões de pele na região distal dos membros, que persistem por 2 a 3 semanas. Ensaios experimentais de PCR visando a sequência de DNA ribossômico 18S foram desenvolvidas para identificação espécie-específica de *Strongyloides*.[1]

Tratamento e profilaxia

Tratamento

- Suínos:
  - Ivermectina: 0,1 mg/kg VO (R1)[2]
  - Abamectina: 0,1 mg/kg VO (R1)[2]
  - Moxidectina: 0,4 mg/kg VO (R1)[2]
- Potros:
  - Ivermectina: 0,2 mg/kg VO (R1)
  - Moxidectina: 0,4 mg/kg VO (R1)
  - Oxibendazol: 15 mg/kg VO (R3)
- Ovinos:
  - Combinação de derquantel, 2 mg/kg VO, e abamectina, 0,2 mg/kg VO (R1)[3].

A maioria dos anti-helmínticos de amplo espectro são efetivos na eliminação desse parasita. Em potros, a ivermectina é usada na dose padrão para equinos, mas doses elevadas de oxibendazol (15 mg/kg) são necessárias. O tratamento de éguas com ivermectina no dia do parto não evitou a transmissão transmamária, mas diminuiu acentuadamente a contagem de ovos nos potros. O tratamento de porcas infectadas foi efetivo na remoção de larvas da gordura subventral. Em ovinos, derquantel, que pertence a uma nova classe de anti-helmínticos chamados espiroindóis, quando usado em combinação com abamectina, mostrou alta eficácia de forma consistente contra infecções por *Strongyloides*.[3]

O controle depende da eliminação de áreas quentes e úmidas, como esterco ou cama úmidos, adequados para multiplicação do parasita.

REFERÊNCIAS BIBLIOGRÁFICAS

1. Hasegawa H et al. Parasitol Res. 2009;104:869.
2. Lopes WDZ et al. Res Vet Sci. 2014;97:546.
3. Little PR et al. Vet Parasitol. 2011;181:180.

Trichuris (verme-chicote)

Três espécies de verme-chicote são encontradas em ruminantes: *Trichuris ovis*, *T. discolor* e *T. globulosa*, enquanto *T. suis* ocorre em suínos. Os vermes-chicote normalmente são considerados inócuos em animais de produção. De fato, a indução de infecções por *T. suis* está sendo avaliada na medicina humana para melhora de doença intestinal inflamatória crônica, uma vez que a resposta imune Th2 induzida pelo verme-chicote diminui a atividade prejudicial de Th1 em alguns pacientes.[1] Infestações intensas podem, ainda assim, produzir doença grave, com diarreia e disenteria, e a taxa de mortalidade pode ser alta em leitões desmamados recentemente. Animais gravemente acometidos apresentam anorexia e perda de peso rápida. As fezes podem conter muco tingido de sangue e estrias de mucosa necrótica. Os nematódeos inserem sua extremidade fina anterior superficialmente na parede do ceco, e, em infecções intensas, o cólon também pode estar envolvido. A atividade dos vermes produz pouca reação tecidual *per se*, mas permite que microrganismos da microbiota intestinal se tornem invasivos. Essa é a principal causa de inflamação grave e achados clínicos associados a infestação pelo verme-chicote. Uma sinergia também foi demonstrada entre *T. suis* e *C. jejuni*.

O ciclo evolutivo do verme-chicote é direto. Os ovos são muito resistentes às condições ambientais externas e podem sobreviver por até 6 anos em granjas suínas e por, pelo menos, 2 anos a pasto no sul da Inglaterra. Uma larva infectante se desenvolve dentro do ovo, mas uma temperatura relativamente alta é necessária para o crescimento rápido. Em climas temperados, os ovos embrionados de *T. suis* podem levar mais do que 1 ano. Quando deglutidos por um hospedeiro adequado, os ovos eclodem e se desenvolvem em adultos maduros em, aproximadamente, 12 a 20 semanas após a infecção em cordeiros e cabritos, e 6 a 7 semanas em suínos.[2] A doença em ovinos é mais comum após o tempo quente e seco, que efetivamente limpa o pasto de outras larvas de nematódeos, mas os ovos resistentes de *Trichuris* spp. sobrevivem e são ingeridos quando os ovinos pastam próximo ao solo para obter grãos dados como alimento durante a seca.

O *diagnóstico* depende da detecção de ovos de formato oval e de coloração amarela nas fezes, que apresentam uma tampa transparente em cada extremidade. Os ovos são mais pesados do que a maioria, e nem sempre flutuam bem em solução saturada de sal (NaCl). Um líquido de flutuação alternativo, como sulfato de zinco ou açúcar, é mais confiável. Na necropsia, os vermes adultos que têm 2 a 5 cm de comprimento são facilmente reconhecidos por sua aparência semelhante a um chicote – o terço anterior é muito mais fino do que a extremidade posterior, que se assemelha a um cabo.

Tratamento e profilaxia

Tratamento
- Ivermectina: 0,1 mg/kg VO, a cada 24 h, por 7 dias (R2)[3]
- Abamectina: 0,1 mg/kg VO, a cada 24 h, por 7 dias (R2)[3]
- Oxfendazol: 30 mg/kg VO (R2).[4]

Quimioterapia

A baixa captação dos benzimidazóis por vermes *Trichuris* é responsável pela baixa eficácia farmacológica dessa classe de anti-helmínticos contra infestações por esse parasita.[5] Portanto, doses que são cinco vezes maiores do que o recomendado são usadas para tratar infestações por *Trichuris*.[6] De maneira similar, a alta eficácia da ivermectina e da abamectina são conseguidas quando elas são administradas repetidamente por 7 dias consecutivos.[3]

REFERÊNCIAS BIBLIOGRÁFICAS

1. Broadhurst MJ et al. Sci Trans Med. 2010;2:60.
2. Nejsum P et al. Heredity. 2009;102:357.
3. Lopes WDZ et al. Res Vet Sci. 2014;97:546.
4. Alvarez CS et al. Vet Parasitol. 2013;194:70.
5. Hansen TVA et al. PLoS Negl Trop Dis. 2014;8:e2752.
6. Danish Health and Medicine Authority 2013;Collection 87.

Gastrite parasitária em suínos

Sinopse

- Etiologia: os nematódeos *Hyostrongylus rubidus, Ascarops* e *Physocephalus*
- Epidemiologia: as infecções ocorrem em sistemas de criação extensiva; *H. rubidus* apresenta ciclo evolutivo direto, mas *Ascarops* e *Physocephalus* usam besouros como hospedeiros intermediários
- Achados clínicos: em geral são assintomáticos, mas infecções intensas podem produzir gastrite; porcas com *H. rubidus* podem se tornar magras durante a lactação
- Patologia clínica: ovos de *Ascarops* e *Physocephalus* nas fezes são característicos; os de *H. rubidus* são similares aos de *Oesophagostomum*
- Lesões: excesso de muco; gastrite; com frequência ulceração da região glandular do estômago; hiperplasia nodular e hiostrongilose
- Confirmação do diagnóstico: demonstração de ovos de *Ascarops* ou *Physocephalus*; exame de larvas de cultura de fezes para *H. rubidus*
- Tratamento:
  - *H. rubidus*: doramectina, abamectina, ivermectina, fenbendazol, flubendazol, febantel, oxibendazol, tiofanato, levamisol e diclorvós
  - *Ascarops*: ivermectina
- Controle: boas práticas de criação, tais como rotação de pastagens, normalmente são suficientes.

Etiologia

Três categorias de nematódeos habitam o estômago de suínos. O primeiro é um tricostrongilídeo, o *Hyostrongylus rubidus*. Ele é relacionado à *Ostertagia* spp. de ruminantes, e ocorre na maioria dos países nos quais suínos são criados. O próximo grupo contém membros de vários gêneros relacionados, incluindo *Ascarops strongylina, A. dentata* e *Physocephalus sexalatus*, que ocorrem nos EUA, Sudeste Asiático e Austrália, e *Simondsia paradoxa*, encontrada em partes da Europa e Índia. Por fim, *Ollulanus tricuspis* é um nematódeo muito pequeno (0,7 a 1,0 mm), que causa gastrite em raras ocasiões em suínos, gatos, raposas e cães.

Ciclo evolutivo

H. rubidus é um verme pequeno (0,5 a 1,25 cm), delgado, vermelho, com ciclo evolutivo muito similar ao de *O. ostertagi*. Os ovos se desenvolvem em temperaturas entre 10 e 27°C. No Reino Unido, os ovos depositados em áreas externas de maio a outubro se desenvolvem em larvas infectantes. Essas larvas sobrevivem no pasto por até 10 meses, mas são mortas rapidamente por dessecação e por congelamento. A transmissão ocorre por ingestão de larvas infectantes, que passam os próximos 13 a 14 dias nas glândulas gástricas. Elas então retornam ao lúmen, e os primeiros ovos são eliminados 20 a 25 dias após a infecção. Em algumas circunstâncias, as larvas se tornam hipobióticas e permanecem na mucosa gástrica por muitos meses.

Ascarops e *Physocephalus* são vermes robustos, brancos, com 1 a 2,5 cm de comprimento. Eles apresentam ciclo evolutivo indireto; os ovos são eliminados nas fezes de suínos e são ingeridos por besouros do esterco, nos quais eclodem e o desenvolvimento em larva infectante ocorre. A infestação do hospedeiro final se dá quando os suínos ingerem besouros infestados. Pouco se sabe a respeito da biologia de *Simondsia paradoxa*.

Epidemiologia

Os vermes gástricos dos suínos são quase exclusivamente confinados a sistema de manejo extensivo. A razão para isso é diferente em cada grupo. Para *Ascarops* e *Physocephalus*, é uma consequência do papel essencial do besouro das fezes no ciclo evolutivo. Para *H. rubidus*, é decorrente do fato de que a excreção diária de ovos por cada fêmea é tão esparsa, que é improvável que o ciclo evolutivo persista em suínos alojados em locais que praticam padrões mínimos de higiene. Suínos jovens são os mais suscetíveis à hiostrongilose, mas as porcas adultas, especialmente quando em lactação, também podem ser acometidas. A hipobiose é sazonal, mas surtos da doença análogos à ostertagiose tipo II não foram relatados.

Patogênese

H. rubidus em desenvolvimento provoca lesões nodulares hiperplásicas na região glandular do estômago. Essas são sequelas decorrentes de alterações bioquímicas e fisiológicas, similares àquelas descritas para *O. ostertagi*. *Ascarops* e *Physocephalus* ficam próximos à mucosa gástrica, onde estimulam a produção excessiva de muco. Infecções intensas causam gastrite catarral.

Achados clínicos

O efeito de *H. rubidus* em suínos jovens não costuma ser clinicamente aparente. Infestações intensas podem ser associadas à anemia, queda no desenvolvimento, crescimento insuficiente e diarreia. Sinais em porcas adultas normalmente são vistos durante a lactação. Os animais acometidos perdem mais peso do que o normal, e retomam a condição corporal muito lentamente após o desmame. Em casos graves, as porcas podem se tornar emaciadas. Pode haver palidez causada por anemia e, com frequência, apetite depravado, mas sem diarreia. Porcas adultas com frequência carreiam infestações intensas sem doença clínica, mas morte súbita causada por hemorragia das úlceras gástricas ou peritonite por perfuração de úlcera foram observadas em raras ocasiões.[1] Embora *Ascarops* e *Physocephalus* sejam comuns em muitas regiões, a maioria das infecções é de baixo grau e sem efeito clínico. Infecções intensas podem levar a inapetência e outros sinais de gastrite.

Patologia clínica

O exame de fezes não é muito útil para o diagnóstico de hiostrongilose, uma vez que os ovos de *H. rubidus* não são distinguíveis daqueles de outro verme menos patogênico e mais prolífico, como o *Oesophagostomum* spp. Ovos de *Physocephalus* e *Ascarops* spp. são pequenos, de casca grossa e contêm uma larva quando colocados.

Achados de necropsia

A presença de *H. rubidus* pode não ser percebida, uma vez que os vermes são delgados e, com frequência, se localizam sob uma camada espessa de muco. Os vermes adultos têm < 10 mm de comprimento e coloração vermelho vivo quando removidos pela primeira vez do hospedeiro. A mucosa gástrica está hiperêmica e lesões nodulares estão presentes. Pode haver uma ou mais úlceras mais profundas na região glandular do estômago. Essas podem conter agrupamentos de *H. rubidus* adultos. Em casos graves, a mucosa está espessada e edemaciada, e coberta com uma pseudomembrana diftérica.[1] Em infecções por *Physocephalus* e *Ascarops*, os vermes adultos são imediatamente visíveis sobre o muco na mucosa gástrica. Existe uma gastrite óbvia em infecções intensas, e pode ocorrer ulceração.

Confirmação do diagnóstico

A confirmação da infecção por *H. rubidus* é feita pelo exame da larva a partir de coprocultura. A larva de *H. rubidus* são mais longas e mais vigorosamente móveis do que as de *Oesophagostomum* spp. Uma vez que *H. rubidus* produz tão poucos ovos, mesmo pequenos números de larvas podem indicar uma carga parasitária patogênica. A concentração sérica elevada de pepsinogênio também pode ser indicativo de infecção.

Diagnóstico diferencial

Hyostrongylus rubidus deve ser diferenciado de outras causas de falha no desenvolvimento ou emaciação, como:

- Disenteria suína
- Enterite necrótica
- Coccidiose
- Infestações por *Oesophagostomum* spp.
- Síndrome da porca magra
- Desnutrição.

Tratamento

Tratamento e profilaxia

Tratamento

- Doramectina: 0,3 mg/kg, IM (R1)
- Abamectina: 0,1 mg/kg de alimento/dia durante 7 dias (R1)[2]
- Ivermectina: 0,3 mg/kg PC, por injeção SC ou IM ou 0,1 mg/kg de alimento/dia durante 7 dias (R2)[3]
- Fenbendazol: 5 mg/kg PC no alimento como dose única ou dividido no decorrer de 7 a 14 dias (R3)
- Flubendazol: 5 mg/kg PC como dose única ou 30 g/tonelada de ração de terminação dividido no decorrer de 5 a 10 dias (R3)
- Febantel: 5 mg/kg PC (R4)
- Oxibendazol: 15 mg/kg PC ou 1,6 mg/kg PC/dia durante 10 dias (R4).

Doramectina, abamectina, ivermectina, fenbendazol e flubendazol são ativos contra larvas de quarto estágio e adultos de *H. rubidus*. Febantel, oxibendazol e tiofanato têm indicação na bula apenas para vermes adultos. Levamisol e diclorvós também são amplamente utilizados para o tratamento de nematódeos suínos. Ivermectina no alimento também é efetiva contra *A. strongylina*.

Controle

Precauções higiênicas padrão, incluindo remoção frequente das fezes, fornecimento de drenagem em baias externas e rotação de pastagem irão diminuir a contaminação ambiental. O controle do besouro do esterco, hospedeiro intermediário de *Physocephalus* e *Ascarops*, é impraticável.

É mais provável que a hiostrongilose afete porcas durante a lactação, de maneira que os animais sob risco devem ser tratados antes da parição. O comportamento das larvas de *H. rubidus* no pasto é similar ao descrito para *Oesophagostomum*, e sistemas de controle devem ser efetivos contra ambas as espécies de parasitas.

REFERÊNCIAS BIBLIOGRÁFICAS

1. Lee A. Internal parasites of Pigs. Department of Primary Industries, State of New South Wales, Australia. Primefact 1149 first edition, Pub12/20.2012.
2. Lopes WDZ et al. Res Vet Sci. 2014;97:546.
3. Mkupasi EM et al. Acta Trop. 2013;128:48.

Infestação por *Gasterophilus* spp. (berne do estômago)

Infestações por larvas de *Gasterophilus* spp. apresentam ampla distribuição. Elas causam gastrite crônica e perda de condição corporal em equinos, asininos e mulas infestados. Diminuição do desempenho, com frequência, é atribuída a essa infestação. Em raras ocasiões, ela pode causar perfuração do estômago e morte.

Sinopse

- Etiologia: seis espécies de *Gasterophilus* spp. que habitam o trato gastrintestinal de equinos
- Epidemiologia: os ovos são colocados na pelagem do corpo ou ao redor dos lábios; os ovos eclodem espontaneamente ou são estimulados a eclodir pela lambedura; as larvas penetram na mucosa oral ou epitélio externo da bochecha e migram para regiões internas da boca, agrupando-se na superfície epitelial ao redor dos dentes por 6 a 10 semanas antes de migrarem para o estômago e o intestino. As larvas se aderem ao estômago ou intestino e permanecem aí por muitos meses antes de serem eliminadas nas fezes. Uma espécie adere próxima ao reto. As larvas pupam e os adultos emergem após 3 a 5 semanas. Os adultos vivem apenas alguns dias, e são ativos principalmente no verão, e as larvas sobrevivem ao inverno no estômago
- Achados clínicos: moscas adultas espantam os equinos, e as larvas causam sinais inespecíficos de desenvolvimento inadequado
- Patologia clínica: os ovos podem ser vistos na pelagem dos membros ou ao redor dos lábios por inspeção direta
- Lesões: a área de aderência da larva é pontilhada e a parede gástrica pode estar espessada
- Confirmação do diagnóstico: ovos presentes nos pelos e podem haver lesões características na necropsia
- Diagnóstico diferencial: falha no desenvolvimento normalmente causada por infecção por helmintos
- Tratamento: ivermectina, moxidectina
- Controle: tratamentos administrados quando a atividade das moscas cessou e quando as larvas estão no estômago, normalmente dois tratamentos no meio e no final do inverno. Franjas e pendões protegem contra a preocupação associada a uma espécie de mosca.

Etiologia

Seis espécies de moscas apresentam larvas conhecidas por parasitarem equinos domésticos: *Gasterophilus nasalis*, *G. intestinalis*, *G. haemorrhoidalis*, *G. pecorum*, *G. nigricornis* e *G. inermis*. Suas larvas são os "bernes estomacais" de equinos, asininos e muares. Três espécies, *G. intestinalis*, *G. nasalis* e *G. haemorrhoidalis*, são mais importantes e apresentam distribuição cosmopolita, embora *G. pecorum* esteja se tornando cada vez mais importante, principalmente em regiões da Ásia e no Reino Unido.[1,2] Os estágios larvais posteriores habitam o estômago e o duodeno. Essas larvas de coloração creme rosada são robustas, segmentadas e têm cerca de 5 a 15 mm de comprimento. As moscas adultas têm coloração castanho-dourada, são cobertas por pelos e têm, aproximadamente, o tamanho de uma abelha, com duas asas e aparelho bucal vestigial.

Ciclo evolutivo e epidemiologia

As moscas não se alimentam e vivem apenas por alguns dias. Elas são ativas durante os meses de verão, e podem se sobrepor a outras espécies no seu período de atividade. Em regiões com invernos brandos, podem ser ativas durante todo o ano. Em regiões mais frias, a atividade das moscas cessa com a primeira geada, e normalmente existe apenas uma única geração por ano. Nessas regiões, o segundo e terceiro ínstares permanecem no estômago durante o inverno.

Os ovos são colados sob os pelos enquanto as moscas pairam próximas aos equinos. A fecundidade é grosseiramente relacionada ao tamanho da mosca. *G. haemorrhoidalis* ovipõe aproximadamente 50 a 200 ovos, *G. nasalis* 300 a 500 ovos, e *G. intestinalis* até 1.000 ovos. Os ovos das várias espécies são colocados em localizações específicas, e são aderidos também de forma específica, permitindo a identificação dos ovos das espécies. Os ovos são colocados na pelagem de equinos, exceto por *G. pecorum*, que coloca até 2.000 ovos em lotes de 100 a 200 em plantas do pasto. Os ovos de *G. pecorum* e de *G. haemorrhoidalis* têm coloração castanho-escuro; os ovos das outras espécies são amarelos e são imediatamente visíveis colados à pelagem, normalmente pelo a pelo. Os ovos de *G. intestinalis*, a mosca mais comum, são colocados nos membros torácicos, principalmente nas regiões mais distais; os de *G. nasalis* na região intermandibular; e os ovos das outras espécies são colocados nas bochechas e lábios.

Os ovos estão prontos para eclodir em, aproximadamente, 2 a 10 dias, e os primeiros ínstares entram na boca, seja por mordedura ou lambedura do hospedeiro, seja por migração subcutânea das bochechas para cavidade oral. Os ovos de *G. intestinalis* e *G. pecorum* requerem um estímulo, fornecido pela lambedura (umidade) ou pelo atrito (fricção), antes de eclodirem. As larvas penetram na mucosa oral, migram para a superfície interna e emergem nos espaços interdentais. As larvas de *G. intestinalis* penetram na extremidade anterior da língua, e se enterram na mucosa bucal por, aproximadamente, 3 a 4 semanas, antes de se localizarem em bolsas entre os dentes ou entre a gengiva e os molares. *G. nasalis* pode também se acumular em bolsas ao longo dos dentes molares e causar irritação oral. *G. haemorrhoidalis* pode penetrar a pele da bochecha e, após circular nos tecidos da boca, pode se aderir à faringe. O segundo instar de *G. intestinalis* também pode aderir por alguns dias à faringe e às laterais da epiglote, antes da passagem para o estômago. Os primeiros instares *G. pecorum* se enterram nas membranas mucosas do palato duro, bochecha e língua, onde se desenvolvem em segundo instar. Elas então se movem para a faringe, onde se desenvolvem em terceiro ínstar. Larvas ocasionais migram para localizações anormais que incluem o cérebro, seios cranianos, coração e pulmões.

O terceiro ínstar de larvas de *G. intestinalis* é encontrado aderido à mucosa, normalmente em grupos, na junção da porção glandular e aglandular do estômago, onde se tornam aderidas à mucosa. Larvas de *G. nasalis* são encontradas na região pilórica do estômago e do duodeno. Larvas de *G. pecorum* são encontradas na faringe, na parte superior do esôfago e na região fúndica do estômago. *G. haemorrhoidalis* são encontradas na língua, faringe e fundo gástrico.

No hospedeiro, duas mudas são realizadas e as larvas são eliminadas nas fezes 10 a 12 meses após a infestação, normalmente na primavera e no início do verão. Algumas larvas podem se aderir temporariamente à mucosa retal na sua passagem. As larvas migram para o solo, pupam, e as moscas adultas emergem após 3 a 5 semanas para reiniciar os ataques tardios aos equinos no verão.

Patogênese

As moscas adultas causam incômodo considerável durante a oviposição. O som de zumbido e os ataques súbitos para oviposição causam movimentação de cabeça e corridas no hospedeiro. *G. nasalis* é particularmente incômoda, uma vez que ela se lança nos lábios e na garganta do hospedeiro.

Há dúvidas em relação à importância das lesões causadas pelas larvas. Nos locais onde elas se aderem, existem áreas de espessamento e inflamação e, em casos raros, ocorre perfuração gástrica. Provavelmente a maioria das infestações leva a gastrite crônica e interferência na digestão. *G. intestinalis*, a espécie mais comum, se adere ao epitélio escamoso, e isso tem impacto relativamente pequeno na digestão do equino. Contudo, ulceração, edema e abscedação causados por essa espécie não podem ser ignorados, e deve-se esperar algum efeito decorrente de tais lesões, embora, na prática, seja difícil separar esse achado de outros causados por cargas parasitárias concorrentes. Perfuração ocasional do intestino foi documentada. As larvas não removem sangue suficiente para causar anemia, alimentando-se principalmente de exsudatos teciduais. Em casos raros, pleurisia pode ocorrer após a perfuração do esôfago próximo ao cárdia. Em infestações muito intensas por *G. pecorum*, a presença de um grande número de larvas (100 a 500) no palato mole e na base da língua pode causar estomatite e algumas mortes. A migração dos primeiros instares na língua e gengiva interdental e a agregação de larvas nas bolsas periodontais podem produzir irritação e dor e podem evitar que os potros se alimentem.

Uma análise proteômica recente usando gel de duas dimensões (2D) e outras técnicas descreveu a influência das larvas sobre o desenvolvimento de resposta imune.[3] Novos antígenos que foram identificados podem ser desenvolvidos como vacinação como uma opção de controle.

Achados clínicos

Uma síndrome inespecífica de falha no desenvolvimento, pelagem grosseira, cólica branda ocasional e falta de apetite, associada a comportamento inadequado e desobediência no trabalho normalmente é relacionada à infestação por bernes gástricos. Moscas adultas assustam os equinos por sua abordagem ao pairarem sobre eles, em um voo arrojado, especialmente ao redor da cabeça do cavalo, que pode fazer com que o animal se atire ou pare subitamente.

Patologia clínica

Os ovos nos pelos podem ser vistos por inspeção direta, mas a presença de larvas no estômago e intestinos pode ser detectada apenas após o tratamento com um inseticida adequado.

Achados de necropsia

À necropsia poucas larvas estão presentes no estômago da maioria dos equinos, mas a doença clínica normalmente é associada a contagens muito grandes desses agentes. As áreas de aderência das larvas estão pontilhadas e a parede gástrica espessada. Pode haver peritonite com aderência, e abscedação do baço sobre tais áreas.

Diagnóstico

A síndrome produzida não é suficientemente característica para garantir o diagnóstico *ante mortem*, e infestações por bernes gástricos comumente são associadas à infestação por helmintos, que produzem a maioria dos sinais observados. Um diagnóstico presuntivo de infestação da gengiva pode ser feito por sinais de dor à mastigação e pela presença de ovos de bernes gástricos no equino nesse momento. Uma variedade de testes sorológicos, incluindo ELISA, foi avaliada e verificou-se que, em geral, eles são específicos e sensíveis. Não foram realizadas mais tentativas de desenvolver testes práticos. A endoscopia usando o gastroscópio foi aplicada para o diagnóstico de gasterofilose, embora o seu uso tenha sido confinado a estudos de eficácia de fármacos.

Tratamento

Compostos à base de lactonas macrocíclicas administrados como pasta são os produtos mais efetivos para tratamento.

Controle

O tratamento deve ser administrado após o período de atividade das moscas ter cessado e as larvas terem chegado ao estômago, mas antes da ocorrência de lesão gástrica. Tratamentos únicos normalmente são suficientes para o controle. Uma combinação recente de tratamentos que contenham lactonas macrocíclicas associadas a praziquantel é usada para o controle de parasitas gastrintestinais, cestódeos e bernes gástricos em uma única dose. Em potros que apresentam dor à mastigação, o tratamento com ivermectina em pasta deve ser administrado conforme necessidade, durante a estação de atividade das moscas.

Recomendações de tratamento

O tratamento com produtos à base de lactonas macrocíclicas é fortemente recomendado para aumentar a produtividade e manter a saúde geral dos animais.

LEITURA COMPLEMENTAR

Colwell DD, Hall MJ, Scholl PJ, eds. The Oestrid Flies: Biology, Host-Parasite Relationships, Impact and Management. CABI; 2006:1-376.

REFERÊNCIAS BIBLIOGRÁFICAS

1. Liu S et al. Vet Parasitol. 2015;217:36.
2. Smith MA et al. Vet Rec. 2005;156:283.
3. Roelfstra L et al. Parasit Vectors. 2009;2:6.

Vermes de cabeça em espiral dos suínos (*Macracanthorhynchus hirudinaceus*)

Macracanthorhynchus hirudinaceus foi incluído com outros nematódeos por questões de conveniência, mas ele não é um nematódeo. Esse agente pertence a um filo diferente, os acantocéfalos. Eles se assemelham a vermes redondos em aparência, mas em alguns aspectos, são mais similares aos cestódeos, uma vez que não apresentam, por exemplo, trato digestivo. O nome "verme de cabeça em espiral" denota a probóscide coberta por ganchos que todos eles possuem.

Infestações por *M. hirudinaceus* em suínos normalmente não são intensas e causam perdas relativamente pequenas. Os vermes apresentam corpo robusto (0,5 a 1,5 cm), são compridos (até 38 cm) e enrugados transversalmente. Eles habitam o intestino delgado e eliminam ovos nas fezes que são muito resistentes aos estresses ambientais e sobrevivem por até 2 anos. O ciclo evolutivo é indireto, com uma variedade de besouros atuando como hospedeiros intermediários. A transmissão ocorre quando os suínos ingerem uma larva infestada ou besouro adulto, e os ovos são eliminados cerca de 2 a 3 meses depois. Os vermes fêmeas são ovipositores prolíficos, e vivem no hospedeiro por, aproximadamente, 1 ano.

Infestações intensas causam retardo no crescimento e perda de peso corporal. A cabeça dos vermes é introduzida profundamente na mucosa intestinal e causa nódulos claramente visíveis pela superfície serosa. Mortes ocasionais podem ocorrer em razão de perfuração intestinal. As técnicas de sedimentação são melhores do que as técnicas de flutuação para detecção de ovos nas fezes. O tratamento raramente é ministrado, uma vez que a condição normalmente é diagnosticada apenas na necropsia.

Tratamento e profilaxia

Tratamento
- Ivermectina: 0,1 mg/kg VO, a cada 24 h, por 5 dias (R3).

Uma dose única de doramectina é apenas parcialmente efetiva. O controle, se necessário, envolve a eliminação adequada de esterco de suínos, bem como evitar o contato com hospedeiros intermediários (besouros).

Infestações por cestódeos

Infestação por larvas de cestódeos

Animais de produção podem atuar como hospedeiros intermediários para cestódeos de humanos e outros animais. As larvas de cestódeos (metacestódeos) se desenvolvem como cistos preenchidos por líquido, cada um em uma localização típica no corpo. Eles atuam como lesões que ocupam espaço e causam condenação na inspeção de carnes. Bovinos em todo o mundo podem albergar o metacestódeo de *Taenia saginata* (o cestódeo da carne bovina em humanos), também conhecido como *Cysticercus bovis*, em sua musculatura estriada esquelética. *T. solium* (o cestódeo suíno de humanos) ocorre de forma similar em suínos (conhecido como *C. cellulosae*), principalmente em regiões mais pobres.[1] A recentemente descoberta *T. asiática*, encontrada apenas no leste asiático, é relacionada à *T. saginata*, mas usa os suínos como hospedeiros intermediários. Cistos na musculatura de ovinos (conhecidos como *C. ovis*) são a forma intermediária de um cestódeo de cães (*T. ovis*). Cistos hidáticos (*Echinococcus granulosus*), que se desenvolvem nos pulmões e/ou no fígado de ovinos, bovinos e equinos, também são adquiridos como ovos de cestódeos excretados por cães infectados e canídeos selvagens. Esses metacestódeos raramente causam doença clínica em espécies veterinárias (embora algumas sejam zoonoses graves), de maneira que o leitor é direcionado para livros-texto sobre parasitologia para informações detalhadas.

Contudo, a doença clínica é associada a outros dois metacestódeos. *T. (Multiceps) multiceps*, que causa cenurose em ovinos[1], descrita posteriormente. Metacestódeos de *T. hydatigena* normalmente são assintomáticos, mas se um ovino ou caprino deglutir em um segmento completo do cestódeo, que pode conter 100 mil ovos, morte súbita pode ocorrer, na medida em que números maciços de metacestódeos (conhecidos como cisticercos) em desenvolvimento migram pelo parênquima hepático. Essa condição (hepatite cisticercosa) assemelha-se à fasciolose hepática aguda, mas é um problema individual, mais do que um problema de rebanho.

LEITURA COMPLEMENTAR

Cardona GA, Carmena D. Vet Parasitol. 2013;192:10.

REFERÊNCIA BIBLIOGRÁFICA

1. Avcioglu H et al. Rev Med Vet (Toulouse). 2012; 163:295.

Infestação por cestódeos adultos

Sinopse
- Etiologia: cestódeos que pertencem à família Anoplocephalidae, incluindo *Moniezia* spp. em ruminantes e *Anoplocephala* spp. em equinos
- Epidemiologia: a transmissão é por ingestão de ácaros de vida livre (oribatídeos) nos pastos
- Achados clínicos: pouca patogenicidade, mas infestações intensas podem causar falha no crescimento e, em equinos, o aumento do risco de cólica ileocecal
- Patologia clínica: demonstração dos ovos dos cestódeos nas fezes
- Lesões:
  - Equinos: inflamação branda da mucosa intestinal, com pequenas úlceras
- Confirmação do diagnóstico: segmentos dos cestódeos ao redor da base da cauda ou nas fezes; ovos nas fezes
- Tratamento:
  - Ruminantes: albendazol, febantel, fenbendazol, mebendazol, netobimina, oxfendazol e praziquantel
  - Equinos: pirantel, praziquantel
  - Controle: se necessário, administração periódica é a única opção viável.

Etiologia

Os cestódeos anoplocefalídeos comuns de ruminantes, *Moniezia expansa*, *M. benedeni* e *Thysaniezia* (sinônimo de *Helictometra giardi*, também conhecida como *T. ovilla*) são cosmopolitas, enquanto *Avitellina* spp. ocorre principalmente nos países mediterrâneos e Índia; *Stilesia hepatica* na África e *Thysanosoma actinioides* na América do Norte.

Em equinos, *Anoplocephala magna*, *A. perfoliata* e *Anoplocephaloides* (sinônimo de *Paranoplocephala mamillana*) têm distribuição cosmopolita.

Ciclo evolutivo

O ciclo evolutivo de todos os cestódeos anoplocefalídeos é muito similar. Os ovos, imediatamente infectantes, são eliminados nas fezes do hospedeiro, individualmente ou protegidos por um segmento do cestódeo. Eles são ingeridos por ácaros de vida livre dos pastos (oribatídeos) e o estágio intermediário (metacestódeo) se forma. Os cestódeos maduros se desenvolvem quando o hospedeiro primário acidentalmente deglute ácaros infectados durante o pastejo. A maioria das espécies se estabelece no intestino delgado, mas *T. actinioides* também invade os ductos biliares e pancreáticos, enquanto *A. perfoliata* é encontrada ao redor da junção ileocecal e *S. hepatica* vive nos ductos biliares. O comprimento varia com a espécie: *A. perfoliata* cresce até 4 a 8 cm, e *Moniezia* pode chegar a mais de 2 m.

Epidemiologia

Ácaros oribatídeos são onipresentes, mas mais numerosos em pastos permanentes nos meses de verão. Todos os animais que pastam, portanto, estão potencialmente sob risco.

Patogênese

Em ruminantes, cestódeos anoplocephalidae apresentam pouco efeito aparente sobre a saúde. Em infestações intensas, postulou-se que eles podem competir por nutrientes, excretar materiais tóxicos ou, em razão do seu comprimento, interferir na motilidade intestinal. Cargas parasitárias muito pesadas de *M. expansa* em cordeiros foram associadas a surtos de enterotoxemia. Espécies que afetam os ductos pancreáticos e biliares causam poucas lesões, mas a lesão hepática pode levar à rejeição durante a inspeção de carnes.

Em equinos, *A. perfoliata* causa resposta inflamatória local branda ao redor do local de adesão. Onde 20 ou mais cestódeos estão agrupados, ulceração e outras alterações degenerativas podem ocorrer. Isso pode ser acompanhado por granulomatose diftérica e, ocasionalmente, formação de pólipos. A valva ileocecal pode estar espessada. Infestações intensas podem interferir na motilidade intestinal e aumentar o risco de cólica ileocecal. Um estudo de caso-controle de correspondência recente indicou que 22% de uma série de casos de cólica espasmódica, provavelmente, foram associados a infestação por cestódeos. Existem cada vez mais evidências que implicam *A. perfoliata* como fator de risco significativo em casos de compactação de íleo.

Achados clínicos

Em ruminantes, não há concordância a respeito da importância dos cestódeos anoplocefalídeos como causa de enfermidades; os proprietários normalmente superestimam a sua importância, enquanto os médicos-veterinários subestimam. A maioria das infestações é assintomática, mas ocasionalmente, infestações intensas podem resultar em falha no crescimento, pelagem grosseira, distúrbios digestivos vagos, incluindo constipação intestinal, diarreia branda e disenteria; e, algumas vezes, anemia. Esses sinais são restritos principalmente aos animais com menos de 6 meses de idade e que recebem uma dieta inadequada. Com *T. actinioides*, os sinais podem ser retardados até que o animal chegue a uma idade mais avançada. Os animais infestados podem ser mais suscetíveis aos efeitos de outros endoparasitas, e a outras enfermidades ou condições ambientais adversas.

As infecções em equinos normalmente são assintomáticas[1], mas, ocasionalmente, infestações intensas podem ser associadas a uma ampla variedade de alterações abdominais, inclusive cólica[2]; perfuração do ceco; intussuscepção ileocecal, cecocólica e ileoileal; torção de cólon e de ceco; espessamento do íleo e obstrução.

Patologia clínica

Segmentos dos cestódeos excretados podem ser visíveis macroscopicamente sobre a pele ou pelos ao redor da base da cauda e nas fezes. Os ovos podem estar presentes nas fezes.

Achados de necropsia

O local de aderência na mucosa intestinal pode ser indicado pela presença de uma pequena úlcera, bem como de resposta inflamatória branda. No caso de infestações por *T. actinioides* e *S. hepatica*, a presença de vermes nos ductos biliares e pancreáticos é acompanhada por fibrose e espessamento das paredes dos ductos. Em equinos, *A. perfoliata* pode causar inflamação da lâmina própria e lesão na mucosa na região da junção ileocecal, e há associação entre o número de parasitas presentes e a gravidade das alterações histológicas.[3,4] Espessamento significativo, fibrose da junção ileocecal e alterações graves nas células neuronais de equinos foram observadas onde mais de 20 cestódeos estavam presentes.[4]

Confirmação do diagnóstico

Os segmentos excretados são muito mais largos do que longos. Eles podem ser vistos preenchidos por ovos característicos, se forem lisados em uma gota de água em lâmina e examinados microscopicamente. Ovos de anoplocefalídeos têm formato semelhante à letra D, casca grossa e contêm o embrião envolto por um anel de quitina. Eles não são facilmente encontrados nas fezes. A centrifugação/flutuação usando uma solução de açúcar saturada é recomendada para o diagnóstico em equinos. Na melhor das hipóteses, a sensibilidade dessa técnica é de apenas 60% para as infecções brandas, chegando a 90% para infecções intensas, de maneira que amostras repetidas podem ser necessárias para demonstrar a presença do parasita. Métodos foram desenvolvidos para a detecção de anticorpos específicos no soro ou de antígenos nas fezes[5], mas ainda não estão disponíveis de forma geral. Experimentalmente, o diagnóstico molecular altamente sensível e espécie-específico por PCR foi desenvolvido para identificação precisa e diagnóstico de espécies de *Moniezia*, com alvo a região 18S do DNA ribossômico do parasita.[6-8] Em equinos, um ensaio PCR multiplex experimental para detecção simultânea de várias *Anoplocephala* spp., visando as regiões hipervariáveis do gene *SSUr RNA*, foi desenvolvido.[9]

Diagnóstico diferencial
- Outras causas de falha no desenvolvimento
- Em equinos, outras causas de cólica.

Tratamento

Tratamento e profilaxia

Tratamento
- Bovinos:
  - Praziquantel: 5 mg/kg PC VO (R2)
- Equinos
  - Pirantel: 38 mg/kg (R2)
  - Praziquantel: 2,5 mg/kg PC VO (R2).

Para ruminantes, praziquantel a 3,75 mg/kg é altamente efetivo contra *Moniezia*, mas doses maiores são necessárias para *Thydanietzia* spp. (5 mg/kg), *Avitellina* (7,5 mg/kg) e *S. hepatica* (15 mg/kg). Alguns benzimidazóis e probenzimidazois apresentam atividade anticestódeos em ruminantes, incluindo albendazol, febantel, fenbendazol, mebendazol, netobimina e oxfendazol. A eficácia de alguns desses compostos contra *Moniezia* pode ser variável. Albendazol a 7,5 mg/kg via oral é efetivo contra cestódeos nos ductos biliares.

Para equinos, embonato de pirantel a 38 mg/kg VO (ou seja, o dobro da dose padrão para controle de vermes redondos) é um tratamento estabelecido para *A. perfoliata*, mas é inefetivo contra *A. mamillana*. Embora os efeitos tóxicos não tenham sido completamente avaliados nessas doses altas, o pirantel, em geral, é considerado como apresentando baixa toxicidade em herbívoros quando administrado por via oral. Recentemente, mostrou-se que o praziquantel é eficaz contra *A. perfoliata* na dose de 1 a 2,5 mg/kg por peso corporal VO, e *A. mamillana*. Esse tratamento pode diminuir pela metade o risco estimado de cólica associada a cestódeos.

Controle

O controle de ácaros que atuam como hospedeiros intermediários é impraticável. Se um problema potencial for percebido em, por exemplo, cavalos de alto valor, deve-se considerar diminuir o número de ácaros oribatídeos por meio de aração de pastos permanentes e ressemeadura. Caso contrário, o estabulamento ou o tratamento tático no início do verão e outono são as únicas opções.

LEITURA COMPLEMENTAR

Nielsen MK. Sustainable equine parasite control: perspectives and research needs. Vet Parasitol. 2012;185:32-44.

REFERÊNCIAS BIBLIOGRÁFICAS

1. Veronesi F et al. Vet Res Commun. 2009;1:161.
2. Back H et al. Vet Parasitol. 2013;197:580.
3. Kjaer LN et al. Equine Vet J. 2007;39:529.
4. Pavone S et al. Vet Parasitol. 2011;176:43.
5. Skotarek DD et al. Vet Parasitol. 2010;172:249.
6. Ohtori M et al. J Vet Med Sci. 2015;77:105.
7. Yan H et al. Acta Vet Hung. 2013;61:463.
8. Nguyen TD et al. J Helminthol. 2012;86:426.
9. Bohorquez GA et al. Vet Parasitol. 2015;207:56.

TOXINAS QUE AFETAM O SISTEMA DIGESTÓRIO

Intoxicação por fósforo

Atualmente, a intoxicação por produtos que contêm fósforo raramente ocorre. Rodenticidas, há algum tempo uma fonte comum de intoxicação por fósforo para animais, não são mais utilizados, e a exposição atualmente ocorre principalmente em decorrência da ingestão de produtos velhos encontrados em abrigos e depósitos abandonados. Os animais também podem ser expostos por pastagens ou água de beber contaminada com fósforo branco usado como munição em treinamentos militares.[1,2] Ocasionalmente, os alimentos de animais contêm concentração excessiva de fosfatos dietéticos de forma inadvertida, rompendo o equilíbrio Ca:P e causando achados clínicos. Em ruminantes, isso pode resultar em cálculos na vesícula urinária e, em equinos, hiperparatireoidismo secundário.[3]

O fósforo possui ação cáustica local, e a ingestão é associada a irritação grave da mucosa gastrintestinal, com sinais de gastrenterite surgindo em uma ou duas horas. Parte do fósforo pode ser absorvida e associada à necrose hepática aguda, mas os sintomas não surgem por muitos dias. Os efeitos tóxicos são potencializados quando o fósforo é finamente moído e misturado com óleos ou gorduras, que facilitam a absorção.

Achados clínicos

Sinais comuns incluem salivação, dor abdominal aguda, sede intensa e diarreia. Suínos vomitam violentamente, e o vômito é luminoso com odor de alho. Com frequência, os animais morrem de choque agudo durante esse estágio. Os sobreviventes apresentam icterícia, fraqueza, anorexia, oligúria e hematúria. A morte pode ocorrer subitamente, ou pode ser acompanhada por convulsões. O fósforo pode ser detectado no vômito e nas fezes dos animais acometidos.

Achados de necropsia

Macroscopicamente, há congestão e hemorragia da mucosa gastrintestinal. A carcaça com frequência está ictérica, e o fígado está aumentado de volume e pálido. Histologicamente, há degeneração gordurosa tanto do fígado quanto dos rins, algumas vezes acompanhada por necrose hepática. O estágio agudo da intoxicação por fósforo pode se assemelhar ao estágio agudo da intoxicação por arsênico inorgânico, mercúrio ou selênio.

Confirmação do diagnóstico

Requer evidências de acesso ao veneno e a detecção de grandes quantidades dele no trato gastrintestinal.

Amostras para análise

- Toxicologia: uso de 50 g de fígado, rim e uma porção de trato gastrintestinal com o conteúdo
- Histologia: fígado e rim fixados em formol (MO).

Tratamento

O uso de eméticos para remover o conteúdo do estômago geralmente não é recomendado, pois o fósforo é cáustico e pode causar lesão significativa à mucosa esofágica durante a êmese e também porque o vômito ocorre normalmente. A lavagem gástrica seguida por administração de carvão ativado com catárticos pode ser benéfica em animais individuais quando usado precocemente após a ingestão. Tratamentos adicionais são de suporte e incluem analgésicos e fluidos intravenosos contra desidratação. Hipotensão e choque, bem como coagulopatia, podem ocorrer e devem ser tratados com suporte, caso seja necessário.

REFERÊNCIAS BIBLIOGRÁFICAS

1. Steinheim G et al. Acta Agr Scand Sect A-Anim. 2011;61:60.
2. Oyvind AV et al. Sci Total Environ. 2010;408:1833.
3. Stewart J et al. Aust Equine Vet. 2010;29:55.

Intoxicação por arsênico

Sinopse

- Etiologia: inseticidas por imersão ou *spray*; herbicidas; conservantes de madeira, produtos farmacêuticos e aditivos alimentares. Compostos inorgânicos são os mais tóxicos, e os arsenicais orgânicos são os menos tóxicos
- Epidemiologia: surtos causados por acesso acidental; uso de quantidade excessiva no alimento, *spray* ou imersão. A maioria dos casos resulta de ingestão, mas a absorção percutânea também é possível
- Achados clínicos: a forma entérica é uma gastrenterite altamente fatal que cursa com diarreia e desidratação. A forma neurológica é caraterizada por incoordenação e cegueira ou uma síndrome de incoordenação, inquietação e convulsões
- Patologia clínica: altas concentrações de arsênico nas fezes, urina e leite por 5 dias (arsenicais orgânicos) e 10 dias (arsênico inorgânico). Casos crônicos são melhor avaliados por pelos ou pele
- Lesões de necropsia: gastrenterite na forma entérica, e sem lesões na forma neurológica
- Confirmação do diagnóstico: concentrações de arsênico maiores do que o normal nos líquidos corporais ou tecidos
- Tratamento: descontaminação, antídotos e tratamento de suporte
- Controle: remoção do ambiente; as doses indicadas na bula não devem ser excedidas.

Etiologia

Informações de base

- Arsenicais inorgânicos, com maior frequência, têm valência +3 (trivalente; arsenito) ou +5 (pentavalente; arseniato) e o arsenito é mais tóxico do que o arseniato
- Arsenicais orgânicos, com mais frequência, têm valência +3 (trivalente) ou +5 (pentavalente) e, por definição, contêm pelo menos um átomo de carbono.

O perfil toxicológico do arsênico é complicado. A absorção e a toxicidade do arsênico dependem de muitos fatores além da valência e da forma química. A absorção depende do tamanho da partícula, da solubilidade e da espécie, com outros fatores, tais como a saúde, desempenhando um papel importante. Partículas grandes e menos solúveis de qualquer composto arsenical intrinsecamente tóxico podem não ser bem absorvidas, enquanto uma substância menos tóxica, mas mais solúvel, pode ter maior absorção.[1,2] Animais com a saúde ruim e comprometimento do sistema gastrintestinal apresentam absorção muito maior do que aqueles animais com boa saúde. A espécie tem um papel importante, com humanos e cães sendo os mais suscetíveis à intoxicação por arsênico e desenvolvimento dos achados clínicos.

Os compostos de arsênico com probabilidade de serem encontrados por grandes animais são numerosos e variados, e incluem:

- Compostos inorgânicos usados como inseticidas por imersão ou como herbicidas:
  - Óxido, por exemplo, trióxido de arsênico (+3)
  - Trivalente, por exemplo, arsenito de sódio (+3), acetoarsenito de cobre (verde Paris)
  - Pentavalente, por exemplo, arseniato de sódio (+5)
- Compostos inorgânicos usados como conservantes de madeira:
  - Arseniato de cobre cromatado (+5)
- Compostos inorgânicos usados como fármacos:
  - Arseniato de chumbo inorgânico (+5)
  - Arsenito de potássio (+3), por exemplo, solução de Fowler e outras
- Compostos orgânicos usados como herbicidas:
  - Metanoarsonatos monossódico (MSMA) ou dissódico (DSMA) (+5), por exemplo, e
- Compostos orgânicos usados como fármacos:
  - Arsenicais fenilorgânicos trivalentes (+3), por exemplo, tiacertasamida e melarsoprol
  - Arsenicais fenilorgânicos pentavalentes (+5), por exemplo, ácido arsanílico, roxarsona (ácido 4-hidroxi-3-nitrofenilarsônico) e nitarsona.

Toxicidades relativas

Os compostos orgânicos são menos tóxicos, os óxidos insolúveis são de toxicidade média e os compostos inorgânicos trivalentes são associados à síndrome mais grave.[1,2,4] Doses tóxicas orais podem variar de 1 a 25 mg/kg para arsenitos, 30 a 100 mg/kg para os arseniatos, 25 mg/kg/dia durante 8 a 10 dias para ácido cacodílico, e 10 a 25 mg/kg por 5 a 6 dias para os metanoarsonatos.

Os arsenicais orgânicos aromáticos são tóxicos quando a dose cumulativa é excedida em duas a quatro vezes a dose recomendada, fornecida ou excedendo o percentual recomendado no alimento, ou fornecendo um alimento por tempo excessivo. Sete a 10 dias de alimentação com ácido arsanílico a 500 mg/kg na dieta, ou ácido 3-nitro, 4-hidroxifenilarsônico a 250 mg/kg são associados à intoxicação em suínos; aproximadamente duas vezes essa concentração irá resultar em intoxicação de aves de produção.

Epidemiologia

Ocorrência

Intoxicação por arsênico normalmente ocorre após a ingestão de substância tóxica, mas a absorção pela pele pode ocorrer, especialmente se ela estiver lesionada ou hiperêmica. Atualmente, os arsênicos são menos comumente associados a intoxicação generalizada de animais de produção, mas intoxicações ainda surgem em algumas regiões do mundo, em razão da sua presença em lençóis freáticos.[3] Adicionalmente, o arsênico ainda pode ser encontrado nos produtos mencionados a seguir.

Banho de imersão e aspersão

Líquidos usados para banho de imersão e aspersão de animais para o controle de ectoparasitas são uma fonte muito comum de intoxicação. Os animais podem deglutir a solução enquanto na imersão, ou nos currais de drenagem após a imersão. Animais que não secam completamente, bem como falha na eliminação de líquido de drenagem podem contaminar o pasto. Recipientes abertos de solução de imersão ou pó podem contaminar acidentalmente os alimentos, ou podem ser aplicados erroneamente como curativo na pele. Quantidades apreciáveis de arsênico são absorvidas através da pele após a imersão em arsenito de sódio. A absorção é potencializada se o animal for colocado na imersão quando o tempo estiver quente, se a lã for longa, se houver lotação com muitos animais em contato nos pequenos currais de drenagem ou se os animais forem conduzidos muito precocemente após a imersão. Contudo, na maioria dos surtos de intoxicação, alguma ingestão parece ocorrer e suplementa a absorção cutânea. Há algum perigo na imersão de carneiros na estação de monta, quando eritema da pele das coxas e do escroto está presente. A imersão imediatamente após a tosquia e a aspersão com pressão muito alta, ou com soluções excessivamente fortes, também podem ser associadas ao aumento na absorção.

Herbicidas

Estes incluem arsenito de sódio ou potássio, pentóxido de arsênico e *sprays* de ácido metanoarsonato monossódico ou dissódico, usados para matar pragas. A aparação da grama realizada em gramados tratados com herbicidas arsenicais nos 6 meses anteriores pode carrear 15.000 mg/kg de arsênico.

Sprays inseticidas

São usados com frequência em pomares e pastos, aplicados para matar larvas de besouro Colorado e de outras pragas. Na maioria das situações, a intoxicação ocorre quando os animais ganham acesso acidentalmente a áreas recentemente aspergidas, embora a mudança da direção do vento possa resultar em contaminação acidental do pasto.

Gasolina com chumbo

Os principais sinais normalmente são atribuídos aos efeitos do chumbo, mas isso nem sempre parece ser a realidade.

Iscas para insetos

Verde Paris (acetoarseniato de cobre) tem sido historicamente misturado a farelo e aplicado em grandes áreas de terra na tentativa de controlar pragas de gafanhotos.

Conservantes de madeira

Produtos de madeira, como tábuas para cerca, postes, bezerreiros e prédios antigos tratados com conservante arseniato de cobre cromatado permanecem como uma fonte de exposição ao arsênico. O composto tem sabor salgado, e o arsênico se concentra nas cinzas quando a madeira é queimada.

Depósitos de minérios metais

Muitos depósitos naturais, incluindo piritas de ferro arsênico em solos vulcânicos, bem como o ouro e minério de cobre, contêm grandes quantidades de arsênico, que podem ser lambidas *in situ* ou carreadas na fumaça das fundições e contaminar os pastos nas adjacências e a água de beber.

Produtos farmacêuticos e estimulantes do crescimento

Incluem ácido arsanílico e arsanilato de sódio, bem como preparações de ácido fenilarsônico, como roxarsona e nitarsona, usados como aditivos de alimentos, promotores de crescimento, antídotos para intoxicação por selênio e no controle e tratamento da disenteria animal. A sobredose pode ocorrer por administração contínua por um tempo excessivo, ou quando há erro na mistura em lotes de comida. A toxicidade dos alimentos que contêm ácido arsanílico depende, em certa extensão, da ingestão da água de beber, mas restrição moderada à ingestão de água não faz com que doses normais se tornem doses perigosas.

Fatores de risco do animal

Sais solúveis são altamente tóxicos; trióxido de arsênico e arseniato de sódio são muito menos solúveis e, portanto, menos tóxicos do que o arsenito de sódio. A LD_{50} do arsenito de sódio varia entre espécies, com suínos, equinos, bovinos e ovinos requerendo aumento da dose para serem acometidos. Químicos orgânicos usados como herbicidas são tão tóxicos quanto o arsenito, mas os arsenicais orgânicos usados como estimulantes do crescimento são menos tóxicos, embora eles sejam absorvidos rapidamente.

Em casos nos quais gastrenterite é a lesão predominante, a taxa de mortalidade chega próximo a 100%.[4] Em casos caracterizados por envolvimento do sistema nervoso, a doença é incidental e perdas mínimas estão relacionadas ao acesso ao veneno, embora os resíduos possam se tornar um problema.

Fatores de risco dos humanos

Resíduos na carne e no leite diminuem a segurança dos produtos para consumo humano.[1,5] O arsênico é excretado rapidamente após a absorção, principalmente na urina, e após a ingestão de quantidades não tóxicas pela vaca, não há secreção detectável no leite.[6] Quando doses muito maiores são consumidas, o arsênico pode ser excretado pelo leite, bem como na urina e fezes, mas a concentração ainda é baixa. A meia-vida biológica do arsênico ingerido via oral na forma de arsanilato é de 4,2 dias no fígado, 5,7 dias nos rins e 15 dias nos músculos. Em suínos que recebem ácido arsanílico a 200 mg/kg no alimento, a concentração de arsênico nos músculos é ainda maior do que o nível admitido de 0,1 mg/kg 18 dias após a suspensão. A recomendação usual é suspender o uso de ácido arsanílico 5 a 7 dias antes do abate, o que é adequado para doses normais.

Fatores de risco do ambiente

A presença de arsênico em lençóis freáticos é bem documentada em muitas partes do mundo, especialmente em algumas regiões da Ásia.[7,8] Isso é associado à produção subótima de leite em vacas, bem como ao potencial para maior contaminação do solo e da água pelo arsênico excretado na urina.[8]

Patogênese

Mecanismo de ação

Sais inorgânicos trivalentes e compostos orgânicos trivalentes exercem seus efeitos tóxicos por meio da combinação com grupos sulfidrilas nas proteínas e inibição de enzimas teciduais, como α-ceto oxidase, ácido pirúvico oxidase e α-oxiacidoglutárico oxidase.[2,4,9] Arsenicais trivalentes são mais tóxicos, pois eles têm maior afinidade por esses grupos sulfidrila. A eficiência dos compostos que contêm enxofre, tais como dimercaptopropanol (dimercaprol ou antilewisita britânica ou BAL) como antídotos depende da sua capacidade de competir com compostos do sistema enzimático que contenham enxofre para a captação de arsênico.[2,4] Arseniatos inorgânicos pentavalentes funcionam desacoplando a fosforilação oxidativa, talvez substituindo o fosfato na reação. O mecanismo de ação para compostos orgânicos pentavalentes não é conhecido, mas a interferência com a ação da piridoxina e da tiamina pode estar envolvida.[2] Em ruminantes, arsenicais pentavalentes podem ser convertidos em arsenicais trivalentes.

Suscetibilidade dos tecidos

Uma vez absorvido na corrente sanguínea, o arsênico é bem distribuído para todos os sistemas orgânicos, se acumulando no fígado antes da distribuição. Outros órgãos, como rins, pulmões e baço, também acumulam arsênico.[2,4,9] As regiões do corpo afetadas são principalmente aquelas com tecidos ricos em sistemas enzimáticos oxidativos. Portanto, a parede do sistema digestório, fígado, rins, baço e pulmões são os mais suscetíveis à diminuição geral da atividade metabólica e desenvolvimento de achados clínicos. Lesões do trato gastrintestinal produzem os achados clínicos mais óbvios, uma vez que a lesão extensiva aos capilares causa aumento da permeabilidade e exsudação de soro nos espaços teciduais. A mucosa se separa da camada muscular subjacente e se solta, resultando em perda de grande quantidade de fluídos corporais. O arsênico não precipita proteínas, e não tem efeito local direto na mucosa do trato digestório; isso é indicado pelo fato de que a administração parenteral de arsênico produz lesões na parede intestinal que são idênticas àquelas associadas à ingestão.

Intervalo de tempo

Uma vez que o arsênico não precipita proteínas, ele não limita a sua própria absorção, e existe um intervalo de tempo considerável entre a ingestão e o surgimento dos achados clínicos; substâncias corrosivas produzem lesões e sinais imediatamente.

Absorção percutânea

O arsênico absorvido pela pele pode ser associado à necrose local sem sinais sistêmicos. Caso a circulação periférica esteja ruim, ou a concentração de arsênico seja excessivamente alta, mas a circulação cutânea esteja boa, o arsênico é rapidamente carreado e associado à doença sistêmica sem necrose cutânea.

Intoxicação crônica

A intoxicação crônica por arsênico ingerido em baixas concentrações é causada por seu acúmulo em órgãos específicos, especialmente em pele, ossos, cascos e pelos.[1,4,10]

Lesões em tecidos nervosos

Arsenicais orgânicos pentavalentes causam alterações degenerativas nos nervos periféricos. Essas aparecem como desmielinização e degeneração axonal em casos prolongados.[2] Animais em decúbito por mais de 7 dias têm pouca probabilidade de recuperação, e irão permanecer paralisados até a morte por outras condições associadas. Na intoxicação por compostos de ácido arsanílico, as lesões ocorrem principalmente no nervo óptico, causando cegueira. Na intoxicação pelo grupo ácido fenilarsônico, os nervos dos membros parecem ser mais afetados.

Achados clínicos

A ocorrência de achados clínicos depende da forma específica de arsênico à qual os animais foram expostos. Como regra geral, todos os arsenicais inorgânicos e arsenicais orgânicos trivalentes afetam os capilares e o trato gastrintestinal, e os arsenicais orgânicos pentavalentes afetam o sistema neurológico.

Síndrome gastrintestinal

Casos hiperagudos

Esses animais apresentam poucas manifestações, exceto depressão e prostração, e geralmente morrem antes do desenvolvimento de sinais de enterite.[4,11] A morte ocorre em minutos a algumas horas após a exposição, e pode ser precedida por convulsões clônicas e diarreia.

Casos agudos e subagudos

Em ruminantes, o início dos sinais de doença, com frequência, é retardado em 20 a 50 h a partir da ingestão do veneno, com o período de tempo dependendo do grau de preenchimento dos pré-estômagos.[4,11] Desconforto se desenvolve subitamente, começando com dor abdominal grave, inquietação, gemidos, aumento da frequência respiratória, salivação, ranger de dentes, estase ruminal completa e vômito (mesmo em bovinos) seguido por diarreia líquida e fétida, que pode ser hemorrágica. Taquicardia, pulso rápido e fraco, desidratação e oligúria são marcantes.

Equinos apresentam sinais similares, com congestão marcante das membranas mucosas e início muito súbito de cólica grave. Diarreia grave (± sangue) pode ser seguida por um período de estase completa do trato alimentar, com diarreia recidivando imediatamente antes da morte.

Casos subagudos apresentam os mesmos sinais que os casos agudos, mas o curso pode se estender por 2 a 7 dias. Sinais nervosos de tremores musculares, incoordenação e convulsões clônicas são seguidos por coma terminal.

Casos crônicos

Os sinais observados comumente incluem baixo peso corporal, pelagem seca e grosseira que se solta facilmente, fadiga, surtos de indigestão; eritema conjuntival e de mucosa; edema de pálpebras e conjuntivite. A ulceração da mucosa oral pode se estender para o focinho. A produção de leite é gravemente diminuída, e abortos e natimortos podem ocorrer. Lesões de pele locais incluem hiperemia inicial, seguida por necrose e esfacelamento, deixando lesões indolentes que têm cicatrização extremamente lenta.

Síndrome neurológica

A intoxicação crônica, que resulta de sobredose de ácido arsanílico, ocorre principalmente em suínos e em cordeiros. Ela se manifesta por incoordenação 3 a 7 dias após a ingestão; cegueira pode ou não ocorrer. O nível de consciência, temperatura corporal e apetite não são afetados. Desde que a ingestão seja contínua, os sinais pioram gradualmente; se o alimento for alterado, os sinais desaparecerem em alguns dias. Alguns suínos permanecem permanentemente cegos ou paralisados. Na intoxicação crônica com roxarsona e nitarsona, a ênfase é na inquietação, micção e defecação frequentes, incoordenação causada por perda de equilíbrio, "gritos" agudos frequentes, tremores e convulsões, todos sendo incitados diante da estimulação do suíno. Se deixados sozinhos em posição de decúbito, eles podem parecer normais. Quase todos os animais apresentam alguma forma de irritação gastrintestinal.

Patologia clínica

O arsênico pode ser detectado na urina, fezes e leite por períodos de até aproximadamente 10 dias, começando imediatamente após a ingestão do material tóxico. A taxa de excreção é mais rápida para compostos orgânicos do que para o arsênico inorgânico, e os teores na urina podem voltar ao normal em 5 dias. O material mais adequado para o exame laboratorial de um animal vivo é um grande volume (aproximadamente 1 ℓ) de urina, no qual o teor de arsênico pode ser tão alto quanto 16 mg/kg. Concentrações no leite são baixas.[6] Concentrações normais de até 0,25 mg/kg no leite de vacas podem ser elevados para 0,34 a 0,47 mg/kg em casos de intoxicação aguda, e para 0,8 a 1,5 mg/kg no leite de vacas normais que pastam em piquetes contaminados por arsênico por longos períodos. A deposição ocorre nos pelos, e o arsênico persiste ali até que o pelo caia, tornando possível a detecção da ingestão prévia de arsênico na ausência de arsênico no sangue e nas fezes. O pelo dos animais não expostos ao arsênico deve conter menos de 0,5 mg/kg, e o dos animais expostos pode conter até 5 a 10 mg/kg.

Achados de necropsia

Nos casos agudos e subagudos de *intoxicação por arsênico inorgânico*, ocorre hemorragia, hiperemia e placas de hemorragia submucosa no estômago, duodeno e ceco. Em equinos, foram observadas hemorragia e ulceração multifocal no ceco e no cólon maior. Em ruminantes, a mucosa dos pré-estômagos não é afetada, mas lesões típicas estão presentes no abomaso e nos intestinos. Necrose tubular renal, pielonefrite supurativa e petéquias na mucosa da bexiga são encontradas em bovinos.[4] O conteúdo intestinal é muito fluido e contém muco e fragmentos de mucosa. Hemorragia subendocárdica profusa é comum, e a ulceração da mucosa da vesícula biliar, com frequência, é observada em ovinos. Lesões macroscópicas podem ser mínimas em casos que morrem após um curso muito curto. Histologicamente, a maioria das hemorragias pode ser atribuída à necrose dos capilares, embora lesões às paredes dos vasos de maior calibre possam, algumas vezes, ser encontradas. Hemólise intravascular grave foi observada em ovinos. Alterações degenerativas são comuns no fígado e rins de animais que sofrem de intoxicação por arsênico, e essas alterações se tornam mais pronunciadas se o curso da doença for prolongado. Em alguns casos de intoxicação crônica, perda de mielina pode ser observada nos nervos periféricos, com degeneração neural secundária no sistema nervoso central.

O fígado é o melhor órgão para pesquisa de intoxicação aguda por arsênico, enquanto o rim pode conter altas concentrações em intoxicações subagudas ou crônicas. Teores de 10 a 15 mg/kg de matéria úmida de trióxido de arsênico nos rins ou no fígado são considerados diagnósticos de intoxicação por arsênico. Contudo, é provável que muitos animais morram de intoxicação por arsênico quando suas concentrações hepáticas são muito menores do que isso. Concentrações máximas de arsênico nos tecidos ocorrem aproximadamente 8 h após a ingestão, e os animais que sobrevivem por 2 a 3 dias podem ter concentrações tão baixas quanto 3 mg/kg. Concentrações diagnósticas na urina e nas fezes estão entre 10 e 20 mg/kg. Em contrapartida, animais normais que são banhados rotineiramente em imersão de arsênico podem apresentar teores do elemento tão altos quanto 8 mg/kg. Concentrações de 1 a 3 mg/kg são obtidas de bovinos que morreram por intoxicação por arsênico após exposição percutânea, e concentrações maiores que 10 mg/kg são encontradas em bovinos que ingerem o banho de imersão arsenical. Ensaios do teor de arsênico nos pelos podem ser úteis em animais cronicamente intoxicados.

Animais intoxicados com *arsenicais orgânicos* não apresentam lesões patológicas macroscópicas significativas. Histologicamente, degeneração e desmielinização dos nervos ópticos, tratos ópticos e nervos periféricos são aparentes. Os animais mantêm concentrações teciduais de arsênico por tanto tempo quanto a exposição continue, embora as concentrações caiam rapidamente durante os primeiros 7 dias após a ingestão de arsênico ser interrompida, e concentrações normais não são atingidas por mais 7 dias. O fígado e o rim obtidos de suínos que morreram por intoxicação por roxarsona continham uma concentração média de arsênico de 2,9 e 1,8 mg/kg (matéria úmida) respectivamente.

Amostras para confirmação do diagnóstico

Toxicologia:
- Fígado e rim, segmento do estômago/intestino, inclusive conteúdo, amostra de suspeita de intoxicação e pelos (crônico).

Histologia:
- Arsênico inorgânico: estômago, intestino, ceco, cólon maior, fígado, rim e nervos periféricos fixado em formol
- Arsênico orgânico: nervo e trato ópticos, nervos periféricos fixados em formalina.

Diagnóstico diferencial

A confirmação do diagnóstico em todas as intoxicações por arsênico é pela detecção de concentrações tóxicas do arsênico em tecidos e líquidos do animal.

Lista de diagnósticos diferenciais:
- Intoxicação aguda por arsênico inorgânico
  - Febre catarral maligna (forma gastrintestinal hiperaguda)
  - Intoxicação por chumbo
  - Intoxicação por cogumelos (amatoxinas)
  - Plantas tóxicas (samambaia, mostardas etc.)
  - Salmonelose

- Intoxicação crônica por arsênico inorgânico
  - Parasitismo (ostertagiose, tricostrongilose e oesofagostomíase)
  - Inanição
- Intoxicação por arsênico orgânico
  - Encefalite
  - Intoxicação por mercúrio (orgânico)
  - Intoxicação por sal
  - Intoxicação por selênio
  - Intoxicação por tri-orto-cresil-fosfato ou outro composto químico industrial.

Tratamento

Tratamento e profilaxia

Tratamento e profilaxia:[2,4]

- Tiossulfato de sódio: 20 a 40 mg/kg IV, a cada 8 h; 80 mg/kg VO, a cada 24 h ou 30 a 60 mg/kg VO, a cada 6 h por 3 a 4 dias (R2)
- 2,3 Dimercaptopropanol: 1,5 a 5 mg/kg, IM, a cada 4 a 6 h, por 10 dias (R2)
- Ácido tioctico: 50 mg/kg IV, a cada 8 h (R2).

Nos casos agudos, o tratamento é de pouco valor, uma vez que a quantidade ingerida é grande e existe um retardo entre a ingestão e o início de achados clínicos. Os animais acometidos não são adequados para consumo humano, de maneira que o tratamento normalmente não é realizado. Embora dimercaptopropanol (BAL) tenha um efeito benéfico geral e seja recomendado como tratamento, esse fármaco é bastante tóxico por si só, e nas doses necessárias pode ser associado à morte em ovinos. Ele também é relacionado à reação no local da injeção, que algumas vezes é grave o suficiente para indicar a eutanásia do animal.

Os antídotos usados mais comumente são tiossulfato de sódio, BAL e ácido tioctico.[2,4] Há uma ampla variação nos resultados, bem como nas doses e vias de administração recomendadas. Uma comparação desses antídotos usados em bovinos intoxicados experimentalmente mostrou pouco benefício da administração de tiossulfato de sódio, e foi mais benéfico com a combinação entre BAL e ácido tioctico. Dimercaptosuccinato é um análogo hidrossolúvel do dimercaprol, é menos tóxico do que este, pode estar disponível nos EUA, e deve ser mais efetivo do que este. Os antioxidantes zinco, metionina e cisteína, usados para tratamento de quelação, foram relatados como melhorando a excreção de arsênico em intoxicação experimental. Seu uso pode ser útil como adjuvante à terapia de quelação recomendada.

Terapias adicionais são o tratamento de suporte. Tentativas devem ser feitas de absorver o arsênico residual no intestino por meio da administração de carvão (1 a 4 g/kg VO), e a movimentação pelo trato gastrintestinal com a administração de óleo demulcente ou um agente osmótico, como sulfato de magnésio. Purgantes drásticos devem ser evitados. Ocorre desidratação grave, e o desfecho melhora quando o tratamento de suporte inclui o fornecimento de um grande volume de fluidos, preferencialmente por via parenteral.[4] Um suprimento adequado de água de beber que contenha eletrólitos deve ser fornecido, e os animais devem ser abordados o mínimo possível, precisam ficar alojados protegidos do sol. Animais em recuperação e devem receber dieta mista e proteína de alta qualidade.

Controle

Preparações arsenicais devem ser manuseadas e armazenadas com cautela, e a contaminação de alimentos ou do pasto precisa ser evitada. Produtos velhos não devem ser deixados em abrigos ou prédios abandonados. Madeira tratada com arseniato de cobre cromatado não pode ser usada em cercas, postes ou instalações habitadas por animais. Quando a madeira tratada é destruída, os animais não devem ter acesso às cinzas, as quais não devem ser espalhadas no pasto ou em lotes secos. Preparações terapêuticas que contenham arsênico devem ser rotuladas como "veneno", com instruções estritas quanto à dose, e principalmente o período de tempo no qual a administração deve continuar. É necessário permitir que os animais que serão banhados em soluções de arsênico se resfriem antes da imersão, sejam drenados adequadamente após e secos antes de serem deslocados. Eles devem receber água antes do banho para evitar que bebam a água do banho. Grande parte da mortalidade ocorre quando as instruções para mistura da imersão não são seguidas adequadamente. Soluções de imersão que contenham mais arsênico do que a dose segura podem ocorrer quando os tanques, que perderam água por evaporação, são reconstituídos empiricamente. A concentração segura máxima de trióxido de arsênico em uma imersão para bovinos é de 0,20%.

LEITURA COMPLEMENTAR

Bahri LE. Arsenic poisoning in livestock. Vet Human Toxicol. 1991;33:259-264.

Neiger R, Nelson N, Miskimins D et al. Bovine arsenic toxicosis. J Vet Diag Invest. 2004;14:436-438.

Pace LW, Turnquist SE, Casteel SW et al. Acute arsenic toxicosis in five horses. Vet Pathol. 1997;34:160-164.

Selby LA, Case AA, Osweiller GD et al. Epidemiology and toxicology of arsenic poisoning in domestic animals. Environ Health Persp. 1977;19:183-189.

REFERÊNCIAS BIBLIOGRÁFICAS

1. Bampidis VA et al. Anim Sci Biotech. 2013;46:17.
2. Garland T. Arsenic. In: Gupta RC, ed. Veterinary Toxicology. New York: Academic Press; 2007:418.
3. Bera AK et al. Toxicol Ind Health. 2010;10:709.
4. Bertin FR et al. J Vet Intern Med. 2013;27:977.
5. Silbergeld EK et al. Ann NY Acad Sci. 2008;1140:346.
6. Sigrist M et al. Food Chem. 2010;121:487.
7. Rana T et al. Environ Toxicol Pharmacol. 2012;33:372.
8. Rana T et al. Ecotox Environ Saf. 2010;73:1327.
9. Roy D et al. Vet World. 2013;6:53.
10. Kempson IM et al. Angew Chem Int Ed Engl. 2010;49:4237.
11. Valentine BA et al. J Vet Diagn Invest. 2007;19:212.

Intoxicação por molibdênio (molibdenose)

Sinopse

- Etiologia: ingestão de quantidades tóxicas de molibdênio
- Patologia clínica: altas concentrações séricas de molibdênio, baixos teores séricos de cobre
- Lesões de necropsia: nenhuma lesão significativa
- Confirmação do diagnóstico: altas concentrações de molibdênio nos alimentos e no sangue
- Tratamento
  - Primário: sais de cobre VO
  - Suporte: não é necessário
- Controle: suplementação dietética com cobre.

Etiologia

O molibdênio é um elemento essencial, necessário a humanos e animais para a atividade de enzimas biológicas xantina oxidase, aldeído oxidase e sulfito oxidase.[1] Ele está envolvido em uma variedade de processos metabólicos, incluindo o metabolismo de proteínas e enxofre e o transporte de ferro. Sinais de intoxicação por molibdênio podem ser associados à inibição desses processos e de outras enzimas, tais como glutaminase e citocromo oxidase, mas muitos estão relacionados a deficiências específicas de enzimas que contêm cobre.[1,2] Ocorrem variações entre espécies, com bovinos sendo os mais suscetíveis à intoxicação, seguidos por ovinos e caprinos, suínos e, por fim, equinos.[3] A dose tóxica varia amplamente, influenciada pela ingestão de sulfato, cobre e outros fatores.[2,3]

Epidemiologia

Ocorrência

A principal ocorrência de intoxicação por molibdênio é associada a ruminantes que pastam em pastagens em crescimento em solos ricos em molibdênio, normalmente derivados de formações geológicas específicas, por exemplo, pastos ácidos ("*teart*"), em Somerset (Reino Unido), nos EUA e no Canadá; folhelho marinho negro no Reino Unido; pastos que contêm excesso de molibdênio, ingerido com ou sem deficiência marginal de cobre na Nova Zelândia, Canadá, Irlanda e Austrália.[4] Solos em áreas de mineração, indústrias metalúrgicas, fábricas de tintas e refinarias podem ser intensamente contaminados com molibdênio, e os animais que pastam na região ou ingerem água ou plantas que crescem nesses locais podem desenvolver intoxicação por molibdênio.[4-6]

Intoxicação aguda ocorreu em bovinos que ingeriram 7.400 mg de molibdênio/kg de dieta ingerida ou, aproximadamente, 30 mg de molibdênio/kg PC por dia.[2,7] Intoxicação aguda ocorre em ovinos que recebem 132 a 137 mg de molibdênio/kg por 2 a 3 dias.

A intoxicação crônica ocorre em bovinos que recebem apenas 3 mg de molibdênio/kg PC por dia.[7] Dietas que fornecem menos de 3 mg/kg PC normalmente são consideradas seguras, mas sinais de intoxicação podem ocorrer quando a dieta contém tão pouco quanto 1 mg/kg PC, se a ingestão de sulfato for alta, ou se a concentração de cobre for baixa; a concentração de molibdênio na qual a interferência no metabolismo do cobre pode ocorrer é 2,4 mg/kg de matéria seca na dieta.

Forragens que contêm 10 mg/kg devem ser consideradas perigosas em qualquer momento e, no pasto, o acometimento por contaminação aérea de 10 a 200 mg/kg pode ser encontrado. Tais níveis de ingestão podem ser alcançados nas seguintes circunstâncias:

- Uso de molibdênio em misturas fertilizantes para aumentar a fixação de nitrogênio por legumes pode levar à quantidade excessiva de molibdênio no solo
- Contaminação do pasto por óleo motor contendo molibdênio como aditivo
- Cinzas industriais de 5 a 40 ng/m^3 de ar ou 2 mg/m^2 por mês no pasto.

A contaminação aérea por fumaça de fábricas de alumínio e aço e em refinarias de petróleo usando molibdênio é associada à deficiência secundária de cobre.

A água de beber pode não ser tão tóxica quanto a mesma quantidade em forragens frescas. Para bezerros, a concentração tóxica mínima na água de beber é entre 10 e 50 mg/kg quando o cobre dietético e a ingestão de enxofre na dieta são normais.

Fatores de risco

Fatores de risco do animal

Bovinos, ovinos e caprinos são clinicamente afetados em surtos a campo da doença, e os sinais são mais acentuados em animais jovens em crescimento. Os bovinos são muito mais suscetíveis do que os ovinos.[3] Equinos e suínos são menos suscetíveis, presumivelmente em razão da diminuição da absorção e da ausência do rúmen.[3]

Fatores de risco do ambiente

A concentração de molibdênio nas forragens varia com a estação do ano; ela é maior na primavera e outono, e varia também de acordo com a espécie da planta. Leguminosas, principalmente trevo híbrido, absorvem o molibdênio em quantidades muito maiores do que as gramíneas. O solo e as plantas em pastos e em outras áreas de pastagem próximas a mineradoras que usam molibdênio podem estar contaminados.[4-6]

Transmissão

Os animais são intoxicados principalmente quando ingerem plantas ou solo com alta concentração de molibdênio, mas a quantidade de enxofre ou sulfato e de cobre na dieta também têm um papel importante.

Patogênese

Molibdênio, enxofre e cobre: todos estão intimamente envolvidos no desenvolvimento da intoxicação. O mecanismo de ação difere para ruminantes e monogástricos. O enxofre ou sulfato no rúmen é convertido a sulfito, que se combina com molibdênio para formar quatro tiomolibdatos (mono, di, tri e tetra).[2,3,8] No sistema digestório, esses tiomolibdatos se ligam ao cobre e formam o tiomolibdato cúprico, que impede a absorção do cobre; uma vez sistêmico, eles se ligam ao cobre e evitam a sua utilização, aumentando a excreção de cobre.[2,3,9] Ademais, algum molibdênio livre é absorvido pelo trato intestinal.[2] Animais monogástricos, uma vez que não têm rúmen, não formam os tiomolibdatos; em vez disso, o molibdênio é absorvido inicialmente no estômago, e continuamente pelo trato intestinal.[9]

Uma vez absorvido, o molibdênio é rapidamente distribuído para muitos tecidos corporais, com as maiores concentrações no fígado, rins, baço e ossos.[3,10] A excreção é rápida e ocorre principalmente na urina e bile (ruminantes), com o leite sendo uma via concentração-dependente em animais em lactação.[9,11]

A maioria dos sinais de intoxicação por molibdênio resulta de alguma forma de deficiência de cobre, seja real ou funcional. A situação é exacerbada por uma alta ingestão de enxofre ou baixa ingestão de cobre. A síndrome de intoxicação por molibdênio assemelha-se àquela da deficiência de cobre, e o tratamento e a prevenção pela administração de cobre são efetivos.

Nem todos os sinais de intoxicação por molibdênio, principalmente a diarreia, são característicos da deficiência de cobre, e podem representar um efeito tóxico específico do molibdênio. Um efeito tóxico identificado e específico do molibdênio ocorre experimentalmente em ovinos que recebem molibdênio. Exostoses e hemorragias nos ossos longos se desenvolvem, bem como a separação dos trocânteres maiores do fêmur. A lesão parece ser causada por defeitos no tecido conjuntivo nos pontos de inserção muscular e por defeitos nas placas de crescimento epifisárias.

Achados clínicos

Intoxicação aguda

Bovinos e ovinos apresentam anorexia e inapetência, salivação profusa, fraqueza e ataxia progressiva, que começa nos membros pélvicos, decúbito e morte.[9]

Intoxicação crônica

Bovinos, ovinos e caprinos apresentam os seguintes sinais:[1,8,9,11]

- Diarreia persistente em 8 ou 10 dias após o animal ter acesso ao pasto afetado
- Emaciação e pelagem ressecada
- Diminuição acentuada na produção de leite
- Despigmentação de pelos pretos, com o surgimento de uma coloração vermelha ou cinza nos pelos. Isso pode ser particularmente notável ao redor dos olhos, dando um aspecto de binóculos
- Desejo intenso por suplementos de cobre
- Bovinos jovens (3 meses a 2,5 anos) apresentam anormalidades de locomoção, incluindo rigidez acentuada dos membros e costas, dificuldade em levantar e relutância em se mover. O andar é sugestivo de laminite, mas os membros parecem normais. A claudicação pode ser causada por lesões periósticas descritas anteriormente. O apetite permanece bom.

Equinos, embora raramente acometidos, apresentam diarreia e cólica por compactação. A taxa de mortalidade é alta.

Patologia clínica

As concentrações sanguíneas de cobre estão abaixo do normal, variando de 1 μg/mℓ a 0,25 μg/mℓ. Ocorrem variações sazonais, dependendo da ingestão de molibdênio.

A concentração sanguínea de molibdênio em animais normais é da ordem de 0,05 mg/kg e aumenta para, aproximadamente, 0,10 mg/kg quando excesso de molibdênio é ingerido. Concentrações tão altas quanto 0,70 e 1,4 mg/kg foram relatadas em bovinos e equinos que pastam em locais contaminados por fumaça de fundição. Quando a ingestão de molibdênio é muito grande em bovinos que são clinicamente normais, pode haver concentração de molibdênio de 1.000 mg/kg nas fezes, 45 mg/kg na urina, 10 mg/kg no sangue e 1 mg/kg no leite.

Cabras tratadas com molibdato de amônio VO a 20 mg/kg PC por dia, por 30 dias, desenvolveram diminuição significativa nos valores médios de hemoglobina, hematócrito, contagem total de leucócitos, contagem total de eritrócitos e concentração de hemoglobina corpuscular média, com um aumento significativo na contagem de neutrófilos e no volume corpuscular médio.[1] Isso não ocorreu em um grupo similar tratado com molibdênio e sulfato de cobre (II) penta-hidratado.

Achados de necropsia

Não existem achados macroscópicos ou histológicos que caracterizem a doença, e enterite está notavelmente ausente. A carcaça encontra-se emaciada e desidratada, e pode haver anemia se houver deficiência de cobre concomitantemente. As concentrações teciduais de cobre estão abaixo do normal.

Diagnóstico diferencial

- Intoxicação por cobre
- Endoparasitas (p. ex., tricostrongilose, ostertagiose)
- Paratuberculose
- Enterite aguda, inclusive salmonelose, disenteria de inverno e diarreia causada por vírus.

Tratamento

O tratamento efetivo depende da remoção da fonte de molibdênio e do fornecimento de cobre para os animais acometidos. O método mais efetivo é tratar os animais afetados por via oral com sulfato de cobre (2 g por dia ou 5 g semanalmente para bovinos adultos e 1,5 g para ovinos adultos). A diarreia deve cessar em 2 a 3 dias, e a melhora em outros sinais é rápida. Deve-se ter cuidado em ovinos para não causar sobredosagem e levar à intoxicação por cobre. Em animais monogástricos, o sulfato pode aumentar a eliminação.[9]

Tratamento e profilaxia

Tratamento

- Sulfato de cobre: 2 g/dia VO para bovinos adultos; 1,5 g VO para ovinos adultos × 2 a 3 dias (R1).

Profilaxia

- Manter a razão Cu:Mo a 4:1 e S:Mo < 100:1 (R2).

Controle

Se os animais não puderem ser removidos da fonte (ou seja, pastarem em terras contaminadas), então sulfato de cobre deve ser adicionado à dieta.[6] Para controle a longo prazo, a razão recomendada de Cu:Mo é de 4:1 a 10:1, e a razão S:Mo < 100:1 é considerada segura, em oposição ao acúmulo de cobre.

REFERÊNCIAS BIBLIOGRÁFICAS

1. Kusum RR et al. Toxicol Int. 2010;17:82.
2. Gould L et al. Nutr Res Rev. 2011;24:176.
3. Reis LS et al. J Med Sci. 2010;1:560.
4. Alloway BJ. Environ Pollut. 2013;22:527.
5. Steinke DR et al. J Agric Food Chem. 2008;56:5437.
6. Steinke DR et al. J Mini Reclam Environ. 2010;24:255.
7. National Research Council (NRC). Molybdenum. Mineral Tolerance of Animals. 2nd ed. National Academies Press; 2006:262.
8. Kessler KL et al. J Anim Sci. 2012;90:5005.
9. Hall JO. Molybdenum. In: Gupta RC, ed. Veterinary Toxicology. 2nd ed. New York: Academic Press; 2012:544.
10. Yang Z et al. Chin J Vet Sci. 2011;6:895-898.
11. Herdt TH et al. Vet Clin North Am Food Anim Pract. 2011;27:268.

Intoxicação por amitraz

Etiologia

O amitraz é um acaricida e inseticida tópico amplamente utilizado na maioria das espécies de grandes animais, incluindo bovinos, ovinos, caprinos e avestruzes.[1] Ele não é indicado para uso em equinos, uma vez que facilmente intoxica quando é aplicado à pele ou ingerido acidentalmente pelos animais.[1] A maioria dos produtos comerciais no mercado contém 12,5 a 50% de amitraz em um solvente, como xileno, e deve ser diluído antes do uso.[1,2]

Patogênese

O amitraz é um agonista adrenérgico α-2 de ação central, que também inibe a monoamina oxidase e a síntese de prostaglandina. É altamente solúvel e rapidamente absorvido através da pele e membranas mucosas.[3] Concentrações do líquido de imersão, do solvente, temperatura ambiental e condição da pele podem influenciar a absorção do composto, os achados clínicos e a suscetibilidade do animal.

Achados clínicos

Ocorrem em equinos dentro de 12 a 48 h, e incluem anorexia, depressão, sedação, ataxia, incoordenação e compactação de intestino grosso. A resolução dos sinais pode levar 7 a 8 dias.[1] A suscetibilidade dos equinos ao amitraz provavelmente é causada pela persistência prolongada no corpo. Salivação, depressão, anorexia, ataxia, tremores e coma são sinais atribuídos ao amitraz em outras espécies.

Tratamento

Descontaminação com carvão ativado e catárticos pode ser usada em caso de ingestão, se os achados clínicos ainda não tiverem ocorrido. O amitraz tópico residual deve ser removido dos animais acometidos por banho com sabão e água morna. Terapia adicional de suporte inclui fluidos orais e intravenosos, analgésicos e tratamento da cólica por compactação. O uso de antagonistas α-2 adrenérgicos, tais como ioimbina e atipamezol, foi sugerido.[1]

LEITURA COMPLEMENTAR

Jones RD. Xylene/amitraz: a pharmacological review and profile. Vet Hum Toxicol. 1990;32:446-448.

Pass MA, Mogg TD. Pharmacokinetics and metabolismo of amitraz in ponies and sheep. J Vet Pharmacol Ther. 1995;18:210-215.

REFERÊNCIAS BIBLIOGRÁFICAS

1. Product Details–Taktic® Cattle Spray. In: <http://www.msd-animal-health.co.za/products/taktic__cattle_spray/020_product_details.aspx>; Acesso em 20.10.13.
2. Yang JH et al. Korean J Vet Res. 2010;50:253.
3. Chakraborty J et al. Australas Med J. 2011;4:439.

Intoxicação por propilenoglicol

O propilenoglicol dificilmente é motivo de intoxicação, mas, como costuma ser usado extensivamente no tratamento oral de acetonemia em bovinos, pode ser administrado acidentalmente em equinos se confundido com óleo mineral. Doses de 3 ℓ para um equino de 500 kg de PC por sonda nasogástrica são associados a episódios imediatos de curta duração de dor abdominal, sudorese, salivação, ataxia grave, depressão e odor fétido das fezes. Doses muito maiores (8 ℓ) podem ser fatais. Inflamação moderada a grave da mucosa do intestino e edema do cérebro são verificados ao exame de necropsia.

LEITURA COMPLEMENTAR

Dorman DC, Hascheck WM. Fatal propylene glycol toxicosis in a horse. J Am Vet Med Assoc. 1991;198:1643.

Lesões físicas causadas por material vegetal

Cólica em equinos causada pela ingestão de fibras indigeríveis é associada a:

- Compactação gástrica (*Senecio jacobaea*)
- Compactação da valva ileocecal (*Sorghum* spp.).

Compactação ruminal em bovinos é associada à ingestão de podas de:

- *Fraxinus excelsior* (árvore das cinzas)
- *Chrysocoma tenuifolia* (erva amarga)
- *Eriocephalus* spp.
- *Pinus taeda*
- *Prosopis juliflora* (algaroba)
- *Eremocarpus setigerus* (muleina turca).

Compactação gástrica em suínos é associada à ingestão de caule de *Nicotiana* spp.

A fibra dura da *Romulea rosea* (grama cebola) costuma causar um problema enzoótico de compactação por fitobezoares no intestino e abomaso de bovinos em partes da Austrália.[1] Os fitobezoares podem representar um problema onde fibras indigeríveis estão disponíveis para ruminantes. Casulos de bicho-da-seda de *Gonometa* spp. (mariposa Molopo) podem ser associados a compactação ruminal em bovinos que ingerem folhagem de *Acacia erioloba* e da árvore *A. mellifera*, os hábitats preferidos das larvas da mariposa.

Outras lesões físicas associadas a material vegetal incluem úlceras de córnea persistentes por cerdas de *Arctium lappa* (sementes de bardana) e úlceras na boca por espinhos de *Setaria lutescens* (grama das cerdas amarelas) e arestas de *S. geniculata* (capim rabo de raposa) e *Triticosecale* (variedades de triticale).[2] *S. lutescens* apresenta cerdas robustas que são associadas a estomatite mecânica em bovinos e em equinos. Arestas de *S. geniculata* são associadas a estomatite ulcerativa e glossite e gengivite em equinos.[2] Triticale é um híbrido entre o trigo e o arroz, usado principalmente para a produção de grãos. Se for colhido verde e transformado em feno, as arestas secas são irritantes para faringe e boca de bovinos e equinos. Equinos acometidos comem lentamente, recusam o feno, apresentam salivação excessiva. Achados clínicos surgem em, aproximadamente, 1 semana e incluem tosse, secreção nasal mucoide, hálito malcheiroso, hipersalivação, movimentos de mastigação e emagrecimento. Alguns equinos desenvolvem edema submandibular e ulcerações graves na margem da gengiva peridental, com muitas arestas inseridas nas úlceras. Essas úlceras são muito dolorosas, e têm até 5 cm de diâmetro na junção labial-gengival, no frênulo lingual, na base do dorso da língua, no palato mole e nas laterais da língua. Após limpeza cuidadosa, as lesões cicatrizam lentamente no decorrer de 3 semanas.

Abscessos formados por sementes de gramíneas são frequentes quando há uma grande população de *Stipa* e *Stipagrostis* spp. (grama lança), *Tagetes* spp., *Aristida arenaria* (grama prata ou querosene), *Opuntia* spp. (figo-da-índia) e *Hordeum jubatum* (cevada) no pasto. Acredita-se que as cerdas na planta *Dittrichia graveolens* (*stinkwort*) sejam associadas a enterite fatal que ocorre em ovinos que ingerem a planta.

LEITURA COMPLEMENTAR

Philbey AW, Morton AG. Pyogranulomatous enteritis in sheep due to penetrating seed heads of Dittrichia graveolens. Aust Vet J. 2000;78:858.

REFERÊNCIAS BIBLIOGRÁFICAS

1. AG1389. In: <http://www.dpi.vic.gov.au/agriculture/dairy/pastures-management/ag1389-onion-grass-romulea-rosea>; 2009 Acesso em 24.10.13.
2. Johnson PJ et al. Equine Vet Educ. 2012;24:182.

Toxinas vegetais que afetam o sistema digestório

Andromedotoxina

Andromedotoxina (sinônimos acetilandromedol, graianotoxina, rodotoxina) é uma substância resinoide, membro do grupo de substâncias diterpenoides, e é encontrada em plantas da família Ericaceae, incluindo:

- *Agarista* spp.
- *Agauria salifolia*
- *Clethra arborea*
- *Kalmia* spp. (louro)
- *Ledum* spp. (chá labrador)
- *Leucothoe* spp. (louro sierra, hanahiri)
- *Lyonia ligustrina* (grama do cambaleio)
- *Menziesia ferruginea* (falsa azaleia)
- *Pieris* (andromeda) spp.
- *Rhododendron* spp. (rododendros e azaleias).

Andromedotoxinas, ou, mais comumente, graianotoxinas, são encontradas em flores, folhas, ramos e caules de plantas da família Ericaceae.[1-4] Existem mais de 25 diferentes isoformas de graianotoxinas (p. ex., graianotoxina I, graianotoxina II etc.), dependendo da espécie de planta.[1] Plantas nessas famílias são muito venenosas para animais e humanos. Bovinos, equinos, ovinos e caprinos manifestaram sintomas ou morreram pouco tempo após a exposição.[1,2] A morte ocorre com maior frequência quando os animais de produção ou equinos têm acesso à poda jogada em seu pasto ou lote de engorda. Isoformas diferentes de graianotoxina não se degradam de forma similar durante a compostagem, mas não é esperado que representem um risco para animais que entram em contato com esses dejetos.[5] Humanos são expostos por meio da ingestão de mel produzido por abelhas que obtêm o néctar de rododendros (doença no mel louco), chás herbais e outros produtos naturais.[1]

As toxinas interferem na função de canais de sódio voltagem-dependentes, que resulta em um estado contínuo de despolarização da membrana celular.[1,2] Achados clínicos são relacionados aos sistemas gastrintestinal, cardiovascular, nervoso e respiratório. Os sinais normalmente começam 3 a 14 h após os galhos da planta ou a poda terem sido ingeridos, e incluem apatia, salivação, vômito em jato, timpanismo, movimentos repetidos de deglutição, tenesmo, dor abdominal, andar incoordenado, decúbito, convulsões, opistótono, tremor, dispneia, e o animal geme e bale. Taquicardia, hipotensão e arritmia cardíaca ocorrem em alguns casos. A pneumonia aspirativa é uma sequela comum e é único achado macroscópico de necropsia. Alterações histopatológicas são limitadas a lesões mínimas na substância cinzenta da medula espinal.

Antraquinona

É extraída comercialmente de plantas para uso como catártico irritante. Plantas que crescem na natureza e que contêm esse composto incluem:

- *Cassia occidentalis* (sinônimo Senna occidentalis) (fedegoso)
- *Senna obtusifolia* (mata-pasto)
- *C. roemierana*
- *C. italica*
- *Frangula alnus* (amieiro)
- *Rhamnus* spp.

Equinos, suínos e bovinos podem ser intoxicados por sementes de *S. ocidentalis* que contaminam rações preparadas.[6] Todas essas plantas são associadas a gastrenterite grave, que se manifesta como diarreia, com frequência com sinais transitórios de dor abdominal se a dose for grande. Lesão hepática é comum em casos experimentais e a campo, e pode dominar os achados de necropsia.[6,7] Doses menores de *Senna* spp. por um período de 1 semana são associados à necrose de fibras musculares estriadas, caracterizada por fraqueza muscular, incoordenação, arrastamento da pinça dos membros pélvicos e, eventualmente, paralisia em decúbito esternal ou lateral. Lesões de necropsia são necrose de musculatura cardíaca e esquelética, mas não foi comprovado que elas são efeito direto das antraquinonas.

Colchicina

O alcaloide colchicina, encontrado em *Colchium autumnale* (açafrão-do-prado) e *Gloriosa superba* (gloriosa), é associado à diarreia fétida aguda (± sangue), dor abdominal, tenesmo, vômito e salivação em ovinos, bovinos e suínos.[2,8] A colchicina interfere na formação do fuso mitótico, e as células de rápida divisão, como as células sensitivas do trato gastrintestinal, são afetadas com maior frequência.[8] O consumo de 8 a 10 g de folhas frescas/kg por peso corporal foi associado a diarreia grave. Mortalidade é provável quando bovinos pastam em locais com alta densidade de *C. autumnalis* ou recebem feno que contém a planta. A excreção ocorre principalmente pela bile, com recirculação êntero-hepática extensa; uma pequena porcentagem (10 a 30% em humanos) é excretada inalterada na urina. A toxina é excretada no leite por um período de tempo não especificado.[8] A confirmação da colchicina no soro, urina ou leite pode ser feita por vários métodos laboratoriais; cromatografia líquida ou espectrometria de massa é o mais atual.[2,8] O tratamento é limitado, uma vez que morte súbita é o resultado mais comum, mas incluiria doses múltiplas de carvão ativado e terapia hidreletrolítica intravenosa. Em casos em humanos, anticorpos específicos contra colchicina (fragmentos Fab específicos para colchicina) foram usados com sucesso.[8] Na necropsia, hemorragia subserosa e gastrenterite são evidentes.

Diterpenoides irritantes

Os dois diterpenoides irritantes importantes são 12-deoxiforbol, encontrado em *Euphorbia* spp., e simplexina, um éster dafnano diterpenoide irritante achado em *Pimelea simplex*, *P. trichostachya* e outras.

A intoxicação por *12-deoxiforbol* é associada à síndrome de estomatite e enterite, presumivelmente causada pela natureza irritante da seiva de látex.[9] Bovinos, em geral, evitam as folhagens da planta (*E. esula*), aparentemente porque desenvolveram uma aversão condicionada a ela, mas ovinos e caprinos podem ingerir essas plantas.

A *simplexina* é relacionada principalmente à síndrome de insuficiência cardíaca congestiva com diarreia e anemia em bovinos no leste da Austrália, chamada doença de São Jorge ou Doença Marree.[10,11] É relatada apenas raramente em equinos.[12] A doença de São Jorge ou Doença Marree está associada à ingestão de *P. trichostachya*, *P. simplex*, *P. contunua* e *P. elongata* (flor-de-arroz-do-deserto, linho selvagem, erva mostarda) e é caracterizada clinicamente por edema intenso sob a mandíbula e no peito, veia jugular distendida, diarreia persistente, anemia, perda de condição corporal e morte. A simplexina ingerida é associada à constrição de vênulas pulmonares, hipertensão de veias pulmonares e insuficiência cardíaca direita.[12] A diarreia é causada por irritação direta da mucosa intestinal. A inalação da planta em pó é associada a lesão apenas pulmonar e cardíaca. Ocorre uma anemia grave causada por hemodiluição significativa de patogênese desconhecida. O quadro comum a campo é o de bovinos procurando por alimentos entre plantas velhas e inalando a planta acidentalmente, de maneira que a forma pulmonar-cardíaca é mais comum no verão. Experimentalmente, é possível produzir duas formas da doença: a forma subaguda com diarreia, fraqueza e anemia como sinais predominantes; e a forma crônica, caracterizada por insuficiência circulatória evidenciada por anasarca, hidrotórax e dilatação cardíaca.

Diarreia grave e cólica sem outros efeitos cardíacos ocorrem em bovinos, ovinos e equinos que consomem *Pimelea*.[11,12] A diferença entre os sinais presentes na doença de São Jorge e na diarreia aguda/cólica, entre outras enfermidades, está provavelmente relacionada à menor concentração de simplexina em várias espécies de *Pimelea*.[10,11]

Óleos irritantes

Óleos irritantes em plantas são associados a gastrenterite, salivação, lesões de mucosa oral, dor abdominal, diarreia e, algumas vezes, disenteria. Plantas conhecidas por conter esses óleos incluem:

- *Actaea spicata* (erva-de-são-cristóvão)
- *Artemisia filifolia*
- *Barbarea vulgaris* (foguete amarelo)
- *Bryonia dioica* (briônia branca)
- *Croton* spp. (croton)
- *Cryptocarya pleurosperma* (noz venenosa; contém criptopleurina e pleuroespermina)
- *D. graveolens* (arruda)
- *Inula conyza* (nardo do agricultor)
- *Sambucus* spp. (sabugueiro).

Brionina é um óleo irritante encontrado nas raízes e sementes de *B. dioica* (briônia branca) e associado à síndrome de depressão, dispneia, diarreia, poliúria, andar cambaleante, tremor, decúbito e convulsões. Sudorese, agalactia e morte súbita também são relatados.

Licorina

Licorina, um alcaloide encontrado nos bulbos ou raízes de muitas plantas de jardim, como *Amaryllis, Clivia, Daffodil, Lycoris, Narcissus* e *Nerine* spp., é associada a salivação, vômito e diarreia quando ingerida por animais.

Podofilina

Podofilina, uma resina encontrada em *Podophyllum peltatum*, é associada à enterite com salivação excessiva e diarreia aguda grave.

Protoanemonina

Existe nas plantas como um glicosídeo ranunculina, que libera protoanemonina quando as folhas são maceradas. As plantas que contêm ranunculina incluem:

- *Anemone* spp.
- *Caltha palustres*
- *Clematis* spp.
- *Pulsatilla* spp.
- *Ranunculus* spp. (ranúnculo)
- *Thalictrum* spp.
- *Trollius* spp.

A ingestão dessas plantas pode estar associada a salivação, estomatite, dor abdominal, diarreia, disenteria, hematúria, cegueira, ataxia e convulsões.

Toxalbuminas (lecitinas)

Plantas conhecidas por serem associadas à intoxicação por toxalbumina são:

- *Abrus precatorius* (a toxina é a abrina; ervilha-do-rosário, olho-de-caranguejo)[15]
- *Adenia* spp.
- *Jatropha curcas* (noz de Barbados)
- *Phaseolus vulgaris* que contém fitohemaglutinina (agente hemolítico de *Phaseolus*)
- *Robinia pseudoacacia* (a toxina é a robinina; acácia falsa)[2,16]
- *Ricinus communis* (a toxina é a ricina; mamona, rícino)[2,13,14]
- *Wisteria sinensis* (glicínia, glicínia chinesa).

Lecitinas são glicoproteínas importantes na nutrição humana, uma vez que elas são de ocorrência comum em alimentos. Muitas das toxalbuminas, contudo, são tóxicas para animais. Equinos parecem ser os mais suscetíveis à intoxicação, seguidos por ovinos, bovinos e suínos.[2,13,14] Toxalbuminas estão associadas à inibição da síntese de proteínas e lesão ao epitélio intestinal, levando à digestão e absorção defeituosas e aumento da permeabilidade da mucosa intestinal.[13,15] As toxinas estão presentes em folhagens e sementes, mas são mais concentradas nas sementes.[14] A síndrome inclui inapetência, vômito, diarreia grave, desidratação, dispneia, perda de peso rápida, decúbito e morte na maioria dos casos. Sinais neurológicos, incluindo depressão, fraqueza e encefalopatia, podem ocorrer.[15,16] Volume globular, atividades de enzimas hepáticas séricas e concentrações de nitrogênio ureico sanguíneo e creatinina são aumentados.[14] Achados de necropsia incluem hemorragia e erosões abomasais e intestinais, lesões em hepatócitos e lesão tubular renal, hemorragia pulmonar, edema e enfisema.

LEITURA COMPLEMENTAR

Poppenga R. Poisonous Plants. In: Luch A, ed. Molecular, Clinical and Environmental Toxicology, Volume 2. Basel: Birkhauser; 2010:123-175.

REFERÊNCIAS BIBLIOGRÁFICAS

1. Jansen SA et al. Cardiovasc Toxicol. 2012;12:208.
2. Cortinovis C et al. Vet J. 2013;197:163.
3. Gundaz A et al. Clin Toxicol. 2008;46:437.
4. Popescu R et al. J Ethnopharmacol. 2013;147:42.
5. Hough RL et al. Sci Total Environ. 2010;408:4128.
6. Oliveria-Filho JP et al. Equine Vet J. 2013;45:240.
7. Vashishtha VM et al. Indian J Med Res. 2009;130:23.
8. Kupper J et al. J Vet Diagn Invest. 2010;22:119.
9. Kheyrodin H et al. J Rec Adv Agric. 2012;1:77.
10. Chow S et al. J Agric Food Chem. 2010;58:7482.
11. Fletcher MT et al. LC/MS/MS Analysis of the Daphnane Orthoester Simplexin in Poisonous Pimelea Species of Australian Rangelands. In: Riet-Corre J, Pfister J, Schild AL, Wierenga TL, eds. Poisoning by Plants, Mycotoxins, and Related Toxins. Wallingford, UK: CAB International; 2011:550.
12. Wilson SJ et al. Aust Vet J. 2007;85:201.
13. Worbs S et al. Toxins (Basel). 2011;3:1332.
14. Aslani MR et al. Toxicon. 2007;40:400.
15. Sahni V et al. Clin Toxicol. 2007;45:77.
16. Vanschandevijl K et al. Equine Vet Educ. 2010;22:336.

Plantas (toxinas não identificadas) que afetam o trato gastrintestinal

As seguintes plantas afetam o trato gastrintestinal de alguma forma. Acredita-se que toxinas estejam envolvidas, mas elas ainda não foram identificadas.

- Diarreia, sem gastrenterite como lesão:
  - *Anredera cordifolia* (trepadeira-da-madeira)
  - *Blechnum* spp. (samambaia australiana)
  - *Bulbine bulbosa* (alho-poró nativo)
  - *Cadaba rotundifolia*
  - *Centaurium* spp.
  - *Chaerophyllum sylvestre*
  - *Cichorium intybus* (chicória)
  - *Chlorozophora* spp.
  - *Datisca glomerata* (raiz durango)
  - *Dichrocephalia chrysanthemifolia*
  - *Juncus inflexus* (junco-azul)
  - *Linum catharticum* (linho-purgante)
  - *Mentha australis* (menta nativa)
  - *Pipturus argenteus*
  - *Philtrum languinosum* (lírio felpudo da água)
  - *Polygala klotzchii*
  - *Salvia coccinea* (sálvia vermelha)
  - *Synadenium arborescens* (arbusto do leite africano)
- Diarreia com gastrenterite como lesão, frequentemente com dor abdominal e incoordenação, algumas vezes com disenteria e vômito:
  - *Azadirachta indica* (neem)
  - *Brunfelsia australis* (B. bonodora; ontem, hoje e amanhã)
  - *Buxus sempervirens* (buxo comum)
  - *Centaurium beyrichii* (centauro rochoso)
  - *Chrysocoma tenuifolia* (bucha amarga)
  - *Cissus quadrangularis*
  - *Cuscuta* spp.
  - *Datisca glomerata* (raiz durango)
  - *Dichrocephalia chrysanthemifolia*
  - *Dipcadi glaucum* (cebola venenosa)
  - *Diplocyclos palmatus*
  - *Diplolophium africanum*
  - *Drymaria* spp.
  - *Ephedra viridis*
  - *Fagus sylvatica* (árvore faia europeia)
  - *Galanthus nivalis* (gota de neve)
  - *Gymnocladus dioica* (árvore de café do Kentucky)
  - *Ligustrum vulgare* (alfeneiro)
  - *Ludwigia peploides* (prímula da água)
  - *Ornithogalum longibracteatum* (chincherinchee)
  - *Robinia pseudoacacia*
  - *Rudbeckia* spp.
  - *Sapium sebiferum* (pau-de-sebo chinesa)
  - *Scrophularia aquatica* (betônica da água)
  - *Sisyrinchium* spp. (erva da diarreia)
  - *Sium angustifolium*
  - *Tulipa* spp. (tulipas)
  - *Turraea robusta*
- Disfagia:
  - *Buxus sempervirens* (buxo)
  - *Descurainia pinnata* (mostarda); dificuldade em deglutir causada por paralisia da língua, do músculo masseter e dos músculos da faringe, acompanhada por contrações espasmódicas dos músculos do pescoço, causando tremor de cabeça em ovinos, pode ocorrer após as ovelhas ingerirem *D. pinnata*; existem dúvidas quanto à relação[3]
  - *Prosopis juliflora*
- Ulceração esofágica:
  - *Crotalaria aridicola* (apenas equinos)
  - *C. medicaginea* (apenas equinos)
- Salivação com ou sem estomatite:
  - *Arenaria serpyllifolia* (arenaria)
  - *Puccinia graminis*
  - *Scabiosa succisa* (escabiosa)
- Vômito:
  - *Cephaelis ipecacuanha*
  - *Tamus communis* (briônia negra; associado a cólica, paralisia e morte).

Intoxicação por eslaframina (babões, doença da mancha negra)

Sinopse

- Etiologia: contaminação de pastos de leguminosas com eslaframina, uma micotoxina produzida pelo fungo *Rhizoctonia leguminicola*
- Epidemiologia: a ingestão da eslaframina no feno ou pasto contaminados é associada a uma síndrome identificada como "babões"; o termo *doença das manchas negras* se refere à alteração de coloração do pasto ou do feno armazenado
- Patologia clínica: nenhuma alteração específica
- Achados clínicos; o sinal clínico principal em equinos e em ruminantes é a salivação profusa, que ocorre 4 a 6 h após a ingestão
- Confirmação do diagnóstico: o diagnóstico é feito com base nos achados clínicos de salivação profusa após a ingestão de feno ou pasto contaminados com a toxina. A toxina pode ser identificada em leguminosas por cromatografia gasosa/espectrometria de massa
- Tratamento: geralmente não é necessário. Os sinais se resolvem em 24 a 48 h após a remoção do pasto ou feno contaminados
- Controle: remoção dos animais de fontes alimentares contaminadas, descarte do feno e plantio de sementes quimicamente tratadas.

Etiologia

Eslaframina é um alcaloide indolizidínico produzido pelo fungo *Rhizoctonia leguminicola* que contamina pastos de plantas leguminosas, principalmente trevo-vermelho (*Trifolium pretense*) e *Medicago sativa* (alfafa ou lucerna). Suainsonina, uma fitotoxina muito similar à eslaframina encontrada em *Swainsona* e *Astragalus* spp., também foi isolada desse fungo. Plantas infestadas apresentam manchas ou anéis de coloração bronze ou negra, e o feno normalmente apresenta manchas negras no galho ou nas folhas.

Epidemiologia

Ocorrência

A ingestão de eslaframina é associada à síndrome identificada coloquialmente como "babão". Equinos e bovinos são as espécies mais acometidas, embora ovinos, caprinos, lhamas e suínos também tenham desenvolvido sinais de intoxicação após a ingestão.[1-3] Intoxicação por eslaframina tem sido relatada com maior frequência nos EUA, mas animais domésticos na América do Sul (Uruguai, Argentina e Brasil), Japão, França e Países Baixos também foram afetados.[2,4] O fungo *R. leguminicola* cresce bem em temperaturas quentes, tempo úmido, e permanece ativo no feno armazenado por, pelo menos, 10 meses e, talvez, por até 2 anos.[2,4]

Fatores de risco

- Fatores de risco do animal: não existem fatores de risco relacionados
- Fatores de risco ambientais: o fungo cresce bem em tempo quente e úmido, e, quando no pasto, sobrevive por ciclos de crescimento uma vez que o pasto ou o campo estejam contaminados[2]
- Fatores de risco da propriedade ou do perímetro: a intoxicação é associada principalmente à ingestão de trevo-vermelho contaminado ou alfafa, ambos a campo ou em feno armazenado, mas outras leguminosas, como trevo-branco, trevo, grãos de soja, kudzu, feijão-fradinho, tremoço-azul e trevo-negro, podem se tornar infectados sob as condições climáticas corretas.[4] Os fungos aparecem como manchas negras ou anéis no pasto, ou áreas de coloração negra ou castanha em caules da planta ou folhas.[1,5]

Transmissão

Os animais são intoxicados ao pastarem em áreas infectadas ou ingerindo feno contaminado com *R. leguminicola*. O fungo tem origem na semente, e contamina o feno e o pasto desta forma.[1]

Patogênese

A eslaframina, uma micotoxina, passa por metabolismo no fígado em 6-cetoimina.[2,5] Estruturalmente, a cetoimina é muito similar à acetilcolina, um neurotransmissor parassimpático. Farmacologicamente, a cetoimina é um agonista colinérgico com ação nos receptores muscarínicos. A estimulação de receptores muscarínicos pela eslaframina resulta em estimulação de glândulas exócrinas, principalmente das glândulas salivares e do pâncreas.[1,2] Suainsonina, outro alcaloide produzido por *R. leguminicola*, também pode estar envolvido na produção de alguns achados clínicos.[1,5]

Achados clínicos

Equinos

Hipersalivação (e daí o termo babões) é mais frequente e, normalmente, o único sinal clínico observado.[1,2,4] Outros sintomas, tais como anorexia, diarreia, poliúria, epífora e aborto, foram relatados, mas são incomuns.[2,4] A salivação ocorre 4 a 6 h após a ingestão, e por 24 a 48 h após os equinos serem removidos do pasto ou do feno contaminados.[1]

Ruminantes

Hipersalivação ocorre em ruminantes também, mas com frequência é acompanhada por diminuição na produção de leite, epífora e piloereção.[1,2] Outros sinais menos comuns são poliúria, timpanismo, dispneia e andar rígido. A ocorrência e regressão dos sinais é similar ao que é verificado em equinos.

Suínos

Vômito, dispneia e andar enrijecido foram relatados.

Achados de necropsia

Nenhuma lesão de necropsia é relatada.

Diagnóstico diferencial

O diagnóstico, em geral, é feito com base nos achados clínicos de hipersalivação e consumo de feno ou pasto contaminados. A toxina pode ser identificada no feno por cromatografia gasosa/espectrometria de massa.[4] Lista de diagnósticos diferenciais:

- Equinos:
  - Intoxicação por colinesterase (p. ex., carbamatos [imidocarb], inseticidas organofosforados)
  - Anormalidades dentárias
  - Obstrução esofágica
  - Corpo estranho (cavidade oral, arestas de plantas no feno)
  - Glossite
  - Outras doenças infecciosas (raiva, botulismo etc.)
  - Trauma
  - Vírus da estomatite vesicular
- Ruminantes:
  - Vírus da língua azul
  - Pelos de lagarta (*Thaumetopoea processionea*, lagarta do carvalho)
  - Intoxicação por colinesterase (p. ex., carbamatos [imidocarb], inseticidas organofosforados)
  - Febre aftosa
  - Corpo estranho (cavidade oral e arestas de plantas no feno)
  - Estomatite vesicular.

Tratamento

Em geral, nenhum tratamento além da remoção dos animais da fonte de alimento contaminado é necessário.[2,4] Atropina pode ser usada para reverter a hipersalivação, mas deve ser utilizada com cautela em equinos e ruminantes.[2]

Controle

A presença do fungo *R. leguminicola* não pode ser controlada uma vez que pastos e/ou o feno sejam contaminados. Os animais a pasto devem ser removidos da pastagem contaminada, o feno contaminado deve ser descartado e as sementes devem ser quimicamente tratadas antes do plantio.[4]

LEITURA COMPLEMENTAR

Crump MH. Slaframine (Slobber factor) toxicosis. J Am Vet Med Assoc. 1973;163:100.

REFERÊNCIAS BIBLIOGRÁFICAS

1. Riet-Correa F et al. J Vet Diagn Invest. 2013;25:692.
2. Winjberg IS et al. Vet Rec. 2009;64:595.
3. Smith TK et al. The effects of feed borne mycotoxins on equine performance and metabolism. In: Oswald IP, Taranu I, eds. Mycotoxins in Farm Animals. India: Transworld Research; 2008:47.
4. Borges AS et al. Equine Vet Educ. 2012;24:279.
5. Fink-Gremmels J. Vet J. 2008;176:84.

Intoxicação por cantaridina (besouro, cantaridíase)

Sinopse

- Etiologia: besouro (*Epicauta occidentalis*, *E. temexa* etc.)
- Epidemiologia: cantaridina, uma toxina presente em besouros, é incorporada ao feno de alfafa e ingerida por animais

- Patologia clínica: hemoconcentração, azotemia, hipomagnesemia intensa e hipocalcemia, hematúria, hipostenúria
- Lesões: úlceras e erosões orais e gastrintestinais
- Confirmação do diagnóstico: histórico da presença de besouros no feno, CGEM ou CLEM usando urina, sangue, conteúdo do trato gastrintestinal e alimentos
- Tratamento: carvão ativado, fluidos intravenosos, reposição de eletrólitos conforme a necessidade, analgésicos, protetores gastrintestinais
- Controle: besouros conhecidos na região, avaliar o feno, não colher de campos infestados.

CGEM: cromatografia gasosa espectrometria de massa; CLEM: cromatografia líquida espectrometria de massa.

Etiologia

Intoxicação por cantaridina tem sido relatada em equinos, bem como em muitas outras espécies, incluindo emus, ovinos, caprinos e bovinos.[1,2] Os equinos normalmente são mais suscetíveis e, geralmente, são intoxicados pelo consumo de besouros (*Epicauta* spp.) presentes no feno. A cantaridina tem potencial para levar à formação de vesículas, e é encontrada na hemolinfa e articulações das pernas de besouros.[3] Existem mais de 200 espécies nomeadas de besouros, e a associação mais comum com intoxicação em equinos é dos besouros com 3 listras, *E. occidentalis* e *E. temexa*.

Epidemiologia

Ocorrência

Os besouros se alimentam em folhagens com flores, principalmente alfafa, e são incorporados ao feno quando ele é colhido. A cantaridina é estável no ambiente e persiste por períodos de tempo prolongados. A intoxicação originalmente estava confinada aos estados do sul dos EUA, mas surtos atualmente ocorrem em qualquer lugar em razão do envio disseminado de feno de alfafa, e ocasionalmente, feno de gramíneas infestado por besouros.

Fatores de risco

Os principais fatores de risco para equinos são a ingestão de feno contaminado por besouros. Os besouros contêm cantaridina, e a administração de 1 g de besouros moídos por sonda nasogástrica é fatal para um pônei. A quantidade letal ingerida em equinos adultos é de 0,5 a 1 mg/kg ou, aproximadamente, 4 a 6 g de besouros secos.[2,3] A concentração de cantaridina em besouros varia amplamente (0,77 a 3,31% de peso seco) entre espécies, e besouros machos contêm mais toxina do que as fêmeas.

Transmissão

Besouros inteiros ou esmagados podem ser incorporados ao feno e fornecidos a equinos e outros animais de produção. É possível que a cantaridina liberada de besouros esmagados possa contaminar o feno sem qualquer evidência da sua presença.

Patogênese

O mecanismo de ação da cantaridina ainda não foi bem estabelecido, mas pode incluir a inibição da fosfatase 2A e lesão a proteínas mitocondriais pela inibição de enzimas responsáveis pelo transporte ativo.[1,3]

A cantaridina é rapidamente absorvida através das membranas mucosas e, em alguma extensão, pela pele. Ela produz um efeito irritante intenso no esôfago, estômago e intestinos. Uma vez absorvida, ela é transferida para muitos órgãos do corpo, nos quais produz efeitos sistêmicos. Ela não é metabolizada, mas é excretada inalterada na urina, onde o efeito irritante continua na bexiga, ureteres e uretra.[3]

Achados clínicos

Os achados clínicos são dose-dependentes. Equinos que ingerem uma grande quantidade podem morrer 4 h após a ingestão. A ingestão de doses menores pode resultar em gastrenterite (anorexia, diarreia ± sangue e/ou muco, cólica grave), miocardite (taquicardia, diminuição do tempo de preenchimento capilar), nefrite (poliúria, oligúria), cistite ou uretrite.[1,3,4] Sinais sistêmicos generalizados incluem hipertermia, depressão, desidratação sudorese, *flutter* diafragmático sincrônico, dispneia e estertores. A morte ocorre em, aproximadamente, 50% dos casos. O prognóstico é bom para equinos que sobrevivem por 7 dias ou mais.[3]

Patologia clínica

Proteínas séricas e hematócrito podem estar aumentados, indicando hemoconcentração, desidratação e choque. Outras anormalidades laboratoriais incluem aumento do nitrogênio ureico sanguíneo, hipocalcemia profunda e hipomagnesemia, hipostenúria e hematúria.[1,3]

Achados de necropsia

Gastropatia com formação de vesículas na mucosa escamosa gástrica é altamente diagnóstica, mas, em muitos casos, não há achados de necropsia. Espectrometria de massa e cromatografia gasosa ou líquida facilitam a detecção de cantaridina em espécimes de sangue, urina, conteúdo gástrico e intestinal e alimentos coletados a campo. A cantaridina é rapidamente excretada, e pode não estar presente em amostras coletadas mais do que 4 a 5 dias após a ingestão.[3]

Diagnóstico diferencial

- Intoxicação por arsênico
- Intoxicação por cianobactérias
- Intoxicação por ionóforos (monensina)
- Cólica (compactação e timpanismo)
- Inflamação gastrintestinal (colite, enterite proximal, peritonite).

Tratamento

Não existe antídoto e o tratamento é sintomático. Em casos iniciais, carvão ativado ou esmectita podem ser usados para diminuir a absorção de cantaridina.[1,5] O uso de óleo mineral não é recomendado, uma vez que ele pode, de fato, aumentar a absorção de cantaridina e piorar a morbidade.[1,2] A terapia intravenosa deve ser usada para corrigir déficits hidreletrolíticos, com atenção específica para a suplementação com cálcio e magnésio.[1,5] Analgésicos e protetores gastrintestinais podem ser usados, conforme necessário. Antibióticos de amplo espectro podem ser usados em animais com erosões gastrintestinais; o uso de antibióticos nefrotóxicos é contraindicado.

Tratamento e profilaxia

- Carvão ativado: 1 a 3 g/kg por sonda nasogástrica × 1 (R2)
- Óleo mineral: 4 a 6 ℓ por sonda nasogástrica × 1 (R4)
- Furosemida: 1 mg/kg IM ou IV a cada 6 h (R3)
- Sucralfato: 20 mg/kg VO a cada 6 a 8 h (R1).

Controle

Os médicos-veterinários devem estar cientes da presença de besouros na sua área, e campos infestados não devem ser colhidos. Feno comprado de fontes desconhecidas deve ser inspecionado quanto à presença do besouro, embora a cantaridina possa estar presente mesmo na ausência de besouros.

LEITURA COMPLEMENTAR

Helman RG, Edwards WC. Clinical features of blister beetle poisoning in equids; 70 cases (1983-1996). J Am Vet Med Assoc. 1997;211:1018.

Schmitz DG. Cantharidin toxicosis in horses. J Vet Intern Med. 1989;3:208-215.

REFERÊNCIAS BIBLIOGRÁFICAS

1. Qualls HJ et al. J Vet Intern Med. 2013;27:1179.
2. Bush MR. Blister beetles: pest or beneficial predator. In: <https://research.libraries.wsu.edu/xmlui/bitstream/handle/2376/4620/FS113E.pdf?sequence=2>; Acesso em October 18, 2013.
3. Krinsky WL. Beetles (Coleoptera). In: Mullen GR, Durden LA, eds. Medical and Veterinary Entomology. Amsterdam: Elsevier; 2009:101.
4. Holbrook TC et al. ACVIM Proc. 2008;210.
5. Weese JS et al. Canthardin toxicosis (blister beetle toxicosis). In: Munroe GA, Weese JS, eds. Equine Clinical Medicine, Surgery, and Reproduction.London: Manson Publishing; 2011:523.

NEOPLASIAS DO SISTEMA DIGESTÓRIO

Boca

Neoplasias orais em ruminantes que não os papilomas virais, podem ser associadas à ingestão maciça de samambaia. Os tumores normalmente são carcinomas de células escamosas, que surgem da gengiva e causam interferência na mastigação. Eles são mais comuns em animais mais velhos e, provavelmente, surgem do epitélio alveolar após periodontite ter causado hiperplasia crônica. A ocorrência esporádica de outros tumores, por exemplo, adenocarcinoma, causa edema local, aumento de volume e disfagia.

Faringe e esôfago

Papilomas algumas vezes envolvem a faringe, o esôfago, a goteira esofágica e o retículo, e causam timpanismo ruminal crônico em bovinos. A maior incidência de neoplasias malignas que afetam faringe, esôfago e rúmen foi relatada em uma área da África do Sul. Os tumores eram multicêntricos em origem, e apresentavam evidência de malignidade na avaliação histológica. A doença clínica é crônica, e confinada a animais adultos, com timpanismo persistente moderado do rúmen e emaciação progressiva como achados clínicos típicos. Uma ocorrência similar foi relatada em bovinos no oeste da Escócia e relacionado ao consumo de samambaia por um longo período. Os tumores eram carcinomas de células escamosas da faringe e do esôfago dorsal. A principal anormalidade clínica era a dificuldade em comer e deglutir. Muitos dos carcinomas surgem de papilomas preexistentes, que são associados à infecção viral. Os carcinomas ocorrem apenas em bovinos com mais de 6 anos de idade.

Estômago e rúmen

Carcinomas de células escamosas ocasionalmente se desenvolvem na boca e no estômago de equinos e no rúmen de bovinos. No estômago do equino, eles ocorrem na região do cárdia, e podem causar indigestão obscura, falta de apetite, perda de peso, anemia, obstrução do esôfago inferior, disfagia, cólica e, ocasionalmente, diarreia crônica. Também, um tumor pode ulcerar e terminar em perfuração da parede do estômago e no desenvolvimento de peritonite. Metástases podem se espalhar para as cavidades abdominal e torácica, com acúmulo de líquido. Edema subcutâneo é um sinal comum. Pode haver também efusão pleural, causada por metástases na pleura. Metástases no trato genital feminino também foram relatadas. A maioria dos animais afetados é eutanasiado em razão da anorexia e perda de peso crônicas. Grandes massas de tumores metastáticos podem ser palpáveis ao exame retal. Em tais casos, o exame de paracentese pode ser valioso.

Linfoma em equinos é classificado em multicêntrico, alimentar, mediastínico, cutâneo e tumores solitários com localização extranodal. A forma alimentar compõe aproximadamente 19% dos linfomas equinos, e, com frequência, se manifesta como diarreia crônica causada por infiltração maciça da parede intestinal.[1] Em alguns casos, há perda de peso acentuada, mesmo na ausência de diarreia. Normalmente os animais mantêm um grande apetite e, com frequência, manifestam ascite grave, anasarca e, algumas vezes, cólica. Os mesmos sinais são relatados em um caso de mesotelioma em um equino. O teste de absorção oral de glicose é normal, com baixa resposta de absorção. O exame retal pode revelar grandes massas de tecido nodular firme, e o exame hematológico pode auxiliar no diagnóstico. Pseudodivertículos intestinais ou obstrução intestinal podem se desenvolver no intestino delgado associado ao tecido tumoral.[2,3] Paracentese e avaliação das células no líquido quanto à presença de figuras mitóticas é uma parte essencial do exame em casos de suspeita de neoplasia na cavidade abdominal. Fibrogastroscopia nasal é uma técnica óbvia para visualizar tumores localizados proximalmente, mas é limitada em razão dos instrumentos-padrão normalmente não serem longos o suficiente. O curso da doença em equinos é bastante variável, durando de 3 semanas a 3 meses.

Em uma grande série de casos no Brasil, o trato alimentar foi a localização mais comum para desenvolvimento de tumores (constituindo 24% de 586 tumores), com carcinoma de células escamosas do trato gastrintestinal superior predominando.[4] A localização das lesões era preferencialmente na base da língua, no esôfago e adjacente ao cárdia, na parede ruminal. A localização das lesões foi tipicamente associada aos achados clínicos, incluindo disfagia e tosse para tumores proximais, e timpanismo para tumores do esôfago distal ou parede ruminal.[5] Quase todos os bovinos acometidos tinham acesso à samambaia (*Pteridium aquilinum*), e especulou-se que a ingestão crônica desta era a causa dos tumores. Um pequeno número de fibromas linguais, adenoma abomasal, adenocarcinoma de intestino delgado, fibrossarcoma ruminal, mesotelioma peritoneal, fibroma peritoneal e carcinoma de células escamosas anal também foram relatados. Tumores ruminais em bovinos incluem papiloma/fibropapiloma e lesões associadas ao papilomavírus bovino 1,2 e 5 foram associados a algumas dessas lesões.[6] Carcinoma de células escamosas do retículo com metástase no fígado foi relatado em uma vaca Simental.[7] Embora a maioria dos tumores ruminais seja pequena, se forem grandes o suficiente, eles podem obstruir o cárdia e causar timpanismo crônico.

Pequenos papilomas omasais e abomasais foram relatados em bezerros de 1 semana de idade e associados à infecção por papilomavírus.[8] Na linfomatose de bovinos, com frequência, ocorre o envolvimento macroscópico na parede abomasal, causando diarreia persistente. Ulceração, hemorragia e obstrução pilórica também podem ocorrer.

Intestinos

Uma taxa de ocorrência maior do que o normal para carcinoma do intestino delgado foi relatada em ovinos na Islândia, Noruega e Nova Zelândia, e em vacas apenas na Nova Zelândia. Uma série de carcinomas intestinais também foi relatada na Europa e outra série na Austrália. Os tumores na série australiana eram localizados em abatedouros, e foram causa de estenose intestinal. A metástase para linfonodos regionais ocorreu imediatamente. Na Nova Zelândia, parece haver uma prevalência muito maior em ovelhas de raças britânicas (0,9 a 0,15%), comparado às raças Merino e Corriedale (0,2 a 0,4%) e o relato de adenocarcinomas intestinais em três gerações de ovelhas é sugestivo de predisposição genética.[9] Taxas significativamente maiores de tumores foram observadas em ovinos que se alimentaram em pastos que foram aspergidos recentemente com herbicidas ácido fenoxiacético ou picolínico. O uso de herbicidas 2,4-D; 2,4,5-T, MCPA, picloro e clopiralide foi associado ao aumento na incidência destes tumores. Foi sugerida uma maior prevalência em ovinos mantidos em maiores taxas de lotação.

Tumores ocasionais no intestino são relatados como achados de abatedouro, mas eles podem causar achados clínicos como timpanismo crônico e diarreia intermitente em bovinos, cólica persistente associada à obstrução intestinal parcial em equinos e anorexia e abdome distendido em ovinos. Uma série de casos de linfoma em equinos foi caracterizada por má absorção sem diarreia, mas com alguns casos de anemia.

Tumores ocasionais relatados como causando cólica em equinos incluem ganglioneuroma intramural, que oclui o jejuno; mixoma jejunal, que resultou em intussuscepção jejunoíleocecal[10]; um tumor estromal no ceco[11] ou cólon[12]; um leiomioma causando intussuscepção do cólon menor; um tumor de células da granulosa de um ovário causando pressão externa e oclusão do cólon menor e um ganglioneuroma no cólon menor.[13] O tumor de células da granulosa juvenil em uma potra sobreano causou vólvulo fatal e cólica contínua grave. Anorexia, perda de peso, distensão abdominal e movimentos de mastigação e de deglutição frequentes são sinais proeminentes de leiomioma e carcinoma de células escamosas gástrico. Leiomioma também pode ser confinado totalmente ao omento e causar cólica em razão do seu tamanho ou tensão excessiva do omento.[14] Metástases na cavidade peritoneal são palpáveis em alguns casos. Leiomiossarcomas causam cólica crônica intermitente por constrição do duodeno e obstrução intestinal parcial. O adenocarcinoma de cólon causa perda de peso, cólica intermitente, apetite ruim e fezes escassas, e uma massa palpável no abdome.

Carcinomas do estômago, intestino delgado e cólon ocasionalmente são encontrados em suínos vietnamitas.[15,16]

Tumores do ânus são raros; mas um carcinoma mucoepidermoide foi relatado em uma cabra. No entanto, a maioria dos tumores na região perianal são papilomas anogenitais. Um carcinoma retal foi relatado em uma vaca idosa da raça Holandesa.[17]

REFERÊNCIAS BIBLIOGRÁFICAS

1. Taintor J, Schleis S. Equine Vet Educ. 2011;23:205.
2. Mair TS et al. Equine Vet J. 2011;43(suppl 39):128.
3. Smith KM et al. Equine Vet Educ. 2013;25:74.
4. Lucena RB et al. J Comp Pathol. 2011;145:20.
5. Masuda EK et al. J Comp Pathol. 2011;144:48.
6. Kumar P et al. Transbound Emerg Dis. 2015;62:264.
7. Braun U et al. Schweiz Arch Tierheilkd. 2012;154: 331.
8. Morris WE et al. Can Vet J. 2010;51:877.
9. Loken T et al. Vet Rec. 2012;170:54ª
10. Zauscher JM et al. Equine Vet Educ. 2015;27:e1-e4.
11. Stephan S et al. Case Rep Vet Med. 2012;301498.
12. Muravnick KB et al. J Vet Diagn Invest. 2009;21:387.
13. Porter BF et al. Vet Pathol. 2007;44:207.
14. Schaudien D et al. Vet Pathol. 2007;44:722.

15. Newman SJ, Rohrbach B. J Vet Diagn Invest. 2012; 24:1008.
16. McCoy AM et al. J Am Vet Med Assoc. 2009;235: 1336-1341.
17. Michishita M et al. Vet Pathol. 2007;44:414.

Tumores do peritônio

Tumores primários do peritônio são raros. A maioria ocorre por metástase de órgãos adjacentes, como no carcinoma de células escamosas gástrico ou doença disseminada, tal como linfossarcoma. Tumores primários incluem leiomiomatose e mesotelioma.

Leiomiomatose peritoneal disseminada foi relatada em um cavalo Quarto de Milha adulto. Os achados clínicos incluíram inapetência, perda de peso, febre intermitente, dor abdominal crônica e aumento de volume do abdome. O exame retal revelou uma massa proeminente, firme, de parede macia no aspecto ventral do abdome. A ultrassonografia transabdominal foi usada para detectar a massa, que era friável e policística, ocupando uma grande porção da cavidade abdominal, e pesando 34 kg. A massa foi removida e a recuperação foi completa.

Mesotelioma tem sido relatado em bovinos e caprinos[1], predominantemente na cavidade peritoneal, mas o mesotelioma também pode ocorrer na cavidade pleural e na vagina de bovinos adultos. A causa do mesotelioma em bovinos não é conhecida, mas o mesotelioma pleural em humanos é associado à exposição ao amianto. Um relato sugeriu que a frequência de diagnóstico em bovinos está aumentando. Bovinos de todas as idades podem ser acometidos por mesotelioma peritoneal, mas os animais afetados tipicamente são jovens, com casos fetais e neonatais também sendo relatados. Bezerros e bovinos adultos, com maior frequência, apresentam distensão abdominal moderada. Outro sinal presente inclui edema escrotal em machos inteiros, e edema ventral. Ocasionalmente, pequenos aumentos de volume com 2 a 20 mm e bem demarcados podem ser sentidos na superfície serosa durante a palpação transretal de um bovino adulto. O líquido peritoneal é facilmente obtido por paracentese abdominal ventral, e apresenta características de transudato modificado, com aumento moderado a acentuado nas células mesoteliais fagociticamente ativas. O diagnóstico definitivo é realizado durante laparotomia exploratória pelo lado direito, na qual muitas massas elevadas, brancas e bem demarcadas são palpáveis na superfície serosa, com a presença de fluido abdominal em grande quantidade. A biopsia dessas massas e o exame microscópico confirmam o diagnóstico presuntivo de mesotelioma. Mesotelioma peritoneal extenso é fatal e não há tratamento conhecido. Todos os casos relatados foram esporádicos, e não há associação aparente com amianto ou outros agentes tóxicos em bovinos.

REFERÊNCIA BIBLIOGRÁFICA

1. Braun U et al. Schweiz Arch Tierheilkd. 2009;151:397.

DEFEITOS CONGÊNITOS DO SISTEMA DIGESTÓRIO

Lábio leporino e fenda palatina

Lábio leporino pode ser unilateral ou bilateral e pode envolver apenas um lábio ou se estender para as narinas. Ele pode ser associado à fenda palatina e causar disfagia e regurgitação nasal de leite e alimentos, e o risco de pneumonia por aspiração. Ele pode ser hereditário ou pode resultar de intoxicação por *Veratrum californicum* em cordeiros. A fenda palatina é difícil de corrigir cirurgicamente, sobretudo em potros, nos quais é um defeito congênito comum. A fenda palatina (palatosquise) é um defeito hereditário comum em bezerros e é descrita posteriormente.

Atresia dos ductos salivares

Atresia congênita de ductos salivares normalmente resulta em distensão da glândula, seguido por atrofia. Raramente, a glândula pode continuar secretando, o que resulta em dilatação macroscópica do ducto.

Agnatia, micrognatia e braquignatia

São variações de uma deficiência no desenvolvimento da mandíbula, relativamente comum em ovinos. A mandíbula e as estruturas associadas estão parcialmente ou completamente ausentes. Casos individuais de um defeito similar combinado à fenda palatina são relatados em bezerros.

Braquignatia é um encurtamento anormal da mandíbula, que resulta em maloclusão das arcadas dentárias maxilar e mandibular, e criação de uma aparência de mordida cruzada maxilar. Ela é considerada uma anormalidade congênita, mas pode ser adquirida após alguns meses de vida. A má oclusão dos incisivos tem poucas consequências para potros lactentes, mas pode afetar a habilidade de apreensão e mastigação conforme o animal amadurece. Não se sabe se há regressão espontânea, e a intervenção cirúrgica é necessária para corrigir a má oclusão.

A causa pode ser genética ou ambiental. Alguns relatos indicam uma influência genética, mas a forma de herança é controversa. Um relato sugere que a braquignatia em bezerros Angus é transferida por um gene autossômico recessivo, mas o modo de herança ainda não foi apoiado por outros estudos. Em uma série de 20 equinos com braquignatia, a disparidade entre a mandíbula e a pré-maxila variaram de 0,75 a 3 cm. A correção cirúrgica da anormalidade resultou em melhora da oclusão dos incisivos. A correção completa da má oclusão tem maior probabilidade de ocorrer em potros tratados antes dos 6 meses de idade.

Persistência do arco aórtico direito

A persistência do arco aórtico direito como uma banda fibrosa pode ocluir o esôfago e causar sinais de obstrução, principalmente timpanismo crônico em bezerros jovens.

Atresia de coanas

A falha na membrana buconasal em romper durante a vida fetal evita que o animal respire através das narinas. A membrana separa o trato alimentar e a cavidade nasal na faringe. Ela é incompatível com a vida em potros, cordeiros e em filhotes de lhama e alpaca, espécies na qual ela foi identificada. O defeito normalmente é bilateral; a lesão unilateral é tolerável. É provável que a correção cirúrgica seja apenas parcialmente efetiva.

Atresia congênita do intestino e do ânus

Atresia intestinal congênita é caracterizada por fechamento completo de alguns segmentos do trato intestinal. A atresia intestinal foi relatada em bezerros, cordeiros, potros e leitões, e os neonatos acometidos normalmente morrem por autointoxicação alguns dias após o nascimento. A incidência de atresia intestinal em 31 rebanhos leiteiros irlandeses monitorados por 1 ano foi de 0,3% de todos os bezerros nascidos.

Atresias intestinais

Atresias congênitas do intestino podem ser diferenciadas de retenção de mecônio em potros e, raramente, em bezerros pela passagem de alguma coloração de fezes na segunda circunstância. Os animais com atresia intestinal morrem em cerca de 7 a 19 dias de idade, a não ser que o defeito seja corrigido cirurgicamente. Nesse momento, o intestino está distendido e o abdome obviamente aumentado de volume como resultado. Existe ausência marcante de fezes.

Atresias intestinais foram classificadas em tipo I (atresia membranosa causada por diafragma ou membrana), tipo II (atresia em corda causada por extremidades cegas unidas por uma pequena corda de tecido muscular ou fibroso ou ambos, com ou sem mesentério) e tipo III (atresia de fundo cego causada pela ausência de um segmento do intestino, com fundo cego desconectado, um intervalo no mesentério e, com frequência, intestino delgado curto).

Atresia do íleo e do cólon provavelmente são condicionadas à herdabilidade em bovinos das Terras Altas suecas.

Atresia do cólon terminal

Ocorre em potros, principalmente aqueles da raça Overo; o íleo e o cólon são acometidos em bezerros e o intestino delgado em cordeiros. Atresia coli foi relatada em bovinos das raças Holandesa, Ayshire, Shorthorn,

Simmental, Hereford, Angus e Maine Anjou e em cruzamentos dessas raças. Em um rebanho leiteiro em um período de mais de 10 anos, a incidência geral de atresia coli em bezerros foi de 0,76%. Todos os bezerros afetados foram relacionados uns aos outros, alguns eram fruto de cosanguinidade, e a frequência foi maior em machos do que em fêmeas. Alguns dos bezerros acometidos foram abortados ou natimortos. A maioria dos bezerros que nasceu com atresia coli era de mães cuja gestação foi diagnosticada antes dos 41 dias de gestação, quando comparados àqueles provenientes de vacas diagnosticadas como prenhes em datas posteriores.

Sugeriu-se que a atresia coli em bezerros tem uma base hereditária, e que os bezerros afetados são homozigotos recessivos para o alelo defeituoso para atresia coli. Isso é apoiado por cruzamentos planejados entre machos e fêmeas supostamente portadores. A frequência de gene mínima estimada para atresia coli em bovinos é de 0,026, e acredita-se que o alelo defeituoso para atresia coli esteja em alta frequência em bovinos da raça Holandesa nos EUA. Também é plausível que o diagnóstico de gestação precoce por meio de palpação do saco amniótico antes dos 40 dias de gestação possa ser um fator contribuinte, mas não essencial em todos os casos. A atresia intestinal pode ser produzida experimentalmente por meio da interrupção do fluxo sanguíneo mesentérico para algumas partes do intestino durante o desenvolvimento.

Na atresia coli, o abdome pode estar distendido antes do nascimento quando o defeito é no intestino delgado, e a distensão pode interferir no parto normal. Nos defeitos do intestino grosso, a distensão normalmente ocorre após o nascimento. Nesses, o ânus é normal, e a parte do intestino caudal à região obstruída pode ser normal ou ausente. Os principais achados clínicos são depressão, anorexia e distensão abdominal. Com frequência, o proprietário não vê o bezerro eliminando mecônio ou fezes. Muco espesso pode ser eliminado através do ânus se ele for patente, ou através da vagina em fêmeas com fístula reto-vaginal concomitante. Em muitos casos, o animal não mama desde o primeiro dia, e aos 5 a 6 dias de idade são muito fracos e permanecem em decúbito. O intestino pode se romper, e peritonite aguda difusa se desenvolver. Atresia de segmento intestinal foi produzida experimentalmente ocluindo suprimento de sangue do intestino em fetos de ovinos. Em uma grande série de defeitos congênitos em bezerros, o local mais comum de atresia foi a porção média do cólon espiral. A passagem de sonda retal ou infusão de bário e radiografia podem auxiliar na detecção da atresia no intestino, mas deve-se ter cuidado durante o procedimento, ou o reto e o cólon descendente podem ser perfurados. Normalmente, há uma grande quantidade de muco espesso no reto, sem evidência de mecônio ou fezes. No segundo caso, apenas laparotomia exploratória pode revelar a extensão e natureza do defeito. Os diagnósticos diferenciais de atresia coli em bezerros incluem obstrução intestinal aguda, tal como vólvulo ou intussuscepção, peritonite difusa e sepse. *A existência de fezes no reto exclui a presença de atresia coli.*

Reparação cirúrgica parece ser satisfatória em, aproximadamente, 30 a 50% dos casos, e pode ser melhor com a colocação de uma colostomia ou cecostomia do que com a anastomose colônica.[1-3] Em uma série de atresia intestinal em bezerros admitidos para um hospital-escola veterinário no decorrer de um período de 10 anos, a taxa de sobrevivência foi influenciada pelo segmento afetado pela atresia. Em uma série de 58 casos de atresia intestinal em bezerros, 7 de 18 casos corrigidos cirurgicamente tiveram recuperação adequada; os 40 demais bezerros foram eutanasiados por diferentes razões.

A incidência de *atresia coli em potros* foi relatada como 0,44% em potros com menos de 2 semanas de idade admitidos em hospitais-escola veterinários no decorrer de um período de 27 anos. Os achados clínicos incluíam distensão abdominal progressiva, cólica, ausência de fezes e falta de resposta aos enemas. Neutropenia pode refletir a presença de toxemia. O cólon maior transverso e o cólon menor comumente estão envolvidos. A agenesia do mesocólon em um potro de 1 mês de idade foi relatada. O prognóstico para a maioria dos casos é desfavorável, e a correção cirúrgica normalmente não obtém sucesso. Atresia coli também foi relatada em um filhote de alpaca.[4]

As causas comuns de cólica em potros neonatos incluem íleo com ou sem distensão por gás, intussuscepção, hérnia diafragmática, úlcera gastroduodenal, enterocolite necrosante, estrangulamento do intestino delgado ou grosso, deslocamento de intestino grosso, obstrução intraluminal que não pelo mecônio, ruptura de bexiga e anormalidades congênitas do trato gastrintestinal.

Atresia anal

É relatada como defeito congênito em suínos, ovinos e bezerros. Sua ocorrência normalmente é esporádica e não há fatores genéticos ou de manejo relacionados à causa. Quando o lúmen do reto está bastante próximo ao períneo, a intervenção cirúrgica é fácil e os resultados em termos de salvar o animal para produção de carne são bons. Esses animais normalmente podem ser identificados pela forma com a qual a distensão retal se aproxima do períneo, onde o ânus deveria estar; pressão sobre o abdome provoca tensão e distensão ainda maior desse segmento.

Defeitos de múltiplos órgãos

Em muitos animais, os defeitos congênitos do intestino são acompanhados por defeitos em outros órgãos, especialmente do trato urinário inferior, de maneira que a cirurgia reparadora não é possível. Por exemplo, anormalidades intestinais e urogenitais múltiplas são relatadas em um bezerro, e defeitos intestinais associados a defeitos do pâncreas e na vesícula biliar em outro.

A constrição congênita do ânus e da vagina é um defeito hereditário de bovinos da raça Jersey, e discutido posteriormente. O defeito pode ser combinado à uma fístula reto-vaginal manifestada pela passagem de fezes pela vulva ou uretra peniana.

LEITURA COMPLEMENTAR

Syed M, Shanks RD. Cornell Vet. 1993;83:261.

REFERÊNCIAS BIBLIOGRÁFICAS

1. Azizi S et al. Vet Surg. 2010;39:115.
2. Cecen G et al. Vet Surg. 2010;39:722.
3. Abdelrhman MA et al. Pak Vet J. 2013;33:309.
4. Poulsen KP et al. Vet Rec. 2006;158:598.

DEFEITOS HEREDITÁRIOS DO SISTEMA DIGESTÓRIO

Defeitos hereditários da boca e da mandíbula

Lábio leporino em bovinos normalmente apresenta uma tendência familiar distinta, mas poucos trabalhos parecem ter sido realizados quanto ao modo de herança. Lábio leporino aparentemente hereditário combinado ao crescimento inadequado e criptorquidia é relatado em bovinos da raça Holandês-Frísio. A fenda labial bilateral, que também envolve a maxila, é relatada em ovinos Texel como sendo condicionada a um único gene autossômico recessivo.

Fenda palatina

É hereditária como característica recessiva simples em bovinos das raças Hereford e Charolês, concomitantemente à artrogripose na segunda raça. Acredita-se comumente que seja hereditária em ovinos e em suínos. A progênie de um rebanho suíno comercial (Landrace X Duroc) e um cachaço Large White continham alguns leitões com fenda palatina. A análise cromossômica dos leitões acometidos verificou que todos tinham o cariótipo desequilibrado idêntico, com monossomia parcial dos cromossomos 16 e trissomia parcial do cromossomo 3, quando comparados aos leitões normais de ninhadas com cariótipo equilibrado.

Deformidade da mandíbula

O encurtamento da mandíbula pode ser hereditário em bovinos Jersey e em suínos Large White; algumas vezes é associado à condrodisplasia. O encurtamento da mandíbula também é hereditário em bovinos, e em Angus aparece em combinação com hipoplasia cerebelar e osteopetrose.

Língua mole (Epiteliogenesis Imperfecta Linguae Bovis)

Língua mole é um defeito de bovinos das raças Holandesa-Frísia e Brown Swiss, e é um fator autossômico recessivo e hereditário. As papilas filiformes da língua são pequenas, há hipersalivação e pelagem grosseira, e os bezerros não se desenvolvem bem. Os heterozigotos são normais.

Aplasia de língua

A ausência congênita da região mediana da extremidade da língua ocorre raramente em leitões com frequência associada à fenda palatina e lábio leporino.

Prolapso retal

Pode ser hereditário em leitões, como resultado de agenesia do esfíncter anal (ver Atresia hereditária de segmentos do sistema digestório).

Estenose retovaginal hereditária

A estenose retovaginal é hereditária em bovinos da raça Jersey e se manifesta como estenose do reto em ambos os sexos e do vestíbulo vaginal em fêmeas. O tônus tanto do esfíncter retal quanto vaginal é aumentado, mas a tentativa de detectar heterozigotos por mensuração eletromiográfica desse tônus não obteve sucesso. O defeito é regulado por um gene autossômico recessivo. Bovinos acometidos são difíceis de inseminar, e apresentam dificuldade no parto. Seu úbere é pequeno e endurecido, e a produtividade é baixa. A condição é causada pela presença de segmentos de tecido fibroso inelástico. Edema do úbere também é uma complicação comum. Alguma assistência na identificação de animais acometidos está disponível por detecção do colágeno tipo II em biopsias musculares. Cinquenta por cento dos heterozigotos também testam positivamente, bem como uma pequena proporção de animais normais.

Atresia hereditária de segmentos do sistema digestório

Atresia do esfíncter anal ocorre raramente em leitões e causa prolapso retal. *Atresia ani* é bastante comum em suínos, ovinos e, em menor extensão, em bovinos. Os animais acometidos podem sobreviver por até 10 dias, e são identificados por sua depressão, anorexia, cólica, distensão abdominal acentuada e ausência de fezes, sendo as fezes substituídas por muco branco espesso. A distensão abdominal e *in utero* ocasionalmente causa distocia. A reparação cirúrgica é possível em alguns casos, mas em outros, um grande segmento do reto está ausente, e é necessária a criação de uma fístula de cólon na região inguinal. Acredita-se que a condição seja hereditária em suínos e em bezerros, mas indícios que dão suporte a essa teoria ainda são fracos, e as evidências são menos claras em ovinos. A sugestão de que o defeito possa ser associado à manipulação do feto durante o exame de gestação também não foi apoiada. Um bezerro com atresia ani, difalia e bolsa escrotal bífida foi descrito.

Atresia coli hereditária com o fechamento completo do cólon ascendente na flexura pélvica foi relatado em equinos Percheron. Um defeito clinicamente similar em cavalos overos, descrito na seção de pseudoalbinismo é, de fato, aganglionose. Morte ocorre nos primeiros poucos dias de vida. O defeito parece ser hereditário, como uma característica recessiva simples.

Atresia ilei hereditária foi relatada em bovinos das Terras Altas suecas. Os bezerros acometidos manifestam distensão abdominal acentuada, causando distocia fetal. A distensão é causada pelo acúmulo de conteúdo intestinal. A herança de um gene recessivo simples condiciona a ocorrência desse defeito em algumas espécies e raças, mas a prevalência pode ser maior do que o esperado para essa forma de herança, especialmente em bovino Jersey com atresia coli.

Síndrome letal dos potros e cordeiros brancos (aganglionose intestinal)

Potros brancos e cordeiros brancos de determinadas raças e cruzamentos são afetados por essa síndrome, que é atribuível a uma mutação no gene do receptor de endotelina tipo B (*EDNRB*).[1,2] A síndrome letal do potro branco (OMIA #000629-9796) é uma condição hereditária autossômica recessiva de potros neonatos nascidos de cavalos Paint Horse americanos parentes da linhagem de pelagem overo.[3] Adicionalmente aos potros de cavalos Paint americanos, Quarto de Milha e, raramente, Thoroughbreds são afetados.[1] O padrão de pelagem overo é caracterizado pelo pigmento que se espalha para baixo, em ambos os lados da linha média dorsal, dando lugar à falta de pigmento (ou seja, branco), principalmente na superfície ventral.[3]

Uma mutação de dois nucleotídios no *EDNRB* (TC >AG) na sequência que codifica *EDNRB* resulta na substituição de um único aminoácido (Ile118 Lys) e em interferência na migração das células da crista neural para o intestino, o que causa aganglionose intestinal, obstrução funcional (megacólon) e morte. Tanto melanócitos quanto células dos gânglios mioentéricos têm origem na crista neural, e sua falha em migrar da crista neural resulta na ausência de melanócitos na pele e aganglionose no intestino.[1]

Mais de 94% dos animais overo, overo calico altamente branco e cruzamento de overo são heterozigotos, enquanto menos de 20% dos cavalos tobiano, sabino, overo minimamente misturado e reprodutores de pelagem sólida são portadores.[1] Muitos cavalos de pelagem sólida (sem padrão de coloração branca na pelagem) com linhagens de Paint Horse são heterozigotos; portanto, o genótipo não pode necessariamente ser inferido com base nos padrões de coloração da pelagem.[1] A pelagem de coloração branca pode resultar de outras conformações genéticas, e não é invariavelmente associada à síndrome do branco letal. Alguns potros acometidos podem apresentar manchas de pelos pretos na cauda e na crina, ou pequenos pontos pretos no corpo.[1]

Os potros e cordeiros acometidos morrem horas ou vários dias após o parto. Os potros acometidos são todos ou quase todos brancos e morrem de cólica pouco tempo após o nascimento em razão da obstrução intestinal funcional. O exame retal revela ausência de mecônio. O exame radiográfico do abdome revela distensão do cólon maior. O diagnóstico se baseia na coloração característica da pelagem e na confirmação do megacólon. O teste diagnóstico para a mutação causal está disponível comercialmente. O controle é por teste e detecção de heterozigotos e pela implementação de programas de reprodução adequados.

Uma síndrome similar de hipopigmentação ocorre em ovinos Cameroon, e é associada à homozigose 110-kb intersticial no cromossomo 10, incluindo todo o gene *EDNRB*. A doença é hereditária como uma característica autossômica recessiva.

REFERÊNCIAS BIBLIOGRÁFICAS

1. Finno CJ et al. Vet J. 2009;179:336.
2. Luehken G et al. PLoS ONE. 2012;7.
3. Online Mendelian Inheritance in Animals (OMIA). Megacolon in Equus Caballus. Faculty of Veterinary Science. University of Sydney; 2012 In: <http://omia.angis.org.au/OMIA000629/9796/>; Acesso em 08.11.15.

8

Doenças do Sistema Digestório | Ruminantes

DOENÇAS DOS PRÉ-ESTÔMAGOS DE RUMINANTES

A motilidade dos pré-estômagos dos ruminantes, especialmente dos bovinos, representa uma das grandes preocupações do médico veterinário. Sua avaliação faz parte do exame físico, e a diferenciação das anormalidades dos pré-estômagos em causas primárias e secundárias é essencial para o diagnóstico e tratamento adequados. A aplicação do conhecimento da fisiologia da motilidade ruminorreticular normal pode melhorar o diagnóstico, o prognóstico e o tratamento de enfermidades dos pré-estômagos. Uma breve revisão dos aspectos clínicos da motilidade ruminorreticular é apresentada a seguir.

Anatomia e fisiologia

Os compartimentos dos pré-estômagos dos ruminantes, que consistem em retículo, rúmen e omaso, são como uma câmara de fermentação. O animal exerce algum controle sobre o processo de fermentação, por meio da seleção dos alimentos, da adição de saliva com função de tampão e do fornecimento de agitação e mistura contínuas por meio das contrações especializadas dos pré-estômagos. A motilidade ruminorreticular assegura um fluxo constante de material parcialmente digerido para o abomaso para digestão adicional.

Os pré-estômagos podem ser divididos em estruturas primárias, como o *rúmen-retículo e o omaso,* funcionalmente separados por um esfíncter, chamado *orifício retículo-omasal.* O rúmen-retículo de uma vaca adulta ocupa quase todo o lado esquerdo da cavidade abdominal e tem capacidade para até 90 kg de ingesta. Em razão do seu grande tamanho e facilidade de exame clínico, a motilidade ruminal é considerada representativa das funções digestórias em ruminantes.

Há tanto suprimento nervoso parassimpático quanto simpático do rúmen-retículo, mas apenas a inervação parassimpática estimula a motilidade. A inervação parassimpática provém do nervo vago, predominantemente sensorial para os pré-estômagos. A inervação simpática dos pré-estômagos consiste em muitas fibras do segmento toracolombar, que se unem ao plexo celíaco e formam o nervo esplâncnico. Esse nervo pode inibir a motilidade, mas normalmente existe pouca ou nenhuma estimulação simpática tônica para os pré-estômagos.

Motilidade ruminorreticular

Quatro padrões diferentes de contração especializada podem ser identificados nos pré-estômagos:

1. Ciclo primário ou de mistura.
2. Ciclo secundário ou de eructação.
3. Ruminação (associada à mastigação do bolo alimentar e ao ciclo primário).
4. Fechamento da goteira esofágica (associada à sucção de leite).

É importante que o clínico compreenda o padrão de motilidade de cada ciclo. Enfermidades específicas dos pré-estômagos apresentam alterações características na motilidade, que auxiliam no diagnóstico e no prognóstico.

Ciclo de contração primário

A atividade cíclica primária resulta na mistura e na circulação de ingesta de forma organizada. A contração primária em bovinos tem início com uma *contração bifásica do retículo.* A primeira contração reticular força a ingesta em direção dorsal e caudal para o rúmen, assim como a segunda, muito mais forte. O saco dorsal do rúmen então começa a se contrair conforme o saco ventral relaxa, fazendo com que a ingesta se mova do saco dorsal para o ventral. As contrações sequenciais dos sacos ruminais caudoventral, caudodorsal e ventral forçam a ingesta de volta ao retículo e para o saco cranial. Após uma breve pausa, a sequência de contrações se repete. Durante cada contração reticular, líquido e partículas de alimento, principalmente os grãos pesados, passam pelo orifício retículo-omasal para dentro do omaso e do abomaso.

A motilidade ruminorreticular resulta na estratificação do conteúdo ruminal, com material fibroso mais firme flutuando na superfície de uma camada mais líquida. O material sólido permanece no rúmen até que o tamanho da partícula seja suficientemente pequeno (1 a 2 mm em ovinos, 2 a 4 mm em bovinos) para passar pelo orifício retículo-omasal. O tamanho dos alimentos vegetais digeridos nas fezes de ruminantes pode, portanto, ser considerado uma medida indireta da função dos pré-estômagos.

A identificação das contrações ruminais requer tanto a auscultação quanto a inspeção da fossa paralombar esquerda. O som é produzido quando o material fibroso entra em atrito contra o rúmen durante a contração. Apenas um som baixo é produzido quando o rúmen contém uma pequena quantidade de material fibroso.

A palpação externa do rúmen é valiosa na determinação da natureza do conteúdo ruminal. O rúmen normal tem consistência macia no saco dorsal e mais fluida ventralmente; a diferença da consistência é atribuída à estratificação do conteúdo ruminal. O conteúdo ruminal muito líquido faz som de chapinhar e flutua ao baloteamento (sons de chapinhar em líquido), sendo sugestivo de acidose láctica, indigestão vagal, íleo adinâmico ou anorexia prolongada.

A hipomotilidade, ou hipermotilidade ruminal, está associada a mudanças no tipo de som ouvido durante a auscultação, com gorgolejo, borbulhamento ou sons de atrito distantes substituindo os sons de crepitação crescendo-decrescendo normais. O rúmen pode ser examinado e avaliado usando uma combinação de auscultação e baloteamento ou percussão simultâneos, por palpação pelo flanco esquerdo e por exame retal. A inspeção e a análise laboratorial do conteúdo ruminal também são possíveis.

Controle da contração primária

O ciclo de contração primária do rúmen-retículo consiste em uma contração complexa e organizada, iniciada, monitorada e controlada pelo centro gástrico no bulbo. Esses ciclos são mediados pelo nervo vago. O rúmen-retículo está sob controle nervoso extrínseco, quando comparado com o restante do trato gastrintestinal. Ele também é afetado por hormônios e pelo tônus da musculatura lisa.

O centro gástrico é pareado bilateralmente e localizado no núcleo do nervo vago dorsal, no bulbo. Ele não tem ritmo espontâneo próprio, mas atua como o processador e integrador de informações aferentes. Muitos estímulos excitatórios e inibitórios são reunidos para determinar tanto a taxa quanto a força de contração.

Atonia ruminal

Vista na acidose láctica e na endotoxemia, pode ser atribuída a um ou mais dos seguintes fatores:

- Depressão direta do centro gástrico, normalmente associada à depressão generalizada e doença grave (toxemia)
- Ausência de estímulos excitatórios aferentes no centro gástrico
- Aumento nos estímulos excitatórios inibitórios no centro gástrico
- Falha na via motora vagal (Tabela 8.1).

Hipomotilidade

Diminuição na frequência ou na força de contrações extrínsecas, ou ambas, normalmente é causada por diminuição no estímulo excitatório do centro gástrico ou por aumento nos estímulos inibitórios.

Propriedades das contrações

A *frequência* das contrações primárias é determinada por informações acumuladas durante a fase quiescente da motilidade. A frequência fornece uma estimativa bruta da saúde geral de um ruminante. Em vacas, a média da frequência de contrações primárias é de 60 ciclos por hora, mas diminui para 50 ciclos por hora durante a ruminação, ou ainda menos quando a vaca está em decúbito. A ingestão de alimentos aumenta a taxa para até 105 ciclos por hora. Em razão da variabilidade, o clínico deve auscultar o rúmen por, pelo menos, 2 min quando da determinação da frequência de contrações.

A *força* e a *duração* de cada contração são determinadas por informações obtidas imediatamente antes e durante a contração e, portanto, são mais dependentes da natureza do conteúdo dos pré-estômagos do que da frequência de contração. A força de contração é subjetivamente determinada pela observação do movimento da fossa paralombar esquerda e pela avaliação da intensidade de qualquer som associado à contração ruminal.

A distinção entre frequência e força é importante clinicamente, principalmente quando se refere ao tratamento da hipomotilidade ruminorreticular. Quando ovinos são deixados em jejum por 4 dias, a taxa de contração dos pré-estômagos permanece inalterada, mas a força de contração diminui progressivamente em razão de alterações no conteúdo ruminal.

Controle extrínseco das contrações primárias

Estímulos excitatórios no centro gástrico

A tensão e os movimentos de mastigação são dois dos principais estímulos excitatórios para o centro gástrico. Os receptores de tensão de baixo limiar – localizados profundamente na camada circular da musculatura lisa – detectam a distensão ruminorreticular. A maior densidade de receptores é encontrada na parede medial do retículo e no saco dorsal do rúmen. Esses receptores de tensão de baixo limiar enviam impulsos aferentes ao longo do nervo vago dorsal ou ventral para o centro gástrico, no qual eles estimulam contrações extrínsecas ruminorreticulares. A anorexia prolongada, levando a um menor volume ruminorreticular, diminui esse impulso excitatório. A ingestão de alimentos aumenta o volume ruminorreticular, levando ao aumento prolongado na motilidade dos pré-estômagos.

Receptores bucais, estimulados durante a alimentação, também são excitatórios para o centro gástrico. Eles são mecanorreceptores, e seu efeito é mediado pelo nervo trigêmeo. Esse reflexo aumenta apenas a frequência de contrações primárias, mas tem curta duração e diminui com o decorrer do tempo. A resposta estimulatória da alimentação também apresenta um alto componente do centro cerebral: a visão do alimento pode aumentar a frequência de contrações primárias em 50% durante um período de 4 a 5 min. A ruminação, em comparação com a ingestão de alimentos, é acompanhada por uma frequência de contrações primárias menor que o normal.

Outros estímulos excitatórios relativamente menos importantes para o centro gástrico incluem a ordenha, a temperatura ambiental fria e a diminuição no pH abomasal. A ordenha ou a massagem do úbere em cabras leiteiras aumenta acentuadamente a frequência e a força das contrações primárias. Em um ambiente frio, o ruminante aumenta a frequência de contrações dos pré-estômagos, maximizando a taxa de fermentação e colaborando na manutenção da temperatura corporal.

Estímulos inibitórios para o centro gástrico

Os quatro estímulos inibitórios mais importantes para o centro gástrico são a febre, a dor, a distensão ruminal moderada a grave e o aumento da concentração de ácidos graxos voláteis ruminais.

Febre

Tem sido associada à diminuição da motilidade ruminal. Pirógenos endógenos podem causar hipomotilidade prolongada dos pré-estômagos ou atonia, vista com frequência em bovinos com endotoxemia causada por infecções bacterianas. Os pirógenos afetam diretamente o centro gástrico no hipotálamo, e os receptores opioides medeiam a sua ação.

Endotoxemia

Comum em bovinos, com frequência é associada à febre, anorexia e atonia ruminal. Acredita-se que a inibição da motilidade dos pré-estômagos durante a toxemia decorra da combinação de duas vias diferentes: um mecanismo associado à prostaglandina, e um mecanismo independente da temperatura. O primeiro pode ser atenuado pela administração de fármacos anti-inflamatórios não esteroides (AINE). A terapia para hipomotilidade ou atonia induzidas por endotoxinas inclui o uso de antimicrobianos para a causa subjacente da inflamação e os AINE para os efeitos da endotoxemia.

Dor

Pode ser associada à hipomotilidade ou atonia ruminais. Estímulos dolorosos atuam diretamente no centro gástrico, embora a modificação da motilidade ruminorreticular em resposta ao estiramento doloroso da víscera possa ser parcialmente atribuída à liberação de catecolaminas. A resposta à dor do sistema nervoso simpático pode também estimular os nervos motores esplâncnicos diretamente, inibindo a motilidade ruminorreticular.

Em razão da sua natureza estoica, a única evidência clínica de dor em ruminantes pode ser a anorexia e a diminuição da motilidade dos pré-estômagos. Prostaglandinas foram implicadas no aumento da sensibilidade à dor, tanto localmente quanto centralmente, e os AINE são indicados para o alívio da dor associada à inflamação. Outros analgésicos têm utilidade limitada no tratamento de hipomotilidade dos pré-estômagos induzida pela dor. A xilazina, um excelente sedativo-analgésico para ruminantes, causa inibição dose-dependente da motilidade reticular.

Distensão dos pré-estômagos

A distensão moderada a grave dos pré-estômagos exerce uma influência inibitória sobre a motilidade ruminorreticular. Receptores epiteliais localizados nos pilares ruminais e nas papilas do retículo e do saco cranial do rúmen respondem à estimulação mecânica (estiramento), bem como a mudanças na concentração de ácidos graxos voláteis ruminais. Esses receptores, também conhecidos como receptores de tensão de alto limiar, são estimulados continuamente durante a distensão ruminal grave. As ações opostas dos receptores de tensão de baixo e de alto limiar ajudam a controlar o processo de fermentação e a manter o volume ruminorreticular ótimo. Um bom exemplo da sua atividade é a mudança na motilidade, evidente em algumas formas de indigestão vagal.

Ácidos graxos voláteis ruminais

A concentração de ácidos graxos voláteis ruminais também influencia a motilidade dos pré-estômagos. Receptores epiteliais detectam a concentração de ácidos graxos voláteis não dissolvidos no líquido ruminal, que normalmente é alta o suficiente para produzir um estímulo inibitório tônico do centro gástrico. Ácidos graxos voláteis no rúmen-retículo existem tanto na forma dissociada quanto na não dissociada, com o grau de ionização sendo regulado pelo pH do rúmen e pelo logaritmo de base 10 do

Tabela 8.1 Efeitos de algumas influências excitatórias e inibitórias comuns no ciclo de movimentos primários ruminorreticulares.

Estímulo clínico aferente	Sinais clínicos e resposta ao tratamento
Estímulos excitatórios: receptores de tensão reticulares de baixo limiar	
Aumento da tensão reticular: • Após a ingestão de alimentos • Ligeiro timpanismo ruminal	Aumento da frequência, duração e amplitude do ciclo primário de contrações; a mistura promove a fermentação
Diminuição da tensão reticular: • Inanição • Anorexia	Diminuição da frequência, duração e amplitude do ciclo primário de contrações e diminuição da fermentação
Lesões da parede medial do retículo: • Enrijecimento crônico e fibrose causados por reticuloperitonite traumática	Causa hipomotilidade das contrações ruminais e pode ser uma explicação para a atonia em alguns casos de indigestão vagal; alguns casos são caracterizados por hipermotilidade errática
Receptores ácidos no abomaso: • Aumento da acidez abomasal após o esvaziamento do órgão	Aumento dos movimentos do ciclo primário, que aumenta o fluxo do conteúdo ruminal para dentro do abomaso para manter o volume ótimo e diminuir a acidez
Receptores da cavidade bucal: • Após a ingestão de alimentos • Estímulos inibitórios	Aumento da atividade ruminorreticular
Receptores de tensão reticulares de alto limiar	
Pico da contração reticular: • Timpanismo ruminal grave • Compactação ruminal com forragem, feno, palha (não necessariamente sobrecarga por grãos)	Depressão dos movimentos do ciclo primário, hipomotilidade ruminal, depressão da fermentação em razão da falha na mistura
Receptores de tensão abomasais	
Compactação, distensão ou deslocamento de abomaso	Compactação abomasal, dilatação e vólvulo podem resultar em estase ruminal completa; deslocamento do abomaso à esquerda normalmente não causa hipomotilidade clinicamente significativa
Dor	
Dor visceral causada por distensão do abomaso ou dos intestinos; dor grave de qualquer origem no corpo	A inibição moderada a total dos movimentos ruminorreticulares é possível por dor visceral. O grau de inibição pela dor com sede em outro local variará
Fármacos depressores	
Anestésicos, depressores do sistema nervoso central Prostaglandina E	Inibição dos movimentos do ciclo primário e secundário e da eructação, resultando em timpanismo ruminal
Mudança no conteúdo ruminal	
Diminuição acentuada (< 5) ou aumento (> 8) no pH do líquido ruminal; ingurgitamento por carboidratos ou alimentos ricos em proteína Ausência de protozoários na acidose ruminal e em intoxicações por chumbo e por outras substâncias químicas	Inibição dos movimentos do ciclo primário e secundário e ausência de fermentação; transferência de líquido ruminal de animais saudáveis promove o retorno à atividade normal
Alterações no equilíbrio hídrico, eletrolítico e ácido-base	
Hipocalcemia Desidratação e perdas de eletrólitos, acidose e alcalose	Inibição dos movimentos do ciclo primário e secundário e de eructação, resultando em timpanismo ruminal que responde ao tratamento com cálcio
Peritonite	
Reticuloperitonite traumática	Inibição dos movimentos do ciclo primário e secundário e da eructação, resultando em timpanismo ruminal; o retorno dos movimentos primários é um bom sinal prognóstico; as lesões devem cicatrizar sem o envolvimento dos receptores nervosos ou aderências que interferirão na motilidade normal
Toxemia/febre	
Mastite coliforme hiperaguda Pneumonia bacteriana aguda	Inibição dos movimentos do ciclo primário e secundário, que retornarão ao normal com o tratamento da endotoxemia
Distensão ruminal	
Início do timpanismo ruminal	Aumento da frequência dos movimentos do ciclo secundário e da eructação
Cobertura do cárdia (líquido ou espuma)	
Timpanismo ruminal Animal em decúbito	O cárdia não se abre; falha na eructação, resultando em timpanismo ruminal; a liberação do cárdia promove eructação

A maioria dos estímulos sensoriais é transmitida aos centros gástricos nos núcleos dorsais do nervo vago, nos quais os estímulos eferentes se originam e percorrem as fibras motoras do nervo vago.
Adaptada de Leek BF. Vet Rec 1969; 84:238.

equilíbrio da constante de dissociação ácida (pKa) de cada ácido específico. A atonia ruminal em animais como acidose láctica ruminal resulta do aumento da concentração de ácidos graxos voláteis não dissociadas no líquido ruminal, com a diminuição do pH ruminal mudando mais dos ácidos graxos voláteis para a forma não dissociada. A acidose sistêmica não parece contribuir para a atonia ruminal, embora o aumento da concentração de ácidos graxos voláteis no abomaso possa diminuir a motilidade dos pré-estômagos.

Doença abomasal

Doenças do abomaso influenciam a motilidade dos pré-estômagos. A distensão abomasal pode contribuir para a diminuição da motilidade dos pré-estômagos, observada com frequência em casos de vólvulo abomasal (VA), compactação e dilatação do lado direito. Os receptores de tensão abomasais detectam o preenchimento excessivo e diminuem de forma reflexa os movimentos ruminorreticulares, diminuindo a taxa de fluxo de ingesta para o abomaso. A hipomotilidade ruminal nem sempre é observada em casos de deslocamento do abomaso à esquerda, mesmo que o apetite possa estar diminuído.

Efeito de fármacos depressores

Anestésicos gerais e outros fármacos depressores que atuam no sistema nervoso central também inibem a motilidade ruminorreticular por efeito direto no centro gástrico.

Equilíbrio ácido-base e concentração de glicose no sangue

A atividade ruminorreticular pode ser inibida por alterações no pH sanguíneo, desequilíbrios eletrolíticos, privação de água e hiperglicemia.

Controle hormonal das contrações primárias

A motilidade dos pré-estômagos pode ser influenciada pela ação de hormônios. Tanto a colecistoquinina quanto a gastrina podem diminuir a ingestão de alimentos e a motilidade dos pré-estômagos, observadas em ovinos parasitados por determinados nematódeos gastrintestinais.

Controle intrínseco das contrações primárias

A contribuição do tônus da musculatura lisa para a motilidade dos pré-estômagos não é bem compreendida. Contrações intrínsecas estão envolvidas na manutenção do tônus ruminorreticular normal, influenciando diretamente a descarga de receptores de tensão de baixo limiar para o centro gástrico. O cálcio é necessário para a contração da musculatura lisa, e a hipocalcemia normalmente causa atonia ruminal. A administração de borogliconato de cálcio em bovinos, ovinos e caprinos com hipocalcemia restaurará a motilidade ruminal, e a eructação comumente ocorre após a administração intravenosa de cálcio.

Tratamento da hipomotilidade dos pré-estômagos

Anorexia e hipomotilidade dos pré-estômagos normalmente coexistem. A diminuição da ingestão de alimentos diminui os dois estímulos primários para a atividade ruminorreticular: a distensão moderada dos pré-estômagos e a atividade mastigatória. Uma ampla variedade de fármacos tem sido usada há muitos anos para induzir a motilidade dos pré-estômagos, com o objetivo de estimular bovinos anoréxicos com hipomotilidade dos pré-estômagos a começarem a se alimentar. A maioria, senão todos os fármacos, não obteve sucesso. Ruminatórios, como noz-vómica, genciana e tártaro emético administrados via oral não foram efetivos, mas o gengibre apresenta-se potencialmente promissor como um procinético em bovinos (ver a seção de "Indigestão simples" neste capítulo). Parassimpatomiméticos, como neostigmina ou carbamilcolina, não devem ser usados para tratar atonia dos pré-estômagos. A neostigmina requer atividade vagal para ser efetiva e, portanto, não consegue incitar contrações primárias normais em animais atônicos. Ainda, pode aumentar a força de contração primária sem alterar o ritmo ou a coordenação. A carbamilcolina causa hipermotilidade em ovinos, mas as contrações não são coordenadas, são espásticas e afuncionais.

Qualquer fármaco efetivo deve ser capaz de induzir motilidade dos pré-estômagos em uma sequência coordenada, de maneira que a ingesta se mova pelo orifício retículo-omasal para dentro do omaso, para fora do omaso, para dentro do abomaso, para fora do abomaso, e para dentro do intestino delgado. Isso significa que deve haver uma sequência coordenada de contração e relaxamento de esfíncteres.

Ciclo de contração secundária e eructação

Ciclos secundários são contrações que envolvem apenas o rúmen e estão associados à *eructação de gás*. Eles ocorrem independentemente do ciclo primário de contrações, e, normalmente, têm menor frequência (aproximadamente uma vez a cada 2 min). A força de contração depende da pressão de gás ou líquido no saco dorsal do rúmen. Ciclos secundários podem ser inibidos pela distensão grave do rúmen.

Normalmente, o saco dorsal do rúmen contém um bolsão de gás, composto por CO_2, N_2 e CH_4. O gás é produzido na taxa máxima de 1 ℓ/min em bovinos, com a taxa dependendo da velocidade de degradação da ingesta pela microbiota. A eructação ocorre tanto durante os ciclos de contrações primárias quanto secundárias, mas a maior parte do gás é removida durante a segunda. A eructação é capaz de remover quantidades muito maiores de gás do que o que é produzido em taxas máximas de fermentação; portanto, o timpanismo por gás livre não ocorre em razão da produção excessiva de gás, mas por uma eliminação insuficiente de gás.

As contrações ruminais são essenciais para a eructação. Receptores de tensão na parede medial do saco dorsal do rúmen iniciam o reflexo por meio do nervo vago dorsal. As contrações começam nos sacos ruminais dorsal e caudodorsal, disseminando-se para a frente para mover a bolsa de gás ventralmente para a região do cárdia. A contração do folheto ruminorreticular é necessária para impedir que o líquido se mova para a frente, para o retículo, e cubra o cárdia. Os receptores na região do cárdia detectam gás; o cárdia permanece firmemente fechado se líquido ou espuma (como no timpanismo espumoso) entram em contato com ele. Lesões no nervo vago dorsal diminuem a eficiência da eructação, mas o nervo vago tanto ventral quanto dorsal sozinhos podem dar início à atividade de eructação suficiente para evitar o timpanismo.

Apesar da presença de contrações secundárias normais, a eructação pode não ocorrer em animais em decúbito, quando o cárdia está coberto por líquido. O timpanismo é observado com frequência em ruminantes em decúbito lateral. A eructação acontece após o animal ficar em posição quadrupedal ou tentar ficar em decúbito esternal, conforme o líquido se move para longe do cárdia. O timpanismo também pode resultar de peritonite, abscessos ou massas que distorcem a anatomia normal dos pré-estômagos, evitando a remoção ativa de líquido da região do cárdia. As obstruções esofágicas associadas a massas intraluminais, intramurais ou extraluminais são uma causa comum de timpanismo por gás livre. A passagem de uma sonda gástrica normalmente identifica essas anormalidades, e a motilidade dos pré-estômagos não é afetada, a não ser que haja lesão do nervo vago.

O timpanismo é observado com frequência em bovinos com tétano. A distensão do rúmen normalmente não é grave, e pode ser acompanhada por contrações ruminais fortes e regulares. Uma vez que o esôfago dos ruminantes é composto por musculatura estriada ao longo do seu comprimento, o timpanismo associado ao tétano pode ser causado por espasmos da musculatura esofágica.

O timpanismo brando persistente é observado com frequência em ruminantes que apresentam atonia ruminal ou hipomotilidade secundária a doenças sistêmicas. Embora a taxa de fermentação seja menor que o normal nesses casos, as contrações ruminais não são fortes o suficiente para remover todo o gás produzido. O timpanismo geralmente não requer tratamento e se resolve com o retorno da motilidade normal dos pré-estômagos.

As contrações secundárias não podem ser distinguidas das primárias apenas por auscultação da fossa paralombar esquerda, a não ser que se ouça um som de eructação de gás sincronizado. Contudo, as contrações primárias podem ser identificadas pela palpação simultânea da fossa paralombar esquerda e auscultação com estetoscópio sobre a junção costocondral esquerda, entre a sétima e a oitava costelas. As contrações reticulares que indicam o início de uma contração primária podem ser ouvidas, seguidas pela contração do saco dorsal e pelo levantamento da fossa paralombar.

As contrações secundárias são relativamente autônomas e não estão sujeitas às mesmas influências excitatórias e/ou inibitórias centrais que as contrações primárias. Os agentes que inibem a motilidade ruminorreticular por ação central apresentam menos efeitos sobre a eructação do que sobre os ciclos de contração primária. Entretanto, doses altas de xilazina podem inibir as contrações secundárias, e a duração da inibição é dose-dependente.

Nenhum fármaco está disponível atualmente para melhorar as contrações secundárias como meio de tratar o timpanismo. O timpanismo grave normalmente resulta de causas mecânicas ou relacionadas com a dieta, e o tratamento deve ser direcionado especificamente para essas causas.

Ruminação

Trata-se de um processo complexo que consiste em:

- Regurgitação
- Remastigação
- Insalivação
- Deglutição.

A ruminação é iniciada pelo centro da ruminação, próximo ao centro gástrico, no bulbo. Ela possibilita a quebra física adicional dos alimentos por meio da adição de uma grande quantidade de saliva e é uma parte integral da atividade ruminal. O tempo dedicado pelos ruminantes à ruminação é determinado pela aspereza do conteúdo ruminal e pela natureza da dieta. A ruminação normalmente tem início 30 a 90 min após a alimentação, e ocorre durante 10 a 60 min de cada vez, resultando em até 7 h por dia gastas nessa atividade.

Os receptores epiteliais localizados no retículo, na área da goteira esofágica, no folheto ruminorreticular e nos pilares ruminais detectam a ingesta grosseira e iniciam a ruminação. Os receptores podem ser ativados pelo aumento na concentração de ácidos graxos voláteis, pelo estiramento e pelo atrito mecânico.

Um nervo vago dorsal ou ventral é necessário para que a regurgitação ocorra. A regurgitação é associada a uma contração extra do retículo imediatamente antes da contração reticular bifásica normal do ciclo primário. A glote se fecha, e o movimento inspiratório diminui a pressão intratorácica. O cárdia então relaxa, e o esôfago distal se preenche com ingesta. A peristalse reversa move o bolo para a boca, no qual ele passa por mastigação adicional. A ruminação anormal ocasionalmente pode resultar em "queda de alimento da boca", durante o qual o bolo regurgitado cai no chão (Figura 8.1).

As causas comuns para a diminuição ou ausência da ruminação são:

- Hipomotilidade ou atonia ruminorreticular
- Depressão do sistema nervoso central
- Excitação, dor ou ambos
- Conteúdo do líquido ruminal, como dieta com alto teor de concentrado e sem fibras grosseiras
- Lesão mecânica ao retículo (peritonite).

Outras causas menos comuns incluem enfisema crônico (dificuldade em criar pressão torácica negativa) e lesão extensiva aos receptores epiteliais que incitam o reflexo, como ocorre na ruminite.

A motilidade ruminorreticular é necessária para que ocorra a ruminação. A contração reticular extra não é essencial para a regurgitação, uma vez que a fixação ou a remoção do retículo não evitam a ocorrência da ruminação. Esta pode ser facilmente inibida nos centros cerebrais superiores, uma vez que distúrbios da ruminação em vacas, com frequência, interrompem o processo e estão ausentes quando o animal está estressado ou com dor. A ordenha comumente estimula a ruminação em vacas e em cabras. Não se tenta a estimulação farmacológica da regurgitação.

Fechamento da goteira esofágica

O reflexo da goteira esofágica permite que o leite em pré-ruminantes lactentes passe diretamente pelos pré-estômagos e direciona o leite do esôfago, pela goteira esofágica e canal omasal, para dentro do abomaso. O leite inicia o reflexo por estimulação química de receptores na cavidade oral, na faringe e no esôfago cranial. Uma vez que o reflexo seja estabelecido em ruminantes neonatos, o estímulo sensorial (visual, auditivo e olfatório) pode causar o fechamento da goteira esofágica sem o contato do leite com os quimiorreceptores. Isso ocorre em bezerros enganados com leite ou que recebem água de forma idêntica àquela com que receberam leite previamente. O reflexo da goteira esofágica continua a ocorrer durante e após o desenvolvimento do rúmen funcional, dado que o animal continue a receber leite.

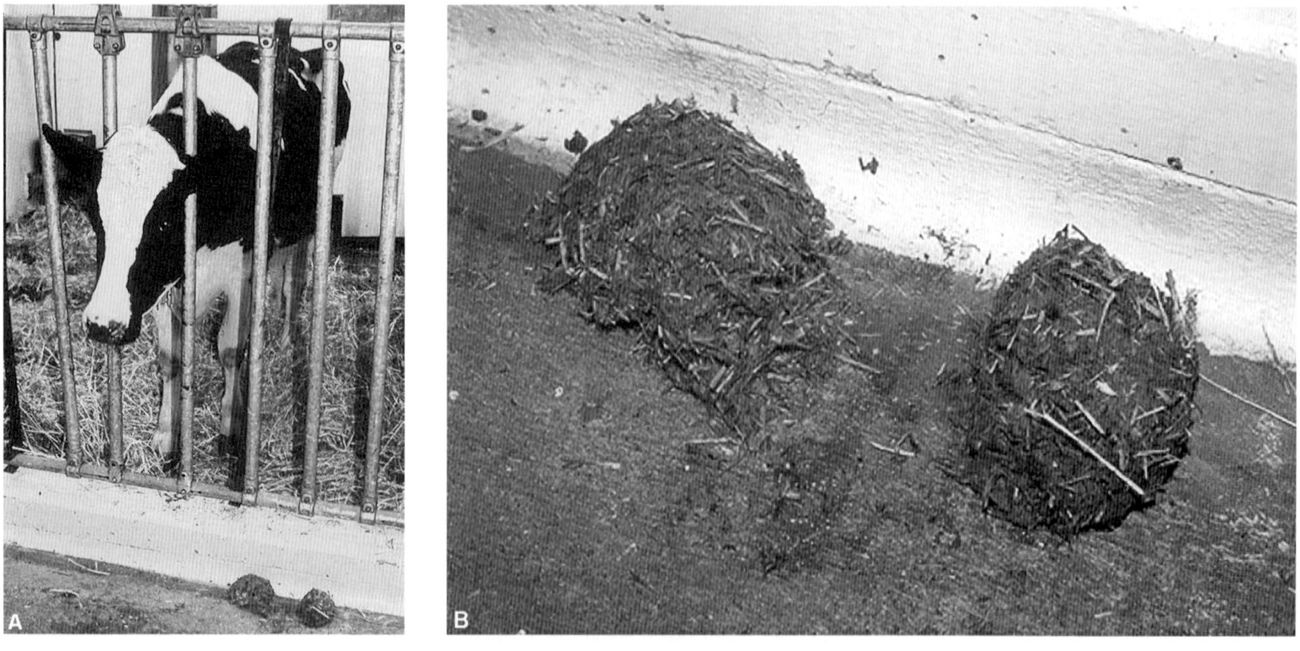

Figura 8.1 A e **B.** Novilha Holandesa de 2 anos de idade apresentando queda de bolo alimentar ruminado enquanto é contida pela cabeça. A novilha apresentava um abscesso de raiz dentária.

Líquido administrado para bezerros com uma sonda esofágica não causa fechamento da goteira. Em bezerros com menos de 3 semanas de idade, o fluxo excessivo de líquido do rúmen para o abomaso começa quando 400 mℓ de líquidos são administrados. Portanto, se o objetivo da alimentação oral consiste em assegurar que a administração de líquidos por sonda esofágica entre rapidamente no abomaso, mais que 400 mℓ de líquido devem ser administrados.

O fechamento da goteira esofágica em bovinos com menos de 2 anos de idade pode ser induzido por soluções de cloreto de sódio, bicarbonato de sódio ou açúcar. De 100 a 250 mℓ de uma solução de bicarbonato de sódio a 10% induz imediatamente o fechamento da goteira esofágica em 93% dos bovinos, e isso dura 1 a 2 min. Qualquer outra solução administrada durante esse tempo será direcionada para dentro do abomaso para evitar a diluição no rúmen. O fechamento da goteira pode ser usado para tratar úlceras abomasais se hidróxido de magnésio ou caulim-pectina forem administrados via oral imediatamente após uma solução de bicarbonato de sódio.

Disfunção gastrintestinal em ruminantes

Achados clínicos que sugerem disfunção gastrintestinal primária em ruminantes incluem:

- Inapetência à anorexia, falha em ruminar
- Deixar alimento regurgitado cair (ver a Figura 8.1) ocorre ocasionalmente, estando associado a anormalidades dentárias, inclusive abscesso de raiz dentária, compactação por palha no rúmen, indigestão vagal, dilatação esofágica e ruminite
- Distensão visível do abdome, que pode ser assimétrica ou simétrica, dorsal ou ventral ou ambas. A distensão do abdome dorsal esquerdo decorrente de timpanismo ruminal é mais comum
- O abdome pode parecer delgado ou vazio
- O rúmen pode parecer anormal à palpação por meio da fossa paralombar esquerda. Ele pode estar mais firme que o normal, distendido por gás, preenchido por líquido ou não ser palpável
- Atonia ruminal ou hipermotilidade, observados visualmente e detectáveis à auscultação e à palpação
- Dor abdominal normalmente é subaguda e caracterizada por arqueamento do dorso, relutância em se mover ou sinais de cólica aguda, como escoiceamento do abdome e esticar o corpo. Se houver peritonite, focal ou difusa, a dor também ser detectável à palpação profunda do abdome
- Fezes anormais: podem estar ausentes, diminuídas em quantidade ou volumosas, e a composição ser anormal. No ingurgitamento por carboidratos, as fezes normalmente estão em quantidade aumentada e têm odor agridoce. Na maioria das outras enfermidades dos pré-estômagos de ruminantes, as fezes estão em quantidade reduzida (escassas), pastosas, com odor desagradável e parecem excessivamente digeridas em razão do aumento do tempo de trânsito no trato alimentar. A ausência completa de fezes por 24 a 48 h não é incomum em doenças dos estômagos de ruminantes, podendo ser confundida com obstrução intestinal ou com os estágios iniciais de hipocalcemia em vacas adultas que pariram recentemente
- A temperatura, a frequência cardíaca e a frequência respiratória são variáveis, e podem estar dentro dos limites normais. Com uma lesão inflamatória, tal como peritonite aguda, normalmente há febre. Na peritonite aguda difusa com toxemia, a temperatura pode estar normal ou subnormal; já na subaguda ou crônica, a temperatura geralmente está normal. Na maioria das outras enfermidades dos estômagos de ruminantes, exceto no ingurgitamento por carboidratos e no vólvulo abomasal, no qual desidratação, acidose e infarto gástrico ocorrem, os sinais vitais podem estar dentro dos parâmetros normais.

O diagnóstico diferencial das enfermidades associadas à disfunção gastrintestinal em bovinos está resumido na Tabela 8.2.

Contrariamente à maioria das outras partes do sistema digestório de ruminantes e do estômago de não ruminantes, lesões específicas da mucosa dos pré-estômagos são incomuns. A penetração da parede reticular por corpos estranhos metálicos é uma doença comum e tratada sob o título de reticuloperitonite traumática, mas é a peritonite que causa interferência na motilidade ruminal. Raramente, lesões actinomicóticas ou neoplásicas no fundo do retículo interferem no funcionamento adequado da goteira esofágica e levam à síndrome de indigestão vagal descrita posteriormente. A ruminite é comum, mas representa apenas uma mudança secundária no ingurgitamento agudo por carboidratos, tendo um efeito tão devastador sobre a motilidade intestinal e o equilíbrio de líquidos e eletrólitos que eventualmente leva a vaca ao óbito. A ruminite pode ter efeitos a longo prazo na motilidade ruminal, mas sua relevância principal decorre do fato de se tratar de uma porta de entrada para infecção, que leva ao desenvolvimento de abscessos hepáticos. Pelos ingeridos por animais, espículas de plantas e fibras também são relatados como causas de ruminite, mas nenhum sinal clínico foi associado às lesões. Em razão da alta prevalência das lesões de ruminite em bovinos que recebem alto teor de alimento concentrado, especialmente quando o alimento é cevada com arestas, as arestas foram incriminadas como agentes traumáticos. Na intoxicação aguda por arsênico, há um esfacelamento da mucosa ruminal precoce no período *post mortem*, mas sem lesões aparentes durante a vida.

Outras lesões dos pré-estômagos são a paraqueratose, discutida posteriormente neste capítulo, e a atrofia vilosa, encontrada algumas vezes em ruminantes sobreanos sob dietas especiais com baixo teor de fibra, ou mesmo em pastos jovens e suculentos, mas não se sabe se eles influenciam a função ou a motilidade gástricas. Os fatores que afetam principalmente a motilidade ruminal são as características químicas e físicas do seu conteúdo, tratados no tópico de indigestão simples e ingurgitamento agudo por carboidratos. Lesões no abomaso ou seu mau funcionamento são muito mais semelhantes às anormalidades do estômago de animais monogástricos.

Alguns dos fatores fisiológicos que afetam a motilidade ruminorreticular e os fatores clínicos que causam disfunção ruminorreticular estão resumidos na Tabela 8.1. Quando há hipomotilidade ruminorreticular, o problema refere-se a decidir se a causa é associada diretamente aos pré-estômagos e ao abomaso, ou ambos, ou a outras partes do sistema digestório, ou se a causa é uma anormalidade em outro sistema. A diferenciação requer exame clínico cuidadoso, incluindo a avaliação laboratorial simples do conteúdo ruminal.

Os fatores que afetam a motilidade do rúmen são apresentados na seção sobre "Indigestão simples", assim como os princípios de tratamento nos casos de atonia ruminal.

LEITURA COMPLEMENTAR

Constable PD, Hoffsis GF, Rings DM. The reticulorumen: normal and abnormal motor function. Part I. Primary contraction cycle. Compend Contin Educ Pract Vet. 1990;12:1008-1014.

Constable PD, Hoffsis GF, Rings DM. The reticulorumen: normal and abnormal motor function. Part II. Secondary contraction cycles, rumination, and esophageal groove closure. Compend Contin Educ Pract Vet. 1990;12:1169-1174.

EXAME ESPECIAL DO SISTEMA DIGESTÓRIO E DO ABDOME DE BOVINOS

Quando há suspeita de disfunção gastrintestinal, o exame clínico especial e os exames laboratoriais podem ser necessários para determinar a localização e a natureza da lesão. Um método sistemático de exame é apresentado neste capítulo.

Histórico

Deve-se obter um histórico completo tão detalhado quanto possível. Estágio do ciclo gestação-lactação, dias decorridos desde o parto, natureza da dieta e velocidade de início e duração da enfermidade podem sugerir possibilidades diagnósticas. Uma descrição precisa do apetite sugerirá se a doença é aguda ou crônica. Os tratamentos prévios usados e a resposta obtida, bem como qualquer evidência de dor abdominal e suas características, devem ser determinados. A natureza e o volume das fezes podem sugerir enterite ou estase do sistema digestório.

Tabela 8.2 Diagnóstico diferencial de causas de disfunção gastrintestinal em bovinos.

Doença	Epidemiologia e histórico	Sinais clínicos	Patologia clínica	Resposta ao tratamento
Indigestão simples	Mudança de alimentação, excesso de alimentos palatáveis ou indigeríveis ou mudança da alimentação, ou alimentos alterados ou congelados; pode ser um surto Consumo de uma quantidade excessiva de palha moída finamente	Atonia gastrintestinal simples Fezes volumosas durante a recuperação Distensão visível do rúmen e do abdome na compactação por palha	Todos os valores normais Ligeira mudança na acidez ruminal, deve ser autotamponada	Indigestão simples Excelente apenas com o tempo Normalmente purgantes leves Ruminotomia necessária em casos de compactação por palha
Ingurgitamento por carboidratos	Acesso a uma grande quantidade de carboidratos imediatamente fermentáveis quando não habituado; enzoótico em lotes de engorda que recebem ração com alta concentração de grãos	Atonia gastrintestinal grave com interrupção completa da atividade ruminal Sons de chapinhar em líquido no rúmen Desidratação grave, insuficiência circulatória Cegueira aparente, depois decúbito e o animal fica fraco demais para levantar Fezes amolecidas e malcheirosas	Hemoconcentração com acidose grave, pH do líquido ruminal < 5, concentração sérica de fósforo de até 3 a 5 mMol/ℓ, teor de cálcio sérico diminuído Sem protozoários vivos no rúmen	Terapia hidreletrolítica intravenosa intensiva necessária para a sobrevivência Ruminotomia ou lavagem ruminal podem ser necessárias Agentes alcalinizantes
Timpanismo ruminal	Timpanismo espumoso em pastagens luxuriantes de leguminosas, em lotes de engorda alimentados com pouco volume, especialmente feno de alfafa Timpanismo por gás livre secundário, ocasionalmente primário em alimentos preservados	Distensão notável do abdome, especialmente do dorsal esquerdo Início súbito Dor grave e dispneia Inicialmente hipermotilidade ruminal Fezes líquidas Ressonância à percussão sobre o rúmen	Nenhum	Excelente se a intervenção for a tempo; sondagem ruminal para gás livre Agente dispersante de espuma no timpanismo espumoso Casos graves podem requerer trocaterização ou ruminotomia de emergência
Reticuloperitonite traumática aguda	Exposição a pedaços de metal Esporádica, normalmente em bovinos adultos	Início súbito de atonia ruminorreticular, febre branda Dor à movimentação e à palpação profunda do abdome ventral, caudal ao xifoide Diminuição da quantidade de fezes Dura 3 dias, então começa a melhorar	Neutrofilia e desvio à esquerda Se não houver recuperação após 3 dias, considerar ruminotomia	Boa resposta a antimicrobianos por 3 dias, ímã, imobilização em baia
Reticuloperitonite traumática crônica	Histórico prévio de peritonite local aguda	Inapetência à anorexia, perda de peso, temperatura e frequências cardíaca e respiratória normais, rúmen pequeno e atônico, timpanismo crônico moderado é comum, fezes escassas, gemido pode ser detectável à palpação profunda sobre o xifoide, aderências reticulares na laparotomia	O hemograma depende do estágio e da extensão da inflamação	Antimicrobianos por muitos dias Considerar ruminotomia Uma pequena porcentagem responderá
Indigestão vagal	Pode ou não haver histórico de peritonite aguda local Inapetência e distensão progressiva do abdome durante o final da gestação e sem resposta ao tratamento com laxantes	Distensão progressiva do abdome, fezes escassas, em pouca quantidade e pegajosas que contêm alimentos não digeridos, anorexia, distensão ruminal com conteúdo bem macerado e espumoso, timpanismo persistente moderado; inicialmente hipermotilidade, depois atonia, temperatura normal, frequência cardíaca variável, rúmen grande e em formato de L à palpação retal, compactação abomasal em alguns casos, perda acentuada de peso, eventualmente decúbito, desidratação e fraqueza	Graus variados de desidratação, alcalose, hipocloremia e hipopotassemia; aumento no teor de cloretos ruminais	Resposta inadequada ao tratamento clínico ou cirúrgico Casos brandos próximos ao parto podem responder espontaneamente após o parto
Síndrome hemorrágica jejunal	Casos esporádicos, algumas vezes muitos casos em um rebanho no período de alguns meses Histórico de morte súbita ou queda na produção de leite, anorexia, fezes negras alcatroadas, distensão abdominal Vacas-leiteiras de alta produção em lactação e vacas de corte *Clostridium* sp. pode ser um fator	Anorexia, desconforto abdominal, depressão, distensão abdominal, *ping* ou som de chapinhar em líquido no baloteamento sobre o abdome direito, melena e alças intestinais distendidas à palpação retal Fezes negras alcatroadas	Desidratação, hipocloremia, hipopotassemia, terapia hidreletrolítica e cirurgia para remover o jejuno lesionado e o coágulo de sangue que está obstruindo a luz	Tratamento cirúrgico ocasionalmente obtém sucesso se for instituído muito precocemente no curso da doença, mas geralmente o prognóstico das vacas acometidas é muito ruim

(*continua*)

Tabela 8.2 *(Continuação)* Diagnóstico diferencial de causas de disfunção gastrintestinal em bovinos.

Doença	Epidemiologia e histórico	Sinais clínicos	Patologia clínica	Resposta ao tratamento
Síndrome do colapso ruminal	Doenças que causam anorexia completa, febre e toxemia por muitos dias	Formato retangular, "pong" (som timpânico grave) na fossa paralombar esquerda; conteúdo ruminal não é facilmente palpado pela parede abdominal; no exame retal, pode-se palpar o saco dorsal do rúmen colapsado	Nenhum	Tratar a doença primária que causa anorexia e estase ruminal Transfaunação ruminal com frequência é benéfica se a causa primária for identificada e tratada
Início de hipocalcemia	Normalmente 48 h após o parto em vacas-leiteiras maduras	Anorexia, rúmen hipotônico ou atônico, fezes escassas ou ausentes por 12 a 24 h, temperatura normal, frequência cardíaca aumentada e possivelmente arritmia, ainda produzindo leite e pode parecer normal em todos os demais aspectos	Cálcio sérico total < 1,5 mMol/ℓ	Boa resposta ao cálcio administrado por via intravenosa ou subcutânea Pode requerer muitas horas para voltar ao normal
Compactação abomasal (dietética)	Ingestão excessiva de forragem de má qualidade durante surtos de clima frio; bovinos que se alimentam em pastos contaminados por areia ou pedras pequenas	Anorexia, distensão abdominal moderada, perda de peso, fezes escassas, fraqueza, decúbito Abomaso palpável pela parede abdominal ou via retal (VR)	Alcalose, hipocloremia, hipopotassemia e desidratação	Resposta excelente ao tratamento cirúrgico se a compactação for confinada ao antro pilórico Alta taxa de mortalidade em casos avançados Fluidos, laxantes Abate para aproveitamento da carne pode ser indicado
Deslocamento do abomaso à esquerda (DAE)	Dietas com alto teor de grãos, imediatamente após o parto, vacas-leiteiras, inatividade	Acetonemia em vacas dias após o parto, inapetência, fezes amolecidas e em quantidade variável (normalmente diminuída) Cetonúria Sons ruminais presentes, mas fracos *Ping* na percussão e auscultação do abdome superior esquerdo entre a 9ª e a 12ª costelas, na fossa paralombar	Cetonúria	Resposta excelente após correção cirúrgica, a não ser que haja lipidose hepática concomitante
Deslocamento do abomaso à direita (DAD)	Normalmente 2 a 4 semanas após o parto	Anorexia, fezes escassas, diminuição na produção de leite, desidratação moderada, rúmen com volume reduzido, víscera preenchida por líquidos abaixo do arco costal direito, *ping* sobre uma grande região; víscera tensa palpada VR no quadrante inferior direito, progressiva e comumente resulta em vólvulo	Alcalose, hipocloremia, hipopotassemia Borogliconato de cálcio IV e dieta à base de feno Cirurgia é indicada imediatamente O prognóstico é bom se for tratada precocemente Fluidoterapia	Alguns animais se recuperam espontaneamente com tratamento clínico, mas não conseguem diferenciar de forma definitiva do vólvulo abomasal sem cirurgia abdominal
Vólvulo abomasal	Sequela do DAD	Histórico de deslocamento do abomaso à direita seguido por início súbito de dor abdominal aguda, distensão do abdome direito, *ping* alto Abomaso tenso distendido palpável VR no quadrante inferior direito, insuficiência circulatória acentuada, fraqueza, fezes tingidas de sangue, morte em 48 a 60 h se não for tratado cirurgicamente	Desidratação, alcalose, hipocloremia	Laparotomia e omentopexia, abomasotomia e drenagem apenas se o abomaso não puder ser retornado à sua posição anatômica normal com segurança Taxa de sobrevivência de, pelo menos, 75% se tratado precocemente Fluidoterapia é necessária
Acetonemia primária (forma depauperante)	Ingestão insuficiente de energia no início da lactação	Apatia, anorexia, diminuição da produção de fezes, perda de condição corporal, queda na produção de leite Diminuição da atividade ruminal	Cetonúria e hipoglicemia	Dextrose IV e propilenoglicol VO, ou corticosteroides IM Normalmente a resposta é excelente
Obstrução intestinal aguda	Com frequência sem histórico específico	Início súbito, curto período de dor abdominal aguda Escoicear o abdome, rolando Anorexia completa, falha em ingerir água, estase do trato digestório Desidratação progressiva Alças intestinais distendidas podem ser palpáveis Conteúdo retal acinzentado a vermelho e de odor desagradável	Desidratação progressiva e hemoconcentração por um período de 3 a 4 dias	Cirurgia é necessária

(continua)

Tabela 8.2 (*Continuação*) Diagnóstico diferencial de causas de disfunção gastrintestinal em bovinos.

Doença	Epidemiologia e histórico	Sinais clínicos	Patologia clínica	Resposta ao tratamento
Íleo paralítico idiopático	Poucos dias após o parto, pode decorrer de alteração na dieta	Anorexia, ausência completa de fezes por 24 a 48 h; pode detectar *ping* sobre o flanco direito	Nenhum	Normalmente há recuperação espontânea
Obstrução do intestino delgado por fitobezoar	Normalmente um único animal A prevalência na região pode ser alta em alguns anos Depende da frequência de plantas fibrosas (p. ex., *Romulea* spp.)	Início súbito de dor abdominal aguda Ataques breves com frequência não são vistos; então, anorexia, estase ruminal, frequência cardíaca aumenta para 120 bpm no decorrer de 3 a 4 dias Abdome moderadamente distendido, sons de líquido e timpanismo no flanco direito Exame retal mostra alças distendidas de intestino se a obstrução for no intestino distal; uma bola de fibras com 5 a 6 cm de diâmetro pode ser palpada; fezes pastosas, amarelo-acinzentadas, de odor desagradável, apenas em pequena quantidade Casos não tratados e fatais apresentam curso de 4 a 8 dias	Hipocloremia, hipopotassemia, a gravidade depende da localização	Depende da natureza do fitobezoar; bolas fibrosas densas requerem cirurgia, massas frágeis podem ser eliminadas após o uso de óleo mineral por muitos dias
Úlcera abomasal	Pouco tempo após o parto (2 semanas) Altas produtoras alimentadas com grande quantidade de grãos Em confinamentos, a doença está se tornando enzoótica em algumas regiões	Atonia gastrintestinal, com melena e palidez Pode haver perda de sangue suficiente para causar morte; recuperação após 4 dias é mais provável Perfuração e ruptura da úlcera leva a morte em poucas horas	Melena ou sangue oculto nas fezes Na perfuração com peritonite local, pode haver leucocitose e desvio à esquerda Anemia causada por hemorragia	Agentes alcalinizantes VO Cirurgia se o tratamento clínico não obtiver sucesso
Toxemia da prenhez em vacas de corte	Vacas de corte gordas privadas de alimentos no último mês de gestação Comumente prenhez gemelar	Anorexia completa, estase ruminal, fezes escassas, cetonúria, fracas e comumente em decúbito	Cetonemia, aumento de ácidos graxos não esterificados, cetonúria, aumento das enzimas hepáticas	Resposta ruim ao tratamento Fluidos, esteroides anabólicos, insulina
Síndrome do fígado gorduroso (vaca gorda)	Vacas-leiteiras gordas, alguns dias após o parto, ou que podem ter apresentado DAE por muitos dias	Anorexia completa, estase ruminal, quase sem produção de leite, cetonúria inicialmente, mas podem piorar posteriormente	Cetonemia, aumento das enzimas hepáticas	Resposta ruim ao tratamento em bovinos que não estão se alimentando Propilenoglicol oral, glicose intravenosa, corticosteroides intramusculares
Dilatação cecal ou vólvulo cecocólico	Caso isolado Vaca-leiteira, início da lactação, inapetência, fezes podem ser escassas Casos graves podem ter histórico de dor abdominal branda	Normal sistemicamente Rúmen apenas ligeiramente hipotônico, *ping* grave na percussão no flanco superior esquerdo, que pode estar distendido VR, ceco cilíndrico aumentado móvel com fundo cego pode ser palpado	Nenhum diagnóstico, mas apresenta hemoconcentração, hipocloremia compensada, hipopotassemia e alcalose	Boa resposta à correção cirúrgica Diagnóstico desfavorável com vólvulo grave e gangrena do ápice
Peritonite aguda difusa	Após reticuloperitonite traumática aguda, ruptura uterina no parto, ruptura do reto, pós-cirurgia	Toxemia aguda, febre seguida por hipotermia, fraqueza, taquicardia, decúbito, gemidos, distensão moderada, fezes escassas; aderências fibrinosas palpáveis VR	Leucopenia, neutropenia, desvio à esquerda degenerativo Hemoconcentração Paracentese positiva	Normalmente morrem
Timpanismo ruminal crônico em bezerros de recria	Bezerros de corte com 6 a 8 meses de idade após o desmame; bovinos de corte após a chegada ao confinamento para abate	Timpanismo por gás livre crônico, recidivas após o tratamento, nenhum outro sinal clínico	Nenhum	Boa resposta à fístula ruminal cirúrgica ou inserção de um trocater tipo saca-rolha ou cânula deixados no local por algumas semanas
Compactação de omaso	Incomum Casos isolados em vacas prenhes com indigestão vagal Bovinos de engorda com compactação abomasal de origem dietética	Inapetência à anorexia Fezes escassas, distensão abdominal Vísceras grandes e distendidas de formato redondo VR podem ser palpadas abaixo do rim	Nenhum	Efetivamente impossível de confirmar o diagnóstico sem laparotomia exploratória Abate para aproveitamento da carcaça Tratar para compactação de abomaso

Estado sistêmico, hábito e apetite

Os sinais vitais indicam a gravidade da doença, sugerindo se é aguda, subaguda ou crônica. Na obstrução intestinal aguda, no VA, na peritonite aguda difusa e no ingurgitamento agudo por carboidratos, a frequência cardíaca pode ser de 100 a 120 bpm e a desidratação normalmente é óbvia. *Palidez das membranas mucosas* constitui um indicativo de hemorragia do sistema digestório, especialmente se houver *melena* concomitante. Se bovinos com qualquer uma dessas enfermidades estiverem em decúbito e incapazes de se levantar, o prognóstico normalmente é desfavorável. Um aumento acentuado na frequência e na profundidade dos movimentos respiratórios associados à enfermidade do sistema digestório normalmente indica a presença de distúrbios hídricos ou eletrolíticos, e, possivelmente, dor subaguda. *Gemidos ou grunhidos* sugerem dor abdominal associada à distensão de vísceras ou peritonite aguda difusa.

O *apetite* e a *presença ou ausência de ruminação* são indicadores muito confiáveis do estado do sistema digestório, incluindo o fígado. Anorexia completa que persiste por mais de 3 a 5 dias é desfavorável. O retorno do apetite e da ruminação com mastigação do bolo ruminal após o tratamento clínico ou cirúrgico para doença do sistema digestório é um sinal prognóstico favorável. Inapetência persistente sugere uma lesão crônica, que normalmente tem prognóstico desfavorável.

Cavidade oral e esôfago

A cavidade oral é facilmente examinada por inspeção e palpação manual com a ajuda de um espéculo oral adequado. A patência do esôfago é determinada pela passagem de uma sonda gástrica para o rúmen, através da cavidade oral, com ajuda de espéculo cilíndrico de metal ou pela cavidade nasal. O espéculo cilíndrico de metal sempre deve apresentar uma corda ou corrente na sua extremidade, de maneira que o médico-veterinário possa manter o espéculo no local enquanto passa a sonda gástrica para o rúmen. Bovinos adultos podem deglutir um espéculo de metal de 45 cm de comprimento, então uma ruminotomia é necessária para remover o espetáculo da porção torácica do esôfago.

Inspeção do abdome

O *contorno* ou a *silhueta do abdome* devem ser examinados por trás e por ambos os lados, visto por um ângulo oblíquo. O exame do contorno pode auxiliar a determinar a causa de distensão abdominal, que pode ser *unilateral, bilateralmente simétrico,* ou *assimétrico,* ou mais proeminente na metade dorsal ou ventral. O reconhecimento da região anatômica de distensão máxima sugere possibilidades diagnósticas, mostradas na Figura 8.2. Os diagnósticos diferenciais de distensão abdominal de bovinos estão resumidos na Tabela 8.3.

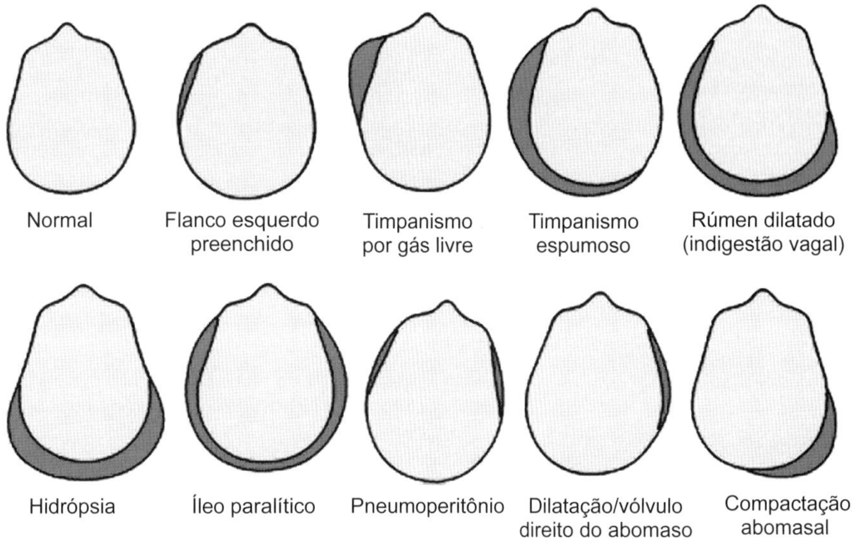

Figura 8.2 Silhuetas do contorno do abdome de bovino, vistos por trás, em diferentes enfermidades das vísceras abdominais. Fonte: Stober M, Dirksen G. Bovine Pract 1977; 12:35-38.

Distensão do abdome

A causa da distensão do abdome de bovinos é determinada por uma combinação dos seguintes exames:

- Inspeção do contorno ou da silhueta do abdome para determinar a região de distensão máxima
- Se necessário, remover parte do conteúdo ruminal com uma sonda gástrica para determinar se a distensão é causada pelo aumento de volume do rúmen. O conteúdo ruminal também pode ser examinado macroscopicamente no mesmo momento
- Percussão ou baloteamento e auscultação simultânea para detectar sons de chapinhar de líquido, indicando a presença e a localização de vísceras preenchidas por gás ou por líquido
- Palpação via retal (VR) para sentir qualquer aumento ou anormalidades óbvias
- Abdominocentese para determinar a natureza e a quantidade de líquido peritoneal, que pode indicar necrose isquêmica dos intestinos ou peritonite
- Trocaterização de regiões gravemente distendidas por gás, que estão interferindo na respiração, tal como na VA em um bezerro.

Lavagem do rúmen distendido

Em bovinos adultos que apresentam distensão abdominal grave causada por dilatação intensa do rúmen, é difícil, senão impossível, avaliar o estado do abdome. Para determinar se o rúmen está distendido e/ou para aliviar a pressão, uma sonda gástrica de grande calibre deve ser passada dentro do rúmen. Na indigestão vagal, o rúmen pode estar acentuadamente distendido com conteúdo líquido que jorrará por uma sonda de grande calibre. Em alguns casos, 100 a 150 ℓ de conteúdo ruminal podem ser liberados. Caso isso não ocorra, o conteúdo pode estar espumoso ou pastoso, e a extremidade ruminal da sonda será obstruída quase instantaneamente. A lavagem ruminal pode então ser tentada usando uma mangueira de água para fornecer de 20 a 40 ℓ de água de cada vez, seguido pela drenagem por fluxo pela gravidade. Após o rúmen ser parcialmente esvaziado, normalmente é possível avaliar de forma mais confiável o rúmen e o abdome.

Lado esquerdo do abdome e rúmen

Inspeção e palpação

Os *ciclos de contrações ruminorreticulares primários e secundários* são identificados por auscultação, palpação e inspeção simultâneas da fossa paralombar esquerda e da região abdominal lateral esquerda. Durante as contrações do rúmen, há aumento e diminuição alternados da fossa paralombar esquerda, em conjunto com as *ondulações da superfície abdominal.* As ondulações refletem as contrações ruminorreticulares, e ocorrem tanto durante o ciclo de contração *primário* (ou de *mistura*) quanto no *secundário* (ou de *eructação*). Conforme a fossa paralombar esquerda se eleva durante a primeira parte do ciclo de contração primário, existem duas ondulações horizontais que se movem da região abdominal inferior esquerda até a fossa paralombar. Quando a fossa paralombar afunda, durante a segunda parte do ciclo primário, a ondulação se move ventralmente e desaparece na região inferior do abdome esquerdo. Ondulações similares ocorrem após o levantamento e o afundamento da fossa paralombar, associadas aos movimentos do ciclo secundário.

No início da *indigestão vagal,* pode haver três a cinco contrações ruminorreticulares vigorosas incompletas por minuto. Essas

Tabela 8.3 Diagnóstico diferencial de distensão abdominal em bovinos.

Causa	Principais sinais clínicos e métodos diagnósticos
Distensão ruminal	
Timpanismo ruminal agudo	Distensão abdominal esquerda acentuada, menor do lado direito; fossa paralombar esquerda muito tensa e distendida, ressonância timpânica à percussão; passagem de uma sonda ororruminal na tentativa de aliviar o acúmulo de gás ou espuma
Indigestão vagal	Distensão abdominal esquerda acentuada, menor do lado direito; abdome com formato "pera-maçã"; rúmen flutuante à palpação; atividade ruminal excessiva ou atonia completa; rúmen grande com formato em L ao exame retal; passagem de uma sonda de grande calibre para remover o conteúdo para auxiliar no diagnóstico
Acidose ruminal aguda	Distensão moderada do flanco esquerdo, menor do direito; conteúdo ruminal está massudo ou flutuante; sons de chapinhar em líquido podem ser auscultados ao baloteamento; estase ruminal e acidose sistêmica; pH ruminal abaixo de 5
Indigestão simples	Distensão moderada do flanco esquerdo; conteúdo ruminal facilmente palpável e massudo; contrações podem estar presentes ou ausentes, dependendo da gravidade; sistemicamente normal
Distensão do abomaso	
Deslocamento abomasal à direita e vólvulo abomasal	Flanco direito e fossa paralombar normais a gravemente distendidos; *ping*; palpação retal revela víscera tensa ou flutuante do quadrante inferior direito
Compactação abomasal	Flanco inferior direito normal a moderadamente distendido; víscera massuda palpável caudal ao arco costal; à palpação retal, verifica-se uma víscera massuda no quadrante inferior direito
Deslocamento abomasal à esquerda	Abdome normalmente delgado; ocasionalmente fossa paralombar esquerda distendida em razão do deslocamento do abomaso; *ping* à percussão nos aspectos superiores das costelas 9 a 12
Tricobezoares abomasais	Bezerros mais velhos (2 a 4 meses); flanco inferior direito distendido; sons de chapinhar em líquido; gemido de dor à palpação profunda Confirmar por laparotomia e abomasotomia
Distensão dos intestinos	
Enterite	Distensão branda ou moderada do abdome direito; sons de fluxo de líquido ou chapinhar na auscultação e no baloteamento Diarreia e desidratação
Obstrução intestinal	Distensão branda a moderada do abdome direito; sons de tilintar, de fluxo de líquido ou de chapinhar de líquido à auscultação e baloteamento; alças intestinais distendidas ou intussuscepção intestinal podem ser palpáveis VR; fezes escassas e enegrecidas; paracentese abdominal
Íleo paralítico	Distensão branda ou moderada do abdome direito; sons de tilintar de líquido à auscultação; *ping* timpânico na percussão. Alças intestinais distendidas palpáveis VR; fezes escassas, mas presentes se não houver obstrução física
Dilatação cecal e vólvulo cecocólico	Flanco direito pode estar normal ou moderadamente distendido; *ping* presente na fossa paralombar direita; ceco com seu fundo cego móvel é palpável VR (dilatação cecal) ou múltiplas alças distendidas do intestino grosso (vólvulo cecocólico); confirmar por laparotomia
Problemas do aparelho reprodutivo	
Aumento fisiológico do útero	Distensão acentuada de ambos os flancos; especialmente o direito; gestação normal com mais de um feto; pode ser palpado VR
Hidropisia de âmnio	Aumento gradual da metade inferior do abdome no final da gestação; útero flácido; feto e placentomas são facilmente palpáveis VR
Hidropisia de alantoide	Aumento gradual da metade inferior do abdome no final da gestação; útero palpável VR; feto e placentomas não são palpáveis
Enfisema fetal	Histórico de distocia ou nascimento recente de um bezerro, gêmeo no útero e enfisematoso; diagnóstico óbvio por palpação vaginal e retal
Acúmulo de líquidos na cavidade peritoneal	
Ascite	
Insuficiência cardíaca congestiva, ruptura de bexiga	Distensão bilateral do abdome inferior; ondas de líquido positivas; paracentese abdominal; o fígado aumentado pode ser palpável por trás do arco costal direito
Pneumoperitônio	
Úlcera abomasal perfurada, após cirurgia de laparotomia	Não é comum; distensão bilateral da metade superior do abdome, *ping* em ambos os lados

contrações podem não ser audíveis em razão de o conteúdo ruminal ter consistência de mingau, e não causar os sons normais de crepitação e farfalhar de um conteúdo ruminal fibroso grosseiro da ingesta. *Contudo, as contrações são visíveis e palpáveis como ciclos de ondulação do flanco esquerdo. Se a motilidade ruminorreticular for avaliada apenas com base na inspeção e palpação, os resultados induzirão ao erro.*

Natureza do conteúdo ruminal

Pode ser avaliada por palpação do rúmen pela fossa paralombar esquerda. No animal alimentado com forragem, o conteúdo ruminal fica massudo e com a impressão digital quando pressionado. Em bovinos que consumiram uma grande quantidade de palha de cereal não triturada, o rúmen está grande e o conteúdo pode estar muito firme, mas não duro, e ele sempre fica com a impressão do dedo após a pressão. Nos animais desidratados, o conteúdo pode estar quase firme. Nos animais alimentados com grãos, o conteúdo pode ser macio e semelhante a um mingau. Quando o rúmen contém quantidade excessiva de líquidos, o flanco esquerdo flutua à palpação profunda. No rúmen atônico distendido pelo excesso de gás, o flanco esquerdo estará tenso, resiliente e timpânico à percussão.

Em bovinos adultos que estiveram anoréxicos por muitos dias, o rúmen pode estar menor que o normal, e o saco dorsal estará colapsado (*colapso ruminal*). Haverá um som de pong (*ping* grave) no abdome superior esquerdo, que se estende dorsalmente para processo transverso das vértebras paralombares, ausência de distensão abdominal e ausência de líquido na sucessão da área de *ping*; ainda, na palpação retal, o saco dorsal do rúmen estará colapsado.

Auscultação do rúmen e do flanco esquerdo

Em um animal normal, que recebe a dieta à base de forragem, existem duas sequências de contração ruminorreticulares independentes. O *ciclo primário* ocorre aproximadamente a cada minuto e consiste em uma *contração bifásica do retículo*, seguida por *contração monofásica do saco dorsal do rúmen*, e, então, por uma *contração monofásica do saco ruminal ventral*. Esses movimentos são relacionados principalmente com a "mistura" do conteúdo ruminal, e no auxílio à passagem do conteúdo ruminal para o omaso.

Os movimentos do *ciclo secundário* ocorrem a intervalos de aproximadamente 2 min, são confinados ao rúmen e consistem em *contração do saco dorsal* seguida por *contração do saco ventral*. O primeiro faz com que o conteúdo líquido do saco dorsal seja forçado ventralmente e a camada de gás cranialmente para a região do cárdia, na qual ocorre a eructação. As contrações dos sacos dorsal e ventral causam ondulações da fossa paralombar esquerda e do flanco inferior, que são imediatamente visíveis e palpáveis.

O reconhecimento clínico da presença ou da ausência tanto das contrações do ciclo primário quanto do ciclo secundário ou ambos pode auxiliar na determinação da causa e da gravidade da doença e no prognóstico. Essas causas estão dispostas na Tabela 8.1.

Auscultação do rúmen

Para auscultar o rúmen, o estetoscópio é colocado na região média da fossa paralombar esquerda. Após duas contrações completas terem ocorrido, o estetoscópio é movido cranialmente na fossa e para a fossa sobre o terço dorsal da 10ª à 13ª costelas para determinar se as contrações do rúmen são audíveis nessa região, que comumente se torna ocupada pelo abomaso deslocado à esquerda. No animal normal, as contrações ruminais *são* audíveis nessa região.

O *tipo*, a *força* e a *frequência dos movimentos ruminais devem ser avaliados*. Os sons ruminais de animais normais que consomem forragem são ásperos, farfalhantes, explosivos e crepitantes. Quando o rúmen contém forragens menos grosseiras ou principalmente grãos, os sons podem ser muito menos distintos, mas ainda têm uma característica crepitante.

Sons de tilintar ou sons de chapinhar em líquido

Sons de tilintar ou de chapinhar em líquido sobre a fossa paralombar esquerda, normalmente associadas a um rúmen em atonia, sugerem quantidade excessiva de conteúdo líquido no rúmen e que a ingesta grosseira não está flutuando na camada líquida do conteúdo ruminal, como em um animal normal. Os sons de chapinhar de líquido sugerem enfermidades como sobrecarga por grãos ou atonia ruminal associada à anorexia prolongada (peritonite crônica difusa e compactação abomasal ou omasal). Os sons de chapinhar e de tilintar em líquido também podem ser produzidos por baloteamento com auscultação simultânea do flanco inferior esquerdo, quando há deslocamento abomasal à esquerda, em razão do seu conteúdo líquido. Para auxiliar no diagnóstico diferencial, o rúmen pode ser auscultado e percutido para observar uma área muito mais ampla de som metálico do que o que é esperado normalmente no deslocamento abomasal à esquerda.

Nos estágios iniciais de *indigestão vagal* com o rúmen aumentado e hipermotílico, as contrações do rúmen ocorrem com mais frequência que o normal, com três a seis contrações por minuto, e são facilmente visíveis como ondulações abdominais sobre o flanco esquerdo. De forma característica, os *sons ruminais normalmente não são audíveis*, ou são muito pouco audíveis, uma vez que o conteúdo ruminal está homogêneo e semelhante a um mingau, como resultado da maceração prolongada no rúmen. A ausência de fibras grosseiras na ingesta e a falta de coordenação das contrações ruminorreticulares primária e secundária minimizam a intensidade dos sons ruminais. A ausência de contrações efetivas do ciclo secundário e da eructação resulta em timpanismo espumoso. A atonia completa e a distensão acentuada do rúmen são característicos de indigestão vagal avançada.

Percussão e auscultação simultâneas da fossa paralombar esquerda sobre uma área que se estende da região média da 9ª costela à 13ª costela são usadas para detectar um "ping" grave metálico timpânico associado ao deslocamento abomasal à esquerda. A percussão é realizada com petelecos com o dedo flexionado, ou de forma mais confiável, com o martelo de percussão. As *causas de ping à percussão do abdome esquerdo em bovinos adultos* incluem *deslocamento abomasal à esquerda, atonia ruminal* e, raramente, *pneumoperitonio*. Os sons timpânicos associados à atonia ruminal são menos graves do que os associados ao deslocamento abomasal à esquerda, podendo ser chamados de "pong".

Para investigações especiais da motilidade ruminorreticular, cápsulas de radiotelemetria que mensuram a motilidade, o pH ruminal e a temperatura podem ser colocadas no rúmen.

Lado direito do abdome

O contorno do lado direito do abdome deve ser avaliado por *inspeção* quanto à evidências de distensão, que pode ser causada por *vísceras preenchidas por líquido, gás ou ingesta, ascite ou útero gravídico*. Na distensão acentuada do rúmen, o saco ventral também pode estar distendido na metade inferior do flanco direito.

Uma combinação de palpação profunda, baloteamento e percussão simultânea e auscultação e sucussão (agitando de forma delicada o animal de um lado para o outro) é usada para detectar vísceras distendidas por gás e/ou líquido, ou ingesta.

As causas de *pings* audíveis na auscultação e percussão sobre o abdome direito incluem:

- Dilatação e vólvulo do abomaso à direita
- Dilatação cecal e vólvulo cecocólico
- Obstrução do cólon espiral
- Cólon descendente e reto preenchidos por gás em uma vaca com tenesmo persistente
- Timpanismo intestinal de etiologia desconhecida
- Vólvulo da raiz do mesentério em bezerros jovens
- Intussuscepção que causa timpanismo intestinal
- Pneumoperitônio
- Timpanismo intestinal pós-parto, que ocorre na vaca no período pós-parto (nos primeiros poucos dias após o parto).

As causas de som de chapinhar em líquido no baloteamento e auscultação do flanco direito incluem:

- Intestinos preenchidos por líquido na obstrução intestinal aguda e enterite
- Abomaso preenchido por líquido na dilatação do lado direito, mas mais proeminente na VA.

A palpação de uma víscera firme no flanco direito caudal ou ventral ao arco costal direito pode ser causada pelo seguinte:

- Aumento do saco ventral do rúmen, que se estende sobre a parede abdominal direita
- Compactação abomasal
- Compactação omasal
- Aumento de volume do fígado; o fígado pode estar aumentado acentuadamente antes de ser palpável pelo arco costal direito.

O *exame retal* é necessário para identificar a víscera distendida associada a esses sons anormais, e, com frequência, a laparotomia é necessária.

Exame do líquido ruminal

Com frequência, é essencial para estabelecer um diagnóstico preciso de doenças dos pré-estômagos. O líquido ruminal pode ser obtido com a sonda ruminal passada até o rúmen, com o líquido sendo coletado com vácuo de uma bomba ruminal. A principal dificuldade consiste em evitar a contaminação da amostra por saliva, que pode ser evitada se um fluxo livre de líquido for obtido. Sondas ruminais especializadas estão disponíveis, que são pesadas e podem ser direcionadas para o saco ventral do rúmen para coletar até 500 mℓ de líquido. A amostra de líquido ruminal também pode ser obtida por *ruminocentese*, que é a aspiração percutânea do saco ventral do rúmen no quadrante abdominal lateral inferior esquerdo, horizontalmente à patela, e 20 cm caudal à última costela. O local é preparado, o animal sedado com xilazina e uma agulha de 12 a 15 cm e de 14 G ou 16 G é introduzida de maneira firme e rápida, perpendicular à pele, dentro do rúmen. O líquido ruminal é coletado rapidamente com uma seringa, e o pH é mensurado imediatamente com o pHâmetro portátil ou uma fita de pH de ampla variação (valores de pH de 2 a 12).

Análise do líquido ruminal

A *cor* depende do alimento ingerido e será verde, verde-oliva ou verde-acastanhado. A pasto, a coloração é muito verde; com a presença de raízes, a coloração tende a ser cinza; com silagem ou feno, é principalmente castanho-amarelada. A cor do conteúdo ruminal é branco-acinzentado na sobrecarga por grãos, e verde-enegrecida em casos nos quais há estase ruminal de longa duração e a putrefação ocorre dentro do rúmen.

A *consistência* do líquido ruminal costuma ser ligeiramente viscosa e o conteúdo ruminal aquoso é indicativo de bactérias e protozoários inativos. O *excesso de espuma* é associado ao timpanismo espumoso, como no timpanismo ruminal primário ou na indigestão vagal. O odor normalmente é aromático e, embora um pouco pungente, não é desagradável para o nariz. Normalmente, um *odor de mofo ou de putrefação* indica a putrefação de proteínas, e um odor intensamente ácido indica um excesso de formação de ácido láctico, causado por sobrecarga por grãos ou ingurgitamento por carboidratos.

O *pH do líquido ruminal* varia de acordo com o tipo de alimento e o intervalo de tempo entre a última ingestão e a coleta da amostra para análise do pH. *A faixa normal, no entanto, varia entre 6,2 e 7,2.* Valores de pH altos (> 8) serão observados quando a putrefação de proteínas está ocorrendo no rúmen, ou se a amostra estiver misturada à saliva. *Valores de pH baixos (4 a 5)* são encontrados após o fornecimento de carboidratos. Em geral, um valor abaixo de 5 indica o ingurgitamento, e esse pH será mantido 6 a 24 h após o animal ter consumido de fato a dieta com carboidratos.

Experimentalmente, o monitoramento contínuo do pH do conteúdo ruminal é possível usando sondas de pH que contenham um microeletrodo comercial e um eletrodo de referência em um sistema de pressão equalizado colocado no retículo. Por meio do fornecimento de dietas com diferentes composições, é possível provocar alterações acentuadas no pH ruminal. As sondas são programadas para avaliar amostras de pH e temperatura a cada 30 s.

O *exame microscópico* de algumas gotas de líquido ruminal em uma lâmina de vidro com baixa magnificação revelará o nível de atividade dos protozoários. Normalmente, cinco a sete protozoários estão ativos por campo em baixa magnificação. Na acidose láctica, os protozoários normalmente estão ausentes ou alguns protozoários mortos são visíveis. O líquido ruminal pode ser corado com coloração de Gram para determinar a flora bacteriana predominante, que normalmente é gram-negativa, mas, na sobrecarga por carboidratos, pode se tornar gram-positiva.

A concentração de *cloretos* pode ser determinada centrifugando o líquido e analisando o sobrenadante quanto aos teores de cloreto. Normalmente, eles são de 10 a 25 mEq/ℓ em bovinos e < 15 mEq/ℓ em ovinos. A concentração elevada de cloretos resulta de refluxo abomasal, íleo adinâmico e alta ingestão de sal. Os analisadores laboratoriais atuais que usam potenciômetros seletivos para íons para mensurar a concentração de cloretos não são precisos para avaliar a concentração de cloretos ruminais. Isso decorre do fato de o eletrodo ser sensível às concentrações de acetato e bicarbonato; concentrações típicas desses ânions no líquido ruminal, com frequência, resultam em teor de cloreto erroneamente alto quando mensurado usando potenciômetro seletivo para íons.

Palpação transretal do abdome

Algumas das anormalidades específicas do sistema digestório comumente detectadas à palpação VR, relacionadas na Figura 8.3 (A a L) e que ilustram as anormalidades por meio de uma um corte transversal do abdome, incluem:

- Normal
- Rúmen com formato de L; ocorre comumente na indigestão vagal e em outras doenças do rúmen caracterizadas por distensão ruminal gradual
- Vólvulo cecocólico; comumente palpável como um órgão longo distendido, geralmente móvel, o saco cego pode ser palpado
- Vólvulo abomasal; comumente é palpável como uma víscera tensa no quadrante inferior direito do abdome
- Compactação abomasal; normalmente não é palpável VR, exceto em casos extremos nos quais é necessário diferenciar o aumento do saco ventral do rúmen. Ele é mais facilmente conseguido por meio do monitoramento da localização da víscera no decorrer do período de 2 min; tipicamente, durante esse intervalo de tempo, o saco contrairá pelo menos uma vez e se moverá para longe da mão
- O deslocamento abomasal à esquerda normalmente não pode ser palpado; o abomaso está deslocado, mas com frequência o rúmen é sentido, e normalmente está menor que o normal, podendo estar ligeiramente deslocado para a direita da linha média
- Intussuscepção: é palpável somente VR, apenas em aproximadamente 25% dos casos; a capacidade de detecção depende da localização da intussuscepção e do tamanho do animal
- Vólvulo mesentérico; normalmente bandas mesentéricas são palpáveis com alças de intestino delgado distendidas
- Encarceramento intestinal: raramente é palpável
- Peritonite: é palpável apenas se o peritônio do aspecto posterior do abdome estiver afetado
- Lipomatose: comumente é palpável como "tijolos" no abdome e na cavidade pélvica
- Bursite omental: não é comum e normalmente não é palpável VR.

Na Figura 8.3 (M a P), estão incluídos os diagnósticos diferenciais das doenças que cada um representa. Como parte do diagnóstico diferencial de doenças do sistema digestório, na vaca no período pós-parto, o útero deve ser examinado cuidadosamente quanto a evidências de retenção de placenta e metrite. Devem ser feitos tanto o exame vaginal quanto o retal. A toxemia causada por retenção de membranas fetais e a metrite pós-parto podem causar anorexia, estase ruminal, íleo paralítico, fezes escassas e, algumas vezes, um *ping idiopático pós-parto no flanco direito*, todos podendo ser interpretados erroneamente como afecções primárias do sistema digestório.

Exame de fezes

A aparência das fezes de bovinos não é apenas um indicador de doença do sistema digestório, mas também pode fornecer pistas valiosas quanto ao diagnóstico diferencial de enfermidades em outros sistemas.

Quantidade

Em bovinos adultos, a passagem da ingesta pelo trato digestivo normalmente leva 1,5 a 4 dias. Bovinos adultos geralmente eliminam fezes a cada 1,5 a 2 h, somando um total de 30 a 50 kg/dia em 10 a 24 porções.

A *diminuição na quantidade de fezes* pode ser causada por redução da ingestão de água ou de alimentos, ou por um retardo na passagem pelo sistema digestório. Na diarreia, as fezes são eliminadas com maior frequência e em maior quantidade que o normal, contendo uma concentração de água maior que o normal (> 90%).

Ausência ou fezes escassas

A falha em eliminar fezes por 24 h ou mais é anormal, e a ausência contínua de fezes pode ser causada por obstrução física do intestino. Contudo, em muitos casos, o intestino

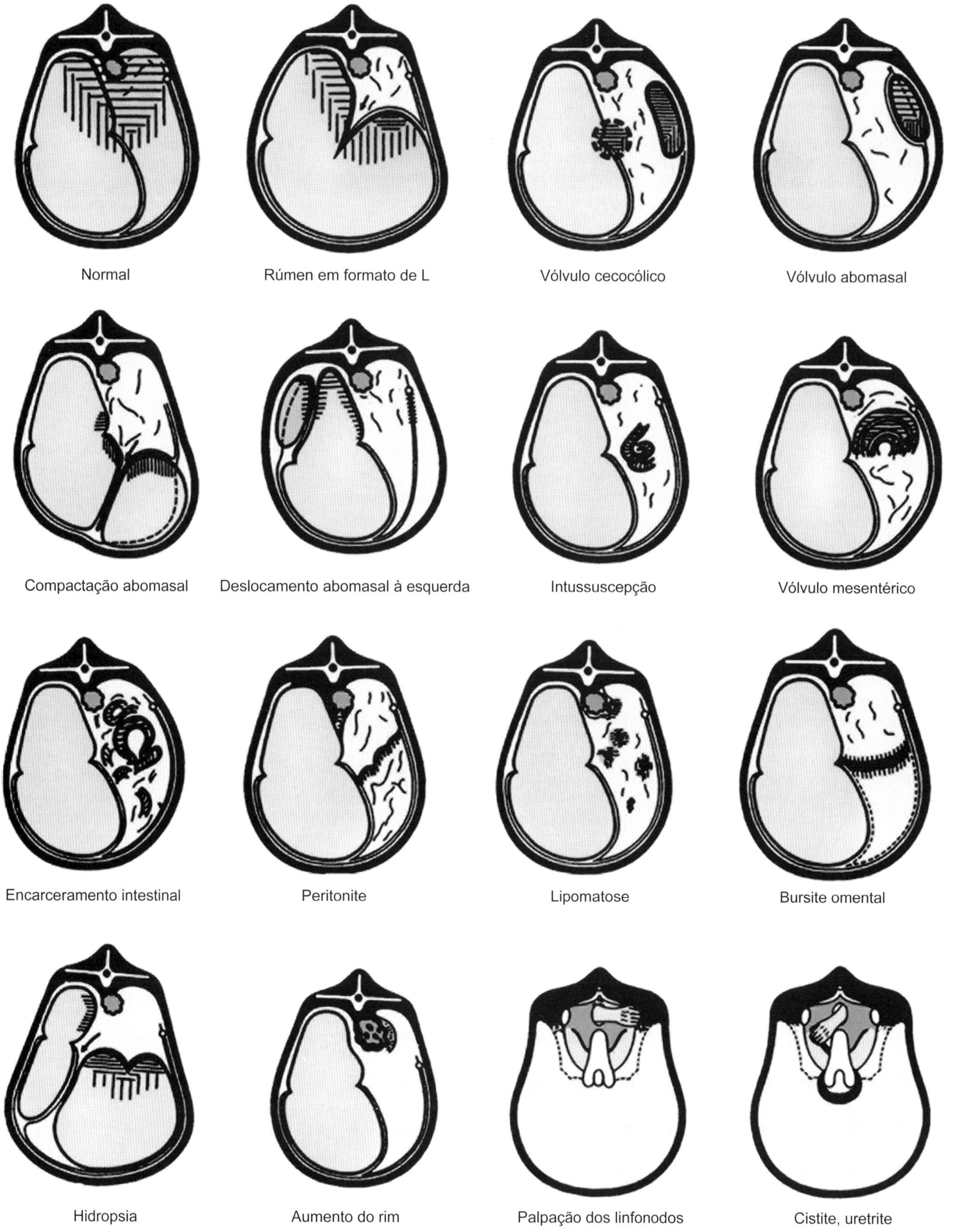

Figura 8.3 Ilustração esquemática dos achados de palpação retal em bovinos acometidos por diferentes enfermidades das vísceras abdominais. Fonte: Stober M, Dirksen G. Bovine Pract 1977; 12:35-38.

não está fisicamente obstruído; em vez disso, existe uma obstrução funcional. Enfermidades que causam distúrbios da motilidade do rúmen e do abomaso com frequência resultam em ausência relativa de fezes. O íleo paralítico dos intestinos causado por peritonite ou timpanismo intestinal idiopático também resulta em diminuição acentuada da quantidade de fezes, algumas vezes com ausência completa por até 3 dias. A diminuição acentuada das fezes que ocorre em uma obstrução funcional é a principal fonte de confusão diagnóstica, uma vez que ela se assemelha à obstrução física dos intestinos. As causas de obstrução física e funcional do sistema digestório de bovinos estão resumidas na Figura 8.4.

Cor

A cor das fezes é influenciada pela natureza dos alimentos, a concentração de bile nas fezes e a taxa de passagem pelo sistema digestório. Bezerros alimentados com leite de vaca normalmente produzem fezes de coloração amarelo-ouro, que se tornam castanho-pálidas quando feno ou palha são ingeridos. O fornecimento de sucedâneos do leite acrescenta um componente acinzentado em grau variável.

As fezes de bovinos adultos que comem forragem verde têm coloração verde-oliva escuro; aqueles que recebem feno têm coloração castanho-oliva; a ingestão de grandes quantidades de grãos produz fezes de coloração cinza-oliva. O retardo da ingesta causa o escurecimento da coloração. As fezes desenvolvem formato de cíbalos de coloração castanho-escuro, com a superfície brilhante em razão da cobertura por muco. Fezes diarreicas tendem a ser mais pálidas que o normal, em razão da maior concentração de água e menor concentração de bile.

Uma grande quantidade de bile produz coloração verde-oliva escura a verde-enegrecido, tal como em bovinos com anemia hemolítica. Em bovinos com obstrução do ducto biliar comum, as fezes são verde-oliva pálidas em razão da ausência de pigmentos biliares. *Sangue* nas fezes pode se originar das seguintes localizações:

- Hemorragia no abomaso: hemorragia aguda normalmente aparece como fezes de coloração enegrecida (*melena*); hemorragia crônica como sangue oculto
- Enterite hemorrágica no intestino delgado: as fezes estão uniformemente vermelho-escuras
- Enterite hemorrágica do intestino grosso: no ceco ou no cólon, o sangue aparece uniformemente distribuído pelas fezes (*disenteria*); no reto, o sangue aparece como estrias ou coágulos de sangue vivo distribuído de maneira não uniforme pelas fezes (*hematoquezia*)
- *"Sangue oculto"* não é visível macroscopicamente; a coloração das fezes pode ser normal ou escurecida. Uma variedade de testes comerciais de sangue oculto nas fezes foi desenvolvida para humanos e adaptada para uso em ruminantes. Os testes de sangue oculto em ruminantes mais amplamente utilizados são o *teste com comprimidos de o-toluidina (ortotoluidina,* como o Hematest) e o *teste de papel guaiaco,* que é realizado seguindo as instruções do fabricante. Um teste de o-toluidina positivo implica a mudança da coloração para azul que se desenvolve na periferia do papel-comprimido em 2 min. Esse teste se baseia na capacidade da hemoglobina-peroxidase em catalisar a oxidação do cromógeno, tetrametilbenzidina, e o teste é relatado como detectando 6 mg de hemoglobina por grama de fezes. Um teste de guaiaco positivo decorre de desenvolvimento da coloração azul no papel-teste após a adição de peróxido de hidrogênio. Esse teste também se baseia na habilidade de semelhante à peroxidase da hemoglobina em oxidar um composto fenólico em guaiaco (ácido α-guaiacônico), a quinona, e o teste é relatado como detectando 10 mg de hemoglobina por grama de fezes. Um relato em bovinos indicou que a solução alcoólica diluída de guaiaco foi o método mais sensível e mais reprodutível, mas esse teste não está mais disponível comercialmente. O sangue oculto ocorre com maior frequência quando há apenas pequenas quantidades de sangue no trato alimentar, como com uma hemorragia mínima, insuficiente para resultar em melena. Ele também pode ser causado pela deglutição de sangue tossido decorrente de hemorragia pulmonar, tal como na trombose da veia cava caudal. O tempo de trânsito mínimo do sangue venoso até abomaso e o reto foi de 7 às 19 h em bovinos adultos.

Odor

As fezes bovinas frescas normalmente não são malcheirosas. Odores repugnantes costumam ser causados por putrefação ou fermentação da ingesta, associada à inflamação. Por exemplo, as fezes em bovinos com salmonelose podem ser fétidas, enquanto na pericardite avançada com edema visceral causado por congestão passiva são profusas, mas não têm odor.

Consistência

A consistência das fezes depende da concentração de água, do tipo de alimento e do tempo que a ingesta permaneceu no sistema digestório. Normalmente, bezerros que ingerem leite excretam fezes de consistência média a firme, semelhante a um mingau. Após transição para uma dieta à base de plantas,

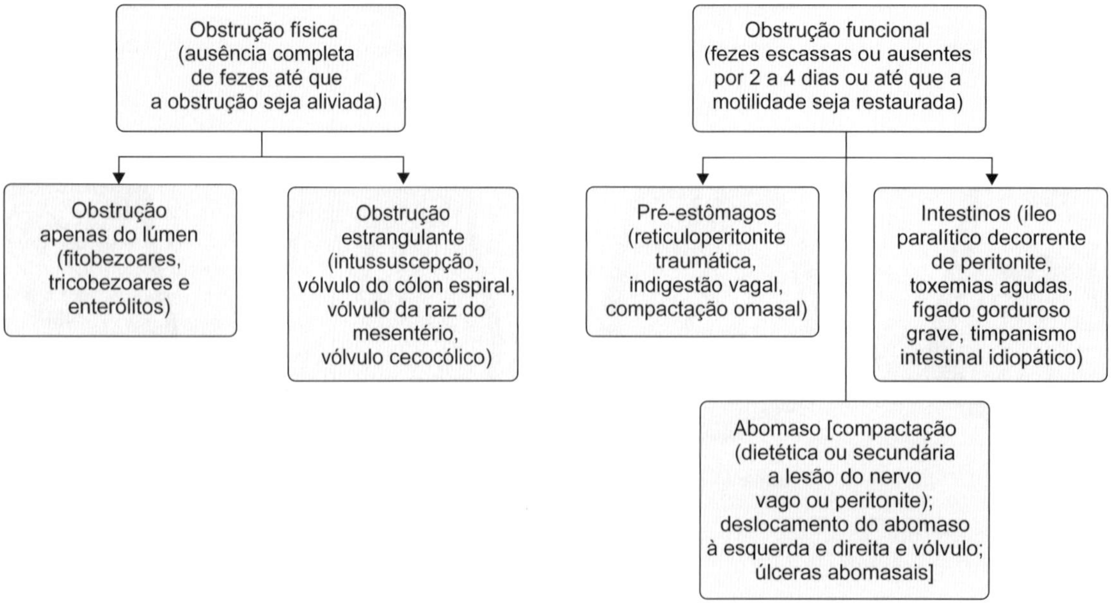

Figura 8.4 Algumas causas comuns de obstrução física e funcional do sistema digestório de bovinos.

as primeiras partículas sólidas começam a parecer fezes. Fezes normais de bovinos têm consistência média semelhante à de um mingau. O espessamento moderado leva à passagem de discos de fezes de uma consistência mais sólida, e a desidratação grave causa a formação de bolas firmes de fezes dentro do reto arranjadas em facetas, cuja superfície é enegrecida e coberta por muco. As fezes de vacas com deslocamento abomasal à esquerda são comumente de aparência pastosa. Fezes pegajosas e de difícil eliminação são vistas comumente na obstrução dos pré-estômagos (indigestão vagal e peritonite crônica).

Grau de digestão

A proporção de partículas de plantas pobremente digeridas nas fezes depende da duração e da adequação da ruminação, e da taxa de passagem da ingesta através dos pré-estômagos e do abomaso. O tempo que a ingesta permanece no sistema digestório pós-ruminal parece não ter influência apreciável sobre a sua digestão. A digestão inadequada indica a falha na ruminação ou a aceleração da passagem da ingesta através dos pré-estômagos. Portanto, em alguns bovinos com reticuloperitonite traumática aguda, as fezes podem conter uma pequena quantidade de material vegetal fibroso não digerido do tamanho de uma noz que escaparam do processo digestivo da celulose nos pré-estômagos. A presença de um grande número de sementes de grãos nas fezes é associada à ingestão de grande quantidade de grãos não processados, como trigo ou cevada integrais.

Outras substâncias nas fezes

Muco

Quantidade excessiva de muco na superfície das fezes sugere aumento do tempo de trânsito da ingesta no intestino grosso. A presença de um tampão de muco no reto é sugestiva de obstrução funcional (íleo paralítico). Na enterite, grandes quantidades de muco claro e aquoso podem ser eliminadas, e algumas vezes coagulam, formando massas gelatinosas.

Fibrina

Na enterite fibrinosa, a fibrina pode ser excretada na forma de filamentos longos, que podem se moldar e formar uma impressão do lúmen intestinal (*fragmentos fibrinosos intestinais*).

Detecção da dor abdominal

Bovinos com peritonite local ou difusa aguda podem gemer espontaneamente em quase toda a expiração, condição normalmente exacerbada na posição de decúbito. Todavia, *gemidos* podem ser causados por *pneumonia grave, pleurisia* e *enfisema pulmonar grave.* Auscultação cuidadosa e percussão do pulmão, portanto, são necessárias para excluir doença pulmonar.

Nem todos os gemidos ocorrem espontaneamente. *A palpação profunda da região cranial do abdome usando a mão fechada ou o joelho com frequência é necessária para estimular o gemido em bovinos.* A auscultação sobre a traqueia normalmente é necessária para ouvir o gemido, mais bem estimulado se a pressão for aplicada ao abdome no fim da inspiração e no começo da expiração. Os sons inspiratório e expiratório são avaliados por seis a oito respirações por meio de auscultação sobre a traqueia, e então, sem aviso ao animal, a palpação firme é aplicada ao abdome. O gemido indica a presença de lesão peritoneal (estiramento ou inflamação do peritônio, independentemente da causa). A ausência de um gemido não exclui lesão peritoneal. Na reticuloperitonite traumática aguda, o gemido pode estar presente por apenas 3 a 5 dias após a penetração inicial do retículo.

Uma barra rígida ou mastro de madeira podem ser necessários para aplicar pressão em bovinos grandes (vacas grandes e touros). O bastão é segurado por duas pessoas em posição horizontal, imediatamente atrás do esternoxifoide, enquanto uma terceira pessoa ausculta sobre a traqueia quando o bastão é levantado firmemente para cima contra o abdome. A auscultação simultânea sobre a traqueia assegura que o gemido será ouvido. Muitas tentativas devem ser feitas para estimular o gemido antes de concluir que ele está ausente. O aspecto ventral de ambos os lados do abdome deve ser examinado, começando no esternoxifoide e movendo caudalmente para, aproximadamente, a região umbilical. Isso assegurará que os aspectos cranial e caudal do abdome tenham sido examinados quanto à presença de *pontos de dor abdominal.*

O beliscamento de cernelha também é usado para estimular o gemido. Em uma vaca de tamanho médio, ele faz com que o animal deprima o dorso. Em um animal com lesão dolorosa do peritônio, a depressão do dorso comumente resultará em um gemido, que claramente é audível por auscultação da traqueia e, com frequência, é audível sem o uso de um estetoscópio.

O termo *dor abdominal anterior* é usado para caracterizar a dor associada a várias enfermidades do abdome anterior de bovinos, que podem incluir *reticuloperitonite traumática, abscessos hepáticos, úlceras abomasais* e *obstrução intestinal.* O diagnóstico diferencial de dor abdominal anterior deve incluir doenças que causam dor torácica, como pleurite, pericardite e doença pulmonar grave.

Ultrassonografia

Tem se tornado um método diagnóstico de rotina em ruminantes com suspeita de enfermidades do trato gastrintestinal. Isso decorre da ampla disponibilidade e do custo razoavelmente acessível de unidades portáteis à bateria, além das muitas vantagens dos testes de diagnóstico a campo.

A ultrassonografia fornece um método excelente para a investigação da presença e da natureza de contrações reticulares em ruminantes saudáveis, e para o diagnóstico de reticuloperitonite traumática em bovinos.[1,2] Contrariamente à radiografia, a ultrassonografia fornece informações mais precisas a respeito do contorno do retículo e da frequência de contrações reticulares. A ultrassonografia também fornece informações quanto à estratificação do conteúdo ruminal (camada de gás superior, camada fibrosa e camada ventral líquida; Figura 8.5).[3-5] A camada de gás no rúmen de vacas pode ser identificada ultrassonograficamente pelas linhas de reverberação que correm paralelas à linha que identifica a mucosa ruminal. A camada fibrosa apresenta um padrão que indica inclusões gasosas, enquanto a camada líquida aparece mais escura e sem linhas de reverberação.

A ultrassonografia fornece um auxílio diagnóstico ideal para o exame do omaso[6,7] e abomaso de bovinos adultos[8,9], do retículo, rúmen, omaso e abomaso de bezerros com até 3 meses de idade[10,11], do retículo, rúmen, omaso, abomaso, fígado, baço e omento maior de caprinos adultos[12,15] e diafragma e parede abdominal de bovinos adultos[16,17], bem como do deslocamento abomasal à esquerda e à direita e motilidade anormal dos intestinos delgado e grosso e dilatação cecal.

A ultrassonografia é realizada com animal em posição quadrupedal, não sedado, usando um transdutor linear de 3,5 MHz. As técnicas são apresentadas sob o título específico para cada enfermidade.

Radiografia

A radiografia do abdome cranial e do retículo de bovinos adultos com o animal em posição quadrupedal pode ser realizada apenas em centros de referência, em razão da necessidade de unidades radiográficas de alta potência. O exame radiológico do retículo com o animal em decúbito dorsal (reticulografia dorsal) não deve ser feito em bovinos com suspeita de reticuloperitonite traumática, uma vez que existe o potencial de ruptura das aderências e disseminação da infecção por todo o abdome. Técnicas específicas de radiografia em animais em posição quadrupedal suspeitos de apresentarem reticuloperitonite traumática são apresentadas sob esse título.

Endoscopia do rúmen

O exame endoscópico em ruminantes tem sido utilizado com mais frequência para examinar o trato respiratório superior, a região da faringe e o esôfago. A endoscopia nasorruminal é muito desafiadora em bezerros, ovelhas e cabras, uma vez que os endoscópios suficientemente pequenos para passar através das passagens nasais normalmente não são longos o suficiente para chegar ao rúmen. A endoscopia ororruminal usando um abridor de bocas tem sido

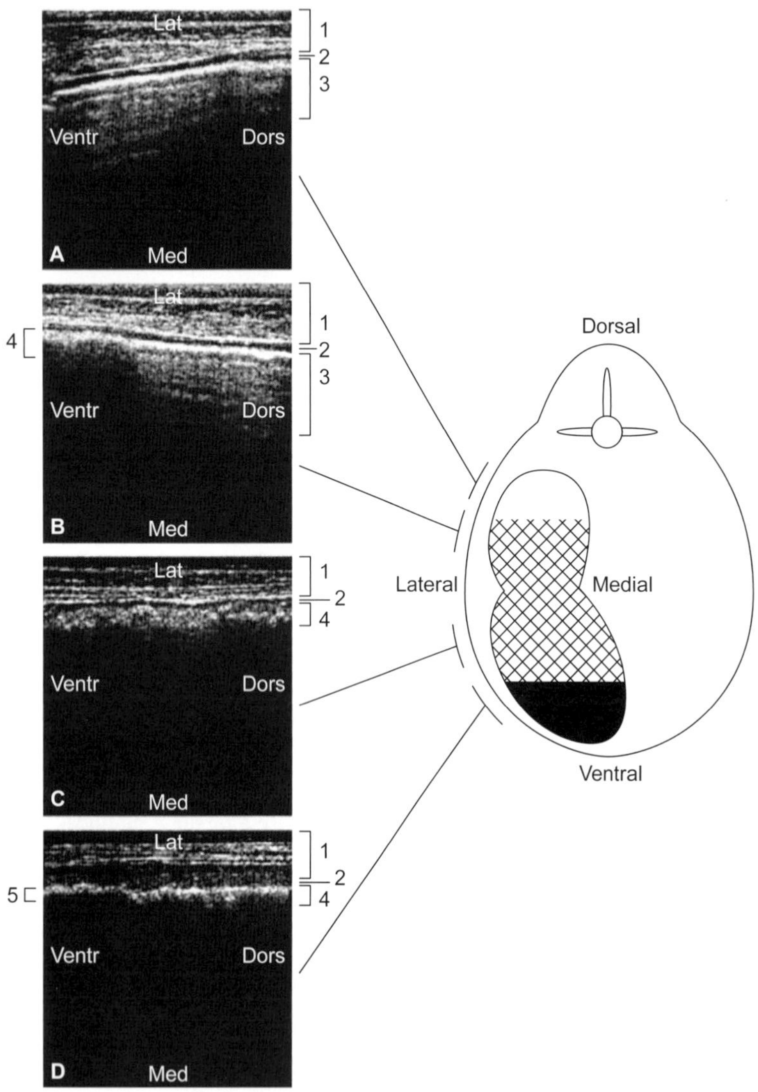

Figura 8.5 Achados ultrassonográficos e interpretação quanto à estratificação do conteúdo ruminal de bovinos domésticos a pasto. **A.** Parede abdominal (1); parede ruminal (2); linhas de reverberação indicativas de espaço preenchido por gás (camada de gás; 3). **B.** Transição abrupta da camada de gás (3) para a camada de fibras (4). **C.** Ingesta com inclusões gasosas; camada fibrosa; na parede ruminal (4). **D.** Transição da camada fibrosa (4) para uma demarcação comparativamente marcante da parede ruminal sem sinais de ingesta com gás (camada líquida, 5). Reproduzida, com autorização, de Tschuor A, Clauss M. Eur J Wildl Res 2008; 54:627-633.

feita de forma infrequente em razão do risco de danificar o instrumento, bem como pela visualização ruim do rúmen e do retículo. A visualização por meio de uma fístula ruminal em bezerros de 1 a 2 meses de idade foi superior à visualização pela cavidade oral[18]; contudo, a remoção do conteúdo ruminal usando um sifão e o método de lavagem melhoraram a capacidade de visualização.

Tomografia computadorizada

Tem-se aumentado o conhecimento quanto à anatomia normal em bezerros, ovelhas, cabras, alpacas e lhamas usando tomografia computadorizada (TC) com o animal posicionado em decúbito esternal. Contrariamente aos bovinos, a TC tem demonstrado que o rúmen em cabras se estende para a linha média direita, e objetos metálicos que causam reticulite traumática são bastante visíveis na TC.[19,20]

Monitores de ruminação

O tempo dedicado à ruminação fornece um excelente indicador de saúde em bovinos, ovinos e caprinos. Ademais, o retorno da ruminação é um sinal clínico positivo em um ruminante que tem se apresentado inapetente, levando à frase: "nunca desista de um animal que está ruminando". Ao menos duas tecnologias foram desenvolvidas para monitorar o tempo passado mastigando a cada dia: elas usam um microfone colocado na região cervical cranial em uma faixa no pescoço, com a ruminação apresentando um sinal acústico diferente do da ingestão[21]; ou uma banda nasal com sensor de pressão incorporado ao cabresto.[22] O sistema de microfone parece funcionar melhor em vacas-leiteiras do que em vacas de corte. Valores típicos para bovinos leiteiros alimentados em confinamento são de 16 fases de alimentação diária, cada qual com uma duração média de 28 min, e 13 fases de ruminação, cada qual com uma duração média de 30 min. O tempo total passado ruminando por dia é de 6 a 7 h, com 410 ruminações por dia e 60 ciclos de mastigação por ruminação.[22] É provável que as operações de confinamento adotem mais métodos de precisão agrícola, e que os métodos de monitoramento da ruminação se tornem uma ferramenta rotineira para vacas-leiteiras no período periparto, ou para vacas-leiteiras na baia de enfermagem.

Marcadores séricos da função gastrintestinal

O pepsinogênio, uma proenzima que é a forma inativa da pepsina, configura a enzima proteolítica mais importante no líquido abomasal. Uma pequena quantidade de pepsinogênio está presente no soro de ruminantes saudáveis. Lesões abomasais, principalmente aquelas causadas por parasitismo abomasal, levam a um aumento acentuado na concentração de pepsinogênio sérico[23,24], fornecendo um teste clínico útil para o diagnóstico de parasitismo gastrintestinal e para a verificação da magnitude de lesão, que pode orientar o tratamento. A concentração sérica de pepsinogênio aumenta em ruminantes com úlceras abomasais e em bovinos com ostertagiose.

A *gastrina* é um hormônio secretado por células G (gastrina) da região pilórica do abomaso dentro do sangue, de onde ela chega às células parietais e, subsequentemente, estimula a secreção ácida e de pepsinogênio.[23] A concentração sérica de gastrina está aumentada em ruminantes com úlcera abomasal, em bovinos com deslocamento abomasal à esquerda (DAE) e deslocamento abomasal à direita (DAD)[25], e em ovinos com haemonchose.

As concentrações séricas de *motilina* e de *grelina* estão aumentadas em bovinos com DAE e DAD.[25] O teor de motilina aumenta por meio da secreção por células no trato gastrintestinal proximal e promove a taxa de esvaziamento abomasal. A grelina também é um hormônio regulador gastrintestinal.

Interpretação dos achados clínicos

Um guia para interpretação dos achados clínicos associados às doenças do sistema digestório e do abdome de bovinos é resumido na Tabela 8.4. Uma lista de diagnósticos diferenciais pode ser promovida em conjunto com o histórico e os achados laboratoriais.

Laparotomia exploratória

Normalmente, pode auxiliar no diagnóstico de enfermidades do sistema digestório ou do abdome. A identificação e a avaliação das anormalidades possibilitam o diagnóstico mais

Tabela 8.4 Patogênese e interpretação dos sinais clínicos associados a enfermidades do sistema digestório e do abdome de bovinos.

Sinais clínicos	Patogênese, interpretação
Anorexia, inapetência	Toxemia, distensão dos intestinos e estômagos, enterite, peritonite
Fezes escassas, incluindo diarreia em pequeno volume	Diminuição da ingestão de alimentos, obstrução funcional dos pré-estômagos e do abomaso, íleo paralítico, obstrução estrangulante ou obstrução do lúmen intestinal por fitobezoar ou tricobezoar
Diarreia em grande volume	Diarreia aquosa profusa, normalmente associada a enterite, indigestão simples ou ingurgitamento por carboidratos
Desidratação	Falha em ingerir quantidade adequada de água (causada por toxemia ou lesões na cavidade oral), má absorção causada por enterite, doença dos pré-estômagos que interfere na absorção de água, por exemplo, indigestão vagal
Taquicardia	Toxemia, desequilíbrio ácido-base, dor, distensão dos intestinos
Polipneia	Desequilíbrio ácido-base (vólvulo abomasal, enterite grave e indigestão vagal), distensão do abdome causada por intestino preenchido por gás ou líquido
Fraqueza e decúbito	Toxemia, desidratação grave, distensão grave do abdome, peritonite
Cólica (dor abdominal)	Início súbito de distensão dos pré-estômagos, do abomaso ou dos intestinos Estiramento do mesentério, estrangulamento do intestino em lacerações mesentéricas ou hérnia escrotal
Gemido a cada respiração	Peritonite difusa (também pleurite, enfisema pulmonar e pneumonia avançada), distensão dos estômagos ou intestinos
Gemido à palpação profunda da parede abdominal ventral	Lesão peritoneal (estiramento do peritônio, inflamação, edema e aderência recente)
Distensão abdominal	Causada com maior frequência por intestinos ou pré-estômagos e abomaso preenchidos por gás ou líquido; raramente causada por pneumoperitônio Também causada por ascite e hidropsia alantoideana/amniótica
Distensão ruminal	Pode estar distendido por gás, líquido ou ingesta; timpanismo ruminal dietético primário e sobrecarga por grãos; timpanismo ruminal secundário causado por peritonite; indigestão vagal
Estase ruminal	Toxemia, metabólico (hipocalcemia), febre, acidose ruminal, distensão do omaso ou abomaso, peritonite, lesão do nervo vago
Rúmen hipermotílico	Estágios iniciais do timpanismo ruminal dietético; lesão do nervo vago
pH ruminal ácido	Acidose ruminal associada ao ingurgitamento por carboidratos; quase nenhuma outra causa conhecida
pH ruminal alcalino	Alcalose ruminal associada ao consumo acidental de dieta com alto teor de proteína, intoxicação por ureia
Atividade de protozoários ruminais diminuída ou ausente	Acidose ruminal (o ácido láctico inativa os protozoários); inanição primária que dura mais que 2 a 3 dias; ingestão de chumbo, arsênio e outras substâncias tóxicas
Odor fétido anormal	Putrefação do conteúdo ruminal em rúmen estático ou conteúdo ruminal desfaunado
Presença de *ping* ou de "pong" sobre o flanco esquerdo	Deslocamento abomasal à esquerda (*ping*), rúmen atônico com camada de gás ("pong"), pneumoperitônio (raramente)
Ping sobre o flanco direito	Dilatação, deslocamento e vólvulo do abomaso à direita, dilatação cecal e vólvulo cecocólico, obstrução do cólon espiral; cólon e reto distendidos por gás
Pings graves não claramente distintos sobre o flanco direito	Timpanismo da fossa paralombar direita em vacas recém-paridas (2 a 3 dias); cólon e reto distendidos por gás; intestinos com enterite preenchidos por líquido e gás
Flanco superior direito distendido	Dilatação e vólvulo do abomaso; dilatação cecal e vólvulo cecocólico; obstrução do cólon espiral
Flanco inferior direito distendido	Compactação do abomaso; rúmen aumentado e em formato de L e distensão do saco ventral do rúmen para o flanco direito; gestação avançada
Sons de chapinhar de líquido ao baloteamento ou sucussão do abdome	Intestinos preenchidos por líquido ou pré-estômagos ou abomaso; normalmente associado a enterite, íleo paralítico ou obstrução; sons de chapinhar *raramente* são causados por líquido livre na cavidade peritoneal; sons de líquido audíveis sobre o flanco direito são comuns em bovinos com obstrução intestinal aguda
Queda de alimento durante a ruminação	Bovinos raramente regurgitam de forma descontrolada (queda de alimento da boca durante a ruminação); normalmente essa condição está associada a lesões inflamatórias crônicas do retículo e cárdia que resultam em falta de controle da regurgitação e bolo de conteúdo ruminal maior do que o normal regurgitado sem poder ser controlado pelo animal; também ocorre em algumas intoxicações por metais pesados, como intoxicação por arsênio; bovinos acometidos por compactação do rúmen por palha também deixarão cair uma grande quantidade de bolo alimentar seco e fibroso

preciso, o estabelecimento do prognóstico e o tratamento racional. Não obstante, uma vez que uma laparotomia realizada de maneira adequada consome tempo e tem alto custo, o médico-veterinário deve minimizar o número de laparotomias nas quais não há nenhuma alteração significativa. Portanto, o desafio consiste em melhorar a precisão do diagnóstico e avaliar o prognóstico tanto quanto seja possível, antes de uma laparotomia desnecessária.

Existem algumas enfermidades bem reconhecidas nas quais, caso o diagnóstico clínico possa ser feito, a laparotomia é indicada (Tabela 8.5). Em alguns casos, o abate para aproveitamento da carcaça pode ser mais econômico.

Além da ruminotomia para o tratamento de sobrecarga por grãos e da cirurgia cesariana, a indicação mais comum para uma laparotomia em bovinos é a correção cirúrgica do deslocamento ou a obstrução de regiões do trato digestório (ou seja, os deslocamentos abomasais, dilatação abomasal e vólvulo, intussuscepção e vólvulo, vólvulo da raiz do mesentério, obstrução luminal do cólon espiral, dilatação cecal e vólvulo cecocólico). Se qualquer um desses diagnósticos for realizado, a laparotomia é indicada.

Em outros casos, o diagnóstico pode ser suspeito, mas não óbvio, e as indicações para

Tabela 8.5 Enfermidades do sistema digestório e abdome de bovinos nos quais a laparotomia é indicada se o diagnóstico puder ser realizado.

Doença	Principais sinais clínicos
Deslocamento abomasal à esquerda	*Ping* sobre as costelas 9 a 12 e outros achados bem estabelecidos
Deslocamento abomasal à direita e vólvulo do abomaso	Distensão do flanco superior direito, *ping* na percussão da 9 a 12 costelas, víscera palpável VR
Dilatação cecal e vólvulo cecocólico	Distensão do flanco superior direito, *ping* na fossa paralombar direita, massa cilíndrica longa palpável VR
Obstrução do cólon espiral	Distensão do flanco superior direito, *ping*, alças intestinais distendidas facilmente palpáveis
Intussuscepção	Dor abdominal, ausência de fezes, alças intestinais distendidas, intussuscepção palpável
Fitobezoar, tricobezoar	Fezes escassas, dor abdominal subaguda, alças intestinais distendidas e estruturas duras palpáveis VR
Timpanismo ruminal grave com risco de morte	Distensão grave do rúmen, pele sobre o rúmen não pode ser pinçada, animal geme, está em decúbito, respiração oral, não pode ser aliviada pela passagem de sonda ruminal ou de trocater
Estruturas não identificadas palpáveis por exame retal, isto é, necrose de tecido adiposo	Atonia gastrintestinal crônica, fezes escassas, grandes massas duras palpáveis VR
Sobrecarga hiperaguda por carboidratos	Fraqueza, decúbito, desidratação, taquicardia, pH ruminal 5 (ver a Tabela 8.8 para orientações no tratamento de sobrecarga por carboidratos)

laparotomia, abate, eutanásia ou tratamento clínico conservativo não estão claros. A principal questão é: sob quais condições a laparotomia é indicada, se o histórico e os achados clínicos e laboratoriais *sugerem* uma obstrução (obstrução estrangulante funcional), mas a obstrução não puder ser localizada no exame clínico?

Alguns exemplos de doenças capazes de confundir o diagnóstico antes da laparotomia e que podem ou poderiam ser tratadas por correção cirúrgica são apresentados a seguir.

Intussuscepção e outras obstruções estrangulantes do intestino delgado

Uma intussuscepção pode ser localizada na região anterior do abdome e não ser palpável VR. Histórico clínico de início agudo de cólica, ausência de fezes e exsudato sero-hemorrágico no líquido peritoneal são indicações para a laparotomia. Contudo, fitobezoares e tricobezoares são capazes de causar obstrução intestinal aguda que pode não ser palpável VR, a qual piora progressivamente com o tempo, e podem ocorrer apenas alterações mínimas – se houver – no líquido peritoneal. O estado sistêmico progressivamente pior requer laparotomia.

Deslocamento do abomaso à esquerda "atípico"

É difícil detectar uma pequena porcentagem de casos à auscultação e à percussão. Quando o *ping* típico do deslocamento abomasal à esquerda não pode ser detectado após vários exames, no decorrer de um período de alguns dias, um diagnóstico presuntivo pode ser feito com base na cetose em uma vaca que pariu recentemente (dentro da última semana); na presença de contrações ruminais, mas com menor intensidade; nos sinais vitais normais (a não ser que o fígado gorduroso esteja presente); e sons espontâneos de fluido gorgolejando audíveis sobre o flanco esquerdo ou sons de chapinhar em líquido no baloteamento e auscultação do flanco inferior esquerdo. O exame ultrassonográfico do abdome ventral esquerdo usando um transdutor de 3 MHz identificará a posição abomasal dentro do abdome (ver a seção de deslocamento abomasal à esquerda neste capítulo).

Reticuloperitonite traumática

Na reticuloperitonite traumática com um corpo estranho perfurante persistente, o tratamento clínico conservador de imobilização em uma baia, antimicrobianos e a administração de ímã podem não obter sucesso mesmo após vários dias de terapia antimicrobiana. O diagnóstico depende de anorexia contínua, febre branda, gemido, estase ruminal, hemograma indicando infecção e líquido peritoneal que contenha predominantemente neutrófilos (tipicamente > 90% na reticuloperitonite traumática). Relatos recentes de intervalos de referência para constituintes de líquido peritoneal de bovinos saudáveis estão disponíveis[26], bem como mudanças nos constituintes do líquido peritoneal em bovinos com peritonite.[27] Mais informações quanto à peritonite estão disponíveis no Capítulo 7. As orientações para indicação de uma laparotomia exploratória quando o diagnóstico empírico não for feito estão listadas na Tabela 8.6.

Laparoscopia

Endoscopia do abdome pela fossa paralombar direita, fossa paralombar esquerda e linha

Tabela 8.6 Indicações clínicas e laboratoriais para uma laparotomia exploratória em bovinos quando de um diagnóstico não óbvio.

Parâmetro/critério	Significância e interpretação do critério
Histórico	O histórico sugere uma condição aguda que pode ser corrigida cirurgicamente?
Distensão abdominal	Laparotomia indicada se a distensão abdominal for causada por distensão do abomaso, ceco ou intestinos com líquido e gás
Volume e natureza das fezes	Fezes escassas ou ausentes por mais que 36 a 48 h indicam uma obstrução *física* ou *funcional*. Na *obstrução funcional* (*i. e.*, peritonite), fezes escurecidas normalmente estão presentes; na *obstrução física* (intussuscepção), as fezes são muito escassas e de coloração vermelho-enegrecidas pelo extravasamento de sangue no intussuscepto Laparotomia é indicada, a menos que seja possível identificar que a causa da ausência de fezes não é passível de correção cirúrgica (peritonite difusa ou compactação do abomaso ou do omaso)
Achados de palpação retal	Vísceras distendidas além do rúmen (abomaso, ceco, intestinos delgado e grosso) requerem laparotomia Inflamação fibrinosa "pão com manteiga" palpável na região caudal do abdome sugere peritonite difusa aguda e laparotomia não será compensadora
Líquido peritoneal e hemograma	Exsudato peritoneal corado com sangue e desvio degenerativo à esquerda na contagem de leucócitos sugerem extravasamento da parede intestinal e requerem laparotomia se o histórico e os sinais clínicos sugerirem obstrução estrangulativa
Dor abdominal (cólica) e gemidos	Sinais comportamentais e posturais de dor abdominal aguda (cólica), como chutar o abdome e esticar o corpo, sugerem distensão aguda dos estômagos ou intestinos com líquido e gás Gemidos espontâneos a cada respiração, que normalmente se tornam acentuados em decúbito esternal, ou gemido à palpação profunda do abdome sugerem inflamação ou estiramento do peritônio

média cranioventral fornece uma alternativa segura para a celiotomia exploratória em bovinos. O animal deve ficar em jejum alimentar e hídrico por 24 h, e ser sedado com acepromazina, tanto para laparoscopia pela fossa paralombar direita quanto esquerda, e xilazina para a abordagem cranioventral. Para a laparoscopia pela fossa, os locais são preparados assepticamente, e uma incisão de 2 cm é feita através da pele e da musculatura abdominal após infiltração com lidocaína a 2%. Cada incisão é feita a 8 cm ventral à extremidade do processo transverso da terceira vértebra lombar e 5 cm caudal ao aspecto caudal da última costela. O laparoscópio é introduzido por técnica-padrão, e o gás dióxido de carbono é usado para insuflar a cavidade abdominal após a introdução do trocater e da cânula, e antes da introdução do laparoscópio. A cavidade abdominal é insuflada a uma pressão de 20 a 24 mmHg. Cada exame se completa por meio do direcionamento do laparoscópio cranialmente, movendo-o então em sentido anti-horário para examinar a porção caudal do abdome. Após a laparoscopia, o abdome é passivamente desinflado pela cânula e a pele é fechada com suturas.

A laparoscopia cranioventral é feita com o animal posicionado em decúbito dorsal. A incisão para a entrada é realizada na linha média, através da linha alba, 10 cm caudal ao processo xifoide. O exame da porção cranioventral do abdome é iniciado no aspecto central do diafragma, movendo então o laparoscópio de forma circular em sentido anti-horário.

A laparoscopia pela fossa paralombar direita fornece excelente visualização das porções caudal e cranial direita do abdome para avaliação de enfermidades que envolvem rim direito, fígado, diafragma, intestino delgado, ceco, cólon, trato reprodutivo e parte cranial do canal pélvico. A penetração inadvertida do omento maior ou do mesoduodeno pode ser evitada pelo posicionamento cuidadoso do seu trocater e pelo exame periódico com o laparoscópio para avaliar o posicionamento adequado da cânula. A laparoscopia pela fossa paralombar esquerda fornece visão excelente da porção cranial esquerda do abdome, sendo adequada para a avaliação de enfermidades que envolvem o rim esquerdo, o rúmen, o baço e o diafragma.

A laparoscopia pela linha média cranioventral fornece excelente visibilidade da porção cranioventral do abdome. Ela permite a avaliação de enfermidades que envolvem abomaso, fígado, retículo, baço e diafragma.

Exame clínico do sistema digestório e abdome de bezerros

O exame clínico do sistema digestório e do abdome de bezerros pode ser mais difícil que em animais adultos. O rúmen no bezerro pré-ruminante ainda não é funcional e, portanto, não pode ser usado como indicador do estado do trato alimentar como em um bovino adulto. Também, o exame retal normalmente não é possível até que o animal tenha, aproximadamente, 10 a 12 meses de idade, dependendo da raça. O exame digital do reto de bezerros jovens é útil para determinar a natureza e a quantidade de fezes. Ele pode fornecer indicação de diarreia iminente. A ausência completa de fezes sugere obstrução intestinal aguda, peritonite aguda difusa ou atresia coli. A cavidade oral do bezerro é facilmente examinada, devendo integrar exame clínico de cada bezerro doente.

Distensão abdominal em bezerros

A distensão abdominal é comum em bezerros com menos de 2 meses de idade. Se a distensão for simétrica, pode ser difícil determinar se ela se origina no rúmen, no abomaso, nos intestinos ou na cavidade peritoneal.

O exame do abdome de bezerros jovens inclui a inspeção do contorno do abdome para determinar a área máxima de qualquer distinção, palpação profunda e baloteamento de cada flanco para delimitar a presença de sons de chapinhar em líquido – que indica vísceras preenchidas por líquido – e percussão e auscultação para determinar se há vísceras preenchidas por gás. A colocação do bezerro sobre os membros pélvicos sobre o chão possibilitará que a víscera se mova para região caudal do abdome, além da inspeção visual e da palpação do abomaso distendido abaixo do esternoxifoide. Com o bezerro em decúbito lateral, da palpação cuidadosa e a auscultação simultânea podem revelar a localização da víscera distendida. Entretanto, com frequência, uma laparotomia exploratória é necessária para determinar a causa. Uma sonda gástrica deve sempre ser passada para o rúmen para aliviar qualquer pressão causada pelo acúmulo de gás ou líquido. No caso de distensão grave do abdome acompanhada por dor abdominal grave (chutes, mugidos, rolamento e levantar e deitar), pode ser necessário aliviar a pressão intra-abdominal com uma agulha de grande calibre (12 a 14 G, 75 a 100 mm; 2,54 cm). A causa mais comum de distensão abdominal grave em um bezerro jovem que pode ser aliviada por trocaterização consiste no VA.

Abdominocentese é realizada facilmente no bezerro, e pelo menos três punções devem ser tentadas antes de concluir que há ausência de líquido. Para evitar puncionar o abomaso, locais que estão caudais ao umbigo são usados (ver Capítulo 7). O diagnóstico diferencial de causas comuns de distensão abdominal em bezerros é resumido na Tabela 8.7.

Tabela 8.7 Diagnóstico diferencial de enfermidades do sistema digestório de bezerros jovens que apresentam distensão abdominal.

Doença	Histórico, sinais clínicos, achados laboratoriais e tratamento
Vólvulo abomasal	Sempre agudo a hiperagudo, 1 semana a 6 meses de idade, dor abdominal aguda, mugidos, deitar e levantar, distensão rígida do abdome, *ping* alto e som de chapinhar em líquido do lado direito, cirurgia de emergência é necessária; recuperação de aproximadamente 50%, se reconhecido e corrigido precocemente
Dilatação abomasal (líquido, leite, bolas de pelos e, com frequência, úlcera de abomaso)	Início crônico ou agudo, bezerros de 1 a 6 meses de idade, histórico de fezes anormais, pode haver falha no crescimento, distensão abdominal branda a moderada e dor, sons de chapinhar em líquido sobre o flanco direito, desidratação, líquido peritoneal negativo, laparotomia e abomasotomia necessários
Úlceras abomasais perfuradas	Início agudo, colapso súbito, bezerros com 2 semanas a 3 meses, alimentados manualmente ou lactentes, fraqueza, decúbito, taquicardia, distensão abdominal branda a moderada, dor abdominal branda ou ausente, rigidez abdominal ocasionalmente, *paracentese positiva*, fezes variáveis Laparotomia necessária; taxa de sobrevivência de, aproximadamente, 25%
Vólvulo da raiz do mesentério	Início súbito, encontrado em estado de colapso, dor abdominal é comum, distensão abdominal moderada, alças intestinais distendidas visíveis e palpáveis sobre o flanco direito, líquido peritoneal tingido de sangue, sons de chapinhar em líquido na palpação e auscultação, fezes escassas, cirurgia de emergência
Peritonite aguda difusa (não causada por úlcera abomasal perfurada)	Normalmente bezerros com menos de 3 semanas de idade, toxemia, temperatura variável, fraqueza, pode haver gemido, enrijecimento da parede abdominal, distensão abdominal branda, fezes escassas, sons de chapinhar em líquido sobre o flanco direito (causado por íleo paralítico), *líquido peritoneal anormal*, comumente associado a colibacilose entérica, poliartrite e abscessos umbilicais e uracais Laparotomia exploratória, prognóstico desfavorável
Atresia coli	Bezerros com menos de 10 dias de idade, distensão progressiva do abdome, alertas e ativos nos primeiros dias, então se tornam deprimidos; sem fezes, apenas muco espesso no reto, cirurgia indicada, mas apenas a minoria tem uma primeira lactação bem-sucedida como novilha primípara, potencial componente genético em bovinos Holandês-Frísio

(continua)

Tabela 8.7 (*Continuação*) Diagnóstico diferencial de enfermidades do sistema digestório de bezerros jovens que apresentam distensão abdominal.

Doença	Histórico, sinais clínicos, achados laboratoriais e tratamento
Intussuscepção	Pode ter histórico de diarreia, atualmente com fezes escassas tingidas de sangue, depressão, não mamará ou beberá leite, desidratado, contorno do abdome pode parecer normal ou ligeiramente distendido, sons de chapinhar em líquido e um pequeno *ping* pode ser audível, líquido peritoneal tingido de sangue, diagnóstico pré-cirúrgico normalmente é difícil, cirurgia é necessária Taxa de recuperação moderada se o diagnóstico for precoce
Enterite hiperaguda a aguda	Normalmente em bezerros com menos de 3 semanas de idade, início agudo de dor abdominal (escoicear o abdome e esticar o corpo), não mamará ou beberá leite, pode ainda não parecer desidratado, temperatura variável, distensão abdominal branda a moderada, sons de chapinhar em líquido na auscultação e sucussão do abdome, sons peristálticos contínuos e altos na auscultação, fezes diarreicas podem não estar presentes no primeiro exame, exame digital do reto pode estimular a defecação de fezes aquosas de odor fétido, percussão peritoneal negativa
Onfalite, onfaloflebite, abscesso umbilical	Um único bezerro, normalmente com 2 a 6 semanas de idade. Pode ter crescimento retardado, toxemia crônica. Aumento de volume grande e doloroso do umbigo que pode ser óbvio à palpação externa, ou palpação profunda dorsal ao umbigo revela aumento de volume em direção ao fígado ou à bexiga. Excisão cirúrgica é necessária, normalmente com desfecho excelente
Timpanismo gastrintestinal de origem dietética	Bezerros com menos de 10 dias de idade que mamam em vacas com boa produção Pode ser causado pela ingestão de quantidades excessivas de leite e formação excessiva de gás no abomaso e intestino grosso Dor abdominal (escoicear o abdome) e dor à palpação do abdome Distensão abdominal acentuada a grave Na laparotomia, há distensão gasosa do abomaso e do ceco A recuperação normalmente é boa
Bola de pelo intestinal	Bezerros com 3 a 8 semanas de idade, início súbito de falha em mamar, sinais vitais normais, ausência completa de fezes, distensão branda a moderada do abdome, sons de chapinhar em líquido sobre o abdome direito, e líquido peritoneal normal; permanecerá anoréxico e haverá falha em defecar por muitos dias; hemograma normal; pode ocorrer alcalose metabólica com hipopotassemia e hipocloremia São necessárias laparotomia e remoção cirúrgica da bola de pelo

LEITURA COMPLEMENTAR

Braun U, ed. Atlas und Lehrbuch der Ultraschalldiagnostik beim Rind. Berlin: Parey Buchverlag; 1997: 1-279.

Braun U. Ultrasonography of the gastrointestinal tract in cattle. Vet Clin North Am Food Anim Pract. 2009; 25:567-590.

Lean IJ, Golder HM, Hall MB. Feeding, evaluating, and controlling rumen function. Vet Clin North Am Food Anim Pract. 2014;30:539-575.

Radostits OM. Clinical examination of the alimentary system: Ruminants. In: Radostits OM, Mayhew IGJ, Houston DM, eds. Veterinary Clinical Examination and Diagnosis. London: WB Saunders; 2000:409-468.

REFERÊNCIAS BIBLIOGRÁFICAS

1. Braun U, Rauch S. Vet Rec. 2008;163:571.
2. Braun U, Jacquat D. Acta Vet Scand. 2011;53:19.
3. Tschuor A, Clauss M. Eur J Wildl Res. 2008;54:627.
4. Braun U, et al. Schweiz Arch Tierheilkd. 2011;153:393.
5. Braun U, et al. BMC Vet Res. 2013;9:44.
6. Mohindroo J, et al. Vet Radiol Ultrasound. 2008; 49:295.
7. Braun U, Jacquat D. BMC Vet Res. 2011;7:11.
8. Buczinski S, et al. J Am Vet Med Assoc. 2011;238: 1044.
9. Braun U, et al. BMC Vet Res. 2011;7:20.
10. Braun U, et al. Res Vet Sci. 2013;95:326.
11. Braun U, Krüger S. Acta Vet Scand. 2013;55:68.
12. Braun U, et al. Schweiz Arch Tierheilkd. 2013;155: 173.
13. Braun U, Jacquat D. Res Vet Sci. 2012;92:295.
14. Braun U, et al. Schweiz Arch Tierheilkd. 2013;155:185.
15. Braun U, et al. Am J Vet Res. 2011;72:219.
16. Athar H, et al. Vet Med Int. 2010;939870.
17. Braun U, et al. Schweiz Arch Tierheilkd. 2011;153:71.
18. Franz S, et al. Vet J. 2006;172:308.
19. Braun U, et al. Schweiz Arch Tierheilkd. 2011;153: 307.
20. Stieger-Vanegas SM, Cebra CK. J Am Vet Med Assoc. 2013;242:254.
21. Elischer MF, et al. J Dairy Sci. 2013;96:6412.
22. Braun U, et al. BMC Vet Res. 2013;9:164.
23. Kataria N, et al. Slov Vet Res. 2008;45:121.
24. Banga-Mboko H, et al. J Anim Vet Adv. 2007;6:776.
25. Ozturk AS, et al. Vet Rec. 2013;172:636.
26. Wittek T, et al. Vet Rec. 2010;166:15.
27. Wittek T, et al. J Vet Intern Med. 2010;24:1211.

DOENÇAS DO RÚMEN, RETÍCULO E OMASO

Indigestão simples

Etiologia

Indigestão é comum em bovinos de leite e em bovinos de corte estabulados em razão da variabilidade na qualidade e da grande quantidade de alimentos consumidos. Ela não é comum em bovinos de corte a pasto ou ovinos, uma vez que eles são alimentados de forma menos intensa. As causas comuns são anormalidades dietéticas mínimas, incluindo forragem indigerível, principalmente quando a ingestão de proteínas é baixa, alimentos mofados, superaquecidos ou congelados, excesso moderado de grãos e ingestão de concentrado.

Sinopse

- Etiologia: ingestão em excesso de alimentos (grãos e silagem), forragem indigerível; mudança súbita na dieta
- Epidemiologia: normalmente em bovinos de leite alimentados manualmente e em bovinos de corte estabulados
- Achados clínicos: inapetência, queda na produção de leite, ausência de ruminação, rúmen normalmente cheio e contrações ruminorreticulares diminuídas ou ausentes, sinais vitais normais. Recuperação espontânea em 12 a 24 h
- Patologia clínica: não é necessário, exceto para excluir diagnósticos diferenciais. Lesões não são fatais
- Confirmação do diagnóstico: diagnóstico por exclusão associado à recuperação espontânea
- Lista de diagnósticos diferenciais: hipocalcemia puerperal precoce, acetonemia, reticuloperitonite traumática, ingurgitamento por carboidratos, deslocamento abomasal à esquerda, dilatação abomasal à direita e vólvulo abomasal, indigestão vagal, fitobezoares e atonia ruminal secundária à toxemia
- Tratamento: não é necessário, mas considerar a necessidade de transfaunação ruminal
- Controle: manejo alimentar e fornecimento de alimentos digeríveis.

Casos ocorrem sob excelente regime de alimentação e, normalmente, são atribuídos à superalimentação com grãos ou a uma mudança súbita na dieta. Embora a diferença entre a indigestão simples e o ingurgitamento por carboidratos (sobrecarga por grãos) seja de grau, sua separação pode ser justificada pela diferença clínica acentuada entre as duas síndromes. A superalimentação normalmente se dá quando bovinos ou ovinos têm acesso acidental a grande quantidade de grãos ou são subitamente introduzidos a dietas ricas em grãos em confinamentos. A indigestão é mais comum quando vacas excessivamente alimentadas recebem um pouco mais de concentrado do que podem digerir adequadamente. Uma mudança súbita por uma nova fonte de grãos, especialmente de aveia para trigo ou cevada, pode ter o mesmo efeito.

Forragem indigerível pode incluir palha, cana ou pastos ingeridos durante períodos de seca. É provável que a limitação de água de beber disponível possa contribuir para a ocorrência da doença durante a estação seca.

Apetite depravado também pode contribuir para a ingestão de material indigerível. Embora a silagem de boa qualidade não possa ser considerada uma forragem indigerível, casos de indigestão podem ocorrer em bovinos que têm acesso ilimitado a silagem de boa qualidade. É mais provável que isso ocorra em vacas de alta produção, soltas durante o tempo frio e cuja ingestão de feno e de ração à base de grãos é limitada. Não é incomum que vacas da raça Holandesa grandes comam 45 a 50 kg de silagem diariamente, circunstâncias sob as quais a alta ingestão de acetato e ácido acético pode ser suficiente para deprimir o seu apetite. A administração prolongada de altas doses de antimicrobianos orais pode causar indigestão por inibição da flora ruminal normal. Uma circunstância incomum consiste na alimentação com uma dieta especial para produzir leite e produtos lácteos com alta concentração de gorduras poli-insaturadas para dietas humanas especiais. Gorduras na dieta são protegidas contra a hidrogenação no rúmen por meio de uma cobertura com formalina. A eficiência e a segurança da dieta dependem de uma mistura adequada da formalina com os concentrados. Se isso não for feito, o formol pode causar ruminite grave.

Patogênese

É difícil explicar a atonia primária causada pela anormalidade dietética. As alterações no pH do seu conteúdo afetam acentuadamente a motilidade do rúmen e, em casos causados por superingestão de grãos, o aumento da acidez provavelmente é importante. Dietas com alto teor de proteína, incluindo a ingestão de grande quantidade de leguminosas ou ureia, também diminuem a motilidade em razão do aumento acentuado na alcalinidade. A atonia que ocorre após a ingestão de alimentos danificados pode ter a mesma base ou ser causada por agentes não identificados na dieta. Um acúmulo simples de alimento indigerível pode impedir fisicamente a atividade ruminal. A putrefação de proteínas também pode ter papel importante na produção de atonia. As amidas e aminas tóxicas produzidas podem incluir a histamina, conhecida por causar atonia ruminal quando administrada por via intravenosa, e ser revertidas pela administração de fármacos anti-histamínicos. A histamina pode contribuir para a atonia ruminal que ocorre na alergia, ou após a ingestão de grande quantidade de grãos, mas a absorção de histamina nos pré-estômagos em qualquer circunstância provavelmente é muito limitada.

Ocorre uma diminuição acentuada na produção de leite, causada provavelmente por uma diminuição acentuada na produção de ácidos graxos voláteis em um rúmen-retículo hipotônico. As contrações ruminais parecem ter o mesmo papel que as contrações da fome em estômagos simples, e a diminuição da ingestão de alimentos provavelmente é causada pela hipomotilidade ou atonia ruminais.

Achados clínicos

A diminuição do apetite compreende o primeiro sinal clínico em vacas-leiteiras, seguido logo por uma ligeira diminuição na produção de leite. Ambos ocorrem subitamente; a anorexia pode ser parcial ou completa, mas a diminuição na produção de leite é relativamente branda. A postura do animal não é afetada, mas há depressão branda e apatia. A ruminação cessa, e os movimentos ruminais são deprimidos em frequência e amplitude e, algumas vezes, estão quase ausentes. O rúmen pode estar maior que o normal se a causa for o acesso súbito ao fornecimento ilimitado de alimento palatável. Pode haver timpanismo moderado, especialmente quando alimentos congelados ou danificados são ingeridos, ou em casos de alergia, mas o achado comum é um rúmen firme e compacto, sem distensão óbvia. As fezes normalmente estão em menor quantidade e mais secas que o normal no primeiro dia. Contudo, 24 a 48 h após o animal normalmente apresenta diarreia; as fezes estão mais amolecidas que o normal, além de volumosas e normalmente fétidas.

Não há reação sistêmica e a frequência cardíaca, a temperatura e a frequência respiratória normalmente estão dentro dos parâmetros normais. Dor pode ser estimulada por palpação profunda da parede abdominal ventral, embora vacas que consumiram uma quantidade excessiva de dieta altamente palatável como silagem, após não terem acesso por um longo período, apresentem rúmen acentuadamente distendido, e desconforto abdominal brando pode estar presente por muitas horas. O desconforto normalmente se resolve quando os movimentos ruminais retornam ao normal e o rúmen retorna ao seu tamanho normal. A maioria dos casos se recupera espontaneamente ou com tratamentos simples em, aproximadamente, 48 h.

Patologia clínica

Exame de urina quanto à presença de corpos cetônicos normalmente é necessário para diferenciar indigestão de acetonemia. Dois testes laboratoriais simples foram introduzidos para avaliar a atividade da microflora ruminal. O teste de atividade de sedimentação é feito em líquido ruminal aspirado, coado para remover as partículas grosseiras e deixado em um recipiente de vidro à temperatura corporal, com o tempo necessário para a flutuação do material particulado sendo avaliado. O tempo em animais normais varia entre 3 min, se o animal acabou de se alimentar, e 9 min, se a última alimentação ocorreu algum tempo atrás. A sedimentação do material particulado indica inatividade, e graus menores se manifestam por prolongamento do tempo necessário para a flutuação. O teste de digestão da celulose também é realizado em líquido ruminal aspirado e depende do tempo necessário para digerir um fio de algodão. Uma conta é amarrada no final do fio para indicar quando a separação ocorreu. O tempo de digestão além de 30 h indica anormalidade; o tempo necessário para obter o resultado do teste significa que ele raramente é realizado. O líquido ruminal pode ser examinado quanto ao pH usando uma fita indicadora de amplo espectro. Valores entre 6,5 e 7 são considerados normais. Em bovinos que ingerem dieta à base de grãos, o pH pode variar de 5,5 a 6 normalmente, mas, em bovinos alimentados com dietas à base de forragem, valores tão baixos devem levantar suspeita de acidose láctica, tornando-se necessário um monitoramento cuidadoso.

Achados de necropsia

A indigestão simples não é fatal.

Diagnóstico diferencial

A indigestão simples configura um diagnóstico de exclusão e, como tal, deve ser diferenciada de todas as enfermidades dos pré-estômagos e do abomaso, nas quais a atonia ruminal é um sinal clínico comum, bem como das enfermidades de outros sistemas orgânicos que causam atonia ruminal secundária.

- Acetonemia: o apetite e a produção de leite diminuem no decorrer do período de alguns dias, há cetonúria e as contrações ruminais estão presentes, embora mais fracas que o normal
- Reticuloperitonite traumática: há início súbito de anorexia e agalactia, febre branda, gemido de dor na palpação profunda do esternoxifoide e o rúmen está estático, com aumento de tamanho da camada de gás
- Ingurgitamento por carboidratos: caracteriza-se por depressão, desidratação, taquicardia, andar cambaleante, decúbito, diarreia e estase ruminal, com sons de chapinhar em líquido, e o pH do líquido ruminal normalmente é menor que 6, podendo comumente chegar a 5
- Deslocamento abomasal à esquerda (DAE): normalmente ocorre alguns dias após o parto e o rúmen em geral está menor que o normal, as contrações em geral têm menor amplitude, há um *ping* à percussão sobre o flanco inferior esquerdo e cetonúria
- Deslocamento abomasal à direita (DAD): é mais comum em vacas-leiteiras, 2 a 4 semanas após o parto, havendo inapetência, diminuição da produção de fezes, atonia ruminal, diminuição da produção de leite e *ping* sobre o flanco direito, e a víscera distendida é palpável VR no quadrante inferior direito
- Vólvulo abomasal: anorexia, depressão, fezes em menor quantidade, desidratação, taquicardia, *ping* sobre a região do flanco direito e vísceras distendidas no quadrante inferior direito são comuns
- Indigestão vagal: caracterizada por distensão gradual do abdome causada por distensão do rúmen no decorrer de um período de muitos dias, desidratação progressiva e fezes escassas. Inicialmente, há hipermotilidade do rúmen e desenvolvimento de timpanismo espumoso secundário. É comum após atonia ruminal
- Fitobezoares: causam inapetência à anorexia e fezes escassas; alças de intestino distendidas e uma massa firme podem ser palpáveis VR

- Atonia ruminal secundária: ocorre em muitas enfermidades nas quais sepse ou toxemia (mastite coliforme) estão presentes, mas normalmente há achados clínicos adicionais para indicá-la
  - Atonia ruminal com timpanismo brando é comum nos estágios iniciais de hipocalcemia, que pode durar de 6 a 18 h, normalmente acompanhada por anorexia e diminuição da quantidade de fezes. A motilidade ruminal e o apetite retornam ao normal após o tratamento com borogliconato de cálcio
  - O rúmen também está atônico em estados alérgicos e anafiláticos, e retorna ao normal após o tratamento.

Tratamento

Recuperação espontânea

A maioria dos casos de indigestão simples se recupera espontaneamente. Pequenas quantidades de feno fresco, de boa qualidade e palatável devem ser fornecidas várias vezes ao dia para encorajar a ingestão de alimentos e estimular a motilidade ruminorreticular. Uma vez que a anorexia e a hipomotilidade dos pré-estômagos coexistem, o objetivo é estimular tanto o apetite quanto a motilidade. A diminuição da ingestão de alimentos reduz os dois estímulos principais para a atividade ruminorreticular a distensão moderada dos pré-estômagos e a atividade de mastigação.

Ruminatórios

Uma ampla variedade de preparações orais que contêm ruminatórios está disponível e vem sendo administrada para "estimular" a motilidade ruminorreticular e estimular o apetite. Essas preparações contêm noz vômica, gengibre e tártaro emético em pó para serem adicionados à água e bombeados no rúmen. No entanto, não há evidências de que a noz vômica e o tártaro emético sejam efetivos, podendo não ser recomendados. O gengibre pode ser um procinético efetivo em ruminantes, com base nos resultados de estudos preliminares que demonstram que a administração oral diária de extrato de gengibre (40 mg/kg de peso vivo [PV]) aumentou a frequência de contrações reticulares e ruminais em ovinos saudáveis dentro de 24 h.[1]

Parassimpatomiméticos

Esses agentes foram usados para estimular a atividade ruminorreticular, mas têm a desvantagem de induzir efeitos colaterais indesejáveis e efeito transitório e incoordenado. Doses grandes diminuem a atividade ruminorreticular, e não há dados que indiquem que eles aumentam a atividade ruminal em animais normais. O fluxo normal de conteúdo ruminal da região ruminorreticular para o abomaso é o resultado de contrações complexas sincronizadas e relaxamentos de várias partes dos pré-estômagos, orifícios e abomaso que ocorrem simultaneamente. Uma das principais limitações dos parassimpatomiméticos injetáveis usados como ruminatórios reside no fato de que não deflagram esses movimentos sincronizados; portanto pode ocorrer movimentação mínima efetiva de ingesta. Cloridrato de carbamilcolina, fisostigmina e neostigmina são mais comumente administrados em ruminantes. Carbamilcolina atua apenas sobre a musculatura e causa movimentos incoordenados e afuncionais. Neostigmina a 0,02 a 0,04 mg/kg SC não tem efeito sobre a taxa e a força de contrações reticulares em bovinos saudáveis.[2] Esses fármacos não são totalmente seguros, especialmente em animais muito doentes ou naqueles com peritonite, e são especificamente contraindicados durante o final da gestação. Seu uso não é mais recomendado.

Experimentalmente, a metoclopramida aumenta a taxa de contrações ruminais e, portanto, pode ser benéfica na hipomotilidade ruminal ou em distúrbios de motilidade associados à lesão do nervo vago. Todavia, o efeito procinético positivo da metoclopramida foi transitório e visto apenas quando administrada a 0,3 mg/kg, intramuscular (IM), dose na qual sinais neurológicos brandos foram evidentes e se manifestaram como inquietação seguida por depressão.[2] De forma similar, sais de Epsom (0,5 a 1 kg por vaca adulta) e outros sais de magnésio não foram demonstrados como efetivos, e não são recomendados.

Agentes alcalinizantes e acidificantes

Se uma quantidade excessiva de grão for a causa da indigestão simples, o uso de alcalinizantes, como o hidróxido de magnésio na dose de 400 g por vaca adulta (450 kg PV), é recomendado quando o conteúdo ruminal está excessivamente ácido. O hidróxido de magnésio deve ser usado apenas se houver acidose ruminal. Uma amostra de líquido ruminal pode ser obtida imediatamente e o pH determinado. Se o conteúdo ruminal estiver seco, 15 a 30 ℓ de água podem ser administrados por sonda gástrica. A administração oral de bolus de hidróxido de magnésio (162 g) ou de uma forma em pó (450 g) dissolvida em 3,5 ℓ de água diariamente por 3 dias resultou em aumento significativo do pH ruminal após 48 e 24 h, respectivamente. Tanto os bolus quanto a forma em pó de hidróxido de magnésio diminuem o número de protozoários ruminais e aumentam o tempo de redução do azul de metileno, quando comparado a valores basais. Não existem alterações nos valores de pH, bicarbonato ou excesso de base no sangue.

Ácido acético ou vinagre, 5 a 10 ℓ, são usados quando o conteúdo ruminal está alcalino, como resultado da ingestão de concentrado com alto teor de proteínas. Essa ocorrência é muito incomum.

Reconstituição da microflora ruminal (transfaunação ruminal)

Em casos de indigestão que tiveram um curso maior que alguns dias, e em animais que estão anoréxicos por períodos prolongados, há perda significativa da microflora ruminal, especialmente quando de alterações acentuadas no pH. A reconstituição da flora pelo uso de transferência de líquido ruminal de uma vaca sadia é altamente efetiva. Um abatedouro é a melhor fonte de conteúdo ruminal (especialmente líquido ruminal). Quantidade suficiente de líquido ruminal pode não ser obtida de animais vivos por meio da coleta de material regurgitado durante a ruminação. O líquido ruminal também pode ser removido de animais saudáveis por sifonagem do rúmen com uma sonda gástrica ou por coleta a vácuo com uma bomba especial. Os melhores resultados são obtidos se 20 a 30 ℓ de água forem bombeados dentro do rúmen e, então, sifonados por gravidade (lavagem ruminal). O líquido ruminal a ser transferido deve ser coado e administrado como um *drench* oral ou, preferencialmente, por sonda gástrica. Pelo menos 5 ℓ de líquido ruminal devem ser transferidos para serem efetivos, embora o estudo de dose-resposta avaliando esse volume não tenha sido finalizado.[3] A administração diária é recomendável, e o líquido ruminal se manterá por vários dias à temperatura ambiente. Produtos comerciais formados por sólidos ruminais secos estão disponíveis e fornecem algumas bactérias e substratos para a sua atividade quando reconstituídos com água morna a 37°C.

Quando os animais acometidos voltam a se alimentar, preferem o feno de cereal ou feno macio. Alfafa de boa qualidade ou feno de trevo, verde fresco e concentrado podem ser adicionados à dieta à medida que o apetite melhora.

Tratamento e controle

Tratamento

- Fornecer feno palatável e interromper o fornecimento de grãos (R2)
- Transfaunação ruminal, 5 ℓ diariamente por, pelo menos, 3 dias (R7-2)
- Metoclopramida IM, neostigmina SC, carbamilcolina (R3)
- Hidróxido de magnésio oral sem determinar o pH ruminal (R3).

Controle

- Mudar a ração gradualmente no decorrer de um período de 7 a 14 dias (R1).

LEITURA COMPLEMENTAR

Constable PD, Hoffsis GF, Rings DM. The reticulorumen: normal and abnormal motor function. Part I. Primary contraction cycle. Compend Contin Educ Pract Vet. 1990;12:1008-1014.

Constable PD, Hoffsis GF, Rings DM. The reticulorumen: normal and abnormal motor function. Part II. Secondary contraction cycles, rumination, and esophageal groove closure. Compend Contin Educ Pract Vet. 1990;12:1169-1174.

REFERÊNCIAS BIBLIOGRÁFICAS

1. Mamaghani A, et al. Vet Res Forum. 2013;4:91.
2. El-Khodery SA, Sato M. Vet Res Commun. 2008;32:473.
3. DePeters EJ, George LW. Immunol Lett. 2014;162:69.

Compactação ruminal por corpos estranhos indigeríveis

A ingestão de corpos estranhos é comum em ruminantes em razão da ausência geral de requinte alimentar, principalmente em bovinos. A ingestão de corpos estranhos metálicos pode levar diretamente à penetração da parede reticular ou ruminal, doença comum que foi abordada anteriormente neste capítulo, na seção de "Reticuloperitonite traumática". A ingestão de corpos estranhos não metálicos, extensa ou localizada no retículo, pode resultar em diminuição da ingestão de alimentos, perda de peso e anormalidades eletrolíticas e ácido-base. Corpos estranhos não metálicos são mais frequentemente encontrados no rúmen.

Corpos estranhos foram detectados em 42% de 400 bovinos, 21% de 320 ovinos e 12% de 320 caprinos em um abatedouro no norte da Etiópia.[1] Em um estudo relacionado, corpos estranhos foram detectados em 43% de 332 bovinos, 57% de 193 ovinos e 59% de 169 caprinos em um abatedouro ao leste da Etiópia.[2] Os corpos estranhos estavam localizados predominantemente no rúmen, e consistiam em bolsas plásticas, tecidos, cordas e couro (Figura 8.6); consequentemente, o aumento do uso de sacolas de papel é recomendado sempre que possível. Corpos estranhos foram detectados em 17% de 1.261 bovinos em um abatedouro na Ruanda.[3] Os corpos estranhos foram principalmente bolsas de plástico, apesar do banimento do uso de bolsas de plástico nos supermercados. Bovinos com corpos estranhos presentes no rúmen eram muito mais magros que bovinos sem corpos estranhos. Em um estudo na Jordânia, bovinos com corpos estranhos não metálicos no rúmen apresentavam uma maior probabilidade de manifestar sintomas de timpanismo ruminal do que aqueles não acometidos.[4] Bovinos com compactação ruminal por corpo estranho apresentavam alterações bioquímicas séricas consistentes com baixo PC e diminuição da ingestão de alimentos.[5]

A compactação do rúmen em ovinos com corpos estranhos indigeríveis foi descrita na região semiárida da Nigéria. Os ovinos visitaram lagoas de dejetos ao redor da cidade. Apenas algumas raças de ovinos, a Yankasa, a Uda e seus cruzamentos, foram encontradas se alimentando em lagoas de dejetos. Corpos estranhos indigeríveis no rúmen estavam presentes em 19% dos ovinos abatidos em um abatedouro local, compreendendo materiais plásticos, cordas, sementes secas, areia endurecida, objetos metálicos, papel, fibra e bolas de pelos. Os materiais plásticos estavam presentes em 82% dos ovinos. Clinicamente, a compactação do rúmen é caracterizada por emaciação, distensão abdominal e simetria, ausência de fezes no reto, salivação espumosa, decúbito e inapetência. Na necropsia, os corpos estranhos normalmente estão frouxamente misturados e compactados com a ingesta ruminal. Hiperglicemia, alcalose metabólica e hiponatremia, hipocloremia, hipocalcemia, hipoproteinemia e hipoalbuminemia ocorreram em alguns casos. A compactação foi relacionada com ovinos se alimentando em lagoas de dejetos, e as modificações bioquímicas sanguíneas associadas aos achados clínicos podem ter alguma relevância diagnóstica.

Ultrassonografia do rúmen usando um transdutor de 3,5 MHz no 11º ao 12º espaços intercostais esquerdos após colocação intrarruminal de 1,5 a 2 ℓ de água foi útil na identificação de corpos estranhos intrarruminais em cabras.[6] Corpos estranhos aparecem como pontos hiperecoicos com sombreamento acústico. Endoscopia esofágica e ruminal foi útil para resolver a obstrução esofágica após a remoção de corpos estranhos em bezerros, com baixa taxa de complicação.[7] O uso de sondas bico-de-pato ou cestas Dormi facilita a captura de objetos estranhos localizados no esôfago.

Corpos estranhos são mais comuns em ovinos e caprinos que pastam em áreas externas de regiões urbanas. A menor prevalência de corpos estranhos em caprinos em alguns estudos é consistente com a menor exposição, uma vez que eles se alimentam principalmente em arbustos.

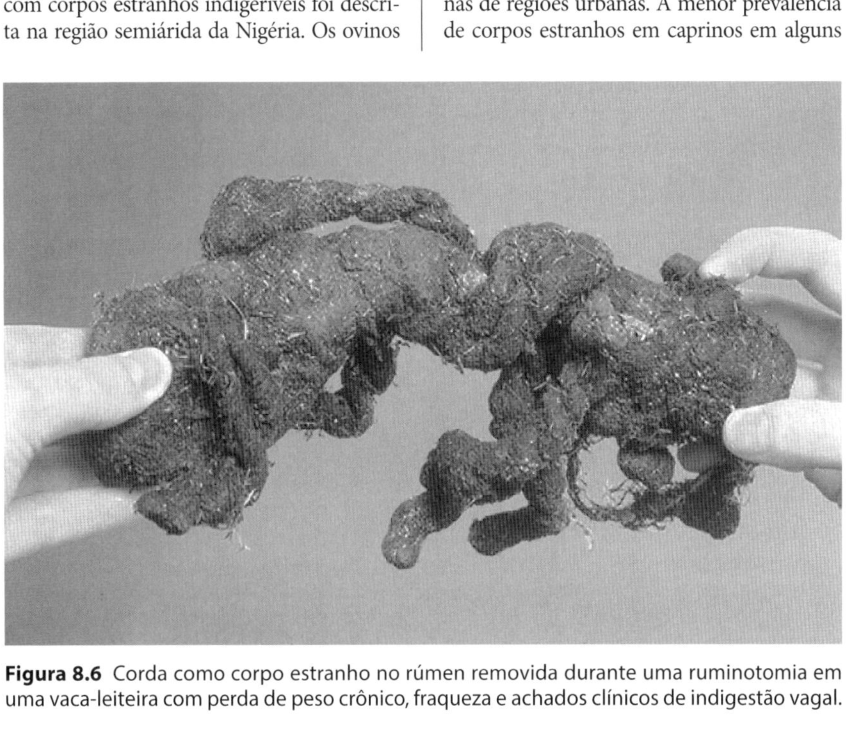

Figura 8.6 Corda como corpo estranho no rúmen removida durante uma ruminotomia em uma vaca-leiteira com perda de peso crônico, fraqueza e achados clínicos de indigestão vagal.

REFERÊNCIAS BIBLIOGRÁFICAS

1. Sheferaw D, et al. Trop Anim Health Prod. 2014;46:247.
2. Negash S, et al. Onderstepoort J Vet Res. 2015;82: 881.
3. Mushonga B, et al. J S Afr Vet Assoc. 2015;86:1233.
4. Ismail ZB, et al. Am J Anim Vet Sci. 2007;2:66.
5. Akinrinmade JF, Akinrinde AS. Int J Anim Vet Adv. 2012;4:344.
6. Abdelaal AM, El-Maghawry S. Vet World. 2014;7: 522-527.
7. Gomez DE, et al. Can Vet J. 2014;55:965.

Indigestão em bezerros que ingerem sucedâneos do leite (bebedor ruminal)

Uma forma de indigestão conhecida como bebedor ruminal ocorre em vitelos e se caracteriza clinicamente por timpanismo ruminal recorrente, inapetência, falha em crescer e produção de fezes semelhantes a argila. A enfermidade é mais comum em bezerros 5 a 6 semanas após serem colocados na dieta com sucedâneo do leite e receberem o alimento em balde.

A causa consiste no fechamento insuficiente da goteira esofágica enquanto o leite é ingerido. O leite entra no rúmen em grande quantidade em vez de seguir diretamente para o abomaso. A administração intrarruminal experimental de leite em bezerros com 6 semanas de idade induz mudanças no rúmen similares àquelas vistas em casos espontâneos da doença. O pH do rúmen diminui, e as concentrações de L-lactato e de D-lactato aumentam rapidamente. A administração oral diária de leite integral não tratado por sonda gástrica em bezerros com 5 a 23 dias de idade resulta em acidose metabólica D-láctica em alguns dias. O início da acidose ruminal ocorreu rapidamente, e os valores médios de pH ruminal caíram de 6,7 para 4,9 após a primeira ingestão. Nos dias seguintes, os valores do pH ruminal variaram entre 4 e 5, e o líquido ruminal normalmente tem aparência leitosa e odor azedo. Durante a acidose ruminal, tanto o ácido L-láctico quanto o ácido D-láctico são produzidos de forma abundante pela atividade fermentativa bacteriana. Ambos os isômeros do ácido láctico são absorvidos a partir do rúmen ou dos intestinos, nos quais exercem um efeito acidêmico por meio da indução de uma acidose por íons fortes (metabólica).[1] O L-lactato pode ser metabolizado rapidamente pelo corpo, e se acumula apesar de um influxo contínuo para o sangue. Contudo, o D-lactato não pode ser metabolizado na mesma taxa em razão da ausência de vias metabólicas específicas, acumulando-se com o consequente risco de hiperD-lactatemia. Isso resultará em acidemia causada por acidose por íons fortes, depressão e relutância em se mover com prejuízo ao reflexo palpebral, sendo o melhor indicativo clínico de hiper-D-lactatemia em bezerros com bebedor ruminal ou diarreia.[2]

Ocorre hiperqueratose ruminal acentuada. Atrofia vilosa surge no jejuno proximal, acompanhada por uma diminuição da atividade de enzimas da borda em escova. A recuperação clínica ocorre em alguns dias após o retorno às práticas normais de alimentação, com restauração do comprimento das vilosidades e da atividade das enzimas da borda em escova em 3 a 4 semanas.

No exame clínico, a temperatura, a frequência cardíaca e a frequência respiratória estão dentro dos valores de referência. O contorno abdominal está aumentado de tamanho, especialmente sobre a metade ventral do abdome. A distensão é mais óbvia do lado esquerdo. O baloteamento da parede abdominal esquerda comumente revela sons de chapinhar em líquido. A auscultação da fossa paralombar esquerda enquanto o bezerro está ingerindo o leite revela sons altos de chapinhar em líquido. Grandes volumes de líquido de odor fétido ou de odor ácido e coloração branco-acinzentada podem ser sifonados do rúmen. O exame do conteúdo ruminal após os bezerros terem consumido o leite revela um coágulo de caseína. O exame radiológico mostra que o leite ingerido entra no rúmen e no retículo e se move apenas lentamente para o abomaso. Um teste de absorção do paracetamol pode ser feito em casos ambíguos, nos quais o paracetamol é adicionado a uma solução-teste de 2 ℓ de leite ou sucedâneo do leite a 20 a 50 mg/kg, e ao bezerro é permitido ingerir a solução teste.[3,4] Os bezerros bebedores ruminais apresentam curva de absorção do paracetamol achatada e retardo no tempo de concentração plasmática máxima de paracetamol, indicando falha no fechamento da goteira esofágica e síndrome do bebedor ruminal. De maneira alternativa, as dimensões do abomaso podem ser mensuradas na linha média ventral, antes e depois de o bezerro ingerir um volume de 2 ℓ de leite ou sucedâneo de leite. Pelas dimensões abomasais e, assumindo que o abomaso pode ser modelado como uma elipse, o volume abomasal pode ser calculado como comprimento × largura × profundidade × $\pi/6$[5,6]; em bezerros saudáveis, o volume abomasal calculado deve ter aumentado em 2 ℓ. De maneira alternativa, uma ultrassonografia pode ser realizada no abdome ventral, e o retículo examinado quanto à presença de leite. Imediatamente após a mamada, o retículo está deslocado dorsalmente pelo aumento do abomaso, que se localiza no assoalho da parede abdominal ventral. Em bezerros com síndrome do bebedor ruminal, o conteúdo reticular pode ser visualizado, e consiste em conteúdo líquido ecogênico e heterogêneo.[7] O leite também pode ser visualizado no aspecto ventral do rúmen após a ingestão por bezerros com síndrome do bebedor ruminal.[7]

Bezerros acometidos permanecem com falha de desenvolvimento enquanto continuam a ingerir o leite. A disfunção do reflexo da goteira esofágica pode ser uma complicação em alguns bezerros acometidos por diarreia que recebem leite. O tratamento inicialmente deve começar com a drenagem do conteúdo ruminal por meio de uma sonda ororruminal. A drenagem pode requerer a adição de 1 a 2 ℓ de água de torneira morna para criar um sifão e facilitar o esvaziamento do rúmen. Os bezerros não devem ser alimentados em balde, mas receber leite em um bico de mamadeira com um pequeno orifício para assegurar a ingestão mais lenta. Isso é feito em razão de a doença raramente ser diagnosticada em bezerros que são deixados mamando na mãe. Pode ser importante treinar novamente o bezerro para mamar em um bico de mamadeira, permitindo que ele sugue um dedo antes de oferecer a mamadeira. Em bezerros mais velhos que podem ser desmamados, o desmame pela introdução do feno e do concentrado faz com que o bezerro retorne ao normal muito rapidamente. Os movimentos ruminais, por meio do reflexo de eructação e ruminações, se tornam normais em 1 a 2 semanas.

A administração de colostro e outros líquidos a bezerros usando uma sonda esofágica não induz o fechamento da goteira esofágica. Entretanto, colostro e outros líquidos administrados diretamente no rúmen com sonda se movem do pré-estômago para o abomaso em minutos. O fornecimento de colostro a bezerros neonatos por meio de uma sonda esofágica poupa tempo e é um método efetivo para obter um nível ótimo de imunoglobulinas séricas. Isso é particularmente útil em grandes rebanhos leiteiros, uma vez que o colostro pode ser administrado a bezerros imediatamente após o nascimento.

Na necropsia, o rúmen de bezerros com síndrome do bebedor ruminal está aumentado, e eles apresentam graus variados de hiperqueratose e paraqueratose. A atrofia de vilosidades é proeminente no intestino delgado, que retorna parcialmente ao normal quando o reflexo da goteira esofágica é restaurado.

Os bezerros acometidos podem ser tratados fazendo com que eles mamem no dedo do tratador enquanto recebem uma pequena quantidade de leite integral de vaca ou sucedâneo do leite. De maneira ideal, os bezerros que se recuperaram da síndrome do bebedor ruminal devem receber várias refeições pequenas de leite ou sucedâneo do leite frequentemente.

REFERÊNCIAS BIBLIOGRÁFICAS

1. Trefz FM, et al. J Vet Intern Med. 2015;29:678.
2. Trefz FM, et al. BMC Vet Res. 2012;8:238.
3. Marshall TS, et al. Am J Vet Res. 2005;66:364.
4. Schaer S, et al. J Vet Med A Physiol Pathol Clin Med. 2005;52:325.
5. Wittek T, et al. Am J Vet Res. 2005;66:537.
6. Labussiere E, et al. Animal. 2014;8:1643.
7. Braun U, Gautschi A. Acta Vet Scand. 2012;55:1.

Ingurgitamento agudo por carboidratos em ruminantes (acidose láctica ruminal, sobrecarga ruminal) e acidose ruminal subaguda

Etiologia

A *acidose ruminal aguda* é causada mais comumente pela ingestão súbita acidental de doses tóxicas de alimentos ricos em carboidratos, como grãos. Causas menos comuns incluem o ingurgitamento por maçãs, uvas, pães, massa de padeiro, açúcar de beterraba, beterraba, grãos de cervejaria úmidos incompletamente fermentados na cervejaria e soluções concentradas de sacarose usadas na apicultura. A *acidose ruminal subaguda (ARSA)* em bovinos leiteiros é um distúrbio da fermentação ruminal em vacas de leite causado pela ingestão de grande quantidade de concentrado e quantidade inadequada de fibras, fornecidos com o intuito de aumentar a produção de leite no início da lactação.

Sinopse

- Etiologia: ingestão súbita de uma grande quantidade de carboidratos altamente fermentáveis
- Epidemiologia: consumo acidental de quantidade excessiva de alimentos altamente digeríveis por bovinos ruminantes, como cereais, milho, pão de padaria, uvas, maçãs etc. Em confinamentos de bovinos e de cordeiros, a introdução rápida de dietas com alto teor de grãos é o principal fator de risco. Surtos ocorrem quando os animais têm acesso a grande quantidade de grãos. Há uma alta taxa de mortalidade quando uma quantidade grande de grãos é ingerida. Acidose ruminal subaguda é considerada um problema importante em rebanhos leiteiros
- Achados clínicos: anorexia, depressão, desidratação, estase ruminal, diarreia profusa com odor agridoce das fezes, que podem conter milho não digerido, fraqueza e ataxia levando a decúbito. O rúmen pode ou não estar cheio, mas atonia e sons de chapinhar em líquido são audíveis ao baloteamento. Laminite e ruminite micótica são complicações
- Patologia clínica: pH do líquido ruminal abaixo de 5, protozoários ruminais ausentes ou inativos no líquido ruminal; hemoconcentração, altas concentrações sanguíneas de L-lactato e D-lactato; hipocalcemia
- Lesões: ruminite aguda com congestão e inflamação da mucosa ruminal. Inflamação micótica e necrose dos pré-estômagos e hepatite fúngica se a doença durar muitos dias
- Confirmação do diagnóstico: pH do líquido ruminal abaixo de 5
- Lista de diagnósticos diferenciais: indigestão simples, hipocalcemia puerperal, mastite coliforme hiperaguda, peritonite aguda difusa
- Tratamento: triagem para determinar quais animais precisam de tratamento clínico, lavagem ruminal ou ruminotomia. Correção da acidose ruminal e sistêmica com agentes alcalinizantes por via parenteral ou oral, dependendo da gravidade. Terapia hidreletrolítica conforme a necessidade. Restaurar a motilidade dos pré-estômagos e dos intestinos fornecendo feno palatável
- Controle: evitar o acesso acidental a grãos. Introdução gradual de dieta com alto teor de grão em confinamento. Ração mista total que contenha forragem picada e grãos para assegurar a ingestão controlada de carboidratos. Manejo alimentar cuidadoso das vacas de leite durante o final da gestação e o início da lactação. Uso de ionóforos no alimento para alterar o metabolismo ruminal e potencialmente controlar a acidose ruminal.

Epidemiologia

Ocorrência

Todos os tipos de bovinos e ovinos *ruminantes* são suscetíveis à acidose ruminal aguda, mas a enfermidade é mais comum em bovinos confinados. Ela também surge em confinamento de cordeiros, além de ter sido relatada em caprinos, cervos selvagens e ungulados domesticados; ARSA é mais comum em bovinos leiteiros que recebem dieta com alto teor de grãos.

Dieta prévia e alteração da ração

Uma vez que o tipo e o nível de concentrado na ração consumida por um ruminante afetam o número e as espécies de bactérias e protozoários no rúmen, a alteração de uma ração para outra requer um período de adaptação microbiana, que se refere a um intervalo variável de tempo antes de a estabilização ocorrer. Os animais alimentados com rações com baixa energia são mais suscetíveis à mudança rápida para rações de alta energia, uma vez que a adaptação satisfatória não ocorre rápido o suficiente. Isso resulta no início rápido de fermentação anormal.

Consumo acidental de excesso de carboidratos

A ocorrência da doença é comum após o consumo acidental de quantidades tóxicas de grãos por bovinos que têm acesso súbito a grandes quantidades de grãos. Um único animal ou um grupo de vacas famintas podem invadir o local de armazenamento de grãos e encontrar um grande suprimento de grãos não protegidos, o que não é incomum em fazendas de criação de gado e de cultivo de grãos. Outra ocorrência comum se dá quando os bovinos são deixados sob o cuidado de um tratador que, não tendo ciência do esquema de alimentação, fornece aos bovinos uma quantidade excessivamente grande de grãos à qual eles não estão acostumados. Surtos ocorreram em rebanhos leiteiros após o mau funcionamento de alimentadores automáticos, que forneceram muitas vezes a quantidade normal de grão. Em um surto similar, vacas recentemente paridas consumiram uma quantidade excessiva de alimentos fornecidos pelo alimentador automático que não foram ingeridos por outras vacas em razão do clima quente.

Surtos ocorreram quando os bovinos pastaram em campos de milho-verde que não foi colhido, quando bovinos ou ovinos tiveram acesso a campos de palhada nos quais uma grande quantidade de grãos perdidos pelas colhedeiras estava disponível sobre o solo e após a alimentação irregular com uma grande quantidade de outros alimentos e subprodutos menos comuns para animais, como pão, massa de pão e resíduos úmidos de cervejaria. Os problemas normalmente surgem com esses alimentos quando uma quantidade maior do que o normal é fornecida a bovinos pela primeira vez ou em razão da escassez dos alimentos fornecidos habitualmente.

Bovinos de confinamento

A ocorrência de sobrecarga por grãos em bovinos confinados, todavia, tem ganhado mais atenção, presumivelmente em razão do seu impacto econômico. Distúrbios digestivos contabilizam aproximadamente 25 a 35% das mortes em bovinos em confinamento e podem contribuir para a diminuição do desempenho e da eficiência de produção. A economia em produção de gado de corte confinado dita que os bovinos devem ganhar peso na sua taxa máxima potencial, o que normalmente envolve fornecer a eles ração completa com alto teor de grãos rapidamente. A economia também favorece o processamento de grão por um dos vários métodos disponíveis que aumentarão a disponibilidade de amido e a taxa de degradação no rúmen. Todos esses fatores favorecem a alta incidência de sobrecarga por grãos em bovinos confinados.

Existem alguns períodos críticos durante os quais a sobrecarga por grãos ocorre em bovinos confinados. Ao introduzir a alimentação aos bovinos, os animais com experiência prévia na ingestão de grãos comumente consumirão doses tóxicas, caso seja oferecida ração com alta porcentagem de grãos. A doença é comum em bovinos confinados nos quais a ingestão diária de alimentos foi trazida para o que é considerado o mesmo que alimentação à vontade e eles se ingurgitam. Ao aumentar a concentração de grãos na ração de um nível para outro, se o incremento for muito grande, a quantidade total de grãos consumidos por alguns bovinos será excessiva. Alterações rápidas na pressão barométrica podem afetar a ingestão voluntária de bovinos. Uma mudança rápida para tempo frio pode resultar em aumento moderado na ingestão de alimentos em animais que recebem alimento *ad libitum*, e são possíveis surtos de sobrecarga por carboidratos. Quando a chuva está envolvida, os alimentos se tornam úmidos e, possivelmente, mesmo mofados, e a ingestão de alimentos diminuirá, mas, quando o alimento seco ou fresco é oferecido novamente, pode haver um aumento marcante na ingestão de alimentos que resulta em sobrecarga por carboidratos.

A doença também ocorre quando bovinos que receberam ração com alto teor de grãos (ração total) ficaram famintos em razão do jejum por 12 a 24 h como resultado da quebra do moinho de ração ou do maquinário de fornecimento. Oferecer um suprimento ilimitado de alimento para esses bovinos, com frequência, resultará em casos graves de sobrecarga por grãos. Em grandes confinamentos nos quais a comunicação pode ser um problema, o fornecimento acidental de ração com um grande teor de grãos para bovinos que estão recebendo rações com alto teor de forragens representa uma causa comum de doença.

As lesões ruminais decorrentes da ruminite e da paraqueratose ruminal, comuns em bovinos confinados ao abate, provavelmente estão associadas ao fornecimento contínuo de grãos. Essas lesões, com frequência, são acentuadas no abate em bovinos bem nutridos, e seus efeitos sobre o ganho de peso vivo e conversão alimentar não são conhecidos.

Rebanhos de reprodutores de corte

Vacas em rebanhos de corte de reprodução podem desenvolver acidose ruminal aguda se receberem rações com alto teor de energia durante a alimentação de inverno sem um período de adaptação.

Confinamento de cordeiros e bezerros que recebem dieta líquida

Surtos da doença ocorrem em cordeiros confinados nos quais os animais começam a receber ração com alto teor de grãos sem um período de adaptação. A doença não é tão comum em cordeiros quanto em bovinos, talvez porque cordeiros, em geral, sejam alimentados com aveia.

Ruminite e acidose metabólica foram relatadas quando bezerros neonatos receberam dieta líquida forçada ou soluções eletrolíticas que continham carboidratos de fácil digestão.

Rebanhos de bovinos de leite

ARSA ocorre em rebanhos de bovinos leiteiros que recebem rações com alto teor de grãos e baixo teor de fibras no início da lactação. É considerada de grande importância econômica em razão da possível associação com laminite em rebanhos leiteiros.

A transição de gestante não lactante para não gestante lactante é o período durante o qual a maioria das doenças metabólicas ocorre em vacas-leiteiras. Durante esse período, compreendido entre 3 semanas antes até 3 semanas após o parto, a dieta da vaca muda de uma alimentação com alto teor de fibras e baixo teor de concentrados para uma dieta com alto teor de concentrados e menor teor de fibras. Vacas que não foram adaptadas a essas dietas com alto teor de grãos são particularmente suscetíveis à acidose ruminal. A ARSA se caracteriza por surtos repetidos de diminuição do pH ruminal entre 5,2 e 5,6. A anormalidade frequentemente resulta da ingestão de uma grande quantidade de carboidratos rapidamente fermentáveis, que leva ao acúmulo de ácidos orgânicos no rúmen. Até 20% das vacas em rebanhos leiteiros comerciais no início ao meio da lactação apresentam pH ruminal menor do que 5,5, um indicativo de ARSA. As perdas econômicas associadas à ARSA têm sido estimadas em $1,12 por vaca por dia.

Observações de campo sugerem que vacas no período periparto estão sob risco de ARSA em razão do tempo necessário para que a microflora ruminal e as papilas se adaptem ao aumento na ingestão de concentrados imediatamente antes do parto e durante o início da lactação, quando a ingestão de alimentos aumenta rapidamente para suprir as necessidades energéticas de vacas-leiteiras de alta produção. A adaptação da microflora ruminal e das papilas de um sistema apropriado para forragem para um sistema capaz de usar rações de alta energia para lactação requer uma mudança gradual durante o período de 3 a 5 semanas.

A necessidade de adaptação de vacas individuais às rações de alta energia e a prática comum de alimentar vacas-leiteiras como grupos resultam no risco de desenvolvimento de ARSA em vacas no período periparto. Por motivos práticos, como a ração mista total tem se tornado cada vez mais comum, muitos rebanhos leiteiros limitam o número de rações a apenas uma ração de vaca seca e uma única ração de vacas em lactação em razão do tempo e do trabalho necessários para misturar cada ração. Esse sistema tem dificultado a introdução de concentrados a vacas individuais nas primeiras semanas após o parto. Se a ração de vaca seca não resultou em adaptação da microflora ruminal necessária para rações com alta energia, acidose pode ocorrer quando a vaca é alimentada com a ração do grupo e lactação. A energia de uma ração pode ser aumentada seguramente em incrementos de 10%. Por exemplo, uma mudança de uma densidade energética de 0,70 Mcal/lb EL_l (energia líquida, lactação) para 0,77 Mcal/lb EL_l por dia pode ser considerada segura. O National Research Council recomenda que a mistura total de rações para vacas secas tenha 0,57 Mcal/lb EL_l, e que uma vaca de alta produção em lactação deve receber 0,78 Mcal/lb EL_l. Usando a orientação de 10% para alteração gradual da energia, seriam necessárias pelo menos duas rações intermediárias.

Produtores de leite tentam minimizar o *balanço energético negativo* de vacas em lactação no início da lactação maximizando a ingestão de concentrado no início do período pós-parto. O início do período de lactação é um período de alto risco para vacas-leiteiras em lactação se elas receberem rações com componentes separados por três razões:

1. Concentrados são consumidos pela vaca em detrimento da forragem.
2. O consumo de forragem normalmente não é mensurado com base em vacas individuais e comumente assume-se que seja a média aproximada do rebanho.
3. A ingestão de matéria seca da vaca no período periparto é menor do que se acreditava comumente, e é muito dinâmica durante todo esse período.

Portanto, vacas de alta produção em lactação que consomem uma grande quantidade de grãos com alta energia são suscetíveis à ARSA durante o início da lactação.

Recomendações de campo para alimentação do componente concentrado durante as primeiras 3 semanas de lactação são normalmente excessivas. O fornecimento de quantidade excessiva de concentrado e insuficiente de forragem resulta em rações deficientes em fibra que, provavelmente, causam acidose subaguda. A mesma situação pode ocorrer durante os últimos poucos dias antes do parto, se a ração for fornecida em componentes separados; como a ingestão de matéria seca diminui antes do parto, vacas secas consumirão preferencialmente muito concentrado e fibra insuficiente, e desenvolverão acidose.

ARSA também pode ser causada pela formulação de rações que contenham quantidade excessiva de carboidratos rapidamente fermentáveis, uma deficiência de fibras ou erro no fornecimento de rações. Recomendações quanto ao conteúdo de fibras de rações de vacas-leiteiras estão disponíveis no National Research Council (*Nutrient Requirements of Dairy Cattle*). Erros na quantidade de matéria seca em rações totais são comumente relatados como relacionados com a falha em se ajustar às mudanças no teor de umidade da forragem.

Taxas de morbidade e de mortalidade

Surtos da doença ocorrem em rebanhos bovinos mantidos em propriedades de cultivo de grãos e em confinamentos. Dependendo da espécie do grão, da quantidade total ingerida e da experiência prévia do animal, a morbidade variará de 10 a 50%. A taxa de mortalidade pode ser de até 90% em casos não tratados, enquanto, em casos tratados, de até 30 a 40%.

Tipos e quantidade tóxica de alimentos

Trigo, cevada e grãos de milho são os mais tóxicos quando ingeridos em grande quantidade. Aveia e grãos de sorgo são os menos tóxicos. Todos os grãos são mais tóxicos quando moídos finamente ou mesmo amassados ou apenas quebrados, porque são processos que expõem o componente amido do grão à microflora ruminal. A alimentação experimental de cevada não processada a bovinos não resultou em ruminite, enquanto o fornecimento de cevada amassada foi associado a lesões ruminais. Um suprimento irrestrito de pão causou surtos.

A quantidade de alimento necessária para causar a doença aguda depende da espécie de grão, da experiência prévia do animal com o grão, da sua condição nutricional e do escore de condição corporal e da natureza da microflora ruminal. Bovinos leiteiros acostumados a dietas com alto teor de grãos podem consumir 15 a 20 kg de grãos e desenvolver apenas doença moderada, enquanto vacas de corte e bovinos em confinamento podem se tornar agudamente doentes e morrer após a ingestão de 10 kg de grãos, aos quais eles não estavam acostumados. A quantidade de alimento letal varia de 50 a 60 g de trigo esmagado por quilograma de PC em ovinos desnutridos e 75 a 80 g/kg PC em ovinos bem nutridos, e em bovinos, doses que variaram de 25 a 62 g/kg PC de cereal moído ou de milho produziram acidose grave.

Patogênese

O resumo dos eventos que ocorrem no rúmen e dos efeitos sistêmicos no animal com acidose ruminal aguda é apresentado aqui. A enfermidade fornece um exemplo excelente de acidose de íons fortes (metabólica) em ruminantes.

Mudanças na microflora ruminal

A ingestão de quantidades excessivas de alimentos altamente fermentáveis por um ruminante é seguida em 2 a 6 h por uma mudança acentuada na população microbiana no rúmen. Ocorre aumento no número de *Streptococcus bovis*, que usa carboidratos para produzir uma grande quantidade de ácido láctico. Na presença de uma quantidade suficiente de carboidratos (uma quantidade tóxica ou letal), o organismo continuará a produzir ácido láctico, que diminui o pH do rúmen para 5 ou menos, o que resulta em destruição das bactérias celulolíticas e dos protozoários. Quando uma grande quantidade de amido é adicionada à dieta, o crescimento de *S. bovis* não é mais restrito por fontes de energia, multiplicando-se mais rápido que outras espécies de bactérias.

Ácidos graxos voláteis e ácido láctico no rúmen

A concentração de ácidos graxos voláteis aumenta inicialmente, contribuindo para a diminuição no pH ruminal. O pH baixo permite que os lactobacilos usem grandes quantidades de carboidratos no rúmen para produzir quantidades excessivas de ácido láctico, o que resulta em *acidose láctica ruminal*. Tanto a forma D quanto L do ácido são produzidas, o que aumenta acentuadamente a osmolalidade ruminal, e água é puxada da circulação sistêmica, causando hemoconcentração e desidratação. A osmolalidade ruminal aumenta de um valor normal de 280 mOsm/kg para quase 400 mOsm/kg, e esse aumento na osmolaridade ruminal tem um papel importante na diminuição do apetite e no aumento da desidratação, uma vez que o volume extracelular é translocado para dentro do rúmen.

Parte do ácido láctico é tamponado por tampões ruminais, mas uma grande quantidade é absorvida pelo rúmen, e uma parte se move e é absorvida posteriormente no trato intestinal. O lactato é um ácido 10 vezes mais forte que os ácidos graxos voláteis, e o acúmulo de lactato eventualmente excede a capacidade tamponante do líquido ruminal. Conforme o pH ruminal declina, a amplitude e a frequência das contrações ruminais diminuem e, em um pH de aproximadamente 5, ocorre a atonia ruminal. Acredita-se que o aumento na concentração de ácidos graxos voláteis indissociados no rúmen seja mais importante que o aumento na concentração de ácido láctico ou a diminuição do pH ruminal como causa de atonia ruminal. Experimentalmente, a atonia ruminal surge em ovinos em 8 a 12 h após o ingurgitamento por grãos, mas o mecanismo fisiopatológico exato para a perda de motilidade dos pré-estômagos não foi determinado. Acredita-se que a diarreia seja osmótica em razão do grande aumento na osmolaridade ruminal e da consequente osmolaridade do intestino delgado e grosso, que é similar ao efeito catártico de sulfato de magnésio administrado via oral.

Na acidose láctica experimental usando sacarose em ovinos, a ingestão de alimentos não retorna até que o pH ruminal tenha voltado a 6 ou mais, e o ácido láctico não seja mais detectável no rúmen. O fluxo sanguíneo renal e a taxa de filtração glomerular também estão diminuídos, resultando em anúria. Choque e morte ocorrem eventualmente. Todos esses eventos podem acontecer dentro de 24 h após o ingurgitamento com uma dose letal de carboidratos; com doses tóxicas, o curso de eventos pode levar 24 a 48 h.

Acidose láctica sistêmica

O ácido láctico absorvido atua como um ânion forte, e, quando absorvido em quantidades grandes o suficiente, resulta em diminuição da diferença de íons fortes (a diferença de carga entre cátions fortes e ânions fortes) e acidose de íons fortes e acidemia. O L-lactato é metabolizado rapidamente a bicarbonato, aumentando a diferença de íons fortes no plasma e o pH sanguíneo para a faixa normal. O D-lactato é metabolizado muito lentamente, e as concentrações plasmáticas diminuem principalmente por excreção renal, que é baixa em casos avançados de acidose ruminal em razão da desidratação intensa. Em animais com desidratação branda a moderada que sobrevivem à forma aguda da doença, a depuração rápida de L-lactato e D-lactato e outros mecanismos compensatórios podem supercompensar, resultando em alcalose. Em casos graves de acidose láctica, a reserva plasmática de bicarbonato está diminuída, o pH sanguíneo diminui constantemente e a pressão sanguínea e o fluxo sanguíneo renal diminuem, causando diminuição da pressão de perfusão e suprimento de oxigênio para os tecidos periféricos. Isso resulta em um aumento adicional no ácido láctico em decorrência da respiração celular e da diminuição da eliminação de D-lactato na urina.

Tanto o D quanto o L-lactato são produzidos. O ácido L-láctico é usado muito mais rapidamente do que o isômero D, que se acumula e causa acidose D-láctica grave. Se a taxa de entrada do ácido láctico nos líquidos corporais não for muito rápida, mecanismos compensatórios conseguirão manter o pH sanguíneo compatível até que a crise termine, e a recuperação normalmente é rápida. Isso pode explicar a observação comum de que bovinos confinados podem ficar doentes por alguns dias após receberem ração rica em grãos, mas se recuperam rapidamente, enquanto em outros casos, quando a taxa de entrada é rápida, os mecanismos compensatórios são sobrepujados e o tratamento urgente torna-se necessário.

Ruminite química e micótica

A alta concentração de ácido láctico no rúmen causa ruminite química, que é precursora da ruminite micótica naqueles animais que sobrevivem; isso ocorre aproximadamente 4 a 6 dias depois. O pH baixo do rúmen favorece o crescimento de *Mucor*, *Rhizopus* e *Absidia* spp., que invadem os vasos ruminais, causando trombose e infarto. A inoculação de *A. corymbifera* VO em ovinos com acidose ruminal experimental produzida com cevada causou descamação das camadas superficiais da mucosa e necrose focal da lâmina própria às camadas musculares. Ruminite bacteriana grave também ocorre. Necrose disseminada e gangrena podem afetar toda a metade ventral da parede ruminal e levar ao desenvolvimento de peritonite aguda. A lesão à víscera causa atonia completa, o que, somado à toxemia resultante da gangrena, normalmente é suficiente para levar à morte. Omasite micótica e ruminite também podem ocorrer sem histórico de ingurgitamento por grãos em bovinos. A anorexia e a atonia dos pré-estômagos associadas a uma enfermidade primária em outros sistemas orgânicos podem predispor a mucosa à infecção fúngica em razão de refluxo abomasal de ácido e do uso prolongado de antimicrobianos.

Ruminite crônica e paraqueratose ruminal são comuns em bovinos alimentados por longos períodos com ração à base de grãos, e as lesões são atribuídas à acidose crônica, embora as arestas de cevada e pelos ingeridos possam contribuir para a gravidade das lesões.

Abscessos hepáticos

Em uma ruminite química não complicada, a mucosa ruminal se esfacela e cicatriza, com formação de tecido cicatricial e alguma regeneração da mucosa. Abscessos hepáticos ocorrem comumente como complicação resultante da combinação de ruminite causada pela acidose láctica, que permite que *Fusobacterium necrophorum* e *Trueperella* (anteriormente *Arcanobacterium* ou *Corynebacterium*) *pyogenes* entrem diretamente nos vasos ruminais e se disseminem para o fígado, que pode ter sofrido lesão pela acidose láctica. Necrose de coagulação difusa grave, hiperplasia do epitélio dos ductos biliares e degeneração dos túbulos renais podem estar presentes histologicamente. Uma pequena proporção de bovinos com abscessos hepáticos evolui para o desenvolvimento da *síndrome da veia cava caudal*, que é abordada no Capítulo 12.

Em bovinos alimentados com ração à base de grãos, mesmo com o controle da ingestão diária, surgem lesões às células hepáticas e disfunção hepática, embora a adaptação dietética possa ter ocorrido no período de 2 a 3 semanas. O perfil bioquímico indica que a adaptação metabólica completa requer pelo menos 40 dias após o início do fornecimento de grãos.

Laminite

Ocorre nas formas aguda, subclínica e crônica associadas a graus variáveis de gravidade da acidose ruminal. A associação entre acidose e laminite parece estar relacionada com a alteração da hemodinâmica da microvasculatura periférica. Substâncias vasoativas são liberadas durante a diminuição do pH ruminal, bacteriólise e degradação tecidual. Essas substâncias causam vasoconstrição e dilatação, que lesionam a microvasculatura do córion. Ocorrem isquemia, que causa diminuição do oxigênio e nutrientes que chegam às extremidades do córion, e edema celular. A isquemia causa degradação física da junção entre os tecidos estruturalmente críticos para a locomoção, e o edema celular dentro de uma estrutura fechada não complacente tal como o casco pode resultar em diminuição ainda maior do fluxo sanguíneo dentro do dígito. A rotação insidiosa da falange distal (osso podal) pode resultar em alteração anatômica permanente. As manifestações da laminite subclínica são hemorragias e coloração amarelada da sola. Outras manifestações clínicas incluem sola dupla, erosão de talão, concavidade da parede dorsal e formação de anéis na parede dorsal.

Outras substâncias tóxicas produzidas

Muitas substâncias tóxicas além do ácido láctico foram sugeridas como contribuintes para a doença. O aumento na concentração de histamina foi verificado no rúmen de bovinos experimentalmente ingurgitados, mas seu possível papel na doença permanece desconhecido. A histamina não é absorvida no rúmen, exceto em valores de pH anormalmente altos, mas o é no intestino delgado. Laminite ocorre em alguns casos de sobrecarga ruminal, mas a patogênese não é conhecida.

Outras substâncias que foram recuperadas do rúmen em casos de sobrecarga por grãos incluem endotoxinas, etanol e metanol. Na acidose láctica induzida experimentalmente em bovinos com 70 g de cevada por quilograma de PC, são produzidos endotoxinas e metabólitos do ácido araquidônico que podem ser importantes. Entretanto, o papel das endotoxinas ainda é incerto, mas parece ser menor em razão da depuração hepática efetiva. Endotoxinas administradas no intestino de ovinos com acidose láctica não são absorvidas. *Clostridium perfringens* e bactérias coliformes também foram encontradas em maior número, mas sua relevância não foi determinada. As alterações eletrolíticas que ocorrem incluem hipocalcemia branda causada por má-absorção temporária, perda de cloreto sérico causada por sequestro no abomaso como resultado da hipomotilidade gastrintestinal e aumento na concentração sérica de fosfato causada pela insuficiência renal.

Acidose láctica experimental

A doença pode ser reproduzida em bovinos e ovinos com uma variedade de grãos, frutas, açúcares e soluções puras de ácido láctico. A administração oral de sacarose a 18 g/kg PC para cabras pode causar acidose láctica. Em bovinos, a sacarose é usada para induzir a acidose láctica ruminal experimentalmente. A gravidade da doença experimental e a magnitude das alterações fisiopatológicas variam dependendo da substância usada, mas ocorrem alterações similares às da doença natural.

Lesões no cérebro foram relatadas na doença experimental em ovinos e em casos de ocorrência natural em bovinos, mas sua patogênese e relevância não foram determinadas. Ocorrem alterações detectáveis na composição celular e bioquímica do líquido cerebroespinal que sugerem que a barreira hematencefálica possa estar afetada. Experimentalmente, doses subletais de ácidos graxos voláteis, lactato e succinato têm efeito na função hepática. Doses tóxicas e letais de butirato podem causar paralisia flácida súbita e morte por asfixia.

Acidose ruminal subaguda (bovinos de leite)

Ainda há discordância quanto à definição de ARSA, embora se aceite que essa definição deva ser focada no pH ruminal. Parte da discordância é causada por diferenças no pH ruminal médio, mensurado por sonda gástrica ou ruminocentese, em que, aparentemente, os valores obtidos pela sonda ruminal são 0,3 unidade maior que aqueles obtidos por ruminocentese. Essa diferença pode refletir diferenças na manipulação da amostra, uma vez que o pH da urina por micção espontânea, com frequência, é 0,2 a 0,3 unidade de pH maior que na amostra obtida por cateterização da bexiga coletada anaerobicamente; acredita-se que a perda de dióxido de carbono colabore para a diferença nos valores de pH. Parte da discordância é causada pelo fato de a *ARSA ser o resultado da diminuição repetitiva transitória e da diminuição moderada do pH ruminal*, comparada com a acidose ruminal aguda, que é o resultado de uma *diminuição acentuada e contínua no pH ruminal*. Existe um consenso cada vez maior de que *a definição de ARSA é de um pH ruminal (mensurado por ruminocentese) ≤ 5,5*;[1,2] preferencialmente, esse pH baixo deve ser mantido por pelo menos 3 h em cada dia.[3,4] Contudo, deve-se ter em mente que a digestibilidade de fibras *in vitro* está diminuída quando o pH é inferior a 6,2.[5]

A patogênese da ARSA em vacas-leiteiras em lactação não é tão bem compreendida quanto a da acidose ruminal aguda associada à ingestão súbita de uma grande quantidade de carboidratos imediatamente fermentáveis. Por exemplo, ela é mais comum em bovinos de corte que têm acesso acidental a grande quantidade de grãos. Em vacas-leiteiras no início da lactação, a ARSA normalmente é causada pelo consumo de dietas com altos teores de carboidratos rapidamente fermentáveis ou teores marginais, com frequência deficientes, de fibras fisiologicamente ativas. ARSA tem sido documentada com maior frequência em rebanhos de confinamento que recebem ração misturada total ou componentes da dieta; contudo, também pode ocorrer em bovinos a pasto na Irlanda e na Nova Zelândia, onde há pastagens luxuriantes com alta concentração de carboidratos rapidamente fermentáveis e baixos teores de fibra efetiva.[5,6]

As alterações bioquímicas que ocorrem em vacas-leiteiras no início da lactação acometidas por ARSA não foram avaliadas detalhadamente. Na ARSA, a fermentação de carboidratos não estruturais leva à produção de uma grande quantidade de ácidos graxos voláteis e lactato, que se acumulam no rúmen e subsequentemente diminuem o pH ruminal. Tem sido difícil reproduzir a ARSA em vacas-leiteiras no início da lactação, mesmo com dietas como milho com alta umidade, grãos de milho secos quebrados e cevada. Esses alimentos não induziram ARSA, seja pela sua inabilidade em diminuir o pH ruminal rapidamente o suficiente, seja porque as vacas se recusaram a consumi-los.

Pellets de trigo e cevada serão imediatamente consumidos por vacas em lactação, resultando em diminuição contínua do pH ruminal. Quando vacas com ARSA experimental podem escolher entre feno de alfafa e pellets de alfafa, optarão pelo feno de alfafa com mais frequência, o que significa que as vacas-leiteiras podem aumentar a sua preferência dietética por alimentos com partículas mais longas quando for permitida essa escolha durante surtos de ARSA. Uma vez que a ingestão de feno longo resulta em maior produção de saliva e tamponamento ruminal do que a ingestão de alfafa peletizada, isso indica que as vacas selecionam alimentos com alta capacidade de tamponamento ruminal na tentativa de prevenir a ARSA. Quando bicarbonato de sódio *ad libitum* é oferecido para vacas com ARSA, elas não selecionam o composto para atenuar a acidose ruminal. Quando vacas com ARSA podem escolher entre dois pellets-teste, um contendo 4% de bicarbonato de sódio e outro contendo 4,5% de cloreto de sódio, a de pellets de bicarbonato de sódio aumentou com o tempo, mas a de pellets de cloreto de sódio permaneceu inalterada.

Há evidências de que o ácido láctico não é o agente causal da diminuição prolongada do pH do conteúdo ruminal. Estudos mostraram apenas concentrações baixas de lactato entre 0,45 e 0,74 mMol/ℓ em vacas suspeitas de ARSA. A produção excessiva de ácidos graxos voláteis pode ser um fator contribuinte mais importante para a ARSA em vacas-leiteiras em lactação.

A indução de ARSA pela ingestão de excesso de trigo/cevada diminui a digestão ruminal de fibras detergentes neutras de fenos de gramíneas, fenos de leguminosas e silagem de milho. Acredita-se que a ARSA afete a produtividade de vacas-leiteiras por meio da diminuição da ingestão de fibras, uma vez que o pH baixo afeta negativamente as bactérias celulolíticas. A indução de ARSA em vacas-leiteiras em lactação por meio da substituição de 25% da ração misturada total com pellets que consistem em 50% trigo e 50% cevada diminuiu a matéria seca *in situ* e a digestão de fibras detergentes neutras do feno misto. O desaparecimento de fibras detergentes neutras foi reduzido de 39,5% para 30,9%.

Quando a dieta é alterada, o pH ruminal diminui consideravelmente em vacas-leiteiras após o parto. O monitoramento do pH ruminal durante o período de transição de vacas-leiteiras, nas quais a razão entre concentrado e forragem foi alterado de 70:30 para 55:45 no parto, mostrou que 1 semana antes do parto o pH diário médio foi de 6,83, o tempo médio diário de pH ruminal abaixo de 6 foi de 26 min, com tempo diário médio de pH ruminal abaixo de 5,6 de 6 min. Durante a primeira semana após o parto, a média diária de pH foi de 6,51, e o tempo médio diário com pH ruminal abaixo de 6 e de 5,6 foi de 312 e 60 min, respectivamente. A diminuição do pH ruminal é associada ao aumento na taxa de produção de ácidos graxos voláteis, que aumentam temporariamente a concentração de ácidos graxos voláteis no rúmen, até que a capacidade de absorção da mucosa ruminal para ácidos graxos voláteis tenha sido aumentada.

A patogênese da ruminite, das anormalidades hepáticas e laminite associadas à ARSA é considerada similar àquela descrita anteriormente para acidose ruminal aguda.

Sinais clínicos

Velocidade de início e gravidade

A velocidade de início da doença varia de acordo com a natureza do alimento, sendo mais rápida com alimentos moídos do que com grãos inteiros. A gravidade aumenta com a quantidade de alimento ingerido. Se os bovinos forem examinados clinicamente algumas horas após o ingurgitamento, a única anormalidade que pode ser detectável é a *distensão do rúmen e do abdome*, e, ocasionalmente, algum desconforto abdominal, evidenciado pelo escoiceamento do abdome. Na *forma branda*, os bovinos acometidos estão anoréxicos e ainda ligeiramente alertas e ativos, e as fezes podem estar mais amolecidas que o normal. Os movimentos ruminais estão diminuídos, mas não completamente ausentes. Bovinos acometidos não ruminam por alguns dias, mas normalmente começam a comer no terceiro ou quarto dia sem nenhum tratamento específico.

Em surtos da forma grave, em 24 a 48 h, alguns animais estarão em decúbito, alguns apresentarão andar desorientado e outros estarão em posição quadrupedal, quietos e sozinhos. A maioria dos bovinos acometidos está anoréxica, apática e deprimida. Ranger de dentes pode ocorrer em, aproximadamente, 25% dos ovinos e caprinos acometidos. Uma vez doentes, eles normalmente não ingerirão água, mas bovinos podem se ingurgitar com água se ela estiver disponível imediatamente após o consumo de uma grande quantidade de grãos secos. Em um surto, a inspeção das fezes no chão normalmente revelará muitos pontos de fezes amolecidas a aquosas.

Animais individuais

Depressão, desidratação, inatividade, fraqueza, distensão abdominal, diarreia e *anorexia* são típicas. A temperatura normalmente está abaixo do normal, 36,5 a 38,5°C, mas os animais expostos ao sol podem ter temperatura de até 41°C. Em ovinos e caprinos, a temperatura retal pode estar ligeiramente maior que o normal. A frequência cardíaca em bovinos normalmente está elevada e continua a aumentar com a gravidade da acidose e a insuficiência circulatória. Em geral, o prognóstico é melhor naqueles animais com frequência cardíaca abaixo de 100 bpm do que naqueles com frequência de até 120 a 140 bpm. Em ovinos e caprinos, a frequência cardíaca pode ser maior que 100 bpm. A respiração normalmente é superficial e a frequência aumentada até 60 a 90 respirações/min. Uma secreção mucopurulenta é comum, uma vez que os animais falham em lamber suas narinas.

Diarreia quase sempre está presente e normalmente é profusa, e as fezes têm coloração pálida com odor agridoce óbvio. As fezes comumente contêm uma quantidade excessiva de grãos na sobrecarga por grãos, apresentando cascas e sementes quando da ingestão de uvas ou maçãs. A ausência de fezes é considerada por alguns médicos-veterinários um sinal prognóstico desfavorável, mas a diarreia é muito mais comum. A *desidratação é grave e progressiva*. Em casos brandos, a desidratação é de, aproximadamente, 4 a 6% do PC, e, com envolvimento grave, de até 10 a 12% do PC. Anúria é um achado comum em casos agudos, e a diurese após a fluidoterapia representa um bom sinal prognóstico.

O exame cuidadoso do rúmen é importante. O conteúdo ruminal palpado pela fossa paralombar esquerda pode estar firme e massudo em bovinos que ingeriram previamente dieta à base de forragem e consumiram uma grande quantidade de grãos. Em bovinos que se tornaram enfermos com apenas uma pequena quantidade de grãos, o rúmen não necessariamente estará cheio, mas resiliente em razão da quantidade excessiva de conteúdo líquido palpado. Portanto, os achados de palpação do rúmen podem enganar e ser fonte de erro. As contrações primárias do rúmen-retículo normalmente estão totalmente ausentes, embora *sons de tilintar graves e sons de gorgolejo* associados a quantidade excessiva de líquido no rúmen sejam comumente audíveis. O líquido ruminal tem coloração verde-leitoso a castanho-oliva, com um odor ácido desagradável. A coleta de uma amostra de líquido ruminal em um béquer de vidro revelará a ausência de espuma. O *pH do líquido ruminal normalmente está abaixo de 5*.

Animais gravemente acometidos têm andar cambaleante e parecem bêbados, além de sua visão estar prejudicada. Eles esbarram em objetos e seu reflexo de preservação palpebral do olho está diminuído ou ausente. Investigações recentes em bezerros com diarreia associaram altas concentrações de D-lactato plasmático à diminuição do reflexo palpebral[7], e presumivelmente o mesmo ocorre em ruminantes adultos. O reflexo pupilar à luz normalmente está presente, mas é mais lento que o normal. Laminite aguda pode estar presente e é mais comum em casos que não foram gravemente acometidos e parecem apresentar uma boa resposta ao tratamento. Animais acometidos apresentam claudicação nos quatro membros, postura de proteção enquanto caminham lentamente e eventual relutância em se manter em posição quadrupedal. A claudicação comumente se resolve se o animal se recuperar da acidose aguda. Evidências de laminite crônica podem se desenvolver muitas semanas depois.

Decúbito normalmente ocorre após, aproximadamente, 48 h, mas pode surgir mais precocemente. Os animais acometidos ficam quietos e em decúbito, com frequência com suas cabeças viradas em direção ao flanco (posição auscultatória) e sua resposta a qualquer estímulo é muito diminuída, de maneira que eles parecem apresentar *paresia puerperal*. O início rápido de decúbito sugere um prognóstico desfavorável e a necessidade de tratamento urgente, uma vez que a morte pode ocorrer em 24 a 72 h após a ingestão dos alimentos. Evidências de melhora durante esse tempo incluem diminuição da frequência cardíaca, aumento na temperatura, retorno da movimentação ruminal e eliminação de grande quantidade de fezes amolecidas.

Os achados clínicos descritos anteriormente são os mais comuns, mas, quando um grupo de animais é exposto à superalimentação, no lote existem animais em todos os graus de gravidade, de uma indigestão simples – com casos que se recuperam espontaneamente – até casos graves com a necessidade de tratamento intensivo. O prognóstico muda de acordo com a gravidade, e as variáveis clínicas que são úteis ao decidir o curso de tratamento ou ação estão resumidas na Tabela 8.8.

Ultrassonografia

Ultrassonografia transabdominal da mucosa do rúmen tem potencial para ser uma ferramenta diagnóstica não invasiva útil para identificação de ARSA em bovinos.[8] A espessura da mucosa ruminal é inversamente associada ao pH ruminal, causado por alterações epiteliais induzidas pelo pH, principalmente na porção superior do saco ventral do rúmen. O melhor local para imagem ultrassonográfica pode ser obtido pela identificação da interseção de uma linha horizontal que passa através da junção costocondral e uma linha vertical centralizada na terceira vértebra lombar. Em um estudo preliminar usando um transdutor linear de 8 MHz, a espessura da mucosa ruminal > 7,3 mm nessa localização foi associada a pH do líquido ruminal < 5,5 aproximadamente 4 h após a alimentação.[8]

Ruminite micótica

Alguns animais parecem se recuperar após o tratamento, mas se tornam gravemente doentes novamente no terceiro ou quarto dia. A ruminite micótica é comum nesses animais e se caracteriza por um rúmen atônico preenchido por líquido, desidratação apesar da fluidoterapia, diarreia, anorexia, fraqueza que leva ao decúbito e morte em 2 a 3 dias causada por peritonite aguda difusa.

Complicações

Laminite crônica pode ocorrer várias semanas ou meses depois, sendo particularmente importante em rebanhos de gado leiteiro acometidos por ARSA. O mecanismo ainda não foi determinado e não parece estar relacionado à endotoxemia sistêmica, uma vez que raramente se detectam endotoxinas em bovinos com acidose ruminal aguda. Todavia, existe a hipótese de que a endotoxina absorvida na circulação porta crie uma resposta pró-inflamatória, mas que a endotoxina seja subsequentemente fagocitada por macrófagos residentes (células de Kupffer) no fígado. *Abortos* podem ocorrer 10 dias a 2 semanas depois em vacas gestantes que sobrevivem à forma grave da doença.

Acidose ruminal subaguda em vacas-leiteiras

ARSA tem sido reconhecida com frequência crescente em rebanhos leiteiros. Contudo, a definição de casos ainda não está bem descrita. Achados clínicos incluem laminite, diarreia intermitente, apetite subótimo ou ingestão cíclica de alimentos, alta taxa de descarte do rebanho, perda de condição corporal apesar da ingestão adequada de energia, abscessos hepáticos e hemoptise e epistaxe associadas à trombose da veia cava caudal e hemorragia pulmonar. Podem ocorrer diminuição da concentração de gordura no leite e produção subótima de leite na segunda lactação e em vacas em lactações subsequentes, quando comparadas às vacas de primeira lactação.

A diminuição da ingestão de matéria seca é relatada comumente em rebanhos com ARSA. As causas de diminuição da ingestão de matéria seca não foram determinadas, mas podem estar relacionadas com a motilidade ruminal mais fraca durante as fases de pH baixo, endotoxinas bacterianas e mudanças na osmolalidade do conteúdo ruminal.

A laminite é caracterizada por cristas na parede dorsal do casco, ulceração de sola, lesões de linha branca, hemorragias na sola e cascos de deformados. Sugere-se que, quando

Tabela 8.8 Orientações para o uso de sinais clínicos na avaliação da gravidade da sobrecarga por grãos em bovinos para a seleção de tratamentos de eleição.

Grau de gravidade	Parâmetros clínicos						
	Estado mental e força muscular	Grau de desidratação (% PC)	Distensão abdominal	Frequência cardíaca (min)	Temperatura corporal (°C)	Estado do rúmen; grau de repleção, consistência do conteúdo, movimentos e pH	Tratamento
Hiperaguda	Gravemente deprimido, fraqueza em decúbito lateral, incapaz de se manter em posição quadrupedal, cegueira aparente, pupilas dilatadas e resposta lenta	8 a 12	Acentuada	110 a 130	35,5 a 38	Distendido, com conteúdo ruminal fluido e macio, estase completa, líquido ruminal com odor agridoce, pH do líquido ruminal abaixo de 5 e normalmente de aproximadamente 4 Sem protozoários	Ruminotomia 5 ℓ de bicarbonato de sódio (5%) intravenoso (IV) em 30 min (para 450 kg de peso corporal [PC]) seguido por fluidos isotônicos balanceados e eletrólitos a 150 mℓ/kg PC por 6 a 12 h
Aguda	Deprimido, ainda capaz de andar, mas atáxico, anorexia completa, pode querer ingerir água, pupilas ligeiramente dilatadas e resposta lenta	8 a 10	Moderada	90 a 100	38,5 a 39,5	Distendido com líquido, estase completa, odor agridoce, conteúdo líquido, pH ruminal entre 5 e 6 Sem protozoários	Considerar abate imediato Lavagem ruminal ou ruminotomia Bicarbonato de sódio e fluidos IV como em casos hiperagudos Fornecer feno
Subaguda	Ligeiramente alerta e ativo, capaz de andar, sem ataxia, pode comer, normalmente quer beber água, pupilas normais	4 a 6 (quase indetectável clinicamente)	Branda ou ausente	72 a 84	38,5 a 39	Distensão moderada com líquido, alguma ingesta ruminal firme palpável, algumas contrações ruminais fracas, pH ruminal entre 5,5 e 6,5 Alguns protozoários vivos	Hidróxido de magnésio 500 g/450 kg PC no rúmen Fluidos se indicado Fornecer feno Deve começar a comer em 24 a 36 h
Branda	Alerta e ativo, capaz de andar, sem ataxia, ingere alimentos e água normalmente	Nenhuma detectável clinicamente	Não é significativa	Normal	Normal 38,5 a 39	Sem distensão detectável, conteúdo ruminal palpável, contrações ruminais ainda presentes, mas não tão fortes quanto o normal, pH ruminal 6,5 a 7 Atividade de protozoários quase normal	Fornecer feno e observar por 48 h Observar quanto à ocorrência de anorexia

a incidência de laminite excede 10% do rebanho, ela deve ser considerada um problema de rebanho relacionado ao manejo alimentar.

Patologia clínica

A gravidade da doença normalmente pode ser determinada pelo exame clínico, mas testes laboratoriais e a campo têm valor adicional, principalmente no diagnóstico de ARSA em vacas-leiteiras em lactação.

pH do líquido ruminal

Obtido por sondas ruminais especiais ou por ruminocentese pela parede abdominal ventral, pode ser mensurado a campo usando uma fita indicadora de pH de amplo espectro (2 a 12). O líquido ruminal deve ser examinado imediatamente, uma vez que o valor do pH aumentará quando exposto ao ar. Bovinos que foram alimentados com dieta à base de forragem apresentam pH ruminal de 6 a 7; aqueles em dieta à base de grãos apresentam um pH de 5,5 a 6. Um pH ruminal de 5 a 6 em bovinos alimentados com forragem sugere um grau moderado de anormalidade, mas o pH de menos de 5 sugere sobrecarga por grãos grave e a necessidade de tratamento agressivo. Bovinos confinados que receberam grãos por muitos dias ou semanas e estão acometidos por sobrecarga por grãos normalmente apresentam pH abaixo de 5.

A mensuração do pH do líquido ruminal não foi amplamente adotada, uma vez que existem preocupações do proprietário quanto à segurança da ruminocentese, e a obtenção de um líquido ruminal adequado usando uma sonda ruminal requer tempo e instalações adequadas.[8] Ainda é controverso se o líquido ruminal obtido por uma sonda especial fornece um reflexo preciso do pH ruminal. Desafios na amostragem do líquido ruminal usando sonda consistem em assegurar que a abertura da sonda esteja ventral à camada de fibras ruminal e na camada líquida, e que a amostra não seja contaminada por saliva. O uso de sondas desenhadas especialmente e a coleta rápida de uma grande quantidade de líquido ruminal aumentam a probabilidade de precisão da amostra em refletir o pH intrarruminal.[9] Não há dúvidas de que valores de pH coletados por ruminocentese e por sondas ruminais padrão sejam ruins em alguns estudos, mais provavelmente em decorrência do excesso de contaminação por saliva e exposição prolongada de uma grande superfície da amostra ao ar. O que permanece sobre a discussão é o nível de concordância entre valores de pH para o líquido ruminal coletado por ruminocentese ou por sondas ruminais especialmente desenhadas.[9] O consenso é que a ruminocentese do saco ruminal ventral fornece o método mais adequado para a mensuração do pH ruminal.

A *ruminocentese* tem se tornado um teste diagnóstico usado comumente para ARSA, mas poucos estudos foram publicados documentando a sua segurança, havendo relatos anedóticos de diminuição da produção de leite por 24 a 48 h após o procedimento. Um relato da Alemanha revelou complicações em 6% de 164 amostras de vacas, com hematoma e formação de abscessos como os efeitos colaterais mais comuns. É necessário reconhecer que a ruminocentese consiste em uma penetração de corpo estranho metálico planejada, exceto pelo fato de que o corpo estranho metálico atravessa a parede ruminal de fora para dentro, quando comparado a casos típicos de penetração de corpo estranho, nos quais o corpo estranho metálico atravessa a parede visceral de dentro para fora e permanece na sua localização por algum tempo. A ruminocentese não parece ser mais dolorosa e estressante do que a contenção ou injeção de um agente anestésico local na mesma localização[10]; consequentemente, não parece haver a necessidade de infiltrar a musculatura abdominal e pele com anestésico local na região proposta para a ruminocentese.

Uma agulha hipodérmica com 2,1 mm (diâmetro externo) × 80 mm (comprimento) é inserida no rúmen ventral e o conteúdo ruminal é aspirado com uma seringa. Os pontos de referência para o local de punção são, do lado esquerdo, em uma linha horizontal na parte superior da patela, aproximadamente 15 a 20 cm posterior à última costela. Os pelos dessa região são raspados e preparados usando técnicas de antissepsia padrão. A vaca é contida em um tronco e um assistente eleva a cauda dela, enquanto outro assistente insere uma "formiga" e puxa a cabeça do animal para o lado direito. A agulha normalmente fica obstruída por ingesta, que é desobstruída forçando uma pequena quantidade de ar ou líquido pela agulha. Quando a agulha se torna obstruída, é importante evitar a criação de uma pressão negativa dentro da seringa, uma vez que o dióxido de carbono deixará o líquido e aumentará o pH. Tipicamente, 3 a 5 mℓ de líquido ruminal podem ser coletados com dificuldade mínima.

O pH é mensurado imediatamente usando um pHâmetro com leitura digital. As amostras devem ser coletadas quando o pH provavelmente estiver próximo ao seu menor ponto no dia. Se a ração for fornecida com componentes separados, a ruminocentese deve ser realizada 2 a 4 h após a vaca ter recebido o primeiro concentrado do dia. Se a reação for fornecida como mistura total de rações, as amostras devem ser coletadas 4 a 8 h após o início da alimentação. O pH de 5,5 é recomendado como ponto de corte entre normal e anormal, embora esse ainda não tenha sido validado quanto a qualquer desempenho métrico. Pelo menos 12 ou mais vacas devem ser amostradas de qualquer grupo no qual haja suspeita de acidose. Se 30% de 10 ou mais vacas amostradas estiverem abaixo de 5,5, o grupo é classificado como em estado de acidose ruminal. Uma subamostra de 12 vacas de um rebanho ou de um grupo que recebe determinada dieta e o número crítico de três vacas com pH ruminal ≤ 5,5 pode diferenciar efetivamente entre os rebanhos com 15% ou menos ou maior que 30% de prevalência de vacas com pH ruminal baixo.

Protozoários ruminais

O exame microscópico de algumas gotas de líquido ruminal em uma lâmina de vidro (com lamínula) em baixa magnificação revelará a ausência de protozoários ruminais, principalmente protozoários médios e grandes, que são indicadores confiáveis do estado anormal do rúmen que, normalmente, é a acidose. A flora bacteriana predominantemente gram-negativa do rúmen é substituída por uma flora gram-positiva.

Bioquímica sérica

O grau de hemoconcentração, conforme indicado pelo hematócrito, aumenta com a quantidade de líquido retirado do espaço extracelular para o rúmen e, provavelmente, fornece o melhor indicador individual da gravidade clínica da acidose ruminal.[11] O hematócrito aumenta de um valor de, aproximadamente, 34% para 50% a 60% nos estágios terminais, acompanhado por uma queda na pressão sanguínea. As proteínas de fase aguda amiloide sérica A (SAA) e haptoglobina estão acentuadamente aumentadas em 6 a 12 h e em 18 a 36 h, respectivamente, após a indução experimental da acidose ruminal aguda, enquanto um aumento muito menor no fibrinogênio sérico está presente após 24 h.[12,13] A resposta de fase aguda é consistente com a presença de epitélio ruminal lesionado e com os efeitos sistêmicos de citocinas pró-inflamatórias. De maneira surpreendente, há apenas um aumento ligeiro na contagem de leucócitos, se houver,[12,13] e a endotoxina (lipopolissacarídeos [LPS] de bactérias gram-negativas) raramente é identificada no plasma de bovinos com acidose ruminal aguda[11] ou ARSA.[3,4] Esse resultado é atribuído à depuração efetiva por macrófagos hepáticos.

O aumento da permeabilidade dos pré-estômagos e, possivelmente, do abomaso, está presente em bovinos com acidose ruminal aguda, com base no exame histológico de tecidos afetados e aumentos acentuados na concentração plasmática de lactulose após a administração oral. Isso indica a ruptura das junções epiteliais e o prejuízo à integridade da barreira epitelial dos pré-estômagos.[12] Uma ruptura não muito acentuada da integridade epitelial ruminal surge em bovinos e ovinos com ARSA, sendo pH-dependente e mais grave com pH ruminal de 5,2 a 5,5.[14,15]

O pH sanguíneo, teor de bicarbonato e excesso de bases diminuem acentuadamente, enquanto o L-lactato plasmático e a concentração de fosfato inorgânico aumentam. Em quase todos os casos, há hipocalcemia branda que, presumivelmente, é causada por uma diminuição temporária na ingestão de alimentos e na motilidade gastrintestinal. Concentrações séricas podem diminuir para entre 6 e 8 mg/dℓ (1,5 a 2 mMol/ℓ).

pH das fezes

Parece lógico que o pH das fezes deveria ser direta e positivamente correlacionado com o pH do rúmen, contudo, em razão da fermentação e do tamponamento da ingesta no intestino grosso, geralmente há uma correlação baixa entre o pH fecal e o pH ruminal, a não ser que uma grande quantidade de amido escape do rúmen de forma não degradada e seja fermentado no intestino grosso.

pH da urina

O pH da urina diminui para 4,5 a 5 em casos avançados de acidose ruminal aguda, e a urina se torna progressivamente mais concentrada conforme o animal fica mais desidratado; no estágio terminal, ocorre anúria. Um estudo experimental envolvendo 40 novilhas com acidose ruminal aguda experimentalmente induzida identificou uma boa correlação linear entre o pH sanguíneo e o pH urinário ($r = 0{,}75$), na qual o pH do sangue = 0,062 × pH da urina + 6,90. Uma relação linear similar ($r = 0{,}80$) existe entre o excesso de base em mEq/ℓ e o pH da urina, na qual o excesso de base = 4,44 × pH da urina – 32,7.[16]

Baixo percentual de gordura no leite

O pH ruminal é positivamente correlacionado com a concentração de gordura no leite para vacas com mais de 30 dias de lactação, e vários estudos indicaram que *a porcentagem de gordura do leite para porcentagem de proteína do leite < 1,15:1* é um indicativo da presença de ARSA em vacas-leiteiras em lactação. Esse índice está disponível imediatamente em decorrência dos testes mensais no rebanho, sendo normalmente subutilizado como ferramenta de monitoramento, principalmente por se tratar do único disponível mensalmente. O mecanismo proposto para a ARSA é que seja associada ao aumento da produção intrarruminal de propionato; uma vez absorvido, o propionato poupa energia, resultando no aumento da lipogênese em tecidos adiposos e na diminuição da concentração de gordura no leite. Esse mecanismo é particularmente ativo em bovinos após o pico de lactação, quando os animais não estão em estado de balanço energético negativo. O aumento da produção de ácido transoctadecenoico no rúmen de bovinos com pH ruminal mais baixo também pode ter um papel na diminuição da gordura do leite induzida pela ARSA.

Pode-se argumentar que a mensuração do pH ruminal obtido pela ruminocentese não fornece nenhuma informação adicional àquela oferecida pela razão entre gordura do leite e proteína do leite no mesmo dia. Uma boa regra refere-se à indicação de investigação adicional se mais que 10% das vacas apresentam diminuição da porcentagem de gordura no leite para proteína do leite.

Achados de necropsia

Em casos agudos nos quais o animal morre em 24 a 48 h, o conteúdo do rúmen e do retículo está fino e semelhante a um mingau, apresentando um odor típico sugestivo de fermentação. O epitélio cornificado pode estar esponjoso e é facilmente descolado, deixando uma superfície escura e hemorrágica abaixo. Essa alteração pode ser em placas, causada provavelmente pela produção de excesso de ácido láctico em bolsões nos quais os grãos se acumulam, mas, em geral, restringe-se à metade ventral dos sacos ruminais. Abomasite e enterite também são evidentes em muitos casos. O abomaso pode conter grande quantidade de grãos. Há espessamento acentuado e escurecimento do sangue e as veias viscerais estão proeminentes.

Em casos que persistiram por 3 a 4 dias, a parede do retículo e do rúmen pode estar gangrenosa. Essa alteração novamente ocorre em placas, mas pode estar disseminada. Em áreas afetadas, a parede pode ter três a quatro vezes a espessura normal, apresenta superfície mucosa macia e enegrecida elevada acima das áreas normais adjacentes e tem aparência vermelho-escura visível pela superfície serosa. A área espessada é muito friável, e, ao corte, tem aparência gelatinosa. Preparações histológicas mostram infiltração da área por micélios de fungos e uma necrose hemorrágica grave. Hepatite fúngica é comum naqueles animais com ruminite fúngica. No sistema nervoso, em casos com 72 h ou mais de duração, foi relatada desmielinização. Uma necrose isquêmica terminal está presente em graus variados na maioria dos casos fatais com mais de alguns dias de duração.

Se o exame ocorrer menos de 1 h após a morte, a estimativa do pH ruminal pode ser valiosa para a confirmação do diagnóstico, mas, após 1 h, o pH do conteúdo ruminal começa aumentar, e sua mensuração não é confiável. Uma enterite secundária é comum em animais que permaneceram doentes por muitos dias.

Diagnóstico diferencial

Quando surtos da doença com um histórico apropriado são encontrados, o diagnóstico normalmente é imediatamente óbvio e confirmado pelos achados clínicos e pelo exame do líquido ruminal quanto ao pH e aos protozoários ruminais.
Quando a doença ocorre em um único animal sem histórico de ingurgitamento, o diagnóstico pode não ser imediatamente óbvio. Anorexia, depressão, estase ruminal com sons de gorgolejar no rúmen, diarreia e andar cambaleante com temperatura normal constituem características da sobrecarga ruminal.
O ingurgitamento agudo e subagudo por carboidratos deve ser diferenciado de:

- *Indigestão simples*: o consumo de grandes quantidades de alimentos palatáveis, como verde ensilado oferecido a bovinos pela primeira vez, pode causar indigestão simples, que pode se assemelhar à sobrecarga por grãos. O rúmen está cheio, os movimentos estão diminuídos em frequência e amplitude, podendo haver dor abdominal branda pela distensão, mas o pH ruminal e o número de protozoários e sua atividade estão normais
- *Paresia puerperal*: casos graves em decúbito podem se assemelhar à paresia puerperal, mas, na segunda, as fezes normalmente estão firmes e secas, desidratação acentuada não ocorre, a intensidade absoluta dos sons cardíacos está diminuída e a resposta à injeção de cálcio é favorável
- *Toxemias:* toxemias comuns em bovinos que podem se assemelhar à sobrecarga ruminal incluem mastite coliforme hiperaguda e peritonite difusa aguda, mas o exame clínico normalmente revelará a causa da toxemia
- *Acidose ruminal subaguda*: deve ser diferenciada de doenças de vacas-leiteiras no início da lactação, nas quais há diminuição do apetite e da produção de leite. Essas incluem indigestão simples, deslocamento abomasal à esquerda, cetose, bem como outras causas de produção subótima de leite em vacas-leiteiras no início da lactação. Problemas de manejo alimentar, como forragens de má qualidade, ou manejo alimentar inadequado são causas comuns de desempenho subótimo em vacas-leiteiras em lactação não afetadas por ARSA.

Tratamento

Os princípios de tratamento consiste em:

- Corrigir a acidose ruminal e sistêmica para evitar ainda mais produção de ácido láctico
- Restaurar as perdas hídricas e eletrolíticas e manter o volume de sangue circulante
- Restaurar a motilidade normal dos pré-estômagos e do intestino.

Há, pelo menos, duas situações clínicas comumente encontradas. Uma é quando os bovinos foram encontrados acidentalmente ingerindo uma grande quantidade de grãos, ainda não estão doentes e todos parecem similares clinicamente, exceto pelo grau variável de distensão abdominal, dependendo da quantidade que cada animal consumiu. Na outra situação, o ingurgitamento ocorreu 24 a 48 h antes e os animais apresentam evidência clínica de acidose láctica.

Quando bovinos são encontrados se ingurgitando, recomendam-se os seguintes procedimentos:

- Evitar o acesso adicional aos alimentos
- Monitorar a ingestão de água e evitar a ingestão rápida de quantidade excessiva de água
- Oferecer suprimento de feno de boa qualidade e alta palatabilidade igual à metade da necessidade diária por cabeça
- Exercitar todos os animais a cada hora por 12 a 24 h para encorajar o movimento de ingesta pelo trato digestivo.

Aqueles bovinos que consumiram uma quantidade tóxica de grãos apresentarão sinais de anorexia, inatividade e depressão em aproximadamente 6 a 8 h, devendo ser identificados e removidos do grupo para tratamento individual. Aqueles bovinos que não consumiram quantidade tóxica normalmente estão ativos e alertas e começarão a consumir feno assim que for oferecido. Nem todos os bovinos encontrados se ingurgitando com grãos terão consumido a dose tóxica, e o monitoramento cuidadoso no decorrer de 24 a 48 h ajudará na distinção entre aqueles que precisam de tratamento e aqueles que não precisam.

Após 18 a 24 h, aqueles bovinos que continuaram a ingerir feno podem ter acesso livre à água. Aqueles com evidência clínica de sobrecarga por grãos devem ser identificados e tratados de acordo. Eles se ingurgitarão caso seja permitido livre acesso à água. O rúmen se torna acentuadamente distendido com líquidos e os bovinos acometidos podem morrer 18 a 24 h após pelos distúrbios eletrolíticos e ácido-base.

Em determinadas situações, se possível e permitido economicamente, como em bovinos de corte em terminação que se ingurgitaram com grãos acidentalmente, o *abate de emergência* pode ser a ação mais economicamente viável.

Triagem

As recomendações para tratamento fornecidos na Tabela 8.8 são apenas orientações. Em um surto, alguns animais não requererão qualquer tratamento, enquanto animais gravemente acometidos obviamente necessitarão de ruminotomia. Para aqueles que não estão gravemente acometidos, com frequência é difícil decidir se eles serão tratados apenas clinicamente com agentes alcalinizantes VO e sistemicamente, ou se será realizada a ruminotomia. Cada caso deve ser avaliado clinicamente, e o tratamento mais adequado precisa ser selecionado. O grau de depressão mental, a força muscular, o grau de desidratação, a frequência cardíaca, a temperatura corporal e o pH ruminal constituem parâmetros clínicos que podem ser usados para avaliar a gravidade e determinar o tratamento que provavelmente obterá maior sucesso.

Ruminotomia

Em casos graves, nos quais há decúbito, depressão grave, hipotermia, distensão ruminal proeminente com líquido, frequência cardíaca de 110 a 130 bpm e pH ruminal abaixo de 5, a ruminotomia representa a melhor ação a ser tomada (Figura 8.7). Descrições do procedimento cirúrgico estão disponíveis.[17,18]

O rúmen é esvaziado, lavado por meio de sifonagem, examinado quanto a evidências da extensão da rumenite química e transfaunação ruminal (10 a 20 ℓ de líquido ruminal) e colocado no rúmen com algumas mãos de feno para o "fator de atrito". A ruminotomia normalmente corrigirá a acidose ruminal e evitará a produção subsequente de L-lactato

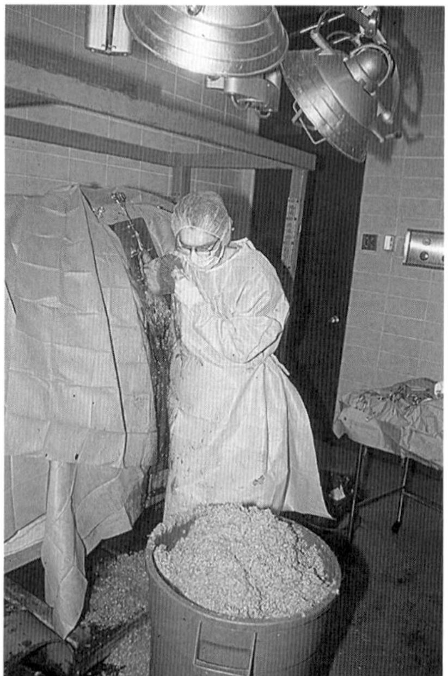

Figura 8.7 Ruminotomia em um touro de corte com sobrecarga por grãos. Quarenta quilos de cevada foram removidos e 10 ℓ de líquido ruminal fresco e um pouco de feno picado foram colocados dentro do rúmen.

e D-lactato, e um agente alcalinizante no rúmen não é necessário. Uma grande quantidade de ácido láctico e dos seus substratos podem ser removidas. A administração oral ou intrarruminal de compostos como óxido de magnésio e hidróxido de magnésio para bovinos após a evacuação completa do rúmen pode causar alcalose metabólica por até 24 a 36 h (ver a seção de "Indigestão simples" neste capítulo). Nem todo alimento consumido será removido, em razão da quantidade considerável que pode ter se movido para o omaso e abomaso, nos quais também pode haver fermentação. As principais desvantagens da ruminotomia são o tempo, o custo e o acesso a instalações apropriadas, principalmente quando muitos animais estão envolvidos.

Bicarbonato de sódio intravenoso e fluidoterapia

A acidose sistêmica e a desidratação são tratadas com soluções intravenosas de bicarbonato de sódio a 5%, na dose de 5 ℓ para um animal de 450 kg, administrados inicialmente no decorrer de um período de, aproximadamente, 30 min. Isso normalmente corrigirá a acidose sistêmica. Esse procedimento é seguido por bicarbonato de sódio isotônico (1,3%) a 150 mℓ/kg PC IV no decorrer das próximas 6 a 12 h. Os bovinos que respondem favoravelmente à ruminotomia e à fluidoterapia apresentarão melhora da força muscular, começarão a urinar em 1 h e tentarão levantar em 6 a 12 h.

Lavagem ruminal

Em casos menos graves, nos quais os bovinos acometidos ainda estão em posição quadrupedal, mas deprimidos, com frequência cardíaca de 90 a 100 bpm, distensão ruminal moderada e pH ruminal entre 5 e 6, uma alternativa à ruminotomia consiste na lavagem ruminal, caso as instalações e os equipamentos necessários estejam disponíveis. Uma sonda de borracha grande, com 25 a 28 mm de diâmetro interno, é passada para o rúmen, e água morna é bombeada até que haja distensão óbvia da fossa paralombar esquerda; é permitido então que o rúmen se esvazie por gravidade após criar um sifão. O rúmen pode ser quase completamente esvaziado em 10 a 15 irrigações, mas existe o risco de pneumonia aspirativa e bovinos poderem entrar em decúbito durante o procedimento. Desafios em completar essa manobra em muitos animais são o acesso à água morna, um assistente preparado e a fadiga física. Com o sucesso da lavagem gástrica, agentes alcalinizantes não são colocados no rúmen, mas a acidose sistêmica é tratada como descrito anteriormente.

Agentes alcalinizantes intrarruminais

Em casos de acometimento moderado, será suficiente o uso de 500 g de hidróxido de magnésio para cada 450 kg de PC ou óxido de magnésio em 10 ℓ de água morna bombeados para dentro do rúmen, seguido pela agitação do rúmen para promover a mistura.

O hidróxido de magnésio compreende um agente alcalinizante potente para uso em ruminantes e, como antiácido, é laxante suave. Ele pode diminuir significativamente a atividade microbiana ruminal e deve ser usado apenas em bovinos com acidose ruminal confirmada, não para terapia sintomática de distúrbios idiopáticos do rúmen ou hipomagnesemia. A administração oral de bolus de hidróxido de magnésio (162 g) ou da forma em pó (450 g) diluída em 3,5 ℓ de água diariamente por 3 dias resultou em aumento significativo do pH ruminal após 48 e 24 h, respectivamente. Ambos os bolus e a forma em pó do hidróxido de magnésio diminuíram o número de protozoários ruminais e aumentaram o tempo de redução do azul de metileno, quando comparados aos valores basais. Não houve alteração no pH sanguíneo, na concentração de bicarbonato ou nos valores de excesso de base. Os valores de magnésio sérico foram significativamente aumentados em vacas que receberam o pó.

Transfaunação ruminal

Acredita-se amplamente que animais com acidose ruminal aguda se beneficiam da transfaunação ruminal, mas ainda é necessário realizar estudos clínicos casualizados. Uma recomendação geral consiste em transferir pelo menos 5 ℓ de líquido ruminal fresco de um animal saudável[19] para bovinos adultos com acidose ruminal aguda, mas apenas após lavagem ruminal ou ruminotomia, quantidades excessivas de grãos terem sido removidas e o pH ruminal tiver retornado para a faixa normal de 6 a 7.

Grandes volumes de líquido ruminal podem ser obtidos por meio do uso de sondas de coleta de líquido ruminal construídas especialmente (como as de Dirksen e Geishauser).[20] De forma alternativa, grandes fazendas de produção leiteira podem manter um animal com uma cânula ruminal de grande diâmetro imediatamente disponível para fornecer até 20 ℓ de líquido ruminal de uma única vez. Em algumas regiões, os produtores se juntam para manter uma vaca com fístula ruminal para uso conjunto. Estão disponíveis descrições do procedimento cirúrgico para colocação de uma cânula ruminal em bovinos e ovinos.[21,22]

Terapia auxiliar

O tratamento auxiliar inclui o uso de anti-histamínicos para laminite, AINE por seus efeitos anti-inflamatório e analgésico, tiamina ou fermento de cervejaria para promover o metabolismo do ácido láctico e parassimpatomiméticos para estimular a motilidade intestinal. Sua eficácia tem sido difícil de avaliar e é improvável que qualquer uma delas tenha muito valor. Borogliconato de cálcio compreende um componente amplamente usado, uma vez que ocorre hipocalcemia branda, e é benéfico, mas a resposta a esse tratamento é temporária e de valor duvidoso.

Antimicrobianos administrados VO, incluindo a penicilina e as tetraciclinas, foram usados para controlar o crescimento de bactérias que produzem ácido láctico, mas parecem ter valor limitado.

Monitoramento da resposta ao tratamento

Independentemente do tratamento utilizado, todos os casos devem ser monitorados muitas vezes por dia até que a recuperação seja óbvia quanto a evidências de deterioração inesperada. Após o tratamento, os bovinos devem começar a comer feno por volta do terceiro dia, alguns movimentos ruminais devem estar presentes, grande quantidade de fezes amolecidas deve ser eliminada e os animais precisam manter a hidratação. Naqueles que se tornam piores, a frequência cardíaca aumenta, a depressão é acentuada, o rúmen está preenchido com líquido e ocorrem fraqueza e decúbito. Durante o tratamento, o suprimento de água deve ser restrito, uma vez que alguns bovinos, seja imediatamente após terem sido ingurgitados, seja quando se tornam doentes, parecem ter uma sede intensa e ingerirão quantidades excessivas de água, podendo vir a óbito precipitadamente em poucas horas.

A ruminite fúngica que pode ocorrer cerca de 3 a 5 dias após o ingurgitamento é mais bem prevenida pelo tratamento precoce efetivo da acidose ruminal. Não existem ensaios clínicos casualizados que deem suporte à administração de agentes antifúngicos para os animais acometidos.

Controle e prevenção

Bovinos podem ser introduzidos, crescer e ser terminados utilizando rações com alto teor de grãos de forma bem-sucedida, desde que se proporcione um *período de adaptação gradual* durante a fase crítica da introdução da dieta. O princípio importante da prevenção reside no fato de que o ruminante pode se adaptar a uma ração composta apenas por concentrado. Para animais que acabaram de chegar a um confinamento, o tempo de adaptação necessário dependerá do histórico nutricional imediato dos animais, do seu apetite e da composição da ração que será utilizada. O manejo dietético deve enfatizar o fornecimento de quantidade adequada de fibras, um tempo de mastigação diário longo o suficiente e o comportamento alimentar de "pastejar", e não de "engolir" o alimento.

Mistura total de rações

Um dos procedimentos mais seguros é fornecer uma ração inicial misturada moída, por 7 a 10 dias, consistindo em 50 a 60% de forragem e 40 a 50% de grãos e monitorar a resposta. Se os resultados forem satisfatórios, o nível de forragem é reduzido em 10% a cada 2 a 4 dias até o nível de 10 a 15% de forragem, sendo misturada aos grãos restantes e a suplemento vitamínico-mineral. O uso de misturas de forragem-grão assegura que os bovinos não se ingurgitem com grãos, e a adaptação pode ocorrer em, aproximadamente, 21 dias.

Pequenos incrementos de concentrado

Outro método é começar com uma pequena quantidade de concentrado de 8 a 10 g/kg PC, aumentada a cada 2 a 4 dias em incrementos de 10 a 12%. A fonte de forragem é fornecida separadamente. As desvantagens desse sistema reside no fato de que animais famintos ou dominantes podem comer muito mais que a sua porção calculada e não há como assegurar que uma quantidade suficiente de forragem será consumida. Nesse sistema, na prática, os bovinos normalmente são alimentados 2 vezes/dia e trazidos até uma ingestão diária de concentrado que satisfaça seu apetite, e então a ração de concentrados é oferecida *ad libitum* em cochos de autoconsumo. A não ser que haja espaço de alimentação suficiente nos cochos de autoconsumo, animais competitivos e dominantes com frequência ingerirão excesso de alimentos, de maneira que é necessário o monitoramento cuidadoso.

Rações de introdução em confinamentos

Rações de introdução em confinamento, que consistem em uma mistura de forragem e grãos, são oferecidas *ad libitum* com feno substituídas gradualmente em 10 dias por ração de terminação em animais adaptados com sucesso. A ração de iniciação contém, aproximadamente, 2.500 kcal (10.460 kJ) de energia digerível (ED) por quilo de alimento. A ração de terminação contém, aproximadamente, 3.100 kcal (12.970 kJ), e o controle na taxa de aumento da uma ração é o principal fator para fazer com que os bovinos ingiram a ração.

Uma comparação do efeito de adaptação rápida ou gradual aos grãos na acidose subaguda e na ingestão de alimentos por bovinos confinados indica que a taxa de variação da resposta individual ao desafio por grãos e as estratégias de manejo atuais para prevenir a acidose em baias de bovinos se baseiam na resposta dos indivíduos mais suscetíveis. O uso dessa abordagem requer a consideração da resposta individual dos animais. As informações sugerem que quase a maioria dos bovinos pode se adaptar rapidamente a dietas ricas em grãos em poucas etapas de incremento; a minimização da acidose na maioria dos indivíduos suscetíveis requer a diminuição da velocidade de adaptação aos grãos para todo o grupo.

Tampões na dieta

A incorporação de tampões, como o bicarbonato de sódio, à ração de bovinos de confinamento tem sido estudada extensivamente, mas os resultados são inconclusivos e não se pode fazer recomendações confiáveis. O nível de 2% de bicarbonato de sódio dietético, bentonita de sódio ou calcário fornece alguma proteção contra a acidose durante o início da fase de adaptação à alimentação com alto teor de concentrados; mas eles não foram mais efetivos que o feno de alfafa a 10%. Tampões têm sido mais efetivos na diminuição da acidose no início do período de alimentação, com pouco ou nenhum efeito posteriormente. Os tampões também podem ser associados ao aumento na incidência de cálculos urinários, timpanismo e deficiências vitamínicas. Os resultados experimentais são contraditórios. Alguns ensaios indicam que os tampões mantêm a flora ruminal gram-negativa em ovinos alimentados com grãos, comparado com a mudança para flora ruminal gram-positiva em animais que não recebem os tampões. O desempenho de peso vivo também tem melhorado em alguns ensaios, mas não em outros que receberam 0,75%, 1% ou 2,25% de bicarbonato de sódio na dieta.

A eficiência potencial de produtos para o controle de acidose ruminal tem sido examinada por meio da mensuração do aumento da capacidade tamponante e da de consumo de ácidos. O bicarbonato de sódio forneceu o maior incremento na capacidade tamponante e na de consumo de ácidos, quando comparado ao carbonato de cálcio. O óxido de magnésio forneceu a maior capacidade de consumo de ácido, mas não teve efeito sobre a capacidade tamponante.

A suplementação dietética com bicarbonato de sódio no nível de 1,5% por 90 dias em dietas com alto teor de concentrado fornecida a cordeiros melhorou a digestibilidade da celulose, o número de protozoários ciliados, o pH ruminal e a concentração de nitrogênio total, resultando em melhora do crescimento de cordeiros mantidos em dietas com alto teor de concentrado.

Ionóforos

Os ionóforos salinomicina, monensina e lasalocida foram comparados quanto aos seus efeitos protetores, e a salinomicina é mais efetiva que os outros dois; a monensina também aparenta ser promissora. O propionato de laidlomicina não evita a acidose ruminal, mas pode diminuir a gravidade da acidose ruminal durante a adaptação a dietas com 100% de concentrado. A monensina diminui o tamanho da refeição e, portanto, aumenta a frequência de ingestão, ambos minimizando a variação do pH ruminal e, portanto, devendo ser benéficos para o tratamento de ARSA.

Acidose ruminal subaguda em bovinos de leite

Os princípios básicos para prevenir ARSA em rebanhos leiteiros incluem:

- Limitar a ingestão de carboidratos de rápida fermentação
- Fornecer tamponamento ruminal adequado
- Permitir a adaptação ruminal às dietas com alto teor de grãos.

A prevenção de ARSA inclui a *adaptação adequada das papilas ruminais durante o período pré-parto, a ingestão adequada de forragem no início da lactação e o fornecimento adequado de fibras durante a lactação.* O manejo bem-sucedido do balanço energético durante o *período de transição periparto* depende do fornecimento de densidade energética adequada na dieta pré-parto. O aumento da densidade energética da dieta pré-parto também promove a ingestão de matéria seca antes e após o parto. A densidade energética na dieta pré-parto deve ser de 1,54 a 1,63 Mcal/kg ED_1.

Vacas secas devem ser alimentadas de acordo com a sua necessidade; vacas no início e no meio do período seco e vacas nas 3 semanas finais antes do parto apresentam necessidades nutricionais diferentes para alcançarem a produção de leite ótima e manterem a saúde e a fertilidade no início da lactação.

Dietas pré-parto devem ser oferecidas, começando pelo menos 3 semanas antes do parto. Em razão da diferença nas datas de parto de vacas secas alimentadas em grupo, o uso de dieta pré-parto no decorrer de um período de alimentação pré-parto de 21 dias normalmente permitirá que cada vaca consuma a dieta por um mínimo de 5 dias. As necessidades nutricionais de vacas secas pouco antes do parto são controversas. O National Research Council não fornece recomendações para vacas 3 semanas antes do parto, e recomenda-se que um nutricionista especializado na nutrição de vacas de leite seja consultado para a formulação de rações. Em geral, uma dieta para vacas 3 semanas antes do parto fornecerá, aproximadamente, 0,50 a 0,75% PC por dia como concentrado. Dietas de vacas 3 semanas antes do parto devem ser similares àquelas do início da lactação, de maneira que a transição ocorra de maneira efetiva. As forragens fornecidas na dieta desses animais devem ser similares àquelas fornecidas no início da lactação.

Vacas-leiteiras normalmente recebem uma mistura total de rações, nas quais concentrado e forragens são misturados e fornecidos como ração total, ou rações com componentes separados, nos quais o concentrado e a forragem são fornecidos de forma independente. Em rebanhos que usam componentes da dieta separados, os concentrados em uma dieta de vaca a 3 semanas do parto devem ser introduzidos gradualmente no decorrer de um período de 3 a 5 dias e, preferencialmente, fornecidos individualmente. Forragens também devem ser fornecidas individualmente, de maneira que se possa avaliar a ingestão. O fornecimento de novos alimentos 2 vezes/dia facilita a ingestão de refeições menores com maior frequência por vacas de leite, bem como a mudança de um fornecimento de alimentação contínua para pastejo, que deve minimizar grandes alterações no pH ruminal.

Limitação da ingestão de carboidratos de rápida fermentação

Como orientação, as vacas não devem receber mais que 3 a 5 kg de matéria seca como grãos na primeira semana após o parto. O fornecimento de grãos deve então aumentar em cerca de 110 a 220 g por vaca por dia, até o pico da ingestão de grãos ser alcançado em 6 a 8 semanas após o parto.

A forma física dos ingredientes da ração é importante, uma vez que sua composição química determina o quão rápido e completamente serão fermentados no rúmen. Grãos moídos finamente, floculados por vapor, extrusados e/ou muito úmidos fermentarão mais rápida e completamente no rúmen do que grãos não processados ou secos. O amido do trigo ou da cevada é mais rápida e completamente fermentado do que o amido do milho. Silagem de milho muito úmida, finamente picada ou processada também oferece maior risco de ARSA do que a silagem mais seca, moída grosseiramente ou não processada. A análise do tamanho da partícula dos grãos é um teste adjunto útil quando da avaliação do risco de ARSA em rebanhos de vacas-leiteiras. O tamanho da partícula dos grãos pode ser determinado usando peneiras de metal.

Fornecimento de tamponamento ruminal adequado

O tamponamento ruminal inclui tampões dietéticos e endógenos. O *tamponamento dietético* é a capacidade tamponante inerente da dieta, que depende da diferença cátion-aniônica da dieta (DCAD). Dietas com alta concentração de sódio e potássio em relação ao cloreto e ao enxofre apresentam maior DCAD, tendem a manter um maior pH ruminal e aumentar a ingestão de matéria seca e a produção de leite. A DCAD ótima [(Na + K) – (Cl + S)] para dietas no início da lactação é de, aproximadamente, +400 mEq/kg de matéria seca (40 mEq/100 g de matéria seca). Vacas no meio da lactação apresentam DCAD ótima de +275 a +400 mEq/kg (28 a 40 mEq/100 g de matéria seca). A formulação de dietas com DCAD alta requer a adição de tampões, como o bicarbonato de sódio. Forragens de alfafa apresentam maior DCAD do que silagem de milho, dependendo da composição mineral do solo. Alimentos concentrados tipicamente apresentam DCAD baixa ou negativa, o que adiciona ao seu potencial já alto de causar acidose ruminal em razão do seu alto teor de carboidratos fermentáveis.

Tampões endógenos são produzidos por vacas e secretados no rúmen por meio da saliva. A quantidade de fibras físicas na dieta determina a extensão de produção de tampões pelas glândulas salivares. Alimentos fibrosos grosseiros contêm mais fibras efetivas e estimulam uma produção maior de saliva durante a alimentação do que alimentos moídos finamente ou pasto fresco. Alimentos fibrosos grosseiros também formam a camada fibrosa do rúmen, que é um estímulo para a ruminação. As partículas de fibra devem ter, pelo menos, 4 cm de comprimento para contribuir para a camada fibrosa. A ruminação promove uma grande atividade de mastigação e de secreção de uma grande quantidade de saliva dentro do rúmen. O pH ruminal aumenta durante ciclos de ruminação.

A capacidade da dieta e do programa de alimentação em promover quantidades máximas de tamponamento ruminal deve ser avaliada em rebanhos com ARSA. A análise química úmida de uma mistura total de rações cuidadosamente coletada de um lote pode ser usada para determinar a DCAD da dieta consumida de fato pelas vacas. Dietas com DCAD mensurada [(Na + K) – (Cl + S)] abaixo de +275 a +400 mEq/kg de matéria seca (28 a 40 mEq/100 g de matéria seca) devem ser suplementadas com tampões adicionais para fornecer mais Na ou K em relação a Cl ou S.

O tamponamento endógeno pode ser estimado observando o número de vacas ruminando (o objetivo é que pelo menos 40% das vacas estejam ruminando a qualquer momento) e por mensuração do comprimento das partículas da mistura total de rações consumida de fato pelas vacas usando separador de partículas da forragem do Estado da Pensilvânia. Dietas com menos de 7% de partículas longas tornam as vacas sob o maior risco de ARSA, especialmente se as dietas também tiverem valores limiares ou baixos de fibras químicas. Dietas com excesso (mais que 15%) de partículas de forragens longas podem, paradoxalmente, aumentar o risco de ARSA se as partículas longas não forem palatáveis ou se elas forem selecionáveis. A separação das partículas longas ocorre logo após o fornecimento do alimento, o que resulta em vacas que consomem uma dieta com baixo teor de fibra fisicamente efetiva após a alimentação. A dieta consumida posteriormente no período de alimentação tem então partículas efetivas de fibra excessivamente altas e baixo teor de energia. Vacas socialmente dominantes são particularmente suscetíveis à ARSA nessa situação, uma vez que elas provavelmente consomem mais partículas finas da mistura total de rações logo após o fornecimento do alimento. Vacas em localização mais baixa na escala social consomem, então, uma dieta com teor de energia muito baixo. A limitação do espaço no cocho de alimentação para menos de 75 cm por vaca exacerba os efeitos da ração total misturada na seleção em um grupo de vacas.

Permitir a adaptação ruminal para dietas com alto teor de grãos

Vacas no início da lactação são suscetíveis à ARSA se forem pobremente adaptadas à dieta de lactação. A adaptação ruminal a dietas com alto teor de carboidratos fermentáveis depende da adaptação microbiana (principalmente das bactérias que utilizam lactato, que crescem mais lentamente que as bactérias que produzem lactato) e do comprimento das papilas ruminais (papilas ruminais mais longas promovem maior absorção de ácidos graxos voláteis e, portanto, reduzem o pH ruminal).

Em rebanhos que recebem mistura total de rações, as dietas de vacas 3 semanas antes do parto podem ser oferecidas conforme se aproximam do parto, normalmente de forma bem-sucedida. Com mistura total de rações, as vacas não conseguem comer uma quantidade excessiva de concentrado em detrimento da forragem. Vacas que se adaptam a uma dieta misturada total bem formulada no período pré-parto podem passar diretamente para uma ração misturada total de alta produção de leite após o parto sem qualquer adaptação.

Em resumo, um dos aspectos mais desafiadores na formulação da dieta em vacas-leiteiras em lactação é o equilíbrio entre os carboidratos. Fibra efetiva adequada deve ser fornecida para estimular a mastigação e a secreção de tampões salivares. Contudo, a fibra efetiva promove maior preenchimento ruminal do que outros componentes nutricionais da dieta, e o efeito de preenchimento com frequência limita a ingestão de energia em vacas de alta produção. Portanto, dietas de vacas de alta produção devem ser balanceadas para fornecer fibra efetiva adequada com menor efeito de preenchimento. O equilíbrio deve ser conseguido por meio da fermentação ruminal de carboidratos, que é desejável para fornecer nutrientes para o crescimento bacteriano e a síntese de proteínas. Entretanto, a fermentabilidade da dieta deve ser limitada para evitar a produção excessiva de ácidos da fermentação.

Manejo alimentar no início da lactação

Consiste em assegurar que os concentrados sejam introduzidos gradualmente, de preferência na mesma taxa que o aumento de ingestão de matéria seca nas primeiras 6 semanas de lactação. Foram desenvolvidas estratégias de formulação de concentrados nas primeiras 6 semanas de lactação sem comprometer a nutrição por fibras. Foram usadas previsões semanais de consumo de matéria seca, e o aumento adequado no fornecimento de concentrado é de apenas 0,9 a 1,6 kg/semana. Ao mesmo tempo, é necessário assegurar que as vacas recebam energia dietética adequada para evitar a acetonemia primária.

O monitoramento de rotina da concentração de matéria seca dos componentes da dieta é uma estratégia importante para preparar rações misturadas totais para vacas-leiteiras. Testes eletrônicos de silagem estão disponíveis e são recomendados.

Ionóforos, como a monensina sódica, alteram o metabolismo ruminal e têm potencial para controlar a acidose ruminal em vacas-leiteiras, aumentar a produção de leite, modificar a composição do leite e melhorar a saúde. A monensina altera o perfil de ácidos graxos voláteis no rúmen, aumentando a produção de propionato, o que induz a glicogênese. A produção de leite aumenta, mas o percentual de gordura no leite diminui, o que é efetivo na diminuição da incidência de cetose. A monensina diminui a população de *S. bovis* no rúmen, resultando em diminuição da produção de ácido láctico; ela aumenta a depuração de lactato pelo rúmen e aumenta o pH ruminal. Isso tem um potencial para diminuir a incidência de ARSA em bovinos leiteiros e as sequelas de ruminite, laminite e abscedação hepática. A monensina também diminui a metanogênese ruminal, a amônia ruminal e os teores sanguíneos de corpos cetônicos. A monensina tem potencial para melhorar a saúde de vacas-leiteiras e evitar a acidose ruminal durante o período de transição da vaca periparturiente, como descrito anteriormente. Os ionóforos ainda não foram aprovados para uso em vacas-leiteiras em lactação na América do Norte, mas estudos amplos estão sendo feitos.

Vacinação contra acidose láctica

Alguns estudos preliminares investigaram a imunização de bovinos contra as bactérias produtoras de ácido láctico *S. bovis* e *Lactobacillus*. A imunização induziu a altos níveis de anticorpos persistentes na saliva contra *S. bovis* e *Lactobacillus*, que diminuíram risco de acidose láctica em bovinos.

Tratamento e controle

Tratamento

- Triagem para determinar quais animais precisam de tratamento clínico, lavagem ruminal ou ruminotomia (R1)
- Fornecer feno de gramínea palatável e acesso à água (R1)
- Transfaunar casos selecionados com, pelo menos, 5 ℓ de líquido ruminal fresco (R1)
- Corrigir a acidose ruminal e sistêmica com agentes alcalinizantes VO (hidróxido de magnésio) ou por via parenteral (bicarbonato de sódio 1,3%, solução de Ringer), dependendo da gravidade (R1)
- Administrar penicilina G procaína ou oxitetraciclina para casos gravemente acometidos para tratar ruminite presumida e como prevenção contra o desenvolvimento de abscessos hepáticos (R2)
- Administrar vitamina B_1 para auxiliar na metabolização do L-lactato (R2).

Controle

- Evitar o acesso acidental a grãos (R1)
- Introduzir mudanças de dieta gradualmente no decorrer de 7 a 14 dias (R1)
- Fornecer alimentos 2 vezes/dia para animais confinados (R2)
- Uso de ionóforos na dieta para alterar o metabolismo ruminal (R2).

LEITURA COMPLEMENTAR

Dunlop RH. Pathogenesis of ruminant lactic acidosis. In: Advances in Veterinary Science and Comparative Medicine. New York: Academic Press; 1972:259-302.

Enemark JMD. The monitoring, prevention and treatment of sub-acute ruminal acidosis (SARA): a review. Vet J. 2008;176:32-43.

Gonzalez LA, Manteca X, Calsamiglia S, Schwartzkopf-Genswein KS, Ferret A. Ruminal acidosis in feedlot cattle: interplay between feed ingredients, rumen function and feeding behavior (a review). Anim Feed Sci Tech. 2012;172:66-79.

Kleen JL, Cannizzo C. Incidence, prevalence and impact of SARA in dairy herds. Anim Feed Sci Tech. 2012;172:4-8.

Plaizier JC, Krause DO, Gozho GN, McBride BW. Subacute ruminal acidosis in dairy cows: the physiological causes, incidence and consequences. Vet J. 2009;176:21-31.

Reference Advisory Group on Fermentative Acidosis of Ruminants (RAGFAR). Ruminal acidosis—understandings, prevention and treatment. 2007. <www.dairyaustralia.com.au>; Accessed August, 2016.

REFERÊNCIAS BIBLIOGRÁFICAS

1. Kleen JL, et al. Vet Rec. 2009;164:681.
2. Kleen Jl, et al. Acta Vet Scand. 2013;55:48.
3. Gozho GN, et al. J Dairy Sci. 2007;90:856.
4. Li S, et al. Can J Anim Sci. 2012;92:353.
5. Bramley E, et al. J Dairy Sci. 2008;91:308.
6. O'Grady L, et al. Vet J. 2008;176:44.
7. Trefz FM, et al. J Vet Intern Med. 2012;26:162.
8. Mirmazhari-Anwar V, et al. Vet Q. 2013;33:139.
9. Steiner S, et al. Vet Rec. 2015;176:50.
10. Mialon MM, et al. Vet J. 2012;194:55.
11. Marchesini G, et al. BMC Vet Res. 2013;9:98.
12. Minuti A, et al. J Anim Sci. 2014;92:3966.
13. Danscher AM, et al. Livestock Sci. 2011;135:62.
14. Steele MA, et al. Am J Physiol Regul Integr Comp Physiol. 2011;300:R1515.
15. Penner GB, et al. J Dairy Sci. 2010;93:4838.
16. Maruta CA, et al. Ciencia Rural Santa Maria. 2008; 38:717.
17. Niehaus AJ. Vet Clin Food Anim. 2008;24:341.
18. Hartnack AK, et al. J Am Vet Med Assoc. 2015; 247:659.
19. DePeters EJ, George LW. Immunol Lett. 2014;162:69.
20. Steiner S, et al. Vet Rec. 2015;176:50.
21. Laflin SL, Gnad DP. Vet Clin Food Anim. 2008;24:335.
22. Saeed A, et al. J Anim Vet Adv. 2007;6:29.

Paraqueratose ruminal

A paraqueratose do epitélio ruminal é associada à acidose láctica subaguda e ao timpanismo ruminal em bezerros, e sua presença indica a ausência de fibras e de tamponamento ruminal. As opiniões variam quanto ao efeito direto da paraqueratose sobre o ganho de peso e a produtividade. Existem evidências de que o desenvolvimento de paraqueratose aumenta, e, então, diminui a absorção de ácidos graxos voláteis pelo rúmen, e que a adição de ácidos graxos voláteis à ração de iniciação em bezerros aumenta a incidência dessa condição. A anormalidade é mais comum em bovinos e ovinos alimentados com rações com alto teor de concentrados e com pellets de alfafa que foram submetidos ao tratamento térmico, mas não acontece em bovinos que receberam rações contendo quantidade normal de forragem não peletizada. A incidência da doença não parece estar relacionada com o fornecimento de antibióticos ou concentrado de proteína.

Em ruminantes acometidos, as papilas ruminais estão espessadas, com aparência coriácea, coloração escurecida e, com frequência, aderidas formando grumos (Figura 8.8). Histologicamente, há aumento da espessura da porção cornificada do epitélio ruminal e a persistência de núcleo das células cornificadas. Algumas das células afetadas contêm vacúolos. As lesões mais graves estão presentes na superfície dorsal do rúmen, aproximadamente no nível do conteúdo ruminal, e acredita-se que a paraqueratose na região do cárdia aumente a probabilidade de timpanismo ruminal, uma vez que os receptores nessa região não podem mais detectar a presença de gás livre. Essa suposição precisa ser verificada. Acredita-se que a paraqueratose seja causada pela diminuição do pH e pelo aumento da concentração de ácidos graxos voláteis no líquido ruminal. O fato de grãos não processados – nos quais os animais ganham peso tão prontamente quanto com grãos processados – não levarem ao desenvolvimento da doença provavelmente está relacionado com maior pH e maior concentração de ácido acético *versus* ácidos graxos voláteis de cadeia longa no líquido ruminal. A incidência de animais afetados em um grupo pode ser tão alta quanto 40%.

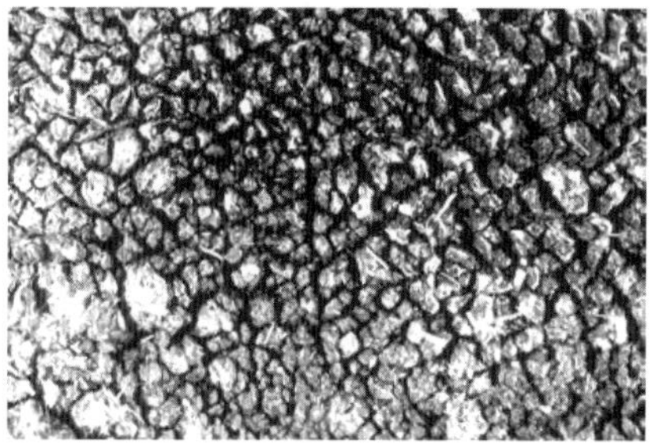

Figura 8.8 Paraqueratose ruminal no saco dorsal do rúmen de um bezerro Holandês-Frísio de 3 meses de idade com timpanismo recorrente por gás livre e baixo ganho de peso. Notar o agrupamento das papilas ruminais e a cornificação excessiva das papilas. (Esta figura encontra-se reproduzida em cores no Encarte.)

Timpanismo ruminal

Distensão anormal do rúmen e do retículo causada por retenção excessiva de gases da fermentação, seja na forma de uma espuma persistente misturada ao conteúdo ruminal, seja como o gás livre separado da ingesta. Normalmente, as bolhas de gás produzidas no rúmen coalescem e se separam do conteúdo ruminal para formar bolsas de gás livre acima do nível do conteúdo e, por fim, são eliminadas por eructação.

Sinopse

- Etiologia: ingestão de forragens que levam ao timpanismo ou que interferem no mecanismo de eructação
- Epidemiologia: o timpanismo ruminal primário (timpanismo espumoso) é o principal problema em bovinos que pastam em forragens que levam ao timpanismo (leguminosas) e em bovinos confinados que recebem rações com alto teor de grãos com o mínimo de forragens. Ocorre em alguns dias após os animais serem colocados em pastos que levam ao timpanismo. Alta morbidade e mortalidade são possíveis, e o custo do controle torna o timpanismo das pastagens uma doença importante economicamente. As forragens que causam timpanismo são mais perigosas no estágio de pré-floração e quando estão cobertas com o orvalho da manhã. O timpanismo em animais confinados é comum com ração que contém 80% de grãos moídos finamente.

O timpanismo ruminal secundário (timpanismo por gás livre) ocorre em animais individuais causado pela interferência na eructação em razão da obstrução física do esôfago ou do mecanismo de eructação, como nas aderências reticulares
- Achados clínicos: bovinos podem ser encontrados mortos no pasto. Distensão branda a moderada do abdome esquerdo, que está timpânico; quando grave, distende também para abdome direito. Estresse grave, dispneia, protrusão da língua. A passagem da sonda ruminal no timpanismo espumoso revela espuma e a falha em liberar uma quantidade significativa de gás; no timpanismo secundário por gás livre, uma grande quantidade de gás é liberada com facilidade. Se grave, o animal pode morrer em algumas horas se o timpanismo não for aliviado
- Lesões: congestão acentuada e hemorragias dos tecidos do aspecto cranial do corpo (língua, seios nasais, linfonodos e região proximal do esôfago – linha do timpanismo) quando comparado com a região caudal em razão do timpanismo ruminal. Rúmen distendido, conteúdo espumoso se examinado precocemente; posteriormente, a espuma se dissipa
- Confirmação do diagnóstico: quantidade excessiva de espuma ou gás livre no rúmen
- Diagnósticos diferenciais: o timpanismo primário é facilmente reconhecível e não existem outras doenças ruminorreticulares que resultem em timpanismo ruminal. Timpanismo secundário deve ser diferenciado de causas de falha na eructação, incluindo obstrução esofágica, reticuloperitonite crônica, indigestão vagal e tétano
- Tratamento: remover os animais das pastagens que levam ao timpanismo. Em casos graves, ruminotomia de emergência. Em casos menos graves, passagem da sonda ruminal ou trocaterização e colocação de cânula para liberar o gás ruminal. Agentes antiespumantes dentro do rúmen
- Controle: *timpanismo das pastagens*; Estratégias de manejo para diminuir a taxa de fermentação ruminal. Uso de mistura gramínea-leguminosa. Retardo do pastejo a cada dia até que o orvalho tenha evaporado; fornecer feno antes do pastejo. Fornecer suplementos de forragem antes do pastejo. Uso estratégico de agentes antiespumantes para bovinos a pasto. Agentes antiespumantes de liberação prolongada, como monensina. *Timpanismo dos confinamentos* Usar ração total misturada que contenha forragem picada e grãos.

Etiologia

Timpanismo ruminal primário (timpanismo espumoso)

Também chamado de timpanismo espumoso, é causado pela produção de uma espuma estável que aprisiona os gases normais da fermentação no rúmen. Sua característica essencial consiste no fato de que a coalescência das pequenas bolhas de gás é inibida, e a pressão intrarruminal aumenta uma vez que a eructação não acontece.

Timpanismo das pastagens e dos confinamentos

Timpanismo das leguminosas ou das pastagens é causado pela qualidade espumante das proteínas solúveis das folhas de leguminosas e de outras forragens que levam ao timpanismo quando ingeridas por bovinos a pasto. Feno de alfafa pode também causar timpanismo.

O *timpanismo do confinamento* é causado pelo fornecimento de grãos moídos finamente que promovem a formação de espuma no conteúdo ruminal. A causa para isso não foi esclarecida. O fornecimento de grandes quantidades de grãos para bovinos resulta em alterações acentuadas no número total e na proporção de determinados protozoários ruminais e bactérias. Algumas espécies de bactérias encapsuladas aumentam em número e produzem um limo que pode resultar em espuma estável. O timpanismo do confinamento também pode ser do tipo por gás livre com base nas observações de que o gás pode ser facilmente liberado com uma sonda ruminal. Bovinos confinados são suscetíveis a esofagite, acidose ruminal, ruminite, excesso de preenchimento ruminal e atonia ruminal, cada qual interferindo na eructação e causando timpanismo ruminal secundário e timpanismo por gás livre.

Conteúdo ruminal espumoso

A formação de espuma no conteúdo ruminal é um fator vital no *timpanismo das pastagens*. Não se trata, de fato, de uma espuma, mas da dispersão de gás e partículas em um líquido. A lamela de líquido entre as bolhas é ampla, e fragmentos de membranas de cloroplastos estão dispersos no líquido. A dispersão estável de pequenas partículas de alimento é a principal responsável pela formação de espuma no líquido ruminal. A concentração de membranas de cloroplastos (mensuráveis como clorofila) é maior no conteúdo ruminal espumoso do que no conteúdo ruminal não espumoso.

As proteínas citoplasmáticas solúveis das folhas já foram consideradas os principais agentes espumantes, mas seu papel é atualmente questionável. Acredita-se que as leguminosas que causam espuma são digeridas pela microflora ruminal mais rapidamente que as forragens que não causam espuma, e que a ruptura das células mesofílicas das folhas causa a liberação de partículas de cloroplasto. Essas partículas são imediatamente colonizadas pela microflora ruminal, e as bolhas de gás ficam aprisionadas entre as partículas, o que evita a coalescência das bolhas por meio da prevenção da drenagem do líquido ruminal da lamela líquida entre as bolhas. A maior produção de espuma em bovinos suscetíveis ao timpanismo é atribuída às menores taxas de passagem da fase líquida do conteúdo ruminal. A depuração mais lenta aumenta a atividade microbiana e promove a produção de gás, o que contribui para a formação de espuma estável. A depuração rápida diminui a produção de gás microbiana, aumenta a taxa de passagem da proteína e diminui a probabilidade de timpanismo. *Em geral, leguminosas que causam timpanismo são suscetíveis à digestão rápida pela microflora ruminal, enquanto leguminosas que não causam timpanismo são digeridas mais lentamente.*

A condição do rúmen antes da alimentação é um fator importante na suscetibilidade imediata de um animal ao timpanismo das pastagens. *O rúmen predisposto é caracterizado pelo excesso de partículas dispersas com microrganismos aderidos, que fornecem um inóculo ativo para a fermentação dos alimentos que estão chegando ao rúmen.* As proteínas solúveis das folhas podem contribuir para a formação de espuma, mas não são o agente espumante primário. As partículas de cloroplasto têm menor taxa de depuração no rúmen em animais que desenvolvem timpanismo do que aqueles que não o desenvolvem. Sabe-se também que os animais que apresentam timpanismo têm volume ruminal maior do que aqueles que não apresentam. Uma vez que as partículas de cloroplastos são negativamente carregadas, pode-se associar as concentrações de íons como sódio, potássio, cálcio e magnésio no líquido ruminal antes da ingestão de alimentos ao início do timpanismo.

O *timpanismo espumoso do confinamento* é associado a dietas com alto teor de grãos. A viscosidade do líquido ruminal está acentuadamente aumentada em razão da produção de um limo insolúvel por determinadas espécies de bactérias que se proliferam em grande número em bovinos que recebem dieta com alto teor de carboidratos. O limo pode aprisionar os gases da fermentação. O retardo na ocorrência de timpanismo dos confinamentos sugere que uma alteração gradual da população microbiana do rúmen pode ser um fator importante para explicar a causa. A forma física da ração fornecida parece estar relacionada com o timpanismo por grãos. Assim como no timpanismo espumoso por leguminosas, no qual a liberação rápida de nutrientes das folhas é importante para a produção do timpanismo, parece provável que o pequeno tamanho das partículas dos alimentos moídos tenha o mesmo efeito.

O material finamente particulado pode aumentar acentuadamente a estabilidade da espuma. A alimentação com grãos moídos em partículas finas (tamanho médio geométrico da partícula de 388 μm) foi associado a mais espuma ruminal do que o uso de uma partícula mais grosseira (715 μm). O pH do conteúdo ruminal também tem papel importante na estabilidade da espuma (a estabilidade máxima ocorre em um pH de aproximadamente 6), e a composição da dieta e a atividade e a composição da microflora ruminal são conhecidas por influenciar esse fator.

Papel da saliva

A taxa de fluxo e a composição da saliva têm efeito sobre a tendência de desenvolvimento de timpanismo. A saliva pode ter efeito tamponante sobre o pH do conteúdo ruminal ou influenciar o conteúdo em razão da variação na sua concentração de mucoproteínas. Os efeitos físicos da diluição da ingesta ruminal pela saliva também podem ser importantes.

Há uma correlação negativa entre a umidade do alimento e a incidência de timpanismo. Alimentos com baixo teor de fibras e alto teor de água diminuem o volume de saliva secretado. Também, vacas suscetíveis ao timpanismo secretam uma quantidade significativamente menor de saliva do que vacas não suscetíveis, e existem diferenças na composição da saliva determinadas geneticamente.

Em resumo, *o timpanismo espumoso primário das pastagens ocorre quando há digestão rápida de material das folhas pelos microrganismos do rúmen, levando à liberação de partículas de cloroplasto na fase líquida do conteúdo ruminal, o que evita a coalescência das bolhas de gás.* Ademais, há uma menor taxa de depuração dessas partículas no rúmen de vacas timpânicas, que também apresentam maior volume de conteúdo ruminal. No timpanismo espumoso primário do confinamento, o pequeno tamanho das partículas dos alimentos e a presença de microrganismos ruminais que produzem limo podem ser fatores importantes.

Timpanismo ruminal secundário (timpanismo por gás livre)

A obstrução física da eructação ocorre na obstrução esofágica causada por corpos estranhos, por estenose do esôfago, por pressão pelo aumento de volume extraluminal no esôfago, como linfadenite tuberculosa ou leucose viral bovina que envolve linfonodos bronquiais ou por obstrução do cárdia. A interferência na função da goteira esofágica na indigestão vagal e na hérnia diafragmática pode causar timpanismo ruminal crônico, e a condição também ocorre no tétano, principalmente em animais jovens, e na intoxicação por fungos *Rhizoctonia leguminicola*, provavelmente como o resultado do espasmo da musculatura esofágica. Carcinoma, lesões granulomatosas associadas a *Actinomyces bovis* próximos à goteira esofágica e na parede reticular e papilomas da goteira esofágica e do retículo são causas menos comuns de timpanismo obstrutivo. O *tétano* em bovinos normalmente é acompanhado por timpanismo secundário por gás livre causado por espasmo do esôfago e incapacidade de eructar normalmente.

A interferência nas vias nervosas responsáveis pela manutenção do reflexo de eructação também pode ocorrer. Os órgãos receptores nesse reflexo estão situados no aspecto dorsal do retículo e podem discriminar entre gás, espuma e líquido. As fibras nervosas aferentes e eferentes estão contidas no nervo vago, mas a localização do mecanismo de coordenação central não foi definida. A depressão desse centro ou lesões no nervo vago podem interromper o reflexo, que é essencial para a remoção de gás do rúmen.

O tônus normal e a motilidade da musculatura do rúmen e do retículo também são necessários para a eructação. O timpanismo é comum na anafilaxia em decorrência da atonia ruminal, sendo aliviado pela administração de epinefrina e fármacos anti-histamínicos. Uma mudança súbita acentuada no pH do conteúdo ruminal causado por acidez ou alcalinidade leva a atonia ruminal, mas o timpanismo resultante com frequência é de menor grau, provavelmente em razão da atividade produtora de gás da microflora, que está bastante diminuída. Hipocalcemia na febre do leite de bovinos comumente é associada ao timpanismo secundário por gás livre causado por atonia ruminal, que é reversível após o tratamento com sais de cálcio.

Embora a maioria dos casos de timpanismo associados a surtos em animais confinados seja do tipo espumoso (primário) e não possa ser facilmente aliviada pela sondagem ruminal, casos esporádicos são do tipo gás livre, o que sugere que eles são secundários. Causas possíveis de atonia ruminal e falha da eructação incluem *esofagite, acidose, ruminite e falha na ruminação em decorrência de uma dieta à base de grãos.* Bovinos em confinamento que recebem dietas com alto teor de grãos por longos períodos não ruminarão normalmente, e seus movimentos ruminais são significativamente reduzidos.

Timpanismo ruminal crônico

Ocorre em bezerros com até 6 meses de idade. A persistência de um timo aumentado, a alimentação contínua com forragem indigerível e a administração de sucedâneo do leite não palatável no rúmen, que passa por fermentação e produção de gás em vez de ir para o abomaso, têm sido sugeridas como causas, mas a condição normalmente desaparece espontaneamente com o tempo e, na maioria das vezes, a causa não é determinada. O exame de necropsia de alguns casos falhou em detectar qualquer anormalidade física, embora um defeito de desenvolvimento provavelmente seja associado à idade na qual ele ocorre. Posturas incomuns, principalmente decúbito lateral, são comumente caracterizadas por timpanismo secundário. Bovinos podem morrer em decorrência de timpanismo secundário se ficarem acidentalmente presos em decúbito dorsal por seringas, transporte lotado, veículos, calhas de irrigação, fossas e outras posições restritivas.

Em alguns casos de indigestão vagal caracterizada por hiperatividade ruminal, o timpanismo secundário pode ser do tipo espumoso em razão da hiperatividade ruminal.

Epidemiologia

Ocorrência

Timpanismo das pastagens

Ocorre tanto em bovinos de leite quanto em bovinos de corte mantidos em pastagens formadas por forrageiras que causam timpanismo. A incidência é maior quando o pasto é luxuriante. Primavera e outono são as estações mais perigosas, quando as pastagens são luxuriantes e novas e as folhas das plantas contêm uma alta concentração de proteínas solúveis. Condições secas e quentes e plantas maduras e, portanto, no meio do verão são os principais precursores do declínio na incidência. Ovinos também podem ser acometidos, mas parecem ser muito menos suscetíveis do que bovinos.

Timpanismo dos confinamentos

Ocorre em bovinos confinados durante os 50 a 100 dias em que os animais são alimentados com grande quantidade de grãos e pequena quantidade de forragem. Em alguns casos, o uso de ração peletizada finamente moída tem sido associado a surtos de timpanismo dos confinamentos. Vacas-leiteiras de alta produção alimentadas com 12 a 22 kg de grãos diariamente podem desenvolver timpanismo por grãos.

Morbidade e taxa de mortalidade

Timpanismo das pastagens

Não há dados de campo atuais e confiáveis disponíveis quanto à incidência de timpanismo das pastagens em bovinos. Observações realizadas no Canadá em 1975 indicaram que bovinos alimentados com alfafa fresca tipicamente desenvolviam timpanismo em 35% dos dias de alimentação, em um total de 10% do rebanho. A formação de espuma no conteúdo ruminal, observada em bovinos fistulados, ocorre em, aproximadamente, 50% dos dias de alimentação e em 25% dos animais. Em rebanhos leiteiros na Nova Zelândia, a taxa de mortalidade média decorrente de timpanismo das pastagens de leguminosas variou de 0,3% a 1,2%. Um levantamento de 312 propriedades leiteiras na Nova Zelândia em um período de 2 meses revelou que 87% de todas as propriedades tiveram casos de timpanismo, variando de brando a grave. A porcentagem de vacas lactantes que vieram a óbito em decorrência de timpanismo na primavera de 1986 foi de, em média, 0,8%. A maior taxa de mortalidade de vacas-leiteiras em lactação em um rebanho individual foi 16%, e em animais jovens foi de 48%. Não foi possível relacionar o manejo, o solo ou outros fatores relacionados com o pasto avaliados à maioria das variações entre propriedades quanto à gravidade do timpanismo.

Timpanismo do confinamento

Em um levantamento realizado em confinamentos no Kansas (60 confinamentos totalizando 450 mil cabeças de gado), a incidência de mortes por timpanismo foi de 0,1%; 0,2% dos bovinos apresentavam timpanismo grave e 0,6% timpanismo moderado. Em um confinamento no Colorado, durante o período de 1 ano, o timpanismo foi a causa de 3% de todas as mortalidades. No mesmo estudo, o timpanismo estava entre as quatro causas mais comuns de morte súbita ou de bovinos encontrados mortos sem enfermidade óbvia. Surtos de timpanismo do confinamento normalmente são do tipo espumoso (primário), enquanto os casos esporádicos são do tipo por gás livre e secundários a lesões que causam disfunção da eructação.

Fatores de risco que influenciam a ocorrência de timpanismo ruminal primário

Muitos fatores de risco têm influência na ocorrência de timpanismo primário e, possivelmente, contribuem para sua ocorrência. Fatores dietéticos, climáticos e relacionados com o animal foram os que receberam mais atenção.

Fatores de risco da dieta

Forragens que causam timpanismo

Alfafa (*Medicago sativa*), *trevo-vermelho* (*Trifolium pratense*) e *trevo-branco* (*T. repens*) são as principais leguminosas causadoras de timpanismo. A alfafa tem sido reconhecida por sua produção e qualidade superiores em pastagens semeadas. A alfafa é a mais produtiva e a mais amplamente adaptada das espécies de forrageiras, considerada a "rainha das forragens". O trevo-doce e o trevo-sueco também são forrageiras causadoras de timpanismo.

O timpanismo também ocorre ocasionalmente quando bovinos pastam em campo de cereais, couve, repolho, pastagens de leguminosas (incluindo ervilha e feijão) e pastagens de gramíneas jovens com alta concentração de proteína. Uma ocorrência crescente de timpanismo é notada quando bovinos ficam em pastagens de cereais jovens verdes, como *trigo de inverno*, especialmente se ele for intensamente fertilizado e irrigado.

O timpanismo espumoso também pode ocorrer em bovinos que recebem feno de alfafa, mesmo quando misturado a grãos de cereais e outros fenos. Surtos estão comumente associados a lotes específicos de feno, que, com frequência, contêm partículas finas. O feno de alfafa produz timpanismo espumoso com consistência viscosa típica do conteúdo ruminal, porém costuma ser mais subagudo e crônico do que agudo e hiperagudo, diferentemente do timpanismo das pastagens.

Forragens que não causam timpanismo

Lotus corniculatus, *Astragalus cicer*, *T. vesiculosum*, *Onobrychis viciifolia* e *Coronilla varia* são forragens seguras, uma vez que não levam ao desenvolvimento de timpanismo. Elas contêm taninos que se ligam a proteínas solúveis e inibem a digestão bacteriana.

Maturidade das pastagens

Trata-se do principal fator relacionado com as plantas que afeta a incidência de timpanismo das pastagens. A ingestão de pastagem muito suculenta – leguminosas imaturas de crescimento rápido no estágio de pré-floração – é o maior fator de risco individual para o desenvolvimento de timpanismo em bovinos. O timpanismo potencial da alfafa varia significativamente com o estágio fenológico da planta. O principal risco para bovinos se dá durante o estágio de crescimento vegetativo, o risco diminui durante o estágio de crescimento, podendo estar ausente durante o estágio de floração. O fornecimento de alfafa fresca diariamente em diferentes estágios de crescimento resultou em 62, 10 e 0 dias de timpanismo nos animais, respectivamente, para os estados vegetativo, de crescimento e de floração da alfafa. A razão folha:caule diminuiu de 1,2 para 0,5 e de 1,5 para 0,4 em 2 anos diferentes, conforme a plantação amadurecia do estágio vegetativo para o estágio de floração. A ausência de timpanismo durante a floração pode ser atribuída à relação muito menor entre folha:caule nesse estágio. Uma vez que a maioria dos cloroplastos está presente dentro das folhas, a menor razão folha:caule na floração deve diminuir a concentração desses fragmentos. Uma razão folha:caule de menor que 0,5 (1:2) pode ser usada como indicador de baixo potencial para timpanismo na alfafa.

A taxa de digestão rápida das forragens imaturas que causam timpanismo resulta na produção de espuma estável. Nos meses de verão, especialmente sob condições de irrigação, quando a taxa de crescimento da alfafa é veloz, o timpanismo ocorre em bovinos que recebem forragem de alfafa nos estágios de *crescimento vegetativo ou de brotação*. O potencial da alfafa em causar timpanismo é maior quando as condições de umidade são ótimas para o crescimento vegetativo. Sob essas condições, os caules se tornam túrgidos e carnudos, mas não fibrosos; as folhas são macias e facilmente esmagadas entre os dedos. No outono, a taxa de crescimento da alfafa é mais lenta em razão das temperaturas mais baixas. A taxa de crescimento rápido da alfafa é uma condição necessária para o timpanismo. Observações de campo da relação entre fatores inerentes à planta para o timpanismo por alfafa verificaram que as porcentagens de matéria seca e de fibra detergente ácida eram menores, e a concentração de clorofila, nitrogênio total e nitrogênio solúvel eram maiores nos dias nos quais o timpanismo ocorreu.

A ingestão das partes mais suculentas das plantas e evitar as porções mais maduras podem compreender um fator precipitante, embora seja menos provável que o timpanismo ocorra se a plantação for colhida e fornecida aos animais do que se ela for pastada. A restrição da área de pastejo tem efeito similar, pois ela força os bovinos a ingerirem toda a planta. Uma alta incidência é relatada quando a pastagem está úmida, mas isso provavelmente é causado pela rápida taxa de crescimento das plantas durante períodos de chuvas intensas do que pela umidade física da pastagem. Sob condições experimentais, a produção de timpanismo não é influenciada pela concentração de água do trevo ou pela murcha. Outros fatores relacionados com a planta conhecidos como associados a um aumento na tendência de timpanismo são a administração liberal de ureia no pasto, a alta ingestão de glicose, cálcio e magnésio e alta ingestão de nitrogênio.

Uma alta razão entre potássio e sódio na forragem pode aumentar o risco de timpanismo em bovinos, que pode ser causado pela taxa de digestão. Existem algumas indicações de que fertilizantes à base de sódio podem afetar a taxa de digestão no azevém perene e no trevo-branco. Fertilizante à base de sódio aumenta a liberação máxima de gás e a taxa de produção da gramínea, que são associadas ao aumento na digestibilidade da forragem; contudo, no trevo ele tem efeito oposto, potencialmente diminuindo o timpanismo em vacas alimentadas com dietas com alto teor de leguminosas.

Pelo fato de o risco de timpanismo esperando o orvalho evaporar da alfafa antes de permitir que os bovinos pastem se reduza, por isso muitos produtores retardam o pastejo da manhã "até o orvalho secar". O timpanismo foi observado com frequência 2 a 17 vezes maior quando os bovinos foram alimentados entre 07:00 e 08:00 h do que quando foram alimentados 4 h depois, tanto em ensaios a pasto quanto em confinamentos. A clorofila ruminal foi maior antes da alimentação mais cedo do que antes da alimentação mais tarde, o que sugere que alimentação tardia no período da manhã diminui a predisposição dos bovinos ao timpansimo, por meio do aumento da depuração de partículas do rúmen. O risco de timpanismo também foi reduzido quando os bovinos pastaram alfafa continuamente do que quando o pastejo foi interrompido e aos bovinos foi permitido apenas que pastassem por 6 h diariamente. Os sistemas de manejo de pastagem que promovem depuração ruminal rápida e contínua (maior taxa de passagem e menor produção de gás) têm maior probabilidade de reduzir a incidência de timpanismo.

Fatores de risco do clima

A relação entre as condições climáticas e a ocorrência e incidência de timpanismo das pastagens foi avaliada no Canadá. Sob condições de pastejo normais, o timpanismo ocorre esporadicamente em uma grande parte da estação de crescimento. Timpanismo das pastagens não foi associado a uma única variável climática simples. O efeito da temperatura sobre a incidência de timpanismo é complexo. Ele parece ocorrer quando temperaturas moderadas ao longo do dia (20 a 25°C) permitem um bom crescimento vegetativo. A temperatura fresca à noite combinada a temperaturas moderadas ao longo do dia pode induzir timpanismo no outono. Temperaturas mais frias retardam a maturação e estendem a fase de crescimento vegetativo das plantações de forrageiras e otimizam as condições para o timpanismo.

Em uma base diária, a enfermidade tende a ser precedida imediatamente por noites e dias nos quais as temperaturas foram mais frias que o usual. O timpanismo também pode ocorrer após uma geada.

Timpanismo do confinamento

Ocorre em bovinos alimentados manualmente confinados em lotes e celeiros quando fornecida quantidade insuficiente de volumoso ou o alimento é moído muito finamente. Dois grupos separados de circunstâncias predisponentes para a enfermidade foram identificados. Em um, os bovinos estão recebendo alimentação com *alto teor de grãos na ração de terminação,* na qual os grãos compõem mais do que 80% do peso da ração. O efeito dessas rações no rúmen é uma tendência à acidificação e a menor disponibilidade de forragem estimulante para o rúmen, que pode interferir na motilidade e na eructação. Na outra situação, os grãos compõem 30 a 70% da ração e têm o mesmo efeito, porém menos acentuado do que o mencionado previamente, mas *a forragem é constituída por feno de alfafa,* que, por si só, tem capacidade de indução do timpanismo.

Fatores de risco do animal

A suscetibilidade ao timpanismo ruminal primário varia entre bovinos, principalmente aquele causado por leguminosas, suscetibilidade individual que pode ser hereditária. As vacas podem ser classificadas em *alta ou baixa suscetibilidade,* e a sua progênie apresenta tendência similar. A troca total do conteúdo ruminal entre animais com alta e baixa suscetibilidade produz uma mudança temporária na suscetibilidade que dura, aproximadamente, 24 h. Algumas características hereditárias estão relacionadas com o timpanismo, como a estrutura e a motilidade ruminais, a composição das proteínas salivares, a taxa de salivação e a maior capacidade do conteúdo ruminal de animais de alta suscetibilidade de degradar mucoproteínas que poderiam diminuir a atividade antiespumante ou aumentar a atividade estabilizante da espuma. Existe uma correlação entre a proteína salivar bSP30 e a suscetibilidade ao timpanismo em rebanhos de bovinos selecionados para alta ou baixa suscetibilidade a essa condição. Uma aplicação óbvia para tal proteína marcadora do timpanismo seria selecionar bovinos para eliminar rebanhos altamente suscetíveis. Metabólitos sanguíneos e urinários em bovinos também diferiram quanto à suscetibilidade ao timpanismo.

Também pode haver diferenças entre animais quanto a taxa e a extensão de quebra física de alimentos no rúmen e a taxa de passagem de sólidos para fora do rúmen. Todavia, a produção de gás, a produção de espuma ou a estabilidade da espuma não são fatores importantes na distinção entre vacas de alta suscetibilidade e de baixa suscetibilidade. Uma grande diferença fisiológica entre animais de alta e baixa suscetibilidade é o volume de líquido ruminal. Sugere-se que vacas com baixa suscetibilidade não desenvolvam timpanismo, pois apresentam menor volume relativo de digesta ruminal do que vacas com alta suscetibilidade.

Sob condições experimentais, a produção de timpanismo não é influenciada pela taxa de ingestão total de matéria seca. A suscetibilidade aumenta com o tempo quando dietas produtoras de timpanismo são fornecidas por um período relativamente curto. Contudo, animais acostumados a pastar em pastagens produtoras de timpanismo podem ser menos suscetíveis que outros. Também, a taxa de mortalidade em bovinos jovens é muito maior que em animais adultos.

Pode haver uma base biológica comum para a preferência parcial por gramínea e trevo em ovinos e bovinos. Novilhas leiteiras selecionam entre 50 e 65% de trevo-branco quando podem escolher entre monoculturas adjacentes dessa leguminosa e de azevém. Há também um padrão circadiano de preferência: trevo durante a manhã e gramíneas conforme vai chegando a noite. O fornecimento de tratamento antitimpanismo aos animais (cápsulas de monensina de liberação lenta) não teve qualquer efeito sobre a proporção de trevo selecionada.

Importância econômica

O timpanismo ruminal primário causa grandes perdas por morte, queda acentuada na produção e limitações e restrições quanto ao uso de algumas pastagens de alta produtividade. Por exemplo, estima-se que os custos com timpanismo na indústria leiteira na Nova Zelândia sejam de $50 milhões anualmente. A incidência da enfermidade tem aumentado acentuadamente com a melhoria das pastagens, a aplicação intensa de fertilizantes e o uso de pastagens de leguminosas de alta produção, de maneira que as perdas de bovinos em alguns momentos chegam a proporções enormes.

A forma mais óbvia de perda é a morte súbita. Embora essa seja a perda mais dramática, especialmente quando um grande número de bovinos é encontrado morto de maneira inesperada, uma perda equivalente ocorre como resultado da diminuição da ingestão de alimentos. Por exemplo, em pastagens dominadas por trevo (60 a 80% de trevo-branco) nas quais o timpanismo é comum, o ganho de peso de bovinos pastando foi 20 a 30% menor que o esperado. Argumentou-se que os retornos obtidos por uma boa prevenção contra o timpanismo em bovinos a pasto não são capazes de compensar os custos, embora o ponto de vista oposto seja fortemente defendido.

Patogênese

Normalmente, as bolhas de gás produzidas no líquido ruminal coalescem, separam-se do conteúdo ruminal e formam uma bolsa de gás livre acima do nível do conteúdo, e são, por fim, eliminadas por eructação. Grande parte dos gases da fermentação será eructada. Uma vaca alimentada com gramíneas pode produzir 100 ℓ durante a primeira hora de alimentação. Uma vaca mantida em uma dieta à base de leguminosas pode produzir 200 ℓ/h. No *timpanismo espumoso,* as bolhas de gás permanecem dispersas pelo conteúdo ruminal, produzindo um aumento anormal no volume do conteúdo ruminorreticular e, consequentemente, *inibindo a eructação.* O conteúdo ruminal de característica espumosa é causado pela *coalescência inadequada das bolhas de gás.* No timpanismo por gás livre, as bolhas de gás coalescem e se separam do líquido ruminal, mas o animal não pode eructar as bolsas de gás livre em razão de anormalidades ruminorreticulares ou esofágicas.

A maioria dos casos de ocorrência natural do timpanismo das pastagens ou do confinamento não é acompanhada por atonia ruminal. Nos estágios iniciais, normalmente há hipermotilidade acentuada. A maior parte do gás é misturada aos conteúdos sólidos e líquidos para formar uma espuma densa e estável. Parte do gás livre está presente, mas a quantidade que pode ser removida por sondagem ororruminal ou trocaterização e colocação de uma cânula tem pouca efetividade para aliviar a distensão ruminal. Em geral, o timpanismo por gás livre se caracteriza pelo acúmulo de gás livre, que é causado por obstrução esofágica ou atonia ruminal. Se o *reflexo de eructação estiver funcional,* a introdução experimental de grandes quantidades de gás não causa timpanismo, uma vez que a eructação remove o excesso. As forragens produtoras de timpanismo não produzem mais gases que os alimentos seguros, e a simples produção excessiva de gás é conhecida por não ser um fator precipitante.

O conteúdo ruminal espumoso interfere na função do cárdia e inibe o reflexo de eructação. Os movimentos ruminais inicialmente são estimulados pela distensão, e a hipermotilidade resultante exacerba a formação de espuma no conteúdo ruminal. Na fase terminal, há perda do tônus muscular e da motilidade ruminal.

O aspecto mais característico dos bovinos com timpanismo é a distensão abdominal, particularmente do abdome esquerdo, causada pela distensão do rúmen. Experimentalmente, há uma relação entre o volume ruminorreticular, a pressão intrarruminal e o abdome de vacas que recebem alfafa fresca. Os volumes de gás em vacas com timpanismo são grandes, 50 a 70 ℓ, e há aumento exponencial na pressão intrarruminal com a elevação do volume ruminal, especialmente conforme diminui o potencial para aumento adicional no abdome. Vacas mais timpânicas tentarão urinar e defecar quando a pressão intrarruminal exceder 25 cmH_2O, mas algumas podem tolerar pressões que excedem 50 cmH_2O. Conforme a pressão intrarruminal aumenta, a oclusão da veia cava ocorre, causando congestão da região caudal do corpo. Adicionalmente, a pressão exercida pelo rúmen distendido sobre o diafragma é muito alta, o que resulta na diminuição da capacidade pulmonar e na morte por hipoxia.

Achados clínicos

Timpanismo primário das pastagens ou dos confinamentos

Em bovinos, o timpanismo é uma causa comum de *morte súbita*. *Bovinos de corte a pasto* que morrem em decorrência do timpanismo costumam ser encontrados mortos, uma vez que não são observados tão regularmente quanto os bovinos de leite. *Bovinos confinados* que morrem em decorrência de timpanismo frequentemente são encontrados mortos pela manhã, o que pode decorrer da sua relativa inatividade durante a noite, ou da falta de observação, detecção e tratamento. *Vacas-leiteiras* que estão sendo ordenhadas e observadas regularmente normalmente começarão a apresentar timpanismo 1 h após serem soltas em pastagens produtoras de timpanismo. Normalmente, há um intervalo de 24 a 48 h antes que a enfermidade ocorra em bovinos soltos em pastagens produtoras de timpanismo pela primeira. Eles podem desenvolver timpanismo no primeiro dia, mas, com frequência, apresentam timpanismo no segundo e no terceiro dia. Uma situação similar foi observada em bovinos de corte a pasto alocados em uma pastagem específica por muitos dias ou semanas antes de o timpanismo ocorrer. Isso sempre representa uma surpresa para o proprietário e para o médico-veterinário, que acham difícil explicar por que a enfermidade subitamente se tornou um problema em um pasto no qual os animais pastaram de forma segura por algum tempo.

No *timpanismo primário das pastagens*, ocorre distensão óbvia do rúmen rapidamente, às vezes 15 min após os animais serem soltos em pastagem produtora de timpanismo, e o animal para de pastar. A distensão normalmente é mais óbvia na fossa paralombar superior esquerda, mas todo o abdome está aumentado. Há desconforto e o animal pode deitar e levantar com frequência, escoicear o abdome e mesmo rolar. Defecação e micção frequentes são comuns. A dispneia é acentuada, acompanhada por respiração oral, protrusão da língua, salivação e extensão da cabeça. A frequência respiratória está aumentada para até 60 respirações/min. Ocasionalmente, ocorre vômito em jato e fezes amolecidas podem ser eliminadas em um filete.

No *timpanismo brando*, a fossa paralombar esquerda está distendida, o animal não apresenta ansiedade e 5 a 7 cm de pele sobre a fossa paralombar podem ser facilmente segurados e "elevados", o que fornece uma mensuração do grau de distensão abdominal e de tensão da pele. No *timpanismo moderado*, há uma distensão mais óbvia do abdome, o animal pode parecer ansioso e ligeiramente desconfortável, e a pele sobre a fossa paralombar esquerda normalmente está tensa, mas pode ser segurada e elevada. No *timpanismo grave*, há distensão acentuada de ambos os lados do abdome e o animal pode respirar pela boca e protrair a língua. O animal normalmente está desconfortável, ansioso, e pode apresentar andar cambaleante. A pele sobre o flanco esquerdo está muito tensa e não pode ser segurada e elevada.

As contrações ruminais normalmente estão aumentadas em força e frequência nos estágios iniciais, e podem ser quase contínuas, mas os sons estão diminuídos em volume em razão da natureza espumosa da ingesta. Posteriormente, quando a distensão é extrema, as contrações reduzem e podem estar inclusive ausentes. O som timpânico grave produzido pela percussão sobre o rúmen é característico. Antes de o timpanismo clínico ocorrer, há aumento temporário na eructação, mas ele desaparece nos estágios agudos. O curso do timpanismo ruminal é curto, mas a morte normalmente não ocorre em menos de 3 a 4 h após o início dos achados clínicos. Colapso e morte ocorrem rapidamente.

Se os animais forem tratados por *trocaterização ou pela passagem da sonda ruminal, apenas uma pequena quantidade de gás é liberada* antes de a espuma bloquear a cânula ou a sonda. Em um grupo de bovinos acometidos, alguns estarão timpânicos e os demais apresentarão distensão branda a moderada do abdome. Esses animais estão desconfortáveis, pastam apenas por um curto período e sua produção de leite diminuiu. A queda na produção pode ser causada pela menor ingestão de alimentos ou pela falha na liberação do leite.

Timpanismo secundário

No timpanismo secundário, o excesso de gás está presente como uma *camada de gás livre* sobre o conteúdo ruminal, embora o timpanismo espumoso possa ocorrer na indigestão vagal em decorrência do aumento da motilidade ruminal (ver indigestão vagal). Normalmente, há aumento na frequência e na força dos movimentos ruminais nos estágios iniciais, seguidos por atonia. A passagem de uma sonda ruminal ou a trocaterização resultam na liberação de grande quantidade de gás e no alívio da distensão ruminal. Se uma obstrução esofágica estiver presente, ela será detectada quando a sonda ororruminal for passada.

Dispneia e taquicardia no timpanismo grave

Tanto no timpanismo primário quanto no secundário grave, há dispneia e aumento acentuado da frequência cardíaca para até 100 a 120 bpm nos estágios agudos. Um sopro sistólico pode ser audível, e provavelmente é causado pela distorção da base do coração decorrente do deslocamento cranial do diafragma. Esse sopro tem sido observado no timpanismo ruminal associado a tétano, hérnia diafragmática, indigestão vagal e obstrução esofágica, desaparecendo imediatamente se o timpanismo for aliviado.

Patologia clínica

Não são necessários exames laboratoriais para o diagnóstico de timpanismo ruminal.

Achados de necropsia

Em bovinos que morreram em decorrência do timpanismo 1 h antes, há protrusão e congestão da língua, congestão acentuada e hemorragia dos linfonodos da cabeça e do pescoço, epicárdio e trato respiratório superior, rins friáveis e hiperemia da mucosa do intestino delgado. Os pulmões estão comprimidos, e há congestão e hemorragia da porção cervical do esôfago, mas a porção torácica do esôfago está pálida e esbranquiçada. Em geral, a congestão é acentuada nos quartos anteriores e menos acentuada ou ausente nos quartos posteriores. O rúmen está distendido, mas o conteúdo é muito menos espumoso do que antes da morte. Um eritema acentuado está evidente sob a mucosa ruminal, especialmente nos sacos ventrais. O fígado está pálido em razão da expulsão do sangue do órgão. Ocasionalmente, o rúmen ou o diafragma estão rompidos. Nos animais mortos, há muitas horas pode surgir um enfisema subcutâneo, ausência quase completa de espuma no rúmen e esfoliação do epitélio cornificado do rúmen com congestão acentuada dos tecidos da submucosa.

Tratamento

A abordagem para o tratamento depende das circunstâncias nas quais o timpanismo ocorreu, se o timpanismo é espumoso ou por gás livre ou se o timpanismo representa risco à vida do animal.

Medidas emergenciais de primeiros socorros

Ruminotomia de emergência

Com frequência, é necessário aconselhar o proprietário a usar algumas medidas de primeiros socorros antes de o médico-veterinário chegar à propriedade. Todos os animais devem ser removidos imediatamente da pastagem ou da dieta-fonte do timpanismo. Em casos graves nos quais há distensão acentuada, respiração oral com protrusão da língua e andar cambaleante, a ruminotomia de emergência é necessária para salvar a vida do animal. Uma vez que o animal caia, a morte ocorre em alguns minutos, e muitos animais morrem desnecessariamente, pois os proprietários não foram capazes ou estavam relutantes em realizar uma ruminotomia de emergência. Usando uma faca afiada, uma incisão rápida de 10 a 20 cm de comprimento é feita sobre a região média da fossa paralombar esquerda através da pele e da musculatura abdominal e diretamente no rúmen. Há liberação explosiva de conteúdo ruminal e alívio acentuado para o animal. Surpreendentemente, há pouca contaminação da cavidade peritoneal, e a irrigação e a limpeza do local da incisão seguidas pelo fechamento cirúrgico padrão normalmente resultam em uma recuperação com apenas complicações mínimas.

Diagnóstico diferencial

Ao receber um bovino ruminando e com distensão abdominal e acentuada da fossa paralombar esquerda, o diagnóstico mais óbvio é o timpansimo ruminal.

- *Timpanismo primário* é provável se as condições dietéticas estiverem presentes e a passagem de uma sonda ruminal revelar espuma e incapacidade de liberar gás
- *Timpanismo secundário* é provável se o histórico indicar que houve distensão do abdome e da fossa paralombar por alguns dias, ou se o timpanismo for intermitente nos dias anteriores. A passagem de uma sonda ruminal detectará obstrução esofágica ou estenose, ambas acompanhadas por dificuldade na deglutição e, em casos agudos, por tentativas violentas de vomitar
- No timpanismo secundário associado à *indigestão vagal*, o histórico normalmente indica que a distensão do abdome foi progressiva no decorrer dos últimos dias ou algumas semanas, com perda de peso e fezes escassas. Adicionalmente, o rúmen estará visivelmente aumentado, e o saco ventral estará comumente aumentado e se distendendo em direção ao flanco inferior direito
- O *tétano* se manifesta por rigidez de membros e de cauda, timpanismo por gás livre, prolapso da terceira pálpebra e hiperestesia
- *Carcinomas* e *papilomas* da goteira esofágica e do retículo e a actinobacilose do retículo normalmente não podem ser diagnosticados *ante mortem* sem ruminotomia exploratória
- *Animais encontrados mortos.* Uma das situações difíceis encontradas na prática do médico-veterinário é o diagnóstico *post mortem* de timpanismo, principalmente em animais encontrados mortos no pasto em períodos quentes. *Carbúnculo sintomático, raio, antraz* e *picada de cobra* constituem causas comuns de bovinos serem encontrados mortos, e os achados de necropsia são característicos. O diagnóstico de timpanismo depende da ausência de lesões locais características dessas enfermidades, da presença de timpanismo ruminal acentuado na ausência de outros sinais de decomposição *post mortem*, da palidez relativa do fígado e das outras lesões descritas anteriormente.

Trocaterização e uso de cânula

O trocater ou a cânula foram usados por muitos anos para liberação emergencial de conteúdo ruminal e de gás no timpanismo. No entanto, os trocateres e as cânulas de tamanho-padrão não têm diâmetro grande o suficiente para permitir que a espuma muito viscosa e estável do timpanismo espumoso hiperagudo sejam liberadas rápida e suficientemente para salvar a vida do animal. Instrumentos com maior diâmetro (2,5 cm) são necessários, e a incisão com bisturi ou faca deve ser feita através da pele antes de inseri-los no rúmen. Se o cateter de qualquer tamanho e cânula falharem em diminuir a pressão intrarruminal e a vida do animal estiver sob risco pela pressão, uma ruminotomia de emergência deve ser realizada. Se o trocater não tiver sucesso em diminuir a pressão, o agente antiespumante de escolha pode ser administrado pela cânula, que pode ser deixada no lugar até que o animal tenha voltado ao normal em algumas horas. Os proprietários devem ser avisados quanto ao uso adequado de trocateres ou cânulas, ao método de inserção, à necessidade de uma pequena incisão na pele e aos cuidados com as cânulas deixadas no local por muitas horas ou dias.

Um trocater ou cânula do tipo saca-rolha foram recomendados para inserção a longo prazo em casos de timpanismo crônico em animais em confinamento e em bezerros de corte após o desmame. A etiologia desses casos ainda é incerta; a inserção da cânula por muitos dias ou o uso de uma fístula ruminal com frequência trarão bons resultados.

Promoção da salivação

Para casos menos graves, os proprietários podem ser aconselhados a amarrar um bastão na boca do animal, como um bridão de equino, para promover a produção de saliva excessiva, que é alcalina e pode auxiliar na desnaturação da espuma estável. A administração cuidadosa de um *drench* com bicarbonato de sódio (150 a 200 g em 1 ℓ de água) ou qualquer óleo atóxico é descrita posteriormente e também satisfatória.

Sondagem ororruminal

Quando a vida do animal não está sob risco, recomenda-se a passagem de uma sonda ororruminal do maior diâmetro possível. O uso de um espéculo oral de Frick e a passagem da sonda pela cavidade oral permitem sondas que medem até 2 cm de diâmetro, algo que não é possível quando da utilização da cavidade nasal. No timpanismo por gás livre, há liberação súbita de gás e a pressão intrarruminal pode voltar ao normal. Enquanto a sonda está no local, o agente antiespumante pode ser administrado. No timpanismo espumoso, a sonda pode obstruir imediatamente ao entrar no rúmen. Devem ser feitas algumas tentativas para limpar a sonda soprando pela extremidade proximal e movendo para a frente e para trás, na tentativa de localizar grandes bolsas de gás que podem ser liberadas. Contudo, pode ser impossível aliviar a pressão em casos de timpanismo espumoso por meio do uso de sonda ruminal, e o agente antiespumante deve ser administrado enquanto a sonda está no local.

Se o timpanismo não puder ser aliviado, mas o agente antiespumante for administrado, o animal deve ser observado de perto pela próxima hora para determinar se o tratamento obteve sucesso ou se o timpanismo está piorando, o que requer um tratamento alternativo.

Timpanismo do confinamento

Em um surto de timpanismo do confinamento, os casos agudos e hiperagudos devem ser tratados individualmente, conforme a necessidade. Podem ocorrer muitos casos moderados de timpanismo, que normalmente se resolverão se os bovinos forem estimulados a andar. Após alguns minutos de caminhada, eles normalmente começam a eructar. A agitação da espuma reproduzida experimentalmente resulta em perda da sua estabilidade e coalescência em grandes bolhas, e o movimento de caminhada tem o mesmo efeito. Se a caminhada for efetiva na redução da espuma, o animal deve ser mantido sob vigilância por várias horas para garantir que não há timpanismo contínuo, algo incomum.

Agentes antiespumantes

Detalhes quanto ao uso de óleos e surfactantes sintéticos como agentes antiespumantes no tratamento são descritos na seção de "Controle" uma vez que os mesmos compostos são usados para a prevenção. Qualquer óleo atóxico, especialmente um óleo mineral que persista no rúmen e não biodegradável é efetivo, e não há outras diferenças significativas entre eles. Seu efeito consiste em diminuir a tensão superficial da espuma. Uma dose de 250 mℓ é sugerida para bovinos, mas são usadas comumente doses de até 500 mℓ. Um óleo emulsificado ou um que contenha detergente, como o dioctilsulfossuccinato de sódio, é preferível, uma vez que ele se mistura de maneira mais efetiva com o conteúdo ruminal. Dos *surfactantes sintéticos, o poloxaleno* é de uso geral para o timpanismo por leguminosas, e a dose de 25 a 50 g é recomendada para o tratamento. O poloxaleno não é efetivo para o timpanismo do confinamento ou por grãos. *Etoxilatos alcoólicos* também são usados como fármacos para timpanismo e tanto poloxaleno quanto etoxilatos são mais efetivos e rápidos do que os óleos, que são relativamente lentos e mais adequados para a prevenção do que para o tratamento. Todos os três são recomendados como satisfatórios para o timpanismo por feno de leguminosas, mas o *poloxaleno não é recomendado para o timpanismo do confinamento.* Todos podem ser administrados por *drench*, sonda ororruminal ou cânula ruminal. O efeito do tratamento é potencializado se eles forem completamente misturados com o conteúdo ruminal; se os movimentos ruminais ainda estiverem presentes, a mistura ocorrerá. Se o rúmen estiver estático, ele deve ser movimentado pelo flanco esquerdo enquanto o animal é encorajado a caminhar.

Um polímero surfactante polioxipropileno-polioxietileno glicol (Alfasure®), um detergente plurônico hidrossolúvel disponível no Canadá, é efetivo para o tratamento de timpanismo por alfafa quando 30 mℓ são administrados por via intrarruminal usando uma agulha hipodérmica de 6 cm e 14 g diretamente no rúmen, através da parede abdominal, e no meio da fossa paralombar. O tempo mediano de desaparecimento da espuma após o tratamento foi de 25 min; e o inchaço retornou ao normal em 52 min.

Retorno ao pasto ou ao cocho

Dá-se após o tratamento de casos individuais de timpanismo. O principal problema permanece em tomar a decisão se sim ou se não, ou quando ou sob quais condições os bovinos devem retornar para pastagens produtoras de timpanismo ou para ração com concentrados nos casos de bovinos confinados. As medidas preventivas possíveis são apresentadas no tópico Controle, mas, a não ser que se possa instituir um método confiável, os bovinos não devem retornar até que o período de risco tenha passado. Isso pode ser difícil em algumas propriedades, uma vez que as pastagens produtoras de timpanismo podem ser a única fonte de alimento.

Controle

Timpanismo das pastagens

Estratégias de manejo para diminuir a taxa de fermentação ruminal

A prevenção do timpanismo das pastagens é desafiadora. Estratégias de manejo de pastagem constituem os principais métodos usados para a prevenção, com medidas de controle de fornecimento e de controle da qualidade dos pastos. Muitas práticas de manejo diferentes têm sido recomendadas, inclusive: fornecimento prévio de alimentos secos, fenos fibrosos, principalmente capim Sudão, feno de cereal e palha[1]; restrição do pastejo a 20 min por vez ou até a primeira vaca parar de pastar, a plantação ser colhida e ela se alimentar no cocho; e o pastejo em faixas para assegurar que o pasto disponível seja usado a cada dia. *O princípio de cada uma dessas estratégias é diminuir a taxa de fermentação ruminal.* Esses métodos têm valor quando o pasto é apenas moderadamente perigoso, mas podem ser inefetivos quando o potencial de produção de timpanismo for alto. Sob essas circunstâncias, procedimentos de manejo simples não são confiáveis em razão de a ocorrência do timpanismo ser imprevisível. Em outros casos, estratégias como o pastejo limitado não são praticáveis. Em geral, o proprietário não sabe se os pastos são perigosos até que o timpanismo ocorra e, uma vez que métodos profiláticos tenham sido utilizados, é difícil saber quando não serão mais necessários. O potencial de produção de timpanismo de uma pastagem pode mudar dramaticamente quase do dia para noite, e estratégias de manejo ser rapidamente anuladas.

Estágio do crescimento

A probabilidade de ocorrência do timpanismo por leguminosas diminui com o avanço dos estágios de maturidade da planta, em decorrência da diminuição das proteínas solúveis. Alfafa no estágio de crescimento vegetativo resulta na maior incidência de timpanismo, quando comparada aos estágios de brotação e florescimento, que podem causar timpanismo moderado, ou mesmo não causar a enfermidade. Esses resultados indicam o potencial para o manejo das pastagens pela seleção da fenologia das plantas (fases periódicas de crescimento das plantas) como método de controle do timpanismo. Na prática, é essencial reconhecer o estágio de crescimento predominante no piquete antes de soltar os bovinos no pasto. A razão folha:caule também deve ser considerada um fator relevante.

Escolha das forragens

A semeadura de pastos cultivados com misturas de gramíneas e leguminosas é mais efetiva e tem menor custo para minimizar o timpanismo das pastagens, principalmente em rebanhos de bovinos de corte que pastam sobre grandes áreas em sistemas de pastejo contínuo. Em misturas gramínea-leguminosa, a concentração de 50% de leguminosas é sugerida como nível máximo de segurança contra o timpanismo. Contudo, essa razão pode não ser prática em áreas grandes, especialmente em terrenos acidentados nos quais é impossível manter uma proporção 50:50 uniforme. Se os bovinos tenderem a evitar as gramíneas e selecionar as leguminosas, o potencial para o timpanismo aumenta. O timpanismo pode ocorrer em pastos mistos nos quais a proporção de leguminosas é de menos do que 15%, possivelmente em decorrência do pastejo seletivo.

Em razão do potencial de causar timpanismo, apenas gramíneas ou forragens que não causam essa enfermidade podem ser usadas. *Onobrychis viciifolia*, *Lotus corniculatus* e *Astragalus cicer* são leguminosas seguras em regiões nas quais estão adaptadas. Todavia, seu crescimento, vigor, rebrota, resistência ao inverno e durabilidade estão abaixo das características de crescimento e produção da alfafa. A semeadura apenas de gramíneas evita o timpanismo, mas incluir uma leguminosa na mistura tem benefícios, como produção maior, melhores valores nutricionais e proteicos e menores custos com a fertilização do solo. A decisão de usar gramíneas com ou sem leguminosas seguras contra o timpanismo deve se basear nos benefícios econômicos da maior concentração de proteínas da alfafa ou trevo, quando comparados às possíveis perdas decorrentes do timpanismo. Atualmente, um pasto que contenha quantidades iguais de trevo e gramíneas está mais próximo de chegar a esse ideal, mas, com as plantas para pastos e com os métodos de manejo de pastagens disponíveis atualmente, não é fácil manter essa razão trevo:gramínea. Trabalhos de pesquisa nessa área têm sido direcionados à seleção de bovinos menos suscetíveis ao timpanismo. A abordagem mais prática consiste em cultivar variedades de leguminosas com baixo potencial de produção de timpanismo. A incidência de timpanismo espumoso pode ser substancialmente diminuída se a alfafa contiver tão pouco quanto 25% de *orchadgrass*.

Forragens temperadas alternativas

Na maioria dos sistemas de produção de animais ruminantes, as forragens compõem a maior proporção da dieta. Pastos de forrageiras são usados especialmente durante o final da primavera, verão e início do outono em muitos países, enquanto em outras regiões, como na Australásia e na América do Sul, a produção de animais ruminantes se baseia no pastejo anual de forragens sem confinamento. Os sistemas de pastejo, em geral, se baseiam em pastagens cuja maior proporção é composta por gramíneas (azevém perene [*Lolium perenne*] no caso da Nova Zelândia), com leguminosas (trevo-branco [*T. repens*] no caso da Nova Zelândia) formando uma menor proporção (aproximadamente 20%) principalmente para fixar nitrogênio atmosférico e fornecer alimento de melhor qualidade. Gramíneas e leguminosas diferentes formam as pastagens em outros países. O pastejo de forragens alternativas está sendo desenvolvido para o controle sustentável de endoparasitas, com diminuição do uso de anti-helmínticos, para o aumento do desempenho reprodutivo em ovinos e das taxas de crescimento em animais jovens, e para a diminuição da incidência do timpanismo em bovinos.

Na nutrição de ruminantes, há muito tempo aceita-se que o fornecimento de leguminosas tem maior valor que o de gramíneas, em razão da quebra mais rápida das partículas, da fermentação ruminal mais rápida, do menor tempo médio de retenção no rúmen e, consequentemente e da maior ingestão voluntária de alimentos. Apesar dessas vantagens, as leguminosas nunca atingiram o seu verdadeiro potencial em muitos sistemas de pastejo, em razão de: crescerem geralmente mais devagar no inverno, produzindo menos alimento por hectare do que as gramíneas; timpanismo espumoso ruminal em bovinos causado pela solubilização rápida da proteína de muitas leguminosas; e presença de substâncias estrogênicas em algumas leguminosas, o que diminui o desempenho reprodutivo quando pastadas por ovelhas durante a estação reprodutiva. Portanto, a identificação de leguminosas que podem sobrepor essas limitações consegue oferecer grandes vantagens.

Manejo do pastejo

A ingestão uniforme e regular é a chave para manter bovinos em pastagens de leguminosas. Aguardar até o que o orvalho tenha secado antes de alocar os animais no pasto é uma prática comum e, provavelmente, útil quando os animais são expostos pela primeira vez a pastagens. Antes de os animais serem colocados em um pasto de leguminosas, devem receber feno grosseiro para promover a saciedade. Isso evita que eles se ingurgitem e se superalimentem. Posteriormente, eles devem permanecer no pasto. Timpanismo brando pode ocorrer na primeira exposição, mas o problema deve desaparecer em alguns dias, uma vez que os animais normalmente se adaptam a pastos de leguminosas com o pastejo contínuo. Se o pasto de leguminosa continuar a apresentar alto potencial para timpanismo, os animais devem ser removidos até as leguminosas se tornarem mais maduras e com menor probabilidade de induzir timpanismo.

Padrões de manejo e pastejo em faixas

O timpanismo com frequência está associado ao pastejo descontínuo, tal como a remoção dos animais das pastagens de leguminosas por determinado período, como durante a noite. De maneira similar, surtos podem ocorrer quando o pastejo for interrompido por tempo adverso, tal como tempestades ou por moscas picadoras e outros insetos parasitas. Esses fatores alteram os hábitos de pastejo normais, resultando, em geral, em períodos de alimentação mais curtos e mais intensivos, capazes de aumentar a incidência de timpanismo.

No *pastejo em faixas*, o campo é pastado em faixas, alternadas a cada 1 a 3 dias. Isso é feito por colocação cuidadosa de uma cerca elétrica, de maneira que a faixa de pastejo seja movida para cada vez mais longe da entrada do piquete. Dessa forma, os animais são forçados a pastar uma maior proporção da planta inteira, o que aumenta a ingestão de matéria seca e diminui proporcionalmente a ingestão de proteínas solúveis, resultando na diminuição da taxa de digestão no rúmen. Em algumas situações, o método mais confiável para prevenção do timpanismo em vacas-leiteiras é o pastejo em faixas de pasto aspergidas diariamente com óleo ou plurônicos ou o uso de *drench* 2 vezes/dia com a mesma preparação.

Aração e murchação

A frequência do timpanismo por alfafa pode ser reduzida pelo pastejo em pastos arados e nos quais as plantas murcharam. Deixar a alfafa muxar por 24 h produz mudanças na configuração e na concentração de sulfidrila e de dissulfeto das proteínas. Em comparação ao fornecimento de planta fresca, a aração e a murchação por 24 ou 48 h diminuem a incidência do timpanismo por alfafa. A diminuição é maior com 48 h e pode ser eliminada após esse período. Uma diminuição na concentração da umidade durante a murchação pode ser suficiente para eliminar o risco de timpanismo. A ocorrência de timpanismo por silagem de alfafa é virtualmente nula, uma vez que ocorre degradação das proteínas por proteólise durante a ensilagem.

Prevenção do timpanismo pelo feno de alfafa

O potencial para timpanismo pelo feno de alfafa é imprevisível. O melhor indicador é o feno folhoso e imaturo e com caules macios. O feno que cresce sob condições frias e úmidas tem maior probabilidade de causar timpanismo do que o cultivado em áreas quentes e secas. Relatos de timpanismo com feno úmido e mofado são comuns, mas não documentados e explicados. Uma vez que partículas finas e folhas são especialmente perigosas, picar o feno pode aumentar a incidência de timpanismo. Quando forragens alternativas estão disponíveis, feno de gramíneas seco, grãos de cereais ou palha podem ser substituídos por uma porção do feno que causa o timpanismo. Em rebanhos leiteiros, o feno de alfafa pode ser fornecido de manhã e o feno de gramínea à noite. Os animais devem ser gradualmente adaptados a novos lotes de feno de alfafa; lotes velhos e novos devem ser misturados nos primeiros 5 dias de alimentação.

Rações que contenham uma mistura 50:50 de feno de alfafa e grãos são mais perigosas, mas o risco de timpanismo é menor quando os grãos consistem em menos do que 35% da mistura.

Agentes antiespumantes

Uma estratégia satisfatória para prevenção de timpanismo das pastagens consiste na administração de agentes antiespumantes.

Óleos e gorduras

Obtiveram grande sucesso para o controle de timpanismo das pastagens na Nova Zelândia e na Austrália.

Drench *individual*

Algumas vezes, *drenches* individuais são usados, mas, em razão do tempo e do trabalho envolvidos, tornam-se mais adequados para profilaxia a curto prazo. São métodos-padrão populares e efetivos em bovinos a pasto na Nova Zelândia. A prática comum consiste em administrar o agente antiespumante (*drench* antitimpanismo) no momento da ordenha, usando uma seringa automática movida para cima e para baixo para chegar em cada vaca na ordenha. As vacas rapidamente se tornam condicionadas e viram a sua cabeça para o operador para receberem a dose de 60 a 120 mℓ de óleo 2 vezes/dia. A duração do efeito de prevenção do timpanismo espumoso é curta, apenas algumas horas, e o aumento da dose não estende significativamente o período de proteção.

O uso combinado de cloreto de sódio e *drench* antiespumante para vacas-leiteiras em lactação na Nova Zelândia pode estimular o fechamento da goteira esofágica, fazendo com que o líquido deglutido passe diretamente pelo rúmen-retículo e que o *drench* com a solução antiespumante não seja efetivo. Na prática, a proporção de líquido antiespumante com cloreto de sódio que ultrapassa o rúmen não foi considerada relevante para a proteção contra o timpanismo na maioria dos animais. Contudo, houve diminuição da proteção em 10 a 15% das vacas tratadas; portanto, esses compostos devem ser usados em momentos separados, manhã e tarde, ou, se administrados na mesma ordenha, o *drench* com a solução antiespumante deve ser usado primeiro, seguido pelo *drench* separado de cloreto de sódio.

Aplicação de óleo no pasto

Se óleo ou gordura forem emulsificados com água, podem ser aspergidos sobre uma área limitada do pasto que forneça parte ou todas as necessidades dietéticas para o dia. O retorno do pastejo deve ser evitado, tornando-se necessário cuidado durante os períodos chuvosos, quando é provável que o óleo seja removido da pastagem. O método é ideal quando o pastejo por faixas é praticado em pastos irrigados, mas não é efetivo quando não há controle do pastejo.

Adição aos alimentos e à água

Podem ser administrados 120 g de óleo por cabeça em alimentos concentrados antes de os bovinos serem soltos no pasto ou por adição na água de beber para fazer uma emulsão a 2%. O óleo pode ser adicionado na água em todos os cursos disponíveis, desligando o suprimento de água e preenchendo novamente quando eles estiverem vazios. Entretanto, a ingestão verdadeira de óleo não pode ser garantida. Condições climáticas também causam variações na quantidade de água ingerida, com consequente variação na ingestão de óleo. Portanto, o melhor é fazer a previsão de ingestão diária de 240 a 300 g de óleo por cabeça durante esse período, quando o risco de timpanismo é maior. O procedimento recomendado consiste na utilização de uma bomba de água automática que injete os agentes antiespumantes na água de beber em quantidades que manterão a concentração de 1% do agente antiespumante. O preenchimento manual significa que a preparação deve ser adicionada 2 vezes/dia. Surfactantes são preferidos aos óleos, uma vez que sua ação é mais rápida, a dose é menor (5 a 8 mℓ em 10 a 20 mℓ de água) e seu período de efetividade é maior (10 a 18 h).

Aplicação nos flancos

Os agentes antiespumantes podem ser aplicados com um grande pincel nos flancos das vacas conforme elas saem da ordenha. A preparação palatável para bovinos, que encoraja as vacas a lamberem os flancos, é preferível. Esse tem sido o método popular de controle do timpanismo em vacas-leiteiras na Austrália, mas falhas não são infrequentes, especialmente em casos individuais.

Tipos de óleo

Muitos óleos diferentes foram usados, e a maioria dos óleos vegetais, óleo mineral e sebo emulsificado é efetiva. A escolha do óleo a ser usado depende da disponibilidade local e do custo. Se os óleos forem usados durante um longo período, algumas considerações devem ser feitas quanto aos efeitos do óleo sobre o animal. A administração contínua de óleo mineral causa restrição da absorção do caroteno e diminui a concentração de caroteno e de tocoferol nos produtos lácteos. O óleo de linhaça, o óleo de soja e o óleo de baleia têm efeitos indesejáveis sobre a qualidade e o sabor do leite e da manteiga. O óleo de amendoim e o sebo são mais satisfatórios. Na maioria das regiões, o efeito de produção do timpanismo nas pastagens é a curto prazo, podendo durar apenas 2 a 3 semanas. Durante esse período, o pasto pode ser ingerido sob a proteção do óleo administrado até que o período de produção de timpanismo tenha passado.

Suplementos alimentares hidrossolúveis

Fontes comercialmente disponíveis de proantocianidinas (taninos condensados) e extratos de plantas de *Yucca schidigera* (yucca) são fontes naturais de saponinas esteroidais. Ambos os compostos não foram efetivos na prevenção do timpanismo de bovinos que receberam alfafa fresca quando usados como aditivos alimentares hidrossolúveis adicionados à água de beber ou quando administrados sobre o alimento.

Surfactantes sintéticos não iônicos

Polímero em bloco polioxietileno-polioxipropileno

Poloxaleno é um surfactante não iônico (agente ativo de superfície) usado com sucesso para a prevenção de timpanismo por leguminosas por mais de 30 anos. Ele é um polímero em bloco de polioxietileno-polioxipropileno altamente efetivo para uso em bovinos que pastam em pastagens repletas de leguminosas ou em pastagens de cereais jovens, como trigo.

O poloxaleno modera o comportamento de ingestão de bovinos que pastam alfafa imatura. Em bovinos, o nível de óleo recomendado para a prevenção do timpanismo é de 2 g/100 kg PC. Em situações de alto risco, pode ser aconselhável administrar o fármaco pelo menos 2 vezes/dia. O poloxaleno não é palatável, portanto seu uso na água não era possível até o surgimento do L64 plurônico. Ele precisa ser introduzido muitas semanas antes do início da estação de timpanismo e é comumente utilizado como aditivo em mistura de grãos, em alimentos peletizados e em blocos de sal mineral. O uso dos plurônicos administrados como mistura com melaço para serem lambidos de um rolo foi popular para o controle de timpanismo em bovinos de corte a pasto por um curto período, mas o consumo foi errático e o controle do timpanismo não confiável. A mistura alternativa de plurônico com água de beber também não é confiável.

Polímero surfactante polioxipropileno-polioxietileno glicol (Alfasure)

Alfasure, um polímero surfactante polioxipropileno-polioxietileno glicol, é muito efetivo para a prevenção do timpanismo quando usado a 0,05% na água de beber de bovinos alimentados com alfafa fresca e quando adicionado sobre o volumoso. Sua aspersão no pasto é completamente efetiva na eliminação da ocorrência de timpanismo em bovinos que pastam alfafa no estágio vegetativo de crescimento do desenvolvimento.

Detergentes álcool etoxilados

Esses produtos são conhecidos por apresentarem qualidade redutora de espuma igual à do poloxaleno, tendo como vantagem a melhor palatabilidade, de maneira que podem ser administrados por métodos de ingestão voluntária, como blocos medicados. Ensaios de campo de pequena escala mostram que esses blocos são palatáveis e atrativos, devendo ser satisfatórios para a redução da gravidade e da prevalência do timpanismo. Nem todos os bovinos ingerem o produto voluntariamente, de maneira que alguns casos de timpanismo provavelmente ocorrerão. Os blocos contêm 10% de álcool etoxilado, conhecido como Teric, e o consumo diário de 17 a 19 g é habitual. A aplicação de Teric ao flanco das vacas não foi bem-sucedida para a prevenção do timpanismo, assim como outras aplicações de óleos similares. O álcool etoxilado e os detergentes plurônicos controlaram a ocorrência de timpanismo em ovinos confinados alimentados com alfafa recém-colhida e também em estudos de pastejo nos quais os produtos foram adicionados ao suprimento de água. Para bovinos que pastam os caules de alfafa, a adição do produto ao suprimento de água preveniu o timpanismo.

Ionóforos

Modificadores ruminais, como o ionóforo monensina, têm sido usados para controlar o timpanismo por meio de cápsulas de liberação controlada e formulações líquidas.

Cápsulas de monensina de liberação controlada

Cápsulas de liberação controlada que contêm agentes antiespumantes estão disponíveis para o controle do timpanismo das pastagens. A cápsula é administrada no rúmen, onde se abre expondo o agente antiespumante, que se difunde lentamente a partir de uma matriz. A monensina, um antibiótico ionóforo poliéter, é um agente potencialmente importante para o alívio do timpanismo em vacas-leiteiras que pastam em campos de leguminosas. Uma cápsula intrarruminal de liberação controlada de monensina está disponível, liberando, aproximadamente, 300 mg por cabeça por dia por 100 dias. Estudos experimentais de campo indicaram que a monensina pode diminuir a gravidade do timpanismo e aumentar a produção de leite em vacas-leiteiras que pastam em campos de leguminosas. Em fazendas leiteiras na Austrália, cápsulas de liberação controlada de monensina foram efetivas na redução da incidência de timpanismo clínico em bovinos alimentados a pasto. Há também uma diminuição significativa no uso de agentes antiespumantes por aspersão das pastagens, por administração na água de beber ou por aspersão sobre o flanco nas propriedades nas quais as cápsulas são usadas, sem aumento compensatório no uso de outras técnicas de prevenção de timpanismo.

Uma cápsula de liberação controlada de monensina diminuiu a incidência de timpanismo em aproximadamente 50% em novilhos que receberam alimentação experimental com alfafa nos estágios de crescimento vegetativo e de brotação inicial.

Formulação líquida de monensina

O *drench* oral com formulação líquida de monensina é efetivo na diminuição do timpanismo em vacas-leiteiras que pastam trevo-branco-azevém ou em pastos de trevo-vermelho. A dose diária de 300 mg por vaca administrada como um *drench* oral em um volume de 100 mℓ/dia forneceu proteção por 24 h.

Timpanismo do confinamento

Forragem na ração

Rações para animais confinados com alto nível de grãos devem conter, pelo menos, 10 a 15% de forragem, que deve ser cortada ou picada e misturada na ração completa. Isso assegura que os bovinos consumirão uma quantidade mínima de forragem, a qual deve ser palha de um grão cereal ou feno de gramínea. O uso de folhas de feno de alfafa pode ser prejudicial. A forragem pode ser fornecida separadamente na forma longa como suplemento à ração de grãos, embora se trate de uma prática perigosa, uma vez que a ingestão voluntária de forragem pode variar consideravelmente. Quanto mais palatável a ração de grãos, menos forragem total será ingerida, e surtos de timpanismo do confinamento podem ocorrer.

Consistência dos grãos

Os melhores resultados no timpanismo do confinamento são obtidos pela incorporação de, pelo menos, 10% de forragem não causadora de timpanismo à ração de grãos, evitando a moagem fina dos grãos, que devem ser apenas amassados ou quebrados. Se os grãos estiverem muito secos, a adição de água durante o processamento evitará a pulverização em partículas finas. Pode não ser recomendado usar rações peletizadas para bovinos confinados, uma vez que é necessária a moagem fina dos grãos para o processamento de peletização sólida. Quando os pellets são dissolvidos no rúmen, forma-se um conteúdo ruminal fino e pastoso, que pode ser associado ao desenvolvimento de uma espuma estável. Adicionalmente, é difícil incorporar uma quantidade suficiente de forragem no pellet.

Agentes antiespumantes

O uso de agentes dietéticos antiespumantes para a prevenção do timpanismo do confinamento tem apresentado sucesso variável.

A adição de 3 a 5% de sebo à ração total tem sido empiricamente bem-sucedida, mas em ensaios controlados não houve diminuição do escore de timpanismo. Se as gorduras animais forem efetivas para a prevenção do timpanismo dos confinamentos, elas devem ser úteis como fonte de energia e para o controle da poeira em alimentos pulverulentos. O poloxaleno é inefetivo para a prevenção do timpanismo do confinamento.

Sais na dieta

Tem-se recomendado adicionar sal a 4% nas rações de confinamento quando não se dispõe prontamente de outros métodos. Contudo, a ingestão de alimentos e a taxa de ganho de PC serão menores. A dieta com alto teor de sal aumenta a ingestão de água e causa alterações na proporção de células rompidas na forragem em razão de alterações na fermentação e do aumento na taxa de fluxo de material particulado para fora do rúmen. Outros fatores de manejo considerados importantes na prevenção do timpanismo do confinamento, em geral, incluem *evitar a superalimentação após um período de jejum temporário* (p. ex., após tempo ruim, falha no maquinário e no transporte ou na manipulação de alimentos) e *assegurar que o suprimento de água esteja disponível* em todos os momentos.

Controle genético do timpanismo das pastagens

Em razão dos altos custos do timpanismo em decorrência de mortes, perda de produção, custos com o tratamento e trabalho extra, uma solução possível a longo prazo é reproduzir bovinos com menor suscetibilidade ao timpanismo, mas os procedimentos necessários para o teste de escore do timpanismo são caros e podem pôr a vida de animais valiosos em risco. Foi bem-sucedida a seleção com base no escore de timpanismo em um rebanho experimental, e atualmente tem-se explorado marcadores genéticos e genes candidatos para a suscetibilidade ao timpanismo. O objetivo final é auxiliar a indústria de laticínios a identificar animais suscetíveis à enfermidade, de maneira que eles possam ser descartados ou usados com menor frequência como pais nos rebanhos nacionais. Trabalhos na Nova Zelândia sugerem que as perspectivas são boas quanto ao fornecimento de meios de remoção de bovinos suscetíveis ao timpanismo da indústria de laticínios. Reprodutores portadores podem ser identificados usando um marcador e removidos do rol de reprodutores testados amplamente utilizados e disponíveis para uso comercial. O uso de reprodutores não portadores para inseminação artificial na indústria de laticínios pode minimizar o problema de timpanismo em uma geração, por meio da remoção de todos os animais homozigotos suscetíveis ao timpanismo da população. Não se tem realizado pesquisas recentes quanto a esse aspecto do timpanismo em bovinos.

Comentários gerais

Apesar da diminuição impressionante no número de casos clínicos e fatais de timpanismo ruminal resultante do uso profilático de óleos, existem as vantagens adicionais de ser capaz de usar pastagens perigosas sem risco, diminuição do timpanismo subclínico e diminuição resultante na ingestão de alimentos. A produção pode aumentar tanto quanto 25% em 24 h após o uso desses óleos. Ainda assim, esses métodos preventivos devem ser considerados apenas medidas temporárias. O objetivo final deve ser o desenvolvimento de uma pastagem com alta produtividade, na qual a produtividade máxima seja consistente com a baixa incidência de timpanismo e de diarreia.

Tratamento e controle

Tratamento do timpanismo das pastagens
- Remover os animais das pastagens que causam timpanismo imediatamente (R1)
- Em casos graves, trocaterização/canulação (2,5 cm de diâmetro) de emergência na fossa paralombar esquerda para liberar a espuma do rúmen (R1)
- Em casos menos graves, a passagem de uma sonda ororruminal para liberar espuma do rúmen e administrar agentes antiespumantes sintéticos (como polímero em bloco de polioxitileno-polioxipropileno, álcool etoxilado ou polioxipropileno-polioxietileno glicol) no rúmen (R1).

Tratamento do timpanismo do confinamento
- Passagem da sonda ororruminal para liberar a espuma do rúmen e administrar agente antiespumante (preferencialmente óleo mineral) no rúmen, seguido por caminhada por 20 min para dispersar o agente antiespumante (R1).

Controle do timpanismo das pastagens
- Uso estratégico diário de agentes antiespumantes sintéticos ou de agentes antiespumantes de liberação controlada, como monensina, para bovinos a pasto (R1)
- Uso de misturas entre gramíneas e leguminosas (R2)
- Retardar o pastejo até o orvalho secar (R2)
- Fornecer feno antes do pastejo (R2).

Controle do timpanismo do confinamento
- Aumentar a ingestão de forragem grosseira e minimizar a seleção de alimentos pelos animais (R2).

LEITURA COMPLEMENTAR

Wang Y, Majak W, McAllister TA. Frothy bloat in ruminants: cause, occurrence, and mitigation strategies. Anim Feed Sci Tech. 2012;172:103-114.

REFERÊNCIA BIBLIOGRÁFICA

1.Majak W, et al. Can J Anim Sci. 2008;88:29.

Reticuloperitonite traumática

A perfuração da parede do retículo por um corpo estranho pontiagudo inicialmente produz peritonite local aguda, que pode se disseminar e causar peritonite difusa aguda, ou permanecer localizada e causar lesão subsequente, incluindo indigestão vagal e, em raras ocasiões, hérnia diafragmática. A penetração do corpo estranho pode ocorrer além do peritônio e envolver outros órgãos, resultando em pericardite, tamponamento cardíaco, pneumonia, pleurisia e mediastinite e abscessos hepáticos, esplênicos ou diafragmáticos. Essas sequelas da perfuração traumática da parede reticular são mostradas diagramalmente na Figura 8.9.

Essa complexidade do desenvolvimento dificulta o diagnóstico e o prognóstico difíceis, quadro ainda mais complicado pela possibilidade de que muitas síndromes ocorram em conjunto. Por conveniência e para evitar a repetição, todas essas entidades, exceto a endocardite, são abordadas em conjunto aqui, embora muitas delas sejam doenças de outros sistemas.

Etiologia

A reticuloperitonite traumática é causada pela penetração do retículo por corpos estranhos metálicos ingeridos em alimentos preparados. Arame de cerca que passou por um cortador, um triturador de alimentos ou uma colhedora de forrageiras é uma das causas mais comuns. Em uma série de 1.400 necropsias, 59% das lesões foram causadas por pedaços de arame, 36% por pregos e 6% por objetos diversos. Os objetos metálicos podem estar na forragem ou no concentrado ou se originar da fazenda quando reparos são feitos em cercas, piquetes e na vizinhança de cochos de alimentação.

O arame de pneus radiais de veículos motorizados pode ser a causa. Pneus velhos comumente são usados como peso sobre lonas plásticas que cobrem a silagem. A borracha se solta gradualmente do arame do pneu, que está em estado de deterioração, e se mistura ao suprimento de alimentos, ou os pneus podem ser inadvertidamente derrubados no vagão de mistura de alimentos, sendo fragmentados, ocasionando, assim, a mistura de pedaços de arame por toda a ração.

Sinopse
- Etiologia: penetração do retículo por um corpo estranho metálico, como pregos e pedaços de arame, incluindo arames de pneus, que foram ingeridos pelo animal e estão localizados no retículo
- Epidemiologia: mais comum em vacas-leiteiras adultas que ingerem alimentos preparados
- Achados clínicos: anorexia súbita e queda na produção de leite, febre branda, estase ruminal e dor local no abdome. Pode ocorrer recuperação rápida ou a enfermidade persistir em uma forma crônica ou se disseminar amplamente para produzir peritonite aguda difusa
- Patologia clínica: na peritonite aguda local, neutrofilia e desvio à esquerda regenerativo; na forma crônica, leucopenia e desvio à esquerda degenerativo. Líquido peritoneal apresenta aumento acentuado das células nucleadas e concentração de proteína total. Aumento da concentração de proteínas plasmáticas. Ultrassonografia e radiografia do abdome anteroventral
- Lesões: reticuloperitonite localizada e graus variados de aderências fibrinosas localmente extensas. Líquido peritoneal anormal. Abscessos e aderências possíveis por toda a cavidade peritoneal

- Confirmação do diagnóstico: reticuloperitonite e corpo estranho metálico
- Lista de diagnósticos diferenciais:
  - Reticuloperitonite traumática local aguda deve ser diferenciada de indigestão simples, ingurgitamento agudo por carboidratos, obstrução intestinal aguda, vólvulo abomasal, pericardite, pleurite aguda, úlcera abomasal perfurada, metrite séptica pós-parto, pielonefrite aguda, hepatite aguda e acetonemia
  - Peritonite generalizada ou aguda difusa devem ser diferenciadas daquelas enfermidades que causam toxemia grave ou desequilíbrio ácido-base, desidratação e choque, que incluem: ingurgitamento por carboidratos, obstrução intestinal aguda, indigestão vagal avançada, vólvulo abomasal, úlcera abomasal perfurada e causas diversas de peritonite generalizada
  - Reticuloperitonite traumática crônica deve ser diferenciada dos estágios iniciais de indigestão vagal, abscedação hepática, esplenite traumática, pneumonia crônica e pleurite e causas diversas de peritonite crônica, como abscesso peritoneal secundário a injeções intraperitoneais
- Tratamento: antimicrobianos diariamente por muitos dias, ímã reticular e imobilização em baia para promover aderências. Ruminotomia para remoção do corpo estranho se o tratamento clínico não obtiver sucesso ou em animais valiosos
- Controle: evitar a exposição de bovinos a corpos estranhos metálicos que possam ser ingeridos. Maquinário de processamento de alimentos deve ser equipado com ímãs para remover corpos estranhos metálicos.

Em um levantamento, realizado em matadouro, sobre o trato gastrintestinal de 1.491 vacas abatidas na Dinamarca, corpos estranhos foram encontrados em 16% dos animais. Dos 286 corpos estranhos, 11% eram arames de pneus, 14% arames de cerca, 5% parafusos, 9% pregos, 37% pedaços misturados de metal, 2% cobre e 22% remanescentes de bolus que continham fármacos antiparasitários. Uma associação significativa foi encontrada entre o tipo de corpo estranho e a presença de lesões, e entre o diâmetro do corpo estranho e a presença de lesões. Houve associação entre o formato da extremidade do corpo estranho e a presença de lesões. Arames de pneus foram os corpos estranhos que mais comumente causaram traumas, uma vez que 81% de todas as lesões foram associadas a arames de pneus.

Epidemiologia

Ocorrência

Vacas-leiteiras adultas são mais comumente acometidas em razão da sua exposição mais frequente, mas casos ocorrem de forma infrequente em novilhos, bovinos de corte, touros de raças leiteiras, ovinos e caprinos. Em uma série de 1.400 casos citados anteriormente, 93% eram bovinos com mais de 2 anos de idade e 87% bovinos leiteiros. No levantamento realizado no abatedouro dinamarquês (visto anteriormente em Etiologia), lesões por corpos estranhos estavam presentes em 10% das vacas. Ímãs foram encontrados em apenas 7% dos animais. Todos os ímãs coletaram arames de cerca (30%), e "outros pedaços de metal" (39%) foram o conteúdo predominante do ímã. Não foram observadas lesões em 97% das vacas com imãs, e uma associação significativa foi encontrada entre o uso de ímãs e a ausência de lesões.

A reticuloperitonite é muito mais comum em bovinos alimentados com rações preparadas, especialmente aquelas fornecidas em confinamento durante parte do ano. Ela é quase desconhecida em bovinos alimentados unicamente a pasto. Da mesma forma, é muito mais comum nos meses de inverno e no hemisfério Norte. A incidência é muito menor em ovinos e caprinos, uma vez que eles raramente são alimentados com forrageiras picadas.

A incidência normalmente é esporádica, mas surtos ocorreram quando fontes de arame se tornaram misturadas ao suprimento de alimentos, como no caso da perfuração do trato alimentar por fragmentos de arame de pneu. No decorrer de um período de 6 meses, 30% de 170 vacas lactantes em um rebanho apresentaram achados clínicos sugestivos de reticuloperitonite associada à ingestão de arame de pneus nos suprimentos de alimentos.

Fatores de risco

Há poucos estudos quanto à epidemiologia da reticuloperitonite traumática. Os efeitos de 23 diagnósticos veterinários, características do hospedeiro e produção

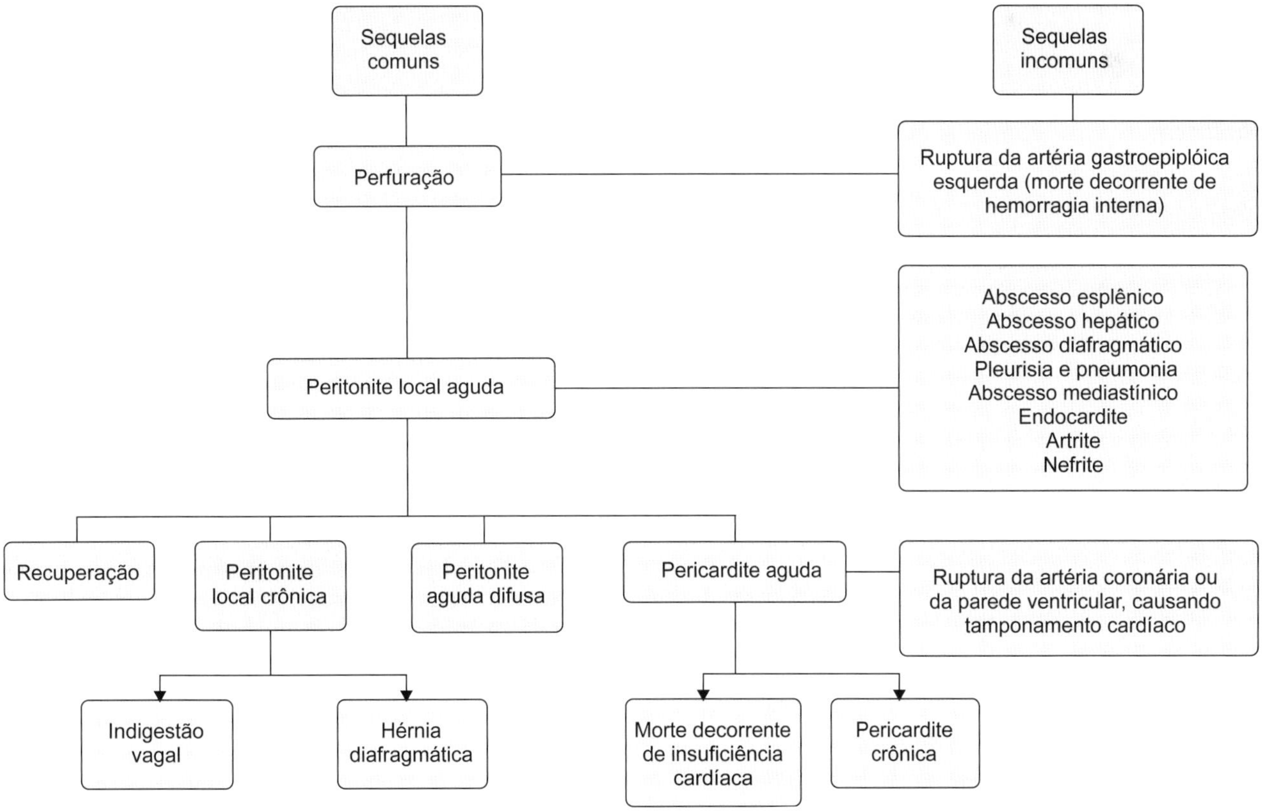

Figura 8.9 Sequelas de perfuração traumática da parede reticular.

foram examinados quanto ao risco de acidose ruminal e reticuloperitonite traumática. O risco de incidência da doença durante a lactação em rebanhos leiteiros de vacas Holandesas vermelho e branco finlandesas foi de 0,6%, similar às observações realizadas em vacas Holandesas preto e branco. O risco da doença no primeiro estudo aumentou com o início da metrite, paresia não puerperal, cetose, mastite aguda e crônica e problemas podais e locomotores. Não se sabe como a metrite e a mastite podem ser fatores de risco para reticuloperitonite traumática. A mediana do dia de ocorrência foi de 113 dias após o parto, o que torna improvável que o parto constitua um fator de risco. De forma similar, a distocia não foi considerada um fator de risco.

Quando muitos ou mais casos ocorrem em um surto agrupado, a natureza do suprimento de alimentos deve ser considerada fator de risco. A utilização de pneus usados para segurar lonas plásticas sobre pilhas de silagem pode ser um fator de risco importante.

Importância econômica

A doença é importante economicamente em razão da perda grave de produção que ela causa e da alta taxa de mortalidade. Muitos casos não são reconhecidos, e muitos outros se recuperam espontaneamente. Em países industrializados, corpos estranhos metálicos podem estar presentes no retículo de até 90% dos bovinos normais, e lesões traumáticas residuais em tanto quanto 70% das vacas-leiteiras. Entre os animais clinicamente acometidos, aproximadamente 25% desenvolvem complicações incuráveis. Os outros 75% podem se recuperar completamente com tratamento conservativo ou intervenção cirúrgica de rotina.

Patogênese

Ingestão de corpo estranho

A falta de discriminação oral em bovinos leva à ingestão de corpos estranhos que podem ser rejeitados por outras espécies. Corpos estranhos deglutidos podem se alojar no esôfago superior e causar obstrução da goteira esofágica causando vômito, mas, na maioria das situações, eles passam para o retículo. O exame radiológico de cabras que foram alimentadas experimentalmente com corpos estranhos indicou que eles primeiro entram nos vários sacos do rúmen-retículo, antes de chegarem ao retículo. Muitos permanecem sem causar lesões, mas a estrutura semelhante a uma colmeia do retículo fornece muitos locais para a fixação do corpo estranho, e as contrações do retículo são suficientes para empurrar um objeto pontiagudo através da parede.

Penetração do retículo

A maioria das perfurações se dá na parte inferior da parede cranial do retículo, mas algumas ocorrem lateralmente em direção ao baço ou medialmente em direção ao fígado.

Se a parede reticular for lesionada sem a penetração da superfície serosa, nenhuma enfermidade detectável ocorrerá, e o corpo estranho pode permanecer fixado no local por longos períodos e, gradualmente, ser corroído. Um pedaço de arame pode desaparecer em 6 semanas, mas alguns pregos demoram muito mais tempo e é improvável que sejam corroídos em menos de 1 ano. A facilidade com a qual a perfuração ocorre foi verificada pela produção artificial da doença. Corpos estranhos afiados foram administrados em 10 vacas em cápsulas de gelatina. Dos 20 pedaços de arame e dos 10 pregos, 25 foram encontrados no retículo. Dos 20 pedaços de arame, 18 perfuraram ou se enterraram na parede ou nas pregas do retículo. Apenas um dos pregos foi enterrado. A perfuração completa foi causada por 13 corpos estranhos, e a incompleta por 6. Todas as vacas sofreram pelo menos uma perfuração, apresentaram os achados clínicos de peritonite local aguda e se recuperaram após a remoção cirúrgica dos corpos estranhos.

Muitos corpos estranhos podem não permanecer enterrados, mas são comumente encontrados livres no retículo, caso a cirurgia seja realizada aproximadamente 72 h após o início da doença. Isso pode decorrer da necrose ao redor do objeto penetrante e das contrações reticulares que movem o corpo estranho de volta para o retículo. Objetos que estão profundamente enterrados, apresentam farpas ou têm grande diâmetro tendem a permanecer *in situ* e causar peritonite persistente.

Peritonite local aguda

A reação inicial à perfuração é de peritonite local aguda e, em casos induzidos experimentalmente, os achados clínicos têm início cerca de 24 h após a penetração. A peritonite causa atonia ruminal e dor abdominal. Se o corpo estranho se mover de volta para dentro do retículo, pode ocorrer recuperação espontânea.

A resolução da peritonite fibrinosa local é caracterizada pelo desenvolvimento de *aderências fibrinosas*, que gradualmente se tornam filamentos finos e longos no decorrer de um período de semanas e meses; a *motilidade reticular é restaurada* e o animal pode se recuperar completamente. O exame ultrassonográfico de acompanhamento de vacas com reticuloperitonite traumática nas quais a ruminotomia foi realizada mostrou que as aderências desapareceram em 6 meses na maioria dos animais.

Dependendo da gravidade da peritonite local, o aspecto ventral do retículo se adere em graus variáveis ao assoalho da cavidade abdominal e ao diafragma. Isso resulta em *diminuição da motilidade reticular*. A ultrassonografia de vacas com reticuloperitonite traumática revela que *as contrações bifásicas do retículo estão mais lentas que o normal ou indistintas, e o número de contrações está diminuído. Abscessos reticulares são complicações comuns* e podem estar localizadas entre o retículo e a parede ventral do corpo, entre o retículo e a parede torácica direita e entre o retículo e o baço. *Peritonite local persistente* com ou sem abscessos resulta em diminuição da motilidade ruminorreticular, inapetência à anorexia, apetite caprichoso (pode comer feno, mas não concentrado), timpanismo ruminal crônico, febre branda persistente, dor abdominal à palpação profunda e alterações no hemograma e nas fezes. A imobilização do retículo interfere na função de depuração dessa víscera, que resulta na eliminação de fezes caracterizadas pela presença de partículas grandes.

Peritonite generalizada e extensão da doença

A inflamação pode se disseminar em vacas cuja perfuração ocorre durante o trabalho de parto e em bovinos forçados a se exercitar, causando *peritonite generalizada ou difusa*. A imobilidade representa um sinal clínico proeminente e pode ser um mecanismo protetor, de maneira que as aderências consigam se formar e manter a peritonite localizada. Os animais forçados a caminhar ou transportados por longas distâncias com frequência sofrem recidivas quando essas aderências são rompidas durante os movimentos corporais. A peritonite generalizada resulta em toxemia, estase do trato alimentar, desidratação e choque.

Durante a penetração inicial do retículo, o corpo estranho pode penetrar além da cavidade peritoneal e para os *sacos pleural ou pericárdico*. Isso pode ser mais comum em vacas em gestação avançada do que em vacas não gestantes, em razão do útero gravídico, embora esse mecanismo ainda seja incerto. Complicações como pericardite são mais comuns em vacas após o 6º mês de gestação.

Detalhes quanto à patogênese das complicações mais comuns são apresentados sob *pericardite traumática, indigestão vagal, hérnia diafragmática* e *abscesso traumático do baço e do fígado*. Sequelas menos comuns incluem laceração ou erosão da artéria gastroepiploica esquerda causando morte súbita por hemorragia interna e o desenvolvimento de abscessos diafragmáticos, que se infiltram em tecidos na parede abdominal ventral no processo xifoide, rompendo para o exterior e, algumas vezes, eliminando o corpo estranho. A disseminação hematogênica da infecção a partir de um abscesso diafragmático ou de peritonite local crônica é uma causa comum de endocardite e das suas sequelas, como polissinovite e artrite, nefrite e abscedação pulmonar. A penetração na cavidade pleural causa *pleurite supurativa aguda e pneumonia*. Em casos raros, a infecção permanece localizada no mediastino, causando abscedação, que promove uma pressão sobre o saco pericárdico e insuficiência cardíaca congestiva. Raramente, o corpo estranho penetra no abomaso, causando abomasite, estenose pilórica e ulceração abomasal. Ainda mais raramente, a perfuração da veia reticular por um corpo estranho metálico em migração pode levar à hemorragia fatal, causando morte súbita.

Achados clínicos

Peritonite local aguda

Caracteristicamente, há início súbito de *anorexia completa* e *diminuição acentuada na produção de leite,* normalmente para aproximadamente um terço ou menos do volume prévio. Essas alterações ocorrem em um período de 12 h, e seu surgimento abrupto é típico. *Dor abdominal subaguda* é comum na maioria dos casos. O animal está relutante em se mover e o faz de forma lenta. O caminhar, particularmente quando descendo elevações, com frequência é acompanhado por gemidos. A maioria dos animais prefere permanecer em posição quadrupedal por longos períodos e deita com bastante cuidado; o decúbito habitual é característico em outros animais. O *arqueamento do dorso* ocorre em, aproximadamente, 50% dos casos, com o surgimento de tensão dos músculos dorsais e abdominais, de maneira que o animal aparenta "andar amarrado". *A defecação e a micção causam dor* e os atos são realizados de forma infrequente e, normalmente, são acompanhados por gemidos. Isso resulta em constipação intestinal, fezes escassas e, em alguns casos, retenção de urina. Raramente ocorre dor abdominal aguda com escoiceamento do abdome e esticar do corpo. Em outros casos, há decúbito e relutância em permanecer em posição quadrupedal.

Uma *reação sistêmica moderada é comum* na peritonite aguda localizada. A temperatura varia de 39,5°C a 40°C, raramente maior, a frequência cardíaca é de, aproximadamente, 80 bpm, e a frequência respiratória de 30 por minuto. Temperaturas acima de 40°C acompanhadas por frequência cardíaca superior a 90 bpm sugerem complicações graves. A respiração normalmente é superficial e, se a cavidade pleural foi penetrada, apresenta-se dolorosa e acompanhada por um gemido expiratório audível.

A *ruminação está ausente e os movimentos ruminorreticulares* estão acentuadamente diminuídos e, normalmente, ausentes. O rúmen pode parecer cheio em razão da presença de *timpanismo por gás livre* com distensão moderada da fossa paralombar esquerda. Na palpação da fossa, a camada de gás ruminal normalmente está maior que o normal, e o conteúdo ruminal mais pastoso que o normal. A palpação profunda da camada de gás na fossa pode ser necessária para sentir o conteúdo ruminal abaixo da camada de gás.

A dor pode ser estimulada pela palpação profunda da parede abdominal imediatamente caudal ao esternoxifoide. A palpação é realizada por meio de empurrões rápidos e curtos com punho fechado ou apoiando o joelho sobre uma linha imaginária com, aproximadamente, 20 cm de largura que cobre o terço ventral do abdome, do lado esquerdo para o lado direito, com a borda cranial da banda sendo o ponto imediatamente caudal ao esternoxifoide. Essa área deve ser avaliada por, pelo menos, seis palpações profundas de ambos os lados do abdome enquanto se ausculta com o estetoscópio sobre a traqueia quanto a evidências de gemidos. O beliscamento de cernelha para causar depressão do dorso e estimulação do gemido também é um auxílio diagnóstico efetivo, exceto em vacas adultas grandes e touros; para esses animais, a elevação de uma barra sólida mantida horizontalmente sob o abdome constitui um método útil para estimular o gemido. Uma resposta positiva a qualquer um desses testes é o gemido de dor, que pode ser audível a alguma distância, embora seja mais bem detectado pela auscultação da traqueia. Raramente, um gemido também pode ser audível por auscultação sobre a traqueia quando contrações ruminorreticulares infrequentes ocorrem.

O curso da peritonite local é curto, e os achados descritos previamente são mais óbvios no primeiro dia; na maioria dos casos, eles cedem rapidamente e podem ser difíceis de detectar no terceiro dia. Nesses casos, há adição de anorexia persistente e atonia ruminal, e o achado mais constante é a dor abdominal, que pode requerer palpação profunda para sua demonstração. Em casos que se recuperam espontaneamente ou que respondam de forma satisfatória ao tratamento conservador, pode não haver sinais detectáveis de doença no quarto dia.

Peritonite local crônica

Na peritonite local crônica, o apetite e a produção de leite não retornam ao normal após o tratamento prolongado com antimicrobianos. A condição corporal normalmente é ruim, as fezes estão em menor quantidade e há aumento das partículas não digeridas. Em alguns casos, a temperatura pode estar dentro da faixa normal, o que torna o diagnóstico incerto. A temperatura ligeiramente elevada de forma persistente representa uma evidência de lesão inflamatória crônica. O teste de sensibilidade dolorosa pode ser positivo ou negativo e, com frequência, é incerto. A deambulação pode ser lenta e cuidadosa e, ocasionalmente, gemidos podem ocorrer durante a ruminação, a defecação e a micção. A atividade de ruminação é infrequente, e o rúmen normalmente está menor que o normal, timpanismo moderado crônico é comum e há atonia ruminal ou alguma atividade ruminorreticular moderada.

Abscessos reticulares em vacas se caracterizam por condição corporal ruim, o rúmen está relativamente cheio, mas com diminuição das contrações ruminais ou atonia ruminal quase completa, timpanismo brando persistente, dorso arqueado com abdome tenso e gemidos que indicam dor abdominal e partículas não digeridas nas fezes. A maioria tem histórico clínico de não responder à terapia prolongada com antimicrobianos, casos que podem ser diagnosticados por radiografia e ultrassonografia.

Exame retal

O *exame retal* de bovinos com reticuloperitonite traumática aguda ou local pode causar gemido de dor quando o animal realiza contrações durante o exame. As fezes normalmente estão ressecadas, firmes e cobertas por uma camada fina de muco em razão do tempo de retenção prolongado. Na peritonite aguda localizada, o rúmen pode estar maior que o normal e a camada de gás é facilmente palpável. Na peritonite generalizada aguda e crônica, aderências fibrinosas podem ser palpáveis entre o rúmen e a parede abdominal esquerda, ou entre alças de intestino, ou na cavidade pélvica.

Peritonite aguda difusa (generalizada)

A peritonite aguda difusa é caracterizada pelo surgimento de toxemia profunda 1 ou 2 dias após o início da peritonite local. A motilidade do sistema digestório está diminuída, a depressão mental é acentuada e a temperatura está elevada ou subnormal em casos graves, especialmente naqueles que ocorrem imediatamente após o parto. A frequência cardíaca aumenta para 100 a 120 bpm, e um gemido de dor pode ser estimulado pela palpação digital profunda em quase qualquer localização sobre a parede abdominal ventral. Esse estágio normalmente é seguido por colapso rápido, insuficiência circulatória periférica e ausência de respostas dolorosas. Decúbito e depressão são comuns no estágio terminal.

Morte súbita

Há relato de morte súbita em uma novilha prenhe, de 20 meses de idade, na qual a veia reticular foi perfurada por um fragmento de arame, causando hemorragia fatal no retículo. Na necropsia, um grande coágulo de sangue estava presente no retículo, o conteúdo ruminal tinha coloração castanho-avermelhada e não havia nenhuma aderência reticular.

Reticulite iatrogênica

Há relato de reticulite iatrogênica como resultado da administração oral de bolus ruminal de anti-helmínticos, que pode ter se alojado no retículo e ficou preenchido por outros corpos estranhos ingeridos pelo animal, resultando em uma síndrome similar à reticuloperitonite traumática aguda. Inapetência, diminuição da produção de leite, diminuição da motilidade ruminorreticular, dor abdominal e fezes escassas estavam presentes. Na ruminotomia exploratória, o retículo continha dois bolus cilíndricos preenchidos por pedras, castanhas e parafusos. A remoção dos bolus foi seguida por recuperação imediata.

Patologia clínica

Hemograma

As contagens total e diferencial de leucócitos fornecem informações diagnósticas e prognósticas úteis. A contagem diferencial de leucócitos normalmente é mais indicativa de peritonite aguda que a contagem total.

Na *peritonite local aguda*, neutrofilia (neutrófilos segmentados acima de 4.000 células/μℓ) e desvio à esquerda (neutrófilos bastonetes acima de 200 células/μℓ) são comuns. Esse é um *desvio à esquerda regenerativo*. Tanto a neutrofilia quanto o desvio à esquerda são maiores no primeiro dia e perduram por até 3 dias, quando, em casos não complicados, a contagem começa a retornar ao normal. Em casos crônicos, as contagens não retornam completamente ao normal por muitos dias ou por períodos maiores e, normalmente, há leucocitose moderada, neutrofilia e monocitose.

Na *peritonite aguda difusa*, há leucopenia (contagem total abaixo de 4.000 células/μℓ) e número absoluto de neutrófilos imaturos maior que de neutrófilos segmentados (*desvio à esquerda degenerativo*), o que, se acentuado, sugere prognóstico desfavorável. O grau de linfopenia (contagem de linfócitos abaixo de 2.500 a 3.000 células/μℓ) é um indicativo da reação de estresse à inflamação.

Proteína plasmática, fibrinogênio, reagentes de fase aguda e perfil de coagulação

Há diferença significativa na concentração de proteína plasmática total (PPT) entre bovinos com reticuloperitonite traumática e aqueles com outras enfermidades do trato gastrintestinal, que podem ser confundidas com a primeira. As concentrações médias de proteínas plasmáticas mensuradas antes da cirurgia foram de 88 ± 13 g/ℓ para a reticuloperitonite traumática e 77 ± 12 g/ℓ para os controles. Na peritonite difusa grave, a concentração de fibrinogênio pode estar aumentada a até 10 a 20 g/ℓ.

Os pontos de corte para PPT e fibrinogênio plasmático (FP) foram determinados para diferenciar entre reticuloperitonite traumática e outras doenças gastrintestinais com achados clínicos similares. Houve dependência negativa moderada entre a sensibilidade das PPT e FP nos pontos de corte de 8,8 g/dℓ e 766 mg/dℓ, e uma dependência negativa fraca entre suas especificidades nos pontos de corte de 7,8 g/dℓ e 691 mg/dℓ, respectivamente. A acurácia aceitável (98% ou 86% de especificidade com 62% ou 88% de sensibilidade, respectivamente) foi obtida pela interpretação seriada dos testes.

Bovinos com peritonite ativa causada por reticuloperitonite traumática apresentam resposta de fase aguda, manifestada por aumento da concentração plasmática de amiloide sérica A (ASA) e haptoglobina, e menor concentração plasmática de albumina. Pontos de corte ótimos para o diagnóstico de reticuloperitonite traumática foram > 68 μg/mℓ para ASA (sensibilidade = 1,00; especificidade = 0,86) e > 0,74 g/ℓ para a concentração sérica de haptoglobina (sensibilidade = 1,00; especificidade = 0,86),[1] com concentração de FP > 380 mg/dℓ apresentando a menor sensibilidade e especificidade do teste.

Bovinos acometidos apresentam um tempo de protrombina, tempo de trombina e tempo de tromboplastina parcial ativada prolongados e trombocitopenia, indicando a coagulação anormal.[2] Isso foi atribuído à peritonite difusa e disfunção hepatocelular. Bovinos com reticuloperitonite traumática também apresentam um aumento da concentração de óxido nítrico sérico e diminuição da capacidade antioxidante total, que provavelmente refletem a população bacteriana diversa associada à peritonite.[3]

Abdominocentese e líquido peritoneal

Abdominocentese e análise do líquido peritoneal podem ser testes diagnósticos valiosos. O melhor local para abdominocentese é incerto, uma vez que o rúmen ocupa uma grande porção da parede abdominal ventral e é difícil evitar a sua punção. Bovinos apresentam baixo volume de líquido peritoneal e a falha em obter a amostra não é incomum. Empiricamente, os melhores locais são aqueles nos quais, com base em referências anatômicas, há recessos entre os pré-estômagos, o abomaso, o diafragma e o fígado. Esses normalmente são 10 a 12 cm caudal ao esternoxifoide e 10 a 15 cm lateral à linha média. Uma cânula mamária de ponta romba é recomendada, mas, com cuidado e cautela, uma agulha hipodérmica 16 G ou 18 G, com 5 cm também pode ser usada. Os pelos do local são raspados, a pele é preparada asseptic amente, e anestésico local é aplicado. A pele é incisada com uma lâmina de bisturi por estocada e a cânula é empurrada cuidadosamente e lentamente pela parede abdominal. A segunda cederá e um "pop" será sentido quando o peritônio for perfurado. Quando a cânula estiver na cavidade peritoneal, o líquido pode extravasar sem ajuda de vácuo. Se isso não ocorrer, uma seringa pode ser usada para aplicar vácuo enquanto a agulha é manipulada na tentativa de localizar algum líquido.

Se nenhum líquido for obtido, um trocater e uma cânula com 80 mm de comprimento e com diâmetro interno de 4 mm podem ser usados com sucesso. O trocater e a cânula são inseridos no abdome, o trocater é removido, e uma sonda de alimentação infantil com 80 cm de comprimento e 10 *french gauge* é inserida no abdome através da cânula, deixando aproximadamente 10 a 20 cm para fora. A sonda atua como pavio e, em alguns minutos, o líquido pode ser coletado em frascos. Ao menos três locais diferentes devem ser puncionados para obter líquido peritoneal. A peritonite em bovinos se caracteriza por resposta fibrinosa acentuada e localização da lesão, e a quantidade de líquido exsudativo disponível nos locais de abdominocentese pode ser mínima. Portanto, a falha em obter líquido não exclui peritonite.

A *avaliação laboratorial do líquido peritoneal* consiste na determinação da contagem de leucócitos totais, contagem diferencial de células, proteína total e cultura de patógenos. A interpretação da análise do líquido peritoneal pode não ser confiável, uma vez que apenas poucas correlações foram feitas entre achados laboratoriais e a presença ou ausência de lesões peritoneais. Uma contagem de células nucleadas acima de 6.000 células/μℓ e proteína total acima de 3 g/dℓ é consistente com o diagnóstico de peritonite em 80% dos casos. Usando a contagem diferencial de células, a contagem relativa de neutrófilos maior que 40% e a contagem relativa de eosinófilos menor que 10% são frequentemente associadas ao diagnóstico de peritonite. Uma concentração de dímero-D no líquido peritoneal maior que o intervalo de referência (0 a 0,6 mg/ℓ) fornece um excelente método para identificação da presença de peritonite em bovinos, com sensibilidade = 0,96 e especificidade = 0,99.[4]

Radiografia do abdome cranial e do retículo

O exame radiológico do retículo compreende um método diagnóstico preciso para avaliação de bovinos com suspeita de reticuloperitonite traumática, devendo ser realizado com o animal em posição quadrupedal. Embora existam alguns relatos de radiografia reticular com a vaca em decúbito dorsal, esse método não é recomendado em razão do potencial para ruptura de aderências e disseminação da peritonite por todo o abdome, bem como pela diminuição da precisão diagnóstica. Existem também dificuldades técnicas no posicionamento de um animal não sedado em decúbito dorsal, e os sedativos não são recomendados em razão do risco de pneumonia aspirativa. A disponibilidade dos equipamentos ultrassonográficos e a ausência de equipamentos radiográficos adequados em clínicas veterinárias particulares resultaram na diminuição do uso da radiografia para diagnosticar reticuloperitonite traumática. Contudo, a técnica fornece informações clinicamente úteis para animais valiosos que podem ser encaminhados para centros de referência.

O *abdome cranioventral de bovinos* pode ser avaliado usando duas radiografias abdominais craniais e uma radiografia torácica caudal. Uma máquina de raios X com capacidade de 1.000 a 1.250 mA e 150 kV é necessária, disponível normalmente apenas em hospitais-escola veterinários. No entanto, as técnicas podem ser adequadas em animais de valiosos, nos quais um diagnóstico preciso e prognóstico para tratamento cirúrgico podem ser desejáveis. Em uma série de radiografias abdominais craniais laterais consecutivas com os animais em posição quadrupedal, a sensibilidade e a especificidade para detecção de reticuloperitonite traumática ou pericardite foram de 83% e 90%, respectivamente. Esses valores são maiores do que aqueles conseguidos com o animal sendo posicionado em decúbito dorsal. Em radiografias laterais em posição quadrupedal, o retículo aumentado foi associado ao diagnóstico final de indigestão vagal. A alteração na separação reticulodiafragmática não se correlaciona com qualquer enfermidade específica. A presença de coleções de gás perirreticulares e de corpos estranhos reticulares com mais que 1 cm de comprimento não aderidos a um ímã é um bom indicador de reticuloperitonite traumática. A radiografia é mais adequada para a identificação de corpos estranhos radiodensos dentro e fora do retículo (esses não podem ser visualizados ultrassonograficamente). Um ímã deve ser administrado antes de tirar as radiografias em bovinos com ímãs; ímãs administrados via oral chegam rapidamente ao retículo, localização na qual fornecem um marco anatômico útil e indicam se um arame localizado no retículo está livre e flutuando ou inserido na parede reticular (ver a Figura 8.16). Há valor mínimo na realização de ruminotomia se as radiografias identificam que o arame está completamente aderido ao ímã e, portanto, não é capaz de repenetrar no retículo.

Características consideradas confiáveis no diagnóstico de reticuloperitonite traumática usando radiografias laterais do retículo incluem:

- Corpos estranhos posicionados atipicamente
- Sombras anormais de gás na região do retículo
- Depressões na margem cranioventral do retículo.

O retículo com frequência está acentuadamente deslocado caudalmente do diafragma ou dorsalmente ou caudodorsalmente da parede abdominal ventral. Massas que ocupam espaço e têm a mesma densidade de tecidos moles, com ou sem inclusões de gás, sombras de gás e interfaces gás-líquido na região do retículo, são altamente preditivas de peritonite (especificidade de 97%, valor preditivo positivo de 96%).

Ultrassonografia do retículo

A ultrassonografia é um método adequado para a investigação de contrações reticulares em ruminantes sadios e em bovinos para diagnóstico de reticuloperitonite traumática.

O retículo e os órgãos adjacentes de vacas podem ser examinados com ultrassonografia usando um transdutor linear de 3,5 MHz aplicado na linha média ventral do tórax, sobre o sexto e o sétimo espaços intercostais, e dos lados esquerdo e direito da linha média. Existe a possibilidade de não produzir imagem do retículo em vacas grandes em boa condição corporal, em razão da alta proporção de gordura nas camadas musculares. Em vacas mais velhas, a calcificação do esternoxifoide pode interferir na formação da imagem. A razão mais comum para a incapacidade de visualizar o retículo em animais enfermos consiste no deslocamento do retículo por um rúmen acentuadamente distendido ou por lesões que ocupam espaço, como abscessos e efusões que contenham fibrina. O padrão, o número, a amplitude e a duração do intervalo entre contrações podem ser visualizados. Podem ser obtidas imagens do contorno do retículo, das contrações reticulares e dos órgãos adjacentes ao retículo. As contrações reticulares bifásicas podem ser visualizadas na taxa de quatro contrações durante um período de 4 min. Durante a primeira contração incompleta, o retículo contrai, em média, 7,2 cm, e, durante a segunda contração, o retículo desaparece da tela.

Ultrassonografia para reticuloperitonite traumática

Contrariamente à radiografia, a ultrassonografia fornece informações mais precisas a respeito do contorno do retículo e da motilidade reticular. Em bovinos com reticuloperitonite traumática, a ultrassonografia pode ser usada para identificar alterações morfológicas na região da parede reticular cranial, ventral ou caudal. A parede reticular caudoventral é acometida com maior frequência, normalmente associada ao saco cego craniodorsal do rúmen. As mudanças no contorno do retículo dependem da gravidade das alterações inflamatórias.

O retículo pode ser visualizado em mais de 90% das vacas, apesar da interferência das costelas e do esterno. Em vacas com motilidade reticular perturbada, as contrações bifásicas são mais lentas que o normal ou indistintas, e o número de contrações está reduzido. O material fibrinoso aparece como depósitos ecogênicos, algumas vezes acompanhado por líquido hipoecogênico. Abscessos reticulares têm uma cápsula ecogênica, com centro hipoecogênico. Também pode ser visualizado envolvimento do baço, omaso, fígado e abomaso. Nem ímãs nem corpos estranhos podem ser visualizados por ultrassonografia.

A atividade reticular quase sempre é afetada em bovinos com reticuloperitonite traumática. A frequência, a amplitude ou a velocidade de contrações, isoladamente ou combinadas, podem ser anormais. A frequência pode estar diminuída de 3 para 2, 1 ou nenhuma contração em 3 min (a frequência normal é de, aproximadamente, uma contração por minuto). A frequência de contração reticular está aumentada para 1,5 por minuto no início da alimentação. A diminuição da amplitude das contrações varia; quando a formação de aderências é extensa, as contrações reticulares parecem indistintas. Embora o padrão de contração bifásica com frequência seja mantido, o retículo contrai apenas 1 a 3 cm. A velocidade de contrações reticulares pode ser normal, mas acentuadamente reduzida. Em bovinos com obstrução retículo-omasal causada por corpos estranhos, a frequência de contrações reticulares pode estar aumentada.

Abscessos reticulares associados à reticuloperitonite traumática podem ser visualizados por ultrassonografia (Figura 8.10). A amplitude das contrações reticulares está diminuída para apenas 1 a 3 cm, o retículo está

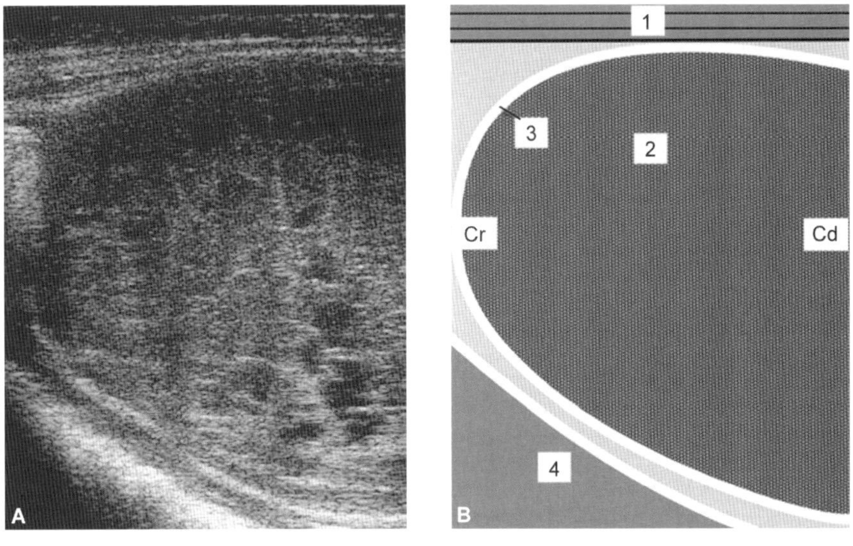

Figura 8.10 Ultrassonografia (**A**) e representação esquemática (**B**) de um abscesso reticular em uma vaca com reticuloperitonite traumática crônica. O abscesso é entre o retículo e a parede abdominal ventral. A ultrassonografia foi obtida na região esternal, com um transdutor linear de 5 MHz. 1: parede abdominal ventral; 2: abscesso; 3: cápsula do abscesso; 4: retículo; Cr: cranial; Cd: caudal. Reproduzida, com autorização, de U. Braun.

deslocado da parede abdominal ventral e os abscessos apresentam centros hipoecogênicos e cápsulas ecogênicas.

Efusão peritoneal é visível como um acúmulo de líquido sem uma margem ecogênica e restrito à região reticular. Dependendo da concentração de fibrina e da contagem de células, o líquido pode ser anecoico ou hipoecogênico. Depósito fibrinosos são facilmente identificados no líquido, e bandas de fibrina algumas vezes são vistas dentro da efusão. Ocasionalmente, a efusão peritoneal é considerável e se estende para o abdome caudal.

O baço, principalmente a sua porção distal, com frequência está envolvido. Alterações fibrinosas são vistas com frequência, como depósitos ecogênicos de espessura variável, com frequência circundadas por líquido entre o baço, o retículo e o rúmen. O baço pode estar coberto por depósitos fibrinosos. Ocasionalmente, um ou mais abscessos esplênicos são visíveis, e os vasos sanguíneos podem estar dilatados, indicando esplenite.

Ultrassonografia e radiografia de bovinos com reticuloperitonite traumática

Essas duas técnicas foram comparadas em vacas com reticuloperitonite traumática. As principais vantagens da radiografia residem no fato de que os corpos estranhos metálicos podem ser visualizados e a sua posição determinada. Ela apresenta especificidade de 82%, valor preditivo positivo de 88% e sensibilidade de 71%. Sombras anormais de gás ou interfaces entre gás e líquido observadas em radiografias são altamente diagnósticas para a enfermidade, apresentando especificidade de 97% e valor preditivo positivo de 88%. Contudo, os corpos estranhos raramente são vistos em radiografias, e sua sensibilidade é de apenas 19%. A posição do retículo é um bom critério para o diagnóstico de reticuloperitonite traumática, com especificidade de 80% e valor preditivo positivo de 82%. Deve-se suspeitar de alterações como parede espessada ou abscedação quando o retículo está deslocado caudodorsalmente do esterno. Mudanças no contorno do retículo, como endentações, são altamente sugestivas de inflamação, com especificidade de 95% e valor preditivo positivo, mas com baixa sensibilidade, de apenas 34%.

As principais vantagens da ultrassonografia são a capacidade de visualização e avaliação da motilidade reticular. Mesmo quando de aderências graves e abscedação, o retículo pode manter seu ritmo contrátil básico, mas ele estará bastante diminuído. Abscessos apresentam cápsula ecogênica, de profundidade variável, e uma cavidade central preenchida por material hipoecogênico. Depósitos puramente fibrinosos são ecogênicos, e depósitos de fibrina que contêm acúmulo de líquido de processos inflamatórios são ecogênicos, interdispersos, com acúmulos hipoecogênicos de líquido (Figura 8.11). Radiografia e ultrassonografia são complementares entre si, e os resultados combinados podem ser usados para decidir se a laparotomia exploratória é indicada, o animal deve ser tratado de forma conservadora com antibióticos ou deve ser abatido para aproveitamento da carcaça.

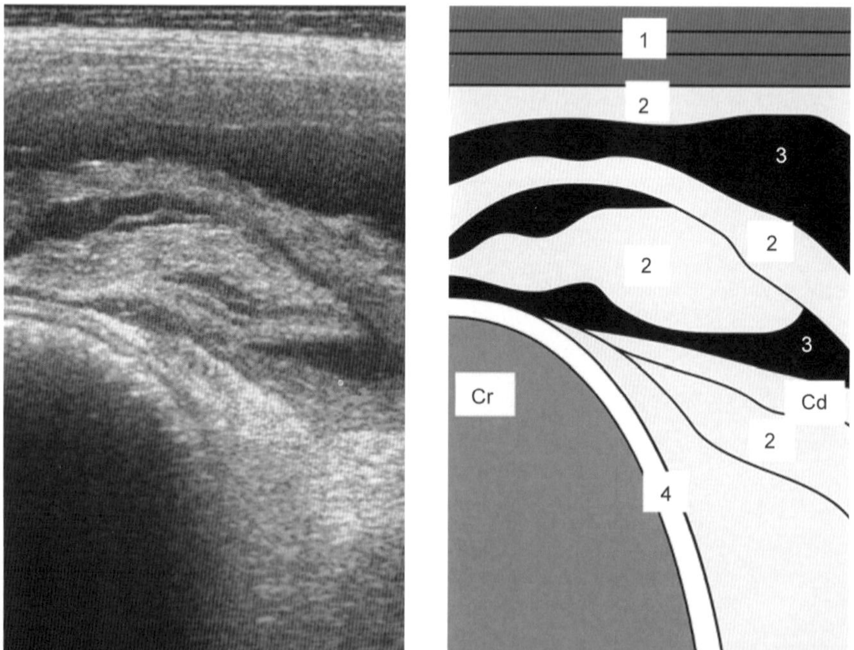

Figura 8.11 Ultrassonografia (**A**) e representação esquemática (**B**) do retículo de uma vaca com reticuloperitonite traumática crônica. O retículo está coberto por depósitos fibrinosos. A ultrassonografia foi obtida da região esternal, com um transdutor linear de 5 MHz. 1: parede abdominal lateral; 2: depósitos fibrinosos; 3: líquido anecoico; 4: retículo; Cr: cranial; Cd: caudal. Reproduzida, com autorização, de U. Braun.

Detecção de metais

Detectores de metais foram usados para auxiliar no diagnóstico de reticuloperitonite traumática. Corpos estranhos metálicos ferrosos podem ser detectados com detectores de metais, mas os instrumentos têm uso limitado, uma vez que a maioria das vacas-leiteiras que ingerem forragem picada é positiva para a presença de metais sobre a região reticular.

Laparoscopia

A laparoscopia pelo flanco direito usando um laparoscópio de fibra óptica flexível com 14 mm de diâmetro e 1,1 m de comprimento é um auxílio diagnóstico confiável para detectar reticuloperitonite traumática, mas a técnica diagnóstica tem sido substituída por ultrassonografia da região reticular.

Achados de necropsia

A reticuloperitonite traumática localizada é caracterizada por graus variáveis de aderências fibrinosas extensas localmente entre os aspectos cranioventral do retículo, a parede abdominal ventral e o diafragma. As aderências e os múltiplos abscessos podem se estender para ambos os lados do retículo, envolvendo o baço, o omaso, o fígado, o abomaso e o aspecto ventral do rúmen. Grandes quantidades de líquido peritoneal turvo e de odor repugnante contendo coágulos de fibrina podem estar presentes. Em alguns casos, os abscessos reticulares são solitários, e existem aderências entre o retículo, o diafragma e a parede abdominal ventral estritamente localizadas. O tamanho do abscesso varia: ele pode ter de 5 a 10 cm de diâmetro, ou um único ter o formato irregular e medir 30 × 10 × 10 cm, com vários menores que medem aproximadamente 3 × 3 × 3 cm. O corpo estranho normalmente pode ser encontrado perfurando o aspecto cranioventral do retículo, embora possa ter voltado para dentro do retículo, deixando apenas o local da perfuração e a inflamação adjacente como evidências do local de penetração. Um ímã reticular com muitos pedaços de corpos estranhos metálicos aderidos a ele pode estar presente no retículo, cuja mucosa geralmente está normal.

Na *peritonite difusa aguda*, uma inflamação fibrinosa ou supurativa pode afetar quase toda a cavidade peritoneal, com aderências fibrinosas extensas e vários graus de desenvolvimento envolvendo pré-estômagos, abomaso, intestino delgado, intestino grosso, fígado, bexiga, sistema reprodutivo e cavidade pélvica. Grandes quantidades de líquido turvo, de odor repugnante, contendo coágulos de fibrina normalmente estão presentes. As alças intestinais e o omento comumente estão unidos por uma camada espessa de fibrina.

Diagnóstico diferencial

Reticuloperitonite traumática aguda típica é caracterizada pelo início súbito de anorexia completa, diminuição acentuada na produção de leite, febre branda, atonia ruminal, dor à palpação profunda do abdome, aumento da contagem de leucócitos com desvio à esquerda no hemograma e amostra de líquido peritoneal que indica inflamação.

Contudo, os momentos nos quais os casos de reticuloperitonite traumática são diagnosticados variam do dia 1, quando a síndrome é típica, ao dia 3 ou 4, momentos nos quais o quadro agudo cedeu tanto clinicamente que a confusão com outras enfermidades é uma possibilidade significativa. O início súbito de anorexia e a queda acentuada na produção de leite normalmente são notados em vacas-leiteiras em lactação, mas não em vacas-leiteiras no período seco ou em bovinos de corte, incluindo touros adultos nos quais o comportamento de ingestão de alimentos não é monitorado diariamente. Nesses animais, os achados clínicos podem mudar em alguns dias, podendo se caracterizar por anorexia a inapetência, temperatura normal, hipotonicidade ruminal ou atonia e evidência de dor abdominal à palpação profunda do abdome.

O clínico deve revisar o histórico cuidadosamente, conduzir um exame clínico completo e tentar intensificar os esforços diagnósticos das anormalidades presentes.

O diagnóstico diferencial de disfunção gastrintestinal de bovinos é resumido na Tabela 8.2. Um algoritmo para as causas de gemido em bovinos é mostrado na Figura 8.12.

- **Reticuloperitonite traumática aguda local**: deve ser diferenciada daquelas enfermidades nas quais anorexia súbita, queda súbita na produção de leite, atonia ruminal, dor abdominal e fezes anormais são comuns, incluindo:
  - Indigestão simples caracterizada por anorexia e inapetência súbitas, estado mental normal, rúmen cheio, mas atônico, talvez desconforto se tiver ingerido grande quantidade de alimento palatável como silagem fresca. Sinais vitais normais, fezes anormais e recuperação espontânea em 24 h são típicos
  - Obstrução do orifício retículo-omasal por corpo estranho, como rolo de corda de polietileno, causa inapetência intermitente, com rúmen ligeiramente aumentado, com motilidade normal, ligeira diminuição da quantidade de fezes, diminuição da produção de leite por 24 a 48 h, seguida por retorno ao normal e, então, recidivas subsequentes. Gemido não está presente; a temperatura, frequência cardíaca e respiratória estão normais; e o hemograma é normal. Obstrução do orifício retículo-omasal por corpos estranhos, como cordas, pode causar distensão, hipermotilidade do rúmen e vômito persistente. Uma ruminotomia deve ser realizada para o diagnóstico
  - Ingurgitamento agudo por carboidratos caracterizado por anorexia súbita, diarreia e desidratação, fraqueza, taquicardia, andar cambaleante, distensão ruminal e atonia, sons de chapinhar em líquido no rúmen, com pH ruminal inferior a 5 e histórico de acesso a grãos
  - Obstrução intestinal aguda caracterizada por anorexia súbita, dor abdominal branda e, talvez, com escoiceamento do abdome e estiramento, atonia ruminal, desidratação branda, fezes escassas ou ausência completa de fezes, contrações durante a palpação retal, fezes tingidas de sangue e, talvez, alças intestinais dilatadas palpáveis VR
  - Vólvulo abomasal (após dilatação à direita) caracterizado por anorexia, desidratação, taquicardia, abdome direito distendido, *ping* audível sobre o flanco direito e vísceras distendidas palpáveis ao exame retal. Normalmente em vacas-leiteiras em lactação algumas semanas após o parto e após a manifestação de achados clínicos de dilatação para o lado direito do abomaso que duram muitos dias, culminando em vólvulo, mas pode ocorrer espontaneamente em algumas vacas sem histórico prévio de enfermidade
  - Pericardite: febre alta contínua, toxemia, anorexia, taquicardia e sons cardíacos abafados sugerem pericardite, marcada por contagem total de leucócitos e de neutrófilos acentuadamente elevadas. Na pericardite, os sons cardíacos são abafados e os sons típicos de chapinhar em líquido são audíveis. As veias jugulares estão ingurgitadas, e outros sinais de insuficiência cardíaca congestiva, como anasarca, estão presentes. Pericardiocentese para obtenção de líquido turvo e de odor desagradável é diagnóstica
  - Pleurite aguda é caracterizada por febre, toxemia, anorexia, respiração dolorosa que pode ser acompanhada por um gemido, dor à palpação digital dos espaços intercostais, atonia ruminal e sons pulmonares anormais e abafados. Líquido na toracocentese
  - Úlcera abomasal perfurada causa peritonite local aguda caracterizada por dor acentuada na palpação sobre uma área muito maior da parede abdominal, e, nos estágios iniciais, é mais acentuada do lado direito. Se, como é comum, a peritonite se tornar difusa, a síndrome não pode ser distinguida clinicamente daquela causada por reticuloperitonite traumática. A extensão de metrite envolvendo o peritônio é sugerida por outros sinais da doença primária
  - Metrite séptica pós-parto ocorre alguns dias após o parto e se caracteriza por anorexia, febre, taquicardia, hipotonicidade a atonia ruminal, quantidade reduzida de fezes e secreção vaginal de odor desagradável; retenção de placenta pode estar presente. É muito importante examinar o útero por via vaginal quanto à presença da placenta, que pode estar protraindo pela cérvice
  - Peritonite local aguda causada por penetração da parede uterina por um cateter ou da parede retal por corpo estranho inserido de forma sádica no reto pode ser difícil de diferenciar, a não ser que a área dolorosa do peritônio possa ser determinada. Peritonite local aguda pode ser diferenciada de indigestão, compactação ruminal aguda e acetonemia pela presença de febre, dor abdominal local e diminuição acentuada na produção de leite e no apetite
  - Pielonefrite ocasionalmente é acompanhada por dor abdominal branda, mas pode ser distinguida pela presença de pus e sangue na urina
  - Hepatite aguda ou abscesso hepático grave são caracterizados por anorexia, febre, diminuição dos movimentos ruminais, relutância em se movimentar, gemido de dor à palpação profunda sobre os aspectos craniais do flanco inferior direito, icterícia se houver obstrução dos ductos biliares e resposta ruim ao tratamento. Neutropenia acentuada é típica da abscedação hepática secundária à reticuloperitonite traumática
  - Acetonemia: reticuloperitonite traumática normalmente causa acetonemia secundária quando ela ocorre durante o início da lactação, e a cetonúria não deve ser usada como única base para a diferenciação das enfermidades.

  A diferenciação pode ser extremamente difícil se a peritonite tem 3 a 4 dias de duração. A resposta ao tratamento também pode servir como guia. O histórico com frequência ajuda; o apetite e a produção de leite diminuem abruptamente na reticuloperitonite traumática, mas mais lentamente no decorrer de um período de vários dias, e não no mesmo grau da acetonemia
- **Peritonite aguda difusa ou generalizada**: a peritonite aguda difusa é caracterizada por anorexia, febre, toxemia, taquicardia, desidratação, fraqueza levando a decúbito, abdome distendido, atonia ruminal, gemidos espontâneos ou à palpação profunda do abdome, sons de chapinhar em líquido na auscultação e percussão ou baloteamento do abdome causado por íleo adinâmico, fezes escassas, talvez aderências fibrinosas sejam palpáveis VR, quantidades profusas de líquido peritoneal anormal e mudança acentuada no hemograma. Deve ser diferenciada daquelas enfermidades que causam toxemia grave, desequilíbrio ácido-base, desidratação e choque, que incluem ingurgitamento por carboidratos, obstrução intestinal aguda, indigestão vagal avançada, vólvulo abomasal, úlcera abomasal perfurada e causas variadas de peritonite generalizada
- **Reticuloperitonite crônica**: os achados clínicos de reticuloperitonite traumática crônica não são típicos. Cada caso crônico pode ter uma combinação diferente de achados clínicos, que tornam o diagnóstico incerto. Os possíveis achados clínicos incluem inapetência à anorexia, febre branda, perda de condição corporal, ausência de ruminação, hipotonia ruminal a atonia, timpanismo moderado, fezes escassas que contêm quantidade maior de alimento não digerido, possivelmente gemido à palpação profunda do abdome e mudanças no hemograma. A presença de líquido peritoneal anormal é altamente sugestiva. Deve ser diferenciada dos estágios iniciais de indigestão vagal, abscedação hepática, esplenite traumática, pneumonia crônica e pleurite e causas variadas de peritonite crônica, como abscesso peritoneal secundário à injeção intraperitoneal.

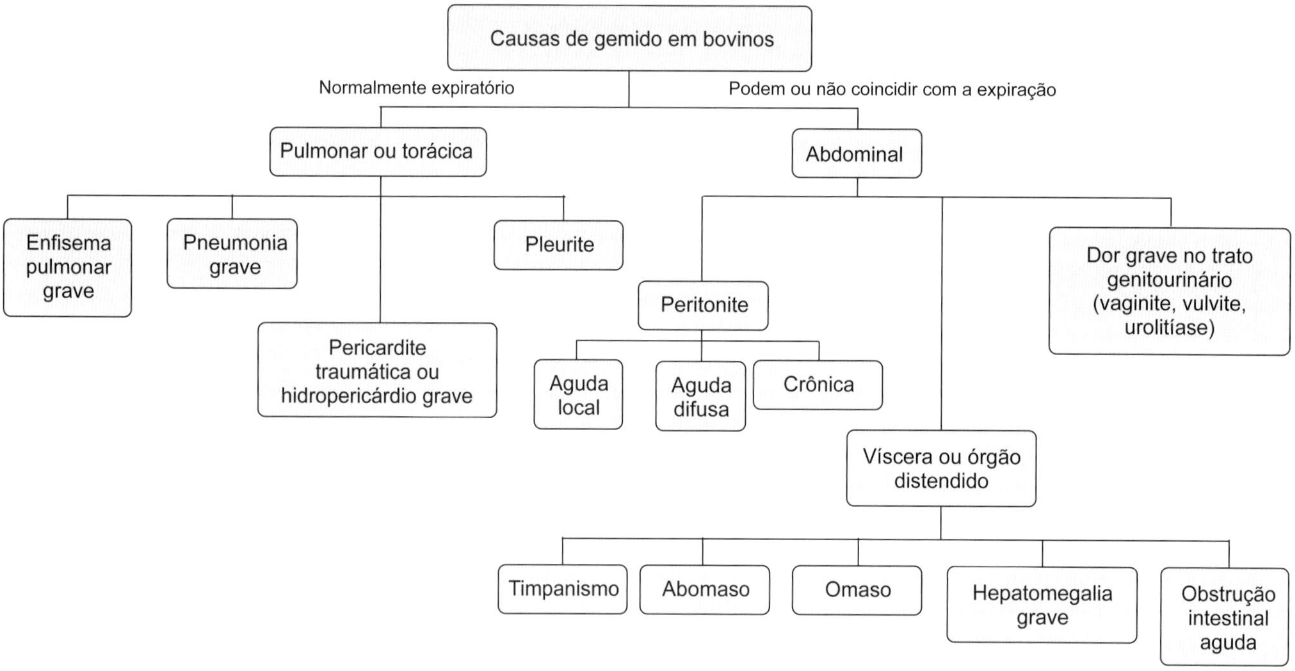

Figura 8.12 Causas de gemido em bovinos.

Tratamento

Dois métodos de tratamento estão em uso geral: o tratamento conservador, com ou sem o uso de ímã, e a ruminotomia. Ambos têm vantagens, e cada caso deve ser considerado ao decidir qual forma de tratamento será usada.

Tratamento clínico conservador

O tratamento conservador inclui a imobilização do animal, a administração de antimicrobianos para a inflamação e a administração oral de ímã para imobilizar o corpo estranho. Apesar da diminuição da motilidade ruminorreticular, 85% dos ímãs estão no retículo 1 a 4 dias após a administração, e 32% dos corpos estranhos penetrantes se ligam ao ímã. A vaca é amarrada, contida ou confinada em uma baia por vários dias. A imobilização do animal facilita a formação de aderências.

Antimicrobianos

Penicilina ou antimicrobianos de amplo espectro, administrados via parenteral, diariamente por 3 a 5 dias, são amplamente utilizados com sucesso empírico. Em razão da alta probabilidade de que a flora gastrintestinal mista represente a causa da lesão, é mais racional usar antimicrobianos de amplo espectro, como tetraciclinas ou sulfonamidas potencializadas com trimetoprima, em vez de penicilina procaína, que é utilizada comumente em razão do custo e do período de carência curto na eventualidade de o animal não responder favoravelmente em alguns dias. Para vacas-leiteiras em lactação, antimicrobianos com período de carência curto no leite são desejáveis. Todavia, não há ensaios clínicos publicados que indiquem o valor preferencial de qualquer antimicrobiano específico. O efeito geral parece ser bom, e uma alta taxa de recuperação é relatada com antimicrobianos administrados via parenteral, combinados com a imobilização, quando da instituição do tratamento nos estágios iniciais da doença.[5] É improvável que vacas com mais de 6 meses de gestação se recuperem completamente, e a maioria apresenta recidiva.

Ruminotomia

A remoção cirúrgica do corpo estranho pela incisão de ruminotomia é o tratamento inicial ideal e, consequentemente, amplamente utilizado como tratamento principal.[6] Ela apresenta como vantagem ser tanto um procedimento diagnóstico em um primeiro momento quanto um tratamento definitivo e satisfatório. As taxas de recuperação variam, dependendo de quando a cirurgia é realizada em relação ao momento da penetração inicial, mas é aproximadamente o mesmo obtido com tratamento conservador descrito anteriormente. Em ambas as circunstâncias, 80 a 90% dos animais se recuperam, em comparação a apenas 60% dos animais não tratados. Falhas em melhorar normalmente decorrem do envolvimento de outros órgãos ou do desenvolvimento de peritonite localmente extensa e de abscessos reticulares associados à penetração persistente de corpo estranho ou, de forma incomum, peritonite generalizada.

Com base na ultrassonografia de acompanhamento de vacas operadas para tratamento de reticuloperitonite traumática, as aderências inflamatórias se resolveram e desapareceram na maioria dos animais por volta dos 6 meses. Como consequência, a função reticular se normalizou. Em animais com aderências graves, há distúrbio acentuado da passagem de ingesta e, nesses animais, abscessos extensos estão presentes.

A penetração persistente de um corpo estranho requer remoção para resultados ótimos, mas a ruminotomia é necessária para determinar a extensão da lesão. Radiografia e ultrassonografia, conforme descrito anteriormente, podem auxiliar na determinação da presença e da localização do corpo estranho. Uma única dose pré-operatória de antimicrobiano, como penicilina G potássica a 10 milhões UI, administrada via intravenosa, é recomendada para evitar complicações após a ruminotomia em bovinos.

A taxa de recuperação após a cirurgia provavelmente será muito menor se apenas casos complicados forem selecionados para ruminotomia, e o tratamento conservador é instituído nos casos brandos iniciais. Em uma série, a taxa de recuperação em casos tratados de forma conservadora foi de 84% e, naqueles casos difíceis tratados cirurgicamente, de 47%.

Drenagem de abscessos reticulares

Abscessos reticulares podem ser drenados por incisão transcutânea guiada por ultrassonografia.

Escolha do tratamento

É amplamente determinada por fatores econômicos e pelos recursos e tempo disponível para a cirurgia. A ruminotomia realizada de forma satisfatória é o melhor tratamento, mas não se torna necessária em muitos casos em razão da tendência do corpo estranho em retornar para o retículo. Uma prática utilizada comumente consiste em tratar o animal de forma conservadora por 3 dias; se não houver melhora acentuada, considerar a ruminotomia. Uma ruminotomia é altamente desejável em vacas nos três últimos meses de gestação se sequela grave for evitada. A movimentação das vacas durante os estágios iniciais da enfermidade não é desejável em razão do risco de ruptura das aderências que localizam a infecção.

Casos de reticuloperitonite traumática crônica são mais bem tratados por ruminotomia, em razão da probabilidade de que um corpo estranho ainda esteja inserido na parede. Peritonite aguda difusa é altamente fatal, mas, se detectada precocemente, o tratamento diário com antimicrobianos de amplo espectro pode ser efetivo.

Prevenção

Todos os alimentos processados devem passar por ímãs para remover material metálico antes de serem fornecidos aos bovinos. O uso de correntes sintéticas, e não metálicas, resultou em uma acentuada diminuição da incidência da doença.

Ímãs reticulares

Ímãs pequenos e cilíndricos ou em barra, com 7,5 cm de comprimento por 1 a 2,5 cm de diâmetro com extremidades rombas são usados para prevenir a reticuloperitonite, mas também em casos agudos para minimizar a penetração do corpo estranho. Quando fornecidos VO para animais adultos sadios normais, os ímãs se localizam no retículo em alguns dias, onde permanecem indefinidamente e mantêm a sua força magnética. Os ímãs atraem corpos estranhos, que, então, não penetram na parede reticular com tanta facilidade como quando estão livres. O uso profilático extensivo desses ímãs em um rebanho leiteiro diminuiu a incidência da doença e suas complicações em 90 a 98%. Os ímãs são administrados em novilhas de reposição do rebanho, aos 18 meses a 2 anos de idade, como parte de um programa de sanidade do rebanho.

Os efeitos dos ímãs na reticulite traumática foram avaliados em um estudo dinamarquês de vacas ao abate (ver em Etiologia). Os dois ímãs testados foram cilíndricos do tipo gaiola, com campos de força magnética diferentes. O ímã I apresentava a força magnética de atração de 110 mT; o ímã II tinha força de 210 mT. Os ímãs foram encontrados em apenas 7% das vacas. Não havia lesões em 97% das vacas com ímãs. O ímã II foi superior ao I na atração de todos os tipos de corpos estranhos, incluindo arames de pneu. Portanto, o uso profilático de ímãs deve ser estimulado para reduzir a ocorrência de lesões por corpos estranhos.

É improvável que os ímãs extraiam um corpo estranho firmemente inserido na parede do retículo, mas aqueles que estão frouxamente inseridos e com a extremidade longa livre podem retornar para o retículo, e corpos estranhos frouxos serão imobilizados. A posição do corpo estranho dentro do retículo influencia de forma significativa a eficácia do tratamento com ímã. Um corpo estranho em um ângulo de mais de 30° com o aspecto ventral do retículo tem menor probabilidade de se aderir ao ímã do que um corpo estranho situado horizontalmente no aspecto ventral do retículo. Há apenas alguns relatos de lesão física à parede do retículo causada por ímãs ou corpos estranhos aderidos a eles. Uma bússola pode ser utilizada para localizar a presença e a posição do ímã.

Tratamento e controle

Tratamento

- Administração oral do ímã o mais forte possível para bovinos sem ímã (verificar com a bússola; R1)
- Penicilina procaína 22.000 UI/kg PC, IM, diariamente por, pelo menos 5 dias (R1)
- Oxitetraciclina 16,5 mg/kg IV, diariamente por pelo menos 5 dias (R2)
- Minimizar a movimentação, mantendo o animal confinado em uma baia pequena (R2)
- Ruminotomia e remoção do arame em bovinos de maior valor econômico após 3 dias de tratamento clínico, se não houver melhora (R2).

Controle

- Administração rotineira do ímã mais forte possível para vacas-leiteiras que recebem alimento triturado (R2)
- Assegurar que o triturador tenha ímã para remover o metal dos alimentos (R2).

LEITURA COMPLEMENTAR

Braun U. Ultrasound as a decision-making tool in abdominal surgery in cows. Vet Clin North Am Food Anim Pract. 2005;21:33-53.

Braun U. Ultrasonography of the gastrointestinal tract in cattle. Vet Clin North Am Food Anim Pract. 2009; 25:567-590.

REFERÊNCIAS BIBLIOGRÁFICAS

1. Nazifi S, et al. Vet J. 2009;182:315.
2. Gokce HI, et al. Vet Res Commun. 2007;31:529.
3. Atakisi E, et al. Vet Rec. 2010;167:908.
4. Wittek T, et al. J Vet Intern Med. 2010;24:1211.
5. Hajighahramani S, Ghane M. Global Veterinaria. 2010;5:135.
6. Orphin P, Harwood D. In Pract. 2008;30:544.

Indigestão vagal

Sinopse

- Etiologia: aderências reticulares decorrentes de reticuloperitonite traumática e falha na passagem da ingesta do rúmen-retículo ou abomaso, resultando em acúmulo de líquido nos pré-estômagos e no abomaso. Defeito de esvaziamento abomasal em ovinos (etiologia incerta)
- Epidemiologia: ocorre principalmente em vacas-leiteiras adultas, mas também em vacas de corte e touros adultos. Acomete também ovinos, como defeito de esvaziamento abomasal de etiologia incerta
- Achados clínicos: distensão gradual do abdome, especialmente do abdome superior esquerdo e aspecto bilateral do abdome ventral. Inapetência à anorexia e fezes escassas que contêm partículas longas não digeridas. Rúmen grande com formato de L quando visto por trás. Hipermotilidade ou hipomotilidade do rúmen e retículo determinados por auscultação ou ultrassonografia, respectivamente. Desidratação
- Patologia clínica: hemoconcentração, alcalose metabólica com hipocloremia e hipopotassemia, aumento do teor de cloretos ruminais
- Lesões: aderências reticulares. Rúmen aumentado contendo material pastoso e espumoso ou líquido. Abomaso compactado com ingesta semisseca
- Diagnóstico diferencial:
  - Distensão ruminal com hipermotilidade: indigestão do fim da gestação, obstrução do orifício retículo-omasal
  - Distensão ruminal com atonia: reticuloperitonite traumática crônica
  - Compactação abomasal: compactação abomasal de origem dietética
  - Compactação omasal: fitobezoares que bloqueiam o piloro abomasal, ulceração abomasal sem melena
- Tratamento: terapia hidreletrolítica, lavagem do rúmen com sonda de grande diâmetro, ruminotomia, drenagem de abscesso reticular, abate para aproveitamento da carne.
- Controle: evitar a reticuloperitonite traumática.

Etiologia

A etiologia da indigestão vagal é controversa, mas tem sido dividida em duas subcategorias principais de complicações da reticuloperitonite traumática: lesão ao nervo vago e aderências reticulares, com a segunda sendo a causa mais comum. Adicionalmente, existem algumas outras causas.

Complicações de reticuloperitonite traumática

Lesão e disfunção do nervo vago

Historicamente, acreditava-se que a indigestão vagal era causada por disfunção do nervo vago, em decorrência da lesão ao nervo vago associada a complicações da reticuloperitonite traumática. A hipótese era de que as lesões inflamatórias e o tecido cicatricial afetavam as fibras do nervo vago que supriam os pré-estômagos e o abomaso. A síndrome de ocorrência natural é similar à síndrome de Hoflund, criada pela secção experimental do nervo vago e, portanto, o termo "indigestão vagal" foi cunhado.

A explicação preponderante era de que a lesão do nervo vago dorsal resultava em *acalasia do orifício retículo-omasal (estenose anterior)* e inibia a passagem da ingesta do rúmen-retículo para o omaso e o abomaso, promovendo aumento do rúmen com conteúdo ruminal anormal. De forma similar, lesão ao ramo pilórico do nervo vago ventral resultava em *acalasia do piloro (estenose posterior)* e inibia o fluxo de ingesta do abomaso, resultando em compactação abomasal. Ambas as anormalidades resultam em fezes escassas, que contêm partículas de alimento longas e não digeridas.

Contudo, embora em muitos casos de indigestão vagal haja extensas aderências entre o retículo e os órgãos adjacentes, existem poucas evidências de lesão no nervo vago. Sabe-se também que a síndrome pode ocorrer sem qualquer evidência macroscópica de inflamação da serosa dos pré-estômagos e do abomaso sobre a qual o nervo vago está localizado. Na ausência de lesões macroscópicas, sugeriu-se que lesões microscópicas da parede reticular medial, na qual os receptores de tensão vagal estão localizados, poderiam interferir na motilidade dos pré-estômagos e no reflexo da goteira esofágica.

Novas informações baseadas no exame clinicopatológico de casos clínicos questionaram a visão antiga de que a lesão do nervo vago representava uma causa importante para essa síndrome.

Aderências reticulares

O prejuízo mecânico da motilidade reticular e da disfunção da goteira esofágica como resultado de aderências reticulares provavelmente é a *causa mais importante da síndrome de indigestão vagal.* O exame de 42 vacas-leiteiras com complicações de reticuloperitonite traumática verificou que o mecanismo primário é um *distúrbio no processo de separação de partículas no rúmen-retículo, atribuído à inibição mecânica da motilidade reticular, associada a aderências pararreticulares inflamatórias extensas.* Com base no exame de necropsia macroscópico e histológico, não havia evidência de lesão ao nervo vago. Evidência definitiva quanto a esse ser o mecanismo primário foi fornecida por um estudo em ovinos, nos quais a colocação de ímãs no retículo induziu a compactação abomasal e a distensão dos pré-estômagos, com partículas longas nas fezes; a remoção do ímã (e, portanto, a remoção da "fixação" reticular) levou à resolução da compactação abomasal, retorno às fezes normais e diminuição do volume ruminal.

Outras causas

Muitas causas não relacionadas à reticuloperitonite traumática foram relatadas. Actinobacilose do rúmen e retículo é uma causa menos comum. Abscessos perirreticulares próximos ao orifício retículo-omasal de bovinos podem causar a doença. Em ovinos, peritonite associada a *Sarcosporidia* e *Cysticercus tenuicollis* pode constituir uma etiologia. *Fibropapilomas do cárdia* podem ocluir mecanicamente o esôfago distal e interferir na motilidade dos pré-estômagos, e existe um relato de indigestão vagal causada por fibromixoma do orifício retículo-omasal em uma vaca.[2] *Compactação abomasal em ovelhas* tem sido relatada, mas a etiologia e a patogênese não foram determinadas.

Distúrbios similares a esses, que ocorrem sob condições naturais, foram produzidos por meio da secção do nervo vago. Após a cirurgia para vólvulo abomasal, alguns bovinos desenvolvem uma síndrome semelhante à indigestão vagal, caracterizada por anorexia, fezes escassas, distensão ruminal e distensão abdominal. Sugeriu-se que a distensão do abomaso e a trombose dos seus vasos podem ter causado lesões ao nervo vago ventral, o que foi documentado em um pequeno número de casos.

Acalasia pilórica é descrita como parte da indigestão secundária, causada por sepse e toxemia, mas isso não é bem documentado. Há também distensão ruminal com material líquido, refluxo abomasal para o rúmen-retículo, desidratação, hipocloremia, alcalose metabólica hipopotassêmica e uremia.

A indigestão no final da gestação em vacas é considerada um tipo de indigestão vagal (tipo IV), na qual o rúmen e o abomaso estão intensamente distendidos, mas a causa não é conhecida.[3] Não há evidências diretas de que os efeitos de uma gestação avançada sozinhos causarão a síndrome semelhante à indigestão vagal, todavia, em algumas gestações, o útero está localizado completamente dentro da bolsa omental, diminuindo a taxa de esvaziamento abomasal.

Tumores de bainha de nervos periféricos, como um *schwannoma solitário*, foram descritos causando uma síndrome similar à indigestão vagal em uma vaca adulta.

Uma *síndrome semelhante à indigestão vagal pode ser uma complicação pós-cirúrgica do VA.* Lesão da parede gástrica, peritonite e lesões de nervo vago podem ser fatores causais. Ela ocorre em 14 a 21% dos casos, e apenas 12 a 20% deles voltam à produção normal (ver sobre deslocamento abomasal à direita e vólvulo abomasal).

Epidemiologia

A indigestão vagal é mais comum em vacas-leiteiras com histórico de reticulo-peritonite traumática, que pode ter ocorrido muitas semanas ou alguns meses antes. A enfermidade não é restrita a vacas-leiteiras, já que também ocorre em bovinos de corte e em touros adultos.

Patogênese

A síndrome de indigestão vagal é caracterizada por distúrbios na passagem da ingesta pelo orifício retículo-omasal (*falha no transporte omasal e estenose funcional anterior*) e distúrbios na passagem da ingesta pelo piloro (*estenose pilórica e estenose funcional posterior*). *Estenose* é um nome inadequado, uma vez que não existe evidência de estenose, mas pode ocorrer acalasia dos esfíncteres, que mimetiza a estenose funcional. Os achados clínicos característicos são distensão do rúmen com conteúdo pastoso ou espumoso, decorrente do aumento do tempo de maceração no rúmen-reticulo e alterações na motilidade ruminorreticular, com consequências como desidratação, aumento das partículas não digeridas nas fezes, fezes escassas, desequilíbrio ácido-base e inanição secundária. Trata-se de uma anormalidade de *fluxo de saída do rúmen-retículo e do abomaso.*

Com base em observações clinicopatológicas cuidadosas de 42 vacas com complicações de reticuloperitonite traumática, incluindo indigestão vagal, atualmente propõe-se que os distúrbios no fluxo de ingesta são associados à separação de partículas no rúmen-retículo, causada por inibição mecânica da motilidade reticular associada a aderências extensas do retículo. Experimentalmente, o prejuízo às contrações reticulares em ovinos dá suporte ao papel central da motilidade reticular para a separação de partículas nos pré-estômagos, para o fluxo de saída da ingesta do rúmen-retículo e para o fluxo de ingesta transpilórico.

Normalmente, a motilidade ruminorreticular resulta na *estratificação do conteúdo ruminal em três camadas de ingesta,* além da camada de gás mais dorsal. A *camada superior,* que consiste em material fibroso firme e partículas de baixa densidade (feno grosseiro), flutua sobre a *camada média* de ingesta líquida, que consiste em partículas de *densidade média*; a *camada inferior* consiste em partículas finas de *alta densidade.* O material sólido permanece no rúmen e é digerido até que o tamanho da partícula seja suficientemente pequeno (1 a 4 mm em bovinos) para passar pelo orifício retículo-omasal. O tamanho dos fragmentos de planta digeridos nas fezes dos ruminantes pode ser considerado uma mensuração indireta da função dos pré-estômagos. Em vacas, a presença de grandes partículas de plantas (> 0,5 cm) nas fezes indica a ruminação inadequada ou anormalidades na motilidade dos pré-estômagos.

Em bovinos normais, o tempo de retenção médio das partículas no rúmen-retículo depende do tamanho da partícula e da sua densidade. A densidade de partículas grandes de alimento é baixa, em razão de seu interior ser preenchido por ar. Durante as contrações reticulares bifásicas, a maioria dessas partículas grandes e leves é empurrada caudodorsalmente no rúmen. Portanto, partículas grandes são retidas no rúmen-retículo, uma vez que o fluxo de saída pelo orifício retículo-omasal ocorre principalmente durante a porção máxima da segunda contração reticular. Partículas de alimento com alta densidade (pequenas e bem digeridas) preferencialmente são movidas para fora do rúmen-retículo, uma vez que a maioria delas permanece no retículo durante a contração bifásica.

Se a *motilidade reticular for inibida,* o equilíbrio do tempo de retenção de partículas e saída do rúmen-retículo é perturbado. A imobilização experimental do retículo causa diminuição da ingestão de alimentos, aumento do volume ruminal, diminuição do tempo médio de retenção de partículas plásticas, aumento de quatro vezes no tempo médio de retenção de partículas plásticas pesadas, aumento acentuado na quantidade de partículas grandes nas fezes e aumento no volume abomasal. Tais mudanças refletem as alterações que surgem em casos de indigestão vagal de ocorrência natural. Um aumento da quantidade de partículas grandes nas fezes de vacas com reticuloperitonite traumática é indicativo da inibição da função de depuração do retículo.

A consistência líquida do conteúdo abomasal é importante para assegurar o fluxo transpilórico fisiológico. Em vacas com reticuloperitonite traumática não complicada, o processo de separação de partículas no rúmen-retículo é perturbado, o que resulta no aumento da quantidade de partículas grandes nas fezes. Em casos não complicados de reticuloperitonite traumática, o rúmen-retículo não está aumentado, e o abomaso não está compactado, uma vez que o fluxo de saída de líquidos provavelmente é adequado para levar mesmo partículas grandes para fora do abomaso.

Em vacas com estenose pilórica e aumento do tamanho do abomaso, o conteúdo ruminal é homogêneo, pastoso e não estratificado. Portanto, a consistência do conteúdo que sai do rúmen se altera acentuadamente. Normalmente, o fluxo de ingesta transpilórico depende predominantemente de fatores hidrodinâmicos, sobretudo da viscosidade. Mesmo pequenos aumentos na viscosidade do conteúdo abomasal podem causar uma diminuição acentuada no fluxo de saída abomasal.

Distúrbios da passagem de ingesta em vacas com reticuloperitonite traumática se desenvolvem em três fases:

- Na *primeira fase*, a motilidade ruminorreticular está diminuída em razão da imobilização do retículo, causada por inflamação, dor e febre. Imobilização do retículo prejudica a função de depuração do retículo, resultando em fibras pobremente trituradas nas fezes
- A *segunda fase* ocorre quando as aderências são extensas o suficiente para causar prejuízo adicional da motilidade reticular. A distribuição de partículas dentro do rúmen-retículo é alterada, resultando em perda da estratificação. Embora a ingestão de alimentos diminua, o volume do rúmen-retículo aumenta, uma vez que o fluxo de saída do rúmen está diminuído. Durante a segunda fase, uma quantidade comparativamente menor de conteúdo de saída do rúmen pode deixar o abomaso, uma vez que a concentração de matéria seca do material é similar ao de vacas clinicamente normais. Durante essa fase, o rúmen pode se tornar hipermotílico, em decorrência da excitação de receptores de tensão de baixo limiar, como consequência da distensão ruminal moderada
- A *terceira fase* é caracterizada por alterações adicionais na consistência do conteúdo ruminal, que resultam em uma massa pastosa homogênea de viscosidade relativamente alta. O aumento da concentração de matéria seca do material que sai do rúmen inibe o fluxo de ingesta transpilórico. O abomaso aumenta de volume e pode haver refluxo do conteúdo abomasal. Sugere-se que o processo subjacente primário de refluxo do conteúdo abomasal em vacas com estenose posterior compreenda um distúrbio do fluxo de saída ruminal.

Resumidamente, a hipótese atual para patogênese indica que distúrbios da passagem de ingesta consistem em duas fases da mesma síndrome. Estenose pilórica representa a fase com consequências clínicas mais graves. O prognóstico é pior em vacas com estenose anterior do que naquelas com reticuloperitonite traumática não complicada, e pior em vacas com estenose posterior do que naquelas com estenose anterior. Apenas uma pequena porcentagem de vacas com reticuloperitonite traumática desenvolve distúrbios de passagem da ingesta pelo orifício retículoomasal, e nem todas as vacas com estenose anterior desenvolvem estenose posterior. A extensão e a localização podem determinar o curso da síndrome e o quão rapidamente ela se desenvolve. Em vacas com reticuloperitonite traumática aguda, a consistência das aderências se altera de fibrinosa disseminada para um tipo filamentoso após vários meses, e, com o tempo, o retículo pode retomar motilidade suficiente para exercer sua função de depuração.

Estenose funcional anterior (acalasia)

Caracteriza-se pelo acúmulo de ingesta no rúmen-retículo, conhecida também como falha no transporte omasal. Se a parede ruminal estiver atônica, a ingesta se acumula sem que ocorra timpanismo; se houver motilidade normal, a parede ruminal responde à distensão por meio do aumento da motilidade e da produção de timpanismo espumoso. A motilidade ruminal será quase contínua (3 a 6 contrações por minuto), mas as contrações são inefetivas para propelir a ingesta para o omaso. Como resultado, o rúmen aumenta e preenche a maior parte do abdome, que contabiliza para a distensão acentuada do abdome. O saco dorsal do rúmen aumenta para a direita da linha média, e o saco ventral aumenta para preencher a maior parte ou todo o quadrante inferior direito do abdome; isso resulta no rúmen em "formato de L" quando visto por trás do animal. As contrações ruminais contínuas também resultam em conteúdo ruminal espumoso, que pode ser fatal se for progressivo e não aliviado. Ocasionalmente, há timpanismo por gás livre. Bradicardia é comum, e tem sido atribuída ao aumento do tônus vagal e lesão do nervo, causando retardo parassimpático do coração, mas isso é muito mais provável como causado por diminuição da ingestão de alimentos.

A obstrução do orifício retículo-omasal por corpos estranhos, como corda de polietileno ingerida pelo animal, pode causar uma síndrome indistinguível da estenose funcional anterior.

Estenose funcional posterior (acalasia)

É caracterizada por falha no fluxo de saída transpilórico, resultando em compactação abomasal com partículas grandes. O líquido abomasal, que contém ácido clorídrico, pode refluir para o rúmen, caso o líquido não se mova do abomaso para o intestino delgado. Isso é conhecido como a *síndrome do refluxo abomasal*. A concentração de cloretos no líquido ruminal aumenta, e há hipocloremia e hipopotassemia. Os ácidos biliares também podem refluir do duodeno para o rúmen de animais com íleo do intestino delgado. Em alguns casos, associada à acalasia pilórica, ocorre uma falha aparente da goteira esofágica, permitindo a passagem de ingesta para dentro do rúmen, com esse órgão contendo apenas líquido. A síndrome observada depende do estágio da enfermidade no qual animal é examinado pela primeira vez.

Alcalose metabólica e refluxo abomasal

Dependendo da localização e da gravidade da obstrução funcional e da distensão ou compactação, haverá graus variáveis de desidratação e uma tendência à *alcalose metabólica hipoclorêmica hipopotassêmica*. Na estenose pilórica com compactação abomasal, há sequestro de líquido abomasal no abomaso e o refluxo de conteúdo abomasal para o rúmen, resultando em concentração de cloreto ruminal superior a 20 mMol/ℓ. Na estenose anterior, o líquido abomasal pode passar para o duodeno e nem alcalose metabólica nem desidratação são esperadas.

Complicação pós-cirúrgica no vólvulo abomasal

Uma síndrome semelhante à indigestão vagal pode ocorrer em bovinos tratados para VA. Os mecanismos possíveis incluem lesão do nervo vago, superestiramento da parede abomasal durante a distensão prolongada que resulta em alterações na junção neuromuscular e modificação da motilidade autonômica, trombose, necrose de parede abomasal e peritonite.

Compactação abomasal em ovinos

Foram relatados defeitos de esvaziamento abomasal associados à dilatação e compactação do abomaso em ovinos da raça Suffolk e em outras raças de ovinos. Os desequilíbrios eletrolíticos que ocorrem em bovinos com compactação abomasal não surgem em ovinos.

Achados clínicos

Três síndromes clínicas similares, mas separadas, foram reconhecidas, com alguns achados clínicos característicos de todas as três, incluindo:

- Inapetência por muitos dias ou anorexia completa com evidência de perda de PC
- Abdome abaulado em formato de pera-maçã (formato de pera do lado direito e de maçã do lado esquerdo) com ou sem timpanismo (Figura 8.13). O abdome superior esquerdo está distendido e a metade inferior do abdome está distendida bilateralmente

- Desidratação e desequilíbrio eletrolítico com alcalose metabólica
- Rúmen aumentado palpável ao exame retal
- Fezes escassas com aumento de partículas não digeridas
- Abomaso aumentado com ingesta compactada ou líquido palpável pelo flanco direito ou no exame retal (exceto na gestação avançada, quando não pode ser facilmente palpado)
- Sinais vitais dentro do intervalo de referência
- Resposta inadequada ao tratamento.

Distensão ruminal com hipermotilidade

A ocorrência de distensão ruminal com hipermotilidade não é particularmente relacionada com a gestação ou o parto. Timpanismo moderado a grave é comum. Há evidência de perda de PC. O animal normalmente se apresenta inapetente ou anoréxico de forma intermitente nas últimas semanas. O abdome está acentuadamente distendido e os movimentos ruminais, representados apenas por *ondas abdominais,* com frequência estão acentuadamente proeminentes e podem ocorrer na frequência de *4 a 6 por minuto.* Os sons das contrações ruminais geralmente estão reduzidos ou quase ausentes, apesar da hiperatividade em decorrência do conteúdo ruminal de consistência pastosa e espumosa. Inicialmente, essa contradição causa confusão, uma vez que a hiperatividade do rúmen tende a indicar atividade ruminorreticular normal. Sons de chapinhar em líquido podem ser audíveis ao baloteamento dos flancos esquerdo e direito se o rúmen estiver distendido com quantidade excessiva de líquido. As fezes são escassas e pastosas, contendo partículas não digeridas. A temperatura, em geral, está normal e bradicardia (44 a 60 bpm) pode estar presente em razão da diminuição da ingestão de alimentos, e não da estimulação do nervo vago. Um sopro sistólico que aumenta e diminui com a respiração – sendo mais alto no pico da inspiração – pode estar presente em razão da distensão ruminal e timpanismo, que causam compressão do coração e distorção das valvas. O sopro desaparece quando o timpanismo é aliviado.

A distensão ruminal é óbvia ao exame retal. O saco dorsal do rúmen está acentuadamente distendido para a direita da linha média pressionado contra a entrada da pelve; o saco ventral também está aumentado e ocupa grande parte do quadrante inferior direito do abdome. Essas características são difíceis de detectar na gestação avançada. Visto por trás, o rúmen aumentado tem *formato de L,* levando a uma silhueta externa com flanco esquerdo distendido de cima a baixo e o flanco direito distendido apenas na metade inferior – o abdome com formato pera-maçã.

Um aspecto importante do histórico clínico de casos de indigestão vagal é que o tratamento-padrão para timpanismo ruminal e compactação normalmente não tem efeito no curso da doença. Se o desequilíbrio ácido-base puder ser corrigido e a hidratação mantida, bem como o estado nutricional adequado mantido até o parto nessas vacas, o prognóstico é favorável, com taxa de recuperação é alta.

A frequência de contrações reticulares determinadas usando ultrassonografia varia entre 2,7 e 4,5 a cada 3 min. De 144 bovinos com indigestão vagal, 15% apresentavam < 2,7 contrações em 3 min e 41% > 4,5 contrações a cada 3 min; o segundo achado é mais comumente associado a estenose funcional proximal.[4]

Distensão ruminal com atonia

É mais comum no final da gestação e pode persistir após o parto. A vaca está clinicamente normal em todos os aspectos, exceto por anorexia, eliminação apenas de fezes escassas, de consistência pastosa amolecida e abdome distendido que não responderá ao tratamento com purgantes, lubrificantes ou estimulantes parassimpáticos.[3] Os movimentos ruminais estão seriamente diminuídos ou ausentes, e pode haver timpanismo brando persistente. Sons de chapinhar em líquido também podem ser audíveis ao baloteamento dos flancos esquerdo e direito se o rúmen estiver distendido com quantidade excessiva de líquido. A temperatura e a frequência cardíaca geralmente estão normais. Não há dor à palpação profunda do abdome ventral. Ao exame retal, a principal anormalidade é a distensão acentuada do rúmen, que pode quase bloquear a entrada pélvica. O animal perde peso rapidamente, tornando-se fraco e entrando em decúbito. Nesse estágio, a frequência cardíaca aumenta acentuadamente. O animal morre lentamente por inanição.

Obstrução pilórica e compactação abomasal

A maioria dos casos de compactação abomasal também ocorre no fim da gestação e se manifesta por anorexia e menor volume de fezes pastosas. Pode não haver distensão abdominal nem reação sistêmica até os estágios finais, quando a frequência cardíaca aumenta rapidamente. O abomaso distendido e compactado pode ser palpável no abdome inferior direito como uma víscera pesada e endurecida. No exame de palpação retal, o abomaso compactado pode ser palpável como uma víscera firme no quadrante inferior direito, na qual a impressão do dedo permanece após a pressão. Se o animal estiver em gestação avançada, o abomaso compactado pode não ser palpável pela parede abdominal ou por palpação retal, mas o útero gravídico pode ser sentido como se estivesse deslocado em direção à cavidade pélvica em decorrência do aumento do abomaso. Os movimentos ruminais normalmente estão completamente ausentes. Como no primeiro tipo, os animais acometidos normalmente se tornam fracos e entram em decúbito, morrendo lentamente por inanição e desequilíbrio eletrolítico e ácido-base. Em alguns casos, o abomaso compactado pode se romper e causar morte em algumas horas.

Os tipos podem ser consumidos; a distensão do rúmen com atonia combinada à compactação abomasal é a síndrome mais comumente observada.

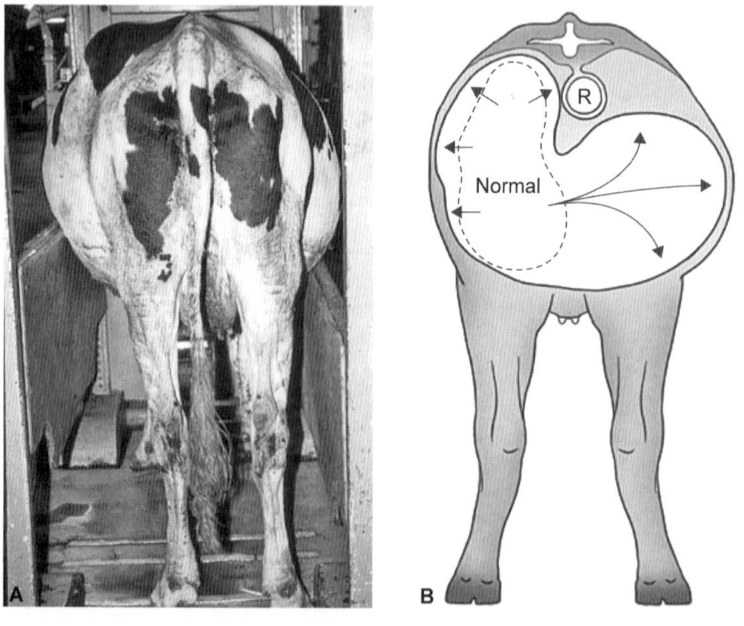

Figura 8.13 A. Perfil abdominal pera-maçã clássico da indigestão vagal em uma vaca Holandês-Frísio, com a maçã do lado esquerdo e a pera do lado direito. **B.** Figura mostrando o aumento do rúmen que causa o perfil abdominal de pera-maçã clássico da indigestão vagal (pera do lado direito, maçã do lado esquerdo). R: reto. Reproduzida, com autorização, de Constable PD, Hoffsis GF, Rings DM. Compend Contin Educ Pract Vet 1990; 12:1169-1174.

Foi descrita *indigestão do fim da gestação* em bovinos, caracterizada por distensão e hipermotilidade do rúmen associada à distensão do abomaso, mas provavelmente não é causada apenas pela gestação avançada. No final da gestação, é difícil examinar o abomaso clinicamente, seja pela parede abdominal, seja por palpação retal. A presença de som de chapinhar em líquido no baloteamento e auscultação sobre o flanco inferior direito é uma evidência indireta de distensão do abomaso por líquido. O abomaso distendido pode ser palpado e avaliado pela laparotomia pelos lados esquerdo ou direito (celiotomia).

Patologia clínica

Hemograma

Na maioria dos casos, não há anormalidades no exame hematológico, embora neutrofilia moderada, desvio à esquerda e monocitose relativa possam sugerir reticuloperitonite traumática crônica. Hemoconcentração é comum, associada à desidratação clínica. A concentração de PPT pode estar aumentada, e um teste de glutaraldeído positivo e hiperfibrinogenemia estão presentes, similar à reticuloperitonite traumática.[5,6]

Líquido peritoneal

É indicativo de reticuloperitonite crônica.

Bioquímica sérica

Na compactação abomasal, há alcalose metabólica hipoclorêmica hipopotassêmica.

Concentração ruminal de cloretos

Normalmente é inferior a 30 mMol/ℓ e permanece baixa em bovinos com estenose funcional proximal (estenose retículo-omasal). A concentração ruminal de cloreto aumenta na estenose posterior para acima de 40 mMol/ℓ, causada por refluxo abomasal.[5] Teores de 66 mMol/ℓ foram relatados em vacas com indigestão no final da gestação.

Achados de necropsia

O rúmen está acentuadamente aumentado e o conteúdo pode ser pastoso ou espumoso, tendo sofrido algum grau de putrefação. Em alguns casos, o rúmen está acentuadamente distendido com um líquido ruminal contendo grandes partículas de ingesta flutuando. O retículo e o omaso normalmente estão acentuadamente aumentados e o orifício retículo-omasal está em geral dilatado e preenchido por conteúdo ruminal. O omaso pode ter quase duas vezes o tamanho normal e estar mais firme que o normal. O corte do omaso revela conteúdo ruminal compactado entre seus folhetos. O abomaso pode ter até duas vezes o seu tamanho normal e estar firme à palpação. Ele está compactado e acentuadamente distendido com ingesta semisseca parcialmente digerida, que se assemelha, em parte, ao conteúdo ruminal seco. Erosões e úlceras podem estar presentes na parte pilórica do abomaso. Os intestinos podem estar relativamente vazios e as fezes no intestino grosso estão pastosas, contendo uma quantidade maior de partículas não digeridas.

Lesões entre o retículo e a parede abdominal ventral e o diafragma variam consideravelmente, de aderências fibrinosas e espessas supurativas a múltiplos abscessos que contêm corpos estranhos ou bandas fibrosas não inflamatórias.

Diagnóstico diferencial

As características clínicas proeminentes da indigestão vagal em bovinos são inapetência por muitos dias levando à anorexia; abdome gradualmente aumentado, especialmente do lado esquerdo; fezes escassas; falha em responder ao tratamento clínico comum; perda de condição corporal e graus variáveis de desidratação. A obtenção de um histórico preciso é de extrema importância. Na maioria dos casos de indigestão vagal, o animal está acometido há, pelo menos, muitos dias ou algumas semanas. O diagnóstico pode ser chocante nos casos que ocorrem no final da gestação, uma vez que o animal tem sido mantido alojado e alimentado com outras vacas secas, e a observação diária quanto à ingestão de alimentos e à defecação não foi realizada, de maneira que se torna difícil obter um histórico adequado. O exame clínico deve focar no estado do rúmen e do abomaso. Em animais valiosos, a laparotomia exploratória pelo lado esquerdo e a ruminotomia com frequência serão necessárias para estabelecer o diagnóstico. Isso possibilitará a determinação da presença de aderências reticulares, obstruções do orifício retículo-omasal e do estado do abomaso.

As várias formas de indigestão vagal devem ser diferenciadas de enfermidades dos pré-estômagos e do abomaso que resultam em distensão e hipermotilidade ou atonia do rúmen e aumento do abomaso.

- **Distensão ruminal com hipermotilidade** é típica da indigestão vagal e, se acompanhada por anorexia, desidratação, fezes escassas e anormais e um grande rúmen com formato de L ao exame retal, devendo ser diferenciada de:
  - *Indigestão do final da gestação*: caracterizada por anorexia, letargia; desidratação; abdome acentuadamente distendido em formato pera-maçã; distensão ruminal com hipermobilidade; distensão abomasal por líquido; aumento dos teores ruminais de cloreto e alcalose metabólica hipoclorêmica e hipopotassêmica
  - *Obstrução do orifício retículo-omasal* por barbantes ingeridos, luvas plásticas e sacolas plásticas pode causar distensão do rúmen indistinguível da indigestão vagal. O rúmen está moderadamente distendido, mas seu tamanho variará diariamente e a motilidade ruminorreticular está normal. O animal está alerta e ativo, mas a ingestão de alimentos, a quantidade de fezes e a produção de leite variam diariamente de normal a subnormal sem motivos óbvios. Ruminotomia é o único método diagnóstico. O corpo estranho ruminal estará flutuando no rúmen ou pode estar parcialmente alojado no orifício retículo-omasal
- **Distensão ruminal com atonia** deve ser diferenciada de enfermidades dos pré-estômagos e do abomaso nas quais há falha na passagem de ingesta. Essas incluem:
  - *Reticuloperitonite traumática crônica*, que é caracterizada por inapetência à anorexia, rúmen normalmente menor que o normal com atonia, mas em alguns casos o rúmen pode estar maior que o normal com timpanismo por gás livre, perda de peso corporal, febre branda persistente, talvez a presença de gemido, ausência de ruminação, fezes escassas com maior quantidade de partículas não digeridas e alterações no hemograma que indicam inflamação crônica
  - *Compactação abomasal na indigestão vagal*, caracterizada por abdome em formato pera-maçã; talvez aumento proeminente do abdome inferior direito; distensão ruminal com hipermotilidade ou atonia; presença de vísceras pesadas palpáveis no abdome inferior direito; fezes escassas com partículas longas não digeridas; perda de peso corporal; desidratação e alcalose hipoclorêmica e hipopotassêmica. O útero gravídico é facilmente palpável no exame retal, e o feto pode estar deslocado para a cavidade pélvica em razão do abomaso compactado e aumentado. Teor de cloretos ruminal está aumentado
  - *Compactação abomasal de origem dietética* causada por ingestão de palha ou areia ocorre em bovinos com acesso ilimitado a palha picada durante o tempo frio ou que consomem plantações de tubérculos contaminados com areia. O rúmen está acentuadamente distendido com conteúdo ruminal grosseiro ou conteúdo líquido e apresenta atonia. O baloteamento do rúmen revela som de chapinhar em líquido. O flanco direito está distendido e o abomaso compactado pode ser palpado como uma víscera pesada e firme no abdome inferior direito (exceto no final da gestação, quando ele não pode ser palpado). Alcalose hipoclorêmica e hipopotassêmica está presente
  - *Compactação omasal* ocorre esporadicamente e, normalmente, faz parte da síndrome indigestão vagal, mas sua causa não é certa. Anorexia, distensão ruminal e atonia, fezes escassas inadequadamente digeridas
  - *Fitobezoares* que bloqueiam o piloro abomasal causam perda de peso corporal; distensão abomasal e sons de chapinhar em líquido ao baloteamento do flanco inferior direito; distensão ruminal com hipotonia; anorexia e alcalose hipoclorêmica e hipopotassêmica. A laparotomia pelo flanco direito e a abomasotomia são necessárias para realizar o diagnóstico
  - *Ulceração abomasal sem melena* é incomum, mas ocorre em vacas-leiteiras com histórico de inapetência crônica e diminuição da produção de leite. Há distensão do abomaso com sons de chapinhar em líquido ao baloteamento, hipotonia ruminal, inapetência e perda de peso corporal, sangue oculto e desidratação moderada. O diagnóstico é feito apenas cirurgicamente ou na necropsia
  - *Tumor de bainha de nervo periférico* do nervo vago pode causar uma síndrome similar à indigestão vagal. Clinicamente, há estase ruminal crônica e timpanismo, alças intestinais persistentemente distendidas palpáveis pelo reto, inapetência à anorexia e perda de peso progressiva. O diagnóstico não pode ser feito clinicamente; as lesões estão presentes no nervo vago acima da base do coração.

Tratamento

O prognóstico na maioria dos casos é desfavorável, mas também imprevisível. O problema é determinar a localização e a extensão da lesão, que pode ser difícil ou impossível, mesmo com a laparotomia exploratória ou ruminotomia.

Lavagem ruminal

Se o rúmen estiver acentuadamente distendido com líquido ou conteúdo ruminal pastoso, pode ser esvaziado usando uma sonda gástrica de grande diâmetro (25 mm de diâmetro interno), seguido por lavagem com água morna dentro do rúmen e esvaziamento por gravidade. O conteúdo normalmente é bem macerado e de odor desagradável. O esvaziamento do rúmen não apenas alivia a pressão, como também facilita o exame do abdome (Figura 8.14).

Terapia hidreletrolítica e laxativos

Alguns casos respondem bem após terapia hidreletrolítica balanceada por 3 dias, combinada à administração oral de óleo mineral (5 a 10 ℓ) diariamente por 3 dias ou dioctilsulfosuccinato de sódio, como descrito no tratamento para compactação abomasal de origem dietética. Outros casos não respondem, mas não há método confiável para saber quais casos responderão, a não ser instituindo o tratamento por alguns dias. Vacas prenhes valiosas ou próximas ao parto podem ser mantidas na terapia hidreletrolítica por muitos dias, ou até próximo suficiente ao termo para indução do parto e obtenção de um bezerro vivo. Algumas vacas se recuperam após o parto, mas a síndrome pode recidivar na próxima gestação.

Ruminotomia

Ruminotomia e esvaziamento do rúmen normalmente são seguidos por recuperação lenta no decorrer de um período de 7 a 10 dias quando há hipermotilidade ruminal. A criação de uma fístula ruminal permanente, que permite a liberação do gás em casos nos quais a retenção de gás é um problema, pode levar à melhora dramática. A correção cirúrgica da distensão abomasal ou compactação por abomasotomia normalmente não é satisfatória, uma vez que a motilidade do abomaso não retorna. A drenagem cirúrgica de abscessos perirreticulares no retículo ou omaso no local da lesão por meio de uma incisão de ruminotomia obteve sucesso no prolongamento da sobrevivência de bovinos acometidos por, pelo menos, 1 ano. Abscessos reticulares podem ser drenados de forma bem-sucedida por uma incisão transcutânea guiada por ultrassonografia. Para alguns casos de indigestão vagal, o procedimento mais satisfatório pode ser recomendar o abate para aproveitamento da carcaça. Em casos de suspeita de obstrução do orifício retículo-omasal por corda ou barbante, uma ruminotomia exploratória é necessária para remover o corpo estranho. Descrições de diferentes abordagens para ruminotomia em bovinos estão disponíveis.[7-8]

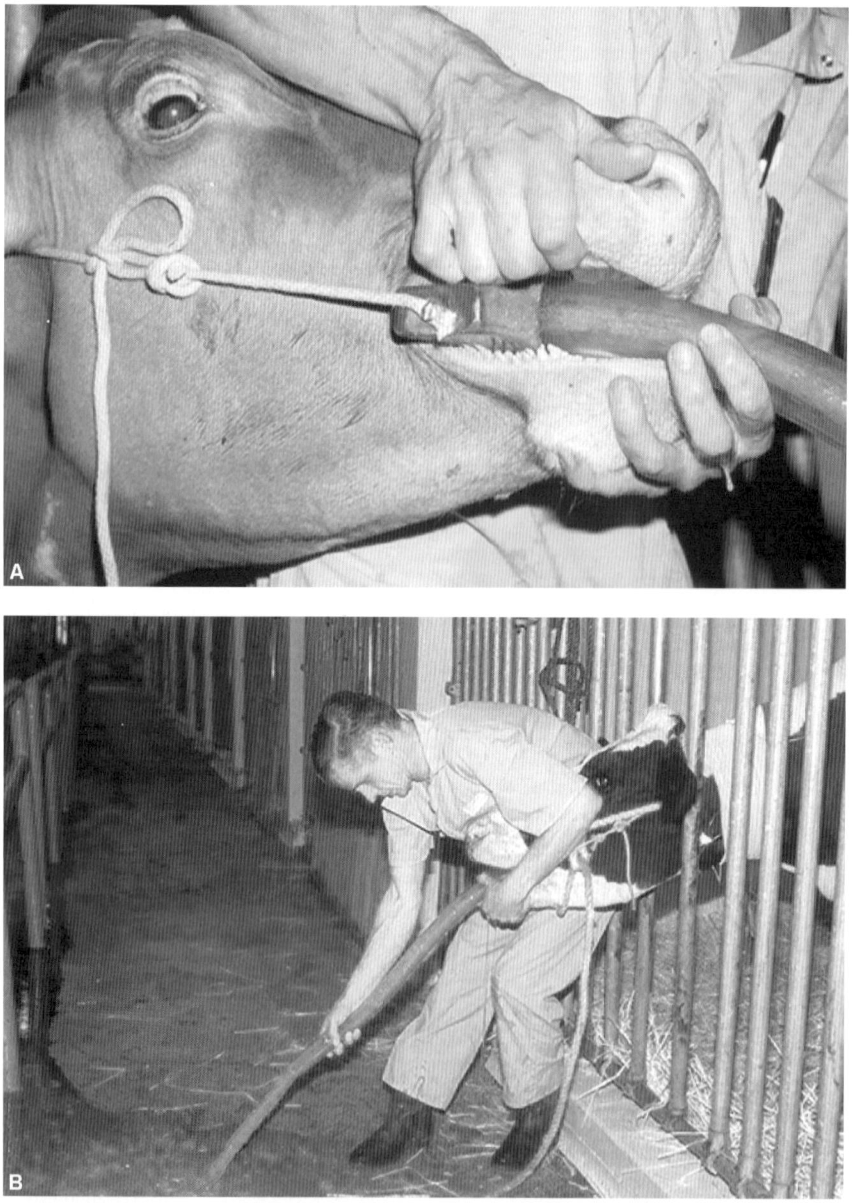

Figura 8.14 A. Passagem de uma sonda de grande calibre com um guia de sonda de madeira para descomprimir o rúmen em uma vaca Guernsey com indigestão vagal. **B.** Esvaziamento rápido do conteúdo ruminal por meio de uma sonda de grande calibre.

Prevenção

Depende de evitar a reticuloperitonite traumática por meio do manejo do ambiente e da administração de ímãs reticulares.

Tratamento e controle

Tratamento
- Descompressão ruminal usando uma sonda de grande calibre ou ruminotomia (R1)
- Administração diária de 4 ℓ de óleo mineral por 3 dias (R1)
- Correção dos desequilíbrios hídrico, eletrolítico e ácido-base (R1).

Controle
- Evitar a ingestão de corpos estranhos metálicos e não metálicos (R1)
- Administrar um ímã ruminal em todos os animais que ingerem forragem picada ou com acesso a objetos metálicos (R2).

LEITURA COMPLEMENTAR

Chanie M, Tesfaye D. Clinico-pathological findings in metallic and non-metallic foreign bodies in dairy cattle: a review. Acad J Anim Dis. 2012;1:13-20.

REFERÊNCIAS BIBLIOGRÁFICAS

1. Lacasta D, et al. Small Rumin Res. 2013;110:62.
2. Movassaghi AR, et al. Comp Clin Pathol. 2013; 22:535.
3. Hussain SA, et al. Vet Med Int. 2014;525607.
4. Braun U, et al. Vet Rec. 2009;164:11.
5. Gul Y, Issi M. Veterinarski Arhiv. 2009;79:351.
6. Ismail ZB, et al. Am J Anim Vet Sci. 2007;2:66.
7. Hartnack AK, et al. J Am Vet Med Assoc. 2015; 247:659.
8. Niehaus AJ. Vet Clin North Am Food Anim Pract. 2008;24:341.

Hérnia diafragmática

Herniação de uma porção do retículo por ruptura diafragmática causa timpanismo ruminal crônico, anorexia e deslocamento do coração.

Etiologia

A maioria dos casos de hérnia diafragmática decorre do enfraquecimento do diafragma por lesões de reticuloperitonite traumática, mas a ruptura diafragmática pode ocorrer de forma independente de um corpo estranho, e defeitos congênitos do diafragma podem ser a causa em alguns animais. Em búfalos asiáticos, relatou-se uma incidência anormalmente alta de herniação do retículo pelo diafragma, algumas vezes acompanhada pelo abomaso.

Patogênese

A síndrome usual é similar àquela da indigestão vagal na qual a hipermotilidade ruminal está presente. Parece provável que haja acalasia do esfíncter retículo-omasal causada pelo envolvimento do nervo vago ou prejuízo à função da goteira esofágica causada pela fixação do retículo ao diafragma ventral. O distúrbio da função dos pré-estômagos sugere que o alimento pode entrar no rúmen, mas não passar dos pré-estômagos para o abomaso. Acredita-se que a hipermotilidade seja causada por hiperdistensão do rúmen e que compreenda a causa do timpanismo espumoso.

Normalmente, não há interferência na respiração se não existir uma herniação significativa, mas o deslocamento e a compressão do coração são comuns.

Achados clínicos

Muitas semanas antes de ocorrerem distensão abdominal causada pelo acúmulo de líquido em espuma no rúmen, além de timpanismo ruminal moderado persistente, há apetite caprichoso e perda de condição corporal. Pode ocorrer ranger de dentes, e as fezes são pastosas e em menor volume. A ruminação não ocorre, mas ocasionalmente o animal regurgita quando a sonda ruminal é passada.

A temperatura é normal, e pode haver bradicardia (40 a 60 bpm). A respiração geralmente é normal. Um sopro sistólico pode estar presente, e a intensidade dos sons cardíacos sugerir deslocamento do coração, em geral anteriormente ou para a esquerda. Os sons reticulares são audíveis imediatamente posterior à área cardíaca em muitas vacas normais, não estando significativamente aumentados na hérnia diafragmática.

Uma síndrome mais grave é relatada em casos nos quais as vísceras, e não a porção do retículo, estão herniadas. Os sons peristálticos podem ser audíveis no tórax, com possibilidade de interferência na respiração e sinais de dor a cada contração reticular. Os animais acometidos normalmente morrem de inanição 3 a 4 semanas após o início do timpanismo.

Patologia clínica

Exames laboratoriais não têm valor para o diagnóstico. O exame radiológico após contraste de bário VO facilitou o diagnóstico, mas requer uma unidade radiográfica que está disponível apenas em centros de referência.

Achados de necropsia

A maioria dos casos é uma complicação da reticuloperitonite traumática, e trajetos fistulosos, com frequência, são encontrados adjacentes à ruptura diafragmática, que normalmente tem 15 a 20 cm de diâmetro. Uma porção do retículo protrai para dentro da cavidade pleural, formando uma distensão esférica, normalmente com 20 a 30 cm de diâmetro, mas mais extensa em alguns casos. O retículo está muito aderido ao anel herniário, um tecido fibroso e espessado. O omaso e o abomaso estão relativamente vazios, mas o rúmen está cheio de material espumoso semelhante a um mingau, que contém muito pouca fibra. Em casos menos comuns, parte do retículo, do omaso e do abomaso estão herniados.

Diagnóstico diferencial

- Outras causas de timpanismo crônico devem ser consideradas no diagnóstico diferencial, especialmente indigestão vagal com hipermotilidade, frequentemente também acompanhada por sopro sistólico. As duas podem ser diferenciadas apenas por ruminotomia, mas existe a possibilidade de casos de hérnia diafragmática não serem aliviados pela cirurgia e de o timpanismo retornar rapidamente, tornando-se necessária, algumas vezes, uma fístula ruminal permanente
- A passagem da sonda gástrica normalmente é necessária para determinar se há ou não obstrução física do esôfago. Regurgitação provavelmente ocorre em casos de hérnia diafragmática, o que ocasionalmente causa bloqueio do esôfago com ingesta, simulando a obstrução esofágica
- Causas de hérnia diafragmática além da reticuloperitonite traumática incluem trauma violento ao abdome e o excesso de contrações durante o parto. Em ambas as situações, provavelmente há uma fraqueza primária do diafragma. Em búfalos asiáticos, acredita-se que essa seja uma característica anatômica da espécie, com a fraqueza localizada na metade direita do diafragma.

Tratamento

A maioria das tentativas relatadas de reparo cirúrgico em bovinos não obteve sucesso, e o tratamento normalmente não é recomendado. Os animais não podem ser deixados como estão, de maneira que o abate para aproveitamento da carcaça tem sido o desfecho usual. Foi relatado o tratamento bem-sucedido da hérnia diafragmática em búfalos asiáticos.

O conteúdo ruminal é espumoso, e a trocaterização ou a passagem de uma sonda gástrica virtualmente não têm efeito sobre a diminuição do timpanismo, nem os agentes antiespumantes padrão. Em geral, o timpanismo não é suficientemente grave para requerer ruminotomia de emergência. Os sinais podem ser parcialmente aliviados mantendo o animal confinado com os membros torácicos elevados.

Reticulopericardite traumática

A perfuração do saco pericárdico por um corpo estranho afiado que se origina no retículo causa pericardite, com o desenvolvimento de toxemia e insuficiência cardíaca congestiva. Taquicardia, febre, ingurgitamento das veias jugulares, anasarca, hidrotórax, ascite e anormalidades dos sons cardíacos as características diagnósticas da enfermidade.

Sinopse

- Etiologia: perfuração do saco pericárdico por corpo estranho que se origina no retículo
- Epidemiologia: normalmente em vacas adultas; pode haver histórico de reticuloperitonite traumática
- Achados clínicos: depressão, toxemia, febre, inapetência à anorexia, veias jugulares ingurgitadas, edema de barbela, sons cardíacos abafados e acompanhados por fricção pericárdica e sons de movimento de líquido
- Patologia clínica: neutrofilia acentuada. A pericardiocentese revela líquido turvo de odor fétido
- Lesões: distensão do saco pericárdico, odor fétido, líquido acinzentado contendo fibrina. Aderências e tratos sinuosos para o retículo
- Confirmação do diagnóstico: pericardiocentese
- Diagnóstico diferencial: causas comuns de insuficiência cardíaca congestiva em bovinos incluem endocardite, miocardiopatia (linfomatose) e defeito cardíaco congênito
- Tratamento: drenagem pericárdica e lavagem por cateter ou ressecção da quinta costela. Ruminotomia para remover o corpo estranho metálico. Antimicrobianos. Prognóstico desfavorável. Eutanásia é comumente recomendada.

Etiologia

A pericardite traumática é causada pela penetração do saco pericárdico por corpo estranho metálico que migra a partir do retículo. A incidência é maior durante os três últimos meses de gestação e no parto em relação a outros momentos. Aproximadamente 8% de todos os casos de reticuloperitonite traumática desenvolverão pericardite traumática. A maioria dos animais acometidos morre ou sofre de pericardite crônica e não retorna completamente à saúde normal.

Patogênese

A penetração do saco pericárdico pode ocorrer com a perfuração inicial da parede reticular. Contudo, o animal pode ter apresentado um histórico de reticuloperitonite traumática em algum momento anteriormente, seguido por pericardite, normalmente durante o fim da gestação ou no parto. Nesse caso, é provável que o corpo estranho permaneça em um seio na parede reticular após a perfuração inicial e penetre no saco pericárdico em um momento posterior. A penetração física do saco por um corpo estranho metálico não é essencial para o desenvolvimento de pericardite, e a infecção, algumas vezes, penetra através do pericárdio a partir de uma mediastinite traumática.

A introdução de uma infecção bacteriana mista a partir do retículo causa inflamação local grave, e a persistência do corpo estranho nos tecidos não é essencial para o progresso da doença. O primeiro efeito da inflamação consiste na hiperemia da superfície pericárdica e na produção de sons de fricção sincronizados com os batimentos cardíacos. Dois mecanismos então operam para produzir os sinais: a toxemia causada pela infecção e a pressão sobre o coração pelo líquido que se acumula no saco, produzindo insuficiência cardíaca congestiva. Em casos individuais, um desses dois fatores pode ser mais importante. A depressão é característica da primeira e o edema da segunda. Portanto, um animal acometido pode estar gravemente doente por várias semanas, com o edema se desenvolvendo apenas gradualmente, ou o edema extremo pode se desenvolver em 2 a 3 dias. O desenvolvimento rápido de edema normalmente indica morte precoce.

Se a pericardite crônica persistir, há restrição da ação cardíaca causada por aderência do pericárdio ao coração. Na maioria dos casos, o resultado é insuficiência cardíaca congestiva, mas alguns animais podem se recuperar. Uma sequela incomum após a perfuração do saco pericárdico por um corpo estranho é a laceração da artéria coronária por um arame ou, raramente, a ruptura da parede ventricular. A morte normalmente ocorre de forma súbita, causada por insuficiência cardíaca congestiva aguda decorrente da compressão do coração pelo hemopericárdio e, com frequência, sem doença premonitória.

Achados clínicos

Depressão, anorexia, decúbito habitual e perda de peso rápida são comuns. Diarreia ou fezes escassas podem estar presentes, e ranger de dentes, salivação e secreção nasal são observados ocasionalmente. O animal permanece com o dorso arqueado e os cotovelos abduzidos. Os movimentos respiratórios são mais óbvios, sobretudo abdominais e superficiais, com aumento na frequência para 40 a 50 movimentos/min e, com frequência, acompanhados por gemido. *A distensão bilateral das veias jugulares e o edema do peito e da parede abdominal ventral são comuns* (Figura 8.15) e, em casos graves, pode haver edema da conjuntiva com massas semelhantes a uvas penduradas sobre as pálpebras. Um pulso jugular proeminente normalmente está visível, estendendo-se proximalmente pelo pescoço.

Pirexia (40 a 41°C) é comum nos estágios iniciais, e um aumento na frequência cardíaca para 100 bpm e a diminuição da amplitude do pulso são usuais.[1] Os movimentos ruminais normalmente estão presentes, mas diminuídos. O beliscamento de cernelha para depressão do dorso ou a palpação profunda da parede abdominal ventral caudalmente ao esternoxifoide comumente levam a um gemido de dor acentuado. O gemido e o aumento da área de macicez cardíaca também podem ser detectados à percussão sobre a região precordial, preferencialmente com martelo e plexímetro.

A auscultação do tórax revela achados diagnósticos. Nos estágios iniciais, antes do início da efusão, os sons cardíacos são normais, mas acompanhados por *som de fricção pericárdica*, que pode aumentar e diminuir com os movimentos respiratórios. Deve-se ter cuidado para diferenciar isso de um ruído de fricção pleural causado por inflamação do mediastino. Nesse caso, a fricção é muito mais alta e a frequência cardíaca não será tão alta. Muitos dias depois, quando a efusão for acentuada, os *sons cardíacos estarão abafados* e pode haver sons de *gorgolejo, chapinhar ou tilintar*. Em todos os casos suspeitos de pericardite, a auscultação cuidadosa de todo o precórdio em ambos os lados do tórax é essencial, uma vez que os sons anormais podem ser audíveis apenas sobre áreas restritas. Isso é especialmente verdadeiro em casos crônicos.

Radiografias laterais do tórax ventral e do abdome cranial com o animal em posição quadrupedal são muito úteis para direcionar o tratamento, mas podem ser realizadas apenas em centros de referência (Figura 8.16). O diagnóstico de reticulopericardite traumática é realizado quando existe um corpo estranho que perfura a parede reticular cranial ou que está localizado inteiramente na cavidade torácica. Radiografias dorsoventrais para confirmar a localização do corpo estranho no pericárdio não são possíveis em razão da massa tecidual. A formação de gás comumente está presente no tórax caudoventral.

A ultrassonografia é o método preferencial para documentação de efusão pericárdica e para facilitar a pericardiocentese. Ela é realizada com a vaca em posição quadrupedal e com os membros torácicos avançados cranialmente usando cordas macias. Um transdutor setorial ou convexo de 5 MHz é aplicado nos espaços intercostais à esquerda e à direita. Bovinos com reticulopericardite traumática tipicamente apresentam um aumento acentuado de líquido hipoecogênico no tórax e no saco pericárdico; o segundo ocasionalmente contém filamentos de fibrina. A ultrassonografia da região reticular ventral é realizada para confirmar se há reticuloperitonite traumática, incluindo a diminuição da motilidade reticular e a ecogenicidade variável. A maioria dos animais acometidos morre no período de 1 a 2 semanas, embora uma pequena proporção persista com pericardite crônica. Os achados clínicos óbvios nos estágios terminais são *edema acentuado, dispneia, diarreia aquosa intensa, depressão, decúbito e anorexia completa. O aumento do fígado* pode ser detectado à palpação, atrás da região superior do arco costal direito, na região cranial da fossa paralombar direita. A morte normalmente é causada por asfixia e toxemia.

Os animais que se recuperaram de uma pericardite inicial normalmente são acometidos pela forma crônica da doença. A condição corporal é ruim, o apetite é variável, não há reação sistêmica e o comportamento é de alerta. O edema de barbela normalmente não é proeminente, mas há ingurgitamento jugular. A auscultação revela achados variáveis. *Os sons cardíacos são abafados e sons de chapinhar em líquido* podem ser audíveis sobre uma área pequena e discreta, que corresponde ao foco de líquido no saco,[1] ou pode haver arritmia cardíaca. A frequência cardíaca

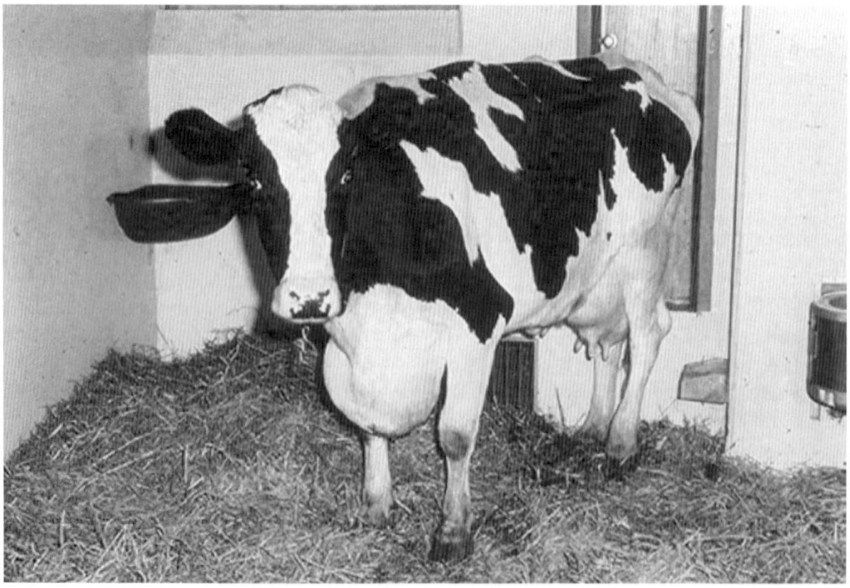

Figura 8.15 Vaca-leiteira Holandês-Frísio com insuficiência cardíaca direita (edema de barbela) causada por reticulopericardite traumática. (Esta figura encontra-se reproduzida em cores no Encarte.)

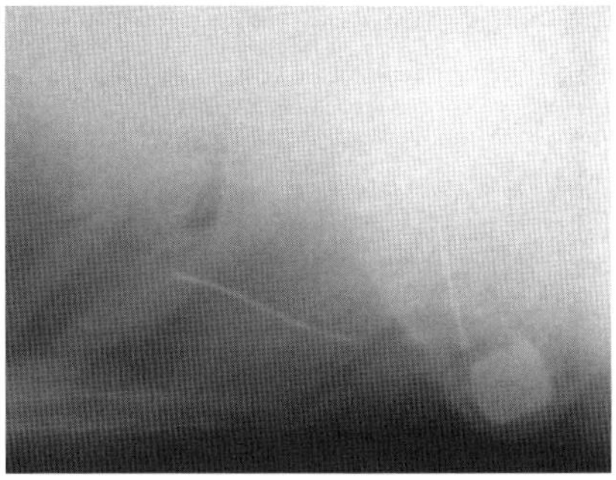

Figura 8.16 Radiografia lateral esquerda do tórax caudoventral e do abdome cranioventral em uma vaca com reticulopericardite traumática. O retículo com seu vago padrão de colmeia está à direita, contendo um ímã com um arame alinhado verticalmente que não aparece ligado a ele. Isso é consistente com o diagnóstico de reticuloperitonite traumática. Um corpo estranho separado está presente cranialmente ao retículo e ao diafragma (não visível), com uma bolsa de gás dorsal, aspecto consistente com o diagnóstico de reticulopericardite traumática, embora reticulopleurite traumática não possa ser descartada. Reproduzida, com autorização, de Braun U. Vet J 2009; 182:176-186.

está aumentada (90 a 100 bpm) e o pulso tem baixa amplitude. Esses animais permanecem magros e é improvável que resistam ao estresse de outra gestação ou lactação.

Patologia clínica

Hemograma

Leucocitose acentuada com contagem total de 16.000 a 30.000 células/µℓ, acompanhada por neutrofilia e eosinopenia é comum, embora mudanças menos dramáticas sejam relatadas em uma série de casos.[1] Hiperfibrinogenemia e aumento acentuado na concentração de proteína total sérica frequentemente estão presentes em casos avançados de longa duração, assim como a diminuição do tempo do teste de coagulação do glutaraldeído.[1]

Pericardiocentese

Quando existe uma quantidade abundante de efusão, o líquido pericárdico pode ser coletado por centese com uma agulha de 10 cm e 18 G sobre o ponto de auscultação máximo dos sons cardíacos, normalmente no quarto ou no quinto espaços intercostais do lado esquerdo. Na pericardite em curso, o líquido normalmente é facilmente obtido, tem *odor fétido (similar à metrite grave em bovinos causada por retenção de placenta) e turvo, o que é diagnóstico de pericardite.* Na pericardite crônica, apenas uma pequena quantidade de líquido está presente, havendo possibilidade de não se obter uma amostra.

Achados de necropsia

Em casos agudos, há distensão acentuada do saco pericárdico com líquido de odor fétido, coloração acinzentada, contendo flocos de fibrina e a superfície serosa do saco está coberta por intensos depósitos de fibrina recém-formada. Um trato sinuoso fibroso semelhante a uma corda normalmente conecta o retículo ao pericárdio. Lesões adicionais de pleurisia e pneumonia comumente estão presentes. Em casos crônicos, o saco pericárdico está acentuadamente espessado e fusionado ao pericárdio por aderências fibrinosas fortes circundando focos de tamanhos variáveis, que contêm pus ou líquido de cor palha.

Diagnóstico diferencial

Os achados clínicos típicos na pericardite são doença crônica, toxemia, febre, insuficiência cardíaca congestiva e sons cardíacos abafados. As principais causas de insuficiência cardíaca congestiva em bovinos são pericardite, doença endocárdica, miocardiopatia e *cor pulmonale* (hipertensão pulmonar causada por doença pulmonar crônica). Endocardite e linfossarcoma com envolvimento cardíaco causados por vírus da leucose bovina e defeitos cardíacos congênitos são todos provavelmente confundidos com pericardite traumática em decorrência da similaridade dos sons cardíacos anormais.

- *Endocardite* normalmente é associada a um processo supurativo em outro órgão, particularmente útero ou úbere, e, embora o som cardíaco anormal típico seja sopro, e não um ruído de fricção pericárdica, isso pode ser difícil de determinar quando há efusão pericárdica extensa
- *Linfossarcoma* normalmente é acompanhado por lesões em outros órgãos ou por leucocitose acentuada e linfocitose
- *Defeitos cardíacos congênitos* podem não causar anormalidades clínicas até a primeira gestação, mas ser diagnosticados por sopros altos, frêmito cardíaco marcante e ausência de toxemia
- Causas menos comuns de sons cardíacos anormais incluem tumores e abscessos torácicos, linfossarcoma tímico, hérnia diafragmática e timpanismo crônico, que podem causar efusão plural, constrição da veia cava cranial, distorção dos átrios e dos orifícios atrioventriculares. Eles são associados a outros sinais diagnósticos, principalmente o deslocamento do coração
- Em animais gravemente debilitados ou naqueles que sofrem de anemia grave, um sopro hêmico que flutua com a respiração pode ser audível
- Casos esporádicos de pericardite hematógena são encontrados e, em alguns casos de pasteurelose, uma pericardite fibrinosa pode estar presente, mas normalmente há o envolvimento grave de outros órgãos e a pericardite é apenas secundária.

Tratamento

Os resultados do tratamento normalmente não são satisfatórios, mas é possível aproveitar a carcaça em uma pequena porcentagem de casos por meio da colocação de um cateter pericárdico e lavagem pericárdica diária com solução diluída de iodo em solução NaCl a 0,9% e tratamento sistêmico a longo prazo com antimicrobianos. O início rápido de edema generalizado representa um prognóstico desfavorável. A drenagem do saco pericárdico em uma única ocasião pode aliviar temporariamente o edema e a dispneia, mas recidiva normalmente ocorre em alguns dias. Casos selecionados de pericardite traumática foram tratados de maneira satisfatória por meio de pericardiotomia usando ressecção da quinta costela.

Prevenção

Depende da prevenção da reticuloperitonite traumática por meio do manejo do ambiente e da administração de ímãs reticulares.

Tratamento e controle

Tratamento

- Prognóstico ruim e a eutanásia comumente é recomendada
- Drenagem pericárdica efetiva crônica e lavagem por meio de um cateter pericárdico flexível (R1)
- Antimicrobianos sistêmicos, como penicilina procaína ou oxitetraciclina (R1)
- Ruminotomia para remover o corpo estranho metálico se uma porção do arame ainda estiver no retículo (R1)
- Ressecção da quinta costela esquerda e marsupialização do pericárdio em casos avançados não são responsivos à lavagem pericárdica (R2).

Controle

- Ver o controle de reticuloperitonite traumática.

LEITURA COMPLEMENTAR

Braun U. Traumatic pericarditis in cattle: clinical, radiographic and ultrasonographic findings. Vet J. 2009; 182:16-186.

REFERÊNCIA BIBLIOGRÁFICA

1. Braun U, et al. Vet Rec. 2007;161:558.

Reticuloesplenite e retículo-hepatite traumáticas

Reticuloesplenite traumática e retículo-hepatite são sequelas relativamente incomuns da reticuloperitonite traumática, manifestando-se por doença contínua causada pela perfuração inicial ou pela recuperação aparente, seguida por recidiva muitas semanas depois. Os achados clínicos mais proeminentes incluem febre (39,5°C-40°C), taquicardia e diminuição gradual na ingestão de alimentos e na produção de leite, mas os movimentos ruminais podem estar presentes e ser normais. A percussão do abdome sobre o local normalmente é usada para detectar dor decorrente da reticuloperitonite traumática, dando uma resposta negativa, embora a palpação profunda possa incitar um gemido leve. Os sinais diagnósticos são dor à palpação com o dedão nos dois últimos espaços intercostais, a meio caminho entre o abdome e o lado direito quando há envolvimento hepático, e esquerdo quando o baço é afetado.

A contagem total de leucócitos está aumentada (acima de 12.000 células/µℓ), com neutrofilia acentuada e desvio à esquerda. A laparotomia exploratória pelo lado esquerdo e ruminotomia normalmente não são realizadas, exceto para fins diagnósticos e para a remoção do arame penetrante, se ele ainda estiver presente. O tratamento com fármacos antibacterianos, como oxitetraciclina ou penicilina procaína, é efetivo se instituído suficientemente cedo.

Compactação de omaso

O omaso normalmente tem formato esférico e se localiza na linha média direita, no terço central do abdome. As principais funções do omaso são absorver ácidos graxos de cadeia curta (acetato, propionato e butirato), eletrólitos e água. O omaso pode ter tamanho variável em bovinos por motivos desconhecidos, sendo tipicamente mais firme à palpação do que o rúmen ou o retículo. O omaso de bovinos, em termos de percentual de peso corporal, é maior que em ovinos e caprinos.

O omaso não pode ser examinado diretamente em bovinos por auscultação, percussão, palpação externa e palpação retal, radiografia ou laparoscopia. Ele pode ser palpado diretamente durante uma laparotomia pelo flanco direito com a vaca em posição quadrupedal e indiretamente pela parede medial do rúmen durante uma ruminotomia. Ocasionalmente, durante uma laparotomia exploratória em bovinos adultos, o omaso pode estar excessivamente firme e doloroso quando manipulado ou palpado. A significância clínica desse achado não foi determinada. O omaso de ovinos e caprinos ocasionalmente pode ser identificado por palpação profunda sobre o arco costocondral direito.

As margens do omaso em bovinos foram identificadas usando um transdutor linear de 3,5 MHz, com o nono espaço intercostal direito fornecendo a melhor janela acústica para determinar as dimensões do omaso (Figura 8.17); o omaso também está mais próximo da parede abdominal direita nessa localização.[1] O peso do omaso é moderadamente correlacionado (r = +0,55) às dimensões do omaso no nono espaço intercostal direito; isso pode fornecer o melhor método para monitorar as mudanças no tamanho do omaso no decorrer do tempo. A motilidade omasal não foi observada ultrassonograficamente em vacas sadias, mas foi visível em 3/6 das vacas com indigestão vagal causada por estenose retículo-omasal.[1,2] O tamanho do omaso foi menor em bovinos com indigestão vagal causada por estenose do orifício retículo-omasal, DAD, VA e hipomotilidade intestinal ou íleo.[2]

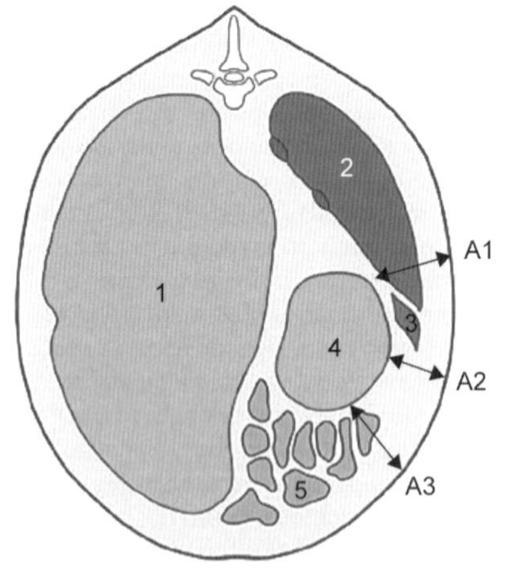

Figura 8.17 Representação esquemática de uma seção transversal do abdome bovino na altura do nono espaço intercostal. 1. Rúmen; 2. Fígado; 3. Vesícula biliar; 4. Omaso; 5. Intestino delgado. A distância entre a parede abdominal e o limite dorsal do omaso (*A1*), a menor distância até o omaso (*A2*) e o limite ventral do omaso (*A3*) são identificados. Reproduzida, com autorização, de Braun U, Blessing S. Vet Rec 2006; 159:812.

A *compactação do omaso* como entidade clínica é difícil de definir e normalmente é diagnosticada na necropsia, na laparotomia exploratória ou durante a ruminotomia, quando o omaso está aumentado e excessivamente firme.[3] Parece improvável que a compactação do omaso possa causar a morte, sendo frequentemente observada em animais que morrem por outras causas. Supõe-se que a compactação de omaso ocorra quando o alimento é grosseiro e fibroso, principalmente quando palha de trigo é fornecida, mas ela também é relatada quando bovinos e ovinos recebem ramos de alfafa e folhas de árvores forrageiras, ou sob alimentação em condições de seca em ovinos cujo alimento é colocado sobre o chão. Nessa última circunstância, a compactação é causada pelo acúmulo de terra no omaso. A compactação de omaso parece ser muito rara em caprinos. Surtos recorrentes crônicos de indigestão ocorrem em bovinos e se manifestam como diminuição da motilidade ruminal, fezes infrequentes e escassas, recusa em ingerir grãos e teste de cetonas negativo. Dor pode ser incitada e a víscera distendida e firme palpada por pressão profunda sobre o arco costal direito ou no sétimo a nono espaços intercostais do lado direito. A concentração sérica de gastrina e motilina está aumentada em bovinos com compactação omasal,[4] sugerindo que agentes procinéticos, como eritromicina, não serão efetivos no tratamento dos animais acometidos. Em bovinos com omaso grande e firme detectado durante a ruminotomia, uma sonda flexível pode ser passada pelo orifício retículo-omasal e água morna pode ser usada para lavagem do omaso, enquanto ele é sovado pela parede medial do rúmen para amolecer e quebrar a massa compactada.[3] O uso repetido de óleo mineral (4 ℓ/dia por, pelo menos, 3 dias) é recomendado como tratamento, e parece ser efetivo, mas estudos clínicos casualizados não foram realizados para confirmar essa impressão.

Na necropsia, o omaso está acentuadamente distendido; placas de necrose podem estar presentes nas folhas e peritonite ser evidente. A necrose da mucosa ruminal também pode estar presente. Clinicamente, a doença se manifesta por anorexia completa, interrupção da defecação, um reto vazio e dor abdominal subaguda, com relutância em se movimentar ou deitar.

O número de lâminas omasais em bovinos varia de 122 a 69. Há um relato de hipoplasia congênita das lâminas omasais em uma novilha Japanese Black com timpanismo persistente e taxa de crescimento baixa.[5] Parece que o defeito omasal congênito impedia o transporte omasal de ingesta.[5]

REFERÊNCIAS BIBLIOGRÁFICAS

1. Braun U, Blessing S. Vet Rec. 2006;159:812.
2. Braun U, et al. Vet Rec. 2007;160:865.
3. Hussain SA, et al. Turk J Vet Anim Sci. 2013;37:329.
4. Ozturk AS, Askar TK. Kafkas Univ Vet Fak Derg. 2015;21:919.
5. Takagi M, et al. J Vet Med Sci. 2007;69:1281.

DOENÇAS DO ABOMASO

São comuns em vacas-leiteiras adultas, consistindo em cinco entidades importantes:

1. Deslocamento abomasal à esquerda (DAE).
2. Deslocamento abomasal à direita (DAD).
3. Vólvulo abomasal (VA; historicamente chamado de torção abomasal).
4. Compactação abomasal.
5. Úlceras abomasais.

Parece haver um aumento na ocorrência de DAE, DAD e VA associado a fatores de manejo, ambientais e genéticos. Bovinos leiteiros estão sendo selecionados para alta produção de leite e alimentados com grande quantidade de grãos e mantidos com maior frequência em confinamento total, no qual a atividade física é limitada. Todos esses fatores podem contribuir para a hipomotilidade abomasal, um precursor dos deslocamentos abomasais. Alguns comentários gerais que se aplicam à maioria das doenças do abomaso são resumidos aqui.

Exame clínico do abomaso

Exame físico

O abomaso normal geralmente não pode ser examinado por técnicas-padrão de exame clínico, exceto indiretamente por auscultação e percussão simultâneas, bem como por paracentese abdominal. No *DAE*, os sons timpânicos (*pings*) audíveis à auscultação e percussão entre o terço médio e superior da 9ª à 13ª costelas e sobre o aspecto anterior da fossa paralombar esquerda são característicos. No *DAD*, os sons timpânicos (*pings*) audíveis à auscultação e percussão entre o terço inferior da 9ª à 13ª costelas e que se estendem para o aspecto anterior da fossa paralombar direita, bem como os *sons de chapinhar em líquido* audíveis à auscultação e ao baloteamento dos terços inferior e médio do abdome direito, são característicos. Um abomaso aumentado pode ser palpável ao exame retal profundo no quadrante inferior direito do abdome, dependendo do tamanho do animal e do tamanho do abomaso distendido, e dado que o animal não esteja em gestação avançada.

No VA, os achados clínicos são similares aos do deslocamento abomasal à direita, mas muito mais graves. Na palpação retal, o abomaso preenchido por líquido está tenso; e o abomaso compactado cede à pressão digital na compactação de abomaso. Na compactação abomasal, a víscera aumentada, firme e pastosa normalmente pode ser palpada atrás do aspecto inferior do arco costal direito, mas o útero gravídico ao final da gestação comumente dificulta essa avaliação. Após o parto, o abomaso é mais imediatamente detectável por palpação pela parede abdominal ou VR.

Ultrassonografia do abomaso

O abomaso pode ser visualizado por ultrassonografia sobre a linha média ventral, caudal ao processo xifoide, e nas regiões paramedianas tanto esquerda quanto direita, laterais à linha média. Ele pode ser claramente diferenciado das vísceras adjacentes em razão do seu conteúdo, que aparece como uma estrutura heterogênea, moderadamente ecogênica, com filamentos ecogênicos. A motilidade abomasal não pode ser observada ultrassonograficamente, mas o tamanho relativo e a localização anatômica do abomaso podem ser detectados (Figuras 8.18 e 8.19).[1]

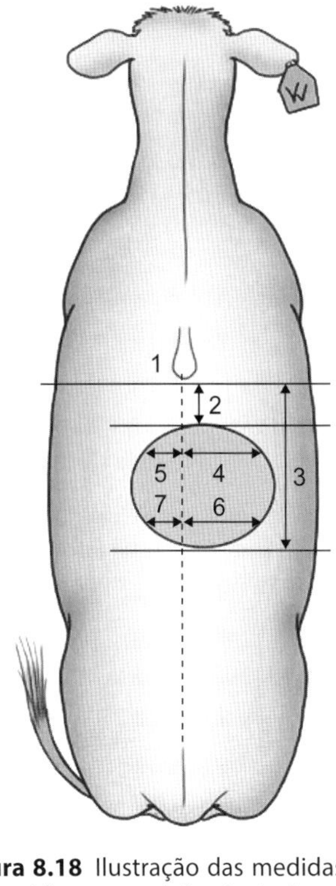

Figura 8.18 Ilustração das medidas ultrassonográficas transabdominais das margens do abomaso na parede abdominal ventral (vista dorsal) em novilhas e vacas Holandês-Frísio. Os números indicam marcos anatômicos e medidas: 1. Processo xifoide; 2. Margem abomasal cranial; 3. Margem abomasal caudal; 4. Extensão lateral direita na região cranial; 5. Extensão lateral esquerda na região cranial; 6. Extensão lateral direita na região caudal; 7. Extensão lateral esquerda na região caudal. Reproduzida, com autorização, de Wittek T, Constable PD, Morin DE. J Am Vet Med Assoc 2005; 227-1469-1475.

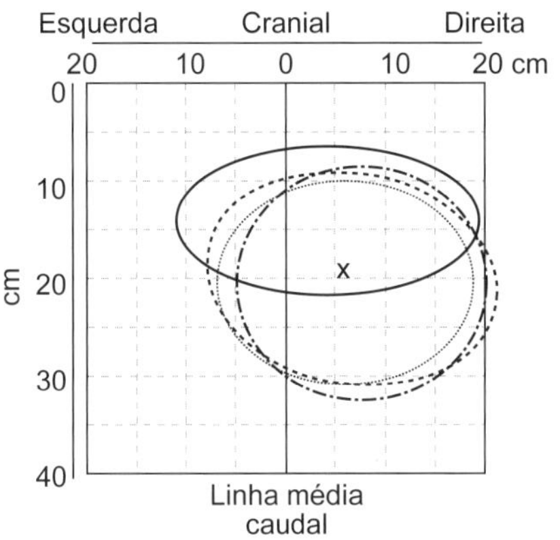

Figura 8.19 Vista dorsal da posição e do formato abomasais (modelado como uma elipse no plano horizontal) de vacas Holandês-Frísio no início dos últimos 3 meses de gestação (linha tracejada), imediatamente antes do parto (linha contínua), imediatamente após o parto (linha pontilhada) e durante o terceiro mês de lactação (linha tracejada e pontilhada). O abomaso se move cranialmente e para à esquerda no fim da gestação. X. Projeção do centro do corpo abomasal em vacas não gestantes. Reproduzida, com autorização, de Wittek T, Constable PD, Morin DE. J Am Vet Med Assoc 2005; 227-1469-1475.

Contrariamente à maioria das representações gráficas do formato do abomaso dentro do abdome da vaca, o abomaso em vacas adultas sempre é mais largo do que longo, localizado predominantemente na linha média direita.[1] Mudanças acentuadas nas dimensões abomasais e na sua posição ocorrem em vacas-leiteiras durante os 3 últimos meses de gestação e os 3 primeiros meses de lactação. O comprimento abomasal diminui e a largura aumenta durante os últimos 3 meses de gestação, o que resulta em uma orientação mais transversal do abomaso dentro do abdome, quando comparado com bovinos não gestantes ou bovinos no início da gestação. Essas mudanças parecem ser uma resposta direta à expansão cranial do útero gravídico. Em 14 dias após o parto, o abomaso retorna à sua posição caudal e direita sagital, similar àquela do início dos últimos 3 meses de gestação.[1]

O exame ultrassonográfico do abomaso de cordeiros neonatos fornece uma indicação imediata se eles mamaram ou não, podendo ser útil nas investigações de mortalidade neonatal.

Abomasocentese

A centese do conteúdo abomasal compreende um procedimento seguro se realizado cuidadosamente. A abomasocentese percutânea guiada por ultrassonografia pode ser realizada para avaliar a natureza e a composição química do conteúdo abomasal. O procedimento é feito em um local no qual o abomaso esteja grande e nenhuma outra víscera esteja localizada. O local ótimo para a abomasocentese é a 20 cm caudal ao processo xifoide e 5 a 10 cm lateral à linha média do lado direito, equivalente a 12 dedos de largura caudal ao processo xifoide e 3 a 6 dedos de largura para a direita da linha média.[1] Uma agulha espinal (0,12 por 9 cm) com estilete é guiada por ultrassonografia pela pele e a parede abdominal para dentro do abomaso. O líquido abomasal é avaliado quanto a coloração, odor, presença de sangue e pH. Normalmente, a cor varia de verde-oliva a cinza, e o líquido tem odor ácido. O pH varia de 1,4 a 4,5. Valores maiores ocorrem quando há hemorragia abomasal, presença de bile ou abomasite crônica causada por ostertagiose.

Anatomia aplicada e fisiopatologia do abomaso

Em vacas sadias e não gestantes, o abomaso está posicionado abaixo do rúmen, na parte ventral do abdome, e predominantemente localizado no lado direito do animal. Durante a gestação, o aumento do útero força o abomaso para uma posição mais cranial, com a maior extensão do abomaso para a esquerda. Acredita-se que essa mudança, provavelmente, contribua para o desenvolvimento e DAE que, geralmente, ocorre durante as primeiras 3 semanas após o parto.

O fluxo de líquido ruminal para o abomaso pode resultar na produção de dióxido de carbono e gás metano e, quando sua absorção ou a motilidade do abomaso estão diminuídas, não são capazes de escapar do saco cego no abomaso, e podem ser um fator principal na patogênese do deslocamento abomasal à esquerda. Isso pode explicar o motivo pelo qual 90% dos deslocamentos abomasais ocorrem para o lado esquerdo.

Doenças do abomaso que causam hipomotilidade e acúmulo de ingesta, líquido e gás na víscera resultam em graus variáveis de desidratação, alcalose metabólica, hipocloremia e hipopotassemia. A alcalose metabólica e a hipopotassemia com frequência são acompanhadas por fraqueza muscular e acidúria paradoxal. Quando essas alterações são graves, como na dilatação do lado direito, VA e compactação abomasal, terapia hídrica intensiva normalmente é necessária para uma resposta favorável.

A *pressão luminal abomasal* está aumentada no deslocamento à esquerda e no VA. Isso pode ser associado à patogênese da ulceração em casos de DAE de longa duração e ao prognóstico para a sobrevivência no VA. A pressão luminal é alta no VA e maior em bovinos que morrem ou são vendidos para o abate do que em bovinos que sobrevivem e são mantidos no rebanho. Portanto, a mensuração da pressão luminal durante a cirurgia para vólvulo pode ser valiosa na formulação do prognóstico de sobrevivência.

Acredita-se que a hipomotilidade abomasal e a diminuição da taxa de esvaziamento abomasal sejam fatores importantes na etiologia e na patogênese de muitas enfermidades do abomaso em bovinos adultos e em bezerros. Uma vez que a hipomotilidade abomasal tem sido associada à hipocalcemia, endotoxemia, acidose e alcalose, hiperinsulinemia e hiperglicemia, a abordagem no tratamento de casos suspeitos de hipomotilidade abomasal em bovinos adultos e em bezerros tem sido a correção dos desequilíbrios ácido-base e eletrolíticos, o controle dos efeitos da endotoxemia e a eliminação de infecções por bactérias gram-negativas. Neostigmina, metoclopramida ou eritromicina foram usadas em ruminantes para o tratamento de hipomotilidade abomasal com base no fato de que esses fármacos têm efeitos procinéticos em outros animais; contudo, a neostigmina e a metoclopramida não são efetivas na melhoria da taxa de esvaziamento abomasal em ruminantes. Agentes procinéticos têm a capacidade de estimular, coordenar e restaurar a motilidade gástrica, pilórica e do intestino delgado.

A eritromicina é um agente procinético efetivo em bezerros lactentes sadios, similar ao efeito em humanos, cães e equinos.[1] A administração IM de eritromicina a 8,8 mg/kg aumenta a frequência de ondas de pressão luminal abomasal e a pressão luminal abomasal média, e diminui a meia-vida do esvaziamento abomasal em 37%. Metoclopramida, neostigmina e eritromicina em baixa dose (0,88 mg/kg) não alteraram a motilidade abomasal, a pressão luminal média ou a taxa de esvaziamento. Estudos adicionais demonstraram que todas as formulações dos macrolídeos têm atividade procinética, embora nenhum deles seja tão efetivo quanto a eritromicina para o tratamento nas doses indicadas.[2-7] Deve-se lembrar que não é adequado usar um agente antimicrobiano, como a eritromicina, para um efeito não antimicrobiano, e que agentes procinéticos alternativos potencialmente tão efetivos quanto a eritromicina atualmente estão sob investigação.

A taxa de esvaziamento e o volume abomasais em bezerros têm sido determinados usando cintigrafia nuclear e absorção do paracetamol. A ultrassonografia também vem sendo empregada para avaliar o volume, a localização e a taxa de esvaziamento abomasais em bezerros lactentes.

Refluxo abomasal

O refluxo de líquido abomasal para dentro do omaso e do rúmen-retículo ocorre quando o líquido abomasal falha em se mover em sentido aboral pelo piloro para dentro do duodeno. Isso é mais comum em doenças do abomaso, deslocamento à esquerda, VA e indigestão vagal. O refluxo também pode ocorrer na peritonite, na compressão do abomaso na gestação avançada, na intussuscepção e na toxemia. A concentração ruminal de cloretos aumenta do normal de 10 a 25 mMol/ℓ para 80 a 100 mMol/ℓ, e a capacidade tamponante do rúmen é diminuída de 80 a 110 mMol/ℓ para menos de 50 mMol/ℓ. Ocorre alcalose metabólica hipoclorêmica e hipopotassêmica. O tratamento consiste na remoção da quantidade excessiva de líquido do rúmen e na administração de uma grande quantidade de soluções eletrolíticas balanceadas ou de solução salina simples IV.

O *refluxo duodeno-abomasal* ocorre normalmente em bovinos, podendo aumentar durante o deslocamento do abomaso; o influxo é menor no DAE do que no DAD. A concentração de ácidos biliares no abomaso é duas vezes maior no DAE e no DAD do que em bovinos saudáveis.

A administração de apomorfina em ovinos causa expulsão de conteúdo abomasal ácido para os compartimentos pré-abomasais, sem a expulsão do conteúdo gástrico pela boca, ou "vômito interno". Em ovinos, estima-se que aproximadamente 280 g de bicarbonato de sódio administrados por via oral são necessários para que o pH ruminal retorne para a faixa de neutralidade.

LEITURA COMPLEMENTAR

Constable PD, Nouri M, Sen I, Baird AN, Wittek T. Evidence-based use of prokinetic drugs for abomasal disorders in cattle. In: Buczinski S, Vandeweerd JM, eds. Evidence-Based Medicine for the Bovine Veterinarian. Vet Clin North Am Food Anim Pract. 2012:28:50-70.

Geishauser T. Abomasal displacement in the bovine—a review on character, occurrence, aetiology and pathogenesis. J Vet Med A Physiol Pathol Clin Med. 1995;42:229-251.

REFERÊNCIAS BIBLIOGRÁFICAS

1. Wittek T, et al. J Am Vet Med Assoc. 2005;227:1469.
2. Ghoreishi SM, et al. J Vet Intern Med. 2015;29:714.
3. El Badawy SA, et al. Small Rumin Res. 2014;121:3959.
4. Rashnavadi M, et al. Can J Vet Res. 2014;78:61.
5. Wittek T, et al. Vet Surg. 2008;37:537.
6. Wittek T, et al. J Am Vet Med Assoc. 2008;232:418.
7. Nouri M, et al. J Vet Intern Med. 2008;22:196.

Deslocamento abomasal à esquerda

Sinopse

- Etiologia: distensão gasosa e hipomotilidade do abomaso, possivelmente causadas pelo fornecimento de altos níveis de concentrado para vacas-leiteiras no final da gestação
- Epidemiologia: vacas-leiteiras de alta produção, nas primeiras 6 semanas após o parto. Ração com quantidade insuficiente de fibra bruta e forragem. Doença concomitante, como hipocalcemia e cetose, pode ser um fator de risco, embora incerto
- Achados clínicos: inapetência, cetose, diminuição da produção de leite, abdome normalmente menor que o normal, movimentos ruminorreticulares não estão claramente audíveis ou são ausentes, conteúdo ruminal não é facilmente palpável, *ping* sobre a fossa paralombar esquerda e cranial a ela. Lipidose hepática e ulceração abomasal são complicações possíveis
- Patologia clínica: cetonemia, cetonúria, hemograma normal
- Lesões: normalmente não é fatal, as mortes geralmente resultam de doenças concomitantes
- Confirmação do diagnóstico: laparotomia para confirmar o deslocamento
- Diagnóstico diferencial: deslocamento do abomaso à esquerda deve ser diferenciado de doenças comuns dos pré-estômagos e do abomaso que causam inapetência à anorexia, cetose, motilidade ruminorreticular diminuída ou anormal e sons anormais à percussão e a auscultação do abdome esquerdo. Elas são indigestão simples, cetose primária, reticuloperitonite traumática, indigestão vagal e síndrome da mobilização de gordura
- Tratamento: técnicas cirúrgicas aberta e fechada para que o abomaso retorne e seja mantido na sua posição normal
- Controle: evitar o balanço energético negativo no período pré-parto, evitar o supercondicionamento de vacas no pré-parto, fornecer o manejo alimentar ótimo e maximizar a ingestão de matéria seca no final da gestação.

Etiologia

A causa de DAE em bovinos é multifatorial, mas relacionada principalmente com a ingestão de alimentos antes e após o parto. O período de transição, que ocorre de 2 semanas pré-parto a 2 a 4 semanas após o parto, é o principal período de risco para a etiologia de DAE. A diminuição pré-parto da ingestão de alimentos e o aumento lento da ingestão após o parto são fatores de risco que causam diminuição do preenchimento ruminal, diminuição da razão entre forragem e concentrado e aumento da incidência de outras doenças pós-parto. Quantidade excessiva de concentrado durante o período pré-parto aumenta o risco de DAE, que pode ocorrer pela diminuição do preenchimento ruminal causado pela diminuição acentuada da ingestão pré-parto e redução da razão forragem para concentrado, diminuição da motilidade ruminal, pelo menor preenchimento ruminal e pela maior concentração de ácidos graxos voláteis, e diminuição do esvaziamento abomasal. O fornecimento de dietas com alto teor de concentrado para vacas-leiteiras resulta na diminuição da motilidade abomasal e no aumento do acúmulo de gás no abomaso.

Epidemiologia

Ocorrência

A DAE é mais comum em vacas-leiteiras adultas grandes e de alta produção imediatamente após o parto. Aproximadamente 90% dos casos ocorrem dentro de 6 semanas após o parto. Ocasionalmente, os casos surgem poucas a várias semanas antes do parto. A enfermidade tem distribuição cosmopolita na qual bovinos leiteiros recebem alto teor de grãos para alta produção de leite, e os animais normalmente são estabulados por parte do ano ou mantidos sob confinamento (zero pastagem e estabulação). A doença é incomum na Austrália e na Nova Zelândia, onde muito menos concentrado é fornecido para vacas-leiteiras, e os animais normalmente são criados a pasto a maior parte do ano. Entretanto, DAE pode ocorrer em bovinos criados a pasto, e a incidência tem aumentado na Austrália e na Nova Zelândia, associada ao aumento no uso da genética de rebanhos norte-americanos. A importância do exercício na etiologia da DAE não foi explorada. A incidência de DAE é maior durante o final do inverno e o início da primavera, o que pode ser um reflexo da maior frequência de partos, inatividade relativa ou efeitos nutricionais do fornecimento de rações armazenadas há muito tempo.

A incidência muito maior de DAE no primeiro mês de lactação não parece ser associada à diminuição intrínseca na taxa de esvaziamento abomasal em vacas-leiteiras saudáveis nesse estágio do ciclo de lactação, causado por mudanças do periparto na concentração de hormônios.[1]

Bezerros

A DAE tem sido relatada em bezerros com até 6 meses de idade e, raramente, em bezerras fêmeas com 4 a 8 semanas de idade, nas quais houve ulceração abomasal, perfuração e peritonite, e perfuração da parede abdominal. Não foi possível determinar se a ulceração levou à atonia com subsequente deslocamento do abomaso ou se o deslocamento facilitou a ulceração.

Taxa de incidência durante a lactação

A incidência de DAE durante a lactação em rebanhos leiteiros na América do Norte é estimada como variando de 3 a 5%. Um objetivo comum na América do Norte é manter a incidência anual de DAE abaixo de 3%. A incidência média durante a lactação em rebanhos de vacas Holandesas alemãs é estimada como 1,6%.

Taxa de mortalidade

Em uma série de observações, a taxa de mortalidade foi muito maior (21%) em vacas com DAE e diarreia do que em vacas com DAE e fezes normais (8%). A taxa de mortalidade típica em hospitais de referência é de, aproximadamente, 5%, com a maioria dos casos de mortalidade causada por enfermidade concomitante.

Fatores de risco

Fatores de risco da dieta

Nutrição e manejo pré-parto

Com base em observações em rebanhos leiteiros, associações significativas foram encontradas entre o balanço energético negativo pré-parto, refletido pelo aumento da concentração de ácidos graxos não esterificados, e a ocorrência de DAE. Altos escores de condição corporal, alimentação subótima, dieta pré-parto que contenha mais do que um 1,65 Mcal de energia/kg de matéria seca, estações de inverno e verão, alto mérito genético e baixa parição foram fatores de riscos significativos. Vacas que receberam essas dietas com alta energia durante o período seco podem se tornar obesas, o que pode resultar na *diminuição da ingestão de matéria seca* antes do parto. O parto durante os meses quentes de verão também diminui a ingestão de matéria seca. Sugere-se que a lipidose hepática seja um fator de risco importante para DAE. Rebanhos com alta capacidade de transmissão prevista média foram associados a alta ocorrência de DAE, sugerindo um componente genético associado a alta produção de leite.

Cetose diagnosticada antes da ocorrência de DAE tem sido frequentemente implicada como o principal fator de risco para o desenvolvimento dessa enfermidade. Isso pode refletir uma relação mecânica causal, na qual a cetose é associada à baixa ingestão de matéria seca, que poderia diminuir o volume de preenchimento ruminal, diminuindo a motilidade dos pré-estômagos e, potencialmente, a motilidade abomasal. Um baixo volume ruminal também oferece menor resistência à DAE. De forma alternativa, poderia significar que muitos dos casos de cetose, de fato, têm uma DAE que não foi auscultada. Um estudo em quatro vacas com DAE sugeriu que isso é improvável, uma vez que a DAE ocorre rapidamente no decorrer de um período de 12 h.[2] Contudo, com a disponibilidade disseminada de unidades de ultrassonografia e informações quanto à localização anatômica normal do abomaso no final da gestação e no início da lactação[1], parece que vacas em cetose no início da lactação sem um *ping* auscultado do lado esquerdo, consistente com DAE, se beneficiariam da determinação ultrassonográfica da posição do abomaso.

Alto nível de grãos na dieta

O DAE é um distúrbio relacionado com doenças associadas à alta produção de leite e ao fornecimento de concentrado. A prática de iniciar o fornecimento de concentrado para vacas-leiteiras de alta produção durante as últimas semanas do período seco, como preparação para o período de transição para lactação após o parto (*dieta de transição*), pode ser um alto fator de risco para DAE. Vacas secas em alto escore de condição corporal estão sob maior risco de DAE em razão da ingestão inadequada de matéria seca próximo ao parto.

O fornecimento de alto teor de grãos aumenta o fluxo de ingesta ruminal para o abomaso, o que causa um aumento na concentração de ácidos graxos voláteis, que podem inibir a motilidade do abomaso. Isso inibe o fluxo de ingesta do abomaso para o duodeno, de maneira que a ingesta se acumula no abomaso. O grande volume de metano e dióxido de carbono encontrados no abomaso após alimentação com grãos pode ficar preso lá, causando sua distensão e deslocamento. Contudo, o papel de um aumento na concentração de ácidos graxos voláteis como causa de atonia abomasal é controverso.

Fibra bruta na dieta

Uma concentração de fibra bruta de menos de 17% na dieta de vacas-leiteiras foi considerado um fator de risco significativo para DAE. Alguns estudos epidemiológicos iniciais indicaram que vacas acometidas por DAE apresentavam maior produção do que as suas companheiras de rebanho, e que elas pertenciam a rebanhos de maior produção do que os rebanhos sem casos de DAE. As vacas acometidas também eram mais velhas e mais pesadas do que a média das vacas examinadas nesse levantamento.

A alimentação experimental com uma *ração completamente peletizada* para vacas-leiteiras resultou em uma incidência maior de DAE: 17%, quando comparado a 1,6% em vacas que recebiam feno de alfafa solto, silagem de sorgo e um concentrado com 18% de proteína bruta. A ração peletizada foi finamente moída e o comprimento curto das fibras dietéticas pode ter representado um fator de risco para o aumento da produção de ácidos graxos voláteis.

Resumidamente, o fornecimento de rações com alto teor de carboidratos, níveis inadequados de forragem e teores de fibra bruta inferiores a 17% durante as últimas semanas de gestação provavelmente são fatores de risco dietéticos importantes.

Fatores de risco do animal

Um estudo caso-controle de DAE e VA em bovinos, com base em prontuários médicos de 17 hospitais-escola norte-americanos no decorrer de um período de 10 anos, comparou os fatores de risco para as duas enfermidades.

Raça e idade da vaca

DAE ocorre predominantemente em vacas das raças Holandês-Frísio, Guernsey e Jersey. A predisposição da raça para DAE é controversa. Alguns estudos encontraram maior risco de DAE ocorrendo em vacas Holandês-Frísio e menor em vacas Pardo-Suíças, quando comparadas com o de vacas mestiças Simental × Holandesa vermelha, na Suíça. Em outros estudos, a predisposição racial para o deslocamento abomasal foi verificada em vacas das raças Ayshire, Canadense, Guernsey, Holandês-Frísio e Jersey. Estudos *in vitro* da atividade contrátil da parede abomasal de vaca saudáveis de diferentes raças não verificaram qualquer diferença entre raças de bovinos.

A razão de casos de DAE para VA foi de 7,4 para 1. O risco dessas duas doenças aumentou com a idade, com *maior risco aos 4 a 7 anos de idade*. Vacas-leiteiras estavam sob maior risco de desenvolvimento de DAE do que vacas de corte, com razão de probabilidade de 95. Vacas estavam sob maior risco de desenvolvimento de DAE do que bovinos machos, com razão de probabilidade de 29.

Estação do ano

A probabilidade de ambas as enfermidades variou consideravelmente durante o ano, com o menor número de casos no outono. A *probabilidade de VA e DAE foi maior em janeiro e março*, respectivamente. A *maior incidência da enfermidade na primavera* também pode estar relacionada com a depleção de suprimento de forragem em fazendas na região Meio-Oeste dos EUA. Em outras regiões do mundo, a enfermidade ocorre durante todo o ano, independentemente da incidência de parições.

Influência do clima

Os possíveis efeitos do clima sobre a incidência do deslocamento abomasal foram avaliados. Em um estudo no decorrer de um período de 2 anos em 26 propriedades, com um total de 6.500 vacas Holandês-Frísio em lactação, ocorreram 373 casos de deslocamento abomasal. A mudança do tempo ensolarado, quente e seco para dias frios, nublados e úmidos foi associada ao aumento na incidência do deslocamento. Não houve efeito da velocidade do vento ou da pressão atmosférica.

Produção de leite

A relação entre alta produção de leite ou maior potencial de produção de leite e DAE foi avaliada em muitos estudos, com resultados inconclusivos. Em algumas observações, uma maior incidência da doença ocorreu em vacas de alta produção de leite. Estudos posteriores não verificaram diferença na produção de leite entre rebanhos de alta e baixa incidência. Correlações genéticas entre DAE e produção de leite e proteína são muito pequenas, e devem ser independentes quanto à seleção. Em alguns estudos, rebanhos leiteiros com alta capacidade de transmissão prevista (CTP) de produção de leite foram associados à maior ocorrência de DAE.

Fim da gestação

Uma vez que o parto parece ser o fator precipitante mais comum, postulou-se que, durante o fim da gestação, o rúmen é elevado do assoalho abdominal por expansão do útero, e que o abomaso é empurrado para a frente e para a esquerda sob o rúmen. Após o parto, o rúmen retorna ao seu lugar, aprisionando o abomaso, especialmente se estiver atônico e distendido por alimentos, como é provável que ocorra em uma vaca alimentada com alto teor de grãos. Um estudo longitudinal ultrassonográfico que identificou alterações na posição do abomaso de 3 meses antes a 3 meses após o parto falhou em fornecer suporte para esse conceito amplamente aceito.[1]

Proporcionalmente, menos casos de VA do que de DAE ocorrem durante as primeiras 2 semanas após o parto (28 e 57%, respectivamente). Em razão da quantidade proporcionalmente menor de casos de VA que se desenvolvem no período pós-parto imediato, sugere-se que o volume ruminal possa influenciar diretamente a direção do deslocamento do abomaso. Com base nesses achados, sugere-se que a atonia abomasal é um pré-requisito para VA e DAE, e que a existência de um abdome menos cheio em razão do menor volume do rúmen seja o principal fator de risco que facilita o desenvolvimento de VA e DAE. Sugere-se que o volume ruminal normal seja uma barreira efetiva contra a DAE, e que a alta incidência de DAE em vacas-leiteiras em lactação seja o resultado de um efeito aditivo do menor volume ruminal, do aumento do *espaço abdominal* imediatamente após o parto e do aumento da exposição a fatores que induzem hipomotilidade abomasal. Evidências adicionais indiretas para a hipótese da *barreira ruminal* são de que a alimentação com dieta com alto teor de forragem contendo pelo menos 17% de fibra bruta imediatamente antes do parto seja comumente recomendada como uma estratégia bem-sucedida para minimizar a incidência de DAE.

Enfermidades concomitantes

Vacas com DAE apresentam maior probabilidade de terem retenção de placenta, cetose, natimortos, metrite, gêmeos ou paresia puerperal do que vacas-controle. Doenças concomitantes estavam presentes em 30% dos casos de VA e 54% dos casos de DAE. A maior incidência de doença concomitante no DAE sugere que inapetência e anorexia resultam em *diminuição do volume do rúmen*, que pode dispor ao deslocamento para esquerda. Doenças de parede do abomaso (ulceração secundária), cetose e fígado gorduroso são doenças concomitantes comuns em vacas-leiteiras com DAE.

Cetose subclínica preexistente e lipidose hepática

A cetose é uma das complicações mais comuns de DAE, mas se a cetose subclínica preexistente constitui ou não um fator de risco para DAE ainda é controverso. Alguns estudos clínicos relataram que a cetose subclínica é um fator de risco para DAE. A atividade sérica de aspartato transaminase (AST) e a concentração sérica de β-hidroxibutirato podem ser usadas em vacas-leiteiras durante a primeira e segunda semanas após o parto como testes para predizer o diagnóstico subsequente de DAE. A atividade sérica de AST entre 100 e 180 UI/ℓ, e a concentração sérica de β-hidroxibutirato entre 1 e 1,6 mMol/ℓ foram associadas ao aumento da razão de probabilidade de DAE. A capacidade preditiva da atividade sérica de AST e da concentração de β-hidroxibutirato foi confirmada em um estudo no Irã; as concentrações séricas de ácidos graxos não esterificados, cálcio, sódio e potássio também foram identificadas como fatores preditivos significativos para o aumento do risco de desenvolvimento de DAE.[3] A hipopotassemia pode diminuir a contração abomasal por meio do seu efeito no potencial de repouso da membrana das células musculares lisas abomasais.[4] A presença de lipidose hepática está relacionada com desfecho pós-operatório; bovinos com maior concentração sérica de AST têm maior probabilidade de apresentar maior percentual de gordura hepática.[5]

A avaliação de dois testes de cetonas no leite como preditivos de DAE em vacas-leiteiras 2 semanas após o parto (mediana de 6 dias pós-parto e 12 dias antes do diagnóstico de DAE) verificou a alta especificidade, mas baixa sensibilidade para previsão de ocorrência subsequente de DAE. O aumento da concentração de corpos cetônicos no leite é apontado como um fator de risco significativo para DAE. Isso se relaciona com o aumento da razão gordura para proteína no teste de melhoria do rebanho leiteiro no primeiro leite como preditivo para a DAE subsequente. Contudo, os estudos que concluem que a cetose subclínica preexistente ocorre antes do desenvolvimento de DAE e represente um fator de risco (relação causa-efeito) não fornecem evidências de que a causa de cetose não foi uma DAE preexistente. É possível que a DAE se desenvolva no decorrer de um período de muitos dias a algumas semanas em vacas suscetíveis, o que poderia afetar a ingestão de alimentos e contribuir para a patogênese da cetose. Adicionalmente, a sensibilidade e a especificidade das técnicas diagnósticas clínicas (auscultação e percussão) não são conhecidas, tornando-se plausível que alguns casos de DAE não sejam reconhecidos nos seus estágios iniciais, quando o fundo do abomaso se moveu a apenas uma pequena distância ao longo da parede abdominal lateral esquerda. Os estudos não descreveram como o diagnóstico de DAE foi feito. Vacas com DAE têm duas vezes maior probabilidade de apresentar outra doença do que vacas sem DAE, e a presença dessas enfermidades pode ser um fator de risco para cetose.

Hipocalcemia

Comum em vacas-leiteiras adultas no momento do parto, foi sugerida como fator contribuinte importante na DAE. As concentrações sanguíneas de cálcio afetam a motilidade abomasal; a motilidade é normal até um valor de corte de 1,2 mMol de cálcio total/ℓ, e, abaixo dessa concentração, a motilidade abomasal está ausente. Em uma série de 510 vacas-leiteiras, aquelas com hipocalcemia 12 h antes do parto (concentração de sérica de cálcio ionizado < 4 mg/dℓ ou concentração de cálcio total sérico < 7,9 mg/dℓ) apresentaram risco 4,8 vezes maior de desenvolvimento de DAE do que vacas normocalcêmicas. Outros estudos concluíram que a hipocalcemia não é um fator de risco importante para a DAE. Em vacas com DAE, o cálcio ionizado não foi significativamente diferente dos controles.

Marcadores metabólicos do deslocamento abomasal à esquerda

Há associação preditiva entre a concentração de ácidos graxos não esterificados (AGNE) e a concentração de β-hidroxibutirato após o parto e DAE. Em vacas com DAE subsequente, a concentração média de AGNE começou a divergir daquela da média das vacas sem DAE 14 dias antes do parto, enquanto a concentração sérica média de AGNE não divergiu até o dia do parto. No período pré-parto, apenas a concentração de AGNE foi associada ao risco subsequente de DAE. Entre 0 e 6 dias antes do parto, vacas com concentração de AGNE de 0,5 mEq/ℓ ou menos apresentaram 3,6 vezes mais chances de desenvolver DAE após o parto. Entre 1 e 7 dias após o parto, retenção de placenta, metrite e aumento da concentração sérica de β-hidroxibutirato e AGNE foram associados ao maior risco de DAE subsequente. A concentração de β-hidroxibutirato sérico foi um marcador mais sensível e específico do que a concentração de AGNE. A probabilidade de DAE foi 8 vezes maior em vacas com concentração sérica de β-hidroxibutirato de 1,2 mMol/ℓ ou maior. Vacas com concentração de β-hidroxibutirato no leite de 1,2 mMol/ℓ ou maior apresentaram 3,4 vezes mais chances de desenvolverem DAE. A concentração sérica de cálcio não foi associada a DAE. Resumidamente, o uso estratégico de testes metabólicos para monitorar vacas no período de transição deve focar na concentração de AGNE na última semana pré-parto e de β-hidroxibutirato na primeira semana após o parto.

A endotoxemia parece ter um papel importante no período periparto por meio de alterações no metabolismo e na resposta imune. O resultado de um estudo experimental em vacas-leiteiras no período periparto indicou que a endotoxemia induzida de forma intermitente foi associada ao aumento da incidência de DAE.[6]

Predisposição genética

A prevalência de DAE foi positivamente associada à produção de leite, de gordura do leite e de proteína do leite.[7] A DAE está relacionada com machos e fêmeas específicos e, geralmente, aceita-se que a predisposição genética é um fator de risco para o deslocamento de abomaso. A maioria das estimativas para herdabilidade (h^2) de DAE varia de 0,2 a 0,5. Em relação a bovinos Holandês-Frísio, o gado Simental alemão tem incidência muito menor de DAE, apesar de ser alimentado com rações semelhantes.[8,9] Vacas Holandês-Frísio apresentam uma menor concentração de polipeptídeo intestinal vasoativo e substância P do que vacas Simental alemãs, o que pode explicar a predisposição ao deslocamento de abomaso.[8]

Estudos recentes identificaram polimorfismo de nucleotídio único (SNP; do inglês *single nucleotide polimorphism*) e uma mutação por inserção associada ao maior risco de DAE por meio da diminuição da expressão do gene da motilina no abomaso.[9-11] A motilina é um agente procinético natural potente (a eritromicina é um agonista) e uma hipótese biologicamente plausível é de que vacas-leiteiras com defeito SNP apresentem hipomotilidade abomasal e, portanto, estão sob maior risco de desenvolvimento de DAE. Um *locus* gênico no gene *SLITRK5* também foi associado ao DAE; esse gene está envolvido em atividades neurológicas, como axonogênese e transmissão sináptica.[12] Esse gene também tem uma associação biológica plausível com a hipomotilidade abomasal.

Bovinos com DAE apresentam abdomes mais profundos e maior distância vertical entre o abdome central e o duodeno descendente.[13] Essa distância vertical representa a pressão luminal que deve ser gerada dentro do abomaso para que o esvaziamento ocorra; quanto maior a distância, maior a pressão intraluminal necessária para o esvaziamento e, portanto, a habilidade contrátil do abomaso deve ser maior. Dessa forma, a hipomotilidade abomasal mais provavelmente resulta no deslocamento do abomaso em bovinos com abdome profundo, e a estrutura esquelética é moderadamente hereditária.

Outros fatores de risco do animal

Atividade não usual, incluindo saltar sobre outras vacas durante o estro, é um histórico comum em casos não associados ao parto. Casos esporádicos ocorrem em bezerros e touros e apenas raramente em bovinos de corte. Retenção de membranas fetais, metrite e mastite são comuns associadas ao DAE, mas é difícil estabelecer a relação de causa e efeito. Em um estudo retrospectivo, a doença foi associada em termos de aumento do risco relativo a fatores periparto, como natimortos, gêmeos, retenção de placenta, metrite, acidúria, cetonúria e baixa produção de leite na lactação anterior.

Importância econômica e efeitos sobre a produção e a sobrevivência

As perdas econômicas decorrentes da enfermidade incluem perda da produção de leite durante a doença e no período pós-operatório e o custo da cirurgia. Os efeitos da DAE nos testes diários de produção de leite de 12.572 vacas com 1 a 6 parições, no decorrer de um período de 2 anos, foram avaliados. Do parto até os 60 dias após o diagnóstico, vacas com DAE produziram, em média, 557 kg menos de leite do que vacas sem DAE e 30% das perdas ocorreram antes do diagnóstico. As perdas de leite aumentaram com maior número de parições, e a produtividade e as perdas de leite foram maiores nas vacas de maior produção. Vacas com DAE apresentavam probabilidade quase duas vezes maior de ter outra enfermidade do que vacas sem DAE. Vacas com DAE apresentavam maior probabilidade de serem descartadas do rebanho a qualquer momento após o diagnóstico do que suas companheiras de rebanho. Vacas com DAE sobreviveram em média 18 meses, e vacas-controle, 27 meses. A baixa produção de leite é uma razão comum para o descarte de vacas com DAE, e a probabilidade de remoção aumenta conforme o número de lactações se eleva.

Patogênese

Em vacas não gestantes, o abomaso ocupa a porção ventral do abdome, muito próximo e mais voltado para o lado direito da linha média, com o piloro se estendendo para o lado direito caudal do omaso. Com a progressão da gestação, o útero cada vez maior ocupa uma porção crescente da cavidade abdominal. O útero começa a deslizar sob o aspecto caudal do rúmen, diminuindo o volume ruminal em um terço até o final da gestação. Isso também força o abomaso para a frente e ligeiramente para o lado esquerdo do abdome, embora o piloro continue a se estender pelo abdome para o lado direito.[14] Após o parto, o útero se retrai caudalmente para a entrada pélvica, que, sob condições normais, permite que o abomaso retorne à sua posição normal (ver a seção anterior "Ultrassonografia do abomaso"). Durante a DAE, a extremidade do piloro do abomaso desliza completamente para baixo do rúmen, para o lado esquerdo do abdome. A falta relativa de preenchimento ruminal e a hipomotilidade abomasal permitem que o abomaso se distenda e se mova para o lado esquerdo do abdome.

Normalmente, o abomaso contém líquido e se localiza na parte ventral do abdome. Em vacas no período pós-parto, o abomaso pode se deslocar para a esquerda sem causar qualquer sinal clínico. *A hipomotilidade abomasal e a distensão por gás são consideradas disfunções primárias na DAE.* Uma diminuição da concentração plasmática de cálcio próximo ao momento do parto pode contribuir para a hipomotilidade abomasal. A existência de uma hipomotilidade abomasal precede a distensão e o deslocamento do abomaso. O gás acumulado no abomaso consiste principalmente de metano (70%) e dióxido de carbono. Em um abomaso normal, a produção de gás é igual à depuração em direção oral ou aboral. Quando a motilidade do abomaso é inadequada, ocorre o acúmulo de gás. A origem do excesso de gás é incerta, mas há evidências de que o gás no abomaso se origine no rúmen, associado ao aumento da quantidade de concentrado na dieta e ao aumento na concentração de ácidos graxos voláteis no abomaso. Uma dieta com alto teor de grão e baixo teor de forragem pode promover o surgimento de ácidos graxos voláteis no abomaso por meio da diminuição da espessura da camada fibrosa do rúmen (que consiste principalmente de fibras longas das forragens). A diminuição física do comprimento das partículas das forragens por meio da trituração da forragem muito finamente antes da ensilagem ou o uso excessivo dos vagões misturadores também podem contribuir para a perda da camada fibrosa do rúmen. A camada fibrosa do rúmen captura partículas de grãos de maneira que elas fermentam na superfície do líquido ruminal. Os ácidos graxos voláteis produzidos no topo do líquido ruminal geralmente são absorvidos no rúmen, com poucos ácidos graxos voláteis entrando no abomaso. Em vacas com a camada fibrosa do rúmen inadequada, as partículas de grãos caem para a porção ventral do rúmen e retículo, onde fermentam ou passam para o abomaso. Os ácidos graxos voláteis produzidos no rúmen ventral podem passar pelo orifício ruminorreticular e entrar no abomaso antes de o rúmen poder absorvê-las. Uma camada fibrosa ruminal espessa geralmente está presente durante o período seco, quando as vacas são alimentadas com dietas com alto teor de forragem, mas a profundidade dessa camada é rapidamente reduzida no início da lactação, especialmente se a ingestão de matéria seca diminuir. Também, quando vacas são alimentadas com ração com maior teor de grãos, há menos regurgitação do bolo ruminal e mastigação, e menor produção de saliva, o que afeta o tamponamento no rúmen. A quantidade de fibra efetiva determina a consistência e a profundidade da camada fibrosa do rúmen e estimula as contrações ruminais. Rações totais misturadas facilmente selecionadas pelas vacas podem afetar a razão entre forragem e concentrado do alimento total consumido, o que contribui para o desenvolvimento de DAE.

O abomaso atônico e preenchido por gás se desloca sob o rúmen e para cima na parede abdominal esquerda, normalmente lateral ao baço e ao saco dorsal do rúmen. As regiões que ficam deslocadas são principalmente o fundo e a curvatura maior do abomaso, o que, por sua vez, leva ao deslocamento do piloro e do duodeno. Com base em observações epidemiológicas, levantou-se a hipótese de que o volume reduzido do rúmen no período pós-parto imediato, quando há algum espaço abdominal, permite esse deslocamento. O omaso, o retículo e o fígado também estão deslocados em grau variável. O deslocamento do abomaso invariavelmente resulta na ruptura da ligação do omento maior ao abomaso. Em alguns casos, o DAE se resolve espontaneamente, chamados de *"flutuadores"*.

DAE pode ser induzida experimentalmente por meio da colocação de uma sonda gástrica pela passagem da sonda por via nasal até o rúmen. A ruminotomia é então realizada e a sonda é orientada pelo orifício reticulo-omasal e o canal omasal para dentro do abomaso. A sonda é fixada no animal para prevenir sua migração. A ruminotomia e o abdome são fechados, e o animal é mantido em decúbito lateral direito utilizando cordas. Enquanto mantém-se essa posição, o abomaso é distendido com ar e o animal é encorajado a levantar. Nesse momento, um DAE está presente e é prontamente auscultável.[15] O abomaso deslocado à direita pode ser induzido usando método similar, mas mantendo o animal em decúbito lateral esquerdo.[15]

Resistência à insulina é comum em vacas com DAE, mas comparações diretas com a doença em humanos não podem ser feitas, uma vez que vacas em lactação metabolizam uma grande quantidade de glicose que entra nas células epiteliais mamárias por vias não dependentes da insulina. Como consequência, a interpretação das concentrações de glicose-insulina plasmáticas em vacas em lactação deve considerar o impacto dos níveis de produção de leite nessa relação. O aumento pequeno na concentração plasmática de insulina associada à hiperglicemia, mas independente da cetose, é comum em vacas com DAE, mas esses animais também apresentam menor produção de leite. Estudos da motilidade abomasal *in vitro* indicam que as contrações dos músculos longitudinais do plexo mioentérico pilórico em vacas com DAE e DAD são significativamente menores, quando comparados aos músculos de vacas normais. Em vacas com DAE e alta concentração de glicose sanguínea e insulina, a atividade mioelétrica do abomaso foi menor, mas ela aumentou após a correção cirúrgica com a diminuição da concentração de glicose e insulina.

Em bovinos com DAE, provavelmente há alguma interferência no funcionamento da goteira esofágica causada por uma ligeira rotação de todos os estômagos em direção horária quando vistos por trás da vaca, o que impede a passagem aboral da digesta. A obstrução do segmento deslocado é incompleta e, embora ele contenha algum gás e líquido, certa quantidade de gás ainda é capaz de escapar, e a distensão raramente se torna grave. Não há interferência no suprimento sanguíneo para a porção encarcerada no DAE, de maneira que os efeitos do deslocamento são aqueles completamente relacionados com a interferência na digestão e no movimento da ingesta, levando ao estado de inanição crônica.

Alcalose metabólica branda, hipocloremia e hipopotassemia são comuns, provavelmente em decorrência de hipomotilidade abomasal, secreção contínua de ácido clorídrico no abomaso e prejuízo do fluxo para o duodeno. Os bovinos acometidos normalmente desenvolvem cetose secundária que, em vacas gordas, pode ser complicada pelo desenvolvimento de síndrome de mobilização da gordura e lipidose hepática. Endotoxemia não ocorre no DAE ou no DAD.

Pressão de gás luminal abomasal e perfusão em vacas com deslocamento abomasal à esquerda ou vólvulo abomasal

A pressão luminal abomasal no DAE está aumentada (mediana 9 mmHg; variação de 4 a 21 mmHg), o que pode contribuir para a patogênese da ulceração abomasal. A pressão luminal abomasal e o volume são maiores em bovinos com VA do que em bovinos com DAE. A perfusão abomasal diminui conforme a pressão luminal aumenta em vacas com VA ou DAE.

Ulceração abomasal perfurante

Ulceração abomasal perfurante e peritonite local aguda com aderências fibrinosas também ocorrem em alguns casos de DAE. Dor abdominal e pneumoperitônio são sequelas comuns. As úlceras podem perfurar agudamente e causar morte rápida por peritonite aguda difusa. Ulceração duodenal também foi associada a DAE.

Achados clínicos

Aparência geral e cetose

Normalmente, em alguns dias ou semanas após o parto, haverá inapetência – algumas vezes *anorexia* quase completa – *diminuição acentuada na produção de leite* e graus variados de *cetose*, com base na cetonúria e em outros achados clínicos de cetose. Não é incomum o diagnóstico de DAE tratado para cetose, que melhorou por alguns dias e, então, houve recidiva.

À inspeção do abdome, o abdome lateral esquerdo parece *abaulado*, uma vez que o rúmen está menor que o normal e deslocado medialmente pelo abomaso. A temperatura, a frequência cardíaca e a frequência respiratória normalmente estão dentro dos valores normais. As fezes normalmente estão em menor volume e mais amolecidas do que o normal, mas períodos de diarreia profusa podem ocorrer.

Estado do rúmen-retículo e sons abomasais espontâneos

Os movimentos ruminais são comuns, mas diminuídos em frequência e intensidade e algumas vezes inaudíveis, ainda que existam movimentos na fossa paralombar esquerda indicando motilidade ruminal. Em alguns casos, o conteúdo ruminal é palpável na fossa paralombar esquerda, e as contrações ruminais e sons podem ser detectados na fossa como em vacas normais. Contudo, os sons ruminais podem não ser audíveis sobre uma área anterior à fossa na qual eles também são audíveis em vacas normais. A ausência de sons ruminais normais na presença de contrações abdominais sugere DAE.

A auscultação de uma área abaixo de uma linha imaginária a partir do centro da fossa paralombar esquerda para imediatamente atrás do cotovelo esquerdo revela *sons de tilintar graves* que, com frequência, apresentam característica peristáltica progressiva. Esses são os sons abomasais, que podem ocorrer muitas vezes por minuto ou de forma infrequente (com intervalos tão longos quanto 5 min). Eles não são relacionados em ocorrência com os movimentos ruminais, e que se pode verificar por auscultação simultânea sobre uma área entre o terço superior da 9ª e 12ª costelas e palpação da fossa paralombar esquerda quanto a movimentos do saco dorsal do rúmen. Ao auscultar sobre a mesma região e balotear o abdome inferior esquerdo imediatamente abaixo da fossa, sons de chapinhar em líquido graves da DAE habitualmente são audíveis.

Pings no deslocamento abomasal à esquerda

A *percussão*, usando os dedos em flexão ou um martelo, *e a auscultação simultânea da parede abdominal sobre a área entre o terço superior da 9ª à 12ª costelas* geralmente produzem sons timpânicos graves (*pings*) característicos de DAE. Se a vaca foi transportada previamente para uma clínica para procedimento cirúrgico, esses *pings* podem não estar presentes, mas em geral ressurgem em 24 a 48 h. Ocasionalmente, exames cuidadosos repetidos e que levam bastante tempo usando percussão e auscultação simultâneas são necessários para produzir os *pings*.

Deslocamento abomasal à esquerda agudo

Em casos raros, inicialmente há início súbito de anorexia acompanhada por sinais de dor abdominal moderada e distensão abdominal. Trata-se dos casos agudos, que são incomuns. Um aumento óbvio causado pelo abomaso distendido pode se desenvolver na região anterior à fossa paralombar esquerda superior, que pode se estender para caudal ao arco costal, quase no topo da fossa. O aumento de volume é timpânico e dá uma nota ressonante à percussão. Em casos agudos, a temperatura pode subir para 39,5°C e a frequência cardíaca para 100 bpm, mas nos casos subagudos mais comuns, a temperatura e a frequência do pulso estão normais. O apetite retorna, mas é intermitente e seletivo, com o animal ingerindo apenas alguns alimentos, principalmente feno. Pode haver períodos transitórios de melhora no apetite e o desaparecimento desses sons, especialmente após transporte ou exercício vigoroso.

Ulceração abomasal perfurante concomitante

Surge concomitantemente em alguns casos de DAE, resultando em peritonite localizada e pneumoperitônio. Os bovinos acometidos apresentam *ping* sobre o abdome esquerdo típico de DAE, mas o *ping* sobre a fossa paralombar tanto direita quanto esquerda causada pelo pneumoperitônio também é comum. Dor abdominal causada pela peritonite local é caracterizada por tensão da parede abdominal, gemidos e arqueamento do dorso à palpação profunda sobre a área abomasal. A peritonite é associada à febre. O prognóstico nesses casos é desfavorável.

Outras características clínicas

Exame ultrassonográfico

Pode auxiliar no diagnóstico de deslocamentos abomasais. Em bovinos com DAE, o abomaso é visto entre a parede abdominal esquerda e o rúmen. O DAE contém ingesta líquida ventralmente e uma camada de gás de tamanho variável dorsalmente. Ocasionalmente, os folhetos abomasais são vistos na ingesta. Em bovinos com VA, o fígado está deslocado medialmente da parede abdominal direita pelo abomaso, que tem aparência ultrassonográfica similar àquela descrita para o deslocamento à esquerda. O deslocamento do fígado é um componente importante na diferenciação do DAD (o fígado não está deslocado) e VA (fígado deslocado).

Exame retal

No exame retal, uma sensação de vazio no abdome dorsal direito pode ser verificada. O rúmen normalmente está menor que o esperado, e deslocado para a direita da linha média em bovinos com DAE acentuado. Apenas raramente, o abomaso distendido é palpável à esquerda do rúmen, circunstâncias em que normalmente se trata de uma vaca pequena, um grande DAE e um rúmen pequeno. Ocasionalmente, há timpanismo ruminal crônico.

Cetose secundária e lipidose hepática

Vacas com alta condição corporal ao parto comumente apresentam cetose grave e síndrome de mobilização da gordura secundária à DAE. A doença pode ser fatal, a não ser que tratada agressivamente.

Fibrilação atrial

Uma fibrilação atrial paroxística está presente em alguns casos, causada provavelmente por uma alcalose metabólica hipoclorêmica hipopotassêmica concomitante. Após a correção cirúrgica e normalização dos desequilíbrios ácido-base e eletrolíticos, a arritmia normalmente desaparece em 5 dias.

Curso do deslocamento abomasal à esquerda

O curso de um DAE é altamente variável. Casos não diagnosticados normalmente chegam a determinado nível de inanição, podendo permanecer em equilíbrio por muitas semanas ou mesmo alguns meses. A produção de leite diminui para um pequeno volume, e o animal fica magro, com abdome com volume bastante reduzido.

Casos incomuns de deslocamento abomasal à esquerda

Casos esporádicos ocorrem em vacas clinicamente normais em outros aspectos. Em um caso, uma vaca apresentou DAE, confirmado à necropsia, por 1,5 ano, tempo durante o qual ela pariu duas vezes e se alimentou e produziu leite normalmente.

Deslocamento abomasal à esquerda em bezerros

Em bezerros, os achados clínicos incluem inapetência, diminuição do ganho de peso, distensão recorrente da fossa paralombar esquerda e *ping* metálico e sons chapinhar em líquido à auscultação e à percussão do flanco esquerdo.

Patologia clínica

Hemograma

Não há alterações acentuadas no hemograma, a não ser que haja enfermidade concomitante, principalmente metrite, mastite ou pneumonia. Normalmente há hemoconcentração branda, evidenciada por aumento no volume globular (VG), hemoglobina e proteína total sérica.

Bioquímica sérica

Alcalose metabólica branda com ligeira hipocloremia e hipopotassemia costumam estar presentes. Cetonúria moderada a grave faz parte do quadro, mas a concentração plasmática de glicose em geral está dentro dos valores de referência ou aumentada. A cetose é a complicação mais comum do DAE, e casos graves de cetose habitualmente são acompanhados por fígado gorduroso. A atividade sérica de *AST* e a concentração de β-*hidroxibutirato* podem ser mensuradas em vacas-leiteiras durante a primeira e segunda semanas após o parto como testes possíveis para predizer o diagnóstico subsequente de DAE. A atividade sérica de AST entre 100 e 180 UI/ℓ e a concentração sérica de β-hidroxibutirato entre 1 e 1,6 mMol/ℓ foram associadas ao aumento na razão de probabilidade e de possibilidade de DAE.

Em vacas com fígado gorduroso, a concentração plasmática de lipoproteína está diminuída. Vacas com DAE podem apresentar graus variáveis de fígado gorduroso. Degeneração da gordura está presente na biopsia hepática em amostras de 55% das vacas com DAE. Em algumas vacas, biopsias hepáticas encontraram 31% de infiltração gordurosa e, nesses mesmos animais, atividades séricas AST e γ-glutamil transferase estavam aumentadas. Além das lipoproteínas e dos lipídios, as concentrações de *apolipoproteína B-100 (apo-100)*, a principal apoproteína em lipoproteínas de muito baixa densidade e em lipoproteínas de baixa densidade, e *apolipoproteína A1 (apoA-1)*, a proteína predominante que constitui as lipoproteínas de alta densidade, estão diminuídas em vacas com fígado gorduroso. A diminuição das concentrações séricas de apo-100 e apoA-1 se dá em vacas com cetose e DAE, podendo ser usada durante os estágios de não lactação e início da lactação para predizer vacas suscetíveis à cetose e DAE. Vacas-leiteiras com DAE também apresentam baixa concentração plasmática e hepática de α-tocoferol e as concentrações plasmáticas de vitamina E podem diminuir em vacas com aumento da concentração de triglicerídeos hepáticos.

Uma hipocalcemia branda normalmente está presente, mas a hipocalcemia puerperal é incomum.

Os reagentes de fase aguda amiloide sérico A (SAA – *serum amyloid A*) e haptoglobina estão aumentados em vacas-leiteiras com DAE.[16,17] Isso não necessariamente reflete uma condição inflamatória, uma vez que vacas com DAE apresentam lipidose hepática branda a moderada, com base na concentração de gordura no fígado de 9%, e as concentrações de SAA e de haptoglobina são mais fortemente associadas à porcentagem de gordura hepática.[16] *Grelina, motilina* e *gastrina* são hormônios de motilidade gastrintestinal cuja concentração sérica aumenta em bovinos com DAE.[18] O aumento da concentração de grelina pode refletir a diminuição da ingestão de alimentos ou a presença ou obstrução parcial ao esvaziamento abomasal. O aumento na concentração de motilina também pode estar relacionado com a obstrução parcial ao esvaziamento abomasal. Por fim, a hipergastrinemia é mais provável na distensão abomasal.

Testes portáteis de concentração de β-hidroxibutirato e de cetonas urinárias

Para *cetonas urinárias*, o Ketostix (teste urinário por fita de nitroprussiato para detecção de acetoacetato) é usado rotineiramente para fornecer um método com bom custo-benefício para detecção de cetose subclínica. Para mais detalhes quanto ao teste de cetose, ler a seção correspondente no Capítulo 17. Os testes de *β-hidroxibutirato* sanguíneos estão disponíveis usando um dispositivo portátil e sangue total. O teste de *cetonas no leite* não é tão clinicamente útil quanto teste de cetonas na urina ou no sangue, e atualmente raramente é usado.

Análise do líquido peritoneal

O líquido peritoneal em bovinos leiteiros com DAE está nos limites de referência, embora a concentração média de fibrinogênio esteja aumentada com relação aos controles.[19] Essa mudança é consistente com a deposição de fibrina em partes do abomaso deslocado; a deposição de fibrina é particularmente evidente no aspecto cranial do antro pilórico, a 1 a 2 cm do piloro.

Abomasocentese

A centese do abomaso deslocado pelo 10º ou 11º espaços intercostais, no terço médio da parede abdominal esquerda, pode revelar líquido sem protozoários e pH de 2. O líquido ruminal terá protozoários e o pH normal varia de 6 a 7. Nem sempre o líquido está presente em quantidade apreciável no abomaso, e o resultado negativo da punção não pode ser interpretado como eliminando a possibilidade de deslocamento abomasal.

Achados de necropsia

A doença normalmente não é fatal, mas carcaças de animais acometidos algumas vezes são observadas em abatedouros. O abomaso deslocado está preso entre o rúmen e o assoalho abdominal ventral, contendo uma quantidade variável de líquido e gás. Em casos esporádicos, ele está fixado na posição por aderências que normalmente surgem por uma úlcera abomasal perfurada com peritonite local. O fígado gorduroso é comum em vacas que morreram por complicações decorrentes de DAE alguns dias após o parto ou após cirurgia.

Diagnóstico diferencial

O deslocamento abomasal à esquerda é mais comum em vacas a 2 semanas do parto, caracterizado por gemidos, abdome esquerdo relativamente abaulado e cetose secundária. O *ping* característico normalmente pode ser produzido por percussão e auscultação. Cetose secundária em uma vaca imediatamente após o parto pode levantar suspeita da doença. A cetose primária normalmente ocorre em vacas de alta produção, 2 a 6 semanas após o parto. A resposta ao tratamento da cetose primária normalmente é permanente quando tratada precocemente, enquanto a resposta ao tratamento da cetose causadas por deslocamento do abomaso à esquerda é temporária, e a recidiva em alguns dias é comum.

Deslocamento abomasal à esquerda deve ser diferenciado daquelas enfermidades comuns dos pré-estômagos e do abomaso que causam inapetência à anorexia, cetose, diminuição ou anormalidade da motilidade ruminorreticular e sons anormais à percussão e à auscultação do abdome esquerdo.

Diferenciais comuns

- *Indigestão simples* é caracterizada por sinais vitais normais, inapetência à anorexia, histórico de mudança na alimentação, diminuição da produção de leite, rúmen relativamente cheio com diminuição da frequência e intensidade das contrações, ausência de *ping* e recuperação espontânea em 24 h
- *Cetose primária* se caracteriza por inapetência, diminuição da produção de leite, cetonúria acentuada, sinais vitais normais, rúmen cheio com diminuição da frequência e da intensidade das contrações, fezes secas, mas em quantidade normal, e há resposta ao tratamento com dextrose e propilenoglicol em 12 a 24 h
- *Reticuloperitonite traumática* em sua forma aguda é caracterizada por estase ruminal, febre branda, gemido à palpação profunda sobre o esternoxifoide e ligeira neutrofilia com desvio à esquerda regenerativo. Contudo, em uma reticuloperitonite subaguda ou crônica, o gemido de dor pode estar ausente, a temperatura e hemograma podem estar normais e a auscultação e a percussão do rúmen atônico podem ser confundidas com deslocamento abomasal à esquerda. Os sons timpânicos do rúmen em atonia ocorrem sobre uma área mais ampla do que o deslocamento abomasal à esquerda, e não são tão graves quanto aqueles do abomaso deslocado à esquerda – chamados de "pungs". Uma laparotomia exploratória pode ser necessária para distinguir entre os dois, embora laparoscopia, ultrassonografia e abdominocentese sejam alternativas
- *Indigestão vagal* é caracterizada por distensão abdominal progressiva causada por um rúmen acentuadamente distendido com ou sem aumento do abomaso; ela é mais comum antes do parto. A desidratação também é comum
- *Síndrome da vaca gorda* ao parto é caracterizada por condição corporal excessiva, inapetência à anorexia, cetonúria e motilidade ruminorreticular diminuída a ausente, mas normalmente não há *pings* sobre o rúmen.

Tratamento

A correção cirúrgica atualmente é praticada com frequência, tendo sido muitas técnicas desenvolvidas com ênfase em evitar a recidiva do deslocamento.[20] Há um relato de taxa de cura de 93% em 1 semana em 72 bovinos com DAE por rolamento da vaca e então a realização de moxabustão (acupuntura com aquecimento de determinados acupontos).[21]

Técnicas cirúrgicas abertas

A *omentopexia pela fossa paralombar direita* é o meio de correção mais amplamente usado para o deslocamento abomasal à esquerda. A omentopexia pela fossa paralombar direita é popular porque o animal permanece em posição quadrupedal, uma excelente laparotomia exploratória pode ser realizada e o cirurgião trabalhar sozinho sem auxílio. É necessário ter mais habilidade do que na abomasopexia paramediana. A *abomasopexia paramediana direita* é tecnicamente mais simples, mas sua popularidade tem diminuído. As principais desvantagens desse procedimento são que a vaca é colocada em decúbito dorsal, o que aumenta o potencial de pneumonia aspirativa, tornando-se necessárias mais pessoas para conter o animal nessa posição. Adicionalmente, outra desvantagem é que a incisão ventral em vacas com abomasopexia paramediana direita parece ser dolorosa para vaca quando em decúbito esternal, levando ao aumento no tempo em que o animal permanece em posição quadrupedal no período pós-operatório, quando comparado à omentopexia pelo flanco direito. A *abomasopexia pelo flanco esquerdo* também pode ser realizada com a vaca em posição quadrupedal, mas essa técnica requer um auxiliar e deve ser usada apenas em bovinos com *ping* de DAE acentuado.

Técnicas laparoscópicas

Duas técnicas laparoscópicas foram desenvolvidas, uma de dois passos (Janowitz) e uma de um passo.[22-24] A principal vantagem desses métodos consiste na sua natureza minimamente invasiva. A taxa de esvaziamento abomasal é mais rápida imediatamente após a abomasopexia guiada por laparoscopia do que após a omentopexia pelo flanco direito.[25] A frequência de contrações ruminais e a produção de leite aumentam mais rapidamente após a abomasopexia guiada por laparoscopia, quando comparada a valores obtidos após omentopexia.[25] Ademais, há menos lesão muscular com a cirurgia laparoscópica com base nos aumentos pós-operatórios na atividade de creatinina quinase decorrentes da laparotomia pelo flanco direito e omentopexia ou laparotomia pelo flanco esquerdo e omentopexia.[26] Consequentemente, alguns produtores preferem a técnica laparoscópica, uma vez que o apetite e a produção de leite esperada das vacas retornam mais rapidamente. As técnicas laparoscópicas requerem pelo menos um assistente e equipamentos laparoscópicos de alto custo, sendo mais frequentemente realizadas no norte da Europa.

Técnicas de sutura fechadas

Poucas técnicas de abomasopexia com sutura fechada foram defendidas, uma vez que elas são de rápida execução e com baixo custo, mas as complicações que podem ocorrer indicam que a laparotomia e a omentopexia são mais indicadas. Na sutura às cegas, a localização precisa da inserção das suturas não é conhecida. Complicações incluem peritonite, celulite, deslocamento abomasal ou evisceração, obstrução completa de pré-estômagos e tromboflebite da veia abdominal subcutânea. O rolamento e fixação, uma modificação da técnica de sutura fechada, também está disponível e tem como vantagem o fato de o abomaso ser identificado pela presença de gás abomasal (odor de amêndoa queimada). Técnicas de sutura fechada estão associadas a maiores taxas de descarte com 14 e 60 dias (10 e 20%, respectivamente) do que a correção cirúrgica por incisão pelo flanco com a vaca em posição quadrupedal (3 e 7%, respectivamente).[27] Como consequência, técnicas de sutura fechadas não são recomendadas para bovinos mantidos no rebanho leiteiro.

Administração de procinéticos e analgésicos

Conforme esperado, o esvaziamento abomasal é mais lento em vacas-leiteiras com DAE do que em vacas saudáveis no mesmo estágio de lactação. Um achado interessante reside no fato de que a taxa de esvaziamento abomasal é ainda menor imediatamente após correção cirúrgica do DAE por meio da laparotomia pelo flanco direito e da omentopexia.[1] Esse achado sugere que o curso pós-operatório pode ser melhorado pela administração de *procinéticos*, agentes terapêuticos que estimulam, coordenam e restauram a motilidade gastrintestinal.

Os resultados de ensaios clínicos e estudos experimentais indicam que o procinético mais efetivo para a hipomotilidade abomasal em bovinos é a eritromicina (8,8 a 10 mg/kg, IM). Vacas tratadas com o agonista da motilina eritromicina (10 mg/kg, IM) uma vez antes da cirurgia apresentaram maior taxa de esvaziamento abomasal imediatamente após a cirurgia e maior produção de leite 1 e 2 dias após a cirurgia do que as vacas do grupo-controle. Isso fornece amplo suporte para a administração rotineira de agentes procinéticos no período pós-operatório imediato.[28] O efeito procinético da eritromicina é suficientemente forte para garantir a realização de um ensaio clínico para avaliação do seu uso no tratamento clínico de DAE em conjunto com o rolamento da vaca e o reposicionamento do abomaso na linha média ventral. Quatro outros macrolídeos (espiramicina, tilmicosina, tulatromicina e tilosina) também são fármacos procinéticos efetivos em ruminantes saudáveis[29], mas seus efeitos promotores da motilidade são mais brandos que os da eritromicina, e não foi possível comprovar a sua relevância clínica em ensaios em bovinos doentes. A administração parenteral de eritromicina e de outros agentes macrolídeos como agentes procinéticos constitui uso de fármacos fora da indicação da bula (*off-label*). É claramente inadequado administrar um antimicrobiano para um efeito não antimicrobiano (como aumento na taxa de esvaziamento abomasal), uma vez que tal uso pode promover o desenvolvimento de resistência antimicrobiana desnecessária.

Evidências disponíveis indicam que o betanecol (0,07 mg/kg SC), um agente parassimpatomimético de ação direta, pode resultar em aumento geral do tônus do trato gastrintestinal, que pode não necessariamente facilitar o esvaziamento abomasal. De fato, um aumento generalizado no tônus da musculatura lisa intestinal pode impedir o esvaziamento abomasal em ruminantes que receberam o fármaco procinético efetivo. Parassimpatomiméticos atualmente não podem ser recomendados como agentes procinéticos para promoção de motilidade abomasal em razão da ausência de ensaios clínicos controlados que demonstrem a sua efetividade. Cálcio e potássio provavelmente são efetivos como agentes procinéticos em bovinos com hipocalcemia e hipopotassemia acentuadas, respectivamente. A evidência disponível indica que a metoclopramida não é efetiva como procinético em bovinos, e seu uso não pode ser recomendado.

A administração pós-operatória do agente anti-inflamatório não esteroide cetoprofeno (3 mg/kg IM ao final da cirurgia e 24 h depois) não alterou a frequência cardíaca e a motilidade ruminal ou a concentração de β-hidroxibutirato sanguíneo.[30] O agente anti-inflamatório não esteroide flunixino meglumine (2,2 mg/kg PC IV) administrado uma vez imediatamente antes da cirurgia aumentou a taxa de contração ruminal no dia 1 após cirurgia, quando comparado a animais não tratados.[28] Os resultados de outros ensaios clínicos indicam que o flunixino meglumine não é um tratamento efetivo para a hipomotilidade abomasal.

Sobrevivência após a cirurgia para correção de deslocamento abomasal à esquerda

Em uma série de 564 casos de deslocamento abomasal (446 DAE e 98 DAD), a sobrevivência após a cirurgia foi avaliada após 10 dias e 15 meses. Mais vacas tratadas para DAE do que para DAD receberam alta como curadas (82% *versus* 74%). Contudo, a taxa de sobrevivência após o período pós-cirúrgico imediato foi similar para DAD e DAE. Nas vacas com DAE, os fatores associados ao prognóstico favorável foram curta duração da doença, condição geral não perturbada, bom apetite, fezes normais, maior PC, menor hematócrito, hemoglobina e contagem de eritrócitos, menor concentração de ureia e bilirrubinas e atividade de AST e maior concentração sérica de sódio, potássio e cloreto, em comparação a vacas com prognóstico desfavorável. Um exame clínico completo e exames laboratoriais, com ênfase especial na condição física geral, na função hepática e no estado de desidratação, são importantes para determinar o prognóstico de cirurgia abdominal na DAE.

A longevidade em um rebanho 1 ano após a correção cirúrgica é associada a maior concentração sanguínea de β-hidroxibutirato e concentração sérica de magnésio no momento da cirurgia.[31]

Tratamento da cetose

Dextrose parenteral e propilenoglicol oral são necessários para tratar a cetose e para evitar fígado gorduroso como complicação. A convalescença pós-cirúrgica de vacas com DAE é claramente relacionada com distúrbios no metabolismo de energia e o fígado gorduroso. Durante a convalescença em vacas sem fígado gorduroso ou com fígado gorduroso moderado, a ingestão de alimentos e a produção diária de leite aumentam gradativamente. Em vaca com fígado gorduroso grave, a ingestão de alimentos permanece baixa. Isso enfatiza a necessidade de um tratamento efetivo da lipomobilização excessiva, cetose e fígado gorduroso, com a correção cirúrgica do DAE. Todos os casos do DAE devem ser corrigidos tão logo seja possível para minimizar a incidência de aderências peritoneais e úlceras abomasais, que podem perfurar e causar morte súbita.

Transfaunação ruminal após cirurgia de deslocamento abomasal à esquerda

A administração de 10 ℓ de líquido ruminal por meio de sonda gástrica imediatamente após a correção cirúrgica do DAE e no dia seguinte resultou em efeito benéfico caracterizado por maior ingestão de alimentos, menor grau de cetonúria e maior produção de leite, quando comparada a vacas-controle que receberam água. Essa técnica é abordada em maiores detalhes na seção deste capítulo sobre "Acidose ruminal aguda".

Controle

O período de transição, que ocorre 2 a 3 semanas antes e após o parto, é o principal período de risco para a etiologia de DAE. A diminuição da ingestão de matéria seca no pré-parto e o aumento lento na ingestão de matéria seca após o parto são fatores de risco que causam menor preenchimento ruminal, diminuição da razão forragem para concentrado (em sistemas de alimentação que não utilizam mistura total de rações) e aumento da incidência de outras enfermidades pós-parto. A retenção de membranas fetais, metrite e a cetose clínica ou subclínica e a hipocalcemia são fatores de risco prováveis para DAE. Quantidades excessivas de concentrado ou aumento rápido do fornecimento de alimentos concentrados durante o período periparto aumentam o risco de DAE, em razão da maior concentração de ácidos graxos voláteis no conteúdo abomasal, o que leva à diminuição da motilidade e do esvaziamento abomasais e ao excesso de gás no abomaso (ver mais detalhes quanto à importância da fibra bruta no rúmen e seu efeito sobre o abomaso em Patogênese).

Nutrição e manejo pré-parto

A diminuição da incidência de DAE em um rebanho leiteiro foi obtida por manejo e nutrição ótimos durante o período seco. Os seguintes princípios são importantes:

- Evitar o balanço energético negativo no período pré-parto, evitando o supercondicionamento e fornecendo o alimento ideal no manejo geral de vacas ao final da gestação
- Fornecer algum concentrado antes do parto para assegurar o desenvolvimento das papilas ruminais
- Maximizar a ingestão de matéria seca no período pós-parto imediato
- Assegurar que alimentos palatáveis e água estejam disponíveis para as vacas a todo momento no período periparto
- O manejo dos alimentos deve assegurar que as vacas tenham acesso adequado a alimentos frescos a todo momento para maximizar a ingestão de matéria seca no fim da gestação e, portanto, melhorar o balanço energético
- A densidade energética das dietas pré-parto não deve exceder 1,65 Mcal de ED_1/kg de matéria seca.

Todos os esforços devem ser feitos para minimizar as mudanças na dieta próximas ao parto capazes de resultar em indigestão. A quantidade de grãos e silagem de milho fornecidas no pré-parto deve ser mantida em um mínimo, enquanto as forragens fornecidas *ad libitum*.

Muitos experimentos mostraram resposta na produção ao fornecimento de grande quantidade de grãos ou concentrados (alimentação principal) antes do parto, quando as vacas estavam em boa condição no período seco e foram bem alimentadas após o parto. Consequentemente, parece haver pouca razão para continuar a praticar o incremento de alimentos para vacas secas antes do parto.

Ingestão de fibra bruta

Assegurar uma ingestão adequada de uma dieta com alto teor de fibras para vacas-leiteiras durante o período de secagem no fim da gestação, no período próximo ao parto e no período imediatamente após o parto é de importância crítica para a prevenção dessa enfermidade. A dieta rica em fibras expandirá fisicamente o rúmen e promoverá uma barreira contra a migração do abomaso. O princípio básico consiste em manter o preenchimento ruminal adequado antes e após o parto. Isso requer a *análise cuidadosa e a implementação* do programa de alimentação de vacas secas. Os leitores devem acessar o *National Research Council* (2001; ver Leitura complementar) para detalhes quanto aos programas de alimentação para vacas-leiteiras.

A alimentação de vacas no período seco deve ter como foco o aumento na ingestão de matéria seca, o aumento do comprimento das partículas e a concentração efetiva de fibras na ração. A alimentação com dieta com alto teor de forragem é consistente com uma das estratégias de manejo mais comumente recomendadas de forma bem-sucedida para minimizar a DAE durante o período pós-parto. Isso significa assegurar uma ingestão adequada de fibras de, pelo menos, 17%. Uma concentração adequada de fibras também auxiliará no controle de ARSA, que pode ocorrer quando vacas-leiteiras recebem grãos na parte final do período seco, em preparação para a lactação.

Monensina em cápsulas de liberação controlada no pré-parto

A monensina é um antibiótico ionóforo que altera a produção de ácidos graxos voláteis no rúmen, favorecendo o propionato, o principal precursor da glicose em ruminantes. As cápsulas de liberação controlada de monensina estão disponíveis como auxílio na prevenção de cetose subclínica em vacas-leiteiras em lactação. O dispositivo libera 335 mg de monensina por dia por 95 dias. As cápsulas de monensina de liberação controlada mostraram diminuir a incidência de cetose subclínica, deslocamento abomasal e muitas enfermidades quando administradas para vacas-leiteiras 3 semanas antes do parto. É provável que esses efeitos sobre a saúde clínica sejam mediados por melhoria no balanço energético em vacas suplementadas com monensina. Há melhorias nos indicadores de energia, como aumento do teor de glicose e diminuição do β-hidroxibutirato após o parto.

A administração de uma cápsula de liberação controlada de monensina para vacas 3 semanas pré-parto diminui significativamente as concentrações de AGNE e β-hidroxibutirato, aumentando significativamente as concentrações de colesterol e ureia na semana imediatamente antes do parto. Nenhum efeito do tratamento foi observado nos teores de cálcio, fósforo ou glicose no período pré-parto. Após o parto, as concentrações de fósforo foram menores e de β-hidroxibutirato tenderam a ser menores, e as concentrações de colesterol e ureia foram maiores em vacas tratadas com monensina. Não houve efeito do tratamento sobre as concentrações de AGNE, glicose ou cálcio na primeira semana após o parto. O tratamento pela administração de monensina antes do parto melhorou significativamente os indicadores de balanço energético, tanto no período pré-parto quanto pós-parto imediato. A prevalência de cetose subclínica, como mensurado por testes portáteis, foi menor em vacas tratadas com monensina. Esses achados indicam metabolismo energético mais efetivo em vacas tratadas com monensina conforme elas se aproximam do parto, o que é importante para prevenção de retenção de placenta, cetose clínica e deslocamento do abomaso. Geralmente, pode-se esperar uma diminuição de 40% tanto no DAE quanto na cetose clínica com a administração pré-parto de cápsulas de liberação controlada de monensina. Ademais, uma diminuição de 25% pode ocorrer nas retenções de placenta.

Seleção genética

A DAE é até certo ponto hereditária; portanto, a incidência de DAE deve ser reduzida pela seleção genética. É provável que testes genéticos sejam desenvolvidos para SNP associados a DAE, e que testes e abordagem de descarte sejam instituídos para touros extensivamente usados em programas de inseminação artificial.

Tratamento e controle

Tratamento

- Realizar técnicas cirúrgicas abertas ou fechadas (às cegas) para reposicionar e manter o abomaso na posição normal (R1)
- Tratar de forma conservadora doenças como cetose, metrite e mastite (R1)
- Fazer os estados hídrico, eletrolítico e ácido-base retornarem ao normal (R1).

Controle

- Evitar o balanço energético negativo no pré-parto (R1)
- Evitar o supercondicionamento no pré-parto (R1)
- Fornecer manejo alimentar ótimo para o lote (R1)
- Controlar a febre do leite e a hipocalcemia subclínica (R1)
- Minimizar a cetose e a cetose subclínica no período periparto (R1)
- Maximizar a ingestão de matéria seca para assegurar a ingestão adequada de fibras no final da gestação (R1).

LEITURA COMPLEMENTAR

Constable PD, Nouri M, Sen I, Baird AN, Wittek T. Evidence-based use of prokinetic drugs for abomasal disorders in cattle. Vet Clin North Am Food Anim Pract. 2012;28:51-70.

Doll K, Sickinger M, Seeger T. New aspects in the pathogenesis of abomasal displacement. Vet J. 2009;181:90-96.

Geishauser T. Abomasal displacement in the bovine—a review on character, occurrence, etiology and pathogenesis. J Vet Med A Physiol Pathol Clin Med. 1995;42:229-251.

National Research Council. Nutrient Requirements of Dairy Cattle. 7th ed. Washington, DC: National Academy Press; 2001.

Sen I, Wittek T, Guzelbektes H. Metabolic indicators and risk factors of left displaced abomasum in dairy cattle. Eurasian J Vet Sci. 2015;32:63-69.

REFERÊNCIAS BIBLIOGRÁFICAS

1. Wittek T, et al. J Vet Intern Med. 2005;19:905.
2. Itoh N, et al. J Vet Med A Physiol Pathol Clin Med. 2006;53:375.
3. Basiri N, et al. Comp Clin Pathol. 2013;22:431.
4. Zurr L, Leonhard-Marek S. J Dairy Sci. 2012;95:5750.
5. Kalaitzakis E, et al. J Am Vet Med Assoc. 2006;229:1463.
6. Zebeli Q, et al. J Dairy Sci. 2011;94:4968.
7. Mömke S, et al. J Dairy Sci. 2008;91:4383.
8. Sickinger M, et al. Am J Vet Res. 2008;69:1247.
9. Mömke S, et al. PLoS ONE. 2012;7:e35562.

10. Zerbin I, et al. Vet J. 2015;204:17.
11. Doll K. Vet J. 2015;205:329.
12. Biffani S, et al. Livestock Sci. 2014;167:104.
13. Wittek T, et al. Vet Rec. 2007;161:155.
14. Wittek T, et al. J Am Vet Med Assoc. 2005;227:1469.
15. Jahromi R, et al. Iran J Vet Res. 2014;15:290.
16. Guzelbektes H, et al. J Vet Intern Med. 2010;24:213.
17. Maden M, et al. J Vet Intern Med. 2012;26:1470.
18. Ozturk AS, et al. Vet Rec. 2013;172:636.
19. Grosche A, et al. Vet Rec. 2012;170:413.
20. Niehaus AJ. Vet Clin North Am Food Anim Pract. 2008;24:349.
21. Lee JY, et al. Am J Chin Med. 2007;35:63.
22. Newman KD, et al. J Am Vet Med Assoc. 2005; 227: 1142.
23. Roy JP, et al. J Am Vet Med Assoc. 2008;232:1700.
24. Seeger T, et al. Am J Vet Res. 2006;67:472.
25. Wittek T, et al. J Am Vet Med Assoc. 2009;234:652.
26. Wittek T, et al. Vet Rec. 2012;171:594.
27. Sterner KE, et al. J Am Vet Med Assoc. 2008;232: 1521.
28. Wittek T, et al. J Am Vet Med Assoc. 2008;232:418.
29. Rashnavadi M, et al. Can J Vet Res. 2014;78:61.
30. Newby NC, et al. J Dairy Sci. 2013;96:1511.
31. Reynen JL, et al. J Dairy Sci. 2015;98:3806.

Deslocamento abomasal à direita e vólvulo abomasal

Sinopse

- Etiologia: atonia abomasal associada à alimentação com alto teor de grãos. A causa em bezerros não é conhecida
- Epidemiologia: vacas-leiteiras adultas há algumas semanas do parto. No vólvulo abomasal, normalmente é precedida por deslocamento abomasal à direita, mas um precursor não é necessário. Ocorre espontaneamente em bezerros
- Achados clínicos: inapetência à anorexia, depressão, ausência de ruminação, fezes escassas e anormais, distensão do abdome direito, *ping* sobre o flanco direito, sons de chapinhar em líquido ao baloteamento do flanco direito e o abomaso distendido pode ser palpável VR. Vólvulo abomasal se manifesta como anorexia, dor abdominal, taquicardia, ausência de fezes, *ping*, sons de chapinhar em líquido, desidratação grave e choque, e abomaso distendido e tenso VR que desloca o fígado medialmente. Alta taxa de mortalidade, a não ser que seja corrigido cirurgicamente
- Patologia clínica: hipopotassemia, hipocloremia, alcalose metabólica e desidratação grave
- Lesões: distensão acentuada e/ou torção do abomaso
- Confirmação do diagnóstico: laparotomia
- Diagnóstico diferencial:
  - Dilatação e deslocamento do abomaso: compactação do abomaso na indigestão vagal, ulceração abomasal com dilatação, vólvulo cecocólico, reticuloperitonite traumática crônica ou subaguda
  - Vólvulo abomasal: obstrução intestinal e peritonite aguda difusa
  - *Pings* no abdome direito: deslocamento abomasal à direita, vólvulo abomasal, dilatação cecal, obstrução intestinal, dilatação do cólon descendente e do reto e pneumoperitônio
- Tratamento: é difícil diferenciar o abomaso deslocado à direita do vólvulo abomasal. Tratamento clínico, se detectado precocemente. Deflação do abomaso distendido. Correção cirúrgica. Terapia hidreletrolítica oral
- Controle: nenhum confiável.

Etiologia

A etiologia do DAD não é bem compreendida, mas provavelmente se assemelha à do DAE. *Acredita-se que a atonia abomasal seja precursora da dilatação e do deslocamento e, consequentemente, do VA.* A causa da atonia abomasal e da distensão por gás provavelmente está relacionada com a alimentação com grãos e a produção de quantidade excessiva de gás e de ácidos graxos voláteis. Acredita-se que a dilatação resulte da distensão primária do abomaso, que ocorre pela obstrução do piloro ou pela atonia primária da musculatura do abomaso. Em bovinos adultos com DAE, não há obstrução do piloro e a hipomotilidade do abomaso parece ser a causa mais provável, similar ao DAE, com o rúmen cheio tornando o DAE mais provável. Em bezerros, pode haver obstrução do piloro resultando em dilatação.

Epidemiologia

Ocorrência e incidência

Vacas-leiteiras em lactação

Dilatação, DAD e VA ocorrem principalmente em vacas-leiteiras adultas, normalmente 3 a 6 semanas após o parto. A enfermidade é reconhecida com frequência crescente, em decorrência das melhorias nas técnicas diagnósticas e, talvez, porque mais vacas estão sendo alimentadas intensivamente para a produção de leite. As taxas de incidência de rebanhos leiteiros individuais não estão disponíveis, mas com base em casos de doença abomasal admitidas em um hospital-escola veterinário, a razão de VA para DAE foi de 1 para 7,4.

Bovinos de corte

Deslocamento abomasal e vólvulo foram descritos em raças de bovinos de corte de 1 mês a 6 anos de idade, com a idade mediana de 10 meses. Os casos típicos foram em animais com menos de 1 ano de idade.

Bezerros

VA ocorre em bezerros jovens de algumas semanas de idade até os 6 meses, normalmente sem histórico de enfermidade prévia, o que sugere que a causa pode ser acidental. Timpanismo abomasal surge em bezerros sem causa predisponente aparente.

Touros adultos e vacas prenhes

VA também ocorreu em touros e vacas prenhes, mas em frequência muito menor.

Fatores de risco

Há poucas informações disponíveis quanto à epidemiologia do DAD e do VA. A maioria dos fatores de risco descritos para DAE é relevante para DAD e VA. A alimentação com alto teor de grãos para vacas-leiteiras de alta produção no início da lactação é considerada o principal fator de risco. Contudo, não há dados confiáveis disponíveis para dar suporte a essa relação entre causa e efeito. Não se sabe porque a enfermidade ocorre em uma pequena porcentagem de vacas-leiteiras de alta produção que recebem rações com alto teor de grãos.

Quando essa doença foi descrita originalmente, a incidência parecia maior nos países escandinavos. Os fatores de risco nessas situações não foram identificados, mas acreditava-se que a alimentação em confinamento durante o inverno e a mudança do equilíbrio ácido-base para um estado de alcalose durante os meses de inverno pudesse ser um fator importante. Na Dinamarca, a ingestão de grandes quantidades de partículas de solo em tubérculos não lavados oferecidos como alimento é considerada significativa. Essa pode ser a razão da maior incidência da enfermidade no período final do inverno. Contudo, tentativas de reproduzir a condição para o fornecimento de grandes quantidades de areia não obtiveram sucesso. Uma vez que a atonia com frequência é associada à indigestão vagal, suspeitou-se da relação entre as duas, mas normalmente não há lesões que afetem o retículo ou o nervo vago.

Foram realizados estudos epidemiológicos em hospitais quanto aos fatores de risco de VA e DAE usando registros médicos derivados de hospitais-escola veterinários de 17 escolas norte-americanas. O risco de VA aumentou com o aumento da idade, com maior risco em vacas-leiteiras com 4 a 7 anos de idade. Bovinos leiteiros estavam sob risco muito maior do que bovinos de corte. Aproximadamente 28% dos casos de VA ocorreram nas primeiras 2 semanas, e 52% 1 mês após o parto. Isso indica que, proporcionalmente, menos casos de VA do que de deslocamento abomasal à esquerda ocorreram durante as primeiras 2 semanas após o parto. A taxa de mortalidade do hospital para VA e DAE foi de 24% e 6%, respectivamente.

Atualmente, acredita-se que a atonia abomasal seja um pré-requisito para o desenvolvimento de deslocamento abomasal à direita e VA, e que, após o parto, o espaço livre abdominal e a diminuição do volume ruminal facilitem a sua ocorrência. A direção do deslocamento pode ser influenciada predominantemente pelo volume do pré-estômago. Imediatamente após o parto, o deslocamento ocorre para a esquerda em razão da diminuição do volume do rúmen. Várias semanas depois, o abomaso dilatado se move caudal e dorsalmente para o abdome direito em decorrência do volume muito maior do pré-estômago, fornecendo uma barreira efetiva (barreira ruminal).

VA também ocorreu após correção de DAE por imobilização e rolamento.

Patogênese

Definição do deslocamento abomasal à direita e vólvulo abomasal

Muitos dos relatos relacionados com DAD e VA são confusos em razão da falta de uma definição clara. As seguintes definições foram propostas em 1991 e devem ser usadas como definição-padrão, ou como fonte para diferentes entidades clínicas.

Os seguintes critérios devem ser usados para diferenciar quatro condições abomasais, sabidamente DAD, VA, vólvulo omaso-abomasal (VOA) e vólvulo retículo-omasoabomasal (VROA). DAD é diagnosticado quando (1) uma víscera distendida (abomaso) está no quadrante abdominal cranial direito sem deslocamento do fígado, de maneira que a superfície diafragmática do fígado ainda tenha contato com a parede abdominal direita; (2) a superfície serosa do abomaso visível pela incisão pode ou não estar coberta pelo omento, dependendo da natureza do deslocamento; (3) uma torção firme não é palpada, tanto na junção omasal-abomasal quanto na junção reticulo-omasal; e (4) rotação em sentido horário do abomaso não é observada pelo lado direito do animal durante a descompressão por gás, mas é observada quando olhando por trás. VA é diagnosticado se (1) uma víscera distendida (abomaso) for identificada no quadrante abdominal cranial direito, deslocando o fígado medialmente, de maneira que a superfície diafragmática do fígado não esteja mais em contato com a parede abdominal direita; (2) a superfície serosa do abomaso visível pela incisão não esteja coberta pelo omento; (3) uma torção firme seja palpada envolvendo principalmente a junção omaso-abomasal; e (4) correção cirúrgica requer rotação horária do abomaso quando visto pelo lado direito do animal. VOA é diagnosticado se as condições (1) e (2) para VA forem verdadeiras e (3) uma torção firme palpada e determinada como localizada principalmente na junção retículo-omasal; (4) o omaso estiver ovoide ou parcialmente achatado em vez de esférico; e (5) a correção cirúrgica requeira rotação horária tanto do abomaso quanto do omaso quando visto pelo lado direito do animal. VROA é muito raro, sendo mais precisamente diagnosticado na necropsia; um diagnóstico inclui as condições (1) e (2) para VA, bem como a presença de uma torção firme localizada principalmente na junção retículo-omasal e um omaso achatado.[1]

Fase de dilatação e deslocamento

No DAD, a atonia abomasal ocorre inicialmente, resultando em acúmulo de líquido e gás na víscera, levando à distensão gradual e ao deslocamento em direção caudal e dorsal do lado direito (fase de dilatação). Isso é mais bem observado como uma rotação anti-horária do abomaso visto por trás da vaca e, portanto, similar a uma imagem de DAE refletida no espelho. Durante a fase de dilatação, que geralmente se estende no decorrer de muitos dias, há secreção contínua de ácido clorídrico, cloreto de sódio e potássio no abomaso, que se torna gradualmente distendido e não evacua o seu conteúdo no duodeno. Isso leva à desidratação e alcalose metabólica com hipocloremia e hipopotassemia. Essas mudanças são típicas de uma obstrução funcional da parte superior do trato intestinal, e ocorrem na DAD experimental e na obstrução experimental do duodeno em bezerros. Um DAD é uma emergência cirúrgica, uma vez que o abomaso é instável e pode se mover rapidamente para um VA.

Fase do vólvulo

Após a fase de dilatação e deslocamento, o abomaso distendido pode se torcer em direção horária (visto pelo lado direito) no plano vertical, ao redor de um eixo horizontal que passa transversalmente pelo corpo, adjacente ao orifício omaso-abomasal. O vólvulo normalmente será da ordem de 180° a 270°, causando uma síndrome de obstrução aguda com prejuízo circulatório local e necrose isquêmica do abomaso. Vólvulo abomasal é o termo correto; o uso do termo torção abomasal é desencorajado, uma vez que a torção ocorre ao longo de um eixo longitudinal, e no VA há uma torção ao longo do eixo longitudinal, bem como no eixo mesentérico.

Há aumento da *pressão luminal abomasal* no VA de ocorrência natural (mediana 12 mmHg; variação 4 a 32 mmHg). O aumento da pressão luminal no VA pode causar lesão mucosa por oclusão vascular local e afetar o prognóstico. Entre bovinos com VA, a pressão luminal abomasal foi significativamente maior naqueles que morreram ou foram vendidos após a cirurgia (mediana de 21 mmHg) do que em bovinos que se recuperaram e foram mantidos no rebanho (mediana de 11 mmHg). O cálculo da razão de probabilidade sugere que a seleção de bovinos com valores de 16 mmHg de pressão luminal otimizou a distribuição de bovinos em grupos com resposta favorável ou desfavorável.

A pressão de gás luminal abomasal e o volume foram maiores em bovinos com VA do que em bovinos com DAE. Conforme a pressão luminal de gás aumenta, a perfusão abomasal diminui, resultando em graus variados de isquemia na mucosa abomasal. Em vacas com VA, a concentração de L-lactato na veia gastroepiploica foi maior do que na veia jugular, enquanto nenhuma diferença na concentração de L-lactato foi detectada em vacas com DAE. Isso indica que bovinos com abomaso grande e intensamente distendido associado a vólvulo ou DAE devem ter a víscera descomprimida tão logo seja possível para minimizar o potencial de lesão induzida por isquemia à mucosa do abomaso, que pode resultar em úlceras e perfurações.

Até 35 ℓ de líquido podem se acumular no abomaso dilatado de uma vaca adulta de 600 kg, resultando em desidratação, que variará de 5 a 12% PC. Em casos não complicados, há apenas uma ligeira hemoconcentração e desequilíbrio eletrolítico e ácido-base brandos, com distensão moderada do abomaso. Esses casos são reversíveis com fluidoterapia. Em casos complicados, o abomaso gravemente distendido leva a hemoconcentração grave, hipovolemia e desidratação e alcalose metabólica acentuada. O grau de desidratação é um auxílio prognóstico pré-operatório confiável. Hipovolemia, compressão da veia cava caudal e estimulação do sistema nervoso simpático em resposta à distensão e torção do abomaso resultam em taquicardia, que também é um fator prognóstico pré-operatório confiável.

Em bovinos com VA grave e prolongado, uma acidose metabólica pode se desenvolver e se sobrepor à alcalose metabólica, levando a uma baixa concentração de excesso de base no líquido extracelular. Na doença experimental em ovinos, a acidose metabólica observada na fase terminal foi associada ao aumento da concentração plasmática de L-lactato, provavelmente causada por choque hipovolêmico e metabolismo anaeróbico. Esses casos graves requerem cirurgia e fluidoterapia intensiva. Uma *acidúria paradoxal* pode ocorrer em bovinos acometidos por alcalose metabólica associada a doença abomasal. Isso é mais provavelmente causado pela presença concomitante de desidratação e pela necessidade de retenção de sódio (portanto, baixa concentração urinária de sódio), hipopotassemia e a necessidade de retenção de potássio (portanto, baixa concentração urinária de potássio) e hipocloremia, resultando em diminuição da diferença de íons fortes na urina e, portanto, no pH da urina.[2]

Complicação pós-cirúrgica no deslocamento abomasal à direita ou no vólvulo abomasal

Em uma série de casos, a taxa de sobrevivência pós-operatória de bovinos com VA foi de 87% e de VOA de 55%. A taxa de sobrevivência pós-operatória de bovinos com VROA provavelmente é de 0%. Parte dessa diferença na taxa de sobrevivência é causada pela magnitude e gravidade da lesão isquêmica à parede abomasal, e alguns casos podem ser causados por estiramento excessivo do nervo vago conforme ele corre ao redor do aspecto medial do retículo. Os bovinos acometidos podem apresentar achados clínicos consistentes com síndrome de indigestão vagal; contudo, o exame de necropsia desses animais normalmente mostra trombose, necrose da parede abomasal e peritonite.

Achados clínicos

Deslocamento abomasal à esquerda e vólvulo abomasal (bovinos adultos)

Na dilatação e no deslocamento à direita, normalmente há histórico de parto nas últimas semanas com inapetência e diminuição da produção de leite; as fezes estão em quantidade reduzida e são anormais. A vaca pode ter sido tratada para um distúrbio incerto do trato digestivo nos últimos dias, e, em muitas situações, os achados clínicos são idênticos àqueles de DAE, exceto pelo fato de o *ping* detectado durante percussão e auscultação simultâneas estar localizado no lado direito, em vez do lado esquerdo. *A percussão e a auscultação simultâneas sobre o terço médio e superior do abdome direito comumente estimulam o* ping *grave característico, com sons de chapinhar em líquido variáveis.* O *ping* raramente se estende para a oitava costela, uma vez que, nessa localização, indica o deslocamento do fígado medialmente por uma víscera distendida (o abomaso), encontrando a definição de caso para VA.

O VA normalmente se desenvolve muitos dias após o início da dilatação do abomaso, mas normalmente não é possível distinguir precisamente os estágios da enfermidade. Contudo, no VA que consiste em uma sequência contínua de achados clínicos, é útil identificar casos iniciais e avançados. Nos casos iniciais, normalmente há depressão, desidratação, ausência de interesse no alimento, talvez aumento de sede e, algumas vezes, fraqueza muscular. Vacas acometidas em geral beberão água continuamente. Em geral, a temperatura é normal, a frequência cardíaca varia de normal a 100 bpm e a frequência respiratória está dentro da faixa de normalidade. As membranas mucosas normalmente estão pálidas e secas. O rúmen-retículo está atônico e o conteúdo ruminal parece excessivamente ressecado. O abomaso distendido pode ser detectável como uma víscera tensa à palpação, imediatamente atrás e abaixo do arco costal direito. O baloteamento do terço médio do abdome lateral direito imediatamente atrás do arco costal direito, com a auscultação simultânea, revelará sons de chapinhar em líquido que sugerem uma víscera preenchida por líquido. Em muitos casos, a dilatação continua e, após 3 a 4 dias, o abdome está visivelmente distendido do lado direito e o abomaso pode ser palpado pelo exame retal. Ele pode preencher completamente o quadrante inferior direito do abdome e estar tenso e preenchido por líquido e gás.

Os achados clínicos normalmente são muito mais graves em casos avançados de VA. O abdome está visivelmente distendido, depressão e fraqueza são acentuadas, a desidratação é óbvia, a frequência cardíaca é de 100 a 120 bpm e a frequência respiratória está aumentada. Pode ocorrer decúbito, com o abdome acentuadamente distendido e gemidos, o que representa um prognóstico desfavorável. O exame retal é muito importante nesse estágio. Nos estágios iniciais, o abomaso parcialmente distendido pode ser palpável com a ponta dos dedos no quadrante inferior direito do abdome, e pode ou não ser palpável em vacas grandes. Nos estágios avançados, a víscera distendida e tensa normalmente é palpável no abdome direito em qualquer lugar entre o quadrante superior e inferior, e há sons de chapinhar em líquido proeminentes à sucussão.

As fezes normalmente são escassas, amolecidas e escuras e se tornam tingidas de sangue ou melena nas 48 h seguintes, caso a vaca viva o suficiente. As fezes amolecidas não devem ser confundidas com diarreia, como normalmente sugere o proprietário do animal. Bovinos com VA não corrigido cirurgicamente entrarão em decúbito, e a morte normalmente ocorre 48 a 96 h depois, por choque e desidratação. A ruptura do abomaso pode ocorrer e causar morte súbita.

Vólvulo abomasal agudo (bezerros)

Em bezerros com VA agudo, há início súbito de anorexia, dor abdominal aguda com escoiceamento do abdome, depressão do dorso, gemidos e tenesmo. A frequência cardíaca normalmente varia de 120 a 160 bpm, o abdome está distendido e tenso e a auscultação e a percussão sobre o abdome direito revelam sons graves distintos de *ping*. A palpação atrás do arco costal direito revela víscera tensa dolorosa mesmo à palpação moderada.

Complicações pós-cirúrgicas do vólvulo abomasal

A complicação mais frequente encontrada após correção cirúrgica de DAD e VA assemelha-se à indigestão vagal, que ocorre em 14 a 21% dos casos. A taxa de mortalidade de bovinos que apresentam sinais pós-operatórios consistentes com indigestão vagal é alta, com apenas 12 a 20% dos animais acometidos retornando à produção normal. Em bovinos acometidos, há distensão ruminal, hipermotilidade ruminal ou atonia e fezes anormais (normalmente escassas e secas).

Patologia clínica

Bioquímica sérica

Há graus variáveis de hemoconcentração (aumento do VG e da proteína total sérica), alcalose metabólica, hipocloremia e hipopotassemia.[3]

A gravidade do vólvulo pode ser classificada, e o prognóstico avaliado de acordo com a quantidade de líquido no abomaso e o aumento na frequência cardíaca:

- *Grupo 1:* abomaso distendido, principalmente por gás, frequência cardíaca normal, prognóstico excelente
- *Grupo 2:* abomaso distendido com gás e < 20 ℓ de líquido, frequência cardíaca < 100 bpm, prognóstico bom
- *Grupo 3:* abomaso distendido por gás e ≥ 20 ℓ de líquido, frequência cardíaca ≥ 100 bpm, prognóstico moderado.

A frequência cardíaca antes da cirurgia também compreende um auxílio prognóstico valioso. Vacas que apresentam frequência de pulso de 100 bpm ou mais têm um prognóstico moderado.

Um estudo transversal de eletrólitos séricos e concentração de minerais em vacas-leiteiras com deslocamento do abomaso ou vólvulo no momento do diagnóstico na propriedade verificou concentrações séricas de potássio, cloreto, cálcio, magnésio e fósforo menores, além de aumento no ânion gap, quando comparado aos controles.

Urinálise

Acidúria paradoxal também pode estar presente.

Hemograma

As contagens de leucócitos total e diferencial podem indicar reação de estresse nos estágios iniciais; nos estágios tardios do vólvulo pode haver leucopenia com neutropenia e desvio à esquerda degenerativo causado por necrose isquêmica do abomaso e início de peritonite.

Ultrassonografia do abdome direito

A ultrassonografia pode ser usada, mas raramente fornece qualquer informação clinicamente útil além daquela oferecida pelo exame físico.[4,5] Especificamente, a ultrassonografia provê informações similares àquelas fornecidas pela percussão e auscultação simultâneas, caso haja deslocamento medial do fígado por uma víscera distendida (o abomaso), consistente com um grande *ping* que se estende para a oitava costela e indicativo de VA.

Análise do líquido peritoneal

O líquido peritoneal em geral é obtido imediatamente de bovinos com VA, mas não constitui requisito para confirmar o diagnóstico. As alterações no líquido peritoneal geralmente refletem alterações nas concentrações plasmáticas e, dessa forma, a maioria dos componentes do líquido peritoneal não fornece informação adicional àquela oferecida pela análise bioquímica do plasma. Bovinos com VA apresentam aumento na porcentagem de neutrófilos no líquido peritoneal que parecem necróticos ou apoptóticos.[6] Eles também apresentam maior concentração de dímero D e fibrinogênio no líquido peritoneal, que é consistente com inflamação abdominal.

Abomasocentese

A centese do abomaso distendido recuperará grandes volumes de líquido sem protozoários e com pH de 2 a 4. O líquido pode ser serossanguinolento quando houver vólvulo.

Indicadores prognósticos

Muitos achados clínicos e achados laboratoriais foram avaliados como indicadores prognósticos de vacas acometidas por DAD e VA. Em um estudo prospectivo de 80 bovinos com VA, a frequência cardíaca, o estado de hidratação, o período de inapetência e a atividade sérica de fosfatase alcalina foram os melhores indicadores prognósticos. O ânion gap de 30 mEq/ℓ foi indicativo de prognóstico desfavorável e mais preciso que o teor de cloreto sérico e os valores de excesso de base. Os achados cirúrgicos e pós-operatórios de bovinos com VA são bons indicadores prognósticos do desfecho. Bovinos com VOA apresentam prognóstico pior do que aqueles sem envolvimento omasal. Uma grande quantidade de líquido abomasal, trombose venosa e coloração abomasal azul ou enegrecida antes da descompressão são todos indicadores de prognóstico desfavorável.

Avaliação do grau de insuficiência circulatória, desidratação e teores de excesso de base e concentração de L-lactato também são usados como indicadores prognósticos pré-operatórios. A concentração de L-lactato sanguíneo pré-operatório ≤ 2 mMol/ℓ é um bom indicador do desfecho positivo, enquanto bovinos com concentração de L-lactato sanguíneo ≥ 6 mMol/ℓ apresentam um prognóstico desfavorável.[7] A diminuição pós-operatória na concentração de L-lactato sanguíneo também é um sinal positivo,[8] enquanto a diminuição pós-operatória na motilidade gastrintestinal é um sinal prognóstico desfavorável.

Achados de necropsia

Na dilatação abomasal, o abomaso está acentuadamente distendido com líquido e algum gás. O rúmen pode conter uma quantidade excessiva de líquido. Em alguns casos, pode haver compactação do piloro com partículas de solo ou areia e uma úlcera pilórica concomitante. No VA, o abomaso está acentuadamente distendido com líquido sanguinolento de coloração amarronzada, além de torcido. No vólvulo completo, a parede do abomaso está acentuadamente hemorrágica e gangrenosa e pode ter rompido.

Diagnóstico diferencial

O diagnóstico e o diagnóstico diferencial de deslocamento abomasal à direita e vólvulo abomasal dependem da consideração da presença ou da ausência de *ping* no abdome direito, achados no exame retal e outros achados clínicos, incluindo o histórico.

A detecção do *ping* à percussão e à auscultação do abdome direito deve ser acompanhada pelo exame retal para determinar a presença e a natureza de uma víscera preenchida por gás, responsável pelo *ping*.

Dilatação e deslocamento do abomaso

As características da dilatação e do deslocamento abomasal à direita são parto recente, indigestão vagal desde o parto, fezes amolecidas e escassas, *ping* sobre o abdome direito e uma víscera tensa distendida no abdome inferior direito.

Ela deve ser diferenciada de:

- *Compactação do abomaso associada à indigestão vagal* é caracterizada pelo aumento do abomaso, que deixa impressão à palpação digital e parece uma massa compacta atrás do aspecto inferior do arco costal, situado no assoalho do abdome, enquanto a maioria dos casos de dilatação situa-se mais dorsalmente, adjacentes à fossa paralombar direita. *Pings* não estão presentes na compactação abomasal. Uma laparotomia pode ser necessária para distinguir entre as condições
- *Ulceração abomasal subaguda com dilatação moderada* do abomaso em uma vaca parida recentemente pode não ser distinguível clinicamente do DAD. Melena sugere úlceras abomasais, mas essas podem estar presentes como complicações secundárias à dilatação e ao DAD
- *Vólvulo cecocólico* se caracteriza por distensão do flanco direito, sons timpânicos à auscultação e à percussão, e o intestino grosso distendido normalmente pode ser palpado e identificado no exame retal como um tubo cilíndrico tenso (10 a 20 cm de diâmetro)
- *Hidropisia fetal* é caracterizada por distensão bilateral do abdome inferior e o útero gravídico aumentado palpável ao exame retal
- *Reticuloperitonite traumática crônica ou subaguda* pode se assemelhar à dilatação abomasal, mas na primeira pode haver gemido à palpação profunda, as fezes normalmente são firmes e secas, o abdome está tenso e uma febre branda pode estar presente. Contudo, a laparotomia pode ser necessária para realizar o diagnóstico. Abdominocentese pode ser útil
- *Vólvulo abomasal* é caracterizado por distensão abdominal do lado direito, *pings* à percussão e à auscultação, desidratação, fraqueza e choque com frequência cardíaca de até 120 bpm. A víscera distendida normalmente pode ser palpada no quadrante inferior direito do abdome. Ela deve ser diferenciada de:
  - *Obstrução intestinal* é caracterizada por histórico de início súbito de anorexia, dor abdominal, fezes escassas que podem ser tingidas de sangue; e a porção acometida do intestino ou das alças do intestino distendido pode ser palpável VR
  - *Peritonite difusa aguda* como sequela de peritonite local em uma vaca pouco tempo após o parto pode ser indistinguível do vólvulo abomasal agudo. Há toxemia grave, taquicardia, desidratação, distensão abdominal, gemido, fraqueza, decúbito e morte rápida. A paracentese da cavidade peritoneal auxiliará o diagnóstico.

Pings sobre o abdome direito

Doenças que resultam em *ping* sobre o abdome direito incluem dilatação e distensão de abomaso, ceco, duodeno cranial, partes do intestino delgado, cólon descendente e reto e pneumoperitônio.

A avaliação de um *ping* depende do tamanho da área e da localização do som produzido pela percussão e auscultação simultâneas. Características clínicas comuns desses *pings* são:

- *Dilatação e deslocamento abomasal à direita:* o *ping* normalmente é audível entre a 9ª e 12ª costelas e se estende da junção costocondral das costelas para o seu terço proximal. Raramente o *ping* se estenderá para a fossa paralombar na dilatação e deslocamento à direita
- *Vólvulo abomasal*: a área do *ping* é tipicamente maior do que no DAE e se estende mais cranialmente para a 8ª costela e caudalmente, com frequência se estendendo para a fossa paralombar direita, mas não preenchendo completamente a fossa. Também, a borda ventral da área de *ping* no vólvulo abomasal é variável, e com frequência horizontal, em razão do nível de líquido dentro do abomaso
- *Dilatação cecal:* o *ping* normalmente é confinado à fossa paralombar dorsal e caudal um a dois espaços intercostais. Na dilatação e na torção do ceco, o *ping* normalmente preenche a fossa paralombar e se estende cranial e caudalmente o equivalente a dois espaços intercostais. O colón ascendente com frequência está envolvido na torção do ceco, o que com frequência resultará em aumento da área de *ping* se estendendo da fossa paralombar. Na dilatação do cólon ascendente, o *ping* pode estar centralizado sobre os aspectos proximais da 12ª e da 13ª costelas
- *Obstrução intestinal:* a presença de múltiplas áreas pequenas de *ping* que variam quanto ao tom grave e à intensidade é característica de dilatação jejuno-ileal causada por intussuscepção ou vólvulo intestinal
- *Dilatação do cólon descendente e do reto*: *ping* sobre o abdome caudal direito imediatamente ventral ao processo transverso das vértebras indica a dilatação do cólon descendente e reto, comumente ouvido após o exame retal
- *Pneumoperitônio:* o *ping* pode ser audível sobre uma área ampla do terço dorsal do abdome bilateralmente. Em um estudo, a sensibilidade e os valores preditivos do abomaso como fonte do *ping* foram 98% e 96%, respectivamente; para o ceco e/ou cólon ascendente, a sensibilidade e os valores preditivos foram ambos 87%.

Tratamento

O prognóstico do DAD e VA é favorável se o diagnóstico for feito poucos dias após o início dos achados clínicos e antes que uma grande quantidade de líquido se acumule no abomaso. O tratamento imediato para ambas as condições deve ser cirúrgico (laparotomia pelo flanco direito com a vaca em posição quadrupedal), uma vez que o DAD não pode ser diferenciado de forma confiável do VA sem cirurgia.

Correção cirúrgica

Laparotomia pelo flanco direito para correção do deslocamento à direita ou vólvulo constitui o método cirúrgico preferencial. A fluidoterapia intensiva normalmente é necessária antes da cirurgia e por vários dias após a cirurgia para corrigir a desidratação e a alcalose metabólica, bem como para restaurar a motilidade abomasal normal.

Administração de procinéticos

Estudos eletromiográficos da motilidade abomasal e duodenal no pós-operatório em bovinos nos quais o VA foi corrigido cirurgicamente revelam perda de motilidade, alguma motilidade retrógrada e perda da atividade de pico. Isso é associado à diminuição da taxa de esvaziamento abomasal.[9]

Esses achados sugerem que o curso pós-operatório pode ser melhorado pela administração de um *procinético*, um agente terapêutico que estimula, coordena e restaura a motilidade gastrintestinal.

O resultado de ensaios clínicos e estudos experimentais indica que o procinético mais efetivo para hipomotilidade abomasal em bovinos é a eritromicina (8,8 a 10 mg/kg, IM). Vacas tratadas com eritromicina agonista de motilina (10 mg/kg, IM) uma vez antes da correção cirúrgica de VA apresentaram maior taxa de esvaziamento abomasal imediatamente após a cirurgia e maior produção de leite no período pós-operatório nos dias 1 e 2 do que as vacas do grupo-controle. Isso fornece forte indício da necessidade de administração rotineira de agentes procinéticos no período pós-operatório imediato para bovinos com DAD ou VA. Quatro outros macrolídeos (espiramicina, tilmicosina, tulatromicina e tilosina) também são efetivos como fármacos procinéticos em ruminantes saudáveis, mas seus efeitos promotores da motilidade são mais brandos do que a eritromicina e não foram provados em ensaios clínicos com bovinos enfermos como clinicamente significativos.[10] A administração parenteral de eritromicina e de outros macrolídeos como agentes procinéticos constitui uso de fármacos fora das indicações da bula. É claramente inadequado administrar um antimicrobiano para um efeito não antimicrobiano (como aumento da taxa de esvaziamento abomasal), uma vez que isso pode promover o desenvolvimento de resistência antimicrobiana desnecessariamente.

Agentes colinérgicos foram usados para auxiliar na restauração da motilidade, mas não são efetivos nem recomendados. O tratamento empírico com 500 mℓ de borogliconato de cálcio a 25% IV pode ter bons resultados. O objetivo da administração de cálcio consiste em melhorar a motilidade abomasal.

Transfaunação ruminal para restaurar a função do rúmen e o apetite fornecerá um estímulo mais efetivo para restaurar a motilidade do trato gastrintestinal. Os bovinos também devem receber feno de boa qualidade, mas não grãos, por 3 a 5 dias após a cirurgia e devem ser monitorados diariamente.

Complicações pós-cirúrgicas que se assemelham a uma síndrome de indigestão vagal foram descritas (ver Achados clínicos, anteriormente).

Terapia hidreletrolítica

A composição de soluções hidreletrolíticas indicadas no DAD e VA foi submetida a extensas investigações. Há graus variáveis de *desidratação, alcalose metabólica, hipocloremia* e *hipopotassemia*. Com auxílio de um laboratório, é possível monitorar a bioquímica sérica durante a administração de fluidos e eletrólitos e corrigir determinados déficits eletrolíticos adicionando os eletrólitos adequados aos fluidos. Sem um laboratório, o médico-veterinário não tem outra escolha a não ser usar de forma cuidadosa soluções consideradas seguras. *Soluções eletrolíticas balanceadas que contêm sódio, cloreto, potássio, cálcio e uma fonte de glicose normalmente serão suficientes.* Uma mistura de 2 ℓ de salina isotônica (0,85%), 1 ℓ de cloreto de potássio isotônico (1,1%) e 1 ℓ de dextrose isotônica (5%) administrados na taxa de 4 a 6 ℓ/h IV também é recomendada e confiável. Alcalose metabólica hipocloremica hipopotassêmica induzida experimentalmente em ovinos foi corrigida usando solução de cloreto de sódio a 0,9% (300 mOsm/ℓ), 3,6% (1.200 mOsm/ℓ) e 7,2% (2.400 mOsm/ℓ), administrada por via intravenosa no decorrer de um período de 2 h, com o volume administrado sendo determinado pelo déficit de cloreto estimado no líquido extracelular total. Diferenças significativas não foram verificadas entre tratamentos, com todas as soluções resultando em retorno das variáveis clinicopatológicas a valores pré-experimentais em 12 h. A reposição intravenosa rápida de cloreto com pequenos volumes de solução salina hipertônica é segura e efetiva para correção da alcalose metabólica hipoclorêmica e hipopotassêmica induzida experimentalmente em ovinos.

Um ensaio clínico randomizado investigou a eficácia da infusão intravenosa rápida de solução salina hipertônica (7,2%, 2 ℓ no decorrer de 10 min, equivalente a 3,4 mℓ/kg) seguido por 10 ℓ de NaCl 0,9% por 50 min para reanimação de bovinos com VA.[11] O tratamento com salina hipertônica foi comparado à fluidoterapia intravenosa convencional usando uma carga de sódio equivalente em um grande volume de soluções isotônicas (26 ℓ de NaCl a 0,9% em 65 min, equivalente a 400 mℓ/min). Bovinos tratados com salina hipertônica foram ressuscitados mais rápida e efetivamente, com um custo menor. Esse estudo de campo sugere fortemente o uso da salina hipertônica no tratamento da desidratação em vacas-leiteiras.[11]

Terapia oral

Terapia eletrolítica oral foi recomendada, principalmente no período pós-operatório após a drenagem cirúrgica do abomaso distendido. Uma mistura de cloreto de sódio (50 a 100 g) e cloreto de potássio (50 a 120 g) é administrada VO diariamente no período pós-operatório, com fluidos parenterais conforme a necessidade. O tratamento com cloreto de potássio (120 g/dia) VO pode ser mantido diariamente até que a vaca retome seu apetite normal.

Deflação do abomaso distendido em bezerros

Gás pode ser removido de um abomaso acentuadamente distendido (timpânico) de bezerros como medida emergencial antes da correção cirúrgica por laparotomia. O bezerro é posicionado em decúbito dorsal, e o abdome puncionado com uma agulha hipodérmica 16 G e 12 cm no ponto mais alto do abdome distendido, entre o umbigo e o xifoide. Após a distensão ser aliviada e a fluidoterapia instituída, a necessidade de laparotomia pode ser avaliada e o procedimento realizado, se necessário.

Controle

Nenhuma informação confiável está disponível quanto ao controle da dilatação à direita, do deslocamento e do vólvulo do abomaso. Uma vez que a sua patogênese é similar à do DAE, parece racional recomendar programas de alimentação usados para o controle de DAE.

LEITURA COMPLEMENTAR

Geishauser T. Abomasal displacement in the bovine—a review on character, occurrence, etiology and pathogenesis. J Vet Med A Physiol Pathol Clin Med. 1995; 42:229-251.

REFERÊNCIAS BIBLIOGRÁFICAS

1. Constable PD, et al. J Am Vet Med Assoc. 1991; 199:892.
2. Sahinduran S, Albay MK. Revue Méd Vét. 2006; 157:352.
3. Constable PD, et al. Am J Vet Res. 2009;70:915.
4. Braun U, et al. Am J Vet Res. 2008;69:777.
5. Braun U, Feller B. Vet Rec. 2008;162:311.
6. Grosche A, et al. Vet Rec. 2012;170:413.
7. Boulay G, et al. J Dairy Sci. 2014;97:212.
8. Buczinski S, et al. J Vet Intern Med. 2015;29:375.
9. Wittek T, et al. Vet Surg. 2008;37:537.
10. Rashnavadi M, et al. Can J Vet Res. 2014;78:61.
11. Sickinger M, et al. Vet J. 2014;201:338.

Compactação abomasal em bovinos

Defini-se como a presença de conteúdo abomasal mais seco que o normal e volume abomasal maior que o normal.[1] A compactação abomasal em bovinos pode ser um *distúrbio primário* ou se desenvolver secundariamente a outra condição, como reticuloperitonite traumática [ver a seção "Síndrome de indigestão vagal ou ingestão de dieta anormal (*compactação abomasal dietética*)].[1] A compactação abomasal primária é mais comum em vacas-leiteiras no período pós-parto, e parece ser subdiagnosticada, uma vez que sinais específicos podem ser determinados apenas durante laparotomia exploratória pelo flanco direito.

A compactação abomasal dietética ocorre em bovinos nas províncias de pradarias do oeste do Canadá durante os meses frios de inverno e em outros locais sob circunstâncias similares, quando os animais são alimentados com forrageiras de baixa qualidade. A doença é mais comum em bovinos de corte prenhes que aumentam a ingestão de alimentos durante o tempo extremamente frio na tentativa de alcançar a sua maior taxa metabólica. A doença também ocorre em bovinos confinados alimentados com uma variedade de reações mistas que contêm forragem picada ou moída (palha e feno) e grãos de cereais, e em vacas-leiteiras no final da gestação recebendo alimentação similar.

Sinopse

- Etiologia: hipomotilidade abomasal em vacas-leiteiras no período periparto. Ingestão de dieta anormal, incluindo grande quantidade de forrageiras de baixa qualidade durante o tempo frio
- Epidemiologia: vacas-leiteiras no periparto (compactação abomasal primária). Vacas de corte primíparas prenhes durante o tempo frio, que consomem forrageira de baixa qualidade (compactação abomasal dietética)

- Achados clínicos: anorexia, fezes escassas, distensão do abdome e perda de peso corporal. Sinais vitais normais inicialmente. Rúmen cheio e atônico. Flanco inferior direito distendido e pode ser possível palpar o abomaso pela parede abdominal e VR em casos avançados. Bovinos de leite no período periparto com compactação abomasal primária podem se assemelhar ao deslocamento abomasal à esquerda, mas o *ping* não pode ser detectado do lado esquerdo. A vaca se torna fraca gradualmente e entra em decúbito
- Patologia clínica: hipocloremia, hipopotassemia, alcalose metabólica
- Lesões: aumento acentuado do abomaso compactado com conteúdo seco semelhante ao conteúdo ruminal; o aumento pode ser confinado ao antro pilórico
- Confirmação do diagnóstico: laparotomia
- Diagnóstico diferencial: compactação do abomaso associada à indigestão vagal, compactação do omaso, peritonite difusa e obstrução intestinal
- Tratamento: clínico com óleo mineral ou dioctil sulfossuccinato de sódio. Massagem externa do antro pilórico compactado e injeção de dioctil sulfossuccinato de sódio (100 mℓ) diretamente no lúmen abomasal durante laparotomia pelo flanco direito. Abomasotomia em casos extensos
- Controle: fornecer as necessidades nutricionais para gado de corte gestante durante os meses de frio.

Etiologia e epidemiologia

Compactação abomasal primária

Os animais acometidos apresentam distensão e compactação apenas da região do antro pilórico, ou do antro pilórico e do corpo. Parece ter epidemiologia bastante similar à do DAE, com hipomotilidade abomasal provavelmente apresentando um papel central nessa condição.

Compactação abomasal dietética

O consumo de quantidade excessiva de forrageira de má qualidade que apresenta baixa digestibilidade de proteína e energia é a causa principal. Surtos de compactação por areia ocorreram, nos quais até 10% dos bovinos sob risco foram acometidos. A compactação do abomaso por areia também pode surgir em bovinos se forem alimentados com feno sobre solos arenosos ou plantações de tubérculos arenosas ou sujas, ou areia misturada acidentalmente na silagem enquanto está sendo armazenada; em um surto em um rebanho, estimou-se que os animais alimentados com essa silagem ingeriam 0,7 kg de areia por dia.[2] Houve um relato de compactação abomasal por areia grave em cinco vacas no período periparto, estabuladas em sistema de estabulação livre com cama de areia.[3] A dieta fornecida para essas vacas-leiteiras ao final da gestação foi muito acidogênica com base na DCAD mensurada e no pH urinário. Nesse caso, a ingestão de areia foi atribuída à pica.

A enfermidade é mais comum em vacas de corte prenhes jovens mantidas extensivamente durante todo o ano, inclusive durante os meses frios de inverno, quando são alimentadas com forrageiras que consistem em feno de gramíneas ou leguminosas ou palha de cereais, que podem ou não ser suplementados com algum grão. Sob essas circunstâncias, as vacas geralmente perdem 10 a 15% do seu PC total de outubro a maio, e mesmo mais durante os invernos muito frios. Em um estudo retrospectivo de relatos de necropsia de bovinos que morreram com compactação abomasal, 20% dos animais apresentaram lesões de reticuloperitonite traumática, 60% possivelmente causados pela ingestão de forragem de péssima qualidade sem a suplementação de um concentrado, e 20% não se encaixaram em nenhuma das categorias.

Quando uma grande quantidade de forragem longa sem grãos suficientes é fornecida durante um tempo muito frio, os bovinos não podem ingerir alimento suficiente para satisfazer suas necessidades energéticas, de maneira que a forragem é então fornecida na forma picada. A forrageira picada é comumente misturada a algum grão durante a moagem, mas normalmente em um nível insuficiente para alcançar as necessidades energéticas. Bovinos podem e ingerem mais dessa forrageira picada misturada com grãos do que da forragem longa, uma vez que as partículas menores passam pelos pré-estômagos mais rapidamente. A compactação do abomaso, omaso e rúmen pode ocorrer em razão da indigestibilidade relativa das forragens. Surtos podem acontecer, acometendo até 15% de todos os bovinos gestantes em uma propriedade individual, quando a temperatura ambiente cai para –5°C a –10°C por muitos dias.

A compactação omasal e abomasal ocorreu em um grupo de vacas de corte lactantes no fim da gestação, mantidas em galpões com palha e alimentadas apenas com pés de ervilha. A doença também ocorreu em bovinos confinados alimentados com rações similares (p. ex., 80% forrageira, 20% grãos) na tentativa de reduzir o alto custo da alimentação com grãos e satisfazer os padrões de gado de corte, que dão ênfase à produção de menor cobertura de gordura. Com essas condições e o aumento da ênfase na alimentação com forrageiras, é possível que a incidência de compactação abomasal aumente em bovinos confinados. O fornecimento de cascas de amêndoa para novilhas leiteiras de reposição também resultou em compactação abomasal.

A ingestão de cascalho (pedras) por vacas-leiteiras mantidas em locais de vaca seca pode resultar na obstrução completa não estrangulante intraluminal do abomaso e do duodeno. O cascalho, que consiste em areia e pequenas pedras, pode ser inadvertidamente misturado ao alimento quando está sendo raspado de silos. Também é possível que algumas vacas ingiram o cascalho quando tentam comer todo o alimento disponível.

Patogênese

A descrição da patogênese provável da compactação abomasal primária é dada na seção "Patogênese do DAE", e acredita-se que seja similar ao deslocamento abomasal. Na compactação abomasal dietética, forrageira picada e alimentos finamente moídos passam pelos três pré-estômagos dos ruminantes mais rapidamente do que forragem longa, e talvez, nessa situação, a combinação da baixa digestibilidade e da ingestão excessiva leve ao acúmulo excessivo nos pré-estômagos e no abomaso. Quando grandes quantidades de areia são ingeridas, o omaso, o abomaso, o intestino grosso e o ceco podem ficar compactados. A areia se acumula no abomaso e causa atonia abomasal e dilatação crônica.

Uma vez que a compactação do abomaso ocorre tanto na causa primária quanto dietética, o estado de obstrução subaguda do trato digestório superior se desenvolve. O ácido clorídrico continua a ser secretado no abomaso, apesar da compactação e da hipomotilidade, resultando em hipocloremia e aumento da diferença de íons fortes (alcalose metabólica ou por íons fortes). Ocorrem graus variados de desidratação, uma vez que os fluidos não estão se movendo além do abomaso para dentro do duodeno para absorção. Íons potássio também são sequestrados no abomaso, resultando em hipopotassemia. Quase nenhuma ingesta ou líquido pode se mover além do piloro, e desidratação, alcalose, desequilíbrio eletrolítico e inanição progressiva ocorrem. A compactação do abomaso normalmente é grande o suficiente para causar distensão extensiva, o que impede o retorno da motilidade normal.

Achados clínicos

Vacas-leiteiras no período periparto com compactação abomasal primária apresentam achados clínicos idênticos àqueles de bovinos com DAE, exceto pelo *ping*, que não é auscultado no flanco esquerdo.

Anorexia completa, fezes escassas e distensão moderada do abdome são queixas comuns dos proprietários de bovinos com compactação abomasal dietética. O início normalmente é lento e progressivo no decorrer de um período de muitos dias. Os bovinos que foram acometidos por muitos dias perdem peso consideravelmente e estão fracos demais para levantar. A temperatura corporal geralmente é normal, mas pode ser subnormal durante períodos de tempo frio, o que sugere que a ação fermentativa específica do rúmen não é suficiente para alcançar as necessidades energéticas do metabolismo basal. A frequência cardíaca varia de normal a 90 a 100 bpm e pode aumentar para 120 bpm em casos avançados nos quais hipocloremia, alcalose e desidratação são acentuadas. A frequência respiratória habitualmente está aumentada e um gemido expiratório causado pela distensão abdominal pode ser audível, especialmente em bovinos em decúbito. Secreção nasal mucoide normalmente se acumula nas narinas externas e no focinho, que normalmente estão ressecados e rachados em razão da falha do animal em lamber as suas narinas e pelos efeitos da desidratação.

O rúmen normalmente está estático e cheio de conteúdo ruminal seco ou pode conter uma quantidade excessiva de líquido nos bovinos alimentados com alimentos moídos em partículas finas. O pH do líquido ruminal geralmente está na faixa normal (6,5 a 7). A atividade de protozoários ruminais varia de normal a acentuadamente diminuída em número e atividade, conforme avaliado em baixa magnificação. O abomaso compactado normalmente está situado no quadrante inferior direito do abdome, no assoalho da parede abdominal. Ele normalmente se estende caudalmente além do arco costal direito, mas pode ou não ser facilmente palpável em razão do útero gravídico, no entanto o omaso compactado pode também ser palpável. Contudo, pode ser impossível distinguir entre o abomaso compactado e o omaso compactado. Em novilhos confinados e em novilhas não gestantes, o abomaso compactado e o omaso podem ser facilmente palpáveis no exame retal. A palpação profunda e a percussão forte do flanco direito podem levar a um "gemido" comum na reticuloperitonite traumática aguda e provavelmente causado pela distensão excessiva do abomaso e pelo estiramento da sua serosa.

O curso da doença na compactação abomasal dietética depende da extensão da compactação, quando o animal é examinado pela primeira vez, e da gravidade do desequilíbrio eletrolítico e acidobásico. Bovinos gravemente acometidos morrerão em 3 a 6 dias após o início dos sinais. A ruptura do abomaso ocorre em alguns casos, e a morte por peritonite difusa aguda e choque se dá precipitadamente em algumas horas. Na compactação por areia, há perda de peso considerável, diarreia crônica com areia nas fezes, fraqueza, decúbito e morte em algumas semanas.

A compactação grave e a distensão do rúmen e do abomaso podem ocorrer em bovinos que têm acesso a grandes quantidades de feno finamente picado durante os meses frios de inverno. Há distensão acentuada do abdome, anorexia, fezes escassas e secas e os animais acometidos eliminarão grandes massas fibrosas e secas de alimento durante a ruminação. O rúmen está acentuadamente distendido e normalmente está estático.

Vacas alimentadas apenas com caules de ervilhas estão apáticas e anoréxicas, com abdome acentuadamente distendido e graus variados de timpanismo. Bovinos com obstrução do abomaso e duodeno com cascalhos estão anoréxicos, deprimidos e fracos. O abdome pode estar distendido e hipomotilidade ou atonia ruminal estão presentes. As fezes são escassas. A obstrução normalmente não pode ser sentida na palpação retal e laparotomia pelo flanco direito é necessária para chegar ao diagnóstico. Alcalose metabólica hipoclorêmica hipopotassêmica acentuada é característica.

Patologia clínica

São comuns alcalose metabólica, hipocloremia, hipopotassemia, hemoconcentração e contagem de leucócitos total e diferencial dentro dos valores normais de referência. A hipocloremia é mais grave em bovinos com compactação primária confinada ao antro pilórico quando comparada a bovinos com compactação primária do antro e do corpo pilóricos.

Achados de necropsia

Bovinos com compactação abomasal primária confinada ao antro pilórico raramente são necropsiados, uma vez que a condição responde bem ao tratamento durante a cirurgia.

Na necropsia de bovinos com compactação abomasal primária que se estende para o corpo abomasal ou na compactação abomasal dietética, comumente o abomaso está acentuadamente aumentado até duas vezes o seu tamanho normal e compactado com conteúdo seco semelhante ao conteúdo ruminal. De forma semelhante, o omaso também pode estar aumentado e compactado com o mesmo conteúdo que o abomaso. O rúmen normalmente está acentuadamente aumentado e preenchido por conteúdo ruminal seco ou líquido ruminal. O trato intestinal além do piloro está caracteristicamente vazio e tem aparência ressecada. Graus variáveis de desidratação e emaciação também estão presentes. Se a ruptura do abomaso ocorrer, lesões de peritonite aguda difusa estão presentes. Podem ocorrer lacerações, úlceras abomasais e necrose das paredes do rúmen, omaso ou abomaso.

Tratamento

O desafio no tratamento é ser capaz de reconhecer os casos que responderão ao tratamento e aqueles que não e que devem, portanto, ser abatidos imediatamente para aproveitamento da carcaça.

Bovinos leiteiros no início da lactação com compactação abomasal primária confinada ao antro pilórico respondem extremamente bem ao tratamento durante laparotomia pelo flanco direito e apresentam curso pós-operatório similar ao de bovinos com DAE corrigido cirurgicamente.[1]

Bovinos que apresentam abomaso gravemente compactado e estão fracos e com taquicardia acentuada (100 a 120 bpm) apresentam alto risco ao tratamento e devem ser eutanasiados se forem de baixo valor econômico. O tratamento racional parece consistir na correção da alcalose metabólica, hipocloremia, hipopotassemia e desidratação, bem como na tentativa de mover o material compactado com lubrificantes como óleo mineral ou dioctil sulfossuccinato de sódio, ou no esvaziamento cirúrgico do abomaso. Soluções eletrolíticas balanceadas são infundidas IV continuamente por até 72 h na taxa de 100 a 150 mℓ/kg de PC no decorrer de um período de 24 h. Alguns casos responderão muito bem ao tratamento clínico combinado de fluidoterapia IV e óleo mineral VO e começarão a ruminar e eliminar fezes em 48 h.

Diagnóstico diferencial

O diagnóstico clínico da compactação do abomaso depende do histórico nutricional, da evidência clínica de compactação do abomaso e dos resultados laboratoriais.
A enfermidade deve ser diferenciada da compactação abomasal como complicação da indigestão vagal, compactação omasal, peritonite difusa e obstrução intestinal aguda causada por acidentes intestinais ou enterólitos e lipomas.

- *Compactação do abomaso como complicação da reticuloperitonite traumática* normalmente ocorre no fim da gestação e geralmente apenas em um animal; febre branda pode ou não estar presente e pode haver gemido à palpação profunda do xifoide. O rúmen normalmente está aumentado e pode estar atômico ou hipermotílico. Pode haver neutrofilia, dependendo da lesão, o que sugere infecção crônica. Hipocloremia é comum, assim como na compactação dietética. Em muitos casos, é impossível distinguir entre as duas causas de compactação do abomaso, e a laparotomia pode ser necessária para explorar o abdome quanto a evidências de lesões peritoneais. Bovinos com compactação abomasal como complicação de reticuloperitonite traumática normalmente são incidentes únicos e têm estado doentes por muitos dias, enquanto aqueles com compactação dietética normalmente estão doentes por apenas alguns dias, e mais de um animal pode estar acometido
- *Compactação do omaso* ocorre na gestação avançada e se caracteriza por anorexia, fezes escassas, movimentos ruminais normais, desidratação moderada e aumento do omaso, normalmente palpável apenas durante laparotomia exploratória. As concentrações séricas de eletrólitos podem estar nos limites de referência se o abomaso estiver normal
- *Peritonite difusa* é caracterizada por anorexia, toxemia, desidratação, fezes escassas e gemido à palpação e à percussão. Contudo, em casos hiperagudos, a dor abdominal pode estar ausente. Aderências fibrinosas podem ser palpáveis no exame retal e a paracentese revelar algum exsudato peritoneal diagnóstico, mas o resultado negativo não exclui peritonite. A presença de leucopenia acentuada e neutropenia ou neutrofilia pode auxiliar no diagnóstico, mas frequentemente é necessário realizar laparotomia exploratória para confirmar o diagnóstico
- *Obstruções intestinais* causadas por acidentes intestinais ou enterólitos podem resultar em anorexia, fezes escassas, desidratação e dor abdominal, e anormalidades podem ser palpáveis ao exame retal. O rúmen normalmente está estático e preenchido por conteúdo ressecado. Acúmulo de líquido e de gás no intestino anterior a obstrução pode ser detectável como sons de chapinhar em líquido por meio do uso da auscultação e sucussão simultâneas do abdome.

Dioctil sulfossuccinato de sódio é administrado no rúmen por sonda ruminal na dose de 120 a 180 mℓ de uma solução a 25% para um animal de 450 kg e repetido diariamente por 3 a 5 dias. *Ele é misturado a 10 ℓ de água morna e 5 ℓ de óleo mineral.* Uma resposta benéfica não deve ser esperada em menos de 24 h, e a maioria dos bovinos que responderá apresentará melhora no final do terceiro dia após o início do tratamento. Um maior volume fecal bem misturado ao óleo mineral normalmente é um bom sinal clínico. Colinérgicos, como neostigmina, fisostigmina e carbamilcolina, foram usados, mas não parecem alterar o desfecho. Pesquisas indicaram baixa eficácia de colinérgicos em animais saudáveis e em bovinos com deslocamento abomasal. Eritromicina é o melhor agente procinético disponível, mas antimicrobianos não devem ser administrados para um efeito não antimicrobiano (ver a seção de "DAE" neste capítulo para mais informações quanto aos agentes procinéticos).

Cirurgia

A correção cirúrgica da compactação do antro pilórico consiste em massagem externa do conteúdo compactado nessa região e injeção de dioctil sulfossuccinato de sódio (100 mℓ) diretamente no lúmen abomasal durante a laparotomia pelo flanco direito.

A correção cirúrgica da compactação do corpo do abomaso consiste em uma abomasotomia por meio da abordagem paramediana direita e remoção do conteúdo do abomaso. O resultado normalmente não é bem-sucedido, provavelmente em razão da atonia abomasal que existe e que parece piorar após a cirurgia. Uma abordagem alternativa pode ser realizar ruminotomia, esvaziar o rúmen e infundir o dioctil sulfossuccinato de sódio diretamente no abomaso pelo orifício retículo-omasal na tentativa de amolecer e promover a evacuação do conteúdo do abomaso. A colocação de uma sonda nasogástrica no sulco omasal e dentro do abomaso por meio de um procedimento de ruminotomia foi descrita. Óleo mineral pode ser bombeado dentro do abomaso a uma taxa de 2 ℓ/dia durante o dia por muitos dias. A recuperação deve ocorrer em 5 a 7 dias. Ruminotomia e esvaziamento do rúmen são necessários em casos de compactação grave do rúmen por palha.

A indução do parto usando 20 mg de dexametasona IM pode ser indicada em bovinos acometidos que estão há 2 semanas do parto e nos quais a resposta ao tratamento durante alguns dias não foi bem-sucedida. O parto pode auxiliar na recuperação, uma vez que resulta na diminuição do volume e intra-abdominal. Na compactação por areia, os bovinos acometidos devem ser movidos para fora de piquetes com solo arenoso e alimentados com feno de boa qualidade e uma mistura de gramíneas que contêm melado e minerais. Bovinos gravemente acometidos devem ser tratados com grandes doses orais de óleo mineral (pelo menos 15 ℓ/dia).

A obstrução por cascalho ou areia do abomaso e duodeno pode ser corrigida cirurgicamente pela laparotomia pelo flanco direito e pela remoção de todo o cascalho e areia.

Controle

Compactação abomasal primária

As principais medidas de controle são aquelas para DAE, uma vez que se acredita que a condição seja decorrente de hipomotilidade abomasal como pré-requisito primário.

Compactação abomasal dietética

A prevenção da doença é possível fornecendo as necessidades nutricionais de vacas de corte gestantes durante o inverno, com adição de compensação para o tempo frio, quando as necessidades energéticas para manutenção estão aumentadas. Quando forragem de baixa qualidade for usada para bovinos de corte gestantes durante o inverno, deve-se analisar o teor de proteína bruta e ED. Com base na análise, grãos normalmente são adicionados à ração para alcançar as necessidades energéticas e proteicas. Vacas de cortes de gestantes alimentadas com dietas com 94% de palha de cevada por 83 dias durante os meses frios de inverno podem consumir apenas 70% das suas necessidades energéticas. Tais dietas baseadas em palha devem ser suplementadas com proteína e energia. Durante períodos prolongados de tempo frio, vacas de corte gestantes confinadas devem receber quantidade adicional de alimento para alcançar a sua maior necessidade energética de manutenção, que foi estimada como 30 a 40% maior durante os meses frios do inverno do que durante os meses mais quentes. Essa maior necessidade decorre quase igualmente dos efeitos da diminuição da digestibilidade dos alimentos e do aumento das necessidades de manutenção.

As necessidades nutricionais publicadas para bovinos de corte são orientações quanto à nutrição de bovinos sob condições médias, e podem ser necessários níveis nutricionais maiores do que aqueles indicados para fornecer as necessidades de manutenção, particularmente durante períodos de estresse pelo frio. *Quantidades adequadas de água potável para beber* devem ser fornecidas a todo momento, e a prática de forçar vacas a obter sua necessidade adequada de água por meio da ingestão de neve enquanto alimentadas com forragem de baixa qualidade é extremamente prejudicial. A questão se forragens de baixa qualidade devem ou não ser picadas ou moídas para bovinos de corte gestantes é controversa. A ingestão diária voluntária de forragem de baixa qualidade pode ser aumentada picando ou moendo a palha, mas nenhum método de processamento aumenta a qualidade ou a digestibilidade; de fato, a digestibilidade normalmente é menor. Se o aumento do consumo durante os meses de inverno exceder a capacidade física e as necessidades nutricionais ainda não forem satisfeitas, pode haver compactação do abomaso. Portanto, durante os períodos mais frios do inverno, forragem de baixa qualidade deve ser suplementada com fontes concentradas de energia, como grãos de cereal.

A compactação omasal e abomasal causada pelo fornecimento excessivo de forragem de baixa qualidade pode ser evitada por meio da suplementação com fontes adequadas de energia e proteína.

REFERÊNCIAS BIBLIOGRÁFICAS

1. Wittek T, et al. J Am Vet Med Assoc. 2005;227:287.
2. Erickson N, Hendrick S. Can Vet J. 2011;52:74.
3. Melendez P, et al. Can Vet J. 2007;48:1067.

Compactação abomasal em ovinos e em caprinos (defeito do esvaziamento abomasal)

A dilatação e a compactação abomasal em ovinos como resultado de um *defeito no esvaziamento abomasal* têm sido relatadas predominantemente em ovinos Suffolk adultos, mas também esporadicamente em ovinos Hampshire, Texel e Dorset adultos, assim como em cabras Toggenburg. Ovinos acometidos normalmente são machos e fêmeas de grande porte, normalmente com 2 a 6 anos de idade, e as ovelhas com frequência estão no final da gestação ou pariram recentemente. A doença foi relatada em duas cabras que tinham 8 anos de idade.[1] A doença dura de vários dias a alguns meses e os animais acometidos podem se tornar emaciados. As dietas fornecidas para os animais acometidos consistiam em grãos e em feno de boa qualidade. A etiopatogênese é desconhecida, mas pode refletir anormalidade na inervação autonômica para o abomaso ou um aumento da distância vertical entre o abdome ventral e o duodeno proximal. Associações atuais entre a ocorrência de DAE em vacas da raça Holandesa preta e branca e SNP associados à codificação dos receptores de motilina sugerem que um distúrbio genético pode contribuir para ocorrência de defeito do esvaziamento abomasal em ovinos e caprinos.

Os achados clínicos incluem perda de peso progressiva, anorexia, graus variáveis de distensão do abdome inferior direito, uma grande massa palpável no abdome inferior direito, aumento da concentração de cloretos ruminais e abomaso acentuadamente aumentado e compactado. Alguns animais apresentam distensão abdominal acompanhada por hipermobilidade ruminal, evidente na fossa paralombar esquerda. Uma víscera grande e firme pode ser baloteada no quadrante inferior direito em casos avançados. Ultrassonografia do abdome ventral ajuda na identificação das dimensões do abomaso e na confirmação de um abomaso distendido. Hipocloremia, hipopotassemia e alcalose metabólica são comuns e a concentração de cloretos ruminais está aumentada até 39 mMol/ℓ, sugerindo refluxo do abomaso. Uma laparotomia pelo flanco direito em posição quadrupedal ajuda a confirmar o diagnóstico presuntivo em casos difíceis.

O tratamento cirúrgico por esvaziamento do abomaso por meio da abomasopexia paramediana direita fornece alívio por alguns meses, mas a doença invariavelmente retorna. Animais acometidos podem apresentar doença renal concomitante, que pode refletir anormalidade de esvaziamento abomasal crônica. O tratamento clínico tem sido inefetivo usando agentes parassimpatomiméticos e metoclopramida, embora não existam relatos descrevendo a resposta à eritromicina, o agente procinético mais efetivo em bezerros e em adultos (ver a seção de "DAE" neste capítulo). Na necropsia, o abomaso está acentuadamente aumentado e comumente contém até 30 ℓ de conteúdo semelhante ao líquido ruminal, que está seco e compactado. Em alguns casos, o abomaso contém uma quantidade excessiva de líquido.

Há um relato de compactação abomasal com anorexia causando alta mortalidade em cordeiros jovens. Os cordeiros acometidos desenvolveram anorexia, apatia e relutância em caminhar. Morte súbita ocorreu em cordeiros com menos de 1 mês de idade, e perda progressiva de condição corporal e desidratação em cordeiros mais velhos. Os animais acometidos não mamavam em suas mães normalmente. Sugeriu-se que as ovelhas apresentavam produção de leite insuficiente para os cordeiros, o que consequentemente os forçou a iniciar a ingestão de alimentos sólidos em uma idade precoce. A compactação foi associada à presença de fitobezoares, tricobezoares e coágulos de leite semelhantes à borracha no abomaso, normalmente na entrada do piloro.

Aumento abdominal causado pela dilatação abomasal e compactação associadas a múltiplos adenomas da mucosa abomasal foi relatado em uma ovelha adulta.

REFERÊNCIA BIBLIOGRÁFICA

1. Edwards GT, Nevel A. Vet Rec. 2008;162:418.

Fitobezoares e tricobezoares abomasais

Uma forma aveludada de fitobezoar abomasal ocorre em caprinos e ovinos em regiões áridas do sul da África e causa perdas econômicas significativas. A composição dos bezoares assemelha-se a pelos e talos dos arbustos Karoo, com uma aparência aveludada. Fitobezoares foram reproduzidos experimentalmente em caprinos e ovinos alimentados com flores maduras ou sementes e pelos de arbustos Karoo.

Tricobezoares são encontrados com frequência em bezerros com 2 a 3 meses de idade, quando podem ocasionalmente resultar em obstrução intestinal, e foram associados à ulceração abomasal (descrita em outra seção neste capítulo). Tricobezoares rumenoabomasais foram relatados em novilhos de 20 a 24 meses de idade com histórico de inapetência e perda de peso e lambedura da sua própria pelagem e da pelagem de outros animais. Muitos pelos (0,5 a 1,5 cm de comprimento) foram encontrados implantados na mucosa abomasal, especialmente na região do toro pilórico. Áreas de implantação de pelos foram frequentemente acompanhadas por abomasite disseminada e erosões e úlceras graves. O espessamento das rugas e túnicas do piloro estava presente. No rúmen, havia ruminite e hiperqueratose, caracterizadas por papilas ruminais curtas, avermelhadas e edemaciadas contendo vários pelos presos. A gravidade das lesões aumentou com o número de pelos implantados na mucosa.

Um fitobezoar abomasal foi removido cirurgicamente de uma vaca Holandesa preta e branca de 5 anos de idade por meio de laparotomia pelo flanco direito com a vaca em posição quadrupedal.[1] A abomasotomia para remoção de corpos estranhos normalmente é realizada usando a incisão paramediana direita com a vaca em decúbito lateral esquerdo.

REFERÊNCIA BIBLIOGRÁFICA

1. Tschuor AC, et al. Can Vet J. 2010;51:761.

Úlceras abomasais em bovinos

Ulceração abomasal ocorre em bovinos adultos e em bezerros, podendo causar hemorragia abomasal aguda com indigestão, melena e, algumas vezes, perfuração, resultando em peritonite aguda localizada ou peritonite aguda difusa com morte rápida; ou indigestão crônica apenas com hemorragia abomasal mínima. Alguns bezerros apresentam ulceração abomasal que era subclínica à necropsia ou ao abate.

Sinopse

- Etiologia: a causa da ulceração primária não é conhecida. Muitas úlceras ocorrem secundariamente a linfoma, deslocamento abomasal à esquerda e doenças virais
- Epidemiologia: vacas-leiteiras adultas em lactação, bezerros alimentados manualmente, bezerros de corte lactentes. Fatores de risco não são compreendidos. A presença de fitobezoares não é um fator de risco em bezerros
- Achados clínicos: melena, palidez pela anemia, dor abdominal, peritonite local aguda causada pela perfuração
- Patologia clínica: melena, sangue oculto nas fezes, anemia
- Lesões: ulceração da mucosa, sangue no abomaso. Peritonite aguda local, se houver perfuração
- Confirmação do diagnóstico: abomasotomia
- Diagnóstico diferencial: ulceração duodenal, reticuloperitonite traumática aguda e crônica se houver úlcera perfurada, peritonite difusa aguda se houver perfuração, dilatação abomasal à direita
- Tratamento: antiácidos. Transfusão sanguínea. Excisão cirúrgica
- Controle: nenhuma medida confiável.

Etiologia

Ulceração primária

Embora muitas causas diferentes de ulceração abomasal primária tenham sido sugeridas, a causa não é conhecida. Causas possíveis consideradas, mas para as quais não há evidências claras de relação causa e efeito incluem:

- Hiperacidez abomasal em bovinos adultos, embora não haja evidência direta para dar suporte a essa hipótese, exceto em animais submetidos a jejum
- Abrasão mecânica do antro pilórico causada pela ingestão de forragem grosseira, como palha ou possivelmente pela presença de tricobezoares
- Infecções bacterianas, como *C. perfringens* tipo A ou fungos, como *Aspergillus fumigatus* e *Mucor* spp.[1]
- Deficiência de microminerais, como deficiência de cobre (poucas evidências)
- Estresse concomitante como um bovino com processos inflamatórios graves ou na dor grave que resulta em hipercortisolemia.

Ulceração secundária

Ulceração abomasal pode ocorrer secundariamente a outras enfermidades. O refluxo de bile no lúmen abomasal, principalmente em ruminantes com DAE ou DAD, é fortemente associado à ulceração abomasal.[2] Ácidos biliares representam uma causa bem documentada de lesão gástrica. Outros exemplos incluem linfoma do abomaso e erosões na mucosa abomasal em doenças virais, como diarreia bovina a vírus (BVD) e febre catarral maligna bovina. Existe um relato de ulceração abomasal em um bezerro de 2 meses de idade causada por um tumor de saco vitelínico ao redor do abomaso (um tumor muito raro de células germinativas em bovinos).[3]

Epidemiologia

Úlceras abomasais primárias

Surgem em vacas-leiteiras em lactação, touros adultos, bezerros alimentados manualmente, vitelos e bezerros de corte lactentes. As circunstâncias epidemiológicas para cada um desses grupos são apresentadas aqui.

Vacas-leiteiras em lactação

Alguns estudos verificaram que úlceras abomasais hemorrágicas agudas ocorrem em vacas-leiteiras adultas de alta produção no início da lactação, enquanto outros observaram que a maioria das úlceras hemorrágicas agudas surgiu em vacas 3 a 6 meses após o parto. A relação próxima entre a doença e o parto sugere que a combinação do estresse do parto com a hipercortisolemia associada, o início da lactação e o alto teor de grãos na dieta se associam à ulceração aguda em vacas-leiteiras.

Contudo, observações epidemiológicas de úlceras abomasais hemorrágicas agudas em bovinos não verificaram associação com o estresse do parto. A incidência foi maior em vacas-leiteiras durante os meses de verão, quando os animais estavam a pasto. Houve também associação direta entre a quantidade de precipitação pluviométrica, a quantidade de fertilizante utilizado e a taxa de lotação, bem como com a quantidade de leite produzido pelas vacas acometidas. Isso sugere que alguns fatores na pastagem podem ser fatores de risco para doença aguda em vacas-leiteiras adultas.

Vacas-leiteiras adultas de alta produção no *início da lactação* podem desenvolver ulceração hemorrágica aguda do abomaso após doença prolongada, como pneumonia, ou após exposição ou leilão. Isso sugere que o *estresse* e a hipercortisolemia podem ser contribuições importantes.

A prevalência de úlceras abomasais em bovinos adultos varia, dependendo da população de animais estudada. Dos bovinos internados em hospitais-escola veterinários no decorrer de um período de 4 anos, 2,2% apresentavam úlceras abomasais confirmadas. Em levantamentos em abatedouros, a prevalência pode chegar a 6%. A taxa de mortalidade em bovinos adultos com úlcera abomasal confirmada é de, aproximadamente, 50%, e, para aqueles com perda sanguínea acentuada ou peritonite difusa, a taxa de mortalidade normalmente é de 100%. Úlceras abomasais não perfurantes do tipo I foram encontradas em 21% das vacas examinadas em abatedouros, e não houve evidência clínica da ulceração antes do abate, mas 32% dos animais estavam anêmicos e 44% estavam hiperproteinêmicos, o que pode ser esperado em bovinos com perda de sangue crônica.

Touros adultos e bovinos confinados

Úlceras hemorrágicas agudas ocorrem ocasionalmente em touros adultos leiteiros e de corte, principalmente após transporte longo, procedimentos cirúrgicos prolongados e condições dolorosas, como fratura de membros ou ruptura do ligamento cruzado da articulação do joelho. Úlceras abomasais também foram causa de morte súbita em um rebanho jovem de confinamento. O exame de amostras aleatórias do abomaso de bovinos de confinamento revelou que as erosões estavam presentes em até 33% dos animais, dependendo da sua origem. Existe a hipótese de que a alimentação com altos teores de grãos em bovinos confinados pode ser um fator de risco associado a erosões do abomaso.

Bezerros alimentados manualmente

Úlceras do abomaso são comuns em bezerros alimentados manualmente quando desmamados do leite ou sucedâneo do leite e começam a consumir forragem. As causas das ulcerações agudas não são conhecidas, mas, por associação, parece que alguns bezerros são suscetíveis quando mudados de uma dieta com baixo teor de matéria seca (leite ou sucedâneo do leite) para uma com maior teor de matéria seca (gramínea, feno e grãos). A maioria dessas úlceras é subclínica e não hemorrágica. A incidência de úlceras abomasais em vitelos alimentados com leite é maior quando os animais têm acesso a forragem do que quando a forragem não é fornecida. O tipo de forragem também pode ser um fator: pellets produzidos de silagem de milho foram associados a mais lesões do que produtos produzidos de feno de cevada ou feno de alfafa, o que sugere que a perda de partição do pH no abomaso pode ter um papel primário. Ocasionalmente, bezerros com menos de 2 semanas de idade alimentados com leite são acometidos por úlcera abomasal hemorrágica aguda, que pode perfurar e causar morte rápida.

Úlceras abomasais perfurantes ocorrem em bezerros com até 6 meses de idade, com a maioria entre 6 e 12 semanas de idade. *DAE* estava presente em 70% dos casos.

Vitelos

Ulceração abomasal é um achado comum em vitelos abatidos com 3 a 5 meses de idade. A incidência e a gravidade das lesões são maiores em bezerros criados livres com acesso a palha e alimentados com substitutos do leite *ad libitum*. Não houve evidência de que as erosões e ulcerações encontradas na maioria dos vitelos acometidos interferiu na sua taxa de crescimento ou bem-estar. Nenhuma relação foi encontrada entre a presença de erosões e ulcerações abomasais e o comportamento de vitelos alimentados com leite por 22 a 24 semanas.

Bezerros de corte lactentes

Bezerros de corte lactentes bem nutridos com 2 a 4 meses de idade podem ser afetados por úlceras abomasais hemorrágicas agudas e perfurantes enquanto estão em pastos de verão. Tricobezoares abomasais estão habitualmente presentes nesses bezerros, mas se iniciaram as úlceras ou se desenvolveram depois ainda não é certo.

Úlceras abomasais e timpanismo abomasal ocorrem em muitos bezerros de corte de 3 a 12 semanas de idade e em rebanhos de corte na região Centro Norte dos EUA, próximo à encosta leste das Montanhas Rochosas e em Alberta.

Em um estudo retrospectivo de 46 abomasotomias em bezerros de corte jovens em rebanhos acometidos no oeste do Canadá, a incidência média foi de 1% com variação entre rebanhos de 0,2 a 5,7%. Úlceras abomasais foram encontradas em 80% das cirurgias do abomaso, e bolas de pelos estavam presentes no abomaso de 76%, mas isso não necessariamente significa que bolas de pelos são o agente causal (ver a seguir). Bezerros alojados em baias ou em piquetes tiveram probabilidade quase três vezes maior de serem submetidos à cirurgia por doença abomasal do que aqueles mantidos a pasto.

Investigações em propriedades no oeste do Canadá e em rebanhos de corte que relataram *úlceras abomasais em bezerros* verificaram que o número médio de casos suspeitos e confirmados de úlcera abomasal fatal foi 2,4 e 1,9%, respectivamente. A maioria dos produtores relatou que os bezerros acometidos morreram sem apresentar achados clínicos, e que os bezerros acometidos apresentavam desempenho de crescimento na média ou acima da média. A maioria (86%) das úlceras ocorreu em bezerros com menos de 2 meses de idade. A maioria (93%) das úlceras fatais foi perfurante, e as demais (6,7%) foram úlceras hemorrágicas. O pico do número de casos ocorreu em abril e maio, mas essa incidência sazonal reflete a estrutura de idade da população de bezerros no Canadá, onde a maioria dos bezerros de corte nasce durante o final do inverno e o início da primavera. Não houve predileção por sexo ou evidência de predisposição por raça. Há evidências mínimas que sugerem que *C. perfringens* tipo A, *Helicobacter pylori* ou *Campylobacter* spp. estejam envolvidos na formação de úlceras.[4]

A relação entre *bolas de pelos abomasais* e úlcera abomasal perfurante em bezerros de corte não desmamados com menos de 4 meses de idade foi avaliada. Por muitos anos, acreditava-se que bolas de pelos no abomaso causavam abrasão na mucosa, iniciando um processo ulcerogênico, eventualmente culminando em uma úlcera perfurante. Contudo, encontrar bolas de pelos no abomaso de bezerros de corte lactentes com úlcera perfurante não necessariamente significa que as bolas de pelos causaram a úlcera. Bolas de pelos estão presentes no abomaso da mesma classe de bezerros que morreram por outras doenças não relacionadas com o abomaso. Bezerros com menos de 1 mês de idade que morreram por úlcera apresentavam quase quatro vezes mais chances de apresentarem bolas de pelos abomasais do que bezerros que morreram por outras doenças. Essa relação não existe em bezerros mais velhos, com mais de 30 dias de idade, nos quais aproximadamente 60% de todos os casos, independentemente da causa de morte, apresentavam bolas de pelos abomasais. A prevalência de bolas de pelos em bezerros mais jovens e mais velhos foi de 58% e 57%, respectivamente; nos bezerros mais velhos sem úlceras, foi de 63%. A prevalência de bolas de pelos em bezerros jovens sem úlceras foi de 20%.

Dois fatores podem contribuir para a menor prevalência em bezerros jovens sem úlceras. Primeiro, mais da metade (55%) dos bezerros sem úlcera morreram nas primeiras poucas semanas de vida, quando comparados a apenas 12,5% daqueles com úlceras. Portanto, bezerros no grupo com úlcera apresentavam mais tempo para desenvolver bolas de pelos abomasais. Em segundo lugar, a maioria (68%) dos bezerros morreu de enterite e sepse, o que torna menos provável que eles apresentassem comportamento de amamentação normal, que envolve lamber úbere, o que resulta na ingestão de pelos. Apenas 57% dos bezerros que morreram por úlcera perfurada apresentavam bolas de pelos, o que indica que as bolas de pelos não são necessárias para o desenvolvimento das úlceras. As observações a campo de patologistas dão suporte a isso, uma vez que eles relatam que apenas 25% dos bezerros com úlcera perfurante apresentavam bolas de pelos abomasais. Outro argumento contra a teoria das bolas de pelos é que 89% das perfurações ocorreram no corpo do abomaso, uma região que tem musculatura pobremente desenvolvida e é incapaz de produzir fortes contrações peristálticas. Sugere-se que as forças de fricção fracas geradas nessa região poderiam exercer uma ação abrasiva sobre a superfície mucosa. Resumidamente, sugere-se que as bolas de pelos abomasais não são necessárias para que as úlceras abomasais se desenvolvam em bezerros de corte lactentes.

Fatores dietéticos em bezerros alimentados com leite ou sucedâneo do leite

A causa da alta prevalência de ulceração abomasal em bezerros de corte lactentes não é conhecida. O pH luminal abomasal baixo causado pela dieta tem sido proposto como fator possível. Experimentalmente, alimentar bezerros leiteiros (17 dias de vida) com leite integral de vaca resultou em menor pH abomasal luminal, quando comparado ao fornecimento de dois sucedâneos do leite diferentes (um apenas com proteína do leite e outro com proteína do leite e de soja). Levantou-se a hipótese de que mamar leite de vaca integral resulta em menor pH luminal abomasal médio e o jejum ou fornecimento infrequente dos sucedâneos do leite resulta em um período prolongado de pH luminal abomasal baixo, o que pode fornecer evidências quanto à ulceração abomasal primária em bezerros de corte lactentes. Isso pode estar relacionado com a ocorrência de ulceração abomasal em bezerros de corte lactentes após um período de clima inclemente, durante o qual o tempo e a frequência de amamentação podem ser diminuídos.

Úlceras abomasais secundárias

Úlceras abomasais ocorrem secundariamente a deslocamento abomasal à esquerda e à direita, compactação ou vólvulo abomasal, linfomatose e indigestão vagal ou não relacionado com outras enfermidades.

Patogênese

Qualquer lesão da mucosa gástrica permite a difusão de íons hidrogênio do lúmen para os tecidos da mucosa, além da difusão da pepsina para diferentes camadas da mucosa, resultando em ainda mais lesão. Pode haver apenas uma grande úlcera, mas, com maior frequência, evidenciam-se muitas úlceras agudas e crônicas.

A classificação das úlceras abomasais em bovinos está descrita a seguir.

Tipo 1 | Úlcera não perfurante

Nessa classificação, há penetração incompleta da parede abomasal, resultando em um grau mínimo de hemorragia intraluminal, espessamento abomasal focal ou serosite local. Úlceras crônicas não hemorrágicas comumente causam gastrite crônica. Essa categoria foi expandida para incluir erosões em um sistema de categorização modificado: 1a = erosão com defeito mínimo na mucosa; 1b = erosões mais profundas combinadas com hemorragia local e 1c = crateras com superfície coberta por detritos, fibrina e produtos inflamatórios. Contudo, as erosões são defeitos discretos na mucosa que não penetram na muscular da mucosa do abomaso, enquanto as úlceras penetram toda a espessura da mucosa e se estendem para a submucosa.

Tipo 2 | Úlcera que causa hemorragia grave

Com úlceras do tipo 2, a penetração da parede de um grande vaso abomasal, normalmente na submucosa, resulta em hemorragia intraluminal grave e anemia. Na ulceração aguda com erosão de um vaso sanguíneo, há hemorragia gástrica aguda com espasmo reflexo do piloro e acúmulo de líquido no abomaso, resultando em distensão, alcalose metabólica, hipocloremia, hipopotassemia e anemia hemorrágica. Normalmente em 24 h, há liberação de parte do conteúdo abomasal no intestino, resultando em melena. A concentração de cloretos ruminais pode aumentar em, aproximadamente, 40% das vacas com úlcera hemorrágica, o que sugere refluxo abomasal de ácido dentro do rúmen.

A atividade plasmática de gastrina aumenta significativamente em bovinos com úlceras abomasais hemorrágicas.

Tipo 3 | Úlcera perfurante com peritonite local aguda

Nessa classificação, há penetração de toda a espessura da parede abomasal, resultando em extravasamento do conteúdo abomasal. A peritonite resultante fica localizada na região da perfuração por aderências das porções envolvidas do abomaso e de vísceras adjacentes, omento, superfície peritoneal ou diafragma. Bursite omental e empiema podem se desenvolver com acúmulo de uma grande quantidade de exsudato e restos necróticos na cavidade omental. Em casos raros, a acidez abomasal pode erodir pelo diafragma causando uma fístula abomaso-pleural.

Tipo 4 | Úlcera perfurante com peritonite difusa

Com a úlcera abomasal do tipo 4, há penetração de toda a espessura da parede abomasal, resultando em extravasamento do conteúdo abomasal. A peritonite resultante não é localizada na região da perfuração, portanto a ingesta se dissemina difusamente pela cavidade peritoneal.

Em bezerros de corte lactentes, aproximadamente 90% das úlceras abomasais perfuradas surgem no corpo do abomaso, com propensão para a curvatura maior. Em alguns bezerros, as úlceras são subclínicas e os fatores que determinam o quão grandes ou profundas as úlceras se tornarão são desconhecidos. Com base em estudos de abatedouros, é evidente que as úlceras abomasais cicatrizarão com a formação de cicatrizes.

Achados clínicos

A síndrome clínica varia conforme a ulceração é complicada por hemorragia ou perfuração. Os achados clínicos importantes de úlceras abomasais hemorrágicas em bovinos são *dor abdominal*, *melena* e *membranas mucosas pálidas*. Pelo menos um desses achados clínicos está presente em, aproximadamente, 70% dos bovinos com úlcera abomasal. A taxa de mortalidade de bovinos com úlceras dos tipos 1, 2, 3 ou 4 é de 25%, 100%, 50% e 100%, respectivamente. Na forma clínica comum de úlceras abomasais hemorrágicas, *há início súbito de anorexia, dor abdominal branda, taquicardia (90 a 100 bpm), produção de leite intensamente diminuída* e *melena*. Hemorragia aguda pode ser grave o suficiente para levar à morte em menos de 24 h. Mais comumente, há hemorragia subaguda no decorrer de um período de alguns dias, com o desenvolvimento de anemia hemorrágica. As fezes normalmente são escassas, enegrecidas e alcatroadas. Há surtos ocasionais de diarreia. Melena pode estar presente por 4 a 6 dias, tempo após o qual a vaca normalmente começa a se recuperar ou desenvolverá um estágio de ulceração crônica sem evidência de hemorragia.

Melena é o sinal mais patognomônico da hemorragia aguda do abomaso. Contudo, a presença de fezes de coloração normal não exclui úlceras crônicas não hemorrágicas, que podem ser a causa de indigestão intratável. O uso de *teste do sangue oculto nas fezes* auxiliará na diferenciação de casos ambíguos. Ulceração abomasal secundária a linfoma do abomaso é caracterizada por diarreia crônica e melena. As úlceras não cicatrizam.

Em alguns casos, *o abomaso está acentuadamente distendido* e *sons de chapinhar em líquido* são audíveis na sucussão, similares àqueles da DAD. Desidratação moderada é comum, e vacas acometidas em geral brincam continuamente com a água e rangem seus dentes com frequência. O prognóstico da ulceração crônica é desfavorável em razão da presença de muitas úlceras e do desenvolvimento de atonia abomasal crônica. Algumas vacas melhoram temporariamente, mas recidivam vários dias depois e falham em se recuperar de forma permanente. Ulceração duodenal e abscessos abdominais também foram descritos.

Perfuração da úlcera

A perfuração de uma úlcera normalmente é seguida por *peritonite local aguda*, a não ser que o abomaso esteja cheio e se rompa, quando *peritonite aguda difusa* e choque resultam em morte em algumas horas. Com o desenvolvimento de peritonite local, com ou sem aderência do omento, há doença crônica acompanhada por febre flutuante, anorexia e diarreia intermitente. Isso é comum em vacas-leiteiras no período pós-parto imediato. A dor pode ser detectável à palpação profunda do abdome e o abomaso distendido preenchido por líquido pode ser palpável atrás do arco costal direito. A formação de abscessos periabomasais pode ocorrer após a perfuração da úlcera, e é similar à peritonite local.

Distensão abdominal e dor abdominal são comuns em bezerros com úlcera abomasal perfurada.

Bezerros de corte lactentes

Bezerros com ulceração abomasal podem apresentar abomaso distendido e preenchido por gás e líquido, que é palpável atrás do arco costal direito. A palpação profunda pode revelar dor abdominal associada à peritonite local, causada pela úlcera perfurada. A não ser que a ulcera abomasal se estenda para a serosa, é improvável que ela possa ser detectada por palpação profunda. Muitos casos de úlceras abomasais, principalmente em bezerros, não causam doença aparente.

Patologia clínica

Melena

A coloração marrom-escura a enegrecida das fezes normalmente é suficiente como indicação de hemorragia gástrica, mas testes para sangue oculto podem ser necessários. Os resultados de experimentos que simulam hemorragia abomasal indicam que o tempo de trânsito para que o sangue se mova do abomaso para o reto varia de 7 a 19 h. Os testes de sangue oculto disponíveis podem não detectar a hemorragia abomasal lenta em qualquer amostra. Essa limitação pode ser superada pelo teste de várias amostras de fezes no decorrer de um período de 2 a 4 dias, e a leitura de múltiplos esfregaços por amostra. A sensibilidade do teste de sangue oculto aumenta após as amostras de fezes serem armazenadas em temperatura ambiente por 2 dias. O valor preditivo do teste de sangue oculto pode ser um indicador diagnóstico mais confiável de doença abomasal do que a dor abdominal ou a presença de anemia. Quando a perfuração ocorre com peritonite local aguda, há neutrofilia com desvio à esquerda regenerativo por alguns dias, após os quais a contagem total e diferencial de leucócitos pode ser normal.

Hemograma

Na hemorragia gástrica aguda, há anemia hemorrágica aguda.

Concentração plasmática de gastrina e pepsinogênio

A concentração plasmática de gastrina aumenta significativamente em bovinos com úlcera abomasal hemorrágica. A concentração média de gastrina plasmática em bovinos saudáveis é de 103 pg/mℓ; em bovinos com úlcera abomasal hemorrágica, é de, em média, 1.213 pg/mℓ.

A concentração sérica de pepsinogênio > 5,5 UI/ℓ indica úlceras abomasais em vacas com o controle anti-helmíntico adequado.[5] Contudo, a sensibilidade do teste (0,65), a especificidade (0,81) e a área sob a curva característica de resposta operacional (0,77) não são altas o suficiente para torná-la clinicamente útil como teste, principalmente quando aplicada a bovinos cujo programa de controle de parasitas é desconhecido. Em contrapartida, o pepsinogênio sérico não parece ser indicativo da presença de úlceras abomasais em ovinos.[6]

Microbiologia

O microbioma de úlceras abomasais foi investigado recentemente usando pirosequenciamento. Úlceras abomasais contêm uma alta diversidade e riqueza de espécies de bactérias abomasais, incluindo os seguintes gêneros: *Helicobacter*, *Acetobacter*, *Lactobacillus* e filotipos semelhantes a *Mycoplasma*.[7] De forma interessante, nenhuma diferença nas comunidades microbiológicas aderidas à mucosa abomasal foi detectada entre as úlceras abomasais e a mucosa com morfologia normal.

Achados de necropsia

A ulceração é mais comum ao longo da curvatura maior do abomaso. Há uma preferência distinta para que a maioria das úlceras ocorra na região mais ventral da área fúndica, com poucas úlceras presentes na borda entre as regiões fúndica e pilórica. As úlceras normalmente são profundas e bem definidas, mas podem ser preenchidas por coágulos de sangue ou material necrótico e, com frequência, contêm micélios de fungos, que podem ter etiologia relevante em bezerros. As úlceras medirão de alguns milímetros a 5 cm de diâmetro, e são redondas ou ovais, com a dimensão maior normalmente paralela ao eixo longo do abomaso. Em úlceras hemorrágicas, a artéria acometida normalmente é visível após a úlcera ser limpa.

A maioria dos casos de perfuração em bovinos é obliterada pelo omento, com a formação de uma grande cavidade com 12 a 15 cm de diâmetro na cavidade peritoneal que contém sangue degenerado e restos necróticos. O material dessa cavidade pode se infiltrar amplamente através da gordura omental. As aderências podem se formar entre a úlcera e os órgãos adjacentes ou a parede abdominal (bursite omental e enfisema omental). Múltiplos fitobezoares são comuns no abomaso de bezerros de corte com úlceras abomasais. As mudanças na mucosa associadas à ulceração abomasal em vitelos revelam um aumento na profundidade da mucosa, com perda de mucinas na região das erosões e úlceras.

Diagnóstico diferencial

- Ulceração abomasal aguda em bovinos adultos é caracterizada por dor abdominal, melena e palidez. A melena pode não ser evidente por 18 a 24 h após o início da hemorragia. O exame do abdome direito pode revelar um abomaso distendido e um gemido à palpação profunda sobre o abomaso, caudal ao esternoxifoide do lado direito. Taquicardia é comum
- Ulceração duodenal pode causar melena e uma síndrome indistinguível da ulceração abomasal hemorrágica
- Ulceração abomasal crônica em bovinos adultos é difícil de diagnosticar clinicamente se a hemorragia não for suficiente para resultar em melena. Os achados clínicos de ulceração crônica são similares a muitas outras enfermidades dos pré-estômagos e do abomaso de bovinos adultos. Uma doença de vários dias de duração que cursa com inapetência, hipotonicidade ruminal, fezes escassas e desidratação é comum a muitas dessas doenças. A presença de sangue oculto nas fezes em animais com anemia hemorrágica sugere ulceração. A hemorragia pode ser intermitente, e testes de fezes repetidos para sangue oculto podem ser necessários. Um resultado positivo para sangue oculto pode ser causado por vólvulo abomasal, obstrução intestinal ou helmintos hematófagos
- Ulceração abomasal com perfuração e peritonite local é indistinguível de reticuloperitonite traumática aguda, a não ser que hemorragia e melena ocorram. Contudo, a dor abdominal provocada pela palpação profunda é mais intensa sobre o abdome inferior direito e no aspecto lateral da parede torácica inferior direita
- Ulceração abomasal com perfuração em bezerros de corte lactentes é caracterizada por início súbito de fraqueza, colapso, distensão abdominal moderada, choque e morte rápida. Deve ser diferenciada de outras causas de peritonite difusa e obstrução intestinal
- Ulceração abomasal crônica em bezerros de corte lactentes associada a bolas de pelos e abomasite crônica pela ingestão de areia e terra normalmente não pode ser diagnosticada como uma entidade à parte.

Tratamento

A abordagem de tratamento clínico conservador normalmente é usada para o tratamento de úlceras abomasais em bovinos.

Transfusões de sangue

Transfusões de sangue e fluidoterapia podem ser necessárias para ulceração hemorrágica aguda. A indicação mais confiável para uma transfusão sanguínea refere-se ao estado clínico do animal. Fraqueza, taquicardia e dispneia são indicações para transfusão de sangue. O hematócrito não fornece uma indicação adequada da magnitude de perda sanguínea, a não ser 4 h após o início da hemorragia. Por essa razão, embora seja importante determinar o hematócrito para obter um ponto de referência no tempo, um ponto de corte específico para a necessidade de transfusão sanguínea não pode ser determinado. No caso de perda sanguínea grave, doses de 20 mℓ/kg PC podem ser necessárias.

Coagulantes

Coagulantes parenterais são usados, mas têm valor duvidosos, abordados em detalhes no Capítulo 4.

Antiácidos

O objetivo do tratamento com antiácidos consiste em criar um ambiente favorável à cicatrização das úlceras. Isso pode ser feito diminuindo a secreção ácida (administração oral ou parenteral de antagonistas de receptores de histamina tipo-2 [antagonistas H_2] e inibidores de bomba de prótons) ou neutralizando os ácidos secretados (administração oral de hidróxido de magnésio e hidróxido de alumínio). A elevação do pH do conteúdo abomasal abole a atividade proteolítica da pepsina e diminui o efeito lesivo da acidez sobre a mucosa.

Antagonistas de receptores de histamina tipo-2

Esses compostos aumentam o pH gástrico por meio de antagonismo seletivo e competitivo com a histamina no receptor H_2 na membrana basolateral das células parietais, diminuindo a secreção ácida. Antagonistas de receptores H_2 são caracterizados farmacologicamente por sua capacidade de inibir a secreção ácida gástrica e cineticamente por sua similaridade na absorção, distribuição e eliminação.

Cimetidina e ranitidina são antagonistas H_2 sintéticos que inibem a secreção ácida gástrica basal, bem como a secreção estimulada pela pentagastrina e estimulada por colinérgicos. Ambas têm sido extensivamente usadas para tratar úlceras gástricas em muitas espécies, incluindo equinos, cães e humanos. A administração oral e parenteral de cimetidina e ranitidina aumenta o pH abomasal em ovinos e bovinos. Doses altas de cimetidina (20 mg/kg PC IV ou 50 a 100 mg/kg VO) aumentam o pH abomasal em cordeiros desmamados por mais de 2 h. A administração oral diária de cimetidina (10 mg/kg PC por 30 dias) para vitelos pode facilitar a cicatrização de úlceras abomasais. Uma vez que a ranitidina é três a quatro vezes mais potente que a cimetidina, resultados de estudos em ruminantes sugerem que a administração oral de cimetidina (50 a 100 mg/kg) e ranitidina (10 a 50 mg/kg) pode aumentar o pH do abomasal em bezerros alimentados com leite.

Experimentalmente, a administração oral de cimetidina (50 mg/kg ou 100 mg/kg a cada 8 h) e ranitidina (10 ou 50 mg/kg a cada 8 h) para bezerros normais alimentados com sucedâneo do leite causou aumento dose-dependente significativo do pH luminal abomasal médio durante 24 h. Contudo, os efeitos desses agentes não foram avaliados em bezerros com úlcera abomasal diagnosticada.

Agentes alcalinizantes

Compostos como hidróxido de magnésio e hidróxido de alumínio são bases fracas que têm efeito direto na acidez gástrica por meio da neutralização dos ácidos secretados. O hidróxido de alumínio absorve diretamente a pepsina, diminuindo a sua atividade proteolítica no estômago. Ambos os compostos se ligam a ácidos biliares, protegendo contra a ulceração induzida pelo refluxo biliar.

Experimentalmente, a administração oral de preparações disponíveis comercialmente contendo hidróxido de alumínio e hidróxido de magnésio para bezerros alimentados com sucedâneo do leite resultou em aumento a curto prazo do pH luminal abomasal. Contudo, como com os antagonistas sintéticos H_2, a eficácia dessas bases fracas para auxiliar no tratamento de bezerros com úlceras abomasais não foi determinada.

Óxido de magnésio (500 a 800 g por 450 kg de peso vivo diariamente por 2 a 4 dias) tem sido utilizado de forma bem-sucedida empiricamente em alguns casos de ulceração abomasal em bovinos adultos. A injeção ou infusão do antiácido diretamente no abomaso seria provavelmente muito mais efetiva, mas injeções no abomaso através da parede abdominal não são completamente confiáveis. Uma cânula abomasal colocada pela parede abdominal pode fornecer um meio de assegurar a infusão de antiácidos diretamente no abomaso.

Caulim e pectina

Doses grandes de misturas líquidas de caulim e pectina (2 a 3 ℓ, 2 vezes/dia para vacas adultas) para cobrir as úlceras ou minimizar ainda mais a ulcerogênese foram sugeridas e usadas com sucesso limitado. Esse tratamento não é mais recomendado.

Excisão cirúrgica

A excisão cirúrgica de úlceras abomasais foi tentada, com sucesso limitado. A presença de múltiplas úlceras pode requerer a excisão radical de uma grande porção da mucosa abomasal, e a hemorragia normalmente é considerável. Laparotomia e abomasotomia exploratória são necessárias para determinar a presença e a localização da úlcera. O critério diagnóstico para decidir realizar a cirurgia não foi descrito, o que dificulta a seleção de casos com prognóstico favorável. Animais valiosos com evidência clínica de ulceração crônica ou aqueles que recidivam devem ser considerados para a correção cirúrgica. A correção cirúrgica de úlceras abomasais perfuradas em bezerros é possível e eventualmente bem-sucedida.

Prevenção

Recomendações para prevenção de ulceração abomasal em bovinos não podem ser dadas, uma vez que sua etiologia é pouco compreendida.

LEITURA COMPLEMENTAR

Marshall TS. Abomasal ulceration and tympany of calves. Vet Clin North Am Food Anim Pract. 2009; 25:209-220.

REFERÊNCIAS BIBLIOGRÁFICAS

1. Kureljušić B, et al. Acta Veterinaria (Beograd). 2013;63:237.
2. Mostaghni K, et al. Comp Clin Pathol. 2008;17:81.
3. Sasaki H, et al. J Vet Diagn Invest. 2012;24:804.
4. Valgaeren BR, et al. Vet Rec. 2013;172:269.
5. Mesarič M. Veterinarski Arhiv. 2005;75:111.
6. Hajimohammadi A, et al. Vet Med (Praha). 2010; 55:311.
7. Hund A, et al. Vet Microbiol. 2015;177:132.

Bursite omental

A inflamação da bolsa omental é rara, normalmente em bovinos de leite. As causas incluem úlceras abomasais perfuradas na parede medial do abomaso, penetração da parede ventral do saco cego do rúmen, penetração do retículo por um corpo estranho, disseminação de infecção umbilical para o omento maior, extensão de um abscesso abdominal e peritonite localizada, com subsequente disseminação para bolsa omental secundária à parametrite pós-parto. A inflamação da bursa resulta no acúmulo de exsudato inflamatório na cavidade bursal, que aumenta além da sua capacidade normal. Pode haver também ruptura das folhas do omento maior, resultando em peritonite difusa, íleo ou obstrução funcional dos intestinos.

Achados clínicos incluem anorexia de vários dias de duração, toxemia crônica, desidratação e *distensão abdominal*, principalmente do flanco inferior direito.[1] Sons de chapinhar em líquido podem ser audíveis à auscultação e à percussão do flanco direito. No exame retal em um pequeno número de casos, uma grande massa amorfa e esponjosa pode ser palpável anteriormente à entrada pélvica no quadrante superior direito do abdome. O líquido peritoneal pode revelar evidências de inflamação supurativa crônica. Neutrofilia e um aumento na concentração sérica de fibrinogênio são comuns. Pode também haver alcalose metabólica com hipocloremia e hipopotassemia. A maioria dos casos requer laparotomia exploratória pelo flanco direito para realização do diagnóstico.

O tratamento consiste em drenagem cirúrgica e terapia a longo prazo com antimicrobianos. O tratamento bem-sucedido é incomum, mas possível. À necropsia, há peritonite fibrinosa e necrosante difusa e grande acúmulo de exsudato purulento na bolsa omental.

REFERÊNCIA BIBLIOGRÁFICA

1. Sardari K. Comp Clin Pathol. 2007;16:285.

Timpanismo abomasal em bezerros e cordeiros

O timpanismo abomasal ou distensão grave ocorre em bezerros e cordeiros alimentados com dieta à base de sucedâneo do leite. A incidência parece ter aumentado recentemente na América do Norte, tendo sido atribuída ao aumento do uso de sucedâneos do leite com base em proteína do leite, que apresentam alto teor de sal e, portanto, alta osmolaridade quando fornecido. Ambos os fatores têm mostrado diminuir a taxa de esvaziamento abomasal em bezerros.[1,2] Sistemas de alimentação que permitem que os bezerros ou cordeiros bebam grandes quantidades de sucedâneo do leite em intervalos infrequentes predispõem ao timpanismo abomasal. Essa situação pode ocorrer sob a alimentação *ad libitum*, quando o suprimento de sucedâneo do leite é mantido a aproximadamente 15°C ou mais, e particularmente se não estiver disponível por muitas horas. Cordeiros alimentados com sucedâneo do leite morno à vontade, 2 vezes/dia, parecem ser muitos susceptíveis ao timpanismo abomasal. A alimentação *ad libitum* de sucedâneo do leite frio que contém pouco ou nenhum ingrediente insolúvel e é adequadamente refrigerado resulta em pouco ou nenhum timpanismo.

Acredita-se que a patogênese do timpanismo abomasal seja associada ao preenchimento súbito do abomaso com menor taxa de esvaziamento abomasal, seguida pela proliferação de organismos formadores de gás, como *C. perfringens* tipo A, *Sarcina ventriculi* ou *Lactobacillus* spp., que liberam uma quantidade excessiva de gás que não pode escapar do abomaso. Acredita-se que a administração de soluções com alto teor de glicose ou alta osmolalidade seja associada a ocorrência da doença, uma vez que ambas diminuem a taxa de esvaziamento abomasal em bezerros alimentados com leite.[1,2] A doença foi reproduzida em bezerros da raça Holandesa alimentados com leite por meio do uso de *drenches* de sucedâneo do leite que continham uma mistura de carboidratos como amido de milho e glicose dissolvidos em água.[3] A distensão abomasal grave causa compressão das vísceras torácicas e abdominais e dos seus vasos sanguíneos. Isso resulta em asfixia e falência circulatória aguda causada pela falta de retorno venoso. Os bezerros e cordeiros acometidos ficarão acentuadamente distendidos em 1 h após alimentação e morrerão em alguns minutos após a distensão do abdome ser clinicamente óbvia. Na necropsia, o abomaso está acentuadamente distendido com gás, líquido e sucedâneo do leite, normalmente não coagulado. A mucosa abomasal está hiperêmica.

Timpanismo abomasal, hemorragia e úlceras ocorrem em cordeiro jovens na Noruega imediatamente antes de serem soltos a pasto. Os cordeiros acometidos têm 3 a 4 semanas de idade e, aproximadamente 1 semana antes de desenvolverem timpanismo abomasal, apresentavam teores séricos de ferro significativamente menores que os cordeiros não afetados. A administração de ferro dextrana para cordeiros durante suas primeiras semanas de vida diminuiu a incidência de timpanismo abomasal, o que sugere que a deficiência de ferro pode ser um fator predisponente que resulta em pica. O alojamento desses cordeiros em pisos que acumulam restos quando a silagem é usada como forrageira compreende um fator epidemiológico predisponente. Supõe-se que cordeiros afetados comam cama contaminada com fezes, o que pode resultar no crescimento de uma microflora anormal produtora de gás no abomaso. Uma associação similar com material fecal foi observada em um surto de timpanismo abomasal em bezerros leiteiros.[4] Os bezerros acometidos morreram subitamente com timpanismo abomasal e enfisema, e *C. perfringens* tipo A foi cultivado do *pool* de colostro que era fornecido aos bezerros, do balde que era usado para coletar colostro e das paredes do refrigerador usado para armazenar o colostro.

Os principais achados clínicos são timpanismo e cólica. Há dor abdominal grave com o estiramento dos membros pélvicos, cauda levantada, tentativas repetidas de defecar e anorexia. Bezerros e cordeiros não tratados morrem em algumas horas, mas alguns são encontrados mortos sem apresentar qualquer sinal clínico. Alguns cordeiros estão anêmicos e apresentam melena.

Na necropsia, há timpanismo e hemorragia abomasais, bem como ulceração. Os cordeiros com úlceras têm maior frequência de tricobezoares do que os casos sem úlceras ou os controles. Bactérias semelhantes à *Sarcina* foram encontradas em cortes e em esfregaços do abomaso em 79% dos casos.[5] *C. fallax* e *C. sordelli* também foram cultivados em alguns casos, mas sua relevância na etiologia é incerta.

O tratamento bem-sucedido de bezerros foi relatado, colocando-os em decúbito dorsal, inserindo uma agulha de grande diâmetro (como 14 G) no abomaso para aliviar a distensão por gás. O posicionamento em decúbito dorsal é considerado a chave para o sucesso, uma vez que tentativas de desinflar o timpanismo por via percutânea com o bezerro em posição quadrupedal, com frequência, são inefetivas e podem facilitar o extravasamento de conteúdo abomasal para o abdome. Os bezerros devem receber antibióticos parenterais com boa eficácia contra bactérias como *Clostridium* spp., como penicilina procaína (22.000 UI/kg PC, IM, diariamente).

Medidas de controle efetivas parecem incluir boa higiene relacionada com os utensílios e equipamentos de alimentação para prevenir a ingestão de *Clostridium* spp., minimizar a ingestão de material fecal e fornecer refeições pequenas e frequentes, e não refeições grandes de forma infrequente.

LEITURA COMPLEMENTAR

Marshall TM. Abomasal ulceration and tympany of calves. Vet Clin North Am Food Anim Pract. 2009; 25:209-220.

REFERÊNCIAS BIBLIOGRÁFICAS

1. Nouri M, Constable PD. J Vet Intern Med. 2006; 20:620.
2. Sen I, et al. Am J Vet Res. 2006;67:1377.
3. Panciera RJ, et al. J Vet Diagn Invest. 2007;19:392.
4. van Kruiningen HJ, et al. Can Vet J. 2009;50:857.
5. Edwards GT, et al. Vet Rec. 2008;163:391.

DOENÇAS DOS INTESTINOS DE RUMINANTES

Obstrução do intestino delgado e grosso em bovinos

Obstruções do intestino delgado e do intestino grosso em bovinos incluem bloqueios luminais, intussuscepção, vólvulo e estrangulamento. Os achados clínicos característicos são anorexia, dor abdominal, ausência de fezes, eliminação de fezes escuras com sangue e muco, desidratação e desequilíbrio ácido-base e morte se a obstrução física não for tratada.

Sinopse

- Etiologia: obstrução física do intestino causada por bloqueios luminais, intussuscepção, vólvulo mesentérico e estrangulamento
- Epidemiologia: incomum, mas ocorre
- Achados clínicos: dor abdominal (abertura dos membros pélvicos, estiramento e escoiceamento do abdome), fezes escassas ou ausentes, as fezes podem estar tingidas por sangue, estase ruminal, distensão do abdome (estágios posteriores), distensão de alças intestinais, desidratação progressiva e toxemia, levando a choque e decúbito
- Patologia clínica: alcalose metabólica hiperclorêmica hipopotassêmica, hemoconcentração
- Lesões: intussuscepção, vólvulo, estrangulamento e obstrução intraluminal
- Confirmação do diagnóstico: laparotomia
- Diagnóstico diferencial
  - Bovinos adultos: peritonite difusa, peritonite aguda local, úlceras abomasais, deslocamento abomasal à direita, vólvulo abomasal, sobrecarga por grãos, íleo duodenal e obstrução uretral em ruminantes machos
  - Bezerros com menos de 2 meses de idade: dilatação abomasal – origem dietética, vólvulo abomasal, úlcera abomasal perfurada, intussuscepção, vólvulo na raiz do mesentério, peritonite aguda difusa e enterite hiperaguda a aguda
- Tratamento: correção cirúrgica
- Controle: nenhum confiável.

Etiologia e epidemiologia

As causas mais comuns são acidentes intestinais – vólvulo, intussuscepção e estrangulamento – nos quais há *oclusão física do lúmen intestinal*. Uma *obstrução funcional* ocorre com íleo paralítico local ou geral; o lúmen permanece fisicamente patente, mas não há passagem de ingesta. Existem três grupos de causas comuns:

- Obstrução física do lúmen intestinal, com infarto do segmento afetado do intestino (*acidentes intestinais*)

- Obstrução física do lúmen intestinal (*bloqueios luminais*)
- Obstruções funcionais sem a passagem de conteúdo intestinal, mas com o lúmen ainda patente (*íleo paralítico*).

Acidentes intestinais

Vólvulo

Vólvulo do intestino delgado é raro e esporádico em bovinos, mais comum em vacas-leiteiras do que em gado de corte. Não é mais frequente em bezerros que em adultos, mas pode haver menor risco em bovinos com mais de 7 anos de idade, quando comparado a bezerros com menos de 2 meses de idade.

Vólvulo mesentérico é mais comum em bezerros e em bovinos jovens, por exemplo, cólon espiral no seu mesentério. Como no vólvulo cecocólico, o cólon pode estar dilatado antes do desenvolvimento do vólvulo. Um caso foi descrito em uma vaca adulta, que se recuperou após a cirurgia.

Vólvulo da flexura sigmoide duodenal foi relatado recentemente em vacas-leiteiras.[1] A maioria dos animais acometidos foi submetida a omentopexia e piloropexia pelo flanco direito, 1 a 2 anos antes, e é provável que o local da omentopexia tenha alterado a localização anatômica normal do duodeno cranial, predispondo essa seção do duodeno ao acúmulo de ingesta e vólvulo subsequente. Os achados clínicos nesses bovinos assemelhavam-se a DAD ou VA. O ducto biliar comum está incluído no vólvulo, causando obstrução do fluxo biliar e aumento da vesícula biliar, que pode ser visível ultrassonograficamente.

Intussuscepção

Intussuscepções são raras em bovinos e mais comuns em bezerros com menos de 2 meses de idade. A alta prevalência de diarreia causada por enterite em bezerros sugere que a enterite pode constituir um fator de risco para essa faixa etária.

Quatro tipos de intussuscepção são reconhecidos em bovinos:

- Entérica: envolve os segmentos de intestino delgado, normalmente o jejuno distal ou íleo, que se invaginam entre si. É mais comum em adultos, com o jejuno distal sendo mais usualmente afetado, em razão do seu comprimento e da mobilidade das suas ligações mesentéricas. A alta incidência de *intussuscepção jejunojejunal* em bovinos foi atribuída ao comprimento e à mobilidade das ligações mesentérica jejunais, especialmente no terço distal (Figura 8.20). A presença de uma massa na parede intestinal pode facilitar a formação de intussuscepção, e há um relato de intussuscepção associada a adenocarcinoma jejunal em uma vaca-leiteira[2]
- Ileocólica: com esse tipo, o íleo invagina dentro do ceco ou no cólon proximal na junção cecocólica
- Cecocólica: ocorre com a invaginação do ápice do ceco no cólon proximal
- Colônica: invaginação do cólon proximal, ou algumas vezes do cólon espiral, ocorre no segmento mais distal. Um relato de intussuscepção do cólon espiral identificou tecido de granulação fibroseroso como causa predisponente provável.[3]

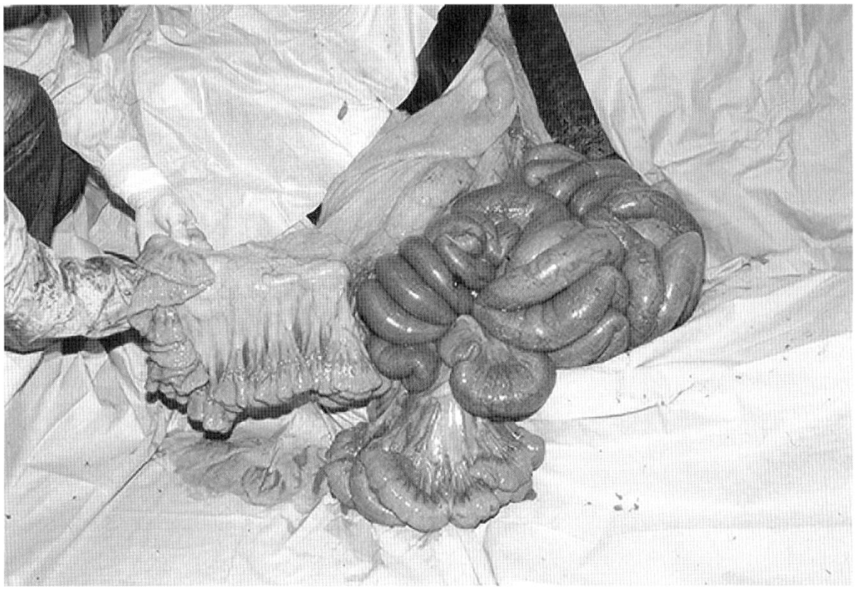

Figura 8.20 Intussuscepção jejunal em uma vaca Holandês-Frísio adulta. A vaca está em decúbito esternal com a cabeça para a direita. Uma incisão no flanco direito foi realizada e grande parte do intestino delgado exteriorizada. O cirurgião está segurando o jejuno, que está vazio, assim como o ceco (acima). A maioria do jejuno está acentuadamente distendida com líquido, e o mesentério está envolto em um nó no centro da figura, localização de uma grande intussuscepção. (Esta figura encontra-se reproduzida em cores no Encarte.)

Os três últimos não são comuns em bovinos adultos, presumivelmente porque os depósitos de gordura mesentérica e o ligamento ileocólico estabilizam o intestino. Em bezerros, a incidência de intussuscepção é mais uniformemente distribuída entre os quatro tipos, presumivelmente em razão da natureza fina e frágil do mesentério, que pode ser mais suscetível a rupturas sob tensão e permitir o aumento da movimentação dos segmentos adjacentes do intestino. Uma série de casos foi descrita em vacas com pólipos intestinais: pólipos na mucosa arrastaram um segmento do intestino para a invaginação na seção seguinte. Existe também a intussuscepção do cólon no cólon espiral e a intussuscepção do cólon espiral foi descrita em um touro adulto. Um relato de intussuscepção foi associado a adenocarcinoma transmural em uma vaca idosa.

Estrangulamento

Pode ocorrer por meio de lacerações mesentéricas, por uma banda vitelinoumbilical persistente, do ligamento ventral da bexiga, pelo ligamento lateral da bexiga de um touro ou por meio de aderências, especialmente entre o omento e um abscesso na artéria umbilical em animais jovens. A ruptura do mesentério do intestino delgado e o estrangulamento do intestino foram descritos em uma vaca adulta no período pós-parto. A persistência de úraco também pode ser a causa de estrangulamento intestinal em bovinos adultos. Foi relatada a herniação da região distal do jejuno na bexiga urinária parcialmente evertida de uma vaca adulta. Descreveu-se o estrangulamento do duodeno pelo útero no final da gestação em vacas. Todo o útero passou por um espaço entre o mesoduodeno e o duodeno, e o aumento do peso do útero levou ao estrangulamento do duodeno. O mesoduodeno e ambas as paredes do omento maior adjacentes à sua extremidade caudal não estavam conectados ao duodeno, provavelmente como resultado de uma malformação inibitória congênita. A torção do cólon sigmoide descendente foi identificada em uma vaca Pardo-Suíça de 5 anos de idade sem nenhum mesentério identificável na borda mesentérica.[4]

Torção intestinal foi descrita em bovinos machos recentemente castrados, usando o método aberto e a tração do cordão espermático. Quando o cordão espermático é puxado e seccionado durante a castração, ele pode retornar pelo anel inguinal e ficar enroscado ao redor do intestino delgado, causando obstrução física (Figura 8.21). Isso é considerado mais provável se o cordão espermático direito retrair para o abdome após a castração, mas existem relatos de aderências abdominais bilaterais.[5] Também é possível que a tração do cordão espermático lacere o folheto peritoneal do ducto deferente, que liga o ducto à parede abdominal, permitindo que alças intestinais passem por meio desse hiato e resultem em encarceramento.

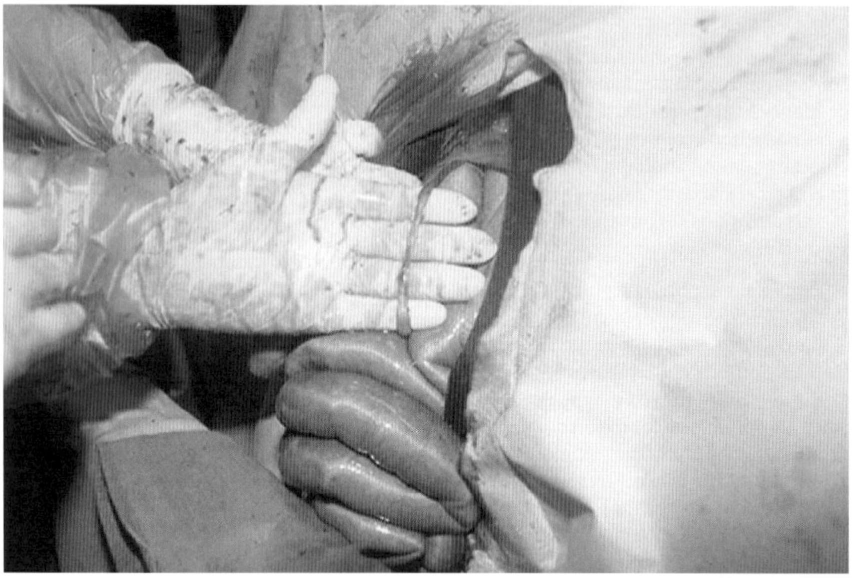

Figura 8.21 Encarceramento do jejuno por um remanescente do ducto deferente em um novilho Angus (o remanescente está sendo mostrado pelo cirurgião). O novilho estava em posição quadrupedal com a cabeça para a direita, tendo sido realizada uma laparotomia pelo flanco direito. Foi feita uma incisão no flanco direito sob anestesia regional e grande parte do jejuno estava distendida. (Esta figura encontra-se reproduzida em cores no Encarte.)

Estenose por compressão

Pode surgir de um coágulo sanguíneo no sítio de formação de um corpo lúteo em um ovário, ou por duodenite traumática causada por migração de um corpo estranho metálico.

Dilatação do ceco

A dilatação cecal pode ser seguida por vólvulo cecocólico (ver dilatação cecal e vólvulo cecocólico neste capítulo).

Bloqueios luminais

Pressão externa

Pode ocorrer pressão externa por necrose da gordura do mesentério e do omento, bem como por lipomas.

Compactação de íleo em vacas

Foi descrita em vacas Pardo-Suíças na Suíça. A causa não foi determinada, mas pode estar relacionada com influências sazonais e alimentação de inverno com ração à base de feno.

Bolas de fibras e fitobezoares

Podem ser comuns em regiões nas quais alimentos fibrosos, por exemplo, *Romulea bulbocodium*, ou podas de árvores formam grande parte da dieta. A capacidade de *R. bulbocodium* em sobreviver a outonos secos e dominar os pastos assegura que muitas bolas de fibras se desenvolvam no abomaso durante o outono. Obstruções não ocorrem até a próxima primavera, quando os pastos são luxuriantes. A doença é comum no fim da gestação ou nas primeiras 2 semanas de lactação, após um período de atividade, como o estro. Bezoares passam nesse momento do abomaso para a primeira parte do duodeno, onde se aderem rapidamente.

Tricobezoares (bolas de pelos)

Em climas frios, os tricobezoares são a causa mais comum de obstrução. Bovinos confinados em áreas externas apresentam pelagem longa e lambem a si mesmos e aos outros animais, provavelmente ingerindo pelos. Foi descrita a obstrução do intestino delgado por bolas de pelos em bezerros de corte jovens.[3]

"Paralisia retal"

Em vacas próximas ao parto, pode ocorrer paralisia retal aparente, que causa constipação intestinal. A causa é desconhecida, mas considerada resultado da pressão do feto sobre os nervos pélvicos.

Íleo duodenal

É causado por obstrução ou compressão do duodeno e foi descrito em vacas adultas. O lúmen pode estar obstruído por fitobezoares e coágulos sanguíneos ou pode haver compressão ou aderência a um abscesso hepático.

Obstruções funcionais

Peritonite e hipocalcemia são duas causas comuns de obstrução funcional em bovinos.

Patogênese

Obstrução física

A obstrução física do intestino delgado de bovinos resulta na ausência de fezes, distensão do intestino cranial à obstrução com líquido e gás e dor abdominal aguda. A obstrução luminal pode ser causada por tricobezoares ou fitobezoares, ingestão de corpos estranhos, como bico de mamadeira[6], obstrução por coágulo de sangue luminal (ver a seção de "Jejunite hemorrágica" neste capítulo), compactação de alimentos secos no íleo[7], ou constrição e espasmo do lúmen jejunal por um divertículo jejunal.[8] Alcalose metabólica hipoclorêmica hipopotassêmica e desidratação normalmente estão presentes, principalmente com obstruções do intestino delgado proximal. A alcalose resulta do refluxo do intestino delgado e do abomaso no rúmen, com sequestro de ácido clorídrico no abomaso. O íleo do intestino delgado é uma das consequências mais comuns da obstrução, resultando em distensão e hipomotilidade cranial à obstrução. Os padrões de atividade mioelétrica durante a obstrução do intestino delgado são desorganizados no segmento oral à obstrução, caracterizados por picos de migração rápida prolongados e picos de grande amplitude que algumas vezes ocorrem agrupados. Isso provavelmente contribui para a dor abdominal intermitente.

A *compactação do íleo* em vacas Pardo-Suíças na Suíça é caracterizada clinicamente por anorexia, queda rápida na produção de leite e alguma evidência de cólica, incluindo mudança de peso de uma perna para outra e, ocasionalmente, escoiceamento do abdome.[7] O aspecto ventral do abdome está aumentado e em formato de pera, e a parede abdominal tensa está presente em algumas vacas. Um *ping* pode ser detectado sobre o abdome direito na maioria das vacas. As fezes no reto podem estar diminuídas em quantidade ou ausentes. Na palpação retal, alças dilatadas de intestino delgado normalmente são palpáveis. Na laparotomia, a compactação está situada na valva ileocecal, e há até 15 cm de compactação por ingesta no íleo proximal à junção ileocecal. A coloração da serosa do íleo e da região distal do jejuno é normal. A causa da compactação de íleo é atribuída à influência sazonais e à alimentação de inverno com ração à base de feno.[8]

Vólvulo e intussuscepção

Vólvulo do intestino delgado consiste na rotação de todo esse segmento intestinal, com ou sem o ceco e cólon espiral, ou apenas do terço distal do jejuno e da porção proximal do íleo sobre seu eixo mesentérico (chamado de *vólvulo flange*). O vólvulo resulta em distensão intestinal, comprometimento vascular, necrose intestinal e eventualmente morte, a não ser que seja corrigido cirurgicamente.

A *intussuscepção* refere-se à invaginação de uma porção do intestino dentro do lúmen de um segmento intestinal adjacente. Intussuscepção jejuno-jejunal é a forma mais comum em bovinos, embora casos isolados de intussuscepção ileocecal, ileocólica, cecocólica e colocólica também ocorram. Na maioria dos casos, a intussuscepção é única, mas intussuscepção dupla pode ocorrer. Há relatos de bovinos que sobrevivem após o esfacelamento de um intussuscepto, mas isso é raro, e a morte normalmente ocorre 5 a 8 dias após o início dos achados clínicos se a correção cirúrgica não for realizada.

Em geral, os efeitos dos acidentes intestinais em bovinos não são tão marcantes quanto em equinos. Nem a dor abdominal nem o colapso cardiovascular são tão graves em bovinos adultos quanto em equinos que apresentam lesões similares. A exceção é em bezerros, nos quais os efeitos são mais acentuados e rápidos. A distensão do abdome ocorre com frequência muito maior em bezerros que em bovinos adultos. O envolvimento de grandes segmentos do intestino como no vólvulo da raiz do mesentério pode resultar em acidose metabólica em razão do início rápido do choque. Necrose isquêmica da parede intestinal resulta em graus variados de gravidade da peritonite e em líquido peritoneal anormal que contém eritrócitos, leucócitos e aumento das proteínas séricas.

A hemorragia no trato intestinal no nível da obstrução resulta em passagem de pequena quantidade de sangue escurecido, que pode ser quase negro se a obstrução for mais oral no intestino delgado. Distensão dos intestinos com líquido e gás cranial à obstrução pode causar alguma distensão branda do abdome, mas principalmente se o intestino grosso estiver obstruído, como na torção do cólon espiral. A maior duração da doença e a depressão profunda que se desenvolvem sugerem que a endotoxemia, assim como em equinos, pode ser o agente letal, mas o curso é muito mais lento que em equinos.

O efeito da atividade mioelétrica do ceco e do segmento proximal do cólon ascendente sobre a motilidade desse segmento do intestino na obstrução experimental do intestino grosso em bovinos foi avaliado. A obstrução do cólon resulta em hipermotilidade pré-estenótica (complexo motor colônico) ou ondas peristálticas propulsivas prolongadas direcionadas ao local da obstrução. Isso pode representar um esforço do intestino para sobrepujar a obstrução, no intuito de reestabelecer a continuidade da passagem de ingesta.

Padrões de atividade mioelétrica no intestino delgado e grosso de vacas, oral e aboral a qualquer local de obstrução, foram mensurados. A atividade mioelétrica do íleo imediatamente oral a uma oclusão foi caracterizada por abolição do complexo mioelétrico migratório e um padrão constante de picos fortes e de longa duração. A atividade cíclica organizada ocorreu no intestino grosso apesar da interrupção completa dos complexos mioelétricos migratórios no intestino delgado, indicando a presença de mecanismos capazes de iniciar e regular padrões mioelétricos coordenados no intestino grosso, independentemente do intestino delgado.

Encarceramento

O intestino delgado pode ser encarcerado no forame epiploico[7] ou em uma laceração omental adquirida.[8-12] Um encarceramento pode seguir a herniação do útero gravídico dentro da bolsa omental.[13] O diagnóstico definitivo é feito durante a laparotomia pelo flanco direito.

Íleo duodenal

No *íleo duodenal* causado por obstrução do lúmen por fitobezoares ou compressão do duodeno por um abscesso hepático associado à reticuloperitonite traumática em vacas adultas, há refluxo abomasal e duodenal no rúmen, resultando em alcalose metabólica com hipocloremia e aumento do teor de cloretos ruminais. A obstrução causada por fitobezoares e abscessos hepáticos pode ocorrer em quase qualquer segmento do duodeno. O íleo resulta em diminuição acentuada da motilidade gastrintestinal e distensão dos pré-estômagos e abomaso causada pelo acúmulo de quantidade excessiva de líquidos, que resulta em desidratação. A dor abdominal é associada à distensão do duodeno. O íleo resulta em diminuição acentuada no movimento de ingesta e as fezes podem estar em quantidade acentuadamente diminuída. Foi descrita a obstrução duodenal causada por mal posicionamento da vesícula biliar em uma novilha.

Obstrução funcional

Na *obstrução funcional,* há íleo paralítico e aumento no tempo de trânsito da ingesta e das fezes. As fezes são escassas e não contêm sangue. O sequestro de líquidos nos intestinos pode resultar em graus variáveis de desidratação e alcalose metabólica com hipocloremia e hipopotassemia.

Achados clínicos

Achados gerais

Há um ataque inicial de dor abdominal aguda no qual o animal escoiceia seu abdome, muda de apoio constantemente nos membros pélvicos, deprime o dorso e pode urrar de dor.

A dor ocorre espasmodicamente e a intervalos curtos e regulares, ocasionalmente acompanhada por rolamento. Esse estágio de dor abdominal aguda normalmente passa em algumas horas (8 a 12), tempo durante o qual há anorexia e pouca ou nenhuma quantidade de fezes eliminada. Na dor abdominal subaguda, o animal pode assumir posição de cavalete e poupar o abdome (Figura 8.22). A temperatura e a frequência respiratória não estão relativamente afetadas e a frequência cardíaca pode ser normal ou aumentada, dependendo se os vasos sanguíneos estão ou não ocluídos. Se houver infarto de um segmento do intestino, surgirão sinais de choque endotóxico, incluindo baixa pressão sanguínea, frequência cardíaca muito rápida, fraqueza muscular e decúbito. Esses sinais estão ausentes em casos nos quais o suprimento sanguíneo do intestino não está comprometido. Por exemplo, no vólvulo cecocólico, a frequência cardíaca pode ser normal. Em todos os casos, com a progressão da doença e a desidratação se tornando mais grave, a frequência cardíaca aumenta e pode chegar a 100 bpm imediatamente antes da morte.

Quando a dor abdominal aguda cede, a vaca permanece deprimida, não ingere alimentos ou rumina, e não defeca. Circulação, temperatura e frequência respiratória normalmente estão dentro dos limites normais e a atividade ruminal varia. Na maioria dos casos, há estase ruminal completa, mas, em casos excepcionais, os movimentos continuarão, embora normalmente estejam bastantes diminuídos. O conteúdo ruminal está ressecado e firme à palpação pela parede abdominal.

Abdome

Está ligeiramente distendido em todos os casos. Em locais nos quais há distensão de alças intestinais, como no íleo causado por erro no manejo dietético, pode haver alguma distensão do abdome direito. Sons de chapinhar em líquido podem ser obtidos por baloteamento e auscultação simultânea sobre o abdome direito na maioria dos casos, e sobre o abdome esquerdo na minoria. Com a obstrução do piloro, os sons de chapinhar em líquido podem ser estimulados apenas do lado direito, imediatamente caudal ao arco costal e aproximadamente a meio caminho do seu comprimento. A regurgitação de ingesta líquida pelas narinas é comum.

Fezes

A característica das fezes é altamente variável. Nos estágios iniciais, serão normais, mas eliminadas com maior frequência e em pequena quantidade. Pode ser necessário realizar exame retal, uma vez que as fezes podem não ser eliminadas pelo ânus. Em alguns casos, haverá fezes endurecidas, normalmente cobertas por muco. Com frequência, há sangue, não como melena, mas como o sangue vermelho alterado na forma de uma pasta espessa vermelha, deixando fragmentos secos ao redor do ânus, especialmente na intussuscepção. O último material fecal é mais mucoide e pode consistir completamente em um tampão de muco (Figura 8.23). Em alguns casos de obstrução causada por bolas de fibras, o material fecal é pastoso, de odor repugnante e coloração amarelo-acinzentada.

Palpação retal

Quando há intussuscepção ou vólvulo do intestino delgado, os segmentos afetados normalmente são palpados no abdome inferior direito, mas o local varia com a natureza da obstrução. É importante verificar que nem toda obstrução intestinal pode

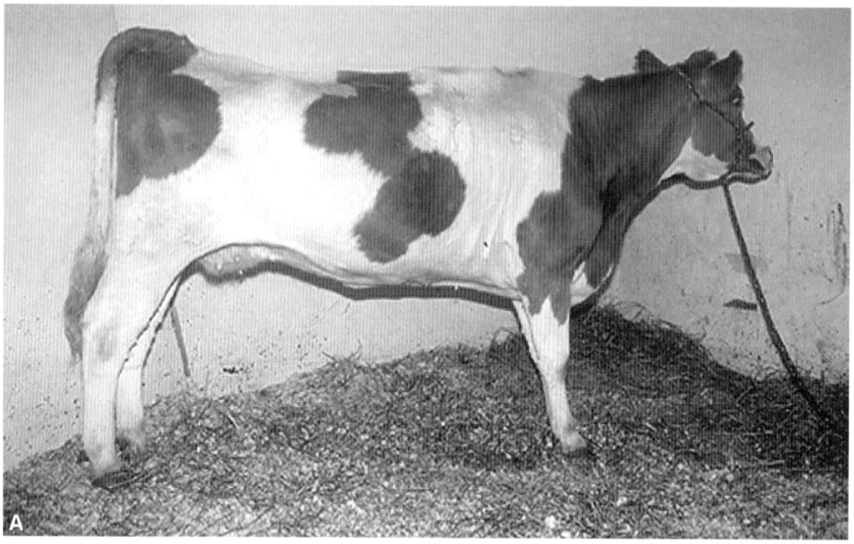

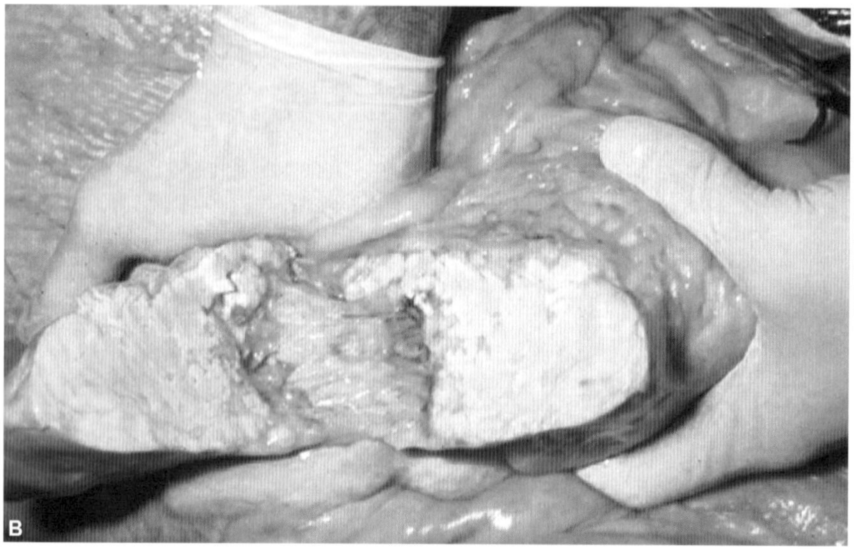

Figura 8.22 A. Vaca Simental apresentando sinais de dor abdominal subaguda, com as orelhas voltadas para a frente, expressão alerta e posição de cavalete. **B.** O mesentério jejunal continha múltiplas áreas e gordura endurecida, que ocluíam o lúmen intestinal. (Esta figura encontra-se reproduzida em cores no Encarte.)

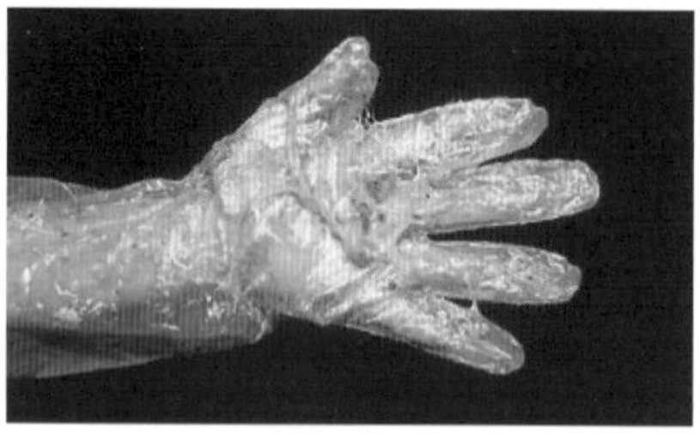

Figura 8.23 Conteúdo presente no reto de uma vaca com obstrução intestinal aguda causada por intussuscepção do jejuno. Há muito pouco material fecal evidente, e o conteúdo retal é predominantemente muco. (Esta figura encontra-se reproduzida em cores no Encarte.)

ser palpada VR, dependendo da localização do segmento intestinal acometido: aquelas na região anterior do abdome não são palpáveis, enquanto aquelas na região caudal do abdome podem sê-lo. Ademais, os segmentos afetados podem ou não ser palpáveis, e os segmentos adjacentes craniais à obstrução palpados como segmentos intestinais distendidos.

Na intussuscepção, o segmento afetado pode ser palpável em aproximadamente 20% dos casos, normalmente como uma massa longa, em formato de salsicha, de consistência firme, mas, se uma extensão maior do intestino estiver envolvida, uma espiral se desenvolve e é palpável como tal. No vólvulo, a alça intestinal pode estar pequena, macia e móvel. Em muitos casos, é possível acompanhar bandas mesentéricas bastante estiradas com trajeto dorsoventral na região média do abdome. A palpação de alças de intestino distendidas pode causar incômodo ao animal, principalmente nos estágios iniciais, e a distensão de muitas alças aumentar a pressão intra-abdominal ao ponto em que a entrada da mão além da pelve é difícil. Em alguns dias, o reto estará vazio, exceto pelo muco de coloração alcatroada e exsudato, e a inserção do braço normalmente causa dor e contrações abdominais vigorosas. A distensão de alças intestinais não é tão óbvia quanto em equinos com obstrução intestinal, e pode não ocorrer, a não ser que o cólon ou ceco estejam envolvidos.

Íleo duodenal

Em vacas adultas, é caracterizado por anorexia, depressão, desidratação, dor abdominal (andar cuidadoso, escoiceamento e estiramento, deitar e levantar com frequência), distensão ruminal e hipotonicidade, timpanismo moderado em alguns casos, fezes escassas e sons de chapinhar em líquido à auscultação e baloteamento do abdome direito. O exame retal pode revelar achados anormais ou pode mostrar o rúmen aumentado e em formato de L, e alças distendidas de intestino delgado. A ultrassonografia pode ser usada para visualizar o duodeno distendido no 10º a 12º espaços intercostais. Se apenas uma alça de intestino estiver visível, isso indica a distensão do duodeno; quando várias alças intestinais estão visíveis, isso indica íleo paralítico do jejuno ou do íleo. A obstrução duodenal causada por mal posicionamento da vesícula biliar em bovinos pode ser diagnosticada usando ultrassonografia abdominal e laparotomia.

Vólvulo do cólon espiral (vólvulo da raiz do mesentério)

Pode causar morte em menos de 24 h. Esse quadro se caracteriza por distensão do abdome direito e várias alças de intestino distendidas podem ser palpadas. Quando há dilatação cecal ou vólvulo cecocólico, normalmente existem alças intestinais acentuadamente distendidas, que se estendem horizontalmente pelo abdome, imediatamente cranial à pelve e caudal ou medialmente ao rúmen. Pode ser possível palpar o saco cego do ceco e, em casos que foram acometidos durante vários dias, o órgão também pode estar tão distendido por líquido e gás que pode ser visto pelo flanco direito, ou sons de líquido ser produzidos por baloteamento ou percussão e auscultação simultâneas. Raramente, o ceco distendido pode estar localizado na fossa paralombar esquerda, entre o rúmen e a parede abdominal, em uma posição que se assemelha à do DAE. É provável que a doença recidive na mesma vaca em anos subsequentes, e um caso de dilatação crônica que persistiu por 10 meses foi relatado.

Lipomas e necrose da gordura

Essas anormalidades geralmente são facilmente palpáveis como massas firmes, lobuladas que podem ser movidas manualmente. Elas podem circundar o reto. Um fitobezoar que causa obstrução pode ser palpável ao exame retal no abdome anterior direito. Normalmente, ele tem 5 a 15 cm de diâmetro, e é tão móvel que, quando tocado, pode sair do alcance imediatamente. Bovinos acometidos podem permanecer nesse estado por

6 a 8 dias, mas, durante esse tempo, há desenvolvimento gradual de abdome moderadamente aumentado e penduloso, toxemia profunda e aumento da frequência cardíaca. O animal entra em decúbito e morre ao final de 3 a 8 dias.

Patologia clínica

Os achados clinicopatológicos geralmente não são específicos e ajudam muito pouco no diagnóstico ou na avaliação do prognóstico pré-operatório; contudo, quanto mais proximal e completa a obstrução intestinal, mais grave a magnitude da hipocloremia, hipopotassemia, hiponatremia e alcalose de íons fortes (metabólica).

Bioquímica sérica

Hipocloremia, hiponatremia, azotemia e hiperglicemia são comuns.

Hemograma

Hemoconcentração, um ligeiro desvio à esquerda e inversão da razão neutrófilo:linfócito são comuns em casos de intussuscepção.

Achados de necropsia

No vólvulo do intestino delgado, alterações acentuadas são consistentes com trombose vascular e necrose intestinal. Hemorragias na serosa, omento e mesentério em graus variados e necrose transmural são comuns. O conteúdo intestinal inclui gás, ingesta e quantidades variáveis de sangue. Tanto na intussuscepção quanto no vólvulo, são comuns necrose intestinal extensa e peritonite difusa.

Tratamento

Correção cirúrgica

A correção cirúrgica de obstruções físicas do intestino é o único método de tratamento para animais nos quais a sobrevivência e a recuperação são desejáveis. Laparotomia pela fossa paralombar direita é a abordagem mais comum. Os métodos para a correção cirúrgica são apresentados em livros-texto que tratam de cirurgia de grandes animais. As taxas de sobrevivência para correção de vólvulo de todo intestino delgado foram de 44%, com 86% para vólvulo do jejuno distal e íleo. As taxas de sobrevivência foram muito maiores em bovinos leiteiros (63%) do que em bovinos de corte (22%). As taxas de sobrevivência para intussuscepção em bovinos foram de, aproximadamente, 50%. As taxas de sobrevivência após correção cirúrgica de obstrução luminal do intestino delgado por tricobezoar são altas (72%).[6] Na compactação do íleo em bovinos, o desfecho pós-operatório após laparotomia e massagem do conteúdo compactado do íleo para o ceco é excelente.[8]

Fluidoterapia

Terapia hidreletrolítica administrada VI pode ser necessária no período pré-operatório e sempre é requerida no período pós-operatório (ver Capítulo 5). Soluções com múltiplos eletrólitos ou solução de cloreto de sódio 0,9% são efetivos, ainda que alcalose metabólica com hipocloremia e hipopotassemia possam estar presentes.

Antimicrobianos

Antimicrobianos no período pré e pós-operatório são recomendados para o controle de peritonite, que é inevitável.

Diagnóstico diferencial

- Obstrução intestinal aguda em bovinos adultos é caracterizada por início súbito de anorexia, atonia ruminorreticular, normalmente dor abdominal moderada, fezes escassas, sons de chapinhar em líquido sobre o abdome direito, possivelmente alças distendidas de intestino à palpação retal e piora progressiva do quadro clínico. Ela deve ser diferenciada de outras enfermidades dos pré-estômagos e abomaso que resultam em fezes escassas, diminuição da atividade ruminorreticular, dor abdominal e alças distendidas de intestino à palpação retal (ver Tabela 8.2). Essas doenças incluem indigestão vagal com ou sem compactação abomasal, peritonite difusa, deslocamento abomasal à direita, úlceras abomasais e íleo duodenal (ver Tabela 8.2)
- Síndrome jejunite hemorrágica de bovinos leiteiros é uma doença esporádica caracterizada por anorexia súbita e queda na produção de leite, distensão abdominal moderada, fraqueza levando a decúbito, fezes com sangue a enegrecidas (melena), sons de chapinhar em líquido ao baloteamento sobre o abdome direito, taquicardia e alças de intestino delgado distendidas e firmes palpáveis ao exame retal. A taxa de mortalidade é alta. Na necropsia, há enterite necro-hemorrágica grave ou jejunite com hemorragia intraluminal ou coágulos de sangue. Esse tópico é abordado em detalhes em outra parte deste capítulo
- Dilatação cecal e vólvulo cecocólico são caracterizados por atonia gastrintestinal com inapetência, possivelmente distensão do abdome direito, som grave de *ping* à auscultação e à percussão da fossa paralombar direita, e o ceco é facilmente identificável à palpação retal
- Cólica renal e ureteral pode simular obstrução intestinal, mas raramente ocorre. Acredita-se que o envolvimento agudo de papilas renais individuais na pielonefrite em bovinos também cause alguns desses ataques de cólica
- Obstrução uretral em ruminantes machos causa dor abdominal, mas há sinais adicionais de gemidos, força para urinar, distensão da bexiga urinária e maciez da uretra. A defecação não é afetada
- Dermatite por fotossensibilizante em bovinos também é acompanhada por escoiceamento do abdome, mas as lesões de pele são óbvias e não há outros sinais digestivos
- Obstrução intestinal aguda em bezerros com menos de 2 meses de idade deve ser diferenciada de dilatação abomasal – de origem dietética, vólvulo abomasal, úlcera abomasal perfurada, intussuscepção, vólvulo da raiz do mesentério, peritonite difusa aguda, enterite hiperaguda a aguda e timpanismo gastrintestinal. As características mais marcantes dessas três doenças são mostradas na Tabela 8.7.

Fármacos anti-inflamatórios não esteroides

AINE eram administrados rotineiramente no período perioperatório por seus efeitos anti-inflamatórios e analgésicos. Uma vez que as prostaglandinas são essenciais para a recuperação da função de barreira no intestino isquêmico, levantou-se preocupação quanto aos efeitos negativos que a administração rotineira de AINE poder ter sobre a reparação intestinal e na recuperação de animais com intestino lesionado.[14] Estudos que foram conduzidos sugerem que os AINE variam quanto ao seu efeito na recuperação do jejuno lesionado por isquemia,[14,15] mas o conhecimento atual é incompleto quanto aos AINE preferenciais em ruminantes após correção cirúrgica de uma lesão intestinal.

LEITURA COMPLEMENTAR

Anderson DE. Surgical diseases of the small intestine. Vet Clin North Am Food Anim Pract. 2008;24:383-401.

REFERÊNCIAS BIBLIOGRÁFICAS

1. Vogel SR, et al. J Am Vet Med Assoc. 2012;241:621.
2. Milnes EL, McLachlan A. N Z Vet J. 2015;63:288.
3. Okamoto M, et al. Vet Rec. 2007;160:376.
4. Tschuor AC, et al. Vet Rec. 2007;161:567-568.
5. Lores M, et al. Can Vet J. 2006;47:155.
6. Abutarbush SM, Naylor JM. J Am Vet Med Assoc. 2006;229:1627.
7. Braun U, et al. BMC Vet Res. 2011;7:2.
8. Nuss K, et al. Vet J. 2006;171:456.
9. Steiner S, Winter P. Vet Rec. 2007;160:627.
10. Deprez P, et al. Vet Rec. 2006;158:869.
11. Pardon B, et al. Vet Rec. 2009;165:718.
12. Ruf-Ritz J, et al. Vet J. 2013;197:374.
13. Muggli E, et al. Vet Surg. 2014;43:91.
14. Little D, et al. Am J Vet Res. 2007;68:614.
15. Little D, et al. J Vet Intern Med. 2007;21:367.

Obstrução intestinal em ovinos

Obstruções intestinais não são observadas comumente em ovinos, a não ser quando vários casos causam mortalidade considerável. Algumas ocorrências notáveis são:

- Infestação intensa por vermes nodulares (*Oesophagostomum columbianum*) levando a alta prevalência de oclusão por intussuscepção decorrente de aderências
- Alta incidência de intussuscepção sem razão aparente em ovinos em viagem
- Vólvulo cecocólico (intestino vermelho) é visto em ovelhas que pastam em pastagens luxuriantes de alfafa ou trevo na Nova Zelândia. Cordeiros acometidos sobrevivem por apenas algumas horas, e até 20% do rebanho é afetado. As lesões *post mortem* mais proeminentes são ceco distendido e avermelhado e/ou cólon que sofreu vólvulo. O rúmen está menor e o intestino grosso maior que o normal em razão da alta digestibilidade da dieta. Todas as idades, exceto cordeiros lactentes, são acometidas, e a taxa de mortalidade pode ser tão alta quanto 20%. Ovelhas vistas vivas têm abdome distendido, manifestam dor e sons de tilintar à auscultação do flanco direito.

Ileíte terminal em cordeiros

Essa doença causa baixa taxa de crescimento em cordeiros com 4 a 6 meses de idade. As circunstâncias normalmente sugerem parasitismo ou coccidiose. Entre 50 e 75 cm terminais do íleo estão espessados e assemelham-se a lesões clássicas da doença de Johne. Inflamação crônica é evidente e há algumas úlceras superficiais do epitélio. Os linfonodos mesentéricos terminais estão aumentados. O exame histopatológico da parede do íleo afetado revela mucosa espessada por hiperplasia epitelial, infiltração leucocitária e infiltração de tecido conjuntivo. A causa não é conhecida, e o curso da doença não foi identificado, uma vez que a maioria dos cordeiros acometidos provavelmente é descartada por baixa taxa de crescimento.

Dilatação cecal e vólvulo cecocólico em bovinos

A dilatação cecal surge principalmente em bovinos leiteiros nos primeiros meses de lactação. O ceco pode estar dilatado com gás ou distendido por ingesta, e pode ocorrer vólvulo.

O vólvulo cecocólico é caracterizado por rotação do ceco, do íleo terminal e da alça intestinal proximal do cólon ascendente ao redor do seu eixo mesentérico. Clinicamente, tanto a dilatação cecal quanto o vólvulo cecocólico se caracterizam por inapetência, queda na produção de leite, diminuição da quantidade de fezes, *ping* sobre o flanco superior direito, uma víscera distendida e facilmente reconhecida (ou mais do que uma, no caso de vólvulo cecocólico) à palpação retal. O prognóstico é excelente para a dilatação cecal, e normalmente é bom para vólvulo cecocólico quando do diagnóstico precoce.

Etiologia

A etiologia não é conhecida. Experimentalmente, o aumento na concentração de ácidos graxos voláteis no ceco resulta em atonia cecal. Os carboidratos da dieta que não foram completamente fermentados no rúmen são fermentados no ceco, resultando em aumento na concentração de ácidos graxos voláteis, diminuição do pH e atonia cecal. O ácido butírico tem o maior efeito depressor sobre a motilidade cecal, e o ácido acético tem o menor efeito depressor. A inibição da motilidade cecal pode levar ao acúmulo de ingesta e gás no órgão e, consequentemente, dilatação, deslocamento e possível vólvulo.

As concentrações absolutas dos ácidos acético, propiônico, butírico, i-valeriânico e n-valeriânico indissociados, bem como os ácidos graxos voláteis totais, são maiores em amostras coletadas do ceco e da alça proximal do cólon ascendente de vacas com dilatação ou deslocamento, quando comparado à concentração em vacas do grupo-controle. Contudo, o papel da maior concentração de ácidos graxos voláteis na etiologia e na patogênese da dilatação ou deslocamento cecal é incerta. Os resultados de estudos mais recentes esclareceram o papel potencial que a diminuição da motilidade do cólon espiral tem sobre o desenvolvimento da dilatação cecal e do vólvulo cecocólico.[1]

Epidemiologia

A dilatação do ceco e vólvulo do ceco e cólon ascendente ocorrem em vacas de alta produção, bem alimentadas, com 3 a 5 anos de idade, durante as primeiras 12 semanas após o parto. Bovinos da raça Pardo-Suíça parecem estar super-representados na maioria dos estudos de caso. A doença ocorre durante todo o ano, mas é mais comum durante a estação de nascimentos na América do Norte e na Europa. Há um relato de cinco casos que ocorreram em vacas em lactação em uma fazenda em um período de 9 dias. As vacas ficavam a pasto durante o dia e a noite, em pastagem dominada por trevo-branco, e recebiam concentrado com 22% de proteína bruta na sala de ordenha 2 vezes/dia, além de silagem. O vólvulo cecocólico também foi descrito em ovelhas.

Acredita-se que a atonia ou hipomotilidade do cólon espiral deem início à doença, levando à dilatação e ao deslocamento, incluindo vólvulo.[1]

Patogênese

Acredita-se que a patogênese da dilatação cecal, deslocamento e vólvulo seja similar à da dilatação e do deslocamento do abomaso, exceto pelo defeito primário, que parece ser aboral ao cólon espiral. A combinação do gás intestinal e da diminuição do esvaziamento cecal para a alça proximal do cólon ascendente resulta em acúmulo de líquido e gás no ceco, seguido por dilatação e deslocamento do ceco para a entrada pélvica. Isso resulta em uma ligeira indigestão, ou a dilatação pode ser subclínica e detectada acidentalmente quando a vaca é examinada para outras alterações.

A atividade mioelétrica do ceco é bem coordenada com o íleo e a alça proximal do cólon ascendente e o cólon espiral. Os padrões de atividade mioelétrica observados em bovinos com dilatação cecal após correção cirúrgica são mais consistentes com o padrão obstrutivo; como consequência, a principal área de hipomotilidade parece ser o cólon espiral.[1] Essa hipótese é consistente com alterações na expressão de mRNA para receptores adrenérgicos,[2] muscarínicos,[3] e serotoninérgicos[4] em bovinos com dilatação cecal; as alterações na expressão parecem ser maiores no cólon espiral.

No vólvulo cecocólico, o ápice do ceco está rotacionado cranialmente e o corpo do ceco fica distendido. A víscera e os primeiros segmentos da alça proximal do cólon ascendente giram ao redor do mesentério, causando encarceramento e eventualmente obstrução estrangulante das porções afetadas do intestino. O termo "vólvulo cecocólico" é mais adequado para a descrição dessa condição, uma vez que torção cecal indica um giro do ceco ao longo do seu eixo longitudinal, o que é extremamente raro. A translocação do ceco pode ocorrer para a esquerda ou direita e, em cada caso, envolve a alça proximal do cólon ascendente. O efeito em cascata é a obstrução parcial ou total do trato intestinal, acúmulo de gás ou ingesta no ceco e no cólon ascendente, graus variáveis de íleo paralítico, diminuição da quantidade de fezes e necrose do ceco decorrente de isquemia. A *compactação cecal* é rara e caracterizada por distensão acentuada da víscera com ingesta seca; em vacas adultas, o ceco pode medir 90 cm de comprimento e 20 cm de diâmetro. A gravidade da doença depende principalmente do grau de torção do ceco e do cólon espiral adjacente, que resulta em necrose isquêmica. Raramente, um prolapso do intestino delgado pela laceração no mesentério do intestino delgado, próximo à sua raiz, também pode puxar o ceco cranialmente para o folheto ileocecal e causar vólvulo anti-horário, quando visto pelo lado direito do animal.

Postulou-se que a hipomotilidade do ceco e da alça proximal do cólon ascendente pode ser responsável pelo retardo na recuperação e pela recidiva da dilatação cecal e pelo deslocamento que ocorrem após o esvaziamento cirúrgico do ceco. Contudo, a atividade mioelétrica do ceco e da alça proximal do cólon ascendente em vacas após dilatação espontânea e deslocamento do ceco indica que a recuperação retardada não é causada pela hipomotilidade; em vez disso, a hipomotilidade do cólon espiral parece ser o fator primário.

Achados clínicos

Na *dilatação cecal sem vólvulo*, há graus variáveis de anorexia, desconforto abdominal brando, diminuição da produção de leite no decorrer de um período de alguns dias e diminuição da quantidade de fezes. Em alguns casos, não há achados clínicos e o ceco dilatado é encontrado coincidentemente no exame retal. Na dilatação simples, a temperatura e as frequências cardíaca e respiratória normalmente estão dentro dos limites normais. Um *ping* distinto é detectável à percussão e à auscultação simultânea da fossa paralombar direita, estendendo-se cranialmente ao 10º espaço intercostal; contudo, a característica do *ping* normalmente muda com o decorrer do tempo. O balotamento e a auscultação simultâneos do flanco direito podem revelar sons de chapinhar em líquido. Pode haver uma ligeira distensão do flanco superior direito, mas, em alguns casos, a silhueta do flanco está normal.

No *vólvulo cecocólico*, anorexia, estase ruminal, diminuição da quantidade ou ausência completa de fezes, distensão do flanco direito, desidratação e taquicardia são evidentes, dependendo da gravidade do vólvulo e do grau de necrose isquêmica. Pode haver alguma evidência de dor abdominal branda, caracterizada por afastamento dos membros pélvicos e escoiceamento do abdome. O *ping* está centralizado na fossa paralombar direita podendo se estender para o 10º e o

12º espaços intercostais. Sons de chapinhar em líquido normalmente são audíveis pelo baloteamento e a auscultação do flanco direito.

À palpação retal, o ceco distendido normalmente pode ser palpado como um órgão longo, cilíndrico, móvel, que mede até 20 cm de diâmetro e 90 cm de comprimento. A palpação e a identificação do saco cego do ceco direcionado para a cavidade pélvica são diagnósticas. Na *dilatação simples*, com quantidades mínimas de ingesta, o ceco está aumentado e é comprimido facilmente na palpação retal. No *vólvulo cecocólico*, a víscera normalmente está distendida com ingesta e parece estar aumentada e tensa à palpação retal. O saco cego do ceco pode estar deslocado cranial e lateralmente ou medialmente, e o corpo do ceco então é sentido na cavidade pélvica. Podem ocorrer graus variáveis de distensão do cólon e do íleo, dependendo do grau de deslocamento ou vólvulo presentes (Figura 8.24). A ruptura do ceco distendido se dá após palpação retal ou transporte do animal, o que é seguido por choque e morte em algumas horas.

Exame ultrassonográfico do ceco

O ceco e a alça espiral do cólon podem ser visualizados ultrassonograficamente utilizando um transdutor linear de 3,5 MHz em vacas adultas. O ceco pode ser visualizado na região média da parede abdominal. Ele se estende caudocranialmente, varia em diâmetro de 5,2 a 18 cm e se situa imediatamente adjacente à parede abdominal. A parede lateral do ceco aparece com formato de crescente espesso e ecogênico. O ceco pode ser visualizado tão cranialmente quanto o 12º espaço intercostal. Embora a sua junção não possa ser identificada, a alça proximal do cólon é reconhecida com base na sua posição anatômica e no seu diâmetro, que é menor que o do ceco. A alça espiral do cólon e o cólon descendente estão situados dorsalmente ao ceco e podem ser identificados movendo o transdutor horizontalmente ao longo da parede abdominal em direção à última costela. A alça espiral do cólon está situada ventralmente ao cólon descendente, e sua parede aparece como linhas espessas ecogênicas. Em estado contraído, o cólon espiral parece uma guirlanda.

Os achados ultrassonográficos em vacas com dilatação, vólvulo e retroflexão do ceco foram descritos e comparados aos achados na laparotomia. A parede da alça proximal do cólon e do ceco dilatado mais próximo à parede abdominal é visível em todas as vacas, com aparência ecogênica semicircular imediatamente adjacente ao peritônio. O conteúdo do ceco e da alça proximal do cólon espiral nem sempre está visível em razão da presença de gás. Em algumas vacas, a aparência do conteúdo é hipoecogênica a ecogênica. A imagem do ceco dilatado pode ser obtida na parede abdominal direita, no nível da tuberosidade coxal. O ceco pode ser visualizado no 12º, 11º e 10º espaços intercostais em algumas vacas; em outras, o ceco e a alça proximal do cólon estão situados imediatamente adjacentes à parede abdominal direita, próximo ao fígado e/ou vesícula biliar. O diâmetro do ceco, mensurado em vários locais, varia de 7 a 25 cm. A dilatação cecal pode ser diagnosticada com base nos resultados da palpação retal na maioria das vacas, mas ultrassonograficamente em todos os animais acometidos. A dilatação e o deslocamento caudal do ceco e dilatação e retroflexão craniodorsal do ceco podem ser visualizados. Em algumas vacas, a direção do ceco retroflexionado não pode ser determinada.

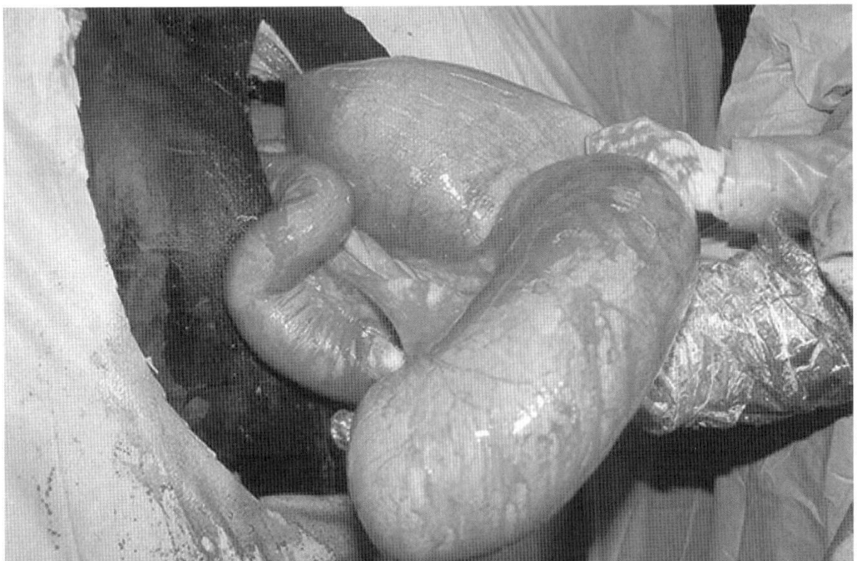

Figura 8.24 Vólvulo cecocólico em uma vaca Holandesa. A cabeça da vaca está à direita, e a laparotomia pelo flanco direito está sendo feita com o animal em posição quadrupedal. O ceco está acentuadamente distendido e tem coloração azulada, sugestiva de isquemia. O íleo também está acentuadamente distendido (estrutura com menor luz caudal ao ceco). (Esta figura encontra-se reproduzida em cores no Encarte.)

Patologia clínica

Desidratação de grau leve pode estar presente e hipocloremia e hipopotassemia compensadas ocorrem. Hipocalcemia surge em 85% dos casos.[5] Os valores hematológicos estão normais na maioria dos bovinos acometidos, a não ser que haja necrose do ceco acompanhada por peritonite.

Diagnóstico diferencial

- Dilatação cecal e vólvulo cecocólico devem ser diferenciados da dilatação à direita e vólvulo do abomaso. O *ping* na dilatação cecal e no vólvulo normalmente está centralizado na fossa paralombar; na dilatação abomasal e no vólvulo, normalmente está centralizado nas últimas costelas e mais ventral, no terço médio do abdome direito. O ceco distendido normalmente é facilmente palpável VR na região superior do abdome e identificado imediatamente como ceco em razão da sua mobilidade. Na dilatação e no vólvulo do abomaso, a víscera distendida normalmente é palpável no quadrante inferior direito do abdome, bem mais cranial que o ceco dilatado, e não é móvel. Em muitos casos, o abomaso distendido mal pode ser tocado com a extremidade dos dedos, enquanto o ceco distendido pode ser palpado facilmente
- Obstrução intestinal do intestino delgado ou de outras partes do intestino grosso é caracterizada por dor abdominal subaguda, ausência de fezes, sinais sistêmicos mais marcantes, como desidratação e taquicardia, e talvez a presença de alças intestinais distendidas no exame retal.

Tratamento

O método de tratamento depende da gravidade do caso, se há dilatação não complicada e deslocamento caudal ou se vólvulo está presente.

Tratamento clínico

Casos brandos de dilatação gasosa não complicada do ceco podem ser tratados de forma conservadora por meio do fornecimento de feno de boa qualidade, e a recuperação pode ocorrer em 2 a 4 dias. O uso de fármacos parassimpatomiméticos, como neostigmina 0,02 mg/kg PC, administrada via subcutânea (SC), de hora em hora por 2 a 3 dias foi recomendado, mas estudos controlados para demonstração da eficácia não foram realizados. Xilazina é contraindicada para dor abdominal associada à dilatação cecal, uma vez que ela diminui a atividade mioelétrica do ceco e da alça proximal do cólon ascendente. Cisaprida a 0,08 mg/kg PC VO parece ser promissora. Betanecol a 0,07 mg/kg PC SC e neostigmina a 0,02 mg/kg PC SC, aumentaram a frequência de picos de atividade cecocólica, a duração da atividade de picos cecocólica e o número de sequências de picos cecocólicos propagados a cada 10 min. O betanecol é considerado superior à neostigmina, uma vez que induz atividade de pico mais coordenada e acentuada em sentido aboral.

Correção cirúrgica

Para vólvulo com acúmulo de ingesta e possibilidade de necrose do ceco e do cólon ascendente, o tratamento de eleição consiste na correção cirúrgica, e o prognóstico normalmente é bom. A taxa de recidiva de dilatação cecal e deslocamento varia de 11 a 13% na primeira semana após a cirurgia, enquanto a taxa de recidiva a longo prazo é de, aproximadamente, 25%. Em casos graves com necrose do ceco, pode ser necessária a ressecção parcial ou tiflectomia total. Necrose cecal extensa requer tiflectomia total, que pode ser bem-sucedida, e vacas-leiteiras em lactação podem se recuperar e sua produção de leite ser excelente na mesma lactação.

LEITURA COMPLEMENTAR

Meylan M. Surgery of the bovine large intestine. Vet Clin North Am Food Anim Pract. 2008;24:479.

REFERÊNCIAS BIBLIOGRÁFICAS

1. Kunz-Kirchhofer C, et al. Am J Vet Res. 2010;71:304.
2. Kobel B, et al. Am J Vet Res. 2006;67:1367.
3. Ontsouka EC, et al. Vet J. 2009;180:259.
4. Engel L, et al. Am J Vet Res. 2006;67:95.
5. Braun U. BMC Vet Res. 2012;8:75.

DOENÇAS BACTERIANAS DO SISTEMA DIGESTÓRIO DE RUMINANTES

Actinomicose

Sinopse

- Etiologia: *Actinomyces bovis*, habitante normal da cavidade oral de ruminantes
- Epidemiologia: doença comum, mas esporádica decorrente de infecção a partir de feridas na mucosa bucal causada por alimentos ou pelos alvéolos dentários
- Achados clínicos: inicialmente há aumento de volume ósseo firme, imóvel e indolor na mandíbula ou na maxila. Eventualmente secreção de pequena quantidade de pus por uma ou mais fístulas na pele
- Patologia clínica: presença de colônias em "clava" que contêm filamentos gram-positivos
- Confirmação do diagnóstico: isolamento do microrganismo
- Tratamento e controle: desbridamento cirúrgico. Iodetos e/ou antimicrobianos VO ou parenteral.

Etiologia

Actinomyces bovis é a causa primária, mas outras bactérias podem estar presentes em lesões extensas, incluindo *Actinomyces* não *bovis* spp.

Epidemiologia

A doença é esporádica, mas comum em bovinos. Ocasionalmente casos são relatados em suínos, equinos, caprinos, cães e humanos. Embora a actinomicose ocorra apenas esporadicamente, é importante em razão da sua ocorrência disseminada e da resposta ruim ao tratamento. Ela é relatada na maioria dos países do mundo.

A. bovis é um habitante comum da boca de bovinos e a infecção presumivelmente ocorre por feridas na *mucosa bucal* causadas por fragmentos pontiagudos de alimentos ou material estranho. A infecção também pode ocorrer por alvéolos dentais, que podem ser responsáveis pela ocorrência mais comum da doença em bovinos jovens, nos quais há erupção dos dentes. A infecção da parede do *sistema digestório* provavelmente está relacionada com a laceração por corpos estranhos pontiagudos.

Patogênese

O trauma inicial da mucosa oral ou da gengiva causado por partículas pequenas, mas pontiagudas, de alimentos, cria uma porta de entrada para o agente causal. A infecção que se segue causa periostite e osteomielite.[1] Na mandíbula, há *osteomielite piogranulomatosa* que causa rarefação.

Os efeitos sobre o animal são puramente físicos. O envolvimento da mandíbula causa interferência na apreensão e na mastigação, e, quando o sistema digestório está envolvido, há interferência física nos movimentos ruminais e digestão, ambos resultando em inanição parcial. Raramente, ocorre em outros órgãos, aparentemente causada por disseminação hematogênica a partir dessas lesões primárias.

Achados clínicos

Bovinos

A actinomicose da *mandíbula* tem início como um *aumento de volume ósseo* indolor, que aparece na mandíbula ou na maxila, normalmente no nível dos *dentes molares centrais*. O aumento pode ser difuso ou discreto e, no caso da mandíbula, parecer apenas um espessamento da extremidade inferior do osso, com a maior parte do aumento de volume no espaço intermandibular. Tais lesões, com frequência, não são detectadas até que sejam extensas demais para um tratamento efetivo.

Lesões mais comuns e discretas na superfície lateral dos ossos são mais prontamente observadas. Algumas lesões aumentam rapidamente em algumas semanas e outras lentamente no decorrer de um período de meses. Os aumentos de volume são muito *firmes, imóveis* e, nos estágios finais, dolorosos à palpação. Eles normalmente rompem a pele e liberam secreção por uma ou mais fístulas (Figura 8.25).

A secreção de pus, em pequena quantidade, consiste em líquido pegajoso, semelhante a mel, que contém grânulos diminutos e firmes de coloração branco-amarelada. Há uma tendência para que os seios cicatrizem e para que novos seios se desenvolvam periodicamente. Os dentes embebidos no osso acometido se tornam mal alinhados e dolorosos e causam dificuldade de mastigação, com perda consequente de condição corporal. Em casos graves, a disseminação para tecidos moles adjacentes pode ser extensa e envolver os músculos e a fáscia da garganta. O aumento de volume excessivo da *maxila* pode causar dispneia. O envolvimento de linfonodos locais não ocorre. Eventualmente, o animal se torna tão emaciado que é necessário realizar eutanásia, embora o tempo necessário para chegar a esse estágio varie de muitos meses a 1 ano ou mais.

A forma mais comum de actinomicose dos tecidos moles é o envolvimento da região do sulco esofágico com disseminação para o esôfago inferior e a parede anterior do retículo. A síndrome é de prejuízo à digestão. Há diarreia periódica com a eliminação de material não digerido, timpanismo crônico e alotriofagia. Lesões menos comuns dos tecidos

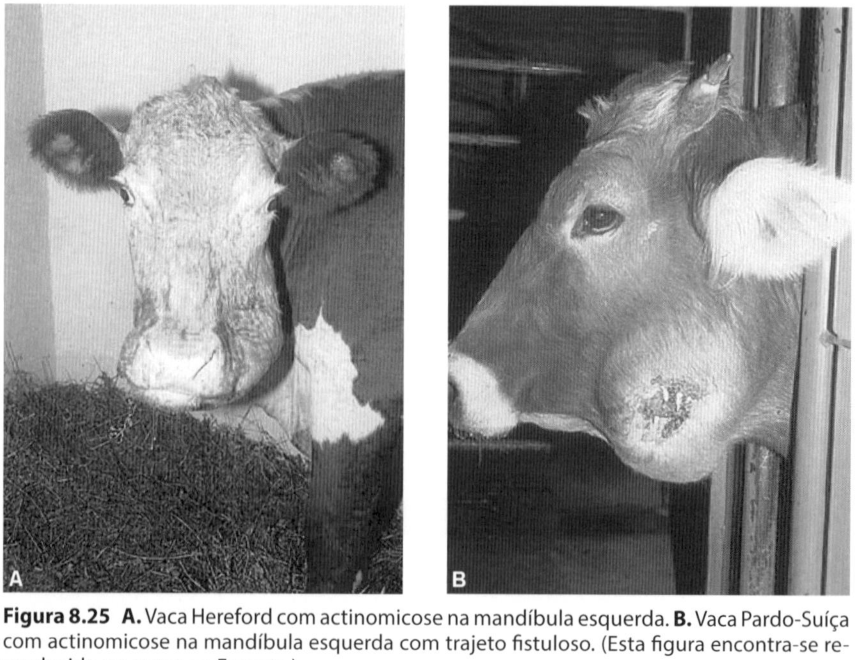

Figura 8.25 A. Vaca Hereford com actinomicose na mandíbula esquerda. **B.** Vaca Pardo-Suíça com actinomicose na mandíbula esquerda com trajeto fistuloso. (Esta figura encontra-se reproduzida em cores no Encarte.)

moles incluem *orquite* em touros, obstrução parcial da *traqueia* e abscessos no cérebro ou nos pulmões.

Suínos

Casos raros de depauperamento ocorrem em razão de actinomicose visceral, mas lesões granulomatosas extensas na pele, principalmente no *úbere*, são mais comuns.

Patologia clínica

Esfregaços de pus proveniente das lesões corados com Gram fornecem um método simples e efetivo de confirmação do diagnóstico. Em lesões que não estão drenando, biopsias teciduais ou aspirado de líquido fornecem material adequado para identificar o agente causal. Bastonetes filamentosos gram-positivos podem ser identificados nos grânulos amarelados esmagados encontrados no pus após coloração.

Achados de necropsia

A rarefação óssea e a presença de focos e seios que contêm pus fluido, semelhantemente a soro lácteo e grânulos pequenos é comum. Uma reação tecidual fibrosa extensa ao redor da lesão é constante, podendo haver disseminação contígua para os tecidos moles adjacentes. A presença de *colônias em clava* que contêm bactérias típicas semelhantes a filamentos é característica da doença. Essas formações podem ser vistas ao exame microscópico de esfregaços feitos a partir de grânulos esmagados no pus ou no exame histológico de cortes da lesão.

Lesões granulomatosas que contêm bolsas de pus podem ser encontradas no sulco esofágico, no esôfago inferior e na parede anterior do retículo. A disseminação dessas lesões pode causar peritonite local crônica. Pode haver evidência de prejuízo à digestão, com o conteúdo ruminal mais fluido que o normal, abomaso vazio e abomasite e enterite brandas. Não há envolvimento dos linfonodos locais, independentemente do local de lesão primária.

Diagnóstico diferencial

Abscessos nos músculos da bochecha e na região da garganta são bastante comuns quando gramíneas espinhosas estão presentes na dieta. Caracterizam-se por sua mobilidade e localização em tecidos moles, comparados com a imobilidade de lesões de actinomicose. O pus pode ser fluido, fétido ou caseoso, dependendo da duração do abscesso. Ocorre pronta recuperação após abertura e drenagem.

Corpos estranhos ou acúmulos de alimento seco preso entre os dentes e a bochecha comumente causam um quadro clínico que se assemelha à actinomicose, e a região interna da boca deve ser inspecionada se o aumento surgiu de forma súbita.

A síndrome de indigestão causada por *lesões viscerais de actinomicose* assemelha-se àquela causada por peritonite crônica.

Lesões cutâneas e mamárias em porcas assemelham-se a úlceras necróticas causadas por *Borrelia suilla*.

Tratamento e controle

O tratamento consiste no desbridamento cirúrgico e em terapia antimicrobiana, principalmente iodetos. A administração oral ou intravenosa de iodetos é uma abordagem terapêutica mais comum, embora menos efetiva em casos de actinobacilose. Para o tratamento intravenoso, uma solução de iodeto de sódio 10 ou 20% é administrada lentamente IV na dose de 70 mg/kg. Esse tratamento pode ser repetido após 1 a 2 semanas. O tratamento oral com iodeto de potássio na dose de 6 a 10 g por animal, diariamente por pelo menos 10 dias, também foi proposto; relatos quanto à eficácia do tratamento são anedóticos. Outro tratamento relatado como efetivo consiste na administração de isoniazida VO, a uma taxa de 10 a 20 mg/kg PC, diariamente por aproximadamente 30 dias. A interrupção do crescimento da lesão deve ocorrer, mas a resposta em casos avançados é ruim. Crioterapia repetida com nitrogênio líquido é relatada como efetiva. Para o controle, isolamento ou descarte de animais com lesões que estão drenando pode ser aconselhável, embora a doença não se dissemine imediatamente, a não ser que fatores ambientais predisponentes causem uma alta incidência de lacerações orais. Em casos graves e casos não responsivos ao tratamento com iodeto, foi sugerida terapia antimicrobiana parenteral usando penicilina, ampicilina, tetraciclinas ou florfenicol.

Tratamento e controle

Tratamento

- Iodeto de sódio: como solução a 10 ou 20%; 70 mg/kg IV, pode ser repetido após 7 a 10 dias (R2)
- Iodeto de potássio: 6 a 10 g por animal VO, a cada 24 h por 10 dias (R2)
- Isoniazida: 2,5 a 5 mg/kg VO a cada 24 h por 30 dias (R2)
- Penicilina procaína: 44.000 UI/kg, IM, a cada 24 h por 7 dias (R2)
- Florfenicol: 20 mg/kg a cada 48 h, IM (R2)
- Oxitetraciclina: 10 mg/kg, IM, a cada 24 h por pelo menos 7 dias (R2)
- Oxitetraciclina de longa duração: 20 mg/kg, IM, a cada 72 h (R2).

Controle

- Isolamento e descarte de bovinos com lesões exsudativa (R2).

REFERÊNCIA BIBLIOGRÁFICA

1. Militerno G. Vet Rec. 2008;163:369.

Actinobacilose (língua de pau)

Sinopse

- Etiologia: *Actinobacillus lignieresii*
- Epidemiologia: microrganismo é um habitante normal do sistema digestório. Infecção por abrasão da mucosa oral ou pele. Diferenças locais em ovinos e bovinos refletem diferenças no risco associado à apreensão do alimento. Doença esporádica, mas surtos em rebanhos nos quais fatores predisponentes estão presentes
- Achados clínicos: dificuldade na apreensão do alimento. Inflamação e abscedação da língua e linfonodos drenantes em bovinos e nos lábios em ovinos. Lesões de pele nodulares/proliferativas mais comuns na cabeça, no pescoço e na parte inferior dos membros
- Patologia clínica e confirmação do diagnóstico: demonstração do microrganismo
- Tratamento e controle: iodetos, antibióticos e higiene. Evitar pastos abrasivos.

Actinobacilose se refere ao processo inflamatório de ocorrência esporádica de tecidos moles normalmente em bovinos, ovinos, caprinos e búfalos. Uma condição similar também foi relatada em equinos e humanos, nos quais foi associada à mordida de animais. A condição se manifesta como um processo inflamatório piogranulomatoso crônico que envolve língua (língua de pau), pele (actinomicose cutânea), linfonodos e, mais raramente, partes do sistema digestório superior, incluindo esôfago, rúmen e retículo.

Etiologia

O agente causal da actinobacilose é o *A. lignieresii*, um habitante normal do sistema digestório superior de ruminantes que se torna um patógeno oportunista uma vez penetrando nos tecidos moles profundos por uma lesão no tegumento ou na mucosa. *A. lignieresii* pode ser recuperado em cultura pura das lesões, mas outros organismos piogênicos também podem estar presentes. Investigações recentes mostraram que bactérias com similaridade fenotípica à *A. lignieresii* isolada de equinos são geneticamente distintas daquelas isoladas de ruminantes, tendo sido designadas como *Actinobacillus* genomoespécie 1.

Epidemiologia

Ocorrência

A doença em *bovinos* apresenta distribuição cosmopolita e normalmente é de ocorrência esporádica em propriedades individuais. Em *ovinos*, a doença é relatada na maioria dos países que têm criações de ovinos e é comum na Escócia. Na maioria das situações, ocorrem apenas casos esporádicos, mas, em alguns rebanhos, taxas de morbidade de até 25% podem ser encontradas. A actinobacilose também ocorre, mas é rara, em equinos.

Fonte de infecção e transmissão

A. lignieresii é um habitante normal da cavidade oral e do rúmen de ruminantes. O microrganismo é suscetível a influências ambientais ordinárias e não sobrevive por mais que 5 dias em feno ou palha. A infecção de tecidos moles resulta da lesão à mucosa oral ou pele.

Em *bovinos*, a infecção ocorre com maior frequência por lesões ulcerosas ou penetrantes no sulco da língua, lesões penetrantes no ápice e lacerações na lateral do corpo da língua causadas pelos dentes. Levantamentos em abatedouros sugerem que infecções subclínicas são comuns, encontrando pequenos granulomas actinobacilares em linfonodos drenantes da cabeça e em aproximadamente 3% das línguas em bovinos abatidos. Recentemente, relato de um surto de *actinobacilose cutânea* em bovinos de corte jovens associado a lesões de pele nos membros inferiores foi publicado. A causa subjacente não foi determinada, mas assumiu-se que decorreu do aumento da ocorrência de lesões de pele, por exemplo, por superfícies abrasivas que podem criar portas de entrada para esse patógeno ambiental.[1] Um relato de complicação pós-operatória de uma cirurgia cesariana no qual actinobacilose ocorreu na ferida está disponível.[2]

Em *ovinos*, a natureza diferente da apreensão de alimentos leva a lesões predominantemente nos lábios e nas bochechas, com extensão ocasional para membranas mucosas dos ossos turbinados e tecidos moles da cabeça e do pescoço.

Fatores de risco

A doença normalmente é esporádica, mas múltiplos casos em um rebanho e surtos aparentes da doença podem ocorrer em animais que pastam *pastagens abrasivas* ou *pastos espinhosos*, e a transmissão pode ser incrementada pelas secreções infectadas que contaminam esses pastos ou os alimentos. Uma alta prevalência é relatada em bovinos que permanecem em postagens "queimadas" na Nova Zelândia. Esses pastos contêm uma grande quantidade de cascalhos e cinzas, que provavelmente causam lesão oral. Uma incidência igualmente alta foi observada em ovinos alimentados com figo da Índia (*Opuntia* spp.). Um surto grave também foi relatado em novilhos alimentados com pré-secado muito seco, com muitos caules e endurecido e em bovinos alimentados com palha de um debulhador específico que produziu palha com extremidades afiadas. Há maior prevalência dessa doença em bovinos em áreas com deficiência de cobre.

Granulomas de actinobacilose também podem ocorrer em *locais atípicos* em bovinos, como na região externa das narinas ou no sulco jugular após infecção de feridas cirúrgicas ou *lesões traumáticas* causadas por formigas ou venipunção jugular.[2] Relatos de actinobacilose cutânea que acometeu muitos animais em um rebanho foram relatados nos últimos anos.[1,3] Infecção das bochechas resultando em aumento de volume facial bilateral também foi relatada.

Implicações zoonóticas

A. lignieresii raramente é associado a doença em humanos, mas foi isolado de mordidas de equinos e ruminantes.

Patogênese

A infecção local pelo microrganismo causa reação inflamatória aguda e o desenvolvimento subsequente de lesões granulomatosas nas quais ocorrem necrose e supuração, com frequência com secreção de pus para o exterior. A disseminação para os linfonodos regionais com o desenvolvimento de *linfadenite subsequente* é comum. O envolvimento lingual em bovinos causa interferência na apreensão e na mastigação em razão da inflamação aguda nos estágios iniciais, e distorção da língua nos estágios mais tardios. É relatado envolvimento visceral, idêntico ao descrito para actinomicose.

Achados clínicos

Bovinos

O início de *actinobacilose lingual* normalmente é agudo, e o animal acometido é incapaz de comer por um período de pelo menos 48 h. Há *salivação* excessiva e *mastigação cuidadosa* da língua, como se um corpo estranho estivesse presente na boca. À *palpação*, a língua está edemaciada e endurecida, principalmente na sua base, com a extremidade com frequência parecendo estar normal. A manipulação da língua causa dor e ressentimento. Nódulos e úlceras estão presentes na lateral da língua, podendo haver uma úlcera na extremidade anterior do dorso. Nos estágios posteriores nos quais a inflamação aguda é substituída por tecido fibroso, a língua se torna enrugada e imóvel, havendo interferência considerável na apreensão.

Linfadenite é comum e, com frequência, independe das lesões na língua. Pode haver aumento de volume visível e palpável dos linfonodos submandibulares e parotídeos. Aumento de volume local firme se desenvolve e, com frequência, rompe com secreção de pus fluido e inodoro. A cicatrização é lenta e a recidiva é comum. O aumento dos linfonodos retrofaríngeos causa respiração com ronco alto e interferência na *deglutição*.

A *actinobacilose cutânea* também é relatada com granulomas de actinobacilose ocorrendo em locais atípicos, mas visíveis, como narinas externas, bochechas, pele ou pálpebras e membros. Normalmente, a causa inicial é o trauma externo por materiais abrasivos presentes no ambiente. As lesões têm vários centímetros de diâmetro e são maleáveis ou firmes e dolorosas à palpação, têm coloração vermelha e podem sangrar com facilidade. Pequenos focos caseosos podem estar evidentes na massa quando ela é desbridada.

Ovinos

Em ovinos, a língua normalmente não é afetada. Lesões de até 8 cm de diâmetro ocorrem na *mandíbula inferior, na face e nas narinas* e nas dobras de pele da região inferior da mandíbula até o esterno. Elas podem ser superficiais ou profundas e normalmente se estendem para os linfonodos craniais ou para os linfonodos cervicais. Pus viscoso de coloração verde-amarelada e que contém grânulos é observado por meio de várias aberturas pequenas. Lesões extensas causam a formação de muito tecido fibroso, que pode impedir fisicamente a apreensão e a respiração. Espessamento e descamação dos lábios também podem ser observados. O envolvimento da cavidade nasal pode causar secreção nasal bilateral persistente. Os ovinos acometidos têm dificuldade em se alimentar e podem morrer de inanição. *A. lignieresii* também é uma causa ocasional de *mastite* em ovelhas.

Um envolvimento similar dos lábios com abscedação na área dos linfonodos mandibulares foi relatado em camelos. Casos esporádicos, bem como surtos, são relatados em *búfalos*, e todos foram associados ao envolvimento cutâneo, mas não há envolvimento da língua.[4] Em *equinos*, a doença é incomum, mas fleimão intermandibular ou infecção da língua ou do focinho podem ocorrer, bem como infecção de outros locais no corpo.

Patologia clínica

Secreção purulenta normalmente contém "corpos sulfurosos", que tem natureza granular e, ao exame microscópico, consistem em *rosetas semelhantes a clavas* com uma massa central de bactérias. Esses não são patognomônicos de *A. lignieresii*, mas também podem ser encontrados em exsudatos purulentos provenientes de granulomas associados a *A. bovis*, *Pseudomonas aeruginosa* e *S. aureus*. O diagnóstico definitivo depende da recuperação do organismo da lesão; portanto, o exame de esfregaços ou cultura do pus quanto à presença de *A. lignieresii* é aconselhável. O isolamento do patógeno a partir de lesões crônicas foi relatado como difícil, principalmente quando usados antimicrobianos. Biopsias por incisão usadas para exame histopatológico podem ter grande valor para o diagnóstico e mostram vários piogranulomas na derme profunda com rosetas eosinofílica e distintas em forma de clava circundando bastonetes gram-negativos.

Achados de necropsia

O exame de necropsia normalmente não é realizado em bovinos acometidos pela doença. Em ovinos, linfangite e abscessos que contêm pus espesso, de coloração verde-amarelada ocorrem ao redor da lesão. Colônias típicas em forma de clava são visíveis na coloração de cortes do tecido afetado. A cultura do material de lesões normalmente detecta a presença de *A. lignieresii*.

Diagnóstico diferencial

- Corpos estranhos na cavidade oral
- Raiva
- Obstrução esofágica
- Tuberculose
- Linfossarcoma cutâneo.

Tratamento

Iodetos ainda são o tratamento-padrão tanto para actinomicose quanto actinobacilose. Na actinomicose, os resultados são relativamente ineficientes, mas na actinobacilose a resposta normalmente é dramática e permanente. Estudos laboratoriais sugerem que os iodetos têm pouco efeito bactericida contra *A. lignieresii*. É provável que os iodetos exerçam seu efeito por meio da diminuição da gravidade da reação fibrosa tecidual.

A administração oral ou intravenosa de iodetos pode ser usada. Iodeto de potássio é efetivo na dose de 6 a 10 g/dia, por 7 a 10 dias, administrado VO a bovinos. O tratamento deve ser interrompido quando surgirem sintomas de iodismo. Lacrimejamento, anorexia, tosse e o surgimento de caspa indicam que os teores sistêmicos máximos de iodo foram alcançados. Iodeto de sódio (70 mg/kg) pode ser administrado IV como uma solução a 10 ou 20% em dose única, tanto para bovinos quanto para ovinos. O tratamento com iodeto de potássio ou uma injeção de iodeto de sódio normalmente são suficientes para lesões em tecidos moles, com os achados clínicos agudos de actinobacilose desaparecendo 24 a 48 h após o tratamento. Ao menos um, mas preferencialmente dois tratamentos, com intervalos de 10 a 14 dias são necessários para lesões ósseas.

Ocasionalmente, os animais apresentam estresse, incluindo inquietação, dispneia, taquicardia e andar cambaleante durante as injeções de iodeto de sódio. O aborto ocorre ocasionalmente após o tratamento com iodeto de sódio de vacas em gestação avançada. Essa ocorrência não foi reproduzida experimentalmente; contudo, embora incomum, é sábio avisar ao proprietário quanto aos riscos. Injeções subcutâneas de iodeto de sódio causam irritação grave e edema local imediatamente. A irritação desaparece em 1 ou 2 h, mas o edema persiste por alguns dias. Injeções subcutâneas são a via de administração padrão para ovinos, com a dose de iodeto de sódio sendo de 20 mℓ de uma solução a 10%, semanalmente por 4 a 5 semanas.

Sulfonamidas, penicilina, estreptomicina e antibióticos de amplo espectro também são usados. Estreptomicina administrada IM e repetida caso seja necessário apresentou bons resultados na actinomicose em bovinos quando combinada a iodetos e tratamento cirúrgico local. Isoniazida foi usada como tratamento para infecções por actinomicose em humanos, tendo sido relatada favoravelmente como terapia antibiótica adjunta ou tratamento com iodeto em bovinos. A dose diária recomendada é de 10 mg/kg PC VO ou IM continuamente por 3 a 4 semanas.

Actinobacilose cutânea pode requerer um curso de tratamento prolongado com estreptomicina e/ou di-hidroestreptomicina por 2 a 4 semanas para chegar à resolução.

Tratamento e controle

Tratamento

- Iodeto de sódio: como solução a 10 ou 20%; 70 mg/kg IV, pode ser repetido após 7 a 10 dias (R2)
- Iodeto de potássio: 6 a 10 g por animal VO, a cada 24 h por 10 dias (R2)
- Isoniazida: 2,5 a 5 mg/kg VO, a cada 24 h por 30 dias (R2)
- Penicilina procaína: 44.000 UI/kg, IM, a cada 24 h por 7 dias (R2)
- Florfenicol: 20 mg/kg, a cada 48 h, IM (R2)
- Oxitetraciclina: 10 mg/kg, IM, a cada 24 h por pelo menos 7 dias (R2)
- Oxitetraciclina de longa duração: 20 mg/kg, IM, a cada 72 h (R2)
- Di-hidroestreptomicina: 10 mg/kg, IM, por pelo menos 7 dias (R2).

Controle

- Isolamento e descarte de bovinos com lesões exsudativa (R1).

Controle

Restrição da disseminação da doença é mais bem implementada por meio do tratamento rápido de animais acometidos e da prevenção da contaminação do pasto e dos alimentos. O isolamento ou o descarte de animais com lesões exsudativas é essencial, embora a doença não se dissemine imediatamente, a não ser que fatores ambientais predisponentes causem uma alta incidência de lacerações orais ou cutâneas.

REFERÊNCIAS BIBLIOGRÁFICAS

1. Cahalan SD, et al. Vet Rec. 2012;171:375.
2. DeKruif A, et al. Vet Rec. 1992;131:414.
3. Milne MH, et al. Vet Rec. 2001;148:273.
4. Muhammad G, et al. Acta Vet Brno. 2006;75:247.

Necrobacilose oral e laríngea

Sinopse

- Etiologia: *Fusobacterium necrophorum*
- Epidemiologia: infecção oral de bezerros com menos de 3 meses de idade; envolvimento laríngeo em animais mais velhos com até 18 meses de idade
- Achados clínicos:
  - Estomatite necrótica: respiração fétida e ulceração necrótica da mucosa das bochechas
  - Necrobacilose laríngea: respiração fétida. Dispneia inspiratória e estridor, lesões necróticas nas cartilagens aritenoides
  - Lesões: necrose no local da lesão
- Tratamento: antimicrobianos. Desbridamento cirúrgico das lesões necróticas e aritenoidectomia em casos não responsivos. Traqueostomia pode ser necessária para permitir a respiração quando há laringite necrótica
- Controle: nenhum específico.

O termo "necrobacilose" normalmente se refere a infecções associadas a lesão necrosante causada por *F. necrophorum*.[1] Embora a necrobacilose oral se refira a um processo inflamatório que afeta os tecidos da cavidade oral de bezerros, a necrobacilose laríngea se refere à infecção da região faríngea mais caudal e da região laríngea. *Difteria dos bezerros* é um sinônimo comum de necrobacilose da faringe e da laringe, e *estomatite necrótica* é um sinônimo da forma oral. Elas são consideradas em conjunto, pois a lesão essencial e a infecção são as mesmas em ambas as situações.

Etiologia

F. necrophorum é um microrganismo gram-negativo, não formador de esporos, em forma de bastonete, anaeróbico, mas aerotolerante. Ele é um habitante normal da cavidade oral de ruminantes, do sistema digestivo superior e do sistema respiratório, e um patógeno oportunista normalmente associado a abscessos e várias infecções necróticas.[2] Com a necrobacilose oral/laríngea, *F. necrophorum* também é o agente causal da necrobacilose digital (podridão dos cascos) e necrobacilose hepática (abscessos hepáticos) em bovinos.

Historicamente, foi usada uma subdivisão de *F. necrophorum* que dividiu a espécie em quatro biotipos diferentes (A, B, AB e C). Os biotipos A e B, considerados os mais relevantes na etiologia de doenças associadas a *F. necrophorum* em bovinos, foram renomeados como *F. necrophorum* subesp. *necrophorum* (anteriormente biotipo A) e *F. necrophorum* subesp. *funduliforme* (anteriormente tipo B). A subespécie *necrophorum* é a subespécie mais prevalente nos processos de necrobacilose em animais. *F. necrophorum* subesp. *funduliforme* tende a ocorrer com maior frequência em infecções mistas.[2] Tanto *F. necrophorum* subesp. *necrophorum* quanto *F. necrophorum* subesp. *funduliforme* são associadas à doença.

F. necrophorum apresenta vários fatores de virulência, como LPS endotóxico, leucotoxina (LT), hemolisina e hemaglutinina, bem como outros fatores considerados de grande importância para o patógeno anaeróbio penetrar, colonizar e proliferar em tecidos não superficiais.[2] O patógeno é considerado incapaz de penetrar na mucosa ou na pele intactas. Portanto, outros fatores que causam lesão tecidual primária e, portanto, portas de entrada, provavelmente são necessários. No caso de doença laríngea, acredita-se que o ponto de entrada seja úlcera de contato na mucosa causada pelo fechamento repetido da laringe.

Epidemiologia

Ocorrência

A doença não apresenta limitações geográficas, mas é mais comum em países nos quais os animais são alojados durante o inverno ou mantidos em lotes de engorda. Nos EUA, infecções que envolvem a faringe e a laringe parecem ser mais prevalentes nos estados do Oeste do que em outras regiões do país. É uma doença comum em lotes de engorda em bovinos jovens, com frequência acompanhando papilomatose da laringe. A necrobacilose laríngea é uma das infecções mais comuns do trato respiratório superior, associada à dispneia respiratória grave em bezerros e observada na Bélgica na Holanda e em partes da França. A condição nessa região acomete principalmente *bezerros Belgian Blue com musculatura dupla*, considerados geneticamente predispostos à condição.[3]

A doença é vista esporadicamente em ovinos e caprinos. Condrite laríngea foi descrita em ovinos Texel, que podem ser predispostos à doença em razão de fatores anatômicos, como a cabeça curta da raça. Isso pode afetar o formato da laringe e sua relação com os tecidos adjacentes.

Transmissão

Necrobacilose oral/laríngea é uma doença infecciosa, mas não contagiosa. A bactéria causal é um habitante comum do ambiente e do trato digestivo superior de bovinos. Propôs-se que a infecção pode se disseminar por baldes de leite sujos e cochos de alimentação. A entrada pela mucosa provavelmente é influenciada pela ocorrência de abrasões causadas por alimentos grosseiros e pela erupção de dentes. A dificuldade em reproduzir a doença e a irregularidade da sua ocorrência, mesmo quando *F. necrophorum* sabidamente está presente, sugerem a possibilidade de que existam fatores etiológicos desconhecidos.

Fatores de risco

Fatores de risco do hospedeiro

Animais que sofrem de doença intercorrente ou deficiência nutricional são mais suscetíveis, mas também há uma *predisposição óbvia por idade* à condição. Estomatite necrótica é vista predominantemente em bezerros lactentes e desmamados com 2 semanas a 3 meses de idade. Infecções laríngeas afetam normalmente bezerros mais velhos, com até 1 ano de idade, mas raramente animais mais velhos, com até 3 anos de idade.

Uma taxa de incidência anormalmente alta foi observada em bezerros Belgian Blue com musculatura dupla, uma raça comum na Bélgica, na Holanda e em algumas regiões da França.[3]

Fatores de risco do patógeno

Muitos fatores de risco do patógeno foram identificados para *F. necrophorum*, dos quais LT e LPS são considerados os mais importantes para a patogênese da necrobacilose. Muitas investigações relataram que subtipos e estirpes da bactéria variam quanto à quantidade de LT produzido, o que pode contribuir para a virulência de uma estirpe específica. A correlação entre a produção de LT e a capacidade de induzir abscessos foi relatada em ratos de laboratório.[1]

Fatores de risco do ambiente

A necrobacilose é mais frequente nos grupos mantidos em perímetros confinados. Casos em animais a pasto foram relatados, mas são raros. Diversas condições insalubres foram apontadas como facilitadores da disseminação da doença por meio de bicos de mamadeira ou baldes contaminados.

Patogênese

F. necrophorum é um habitante normal da cavidade oral e causa inflamação e necrose, já que consegue penetrar nos tecidos, por exemplo, por uma lesão na mucosa da cavidade oral, da faringe e da laringe. Edema e inflamação da mucosa da laringe resultam em graus variados de fechamento da rima da glote, dispneia inspiratória e estridor. A lesão causa desconforto, deglutição dolorosa e toxemia, e sua extensão para as cartilagens aritenoides resultará em condrite laríngea. O envolvimento da cartilagem normalmente promoverá retardo na cicatrização ou falha na recuperação completa.

Achados clínicos

Na descrição dos achados clínicos, uma diferenciação deve ser feita entre difteria dos bezerros, caracterizada pelo envolvimento da laringe, e a estomatite necrótica. Na primeira, tosse úmida e dolorosa acompanhada por dispneia inspiratória grave que causa um som de ronco inspiratório (bezerro roncador ou respiração dificultosa), salivação, movimentos de deglutição dolorosos, anorexia completa e depressão grave são os sinais característicos. A temperatura é alta (41°C) a região faríngea pode estar edemaciada e dolorosa à palpação externa e há salivação e secreção nasal. A respiração tem odor rançoso desagradável.

Nos casos de necrobacilose laríngea, o exame da faringe e laringe por inspeção visual pela cavidade oral com o auxílio de um espéculo posicionado sobre a base da língua com frequência revelará as lesões. A laringe pode ser vista diretamente e iluminada com uma fonte de luz forte. Um endoscópio flexível também é útil quando disponível, tornando-se necessário para o exame da laringe e da região cranial da traqueia. A mucosa da laringe e da glote normalmente está edemaciada e inflamada e uma lesão necrótica geralmente está presente e é visível em uma ou ambas as cartilagens aritenoides. A abertura da laringe com frequência está diminuída em razão do edema e da inflamação. Inspeção visual cuidadosa da laringe durante a inspiração pode revelar que a lesão se estende para uma ou ambas as cordas vocais. O exame normalmente causa desconforto considerável, ansiedade e produção de saliva purulenta ou tingida por sangue.

A morte provavelmente decorre da toxemia ou da obstrução da passagem respiratória nos dias 2 a 7. A maioria dos bezerros acometidos morre sem tratamento, mas apenas uma pequena proporção de bezerros em um grupo normalmente é afetada. A disseminação para os pulmões pode causar broncopneumonia supurativa grave por aspiração.

Em bezerros acometidos por estomatite necrótica, normalmente há aumento moderado da temperatura (39,5° a 40°C), depressão e anorexia. A respiração tem odor desagradável, e a saliva, com frequência misturada à palha, pende da boca. Um aumento de volume característico das bochechas pode ser observado posteriormente à comissura labial que, à abertura da boca, se verifica ser decorrente de uma úlcera profunda na mucosa da bochecha. A úlcera normalmente é preenchida por uma mistura de material necrótico e partículas de alimento. Uma úlcera também pode estar presente na região adjacente à língua e causar aumento de volume grave e protrusão da língua. Em casos graves, as lesões podem se disseminar para os tecidos da face e da garganta e para a cavidade orbital. Lesões similares podem estar presentes na vulva e ao redor dos cornetos, e a disseminação para os pulmões pode causar pneumonia fatal. Em outros casos, a morte parece ser causada pela toxemia.

Patologia clínica

O exame bacteriológico de suabes das lesões pode auxiliar na confirmação do diagnóstico.

Achados de necropsia

Aumento de volume grave causado por edema e inflamação dos tecidos ao redor da úlcera é acompanhado por grandes massas de material caseoso. Ocasionalmente, lesões similares àquelas na boca, na faringe e na laringe podem ser encontradas nos pulmões e no abomaso. Microscopicamente, áreas de coagulação são margeadas por um grande número de neutrófilos e bactérias filamentosas.

Amostras para confirmação do diagnóstico

- Bacteriologia: cultura anaeróbica de suabe de lesões profundas (CULT ANAEROBICA)
- Histologia: amostra fixada em formol da interface entre a úlcera e o tecido normal (microscopia óptica).

Diagnóstico diferencial

Laringite necrótica é caracterizada por dispneia inspiratória e estridor, toxemia, febre, edema (inflamação) e lesões necróticas da mucosa laríngea.

- Neoplasias da laringe: ocorrem apenas raramente, normalmente em bovinos adultos, e causam dispneia inspiratória crônica
- Faringite necrótica: pode se assemelhar à laringite, mas as lesões são óbvias à inspeção visual da faringe. Em casos crônicos de faringite traumática, pode haver cavidades periesofágicas com conteúdo ruminal
- Corpos estranhos: pedaços de arame e pequenos fragmentos de madeira, por exemplo, podem se alojar na mucosa das cartilagens aritenoides e causar achados clínicos similares aos da laringite necrótica.

Tratamento

As lesões da estomatite necrótica normalmente cicatrizarão alguns dias após o desbridamento das úlceras, a aplicação de solução de tintura de iodo e a administração oral de sulfametazina na dose de 150 mg/kg PC, diariamente por 3 a 5 dias, conforme indicado para uso em animais de produção, ou penicilina parenteral ou antimicrobianos de amplo espectro. O tratamento deve ser de, pelo menos, 5 dias, mas pode ser necessário tratamento por até 3 semanas.

O tratamento bem-sucedido de laringite necrótica depende do reconhecimento precoce e do tratamento imediato com antimicrobianos diariamente por vários dias. Antimicrobianos de amplo espectro foram propostos para o tratamento de necrobacilose oral/laríngea. *F. necrophorum* é suscetível *in vitro* a antibióticos betalactâmicos, tetraciclinas, macrolídeos e lincomicinas, mas resistente a aminoglicosídeos e antibióticos ionóforos.[2] A sensibilidade aparente do patógeno gram-negativo às penicilinas e cefalosporinas é peculiar, mesmo com base na sua estrutura de parede celular. Embora cefalosporinas de terceira e quarta gerações (p. ex., ceftiofur e cefquinona) sejam altamente efetivas contra *F. necrophorum*, esses antimicrobianos foram classificados como criticamente importantes para medicina humana e veterinária, indicados apenas como tratamento de segunda escolha para casos que responderam de forma inadequada a outros antimicrobianos. Corticosteroides podem ser uma terapia auxiliar benéfica, especialmente para diminuir o edema. Traqueostomia pode ser necessária em alguns casos para aliviar a dispneia. A falha em responder normalmente é associada à condrite supurativa crônica, que requer aritenoidectomia subtotal.

Tratamento e controle

Tratamento

- Penicilina procaína: 22.000 UI/kg, IM, a cada 12 h, ou 44.000 UI/kg, IM, a cada 24 h por pelo menos 7 dias (R2)
- Oxitetraciclina: 10 mg/kg, IM, a cada 24 h por, pelo menos, 7 dias ou formulações de longa ação a 20 mg/kg, a cada 72 h (R2)
- Ampicilina triidratada: 10 mg/kg SC ou IM, a cada 24 h por pelo menos 7 dias (R2)
- Cloridrato de ceftiofur: 2,2 mg/kg SC ou IM, a cada 24 h por pelo menos 7 dias (R2)
- Dexametasona: 0,2 a 0,5 mg/kg IV ou IM como dose única (R2).

Controle

Precauções de higiene adequadas em bezerreiros ou em cochos de alimentação e água, bem como evitar o fornecimento de alimentos grosseiros, devem evitar a disseminação da doença. Quando a incidência é alta, antibióticos profiláticos na alimentação podem manter a doença sob controle.

REFERÊNCIAS BIBLIOGRÁFICAS

1. Nagaraja TG, et al. Anaerobe. 2005;11:230.
2. Tadepalli S, et al. Anaerobe. 2009;15:36.
3. Lekeux P, et al. Vet Rec. 1987;121:353.

Escherichia coli *entero-hemorrágica em animais de produção e implicações zoonóticas*

Escherichia coli entero-hemorrágica (EHEC), principalmente *E. coli* sorogrupo O157:H7, foi reconhecida como patógeno de origem alimentar que causa doença potencialmente fatal em humanos desde os anos 1980, e tornou-se motivo de preocupação em saúde pública em todo o mundo, com relevância crescente. O primeiro surto de infecção por EHEC em humanos foi relatado em 1982 em Oregon e Michigan, associado ao consumo de empada de hambúrguer malcozida.[1] Desde então, *E. coli* O157:H7 e, mais recentemente, outros sorotipos causaram grandes surtos de doença em humanos em todo o mundo, com morbidade e mortalidade consideráveis. Achados clínicos podem variar de diarreia branda, diarreia hemorrágica e colite hemorrágica a síndrome urêmica-hemolítica (SUH).[1]

Ruminantes, principalmente bovinos, são o principal reservatório de EHEC, mas tipicamente não desenvolvem a doença clínica. A infecção em humanos é adquirida por meio do consumo de alimentos ou água contaminados, por contato direto com animais portadores de EHEC ou por transmissão pessoa a pessoa.[1]

Etiologia

EHEC consiste em subgrupos dos chamados sorotipos de *E. coli* produtores de toxina Shiga, que foram implicados em doença grave em humanos. As estirpes de *E. coli* produtoras de toxina Shiga produzem toxinas similares àquela produzida por *Shigella dysenteriae*, a chamada toxina Shiga (Stx), e, portanto, são *E. coli produtoras de toxina Shiga (STEC)*. A presença de toxina Shiga é determinada por testes de toxicidade em células Vero, de maneira que STEC também são chamadas de *E. coli produtoras de verotoxina ou verocitotoxina (VTEC)*.[2] A única diferença consistente entre sorovares de STEC patogênicas e estirpes apatogênicas de *E. coli* é, de fato, a presença de genes *Stx*.[3]

A grande maioria dos surtos e casos esporádicos de doença grave em humanos é associada a um número muito limitado de sorotipos EHEC.[1] O sorotipo mais prevalente de *E. coli* associado à doença em humanos é, de longe, *E. coli O157:H7*. Contudo, nos últimos anos, muitos outros sorotipos de EHEC foram relacionados com a doença em humanos, e sua prevalência tem aumentado em todo o mundo; estirpes de EHEC foram, portanto, classificadas em *E. coli* O157:H7 e *E. coli* não O157:H7. Os seis sorogrupos de STEC não O157 mais prevalentes associados à doença clínica em humanos são, em ordem decrescente, O26, O111, O103, O121, O45 e O145.[4]

Epidemiologia

Predominantemente, os animais portadores ou que excretam EHEC são ruminantes domésticos saudáveis, principalmente bovinos e, em menor extensão, ovinos e possivelmente caprinos.[5] Estirpes de EHEC associadas à doença clínica em humanos constituem apenas uma pequena fração dos isolados de STEC rotineiramente recuperados de bovinos saudáveis, enquanto a grande maioria dos isolados de STEC de bovinos não ocorre de forma alguma ou está bastante subrepresentada em humanos.[5] Embora a maioria dos isolados de STEC presentes em ruminantes saudáveis não seja transmitida a humanos, não há dúvida de que bovinos são a principal fonte de infecção por EHEC para humanos.[5] A maior taxa de recuperação de STEC entre animais de produção não ruminantes foi relatada em perus, enquanto outras espécies, como suínos ou frangos, são apenas portadores acidentais.[5] Roedores, animais domésticos e moscas foram identificados como portadores acidentais.

Estima-se que entre 20 e 50% das infecções humanas por EHEC sejam atribuídas aos tipos de *E. coli* não O157, mas as estimativas variam amplamente entre países e entre regiões de um mesmo país.[4] Na América do Norte, no Japão e no Reino Unido, *E. coli* O157:H7 é o sorotipo mais comumente associado a doença clínica em pessoas, enquanto, na Europa, na Austrália, na Argentina ou na África do Sul, as infecções por sorotipos não O157 foram estimadas como pelo menos tão prevalentes quanto infecções pelos sorotipos O157:H7 em pessoas.[4] Casos humanos de SUH são, na maioria das vezes, associados a infecções pelos sorotipos O157:H7. Estimativas de casos esporádicos de SUH em pessoas associadas à STEC não O157 são de menos de 10% na América do Norte, e entre 10 e 30% na Alemanha, na Itália e na Grã-Bretanha.[4]

Ocorrência e prevalência da infecção

Bovinos

Ruminantes, e principalmente bovinos, são os reservatórios naturais não clínicos mais importantes de STEC. Em geral, os bovinos permanecem assintomáticos em razão da ausência de receptores globotriaosilceramida STX-específicos nas células da mucosa intestinal.[4]

Estimativas da prevalência de portadores de STEC nas fezes entre populações de bovinos variam consideravelmente, e dados de diferentes levantamentos são difíceis de comparar em razão das abordagens experimentais inconsistentes, diferenças nas estratégias de amostragem e métodos analíticos aplicados.[2] Em muitos estudos, a abordagem analítica usada especificamente tem como objetivo detectar o sorotipo O157:H7, enquanto menos levantamentos usaram métodos laboratoriais adequados para detectar todos ou pelo menos alguns sorogrupos não O157 selecionados.[2] Geralmente, as taxas de prevalência relatadas para essas estirpes de STEC não O157 em bovinos são muito maiores que as taxas de prevalência de O157:H7 em bovinos. Entre 2007 e 2009, a prevalência fecal de STEC em bovinos determinada na

União Europeia (UE) variou entre 2,2 e 6,8%. A estirpe O157 foi isolada em 0,5 a 2,9% dessas amostras.[2] Taxas de prevalência relatadas por estados-membros diferentes variaram entre 0 e 48,5%, o que, em parte, decorre das diferenças na estratégia de amostragem e nos métodos laboratoriais utilizados nos diferentes países. As amostras testadas incluíram fezes, orelha e amostras de couro.[2] O método de amostragem mais sensível, pelo menos para STEC O157:H7, foi o suabe retal, o que se explica pelo fato de que STEC tende a colonizar especificamente a junção retoanal da mucosa do intestino, que é amostrada diretamente pela abordagem com suabe.[3] Existe uma correlação entre a prevalência de *E. coli* O157:H7 nas fezes, no couro e nas carcaças de bovinos de corte durante o abate. No geral, a prevalência de *E. coli* O157:H7 nas fezes e no couro foi de 28% e 11%, respectivamente.

Um estudo recente investigou a prevalência de STEC O157 na Bélgica e verificou que as estirpes viáveis de O157 estavam presentes em 37,8% das 180 propriedades participantes no estudo. Nesse estudo, as propriedades leiteiras tiveram a maior taxa de prevalência em rebanhos (61,2%), seguidas pelos rebanhos de corte (22,7%) e por propriedades criadoras de vitelos (9,1%). As taxas de prevalência de STEC em bovinos leiteiros nos EUA variaram de 0,17 a 8,4% em vacas, 1,7 a 9,5% em novilhas, e 0,2 a 40% em bezerros.[7] As estimativas de prevalência em bovinos de corte na América do Norte variam de 10 a 28%, com prevalência em rebanhos chegando a 100%.[1]

Em geral, as taxas de prevalência são maiores em bezerros e novilhas do que em bovinos adultos, um efeito que foi atribuído à maior suscetibilidade à colonização de bezerros e novilhas do que de vacas.[7] A prevalência de excreção fecal de STEC foi influenciada por muitas variáveis, incluindo a estação do ano, o escopo da criação, a frequência e o momento da amostragem e as condições de coleta e armazenamento das amostras. O microrganismo pode ser encontrado amplamente distribuído em amostras de vários tipos de bovinos, incluindo bezerros de corte, bovinos de reposição, bovinos de confinamento, vacas de corte adultas, bezerros leiteiros, fontes de água e animais silvestres.

Propôs-se que a excreção de STEC varie entre os indivíduos. Embora a maioria dos animais excrete a bactéria apenas de forma transitória após a exposição, alguns indivíduos excretam o patógeno por períodos longos e em taxas muito maiores em razão da colonização do reto terminal no trato gastrintestinal.[1] Bovinos que excretam STEC em concentrações muito grandes e por períodos prolongados são os chamados *superexcretores*. A porcentagem de bovinos que excretam STEC considerados superexcretores foi estimada em 3,9% para o sorovar O157 e em 10% para sorovares não O157.[3] Embora os superexcretores constituam uma pequena proporção de bovinos em um rebanho infectado, acredita-se que eles tenham impacto substancial sobre a epidemiologia na propriedade. Estima-se que os superexcretores do sorotipo O157:H7 possam ser responsáveis por mais de 95% das bactérias excretadas.[1]

Prevalência da infecção em bovinos, ovinos e suínos ao abate

Levantamentos em abatedouro conduzidos no Reino Unido determinaram taxas de prevalência de portadores fecais de STEC O157 entre 4,7 e 15,7% em bovinos, e entre 0,7 e 2,2% em ovinos no Reino Unido. STEC O157 foi isolada apenas em 0,4% dos suínos abatidos.[5] Em um estudo realizado em um abatedouro na Holanda, estirpes STEC O157 foram isoladas de 10,6% dos bovinos abatidos e de 4% dos ovinos abatidos. A prevalência geral de excreção fecal de *E. coli* O157:H7 por bovinos leiteiros descartados em Nova York de 1,3% foi verificada em amostras de fezes imediatamente antes do processamento. Em um levantamento em vacas caídas submetidas a dois abatedouros em Wisconsin, a prevalência de *E. coli* O157:H7 nas fezes e/ou nos tecidos de vacas-leiteiras caídas foi de 4,9%, quando comparado a 1,5% em bovinos saudáveis.

Em um estudo em abatedouro, a reação em cadeia da polimerase (PCR) foi usada para detectar genes de virulência e a epidemiologia molecular de isolados de *E. coli* O157:H7. As amostras incluíam suabes de ferramentas, facas e serras, amostras de fezes; amostras de carcaças e orelhas removidas após o abate. Foram 1.432 amostras, com o isolamento de 143 estirpes de *E. coli* O157:H7. Esses resultados indicam o aumento na frequência de contaminação durante o transporte para o abatedouro e o período de descanso antes do abate como resultado de infecção cruzada causada pela mistura de animais de origens diferentes. A presença de animais superexcretores no abatedouro aumenta o risco potencial de contaminação da carne bovina durante o processo de abate e ressalta a necessidade de corrigir a análise de risco e os procedimentos nos pontos críticos de controle. Amostras de carcaças foram coletadas em três pontos durante o processamento: pré-evisceração, pós-evisceração antes da intervenção antimicrobiana e após o processamento, depois de a carcaça ter entrado no refrigerador. A prevalência de *E. coli* O157:H7 nas três amostras após o processamento foi de 43, 18 e 2%, respectivamente. A intervenção antimicrobiana incluiu a pasteurização a vapor, banhos de água quente, lavagem com ácidos orgânicos ou a combinação desses tratamentos. A diminuição na prevalência em carcaças da pré-evisceração para a etapa após o processamento sugeriu que os procedimentos sanitários podem ser efetivos dentro das plantas de processamento. A prevalência nas fezes e no couro teve correlação significativamente com a contaminação das carcaças, indicando o papel do controle de *E. coli* O157:H7 em bovinos vivos.

Ovinos e caprinos

Podem ser naturalmente infectados por *E. coli* O157:H7, e ovinos foram usados como modelo para a infecção em ruminantes. Ovinos podem albergar *E. coli* O157:H7 e estirpes não O157:H7 de STEC a taxas similares ou maiores do que aquela verificadas em bovinos. Taxas de prevalência de 67% e 45% foram relatadas na Alemanha e na Austrália, respectivamente. Mundialmente, mostrou-se que os ovinos excretam muitas estirpes não O157 nas fezes. Muitos desses sorotipos de STEC foram associados a casos esporádicos ou grandes surtos de doença em humanos. Portanto, cordeiros, carne de carneiros e seus subprodutos partilham fatores de riscos à segurança alimentar semelhantes àqueles da carne bovina. STEC não O157:H7 foi encontrada em ovinos que permaneciam em pastagens irrigadas ou campos áridos em Nevada. No Brasil, STEC ocorreu nas fezes de 51% dos ovinos saudáveis mantidos a pasto.

Animais silvestres

Com base em amostras de fezes de cervos obtidos por caçadores, *E. coli* O157:H7 foi encontrada na taxa de 0,25% nas fezes de cervos de cauda branca de vida livre em Nebraska. A prevalência de infecção por *E. coli* O157:H7 em cervos de cauda branca que partilham pastagens com bovinos foi de 2,4%. Cervos inoculados experimentalmente com *E. coli* O157:H7 excretaram o patógeno por mais de 26 dias para companheiros de rebanhos suscetíveis. Salsicha de cervo fermentada foi identificada como veículo para *E. coli* O157:H7 no Missouri.[8] A baixa prevalência geral de *E. coli* O157:H7 e a identificação de apenas um local com cervo positivo sugerem que os cervos selvagens não são um reservatório importante de *E. coli* O157:H7.

Uma alta prevalência de portadores de STEC O157 nas fezes (3,3%) foi relatada em javalis selvagens na Espanha, e uma estirpe foi idêntica àquela associada à doença clínica em pessoas.[9]

Suínos

E. coli O157:H7 foi encontrada em amostras de fezes de suínos de terminação no momento do abate, mas a prevalência foi muito baixa, de 0,08%. *E. coli* O157:H7 pode persistir por mais de 2 meses em suínos infectados experimentalmente. Em um estudo longitudinal conduzido em quatro fazendas de suínos nos EUA, STEC O157:H7 foi isolada de 8,9% dos suabes retais; contudo, a excreção não foi associada à doença clínica, e as estirpes isoladas podem não ser virulentas.[10] Estirpes O157:H7 potencialmente patogênicas, entretanto, foram isoladas de 2% dos suínos abatidos em um estudo, bem como em suínos selvagens na Califórnia.[5] Suínos podem ter o potencial de atuar como hospedeiros reservatórios para *E. coli* O157:H7, mas a magnitude dos riscos precisa ser determinada.

Fatores de risco

Fatores de risco do animal

Bovinos infectados por *E. coli* O157:H7 permanecem livres da doença, uma vez que eles não apresentam os receptores vasculares específicos para Stx e são tolerantes a *E. coli* O157:H7 por toda a sua vida.

Embora a maioria dos bovinos expostos excrete, pelo menos, 100 unidades formadoras de colônia (UFC)/g de fezes de STEC, pequenos grupos de vacas são predispostos a excretar números excepcionalmente altos de bactérias (> 10^4 UFC/g de fezes) por períodos prolongados. Estima-se que esses indivíduos, também chamados *superexcretores*, sejam responsáveis por mais de 95% das bactérias excretadas dentro de um rebanho.[11]

A idade foi identificada como um fator de risco do animal à infecção por STEC em bovinos. Embora bezerros antes do desmame raramente tenham sido identificados como portadores de STEC, há uma alta prevalência de bezerros após o desmame e novilhas portadores de STEC, que excretam um maior número de bactérias do que vacas mais velhas.[7] Estudos conduzidos em bezerros privados do colostro sugerem que a baixa prevalência de portadores de O157 em bezerros não desmamados decorra, pelo menos em parte, do efeito protetor dos anticorpos colostrais durante as primeiras semanas de vida.[5]

As maiores taxas de prevalência de STEC nas fezes em novilhas do que em touros jovens sugere que um efeito relacionado com o gênero pode ser causado por efeitos hormonais próximo à gestação e à lactação.[5]

Fatores de risco do ambiente e do manejo

Embora um maior número de sorotipos de STEC possa ser isolado de algumas propriedades, usualmente um rebanho hospeda apenas um pequeno número de isolados, que tendem a persistir na propriedade por mais de 2 anos, independentemente da presença de animais portadores. Isso salienta a importância da contaminação ambiental e da circulação do patógeno entre os animais e o ambiente para a epidemiologia da infecção por STEC na propriedade.[5] Verificou-se, por exemplo, que tanques de água em confinamentos com frequência estão contaminados por STEC. *E. coli* O157:H7 foi isolada de 13% dos tanques de água nos confinamentos dos EUA, com pelo menos um tanque de água positivo em 60% dos confinamentos. Tanques de água apresentaram probabilidade cinco vezes maior de estarem contaminados por *E. coli* O157:H7 se um lote foi positivo para a bactéria, mas a direção da disseminação não foi determinada.[5] De maneira similar, *E. coli* O157:H7 foi isolada de 14,9% das amostras de alimentos obtidas de depósitos de ração. Fatores positivamente associados a *E. coli* O157:H7 na ração foram maior índice de aquecimento no momento da coleta da amostra, torta de semente de algodão na ração e a localização do confinamento.

O efeito sazonal é bem-estabelecido em climas temperados, com picos na prevalência de portadores de STEC nas fezes entre o fim da primavera e o início do outono. Por exemplo, as amostras de fezes e suabes de vacas-leiteiras coletados no decorrer de um período de 1 ano em Alberta, Canadá, revelaram aumento de 15 vezes na prevalência de amostras positivas entre junho e setembro, quando comparado ao restante do ano.[12] Muitos levantamentos conduzidos em abatedores em diferentes países da Europa revelaram picos similares de prevalência de portadores nas fezes durante os meses de verão.[5] Os fatores específicos que contribuem para o efeito sazonal não são bem compreendidos.

Alojamento e práticas de manejo

A disseminação ambiental de uma estirpe de *E. coli* O157:H7 inoculada em bezerros leiteiros ocorre mais rapidamente quando os bezerros são alojados em grupos, se comparados a bezerros alojados em baias individuais dos 7 aos 110 dias de idade. O uso de sistemas de alojamento segregados, em vez de em grupos, para bezerros desmamados pode diminuir a prevalência desses patógenos potenciais dentro dos bezerreiros. Se isso resulta na diminuição da prevalência geral de STEC no rebanho ou na propriedade, então tais mudanças nas práticas de criação de bezerros podem oferecer um ponto de controle.

Fatores de risco do patógeno

Atributos e mecanismos de virulência

A característica primária de isolados de STEC é sua capacidade de produzir citotoxinas potentes codificadas por genes *stx1* e *stx2*. Ela também tem a capacidade de se fixar à mucosa intestinal de forma íntima pela proteína de fixação e destruição intimina, codificada pelo gene *eaeA*, e a maioria produz uma ênterohemolisina codificada por plasmídeo, codificada pelo gene *elixA*. Isolados de STEC que causam doença em humanos normalmente apresentam um ou ambos os fatores associados à virulência, sendo chamados de complexo *E. coli* produtor de toxina Shiga (cSTEC). O sorotipo de STEC mais comumente relatado como causando doença em humanos mundialmente é *E. coli* O157:H7, mas sorotipos não O157, como O8:H19, O8:H21, O22:H8, O113:H21 e Orough:NM (não móvel) são encontrados comumente causando doenças como SUH.[3] Existem mais de 160 sorotipos de STEC isolados de pacientes humanos em todo o mundo.

Resistência a ácidos

E. coli O157:H7 é extremamente resistente a ácidos, o que contribui para a baixa dose infectante para humanos; a dose infectante foi estimada como menos que 100 UFC e, possivelmente, é ainda menor que 10. Determinadas estirpes de *E. coli* O157:H7 foram consideradas mais tolerantes a ácidos do que algumas *E. coli* comensais. Ademais, estirpes de *E. coli* O157:H7 podem se tornar mais habituadas ao ácido pela exposição a ácidos fracos no rúmen. Consequentemente, *E. coli* O157:H7 pode sobreviver à passagem pela barreira ácida do abomaso, colonizando o cólon e se replicando em ruminantes.

As características de resistência a ácidos de *E. coli* O157:H7 levaram à hipótese de que alimentar bovinos com grãos criaria um ambiente ideal no trato gastrintestinal para promover o crescimento e a resistência do microrganismo. Os dados da pesquisa quanto aos efeitos da alimentação com grãos *versus* alimentação com forragens para bovinos e seus efeitos sobre a excreção fecal de *E. coli* O157:H7 são limitados e ambíguos. Algumas pesquisas iniciais indicaram que a alimentação com grãos aumentava a disseminação por bovinos de *E. coli* resistente a ácidos, e que a alimentação com feno por um breve período imediatamente antes do abate poderia diminuir a excreção de *E. coli* O157:H7. Os números, a persistência e a resistência a ácidos de coliformes genéricos e de *E. coli* O157:H7 de vários locais no trato gastrintestinal de bovinos alimentados com grãos ou feno foram comparados. A alimentação com grãos ou a alimentação com feno não afetaram a sobrevivência de *E. coli* O157:H7 no rúmen ou a sua passagem do abomaso (pH 2) para o duodeno.

Estudos recentes quanto ao efeito de forragens ou grãos na dieta mostraram que bovinos alimentados com dietas à base de forragem apresentaram persistência ruminal de *E. coli* O157:H7 em concentrações quantificáveis por duas vezes mais tempo do que animais alimentados com dieta à base de grãos. Dietas com alto teor de grãos geram altas concentrações de ácidos graxos voláteis e baixo pH, criando um ambiente menos propício para *E. coli* O157:H7, enquanto menores concentrações de ácidos graxos voláteis e pH maior em bovinos alimentados com dieta à base de forragem podem estimular o crescimento e a sobrevivência do microrganismo. A suplementação com monensina diminuiu a duração da excreção em animais com dieta à base de forragem, e a cultura positiva no ceco e no cólon para *E. coli* O157:H7 ocorreu com maior frequência do que no rúmen de bovinos.

Resistência a antimicrobianos

Embora o tratamento com antimicrobianos em casos de infecção por EHEC tenha sido considerado contraindicado, muitos estudos que avaliaram os padrões de resistência de *E. coli* O157:H7 a antimicrobianos foram realizados. A resistência a antimicrobianos é comum e O157:H7 e em outras estirpes de STEC, incluindo a resistência a múltiplos fármacos, como estreptomicina, tetraciclina e sulfisoxazol.[1] Foi descrita a prevalência de resistência a antimicrobianos entre isolados de *E. coli* O157:H7 recuperados de casos clínicos em humanos, suínos, bovinos e alimentos no decorrer de um período de 15 anos

(1985-2000) nos EUA. Houve alta prevalência de resistência a tetraciclina, sulfametoxazol, cefalotina e ampicilina. Houve maior prevalência entre isolados de suínos, nos quais mais de 50% de todos os isolados foram resistentes a sulfametoxazol, cefalotina e tetraciclina, e mais que 20% foram resistentes a ampicilina e gentamicina.

Métodos de transmissão

Fontes de microrganismo

Ruminantes como reservatórios

E. coli O157:H7 é um habitante transitório do trato gastrintestinal de ruminantes saudáveis normais. As fezes de bovinos e de ovinos atuam como fontes de contaminação para alimentos e água. Em bovinos, a excreção nas fezes é transitória, com frequência durando de 1 a 3 meses ou menos, mas os microrganismos podem persistir em propriedades individuais por até 2 anos. Levantamentos longitudinais mostraram que a manutenção de *E. coli* O157:H7 e de outras estirpes de STEC em rebanhos de bovinos se baseia na reinoculação contínua de bovinos individuais. O isolamento repetido de *E. coli* O157:H7 de bovinos de corte e de leite saudáveis demonstrou que os bovinos são portadores assintomáticos do microrganismo. Períodos curtos de prevalência relativamente alta de excreção são separados por períodos mais longos de excreção indetectável. Esse fator contribui para a variação nos dados de prevalência relatados na literatura.

A excreção fecal é mais prevalente da primavera ao início do outono do que durante as estações frias do ano. A excreção nas fezes também varia entre classes diferentes de animais. Novilhas desmamadas entre 3 meses de idade e a fase de reprodução apresentam maior probabilidade de excretar STEC nas fezes do que bovinos adultos ou bezerros mais jovens.

Cochos de água contaminados, particularmente aqueles nos quais há acúmulo de sedimentos, fornecem um ambiente para sobrevivência, proliferação e disseminação horizontal de *E. coli* O157:H7 e de outros sorotipos de STEC. O microrganismo também pode proliferar para níveis muito altos na silagem úmida.

Avaliou-se o padrão de portadores fecais de *E. coli* O157:H7 em bovinos terminados sob condições de manejo de confinamentos intensivos modernos. *E. coli* O157:H7 foi isolada de 13% das amostras de fezes, com maiores valores de prevalência do microrganismo em lotes suplementados com água de beber clorada, quando comparadas a baias sem água de beber clorada. No decorrer de um período de 7 meses, de abril a setembro, alguns tipos clonais específicos de *E. coli* O157:H7 persistiram e predominaram, apesar da alta rotatividade da população bovina. Isso sugere que o ambiente da fazenda, e não necessariamente os bovinos que entram no confinamento, é uma fonte potencial importante de *E. coli* O157:H7 nas propriedades.

Outras espécies

Subtipos de *E. coli* O157:H7 indistinguíveis daqueles detectados em bovinos foram encontrados em perus, pombos, gansos, equinos, cães, gambás e moscas. *E. coli* O157:H7 também foi isolada de insetos em ambientes de criação de bovinos, mas seu papel na disseminação ainda não foi determinado.

Aves selvagens

E. coli O157:H7 foi encontrada nas fezes de aves selvagens, o que pode contribuir para a disseminação do microrganismo dentro e entre propriedades. A presença de gansos selvagens foi um fator de risco significativo para excreção de *E. coli* O157:H7 por vacas de corte lactantes na Escócia.

Moscas

A maior presença de moscas próximas aos bovinos durante os meses de verão representa um mecanismo potencial para a disseminação de *E. coli* O157:H7 entre animais de produção. *E. coli* O157:H7 foi isolada de moscas domésticas (*Musca domestica*) imediatamente após a alimentação em culturas bacterianas.

Fontes ambientais

Existem muitas fontes possíveis de STEC no ambiente da fazenda, incluindo pilhas de esterco, reservatórios de água, represas e poços, celeiros, bezerreiros, palha e outros tipos de cama, alimentos e cochos de alimentação, água e cochos de água, equipamentos da propriedade, superfície do solo e pastagens e cursos de água. Uma vez no ambiente, o microrganismo pode ser transferido para outros locais pela água da chuva, vento e a remoção e disseminação do esterco, incluindo animais e humanos.

Suprimentos de água para animais de produção

A água de beber oferecida a bovinos com frequência tem baixa qualidade microbiológica, e a exposição diária dos animais a muitas estirpes de STEC a partir dessas fontes pode ser substancial. O grau de exposição a *E. coli* é positivamente associado à proximidade entre as fontes de água e o local de armazenamento de alimentos, proteção dos cochos da luz solar e clima mais quente. Cochos de água para bovinos podem atuar como reservatórios ambientais para STEC e como fontes de infecção a longo prazo.

A inoculação experimental de *E. coli* O157:H7 em 1 ℓ de água de um ambiente de confinamento de bezerros leiteiros resultou na excreção do microrganismo pelos bezerros 24 h após a administração. A duração da excreção variou de 18 a mais de 43 dias, e o número de doses necessárias para iniciar a excreção variou entre os bezerros.

STEC está presente em até 10% dos cochos de água, e existe maior probabilidade de a água ser positiva quando *E. coli* O157:H7 é detectada no sedimento. A adição de cloro à água em confinamentos foi incapaz de diminuir a prevalência de fontes de água contaminadas por *E. coli* O157:H7.

A presença de sedimento de fezes nos cochos de água proveniente de bovinos que excretam STEC pode atuar como reservatório dos microrganismos a longo prazo na propriedade e como fonte de infecção para bovinos. Espera-se que o acúmulo de grande quantidade de matéria orgânica inative rapidamente a atividade biocida do cloro e forneça um nicho ideal para a sobrevivência do microrganismo. *E. coli* O157:H7 pode sobreviver na água da propriedade tanto sob condições de exposição quanto protegida a temperaturas inferiores a 15°C por até 24 dias. A adição de fezes à água no ambiente externo resultou em sobrevivência por 24 dias.

E. coli O157:H7 foi isolada da superfície da água coletada de um reservatório canadense. A amostragem sistemática da água da superfície na bacia hidrográfica do rio Oldman, ao sul de Alberta, revelou que, com frequência, ela está contaminada com *E. coli* O157:H7 e *Salmonella* spp. A prevalência de *E. coli* O157:H7 e *Salmonella* spp. nas amostras de água foi de 0,9% e 6,2%, respectivamente. A região avaliada é conhecida por sua alta densidade de bovinos, bem como por uma das maiores incidências de gastrenterite no Canadá, resultante da infecção por *Salmonella* spp. e *E. coli* O157:H7. Embora os dados indiquem uma relação entre a alta densidade de animais de produção e altos níveis de patógenos ao sul de Alberta, os dados locais indicam que a produção prevista de esterco pelos bovinos, suínos e frangos não foi associada diretamente à prevalência nem de *Salmonella* spp. nem de *E. coli* O157:H7. Variações no tempo, na quantidade e na frequência de aplicação de esterco em terras cultiváveis podem ter influenciado o nível de contaminação da água de superfície por esses patógenos bacterianos.

Fontes de alimentos

A prevalência de *E. coli* O157:H7 na ração de bovinos confinados foi de 14,9%, maior do que o relatado anteriormente, o que pode decorrer dos métodos de detecção mais sensíveis. A ração pode constituir um veículo para a disseminação e a colonização; contudo, a fonte de contaminação por STEC na ração de bovinos não foi determinada de forma precisa. Fontes possíveis incluem contaminação por saliva e fezes de bovinos ou outras espécies, ou por animais silvestres, incluindo aves, roedores e insetos. Outra fonte possível é a contaminação dos componentes da alimentação misturados à ração. Perfis de *E. coli* O157:H7 por eletroforese em gel por campo pulsado (PFGE) isolados de um componente da ração assemelharam-se ao isolado posteriormente da mesma propriedade, o que sugere que a ração para bovinos pode ser um vetor importante para a transmissão de *E. coli* O157:H7.

Esterco

A sobrevivência de STEC no esterco foi observada sob várias condições experimentais e ambientais. O uso do esterco como fertilizante pode explicar surtos de origem alimentar de *E. coli* O157:H7 e de outras estirpes associadas a cidra de maçã não pasteurizada, batatas e outros vegetais. Uma vez que STEC pode sobreviver por longos períodos, o manejo adequado do esterco é de grande importância na prevenção da disseminação desse microrganismo para o ambiente. A compostagem é um método efetivo para eliminação de patógenos como *E. coli* O157:H7 do esterco.

Solo

E. coli O157:H7 pode sobreviver por 25 semanas quando inoculada em solos de argila e barro, e por 8 semanas em solo arenoso. O microrganismo foi detectável por até 7 dias após a inoculação nos 2,5 cm superiores do solo e por até 7 dias na relva inoculada com esterco de vacas-leiteiras a uma taxa de aplicação de *E. coli* O157:H7 de 660 UFC/m^2.

Instalações

O microrganismo pode ser cultivado de cordas em baias de confinamento coçadas ou mastigadas pelos animais, e há correlação com a prevalência de bovinos provenientes da mesma baia que excretam o microrganismo nas fezes. Essa estratégia de teste da baia pode ser útil para identificar baias de bovinos que representam maior risco para a segurança alimentar.

Mecanismos imunes

As proteínas Esp e Tir secretadas por algumas estirpes de STEC têm papel crítico no desenvolvimento de lesões de fixação e destruição, sendo reconhecidas sorologicamente em pacientes humanos com SUH. Anticorpos para as proteínas intimina, Esp e Tir foram detectados em pacientes com SUH após infecção por EHEC.

Em contrapartida, pouco se sabe a respeito da resposta imune de bovinos à infecção por STEC. *E. coli* O157:H7 e outros sorotipos de STEC são excretados esporadicamente por bovinos, e parece que a exposição natural a esses microrganismos não confere proteção para o hospedeiro. Bezerros com 13 a 30 dias de idade desenvolvem resposta de IgG anti-O157 após inoculação oral experimental com *E. coli* O157:H7. Vacas adultas não desenvolveram aumento significativo dos teores séricos de IgG anti-O157 após inoculação oral. Essas observações sugerem que a imunidade local à *E. coli* O157:H7 pode não se desenvolver em qualquer grau no intestino, e que a imunização para diminuir a excreção fecal de *E. coli* O157:H7 pode não ser efetiva.

A vacinação de bovinos com proteínas bacterianas antigênicas envolvidas na colonização pode diminuir significativamente a excreção fecal e a prevalência de *E. coli* O157:H7 em bovinos. A vacinação de bovinos com proteínas tipo III secretadas por *E. coli* O157:H7 pode diminuir o número de *E. coli* O157:H7 excretado nas fezes, a duração da excreção em bovinos desafiados experimentalmente e em bovinos confinados sob condições de campo. A vacinação de marrãs prenhes com intimina de *E. coli* O157:H7 induziu uma alta resposta imune intimina-específica no soro e no colostro, e os leitões neonatos lactentes apresentaram menor colonização bacteriana e lesões intestinais após o desafio experimental. Esses resultados sugerem que a vacinação pode ser útil como estratégia pré-abate para diminuir a prevalência de *E. coli* O157:H7 em bovinos.

Implicações zoonóticas

Estirpes êntero-hemorrágicas de *E. coli*, especialmente o sorotipo *E. coli* O157:H7, foram relacionados com colite hemorrágica em humanos, SUH e púrpura trombocitopênica, em decorrência da ingestão de alimentos contaminados, como carne bovina e produtos lácteos, vegetais, cidra de maçã e água de beber contaminada, ou por contato com animais infectados e ambientes contaminados. Tão pouco quanto 100 *E. coli* O157:H7 podem causar a doença em humanos.

Nos EUA, os Centros para Controle e Prevenção de Doenças (CDC) estimam que aproximadamente 265 mil infecções por STEC em pessoas ocorrem a cada ano, dos quais aproximadamente 36% são atribuídos a *E. coli* O157:H7, e as demais a sorotipos não O157.[13]

Entre 2005 e 2009, um total de 16.263 casos confirmados de infecção por STEC em pessoas foram relatados por 24 estados-membros da UE. Em 2009, a taxa de notificação de infecção na UE por STEC foi de 0,75 para 100 mil habitantes, variando de duas a seis mortes por ano.[14] A maior taxa de notificação foi registrada para faixa etária de 0 a 4 anos (7,2 para cada 100 mil habitantes), seguida por crianças com idade entre 5 e 14 anos (1,8 para cada 100 mil habitantes).[14] Embora surtos de infecção por EHEC em pessoas sejam relatados regularmente, dados da vigilância de saúde pública indicam que casos esporádicos de infecção superam enormemente o número de casos nos surtos.[15]

O número de pacientes infectados por EHEC que desenvolve SUH, particularmente crianças, foi estimado em, aproximadamente, 10%.[15] Em 2009, um total de 242 casos de SUH foram relatados na UE; o sorogrupo O157 foi isolado em 47% dos casos que acometeram crianças (0 a 4 anos de idade) e o sorogrupo O26 em 15%.[14]

A maioria dos casos de doença é atribuível à infecção alimentar, principalmente ao consumo de carne moída malcozida; contudo, a aquisição da doença por contato direto com esterco e com animais de produção e de zoológicos é uma preocupação crescente. O consumo de hambúrgueres malcozidos em casa ou em restaurantes é um fator de risco para a infecção por EHEC. Testes microbiológicos em lotes de carne moída provenientes de grandes surtos que ocorreram no Noroeste do Pacífico entre novembro de 1992 e fevereiro de 1993 sugeriram que a dose infectante de *E. coli* O157:H7 é menor que 700 microrganismos. Isso representa um forte argumento para reforçar a política de tolerância zero para a presença desse microrganismo em alimentos processados e para diminuir acentuadamente a contaminação de carne moída crua. Em 2009, mais de 9.285 amostras de carne bovina foram testadas para a presença de EHEC na UE; 2,3% foram positivas para EHEC e 0,7% continham EHEC sorogrupo O157.[14] A Argentina é o país com a maior incidência relatada de SUH no mundo, com aproximadamente 400 casos por ano, além de apresentar consumo *per capita* de carne de vaca maior do que qualquer outro país no mundo.

A principal fonte de bactéria para a carne bovina moída são as fezes bovinas, que contaminam a carcaça antes da evisceração; acredita-se que o microrganismo se dissemina a partir do couro contaminado para a superfície da carcaça no abate. Além das fezes e do couro, STEC foi isolada da cavidade oral de bovinos.

Em maio de 2000, *E. coli* O157:H7 e *Campylobacter jejuni* contaminaram o suprimento de água de beber de Walkerton, Ontário, no Canadá. Como resultado, sete pessoas morreram e mais de 2 mil ficaram doentes. Os patógenos que causaram o surto foram atribuídos à contaminação da água da cidade por esterco bovino de propriedades próximas após um período de forte chuva na primavera. A falha em clorar adequadamente o suprimento de água resultou no consumo da água contaminada por habitantes da cidade.

Visitas a fazendas para propósitos recreacionais e educacionais se tornaram uma parte importante das indústrias de turismo e lazer em alguns países. O surgimento de STEC, com sua dose infectante muito baixa e risco associado de doença grave em humanos, aumentou imensamente o potencial para doença zoonótica adquirida de animais de produção, incluindo aquela de fazendas abertas. Os animais de produção dessas propriedades podem incluir ovinos, caprinos, bovinos adultos e bezerros, suínos, jumentos, pôneis, coelhos, porquinho-da-índia, esquilos, galinhas poedeiras, galinhas de bantão, patos, gansos e várias aves aquáticas. Surtos de infecção por *E. coli* O157:H7 ocorreram em pessoas que visitaram essas propriedades, e *E. coli* O157:H7 foi isolada principalmente de bezerros e caprinos.

Em um grande surto de infecção por *E. coli* O157:H7entre visitantes em uma propriedade leiteira (predominantemente crianças), altas taxas de portadores de *E. coli* O157:H7 entre bezerros e bovinos jovens resultaram provavelmente na contaminação do couro dos animais e do ambiente. O contato com bezerros e seu ambiente foi associado ao maior risco de infecção, enquanto a lavagem das mãos foi protetora. Dos bovinos, 13% estavam colonizados com *E. coli* O157:H7, que tinha o mesmo padrão distinto de PFGE encontrado em isolados dos pacientes. Os microrganismos também foram recuperados das superfícies acessíveis ao público.

A transmissão EHEC se dá por três vias principais: alimentos, como carne malcozida, leite não pasteurizado ou queijo feito de leite cru, disseminação de pessoa para pessoa e contato direto e indireto com animais. Infecções foram associadas a visitas a propriedades criadoras de bovinos e àquelas abertas ao público, onde os produtos produzidos na fazenda eram consumidos, e ao acampamento em pastagens usadas por bovinos. Infecções também foram descritas em membros das famílias de trabalhadores das fazendas e em outros habitantes das propriedades.

Importância econômica

As consequências econômicas da contaminação da carne bovina por *E. coli* O157:H7 são enormes. Desde 1994 nos EUA, milhões de quilos de carne moída foram recolhidos do comércio de varejo em razão da contaminação por *E. coli* O157:H7. Tais produtos devem ser destruídos e não podem ser usados para alimentação animal e humana. Doenças humanas associadas aos patógenos de origem alimentar mais comuns custam sozinhas à economia dos EUA mais de 7 bilhões de dólares por ano. Alguns desses surtos em humanos foram relacionados com o consumo de produtos cárneos ou o contato com animais e seus dejetos.

Patogênese

EHEC é caracterizada pela presença dos genes *Stx*, *lócus para a destruição de enterócitos* (LDE) e um plasmídeo de alto peso molecular que codifica hemolisina. Esses três fatores de virulência estão presentes na maioria das *E. coli* associadas à diarreia hemorrágica e à SUH em humanos.

O LDE é um grande grupo de genes responsáveis coletivamente pela ligação íntima das bactérias à membrana apical dos enterócitos e subsequente destruição ou esfacelamento dos microvilos. A fixação íntima da célula bacteriana ao epitélio é atribuída à adesina *intimina* e Tir, uma proteína bacteriana inserida na membrana do hospedeiro e atua como resposta à intimina. Ambos os fatores são parte do LDE em *E. coli* enteropatogênica (*EPEC*) e EHEC. A intimina parece ser um componente essencial para iniciar a fixação, a colonização e as subsequentes alterações patológicas que seguem a infecção por EPEC e EHEC.

E. coli O157:H7 também tem um plasmídeo de alto peso molecular com muitos genes de virulência, incluindo a hemolisina formadora de poros. Plasmídeos de virulência são características comuns de *E. coli* patogênica, codificando toxinas, adesinas e outros fatores necessários para a colonização, a sobrevivência e a capacidade de causar doença no hospedeiro animal.

Em ruminantes, STEC persiste e se prolifera no trato gastrintestinal inferior e não permanece por longos períodos no estômago ou no duodeno de ruminantes. *E. coli* O157:H7 exibe tropismo pelo reto terminal em bovinos. Em bezerros infectados experimentalmente com *E. coli* O157:H7, em quase todos os animais persistentemente colonizados, a maioria das bactérias associadas ao tecido identificadas está na região de 3 a 5 cm proximal à junção retoanal, que contém uma alta densidade de folículos linfoides, e em cujo epitélio são prontamente detectadas microcolônias das bactérias por microscopia por imunofluorescência. Como consequência dessa distribuição específica, *E. coli* O157:H7 está presente predominantemente na superfície da massa fecal. Amostras de fezes e do reto terminal ou suabes da mucosa retal em bovinos imediatamente após o abate verificaram maiores números de *E. coli* O157:H7 no local mais próximo à junção retoanal, tendo sido identificados portadores de baixo e de alto nível (os chamados superexcretores). A presença do microrganismo na superfície da mucosa do reto terminal foi associada a um alto nível de excreção fecal.

Reprodução experimental

Experimentalmente, *E. coli* O157:H7 causa ileocolite fatal em bezerros neonatos com menos de 36 h de idade. Os bezerros acometidos desenvolvem diarreia e enterocolite com lesões de fixação e destruição sendo formadas tanto no intestino grosso quanto no intestino delgado 18 h após a inoculação.

Infecção natural e experimental de bezerros de 13 a 30 dias de idade e de vacas adultas por *E. coli* O157:H7 não resultou em qualquer sinal clínico de doença, e não havia nenhuma lesão na necropsia. A resposta sorológica ocorreu em bezerros, mas não em vacas.

Lesões intestinais de fixação e destruição podem ser produzidas por inoculação experimental de cordeiros criados de forma convencional com 6 dias de idade com *E. coli* O157:H7. Todos os animais permaneceram normais clinicamente, mas as lesões de fixação e destruição ocorreram no ceco em 12 a 36 h após a inoculação e no cólon terminal e no reto em 84 h. Isso indica que os mecanismos bem caracterizados para fixação íntima codificados por LDE de *E. coli* O157:H7 podem contribuir para os eventos iniciais de colonização. Sinais similares podem ser produzidos em alças intestinais ligadas de ovelhas de 6 meses de idade usando *E. coli* O157:H7.

Patologia clínica

STEC é composta por mais de 400 sorotipos diferentes, com características bioquímicas e fisiológicas diversas e, assim, uma ampla variedade de métodos de detecção são usados. Com exceção do sorotipo O157:H7, para o qual o protocolo da Organização Internacional de Padrões (ISO) para detecção em alimentos e rações para animais está disponível, atualmente não há procedimentos internacionais padronizados para a detecção de STEC não O157.[15] Para *E. coli* O157:H7, o sorotipo mais prevalente de STEC associado à doença em humanos, ensaios de detecção genética e o uso de culturas e meios de enriquecimento estão bem desenvolvidos e são amplamente utilizados como procedimentos diagnósticos de rotina. Sorotipos não O157 foram reconhecidos como patógenos humanos potenciais, com aumento crescente da sua ocorrência em todo o mundo; da mesma forma, métodos de detecção e cultura e caldos de enriquecimento para isolar os sorotipos patogênicos mais prevalentes foram desenvolvidos nos últimos anos, mas ainda não foram padronizados.

Amostras de alimentos, rações ou fezes podem ser semeadas diretamente em meios seletivos e/ou em ágares diferenciais, confiáveis para a detecção de STEC O157 em densidades acima de 100 UFC/g.[5] Contudo, amostras de alimentos, com frequência, contêm poucas unidades formadoras de colônia, que ainda podem ser suficientes para causar doença clínica em pessoas. A semeadura direta pode falhar em identificar bactérias lesionadas por processos de produção, transporte ou armazenamento. Ademais, células STEC podem entrar em estado de dormência, no qual elas são viáveis, mas não crescem em cultura, o que pode levar a subestimar o número de bactérias contidas em uma amostra, ou mesmo a falha em isolar STEC.[16] Independentemente do protocolo de cultura utilizado, a recuperação de *E. coli* O157:H7 é mais provável de amostras de fezes frescas do que de amostras congeladas.

Enriquecimento antes da semeadura facilita a recuperação de bactérias lesionadas e pode diminuir o limite de detecção para abaixo de 5 UFC/g. Caldo de soja triptona e caldo de *E. coli* incubados a 35°C a 37°C por 18 a 24 h são usados comumente para enriquecimento não seletivo. Meios de enriquecimento seletivos são suplementados com agentes seletivos ou com antimicrobianos que inibem o crescimento da microflora competidora.[15] Muitos estudos relataram suscetibilidade acidental de STEC O157 a muitos componentes dos meios de enriquecimento, que podem interferir no crescimento não apenas da microflora apatogênica, também em algumas estirpes potencialmente patogênicas de STEC. O uso de meios de enriquecimento não seletivos, tal como água peptonada tamponada portanto, é preferível quando comparado ao uso de meios de enriquecimento seletivo.[15]

O enriquecimento pode ser seguido por separação imunomagnética (SIM) com pérolas cobertas com anticorpos específicos contra O157 antes da semeadura em ágar. A separação imunomagnética é parte do procedimento-padrão oficial para detecção de STEC O157 H7.

Controle

Estudar STEC durante todo o processo de produção de bovinos é problemático em razão da complexidade do sistema e da ecologia do microrganismo. O desenvolvimento de estratégias de intervenção viáveis economicamente efetivas na diminuição de patógenos de origem alimentar é uma prioridade tanto para a indústria de carne quanto de leite.

O controle efetivo de *E. coli* O157:H7 e de outros sorotipos de STEC exigirá a implementação de estratégias de controle de várias doenças infecciosas diferentes, e de procedimentos de manejo que se estendem do ambiente da propriedade para a planta de processamento de carnes, a manipulação e o processamento de produtos cárneos durante a venda no varejo e a manipulação e o cozimento de produtos cárneos em casa.

As características da ecologia *E. coli* O157:H7 importantes considerar em um programa de controle incluem:

- Ausência de especificidade quanto ao hospedeiro, de maneira que isolados indistinguíveis podem ser encontrados em várias espécies
- Distribuição quase ubíqua nas propriedades de criação de bovinos
- Residência transitória no trato gastrintestinal de animais individuais não associada à doença
- Maior prevalência em animais com distúrbios de flora gastrintestinal, como aqueles associados ao trânsito, mudanças na alimentação e uso de antimicrobianos
- Uma prevalência acentuadamente maior durante os meses quentes
- Subtipagem molecular indica que subtipos específicos podem persistir em uma propriedade por anos
- As rações comerciais algumas vezes são contaminadas com STEC, e parece provável que os alimentos representem uma forma importante de disseminação
- Rações misturadas coletadas de cochos de alimentação normalmente são positivas para STEC, assim como os cochos de água, e os alimento e a água provavelmente representam os meios mais comuns de infecção
- Ocorre replicação ambiental na ração e nos sedimentos de cochos de água, que podem contribuir para o maior nível de excreção fecal nos meses de verão
- Uma vez que *E. coli* O157:H7 foi encontrada persistindo e permanecendo infectante por pelo menos 6 meses em sedimentos em cochos de água, esse pode ser um ambiente importante no qual o microrganismo sobrevive durante períodos nos quais não pode ser detectado nos meses de inverno
- Meios tradicionais de controle de doenças infecciosas, tal como a erradicação ou teste e remoção de animais portadores, não parecem ser exequíveis
- É virtualmente impossível excluir *E. coli* O157:H7 de plantas de processamento de carnes e carcaças
- Contaminação cruzada de toda a carcaça com bactérias derivadas das fezes ocorre como resultado da transmissão aerógena (durante a remoção do couro). Equipamentos contaminados e contaminação cruzada são inevitáveis durante a desossa e a moagem (nas quais porções da carcaça de um grande número de animais são misturadas ou entram em contato com um equipamento em comum)
- O número muito pequeno de STEC previsto como contaminando carcaças sob programas de controle altamente efetivos pode se disseminar para um grande volume de produtos cárneos durante o processamento e se multiplicar, caso o produto seja conservado em temperatura inadequada. Uma vez que a dose de STEC que causa doença em humanos é muito baixa, essa dispersão do microrganismo por um alto volume de produtos pode constituir o maior risco para a saúde pública.

O controle de STEC depende da implementação de procedimentos de manejo que se estendem da propriedade (antes do abate) ao processo de abate e manipulação e processamento no varejo para chegar, por fim, ao consumidor.

Programas de segurança na produção de carnes ainda na propriedade consistem em políticas, estratégias e procedimentos realizados em propriedades de produção de alimentos de origem animal com o objetivo de produzir produtos seguros e livres de antibióticos ou resíduos químicos, e com o mínimo de patógenos que possam ser transferidos da carne para pessoas. Alguns exemplos são listados a seguir.

Estratégias específicas para controle de *Escherichia coli* O157:H7 na propriedade

Um modelo de estimulação estocástico usado para avaliar o benefício de medidas implementadas no período pré-abate tem como objetivo diminuir a contaminação de carcaças com STEC O157:H7. Medidas de controle se basearam em: diminuição da prevalência no rebanho; redução das oportunidades para contaminação cruzada na planta de processamento por meio da organização dos procedimentos de abate; diminuição da concentração de *E. coli* O157:H7 nas fezes frescas ou diminuição da quantidade de fezes, lama e cama transferida do couro para carcaça. Simulações sugeriram que o maior potencial é associado à vacinação, com um agente que diminua a excreção de *E. coli* O157:H7 nas fezes. Uma diminuição em toda a indústria na quantidade de cama aderida ao couro e a adição de uma fonte de bovinos com tempo prolongado de jejum médio não foram considerados apresentando um grande impacto na quantidade média de contaminação da carcaça por *E. coli* O157:H7.

Estratégias de manejo dos animais

Sistema hidráulico e de drenagem

Intervenções nos cochos de água oferecem um potencial significativo para diminuir a contaminação e a contaminação cruzada por STEC. As estratégias potenciais sugeridas para diminuir a sobrevivência de STEC no suprimento de água incluem cloração, ozonização, limpeza frequente e o uso de telas que reduzam a presença dos sólidos orgânicos nos cochos de água. Contudo, estudos de campo verificaram que a cloração de cochos de água não alterou a prevalência de *E. coli* O157:H7 nos cochos ou nas fezes de bovinos naquelas baias.

Controle ambiental de STEC

A sobrevivência de STEC por longos períodos (semanas a meses) em ambientes de produção de animais possibilita a transferência do microrganismo de volta a bovinos pela contaminação de alimentos ou água. Isso cria um ciclo de infecção que permite que STEC seja mantida em rebanhos bovinos. O controle efetivo de STEC requer a supressão em tantos pontos do ciclo de infecção quanto possível para diminuir a sua disseminação. A minimização da contaminação dos cursos de água e de comida com o manejo adequado do esterco deve contribuir para a diminuição significativa da disseminação de STEC em bovinos, plantações e fontes de água.

A prevalência fecal de STEC entre vacas-leiteiras adultas é associada à escolha do material usado na cama na propriedade. O uso de serragem como material de cama para vacas-leiteiras em lactação, contrariamente à areia, foi associado à prevalência fecal significativamente maior de *E. coli* O157:H7. A prevalência média geral do rebanho foi de 3,1% e 1,4%, respectivamente, para vacas em serragem e em areia. O número total de dias nos quais os rebanhos foram positivos para *E. coli* O157:H7 foi maior em rebanhos que usavam cama de serragem do que naqueles que usavam camas de areia; 22 *versus* 14, respectivamente. Esse resultado fornece evidências de que práticas de manejo específicas da fazenda podem influenciar a prevalência de *E. coli* O157:H7 na propriedade.

Mudanças na dieta

Bovinos de confinamento e vacas-leiteiras de alta produção são alimentados com rações com alto percentual de grãos. Quando os amidos escapam da degradação microbiana ruminal, eles se movem para o intestino grosso, EHEC fermenta os açúcares e a população de *E. coli* aumenta. Bovinos alimentados com ração à base de grãos excretam maior número de *E. coli*, especialmente *E. coli* O157:H7 em bovinos alimentados com cevada. Quando bovinos sofrem alteração abrupta de uma dieta com alto teor de grãos para uma dieta à base de forragem, populações genéricas de *E. coli* diminuem 1.000 vezes dentro de 5 dias. Bovinos naturalmente infectados com *E. coli* O157:H7 excretaram menor número de microrganismos quando a ração foi alterada para uma dieta à base de forragem, quando comparados a bovinos alimentados continuamente com dieta com alto teor de grãos. Contudo, a magnitude da diminuição é altamente variável entre estudos e, portanto, atualmente não recomendada. Jejum por 48 h e o tipo de dieta antes do jejum não têm efeito sobre a excreção fecal de *E. coli* O157:H7 em bovinos. Portanto, o jejum antes do abate não deve aumentar o risco de STEC entrar na cadeia de alimentos. Entretanto, o novo fornecimento de 100% de forragem após jejum de 48 h resulta em aumento significativo no número de animais que excretam *E. coli* O157:H7. Isso pode ocorrer quando bovinos confinados são movidos de uma propriedade para outra por venda, podendo constituir uma das razões para maior incidência de excreção de *E. coli* O157:H7 por bovinos quando eles entram pela primeira vez em um confinamento.

Propostas com objetivo de modificar a dieta devem ser equilibradas com a aplicação prática de manejo alimentar de animais de produção comerciais.

Estratégias antipatógeno diretas

Muitas estratégias cujo objetivo específico consistiam em matar diretamente as bactérias patogênicas foram avaliadas. Elas incluem o uso de antibióticos, proteínas antimicrobianas produzidas por bactérias, bacteriófagos, compostos que têm como alvo específico a fisiologia de bactérias patogênicas e a vacinação.

Vacinação contra Escherichia coli *O157:H7*

Existem evidências de que fatores de virulência secretados pelo sistema do tipo III podem ser usados como componentes efetivos em vacinas para diminuição da colonização de bovinos por *E. coli* O157:H7. A vacinação de bovinos com proteínas secretadas por *E. coli* O157:H7, três vezes com 3 semanas de intervalo, diminuiu significativamente o número de bactérias excretadas nas fezes, o número de animais que excretaram e a duração da excreção em um modelo experimental. A vacinação de bovinos também diminuiu significativamente a prevalência de *E. coli* O157:H7 em ensaios clínicos conduzidos em um confinamento típico. A prevalência pré-tratamento de animais que excretavam *E. coli* O157:H7 foi de, em média, 30%. A proporção média de bovinos que excretavam o microrganismo em baias tratadas com vacina foi de 8,8%, e em baias não vacinadas foi de 21,3%. Uma vez que os antígenos secretados pelo tipo III são relativamente conservados entre sorotipos de EHEC não O157, a formulação da vacina pode oferecer uma ampla proteção cruzada.

Usando suínos como modelo experimental, fêmeas prenhes foram vacinadas com adesina (intimina$_{O157}$) de *E. coli* O157:H7 2 e 4 semanas antes do parto. Títulos de anticorpos específicos contra adesina (intimina$_{O157}$) de *E. coli* O157:H7 no colostro e no soro das fêmeas aumentaram após a vacinação parenteral. Permitiu-se que os leitões neonatos mamassem em fêmeas vacinadas até 8 h antes da inoculação com uma Estirpe de *E. coli* O157:H7 negativa para toxina Shiga. Os leitões que ingeriram colostro que continha anticorpos específicos contra adesina (intimina$_{O157}$) de *E. coli* O157:H7 proveniente de mães vacinadas, mas não aqueles que mamaram de fêmeas não vacinadas, ficaram protegidos contra a colonização e lesões intestinais por *E. coli* O157:H7. Isso dá suporte à hipótese de que a intimina$_{O157}$ é um antígeno potencial para vacina contra a transmissão de *E. coli* O157:H7.

Um ensaio de vacinação a campo avaliou a eficácia da vacina contra *E. coli* O157:H7 em amostras de confinamentos em Alberta e Saskatchewan. As baias de bovinos foram vacinadas uma vez na chegada e novamente na reimplantação. A vacina de *E. coli* O157:H7 incluía 50 µg de proteínas tipo III secretadas. Amostras de fezes foram coletadas de 30 bolos fecais frescos dentro de cada baia na chegada, na revacinação e 2 semanas antes do abate. A prevalência média *E. coli* O157:H7 nas fezes foi de 5%, variando de 0 a 90%. Não houve associação significativa entre a vacinação e a prevalência de *E. coli* O157:H7 nas baias após a vacinação inicial na reimplantação ou antes do abate.

Estratégias de melhora competitiva

O uso de microflora nativa ou introduzida para diminuir bactérias patogênicas no intestino é chamado de "probiótico" ou estratégia de melhora competitiva. O princípio é promover o crescimento de grupos de bactérias benéficas competitivas com, ou antagônicas a, patógenos.

Probióticos

Bactérias probióticas são efetivas na diminuição da duração da presença ruminal de *E. coli* O157:H7 em bovinos. Probióticos são alimentos microbianos vivos que afetam de forma benéfica o animal hospedeiro, melhorando o seu equilíbrio microbiano intestinal. O princípio é que esses organismos benéficos combaterão os efeitos do estresse e evitarão que microrganismos indesejáveis se estabeleçam no trato gastrintestinal. A suplementação dietética de bovinos com microrganismos do tipo *Lactobacillus* e *Propionibacterium* diminuiu a prevalência de *E. coli* O157:H7 tanto nas fezes quanto no couro.

Suplementação com clorato de sódio

Foi investigada como estratégia na propriedade para diminuir populações de *E. coli* O157:H7 e *Salmonella* spp. em animais de produção. Determinadas bactérias podem respirar anaerobicamente por meio da redução de nitrato a nitrito pela atividade de uma enzima intracelular, a nitrato redutase. Essa mesma enzima também reduz clorato a clorito, um produto final citotóxico. O clorato diminuiu significativamente populações de *E. coli* O157:H7 em incubações de líquido ruminal, *E. coli* do tipo selvagem, *E. coli* O157:H7 inoculada e coliformes totais em bovinos, e *E. coli* O157:H7 inoculada em ovinos. A administração de clorato de sódio no alimento de bovinos na propriedade durante 24 h diminuiu a população do *E. coli* O157:H7 em, aproximadamente, dois logs (10^4-10^2) no rúmen e três logs (10^6-10^3) nas fezes.

Controle de *Escherichia coli* O157:H7 durante o abate e no estágio de processamento

Serviço de inspeção de carnes e vigilância

Como resultado de uma preocupação pública quanto a *E. coli* O157:H7, o serviço de inspeção de carnes em muitos países foi reorganizado para tratar do controle do microrganismo no processamento da carne bovina. Nos EUA, a presença de *E. coli* O157:H7 na carne moída foi declarada um *adulterante*. Sistemas de vigilância também foram estabelecidos em muitos países para obter mais informações quanto à presença do microrganismo e para relatar surtos, e um trabalho de pesquisa considerável foi realizado.

Sistemas complexos de detecção de *E. coli* O157:H7 foram estabelecidos em abatedouros em muitos países como parte do sistema de *Análise de Perigos e Pontos Críticos de Controle* (APPCC) para assegurar que a contaminação de carcaças bovinas com *E. coli* O157:H7 esteja abaixo dos níveis permitidos pela legislação. Embora testes laboratoriais foquem nesse sorotipo em muitos países, a triagem foi estendida para outros sorogrupos patogênicos associados à doença em humanos, como O26, O103, O91, O145 e O111.[2]

Grandes progressos foram feitos nas últimas décadas no processamento de carcaças bovinas após o abate para diminuir a contaminação microbiana da carne usando APPCC.

APPCC é um sistema de controle de processo desenhado para identificar e prevenir riscos microbianos e outros riscos na produção de alimentos. Ela inclui passos designados para evitar problemas antes que eles ocorram e para corrigir desvios tão logo sejam detectados. Tal sistema de controle preventivo com documentação e verificação é amplamente reconhecido por autoridades científicas e organizações internacionais como a abordagem mais efetiva disponível para produção de alimentos seguros.

Nos EUA, desde 1996, o Departamento de Agricultura dos EUA (USDA) adotou o sistema de Redução de Patógenos APPCC, que inclui quatro elementos principais:

- Toda planta deve adotar e executar o seu próprio plano APPCC, que sistemicamente aborda todos os riscos significativos associados a seus produtos
- Testes obrigatórios para *E. coli* nas plantas de abate: toda planta deve testar regularmente as carcaças quanto à presença de *E. coli* para verificar a efetividade dos procedimentos com o intuito de evitar e diminuir a contaminação fecal
- Padrões de diminuição de patógenos para *Salmonella:* todas as plantas e aquelas que produzem produtos crus moídos

devem assegurar que sua contaminação por *Salmonella* esteja abaixo da linha de base de prevalência nacional

- Procedimentos-padrão de higienização: cada planta deve adotar e executar um plano escrito para assegurar as suas responsabilidades sanitárias. A sanidade efetiva no abate e na planta de processamento é essencial para evitar a adulteração de carne e produtos de frango.

APPCC é aprovada por autoridades científicas e de segurança de alimentos como a Academia Nacional de Ciências e o Comitê de Aconselhamento Nacional quanto a Critérios Microbiológicos para Alimentos, e por organizações internacionais como a Comissão Codex Alimentarius e a Comissão Internacional de Especificações Microbiológicas para Alimentos.

Técnicas de descontaminação após o abate

Carcaças podem se contaminar por material fecal, pelo conteúdo gástrico e pelo couro. Existem fontes adicionais de contaminação cruzada no processo de abate, como ferramentas e equipamentos de processamento, componentes estruturais das instalações, contato humano e contato entre carcaças.

As técnicas de descontaminação de carcaças têm como objetivo diminuir ou eliminar bactérias que podem ser patogênicas para humanos, bem como aquelas capazes de deteriorar a carne. As bactérias patogênicas que causam maior preocupação incluem *E. coli* O157:H7, *Salmonella* spp., *Listeria monocytogenes*, *Campylobacter* spp., *C. botulinum*, *C. perfringens*, *Staphylococcus aureus*, *Aeromonas hydrophila* e *Bacillus cereus*.

Os processadores de carne lutam para produzir produtos crus que apresentem baixo nível de contaminação por bactérias em sua superfície e nenhuma bactéria patogênica. Contudo, o processo não é realizado em um ambiente estéril, e a contaminação é inevitável e, ocasionalmente, microrganismos patogênicos podem entrar em contato com a superfície das carcaças. Práticas rotineiras de abate evoluíram ao longo dos anos para diminuir a probabilidade de contaminação microbiana inadvertida. Essa evolução levou à adoção da abordagem da *tecnologia hurdle* para intervenções antimicrobianas na carcaça.

Os princípios da tecnologia *hurdle* afirmam que, se a carga microbiana inicial for substancialmente diminuída como resultado de procedimentos de descontaminação da carcaça, menos microrganismos estarão presentes, sendo, então, mais facilmente inibidos em passos de processamento subsequentes. A efetividade da tecnologia *hurdle* foi demonstrada experimentalmente para tecnologias de descontaminação de carne bovina sob condições controladas. O conceito da tecnologia *hurdle* para descontaminação de carcaças também foi validado como efetivo em estudo de campo em indústrias de processamento de carne bovina.

A seguir, algumas das estratégias de intervenção pesquisadas mais amplamente usadas:

- *Enxágue com água quente.* Há evidências científicas substanciais de que a água quente (> 74°C) produzirá um efeito sanitizante sobre as carcaças, sendo amplamente praticado pela indústria
- *Pasteurização a vapor.* A comercialização do sistema de pasteurização a vapor tem sido bem-sucedida e está em uso em muitos abatedouros grandes na América do Norte. Sistemas de água quente/esterilização a vapor são designados para remover os pontos visíveis de contaminação de pequenas áreas da carcaça, usados para reduzir a aparação tradicional pela faca. A pasteurização a vapor compreende um processo no qual a carcaça é posicionada em uma câmara fechada ligeiramente pressurizada, à temperatura ambiente, e aspergida com vapor que cobre e condensa sobre toda a carcaça. Esse procedimento aumenta a temperatura da superfície para 90 ou 93°C e mata quase todos os patógenos. As carcaças são então aspergidas com água fria
- *Aspiração com vapor.* Vapor e água quente são aspergidos em carcaças bovinas, seguido por aspiração, que tem o efeito combinado de remover e/ou inativar a contaminação da superfície. Os aparelhos portáteis incluem uma vara de aspiração e um aspersor de água quente, que libera água a 82 a 88°C na superfície da carcaça, bem como uma unidade de aspiração. Aspiração com vapor é aprovada para uso pelo serviço de Inspeção e Segurança de Alimentos (FSIS) da USDA como substituto para aparação com faca para remoção de ingesta e fezes quando tal contaminação é menor que 2,54 cm na sua maior dimensão
- *Enxágues químicos.* Ácidos orgânicos são aplicados tipicamente como um enxaguante em toda a superfície da carcaça. O USDA-FSIS aprovou o uso de soluções de ácidos orgânicos, como ácido acético, láctico e cítrico na concentração de 1,5 a 2,5%. Os ácidos acético e láctico são mais amplamente aceitos como enxaguantes de descontaminação da carcaça. A efetividade dos ácidos orgânicos é mais bem obtida pouco tempo após a remoção do couro, quando a carcaça ainda está morna.

Progressos feitos com os processos de descontaminação

Os processos de múltipla descontaminação, aplicados nas plantas atuais, resultaram em melhora significativa da qualidade microbiológica da carne bovina. Há evidência considerável para dar suporte à efetividade da aplicação de múltiplas tecnologias de descontaminação na planta (tecnologia *hurdle*). Diminuições alcançadas nos lotes avaliados como positivos para *E. coli* O157:H7 antes da evisceração foram de 43% para 1,9%, permanecendo positivos após o processamento com métodos de múltipla descontaminação na planta de abate.

Em fevereiro de 2005, a indústria de carne recebeu com bom grado notícias da USDA-FSIS que mostravam diminuição significativa na prevalência de *E. coli* O157:H7 em 2004, em comparação a 2003. Os dados da FSIS mostraram que a porcentagem de carne moída positiva para *E. coli* O157:H7 coletada em 2004 diminuiu em 43,3%, quando comparada ao ano anterior. Os dados mostraram que, entre 2000 e 2004, a porcentagem de amostras positivas para o *E. coli* O157:H7 diminuiu mais de 80%. FSIS também relatou que houve seis *recalls* relacionados com *E. coli* O157:H7 em 2004, quando comparado a 12 em 2003 e 21 em 2002.

Irradiação

A irradiação de carne bovina no estágio após o abate é um processo que pode ser usado para inativar patógenos. No momento, a porcentagem de carne bovina irradiada é muito pequena. Restrições incluem consumidores relutantes em aceitar alimentos tratados por radiação, o aumento no custo de produção e os efeitos negativos da radiação sobre o odor e o sabor.

Educação do consumidor na manipulação e no cozimento das carnes

Para evitar a infecção por STEC, os consumidores devem ser encorajados a seguir quatro passos simples: refrigerar imediatamente; limpar as mãos e as superfícies da cozinha; separar, não contaminar de forma cruzada; e cozer completamente.

Visitantes nas propriedades de criação de animais

Animais de fazenda e o ambiente da fazenda apresentam uma variedade de fontes possíveis de infecção por STEC. Visitas a fazendas são populares nas famílias que moram em cidades e viajam durante os feriados e promovem encontros familiares, bem como nas escolas urbanas, que com frequência promovem visitas educacionais. O consumo de leite não pasteurizado por crianças visitando fazendas e o contato físico próximo com animais foram documentados como fontes mais prováveis de infecção em alguns surtos de *E. coli* O157:H7. Animais de fazenda e o ambiente de fazenda apresentam uma variedade de fontes possíveis de infecção. Pessoas que visitam propriedades de criação de animais, especialmente grupos com crianças em idade escolar, devem evitar acariciar animais cuja pelagem e pele possam albergar *E. coli* O157:H7. STEC de origem bovina pode infectar humanos em ambiente de fazenda. Muitas pessoas que residem em propriedades leiteiras consomem regularmente leite não pasteurizado, fonte potencial de STEC.

LEITURA COMPLEMENTAR

Bettelheim KA. Non-O157 verotoxin-producing Escherichia coli: a problem, paradox, and paradigm. Exp Biol Med. 2003;228:333-344.

Farrokh C, Jordan K, Auvray F, et al. Review of Shiga-toxin-producing Escherichia coli (STEC) and their significance in dairy production. Int J Food Microbiol. 2013;162:190-212.

Ferens WA, Hovde CJ. Escherichia coli O157:H7: Animal reservoir and sources of human infection. Foodborne Pathog Dis. 2011;8:465-487.
Karmali MA, Gannon V, Sargeant JM. Verocytotoxin-producing Escherichia coli (VTEC). Vet Microbiol. 2010;140:360-370.
Mathusa EC, Chen Y, Enache E, et al. Non-O157 Shiga toxin-producing Escherichia coli in foods. J Food Prot. 2010;73:1721-1736.

REFERÊNCIAS BIBLIOGRÁFICAS

1. Karmali MA, et al. Vet Microbiol. 2010;140:363.
2. EFSA. 2011. EFSA Journal 2011;9(10):2390.
3. Menrath A, et al. Gut Pathog. 2010;2:7.
4. Mathusa EC, et al. J Food Prot. 2010;73:1721.
5. Ferens WA, Hovde CJ. Foodborne Pathog Dis. 2011; 8:465.
6. Cobbaut K, et al. J Food Prot. 2009;72:1848.
7. Hussein HS, Sakuma T. J Dairy Sci. 2005;88:450.
8. Ahn CK, et al. J Pediatr. 2009;155:587.
9. Sanchez S, et al. Vet Microbiol. 2009;143:420.
10. Doane CA, et al. J Food Prot. 2007;70:6.
11. Cobbold RN, et al. Appl Environ Microbiol. 2007; 73:1563.
12. Stanford K, et al. J Dairy Sci. 2005;88:4441.
13. CDC. 2014. <http://www.cdc.gov/ecoli/general/index.html#what-are-shiga-toxin>; Accessed on 28.12.14.
14. EFSA. 2011. <http://www.efsa.europa.eu/de/efsajournal/doc/2090.pdf>; Accessed 29.12.14.
15. Farrokh C, et al. Int J Food Microbiol. 2013;162:190.
16. Dinu LD, Bach S. Appl Environ Microbiol. 2011; 77:8295.

Braxy (*bradsot*)

Trata-se de uma doença infecciosa aguda de ovinos na Grã-Bretanha caracterizada por inflamação da parede abomasal, toxemia e alta taxa de mortalidade. A doença era comum no início do século 20, mas atualmente é extremamente rara.

Sinopse

- Etiologia: *Clostridium septicum* e ingestão de alimento congelados
- Epidemiologia: ovinos desmamados e sobreanos no inverno
- Achados clínicos: morte rápida
- Patologia clínica: a morte é muito rápida
- Achados de necropsia: lesões patognomônicas no abomaso
- Confirmação do diagnóstico: lesão abomasal típica e coloração positiva por anticorpos fluorescentes do microrganismo na lesão
- Tratamento: não há
- Controle: vacinação anual antes do período de risco.

Etiologia

C. septicum é uma causa comum de edema maligno em animais.

Epidemiologia

Braxy ocorre apenas no meio do inverno, quando há geadas intensas e neve, e normalmente apenas em ovinos desmamados e jovens. Ela ocorreu em ovinos que receberam infusões experimentais de ácido acético no abomaso, e acreditava-se que causava abomasite. Animais adultos em uma área enzoótica parecem ter adquirido imunidade.

C. septicum é um microrganismo do solo e em muitas regiões pode ser considerado um habitante normal do trato intestinal do ovino.

A doença ocorre no Reino Unido e em muitas regiões da Europa, tendo sido relatada na região sul da Austrália, mas parece ser rara na América do Norte. Atualmente, não apresenta grande importância em razão da sua baixa prevalência, embora já tenha sido suficientemente comum para ser uma causa importante de perdas econômicas em alguns países. Em ovelhas acometidas, a taxa de mortalidade normalmente é de, aproximadamente, 50%, e, em regiões enzoóticas, perdas anuais de 8% foram relatadas.

Patogênese

Presumivelmente, a abomasite primária associada à ingestão de gramíneas ou outros alimentos congelados permite a invasão por *C. septicum*, resultando em toxemia fatal.

Achados clínicos

Há início súbito da doença, com segregação do grupo, anorexia completa, depressão e febre alta (42°C ou mais). O abdome pode estar distendido com gás, com possíveis sinais de dor abdominal. O ovino entra em decúbito, em coma, e morre algumas horas após o início da manifestação clínica.

Patologia clínica

Exames laboratoriais *ante mortem* têm pouco valor para o estabelecimento do diagnóstico.

Achados de necropsia

Há áreas localizadas de edema, congestão necrose e ulceração da parede abomasal. A congestão da mucosa do intestino delgado também pode estar presente, e pode haver algumas petéquias subepicárdicas. *C. septicum* pode ser isolado por esfregaço da superfície de corte da parede abomasal ou por cultura do coração, do sangue e de outros órgãos da carcaça fresca. Exames bacteriológicos dos tecidos devem ser realizados no máximo 1 h após a morte para confirmar o diagnóstico.

Mortalidade em bezerros com lesões no abomaso semelhantes a braxy também foi relatada.

Amostras para confirmação do diagnóstico

- *Bacteriologia:* abomaso congelado, em recipiente hermeticamente fechado, quatro esfregaços por impressão da superfície de corte recém-cortada, secos ao ar, da mucosa abomasal (cultura anaeróbica, teste de anticorpos fluorescentes)
- *Histologia:* abomaso fixado.

Diagnóstico diferencial

O diagnóstico clínico de braxy é difícil.
À necropsia, as lesões de abomasite são características, principalmente se a doença ocorrer sob condições de frio extremo.
A ingestão excessiva de grãos pode causar placas locais de ruminite e reticulite, mas não há lesões no abomaso. Braxy pode se assemelhar a hepatite necrótica infecciosa, mas não existem lesões hepáticas na braxy. O diagnóstico final depende do isolamento de *C. septicum* de lesões típicas do sistema digestório.

Tratamento

Nenhum tratamento proposto mostrou ser efetivo.

Controle

O manejo do rebanho é importante. Os ovinos devem ser alojados durante a noite e alimentados com feno antes de serem soltos em pastos congelados a cada manhã. A vacinação com cultura total morta de *C. septicum* com formol, preferencialmente duas injeções com 2 semanas de intervalo, também é uma medida preventiva efetiva.

LEITURA COMPLEMENTAR

Radostits O, et al. Braxy (Bradsot). In: Veterinary Medicine: A Textbook of the Disease of Cattle, Horses, Sheep, Goats and Pigs. 10th ed. London: W.B. Saunders; 2007:832.

Doenças entéricas associadas a *Clostridium perfringens*

C. perfringens reside no trato intestinal de animais domésticos e pode produzir muitas toxinas que resultam em doença entérica e histotóxica. Isolados de *C. perfringens* são classificados em um de cinco tipos: tipos A-E, dependendo da sua capacidade de produzir as quatro principais toxinas letais: α-toxina, β-toxina, ε-toxina e ι-toxina. As atividades dessas toxinas letais principais são a base da patogênese das enterotoxemias clássicas atribuídas a esse microrganismo, descritas posteriormente. Recentemente, reconheceu-se que *C. perfringens* produz outras toxinas, que provavelmente são importantes em doenças de animais. Essas incluem uma enterotoxina e uma β-2 toxina citotóxica, sendo essa segunda codificada pelo gene *cbp2*.[1,2] A regulação da expressão dos genes responsáveis pela produção das toxinas α-, β-, β-2 e a toxina NetB, essa última envolvida na patogênese da enterite necrótica em frangos, é realizada pelas proteínas VirR e VirS, enquanto a regulação da ε-toxina e da ι-toxina ainda não é completamente compreendida.[1,3]

A sequência de aminoácidos da β-2 toxina apresenta pouca homologia com aquela da β-toxina principal, sendo apenas fracamente relacionadas imunologicamente, mas a atividade biológica das duas toxinas é similar, e ambas são citotóxicas e causam necrose hemorrágica da parede intestinal. A importância das enterotoxinas e da β-2 toxina para as doenças animais ainda não foi esclarecida. Ambas parecem importantes na causa e na patogênese de doenças entéricas em suínos. A β-2 toxina pode ser importante na enterocolite em potros e em equinos adultos, uma vez que *C. perfringens* tipo A Cbp2-positivo foi isolado de potros diarreicos e de equinos adultos; contudo, a relevância desses isolamentos para a doença ainda não foi completamente determinada. *C. perfringens* normalmente reside no intestino, mas plasmídeos que codificam genes de virulência podem ser transferidos para estirpes residentes a partir das bactérias ambientais, convertendo-os em enteropatógenos.[4] O excesso de carboidratos ou proteínas na dieta que excede a capacidade de absorção intestinal é usado por *C. perfringens* para crescimento e produção de toxinas, o que é um fator de risco para doença associada a *C. perfringens*.[1] PCR Multiplex foi descrita para tipificação rápida de toxinas de isolados de *C. perfringens*.[5]

REFERÊNCIAS BIBLIOGRÁFICAS

1. Allaart JG, et al. Comp Immunol Micro Infect Dis. 2013;36:449.
2. Uzal FA, et al. Open Toxicol J. 2013;3:24.
3. Ohtani K, et al. Anaerobe. 2010;16:258.
4. Kobayashi S, et al. Epidemiol Infect. 2009;137:108.
5. van Asten AJAM, et al. Vet Microbiol. 2009;136:411.

Enterotoxemia associada a *Clostridium perfringens* tipo A

O papel de *C. perfringens* tipo A na patogênese da doença de animais é incerta, uma vez que o microrganismo forma parte da flora bacteriana do sistema digestório em muitos animais normais. Contudo, há um número crescente de relatos que atribuem doenças e mortalidade a esse microrganismo. A validade dessas atribuições ainda precisa ser determinada completamente, mas estão listadas a seguir.

Enterocolite em equinos

Enterocolite em potros e em equinos adultos é uma síndrome pobremente definida etiologicamente. Enterocolite associada a *C. difficile* é uma causa, abordada sob esse título neste capítulo. Ademais, a enterocolite associada a *C. perfringens* tipo C é abordada sob este título. Resta ainda uma síndrome de enterocolite que se manifesta como enterite, diarreia, cólica e alta taxa de mortalidade, e uma diagnosticada com maior frequência no exame *post mortem*. Ela parece ter ocorrência cosmopolita e, embora esporádica, existe a percepção de que há uma prevalência crescente dessa doença. Um estudo dos fatores de risco no oeste dos EUA verificou que algumas raças de cavalos estavam sob maior risco e que a presença de outros animais de produção na propriedade, e o alojamento em estábulo ou piquete nos primeiros 3 dias de vida, foram associados ao aumento no risco. Outros estudos implicaram a higiene do celeiro como fator de risco que deve ser considerado nos procedimentos de prevenção.

Muitas espécies de clostrídios foram historicamente associadas à síndrome além de *C. perfringens* tipo A. Em alguns casos, a associação foi feita com uma toxina tipo-específica presente no intestino de equinos acometidos, mas, em outras, entre a presença de um grande número de microrganismos incriminados em animais acometidos, quando comparados à ocorrência e ao número em equinos normais. Essa associação é arriscada, uma vez que o número de clostrídios no intestino pode ser influenciado pela dieta, os clostrídios podem se multiplicar no intestino após a morte e podem existir em formas diferentes, de maneira que existe variabilidade entre os isolados, dependendo das diferentes técnicas de cultura.

Clostridiose intestinal equina

Uma síndrome historicamente conhecida como clostridiose intestinal equina foi atribuída à infecção intestinal por *C. perfringens* tipo A em equinos adultos. A síndrome foi caracterizada por diarreia aquosa profusa com alta mortalidade em equinos adultos, e a demonstração de um grande número de *C. perfringens* tipo A no intestino no exame *post mortem*. Ela foi descrita como ocorrendo em equinos com tiflite hemorrágica e colite similar à colite X, em equinos que entraram em colapso e morreram após o exercício, além de outras circunstâncias. Diarreia e morte eram reproduzidas com desafio oral maciço (não plausível biologicamente) com caldos de cultura desse microrganismo, e cólica e gastrenterite hemorrágica eram produzidas pela injeção intravenosa de enterotoxina de *C. perfringens* tipo A em pôneis. A evidência de uma associação entre *C. perfringens* tipo A e a doença nesses estudos iniciais foi equivocada, mas *C. perfringens* tipo A pode ser isolado tanto de potros quanto de animais adultos com enterocolite. Contudo, o isolamento nessa doença e a associação causal precisam ainda ser determinados. *C. perfringens* é comum no ambiente de potros; um estudo em mais de 128 potros saudáveis verificou que *C. perfringens* tipo A pôde ser isolado das fezes da maioria dos potros com 3 dias de idade. *C. perfringens* com o gene para a β-2 toxina foi encontrado nas fezes de 28 potros, e o gene da enterotoxina em cinco outros. Consequentemente, o isolamento de *C. perfringens* tipo A que expressa o gene para β-2 toxina não constitui um diagnóstico causal. Existe, contudo, a sugestão de que *C. perfringens* tipo A que expressa o gene para a β-2 toxina possa ser um subtipo específico desse isolado responsável por essa enfermidade.

Enterite em leitões

C. perfringens tipo A é associado à diarreia por intoxicação alimentar em humanos, e uma diarreia similar em suínos pode ser produzida pela infecção com esse microrganismo. A doença se manifesta como diarreia amarela aquosa em leitões com menos de 5 dias de idade, normalmente nos primeiros 3 dias de vida, e alta taxa de morbidade, mas baixa taxa de mortalidade. No exame *post mortem*, há enterocolite branda e atrofia vilosa. Ela é controlada com procedimentos de sanidade ou com o tipo de procedimento profilático usado para a enterotoxemia associada a *C. perfringens* tipo C. A infecção simultânea com *Isospora suis* e *C. perfringens* pode causar doença mais grave.[1,2]

Enterotoxemia hemorrágica e doença hemolítica em bovinos, ovinos e caprinos

Há relatos de uma doença hemolítica altamente fatal em bovinos, ovinos e cordeiros (doença do cordeiro amarelo), de uma enterite hemorrágica aguda em bezerros e em bovinos adultos, e de uma enterotoxemia hemolítica aguda em potros e caprinos, associadas à presença de grandes números de *C. perfringens* tipo A no intestino. Esses relatos têm alguma credibilidade em razão da atividade da toxina primária de *C. perfringens* tipo A, a α-toxina, que apresenta fosfolipase C e atividade de esfingomielinase e, consequentemente, ação hemolítica. A presença de β-2 toxina nessa estirpe também pode contribuir para a patogenicidade.

Alguma credibilidade também é atribuída aos relatos, embora ocasionais, de síndromes similares em diferentes regiões geográficas e por diferentes institutos.

Na doença hemolítica, há início agudo de depressão grave, colapso, palidez de mucosas, icterícia, hemoglobinúria, dispneia e dor abdominal intensa. As temperaturas variam de normal a 41°C. A doença é altamente fatal, a maioria dos animais acometidos morre em 12 h após o início da doença, e animais ocasionais sobrevivem por muitos dias. Grandes números de *C. perfringens* e toxinas específicas nas fezes são usadas para o diagnóstico presuntivo. Na necropsia, as características principais são palidez, icterícia e hemoglobinúria. Os rins estão edemaciados, com coloração castanho-enegrecida, e podem apresentar infartos; o fígado está pálido e edemaciado e pode haver hidropericárdio e edema pulmonar. Há necrose extensa do intestino delgado. Os clostrídios dominam a população bacteriana do intestino delgado, como indicado por esfregaços feitos no conteúdo, a α-toxina está presente em grande quantidade. A toxina está presente em grande quantidade no intestino, o que é um indicativo da existência da doença.

A síndrome é muito similar àquela associada à intoxicação crônica por cobre e leptospirose em bezerros.

Na enterite hemorrágica de bezerros, potros e bovinos adultos, a síndrome observada é indistinguível daquela associada a *C. perfringens* tipos B e C. A doença em bovinos adultos é mais comum no período imediatamente após o parto. A doença experimental em cordeiros e bezerros produzida por injeção intravenosa de toxina se caracteriza por diarreia transitória e hiperemia da mucosa intestinal. Antissoro tipo A foi efetivo na prevenção da doença em bezerros, e a vacina com formol tem mostrado capacidade imunizante em ovelhas.

Úlcera abomasal

Suspeitou-se do papel de *C. perfringens* tipo A na etiologia de úlceras abomasais em bezerros de corte lactentes no oeste da América do Norte, sendo menos comum em outras regiões.[3,4] Populações clonais de *C. perfringens* tipo A foram isoladas de úlceras em um bezerro de 3 meses de idade, mas o seu papel como causa dessa síndrome ainda não foi esclarecido. Um estudo quanto à prevalência de colonização bacteriana de úlceras fúndica em vitelos, mais associadas ao bem-estar e a fatores nutricionais do que úlceras pilóricas, recuperou menos *C. perfringens* de abomasos acometidos quando comparado a abomasos sadios.[5]

Síndrome hemorrágica jejunal em bovinos

C. perfringens tipo A foi proposto como causa dessa doença, com base amplamente no isolamento de microrganismo do intestino de animais acometidos.[6] Esse microrganismo está presente no trato intestinal de animais normais e, embora seja possível que um subtipo de *C. perfringens* tipo A positivo para Cbp2 produtor de β-2 toxina seja responsável por essa doença, as evidências atuais são duvidosas.[7] Os animais com frequência são encontrados mortos, mas os achados clínicos incluem anorexia, inquietação, incoordenação e andar cambaleante, taquicardia, contrações ruminais fracas e cólica abdominal.[8] Bovinos adultos são mais tipicamente acometidos, mas casos em bezerros de 9 meses de idade foram descritos.[8] Apesar de a patogênese dessa doença não ser completamente compreendida[9], opções de toxoide comercial e vacinas autógenas contra *C. perfringens* tipo A estão disponíveis na América do Norte.

LEITURA COMPLEMENTAR

Radostits O, et al. Enterotoxemia associated with Clostridium perfringens Type A. In: Veterinary Medicine: A Textbook of the Diseases of Cattle, Horses, Sheep, Goats and Pigs. 10th ed. London: W.B. Saunders; 2007: 836-838.

REFERÊNCIAS BIBLIOGRÁFICAS

1. Collier CT, et al. Vet Immunol Immunopathol. 2008; 122:104.
2. Mengel H, et al. Parasitol Res. 2012;110:1347.
3. Van Immerseel F, et al. J Comp Pathol. 2010;143:289.
4. Songer JG, Miskimins DW. Anaerobe. 2005;11:290.
5. Valgaeren BR, et al. Vet Rec. 2013;172:269.
6. Elhanafy MM, French DD. J Am Vet Med Assoc. 2013;243.
7. Lebrun M, et al. Vet Rec. 2010;167:13.
8. Savic B, et al. Can Vet J. 2012;53:174.
9. Ewoldt J, Anderson D. Can Vet J. 2006;46:821.

Enterotoxemia associada a *Clostridium perfringens* tipos B, C e E

Sinopse

- Etiologia: β-toxina, uma toxina sensível à tripsina produzida por *C. perfringens* tipos B e C, produz enterite hemorrágica e ulceração da mucosa intestinal, resultando em diarreia e disenteria em cordeiros jovens, caprinos, bezerros, suínos e potros. A β-2 toxina também contribui para essas doenças. Muitas enfermidades associadas a esses clostrídios ocorrem em diferentes regiões do mundo e recebem nomes específicos
- Epidemiologia: animais jovens, com exceção de *struck** em ovinos, que ocorre com frequência como surtos com alta taxa de mortalidade, nos quais há incremento da infecção
- Achados clínicos: curso rápido com diarreia hemorrágica, dor abdominal e toxemia
- Achados de necropsia: necrose focal (tipo B) ou extensa (tipo C) do intestino delgado
- Confirmação do diagnóstico: achados clínicos, patologia macroscópica e microscópica de animais eutanasiados ou recém-mortos e exame direto ou cultura para clostrídios
- Tratamento: antibióticos, antitoxina específica, tratamento de suporte
- Controle: vacinação.

*N. do tradutor: sem equivalente em português, trata-se de doença caracterizada por curso clínico curto, que termina com o óbito do animal e não está relacionada com feridas infectadas.

Etiologia

A etiologia geral dessas doenças é apresentada nesta seção, mas, em razão das diferentes circunstâncias de ocorrência, a descrição da sua epidemiologia é fornecida separadamente, de acordo com a espécie animal.

Os clostrídios causais são encontrados comumente no solo, no ambiente de alojamento dos animais e no sistema digestório de animais saudáveis, e fatores relacionados com o manejo deflagram a ocorrência da doença. As doenças produzidas por esses microrganismos ocorrem em animais nos primeiros poucos dias de vida, com exceção da doença em ovinos (*struck*). Sua predominância em animais muito jovens pode ser causada pela imaturidade do sistema digestório, uma vez que a β-toxina é imediatamente inativada pela tripsina, além do fato de haver colonização imediata do intestino por *C. perfringens* na ausência de uma flora intestinal madura. É provável que muitos animais sejam desafiados subclinicamente, mas não apresentem doença clínica, uma vez que a antitoxina foi detectada em animais clinicamente normais.

As bactérias são capazes de formar esporos que sobrevivem por longos períodos. Em geral, animais de crescimento rápido e bem nutridos são mais suscetíveis. As toxinas produzidas são alfa, beta, épsilon no tipo B e alfa e beta no tipo C.

β-2 toxina também é produzida por alguns desses microrganismos, e parece importante para a sua patogenicidade em suínos e equinos. Existem subtipos desses microrganismos, com diferentes capacidades de produção de toxina. α-toxina e ι-toxina são produzidas pelo tipo E, uma causa muito menos comum de enterotoxemia em bezerros, cabritos e cordeiros, mas que foi associada a um surto de enterotoxemia em bovinos adultos na Argentina.[1]

As doenças produzidas por esses microrganismos em diferentes espécies animais e os nomes dos microrganismos são:

- Disenteria dos cordeiros associada a *C. perfringens* tipo B. Uma enterotoxemia de cordeiros jovens também é associada a *C. perfringens* tipo C
- Enterotoxemia caprina associada a *C. perfringens* tipo C e, raramente, ao tipo B
- Enterite necrótica de suínos, enterotoxemia suína associada a *C. perfringens* tipo C e, menos comumente, ao tipo B
- Enterotoxemia dos potros associada a *C. perfringens* tipos C e B
- Enterotoxemia dos bezerros associada a *C. perfringens* tipos B e C (e raramente E)
- *Struck*, associado a *C. perfringens* tipo C, acomete ovinos adultos, principalmente quando a comida é abundante.

Epidemiologia

Disenteria dos cordeiros e enterotoxemia tipo C

Ocorrência

Disenteria dos cordeiros associada ao tipo B ocorre na Grã-Bretanha, na Europa e na África do Sul, compreendendo uma doença importante nesses países. Em contrapartida, a doença é rara ou ausente na Austrália, na Nova Zelândia, na América do Norte e no Japão, onde as infecções pelo tipo C são mais importantes. A variação geográfica pode ser causada pela variação na ocorrência dos tipos de *C. perfringens*. A disenteria dos cordeiros não ocorre na Nova Zelândia, e *C. perfringens* tipo B não foi encontrado em ovinos ou em amostras de solo nesse país.

Enterotoxemia tipo C em cordeiros e caprinos ocorre principalmente em baias de parição na América do Norte e onde há grande lotação de ovelhas e cordeiros durante a época de parição. Ela também é relatada na Australásia.

Fatores de risco do ambiente e do animal

Na disenteria dos cordeiros, a incidência de doença clínica em grupos de cordeiros pode chegar a 20 ou 30%. Em um surto, a doença inicialmente afeta cordeiros com 1 a 4 dias de vida, e o curso clínico é muito curto. A tendência para aumento nas taxas de incidência com o progresso dos partos e para o envolvimento de cordeiros mais velhos, com até 2 a 3 semanas de idade, que sobrevivem por períodos mais longos é característica da doença. A taxa de mortalidade chega a 100%.

Na Grã-Bretanha, a disenteria dos cordeiros ocorre principalmente nas raças montanhesas de ovinos, que têm ninhada de menor tamanho, mas boa produção de leite, e o surgimento da doença em 1 ano específico parece estar relacionado com as condições climáticas que permitem o crescimento suficiente das pastagens para produzir lactação profusa nas ovelhas. O momento de início da doença em uma estação de parição está relacionado com as condições climáticas que predispõem a essa situação.

A enterotoxemia do tipo C em cordeiros e cabras é prevalente em tempo frio e em propriedades nas quais as ovelhas são mantidas confinadas em pequenos piquetes ou campos para parição. A contaminação acentuada das adjacências pelo agente causal provavelmente ocorre sob essas circunstâncias. A doença pode ocorrer como um surto, com uma taxa de ataque de 15 a 20% e taxa de mortalidade que chega a 100%. A enterotoxemia tipo C é mais comum em cordeiros únicos e amplamente restrita a cordeiros com 12 h a 4 dias de idade. Doença esporádica ocorre em cordeiros órfãos criados com sucedâneo do leite, que parecem particularmente sob risco, e podem desenvolver a doença com até 2 semanas de idade.

Enterite necrótica dos suínos

Ocorrência

Enterite necrótica é uma doença importante em leitões, principalmente em unidades de criação intensiva de suínos. Ela ocorre na maioria dos países, mas é mais comum em determinadas áreas dos EUA e da Europa, e no Reino Unido.

Fatores de risco do ambiente e do animal

Os microrganismos são recuperáveis da pele de porcas e das fezes dos leitões acometidos, e a infecção provavelmente ocorre durante a mamada. O número de leitões afetados varia entre rebanhos e ninhadas. A doença pode ocorrer esporadicamente em uma granja, mas normalmente surge como um surto que acomete muitas ninhadas em um dado período. Suínos com até 7 dias de idade são mais comumente afetados, e a suscetibilidade à doença e a sua gravidade diminuem com a idade. Doença hiperaguda com morte rápida ocorre em leitões afetados com 1 a 2 dias de idade, enquanto leitões acometidos com 1 a 2 semanas apresentam curso clínico mais prolongado. A taxa de mortalidade é alta, e em surtos graves 80% dos leitões estão sob risco de morte. A doença tende a se tornar endêmica em granjas de suínos e a recidivar na mesma propriedade em anos subsequentes.

Limpeza e desinfecção insuficientes das baias de parição, alojamento de suínos em concreto e uso rotineiro de antibióticos aos quais *C. perfringens* é resistente, como aminoglicosídeos, foram fatores de risco propostos para o aumento da infecção em granjas de suínos.

Enterotoxemia em potros

Foi associada tanto a *C. perfringens* tipo B quanto tipo C. O tipo C predomina em relatos da América do Norte. Os casos normalmente são esporádicos, com a maioria em animais individuais com menos de 7 a 14 dias de idade, embora *C. perfringens* tipo C e β-toxina tenham sido demonstrados em casos de enterite necrótica em equinos adultos.[2] Os fatores que predispõem à doença em potros são pouco definidos. Isolados de *C. perfringens* de 55 equinos canadenses com colite clínica, incluindo 12 potros, foram menos citotóxicos do que controles que produziam β-toxina, e nenhum foi positivo para enterotoxina, NetB ou o gene de citotoxina grande.[3]

Enterotoxemia em bezerros

Enterotoxemia causada por *C. perfringens* tipo B ou C é incomum em bezerros. A doença normalmente ocorre como surtos de disenteria grave com algumas mortes em bezerros com 7 a 10 dias de idade, embora aqueles com até 10 semanas de idade possam ser acometidos.

Struck em ovinos

Struck em ovinos adultos mantidos em boas pastagens na primavera tem ocorrência limitada a determinadas localidades na Grã-Bretanha e raramente é relatado.

Patogênese

O microrganismo é ingerido do solo e de contaminação por fezes na superfície do úbere da mãe. Ele se prolifera e se fixa na superfície das células epiteliais das vilosidades intestinais, mas a produção de toxina e a lesão na mucosa podem preceder a fixação. Informações quanto à taxa de portadores em animais normais são escassas e os fatores que permitem a proliferação e a fixação são pouco compreendidos.[4] Estirpes toxigênicas de *C. perfringens* tipos B e C produzem tanto α quanto β-toxina.

A α-toxina é uma toxina letal produzida em quantidades variáveis por isolados de ambos os tipos. Ela é uma fosfolipase, e a hidrólise dos fosfolipídios de membrana em eritrócitos, plaquetas, leucócitos e células endoteliais resulta em lise celular e outras formas de citotoxicidade. A β-toxina causa aumento da permeabilidade capilar e pode facilitar a sua captação pelo intestino. A β-toxina é uma toxina necrosante que inicialmente produz lesão às microvilosidades, com degeneração da mitocôndria, destruição eventual e descamação das células epiteliais intestinais e a produção de enterite hemorrágica e ulceração da mucosa intestinal.[5]

A idade de incidência dessas doenças pode ser parcialmente explicada pela observação de que a β-toxina é altamente sensível à inativação pela tripsina, um componente das proteases pancreáticas. O colostro contém um inibidor da tripsina, e a atividade de tripsina está diminuída ou ausente em suínos acometidos. Farinha de soja administrada experimentalmente, usada como inibidor de protease, converte a enterite por clostrídios induzida experimentalmente de uma forma não fatal da doença para uma forma fatal.

Achados clínicos

Disenteria dos cordeiros pode se manifestar por morte súbita sem sinais premonitórios em casos hiperagudos. Na forma aguda mais comum, há perda de reflexo de sucção e dor abdominal grave que se manifesta por balidos, estiramento e olhar para o abdome. Os cordeiros eliminam fezes líquidas e amarronzadas, que algumas vezes contêm sangue, e a defecação normalmente é acompanhada por contrações abdominais dolorosas. A morte normalmente ocorre após um período de decúbito e coma 24 h após o início das manifestações clínicas. Nas propriedades nas quais a doenças se estabelece, podem ocorrer casos em cordeiros mais velhos, com até 3 semanas de idade, e casos esporádicos podem sobreviver por muitos dias. Uma forma crônica da doença em cordeiros mais velhos é chamada "pina" e se manifesta como dor abdominal crônica e relutância em mamar, mas sem diarreia, reconhecida e que responde ao tratamento com antissoro específico.

Enterite necrótica em leitões também se manifesta por morte rápida em animais jovens e doença mais prolongada em leitões um pouco mais velhos. Suínos acometidos se tornam apáticos e deprimidos e apresentam diarreia, disenteria e avermelhamento do ânus. As fezes dos leitões afetados com 2 a 3 dias de vida são aquosas e inicialmente amareladas, mas em alguns suínos se tornarão hemorrágicas e com coloração castanho-avermelhada, podendo conter restos necróticos. O curso clínico em leitões acometidos nessa idade normalmente é de menos de 24 h; eles se tornam desidratados, hipoglicêmicos, hipotérmicos e comatosos rapidamente. Leitões acometidos quando mais velhos apresentam diarreia líquida de coloração amarela e sangue pode não estar evidente. Com frequência, a maioria das ninhadas nascidas durante o surto será afetada, embora as ninhadas acometidas possam incluir alguns suínos normais. Ocasionalmente suínos desmamados são acometidos. Surtos agudos em rebanhos podem ser seguidos pela ocorrência de enterite necrosante crônica.

Potros com enterotoxemia associada a *C. perfringens* tipo B ou C apresentam evidências de depressão grave, toxemia acentuada e dor abdominal grave. Potros afetados têm poucos dias de idade e apresentam ataque agudo de colapso com presença de sangue nas fezes, temperatura subnormal, pulso rápido e frequência respiratória aumentada e morte dentro de algumas horas. Cólica pode ser evidente, e o principal diagnóstico diferencial é acidente intestinal agudo. O curso clínico é muito curto e a diarreia não ocorre em muitos casos. Há poucas descrições da doença clínica em potros, em razão da sua ocorrência esporádica e curso clínico rápido.

Em bezerros, os sinais incluem diarreia, disenteria, dor abdominal aguda acompanhada por balidos violentos e corridas sem destino. Pode haver sinais nervosos adicionais, inclusive tetania e opistótono. Em casos muito agudos, a morte ocorre em poucas horas, algumas vezes sem evidência de diarreia. Em casos menos graves, a doença tem curso de aproximadamente 4 dias e a recuperação é lenta, normalmente levando de 10 a 14 dias.

Struck em ovinos adultos se manifesta apenas por morte súbita sem achados clínicos premonitórios. Ocasionalmente, a morte é precedida por dor abdominal e convulsões.

Patologia clínica

A doença em todas as espécies é tão aguda e tão altamente fatal que o diagnóstico normalmente é feito na necropsia.[6] Exames laboratoriais *ante mortem* não são amplamente úteis no diagnóstico, e não há informações disponíveis, mas a predominância de clostrídios em um esfregaço de fezes pode sugerir o diagnóstico de enterotoxemia hemorrágica. Antitoxinas específicas são detectáveis no soro de animais que se recuperaram. Hipoglicemia grave foi observada em leitões que morreram em decorrência da doença, mas esse achado não é específico dessa infecção.

Achados de necropsia

As principais lesões em todas as espécies são enterite hemorrágica, com ulceração da mucosa em alguns casos. Com a infecção tipo B, as lesões ocorrem como áreas localizadas de necrose, normalmente mais evidentes no íleo. A mucosa intestinal está vermelho-escura e as úlceras são grandes (com até 2,5 cm de diâmetro) e quase transmurais. O conteúdo intestinal está tingido por sangue e pode conter coágulos de fibrina e, com frequência, há excesso de líquido serossanguinolento na cavidade abdominal.

Com infecção pelo tipo C, as áreas de necrose são mais extensas, envolvendo todos os segmentos do intestino delgado e, com frequência, induzindo peritonite.[7] Hemorragia subendocárdica e subepicárdica são comuns em ruminantes que morrem por enterotoxemia. Se a necropsia de ovinos adultos for retardada em algumas horas, os tecidos da fáscia podem desenvolver a aparência de edema maligno. Carcaças de suínos com 7 a 10 dias de idade podem não apresentar enterite hemorrágica grave, típica da doença em leitões neonatos. O curso clínico menos agudo nesse grupo de animais mais velhos com frequência resulta em depósitos fibrinosos amarelos na mucosa intestinal, acompanhados por grande quantidade de ingesta aquosa ligeiramente tingida por sangue no lúmen.

Em geral, as características histológicas dos segmentos intestinais afetados por esses tipos de enterotoxemia incluem hemorragia mucosa, necrose, exsudato fibrinoso e infiltrado neutrofílico. Um grande número de bastonetes bacterianos recobre a superfície luminal dessas lesões. Infelizmente, a autólise *post mortem* com frequência elimina a possibilidade de identificar algumas dessas características.

Esfregaços do conteúdo intestinal podem ser corados e examinados quanto ao grande número de microrganismos semelhantes a clostrídios e filtrados do conteúdo podem ser testados quanto à concentração de toxinas. A tipagem definitiva dos clostrídios tradicionalmente tem sido realizada em ensaios *in vivo*, mas esses são indesejáveis com base em questões humanitárias, e estão sendo substituídos por em imunoensaios, como ensaio imunoabsorvente ligado a enzima (ELISA) e imunoaglutinação passiva em látex. Um teste rápido de aglutinação passiva em látex permite a confirmação da presença de α-toxina, mas não a distinção entre os vários tipos de *C. perfringens* capazes de produzir a toxina. Um teste PCR multiplex permite a caracterização de isolados de *C. perfringens* com base no seu potencial genotípico para produção de toxina. Técnicas de PCR detectam os genes que codificam as principais toxinas e são indicados para substituição de testes *in vivo* para a toxina.[8] O teste de PCR pode diferenciar isolados toxigênicos de clostrídios recuperados de animais doentes e isolados não toxigênicos recuperados de animais normais.

Amostras para confirmação do diagnóstico

- *Bacteriologia:* 20 a 30 mℓ de conteúdo intestinal, congelado em um frasco de vidro ou de plástico à prova de vazamento (aglutinação em látex, CULT anaeróbica, bioensaio, PCR); esfregaços de superfície mucosa secos ao ar de vários segmentos do intestino delgado (citologia: coloração de Gram)
- *Histologia:* íleo fixado, jejuno (vários segmentos de cada).

Tratamento

Em casos individuais, a doença com frequência é aguda demais para que o tratamento seja efetivo, mas fluidoterapia e terapia de suporte são indicadas. Soro hiperimune é um tratamento específico e o principal tratamento efetivo. A administração oral e parenteral de penicilina pode prevenir a proliferação adicional de microrganismos e a produção de toxinas.

Controle

Vacinação, preferencialmente com toxoide ou bacterina tipo-específicos, é a medida preventiva específica. Vacinas recombinantes parecem estimular uma resposta de anticorpos similar ou melhor, podendo ter maior custo de produção.[9]

Surtos

Em surtos, em razão da necessidade de intervenção rápida, normalmente é necessário vacinar antes que a tipificação do microrganismo possa ser feita. Ocorre proteção cruzada entre *C. perfringens* tipos B e C, uma vez que a β-toxina é produzida por ambas as estirpes e tem papel central na doença produzida por ambas. Antissoro para disenteria dos cordeiros protegerá contra infecções pelo tipo C. Toxoide e antissoro tipo C também estão disponíveis.

Diagnóstico diferencial

O curso rápido e os achados de necropsia típicos sugerem o diagnóstico, mas os principais diferenciais são outras causas de diarreia em animais jovens.

Todas as espécies
- Enterite associada a *Clostridium perfringens* tipo A
- Salmonelose
- Colibacilose entérica
- Criptosporidiose.

Potros
Enterite associada a:
- *Strongyloides westeri*
- *Clostridium difficile*
- *Actinobacillus equuli.*

Leitões
- *Isospora suis*
- Gastrenterite transmissível.

Stuck em ovelhas tem distribuição estritamente regional e, em regiões afetadas, normalmente pode ser diagnosticada com base em lesões de necropsia.

Quando um surto ocorre, todos os animais prenhes podem ser vacinados para fornecer alguma imunidade colostral para sua progênie. Contudo, a vacinação da fêmea requer um período de, pelo menos, 2 semanas antes que existam anticorpos protetores suficientes no colostro. Como resultado, haverá um período entre a vacinação e a proteção do neonato, e os animais nascidos durante esse período precisam receber proteção por meio da administração de antissoro específico. O antissoro protegerá animais suscetíveis, podendo ser administrado imediatamente após o nascimento. Uma alternativa, e às vezes um procedimento com maior custo-benefício, é administrar penicilina G benzatina ou benetamina ou amoxicilina de liberação prolongada ao nascimento, repetindo conforme necessário durante o período de suscetibilidade.

Controle a longo prazo

É feito por meio da vacinação das fêmeas. Para iniciar um programa, são necessárias duas doses de vacinas, com 1 mês de intervalo, com a segunda dose administrada 2 a 3 semanas antes do parto. Para prevenção de disenteria dos cordeiros, as duas doses da vacina em ovelhas devem ter um intervalo de 2 a 5 semanas, e a segunda dose deve ser administrada tão cedo quanto 2 meses antes do parto, evitando, portanto, a manipulação de ovelhas em gestação avançada. Nos anos subsequentes, as ovelhas requerem apenas uma dose de reforço imediatamente antes do parto.

Para a proteção de leitões, a porca deve ser vacinada 5 e 3 semanas antes do parto, mas a vacinação durante a reprodução, repetida 2 a 3 semanas antes do parto, é adequada.

Deve-se atentar à unidade de antígeno ou antitoxina presentes em toxoides e antissoros clostridiais. Esses variam amplamente, e as instruções do fabricante devem ser seguidas rigorosamente. Anafilaxia pode ocorrer com alguns antissoros de origem equina, e os animais tratados devem ser mantidos sob observação próxima por 24 h e tratados rapidamente se ocorrerem sinais de dispneia e tremores musculares.

Diante de um surto, a área de parição deve ser movida; no caso de leitões, as baias de parição devem ser rigorosamente limpas e desinfetadas. O fornecimento de bacitracina no alimento (300 mg/kg de ração) ou salinomicina (60 mg/kg de ração) para a porca por 1 a 2 semanas antes do parto mostrou diminuir a incidência da doença, possivelmente por diminuição do nível de excreção de *C. perfringens* pela porca.

LEITURA COMPLEMENTAR

Alves GG, et al. Clostridium perfringens epsilon toxin: the third most potent bacterial toxin known. Anaerobe. 2014;30:102-107.

Radostits O, et al. Enterotoxemia associated with Clostridium perfringens Types B, C and E. In: Veterinary Medicine: A Textbook of the Diseases of Cattle, Horses, Sheep, Goats and Pigs. 10th ed. London: W.B. Saunders; 2007:838-840.

Redondo LM, et al. Clostridium perfringens Type E virulence traits involved in gut colonization. PloS ONE. 2015;10:1-18.

Uzal FA, McClane BA. Recent progress in understanding the pathogenesis of Clostridium perfringens type C infections. Vet Microbiol. 2011;153:37-43.

REFERÊNCIAS BIBLIOGRÁFICAS

1. Redondo LM, et al. Anaerobe. 2013;20:1.
2. Diab SS, et al. Vet Pathol. 2012;49:255.
3. Gohari I, et al. Can J Vet Res. 2014;78:1.
4. Uzal FA, et al. Vet Microbiol. 2011;153:37.
5. Nagahama M, et al. Toxins (Basel). 2015;7:396.
6. Uzal FA, Songer JG. J Vet Diagn Invest. 2008;20:253.
7. Garcia JP, et al. J Vet Diagn Invest. 2013;25:438.
8. van Asten AJAM, et al. Vet Microbiol. 2009;136:411.
9. Salvarini FM, et al. Vaccine. 2013;31:4152.

Síndrome hemorrágica jejunal (síndrome hemorrágica intestinal, jejunite hemorrágica ou hematoma jejunal) em bovinos

A síndrome hemorrágica jejunal, também conhecida como síndrome hemorrágica intestinal, jejunite hemorrágica ou hematoma jejunal, é uma doença reconhecida recentemente em bovinos, caracterizada clinicamente como uma síndrome similar à obstrução do intestino delgado, causando distensão abdominal, desidratação e choque, causada por enterite necro-hemorrágica que afeta principalmente o intestino delgado. Na necropsia, há enterite necro-hemorrágica segmental do intestino delgado e grandes coágulos sanguíneos intraluminais. Apesar do tratamento clínico e cirúrgico intensivo, o prognóstico é desfavorável e a taxa de mortalidade é próxima a 100%, a não ser que a intervenção cirúrgica seja precoce.

A primeira série de casos relatados foi de cinco vacas Holandês-Frísio acometidas em Idaho, EUA, em 1991[1], e duas vacas da Pensilvânia em 1992[2], embora o primeiro relato de síndrome hemorrágica jejunal apareça em um *paper* de Ohio em 1990 documentando a condição em uma vaca Holandesa-Frísio.[3]

Etiologia

Não foi determinada. *C. perfringens* tipo A foi isolado com frequência de intestinos de casos de ocorrência natural em vacas-leiteiras, mas sua relevância não foi determinada. Isso porque *C. perfringens* tipo A é um habitante normal do trato intestinal de bovinos saudáveis, sendo capaz de proliferar rapidamente após a morte. Inicialmente, acreditava-se que isolados de *C. perfringens* tipo A que continham o gene da β-2 toxina (*cpb2*) tinham um papel importante na doença.[4] Um estudo subsequente de cinco casos de síndrome hemorrágica jejunal falhou em identificar a presença de qualquer gene de virulência associado, conhecido ou possível, e os autores concluíram que a assinatura de virulência de *C. perfringens* não existia.[5] Estudos em bovinos de corte sugerem que micotoxinas e STEC façam parte do complexo da doença para síndrome hemorrágica jejunal, e que *C. perfringens* tipo A ou fungos micotoxigênicos não tenham um papel na doença.[6] O segundo achado sugere que *C. perfringens* tipo A tenha um papel secundário nessa doença. É importante verificar que todas as tentativas de reproduzir a doença usando isolados de *C. perfringens* tipo A não obtiveram sucesso.

O fungo *A. fumigatus* também foi implicado como agente causal da síndrome hemorrágica jejunal, mas há pouca aceitação de que ele seja o agente primário.

Epidemiologia

Embora os primeiros relatos de síndrome hemorrágica jejunal tenham sido nos EUA, a doença foi identificada em muitos países na Europa e no Oriente Médio, bem como vários casos no Canadá. A doença ocorre esporadicamente, principalmente em vacas-leiteiras adultas no pico de ingestão de matéria seca e de produção de leite. Casos ocorrem durante todo o ano, com ligeiro aumento durante o inverno nos EUA. Entre as raças leiteiras, o gado Pardo-Suíço parece estar super-representado em uma série de casos publicados.[4,7] Casos individuais também ocorreram em vacas de corte. Na Alemanha, a doença ocorre em gado Simental. A morbidade é baixa, mas a taxa de mortalidade é muito alta, mesmo quando da realização de intervenção cirúrgica.

Investigações de rebanhos com casos falharam em identificar de forma confiável qualquer fator de risco possível. A maioria dos casos ocorre em vacas-leiteiras nos primeiros 3 meses de lactação. Em um único rebanho leiteiro, houve 22 casos em um período de 4 anos. As vacas acometidas variaram de 2 a 8 anos de idade e o tempo desde o parto entre 9 e 319 dias.

Como parte do Sistema de Monitoramento Nacional de Saúde Animal de vacas-leiteiras de 2002, informações quanto à síndrome hemorrágica jejunal em vacas-leiteiras foram coletadas nos EUA. A doença foi observada em 9% dos rebanhos nos últimos 5 anos e em 5% dos rebanhos durante os últimos 12 meses. Fatores de risco associados à doença durante os últimos 12 meses foram o grande tamanho do rebanho, administração de somatotropina bovina e o uso rotineiro de concentração de nitrogênio ureico no leite para determinar a composição da ração. O uso de pastagens como parte da ração de vacas em lactação durante a estação de crescimento foi associado a menor probabilidade de doença em rebanhos cuja produção média de leite do rebanho foi de 9.000 kg ou menos, enquanto em rebanhos com maior produção de leite o uso de pastagens não foi associado à ocorrência da doença. Para vacas individuais com sinais consistentes com a doença, a terceira lactação foi a mediana de distribuição de parições, e o tempo médio entre a parição e o início dos achados clínicos foi de 104 dias. Em resumo, práticas de manejo implementadas para alcançar alta produção de leite podem aumentar o risco de desenvolvimento da doença em vacas-leiteiras. O aumento do consumo de dietas com alto teor de energia parece ser a via comum mais plausível de todos os fatores de risco descritos.

O fornecimento de rações com alto teor de carboidratos solúveis foi sugerido como possível fator de risco por fornecer um ambiente intestinal adequado para a proliferação de *C. perfringens* tipo A e produção de enterotoxinas, similar à situação que pode causar enterite hemorrágica, abomasite e ulceração abomasal em bezerros.

Patogênese

A lesão primária é uma enterite hemorrágica necrosante aguda localizada no jejuno, que leva ao desenvolvimento de um coágulo sanguíneo intraluminal, que causa obstrução física do intestino e isquemia e desvitalização da parede do segmento intestinal afetado (Figura 8.26). A lesão é similar à enterotoxemia hemorrágica associada a *C. perfringens* em bezerros jovens de crescimento rápido, cordeiros ou leitões. Fatores de confundimento e inexplicados da doença são o fato de que a lesão é focal no jejuno médio. Uma razão satisfatória para ambos os fatores ainda não foi definida.

O exame histológico detalhado recente de 21 casos mostrou que seis deles identificaram a presença de *hematoma intramural* que separa a muscular da mucosa e suas margens e dilatação das vilosidades lácteas.[8,9] Essas observações levaram à sugestão de que o distúrbio inicial consistia na diminuição no fluxo sanguíneo ou linfático, levando ao extravasamento na lamina própria e ao desenvolvimento de hematoma intramural. *C. perfringens* tipo A prolifera na presença de tecido isquêmico e sangue extravascular, cenário no qual *C. perfringens* tipo A atuaria como agente secundário, e não primário.

Ocorre estase gastrintestinal, com acúmulo intestinal de gás e líquidos proximal ao intestino obstruído, resultando em distensão de alças intestinais, hipocloremia, hipopotassemia, desidratação e graus variados de anemia. As mudanças na bioquímica sérica são aquelas condizentes com obstrução do intestino delgado superior e sequestro de secreções abomasais, resultando em hipocloremia, hipopotassemia e alcalose de íons fortes (metabólica). A enterite hemorrágica é progressiva, com isquemia e necrose se estendendo pela parede intestinal, e em 24 a 48 h, ocorrem peritonite fibrinosa acentuada, desidratação, desequilíbrio eletrolítico contínuo, toxemia acentuada e morte.

Achados clínicos

Achados de históricos comuns incluem anorexia súbita e depressão, diminuição acentuada na produção de leite, distensão abdominal, fraqueza progredindo para decúbito, fezes sanguinolentas de coloração vermelho-

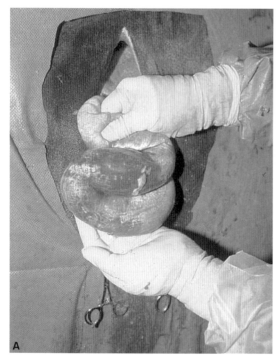

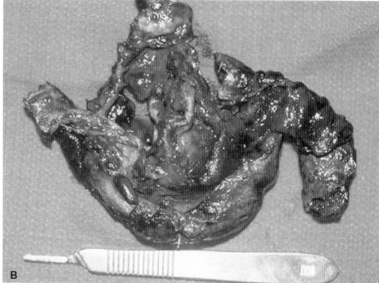

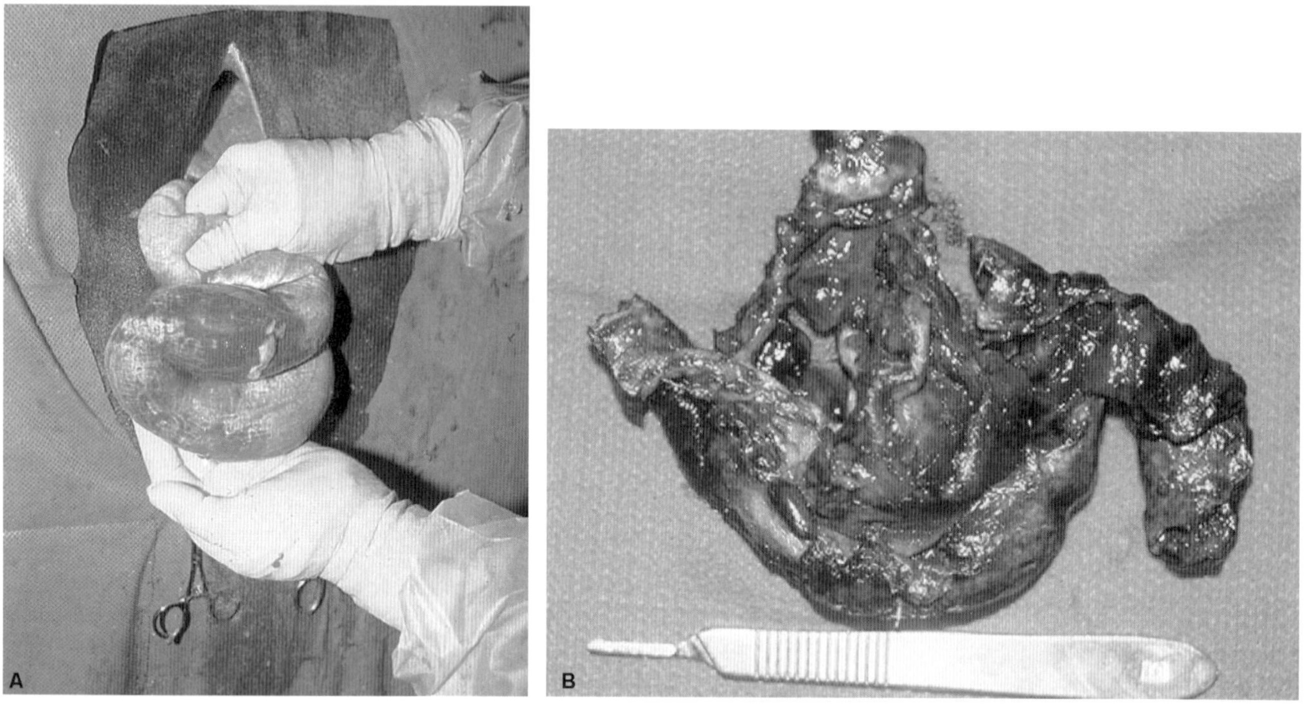

Figura 8.26 Vaca Holandês-Frísio com síndrome hemorrágica jejunal. **A.** Indica lesão típica no jejuno visível por meio de laparotomia pelo flanco direito com a vaca em posição quadrupedal. A cabeça da vaca está para a direita. **B.** Coágulo sanguíneo organizado, removido do lúmen intestinal por uma enterotomia distal à lesão. (Esta figura encontra-se reproduzida em cores no Encarte.)

escura e fezes secas e escassas, desidratação e dor abdominal, incluindo bruxismo, vocalização, estiramento e escoiceamento do abdome. Foi relatada morte súbita sem achados clínicos premonitórios.

Ao exame físico, há depressão e desidratação, e a temperatura corporal pode estar normal ou ligeiramente aumentada; a frequência cardíaca está aumentada para 90 a 120 bpm; as membranas mucosas estão pálidas; e a frequência respiratória está aumentada. O abdome normalmente está moderadamente distendido para o lado direito. O rúmen normalmente apresenta hipomotilidade, mas está distendido.[10] Sons de chapinhar em líquido normalmente são audíveis à sucussão sobre o abdome direito. Em alguns casos, um *ping* pode ser produzido sobre o abdome direito.

Ao exame retal, as fezes têm coloração vermelho-enegrecido, semelhante à geleia, e pegajosas, com odor de sangue digerido. À palpação profunda do abdome direito, alças distendidas do intestino podem ser palpáveis, algumas das quais estão firmes (essas alças contêm o coágulo de sangue), enquanto outras podem estar resilientes, representando alças do intestino proximais à obstrução pelo coágulo sanguíneo, que contêm líquido e gás excessivo e nos quais o intestino está em estado de íleo.[10] É difícil diferenciar a doença da intussuscepção jejunal apenas com base nos resultados do exame físico.

O curso da doença na maioria dos casos é de 2 a 4 dias. Mesmo com terapia hidreletrolítica intensiva, os animais acometidos continuam a piorar progressivamente, ficam fracos, entram em decúbito e morrem, ou opta-se pela eutanásia.

Exame ultrassonográfico do abdome pelo flanco direito usando um transdutor linear de 5 MHz foi muito útil na identificação de alças distendidas do intestino (diâmetro de 4,3 a 12 cm; média de 6,8 cm) e motilidade intestinal diminuída ou ausente. Em 19% dos casos, verificou-se que o jejuno continha material hiperecoico localizado, consistente com coágulos sanguíneos, confirmando o diagnóstico de síndrome hemorrágica jejunal.[11] A presença de líquido e fibrina entre as alças intestinais foi observada em alguns casos; isso normalmente indica casos de doença mais avançada e pode ser usado para identificar candidatos ruins para a cirurgia.

Na laparotomia, o abomaso normalmente está distendido por líquido. Até 60 a 100 cm de intestino delgado podem estar distendidos e firmes à palpação, com a superfície serosa de coloração vermelho-escuro à arroxeada coberta com tampões de fibrina. As bandas mesentéricas podem estar tensas demais para permitir a exteriorização do intestino afetado. A manipulação do intestino afetado pode levar à sua ruptura em razão da sua parede intestinal fina e frágil, causada por isquemia e desvitalização. O intestino delgado proximal ao segmento afetado normalmente está distendido por líquido e gás e é compressível; o segmento distal normalmente está relativamente vazio.[12]

Patologia clínica

Hematologia

O hemograma é variável, e não diagnóstico. Leucocitose e neutrofilia madura com aumento de neutrófilos bastonetes e elevação na concentração de fibrinogênio são comuns, mas neutropenia com desvio à esquerda também pode ocorrer. O VG e a concentração de proteína plasmática são variáveis.

Bioquímica sérica

Alcalose metabólica com acidose respiratória compensatória, hipopotassemia e hipocloremia são comuns, o que é consistente com obstrução do fluxo de saída do abomaso em razão da obstrução causada pelo sangue coagulado ou íleo.

Achados de necropsia

O abdome está moderadamente distendido como resultado da dilatação acentuada do intestino delgado, que está vermelho-escuro, hemorrágico e normalmente coberto por exsudato fibrinoso. O segmento do intestino afetado, especialmente o jejuno e o íleo, pode ter 1 m ou mais de comprimento e contém um coágulo sanguíneo firme, aderido à mucosa, que está necrótica e hemorrágica sobre todo o comprimento da porção afetada.

Histologicamente, há edema multifocal, edema da submucosa e infiltração de neutrófilos, necrose segmentar, ulceração e hemorragia mucosa e transmural (hematoma) do jejuno. Com frequência, o epitélio está completamente esfacelado e a mucosa está ausente na área de fixação do coágulo sanguíneo. Infiltração extensa de fibrina e de neutrófilos ocorre na superfície serosa, e peritonite fibrinosa é comum.

C. perfringens tipo A foi isolado do conteúdo intestinal de casos típicos, mas sua relevância não foi determinada.

Tratamento

Nenhum tratamento clínico específico está disponível, e a confirmação e a correção cirúrgica são recomendadas. Para animais de alto valor zootécnico, indica-se terapia hidreletrolítica intensa. Em razão da possibilidade de infecção clostridial, penicilina é indicada se o tratamento for tentado. Exames histológicos recentes da lesão sugerem que a região hemorrágica primária é intramural, e não intraluminal.[8,9] Com base nessa informação, parece que a laparotomia pelo flanco direito e ressecção do segmento afetado do intestino e a anastomose consiste na abordagem cirúrgica preferencial; o suporte para a ressecção rotineira da lesão é fornecido pelos resultados pós-cirúrgicos de uma série de casos[10], enquanto outra série de casos relatou bom índice de sucesso no tratamento de lesões extensas (e presumivelmente mais recentes) por meio de massagem do coágulo sanguíneo intraluminal para quebrar a obstrução intraluminal[7]; presumivelmente nesses casos, a lesão intramural foi mais branda e houve recuperação sem ressecção. A taxa geral de sucesso normalmente é baixa em razão da natureza avançada da lesão.

Diagnóstico diferencial

A doença deve ser diferenciada de outras causas de obstrução física ou funcional do intestino delgado causando distensão de alças intestinais, sons de chapinhar em líquido ao baloteamento do abdome e desidratação e desequilíbrio eletrolítico. Esses incluem intussuscepção, vólvulo jejunal, encarceramento do intestino delgado por uma laceração no omento, compactação do íleo e peritonite difusa (causando íleo). Na compactação do íleo em vacas adultas, alças distendidas de intestino são palpáveis ao exame retal, mas, na laparotomia, as anormalidades consistem em compactação do íleo e alças intestinais distendidas, passíveis de tratamento.

Doenças que causam melena e disenteria incluem úlcera abomasal hemorrágica, salmonelose aguda e diarreia viral bovina aguda.

Ultrassonografia transabdominal (Figura 8.27) pode ser usada para detectar íleo do intestino delgado e distensão de alças de intestino delgado com material intraluminal homogêneo e ecogênico, compatível com hemorragia intraluminal e formação de coágulo.

Controle

Controle sólido ou estratégias de prevenção não foram identificados, uma vez que não houve confirmação da causa da síndrome hemorrágica jejunal. Contudo, em razão da associação entre a incidência de síndrome hemorrágica jejunal e fatores nutricionais, as seguintes estratégias foram sugeridas:

- Aumentar a concentração de fibra na dieta, evitar que os bovinos selecionem os alimentos e diminuir a concentração de carboidratos rapidamente fermentáveis na dieta
- Manter o fornecimento de alimentos e a ingestão de alimentos constante para minimizar a ingestão de carboidratos rapidamente fermentáveis em bolus, além de evitar mudanças súbitas na ração
- Testar as forragens quanto à presença de *C. perfringens* e *A. fumigatus*.

Considerar administrar vacinas autógenas que contêm *C. perfringens* tipo A de um caso acometido na propriedade; com base no conhecimento atual, vacinas disponíveis comercialmente contra *C. perfringens* tipos C e D provavelmente não são eficazes. Não existem ensaios clínicos aleatórios que demonstrem a eficácia da vacina, e o papel de *C. perfringens* tipo A como agente primário é questionado.

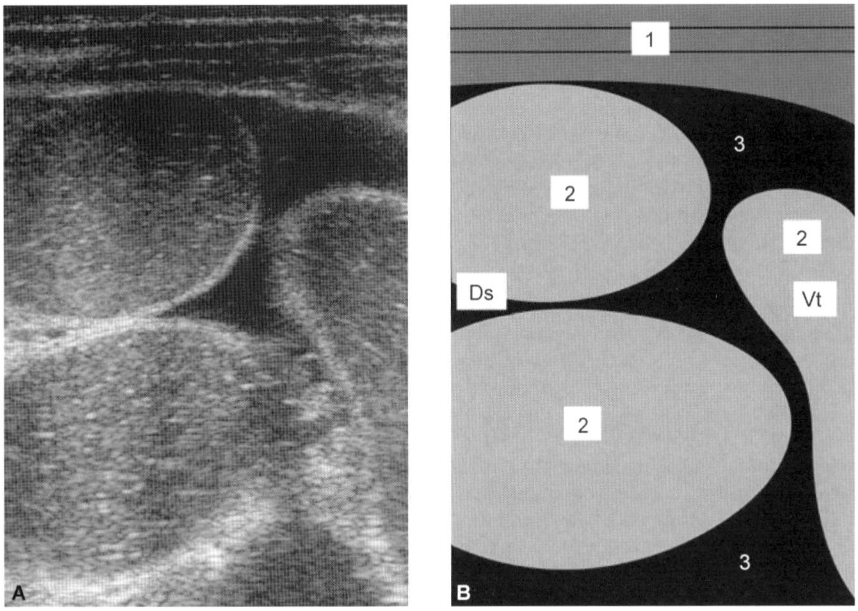

Figura 8.27 A e **B.** Ultrassonografia e representação esquemática do abdome em uma vaca com íleo causado por obstrução do jejuno por sangue coagulado (síndrome intestinal hemorrágica). As alças do jejuno estão dilatadas e há um líquido anecoico (transudato) entre as alças distendidas. A ultrassonografia foi obtida na parede abdominal direita, caudal à última costela, usando um transdutor linear de 5 MHz. 1: parede abdominal lateral; 2: alças de jejuno dilatadas; 3: líquido anecoico entre as alças de jejuno; Ds: dorsal; Vt: ventral. Reproduzida, com autorização, de U. Braun.

LEITURA COMPLEMENTAR

Elhanafy MM, French DD, Braun U. Understanding jejunal hemorrhage syndrome. J Am Vet Med Assoc. 2013;243:352.

REFERÊNCIAS BIBLIOGRÁFICAS

1. Anderson BC. Vet Rec. 1991;128:619.
2. Ruggles AJ, et al. Cornell Vet. 1992;82:181.
3. Constable PD, et al. J Am Vet Med Assoc. 1990; 196:329.
4. Ceci L, et al. J Vet Med A Physiol Pathol Clin Med. 2006;53:518.
5. Schlegel BJ, et al. Can J Vet Res. 2012;76:248.
6. Baines D, et al. BMV Vet Res. 2011;7:24.
7. Peek SF, et al. J Am Vet Med Assoc. 2009;234:1308.
8. Adaska JM, et al. J Vet Diagn Invest. 2014;26:96.
9. Owaki S, et al. J Vet Med Sci. 2015;77:879.
10. Braun U, et al. Schweiz Arch Tierheilkd. 2010; 152:515.
11. Braun U, et al. Vet Rec. 2010;166:79.
12. Abutarbush SM, Radostits OM. Can Vet J. 2005; 46:711.

Paratuberculose (doença de Johne) | Bovinos

Sinopse

- Etiologia: MAP
- Epidemiologia: ocorre em bovinos, ovinos, caprinos e camelídeos. Alta prevalência de infecção em populações de bovinos e entre rebanhos. Dos animais infectados, 10 a 15% desenvolvem doença clínica. Transmitido principalmente via fecal-oral. Infecções intrauterinas ocorrem. Maior suscetibilidade à infecção no 1º mês de vida. Período de incubação longo
- Achados clínicos: diarreia crônica ou recorrente progressiva intratável com perda de peso concomitante e diminuição da produção de leite em bovinos adultos, enquanto o apetite normalmente permanece inalterado. Edema subcutâneo pode se desenvolver entre as mandíbulas. A doença progride no decorrer de várias semanas e meses, levando à emaciação progressiva e, eventualmente, morte
- Patologia clínica: cultura e reação em cadeia da polimerase de fezes e testes sorológicos (ELISA, IDAG, FC). Baixo teor de proteínas séricas
- Lesões: enterite granulomatosa crônica, linfangite regional e linfadenite
- Confirmação do diagnóstico: presença de lesão intestinal e identificação do microrganismo. Teste sorológico positivo
- Tratamento: nenhum tratamento específico de valor significativo
- Controle: identificar e eliminar animais infectados clínica e subclinicamente do rebanho. Evitar a introdução de animais infectados no rebanho. Evitar a exposição de bezerros e animais jovens a MAP por contato com fezes de animais infectados. Melhorar o manejo e a higiene para minimizar a disseminação da infecção no rebanho, com ênfase em evitar a infecção de bezerros neonatos

- Lista de diagnósticos diferenciais:
  - Diarreia em bovinos adultos:
  - Parasitismo intestinal (ostertagiose)
    - Salmonelose
    - Deficiência secundária de cobre
  - Emaciação em bovinos adultos:
    - Reticuloperitonite traumática crônica
    - Desnutrição
    - Pielonefrite
    - Linfossarcoma
    - Amiloidose.

IDAG: imunodifusão em ágar gel; FC: fixação de complemento; ELISA: ensaio imunoabsorvente ligado à enzima; MAP: *Mycobacterium avium* subespécie *paratuberculosis*.

Etiologia

O agente causal da paratuberculose em ruminantes é o *Mycobacterium avium* subespécie *paratuberculosis* (MAP), um microrganismo aeróbico, de crescimento lento e coloração acidorresistente que compõe parte do *complexo M. avium*. Embora MAP seja um patógeno intracelular obrigatório que requer um hospedeiro para replicação, sua tenacidade permite que ele sobreviva por mais de 1 ano no ambiente. MAP foi subdividido em duas linhagens principais, designadas como de crescimento lento tipo I (ou S de *sheep* – ovino) e de crescimento mais rápido tipo II (ou C de *cattle* – bovino), de acordo com as espécies das quais as linhagens foram isoladas pela primeira vez. Estirpes tipo I, de fato, parecem apresentar forte preferência por hospedeiros ovinos, sendo mais virulentas para essa espécie, enquanto estirpes tipo II são mais comumente isoladas de bovinos e de uma ampla gama de outras espécies. A despeito dessa associação de cada linhagem com bovinos ou ovinos, ela não é exclusiva, uma vez que estirpes de cada linhagem podem causar doenças em todos os tipos de ruminantes.[1] Enquanto a estirpe S é isolada predominantemente de ovinos na Austrália e na Nova Zelândia, na Europa as estirpes C são mais comumente isoladas de ovinos, bovinos e outras espécies.

Estudos de epidemiologia molecular de MAP identificaram um alto grau de similaridade genética entre os isolados de bovinos, independentemente da origem geográfica, indicando que apenas alguns clones relacionados de MAP podem ser responsáveis pela ampla infecção em bovinos, outros ruminantes e, possivelmente, animais selvagens. Em contrapartida, foi relatado um maior grau de heterogeneidade genética entre isolados de MAP recuperados de fontes humanas e ovinas. A análise extensiva de padrões de polimorfismo no comprimento do fragmento de restrição IS900 (RFLP) identificou que a doença de Johne em bovinos e outras espécies, como caprinos e coelhos, associa-se a estirpes indistinguíveis. Estirpes bovinas infectam bovinos, caprinos, cervídeos e raramente ovinos.

Epidemiologia

Ocorrência

A doença tem distribuição cosmopolita, é mais comum em bovinos e, em menor extensão, em ovinos e caprinos. A paratuberculose é disseminada em bovinos na Europa e se difundiu para muitos países pela exportação de animais de raça pura infectados. A incidência é maior em animais mantidos intensivamente sob condições climáticas e de criação, como é comum em rebanhos leiteiros. Apenas alguns países no mundo não têm relatos de paratuberculose diagnosticada em ruminantes, tornando-a uma doença endêmica globalmente em animais de produção. Durante o último século, MAP se disseminou globalmente a partir da Europa Ocidental. O aumento da incidência nos países da Europa Oriental no decorrer das últimas décadas foi atribuído à intensificação do comércio de animais vivos após a queda da "Cortina de Ferro" e à extensão da UE para o oriente.

A paratuberculose foi confirmada pela primeira vez na Austrália em 1980, sendo atualmente considerada endêmica em Victoria e na população de bovinos leiteiros de New South Wales. A Austrália Oriental, em contrapartida, é considerada livre da paratuberculose. De forma similar, a paratuberculose atualmente é endêmica em vacas-leiteiras na Nova Zelândia. Dados quanto à prevalência dessa enfermidade na África são escassos, mas ela foi diagnosticada, pelo menos incidentalmente, na maioria dos países africanos.[2] Casos clínicos e subclínicos também foram relatados no México, no Brasil e na Argentina.

Morbidade e taxa de mortalidade

Uma vez que se espera que ocorra o desenvolvimento de achados clínicos apenas em 10 a 15% dos animais infectados, a incidência de doença clínica em um rebanho infectado raramente excede 5% dos animais adultos. A taxa de mortalidade na população é de menos de 1% por ano, mas, sob circunstâncias excepcionais, pode chegar a 5 a 10%. Para cada caso clínico de doença de Johne em um rebanho, estima-se que existam outros 15 a 25 animais infectados em estágios variados da doença clínica; 4 a 8 casos de doença subclínica e adultos portadores; 10 a 14 casos de infecção silenciosa em bezerros, bovinos jovens e adultos.

Espécies silvestres e exóticas

MAP apresenta uma variedade de hospedeiros muito ampla. A infecção também pode ocorrer em muitas espécies silvestres diferentes e em espécies exóticas. Búfalos asiáticos e ruminantes selvagens, em cativeiro ou de vida livre, são suscetíveis, incluindo cervos, ovinos bighorn, cabras das Montanhas Rochosas, carneiros da Barbaria, muflão asiático, camelos, cabras das montanhas, renas, antílopes e camelídeos do Novo Mundo e iaques. Surtos da doença ocorreram em uma criação de cervos vermelhos, e a incidência tem aumentado em algumas regiões.

Existem evidências de que animais silvestres na Escócia são naturalmente infectados por MAP e que a variedade de hospedeiros é muito mais ampla do que se acreditava previamente. O microrganismo foi encontrado em cultura de fezes de espécies de raposas, arminhos, corvos, doninhas, gralhas, lebres, texugos, ratos e ratos do campo. Tal contaminação ambiental com o microrganismo representa um risco para animais de produção herbívoros e propriedades adjacentes a locais infectados por paratuberculose. A paratuberculose foi encontrada em coelhos selvagens (*Oryctolagus cuniculus*) na Escócia. A análise indica uma relação significativa entre um problema passado ou atual da paratuberculose em bovinos e a população de coelhos selvagens nas propriedades infectadas. Nas propriedades infectadas, coelhos potencialmente excretam milhões de microrganismos MAP viáveis por hectare por dia em pastagens utilizadas por animais de produção por meio da contaminação por fezes. Além disso, bovinos a pasto não evitam pastagens contaminadas por fezes de coelho, o único exemplo relatado de uma espécie de herbívoro que não evita as suas próprias fezes ou as fezes de espécies selvagens simpátricas. A maior sobreposição entre o uso do hábitat por coelhos e animais de produção herbívoros ocorre em hábitats de pradarias e campos, particularmente no outono. Portanto, a diminuição no potencial risco de transmissão pode ser conseguida pela redução do contato entre animais de produção e coelhos nesses hábitats, especialmente diminuindo o acesso de animais de produção jovens a esses locais, uma vez que são mais suscetíveis à infecção.

Na República Tcheca, a paratuberculose foi diagnosticada em todas as quatro espécies de ruminantes selvagens mais comuns, incluindo cervo vermelho, corça, gamo e muflão. A maior incidência de doença clínica nos ruminantes selvagens ocorreu nos animais criados em cativeiro. Usando RFLP, a transmissão de ruminantes domésticos infectados para animais selvagens pôde ser confirmada, enquanto a de animais selvagens para ruminantes domésticos não foi confirmada. Invertebrados, ruminantes selvagens ou animais selvagens não ruminantes podem ser vetores e se tornar um fator de risco na disseminação de MAP.

Implicações epidemiológicas de bovinos e de animais selvagens convivendo na mesma pastagem não são conhecidas. A taxa de infecção pode ser a mesma em ambas as espécies, e parece que ambas partilham uma fonte comum, que pode ser um rebanho comum de cervos e de bovinos. Suínos misturados a bovinos infectados podem desenvolver aumento dos linfonodos mesentéricos, sugestivo de tuberculose, e dos quais o microrganismo causador pode ser isolado. Suínos e equinos infectados experimentalmente desenvolvem enterite granulomatosa e linfadenite. Camundongos e hamsters também são suscetíveis e usados em trabalhos experimentais.

Prevalência da infecção

A prevalência da infecção em uma região é de difícil estimativa, em razão da dificuldade em diagnosticar a infecção subclínica e da falha em relatar casos diagnosticados, a não ser que um levantamento específico ou programa de controle sejam realizados. Foram publicados muitos estudos relatando a prevalência nos rebanhos e em animais em diferentes regiões. Todavia, os resultados são de difícil comparação, em razão das diferentes abordagens diagnósticas (p. ex., cultura de fezes, PCR ou sorologia no sangue ou leite) com sensibilidades acentuadamente diferentes usadas em muitos estudos, e muitos estudos apresentam vieses importantes na seleção das amostras.[3]

Em uma meta-análise recente, a prevalência animal estimada de paratuberculose na população de bovinos na Europa foi de mais de 20%, com as menores prevalências relatadas em animais de, pelo menos, 3 a 5% em alguns países. A prevalência de paratuberculose nos rebanhos bovinos europeus foi estimada como maior que 50%.[3] O Reino Unido relatou uma prevalência de paratuberculose nos rebanhos de quase 35%. Em rebanhos leiteiros nos EUA, a soroprevalência geral nos animais variou de 5 a 17%.[4] O levantamento mais recente conduzido nos 17 maiores estados produtores de leite dos EUA usando culturas das fezes do ambiente relatou uma prevalência em rebanhos de, aproximadamente, 68% nos rebanhos leiteiros do país.[5] Nesse estudo, mais de 95% das propriedades com mais de 500 vacas estavam infectadas, enquanto apenas 63% das fazendas leiteiras menores, com menos de 100 vacas, estavam infectadas com MAP.[5] Em rebanhos leiteiros em Alberta, Canadá, a prevalência nos rebanhos determinada por ELISA foi de 26,8%. A prevalência em rebanhos foi determinada por cultura de fezes e variou de 27 a 57%. Na Austrália, a prevalência de rebanhos em propriedades leiteiras da região sudeste infectada é de, aproximadamente, 15%, enquanto a região oeste do país é considerada livre de MAP.

Muito menos relatos da prevalência de MAP em bovinos de corte estão disponíveis, e as prevalências referentes ao rebanho e ao animal são consistentemente menores que em bovinos leiteiros. Nos EUA, a prevalência de infecção por MAP em rebanhos de corte de 23 estados foi determinada com base na sorologia, revelando uma prevalência no rebanho de 7,9% e uma prevalência nos animais de 0,4% na população estudada.[6] Estudos em menor escala conduzidos na Louisiana, na Flórida e em Missouri estimaram a soroprevalência animal em bovinos de corte entre 4 e 8%, e a prevalência em rebanhos de bovinos de corte entre 30 e 40%. Levantamentos sorológicos conduzidos no Canadá revelaram entre 0,8 e 1,7% de animais soropositivos em 3 a 11% dos rebanhos de corte no Oeste do Canadá.[7]

Métodos de transmissão

A principal via de transmissão da paratuberculose é amplamente aceita como a ingestão de leite, água e outros alimentos contaminados por animais suscetíveis a partir do ambiente. Com bezerros neonatos sendo a faixa etária mais suscetível à infecção por MAP, o colostro e leite contaminados são considerados uma fonte primária de infecção. MAP é introduzido no leite e no colostro, seja por contaminação dos tetos, seja por excreção direta do microrganismo no colostro/leite. Vacas infectadas e outras espécies excretam MAP diretamente no leite durante, pelo menos, o último estágio da infecção disseminada. Até 45% das vacas clinicamente afetadas podem excretar o microrganismo no leite, que foi isolado de 36% das amostras de colostro de vacas que excretavam grande concentração de bactérias, e de 9% das amostras de vacas que excretavam baixa concentração (quase três vezes tão frequente quanto é encontrada no leite).

MAP foi isolado da poeira e de bioaerossois coletados em celeiros que abrigavam vacas infectadas por MAP, o que sugere que a inalação ou a ingestão desses bioaerossois apresenta potencial para funcionar como uma via alternativa de infecção.[8]

A transmissão vertical de infecção no útero é bem estabelecida em bovinos, e a infecção intrauterina por MAP foi identificada como risco significativo em rebanhos leiteiros.[9] Dados sugerem que até 9% dos fetos de vacas infectadas subclinicamente e 39% dos fetos de vacas infectadas clinicamente contraíram a infecção por MAP.[9] A transmissão do microrganismo de excretores moderados por trofoblastos é improvável antes do estágio do desenvolvimento dos cotilédones. A transferência de embriões de mães infectadas para não infectadas, portanto, dificilmente representa um risco para a transmissão da doença. Levantou-se a hipótese de que a placenta epiteliocorial é impermeável ao microrganismo dos 42 aos 49 dias após a inseminação, mas que isso pode mudar após os 60 dias. Isolamento de MAP do sêmen de touros e carneiros é infrequente, representado apenas por um único relato de caso.

Em razão do longo período de incubação normal, os animais infectados podem excretar microrganismos nas fezes por 15 a 18 meses antes do surgimento dos achados clínicos. Também, animais criados em ambientes contaminados podem excretar MAP nas fezes sem estarem infectados, tornando-se os chamados "*excretores de passagem*".[10] A disseminação de microrganismos de fazenda para fazenda normalmente é causada pela comercialização de animais de produção, portadores infectados não identificados e excretores do microrganismo, mas a disseminação lateral das fezes entre cercas limítrofes em propriedades também pode ocorrer.

Estudos de campo mostraram que as ninfas da barata oriental (*Blatta orientalis*) podem atuar como vetores passivos de MAP. Ainda, minhocas e dípteros adultos podem atuar como vetores do microrganismo em fazendas de bovinos com paratuberculose. Larvas de tricostrongilídeos ovinos (*Haemonchus contortus, Ostertagia circumcincta e Trichostrongylus colubriformis*) podem se tornar contaminados com MAP e têm papel na transmissão do microrganismo.

A sobrevivência de MAP em líquido de imersão à base de amitraz por pelo menos 2 semanas sugere que os banhos possam ter papel na transmissão da doença de Johne para bovinos. O principal risco é para bezerros que mamam em vacas que acabaram de ser banhadas e cujo úbere foi coberto em líquido de imersão.

Fatores de risco

Fatores de risco do animal

Idade do animal

Uma característica distinta da paratuberculose é que a resistência à infecção aumenta com a idade. Estudos experimentais e de campo mostraram que a infecção se torna mais difícil quando os bezerros têm 4 meses de idade ou são mais velhos, e a suscetibilidade à infecção a partir de 1 ano de idade parece ser similar àquela de animais adultos.[11] Embora o mecanismo que torna os bezerros jovens mais suscetíveis à infecção não seja completamente compreendido, importância considerável é atribuída à permeabilidade da mucosa intestinal a grandes moléculas no início da vida. A imaturidade da resposta imune inata em bezerros neonatos pode contribuir para a maior suscetibilidade ao MAP em bezerros. Acredita-se que o aumento da resistência de bovinos adultos à infecção resulte principalmente da contenção, ou mesmo da eliminação da infecção, e não do prejuízo à penetração da mucosa intestinal.[11] Essa resistência ao MAP relacionada com a idade pode ser sobrepujada quando doses muito altas de MAP são ingeridas em um ambiente intensamente contaminado.

Em razão do longo período de incubação de mais de 2 anos, a maioria dos casos de doença clínica não ocorre até 2 a 5 anos de idade. Apesar disso, esse limite de idade não deve ser usado como critério diagnóstico confiável; sob circunstâncias extremas, a magnitude de MAP ingerido afetará o curso da doença. A doença clínica foi relatada incidentalmente como ocorrendo dos 12 aos 18 meses de idade.

Incidência em raças e suscetibilidade genética

Diferenças entre raças foram sugeridas com base nas diferentes prevalências de infecção por MAP entre bovinos de corte e de leite, ou diferenças na prevalência em diferentes regiões geográficas nas quais diferentes raças de bovinos predominam. Contudo, essas diferenças não devem levar a conclusões confiáveis quanto aos efeitos da raça, em razão dos efeitos de confundimento do tipo de criação animal. Estudos conduzidos no Texas relataram que animais *Bos indicus* de raça pura e cruzamentos apresentavam razão de probabilidade 17 e 3,5 vezes maior do que raças de *Bos taurus* para resultados sorológicos positivos. Embora esses resultados possam também sugerir diferenças na resposta à infecção por MAP (ou seja, soroconversão) mais do que a suscetibilidade à infecção, elas fornecem evidências para efeito de raças ou subespécies.[12] As evidências para determinado grau de variação genética na suscetibilidade à infecção por MAP aumentaram nos últimos anos.[13,14] A herdabilidade da suscetibilidade do hospedeiro à infecção por MAP em relação aos touros foi estudada usando o fenótipo das filhas como parâmetro-chave. Estimativas de herdabilidade em bovinos leiteiros variaram entre 1 e 18%, com a maioria das estimativas entre 9 e 12%.[10] Embora essas estimativas de herdabilidade sejam modestas, esses dados sugerem que a seleção genética de touros com o objetivo de reprodução de animais mais resistentes pode ser uma ferramenta potencialmente útil para o controle da paratuberculose no futuro. Estudos de Associação Genômica Total identificaram SNP em múltiplos genes, como *TLR-2* ou *NOD-2*, indicando que a suscetibilidade ou a resistência a MAP provavelmente é causada por múltiplos genes.[14]

Outras doenças e fatores estressantes

Fatores que afetam a suscetibilidade à infecção incluem tamanho da dose infectante, nível de ingestão dietética de ferro, idade, estresse e agentes imunossupressores, como vírus BVD. Esses fatores podem afetar a probabilidade de desenvolvimento de doenças clínicas, mas não foram bem documentados. Observações de campo indicam que o estresse, incluindo do parto, transporte e deficiências ou excessos nutricionais, pode influenciar o desenvolvimento de doença clínica. Animais alojados são submetidos a alto risco de infecção, em razão da contaminação intensa por fezes e do longo período de sobrevivência da bactéria em locais protegidos.

A possível proteção cruzada entre tuberculose e paratuberculose sugere que a erradicação da tuberculose pode tornar a população bovina mais suscetível à paratuberculose, mas isso não foi comprovado por experiência a campo na América do Norte.

Características do rebanho

Um modelo de simulação computadorizado de paratuberculose em vacas-leiteiras foi usado para avaliar o curso da doença em um rebanho. Sete variáveis foram especificadas no estágio inicial do modelo:

- Tamanho do rebanho
- Taxa de nascimentos anual do rebanho
- Taxa de reposição anual do rebanho
- Número de vacas infectadas no momento zero
- Número de reposições compradas para o rebanho a cada ano
- Risco de compra de uma novilha infectada
- Número de contatos efetivos entre vaca e bezerro por ano.

Todas as variáveis afetaram o curso da disseminação da paratuberculose em rebanhos, mas o modelo é mais sensível à taxa de contato efetiva. Isso é condizente com os achados de outros modelos para doenças infecciosas e com recomendações no controle da doença de Johne, como *minimizar o contato entre vaca e bezerro* para evitar a transmissão da infecção.

A prevalência da infecção em bovinos comprados afeta diretamente o risco de compra de bovinos infectados e a taxa com a qual o rebanho se torna infectado no modelo. A compra de uma grande porcentagem de novilhas de reposição de populações com taxas de infecção modestas anualmente resultará rapidamente em infecção do rebanho. Taxas de descarte idade-específicas também são importantes no desenvolvimento do modelo. A previsão precisa da taxa com a qual bovinos infectados deixarão o rebanho foi o principal determinante do curso da epidemia, uma vez que, a cada ano que uma vaca infectada permanecia no rebanho, ela contribuiu de forma exponencial para a geração de bezerros infectados e, portanto, para o número de reposições infectadas para o rebanho. Em relação a valores realistas para todas as variáveis no modelo, a prevalência da doença em rebanhos infectados continuou a aumentar até um platô ter sido atingido. Taxas de prevalência verdadeiras do modelo geralmente chegavam ao platô em 40 a 60% do rebanho. Os resultados desses dados sugerem que a infecção está se disseminando rapidamente em bovinos leiteiros.

Fatores de risco do ambiente e do manejo

Fatores relacionados com o manejo identificados como importantes na influência da prevalência de infecção incluíam:

- Cuidados com bezerros neonatos
- Manejo de novilhas na reprodução
- Condições ambientais
- Manejo de esterco
- Cuidado e manejo de bezerros em crescimento.

Não existem relações de causa e efeito, mas hipóteses baseadas em observações em rebanhos leiteiros.

Cuidados com o bezerro neonato

A via fecal-oral é amplamente aceita como a principal via de transmissão de MAP. Em razão da maior permeabilidade dos intestinos nas primeiras horas após o nascimento, estipulou-se que as primeiras horas e dias de vida representam o maior risco de infecção para o bezerro. A exposição do bezerro neonato a MAP geralmente ocorre por ingestão de colostro contaminado com fezes, por mamar diretamente em tetos contaminados com fezes, por ingestão de colostro de fêmeas infectadas por MAP que estão sob maior risco de excretar a bactéria pela glândula mamária ou por emeio do contato direto com fezes de vacas infectadas. Estratégias de controle condizentes para prevenir a infecção de bezerros neonatos devem focar em fornecer condições sanitárias excelentes na área de maternidade, evitar contaminação do colostro com esterco por limpeza completa dos tetos antes da ordenha ou antes de a vaca amamentar o bezerro, separar o bezerro de animais adultos tão logo seja possível para minimizar o contato com esterco, evitar a presença de mães infectadas na área da maternidade e evitar o uso de colostro de mães infectadas por MAP. Medidas adicionais recomendadas para diminuir o risco de transmissão de MAP para bezerros neonatos incluem evitar o uso de *pool* de colostro, uso de colostro tratado termicamente e o fornecimento de sucedâneo do leite ou leite pasteurizado.[10]

Criação de bezerros

Embora o risco de infecção seja maior nos primeiros dias de vida, estudos experimentais mostraram que a maior suscetibilidade à infecção persiste, pelo menos, nos primeiros 4 meses de vida.[11] O fornecimento de leite integral ou alimentos contaminados por MAP, ou permitir o contato de bezerros com esterco de vacas infectadas por MAP, representa um maior risco de infecção. A transmissão de MAP também ocorre horizontalmente de um bezerro infectado para seus companheiros de rebanho. Embora modelos de estudos sugiram que a transmissão de bezerro para bezerro não constitui uma via importante de transmissão de MAP, estudos experimentais mostraram que bezerros e animais jovens são capazes de excretar quantidades detectáveis de MAP nas fezes.[15,16] Mais recentemente, a presença de MAP em poeira e bioaerossois em celeiros que albergavam vacas infectadas por MAP foi documentada. Embora a transmissão de infecção por MAP pelos bioaerossóis requeira mais investigações, sugeriu-se que bezerros em crescimento alojados no mesmo local com vacas infectadas têm maior probabilidade de serem expostos a MAP do que bezerros alojados separadamente de vacas adultas infectadas.[8] Recomendações quanto à criação de bezerros para diminuir o risco de infecção por MAP incluem: criar animais jovens separados de bovinos adultos; alimentação de bezerros não desmamados com sucedâneo do leite ou leite pasteurizado; evitar a contaminação de ração, água ou baias de animais jovens com esterco de vacas adultas; e evitar que restos de comida de animais adultos sejam fornecidos para animais jovens.[10]

Um levantamento em propriedades na Escócia verificou que fatores que aumentaram a probabilidade de a propriedade apresentar doença de Johne incluíram um grande número de coelhos, acesso de animais selvagens a suprimentos de ração, aplicação de esterco para adubar pastagens, o tipo de suprimento de água e o número de corvos.

Características do solo e do manuseio do esterco

Uma associação entre a alta prevalência de infecção por MAP em ruminantes e o tipo de solo foi reconhecida. A evidência implica fortemente a acidificação regional do solo, excesso de ferro e molibdênio, deficiência marginal de cobre e selênio na expressão progressiva da doença de Johne. A sobrevivência de microrganismos pode ser aumentada pelo assoreamento ou pela concentração de areia em solos de barro.

O microrganismo pode persistir sem multiplicação no pasto por até 1 ano. MAP é relativamente suscetível a luz do sol e ressecamento, alta concentração de cálcio e alto pH do solo. O contato contínuo com urina e fezes diminui a longevidade da bactéria. A alcalinidade do solo também pode influenciar a gravidade dos achados clínicos. Rebanhos criados em solos alcalinos, particularmente em áreas de calcário, podem apresentar maior incidência de infecção, mas poucos casos de doença clínica.

Condições ambientais e de manuseio do esterco estão relacionados com a prevalência e refletem na limpeza geral da propriedade e na quantidade de contaminação que resulta de falhas no *design*, na manutenção, na localização dos alojamentos e na frequência de limpeza pelos tratadores da propriedade.

A distribuição de MAP no ambiente ao redor das propriedades leiteiras e sua relação com a prevalência do *pool* fecal nos rebanhos conhecidamente infectados e não infectados foi descrita e comparada. Amostras ambientais foram positivas para cultura em 78% dos rebanhos infectados. Amostras ambientais foram positivas para cultura em corredores de vacas (77% dos rebanhos), armazenamento de esterco (68%), áreas de parição (21%), baias de enfermaria (18%), sistemas de drenagem de água (6%) e áreas de bezerros pós-desmame (3%). Rebanhos com ambas as áreas com cultivo negativo foram estimadas como apresentando 0,3 a 0,4% de prevalência em *pool* de fezes. Rebanhos com ambas as áreas apresentando alta carga de bactérias foram estimadas como apresentando 53 a 73% de prevalência em *pool* de fezes. Esses achados dão suporte ao conceito de que a amostragem direcionada de corredores de vacas e áreas de armazenamento de esterco pode ser uma alternativa estratégica adequada para o levantamento de infecção por MAP no rebanho e para a estimativa da prevalência fecal no rebanho.

Fatores de risco do patógeno

MAP é um patógeno parasita obrigatório de animais e, em tese, pode ser erradicado por remoção de todos os animais infectados. Contudo, o microrganismo pode sobreviver por longos períodos no ambiente, permitindo que ele persista e se dissemine no ambiente do pasto e se mantenha durante períodos de ausência de hospedeiros adequados.

Sobrevivência e dormência do microrganismo no ambiente

Estirpes bovinas de MAP podem ser extremamente persistentes na natureza, sobrevivendo por mais de 1 ano. Estudos de sobrevivência do microrganismo em propriedades na Austrália nas quais a paratuberculose é prevalente indicam que, quando o microrganismo nas fezes se mistura ao solo, há diminuição de 90 a 99% na contagem total de microrganismos viáveis. Acredita-se que isso decorra da ligação de bactérias a partículas do solo, que são excluídas da cultura por sedimentação durante a preparação da amostra. A sobrevivência do microrganismo nas fezes aplicadas ao solo foi maior em ambientes completamente sombreados e menor quando as fezes e o solo foram completamente expostos a condições climáticas, e onde a vegetação também foi removida. Grau significativo de descontaminação da pastagem pode ser conseguido em um período relativamente curto, o que será benéfico para a diminuição da doença em um rebanho, em razão dos efeitos benéficos que menores doses do microrganismo podem ter sobre o período de incubação e o desfecho da doença. O manejo do pasto, como pastejo seletivo sem hospedeiros suscetíveis ou aragem, pode ser útil para manter uma taxa relativamente baixa de sombreamento na superfície do solo e acelerar a descontaminação.

Resistência térmica do microrganismo

Verificou-se que MAP tem maior resistência ao calor do que outras micobactérias. Estudos que investigaram a efetividade de diferentes protocolos de pasteurização detectaram MAP viável após tratamentos térmicos padrão, como manutenção à baixa temperatura, mantendo a 63°C por 30 min, ou alta temperatura por um curto tempo (HTST), a 72°C por 15 s. Relatou-se que estirpes de MAP são capazes de sobreviver à pasteurização HTST, com taxas de sobrevivência variando entre 3 e 5% no tecido bovino.[17] A extensão do tempo de manutenção de 15 para 25 s, implantada no Reino Unido em 1998 para pasteurização comercial de leite na tentativa de aumentar a efetividade do processo de pasteurização, mostrou não ser mais efetiva para matar MAP do que a pasteurização HTST convencional. Esses achados corroboram vários levantamentos independentes realizados no varejo de leite, que relatam recuperação de MAP viável de leite pasteurizado HTST.[18,19] É de consenso geral que a presença de MAP em concentrações superiores a 10^4 UFC/mℓ no leite pode não ser completamente destruída pela pasteurização HTST. Na maioria dos casos, a pasteurização de colostro na temperatura de 63°C por 60 min foi recomendada como procedimento adequado sob condições de campo, mesmo quando usando grandes volumes (30 ℓ), para eliminar MAP do colostro.[20] A pasteurização do colostro resultou na diminuição da concentração de IgG colostral, mas não a um nível que evitaria o seu uso para transferência de imunidade passiva.

Importância econômica

O impacto econômico da infecção por MAP para a indústria de laticínios é substancial, e ocorre entre todos os tamanhos de rebanho e regiões. No final do último século, os custos estimados variaram entre 40 e 227 dólares por vaca por ano. Perdas econômicas resultantes da diminuição da produção de leite, da vida produtiva causada pelo descarte prematuro, da fertilidade e do valor da carcaça ao abate potencialmente retardam a melhora genética causada pelo descarte involuntário de animais geneticamente valiosos, custo de reposição e gastos associados aos programas de controle de MAP. Alguns estudos relataram maior risco de mastite, aumento na contagem de células somáticas e diminuição da gordura do leite e na produção de proteína do leite em vacas-leiteiras infectadas por MAP.

A infecção por MAP foi verificada como associada à diminuição da produção de leite em vacas-leiteiras em muitos estudos. Dependendo do grau de excreção, a produção de leite da vaca é afetada, e verificou-se que diminui entre 2,1 e 6 kg/dia.[21] A magnitude e a direção da associação entre a infecção subclínica por MAP ou produção de leite dependem do número de parições do animal, estágio da doença e estágio da lactação. Em rebanhos com parição média de dois ou menos, a infecção subclínica tem pouco impacto na produção de leite. Em rebanhos que mantêm nível de parição média do rebanho em dois, muitos animais infectados subclinicamente podem ser descartados antes de apresentarem qualquer diminuição na produção de leite, casos em que as perdas econômicas diretas atribuíveis à diminuição da produção de leite seriam insignificantes.

A diminuição progressiva da eficiência alimentar em casos clínicos e subclínicos de paratuberculose resulta em perda da condição corporal, independentemente da manutenção da ingestão de alimentos. A diminuição do peso ao abate no descarte foi documentada para vacas clínica e subclinicamente infectadas. A diminuição no valor do abate foi estimada como variando entre 5% em casos subclínicos e 30% em casos clínicos de paratuberculose.

Associações entre infecção por MAP em vacas-leiteiras e a incidência de mastite, contagem de células somáticas, e constituintes do leite foram avaliadas, com os estudos apresentando resultados conflitantes. Embora muitos estudos tenham documentado uma maior proporção de vacas descartadas por mastite em um grupo de animais com infecção subclínica por MAP quando comparado a um grupo de vacas não infectadas, outros estudos falharam em encontrar associação entre a infecção por MAP e mastite, ou mesmo relataram baixas taxas de mastite em vacas infectadas por MAP. Estudos que relatam uma associação entre a infecção subclínica por MAP e o aumento na contagem de células somáticas vão contra relatos que falham em revelar diferença significativa na contagem de células somáticas entre vacas-leiteiras infectadas e não infectadas, ou mesmo documentaram menor contagem de células somáticas em vacas infectadas por MAP, quando comparadas ao grupo-controle de vacas não infectadas.[22-24]

Da mesma forma, o efeito da infecção nos constituintes do leite, como proteína e gordura, foi estudado com resultados inconsistentes. Alguns autores relataram que a produção da gordura do leite e da proteína do leite ou o equivalente maduro para gordura do leite e proteína do leite em vacas subclinicamente infectadas por MAP foi significativamente menor do que em rebanhos não infectados, enquanto outros estudos não reproduziram diferenças significativas entre vacas infectadas e não infectadas.[25]

Em razão de a incidência de infertilidade ser relatada como significativamente maior no coorte de vacas infectadas por MAP do que em vacas do grupo-controle não infectadas, a diminuição da fertilidade provavelmente contribui para as perdas econômicas associadas à infecção por MAP no rebanho.

Uma grande fração das perdas econômicas associadas à paratuberculose é considerada resultado das perdas de rendimentos futuros. Sob condições normais, a produtividade e, portanto, o rendimento médio de vacas-leiteiras aumentam com a idade. O descarte de animais soropositivos ou positivos à cultura antes de atingirem o seu pico de produtividade, portanto, contribui para perdas econômicas não determinadas que resultam da perda de potencial produtivo e do valor potencial para a reprodução.

Perdas na indústria de laticínios

Em 1996, o custo médio com a doença de Johne para a indústria de laticínios entre todos os rebanhos leiteiros nos EUA, contabilizando a diminuição de produtividade, foi de 22 a 27 dólares por cabeça de vaca ou 200 a 250 milhões por ano. O impacto econômico da doença na Austrália e na Nova Zelândia e em regiões dos EUA foi estimado, mas sua validade é questionável em razão da acurácia dos testes diagnósticos e da metodologia dos levantamentos. Alguns observadores indicaram que a paratuberculose emergiu como uma das doenças mais prevalentes e caras em bovinos leiteiros, mas isso não é bem documentado. Há informação insuficiente disponível quanto à importância econômica da paratuberculose na indústria de bovinos de corte.

Implicações zoonóticas

Potencialmente, MAP é de grande relevância para a saúde pública, uma vez que se especula que esse agente esteja envolvido na *doença de Crohn* em humanos. A doença de Crohn é uma enfermidade intestinal inflamatória de etiologia desconhecida que pode afetar qualquer porção do trato gastrintestinal, embora o íleo terminal e o cólon sejam afetados com mais frequência. Ela é caracterizada clinicamente por perda de peso crônica, dor abdominal, diarreia ou constipação intestinal, vômito e indisposição generalizada. A ressecção cirúrgica do intestino afetado frequentemente é necessária em razão de complicações. A doença de Crohn e a paratuberculose partilham muitas similaridades na patologia macroscópica, histopatologia, apresentação clínica e epidemiologia. Ademais, MAP foi recuperado de tecidos e amostras de sangue de pacientes acometidos por doença de Crohn, o que levou à preocupação quanto ao papel potencial de MAP no desenvolvimento dessa enfermidade em humanos.

Outros estudos que tentaram determinar a prevalência de MAP em pacientes diagnosticados com a doença de Crohn foram conduzidos. Um estudo usando PCR *nested* e cultura para MAP detectou o patógeno em 26% dos pacientes com doença intestinal não inflamatória e em 92% daqueles acometidos por doença de Crohn. Mais recentemente, um estudo com o objetivo de visualizar diretamente micobactérias em tecidos de pacientes com doença de Crohn encontrou esses microrganismos em pouco mais de 50% das amostras de pacientes acometidos, mas raramente em amostras-controle.[26] O microrganismo foi cultivado de sangue periférico de uma maior porcentagem de indivíduos com doença de Crohn do que nos controles, o que não prova que MAP é a causa da doença, mas sugere que investigações de maior escala são necessárias para determinar o papel do microrganismo na doença.

Até o momento, não foram verificadas evidências definitivas a favor ou contra a teoria que determina um papel causal de MAP na etiologia da doença de Crohn em humanos. Não há evidência epidemiológica da sua presença para indicar que a incidência da doença de Crohn seja associada à possível exposição ao microrganismo, como seria esperado em fazendeiros, trabalhadores da área de saúde animal e outros indivíduos com contato direto com animais infectados.

Embora o papel de MAP na etiologia da doença de Crohn ainda esteja sob debate, é racional considerar que, no caso de MAP ser o agente causal ou um fator que contribui na etiologia da doença de Crohn, esse microrganismo pode ser adquirido pela ingestão de alimentos. Também, a epidemiologia da doença, que inclui o aumento da taxa de incidência em sociedades ocidentais, em contrapartida às baixas taxas em países em desenvolvimento, no decorrer da segunda metade do século XX, e altas taxas entre imigrantes em sociedades ocidentais, é consistente com a possibilidade de que uma infecção crítica seja adquirida de bovinos ou de outros animais de produção por meio da ingestão de leite ou carne, base das dietas ocidentais, que causam doença de Crohn em indivíduos com predisposição genética adequada.

Em Manitoba, no Canadá, a incidência relatada de doença de Crohn é de 15 pacientes para cada 100 mil habitantes e está entre as maiores do mundo. Estudos de caso-controle com base populacional da soroprevalência de MAP em pacientes com doença de Crohn e colite ulcerativa concluíram que a maior soroprevalência em Manitoba levanta a possibilidade de que as altas taxas de doença de Crohn nesse local estejam relacionadas com altas taxas de exposição a MAP. Contudo, MAP não é sorologicamente especificamente associada a essa enfermidade em uma comunidade com prevalência relativamente alta de doença de Crohn.

Se MAP tiver um papel na doença de Crohn, então leite e, eventualmente, carne de animais infectados podem ser um veículo potencial de transmissão do microrganismo de animais para o homem. MAP foi cultivado de leite de vacas com paratuberculose subclínica e clínica. Estudo laboratoriais que investigaram a tolerância térmica de MAP mostraram que os procedimentos de pasteurização padrão, como HTST por 15 ou 25 s, destroem um grande número de MAP no leite, embora eles possam não matar 100% das células MAP. Assim, muitos levantamentos independentes conduzidos em leite pasteurizado por HTST relataram que MAP está ocasionalmente presente no leite comercializado no varejo.[18]

O microrganismo também pode sobreviver em queijo produzido com leite cru. MAP é resiliente e capaz de resistir às condições de acidez no queijo. Durante o processo experimental de produção de queijo cremoso usando leite cru contaminado com MAP, a maioria das células MAP se concentrou no coalho do queijo, não sendo perdida no soro do queijo. Quando o queijo cremoso resultante foi armazenado a 4°C, MAP ainda pode ser cultivado após 35 dias.

Comprovou-se que a carne para consumo humano constitui uma fonte potencial de MAP, originando-se, com maior frequência, de contaminação da superfície da carcaça com fezes durante o processamento no abatedouro. Poucos estudos investigaram a prevalência da contaminação por MAP em locais de empacotamento nos EUA, sugerindo que, mesmo após descontaminação, pouco MAP está presente na carcaça.[27] Além da possibilidade de estar na superfície, MAP foi isolado de dentro do tecido muscular e de diferentes órgãos, como fígado, coração, baço e linfonodos de animais infectados usados para consumo humano. Carne moída representa o maior risco de contaminação por MAP, uma vez que ela é, em grande parte, produzida de vacas-leiteiras abatidas – o subgrupo de bovinos que apresenta a maior prevalência de infecção por esse patógeno. A carne moída não apenas consiste da mistura de carne de diferentes animais, aumentando o risco de conter MAP, mas ela também contém linfonodos nos quais MAP se concentra.[28]

Como o MAP não é reconhecido atualmente como um patógeno humano por autoridades regulatórias na maioria dos países, geralmente não há restrições quanto ao abate de bovinos identificados como infectados por MAP, e o abate de casos subclínicos ou mesmo clínicos de paratuberculose é uma prática comum.

Embora a quantidade de MAP provavelmente seja bastante reduzida pelo cozimento adequado da carne em boas condições, carne malcozida consumida pode conter MAP.[28]

Patogênese

Após a ingestão oral, o microrganismo se localiza na mucosa do intestino delgado, seus linfonodos associados e, em menor extensão, às tonsilas e aos linfonodos suprafaríngeos. Embora MAP possa invadir o organismo por meio das tonsilas e então se disseminar, seja por via hematógena, seja pelos linfonodos, a porta de entrada primária é a região terminal do intestino delgado e o intestino grosso.

Suscetibilidade à infecção

É amplamente aceito que os bezerros contraem a infecção por MAP no seu 1º mês de vida e sejam mais suscetíveis à infecção nas primeiras horas e dias de vida. O mecanismo por trás da resistência idade-dependente à infecção por MAP não é completamente compreendido, mas muitas hipóteses foram propostas. A teoria do "intestino aberto" sugere que a maior permeabilidade da mucosa intestinal do neonato, que facilita a captação de imunoglobulinas a partir do lúmen intestinal, também facilite a penetração de MAP pela membrana mucosa. Outras hipóteses sugerem que a imaturidade da resposta imune inata e adaptativa dos bezerros neonatos contribua para a maior suscetibilidade à infecção por MAP no início da vida.[11]

A suscetibilidade à infecção por MAP provavelmente não é dirigida apenas pela idade do hospedeiro, mas também pelo grau de contaminação do ambiente com MAP. Doses maiores podem não apenas aumentar o risco de infecção no início da vida, mas também sobrepor a resistência idade-dependente, estendendo o período de suscetibilidade à infecção.

A presença de MAP na submucosa intestinal e nos linfonodos mesentéricos deflagra uma resposta inflamatória, bem como a atração de mais macrófagos e linfócitos para a área. O resultado é a formação de um granuloma, com células gigantes multinucleadas e células imunes que infiltram a submucosa intestinal, o que resulta em menor absorção, diarreia crônica e consequente mal absorção. Ocorre diminuição na absorção de proteínas e extravasamento de proteínas no lúmen do jejuno – a chamada de enteropatia com perda de proteínas. A perda de proteínas resulta em depauperamento muscular, hipoproteinemia e edema.

Resposta imune e espectro

Foi proposta na literatura a diferenciação de, pelo menos, três grupos diversos de animais, dependendo da relação entre hospedeiro e bactéria. No primeiro grupo, os animais desenvolvem resistência rapidamente, controlam a infecção e não se tornam excretores (*infectado resistente*). No segundo grupo, a infecção não é completamente controlada; alguns animais controlarão parcialmente a infecção e excretarão os microrganismos de forma intermitente, outros se tornarão casos *intermediários*, que estão incubando a doença e excretarão intensamente o microrganismo. No terceiro grupo, o microrganismo persiste na mucosa intestinal, e os casos *clínicos* eventualmente se desenvolvem nesses animais. As diferentes possibilidades estão resumidas na Tabela 8.9.

A primeira linha de defesa contra MAP invasor no intestino dos ruminantes envolve células M (células epiteliais especiais associadas às placas de Peyer e folículos linfoides no íleo que captam ativamente partículas do conteúdo intestinal; elas são a porta de entrada para bactérias e vírus) e macrófagos fagocíticos. Nos estágios iniciais da infecção, o microrganismo é encontrado em macrófagos fagocíticos no intestino. Uma vez dentro do fagossomo de um macrófago infectado, o microrganismo interfere no curso normal da maturação do fagossomo em fagolisossomo, escapando do processo de destruição. A infecção de macrófagos inativados dentro do intestino é o primeiro passo para estabelecer a infecção persistente e o desenvolvimento subsequente da doença. O sistema imune do hospedeiro começa uma série de ataques contra macrófagos infectados por MAP, incluindo o desenvolvimento rápido de células T *helper* 1 (Th1), células T CD4+ e células CD8+ citolíticas. As células Th1 ativadas são caracterizadas por sua produção de interferona-γ (IFN-γ) e IgG2. Posteriormente no curso da infecção, a resposta de células Th2 se torna predominante sobre a resposta mediada por Th1. A resposta imune do tipo Th2 se caracteriza pela produção de citocinas, como interleucina (IL)-4 e IL-10, e é associada à melhora da resposta imune humoral, enquanto a imunidade mediada por células declina. A progressão de bovinos da doença de Johne subclínica para a doença clínica é associada à diminuição da capacidade de células mononucleares em produzir IFN-γ, tanto especificamente quanto inespecificamente, no local da infecção e no sangue. A perda de resposta protetora reputada às células Th1 leva à falta de controle da replicação de micobactérias e, subsequentemente, excreção fecal e enterite granulomatosa progressiva típica da paratuberculose bovina. Em contraste à resposta imune celular mediada por Th1, anticorpos contra MAP não protegem o organismo da doença clínica. Durante os estágios finais da doença, pode ocorrer falta de resposta imune mediada por células antígeno-específicas ou anergia completa, o que permite a rápida disseminação da infecção no hospedeiro.

A resposta imunológica após a infecção é altamente variável. Em geral, os animais infectados inicialmente desenvolvem uma resposta mediada por células, seguida pela resposta humoral iniciada pela liberação de bactérias a partir de macrófagos mortos conforme a doença progride. Especulou-se que o tempo para a ocorrência de soroconversão e excreção fecal de animais infectados depende da dose infectante que ocorre na infecção natural.[29]

Parece haver um espectro imune, e nenhum teste imunológico sorológico ou celular identificará todos os animais no espectro. Existem animais infectados resistentes que controlam sua infecção, mas são incapazes de eliminar o microrganismo. Esses animais não reagem nos ensaios de anticorpos, apenas raramente, ou nunca excretam o microrganismo, e respondem ao teste de transformação de linfócitos, uma vez que seus linfócitos circulantes estão sensibilizados. No estágio intermediário, o animal falha em controlar a infecção, anticorpos aparecem no soro e o microrganismo é excretado nas fezes. No estágio de doença clínica, os microrganismos são excretados nas fezes e a resposta de anticorpos e os testes cutâneos são variáveis.

As bactérias são carreadas por macrófagos para outros locais, particularmente o útero, o feto e a glândula mamária, bem como os testículos e o sêmen de touros. A disseminação pós-primária das lesões é mais disseminada em animais adultos do que em bezerros, e as lesões iniciais são mais graves em adultos, mas o microrganismo não persiste. Lesões disseminadas, que consistem em microgranulomas nos linfonodos e em outros órgãos, foram descritas em vacas adultas. Em bezerros, o microrganismo se prolifera lentamente, particularmente no intestino delgado, o que resulta em infiltração celular intensa na submucosa intestinal. Em vacas adultas, a infecção pode penetrar no feto e causar infecção pré-natal.

Características importantes do histórico natural dessa doença são o período de incubação longo, de 2 anos ou mais, e o desenvolvimento de sensibilização à johnina e à tuberculina de mamíferos e de aves. A sensibilidade se desenvolve no estágio pré-clínico, mas desaparece, na maioria dos casos, no

Tabela 8.9 Relação entre os estágios na patogênese da doença de Johne, presença de doença clínica e os resultados dos testes diagnósticos.

Parâmetros	Animais resistentes	Intermediário (período de incubação)	Doença clínica avançada
Achados clínicos	–	+	+++
Excreção nas fezes	+ (–)	++	+++
Resposta de anticorpos	–	++	+++
Teste cutâneo	+ (–)	+ (–)	+ (–)
Transformação de linfócitos	+++	+++	+ (–)

momento em que os achados clínicos se tornam evidentes. Em contrapartida, anticorpos fixadores de complemento aparecem tardiamente na doença, geralmente se elevando com o aumento da gravidade das lesões. Isso sugere que dois anticorpos independentes estão envolvidos nas duas reações.

Achados clínicos

Estágios da doença

Foram descritos quatro estágios da paratuberculose em bovinos.

Estágio um

Infecção silenciosa. Bezerros, novilhas e bovinos jovens com até 2 anos de idade são acometidos. Não há achados clínicos e efeitos no ganho de PC ou na condição corporal, mas esses animais podem excretar o microrganismo. Testes clinicopatológicos não conseguem detectar a infecção, mas são possíveis a cultura de fezes ou a demonstração do microrganismo em tecidos.

Estágio dois

Doença subclínica. Animais adultos portadores não apresentam achados clínicos específicos, mas podem ser afetados por outras anormalidades, como mastite ou infertilidade. A maioria desses animais será negativa na cultura de fezes, mas 15 a 25% podem ser positivos. Eles também são negativos na maioria dos testes sorológicos.

Estágio três

Doença clínica. A doença clínica é a ponta do iceberg em termos de número total de animais infectados no rebanho. O "conceito de iceberg" afirma que, para cada animal com achados clínicos nascido no rebanho, outros 15 a 20 animais estão infectados, e menos da metade deles será detectado por cultura de fezes. Os achados clínicos, na maioria dos casos, não aparecem antes de 2 anos de idade e são mais comuns na faixa etária de 2 a 6 anos de idade. Os casos ocorrem apenas esporadicamente, em razão da lenta taxa de disseminação da doença. A característica do estágio clínico refere-se à perda gradual de PC apesar do apetite normal. Durante um período de muitas semanas, concomitantemente à perda de peso, desenvolve-se a diarreia. A produção de leite diminui, mas a temperatura, frequência cardíaca e frequência respiratória estão nos limites normais. A queda na produção de leite com frequência é aparente na lactação antes do início da diarreia. As fezes estão amolecidas e fluidas, homogêneas e sem odor desagradável. Há ausência marcante de sangue, restos epiteliais e muco. A diarreia pode ser contínua ou intermitente, com tendência acentuada à melhora no fim da gestação, apenas para ressurgir de forma grave pouco tempo após o parto. Uma melhora temporária também pode ocorrer quando os animais são tirados do pasto e recebem alimentos secos.

Estágio quatro

Doença clínica avançada. Conforme a doença piora, a anormalidade mais óbvia é a emaciação, normalmente acompanhada por edema intermandibular, que tende a desaparecer com o desenvolvimento da diarreia. A diarreia é caracterizada pela eliminação de fezes "em jato". O curso da doença varia de semanas a meses, mas sempre termina em desidratação grave, emaciação e fraqueza com desfecho fatal.

Patologia clínica

Em um rebanho infectado, os animais podem ser alocados em quatro categorias:

- Animais com doença clínica e que excretam microrganismo
- Infecção subclínica e excreção do microrganismo (intermediária e incubando)
- Infectados, mas não doentes ou excretando bactérias suficientes para que sejam detectados por cultura (infectado resistente)
- Bovinos não infectados.

Para erradicação e controle bem-sucedidos da doença, um teste diagnóstico capaz de identificar o grupo intermediário é necessário. O entrave primário para realizar o diagnóstico em um animal vivo é a resposta imune paradoxal durante muitos estágios da doença. A infecção subclínica é caracterizada por forte resposta imune mediada por células que pode ser detectada por ensaios, como a proliferação de linfócitos para um mitógeno independente de células T, e reações de hipersensibilidade cutânea do tipo retardado por testes cutâneos. Uma resposta humoral insignificante durante a infecção subclínica diminui a utilidade dos testes diagnósticos sorológicos. Em contrapartida, a doença clínica se caracteriza por forte resposta imune humoral e uma fraca resposta imune mediada por células. Durante a doença clínica, um grande número de MAP é excretado nas fezes, e um dos testes diagnósticos definitivos é a cultura do microrganismo das fezes.

Diagnóstico da infecção por MAP

Vários métodos de avaliação estão disponíveis para diagnosticar paratuberculose em um animal individual. Embora nos casos clínicos a apresentação clínica possa ser altamente sugestiva de paratuberculose, a confirmação do diagnóstico exigirá a identificação direta de MAP em fezes/tecidos ou da resposta imune humoral ou mediada por células no animal acometido.

A identificação direta de MAP nas fezes ou nos tecidos pode ser conseguida por microscopia, cultura ou pelo uso de sondas de DNA específicas em combinação com PCR. Testes sorológicos para paratuberculose em bovinos que identifiquem a presença de anticorpos específicos incluem ELISA, fixação de complemento (FC) e a imunodifusão em ágar gel (IDAG). A escolha do teste adequado deve se basear no objetivo de utilização do teste.

Cultura ou detecção do microrganismo

Cultura bacteriológica. O exame de *fezes* é um auxílio diagnóstico valioso para a detecção da infecção em animais clinicamente doentes e, em alguma extensão, em bovinos aparentemente saudáveis em rebanhos conhecidamente infectados. A *cultura de fezes* atualmente é reconhecida como *o índice mais confiável de infecção em bovinos vivos.* A cultura convencional de MAP é precedida pela descontaminação da amostra e concentração do microrganismo antes da inoculação em meio de crescimento. A cultura de MAP pode ser feita em meio sólido ou em meio de crescimento líquido, exigindo incubação por um período de 4 a 8 semanas para meio de cultura líquido e de 8 a 16 semanas para meio de cultura sólido. A técnica de cultura radiométrica, que se baseia na liberação de CO_2 radioativo do metabolismo bacteriano para diminuir o período de incubação, está disponível, mas requer o uso de agentes radioativos.

A sensibilidade da cultura fecal varia com o estágio de infecção. Nos casos clínicos, a sensibilidade da cultura de fezes foi relatada como 70% ou maior, enquanto, em vacas clinicamente saudáveis, mas infectadas, a sensibilidade da cultura de fezes foi relatada como variando entre 23 e 29%.[29] A especificidade da cultura de fezes é estimada como de pelo menos 98%. Resultados falso-positivos podem ocorrer em uma população na qual os animais não infectados sejam submetidos à contaminação por companheiros de rebanhos infectados.[29] Bovinos mantidos em ambientes intensamente contaminados por MAP estão sob maior risco de ingestão oral e consequente excreção de MAP nas fezes sem estarem infectados, originando resultados potencialmente falso-positivos pelo chamado "efeito de passagem". Portanto, aconselha-se a interpretação cuidadosa das amostras de fezes que apresentam baixo grau de excreção de MAP em rebanhos com alta prevalência de paratuberculose.[10]

A contagem do número de unidades formadoras de colônia em meio sólido ou a mensuração do tempo para detecção no meio de cultura líquido em culturas de fezes permite avaliar o grau de excreção e, portanto, o risco de transmissão da doença apresentada por um indivíduo.[10] Os isolados de cultura devem ser submetidos a testes apropriados, como PCR, para confirmar que os isolados são de MAP.[29]

Culturas de fezes podem ser realizadas em fezes coletadas de animais individuais, em *pools* de fezes ou em amostras de fezes do ambiente.

Pool de amostras de fezes e cultura. A cultura de *pool* de amostras de fezes de vários animais em um rebanho foi avaliada como um meio de determinação do estado de infecção do rebanho. O *pool* de amostras diminui o número de culturas de fezes necessárias para determinar a infecção em rebanhos com baixa prevalência, diminuindo o custo de programas de controle e erradicação da doença de Johne em larga escala. Amostras de *pool* de fezes cultivadas estrategicamente (cinco animais da mesma idade por *pool*), comparadas a amostras de fezes individuais, podem fornecer sensibilidade e especificidade de 86% e 96%, respectivamente.

Amostras de fezes do ambiente coletadas de corredores de vacas e de áreas de armazenamento de esterco parecem ser uma estratégia alternativa para triagem do rebanho, avaliação do estado de infecção por MAP e estimativa da prevalência no rebanho.

O exame microscópico de amostras de fezes coradas com Ziehl-Neelsen quanto à presença de grupos típicos de bactérias acidorresistentes tem sido uma alternativa atraente à cultura de fezes, uma vez que os resultados estão disponíveis dentro de uma hora. Contudo, a sensibilidade e a especificidade do exame microscópico sempre foram duvidosas. Pode ser difícil distinguir MAP de outros microrganismos acidorresistentes que normalmente estão presentes nas fezes. Também pode ser necessário avaliar esfregaços em muitas ocasiões para obter um resultado positivo. Grupos de bactérias acidorresistentes em células epiteliais são diagnósticas e mais provavelmente observadas durante a fase diarreica, quando as células epiteliais mais provavelmente se descamam, do que no período no qual as fezes estão normais. Geralmente, o exame microscópico de esfregaços de fezes quanto à presença de grupos de células acidorresistentes é um método não confiável de detecção de MAP nas fezes de bovinos. A biopsia de um fragmento coletado com a unha do dedo ou raspados da mucosa retal não têm grande vantagem em comparação aos esfregaços de fezes, já que, provavelmente, a mucosa retal será invadida apenas no estágio clínico tardio. Se os raspados retais ou os fragmentos de biopsia retal forem usados, um achado positivo é a presença de bacilos acidorresistentes nas células epiteliais e nos macrófagos.

Sondas de DNA e reação da cadeia em polimerase. O uso de sondas de DNA e PCR para determinar a presença de DNA específico de MAP em amostras diminui bastante o tempo para o diagnóstico de paratuberculose, quando comparado à cultura. A maioria dos testes de PCR comerciais para paratuberculose usa a sequência IS900. Essa sequência de DNA tem a vantagem de estar presente em muitas cópias no genoma de MAP, aumentando a sensibilidade. Uma vez que essa sequência também faz parte do genoma de algumas outras micobactérias ambientais, a especificidade do diagnóstico da sonda de DNA IS900 é prejudicada. O uso de uma sequência única no genoma de MAP, como ISMap02, ISMav2, F57 ou Hsp X, resulta em maior especificidade, mas é menos sensível, uma vez que um menor número de cópias dessas sequências está presente no genoma de MAP, quando comparado a IS900. Métodos moleculares para detectar MAP incluem PCR única, PCR *nested* e PCR em tempo real, precedidas pelas etapas de concentração e separação. A PCR em tempo real monitora a amplificação de uma sequência de DNA específica após cada ciclo de replicação. Portanto, contrariamente a outros métodos, ela fornece um resultado quantitativo para estimar a quantidade de DNA de MAP presente na amostra e, portanto, o grau de excreção fecal.[10] Resultados positivos de PCR resultam na presença de DNA de MAP na amostra, mas não confirmam a presença de MAP viável.

Cultura de leite ou sangue. O microrganismo pode ser cultivado no leite de vacas infectadas subclinicamente, e a presença da infecção no leite é maior em amostras de vacas com a excreção fecal intensa e menor naquelas com menor excreção fecal. Um teste de PCR *nested* tem sido usado para detectar MAP no sangue e leite de bovinos com infecção clínica e subclínica. Entre 8 e 22% das vacas infectadas subclinicamente e cerca de 35% das vacas afetadas clinicamente albergam MAP em seus úberes.

Testes em amostras de tecidos. O diagnóstico de paratuberculose pode ser tentado por coleta cirúrgica de uma biopsia do íleo (> 1 g) em combinação com biopsia de um linfonodo associado ao íleo (> 1 g). As amostras obtidas devem ser usadas para cultura e exame histológico. Uma vez que microrganismos acidorresistentes não são necessariamente encontrados em todas as amostras de tecido de animais infectados, resultados negativos com base em uma única biopsia devem ser interpretados com cautela.

Testes sorológicos

Os testes sorológicos usados normalmente para identificar resposta imune humoral para infecção por MAP em bovinos são FC, ELISA e IDAG. As respostas imunes celulares normalmente são identificadas pelo ensaio de IFN-γ.

Teste de fixação de complemento. Historicamente, o teste sorológico mais amplamente utilizado para o diagnóstico de paratuberculose bovina era o de FC. Apesar da sensibilidade diagnóstica de aproximadamente 90% e especificidade de aproximadamente 70%, o teste FC foi relatado em casos clínicos, casos iniciais e em portadores não clínicos como falhando em fornecer reações positivas. Ademais, o número de reações positivas inespecíficas e transitórias causadas pelas reações cruzadas prejudica a especificidade do teste FC. Apesar disso, alguns países requerem que os bovinos apresentem um teste FC negativo antes da importação. Testes com resultados negativos em animais aparentemente normais devem ser interpretados com cautela; resultados positivos de testes podem ser considerados um diagnóstico presuntivo da infecção, mas devem ser confirmados por cultura de fezes.

Imunodifusão em ágar gel. A sensibilidade do teste de IDAG para o diagnóstico de paratuberculose clínica é de 96%, com especificidade de 94%. Ele é considerado o teste mais adequado para o diagnóstico de doença clínica. O teste apresenta um terço da sensibilidade diagnóstica da cultura de fezes para o diagnóstico da infecção subclínica, tem baixo custo e os resultados estão disponíveis em 48 h. Uma vez que reações positivas ocorrem em animais com tuberculose, o uso do teste é limitado aos rebanhos livres dessa doença.

Um teste de anticorpos fluorescentes está disponível, mas é incapaz de distinguir entre os antígenos de *M. avium* e *M. paratuberculosis*. Ele distingue entre *M. paratuberculosis* e *C. renale*, facilmente confundidos por testes FC. Combinado ao teste FC, o teste de anticorpos fluorescentes é usado para detectar casos subclínicos iniciais, mas os resultados estão longe de ser precisos. Um refinamento do teste de anticorpos fluorescentes convencional, que dá a maior acurácia na identificação de antígenos específicos de micobactérias, é a observação da captação de esferas insolúveis cobertas com fluoresceína pelos macrófagos.

Ensaio imunoenzimático ligado à enzima. ELISA é considerado o teste para anticorpos séricos contra MAP com maior sensibilidade e especificidade disponível. Embora a acurácia do teste em casos clínicos seja similar à do teste FC, o ELISA supera outros testes sorológicos para identificar portadores infectados subclinicamente. Geralmente, a sensibilidade do ELISA é limitada pela natureza da resposta imune à infecção por MAP, na qual os anticorpos são produzidos apenas em casos avançados de infecção. A sensibilidade do ELISA no soro é considerada média a alta em casos clínicos de paratuberculose. Em contrapartida, a sensibilidade do ELISA usado para detectar os animais infectados, mas que são casos subclínicos, relatado na literatura varia entre 7 e 39%.[30]

A resposta do ELISA ao MAP também pode variar de acordo com as características da vaca e o estágio de lactação. A probabilidade de ser positiva ao ELISA pode ser duas ou três vezes menor em vacas com uma parição, quando comparadas a vacas em parições posteriores. No início da lactação, a probabilidade de ser positivo foi maior no ELISA do leite. No ELISA sérico, a probabilidade de ser positivo foi maior ao final da lactação.

Esses resultados mostram o efeito do estágio de infecção sobre o sorodiagnóstico. Bovinos com infecção subclínica que excretam baixa concentração de bactérias normalmente são soronegativos, enquanto animais mais intensamente infectados normalmente são soropositivos. Na maioria das vacas nos estágios iniciais de infecção, quando a excreção fecal é baixa, a resposta humoral de anticorpos está abaixo do limite de detecção, e os testes sorológicos disponíveis atualmente são inadequados para detectar esses animais. Com a progressão da infecção, a resposta humoral aumenta, e animais que excretam intensamente e estão clinicamente afetados são mais imediatamente detectados.

Recomenda-se usar resultados quantitativos de ELISA sérico (isto é, densidade óptica e razão A/P), e não a dicotomia simples (positivo/negativo) no processo de tomada de decisão de um programa de controle. Esses valores quantitativos correspondem bem ao grau de excreção e, portanto, ao risco de infecção de um animal individual.[10]

O uso de amostras de leite de vacas-leiteiras para detectar anticorpos para o microrganismo facilita a avaliação de um grande número de animais e já foi incorporado aos programas rotineiros de teste de leite em alguns países. A sensibilidade de diferentes ELISA no leite foi estudada no nível de rebanho e no nível de animal individual, e verificou-se como apresentando sensibilidade similar ao ELISA sérico.[23,30] A probabilidade de uma vaca ser positiva ao ELISA no leite foi maior para animais nas primeiras 2 semanas de lactação e, novamente, após 45 semanas de lactação. Isso foi explicado pela maior quantidade de imunoglobulinas perdidas no úbere no início da lactação. A diminuição da transferência de imunoglobulinas para glândula mamária e aumento da produção de leite supostamente resultam em diluição dos anticorpos no leite após o início do período pós-parto. Acredita-se que a diminuição da produção de leite ao final da lactação seja a principal razão para o aumento da probabilidade de teste positivo por ELISA do leite nos estágios finais da lactação.[23] Assim, vacas-leiteiras de alta produção tiveram menor probabilidade de testar positivo ao ELISA no leite do que vacas de menor produção. Embora essa observação possa ser explicada pela maior diluição de anticorpos em vacas-leiteiras com maior produção de leite, a diminuição da produção de leite em vacas infectadas por MAP foi documentada. Portanto, não está claro se a maior produção de leite de vacas não infectadas ou maiores títulos de anticorpos no leite em vacas infectadas são mecanismos subjacentes que justificam essa observação. Esses resultados indicam que a sensibilidade do exame de ELISA no leite é melhorada quando conduzida em vacas ou no início ou no final da lactação.

Teste de imunidade. Os testes *in vivo* de imunidade mediada por células incluem os testes de johnina cutânea e intravenosa, os testes originais utilizados. Eles não são mais usados em razão da sensibilidade e da especificidade inadequadas. O ensaio de IFN-γ se baseia na liberação desse composto por linfócitos T sensibilizados durante a incubação com antígeno específico. A quantidade de IFN-γ liberada é quantificada com ELISA sanduíche. Os resultados dos ensaios, com frequência, são difíceis de interpretar, uma vez que nem a quantidade de antígenos usados nem os critérios de interpretação foram padronizados. Dependendo do critério de interpretação aplicado, a sensibilidade para o ensaio de IFN-γ em vacas que excretam MAP é relatada na literatura como variando entre 13 e 85% e a especificidade entre 67 e 94%.[29] Em razão dos custos e do desempenho variável desse teste diagnóstico, ele atualmente não é recomendado.[10]

Resumo dos testes diagnósticos

Exceto pelo exame *post mortem*, a maioria dos testes diagnósticos apresenta especificidade adequada, mas sensibilidade apenas moderada a fraca para o diagnóstico de infecção subclínica por MAP. Culturas de fezes fornecem a maior especificidade, mas apresentam longo tempo para execução em razão de longo período de incubação. Sondas genéticas e PCR fornecem resultados dentro de dias, mas apresentam sensibilidade inferior quando comparadas à cultura de fezes, especificamente em portadores que excretam baixa concentração de MAP. ELISA para soro ou leite são os testes diagnósticos mais comumente utilizados. A sensibilidade do teste de ELISA é maior em animais nos estágios finais da doença, normalmente quando a doença clínica se desenvolveu. Contudo, a sensibilidade do teste de ELISA de absorção para animais no estágio 1 será baixa, inferior a 10%. No geral, o teste de absorção do ELISA detecta aproximadamente 35% dos animais detectados concomitantemente positivos por cultura de fezes. Apenas o teste repetido em bovinos, especialmente em animais jovens, provenientes de rebanhos infectados fornecerá informações para determinar as verdadeiras taxas de infecção nos rebanhos infectados.

Estratégias diagnósticas para diferentes situações

Oito propostas específicas de teste foram consideradas:[30]

- Classificação do rebanho (infectado/não infectado). Em rebanhos leiteiros, a cultura bacteriana de seis amostras de fezes ambientais é considerada suficientemente sensível e com melhor custo-benefício para determinar o estado de infecção de um rebanho leiteiro. Resultados negativos de cultura em todas as seis amostras sugerem que o rebanho ou não é infectado por MAP ou apresenta baixa prevalência. Para criações de vacas e bezerros de corte, a cultura de fezes ou o ELISA do soro podem ser conduzidos em todo o rebanho. Se a sorologia dos casos for escolhida, resultado positivo de ELISA deve ser confirmado por cultura de fezes. De forma alternativa, o teste de cultura de fezes ou sorologia direcionado de um grupo específico de animais (p. ex., animais magros com mais de 30 meses de idade ou todos os animais com mais de 36 meses de idade), conforme descrito anteriormente, pode ser conduzido
- Estimativa precisa da prevalência dentro do rebanho. Essa avaliação é cara e de valor limitado para o controle da paratuberculose sob condições de campo, mas pode ser adequada para algumas condições experimentais. Para a estimativa precisa da prevalência dentro do rebanho, um grande número de animais, que deve ser determinado pelo uso-padrão de equações epidemiológicas, deve ser testado. Para rebanhos com até 300 animais, todos devem ser testados. Para rebanhos com mais de 1.000 animais, um subgrupo determinado estatisticamente e escolhido aleatoriamente pode ser selecionado. Os testes diagnósticos usados incluem cultura de fezes, ensaio de PCR nas fezes ou ELISA. Para ser capaz de seguir de forma confiável o desenvolvimento longitudinal da prevalência dentro do rebanho, a aplicação do mesmo procedimento diagnóstico em testes subsequentes é necessária
- Controle da doença em rebanhos com alta taxa de infecção conhecida (> 10%) e doença clínica. O principal objetivo do programa de controle de paratuberculose é diminuir o impacto econômico da infecção, e não erradicar a doença. Em razão das maiores perdas econômicas serem causadas por animais nos estágios avançados da infecção, nos quais a soroconversão ocorreu em muitos casos, o teste por ELISA é recomendado como parte do programa de controle. ELISA tem baixo custo e a sensibilidade foi estimada em, aproximadamente, 85% nos bovinos que excretam MAP.[30] Estratégias efetivas de controle requerem que animais altamente positivos ao ELISA sejam removidos do rebanho. Embora o teste por ELISA em criações de vacas e bezerros de corte também tenha sido recomendado, o impacto econômico dessa estratégia de controle não foi documentado de forma precisa. Em razão da taxa de incidência dentro do rebanho geralmente menor em criações de vacas e bezerros de corte infectados por MAP, a motivação dos produtores de carne em investir em programas de controle é bastante baixa
- Vigilância (estimativa da carga biológica). O objetivo da vigilância de MAP é monitorar a pressão de infecção em rebanhos nos quais a paratuberculose está controlada. Medidas de correção serão implementadas quando os testes de vigilância indicarem um aumento na pressão de infecção acima de um limite especificado. Enquanto em rebanhos leiteiros a vigilância apresenta-se como uma estratégia de baixo custo para monitorar a prevalência da doença em rebanhos nos quais a infecção por MAP está controlada, em criações de vacas e bezerros de corte a vigilância de MAP não é considerada economicamente efetiva. O teste periódico de vacas magras, cultura de amostras de fezes do ambiente e identificação de casos clínicos, seja por cultura de fezes, seja por ELISA, são as abordagens mais comumente utilizadas
- Erradicação (eliminação de MAP do rebanho). A erradicação da doença é o passo lógico após o controle efetivo da doença que levou à baixa taxa de prevalência dentro do rebanho. Embora teoricamente possível, atualmente não existem informações convincentes disponíveis que deem suporte à teoria de que a erradicação de MAP

sob condições de campo seja de fato possível. Para rebanhos comerciais, a erradicação da doença é improvável como uma solução com bom custo-benefício. Em razão da baixa prevalência presumida da doença em criações que tentam erradicar a paratuberculose, o teste diagnóstico com a maior sensibilidade, a cultura de fezes, é a melhor escolha. Uma vez que há perda de sensibilidade limitada no teste, o uso de *pool* de amostras de fezes (cinco amostras por *pool*) para cultura de fezes é uma alternativa válida de teste. O teste regular de todo o rebanho é necessário no decorrer de vários anos, tornando-se imperativo que os animais positivos sejam removidos do rebanho

- Confirmação do diagnóstico clínico em rebanhos sem histórico prévio de paratuberculose. Em rebanhos sem histórico de paratuberculose, a confirmação adequada de um caso suspeito é essencial. O exame *post mortem*, que inclui a identificação de lesões macroscópicas patognomônicas, bem como a histologia e a bacteriologia dos linfonodos ilíacos e mesentéricos, representa o diagnóstico mais sensível e definitivo. Testes *ante mortem* adequados incluem cultura de fezes ou ensaio PCR em amostras de fezes
- Confirmação do diagnóstico clínico em rebanhos com histórico prévio de paratuberculose. Em um rebanho com casos prévios confirmados de infecção por MAP, a confirmação do diagnóstico representa uma ferramenta útil para qualquer estratégia de vigilância ou de controle. A cultura de fezes ou ensaio PCR em amostras de fezes, bem como ELISA no soro ou no leite, são todos testes diagnósticos *ante mortem* aceitáveis, com alta sensibilidade e especificidade em animais clinicamente afetados
- Biossegurança (teste de compra). Seu objetivo consiste em diminuir o risco de introdução de animais de reposição infectados no rebanho. Evidentemente, a abordagem mais efetiva é evitar, ou pelo menos minimizar, o número de animais comprados introduzidos em um rebanho. Ao considerar a aquisição de um animal, a avaliação do estado infeccioso do rebanho de origem, e não o resultado do teste do animal em questão, é crítica. O objetivo deve ser comprar apenas animais que apresentem teste negativo e que se originem de rebanhos que apresentam prevalência dentro do rebanho que é, pelo menos, 50% inferior à prevalência dentro do rebanho do comprador.

Achados de necropsia

As lesões são confinadas à parte posterior do sistema digestório e seus linfonodos associados. A região terminal do intestino delgado, o ceco e a primeira porção do cólon normalmente são afetados. Em casos avançados, as lesões podem se estender do reto para o duodeno. Tipicamente, a parede intestinal está três a quatro vezes mais espessa do que o normal, com a mucosa corrugada e espessamento proeminente dos linfáticos na serosa. A valva ileocecal está sempre envolvida, com a lesão variando de avermelhamento dos lábios da valva nos estágios iniciais a edema com espessamento acentuado e corrugação nos estágios posteriores. Uma alta incidência de aterosclerose foi observada em casos avançados de doença de Johne, com correlação distinta entre as lesões vasculares e as alterações macroscópicas no intestino. Os linfonodos mesentéricos e ileocecais estão aumentados e edemaciados, mas, diferentemente da tuberculose, focos de necrose e mineralização raramente são visíveis. Os achados microscópicos característicos incluem um grande número de macrófagos epitelioides e células gigantes multinucleadas na lâmina própria e submucosa dos segmentos intestinais afetados e dentro das regiões paracorticais de drenagem dos linfonodos. Uma linfangite granulomatosa com frequência é visível.

Diagnóstico diferencial

As características da paratuberculose clínica incluem diarreia crônica que não responde ao tratamento; perda de peso progressiva e emaciação em um único animal. O diagnóstico etiológico definitivo pode ser obtido usando uma combinação de teste sorológico, cultura de fezes, reação da cadeia em polimerase nas fezes; e exame histológico do íleo e linfonodos mesentéricos.

A doença clínica deve ser diferenciada de doenças que causam diarreia crônica em bovinos adultos. A natureza crônica da doença de Johne normalmente é suficiente para diferenciar de outras causas comuns de enterite em bovinos.

Salmonelose, coccidiose e helmintíase gastrintestinal normalmente são agudas e as duas últimas ocorrem principalmente em animais mais jovens e são distinguíveis ao exame fecal pela presença de oocistos e ovos de helmintos. *A deficiência secundária de cobre (intoxicação crônica por molibdênio)* provavelmente é confundida com a doença de Johne em bovinos, mas normalmente há uma região-problema na qual um grande número de animais é acometido e existe boa resposta à administração de cobre. Outras doenças debilitantes nas quais diarreia não é um achado clínico importante incluem *desnutrição, reticuloperitonite crônica, abscesso hepático, pielonefrite, linfossarcoma e amiloidose.*

Enterite eosinofílica idiopática em bovinos é caracterizada clinicamente por diarreia crônica e perda de peso e a recuperação pode ocorrer após tratamento com dexametasona.

Tratamento

Atualmente, não existem curas definitivas para a paratuberculose e nenhum agente terapêutico registrado para o tratamento de infecção por MAP. Em razão dessa falta de eficácia e da falha de qualquer antimicrobiano em fornecer cura bacteriológica, o tratamento não é recomendado. Caso seja iniciado, o tratamento – que tipicamente deve ser mantido por toda a vida – tem como objetivo diminuir os achados clínicos e, possivelmente, o grau de excreção fecal de MAP.[10] Tentativas de tratamento podem aumentar a contaminação ambiental, estendendo o tempo de vida do animal tratado, devendo, portanto, ser consideradas apenas em circunstâncias excepcionais, como o tratamento de animais valiosos de esporte ou zoológico.

Os antimicrobianos que foram usados estão resumidos aqui:

- *Isoniazida* administrada em bovinos a 10 a 20 mg/kg PC VO, diariamente, foi usada com graus variados de sucesso. A isoniazida mata MAP apenas na fase de replicação e, portanto, tem efeito bacteriostático, criando um estado de remissão enquanto o tratamento é administrado, sem eliminar MAP. A isoniazida é metabolizada pelo fígado e apresenta baixo índice terapêutico. Portanto, é aconselhável evitar a superdosagem, devendo-se realizar o monitoramento periódico da função hepática
- *Rifampicina* foi usada extensivamente para o tratamento de tuberculose humana e infecção por *Rhodococcus equi* em potros. Para o tratamento de paratuberculose em coelhos, rifampicina (10 mg/kg, 1 vez/dia VO) foi usada com sucesso em combinação com a estreptomicina (10 mg/kg, 2 vezes/dia IM). A combinação com outros fármacos, como levamisol, também foi proposta. Com base em estudos farmacológicos, recomendou-se a dose de 10 a 20 mg/kg, administrada VO
- *Clofazimina*, um derivado da fenazina, foi originalmente usada para tratamento de hanseníase resistente à sulfona e, posteriormente, também para paratuberculose em pequenos ruminantes experimental e naturalmente infectados. Embora a cura completa não seja conseguida, melhora clínica e diminuição da excreção fecal foram relatadas em casos clínicos de paratuberculose após tratamento oral com uma dose diária de 2 mg/kg. A dose recomendada é de 600 a 1.000 mg VO, por animal, por dia, pelo resto da vida
- *Monensina*, um ionóforo poliéter carboxílico, foi amplamente utilizada em bovinos de corte como promotor de crescimento, bem como para controle de coccidiose. Em vacas-leiteiras, a monensina é registrada em diferentes países como aditivo alimentar para melhorar o metabolismo energético. No Canadá, a monensina é indicada para diminuição da excreção fecal de MAP em bovinos adultos em rebanhos com alto risco de doença de Johne. Muitos estudos demonstraram diminuição no número de unidades formadoras de colônia em diferentes tecidos de bovinos natural e experimentalmente infectados tratados com monensina. A monensina também foi avaliada na prevenção da infecção em bezerros desafiados experimentalmente com MAP. Os bezerros tratados com monensina apresentaram menos tecidos e amostras de fezes positivos à cultura e menos unidades formadoras de colônia quando comparadas ao grupo-controle. Vacas-leiteiras tratadas com monensina como aditivo alimentar também apresentaram menor

probabilidade de teste positivo para infecção por MAP pelo ELISA do leite. Relatos anedóticos de melhora clínica em casos clínicos avançados após o tratamento com monensina administrada na dose aprovada para outras indicações estão disponíveis.[10] O uso de monensina na dose aprovada para outras indicações pode, portanto, ser um componente adequado para o programa de controle de MAP, dado que seu uso seja permitido legalmente[10]

- *Subespécies de dietzia* (C79793-74), uma bactéria probiótica, foi relatada como prejudicante do crescimento de MAP *in vitro* e o tratamento de animais infectados com dietzia na dose oral diária de 2 a 5 × 10^{11} UFC por vaca por dia foi associado a maior tempo de sobrevivência e menor título de anticorpos contra MAP.[31-33] Bezerros neonatos alimentados com dietzia viva, mas não bezerros alimentados com dietzia inativada, na dose de 1 a 2 × 10^{11} UFC por bezerro por dia, no decorrer de 60 dias, foram relatados como resistentes à infecção por MAP. Uma vez que todas as publicações são oriundas de um grupo de pesquisa com interesses comerciais, mais pesquisas independentes são necessárias para embasar a efetividade de dietzia para o tratamento e o controle de paratuberculose.

Tratamento e controle

Tratamento

- Isoniazida: 10 e 20 mg/kg PC, a cada 24 h VO, por toda a vida (R3)
- Rifampicina: 10 e 20 mg/kg PC VO, por toda a vida (R3)
- Clofazimina: 600 a 1.000 mg por animal a cada 24 h VO, por toda a vida (R3)
- Monensina; 185 a 660 mg por animal em lactação a cada 24 h VO, por toda a vida do animal ou 115 a 410 mg por animal não lactante, a cada 24 h VO, por toda a vida (R2)
- Subespécies de dietzia C79793-74: 2 a 5 × 10^{11} UFC por animal a cada 24 h VO, por um longo período (R2).

Prevenção em bezerros

- Subespécies de dietzia C79793-74: 1 a 2 × 10^{11} UFC por bezerro, a cada 24 h VO nos primeiros 60 dias de vida (R2).

PC: peso corporal; UFC: unidade formadora de colônia.

Controle

O controle da doença de Johne em ruminantes é desafiador em razão da natureza ubíqua do microrganismo, do longo período de incubação, do fato de a maioria dos casos ser subclínica e os testes laboratoriais disponíveis não apresentarem sensibilidade suficiente para identificar animais infectados subclinicamente.

Em razão da dificuldade em diagnosticar casos subclínicos, as estratégias de erradicação normalmente não são práticas por motivos econômicos. A maioria dos programas de controle de paratuberculose, portanto, tem como objetivo manter a doença a uma baixa taxa de prevalência, e não de eliminá-la de forma completa. Antes de estabelecer um programa de controle de paratuberculose em nível de rebanho, é essencial educar o produtor quanto aos riscos e custos associados à doença, bem como as medidas adequadas de higiene e biossegurança.[10] Um programa de controle bem-sucedido requer compromisso a longo prazo e adequação estrita do produtor.

Princípios de controle

A diminuição da prevalência de MAP dentro do rebanho envolve três passos básicos:

- Identificar e eliminar animais infectados por MAP do rebanho
- Evitar a introdução de animais infectados no rebanho
- Evitar a exposição de animais suscetíveis a MAP.

Identificação e eliminação de animais infectados

Como primeiro passo, o produtor deve desejar *determinar o estado do rebanho e estimar grosseiramente a prevalência no rebanho* não testado anteriormente, independentemente de um programa de controle oficial. A coleta de muitas amostras de fezes do ambiente, obtidas de áreas de aglomeração de vacas, para cultura e PCR constituem abordagens adequadas e com bom custo-benefício em rebanhos leiteiros para a determinação inicial do estado de infecção do rebanho.[10] Para determinar a prevalência de infecção dentro de um rebanho, aconselhou-se o uso do teste de animais individuais com mais de 36 meses de idade usando ELISA (soro ou leite) ou cultura de fezes individual e PCR.[10] Em última instância, a escolha de estratégias específicas de teste dependerá de fatores como tamanho do rebanho, custos, objetivos do produtor e possível participação em programas de controle oficiais de paratuberculose.

O primeiro teste para estimar a prevalência de infecção identificará animais soropositivos ou que excretam MAP que, com a sua prole, podem ser descartados e vendidos apenas para o abate. Bezerros de animais infectados podem ser mantidos separados e crescer e ser alimentados sob condição de confinamento até que estejam em idade de abate. Em razão da baixa sensibilidade dos testes diagnósticos padrão, o rebanho deve ser testado a intervalos de 6 a 12 meses, até que pelo menos dois testes negativos consecutivos do rebanho sejam obtidos. Esse método tem a vantagem de que muitos animais que excretam altas cargas de bactéria serão detectados precocemente, antes de apresentarem achados clínicos, diminuindo a contaminação ambiental por MAP. Animais que excretam MAP de forma intermitente e animais que excretam a bactéria em baixas concentrações podem não ser detectados.

O modelo de análise de decisão econômica de paratuberculose em rebanhos leiteiros indica que um programa de teste e descarte deve ser lucrativo quando a prevalência de infecção pré-teste for maior que 5%. O modelo prediz que o melhor teste diagnóstico deve ser um com maior especificidade e menor custo, com a sensibilidade do teste apresentando importância secundária. Dados os custos de muitos tipos de tecnologia diagnóstica, parece que o ELISA é o exame mais eficiente para programas de teste e descarte.

Prevenção da introdução de animais infectados no rebanho

Para rebanhos livres da doença de Johne, todas as medidas devem ser usadas para evitar a introdução de animais infectados no rebanho por meio da manutenção de um rebanho completamente fechado ou por triagem cuidadosa de animais comprados. A compra de bovinos é a via mais comum pela qual MAP é introduzido no rebanho. Comprar bovinos apenas de rebanhos documentados como livres de doença de Johne é preferível ao teste específico de bovinos antes da introdução, em razão da baixa sensibilidade de testes disponíveis para bovinos individuais. Rebanhos leiteiros usando práticas de manejo típicas experimentam riscos evitáveis de infecção e doença de Johne. Um rebanho leiteiro com 400 vacas que introduz 40 vacas por ano da população geral de bovinos de leite tem uma probabilidade estimada de 64% de introdução de MAP no rebanho. Esse risco pode ser diminuído para 4% pela compra de vacas de rebanhos nível 2 no Programa de Classificação da Doença de Johne, nos EUA. Um modelo de simulação para avaliar o risco de introdução de infecção por MAP em um rebanho leiteiro pela compra de fêmeas para reposição foi usado para estimar a probabilidade de um produtor comprar um lote infectado durante um dado período. A probabilidade de introduzir a infecção é diretamente proporcional à prevalência da infecção no rebanho de origem.

Todas as reposições do rebanho devem ser testadas e resultar negativas antes da compra e da introdução no rebanho. Apenas animais cujo resultado foi negativo, provenientes de rebanhos sem casos ou com poucos casos positivos devem ser comprados. O objetivo deve ser obter animais de reposição apenas de rebanhos com porcentagem de testes positivos que sejam, no máximo, a metade da porcentagem de testes positivos no rebanho comprador.[30]

Prevenção à exposição de animais suscetíveis ao agente infeccioso

Rebanhos leiteiros

- Minimizar o contato entre animais jovens e mais velhos, e o contato com alimentos e água contaminados por fezes:
  - Limpar e desinfetar a maternidade e os bezerreiros após cada uso
  - Manter baias de parição limpas, secas e de uso exclusivo para partos
  - Remover os bezerros imediatamente após o nascimento para currais, estábulos ou baias limpas e secas
  - Coletar o colostro de forma higiênica para evitar a contaminação por fezes

  - Fornecer colostro apenas de vacas testadas negativas
  - Após o fornecimento de colostro, usar leite pasteurizado ou sucedâneo do leite
  - Criar bezerros separados do rebanho adulto pelo menos pelo 1º ano de vida
  - Não permitir o compartilhamento de alimentos ou água entre animais adultos e jovens, e não oferecer refugos de alimentos de animais adultos para bovinos jovens
  - Evitar o tráfego veicular e de pessoas de áreas de animais adultos para áreas de animais jovens
- Evitar a contaminação de alimentos e fontes de água por esterco:
  - Usar equipamentos separados para manuseio de alimento e esterco
  - Desenhar e manter cochos de alimento e água para minimizar o risco de contaminação com esterco
  - Não espalhar esterco em pastagens
- Diminuir a exposição total da propriedade ao microrganismo:
  - Abater imediatamente todos os animais com evidência clínica de doença de Johne
  - Descartar animais positivos para a cultura tão logo seja possível; para vacas com contagem de colônias na cultura de fezes baixa ou moderada, a remoção ao final da lactação pode ser aceitável
  - Testar bovinos adultos pelo menos anualmente por testes sorológicos ou fecais; testes sorológicos positivos devem ser confirmados por cultura de fezes ou PCR
  - Comprar animais de reposição de rebanhos negativos ao teste.

Higiene

O controle da doença em baixo nível de prevalência no rebanho requer precauções higiênicas para limitar a disseminação da infecção. Condições ambientais e procedimentos de manuseio de esterco estão correlacionados com a prevalência da infecção. A limpeza geral da propriedade e, especialmente, a quantidade de contaminação fecal que resulta do *design*, manutenção, localização das instalações e frequência de limpeza são itens importantes para a discussão com o produtor. Oportunidades para exposição de bovinos jovens a fezes de bovinos adultos, seja por acesso direto, seja por água contaminada por fezes de animais adultos, ou em razão da prática comum de usar o mesmo carregador para alimento e manuseio de esterco, são fatores de risco que devem ser removidos ou modificados. Evitar a poluição fecal da água de beber e dos alimentos fornecendo cochos em posições altas, cercar charcos e lagos e fechar pastos contaminados por até 3 anos são medidas válidas.

O pastejo em faixas deve ser evitado, uma vez que a contaminação fecal do pasto provavelmente será intensa. O fornecimento de suprimento de água encanada para bovinos a pasto, e não o uso de lagos ou poços, foi associado à diminuição da incidência da doença de Johne. A aração frequente de campos de pastagem para disseminar bolos de fezes facilita a destruição da bactéria por exposição à luz e ao ressecamento. O esterco de celeiros e currais deve ser espalhado apenas em campos cultivados, e não em pastagens.

Em rebanhos infectados, qualquer animal com sinal sugestivo da doença deve ser isolado até que o seu *status* seja determinado. A adoção dessas precauções de higiene mostrou diminuir amplamente a prevalência da doença.

Manejo sanitário de bezerros leiteiros

Atenção às práticas de manejo sanitário de bezerros é um componente vital de um programa de controle. O modelo de simulação de controle de doenças em um rebanho leiteiro indica que as técnicas de manejo de bezerros que diminuem o número efetivo de contatos entre vacas e bezerros reduzem a prevalência de infecção no rebanho. Ainda é aconselhável criar bezerros afastados de vacas infectadas e, se possível, em baias individuais para evitar a disseminação entre bezerros. Bezerros leiteiros neonatos devem ser separados das mães imediatamente após o nascimento e criados em baias individuais. O colostro deve ser coletado com cuidado para evitar a contaminação por fezes. Os tetos devem ser completamente limpos antes de coletar colostro ou deixar que o bezerro mame.

A pasteurização HTST (72°C por 15 s) e a pasteurização do leite cru na propriedade diminuem acentuadamente o número de MAP no leite cru de vacas infectadas. Verificou-se que a pasteurização do colostro a 63°C por 30 min destrói ou pelo menos diminui acentuadamente o número de MAP no colostro de vacas infectadas.

Vacas-leiteiras próximas ao parto devem ser mantidas separadamente do rebanho em lactação e parir em baias de parição limpas. Vacas infectadas não devem entrar na baia maternidade. Bezerros de vacas clinicamente afetadas não ser criados como reposições do rebanho, mas crescer e ser alimentados para produção de carne. A amamentação natural nas próprias mães ou em outras vacas não deve ser permitida. O leite para alimentação em balde deve ser coletado de forma higiênica e a criação com sucedâneos do leite deve ser encorajada. Os bezerros não devem ter qualquer contato com novilhas ou vacas adultas capazes de excretar o microrganismo. Bezerros não devem ter contato com o rebanho adulto após o desmame para evitar a infecção. Em rebanhos leiteiros com alta prevalência de infecção, os bezerros devem ser movidos para bezerreiros e galpões de uso exclusivo, e não para currais no celeiro das vacas.

Rebanhos de corte

Programas de controle para rebanhos de vacas e bezerros de corte aplicam os mesmos princípios que os utilizados para os rebanhos leiteiros, mas devem adaptá-los para atender às necessidades de manejo sanitário dos bezerros. Algumas medidas de controle específicas para rebanhos de corte incluem:

- Evitar o acúmulo de fezes nas pastagens e currais nos quais as vacas no final da gestação são mantidas
- Fornecer uma área de parição limpa, com baixa densidade de vacas
- Mover pares de vaca-bezerro para pastos limpos assim que a conexão entre eles ocorre
- Mover cochos de alimento e de água e áreas de *creep-feeding* frequentemente para evitar o acúmulo de esterco
- Não alocar bezerros desmamados em pastos usados por vacas
- Realizar testes no sangue e fezes de todo o rebanho de reprodução anualmente; evitar a criação dos filhos de animais cujo resultado foi positivo
- Se possível, novilhas de primeira gestação devem ser mantidas em áreas separadas de vacas mais velhas.

Vacinação de bovinos

A vacinação para doença de Johne com vacina celular completa inativada ou viva atenuada tem sido usada desde os anos de 1920. Muitos estudos confirmaram coletivamente que a vacinação diminui a ocorrência de achados clínicos e a colonização tecidual, mas não elimina a infecção. Vacinas de subunidade que consistem em bactérias, frações de células bacterianas ou antígenos MAP recombinantes foram relatadas como fornecendo grau muito menor de imunidade. A eficácia da vacinação pode depender da idade, do momento da exposição *versus* a idade no momento da vacinação, bem como na carga de MAP na propriedade. A vacinação dos bezerros leiteiros na Holanda diminuiu o número de animais clinicamente afetados em quase 90% dos casos. Em um estudo transversal de 25 rebanhos vacinados e 29 rebanhos não vacinados, a taxa de excreção de MAP não foi significativamente diferente entre os rebanhos vacinados (4,4%) e não vacinados (6,7%). Se permitido legalmente, o programa de vacinação da doença de Johne pode ser útil como parte de um programa de controle extenso, mas não substituir as medidas de controle concorrentes.

Grandes obstáculos para o uso de vacinas de célula completa são a interferência com o diagnóstico de tuberculose bovina e paratuberculose, os riscos para a saúde humana que resultam da inoculação acidental e a ocorrência de lesões granulomatosas no local da injeção, produzidas pela maioria das vacinas oleosas que contêm bacterinas. A interferência nos testes diagnósticos usados para o Programa de Erradicação Nacional da Tuberculose é o principal problema que afeta a aprovação de vacinas contra MAP por autoridades mundialmente.

A vacinação está disponível com base limitada nos EUA e em outros países. Em bovinos, a vacina para paratuberculose é recomendada para uso exclusivo em bezerros com menos de 1 mês de idade, com a justificativa de que a prevenção da infecção requer a vacinação em idade muito jovem, e que uma única vacinação precoce diminui a interferência nos testes diagnósticos para tuberculose em idades posteriores. O teste positivo de tuberculina é máximo 5 semanas após a vacinação, desaparecendo completamente aos 18 meses. Em termos gerais, a vacinação pode ser recomendada em rebanhos intensamente infectados, em rebanhos livres de tuberculose, mas apenas em regiões nas quais o programa de erradicação da tuberculose não está ocorrendo, nem está sendo planejado. O teste de tuberculina comparativo pode ser usado para detectar tuberculose em rebanhos vacinados contra doença de Johne. A vacinação de bezerros de 5 a 40 dias de idade com uma vacina inativada contra paratuberculose resultou em títulos positivos de ELISA pelo menos pelos primeiros 15 meses, o que pode interferir no sorodiagnóstico da doença em programas de controle que se baseiam em testes sorológicos.

Controle em base nacional

A tuberculose em bovinos está sendo reconhecida com frequência crescente na população de bovinos do mundo industrializado. A prevalência geral de infecção em bovinos leiteiros é de, aproximadamente, 10% e nenhuma informação confiável está disponível para rebanhos de corte. A disseminação contínua da infecção em rebanhos bovinos, as consequências econômicas da perda na produtividade e a possibilidade biológica de que o microrganismo possa ser uma doença de origem alimentar merecem consideração pelas propriedades adequadas e agências de pesquisa.

Orientações Nacionais Voluntárias atualmente estão disponíveis para certificar rebanhos como baixo risco de paratuberculose. Programas Voluntários de Controle da Doença de Johne regionais e nacionais para bovinos de leite e de corte foram introduzidos nos EUA, na Austrália, na Nova Zelândia e na Holanda. Embora a doença seja notificável em vários países europeus, como Áustria, Alemanha, Grécia, Irlanda, Luxemburgo, Noruega, Suíça, Espanha e Suécia, a maioria dos países da Europa Ocidental não tem programas de controle planejados estrategicamente. Dinamarca, Holanda e França implementaram programas não governamentais apoiados pela indústria em rebanhos bovinos. A ênfase desses programas é controlar, e não erradicar a paratuberculose.

Um progresso significativo foi o *Voluntary Johne's Disease Control Program* (VJDCP) nos EUA, o *Johne's Disease Market Assurance Program* na Austrália e o programa de controle da paratuberculose na Holanda.

Controle da doença de Johne nos EUA

O VJDCP nos EUA foi desenvolvido em cooperação entre agências de saúde animal estadual e federal, com apoio da indústria, em um esforço para certificar rebanhos livres da paratuberculose. A intenção do programa foi atuar como modelo para programas de controle dentro de cada estado, e as orientações foram consideradas necessidades mínimas para controlar a doença em rebanhos leiteiros. O programa consiste em três elementos básicos:

- Educação do produtor
- Avaliação do risco e desenvolvimento de um plano de manejo de doença no nível de rebanho
- Testar o rebanho e implementar o sistema de classificação.

Educação do produtor

A educação tem como foco fornecer informações básicas quanto à doença de Johne, explicar as estratégias de manejo para prevenir, controlar e eliminar a doença, além de delinear os diferentes componentes do programa estadual. O produtor deve compreender a natureza e o impacto econômico da doença, tornando-se capaz de reconhecer fatores de risco dentro da sua criação. Informações quanto à doença de Johne estão disponíveis para produtores nos níveis estadual e nacional. O *National Johne's Disease Demonstration Herd Project*, o *National Johne's Education Initiative* e o *Johne's Disease Integrated Program* estão entre os projetos mais conhecidos fundados pela USDA, fornecendo uma ampla gama de informações aos produtores.

Avaliação do risco e plano de manejo da doença

É realizada uma avaliação do risco para identificar práticas de manejo e problemas com as instalações que provavelmente introduzem ou disseminam MAP no rebanho. O plano de manejo é então desenvolvido com o proprietário do rebanho, com o objetivo de implementar um programa de controle prático e efetivo, customizado para determinado rebanho, que o produtor compreenda e com o qual possa se comprometer. Desenvolveu-se um material compreensível, incluindo livro-texto e um guia de orientações, para permitir que o médico-veterinário conduza uma avaliação de risco completa da doença de Johne na propriedade. A avaliação de risco e o plano de manejo devem ser revistos e atualizados pelo menos a cada 3 anos.

Teste e classificação do rebanho

O teste inicial é necessário para determinar o *status* do rebanho. A estratégia de teste pode ser customizada de acordo com as necessidades do rebanho específico e o objetivo do teste.

O objetivo primário da VJDCP é identificar rebanhos com baixa prevalência de paratuberculose. O sistema de classificação consiste nos níveis 1 a 6, nos quais os níveis 1 a 3 identificam rebanhos com baixa prevalência de testes positivos, e os níveis 4 a 6 identificam rebanhos com 2 ou mais anos de testes com resultados negativos. Os níveis 1 a 4 requerem testes anuais, de acordo com as orientações do programa, enquanto, nos rebanhos nos níveis 4 a 6, a retestagem é necessária a intervalos de 2 anos.

Controle da doença de Johne na Holanda

Na Holanda, um programa de controle da paratuberculose direcionado para a indústria foi implementado, e a participação dos produtores de leite é necessária para que consigam comercializar os seus produtos. Como parte do programa, o *status* de paratuberculose (A, B ou C) é designado para cada rebanho participante, com base nos resultados de levantamentos regulares no rebanho. As triagens no rebanho consistem em teste individual de todos os bovinos com 3 anos de idade ou mais, por ELISA no soro, por PCR nas fezes ou por ELISA no leite de todas as vacas em lactação. Se nenhum animal soropositivo ou positivo para PCR das fezes for identificado, então o rebanho é classificado como *status* A (baixo risco de infecção). Rebanhos com um ou mais animais soropositivos são classificados como *status* B, dado que os animais positivos sejam descartados no máximo até 1 mês após o teste. Se animais positivos não forem removidos do rebanho em tempo hábil, então o rebanho é classificado como *status* C. Triagens de acompanhamento são necessárias a intervalos de 2 anos para rebanhos com *status* A, e a intervalos de 1 ano para *status* B e C, quando usando ELISA do leite ou soro. Testes a intervalos de 2 anos se aplicam a rebanhos com *status* B e C quando usado PCR nas fezes como teste diagnóstico. O *status* C é mantido enquanto animais positivos permanecerem no rebanho, e o *status* B até que nenhum animal soropositivo seja identificado em uma das triagens regulares do rebanho. Os produtores podem solicitar a confirmação do teste positivo pela PCR das fezes. O resultado de PCR nas fezes sobrepõe o de ELISA no leite ou no sangue. Resultados de sorologia são relatados como dicotomia simples (positivo/negativo), contrariamente aos resultados quantitativos de DO ou de razão A/P.

LEITURA COMPLEMENTAR

Collins MT, Garnder IA, Garry FB, Roussel AJ, Wells SJ. Consensus recommendations on diagnostic testing for detection of paratuberculosis in cattle in the Unites States. J Am Vet Med Assoc. 2006;229:1912-1919.

Harris NB, Barletta RG. Mycobacterium avium subsp. Paratuberculosis in veterinary medicine. Clin Microbiol Rev. 2001;14:489-512.

Hermon-Taylor J, Bull TJ, Sheridan JM, et al. Causation of Crohn's disease by Mycobacterium avium subspecies paratuberculosis. Can J Gastroenterol. 2000; 14:521-539.

Kennedy DJ, Benedictus G. Control of Mycobacterium avium subsp. Paratuberculosis infection in agricultural species. Rev Sci Technol. 2001;20:151-179.

Manning EJB, Collins MT. Mycobacterium avium subsp. Paratuberculosis: pathogen, pathogenesis and diagnosis. Rev Sci Technol. 2001;20:133-150.

Nielsen SS, Toft N. A review of prevalence of paratuberculosis in farmed animals in Europe. Prev Vet Med. 2008;88:1-14.

Over K, Crandall PG, O'Brien CA, Ricke SC. Current perspectives on mycobacterium avium subsp. Paratuberculosis, Johne's disease and Crohn's disease: a review. Crit Rev Microbiol. 2011;37:141-156.

Sweeney RW. Pathogenesis of paratuberculosis. Vet Clin North Am Food Anim Pract. 2011;27:537-546.

Sweeney RW, Collins MT, Koets AP, McGuirk SM, Roussel AJ. Paratuberculosis (Johne's disease in cattle and other susceptible species. J Vet Intern Med. 2012;26:1239-1250.

Whittington RJ, Sergeant E. Progress towards understanding the spread, detection and control of Mycobacterium avium subsp. paratuberculosis in animal populations. Aust Vet J. 2001;79:267-278.

REFERÊNCIAS BIBLIOGRÁFICAS

1. Biet F, et al. BMC Microbiol. 2012;12:264.
2. Okuni JB. J Vet Adv. 2013;3:1.
3. Nielsen SS, Toft N. Prev Vet Med. 2009;88:1.
4. Lombard JE. Vet Clin North Am Food Anim Pract. 2011;27:525.
5. USDA-APHIS-VS, 2007.
6. Dargatz DA, et al. J Am Vet Med Assoc. 2001; 219: 1163.
7. Hendrick S <http://www.vido.org/assets/upload/johnes-disease-november-2009-5478e008a6ca0.pdf>; Accessed August, 2016.
8. Eisenberg SWF, et al. Vet Q. 2012;32:31.
9. Whittington RJ, Windsor PA. Vet J. 2009;179:60.
10. Sweeney RW, et al. J Vet Intern Med. 2012;26:1239.
11. Sweeney RW. Vet Clin North Am Food Anim Pract. 2011;27:537.
12. Roussel AJ, et al. J Am Vet Med Assoc. 2005;226:773.
13. Koets A, et al. Prev Vet Med. 2010;93:305.
14. Kirkpatrick BW, Shook GE. Vet Clin North Am Food Anim Pract. 2011;27:559.
15. Marce C, et al. Prev Vet Med. 2011;100:116.
16. van Roermund HJW, et al. Vet Microbiol. 2007; 122:270.
17. Chiodini RJ, Hermon-Taylor J. J Vet Diagn Invest. 1993;5:629.
18. Ellingson JLE, et al. J Food Prot. 2005;67:966.
19. Ayele WY, et al. Appl Environ Microbiol. 2005; 71:1210.
20. Godden S, et al. J Dairy Sci. 2006;89:3476.
21. Smith RL, et al. J Dairy Sci. 2009;92:2653.
22. McNab WB, et al. Can J Vet Res. 1991;55:252.
23. Lombard JE, et al. J Vet Diagn Invest. 2006;18:448.
24. Wilson DJ, et al. Am J Vet Res. 1993;54:1851.
25. Lombard JE, et al. Am J Vet Med Assoc. 2005; 227:1975.
26. Jeyanathan M, et al. Microbes Infect. 2007;9:1567.
27. Gill CO, et al. J Food Prot. 2011;74:480.
28. Collins MT. Vet Clin North Am Food Anim Pract. 2011;27:631.
29. Nielsen SS, Toft N. Vet Microbiol. 2008;129:217.
30. Collins MT, et al. J Am Vet Met Assoc. 2006;229:1912.
31. Collins MT, et al. Clin Diagn Lab Immunol. 2005; 12:685.
32. Click RE. Virulence. 2010;2:337.
33. Click RE. Virulence. 2011;2:131.

Paratuberculose (doença de Johne) | Ovinos, caprinos, cervídeos e camelídeos

Sinopse

- Etiologia: *Mycobacterium avium subespécie paratuberculosis* (MAP)
- Epidemiologia: transmitida via fecal-oral. Infecção pré-natal ocorre em ovinos e cervídeos, mas não é confirmada em caprinos. Fonte de infecção é a fêmea infectada ou o pasto contaminado. A infecção é mais provável logo após o nascimento, mas a resistência à infecção relacionada com a idade não é tão acentuada quanto em bovinos. Em ovinos e caprinos, o período de incubação é mais curto que em bovinos, normalmente de 2 a 5 anos, mas aumenta com o estresse (nutricional e parasitismo gastrintestinal) pode induzir casos mais precocemente. Alta prevalência de infecção em rebanhos e entre rebanhos de ovinos em muitos países. Alta prevalência em cervos criados em cativeiro na Nova Zelândia e em alguns outros países. Cervos podem ser infectados tanto com a estirpe bovina quanto ovina de MAP, com a primeira sendo mais infectante e patogênica
- Achados clínicos:
  - Ovinos: doença depauperante crônica em ovinos adultos; diarreia não é um sinal clínico distinto. Causa comum de emaciação em ovelhas, embora casos possam ocorrer em ovinos de 10 a 15 meses de idade em rebanhos de alta prevalência
  - Cabras: diarreia crônica intratável e emaciação que se estende por muitas semanas a meses. Em geral, uma maior prevalência em raças leiteiras, quando comparada a raças de lã
  - Cervos: surtos de diarreia, baixo crescimento e mortes em cervos jovens (8 a 15 meses) ou infecção latente que causa casos esporádicos com perda de peso e diarreia terminal em cervos mais velhos
- Patologia clínica: cultura e PCR direto das fezes, testes sorológicos (ELISA, IDAG e FC) e cultura de *pool* de fezes para diagnóstico no rebanho. Baixa concentração sérica de proteínas e hipoalbuminemia acentuada em animais acometidos
- Lesões: enterite granulomatosa crônica, linfangite regional e linfadenite em ovinos e caprinos; lesões caseosas em cervídeos
- Confirmação do diagnóstico: lesões intestinais macroscópicas, cultura e PCR do microrganismo dos tecidos e histopatologia, especialmente do íleo terminal, valva e linfonodos ileocecais e linfonodos mesentéricos
- Tratamento: nenhum tratamento de valor significativo
- Controle: identificar e eliminar casos clínicos e animais infectados subclinicamente. Testar rebanhos para identificar faixas etárias de alta prevalência e torná-las prioridade no abate. Melhorar o manejo e a higiene para minimizar a disseminação da infecção com ênfase em evitar a infecção de animais neonatos. Vacinação de ovinos e caprinos evita a doença clínica, mas não a infecção e a excreção fecal
- Lista de diagnósticos diferenciais:
  - Diarreia em adultos:
    - Parasitismo gastrintestinal
    - Infecções bacterianas: yersiniose e salmonelose
  - Perda de peso crônica em ovinos e caprinos:
    - Abscessos internos
    - Linfadenite caseosa
    - Artrite-encefalite caprina
    - Pneumonia progressiva ovina
    - Doença dentária.

IDAG: imunodifusão em ágar gel; FC: fixação de complemento; ELISA: ensaio imunoabsorvente ligado à enzima; PCR: reação em cadeia da polimerase.

Etiologia

O agente causal da paratuberculose em ruminantes é o MAP, um microrganismo aeróbico, de crescimento lento e coloração acidorresistente que compõe parte do *complexo M. avium* (MAC). Embora MAP seja um patógeno intracelular obrigatório que requer um hospedeiro para replicação, ele pode sobreviver por mais de 1 ano no ambiente. MAP foi subdividido em duas linhagens principais, designadas como de crescimento lento tipo I (ou S de *sheep* – ovino) e de crescimento mais rápido tipo II (ou C de *cattle* – bovino), de acordo com as espécies das quais as linhagens foram isoladas pela primeira vez. Estirpes tipo I parecem apresentar forte preferência por hospedeiros ovinos, sendo mais virulentas para essa espécie, enquanto estirpes tipo II são mais comumente isoladas de bovinos e de uma ampla gama de outras espécies. Sequenciamento genômico confirmou que uma estirpe intermediária, ou tipo III, é um subtipo da estirpe S.[1]

Estudos moleculares de MAP identificaram um alto grau de similaridade genética entre os isolados de bovinos, independentemente da origem geográfica, indicando que apenas alguns clones relacionados podem ser responsáveis pela ampla infecção em bovinos, outros ruminantes e, possivelmente, animais selvagens. Há um alto grau de heterogeneidade genética entre isolados de MAP recuperados de fontes ovinas. A estirpe C infecta ovinos, caprinos e cervos mais prontamente, enquanto as estirpes ovinas tendem a ser mais específicas e menos comumente isoladas de outras espécies.[2,3] Contudo, a copastagem de ovinos e bovinos significa que a estirpe S é isolada com maior frequência de bovinos de corte, enquanto bovinos leiteiros são infectados predominantemente pela estirpe C.[4]

Epidemiologia

Ocorrência, morbidade e mortalidade

Ovinos e caprinos

A paratuberculose ocorre mundialmente e é de grande importância em ovinos em climas temperados e em algumas áreas tropicais úmidas. A prevalência é maior em animais mantidos intensivamente sob condições climáticas e de criação condizentes com a disseminação da infecção.

A história da doença de Johne de ovinos (DJO) na Islândia é um exemplo de disseminação da doença a partir de um foco. Resumidamente, 20 carneiros reprodutores Karakul aparentemente saudáveis foram importados da Alemanha em 1933. Após 2 meses de quarentena, eles foram distribuídos para 14 propriedades, e o primeiro caso clínico de DJO foi diagnosticado em 1938. Gradualmente, a infecção se disseminou a partir de cinco propriedades infectadas originalmente e, após 18 anos, 20 a 30% das propriedades nas principais áreas de criação de ovinos estavam infectadas. A morbidade anual para ovinos durante a epidemia variou de 8 a 9% em áreas afetadas, e foi de até 40% em propriedades individuais.

Na Nova Zelândia, DJO foi relatada pela primeira vez na Ilha Sul em 1952, e mais de 150 propriedades foram confirmadas como infectadas em 1970. Ela foi detectada na Ilha Norte em 1972, e, em 1979, 284 propriedades estavam infectadas. Estimativas mais recentes de prevalência são de 76% em rebanhos ovinos (95% de intervalo de confiança [IC] 70 a 81%) e 46% nos rebanhos de cervídeos (95%; [IC] 38 a 55%).[5] Na Austrália, DJO foi confirmada em 1980, tendo se disseminado para a maioria dos estados em 1999. Presume-se que a infecção se originou de ovelhas importadas na Nova Zelândia nos anos de 1970, e estima-se que pelo menos 40% dos rebanhos atualmente estejam infectados em algumas áreas.[6] Na África do Sul, a doença foi desconhecida até que um carneiro Merino infectado foi importado em 1967, disseminando-se entre propriedades de ovinos nas províncias de Cabo Oriental e Cabo Ocidental nos anos de 1990. A infecção também foi confirmada na América do Sul, na América do Norte e na Europa, onde 74% dos 38 rebanhos de ovinos leiteiros na região de Marche, na Itália, foram positivos para um teste ELISA comercial para doença de Johne.[7]

Os achados clínicos são emaciação progressiva, com diarreia intermitente em alguns ovinos. Os ovinos são facilmente infectados experimentalmente, com doses de 10^4 a 10^7 bactérias viáveis induzindo infecções de forma confiável em cordeiros da raça Merino de 12 a 16 semanas de idade. Os animais infectados podem excretar um grande número de microrganismos, até 10^7 a 10^9 por grama de fezes, mas alguns podem se recuperar espontaneamente da infecção.[8]

As taxas de mortalidade podem variar consideravelmente entre propriedades, mas a DJO pode causar perdas financeiras significativas. Por exemplo, em um estudo na Austrália, a doença foi associada a taxas de mortalidade de 2,1 a 17,5%, e a diminuição na margem bruta da propriedade foi de 2,2 a 15,4%. Em média, essas perdas foram estimadas como custando para as propriedades acometidas pelo menos $13.700, U$10.500 por ano. No Chipre, onde ovinos são criados semi-intensivamente para leite para produção de queijo, a mortalidade entre ovelhas pode ser tão alta quanto 4% ao ano. A doença está sendo reconhecida com frequência crescente em caprinos e pode causar grandes perdas. Na Austrália, a doença de Johne surge em raças caprinas leiteiras, com focos endêmicos de infecção nos estados da região sudeste da Austrália.[9]

Cervos, camelídeos e espécies exóticas

MAP apresenta uma variedade de hospedeiros muito ampla, com cervídeos, alpacas, lhamas, camelos e ruminantes selvagens de vida livre e em cativeiro, incluindo ovinos bighorn, cabras das Montanhas Rochosas, carneiros da Barbária, muflões asiático, renas, antílopes e iaques suscetíveis. Uma alta prevalência foi detectada em criações de alpacas na Austrália nos anos de 1990, mas um programa de controle combinado virtualmente eliminou a doença dos rebanhos de alpacas da Austrália.[10]

Surtos da doença de Johne ocorreram em uma criação de cervos vermelhos, e a incidência tem aumentado em algumas regiões. Por exemplo, a doença de Johne foi reconhecida em cervos criados em cativeiro na Nova Zelândia nos anos de 1980, e nos anos 2000, a doença havia sido diagnosticada em 299 rebanhos, ou 6% dos rebanhos comerciais de cervos da Nova Zelândia. Mais de 90% dessas propriedades foram identificadas por lesões nos linfonodos mesentéricos e ileocecais na inspeção de carnes, enquanto apenas 6% foram detectados pela presença de animais clinicamente afetados. A doença atualmente é considerada endêmica em cervos cativos na Nova Zelândia (46% dos rebanhos) e também foi detectada em criações de cervos vermelhos no Reino Unido, na Bélgica, na Holanda e na República Tcheca. Cervos jovens infectados por MAP podem desenvolver a doença em 5 a 7 meses, com surtos afetando até 20% dos animais, ou permanecer latente por muitos anos.[3,11] Portanto, muitos cervos infectados serão abatidos antes de apresentarem qualquer sinal clínico.

Implicações epidemiológicas de cervos, bovinos e animais selvagens convivendo na mesma pastagem não são completamente conhecidas, mas a taxa de infecção pode ser similar em ambas as espécies domésticas, de maneira que podem ser uma fonte de estirpe C de MAP para a outra.

Prevalência e fonte de infecção

É difícil estimar a prevalência da infecção por doença de Johne em rebanhos dentro de uma região em razão da insensibilidade relativa dos testes de triagem, incerteza do diagnóstico *ante mortem* e falha em relatar casos, a não ser que um levantamento específico ou programa de erradicação sejam realizados.

Ovinos

DJO foi diagnosticada na Austrália e em New South Wales central em 1980. A doença tem distribuição amplamente agrupada, indicando disseminação entre propriedades vizinhas e por comércio de ovelhas. No ano 2000, levantamentos verificaram a 95% de probabilidade que os limites para prevalência baixa, moderada e alta em rebanhos na região de New South Wales eram de 0,04 a 1,5%; 8 a 15% e 29 a 39%, respectivamente, enquanto todos os outros estados apresentavam um limite de probabilidade maior que 97,5% de 1% ou menos. Com base nessas estimativas, de 6 a 10% dos rebanhos em New South Wales e 2,4 a 4,4% dos rebanhos em toda a Austrália foram estimados como infectados. Mais de 80% dos rebanhos afetados estavam localizadas em uma área geográfica relativamente pequena de New South Wales, enquanto Queensland e a Austrália ocidental apresentavam a prevalência de menos de 1% em rebanhos. Subsequentemente, uma revisão das estratégias de controle de DJO de 2007 a 2012 verificou que, embora a transmissão da infecção em algumas áreas de baixa prevalência estivesse restrita, a doença havia se disseminado amplamente, e muitas áreas New South Wales classificadas como apresentando baixa prevalência em 2000 atualmente tinham prevalência média ou alta de rebanhos infectados.[12]

Métodos de transmissão

A disseminação de microrganismos de propriedade para propriedade normalmente é causada pela comercialização de animais de produção, não identificados como portadores infectados e excretores do microrganismo. Isso resulta em grupos de rebanhos infectados. A disseminação lateral entre rebanhos, por contato entre ovelhas infectadas e não infectadas em áreas comuns, como currais ou estradas, ou o movimento de fezes entre cercas limítrofes, pode então ocorrer.

A infecção intrauterina foi confirmada em ovinos e cervídeos, mas a maior parte das infecções por MAP se dá via fecal-oral. Isso pode ocorrer por neonatos ingerindo leite da mãe infectada pelos tetos contaminados ou pela ingestão de pastagem contaminada com fezes.

Ovinos

Ovelhas clinicamente afetadas excretam um grande número de microrganismos, com frequência mais de 10^9 MAP viáveis por grama de fezes. Portanto, a excreção de 1 a 2 kg de fezes de um animal com manifestação clínica no decorrer de 1 dia é o suficiente para infectar muitos animais, com a dose infectante da estirpe S de MAP sendo tão baixa quanto 10^4 microrganismos.[13]

Larvas de tricostrongilídeos ovinos (*Haemonchus contortus, O. circumcincta, T. colubriformis*) podem se tornar contaminadas por MAP e ter um papel na transmissão do microrganismo, embora isso provavelmente seja muito menos importante do que a exposição direta ao pasto contaminado com fezes infectadas. A infecção fetal pode ocorrer, com uma proporção muito maior de fetos infectados identificados de ovelhas acometidas clinicamente (83%), quando comparado a 1,6% de ovelhas acometidas subclinicamente e nenhum feto infectado proveniente de ovelhas não infectadas.

Cervos

Podem ser infectados por estirpes de MAP de bovinos ou de ovinos, mas a estirpe bovina parece apresentar maior infectividade.[1,3] Na Nova Zelândia e em outros locais, cervídeos realizam copastagem tanto com ovinos quanto com bovinos. Contudo, o modelo da dinâmica da doença de Johne em cervos criados em cativeiro verificou que, caso estirpes mistas de MAP estivessem presentes, uma diminuição de 30% na infectividade seria suficiente para uma estirpe predominante superar uma estirpe menos infectante. Isso sugere que infecções mistas pelas estirpes C e S de MAP em rebanhos de cervídeos não são comuns, uma vez que a estirpe C deveria se tornar dominante.[11,15]

Fatores de risco

Ovinos e manejo

Uma resistência relativa à infecção com o aumento da idade é uma característica da doença de Johne em bovinos, embora menos acentuada na DJO. Por exemplo, a infecção experimental com uma alta dose de MAP induziu lesões tanto em cordeiros quanto em ovelhas adultas; contudo, os granulomas locais ficaram restritos ao tecido linfoide em ovelhas, enquanto progrediram para lesões mais disseminadas em cordeiros.[16]

Na Austrália e na Nova Zelândia, ovelhas Merino de lã fina apresentam maior mortalidade por DJO do que outras raças de ovinos. Em grandes regiões produtoras de lã, os carneiros castrados normalmente apresentam maior prevalência da infecção. Isso provavelmente está relacionado com as maiores taxas de lotação para essa classe de animal, e nutrição pior, tanto em qualidade quanto em quantidade de pastagem, quando comparado à porção de ovelhas no rebanho.[17] Infecções pobremente controladas por parasitas internos e subnutrição são associadas ao aumento da prevalência de infecção e doença clínica. Por exemplo, em um estudo transversal de 92 rebanhos Merino no sudeste da Austrália, fatores de risco chave associados à maior prevalência de DJO incluíam ovelhas cujas mães apresentavam baixa condição corporal ao parto, ovelhas que passaram por períodos maiores de retardo no crescimento durante a sua vida e altas taxas de lotação.[17] Nesse estudo, a vacinação por mais de 2 anos foi associada à prevalência significativamente menor de infecção por MAP.

Rebanhos tosquiados no inverno e propriedades com alto percentual de pastos melhorados que contêm trevo subterrâneo (a segunda tipicamente associada a maiores taxas de lotação) também foram associados à maior prevalência de DJO em rebanhos no sudeste da Austrália. A exposição de ovelhas jovens ao alto nível de contaminação na pastagem por MAP foi identificada como fator de risco para a maior prevalência de lesões graves por DJO e mortalidades nessa área.[18]

Em consonância com essas observações, práticas associadas ao manejo intensivo, como a alta proporção de ovelhas introduzidas ou múltiplas raças estrangeiras, foram identificadas como fatores de risco para DJO em rebanhos espanhóis.

Cervos

Os fatores de risco em surtos da doença de Johne em cervos não foram investigados em detalhes. Contudo, é provável que se assemelhem aos de outras espécies, ou seja idade, idade à exposição, tamanho da dose infectante, resposta imune inata do animal e fatores ambientais.[3]

Fatores de risco do ambiente

Características do solo

Uma associação entre a alta prevalência de infecção por MAP em ruminantes e o tipo de solo foi reconhecida, tendo sido revisada a literatura quanto a possíveis relações entre a expressão clínica da paratuberculose e a deficiência de macronutrientes e micronutrientes.[19] A evidência implica a acidificação regional do solo (baixo pH), excesso de ferro e molibdênio, deficiência marginal de cobre e selênio na maior prevalência da doença de Johne. Na Austrália, a mortalidade por DJO foi maior em propriedades com solos arenosos leves, consistente com estudos em bovinos leiteiros na Espanha. Em contrapartida, um estudo posterior de 92 rebanhos Merino no sudeste da Austrália verificou associação positiva entre o maior teor de carbono orgânico, argila e ferro, enquanto houve menor prevalência de DJO em propriedades com solo arenoso.[20] Sugeriu-se que MAP pode aderir melhor às menores partículas de argila, quando comparado às maiores partículas de areia e, portanto, ficar retida em maior número e por mais tempo em solos argilosos. A associação entre baixo pH do solo e ocorrência de DJO foi inconclusiva, embora a maioria das fazendas apresentasse solo relativamente ácido e uma faixa estreita de pH do solo, em comparação a outros estudos.[20] MAP requer ferro para sobrevivência e replicação, mas é relativamente ineficiente em quelar esse elemento, quando comparada a muitas outras bactérias. Portanto, levantou-se a hipótese de que o aumento na concentração de ferro aumentaria a sobrevivência de MAP no solo. A solubilidade de ferro também aumenta com a diminuição do pH, portanto há associação frequente do aumento da prevalência de doença de Johne em solo ácido, quando comparada a solo alcalino.

Fatores de risco do patógeno

MAP é um patógeno obrigatório e parasita de animais e, em tese, pode ser erradicado pela remoção de todos os animais infectados. Entretanto, o microrganismo pode sobreviver por longos períodos fora do hospedeiro, persistindo e se disseminando em ambientes de pastagens e resistindo à ausência periódica de hospedeiros adequados.

Sobrevivência e dormência do microrganismo no ambiente

Ambas as estirpes S e C de MAP podem ser extremamente persistentes na natureza, sobrevivendo por mais de 1 ano. Estudos quanto à sobrevivência da estirpe S de MAP no leste da Austrália indicam que, quando o microrganismo nas fezes se mistura ao solo, há diminuição de 90 a 99% na contagem de microrganismos aparentemente viáveis.[21] Acredita-se que isso decorria da ligação de bactérias às partículas do solo, excluídas da cultura por sedimentação durante a preparação da amostra. A sobrevivência do microrganismo nas fezes de ovelhas aplicadas ao solo foi maior em ambientes completamente sombreados (55 semanas), tendo sido menor quando as fezes e o solo foram completamente expostos a condições climáticas e onde a vegetação também foi removida. O microrganismo sobreviveu por até 24 semanas em pastagens germinadas pela aplicação de fezes contaminadas na superfície do solo, aplicada a caixas completamente sombreadas e por até 9 semanas em grama colocada em sobra a 70%.

A dormência do microrganismo parece ser uma característica do ambiente australiano, com as características de dormência relacionadas com elementos genéticos de MAP e que também estão presentes em outras micobactérias. Contudo, a sobrevivência é finita, podendo ocorrer descontaminação significativa da pastagem dentro de um período relativamente curto. Isso diminui a exposição ao microrganismo e a prevalência da doença.[21] A descontaminação do pasto pode ser obtida pelo manejo das pastagens, tal como o pastejo seletivo com hospedeiros menos suscetíveis ou corte mecânico para diminuir o sombreamento.

O microrganismo persiste sem multiplicação em pastagens por longos períodos, e tais pastos são infectantes por até 1 ano. O microrganismo é relativamente suscetível à luz do sol e ao ressecamento, à alta concentração de cálcio e a alto pH do solo. O contato contínuo com urina e fezes diminui a longevidade da bactéria, mas o microrganismo pode sobreviver por 98 a 287 dias em tanques, dependendo da composição e da alcalinidade do esterco. A alcalinidade do solo também pode influenciar a gravidade dos achados clínicos.

Implicações zoonóticas

MAP é potencialmente relevante para a saúde pública porque, embora não haja evidência de uma relação causal entre ela e a doença de Crohn em humanos, há literatura abundante quanto à possível associação entre MAP e doença de Crohn.[22] Esse assunto é abordado em mais detalhes na seção "Doença de Johne em bovinos", mas mais de 500 artigos científicos fazem referência a este tópico entre 1972 e março de 2014, havendo uma média de 3,5 artigos por mês desde 2009.[23]

O microrganismo foi encontrado em leite de cabra cru na Noruega, e as condições de produção de queijo tiveram pouco efeito sobre a viabilidade de MAP, com bactérias viáveis encontradas em queijo duro e semiduro 12 dias após a produção. Portanto, o consumo de queijo de leite de cabra cru manufaturado originado de rebanhos infectados com doença de Johne pode levar à exposição de humanos a MAP.

Patogênese

Após a ingestão oral, o microrganismo se localiza na mucosa do intestino delgado, em seus linfonodos associados e, em menor extensão, nas tonsilas e nos linfonodos suprafaríngeos. O local primário de multiplicação bacteriana é a região terminal do intestino delgado e do intestino grosso. Ao menos três grupos diferentes de animais podem ocorrer, dependendo da relação hospedeiro-bactéria que se estabelece. No primeiro grupo, os animais desenvolvem resistência rapidamente, controlam a infecção e não se tornam excretores (infectado resistente). No segundo, a infecção não é completamente controlada; alguns animais controlarão parcialmente a infecção e excretarão os microrganismos de forma intermitente, outros se tornarão casos intermediários que estão incubando a doença e excretarão intensamente o microrganismo. No terceiro grupo, o microrganismo persiste na mucosa intestinal, animais nos quais os casos clínicos se desenvolvem.

O microrganismo é fagocitado por macrófagos, nos quais ele se prolifera em grande número e infiltra a submucosa intestinal. Isso resulta em diminuição da absorção, diarreia crônica e má-absorção. Ocorrem diminuição na absorção de proteínas e extravasamento de proteína para o lúmen do jejuno. Em ovinos, um aumento compensatório na produção de proteínas pelo fígado mascara a perda proteica, de maneira que achados clínicos de depauperamento muscular surgem apenas quando esse mecanismo compensatório falha. Dentro dos macrófagos, a bactéria permanece viável e protegida dos fatores humorais.

Resposta imune

A primeira linha de defesa contra MAP invasor no intestino dos ruminantes envolve células M (células epiteliais especiais associadas às placas de Peyer e folículos linfoides que captam ativamente matéria particulada do conteúdo intestinal) e nos macrófagos fagocíticos. Nos estágios iniciais da infecção, o microrganismo é encontrado nos macrófagos fagocíticos no intestino. Uma vez dentro do fagossomo de um macrófago infectado, o microrganismo interfere no curso normal da maturação do fagossomo em fagolisossomo, escapando da destruição. A infecção de macrófagos inativados dentro do intestino é o primeiro passo para estabelecer a infecção persistente e o desenvolvimento subsequente da doença. O sistema imune do hospedeiro começa uma série de ataques contra macrófagos infectados por MAP, inicialmente envolvendo células T CD4+, a produção de IFN-γ e células CD8+ citolíticas (uma resposta Th1). Essas células interagem com os macrófagos PI e umas com as outras por meio de uma rede complexa de citocinas e receptores. Apesar dessa resposta, microrganismos MAP persistem, e a reação imune lesiona as células epiteliais intestinais.

Durante os estágios subclínicos iniciais da infecção, os microrganismos deflagram uma resposta do hospedeiro mediada por células, caracterizada por uma forte reação de hipersensibilidade tipo IV tardia, proliferação de linfócitos e produção de citocinas por linfócitos T estimulados. Com a progressão da doença de subclínica para clínica, a resposta imune mediada por células declina e uma forte resposta humoral (isótipo IgG1) se torna dominante. Esse processo não é bem compreendido, mas a competição por antígenos entre essas respostas Th1 e Th2 provavelmente contribui para essa troca.[4] A resposta Th1 é necessária para manter a infecção sob controle, e anticorpos contra MAP não protegem o hospedeiro contra a doença. Durante os estágios finais da doença, pode haver ausência de resposta imune mediada por células antígeno-específica ou anergia completa, permitindo a rápida disseminação da infecção por todo o hospedeiro.

Parece haver um espectro imune, e nenhum teste de imunidade sorológico ou celular identificará todos os animais no espectro. Existem animais infectados resistentes que controlam sua infecção, mas são incapazes de eliminar completamente o microrganismo. Esses animais não reagem em ensaios de anticorpos, mas raramente ou nunca excretam microrganismos, e respondem ao teste de transformação de linfócitos, uma vez que seus linfócitos circulantes estão sensibilizados. No estágio intermediário, o animal falha em controlar a infecção, anticorpos surgem no soro, e o microrganismo é excretado nas fezes. No estágio de doença clínica, os microrganismos são excretados nas fezes e a resposta de anticorpos e os testes cutâneos são variáveis.

Desenvolvimento das lesões

Em ovinos com DJO, ocorrem dois tipos histológicos distintos de enterite granulomatosa, com relação significativa entre o tipo de célula infiltrada e o grau de infecção intestinal por micobactérias. Essas duas formas completamente diferentes estão nas duas extremidades do espectro de lesões:

- *Tuberculoide extrema,* com forte resposta imune mediada por células e lesões que consistem em pequenos granulomas compostos por células epitelioides circundadas por muitos linfócitos, e com poucos ou nenhum bacilo nas lesões
- *Lepromatosa extrema,* com forte resposta imune humoral e lesões compostas por acúmulo de macrófagos que contêm um grande número de micobactérias.

Entre esses extremos, existem "formas limítrofes", que tendem a ser associadas à doença clínica mais grave. A maioria dos ovinos com doença de Johne apresenta lesões multibacilares (lepromatosas) com infiltrado macrofágico difuso extenso na mucosa e submucosa intestinal. Na lesão paubacilar (tuberculoide), há infiltração acentuada de linfócitos e de células gigantes no intestino. Em ovinos, a liberação local de macrófagos e de outras citocinas derivadas de linfócitos pode influenciar o tipo de resposta imune inflamatória que se desenvolve durante a infecção. Propôs-se que a produção elevada de citocinas, como IL-10, pode suprimir Th1 e encorajar a resposta do tipo Th2.[25] Isso, com a falha em depurar a alta carga bacteriana, pode ser um fator no desenvolvimento de lesões inflamatórias crônicas.

Nas infecções experimentais de ovinos não Merino com estirpe S de MAP, foram verificadas diferenças claras na resposta imune mediada por células e no desfecho da infecção de acordo com a idade (cordeiros de 1 mês de idade, comparados a ovelhas adultas) e a dose de MAP administrada ($1{,}6 \times 10^8$ UFC, comparada a 4×10^3 UFC).[16] Cordeiros que receberam a dose maior desenvolvem lesões intestinais progressivas e disseminadas, enquanto, nas ovelhas que receberam a dose maior, as lesões foram menores e confinadas aos tecidos linfoides. Ovelhas que receberam dose baixa foram positivas à PCR após infecção, mas nenhuma lesão microscópica foi detectada e os tecidos foram negativos à cultura com 110 e 220 dias.

Com a progressão da infecção, as bactérias são carreadas por macrófagos para outros locais, particularmente o útero, o feto e as glândulas mamárias. A vacinação contra a doença de Johne não evita a infecção ou a excreção de MAP em ovelhas, mas restringe a sua resposta celular à parede intestinal e, portanto, evita o início de doença clínica.[26] A progressão da doença é associada à disfunção imune e, embora o mecanismo exato não seja completamente compreendido, muitas diferenças foram descritas. Uma resposta Th1 mediada por células, com secreção de IFN-γ, é predominante logo após a exposição a MAP. Se a infecção progredir para lesões multibacilares, isso altera para resposta Th2, com aumento da expressão IL-4 e IL-10, enquanto em ovinos com lesões paubacilares a resposta Th1 tende a permanecer predominante. Contudo, a resposta imune é complexa, e não do tipo "tudo ou nada", ocorrendo um misto de respostas mediadas por células e respostas de anticorpos. As alterações descritas nas células dos linfonodos do íleo e do jejuno de ovinos expostos a MAP, mas sem lesão ou com lesões paubacilares, incluem o aumento da secreção de fator de necrose tumoral (TNF-)α, aumento de IL-10 (que suprime Th1 e aumenta a produção de citocinas de Th2), diminuição de IL-18 e aumento da expressão de receptores *toll-like* 9.[25,27,28] Estudos longitudinais de infecções experimentais sugerem que a apoptose de linfócito mediada por antígenos pode contribuir para a disfunção imune que ocorre na doença de Johne.[29]

Achados clínicos

Ovinos e caprinos

Em ovinos e caprinos, a doença se manifesta principalmente por emaciação, com diferença acentuada na condição entre animais afetados e seus coortes não afetados. Em ovinos, a interrupção abrupta do crescimento da lã pode causar diminuição da força da fibra ou perda da lã. Diarreia não é tão grave ou tão comum quanto em bovinos, mas as fezes podem estar amolecidas o suficiente para perder a sua forma de pelota. Ovinos acometidos podem estar parcialmente anoréxicos e perdem peso por 6 a 12 meses antes de morrerem.[30] Suas fezes normalmente parecem normais até os estágios terminais da doença, quando podem se tornar macias e pastosas. Depressão e dispneia são evidentes em caprinos, mas menos óbvias em ovinos.

Outras espécies (cervos, camelídeos e bisão)

Em cervos, a doença de Johne é incomum, de forma que ela pode estar presente como surtos de doença aguda em animais jovens, com perda de PC, diarreia e morte em animais a partir de 8 meses de idade, ou casos esporádicos em animais adultos. A estirpe C de MAP é mais patogênica, mas a estirpe S também pode causar a doença.[3]

De forma similar, em alpacas (*Lama pacos*) e lhamas (*L. glama*), perda de peso, emaciação e diarreia são relatadas tanto em animais jovens (8 a 14 meses) quanto em mais velhos. Alguns animais infectados podem não apresentar achados clínicos de doença de Johne, mas são positivos na cultura de fezes ou teste sorológico. Muitos casos apresentam linfonodos mesentéricos acentuadamente aumentados, que podem ser confundidos com linfossarcoma, havendo disseminação frequente da infecção por micobactérias em outros órgãos além do intestino.

No bisão-americano (*Bison bison*), os achados clínicos e as lesões são similares àqueles de bovinos, com lesões macroscópicas no intestino delgado distal e aumento de linfonodos mesentéricos.

Patologia clínica

Em um rebanho infectado, os animais podem estar em um dos quatro grupos seguintes:

- Doença clínica e excreção do microrganismo normalmente em grandes números
- Infecção subclínica e pode haver excreção de microrganismos, com frequência de forma intermitente e em números intermediários
- Infectados, mas não estão doentes nem excretam bactérias suficientes para serem positivos na cultura de fezes (infectado resistente)
- Não infectado.

Para controlar a doença, testes diagnósticos devem identificar o primeiro (excretores pesados) e o segundo (intermediário) grupos. O diagnóstico em animais vivos é prejudicado pela resposta imune paradoxal durante os muitos estágios da doença. A infecção subclínica é caracterizada por uma forte resposta mediada por células, mas resposta de anticorpos insignificante, diminuindo a utilidade dos testes sorológicos nesse estágio. Em contrapartida, a doença clínica é caracterizada por forte resposta imune humoral e fraca resposta mediada por células. Durante a doença clínica, um grande número de MAP é excretado nas fezes, de maneira que o teste definitivo é a cultura de microrganismos nas fezes.

Testes diagnósticos

Cultura ou detecção do microrganismo

Exame bacteriológico. Muitos procedimentos são usados para melhorar a sensibilidade de detecção de MAP por cultura, incluindo descontaminação e concentração do microrganismo das amostras. A cultura convencional de MAP consiste em descontaminação da amostra, concentração dos microrganismos e inoculação em meio de crescimento. Um teste confirmatório molecular, como a PCR para detectar a sequência marcadora de MAP – IS900 –, tipicamente é usado para confirmar amostras positivas após 6 a 12 semanas de incubação. O principal critério para diferenciar *M. paratuberculosis* de outras micobactérias é o seu crescimento lento e dependência de micobactina para o crescimento.

A cultura de fezes usando a técnica de cultura radiométrica é mais sensível e menos cara, comparada à cultura convencional de fezes e sondas de DNA, mas um teste confirmatório, como PCR IS900, ainda é necessário em amostras positivas. A técnica radiométrica mais comumente utilizada era o sistema automatizado BACTEC, mais rápido e que apresentava sensibilidade um pouco maior que a cultura convencional. Contudo, o meio líquido BACTEC 12B modificado não está mais sendo utilizado, uma vez que requer radioisótopos.

Pool de amostras de fezes e cultura. A cultura de *pool* de amostras de fezes de 50 ovelhas ou 25 cabras de idade similar em um rebanho é um meio com bom custo-benefício para determinar o estado de infecção de um rebanho. O *pool* de amostras diminui o número de culturas de fezes necessárias para determinar a infecção, diminuindo os custos com análises laboratoriais. Ele é mais altamente sensível e específico para detecção de DJO no rebanho, quando comparado à sorologia usando um teste IDAG. A especificidade mínima estimada no rebanho para cultura de *pool* quando usado para vigilância e para teste de asseguramento é de 99,1%. Programas de vigilância e asseguramento na Austrália foram designados para fornecer sensibilidade de 95% no rebanho a uma prevalência assumida de 2%, com custos muito menores (aproximadamente 30% daquele para os testes sorológicos). O *pool* de amostras é possível em razão do grande número de MAP presente nas fezes de ovinos com doença multibacilar, estimado como $1,1 \times 10^8$ microrganismos por grama de fezes. Uma vez que a sensibilidade analítica de métodos de cultura similares foi estimulada como 100 UFC/g de fezes, a taxa de *pool* pode ser grande.

O exame microscópico de esfregaços de amostras de fezes corados com Ziehl-Neelsen quanto à presença de grupos típicos de bactérias acidorresistentes tem sido uma alternativa atraente à cultura de fezes, uma vez que os resultados estão disponíveis dentro de 1 h, quando comparado a 2 a 3 meses para a cultura. Contudo, a sensibilidade e a especificidade são baixas, exceto em casos clínicos avançados. Pode ser difícil distinguir MAP de outros microrganismos acidorresistentes normalmente presentes nas fezes, e, com animais excretores intermitentes, pode ser necessário avaliar esfregaços em muitas ocasiões para obter um resultado positivo.

Sondas genéticas. Um elemento genético único ao MAP é a sequência de inserção designada IS900. As sondas genéticas para detecção de IS900 em amostras clínicas, como fezes, estão disponíveis como *kits* comerciais usando PCR. Outras espécies de micobactérias contêm elementos semelhantes a IS900 em baixo número de cópias (*M. cookii, M. scrofulaceum* e *M. marinum*), embora não sejam relatadas na doença de Johne e, se necessário, podem ser distinguidas por amplificação de sequência. A vantagem da PCR é a velocidade para resposta (horas ou dias) e a alta especificidade e capacidade de detectar baixa quantidade de DNA. Por exemplo, uma PCR em tempo real (RT)-PCR foi capaz de detectar uma única cópia de MAP IS900 de uma ampla variedade de tecidos de bovinos e ovinos infectados com MAP, incluindo íleo, fígado e músculo.[31] Uma desvantagem é que os testes moleculares detectam tanto microrganismos vivos quanto mortos, de maneira que é possível obter resultado de um animal que ingeriu e está excretando MAP, mas não está verdadeiramente infectado. A validação dos testes moleculares para detectar MAP também não foi realizada, e amostras de fezes são um desafio, uma vez que há inibidores de PCR e grande quantidade de DNA inespecífico de outros microrganismos das fezes e do hospedeiro.

Subsequentemente, uma PCR quantitativa direta (qPCR) para detecção de MAP em fezes de ovinos mostrou apresentar sensibilidade e especificidade similares à cultura BACTEC, embora seja laboriosa e não adequada para aplicação comercial.[32] Isso levou ao desenvolvimento de PCR fecal de *high throughput* direta, que é altamente específica. Esse teste, conhecido como teste de Johne de *high throughput* (HT-J), foi validado em ovinos e bovinos e aprovado para uso como teste de programas de controle da doença de Johne para rebanhos na Austrália e na Nova Zelândia.[33] O teste HT-J detectou apenas MAP, quando comparado a 51 outros isolados de micobactérias, incluindo aquelas com sequências do tipo e IS900, e 99% das amostras de rebanhos bovinos e de rebanhos ovinos não expostos foram negativas (458 de 460 amostras de 8 rebanhos bovinos não expostos, 88 de 89 amostras de 1 rebanho ovino não exposto). Ele também foi razoavelmente sensível quando comparado a cultura BACTEC nos pontos de corte positivo e negativo recomendados (0,001 pg DNA MAP), detectando 67 de 111 amostras positivas na cultura em bovinos expostos (60,4%) e 93 de 117 amostras positivas na cultura em ovinos expostos (83,8%). Quase todas as amostras com alta concentração de DNA MAP foram positivas na cultura (97%), enquanto apenas 25% das amostras com baixo nível de DNA foram positivas na cultura. Portanto, existe escopo para justificar a variação nos pontos de corte para o teste, dependendo do seu objetivo. Contudo, o teste HT-J detecta um subgrupo de animais infectados que se sobrepõe, mas não é idêntico àquele detectados por cultura de fezes.[33]

Biopsia. A biopsia cirúrgica do íleo terminal e linfonodo mesentérico de ovelhas para detecção de MAP foi descrita, com exame histológico e cultura bacteriológica sendo altamente específicas e sensíveis.[8] De forma similar, histopatologia de amostras de biopsia hepática apresentou sensibilidade de 96% e 100% de especificidade para detecção dos tipos 3b e 3c de lesões no íleo em ovelhas em idade avançada.[34] A detecção precoce de animais é uma vantagem com essas técnicas. Contudo, o tempo necessário e o custo são as principais desvantagens, de maneira que o uso da biopsia será restrito às circunstâncias especiais, como avaliação de animais valiosos com *pedigree*.

Testes sorológicos

Normalmente têm menor custo e são mais rápidos que a cultura de fezes. Aqueles usados em bovinos são aplicáveis a ovinos e caprinos, mas o diagnóstico, principalmente em ovelhas individuais, é mais difícil. Os testes sorológicos usados comumente são o teste FC, o teste IDAG e alguns testes ELISA comerciais. Em bovinos, o teste FC tem estimativas publicadas de sensibilidade tão altas quanto 90% para casos clínicos, mas muito menores para infecções subclínicas, de 11 a 54%. Esse teste não é confiável para o uso rotineiro em ovelhas em razão da sensibilidade e da especificidade ainda menores e, portanto, um número inaceitavelmente alto de reações falso-positivas. Apesar disso, alguns países ainda requerem teste de FC para doença de Johne antes da importação de ovinos e bovinos, normalmente em combinação com teste de johnina intradérmico ou cultura de fezes.

A sensibilidade e a especificidade de ELISA são similares àquelas em bovinos, embora ocorram reações cruzadas com *C. pseudotuberculosis*, de maneira que a absorção de soro com aqueles microrganismos tratados por calor fornece resultados melhores. Na Austrália, em uma população de ovinos com alta prevalência de doença subclínica, a sensibilidade de ELISA de absorção foi de 34 a 54%, comparada a 38 a 56% para o teste IDAG. O IDAG apresenta detecção muito melhor de ovelhas infectadas com baixa condição corporal do que o ELISA, mas o segundo teste foi superior na detecção de ovelhas infectadas com lesões localizadas ou naquelas com pequeno número de MAP. Esses testes também foram avaliados e comparados em ovinos adultos abatidos de rebanhos gravemente afetados, com sensibilidade e especificidade avaliadas utilizando achados histopatológicos como referência. A sensibilidade e a especificidade de IDAG foram 37% e 100%, respectivamente, enquanto a sensibilidade do ELISA foi de 48%, mas sua especificidade foi de apenas 89%.

Conforme discutido anteriormente, em ovinos, um espectro de infecção foi definido por duas formas amplamente diferentes da doença: a forma tuberculoide, com forte resposta imune mediada por células e lesões caracterizadas por pequenos granulomas compostos por poucas células epitelioides circundadas por um grande número de linfócitos, e sem nenhum ou com poucos bacilos nas lesões; e a forma lepromatosa, com forte resposta imune humoral acompanhada por lesões com macrófagos cheios de micobactérias. As sensibilidades de ELISA e do teste IDAG em ovinos com lesões lepromatosas foram de 86% e 100%, respectivamente, mas apenas 10 a 50% e 30% em ovinos com lesões tuberculoides. Portanto, há uma correlação próxima entre a resposta sorológica a IDAG e a presença de bacilos acidorresistentes nos tecidos intestinais, e o diagnóstico de casos tuberculoides permanece difícil.

Ainda assim, o IDAG é rápido, de baixo custo, facilmente disponível e tecnicamente fácil de realizar. Portanto, torna-se útil para programas de triagem no rebanho para identificar faixas etárias de ovinos infectados, especialmente aqueles com lesões avançadas de DJO e excreção de maior número de microrganismos. Em caprinos, a especificidade de IDAG e do ELISA de absorção em um estudo australiano foi de 100 e 99,8%, respectivamente, com o ELISA sendo preferível pela sua maior sensibilidade.

Teste de imunidade

Os testes *in vivo* de imunidade mediada por células incluem os testes de johnina cutânea e intravenosa, embora não sejam mais usados em programas de controle em razão da sensibilidade e da especificidade inadequadas. Uma estimativa indireta da imunidade mediada por células consiste no ensaio de citocinas específicas, mas esse ensaio não está disponível para uso rotineiro em ovinos ou em caprinos.

Bioquímica sérica

Ovinos com doença de Johne clínica apresentam menores concentrações séricas de cálcio, proteínas totais e albumina sérica quando comparados aos controles. A concentração sérica de proteínas varia de 5 a 49 g/ℓ, quando comparado a controles a 68 g/ℓ, enquanto as concentrações de albumina sérica variam de 14 a 19 g/ℓ, com controles a 29 g/ℓ. Ovelhas com lesões lepromatosas apresentam depleção mais intensa de cálcio e proteína do que os casos tuberculoides.

Cervos

Cultura de fezes, qPCR e testes sorológicos, incluindo teste FC, IDAG e ELISA, foram usados em cervos. Um ELISA IgG1 desenvolvido especificamente para o sorodiagnóstico de doença de Johne em cervos criados em cativeiro apresentou especificidade de 99,5% e sensibilidade de até 91%.[35] A sensibilidade foi estimada usando 102 animais infectados de 10 rebanhos de cervídeos, enquanto a especificidade foi determinada usando 508 animais não infectados de 5 rebanhos sem a doença. Lesões histológicas foram detectadas em 80% dos cervos soropositivos. O teste foi menos sensível em animais que apresentaram cultura positiva para MAP, mas não apresentavam alterações patológicas detectáveis (75%), comparados àqueles com lesões de DJ (> 90%). O uso de ELISA específico para cervídeos (Paralisa) em rebanhos de cervídeos, seguido por qPCR de fezes em amostras positivas, foi proposto como uma forma com bom custo-benefício para detecção e descarte de animais que estão excretando MAP.[36]

Achados de necropsia

Ovinos e caprinos

Na necropsia, emaciação e edema subcutâneo normalmente estão presentes, mas lesões macroscópicas de necropsia com frequência são mínimas, apesar dos achados clínicos graves. Em ovelhas, pode haver coloração amarela profunda na parede intestinal e no córtex dos linfonodos drenantes. A parede intestinal pode estar espessada, embora a corrugação da mucosa não seja sempre óbvia. Os linfáticos da serosa com frequência estão muito proeminentes (linfáticos em corda), e a caseificação e a mineralização dos linfonodos ou tubérculos entéricos podem ocorrer. O padrão de lesões visto em casos de DJO só pode ser classificado em dois tipos principais, e descrições detalhadas dessas alterações histopatológicas estão disponíveis.

Bacteriemia ocorre com infecção por MAP, de maneira que lesões granulomatosas algumas vezes são identificadas em órgãos de filtração, como fígado, pulmão e baço. Nenhuma lesão ocorre no feto infectado, mas o microrganismo pode ser isolado das suas vísceras, da placenta e do útero. Tradicionalmente, os testes *post mortem* mais precisos para detecção de MAP foram a combinação do exame histopatológico e cultura bacteriológica. Técnicas de PCR podem oferecer o maior nível de sensibilidade, mas não diferenciam entre a infecção e o portador passivo de DNA de MAP. Para a maioria dos casos clínicos de DJO, a demonstração de bacilos acidorresistentes em lesões típicas é suficiente para confirmar o diagnóstico na necropsia. *M. paratuberculosis* pode ser detectado em cortes de tecidos de blocos fixados em formol e embebidos em parafina com PCR usando *primers* de sequência IS900. Essa técnica é mais sensível do que a coloração acidorresistente e a coloração imuno-histoquímica (IHQ).

Em cabras adultas com paratuberculose clínica e subclínica, as lesões foram divididas em quatro categorias: (1) lesões focais com pequenos granulomas nas placas de Peyer ileocecais ou na lâmina própria relacionada; (2) lesões multibacilares difusas com enterite granulomatosa em diferentes locais no intestino (muitos macrófagos contendo muitas micobactérias normalmente estão presentes, resultando em alterações macroscópicas na morfologia normal do intestino); (3) lesões linfocíticas difusas, nas quais os linfócitos são a principal célula inflamatória, com alguns macrófagos; (4) lesões mistas difusas, nas quais o infiltrado consiste em muitos linfócitos e macrófagos, com pequeno número de micobactérias. Os três tipos de lesões difusas, com frequência, são associados à necrose nos vasos linfáticos da mucosa, do mesentério e linfonodos, e com maior espessamento do jejuno do que do íleo.

A infecção experimental subclínica de cabritos com MAP com muitas semanas de idade, eutanasiados 2 anos após, resultou em lesões predominantemente associadas com segmentos intestinais que continham tecido linfoide organizado persistente, com jejuno distal e íleo proximal não apresentando lesões.

Amostras para confirmação do diagnóstico

- Bacteriologia: íleo distal, cólon, linfonodos ileocecais para cultura (com necessidades especiais para o crescimento), esfregaço direto usando corantes acidorresistentes e PCR
- Histologia: amostras fixadas em formol desses tecidos (histopatologia e PCR).

Coelhos

Em casos naturais de paratuberculose em coelhos, não existem lesões macroscópicas sugestivas de doença de Johne, e as lesões histológicas são graves ou brandas. Lesões graves consistem em granulomas macrofágicos extensos, muitas células gigantes, com muitas bactérias acidorresistentes intracelulares no intestino delgado.

Diagnóstico diferencial

As características da doença de Johne clínica incluem perda de peso progressiva e emaciação em um único animal ou grupo de animais dentro de um lote, além de diarreia crônica que não responde ao tratamento. O diagnóstico definitivo pode ser obtido usando uma combinação de testes sorológicos, cultura de fezes e biopsia do intestino.

Ovinos e caprinos

As características da doença de Johne clínica em ovinos e caprinos são emaciação, fraqueza e fezes normais com surtos intermitentes de diarreia branda. As outras causas de perda de peso não explicada em ovinos e caprinos incluem *linfadenite caseosa, abscessos internos, parasitismo gastrintestinal, artrite-encefalite caprina, pneumonia progressiva ovina, deficiências dietéticas e doença dentária.*

A principal dificuldade encontrada no diagnóstico de doença de Johne é a identificação precisa de animais infectados subclinicamente. Eles normalmente são negativos aos testes sorológicos, mas, no estágio intermediário da doença, excretam o microrganismo nas suas fezes. Portanto, os testes normalmente se baseiam em rebanho, sendo menos úteis para animais individuais. Cultura de *pool* de amostra de fezes ou testes sorológicos de um grupo dentro do rebanho normalmente indicarão se a infecção está presente ou ausente.

Tratamento

M. paratuberculosis é mais resistente aos agentes quimioterápicos *in vitro* do que *M. tuberculosis*, de maneira que as perspectivas para o tratamento são ruins. Em razão da falta de eficácia e da falha de qualquer antimicrobiano em fornecer a cura bacteriológica, o tratamento não é recomendado.

Controle

O controle da doença de Johne é desafiador em razão da natureza disseminada do microrganismo, do período de incubação longo e do fato de que a maioria dos casos é subclínica. Os testes disponíveis não apresentam sensibilidade suficiente para identificar uma grande proporção de animais infectados subclinicamente, o que permite que a infecção não detectada se dissemine dentro e entre rebanhos. Em razão dessa baixa sensibilidade, atualmente não é possível erradicar a doença, senão por despovoamento completo do rebanho e repovoamento com animais não infectados. Portanto, a erradicação normalmente não é prática, por motivos econômicos e pelas dificuldades em adquirir animais não infectados. Consequentemente, a opção preferível consiste em limitar as perdas econômicas mantendo a doença em prevalência muito baixa, como por vacinação. Contudo, uma grande proporção de rebanhos vacinados por mais de 5 anos ainda permanece infectado, com ovelhas que excretam MAP; portanto, a vacinação de ovinos ou caprinos jovens precisa ser contínua para diminuir esse risco.[37]

O controle bem-sucedido requer comprometimento do proprietário do rebanho a longo prazo. Adicionalmente à sua natureza subclínica, os produtores com frequência falham em praticar medidas de controle adequadas, uma vez que não reconhecem a importância da doença.

A ausência de programas de controle nacionais integrados em países nos quais a doença é endêmica também permite que a paratuberculose se dissemine continuamente de rebanho para rebanho e de região para região.

Controle com base no rebanho

O controle da doença de Johne se baseia em dois princípios:

- Identificação e eliminação de animais infectados
- Prevenção de novas infecções.

Para rebanhos conhecidamente livres, ou que se acredita serem livres da doença de Johne, medidas devem ser tomadas para evitar a introdução de animais infectados pela manutenção de um rebanho fechado ou por triagem cuidadosa dos animais comprados. A compra de animais é a forma mais comum de introdução de MAP em um rebanho. Portanto, comprar animais apenas de rebanhos documentados como de baixo risco de doença de Johne é preferível a testar animais específicos antes da introdução, em razão da baixa sensibilidade dos testes disponíveis para animais individuais. Isso é difícil, uma vez que poucos países ou jurisdições têm programas de seguridade, e poucos produtores de animais participam desses programas.

O controle da doença de Johne em rebanhos ovinos foi amplamente implementado na Austrália. Esse programa se baseia no teste do rebanho e em procedimentos de manejo, como assegurar a integridade de cercas divisórias e a introdução de ovelhas apenas de rebanhos com *status* de MAP similar. O teste é realizado por cultura de *pool* de amostras de fezes de 350 animais (50 animais por *pool*), ou testes sorológicos negativos (ELISA ou IDAG) de amostras de 500 animais do rebanho adulto, definido como animais com 2 anos de idade ou mais. Essa amostragem do rebanho tem 95% de chance de detectar uma prevalência maior ou igual a 2% de infecção. O seu objetivo é identificar animais ou faixas etárias de ovinos que possam ser mais intensamente expostos à infecção. Esses animais se tornam prioridade para descarte antes do desenvolvimento de uma grande proporção de casos clínicos, evitando a contaminação adicional e a exposição de ovelhas suscetíveis a MAP.

Uma desvantagem da técnica de cultura bacteriana é o seu período de incubação relativamente longo, tipicamente de 2 a 3 meses, necessário para obter resultados. Consequentemente, um teste qPCR de *high throughput* (HT-J) foi desenvolvido e validado, sendo aceito a partir de 2013 como teste de suscetibilidade do rebanho, adequado para uso em programas de controle de doença de Johne na Austrália e na Nova Zelândia.[33]

A erradicação pelo despovoamento por pelo menos dois verões foi tentada na Austrália, mas a doença, com frequência, é reintroduzida no novo rebanho adquirido. Isso ocorre em razão da ausência de ovelhas com risco conhecidamente reduzido de infecção e do número relativamente baixo de rebanhos que participam do Programa de Seguridade de Mercado. A persistência do microrganismo no ambiente por até 1 ano ou mais contribui para reinfecção. O manejo da pastagem para diminuir a contaminação dos pastos, como pastejo seletivo com hospedeiros mais resistentes (p. ex., bovinos adultos), ou diminuição do sombreamento (comprimento da pastagem) são formas mais rápidas de descontaminação de pastagens conhecidas pela contaminação MAP.[21]

Vacinação

Atualmente, é um método de controle comum de DJO.[26,37] A estratégia mais comum consiste em vacinar as ovelhas de reposição. Contudo, em rebanhos de autorreposição de ovinos Merino com alta proporção de machos castrados, a infecção ainda pode ser propagada pela porção não vacinada do rebanho, com a prevalência de excreção de MAP por ovinos não vacinados seis vezes maior que aquela de animais vacinados (1,27% *versus* 0,21%).[38] As taxas de mortalidade e a proporção de ovelhas que estão excretando MAP são até 90% menores após o rebanho ser vacinado, embora a resposta seja variável.[26] Em um estudo longitudinal envolvendo 37 rebanhos, houve diminuição da prevalência de excreção fecal de 2,72% antes da vacinação para 0,72% após 5 anos de vacinação.[39] Contudo, mais de 80% dos rebanhos apresentavam excreção fecal detectável.[37,39] Portanto, é aconselhável que eles continuem a vacinação, ou a perda de produção e mortalidade poderiam aumentar rapidamente. Uma prevalência inicial maior de excreção fecal e biossegurança menos estrita, como espalhamento das fezes nas pastagens ou o maior número de ovelhas introduzidas, foi associada a maior prevalência de excreção.

O uso disseminado de vacina DJO morta em adjuvante de óleo mineral tem a desvantagem de representar um problema de saúde ocupacional e segurança significativo, uma vez que os produtores se autoinjetaram acidentalmente e sofreram lesões graves e debilitantes, com frequência sendo necessária a amputação dos dígitos afetados ou desbridamento extensivo de tecido necrótico.[40] Entretanto, a vacinação em ovinos não é impedida pela interferência com o teste de tuberculina, embora ele possa produzir títulos positivos no teste FC que podem interferir no teste sorológico para exportação e para propósitos diagnósticos. Vacinas mais novas podem oferecer uma resposta imune mediada por células mais direcionada e menor reatividade, mas ainda não foram liberadas para o uso comercialmente.[41]

Caprinos

Uma alta prevalência de doença de Johne clínica em cabras foi controlada por vacinação usando uma vacina comercial inativada. Em rebanhos pequenos ou manejados intensivamente, foram feitas tentativas de controlar e erradicar a doença coletando *pool* de amostra de fezes e teste sanguíneo duas a quatro vezes por ano, e pesando todas as cabras mensalmente para detectar qualquer perda de peso individual. Isso é um problema relativamente caro e apresenta alto risco de falha. Mudanças ambientais e de manejo também foram realizadas, incluindo alterar profundamente o *design* para minimizar a contaminação de alimentos e água, restrição do movimento de cabras entre baias, limpeza das baias 3 vezes/semana, eliminação do pastejo, disseminar e arar o esterco nos campos, isolar animais jovens e cabras recém-compradas do rebanho até que o seu *status* seja testado e determinado e atenção estrita à desinfecção de botas antes de entrar e de sair em celeiros e currais.

Controle em base nacional

Existe uma ampla variação em como a doença de Johne é controlada no país, no estado ou por agências das províncias. Em algumas jurisdições, a doença é relatada e em outras não. Em muitas áreas, certificados de saúde são necessários para movimentação interestadual e intraestadual de animais de produção e a maioria dos certificados requer a afirmação de que o animal esteja livre de determinadas doenças. Entretanto, com frequência, os proprietários dos animais de produção ou dos escritórios de certificação não conhecem a presença da doença de Johne, ou testes sorológicos relativamente insensíveis são usados, de maneira que animais infectados ainda são comercializados. Programas de Controle Voluntário da Doença de Johne Nacionais e Regionais para ovinos e caprinos foram introduzidos na Austrália, e a doença é notificável em muitos outros países, incluindo Grécia, República da Irlanda, Luxemburgo, Noruega, Suíça, Espanha e Suécia. Com frequência, a ênfase nos estágios iniciais do programa é controlar a doença clínica.

Na Austrália, um programa de acreditação de rebanhos de ovinos e caprinos negativos, o *Johne's Disease Market Assurance Program* (*SheepMAP, GoatMAP*), foi lançado em 1999. Trata-se de um programa voluntário, auditado, de asseguramento da qualidade com base em cultura de *pool* de fezes negativo (50 ovinos por *pool*) ou testes sorológicos de uma amostragem do rebanho de animais adultos (animais com 2 anos ou mais). O teste é combinado com o manejo prudente do rebanho, como assegurar as cercas, restringir as ovelhas introduzidas a rebanhos de *status* similar, monitorar o abatedouro e assegurar aos proprietários e clientes que os rebanhos participantes têm risco muito baixo de se tornarem infectados por DJO. *SheepMAP* é parte de um Programa de Controle Nacional de DJO, fundado conjuntamente pelas indústrias de ovinos e Comunidades e Governos estaduais, e administrado pela Saúde Animal da Austrália. Em 1999, um programa de controle e vigilância foi decretado por 1 ano para limitar ainda mais a disseminação de DJO e determinar a distribuição dessa doença. Rebanhos conhecidamente infectados e suspeitos foram submetidos a restrições de movimentação, e o movimento de ovelhas para dentro e para fora de rebanhos infectados foi monitorado e investigado. Propostas para o desenvolvimento de um programa de Seguridade de mercado e zoneamento de acordo com a prevalência de DJO dentro do Estado, bem como aconselhamento e programas de pesquisa foram desenvolvidos como parte do Programa Nacional de Avaliação e Controle de Doença de Johne Ovina. Por volta do ano 2000, DJO foi confirmada em cada estado produtor de ovinos da Austrália, exceto Queensland. Como parte do programa de controle, alguns estados, como Victoria, forneceram o subsídio financiado pela indústria para encorajar o uso da vacina contra DJO em rebanhos conhecidamente infectados. Subsequentemente, o programa foi revisto e modificado, com programas decretados a cada 5 anos, de 2007 a 2012 e de 2013 a 2018.[10] A todo momento, foram feitas modificações no zoneamento com base na prevalência estimada da doença, com diminuição das áreas de prevalência de 4 em 2004 (alta, média, baixa e muito baixa), para 3 em 2008 (alta, média e baixa) e para nenhuma em 2013. Ademais, um esquema de créditos com base na Seguridade (ABC) foi introduzido para facilitar o comércio de ovinos. Inicialmente, os pontos foram alocados com base na localização de um rebanho (a área de prevalência), o uso de vacinação e qualquer teste realizado em todo o rebanho ou em parte do rebanho, incluindo o monitoramento em abatedouros. Subsequentemente, com o reconhecimento de que os animais vacinados ainda podem transmitir DJO, uma vez que a vacinação diminui a doença clínica, mas não elimina a excreção de MAP, e a abolição das áreas de prevalência reconhecidas oficialmente em 2013, o sistema ABC deixou de ser utilizado para dar suporte ao comércio de ovinos.

Apesar dos esforços investidos no programa, DJO continua a se disseminar na Austrália. Isso foi verificado pela revisão em 2007 e 2012 do programa e incorporado nos objetivos do plano nacional DJO de 2013 a 2018, que foram (1) minimizar o risco de disseminação da infecção por MAP para propriedades e regiões que atualmente parecem livres da doença, e (2) diminuir o impacto financeiro e dos efeitos adversos de DJO na saúde e no bem-estar animal, tanto em rebanhos individuais quanto na indústria ovina como um todo.

LEITURA COMPLEMENTAR

Mackintosh CG, Labes RE, Clark RG, de Lisle GW, Griffin JFT. Experimental infection of young red deer (Cervus elaphus) with a bovine and an ovine strain of Mycobacterium avium subsp. paratuberculosis. N Z Vet J. 2007;55:23-29.

Nielsen SS, Toft N. A review of prevalence of paratuberculosis in farmed animals in Europe. Prev Vet Med. 2008;88:1-14.

Over K, Crandall PG, O'Brien CA, Ricke SC. Current perspectives on mycobacterium avium subsp. Paratuberculosis, Johne's disease and Crohn's disease: a review. Crit Rev Microbiol. 2011;37:141-156.

Radostits O, et al. Paratuberculosis (Johne's Disease). In: Veterinary Medicine: A Textbook of the Diseases of Cattle, Horses, Sheep, Goats and Pigs. 10th ed. London: W.B. Saunders; 2007:1017-1044.

Stevenson K. Genetic diversity of Mycobacterium avium subspecies paratuberculosis and the influence of strain type on infection and pathogenesis: a review. Vet Res. 2015;46:64.

Whittington RJ, Begg DJ, de Silva K, Plain KM. Comparative immunological and microbiological aspects of paratuberculosis as a model of mycobacterial infection. Vet Immunol Immunopathol. 2012;148:29-47.

REFERÊNCIAS BIBLIOGRÁFICAS

1. Stevenson K. Vet Res. 2015;46:64.
2. Whittington RJ, et al. Aust Vet J. 2000;78:34.
3. Mackintosh CG, et al. N Z Vet J. 2007;55:23.
4. Verdugo C, et al. Prev Vet Med. 2014;117:436.
5. Verdugo C, et al. Prev Vet Med. 2014;117:447.
6. Bush RD, et al. Aust Vet J. 2006;84:246.
7. Attili AR, et al. Vet Med Int. 2011;782875.
8. Dennis MM, et al. Vet Pathol. 2011;48:565.
9. Eamens GJ, et al. Aust Vet J. 2007;85:243.
10. <https://www.animalhealthaustralia.com.au/what-we-do/endemic-disease/johnesdisease/>. Accessed August, 2016.
11. Mackintosh CG, et al. Vet Microbiol. 2010;143:255.
12. <https://www.animalhealthaustralia.com.au/what-we-do/endemic-disease/market-assurance-programs-maps/sheepmap/>. Accessed August, 2016.
13. Redacliff LA, Whittington RJ. Vet Microbiol. 2003;96:247.
14. O'Brien R, et al. Infect Immun. 2006;74:3530.

15. Heur C, et al. Prev Vet Med. 2012;106:63.
16. Delgado L, et al. Vet Immunol Immunopathol. 2012; 145:23.
17. Dhand NK, et al. Prev Vet Med. 2007;82:51.
18. Lugton I, et al. Aust Vet J. 2004;82:490.
19. McGregor H, et al. Prev Vet Med. 2012;107:76.
20. Dhand NK, et al. Prev Vet Med. 2009;89:110.
21. Whittington RJ, et al. Appl Environ Microbiol. 2004; 70:2989.
22. Over K, et al. Crit Rev Microbiol. 2011;37:141.
23. Whittington RJ, et al. Vet Immunol Immunopathol. 2012;148:29.
24. Magombedze G, et al. PLoS Comp Biol. 2014;10: e1003414.
25. de Silva K, et al. Vet Immunol Immunopathol. 2011; 139:10.
26. Windsor P. Small Rumin Res. 2013;110:161.
27. Smeed JA, et al. BMC Vet Res. 2007;3:18.
28. Nalubamba K, et al. Microbes Infect. 2008;10:598.
29. de Silva K, et al. Vet Immunol Immunopathol. 2013; 156:82.
30. McGregor BA, et al. Small Rumin Res. 2015;125:146.
31. Nelli RK, et al. Vet Rec. 2008;163:422.
32. Kawaji S, et al. Vet Microbiol. 2007;125:36.
33. Plain KM, et al. J Clin Microbiol. 2014;52:745.
34. Smith SL, et al. Vet Pathol. 2014;51:915.
35. Griffin JFT, et al. Clin Diagn Lab Immunol. 2005; 12:1401.
36. O'Brien R, et al. BMC Vet Res. 2013;9:72.
37. Windsor PA, et al. Aust Vet J. 2014;92:263.
38. Eppleston J, et al. Aust Vet J. 2011;89:38.
39. Dhand NK, et al. Prev Vet Med. 2013;111:81.
40. Windsor PA, et al. Aust Vet J. 2005;83:216.
41. Griffin JFT, et al. Vaccine. 2009;27:911.

DOENÇAS VIRAIS DO SISTEMA DIGESTÓRIO DE RUMINANTES

Rinderpest (peste bovina)

Sinopse da doença

Rinderpest, ou peste bovina, causada pelo vírus *rinderpest* (RPV) foi declarada globalmente erradicada em 2011. A doença com frequência ocorria como epizootias associadas a uma taxa de mortalidade muito alta, e sua erradicação representa, possivelmente, a maior conquista veterinária da atualidade.[1] A morte normalmente resultava de diarreia/disenteria grave e desidratação. Uma vez que RPV é relacionado com outros membros do grupo morbilivírus que causam doenças em humanos (sarampo), pequenos ruminantes (peste dos pequenos ruminantes [PPR]), cães (cinomose canina) e alguns mamíferos marinhos e animais silvestres, algumas lições podem ser aprendidas a partir do conhecimento do processo e das bases históricas que levaram à erradicação da peste bovina.

Muitos autores revisaram o histórico da peste bovina desde a sua erradicação.[1-5] Muito antes de a sua etiologia ser conhecida, a peste bovina foi reconhecida como doença epizoótica mais devastadora que se disseminou da Ásia para Europa, Oriente Médio e, eventualmente, África, inicialmente como uma sequela das guerras, e posteriormente pela movimentação de rebanhos de animais de produção pelo comércio e pela migração sazonal em busca de água e pastos (pastores nômades). Essa doença afetou não apenas bovinos, mas também mais de 40 outras espécies de animais domésticos e selvagens. Ela foi descrita em documentos chineses antigos, desenhos históricos asiáticos e documentos do Império Romano.[4] A ela foi dado o crédito da dizimação da vida selvagem nativa africana e do declínio do bisão-europeu.[5] O vírus não causa doença em humanos. Ainda assim, a peste bovina foi indiretamente responsável por incontáveis mortes humanas que resultaram de perdas da agricultura que levaram a fome, pobreza e doença durante séculos.[5] No século 19, uma epidemia na Etiópia causou a perda rápida de virtualmente todos os bovinos, búfalos, elandes e suínos selvagens, bem como de muitos ovinos, caprinos e espécies selvagens, como antílopes, gazelas, girafas, vacas-do-mato e gnus, e resultou na Grande Fome na Etiópia, de 1887 a 1892.[5]

A necessidade de combater surtos de peste bovina foi instrumental no estabelecimento da primeira escola de veterinária em 1762, em Lyon, na França e do Escritório Internacional de Epizootias (OIE), em 1924, também na França. Ademais, levou ao desenvolvimento de instituições nacionais veterinárias em muitas regiões do mundo. Com a cadeia de transmissão simples e a fragilidade ambiental do vírus, a peste bovina sempre esteve aberta ao controle e mesmo à erradicação com a abordagem zoosanitária.[2]

Passos que levaram à erradicação

A distribuição geográfica da doença veio diminuindo gradativamente desde o início do século 20. A peste bovina nunca apareceu na América do Norte e surtos isolados no Brasil e na Austrália foram rapidamente erradicados. A doença também foi erradicada do sul da África, da Europa e da China na metade do último século, mas ainda era endêmica em muitas partes da África (como linhagens 1 e 2) e na Ásia (como linhagem 3). Países africanos iniciaram de forma bem-sucedida o Projeto Conjunto 15, de 1962 a 1976, seguido posteriormente pela Campanha Pan-Africana de Peste Bovina, para livrar todo o continente da doença. O passo inicial foi vacinar todos os animais em cada rebanho nacional anualmente até que o estado imune excedesse 90%. A partir de então, os bezerros foram vacinados anualmente e revacinados no ano seguinte, até que não houvesse mais surtos por, pelo menos, 5 anos. Isso foi seguido pela vigilância periódica para monitorar o estado imune de cada rebanho nacional e para lidar rapidamente com qualquer novo surto pelo controle da movimentação animal e vacinação em anel de todos os rebanhos adjacentes. Como resultado, a doença foi abolida da África Ocidental e da maioria da África Oriental, mas havia o risco de reemergência menos de 10 anos depois. Surtos da linhagem 3 também estavam ocorrendo ocasionalmente em partes da Ásia. Em 1994, o Programa Global de Erradicação da Peste Bovina (PGEPB) foi criado para levar à erradicação completa da doença.[4] O PGEPB foi fundado pela União Europeia, pela Agência para o Desenvolvimento Internacional dos EUA, pela Agência Internacional de Energia Atômica, pelo Escritório de Recursos Animais Interafricano-União Africana, pela Organização das Nações Unidas para Agricultura e Alimentação (FAO) e pela OIE.[2]

A principal vacina utilizada para controlar a peste bovina foi a vacina de cultura tecidual de peste bovina (*tissue culture rinderpest vaccine* – TCRV), produzida em células de rim de bezerro para bovinos. Plowright *et al.* desenvolveram a vacina em Kabete, no Quênia, em 1957. TCRV é de produção fácil e baixo custo, podendo ser liofilizada; portanto, tem longa vida de prateleira antes de ser reconstituída e pode ser refrigerada por algumas horas após a reconstituição. Ademais, ela é capaz de graus variados de atenuação, e, portanto, é mais segura em todas as situações. Por fim, ela produz imunidade por toda a vida e não se dissemina de animais vacinados para bovinos contactantes.

Uma chave para a erradicação global foi assegurar que os programas de vacinação eram realizados de forma sincronizada entre todas as regiões nas quais a doença era endêmica – um objetivo com o qual as agências financiadoras se comprometeram integralmente.[2] Estratégias inovadoras foram utilizadas na última milha para sobrepor os desafios de diagnóstico e de vigilância, variações não previstas na patogenicidade do vírus, circulação da doença em populações selvagens, e para alcançar comunidades remotas e nômades em estados normalmente instáveis.[1] Um exemplo foi a situação no Corno Maior da África, uma região com governança fraca, baixa segurança e pouca infraestrutura, que representou um desafio profundo aos métodos de controle convencionais.[3] Contudo, o sucesso foi conseguido em razão da vacina superior e da aplicação de técnicas epidemiológicas participativas, que permitiram ao pessoal veterinário interagir em um nível profundo com criadores de bovinos para medidas de controle direcionadas mais efetivas.[3] O último surto relatado da linhagem 3 do vírus foi no Paquistão em 2000, e das linhagens 1 e 2 na África em 2001.[6] Dez anos depois, e após muita vigilância, teste e certificação de territórios livres da doença, no Encontro Conjunto da 79ª Sessão Geral da OIE e 37ª Conferência da FAO foi adotada a resolução de declarar "Liberdade Global da Peste Bovina" em 28 de junho de 2011.[4]

Fatores que levaram ao sucesso podem ser resumidos como[4]:

- Embora o vírus possa infectar animais selvagens, ele não apresenta um reservatório de hospedeiros animais assintomáticos capazes de carreá-lo por períodos prolongados
- Uma vacina estável que fornece boa imunidade foi desenvolvida
- Animais que se recuperaram da infecção se tornaram imunes por toda a vida
- Houve uma resposta internacional concentrada, bem fundamentada e sem paralelos à erradicação da peste bovina.

Lições da erradicação

Deve-se lembrar de que, embora a peste bovina tenha sido erradicada, o vírus ainda existe em laboratórios de pesquisa no mundo. Deve-se ter cuidado adequado na manipulação de amostras diagnósticas para evitar infecção acidental e disseminação. Um levantamento recente revelou que 44 laboratórios em 35 países em diferentes continentes estão mantendo estirpes atenuadas em laboratório, estirpes de campo ou amostras diagnósticas de RPV.[7] Padrões rigorosos são necessários para assegurar que os estoques sejam mantidos sob condições seguras. Sob sistema de manejo intensivo, qualquer infecção acidental pode ser facilmente contida e erradicada, mas a introdução intencional em grande escala (bioterrorismo agrícola) pode ter um efeito devastador em rebanhos de animais de produção completamente suscetíveis e em populações de animais selvagens antes que a doença seja contida novamente. Ainda assim, o risco de reintrodução de peste bovina na era pós-erradicação é estimando como muito baixo.[8]

A experiência com a erradicação da varíola em humanos foi valiosa no planejamento da erradicação de peste bovina, embora seus agentes virais não sejam relacionados. RPV tem relação próxima com o vírus do sarampo humano (MeV), e há evidência molecular que sugere que MeV pode ter se originado do RPV por volta do século 11 ao 12.[9] Ademais, PPR em ovinos e caprinos pode ter se originado de RPV. Portanto, a experiência com peste bovina deve orientar o controle do sarampo em humanos e PPR em pequenos ruminantes. Da perspectiva veterinária, o foco atualmente está na erradicação da PPR.[10] PPR compartilha similaridades com peste bovina quanto à etiologia, epidemiologia, patogênese e patologia; há imunidade sólida após imunização ou recuperação de infecção natural; e uma boa vacina está disponível. Portanto, existe otimismo quanto à erradicação de PPR.[11] O triunfo da erradicação da peste bovina deve desafiar a geração científica atual a ver a erradicação da doença como o meio definitivo de controle e prevenção, de almejar a erradicação quando as ferramentas estiverem disponíveis e de procurar desenvolver tais ferramentas quando não estiverem disponíveis.[5]

LEITURA COMPLEMENTAR

OIE Manual of Diagnostic Tests and Vaccines for Terrestrial Animals, 2012; Chapter 2.01.15:1.

Plowright W. Rinderpest Virus Virology Monographs. New York: Springer Verlag; 1986:1.

Radostits O, et al. Rinderpest (cattle plague). In: Veterinary Medicine: A Textbook of the Disease of Cattle, Horses, Sheep, Goats and Pigs. 10th ed. London: W.B. Saunders; 2007:1237.

Rossiter PB, Wamwayi HM. Surveillance and monitoring programmes in the control of rinderpest: a review. Trop Anim Health Prod. 1989;21:89.

Rossiter PB. Rinderpest. In: Coetzer JAW, Tustin RC, eds. Infectious Diseases of Livestock. vol 2. 2nd ed. Cape Town: Oxford University Press; 2004:629.

REFERÊNCIAS BIBLIOGRÁFICAS

1. Roeder P, et al. Philos Trans R Soc Lond B Biol Sci. 2013;368(1623):20120139.
2. Njeumi F, et al. Rev - Off Int Epizoot. 2012;3:729.
3. Mariner JC, et al. Science. 2012;337:1309.
4. Caceres SB. Can Vet J. 2011;52:1140.
5. Morens DM, et al. J Infect Dis. 2011;204:502.
6. OIE Manual of Diagnostic Tests and Vaccines for Terrestrial Animals, 2012; Chapter 2.01.15:1.
7. Fournie G, et al. Emerg Infect Dis. 2013;19:151.
8. Fournie G, et al. Prev Vet Med. 2014;113:175.
9. Furuse Y, et al. Virol J. 2010;7:52.
10. Liu FX, et al. Bing Du Xue Bao. 2012;28:89.
11. De Swart RL, et al. Curr Opin Virol. 2012;2:330.

Peste dos pequenos ruminantes (peste caprina ou kata)

Sinopse

- Etiologia: vírus da peste dos pequenos ruminantes, um morbilivírus, quatro linhagens
- Epidemiologia: doença contagiosa de caprinos e ovinos; atualmente é endêmica nas regiões ocidental, central, leste e norte da África, no Oriente Médio e na Ásia. Alta mortalidade, especialmente em caprinos não imunes
- Achados clínicos: febre, secreção oculonasal purulenta, estomatite necrótica, diarreia e dispneia
- Patologia clínica: leucopenia acentuada e hemoconcentração
- Confirmação do diagnóstico: teste de vírus neutralização e imuno-histoquímica, reação em cadeia da polimerase
- Lista de diagnósticos diferenciais:
  - Peste bovina
  - Ectima contagioso
  - Pneumonias bacterianas
  - Coccidiose
- Tratamento: normalmente nenhum é efetivo. Para animais valiosos, soro hiperimune e tratamento sintomático
- Controle: segregação de animais novos adquiridos, vacinação com vacinas de cultura de tecidos ou vacinas recombinantes. Vacinação em massa e esforços coordenados nacionais, regionais e internacionais são necessários para o controle global e possível erradicação como foi feito para a peste bovina.

Etiologia

PPR, kata ou peste caprina é causada pelo vírus da peste dos pequenos ruminantes (PPRV), um morbilivírus da família Paramyxoviridae intimamente relacionado com os morbilivírus da peste bovina, sarampo (em humanos), carnívoros e mamíferos marinhos. Os morbilivírus são vírions envelopados que contêm genoma de RNA de fita negativa, não segmentado, que codifica uma única proteína de matriz associada ao envelope (M), duas glicoproteínas (hemaglutinina H e proteína de fusão F), duas proteínas associadas à RNA polimerase (fosfoproteína P e proteína grande L) e a proteína do nucleocapsídio (N) que encapsula o RNA viral[1], além de duas proteínas não estruturais C e V. As glicoproteínas externas H e F são responsáveis, respectivamente, pela fixação e penetração dos vírus na célula a ser infectada. Ambas as proteínas também estimulam proteção contra doenças em animais infectados ou vacinados. O RNA genômico viral e as proteínas N, P e L formam a ribonucleoproteína, a estrutura mínima essencial para replicação viral nas células.[2]

PPRV tem apenas um sorotipo, mas quatro linhagens distintas geneticamente que se baseiam na análise da sequência dos genes *F* e *N* de várias estirpes do vírus isoladas originalmente na África e na Ásia.[3] Os vírus das linhagens I e II foram isolados pela primeira vez na África Ocidental, a linhagem III na África Oriental e a linhagem IV na Ásia. Enquanto os vírus das linhagens I e II ainda são amplamente confinados à África Ocidental, a linhagem III do vírus parece ter se disseminado da África Oriental para o Sudão, Iêmen e Oman; a linhagem IV (asiática) do vírus recentemente foi introduzida em alguns países africanos, incluindo Camarões, Gabão, República Central Africana, Uganda, Sudão, Egito, Argélia e Marrocos.[3-6] Na Ásia, essa linhagem foi identificada no Oriente Médio e em muitos países do sul asiático, incluindo Paquistão, Índia, Nepal, Bangladesh e Tibete/China.

Quando isolados diferentes de PPRV de surtos na África e na Índia foram investigados quanto à virulência em cabras anãs da África Ocidental, verificou-se que esses isolados da Costa do Marfim e da Guiné (que correspondem à linhagem I) causaram doença hiperaguda; aquelas da região da Índia-Calcutá (linhagem IV) promoveram doença aguda; a estirpe Sudão-Senar (linhagem III) produziu doença aguda a branda; e a estirpe selvagem nigeriana 75/1 (linhagem 2) causou doença branda e os animais se recuperaram.[7] Contudo, existe variação considerável na virulência entre isolado e estirpes de determinada linhagem.

Com base em diferenças genéticas nas linhagens, sugeriu-se que as linhagens africana e asiática do vírus possam ter evoluído separadamente. Embora PPRV seja intimamente relacionada antigenicamente com os vírus da peste bovina e do sarampo[8], todas as quatro linhagens PPRV mostraram ser distintas geneticamente de RPV, levantando algumas dúvidas quanto ao conceito de que PPRV possa ter evoluído a partir de vacinas de peste bovina adaptadas aos caprinos desenvolvidas na primeira metade do século XX.

Epidemiologia

Ocorrência

A doença ocorre principalmente em caprinos e ovinos, tendo se disseminado extensivamente além de fronteiras nacionais e continentais nas últimas poucas décadas. Surtos foram descritos inicialmente na África Ocidental em 1942, mas a doença atualmente é endêmica em muitos países africanos, bem como no Oriente Médio e no sul da Ásia, e há preocupação quanto à sua disseminação para a Europa. Na África, os surtos foram relatados tão ao norte quanto Marrocos, Argélia e Egito, e tão ao sul quanto Camarões, Gabão, Uganda e Tanzânia.[5] Desde os anos de 1990, surtos foram relatados na Península Arábica, tão ao Norte quanto a Turquia, e se estendendo pelo Paquistão e pela Índia para o Nepal, Bangladesh e China, onde a doença atualmente é endêmica.[9-11]

É possível que alguns dos relatos iniciais de peste bovina em ovinos e caprinos na Ásia sejam, na realidade, surtos de PPR, uma vez que as duas doenças nessas espécies não são facilmente distinguíveis apenas ao exame clínico. Bovinos e suínos desenvolvem anticorpos soroneutralizantes (SN), mas nenhuma doença após a infecção experimental. A doença natural pode ocorrer em ovinos e caprinos selvagens, gazelas, cervos e outros pequenos ruminantes em zoológicos e parques, mas não há reservatórios conhecidos entre os animais domésticos e selvagens. A análise filogenética dos genes *N* e *F* até o momento indica que PPRV isolado de surtos de ungulados selvagens pertence à linhagem IV, mas o papel dos ungulados selvagens na epidemiologia de PPR ainda não foi determinado.[12]

Camelos ocasionalmente são infectados com PPRV, e a doença pode ser fatal. Com base nos achados clínicos e na detecção de anticorpos, PPR e RPV são suspeitos de envolvimento em doenças altamente contagiosas em camelos etíopes em 1995. Uma doença fatal de camelos no Sudão foi investigada em 2004, e diagnosticada como PPR com base em resultados positivos no teste de difusão em ágar gel, PCR com transcrição reversa e isolamento dos vírus em cultura de tecidos.[13]

Surtos em ovinos e caprinos invariavelmente ocorrem quando novos animais são introduzidos em uma propriedade. Na África Ocidental, isso normalmente ocorre quando caprinos e ovinos que, acredita-se, apresentaram resistência inata ao vírus são movidos para o sul e se misturam com as raças anãs nos trópicos úmidos e subúmidos. Tal mistura ocorre durante as migrações sazonais e os festivais religiosos. Cabras de mercados hospedam e podem transmitir o vírus. O primeiro surto na Arábia Saudita foi associado à importação de ovinos da África ou ao retorno de cordeiros que não foram vendidos no mercado de animais de produção.

Na Tanzânia, a doença foi introduzida pela primeira vez em algumas vilas do Sul, em 2009, por meio de cabras recém-compradas de um mercado local a aproximadamente 700 km de distância, nos arredores da cidade de Dar es Salaam.[14] Fatores que contribuíram para a disseminação do surto incluem pastejo comunitário e o baixo preço de animais doentes comprados por criadores de animais de produção para abate em outras vilas. No Paquistão, pelo menos um surto foi rastreado à introdução de ovinos infectados por PPRV e caprinos da Província de Sindh (noroeste) para a Província de Punjab (central) durante a campanha de assistência aos afetados pelas enchentes de 2011.[15]

Morbidade e taxa de mortalidade

As taxas de infecção em áreas enzoóticas geralmente são altas (acima de 50%) e podem corresponder a até 90% em rebanhos durante surtos. A porcentagem de ovinos e caprinos com anticorpos aumenta com a idade. A prevalência de PPR clínica na Índia, mensurada pela análise de amostras clínicas de casos suspeitos submetidos de todo o país entre 2003 e 2009, foi de 20 surtos confirmados em ovinos, 38 em caprinos e 11 em populações mistas de ovinos e caprinos.[16] Ademais, PPR foi diagnosticada em amostras de 24,5% de 592 ovinos e em 38,2% de 912 caprinos. A doença geralmente é mais grave em caprinos do que em ovinos, além de rapidamente fatal em animais jovens.

As taxas de mortalidade também são muito maiores em caprinos (55 a 85%) do que em ovinos (menos de 10%). Uma exceção à regra foi o surto recente (2011) no Gabão, no qual a taxa de mortalidade em ovinos foi de 98,9% (91 de 92 ovinos) e apenas de 18,2% em caprinos (2 de 11 caprinos).[5] Na República Democrática do Congo, relatou-se que, em um surto em 2012, mais de 75 mil caprinos morreram, e há o risco de disseminação para países vizinhos do Sul da África que não apresentaram a doença.[17] No Curdistão, mais de 750 cabras selvagens morreram por PPR entre agosto de 2010 e fevereiro de 2011, mas nenhuma doença foi relatada em animais domésticos vacinados rotineiramente.[18] Em contrapartida, a taxa de mortalidade variou entre 0 e 50%, com média de 7,4% em um surto em camelos no Sudão em 2004.[13]

Não há variação sazonal significativa na prevalência da doença, mas uma vez que os anticorpos maternos são perdidos com, aproximadamente, 4 meses de idade, o número de animais suscetíveis provavelmente aumenta 3 a 4 meses após o pico da estação de parição. Na Índia, existem mais surtos durante o verão e em setembro e outubro, que corresponde à estação chuvosa.[16]

Métodos de transmissão

PPRV é transmitido principalmente por aerossóis quando animais vivem em contato próximo. Uma grande quantidade do vírus está presente no ar expirado e em todas as excreções e secreções corpóreas, incluindo fezes, saliva, secreções oculares e nasais e urina, que podem contaminar fômites. Fezes diarreicas são especialmente infectantes. A infecção ocorre principalmente por inalação, mas também pela conjuntiva e pela mucosa oral. Cabras experimentalmente infectadas com PPRV podem excretar os vírus por alguns dias durante o período de incubação.[19] Caprinos naturalmente infectados podem continuar a excretar os vírus nas fezes até 1 mês após a vacinação e por 2 meses sem vacinação.[20]

Fatores de risco e mecanismos imunes

Cabritos com mais de 4 meses e com menos de 1 ano de idade são mais suscetíveis à doença, correspondendo à diminuição dos anticorpos maternos provenientes das mães imunes. Acredita-se que as raças de ovinos e caprinos sahelianas de pernas longas sejam mais resistentes que as raças anãs da África Ocidental nas zonas úmidas e subúmidas. Em rebanhos específicos, o risco de um surto é muito maior quando novos animais são introduzidos ou quando os animais retornam de mercados de animais de produção por não terem sido vendidos. Animais que se recuperam têm imunidade por toda a vida.

Reprodução experimental

A doença pode ser transmitida experimentalmente por contato próximo com um animal infectado ou por inoculação de tecidos ou sangue infectados. Cabras alpinas infectadas experimentalmente com a estirpe do Marrocos foram altamente suscetíveis, e a taxa de mortalidade chegou a 100%, contrariamente às raças locais de ovinos, menos suscetíveis.[21]

Importância econômica

PPR é considerada a doença mais importante de caprinos e ovinos em todos os países nos quais a doença ocorre. Em muitos desses países, esses animais são a principal fonte de proteína animal, criados por fazendeiros nômades ou pobres. Dado o fato de que a doença se disseminou para mais países africanos e asiáticos, estimou-se que, mundialmente, mais de um bilhão de ovinos e caprinos estão sob risco de contrair PPR.[6] De acordo com as estimativas da FAO, a morbidade, a mortalidade, as perdas na produção e os custos com o tratamento de PPR em conjunto serão de quase $3 bilhões por ano durante o período de 2012 a 2017 na região sul da Ásia.[9] Ademais, PPR é uma doença animal com importância transfronteiras, e existe a preocupação de que ela possa se disseminar para a Europa a partir da Turquia e do Marrocos.

Implicação zoonótica

O vírus PPR não afeta humanos.

Preocupações quanto à biossegurança

PPR requer contato próximo com um animal infectado para que a transmissão possa ocorrer. Ainda assim, uma vez que caprinos e ovinos vivos são comercializados e podem ser levados por longas distâncias, a doença pode ser facilmente introduzida em um novo rebanho ou mesmo em um novo país inadvertidamente de animais que estão incubando PPR ou apresentando apenas achados clínicos brandos.

Patogênese

A patogênese dos eventos iniciais após a infecção experimental de caprinos com isolado de PPRV foi investigada recentemente[19,22] e extensivamente revisada.[9,10] A fonte inicial de multiplicação do vírus não é dentro das células epiteliais da mucosa respiratória, como previamente relatado para PPRV e RPV, mas ocorre dentro dos macrófagos e das células dendríticas, sendo transportado para linfonodos locais para multiplicação antes de o vírus entrar na circulação e causar viremia (como os vírus do sarampo e da cinomose canina). Após a viremia, o vírus lesiona especificamente células epiteliais dos sistemas digestório e respiratório, bem como linfócitos no sistema linfoide. Células infectadas podem sofrer proliferação e formação de células gigantes sinciciais antes de sofrerem necrose/apoptose.

Em caprinos, a morte pode ocorrer por diarreia grave e desidratação antes que as lesões respiratórias se tornem graves, ou é acelerada por doença concomitante, como pasteurelose pneumônica, coccidiose ou enterite coliforme. Necrose linfoide não é tão acentuada quanto na peste bovina, e a possibilidade de imunossupressão não foi adequadamente investigada. A maioria dos ovinos e alguns caprinos adultos se recupera. Embora a mucosa nasal com frequência seja afetada com a mucosa oral, o envolvimento respiratório inferior normalmente é um evento tardio, que ocorre apenas em face da alta carga viral, podendo estar ausente em animais que morrem precocemente pela desidratação e naqueles que se recuperam da doença branda.

Achados clínicos

A doença pode ser hiperaguda, aguda ou subaguda. As formas hiperaguda e aguda são vistas principalmente em caprinos, similares à peste bovina em bovinos, exceto pela dispneia grave, uma característica comum de PPR caprina. Os sinais geralmente surgem 3 a 6 dias após o contato com um animal infectado. Febre alta (acima de 40°C) é acompanhada por apatia, espirros e secreção serosa dos olhos e das narinas. Após 1 ou 2 dias, lesões necróticas discretas se desenvolvem na boca e se estendem por toda a mucosa oral, formando placas diftéricas. Ocorre halitose profunda e o animal é incapaz de comer pela dor na boca e pelo edema dos lábios. Secreção nasal e ocular se tornam mucopurulentas e o exsudato seca, aderindo as pálpebras e ocluindo parcialmente as narinas externas. Diarreia se desenvolve 3 a 4 dias após o início da febre. Ela é profusa e as fezes podem ser mucoides e tingidas de sangue. Dispneia e tosse ocorrem posteriormente, e os sinais respiratórios são agravados quando há pneumonia bacteriana secundária. Erosões foram descritas na vulva e no prepúcio. Abortos foram relatados durante surtos na Índia. A morte normalmente ocorre 1 semana após o início da doença, e mais precocemente em casos hiperagudos.

A forma subaguda é mais comum em ovinos, mas também ocorre em caprinos. Os sinais e as lesões são menos acentuados e poucos animais podem morrer dentro de 2 semanas, mas a maioria se recupera. Ectima contagioso (Orf) pode complicar as lesões labiais ou se desenvolver em animais que sobrevivem.

A doença clínica relatada em camelos no Sudão foi caracterizada por morte súbita de animais aparentemente saudáveis, diarreia amarela e, posteriormente, sanguinolenta e abortos.[13] O surto coincidiu com a movimentação sazonal de animais para pastos verdes de outono. As mortes foram precedidas por cólica e dificuldade respiratória.

Patologia clínica

Ocorre leucopenia, mas ela é transitória e não tão acentuada quanto na peste bovina. Com o desenvolvimento de diarreia, há hemoconcentração progressiva e baixa concentração sérica de sódio e potássio.

Técnicas diagnósticas usadas no passado consistiam em teste de vírus neutralização (VN), IDAG, FC, imunoeletroforese de bancada (CIEP – *counter immunoelectrophoresis*), isolamento do vírus em culturas celulares e inoculação em animais. Algumas ainda são usadas com base no rebanho, e o teste VN é o prescrito para comercialização internacional.[23] Mais recentemente, ELISA competitivo ou de bloqueio (c-ELISA) foram desenvolvidos com base em anticorpos monoclonais específicos para as proteínas N ou H de PPR e RPV, o que permite o diagnóstico diferencial entre os dois vírus. A eficácia dos c-ELISA compara muito bem o teste de VN para a detecção e titulação de anticorpos para PPRV em caprinos e ovinos. O antígeno viral também pode ser detectado em capa leucocitária, secreções corporais, fezes, linfonodos e tonsilas por ELISA de imunocaptura, métodos de ELISA-dot e por IHQ, IDAG e CIEP. A concentração de antígeno viral de PPR, diferentemente do vírus da peste bovina, ainda é alta nos tecidos de animais que morreram pela doença. Um teste cromatográfico rápido de fita também foi desenvolvido para a detecção de PPRV na propriedade, podendo ser usado em suabes oculares.[24]

Técnicas moleculares para detecção de genoma de PPRV atualmente são métodos preferíveis para diagnóstico definitivo, determinação de linhagens e tipagem de surtos de PPR, bem como para estudos epidemiológicos. As técnicas se baseiam na análise filogenética dos genes *N* e/ou *F* de PPRV por PCR. Ensaios de PCR com transcrição reversa (RT)-PCR que têm como alvo o gene *N* mostraram detectar todas as quatro linhagens genéticas de PPRV nos tecidos, suabes oculares e nasais, e no sangue e em amostras de tecidos coletadas a campo.[25] Ademais, um teste de (rt) RT-PCR em tempo real rápido e sensível foi descrito, que pode detectar o ácido nucleico de PPR tão precocemente quanto 3 dias e até 20 dias após a infecção em material de suabe de animais experimentais.[26]

Achados de necropsia

A carcaça está gravemente desidratada; os membros pélvicos estão embebidos em fezes líquidas e crostas de exsudato estão presentes ao redor dos olhos, das narinas e dos lábios. Áreas discretas ou extensas de erosão, necrose e ulceração estão presentes na mucosa oral, na faringe e no esôfago superior, podendo se estender para o abomaso e intestino delgado distal. Ulceração hemorrágica é acentuada na região ileocecal, no cólon e no reto, no qual pode produzir as "listras de zebra" típicas. Linfonodos regionais estão aumentados e úmidos e o baço pode estar aumentado. Lesões graves normalmente estão presentes por todo o trato respiratório. Um exsudato mucopurulento se estende da abertura nasal para a laringe, enquanto a traqueia e os brônquios podem estar hiperêmicos e conter espuma causada por congestão e edema pulmonar. Pneumonia intersticial normalmente está presente. Macroscopicamente, a pneumonia é difusa ou, mais comumente, anteroventral ou apical. Com complicações bacterianas, haverá broncopneumonia purulenta ou fibrinosa e pleurite.

Em um surto recente de PPR entre ovinos e caprinos na Índia, os achados *post mortem* comuns foram congestão, hepatização vermelha, placas elevadas de enfisema nos pulmões, hemorragia e exsudato espumoso na traqueia, enterite grave e filamentos de hemorragia no intestino, aumento e hemorragias petequiais no baço e edema e inflamação dos linfonodos mesentéricos.[27] As principais lesões observadas durante um surto que envolveu camelos no Sudão foram congestão pulmonar e consolidação, palidez e fragilidade do fígado, aumento de linfonodos e congestão e hemorragia do intestino delgado e estômago.[13]

As lesões microscópicas do sistema digestório com frequência são muito graves. Nos estágios iniciais, células sinciciais estão presentes na mucosa oral e corpúsculos de inclusão eosinofílicos intracitoplasmáticos nas criptas do epitélio intestinal. O sistema respiratório mostra rinotraqueíte proliferativa, bronquite, bronquiolite, proliferação de pneumócitos tipo II e formação de grandes células gigantes sinciciais. Corpúsculos de inclusão intracitoplasmáticos e intranucleares são comuns nessas células, e os agentes virais podem ser detectados em células infectadas por imuno-histoquímica. Ocorre depleção de linfócitos nos órgãos linfoides, mas normalmente não de forma tão acentuada quanto na peste bovina.

Para propósitos diagnósticos, amostras devem ser coletadas de muitos animais vivos e incluir suabes de mucosa conjuntiva, nasal e bucal, bem como o sangue total em anticoagulante para isolamento do vírus e outros testes. Na necropsia, as seguintes amostras devem ser coletadas para histopatologia e virologia, inclusive detecção por PCR:

- Pulmões
- Intestinos delgado e grosso
- Mucosa oral
- Tonsilas
- Linfonodos mesentéricos.

Diagnóstico diferencial

Outras doenças que causam diarreia ou pneumonia em ovinos e caprinos podem representar um desafio diagnóstico, mas o histórico de introdução recente de novos animais e os achados clínicos e achados *post mortem* de estomatite, enterite e pneumonia com células gigantes sinciciais são típicos da peste dos pequenos ruminantes. Exames laboratoriais são necessários para descartar peste bovina. Outras doenças a serem consideradas incluem:

- Cowdriose
- Pasteurelose pneumônica
- Pleuropneumonia contagiosa caprina em caprinos
- Pleuropneumonia contagiosa bovina
- Helmintose
- Coccidiose
- Ectima contagioso
- Possivelmente doença dos ovinos Nairobi.

Tratamento

Tratamento e controle

Tratamento

- Soro hiperimune: animais valiosos (R2).

Controle

- Vacina PPRV: cultura de tecido (R1)
- Vacina de peste bovina: cultura de tecido (R2)
- Vacina PPRV: recombinante (R2).

PPRV: vírus da peste dos pequenos ruminantes.

O tratamento de caprinos que apresentam achados clínicos de PPR é de pouco valor e, geralmente, não recomendado. Entretanto, animais valiosos doentes nos estágios iniciais da doença podem ser isolados e receber soro hiperimune, que pode ser obtido de bovinos hiperimunizados contra peste bovina. O tratamento de suporte inclui fluidoterapia para desidratação e antibióticos para evitar infecções bacterianas secundárias. Lesões ao redor dos olhos, narinas e boca devem ser limpas e cuidados adequados de enfermagem devem ser fornecidos.

Controle

A doença pode ser evitada por vacinação e pela não introdução de animais de fontes desconhecidas, especialmente animais comprados em mercados. Adicionalmente, animais que não foram vendidos e retornam de mercados devem ser segregados, a não ser que todo o rebanho tenha sido vacinado. A vacina de cultura de tecidos de peste bovina (TCRP – *tissue culture rinderpest*) foi usada por alguns anos antes de as vacinas vivas atenuadas de PPRV serem desenvolvidas após a passagem seriada por células Vero nos anos de 1980. Essa vacina atualmente é amplamente utilizada para controle de PPR na África, no Oriente Médio e na Ásia. A vacina homóloga tem a vantagem de evitar confusão com a vacina de peste bovina quando levantamentos sorológicos são realizados. Contudo, com o objetivo de erradicar a doença, é difícil diferenciar animais naturalmente infectados e vacinados quando vacinas vivas atenuadas são utilizadas (o chamado conceito DIVA). Ademais, a vacina é termolábil e requer uma cadeia de instalações de refrigeração para armazenamento no frio, representando, portanto, um problema grave em muitos países em desenvolvimento. Na Índia, foi desenvolvida uma vacina PPR liofilizada termoadaptada, que se mantém por 24 a 26 dias em temperatura ambiente (25°C).[28]

Cabritos e cordeiros nascidos de mães imunizadas expostas devem ser vacinados com 3 a 4 meses de idade, momento no qual a concentração de anticorpos maternos começa a diminuir.[29]

Para completar o conceito DIVA, vacinas recombinantes de vacínia e varíola caprina que expressam os genes de proteína F e H de RPV foram usados tanto para peste bovina quanto para controle de PPR. Isso levou ao desenvolvimento de vacinas recombinantes similares e específicas para PPRV. Recentemente, uma vacina recombinante de PPRV-adenovírus canino que expressa o gene *H* mostrou ocasionar a resposta de anticorpos neutralizantes contra PPR em caprinos por até 7 meses.[30] Estudos adicionais com as proteínas F, H e fusão F-H de PPRV demonstraram que a vacina recombinante que expressa as proteínas F-H foi mais efetiva na indução tanto da resposta humoral quanto da resposta imune mediada por células em caprinos, e os animais vacinados mantinham a soroconversão por 21 semanas.[31] Os autores sugeriram que tais vacinas recombinantes podem ser um meio valioso para diferenciar animais infectados de animais vacinados, o que é uma ferramenta útil para encurtar e diminuir o custo final da erradicação de PPR.

Considerando a ampla distribuição de PPRV e suas múltiplas espécies de hospedeiros-alvo que apresentam mobilidade intensa, a erradicação de PPRV da Terra será um processo longo, que não pode se basear exclusivamente na vacinação em massa. Suas características epidemiológicas específicas e considerações socioeconômicas também terão que ser levadas em consideração, e estratégias internacionais contínuas, coordenadas e fundamentadas em uma abordagem regional para controle de PPRV serão a garantia em direção ao sucesso.[6]

Com base na experiência com a erradicação da peste bovina, propôs-se que os seguintes passos devem ser necessários para o controle de PPR na Índia:[32]

- Vacinação em populações de alto risco de ovinos e caprinos
- Campanhas de vacinação em massa para atingir 70 a 89% de imunidade no rebanho
- Compreensão das circunstâncias culturais e socioeconômicas dos proprietários
- Vigilância acurada quanto à natureza endêmica de PPR em países vizinhos
- Esforços coordenados de todas as instâncias
- Fundamentação adequada e execução de programas de controle.

Esses passos podem ser aplicáveis em outros países. PPR partilha similaridades com a peste bovina em aspectos como características etiológicas, epidemiológicas, patogênese e patologia, há imunidade sólida após imunização ou recuperação da infecção natural, além de uma boa vacina estar disponível. Há otimismo de que a PPR possa eventualmente ser erradicada.[9,10,33] A FAO tem um papel crucial, assim como no sucesso do controle da peste bovina.

LEITURA COMPLEMENTAR

Balamurugan V, et al. Diagnosis and control of peste des petits ruminants: a comprehensive review. Virusdisease. 2014;25:39.

Kumar N, et al. Peste des petits ruminants virus infection of small ruminants: a comprehensive review. Viruses. 2014;6:2287.

OIE. Manual of Diagnostic Tests and Vaccines for Terrestrial Animals, 2013; Chapter 2.07.11:1.

Rossiter PB. Peste des petits ruminants. In: Coetzer JAW, Tustin RC, eds. Infectious Diseases of Livestock. vol 2. 2nd ed. Cape Town: Oxford University Press; 2004:660.

REFERÊNCIAS BIBLIOGRÁFICAS

1. Sato H, et al. Front Microbiol. 2012;3:75.
2. Bailey D, et al. Virus Res. 2007;126:250.
3. Anees M, et al. BMC Vet Res. 2013;9:60.
4. Kwiatek O, et al. Emerg Infect Dis. 2011;17:1223.
5. Maganga GD, et al. Virol J. 2013;10:82.
6. Albina E, et al. Vet Microbiol. 2013;165:38.
7. Couacy-Hymann E, et al. Vet J. 2007;173:178.
8. Zhai JJ, et al. Bing Du Xue Bao. 2010;26:315.
9. Kumar N, et al. Viruses. 2014;6:2287.
10. Balamurugan V, et al. Virusdisease. 2014;25:39.
11. Wu X, et al. Virus genes. 2016;52.3:422.
12. Munir M. Transbound Emerg Dis. 2013;61:411.
13. Khalafalla AI, et al. Acta Trop. 2010;116:161.
14. Muse EA, et al. Onderstepoort J Vet Res. 2012;79:E1.
15. Munir M, et al. Transbound Emerg Dis. 2013;62:108.
16. Balamurugan V, et al. J Vet Sci. 2012;13:279.
17. FAO. (2012) Livestock epidemic causing havoc in Democratic Republic of the Congo: FAO acts to stop spread of disease that has killed 75,000 goats and threatens neighboring countries. 22/08/12. <http://www.fao.org/news/story/en/item/150317/icode/>; Accessed 12.07.12.
18. Hoffmann B, et al. Transbound Emerg Dis. 2012;59:173.
19. Couacy-Hymann E, et al. Prev Vet Med. 2007;78:85.
20. Abubakar M, et al. Virus Res. 2012;167:43.
21. Hannouchi M, et al. Vet Microbiol. 2012;160:240.
22. Pope RA, et al. PLoS ONE. 2013;8:e55830.
23. OIE. Manual of Diagnostic Tests and Vaccines for Terrestrial Animals, 2013; Chapter 2.07.11:1.
24. Bruning-Richardson A, et al. J Virol Methods. 2011; 174:42.
25. Batten CA, et al. J Virol Methods. 2011;171:401.
26. Balamurugan V, et al. Virol Sin. 2012;27:1.
27. Chauhan HC, et al. Vet Ital. 2011;47:41.
28. Riyesh T, et al. Virol Sin. 2011;26:324.
29. Balamurugan V, et al. Virol Sin. 2012;27:228.
30. Qin J, et al. PLoS ONE. 2012;7:e37170.
31. Wang Y, et al. Vet Immunol Immunopathol. 2013; 154:1.
32. Singh RP. Rev - Off Int Epizoot. 2011;30:879.
33. De Stewart RL, et al. Curr Opin Virol. 2012;2:330.

Diarreia viral bovina, doença das mucosas e complexo pestivírus bovino

Sinopse

- Etiologia: vírus da diarreia viral bovina tipos 1 e 2 e subtipos. Biotipos não citopático e citopático. Diversidade antigênica e reatividade cruzada entre estirpes de vírus

- Epidemiologia: ocorrência cosmopolita com grande importância econômica. Prevalência de infecção alta em populações bovinas. Bezerros persistentemente infectados são a principal fonte do vírus. Bovinos jovens e não vacinados no rebanho são mais suscetíveis
- Patogênese: o vírus causa infecções subagudas, infecções hiperagudas, trombocitopenia, síndrome hemorrágica, imunossupressão e infecções fetais, que resultam em infecção persistente até e após o nascimento. Bovinos persistentemente infectados (PI) são imunotolerantes à estirpe BVDV com a qual são infectados, podendo desenvolver doença das mucosas.
- Achados clínicos: diarreia viral bovina inaparente subclínica, doença das mucosas aguda em bovinos persistentemente infectados com 6 a 24 meses de idade com febre, diarreia, erosões orais e alta taxa de mortalidade, diarreia viral bovina hiperaguda em bovinos de todas as idades, incluindo adultos com diarreia grave, febre, agalactia e morte rápida em alguns dias, trombocitopenia e doença hemorrágica, falha reprodutiva (diminuição da taxa de concepção, abortos, natimortos, neonatos fracos e defeitos congênitos)
- Patologia clínica: leucopenia, linfopenia. Isolamento do vírus de animais transitória e persistentemente infectados, sorologia para anticorpos soroneutralizantes
- Lesões: estomatite ulcerativa e gastrenterite, depleção das placas de Peyer. Hemorragias disseminadas na forma hiperaguda. Abortos. Defeitos congênitos em bezerros (hipoplasia cerebelar e defeitos oculares)
- Confirmação do diagnóstico: isolamento do vírus do sangue e de tecidos. Detecção do antígeno (ELISA de captura de antígeno e testes imuno-histoquímicos). Amplificação do RNA viral por reação em cadeia da polimerase. Anticorpos de soroneutralização viral e testes ELISA
- Lista de diagnósticos diferenciais: doenças com erosões orais e diarreia (peste bovina e febre catarral maligna). Doenças com lesões orais e sem diarreia (febre aftosa, estomatite vesicular, língua azul, estomatite papular bovina e estomatite necrótica), doenças com diarreia e sem lesões orais (salmonelose, disenteria de inverno, doença de Johne, deficiência de cobre, ostertagiose, coccidiose, intoxicação por arsênico, ingurgitamento por carboidratos)
- Tratamento: nenhum
- Controle: detecção e eliminação de animais PI do rebanho. Prevenção da introdução da infecção no rebanho. Vacinação de matrizes para evitar a infecção do feto. Erradicação por detecção e eliminação de animais persistentemente infectados, sem vacinação e medidas estritas de biossegurança para evitar a introdução de animais PI no rebanho.

ELISA: ensaio imunoenzimático ligado à enzima.

Etiologia

Pestivírus são vírus não segmentados, envelopados, de RNA de fita simples com polaridade positiva. A diversidade fenotípica, como variação antigênica, infectividade e taxas de replicação, que podem afetar a virulência viral, pode ser atribuída a rearranjos genômicos, mutações ou recombinações. Os vírus são classificados na família Flaviviridae, e são membros do gênero *Pestivirus*. Embora os *pestivírus* sejam nomeados de acordo com a espécie da qual eles foram isolados pela primeira vez, a maioria dos pestivírus não é específica para o hospedeiro.[1]

Atualmente, existem quatro espécies reconhecidas do gênero *Pestivirus*:

- Vírus da diarreia viral bovina tipo 1 (BVDV-1)
- Vírus da diarreia viral bovina tipo 2 (BVDV-2)
- Doença das fronteiras de ovinos (VDF)
- Vírus da peste suína clássica (VPSC, também chamado de vírus da cólera suína).

A análise filogenética identificou 12 subgenótipos de BVDV-1 (BVDV-1a a BVDV-1l) e dois subgenótipos de BVDV-2 (BVDV-2a e b).

Os genótipos BVDV-2 são antigenicamente distintos e alguns isolados causam surtos de doença grave. Nem todos os isolados de BVDV-2 causam doença clinicamente grave; existem estirpes avirulentas. Estirpes BVDV-2 virulentas inoculadas em bezerros produzem doença caracterizada por febre, diarreia, leucopenia, linfopenia, neutropenia, trombocitopenia e morte. A infecção pelas estirpes avirulentas de BVDV-2 causa leucopenia e febre de baixo grau.

Uma suposta quinta espécie de pestivírus é representada por um único isolado viral de uma girafa, chamado Girafa-1.[2] Nos últimos anos, um grupo de pestivírus atípicos, aparentemente formando uma espécie separada, a chamada *pestivírus semelhantes a "HoBi"* e do qual os bovinos são a espécie hospedeira mais provável, foi isolado.[2] Desde a primeira identificação de D32/00_HoBi em 2004, mais de oito outras estirpes de pestivírus semelhantes a HoBi foram isoladas de SFB e de bovinos infectados na América do Sul e na Ásia.[2] Estirpes de pestivírus semelhantes a HoBi podem já estar circulando em populações de bovinos fora da América do Sul ou da Ásia após terem sido introduzidos, seja como contaminantes em vacinas produzidas com lotes infectados de SFB, seja sêmen importado ou embriões.[2] A infecção por estirpes semelhantes a HoBi em bovinos foi associada a achados clínicos similares à infecção por BVDV e infecção persistente, que levou a incentivos para renomear espécies semelhantes e HoBi como BVDV-3.[3]

Entre os pestivírus de ruminantes, particularmente BVDV-1 e BVDV-2, existem dois biotipos designados como *não citopático (NCP)* e *citopático (CP)*. Esses dois biotipos são classificados pela sua capacidade ou falta de capacidade de causar alterações citopáticas observáveis e morte celular em cultura de células. Biotipos NCP produzem pouco ou nenhum sinal visível de CP em culturas de células, e as células infectadas geralmente parecem normais. Em contrapartida, biotipos CP causam vacuolização e morte celular. O biotipo não faz referência à capacidade de causar doença no animal, uma vez que a doença clínica, na maioria dos casos, é causada por estirpes NCP. Os dois biotipos de BVDV não são distinguíveis sorologicamente. Na maioria dos casos, a recombinação do RNA é responsável pela geração de vírus CP. Um segundo método se baseia na introdução de uma série de mutações pontuais no gene *NS2*. O vírus NCP, portanto, é chamado vírus "tipo selvagem" predominante a campo, enquanto os biotipos CP raramente são encontrados na natureza e associados principalmente a casos clínicos da doença das mucosas (DM).

Embora estirpes do vírus de ambos os biotipos possam atravessar a placenta e invadir o feto, apenas a estirpe NCP do vírus consegue estabelecer infecção persistente no feto, que é crucial para a disseminação do vírus. Ele é causa de uma ampla variedade de doenças congênitas, entéricas e reprodutivas. Em contrapartida, o biotipo CP do vírus normalmente é encontrado em associação a casos clínicos de DM em animais que já são persistentemente infectados (PI) com o biotipo NCP. Ambos os biotipos podem ser isolados de animais com DM clínica, e há evidência de que o biotipo CP evolui por mutação a partir do biotipo NCP em animais PI. A recombinação genômica pode ocorrer em vírus NCP de ambos os genótipos, resultando em vírus CP. Apenas BVDV NCP causam BVD aguda grave.

A infecção cruzada entre espécies animais foi documentada para muitas espécies de pestivírus. *Infecções de bovinos com VDF* foram documentadas recentemente sob condições de campo, resultando não apenas na soroconversão, mas também em infecção persistente de bezerros com VDF e incidentalmente em casos clínicos que se assemelhavam a casos de BVD aguda, bem como DM.[4,5] Essa possibilidade reconhecida recentemente de infecção de bovinos com VDF provavelmente representa um desafio para o controle da doença em regiões nas quais programas de erradicação de BVD estão ocorrendo e em bovinos e ovinos mantidos próximos entre si. *Infecções de pequenos ruminantes com BVDV-1 e BVDV-2* são comuns e esses vírus podem mesmo ser patógenos primários, causando doença das fronteiras em ovinos em alguns países.[2,6] A infecção experimental de suínos com BVDV é possível, tendo causado doença reprodutiva e retardo de crescimento em leitões. Algumas estirpes de BVDV inoculadas em suínos causaram reações falso-positivas aos testes para anticorpos contra peste suína e podem proteger contra desafios subsequentes por VPSC. Infecções por VPSC foram detectadas apenas em suínos domésticos e em javalis selvagens até o momento.

Epidemiologia

Ocorrência

Doenças associadas a BVDV foram relatadas na maioria dos países nos quais os bovinos são criados e, em alguns países, podem ser a infecção viral mais importante de bovinos. A prevalência de infecção é alta, mas a incidência de DM é baixa.

BVDV causa muitas doenças diferentes, incluindo:

- BVD branda, normalmente subclínica
- DM fatal, que ocorre em animais persistentemente virêmicos e naqueles especificamente imunotolerantes como resultado de uma infecção adquirida no início da vida fetal
- Diarreia hiperaguda altamente fatal
- Trombocitopenia e doença hemorrágica
- Falha reprodutiva
- Anormalidades congênitas em bezerros como resultado da infecção no meio da gestação
- Imunopressão.

Prevalência da infecção

Dados de levantamentos sorológicos conduzidos em todo o mundo sugerem que BVDV é endêmica em populações de bovinos da maioria dos países produtores de bovinos. A prevalência de infecção por pestivírus bovinos varia amplamente entre regiões geográficas e países em razão das práticas de vacinação, da densidade populacional de bovinos e das práticas de alojamento e manejo. Levantamentos realizados na América do Norte relataram soroprevalência em nível animal entre 40 e 90%, e prevalência em nível de rebanho entre 28 e 53%, dependendo da região geográfica.[7] Na Europa, soroprevalência em nível animal antes da implementação de programas de controle variaram de abaixo de 1% na Finlândia a mais de 19% na Suécia, 46% na Dinamarca e 95% na Inglaterra e no País de Gales. Em bovinos confinados no Oeste do Canadá, soroprevalência média em nível animal foi de 27%, com relato de variação de 0 a 63%.

Em novilhas leiteiras, uma alta taxa de infecção por BVDV foi observada entre o desmame e 9 meses de idade. O risco de infecção por BVDV aumentou de 150 para 260 dias de idade, o que coincidiu com a movimentação dos animais de baias individuais ou barracões para alojamento em grupo e com a diminuição da proteção pelos anticorpos colostrais. Em bovinos confinados, levantamentos soroepidemiológicos revelaram que os animais soroconvertiam durante as primeiras semanas após a chegada no confinamento em virtude da presença de animais PI.

A prevalência média estimada de animais PI em rebanhos é de aproximadamente 1 a 2%. O censo do Sistema de Monitoramento de Saúde Animal Nacional de bovinos de corte nos EUA nos anos de 2007 a 2008 relatou uma prevalência em nível animal em bovinos de corte (determinado por fragmentos de orelha) de 0,12%. A prevalência de animais PI dentro dos rebanhos variou entre 0 e 16%. A prevalência em nível de rebanho de infecção persistente foi de 8,8% dos rebanhos de corte estudados.[8]

Relatou-se que a infecção congênita com BVDV durante o fim da gestação resultou em soroconversão sem infecção persistente do feto na taxa de, aproximadamente, 10%. Esses bezerros com infecção congênita sem infecção persistente apresentavam risco duas vezes maior de doença grave, quando comparados a bezerros sem infecção congênita.

No decorrer de um período de 20 anos no Noroeste dos EUA, de 1980 a 2000, houve um aumento no perfil de doenças associadas à infecção por BVDV e na idade do animal ao início da doença.[9] Em 1980, os dados indicavam uma baixa taxa de infecção fetal (< 5%), seguida por um aumento gradual de casos clínicos e pico aos 6 meses de idade (30%). Em contrapartida, no ano 2000, as infecções por BVDV resultaram em ocorrência bifásica da doença. A primeira fase foi a infecção fetal, com taxas de infecção acima de 25%, seguida por uma segunda fase aos 6 meses de idade (> 35%). A mudança de padrão foi atribuída ao aumento da suscetibilidade de bovinos prenhes à infecção por BVDV e à emergência de novas espécies de BVDV-2. No decorrer de um período de 2 anos (1998-2000), isolados de BVDV-2 foram mais comumente associados a aborto em vacas. BVDV-1a foi associado menos à infecção precoce (< 100 dias de gestação) e mais a infecções tardias (> 100 dias); BVDV-1b foi intermediário, seguido por BVDV-2, que foi associado a infecções mais precoces (45%) e menos com infecções tardias (55%), quando comparado a BVDV 1a e 1b.

Subtipos diferentes de pestivírus bovinos predominam em regiões geográficas diferentes. Dentro da população de bovinos dos EUA, BVDV-1a, 1b e 2a são os subtipos predominantes. Levantamentos conduzidos em material submetido para isolamento do vírus antes de 2001 relataram porcentagem média de prevalência para BVDV-1a, 1b e 2a em rebanhos bovinos nos EUA de 21, 43 e 36%, respectivamente. Em contrapartida, após 2001, a porcentagem de prevalências de BVDV-1a e 2a diminuiu acentuadamente, enquanto das estirpes BVDV-1b somaram 75 a 100% de todas as amostras.[11] Levantou-se a hipótese de que essa mudança na prevalência de estirpes de BVDV seja atribuída à efetividade das vacinas comerciais, que se baseia principalmente em estirpes BVDV-1a e 2a.[11] A tipagem genética de pestivírus bovinos da Irlanda do Norte e da República da Irlanda revelou BVDV-1a como a estirpe mais prevalente, enquanto a maioria das estirpes na Inglaterra e no País de Gales é BVDV-1b.

Outras espécies de ruminantes

Infecção, doença ou ambos associados a pestivírus foram descritos em uma ampla variedade de ruminantes e outras espécies animais, como bovinos, ovinos, caprinos, suínos, bisões, alpacas e lhamas, e muitas espécies de ruminantes cativos e de vida livre. Levantamentos sorológicos indicam que muitas espécies de ruminantes de vida livre na América do Norte, na Europa e na África, como antílopes, girafas, búfalos, bisões, camurças, ovinos bighorn, cabras das montanhas, camelídeos do Velho Mundo e muito cervídeos são expostos aos pestivírus, com taxas de prevalências variando de acordo com a espécie de ruminantes e a região geográfica entre abaixo de 1% e acima de 13%.[1] Anticorpos contra BVDV foram encontrados em 31% dos bisões-americanos de vida livre, mas em menos de 1% dos bisões-europeus. O papel dos pestivírus como agentes causais de doença em ruminantes selvagens não é conhecido, e surtos da doença são relatados apenas ocasional e normalmente como casos isolados fatais. Os achados clínicos e patológicos em alguns animais são similares àqueles da DM em bovinos.

Embora *camelídeos do Novo Mundo* historicamente sejam altamente resistentes à infecção por pestivírus, casos de doença clínica e infecção persistente em associação a estirpes específicas do vírus bovino foram documentados mais recentemente. A infecção por pestivírus em lhamas e alpacas foi associada a perda embrionária no início da gestação, aborto, nascimento prematuro, malformações congênitas e infecção persistente.[10] Levantamentos conduzidos nos EUA revelaram prevalências em nível animal variando entre 0,9 e 11,5%. Um censo conduzido entre 63 rebanhos de alpacas revelou soroprevalência no rebanho de 25,4%, com 6,3% de todos os rebanhos apresentando filhotes PI.[11] As estirpes de pestivírus isoladas predominantemente em camelídeos do Novo Mundo foram BVDV-1a e b e BVDV-2.[12] Pestivírus também foram associados a surtos de doenças de ruminantes cativos em coleções de zoológicos.

A doença das fronteiras em ovinos e caprinos pode ser causada por três das quatro espécies atualmente reconhecidas de pestivírus: VDF, BVDV-1 e BVDV-2. A importância da troca de pestivírus entre bovinos PI e ovinos parece variar de acordo com o país. Na Noruega e na Suécia, verificou-se que a doença das fronteiras foi causada exclusivamente por BVDV-1, enquanto VDF e BVDV-1 foram isolados em casos de doença das fronteiras no Reino Unido. Nos EUA, todas as três espécies, VDF, BVDV-1 e BVDV-2, foram encontradas em ovinos.[6]

Morbidade e taxas de mortalidade

DM em animais PI imunotolerantes soronegativos ocorre em todas as classes de bovinos, principalmente entre 6 e 24 meses de idade, raramente em bezerros tão jovens quanto 4 meses de idade ou em bovinos com mais de 2 anos de idade. A incidência de DM em um rebanho normalmente é de menos de 5% dos animais com até 2 anos de idade. Ocasionalmente, foram observadas epidemias nas quais até 25% ou mais dos animais da faixa etária mais comumente afetada desenvolveram DM.

Surtos da *DM hiperaguda,* reconhecida mais recentemente, ocorrem em animais *não PI imunocompetentes,* caracterizando-se por alta taxa de casos entre todos os animais clinicamente afetados. As taxas de morbidade podem chegar a 40% e a mortalidade da população a 20%. Surtos de doença aguda em rebanhos associada a BVDV em vitelos causaram taxas de mortalidade na população que variaram entre 10 e 25%.

Métodos de transmissão

A principal fonte de infecção é o animal PI virêmico. O vírus pode ser isolado de secreção nasal, saliva, sêmen, fezes, urina, lágrimas e leite, o que permite uma ampla disseminação do vírus.

Contato direto

O vírus é transmitido por contato direto entre animais e por transmissão transplacentária para o feto. Secreções do trato reprodutor de uma vaca infectada, seja PI, seja imune sistemicamente, incluindo os fetos abortados, podem ser fontes potenciais do vírus. O contato nariz a nariz é um método efetivo de transmissão dos vírus de animais PI para animais suscetíveis. Portanto, animais PI podem introduzir a infecção em um rebanho; ou quando animais infectados são misturados a animais suscetíveis no momento da reprodução; ou sob condições que requerem a movimentação emergencial em razão da seca, das enchentes e do fogo. A mistura acidental de um touro PI com fêmeas suscetíveis durante a estação de reprodução em um rebanho de corte pode resultar em um grande surto de DM no rebanho.

A transmissão do vírus entre animais saudáveis e imunocompetentes provavelmente é insignificante, uma vez que eles produzem anticorpos que eliminam o vírus. Contudo, a disseminação da transmissão de bovinos transitoriamente virêmicos para animais soronegativos em um rebanho leiteiro é lenta. Animais infectados primariamente não são transmissores efetivos do vírus. Animais suscetíveis introduzidos em um rebanho, tipicamente novilhas, ficam infectados por contato com animais persistentemente virêmicos e grandes perdas econômicas podem ocorrer se eles estiverem em um estágio vulnerável da gestação. A introdução de uma vaca ou novilha PI desconhecida em um rebanho suscetível pode também causar grandes perdas econômicas.

O feto pode ser infectado por transmissão transplacentária do vírus da mãe infectada, seja a mãe transitoriamente infectada, seja PI. A infecção fetal foi produzida por inoculação experimental de mães prenhes não imunes. Epidemias de aborto e defeitos congênitos em bezerros ocorreram quando a infecção viral transplacentária do feto de vacas no primeiro trimestre, em rebanhos previamente livres do vírus, foi seguida pela introdução de animais infectados por BVDV.

Fêmeas PI podem permanecer clinicamente normais por muitos anos, período durante o qual conseguem reproduzir de forma bem-sucedida e sua progênie também pode ser aparentemente normal, mas também são invariavelmente PI. Dessa forma, uma família virêmica materna pode se estabelecer, capaz de persistir por muitas gerações e fornecer um dos principais mecanismos de manutenção dos vírus em um rebanho endêmico.

Contato indireto

Transmissão aerógena

A transmissão aerógena indireta do vírus pode ocorrer em bezerros alojados próximos a bezerros PI, sem terem contato direto. A infecção também pode ocorrer em bezerros alojados em baias diretamente após a remoção de um bezerro PI, mas sem limpeza e desinfecção da baia.

Moscas

O vírus foi transmitido experimentalmente permitindo que moscas hematófagas se alimentassem em um animal PI, seguido pela alimentação em animais receptores soronegativos livres de BVDV. O vírus foi isolado de algumas moscas e dos animais receptores, que também soroconverteram.

Fômites

BVDV foi transmitido de um animal PI para novilhas suscetíveis, examinadas VR usando a mesma luva. A reutilização de agulhas hipodérmicas em animais suscetíveis pouco tempo após a agulha ter sido usada em um animal PI ou a reutilização de imobilizador nasal tipo formiga também pode transmitir a infecção. O vírus pode se disseminar por agulhas hipodérmicas usadas em frascos de vacinas contaminadas pela secreção nasal de bezerros PI.

Inseminação artificial/transferência de embriões

BVDV pode ser associado a sêmen, oócitos, células do oviduto, células do cúmulus, líquido folicular ou soro usado em meios de lavagem do útero.[13] O vírus sobrevive à criopreservação em nitrogênio líquido. BVDV foi isolado do sêmen de touros transitoriamente infectados ou PI, sem necessariamente afetar a qualidade do sêmen. Especificamente, touros PI excretam grande quantidade de vírus no sêmen, e vacas soronegativas converteram consistentemente após a reprodução natural ou artificial com sêmen de um touro PI. Em muitos casos, as vacas conceberam e bezerros clinicamente saudáveis nasceram.[13] Uma vez que a infecção tenha se estabelecido, existe o potencial para amplificação da infecção em tal rebanho por meio de um ciclo secundário de transmissão de novilhas que foram infectadas a partir do sêmen. Em touros transitoriamente infectados, o vírus pode persistir no sêmen por muitos meses após a exposição experimental. Também existe o relato de um touro em uma central de inseminação artificial que estava excretando o vírus no sêmen no decorrer de um período de 11 meses enquanto não demonstrava qualquer evidência de viremia, mas com alta concentração de anticorpos séricos. O vírus não pôde ser isolado de muitas amostras de sangue e tecidos de órgãos somáticos, mas, na necropsia, o vírus estava sequestrado no testículo. Levantou-se a hipótese de que a infecção ocorreu pouco tempo antes de a barreira hematotesticular se tornar completamente funcional, permitindo, portanto, que o vírus entrasse nos túbulos seminíferos, mas resultando em altos teores de anticorpos do local.

Oócitos ou embriões obtidos de vacas transitoriamente infectadas ou PI podem ser contaminados com vírus BVDV por células do cúmulus, líquido folicular, células do oviduto ou líquido uterino infectados. A transferência de embriões de uma vaca transitoriamente infectada ou PI, portanto, representa risco de infecção para uma receptora. Muitos estudos mostraram que a transferência de embriões de doadoras PI pode produzir bezerros clinicamente normais livres de BVDV.[13]

Vacinas contaminadas com vírus da diarreia viral bovina

Em razão do uso disseminado de soro fetal bovino (SFB) no processo de produção de linhagens celulares animais que, entre outras, são necessárias para a produção de vacinas, a contaminação do soro fetal com vírus adventícios representa um sério risco. Com uma prevalência estimada de 1 a 2% de infecção persistente em fetos bovinos, BVDV é o contaminante mais comum do soro fetal bovino.[14] SFB contaminado com BVDV representa o principal risco para o processo de produção de vacinas vivas modificadas produzidas para espécies suscetíveis à infecção por pestivírus, como ruminantes e suínos.[15] Lotes de SFB devem passar por uma série de testes quanto à presença de contaminantes virais. Lotes contaminados geralmente não são descartados, mas são submetidos ao tratamento por inativação de acordo com métodos validados.[15] A aplicação de uma vacina viva modificada de rinotraqueíte infecciosa bovina (IBR) contaminada com BVDV-2 NCP em bovinos levou a surtos de BVD no passado.[16]

Fatores de risco

Fatores de risco do hospedeiro

Fatores de risco do hospedeiro que influenciam o desfecho clínico da infecção por BVDV incluem:

- Estados imune do hospedeiro
  - Imunocompetente ou imunotolerante (PI) ao vírus
  - Se imunocompetentes por imunidade passiva (anticorpos colostrais) ou por imunidade ativa (infecção prévia ou vacinação)
- Idade do animal
- Estado gestacional
- Idade gestacional do feto
- Fatores estressantes
- Infecção concomitante.

Geralmente, bovinos jovens são mais suscetíveis à infecção por BVDV, mas bovinos adultos podem desenvolver doença grave se forem infectados por uma estirpe altamente virulenta do vírus. A infecção persistente pode ser estabelecida apenas durante, aproximadamente, a primeira metade da vida fetal. Comparada a muitos outros patógenos, a sobrevivência fetal após a infecção uterina precoce com BVDV NCP é comum e pode ser tão alta quanto 70%. Animais não vacinados, vacinados inadequadamente ou animais cujo estado imune vem decaindo são mais suscetíveis à infecção e o potencial para a doença clínica. Animais vacinados podem ser suscetíveis a isolados de campo do vírus distintos daqueles usados na vacina. Animais PI são suscetíveis ao desenvolvimento de DM após superinfecção com a estirpe homóloga de vírus CP. Eles também são suscetíveis a outras doenças infecciosas, como pneumonia. A diversidade genética entre isolados pode contribuir para as diferenças na resposta clínica à infecção.

Fatores de risco do ambiente e do manejo

Os principais fatores de risco do manejo são a introdução de animais PI em um rebanho suscetível e a falha do programa de vacinação ou um programa de vacinação inadequado. Nos surtos recentes de doença grave em rebanhos bovinos em Ontário e em Quebec, a falha em vacinar ou em usar a vacina adequadamente foi um achado comum do histórico.

Fatores de risco do patógeno

Isolados de BVDV variam genômica, antigênica e biotipicamente. Essas características do patógeno são importantes na patogênese das diferentes apresentações clínicas da infecção por BVDV, na virulência de diferentes isolados virais, na resposta imune do hospedeiro a diferentes isolados virais e no diagnóstico laboratorial.

A *diversidade genética* entre isolados de BVDV é o resultado da alta frequência de mutação, característica de vírus de fita simples de RNA, propensão para a recombinação e pressão seletiva pela resposta imune estimulada por infecção natural ou vacinação. As consequências da diversidade incluem a diversidade de apresentações da doença clínica, dificuldades diagnósticas e falhas vacinais.

Isolados diferentes antigenicamente relacionados são imunologicamente distintos. Diferenças no título de anticorpos neutralizantes contra isolados específicos de BVDV são detectáveis em soro policlonal de bovinos convalescentes. Anticorpos monoclonais que têm atividade neutralizante diferenciam vírus BVD em muitos grupos. A variabilidade antigênica desses vírus também pode explicar a ampla variedade de lesões e doenças observadas. As consequências práticas da diversidade antigênica residem no fato de que nem a infecção natural nem a vacinação podem fornecer proteção completa contra a maioria dessas estirpes de ocorrência natural. Também existe reatividade cruzada considerável entre isolados do vírus, o que explica o motivo pelo qual animais vacinados adequadamente têm imunidade considerável.

Genótipos dos pestivírus conhecidos por conseguirem infectar bovinos sob condições de campo são BVDV-1, BVDV-2, VDF e vírus semelhante a HoBi. Enquanto BVDV-1 é associado a maior frequência à doença subclínica ou doença clínica branda, isolados de BVDV-2 são mais frequentemente isolados de casos clínicos graves. Experimentalmente, BVDV-2 induz maior grau de viremia, lesões mais acentuadas e distribuição mais extensa do antígeno viral, quando comparado a BVDV-1, que induz menor grau de viremia. No final dos anos de 1980 e início dos anos 1990 no nordeste dos EUA, de Ontário e de Quebec, estirpes virulentas de BVD emergiram e causaram doença aguda grave tanto em bezerros quanto em bovinos adultos. A maioria dos isolados era NCP, tipificados como BVDV-2. Trombocitopenia e doença hemorrágica associada a BVDV NCP foram reconhecidas em bovinos leiteiros adultos e bezerros de corte desmamados. A doença ocorreu em vitelos na mesma região geográfica. Ademais, BVDV altamente virulento é causa de diarreia grave e morte em bovinos adultos com achados clínicos de lesões similares àquelas de DM aguda. Atualmente, há relatos de doença grave assemelhando-se a DM em bovinos adultos na Grã-Bretanha, na Alemanha e em outras partes da Europa central, atribuída às infecções por BVDV-2 NCP. Apenas BVDV NCP foi isolado desses animais. Todas as evidências disponíveis sugerem que esses animais eram imunocompetentes, e não PI. A infecção de bovinos com VDF foi relatada recentemente, resultando em infecção persistente e incidentalmente doença clínica foi reconhecida há pouco tempo.[4,5] Infecções com as estirpes do vírus com genótipos semelhantes a HoBi sob condições de campo foram documentadas e associadas ao desenvolvimento de infecção persistente.[2]

Mecanismos imunes

Imunossupressão transitória ocorre em animais infectados agudamente. O vírus infecta células do sistema imune inato, afetando a função de neutrófilos, monócitos, macrófagos e células dendríticas. Os neutrófilos são prejudicados quanto às atividades microbicida, quimiotática e citotoxicidade mediada por células dependente de anticorpos.

A infecção *in vitro* e *in vivo* por BVDV, seja do biotipo CP, seja NCP, diminui vários aspectos da função de macrófagos que podem afetar de forma adversa os mecanismos normais de defesa dos pulmões, facilitando a colonização bacteriana. Na resposta imune adquirida ou adaptativa, infecções por BVDV têm seu principal efeito nos linfócitos T tímicos e foliculares. O efeito do número de linfócitos T circulantes depende da estirpe, variando de linfopenia branda a linfopenia grave com estirpes altamente virulentas. O vírus também afeta a resposta de linfócitos T *helper* e linfócitos T citotóxicos. Infecções por BVDV têm seu efeito principal sobre os linfócitos B foliculares. O efeito sobre o número de linfócitos B circulantes varia, mas a depleção das células B ocorre nos folículos linfoides dos linfonodos com estirpes altamente virulentas de BVDV NCP, e nas placas de Peyer tanto com a DM quanto com infecções por BVDV altamente virulento.

Existem quatro polipeptídios antigênicos estruturais principais. A glicoproteína E2 é a principal glicoproteína e alvo antigênico para anticorpos. E2 é altamente antigênica e estimula a produção de anticorpos neutralizantes no hospedeiro após a infecção ou vacinação com vacina viva modificada (VVM) ou vacinas inativadas. A capacidade de anticorpos contra BVDV em protegerem contra a infecção, e o desenvolvimento de infecção por vírus a longo prazo depende da estirpe do vírus e da concentração e isótipo de anticorpos produzidos. Anticorpos contra BVDV são indicadores da presença de uma resposta imune específica, e não indicadores de uma resposta imune protetora. Altos teores de anticorpos neutralizantes evitam a doença após desafio homólogo. Contudo, animais com anticorpos neutralizantes podem desenvolver viremia. A excreção dos vírus na secreção nasal pode ocorrer na presença de anticorpos SN.

Estudos de proteção cruzada *in vitro* com soro de bovinos vacinados tanto com vacina com VVM quanto inativada demonstraram ampla proteção cruzada contra 12 a 22 estirpes diferentes de BVDV, embora essa proteção cruzada extensiva não tenha sido completamente reproduzível *in vivo* em estudos de campo.

A resposta imune do bezerro é influenciada por dois fatores: o desenvolvimento da imunidade ativa e a diminuição da imunidade materna ou passiva. Bezerros jovens com 10 a 14 dias de idade soronegativos para BVDV podem desenvolver uma resposta imune protetora após vacinação com vacina VVM. Contudo, a presença de anticorpos maternos em bezerros interfere na resposta imune, e os animais não ficam protegidos do desafio 4 a 5 meses depois. O estudo preditivo estimou que os bezerros devem ter 142 dias de idade para se tornarem soronegativos para anticorpos contra BVDV-1 e 114 dias para anticorpos contra BVDV-2.

Novilhas prenhes de bezerros PI desenvolvem títulos de anticorpos contra BVDV-5 a 10 vezes maiores do que novilhas que não estão prenhes de bezerros PI. A incapacidade de BVDV NCP em induzir IFN-α no feto é um dos principais mecanismos de evasão do sistema imune que permite que BVDV estabeleça infecção persistente. O principal mecanismo para a persistência é a tolerância das células CD4+. A especificidade é muito alta, uma vez que os animais PI podem responder a alterações em vírus homólogos tão pequenas quanto um único aminoácido. Isso explica o motivo pelo qual alguns animais PI podem desenvolver resposta de anticorpos a um vírus homólogo dos múltiplos subtipos de BVDV. A infecção experimental de animais PI com BVDV CP antigenicamente relacionados resultou em 50% desenvolvendo DM. Aqueles que não desenvolveram DM apresentavam maiores contagens de células T gamadelta circulantes antes do desafio com BVDV CP.

Após a infecção natural de bovinos imunocompetentes soronegativos com a maioria das estirpes de BVDV que não causam doença grave, ocorre uma viremia transitória; anticorpos SN se desenvolvem em 2 a 3 semanas, com pico em 8 a 10 semanas, e permanecem detectáveis por muitos meses. A resposta imune humoral após infecção natural por BVDV em bovinos é considerada vitalícia, incluindo anticorpos para uma ampla variedade de proteínas codificadas pelo vírus, incluindo a glicoproteína de superfície imunodominante gp53 e a protease altamente imunogênica, não estrutural, serina catalítica Ns2-3. Animais infectados experimental e naturalmente podem apresentar níveis altos a moderado de anticorpos SN para o vírus por 3 anos após serem infectados.

A alta porcentagem de animais soropositivos na população de bovinos em rebanhos que experimentaram a doença decorre da presença de animais PI no rebanho. A vacinação de bovinos imunocompetentes com vacinas de vírus vivo induz imunidade de amplo espectro e durável. Geralmente é aceito que bovinos respondem a infecções naturais ou vacinação com VVM com imunidade de longa duração, e é provável que a resposta imune inclua a imunidade mediada por células. A imunização com uma vacina com vírus inativado pode resultar em apenas imunidade de curta duração com pequeno espectro antigênico. A existência de anticorpos neutralizantes geralmente é considerada como preditivo mais significativo de uma resposta imune efetiva. A presença de anticorpos neutralizantes em matrizes reprodutoras protegerá o feto contra a infecção por BVDV durante a gestação. Anticorpos adquiridos passivamente, normalmente IgG, protegem contra excreção nasofaríngea do vírus e diminuem a viremia em bezerros inoculados em desafio. Existe variação antigênica considerável entre essas estirpes do vírus, mas também proteção cruzada considerável contra estirpes heterotípicas do vírus.

Anticorpos colostrais em bezerros são detectáveis pelo menos até 4 a 6 meses de idade, dependendo do nível inicial alcançado após a ingestão do colostro. A meia-vida do anticorpo é de 21 dias em bezerros normais, mas, em bezerros PI, os títulos declinam mais rapidamente, e com 4 a 8 semanas nenhum anticorpo pode ser detectado. Aproximadamente 50% dos bezerros se tornam soronegativos para BVDV-2 aos 114 dias de idade. A taxa de diminuição do teor de anticorpos está significativamente associada aos títulos de anticorpos com 1 a 3 dias de idade e se os bezerros eram congenitamente infectados pelo vírus.

Bezerros PI são infectados durante o início da vida fetal e nascem soronegativos e imunotolerantes à estirpe específica do vírus nos seus tecidos. A maioria dos bezerros PI permanece soronegativa a vírus específicos, mas responderá imunologicamente a outros patógenos.

Importância econômica

Infecções por BVDV são consideradas uma das infecções virais mais importantes economicamente que afetam as indústrias de leite e de corte. Embora as perdas econômicas sejam, em grande parte, atribuídas ao aumento da incidência de distúrbios reprodutivos, as infecções por BVDV são conhecidas por resultar em perdas de produção significativas, originadas do prejuízo à saúde dos bezerros, do aumento do risco de doenças infecciosas em animais adultos, da diminuição da produção de leite, do retardo no crescimento em animais doentes não PI e PI, do descarte prematuro voluntário e das perdas por mortalidade. As perdas reprodutivas decorrem principalmente de fatores como aborto, defeitos congênitos, natimortos, aumento da mortalidade neonatal, aumento na ocorrência de outras doenças infecciosas, retardo no crescimento pré-natal e pós-natal e desempenho reprodutivo subótimo causado pela infertilidade.

Perdas econômicas causadas pela infecção por BVDV em nível de rebanho variam conforme o estado imune da população e a patogenicidade das estirpes de vírus infectantes. A introdução da infecção em uma população completamente suscetível causa invariavelmente extensas perdas até que o estado de equilíbrio seja alcançado. A infecção com estirpes altamente virulentas causa doença clínica grave e morte. Pode-se esperar flutuação na magnitude das perdas em rebanhos infectados. As perdas podem ser relativamente grandes com a ocorrência de doença em escala epidêmica após transmissão horizontal inicial para vacas prenhes não imunes, mas consideravelmente menores quando a infecção endêmica é mantida em um rebanho pela presença de famílias virêmicas. Contudo, uma fase posterior de grandes perdas pode ocorrer, caso o manejo permita que novilhas cheguem à idade de reprodução sem serem expostas à infecção ou sem serem vacinadas.

O cálculo das perdas associadas a surtos de BVD em rebanhos leiteiros varia amplamente. Estimativas de perdas no nível de rebanho com frequência se baseiam em estudos de histórico de surtos "clássicos" de BVD nos quais a maioria das infecções ocorre sem achados clínicos e nos quais as perdas são associadas principalmente a distúrbios reprodutivos e infecção persistente. Essas foram estimadas como variando entre €21 e 135 por vaca no rebanho.[17] Surtos associados a estirpes mais virulentas de BVDV causando doença clínica grave foram estimados como acima de €340 por animal no rebanho.[17] Estimativas em nível nacional no Reino Unido, na Noruega e na Dinamarca sob condições endêmicas variam entre €8,5 e €34 por parto para infecção clássica por BVD e €48 por parto para infecções por BVD associadas às estirpes virais altamente virulentas.[17]

Patogênese

Depende da interação de múltiplos fatores. As consequências da infecção por BVDV são divididas nas categorias a seguir com base no estado do animal. Existe um espectro de respostas clínicas relacionadas com o hospedeiro e a virulência dos isolados envolvidos.

Diarreia viral bovina subclínica em bovinos imunocompetentes, não prenhes

Trata-se da infecção subaguda em bovinos soronegativos, imunocompetentes, normalmente após a diminuição da imunidade colostral; ela ocorre em ambos os sexos e em qualquer classe de bovinos. Normalmente, é uma infecção clinicamente irreconhecível, com o desenvolvimento de anticorpos SN e a eliminação do vírus de animais normais imunocompetentes. Isso contribui para a alta porcentagem de animais normais sorologicamente positivos para o vírus. Uma doença clínica branda, transitória, caracterizada por inapetência por alguns dias, depressão, febre, diarreia branda, leucopenia transitória e recuperação em poucos dias pode ocorrer ocasionalmente.

Em alguns casos, surtos de diarreia ocorrem em animais variando de 6 meses a 1 ano de idade, caracterizados por alta morbidade e baixa ou nenhuma mortalidade. A fonte mais provável de infecções são animais PI no rebanho.

Diarreia viral bovina hiperaguda

No fim dos anos 1980 e início de 1990, foi reconhecida a forma hiperaguda da doença entérica e trombocitopenia em animais imunocompetentes jovens e adultos infectados com BVDV-2 altamente virulenta. Surtos eram mais comuns em rebanhos leiteiros com programas de vacinação inadequados e que introduziram animais recentemente no rebanho.

Trombocitopenia e síndrome hemorrágica

Ocorrem em bovinos adultos e vitelos afetados pela forma hiperaguda da infecção por BVDV. A contagem de plaquetas diminui abaixo de 25.000 células/μℓ, e, clinicamente, ocorrem diarreia sanguinolenta, hemorragias petequiais e equimóticas na esclera dos olhos, epistaxe e sangramento anormal dos locais de injeção. Hifema também pode ocorrer. Trombocitopenia causada pela destruição das plaquetas foi reproduzida experimentalmente em bezerros jovens inoculados com estirpes de BVDV-2 NCP, as estirpes mais comumente associadas à síndrome hemorrágica. Experimentalmente, houve alteração da função plaquetária em bezerros infectados por BVDV-2, mas não com isolados de BVDV-1. As características importantes de virulência são a duração da neutropenia, a gravidade da trombocitopenia, o retardo no aumento da proliferação de células mieloides e a presença do vírus em células precursoras da medula óssea. A infecção dos megacariócitos na medula óssea e das células mieloides também pode estar envolvida. O genótipo BVDV-2 hipervirulento induz trombocitopenia grave, diarreia profusa e pneumonia em todos os bezerros infectados experimentalmente, enquanto nenhum dos isolados de BVDV-1 testados induziu sinais patológicos significativos, ainda que eles tenham sido isolados de casos de síndrome hemorrágica. Isso sugere que a indução de síndrome hemorrágica esporádica por BVDV-1 requer a presença de outros cofatores.

Osteopetrose, anemia, trombocitopenia e necrose de medula óssea podem ocorrer em bezerros de corte infectados naturalmente por estirpes de BVDV-2. A infecção experimental de bezerros com vírus NCP causou trombocitopenia, enquanto o vírus CP não causou.

Diarreia de bezerros neonatos

O papel causal de BVDV na diarreia em bezerros neonatos não foi esclarecido. Casos de ocorrência natural de diarreia neonatal aguda causada por infecção pelo vírus, em bezerros imunocompetentes com menos de 6 semanas de idade, foram relatados apenas raramente. Bezerros PI podem apresentar prejuízo ao desenvolvimento e ser acometidos por diarreia crônica e pneumonia enquanto jovens. Entretanto, se o vírus causa diarreia em bezerros, a patogênese não foi esclarecida. Fêmeas imunocompetentes fornecem imunidade colostral para os seus bezerros, que deve ter efeito protetor durante os primeiros meses de vida. Enterite fatal foi reproduzida experimentalmente pela infecção de bezerros neonatos alimentados com colostro ou privados de colostro com os vírus. Em bezerros mais velhos alimentados com colostro, a infecção experimental resultou em doença branda com recuperação rápida. Experimentalmente, bezerros com 7 a 50 dias de idade com títulos de anticorpos vírus-neutralizantes colostrais abaixo de 1:256 desenvolveram febre e disseminação sistêmica do vírus quando desafiados por este agente. Bezerros com títulos inferiores a 1:16 desenvolveram doença clínica grave, caracterizada por febre, leucopenia, trombocitopenia e diarreia. A gravidade e a duração dos achados clínicos diminuíram conforme os títulos de anticorpos vírus-neutralizantes adquiridos passivamente aumentaram. Embora os anticorpos contra BVDV geralmente apresentem ampla reação cruzada, anticorpos maternos podem não proteger o bezerro contra todas as estirpes circulantes do vírus BVD.

Meningoencefalite

Estirpes de BVDV-2 foram isoladas do tecido cerebral de uma novilha de 15 meses de idade com achados clínicos neurológicos e evidência patológica de meningoencefalite multifocal. Isso sugere uma estirpe neurovirulenta do vírus.

Imunossupressão

O efeito imunossupressor da infecção por BVDV é amplamente aceito, mas os mecanismos subjacentes, a duração, a extensão de recuperação e, possivelmente, os efeitos a longo prazo não são completamente compreendidos.[3] Infecções por BVDV com qualquer um dos dois biotipos foram associadas a linfopenia e prejuízo à função das células associadas ao sistema imune inato e adquirido. A diminuição do número de linfócitos circulantes pode ser o resultado do aumento da quimiotaxia, prejuízo à leucogênese ou aumento da morte celular. O grande número de linfócitos apoptóticos e necróticos observados em animais infectados sugere que a morte celular é o principal fator que contribui para esse efeito.[18] Com a diminuição no número de linfócitos circulantes, a infecção por BVDV também causa depleção de tecidos linfoides, como linfonodos e placas de Peyer, que posteriormente contribui para o efeito imunossupressor do vírus. Além da diminuição do número de células linfoides, a infecção pelo BVDV prejudica a função das células imunes por supressão da fagocitose, da produção de IFN, da quimiotaxia e da morte microbiana.[18]

Evidência in vivo *de imunossupressão*

Infecções pós-natais primárias causam diminuição transitória no número absoluto de linfócitos T e linfócitos B, e na porcentagem de linfócitos T. As evidências que incriminam o vírus como patógeno predisponente em casos de ocorrência natural de doença respiratória bovina são amplamente circunstanciais. A presença do vírus no tecido do trato respiratório de bovinos acometidos por pneumonia é de difícil interpretação. Muitos vírus diferentes foram incriminados como causa de doença respiratória bovina aguda, mas evidências experimentais para dar suporte ao seu envolvimento estão centradas nos vírus da IBR e PI-3.

Em surtos de doença respiratória em bezerros e bovinos adultos associados a múltiplas infecções virais, BVDV normalmente é o agente viral mais frequente. Isso pode indicar que o vírus é um patógeno contribuinte importante na doença respiratória de bovinos.

Experimentalmente, BVDV pode facilitar a colonização por *Mannheimia haemolytica* nos pulmões, resultando em lesões pulmonares graves. Broncopneumonia fibrinopurulenta grave e pleuris envolvendo 40 a 75% do volume dos pulmões se desenvolveram em bezerros inoculados experimentalmente sequencialmente com BVDV e *M. haemolytica*. Entretanto, os vírus também podem estar presentes por coincidência em alguns animais, e não causam efeitos adversos. Observações de campo sugerem que, após a introdução de infecção por BVDV em um rebanho suscetível, pode haver aumento na incidência de pneumonia viral e bacteriana em bezerros, o que pode se manter por até 2 anos.

Diarreia viral bovina em confinamentos

Existem evidências epidemiológicas de que BVDV pode ser um dos patógenos infecciosos mais importantes economicamente para bovinos confinados. O potencial imunossupressor dos vírus ou seus efeitos sinérgicos com outros patógenos são considerados associados à doença respiratória bovina em animais confinados. Animais individuais e bovinos que não se sabem serem PI comprados e introduzidos no confinamento atuam como reservatórios para o vírus para animais não expostos, subsequentemente misturados no confinamento. BVDV foi incriminado em doença respiratória bovina em animais confinados nos quais patógenos como *M. haemolytica, M. bovis, Histophilus somni* e vírus IBR foram isolados de lesões pulmonares.

Existe evidência soroepidemiológica considerável de que os títulos de BVDV em bovinos confinados na chegada sejam associados à doença respiratória subsequente. Bovinos que chegam com títulos estão sob menor risco de desenvolvimento de doença respiratória; aqueles que soroconverteram após a chegada foram associados ao aumento do risco de doença. Estudos soroepidemiológicos de febre indiferenciada em bezerros de corte desmamados recentemente que chegaram ao confinamento indicam que animais que chegam com maior título de anticorpos contra BVDV foram associados à diminuição do risco de febre indiferenciada quando comparados àqueles com menor concentração na chegada. O risco do tratamento inicial para doença respiratória foi 43% maior em bovinos expostos a animais PI, quando comparados àqueles não expostos a animais PI. Em geral, 15,9% das doenças iniciais do trato respiratório foram atribuídas à exposição a animais PI.

Infecções primárias por BVDV ocorrem em bovinos confinados que não são PI, podendo se tratar da forma inaparente, subclínica ou hiperaguda da doença. A forma trombocitopênica da infecção por BVDV também foi descrita em bovinos confinados.

Disfunção ovariana

A dinâmica ovariana pode ser alterada em bovinos infectados por BVDV. Ova exposta ao vírus *in vitro* pode apresentar partículas virais fixadas à zona pelúcida, mas a zona pelucida intacta protege as células embrionárias em desenvolvimento da infecção. Contudo, após a remoção da zona pelúcida, BVDV CP pode ter efeito deletério sobre a sobrevivência dos blastocistos. Células foliculares bovinas e oócitos são permissivos a BVDV em todos os estágios de desenvolvimento folicular, podendo haver diminuição transitória na secreção de estradiol após a infecção aguda. Ambos podem diminuir a fertilidade. A infecção durante o período crítico de crescimento de folículos pré-ovulatórios causa graus variados de necrose das células da granulosa, o que pode resultar em um espectro de disfunções ovarianas, incluindo retardo no crescimento folicular, retardo na ovulação e anovulação. O retorno à função ovariana após infecção por BVDV pode levar vários meses em alguns casos.

Vacas prenhes imunocompetentes e infecções fetais

Ambos os biotipos de BVDV podem causar perda reprodutiva precoce significativa em vacas prenhes não imunes, incluindo falha na fertilização, mortalidade embrionária e aborto. Adicionalmente, a infecção do feto com estirpes BVDV NCP entre 42 e 125 dias de gestação pode resultar em fetos PI, carreados a termo, e o bezerro pode nascer vivo e crescer normalmente ou apresentar déficit de desenvolvimento.

As observações experimentais e clínicas dos efeitos do vírus nas fases iniciais do ciclo reprodutivo são contraditórias. O vírus pode ser transmitido por monta natural ou inseminação artificial, com a possibilidade de falha na fertilização ou mortalidade embrionária precoce, que, por sua vez, leva a repetição de cio. O principal determinante do desfecho da infecção intrauterina em bovinos é a idade do concepto e do feto quando a infecção ocorre. O BVDV pode causar falha reprodutiva em bovinos suscetíveis durante os estágios do ciclo reprodutivo listados a seguir.

Infecção antes da inseminação

- Exposição de bovinos ao vírus durante o ciclo estral, antes da inseminação, pode resultar em diminuição na taxa de concepção causada por falha na ovulação ou retardo na ovulação. BVDV foi associado à ovarite em novilhas inférteis. Vacas PI podem apresentar alterações morfológicas nos seus ovários, o que sugere a diminuição na atividade ovariana normal. Não se sabe se achados similares ocorrem em vacas infectadas agudamente com o vírus.

Inseminação de bovinos com sêmen contendo pestivírus bovino

- A inseminação de novilhas soronegativas e livres do vírus com sêmen que contém BVDV viável pode resultar em baixas taxas de concepção inicialmente, seguida por concepção normal e, depois, por soroconversão para o vírus, e o nascimento de bezerros normais sem evidência de infecção intrauterina. Experimentalmente, a infusão intrauterina do vírus em bovinos no momento da inseminação evitou a concepção e foi atribuída à prevenção da fertilização, ou simplesmente reconhecido como o útero vazio 5 semanas após a monta. Parece que a infecção intrauterina no momento da reprodução pode ter algum efeito sobre os estágios muito iniciais da reprodução, adicionalmente àqueles que podem ser atribuídos à infecção por outras vias de contato. A infecção de vaca suscetíveis, 9 dias antes ou logo após a inseminação, pode resultar em diminuição acentuada nas taxas de concepção e perda embrionária-fetal significativa
- O BVDV pode estar presente no sêmen de touros em razão da persistência de infecção transitória do touro. O sêmen de um touro PI pode ser normal, assim como as taxas de concepção de novilhas cruzadas com ele. Em outras situações, a qualidade do sêmen de touros PI pode ser anormal. A infecção aguda de touros imunocompetentes, soronegativos para BVDV com o vírus, pode resultar na excreção transitória do vírus, no sêmen e deterioração acentuada da qualidade do sêmen. A quantidade de vírus no sêmen de touros agudamente infectados é muito menor que o verificado no sêmen de touros PI. A infecção experimental aguda de touros com BVDV pode resultar em excreção do vírus no sêmen puro, não processado, diluído e fracionado durante e após o final do período de viremia. Os locais mais produtivos de replicação viral são as vesículas seminais e a próstata.

Infecção durante o período embrionário | 0 a 45 dias de gestação

- A infecção natural de novilhas soronegativas por BVDV 4 dias após a inseminação resulta em viremia entre 8 e 17 dias e diminuição na taxa de concepção e na taxa de prenhez, comparada a novilhas não infectadas. Novilhas infectadas que falham em conceber retornam ao estro aproximadamente 20 dias após. Experimentalmente, não há indicação do prejuízo do desenvolvimento *in vitro* de embriões bovinos quando eles são expostos ao BVDV. A zona pelúcida parece evitar que o vírus ganhe acesso às células embrionárias.

Infecção durante o período embrionário tardio e o período fetal inicial | 45 a 125 dias de gestação

- Após a infecção de um animal prenhe não imune, ambos os biotipos do vírus são capazes de atravessar a barreira placentária e invadir o feto. Na infecção experimental de novilhas prenhes com a estirpe NCP do vírus aos 85 dias de gestação, a infecção fetal pode ocorrer 14 dias após a infecção, sem alta concentração do vírus anteriormente ou simultaneamente no útero ou na placenta. Isso dá suporte à proposta de que a passagem do vírus pode ocorrer pelos vasos sanguíneos, e não pela disseminação célula a célula, e que a infecção fetal pode ocorrer na ausência de níveis significativos de vírus na placenta
- A infecção fetal pode resultar em um amplo espectro de anormalidades, desde a morte do feto, defeitos congênitos, infecção persistente do feto até o termo e o nascimento de um bezerro com infecção vitalícia, sem achados clínicos. Os resultados dependem principalmente do estágio de desenvolvimento fetal no qual a infecção ocorre. Em geral, o risco para o feto é maior durante o início da gestação. A infecção do feto de 50 a 100 dias de gestação pode resultar em morte fetal e expulsão do feto (*aborto*) de dias a muitos meses após a infecção do feto, ou *mumificação*. Entretanto, a sobrevivência fetal após a infecção é comum, e pode ser tão alta quanto 70%.

Viremia persistente. *Um dos efeitos mais importantes das infecções do feto por BVDV é o desenvolvimento de animais PI.* Se o feto sobreviver à infecção por um isolado NCP do vírus ocorrendo aproximadamente entre 45 e 125 dias de gestação, ele se tornará imunotolerante à estirpe específica do vírus e não desenvolverá anticorpos vírus-neutralizantes. O feto pode se desenvolver normalmente até o termo e, nesse caso, ele invariavelmente nascerá PI. DM ocorre em alguns desses animais, e apenas nesses animais PI. Do nascimento até o momento da doença clínica, que normalmente ocorre entre 6 e 24 meses de idade e raramente até os 3 anos de idade, esses animais estão persistentemente virêmicos e especificamente imunotolerantes às estirpes homólogas do vírus. Eles parecem clinicamente normais ou com retardo no desenvolvimento e pequenos para sua idade. Ocasionalmente, bovinos PI podem sobreviver e permanecer saudáveis por até 5 anos, período durante o qual eles excretam o vírus nas suas secreções mucosas e podem ser soropositivos para uma ampla variedade de estirpes, incluindo a sua própria estirpe persistente. Animais PI são infectados apenas com o biotipo NCP do vírus e excretam quantidade grande do vírus no ambiente, atuando como a principal fonte de vírus NCP no rebanho. DM foi reconhecida pela primeira vez em 1946, e, pelos 35 anos seguintes, assumiu-se que a doença foi o resultado de uma infecção antes do início da doença. Atualmente, está claro que DM ocorre apenas em animais PI como resultado da infecção congênita com uma estirpe NCP do vírus adquirido no início da vida fetal.

Animais imunotolerantes a BVDV são imunocompetentes a outros antígenos. Eles também produzem títulos de anticorpos SN após a administração de vacina BVDV-VVM comercial e contra o vírus vacinal, bem como contra outras estirpes de laboratório. Ademais, apesar dessa formação de anticorpos, o vírus original persistirá.

Foi descrito diabetes melito insulinodependente e espontâneo associado à infecção persistente por BVDV em bovinos jovens. As lesões estavam presentes nas células das ilhotas pancreáticas. Bezerros com infecções transitórias ou persistentes por BVDV apresentavam concentrações séricas de hormônios da tireoide menores que o normal, o que pode ser associado ao retardo no crescimento

Infecção durante o período fetal | 125 a 175 dias de gestação

- A infecção transplacentária do feto aproximadamente entre 125 e 175 dias de gestação pode resultar em muitos defeitos congênitos. Esse período de desenvolvimento corresponde aos estágios finais da organogênese do sistema nervoso e do desenvolvimento do sistema imune fetal, que pode resultar na geração de uma resposta inflamatória ao vírus. As anormalidades congênitas do sistema nervoso central com anormalidades oculares são as mais comuns. Outros defeitos congênitos incluem hipoplasia tímica, hipotricose, alopecia, pelagem encaracolada, doença da hiena, osteogênese desarranjada, braquignatismo mandibular e retardo no crescimento.

Infecção durante o período fetal entre 180 dias de gestação e o nascimento

- A infecção do feto por BVDV após, aproximadamente, 150 dias de gestação resulta em resposta imune completamente competente e eliminação do vírus. Ao nascimento, o feto apresenta anticorpos para o vírus, mas está livre dele. Os efeitos da infecção ao final da gestação não são bem documentados, mas abortos, natimortos e bezerros fracos são relatados.

Bovinos imunotolerantes persistentemente infectados

Durante o período pós-natal, *superinfecção de animais PI pelo biotipo CP de estirpe de BVDV homólogo* pode precipitar *DM* clínica fatal. Após a produção experimental de DM, o biotipo CP do vírus pode ser encontrado em lesões dos tecidos linfoides dos intestinos delgado e grosso, nas placas de Peyer, nos gânglios intramurais e nas glândulas duodenais. Lesão tecidual grave também está relacionada com a presença de vírus CP. Ambos os biotipos do vírus estão presentes em animais que desenvolvem DM fatal.

Assumiu-se que a superinfecção com a estirpe CP do vírus ocorre após mutação do vírus NCP para o biotipo CP dentro do animal, e não pela introdução de um vírus CP de fora. Uma vez surgindo um vírus CP homólogo, ele pode se disseminar rapidamente para outros animais PI dentro do mesmo grupo, o que pode explicar o desenvolvimento rápido de um surto de DM fatal. A recombinação entre vírus BVDV-1 NCP e vírus BVDV-1 CP da vacina causando DM 3 meses após a vacinação, uma condição chamada *DM pós-vacinal*, foi descrita, mas provavelmente é rara.

DM típica ocorre 2 a 3 semanas após o desenvolvimento de vírus CP antigenicamente homólogo no animal PI. Os bovinos acometidos não respondem sorologicamente ao vírus CP homólogo. A superinfecção com vírus CP antigenicamente heterólogo não resulta em DM típica, mas sim em DM atípica, DM muitos meses depois ou não há o desenvolvimento de DM de forma alguma, e os animais respondem sorologicamente ao vírus CP heterólogo.

A patogênese das lesões de DM permanece obscura. O antígeno viral pode ser detectado em muitos tecidos, inclusive:

- Linfonodos
- Placas de Peyer
- Íleo e tecidos linfoides no cólon proximal
- Tonsilas palatinas
- Baço
- Células epiteliais bronquiolares
- Criptas da mucosa intestinal
- Glândulas salivares
- Língua
- Esôfago
- Pele.

As alterações patológicas que caracterizam a doença envolvem o tegumento e o epitélio dos sistemas respiratório e digestório, bem como os tecidos linfoides.

As lesões básicas são pequenas vesículas ulceradas que afetam apenas as células epiteliais. As erosões ocorrem nos seguintes locais:

- Cavidade oral
- Esôfago
- Pré-estômagos
- Abomaso
- Intestino delgado
- Ceco
- Cólon.

Lesões vasculares que levam à vasculite são características da doença causada por pestivírus, o que pode explicar o tipo e a distribuição de lesões que ocorrem na DM fatal. As lesões vasculares podem ser iniciadas por alterações degenerativas das células endoteliais; isso pode levar à formação de trombos, capazes de se desprender e circular como êmbolos, resultando em vasculite generalizada.

A morte por DM aguda normalmente ocorre 2 semanas após o início dos achados clínicos, e tanto isolados CP quanto NCP do vírus podem ser recuperados de tecidos de bovinos acometidos.

Achados clínicos

Infecção subclínica inaparente (diarreia viral bovina)

A forma mais frequente de infecção por BVDV em bovinos é a doença não clínica ou branda com alta morbidade e baixa taxa de mortalidade, caracterizada por febre branda, leucopenia, inapetência e diarreia branda seguida por recuperação rápida em poucos dias e a produção de anticorpos vírus-neutralizantes. Essa forma ocorre em bovinos soronegativos imunocompetentes infectados na vida pós-natal, levando a uma alta proporção de animais adultos com anticorpos SN. A literatura normalmente se refere a essa infecção subclínica como diarreia viral bovina. Uma infecção similar sem consequências a longo prazo que não o desenvolvimento de anticorpos pode ocorrer em fetos com mais de 150 a 180 dias de gestação.

Doença aguda das mucosas

A forma aguda da doença das mucosas é caracterizada por início súbito de doença clínica em animais PI, na maioria dos casos com 6 a 24 meses de idade. Dependendo da prevalência de infecção persistente por BVDV no rebanho, muitos animais nessa faixa etária desenvolverão DM no decorrer de um período de alguns dias, ou casos esporádicos podem ocorrer no decorrer de várias semanas ou meses. Taxas de morbidade de 44% e mortalidade de 100% foram relatadas em rebanhos isolados. Animais bem nutridos, bem desenvolvidos e clinicamente normais previamente podem ser acometidos. Após os surtos de DM no rebanho, pode haver diminuição rápida do número de animais PI nascidos nos anos subsequentes em razão da disseminação da infecção e do desenvolvimento de imunidade adquirida nas matrizes.

Animais acometidos estão deprimidos, anoréxicos, salivando, com pelos úmidos ao redor da boca. Febre de 40 a 41°C, taquicardia e polipneia são comuns. As contrações ruminais normalmente estão ausentes, e diarreia aquosa profusa ocorre 2 a 4 dias após o início da doença clínica. As fezes têm odor desagradável e podem conter muco e quantidade variável de sangue. Ocasionalmente, pequenos tampões de fibrina intestinal estão presentes. A força durante a defecação é comum, e o períneo normalmente está manchado por fezes.

Lesões da mucosa da cavidade oral consistem em erosões superficiais discretas que se tornam confluentes, resultando em grandes áreas de epitélio necrótico que se separam da mucosa. As erosões ocorrem nas seguintes localizações:

- Região interna dos lábios
- Gengivas e coxim dentário
- Parte posterior do palato duro
- Comissura da boca
- Língua.

Toda a cavidade oral pode ter aparência "cozida", com o epitélio necrótico de coloração acinzentada cobrindo uma base de coloração rosa-escuro. Lesões similares ocorrem no focinho e podem se tornar confluentes e cobertas por crostas e restos necróticos. Embora as lesões orais sejam significativas na identificação da doença, podem estar ausentes ou ser difíceis de visualizar em até 20% dos animais acometidos.

Normalmente, há secreção nasal mucopurulenta com algumas erosões mínimas nas narinas externas e lesões similares na faringe. Lacrimejamento e edema corneal são observados algumas vezes. Claudicação ocorre em alguns animais, e parece ser causada por laminite, coronite e lesões erosivas da pele do espaço interdigital, normalmente afetando os quatro membros.

Desidratação e fraqueza são progressivos e a morte ocorre 5 a 7 dias após o início dos achados clínicos. Em casos hiperagudos, que morrem alguns dias após o início da doença, a diarreia pode não ser evidente, embora os intestinos estejam distendidos por líquido. Presumivelmente, ocorre íleo paralítico e o líquido intestinal não progride dentro do trato intestinal.

Doença crônica das mucosas

Alguns casos agudos de DM não morrem dentro do período esperado de muitos dias e se tornam cronicamente doentes. Pode haver surtos intermitentes de:

- Diarreia
- Inapetência
- Emaciação progressiva
- Pelagem grosseira
- Timpanismo crônico
- Deformidades do casco
- Erosões crônicas da cavidade oral e da pele.

Lesões erosivas superficiais cobertas por crostas podem ser encontradas no períneo, ao redor do escroto, no orifício prepucial e na vulva, entre as pernas e na junção entre a pele e o estojo córneo ao redor das sobreunhas, na fenda interdigital e nos talões, com possibilidade de formação excessiva de crostas na pele. A falha dessas lesões cutâneas em cicatrizar é um sinal clínico importante que sugere DM crônica. Casos crônicos algumas vezes sobreviverão por até 18 meses, período durante o qual apresentaram falha no crescimento e, por fim, morreram de inanição crônica.

A forma clínica crônica da doença descrita anteriormente deve ser distinguida de falha no desenvolvimento em animais persistentemente virêmicos descrita a seguir.

Bezerros persistentemente infectados com falha no desenvolvimento

Bezerros que nascem PI podem apresentar menor tamanho corporal que os seus contemporâneos e falhar em se desenvolver normalmente. A pelagem encaracolada é característica de alguns bezerros PI. Eles podem sobreviver, e parecem subdesenvolvidos por muitos meses ou mais, até que desenvolvam DM fatal ou outra doença infecciosa, como pneumonia. Embora esses bezerros sejam raquíticos e tenham aparência de falha no crescimento, não apresentam evidência clínica de DM e podem ser soronegativos para BVDV. O nascimento de uma alta porcentagem de bezerros PI pode resultar em alta incidência de doença respiratória fatal quando os bezerros têm 7 a 9 meses de idade.

Diarreia viral bovina hiperaguda

Essa é a apresentação grave da forma entérica da doença; costuma ser altamente fatal, ocorre em bovinos imunocompetentes na vida pós-natal e é associada a isolados altamente virulentos de BVDV-2. Rebanhos leiteiros, rebanhos de reprodução de corte e confinamentos de corte foram afetados em surtos relatados em Ontário, Quebec, Pensilvânia (nos EUA) e no Reino Unido no final dos anos 1980 e início dos anos de 1990. Fatores de risco comuns em rebanhos acometidos foram biossegurança inadequada dos animais importados para o rebanho e a falha em vacinar para BVDV, ou um programa de vacinação inadequado de BVDV. Em rebanhos afetados, bovinos de todas as idades, incluindo bezerros, bovinos jovens e adultos eram acometidos. A mortalidade foi maior em animais jovens.

A queixa mais comum dos proprietários era a presença de doença respiratória nos animais acometidos. Os surtos foram lentamente progressivos, com curso de muitas semanas. Depressão grave, dispneia, anorexia, diarreia aquosa profusa, disenteria, conjuntivite, febre de até 42°C e agalactia em vacas-leiteiras adultas em lactação foram comuns. Erosões orais eram inconsistentes. O aborto, normalmente no final da gestação, era uma ocorrência comum, mas inconsistente. As taxas de morbidade podem ser de até 40%, e as de mortalidade chegar a 25%. Muitos animais podem morrer em alguns dias após o início dos achados clínicos, e bezerros PI normalmente nasceram vários meses após os surtos.

Trombocitopenia e doença hemorrágica

Foram associadas a estirpes BVDV-2 NCP, mas não se determinou se os animais acometidos eram ou não PI previamente; apenas BVDV NCP foram isolados. Observaram-se diarreia hemorrágica, hemorragias petequiais e equimóticas das mucosas visíveis, hifema, epistaxe e sangramento prolongado dos locais de injeção ou picadas de insetos. Bovinos apresentam contagem de plaquetas inferior a 25.000 células/$\mu\ell$, e clinicamente há diarreia sanguinolenta. Febre, diarreia, estase ruminal e desidratação também são comuns. A taxa de mortalidade é de, aproximadamente, 25%; os sobreviventes podem se recuperar e se desenvolver normalmente ou permanecer com falha de desenvolvimento. Uma síndrome similar de trombocitopenia foi descrita em bezerros de corte desmamados, mas o vírus não pôde ser isolado dos bezerros acometidos.

Falha reprodutiva e doença neonatal

A introdução da infecção por BVDV em grupos de fêmeas suscetíveis próximo ao momento da inseminação e durante o período embrionário precoce e o período fetal médio pode resultar em falha na concepção, aumento da mortalidade embrionária, mumificação fetal, aborto, nascimentos prematuros, natimortos, defeitos congênitos, nascimento de bezerros raquíticos e fracos e o nascimento de bezerros PI, que subsequentemente podem desenvolver DM. Após a introdução da infecção em um rebanho de corte, as perdas podem ser insidiosas e caracterizadas por diminuição das taxas de prenhez, abortos, perdas pós-natais excessivas de bezerros e o descarte prematuro de vacas jovens em razão da sua falha em manter um bezerro bom. Essas perdas, incluindo aquelas de DM em animais PI, podem continuar por 2 a 4 anos. Estudos em rebanhos leiteiros na Suíça indicaram que a infecção pelo vírus durante os primeiros 45 dias de gestação não influenciou a taxa de retorno do estro. Em contrapartida, houve aumento na taxa de aborto no meio da gestação (dias 46 a 210), enquanto esses efeitos não ocorreram em animais que soroconverteram durante os estágios finais da gestação. Pelo menos 7% das mortes fetais foram atribuídas à infecção pelo vírus.

Uma avaliação de larga escala dos efeitos associados à infecção por BVDV sobre a fertilidade de vacas-leiteiras na França verificou que o vírus foi associado ao aumento do risco de morte embrionária e morte fetal.

Sob condições de campo, o efeito da infecção subclínica por BVDV na fertilidade subsequente de novilhas leiteiras pode ser causado por uma inter-relação complexa entre múltiplas infecções por BVDV, que dependem do tipo e do momento de infecção, com relação ao desempenho reprodutivo. Um alto título de anticorpos contra BVDV-2 em novilhas leiteiras aos 10 meses de idade foi associado a 32 dias a mais para conceber, em comparação a animais com títulos baixos. Contrariamente, a infecção por BVDV aos 5 a 6 meses de idade e títulos altos contra BVDV-2 1 mês antes da concepção ou reprodução foram associados a melhora na fertilidade. Novilhas com evidência de infecção congênita por BVDV apresentaram menor fertilidade do que novilhas não infectadas, o que dependeu dos títulos de BVDV-2 aos 10 meses de idade.

Em rebanhos de corte, embora os abortos causados por BVDV possam ocorrer a qualquer momento durante a gestação, tipicamente muitas vacas em um rebanho abortam durante um curto período no início da estação de parição. No início da estação de parição, ocorrem nascimentos prematuros e natimortos. Alguns bezerros nascem vivos, respiram algumas vezes e, então, morrem. Bezerros fracos normalmente nascem durante as primeiras 2 a 4 semanas da estação de parição. Os bezerros afetados são fracos e flácidos ao nascimento, podendo parecer pequenos ou normais. A morte normalmente ocorre dentro de algumas horas, apesar do tratamento intensivo e do fornecimento de colostro. Na Suécia, em um estudo quanto à saúde e ao desempenho, o risco de mastite clínica, retenção de placenta e tratamentos de estimulação do estro foi maior, e os intervalos entre partos foram mais longos nos rebanhos com aumento ou manutenção de alta prevalência de vacas positivas para anticorpos contra BVDV.

Defeitos congênitos em bezerros

Os seguintes defeitos congênitos foram associados à infecção fetal por BVDV:[19]

- Hipoplasia cerebelar
- Microencefalopatia
- Hidrocefalia
- Hidranencefalia
- Porencefalia
- Hipomielinização
- Catarata
- Microftalmia
- Degeneração retiniana
- Neurite óptica
- Hipoplasia tímica
- Hipotricose/alopecia
- Distúrbio na osteogênese
- Braquignatismo mandibular
- Retardo no crescimento.

A hipoplasia cerebelar foi o primeiro efeito teratogênico reconhecido do vírus e é bem documentada. Ao nascimento, bezerros acometidos apresentam graus variáveis de gravidade de ataxia, base ampla, andar trôpego e queda para trás quando tentam caminhar. Bezerros afetados de forma branda podem sobreviver se alimentados manualmente e manejados com cuidado, mas casos gravemente afetados normalmente morrem ou são eutanasiados. Defeitos nos olhos resultam em graus variados de cegueira; a catarata é óbvia quando ocorre. Os bezerros podem ser menores que o normal e apresentar pelagem encaracolada.

Patologia clínica

O diagnóstico clínico de DM normalmente é feito com base em achados clínicos e patológicos característicos. Leucopenia grave e linfopenia são característicos de DM aguda. A diminuição normalmente é para abaixo de 50% dos valores normais, e contagens totais de leucócitos de 1.000 a 3.000 células/μℓ são comuns, podendo persistir por semanas.

O diagnóstico laboratorial da infecção por BVDV baseia-se no isolamento ou na detecção do vírus ou de seus componentes e/ou demonstração da resposta sorológica ao vírus. O tipo de amostra a ser submetido depende do histórico clínico e do rebanho, e se existe a suspeita de infecções agudas ou persistentes. O histórico de vacinação é necessário para interpretar os resultados laboratoriais.

Isolamento do vírus

Apesar dos avanços recentes no diagnóstico de BVDV, a cultura e a identificação do vírus em amostras clínicas permanecem o padrão-ouro das técnicas diagnósticas. Estirpes do vírus podem ser caracterizadas *in vitro* como biotipos CP ou NCP. As estirpes CP causam alterações características em células *in vitro*, evidentes dentro de 48 h em culturas de células inoculadas. A maioria dos isolados de BVDV obtidos de casos de campo é NCP na cultura celular. Os vírus isolados são reconhecidos pela identificação de antígenos virais em culturas celulares positivas por imunofluorescência ou coloração imunoenzimática. Pode-se tentar o isolamento do vírus inoculando amostras de suabes nasofaríngeos e oculares, sêmen, tecidos intestinais, baço ou a maioria dos outros tecidos, ou na capa leucocitária ou no soro sanguíneo para culturas celulares. No animal vivo, a melhor amostra para isolamento de BVDV é o sangue total, do qual os leucócitos (capa leucocitária) são extraídos e usados como inóculo. Com o tipo de amostra, o momento da coleta da amostra em relação ao momento da infecção é importante para maximizar a chance de isolamento viral bem-sucedido, especificamente em animais transitoriamente infectados. Tanto vírus CP quanto NCP foram isolados do baço ou do sangue de bovinos individuais com DM. Sangue total ou soro de animais PI é usado para o isolamento do vírus.

Para manipulação de um grande número de amostras, como triagem de todo o rebanho para animais PI, um método de isolamento viral em microtitulação, o ensaio de imunoperoxidase em monocamada (IPMC), usando soro como amostra diagnóstica, é amplamente utilizado. O ensaio requer aproximadamente 5 a 7 dias úteis, o que permite completar duas passagens. A principal limitação do teste de IPMC para o teste de animais PI é a sua não aplicabilidade no soro de animais com menos de 3 meses de idade, nos quais os anticorpos maternos podem interferir no crescimento do vírus em culturas celulares. Alguns bovinos PI adultos foram negativos no IPMC no soro, mas o vírus ainda pode ser isolado das células da capa leucocitária. Contudo, a prevalência de tais animais é extremamente baixa, e IPMC é amplamente aceito como um teste confiável para detecção de bovinos PI com 3 meses de idade ou mais.

A *técnica de coloração com imunoperoxidase indireta* é recomendada para certificação de sêmen bovino livre de BVDV em centrais de inseminação artificial quando o teste de imunofluorescência não está disponível.

Detecção do antígeno

Imunofluorescência e imuno-histoquímica. O antígeno BVDV pode ser identificado rapidamente em amostras de tecidos usando métodos de IHQ, como imunofluorescência ou coloração imunoenzimática. Um anticorpo monoclonal 15C5, que reage com a proteína E0, mostrou reagir amplamente com a maioria das estirpes de BVDV, podendo ser usado para detectar antígenos de BVDV em tecidos fixados em formol, embebidos em parafina. Essa técnica apresenta uma ampla gama de aplicações diagnósticas e de pesquisa. Usando esses métodos, a identificação do antígeno BVDV em tecidos fixados pode ser usada como confirmação laboratorial positiva de infecção por BVDV sem isolamento positivo do vírus, tornando-se útil ao investigar doenças como as entéricas, do trato respiratório e do sistema reprodutivo.

Biopsia de pele. Coloração IHQ para BVDV em biopsia de pele fixada em formol e embebida em parafina é um método efetivo para o diagnóstico de bovinos PI, uma vez que antígenos BVD estão presentes em grande quantidade nas células epiteliais da pele de animais persistentemente, mas não transitoriamente infectados.[20] A técnica é um teste diagnóstico *ante mortem* simples, preciso e com bom custo-benefício para detecção de animais PI não afetados pela presença de anticorpos maternos. Ela é adequada para triagem do rebanho, uma vez que as amostras podem ser coletadas de bovinos com qualquer idade, a coleta de amostras é simples, as amostras são estáveis para transporte e manipulação e o teste é tanto sensível quanto específico para bovinos PI BVDV. A coloração IHQ positiva é mais acentuada nos queratinócitos e no folículo piloso do epitélio, nas células da matriz pilosa do bulbo piloso e nas papilas dérmicas. IHQ de amostras de pele compreende um método efetivo para triagem de bezerros neonatos para infecção persistente. Amostras de pele de bezerros com infecção aguda ou transitória por BVDV podem corar positivamente na IHQ, mas a distribuição da coloração é confinada aos queratinócitos epidérmicos e ao óstio folicular, contrariamente aos animais PI, que apresentam coloração positiva para o antígeno em todas as camadas da epiderme. A identificação de animais PI, portanto, é possível com uma única amostra de biopsia de pele. Casos incertos devem ser retestados algumas semanas após o primeiro teste.

O teste de ELISA de captura de antígeno monoclonal (ECA) é capaz de detectar de forma rápida e precisa antígenos específicos de pestivírus nos leucócitos do sangue periférico, coágulos sanguíneos, leite e amostras de tecido de bovinos PI. Demonstrou-se boa concordância entre os procedimentos convencionais de isolamento do vírus, sendo adequado para diagnóstico rotineiro e testes para certificação. Antígenos usados naqueles ELISA são altamente conservados entre estirpes de BVDV, assegurando o reconhecimento da maioria das estirpes. Ainda assim, foi identificada uma variante viral que escapa da detecção por coloração IHQ e ECA, e a prevalência de variantes virais similares a campo não é conhecida.[3] Técnicas de anticorpos monoclonais também foram usadas para detectar o antígeno viral no sistema nervoso central de bovinos PI. Quatro testes de ELISA comercial disponíveis para detecção de antígeno BVDV no sangue de bovinos PI foram comparados, altamente sensíveis e específicos, sendo considerados valiosos em programas de erradicação quando há o monitoramento de um grande número de animais. O ECA é mais comumente realizado em soro que, pela presença de anticorpos maternos policlonais contra BVDV, tem o potencial de bloquear a detecção do antígeno. Para contornar problemas resultantes da interferência de anticorpos maternos no ECA em bezerros muitos jovens, esse teste não é recomendado para animais com menos de 3 meses de idade.[20] Biopsias de pele ou fragmentos de orelha se tornaram amostras populares para ECA, uma vez que a detecção do antígeno viral na pele não é afetada pela presença de anticorpos maternos. A maioria dos testes disponíveis comercialmente não foi desenvolvida para detectar animais transitoriamente infectados; portanto, animais positivos, com frequência, são designados como animais PI após o único teste. Todavia, resultados positivos em animais agudamente infectados foram relatados de forma infrequente.[20]

Amplificação por reação em cadeia da polimerase

Amplificação de um genoma RNA por PCR envolve a ligação de oligonucleotídios específicos de DNA com sequências-alvo cDNA, o que resulta na amplificação de fragmentos de DNA de tamanho específico detectáveis por eletroforese em gel.

O teste de PCR é capaz de detectar pequenas quantidades de ácido nucleico viral de amostras de sangue e tecidos, incluindo material conservado. Fatores como custo, experiência técnica, equipamentos e automação e métodos de extração de RNA são considerações pertinentes ao comparar com métodos-padrão de isolamento viral.

A amplificação com transcrição reversa (RT)-PCR ganhou uso disseminado como método diagnóstico rotineiro para BVDV. A alta sensibilidade analítica da RT-PCR permite que o *pool* de amostras diminua o custo unitário do teste. O *pool* é especialmente aplicável para testes de infecção persistente, nos quais uma única amostra positiva ainda pode ser detectada em um *pool* de muitas dezenas de amostras. Um resultado positivo de RT-PCR não define o estado clínico de um animal, uma vez que ele detecta animais transitoriamente infectados e PI, bem como animais vacinados com vacina viva modificada de BVD. Testes de acompanhamento após 2 a 3 semanas são necessários para identificar animais PI. A alta sensibilidade desse método analítico tornou a RT-PCR mais suscetível a resultados falso-positivos pela contaminação.

O teste RT-PCR tem sido usado para detectar a presença de BVDV em células somáticas de amostras de tanque de expansão de leite. Comparados aos métodos existentes, RT-PCR mostrou 100% de especificidade e sensibilidade na detecção de bovinos PI em lactação em rebanhos leiteiros.

O ensaio RT-*nested* PCR (RT-nPCR) é um método rápido e sensível para detectar BVDV em amostras de sêmen. Embora a prevalência de infecção testicular persistente por BVDV seja muito baixa, o ensaio RT-nPCR rápido e sensível em amostras de sêmen pode ser usado para assegurar que o vírus não seja transmitido por sêmen criopreservado.

Sorologia

As técnicas sorológicas são usadas para detectar e mensurar anticorpos. Após a infecção aguda, os anticorpos séricos são detectáveis pela primeira vez em 2 a 3 semanas, e o pico do teor de anticorpos ocorre 8 a 10 semanas depois. Após a vacinação bem-sucedida, os títulos SN serão altos por muitos meses.

Animais PI frequentemente são soronegativos, mas podem ser soropositivos em razão da presença de anticorpos colostrais, exposição à estirpe de campo de BVD heteróloga à estirpe persistente ou vacinação com vacina que contém estirpe de vírus heterólogo. Os anticorpos normalmente não são detectáveis no soro da maioria dos bovinos com DM. A imunotolerância específica do vírus persistente também não é quebrada pelo vírus CP, se ele for antigenicamente similar ou idêntico ao vírus persistente, e resulta em DM fatal.

Soro pré-colostral de bezerros infectados no útero como fetos imunocompetentes pode ter anticorpos neutralizantes vírus-específicos, e sua demonstração é relevante para o diagnóstico de infecção anterior.

Na América do Norte, o teste de soroneutralização é o teste sorológico mais frequentemente usado para BVD, enquanto, na Europa, o ELISA de anticorpos também é amplamente empregado como teste sorológico para esse agente.

Teste de soroneutralização

Tem sido o teste-padrão para determinar a ocorrência de aumento de títulos de BVDV entre o soro da fase aguda e o da fase de convalescência da doença. O teste de soroneutralização fornece valores de ponto-final que podem ser mais relevantes biologicamente, e trata-se do único teste que avalia o estado de anticorpos com relação à variação de estirpes de vírus BVD.[20] O teste é realizado em placas de microtitulação, leva 3 a 5 dias para fornecer o resultado e é relativamente simples de interpretar. O vírus CP é usado para detectar facilmente a neutralização do vírus. Em razão das estirpes diferentes do vírus e dos sistemas celulares utilizados, os resultados podem variar consideravelmente entre laboratórios diferentes.

Ensaio imunoabsorvente ligado à enzima de anticorpos

ELISA estão disponíveis para mensurar anticorpos séricos para BVDV e são alternativas rápidas e econômicas ao teste de soroneutralização. O ELISA determina simplesmente a presença ou a ausência de anticorpos contra BVDV que, com frequência, são considerados de valor limitado em regiões com alta prevalência de infecção e vacinação comum, como visto na América do Norte. Em contrapartida, em regiões com programas de controle de BVD e uso limitado de vacinas, os anticorpos presentes no ELISA representam uma ferramenta diagnóstica útil. O ELISA de bloqueio para anticorpos contra BVDV é um teste simples, rápido e confiável para detecção de anticorpos específicos no soro, plasma ou leite do tanque de expansão. Os resultados do teste se correlacionam bem com resultados do teste de VN, podendo ser úteis para a triagem em larga escala e programas de erradicação.

Usando o teste de ELISA de bloqueio, o nível de anticorpos no tanque de expansão é de auxílio valioso para indicar o estado infeccioso de um rebanho leiteiro e para identificar rebanhos suspeitos de albergarem infecção ativa. Um rebanho com dois resultados consecutivos de leite do tanque de expansão com 4 meses de intervalo de 60% (porcentagem de inibição) tem maior probabilidade de apresentar porcentagem muito grande de infecção. O teste para anticorpos no leite do tanque de expansão por ELISA pode ser usado para determinar a prevalência em rebanhos leiteiros com anticorpos; as relações entre os valores de ELISA no tanque de expansão de leite e a localização, produção de leite e contagem de células somáticas no rebanho; o risco de incidência anual de novas infecções e, combinado ao RT-PCR para detectar RNA viral, pode ser usado para obter uma estimativa da prevalência de animais PI em lactação no rebanho.

Uso de testes laboratoriais no rebanho

Em razão da natureza complexa das infecções por BVDV, com frequência é difícil obter um diagnóstico etiológico definitivo. O tipo de amostra a ser submetida ao laboratório e a interpretação dos resultados dependem do histórico clínico e do de vacinação do rebanho. As estratégias de testes a serem usados dependem da doença específica, do histórico do rebanho e da idade dos animais que serão testados, além da necessidade do proprietário do rebanho e das motivações para a realização do teste.

Infecções agudas

O diagnóstico de infecções agudas pelo isolamento do vírus deve ser feito tão precocemente quanto 3 dias a 8 a 10 dias após a infecção. Uma amostra de sangue total é a melhor amostra para isolamento do vírus para identificar animais infectados agudamente. Outras amostras, como soro, suabes nasais, fezes, sêmen ou diferentes tecidos, podem ser menos adequadas em razão da possibilidade de interferência de anticorpos neutralizantes. Em surtos nos rebanhos, amostras de sangue de animais normais também devem ser submetidas. Para sorologia, amostras pareadas da fase aguda e da fase de convalescença, coletadas com 30 dias de intervalo, são necessárias para identificar um aumento de quatro vezes nos títulos de anticorpos séricos. Em abortos, a fêmea pode já ter soroconvertido antes do aborto, e pode não haver soroconversão entre o soro da fase aguda e o soro da fase de convalescença. Contudo, alguns fetos abortados podem ser sorologicamente positivos, o que confirma infecção intrauterina no estágio tardio da vida fetal. Se a mãe for negativa, BVDV pode ser descartada como causa do aborto. Bezerros nascidos com defeitos congênitos podem apresentar anticorpos, mas amostras de sangue devem ser coletadas antes da ingestão de colostro.

Animais persistentemente infectados

Os animais PI em um rebanho podem ser identificados usando qualquer um, ou a combinação dos seguintes procedimentos de teste:

- Coleta de sangue total de todos os animais em um rebanho, incluindo bezerros, para conduzir o isolamento do vírus, ECA ou RT-PCR. O vírus pode ser isolado de células mononucleares da capa leucocitária. O vírus em células mononucleares não é afetado pelos anticorpos colostrais. O RT-PCR pode ser realizado em *pools* de sangue total ou em amostras individuais de animais, que têm custo muito maior. Em razão da sua alta sensibilidade, PCR também detectará animais transitoriamente infectados. Testes de acompanhamento são necessários para definir o estado de animais positivos como PI
- Coletar soro de todos os animais com mais de 3 meses de idade. Testar bezerros mais jovens conforme eles crescem ou usar um teste alternativo. Com o teste no soro, os anticorpos colostrais podem interferir no resultado ou eliminar vírus detectáveis da fração liquida do sangue por um período variável. Os testes que podem ser realizados no soro incluem isolamento do vírus em microplaca, ELISA de captura de antígeno ou RT-PCR. Embora ECA não sejam desenvolvidos para identificar de forma precisa animais infectados agudamente, ocasionalmente fornecer resultados positivos. Ao usar uma única amostra, existe, portanto, a chance de identificar um animal infectado agudamente como PI. Animais que testaram positivo para RT-PCR devem ser retestados após 3 semanas para confirmar o estado PI
- Coletar biopsia de pele (fragmentos de orelha) de todos os animais do rebanho, inclusive bezerros. Os testes de eleição são IHQ em tecidos fixados em formol ou ECA usando amostras frescas. O uso de tecidos frescos elimina a necessidade de formol. Um único teste positivo é confirmatório do estado PI
- Para rebanhos leiteiros, coletar amostras de leite de vacas em lactação e triar o restante do rebanho usando o procedimento 1 ou 3 desta lista. Células somáticas do leite são avaliadas quanto à presença do vírus por RT-PCR ou isolamento viral. Animais positivos devem ser retestados novamente após 3 semanas para confirmar o estado PI
- Testar os bezerros conforme eles nascem como indicado nos tópicos 1 ou 3 desta lista. Se o produtor tem registros precisos dos nascimentos, a determinação de que o bezerro não é PI define automaticamente o estado da mãe como não PI. Com o uso desse protocolo, a vigilância constante é mantida, com um único teste definindo o estado de dois animais. Para rebanhos leiteiros, bezerros machos devem ser testados, bem como as fêmeas, para executar um programa completo de triagem do rebanho.

Ao realizar os testes com 30 dias de intervalo, também é possível que o teste indique um aumento de quatro vezes nos títulos de anticorpos, caso o resultado do primeiro isolamento do vírus decorra de uma infecção aguda. Na maioria dos casos, o soro é adequado para o isolamento viral em animais PI. Em bezerros jovens com menos de 3 meses de idade, os anticorpos colostrais podem diminuir o nível de vírus livres no soro e resultar em teste falso-negativo. Por essa razão, o uso de sangue total, que permite o isolamento do vírus da capa leucocitária, é o recomendado para bezerros com menos de 3 meses de idade.

A maioria dos animais PI é soronegativa após a diminuição da imunidade colostral, mas eles podem desenvolver anticorpos SN às estirpes heterólogas do vírus.

Diagnóstico pré-natal da infecção persistente

Fêmeas prenhes com fetos PI (portadoras PI) apresentam títulos excepcionalmente altos de anticorpos. O teste de vacas prenhes pode ser usado para identificar e excluir portadoras PI de mercados sem bloquear completamente o comércio de fêmeas bovinas prenhes soropositivas. O teste é mais confiável quando realizado no final da gestação (não antes do 7º mês). Em fêmeas que estão carreando fetos PI, a resposta imune foi acentuadamente maior do que naquelas que gestam fetos não infectados.

BVDV também foi detectado em líquido amniótico e/ou alantoideano, tanto de bovinos quanto de ovinos com fetos infectados. Uma punção às cegas para coleta de líquido fetal no final da gestação foi usada. O local de coleta é sobre a parede abdominal ventral direita, aproximadamente 10 cm cranial ao úbere e 10 cm medial ao flanco. Um teste de PCR *nested* é usado para amplificar o RNA viral.

Triagem do rebanho

Quando o diagnóstico da infecção por BVDV foi realizado no rebanho, por exemplo, no caso de DM em uma novilha, então é indicada investigação adicional para a detecção de animais infectados no rebanho. A estratégia mais comum para triagem do rebanho é submeter amostras de soro de todos os animais com mais de 3 meses de idade, e amostras de sangue total de bezerros com menos de 3 meses de idade. Todos os animais do rebanho devem ser testados. As amostras podem ser testadas quanto a anticorpos SN e/ou a presença do vírus. O isolamento do vírus usando teste de imunoperoxidase em microtitulação e ECA são os métodos mais comuns usados para um grande número de amostras. Vacas em lactação podem ser testadas por amostras do tanque de expansão de leite analisado por PCR. Bezerros nascidos pelos próximos 9 meses também devem ser testados para detectar qualquer animal PI adicional nascido que tenha sido infectado *in utero* no momento da infecção do rebanho. O objetivo é assegurar que nenhum animal PI adicional apareça e que o ciclo de transmissão materno-fetal seja rompido. Em rebanhos nos quais casos de DM foram reconhecidos, a maioria dos animais normais alcançará altos títulos SN.

Durante o período de 9 a 12 meses de teste, estratégias de manejo devem assegurar que todos os animais jovens e fêmeas reprodutoras não estejam em contato com animais infectados. Entretanto, em alguns países nos quais a vacina não está disponível, fêmeas reprodutoras são colocadas em contato direto com animais PI antes da estação de monta como método de vacinação natural.

A avaliação sorológica de novilhas não vacinadas com 6 a 12 meses de idade representa um método preciso para identificar rebanhos que contenham animais PI. Tanto os títulos de anticorpos contra BVDV-1 quanto BVDV-2 devem ser determinados para evitar a classificação errônea. Em regiões nas quais a doença das fronteiras é endêmica e bovinos são mantidos juntos com pequenos ruminantes, os testes para títulos de anticorpos contra VDF também podem ser indicados.[5] A sensibilidade e a especificidade da avaliação sorológica de novilhas para identificar esses rebanhos foram de 66% e 100%, respectivamente, em rebanhos que continham bovinos PI. O teste de *pool* de amostras usando PCR/teste de sonda pode ser usado como teste de triagem do rebanho para detecção de bovinos BVDV PI. A triagem de todo o rebanho pelo uso de um dos métodos de detecção do vírus ou antígenos virais, como IHQ da pele (fragmento de orelha), é necessário para a detecção e eliminação de animais PI com BVDV no rebanho.

Achados de necropsia

Doença aguda das mucosas

As anormalidades macroscópicas normalmente estão confinadas ao sistema digestório. Erosões superficiais características com muita pouca in lamação ao seu redor e com uma base vermelha estão presentes no focinho, na boca e, em menor extensão, na faringe, na laringe e nas narinas posteriores. No esôfago, essas erosões têm forma linear e estão dispostas na direção das dobras da mucosa esofágica. Lesões erosivas podem estar presentes nos pré-estômagos, mas normalmente são confinadas aos pilares do rúmen e aos folhetos do omaso. Histologicamente, as lesões da mucosa escamosa do sistema digestório são de necrose de células individuais e de grupos de células. Esses focos aumentam e resultam em áreas de necrose com pouca ou nenhuma inflamação da lâmina própria. Se os focos necróticos forem removidos, as erosões e úlceras se desenvolvem. No abomaso, com frequência existe eritema acentuado da mucosa, acompanhado por múltiplas hemorragias submucosas e edema acentuado da parede. Erosões e úlceras são comuns nas laterais das rugas do abomaso, podendo ser pontuais ou apresentar mais de 1 cm de diâmetro. As lesões apresentam margens elevadas com halo pálido distinto. Histologicamente, há necrose epitelial das regiões profundas do epitélio glandular.

A mucosa do intestino delgado geralmente parece normal, exceto pela congestão em placas ou difusa, bem como por edema em alguns casos. Em casos com curso clínico curto, é comum encontrar sangue coagulado e fibrina cobrindo e marcando o aspecto das placas de Peyer da mucosa, que também sofreram erosão. Essa é uma lesão distinta, que se compara apenas com a peste bovina e alguns casos de febre catarral maligna. As placas de Peyer gravemente afetadas podem ser óbvias pela serosa como áreas ovais de coloração vermelho-enegrecidas com até 10 a 12 cm de comprimento na borda antimesentérica do intestino. No intestino grosso, a mucosa pode estar congesta, com frequência com "listras de tigre" acompanhando os folhetos do cólon. A lesão microscópica característica da mucosa intestinal consiste na destruição da cobertura epitelial das criptas de Lieberkühn. Nas placas de Peyer, ocorrem lise dos tecidos foliculares linfoides, colapso da lâmina própria e, como consequência, diminuição do crescimento do epitélio das criptas. Uma alteração microscópica verificada com menor frequência é a vasculite com necrose fibrinoide do meio, alteração também observada em muitos outros órgãos.

Lesões fora do trato digestório podem ser vistas ocasionalmente, incluindo ulceração do focinho, pele interdigital e membranas conjuntivas. Linhas de retardo de crescimento nos ossos longos podem ser vistas, e broncopneumonia bacteriana secundária também pode ocorrer.

Diarreia viral bovina hiperaguda

As lesões dessa forma de infecção são similares às da DM aguda, e *normalmente não se pode diferenciar entre as duas formas com base em achados macroscópicos e histopatológicos*. Pode haver ausência de lesões entéricas macroscópicas, especialmente em animais que morrem 24 h após o início dos achados clínicos e em bezerros com menos de 6 meses de idade. Nesses casos hiperagudos, pneumonia pode ser a lesão mais óbvia. Casos nos quais há hemorragia disseminada atribuída à *trombocitopenia* também podem ser uma forma de infecção hiperaguda. Infecções experimentais com estirpes de BVDV-2 NCP resultaram em infecção viral e necrose de células precursoras da medula óssea, especialmente megacariócitos, bem como trombocitopenia periférica e leucopenia.

Doença crônica das mucosas

O epitélio necrótico pode não estar erodido pelos movimentos do sistema digestório, mas, em vez disso, permanece *in situ* como placas ligeiramente elevadas, amarelas e friáveis, especialmente na língua e no rúmen. Casos subagudos com curso muito longo podem apresentar poucas lesões macroscópicas na boca, algumas no esôfago e nenhuma no estômago e nos intestinos. As placas de Peyer podem ser difíceis de localizar nesses animais, e, quando examinadas histologicamente, os folículos linfoides estão hipocelulares.

Em casos de ocorrência natural de DM, vírus NCP e CP podem ser encontrados no baço, nos intestinos e no esôfago. Antígenos virais também são detectáveis em células mucosas de narinas, rúmen, abomaso, vesícula biliar e glândulas salivares. Em animais PI, os antígenos virais podem ser encontrados em células de gânglios mioentéricos, células dentro das criptas, células mononucleares associadas ao tecido linfoide intestinal e células mononucleares dos linfonodos mesentéricos. O antígeno viral também pode ser encontrado em células adrenocorticais, neurônios cerebrais, células endócrinas da glândula pituitária, folículos da tireoide e ilhotas pancreáticas.

O vírus pode ser demonstrado em cortes fixados em formol embebidos em parafina usando várias técnicas de IHQ, inclusive o método que usa um anticorpo monoclonal, e a detecção de antígenos virais em cortes fixados em formol de pele coletada no exame *post mortem* permanece fortemente um indicativo de infecção persistente. Tais técnicas de IHQ também permitem a demonstração do antígeno viral associado a lesões específicas, como dentro das fibras de Purkinje e sistemas de condução do miocárdio de um bezerro de 4 meses de idade, ilhotas pancreáticas em bovinos diabéticos e muitas células do sistema nervoso central em uma novilha com meningoencefalite. Esse vírus também foi reconhecido como causa de miocardite, que pode incluir arterite miocárdica linfoplasmocitária branda com ou sem necrose fibrinoide. Deve-se lembrar que a demonstração do antígeno de BVDV ou o isolamento do vírus em material de necropsia não significam que o animal sofreu DM ou a forma hiperaguda da infecção, a não ser que existam lesões que deem suporte a esse diagnóstico. O vírus, com frequência, é encontrado em animais que morrem como consequência de outras doenças, como pneumonia. A confirmação da presença do vírus, ainda assim, é significativa. Em termos de animais individuais, o vírus pode causar um grau de imunossupressão. Para o rebanho, a presença de vírus circulante tem implicações importantes para animais em idade reprodutiva.

Aborto

O critério patológico para o diagnóstico de BVDV como causa de aborto não foi estabelecido. A verificação da presença de anticorpos no feto, assim como em bezerros que não mamaram, indica que a infecção intrauterina ocorreu, mas sua relevância diagnóstica quanto à causa de aborto não foi esclarecida. A recuperação do vírus do feto ou a demonstração do antígeno viral dentro dos tecidos do feto é apenas sugestiva de um diagnóstico de aborto por pestivírus. Defeitos congênitos reconhecidos como associados a BVDV em bezerros, incluindo hipoplasia cerebelar, catarata, degeneração retiniana e displasia, hipoplasia e neurite do nervo óptico e deformidades musculoesqueléticas, são indicadores claros do comprometimento da saúde fetal. Contudo, lesões microscópicas associadas ao aborto por BVDV foram descritas nas pálpebras fetais, nos pulmões e no miocárdio, no entanto, até o momento, o seu valor diagnóstico ainda é controverso. Linhas de retardo de crescimento, algumas vezes, são notadas nos ossos longos de fetos abortados infectados por BVDV, e a infecção intrauterina também pode causar *osteopetrose*. Lesões de osteoporose, bem como anemia, trombocitopenia e necrose de medula óssea foram descritas em bezerros de corte com 2 meses de idade infectados por estirpe NCP de BVDV. A infecção de megacariócitos com estirpes NCP de BVDV foi confirmada experimentalmente. A análise IHQ de cortes criopreservados de cérebro, pele, glândula tireoide, abomaso e placenta é rápida e um método sensível para detecção de pestivírus em fetos bovinos e ovinos. Contudo, na maioria dos fetos bovinos, são recomendados testes IHQ de tecidos fixados em formol embebidos em parafina, uma vez que a detecção de antígenos BVDV em tecidos fetais fixados em formol parece ser superior ao isolamento viral tradicional e às técnicas de anticorpos fluorescentes.

Amostras para a confirmação do diagnóstico

- *Histologia:* lesões orais/esofágicas fixadas em formol, timo, placas de Peyer, cólon, abomaso, rúmen, linfonodos mesentéricos, coração, orelha. Em *fetos abortados*: pálpebras, pulmões, timo, baço, intestino, fígado, rins, coração, cérebro, olho (MO, IHQ)
- *Virologia:* timo, tireoide, placas de Peyer, baço, pulmão, linfonodos mesentéricos (isolamento, TAF, PCR).

Diagnóstico diferencial

O diagnóstico diferencial de doenças associadas à infecção por BVDV deve ser considerado de acordo com as muitas formas subclínicas e clínicas diferentes da doença, que afeta muitos sistemas orgânicos. Cada manifestação de doença clínica deve ser diferenciada clínica e patologicamente de doenças similares. As características distinguíveis de cada manifestação e as doenças às quais elas se assemelham estão resumidas aqui.

A diferenciação de doenças que causam lesões erosivas na mucosa da cavidade oral (como doença das mucosas) pode ser complexa, tanto clinicamente quanto na necropsia. A similaridade entre elas é mais importante, uma vez que a peste bovina e a febre aftosa são grandes pragas. A situação é tão perigosa que, se houver qualquer dúvida quanto à identidade da doença sob avaliação, amostras devem ser submetidas a exames laboratoriais.

Existem muitas doenças do sistema digestório de bovinos que podem ser agrupadas de acordo com a *presença ou a ausência de lesões orais com ou sem diarreia*, resumidas na Tabela 8.10. Estomatite erosiva e gastrenterite são características de *peste bovina, diarreia viral bovina* e *febre catarral maligna*. A estomatite e a hiperemia são acentuadamente graves na febre catarral maligna, com opacidade corneoescleral, aumento de linfonodos, hematúria e encefalite terminal. A *peste bovina* foi erradicada em 2011.

As *doenças vesiculares* – febre aftosa e estomatite vesicular – são caracterizadas por vesículas na língua e na mucosa oral, nos tetos e na banda coronária e devem ser distinguidas de erosões.

Doenças que causam diarreia sem lesões orais incluem *disenteria de inverno, salmonelose, doença de Johne, intoxicação por molibdênio (deficiência de cobre condicionada), parasitismo (ostertagiose) e intoxicação por arsênico.*

O diagnóstico definitivo depende do isolamento de BVDV da capa leucocitária ou do soro sanguíneo e de outros tecidos. Bezerros com defeitos congênitos podem ser provisoriamente identificados como infectados por BVDV por detecção de anticorpos específicos em animais que não mamaram; essa não é uma amostra fácil de obter em bovinos de corte soltos a pasto.

Embora a diarreia viral bovina não seja uma doença do trato respiratório, não é incomum que sinais respiratórios sejam evidentes, e a confusão no diagnóstico entre ela e a rinotraqueíte infecciosa bovina, ou mesmo pasteurelose pneumônica, existe. É necessário realizar o exame clínico cuidadoso da mucosa oral e nasal para assegurar que não existam lesões na mucosa. Também é necessário incluir a diarreia viral bovina na lista de possibilidades diagnósticas ao considerar as causas de abortos e natimortos em bovinos. A determinação de imunoglobulinas em fetos abortados pode ter valor diagnóstico.

O diagnóstico definitivo de *doença das mucosas crônica* representa um problema, uma vez que os animais acometidos não apresentam anticorpos neutralizantes específicos em razão da imunossupressão ou da incapacidade de secretar anticorpos. Um diagnóstico presuntivo pode ser realizado com base nas características clínicas da doença aguda e na ausência de lesões que contribuam para a forma crônica da doença. O isolamento do vírus deve ser tentado, com o exame patológico detalhado.

- *Infecção por BVDV subclínica ou inaparente.* Doenças comuns incluem febre indiferenciada aguda e doença respiratória bovina indiferenciada aguda
- *Diarreia viral bovina hiperaguda.* Febre catarral maligna. Salmonelose aguda, língua azul
- *Doença respiratória.* Todas as causas comuns de doença respiratória em bovinos (ver Tabela 18.5)
- *Trombocitopenia e doença hemorrágica.* Febre catarral maligna. Intoxicação por trevo doce mofado. Língua azul
- *Retardo no crescimento de bezerros persistentemente infectados.* Desnutrição geral. Deficiência de cobre. Pneumonia crônica
- *Falha reprodutiva.* Causas comuns de falhas reprodutivas em bovinos de leite e corte são caracterizadas por anestro, falha na reprodução, sêmen insatisfatório, falha na fertilização, mortalidade embrionária, reabsorção fetal, mumificação fetal, abortos, natimortos e mortalidade perinatal
- *Diarreia neonatal dos bezerros.* Todas as causas comuns de diarreia indiferenciada aguda de bezerros com menos de 30 dias de idade
- *Defeitos congênitos de bezerros.* Todos os defeitos hereditários do sistema nervoso de bezerros que se manifestam clinicamente ao nascimento e doenças de etiologia incerta caracterizadas por envolvimento do sistema nervoso.

Tratamento

Não há tratamento específico para qualquer doença associada ao BVDV. O prognóstico para casos graves de DM com diarreia aquosa profusa e lesões orais acentuadas é desfavorável, e o abate para aproveitamento ou eutanásia devem ser considerados. Animais com BVDV crônica devem ser descartados e abatidos.

Controle e prevenção

BVDV continua a causar perdas econômicas significativas em razão da falha em implantar um programa de imunização adequado, falha em estabelecer programas de monitoramento do rebanho e falhas em desenvolver programas efetivos de biossegurança e biocontenção.

O objetivo final das medidas de prevenção e controle de BVDV é eliminar o potencial de nascimento de animais PI. Uma combinação de biossegurança, vacinação e estratégias de biocontenção é necessária para controlar e prevenir a infecção por BVDV e as suas consequências em um rebanho e no país.

O objetivo do programa de biossegurança de BVDV consiste em evitar a introdução do vírus em rebanhos bovinos e prevenir a transmissão do vírus para animais suscetíveis. Estratégias de biocontenção têm como objetivo minimizar a ocorrência ou gravidade da doença associada à infecção por BVDV. A subpopulação mais importante a proteger da exposição são vacas prenhes, especialmente aquelas no início da gestação. O rebanho deve ser protegido da exposição direta a bovinos de outros rebanhos que possam ser transitória ou persistentemente infectados com BVDV. Exemplos dessa exposição incluem contato ao longo de cercas divisórias, movimento para e a partir de feiras e exibições e novas adições. A quarentena de novas adições por 2 a 3 semanas após a chegada evita a exposição do rebanho nativo a animais infectados desconhecidos. Cada adição deve ser testada para BVDV PI enquanto em quarentena, ou antes da chegada, para identificar reservatórios primários do vírus antes que eles se juntem ao rebanho nativo. Novas adições que chegam prenhes não devem parir na presença de vacas prenhes do rebanho nativo. Os bezerros nascidos de novas adições prenhes devem ser isolados do rebanho nativo até seu estado de BVDV ter sido determinado.

Confinamentos de bovinos de corte e novilhas representam um desafio especial à biossegurança, visto que o risco de introduzir animais BVDV PI nesses sistemas aumenta quando se acrescentam com frequência bovinos provenientes de múltiplas fontes. A introdução de bovinos PI pode afetar a saúde e o desempenho dos companheiros de confinamento. Novilhas leiteiras e de corte expostas a BVDV durante a gestação em propriedades de criação podem posteriormente parir bezerros PI nos rebanhos de destino. A exposição a BVDV pode ser minimizada nessas propriedades testando todas as novas adições e removendo bovinos PI durante o período de quarentena de 2 a 3 semanas e antes da entrada nas instalações primárias.

A eliminação de bovinos BVDV PI precocemente no sistema de produção, como o nível de rebanho de vaca e bezerro, beneficia a indústria bovina em pontos subsequentes, como nos confinamentos e nas criações de novilhas. De forma ideal, a compra de animais de rebanhos biosseguros e animais previamente testados negativos para BVDV PI eliminaria o risco de exposição ao vírus proveniente de animais PI nesses tipos de criação (Figuras 8.28 a 8.30).

O controle e a prevenção bem-sucedidos do complexo BVD/DM dependem de:

- Identificação e eliminação de animais PI do rebanho
- Prevenção da introdução da infecção no rebanho (biossegurança)
- Programas de imunização e biocontenção
- Erradicação dos vírus dos rebanhos.

Tabela 8.10 Diagnóstico diferencial de doenças em bovinos nas quais ocorrem lesões orais ou diarreia, isoladamente ou associadas no mesmo animal.

Etiologia	Epidemiologia	Achados clínicos	Patologia clínica e patologia	Resposta ao tratamento
Peste bovina	Erradicada em 2011	Estomatite erosiva grave, saliva tingida de sangue, blefaroespasmo, febre alta, diarreia grave e disenteria, muitos bovinos acometidos e muitos morrem	Leucopenia acentuada, linfopenia, cariorrexe (submeter linfonodos)	Não há
Diarreia viral bovina, doença das mucosas	Bovinos jovens (8 meses a 2 anos) persistentemente infectados desde a vida fetal Baixa incidência (5%) de doença clínica aguda, mas alta taxa de mortalidade Casos esporádicos da forma crônica Doença clínica aguda rara em animais com mais de 2 anos de idade	Aguda: estomatite erosiva grave, febre moderada por poucos dias, diarreia profusa e desidratação grave, lesões de pele das bandas coronárias e fendas interdigitais são comuns, morte em 7 a 10 dias Crônica: inapetência, perda progressiva de peso, fezes escassas e amolecidas, temperatura normal, rúmen pequeno, timpanismo intermitente, lesões de pele crônicas que não cicatrizam (especialmente no espaço interdigital)	Leucopenia, neutropenia e linfopenia Soronegativos Sangue para isolamento viral para identificar animais persistentemente infectados Suabes nasais e fecais Erosões por todo o trato gastrintestinal	Quase todos morrem
Diarreia viral bovina hiperaguda	Afeta animais jovens e adultos imunocompetentes Bovinos não vacinados Vírus da diarreia viral bovina tipo II Morbidade de até 30%; taxa de mortalidade de até 40%	Início súbito de anorexia, dispneia, febre, anorexia, agalactia, diarreia, disenteria, morte em alguns dias	Sangue para isolamento viral Soro das fases aguda e de convalescência Lesões similares à doença das mucosas	Não há tratamento Alta taxa de mortalidade
Febre catarral maligna	Normalmente esporádica em animais Afeta animais adultos e jovens Na América do Norte, surtos são comuns após contato com ovinos Na África, surtos são comuns após contato com gnus Várias formas: hiperaguda, sistema digestório, cabeça e olho e branda	Estomatite erosiva grave, difusa, intensamente hiperêmica; febre alta persistente; conjuntivite grave, opacidade corneoescleral, hematúria, aumento dos linfonodos, lesões cutâneas acentuadas, perda do estojo córneo dos cornos, encefalite terminal, diarreia e disenteria Morte peraguda em 3 dias; aguda em 7 a 10 dias e forma crônica pode viver por algumas semanas	Leucopenia e neutropenia inicialmente Leucocitose posterior Testes de transmissão Vasculite	Não há
Forma digestória da rinotraqueíte infecciosa bovina	Surtos em bezerros neonatos (25 a 50% de morbidade) Introdução recente no rebanho de portador Taxa de mortalidade alta (90 a 100%)	Pústulas pequenas puntiformes acinzentadas no palato mole, rinotraqueíte, conjuntivite, febre branda persistente, normalmente morrem de traqueíte secundária e pneumonia	Isolamento viral das fezes e suabes nasais Lesões nos ossos turbinados, no rúmen e no abomaso	Provavelmente não haverá resposta
Doenças com lesões orais e sem diarreia				
Febre aftosa	Alta morbidade (100%), baixa mortalidade Dissemina-se rapidamente Ocorre em áreas enzoóticas	Febre alta, depressão grave, estomatite dolorosa, salivação profusa, grandes vesículas na boca, vesículas nos tetos e nas bandas coronárias, recuperação em 3 a 5 dias, mortes na forma miocárdica	Testes de transmissão para animais Sorologia é rápida e precisa	Não há tratamento específico
Estomatite vesicular	Em determinadas regiões geográficas, morbidade e mortalidade variáveis, transmitida por insetos	Febre branda, anorexia, vesículas na cavidade oral, menos comum nos tetos e cascos Recuperação em alguns dias	Testes de transmissão para animais Sorologia rápida e precisa	Normalmente não é indicado
Língua azul	Doença clínica não é comum em bovinos, inseto vetor, sazonal	Febre, enrijecimento, laminite, coronite, lesões erosivas na cavidade oral, edema dos lábios, salivação, secreções nasal e ocular, a maioria dos bovinos se recupera	Testes de transmissão para animais Sorologia rápida e precisa	Não há tratamento específico
Estomatite papular bovina	Cosmopolita, comum em bovinos jovens (2 semanas a 2 anos), morbidade pode chegar a 100%, sem mortalidade, pode ocorrer coincidentemente com ostertagiose	Pápulas redondas, elevadas, de coloração vermelho-escura no focinho, na cavidade oral Cicatrização em 4 a 7 dias, mas remanescentes da lesão persistem por muitas semanas Não há efeito significativo no animal Na mesma faixa etária e frequentemente associada à ostertagiose grave	Diagnóstico clínico óbvio	Recuperação espontânea

(continua)

Tabela 8.10 (*Continuação*) Diagnóstico diferencial de doenças em bovinos nas quais ocorrem lesões orais ou diarreia, isoladamente ou associadas no mesmo animal.

Etiologia	Epidemiologia	Achados clínicos	Patologia clínica e patologia	Resposta ao tratamento
Estomatite necrótica	Bezerros jovens Em ambiente sujo ou em pastagem seca e grosseira	Estomatite dolorosa com úlceras grandes, profundas, de odor desagradável na língua, nas bochechas e na mucosa faríngea	Diagnóstico clínico Esofagite necrótica	Responde em alguns dias aos antimicrobianos parenterais
Doenças com diarreia e sem lesões orais (não incluem diarreia em bezerros)				
Salmonelose (taxa de mortalidade pode ser alta)	Todas as idades Surtos ocorrem, disenteria, fezes de odor desagradável Induzida por estresse Alimentos contaminados Vitelos Problema em leilões	*Aguda:* febre alta, diarreia, cultura de fezes, fragmentos de fibrina, dor abdominal, morte em 24 a 48 h *Formas subaguda e crônica:* diarreia também ocorre	Leucopenia, neutropenia Antimicrobianos precocemente Enterite fibrino-hemorrágica	Resposta favorável em estágios iniciais Posteriormente muitos casos morrem ou se tornam cronicamente doentes
Disenteria de inverno	Bovinos de leite estabulados, inverno, surto explosivo, 100% de morbidade, sem mortalidade	Agudo: diarreia aquosa profusa e disenteria, febre branda, inapetência, queda na produção de leite por 24 h, recuperação espontânea, sem mortalidade	Nenhuma	Recuperação espontânea
Doença de Johne	Um único animal, 2 anos ou mais velho, baixa morbidade, curso longo de muitos meses Enterite tipo granulomatosa crônica	Diarreia crônica, fezes homogêneas, perda de peso progressiva, temperatura normal, apetite geralmente normal, hidratação quase normal	Testes sorológicos e cultura de fezes	Sem resposta ao tratamento
Deficiência secundária de cobre (molibdenose)	Enzoótica em uma propriedade/área Particularmente bovinos jovens, Áreas com deficiência marginal de cobre, especialmente na primavera	Diarreia crônica sem cheiro, muco ou sangue Animais de pelagem preta ficam com crostas acinzentadas; animais de pelagem vermelha ficam com coloração amarelo-ferrugem Muito magros	Cobre plasmático abaixo de 0,5 μg/mℓ, cobre hepático abaixo de 20 mg/kg de matéria seca	Resposta excelente ao cobre no peso corporal e resolução da diarreia Cobre injetável, por *drench*, na pastagem
Ostertagiose	Principalmente bovinos jovens com 6 meses a 2 anos, podem ser adultos Muitos no grupo acometido	Diarreia persistente, sem odor, muco ou sangue Diminuição do apetite, edema submandibular, muito magros	Pode haver alta contagem de ovos, não se as larvas forem inibidas, mas teor de pepsinogênio plasmático maior que 5.000	Muitos tratamentos com fenbendazol Bons resultados Lesões podem ser irreversíveis
Coccidiose	Bovinos jovens, quando há superlotação, alimentados no chão, concentração em fontes de água	Disenteria subaguda, febre branda, 2 a 3 dias, apetite e hidratação permanecem normais Aproximadamente 20% desenvolvem "sinais nervosos" e morrem	Fezes para oocistos Tiflite hemorrágica e colite	Doença autolimitante Amprólio e sulfonamidas
Intoxicação por arsênico	Acesso a arsênico	Morte súbita e rápida Dor abdominal aguda, mugidos, regurgitação, diarreia, tremores musculares, convulsões, morte em 4 a 8 h após o início dos sinais	Fezes e tecidos e fontes de alimentos para análise Edema do abomaso Resposta desfavorável	Tratamento difícil
Ingurgitamento por carboidratos	Um a muitos animais Histórico de acesso a grãos	Anorexia, depressão, ataxia, decúbito, desidratação, diarreia profusa de odor desagradável, sementes de grãos nas fezes, estase ruminal com sons de chapinhar em líquido, sem atividade de protozoários ruminais	pH ruminal abaixo de 5, acidose láctica, hemoconcentração	Resposta favorável se acidose ruminal e sistêmica; podem ser necessárias lavagem ruminal ou ruminotomia
Amiloidose renal	Um único animal, vacas adultas	Diarreia profusa crônica, anasarca, inapetência, diminuição da produção de leite, aumento dos rins	Proteinúria, hipoalbuminemia, rins acentuadamente aumentados	Não há
Intoxicação por *Senecio jacobea*	Problema de grupo Acesso a pasto com *S. jacobea* ou planta ensilada para alimento	Apatia, depressão, fezes enegrecidas diarreicas, tenesmo intenso e prolapso de reto, andar cambaleante e ataxia, pressão na cabeça	Enzimas hepáticas	Não há
Carcinoma de células escamosas do sistema digestório superior	Escócia e nordeste da Inglaterra Vacas de corte adultas que pastam em terrenos marginais infestados por samambaia, *Pteridium aquilinum*	Perda de peso, diarreia, timpanismo, fezes fibrosas e aquosas	Tumores na orofaringe, no esôfago e no rúmen	Não há

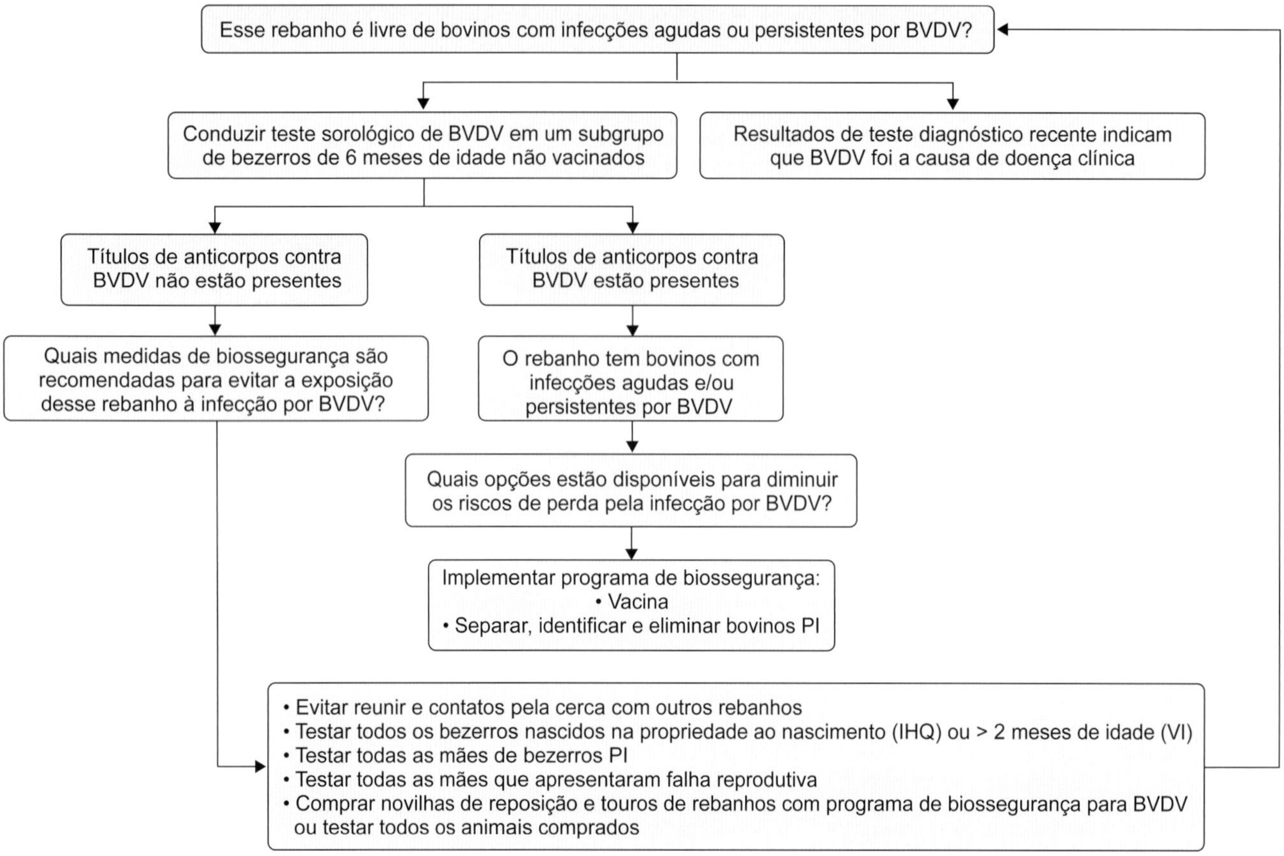

Figura 8.28 Objetivos do teste do rebanho para vírus da diarreia viral bovina (BVDV).

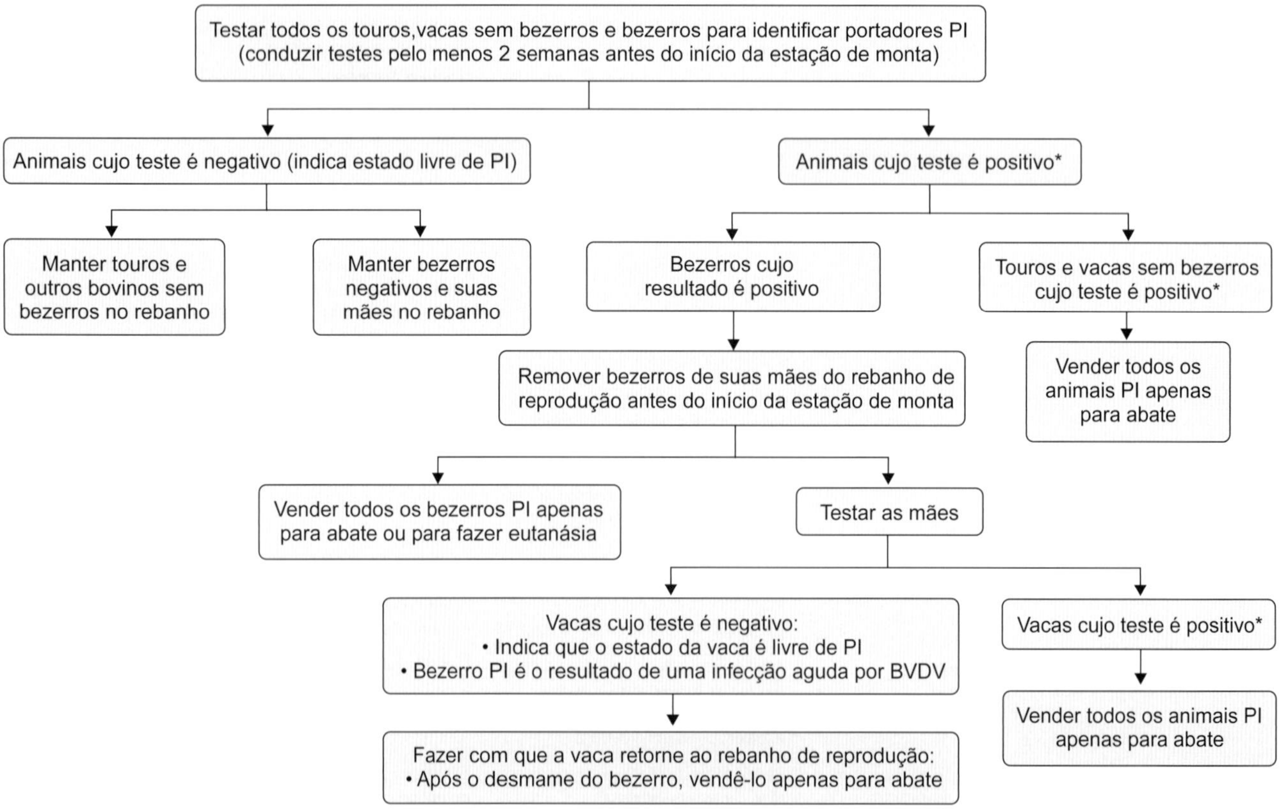

Figura 8.29 Fluxograma para teste de rebanhos de corte antes da estação de reprodução para detectar e eliminar portadores do vírus da diarreia viral bovina (BVDV). *Após 30 dias, retestar novamente os animais com resultado positivo para confirmar o estado de PI. Animais que resultam negativo no segundo teste indicam que foram antes infectados transitoriamente e não são, portanto, PI.

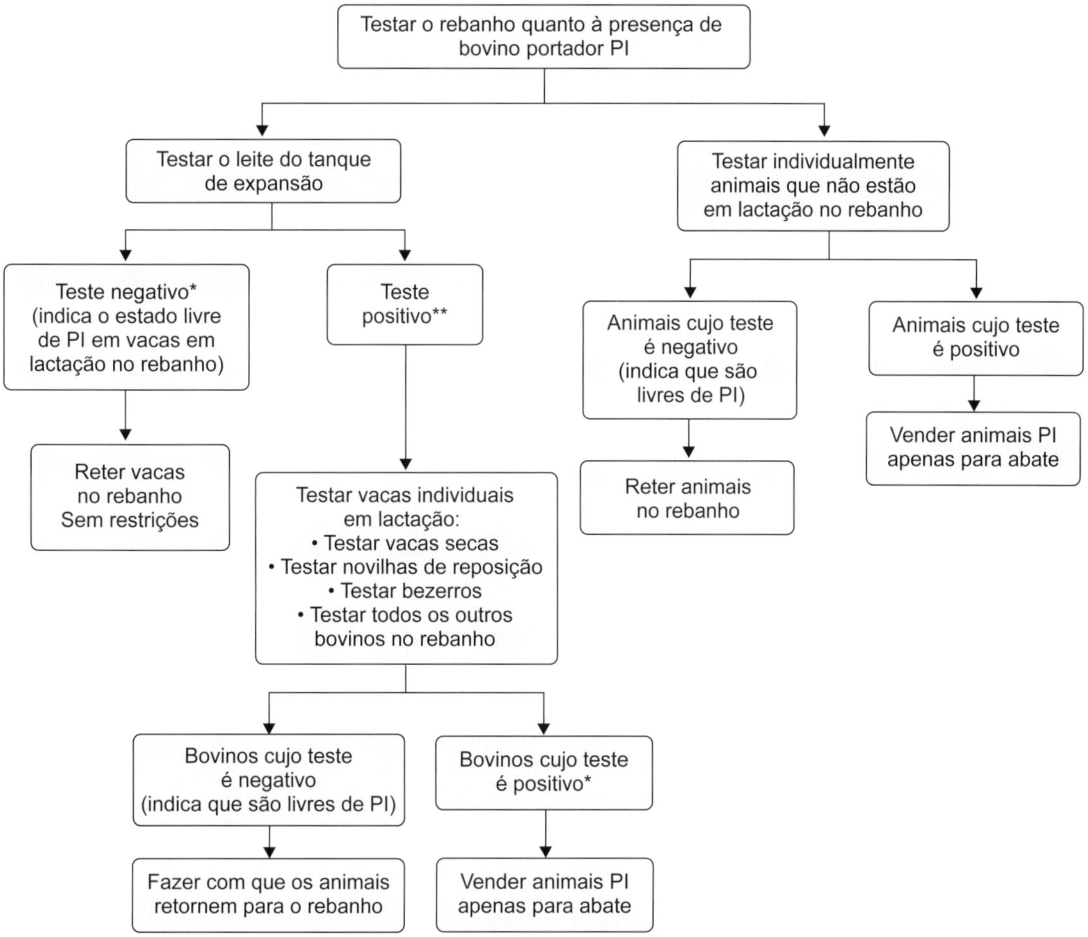

Figura 8.30 Fluxograma para teste de rebanhos leiteiros para detectar e eliminar portadores persistentemente infectados (PI) por vírus da diarreia viral bovina. PCR: reação em cadeia da polimerase. *Uma amostra retirada de um tanque de leite pode produzir resultados falso-positivos: se o leite tiver sido contaminado; se o vírus contaminou o leite abaixo dos níveis detectáveis; se houver RNA viral destruído no leite ou inibidores da PCR. **Após 30 dias, retestar novamente os animais com resultado positivo para confirmar o estado de PI. Animais que resultam negativo no segundo teste indicam que foram antes infectados transitoriamente e não são, portanto, PI.

Identificação e eliminação de animais persistentemente infectados do rebanho

A identificação e a eliminação de bovinos PI são componentes essenciais do programa de controle em um rebanho infectado. A eliminação desses animais, também chamada de "*depuração da infecção*", resultará na melhoria da saúde do rebanho. Os procedimentos de teste para detectar animais PI estão descritos na seção "Patologia clínica".

Em rebanhos de corte, para evitar o contato com vacas prenhes, animais PI devem ser identificados e removidos antes do início da estação de monta. Todos os bezerros, todas as novilhas de reposições, todos os touros e todas as fêmeas não prenhes sem bezerros devem ser testados para o estado PI. Qualquer fêmea prenhe no momento em que o rebanho é testado deve ser isolada do rebanho de reprodução e mantida isolada até que seu bezerro seja testado e verificado como negativo. Na maioria das situações de teste de todo o rebanho, o teste por IHQ de amostras de pele é o teste de escolha, uma vez que pode ser realizado de forma confiável em animais de qualquer idade, e uma única amostra normalmente é tudo o que é necessário.

O monitoramento do rebanho para animais PI pode ser realizado com *pool* de sangue total ou amostras de soro para teste PCR. Ao realizar o *pool* de amostras, os custos da triagem do rebanho com baixa prevalência de animais PI são minimizados. O número máximo de amostras por *pool* deve ser determinado pelo laboratório diagnóstico que está conduzindo a análise. Se o *pool* inicial for positivo a PCR, então deve ser dividido e retestado para identificar os animais virêmicos dentro do *pool*. Uma vez que animais virêmicos sejam identificados, devem ser classificados como transitoriamente infectados ou PI, por PCR subsequente, isolamento do vírus ou IPMC em 3 semanas usando teste de IHQ de uma amostra de pele. Usando a estratégia de dois testes para triar bezerros lactentes, emprega-se o ensaio PCR de *pool* de amostras e IHQ apenas para aqueles animais representados no *pool* de amostras com ensaio positivo, o que reduzirá o custo da triagem de animais que estão chegando em um confinamento, quando comparado ao teste de IHQ em todos os animais.

Após a detecção bem-sucedida e a remoção dos animais PI, a "*autodepuração*" ou a eliminação de todas as evidências de infecção do rebanho ocorrerá. Infecções transitórias em animais não prenhes são ineficientes para a transmissão do vírus. A principal via de transmissão dentro do rebanho é de animais PI para animais suscetíveis. O vírus normalmente é mantido em um rebanho quando animais soronegativos no início da gestação são expostos a animais PI. A autodepuração também é mais provável em rebanhos pequenos em comparação aos grandes, que normalmente têm condições de criação que aumentam o risco de exposição de animais soronegativos suscetíveis no início da prenhez a animais PI.

Prevenção da introdução da infecção no rebanho (biossegurança)

Após identificar e eliminar animais PI, deve-se manter o rebanho livre do vírus por meio de testes realizados em todos os animais introduzidos para se certificar de que estão livres da infecção. Em muitos casos, pode-se assegurar a introdução de animais livres de infecção selecionando, dentro do possível, aqueles que apresentam títulos de anticorpos séricos e histórico convincentes ou que são negativos e provenientes de rebanhos totalmente negativos ou de sub-rebanhos estáveis. Considerando-se o tempo que o rebanho de origem está estabelecido e sem novos animais introduzidos, o estado livre de infecção pode ser estabelecido testando uma amostragem suficiente de animais. Em outros casos, animais introduzidos no rebanho com anticorpos negativos devem ser examinados quanto ao vírus ou mantidos em quarentena em contato próximo com alguns animais-teste sorologicamente negativos ao teste e que serão subsequentemente examinados quanto à presença de anticorpos.

Perdas reprodutivas significativas causadas pela infecção por BVDV podem ser evitadas testando os animais introduzidos no rebanho ou fazendo o manejo do rebanho para maximizar a imunidade antes da reprodução. Produtores de bovinos que compram novilhas prenhes para expandir seus rebanhos devem estar cientes da possibilidade de que seus fetos já sejam PI. Nesse estágio, não existe teste simples para identificar aquelas novilhas prenhes com bezerros PI. Bezerros filhos dessas novilhas compradas de propriedades com histórico vacinal desconhecido devem ser considerados infectados até que se prove o contrário.

Centrais de inseminação artificial adotam atualmente programas abrangentes de testes para identificar touros PI e imunocompetentes com infecção aguda e transitória de BVDV. Touros PI são detectados por isolamento viral de sangue, e não por teste sorológico. O sêmen de touros PI normalmente contém vírus, mas a qualidade do sêmen não será necessariamente anormal. Isso enfatiza a necessidade de vigilância virológica de rebanhos de reprodução e centrais de inseminação artificial e transferência de embriões. Também é importante evitar a contaminação pelo vírus dos líquidos usados para recuperação, manipulação *in vitro* e transferência de embriões bovinos.

Programas de imunização e biocontenção

A vacinação é efetiva na redução da disseminação de BVDV, mas não é adequada como única estratégia de controle, uma vez que não pode fornecer proteção completa contra a infecção ou remover animais PI do rebanho. Historicamente, o uso disseminado e não sistemático de vacinas para BVD foi lugar-comum em muitos países, incluindo os EUA, sem qualquer diminuição geral perceptível da prevalência da doença.[17] Os programas de vacinação têm como finalidade um ou dois dos seguintes objetivos:

- Prevenir a doença clínica após a exposição a BVDV
- Prevenir a infecção fetal que causará bezerros PI.

Considerando a alta prevalência de infecção por BVDV, que causa grandes perdas econômicas, a vacinação de rebanhos bovinos certamente é indicada, dado que a eficácia e a segurança da vacina estejam disponíveis. Para ser efetiva, a vacinação contra infecção deve proteger contra a viremia e bloquear a infecção de células-alvo dos sistemas reprodutor e linfático para evitar a ocorrência de infecção fetal e imunossupressão, respectivamente. Anticorpos presentes na circulação sistêmica neutralizam efetivamente a infectividade viral, promovem a depuração do vírus e evitam a disseminação para órgãos-alvo, como o feto. O objetivo da imunização é estimular tanto o ramo de células B quanto células T do sistema imune. O ramo de células B da resposta imune apresenta a maior responsabilidade na inativação do vírus livre. Isso é conseguido principalmente por imunoglobulinas que neutralizam a infectividade de BVDV e, secundariamente, agregam o vírus e aumentam a depuração. A imunidade mediada por células, particularmente células CD4+, semelhantes ao tipo-2, é importante para a resolução da infecção aguda por BVDV NCP. Os títulos de anticorpos necessários para fornecer proteção contra a infecção intrauterina e doença clínica não são conhecidos. Um título de 1:16 foi relatado como protetor para doença clínica grave, enquanto verificou-se que títulos de 1:256 evitam excreção viral sistêmica em bezerros desafiados experimentalmente.

Uma estratégia importante para o controle bem-sucedido consiste na vacinação de fêmeas reprodutoras pelo menos algumas semanas antes da estação de reprodução. A exposição experimental de novilhas púberes ao vírus 6 semanas antes da reprodução estimula a produção de anticorpos SN, que protegem contra infecção transplacentária do feto. Contudo, a imunização pode não ser efetiva na proteção do feto contra essas estirpes que são diferentes daquelas contidas na vacina, e a precaução final é evitar que vacas ou novilhas tenham contato novamente pouco tempo antes ou durante a primeira metade da gestação. O *controle da infecção, e de DM, depende inteiramente do controle entre os animais do rebanho de reprodução.* A infecção entre não reprodutores não apresenta consequências a longo prazo, exceto que eles podem ser fontes de infecção para reprodutores e comprometer o estado livre contínuo de infecção do grupo.

O objetivo do programa de vacinação é assegurar que todas as fêmeas reprodutoras tenham anticorpos para o vírus antes de se tornarem prenhes. Independentemente da vacina utilizada, a vacinação deve ser realizada pelo menos 3 semanas antes da estação de reprodução, de maneira que as fêmeas reprodutoras se tornem soropositivas para o vírus antes da concepção.

Modelos de doenças infecciosas demonstram que após BVDV ser eliminada do rebanho, os bovinos se tornam cada vez mais suscetíveis a novas infecções e a possibilidade de um surto com achados clínicos graves após uma nova exposição ao vírus aumenta. Portanto, na ausência de biossegurança estrita, padrões de ressurgimento da reinfecção com achados clínicos graves são esperados a cada alguns anos, uma vez que o vírus tenha sido eliminado do rebanho. Na América do Norte e em outras regiões nas quais BVDV é endêmico e a reexposição é provável, permanece prudente manter a vacinação após a eliminação do vírus do rebanho.

Vacinas para vírus da diarreia viral bovina

Tanto vacinas de *VVM* quanto vacinas de *vírus inativado* estão disponíveis. Atualmente, existem muitas vacinas contra BVDV licenciadas apenas federalmente na América do Norte e todas alcançam ou excedem os requisitos de pureza, potência e segurança. Esses requisitos asseguram que as vacinas estimulam a resposta imune, são livres de agentes estranhos e não induzem doença.

As variáveis importantes que devem ser consideradas ao selecionar uma vacina para uso em diferentes sistemas de produção incluem resposta imune, reatividade cruzada, proteção fetal, duração da imunidade, imunossupressão, reversão da virulência e efeito dos anticorpos maternos sobre a resposta imune e pureza.

As vacinas VVM normalmente contêm uma ou duas estirpes únicas de BVDV atenuado de ambos os biotipos que pertencem aos genótipos BVDV-1 e BVDV-2. As estirpes mais comumente usadas são BVDV-1a, 1b, 1c e BVDV-2a. Muitas vacinas de BVDV inativadas também estão disponíveis.

Vacinas de diarreia viral bovina de vírus vivo modificado

Vacinas BVDV-VVM são atenuadas de maneira que a replicação do vírus é restrita, diminuindo tanto a virulência viral quanto a excreção do vírus vacinal pelo animal vacinado. As *vantagens* das vacinas BVDV-VVM são muitas e significativas. Uma vez que o antígeno é amplificado por replicação no animal, apenas um pequeno número de partículas virais é necessário; portanto, as vacinas têm baixo custo e apenas uma dose da vacina é necessária para imunização adequada. Em 3 semanas após a vacinação, anticorpos são detectáveis, os quais neutralizarão uma ampla gama antigênica de estirpes BVDV. Embora títulos de anticorpos após a vacinação com vacinas VVM sejam menores do que aqueles decorrentes de uma infecção natural, o aumento e a diminuição do título seguem um padrão similar.[21] Sugere-se que os títulos de anticorpos protetores após a vacinação persistam por mais de 1 ano. A imunização de bezerros com vacina VVM não é inibida por anticorpos colostrais com títulos de até 1:32. Assumindo tanto a meia-vida de 21 dias para os anticorpos colostrais quanto o título e vírus neutralizante inicial de 1:2.000 após a ingestão do colostro, a imunização deve ser bem-sucedida na maioria dos bezerros com 4 a 6 meses de idade. A revacinação é recomendada antes da primeira estação de monta.

As *desvantagens* das vacinas VVM incluem falha na imunização se a vacina não for armazenada e manuseada adequadamente. Vacinas VVM podem causar a doença se o vírus vacinal retomar a virulência. O desenvolvimento de DM após vacinação com vacina VVM é relatado ocasionalmente (uma condição conhecida como *DM pós-vacinal*).[21] Atualmente reconhece-se que DM pós-vacinal ocorre exclusivamente em animais PI. Embora a perda econômica pela DM pós-vacinal seja insignificante, do ponto de vista do bem-estar animal, a vacinação de animais PI deve ser evitada quando possível. Vacinas VVM também são *potencialmente fetopatogênicas* e não devem ser usadas em vacas prenhes. Os possíveis efeitos de tais vacinações são variáveis e dependem do estágio da gestação quando a vacinação ocorre. A vacinação de vacas prenhes, sem anticorpos neutralizantes detectáveis para o vírus, entre 51 e 190 dias de gestação com vacina BVDV viva modificada comercialmente pode resultar em transmissão transplacentária do vírus vacinal e não é recomendada. Abortos, anormalidades congênitas do sistema nervoso e musculoesquelético, mortes perinatais, retardo no crescimento e infecção viral persistente são desfechos possíveis da vacinação de bovinos prenhes com VVM antes dos 120 dias de gestação. Entre 120 e 190 dias, pode-se esperar que o feto se torne imunocompetente e produza anticorpos soroneutralizantes capazes de ser detectados no soro pré-colostral do bezerro ao nascimento. A vacinação de bovinos prenhes sem anticorpos neutralizantes para o vírus entre 190 e 265 dias de gestação também resultará na transmissão transplacentária do vírus e na presença de anticorpos neutralizantes no soro pré-colostral de bezerros ao nascimento. A *vacina termossensível contra BVDV* causará soroconversão e, quando usada experimentalmente em vacas prenhes, não resultará em infecção fetal, como evidenciado pela ausência de isolamento viral e de anticorpos pré-colostrais nos bezerros, que nascem saudáveis. A *imunossupressão e a recombinação genética* são outros riscos potenciais associados a vacinas VVM. Poucos estudos documentaram prejuízo à função de linfócitos com o uso de pelo menos uma vacina VVM, mas a extensão da imunossupressão é amplamente indefinida.[21]

Vacinas de vírus de diarreia viral bovina inativados

As desvantagens das vacinas VVM estimularam o desenvolvimento de vacinas de vírus inativados. As *vantagens* das vacinas de BVDV inativadas incluem:

- Ausência de infectividade
- Presença improvável de agentes adventícios
- Ausência de doença pós-vacinal
- Segurança para uso em animais prenhes.

As *desvantagens* das vacinas inativadas contra BVDV incluem:

- Alto custo da vacina
- Necessidade de duas doses da vacina para conseguir a vacinação primária
- Títulos de anticorpos menores e por um período mais curto.

Reações adversas no local da vacinação podem ocorrer e são associadas ao adjuvante na vacina. Anticorpos maternos podem interferir em vacinas inativadas, e os bezerros podem precisar ser revacinados periodicamente desde os 6 meses de idade até imediatamente antes do período reprodutivo. A vacinação de bovinos não expostos com vacinas inativadas contra BVDV resulta em pico de vírus-neutralização em, aproximadamente, 5 semanas após a segunda dose, com retorno à soronegatividade 12 semanas após a vacinação. Esse padrão de resposta é típico de vacinas inativadas. É de consenso geral que a proteção fornecida pelas vacinas inativadas contra BVDV é menor e por um período mais curto que a proteção obtida por vacinas VVM.[21]

Combinação de vacinas

Vacinas contra BVDV, com frequência, são incorporadas a vacinas multivalentes para prevenir doenças respiratórias de bovinos e incluem combinações de antígenos vivos e inativados de herpes-vírus bovino-1 (BHV-1), vírus da parainfluenza-3, vírus de doença respiratória sincicial bovina, *M. haemolytica* e *H. somni* para administração de todos os antígenos no mesmo momento de vacinação.

Eficácia da vacina contra o vírus da diarreia viral bovina

A principal preocupação com relação ao desenvolvimento e à eficácia protetora de vacinas atuais contra BVDV resulta da diversidade genética e antigênica extensas dos pestivírus. Embora haja similaridade antigênica considerável entre biotipos dos vírus e entre isolados de ambos os biotipos, também existe diversidade antigênica entre os isolados. Anticorpos neutralizantes induzidos por vacinação, portanto, podem não reagir com determinados isolados do vírus. Essa variação antigênica é capaz de interferir na eficácia da vacina, uma vez que a imunidade contra estirpes homólogas às estirpes da vacina é menos acentuada contra estirpes de campo heterólogas.[17] A vacinação de bovinos jovens com qualquer uma das duas vacinas monovalentes comercialmente disponíveis de vírus BVDV vivo modificado estimula a produção de anticorpos SN para cada um dos 10 isolados CP e 10 isolados NCP do vírus por um ou mais animais aos 14 dias após a vacinação. Nenhum animal produziu anticorpos SN detectáveis para todos os 20 vírus. A *eficácia da proteção cruzada* de vacinas contra BVDV de acordo com os genótipos foi avaliada com resultados contraditórios. A exposição prévia de bovinos a BVDV-1 (por VVM ou vacina inativada) nem sempre fornece proteção contra infecção por BVDV-2. Uma vacina comercial inativada forneceu proteção clínica e virológica significativa, mas não completa, contra o desafio com uma estirpe heteróloga de BVDV-2. Vacinas usadas adequadamente que contêm as estirpes BVDV-1 podem, portanto, diminuir a incidência e a gravidade da doença associada a BVDV-2, mas não fornecem proteção completa.

A eficácia de vacinas contra BVDV para a *prevenção de infecção fetal* foi estudada em muitos ensaios experimentais. A maioria, usando vacinas VVM ou vacinas inativadas contra BVDV, revelou um alto grau, embora não completo, de proteção cruzada contra a infecção transplacentária com os tipos de vírus heterólogos.[22] O uso de vacinas multivalentes que contêm estirpes de BVDV-1 e BVDV-2 parece fornecer melhor proteção cruzada contra infecção fetal.

Vacinas disponíveis comercialmente

A maioria das vacinas disponíveis comercialmente para BVDV é combinada a outros antígenos, como IBR, PI-3 e vírus DRB. Em um estudo, as respostas sorológicas de bezerros de corte com 6 a 8 meses de idade foram comparadas após vacinação com oito vacinas comerciais que continham IBR, PI-3, vírus sincicial respiratório bovino (BRSV) e BVDV. Geralmente, as respostas sorológicas aos vírus variavam entre diferentes vacinas comerciais, entre e dentro das vacinas de VVM e de vírus morto, e entre vias de administração. Todos os bezerros vacinados desenvolveram maiores títulos de anticorpos e antígenos do que os controles não vacinados. As respostas sorológicas a BVDV foram baixas; apenas 20% dos bezerros apresentaram soroconversão de 4 vezes ao vírus após duas doses da vacina. Existe uma ampla variação no início da resposta de anticorpos e a duração dependente do tipo de vacina e do vírus envolvidos.

Observações de campo indicam que a potência da vacina pode variar consideravelmente. Alguns lotes de vacinas falharam em induzir soroconversão em bezerros após vacinação controlada cuidadosa. Observações não publicadas por alguns clínicos verificaram uma ampla variação na quantidade de vírus presente nas vacinas, e os processos de fabricação podem variar consideravelmente, resultando em destruição do vírus vivo. Portanto, parte do programa de vacinação pode necessariamente incluir a avaliação da vacina por teste SN antes e após a vacinação, e submetendo uma amostra da vacina para o laboratório para teste de PCR ou isolamento viral.

Estratégias dos programas de vacinação contra vírus da diarreia viral bovina

As estratégias para vacinação efetiva contra infecções por BVDV são prevenção da infecção fetal e controle e prevenção das infecções pós-natais.

Prevenção de infecção fetal em rebanhos de leite e de corte

Com o atual conhecimento, um programa de vacinação racional para evitar a infecção fetal, tanto para rebanhos de corte quanto para rebanhos de leite, consiste na vacinação de todos os bezerros aos 4 a 6 meses de idade com vacina VVM. *A ênfase deve se dar na imunização das novilhas antes da reprodução, de maneira que o vírus não chegue ao feto antes de 120 dias de gestação.* Todas as novilhas de reposição e vacas são vacinadas 3 a 6 semanas antes da monta com vacina VVM. Para assegurar o nível de imunidade no rebanho, todas as fêmeas de reprodução são revacinadas anualmente, 3 a 6 semanas antes do início da estação de monta. Todos os touros são revacinados anualmente.

A *imunidade colostral* está presente até os 6 meses de idade em bezerros nascidos de vacas imunes. Bezerros com títulos ainda maiores de anticorpos colostrais anti-BVDV podem ter resposta ativa à vacinação, mas é questionável se ela é ou não útil para esse propósito. Se a vacinação da fêmea antes da concepção faz parte vital do programa, a vacinação de bezerros nascidos de vacas imunes pode ser desnecessário até que eles cheguem à idade de reprodução.

Infecções pós-natais pelo vírus da diarreia viral bovina

Um programa de vacinação racional para o controle da ocorrência de novas infecções por BVDV em animais imunocompetentes seria similar ao mencionado anteriormente em vacas-leiteiras e rebanhos de corte. Entretanto, nos rebanhos que experimentam surtos de infecção por BVD causada por estirpes altamente virulentas do vírus, seria racional vacinar todos os animais do rebanho, com a precaução de que animais prenhes serão vacinados com a vacina de vírus inativado.

Cronogramas de vacinação

Em muitas situações, os cronogramas de vacinação estratégica devem enfatizar a indução de respostas protetoras máximas, que correspondam ao estágio do ciclo de produção quando o risco e as consequências de infecções por BVDV são maiores. Isso significa administração bem planejada de vacinas antes da reprodução e antes do desmame para proteger contra perdas reprodutivas e doenças do sistema respiratório, respectivamente. Recomendações para os cronogramas de vacinação de rebanhos de bovinos de corte e de leite são expostos a seguir.

Rebanhos de vacas e bezerros de corte

Todas as novilhas de reposição em rebanhos de corte devem ser vacinadas com a vacina BVDV-VVM pelo menos 3 semanas antes da estação de reprodução. As vacas devem ser vacinadas anualmente, pelo menos 3 semanas antes da estação de monta.

Bezerros de corte devem ser vacinados pelo menos 3 semanas antes do desmame para terem proteção máxima durante os períodos subsequentes de alto risco durante e após o desmame.

Confinamentos de corte

Não há indicação para vacinação de bovinos de confinamento para DM em animais PI. Em uma população de bovinos confinados que se origina de muitas fontes, o risco de animais PI desenvolverem DM não pode ser reduzido pela vacinação. DM pós-vacinal pode ocorrer em alguns casos. Se houver risco das formas pós-natais de BVDV, como BVDV hiperaguda associada a estirpes altamente virulentas do vírus, trombocitopenia e efeitos imunossupressores da infecção benigna por BVDV, então os bovinos confinados devem ser vacinados na chegada, com vacina VVM. Uma revisão quanto à eficácia de vacinas contra doença respiratória bovina concluiu que não há relatos confiáveis de ensaios a campo que avaliem os efeitos clínicos das vacinas contra BVDV em bovinos confinados na América do Norte.

Avaliou-se o uso de vacinas virais VVM multivalentes com IBR, PI-3, BVDV e BRSV em bezerros de confinamento de um leilão outonal no oeste do Canadá. Os bovinos que receberam uma vacina multivalente apresentaram taxas de tratamento significativamente menores do que aqueles que receberam vacina monovalente. Bovinos que receberam a vacina multivalente apresentaram maior peso de carcaça, ganho de peso e ganho de peso médio diário por todo o período de confinamento. Houve uma vantagem econômica quando as vacinas multivalentes foram usadas, em comparação a vacinas monovalentes contra IBR.

Rebanhos leiteiros

Bezerras leiteiras devem ser vacinadas com, aproximadamente, 4 meses de idade, e o reforço ocorrer com 5 a 6 meses de idade. Vacinas BVDV-VVM que contêm ambos os genótipos tipos 1 e 2 devem ser usadas.

Novilhas de reposição são vacinadas com vacina BVDV-VVM aproximadamente 45 dias antes de participarem da estação de monta pela primeira vez. Isso incrementará os títulos de soroneutralização tanto quanto seja possível para evitar a infecção fetal nos primeiros 140 dias de gestação. Touros de raças leiteiras são vacinados com 8 a 12 meses de idade.

Vacas recém-paridas são vacinadas com vacina BVDV-VVM aproximadamente 30 dias antes da estação de monta. Isso assegurará altos títulos SN para evitar a infecção fetal e, portanto, prevenir algumas infecções congênitas, abortos e natimortos. Além disso, essa prática estimula altos títulos de anticorpos colostrais, de maneira que bezerros recebem uma grande massa de anticorpos contra BVDV.

Vacinas de BVDV inativado podem ser usadas em vacas prenhes quando ocorrem abortos por BVDV no rebanho. Os animais recebem duas vacinações, com 2 a 3 semanas de intervalo, começando no momento do diagnóstico de prenhez ou 1 mês antes da data estimada do aborto. Vacinas que contêm ambos os genótipos tipos 1 e 2 são recomendadas. Vacinas inativadas também foram usadas na secagem e 3 a 4 semanas depois para melhorar os títulos de anticorpos colostrais. O reforço da vacinação de vacas-leiteiras 35 dias após o parto com BVDV-VVM aumentou acentuadamente a resposta de anticorpos comparada a controles que receberam solução salina e vacas vacinadas com vacinas inativadas que continham antígenos virais BVDV, IBR, BRSV e PI-3.

A vacinação de vacas e novilhas prenhes com vacina multivalente com BVDV-VVM durante todo o 3º trimestre de prenhez é segura, se o animal tiver sido previamente vacinado com os mesmos componentes VVM.

Vitelos devem ser vacinados logo que chegarem com vacina cVVM que contém genótipos tipos 1 e 2.

Práticas atuais de vacinação

O levantamento mais recente disponível de produtores de animais dos EUA indica que a porcentagem de criadores de bovinos de leite que vacinam contra BVD aumentou de 58% em 1991 para 74% em 2007. O mesmo levantamento revelou que, em 1996, mais de 58% dos produtores de vacas-leiteiras estavam usando vacinas inativadas, enquanto mais de 62% estavam rotineiramente usando vacinas VVM em 2007.[23] A proporção de rebanhos inadequadamente vacinados não é conhecida. Nos surtos de formas hiperaguda/aguda de BVD nos EUA e no Canadá em 1993, verificou-se que muitos rebanhos acometidos não haviam sido vacinados ou o foram inadequadamente. Levantamentos na Pensilvânia indicam que muitos produtores não vacinaram todos os grupos de bovinos suscetíveis no rebanho, e muitos produtores não administraram a dose de reforço da vacina inativada. Embora 82% dos produtores tenham indicado que vacinavam seus rebanhos rotineiramente, apenas 27% dos rebanhos estavam adequadamente vacinados. Um levantamento das práticas de vacinação em rebanhos leiteiros em Saskatchewan indicou que apenas 34% dos rebanhos leiteiros foram vacinados contra BVDV. Adicionalmente, apenas 25% dos produtores que vacinavam seguiam as indicações da bula para administração de vacina de vírus inativado, e, mais especificamente, a necessidade de administrar duas doses no intervalo recomendado. As três práticas mais comuns eram a vacinação anual (50%), vacinação antes da estação de monta (19,5%) e vacinação bianual (7,3%).

As práticas de vacinação inadequadas podem ser minimizadas pelo médico-veterinário, que tem um papel importante em indicar claramente de forma escrita o programa de vacinação para rebanhos individuais. São necessárias vigilância constante e estratégias de manejo sanitário. Registros bons e confiáveis, que mantêm informações quanto à vacinação – quando ela foi administrada, quais animais foram vacinados e quais vacinas foram usadas – são vitais. Os médicos-veterinários devem trabalhar com seus clientes para desenvolver protocolos de vacinação e biossegurança específicos para cada rebanho.

Falhas vacinais podem ocorrer em razão do uso e do armazenamento inadequados da vacina. As seringas não devem ser lavadas com água ou soluções que contêm qualquer produto ou ingrediente químico, uma vez que eles matarão imediatamente qualquer vírus vivo na vacina.

Erradicação da infecção pelo vírus da diarreia viral bovina sem vacinação

O complexo de doenças relacionadas com BVD é conhecido desde o fim dos anos 1940 e início de 1950. Desde aproximadamente 1985, os médicos-veterinários têm tentado controlar a doença descartando animais PI, instituindo vacinação e usando determinado nível de biossegurança. Os achados clínicos diversos e vagos da infecção tornaram o diagnóstico difícil, caro e, com frequência, equivocado e frustrante. Muitos testes diagnósticos foram desenvolvidos para auxiliar no diagnóstico de infecções por BVDV e, mais importante, para a detecção de animais PI. Muitas vacinas foram desenvolvidas desde aproximadamente os anos de 1960 que diminuíram as perdas, mas não adequadamente o suficiente, uma vez que nenhuma vacina fornecerá proteção completa, dada a diversidade antigênica de isolados de BVDV. Qualquer coisa menos do que a proteção fetal absoluta por vacinas ainda permitirá que alguns animais PI estejam presentes no rebanho. Em razão dessas dificuldades e das altas perdas econômicas associadas à BVDV, a erradicação total do vírus de rebanhos de bovinos e de países atualmente se tornou uma realidade.

O programa de controle e erradicação de BVDV sem vacinação foi implementado de forma bem-sucedida na Escandinávia e em países europeus com eliminação (quase) completa de BVD da sua população de bovinos. O programa de controle sueco de BVD está entre os primeiros programas de erradicação do BVD implementados em nível nacional, constituindo a base de muitos programas de controle e erradicação voluntários ou nacionais em outros países.

Conceitos comuns à maioria dos programas de controle e erradicação de BVDV incluem: (1) o rebanho não é infectado até que um ou mais animais persistentemente infectados tenham se estabelecido; (2) a alta incidência de autodepuração diminuirá a prevalência de infecções por BVDV em populações bovinas mesmo sem depuração ativa da doença, dado que o vírus não seja reintroduzido; e (3) BVDV não pode persistir dentro do rebanho quando o contato entre animais PI e animais suscetíveis no início da gestação não ocorrer. Portanto, a estratégia de "testar e descartar" é o princípio mais importante para a erradicação efetiva.

Antes de considerar um programa de erradicação em uma região ou um país, uma avaliação geral da importância econômica do complexo de doenças por BVDV deve ser conduzida. O custo é um fator importante ao determinar se medidas contra a infecção devem ser iniciadas. De forma ideal, os custos gerais de um programa de erradicação organizado devem ser administrados por associações de criadores de bovinos de leite e de corte e por organizações de saúde animal. Laboratórios diagnósticos precisam conseguir auxiliar o planejamento das amostragens e fornecer informações quanto à epidemiologia da infecção para produtores de bovinos em geral, assegurando que fatores de risco conhecidos sejam identificados e minimizados.

Os componentes de um programa de erradicação organizado que se baseia no teste e no descarte incluem muitos fatores:

- Dinâmica da população. Na região de interesse, dados básicos sobre as populações bovinas, como tamanho médio dos rebanhos, tipo de produção (leite, corte ou outros) e densidade populacional, devem estar disponíveis. O conhecimento básico da dinâmica da indústria de bovinos, como padrões de movimentação da população, repovoamento dos rebanhos de reprodução, programas de vacinação, mercados de animais de produção, pastos comunitários e exposições e leilões de bovino, é necessário
- Monitoramento da prevalência. O conhecimento abrangente da prevalência de infecção é necessário para identificar rebanhos com infecção em curso por BVDV, bem como aqueles suscetíveis à infecção
- Testes diagnósticos. Testes diagnósticos confiáveis para programas de "testar e descartar" são necessários. Os testes devem ser tão sensíveis e específicos quanto possível, fáceis de usar, reproduzíveis, adequados para testes em larga escala e ter custo razoável
- Educação. Todos aqueles envolvidos no programa devem ser completamente informados quanto às últimas informações acerca de vários aspectos da doença por BVDV, incluindo como o vírus é transmitido, testes diagnósticos e interpretação de resultados, e estratégias a serem usadas
- Biossegurança. Deve ser dada alta prioridade às medidas de biossegurança para evitar a introdução da infecção em rebanhos livres do vírus. Isso inclui considerar as possibilidades de contato direto e indireto com animais infectados fora do rebanho, além de assegurar que todos os animais de reposição importados em um rebanho estejam livres de BVDV ou sejam mantidos em instalações de quarentena até se constatar que estão livres do vírus. Se rebanhos diferentes partilham as mesmas pastagens, regras devem ser estabelecidas para assegurar que apenas animais livres de BVDV poderão utilizar os pastos. Outros meios de reinfecção são produtos biológicos, incluindo sêmen, embriões, colostro, vacinas e outros fármacos veterinários que devem ser verificados livres de BVDV antes do uso
- Logística. Os planos gerais de amostragem e teste devem ser delineados por um corpo conselheiro com acesso a todos os dados disponíveis da epidemiologia e da capacidade dos laboratórios. Em base regional, a organização dos testes, ações após a triagem inicial dos rebanhos e testes de acompanhamento devem ser organizados de forma vantajosa por um veterinário oficial do distrito ou alguém com experiência similar na vigilância de doenças animais notificáveis
- Identificação animal. A identificação de animais individuais com brincos de fácil leitura ou identificação eletrônica é uma necessidade estrita
- Legislação. Esforços organizados para controlar BVD em base nacional requerem legislação ou algum meio de regular a movimentação livre de animais potencialmente virêmicos. Inicialmente, isso pode se tornar uma exigência de gerentes de rebanhos que conseguiram descartar de forma bem-sucedida seus animais positivos para BVDV ou para comerciantes de animais de produção ou companhias de reprodução que queiram promover o estado de saúde específico dos seus animais. Em estágios posteriores, certificados que documentam o resultado de testes que mostram que os animais estão livres de BVDV são emitidos por médicos-veterinários oficiais do distrito envolvidos na organização de atividades de controle para BVDV, podendo evoluir para uma documentação obrigatória que permita o acesso a leilões de animais de produção em exposições, ou pastos comunitários.

Programas de controle de vírus da diarreia viral bovina em diferentes regiões geográficas e países

Países escandinavos

Implementaram programas de controle de BVDV bem-sucedidos sem o uso de vacinas, e conseguiram ou conseguirão a erradicação completa. A soroprevalência de BVDV nas populações de bovinos desses países antes da implementação de medidas de controle variava de muito alta a baixa. No início dos anos de 1990, a soroprevalência de BVDV em nível de rebanho era de 40% na Dinamarca, 25 a 40% na Noruega e 1% na Finlândia. Nenhuma vacina contra BVDV havia sido licenciada ou usada nesses países, portanto a soroprevalência decorreu de infecção natural.

Os elementos básicos dos programas de controle em todos os países escandinavos são similares. Três níveis de atividades diferentes podem ser distinguidos. O primeiro nível inclui a triagem de todos os rebanhos bovinos com os objetivos principais de identificar rebanhos livres de BVDV e mantê-los livres. Amostras de tanques de expansão de leite coletadas para o monitoramento da qualidade do leite ou soro de um número limitado de animais que representam todos os grupos epidemiológicos do rebanho são testados para anticorpos contra BVDV. Em seguida, são classificados para indicar se estão livres de BVDV ou se a ocorrência de infecção atual é mais ou menos provável. Essa triagem populacional é repetida anualmente para monitorar a disseminação de BVDV ou o efeito do programa de controle. O segundo nível de atividade tem como objetivo identificar rebanhos com infecção ativa entre aqueles positivos para BVDV, por exemplo, aqueles com um ou mais animais PI. Limitando o número de rebanhos que requerem triagem de todos os animais, os esforços podem ser direcionados para onde há necessidade, e o custo geral é reduzido. O objetivo do terceiro nível de atividade é identificar todos os animais PI individuais nos rebanhos com infecção ativa. Isso envolve uma amostragem inicial de todos os bovinos da propriedade, mais uma fase de acompanhamento para testar os bezerros nascidos de mães positivas para anticorpos contra BVDV que estavam prenhes durante ou pouco tempo após os testes iniciais. Após a "limpeza" do rebanho ter sido completada, vigilância no nível 2 serve para verificar o sucesso e, eventualmente, certificar que rebanhos "limpos" estão livres de BVDV, apesar de ainda fortemente positivos pelos resultados de vigilância de anticorpos do nível 1.

Reino Unido

Em 1999, no Reino Unido, a indústria bovina estabeleceu Padrões de Certificação de Saúde Bovina (*Cattle Health Certification Standards*; Checs) como uma organização não comercial para promover e regularizar o esquema de controle voluntário de BVDV e outros patógenos. A base dos *Checs* é a identificação e remoção de animais PI dos rebanhos, em combinação com alterações em procedimentos de manejo para evitar que a infecção seja reintroduzida. Existem três programas que permitem que o proprietário trabalhe com médicos-veterinários para formular uma estratégia de saúde contra BVDV que atenda às necessidades específicas da propriedade. O programa de acreditação demonstra que o rebanho está livre de BVDV para manter o estado de livre do vírus e para permitir a venda de animais como certificados livres do vírus. No programa de triagem e erradicação, o objetivo é implementar um programa de controle para diminuir os efeitos deletérios sobre a produtividade do rebanho associada a BVDV e para permitir a venda de animais de estado conhecido. O programa se aplica onde já existem evidências recentes de infecção por BVDV no rebanho ou onde resultados positivos foram encontrados no curso do programa de acreditação. No programa livre monitorado de vacinação, o objetivo consiste em controlar a infecção por BVDV pela vacinação do rebanho de reprodutores e por monitoramento regular de animais jovens para demonstrar que o controle é efetivo e a exposição de animais jovens ao vírus não ocorreu. A finalidade é permitir a venda de animais certificados como de um rebanho vacinado e monitorado, livre de infecção ativa por BVDV. Esse programa é considerado adequado para rebanhos comerciais que vendem animais de terminação. O estado desses rebanhos é mais baixo que o de rebanhos acreditados para BVDV.

Europa Continental

Em todo continente, esquemas de controle de BVDV que envolvem toda a população de bovinos foram lançados recentemente em muitos países, como Áustria, Alemanha e Suíça. Na *Áustria*, atualmente considerada livre de BVDV, o programa nacional de controle de BVDV requer que seja realizada triagem anual dos rebanhos bovinos. O objetivo da triagem é identificar rebanhos com infecção por BVD recente ou em curso, por meio de detecção de soroconversão no rebanho. O rebanho pode ser testado por meio de exames sorológicos de amostras do tanque de expansão de leite, exame sorológico de um subgrupo de vacas jovens lactantes ou um subgrupo de animais entre 6 e 24 meses de idade. Rebanhos com resultados sorológicos negativos são classificados como livres de BVD, enquanto rebanhos com sorologia positiva são classificados como suspeitos de infecção por BVD. Esses rebanhos devem passar por avaliações posteriores, que consistem, entre outras, de triagem compulsória de antígeno viral de todos os bezerros neonatos nas suas primeiras 5 semanas de vida. Os animais PI devem ser eutanasiados ou abatidos em até 14 dias. Animais que deixam ou entram no rebanho devem ser testados para infecção persistente antes de serem comercializados. Com programas de controle sendo baseados na detecção da soroconversão, a vacinação contra BVD, evidentemente, não é permitida. Embora a coleta de amostras e os custos laboratoriais sejam de responsabilidade do produtor, a compensação é garantida para cada animal PI abatido.

Após muitos anos de controle de BVD estadualmente, a Alemanha implantou um programa nacional de controle de BVD em 2011 que se baseia na triagem compulsória para infecção persistente (fragmento de orelha) em cada bezerro nos primeiros 6 meses de vida ou antes de deixar o rebanho de origem. O resultado do bezerro negativo para o vírus automaticamente garante o mesmo estado para a vaca. O estado de "não persistentemente infectado por BVDV" é registrado em uma base de dados nacional, e apenas animais com esse estado registrado podem ser comercializados. Uma vez que o programa se baseia na detecção do vírus ou de antígenos virais, o uso de vacinas permanece possível e é permitido. Os custos da análise das amostras são cobertos pelas autoridades, e o produtor pode solicitar compensação para cada animal PI.

Nos *EUA*, a Academy of Veterinary Consultants publicou uma posição de encorajamento da implementação de programas de controle de BVD. Desde então, muitos programas de controle voluntários, principalmente para bovinos de leite, mas também para bovinos de corte no estado, foram desenvolvidos e implementados no Colorado, no Alabama, em Montana, em Washington, em Nova York e em Michigan.[24] Os principais pilares desses programas incluem:

- Educação dos produtores quanto à biologia da infecção por BVDV e às vias de transmissão
- Definição e implementação das estratégias de testes necessários
- Implementação e documentação de medidas-padrão de biossegurança
- Implementação de estratégias e esquemas específicos de vacinação.

Alguns programas fornecem subsídios para os custos relacionados com o teste e a eliminação de animais PI. Atualmente, não existem planos de erradicar BVDV como tem sido feito nos países escandinavos. Todavia, é muito realista e possível que o vírus possa ser erradicado com base em rebanho a rebanho usando a detecção e a eliminação de animais PI, o uso criterioso e efetivo de vacinas, o teste diagnóstico regular para animais PI e a implementação de medidas de biossegurança para assegurar que a reinfecção do rebanho não ocorra.

LEITURA COMPLEMENTAR

Bolin SR, Grooms DL. Origination and consequences of bovine viral diarrhea virus diversity. Vet Clin North Am Food Anim Pract. 2004;20:51-68.
Chase CCL, Elmowalid G, Yousif AAA. The immune response to bovine viral diarrhea virus: a constantly changing picture. Vet Clin North Am Food Anim Pract. 2004;20:95-114.
Donis RO. Molecular biology of bovine viral diarrhea virus and its interactions with the host. In: epidemiology of bovine virus diarrhea. Bovine viral diarrhea virus. Vet Clin North Am Food Anim Pract. 1995;113:393.
Dubovi EJ. Laboratory diagnosis of bovine viral diarrhea virus. Biologicals. 2013;41:8-13.
Grooms DL. Reproductive consequences of infection with bovine viral diarrhea virus. Vet Clin North Am Food Anim Pract. 2004;20:205-219.
Lindberg A, et al. The control of bovine viral diarrhea virus in Europe: today and in the future. Rev Sci Technol. 2006;25:961-979.
Ridpath JF. Bovine viral diarrhea virus: global status. Vet Clin North Am Food Anim Pract. 2010;26:105-121.
Saliki JT, Dubovi EJ. Laboratory diagnosis of bovine viral diarrhea virus infections. Vet Clin North Am Food Anim Pract. 2004;20:69-83.
Sandvik T. Laboratory diagnostic investigation for bovine viral diarrhea virus infections in cattle. Vet Microbiol. 1999;64:123-134.
Walz PH, et al. Control of bovine viral diarrhea virus in ruminants. J Vet Intern Med. 2010;24:476-486.

REFERÊNCIAS BIBLIOGRÁFICAS

1. Vilcek S, Nettleton PF. Vet Microbiol. 2006;116:1.
2. Stahl K, et al. Vet Res. 2007;38:517.
3. Ridpath JF, Fulton RW. J Am Vet Med Assoc. 2009;235:1171.
4. Cranwell MP, et al. Vet Rec. 2007;161:211.

5. Braun U, et al. Schweiz Arch Tierheilkd. 2013; 155:123.
6. Valdazo-Gonzáles B, et al. Vet Microbiol. 2006; 117:141.
7. Walz PH, et al. J Vet Intern Med. 2010;24:476.
8. APHIS. 2009; <http://www.aphis.usda.gov/animal_health/nahms/beefcowcalf/downloads/beef0708/Beef0708_is_BVD_PI.pdf>; Accessed 19.06.13.
9. Ridpath JF, et al. J Vet Clin Invest. 2011;23:185.
10. van Amstel S, Kennedy M. Small Rumin Res. 2010; 91:121.
11. Topliff CL, et al. J Am Vet Med Assoc. 2009;234:519.
12. Evermann JF. Small Rumin Res. 2006;61:201.
13. Givens MD, et al. Vet Clin North Am Food Anim Pract. 2004;20:21.
14. Makoschey B, et al. Biologicals. 2003;31:203.
15. EMEA. 2005; <http://www.ema.europa.eu/docs/en_GB/document_library/Scientific_guideline/2009/10/WC500004575.pdf>; Accessed 19.06.13.
16. Barkema HW, et al. Tijdschr Diergeneeskd. 2001; 126:158.
17. Lindberg A, et al. Rev - Off Int Epizoot. 2006;25:961.
18. Ridpath JF. Vet Clin North Am Food Anim Pract. 2010;26:105.
19. Grooms DL. Vet Clin North Am Food Anim Pract. 2004;20:5.
20. Dubovi EJ. Biologicals. 2013;41:8.
21. Ridapth JF. Biologicals. 2013;41:14.
22. Kalaycioglu AT. Vet Q. 2007;29:60.
23. USDA. 2008. USDA-APHIS-VS, CEAH, Fort Collins, CO.
24. Van Campen H. Vet Microbiol. 2010;142:94.

Disenteria de inverno em bovinos

Sinopse

- Etiologia: coronavírus bovino
- Epidemiologia: climas do hemisfério Norte. Vacas-leiteiras adultas em lactação, normalmente durante os meses de inverno quando confinadas. A imunidade se desenvolve e dura por períodos variáveis. Alta morbidade com surtos; baixa mortalidade. Transmitido pela via fecal-oral
- Achados clínicos: início súbito de diarreia que afeta quase todo o rebanho em alguns dias. Febre branda, declínio na produção de leite, inapetência. Recuperação em alguns dias. Alguns animais tossem
- Patologia clínica: nenhuma rotineiramente
- Lesões: atrofia de criptas ou mucosa intestinal; enterocolite
- Confirmação do diagnóstico: detecção do vírus nas fezes. Sorologia
- Tratamento: não é necessário
- Controle: nenhuma medida de controle específica disponível. Higiene. Minimizar a superlotação em galpões de vacas-leiteiras.

Etiologia

A disenteria de inverno é associada ao coronavírus bovino (BCoV), um vírus de RNA de fita simples, membro da família Coronaviridae, ordem Nidovirales. BCoV foi associado a diarreia em bezerros e bovinos adultos (disenteria de inverno), bem como à doença respiratória em bezerros e adultos. As estirpes de vírus isoladas do trato respiratório foram designadas como coronavírus respiratório bovino (BRCoV), enquanto aquelas isoladas tanto de bovinos adultos quanto de bezerros com diarreia como coronavírus enteropatogênico bovino (BECoV). Para propósitos clínicos, estirpes isoladas de bezerros diarreicos com frequência são chamadas BCoV – diarreia de bezerros (*calf diarrhea* – BCoV – CD) e aquelas de bovinos adultos diarreicos BCoV – disenteria de inverno (*winter disentery* – BcoV – WD).[1]

Existe um debate em andamento sobre se as estirpes de BCoV isoladas dos tratos respiratório e gastrintestinal são a mesma ou dissimilares. Ainda não foi esclarecido se os diferentes isolados podem ser distinguidos antigenicamente, mas propôs-se que as estirpes enteropatogênica e respiratória podem ser o mesmo vírus em diferentes estágios do ciclo infeccioso.[1]

Muitos estudos verificaram uma relação sorológica próxima entre o coronavírus que causa disenteria de inverno e o coronavírus que causa diarreia em bezerros, mas existem diferenças antigênicas entre os diferentes isolados. A inoculação oral e intranasal de bezerros gnotobióticos privados de colostro com BCoV – WD resultou em diarreia nos bezerros indistinguível daquela vista em bezerros inoculados com coronavírus da diarreia dos bezerros. O BCoV também foi isolado de fezes diarreicas de ruminantes selvagens adultos (cervo sambar, inhacoso e cervo da cauda branca) afetados por diarreia, tanto na Inglaterra quanto nos EUA. O BCoV tem tropismo tanto pelo trato intestinal quanto respiratório.

Epidemiologia

Ocorrência e prevalência da infecção

BCoV é altamente prevalente em populações de bovinos em todo o mundo. O vírus é reconhecido como um agente causal importante de diarreia em bezerros neonatos. Em contrapartida, a disenteria de inverno é uma condição esporádica associada à diarreia aquosa, sanguinolenta em bovinos adultos. A disenteria de inverno foi relatada em muitos países, inclusive EUA, Canadá, Suécia, Alemanha, França, Israel, Austrália e Nova Zelândia. Essa doença é comum em bovinos leiteiros na Suécia. Um levantamento nacional de anticorpos para BCoV em tanques de expansão de leite em rebanhos leiteiros suecos verificou que 89% das amostras foram positivas e 52% tinham teores muito altos de anticorpos.

A disenteria de inverno é mais comum em vacas-leiteiras adultas recém-paridas. Bovinos jovens e mesmo bezerros podem ser afetados, mas apenas com achados clínicos brandos. Maiores incidências são observadas durante os meses mais frios do ano, quando os animais são alojados com contato próximo entre si. Na Suécia, 75% de todos os surtos ocorreram entre novembro e janeiro. A disenteria de inverno também surgiu em bovinos de corte adultos e em bovinos de confinamento com 6 a 9 meses de idade. Um surto típico dura 1 a 2 semanas, disseminando-se de forma epizoótica por todo o rebanho infectado.

Imunidade moderada, que persiste por aproximadamente 6 meses, se desenvolve após a doença clínica, e doença clínica recorrente raramente ocorre em menos de 2 a 3 anos. Em rebanhos expostos regularmente à infecção, as epidemias são brandas; quando o intervalo entre as recidivas é de mais de 3 anos, a epidemia é mais grave. O exame sorológico de amostras de soro pareadas de rebanhos afetados revela que quase todas as vacas soroconverteram para BCoV e BVDV. Os títulos do BCoV ainda estão altos 1 ano após o surto, e os anticorpos são transferidos para o colostro e para os bezerros, persistindo por até 4 a 6 meses de idade.

Coronavírus indistinguível de BCoV foi isolado de ruminantes selvagens com diarreia similar à disenteria de inverno em bovinos. O vírus foi isolado de fezes de cervo sambar e inhacoso em um hábitat de animais selvagens, e de um cervo de cauda branca em uma fazenda de animais selvagens em Ohio. Em um levantamento sorológico de coronavírus entre cervos selvagens, 8,7% e 6,6% dos soros de veados-mula em Wyoming e cervos de cauda branca em Ohio, respectivamente, foram soropositivos para isolados de animais selvagens e coronavírus bovino selecionados. Portanto, existem coronavírus em ruminantes selvagens que podem ser uma fonte de infecção transmissível para bovinos.

Morbidade e taxa de mortalidade

A taxa de morbidade pode ser tão alta quanto 30 a 50% dentro de alguns dias após o primeiro caso ser encontrado, e de até 100% após 1 semana. A taxa de mortalidade é de menos de 2%. Nos últimos anos, um aumento na taxa de mortalidade foi relatado na Grã-Bretanha, cuja causa pode ter sido a mudança na virulência de estirpes de vírus circulantes.[2] A doença é importante em rebanhos leiteiros, uma vez que, embora poucos animais morram em decorrência dela, pode causar perda grave da condição corporal e da produção de leite. Em epidemias brandas, a diminuição máxima na produção de leite, comparada à curva de lactação teórica, varia de 6 a 11%. Quedas na produção diária de leite nos casos mais graves podem variar de 25 a 95%.[1] A diminuição geral na produção de leite pode persistir por 8 a 15 dias.

Surtos da doença mostram agrupamento espaço-tempo dentro de um período de 30 dias e um raio de 5,5 km. Rebanhos grandes, com mais de 60 vacas, e histórico de surto no ano anterior apresentam maior risco de surto. Na Suécia, um terço dos rebanhos afetados passou por um surto nos últimos 4 anos, e 18% apresentaram pelo menos um surto a mais durante os 2 anos seguintes.

Métodos de transmissão

Fezes e, em menor extensão, secreções do trato respiratório superior de animais clínica e subclinicamente afetados são as principais fontes de infecção, e a contaminação de alimentos ou água de beber constitui o método de disseminação. Transmissão vertical não foi documentada. A doença é altamente contagiosa, podendo ser introduzida em propriedades por visitantes humanos, animais portadores e fômites. Além da via de transmissão fecal-oral normal de patógenos entéricos, a infecção do trato respiratório por BCoV pode aumentar a transmissão da infecção.

Reprodução experimental

Tanta a disenteria de inverno quanto a diarreia dos bezerros podem ser reproduzidas usando a mesma estirpe de BCoV. As estirpes dos vírus da diarreia dos bezerros e da disenteria de inverno podem causar diarreia em vacas adultas em conjunto com fatores relacionados com o hospedeiro e o ambiente. A disenteria de inverno pode ser reproduzida em vacas-leiteiras soronegativas em lactação por contato direto com bezerros experimentalmente infectados. Todos os bovinos experimentais excretaram o vírus nas fezes no início da diarreia aquosa profusa, com pequena quantidade de sangue nas fezes dos animais mais gravemente acometidos, incluindo tanto vacas quanto bezerros. As vacas normalmente estão mais deprimidas, e seu apetite diminuído, o que é associado à diminuição acentuada na produção de leite. Após a infecção, todos os bovinos produzirão IFN tipo 1 precoce no soro, nas secreções nasais e no leite. Todos os bovinos desenvolvem alta resposta de anticorpos IgM e resposta de anticorpos IgA de longa duração, tanto sistêmica quanto localmente. A resposta de anticorpos IgM prolongada ocorre em todos os bovinos infectados. A resposta de anticorpos IgA no soro pode ser detectada por até 17 meses após a infecção. IgG específica bovina pode ser detectada em todos os bovinos durante o período experimental de até 22 meses.

Fatores de risco

Fatores de risco do hospedeiro e do ambiente

Muitos fatores de risco do hospedeiro e do ambiente que contribuem potencialmente para a ocorrência de doença clínica foram identificados em estudos epidemiológicos. O risco de doença clínica para um animal individual foi maior para vacas com 2 a 6 anos de idade que pariram recentemente. Vacas prenhes tiveram menor probabilidade de desenvolver a doença quando comparadas a animais que não estavam prenhes, e vacas com altos títulos de anticorpos agudos contra BCoV apresentaram maior probabilidade de desenvolver a doença, quando comparadas às vacas com menores títulos.

Em nível de rebanho, o histórico de episódios prévios de disenteria de inverno e o tamanho do rebanho de 60 cabeças ou maior aumentam o risco de surtos da doença. Alojar os bovinos em estábulos com espaço limitado, e não em sistema de estabulação livre e o uso de equipamentos para manusear o esterco e subsequentemente manusear alimentos foram fatores que aumentaram ainda mais o risco de surtos de disenteria de inverno.

Outros fatores considerados contribuintes para a ocorrência de doença clínica incluem estresse ambiental (p. ex., tempo inclemente ou transporte), visitantes humanos que tiveram contato recente com bovinos infectados e compra de animais potencialmente carreadores do vírus.[1]

Fatores de risco do patógeno

Os coronavírus são divididos em pelo menos três grupos antigênicos, e existe reatividade cruzada entre os grupos antigênicos do vírus. BCoV, vírus da hepatite dos camundongos, coronavírus entérico murino, coronavírus de ratos, coronavírus humano e vírus da encefalomielite hemaglutinante suína pertencem ao mesmo grupo. BCoV é uma causa importante de diarreia neonatal em bezerros e disenteria de inverno, mas BCoV também apresenta tropismo pelo trato respiratório de bovinos jovens.

Algumas estirpes de BCoV isoladas do trato respiratório de bovinos apresentaram propriedades biológicas, antigênicas e genéticas diferentes, quando comparadas às estirpes entéricas do vírus. As estirpes isoladas de bovinos de confinamento e comparadas àquelas originalmente descritas como contendo o protótipo Mebus (da diarreia neonatal de bezerros) revelaram que as estirpes respiratórias de BCoV podem diferir geneticamente do vírus entérico clássico de bezerros e da disenteria de inverno em adultos.

Estudos de proteção cruzada entre os tipos de coronavírus respiratórios, de diarreia de bezerros e de disenteria de inverno em bezerros foram avaliados usando RT-PCR e PCR *nested* para sua detecção. Os bezerros inoculados com BECoV, coronavírus da diarreia de bezerros, coronavírus da disenteria de inverno e, então, desafiados 3 a 4 semanas depois ou com estirpes BRCoV, CD ou WD desenvolveram diarreia, se recuperaram e estavam protegidos da diarreia associada a BCoV após exposição por desafio, seja por estirpes homólogas, seja heterólogas de BCoV.

A excreção nasal e fecal de BCoV, detectável apenas por PCR *nested* após exposição por desafio, confirmou dados de campo e experimentais que documentaram reinfecção dos tratos respiratório e entérico de bovinos. Isso indica que, em rebanhos fechados, as infecções dos tratos respiratório e entérico podem constituir fontes para a transmissão de BCoV de vacas para bezerros jovens.

Patogênese

A patogênese da infecção por BCoV-WD não é completamente compreendida. Uma vez que BCoV é considerado onipresente na população de bovinos, persistindo em animais subclinicamente infectados, assume-se que fatores de risco ambientais são necessários para deflagrar a doença clínica. Estresse ambiental na forma de tempo inclemente, superlotação ou transporte podem resultar em aumento da excreção do vírus nas fezes e nas secreções nasais.

Após infecção oral, o vírus inicialmente se replica em enterócitos do sistema digestório e células epiteliais de diferentes segmentos do trato respiratório.[2] Dentro do trato intestinal, o BCoV enteropatogênico, que tem tropismo conhecido pelos intestinos delgado e grosso, parece se disseminar a partir do intestino delgado e grosso.[3] Por fim, lesões mucosas podem ser encontradas em todos os segmentos do trato intestinal, incluindo jejuno, íleo, ceco, cólon e reto, com o cólon sendo mais gravemente afetado.[4] Esse trauma tecidual associado ao vírus consiste em piora progressiva da atrofia vilosa e fusão das vilosidades na mucosa intestinal. As mudanças morfológicas associadas à disenteria de inverno foram chamadas *enterocolite induzida por vírus*.[4] Dentro do trato respiratório, a infecção experimental com o vírus enteropatogênico da disenteria de inverno de BCoV foi associada a lesão epitelial nos turbinados nasais, na traqueia e nos pulmões, bem como pneumonia intersticial.[3] As lesões da mucosa no intestino resultam em diarreia por má-absorção e excreção de quantidades variáveis de sangue no intestino. As lesões no trato respiratório podem se tornar clinicamente aparentes como doença do trato respiratório superior e/ou inferior se graves o suficiente.

Achados clínicos

Bovinos

Após um período de incubação de 3 a 7 dias, ocorre um surto explosivo de diarreia que, no curso dos próximos 4 a 7 dias, afeta a maioria dos bovinos adultos no rebanho. Os animais mais jovens do grupo maduro podem apresentar apenas sinais brandos. Febre (39,5°C a 40,5°C) pode preceder o início da diarreia, mas, quando os achados clínicos são evidentes, a temperatura geralmente é normal. Ocorre diminuição acentuada na produção de leite, que dura até 1 semana, anorexia de curta duração e alguma perda de condição corporal. As fezes são líquidas, com frequência hemorrágicas e homogêneas sem muito odor, e sem muco ou fragmentos epiteliais; a coloração é verde-escura a quase preta (dependendo da quantidade de sangue extravasada no intestino). As fezes com frequência são eliminadas com pouco alarde e com velocidade considerável. Secreção nasolacrimal e tosse podem preceder ou acompanhar a epidemia. A frequência de tosse pode ser maior naqueles rebanhos que não experimentaram um surto mais recente. Na maioria dos animais, o curso é curto e as fezes retornam à consistência normal em 2 a 3 dias. Ocasionalmente, a síndrome é mais grave, desidratação e fraqueza são aparentes, e ocorre disenteria – seja com fezes com flocos de sangue, seja com a passagem de sangue total. A doença no rebanho normalmente cede em 1 a 2 semanas, mas, em alguns casos, a produção pode não retornar ao normal por muitas semanas ou alguns meses. As mortalidades associadas à disenteria de inverno foram relacionadas principalmente com a perda de sangue grave no intestino e a anemia que se segue, e não com a desidratação.[2]

Em bovinos confinados com 6 a 9 meses de idade, a doença foi caracterizada pelo início agudo de diarreia com alta morbidade e baixa mortalidade, dispneia, tosse e secreção nasal e temperatura corporal alta (40 a 41°C) nos casos mais graves. A diarreia se caracteriza por fezes líquidas enegrecidas (de coloração castanho-enegrecida), algumas vezes contendo franca hemorragia.

Patologia clínica

O diagnóstico laboratorial depende da detecção do vírus nas fezes ou nas secreções do trato respiratório superior e da sorologia. Amostras de fezes e sangue, tanto de animais acometidos quanto de vacas normais, devem ser submetidas.

Detecção do vírus

Amostras de fezes ou líquido orofaríngeo podem ser examinados quanto à presença de BCoV usando ECA ou microscopia eletrônica. Na rotina, a microscopia eletrônica direta para identificação viral e/ou ELISA são suficientes. Esses testes podem ser complementados pela *imunoeletromicroscopia com proteína A de ouro* em razão da sua alta sensibilidade e especificidade na detecção de partículas virais. Uma PCR com transcrição reversa (RT-PCR) pode ser usada para detectar BCoV em amostras clínicas. Um *LFT* foi estabelecido na Europa para a detecção de antígeno de BCoV nas fezes.[1]

Sorologia

Tentativas de diagnosticar sorologicamente a infecção, em geral, são problemáticas, uma vez que, em bovinos adultos, altos teores de IgG específica para BCoV com frequência são encontrados em amostras agudas, presumivelmente decorrentes de reinfecções pelo vírus, obscurecendo a detecção de um possível aumento nos títulos em amostras pareadas. Ademais, bovinos adultos normalmente são soropositivos, e anticorpos maternos interferem na detecção de infecção em bezerros.

Um teste de ELISA de captura para IgA e IgM específicas para BCoV no leite e no soro foi desenvolvido, tornando-se útil na diferenciação entre infecção primária e reinfecção. Em bovinos adultos, o teste de sorologia pareada usando ELISA de captura de anticorpos pode ser um indicador melhor de exposição recente a BCoV do que o teste de amostras de soro por ensaios de vírus neutralização. A ligação antígeno-anticorpo nas fezes pode interferir no resultado de ECA para BCoV.

Achados de necropsia

Nas raras fatalidades disponíveis para necropsia, há hemorragia grave e hiperemia da mucosa do ceco e do cólon.[4] Hemorragia franca pode estar presente no lúmen do intestino grosso.[2] Microscopicamente, há necrose disseminada e degeneração do epitélio do intestino grosso. As lesões consistem em picnose e cariorrexia, além de degeneração granular, degeneração hidrópica e degeneração por gotículas hialinas das células epiteliais das criptas. Lesões macroscópicas similares, mas menos graves, e alterações microscópicas foram observadas em bovinos infectados experimentalmente.[4]

Amostras para confirmação do diagnóstico

- Histologia: ceco e cólon fixados em formol (MO, IHQ)
- Virologia: conteúdo do cólon (microscopia eletrônica, ECA), cólon (TAF).

Diagnóstico diferencial

A disenteria de inverno deve ser diferenciada de:

- *BVD/doença das mucosas* acomete principalmente bovinos mais jovens em pequenos surtos (BVD) ou animais individuais. Erosões da cavidade oral estão presentes e a diarreia e efeitos sistêmicos são muito mais graves. BVD sorotipo II pode afetar bovinos de todas as idades, incluindo bovinos adultos, e é uma doença grave, altamente fatal.
- *Coccidiose* afeta bovinos com 3 a 12 meses de idade e é caracterizada por hemorragia franca nas fezes, tenesmo e diarreia de maior duração. Amostra de fezes normalmente é diagnóstica
- *Salmonelose entérica* é uma enterite toxêmica grave com diarreia e disenteria, fragmentos de fibrina nas fezes, febre alta, depressão grave e morte rápida. Cultura das fezes é importante
- *Paratuberculose* é caracterizada por diarreia crônica intratável em vacas adultas com perda de peso corporal e eventual emaciação. A condição no seu estágio clínico geralmente afeta um único animal ou poucos animais dentro do rebanho de cada vez
- *Rotavírus do grupo B.* Foram descritos casos raros de diarreia em vacas adultas em lactação que podem ser associados a rotavírus do grupo B. O início da diarreia é súbito, a produção de leite diminui, as fezes são líquidas e a recuperação ocorre em 3 a 5 dias
- *Vírus Schmallenberg.* Surtos de diarreia aquosa profusa, mas sem sangue, em rebanhos leiteiros que foram associados à doença sistêmica branda e diminuição acentuada na produção de leite foram relatados no norte da Europa no outono de 2011. Os sintomas posteriormente foram relacionados a uma epidemia de infecção pelo vírus Schmallenberg na região[6]
- *Infecções do trato respiratório.* Os achados clínicos de dispneia, secreção nasal, tosse e febre associados ao coronavírus respiratório bovino devem ser diferenciados da doença respiratória bovina indiferenciada aguda.

BVD: diarreia bovina por vírus.

Tratamento

Tem valor duvidoso, uma vez que bovinos acometidos normalmente respondem espontaneamente em 24 a 36 h. Ocasionalmente, a desidratação se tornará grave e será tratada de forma mais adequada com fluidos e eletrólitos balanceados, conforme a indicação.

Controle

Não há nenhum método específico e efetivo disponível para controlar ou prevenir surtos de disenteria de inverno. Medidas de controle devem focar em assegurar a imunidade adequada ao hospedeiro, minimizar o estresse e diminuir a exposição a casos clínicos sempre que for adequado. Todos os esforços devem ser feitos para evitar a disseminação da infecção para objetos inanimados, como botas, utensílios de alimentação e cama, mas mesmo o maior cuidado não parece ser capaz de evitar a disseminação da doença dentro do rebanho.

Vacinação

Alguns estudos preliminares testaram a potência de vacinas contra BCoV em induzir anticorpos séricos, mas ensaios controlados aleatórios para testar a eficácia da vacina não foram realizados.

LEITURA COMPLEMENTAR

Boileau MJ, et al. Bovine coronavirus associated syndromes. Vet Clin North Am Food Anim Pract. 2010; 26:123-146.

Van Kruiningen HJ, et al. Winter dysentery in dairy cattle: recent findings. Comp Cont Educ Pract Vet. 1985; 7:S591-S599.

REFERÊNCIAS BIBLIOGRÁFICAS

1. Boileau MJ, Kapil S. Vet Clin North Am Food Anim Pract. 2010;26:123.
2. Anonymous. Vet Rec. 2009;164:199.
3. Park SJ, et al. Acta Virol. 2007;152:1885.
4. 'Natsuaki S, et al. J Vet Med Sci. 2007;69:957.

Estomatite papular bovina

Sinopse

- Etiologia: vírus da estomatite papular bovina, membro do gênero parapoxvirus
- Epidemiologia: ocorrência cosmopolita; bovinos de todas as idades podem ser infectados, achados clínicos mais comuns em animais jovens. Foram relatados surtos de EPB em rebanhos leiteiros. EPB é uma zoonose que causa lesões de pele em tratadores de animais após contato direto
- Achados clínicos: lesões no focinho, região interna das narinas, cavidade oral, tetos e pele do úbere, ocasionalmente também no esôfago e pré-estômagos. Na maioria dos casos sem doença sistêmica, mas podem ocorrer anorexia transitória, perda de peso, ptialismo e febre baixa
- Patologia clínica: nenhuma rotineiramente
- Lesões: pápulas e vesículas pouco erosivas, nos casos graves com ulceração e infecção bacteriana secundária. Degeneração vacuolar característica e presença de inclusões citoplasmáticas em células afetadas
- Confirmação do diagnóstico: microscopia eletrônica e imuno-histoquímica; isolamento viral em cultura de células; sequenciamento de DNA específico (PCR). Sorologia considerada de valor limitado
- Tratamento: não há tratamento específico disponível
- Controle: não há vacina disponível nem medidas de controle estabelecidas.

EPB: estomatite papular bovina; PCR: reação em cadeia da polimerase.

Etiologia

A estomatite papular bovina é causada pelo vírus da estomatite papular bovina (VEPB), um membro do gênero *Parapoxvirus* (PPV) na família Poxviridae. A família PPV inclui quatro espécies:

- Protótipo *Parapoxvirus ovis* ou vírus Orf (ORFV, agente causal do ectima contagioso)
- VEPB (causador da estomatite papular bovina)
- Vírus da pseudovaríola bovina (*VPVB*, causador dos "nódulos do ordenhador")
- PPV dos cervos vermelhos na Nova Zelândia.

Epidemiologia

EPB geralmente é uma doença viral branda em bovinos de ocorrência cosmopolita. Caracteriza-se por lesões de pele proliferativas sem doença sistêmica clínica. Inicialmente, bezerros e bovinos jovens apresentam achados clínicos, mas surtos de EPB em rebanhos leiteiros com lesões de pele nos tetos e no úbere foram relatados no Brasil e no Japão.[1,2] A prevalência da infecção pelo VEPB não parece ter sido estudada detalhadamente, mas é provável que seja subestimada, uma vez que a maioria das infecções pode não ser notada. Um levantamento sorológico conduzido no Japão verificou soroprevalência de anticorpos contra PPV em bovinos de mais de 50%, com a probabilidade de soropositividade aumentando com a idade.[3]

É atribuída importância a essa doença principalmente porque ela representa um *diagnóstico diferencial importante da febre aftosa*. Economicamente, a EPB foi considerada de baixa relevância, uma vez que a maioria das infecções não é percebida, as lesões de pele são mínimas, raramente associadas à doença sistêmica e a cicatrização ocorre espontaneamente. No entanto, os surtos de infecção por VEPV em rebanhos leiteiros no Brasil e no Japão foram associados a lesões de pele dolorosas nos tetos de vacas-leiteiras.[1,2,4] Nesses casos, EPB foi associada à diminuição na produção de leite ou mesmo interrupção da lactação.[1]

A infecção por VEPB com frequência é uma *zoonose negligenciada* que causa principalmente lesões papulares brandas na pele após contato direto com animais infectados. Recentemente foram publicados relatos de infecção por VEPB confirmada em humanos associados a lesões de pele graves, afetando 50% de toda a superfície dorsal de ambas as mãos.[5]

Transmissão

Parece ocorrer de forma relativamente fácil, seja pelo contato direto com as lesões de pele, seja pelos fômites que podem ter um papel na disseminação da doença durante surtos em rebanhos leiteiros (ordenhadeiras).[2] Experimentalmente, a infecção pode ser transmitida por inoculação de raspados das lesões na cavidade oral de bezerros suscetíveis e pela inoculação submucosa de cultura de vírus em tecido não diluída.

Achados clínicos

A apresentação clássica da doença se dá em animais jovens de 2 semanas até 2 anos de idade e, em um grupo, a morbidade com frequência se aproxima a 100%. Tipicamente, as lesões ocorrem em forma de pápulas no focinho, na região interna das narinas e na cavidade oral. As lesões no focinho podem ser difíceis de ver em regiões pigmentadas. Na boca, as lesões ocorrem em toda a superfície mucosa, exceto no dorso da língua, mais comuns na região interna dos lábios e próximo aos dentes. Ocorrem casos esporádicos, nos quais as únicas lesões estão na mucosa esofágica e dos pré-estômagos.

Nos últimos anos, houve muitos relatos de infecção por VEPB confirmada em vacas-leiteiras adultas associadas à dermatite grave nos tetos e pele do úbere, que se assemelham à mamilite bovina por herpes e foram clínica e histologicamente indistinguíveis da infecção por VPVB.[1,2,4]

As lesões começam como pápulas pequenas (0,5 a 1 cm) que se tornam vermelho-escuras, desenvolvem uma superfície irregular e se expandem perifericamente, de maneira que as lesões são sempre ou quase sempre redondas. A confluência de muitas lesões pode causar o desenvolvimento de uma grande área de formato irregular. Conforme as lesões se expandem, a periferia se torna avermelhada e o centro deprimido, de coloração castanho-acinzentada e com a superfície áspera e, eventualmente, coberta com tecido necrótico, ou as lesões externas por uma casca. Lesões individuais cicatrizam rapidamente, algumas vezes em um curto período, como 4 a 7 dias, mas evidências de lesões cicatrizadas na forma de áreas circulares de mucosa de coloração rosa-escuro, normalmente circundadas por uma área ligeiramente pálida e elevada, podem persistir por semanas.

Pode haver anorexia transitória, perda de peso, ptialismo e febre baixa (39,5°C), mas, na maioria dos casos, a doença não é percebida, a não ser que se faça um exame cuidadoso da cavidade oral.

As lesões nos tetos e nas pele do úbere são pápulas avermelhadas dolorosas (3 a 10 mm de diâmetro) e lesões escamosas proliferativas que, com frequência, aparecem nos tetos simultaneamente. Alguns dias após o surgimento das primeiras lesões, pápulas, lesões escamosas coalescentes e ulcerações foram notadas. O curso clínico da condição dura 7 a 12 dias, e as lesões tenderam a regredir na terceira semana da doença. Animais acometidos resistiram à ordenha em razão da dor local intensa. Mastite secundária de etiologia indeterminada foi relatada em alguns casos.[1,2,4]

Uma vez que a infecção repetida por VEPB foi documentada, sugere-se que não haja ocorrência de imunidade e o vírus possa causar lesão apenas quando doença intercorrente leva à diminuição da resistência do animal.

A doença conhecida como "síndrome da cauda de rato" em bovinos jovens em confinamentos provavelmente é uma manifestação da sarcocistose. Contudo, também ocorre alta prevalência de lesões de estomatite papular bovina e do vírus nesses animais, o que pode contribuir para o desenvolvimento da doença. Uma infecção concomitante por estomatite papular bovina e BVD foi descrita em um bezerro.

A doença em renas associada a um vírus muito próximo ao VPVB é caracterizada clinicamente por erosões, pápulas, pústulas e úlceras na cavidade oral. Surtos ocorreram na Finlândia, principalmente durante o inverno, e a taxa de mortalidade pode ser de até 25%.

Patologia clínica

Exame histológico de vesículas extirpadas cirurgicamente e de pápulas revela degeneração vacuolar característica e a presença de inclusões citoplasmáticas em células afetadas. O diagnóstico da presença do vírus pode ser feito por microscopia eletrônica e imunofluorescência das cascas. O isolamento viral em cultura de células pode ser tentado.

Métodos PCR foram desenvolvidos e estabelecidos nos últimos anos para diferenciar entre infecções por diferentes parapoxvirus, tanto em animais domésticos quanto selvagens.

Os testes sorológicos usados para a detecção de diferentes infecções por PPV incluem teste de VN, IDAG, FC e o teste de aglutinação. O valor da sorologia foi questionado, em razão da soroprevalência presumivelmente alta de bovinos positivos para anticorpos contra parapox.[3]

Diagnóstico diferencial

Diagnósticos diferenciais clínicos de estomatite papular bovina incluem:

- Febre aftosa
- Infecção pelo vírus da pseudovaríola bovina
- Infecção pelo vírus da diarreia viral bovina (BVD tipo 2 e doença das mucosas)
- Herpes-vírus bovino-2 (BHV-2, causando mamilite bovina) em casos nos quais a pele dos tetos e do úbere está acometida
- Infecção por ortopoxvirus.

Tratamento

Não há tratamento específico disponível atualmente

Controle

Não há vacinas disponíveis atualmente. Não foi recomendada nenhuma medida de controle estabelecida para EPB.

LEITURA COMPLEMENTAR

Buttner M, Rziha HJ. Parapoxviruses: from the lesion to viral genome. J Vet Med B Infect Dis Vet Public Health. 2002;49:7-16.

REFERÊNCIAS BIBLIOGRÁFICAS

1. de Sant'Ana FJF, et al. J Vet Diagn Invest. 2012;24:442.
2. Inoshima Y, et al. Vet Rec. 2009;164:311.
3. Kuorda Y, et al. J Vet Med Sci. 1999;61:749.
4. Leonard D, et al. Vet Rec. 2009;164:65.
5. Holmes PH, et al. Vet Rec. 2001;169:235.

DOENÇAS PARASITÁRIAS DO SISTEMA DIGESTÓRIO DE RUMINANTES

Gastrenterite parasitária em ruminantes

Sinopse

- Etiologia: nematódeos dos gêneros *Trichostrongylus, Ostertagia* (incluindo *Telodorsagia*), *Cooperia e Nematodirus*
- Epidemiologia: transmissão por ingestão de larvas infectantes. O risco de doença é determinado por fatores que influenciam a suscetibilidade do hospedeiro, o número de larvas infectantes que se acumulam no pasto e o número que larvas de passam por hipobiose dentro do hospedeiro. Os bezerros e cordeiros são mais vulneráveis, assim como caprinos de todas as idades. A doença do tipo I ocorre após infestação recente; doença tipo II é retardada até que as larvas hipobióticas retomem o seu desenvolvimento
- Achados clínicos: diarreia e perda de peso, perdas de produção
- Patologia clínica: alta contagem de ovos nas fezes (em animais jovens), a não ser que a doença seja causada pelos vermes imaturos, aumento das concentrações da gastrina e do pepsinogênio plasmático (apenas na infecção abomasal)
- Lesões: nódulos elevados na mucosa gástrica e/ou inflamação e atrofia de vilosidades no intestino delgado anterior
- Confirmação do diagnóstico: contagem de vermes na necropsia, do contrário é amplamente baseado nos achados clínicos e no histórico. Contagem de ovos nas fezes; concentração de pepsinogênio plasmático é confirmatório em alguns casos
- Tratamento: monepantel, derquantel-abamectina; avermectinas/milbemicinas; eprinomectina; benzimidazóis/probenzimidazóis; levamisol e morantel. Nem todos os compostos são adequados para o controle de larvas hipobióticas
- Controle: métodos diferem amplamente de acordo com a região climática e manejo. O principal objetivo é manter a pastagem segura por diminuir a contaminação da pastagem. Esquemas de manejo integrado que diminuem a dependência do uso de fármacos são preferíveis, uma vez que a resistência a anti-helmínticos é um problema grave e emergente em muitas áreas, principalmente em ovinos e caprinos.

Etiologia

Os nematódeos dos gêneros *Trichostrongylus, Ostertagia, Cooperia* e *Nematodirus* (conhecidos localmente como vermes das fezes ou verme cabelo) com frequência ocorrem em conjunto no sistema digestório de ruminantes. O efeito combinado no hospedeiro, com aquele de outros nematódeos do sistema digestório, como *Oesophagostomum* e os vermes-gancho, é conhecido habitualmente como gastrenterite parasitária (GEP). As principais espécies estão listadas na Tabela 8.11, com seus hospedeiros e preferências anatômicas. Os vermes listados pertencem à mesma família de nematódeos, sendo coletivamente conhecidos como tricostrongilídeos. *Haemonchus* também pertence a esse grupo, mas é considerado separadamente, uma vez que a doença que ele causa é mais complexa. Taxonomistas atualmente acreditam que espécies de *Ostertagia* de ovinos devem ser alocadas em um gênero diferente, e *Teladorsagia* e *Nematodirus* a uma família diferente, entretanto, em razão da conveniência clínica da nomenclatura mais antiga, ela foi mantida neste capítulo. Espécies relacionadas de outros hospedeiros, por exemplo, *O. leptospicularis* de cervos, algumas vezes causam surtos de doença em bovinos.

Ciclo evolutivo

Os tricostrongilídeos têm ciclo evolutivo direto (ou seja, não há hospedeiro intermediário). Os ovos são eliminados nas fezes, eclodem sob condições ambientais adequadas, produzem dois estágios larvais não parasitários e, então, uma larva infectante de terceiro estágio.[1-4] Essa larva é embainhada, ou seja, retém a cutícula das mudas prévias para proteção. Os ovos de *Nematodirus* spp. são diferentes uns dos outros. Eles estão maiores e não eclodem inicialmente. Em vez disso, a larva infectante embainhada se desenvolve dentro do ovo, adquirindo resistência ainda maior às condições ambientais desfavoráveis. Quando as larvas infectantes de tricostrongilídeos são ingeridas pelo hospedeiro, elas perdem a sua bainha e, dependendo da espécie, entram nas glândulas gástricas do abomaso ou nas criptas do intestino delgado. Aqui, elas sofrem muda, retornam ao lúmen e, após uma quarta muda, amadurecem e se tornam adultos. O tempo desde a ingestão da larva até o surgimento de fêmeas ovipositoras (o período pré-patente) normalmente é de 3 semanas, exceto para *Nematodirus*, que leva 1 semana ou mais. Esse período pode se tornar mais longo, uma vez que larvas de terceiro estágio ou larvas no início do quarto estágio, dependendo da espécie, podem retardar o seu desenvolvimento (hipobiose), atrasando a emergência da mucosa em semanas ou meses.

A *hipobiose* provavelmente é um fenômeno de adaptação similar à diapausa em insetos, acontecendo durante períodos de condições adversas no pasto. Por exemplo, estirpes de *O. ostertagi* do norte da Europa e dos EUA e na Nova Zelândia passam por hipobiose no outono, com os vermes retomando o seu desenvolvimento na primavera, enquanto estirpes no sul dos EUA e na Austrália passam por hipobiose na primavera para emergirem após a estação seca no outono. Portanto, a hipobiose assegura que a nova geração de adultos esteja pronta para oviposição quando o ambiente externo se tornar novamente favorável. O estímulo ambiental que condiciona as larvas infectantes a se tornarem hipobióticas no hospedeiro varia de acordo com a espécie e localidade e, na maioria dos casos, não é conhecido. Para *O. ostertagi* na Europa, a exposição de larvas infectantes a baixas temperaturas no outono é o gatilho. A proporção de larvas ingeridas que têm seu desenvolvimento pausado varia amplamente com a localidade e, em alguns locais, também de ano para ano.

Tabela 8.11 Distribuição anatômica de vermes tricostrongilídeos em ruminantes.

Parasita	Bovinos		Ovinos, caprinos	
	Abomaso	Intestino delgado	Abomaso	Intestino delgado
Trichostrongylus spp.				
T. axei†	*		*	
T. colubriformis, T. longispicularis		*		*
T. falculatus, T. vitrinus, T. capricola, T. rugatus, T. probolurus				*
Ostertagia spp.				
O. ostertagi	*			
O. circumcincta,‡ *O. trifurcata*‡			*	
Cooperia spp.				
C. punctata, C. oncophora		*		*
C. pectinata		*		
C. curticei				*
Nematodirus spp.				
N. spathiger, N. battus,		*		*
N. filicollis, N. abomasalis, N. helvetianus				*

† *Trichostrongylus axei* também ocorre no estômago de equinos.
‡ O nome do gênero *Teladorsagia* com frequência é usado no lugar de *Ostertagia* para essas espécies.

Epidemiologia

Infestações naturais por tricostrongilídeos incluem principalmente uma mistura de espécies. A importância relativa de cada espécie varia de acordo com a localidade e a estação do ano. Em ovinos e bovinos, *Ostertagia* tende a ser de maior relevância clínica nas áreas de alta pluviosidade no inverno, enquanto *Haemonchus* é predominante nas zonas de alta pluviosidade no verão. Outros gêneros podem dominar algumas áreas ou sob algumas práticas de manejo. Ovinos e caprinos partilham muitas espécies de tricostrongilídeos, mas a infecção cruzada entre ovinos e bovinos ocorre apenas de forma limitada. Padrões da doença são determinados por fatores que influenciam a suscetibilidade do hospedeiro, número de larvas infectantes acumulada no pasto e o número de larvas passando por hipobiose no hospedeiro.

A *resistência* às infecções por tricostrongilídeos é complexa e envolve componentes fisiológicos determinados geneticamente e componentes imunológicos adquiridos. A resistência pela idade é vista particularmente em casos de *Nematodirus,* nos quais cordeiros com 3 a 4 meses de idade são mais capazes de resistir aos desafios por larvas do que animais mais jovens. Há diferenças na suscetibilidade entre raças e entre indivíduos dentro de um grupo.[5,6] A imunidade adquirida em ovinos e bovinos se desenvolve rapidamente após a exposição a *Nematodirus,* mas leva muito mais tempo com outros tricostrongilídeos gastrintestinais. Consequentemente, a doença associada a *Nematodirus* é provável apenas na primeira exposição, mas os animais permanecem suscetíveis a outros tricostrongilídeos por grande parte ou por toda a primeira estação de pastejo. Em bovinos, a exposição a *Cooperia* leva a imunidade mais precocemente na estação do que no caso de *Ostertagia.* Cordeiros podem desenvolver alta resistência a *Trichostrongylus* com, aproximadamente, 6 meses de idade, quando a ingestão de larvas é alta, mas esse período se estende quando o desafio é baixo. Em ovinos infectados com *T. colubriformis,* altos teores de IgA em resposta ao antígeno do carboidrato de superfície de L3 (CarLA) podem evitar que a larva se estabeleça no intestino, resultando em expulsão rápida das larvas.[7] Usando um teste comercial para mensurar a resposta de anticorpos IgA para CarLA na saliva de animais sob desafio parasitário, altos teores de IgA foram associados à menor contagem de ovos nas fezes e melhora do crescimento sob desafio.[7] A imunidade pode se expressar como:

- Diminuição do número de parasitas
- Inibição da sobrevivência de vermes
- Menor produção de ovos pelas fêmeas
- Diminuição do estabelecimento de larvas ingeridas.

O termo "*resiliência*" é usado para descrever a habilidade de um animal em resistir aos efeitos lesivos da infestação parasitária (que é diferente de limitar o número de parasitas).[8] A resistência e a resiliência podem ser afetadas adversamente pelo estresse e por deficiências nutricionais. Infestações moderadas podem ser toleradas por animais em um bom plano nutricional, enquanto animais desnutridos similarmente infectados sucumbem. Em cordeiros desmamados, a diminuição da ingestão de alimentos no desmame aumenta a suscetibilidade, enquanto a baixa qualidade do alimento de inverno tem o mesmo efeito em animais mais velhos. Infestações maciças podem sobrepor mesmo animais bem alimentados.

O *relaxamento na imunidade* à infecção por tricostrongilídeos ocorre em ovinos, mas não em bovinos antes e durante o momento do parto, e chega ao seu pico 6 a 8 semanas após o nascimento dos cordeiros. Isso acontece, pois se dá prioridade para a alocação da pouca proteína metabolizável para a produção de leite em detrimento das funções imunes. Como resultado, as ovelhas eliminam um grande número de ovos de vermes na pastagem no decorrer de um período de várias semanas. Isso é conhecido como aumento de ovos periparto (AOPP), constituindo uma fonte importante de contaminação do pasto.

Nematodirus spp. *se comporta de forma diferente* de outros tricostrongilídeos. Esse gênero não contribui para AOPP em ovinos, de maneira que cordeiros são a única fonte de infecção em pastos de ovinos. Ovos de *Nematodirus* que contêm larvas infectantes de terceiro estágio eclodem apenas após a exposição a estímulos específicos, particularmente o calor após um período de temperaturas baixas.[9] Portanto, a maioria eclode na primavera do ano seguinte àquele no qual eles foram depositados (embora uma parte deles possa eclodir no outono do primeiro ano). Diferentemente de outros tricostrongilídeos, portanto, *Nematodirus* é transmitido de um lote de cordeiros para o próximo. *N. battus* é mais patogênico do que outras espécies, uma vez que suas necessidades de eclosão são mais específicas. Isso resulta em muitos ovos eclodindo simultaneamente para produzir uma onda súbita de contaminação do pasto.

Os ovos e as larvas de vida livre de *Trichostrongylus, Ostertagia, Cooperia* e *Nematodirus* podem sobreviver e se desenvolver em temperaturas muito mais baixas do que aqueles de *Haemonchus.* Os ovos e as larvas de *Ostertagia* e *Nematodirus* são particularmente resistentes a temperaturas frias. Os ovos do segundo verme contêm trealose, que atua como anticongelante. Todos esses tricostrongilídeos podem sobreviver ao inverno moderado, mas o espectro de espécies endêmicas diminui, conforme as condições regionais de inverno se tornam mais extremas. Cobertura de neve, contudo, protege as larvas infectantes do frio extremo. Limites superiores de temperatura de sobrevivência também são mais baixos do que para *Haemonchus,* motivo pelo qual a importância clínica de *Ostertagia* diminui em climas mais quentes. A umidade é necessária para que as larvas infectantes ascendam na forragem e sejam transmitidas, de maneira que a transmissão em todas as espécies é baixa na ausência de orvalho, chuva ou irrigação. A dessecação matará larvas no pasto, mas aquelas que ainda estão em depósitos de fezes podem sobreviver e emergir quando voltar a chover. Surtos graves de doença podem ocorrer depois das primeiras chuvas após uma seca prolongada. Tempestades de verão durante o período seco diminuem o risco, uma vez que as larvas liberadas morrem rapidamente quando a pastagem seca. Em climas temperados, as larvas que deixam bolos de fezes acumulados no outono após o verão seco podem ser condicionadas por hipobiose, aumentando o risco de doença tipo II (ver a seção seguinte).

Fontes potenciais de contaminação em pastos de ovinos no início da estação de pastejo são larvas que sobreviveram ao inverno na forragem e, mais importante, larvas provenientes de ovos que foram excretados mais recentemente por ovelhas durante o AOPP. Em pastagens de bovinos, larvas que sobreviveram ao inverno têm maior relevância, uma vez que animais jovens e bovinos adultos normalmente depositam um número insignificante de ovos de tricostrongilídeos. Em ambos os casos, larvas que sobreviveram ao inverno não sobrevivem por muito tempo no clima mais quente da primavera, uma vez que as reservas de alimento das quais elas dependiam logo serão exauridas. Nesse meio tempo, contudo, algumas serão ingeridas por cordeiro ou bezerros suscetíveis. A doença não ocorre nesse estágio, a não ser que um número maciço de larvas tenha sobrevivido ao inverno. Com maior frequência, essas primeiras infecções são pequenas e assintomáticas. Ainda assim, elas têm grande importância epidemiológica, uma vez que os ovos produzidos são responsáveis pelas larvas infectantes que aparecem na pastagem mais tarde nesta estação.

A *taxa de desenvolvimento das larvas* depende da temperatura e ocorre mais rápido em tempo mais quente. O tempo de vida das larvas infectantes é, entretanto, mais curto em temperaturas mais altas, uma vez que as reservas de alimentos são usadas mais rapidamente. O número de larvas que se acumula na pastagem, portanto, é equilibrado entre esses dois fatores opostos, tendendo a seguir um padrão estereotipado em cada localidade. Modelos computadorizados estão sendo desenvolvidos para investigar essas tendências em diferentes regiões climáticas e sob diferentes sistemas de criação. O padrão geral de infectividade da pastagem pode, contudo, ser temporariamente rompido por flutuações do clima a curto prazo. Por exemplo, com *O. ostertagi* em bezerros a pasto em climas temperados, a nova onda de larvas infectantes (o "pico de autoinfecção") não aparece antes do meio do verão, mas esse evento pode ser retardado ou interrompido por períodos de tempo seco. Uma vez que as larvas de cada espécie de tricostrongilídeos apresentam condições ótimas de desenvolvimento diferentes, o pico do número de larvas ocorrerá em momentos diferentes. Na Inglaterra, por exemplo, a "sucessão de espécies" em ovinos é *N. battus*, seguido por *O. circumcincta*, então por *H. contortus* e, por fim, *Trichostrongylus* spp.

Surtos da doença causada por infecção por tricostrongilídeos podem ocorrer de formas diferentes. Os achados clínicos normalmente se iniciam quando os nematódeos em desenvolvimento emergem da mucosa do sistema digestório. Com larvas se desenvolvendo normalmente na mucosa, isso acontecerá quando a ingestão diária de larvas infectantes tiver aumentado em um nível suficiente para sobrepor qualquer imunidade que possa ter se desenvolvido. Essa, algumas vezes, é chamada de doença "tipo I". Entretanto, o início dos achados clínicos será consideravelmente retardado, quando a lesão é produzida por larvas previamente hipobióticas que estão retomando o seu desenvolvimento. Isso ocorre com frequência durante o período de estabulação no inverno, conhecido como doença "tipo II". Adicionalmente, respostas de hipersensibilidade às larvas que estão chegando podem ocorrer sob algumas circunstâncias quando animais pastam em locais intensamente contaminados. Isso foi proposto como explicação para a chamada síndrome de diarreia não parasitária no sul da Austrália, que ocorre em ovelhas prenhes e lactantes em pastagens contaminadas.

A *tricostrongilose em ovinos* é favorecida por tempo fresco, úmido e é uma doença dos meses de inverno naquelas regiões nas quais as chuvas ocorrem principalmente nessa época do ano. Embora os ovos e larvas de *Trichostrongylus* spp. tolerem o frio, não são resistentes a temperaturas de congelamento. Consequentemente, em climas muito frios, a doença pode ser mais comum no final do verão e outono. Em regiões áridas, a doença tem pouca relevância, exceto em anos extraordinariamente chuvosos. *T. axei* pode infectar uma ampla gama de espécies, mas é um parasita principalmente de bovinos, normalmente visto em outros hospedeiros quando esses utilizam pastagens de bovinos.

A *epidemiologia da ostertagiose bovina* é complexa. A doença tipo I é vista principalmente em animais na primeira estação de pastejo, particularmente em bezerros leiteiros intensamente confinados em alojamentos permanentes. Um grande número de vermes adultos está presente, e a contagem de ovos é alta. Em regiões com clima quente, ostertagiose tipo I pode ser vista em quase qualquer estação do ano, mas é particularmente importante no inverno e na primavera. Em áreas com invernos mais rigorosos, como no norte da Europa, as larvas sobrevivem ao inverno em número suficiente para infectar bezerros que nasceram no outono, após o retorno às pastagens na primavera. A baixa carga parasitária resultante produz ovos que dão origem a uma nova geração de larvas infectantes. Essas larvas de autoinfecção são responsáveis por surtos da doença que ocorrem do meio de julho ao final da estação de pastejo. Ostertagiose tipo I também ocorre em bovinos de corte alocados em pastos intensamente infectados imediatamente após o desmame. Ela é vista com menor frequência em bezerros que mamam ou em sistema de manejo extensivo, em razão do número relativamente baixo de animais suscetíveis por unidade de área da pastagem.

Quando ocorre hipobiose, muitas larvas de quarto estágio se acumulam nas glândulas gástricas. Poucos achados clínicos, se houver algum, serão aparentes, e a contagem de ovos será zero ou baixa. Essa condição é chamada ostertagiose pré-tipo II, e ocorre em momentos definidos de cada ano, dependendo da região – outono no norte da Europa e primavera na Austrália. A doença tipo II ocorre quando ondas de larvas hipobióticas emergem das glândulas parasitadas, algumas 4 a 5 meses depois. Isso ocorre tipicamente quando os bovinos têm 12 a 24 meses de idade, embora a doença tipo II, algumas vezes, seja vista em animais mais velhos. Alguns vermes adultos estarão presentes e a contagem de ovos será, portanto, baixa.

Caprinos não desenvolvem uma resposta imune efetiva contra vermes tricostrongilídeos, e permanecem suscetíveis à doença por toda a sua vida. O risco é aumentado se eles forem forçados a pastar, e não puderem manter seu hábito de ingerir arbustos. Os problemas são encontrados com frequência em fazendas cuja criação de caprinos é um *hobby*, e que tem um número excessivo de animais em piquetes pequenos.

Patogênese

Cada espécie de tricostrongilídeo difere em seus hábitos e na lesão que causa, de maneira que detalhes das doenças correspondentes variarão de acordo. O principal mecanismo que leva a diarreia, perda de peso e déficits de produção pode, contudo, ser descrito em termos gerais.

Na infecção abomasal com *Ostertagia* spp., larvas em desenvolvimento distendem as glândulas gástricas e produzem pequenos nódulos brancos na superfície mucosa, mas têm baixa relevância clínica. As alterações mais importantes ocorrem 18 a 21 dias após a infecção, quando os vermes começam a emergir das glândulas. Isso deflagra uma reação hiperplásica nas glândulas vizinhas, causando lesões nodulares maiores que, se numerosas, podem coalescer. Muitas das células que recobrem as glândulas afetadas não estão funcionais. A diminuição resultante na secreção ácida pelas células parietais leva ao aumento do pH gástrico, que pode se elevar para 6 a 7. Isso produz muitos efeitos dominó. Primeiro, as bactérias e os protozoários ruminais que chegam ao abomaso não são mortos. Em segundo lugar, o pepsinogênio não é convertido à pepsina, uma vez que isso ocorre apenas em ambiente ácido. Portanto, não há pepsina disponível para a digestão de proteínas. A quantidade cumulativa de moléculas precursoras se reflete no aumento da concentração sanguínea de pepsinogênio. Em terceiro lugar, a concentração de gastrina sanguínea aumenta conforme o corpo tenta estimular mais secreção ácida. A reação mucosa hiperplásica pode também resultar em aumento da permeabilidade da cobertura epitelial. Isso leva à perda de proteínas no lúmen do abomaso. Em casos brandos não complicados, esse extravasamento de proteína e a interrupção da digestão da proteína são ambos compensados pelos mecanismos de digestão/absorção intestinal. Em casos graves, hipoalbuminemia, edema de tecidos e perda de peso são aparentes. Entre esses extremos, esses processos levam à diminuição da síntese proteica muscular e, consequentemente, a perdas de produtividade.

Infecções por tricostrongilídeos intestinais são associadas a alterações inflamatórias, espessamento da mucosa e fusão e achatamento de vilosidades. A atividade de enzimas epiteliais é diminuída. *Nematodirus* e *Cooperia* têm contato próximo com a mucosa, mas larvas e adultos de *Trichostrongylus* spp. formam túneis superficiais que causam lesão tecidual adicional. As lesões são confinadas ao intestino delgado anterior, e sua gravidade é determinada pela densidade de vermes. De forma surpreendente, a má-absorção não é uma característica acentuada da patogênese, uma vez que regiões não afetadas do intestino normalmente podem compensar. Consequentemente, a digestibilidade e a absorção de proteínas podem ser normais. Existe ainda, outrossim, baixa retenção e utilização de nitrogênio causada por enteropatia com perda de proteínas, com perda excessiva e esfacelamento de células e produção de muco. Isso contribui para perdas produtivas e causa hipoalbuminemia e edema em casos graves. O crescimento da lã é afetado e o velo se torna quebradiço. A absorção mineral é prejudicada, resultando em diminuição do crescimento do esqueleto, da densidade óssea e da mineralização. A infecção por *T. colubriformis* diminui a absorção de fósforo e aumenta a perda de fósforo endógeno, levando, portanto, à deficiência desse macromineral. Como no parasitismo abomasal, a razão exata para a diarreia que está associada a essas infecções não é conhecida.

A *diminuição da produtividade*, tanto no parasitismo abomasal quanto intestinal, é causada principalmente pela diminuição do apetite, uma característica constante dessas infecções. Em um estudo de campo, novilhas não tratadas passaram, em média, 105 min a menos pastando por dia, quando comparadas ao grupo tratado, e sua ingestão diária de forragem foi de 0,78 kg de matéria seca por dia menor. Estudos experimentais mostraram que a inapetência contribui para mais de 60% da diferença de ganho de peso entre bovinos e ovinos infectados e livres de *Ostertagia*. A mobilização do tecido adiposo associada dá origem ao aumento da produção de ácidos graxos não esterificados. A ingestão voluntária de alimentos pode ser significativamente diminuída mesmo em animais parasitados que não apresentam achados clínicos. O aumento dos teores de gastrina nas infecções abomasais por tricostrongilídeos prejudica a motilidade ruminorreticular e retarda o esvaziamento abomasal, levando a estase da ingesta e, portanto, diminuição da ingestão de alimentos. Outros mecanismos ainda desconhecidos também devem estar envolvidos, uma vez que os teores de gastrina não são afetados por vermes intestinais, embora esses também reduzam o apetite.

Achados clínicos

Em ovinos, as duas faixas etárias mais suscetíveis são cordeiros desmamados[10] e animais jovens. Aqueles com mais de 18 meses de idade são menos suscetíveis em razão da imunidade desenvolvida por infestações prévias. O início da doença geralmente é insidioso, com animais jovens falhando em crescer de forma satisfatória e, posteriormente, se tornando mal desenvolvidos e sem vitalidade. Se eles forem observados suficientemente de perto, sua ingestão de alimentos também estará reduzida. Esse pode ser o quadro clínico completo em muitos rebanhos considerados apresentando "animais com desenvolvimento inadequado no pós-desmame". Ovinos mais gravemente afetados eliminam fezes de coloração verde-escuro, quase pretas, amolecidas e de odor desagradável que mancham a lã. Cordeiros e rebanhos de animais jovens são mais gravemente acometidos e a mortalidade constante começa, com alguns animais morrendo a cada dia.[10] As perdas não são agudas, mas podem eventualmente exceder 35%. A situação mais dramática ocorre quando cordeiros jovens, especialmente aqueles com 6 a 12 semanas de idade, são expostos a desafios súbitos na pastagem com *Nematodirus* spp. Ocorre diarreia aquosa profusa e os cordeiros rapidamente ficam desidratados. A mortalidade pode ser alta, e as mortes podem começar 2 dias após a observação dos primeiros animais doentes.

Em *bovinos*, bezerros são mais vulneráveis na sua primeira estação de pastejo, embora animais jovens e, com menor frequência, adultos algumas vezes sejam afetados. Observam-se:

- Perda de peso rápida
- Eliminação de fezes que, eventualmente, podem se tornar muito amolecidas e de coloração verde-escura a amarela
- Desenvolvimento de pelagem longa e seca
- Os animais se tornam desidratados, com retração do globo ocular nos estágios terminais.

Até o fim, os animais continuam a se alimentar, embora a quantidade de alimento ingerida esteja abaixo do normal. Anemia não é evidente, mas as mucosas estão pálidas e secas. Edema submandibular é comum, especialmente na doença do tipo II. A temperatura pode estar elevada (39,5°C), e a frequência cardíaca aumentada (120 bpm) em bezerros que apresentam desidratação. Nos estágios terminais, os bezerros se tornam fracos e emaciados. Ostertagiose tipo I em bezerros é caracterizada por alta morbidade e baixa mortalidade. Embora a morbidade seja baixa na doença tipo II, os achados clínicos geralmente são mais graves e o prognóstico pior.

Patologia clínica

A contagem de ovos nas fezes deve ser interpretada com cautela, uma vez que ela se relaciona bem apenas com a carga parasitária em animais jovens. A contagem de ovos é, contudo, com frequência superior a 1.000 ovos por grama de fezes (opg) na ostertagiose tipo I. Contagem zero ou valores baixos podem ser encontrados se as seguintes situações ocorrerem:

- A carga parasitária for composta principalmente por estágios imaturos (como na doença tipo II ou em alguns surtos de *Nematodirus*)
- A lesão intestinal persistir após a população de vermes ter sido expelida pela imunidade ou pelo tratamento anti-helmíntico
- A doença for associada à hipersensibilidade às larvas que estão chegando.

Diferentes ovos de tricostrongilídeos, além de *Nematodirus*, não podem ser facilmente diferenciados, e culturas devem ser feitas se a determinação da espécie for necessária.

Estimativas do *pepsinogênio plasmático* são realizadas rotineiramente em muitos laboratórios como auxílio no diagnóstico de ostertagiose. Valores elevados também ocorrem na haemonchose. O teste é difícil de padronizar, de maneira que resultados de diferentes laboratórios não podem ser comparados, mas, em bezerros, valores maiores que 3.000 UI de tirosina geralmente são considerados indicativos de carga parasitária patogênica. Os teores de pepsinogênio diminuem após tratamento anti-helmíntico efetivo, mas não retornam aos valores pré-infecção. Bovinos mais velhos e imunes podem apresentar valores elevados quando pastando em pastagens contaminadas, ainda que poucas larvas que chegam sejam capazes de se estabelecer. As concentrações plasmáticas de gastrina refletem o tamanho da carga parasitária abomasal tanto em animais jovens quanto mais velhos, mas, atualmente, podem ser mensurados apenas por radioimunoensaio, o que limita a sua aplicação a campo. A gastrina ocorre em muitas formas moleculares e, consequentemente, *kits* de testes devem ser validados antes do uso em sangue bovino, uma vez que nem todos serão adequados para esse propósito.

Anemia moderada, com frequência, ocorre com concentrações de hemoglobina de, aproximadamente, 6 a 8 mg/dℓ e é mais evidente em infestações por *Cooperia* e *Ostertagia* spp. do que com tricostrongilose, na qual normalmente há policitemia. A concentração sérica de proteína pode ser tão baixa quanto 4 a 5 mg/dℓ, com diminuição acentuada nos teores de albumina sérica.

Testes de ELISA *espécie-específicos* estão sendo desenvolvidos para uso com amostras de tanques de expansão de leite, mas estão atualmente disponíveis apenas para pesquisa epidemiológica.[11]

Achados de necropsia

Vermes adultos são encontrados no abomaso ou no intestino delgado, dependendo do local de predileção da espécie em questão. A contagem total de vermes é a medida crítica do grau de infestação. Contagens inferiores a 2.000 de espécies mistas em ovinos são consideradas leves, enquanto contagens acima de 10.000 são intensas, mas contagens maciças de 50.000 ou mais são vistas com frequência. Em bovinos, cargas de 40.000 ou maiores são vistas em surtos de ostertagiose tipo I (a maioria é de adultos), enquanto na doença tipo II o número de vermes pode ser de 100.000 a 200.000, com animais ocasionais albergando um milhão ou mais. Nesses casos, aproximadamente 90% estão no quarto estágio larval. Tricostrongilídeos são pequenos, translúcidos, semelhantes a um fio, de forma que mesmo os adultos podem escapar facilmente da detecção a olho nu na necropsia. A contagem de vermes, portanto, envolve lavar a mucosa, peneirar o lavado e o conteúdo luminal, ressuspender o resíduo, dividi-lo em alíquotas e pegar e identificar os nematódeos. Uma técnica mais rápida, mas efetiva a campo para demonstrar os vermes intestinais é:

- Everter um segmento do duodeno sobre um tubo-teste ou bastão de vidro
- Imergir essa primeira em solução aquosa de iodo (iodo 30 g, iodeto de potássio 40 g, água 100 mℓ) por muitos minutos
- Imergir em uma solução de tiossulfato de sódio a 5% por alguns segundos.

A mucosa é descolorida, mas os vermes de coloração castanha mantêm a sua cor e são facilmente vistos. Os estágios larvais na mucosa precisam ser liberados pela digestão do tecido com pepsina ácida.

Achados patológicos macroscópicos com frequência não são impressionantes, a não ser pelas lesões inespecíficas de emaciação, desidratação, anemia moderada e diarreia. Em casos graves, a mucosa do abomaso e do intestino delgado superior pode estar hiperêmica e edemaciada, e os linfonodos locais aumentados. Na ostertagiose, haverá um grande número de nódulos elevados que podem ser discretos ou confluentes, formando o aspecto de "couro de Marrocos". Os folhetos do abomaso estão edemaciados e membranas diftéricas, algumas vezes, podem estar aparentes. O odor pútrido pode refletir o crescimento de microrganismos na ingesta, e a estimativa do pH confirmará a perda da acidez.

Infecções intensas por *T. axei* em cordeiros, bezerros e equinos causam lesões hiperplásicas circunscritas, elevadas, semelhantes a uma placa na mucosa abomasal, algumas vezes com centro erodido. A inspeção cuidadosa é necessária para visualizar a atrofia vilosa associada a espécies intestinais *Trichostrongylus.* Inicialmente, ela é difusa, mas depois aparece como placas discretas ("lesões de impressão digital").

Confirmação do diagnóstico

GEP não deve ser diagnosticada com base apenas na contagem de ovos nas fezes. Em ovinos, a contagem total de vermes deve ser feita sempre que possível, preferencialmente com digestão péptica da mucosa. Os resultados devem ser considerados com:

- Achados clínicos
- Idade do animal
- Estação do ano
- Estado nutricional
- Histórico de pastejo.

O teste crítico em um surto da doença é a resposta ao tratamento. Uma vez que a epidemiologia das diversas espécies difere, é importante que as principais espécies contribuintes sejam determinadas, de maneira que medidas adequadas de controle possam ser tomadas. Em bezerros, o diagnóstico clínico pode ser confirmado pela estimativa do pepsinogênio plasmático, mas esse ensaio é menos útil em bovinos adultos. Técnicas experimentais de PCR em tempo real ([RT]-PCR) e de PCR *multiplex* foram desenvolvidas para identificação específica de *H. contortus, T. circumcincta, Trichostrongylus* spp., *C. oncophora, Nematodirus* e outros nematódeos nas amostras de fezes.[12,13]

Diagnóstico diferencial

Gastrenterite parasitária deve ser diferenciada de outras causas comuns de emaciação e diarreia em grupos de animais jovens, como:

- Desnutrição
- Deficiência de cobre (em bovinos)
- Coccidiose (principalmente nematodirose e coccidiose ocorrem em cordeiros da mesma idade)
- Doença de Johne
- Fasciolose crônica.

Tratamento

Tratamento e controle

Tratamento

- Bovinos:
  - Eprinomectina: 0,5 mg/kg, POTp (R1)
  - Ivermectina, doramectina ou moxidectina: 0,2 mg/kg SC; 0,5 mg/kg POTp (R2)
  - Albendazol: 10 mg/kg, VO (R2)
  - Febantel: 7,5 mg/kg, VO (R2)
  - Fenbendazol: 5 mg/kg, VO (R3)
  - Netobimina: 7,5 mg/kg, VO (R2)
  - Oxfendazol: 4,5 mg/kg, VO (R2)
  - Levamisol: 7,5 mg/kg, VO; 10 mg/kg, POTp
- Ovinos:
  - Ivermectina, doramectina ou moxidectina: 0,2 mg/kg SC ou VO (R1)
  - Monepantel: 2,5 mg/kg, VO (R1)
  - Combinação de derquantel: 2 mg/kg, VO, e abamectina (0,2 mg/kg, VO; R1)
  - Albendazol: 7,5 mg/kg, VO (R2)
  - Febantel: 5 mg/kg, VO (R2)
  - Fenbendazol: 5 mg/kg, VO (R3)
  - Netobimina: 7,5 mg/kg, VO (R2)
  - Oxfendazol: 5 mg/kg, VO (R2)
  - Mebendazol: 15 mg/kg, VO (R2)
  - Levamisol: 7,5 mg/kg, VO (R2)
- Caprinos:
  - Ivermectina, doramectina ou moxidectina: 0,2 mg/kg SC ou VO (R2)
  - Albendazol: 10 mg/kg, VO (R2)
  - Fenbendazol: 5 mg/kg, VO (R3)
  - Levamisol: 12 mg/kg, VO (R2)
- Controle:
  - Fatores geográficos locais têm grande influência no programa de controle ideal; consultar autoridades locais (R1).

POTp: *pour on* tópico.

Atualmente, muitos anti-helmínticos de amplo espectro estão disponíveis, e combinam alta eficiência contra vermes nos estágios de larva e adulto com baixa toxicidade em ovinos e bovinos. A maioria, contudo, pertence a apenas três grupos químicos principais:

- Avermectinas/milbemicinas, também conhecidas como lactonas macrocíclicas (LM), anti-helmínticos que interferem na transmissão nervosa por abrirem canais de cloreto
- Benzimidazóis (BZD)/probenzimidazóis, que se ligam à tubulina e interrompem a captação de nutrientes
- Imidatiazóis/tetra-hidropirimidinas, que atuam como agonistas colinérgicos.

Dois anti-helmínticos recentes, monepantel[14-16] e derquantel[17], estão disponíveis comercialmente para o tratamento de infecções por nematódeos em ovinos. Derquantel é usado em uma formulação combinado à abamectina. Monepantel tem eficácia muito alta contra estágios adultos e larvas de nematódeos, incluindo nematódeos resistentes a múltiplos anti-helmínticos.[18-20] A combinação de derquantel-abamectina demonstrou apresentar menor eficácia contra estágios larvais de nematódeos resistentes a múltiplos anti-helmínticos.[18]

As *doses e indicações da bula* podem variar com a formulação e de um país para outro, de acordo com as condições locais e os requerimentos regulatórios. As posologias apresentadas neste capítulo podem ser consideradas apenas para orientação geral.

Bovinos

Em bovinos, ivermectina, doramectina e moxidectina são administradas a 0,2 mg/kg por injeção ou 0,5 mg/kg como formulação *pour-on.* Eprinomectina *pour-on* a 0,5 mg/kg é o composto de eleição para vacas-leiteiras adultas, uma vez que não tem período de carência para o leite. Albendazol 7,5 mg/kg, febantel 7,5 mg/kg, fenbendazol 7,5 mg/kg, netobimina 7,5 mg/kg e oxfendazol 4,5 mg/kg são administrados VO. Levamisol pode ser usado VO ou injetável a 7,5 mg/kg, ou como *pour-on* a 10 mg/kg.

Dispositivos intrarruminais (bolus) de liberação prolongada para bovinos fornecem períodos extensos de proteção. Por exemplo, fenbendazol é liberado por até 140 dias de um bolus, enquanto bolus biodegradáveis liberam tartrato de morantel por, pelo menos, 90 dias. Também existem bolus de liberação pulsada que contêm oxfendazol, que libera cinco a seis doses de anti-helmínticos a intervalos de 3 semanas.

Ovinos

Em ovinos, a dose de ivermectina, doramectina e moxidectina (administradas por via oral ou parenteral) é 0,2 mg/kg. As doses de BZD (administrados por via oral) são: albendazol 5 mg/kg, febantel 5 mg/kg, fenbendazol 5 mg/kg, netobimina 7,5 mg/kg, mebendazol 15 mg/kg e oxfendazol 5 mg/kg. Contudo, existem relatos recentes de resistência de *Trichostrongylus, Teladorsagia* e *Nematodirus* a tratamentos com LM e BZD em ovinos no Reino Unido.[10,21,22] Levamisol pode ser usado VO ou parenteral a 7,5 mg/kg. Citrato de morantel mono-hidratado também é usado como *drench* em ovinos. Formulações *pour-on* não são usadas em ovinos, uma vez que a gordura da lã não permite absorção pela pele. Dispositivos intrarruminais para uso em ovelhas foram desenvolvidos para liberação de albendazol ou ivermectina por 100 dias.

Caprinos

Caprinos metabolizam alguns anti-helmínticos mais rapidamente do que ovinos, e, algumas vezes, doses maiores são necessárias para obter um nível satisfatório de controle. Ainda assim, pode haver vermes sobreviventes e, consequentemente, a resistência a anti-helmínticos tende a se desenvolver muito mais rapidamente em caprinos do que em ovinos.[23] Exemplos de posologias especiais para caprinos incluem albendazol 10 mg/kg VO e levamisol (que deve ser usado com cautela em caprinos) 12 mg/kg VO. Ivermectina pode ser administrada na dose normal de 0,2 mg/kg SC ou VO.

Escolha do anti-helmíntico

A escolha do anti-helmíntico depende de várias considerações. A resistência anti-helmíntica é um problema real ou emergente em muitas áreas de criação de ovinos. A resistência colateral ocorre dentro de grupos químicos e estirpes multirresistentes foram relatadas. Isso pode impor uma limitação grave na escolha do produto. Outros fatores incluem:

- Custo
- Segurança (incluindo resíduos na carne e no leite e efeitos no ambiente)
- Facilidade de administração
- Espectro de atividade.

Produtos mais antigos eram mais ativos contra vermes adultos, mas muitos atualmente são efetivos contra estágios larvais. Poucos, no entanto, apresentaram eficácia consistentemente alta contra larvas hipobióticas, e deve-se ter cuidado na seleção de produtos adequados para evitar ou prevenir a doença tipo II. Produtos que alegam essa indicação em doses normais incluem avermectinas/milbemicinas, albendazol, fenbendazol, oxfendazol e tiofanato, enquanto netobimina é ativa em dose alta (20 mg/kg). Os BZD são ovicidas, o que pode ser benéfico se os animais forem movidos para novas pastagens após o tratamento. Animais com GEP também podem albergar outros parasitas. As avermectinas/milbemicinas têm espectro muito amplo de atividade, incluindo alguns ectoparasitas, mas são inativas contra cestódeos e trematódeos. Alguns BZD de amplo espectro são efetivos contra cestódeos e um, o albendazol, também é ativo contra *Fasciola hepatica* adulta. As avermectinas/milbemicinas são excretadas nas fezes, podendo afetar insetos que colonizam o esterco. O impacto ambiental disso provavelmente tem sido exageradamente destacado, uma vez que apenas uma pequena proporção da massa fecal em uma propriedade conterá anti-helmínticos, permitindo refúgio adequado para manutenção de populações de insetos. Essa classe de compostos deve, contudo, ser usada com cautela se houver preocupação quanto a insetos benéficos que podem ser vulneráveis, como besouros do esterco em algumas regiões áridas.

Novos métodos para aumentar a disponibilidade de fármacos e o efeito anti-helmíntico dentro do corpo estão sob investigação e devem ser adotados por médicos-veterinários conforme se tornem disponíveis. Existe incerteza sobre quando, ou mesmo se, novas classes químicas se tornarão disponíveis comercialmente para o controle de nematódeos, de maneira que é essencial que os produtos existentes sejam usados de modo tão eficiente quanto possível, para estender a sua vida efetiva. Empregar medidas que maximizam a potência dos anti-helmínticos pode retardar o início de resistência e aumentar a eficácia contra estirpes parcialmente resistentes. A eficácia dos BZD e avermectinas administradas VO depende do seu tempo de residência no rúmen, e algumas medidas simples podem ser tomadas para aumentá-lo. O uso do procedimento de *drench* correto (extremidade da pistola sobre a língua e o *drench* colocado diretamente no esôfago) evitará a estimulação do reflexo da goteira esofágica e assegurará que a dose não passe diretamente pelo rúmen. Uma vez que há uma relação inversa entre a ingestão de alimentos e o tempo de residência no rúmen, a diminuição da ingestão de alimentos (p. ex., colocando os animais em baia) por 24 h antes do *drench* profilático retarda o tempo de trânsito e aumenta significativamente a atividade de BZD e ivermectina. Com os BZD, a permanência dos fármacos no rúmen pode ser aumentada ainda mais e a eficácia melhorada dividindo a dose e administrando a intervalos de 12 ou 24 h. Esse princípio se reflete na lambedura de blocos medicados e bolus intrarruminais, que fornecem baixa dose diária de BZD.

A *proteção contínua* deve ser oferecida a animais após o tratamento para GEP clínica. Independentemente do fármaco utilizado, os animais tratados devem ser movidos para piquetes limpos (ou seja, que não estejam contaminados com grande número de larvas infectantes) e que forneçam um plano de nutrição adequado. A ação ovicida dos BZD é particularmente útil se os animais forem colocados em áreas muito limpas, como palha de cereal. Contudo, provavelmente é de menor importância em muitas propriedades nas quais a contaminação residual do pasto está sempre presente. Se um pasto limpo não estiver disponível, a proteção pode ser fornecida pelo uso de um anti-helmíntico com atividade persistente contra larvas que estão chegando. Em bovinos, ivermectina fornece até 21 dias de proteção contra *O. ostertagi* e até 14 dias de proteção contra *Cooperia* spp. Uma nova formulação injetável de eprinomectina é efetiva na remoção de infecções por nematódeos gastrintestinais existentes e fornece controle efetivo de infecções por nematódeos em bovinos por até 150 dias após o tratamento.[24-26] Posologias correspondentes para doramectina são 35 e 21 dias (por via injetável) e 35 e 28 dias (*pour-on*) e para moxidectina são de até 28 dias contra *O. ostertagi*. O efeito anti-helmíntico persistente das avermectinas em ovinos é muito mais curto e, provavelmente, de pouca utilidade contra tricostrongilídeos intestinais.

Moxidectina administrada por via injetável tem indicação na bula de proteção por 5 semanas contra *O. circumcincta* e 2 semanas contra *T. colubriformis*.

Controle

Medidas de controle têm como objetivo diminuir a contaminação do pasto para minimizar a ingestão de larvas infectantes, evitando a doença e permitindo uma produtividade ótima. O custo de qualquer programa e tratamento deve estar de acordo com os potenciais benefícios econômicos. Em situações nas quais animais individuais são valiosos, estratégias trabalhosas podem ser justificadas. Muitos sistemas de criação, no entanto, darão suporte apenas para soluções pouco trabalhosas, e os tratamentos podem ser exequíveis apenas quando os animais são manejados para outros procedimentos. Padrões epidemiológicos são diferentes para cada espécie de verme, variando consideravelmente de região para região, com distinções sutis ocorrendo com frequência de uma localidade para outra. Portanto, está além do escopo deste livro fazer recomendações de controle específicas, mas é possível descrever princípios gerais passíveis de adaptação às necessidades locais.

O conhecimento da epidemiologia local é um pré-requisito necessário para determinar um programa de controle. Especificamente, os animais que fornecem a principal fonte de contaminação devem ser identificados, e o período de desenvolvimento do ovo até a larva infectante, bem como a disponibilidade de larvas infectantes durante todo o ano, deve ser conhecido. É essencial formular objetivos de controle claros e precisos, ou então muito tempo e dinheiro serão desperdiçados. Pode ser necessário ajustar o manejo para auxiliar no controle. Em propriedades orgânicas, nas quais o uso de anti-helmínticos é extremamente restrito, o controle de parasitas pode ser o principal fator que determina a densidade de animais e o manejo das pastagens. Com frequência, medidas de controle têm como objetivo principalmente proteger o grupo mais suscetível, que é o de animais jovens de até 18 meses de idade expostos à infestação pela primeira vez.

A *resistência a anti-helmínticos* é uma consideração importante que influencia a escolha e a intensidade das medidas de controle. Mesmo se justificado economicamente, o tratamento frequente rotineiro impõe forte pressão de seleção nas populações de parasitas, encorajando o desenvolvimento de estirpes resistentes. Uma vez que apenas três grupos químicos principais estão disponíveis atualmente para o tratamento de nematódeos gastrintestinais e pulmonares, é imperativo que sua utilidade seja mantida por tanto tempo quanto possível. Muitos relatos de campo anedóticos de resistências são errôneos, e o problema é a reinfestação e o uso incorreto de anti-helmínticos. Ainda assim, estirpes resistentes e multirresistentes já são prevalentes em muitas áreas de criação de ovinos. Em bovinos, a resistência de *Cooperia* spp. a LM, BZD e levamisol foi observada na Austrália e na Nova Zelândia.[27-29] Adicionalmente, existem relatos de resistência de *Ostertagia* e *Trichostrongylus* spp. a BZD, levamisol e ivermectina.[30] As seguintes recomendações foram feitas para retardar o estabelecimento de resistência:

- Uso de um fármaco efetivo da maneira mais eficiente:
  - Checar a contagem de ovos nas fezes regularmente para garantir que o produto escolhido permaneça efetivo
  - Se uma população de parasitas já está parcialmente resistente a este composto, o uso contínuo de produtos com base nesse grupo químico colocará em risco a saúde dos animais e reforçará a resistência
- Não administrar subdose (isso pode encorajar a resistência):
  - Pesar cada animal ou os indivíduos mais pesados em um grupo
  - Obedecer às recomendações da bula
  - Assegurar a boa manutenção e a calibração dos equipamentos de administração
- Usar o número mínimo de doses necessárias para manter a saúde:
  - Estabelecer o equilíbrio entre encorajar a resistência tratando muito intensivamente e permitir que a contaminação do pasto aumente até níveis inaceitáveis

- Usar princípios epidemiológicos sensatos:
  - Empregar uma abordagem integrada para controle de parasitas, que maximize o potencial de técnicas de manejo e minimize o apoio nos anti-helmínticos
- Rotacionar os grupos químicos anualmente (para assegurar que os vermes sejam expostos a compostos com modo de ação diferente a cada ano):
  - Lembrar que não há benefício em rotacionar compostos dentro de um mesmo grupo químico ou em usar um grupo já conhecidamente inefetivo por resistência a anti-helmínticos
- Evitar a introdução de vermes resistentes na propriedade (óbvio, mas muitas vezes negligenciado):
  - Colocar todos os animais recém-adquiridos em quarentena e tratá-los com compostos efetivos
  - Não deixar que caprinos e ovinos compartilhem pastagens (uma vez que as populações de vermes em caprinos com frequência apresentam maior prevalência de genes de resistência)
- Assegurar-se de que o proprietário está ciente do problema e das consequências da resistência a anti-helmínticos.

O conceito de manter parasitas refúgios está ganhando mais proeminência como meio de conservar a eficácia de anti-helmínticos em estratégias de controle modernas. A base teórica e a aplicação clínica são discutidas em detalhes em Chaelier *et al.* (2014) e em Leathwick e Besier (2014), na seção "Leitura complementar". "Parasitas em refúgio" são aqueles não expostos a anti-helmínticos quando o rebanho é tratado, de maneira que eles escapam da pressão de seleção para resistência. Quando o rebanho subsequentemente se torna reinfectado, o material genético dos parasitas que sobreviveram ao tratamento será diluído pelos genes de suscetibilidade dos vermes em refúgio naquele momento. Isso retarda a taxa com a qual a resistência se desenvolve e estende o período ao longo do qual os fármacos mantêm a eficácia clínica na propriedade. O conceito de refúgio é mais bem ilustrado por um exemplo. Em locais de clima temperado, larvas infectantes de *Ostertagia* sobrevivem ao inverno em grande número no pasto, mas a maioria das larvas de *Haemonchus* sucumbe ao frio. Se os ovinos forem tratados durante o inverno para eliminar o aumento de ovos no periparto, apenas uma pequena proporção da população de *Ostertagia* (aquelas no animal) será exposta ao anti-helmíntico, enquanto o restante (aquelas no pasto) estará em refúgio. Em contrapartida, uma maior proporção da população total de *Haemonchus* é exposta ao fármaco (uma vez que há poucas larvas em refúgio no pasto) e, consequentemente, há aumento do risco de desenvolvimento de resistência a anti-helmínticos. Por esse ponto de vista, pode ser benéfico a longo prazo evitar o tratamento de inverno de algumas ovelhas. Isso asseguraria que a maioria dos ovos subsequentemente despejados no pasto seja produzida por vermes suscetíveis. De maneira similar, o sistema de tratar e o mover encoraja a resistência, uma vez que todos os ovos despejados no novo pasto são provenientes de vermes que sobreviveram ao tratamento. Poderia, portanto, ser vantajoso usar fármacos de curta ação e retardar a mudança de pasto. Isso asseguraria que os animais adquirissem uma pequena carga de vermes suscetíveis antes da mudança. Essas estratégias envolvem riscos inerentes óbvios, e todos os aspectos de uma situação específica devem ser considerados cuidadosamente antes da implementação.

Protocolos para detecção de resistência a anti-helmínticos no rebanho estão disponíveis. O teste de diminuição na contagem de ovos nas fezes pode ser feito facilmente sem equipamentos sofisticados. O valor de OPG deve diminuir em 95% ou mais, mas falso-negativos podem ser obtidos com BZD (se os parasitas fêmeas foram esterilizados, mas não mortos) e falso-positivos obtidos com levamisol (se grandes números de larvas presentes na mucosa no momento do tratamento sobreviverem). Testes laboratoriais incluem ensaios de eclosão de ovos para BZD e testes de desenvolvimento de larvas para avermectinas e levamisol. Métodos experimentais baseados em genética para detecção de resistência a BZD usando pirosequenciamento e ensaios de PCR, cujo alvo são SNPs do gene de isótipo-1 de β-tubulina, foram desenvolvidos, demonstrando-se serem mais robustos, específicos e com melhor custo-benefício do que o teste de diminuição da contagem de ovos nas fezes.[31-33]

Os *princípios de controle* geralmente são distribuídos em três categorias:

- Preventivo
- Evasivo
- Diluidor.

Medidas preventivas são aquelas que colocam os animais em pastos limpos ou que usam quimioprofilaxia sazonal precoce para assegurar o pastejo limpo na estação seguinte.

Estratégias evasivas são aquelas nas quais é permitido que a contaminação do pasto aumente naturalmente, mas animais suscetíveis são movidos para pastos limpos antes que números patogênicos de larvas infectantes tenham se acumulado. Um tratamento com anti-helmíntico pode ser administrado no momento de mudar os animais de pastagem. Esse sistema de "tratar e mudar" é efetivo para diminuir a dose de anti-helmínticos consideravelmente. Ele pode, entretanto, encorajar a resistência, como discutido anteriormente.

Sistemas de diluição diminuem a densidade efetiva de animais suscetíveis ao uni-los a animais não suscetíveis (animais mais velhos e imunes ou espécies alternativas) durante o pastejo. Em sistemas de vacas e bezerros, por exemplo, adultos produzem pelo menos quatro vezes mais fezes do que os seus bezerros, mas sua contagem média de ovos tipicamente não é maior do que 15 OPG. O número de ovos de tricostrongilídeos e o acúmulo subsequente de larvas infectantes na forragem, portanto, serão consideravelmente menores do que no pasto totalmente utilizado apenas por bezerros.

Em regiões temperadas de clima frio, medidas de controle podem ter vantagem sobre o fato de que larvas que sobrevivem ao inverno morrem no início do verão. Feno ou pastagens de silagem, portanto, oferecem pastejo seguro após as gramíneas terem sido cortadas. De forma alternativa, o tratamento supressivo com anti-helmínticos nos primeiros 90 a 100 dias da estação de pastejo evitará que as larvas que sobreviveram ao inverno se estabeleçam no hospedeiro, interrompendo o acúmulo subsequente de larvas infectantes na forragem. Essa estratégia é muito efetiva em locais nos quais os bezerros são mantidos em pastagens permanentes, dado que animais não tratados não sejam introduzidos. O efeito necessário pode ser obtido pelo uso de um dispositivo intrarruminal de anti-helmínticos administrado próximo ao momento de soltura na primavera, ou pela administração de duas doses ou mais de anti-helmínticos com atividade prolongada contra larvas que estão chegando. Uma vez que o objetivo é evitar a oviposição, o intervalo de tratamento necessário é calculado adicionando o período do efeito protetor (que varia com o produto) ao período pré-patente do verme (aproximadamente 3 semanas). Ivermectina administrada 3, 8 e 13 semanas após a soltura no pasto e doramectina administrada na soltura no pasto e 8 semanas depois são muito efetivas para esse propósito, assim como os bolus intrarruminais citados anteriormente.

Estudos de campo controlados demonstraram vantagens significativas no ganho de peso com essas abordagens, mas, com o verme pulmonar dos bovinos, existe a preocupação de que o nível de imunidade adquirida durante a primeira estação de pastejo possa ser reduzida. Normalmente, isso não apresenta consequência clínica relevante, mas resultados de levantamentos epidemiológicos de 87 propriedades na Holanda sugerem que há uma relação benéfica entre a imunidade a nematódeos desenvolvida durante a primeira estação de pastejo e a taxa de crescimento de bovinos durante a segunda estação de pastejo. Parece que a proteção ótima precisa ser equilibrada ao risco de perdas na produção na primeira estação e nas estações de pastejo subsequentes, mas atualmente não há uma forma objetiva para fazer isso. Uma sugestão é que os bolus ruminais possam ser mais efetivos se usados para fornecer cobertura anti-helmíntica na segunda metade da estação de pastejo, quando a contaminação dos pastos está alta ("metafilaxia"). Pode-se assegurar uma boa imunidade, mas a vantagem sobre a taxa de crescimento pode ser inferior àquela obtida com a profilaxia no início da seção descrita anteriormente. Se os bovinos foram expostos a alto desafio nas pastagens durante o outono, eles devem receber um produto ativo contra larvas hipobióticas durante o confinamento ou durante o inverno para prevenir a ostertagiose tipo II. Em países nos quais *Dictyocaulus viviparus* é um problema, o controle da GEP e de vermes pulmonares deve ser integrado.

A eliminação de AOPP é uma das características mais importantes do controle de parasitas em ovelhas. De forma ideal, as ovelhas devem receber o tratamento com anti-helmíntico no fim da gestação, e novamente 1 mês após o parto com um produto ativo contra larvas hipobióticas. Cordeiros devem receber o tratamento ao desmame e, se possível, ser movidos para uma pastagem limpa. Na maioria dos casos, tratamentos adicionais serão necessários para manter a saúde até a idade de comercialização, mas devem ser mantidos a um mínimo. O número dependerá da densidade populacional, da contaminação inicial do pasto e do clima. Deve haver uma concordância estreita entre níveis aceitáveis de controle da doença e o risco de induzir resistência a anti-helmínticos. A contagem de ovos nas fezes pode ser usada para avaliar a adequação do intervalo entre doses e a eficácia dos tratamentos.

O *controle de Nematodirus* difere daquele de outras formas de GEP, uma vez que a ovelha não é a fonte de contaminação. A forma mais simples de controle é evitar colocar cordeiros novos em pastagens contaminadas por cordeiros do ano anterior. Contudo, com frequência, isso não é possível, e doses profiláticas de anti-helmínticos com 3 semanas de intervalo são necessárias para dar cobertura ao período limitado de risco (de maio ao início de junho, por exemplo, na Escócia). Esperar pelos primeiros achados clínicos antes de iniciar o tratamento não é recomendado, uma vez que mortes podem ocorrer muito rapidamente. O momento exato de eclosão dos ovos varia de ano para ano, de acordo com as condições climáticas prevalentes, mas sistemas de previsão estão em operação em alguns países.

Em *regiões temperadas quentes*, as estratégias de controle da GEP são mais difíceis de estabelecer, uma vez que os animais pastam durante todo o ano. O principal período de transmissão se dá no fim do inverno e no início da primavera. O tratamento de bovinos de corte ao desmame e uma ou duas vezes em intervalos determinados localmente, portanto com frequência é suficiente para diminuir a contaminação do pasto. Em ovinos, um programa efetivo é tratar os cordeiros ao desmame e movê-los para um pasto seguro. Dois ou três tratamentos subsequentes com 8 semanas de intervalo podem ser necessários. Em regiões com verão chuvoso, *Haemonchus* é um problema adicional e devem ser estabelecidos sistemas para combatê-lo, bem como a outros vermes gastrintestinais.

Em regiões com estação seca prolongada, as larvas morrerão no solo e, dado que não existam focos de infecção ao redor de poços de água etc., uma única administração estratégica de anti-helmíntico com um produto ativo contra larvas hipobióticas pode ser mais efetiva para manter a baixa contaminação do pasto durante todo o ano do que o tratamento repetido durante toda a estação chuvosa. Essa única dose pode, portanto, aplicar uma grande pressão de seleção para resistência, uma vez que toda a população de parasitas é exposta ao fármaco e os sobreviventes, provavelmente, carrearão genes de resistência.

A diminuição do uso de anti-helmínticos pode ser conseguida de várias formas. Por exemplo, o pastejo alternado com ovinos e bovinos pode ser usado com bom efeito. Na Austrália, o número de *drenches* pode ser diminuído substancialmente alternando intervalos de 2 a 6 meses. No norte da Grã-Bretanha, rotações anuais de rebanhos, algumas vezes com cultivos aráveis no terceiro ano, têm sido avaliadas como bem-sucedidas. A especificidade do hospedeiro, no entanto, não é absoluta, e os bezerros podem se tornar infectados com *N. battus*. Se isso acontecer, eles podem ovipor número suficiente de ovos para causar problemas clínicos em cordeiros no ano seguinte. Cordeiros também são conhecidos por sucumbirem a *T. axei* em piquetes de bezerros. Uma perspectiva excitante para o futuro é o uso de fungos nematófagos. Esporos de fungos administrados VO produzem hifas nas fezes que aprisionam e matam as larvas dos nematódeos. Experimentos de campo mostram que a contaminação das pastagens pode ser substancialmente diminuída dessa maneira. A suplementação alimentar para melhorar a resiliência e resistência do hospedeiro à infecção, vacinação e perspectivas futuras para linhagens de reprodução de ovinos com resistência inata são descritas sob o tópico *"Haemonchus"*.

Interrupções nos programas de controle normalmente são causadas por:

- Falha em evitar a oviposição por nematódeos em momentos críticos para o acúmulo de larvas infectantes nas pastagens
- Falha, após o tratamento, em mover os animais de um pasto já contaminado para um ambiente limpo
- Uso de dose insuficiente ou do anti-helmíntico incorreto
- Falha em repetir o tratamento ou repetir o tratamento em intervalos longos demais em fases de alto risco
- Falha em verificar que nem todos os anti-helmínticos matam todos os estágios imaturos, particularmente as formas hipobióticas
- Introdução de ovinos suscetíveis de um ambiente livre de vermes para uma área de alto risco
- Falha em proteger os animais jovens adequadamente.

LEITURA COMPLEMENTAR

Chaelier J, et al. Practices to optimize gastrointestinal nematode control on sheep, goat and cattle farms in Europe using targeted (selective) treatments. Vet Rec. 2014;175:250.

Kaplan RM, Vidyashankar AN. An inconvenient truth: global worming and anthelmintic resistance. Vet Parasitol. 2012;186:70.

Kenyon F, Jackson F. Targeted flock/herd and individual ruminant treatment approaches. Vet Parasitol. 2012;186:10.

Kotze AC, et al. Recent advances in candidate-gene and whole genome approaches to the discovery of anthelmintic resistance markers and the description of drug/receptor interactions. Int J Parasitol Drugs Drug Resist. 2014;4:164.

Leathwick DM, Besier RB. The management of anthelmintic resistance in grazing ruminants in Australasia: strategies and experiences. Vet Parasitol. 2014;204:44.

Morgan ER, et al. Global change and helminth infections in grazing ruminants in Europe: impacts, trends and sustainable solutions. Agriculture. 2013;3:484.

Sargison N. Responsible use of anthelmintics for nematode control in sheep and cattle. In Pract. 2011;33:318.

Sutherland AI, Leathwick MD. Anthelmintic resistance in nematode parasites of cattle: a global issue? Trends Parasitol. 2011;27:176.

Sutherland I, Scott I. Gastrointestinal Nematodes of Sheep and Cattle: Biology and Control. Ames, IA: Wiley-Blackwell; 2010.

Taylor MA. Emerging parasitic diseases of sheep. Vet Parasitol. 2012;189:2.

REFERÊNCIAS BIBLIOGRÁFICAS

1. O'Connor LJ, et al. Vet Parasitol. 2006;142:1.
2. O'Connor LJ, et al. Vet Parasitol. 2007;150:128.
3. van Dijk J, et al. Animal. 2010;4:377.
4. Reynecke DP, et al. N Z Vet J. 2011;59:287.
5. McManus C, et al. R Bras Zootec. 2009;166:308.
6. Bishop SC, Morris CA. Small Rumin Res. 2007;70:48.
7. Shaw RJ, et al. Int J Parasitol. 2013;43:661.
8. Bishop SC. Animal. 2012;3:1.
9. Falzon LC, et al. Can Vet J. 2014;55:749.
10. APHA Disease Surveillance Report. Vet Rec. 2015; 176:92.
11. Sekiya M, et al. Ir Vet J. 2013;66:14.
12. Bott NJ, et al. Int J Parasitol. 2009;39:1277.
13. Bisset SA, et al. Vet Parasitol. 2014;200:117.
14. Kaminsky R, et al. Nature. 2008;425:176.
15. Rufener L, et al. PLoS Pathog. 2009;103:931.
16. Kaminsky R, et al. Parasitol Res. 2008;103:931.
17. Little PR, et al. N Z Vet J. 2010;58:121.
18. Kaminsky R, et al. Parasitol Res. 2011;109:19.
19. Hosking BC, et al. Parasitol Res. 2010;106:529.
20. Sager H, et al. Parasitol Res. 2012;111:2205.
21. AHVLA Disease Surveillance Report. Vet Rec. 2014; 174:10.
22. Morrison AA, et al. Vet Res. 2014;45:116.
23. Varady M, et al. Helminthologia. 2011;48:137.
24. Hunter IIIJS, et al. Vet Parasitol. 2013;192:346.
25. Rehbein S, et al. Vet Parasitol. 2013;192:321.
26. Soll MD, et al. Vet Parasitol. 2013;193:313.
27. Lyndal-Murphy M, et al. Vet Parasitol. 2010;168:146.
28. Cotter JL, et al. Vet Parasitol. 2015;207:276.
29. Waghorn TS, et al. N Z Vet J. 2006;54:278.
30. Rendell DK. Aust Vet J. 2010;88:504.
31. Barrere V, et al. Can Parasitol Int. 2013;62:464.
32. Barrere V, et al. Vet Parasitol. 2012;186:344.
33. Niciura SC, et al. Vet Parasitol. 2012;190:608.

Haemonchose em ruminantes

Etiologia

Ovinos, bovinos e caprinos todos são acometidos por espécies de nematódeos do gênero *Haemonchus*, intimamente relacionado com outros tricostrongilídeos de ruminantes. *H. contortus* é a espécie mais comumente encontrada em ovinos e caprinos, mas *H. placei* é a espécie comum em bovinos. Estudos moleculares confirmaram que eles pertencem a taxas distintas. Ainda assim, a infecção cruzada pode ocorrer quando pequenos ruminantes e bovinos pastam juntos, embora as infestações normalmente tenham menor gravidade. Outro tricostrongilídeo abomasal, *Mecistocirrus digitatus*, ocorre em ovinos, bovinos e búfalos na Ásia e na América Central, causando uma doença muito similar à haemonchose.

Sinopse

- Etiologia: o nematódeo parasita *Haemonchus contortus* em ovinos e caprinos e *H. placei* em bovinos
- Epidemiologia: vermes fêmeas produzem grande número de ovos; larvas infectantes se desenvolvem rapidamente em condições quentes e úmidas; níveis perigosos de contaminação dos pastos podem, portanto, se acumular rapidamente
- Achados clínicos:
  - Agudo: morte súbita, anemia
  - Crônico: depauperamento, anemia, anasarca
- Patologia clínica: anemia, hipoproteinemia; com frequência alta contagem de ovos nas fezes
- Lesões: carcaça anêmica, mucosa abomasal hiperêmica com muitos vermes de coloração vermelha
- Confirmação do diagnóstico: aparência de "poste de barbeiro" dos vermes fêmeas (a fresco)
- Tratamento: todos os anti-helmínticos modernos de amplo espectro; também closantel, rofoxanide, nitroxinila, disofenol e alguns organofosforado; deve-se ter cuidado na seleção, uma vez que existem estirpes multirresistentes de *H. contortus*
- Controle: esquemas de tratamento estratégico usando anti-helmínticos de amplo espectro; closantel ou disofenol podem ser usados para diminuir a dependência de produtos de amplo espectro.

Ciclo evolutivo

H. contortus habita o abomaso. Ele é visto facilmente, uma vez que tem 1 a 2,5 cm de comprimento e é um pouco mais robusto do que a maioria dos outros tricostrongilídeos. Os machos adultos são homogeneamente vermelhos, mas as fêmeas têm aparência de uma espiral vermelha e branca, uma vez que o intestino e o útero são entrelaçados. *H. contortus* adultos são ovipositores prolíficos. A produção de ovos aumenta até a produção máxima ser atingida, 25 a 30 dias após a infecção, após o que as fêmeas individuais podem botar até 10.000 ovos por dia por muitos meses. Os ovos eclodem e passam por dois estágios larvais não infectantes em 4 dias sob condições ótimas, mas, em ambientes menos adequados, esse período pode ser prolongado. Por exemplo, na Escócia, o período mais curto necessário para o desenvolvimento de ovo para larva de terceiro estágio é de 2 semanas, mas o desenvolvimento leva muito mais tempo na maior parte do ano. Larvas infectantes migram para longe do bolo fecal, algumas viajam 90 cm em 24 h. Entretanto, mais de 90% são encontradas a até 10 cm da massa fecal, e esse número diminuiu logaritmicamente conforme a distância aumenta. A motilidade é maior em condições quentes e úmidas. As larvas são suscetíveis à dessecação e não suportam bem temperaturas frias.[1] Quando as condições externas hostis ocorrem regularmente, como o inverno em regiões de clima temperado ou a estação seca em alguns locais de climas tropicais, larvas de *H. contortus* no pasto são condicionadas ao tempo apropriado para se tornarem hipobióticas após a ingestão por um hospedeiro.[2] A transmissão ocorre quando o hospedeiro ingere larvas infectantes enquanto pasta. Após o desenvolvimento até o quarto estágio larval nas glândulas abomasais, os vermes adultos emergem e iniciam a oviposição em aproximadamente 18 dias após a infecção. Larvas hipobióticas retomam o seu desenvolvimento, de maneira que a oviposição é coordenada com o início da primavera ou a estação chuvosa.

O *ciclo evolutivo H. placei* é similar, exceto que os primeiros ovos não aparecem nas fezes de bovinos até o 26º dia após a infestação, aumentando até o pico em 6 a 7 semanas, e declinando rapidamente para níveis baixos com 11 a 14 semanas.

Epidemiologia

A epidemiologia da haemonchose é amplamente determinada pela alta fecundidade das fêmeas e pela velocidade com a qual as larvas infectantes podem se desenvolver em condições quentes e úmidas. Portanto, quando as condições são favoráveis, um grande número de larvas infectantes pode se acumular muito rapidamente no pasto. Oportunidades para transmissão são, contudo, restritas pela suscetibilidade das larvas à dessecação e ao frio.

A *haemonchose é uma doença importante* em ovinos, caprinos e bovinos em todas as regiões, exceto as mais frias. O maior impacto econômico é verificado em ovinos em países de clima tropical e países temperados mais quentes, especialmente se houver boa precipitação pluviométrica no verão. Não é incomum que surtos graves ocorram em climas mais frios durante períodos de alta umidade no verão. A doença é incomum em regiões semiáridas, a não ser que haja oportunidade de transmissão, por exemplo, em locais com sistemas de irrigação. Em ovinos, perdas ocorrem principalmente em cordeiros, especialmente naqueles desmamados recentemente, mas animais jovens e ovelhas adultas também podem ser acometidos. Caprinos de qualquer idade são suscetíveis, mas seu hábito de procura de alimentos pode protegê-los das fontes de contaminação mais intensas. Bezerros leiteiros são os mais comumente envolvidos entre grupos de bovinos, mas novilhos e outros bovinos jovens com até 3 anos de idade também podem ser afetados.

Causas predisponentes para haemonchose incluem superlotação, pastos luxuriantes, condições climáticas quentes e úmidas e baixo plano nutricional. A doença pode ser precipitada de muitas formas. Um mecanismo causal importante em ovinos é quando cordeiros, que podem estar em excelente condição em uma boa pastagem, são sobrepostos por uma onda súbita e maciça de contaminação do pasto. Ovelhas em condição ruim podem ser clinicamente afetadas por cargas parasitárias pequenas demais para prejudicar um animal saudável. Surtos da doença podem ocorrer em ovinos mantidos confinados durante o inverno se um grande número de larvas hipobióticas amadurecer simultaneamente. Bovinos que albergam infestações subclínicas enquanto têm um bom plano nutricional podem apresentar achados clínicos se a pastagem falhar subsequentemente em razão da seca ou do excesso de pastejo. Em caprinos, a infecção por *Trypanosoma congolense* mostrou aumentar a suscetibilidade a *H. contortus*.

As condições climatológicas que permitem o desenvolvimento de haemonchose em ovinos foram objeto de grande pesquisa. Gráficos bioclimatológicos foram produzidos para muitas regiões geográficas diferentes. Em regiões com baixa flutuação das temperaturas diurnas, surtos são prováveis durante os meses com temperatura máxima média de 18°C e mais do que 5,25 cm de chuva. Em áreas com precipitação regular durante o verão, a disponibilidade de larvas aumenta do final da primavera, chega ao seu nível máximo no final do verão e início do outono e declina rapidamente no inverno. Uma tendência similar, mas com o número de larvas flutuante, ocorre em áreas com maiores variações nos padrões de precipitação pluviométrica.

O *fenômeno de autocura* é uma expulsão súbita de ocorrência natural de adultos de *H. contortus* que também pode, embora não invariavelmente, eliminar larvas que estão chegando (revisado por Alba-Hurtado e Munoz-Guzman 2013 na seção "Leitura complementar"). Em algumas áreas, isso pode ser associado a mudanças no pasto, mas com maior frequência, ocorre em ovinos quando a grande ingestão de larvas infectantes é sobreposta sobre uma população de vermes estabelecida em um animal sensibilizado. A autocura também pode expelir *O. circumcincta* e *T. axei* existentes do abomaso e *Trichostrongylus* spp. do intestino delgado. Relatou-se que ocorrem diferenças entre estirpes ou raças, e a resistência genética opera principalmente contra o estabelecimento dos nematódeos e, provavelmente, é controlada pela resposta imune. Não existe autocura completa com *H. placei* em bezerros, mas, após a infecção inicial, há um declínio rápido na oviposição, os adultos são expulsos e o desenvolvimento subsequente de larvas é retardado. A imunidade é muito mais forte em bezerros do que em ovinos.

Patogênese

Hematofagia vigorosa, tanto por larvas de quarto estágio quanto por adultos, é o principal fator que diferencia a patogênese de *H. contortus* de outros nematódeos abomasais. As alterações histológicas e sequelas bioquímicas associadas à infecção por *Ostertagia* também ocorrem na haemonchose, mas, adicionalmente, se desenvolve anemia hemorrágica, causada pela perda diária de, aproximadamente, 0,05 mℓ de sangue total por verme. O curso da doença depende do número de parasitas presentes e da capacidade do animal em compensar as perdas aguda ou crônica de proteínas plasmáticas, hemoglobina e outros constituintes do sangue. Em infecções contínuas, o aumento da taxa de produção de eritrócitos é mantido à custa das reservas de ferro do animal e ocorre um estado de deficiência de ferro. A morte pode ser aguda e resultar puramente da perda sanguínea ou ser mais gradual e acompanhada por perda de peso, anemia e hipoproteinemia.[3] A baixa taxa de crescimento em cordeiros jovens pode resultar da diminuição na produção de leite da ovelha. A suscetibilidade à haemonchose varia com a raça. Aquelas com resistência superior incluem a cara preta escocesa, Maasai vermelha, nativa da Flórida, St. Croix e barriga preta de Barbados, enquanto Hampshire Down é relativamente suscetível. Indivíduos dentro de um rebanho também variam em vulnerabilidade. Essa resistência natural à infecção é hereditária.

O papel da nutrição na modificação da patogênese da haemonchose em cordeiros está sob investigação intensa. Existem evidências experimentais de que cordeiros em dieta com alto teor de proteína têm maior capacidade de resistir à infestação por *H. contortus*. Existem diferenças consideráveis entre raças; em alguns casos, animais com maior ingestão de proteína montam uma resposta imune mais efetiva, em outros casos são mais capazes de tolerar e compensar as perdas sanguíneas associadas à infecção.

Achados clínicos

A haemonchose causa grandes perdas em razão da morte de animais e da diminuição da produção.[4] Cordeiros e ovelhas jovens habitualmente são afetados pela forma aguda da doença. Com frequência, apenas alguns indivíduos serão gravemente afetados, mas, em surtos muito graves, uma grande proporção do rebanho pode sofrer se não for tratada. Animais podem ser encontrados mortos sem sinais premonitórios. As mucosas e conjuntivas de tais ovinos estão sempre extremamente pálidas. Casos mais crônicos apresentam letargia e fraqueza muscular, palidez de mucosas e conjuntiva e anasarca, particularmente sob a mandíbula inferior e, em menor extensão, ao longo do abdome ventral. Ovinos acometidos com frequência são avaliados pela primeira vez quando o rebanho está sendo tocado: eles ficam para trás, respiram mais rápido e apresentam andar cambaleante e, com frequência, entram em decúbito. Alguns ovinos podem morrer como resultado de exercícios, mas a maioria pode levantar e caminhar um pouco mais após descanso. Animais que pastam permanecem deitados boa parte do tempo, com frequência próximos a fontes de água; a energia necessária para caminhar e comer parece estar faltando. A maioria das ovelhas acometidas apresenta constipação intestinal, e não diarreia. Há perda de PC e efeito deletério sobre o crescimento da lã e a sua qualidade. Em ovinos com condição crônica, pode haver perda de peso extrema durante a estação seca, muito embora a ingestão de larvas seja insignificante nesse momento. Ovinos que não são fatalmente afetados desenvolvem quebra da lã e o velo pode ser perdido posteriormente.

Em bezerros, a doença é caracterizada clinicamente por anemia intensa e anasarca. Infestações intensas que ocorrem no verão podem não se manifestar clinicamente até o inverno, quando o plano nutricional declina.

Patologia clínica

Uma vez que *Haemonchus* é um ovipositor prolífico, a contagem de ovos nas fezes tende a ser alta (10.000 opg em casos graves), mas deve-se lembrar de que a baixa contagem de ovos pode ser encontrada precocemente como parte da evolução da doença, quando os vermes patogênicos estão no estágio larval. Existe aumento significativo do pH abomasal pouco tempo após a infecção, acompanhado por aumento nos teores de pepsinogênio plasmático e de gastrina. A contagem de vermes e os teores de hemoglobina estão correlacionados.[3]

Achados de necropsia

Achados de necropsia macroscópicos incluem anemia grave, gelatinização de depósitos de gordura, anasarca generalizada e grande número de *H. contortus* ou *H. placei* imediatamente visíveis no abomaso. Se o cadáver estiver fresco, os vermes ainda podem estar aderidos ou nadando ativamente na ingesta, mas deve-se ter cuidado na procura se o animal estiver morto há algum tempo. A parede abomasal está hiperêmica e coágulos de sangue podem estar presentes na mucosa. Pequenas ulcerações podem estar presentes, nas quais os vermes adultos estavam aderidos. O conteúdo abomasal normalmente tem coloração castanha distinta, causada pela presença de sangue livre.

Confirmação do diagnóstico

Em infecções mistas, os ovos de *H. contortus* não podem ser facilmente diferenciados daqueles de muitos outros nematódeos gastrintestinais. A identificação e a quantificação, portanto, dependem da contagem de larvas na cultura de fezes, um procedimento não imediatamente aplicável no diagnóstico de rotina. O número de vermes necessários para diminuir as concentrações de hemoglobina varia com o peso da ovelha. Em ovinos Merino de até 20 kg, o teor de hemoglobina de 10,5 g/dℓ foi associado a 112 vermes, e 8 g/dℓ a 355 vermes. Todavia, em ovinos com mais de 50 kg, 355 e 1.259 vermes são necessários para chegar a valores similares. Na necropsia, contagens de 3.000 *H. contortus* em cordeiros e 9.000 em ovinos adultos normalmente estão associadas a mortalidade intensa. PCR altamente sensível e espécie-específico experimental[5] e ensaio de amplificação isotérmico mediado por *loop*[6] para detecção de *Haemonchus* em amostras de fezes, cujo alvo é a amplificação da região do espaçador interno transcrito (ITS-1) do DNA ribossômico (rDNA), foram desenvolvidos.[7,8]

Diagnóstico diferencial

Ovinos

Outras causas de morte súbita, como morte por raio, picada de cobra, antraz ou enterotoxemia com frequência são sugeridas pelo proprietário, e podem ser diferenciadas apenas por necropsia. As outras causas comuns de anemia incluem:

- Fasciolose
- Eperitrozoonose
- Deficiências nutricionais de cobre e cobalto
- Diarreia é um sinal muito mais proeminente em outras infestações parasitárias, particularmente tricostrongilose e coccidiose.

Bezerros

Haemonchose deve ser diferenciada de:

- Babesiose
- Anaplasmose
- Coccidiose
- Infecção por vermes-gancho
- Outras causas de anemia, incluindo infestações intensas por piolhos sugadores; anemia hemolítica causada pela ingestão de grandes volumes de água de beber gelada e ingestão de colza, repolho e couve; hemoglobinúria bacilar e leptospirose.

Tratamento

Tratamento e controle

Tratamento

- Ovinos:
  - Ivermectina, doramectina ou moxidectina: 0,2 mg/kg SC ou VO (R1)
  - Monepantel: 2,5 mg/kg, VO (R1)
  - Combinação de derquantel 2 mg/kg, VO, e abamectina 0,2 mg/kg, VO (R1)
  - Albendazol: 7,5 mg/kg, VO (R2)
  - Febantel: 5 mg/kg, VO (R2)
  - Fenbendazol: 5 mg/kg, VO (R3)
  - Netobimina: 7,5 mg/kg, VO (R2)
  - Oxfendazol: 5 mg/kg, VO (R2)
  - Mebendazol: 15 mg/kg, VO (R2)
  - Levamisol: 7,5 mg/kg, VO (R2)
- Caprinos:
  - Ivermectina, doramectina ou moxidectina: 0,2 mg/kg SC ou VO (R2)
  - Albendazol: 10 mg/kg, VO (R2)
  - Fenbendazol: 5 mg/kg, VO (R3)
  - Levamisol: 12 mg/kg, VO (R2)
- Bovinos:
  - Ivermectina, doramectina ou moxidectina: 0,2 mg/kg SC; 0,5 mg/kg POTp (R2)
  - Albendazol: 10 mg/kg, VO (R2)
  - Febantel; 7,5 mg/kg, VO (R2)
  - Fenbendazol: 5 mg/kg, VO (R3)
  - Netobimina: 7,5 mg/kg, VO (R2)
  - Oxfendazol: 4,5 mg/kg, VO (R2)
  - Levamisol: 7,5 mg/kg, VO; 10 mg/kg, POTp.

Controle

- Fatores geográficos locais têm grande influência no programa de controle ideal; consultar autoridades locais (R1)
- O método de classificação FAMACHA usado para identificar animais intensamente infectados (R1).

POTp: *pour on* tópico.

Todos os anti-helmínticos de amplo espectro para ruminantes são efetivos contra *H. contortus*, dado que a resistência não tenha se desenvolvido àquele grupo químico. Ivermectina administrada por via injetável fornece até 14 dias de proteção contra reinfecção por *H. placei* em bovinos e até 10 dias de proteção contra *H. contortus* em ovinos. Moxidectina VO ou por via injetável fornece até 35 dias de atividade persistente contra *H. contortus*. Alguns compostos ativos contra *F. hepatica* que se ligam a proteínas plasmáticas também são efetivos contra nematódeos hematófagos, como *Haemonchus*, úteis nos locais onde a resistência a produtos de amplo espectro é um problema; esses incluem closantel, rafoxanida e nitroxinila. Closantel e disofenol, outros produtos de estreito espectro, exercem efeito protetor persistente em ovinos por até 4 semanas. Com closantel, o período pode ser estendido pela diminuição da ingestão de alimentos 24 h antes do tratamento para melhorar a captação do fármaco. Anti-helmínticos organofosforados estão disponíveis em algumas localidades para uso contra estirpes resistentes. Estirpes de *H. contortus* resistentes a benzimidazóis (BZD), levamisol, morantel, naftalofós, ivermectina, moxidectina e closantel foram relatadas, e estirpes com múltipla resistência a dois ou mais desses produtos químicos são comuns em algumas regiões.[9-11] Existem relatos recentes de resistência de *H. placei* a ivermectina e benzimidazóis em bovinos.[12-14]

Controle

Em rebanhos ovinos, o tratamento no final do inverno removerá as larvas hipobióticas antes que elas retomem o desenvolvimento e comecem a oviposição na pastagem. Nos locais onde o inverno é intenso o suficiente para matar a maioria dos estágios de vida livre, um único *drench* reduzirá consideravelmente a contaminação subsequente da pastagem, mas também expõe a população de parasitas a um alto nível de pressão de seleção, encorajando o estabelecimento de resistência. Em áreas nas quais as larvas sobrevivem ao inverno e infestam cordeiros no início da primavera, tratamentos adicionais podem ser necessários na primavera e no início do verão para evitar o acúmulo de infecção em ovinos e o aumento subsequente da contaminação do pasto.

Se nenhuma medida de controle rotineira for praticada e a contaminação do pasto se tornar alta, o rebanho deve receber tratamento e ser movido para um pasto limpo. Se isso não for possível, cobertura anti-helmíntica deve ser fornecida por meio de um composto de ação prolongada, como closantel, disofenol ou moxidectina. Dispositivos intrarruminais de liberação prolongada para ovinos que contêm ivermectina ou albendazol são usados em alguns países. Em bovinos, a proteção pode ser fornecida pelo tratamento com avermectina/milbemicina ou bolus intrarruminal. Se nenhum desses dois estiver disponível ou for economicamente justificável, outros compostos de amplo espectro podem ser administrados a intervalos de 2 a 4 semanas por todo o período de risco.

Nos trópicos úmidos, a rotação de pastagens tem sido aconselhada com base na observação de que as larvas infectantes do *H. contortus* têm vida relativamente curta em altas temperaturas ambientais. Pequenos ruminantes pastam sequencialmente por até 4 dias em uma série de piquetes de tamanho adequado, cada qual passando por um período de descanso de 30 dias antes de ser usado novamente. Nos locais onde a colocação de cercas não é possível, uma rotação similar pode ser baseada em um sistema de cabresteamento planejado. Entretanto, essa abordagem não é efetiva em regiões de clima temperado, uma vez que, sob essas condições, as larvas infectantes têm período de vida prolongado e números substanciais ainda estarão presentes quando os pastos forem reutilizados.

Tratamentos frequentes com anti-helmínticos de amplo espectro podem levar ao desenvolvimento de resistência a anti-helmínticos. Programas de controle, portanto, foram planejados para reduzir a dependência de produtos de amplo espectro usando produtos de ação prolongada contra *H. contortus*. O tratamento com closantel no final do inverno mata larvas hipobióticas e, subsequentemente, larvas que sobrevivem ao inverno nas pastagens conforme são ingeridas. No caso de ovelhas, que parem no início da primavera, tratamentos adicionais no final da primavera e no final do verão podem fornecer excelente cobertura. Uma vez que o closantel não tem efeito contra *O. circumcincta* ou *Trichostrongylus* spp., tratamentos estratégicos com compostos de amplo espectro também devem ser incorporados ao esquema. Cordeiros podem ser tratados com closantel e compostos de amplo espectro quando eles têm, aproximadamente, 12 semanas de idade e, novamente, 12 semanas depois. Esse procedimento foi designado "Programa para matar vermes" ("*Wormkill*"), e variações sobre esse mesmo tema, designados para localidades e sistemas de manejo específicos, foram amplamente aceitos em partes da Austrália nas quais estirpes resistentes de *H. contortus* são prevalentes. O uso no decorrer de anos diminuiu *H. contortus* a níveis insignificantes em muitas propriedades, mas a resistência ao closantel está começando a emergir. Disofenol tem sido usado com propósito similar em outras áreas.

É improvável que uma *população de H. contortus resistente a BZD* em uma propriedade reverta para suscetibilidade, mesmo que esta classe de composto não seja usada por um período prolongado, uma vez que mecanismos genéticos estão envolvidos no processo de seleção. Em uma tentativa recente e parcialmente bem-sucedida de encontrar uma solução para esse problema, *H. contortus* resistente foi diluído experimentalmente por aspersão de uma estirpe suscetível no pasto em momentos diferentes do calendário de pastejo. Essa abordagem, contudo, levanta questões éticas óbvias.

O *sistema de manejo da haemonchose FAffa Malan CHArt (FAMACHA)* é uma técnica mais facilmente aplicável a campo por diminuir a pressão de seleção para resistência a anti-helmínticos.[15] Ela foi desenvolvida na África do Sul e validada nos EUA. Ela usa o fato de que uma alta proporção da população parasitária total de *H. contortus* é encontrada em apenas uma pequena proporção de indivíduos dentro do rebanho.[16] Esses serão os animais mais anêmicos e excretarão o maior número de ovos no pasto. Eles são identificados por comparação da coloração da conjuntiva ocular de cada animal contra um gráfico colorido graduado. Confinando o tratamento a esses indivíduos, a saúde geral do rebanho é mantida com a aplicação de menores doses de anti-helmínticos, enquanto a contaminação do pasto é substancialmente reduzida e amplamente derivada de ovinos não tratados.[17]

A *resistência natural a nematódeos gastrintestinais* pode ser melhorada pela reprodução de machos selecionados para baixa contagem de ovos nas fezes. Isso fornece um método exequível para diminuir o controle por meio de produtos químicos. A herdabilidade para essa característica, mediada pelo retardo no crescimento do parasita induzido pela IgA, está entre 0,2 e 0,4. A seleção para resistência genética pode, contudo, diminuir a capacidade de seleção para outros atributos de produção em algumas circunstâncias (revisado por Bishop 2012 na seção "Leitura complementar").

A *vacinação* é uma possibilidade futura atrativa e progresso considerável está sendo feito nessa direção (revisado por Basseto e Amarante 2015 na seção "Leitura complementar"). Uma vacina molecular experimental com base no antígeno de membrana de intestino de *H. contortus* mostrou diminuir a contagem de ovos nas fezes em 90% e o número de vermes em 72 a 80%.[18-20] Cordeiros jovens podem ser protegidos pela transferência passiva de anticorpos colostrais de ovelhas vacinadas. Não há proteção cruzada contra outros nematódeos gastrintestinais, de maneira que o tratamento anti-helmíntico ainda será necessário se ele representar um risco à saúde.

Em regiões mais pobres, o uso rotineiro de anti-helmínticos modernos ou vacinação pode ser proibitivamente alto, e métodos alternativos sustentáveis têm sido pesquisados. Isso pode envolver identificar raças indígenas mais resistentes para substituir raças importadas mais produtivas, embora mais vulneráveis (revisado por Karlsson e Greeff, 2012 na seção "Leitura complementar").[21,22] Outra opção consiste no fornecimento de uma dieta suplementar que contenha proteína disponível localmente.[23,24] Isso aumenta a habilidade de raças mais suscetíveis a *H. contortus* para resistir aos efeitos patogênicos da infecção[25] e pode ser economicamente exequível em alguns sistemas pecuários. Algumas forragens nativas contêm substâncias, como os taninos, naturalmente deletérios para as populações de parasitas gastrintestinais.[26-28] Verificou-se que a suplementação experimental com cobre e selênio em pequenos ruminantes diminuiu o estabelecimento e a fecundidade de *H. contortus* e melhorou a saúde geral dos animais.[29-31] Sistemas de pastejo alternados ou mistos também podem ser usados.

LEITURA COMPLEMENTAR

Alba-Hurtado F, Munoz-Guzman MA. Immune responses associated with resistance to haemonchosis in sheep. Biomed Res Int. 2013;162158.

Bassetto CC, Amarante AF. Vaccination of sheep and cattle against haemonchosis. J Helminthol. 2015;89:517.

Bishop SC. Possibilities to breed for resistance to nematode parasite infections in small ruminants in tropical production systems. Animal. 2012;6:741.

Kaplan RM, Vidyashankar AN. An inconvenient truth: global worming and anthelmintic resistance. Vet Parasitol. 2012;186:70.

Karlsson LJ, Greeff JC. Genetic aspects of sheep parasitic diseases. Vet Parasitol. 2012;189:104.

Karrow NA, et al. Review: genetics of helminth resistance in sheep. Can J Anim Sci. 2014;94:1.

REFERÊNCIAS BIBLIOGRÁFICAS

1. Falzon LC, et al. Can Vet J. 2014;55:749.
2. Sargison DJ, et al. Vet Parasitol. 2007;147:326.
3. Bordoloi G, et al. J Parasitol Dis. 2012;36:101. Charlier J, et al. Trends Parasitol 2014;30:361.
4. Bott NJ, et al. Int J Parasitol. 2009;39:1277.
5. Melville L, et al. Vet Parasitol. 2014;206:308.
6. Demeler S, et al. PLoS ONE. 2013;8:e61285.
7. Roeber F, et al. Biotechnol Adv. 2013;31:1136.
8. Dos Santos JML, et al. Vet Parasitol. 2014;199:160.
9. Geurden T, et al. Vet Parasitol. 2014;201:59.
10. Pena-Espinoza M, et al. Vet Parasitol. 2014;206:208.
11. Alonso-Diaz MA, et al. Vet Parsitol. 2015;212:439.
12. Muniz-Lagunes A, et al. Trop Anim Health Prod. 2015;47:1049.
13. Das Neves JH, et al. Vet Parasitol. 2014;206:216.
14. Kenyon F, Jackson F. Vet Parasitol. 2012;186:10.
15. Kenyon F, et al. Vet Parasitol. 2009;164:3.
16. Maia D, et al. Vet Parasitol. 2015;209:202.
17. Bassetto CC, et al. Int J Parasitol. 2014;44:1049.
18. Le Jambre LF, et al. Vet Parasitol. 2008;153:302.
19. Bassetto CC, et al. Parasite Immunol. 2011;33:377.
20. Bishop SC, Morris CA. Small Rumin Res. 2007;70:48.
21. Salle G, et al. Vet Res. 2014;45:68.
22. Nnadi PA, et al. Vet Parasitol. 2009;161:232.
23. Rocha RA, et al. Vet Parasitol. 2011;181:229.
24. Bambou JC, et al. Vet Parasitol. 2011;178:279.
25. Kommuru DS, et al. Vet Parasitol. 2015;207:170.
26. Mechineni A, et al. Vet Parasitol. 2014;204:221.
27. Gujja S, et al. Vet Parasitol. 2013;191:51.
28. Soli F, et al. Vet Parasitol. 2010;168:93.
29. Burke JM, Miller JE. Vet Parasitol. 2006;139:145.
30. Fausto GC, et al. Parasit Vectors. 2014;7:355.
31. Leal ML, et al. Exp Parasitol. 2014;144:39.

Bunostomose (doença do verme-gancho) em ruminantes

Sinopse

- Etiologia: nematódeos do gênero *Bunostomum* e vermes-gancho relacionados
- Epidemiologia: a transmissão geralmente é por penetração cutânea e é favorecida por condições quentes e úmidas
- Achados clínicos: anemia, diarreia e anasarca
- Patologia clínica: ovos e sangue oculto nas fezes, anemia, hipoproteinemia; nenhum desses sinais é específico
- Lesões: vermes vermelhos fixados à mucosa do intestino delgado; a ingesta próxima normalmente está tingida por sangue
- Confirmação do diagnóstico: necropsia é o único método seguro
- Tratamento: a maioria dos anti-helmínticos de amplo espectro para ruminantes é efetiva, bem como aqueles compostos de estreito espectro que se ligam à proteína plasmática
- Controle: programas preventivos gerais para gastrenterite parasitária também são efetivos contra vermes-gancho.

Etiologia

Todos os animais pecuários, exceto equinos, albergam vermes-gancho. As principais espécies são:

- Bovinos: *Bunostomum phlebotomum* é o mais disseminado, mas *Agriostomum vryburgi* pode ocorrer em bovinos na Ásia e na América do Sul
- Ovinos: *B. trigonocephalum* tem distribuição cosmopolita, enquanto *Gaigeria pachyscelis* ocorre na Índia, na Indonésia, na América do Sul e na África.

Adicionalmente, *Globocephalus* spp. ocorre em suínos, mas raramente é importante clinicamente.

Ciclo evolutivo

Vermes-gancho são nematódeos de coloração avermelhada, com 1 a 2,5 cm de comprimento e que habitam o intestino delgado dos seus hospedeiros. As fêmeas são ovipositoras prolíficas e o parasita tem ciclo evolutivo direto. Os ovos eclodem, e dois estágios larvais de vida livre e não parasitários se seguem, que são muito suscetíveis à dessecação. Sob condições favoráveis, uma larva infectante é produzida em aproximadamente 1 semana. A transmissão é apenas por penetração cutânea no caso de *G. pachyscelis*, mas larvas de *Bunostomum* spp. podem penetrar o corpo pela pele ou pela boca. Após penetração cutânea, as larvas:

- Entram na corrente sanguínea
- São carreadas para o coração e os pulmões
- Entram nos alvéolos, nos quais as larvas de quarto estágio se desenvolvem
- Ascendem pelas passagens respiratórias para a faringe
- São deglutidas
- Chegam ao intestino delgado.

As larvas ingeridas penetram na parede intestinal e retornam ao seu lúmen sem migração adicional. Em infestações por *B. trigonocephalum*, as larvas de quarto estágio chegam ao intestino em, aproximadamente, 11 dias e os adultos aptos a realizar oviposição estarão presentes aproximadamente 7 semanas após a infestação. O período pré-patente na infestação por *B. phlebotomum* é de, aproximadamente, 8 semanas e em *G. pachyscelis* é de cerca de 10 semanas.

Epidemiologia

As chances de a infestação ocorrer pela entrada percutânea geralmente são muito maiores quando o ambiente está úmido e isso, com a maior suscetibilidade das larvas à dessecação, leva à maior incidência de doença em regiões subtropicais úmidas ou países temperados quentes, como o sul dos EUA, o México[1], a África, a Ásia[2], o norte da Austrália e parte da Europa.[3] Infestação intensa de ovinos ou bovinos é incomum em países de temperatura mais fria, mas ocorre ocasionalmente quando os animais são confinados no inverno em ambientes sujos com cama insuficiente. A imunidade a *B. phlebotomum* em bovinos parece se desenvolver com a idade, e os animais afetados após 1 ano parecem ser completamente imunes no ano seguinte. Bezerros com 4 a 12 meses de idade são mais comumente afetados, e o grau de infestação é sempre maior nos meses de inverno.

Patogênese

Vermes-gancho são hematófagos ativos e causam anemia grave em todas as espécies animais. Um número total de vermes baixo, como 100, pode causar doença clínica, e alto, como 2.000, morte em bovinos jovens. Existe perda de sangue total, podendo resultar em edema por hipoproteinemia. Alguma irritação da mucosa intestinal é inevitável, e ocorre diarreia branda ou intermitente. A penetração da pele pelas larvas pode causar sinais de irritação e levar à introdução de bactérias patogênicas.

Achados clínicos

Em infestações brandas em bovinos estabulados, inquietação, pateamento e lambedura dos pés podem ser observados. Constipação intestinal, acompanhada por dor abdominal branda, é vista nos estágios iniciais e seguida por surtos de diarreia. Os bovinos apresentam subdesenvolvimento e anemia. Em infestações graves, há palidez óbvia de mucosas, fraqueza, anasarca sob a mandíbula e ao longo do abdome ventral, prostração e morte em 2 a 3 dias. Os sinais em ovinos são similares àqueles em bovinos. O período de convalescença, mesmo após o tratamento é prolongado, a não ser que a dieta seja suplementada para estimular a produção de eritrócitos.

Patologia clínica

Os ovos nas fezes têm aparência similar a de muitos outros nematódeos gastrintestinais. Contagem de ovos de vermes-gancho de 400 e 500 opg normalmente está associada à infestação fatal. Uma vez que tanto as larvas quanto os vermes adultos são hematófagos ávidos, os achados clínicos com frequência são evidentes antes que os ovos apareçam nas fezes. O grau de anemia e a presença de sangue oculto nas fezes podem ser usados como medida da gravidade da infestação.

Achados de necropsia

Vermes-gancho fixados à mucosa são facilmente encontrados, mas podem estar em pequeno número. Em bezerros, contagem total de vermes de 100 ou mais sugere nível significativo de infestação; contagens acima de 2.000 vermes indicam grau de infestação provavelmente fatal. Em ovinos e caprinos, 24 adultos de *G. pachyscelis* foram relatados como fatais, mas uma contagem habitualmente fatal provavelmente está mais próxima a 100. A maioria dos vermes é encontrada nos primeiros poucos metros do intestino delgado, e o conteúdo intestinal próximo, com frequência, está intensamente tingido de sangue. *B. trigonocephalum* foi observado localizado predominantemente no jejuno e no íleo.[4] Vermes-gancho, com frequência, são parte de uma infecção mista composta por muitos nematódeos gastrintestinais.

Confirmação do diagnóstico

Anemia, diarreia e anasarca são sinais comuns a várias doenças, de maneira que a necropsia é o único método confiável de diagnóstico. Ensaios experimentais de PCR cujo alvo é a amplificação da região do espaçador interno transcrito (ITS-1, 5.8S, ITS-2) do rDNA nuclear foram desenvolvidos para a identificação de *Bunostomum* spp. em amostras de fezes animais.[5]

Diagnóstico diferencial

- Fasciolose hepática
- Haemonchose
- Coccidiose
- *Mycoplasma ovis*
- Deficiência dietética de cobalto ou cobre e molibdenose crônica.

Tratamento

Tratamento e controle

Tratamento

- Bovinos:
  - Ivermectina, doramectina ou moxidectina: 0,2 mg/kg SC; 0,5 mg/kg POTp (R1)
  - Eprinomectin: 0,5 mg/kg, POTp (R2)
  - Albendazol: 10 mg/kg, VO (R2)
  - Febantel: 7,5 mg/kg, VO (R2)
  - Fenbendazol: 5 mg/kg, VO (R3)
  - Oxfendazol: 4,5 mg/kg, VO (R2)
  - Levamisol: 7,5 mg/kg, VO; 10 mg/kg, POTp (R2)
- Ovinos:
  - Ivermectina, doramectina ou moxidectina: 0,2 mg/kg SC ou VO (R1)
  - Albendazol: 7,5 mg/kg, VO (R2)
  - Febantel: 5 mg/kg, VO (R2)
  - Fenbendazol: 5 mg/kg, VO (R2)
  - Oxfendazol: 5 mg/kg, VO (R2)
  - Mebendazol: 15 mg/kg, VO (R2)
  - Levamisol: 7,5 mg/kg, VO (R2).

Controle

- Fatores geográficos locais têm grande influência no programa de controle ideal; consultar autoridades locais (R1).

POTp: *pour on* tópico.

A maioria dos anti-helmínticos de amplo espectro mais modernos, inclusive os benzimidazóis[6], avermectina/milbemicinas[7], levamisol e morantel, é efetiva contra *Bunostomum* spp. adultos em ovinos e bovinos, mas nem todos os produtos têm indicações na bula para contra os estágios larvais. Eprinomectina em formulação de liberação prolongada é efetiva contra larvas de *B. phlebotomum* em bovinos e fornece proteção por até 150 dias.[8,9] Moxidectina por via injetável fornece até 4 semanas de proteção residual em ovinos contra *Gaigeria*. Nitroxinila e rafoxanida, que se ligam à proteína sanguínea e são ingeridas por vermes hematófagos, são efetivas. Doramectina tem indicação na bula para *G. pachyscelis*, e moxidectina mostrou proteger ovinos contra a reinfecção por pelo menos 35 dias.

O *tratamento de suporte* é essencial nessa doença em razão da anemia grave. O fornecimento de mistura mineral que contém ferro, cobre e cobalto é recomendado, e a melhora geral na qualidade da dieta, particularmente com relação à proteína, pode encurtar o período de convalescença.

Controle

Programas preventivos para proteger contra infecções por *Haemonchus* ou *Ostertagia* fornecerão proteção adequada contra vermes-gancho. Ambientes úmidos, como pastagens em piquetes e celeiros, devem ser evitados para diminuir as chances de penetração percutânea e a viabilidade das larvas de vida livre. Os currais devem ser limpos com frequência e uma cama limpa e ampla deve ser fornecida. Altas taxas de lotação de ovinos ou bezerros em currais pequenos devem ser evitadas. Sob condições de alto risco, o tratamento periódico deve ser administrado. O verme-gancho de bovinos não infecta ovinos, e vice-versa, de maneira que o pastejo alternado pode ser vantajoso, embora tenha sido sugerido que algumas espécies de cervídeos podem atuar como fonte de infecção de *B. phlebotomum*.

REFERÊNCIAS BIBLIOGRÁFICAS

1. Rehbein S, et al. Parasitol Res. 2015;114:47.
2. Wang CR, et al. Res Vet Sci. 2012;92:99.
3. Rehbein S, et al. Vet Parasitol. 2013;192:321.
4. Soll MD, et al. Vet Parasitol. 2013;192:313.
5. Nogareda C, et al. J Vet Med B Infect Dis Vet Public Health. 2006;53:439.
6. Acevedo-Ramirez PM, et al. J Helminthol. 2013;87:108.
7. Harfoush MA, et al. J Egypt Soc Parasitol. 2010; 40:377.
8. Tarig KA, et al. Vet Parasitol. 2008;158:138.
9. Makovcova K, et al. Parasitol Res. 2008;104:123.

Oesofagostomíase (doença do verme nodular) em ruminantes e suínos

Sinopse

- Etiologia: nematódeos do gênero *Oesophagostomum*
- Epidemiologia: em ovinos, a doença é confinada principalmente a regiões de verão quente e chuvoso; suínos de todas as idades são suscetíveis, mas doença grave é incomum, exceto em porcas desnutridas
- Achados clínicos: em ovinos, falha em se desenvolver, fezes amolecidas, diarreia e dor abdominal em casos graves; em porcas, perda de peso durante a lactação
- Patologia clínica: nenhum achado específico em exames laboratoriais
- Lesões: nódulos na parede do intestino
- Confirmação do diagnóstico: necropsia é mais confiável; senão, é necessário incubar fezes e identificar larvas infectantes
- Tratamento:
  - Ovinos: todos os vermífugos modernos de amplo espectro listados para gastrenterite parasitária
  - Suínos: todos os vermífugos listados para vermes gástricos; nem todos os compostos são ativos contra as larvas na mucosa
- Controle: programas preventivos gerais para gastrenterite parasitária também são efetivos contra *Oesophagostomum*. Em porcas, assegurar nutrição adequada.

Etiologia

Todos os animais pecuários, exceto equinos, podem albergar nematódeos do gênero *Oesophagostomum*, causando uma condição chamada "doença do verme nodular" ou "intestino espinhoso". As espécies importantes incluem:

- Ovinos e caprinos: *O. columbianum, O. venulosum, O. asperum*
- Bovinos: *O. radiatum, O. venulosum*
- Suínos: *O. dentatum, O. quadrispinulatum.*

Oesophagostomum spp. normalmente são hospedeiro-específicos, mas *O. venulosum* é encontrado tanto em ovinos quanto em bovinos. *O. columbianum* pode se desenvolver em bovinos ao ponto de penetrar na mucosa e produzir lesões similares àquelas em cordeiros, mas sem qualquer efeito aparente na saúde.

Ciclo evolutivo

Em aparência, espécies de *Oesophagostomum* são vermes redondos, robustos e esbranquiçados, com os maiores crescendo até 2,5 cm de comprimento. O ciclo evolutivo é direto. Os ovos eliminados nas fezes eclodem e, após passarem por duas mudas, se tornam larvas de terceiro estágio infectantes. Acredita-se que a infestação ocorra apenas pela ingestão, mas a penetração pela pele já foi demonstrada experimentalmente. As larvas invadem a parede intestinal em qualquer nível, provocando uma reação nodular no hospedeiro, e algumas podem passar por hipobiose. Elas retornam ao lúmen como larvas de quarto estágio e a oviposição, na maioria das espécies, começa em, aproximadamente, 40 a 50 dias.

Epidemiologia

Ovos e larvas de *O. columbianum* são particularmente suscetíveis ao frio e ao ressecamento, mas sob condições ótimas podem chegar ao estágio infectante em 6 a 7 dias.

A prevalência, portanto, é maior em climas temperados quentes ou subtropicais com chuvas de verão. Se larvas suficientes forem ingeridas, doença aguda pode ocorrer durante os meses de verão. Infestações mais leves ou exposição de animais mais velhos à infecção podem dar origem a condição crônica que se apresenta clinicamente no inverno seguinte, quando os animais estão em baixo plano nutricional. A doença em bovinos, de forma similar, é mais comum nos meses mais quentes de verão em áreas com chuva. Ainda assim, a forma mais crônica da doença é bastante comum em ruminantes no leste do Canadá e na Nova Inglaterra, nos EUA.

Em suínos, infecções por *Oesophagostomum* são cosmopolitas. Os vermes fêmeas produzem um grande número de ovos e, em suinoculturas, apenas os níveis mais altos de higiene evitarão que a infecção persista. Em ambientes externos, as larvas se desenvolvem melhor quando abrigadas por vegetação espessa. Os números declinam acentuadamente durante os verões secos em solo nu ou durante o inverno. Contudo, algumas larvas podem sobreviver ao inverno, mesmo na Escandinávia, mas o inverno frio do Canadá mata todos os estágios de vida livre. O aumento de ovos no periparto foi descrito em porcas, mas não é uma característica constante como o fenômeno similar em ovelhas. O aumento de ovos no periparto é intimamente relacionado com a lactação, terminando quando os leitões são desmamados. Quando ocorre, pode ser uma fonte importante de contaminação nas baias de parição. *Oesophagostomum* foi associado à síndrome da porca magra, na qual a porca perde peso rapidamente no final da gestação e enquanto está em lactação. A contagem de ovos nas fezes pode ser muito alta, mas o parasitismo é apenas um fator contribuinte. A causa primária é a nutrição inadequada. Em animais alimentados em grupos, porcas tímidas não são capazes de manter a ingestão de uma quantidade adequada de ração para satisfazer a sua fome e acabam ingerindo a cama, aumentando a sua ingestão de larvas infectantes.

Patogênese

O tamanho dos nódulos na parede intestinal e, portanto, a sua patogenicidade e importância econômica para a indústria de carne variam com a espécie do parasita e a imunidade do hospedeiro. Em ruminantes, por exemplo, *O. columbianum* provoca resposta intensa do hospedeiro, enquanto *O. venulosum* não produz lesões visíveis. Em suínos, nódulos de *O. quadrispinulatum* são maiores do que aqueles de *O. dentatum*.

Larvas de *O. columbianum* em ovelhas jovens expostas pela primeira vez permanecem na parede do intestino delgado anterior por, aproximadamente, 5 dias. Algumas entram subsequentemente na mucosa uma segunda vez no intestino grosso, enquanto outras se desenvolvem diretamente em adultos. Em uma segunda infecção ou infecções subsequentes, poucas larvas se desenvolvem diretamente em adultos, e a maioria tem o seu desenvolvimento retardado na primeira ou na segunda fases da mucosa. Acredita-se que a persistência de larvas na parede intestinal por longos períodos indique a imunidade do hospedeiro, portanto, em ovinos mais velhos, os nódulos se desenvolvem na parede intestinal a qualquer nível e, ocasionalmente, podem estar presentes em órgãos próximos. As larvas podem permanecer vivas nesses nódulos por períodos de até 1 ano, mas muitas são destruídas pela resposta do hospedeiro. Quando a resistência do animal é diminuída, por exemplo, em razão da nutrição deficiente, as larvas deixam os nódulos, entram novamente no lúmen intestinal e passam para o cólon para se tornarem adultos. Essa é a explicação provável para três achados de necropsia comuns:

- Ovinos jovens com muitos parasitas adultos e nenhum nódulo
- Ovinos adultos com muitos nódulos e nenhum verme adulto
- Adultos com ambos.

Oesofagostomíase algumas vezes é implicada como causa primária de intussuscepção em ovinos jovens.

Ruminantes jovens suscetíveis normalmente sofrem com o resultado da emergência de larvas da mucosa, que provoca colite catarral e a atividade de alimentação dos adultos produz pequenas úlceras e algum sangramento na mucosa. Em animais mais velhos e imunes, a reação nodular tem papel mais importante. *O. radiatum* e *O. columbianum* causam:

- Anorexia
- Diarreia mucoide grave e persistente
- Perda de peso
- Anemia
- Hipoproteinemia
- Morte.

A hipoproteinemia ocorre após o edema do ceco e do cólon, sendo causada por perda de albumina para o lúmen. A anemia resulta da perda de sangue quando as larvas saem da mucosa e entram novamente no lúmen. A diminuição no teor do fator de plaquetas e o número de plaquetas observado 6 a 7 dias após a infecção primária em bezerros provavelmente agravam essa perda. Os nódulos eventualmente caseificam e calcificam e podem causar interferência na motilidade intestinal ou peritonite local e formação de aderência, que leva à intussuscepção ou estenose. Em ovinos, os nódulos podem causar dor considerável e resultar em dorso arqueado e andar rígido. Os nódulos em suínos são muito menores, embora edema e espessamento do cólon e do ceco possam se desenvolver em casos de infestação intensa. Surtos de enterite necrótica podem ser ativados em suínos que albergam populações de *Salmonella* spp.

Achados clínicos

Em ovinos intensamente infestados, diarreia grave e persistente pode ocorrer em animais jovens. Mais comumente, ovelhas mais velhas nos meses de inverno apresentarão eliminação intermitente de fezes amolecidas que contêm quantidade excessiva de muco e, ocasionalmente, sangue. Há perda rápida de condição corporal, esvaziamento do dorso, andar enrijecido e elevação da cauda. Os nódulos podem ser palpáveis ao exame retal. Anemia não é característica e nunca é acentuada.

Bezerros jovens podem apresentar anorexia, diarreia, emaciação e anemia. Inicialmente, a diarreia pode alternar com constipação intestinal, mas posteriormente é contínua, escurecida e fétida.

Em suínos, os achados clínicos são menos graves. Perda de condição corporal e diarreia em leitões desmamados e em crescimento foram atribuídas a infestações intensas, mas os efeitos deletérios, se houver, normalmente são encontrados em nível subclínico. Na síndrome da porca magra, porcas em lactação se tornam magras ou, em casos graves, emaciadas, embora tenham bom apetite, embora normalmente não haja diarreia.

Patologia clínica

Não existem testes laboratoriais específicos. Os ovos nas fezes têm aparência similar àqueles de muitos outros nematódeos gastrintestinais. Ainda, a gravidade da doença pode não ter relação com o número de ovos nas fezes; as contagens variam amplamente de acordo com a estação do ano e o estágio de desenvolvimento da doença. Nos estágios iniciais de infestação maciça, os sinais podem ser evidentes mas não há ovos nas fezes. Após o período pré-patente em ovinos jovens, os ovos normalmente estão presentes em grande número e podem ser acompanhados por vermes adultos vivos. Em casos crônicos, contudo, pouquíssimos ovos podem ser encontrados nas fezes. A concentração sérica de albumina está baixa em casos graves, e a anemia pode ser detectada em bovinos.

Achados de necropsia

Nos casos agudos iniciais, há enterite catarral branda e as larvas podem ser detectadas em raspados da mucosa intestinal. Nos estágios mais crônicos posteriores, vermes adultos são facilmente visíveis no cólon. Eles normalmente estão sob camadas grossas de muco que recobrem uma colite catarral crônica. *O. columbianum* é muito patogênico, e 200 fêmeas adultas são consideradas uma infestação intensa. Nódulos, quando presentes, podem ser encontrados em todos os níveis do intestino; eles medem até 6 mm de diâmetro e, dependendo da idade, contêm material verde-pastoso ou castanho-amarelado, farelento, parcialmente calcificado. Pode haver espessamento intenso da parede intestinal e peritonite local.

Confirmação do diagnóstico

O diagnóstico definitivo de oesofagostomíase pode ser feito apenas no exame necroscópico ou pela identificação das larvas em cultura de fezes. Foram desenvolvidos ELISA experimental fundamentado em coproantígenos e ensaios baseados em PCR para detecção de infecção por *Oesophagostomum* nas amostras de fezes de animais.[1,2]

Diagnóstico diferencial

- Tricostrongilose em ovinos também tem o seu pico durante o inverno, mas diarreia é mais evidente
- Hyostrongilose também causa emaciação em porcas em lactação, mas é confinada a rebanhos criados extensivamente
- Desnutrição, especialmente em ovinos que são confinados e mal alimentados.

Tratamento

Tratamento e controle

Tratamento

- Bovinos:
  - Ivermectina, doramectina ou moxidectina: 0,2 mg/kg SC; 0,5 mg/kg POTp (R2)
  - Albendazol: 10 mg/kg, VO (R2)
  - Febantel: 7,5 mg/kg, VO (R2)
  - Fenbendazol: 5 mg/kg, VO (R3)
  - Netobimina: 7,5 mg/kg, VO (R2)
  - Oxfendazol: 4,5 mg/kg, VO (R2)
  - Levamisol: 7,5 mg/kg, VO; 10 mg/kg, POTp
- Ovinos:
  - Ivermectina, doramectina ou moxidectina: 0,2 mg/kg SC ou VO (R1)
  - Monepantel: 2,5 mg/kg, VO (R1)
  - Combinação de derquantel 2 mg/kg, VO, e abamectina 0,2 mg/kg, VO (R1)
  - Albendazol: 7,5 mg/kg, VO (R2)
  - Febantel: 5 mg/kg, VO (R2)
  - Fenbendazol: 5 mg/kg, VO (R3)
  - Netobimina: 7,5 mg/kg, VO (R2)
  - Oxfendazol: 5 mg/kg, VO (R2)
  - Mebendazol: 15 mg/kg, VO (R2)
  - Levamisol: 7,5 mg/kg, VO (R2)
- Caprinos:
  - Ivermectina, doramectina ou moxidectina: 0,2 mg/kg SC ou VO (R2)
  - Albendazol: 10 mg/kg, VO (R2)
  - Levamisol: 12 mg/kg, VO (R2)
- Suínos:
  - Ivermectina: 0,1 mg/kg (R1)
  - Moxidectina: 0,4 mg/kg (R1)
  - Abamectina: 0,1 mg/kg, VO (R1)
  - Fenbendazol: 5 mg/kg, 4 vezes/dia, por 3 dias (R2)
  - Flubendazol: 4 mg/kg (R2)
  - Levamisol: 8 mg/kg (R2).

POTp : *pour on* tópico.

Todos os compostos modernos de amplo espectro são efetivos contra *Oesophagostomum* adultos. Moxidectina fornece até 4 semanas de proteção contra reinfecção por *O. columbianum* em ovinos. Estirpes de *Oesophagostomum* spp. resistentes a pirantel foram detectadas em algumas granjas de suínos na Dinamarca. Foi observada baixa eficácia (52%) de ivermectina contra larvas de *O. dentatum* em suínos[3] e *O. radiatum* em bovinos[4].

Controle

Em ovinos e bovinos, os princípios de controle descritos sob GEP em ruminantes se aplicam também a infecções por *Oesophagostomum*. Em suínos, é improvável que a síndrome da porca magra seja curada ou evitada pelo uso apenas de tratamentos anti-helmínticos; é importante levar em consideração as necessidades nutricionais dos animais sob risco. Para evitar a contaminação das baias de parição, as porcas devem ser tratadas antes da entrada. Suínos devem ser tratados ao desmame e a cada vez que são movidos para uma nova acomodação. Cachaços devem ser tratados pelo menos uma vez ao ano. De forma alternativa, pode ser mais conveniente tratar todos os suínos no perímetro simultaneamente por meio do uso de alimento medicado. O intervalo entre doses deve ser determinado pela contagem de ovos nas fezes realizada em uma amostra representativa de todas as faixas etárias no rebanho. Deve-se evitar a dependência excessiva do tratamento com anti-helmínticos, uma vez que a resistência pode se desenvolver em populações de *Oesophagostomum*. A demonstração de que dietas que contêm alta quantidade de carboidratos altamente degradáveis e rapidamente fermentáveis podem diminuir consideravelmente as cargas de *O. dentatum* e a contagem de ovos nas fezes indica a possibilidade de uma abordagem alternativa para o controle.

Em suínos criados extensivamente, a capacidade dos ovos e das larvas de sobreviverem na pastagem deve ser considerada. No Reino Unido, ovos depositados no inverno e no início da primavera não chegam ao estágio infectante, mas as larvas infectantes podem sobreviver por 1 ano em fezes ou no pasto. Sob essas condições, o tratamento de suínos no outono com mudança para um pasto limpo reduzirá a contaminação da pastagem até a primavera seguinte e o início do verão. Um tratamento adicional na primavera pode fornecer segurança adicional. A alimentação experimental de ruminantes com fungos nematófagos, *Duddingtonia flagrans,* que predam as formas infecciosas dos nematódeos (incluindo *Oesophagostomum* spp.), demonstrou ser uma forma viável de diminuir naturalmente o número de larvas infectantes em animais em ambientes de criação.[5-8]

LEITURA COMPLEMENTAR

Roepstorff A, et al. Helminth parasites in pigs: new challenges in pig production and current research highlights. Vet Parasitol. 2011;180:72.

REFERÊNCIAS BIBLIOGRÁFICAS

1. Araujo JV, et al. Parasitol Res. 2008;102:787.
2. Sagues MF, et al. Parasitol Res. 2011;109:707.
3. Sagues MF, et al. J Helminthol. 2014;88:511.
4. Santurio JM, et al. Exp Parasitol. 2011;127:727.
5. Jas R, et al. Vet Parasitol. 2010;170:262.
6. Lin RQ, et al. Parasitol Res. 2008;103:993.
7. Borgsteede FH, et al. Vet Parasitol. 2007;146:288.
8. Felippelli G, et al. Parasitol Int. 2014;63:835.

Chabertiose

Em ovinos, caprinos e bovinos é associada a *Chabertia ovina*, um verme com 1 a 2 cm de comprimento que habita o cólon e causa síndrome clínica semelhante àquela da oesofagostomíase. A doença é vista principalmente em ovinos em regiões mais frias durante os meses de inverno. Infecções ocorrem em bovinos, mas raramente são patogênicas. O ciclo evolutivo é direto, assemelhando-se àquele de outros vermes e estrongilídeos. As larvas infectantes são relativamente resistentes ao frio, e infestações intensas podem ocorrer em invernos brandos.[2] Após a ingestão, as larvas passam por um período de desenvolvimento na parede do intestino delgado antes de passarem para o ceco e, então, o cólon. Diferentemente do *Oesophagostomum,* as larvas não causam qualquer lesão significativa. A infecção se torna patente em aproximadamente 7 semanas.

Achados clínicos são vistos pela primeira vez quando adultos imaturos começam a se fixar à mucosa, aproximadamente 26 dias após a infecção. Fezes amolecidas e tingidas de sangue com excesso de muco são eliminadas. Ocorre uma enteropatia com perda de proteína e diminuição do teor sérico de albumina e perda de peso corporal. A morte pode ocorrer em infecções intensas. A contagem de ovos nas fezes nem sempre se correlaciona bem com os achados clínicos, uma vez que ela pode se dar antes do amadurecimento dos vermes. A imunidade também pode diminuir a fecundidade de *Chabertia* adultos.

Alterações na necropsia são espessamento edema e formação de petéquias na parede do cólon algumas vezes com sangue presente no conteúdo intestinal. Os vermes, facilmente reconhecidos por sua grande cavidade bucal, normalmente estão confinados aos primeiros 25 a 30 cm do cólon espiral, exceto em infecções muito intensas. O número de vermes presentes com frequência é surpreendentemente pequeno, e alterações morfológicas graves podem ser evidentes com apenas 5 a 10 vermes. Mais de 100 parasitas são considerados infestação intensa. Todos os anti-helmínticos de amplo espectro mais novos são efetivos contra *C. ovina.*

REFERÊNCIAS BIBLIOGRÁFICAS

1. Makovcova K, et al. Parasitol Res. 2009;104:795.
2. Stadaliene I, et al. Acta Vet Scand. 2015;57:16.

Doença dos trematódeos estomacais (anfistomose intestinal)

Sinopse

- Etiologia: *Paramphistomum cervi, P. microbothrioides* e trematódeos relacionados.
- Epidemiologia: infecção por ingestão de metacercárias na forragem; distribuição geográfica, sazonalidade e risco da doença determinados pela ocorrência de hospedeiros intermediários (caramujos planorbídeos aquáticos)
- Achados clínicos: enterite grave, diarreia fétida
- Patologia clínica: hipoalbuminemia, trematódeos imaturos podem ser eliminados nas fezes
- Lesões: mucosa do duodeno espessada, muco tingido de sangue com grande número de pequenos trematódeos com cor de carne

- Confirmação do diagnóstico: demonstração dos trematódeos imaturos nas fezes
- Tratamento: oxiclozanida, closantel, hexaclorofeno
- Controle: evitar ou drenar o hábitat dos caramujos; tratamentos anti-helmínticos para evitar contaminação das pastagens com ovos.

Etiologia

Anfistomose intestinal é associada à presença de trematódeos paranfístomos no duodeno, que migram para os pré-estômagos. Bovinos e, em menor extensão, ovinos estão sob risco de infecção. Os paranfístomos são cosmopolitas, mas a doença é mais comum em regiões mais quentes, particularmente Australásia, África e Índia.[1] Todavia, existem relatos recentes de prevalência crescente de paranfistomose na Europa.[2-7] Habitualmente, espécies de paranfístomos relatadas incluem *Paramphistomum cervi, P. microbothrioides, P. liorchis, P. ichikawai, P. microbothrium, Calicophoron calicophorum, Ceylonocotyle streptocoelium, Calicophoron ijimai* e *Cotylophoron cotylophoron.*

Ciclo evolutivo

É similar ao de *F. hepatica*, exceto que os hospedeiros intermediários são caramujos planorbídeos e os trematódeos imaturos migram proximalmente ao longo do duodeno e pelo abomaso, chegando ao seu local de predileção no rúmen e no retículo. O período necessário para maturação varia de 6 semanas a 4 meses.

Epidemiologia

Caramujos planorbídeos são aquáticos, mais adaptados e ocupam hábitats mais diversos do que os caramujos limnaeideos. Portanto, zonas de endemicidade da anfistomose intestinal e da fasciolose hepática não necessariamente coincidem. A maioria dos surtos de doença ocorre no final do verão, no outono e no início do inverno, quando as pastagens são intensamente contaminadas com cercárias encistadas. Caramujos planorbídeos se multiplicam muito rapidamente em ambientes quentes e aquosos, mas podem subsequentemente sobreviver em condições secas. Metacercárias são encontradas nos pastos suscetíveis a enchentes, bem como em forragens e ao redor de lagos, rios e outras fontes de água. Bovinos, ovinos, caprinos e ruminantes selvagens de todas as idades que pastam próximo a água em terras suscetíveis a alagamento podem ser afetados, mas bovinos jovens são os mais suscetíveis. É possível que algum grau de imunidade se desenvolva.

Patogênese

Os trematódeos imaturos excistam no duodeno ou no jejuno médio a proximal. Conforme eles migram, fixam-se fortemente à mucosa e podem penetrar até a camada muscular da mucosa. A lesão está relacionada com o número de trematódeos em migração, e aumenta em intensidade de enterite localizada a placas de atrofia de vilosidades até destruição grave da mucosa.[5,8,9] Os efeitos clínicos e sobre a produção dependem da extensão das lesões causadas, uma vez que alguma compensação para deficiência funcional pode ocorrer no intestino delgado inferior que não está lesionado. A presença de trematódeos maduros no rúmen normalmente não estimula resposta significativa, mas, em infecções maciças, as papilas são curtas e avermelhadas, tornando-se fusionadas em agregados com conteúdo ruminal que se adere firmemente à superfície.

Achados clínicos

Enterite grave associada a um número enorme de trematódeos em migração no duodeno parece ser a única manifestação da doença.[5] A diarreia característica e persistente é acompanhada por fraqueza, depressão, desidratação e anorexia. Também, pode haver edema submandibular e palidez óbvia da mucosa. A morte normalmente ocorre 15 a 20 dias após o surgimento dos primeiros sinais. A taxa de mortalidade em animais intensamente infestados pode ser alta. Trematódeos maduros nos pré-estômagos de animais normalmente causam poucos problemas, embora perda de peso, anemia, pelagem grosseira e diminuição na produção tenham sido descritos em infestações intensas.[2,20]

Patologia clínica

As técnicas de sedimentação e decantação podem ser usadas para encontrar trematódeos imaturos eliminados nas fezes. As larvas são redondas, com ventosas anterior e posterior proeminentes. Uma vez que a doença é causada pelas formas imaturas, ovos normalmente não estão presentes nas fezes, embora eles possam ser detectáveis em animais mais velhos no mesmo rebanho. Os ovos dos paranfístomos são estruturas densas, de maneira que os métodos de sedimentação são preferíveis para detecção aos métodos de flutuação. Os ovos apresentam opérculo distinto e se assemelham àqueles de *F. hepatica*, mas a casca é incolor. Bioquímica sanguínea revela diminuição acentuada na PPT em razão da diminuição acentuada da albumina plasmática.

Achados de necropsia

Ocorrem atrofia muscular, edema subcutâneo e acúmulo de líquido nas cavidades corporais, e os depósitos de gordura estão gelatinosos. Na parte superior do duodeno, a mucosa está espessada e coberta de muco tingido de sangue, havendo placas de hemorragia sob a serosa. Um grande número de trematódeos pequenos, com coloração de carne (3 a 4 mm de comprimento e 1 a 2 mm de largura) estão presentes nessa área, mas diminuem em número em direção ao íleo. Pode não houver nenhum no abomaso e nos pré-estômagos. Pode haver alguns na cavidade peritoneal, e, no exame histológico, os trematódeos jovens estão presentes não apenas na superfície da mucosa, mas também enterrados nas camadas mais profundas da mucosa.[11]

Confirmação do diagnóstico

A ocorrência de enterite grave em bovinos jovens, não acompanhada por febre, em condições ambientais adequadas para propagação de trematódeos e onde caramujos hospedeiros podem ser encontrados deve levantar suspeita de anfistomose intestinal. A confirmação depende da demonstração de estágios imaturos nas fezes ou na necropsia. Um ensaio coprológico, mini-FLOTAC, mostrou ser confiável na detecção da presença de trematódeos adultos no rúmen em bovinos infectados. Ensaios experimentais de PCR com alvo na amplificação de rDNA mitocondrial mostraram ser sensíveis e espécie-específicos na detecção de paranfístomos.[12-14] É necessário ter cuidado, uma vez que os parasitas são pequenos e podem ser difíceis de visualizar.

Diagnóstico diferencial

- Deficiência nutricional de cobre
- Infestação por vermes redondos intestinais
- Enterites infecciosas; mas essas normalmente são acompanhadas por febre
- Doença de Johne em animais adultos, mas essa doença é muito mais crônica
- Intoxicações, incluindo muitas ervas, arsênico inorgânico e chumbo.

Tratamento

Tratamento e controle

Tratamento
- Oxiclozanida: 18,7 mg/kg, duas doses com 48 h de intervalo, VO (R2)
- Hexaclorofeno: 20 mg/kg, VO (R4)
- Closantel: 10 mg/kg, VO (R2).

Poucos fármacos são altamente efetivos. Duas doses de oxiclozanida 18,7 mg/kg, com 2 dias de intervalo, ou uma única dose oral de hexaclorofeno 20 mg/kg, dão resultados consistentes contra paranfístomos maduros em bovinos, mas hexaclorofeno pode apresentar toxicidade na dose indicada e, portanto, não é o tratamento preferencial. Em caprinos, oxiclozanida oral a 22,5 mg/kg tem 95,9% de eficácia contra *C. daubneyi* adultos.[15] A dose desse protocolo é maior que a dose recomendada para oxiclozanida, de 10 a 15 mg/kg, uma vez VO para bovinos e 15 mg/kg, uma vez VO para ovinos e caprinos. Niclosamida 160 mg/kg como dose única ou como duas doses VO com 3 dias de intervalo é efetiva, mas variável; contudo, apresenta boa atividade a 100 mg/kg contra paranfístomos em ovinos. Closantel usado VO a 10 mg/kg tem até 99% de eficácia contra trematódeos ruminais em bovinos.[4,6] Bitionol foi usado na Ásia e na África.

Controle

Os animais devem, quando possível, não ter acesso a áreas contaminadas. De outra forma, tratamentos regulares serão necessários.

Os caramujos repovoam rapidamente os pastos, uma vez que eles se tornem úmidos, e o rebanho deve ser removido antes que os hospedeiros intermediários comecem a eliminar um grande número de cercárias (1 a 2 meses após a infecção do caramujo, dependendo da temperatura). Metacercárias podem persistir no pasto por até 2 a 3 meses após a água da enchente ter secado.

Em áreas nas quais paranfístomos são um problema frequente, o conhecimento da epidemiologia local ajudará a determinar o momento ótimo para tratamentos profiláticos. Esses têm como objetivos matar os trematódeos imaturos em migração antes que eles causem doença e diminuir a excreção de ovos por vermes adultos, minimizando as oportunidades para que os caramujos se tornem infectados. A drenagem de áreas baixas e a destruição dos caramujos hospedeiros pelo uso de molusquicidas podem ser consideradas.

LEITURA COMPLEMENTAR

Brown CC, et al. Infections and parasitic diseases of the alimentary tract. In: Maxie MG, ed. Jubb, Kennedy, and Palmer's Pathology of Domestic Animals. vol 2. 5th ed. Edinburgh: Elsevier Saunders; 2006:135-279.

Kilni M, et al. Lefevre PC, Blancou J, Chemette R, Uilenberg G, eds. Gastrointestinal Helminthosis: Amphistomosis. Paris: Lavoisier; 2010:1589-1601.

REFERÊNCIAS BIBLIOGRÁFICAS

1. Dorny P, et al. Vet Parasitol. 2011;175:293.
2. Toledo R, et al. Adv Parasitol. 2006;63:285.
3. Millar M, et al. Vet Rec. 2012;171:509.
4. Mason C, et al. Vet Rec. 2012;170:343.
5. Foster AP, et al. Vet Rec. 2008;162:528.
6. Fuertes M, et al. Vet Parasitol. 2015;209:188.
7. Anuracpreeda P, et al. Exp Parasitol. 2008;118:203.
8. Murphy TM, et al. Vet Rec. 2008;162:831.
9. Arias MS, et al. Vet Parasitol. 2013;197:126.
10. Malrait K, et al. Vet Parasitol. 2015;207:134.
11. Paraud C, et al. Vet J. 2009;180:265.
12. Toolan DP, et al. Vet Parasitol. 2015;212:168.
13. Martinez-Ibeas AM, et al. Vet Parasitol. 2013;195:57.
14. Lotfy WM, et al. Vet Parasitol. 2010;174:234.
15. Sanabria R, et al. Vet Parasitol. 2011;177:182.

DOENÇAS TÓXICAS DO SISTEMA DIGESTÓRIO DE RUMINANTES

Intoxicação por nitrogênio não proteico (intoxicação por ureia)

Sinopse

- Etiologia: ureia ou outras fontes de nitrogênio não proteico (NNP) na dieta; ureia como fertilizante ou incorporada ao bloco de sal mineral
- Epidemiologia: produtos de NNP usados em ruminantes como fontes baratas de proteína. Quando administrado ou ingerido a mais acidentalmente, o excesso de amônia produzida pelo metabolismo ruminal da ureia ou o NNP é absorvido, resultando em hiperamonemia e achados clínicos
- Patologia clínica: hiperamonemia, acidose láctica, acidose metabólica, hiperpotassemia, outras mudanças químicas inespecíficas
- Lesões: animais acometidos apresentam dor abdominal grave, espuma na boca e nas narinas, hipersensibilidade a sons e movimentos ao ponto de serem agressivos, tremores musculares, incoordenação, fraqueza, dispneia, timpanismo, movimentos de pedalagem violentos e urros
- Confirmação do diagnóstico: histórico de exposição à fonte de NNP, aumento do pH ruminal, aumento das concentrações de amônia no soro, plasma, lágrima e rúmen
- Tratamento: ácido acético a 5% (vinagre) VO para diminuir o pH ruminal e água fria para retardar o metabolismo pela urease
- Controle: seguir as recomendações do fabricante quanto à alimentação; manter os ruminantes longe de fertilizantes armazenados e de derramamentos de fertilizantes.

Etiologia

Ureia é uma forma comum, barata e imediatamente disponível de nitrogênio não proteico (NNP) usado em rações de ruminantes e como fertilizante.[1,2] Fontes de nitrogênio menos comuns usadas em rações incluem acetato de amônio, lactato de amônio, sulfato de amônio, biureto fosfato diamônio e outros.[2,3] A maioria dos suplementos que não a ureia é misturado diretamente no alimento. A ureia é única, uma vez que não existe apenas como suplemento alimentar, mas pode ser incorporada a blocos de sal mineral sólidos, adicionada a outros produtos líquidos, como melado, ou usada como fertilizante. O acesso acidental às formas em pó ou líquida da ureia pode causar alta mortalidade. A intoxicação ocorre quando os bovinos e ovinos têm acesso à grande quantidade de NNP, recebem quantidade maior do que estão habituados, ingerem alimentos inadequadamente misturados ou bebem água poluída. A ureia fornecida na alimentação tem aproximadamente 45% de nitrogênio, e a proteína tem aproximadamente 16% de nitrogênio, de maneira que cada grama de ureia equivale a 2,81 g de proteína. Portanto, rações que contêm 1% de ureia suprem proteína equivalente a 2,81% de proteína natural. Deve-se ter algum cuidado ao introduzir gradualmente a ureia na dieta dos animais, e uma proporção adequada de carboidratos deve ser incluída na ração.

Epidemiologia

Ocorrência

Ureia é usada na agricultura como um aditivo alimentar para ruminantes para fornecer um substituto barato à proteína na dieta e como fertilizante em plantações, pastos e cultivos. A produção de proteína a partir da ureia depende de microrganismos ruminais assimilarem a amônia liberada a partir da ureia e convertê-la em proteína útil para o animal. Urease de ocorrência natural no rúmen dá suporte à hidrólise de ureia em amônia. O grau de toxicidade da ureia depende da rapidez com a qual a amônia é liberada nessa reação no rúmen. Esse processo pode ser aumentado se farinha de soja for fornecida; a soja contém urease, que facilita a quebra da ureia em amônia.

Fatores de risco do animal

Ruminantes têm maior capacidade de assimilar amônia em proteína quando uma quantidade adequada de carboidratos imediatamente digeríveis é fornecida. Os carboidratos normalmente provêm de uma fonte de grãos ou açúcares, como melado. Na ausência de carboidratos digeríveis suficientes, como quando apenas dietas à base de forragem são fornecidas, a ureia é mais tóxica. No passado, a mistura de melado e ureia era popular como suplemento alimentar para bovinos, tendo sido associada a surtos de intoxicação. Os sinais eram similares àqueles da intoxicação por ureia e foram associados ao fornecimento de feno submetido à amonização.

A dose tóxica de NNP em ruminantes depende de muitos fatores, como dieta atual, aclimação ao produto, pH ruminal, temperatura corporal e presença de outras doenças. A ureia precisa ser gradualmente introduzida na dieta no decorrer de muitos dias para permitir que as bactérias ruminais se habituem à fonte de amônia

- Bovinos: em bovinos submetidos a jejum anterior, doses de até 0,33 g/kg PC são associadas ao aumento no teor sanguíneo de amônia, doses de 0,44 g/kg PC em bovinos produzem sinais intoxicação em 10 min, e doses de até 1 a 1,5 g/kg PC foram associadas a morte. Vacas não habituadas à dieta podem apresentar achados clínicos de intoxicação quando recebem 0,4 g/kg PC, mas, com o aumento gradual da quantidade fornecida, essa quantidade pode ser tolerada. A maioria das reações contém 3% de ureia na mistura de grãos ou 1% na ração total, mas, com o ajuste do rúmen, bovinos podem tolerar quantidades maiores. A tolerância é perdida rapidamente e animais que não recebem ureia por 3 dias são novamente suscetíveis. A tolerância também é diminuída pelo jejum, pela falta de carboidratos imediatamente disponíveis na dieta e por dieta com baixo teor de proteínas
- Ovinos: podem ingerir até 6% da sua ração total durante o dia com ureia, bem misturada à forragem, preferencialmente por aspersão da ureia misturada ao melado sobre a forragem. Muito mais ureia é tolerada se fornecida aos ovinos em melado (18 g) do que se administrada como *drench* (8 g). A alimentação prévia com alfafa aumenta ainda mais a tolerância; o jejum de 24 h diminui. A dose de 1 g/kg PC para ovinos parece não ser tóxica, mas 2 g/kg é rapidamente fatal
- Equinos: parecem ser tolerantes a doses relativamente grandes de ureia e a intoxicação raramente ocorre. A doença foi produzida experimentalmente em pôneis pela administração de 450 g por sonda gástrica. O quadro clínico é similar àquele

visto em bovinos. Existe o aumento rápido na concentração de amônia no sangue após a ingestão de ureia, e assume-se que a hidrólise da ureia ocorra no ceco[4]

- Suínos: são relativamente inafetados por doses muito grandes de ureia, a não ser que sejam privados de água ou tenham desenvolvido uma flor cecal que produza urease.

Patogênese

Sob circunstâncias normais, a ureia no rúmen é quebrada pela urease em amônia, que então é usada pelas bactérias ruminais para sintetizar proteínas. O excesso de amônia permanece no rúmen como o íon amônio ionizado. A introdução súbita de grande quantidade de ureia prejudica essa reação, e a intoxicação ocorre. Quantidades excessivas de amônia produzidas são rapidamente absorvidas pelo rúmen para a circulação sistêmica. O pH ruminal aumenta, e mais amônia permanece na forma não ionizada e é absorvida.[1,2] O início dos sinais ocorre 10 a 30 min após a alimentação. A gravidade dos sinais é diretamente relacionada com os níveis de amônia sanguíneos, e não com os níveis de amônia no rúmen.[2,5] O excesso de amônia no sangue interfere no metabolismo energético, inibe o ciclo do ácido cítrico e resulta em acidose láctica sistêmica.[5,6] Hiperpotassemia associada a acidose metabólica sistêmica pode causar arritmia cardíaca e parada cardíaca.[6]

Achados clínicos

Bovinos e ovinos

Sinais de intoxicação ocorrem tão precocemente quanto 10 min após a ureia ser ingerida, incluindo dor abdominal grave, espuma na boca e nariz, urros, hipersensibilidade a sons e movimentos ao ponto de ser agressivo, tremores musculares, incoordenação, fraqueza, dispneia, timpanismo e movimentos de pedalagem violentos. Em casos menos graves, os animais estão sonolentos e em decúbito. Em casos graves, a morte ocorre em poucos minutos, mas habitualmente os animais morrem aproximadamente 4 h após a ingestão. A taxa de mortalidade em animais afetados é alta.

Patologia clínica

Bovinos

Os sinais são visíveis quando a concentração de amônia no conteúdo ruminal é de 1.000 mg/ℓ, os teores séricos nitrogênio amoniacal (NH_3-N) são 10 a 13 mMol/ℓ, e quando as concentrações de nitrogênio amoniacal no sangue chegam a 0,7 a 0,8 mg/dℓ. Quanto maiores os teores de amônia sérica (até 1.719 μmol/ℓ), maiores foram os teores de lactato sanguíneo (até 26,01 μmol/ℓ) em um grupo de novilhos intoxicados.[5,6] O pH sanguíneo (7,24) nesse grupo foi consistente com acidose metabólica.[5]

Ovinos

As mortes ocorrem com concentrações de nitrogênio amoniacal de 33 μg/mℓ de sangue, quando o conteúdo do rúmen estava alcalino (pH aumentado de 6,94 a 7,90) e os teores de amônia ruminais aumentam de 6 para 50 mg/dℓ.

Achados de necropsia

Não existem lesões características na necropsia, mas a maioria dos animais apresenta congestão generalizada, hemorragias e edema pulmonar. Acredita-se que a morte seja resultado da parada respiratória ou cardíaca causada pela intoxicação por amônia. Em suínos, encefalomalácia foi produzida pelo fornecimento de ração contendo 15% de ureia. O quadro clínico e os achados histopatológicos foram similares àqueles da intoxicação por sal, exceto pelo fato de que nenhum agregado eosinofílico estava presente nas lesões cerebrais.

Diagnóstico diferencial

Surtos de intoxicação normalmente estão relacionados à exposição conhecida a ureia ou uma fonte de nitrogênio não proteico, e são confirmadas pelos altos teores séricos de amônia. Em animais mortos, líquido ruminal, abomasal ou ocular podem ser usados. Sem histórico para relacionar à uma fonte de ureia, a lista de diagnósticos diferenciais é muito longa, em razão da similaridade da síndrome com outras doenças.

Lista de diagnósticos diferenciais:

- Intoxicação aguda por 4-metilimidazol de forragens amoniacais
- Enfisema e edema pulmonares agudos em bovinos
- Insuficiência hepática aguda
- Intoxicação aguda por sal
- Anafilaxia
- Intoxicação por *Clavibacter toxicus*
- Intoxicação por cianobactérias
- Encefalite, encefalomalácia
- Hipomagnesemia.

Tratamento

Tratamento e controle

- Ácido acético a 5% (vinagre): 0,5 a 1 ℓ VO para ovinos e 4 ℓ VO para bovinos (R2)
- Água fria: 10 a 30 ℓ VO para bovinos adultos, repetir conforme a necessidade (R2).

Nenhum tratamento primário provavelmente será efetivo, especialmente em situações de rebanhos grandes, uma vez que a taxa de mortalidade é alta e as mortes ocorrem antes que o tratamento possa ser instituído. Em ruminantes individuais ou em pequenos grupos, a administração oral de solução de ácido acético a 5%, como vinagre (0,5 a 1 ℓ para ovinos, 4 ℓ para bovinos), é recomendada para diminuir o pH ruminal.[1,2] Água fria (10 a 30 ℓ para vacas adultas) diluirá o excesso de ureia, diminuirá temporariamente o pH ruminal e retardará o metabolismo de NNP pela enzima urease.[1,2] Isso pode diminuir a quantidade de amônia absorvida, mas deve ser administrado tão logo os primeiros achados clínicos apareçam, e o tratamento deve ser repetido, uma vez que os achados clínicos tendem a recidivar aproximadamente 30 min após o tratamento. O único tratamento realmente efetivo é o esvaziamento imediato e eficiente do rúmen, seja por uma sonda ruminal de grande calibre, seja por ruminotomia, mas os resultados são variáveis, uma vez que os níveis de amônia podem já estar altos.[1]

Controle

A ureia é altamente tóxica e é essencial ter cuidado ao manipular essa substância próximo a animais. As recomendações dos fabricantes de alimentos quanto à concentração máxima de ureia em rações e à aclimatização da dieta com inclusão de carboidratos prontamente disponíveis devem ser obedecidas. Em vacas-leiteiras, a ureia deve ser fornecida a 1% do concentrado, 135 g por animal por dia, e não mais do que 20% de proteína bruta (incluindo outras fontes de NNP).[1] Outras fontes de NNP causam achados clínicos similares, mas a intoxicação é relatada com muito menos frequência. Ainda assim, se elas forem incorporadas à dieta, todos os aspectos do controle de ureia devem ser seguidos.

LEITURA COMPLEMENTAR

Bartley EE, Davidovich AD, Barr GW, et al. Ammonia toxicity in cattle. Rumen and blood changes associated with toxicity and treatment methods. J Anim Sci. 1976;43:835-841.

REFERÊNCIAS BIBLIOGRÁFICAS

1. Kertz AF. Prof Anim Sci. 2010;26:257.
2. Shaikat AH, et al. Univ J Zoo. 2012;31:65.
3. Alvarez EG, et al. Anim Feed Sci Tech. 2012;171:136.
4. Santos SA, et al. Animal. 2012;6:1096.
5. Antonelli AC, et al. Braz J Vet Res Anim Sci. 2009; 46:69.
6. Antonelli AC, et al. Braz J Agric Sci. 2013;7:680.

Alimentos naturais tratados quimicamente

Grãos tratados com formol

Essa é uma dieta especial fornecida para vacas-leiteiras para produzir produtos lácteos que contenham maior proporção de gorduras poli-insaturadas para dietas humanas especiais. As gorduras nos grãos são protegidas contra hidrogenação no rúmen pela sua cobertura com formol. Se o formol e o grão não forem adequadamente misturados, o formol livre deixado como resíduo é associado a ruminite e diarreia grave.

Grãos tratados com substâncias cáusticas

Grãos tratados com substâncias cáusticas para melhorar a sua digestibilidade são relatados como causa de nefrite intersticial focal, ruminante e ulceração abomasal em novilhos de confinamento. As lesões foram produzidas experimentalmente. Elas não podem ser detectadas até que os animais sejam abatidos.

Amonização de forragens

Amônia anidra é adicionada ao feno para melhorar a digestibilidade e a concentração de nitrogênio. Fatores de risco ambientais que aumentam a produção são baixo teor de matéria seca dos alimentos, temperatura ambiental alta e alta concentração de amônia na mistura de tratamento. Se a forragem for de alta qualidade e apresentar alto teor de carboidratos, ela pode passar por alteração química, possivelmente com a formação de um imidazol substituído, o 4-metilimidazol (MeI), que é associado à histeria em bovinos (bovinos doidos) que o ingerem. Bezerros que mamam em vacas alimentadas com feno com adição de amônia também podem ser afetados por essa mesma síndrome. A alimentação experimental com MeI produz a mesma síndrome, mas não é a única causa; outras substâncias também estão envolvidas.

Os achados clínicos incluem hiperexcitabilidade, hiperestesia, inquietação, piscar rápido de olhos, dilatação pupilar, movimentação das orelhas, micção e defecação frequentes, dispneia, espuma na boca, urros, andar em círculos e convulsões. Tremores, começando na cabeça e opistótono são sinais iniciais óbvios. Entre convulsões, os ovinos afetados andam em círculos e têm andar enrijecido. Bezerros lactentes podem apresentar sinais, embora suas mães não estejam afetadas. Não ocorre nenhuma anormalidade clinicopatológica, os teores de amônia sanguínea são normais, e lesões específicas de necropsia não foram identificadas.

O tratamento consiste em sedação, mas muitos pacientes não respondem a agentes como acepromazina. A diluição da forragem tóxica com alimentos normais não é recomendada, uma vez que a toxina pode ser cumulativa. A taxa máxima de amonização para evitar a intoxicação por forragem de baixa qualidade é 3% e para forragem com alta umidade, 1%.

Papel-jornal

É fornecido comercialmente para ruminantes como alternativa à forragem. Os riscos toxicológicos do material em ovinos que receberam revistas coloridas por 6 meses, compondo 23% da sua dieta, incluíram deposição significativa de chumbo nos tecidos e aumento na atividade de enzimas hepáticas, mas não foram verificados achados clínicos e lesões histopatológicas. O fornecimento por um período de muitas semanas não tem efeitos clinicopatológicos detectáveis, e existem evidências de que toxinas conhecidas não são secretadas no leite de vacas.

Sedimento de detritos

Sedimentos de detritos urbanos são incorporados ao solo quando usados como adubo para pastagens e podem ser associados à disseminação de doenças infecciosas, bem como ao bócio.[1] Sedimentos de detritos também podem ser fornecidos diretamente para os animais, mas podem levar à disseminação de chumbo, cádmio e bifenis polibrominados e policlorinados para animais e os alimentos de origem animal derivados deles. Lesões potenciais causadas pela doença ou contaminação de produtos de origem animal podem ser minimizadas deixando o pasto tratado exposto ao tempo por um período de muitas semanas antes de permitir o acesso dos animais a ele.

LEITURA COMPLEMENTAR

Ammoniated feeds:

Morgan SE, Edwards W. Bovine bonkers: new terminology for an old problem a review of toxicity problems with ammoniated feeds. Vet Hum Toxicol. 1986; 28:16-18.

Orr J, Hutchinson T, Can Vet J. Saskatchewan. Ammoniated forage poisoning of cattle ("bovine bonkers"). Can Vet J. 1988;29:846-849.

Caustics:

Orskov ER, Greenhalgh JFD. Alkali treatment as a method of processing whole grain for cattle. J Agric Sci. 1977;89:253-255.

Newsprint:

Dinius DA, Oltjen RR. Newsprint as a feedstuff for beef cattle. J Anim Sci. 1971;33:1344-1350.

Sewage sludge:

Johnson DE, Kienholz EW, Baxter JC, et al. Heavy metal retention in tissues of cattle fed high cadmium sewage sludge. J Anim Sci. 1981;52:106-114.

McLachlan M, Richter W. Uptake and transfer of PCDD/Fs by cattle fed naturally contaminated feedstuffs and feed contaminated as a result of sewage sludge application. J Agric Food Chem. 1998;4646:1166-1172.

REFERÊNCIA BIBLIOGRÁFICA

1. Hough RL, et al. Waste Manag. 2012;32:117.

DOENÇAS DO SISTEMA DIGESTÓRIO DE RUMINANTES DE CAUSA DESCONHECIDA

Doença intestinal inflamatória crônica de ovinos

Essa síndrome de etiologia desconhecida se manifesta por emagrecimento, deficiência no desenvolvimento e na mortalidade ou descarte por baixa produção, sendo relatada na Inglaterra e no Canadá. Ela afeta tanto ovinos confinados quanto criados a pasto, predominantemente no seu 1º ano de vida, mas casos com até 3 anos de idade foram relatados. Os ovinos acometidos estão apáticos e anoréxicos, com membranas mucosas pálidas, e apresentam manchas de fezes no períneo. O preenchimento ruminal está reduzido e as fezes estão amolecidas e malcheirosas. O exame de sangue mostra hipoalbuminemia e aumento do teor de nitrogênio ureico sanguíneo e leucocitose com neutrofilia. No exame *post mortem*, há enterite linfocítica com espessamento macroscópico dos segmentos de todo o intestino delgado ou apenas da região distal. Não há evidência de doença de Johne ou gastrenterite parasitária e a síndrome apresenta similaridades com enteropatias proliferativas de suínos e equinos.

LEITURA COMPLEMENTAR

Radostits O, et al. Chronic inflammatory bowel disease of sheep. In: Veterinary Medicine: A Textbook of the Diseases of Cattle, Horses, Sheep, Goats and Pigs. 10th ed. London: W.B. Saunders; 2007:1997.

Doença do abomaso salivar

Ela foi relatada pela primeira vez em cordeiros e cabritos com 3 a 17 dias de idade, na Grécia, em 2008.[1] Os cordeiros afetados estão letárgicos, fracos, não mamam e apresentam distensão abdominal, mas não têm evidência clínica de salivação profusa, sepse ou infecção umbilical.[2] Alguns cordeiros apresentavam uremia branda na análise bioquímica sérica. Na necropsia, o abomaso estava distendido com gás ou saliva, com múltiplas hemorragias pequenas na mucosa e serosa e coágulos sanguíneos associados. O exame histológico da lesão abomasal indicou a presença de infiltrado de células inflamatórias brando a moderado e necrose tubular aguda. Os resultados da cultura bacteriológica não foram esclarecedores. A doença do abomaso salivar tem patogênese desconhecida, mas parece dispor de uma apresentação diferente da *doença da boca molhada* de cordeiros relatada no Reino Unido e em outros locais, e do *timpanismo abomasal* em cordeiros na Noruega.

O tratamento precoce dos cordeiros acometidos com eritromicina oral[1] ou solução de bicarbonato de sódio obteve sucesso em alguns animais, combinado a cuidados de enfermagem gerais.[2] A eritromicina pode ser efetiva, pois promove o esvaziamento abomasal.[3]

REFERÊNCIAS BIBLIOGRÁFICAS

1. Christodoulopoulos G. Vet Rec. 2008;162:732.
2. Christodoulopoulos G, et al. Vet Rec. 2012;172:100.
3. Wittek T, et al. J Am Vet Med Assoc. 2008;232:418.

9

Doenças do Fígado

INTRODUÇÃO

Em animais pecuários, a doença hepática pode ter diversas etiologias, incluindo intoxicações, parasitoses, distúrbios metabólicos, doenças infecciosas e doenças biliares obstrutivas. Às vezes, na literatura médica utiliza-se a classificação de doenças hepáticas como primárias e secundárias. Na doença hepática primária, as manifestações clínicas são causadas exclusivamente pela doença do fígado, enquanto na doença hepática secundária, os sintomas surgem como parte de uma doença generalizada ou se propagam a partir de outro órgão.

Este capítulo tece considerações sobre doenças hepáticas primárias e os aspectos de outras doenças que apresentam manifestações de envolvimento hepático.

PRINCÍPIOS DA DISFUNÇÃO HEPÁTICA

Doença hepática difusa e focal

O fígado apresenta grande reserva funcional e aproximadamente três quartos de seu parênquima devem estar comprometidos antes que surjam os sinais clínicos de disfunção hepática. Em geral, as doenças hepáticas difusas são acompanhadas mais de sintomas de insuficiência do que de sinais de doença focal, cujos efeitos se devem às toxinas produzidas nas lesões ou à pressão em outros órgãos, como o sistema biliar. Com frequência, é difícil definir a origem da toxemia no fígado devido à dificuldade física de examinar esse órgão.

As doenças hepáticas difusas podem ser classificadas como hepatite e hepatose, dependendo da alteração patológica presente e a classificação, também, corresponde, de certa forma, ao tipo de agente etiológico. *Hepatite* é definida como a inflamação do fígado que ocorre em resposta a um fator causador, sendo caracterizada por uma série de reações mesenquimais, como proliferação de ductos biliares e de células de Kupffer ou fibrosamentos. Os sintomas clássicos de inflamação, como maior permeabilidade capilar e exsudação, não são facilmente aplicáveis ao fígado, porque uma característica dos sinusoides hepáticos normais é sua alta permeabilidade capilar. Diferentemente, a *hepatose* é definida como um distúrbio metabólico dos hepatócitos no sentido mais amplo e se caracteriza por alterações degenerativas não inflamatórias do parênquima hepático. Clinicamente, a diferença entre essas duas doenças não é marcante, embora possa se obter algum auxílio pelo exame clinicopatológico.

Disfunção hepática

Não há modos específicos de disfunção hepática. O fígado apresenta várias funções importantes e qualquer doença hepática difusa interfere na maior parte ou em todas as funções, no mesmo grau. Ocorrem variações na intensidade e na gravidade da lesão, porém os efeitos são os mesmos e as manifestações clínicas variam somente em grau. As principais funções hepáticas que, quando anormais, são responsáveis pelos sinais clínicos são:

- Manutenção da normoglicemia
- Síntese de proteínas plasmáticas, de proteínas de fase aguda positivas e negativas
- Produção e excreção de sais biliares, bem como conversão e excreção de bilirrubina
- Síntese de protrombina
- Desintoxicação e excreção de substâncias tóxicas, inclusive amônia e produtos fotodinâmicos.

Os sinais clínicos induzidos pela interferência em cada uma dessas funções são tratados na respectiva seção sobre as manifestações da disfunção hepática. Um aspecto muito especial é a participação do fígado na gênese da cetose primária em bovinos.

Circulação porta

A circulação porta e o fígado são interdependentes; o fígado depende da veia porta para o suprimento de seus nutrientes e o fluxo da veia porta depende da patência dos sinusoides hepáticos. O fluxo da circulação porta tem sua particularidade, pois o sangue oriundo da região gastresplênica e da parte inferior do intestino grosso passa para a metade esquerda do fígado e o sangue oriundo dos intestinos delgado e grosso passa para a metade direita, sem que esses dois fluxos da veia porta se misturem. A restrição de um quadro de hepatite tóxica a uma metade do fígado e a localização de metástases de neoplasias e abscessos em lobos específicos se devem à falha na mistura de sangue da veia porta proveniente de diferentes segmentos do intestino. A localização da hepatite de origem tóxica pode ser decorrente da distribuição seletiva da toxina ou dos metabólitos protetores. A passagem do sangue do circuito porta pelo fígado até a veia cava caudal depende da patência do leito vascular hepático; a obstrução resulta em acúmulo de sangue no sistema porta, hipertensão portal, interferência na digestão e absorção e, nos estágios finais, desenvolvimento de ascite.

MANIFESTAÇÕES DE DOENÇA HEPÁTICA E BILIAR

Icterícia

É caracterizada pela coloração amarelada de pele não pigmentada e de membranas mucosas, inclusive conjuntiva ocular, e de membranas que revestem a esclera; é causada pela elevada concentração de bilirrubina no sangue (Figura 9.1). Com frequência, nota-se icterícia nas doenças hepáticas e biliares, mas não é patognomônica de disfunção desses sistemas orgânicos. Cerca de 10 a 15% dos equinos sadios apresentam grau discreto de icterícia, sendo comum notá-la em equinos em jejum ou com anorexia. Todavia, nem sempre ocorre icterícia na doença hepática ou biliar, e pode ser notadamente ausente na hepatite aguda.

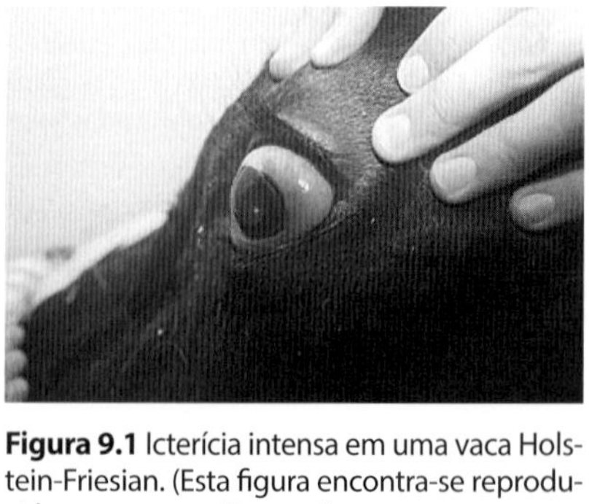

Figura 9.1 Icterícia intensa em uma vaca Holstein-Friesian. (Esta figura encontra-se reproduzida em cores no Encarte.)

A icterícia é classificada em três categorias, dependendo de sua etiologia: pré-hepática ou hemolítica, hepática ou hepatocelular e pós-hepática ou colestática.

Icterícia pré-hepática ou hemolítica

É causada por intensa hemólise intravascular ou extravascular, ocasionando liberação de hemoglobina das hemácias. A liberação de maior quantidade de hemoglobina resulta em alta concentração de bilirrubina não conjugada (ou indireta), que precisa ser transformada em bilirrubina conjugada (ou direta) pelo fígado antes de ser excretada pelo sistema biliar.

Icterícia hemolítica é comum em animais e pode ser causada por toxinas bacterianas, invasão de eritrócitos por protozoários ou vírus, intoxicação por produtos inorgânicos e orgânicos e reações imunes. Doenças nas quais as toxinas bacterianas provocam hemólise intravascular incluem hemoglobinúria bacilar de bovinos e leptospirose, embora o mecanismo de ocorrência de hemólise desta última parece não ter sido precisamente determinado. As doenças causadas por vírus e protozoários, nas quais é comum a ocorrência de hemólise, incluem babesiose, anaplasmose, eperitrozoonose e anemia infecciosa equina. Intoxicação crônica por cobre, por selênio em ovinos, por fenotiazina em equinos, pastejo em colza e em outras plantas crucíferas e picada de cobra são outras causas comuns de anemia. Hemoglobinúria pós-parto tem etiologia incerta, mas tem sido atribuída à deficiência de fósforo na dieta e ao fornecimento de plantas crucíferas. Anemia hemolítica isoimune do recém-nascido é provocada por reação imune entre as células sensibilizadas do recém-nascido e os anticorpos presentes no colostro da mãe. Acredita-se que a ocorrência de anemia hemolítica aguda e icterícia em bezerros que consomem grande quantidade de água fria (intoxicação por água) está associada com redução súbita na osmolaridade plasmática após rápida ingestão de grande volume de água livre de sal. A menor osmolaridade do plasma resulta em transferência de água para as hemácias e, nos casos graves, pode resultar em hemólise.

Icterícia neonatal é relativamente comum em bebês; é considerada uma condição benigna. Clinicamente, sua ocorrência é rara, se ocorre, acomete animais recém-nascidos, mas pode ser perceptível durante a necropsia. Embora a icterícia geralmente seja hemolítica e se deva à destruição excessiva de hemácias no período pós-natal, parece mais provável que seja causada pela retenção de pigmentos biliares devido à imaturidade do mecanismo de excreção hepática. É verificada em potros, sendo importante no diagnóstico diferencial de isoeritrólise.

Icterícia pré-hepática ou hemolítica é caracterizada por grau moderado de amarelamento de membranas mucosas. Embora tanto a hemólise intravascular quanto a extravascular possam causar icterícia hemolítica, notam-se hemoglobinemia e hemoglobinúria apenas na hemólise intravascular. A hemólise extravascular nos órgãos do sistema reticuloendotelial, como ocorre, por exemplo, na anaplasmose bovina, não resulta em liberação de hemoglobina livre no plasma ou na urina. Os achados clinicopatológicos indicam presença de anemia regenerativa, com concentração sanguínea normal de proteína. Aumento no teor de urobilinogênio e ausência de bilirrubina na urina, bem como predominância de bilirrubina indireta no soro, são achados característicos.

Em bovinos, a maioria dos casos de icterícia é notada nas doenças hemolíticas e está associada, principalmente, com teor muito alto de bilirrubina não conjugada no soro.[1]

Icterícia hepática ou hepatocelular

Deve-se à menor capacidade do fígado em conjugar a bilirrubina indireta em bilirrubina direta, condição necessária para a excreção de bilirrubina no fluxo biliar. Sua causa pode ser quaisquer doenças hepáticas difusas que provocam degeneração de hepatócitos, listadas no tópico sobre hepatite. Tumefação e edema hepático provocados por inflamação podem resultar em obstrução mecânica do fluxo biliar, no fígado. O grau de obstrução da árvore biliar intra-hepática é variável, podendo resultar em concentração variável de bilirrubina conjugada no soro. A experiência clínica mostra que embora tanto a conversão quanto a excreção de bilirrubina possam ser prejudicadas na doença hepática, a excreção pelo trato biliar é mais comprometida. Em consequência, a concentração de bilirrubina conjugada se eleva mais na icterícia hepática.

Estase mecânica do fluxo biliar também pode ser decorrência da compressão do tecido fibroso e obstrução dos pequenos canalículos biliares, após hepatite e em muitas formas de fibrose. Colelitíase, ou seja, formação de cálculo biliar, frequentemente é considerada causa de colestase em humanos; foi relatada em equinos e bovinos. Estase funcional é um importante problema na doença hepática de humanos, mas não foi esclarecida em animais. Nesse caso, a anormalidade é semelhante à que ocorre na obstrução biliar pós-hepática, não sendo possível diferenciar essas duas condições por meio de testes laboratoriais.

O aumento da concentração sérica de bilirrubina total se deve, principalmente, à retenção de bilirrubina direta, que também é excretada na urina, com elevação de sua concentração urinária. O teor de urobilinogênio na urina também aumenta.

Icterícia pós-hepática

A obstrução de ductos biliares ou do ducto biliar comum por nematódeos, fascíolas ou cálculos biliares, bem como compressão mecânica por massas tumorais, é uma possível causa de icterícia pós-hepática. Inflamação dos ductos biliares secundária à enterite ou à infestação por trematódeos pode, também, prejudicar o fluxo biliar e resultar em alta concentração de bilirrubina direta.

Um número significativo de suínos morre com obstrução biliar e colangite purulenta secundária à invasão dos ductos biliares por *Ascaris lumbricoides*. Também, nota-se colangite parasitária e colecistite causadas por fasciolose e infestação por *Dicrocoelium dentriticum*. Em equinos, pode-se instalar colangite ascendente a partir do catarro duodenal parasitário e sintomas de obstrução biliar.

Geralmente, a obstrução é total e resulta em ausência de pigmentos biliares nas fezes. A concentração sérica de bilirrubina conjugada aumenta, ocasionando elevação marcante da bilirrubina total no soro sanguíneo. Ocorre alta taxa de excreção de bilirrubina conjugada na urina, porém não há urobilinogênio devido à falha de excreção para o trato alimentar. A obstrução parcial do ducto biliar comum, ou a oclusão de vários ductos biliares principais, pode causar alterações séricas e urinárias semelhantes àquelas observadas na obstrução biliar total, exceto que as fezes contêm pigmentos biliares e há urobilinogênio na urina. Nessa situação, é difícil diferenciar icterícia decorrente de obstrução biliar extra-hepática parcial e icterícia causada por degeneração de hepatócitos.

Achados clínicos

A cor amarela notada na icterícia se deve à coloração de tecidos por bilirrubina, especialmente em tecido elástico, e não por seu acúmulo em líquidos teciduais; por isso, clinicamente é mais bem detectada na esclera.

Em geral, a icterícia é muito mais intensa quando há comprometimento do fluxo biliar e quando não há pigmentos biliares nas fezes. Contudo, pode ocorrer icterícia obstrutiva com oclusão apenas parcial do fluxo hepático, desde que haja ao menos metade do fluxo biliar. Nesse caso, é possível notar icterícia mesmo havendo pigmentos biliares nas fezes. No caso de obstrução de menor grau, as partes do fígado e do trato biliar normalmente funcionais excretam a carga extra de pigmentos biliares.

Patologia clínica

A concentração de bilirrubina no sangue influencia a intensidade da icterícia. Com frequência, a icterícia obstrutiva está associada com teor de bilirrubina dez vezes maior do que aquele comumente notado na anemia hemolítica.

A única maneira confiável de diferenciar icterícia acompanhada de prejuízo ao fluxo biliar e icterícia sem prejuízo do fluxo é a mensuração de bilirrubina e urobilinogênio na urina e a determinação das concentrações séricas relativas de bilirrubina conjugada e de bilirrubina não conjugada. A bilirrubina não conjugada (indireta), que não passou por conjugação nos hepatócitos, não é excretada pelos rins, de modo que na icterícia hemolítica o teor sérico de bilirrubina indireta encontra-se notavelmente aumentado e, embora a urina apresente maior quantidade de urobilinogênio, ela não contém bilirrubina. Quando a icterícia é causada por prejuízo ao fluxo biliar nota-se aumento marcante da concentração sérica de bilirrubina conjugada (direta) e o conteúdo de bilirrubina da urina encontra-se muito alto. A concentração de urobilinogênio é variável, dependendo de quanto da bilirrubina que atinge o intestino é metabolizada em urobilinogênio, que é reabsorvido. Na obstrução biliar extra-hepática total não se constata urobilinogênio na urina.

Encefalopatia hepática

Definida como a ocorrência de sintomas neurológicos causados por substâncias neurotóxicas presentes no sangue e que normalmente são desintoxicadas no fígado. Os sintomas característicos incluem:

- Apatia
- Pressão da cabeça contra obstáculo imóvel
- Andar compulsivo
- Ataxia
- Fraqueza e tremores musculares
- Cegueira de origem central
- Hiperexcitabilidade
- Convulsões.

Estes sintomas são comuns em qualquer caso de insuficiência hepatocelular grave ou de desvio circulatório importante do fígado. Por fim, pode ocorrer *coma hepático*. A base bioquímica e anatômica para esses sintomas não é bem compreendida. Vários fatores, inclusive hipoglicemia e falha nos mecanismos de desintoxicação hepática normal, ocasionando acúmulo excessivo de aminoácidos e amônia, ou de acetilcolina, e liberação de metabólitos tóxicos do parênquima hepático, foram sugeridos como causas, sendo provável o envolvimento de mais de um fator.

Uma das principais consequências da lesão hepática aguda grave é a redução brusca na concentração sanguínea de glicose. Se a lesão hepática se instala mais lentamente, a hipoglicemia é menos marcante e sua ocorrência é menos súbita. No caso de *hipoglicemia* persistente, pode haver alterações estruturais no cérebro (encefalopatia hipoglicêmica), as quais podem ser a base para a ocorrência de letargia ou apatia crônica nos animais. No entanto, nem sempre ocorre hipoglicemia na hepatite aguda e não pode ser considerada o único fator, ou mesmo o mais importante, na indução dos sinais clínicos.

Na intoxicação de ovinos por alcaloides da pirrolizidina nota-se *alta concentração sanguínea de amônia*, que causa degeneração esponjosa no cérebro e os sinais clínicos de encefalopatia hepática. A participação da amônia como um produto tóxico ao cérebro pode ser importante nas doenças hepáticas nas quais a função desintoxicante do fígado é comprometida, bem como nas anomalias congênitas dos vasos sanguíneos hepáticos, nas quais o sangue é desviado do fígado. No último caso, a amônia e os metabólitos tóxicos similares oriundos da degradação de proteínas no intestino grosso passam pelo filtro de desintoxicação do fígado. No entanto, há alta correlação clínica entre a gravidade da encefalopatia e o grau de comprometimento da função hepática, mas essa correlação com o grau de hiperamonemia é baixa, sugerindo que a hiperamonemia pode não ser o único fator envolvido na ocorrência de encefalopatia hepática. Por outro lado, a *doença esponjosa*, uma forma de encefalopatia espongiforme, foi reproduzida experimentalmente em ovinos e bezerros por meio de injeção intravenosa de amônia.

Outros fatores, como hipopotassemia, alcalose, ácidos graxos voláteis de cadeia curta e neurotransmissores falsos e verdadeiros podem ser importantes na patogênese do coma hepático em bovinos e equinos.

Em equinos, a causa mais comum de hiperamonemia e encefalopatia é a redução da função hepática causada por doença hepática aguda ou crônica. Em bovinos, a lipidose hepática grave (com 30%, ou mais, de lipídios no fígado) está associada com encefalopatia hepática e coma hepático.

Edema e emaciação

A incapacidade do fígado em causar anabolização de aminoácidos e proteínas durante um quadro de insuficiência hepática é manifestada como definhamento tecidual e diminuição na concentração plasmática de proteínas.[2] Isso pode ser suficientemente grave para causar edema, em razão da baixa pressão oncótica do plasma. Em geral, o edema hepático não é muito marcante e se instala mais frequentemente no espaço intermandibular (bolsa mandibular). Quando há obstrução à circulação portal, como é possível na fibrose hepática, o edema é muito mais intenso, porém se limita, praticamente, à cavidade abdominal.

Diarreia e constipação intestinal

Na hepatite, na fibrose hepática e na obstrução ou estase do sistema biliar, a ausência total ou parcial de sais biliares no trato alimentar priva-o das qualidades laxantes e discretamente desinfetantes desses sais. Isso, juntamente com os efeitos reflexos do fígado dilatado na hepatite aguda, origina uma síndrome do trato alimentar que envolve anorexia, vômito em algumas espécies e constipação intestinal entremeada de episódios de diarreia. As fezes apresentam coloração pálida e se houver quantidade apreciável de gordura na dieta, nota-se esteatorreia.

A diarreia também pode ser decorrente do prejuízo ao fluxo sanguíneo na veia porta devido à inflamação do tecido hepático. A congestão da veia porta está associada com aumento da pressão hidrostática no sistema capilar do sistema digestório. Isso, por sua vez, pode resultar em tumefação edematosa da mucosa e prejuízo à capacidade de absorção do trato alimentar.

Fotossensibilização

É provocada pelo acúmulo de substâncias fotossensibilizantes na pele, resultando em irritação local da pele não pigmentada e desprotegida após exposição à luz solar. A filoeritrina, um metabólito da clorofila no trato alimentar, é excretado na bile. Na insuficiência hepática ou biliar, a excreção dessas substâncias é retardada e ocorre fotossensibilização (ver também Fotossensibilização, no Capítulo 16).

Diátese hemorrágica

Na doença hepática difusa grave constata-se síntese deficiente de protrombina e consequente aumento do tempo de coagulação sanguínea. A anormalidade do complexo protrombina não é apenas o único defeito; também ocorrem deficiências de fibrinogênio e de tromboplastina. A síntese de protrombina e de outros fatores do complexo protrombina depende da presença de vitamina K; a ausência de sais biliares no intestino retarda a absorção dessa vitamina lipossolúvel. Recomenda-se administração parenteral de vitamina K antes da realização de cirurgia em pacientes com disfunção hepática grave.

Dor abdominal

Nas doenças hepáticas, há dois mecanismos que provocam distensão do órgão, com maior tensão da cápsula, e lesões na cápsula. O aumento de volume agudo do fígado se deve à congestão sanguínea, notada na insuficiência cardíaca congestiva e na inflamação aguda. As lesões neoplásicas e inflamatórias da cápsula ou do parênquima hepático logo abaixo da cápsula causam irritação local de seus órgãos terminais da dor. Em geral, a dor é subaguda, provocando postura anormal, especialmente arqueamento do dorso, e indisposição para se movimentar. Também, na maioria dos casos, é possível notar tensão da parede abdominal e dor à palpação profunda na região hepática.

Alteração no tamanho do fígado

Com frequência, durante a necropsia nota-se grande variação no tamanho do fígado, porém a detecção clínica dessa anormalidade não é fácil, a menos que o fígado apresente tamanho notavelmente aumentado. Isso, mais provavelmente, acontece na congestão hepática avançada secundária à insuficiência cardíaca congestiva, em algumas intoxicações por plantas em equinos e quando há múltiplos abscessos ou metástases neoplásicas. Na hepatite aguda, o aumento de tamanho não é grande o suficiente para ser detectado no exame clínico; na fibrose hepática terminal, o fígado é muito menor do que seu tamanho normal.

Em equinos, a atrofia do lobo hepático direito pode estar relacionada à distensão crônica dos segmentos do trato intestinal adjacentes. O fígado normal de equino é anatomicamente dividido em duas partes, praticamente iguais, pela fissura interlobar umbilical; nos potros, fissuras interlobulares adicionais dividem o fígado em quatros lobos distintos: direito, esquerdo, quadrado e caudato. Em equinos com atrofia do lobo direito, quando grave, a cápsula desse lobo é enrugada e espessa. Nos equinos clinicamente normais, o lobo direito representa a metade do peso total do fígado, enquanto o lobo direito atrofiado representa 11 a 38,8% do peso total do órgão. Acredita-se que isso se deva à compressão insidiosa, por longo tempo, dessa parte do fígado, pela distensão anormal do cólon dorsal direito e da base do ceco.

Deslocamento do fígado

O fígado pode se deslocar de sua posição normal, com sua protrusão na cavidade torácica, por uma hérnia diafragmática, provocando angústia respiratória e achados anormais durante a percussão do tórax. Há relato de torção de um lobo hepático em porcas idosas, no início da lactação. Inapetência, inquietação e relutância em amamentar as crias foram acompanhadas de vômito intenso prolongado, dor abdominal aguda e dispneia. O lobo torcido apresentava tamanho muito maior e, em um caso, havia ruptura da cápsula, acompanhada de hemorragia interna grave.

Ruptura do fígado

É um acidente ocasional em animais, geralmente causado por traumatismo. Na maioria dos casos, a ruptura resulta em morte por hemorragia, embora pequenos danos à cápsula possam cicatrizar. Os equinos utilizados para produção de soro frequentemente desenvolvem amiloidose hepática, possivelmente como uma reação às repetidas injeções de proteínas estranhas; nesses animais, a taxa de mortalidade decorrente de ruptura do fígado é relativamente alta. Amiloidose é essencialmente uma lesão que ocupa espaço; resulta em fígado friável. Na amiloidose, as massas teciduais fazem pressão nos cordões celulares do fígado e nos sinusoides, provocando atrofia gradativa por pressão, degeneração isquêmica e necrose do parênquima hepático.

Há relato de alta prevalência de ruptura de fígado em cordeiros recém-nascidos, da raça North Country Cheviot. As perdas resultantes dessa condição representam 12,5% de todas as mortes de cordeiros neonatos de raça pura e, nas propriedades individuais, variam de 6,4 a 24,7%. Os cordeiros, natimortos ou que nascem vivos, tornam-se anêmicos e fracos e morrem dentro de 12 h após o nascimento, em decorrência de hemorragia interna. Acredita-se que a causa da anemia fatal seja um encurtamento hereditário do esterno, que expõe o fígado à compressão e ruptura de sua cápsula. A deficiência de vitamina E em ovelhas e cordeiros também pode ser um fator envolvido.

Lipofuscinose (fígado negro) em ovinos

Pigmentação marrom-escura a preta no fígado e nos rins é uma ocorrência frequente em ovelhas de algumas regiões da Austrália. Nenhuma enfermidade está associada a essa condição, mas o fígado desses animais não é utilizado para o consumo humano, por motivos estéticos, podendo resultar em grande perda financeira. Comumente denominada "melanose", a pigmentação resulta da deposição do pigmento lipofuscina em vários estágios de oxidação. Nas áreas onde se constata a doença pode haver muitas árvores de acácia (*Acacia aneura*), cujas folhas são consumidas pelos ovinos em épocas de estiagem.

Essa condição não deve ser confundida com o fígado negro verificado em uma linhagem mutante da raça Corriedale, na Califórnia. Esses ovinos mutantes manifestam fotossensibilização por retenção de filoeritrina. O escurecimento do fígado deve-se à melanina.

REFERÊNCIAS BIBLIOGRÁFICAS

1. Russel KE, Roussel AJ. Vet North Am Clin Food Anim Pract. 2007;23:403.
2. Bertoni G, Trevisi E. Vet North Am Clin Food Anim Pract. 2013;29:413.

EXAME ESPECIAL DO FÍGADO

Quando há suspeita de doença hepática após o exame clínico geral, podem ser utilizadas técnicas especiais de palpação, biopsia e testes diagnósticos laboratoriais a fim de auxiliar na determinação da função hepática.

Palpação e percussão

Em bovinos, o fígado é bem protegido pelo gradil costal do lado direito e na maioria das vezes não é possível palpar suas bordas. Pode-se obter uma estimativa geral do tamanho do fígado mediante percussão da área de macicez hepática, mas geralmente não se obtém uma delimitação exata. Pode-se realizar percussão ou palpação profunda, a fim de detectar presença de dor hepática na área de macicez hepática, na região torácica posterior, no lado direito. É preciso fazer a percussão de toda a área porque a dor causada por uma lesão discreta pode ser muito localizada. Em bovinos, se o tamanho do fígado se apresentar notavelmente aumentado é possível sentir sua borda durante a palpação profunda, atrás do arco costal direito. Nessa espécie, o fígado pode estar aumentado e palpável em casos de insuficiência cardíaca congestiva direita avançada, múltiplos abscessos hepáticos, lipidose hepática e hepatite difusa. Em ruminantes, esse método de palpação é relativamente fácil, mas não é justificável em equinos e suínos em razão da espessura da parede abdominal e da pequena área do flanco.

Biopsia

A biopsia hepática é amplamente utilizada como método de diagnóstico de anemia infecciosa equina, lipidose hepática em bovinos, intoxicação por *Crotalaria* spp. e por outras espécies de plantas e em pesquisas sobre deficiências de cobre e vitamina A. Essa técnica é prática, mas requer algum conhecimento anatômico.

O instrumento de biopsia mais apropriado é um trocater tipo Tru-Cut. A agulha Tru-Cut é ativada por uma mola espiral ou manualmente, com aparatos de corte disponíveis em vários diâmetros e comprimentos.[1] A pistola de biopsia com agulha ativada por mola propicia cortes com mais segurança decorrente de maior força e mais velocidade com a qual o corte da borda avança pelo tecido.

Pode-se realizar biopsia hepática às cegas; todavia, com a ampla disponibilidade de ultrassonografia, recomenda-se a realização de biopsia guiada por ultrassom, sempre que possível.[1] Nos equinos, o local anatômico da biopsia é o 13º ou 14º espaço intercostal do lado direito do tórax, na metade do espaço entre duas linhas imaginárias, uma da tuberosidade isquiática até o ombro e outra da tuberosidade isquiática até o cotovelo.[1] Em bovinos, o local de biopsia hepática situa-se no 10º espaço intercostal do lado direito, entre duas linhas imaginárias, uma da tuberosidade isquiática até o cotovelo e outra é uma linha horizontal a partir do trocanter maior.[2]

Em bovinos, na maioria dos casos não é preciso sedação, mas ela é recomendada em equinos. O local de biopsia deve ser preparado com tricotomia, assepsia e infiltração de anestésico local. Inicialmente, a pele deve ser perfurada com uma agulha de calibre grosso ou por incisão com bisturi. Após confirmar o funcionamento apropriado do instrumento de biopsia, sua ponta afilada é introduzida no local da incisão cutânea e avança através do músculo intercostal e o diafragma, até o fígado. A penetração do diafragma pode ser percebida pela movimentação sincrônica da agulha com os movimentos respiratórios. Depois que a parte afilada do instrumento avançar vários centímetros no fígado, a agulha é disparada e, então, prontamente retraída. Dependendo do exame pretendido, a amostra pode ser processada imediatamente e fixada em solução de formaldeído 10% ou congelada. Podem ser obtidas várias amostras no mesmo local de incisão da pele, apenas alterando ligeiramente a direção em que a agulha avança no fígado. Em seguida, aplica-se grampo ou ponto de sutura na incisão cutânea e, se necessário, faz-se a aspersão de antisséptico no local. Há disponibilidade de detalhes sobre a técnica empregada em bovinos e equinos.[1,2]

O principal risco desse procedimento é que se a direção do instrumento de biopsia não estiver correta ele pode atingir o hilo e lesionar ductos biliares e vasos sanguíneos de grande calibre. Se o fígado estiver atrofiado ou o acesso for muito caudal, então, nenhuma amostra é obtida. Pode ocorrer hemoperitônio fatal se o animal apresentar tendência de hemorragia e pode se instalar peritonite se a lesão hepática for um abscesso que contém bactérias viáveis. Quando se perfura um grande ducto biliar, tem-se peritonite biliar. Parece possível que a técnica precipite um episódio fatal de hepatite necrótica infecciosa (doença negra), mas milhares de biopsias são realizadas sem essa ocorrência.

Na indisponibilidade de exames não invasivos, há evidência de que a biopsia hepática é o teste *ante mortem* mais útil em animais com doença hepática importante, previamente diferenciados daqueles que não a tenham. O exame de amostra obtida por biopsia do fígado pode definir a presença de doença hepática, propiciar o diagnóstico específico, orientar na escolha do tratamento e auxiliar no estabelecimento do prognóstico em casos suspeitos de doença hepática.

A principal desvantagem desse método é que se obtém uma amostra pequena e, a menos que a lesão hepática seja difusa, a amostra pode não ser representativa.

Exame de imagem do fígado

Ultrassonografia

Atualmente, a ultrassonografia do fígado é uma técnica utilizada rotineiramente no diagnóstico de doença hepática. O exame do fígado por meio de ultrassonografia pode propiciar informações detalhadas sobre o tamanho, a localização e o padrão do parênquima hepático, bem como o tamanho e a localização da vesícula biliar e dos ductos biliares. Pode-se utilizar ultrassonografia para orientar a biopsia para obtenção de amostras do fígado e da bile; ademais, é o único método prático de diagnóstico de trombose da veia cava caudal.[3] Há descrição de uma abordagem sistemática para o exame ultrassonográfico do fígado de bovinos e de pequenos ruminantes.[3,4]

A ultrassonografia do fígado é realizada com transdutor de 3,5 a 5,0 MHz, linear ou convexo. Após tricotomia, aplica-se álcool ou gel de contato na pele. Em bovinos, obtém-se imagem do fígado desde a porção caudal até a última costela, no 5º espaço intercostal, com a vaca de pé. Em equinos, o fígado é examinado entre o 6º e o 15º espaços intercostais do lado direito e entre o 6º e o 9º espaço intercostal do lado esquerdo, com o animal de pé. Examina-se cada espaço intercostal, em direção dorsoventral, mantendo-se o transdutor paralelo às costelas. Obtêm-se imagens da textura e das superfícies visceral e diafragmática do fígado; das veias hepáticas e porta, da veia cava caudal e do sistema biliar. A raça e a idade das vacas não influenciam na aparência ultrassonográfica do fígado, especialmente a posição, o tamanho e os vasos sanguíneos do fígado e da vesícula biliar. Durante a prenhez, nota-se discreto aumento do diâmetro da veia cava caudal e diminuição do calibre da veia porta.

Em vaca com ascite, pode-se utilizar ultrassonografia para detectar *trombose da veia cava caudal*. Em vacas, pode-se detectar *colestase* utilizando-se ultrassonografia para visualizar a dilatação dos ductos biliares extra-hepáticos e intra-hepáticos e da vesícula biliar (Figura 9.2). Em bovinos, as amostras de bile podem ser obtidas por meio de *colecistocentese* percutânea guiada por ultrassonografia, com intuito de verificar a presença de ovos de *Fasciola hepatica* e *D. dendriticum* e de mensurar a concentração de ácidos biliares. O procedimento é realizado no lado direito, nos 9º, 10º e 11º espaços intercostais. Na *colelitíase* de equinos, o exame ultrassonográfico mostra ductos biliares dilatados e estruturas hiperecoicas que causam sombreamento acústico no interior desses ductos.

Ultrassonografia e análise digital podem ser utilizadas no diagnóstico e avaliação do grau de *lipidose hepática* em vacas.[5]

Em equinos e bovinos, podem ser vistos *abscessos hepáticos*, por meio de ultrassonografia. O tamanho e a localização dos abscessos podem ser variáveis; como em bovinos e equinos adultos apenas partes do fígado são acessíveis ao exame ultrassonográfico, os abscessos localizados na parte esquerda do fígado podem não ser detectados na ultrassonografia. Há relato de *cateterização da veia porta ou da veia mesentérica* guiada por ultrassonografia em vacas e, atualmente, é utilizada para fins de pesquisa.[6]

Radiografia

Pode-se realizar radiografia lateral do abdome para determinar o tamanho e a localização do fígado em potros. Utilizou-se fluoroscopia e injeção de contraste na veia mesentérica para detectar a presença de *shunts* portossistêmicos em potros e bezerros.

Exames laboratoriais para avaliação da função hepática e diagnóstico de doenças hepáticas

É difícil diagnosticar doença hepática apenas com base nos achados clínicos em razão dos sintomas inespecíficos causados pelo comprometimento da função hepática. Portanto, o diagnóstico de doença hepática se baseia muito em exames bioquímicos do soro sanguíneo.

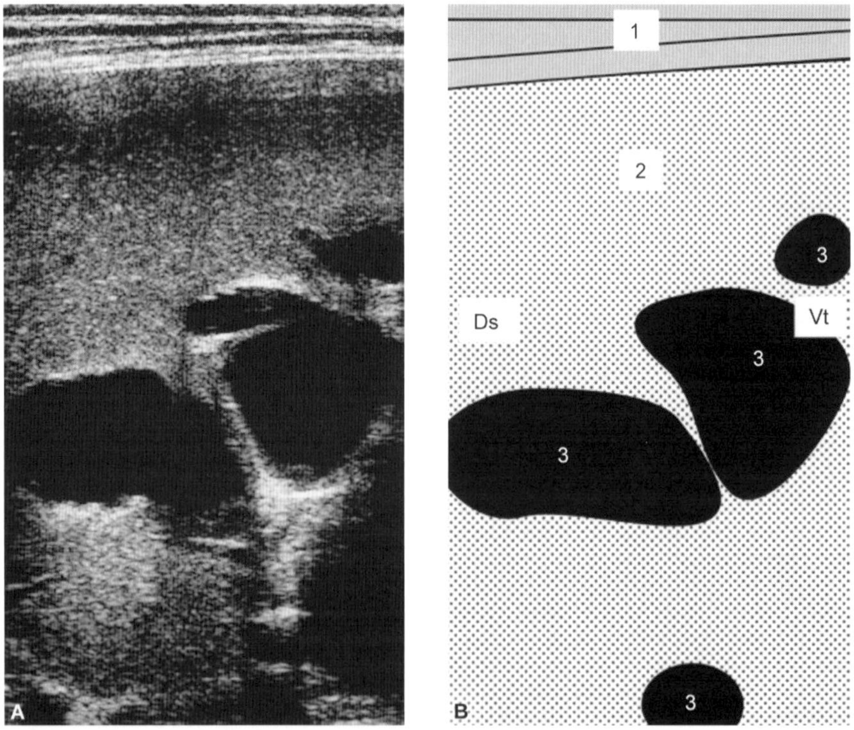

Figura 9.2 A. Ultrassonografia e diagrama do fígado de uma vaca com colestase obstrutiva provocada por fasciolose. Os ductos biliares intra-hepáticos encontram-se dilatados. Normalmente, eles não são visíveis. **B.** O exame ultrassonográfico foi realizado no 11º espaço intercostal do lado direito, utilizando um transdutor linear de 5 MHz. 1. Parede lateral do abdome; 2. Fígado; 3. Ductos biliares intra-hepáticos dilatados. Ds: dorsal; Vt: ventral. Reproduzida, com autorização, de U. Braun.

No entanto, os resultados e a interpretação desses testes diagnósticos são complicados porque embora vários parâmetros utilizados sejam específicos para doença hepática, eles frequentemente não possibilitam a diferenciação dos diversos tipos de doença hepática. Não há disponibilidade de exames específicos que identifiquem o tipo exato da lesão e, geralmente, é preciso uma combinação de testes para obter o diagnóstico.

Os testes laboratoriais utilizados no diagnóstico de doenças hepáticas e na avaliação da função hepática em animais pecuários podem ser categorizados como: os que avaliam a função hepatobiliar, os testes de função hepática; e como testes indicativos de comprometimento hepatocelular, ou seja, as mensurações das atividades séricas das enzimas hepáticas.

Testes de função hepática

Indicam a concentração sérica de compostos produzidos, convertidos ou desintoxicados no fígado. As substâncias sintetizadas no fígado incluem glicose, albumina, nitrogênio ureico, ácidos biliares e fatores de coagulação. Os compostos desintoxicados ou convertidos pelos hepatócitos incluem amônia e bilirrubina não conjugada (indireta), que é convertida em bilirrubina conjugada (direta) no fígado.

Concentração sérica de ácidos biliares

Os ácidos biliares são sintetizados no fígado, a partir do colesterol e, em seguida, são secretados no duodeno. A grande maioria dos ácidos biliares excretados é reabsorvida no trato digestório, pela circulação porta, retorna ao fígado e, novamente, é excretada pelo sistema biliar. Este circuito de reciclagem é denominado circulação êntero-hepática.

A concentração sérica de ácidos biliares reflete a efetividade da circulação êntero-hepática. Nota-se aumento da concentração sérica de ácido biliares nos casos de prejuízo à função dos hepatócitos, cirrose hepática e *shunt* portossistêmico, antes da manifestação de icterícia.

Em geral, o aumento da concentração sérica de ácidos biliares totais tem boa correlação com a gravidade da doença hepática. No entanto, em bovinos há extrema variação entre os tipos e as idades dos animais, sendo a variação ainda maior em bovinos de corte do que naqueles de leite. As oscilações a cada hora na concentração sérica de ácidos biliares nos bovinos dificultam a interpretação dos resultados desse teste. Práticas alimentares e fase de lactação também podem influenciar a concentração sérica de ácidos biliares. Em bezerros e nos animais com cerca de 1 ano de idade, os valores são significativamente menores do aquele de vacas-leiteiras lactantes. Há relato de alta concentração sérica de ácidos biliares em bovinos com lipidose hepática, abscessos hepáticos, fasciolose e cálculos biliares.[7] No entanto, para ser específico de lesão hepática em bovinos, o valor obtido em uma única amostra deve ser superior a 126 μmol/ℓ, em bovinos de corte, e 88 μmol/ℓ em vacas-leiteiras lactantes.

Em bovinos, considera-se a concentração sérica de ácido biliares totais um indicador mais específico e sensível de uma ampla variedade de doenças hepáticas e está significativamente relacionada ao grau da doença, comparativamente com outros testes de função hepática. Em equinos, a concentração sérica de ácidos biliares totais também é um indicador sensível de várias doenças hepáticas, sendo mais útil quando combinada com outros testes diagnósticos de doença hepática.

Concentração sérica de bilirrubina

Bilirrubina é um produto da degradação da hemoglobina. No sangue, na forma não conjugada insolúvel, a bilirrubina se liga à albumina, sendo transportada ao fígado para ser conjugada com o ácido glicurônico e, então, excretada na bile. É preciso que haja glucuronidação da bilirrubina para aumentar sua hidrossolubilidade e possibilitar a excreção na bile. Pode ocorrer hiperbilirrubinemia em consequência de maior grau de hemólise, doença hepática grave que prejudica a absorção ou a conversão de bilirrubina não conjugada pelos hepatócitos ou de comprometimento do fluxo biliar oriundo do fígado. Concentração sérica de bilirrubina acima de 17 μmol/ℓ (1 mg/dℓ) faz o soro sanguíneo se tornar amarelado; nas membranas mucosas, a icterícia torna-se aparente quando há concentração de bilirrubina superior a 40 μmol/ℓ (2,3 mg/dℓ). Com frequência, utiliza-se a proporção entre bilirrubina conjugada e bilirrubina não conjugada para diferenciar as diferentes causas de hiperbilirrubinemia. Embora esse conceito, adotado com base na literatura médica humana, possa parecer atrativo e uma abordagem diagnóstica direta, evidências recentes indicam que a diferença espécie-específica na cinética da excreção das bilirrubinas dificulta a interpretação dessa proporção, na diferenciação entre os diversos tipos de icterícia. Em bovinos e equinos, a maioria dos casos de hiperbilirrubinemia é causada pelo aumento da concentração de bilirribina não conjugada, mesmo quando há obstrução pós-hepática do fluxo biliar.

Bovinos adultos com doença hepática não apresentam concentração sérica de bilirrubina consistentemente alta; com frequência, não se verifica icterícia evidente em bovinos com hiperbilirrubinemia. A utilidade da detecção de alta concentração de bilirrubina como indicador de doença hepática em bezerros não é confiável. Isso é semelhante ao que acontece com bovinos adultos, no quais a concentração sérica de bilirrubina não é um teste específico ou sensível para o diagnóstico de doença hepática crônica.

Concentração sérica de amônia

A desaminação microbiana dos aminoácidos no trato intestinal é a principal fonte de amônia, a qual é absorvida do intestino pelo sangue venoso portal e transformada em ureia, no fígado. A concentração sanguínea de amônia pode ser um indicador de massa hepática funcional. Em geral, a concentração plasmática de amônia é indicador sensível e específico de doença hepática em equinos, embora essa concentração possa oscilar amplamente ao longo do dia e, com frequência, não se verifica a diminuição concomitante esperada na concentração plasmática de ureia, em razão da menor capacidade de síntese do fígado.

Em bovinos com doença hepática, o teor plasmático de amônia encontra-se significativamente elevado, em comparação com aquele de animais normais, mas nem sempre é acompanhado de diminuição na concentração plasmática de ureia. Em bovinos sadios, a proporção entre as concentrações plasmáticas de amônia e ureia é 9:1 e de amônia e glicose é 11:1. Na doença hepática, a proporção entre as concentrações plasmáticas de amônia e glicose é 40:1 e de amônia e ureia é 30:1; quando combinadas, especialmente, com aumento do conteúdo corporal total de cetonas e diminuição da concentração de glicose, indica prognóstico reservado.

A maioria dos casos de *shunt* portossistêmico é acompanhada de aumento notável na concentração sanguínea de amônia.

Embora a concentração sérica de amônia seja considerada um parâmetro diagnóstico útil na avaliação da função hepática, raramente é incluída no perfil bioquímico diagnóstico. Amostras de sangue para mensurar a amônia requerem manuseio especial decorrente da volatilidade desse composto, fato que torna esse parâmetro impróprio para uso na rotina, em condições de campo.[7] As amostras devem ser mantidas em gelo e transportadas imediatamente ao laboratório, para análise dentro de 30 min após a coleta.

Nitrogênio ureico sanguíneo

Nitrogênio ureico sanguíneo (BUN), ou nitrogênio ureico sérico, é o produto final da desintoxicação da amônia. Esse é um parâmetro às vezes utilizado, também, para avaliar a função hepática. A concentração sanguínea de nitrogênio ureico pode diminuir quando há prejuízo à conversão de amônia em ureia, no fígado. No entanto, baixa concentração sérica de ureia não é específica para o diagnóstico de doença hepática. Também, nota-se baixa concentração de nitrogênio ureico em pacientes com anorexia, que consomem menor quantidade de proteínas. Nos ruminantes com anorexia ou submetidos à dieta com baixo teor proteico, os microrganismos do rúmen recorrem ao BUN como fonte de nitrogênio para sua própria síntese de proteínas, reduzindo a concentração de BUN.

Concentração sérica de albumina

A albumina presente no sangue é sintetizada no fígado e sua concentração pode diminuir na doença hepática grave crônica. No entanto, baixa concentração sérica de albumina é inespecífica para doença hepática porque ela pode ser consequência de perda excessiva (p. ex., pelos rins) ou prejuízo à sua produção não relacionado com doença hepática. Síntese insuficiente de albumina não atribuível ao fígado pode decorrer de baixo conteúdo proteico na dieta ou de prejuízo à digestão ou absorção de proteínas.[7] Baixa concentração sérica de albumina combinada com alta concentração sérica de globulinas indica doença inflamatória crônica, não sendo sugestiva de doença hepática primária.

Atividades séricas das enzimas hepáticas

Na rotina, a determinação das atividades séricas de enzimas hepáticas é utilizada para detecção e avaliação de lesão hepatocelular. No entanto, a lesão de hepatócitos não necessariamente está associada com prejuízo da função hepática, em razão da alta capacidade funcional do fígado. A lesão hepática, indicada por elevação notável da atividade sérica de enzimas, só é acompanhada de doença clínica quando houver comprometimento de mais da metade do tecido hepático funcional.

As enzimas hepáticas do soro sanguíneo são classificadas como enzimas de extravasamento citoplasmático de hepatócitos lesionados (denominadas enzimas de extravasamento) e enzimas cujas atividades séricas aumentam devido à maior síntese enzimática em resposta à colestase. As atividades séricas das enzimas em indivíduos com doença hepática dependem das concentrações dessas enzimas nos hepatócitos, da gravidade e da duração da doença hepática e da meia-vida da enzima. As enzimas utilizadas no diagnóstico de lesão hepatocelular apresentam, preferivelmente, alta atividade no citoplasma de hepatócitos, resultando em aumento mensurável da atividade enzimática no soro, quando há lesão de hepatócitos. Para ser específica, a atividade da enzima em questão no citoplasma deve ser maior no fígado do que em qualquer outro tecido. As enzimas, cujas atividades comumente são mensuradas no soro ou no plasma de animais pecuários com intuito de diagnosticar doença hepática são:

- L-iditol desidrogenase (anteriormente conhecida como sorbitol desidrogenase [SDH]). Essa enzima é altamente específica como indicador de lesão hepática aguda. A lesão de hepatócitos resulta em aumento brusco da atividade sérica dessa enzima, seguido de rápido declínio, em razão de sua curta meia-vida. Assim, essa enzima é menos apropriada para o diagnóstico de doença hepática crônica. Outra desvantagem é a instabilidade da enzima no soro ou no plasma, mesmo se refrigerado ou congelado. Há relato de redução marcante na atividade enzimática dentro de 24 h, em amostras resfriadas, e de 72 h em amostras congeladas[7]
- Lactato desidrogenase (LDH) é abundante no fígado, nos rins, nos músculos, no miocárdio e nas hemácias. Para a diferenciação entre doença hepática e lesão de célula muscular é necessária a mensuração de outras enzimas hepáticas ou de enzimas específicas de miócitos
- Aspartato aminotransferase (AST; anteriormente conhecida como transaminase glutâmico-oxalacética), à semelhança da LDH, é abundante em diversos tecidos, inclusive no fígado e nos músculos. Portanto, o aumento da atividade sérica de AST somente pode ser interpretado em combinação com outras enzimas hepáticas mais específicas para o diagnóstico de doença hepática
- Alanina aminotransferase (anteriormente conhecida como transaminase glutâmica-piruvato) é comumente utilizada no diagnóstico de doença hepática em pequenos animais. Contudo, em ruminantes, equinos e suínos, essa enzima tem pouco valor diagnóstico devido à sua baixa atividade no citoplasma dos hepatócitos dessas espécies
- γ-Glutamiltransferase (GGT) é uma enzima amplamente distribuída em diversos tecidos de equinos e bovinos. A atividade específica de GGT é maior nos rins, nos pâncreas e no fígado; entretanto, no soro ou no plasma se deve quase exclusivamente à enzima presente em hepatócitos, tornando-a altamente específica para doença do sistema hepatobiliar de bovinos, equinos e ovinos. Em equinos, o aumento da atividade sérica de GGT pode estar associado com lesão hepatocelular e necrose hepática, em diversas doenças do fígado, tanto de ocorrência natural quanto aquelas experimentalmente induzidas. Estas incluem ligação de ducto biliar, intoxicação por dissulfeto de carbono, intoxicação por tetracloreto de carbono, colestase, hepatotoxicose por ferro, intoxicação por Senecio e hiperlipidemia em pôneis. GGT é indicador sensível de lesão hepática em equinos intoxicados com alcaloides de pirrolizidina (PA), nos estágios iniciais da doença, porém seu valor não apresenta correlação com a gravidade das lesões verificadas em amostras de fígado obtidas por biopsia, posteriormente, na fase crônica da doença. Em equinos que consumiram feno contaminado com *Senecio vulgaris*, os valores de GGT foram muito variáveis: alguns equinos com valor alto não morreram, enquanto outros com valor pouco acima da faixa de normalidade na amostra inicial morreram. GGT é um teste de rotina prático útil na avaliação de amiloidose hepática em equinos produtores de soro. Em potros, no primeiro mês de vida, o valor foi 1,5 a 3 vezes maior do que o valor de referência fisiológico para equinos adultos sadios. Em potros neonatos, as atividades séricas de fosfatase alcalina (ALP), GGT e SDH se apresentam elevadas nas duas primeiras semanas de vida
- Em bezerros neonatos, a atividade sérica de GGT é utilizada como indicador de ingestão de colostro. Alta atividade sérica de GGT em bezerros recém-nascidos se deve à absorção intestinal passiva dessa enzima presente no colostro que, normalmente, contém elevada concentração de GGT
- Há alta concentração de glutamato desidrogenase (GD ou GHD) no soro sanguíneo de ruminantes e equinos, sendo considerada altamente específica no diagnóstico de doenças hepáticas
- A atividade de ornitina carbamil transferase (OCT) também se eleva, mesmo nas doenças crônicas, mas apenas quando há necrose hepática ativa e não quando as lesões estão cicatrizando. Ademais, tem-se sugerido a mensuração de OCT como teste auxiliar no diagnóstico de lipidose hepática em bovinos[8]
- A mensuração da atividade de ALP é utilizada como teste da função excretora do fígado, em equinos; é útil nessa espécie, porém sua atividade é amplamente variável em bovinos sadios, fato que dificulta a interpretação dos resultados. Entre os testes disponíveis para detectar obstrução biliar, prefere-se a mensuração da atividade sérica de ALP. No entanto, nota-se uma resposta similar à lesão em outros tecidos.

Perfil das enzimas hepáticas nas diferentes espécies

As enzimas hepáticas presentes no soro sanguíneo e consideradas mais úteis no auxílio diagnóstico das doenças hepáticas, nas diferentes espécies, são mencionadas a seguir.

Bovinos

Em bovinos adultos, GGT, ALP, SDH, AST e GDH são mais úteis na detecção de animais com doença hepática crônica. As desidrogenases (SDH e GDH) apresentam meia-vida mais curta no soro e podem não aumentar em bovinos com doença hepática crônica.

Nos estágios iniciais da disfunção hepática em bovinos, SDH é o teste mais eficiente e sensível. A instabilidade dessa enzima, mesmo quando a amostra de sangue é colocada em gelo, requer análise dentro de horas após a coleta da amostra. Nos estágios posteriores, quando os testes de excreção biliar são mais aplicáveis, a mensuração da concentração sérica de bilirrubina é mais indicada.

Bezerros

Em *bezerros neonatos* com menos de 6 semanas de idade, nenhum dos testes comumente utilizados na avaliação de lesão ou função hepática em bovinos adultos é útil no diagnóstico de doença hepática. As atividades séricas da maioria das enzimas e a concentração sérica de bilirrubina total são significativamente maiores em bezerros recém-nascidos do que naqueles com 2 semanas de idade. Em bezerros com menos de 6 semanas de idade com suspeita de doença hepática, deve-se realizar uma combinação de testes para avaliar a lesão hepática, incluindo a atividade sérica de GDH e a concentração sérica de ácidos biliares totais. A biopsia hepática percutânea pode fornecer as melhores informações.

Equinos

A mensuração da concentração sérica de ácido biliares totais e das atividades de GDH e GGT, bem como a biopsia hepática são úteis na avaliação dos diferentes tipos de doença hepática em equinos. Em uma série de casos de doença hepática primária, notou-se que todos os equinos apresentavam alta atividade sérica de GGT e a maioria apresentava alta atividade sérica de GDH e elevada concentração de ácidos biliares. Os equinos submetidos à eutanásia ou que morreram apresentavam maiores valores de GGT, GDH e ácidos biliares, comparativamente aos sobreviventes. Os equinos com sintomas de encefalopatia hepática apresentavam teor plasmático de amônia superior a 90 μmol/ℓ, mas não havia correlação desse achado com a gravidade clínica da doença. Metade dos animais com encefalopatia hepática apresentava hiperglicemia e nenhum tinha hipoglicemia, tampouco teor plasmático de ureia anormalmente baixo.

Em um lote de 82 equinos, confirmou-se a presença de doença hepática importante em 61 deles; em 12, não foi confirmada. Constatou-se que apenas as atividades séricas de GGT e de ALP e a concentração de globulinas foram significativamente diferentes entre os dois grupos de animais.

Verificou-se que, quando disponíveis, os dados clínicos e ultrassonográficos foram bons indicadores de doença hepática.

Os resultados de maior valor diagnóstico, em um teste individual positivo, foram: presença de encefalopatia hepática, aumento de GGT, hipoalbuminemia, aumento de ALP, aumento de ácidos biliares totais e de bilirrubina total. Altas atividades de AST e GDH também têm bom valor diagnóstico, mas apenas quando em combinação com os testes mencionados. Nenhuma combinação de testes, tampouco exames sequenciais, foi capaz de diferenciar totalmente os equinos com e sem doença hepática confirmada por biopsia; ademais, a confiança no uso de exames não invasivos como indicadores preditivos da presença ou da ausência de doença hepática importante pode induzir a frequentes erros de diagnóstico. Alguns resultados positivos foram fatores preditivos confiáveis da presença de doença hepática, enquanto resultados negativos foram, invariavelmente, indicadores preditivos insatisfatórios de sua ausência.

Nos estágios iniciais da disfunção hepática, prefere-se SDH. A concentração plasmática de amônia pode estar significativamente elevada, em comparação com a de equinos clinicamente normais, porém nem sempre é acompanhada de diminuição da concentração plasmática de ureia. Uma redução na concentração plasmática de glicose é um indicador de mau prognóstico.

Em casos suspeitos de doença hepática em equinos adultos, o teste prognóstico não invasivo mais útil é a gravidade dos sinais clínicos.

LEITURA COMPLEMENTAR

McGorum BC, Murphy D, Love S, Milne EM. Clinicopathological features of equine primary hepatic disease: a review of 50 cases. Vet Rec. 1999;145:134-139.

Pearson EG. Liver disease in the mature horse. Equine Vet Educ. 1999;11:87-96.

West HJ. The evaluation of hepatobiliary disease in horses and cattle. In: FRCVS thesis. London: 1994.

REFERÊNCIAS BIBLIOGRÁFICAS

1. Rendle D. In Pract. 2010;32:300.
2. Herdt T 2009. (Accessed 20.03.15, at <http://www.dcpah.msu.edu/sections/nutrition/WEBCD.NUTR.REF.002.pdf>.)
3. Braun U. Vet Clin North Am Food Anim Pract. 2009;25:591.
4. Braun U, Steininger K. Am J Vet Res. 2011;72:219.
5. Starke A, et al. J Dairy Sci. 2010;93:2952.
6. Starke A, et al. Vet J. 2012;192:403.
7. Russel KE, Roussel A. Vet Clin North Am Food Anim Pract. 2007;23:403.
8. Kalaitzakis E, et al. J Vet Intern Med. 2007;21:835.

PRINCÍPIOS DO TRATAMENTO DAS DOENÇAS HEPÁTICAS

Nas doenças difusas do fígado, não há tratamento geral satisfatório e o principal objetivo deve ser a remoção da fonte do agente causador da lesão. Na hepatite aguda, o máximo que se pode fazer é auxiliar o animal durante o período de risco de insuficiência hepática aguda, até que abrande o quadro agudo e o fígado se regenere e restabeleça sua função normal. Nesse estágio da doença, o animal pode morrer devido à hipoglicemia, sendo necessária a manutenção da concentração sanguínea de glicose VO ou IV. Em decorrência do risco de intoxicação por guanidina, deve-se assegurar um adequado fornecimento de sais de cálcio VO ou parenteral.

Há dúvida quanto à necessidade de ingestão de alto conteúdo de proteínas porque o metabolismo incompleto dessas proteínas pode resultar em efeitos tóxicos, especialmente nos rins. No entanto, as misturas de aminoácidos, sobretudo aquelas que contêm metionina, são utilizadas com resultados aparentemente bons. As mesmas recomendações gerais se aplicam à prevenção e ao tratamento de doença aguda difusa do fígado. Dietas com alto teor de carboidrato, cálcio e proteína de alto valor biológico, bem como diversas substâncias específicas, são conhecidas como indutoras de efeito protetor contra agentes hepatotóxicos.

Na doença crônica difusa do fígado, a substituição do tecido lesionado por tecido fibroso ocasiona compressão dos sinusoides, que é irreversível, exceto nos estágios muito iniciais, quando a remoção de gordura do fígado mediante administração de fatores lipotrópicos, inclusive colina, e a manutenção do animal com dieta contendo baixos teores de gordura e proteínas podem reduzir os efeitos compressivos do tecido fibroso. Nesse estágio da enfermidade, uma dieta com alto teor proteico estimula a atividade metabólica do fígado e o aumento do depósito de gordura, e retarda a função hepática.

As doenças locais do fígado requerem tratamento cirúrgico ou medicamentoso, dependendo da causa; os tratamentos específicos serão discutidos nas seções das respectivas doenças.

DOENÇAS HEPÁTICAS DIFUSAS

Hepatite

A diferenciação das doenças hepáticas em hepatite e hepatose não tem aceitação geral e tem-se sugerido o uso de termos não específicos, como lesão hepática, para evitar a conotação de inflamação associada à palavra hepatite. Para facilitar a leitura, neste capítulo a palavra hepatite é utilizada nos casos de doenças difusas, degenerativas e inflamatórias. Também, é aqui utilizado para incluir a classificação patológica comum de cirrose. Clinicamente, a síndrome provocada pela fibrose do fígado é idêntica à causada por hepatite e a etiologia é a mesma; a única diferença é que o surgimento da doença é mais lento e menos agudo do que na hepatite.

Etiologia e epidemiologia

Embora haja uma extensa lista de causas de hepatite, ainda há vários fatores desconhecidos, bem como vários casos esporádicos de insuficiência hepática, especialmente em equinos, nos quais não se determinou a causa. Na maioria dos casos de doença clínica nota-se início agudo e progressão fatal, mas a duração da lesão hepática é muito mais longa.

Em um estudo de casos controlados de doença hepática em equinos atendidos no Liphook Equine Hospital, no Reino Unido, notou-se que os pôneis foram mais suscetíveis ao desenvolvimento da doença hepática do que os equinos que participavam de cavalgada de baixo esforço. A taxa de mortalidade total foi baixa (25,9%); os equinos com doenças hepáticas não classificadas apresentaram a menor taxa de mortalidade; comparativamente, os equinos com colângio-hepatite, intoxicação por alcaloide de pirrolizidina e hepatite crônica ativa apresentaram taxa de mortalidade significativamente maior. Não se constatou efeito de idade, raça ou sexo na recuperação.

Hepatite tóxica

As causas comuns de hepatite tóxica em animais pecuários são:

- Produtos tóxicos inorgânicos: cobre, fósforo, arsênico e, possivelmente, selênio

- Produtos tóxicos orgânicos: tetracloreto de carbono, hexacloretano, gossipol, cresóis e alcatrão da hulha, clorofórmio e sulfonato de quinolina dietilamina de cobre.

Também, considerou-se como causa o fumarato ferroso, administrado como um inóculo oral, em potros recém-nascidos.

Fungos, insetos e plantas tóxicas

- Ervas daninhas: *Senecio*, *Crotalaria*, *Heliotropium*, *Amsinckia* e *Tribulus* spp.; *Encephalartos lanatus*; e *Trachyandra* spp.
- Pastagem e plantas cultivadas: *Panicum effusum*, tremoço, trevo híbrido e feno de alfafa mofado
- Árvores e arbustos: Lantana (*Lantana camara*), andiroba-rana (*Terminalia oblongata*), árvore ngaio (*Myoporum laetum*), *Boobialla* australiana (*M. tetrandrum*) e sementes de cicadáceas (*Zamia* spp.)
- Fungos: *Pithomyces chartarum*, *Aspergillus flavus*, *Penicillium rubrum*, *Phomopsis leptostrombiformis*, *Fusarium* spp., *Myrothecium* spp., e *Periconia* spp.
- Algas: fator de morte lenta
- Insetos: ingestão de larvas de mosca serra (vespão; *Lophyrotoma interrupta*).

Miscelânea de produtos químicos agrícolas

Inclui esterco de granja, torta de semente de algodão e farinha de arenque.

Hepatite por perfusão toxêmica

Nota-se grau moderado de hepatite em várias infecções bacterianas, independentemente de sua localização no corpo, sendo a hepatite geralmente classificada como tóxica; não se sabe se as lesões são provocadas por toxinas bacterianas ou por choque, anoxia ou insuficiência vascular. Pode-se constatar insuficiência hepática em vacas-leiteiras, após a ocorrência de mastite ou metrite. Acredita-se que a disfunção hepática possa ser decorrência de endotoxemia. Isso também se aplica à hepatite associada com lesão tecidual extensa, notada após queimaduras, lesões e infarto.

Hepatite infecciosa

Em animais, as lesões hepáticas difusas raramente são causadas por microrganismos infecciosos. Os mais importantes são:

- Vírus da febre do Vale Rift
- *Bacillus piliformis*, como causa da doença de Tyzzer em potros
- Herpes-vírus equino 1 da rinopneumonite viral, como causa de aborto em éguas
- *Deltaproteobacterium*, como causa de aborto epizoótico em vacas, na Califórnia
- Hepatite pós-vacinal de equinos, também conhecida como *hepatite sérica*, *doença hepática aguda idiopática*, *doença de Theiler* e *atrofia hepática aguda*, é a causa mais comum de insuficiência hepática aguda nessa espécie. A doença comumente está associada com a administração de produtos biológicos de origem equina, geralmente antitoxina tetânica.

Há relato de quatro casos fatais de hepatite sérica causada pela administração de plasma comercial, em equinos. Em um hospital de ensino veterinário, relatou-se taxa de prevalência de 0,4%.

Um grande número de casos de encefalopatia hepática equina de etiologia desconhecida ocorreu na França, no período de 1992 a 1997.

- Casos graves de arterite viral equina que manifestam sinais de hepatite
- Micoses sistêmicas, por exemplo, histoplasmose, podem ser acompanhadas de múltiplas lesões hepáticas granulomatosas
- Há doenças nas quais comumente se notam lesões hepáticas durante a necropsia, mas sem sinais evidentes de doença clínica durante a vida. Algumas dessas doenças são anemia infecciosa equina, salmonelose, listeriose septicêmica e leptospirose em potros abortados
- Há relato de hepatite necrótica infecciosa causada por *Clostridium novyi* em uma égua com 9 anos de idade.

Hepatite parasitária

- Infestação aguda ou crônica por *Fasciola hepatica*
- Migração de larvas de *Ascaris* spp.
- Granulomas hepáticos fibrosados em equinos com esquistossomose crônica
- Sarcocistose hepática em equinos.

Hepatite nutricional (hepatite trofopática)

Deficiências de selênio e vitamina E são fatores apontados como causas de necrose hepática dietética em suínos. Sugeriu-se que deficiências nutricionais múltiplas são causas da extensa necrose hepática observada em cordeiros e ovinos adultos criados em pastagem de trifólio, na Califórnia. Em fêmeas prenhes de pôneis da raça Shetland, que recebem dieta deficiente, é mais frequente a ocorrência de lipidose hepática e hiperlipemia. Constata-se lipidose hepática em vacas no período de transição, do final da gestação até o pico da lactação. A doença é desencadeada por um balanço energético negativo que ocorre no periparto de vacas secas obesas. A rápida mobilização de grande quantidade de gordura corporal, em caso de deficiência energética, resulta em acúmulo de ácidos graxos não esterificados no fígado, onde são novamente esterificados em triglicerídeos e depositados como gotículas de gordura nos hepatócitos. Essa infiltração de gordura no fígado é reversível, mas se for grave o suficiente, causa prejuízo funcional ao metabolismo hepático.

Doença do fígado branco é uma entidade clínica bem definida verificada em ovinos jovens criados em regiões mais quentes da Nova Zelândia. A causa é desconhecida, mas a doença acomete apenas ovinos com deficiência de cobalto. A doença é constatada em pastagens folhosas que tenham grande quantidade de folhas secas acamadas na primavera e no início do verão. Os ovinos acometidos apresentam fotossensibilização, anorexia, perda de peso e, às vezes, icterícia e cegueira. Durante a necropsia, nota-se aumento marcante do fígado, mais claro e gorduroso. A maioria dos animais morre em um estágio crônico da doença, após o desaparecimento dos sintomas agudos. Uma doença semelhante, cuja suspeita etiológica é uma micotoxina, foi relatada na Noruega.

Cirrose e hepatose idiopática

Há relato de *cirrose hepática e hemocromatose em equinos*, de cirrose com aumento das reservas de ferro nas células parenquimatosas do fígado e de *cirrose hepática gordurosa* (*fígado firme e amarelado*) em ovinos e bovinos criados em áreas isoladas do oeste e sul do Texas, em anos muito chuvosos. A causa é desconhecida, porém a alta prevalência em períodos de estação chuvosa sugere a possibilidade do envolvimento de micotoxina ou deficiência nutricional.

Doença hepática congestiva

O aumento da pressão nos sinusoides hepáticos causa anoxia e compressão do parênquima hepático circundante. Insuficiência cardíaca congestiva é a causa comum; ocasiona degeneração centrolobular.

Em ovinos das raças Southdown e Corriedale, ocorre insuficiência hepática hereditária.

Anomalia vascular portossistêmica

Em grandes animais, há relatos ocasionais de *shunt* portossistêmico em potros e bezerros. Ocorre alteração do fluxo sanguíneo no fígado e constata-se insuficiência hepática decorrente de atrofia do órgão.

Patogênese

A hepatite pode ser causada por vários agentes, mas em todos os casos as consequências clínicas são semelhantes. Na *hepatite causada por substância tóxica (toxipática)* a lesão usual é centrolobular e varia de tumefação indistinta até necrose aguda com lesão venoclusiva terminal, em alguns casos de intoxicação por plantas. Se a necrose for grave ou repetitiva o suficiente, desenvolve-se fibrose. Os efeitos da endotoxina no fígado incluem necrose hepatocelular multifocal, prejuízo à gliconeogênese hepática e redução do fluxo sanguíneo hepático. A endotoxina pode fazer as células de Kupffer liberarem enzimas lisossomais, prostaglandinas e colagenase, que podem lesionar os hepatócitos. A endotoxina não desintoxicada pelas células de Kupffer podem interagir diretamente com os hepatócitos e provocar lesão lisossômica e comprometimento da função mitocondrial, ocasionando necrose. Na hepatite infecciosa, as lesões variam de necrose de células isoladas à necrose difusa por todo o parênquima hepático ou na maior parte dele.

Hepatite sérica em equinos é caracterizada por necrose lobular central grave após a administração de produtos biológicos de origem equina, como antitoxina tetânica, plasma equino comercial e outros produtos.

Na hepatite parasitária, as alterações dependem do número e do tipo de parasitas migratórios. Nas infestações intensas por trematódeos pode ocorrer lesão suficiente para provocar insuficiência hepática aguda, manifestada especialmente por edema submandibular. Nos casos mais crônicos, a expansão da colangite pode, também, ocasionar insuficiência crônica.

Hepatite trofopática é caracterizada por necrose maciça ou submaciça. Lipidose hepática se caracteriza por infiltração gordurosa em hepatócitos que progride e ocasiona desenvolvimento de cistos gordurosos.

Hepatite congestiva é caracterizada por dilatação de veias centrais e sinusoides, com compressão das células parenquimatosas. Nota-se *fibrose hepática* especialmente quando há necrose hepática maciça, capaz de destruir lóbulos inteiros. A degeneração não é possível, pois ocorre quando a necrose é zonal e há deposição de tecido fibroso. Assim, fibrose é o estágio terminal da hepatite, independentemente se aguda ou crônica, e se manifesta pela mesma síndrome clínica da hepatite, exceto que os sintomas se instalam mais lentamente. A fibrose também pode ser decorrência de colangite.

Tem-se evitado o termo *cirrose* porque ele implica conotações de medicina humana que podem ser inapropriadas aos animais. Ocorre *cirrose hepática gordurosa* em ovinos e bovinos, sendo caracterizada à necropsia por ascite, hidropericárdio e *shunt* vascular hepático adquirido. Ocorre alteração gordurosa hepática progressiva, que ocasiona cirrose. A fibrose surge na zona periacinar, causada por ruptura de cistos gordurosos e continua até que ocorra fibrose periacinar disseminada. Não se verifica lesão de encefalopatia hepática.

Nas anomalias vasculares portossistêmicas, os altos teores de amônia, ácidos graxos de cadeia curta e aminoácidos na circulação periférica causam apatia e anormalidades neurológicas típicas de encefalopatia hepática. Esses altos teores de metabólitos são decorrência da falha no metabolismo hepático e na desintoxicação de substâncias absorvidas nos intestinos, as quais normalmente chegam ao fígado pela veia porta, antes de alcançar a circulação periférica.

Doença hepática e insuficiência hepática

O fígado tem grande reserva funcional, uma capacidade praticamente embrionária para se regenerar, podendo apresentar função adequada mesmo quando há extensa lesão patológica no órgão. Isso é mais bem exemplificado nos casos de abscessos hepáticos em bovinos, nos quais a doença clínica raramente é evidente mesmo na presença de grandes abscessos.

Geralmente, a doença hepática é diagnosticada pela detecção de sinais clínicos decorrentes de falha em algumas de suas funções. Com frequência, nota-se doença hepática antes que a disfunção e os testes laboratoriais possam detectar a doença, antes que ocorra falha efetiva. O fígado tem uma reserva de, aproximadamente, 70 a 80% e deve haver comprometimento de quantidade de tecido hepático funcional que representa essa reserva, antes de ocorrer falha em parte de suas funções. Ocorrem falhas de algumas funções antes de outras, o que explica a progressão dos sinais clínicos.

Hemólise intravascular na doença hepática de equinos

Em equinos com doença hepática grave e avançada, há relato de hemólise intravascular com hemoglobinúria marcante. Notou-se hipersegmentação de neutrófilos de causa indeterminada em um equino com doença hepática e hemólise intravascular.

Achados clínicos

Os sinais cardinais de hepatite incluem anorexia, depressão mental (com excitação, em alguns casos), fraqueza muscular e icterícia, bem como sonolência, decúbito e coma com convulsões intermitentes nos estágios terminais. Hemoglobinúria é um achado variável em equinos. A crise hemolítica com a qual está associada é sempre um precursor de doença fatal. Os animais que sobrevivem aos estágios agudos iniciais podem apresentar fotossensibilização, lã e pelos quebradiços, que ocasiona troca do pelame, e suscetibilidade à tensão metabólica por até 1 ano.

Em geral, os achados clínicos de *doença hepática em equinos* são inespecíficos, mas o teste prognóstico não invasivo mais útil na suspeita de doença hepática em equinos adultos é a gravidade dos sinais clínicos. Independentemente da causa, os achados clínicos consistentes incluem perda de peso, anorexia, apatia e depressão. Outros achados incluem icterícia, taquicardia, febre intermitente, dor abdominal, edema da parede ventral do corpo, deficiência de coagulação, fasciculação muscular e diarreia ou constipação intestinal. Icterícia é um achado constante na necrose hepática aguda. Disfagia, fotossensibilização, encefalopatia e hemorragias tendem a ocorrer na fase terminal, especialmente em equinos com cirrose. Na hepatopatia crônica, a progressão da enfermidade é de vários meses.

Com frequência, a anorexia inicial é acompanhada de constipação intestinal, entremeada com episódios de diarreia. As fezes apresentam coloração mais clara do que a normal e se a dieta contiver muita gordura, é possível notar esteatorreia.

Em uma série de 50 casos de doença hepática primária em equinos, constatou-se a seguinte ocorrência de sinais clínicos (%): alteração de comportamento (68), anorexia (56), dor abdominal (50), encefalopatia (50), perda de peso (50), icterícia (42), anormalidade na motilidade intestinal (42), consistência anormal das fezes (28), desidratação (18), fotossensibilização (16), paralisia bilateral da laringe (14), coagulopatia clínica (10), dermatite e prurido (8), edema periférico (6), úlcera bucal (6), tenesmo (4), prolapso de pênis (2) e impactação retal (2).

Os sinais nervosos costumam ser marcantes e variam desde ataxia e letargia, com bocejo ou coma, até hiperexcitabilidade com tremores musculares e mania, inclusive comportamento agressivo, e convulsões. Uma síndrome característica é a do desajustamento neonatal, na qual os animais estendem a cabeça, não respondem aos estímulos normais e podem apresentar cegueira. Pode haver dor abdominal subaguda, geralmente manifestada por arqueamento do dorso e dor à palpação do fígado. Em geral, o aumento do fígado não é palpável.

Icterícia e edema podem ou não estar presentes e estão mais comumente associados com estágios menos agudos da doença. Também pode haver fotossensibilização, mas apenas quando os animais são submetidos à dieta com alimentos verdes e são expostos à luz solar. É possível verificar maior tendência de sangramento espontâneo do que o usual. Na fibrose hepática crônica, os sintomas são semelhantes àqueles de hepatite, mas se desenvolvem mais lentamente e persistem por períodos mais longos, frequentemente meses. Ascite e síndrome do desajustamento neonatal são mais comuns na hepatite.

Hepatite sérica (doença de Theiler) é a causa mais comum de insuficiência hepática aguda em equinos. Tipicamente, os achados clínicos surgem várias semanas após administração de antitoxina tetânica. Éguas lactantes parecem mais suscetíveis do que outras categorias de equinos; todavia, isso pode ser provocado pela administração de antitoxina à égua por ocasião da parição. Em um grupo de equinos acometidos, a doença pode surgir como morte inexplicável em um cavalo, após um curto período de enfermidade. Os achados clínicos incluem anorexia súbita, letargia marcante, andar rígido, edema subcutâneo nas partes distais de todos os membros e na parede corporal, cegueira, pressão da cabeça contra objeto imóvel, andar em círculo, bruxismo, dor abdominal, taquicardia, icterícia e redução marcante dos ruídos gastrintestinais. É comum a morte do animal em alguns dias.

Em equinos, a hepatite sérica após transfusão de plasma comercial pode causar cólica intensa, que não responde ao tratamento, letargia e morte súbita depois de 41 a 60 dias. Também há relato de encefalopatia grave.

Em bovinos, a doença hepática é caracterizada por perda de peso, apatia e depressão. Os sintomas de encefalopatia hepática incluem cegueira, pressão da cabeça contra objeto imóvel, excitabilidade, ataxia e fraqueza. A presença de febre e icterícia indicam prognóstico desfavorável.

Cirrose hepática gordurosa em ruminantes, no Texas, é caracterizada por baixo ganho de peso, emaciação progressiva, perda da ondulação da lã, ascite, depressão, pressão da cabeça contra objeto imóvel e marcha com a cabeça distendida para o alto. Nos estágios terminais, os animais permanecem imóveis e morrem em estado de coma. A taxa de morbidade pode atingir 80 a 100%, e a de mortalidade 10 a 60%. Nos EUA, a taxa de mortalidade aumenta, a cada mês, a partir de outubro, com valor máximo em janeiro e fevereiro; em seguida, diminui ao longo dos meses subsequentes.

Shunt portossistêmico

Nos animais jovens com *shunt* portossistêmico, os achados clínicos incluem retardo no desenvolvimento, ascite e anormalidades neurológicas variáveis resultantes de encefalopatia hepática. Os bezerros e os potros podem apresentar algumas semanas a poucos meses de idade quando levados à consulta. Cegueira cortical aparente, marcha em círculos e demência são sintomas frequentes. Tenesmo persistente é comum em bezerros. Episódios recorrentes de sinais clínicos neurológicos inexplicáveis em um potro jovem sugere a presença de *shunt* portossistêmico. Pode-se tentar o diagnóstico com base nos resultados clinicopatológicos, porém o diagnóstico definitivo requer portovenografia. A concentração de amônia no sangue está muito aumentada, como acontece com o teor sérico de ácidos biliares, mas as atividades séricas de enzimas hepáticas podem ser normais.

Patologia clínica

As características clinicopatológicas da doença hepática primária estão resumidas na seção sobre exames laboratoriais para avaliação da função hepática e diagnóstico de doença hepática.

O estadiamento das lesões verificadas em amostras obtidas por biopsia hepática de equinos com suspeita de hepatopatia é altamente preditivo quanto à gravidade da lesão e ao prognóstico. Em uma série de 82 casos em equinos, 61 foram confirmados com doença hepática relevante; em 12 não houve confirmação. Constatou-se que apenas as atividades séricas de GGT e ALP e a concentração sérica de globulinas foram significativamente diferentes entre os dois grupos de equinos.

Quando disponíveis, dados clínicos e ultrassonográficos são considerados bons indicadores da presença de doença hepática. Os resultados de um único teste positivo de maior valor diagnóstico em equinos foram presença de encefalopatia hepática, elevadas atividades séricas de GGT e ALP, hipoalbuminemia e aumento do teor de ácidos biliares totais e da concentração de bilirrubina total. Maiores atividades séricas de AST e GDH também foram bons indicadores de diagnóstico, mas apenas quando utilizadas em combinação com os testes anteriormente mencionados. Nenhuma combinação isolada ou teste sequencial foi capaz de diferenciar totalmente equinos com e sem doença hepática confirmada por biopsia. A confiança no uso de testes não invasivos para o prognóstico quanto à presença ou ausência de doença hepática relevante pode levar a erros frequentes de diagnóstico. Alguns resultados positivos predizem de modo confiável a presença de doença hepática; no entanto, resultado negativo no teste foi, invariavelmente, indicador preditivo insatisfatório da ausência de hepatopatia.

O teste *prognóstico* não invasivo mais útil na suspeita de doença hepática em equinos adultos é a gravidade dos sinais clínicos. Constatou-se que um prognóstico significativamente pior estava associado com sinais clínicos sugestivos de doença hepática, presença de encefalopatia hepática, anormalidades no exame ultrassonográfico, aumento dos teores de globulinas e de ácidos biliares totais, elevação das atividades séricas de ALP e GGT, eritrocitose, leucocitose e baixas concentrações séricas de albumina e ureia.

Achados de necropsia

Em geral, na hepatite, o fígado se apresenta aumentado, com as bordas edemaciadas, mas a aparência das superfícies do órgão e do corte transversal varia de acordo com a etiologia. Nos casos de hepatite tóxica e trofopática aguda, a lobulação é mais evidente e o fígado apresenta coloração mais pálida ou mais avermelhada. A exacerbação da aparência lobular se deve à congestão de vasos centrolobulares ou à necrose centrolobular. Pode ser acompanhada de sinais de icterícia, edema e fotossensibilização. Na hepatite infecciosa, as lesões tendem a apresentar distribuição irregular e focal. A hepatite parasitária é traumática, com hemorragias focais subcapsulares, necrose e lesões traumáticas definidas como "trilhas". Hepatite congestiva é evidenciada pelo aumento marcante do fígado, conteúdo de sangue muito maior e exacerbação significativa do padrão lobular causada por congestão vascular e infiltração de gordura no parênquima. Na fibrose hepática, os achados de necropsia são muito variáveis, dependendo do agente etiológico, da duração de seu efeito e da gravidade. O fígado pode se apresentar macroscopicamente aumentado ou de tamanho muito reduzido, com lobulação marcante da superfície.

Encefalopatia hepática associada com *shunt* portossistêmico é caracterizada por alterações espongiformes e gliose da substância branca, em todas as partes do cérebro. O fígado pode apresentar tamanho normal ou ser pequeno e firme, com padrão reticular proeminente visível na superfície capsular e na superfície de corte; as veias portais podem estar ausentes.

Tratamento

É melhor evitar o fornecimento de proteína e proteína hidrolisada devido ao provável risco de intoxicação por amônia. A dieta deve conter altos teores de carboidrato e de cálcio, e baixo teor de proteínas e gorduras; entretanto, os animais acometidos geralmente manifestam anorexia total. Em razão da falha de desintoxicação da amônia e de outras substâncias nitrogenadas pelo fígado lesionado, e de sua importância na ocorrência de sintomas nervosos, em humanos tem-se utilizada a administração oral de antibióticos de amplo espectro para controlar a digestão e a putrefação de proteínas. Os resultados têm sido excelentes com o uso de neomicina e clortetraciclina, e o desaparecimento do coma hepático coincide com a diminuição dos teores de amônia no sangue. Purgantes e enemas também têm sido utilizados em combinação com a administração oral de antimicrobianos, porém recomenda-se o emprego de purgante de ação moderada, a fim de evitar a perda desnecessária de líquido. Recomenda-se a suplementação com vitaminas hidrossolúveis, no alimento ou na forma de injeções periódicas. Considera-se que a fibrose hepática seja um estágio final da hepatite e geralmente não se adota tratamento.

Diagnóstico diferencial

Hepatite é facilmente confundida com encefalopatia, a menos que haja icterícia ou fotossensibilização. Os sintomas nervosos são sugestivos de:
- Encefalomielite
- Encefalomalacia
- Edema cerebral.

Em geral, na hepatite congestiva não são verificados sintomas nervosos e, sendo uma lesão secundária à insuficiência cardíaca congestiva, costuma ser acompanhada de ascite e edema em outras regiões e por sinais de envolvimento cardíaco. Fibrose hepática pode ocasionar ascite, sem evidência de cardiopatia.

Doenças agudas que acometem o trato alimentar, especialmente a sobrecarga de grãos em bovinos e equinos, podem se manifestar como sinais de desarranjo nervoso semelhantes àqueles de disfunção hepática aguda, mas o histórico e o exame clínico geralmente sugerem envolvimento primário do trato alimentar. Insuficiência hepática com anorexia pode ser reflexo de adenocarcinoma do pâncreas, e seu diagnóstico é improvável durante a vida.

LEITURA COMPLEMENTAR

McGorum BC, Murphy D, Love S, Milne EM. Clinicopathological features of equine primary hepatic disease: a review of 50 cases. Vet Rec. 1999;145:134-139.

Olsman AF, Sloet van Oldruitenborgh-Oosterbaan MM. Primary liver disease in the horse. Tijdschr Diergeneeskd. 2004;129:510-522.

Pearson EG. Liver disease in the mature horse. Equine Vet Educ. 1999;11:87-96.

Ross MA. The relationship of hepatic drug metabolism to hepatotoxicity with some examples in sheep. Vet Annual. 1982;22:129-134.

ABSCESSO HEPÁTICO E NECROBACILOSE HEPÁTICA

Sinopse

- Etiologia: *Fusobacterium necrophorum* subsp. *necrophorum* é o microrganismo mais comumente isolado em cultura pura. *F. necrophorum* subsp. *funduliforme* é menos frequente e isolado juntamente com *Trueperella* (anteriormente conhecido como *Arcanobacterium*) *pyogenes*, como infecção mista
- Epidemiologia: mais importante em bovinos alimentados com grãos; é secundária à ruminite
- Achados clínicos: pode estar associado com dor abdominal, porém a maioria das infecções é subclínica. É importante pela condenação dos órgãos acometidos, durante o abate, e pelos efeitos negativos na eficiência alimentar
- Patologia clínica: resposta inflamatória
- Confirmação diagnóstica: ultrassonografia; exame ao abate
- Tratamento: em geral, não é realizado
- Controle: manejo do alimento de modo a evitar acidose ruminal; uso profilático de antibióticos; vacinação.

Embora os termos *necrobacilose hepática* e *abscesso hepático* sejam frequentemente utilizados como sinônimos, o termo abscesso hepático refere-se a um diagnóstico morfológico, enquanto necrobacilose hepática, no sentido estrito do termo, é um diagnóstico etiológico que se refere aos abscessos causados por *Fusobacterium necrophorum*.[1] Embora *F. necrophorum* seja, de longe, o patógeno mais comumente isolado em abscessos de fígado de bovinos, no sentido exato da palavra, pode-se considerar um abscesso hepático como necrobacilose hepática apenas depois do isolamento de *F. necrophorum*.

Etiologia

F. necrophorum é microrganismo anaeróbico, porém tolerante ao ar, não formador de esporo, Gram-negativo e em formato de bastonete. É um habitante normal da cavidade bucal, do trato digestório superior e do trato respiratório superior de ruminantes; é um patógeno oportunista que geralmente causa abscessos e várias infecções necróticas.[2] Além da necrobacilose hepática, essa bactéria também causa necrobacilose digital (podridão de casco) e necrobacilose bucal/laríngea de bezerros.

Historicamente, utiliza-se uma subdivisão de *F. necrophorum* em quatro diferentes biotipos (A, B, AB e C). Os biotipos A e B, considerados os mais relevantes na etiologia de doenças causadas por *F. necrophorum* em bovinos, foram renomeados como *F. necrophorum* subsp. *necrophorum* e *F. necrophorum* subsp. *funduliforme*, respectivamente. Com frequência, *F. necrophorum* é encontrado em abscessos hepáticos de ruminantes, sendo a subespécie *necrophorum* é a mais comumente isolada e, em geral, presente em cultura pura. *F. necrophorum* subsp. *funduliforme* é menos prevalente e em geral é isolado juntamente com outras bactérias, como *Trueperella* (anteriormente denominada *Arcanobacterium*) *pyogenes*, *Bacteroides* spp., *Streptococcus* spp., e *Staphylococcus* spp.[2]

T. pyogenes, um microrganismo Gram-positivo anaeróbico facultativo, em formato de bastonete, é o segundo patógeno mais comumente isolado de abscessos hepáticos de bovinos; atua de modo sinérgico, promovendo a multiplicação de *F. necrophorum* por utilizar oxigênio e originar um ambiente anaeróbico e por sua atividade hemolítica, fornecendo ferro para a multiplicação bacteriana. Na maioria dos casos, *T. pyogenes* é isolado em cultura mista, juntamente com *F. necrophorum*, que faz pensar fortemente na existência de sinergismo entre esses patógenos. Acredita-se que a leucotoxina (LT) de *F. necrophorum* protege *T. pyogenes* contra a fagocitose, sugerindo que *T. pyogenes* seja um patógeno oportunista que contribui para o desenvolvimento de abscessos hepáticos, não como invasor primário.[3]

Há relato de abscessos hepáticos em caprinos. Os microrganismos isolados incluíam *Corynebacterium pseudotuberculosis* (58,9%), *Escherichia coli* (11,8%), *Corynebacterium* spp. (11,8%), *Mannheimia haemolytica* (5,0%), *Proteus* sp. (5,9%) e *Staphylococcus aureus* (5,9%).

Clostridium sordellii está associado com a ocorrência de abscessos hepáticos em cordeiros neonatos; hemoglobinúria bacilar é causada por uma toxina de *C. haemolyticum*, com necrose hepática focal.

Uma hepatite bacteriana focal em equinos, conhecida como doença de Tyzzer, causada por *Bacillus piliformis*, e yersiniose causada por *Yersinia pesudotuberculosis* são mencionadas em outras partes deste livro. Ocorrências ocasionais de garrotilho acompanhadas de bacteriemia disseminada também podem originar abscessos hepáticos, em equinos, bem como a septicemia por *Histophilus somni*, em cordeiros. Na maioria dos casos de abscessos hepáticos de equinos, a etiologia e a patogênese são desconhecidas.

O fungo *Mortierella wolfii* foi isolado de um abscesso hepático de vaca na Austrália. Esse abscesso era macroscopicamente indistinguível de outros abscessos bacterianos comuns, como aqueles causados por *T. pyogenes* ou *F. necrophorum*.

Epidemiologia

Ocorrência

A doença é verificada em todas as idades e tipos de bovinos e ovinos, mas tem maior importância econômica em *bovinos alimentados com grãos*, nos quais é secundária à *ruminite*. Em confinamentos, nos EUA, a taxa de prevalência varia amplamente entre os confinamentos, mas na maioria essa taxa é de 12 a 32%; no Reino Unido, verificam-se taxas equivalentes em bezerros alimentados intensivamente com dieta com alto teor de grãos, a partir de 3 meses de vida, e comercializados antes de 12 meses de idade. Em uma série de pesquisas recentes realizadas em abatedouros, nos EUA, determinou-se que a taxa de condenação de fígados por apresentarem abscessos, menores ou maiores, era de 13,7%.[4]

Casos esporádicos ou surtos ocasionais de abscessos hepáticas ocorrem em *neonatos*, em decorrência de *infecção umbilical*, ou individualmente como complicação de um episódio de *acidose ruminal aguda* (sobrecarga de grãos).

Patógenos como fatores de risco

F. necrophorum é um habitante comum do trato digestório superior e do trato respiratório superior de ruminantes; e também do ambiente onde são criados animais pecuários. Ele utiliza lactato como principal substrato de açúcar e sua população no rúmen aumenta com a *mudança de forrageira* para dieta com alto teor de grãos. *F. necrophorum* não é capaz de sobreviver por muito tempo fora do organismo animal; em condições favoráveis, 1 mês é o tempo máximo provável. A infecção do fígado requer uma *lesão predisponente* no local primário da infecção. A doença pode ser reproduzida experimentalmente por meio da inoculação intraportal de *F. necrophorum*.

F. necrophorum tem vários fatores de virulência, como *lipopolissacarídeo endotóxico (LPS)*, *hemolisina LT* e *hemaglutinina*, além de outros, considerados fundamentais para o patógeno anaeróbico penetrar, colonizar e se proliferar em tecidos não superficiais.[2] Entre esses fatores, LT e LPS foram estudados em maiores detalhes e são considerados os principais fatores de virulência. LT é especificamente citotóxico aos neutrófilos, macrófagos, hepatócitos e, possivelmente, às células epiteliais do rúmen, em ruminantes, possivelmente facilitando a penetração na mucosa lesionada do rúmen. A importância do LT para a virulência de *F. necrophorum* é confirmada pela correlação entre a produção de toxina e a capacidade de formação de abscessos em animais de laboratório.[5] Constatou-se que *F. necrophorum* subsp. *necrophorum* produz maior quantidade de LT do que *F. necrophorum* subsp. *funduliforme*, fato que pode contribuir para a diferença evidente na virulência entre essas duas subespécies. *F. necrophorum* subsp. *necrophorum* foi isolada em 71 a 95% de todos os abscessos hepáticos de bovinos (em 75% dos casos, como cultura pura), enquanto *F. necrophorum* subsp. *funduliforme* comumente é isolado em 5 a 29% de todos os abscessos (em mais de 75% de casos, como cultura mista).

Fatores de risco em bovinos alimentados com grãos

Ruminite secundária à *acidose ruminal* é a principal fonte de infecção em bovinos alimentados com grãos. O risco de abscesso hepático é exacerbado pelos fatores que predispõem à ruminite, como dieta com baixa quantidade de forragem e *alto teor de energia*; a ocorrência aumenta à medida que diminui o conteúdo de forragem na dieta.

Manejo

A introdução de bovinos famintos à dieta com alto teor de energia eleva, rapidamente, a ingestão de energia dietética; o manejo alimentar inapropriado, com períodos e quantidades irregulares de fornecimento da dieta, está associado com alta taxa de prevalência de abscessos hepáticos.

Dieta

O tipo e o uso de grãos processados, inclusive gelatinosos, podem influenciar o risco de ocorrência de abscessos e a natureza física da dieta, quando se permite a escolha do alimento pelo animal, durante sua alimentação.

Raça

Bovinos Holstein-Friesian são mais predispostos do que bovinos de raças de corte, possivelmente porque são alimentados por mais tempo e consomem mais alimento. A prevalência em novilhos é ligeiramente maior do que em novilhas, provavelmente devido ao maior consumo de alimento.

Fatores de risco em outros animais pecuários

Em geral, as infecções de cordeiros e bezerros se instalam a partir do *umbigo*, ao nascimento, ou de *úlceras ruminais*; a fonte de infecção é o solo com cama contaminada ou a cama do celeiro com estábulo anexo contaminada. Os abscessos também podem ser sequelas de outras doenças, como reticulite traumática e peritonite.

Importância econômica

De acordo com pesquisa recente realizada em diversos abatedouros nos EUA, abscesso hepático é a causa mais comum de condenação de fígados de bovinos pelo *Department of Agriculture Food and Safety Inspection Service*, sendo que 5,4 % e 8,3% de todos os fígados de novilhos de confinamentos foram condenados por apresentarem abscessos, maiores e menores, respectivamente.[4] O fígado representa cerca de 2% da massa da carcaça o que, por si só, pode representar uma perda financeira considerável. Todavia, o maior impacto econômico da presença de abscessos hepáticos é atribuído ao baixo desempenho do animal e da menor renda da carcaça de animais que apresentam grandes abscessos no fígado. Relatou-se, nesses animais, um efeito negativo relevante no consumo de alimentos e na eficiência alimentar.[3]

Patogênese

A drenagem vascular da lesão primária ao sistema vascular portal, como é possível ocorrer em casos de onfaloflebite ou ruminite, ocasiona transferência de êmbolo e aprisionamento de bactérias nos vasos capilares do fígado. A patogênese da acidose ruminal em bovinos alimentados com grãos é descrita na seção Acidose Ruminal Aguda, no Capítulo 8. A importante lesão traumática predisponente à mucosa do rúmen é causada pela exposição de curta duração da mucosa ao líquido ruminal altamente ácido (acidose ruminal aguda) ou pela exposição crônica ao líquido ruminal com acidez discreta ou moderada (acidose ruminal subaguda); resulta em paraqueratose da mucosa do rúmen e ruminite.

Embora *F. necrophorum* pertença à flora normal do conteúdo ruminal, a população do patógeno na parede do rúmen é muito maior quando a mucosa apresenta paraqueratose e ruminite.[2] A maioria das lesões de parede ruminal cicatriza sem que ocorra penetração de microrganismo, especialmente quando colonizadas apenas por *F. necrophorum* subsp. *funduliforme*, uma bactéria menos patogênica. *F. necrophorum* subsp. *necrophorum*, uma cepa mais patogênica, persiste por mais tempo e, possivelmente, alcança o sistema porta com mais facilidade porque produz maior quantidade de LT. *F. necrophorum* subsp. *funduliforme* é menos patogênica e requer microrganismos auxiliares para passar pelos mecanismos de defesa e causar infecção mista. Há diferenças entre as atividades biológicas de *F. necrophorum* isolado de abscessos hepáticos daquelas da população geral do rúmen; é provável que muitos microrganismos que fazem parte da flora ruminal não sejam capazes de invadir tecidos e causar doenças.

A inoculação experimental de culturas viáveis de *F. necrophorum* nas veias da circulação porta de bovinos resultou na formação de microabscessos difusamente distribuídos, dentro de 30 min a 2 h. Abscessos macroscópicos se desenvolveram em 3 a 36 h. Neutrófilos são os fagócitos predominantes nas lesões de até 8 h; macrófagos são os fagócitos que predominam nas lesões com 12 h, ou mais. LT é responsável pela capacidade de resistência da bactéria à resposta fagocitária, possibilitando a persistência da infecção. Se há envolvimento hepático suficiente, então se desenvolve toxemia a partir da infecção bacteriana, ocorrendo enfermidade crônica ou aguda.

Na maioria das infecções, as lesões são muito pequenas para causar sinais clínicos evidentes. A *propagação hematógena* a partir de lesões hepáticas, inclusive de ruptura da veia cava caudal, pode resultar em múltiplas lesões em vários órgãos, doença pulmonar grave com hemoptise e estágio terminal rapidamente fatal (síndrome da veia cava caudal).

Achados clínicos

Na maioria dos casos de abscessos hepáticos em bovinos em idade para entrarem em confinamento *não há sinais clínicos* de doença. Os abscessos muito grandes podem provocar doença aguda ou crônica.

Nos *casos agudos* em bovinos leiteiros, notam-se febre, anorexia, depressão, diminuição na produção de leite e fraqueza. Dor abdominal é evidenciada durante a percussão sobre as costelas posteriores do lado direito; ademais, os bovinos acometidos apresentam arqueamento do dorso e relutam em se movimentar ou deitar. O fígado pode estar tão aumentado que torna sua palpação fácil atrás do arco costal. A dor abdominal pode ser suficientemente intensa para o animal emitir grunhidos em cada movimento respiratório. Nos *casos crônicos*, não há sinais da localização, porém os animais apresentam anorexia, emaciação, diarreia e constipação intestinal intermitentes.

Nos animais com infecção do umbigo os sintomas surgem em cerca de 7 dias de idade e geralmente nota-se onfaloflebite.

Abscessos hepáticos em equinos são clinicamente caracterizados por histórico de perda de peso, febre, inapetência e depressão. O prognóstico é muito ruim, apesar de terapia antimicrobiana intensiva e tratamento de suporte; recomenda-se eutanásia.

Patologia clínica

Nos casos de abscessos múltiplos ou grandes é possível notar leucocitose, com neutrofilia marcante. Constatou-se que os exames bioquímicos clínicos, inclusive os testes de função hepática, são indicadores diagnósticos insatisfatórios e têm pouco valor diagnóstico preditivos da presença de abscessos hepáticos; no entanto, na fase aguda da lesão hepática é possível detectar a disfunção hepática por meio desses testes. *Ultrassonografia* pode ser útil como procedimento auxiliar de diagnóstico.

Em equinos, as anormalidades clinicopatológicas são compatíveis com diagnóstico de infecção bacteriana crônica, como leucocitose com neutrofilia madura, trombocitose, hiperglobulinemia, hipoalbuminemia e redução marcante da proporção albumina:globulina.

Achados de necropsia

Em geral, há múltiplos abscessos hepáticos. As lesões hepáticas podem situar-se profundamente no parênquima ou podem ser subcapsulares, especialmente na superfície diafragmática. A disseminação ao diafragma ou aos tecidos perirrenais não é incomum.

No caso de ruminite bovina, o saco ventral anterior do rúmen é o mais comumente acometido. Notam-se lesões locais ou difusas na mucosa, com espessamento da parede, necrose superficial e subsequente desenvolvimento de úlceras. Nos cordeiros, pode haver lesões na extremidade cárdica do esôfago. A aparência histológica das lesões de necrobacilose aguda à subaguda consiste em uma zona de necrose circundada por uma borda com emaranhados de bastonetes filamentosos e outra por uma banda de leucócitos com cariorrexe.

Amostras para confirmação do diagnóstico

- *Bacteriologia:* suabe obtido de abscesso ou amostra de tecido da margem profunda da lesão (cultura anaeróbica).

Diagnóstico diferencial

Em bovinos, os casos agudos se assemelham à reticuloperitonite traumática e a diferenciação apenas é possível por meio da localização da dor, ultrassonografia e ruminotomia exploratória. Esse último procedimento é essencial quando hepatite traumática for um possível diagnóstico.

Tratamento

F. necrophorum é sensível, *in vitro*, aos antibióticos betalactâmicos, tetraciclinas, macrolídeos e lincomicinas, mas é resistente aos aminoglicosídeos e ionóforos.[2] A sensibilidade aparente desse patógeno Gram-negativo à penicilina e às cefalosporinas é peculiar, mesmo com base em sua estrutura da parede celular.[2]

Os abscessos hepáticos de bovinos criados em confinamento são subclínicos, não sendo rotineiramente tratados como uma doença clínica. Na doença clínica associada a abscessos hepáticos é necessário tratamento prolongado com altas doses de antimicrobianos, de modo a obter concentrações terapêuticas no local da infecção. *Recidiva* é comum devido ao tratamento incompleto da infecção localizada.

Tratamento e controle

Tratamento

- Penicilina G procaína (44.000 UI/kg/24 h IM, por longo tempo; R-2)
- Oxitetraciclina (10 mg/kg/24 h IM; ou formulações de longa ação, na dose de 20 mg/kg/72 h, por longo tempo; R-2)
- Ampicilina tri-idratada (10 mg/kg/24 h SC ou IM, por longo tempo; R-2).

Controle

- Tilosina (90 mg/animal/24 h VO, por longo tempo; R-1)
- Clortetraciclina (70 mg/animal/24 h, por longo tempo; R-1)
- Oxitetraciclina (75 mg/animal/24 h VO, por longo tempo; R-1)
- Virginiamicina (16,5 a 19,8 mg/kg/24 h VO, por longo tempo; R-1).

Vacinação

- Vacinação com leucotoxoide de *Fusobaterium necrophorum* e bacterina de *Trueperella pyogenes* (R-1).

Controle

Os procedimentos de controle em bovinos criados em confinamento incluem prevenção de ruminite mediante manejo alimentar e uso profilático de antimicrobianos.

Manejo alimentar

Visa a impedir a ocorrência de acidose ruminal e ruminite e requer o fornecimento de teor de energia controlado na dieta, atenção ao tipo de grão e seu conteúdo na dieta e manejo correto do sistema de armazenamento dos alimentos. O controle da acidose ruminal será discutida na seção sobre Acidose Ruminal Aguda, no Capítulo 8.

Terapia antimicrobiana profilática

A adição de antimicrobianos ao alimento pode reduzir significativamente a ocorrência de abscessos hepáticos, sendo uma prática rotineira em mais de 70% dos confinamentos, nos EUA.[6] Em vários países não é permitida a adição de antimicrobianos ao alimento como medida profilática de doenças, inclusive em países membros da União Europeia.

Nos EUA, permite-se o uso de bacitracina metileno dissalicilato, clortetraciclina, oxitetraciclina, tilosina e virginiamicina como aditivos alimentares para o controle de abscesso hepático em bovinos criados em confinamento. Tilosina é o composto mais comumente utilizado e parece ser altamente efetiva. Um estudo resumido de experimentos com adição de tilosina no alimento, na dose de 11 g/tonelada métrica de alimento ou 90 mg/animal/dia, mostrou que houve redução de 73% na ocorrência de abscessos hepáticos. Também, a adição de antimicrobianos nos alimentos aumenta o ganho de peso diário médio e a eficiência da conversão alimentar, mas os níveis de inclusão para se obter esses resultados e prevenir a ocorrência de abscessos hepáticos não são, necessariamente, os mesmos.

O local de ação pode ser o rúmen ou o fígado ou, possivelmente, ambos, mas provavelmente é o rúmen, pois a tilosina e a virginiamicina são efetivas na prevenção e não são absorvidas na circulação sanguínea. A tilosina inibiu a multiplicação de *F. necrophorum* no rúmen, fato que ocorre quando a dieta contém alto teor de grãos.

Vacinação

Um estudo sobre a ocorrência natural da doença em animais de confinamento mostrou que a vacinação com uso de vacinas que contêm leucotoxoide induziu certo grau de proteção contra um desafio intraportal e reduziu a prevalência de abscessos. Uma pesquisa sobre a eficácia de uma combinação de bacterina-toxoide de *T. pyogenes* e *F. necrophorum* de alta antigenicidade na prevenção da ocorrência natural de abscesso hepático em bovinos criados em confinamento mostrou um efeito significativo da vacinação, com redução da prevalência e da gravidade dos abscessos, com resultados semelhantes àqueles obtidos pela adição de tilosina aos alimentos. A redução das taxas de prevalência verificadas em dois estudos, comparando bovinos vacinados e não vacinados foram 48,4% (31% no grupo-controle e 16% nos animais vacinados contra abscesso hepático) e 37,5% (48% no grupo-controles e 30% nos animais vacinados contra abscesso hepático). Não foi possível constatar efeito aditivo ao se combinar vacinação e tratamento oral preventivo com tilosina.

Controle em cordeiros jovens

Em cordeiros jovens, a doença pode ser controlada mediante a desinfecção do umbigo ao nascimento e a disponibilização de cama limpa.

LEITURA COMPLEMENTAR

Nagaraja TG, Laudert SB, Parrott JC. Liver abscesses in feedlot cattle. Part 11. Incidence, economic importance and prevention. Comp Cont Educ Pract Vet Suppl. 1996;18:S264-S273.

Nagaraja TG, Lechtenberg KF. Liver abscesses in feedlot cattle. Vet North Am Clin Food Anim Pract. 2007; 23:351-369.

Tadepalli S, Narayanan SK, Stewart GC, et al. Fusobacterium necrophorum: a ruminal bacterium that invades the liver to cause abscesses in cattle. Anaerobe. 2009;15:36-43.

REFERÊNCIAS BIBLIOGRÁFICAS

1. Nagaraja TG, et al. Anaereobe. 2005;11:230.
2. Tadepalli S, et al. Anaerobe. 2009;15:36.
3. Nagaraja TG, Lechtenberg KF. Vet Clin North Am Food Anim Pract. 2007;23:351.
4. McKeith RO, et al. J Anim Sci. 2012;90:5135.
5. Nagaraja TG, Chengappa MM. J Anim Sci. 1998; 76:287.
6. USDA-APHIS Feedlot 2011; Part IV. (Accessed 10. 01.14, at <http://www.aphis.usda.gov/animal_health/nahms/feedlot/downloads/feedlot2011/Feed11_dr_PartIV.pdf>.)

HEMOGLOBINÚRIA BACILAR (DOENÇA DA URINA VERMELHA)

Sinopse

- Etiologia: *Clostridium haemolyticum*, uma bactéria anaeróbia transmitida pelo solo, produz fosfolipase C (β-toxina) com altas atividades necrotóxica e hemolítica
- Epidemiologia: constata-se a doença em bovinos e ovinos, no verão e no outono, em regiões endêmicas, geralmente campos irrigados ou parcialmente irrigados
- Achados clínicos: anorexia, depressão, anemia, febre, hemoglobinúria e icterícia; alta taxa de mortalidade
- Patologia clínica: hemoglobinúria, anemia e hemocultura
- Achados à necropsia: infarto branco isquêmico isolado no fígado, circundado por uma zona de hiperemia; hemoglobinúria
- Confirmação diagnóstica: lesão hepática típica e coloração com anticorpo fluorescente positiva dos microrganismos isolados da lesão
- Tratamento: antibióticos, antissoro e transfusão sanguínea
- Controle: vacinação anual antes dos períodos de risco.

Etiologia

C. haemolyticum (*C. novyi* tipo D) é uma bactéria anaeróbica *transmitida pelo solo*. A longevidade dos esporos no solo é desconhecida, mas os microrganismos foram isolados em ossos 1 ano após a morte de um animal causada por hemoglobinúria bacilar. Com frequência, nas regiões contaminadas o microrganismo é constatado no fígado de bovinos sadios. Em condições anaeróbicas, a bactéria se multiplica e produz *fosfolipase C* (*β-toxina*), uma toxina necrotóxica e hemolítica responsável pela ocorrência da doença clínica. Têm-se sugerido como causas predisponentes as lesões hepáticas causadas por telangiectasia, necrobacilose provocada por *F. necrophorum* e fasciolose.

A doença foi induzida experimentalmente em bezerros infectados por via oral e com lesão hepática ocasionada por biopsia do fígado ou pela inoculação da bactéria no fígado. Os microrganismos obtidos em cultura causam necrose muscular grave e hemoglobinúria, quando injetados por via intramuscular em bovinos e em animais de laboratório.

Epidemiologia

Ocorrência

Há relato de hemoglobinúria bacilar principalmente na região oeste dos EUA, embora a doença também tenha sido diagnosticada no sul dos EUA e no Canadá, México, Venezuela, Chile, Turquia, Austrália, Nova Zelândia, Reino Unido, Japão e Irlanda. A doença não é comum, mas em propriedades contaminadas as perdas causadas por mortes, geralmente inferiores a 5%, podem atingir taxa tão alta quanto 25%.

Fatores de risco

Fatores de risco do animal

Em geral, os bovinos são os mais comumente acometidos, embora ocasionalmente a doença ocorra em ovinos e raramente em suínos. Como acontece em várias doenças causadas por clostrídios, os animais com bom escore corporal são os mais suscetíveis.

Fatores de risco do ambiente

Hemoglobinúria bacilar é uma doença que ocorre nos meses de *verão e outono*. Há uma relação primária com pastagens que também são associadas com a ocorrência de trematódeos hepáticos. A maior prevalência de hemoglobinúria bacilar é verificada em pastagem irrigada ou mal drenada, especialmente se o solo for alcalino. Ocorreram alguns surtos em animais criados em *confinamento*, alimentados com feno obtido de pastagens contaminadas.

A doença é rara em *regiões de criação intensiva*, com pastagens abertas e secas, mas é constatada em áreas de pastagem onde os bovinos têm acesso, em terrenos baixos com locais naturalmente úmidos em decorrência de nascentes ou correntes de água. É possível verificar alta taxa de mortalidade quando os bovinos de uma área não contaminada são transferidos para uma propriedade contaminada; a doença surge 7 a 10 depois.

A enfermidade se *propaga* para áreas não contaminadas por meio de enchentes, drenagem natural, feno contaminado oriundo de locais contaminados ou por animais portadores. Cães ou outros carnívoros que carregam ossos ou carne também podem influenciar na propagação da infecção. A contaminação da pastagem pode ocorrer pelas fezes ou pela decomposição de cadáveres.

Patogênese

Embora as tentativas de induzir a doença mediante o fornecimento de microrganismos tenham sido malsucedidas, é provável que em condições naturais, em áreas endêmicas, ocorra penetração da bactéria no trato alimentar, após ingestão de material contaminado. Assim como acontece na hepatite necrótica infeciosa (doença negra) de ovinos, as bactérias são transportadas ao fígado e se instalam nesse órgão até que ocorra lesão do parênquima hepático e hipoxia resultante, que propicia condição apropriada para a multiplicação bacteriana. Acredita-se que a migração de trematódeos pelo fígado possa predispor à doença clínica por ocasionar necrose hepática e propiciar condição de anaerobiose no fígado, possibilitando a multiplicação do agente etiológico. A invasão do fígado por *Cysticercus tenuicollis* e outras causas de lesão hepática também podem ocasionar doença. Uma vez que *C. haemolyticum* retorna à sua condição vegetativa, em ambiente anaeróbico, e se multiplica, também *produz fosfolipase C* (β*-toxina*). Essa β-toxina provoca hemólise, necrose de hepatócitos e lesão ao endotélio capilar, que causam hemoglobinúria e perda de líquido vascular aos tecidos e às cavidades serosas.[1]

A formação de um trombo organizado em um ramo subterminal da veia porta ocasiona grande infarto anêmico, característico da doença. A maioria das bactérias é encontrada nesse infarto e, em condições anaeróbicas, a β-toxina necrotóxica e hemolítica é sistematicamente liberada e resulta em toxemia, lesão vascular generalizada e hemólise intravascular.

Achados clínicos

Animais que entram em contato com o microrganismo infeccioso em áreas endêmicas raramente desenvolvem a doença antes de 7 a 10 dias após o contato. A doença tem curta duração e os bovinos mantidos em pastagem podem ser *encontrados mortos*, sem sinais evidentes da enfermidade. Mais frequentemente, o *início é súbito*, e nota-se parada total de ruminação, alimentação, lactação e defecação. Dor abdominal é evidenciada pela relutância do animal em se movimentar e postura com dorso arqueado. Ao caminhar, podem-se ouvir claramente grunhidos. A respiração é superficial e laboriosa e o pulso é fraco e rápido. Nos estágios iniciais há febre evidente (39,5 a 41°C), mas a temperatura corporal diminui para um valor subnormal antes da morte. *Edema de barbela* é um achado comum. As fezes apresentam coloração marrom-escura; pode haver diarreia com grande quantidade de muco e algum sinal de sangue.[1,2] A *urina* é vermelho-escura. É possível notar icterícia, mas pode não ser muito evidente. A duração da doença varia de 12 h, em vacas-leiteiras em estágio avançado de gestação, até 4 dias em vacas secas. Com frequência, as vacas abortam. Dispneia grave é evidente pouco antes da morte. Em ovinos, a doença se manifesta com sintomas semelhantes.

Patologia clínica

A cor vermelha da urina se deve à presença de hemoglobina; não há hemácias livres. Nos estágios finais nota-se *anemia*, caracterizada por redução marcante do volume globular e da contagem de hemácias. A elevação da contagem de leucócitos tende a ser discreta a marcante, com presença de granulações tóxicas. As alterações mais evidentes no perfil bioquímico sanguíneo incluem altas atividades das enzimas AST e GGT, e aumento discreto a moderado da concentração sérica de bilirrubina, que pode ser reflexo da lesão hepática.[1-3]

Na fase aguda da doença, o resultado da hemocultura pode ser positivo. Durante a doença clínica, pode ser detectado baixo teor (1:25 ou 1:50) de aglutininas séricas contra *C. haemolyticum* e, caso o animal se recupere, verifica-se teor apreciável (1:50 a 1:800) 1 semana depois. Título superior a 1:400 é comum nessa ocasião. Um resultado positivo no teste de aglutinação não é evidência conclusiva da presença da doença.

Achados de necropsia

Rigor mortis se instala rapidamente. O períneo apresenta sujidades com fezes e urina sanguinolentas. Edema subcutâneo gelatinoso, que tende a se tornar crepitante em poucas horas, e extensa área de petéquias hemorrágicas ou hemorragias difusas no tecido subcutâneo são achados característicos. Notam-se graus variáveis de icterícia. No espaço pleural e na cavidade peritoneal constata-se excessiva quantidade de líquido, cujo aspecto varia de claro a sanguinolento e turvo. Também constatam-se hemorragias subserosas generalizadas. Hemorragias semelhantes surgem sob o endocárdio. Abomasite hemorrágica e enterite são acompanhadas de ingesta sanguinolenta ou de sangue livre. A *lesão característica* de hemoglobinúria bacilar é o *infarto isquêmico no fígado*. Pode haver um ou mais, em qualquer parte do órgão; variam de 5 a 20 cm de diâmetro. O infarto se apresenta pálido, circundado por uma zona de hiperemia e tem a aparência geral de necrose local. Nos rins e na bexiga, verifica-se urina vermelha; por todo o rim notam-se hemorragias petequiais.

C. haemolyticum pode ser isolado do infarto hepático e de vários órgãos de uma carcaça fresca, porém muitos outros microrganismos invasores pós-morte mascaram, rapidamente, sua presença. Um teste de anticorpo fluorescente positivo (FAT) em esfregaço obtido por *imprint* da zona hiperêmica, ao redor do infarto do fígado, corado com fluoresceína marcada com isotiocianato, utilizando antissoro de coelho e de ovino contra *C. novyi*, confirma a presença de *C. novyi*, mas não diferencia se é tipo B ou tipo C. A reação em cadeia da polimerase (PCR) com intuito de identificar genótipos de *Clostridium* spp. produtores de toxinas pode auxiliar na identificação dos microrganismos.

Amostras para confirmação do diagnóstico

- Bacteriologia: tecido da borda do infarto hepático, colocado em recipiente hermeticamente fechado; quatro esfregaços obtidos por *imprint* da borda da lesão e seco ao ar (cultura anaeróbica, FAT)
- Histologia: fragmento de lesão hepática fixado, rim.

Diagnóstico diferencial

O diagnóstico de hemoglobinúria bacilar se baseia, praticamente, na diferenciação de outras doenças nas quais hemoglobinúria, mioglobinúria e hematúria são sinais clínicos cardiais. Em um animal encontrado morto, pode ser necessária a diferenciação de outras doenças causadas por clostrídios e de antraz. A diferenciação entre hemoglobinúria e hematúria com base nas características do jato de urina possibilita a distinção daqueles diagnósticos diferenciais não associados com hemólise intravascular.

- Leptospirose aguda
- Hemoglobinúria pós-parto
- Anemia hemolítica provocada por plantas crucíferas
- Babesiose e anaplasmose
- Hematúria enzoótica
- Intoxicação crônica por cobre (ovinos).

Tratamento

O *tratamento específico* inclui o uso imediato de penicilina ou de tetraciclinas, em altas doses, e de soro antitóxico, se disponível. O tratamento imediato é essencial. Quando o soro é administrado nos estágios iniciais da doença, a hemoglobinúria pode desaparecer dentro de 12 h.

O *tratamento de suporte*, inclusive transfusão sanguínea, administração parenteral de fluido e solução de eletrólitos, tem importância considerável. É necessário cuidado durante o tratamento e o exame, pois a excitação ou exercício inapropriado pode provocar morte súbita. Touros não devem ser utilizados para acasalamento até, pelo menos, 3 semanas após a recuperação, em razão do risco de ruptura do fígado. Com frequência, o período de convalescença é longo e os animais devem ser protegidos de estresse nutricional e climático até que estejam totalmente recuperados.

Tratamento e controle

Tratamento

- Penicilina G sódica/potássica: 15.000 UI/kg IV, a cada 6 a 8 h (R-2)
- Oxitetraciclina: 15 a 20 mg/kg IV, a cada 24 h (R-2)
- Tratamento de suporte.

Controle

- Vacina contendo bacterina contra *Clostridium haemolyticum* (R-2).

Controle

Cultura do microrganismo total morta por formalina e adsorvida em hidróxido de alumínio induz boa proteção durante 1 ano, em bovinos. A vacinação é realizada 4 a 6 semanas antes da previsão de ocorrência da doença. Em regiões enzoóticas, é necessária a revacinação anual de todos os animais com mais de 6 meses de idade. Em alguns *locais de risco extremo* recomenda-se uma segunda vacinação durante a estação de pastejo. Para prevenir a reação no local da injeção o inóculo pode ser administrado em vários locais e espalhado sob a pele por meio de massagem. A injeção deve ser subcutânea, pois a intradérmica ou intramuscular possivelmente ocasionam reações graves. As vacinas modernas preparadas de modo a evitar essas reações locais carecem de imunogenicidade e precisam ser aplicadas duas vezes no ano. As carcaças de animais que morrem da doença devem ser eliminadas por meio de cremação ou enterramento profundo.

LEITURA COMPLEMENTAR

Hatheway CL. Toxigenic clostridia. Clin Microbiol Rev. 1990;3:66-98.

Songer JG. Clostridial diseases of animals. In: Rood JI, McClane BA, Songer JG, Titball RW, eds. The Clostridia: Molecular Biology and Pathogenesis. London: Academic Press; 1997:153-182.

Stogdale L, Booth AJ. Bacillary hemoglobinuria. Compend Contin Educ Pract Vet. 1984;6:5284-5290.

REFERÊNCIAS BIBLIOGRÁFICAS

1. Shinozuka Y, et al. J Vet Med Sci. 2011;73:255.
2. Takagi M, et al. J Vet Med Sci. 2009;71:1105.
3. Vine N, Fayers J. Vet Rec. 2006;159:160.

HEPATITE NECRÓTICA INFECCIOSA (DOENÇA NEGRA)

Sinopse

- Etiologia: toxemia aguda em ovinos, bovinos e, às vezes, suínos e equinos, causada pela toxina de *Clostridium novyi* tipo B, produzida em tecido hepático lesionado. Em geral, os surtos estão associados à fasciolose
- Epidemiologia: ovinos adultos em boas condições; prevalência sazonal relacionada à migração de *Fasciola hepatica* imatura no fígado
- Achados clínicos: ovinos apresentam rápida progressão clínica e geralmente são encontrados mortos. Em bovinos e equinos nota-se progressão clínica de curta duração, com apatia profunda e toxemia, dor abdominal e peritonite
- Patologia clínica: não há relato de alteração
- Achados à necropsia: a autólise se instala rapidamente; congestão de vasos sanguíneos subcutâneos, com edema; o fígado apresenta pequenas áreas de necrose de cor amarela, circundada por uma zona de hiperemia
- Confirmação diagnóstica: isolamento de *C. novyi* na lesão hepática típica; a coloração de anticorpos fluorescentes identifica *C. novyi*, mas não o tipo dessa bactéria
- Tratamento: pode-se tentar a administração parenteral de penicilina, mas a taxa de mortalidade é alta
- Controle: vacinação.

Etiologia

O agente etiológico da hepatite necrótica infecciosa de ovinos, bovinos e, raramente, suínos e equinos é *C. novyi, tipo B*. Os esporos de *C. novyi* habitam o solo e podem estar presentes no fígado de animais normais. A doença clínica é desencadeada por uma lesão hepática necrótica primária, que possibilita a multiplicação do microrganismo e a produção de quantidade letal de toxina. *C. novyi* tipos A e C também habitam o solo e após a morte do animal podem invadir a carcaça, mas não causam hepatite necrótica infecciosa.

A doença foi induzida experimentalmente em ovinos, pela administração de esporos de *C. novyi* após infecção prévia com metacercárias de trematódeos. Embora os surtos da doença, no campo, geralmente sejam precipitados pela invasão do fígado por *F. hepatica* imaturas, é possível que outras causas de lesão hepática local, por exemplo, invasão por cistos de *Cysticercus tenuicollis* e traumatismo ocasionado por biopsia hepática, possam desencadear a doença. Acredita-se que *Thysanosoma actinoides* seja um fator predisponente à infecção na América do Sul.

Há relato de casos nos quais foram detectadas lesões precipitantes inespecíficas e têm sido consideradas a explicação de mortes súbitas verificadas em bovinos criados em confinamento. *C. novyi* tipos A e B foram incriminados como causas de morte súbita em porcas.

Epidemiologia

Ocorrência

A doença tem distribuição cosmopolita, mas é de particular importância na Austrália e na Nova Zelândia e, em menor extensão, no Reino Unido, nos EUA e na Europa. Em ovinos, a taxa de prevalência anual é cerca de 5% em rebanhos acometidos, mas pode ser tão elevada quanto 10 a 30% e, em raros casos, até 50%. Praticamente, a doença é quase sempre fatal, tanto em ovinos quanto em bovinos. Os detalhes sobre a prevalência da doença em bovinos são escassos, mas a doença está se tornando mais comum em algumas áreas onde está ocorrendo a introdução de trematódeos. Em equinos, a doença é rara.

Fatores de risco

Fatores de risco do animal

Em um grupo de ovinos adultos bem nutridos, aqueles com 2 a 4 anos de idade são especialmente suscetíveis; cordeiros e animais com cerca de 1 ano de idade raramente são acometidos.

Fatores de risco do ambiente

A associação epidemiológica entre *trematódeo hepático* e *C. novyi* tem sido sustentada pela observação de que ambos são mais prevalentes em solos de regiões onde ocorrem hepatite necrótica infecciosa, comparativamente a outras regiões; ademais, a sobrevivência de ambos, bactérias e trematódeos, é favorecida pelo mesmo tipo de solo.

Em climas temperados, é evidente uma *ocorrência sazonal*, possivelmente devido à oscilação na população de trematódeo hepático e da população de caramujo hospedeiro. Os surtos são mais comuns nos meses de verão e outono e cessa algumas semanas após a ocorrência de geada, em razão da destruição de metacercárias encistadas. A exposição à infestação por trematódeo, como acontece quando os ovinos pastejam em solos pantanosos durante verão seco e período de estiagem, está comumente associada com a ocorrência de surtos de hepatite necrótica infecciosa, embora possam ocorrer no inverno. Os ovinos retirados de uma propriedade onde há casos de hepatite necrótica infecciosa podem morrer em decorrência da doença até 6 semanas depois, em razão do tempo necessário para a migração dos trematódeos. A irrigação intensa das pastagens cria condições favoráveis ao desenvolvimento de trematódeos e pode predispor à doença. É comum a ocorrência de surtos em bovinos criados em propriedades irrigadas.

Origem da infecção

A infecção é transmitida pela via orofecal de *C. novyi*. A contaminação da pastagem por fezes de animais portadores da infecção resulta na ingestão de esporos de clostrídios por animais do rebanho; os cadáveres de ovinos mortos em decorrência da doença podem ocasionar contaminação intensa. Muitos animais normais que pertencem a rebanhos nos quais a doença ocorre apresentam *C. novyi* no fígado, pois nem todas as cepas são patogênicas. A propagação da infecção entre as propriedades ocorre com a participação desses ovinos, bem como, provavelmente, de aves e animais selvagens infectados e pela enxurrada com solos contaminados durante enchentes.

Outras espécies

Há poucas informações a respeito da epidemiologia da doença em equinos, embora a administração prévia de um anti-helmíntico possa ser um fator de risco. *C. novyi* pode ser uma importante causa *de morte súbita em suínos adultos*. Em alguns rebanhos, a doença é mais comum nas porcas mais velhas (média de parição de 5,6 leitões), com maior prevalência nos meses da primavera.

Patogênese

Esporos de *C. novyi* são ingeridos e transportados ao fígado pelo sistema linfático; o microrganismo pode ser isolado do fígado de animais normais. Em condições anaeróbicas locais, como ocorre no fígado quando a migração de trematódeo provoca grave destruição tecidual, os microrganismos já presentes no fígado se proliferam e liberam α-toxina, que é necrotóxica, causando necrose hepática local e lesão mais difusa no sistema vascular. Os sintomas nervosos notados podem ser provocados por essas anormalidades vasculares generalizadas ou por uma neurotoxina específica.

Achados clínicos

Ovinos

Os ovinos acometidos comumente morrem durante a noite e são encontrados mortos sem que tenham manifestado qualquer sinal prévio da doença. Quando é possível observá-los clinicamente doentes, são vistos isolados, ficando para trás dos demais companheiros de rebanho e, quando caminham, caem. Constata-se febre (40 a 42°C), que diminui para um valor subnormal antes da morte, e certo grau de hiperestesia; respiração rápida e superficial; e animal em decúbito esternal. Com frequência, morre em alguns minutos, ainda nessa posição de decúbito. A progressão da doença, do início até a morte não demora mais que poucas horas e, em geral, a morte ocorre rapidamente, sem evidência de que o animal tenha se debatido.

Bovinos

Os achados clínicos são semelhantes àqueles de ovinos, mas o curso da doença é mais longo, durando 1 a 2 dias. Em bovinos, os achados clínicos relevantes incluem apatia intensa súbita, relutância em se movimentar, pele fria, ausência de ruídos ruminais, temperatura baixa ou normal, fraqueza e abafamento das bulhas cardíacas. Nota-se dor abdominal, especialmente durante palpação profunda do fígado; as fezes são semilíquidas. Também pode haver edema periorbital.

Equinos

A síndrome se apresenta como peritonite acompanhada de toxemia grave progressiva e se manifesta como apatia, relutância em caminhar, dor durante a palpação abdominal, contorções frequentes e decúbito. No líquido obtido por meio de paracentese abdominal nota-se grande aumento do número de células nucleadas e do teor de proteína. A morte ocorre dentro de 72 h após o início da doença.

Patologia clínica

Em geral, não é possível realizar exames laboratoriais antes da morte do animal devido à natureza hiperaguda da doença; ademais, a esse respeito, não há informações consistentes para essa patologia.

Achados de necropsia

É possível notar a saída de espuma sanguinolenta pelas narinas. A carcaça sofre rápida putrefação. Verifica-se congestão marcante dos vasos sanguíneos subcutâneos e grau variável de edema subcutâneo. A aparência escura da face interna da pele, especialmente perceptível durante a dessecação, originou o nome de *doença negra*. Pode haver quantidade moderada de exsudato gelatinoso nos planos fasciais dos músculos abdominais. Sempre há grande quantidade de líquido serosanguinolento, anormalmente presente, nas cavidades pericárdica, pleural e peritoneal. Com frequência, verificam-se hemorragias subendocárdicas e subepicárdicas.

O *fígado* encontra-se aumentado de volume, marrom-acinzentado e contém *áreas de necrose* características. São áreas amarelas com 1 a 2 cm de diâmetro, circundadas por uma *zona hiperêmica vermelho-brilhante*. São vistas principalmente sob a cápsula da superfície diafragmática do órgão, mas podem situar-se em local profundo e não ser percebidas, a menos que o fígado seja cuidadosamente seccionado. Nos bovinos, seu formato frequentemente é linear, mas pode ser difícil encontrá-las. Em geral, há evidência de infestação recente por *F. hepatica*, com evidência de canais de tecido hepático lesionado nas superfícies de corte do fígado. Esses podem ser confundidos com hemorragias subcapsulares quando vistos na superfície. Os trematódeos maduros não são comumente observados. *Histologicamente*, a lesão hepática consiste em um trajeto inflamatório eosinofílico central (provocado pela migração do trematódeo), circundado por uma zona de necrose de coagulação e uma borda externa com infiltrado de neutrófilos. Bacilos Gram-positivos podem ser facilmente isolados da lesão.

O diagnóstico de hepatite necrótica infecciosa requer cultura de *C. novyi* a partir de amostra da lesão hepática característica, bem como detecção de toxina pré-formada no líquido peritoneal e/ou na lesão hepática de uma carcaça fresca. A autólise rapidamente mascara os achados *post mortem*, sendo provável um diagnóstico falso-positivo quando a mensuração da toxina é realizada em carcaça depois de mais de 24 h. Outro problema é a ocorrência relativamente comum de cepas não patogênicas de *C. novyi* B. Essas cepas são detectadas no fígado por meio de técnicas de anticorpos fluorescentes e isso pode ocasionar um diagnóstico falso-positivo de doença negra.

As técnicas de anticorpos fluorescentes são quase tão precisas e consomem muito menos tempo do que os métodos tradicionais de cultura anaeróbica. Há relato de um teste imunoenzimático (ELISA) para detecção de β-toxina no conteúdo intestinal; ademais, há disponibilidade de técnicas de PCR para melhor identificação de cepas produtoras de toxinas de clostrídios.

Lesões não usuais, como grande área de inflamação na parede do abomaso e congestão no tecido subcutâneo e nos músculos dos ombros e da cernelha, foram observadas em alguns bovinos que morreram em decorrência da doença.

Amostras para confirmação do diagnóstico

- Bacteriologia: amostra de fígado em recipiente hermeticamente fechado; quatro esfregaços obtidos por *imprint* da região

periférica da lesão (cultura anaeróbica, FAT)
- Histologia: fragmentos de fígado fixados.

Diagnóstico diferencial
- Fasciolose aguda em ovinos pode causar alta taxa de mortalidade, em razão da destruição maciça do fígado, ao mesmo tempo e nas mesmas condições que acontecem na doença negra
- Outras doenças causadas por clostrídios incluem carbúnculo sintomático e edema maligno
- Antraz.

Tratamento

Não há disponibilidade de tratamento efetivo. Embora *C. novyi* seja suscetível à penicilina, em ovinos o tratamento antimicrobiano parenteral, em geral, é realizado tardiamente, pois a progressão dos sinais clínicos evidentes da doença é hiperaguda. Em bovinos e equinos, o curso mais longo da doença sugere a possibilidade de controle da infecção clostridiana com o uso parenteral de penicilina ou de antibióticos de amplo espectro, mas os casos tratados e relatados indicam alta taxa de mortalidade.

Tratamento e controle

Tratamento
- Penicilina G sódica/potássica: 40.000 UI/kg IV, a cada 6 a 8 h (R-2).

Controle
- Vacina contendo α-toxoide contra *Clostridium novyi* tipo B (R-2).

Controle

A *vacinação* com um toxoide precipitado em alumínio é altamente efetiva e pode ser realizada durante a ocorrência de um surto. A taxa de mortalidade começa a diminuir dentro de 2 semanas. Em uma propriedade contaminada, a vacinação inicial é seguida de uma segunda dose 4 a 6 semanas depois e, subsequentemente, de vacinações anuais. Para proporcionar imunidade máxima nessa situação, quando a ocorrência da doença é mais provável, deve-se realizar vacinação como medida profilática em todo início do verão.

Também, deve-se tentar o controle da doença mediante o *controle de Fasciola hepatica*. O caramujo hospedeiro deve ser destruído, em águas correntes e em áreas pantanosas, pelo uso de moluscicidas; os trematódeos devem ser eliminados dos ovinos mediante o tratamento com trematocidas. A contaminação das pastagens com cadáveres deve ser reduzida por meio de incineração das carcaças.

LEITURA COMPLEMENTAR

Hatheway CL. Toxigenic clostridia. Clin Microbiol Rev. 1990;3:66-98.

Lewis C. Aspects of clostridial disease in sheep. In Pract. 1998;20:494-500.

Sewell MMH. Infectious necrotic hepatitis. Vet Annu. 1975;15:79-82.

Songer JG. Clostridial diseases of animals. In: Rood JI, McClane BA, Songer JG, Titball RW, eds. The Clostridia: Molecular biology and pathogenesis. London: Academic Press; 1997:153-182.

Songer JG. Clostridial diseases of small ruminants. Vet Res. 1998;29:219-232.

INFECÇÃO CAUSADA POR *CLOSTRIDIUM NOVYI*

A infecção causada por *C. novyi* tipo B em suínos em fase de terminação e em porcas causa morte súbita inexplicável.

Etiologia

O agente etiológico é *C. novyi* tipo B, embora recentemente tenha se isolado, também, o tipo A em alguns casos. É um grande *Clostridium* anaeróbico, fastidioso, com esporos ovais, centrais ou subterminais, difícil de cultivar e, às vezes, pode ser confundido com *Bacillus anthracis*. O fator tóxico pode ser uma α-toxina.

Patogênese e epidemiologia

Muito pouco se sabe acerca disso, mas a patogênese pode estar associada a estresse, que causa redução da oxigenação hepática, facilitando a invasão de clostrídios.

Achados clínicos

Em geral, o veterinário detecta a doença quando constata morte súbita. Há relato recente de ocorrência da doença em duas porcas Ibéricas.[1]

Patologia

O achado patológico característico é a rápida decomposição da carcaça. Em geral, o suíno apresenta boa condição corporal. É possível notar tumefação submandibular, edema pulmonar e espuma na traqueia. Também, um achado relativamente comum é exsudação de líquido nos sacos pericárdico e pleural e no peritônio, e essa exsudação pode ser sanguinolenta. Um achado específico é a presença de grande número de espaços preenchidos com gás espumoso.

Diagnóstico

O diagnóstico preciso requer a detecção de morte súbita em suínos bem alimentados e dos achados *post mortem* clássicos. Faz-se a confirmação do diagnóstico por meio de cultura da bactéria em ágar gema de ovo, em condição anaeróbica, empregando-se técnicas de anticorpos fluorescentes e PCR.

Tratamento

Raramente há tempo para detectar a doença clínica.

Prevenção

Pode envolver a administração de bacitracina de zinco, na dose de 225 a 260 g/tonelada métrica de alimento.

Em ovinos, o uso de vacinas contra clostrídios é útil nos casos de endemia; também, a vacinação contra *C. oedematiens* Tipo B tem-se mostrado útil.

REFERÊNCIA BIBLIOGRÁFICA

1. Garcia A, et al. J Swine Health Prod. 2009;17:264.

DOENÇAS CARACTERIZADAS POR ENVOLVIMENTO SISTÊMICO

Hepatite aguda (hepatite pós-vacinal) em equinos (doença de Theiler, hepatite sérica)

Hepatite aguda é uma hepatopatia aguda constatada em equinos e causada pela administração de produtos biológicos de origem equina, como antitoxina tetânica.

Etiologia

A doença parece estar associada com a infecção pelo "vírus associado à doença de Theiler" (TDAV), um vírus do gênero *Pegivírus* da família Flaviviridae recentemente identificado.[1] O vírus pode ser transmitido por via parenteral e a infecção pode ser subclínica.[1] A infecção pode ser crônica, persistindo por um período de 1 ano em alguns equinos clinicamente normais. A infecção de equinos por outro pegivírus (pegivírus equino [EPgV]) causa viremia persistente, geralmente, mas não invariavelmente, sem sinais clínicos aparentes.[2,3] Em razão da frequência de viremia em equinos sadios, não está clara a importância da detecção de EPgV RNA em equinos com sintomas de doença hepática. Cerca de 50% de 326 equinos examinados, alguns dos quais com evidência de doença hepática, apresentaram anticorpos contra EPgV, embora as frequências com que esses anticorpos, ou RNA, foram detectados em equinos sadios e doentes não fossem diferentes.[3]

Recentemente, relatou-se a infecção de equinos por um vírus denominado hepacivírus de não primatas (NPHV), estreitamente relacionado ao grupo dos hepacivírus (que inclui o vírus da hepatite C humana).[4] A importância clínica da infecção causada por esse vírus, caso exista, não está clara, embora pareça ser mínima, apesar de cerca de 50% dos equinos apresentarem anticorpos séricos contra o vírus.[3] Anticorpos contra RNA de NPHV ou EPgV não foram detectados em 100 asininos examinados.[3] Um de 113 cães examinados apresentava anticorpos contra NPHV e esse cão vivia em um estábulo onde havia equinos com viremia; contudo, não se estabeleceu qualquer relação causal.[3]

Na China e no Egito há evidência de infecção de equinos causada pelo vírus da hepatite E humana (VHE), mas os aspectos clínicos e aqueles relacionados à saúde pública, para essa infecção, não foram esclarecidos.[5,6]

Epidemiologia

Nota-se hepatite em equinos que receberam produtos teciduais ou séricos de origem equina. O primeiro relato da doença data de 1919, em equinos criados na África do Sul que receberam soro equino como profilaxia contra peste equina africana. Na África, Europa e América do Norte foram verificados surtos da doença em equinos que receberam soro equino como profilaxia contra várias doenças, inclusive peste equina africana, encefalomielite, botulismo, infecção por *Streptococus equi*, tétano e *influenza*, e em éguas tratadas com soro de égua prenhe. A maioria dos casos esporádicos da doença parece estar associada com a administração de antitoxina tetânica.

A aplicação de antitoxina equina positiva para TDAV em 17 equinos resultou em doença clinicamente evidente em dois animais, além de evidência bioquímica de lesão hepática em oito equinos.[1] Dos 17 equinos, 15 apresentaram TDAV no sangue, detectado no teste quantitativo da transcriptase reversa (qRT)-PCR; ademais, o vírus foi detectado em amostras de sangue obtidas de equinos doadores de antitoxina. Equinos da mesma propriedade onde viviam os equinos infectados, que não receberam a antitoxina incriminada, não manifestaram evidência de doença hepática; também, não foi isolado TDAV desses animais.[1] Dos 17 equinos que receberam antitoxina contaminada, 16 foram examinados 1 ano depois. Destes, quatro foram positivos para TDAV, enquanto os outros 12, inclusive os dois equinos que manifestaram doença clínica logo após a aplicação da antitoxina, não apresentaram título sanguíneo detectável para o vírus.

A inoculação experimental de quatro equinos revelou diversidade da dinâmica viral entre esses animais, notando-se que a maioria dos equinos apresentava alta carga viral 4 semanas após a inoculação, com persistência de vírus detectável durante, pelo menos, 14 semanas, em um animal, e 10 semanas (o último momento de exame), em três equinos.

A doença é relatada apenas em equinos adultos (> 1 ano de idade), sendo a maioria dos casos relatada no verão e no outono. Suspeita-se que as éguas prenhes sejam mais suscetíveis.

Nos surtos, *a taxa de morbidade* nos equinos que receberam soro equino variou de 2 a 18%, embora em equinos que receberam antitoxina tetânica como medida profilática após traumatismos essa taxa tenha sido claramente menor. Em uma Instituição dos EUA, notou-se que quatro (0,4%) de 1.260 equinos com mais de 1 ano de idade tratados com plasma equino comercial, por um período de 6 anos, desenvolveram hepatite aguda. A doença pode ocorrer após infusão intrauterina de soro equino em éguas. A *taxa de mortalidade* varia de 50 a 90%.

Em equinos não tratados com produtos biológicos de origem equina, a doença ocorre esporadicamente. Há relato da doença em equinos não tratados e em contato com animais tratados, mas essa transmissão, se ocorre, é ineficiente e incomum.[1]

Patogênese

A indução experimental da doença por meio da administração de soro de equinos positivos para TDAV causa viremia, que precede a evidência bioquímica de lesão hepática e/ou doença clínica, em várias semanas.[1] A lise de hepatócitos resulta em disfunção hepática. Equinos gravemente infectados desenvolvem hepatoencefalopatia.

Achados clínicos

Em geral, a doença ocorre após um *período de incubação* de 40 a 70 dias (variando de 27 a 165 dias). Nos animais com infecção discreta nota-se apatia, anorexia e icterícia. Pode haver cólica discreta a moderada. Em geral, a temperatura corporal e a frequência cardíaca são normais. Equinos com infecção aguda ou aqueles observados com pouca frequência podem morrer de modo inexplicável. Os *sinais de hepatoencefalopatia* incluem inquietação, excitação, andar compulsivo e pressão da cabeça contra objeto imóvel, posição anormal da cabeça, convulsões, cegueira aparente, tremores musculares e ataxia. Com frequência, os equinos acometidos manifestam automutilação, jogando-se contra cercas e cochos.

Patologia clínica

É comum verificar leucocitose com neutrofilia e linfopenia discreta. O hematócrito e a concentração plasmática de proteína total podem estar ligeiramente aumentados. Há hiperbilirrubinemia com aumento da concentração de bilirrubina direta (conjugada) e elevação da concentração sérica de ácidos biliares e das atividades séricas de enzimas das hepatoespecíficas AST, GGT e SDH. Com frequência, o aumento da atividade sérica de GGT é menor do que o esperado para as atividades séricas de AST e SDH e para a concentração de ácidos biliares, possivelmente refletindo a lesão primária aos hepatócitos.

Hipoglicemia (< 2 mmol/ℓ, 40 mg/dℓ) e hiperamonemia (> 150 μmol/ℓ) podem ser graves. O tempo de coagulação, sobretudo o tempo de protrombina, pode estar prolongado.

Há disponibilidade de teste qRT-PCR para identificar o genoma do vírus em amostras de sangue ou plasma.[1]

Achados de necropsia

O fígado pode estar aumentado de volume, normal ou atrofiado, discretamente amarelado a esverdeado. Há grave necrose centrolobular de hepatócitos, com discreta infiltração de linfócitos e plasmócitos. Notam-se astrócitos de Alzheimer tipo II no cérebro de equinos com encefalopatia.

Diagnóstico diferencial

Antes da morte do animal, a confirmação do diagnóstico é feita por meio de exame de amostra obtida por biopsia hepática, embora isso deva ser realizado com cautela em animais com anormalidades de coagulação. A lista de diagnóstico diferencial inclui:

- Aflatoxicose aguda
- Rubratoxicose (*Penicilina rubrum*)
- Intoxicação por alcaloide de pirrolizidina
- Intoxicação por dioxina
- Hiperamonemia idiopática
- Intoxicação por flufenazina[7]
- Anormalidades congênitas (síndrome de Gilbert).[8]

Tratamento

Basicamente, envolve medidas de suporte e consiste na correção das anormalidades metabólicas e ácido-base, redução da concentração plasmática de amônia e prevenção de automutilação de equinos com encefalopatia.

Hipoglicemia e desidratação podem ser corrigidas pela administração intravenosa de dextrose 5% e de solução isotônica de eletrólitos. A acidose metabólica pode ser corrigida pela infusão de bicarbonato de sódio. Transfusão de plasma pode ser necessária para corrigir as anormalidades de coagulação.

Hiperamonemia pode ser tratada pela administração de neomicina (quatro doses de 20 mg/kg/6 h VO) ou lactulose (0,25 mℓ/kg/8 h VO), a fim de reduzir a absorção de amônia no trato gastrintestinal.

Pode ser necessária *sedação* com xilazina ou compostos similares para impedir a automutilação do animal. O equino acometido deve ser estabulado em um local onde há risco mínimo de se lesionar, podendo ser necessário o uso de protetor acolchoado para a cabeça.

Controle

É prudente o uso mínimo de produtos biológicos, inclusive plasma, de origem equina.

REFERÊNCIAS BIBLIOGRÁFICAS

1. Chandriani S, et al. Proc Nat Acad Sci. 2013;110: E1407.
2. Kapoor A, et al. J Virol. 2013;87:7185.
3. Lyons S, et al. J Gen Virol. 2014;95:1701.
4. Lyons S, et al. Emerg Infect Dis. 2012;18:1976.
5. Saad MD, et al. Infect Genet Evol. 2007;7:368.
6. Zhang W, et al. Zoonoses Pub Hlth. 2008;55:291.
7. Rodriguez-Palacios A, et al. J Vet Intern Med. 2007;21:336.
8. Schusser GF, et al. Tierarztl Prax Ausgabe G N. 2007;35:75.

INFECÇÃO PELO VÍRUS DA HEPATITE E

O vírus da hepatite E (VHE) é o agente etiológico da hepatite aguda em humanos, causando taxa de mortalidade de 1 a 4% na população normal, mas em mulheres gestantes essa taxa alcança 25%. Portanto, essa infecção pode ser considerada um sério risco à saúde pública. Também é um sério risco aos pacientes imunocomprometidos.[1-3] É possível, embora ainda sem comprovação, que os suínos possam atuar como reservatórios da infecção.[4,5] Há alta prevalência no fígado de suínos. Embora o consumo de carne suína por humanos seja muito alto, o consumo de fígado de porco geralmente é muito menor, o que pode explicar a baixa prevalência em pessoas.[5,8] O consumo de linguiça de fígado de porco crua é considerado um risco.[6] O consumo de alguns produtos de origem suína também pode ser uma fonte de infecção. Naquelas pessoas com alto contato ocupacional com suínos e seus excrementos, como veterinários, fazendeiros e funcionários de abatedouros, nota-se alta soroprevalência. No Japão, em um estudo com funcionários de criações de suínos verificou-se taxa de prevalência de 16,7%.[7] Com frequência, os criadores de suínos da Mongólia Interior são infectados por um genótipo muito diferente do vírus de genótipo 4.[8] Também, foi constatado em cervídeos.

Etiologia

O microrganismo é um pequeno vírus RNA senso positivo, sem envelope, e com filamento único. É membro exclusivo do gênero *Herpesvírus* da família Herpesviridae. É preciso considerar quatro genótipos; genótipos 1 e 2 são constatados em humanos.[9] O VHE humano é particularmente comum na Ásia e na África[10] e o VHE 2 no México e no oeste da África. Os tipos 3 e 4 são constatados tanto em suínos quanto em humanos e, assim, é considerado potencialmente zoonótico. Há relato recente de soroprevalência crescente[11], mas pode ser menor do que nas décadas anteriores.[12,13] Em termos filogenéticos, VHE isolados de humanos e de suínos têm estreita relação com as sequências de nucleotídios, às vezes, são 100% similares.[1] Em um estudo, constatou-se taxas de prevalência semelhantes em suínos e humanos.[1] Recentemente, um novo herpes-vírus foi identificado em javalis japoneses.[14]

Epidemiologia

O VHE encontra-se disseminado na Espanha desde 1985.[15] Verificou-se alta prevalência de VHE e de anticorpos específicos contra VHE em suínos em vários países da Europa[16], em Portugal[17], Dinamarca[18], Itália[19], Espanha[20], Inglaterra[21,22], França[23,24] e Suíça.[25] Em geral, esses resultados revelaram alta prevalência de VHE e de fígados infectados nas propriedades, embora haja considerável variação entre as propriedades, sugerindo existência de fatores específicos na propriedade.

Nas infecções experimentais de suínos livres de patógenos (SPF) específicos, os suínos excretam o vírus por 10 dias, em média; no entanto, o período de excreção é muito maior nas infecções de ocorrência natural.[5,26]

Embora não se tenha constatado evidência de infecção por circovírus suíno tipo 2 (PCV2)/VHE na Itália[27], há evidência na Espanha[28], especialmente em suínos com lesões notadas na hepatite.

Várias infecções humanas são causadas por VHE Tipo 3, isolado em diversas espécies animais, inclusive javalis e suínos domésticos.[29-33] Na Ásia e na Bélgica, o VHE 4 é constatado em suínos domésticos e javalis.[34,35]

Na Europa, estudos recentes sugerem que o tipo 3 é o mais comum[2] e, seguramente, isso foi constatado como verdadeiro em recente estudo na Dinamarca.[3] Em outro estudo na Dinamarca, notou-se que 49,5% dos suínos eram soropositivos[18], taxa muito superior àquela de estudos realizados na Espanha (17,4%). Esse valor é semelhante àqueles relatados nos EUA e na Itália.[36] Na Alemanha, a soroprevalência variou de 34,9 a 60%.[37]

Estudo recente mostrou que a soroprevalência de VHE depende da idade do suíno e da origem do rebanho.

Ademais, os resultados de soroprevalência dependem do teste utilizado.[38] Em Portugal, a prevalência varia de 10 a 30%.[17] Estudos nos Países Baixos mostraram aumento da prevalência de 22%, em 1999, a 55% em 2006.[39,48] Na França, nas propriedades, notou-se alta taxa de prevalência na ordem de 65%, e 31% de suínos abatidos apresentavam anticorpos contra todos os tipos do genótipo 3.[24] O mesmo genótipo foi constatado na Tchecoslováquia.[40] Na Itália, o VHE se propagou e pode ser endêmico na maioria das propriedades (um estudo revelou contaminação em 97% das propriedades e em 50% dos suínos).[41]

Em diversos países, inclusive EUA, Europa, Argentina, Japão e Australásia, constataram-se genótipos 3 e 4. O genótipo 4 é verificado principalmente na Ásia (Japão, China, Índia e Indonésia).

Basicamente, a transmissão ocorre pela via orofecal, por meio de ingestão de água contaminada, e parece estar particularmente associada com ocorrência de chuva intensa e enchente, em condição insalubre.[4]

O vírus também foi isolado em javalis, no Japão[5] e na Suécia, onde se constatou estreita relação entre as prevalências na população doméstica e na população de javalis, no mesmo país.[42] Os tipos 3 e 4 também foram isolados no fígado de suínos, no Japão.[43]

O vírus tem sido transmitido por meio do consumo de carne e vísceras de suínos cruas ou mal-cozidas.[6,7] Na França, o consumo de linguiça de fígado de porco (Figatelli) parece especialmente suspeito.[17] Foi também constatado em fígado comprado em mercearias dos Países Baixos, EUA e Japão[44,45] e verificou-se que em alguns dos fígados havia vírus infectante.

Da mesma forma, o vírus foi detectado em fígado de feto abortado e em amostras de fezes e soro de suas mães. Os resultados sugeriram que os leitões foram infectados por via transplacentária.[46]

Consumo de carne suína e resultado positivo ao VHE tem sido sugerido[35], mas a fonte de infecção, com frequência, é desconhecida[4]; embora isso não esteja consistentemente relacionado, em muitos casos verifica-se essa relação.

Contato direto e contaminação do ambiente são responsáveis pela transmissão de VHE em suínos.[47] Os suínos domésticos são considerados os principais reservatórios de VHE humano. A transmissão direta de suínos infectados para suínos puros, não expostos aos microrganismos, responde pela maioria dos casos de transmissão e pela persistência da infecção em uma população. Notou-se que a quantidade do vírus no ambiente tem participação fundamental na transmissão. As transmissões direta e dentro do ambiente da pocilga são componentes essenciais para explicar o mecanismo de transmissão. A transmissão entre pocilgas é um evento raro. Portanto, a propagação de VHE em uma população de suínos depende muito das condições de higiene e do manejo dos animais.

Há relato de uma pesquisa com pessoas sadias diretamente expostas ou não aos suínos, por meio de um estudo transversal sobre infecção por VHE em uma comunidade rural da Tailândia.[48] Notou-se uma taxa de prevalência de anticorpos de 23%. O ato de lavar as mãos com frequência estava associado com menor prevalência. Pessoas que moravam em áreas frequentemente inundadas ou que consumiam regularmente vísceras de suínos, mais de 2 vezes/semana, apresentavam maior soroprevalência de anticorpos. Não se constatou relação entre a infecção e o contato ocupacional direto com suínos.

Na Sérvia[49], em um estudo com suínos atendidos em uma clínica notou-se que 29 de 50 fígados (58%) apresentavam hepatite discreta a moderada, 37 de 50 (74%) apresentavam títulos positivos, no teste PCR, para vírus transmitido durante a transfusão (TTV), 28 de 50 (56%) eram positivos, no teste PCR, para PCV2 e 13 de 50 (26%) exibiam positividade para VHE, no teste RT-PCR. Notou-se relação entre TTV e hepatite infecciosa em suínos com infecções concomitantes por PCV2 e VHE.

Patogênese

Acredita-se que a maioria dos suínos se infecta ainda jovem, com 8 a 12 semanas de idade, manifestando viremia transitória por 1 a 2 semanas e excretando vírus por cerca de 3 a 7 semanas. Na Espanha, um estudo sobre viremia constatou essa ocorrência em 7% dos suínos com 1 semana de vida; essa taxa diminui para 2% com 6 semanas de idade, antes de aumentar novamente com 9 semanas.[5] Um estudo canadense mostrou que a prevalência de VHE em amostras de fezes aumentou de 11,8%, com 2 semanas de idade, para 52,9% com 8 semanas.[50] A maioria dos suínos neonatos e dos suínos em fase de engorda era positiva. Por ocasião do abate, a maior parte dos suínos não excretava vírus nas fezes, mas apresentava teor de IgG detectável no soro. Contudo, por ocasião do abate, é possível detectar o vírus em 6 e 12% dos fígados dos respectivos grupos de animais. Em um estudo com suínos da raça Yorkshire, no Reino Unido, verificou-se que 9% dos animais excretavam VHE no momento do abate.[51]

Suínos experimentalmente infectados podem excretar o vírus durante várias semanas.[43] Os suínos inoculados com VHE suíno, via oral, foram capazes de infectar suínos sentinelas contactantes.[15]

Achados clínicos

Em suínos, a infecção é quase sempre assintomática, mas ocasionalmente pode-se notar evidência de hepatite. Às vezes, pode ocorrer aborto.

Patologia

Os suínos não apresentam lesões macroscópicas. O exame histológico pode mostrar hepatite discreta a moderada.[52] Isso é caracterizado por hepatite linfoplasmocitária periporta multifocal, discreta a moderada, com ligeira necrose focal de hepatócitos.

Diagnóstico

Baseia-se totalmente nos exames laboratoriais. Na Coreia, foi desenvolvido um teste RT-PCR *nested*.[53] Um teste ELISA para IgG, desenvolvido no próprio laboratório, apresentou alta especificidade e sensibilidade, comparável àquelas dos kits comerciais[42]; também, foi desenvolvido um teste de amplificação isotérmica mediada por RT-*loop*.[54]

Foi descrita uma técnica de imunofluorescência para amostras de tecidos.[53] Uma nova técnica é o imunoensaio com micropérolas fluorescente (FMIA) para detecção de anticorpos IgG contra VHE. Esse teste foi comparado com ELISA e ambos apresentaram 100% de especificidade, mas a sensibilidade do FMIA, de 92,3%, foi maior do que a sensibilidade do ELISA, de 84,6%.[55]

Estudo recente sobre as condições de manuseio e armazenamento e de agentes estabilizadores na recuperação do RNA viral de fluido oral de suínos[56] mostrou que não há necessidade de estabilizar a amostra desse fluido oral para detectar o RNA viral, em amostras armazenadas a 4°C ou congeladas à temperatura abaixo de 20°C.

Tratamento e controle

Não há necessidade de tratamento dos suínos. Provavelmente, a maioria está protegida com anticorpos maternos. Medidas gerais de biossegurança e limpeza, desinfecção e secagem do ambiente reduzem a quantidade de fezes contaminadas.

REFERÊNCIAS BIBLIOGRÁFICAS

1. Gerolami R, et al. N Engl J Med. 2008;358:859.
2. Kamar N, et al. N Engl J Med. 2008;358:811.
3. Bihl F, Negro FJ. Hepatol. 2009;50:435.
4. Pavio N, et al. Virologie. 2006;10:341.
5. De Deus N, et al. Vet Microbiol. 2008;132:19.
6. Colson P, et al. J Infect Dis. 2010;202:825.
7. Utsumi T, et al. Arch Virol. 2011;156:689.
8. Jinshan Y, et al. Arch Virol. 2010;155:1217.
9. Xiao X, et al. Arch Virol. 2011;156:121.
10. Aggarwal R. J Gastroenterol Hepatol. 2011;26(suppl 1):72.
11. Faber MS, et al. Emerg Infect Dis. 2012;18:1654.
12. Christensen PB, et al. Clin Infect Dis. 2008;47:1026.
13. Ijaz S, et al. J Clin Virol. 2009;44:272.
14. Takahashi M, et al. J Gen Virol. 2011;92:902.
15. Casas M, et al. Vet Microbiol. 2009;138:78.
16. Berto A, et al. BMC Res Notes. 2012;5:190.
17. Berto A, et al. Zoonoses Pub Hlth. 2012;59:477.
18. Breum SO, et al. Vet Microbiol. 2010;146:144.
19. Di Bartoli I, et al. Vet Microbiol. 2011;149:330.
20. Jiminez de Oya N, et al. BMC Res Notes. 2011;4:412.
21. Meader E, et al. Zoonoses Pub Hlth. 2010;57:504.
22. Seminati C, et al. Vet J. 2008;175:130.
23. Kaba M, et al. J Med Microbiol. 2009;81:1750.
24. Rose N, et al. Comp Immunol Microbiol Infect Dis. 2011;34:419.
25. Wachek S, et al. J Food Protect. 2012;75:1483.
26. Kanai Y, et al. J Med Virol. 2011;82:69.
27. Martelli F, et al. Res Vet Sci. 2010;88:361.
28. De Deus N, et al. Vet Microbiol. 2007;119:105.
29. Adlhoch C, et al. Vox Sang. 2009;97:303.
30. Brost S, et al. J Clin Virol. 2010;47:89.
31. Frickmann H, et al. J Clin Virol. 2011;51:93.
32. Pfefferle S, et al. Infection. 2012;40:451.
33. Preiss JC, et al. Infection. 2006;34:173.
34. Hakze-van der Honing RW, et al. PLoS ONE. 2011; 6:e22673.
35. Meng XJ2. Virus Res. 2011;161:23.
36. Fernandez-Barredo S, et al. Can J Vet Res. 2007; 71:236.
37. Dremsk P, et al. J Virol Methods. 2013;190:11.
38. Krumbholz A, et al. Vet Microbiol. 2013;167:394.
39. Rutjes SA, et al. Emerg Infect Dis. 2009;15:381.
40. Vasickova P, et al. Res Vet Sci. 2009;87:143.
41. Martinelli N, et al. Infect Ecol Epidemiol. 2011; 1:e7331.
42. Widen F, et al. Epidemiol Infect. 2011;139:361.
43. Ishida S, et al. Arch Virol. 2012;157:2363.
44. Bouwknegt M, et al. Vet Res. 2008;39:40.
45. Feagins AR, et al. J Gen Virol. 2007;88:912.
46. Hosmilla M, et al. Arch Virol. 2010;155:1157.
47. Andraud M, et al. Vet Res. 2013;44:102.
48. Hinjoy S, et al. Zoonoses Pub Hlth. 2013;60:555.
49. Savic B, et al. Vet Res Commun. 2010;34:641.
50. Leblanc D, et al. Int J Food Microbiol. 2007;117:160.
51. McCreary C, et al. Vet Rec. 2010;163:261.
52. Dos Santos DR, et al. Vet J. 2010;186:135.
53. Lee W-J, et al. Arch Virol. 2009;154:1361.
54. Zhang L-Q, et al. Arch Virol. 2012;157:2383.
55. Owolodun OA, et al. J Virol Methods. 2013;193:278.
56. Jones TH, Muehlhauser V. J Virol Methods. 2014;198:26.

DOENÇAS HEPÁTICAS CAUSADAS POR TREMATÓDEOS

Fasciolose (fasciolose hepática)

Sinopse

- Etiologia: o agente etiológico é *Fasciola hepatica* e, em regiões de clima quente, *F. gigantica*
- Epidemiologia: a infecção se instala após ingestão de metacercária presente na pastagem; a distribuição geográfica, a sazonalidade e o risco de doença dependem da presença de hospedeiros intermediários (caramujos de água doce do gênero Lymnaea)
- Sintomas:
  - Síndrome aguda (ovinos): morte súbita
  - Síndrome crônica (ovinos e bovinos): perda de peso, baixa produção de leite, palidez e edema submandibular
- Patologia clínica:
  - Síndrome aguda: baixa atividade sérica de glutamato desidrogenase, anemia
  - Síndrome crônica: ovos característicos nas fezes, anemia, hipoalbuminemia e aumento da atividade sérica de γ-glutamil transpeptidase
- Lesões:
  - Síndrome aguda: fígado pálido friável, com trajetos parasitários e hemorragia
  - Síndrome crônica: fígado fibrosado, ductos biliares macroscopicamente dilatados e espessados
- Confirmação diagnóstica:
  - Síndrome aguda: constatação de trematódeos imaturos no parênquima hepático durante a necropsia
  - Síndrome crônica: ovos característicos nas fezes e imunoensaio em amostra de sangue, leite ou fezes
- Tratamento: triclabendazol, clorsulon, closantel, netobimina, nitroxinila, oxiclozanida e albendazol; nem todos são eficazes contra todos os estágios de desenvolvimento dos trematódeos
- Controle: evitar ou drenar hábitats de caramujos; programas terapêuticos estratégicos com anti-helmínticos.

Etiologia

Fasciola hepatica é o trematódeo hepático mais comum e importante; apresenta distribuição cosmopolita, em regiões de clima mais frio. Os caramujos de água doce do gênero Lymnaea são os hospedeiros intermediários e liberam a forma infectante do parasita, a metacercária, na pastagem. Fasciolose hepática tem importância econômica principalmente em ovinos e bovinos, porém outras espécies podem atuar como reservatórios da infecção. *F. hepatica* pode parasitar todos os animais domésticos, inclusive equídeos, além de várias espécies de animais selvagens; todavia, os ovinos com infecção crônica representam a principal fonte de contaminação das pastagens. Em geral, os casos humanos estão associados com a ingestão de plantas de charco, como o agrião. Um trematódeo semelhante, porém maior, *F. gigantica*, limita-se a regiões de clima mais quente, inclusive partes da África e da Ásia.

Ciclo biológico

Fasciola adulta vive nos ductos biliares, onde produzem ovos que são excretados nas fezes. A eclosão ocorre em condições úmidas, apenas após a formação da larva de primeiro estágio, o miracídio, e quando a temperatura ambiente se eleva acima de 5 a 6°C. Os miracídios devem encontrar e invadir os tecidos de um caramujo hospedeiro adequado, dentro de 24 a 30 h. Após vários ciclos de multiplicação assexuada, os trematódeos deixam o caramujo na forma de cercárias. Essas se fixam às pastagens e se transformam em metacercárias, secretando uma parede cística rígida protetora. Após a ingestão pelo hospedeiro final, cada metacercária libera um trematódeo imaturo que atravessa a parede intestinal e migra pela cavidade peritoneal e alcança o fígado. Às vezes, a migração é errática e podem ser encontrados trematódeos ectópicos nos pulmões, especialmente em bovinos. A forma imatura de *F. hepatica* migra pelo parênquima hepático por, aproximadamente, 4 a 5 semanas, aumentando seu tamanho de 0,1 para 10 mm. Depois de penetrar nos ductos biliares, ela mais que dobra seu tamanho, antes de iniciar a postura de ovos, cerca de 10 a 12 semanas após a infestação. Ovinos e bovinos adultos podem permanecer portadores durante muitos anos, em razão da longevidade dos trematódeos adultos.

Epidemiologia

O risco de ocorrência de fasciolose hepática depende da presença de vários caramujos do gênero Lymnaea infectados nas pastagens. A doença apresenta um padrão sazonal previsível em regiões onde os caramujos são ativos apenas durante parte do ano. Alguns caramujos desse gênero têm hábito aquático mais intenso do que outros, mas a presença de todos se limita a ambientes úmidos ou alagadiços. Em geral, preferem áreas pantanosas baixas, não ácidas, com corrente de água lenta; no entanto, terrenos com pequenas correntes de água e nascentes não drenados ou umedecidos por água extravasada de, por exemplo, bebedouros, também podem representar risco potencial aos rebanhos em pastagem. Com frequência, terrenos irrigados também são muito apropriados para ocorrência da infecção. Os caramujos escavam o solo para sobreviver durante o período seco e assim que surge água eles liberam cercárias. Os hábitats dos caramujos podem ser permanentes ou temporários. Esse último se amplia e se reduz dependendo da disponibilidade de água. Construções, como estradas, podem alterar os padrões de drenagem e o risco de doença. O melhoramento de pastagens turfosas pela aplicação de óxido de cálcio pode aumentar o risco de infecção porque reduz a acidez do solo e possibilita a colonização de caramujos.

Os *principais caramujos hospedeiros* de *F. hepatica* são *Lymnaea truncatula*, no Reino Unido e na Europa, *Stagnicola bulimoides*, *Stagnicola bulimoides techella* e outros, nos EUA. *L. columela* foi identificado como hospedeiro intermediário no Canadá e, mais recentemente, no Brasil. Na Nova Zelândia, foram encontrados *L. tomentosa* e *L. truncatula*, sem fasciolose, tornando um importante problema, mas a introdução de *L. colunella* aumentou muito a área de ocorrência e a gravidade da doença. *L. tomentosa* é o principal caramujo hospedeiro na Austrália, embora haja relato da presença de *L. columela* em áreas não rurais; também foi encontrado *L. viridis.*

Os principais fatores que determinam o momento de ocorrência e a gravidade da fasciolose hepática são aqueles que influenciam a quantidade de metacercárias na pastagem. Em particular, a temperatura e a precipitação pluviométrica influenciam a abundância espacial e temporal dos caramujos hospedeiros, bem como a taxa de desenvolvimento de ovos e larvas dos trematódeos.[1-3] É necessária temperatura superior a 10°C para que os caramujos hospedeiros se acasalem ou *F. hepatica* possa se desenvolver no interior dos caramujos. Portanto, na maioria dos países não há desenvolvimento do parasita durante o inverno.

A *"infecção de verão do caramujo"* por miracídios oriundos de ovos que eclodiram na primavera e no início do verão resulta no surgimento de cercárias e consequente contaminação da pastagem, cerca de 5 a 8 semanas depois.[4] Em qualquer região climática, a eclosão de cercárias é uma ocorrência razoavelmente regular, com mínimas diferenças no momento de ocorrência ocasionadas por variações nos padrões climáticos, a cada ano.

A *"infecção de inverno do caramujo"* é um ciclo diferente daquele que ocorre quando os caramujos são expostos aos miracídios, no outono. Durante o inverno, cessa o desenvolvimento do trematódeo no caramujo, retornando quando a temperatura aumenta, na primavera seguinte. A importância relativa desse ciclo depende da taxa de mortalidade dos caramujos durante o inverno, que é variável de região para região e de ano para ano.

Em geral, a presença de metacercárias é maior no final do verão e no outono.[5] Grandes quantidades podem se acumular em áreas mais úmidas das Ilhas Britânicas e da Europa.[4,6] As metacercárias podem sobreviver ao inverno, em climas mais brandos, e infectar o rebanho na primavera; entretanto, elas não sobrevivem quando o inverno é rigoroso. Em regiões quentes e secas, as metacercárias morrem rapidamente, de modo que na Austrália, por exemplo, as infecções geralmente são causadas por cercárias recentemente liberadas. O rebanho também é vulnerável em condições de clima seco, quando forçado a se alimentar em áreas alagadiças para obter alimento verde. Normalmente, as metacercárias morrem durante a preparação de feno ou silagem, mas podem permanecer infectantes por até 8 meses se o feno for preparado em condições úmidas e não forem apropriadamente secos.

A recuperação clínica da infecção depende muito da quantidade de metacercárias na pastagem. É maior quando as condições climáticas são favoráveis à sobrevivência e reprodução dos caramujos. Alta ingestão de metacercárias por um curto período ocasiona doença aguda; a ingestão de quantidade menor por um longo período causa doença crônica. O grau no qual a imunidade influencia o curso da infecção varia em função da espécie. Ovinos e caprinos não desenvolvem resposta imune protetora vigorosa contra a infecção por *F. hepatica* e permanecem vulneráveis durante toda a vida. Por fim, os bovinos excretam a maioria de sua população de trematódeos e adquirem proteção parcial, mas não completa, contra a reinfecção. *F. hepatica* tem vários mecanismos de sobrevivência às respostas imunes do hospedeiro, inclusive alterando seus antígenos de superfície durante a migração, liberando uma enzima proteolítica que pode clivar imunoglobulinas e modulando a resposta imune do hospedeiro.

Patogênese

A fasciolose hepática aguda é causada pela migração de *F. hepatica* imatura no parênquima hepático. Os sinais clínicos surgem 5 a 6 semanas depois da ingestão de grande quantidade de metacercárias. Nesse momento, a migração de trematódeos é intensa o suficiente para causar lesão hepática mecânica substancial. Isso resulta em insuficiência hepática aguda e hemorragia.

Os *esporos latentes* de *C. novyi* podem se tornar ativos pela condição de necrose anaeróbica que se instala no parênquima hepático em decorrência da migração de *F. hepatica,* causando hepatite necrótica infecciosa (doença negra), em ovinos e bovinos. Também, acredita-se que essa migração estimula o desenvolvimento ocasional de hemoglobinúria bacilar em bovinos.

Fasciolose hepática crônica se desenvolve apenas depois da instalação de trematódeos adultos nos ductos biliares. Nesses locais, eles provocam colangite, obstrução biliar, fibrose e extravasamento de proteínas plasmáticas através do epitélio. Embora essas proteínas possam ser reabsorvidas no intestino, ocorre baixa utilização e retenção de nitrogênio, causando hipoalbuminemia. Também, ocorre perda de sangue causada pela atividade alimentar dos trematódeos. Isso exacerba a hipoalbuminemia e agrava a anemia. Isso ocasiona gasto contínuo das reservas de ferro, de modo que a anemia, inicialmente normocrômica, se torna hipocrômica. Essas alterações são mais marcantes em ovinos que recebem dieta de baixa qualidade. A infecção crônica pode limitar a taxa de crescimento e a conversão alimentar de ovelhas em crescimento e a taxa de crescimento de bovinos de corte. Relata-se que a infecção por *F. hepatica* aumenta a suscetibilidade de bovinos à infecção por *Salmonella* Dublin e predispõe à infecção e excreção fecal prolongadas. As ovelhas infectadas podem apresentar baixas taxas de fertilidade, de crescimento e de produção de lã.[7] A ingestão de alimento diminui e isso ocasiona menor eficiência na utilização de energia metabolizável e menor deposição de cálcio e proteínas no organismo.

A *resposta de fibrosamento* do fígado à lesão causada por trematódeos é variável, dependendo do hospedeiro e, em parte, pode ser responsável por diferenças na suscetibilidade entre as espécies. A reação grave em bovinos, que inclui calcificação de ductos biliares, parece retardar o estabelecimento e manutenção de infecções-desafio, que reforça as respostas imunes. Em geral, tanto os equinos quanto os suínos são muito resistentes à infecção por *F. hepática*; todavia, apresentam diferentes modos de resistência. Os equinos controlam a migração de trematódeos em seu estágio inicial, de modo que poucos alcançam o fígado, enquanto nos suínos o mecanismo de resistência atua no parênquima hepático.

Achados clínicos

Fasciolose aguda

Em ovinos, manifesta-se mais frequentemente como morte súbita, sem outra anormalidade clínica aparente. Em geral, essa condição é constatada no verão e no outono, mas pode ocorrer em qualquer época, quando os ovinos pastejam gramíneas altamente contaminadas. Quando verificada em ovinos, a doença clínica se manifesta com sintomas de:

- Apatia
- Fraqueza
- Perda de apetite
- Palidez e edema de membranas mucosas, inclusive da conjuntiva ocular
- Dor quando se aplica pressão sobre a região hepática.

O animal morre rapidamente e a morte pode ser acompanhada de excreção de secreção sanguinolenta pelas narinas e pelo ânus. Em geral, a duração dos surtos é relativamente curta; a maioria das mortes ocorre no período de 2 a 3 semanas. Raramente ocorre fasciolose aguda em bovinos.

Fasciolose subaguda

Fasciolose aguda e crônica são pontos opostos do espectro clínico. Ocorrem formas intermediárias e há relato de uma síndrome subaguda em ovinos. Os principais sinais clínicos incluem perda de peso e palidez das membranas mucosas. Apenas em alguns casos nota-se edema submandibular; contudo, muitos animais manifestam sinal de dor durante a palpação da região hepática.

Fasciolose crônica

Não se torna evidente até que se passam várias semanas após o risco de doença aguda. Os ovinos acometidos perdem peso, desenvolvem edema submandibular e apresentam palidez das membranas mucosas, dentro de semanas. Pode haver queda de lã. Com frequência, o curso da doença é tão longo quanto 2 a 3 meses nos animais que morrem; muitos sobrevivem, mas podem permanecer com baixo escore corporal por períodos mais longos. Os bovinos também perdem peso, especialmente as vacas lactantes; ocorre diminuição na produção de leite; o animal pode desenvolver anemia.

Patologia clínica

Na fasciolose aguda, nota-se anemia normocrômica grave, eosinofilia e alto grau de hipoalbuminemia. As atividades séricas de várias enzimas indicadoras de lesão hepática se elevam. A enzima GDH é de particular valor quando os trematódeos imaturos migram no parênquima hepático; contudo, a atividade dessa enzima diminui assim que esses parasitas alcançam os ductos biliares. O aumento da atividade da enzima AST pode ser constatado a partir de 4 semanas, sendo útil na avaliação da infecção por trematódeos imaturos. Não se verifica ovos nas fezes porque os parasitas ainda são imaturos.

Na doença subaguda ou crônica, a perda de peso está associada à anemia macrocítica hipocrômica grave, hipoalbuminemia e hiperglobulinemia. Ocasionalmente, na doença subaguda é possível notar edema submandibular e ascite; todavia, essas ocorrências são mais frequentes na doença crônica. Nota-se aumento da atividade sérica de γ-glutamil transpeptidase induzido pela maior atividade de *F. hepatica* adulta nos ductos biliares. Não se verifica alteração relevante nos valores de outros testes de função hepática. Pode-se confirmar o diagnóstico de fasciolose hepática crônica mediante a detecção de grande quantidade de ovos de trematódeos operculados, característicos, nas fezes. Esses ovos apresentam parede delgada e os pigmentos biliares dão a eles uma cor amarelo-amarronzada. São densos e não emergem satisfatoriamente em todas as soluções de flutuações utilizadas no laboratório. Recomenda-se o uso de solução de sulfato de zinco (densidade específica 1,36). Os testes de sedimentação são mais confiáveis. Os ovos operculados dos trematódeos também são característicos de infecções causadas por paranfistomos; é preciso atenção para diferenciá-los.

Achados de necropsia

Fasciolose hepática aguda

É caracterizada por um fígado aumentado de volume e com graves lesões. A cavidade peritoneal pode conter quantidade excessiva de soro sanguinolento. Nota-se que a cápsula hepática tem diversas perfurações pequenas, além de hemorragias subcapsulares. O parênquima apresenta trajetos de tecido lesionado e o órgão é mais friável do que o normal. Com frequência, os trematódeos imaturos são tão pequenos que não são facilmente perceptíveis. São mais facilmente detectados em corte fino de um fragmento de fígado, agitando-o na água, de modo que os trematódeos se instalem no fundo do recipiente. O tamanho dos trematódeos possibilita obter uma estimativa sobre a duração da infecção, e isso pode ser útil para determinar quais pastagens representam risco.

Fasciolose hepática crônica

Trematódeos semelhantes a folhas, medindo cerca de 3,5 × 1 cm, estão presentes em ductos biliares macroscopicamente aumentados e espessados, principalmente no lobo ventral do fígado. Os ductos biliares podem apresentar protrusão além da superfície do fígado; pode haver cistos devido à obstrução de ductos por trematódeos e células epiteliais descamadas; a calcificação da parede de ductos biliares é um achado comum em bovinos, mas não em ovinos. O parênquima hepático apresenta extensa área de fibrose e os linfonodos hepáticos se apresentam marrom-escuros. Anemia, edema e emaciação são anormalidades que acompanham a doença.

Confirmação diagnóstica

Nas áreas endêmicas para trematódeos, a fasciolose deve ser considerada um possível fator em qualquer surto de doença crônica em ovinos, como causa principal ou fator contribuinte, juntamente com outras doenças debilitantes. Para definir o diagnóstico, deve-se considerar o histórico de pastejo e a sazonalidade da fasciolose naquela região. Deve haver ovos de trematódeos nas fezes, bem como a constatação de lesões hepáticas características durante a necropsia. Como esses achados podem ser onipresentes nas regiões endêmicas, é necessário determinar se a gravidade das lesões é suficiente para incriminar o trematódeo como a única causa ou o principal fator contribuinte. Há disponibilidade de um teste ELISA para exame de amostra de sangue ou de leite, sendo particularmente útil no diagnóstico da infecção em bovinos, em um animal, individualmente, ou no rebanho.[8,9] Pode-se detectar aumento da concentração de anticorpos 2 semanas após a infecção, mantendo-se elevada até a 6ª semana. Foi desenvolvido um teste ELISA para coproantígeno, disponível no mercado (BIOK 2001, BIOX Diagnostics, Bélgica) para uso em bovinos[7,9-12], capaz de indicar o grau de infestação de trematódeos nessa espécie animal.[9,10] Experimentalmente, foram desenvolvidas técnicas de PCR para o diagnóstico espécie-específico de *Fasciola* direcionadas ao DNA nuclear e/ou mitocondrial do parasita.[13-19] A confirmação da doença aguda é possível apenas durante a necropsia.

Diagnóstico diferencial

Fasciolose aguda
- Hemoncose
- Hepatite necrótica infecciosa
- Eperitrozoonose
- Antraz
- Enterotoxemia.

Fascilose crônica
- Deficiência nutricional de cobre ou cobalto
- Outras endoparasitoses, inclusive gastrenterite parasitária (especialmente hemoncose), em ovinos, e ostertagiose em bovinos
- Doença de Johne.

Tratamento

Tratamento e controle

Bovinos
- Triclabendazol: 12 mg/kg VO (R-1)
- Combinação de: clorsulon 2 mg/kg SC e nitroxinila 10,2 mg/kg SC (R-1)[20]
- Albendazol: 10 mg/kg VO (R-2)
- Clorsulon: 13,2 mg/kg SC (R-2)
- Nitroxinila: 10 mg/kg SC (R-2)
- Oxiclozanida: 10 mg/kg VO (R-2).

Ovinos
- Triclabendazol: 10 mg/kg VO (R-1)
- Albendazol: 7,5 mg/kg VO (R-2)
- Clorsulon: 13,2 mg/kg SC (R-2)
- Nitroxinila: 10 mg/kg SC (R-2)
- Oxiclozanida: 10 mg/kg VO (R-2)
- Clozantel: 10 mg/kg VO (R-2).

Nem todos os compostos são igualmente eficazes contra todos os estágios de desenvolvimento de *F. hepatica* no organismo. A administração oral de triclabendazol se aproxima do tratamento ideal. No tratamento de fasciolose aguda é fundamental a escolha de um produto altamente efetivo contra trematódeos imaturos, que lesionam o parênquima hepático. Na doença crônica há necessidade de um composto ativo contra trematódeos adultos. A segurança do produto é uma consideração importante, pois os mecanismos de desintoxicação hepática já estão comprometidos. Os trematocidas podem ser utilizados para fins terapêuticos, no tratamento da doença, ou para fins profiláticos, para prevenir surtos da parasitose. Alguns medicamentos se ligam às proteínas plasmáticas (p. ex., clozantel) ou aos eritrócitos (clorsulon), aumentando o período de proteção. Todos os trematodicidas apresentam períodos de carência para uso do leite ou seu emprego é proibido em animais que produzem leite para o consumo humano, de modo que o melhor momento para tratar as vacas-leiteiras é o período seco. Vários produtos combinam um trematodicida com um nematocida, mas esses devem ser utilizados quando houver risco de doenças concomitantes causadas por esses dois tipos de parasitas.

O triclabendazol é um composto de uso oral especificamente contra *F. hepatica*, em ovinos (10 mg/kg) e bovinos (12 mg/kg). São necessárias doses maiores para o controle de *F. gigantica* em búfalos. É altamente efetivo contra todos os estágios do trematódeo, a partir de 2 dias de vida, em ovinos, e 2 semanas de idade, em bovinos, sendo o medicamento de escolha nos surtos de doença aguda causada por trematódeo. Para o uso em programas de controle recomenda-se o tratamento, em intervalos de 8 a 10 semanas. Notou-se desenvolvimento de populações de trematódeos resistentes ao triclabendazol, após um protocolo de controle intensivo, na Austrália, Reino Unido, Europa e América do Sul.[11,21-27] A combinação de compostos tem mostrado aumento da eficácia contra estágios imaturos de trematódeos. Um exemplo de combinação é o uso SC de clorsulon (2 mg/kg) e nitroxinila (10,2 mg/kg), que aumenta a eficácia do tratamento em até 99%.[20] O triclabendazol VO tem sido utilizado com sucesso em equinos e asininos (12 mg/kg), mas não é aprovado para esse propósito.

O albendazol é um composto de amplo espectro, também efetivo contra nematoides e cestódios. É efetivo contra *F. hepatica* adulta, na dose oral de 7,5 mg/kg, em ovinos, e 10 mg/kg, em bovinos. É ovicida e durante o tratamento destrói todos os ovos de *F. hepatica* presentes nos ductos biliares ou no trato alimentar. No corpo, a netobimina (20 mg/kg VO) é metabolizada em albendazol; tem ação similar contra *F. hepatica*.

Em ovinos, o closantel mata a maioria dos trematódeos com mais de 4 semanas, na dose oral de 10 mg/kg, além de retardar a excreção de ovos de trematódeos pelos animais alimentados com pastagem contaminada por até 12 semanas. Também tem efeito residual contra *Haemonchus contortus*.

O clorsulon é administrado em combinação com a ivermectina no controle simultâneo de trematódeos e nematelmintos em bovinos. Na dose recomendada de 2 mg/kg SC, o clorsulon é efetivo contra trematódeos adultos e imaturos com 12 a 14 semanas de vida, mas o efeito contra *F. hepatica* com 8 semanas de vida é variável.

A nitroxinila é administrada por via subcutânea, na dose de 10 mg/kg; tem boa eficácia contra trematódeos adultos, mas a dose deve ser aumentada em até 50% para o controle adequado da doença aguda. Em ovinos, o extravasamento do produto mancha a lã de amarelo. Não pode ser administrado via oral porque a microflora ruminal metaboliza o composto, por meio de reação de redução, originando um metabólito inativo.

A oxiclozanida utilizada em bovinos (10 mg/kg VO) requer um período de carência mais curto para o uso do leite do que a maioria dos outros trematocidas. Tem eficácia significativa contra trematódeos adultos, mas não é efetiva contra as formas imaturas do parasita. Pode causar amolecimento de fezes transitório. Esse composto tem sido combinado com levamisol, a fim de se obter efeito contra trematódeos e nematoides gastrintestinais.

Controle

Em áreas endêmicas, são necessárias medidas preventivas porque a fasciolose pode provocar morte, sem sinais clínicos ou perda de produção importante prévios. O custo/benefício é mais favorável quando se emprega uma abordagem estratégica integrada, comparativamente ao protocolo terapêutico de rotina, sendo menos provável que induza resistência aos anti-helmínticos; contudo, requer conhecimento detalhado do ciclo epidemiológico local. Em alguns países nos quais o risco é variável de ano para ano, são necessários indicadores preditivos da possível prevalência da doença com base nas análises de dados meteorológicos e observações de campo. Isso possibilita a intensificação de medidas de controle, quando necessárias. Foram elaborados modelos computadorizados para auxiliar nesse procedimento.[3]

A retirada dos rebanhos de fontes de infecção é o método ideal de controle, mas, na prática, nem sempre é exequível. A identificação e o mapeamento dos hábitats dos caramujos podem nortear o planejamento de planos de pastejo, a fim de evitar áreas de risco, em períodos de alto risco. Onde os hábitats apresentam áreas limitadas e claramente definidas, pode ser possível separá-los do rebanho por meio de cercas.

Rebanhos criados em terreno altamente contaminado podem ser protegidos de fasciolose aguda, tirando-se proveito do intervalo entre a ingestão de metacercária e o início da doença. Nesse período, o tratamento com um produto eficaz contra trematódeos imaturos elimina os parasitas migratórios antes que provoquem graves lesões ao fígado. Pode ser necessária uma dose adicional, dependendo do tempo de ingestão da metacercária e a atividade residual do produto escolhido. Algumas metacercárias continuam sendo ingeridas depois de ter passado o principal período de risco; assim, é necessário o tratamento com um produto efetivo contra *F. hepatica* adulta, algumas semanas depois, a fim de evitar possíveis perdas decorrentes de fasciolose crônica. Podem ser necessárias doses estratégicas adicionais nas regiões onde a infecção do caramujo, no inverno, é relevante. O momento preciso de cada uma dessas doses depende do padrão epidemiológico local.

A redução da contaminação da pastagem por metacercárias reduz risco futuro. Isso pode ser obtido impedindo-se que os caramujos se tornem infectados por *F. hepatica* ou pela redução da população de caramujos. Para alcançar o primeiro objetivo, os trematódeos adultos devem ser eliminados dos ductos biliares de todos os rebanhos criados em pastagens na primavera e início do verão. Isso impede a excreção de ovos e reduz a quantidade de miracídios que buscam caramujos nesse estágio crucial do ciclo epidemiológico. No entanto, pode haver fontes de ovos de *F. hepatica* em animais selvagens, as quais não podem ser controladas dessa maneira. A população de caramujos pode ser reduzida restringindo-se a área de seu hábitat. Isso pode ser feito, onde exequível, pela drenagem de locais alagadiços, assegurando que valas, escoadouros de água, cochos de água e outras condições similares sejam adequadamente manejados.

No caso de búfalos mantidos em confinamento, em regiões tropicais, tem-se a vantagem de que as metacercárias de *F. gigantica* se concentram na parte inferior das forrageiras, por exemplo, palha de arroz. Ela pode ser cortada e utilizada para outros fins e a parte superior, não contaminada, pode ser fornecida ao rebanho.

O controle químico de caramujos foi amplamente praticado antes da disponibilidade de tratamentos confiáveis aos animais. Caramujos do gênero Lymnaea têm uma grande capacidade reprodutiva e podem facilmente recolonizar áreas úmidas. Portanto, a aplicação deve ser feita com muito critério, de modo a obter um longo efeito significativo, sem risco de invasão às áreas vizinhas. Os produtos químicos podem ser aplicados na primavera, a fim de aumentar o impacto na população de caramujos, antes do início do acasalamento, ou, posteriormente, na estação de abundância de caramujos, mas antes do início da saída de cercárias. A eficácia é prejudicada quando o crescimento exuberante das plantas impede a penetração do produto no solo. Compostos inorgânicos, como sulfato de cobre ou pentaclorofenato de sódio, são efetivos, mas podem ser potencialmente tóxicos às pessoas, aos rebanhos e ao ambiente. Foram desenvolvidos moluscicidas mais seguros e seletivos, em baixo volume, como *n*-tritilmorfolina, porém não estão disponíveis no mercado.

Estão sendo desenvolvidas vacinas contra *F. hepatica*. Uma delas utiliza catepsina de trematódeo recombinante L-proteinase e confere proteção de até 79% contra a infecção, em bovinos e ovinos.[28] Estratégias de vacinação bem-sucedidas estimulam a resposta de células T-auxiliadoras 1 (Th1), mais do que a resposta imune de Th2 induzida por infecção natural.

LEITURA COMPLEMENTAR

Knubben-Schweizer G, Torgerson PR. Bovine fasciolosis: control strategies based on the location of Galba truncatula habits on farms. Vet Parasitol. 2015;208:77.

REFERÊNCIAS BIBLIOGRÁFICAS

1. Relf V, et al. Vet Parasitol. 2011;175:287.
2. McCann CM, et al. Int J Parasitol. 2010;35:1255.
3. Caminade C, et al. Geospatial Health. 2015;9:301.
4. Bennema S, et al. Int J Parasitol. 2011;41:225.
5. Yuan W, et al. J Helminthol. 2015;30:1.
6. Bloemhoff Y, et al. Irish Vet J. 2015;68:16.
7. Charlier J, et al. Parasitology. 2014;141:326.
8. Charlier J, et al. Prev Vet Med. 2007;78:57.
9. Charlier J, et al. Vet Parasitol. 2008;153:44.
10. Brockwell YM, et al. Vet Parasitol. 2013;196:417.
11. Brockwell YM, et al. Int J Parasitol. 2014;4:48.
12. Palmer DG, et al. Aust Vet J. 2014;92:357.
13. Ai L, et al. Ann Trop Med Parasitol. 2010;104:65.
14. Ai L, et al. Parasite Vector. 2011;4:101.
15. Alasaad S, et al. Vet Parasitol. 2011;179:266.
16. Alasaad S, et al. Parasitol Res. 2011;108:1513.
17. Caron Y, et al. Vet Parasitol. 2011;178:93.
18. Ichikawa M, Itagaki T. Parasitol Res. 2010;106:757.
19. Le TH, et al. J Clin Microbiol. 2012;50:1178.
20. Hutchinson GW, et al. Vet Parasitol. 2009;162:278.
21. Gordon DK, et al. Vet Parasitol. 2012;187:43.
22. Ortiz P, et al. Vet Parasitol. 2013;195:118.
23. Robles-Perez D, et al. Vet Parasitol. 2013;197:277.
24. Brennan GP, et al. Exp Mol Pathol. 2007;82:104.
25. Sargison ND, et al. Vet Parasitol. 2007;145:65.
26. Daniel R, et al. Vet Rec. 2012;171:1.
27. Elliott TP, et al. Vet Parasitol. 2015;209:117.
28. Meemon K, Sobhon P. Parasitol Res. 2015;114:2807.

FASCIOLOIDES MAGNA

Trata-se de um grande trematódeo hepático encontrado principalmente na América do Norte, mas também em alguns países da Europa.[1,2] É parasita de alces e veados, mas também pode infectar outros animais que se alimentam na mesma pastagem. Ovinos e caprinos são particularmente suscetíveis à infecção. Em áreas endêmicas, a prevalência da infestação em bovinos pode ser alta, mas raramente com manifestação de sinais clínicos.

O ciclo biológico em hospedeiros normais é semelhante àquele de *F. hepatica*, exceto que crescem até 10 cm de comprimento e 3 cm de largura, em cistos de paredes delgadas, no parênquima hepático. A ligação dos cistos com os ductos biliares possibilita a passagem de ovos para as fezes. Os caramujos do gênero Lymnaea, especialmente *G. trunculata* e *Radix* (sin. *Lymnaea*) *peregra*, atuam como hospedeiros intermediários[3-5], e o hospedeiro final é infectado quando ingere metacercárias encistadas, presentes na pastagem.[6] O trematódeo penetra no fígado depois de permanecer 3 a 4 semanas na cavidade peritoneal.

Em ovinos e caprinos ocorre migração contínua do trematódeo, que nunca se torna encapsulado, formando grandes trajetos negros. A hemorragia e as lesões hepáticas são tão graves que a presença de um ou dois trematódeos pode ser fatal. Em bovinos, notam-se trajetos necróticos no parênquima, bem como cistos escuros de parede delgada com 4 cm de diâmetro[7], que não fazem conexão com ductos biliares. Ovinos e caprinos manifestam sinais clínicos semelhantes àqueles de fasciolose hepática aguda e os animais infectados podem morrer sem manifestar sintomas prévios. Em geral, as infestações em bovinos são inaparentes, mas podem causar sintomas semelhantes àqueles de fasciolose hepática crônica. É possível encontrar ovos nas fezes. Esses lembram ovos de *F. hepatica*, porém são maiores e têm um pequeno apêndice de extremidade mais romba.

A maioria dos anti-helmínticos efetivos contra *F. hepatica* também é efetiva contra *F. magna*, mas há poucos relatos publicados que confirmam isso. A administração de 10 mg de albendazol/kg eliminou 74% de *F. magna* em bovinos naturalmente infectados; a administração de 15 mg de clozantel/kg mostrou boa eficácia em ovinos, 8 semanas após a infecção; os resultados obtidos com a administração de 21 mg de clorsulon/kg, em bovinos, foram variáveis, enquanto a dose de 20 mg de triclabendazol/kg foi 99% efetiva em ovinos, quando administrado 12 semanas após a infecção.

LEITURA COMPLEMENTAR

Malcicka M. Life history and biology of Fascioloides magna (trematode) and its native and exotic hosts. Ecol Evol. 2015;5:1381.
Sattmann H, et al. Wherefrom and whereabouts of an alien: the American liver fluke Fascioloides magna in Austria: An overview. Wien Klin Wochenschr. 2014;126:S23.

REFERÊNCIAS BIBLIOGRÁFICAS

1. Correa AC, et al. Infect Genet Evol. 2011;11:1978.
2. Kralova-Hromadova L, et al. Int J Parasitol. 2011; 41:373.
3. Faltynkova A, et al. Acta Parasitol. 2006;51:87.
4. Rondelaud D, et al. Parasitol Res. 2007;100:861.
5. Vignoles P, et al. Parasitol Res. 2006;98:462.
6. Mehlhorn H. Encyclopedia of Parasitology. 3rd ed. Heidelberg: Springer Verlag; 2008:1573.
7. Wobeser BK, Schumann F. Can Vet J. 2014;55:1093.

DICROCOELIUM

D. dentriticum é um pequeno trematódeo disseminado na Europa e na Ásia, mas com distribuição restrita na América do Norte e nas Ilhas Britânicas.[1] Seu ciclo biológico difere daquele de *F. hepatica*, em vários aspectos. Os ovos excretados nas fezes são ingeridos por caramujos de solo, como *Helicella* spp., *Cochlicopa lubrica*, *Theba* e *Zebrina* spp.[2] As cercárias são excretadas na forma de bolas de muco, utilizadas como alimentos pelas formigas do gênero *Formica*. Os animais mantidos em pastagem se infectam quando ingerem formigas que contêm metacercárias.[1] Os trematódeos avançam até o ducto biliar comum e se instalam em ductos biliares intra-hepáticos. Diferentemente de *F. hepatica*, os hospedeiros intermediários de *D. dentriticum* não estão associados com hábitats úmidos. Portanto, a transmissão pode ocorrer em terras cultiváveis de propriedades bem drenadas e até mesmo em pastagens de áreas secas impróprias para cultura. A imunidade protetora é baixa e pode ocorrer infestações maciças (dezenas de milhares de parasitas).

A patogenicidade é baixa, pois *D. dentriticum* não migra pelo parênquima hepático. As infestações maciças podem provocar definhamento. As lesões incluem fibrose do parênquima e proliferação e espessamento de ductos biliares menores.[1] O animal pode desenvolver hepatite necrótica infecciosa em consequência da infestação.[3] A infecção por *D. dentriticum* pode ser detectada durante a necropsia, pois os trematódeos são menores (0,5 a 1,5 cm) do que *F. hepatica*, apresentam formato lanceolado e se limitam aos ductos biliares. Os ovos vistos nas fezes são pequenos, operculados, assimétricos e marrom-escuros. Têm estruturas densas e recomenda-se o uso de solução de flutuação com alta densidade, como a solução de iodomercurato de potássio (densidade 1,44). O tratamento com albendazol, na dose de 15 mg/kg, é efetivo, assim como a netobimina, na dose de 20 mg/kg.

LEITURA COMPLEMENTAR

Rana SS, et al. Parasitic infections of the biliary tract. Curr Gastroenterol Rep. 2007;9:156.

REFERÊNCIAS BIBLIOGRÁFICAS

1. Colwell DD, Goater CP. Vet Parasitol. 2010;174:162.
2. Sargison ND, et al. Vet Parasitol. 2012;189:233.
3. Cabeza-Barrera I, et al. Ann Trop Med Parasitol. 2011; 105:403.

DOENÇAS CAUSADAS POR FITOTOXINAS IMPORTANTES

Intoxicação por alcaloides de pirrolizidina

Sinopse

- Etiologia: alcaloides de pirrolizidina (AP) estão presentes em *Crotalaria* spp., *Echium* spp., *Heliotropium* spp., *Senecio* spp. e outros vegetais
- Epidemiologia: surtos esporádicos (principalmente em bovinos e equinos) são de ocorrência cosmopolita; muitos surtos em rebanhos são enzoóticos, em grandes áreas nas quais as plantas tóxicas predominam nas pastagens. Sementes que contêm AP, nos alimentos ou em plantas secas no feno, também provocam intoxicação. Uma ampla variedade de síndromes está associada com a intoxicação cumulativa primária e com os efeitos de metabólitos
- Patologia clínica: testes de função hepática, inclusive as atividades de enzimas hepáticas no sangue, indicam insuficiência hepática

- Lesões: encefalopatia hepática, com cegueira, pressão da cabeça contra objetos imóveis, episódios de fúria, icterícia, fotossensibilização e hemólise intravascular; definhamento crônico; megalocitose hepática, fibrose e hiperplasia biliar notadas durante a necropsia
- Confirmação diagnóstica: exame histopatológico do fígado. Detecção de AP em plantas. Exame de amostra de sangue total ou de fígado à busca de metabólitos pirrólicos
- Tratamento: nenhum
- Controle: evitar exposição significativa às plantas. Controle biológico de plantas.

Etiologia

A maior parte dos AP hepatotóxicos é constituída por ésteres com dois aminoalcoóis, retronecina e heliotridina; fazem parte de três gupos – monoésteres, diésteres não cíclicos (abertos) e diésteres cíclicos – em ordem crescente de toxicidade.[1] Para ter ação hepatotóxica, os AP requerem uma dupla ligação 1,2 no núcleo pirrolizidínico (necina) e uma ramificação no grupamento éster.[1-3] *N*-óxidos não tóxicos de AP podem ser transformados em base não tóxica no trato alimentar. Uma lista completa dos AP conhecidos seria muito longa para ser útil; por exemplo, *Echium plantagineum* contém pelo menos 10 AP sabidamente tóxicos para animais mantidos em pastagem. A maioria das plantas que contém AP faz parte das famílias Boraginaceae (*Heliotropium, Cynoglossum, Amsinckia, Echium* e *Symphytum* spp.), Fabaceae (*Leguminosae*; *Crotalaria* spp.) e Asteraceae (*Compositae*; *Senecio* spp.).

As fontes vegetais de AP hepatotóxicos relatadas (nomes comuns e toxinas, quando conhecidas) incluem:

- *Amsinckia intermedia* ("tarweed", "fiddleneck" e "ironweed" contêm intermedina, licopsamina e equiumina)
- *Arnebia hispidissima* (contém monocrotalina e equimidina)
- *Crotalaria anagyroides*
- *C. crispata* (intoxicação do cavalo Kimberley)
- *C. dura* (alfafa silvestre)[4]
- *C. eremaea* ("bluebush pea")
- *C. globifera* (alfafa silvestre, "jaagsiektebossie")[4]
- *C. goreensis* ("Gambia pea"; contém monocrotalina)
- *C. incana* ("rattlepod" lanuginosa; contém fulvina)
- *C. juncea* (Cânhamo sun; contém retusina)
- *C. mauensis* (contém junceína)
- *C. mesopontica*
- *C. medicaginea* ("rattlepod" trifólio)[5]
- *C. mitchellii*
- *C. novae-hollandiae* ("rattlepod" da Nova Holanda)
- *C. ramosissima* (intoxicação do cavalo Kimberley)
- *C. retusa* ("rattlepod" frondosa; contém monocrotalina e retusina)[6]
- *C. spectabilis* (guizo de cascavel; contém monocrotalina e espectabilina)[7]
- *Cynoglossum officinale* (cinoglossa; contém heliotridina, heliosupina e equinatina)
- *Echium plantagenium* (*E. lycopsis*; praga-de-Paterson, "Salvation Jane"; contém equiumina e equimidina)
- *E. sericeum* (contém equiumina)
- *E. vulgare* (língua-de-víbora; contém equimidina)
- *Heliotropium europaeum* (heliotrópio comum, batata-silvestre; contém indicina, heliotrina, lasiocarpina, europina, supinina e heleurina)
- *H. amplexicaule* (heliotrópio azul; contém lasiocarpina e equinatina)
- *H. ovalifolium*
- *Ligularia amplexicaulis* (dola)
- *L.mortonii* ("bong dok pu")
- *Lithospermum arvense* (*Buglossoides arvensis*; aljofareira)
- *Senecio abyssinicus*
- *S. alpinus*
- *S. aquaticus* (tasneira de pântano)
- S. brasiliensis
- *S. burchellii* ("geelgifbossie")
- *S. cineraria (moleiro)*
- *S. cisplatinus*
- *S. cunninghamnii*
- *S. erraticus*
- *S. glabellus* (ambrósia-americana)
- *S. harvieanus*
- *S. heterotrichus*
- *S. inaequidens* DC[8]
- *S. integerrimus*
- *S. isatideus* (repolho-de-Dan, "inkanga")
- *S. jacobaea* (tasneira, "stinking willy"; contém senecifilina, senecionina, jacobina, jaconina, jacolina e jacozina)
- *S. latifolius* (repolho-de-Dan, "dunsiektebossie")
- *S. brigalowensis* ("fireweed")
- *S. linearifolius* ("fireweed")
- *S. longilobus* (tasneirinha lenhosa ou rasteira, tasneirinha de folhas finas; contém retrorsina, ridelina e senecifilina)
- *S. madagascariensis* (tasneira de Madagascar; contém senecionina)
- *S. magnificus* ("tall yellowtop"; contém senecifilina)
- *S. moorei*
- *S. oxiphyllus*
- *S. plattensis*
- *S. pterophorus* (margarida africana)
- *S. quadridentatus* (tasneira-algodão)
- *S. retrorsus* (arbusto do cambaleio, "dunsiektebossie")
- *S. riddellii* (tasneirinha de Riddell)
- *S. ruwenzoriensis*
- *S. sceleratus*
- *S. selloi*
- *S. spartioides* (tasneirinha *giesta*)
- *S. spathulatus*
- *S. squalidus* (tasneira Oxford)
- *S. tweediei*
- *S. vernalis*
- *S. vulgaris* (tasneirinha comum; contém senecionina, senecifilina e retrorsina)
- *Symphytum officinale* (confrei; contém equimidina, licopsamina e sinfitina)
- *Trichodesma incanum* (contém tricodesmina)
- *T. ehrenbergii* (contém senquirquina)
- *T. zeylanicum* (arbusto-de-camelo).

Nem todos os AP são hepatotóxicos. Alguns apresentam efeito principal nos pulmões. As plantas que os contêm incluem *C. dura, C. globifera, C. juncea, C. mitchellii* e *C. spartioides*.[4] Alguns efeitos adicionais nos pulmões são provocados por *C. ramosissima/C. crispata*. Além do efeito hepatotóxico predominante, *C. retusa* causa nefrose nos suínos intoxicados e lesão hepatotóxica em caprinos.[6]

Epidemiologia

Ocorrência

As doenças causadas por AP acometem a maioria das espécies animais em quase todos os países; causam síndromes como doença de Molteno, em bovinos, doença da caminhada compulsiva, em equinos, seneciose ou doença de Winton, em equinos e bovinos e doença do cavalo Kimberley (sinônimo de doença da caminhada compulsiva), "jaagsiekte" (doença da respiração ofegante) e "dunsiekte" (doença do definhamento) ou "stomach staggers", em equinos. Também, ocorre intoxicação de humanos, caracterizada por doença hepática venoclusiva.[1]

As manifestações clínicas da intoxicação podem demorar até 18 meses após a ingestão de uma dose tóxica de AP; a razão disso é desconhecida.

Fatores de risco

Fatores de risco do animal

Vacas e equinos são 30 a 40 vezes mais suscetíveis à intoxicação por AP do que outras espécies, seguidos de caprinos e ovinos, respectivamente.[1,9] A diferença parece estar relacionada à capacidade do animal em desintoxicar os AP no fígado, provavelmente relacionada à dieta consumida antes da domesticação.[1] É mais provável que os pequenos herbívoros consumam brotos e desenvolvam resistência às toxinas. É possível que a desintoxicação dos AP ocorra no rúmen, como resultado da atividade microbiana, mas há controvérsia sobre isso. Intoxicações causadas por diversos AP foram relatadas em suínos.[7]

Fatores de risco do ambiente

Fatores relacionados às plantas

As plantas tóxicas que contêm AP não são muito palatáveis e, em geral, apenas são consumidas em quantidade suficiente para causar intoxicação se o fornecimento de outro alimento for insuficiente ou quando são incluídas acidentalmente em alimentos preparados, como o feno, ou, ainda, quando suas sementes contaminam grãos destinados à alimentação. A toxicidade das plantas que contêm AP não é reduzida de modo significativo quando transformadas em feno ou palha; no entanto, nota-se redução significativa incluída em silagem.[1] A secagem das plantas em ar quente reduz consideravelmente sua toxicidade. As flores são mais tóxicas do que as folhas.[9] Os animais evitam a ingestão de plantas adultas; a maior ingestão pelos animais acontece quando as plantas produzem novos brotos. No caso de *Senecio* spp., a folhagem é a fonte de intoxicação. No caso de *Crotalaria*, *Heliotropium* e *Amsinckia* spp., as sementes são fontes comuns de intoxicação, como contaminantes de grãos de culturas colhidos para a alimentação de animais ou de torta de sementes obtida após a extração de óleo. Geralmente, esse é o modo de intoxicação de suínos.[7]

Estresse ambiental, inclusive estiagem e alta temperatura, e, especialmente, pulverização com herbicida, parecem aumentar o conteúdo de AP das plantas.[10] As diferenças na concentração de AP em diferentes amostras de uma mesma espécie de planta impossibilita a avaliação da toxicidade dessa planta com base na ingestão pelo animal. A adubação da pastagem com fertilizantes NPK reduz a concentração de AP nas plantas do gênero *Senecio*.[10]

Fatores de risco das pessoas

AP e seus metabólitos são excretados no leite de vaca e incluídos em seus derivados, como iogurte e queijo. A implicação disso em humanos é desconhecida, mas pode ser importante porque alguns AP são genotóxicos, carcinogênicos e teratogênicos.[1,3,11] O fornecimento experimental de leite de cabra contendo metabólitos de AP produziu lesões hepáticas em ratos. Atualmente, não se acredita que as concentrações dessas substâncias na carne de animais que consomem plantas com AP sejam perigosas às pessoas.

Transmissão

Embora a maioria dos casos de intoxicação ocorra em animais que pastejam em áreas infestadas por plantas tóxicas, a doença pode ser decorrência do fornecimento de alimentos armazenados contaminados, especialmente feno, ou do uso de plantas com AP na cama dos animais.[1,11] Os efeitos da intoxicação são cumulativos, sendo possível ocorrer intoxicação fatal depois de anos. É possível ocorrer alta taxa de mortalidade em animais pecuários criados confinados, como suínos, aves e bovinos.

Patogênese

Lesão hepática

Os AP, por si só, não são tóxicos, mas seus metabólitos pirrólicos produzidos no fígado, pelo sistema citocromo P450, são importantes hepatotoxinas cumulativas.[1,9] Esses pirrólicos tóxicos reagem com proteínas celulares e com DNA e RNA de reação cruzada e, por fim, causam disfunção ou morte de hepatócitos, anormalidades na mitose, megalocitose e necrose tecidual.[1,9,12] A maioria dos pirróis permanece no fígado, embora pequena quantidade possa alcançar a circulação sistêmica.[1] A resistência relativa de ovinos à intoxicação por AP pode estar relacionada à capacidade relativamente baixa do fígado desses animais em produzir pirróis. Nos bovinos ocorre lesão de veias centrolobular e hepática, causando oclusão dos vasos sanguíneos, além de megalocitose.

Encefalopatia hepática

Uma das consequências da insuficiência hepática é o acúmulo sistêmico de metabólitos, como amônia, que está associada com a ocorrência de edema cerebral. Isso resulta em sinais nervosos de apatia, andar sem direção e pressão da cabeça contra objetos imóveis. A degeneração esponjosa (condição esponjosa) notada no sistema nervoso central é característica de hiperamonemia. Outros metabólitos também podem estar envolvidos de modo significativo, mas a amônia é o metabólito mais estudado.

Icterícia toxêmica

A lesão hepática causada pela ingestão de AP, geralmente *H. europaeum*, resulta no acúmulo de cobre no fígado, porém somente quando o consumo de cobre na dieta é acima do normal. Isso pode estar associado com casos clínicos de intoxicação crônica por cobre em ovinos, ocasionando o desenvolvimento de uma das formas de "icterícia toxêmica". *E. plantagieum* tem duas desvantagens: contém AP e tem alta proporção cobre:molibdênio, de modo que rapidamente ocorre acúmulo de cobre na planta. Também, ocorrem acúmulos semelhantes de zinco e ferro. Há evidência de prejuízo às reservas de vitamina A e vitamina E causado por AP, mas não há ocorrência de definhamento resultante, no campo.

Alguns metabólitos reativos da pirrolizidina hepatotóxicos alcançam a circulação geral e causam lesões em outros tecidos, inclusive pneumonia intersticial e nefrose (suínos), verificadas em alguns casos de intoxicação.[4,5,7] Também, reagem com eritrócitos e os ésteres pirrólicos formados se ligam à hemoglobina, de modo que podem ser utilizados como marcadores de ingestão prévia de AP. A utilidade da técnica é limitada pela curta meia-vida dos eritrócitos. Além de os metabólitos tóxicos alcançarem, acidentalmente, a circulação e causar lesão subsequente ao tecido pulmonar, os AP de algumas plantas, por exemplo, algumas espécies de *Crotalaria*, no sul da África, tem seu principal efeito tóxico no tecido pulmonar e provocam sintomas pulmonares, além dos sintomas hepáticos.[4]

Fotossensibilização secundária

A ocorrência de fotossensibilização é secundária à lesão hepática. A filoeritrina, produto de degradação da clorofila, é uma substância fotorreativa associada à ocorrência de fotossensibilização hepatógena (secundária). Em condições normais, o fígado conjuga filoeritrina e a excreta na bile. Quando há comprometimento hepático, a filoeritrina se acumula no fígado, na circulação sanguínea sistêmica e, por fim, na pele, resultando em diversos sintomas, desde irritação cutânea com prurido até necrose exsudativa e desprendimento da pele.[13]

Achados clínicos

Embora o desenvolvimento de lesões cutâneas seja lento, na maioria dos casos o início dos sinais clínicos é repentino. A doença pode surgir vários meses depois que os animais são retirados da pastagem tóxica.[14] Os sintomas mais evidentes são hipossensibilidade aos estímulos externos, anorexia, definhamento, comportamento aberrante ou bizarro, redução brusca na produção de leite e, nos animais que sobrevivem por mais de 2 dias, com frequência nota-se icterícia e dermatite decorrente de fotossensibilização.[1,9,14] Os ovinos podem apresentar lesão hepática grave, mas os efeitos tóxicos podem se limitar à perda de peso corporal e menor produção de lã. A maioria dos animais intoxicados por AP desenvolvem uma síndrome hepática; no entanto, em alguns casos notam-se sinais de uremia ou de pneumonia intersticial.

Bovinos

Na intoxicação causada por *Senecio* spp. nota-se início súbito de apatia e baixa sensibilidade aos estímulos externos. Às vezes, essa hipossensibilidade é entremeada com curtos episódios de excitabilidade e fúria e, quase sempre, comportamento agressivo. Durante esses episódios geralmente nota-se diarreia intensa e esforço para defecar. Isso pode resultar em alta prevalência de prolapso retal. Outros sintomas incluem dor abdominal, andar cambaleante, arrastamento das patas, andar em círculo e cegueira parcial. Em geral, esses animais morrem dentro de 2 a 3 dias após o início dos sintomas.

Em alguns casos o quadro clínico pode persistir por várias semanas. Não se verifica episódio de excitação, o animal permanece hipossensível, desenvolve anorexia, perda de peso e diarreia acompanhada de tenesmo; geralmente manifesta icterícia, palidez de membranas mucosas e, raramente, dermatite decorrente de fotossensibilização.

Equinos

Os equinos intoxicados por *S. jacobaea* ou *C. crispata*/*C. ramosíssima*/*C. medicaginea* perdem peso, apresentam icterícia discreta e são profundamente hipossensíveis aos estímulos externos, frequentemente permanecendo de pé e com a cabeça abaixada.[4,5] Podem parar de se alimentar, após abocanhar uma porção de feno ou gramínea. Tremores musculares, especialmente da cabeça e pescoço, costumam ser acompanhados de bocejo e dificuldade de deglutição. Esse último sintoma pode ser suficientemente grave para causar aspiração de alimento aos pulmões ou regurgitação pelos condutos nasais. Os equinos acometidos parecem cegos. Andam em círculo ou para frente, colidem com obstáculos e adentram em locais dos quais não conseguem sair; também caminham em cursos d'água, alojamentos ou em outras instalações. Morte acidental é uma consequência frequente. O ato de pressionar a cabeça contra objetos imóveis é comum e o animal pode manifestar episódios de fúria e galope violento e incontrolável. Abrasões múltiplas na pele da cabeça e do tórax são indicativos desse comportamento demente. Em geral, a doença é fatal; a progressão é de 1 semana a vários meses. Uma consequência rara da intoxicação por alcaloides da pirrolizidina em equinos é a ocorrência de impactação gástrica por hastes de vegetais secos, que provoca cólica acompanhada de regurgitação pelas narinas e, em alguns casos, ruptura de estômago fatal.

Acredita-se que a paralisia de faringe e laringe seja a causa da rara dispneia inspiratória verificada em pôneis com intoxicação grave por alcaloides da pirrolizidina. Em equinos, uma consequência adicional pode ser hemólise intravascular, manifestada como hemoglobinúria. Proliferação pseudoneoplásica de epitélio bronquiolar é a base da patogenia da "jaaksiekte" de equinos, que se manifesta como dispneia progressiva causada por alcaloides da pirrolidizina pneumotóxicos, como dicrotalina, monocrotalina, fulvina e crispatina, presentes em algumas espécies de *Crotalaria*, incluindo *C. dura*, *C. globifera*, *C. juncea* e *C. spartioides*, na África do Sul, e *C. ramosissima*, *C. crispata*, *C. medicaginea* e *C. mitchellii*, na Austrália.[4,5]

Em equinos, pode haver dois padrões de progressão da doença. Na doença crônica, nota-se piora gradativa dos sintomas até a morte, dentro de 6 a 22 semanas. Na forma crônica retardada, as lesões progridem, como confirmado em biopsia, mas não há sinais clínicos da intoxicação até o início súbito da doença, dentro de 38 a 58 semanas. Similarmente, os sinais da doença podem não ser evidentes até que se passem vários meses após a última ingestão de vegetal tóxico, com subsequente morte abrupta.

Suínos

Os suínos intoxicados por *Crotalaria* spp. manifestam anasarca, palidez de membranas mucosas, inclusive da conjuntiva ocular, pelos eriçados, emaciação e apatia. A doença é crônica e progressiva e a taxa de mortalidade é alta. Os suínos intoxicados com sementes de *C. spectabilis* apresentam lesões compatíveis com dano hepático, além de edema submandibular, hemopericárdio e hemorragiais petequiais.[7]

Patologia clínica

O diagnóstico se baseia na detecção de um AP tóxico no alimento ou no animal. Foram descritos métodos de identificação e quantificação de AP nos alimentos, utilizando cromatografia gasosa ou líquida e espectrometria de massa, para muitas dessas toxinas.[15,16] É muito mais difícil detectar a presença de AP no sangue, principalmente porque são facilmente excretados e porque a intoxicação precede o surgimento de sinais clínicos em vários meses.[9] Os testes de função hepática, como concentrações séricas de bilirrubina e de ácidos biliares e teste de excreção da bromossulfaleína (BSP), são úteis para determinar o grau de lesão hepática. Evidências que contribuem no diagnóstico incluem hiperamonemia, hiperbilirrubinemia e hipoalbuminemia. As atividades séricas das enzimas hepáticas apresentam elevações transitórias. Para o prognóstico da lesão hepática inicial de bovinos que consumiram *Senecio* spp. recomenda-se a mensuração das atividades séricas de γ-glutamil transpeptidase e glutamil desidrogenase. Em equinos, prefere-se a mensuração de GGT e ALT, especialmente a primeira, que é recomendada como teste de triagem para identificação dos casos subclínicos, em um plantel de animais. As alterações nas atividades séricas das enzimas hepáticas precedem as alterações histológicas verificadas em amostras de fígado obtidas por meio de biopsia. Para avaliação do grau de lesão hepática nos casos crônicos considera-se a combinação do teste de excreção de BSP e de biopsia hepática mais útil em bovinos e equinos.

Achados de necropsia

Megalocitose hepática; fibrose, que pode ser venoclusiva; e hiperplasia biliar são os achados histopatológicos comuns. Nos casos de suficiente duração, verifica-se icterícia, edema generalizado e ascite. Notam-se alterações histopatológicas secundárias nas células da mucosa intestinal, que podem prejudicar a absorção de nutrientes. Em alguns casos de intoxicação causada por plantas que contêm AP, os achados de necropsia predominantes são nefrose, especialmente em suínos[7], ou pneumonia intersticial, principalmente em equinos.[4,5]

Diagnóstico diferencial

A confirmação do diagnóstico depende da identificação de metabólitos pirrólicos no sangue ou no fígado. Obtém-se um diagnóstico presuntivo por meio do exame histopatológico do fígado, detectando-se megalocitose, que deve ser diferenciada daquela constatada na aflatoxicose. Nos casos em que a exposição às plantas tóxicas ocorreu há algum tempo somente é possível o diagnóstico presuntivo.

Lista de diagnósticos diferenciais

Em bovinos, as doenças hepáticas são causadas por:

- Fitotoxinas, por exemplo, aquela de *Lantana* spp. (*Myoporum*)
- Micotoxinas, como aquelas produzidas por *Aspergillus* spp. (*Phomopsis*, *Diaporthe toxica*, e *Myrothecium* spp.)
- Intoxicação por tunicaminiluracil, como aquele presente em *Clavibacter toxicus*
- Intoxicação por cianobactérias (algas azul-esverdeadas)
- Zootoxinas, como aquela de *Lophyrotoma*, *Arge* spp.

Encefalopatias, como:

- Raiva
- Intoxicação por chumbo
- Poliencefalomalacia
- Devem ser consideradas outras causas de icterícia; deve-se dar atenção especial à intoxicação crônica por cobre em ovinos, pois os ovinos intoxicados por AP são mais sujeitos a desenvolver alto teor de cobre no fígado do que os ovinos não intoxicados.

Equinos:

- Encefalomielite viral equina
- Encefalomalacia nigropálida
- Leucoencafalomalacia.

Tratamento

É improvável que se tente o tratamento primário da lesão hepática. A terapia de suporte requer o fornecimento de uma dieta rica em nutrientes durante o período de convalescença, além do tratamento sintomático de fotossensibilização e desidratação. Os equinos que se recuperam do quadro clínico podem não mais recuperar sua atividade física anterior e qualquer exercício ocasiona rápida exaustão.

Controle

As populações dessas plantas apresentam mudanças cíclicas e os casos de doenças causadas por elas tendem a aumentar e diminuir. Tenta-se a redução artificial do número de plantas utilizando-se herbicidas. Devido à resistência comparativa de ovinos à intoxicação por AP, eles também podem ser utilizados para manter a infestação da pastagem sob controle, por meio de pastejo intermitente, por exemplo, durante o período de 1 mês por ano ou por apenas uma estação durante sua vida.[17] O controle biológico, utilizando insetos como a mariposa avermelhada (*Tyria jacobea*), que se alimenta apenas de plantas que contêm AP, pode ser um procedimento de controle efetivo para suas plantas hospedeiras específicas.[17] Atualmente, um esforço planejado de controle biológico de *H. europaeum* e *E. plantagenium* está em andamento na Austrália, utilizando-se diversos insetos herbívoros e fungos em combinação. As tentativas de controle da intoxicação por *H. europaeum* mediante administração de cobalto ou de um antimetanogênico não foram bem-sucedidas. Tentativas de imunização contra AP, manipulação da flora ruminal, interferência no metabolismo hepático, proteção por compostos tióis e seleção de resistência hereditária, até o momento foram procedimentos malsucedidos. O uso de óleo de gergelim e de amendoim contra monocrotalina, um AP presente em várias espécies de *Crotalaria*, foi avaliado em um modelo com ratos, podendo ser efetivo em bovinos e outros animais.[12]

LEITURA COMPLEMENTAR

Cheeke PR. Toxicity and metabolism of pyrrolizidine alkaloids. J Anim Sci. 1988;66:2342-2350.

Pyrrolizidine Alkaloids: Structure and Toxicity. Bonn, Germany: Bonn University Press; 2008:19-28.
Wiedenfeld H, Edgar J. Toxicity of pyrrolizidine alkaloids to humans and ruminants. Phytochem Rev. 2011; 10:137-151.

REFERÊNCIAS BIBLIOGRÁFICAS

1. Wiedenfeld H, et al. Phytochem Rev. 2011;10:137.
2. He Y-Q, et al. Chem Res Toxicol. 2010;23:591.
3. Chen T, et al. J Appl Toxicol. 2010;30:183.
4. Botha C, et al. J Vet Diagn Invest. 2012;24:1099.
5. Fletcher M, et al. J Agric Food Chem. 2011;59:11888.
6. Maia L, et al. J Vet Diagn Invest. 2013;25:592.
7. Boabaid FM, Alberton RL, Ubalia DG, et al. Acute poisoning by Crotolaria spectabilis seeds in pigs of Mato Grosso state, Brazil. In: Riet-Correa F, Pfister J, Schild AL, Wierenga TL, eds. Poisoning by Plants, Mycotoxins, and Related Toxins. Boston: CAB International; 2011:148.
8. Dimande AF, et al. J S Afr Vet Assoc. 2007;78:121.
9. Varga A, et al. Vet Med Res Rep. 2012;3:111.
10. Hol WHG. Phytochem Rev. 2011;10:119.
11. Hoogenboom LAP, et al. Food Addit Contam. 2011; 28:359.
12. Srinivasan P, et al. J Vet Intern Med. 2012;26:491.
13. Marrero E, Goicochea CB, Perea LMS, et al. Toxic plants of Cuba. In: Riet-Correa F, Pfister J, Schild AL, Wierenga TL, eds. Poisoning by Plants, Mycotoxins, and Related Toxins. Boston: CAB International; 2011:43.
14. Payne J, et al. Vet Rec. 2013;173:77.
15. Crews C, et al. Anal Bioanal Chem. 2010;396:327.
16. Zhou Y, et al. Anal Chim Acta. 2010;681:33.
17. Leiss K. Phytochem Rev. 2011;10:153.

PLANTAS QUE CAUSAM LESÃO HEPÁTICA (TOXINA NÃO IDENTIFICADA)

A ingestão de algumas plantas que contêm toxina(s) não identificada(s) ou desconhecida(s) pode resultar em lesão hepática. Foram identificadas diversas síndromes, listadas a seguir.

Síndrome do caminhar compulsivo/lesão hepática (andar em círculo, pressão da cabeça contra objeto imóvel, andar compulsivo e cegueira)

Em muitos casos, a manifestação de encefalopatia hepática secundária à necrose hepática e lesão cerebral esponjosa, como aquela causada por *Helichrysum argyrosphaerum*, que causa cegueira, paresia e degeneração esponjosa do cérebro de ovinos e bovinos, e por *H. blandowskianum* (margarida lanuginosa) tem causado morte e lesões cerebrais semelhantes em bovinos. *Oxytenia acerosa* ("cooperweed"), *Phyllanthus* spp. (eufórbio) e *Riedelliella graciliflora* causam lesão hepática. *Trematomentosa* (sin. *T. aspera*) causa necrose hepática aguda em bovinos e equinos. Na intoxicação por *Matricarea nigellifolia*, os bovinos acometidos tornam-se desajeitados e dóceis; pressionam a cabeça contra objetos fixos, por isso o nome comum "doença do empurrão". Os ovinos não são acometidos.

Lesão hepática | Icterícia e/ou fotossensibilização

- *Acanthospermum hispidum* ("star burr")
- *Athanasia trifurcata*
- *Callicarpa longifolia*
- *Capparis tomentosa*
- *Chrozophora plicata* (terba)
- *Enterolobium* spp.
- *Fallopia convolvulus* (trepadeira negra)
- *Ficus tsiela* (figueira)
- *Galeopsis* spp.
- *Hertia pallens* ("springbokbush")
- *Heterophyllaea pustulata* (cegadera)
- *Kochia scoparia* (cipreste de verão)
- *Lythrum hyssopifolia*
- *Nidorella foetida*
- *Nolina texana* ("sacahuiste")
- *Persicaria lapathifolia* (sin. *Polygonum lapathilolium*; salgueiro)
- *Pongamia glabra* (faia indiana)
- *Psathyrotes annua*
- *Pteronia pallens* (arbusto de Scholtz)
- *Sartwellia flaveriae* ("sartwell")
- *Sessea brasiliensis*
- *Stryphnodendron coriaceum*
- *Tetradymia canescens* (rabo-de-cavalo sem espinho)
- *Trifolium hybridum* (trevo híbrido).

As espécies de *Polygonum* (= *Persicaria* spp.) listadas a seguir também estão associados com a ocorrência de dermatite por fotossensibilidade e acredita-se que causam lesão hepática. Muitos dos achados a respeito destas plantas são controversos.

- *P. convolvulus*
- *P. orientale* ("smartweeds")
- *P. sagittatum.*

INTOXICAÇÕES CAUSADAS POR MICOTOXINAS

Intoxicação por aflatoxinas (aflatoxicose)

Sinopse

- Etiologia: aflatoxinas, são micotoxinas que contaminam alimentos e suprimentos alimentares
- Epidemiologia: todas as espécies são acometidas; a toxina é excretada no leite e nos ovos
- Patologia clínica: elevação brusca das atividades séricas das enzimas hepáticas (especialmente γ-glutamil transpeptidase, aspartato aminotransferase e sorbitol desidrogenase); aumento do tempo de protrombina e da concentração sérica de bilirrubina; alterações nos parâmetros hematológicos
- Lesões: principalmente lesões hepáticas: icterícia, necrose de hepatócitos, megalocitose e fibrose
- Confirmação diagnóstica: teste positivo para aflatoxina nos tecidos e líquidos corporais
- Tratamento: apenas sintomático
- Controle: exames preventivos em grande número de animais pecuários. Desintoxicação de alimentos contaminados, atualmente testada por diversos meios.

Etiologia

Aflatoxinas (AF) são metabólitos produzidos por fungos que se multiplicam em alimentos deteriorados. Alta umidade relativa do ar (95 a 97%) e altas temperaturas (25 a 37°C) favorecem o crescimento de fungos.[1,2] Foram isoladas 18 aflatoxinas, sendo as mais amplamente estudadas AFB_1, AFB_2, AFG_1, AFG_2, bem como os metabólitos de segunda geração M_1 e M_2.[3,4] Em geral, considera-se AFB_1 um dos mais potentes carcinógenos hepáticos, no mundo.[5] Está relacionada, química e estruturalmente, aos compostos dicumarínicos.[5] A intoxicação mais importante, aflatoxicose, é causada pela ingestão do fungo *Aspergillus* spp. e de AF, mas outras importantes toxinas produzidas pelo fungo são ocratoxina, patulina e esterigmatocistina. *Aspergillus flavus, A. nomius* e *A. parasiticus* são as espécies mais comumente reconhecidas como produtoras de AF.[6] Outras espécies produtoras de AF menos comuns são *A. niger, A. ruber, A. wentii, Penicillium citrinum* e *P. frequentans*.[5]

A concentração de AF verificada nos alimentos pode ser tão alta quanto 3.500 ng/kg, para todas as AF, 2.000 ng/kg, para AFB_1, e 1.000 ng/kg, para AFB_2. Em ovinos, a DL_{50} oral é 5 mg/kg[2]; uma dose de 4 mg/kg está associada com morte dentro de 15 a 18 h, causada por insuficiência hepática aguda; na dose de 2 mg/kg nota-se aumento da frequência respiratória, elevação da temperatura em 1,5°C e diarreia com sangue e muco; na dose de 0,2 mg/kg verifica-se anorexia e diarreia. Relações entre doses semelhantes foram estabelecidas para bezerros e suínos. Em bovinos, uma grande quantidade de AF ingerida no alimento se liga fisicamente ao conteúdo ruminal e taxa tão baixa quanto 2 a 5% alcança o intestino.[4] Considera-se que teores de AFB_1 superiores a 100 μg/kg de alimento sejam tóxicos para bovinos. A DL_{50} estimada para AFB_1, em bovinos, é 0,5 a 1,5 mg/kg. Informações quanto à dose tóxica ingerida, em equinos, são escassas, mas relata-se que a ingestão de 500 a 1.000 μg/kg causou lesão hepática, estando os sintomas relacionados ao tempo de exposição. A DL_{50} oral de AFB_1 é espécie-dependente, mas na maioria das espécies situa-se na variação de 0,03 a 18 mg/kg.[2]

Epidemiologia

Ocorrência

Aflatoxicose foi relatada na maioria dos países e em muitos alimentos estragados, especialmente amendoim armazenado, amendoim em casca, farinha de caroço de algodão, grãos de sorgo, milho, alimento mofado, sorgo cortado verde ou, raramente, produto de culturas eretas, por exemplo, espigas de milho-verde.[1-3] A micotoxina não é destruída pela moagem dos grãos.

Fatores de risco do animal

Todas as espécies animais são suscetíveis, mas os surtos ocorrem principalmente em suínos, ovinos e bovinos; bovinos de leite e de corte são mais suscetíveis do que ovinos e equinos. Os animais jovens de quaisquer espécies são mais suscetíveis do que os adultos, sendo os lactentes mais suscetíveis porque AF é excretada no leite.[2,4]

Suspeita-se que a administração terapêutica de *A. oryzae* a potros recém-nascidos como um inoculante digestivo, com intuito de promover rápido desenvolvimento da função digestiva, origina micotoxinas e causa insuficiência hepática aguda, inclusive com encefalopatia.

Fatores de risco das pessoas

A AF é um importante fator que deve ser considerado na etiologia de carcinoma hepatocelular em humanos. É importante problema em saúde pública porque é uma toxina excretada no leite de vaca. A concentração de AF no leite de vaca pode ser tão elevada quanto 0,33 μg/ℓ e pode continuar igualmente alta durante 3 a 4 dias após a ingestão do alimento.[4,7,8] Em cabras leiteiras tratadas com uma única dose de AF, notou-se concentração máxima de AFM_1 dentro de 3 a 6 h, não sendo mais detectada após 72 a 84 h.[9,10] A AF também pode estar presente na carne de animais que consomem alimentos contaminados, porém, acredita-se que o risco às pessoas que consomem carne seja pequeno.[2]

Patogênese

A AF é rapidamente absorvida no trato gastrintestinal, alcança o sistema sanguíneo porta em curto período de tempo e se concentra no fígado, onde sofre biotransformação, produzindo diversos metabólitos.[2,5] Há ativa participação do sistema citocromo P450 na transformação de AFB_1 no metabólito tóxico AFB_1-8-9-epóxido, o qual se liga com DNA, RNA e proteínas.[2] AFB_1-8-9-epóxido é desintoxicado por meio de conjugação com a glutationa.[2,5] Cerca de 1 a 2% de AFB_1 ingerida é metabolizada em AFM_1 e secretada no leite.[11] A excreção ocorre principalmente na urina, bile e fezes, mas também, em algum grau, no leite, ovos e sêmen.[2,12]

Os efeitos tóxicos das AF são mais evidentes no fígado, com prejuízo ao metabolismo de carboidratos, lipídios e proteínas. Os efeitos de AFB_1-8-9-epóxido incluem inibição da síntese de RNA e de proteínas e resistência ao reparo do DNA.[2,5] Hepatose e insuficiência hepática são as principais consequências, mas há relato de efeitos mutagênicos e teratogênicos em animais de laboratório e, em humanos, há suspeita com base em dados epidemiológicos.

Achados clínicos

Bovinos

Os sinais clínicos incluem cegueira, andar em círculo, tremores de orelha, ranger de dentes, espuma na boca, ceratoconjuntivite e dermatite decorrente de fotossensibilização, diarreia, tenesmo marcante, aborto e prolapso anal.[2,12] O decúbito é seguido de convulsões terminais. O apetite permanece normal. Em geral, os animais acometidos morrem dentro de 48 h e, no grupo de animais, os bezerros com 3 a 6 meses de idade são os mais suscetíveis. Também, considera-se que a aflatoxicose interfere na coagulação sanguínea de bovinos, originando hematomas. Uma quantidade de toxina insuficiente para causar doença clínica em vaca pode ser suficiente para reduzir a ingestão de alimentos, o ganho de peso e a produção de leite, além de causar diarreia.

Suínos

Acredita-se que o período entre o momento da ingestão da toxina e o início dos sinais clínicos é muito longo de, no mínimo, 6 semanas e que varia dependendo da toxicidade do lote de alimento consumido. Com frequência, a taxa de mortalidade é de 20%, mas pode ser tão alta quanto 90% (incluindo eutanásia). Suínos em idade de engorda são mais suscetíveis que os adultos. A síndrome clínica inclui pelame grosseiro, apatia, anorexia, perda de peso, tremores musculares, andar cambaleante, caminhar a esmo e decúbito. Alguns suínos apresentam diarreia intermitente ou hemorrágica, outros manifestam convulsões pouco antes de morrer. O curso da doença pode ser tão curto quanto 6 a 12 h. Aborto é uma sequela comumente relatada, mas há dúvida quanto à sua relação com a intoxicação. Durante a necropsia nota-se icterícia, ascite, aumento de volume do fígado e edema mesentérico.

Equinos

Relatos de aflotoxicose em equinos são menos comuns, provavelmente devido ao menor risco de ingestão de alimentos deteriorados pelos equinos. Os sinais clínicos são inespecíficos e incluem apatia, anorexia, febre, tremores, ataxia, icterícia e hemorragia.[2,13] Foi proposta uma relação entre a inalação de *A. fumigatus* e o desenvolvimento de doença pulmonar obstrutiva crônica.[5,14] As lesões notadas durante a necropsia foram encefalomalacia, necrose de hepatócitos, fibrose hepática, hiperplasia de ductos biliares, enterite hemorrágica e degeneração do miocárdio. A doença experimental é caracterizada por apatia, inapetência, tremores e prostração, seguida de morte dentro de 2 a 6 semanas.

Patologia clínica

Mais frequentemente, relata-se elevação brusca das atividades séricas das enzimas hepáticas gamaglutamil transpeptidase, AST e DSH. Aumento no tempo de protrombina e na concentração sérica de bilirrubina é comum, bem como alterações nos parâmetros hematológicos. O método padrão é a análise quantitativa de AF nos alimentos, urina, sangue e tecidos. As técnicas para determinação laboratorial incluem cromatrografia/espectrometria de massa e imunoensaios.[15,16]

Achados de necropsia

Em todas as espécies, os achados de necropsia são aqueles verificados nos casos de hepatose, inclusive megalocitose, focos múltiplos de necrose e fibrose, infiltração de célula redonda portal e hiperplasia de ductos biliares. Em alguns animais pode-se constatar icterícia e exsudato seroso nas cavidades corporais. Em suínos, é comum notar grave enterocolite evidente no trato intestinal inferior, com diarreia e disenteria, porém não é contínua. Outras lesões relatadas incluem degeneração de fibras cardíacas em equinos, malacia cerebral focal e presença de proteína nos glomérulos e nos túbulos proximais renais, pneumonia em bezerros e fotossensibilização.

A confirmação do diagnóstico depende da detecção de AF nos alimentos e no soro sanguíneo, bem como, das características macroscópicas e dos achados histopatológicos no fígado.

Diagnóstico diferencial

- Intoxicação por trevo híbrido
- Intoxicação por cianobactérias (algas azul-esverdeadas)
- Fasciolose
- Intoxicação por lantadeno
- Intoxicação por fomopsina
- Doença hepática primária (neoplasia, obstrução de ducto biliar)
- Intoxicação por alcaloides da pirrolizidina
- Intoxicação por esporidesmina
- Intoxicação por saponina esteroide
- Doença de Theiler.

Tratamento

Na insuficiência hepática, tudo o que se pode tentar é o tratamento sintomático.

Controle

Com o advento de métodos de análise de AF confiáveis e precisos nos alimentos há notável tendência de menor contaminação dos alimentos. A suplementação dietética com zinco, selênio e vitamina E não é efetiva na prevenção de aflatoxicose, e esse procedimento, que tem se mostrado promissor em estudos experimentais, não se mostrou praticável e o custo/benefício não foi favorável.

A quelação de AF no trato gastrintestinal tem-se mostrado útil. Estudos utilizaram esmectitas, como o aluminossilicato de cálcio sódico hidratado (várias formulações do composto já são utilizadas como agentes antiagregantes na indústria de alimentos animal) e bentonito de sódio, na forma de argila. O uso de técnicas agrícolas recentes com intuito de reduzir a contaminação de amendoim por AF foi bem-sucedido. Tem-se utilizado amoniação de alimentos para reduzir a contaminação. Em algumas espécies, o uso de extrato de parede de levedura modificada (*Saccharomyces cerevisiae*) foi efetivo.[17,18]

LEITURA COMPLEMENTAR

Radostits O, et al. Aflatoxins (aflatoxicosis). In: Veterinary Medicine: A Textbook of the Disease of Cattle, Horses, Sheep, Pigs, and Goats. 10th ed. London: W.B. Saunders; 2007:1899.

Smith TK, Girish CK. The effects of feed borne mycotoxins on equine performance and metabolism. In: Oswald IP, Taranu I, eds. Mycotoxins in Farm Animals. Ontario: Research Signpost; 2008:47-70.

REFERÊNCIAS BIBLIOGRÁFICAS

1. Bertin G, Jouany JP, Yiannikouris A. Risk assessment of mycotoxins in ruminants and ruminant products. In: Papachristou TG, Parissi ZM, Salem B, Morand-Fehr R, eds. Nutritional and Foraging Ecology of Sheep and Goats. Paris: CIHEAM; 2009:205.
2. Dhanasekaran D, Shanmugapriya S, Thajuddin N, Panneerselvam A. Aflatoxins and aflatoxicosis in humans and animals. In: Guevara-Gonzalez RG, et al., eds. Aflatoxins–Biochemistry and Molecular Biology. InTech; 2011:221.
3. Yermeni SA, et al. World J Sci Tech. 2012;2:31.
4. Abidin Z, et al. Int J Vet Sci. 2012;1:37.
5. Caloni F, et al. Vet J. 2011;188:270.
6. Varga J, et al. World Mycotoxin J. 2009;2:263.
7. Bianchi DM, et al. Large Anim Rev. 2013;19:59.
8. Dutton MF, et al. Mycotoxin Res. 2012;28:17.
9. Mazzette A, et al. Ital J Anim Sci. 2009;8(2s):631.
10. Battacone G, et al. J Dairy Sci. 2012;95:2656.
11. Wu Q, et al. Drug Met Rev. 2009;41:1.
12. Fink-Gremmels J. Vet J. 2008;176:84.
13. Caloni F, et al. Ippologia. 2010;21:43.
14. Tyden E, et al. Res Vet Sci. 2008;85:85.
15. Grio SJ, et al. J Sep Sci. 2010;33:502.
16. Peiwu L, et al. Trends Anal Chem. 2009;28:1115.
17. Firmin S, et al. J Dairy Sci. 2011;94:5611.
18. Dogi CA, et al.

INTOXICAÇÃO POR FOMOPSINAS (LUPINOSE)

Sinopse

- Etiologia: família de micotoxinas produzidas durante a multiplicação do fungo *Diaporthe toxica*, em restolhos de plantas do gênero *Lupinus* (lupino ou tremoceiro) ou, em menor grau, nas sementes
- Epidemiologia: a intoxicação é cosmopolita, com relatos de casos na Europa, Austrália, Nova Zelândia, África do Sul e outros países. São acometidos principalmente bovinos e ovinos que consomem restolhos de lupino ou que ingerem suas sementes na ração; equinos e suínos são menos frequentemente acometidos
- Patologia clínica: aumento das atividades séricas de enzimas hepáticas e musculares
- Lesões: icterícia, aumento de volume do fígado, fibrose hepática difusa, hiperplasia biliar e miopatia
- Confirmação diagnóstica: teste positivo para fomopsina
- Tratamento: não há tratamento específico; substituir os alimentos
- Controle: não fornecer restolhos de lupino contaminados; cultivar lupinos resistentes às fomopsinas; há uma vacina em desenvolvimento.

Etiologia

Fomopsinas pertencem a uma família de micotoxinas produzidas pelo fungo saprófita *Diaporthe toxica* (*Phomopsis* spp. anamorfo).[1] O fungo infecta a planta lupino e suas sementes e provoca lupinose em bovinos e ovinos que ingerem alimento contaminado.[1,2] As fomopsinas A, B, C, D e E, todas micotoxinas hexapeptídeos cíclicos, são a causa específica. A fomopsina A é o principal metabólito tóxico, sendo 2 a 5 vezes mais tóxica do que a fomopsina B.[1] Antigamente, *D. woodii* (*Phomopsis leptostromidormis* anamorfo) era, erroneamente, considerado a fonte dessas toxinas. *P. emecis*, um saprófita de *Emex australis*, produz fomopsina *in vitro*, mas não está associado com a ocorrência natural da doença.

Epidemiologia

Ocorrência

A doença é comum na Europa, Austrália, Nova Zelândia e África do Sul. É raramente relatada nos EUA. Ovinos, caprinos e bovinos são mais comumente acometidos, provavelmente devido à sua maior exposição. Intoxicação de suínos e equinos é rara.

Fatores de risco

Fatores de risco do animal

Os casos de doença de ocorrência natural são muito mais frequentes em ovinos, seguidos de caprinos e, então, bovinos.[1] Embora a lupinose seja rara em equinos, eles podem ser mais suscetíveis porque um achado comum nessa espécie é morte súbita. Maior número de casos é verificado em animais que consomem restolhos de lupino, nos quais há folhas secas, vagens e/ou sementes. Raramente nota-se a intoxicação em ovinos que ingerem apenas sementes; a intoxicação foi observada em suínos que consumiam sementes de lupino diretamente no solo.

Fatores de risco do ambiente

Os fatores que aumentam o risco de intoxicação associado com infecção fúngica de plantas senescentes são: chuva de verão, que favorece, mas não é essencial para a multiplicação do fungo; e o período de tempo desde a ocorrência de chuva, durante o qual os lupinos permanecem tóxicos durante vários meses. O fornecimento de alimento alternativo ou a presença de outras plantas, inclusive ervas daninhas, na cultura, podem reduzir a ingestão de lupinos e, consequentemente, sua toxicidade. Algumas variedades de lupinos são muito mais suscetíveis às infecções fúngicas do que outras. Os talos maduros são as partes mais tóxicas, de modo que em um rebanho com alta densidade populacional, que estimula a ingestão de todas as partes da planta, o risco de intoxicação é maior. Os restolhos presentes nos campos onde foram colhidas sementes de lupino são as causas mais comuns de lupinose.

Patogênese

O fígado é o principal órgão-alvo das fomopsinas, em todas as espécies animais; o rim é o segundo.[1,3] Os ruminantes desenvolvem hepatotoxicose, enquanto equinos e suínos são mais suscetíveis à lesão renal e nefrotoxicose.[1] Os efeitos tóxicos das fomopsinas se deve à sua ligação a isotipos de tubulina e alteração na função microtubular.[1,2]

As fomopsinas administradas por via intrarruminal apresentam efeitos variáveis, dependendo da dose e da duração da administração. A aplicação subcutânea resulta em anorexia, perda de peso, letargia, icterícia, aumento das atividades séricas de enzimas hepáticas, decúbito e morte de 90% dos ovinos acometidos. Os achados bioquímicos clínicos sugerem que a hepatose é acompanhada de lesão de músculos, rins e córtex da adrenal.

Os ovinos acometidos apresentam maiores concentrações hepáticas de cobre e selênio e menor concentração de zinco, em decorrência da necrose de hepatócitos. A afinidade pelo cobre pode induzir o desenvolvimento de uma complicação secundária à intoxicação crônica por cobre, nos ovinos acometidos.

Achados clínicos

Em ovinos, os sinais clínicos incluem anorexia, constipação intestinal, hepatoencefalopatia, andar cambaleante, decúbito e graus variáveis de icterícia e fotossensibilização. Também há relato de miopatia de músculo esquelético significantivo em ovinos intoxicados por fomopsinas ou contaminados por restolhos de lupino. Os animais acometidos apresentam andar rígido, relutam em caminhar e permanecem com as patas flexionadas para trás e sob o corpo, e apresentam dificuldade em movimentar seus membros. A intoxicação experimental por fomopsina por ocasião do acasalamento está associada com menor eficiência reprodutiva, em ovelhas.

Em bovinos, podem ser constatadas três síndromes. A mais comum é cetose devido à inapetência, verificada em vacas recém-paridas ou prenhes. A menos comum é a cirrose hepática, notada em bovinos várias semanas após sua retirada do local onde havia restolhos de lupino. O curso da doença é de 1 a 3 dias e os sintomas incluem anorexia, apatia, andar cambaleante, icterícia e sangramento pelos orifícios naturais. Animais que sobrevivem além de alguns dias manifestam fotossensibilização. O animal pode morrer poucos dias após o início da doença ou depois de meses, sendo que os animais intoxicados permanecem imóveis por longos períodos ou perambulam a esmo e, com frequência, morrem acidentalmente. Nos casos mais crônicos os animais apresentam definhamento e fotossensibilização. É possível a recuperação, desde que o animal seja retirado da pastagem contaminada nos estágios iniciais da doença; em geral, os animais gravemente acometidos morrem. Os animais que recuperam o apetite se curam completamente.

Em suínos, a ingestão de fomopsina resulta em anorexia marcante, vômito, letargia, icterícia e retardo do crescimento. Doses maiores causam mais anormalidades do caminhar, inclusive incoordenação, posição de cão sentado e paralisia de extremidades posteriores dos membros.[1]

Em equinos, a lupinose frequentemente está associada com morte aguda, súbita. Os animais acometidos apresentam apatia, fraqueza, incoordenação, icterícia e excretam urina marrom-avermelhada escura.[1,3] Em geral, os sinais clínicos persistem por apenas 2 dias.

Patologia clínica

Nos estágios iniciais da lupinose, as mensurações das atividades séricas das enzimas hepáticas são os melhores auxiliares ao diagnóstico.

Prefere-se a mensuração de γ-glutamiltransferase, nos estágios subagudos iniciais, e aspartato aminotransferase, quando a doença for mais grave. Nos estágios finais da doença preferem-se outros testes de função hepática.

Lesões de necropsia

Nos casos agudos notam-se icterícia e fígado aumentado de volume, friável, firme, laranja-pálido ou amarelo-brilhante mosqueado; nos casos crônicos, verifica-se um fígado pequeno e fibrosado, além de hemorragias extensas sob a pele e membranas serosas. Há relato de transformação esponjosa do cérebro em casos de ocorrência natural; também, foi induzida experimentalmente. No exame histológico, verificam-se figuras de mitose em vários hepatócitos, bem como necrose de hepatócitos individuais, hiperplasia biliar e fibrose hepática difusa.

Diagnóstico diferencial

A confirmação do diagnóstico depende do exame histopatológico do fígado e da detecção de fomopsinas no conteúdo ruminal e nos alimentos, por meio de imunoensaios ou espectrometria de massa/cromatografia.[4]

Lista de diagnósticos diferenciais

Inclui muitas doenças de vacas prenhes ou recém-paridas criadas em uma área que contém lupino e que são diagnosticadas como lupinose, mas, na verdade, são casos de toxemia da prenhez ou síndrome da vaca gorda. É preciso diferenciar outras doenças hepáticas causadas por fungos ou plantas.

Tratamento

Não há tratamento, exceto a retirada do(s) animal(is) de campos contaminados e o fornecimento de cuidados de suporte.

Controle

Os lupinos devem ser fornecidos como alimentos após a colheita das sementes, no início do verão e não no fim do outono. A densidade populacional do rebanho de ovinos deve ser inferior a 30 animais por hectare. Uma boa medida é treinar os ovinos para consumir sementes de lupino antes que sejam expostos à colheita, de modo a reduzir a ingestão de restolhos, pois os ovinos se alimentam de sementes caídas no solo. A ingestão de lupino pode ser diminuída durante o pastejo de verão, misturando colheitas de trigo, aveia e cevada.

A prevenção é favorecida pela restrição de pastejo em áreas com plantas maduras secas e ainda em pé, durante clima úmido e quente, que favorece a multiplicação de fungos; pela não suplementação de cobre próximo aos períodos de risco; e pelo estímulo à administração de cobalto. O feno preparado com lupino parece livre de toxicidade e essa técnica pode ser útil na prevenção da doença. Produtos fungistáticos, como benomil, também são pulverizados em lupinos para reduzir a multiplicação de fungos, mas não há qualquer recomendação específica. Pode-se obter proteção adicional pela administração oral de zinco, que mostrou reduzir a gravidade da lesão hepática associada à intoxicação por lupinos/fungos, mas a aplicação comercial desse procedimento ainda não é possível, em parte devido à toxicidade do zinco administrado. Recomenda-se cuidado todas as vezes que se colocar animais para o pastejo em áreas de culturas de lupino maduro. Caso sejam utilizadas, as culturas devem ser regularmente inspecionadas em busca de evidência de infecção por fungos. Caso ocorra, deve-se permitir que o rebanho tenha acesso ao local apenas por curtos períodos, alternando-se com o fornecimento de suplementos alimentares.

Conseguiu-se uma medida de prevenção satisfatória pelo desenvolvimento de uma cepa de *Lupinus augustifolius* resistente à fomopsina, capaz de reduzir a taxa de mortalidade de 57 para 8%. Uma vacina conjugada com fomopsina foi testada com êxito em condições de campo, mas ainda não está disponível no mercado.

LEITURA COMPLEMENTAR

Radostits O, et al. Poisoning by phomopsins. In: Veterinary Medicine: A Textbook of the Disease of Cattle, Horses, Sheep, Pigs, and Goats. 10th ed. London: W.B. Saunders; 2007:1906.

REFERÊNCIAS BIBLIOGRÁFICAS

1. EFSA Panel. Eur Food Safe Auth J. 2012;10:2567.
2. Battilani P, et al. World Mycotoxin J. 2011;4:345.
3. Finnie JW, et al. Aus Vet J. 2011;89:247.
4. De Nijs M, et al. Food Addit Contam. 2013;30:1819.

FITOMICOTOXICOSE (INTOXICAÇÃO POR ESPORIDESMINA E ECZEMA FACIAL)

Sinopse

- Etiologia: metabólitos tóxicos do fungo *Pithomyces chartarum*, que se multiplica em restos de pastagens em decomposição, especialmente azevém
- Epidemiologia: os surtos ocorrem apenas em pastagens, sendo mais comuns em ovinos criados em clima úmido e quente, quando a pastagem é baixa e os animais ingerem restos de pastagem em decomposição
- Achados clínicos: incluem apatia, anorexia, icterícia e fotossensibilização decorrentes de lesão hepática aguda. Alta taxa de mortalidade; nos sobreviventes, o curso da doença é crônico e longo
- Patologia clínica: elevação das atividades séricas de enzimas hepáticas, nos estágios iniciais
- Achados de necropsia: aumento de volume do fígado, inicialmente com manchas, posteriormente firme e atrofiado; colangite obliterativa
- Confirmação do diagnóstico: alta contagem de esporos na pastagem; elevada concentração sérica de esporidesmina
- Tratamento: transferir os animais para pastagem madura rica em fibra
- Controle: monitorar a contagem de esporos na pastagem, eliminar fungos da pastagem com uso de fungicida e permitir acesso restrito a pastagens em risco; administração oral de produto à base de zinco.

Etiologia

As esporidesminas são metabólitos produzidos pelo fungo *Pithomyces chartarum* (*Sporidesmin bakeri*), que infestam restos de vegetais em decomposição presentes na pastagem. As esporidesminas A-H são pirrolidinas e estão associadas com a ocorrência de *pitomicotoxicose* (*eczema facial*), uma importante doença de ovinos e bovinos, em algumas regiões específicas do planeta. O termo eczema facial não é correto e seu uso é desestimulado porque o principal efeito patogênico é a *disfunção hepática*, e a principal toxina envolvida é a esporidesmina A. O termo *facial* descreve apenas uma pequena parte do quadro clínico e *eczema* é um termo pouco definido, descrevendo uma manifestação clínica, para a qual o termo fotodermatite é mais apropriado. Em 1973, propôs-se o nome pitomicotoxicose; esta palavra combina o termo *pitho (pito)* de *Pithomyces chartarum*, o fungo causador, com a palavra *micotoxicose*, que é amplamente utilizada para descrever doenças causadas por toxinas fúngicas. A ocorrência de cepas não toxigênicas de *P. chartarum* provavelmente responde por uma ampla variação na ocorrência da doença, nos diferentes países.

Epidemiologia

Ocorrência

Pitomicotoxicose foi relatada inicialmente em ovinos em 1887, sendo registrada com frequência no norte da Nova Zelândia, onde tem importância econômica relevante.[1] A doença ocorre em uma área restrita, na região costeira da Europa, Turquia, Austrália, África do Sul e em campos de azevém perene irrigados, nos EUA (Estado de Oregon).[2] A prevalência é muito variável, dependendo das condições climáticas; em alguns anos a doença não ocorre, em outros a taxa de morbidade em rebanhos de ovinos pode ser de 70 a 80%, com taxa de mortalidade de 5 a 50%. Muitos dos animais que sobrevivem ficam debilitados e seu ganho de peso é abaixo do esperado para um animal normal. Em bovinos, a taxa de morbidade é muito menor e raramente é maior que 50%. Apesar da perda de peso evidente associada à forma não fatal da doença, não há efeito apreciável na palatabilidade da carne desses animais.

Fatores de risco

Fatores de risco do animal

Ovinos, bovinos, caprinos, camelídeos do Novo Mundo e cangurus são acometidos. A indução experimental da doença em caprinos da raça Saanen requer dose de esporidesmina 2 a 4 vezes maior do que aquela de ovinos; em caprinos selvagens, a dose é 4 a 8 vezes maior do que a dose indicada para ovinos.

Fatores de risco da planta

Os fatores ambientais que favorecem a multiplicação do fungo e a produção de esporidesmina são o tipo de planta na pastagem e as condições climáticas. A ocorrência de pitomicotoxicose está comumente associada com *pastagens de azevém*, mas o fungo causador é capaz de se multiplicar em todos os tipos de vegetais em decomposição, inclusive feno de cereais, e causar eczema facial. Na África do Sul, a ingestão de *P. chartarum* exacerba a toxicidade de *Tribulus terrestris*.

Pitomicotoxicose ocorre extensivamente apenas quando a pastagem é baixa e contém restos vegetais em decomposição em abundância, oriundos de plantas recentemente secas (mortas), durante clima úmido e quente (temperatura mínima na gramínea > 12°C), que favorece a multiplicação do fungo. Mais provavelmente, isso é um problema no outono, após o verão quente e seco, e com a pastagem bem consumida, e ocorre um período de chuvas fortes quando o solo ainda está quente. Nessas condições, a gramínea e o fungo se desenvolvem rapidamente. Com o aquecimento global, prevê-se aumento da ocorrência da doença nas pastagens da Nova Zelândia (Figura 9.3).

Patogênese

Esporidesmina está associada com a ocorrência de grave lesão ao epitélio biliar, ocasionando obstrução biliar aguda e consequente insuficiência hepática grave, manifestada como perda da condição corporal, icterícia obstrutiva e fotossensibilização secundária (hepatógena). A esporidesmina administrada via oral é excretada de forma inalterada, em altas concentrações, na urina e na bile, especialmente nessa última, onde sua concentração equivale a 100 vezes seu conteúdo no soro sanguíneo. A esporidesmina sofre autoxidação na bile, resultando na formação de radicais livres no epitélio biliar acompanhada de lesão do epitélio biliar. A inflamação resultante dos ductos biliares e a colangiolite obliterativa progressiva reduz o fluxo biliar a nível insignificante em um período de, aproximadamente, 14 dias. O agente fotodinâmico é a *pitoporfirina* (anteriormente denominada filoeritrina), o primeiro metabólito porfirina da clorofila, produzido a partir da fermentação microbiana anaeróbica no pré-estômago de ruminantes e retido nos tecidos devido à falha em sua excreção pelo fígado e ductos biliares lesionados.[3] Em áreas cutâneas não pigmentadas e desprotegidas, a pitoporfirina absorve radiação ultravioleta e se torna reativa, com inflamação e morte celular local, manifestada como fotossensibilização. A frequente constatação de que há envolvimento de apenas parte do fígado provavelmente se deva à deposição da toxina em locais particulares do fígado, devido ao fluxo da circulação porta, em sua primeira passagem pelos sinusoides hepáticos. A toxina que alcança a circulação geral provavelmente é destruída.

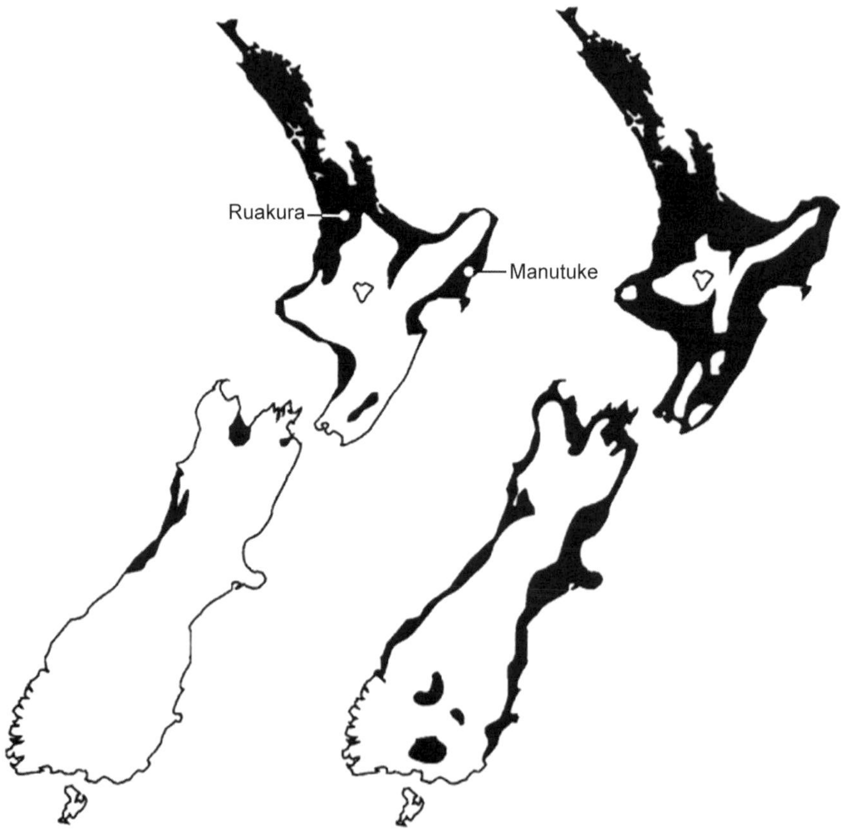

Figura 9.3 Distribuição atual de pitomicotoxicose (eczema facial) na Nova Zelândia (esquerda) e distribuição prevista com o aquecimento global em 3°C (direita). Reproduzida, com autorização, de Di Menna ME, New Zel J Agr Res. 2009; 52:345-376.

Achados clínicos

Em bovinos e ovinos, a doença inicia repentinamente, com letargia, apatia, anorexia, icterícia e dermatite por fotossensibilidade (Figura 9.4). A ocorrência de lesão cutânea e icterícia é variável; os ovinos podem morrer em razão da doença sem que tenham manifestado esses sintomas. Vários animais morrem durante esse estágio agudo, mas alguns sobrevivem e passam para um estado crônico da doença, manifestado por baixa condição corporal e suscetibilidade ao mínimo estresse ambiental. Muitos outros não apresentam sinais clínicos, mas alterações relevantes nas atividades séricas de enzimas que indicam lesão hepática aguda, além de redução evidente da eficiência reprodutiva e do ganho de peso dos cordeiros. Ocasionalmente, alguns animais desenvolvem a síndrome de encefalopatia hepática, caracterizada por apatia e depressão, evoluindo para tremores e decúbito lateral. Nesses casos, no exame histológico nota-se vacuolização esponjosa no tecido cerebral. Queda moderada no plano de nutrição, infestação parasitária e prenhez podem elevar a taxa de mortalidade; se os animais consumirem pastagens verdes viçosas é possível o retorno de dermatite por fotossensibilidade.

A forma crônica da doença não é tão comum em bovinos, como é em ovinos; todavia, a dermatite nos tetos pode predispor à mastite. Na Nova Zelândia, os bovinos de corte são menos comumente acometidos do que os bovinos leiteiros, mas é provável que isso seja reflexo mais do consumo diário de pastagem do que uma predisposição genética específica.

Patologia clínica

Exames de função hepática, especialmente o teste de excreção da BSP, pode ser útil na definição de presença de lesão hepática. Nos estágios muito precoces, as mensurações

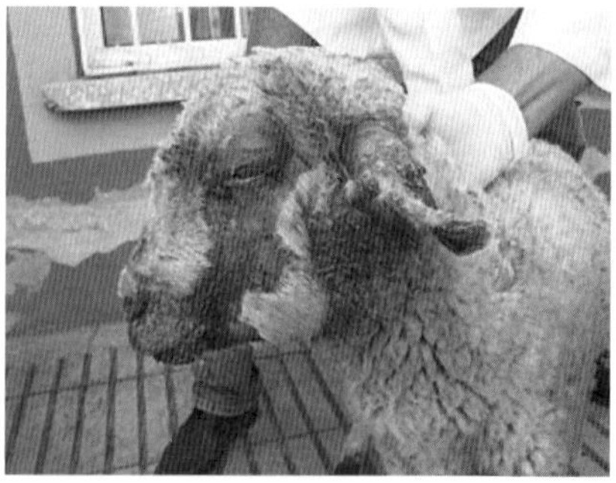

Figura 9.4 Ovino merino mestiço com a forma aguda da doença e fotossensibilização secundária grave causada por pitomicotoxicose (eczema facial). Notar a presença de eritema e grave ulceração, com crostas, ao redor dos olhos e da boca, edema de córnea, orelhas abaixadas e tumefação cutânea periocular e facial. Reproduzida de Ozmen O, Sahinduran S, Haligur M, Albay MK. Top Anim Health Prod. 2008; 40:545-551. (Esta figura encontra-se reproduzida em cores no Encarte.)

das atividades séricas de enzimas hepáticas também podem ser úteis. A atividade sérica de GGT é considerada o melhor indicador de lesão hepática em bovinos; permanece elevada durante, no mínimo, vários meses após o episódio de pitomicotoxicose. Em vacas, com frequência as atividades séricas de GGT variam de 500 a 2.000 U/ℓ (variação de referência normal < 36 U/ℓ). A atividade sérica de GDH e a concentração de filoeritrina também se elevam em ovinos com pitomicotoxicose.[1]

Achados de necropsia

Nos estágios agudos da pitomicotoxicose nota-se icterícia e aumento de volume do fígado, que se apresenta mosqueado, com espessamento das paredes dos ductos biliares. Na fase crônica, verifica-se extensa fibrose hepática, com o fígado atrofia e de consistência firme; o lobo esquerdo encontra-se praticamente atrofiado. Em geral, as áreas de regeneração são macroscopicamente evidentes. No exame histológico, nota-se fibrose perilobular com obliteração de ductos biliares e atrofia de hepatócitos por compressão. As alterações são mais marcantes no lobo esquerdo e nos ductos biliares de médio a grande calibre.

Diagnóstico diferencial

A confirmação do diagnóstico depende de um exame positivo para esporidesmina em amostras de líquidos e tecidos dos animais acometidos. Altas contagens de esporos nas pastagens são evidências circunstanciais. A pitomicotoxicose deve ser diferenciada de outras doenças que cursam com fotossensibilização e hepatite.

Lista de diagnósticos diferenciais

- Intoxicação por alcaloides da pirrolizidina
- Intoxicação por aflatoxina
- Intoxicação por saponina esteroide
- Intoxicação por lantadeno
- Intoxicação por cianofito (cianobactérias)
- Fasciolose
- Intoxicação por fomopsina
- Acredita-se que a ocorrência de uma doença de bovinos, no sul dos EUA esteja associada com a ingestão de forragem em decomposição, na qual se desenvolve o fungo *Periconia* spp.

Tratamento

Não há tratamento *primário*, exceto a transferência dos animais para outra pastagem. Em animais de alto valor econômico, o tratamento de *suporte* para hepatite e fotossensibilização, como descrito anteriormente nas respectivas seções, e a administração de antibiótico e de anti-histamínico para controlar infecção secundária e choque, podem ser apropriados.

Relata-se que fornecimento de água potável contendo 6 g de sulfato de zinco para cada 100 ℓ, durante 28 dias, abrevia a recuperação de ovinos e bovinos acometidos.[2] O zinco propicia proteção contra a intoxicação por esporidesmina por meio de um mecanismo desconhecido, mas a eficácia desse procedimento parece estar associada com a maior concentração sérica de zinco.

Controle

Pesquisa sobre métodos de controle práticos de pitomicotoxicose tem visado ao monitoramento das contagens de esporos de fungos nas pastagens, a fim de orientar nas práticas de pastejo, ao desenvolvimento de pastagens diferentes de azevém que não favoreçam a multiplicação de fungos, ao emprego de fungicida e ao controle biológico de fungos saprófitas e ao uso profilático de zinco nos animais.[4] Uma das principais dificuldades no controle da doença diz respeito à previsão de ocorrência de um surto, de modo que o rebanho possa ser transferido para uma pastagem sem risco de intoxicação. Os dados meteorológicos podem ser úteis; contudo, atualmente, em áreas de risco, faz-se a contagem de esporos na rotina, por meio de um captador de esporos móvel.

Nas estações de risco de pitomicotoxicose, a ocorrência pode ser reduzida *alternando-se o pastejo* entre pastagens nativas e aquelas melhoradas, ou pela redução da ingestão do fungo, de alguma maneira. Devido à preferência do fungo por restos de pastagem em decomposição, consideram-se aceitáveis dois procedimentos de manejo na prevenção, ou seja, irrigação no verão e pastejo intenso, os quais reduzem a quantidade de substrato foliar disponível para a multiplicação do fungo. Também, recomenda-se evitar pastagens em solos arenosos nas estações críticas, devido à maior possibilidade de gramíneas mortas neste tipo de solo. Possibilitar que a pastagem floresça, que a gramínea cresça muito, que a pastagem seja danificada por doenças e pestes e que seja ceifada com frequência, favorece a ocorrência de pitomicotoxicose.

Em um estudo comparativo de *fungicidas* utilizados no controle da multiplicação de *P. chartarum*, o carbendazim foi o melhor (nas doses de 0,15 e 0,30 kg de ingrediente ativo/hectare), enquanto benomil e tiofanatometil foram efetivos apenas na dose de 0,30 kg/hectare. Os métodos tradicionais de aplicação de produtos fungistáticos na pastagem incluíam pulverização com tiobendazol ou benomil (Benlato), na dose de 272 g/hectare, no mês de janeiro. A multiplicação de *P. chartarum* foi controlada e a ocorrência de pitomicotoxicose foi prevenida.

A descoberta de *cepas não tóxicas* de *P. chartarum* na Nova Zelândia e na África do Sul, as quais esporulam profusamente, mas não produzem esporidesmina, e competem agressivamente com cepas produtoras de esporidesmina, levanta a questão sobre o controle de pitomicotoxicose por meio da predominância de população de fungos na pastagem, cujas cepas não produzem esporidesmina.

A administração oral diária de *zinco* (15 a 30 mg de zinco/kg de peso corporal), na forma de óxido de zinco, aos ovinos e às vacas-leiteiras lactantes, reduziu os efeitos tóxicos da esporidesmina. Esse método de prevenção da doença é utilizado desde meados da década de 1970.[5] Os sais de zinco podem ser administrados por meio de solução de beberagem, na forma de pasta de óxido de zinco, mediante pulverização da pastagem com óxido de zinco, pela adição de sulfato de zinco na água fornecida aos animais ou pela administração oral de um aparato ruminal de liberação contínua de zinco.[6] Acredita-se que o zinco se liga diretamente à esporidesmina, evitando a produção de radicais livres pró-inflamatórios nas células do epitélio biliar.[7] Há relato de intoxicação por zinco, como resultado da aplicação excessiva de zinco para essa finalidade; o zinco interfere na absorção de cobre no trato gastrintestinal. Em razão disso, tem-se administrado cobre adicional aos bovinos que ingerem quantidade excessiva de zinco como medida de controle de pitomicotoxicose; esse procedimento é acompanhado de risco de indução de intoxicação por cobre e menor absorção de zinco.[5] Sais de ferro, inclusive o citrato de amônio férrico, e sulfatos férrico e ferroso têm o mesmo efeito protetor do zinco, mas a quantidade necessária torna seu uso impraticável. A suplementação de vacas com até 1,44 g de zinco/dia (equivalente a 3,6 mg de zinco/kg de peso corporal, por dia) em uma mistura de zinco com aminoácidos não foi eficaz na prevenção de pitomicotoxicose.[7]

Ovinos da raça Finnish Landrace são muito mais resistentes à intoxicação por *P. chartarum* do que aqueles da raça Romney; os mestiços apresentam resistência intermediária. A resistência à esporidesmina tem forte relação com a hereditariedade (hereditariedade estimada em 0,45), mas os rebanhos que têm maior número de animais resistentes não apresentam maior produtividade. Identificaram-se oito locais de resistência putativa em diferentes cromossomos. Foi desenvolvido um teste diagnóstico com DNA para ovinos, com precisão de 0,38, a fim de detectar resistência à pitomitocoxicose. A precisão do teste é muito menor do que aquela verificada no teste de desafio artificial disponível no mercado (Ramguard), no qual o carneiro recebe dose oral de esporidesmina e mensura-se a atividade sérica de GGT 21 dias depois.[4] Tem-se tentado *vacinação* contra esporidesmina, porém sem sucesso na proteção de ovinos contra pitomicotoxicose.

LEITURA COMPLEMENTAR

Di Menna ME. A history of facial eczema (pithomycotoxicosis) research. New Zeal J Agr Res. 2009;52:345-376.

Morrisa CA, Phuab SA, Cullena NG, Towers NR. Review of genetic studies of susceptibility to facial eczema in sheep and dairy cattle. New Zeal J Agr Res. 2013;56:156-170.

REFERÊNCIAS BIBLIOGRÁFICAS

1. Collett MG. Vet Pathol. 2014;51:986.
2. Ozmen O, et al. Trop Anim Health Prod. 2008;40:545.
3. Campbell WM, et al. New Zeal Vet J. 2010;58:146.
4. Phua SH, et al. Anim Genet. 2014;45:559.
5. Dawson C, Laven RA. New Zeal Vet J. 2007;55:353.
6. Bennison JJ, et al. New Zeal Vet J. 2010;58:196.
7. DeFrain JM, et al. Livestock Sci. 2010;129:1.

INTOXICAÇÃO POR RUBRATOXINA

P. rubrum e *P. purpurogenum* produzem rubratoxinas incriminadas como causas de doenças hepáticas e hemorrágicas.[1] A administração experimental de rubratoxina em bezerros causou discreta lesão hepática. Casos de ocorrência natural de intoxicação por *P. purpurogenum* em equinos alimentados com farinha de cereal e torta de sementes de algodão estão associados com doença aguda. Os sinais clínicos incluem anorexia, apatia, vômito, diarreia sanguinolenta profusa de odor fétido, decúbito no 4º ou 5º dia e convulsões terminais. Os achados de necropsia incluem icterícia, lesão hepática e enterite hemorrágica grave.

LEITURA COMPLEMENTAR

Radostits O, et al. Poisoning by rubratoxins. In: Veterinary Medicine: A Textbook of the Disease of Cattle, Horses, Sheep, Pigs, and Goats. 10th ed. London: W.B. Saunders; 2007:1908.

REFERÊNCIA BIBLIOGRÁFICA

1. Atanda A, et al. J Anim Sci Adv. 2012;2:250.

MISCELÂNEA DE FUNGOS QUE CAUSAM LESÃO HEPÁTICA (TOXINA NÃO IDENTIFICADA)

Helminthosporiun ravenelii, que se multiplica em pastagem de asparto, é incriminado como causa de uma síndrome caracterizada por excitação, dispneia, taquicardia, salivação excessiva, tremores, icterícia e alguns casos de morte em bovinos criados na Argentina. A infecção por *Drechslera campanulata* (sinônimo *Helminthosporium* spp.) manifesta-se como manchas marrom-avermelhadas nas folhas de plantações de aveia e está associado com ocorrência de diarreia, redução na produção de leite e morte de algumas vacas. Síndromes semelhantes são verificadas em ovinos e caprinos, exceto que em caprinos também há sinais de fotossensibilidade. Durante a necropsia, nota-se ulceração na mucosa do pré-estômago.

Um fungo, *Periconia* spp., que se multiplica em forrageiras no campo, é incriminado como causa de lesão hepática e fotossenbilização em bovinos criados no sul dos EUA. Há uma estreita semelhança com os sinais clínicos e as condições de ocorrência de miroteciotoxicose (*Myrothecium genus*).

Intoxicação por larvas da mosca serra (lofirtomina e pergidina)

Etiologia

A ingestão de larvas da mosca serra *Lophyrotoma interrupta* (mosca serra australiana), na Austrália, *Arge pullata* (mosca serra do vidoeiro), na Dinamarca, e *Perreyia flavipes*, na América do Sul, está associada com a ocorrência de hepatotoxicose aguda.[1]

Epidemiologia

Grande quantidade de larvas se acumulam na pastagem, sob árvores infestadas, e são ingeridas por bovinos, ovinos, caprinos ou suínos.[1-4] Lofirotomina é a principal toxina de larvas de mosca serra da Austrália e Dinamarca; perginina é a principal toxina de larvas de mosca serra na América do Sul.[1,5] Os ovinos são mais sensíveis a esse tipo de intoxicação do que os bovinos; manifestam sintomas após a ingestão de 7,5 g de larvas/kg de peso corporal, enquanto os sinais de intoxicação em bovinos surgem após ingestão de 40 g de larvas/kg de peso corporal.[5]

Achados clínicos

O início dos sintomas é muito rápido e muitos animais são encontrados mortos. A maioria dos sinais clínicos está associada à necrose hepática grave; os sintomas neurológicos são atribuídos à encefalopatia hepática. Clinicamente, os animais podem apresentar fraqueza, estupor, tremores musculares, apatia ou agitação, decúbito, convulsões e morte dentro de 2 a 7 dias.[1,5] Nos casos menos agudos, notam-se hipossensibilidade, icterícia, fotossensibilização, diarreia e disenteria.

Lesões de necropsia

Incluem necrose hepática periacinar ou panacinar, algum grau de nefrose, hemorragias extensas no trato alimentar e exsudação de transudatos em cavidades serosas nos casos de sobrevivência mais longa.

LEITURA COMPLEMENTAR

Radostits O, et al. Lophyrotomin and pergidin (sawfly larvae) poisoning. In: Veterinary Medicine: A Textbook of the Disease of Cattle, Horses, Sheep, Pigs, and Goats. 10th ed. London: W.B. Saunders; 2007:1920.

REFERÊNCIAS BIBLIOGRÁFICAS

1. Tessele B, et al. Pesq Vet Bras. 2012;32:1095.
2. Soares M, et al. Pesq Vet Bras. 2008;28:169.
3. Raymundo D, et al. Pesq Vet Bras. 2008;28:19.
4. Jonck F, et al. Pesq Vet Bras. 2010;30:1017.
5. Raymundo D, et al. Pesq Vet Bras. 2012;32:735.

INTOXICAÇÃO POR ALCATRÃO DE HULHA EM SUÍNOS

Etiologia

Os suínos podem ser expostos ao alcatrão de hulha e seus cresóis tóxicos quando mantidos em pocilgas com paredes e pisos revestidos com piche, os quais são mordiscados, ou quando têm acesso a pastagem com fragmentos de "discos de argila" utilizados como alvos em clubes de tiro. Betume e asfalto parecem não ser tóxicos. Suínos jovens, com 6 a 20 semanas de idade, são mais frequentemente acometidos.

Achados clínicos

Indicam doença aguda, de poucos dias, ou doença crônica, de algumas semanas. Na doença aguda, notam-se sinais inespecíficos de inapetência, pelame áspero, abdome retraído, fraqueza e apatia. A doença crônica é caracterizada por anorexia, apatia, fraqueza, anemia e icterícia. Na síndrome subclínica verifica-se redução da taxa de crescimento em até 20 a 30%, diminuição marcante na concentração de hemoglobina e na contagem de eritrócitos e diminuição na reserva de vitamina A.

Achados de necropsia

Incluem icterícia, ascite e anemia, porém o achado característico é o mosqueamento avermelhado e amarelado da superfície do fígado; no exame histológico, verifica-se lesão hepática caracterizada por necrose centrolobular grave. Cresóis podem ser detectados na ingesta ou no fígado de suínos acometidos.

DOENÇAS HEPÁTICAS FOCAIS

Tumores hepáticos

Lesões metastáticas de linfomatose em bezerros são as neoplasias mais comuns no fígado dos animais, embora adenoma primário, adenocarcinoma e metástases de outras neoplasias nas áreas drenadas pela circulação porta não sejam incomuns, especialmente em ruminantes. A maior parte delas não ocasionam sintomas de disfunção hepática, mas podem provocar aumento de volume do fígado suficiente para ser palpável, além de algum grau de dor abdominal devido ao estiramento da cápsula hepática. Tumores primários da vesícula biliar e dos ductos biliares também são raros e, geralmente, não causam sinais clínicos. Há relato de fibrossarcoma hepático primário em um caprino; essa neoplasia ocasionou perda de peso corporal, embora sem alteração do apetite, bem como anemia e icterícia. Também, há relato de cistadenoma biliar hepático em um equino com 10 anos de idade. Esse tumor é considerado uma variante morfológica do cisto-adenoma biliar de animais domésticos.

Examinou-se uma série de 66 tumores hepáticos primários de bovinos classificando-os com base em critérios recentes. Foram diagnosticadas 50 neoplasias hepatocelulares (10 adenomas e 40 carcinomas), 10 neoplasias colangiocelulares, dois hemangiomas cavernosos, dois sarcomas hemangioendoteliais, um fibroma e um schwanoma. Não se constatou associação com cirrose. Há relato de um hamartoma de ducto biliar em um bezerro.

Doenças do sistema biliar

Doenças do trato biliar com manifestações clínicas são incomuns em animais de produção e equinos. Ocasionalmente, nota-se colangite em bovinos e equinos. Os sinais clínicos associados incluem icterícia, fotossensibilização, febre e dor na região hepática. Em geral, nota-se leucocitose. Em equinos, a sequela de colangite pode ser uma hepatite bacteriana difusa, com sinais de insuficiência hepática.

Em geral, as concreções no sistema biliar de bovinos são sequelas de fasciolose. Nos casos discretos, nota-se anorexia e dor na região hepática. Em vários casos verificam-se episódios recorrentes de dor abdominal intensa, estase do trato alimentar e dor durante a percussão da região hepática. Icterícia é notada apenas nos estágios terminais dos casos fatais, sendo acompanhada de decúbito, apatia e coma. A frequência de cálculos vesiculares pigmentados é alta em ovinos e está associada com alta concentração de bilirrubina total na bile. Outras causas de doença do trato biliar incluem empiema de vesicular biliar e carcinoma de ducto biliar. Nesse último caso, nota-se marcante perda de peso corporal e sintomas relacionados à metástase em outros órgãos, porém não há sinais clínicos, tampouco achados *post mortem* indicativos de disfunção biliar. Em potros jovens, a atresia biliar é manifestada por um período inicial de normalidade, após o nascimento, seguido de surgimento de sinais de indiferença, anorexia, excreção de fezes pastosas acinzentadas e icterícia. O animal morre cerca de 1 semana depois.

Em equinos, que não apresentam vesícula biliar, a colelitíase obstrutiva pode causar cólica intermitente ou dor contínua e, às vezes, icterícia. Os achados clínicos são: febre, icterícia, cólica intermitente discreta e perda de peso. Os achados laboratoriais incluem leucocitose, hiperproteinemia e hiperfibrinogenemia. As atividades séricas de GGT e LDH também podem estar elevadas.

Colângio-hepatite em equinos

Em uma série de nove casos da doença, verificou-se colângio-hepatite e colelitíase em equinos adultos com idade média de 13 anos, variando de 4 a 18 anos. Na chegada ao hospital veterinário de ensino foram relatados sinais clínicos de anorexia, apatia, perda de peso, cólica, febre intermitente e icterícia. Todos os animais apresentavam altas atividades séricas de GGT e ALP e hiperbilirrubinemia. Empregou-se ultrassonografia transabdominal para avaliar o tamanho e a morfologia do fígado, bem como para auxiliar na obtenção de amostras do órgão por meio de biopsia, destinadas ao exame histopatológico e à cultura microbiana. Os achados ultrassonográficos evidentes foram aumento da ecogenicidade hepática, hepatomegalia, ductos biliares aumentados e distendidos e cálculos ocasionais. Colângio-hepatite neutrofílica compatível com causa infecciosa foi uma característica nas amostras obtidas por biopsia, em todos os equinos.

A etiologia e a patogênese de colângio-hepatite e colelitíase em equinos não foram esclarecidas. Considera-se como possibilidade a infecção bacteriana retrógrada do intestino delgado. Na cultura de amostra de fígado obtida por biopsia foram isoladas *E. coli* e *Bacteroides vulgatus*, apenas em pequeno número de animais acometidos. O tratamento antimicrobiano parenteral de longa duração, utilizando-se antibióticos efetivos contra bactérias Gram-negativas, por um período médio de 51 dias (variando de 17 a 124 dias) foi associado com a sobrevivência de sete dos nove equinos. Como tratamento de suporte, recomenda-se a administração intravenosa de fluido. A progressão da doença pode ser monitorada por meio da avaliação de sinais de melhora clínica e diminuição nos valores de GGT.

Há relato de colângio-hepatite em um bezerro com 2 meses de idade, clinicamente caracterizada por apatia, febre e diarreia. Notou-se leucocitose marcante e neutrofilia. As atividades séricas de GGT e ALP, bem como a concentração sérica de bilirrubina total estavam muito elevadas. O exame ultrassonográfico do fígado revelou anormalidades macroscópicas e os exames de amostras de fígado obtidas por biopsia indicaram hepatite neutrofílica e hiperplasia multifocal do epitélio biliar, sugerindo colângio-hepatite. A cultura do tecido hepático mostrou crescimento de *E. coli.*

Colângio-hepatite supurutiva e colelitíase associadas com enterite foram relatadas em equinos adultos. Os achados clínicos incluíam cólica não responsiva ao tratamento, febre, apatia, dor abdominal intensa, taquicardia, desidratação, acúmulo de líquido no estômago e ausência de ruídos abdominais em todos os quadrantes. Durante a palpação retal notou-se distensão de alças do intestino delgado, palpáveis; constatou-se que o líquido peritoneal era serossanguinolento. Azotemia, hiperbilirrubinemia e aumento das atividades séricas de ALP e GGT persistiram por vários dias. Os casos foram associados com inflamação grave do intestino delgado e choque hipovolêmico.

Em um potro com 2 meses de idade, um quadro de colângio-hepatite e pancreatite secundárias à úlcera gastroduodenal foi caracterizado, clinicamente, por cólica não responsiva ao tratamento cirúrgico. Durante a necropsia, notou-se úlcera gástrica, estenose de segmento duodenal, colângio-hepatite crônica grave e pancreatite.

Há relato de coledocolitíase atribuída a corpo estranho em um equino. Os sinais clínicos sugestivos de doença biliar em equinos adultos podem ser decorrências de neoplasia pancreática. Há relato de um caso de fibrose hepática congênita em um bezerro recém-nascido.

DOENÇAS DO PÂNCREAS

Em grandes animais, a doença pancreática é muito rara, consequentemente, aqui serão feitos apenas alguns comentários.

Pancreatite

É rara em animais pecuários. Em alguns bovinos são detectadas alterações inflamatórias e degenerativas no exame *post mortem*, mas raramente é uma doença diagnosticada durante o exame clínico, devido à ausência de achados clínicos e laboratoriais. Há descrição de imagem ultrassonográfica de pancreatite experimentalmente induzida em bovinos.

Diabetes melito

As lesões pancreáticas que resultam em diabetes melito, caracterizada pela não secreção adequada de insulina pelo pâncreas, foram descritas em vacas, equinos e asininos. Em equinos, a síndrome inclui perda de peso, polidipsia, poliúria, hiperlipidemia marcante e altas concentrações plasmáticas de colesterol, triglicerídeos e glicose. Observações clínicas sugerem que a ocorrência da doença é mais provável em equinos idosos, podendo ser causada por lesão pancreática causada pela migração de larvas de estrôngilos. Diabetes melito resultante de falha de células beta do pâncreas é raro em equinos, mas foi relatado em um animal da raça Spanish Mustang domesticado. Em vacas, nota-se emaciação afebril, polidipsia, cetonúria, glicosúria e hiperglicemia.

Adenoma pancreático

Há relato de convulsões causadas por hipoglicemia em um pônei com adenoma de pâncreas. Considerou-se que a hipoglicemia foi decorrência do hiperinsulismo causado pelo adenoma de célula beta.

Adenocarcinoma pancreático

Anatomicamente, o ducto pancreático do equino situa-se próximo ao ducto biliar comum, não sendo inesperado que uma massa tumoral cause uma síndrome de doença do ducto biliar, embora haja ausência surpreendente de icterícia em alguns estágios da doença. Nota-se emaciação, dor abdominal moderada concomitante e textura variável das fezes, podendo até ocorrer diarreia. Ocorre aumento marcante da atividade sérica de GGT e da concentração sanguínea de amônia.

10 Doenças do Sistema Cardiovascular

PRINCÍPIOS DA INSUFICIÊNCIA CIRCULATÓRIA

A principal função do sistema cardiovascular é assegurar uma circulação sanguínea adequada, de modo que os nutrientes sejam distribuídos aos tecidos e os catabólitos sejam removidos do organismo, mantendo-se um ambiente homeostático nos órgãos e nas células. Uma circulação inadequada interfere na liberação de nutrientes e na remoção de catabólitos e, por fim, causa insuficiência circulatória, o primeiro conceito de doenças do sistema cardiovascular.

As duas unidades funcionais do sistema cardiovascular são o coração e os vasos sanguíneos; estas duas unidades são mais bem caracterizadas como uma *bomba* (o coração) e um *circuito* (os vasos sanguíneos e o sangue). A bomba e o circuito podem falhar, independentemente um do outro, originando duas formas de insuficiência circulatória: cardíaca e do circuito. Na insuficiência cardíaca, o problema primário é o desempenho inadequado da bomba, enquanto na insuficiência do circuito a deficiência envolve o sistema vascular, que falha em retornar um volume adequado de sangue ao coração. Insuficiência do circuito também pode ser decorrência da diminuição do volume sanguíneo circulante ou do volume sanguíneo de redistribuição.

Insuficiência cardíaca

A insuficiência do coração, como uma bomba, pode ser decorrência de defeito no enchimento cardíaco, anormalidade na geração ou condução de onda elétrica de despolarização, anormalidade na função de contratilidade, sobrecarga excessiva de trabalho, anormalidades anatômicas ou uma combinação de uma ou mais anormalidades.

Causas de disfunção cardiovascular

- Arritmia cardíaca
- Obstrução do fluxo sanguíneo
- Regurgitação do fluxo sanguíneo
- Disfunção contrátil (insuficiência sistólica)
- Enchimento inadequado (insuficiência diastólica)
- Anormalidades anatômicas.

É comum classificar a insuficiência cardíaca em dois tipos: *cardíaca aguda* e crônica (*congestiva*). No entanto, ocorre uma ampla variação de síndromes e algumas delas não se encaixam claramente em nenhuma das categorias. Quando o débito cardíaco é deficiente, não é possível manter o equilíbrio circulatório. Quando o desenvolvimento de déficit do débito cardíaco é lento o suficiente, os mecanismos compensatórios, juntamente com a insuficiência do próprio coração como uma bomba, resultam em aumento da pressão venosa e insuficiência cardíaca congestiva. Por outro lado, se ocorre redução aguda do débito cardíaco, como acontece na cessação súbita dos batimentos cardíacos, a consequência é a privação do fornecimento de oxigênio aos tecidos e, então, se instala a síndrome da insuficiência cardíaca aguda.

A insuficiência cardíaca pode ser *do lado esquerdo e/ou direito do coração*. A do lado esquerdo (ou insuficiência cardíaca esquerda) causa aumento da pressão diastólica final do ventrículo esquerdo, da pressão média do átrio esquerdo e da pressão venosa pulmonar. Dependendo da magnitude e da taxa de aumento da pressão, a insuficiência cardíaca esquerda resulta em edema pulmonar intersticial e, se grave o suficiente, edema pulmonar, dispneia e morte. A insuficiência cardíaca do lado direito do coração (ou insuficiência cardíaca direita) causa aumento da pressão diastólica final do ventrículo direito, da pressão média do átrio direito e da pressão venosa jugular. Dependendo da magnitude e da taxa de aumento da pressão, a resulta em distensão venosa simétrica (mais facilmente detectada nas veias jugulares), aumento no conteúdo dos líquidos pleural, pericárdico e abdominal (ascite) e hepatomegalia.

Insuficiência do circuito

Ocorre redução do volume efetivo de sangue devido à perda de líquido do sistema vascular (choque hipovolêmico), ao sequestro de sangue nos vasos periféricos e à maior permeabilidade capilar (choque por má distribuição, comumente verificado na endotoxemia). A insuficiência no retorno venoso resulta em enchimento incompleto do coração e redução do débito cardíaco, embora o desempenho da bomba cardíaca possa ser normal. Os efeitos da insuficiência do circuito são os mesmos daqueles mencionados para insuficiência cardíaca crônica (congestiva) porque ocorre redução do suprimento de nutrientes aos tecidos e da remoção de catabólitos teciduais.

Reserva cardíaca e mecanismos compensatórios na insuficiência cardíaca

O coração normal é capaz de aumentar, em muitas vezes, seu débito cardíaco, em resposta à demanda fisiológica normal induzida por exercício e, em menor grau, por gestação, lactação, digestão e elevada temperatura ambiente. Coletivamente, essas respostas compensatórias representam a *reserva cardíaca*.

Respostas compensatórias semelhantes ocorrem quando o coração apresenta deficiência na tentativa de manter o débito cardíaco. A reserva cardíaca e sua resposta na insuficiência cardíaca não foram bem estudadas em grandes animais domésticos; consequentemente, sua descrição se baseia muito em estudos de insuficiência cardíaca em pequenos animais domésticos e do efeito do exercício no desempenho cardiovascular de equinos. Em grandes animais, observações clínicas na insuficiência cardíaca e na falha cardíaca sugerem que os mecanismos patológicos são muito semelhantes àqueles verificados em pequenos animais e humanos.

Os principais mecanismos pelos quais pode ocorrer aumento do fluxo sanguíneo em um órgão são:

- Aumento da frequência cardíaca
- Aumento do volume sistólico
- Redistribuição do fluxo sanguíneo para órgãos vitais ou para órgãos que particularmente apresentam alta necessidade metabólica.

Todos esses mecanismos atuam de modo sinérgico e inter-relacionado. A frequência cardíaca e o volume sistólico são os determinantes do débito cardíaco (débito cardíaco é o produto da frequência cardíaca e do volume sistólico).

Reserva e frequência cardíacas

Há uma grande influência da reserva cardíaca na frequência cardíaca, que se estiver elevada sozinha é um importante fator no aumento do débito cardíaco em equinos submetidos a exercícios. Há uma limitação à reserva da frequência cardíaca porque com frequências cardíacas crescentes ocorre redução no tempo de enchimento diastólico; o volume sistólico diminui quando a frequência cardíaca é excessivamente elevada. A reserva da frequência cardíaca efetiva pode aumentar durante exercício de treinamento; a frequência cardíaca máxima em equinos submetidos a exercício de treinamento é 6 a 7 vezes maior do que o valor no animal em repouso. Essa grande elevação reflete a atividade metabólica de equinos submetidos a treinamento. Diferentemente, a frequência cardíaca de bovinos pode ser apenas 2 a 4 vezes maior do que o valor no animal em repouso. Além disso, o aumento da frequência cardíaca mantém o débito cardíaco do coração deficiente. Na insuficiência cardíaca de equinos e vacas, raramente a frequência cardíaca excede 120 bpm no animal em repouso, valores acima disso frequentemente estão associados com taquiarritmia e necessitam de tratamento imediato.

Reserva cardíaca e volume sistólico

O volume sistólico é variável e depende da magnitude do encurtamento que as fibras do miocárdio atingem quando trabalham sob o controle da pressão arterial. É determinado pela interação de quatro fatores:

- Distensão ventricular ou pressão de enchimento (pré-carga)
- Contratilidade do miocárdio (estado inotrópico)
- Tensão que o miocárdio ventricular deve desenvolver durante a contração e a ejeção inicial (pós-carga)
- Sequência de despolarização atrial e ventricular.

Um aumento na pressão de distensão ventricular (pressão ou volume diastólico final) aumenta o comprimento da fibra no fim da diástole ventricular, fato que, pelo mecanismo de Frank-Starling e pela sensibilização ao cálcio dependente de estiramento, resulta em maior trabalho sistólico e aumento do volume sistólico. A pressão de distensão ventricular é influenciada pela contração atrial, crescendo muito pelo aumento do retorno venoso associado a exercício e à maior atividade simpática. A contratilidade é mais influenciada pela atividade adrenérgica e catecolaminas circulantes. Tem-se aumento do volume sistólico em decorrência, principalmente, do aumento da fração de ejeção e redução do volume sistólico final, mas também pode aumentar pela diminuição da pós-carga que depende, principalmente, da impedância aórtica ou pulmonar (resistência e reatância dos vasos sanguíneos à ejeção).

Reserva cardíaca e tensão de oxigênio venoso no sangue misto

Em animais normais em repouso, a tensão de oxigênio no sangue venoso misto é superior a 40 mmHg (5,3 kPa), o que representa uma reserva considerável. Durante o exercício e na insuficiência da bomba e do circuito cardíaco, ocorre maior demanda de oxigênio sanguíneo pelos vários tecidos, com subsequente diminuição na tensão de oxigênio do sangue venoso misto e aumento correspondente na diferença arteriovenosa de oxigênio. Na insuficiência cardíaca descompensada, na qual há redução do volume sistólico, a tensão de oxigênio no sangue venoso misto diminui para menos de 40 mmHg, atingindo 15 a 25 mmHg no estado de choque grave, e a diferença de oxigênio arteriovenoso é grande. Também, ocorre redistribuição do fluxo sanguíneo para órgãos vitais. Nos equinos, a capacidade de armazenamento esplênico de eritrócitos é grande e o baço pode conter 1/3 do volume total de eritrócitos. O esvaziamento máximo do baço sob atividade adrenérgica pode influenciar significativamente a capacidade de transporte de oxigênio do sangue; em equinos, o reservatório esplênico contribui significativamente para a reserva cardiovascular.

Reserva cardíaca e atividade nervosa autônoma

É óbvio que a maior atividade do sistema nervoso simpático também tem importante participação na compensação do ventrículo deficiente, mas isso não é facilmente determinado em termos clínicos. O aumento da atividade simpática eleva o débito cardíaco por aumentar a frequência cardíaca, melhorando a contratilidade do miocárdio e aumentando o retorno venoso ao coração. A atividade do sistema nervoso autônomo também regula o fluxo de sangue aos órgãos essenciais, mesmo quando há débito cardíaco insuficiente.

Reserva cardíaca e insuficiência cardíaca

Na insuficiência cardíaca, a principal anormalidade está na condição contrátil do miocárdio; ademais, o desempenho ventricular diminui, qualquer que seja a pressão ou o volume diastólico final. No início da insuficiência, o débito cardíaco ainda pode ser mantido na faixa de variação normal pelo aumento da pressão de enchimento e, por meio da sensibilização ao cálcio dependente de estiramento e do princípio de Frank-Starling, os ventrículos podem ejetar um volume sistólico normal, apesar da menor contratilidade. Desse modo, no início da insuficiência cardíaca a pressão diastólica final pode ser elevada apenas nos períodos de intensa demanda cardíaca, por exemplo, durante a prática de exercício. No entanto, à medida que a função miocárdica se torna crescentemente prejudicada, esse mecanismo é utilizado cada vez mais para condições de menor demanda de trabalho, até que a pressão diastólica final se eleve, mesmo com o animal em repouso ou em atividade normal.

A pressão de enchimento ventricular aumenta em decorrência do maior retorno venoso associado com a contração de vasos de capacitância venosa e pelo aumento do tônus simpático e do volume sanguíneo resultante da retenção renal de sal e água. Baixa perfusão renal resulta em liberação de renina pelas células justaglomerulares dos rins e ativação do *sistema renina-angiotensina-aldosterona*. A renina transforma angiotensinogênio em angiotensina I, enquanto a angiotensina I é transformada em II nos pulmões. A angiotensina II é um poderoso vasoconstritor que facilita a ação da norepinefrina. Também estimula a liberação de aldosterona pelo córtex adrenal, que atua aumentando a retenção renal de sódio e, em consequência, expande os volumes de líquido intersticial e de sangue.

Embora o aumento da pressão ventricular diastólica final atue para manter o débito cardíaco, isso está associado com aumento marcante na pressão venosa sistêmica ou pulmonar, ocasionando efeitos secundários que resultam em várias anormalidades clínicas associadas à insuficiência cardíaca congestiva. Quando a condição contrátil do coração está notavelmente reduzida, o aumento da pressão diastólica final não é capaz de manter o volume sistólico normal, mesmo em atividade usual, e o débito cardíaco diminui, mesmo no animal em repouso – o estágio da insuficiência cardíaca descompensada que, clinicamente, se manifesta como falha da bomba.

Mensuração da reserva cardíaca

Do ponto de vista clínico, é desejável detectar a insuficiência cardíaca incipiente em um estágio bem precoce.

É importante obter uma estimativa clínica da reserva cardíaca com base nos achados do exame físico, quando se deve definir o prognóstico em um animal com doença cardíaca. Alguns dos principais critérios utilizados para realizar essa avaliação incluem frequência cardíaca, intensidade das bulhas cardíacas, tamanho do coração, características do pulso e tolerância do animal ao exercício. Frequência cardíaca do animal em repouso acima do normal indica perda da reserva cardíaca. A intensidade absoluta das bulhas cardíacas sugere a força da contração ventricular, bulhas com baixa sonoridade sugerem contrações fracas, enquanto as mais altas do que o normal sugerem dilatação cardíaca e, possivelmente, hipertrofia, embora essa seja uma medida muito incipiente e de baixa sensibilidade. A interpretação de variação na intensidade deve ser modificada pela identificação de outros fatores, como efusões pleural e pericárdica, que interferem na audibilidade das bulhas cardíacas.

As características do pulso são úteis na determinação da reserva cardíaca, porém são muito influenciadas por outros fatores, além da atividade cardíaca. Nota-se aumento da amplitude do pulso quando há aumento do volume sistólico cardíaco; a redução da amplitude do pulso pode ser decorrência de menor retorno venoso, bem como da força de contratilidade reduzida do músculo cardíaco.

Tolerância ao exercício é um excelente indicador da reserva cardíaca, sendo o método de menor custo e mais prático para quantificar a reserva cardiovascular. A tolerância ao exercício é mais bem avaliada por meio da mensuração da frequência cardíaca máxima obtida após um teste físico padrão e do tempo necessário para a frequência cardíaca retornar ao normal.

Aumento do coração

A proporção do peso do coração em relação ao peso corporal (PC) é maior em animais atléticos do que em animais não atléticos e, em equinos, a proporção coração:peso pode ser moderadamente maior durante o treinamento, como resultado da hipertrofia fisiológica. O aumento do coração também é uma resposta compensatória à maior sobrecarga persistente associada à doença cardiovascular. O coração pode responder com dilatação, hipertrofia ou uma combinação de ambas; no período de treinamento para prova de enduro verifica-se hipertrofia e dilatação cardíacas.[1]

Hipertrofia cardíaca (hipertrofia concêntrica) é a resposta usual à maior carga de pressão, ocorrendo hipertrofia de fibras individuais com aumento na quantidade de unidades contráteis (sarcômeros) e na massa muscular total.[2] No entanto, a hipertrofia cardíaca costuma ser acompanhada de menor densidade capilar e maior distância intercapilar e, no caso de insuficiência cardíaca, a reserva de fluxo sanguíneo coronariano impõe limitação aos mecanismos de compensação.

Dilatação cardíaca (hipertrofia excêntrica) é uma resposta usual ao aumento da carga de volume e, provavelmente, resulta do rearranjo das fibras. As contrações que ocorrem em uma câmara cardíaca dilatada podem ejetar um maior volume de sangue por unidade de encurtamento miocárdico. Contudo, a limitação a esse mecanismo compensatório é evidente na lei de Laplace, a qual mostra que na câmara cardíaca dilatada é necessária maior tensão na parede do miocárdio para provocar elevação equivalente da pressão intracâmara durante a ejeção.

A importância do achado de aumento do coração no exame clínico é que ele indica a presença de volume ou carga de fluxo significativo no coração ou a presença de doença do miocárdio e redução da reserva cardíaca. A detecção de aumento do coração ao exame físico é auxiliada por auscultação cuidadosa do coração, bem como palpação do batimento apical. Em equinos, o tamanho do coração pode ser confiavelmente estimado por meio de percussão torácica, mas a percussão é uma técnica subutilizada no exame físico de rotina.[3] O aumento palpável e audível no batimento apical e na área de audibilidade, o deslocamento retrógrado do batimento apical, o impulso cardíaco mais visível na base do pescoço e posterior ao cotovelo, e o aumento da área cardíaca durante a percussão torácica são sugestivos de aumento do coração. Deve-se ter cuidado para não confundir as anormalidades observadas quando há deslocamento do coração por uma lesão expansiva no tórax, como linfossarcoma do timo, ou pelo colapso da porção ventral do pulmão e afastamento do tecido pulmonar das faces costais do coração. Deve-se utilizar ecocardiografia para quantificar a magnitude do aumento sempre que os achados do exame físico sugerirem aumento do coração.[1]

REFERÊNCIAS BIBLIOGRÁFICAS

1. Buhl R, Ersboll AK. Am J Vet Res. 2012;240:205.
2. de Solis CN, et al. J Am Vet Med Assoc. 2013;243:126.
3. Bakos Z, Voros K. Acta Vet Hung. 2007;55:277.

MANIFESTAÇÕES DE INSUFICIÊNCIA CIRCULATÓRIA

Dependem da rapidez em que se instalam e de sua gravidade e duração. As insuficiências cardíacas crônica (congestiva) e aguda são discutidas a seguir.

Insuficiência cardíaca crônica (congestiva)

Sinopse

- Etiologia: doenças de endocárdio, miocárdio e pericárdio que interferem no fluxo de sangue do e para o coração ou que prejudicam a função do miocárdio podem resultar em insuficiência cardíaca congestiva
- Achados clínicos: na insuficiência cardíaca direita, nota-se congestão venosa generalizada e edema; na insuficiência cardíaca esquerda, verifica-se edema pulmonar e angústia respiratória
- Patologia clínica: aumento da concentração sérica ou plasmática de troponina I cardíaca, uma enzima cardioespecífica
- Achados de necropsia: edema subcutâneo, ascite, hidrotórax e hidropericárdio; na insuficiência cardíaca direita, aumento e congestão do fígado; na esquerda, edema pulmonar
- Confirmação diagnóstica: exame clínico
- Tratamento: terapêutica da causa específica, frequentemente malsucedida; usar diuréticos, restringir o sal, reduzir a atividade e usar, possivelmente, digoxina.

Etiologia

As causas de insuficiência cardíaca crônica (congestiva) podem ser amplamente caracterizadas, como:

- Doença valvular:
  - Endocardite, resultando em estenose ou insuficiência valvular
  - Defeitos valvulares congênitos, mais comumente estenose valvular
  - Ruptura de valva ou de cordoalha valvar
- Doença do miocárdio:
  - Miocardite: bacteriana, viral, parasitária ou tóxica
  - Degeneração do miocárdio: nutricional ou tóxica
  - Cardiomiopatia congênita ou hereditária
  - Toxinas que interferem na condução cardíaca
- Defeitos anatômicos congênitos que resultam em desvios (*shunts*):
  - Anomalias cardíacas, como defeito de septo atrial ou ventricular, tetralogia de Fallot
  - Anormalidades vasculares que resultam em *shunts*, como persistência do ducto arterioso
- Hipertensão:
  - Pulmonar: doença de altitude elevada (doença do peito inchado), *cor pulmonale*
  - Sistêmica: causa não documentada de insuficiência cardíaca congestiva em grandes animais.

Carga de pressão

É verificada em casos de lesões que ocasionam obstrução ao fluxo sanguíneo, como estenose de valva aórtica ou pulmonar, durante a qual é necessário que o coração realize mais trabalho para ejetar quantidade equivalente de sangue. Carga de pressão não está necessariamente associada com lesões no coração. Por exemplo, hipertensão pulmonar, como acontece na doença de bovinos criados em altitudes elevadas, em razão da maior resistência vascular pulmonar, pode ocasionar insuficiência cardíaca. Em geral, o ventrículo esquerdo pode tolerar uma carga de pressão muito maior do que o ventrículo direito sem sinais evidentes de insuficiência cardíaca.

Carga de volume

Também chamada de carga de fluxo, é comum em ambas as cardiopatias, congênitas e adquiridas. Na insuficiência de valva aórtica e valva mitral, o volume de sangue distribuído aos tecidos não é significativamente diferente do normal. No entanto, para obter um débito cardíaco normal, o volume sistólico ventricular aumenta sobremaneira e o coração se apresenta muito menos eficiente para realizar o mesmo trabalho efetivo. De modo semelhante, a persistência do ducto arterioso ou o defeito de septo interventricular, com grande desvio (*shunt*) de sangue da esquerda para a direita pode ocasionar considerável carga de volume no ventrículo esquerdo. Em geral, o ventrículo direito tem maior capacidade para manter uma carga de volume do que o ventrículo esquerdo.

Defeito de bombeamento (insuficiência sistólica)

Pode ocorrer insuficiência cardíaca sem que haja aumento na carga de trabalho, se houver astenia primária do miocárdio ou anormalidade em sua contração rítmica e coordenada. Miocardite, cardiomiopatia e neoplasias cardíacas, especialmente lesões no átrio direito causadas por leucose viral bovina, são causas comuns. Arritmias são causas raras de insuficiência cardíaca congestiva, mas são causas comuns de insuficiência cardíaca aguda.

Defeitos de enchimento (insuficiência diastólica)

Doenças do pericárdio, como pericardite e tamponamento pericárdico, podem resultar em insuficiência cardíaca por prejudicar o enchimento diastólico. O enchimento do ventrículo é determinado por uma interação complexa de vários fatores, incluindo pressão de enchimento circulatório médio, pressão atrial direita média, rigidez da câmara ventricular (determinada, em parte, pela pressão sanguínea arterial média) e gradiente de pressão na parede ventricular. Este último é notavelmente influenciado pelo aumento da pressão do líquido pericárdico, presente na pericardite e no tamponamento pericárdico.

Patogênese

Reserva cardíaca e mecanismos compensatórios da insuficiência cardíaca foram descritos na seção anterior. Nos estágios iniciais da doença cardíaca é possível manter o equilíbrio circulatório. No entanto, a reserva cardíaca diminui e o animal não é capaz de superar as emergências circulatórias tão bem quanto um animal normal. Esse é o estágio de diminuição da reserva cardíaca, no qual o animal é comparativamente normal em repouso, mas não é capaz de realizar exercício (fase de baixa tolerância ao exercício) ou de responder adequadamente a um fator estressante fisiológico, como final da gestação ou ambiente com temperatura elevada. A insuficiência cardíaca congestiva se desenvolve quando esses mecanismos compensatórios atingem seu limite fisiológico e o coração não é capaz de satisfazer as necessidades circulatórias em repouso.

A insuficiência pode se manifestar como sendo principalmente do lado direito, do lado esquerdo ou de ambos os lados do coração. Muitos sinais clínicos que surgem durante o desenvolvimento de insuficiência cardíaca, bem como aqueles associados com insuficiência cardíaca descompensada, são consequências de congestão sanguínea ou edema causado pelo aumento da pressão hidrostática venosa. Um baixo débito cardíaco também contribui para a ocorrência dos sinais clínicos em razão da hipoxia nos tecidos.

Insuficiência cardíaca congestiva direita

Nota-se congestão venosa na circulação sistêmica. O aumento da pressão atrial direita média eleva a pressão capilar média e, portanto, a força total para filtração de fluido no leito capilar encontra-se muito aumentada. Isto resulta na formação de *edema* em áreas corporais subcutâneas dependentes e nas cavidades corporais. Nos rins, o aumento da pressão hidrostática é compensado por menor fluxo sanguíneo e menor produção de urina. A elevação da pressão retrógrada nos glomérulos ocasiona aumento da permeabilidade e extravasamento de proteínas plasmáticas na urina. *Congestão venosa* na circulação porta é uma sequela inevitável da congestão hepática, sendo acompanhada de prejuízo à digestão e à absorção e, por fim, de diarreia.

Insuficiência cardíaca congestiva esquerda

O aumento da pressão venosa pulmonar provoca congestão venosa, baixa complacência pulmonar e aumento da frequência respiratória, aumento do esforço respiratório e intolerância ao exercício. De modo semelhante, o edema e congestão capilar bronquial resultam em extravasamento às vias respiratórias e menor eficiência ventilatória. Quando a pressão hidrostática venosa é excepcionalmente alta, a força total de filtração de líquido através do leito capilar pulmonar encontra-se muito aumentada. Isso pode resultar em *edema pulmonar*, com presença de líquido ao redor dos vasos do septo e nos espaços alveolares, com grande prejuízo às trocas gasosas. O desenvolvimento de edema pulmonar clinicamente detectável depende, em parte, da rapidez da instalação da insuficiência cardíaca. Nas síndromes de insuficiência crônica, o desenvolvimento de um sistema de drenagem linfática amplo limita a ocorrência de edema pulmonar clínico e, nos grandes animais, o edema pulmonar geralmente se limita à insuficiência cardíaca aguda, quando há início relativamente súbito de sobrecarga de volume no ventrículo esquerdo.

Achados clínicos

Os achados específicos notados durante a auscultação e em outros exames foram descritos anteriormente. Nos estágios muito iniciais, quando a reserva cardíaca diminui, mas ainda não ocorreu descompensação, nota-se angústia respiratória ao menor esforço. O tempo necessário para o retorno da frequência respiratória e do pulso ao normal é demorado. Nos animais acometidos é possível notar evidência de aumento do coração e frequência cardíaca em repouso moderadamente aumentada. Pode haver perda de PC. Em grandes animais, os sinais clínicos são predominantemente de insuficiência cardíaca direita, com exceção da insuficiência cardíaca causada por doença da valva mitral, em equinos e, em suínos, edema pulmonar causado pela micotoxicose ocasionada por fumonisina.

Insuficiência cardíaca congestiva direita

Na insuficiência cardíaca congestiva direita, a *frequência cardíaca quase sempre se encontra aumentada*; há congestão venosa e edema subcutâneo. As *veias superficiais* ficam congestionadas e isso é mais facilmente detectado pela presença de congestão jugular bilateral. Nos ruminantes, nota-se *edema subcutâneo*, principalmente na região peitoral (edema peitoral) e, menos frequentemente, sob a mandíbula (edema submandibular) e ao longo da linha média ventral (Figura 10.1). Nos casos avançados, verifica-se *ascite* e, ocasionalmente, uma onda de líquido abdominal durante palpação com balotamento, excesso de líquido no abdome percebido na palpação retal e, em raros casos, distensão abdominal com abdome em formato de pera. A ascite precisa ser

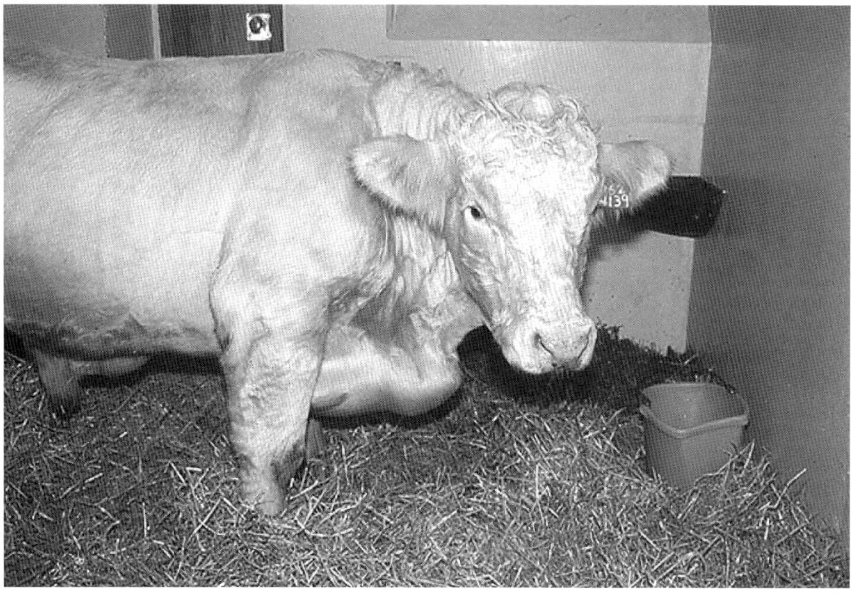

Figura 10.1 Edema de peito e prepúcio resultante de insuficiência cardíaca congestiva direita em um touro da raça Charolês. A insuficiência cardíaca foi causada pela infiltração do linfossarcoma no miocárdio do átrio e do ventrículo (ver Capítulo 11 para mais detalhes).

diferenciada de outras causas de distensão abdominal; detecção de vísceras flutuantes durante palpação retal e de uma onda de líquido perceptível no balotamento abdominal é altamente sugestiva de ascite. Deve-se ter cuidado para diferenciar ascite de uroabdome e hidropisia uterina. No exame clínico também podem ser detectados hidrotórax e hidropericárdio em animais com ascite. É necessário excluir as causas extracardíacas de ascite, como mesotelioma abdominal ou trombose de veia cava caudal que interfere na remoção de líquido peritoneal.[1]

Em equinos, o edema é inicialmente mais proeminente na região peitoral, entre os membros torácicos, na parede ventral, no prepúcio e nos membros. Nos casos de insuficiência cardíaca direita, os ruminantes e camelídeos não apresentam edema de membros porque sua pele, comparativamente mais espessa, atua como fator antigravidade, reduzindo o acúmulo hidrostático de sangue nos membros.

O fígado mostra aumento de volume e, em bovinos, pode ser palpável, com protrusão além do arco costal direito; sua borda encontra-se espessada e arredondada. Em ambos, equinos e bovinos, pode-se detectar aumento do fígado por meio de ultrassonografia. A respiração é mais profunda do que o normal e a frequência pode estar ligeiramente aumentada. Em geral, a produção de urina diminui, é concentrada e contém pequena quantidade de proteína. No início, geralmente, as fezes são normais, mas nos estágios finais diarreia pode ser evidente. O PC pode aumentar em decorrência do edema, porém nota-se inapetência e rápida deterioração da condição corporal. Em equinos, é possível notar epistaxe, mas é rara em outras espécies. O animal manifesta atitude e comportamento de indiferença e apatia; tenta-se exercício, mas ele reluta em fazê-lo; o caminhar é arrastado e cambaleante devido à fraqueza.

Insuficiência cardíaca congestiva esquerda

Nota-se *frequência cardíaca elevada* e aumento da frequência e da profundidade da *respiração* em repouso, *com tosse*, crepitações (ruídos descontínuos) na base dos pulmões e aumento da área de macicez pulmonar percebida durante percussão das bordas ventrais dos pulmões. Por fim, ocorrem dispneia e cianose graves. Em grandes animais, raramente nota-se tosse "cardíaca" associada com edema, com relatos limitados a equinos com regurgitação da valva mitral.

Na insuficiência cardíaca congestiva, o *prognóstico* varia, em parte, em função da causa, mas em grandes animais, na maioria das vezes, é desfavorável à grave. É possível a recuperação, com arritmia, tamponamento pericárdico ou pericardite, mas quando há envolvimento do epicárdio, miocárdio ou endocárdio raramente ocorre recuperação completa, quando ocorre, embora o animal possa sobreviver com uma reserva cardíaca permanentemente baixa. As anormalidades de ritmo não complicadas são comuns em equinos e são mais compatíveis com a vida do que as lesões anatômicas extensas.

Patologia clínica

Em geral, o exame clinicopatológico é útil apenas na diferenciação das causas de insuficiência cardíaca congestiva e de sua diferenciação de outras doenças. Se houver dúvida quanto à origem dos fluidos, pode ser necessária aspiração de acúmulo de líquido em qualquer cavidade corporal.[1] O líquido é um transudato de edema, exceto no caso de tamponamento pericárdico (serossanguinolento) ou de pericardite (efusão), quando pode ser séptico ou asséptico.[2] Na maioria das vezes contém alto teor de proteína devido ao extravasamento plasmático pelas paredes de capilares lesionados. Com frequência, nota-se proteinúria em decorrência da lesão de glomérulos causada pela pressão. Em grandes animais, a concentração sérica ou plasmática de *troponina I cardíaca* (cTnI) é um excelente biomarcador cardíaco, fornecendo uma indicação sensível e persistente de lesão miocárdica.

Achados de necropsia

Durante a necropsia, notam-se lesões características da causa específica; podem incluir anormalidades de endocárdio, miocárdio, pericárdio, pulmões ou grandes vasos. As lesões torácicas expansivas podem comprimir a veia cava cranial e prejudicar o retorno venoso. As lesões verificadas em todos os casos de insuficiência cardíaca congestiva, independentemente da causa, são congestão e edema pulmonar (se houver insuficiência cardíaca esquerda) e anasarca, ascite, hidrotórax, hidropericárdio e aumento de volume e congestão do fígado, com um padrão de "noz-moscada" e com centros avermelhados congestos nos lóbulos hepáticos, circundados por áreas periféricas gordurosas mais pálidas (se houver insuficiência cardíaca direita). Durante a necropsia, é importante caracterizar a insuficiência cardíaca como esquerda e/ou direita, porque essa informação auxilia a priorizar a causa provável.

Diagnóstico diferencial
- Causas de edema
- Causas de dispneia.

Tratamento

O tratamento de animais com sinais clínicos de insuficiência cardíaca congestiva causada por pericardite ou tamponamento pericárdico visa a remover o líquido pericárdico e prevenir uma nova ocorrência. Nos animais com deficiência da função de bomba cardíaca, o tratamento de insuficiência cardíaca congestiva inicialmente visa a reduzir os efeitos da maior pré-carga mediante a administração de diuréticos e inibidores da enzima conversora de angiotensina (ECA), bem como restringir a ingestão de sódio, reduzir a demanda de débito cardíaco com a restrição de atividade física e melhorar a contratilidade por meio da administração de agentes inotrópicos positivos, como glicosídeos cardíacos e dobutamina.

Diuréticos

O tratamento com diurético (furosemida, acetazolamida ou clorotiazida) é um importante componente terapêutico porque mobiliza e elimina o excesso de líquido corporal. A *furosemida* é mais frequentemente utilizada porque é o diurético mais potente disponível, é barato e os parâmetros farmacocinéticos já foram determinados para grandes animais. A furosemida deve ser administrada por via intravenosa (IV), na dose inicial de 0,25 a 1 mg/kg, para equinos, e 2,5 a 5 mg/kg, para bovinos, no tratamento de insuficiência cardíaca congestiva. Múltiplas doses de furosemida induzem à alcalose metabólica hipopotassêmica hipoclorêmica e, por isso, é importante monitorar as concentrações séricas de potássio e cloreto durante o tratamento. Deve-se interromper o acesso livre ao sal, embora não costume ser a prática a formulação de dieta com restrição de sal.

Inibidores da enzima conversora de angiotensina

Em equinos, os inibidores da ECA são amplamente recomendados no tratamento de doença cardíaca congestiva causada por disfunção valvular, mas há carência de informações sobre sua eficácia. Teoricamente, os inibidores da ECA devem ser úteis na ativação do sistema renina-angiotensina-aldosterona, resultando na retenção de sódio e líquido, e em vasoconstrição. O benazepril, em dose oral única (0,5 mg/kg), mostrou ser um inibidor da ECA mais efetivo em equinos adultos sadios do que o ramipril, em dose oral única (0,3 mg/kg), o quinapril (0,25 mg/kg) ou o perindopril (0,1 mg/kg).[2] Não se estabeleceu um protocolo de dose diária para o benazepril. O enalapril apresenta baixa biodisponibilidade e não foi sistematicamente avaliado em equinos.

Repouso em estábulo

O repouso em estábulo, em um ambiente termoneutro, também é um importante procedimento terapêutico. O parto pode ser eletivamente induzido no final da gestação a fim de evitar hipoxia fetal e aborto, bem como diminuir a demanda adicional por débito cardíaco em razão do fluxo sanguíneo placentário.

Agentes inotrópicos positivos (dobutamina, cálcio, glicosídeos cardíacos)

Dobutamina é uma catecolamina sintética, sendo o agente inotrópico positivo mais comumente utilizado em equinos, especialmente naqueles anestesiados e com necessidade de suporte cardiovascular de curta duração. Em baixa dose IV (1 μg/kg/min) o principal efeito é um pequeno aumento da pressão sanguínea arterial média. Em dose IV intermediária (2,5 a 7,5 μg/kg/min) o principal efeito da dobutamina é o aumento da contratilidade cardíaca; essa deve ser a faixa de variação da dose-alvo para animais que necessitam de suporte inotrópico. Em grandes animais, têm-se utilizado outros simpatomiméticos (como epinefrina, dopamina, dopexamina e efedrina), porém nenhum deles têm a tripla atratividade de eficácia, mínima atividade pró-arritmogênica e segurança verificada com o uso de dobutamina.

Gliconato de cálcio, borogliconato de cálcio e cloreto de cálcio são agentes inotrópicos positivos de uso IV dose-dependentes, de baixo custo e amplamente disponíveis; eles têm sido utilizados em grandes animais conscientes e anestesiados. A principal desvantagem do uso IV de cálcio como agente inotrópico é o aumento dose-dependente da pressão diastólica final do ventrículo esquerdo, que pode predispor à insuficiência cardíaca esquerda aguda.

Digoxina é o glicosídeo cardíaco mais comumente utilizado. Nos equinos, pode ser administrado por via intravenosa ou oral, mas em ruminantes deve ser administrado por via intravenosa ou oral somente após indução do fechamento da goteira esofágica porque a digoxina é destruída no rúmen. Não se deve administrar digoxina IM, em nenhuma espécie animal, pois provoca necrose muscular grave, além de essa condição interferir na concentração plasmática de digoxina após sua injeção intramuscular. O tratamento com digoxina resulta em aumento da contratilidade do coração e diminuição da frequência cardíaca, com maior consumo de oxigênio pelo miocárdio, aumento do débito cardíaco e diminuição do tamanho do coração. A melhora do débito cardíaco favorece a diurese, bem como a redução e eliminação do edema.

Em *equinos*, a meia-vida da digoxina é de 17 a 23 h e propôs-se, para esse medicamento, uma faixa de variação plasmática terapêutica de 0,5 a 2,0 ng/mℓ. Estudos farmacocinéticos em equinos sugerem que a concentração plasmática terapêutica, porém não tóxica, de digoxina é obtida com uma dose IV inicial de carregamento de 0,01 a 0,015 mg/kg PC, seguida de dose IV de manutenção de 0,005 a 0,0075 mg/kg PC, a cada 24 h. Nos equinos, a biodisponibilidade da digoxina em pó, administrada por via oral, é baixa, sendo inferior a 20% da dose administrada. Estudos farmacocinéticos sugerem uma dose oral de carga de 0,07 mg/kg, seguida de dose oral diária de manutenção de 0,035 mg/kg.

Em *bovinos*, a meia-vida da digoxina é de 5,5 a 7,2 h, requerendo administração mais frequente do que em equinos; foi sugerida uma dose IV inicial de carga de 0,022 mg/kg PC, seguida de doses de 0,0034 mg/kg PC, em intervalos de 4 h. Uma alternativa é a administração de digoxina na forma de infusão contínua, na dose de 0,86 μg/kg PC/h. Não foi estabelecida dose de digoxina para *ovinos*, mas a meia-vida é semelhante àquela de bovinos.

Nenhum protocolo posológico é absoluto, podendo ser necessário ajuste de dose com base na resposta clínica, na evidência de intoxicação ou na mensuração da concentração plasmática de digoxina. Outras doses estabelecidas, diferentes das mencionadas anteriormente, têm sido utilizadas com sucesso. Há relato de toxicidade do tratamento com digoxina, possivelmente porque a excreção de digoxina em alguns animais com insuficiência cardíaca congestiva é diferente daquela de animais normais, nos quais são baseadas as doses sugeridas.

Caso os animais tratados não se alimentem, recomenda-se a administração oral de KCL (bovinos: 100 g; equinos: 30 g) e o monitoramento da *concentração sérica de potássio*, pois os efeitos tóxicos da digoxina são influenciados pela concentração sérica de potássio. Devido à necessidade de administração frequente em bovinos e à ineficácia do tratamento oral, o tratamento com digoxina tem importantes limitações em ruminantes, especialmente porque a doença primária que causa insuficiência cardíaca congestiva em bovinos, em geral, não é corrigida. A menos que a lesão do miocárdio seja transitória, é provável que a administração de digoxina, em todas as espécies, deve ser por toda a vida, procedimento que raramente é praticável aos proprietários. Teoricamente, os agentes sensibilizantes ao cálcio podem ser úteis por propiciar suporte inotrópico de longa duração; todavia, não há disponibilidade de estudos clínicos a respeito.

LEITURA COMPLEMENTAR

Buczinski S, Francoz D, Fecteau G, DiFruscia R. Heart diseases in cattle with clinical signs of heart failure: 59 cases. Can Vet J. 2010;51:1123-1129.

Buczinski S, Rezakhani A, Boerboom D. Heart disease in cattle: Diagnosis, therapeutic approaches and prognosis. Vet J. 2010;184:258-263.

Davis JL, Gardner SY, Schwabenton B, Breuhaus B. Congestive heart failure in horses: 14 cases (1984-2001). J Am Vet Med Assoc. 2002;220:1512-1515.

Schauvliege S, Gasthuys F. Drugs for cardiovascular support in anesthetized horses. Vet Clin North Am Equine Pract. 2013;29:19-49.

REFERÊNCIAS BIBLIOGRÁFICAS

1. Milne MH, et al. Vet Rec. 2001;148:341.
2. Afonso T, et al. J Vet Intern Med. 2013;27:1185.

Insuficiência cardíaca aguda

Etiologia

Pode ocorrer insuficiência cardíaca aguda no caso de grave defeito no enchimento cardíaco; de insuficiência do coração como uma bomba, provocada por taquicardia, bradicardia ou arritmia grave; e de aumento súbito na carga de trabalho cardíaco. A ocorrência súbita de taquiarritmia associada à excitação, suficientemente grave para causar insuficiência cardíaca aguda, possivelmente resulta do efeito exacerbado das catecolaminas. Essas substâncias são liberadas em episódios de excitação e intensificam o potencial de descarga de focos excitatórios ectópicos associados com doença do miocárdio.

Sinopse

- Etiologia: início súbito de arritmia grave, ruptura de valva ou vaso cardíaco, tamponamento pericárdico
- Achados clínicos: perda de consciência súbita e queda, com ou sem convulsão. Palidez intensa de membranas mucosas e morte ou recuperação completa após o episódio
- Patologia clínica: aumento da concentração sérica de troponina I cardíaca, mas a progressão clínica geralmente é muito breve para possibilitar exames laboratoriais
- Confirmação diagnóstica: exame clínico
- Achados de necropsia: congestão e edema pulmonar; achados relacionados com a causa específica
- Tratamento: com frequência, o tratamento da causa específica é malsucedido.

Insuficiência cardíaca aguda também pode ocorrer na ausência de cardiopatia primária sob influência de agentes farmacológicos que interferem na condução cardíaca. Esses estão associados com a ingestão de algumas plantas tóxicas.

As muitas causas de insuficiência cardíaca aguda serão listadas, com mais detalhes, posteriormente. Alguns exemplos são:

- Anormalidades de enchimento:
  - Tamponamento pericárdico: ruptura de ventrículo e átrio
  - Ruptura de artéria aórtica e artéria pulmonar
- Taquiarritmia:
  - Miocardite; por exemplo, vírus da encefalomiocardite, febre aftosa
  - Miopatia por deficiência nutricional; por exemplo, deficiência de cobre ou selênio
  - Intoxicação por plantas; por exemplo, *Phalaris* spp., eupatório
  - Descarga elétrica e eletrocução[1]
- Bradicardia:
  - Iatrogênica; por exemplo, administração de gliconato de cálcio ou de borogliconato de cálcio, xilazina, tolazolina, solução concentrada de cloreto de potássio
  - Intoxicação por plantas; por exemplo, *Taxus* spp.[2]
- Aumento na carga de trabalho cardíaco:
  - Ruptura de valva aórtica
  - Anafilaxia aguda.

Em equinos, pode ocorrer arritmia e parada cardíaca durante indução anestésica com barbituratos; também, pode ocorrer sem sinais prévios em equinos submetidos à anestesia com halotano.

Patogênese

Na taquicardia excessiva, o período diastólico é muito curto, prejudicando o enchimento dos ventrículos e reduzindo muito o débito cardíaco. Na fibrilação ventricular não ocorrem contrações coordenadas, tampouco há ejeção de sangue pelo coração. Também, o débito cardíaco é seriamente reduzido quando a frequência cardíaca diminui além do ponto crítico, pois o débito cardíaco é o produto da frequência cardíaca e do volume sistólico; e o volume sistólico não pode estar muito aumentado. Em todas essas condições, ocorre diminuição súbita do débito cardíaco e isquemia tecidual de alto grau. Nos casos hiperagudos, o órgão mais sensível, o cérebro, é acometido primeiramente e os sinais clínicos são, principalmente, neurológicos. Palidez de membranas mucosas também é um sinal evidente na insuficiência cardíaca aguda devido à redução do fluxo sanguíneo.

Nas condições menos agudas, a angústia respiratória é mais evidente devido ao edema pulmonar e embora possam ser classificadas como insuficiência cardíaca aguda, são mais corretamente definidas como insuficiência cardíaca congestiva aguda.

Achados clínicos

Pode ocorrer síndrome aguda durante o repouso do animal, porém é mais comum nos períodos de excitação ou de atividade física. Em geral, o animal apresenta *dispneia*, cambaleio e *queda*; com frequência, o paciente *morre* dentro de segundos ou minutos após o surgimento dos primeiros sintomas. Nota-se *palidez* marcante das membranas mucosas. Embora possam ocorrer convulsões clônicas, nunca são graves e consistem, especialmente, em *movimentos incoordenados* esporádicos dos membros. Em geral, a morte é precedida de *respiração ofegante asfixiante* profunda. Se houver tempo para o exame físico, observa-se pulso palpável fraco ou ausente e bradicardia, taquicardia ou ausência de bulhas cardíacas. Os achados específicos no coração e no sistema vascular dependem de arritmia e serão detalhados, posteriormente, neste capítulo.

Equinos com início súbito de taquiarritmia causada por fibrilação atrial, múltiplas extrassístoles ventriculares ou por ruptura de cordoalha valvular de mitral ou aórtica manifestam uma síndrome na qual o início súbito de *angústia respiratória* é o sintoma mais evidente. No entanto, o exame do coração possibilita o diagnóstico da causa primária.

Insuficiência cardíaca aguda é causa de morte em um número significativo de equinos com histórico de morte súbita e inesperada durante treinamento ou corrida. O diagnóstico se baseia principalmente na detecção de hemorragia e edema pulmonar relevantes, embora na maioria das vezes não se constata lesão no miocárdio. Arritmias graves decorrentes de lesão miocárdica preexistente e ação concomitante de catecolaminas, hiperpotassemia e acidose metabólica são causas prováveis.

Patologia clínica

Em geral, não há tempo suficiente para realizar exames laboratoriais antes que o animal morra. A constatação de elevada concentração sérica de troponina I, um marcador sensível e específico de lesão de miocárdio, é forte indicação de doença do miocárdio. Os testes laboratoriais também podem ser utilizados para esclarecer a etiologia específica.

Achados de necropsia

Nos casos agudos típicos é possível verificar congestão de veias viscerais, se o episódio tiver durado alguns minutos, mas pode não haver lesões macroscópicas características de insuficiência cardíaca aguda. O exame microscópico pode mostrar evidência de congestão pulmonar e edema pulmonar inicial. Nos casos mais prolongados, há evidência de congestão venosa, com congestão e edema pulmonar, juntamente com hidrotórax, mas tais condições são mais corretamente descritas como insuficiência cardíaca congestiva aguda. A causa primária pode ser evidenciada pela presença de lesões macroscópicas ou microscópicas no miocárdio. Os animais que morrem eletrocutados apresentam hemorragias visíveis no epicárdio e endocárdio, mais numerosas e de maior tamanho do que aquelas tipicamente vistas em animais abatidos. Os animais eletrocutados também apresentam evidência histológica de hemorragia no miocárdio e fragmentação de células miocárdicas.[2]

Diagnóstico diferencial

Insuficiência cardíaca aguda sempre deve ser uma consideração importante na etiologia de morte súbita e inesperada em grandes animais, especialmente quando a morte está associada com esforço físico ou excitação. Insuficiência cardíaca aguda pode ser confundida com doença primária do sistema nervoso, mas é caracterizada por bradicardia ou taquicardia excessiva, palidez de membranas mucosas, pulso fraco ou ausente e convulsões discretas. Em geral, epilepsia e narcolepsia são transitórias e repetitivas e apresentam um padrão de desenvolvimento característico.

Tratamento

Geralmente, o tratamento de insuficiência cardíaca aguda não é possível ou praticável em grandes animais em razão da rápida progressão da doença. As mortes causadas por parada cardíaca ou fibrilação ventricular súbita durante anestesia podem ser evitadas em alguns animais mediante compressão cardíaca, externa ou interna, ou cardioversão (desfibrilação), mas o emprego dessas técnicas geralmente se restringe às unidades cirúrgicas institucionais sofisticadas. Também, a energia elétrica necessária para desfibrilação de animais maiores do que um ovino, caprino ou bezerro neonato está além da capacidade dos desfibriladores convencionais, a menos que se coloquem as pás (eletrodos) diretamente no pericárdio ou se utilizem eletrodos transvenosos. Pode-se tentar a injeção intracardíaca de doses muito baixas de epinefrina, com compressão cardíaca externa, pressionando o tórax para baixo com os joelhos (ou cotovelos) seguido de sua descompressão, às vezes com sucesso.

REFERÊNCIAS BIBLIOGRÁFICAS

1. Ozmen O, Haligur M. Vet Rec. 2007;161:240.
2. Sula MJM, et al. J Vet Diagn Invest. 2013;25:522.

EXAME ESPECIAL DO SISTEMA CARDIOVASCULAR

As técnicas de exame do coração e do pulso mais comumente utilizadas são descritas no Capítulo 1. Faz-se um exame clínico mais minucioso do sistema cardiovascular, com maior atenção à localização e intensidade das bulhas cardíacas e às características de pulso venoso e arterial, sempre que houver suspeita de doença cardiovascular.

Também há disponibilidade de técnicas especiais de exame que, em alguns casos, são úteis. Com exceção da mensuração da pressão venosa jugular, da avaliação da intolerância ao exercício, da eletrocardiografia e de métodos indiretos de mensuração da pressão sanguínea arterial, muitas dessas técnicas têm aplicação limitada na clínica geral porque requerem equipamento sofisticado e caro. O uso de equipamento diagnóstico especializado geralmente se restringe aos hospitais de ensino e às unidades de pesquisa.

Exame físico

Durante o exame de animais com suspeita de doença cardíaca é importante determinar a frequência, o ritmo e a intensidade das bulhas cardíacas, individualmente, bem como a frequência, o ritmo e a amplitude do pulso arterial, verificar a presença de pulso venoso no sulco jugular e identificar o ponto de intensidade máxima e momento de ocorrência de sopros no ciclo cardíaco.

Bulhas cardíacas

Nos equinos, não é incomum ouvir quatro bulhas cardíacas durante a auscultação, enquanto em ruminantes e camelídeos se ouvem duas ou três bulhas.

Primeira bulha cardíaca

A primeira bulha cardíaca (B1) indica o início da sístole ventricular, é sincrônica com o batimento apical e está temporariamente associada com o fechamento das valvas mitral e tricúspide. Em equinos, a área de audibilidade máxima da *valva mitral* situa-se no 5º espaço intercostal esquerdo, a meio caminho entre uma linha horizontal traçada até o ombro e uma linha traçada do esterno à borda caudal do músculo tríceps. Em bovinos, ovinos, caprinos e suínos, a bulha situa-se em local semelhante, porém no 4º espaço intercostal. A área de audibilidade máxima da *valva tricúspide* situa-se no lado direito do tórax, ligeiramente ventral ao local equivalente da valva mitral, no

4º espaço intercostal, em equinos, e na junção costocondral, no 3º espaço intercostal, em outras espécies.

Segunda bulha cardíaca

A segunda bulha cardíaca (B2) está associada ao fechamento das valvas aórtica e pulmonar; é sincrônica com o final da sístole e o início da diástole cardíaca. O *componente aórtico* é mais audível imediatamente ventral a uma linha horizontal traçada na ponta da escápula, no 4º espaço intercostal esquerdo, em equinos, e no 3º espaço intercostal esquerdo, em outras espécies. O *componente pulmonar* é mais audível no sítio ventral e anterior à área da valva aórtica, no 3º espaço intercostal esquerdo, em equinos, e no 2º ou 3º espaço intercostal esquerdo, próximo à junção costocondral, em outras espécies. Os ruídos desses dois componentes ocorrem ao mesmo tempo, na auscultação, mas, com frequência, são detectadas diferentes sonoridades nas duas áreas de audibilidade máxima. Em equinos, pode-se detectar desdobramento da segunda bulha por meio de exame fonocardiográfico, mas não durante a auscultação; ademais, o desdobramento não está associado com a respiração, como acontece em algumas outras espécies.

Terceira bulha cardíaca

A terceira bulha cardíaca (B3) está associada com o rápido enchimento ventricular, no início da diástole, sendo audível como um ruído pouco sonoro, imediatamente após a segunda bulha. Em geral, é mais audível no lado esquerdo, imediatamente posterior à área de audibilidade máxima da primeira bulha cardíaca. No entanto, com frequência é ouvida sobre a base do coração e, também, na área de auscultação cardíaca, no lado direito. No exame fococardiográfico, notam-se dois componentes dessa bulha cardíaca, em geral não detectados na auscultação clínica.

A percepção da terceira bulha cardíaca é muito comum em equinos, podendo ser detectada na maioria dos animais de corrida fisicamente bem condicionados. É mais audível em frequência cardíaca ligeiramente acima da frequência normal em animais em repouso. A terceira bulha cardíaca é muito comum em bovinos ligeiramente excitados (com frequência cardíaca de 70 a 90 bpm), mas é muito mais difícil de ouvir quando a frequência cardíaca é superior a 100 bpm.[1]

Quarta bulha cardíaca

A quarta bulha cardíaca (B4) está associada com a contração atrial. Também é conhecida como bulha "a". É notada imediatamente antes da primeira bulha, como um ruído suave audível principalmente na base do coração, nos lados esquerdo e direito. É também comum em equinos, mas sua clara separação da primeira bulha cardíaca depende da duração do *intervalo PR*, o qual pode variar entre animais dessa espécie. Na frequência cardíaca do animal em repouso, a B4 é detectada no exame clínico em, pelo menos, 60% dos equinos. Em frequência cardíaca < 90 bpm a B4 é detectável em cerca de 40% dos bovinos.[1] O intervalo entre B4 e B1 frequentemente varia no mesmo equino em repouso, juntamente com a variação do intervalo PQ, resultando em uma separação distinta, em alguns batimentos e não distinção de duas bulhas simultâneas em outros batimentos. A B4 cardíaca ou um desdobramento de B1 também é comumente ouvida em bovinos jovens, porém não foram realizados estudos fonocardiográficos.

Sequência de bulhas cardíacas

A sequência de ocorrência das bulhas cardíacas é, por conseguinte, 4-1-2-3. A intensidade da terceira e da quarta bulhas é menor que a da primeira e segunda bulhas, podendo o complexo ser descrito como *du LUBB DUP bu*. Em alguns equinos, a terceira ou a quarta bulha pode ser inaudível e, assim, ocorrendo as variações 1-2, 4-1-2 e 1-2-3. Quando ocorrem essas bulhas extras, com frequência se aplica o termo *ritmo de galope*. O ritmo de galope também é verificado em bovinos e pode ser causado pela ocorrência de terceira ou quarta bulha ou pelo desdobramento real dos componentes da primeira bulha cardíaca. Em ovinos, caprinos e suínos, normalmente são ouvidas apenas duas bulhas. A ocorrência de terceira ou quarta bulha cardíaca em equinos e bovinos não é indicativa de anormalidade cardiovascular, como acontece em outras espécies.

Variação na intensidade da bulha cardíaca

Alteração na intensidade da geração de som (bulha) pelo coração ou alteração na transmissão dos sons (bulhas) entre o coração e o estetoscópio pode resultar em variação na intensidade das bulhas cardíacas normalmente detectada durante a auscultação.

- Nota-se d*iminuição* da intensidade da bulha cardíaca em doenças acompanhadas de baixo retorno venoso e diminuição da força de contratilidade cardíaca, como na insuficiência cardíaca terminal, na hipocalcemia em bovinos ou, ainda, na insuficiência circulatória em todas as espécies
- Diferentemente, pode-se notar *aumento* da intensidade das bulhas cardíacas nos casos de anemia, hipertrofia cardíaca e doenças metabólicas, como a hipomagnesemia. No entanto, a intensidade das bulhas cardíacas é mais frequentemente aumentada pela ativação do sistema nervoso simpático em decorrência de exercício, medo e excitação.

O *abafamento* das bulhas cardíacas sugere espessamento de tecido ou interface tecidual, entre o coração e o estetoscópio. Isso pode ser causado por um desvio do coração devido ao deslocamento do órgão por uma massa de tecido, alterações no pericárdio (aumento de líquido ou tecido fibroso), alteração no espaço pleural ou aumento de tecido adiposo subcutâneo. As bulhas cardíacas são detectadas por meio de auscultação no lado esquerdo do animal, em quaisquer escores de condição corporal, mas podem não ser audíveis no lado direito, quando o escore da condição corporal é próximo a 5/5.

Frequência cardíaca

A *ocorrência temporal relativa* e a *intensidade* da terceira e quarta bulhas cardíacas se alteram em função da *frequência cardíaca*. Nas frequências cardíacas moderadamente elevadas, a terceira bulha torna-se mais audível. Nas frequências mais rápidas, a terceira bulha pode desaparecer, unindo-se à quarta bulha, ou a quarta bulha pode se unir à primeira bulha, se o intervalo PR diminui. Nos períodos de rápida alteração na frequência cardíaca, como acontece na elevação da frequência após barulho súbito ou estímulos semelhantes, em equinos excitados, ou a subsequente diminuição da frequência, a variação na ocorrência e na intensidade da terceira e quarta bulhas, juntamente com a variação na intensidade da primeira e segunda bulhas durante essa alteração pode dar a impressão de uma arritmia grave. Essas alterações devem ser ignoradas se ocorrem apenas durante uma rápida alteração da frequência cardíaca claramente induzida por influência externa e se não houver arritmia durante o repouso ou na frequência elevada estável interveniente. A avaliação do pulso durante esses períodos de rápida alteração da frequência cardíaca também é útil.

É possível notar variações na intensidade das bulhas cardíacas individuais ou ausência total de algumas delas nos casos de *anormalidades de condução* e *doença cardíaca arritmogênica*, as quais podem fornecer informações clínicas valiosas. Em muitas dessas anormalidades ocorre variação na intensidade da primeira e terceira bulha, associada com variação no período diastólico precedente e variações no enchimento diastólico. A intensidade da primeira bulha cardíaca também pode se alterar com a variação no intervalo PR ou quando há dissociação atrioventricular (AV) completa. Em muitas das arritmias, nota-se ausência de uma ou mais bulhas. Esses achados são descritos, com detalhes, posteriormente.

Exame do pulso arterial

Na doença cardíaca arritmogênica, a avaliação do pulso arterial deve ser mais detalhada do que aquela realizada no exame clínico de rotina.

Frequência do pulso

Deve ser avaliada durante determinado tempo, a fim de verificar se há alteração súbita na frequência, como pode acontecer na mudança do marca-passo devido a um foco miocárdico irritável. Em algumas etapas do exame clínico de animais com taquiarritmias, as frequências cardíacas e do pulso devem ser obtidas simultaneamente, a fim de determinar se há déficit de pulso (ouve-se B1, mas B2 é fraca ou ausente, e o pulso é fraco ou ausente). Uma artéria apropriada para esse propósito é localizada na face média posterior do rádio e carpo, em equinos e vacas. No entanto, a melhor artéria para determinar a frequência, o ritmo e a amplitude do pulso é a artéria aorta descendente; essa artéria deve ser palpada durante o exame retal de equinos e bovinos.

Ritmo do pulso

Deve ser cuidadosamente avaliado. Quando se detecta pulso fraco ou arritmia, deve-se estabelecer o ritmo basal, a fim de determinar se o coração está sob influência de um marca-passo regular. Isso é mais bem realizado controlando o ritmo basal do coração, física ou mentalmente, acompanhando esse ritmo até que ocorra uma irregularidade. Em algumas condições, como o bloqueio cardíaco de segundo grau, no qual se verifica um ritmo basal iniciado pelo nodo sinoatrial (SA), é possível interceptar a irregularidade e restabelecer a sincronia com o pulso. Entretanto, em condições como a fibrilação atrial, na qual não há marca-passo regular, não é possível estabelecer qualquer ritmo basal. Como alternativa, essa avaliação do ritmo pode ser feita por meio de auscultação, possibilitando a imediata classificação do tipo de arritmia em um de dois grupos básicos: aquelas que se sobrepõem à influência do marca-passo regular (ocasionalmente irregular) e aquelas nas quais não há marca-passo regular (irregularmente irregular).

Amplitude

A amplitude do pulso também deve ser cuidadosamente avaliada. Variações na amplitude do pulso estão associadas com arritmias que provocam variação no tempo de enchimento diastólico cardíaco. O extremo disso é o déficit de pulso (diminuição da intensidade ou ausência de pulso associada com sons cardíacos).

Exame da veia jugular

Em vacas e em equinos adultos normais, a veia jugular se distende, com o sangue a cerca de 5 a 8 cm acima da base do coração, quando o animal está em pé, alerta, com a cabeça em posição normal e não se alimentando. Há uma rápida, porém mínima, redução na distensão jugular, associada com diminuição do sangue no ventrículo durante o período de rápido enchimento na diástole ventricular, seguida de elevação mais lenta do enchimento jugular, ao seu nível inicial. Sobreposta a isso e imediatamente anterior à diminuição, forma-se uma pequena onda ou distensão retrógrada associada à *contração atrial* (onda *a*) e uma segunda onda retrógrada menor (onda *c*) associada ao abaulamento das valvas atrioventriculares para o interior do átrio durante a sístole ventricular. Essas pulsações podem ser notadas na maioria dos equinos e bovinos, durante inspeção cuidadosa da veia jugular, no local de sua entrada no tórax, podendo ser observadas simultaneamente à auscultação do coração.

A observação da presença ou ausência da onda *a* atrial é útil na diferenciação clínica de bloqueio cardíaco de primeiro e segundo grau. No bloqueio cardíaco total notam-se ondas atriais circulares periodicamente, quando as contrações atriais encontram uma valva atrioventricular fechada. Na insuficiência da valva tricúspide nota-se uma onda *c* evidente.

Percussão do tórax para identificar área de macicez cardíaca

O tamanho do coração pode ser estimado por meio de percussão do tórax para determinar a área de macicez cardíaca. Os equinos apresentam macicez cardíaca absoluta à percussão, o que significa que o som obtido durante a percussão é totalmente maciço; ele deve ser comparado com a macicez relativa, que reflete um som maciço à percussão. A técnica requer um martelo de percussão de metal com extremidade de borracha e um plexímetro. Durante a percussão, coloca-se o plexímetro no espaço intercostal, que é golpeado pelo martelo para gerar um som. A dimensão da macicez absoluta é determinada e comparada com à de equino de tamanho semelhante.[2]

A percussão foi amplamente praticada muitas décadas atrás, porém, atualmente, a determinação da dimensão cardíaca por meio de exame ecocardiográfico substituiu a percussão como método de diagnóstico preferido para determinar o tamanho cardíaco relativo. Isso acontece, principalmente, porque a percussão possibilita a identificação de apenas um coração normal ou de volume aumentado; a percussão não fornece informações adicionais sobre as dimensões das câmaras cardíacas ou o desempenho contrátil, geralmente obtidos na ecocardiografia.

Mensuração da pressão venosa da jugular

Na insuficiência cardíaca crônica (congestiva) direita, as veias jugulares se apresentam simetricamente distendidas. Essa distensão é acompanhada de aumento da pressão venosa jugular, a qual pode ser subjetivamente determinada por meio de palpação ou objetivamente pela mensuração da pressão venosa jugular. Essa técnica, subutilizada, pode ser realizada de modo fácil e rápido. O equipamento necessário é uma agulha calibre 14 a 16 fixada a um registro, ou válvula reguladora, de três saídas. Uma seringa de 20 mℓ contendo solução de NaCl 0,9%, heparinizada, é acoplada diretamente no lado oposto da agulha e um equipo de parede rígida e flexível, utilizado para administração de fluido, é acoplado na outra saída do registro. O registro é ajustado, de modo que a saída onde a agulha está acoplada fique na posição desligada; a agulha é introduzida na veia jugular, em direção ao coração, a seringa é empurrada para encher os primeiros 10 cm do equipo flexível heparinizado com solução de NaCl 0,9% e o registro é ajustado de modo que a saída onde a seringa está acoplada fique na posição desligada. O sangue flui no equipo flexível e a distância vertical (em centímetros) entre o topo da coluna de solução de NaCl 0,9% sustentada pela pressão venosa jugular e o ponto do ombro (articulação escapuloumeral), a qual se aproxima à posição do átrio direito, é uma medida direta da pressão venosa jugular.

REFERÊNCIAS BIBLIOGRÁFICAS

1. Rezakhani A, Zarifi M. Acta Vet Scand. 2007; 49:12.
2. Bakos Z, Voros K. Acta Vet Hung. 2007;55:277.

Mensuração da pressão venosa central

Pressão venosa central (PVC) é a pressão obtida nas grandes veias do interior do tórax, sendo mais frequentemente mensurada na veia cava cranial. A técnica de mensuração é semelhante àquela descrita para a obtenção da pressão venosa jugular, exceto que o cateter é suficientemente longo para alcançar a cavidade torácica (70 cm, em equinos adultos), no qual a pressão negativa pode ser mensurada (ela deve ser comparada com a pressão venosa jugular, que nunca pode ser negativa). Assim, a PVC é um indicador mais sensível de função cardíaca e da condição de hidratação do que a pressão venosa jugular, sendo especialmente útil no monitoramento clínico de sobrecarga por fluido durante a rápida reanimação de animais hipovolêmicos, os quais podem apresentar prejuízo à função cardíaca, como acontece em pacientes com sepse ou naqueles com insuficiência renal oligúrica. Nos equinos adultos sadios, a PVC normal varia de 7 a 12 cmH_2O e diminui 2,2 cmH_2O para cada redução de 1 ponto percentual no PC provocada por desidratação.[1] A reanimação de equinos criticamente enfermos utilizando fluido considera PVC de 8 a 12 cmH_2O como alvo terapêutico (que é a variação normal da PVC), mas este alvo é sujeito à crítica. Nos ruminantes adultos sadios, a PVC média é 2,3 cmH_2O, em bovinos; 3,4 cmH_2O, em ovinos; e 1,3 cmH_2O em caprinos.[2] A PVC média em três bovinos com reticulopericardite traumática foi 9 a 21 cmH_2O e em dois bezerros com diarreia e desidratação foi –3,5 a 0,7 cmH_2O. Valores semelhantes de PVC foram obtidos quando caprinos e ovinos estavam em pé ou em decúbito lateral esquerdo.[2]

Transdutores de pressão podem fornecer leituras de pressão que diferem em até 2 cmH_2O, comparativamente àquelas obtidas em uma coluna de fluido (solução de NaCl 0,9%) em um equipo flexível.[3] Quando se mensura a PVC, um problema técnico importante é a necessidade de um padrão de posicionamento da cabeça (em posição atenta, nem abaixada, nem erguida); em equinos adultos, a elevação da cabeça diminuiu a PVC 2,0 cmH_2O e a cabeça abaixada aumentou a PVC 3,7 cmH_2O.[4] Quando o local de introdução do cateter na veia jugular é a região cervical média, ele deve ser introduzido, no mínimo, 40 cm em equinos, 20 a 30 cm em ovinos e caprinos e 60 cm em bovinos adultos.[5] Um método de mensuração da PVC em equinos, de baixo custo, utiliza um cateter urinário de polipropileno French 3,5, de 55 cm de comprimento, introduzido por meio de uma agulha calibre 14, na veia jugular.[5] A PVC deve ser mensurada no fim da expiração, quando a pressão intratorácica se aproxima da pressão atmosférica.

REFERÊNCIAS BIBLIOGRÁFICAS

1. Norton JL, et al. J Vet Intern Med. 2011;25:570.
2. Vesal N, Karimi A. Veterinarski Arhiv. 2006;76:85.
3. Norton JL, et al. J Vet Intern Med. 2011;25:303.
4. Norton JL, et al. J Vet Intern Med. 2011;25:575.
5. Wilsterman S, et al. J Vet Emerg Crit Care. 2009; 19:241.

Tolerância ao exercício

Dispneia, fadiga e aumento prolongado da frequência cardíaca após exercício são sinais sugestivos de insuficiência cardíaca. Com frequência, os animais com suspeita de doença cardíaca são submetidos a exercício na tentativa de evidenciar esses sinais e estimar a tolerância ao exercício. Na maioria das condições clínicas, a avaliação da tolerância ao exercício é subjetiva, havendo, obviamente, uma diferença considerável na intensidade de exercício que um touro de corte e um cavalo de corrida treinado podem tolerar, em condições normais; a intensidade de exercício para qualquer animal é determinada pelo julgamento do clínico. A taxa de diminuição da frequência cardíaca após o exercício e o tempo necessário para retornar ao valor de repouso dependem da intensidade do exercício, mesmo em equinos fisicamente bem condicionados. A frequência cardíaca diminui rapidamente no primeiro minuto e, em seguida, mais lentamente ao longo dos 10 a 15 min que se seguem.

Foram desenvolvidos *testes mais objetivos* para equinos, inclusive avaliação por meio de telemetria, com tempo controlado, em determinada distância, em pista de corrida ou em esteira rolante, com intuito de definir a quantidade de exercício. A quantidade e a intensidade de exercício pode variar em função da velocidade e da inclinação da esteira e da duração do exercício. A esteira rolante possibilita o registro das mensurações de diversos parâmetros cardiorrespiratórios em equinos submetidos a exercício, podendo ser utilizadas para avaliar a importância da doença cardiopulmonar e definir a causa de baixo desempenho em corridas.

Há muitas causas não cardíacas de intolerância ao exercício; em um relato sobre a avaliação de 275 equinos, mostrou-se que 84% deles apresentavam mais de um problema que ocasiona baixo desempenho atlético.

Foram avaliados critérios para verificar o desempenho cardiovascular em animais participantes de enduro e a rapidez da redução da frequência cardíaca após a conclusão de cada etapa da competição pode ser utilizada para a avaliação dessa função, no campo.

LEITURA COMPLEMENTAR

Reef VB, Bonagura J, Buhl R, et al. Recommendations for equine athletes with cardiovascular abnormalities. ACVIM/ECEIM consensus statement 2013. J Vet Intern Med. 2014;28:749-761.

Eletrocardiografia

O eletrocardiograma (ECG) fornece o registro e a medida da diferença potencial, que varia em função do tempo, que ocorre na superfície do corpo como consequência de atividade elétrica no coração. Isso está associado à despolarização e repolarização do miocárdio. Em geral, em dado momento durante a despolarização e repolarização há diversas frentes de atividade elétrica no coração. No entanto, na superfície corporal, a diferença de potencial é, em geral, o somatório dessa atividade, e, a qualquer momento, a atividade elétrica do coração é registrada como um vetor dipolar único, que tem polaridade, magnitude e direção.

A polaridade é determinada pela carga presente na superfície das células, enquanto a magnitude e a direção são determinadas pela massa muscular sendo despolarizada ou repolarizada, bem como pela soma dos vetores instantâneos. Assim, uma onda de despolarização ou repolarização em uma massa muscular, como os átrios ou os ventrículos, está presente na superfície corporal como uma sequência de vetores instantâneos, com magnitude e direção variadas.

Eletrocardiógrafo

Utilizado para detectar essas características. Em termos simples, pode ser considerado um voltímetro constituído de dois terminais de entrada, um amplificador que permite o registro de sinais de baixa frequência, e um galvanômetro com um dispositivo de registro acoplado, que tem um estilete aquecido sobre papel termossensível ou uma pena tinteiro de escrita ou jato e tinta. Quando há uma diferença de potencial entre os terminais de entrada (eletrodos), fluxos de corrente que passam pelas espirais do eletromagneto suspenso entre os polos do magneto permanente causam uma deflexão da pena registradora. Desse modo, o eletrocardiógrafo pode detectar a polaridade dos vetores elétricos cardíacos e, por meio de calibração do aparelho e colocação apropriada de eletrodos na superfície corporal, detectar sua magnitude e direção.

A *calibração* da maioria dos eletrocardiógrafos é tal que um impulso de 1 mV gera uma deflexão de 1 cm da pena registradora. Em geral, a velocidade de registro é de 25 mm/s, embora ocasionalmente seja utilizado 50 mm/s. Quando se registra um ECG, são utilizadas algumas posições padronizadas dos eletrodos.

- *Derivação* é o registro ou circuito entre dois pontos de registro. Dependendo da instalação elétrica no eletrocardiógrafo, a mesma diferença de potencial que atravessa uma derivação pode resultar em uma deflação para cima ou para baixo da pena registradora
- Para permitir a padronização dos registros e a comparação entre eles, estabeleceu-se a *polaridade* dos eletrodos nas derivações padrão por convenção, e as derivações são sempre registradas respeitando essas polaridades
- Os eletrodos de uma derivação comumente são denominados positivos ou negativos
- Um *eletrodo positivo* em uma derivação é aquele que, quando eletricamente positivo em relação ao outro devido à diferença de potencial entre eles, produz uma deflexão para cima, ou positiva, na pena registradora.

Em geral, os eletrodos são fixados utilizando-se clipes tipo boca de jacaré e álcool isopril 70% ou gel de contato. Eletrodos com adesivos descartáveis utilizados em humanos podem ser empregados em equinos, após limpeza da pele com álcool antes da aplicação do gel; contudo, os eletrodos autocolantes específicos para equinos são preferíveis aos de humanos porque contêm maior quantidade de gel, o que melhora o contato do eletrodo com a pele e possibilita uma aderência mais firme que ajuda a manter o eletrodo no local durante o exercício. Em equinos, não se recomenda tricotomia porque isso favorece a queda dos eletrodos durante a sudorese. O ECG é registrado com o animal em pé, com mínima contenção.

Despolarização e repolarização

No coração normal, ocorre despolarização e repolarização do miocárdio em padrão e sequência definidos e pode-se utilizar o eletrocardiógrafo para mensurar e cronometrar esses eventos. Assim, a descarga do nodo SA resulta em uma onda de despolarização nos átrios, gerando uma onda P no ECG. O atraso na condução do nodo AV é registrado como ausência de atividade elétrica na superfície corporal e um intervalo PR isoelétrico no ECG (isoelétrico significa diferença de voltagem zero entre as duas derivações). A despolarização dos ventrículos ocorre em várias frentes sequenciais, originando o complexo QRS, que é seguido por outro período isoelétrico antes da repolarização representada pela onda T. Parâmetros importantes mensurados no ECG de grandes animais são: a duração da onda P, a duração do intervalo PR (que representa o período do início da onda P ao início do complexo QRS), a duração de QRS e o intervalo QT (que representa o período do início da despolarização ventricular ao final da repolarização ventricular; Figura 10.2). O intervalo QT dependente muito da frequência cardíaca, sendo mais curto na taquicardia e mais longo na bradicardia. Embora não seja um procedimento universalmente aceito para corrigir o intervalo QT, em função da frequência cardíaca, o método mais amplamente utilizado para calcular um intervalo QT corrigido (QTc) é o *método de Bazett*, no qual QTc (em segundos [seg]) = QT/(intervalo RR precedente, em seg).[1,3] Alguns pesquisadores utilizam o método de correção Fridericia (QTcf), no qual QTcf (em seg) = QT/(intervalo RR precedente, em seg).[1,4] O segmento ST representa o final do complexo QRS (despolarização ventricular) e o início da onda T (repolarização ventricular) e é geralmente isoelétrico (amplitude = 0 mV), mas a mudança no segmento ST para cima ou para baixo da linha isoelétrica pode refletir a presença de isquemia miocárdica, sendo mais comum em animais gravemente enfermos, com taquicardia e hipotensão arterial sistêmica.

O ECG também pode ser utilizado como teste de triagem de anormalidades eletrolíticas, especialmente hiperpotassemia moderada a grave ou hipocalcemia moderada a grave. Aumentos progressivos na concentração plasmática de potássio resultam na diminuição da amplitude da onda P até que a onda P não seja mais visível, alargamento do complexo QRS e uma onda T simétrica (também denominada onda T "pontiaguda"; ambos os termos evidenciam que a repolarização ventricular é mais hemogênea). Reduções progressivas na concentração plasmática de cálcio resulta em prolongamento do intervalo QT que, em bovinos, tem alta correlação com o pico do intervalo ST (o intervalo de tempo entre o pico da onda S e o pico da onda T; Figura 10.3).[1] Bovinos leiteiros com valor de STc > 0,385 são muito mais suscetíveis à hipocalcemia (concentração sérica de cálcio < 0,9 mmol/ℓ ou < 7,5 mg/dℓ, respectivamente).[1]

Em cães, gatos e humanos, o ECG pode ser utilizado para avaliar o ritmo cardíaco e o tamanho das câmaras cardíacas. No entanto, a *sequência de ativação ventricular* em equinos, bovinos, ovinos e suínos é *diferente* daquela de humanos e cães, nos quais a despolarização ventricular é representada apenas por duas frentes de atividade. A despolarização de uma grande parte da massa do miocárdio em grandes animais não é reconhecida pelo ECG de superficial. Isso acontece porque as fibras de Purkinje penetram muito mais profundamente nessas espécies e a despolarização ocorre ao longo de múltiplas frentes menores, que tendem a se neutralizar, e não como ocorre em cães, em uma única ampla frente. Por essa razão, a detecção de aumento de câmara cardíaca pela análise de vetor do ECG geralmente

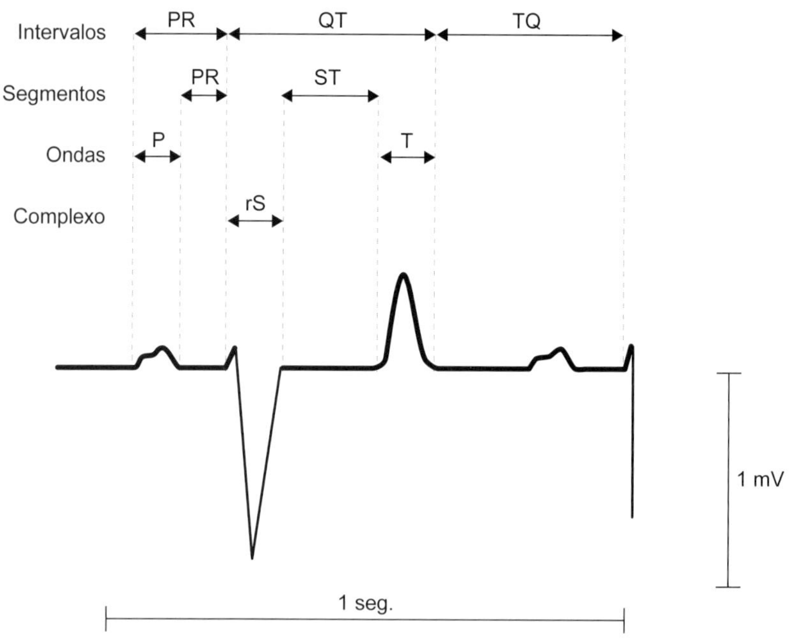

Figura 10.2 Eletrocardiograma (ECG) em derivação base-ápice característico de uma vaca Holstein-Friesian normal. Há identificações de ondas, segmentos e intervalos. A morfologia é semelhante àquela do ECG em derivação base-ápice de ovinos, caprinos, equinos e suínos. Registrado em 25 mm/s. Reimpresso com permissão de DeRoth L. Can Vet J 1980;21:271-277.

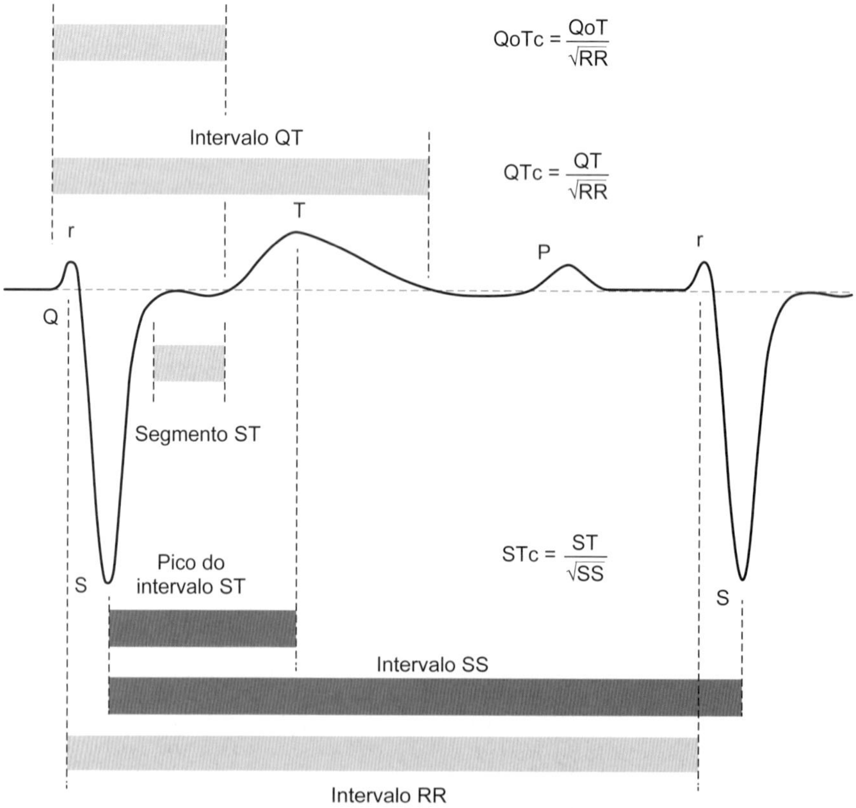

Figura 10.3 Eletrocardiograma (ECG) em derivação base-ápice característico de uma vaca Holstein-Friesian normal. O pico do intervalo ST é o intervalo entre o ápice da onda S e o ápice da onda T, em segundos. O intervalo SS é o intervalo entre ondas S consecutivas, em segundos. O pico do intervalo ST corrigido (STc) é calculado pela divisão do pico do intervalo ST, em segundos, pela raiz quadrada do intervalo SS, em segundos. Reimpresso com permissão de Itoh M, Sakurai Y, Nakajima Y, Kawamoto, S. J Vet Med Sci 2016;77(12):1655-7.

não é possível em grandes animais. Consequentemente, a eletrocardiografia se restringe a um sistema de derivação base-ápice simples para avaliação de *anormalidades de condução* e *arritmias*, detectadas mediante mensuração das várias formas de ondas e diversos intervalos no ECG, que representam a despolarização e repolarização do coração, bem como pela observação de ausência ou anormalidade.

A diminuição do enchimento ventricular está associada com redução da amplitude do complexo QRS, enquanto o aumento do enchimento ventricular ocasiona maior amplitude do complexo QRS. O efeito do volume ventricular na amplitude do QRS é denominado *efeito Brody* e resulta do efeito do volume de sangue no ventrículo, aumentando os potenciais elétricos radiais, ao mesmo tempo que diminui os potenciais elétricos tangenciais. O efeito Brody explica a razão da diminuição da amplitude do QRS em animais que apresentam choque hemorrágico.[2]

Sistemas de derivação

O *sistema de derivação base-ápice* é o melhor método eletrocardiográfico para uso em grandes animais, sendo a única exceção à eletrocardiografia fetal. Os demais sistemas de derivação são clinicamente inúteis ou inferiores, ou têm aplicação apenas em pesquisas.

Os *sistemas de derivação tradicionais* são baseados no triângulo de Einthoven, como utilizado em humanos; as derivações bipolares padrão de membros (I, II e III), bem como as derivações unipolares aumentadas de membros (aVR, aVL, aVF) são comumente utilizadas juntamente com uma derivação torácica unipolar exploratória. Variações na posição das patas podem ocasionar alterações nas formas de ondas do ECG nesse sistema de derivação; os registros devem ser obtidos com o animal em pé ou com a pata anterior esquerda ligeiramente à frente da direita. Esse sistema de derivação é muito satisfatório na detecção de anormalidades de condução e doença cardíaca arritmogênica, mas está sujeito a interferências por artefatos de movimentação do animal. No entanto, há deficiências associadas ao seu uso na detecção de alteração na magnitude e direção dos vetores elétricos no coração de grandes animais. Todavia, os sistemas de derivação tradicionais são amplamente empregados para essa finalidade.

Foram realizados diversos estudos para determinar se é possível detectar alterações no tamanho da câmara cardíaca em grandes animais. Muitos desses estudos avaliaram sistemas de derivação alternativos, como *sistemas baseados em vetor*, reconhecendo que as derivações padrão dos membros não são particularmente apropriadas para a detecção de mudanças vetoriais associadas com alterações nas dimensões da câmara. As derivações padronizadas de membros são principalmente influenciadas por vetores no plano frontal (longitudinal e transverso), enquanto as forças iniciais e finais do miocárdio são significativamente direcionadas no sentido vertical. Ademais, o coração não é eletricamente equidistante dos eletrodos de cada derivação, podendo resultar em distorções no registro de alças vetoriais. Uma correção parcial dessas deficiências pode ser feita registrando uma derivação utilizando um eletrodo explorador na posição V10 sobre o processo espinhoso dorsal, em adição às derivações padronizadas do membro. No entanto, para a representação apropriada das alterações vetoriais associadas à atividade elétrica do coração, é necessário um posicionamento completamente diferente do eletrodo. Foram propostos vários sistemas. A colocação dos eletrodos é variável e muito complicada, mas há disponibilidade de estudos eletrocardiográficos utilizando estes métodos em equinos, bovinos, suínos e ovinos. Geralmente, um sistema de três derivações – I, aVF e V10 – propicia eixos semiortogonais apropriados para a reconstrução tridimensional (3D) de despolarização e repolarização.

O *sistema de derivação base-ápice* é o mais comumente utilizado porque registra as principais forças elétricas no coração de grandes animais, com formas de onda consistentemente claras e de grande amplitude. Ademais, a movimentação do animal tem efeito mínimo na qualidade do ECG. A derivação *bipolar* utilizada em equinos, ruminantes e suínos consiste na colocação de dois eletrodos, um positivo e um negativo, em um formato denominado derivação *base-ápice*. O eletrodo positivo da derivação I (braço esquerdo) é fixado à pele do lado esquerdo do tórax, próximo do batimento apical no 5º a 6º espaço intercostal, imediatamente caudal ao olecrano, e um eletrodo negativo (braço direito) é colocado na pele sobre o sulco jugular, no terço caudal do lado direito do pescoço. Essa é, de longe, a derivação mais comumente empregada, embora um pequeno número de pesquisadores coloca o eletrodo negativo no lado esquerdo do pescoço, em vez de no lado direito. No caso de *ovinos*, nos quais a lã interfere na colocação no pescoço, o eletrodo negativo pode ser colocado na linha média da cabeça. Quando se emprega o sistema de derivação base-ápice, o eletrodo-terra é colocado longe da cabeça e o local não é importante. Os valores normais para bovinos, equinos e suínos são mostrados, de modo resumido, na Tabela 10.1. Recentemente, foi obtido registro esofágico em equino.

Tabela 10.1 Parâmetros eletrocardiográficos em derivação base-ápice em bovinos e equinos (média ± desvio padrão).

Parâmetros	Duração (ms)		
	Bovinos	Equinos	Porcas
P	80 ± 10	100 ± 32	82 ± 0
PR	200 ± 20	136 ± 7	–
QRS	60 ± 10	91 ± 10	75 ± 6
QT	370 ± 30	485 ± 52	276 ± 6
T	90 ± 10	–	–

Os valores foram obtidos de 600 fêmeas de bovinos Holstein-Friesian sadias, com 1 ano de idade ou mais (Rezakhani A *et al.* Vet Arch 2004; 74:351); 17 equinos sadios, machos e fêmeas, com 6 meses a 8 anos de idade (P Constable, comunicação pessoal) e 467 porcas sadias (Takemura N *et al.* J Jpn Vet Med Assoc 1988;41:398).

Telemetria

Cada vez mais utilizada para verificar se ocorre arritmias durante o exercício, bem como o tipo de arritmia e sua associação com a intensidade do exercício. Em um equino em exercício, o registro no ECG é desafiador devido à presença de artefatos ocasionados pela atividade muscular. Como resultado, não se deve utilizar derivação base-ápice, empregando-se um sistema de derivação diferente, dando-se atenção ao método de fixação dos eletrodos na pele. Em geral, obtém-se melhor resultado com o uso de eletrodos de ECG que contêm líquido e adesivo, de modo que possam ser firmemente fixados sob um cinturão. Em equinos em exercício em esteira rolante ou controlado por rédeas, geralmente o eletrodo positivo (cinza) é fixado no tórax, em posição imediatamente caudal à articulação do cotovelo (sobre o ponto mais alto do batimento cardíaco), e o eletrodo negativo (vermelho) é fixado no lado direito da cernelha. Um terceiro eletrodo (amarelo) é fixado cerca de 10 cm dorsal ao eletrodo cinza; e o eletrodo de referência é colocado em qualquer local sob o cinturão. Para equinos de passeio é necessário um sistema de eletrodos diferentes; nesse caso, os eletrodos não devem ser colocados sob a barrigueira, a fim de reduzir a ocorrência de artefatos.

O sinal do ECG pode ser registrado e armazenado utilizando um pequeno aparelho, com bateria, e um cartão digital com capacidade suficiente para o registro por 24 h (monitoramento Holter, que é um registro contínuo do ECG, enquanto o animal realiza suas atividades normais). Há disponibilidade de sistemas comerciais com análise por computador que auxilia na detecção de artefatos. O programa de computador também identifica automaticamente cada onda R e, assim, pode ser utilizado na avaliação da variabilidade da frequência cardíaca (VFC); no entanto, há preocupações quanto à capacidade de alguns sistemas mensurarem com precisão o intervalo entre batimentos (IEB) em equinos em movimento.[3] Os registros do ECG obtido por telemetria durante exercício contêm artefatos decorrentes da movimentação do animal, podendo ser difícil sua interpretação, com variação dos níveis de concordância entre os avaliadores inversamente proporcional à intensidade do exercício.[4]

Eletrocardiografia fetal

O ECG do feto pode ser registrado, sendo útil para verificar se o feto está vivo e se a gestação é *única ou gemelar*, bem como para monitorar o *sofrimento fetal* durante um parto difícil ou demorado. É necessário um sistema de derivação bipolar modificado, com o eletrodo do átrio direito posicionado no abdome ventral direito e o eletrodo do átrio esquerdo colocado abaixo, na linha média ventral, anterior ao úbere. A derivação-terra pode ser colocada em qualquer local. A derivação bipolar deve ser registrada utilizando maior sensibilidade, com muita atenção, de modo a obter a melhor conexão elétrica com a pele. O animal deve ser eletricamente isolado (em pé em um capacho de borracha) e a atividade muscular deve ser mínima.

Em bovinos, a eletrocardiografia do feto foi utilizada para monitorar a viabilidade fetal, mas o sinal no ECG do feto é muito fraco e sujeito à interferência pelo ECG materno, pelo eletromiograma e por artefatos causados pelos movimentos gastrintestinais. Por essas razões, as posições das derivações bipolares para registro no abdome devem ser modificadas para obter um local de registro ideal para cada vaca. O processamento digital do sinal do ECG do feto pode auxiliar na detecção da frequência cardíaca de feto com mais de 157 dias de gestação. A frequência cardíaca do feto bovino tende a diminuir com o avanço da gestação, com cerca de 140 bpm aos 160 a 190 dias de gestação e 120 bpm aos 250 a 280 dias de gestação.

A frequência cardíaca fetal do *potro* pode ser detectada precocemente aos 121 dias de gestação[5] e diminui de forma logarítmica, aproximadamente de 110 bpm, aos 150 dias antes do parto, para 75 bpm próximo ao parto. Para avaliar o sofrimento fetal, podem ser necessários traçados contínuos para monitoramento, que se manifesta como diminuição da VFC e bradicardia. A frequência cardíaca do feto e a VFC também foram mensuradas como indicadores de hipoxia e sofrimento fetal durante o parto de *vacas*. Arritmia cardíaca é comum no momento do nascimento e acredita-se que se deva à hipoxemia fisiológica transitória que ocorre por ocasião do nascimento. Após o nascimento e durante o desenvolvimento inicial do potro ocorrem aumentos dos intervalos eletrocardiográficos e alterações na direção do eixo elétrico médio, dependentes da idade.

Variabilidade da frequência cardíaca

Recentemente, a variabilidade da frequência cardíaca (VFC) tem despertado interesse como um método de pesquisa para avaliar as contribuições relativas dos tônus simpático e parassimpático ao sistema cardiovascular. Assim, a VFC propicia, potencialmente, informações claras sobre o grau de estresse do animal e, portanto, tem grande potencial na pesquisa de intervenções em estudos sobre bem-estar animal. A VFC é avaliada utilizando índices no domínio do tempo e no domínio da frequência, bem como índices não lineares. Achados interessantes na análise de VFC é que o coração de equino sadio tem, predominantemente, controle vagal e que baixa VFC em equino com cólica está associada com maior taxa de mortalidade.[6] Uma importante desvantagem da VFC é que os parâmetros obtidos são fortemente influenciados por erros de mensurações, especialmente pela presença de artefatos e de perda de sinal.[3,7]

Os índices no domínio do tempo da VFC incluem o desvio padrão da média dos intervalos normais (SDNN) e a raiz quadrada da média do quadrado das diferenças entre intervalos normais sucessivos (RMSSD); este último é o melhor índice de domínio do tempo do tônus vagal. Geralmente, esses índices requerem que o ECG seja registrado por minutos a horas. Em termos de comparação, um registro de ECG digitalizado em taxa suficientemente rápida (no mínimo, 500 a 1.000 Hz) e com ondas R detectadas de modo confiável em, no mínimo, 512 batimentos, pode ter intervalos RR sequenciais submetidos à análise pela transformada de Fourier rápida, a fim de obter índices de domínio da frequência de VFC, como potência total, potência de baixa frequência (BF, definida entre 0,01 e 0,15 Hz ou 0,01 e 0,70 Hz), potência de alta frequência (AF, definida entre 0,15 e 0,40 Hz ou 0,07 e 0,60 Hz) e a proporção BF:AF. Desses índices, a potência AF corresponde à frequência respiratória, com forte associação positiva com o tônus parassimpático; acredita-se que a proporção BF:AF reflita alterações no equilíbrio simpatovagal, enquanto SDNN e RMSSD estão associados com potência total e potência AF.[6,8,9]

Ainda é preciso estabelecer pontos de corte confiáveis para BF e AF, em diversas espécies de animais de grande porte[10], e são necessários pontos de corte para as diferentes espécies com base em suas frequências respiratórias normais. Por exemplo, em suínos a potência BF mensurada varia de 0 a 0,09 Hz e a potência AF de 0,09 a 2 Hz.[11] Em bovinos adultos, a potência AF é definida como 0,20 a 0,58 Hz (equivalente à frequência respiratória de 12 a 35 movimentos/min), enquanto em bezerros a potência AF é definida como 0,5 a 0,83 Hz (equivalente a frequência respiratória de 30 a 50 movimentos/min). As faixas de variação de frequência recomendadas para a interpretação de VFC em equinos são: BF (0,01 a 0,07 Hz) e AF (0,07 a 0,6 Hz). Muitos estudos sobre VFC ignoram o efeito da frequência respiratória no ponto de corte da frequência para a potência AF e, consequentemente, é difícil interpretar os resultados desses estudos.

Análises não lineares da VFC utilizam diversas abordagens. Uma representação gráfica da VFC útil é fornecida pelo gráfico de Poincaré (Figura 10.4), no qual a duração do intervalo entre batimentos cardíacos (IEB), em

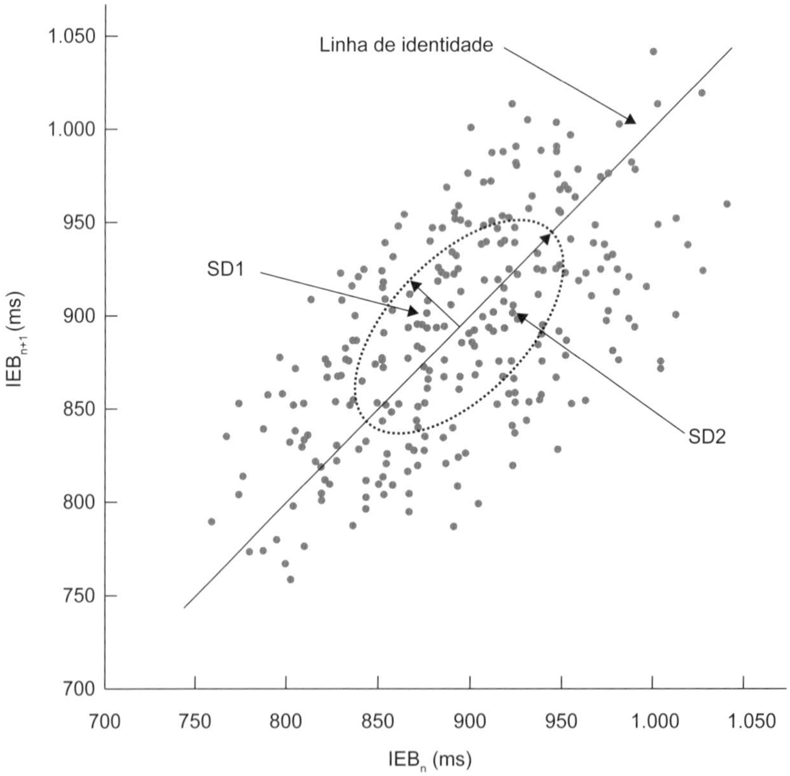

Figura 10.4 Gráfico de Poincaré de uma vaca adulta. A duração de um intervalo entre batimentos cardíacos (IEB), em milissegundos, é representado graficamente em comparação com a duração do IEB precedente, em milissegundos. Em seguida, é traçada uma elipse ao longo da linha de identidade que resume a variabilidade perpendicular a essa linha (SD1) e ao longo dessa linha (SD2). Reproduzida, com autorização, de Kovacs L, Jurkovich V, Bakony M, Szenci O, Poti P, Tozser J. Animal 2014;8(2):316-330.

milissegundos, é representado graficamente em comparação com a duração do IEB precedente, em milissegundos. Em seguida, é traçada uma elipse ao longo da linha de identidade que resume a variabilidade perpendicular à essa linha (SD1) e ao longo dessa linha (SD2). Com base nisso, SD1 reflete variabilidade de curta duração, sendo um índice de atividade parassimpática, enquanto SD2 reflete variabilidade intermediária, sendo considerado um índice de atividade simpática.

Ainda não se definiu se a VFC fornece qualquer informação clínica útil, além daquela propiciada pela própria frequência cardíaca. Por exemplo, em diversos estudos nos quais os índices de VFC indicaram aumento do tônus simpático, a frequência cardíaca média era, invariavelmente, maior do que a de indivíduos sadios.[12]

Outras utilidades do eletrocardiograma

- Em grandes animais, alguns *desequilíbrios de eletrólitos* podem causar alterações no ECG
- Há uma correlação aproximadamente linear entre o intervalo QT corrigido pela frequência cardíaca e a concentração plasmática de cálcio ionizado em bovinos, com prolongamento do intervalo em condições de hipocalcemia e encurtamento nos estados de hipercalcemia
- Na hiperpotassemia, nota-se diminuição da amplitude e achatamento da onda P, alargamento do complexo QRS e maior simetria e amplitude da onda T
- Foram obtidas estimativas do tamanho do coração de equinos, a partir de mensurações da duração do QRS no ECG e o resultante *escore cardíaco* foi utilizado para avaliar o potencial de desempenho em corrida
- Com frequência, a realização de ECG *antes e após exercício* fornece informações adicionais àquelas de ECG de repouso e podem ser registrados por radiotelemetria ou por sistema de monitoramento Holter.

LEITURA COMPLEMENTAR

Hamlin RL, Smith CR. Categorization of common domestic mammals based upon their ventricular activation process. Ann NY Acad Sci. 1965;12:195-203.

Kovacs L, Jurkovich V, Bakony M, et al. Welfare implication of measuring heart rate and heart rate variability in dairy cattle: literature review and conclusions for future research. Animal. 2013;8:316-330.

Reef VB, Bonagura J, Buhl R, et al. Recommendations for equine athletes with cardiovascular abnormalities. Joint ACVIM/ECEIM Consensus Statement. J Vet Intern Med. 2014;28:749-761.

Stucke D, Ruse MG, Lebelt D. Measuring heart rate variability in horses to investigate the autonomic nervous system activity—pros and cons of different methods. Appl Anim Behav Sci. 2015;166:1-10.

Verheyen T, et al. Electrocardiography in horses—part 1: How to make a good recording. Vlaams DiergenTijdschrift. 2010;79:331-336.

Verheyen T, et al. Electrocardiography in horses—part 2: how to read the equine ECG. Vlaams Diergen Tijdschrift. 2010;79:337-344.

REFERÊNCIAS BIBLIOGRÁFICAS

1. Itoh M, et al. J Vet Med Sci. 2015;77:1655.
2. Ker J, et al. Onderstepoort J Vet Res. 2009;76:443.
3. Parker M, et al. Comp Exercise Physiol. 2010;6:137.
4. Trachsel DS, et al. Equine Vet J. 2010;42(suppl 38):208.
5. Baska-Vincze B, et al. Acta Vet Hung. 2015;63:89.
6. Sundra TM, et al. Res Vet Sci. 2012;93:1426.
7. Hagen K, et al. Physiol Behav. 2005;85:195.
8. Ohmura H, et al. Am J Vet Res. 2006;67:455.
9. Matsuura A, et al. Anim Sci J. 2010;81:618.
10. Manzo A, et al. Lab Anim. 2009;43:41.
11. Poletto R, et al. Physiol Behav. 2011;103:188.
12. Yoshida M, et al. J Vet Med Sci. 2015;77:375.

Biomarcadores de lesão de miocárdio

As concentrações séricas de cTnI e *troponina cardíaca T* (cTnT) são excelentes biomarcadores de lesão miocárdica em grandes animais porque indicam, de modo específico e sensível, a presença de lesão cardíaca. As troponinas I, T e C são proteínas miofribilares de músculos cardíaco e esquelético que regulam a interação entre actina e miosina mediada por cálcio; cTnI e cTnT apresentam diferentes sequências de aminoácidos em seu *N*-terminal, em comparação com as troponinas de músculo esquelético I e T. Isso significa que um teste imune direcionado ao *N*-terminal de cTnI ou cTnT possibilita diferenciar a isoforma de músculo cardíaco daquela isoforma de músculo esquelético e, portanto, o local da lesão. O tecido miocárdio de equinos, bovinos, ovinos e suínos apresenta alta reatividade para cTnI e cTnT quando se emprega o teste imune de humanos e essa reatividade é seletiva para o miocárdio porque sua concentração é mais de 1.000 vezes maior no tecido cardíaco do que no músculo esquelético.

Em medicina humana, prefere-se cTnT como biomarcador de doença cardíaca devido à disponibilidade de metodologia altamente sensível e aos resultados coerentes entre os laboratórios porque o equipamento analítico é produzido por um único fabricante.[1-3] Por outro lado, cTnI é preferível para detecção e quantificação de lesão de miocárdio em animais devido à sua maior seletividade, em comparação com cTnT, e porque há ampla disponibilidade de aparelhos portáteis para teste qualitativo, com uso de cartucho descartável, de utilidade clínica no diagnóstico de doença de miocárdio, no campo.[1,4,5] No entanto, os resultados diferem entre os distintos testes para cTnI porque quase sempre os métodos de análise tem como alvo diferentes aminoácidos da molécula de cTnI.[3] A magnitude do aumento da concentração sérica de cTnI está associada com a gravidade da lesão miocárdica, conforme determinada por índices de função cardíaca e alterações histopatológicas.[6] A lesão à membrana da célula do miocárdio causa rápida liberação de troponina I citosólica ao líquido intersticial, aumentando a concentração sérica de cTnI. Quantidade muito maior de cTnI se liga a proteínas estruturais das células miocárdicas e a liberação dessa grande quantidade de troponina I é responsável pela elevação persistente da concentração sérica de cTnI, após lesão aguda do miocárdio. Em equinos, a meia-vida sérica de cTnI é de 28 min[1], indicando que o aumento da concentração sérica de cTnI reflete a presença de lesão miocárdica recente ou contínua. Em outras palavras, a concentração sérica de cTnI é um excelente indicador da gravidade da lesão miocárdica e as mensurações seriadas são clinicamente úteis no monitoramento da progressão da cardiopatia.[7,8]

Em geral, os equinos sadios apresentam concentração sérica de cTnI inferior a 0,04 ng/mℓ quando são utilizados testes mais sensíveis; em alguns equinos, a concentração sérica de cTnI aumenta ligeiramente após exercício.[9] Em equinos, nota-se elevação maior na concentração sérica ou plasmática de cTnI nos casos de miocardite, picada de serpente, intoxicação por cantaridina, intoxicação por monensina, babesiose, cólica, miopatia atípica e endotoxemia induzida experimentalmente.[1,7-12] Em equinos, o aumento da concentração sérica de cTnI está associado com ocorrência de arritmias ventriculares; nos equinos com cólica, o aumento é atribuído à endotoxemia, liberação inapropriada de oxigênio, lesão de miocárdio e resposta inflamatória sistêmica.[12] Potros neonatos sadios apresentam concentração sérica de cTnI inferior a 0,49 ng/mℓ; em potros com sepse nota-se ligeira elevação do teor sérico de cTnI.[13] Em geral, não se constata aumento da concentração de cTnI em potros com cardiopatia congênita, a menos que a insuficiência cardíaca seja grave o suficiente para causar isquemia miocárdica.

Bovinos sadios apresentam concentração sérica de cTnI abaixo de 0,04 ng/mℓ, quando se utilizam testes mais sensíveis; verifica-se aumento da concentração sérica de cTnI em bovinos com pericardite idiopática, reticuloperitonite traumática, endocardite, teileriose, miocardite, intoxicação por monensina, trombose de veia cava caudal, febre aftosa e endotoxemia induzida experimentalmente.[5,6,14-17] A concentração sérica de cTnI é ligeiramente maior em vacas leiteiras de baixa produção, em comparação com vacas de alta produção.[18] Bezerros neonatos sadios apresentam concentração sérica de cTnI inferior a 0,04 ng/mℓ; em bezerros com endotoxemia induzida experimentalmente nota-se discreta elevação no teor sérico de cTnI.[19]

Caprinos sadios apresentam concentração sérica de cTnI inferior a 0,04 ng/mℓ quando são utilizados testes mais sensíveis; nota-se aumento transitório da concentração sérica de cTnI por ocasião do parto, mas esse aumento é marcante em cabras com toxemia da prenhez grave.[20] Em ovinos, relata-se concentração sérica de cTnI inferior a 0,4 ng/mℓ e esse valor é maior na acidose ruminal aguda induzida experimentalmente[21] e na isquemia de miocárdio[22]; na endotoxemia induzida experimentalmente ocorre aumento de quatro vezes.[23]

As atividades séricas das isoenzimas de creatinoquinase (CK) cardíaca (isoenzimas MB, *CK-MB*) e de lactato desidrogenase (LDH; isoenzimas 1 e 2) foram utilizadas no passado como indicadores de doença cardíaca, mas ambas são biomarcadores inferiores a cTnI e não são mais recomendadas. Apenas 1,5% da atividade de CK total no coração de equinos é atribuível a CK-MB (em comparação com 20% no coração humano); portanto, CK-MB não é indicador sensível de doença cardíaca em equinos. Do mesmo modo, as isoenzimas de LDH carecem de especificidade para doença cardíaca. Em animais de grande porte com cardiopatia associada com inflamação, como endocardite, em equinos e bovinos, ou reticuloperitonite traumática, em bovinos, é possível notar aumento das concentrações séricas de amiloide A sérica e haptoglobina, que refletem uma resposta de fase aguda; portanto, a capacidade prognóstica dos biomarcadores de fase aguda como indicadores preditivos de cardiopatia parece ser limitada.[24]

Não há dúvida de que cTnI é um biomarcador clinicamente útil de lesão cardíaca em grandes animais. No entanto, a disfunção cardíaca pode ser decorrência de diversas cardiopatias, como insuficiência valvular, cardiopatia congênita ou cardiomiopatia, que podem não ser acompanhadas de lesão ativa. Nesses animais, os biomarcadores funcionais de aumento da câmara cardíaca seriam clinicamente úteis. Portanto, a concentração plasmática do peptídeo natriurético atrial (ANP) pode ser útil como biomarcador de doença cardíaca, embora seja improvável que tenha sensibilidade e especificidade, como teste diagnóstico, semelhante a cTnI. ANP é produzida e liberada pelas células do miocárdio atrial em resposta à dilatação do átrio; o aumento da concentração plasmática de ANP resulta em natriurese, inibição do sistema renina-angiotensina-aldosterona e vasodilatação.[20] Portanto, é de se esperar que animais de grande porte com dilatação atrial causada por insuficiência valvular, cardiomiopatia ou sobrecarga de volume, tenham aumento da concentração plasmática de ANP, e isso foi demonstrado em bezerros com cardiopatia congênita[25] e em equinos com regurgitação mitral[26]; testes imunes humanos para determinação de ANP parecem confiáveis para uso em grandes animais porque a homologia da sequência interespécie é alta. No entanto, a concentração plasmática de ANP é influenciada pela idade, dificultando sua interpretação.[27] Em animais com cardiopatia, a concentração plasmática de ANP parece clinicamente útil apenas no monitoramento da progressão da doença em animais adultos com regurgitação de valva mitral ou de valva tricúspide.

A concentração plasmática de aldosterona pode ter alguma utilidade como biomarcador de cardiomiopatia, embora seja improvável que tenha sensibilidade e especificidade, como teste diagnóstico, semelhante a cTnI, ou mesmo ao ANP. Equinos *Warmblood* sadios apresentam concentração plasmática de aldosterona na faixa de 14 a 39 pg/mℓ; a concentração plasmática de aldosterona se eleva em equinos com aumento de átrio e ventrículo esquerdos.[28]

LEITURA COMPLEMENTAR

Fennell L, Forbes G. Review article: Use of cardiac troponin to aid diagnosis of heart disease in horses. Aust Equine Vet. 2009;28:44-47.

van der Vekens N, Decoedt A, De Clercq D, et al. The use of cardiac biomarkers in veterinary medicine: The equine perspective. Vlaams Dierg Tijdschrift. 2012;81: 319-327.

REFERÊNCIAS BIBLIOGRÁFICAS

1. Kraus MS, et al. Equine Vet J. 2013;45:56.
2. van der Vekens N, et al. J Vet Intern Med. 2015;29:348.
3. van der Vekens N, et al. Vet J. 2015;203:97.
4. Fraser BC, et al. Am J Vet Res. 2013;74:870.
5. Gunes V, et al. Vet Rec. 2008;162:514.
6. Varga A, et al. J Vet Intern Med. 2009;23:1108.
7. Nath LC, et al. Aust Vet J. 2012;90:351.
8. Nath LC, et al. J Am Vet Ned Assoc. 2012;241:1202.
9. Nostell K, et al. Vet J. 2012;192:171.
10. Gilliam LL, et al. J Vet Intern Med. 2012;26:1457.
11. Verheyen T, et al. J Vet Intern Med. 2012;26:1019.
12. Diaz OMS, et al. J Am Vet Med Assoc. 2014;245:118.
13. Slack JA, et al. J Vet Intern Med. 2005;19:577.
14. Suzuki K, et al. J Vet Intern Med. 2012;26:1056.
15. Fartashvand M, et al. J Vet Intern Med. 2013;27:194.
16. Mellanby RJ, et al. Vet Rec. 2007;161:454.
17. Tunca R, et al. J Vet Diagn Invest. 2008;20:598.
18. Dehkordi J, et al. Iran J Vet Med. 2014;8:101.
19. Peek SF, et al. Can J Vet Res. 2008;72:356.
20. Tharwat M, et al. Theriogenology. 2012;78:1500.
21. Kirbas A, et al. Veterinarski Arhiv. 2014;84:355.
22. Leonardi F, et al. Res Vet Sci. 2008;85:141.
23. Chalmeh A, et al. Bulg J Vet Med. 2013;16:123.
24. Nazifi S, et al. Comp Clin Pathol. 2009;18:47.
25. Hori Y, et al. J Vet Intern Med. 2009;23:653.
26. Trachsel DS, et al. J Vet Cardiol. 2013;15:105.
27. Dratwa A, et al. Vet Med. 2004;7:2.
28. Gehlen H, et al. Res Vet Sci. 2008;85:340.

Mensuração da pressão sanguínea arterial

A pressão sanguínea pode ser obtida diretamente por meio de punção arterial e mensuração da pressão, mas isso é impraticável na rotina clínica. O desenvolvimento de métodos simples para a determinação indireta da pressão sanguínea arterial em grandes animais tem se mostrado difícil, devido à escassez de artérias com localização adequada para a colocação do manguito e porque há problema na detecção de retorno do pulso por métodos simples de auscultação e palpação.

Em equinos, um método simples e de custo relativamente baixo emprega esfigmomanometria oscilométrica para detectar pulsações arteriais e, portanto, determina simultaneamente a frequência cardíaca e as pressões sistólica, diastólica e arterial média. Para equinos adultos, a largura ideal do manguito para o método oscilométrico corresponde a cerca de 20 a 35% da circunferência da cauda, quando o manguito é colocado, confortavelmente, na base da cauda e se monitora a pressão da artéria coccígea ventral. A circunferência média da cauda de um equino adulto é 22 cm; portanto, a largura ideal do manguito para equinos é 5 a 8 cm, para mensuração da pressão oscilométrica. Como as unidades oscilométricas foram estabelecidas para uso em humanos, com frequência os programas de computador têm dificuldade para medir a pressão arterial se a frequência cardíaca for inferior a 40 bpm e quando há arritmias ou hipotensão arterial, fato que diminui a utilidade clínica dessas unidades em animais treinados ou doentes. A unidade também é suscetível à movimentação da cauda; portanto, é preferível imobilizar a cauda durante o registro. Em potros, a técnica oscilométrica pode ser utilizada na cauda (artéria coccígea) ou na face dorsal do metatarso (artéria metatarsiana). Outros métodos de mensuração indireta da pressão em equinos (técnica de auscultação modificada, ultrassonografia Doppler) parecem menos precisos do que a esfigmomanometria oscilométrica. Além disso, as técnicas oscilométricas têm a vantagem de fornecer as pressões sanguíneas sistólica, diastólica e arterial média, enquanto outros métodos indiretos não fornecem a pressão arterial média.

As pressões sanguíneas sistólica e diastólica obtidas de um grande lote de equinos puro-sangue inglês treinados foram 112 ± 16 mmHg (14,9 ± 2,1 kPa) e 77 ± 14 mmHg (10,2 ± 1,9 kPa), respectivamente. Valores equivalentes foram relatados em outras raças. Esses valores são *da coccígea não corrigidos* e podem ser corrigidos para o nível de referência (articulação escapuloumeral, que equivale ao átrio direito), pela adição de 0,7 mmHg (0,09 kPa) para cada centímetro na altura entre a articulação escapuloumeral e a cauda, caso a pressão tenha sido obtida na artéria coccígea, por meio de mensuração indireta da pressão. É importante a *postura* do equino porque o abaixamento da cabeça diminui significativamente as pressões sistólica, diastólica e do pulso.

Notou-se hipertensão associada com epistaxe, laminite em equinos e fraturas doloridas de ossos distais do membro. Com frequência, a pressão sanguínea sistólica também se eleva na obstrução do intestino grosso em equinos. A mensuração da pressão sanguínea é útil na avaliação do grau de choque e, possivelmente, no diagnóstico diferencial de enfermidades como salmonelose aguda e na determinação do prognóstico de cólica. A pressão arterial média é considerada a verdadeira pressão motriz do fluxo sanguíneo e no órgão de perfusão; portanto, a mensuração da pressão arterial média fornece um índice de perfusão. No entanto, é importante saber que a pressão arterial média tem baixa relação com o débito cardíaco.

Mensurações da pressão sanguínea podem ser obtidas por técnicas equivalentes na cauda de bovinos. Todavia, em razão das diferenças anatômicas essas nem sempre correlacionam bem com a pressão sanguínea real. Foram constatados valores de pressão sistólica de 100 a 140 mmHg (13,3 a 18,6 kPa) e de pressão diastólica de 50 a 85 mmHg (6,7 a 11,3 kPa).

Mensuração da pressão sanguínea na artéria pulmonar

A pressão sanguínea na artéria pulmonar aumenta em todos os bovinos criados em regiões de alta altitude (> 1.500 m), devido à hipoxia alveolar crônica. A permanência em alta altitude por certo período ocasiona *hipertensão pulmonar* causada por hipertrofia medial de arteríolas pulmonares e insuficiência cardíaca direita (mal das montanhas). Em bovinos, a suscetibilidade genética ao mal das montanhas é variável e, em consequência, a mensuração da pressão sanguínea na artéria pulmonar de touros reprodutores que pastejam em alta altitude tem se tornado um procedimento comum em algumas regiões dos EUA.

Para mensurar a pressão sanguínea da artéria pulmonar, os touros precisam ser contidos em um tronco, ou brete, apropriado para bovinos, de largura adequada, a fim de reduzir a possibilidade de sua movimentação. Coloca-se um cabresto no animal e a cabeça é mantida na altura do ombro, de modo a expor o sulco jugular. Faz-se limpeza e assepsia da pele sobre a veia jugular, seguida de oclusão desse vaso sanguíneo na entrada do tórax. A seguir, a veia jugular distendida é puncionada com uma agulha calibre 13, de 8 cm de comprimento, que é introduzida na veia, assegurando a presença de um fluxo sanguíneo livre na agulha de até 1 cm, a partir da pele, a fim de possibilitar o controle da agulha. Em seguida, introduz-se um cateter de polietileno (com diâmetro externo de 1,7 mm e 120 cm de comprimento) preenchido com solução de NaCl 0,9%, ligado a um registro de três saídas conectado a um transdutor de pressão, até alcançar o átrio direito, passar pela valva tricúspide, pelo ventrículo direito e pela valva pulmonar, chegando à artéria pulmonar. A localização da extremidade do cateter é identificada pelas formas das ondas características em um monitor de pressão sanguínea invasivo. A pressão da artéria pulmonar média obtida, utilizando a articulação escapuloumeral, é o ponto de referência de pressão zero (equivalente ao átrio direito, em um animal em pé). Após obter a pressão, remove-se o cateter de polietileno primeiramente puxando a agulha e o cateter do pescoço e, então, a agulha é retirada do animal e o cateter é preso e removido. Esse procedimento reduz o risco de rompimento do cateter.[1]

A pressão da artéria pulmonar média em altitude de 1.500 a 1.800 m varia de 34 a 44 mmHg; em bovinos com hipertensão pulmonar a pressão varia de 48 a 213 mmHg.[1] Quando o grupo de animais reprodutores é avaliado com mais de 12 meses de idade, em altitude > 1.500 m, prefere-se que a pressão da artéria pulmonar seja < 41 mmHg. Quando se examina bovinos em diferentes altitudes, uma regra prática aproximada é um aumento adicional na pressão da artéria pulmonar média de 1 a 2 mmHg para cada aumento de 330 m de altitude acima de 1.500 m.[1] O uso de oxímetro de pulso e hemogasometria foi pesquisado em bovinos, com intuito de prever a pressão sanguínea da artéria pulmonar média, mas suas correlações não foram suficientemente fortes para indicação no uso clínico.[2]

REFERÊNCIAS BIBLIOGRÁFICAS

1. Holt TN, Callan RJ. Vet Clin North Am Food Anim Pract. 2007;23:575.
2. Ahola JK, et al. J Anim Sci. 2006;84:1259.

Ecocardiografia

É um método relativamente simples e não invasivo de exame do coração, que pode fornecer informações consideráveis sobre a função cardíaca, bem como detectar cardiopatias estruturais; no entanto, não detecta, seguramente, doença miocárdica focal. Na ecocardiografia, há pulsos de vibrações sonoras de alta frequência através dos tecidos, em velocidades conhecidas. Quando as vibrações sonoras encontram uma interface acústica de tecido, os ecos são refletidos de volta em um transdutor e registrados na forma de várias diferentes modalidades. Essas modalidades estão cada vez mais sofisticadas e praticamente substituíram os exames tradicionais invasivos da função cardíaca, como cateterismo. As tecnologias mais recentes que acompanham a ecocardiografia padrão, como Doppler que mensura a velocidade do sangue, Doppler com imagem tecidual e técnica do rastreamento de pontos por ecocardiografia bidimensional, estão se tornando de menor custo e atualmente há disponibilidade de unidades portáteis de alta qualidade.

A ecocardiografia possibilita avaliar o tamanho, a espessura da parede, o movimento da parede global e regional e a estrutura e a função valvular da câmara cardíaca. Um exame ecocardiográfico completo mostra: presença de lesões morfológicas, anormalidades do movimento (global ou regional), tamanho da câmara cardíaca e de grandes vasos, função da valva cardíaca, anormalidades do fluxo sanguíneo, função sistólica global e regional do ventrículo, mensurações hemodinâmicas e função diastólica do ventrículo. A realização desse procedimento requer a adoção de ecocardiografia 2D, modo-M e modalidades de Doppler.

Imagens padrão em 2D e modo-M (modo de movimento) inicialmente são obtidas no lado direito do tórax, utilizando um transdutor de, aproximadamente, 3 MHz, para bovinos e equinos adultos, e um transdutor de cerca de 5 MHz para potros e bezerros neonatos e para ovinos e caprinos adultos. Em ruminantes, prefere-se uma pequena sonda de matriz de fase (semelhante a um lápis) devido ao estreito espaço intercostal desses animais. Também, é muito útil amarrar a extremidade distal do membro direito com uma corda macia e ter um assistente para mover cuidadosamente a corda e o membro direito para a frente e para fora, a fim de facilitar o exame eletrocardiográfico de equinos e bovinos adultos em pé, pois isso facilita a visualização do coração. Utiliza-se uma imagem do eixo paraesternal curto direito, na altura da cordoalha tendínea (na altura do músculo papilar), para determinar o diâmetro interno do ventrículo esquerdo no final da diástole (LVIDd) e no final da sístole (LVIDs), bem como para verificar a espessura da parede livre do ventrículo esquerdo e do septo ventricular.[1] Assim, são utilizadas três imagens do eixo paraesternal longo direito: imagem do eixo longo das quatro câmaras cardíacas, imagem do fluxo sanguíneo no ventrículo esquerdo e imagem do fluxo sanguíneo no ventrículo direito. Podem ser utilizadas diferentes fórmulas para calcular o volume do ventrículo direito no final da diástole e na final da sístole, bem como a fração de ejeção, a partir de mensurações ecocardiográficas. A fração de encurtamento (FE) do ventrículo esquerdo é calculada como: FE = (LVIDd – LCIDs)/LVIDd; em equinos adultos sadios, a FE varia de 28 a 50%.[2] Mensurações volumétricas e mensurações Doppler da velocidade do fluxo do ventrículo direito podem ter utilidade clínica como mensuração não invasiva do débito cardíaco em equinos; no entanto, é difícil realizar Doppler de onda pulsada devido à necessidade de um feixe de ultrassom paralelo ao fluxo sanguíneo e à pequena janela cardíaca para o exame ecocardiográfico.[3] Foi desenvolvida uma nova técnica para mensuração ultrassonográfica do ventrículo direito de equino adulto que possibilita detectar disfunção do ventrículo direito.[4] Uma imagem do eixo curto em modo-M da artéria aorta é obtida calculando-se o tempo de ejeção do ventrículo esquerdo, a partir do intervalo de tempo entre a abertura e o fechamento da valva aórtica; valor acima de 338 ms é normal para equinos adultos sadios.[5] Todos esses índices ecocardiográficos são medidas de função cardíaca carga-dependentes.

Há disponibilidade de estudos quantitativos em equinos[1], ovinos, suínos e bovinos. É possível utilizar mensurações das dimensões do coração e das câmaras, individualmente, do diâmetro dos vasos sanguíneos e da taxa de fluxo, para avaliar a normalidade cardíaca, os índices de contratilidade e os efeitos de lesões cardíacas na resposta e função do coração. Também, podem ser utilizadas para prever o tipo de lesão que provavelmente resultam nessas alterações.

Defeitos valvulares e endocardite podem ser diagnosticados em imagem ecocardiográfica detectando-se movimento anormal da valva, incompetência dos orifícios valvulares, massas vegetativas associadas às valvas e massas tumorais no coração. Do mesmo modo, pode-se quantificar a gravidade da regurgitação valvular. Áreas focais de ecogenicidade miocárdica e assincromia dos movimentos das paredes ventriculares indicam doença de miocárdio.[6]

A ecocardiografia pode ter valor considerável no diagnóstico de defeitos cardiovasculares congênitos e a injeção de material ecogênico, como solução salina carregada com microbolhas, pode auxiliar na detecção de desvios (*shunts*). A ecocardiografia também pode ser útil para determinar a presença e extensão de efusão pleural e pericárdica. A administração por via intravenosa combinada de dobutamina (7,5 μg/kg/minuto) e atropina (5,0 μg/kg) tem sido utilizada para induzir o aumento sustentável da frequência cardíaca de equinos em, aproximadamente, 140 bpm, na tentativa de realizar ecocardiografia em animais submetidos a teste de estresse cardíaco farmacologicamente induzido.[7] No exame do sistema vascular, a ultrassonografia é capaz de detectar, precocemente, trombose ilíaca em equinos, sendo um teste mais sensível do que a palpação retal.

Há uma crença antiga de que os equinos com um coração grande em relação ao seu PC apresentam maior capacidade atlética. Portanto, um método confiável e não invasivo de determinar o peso cardíaco é potencialmente útil como método preditivo de sucesso em corridas. A ecocardiografia fornece uma estimativa útil do peso do coração que pode complementar o *escore cardíaco* (calculado a partir da duração do QRS) determinado por eletrocardiografia, na previsão do desempenho atlético. A espessura do septo interventricular durante a diástole fornece um indicador preditivo confiável do peso do coração; a confiabilidade preditiva é tal que essa mensuração ecocardiográfica é útil como indicador da performance atlética subsequente e tem sido utilizada na América do Norte, Europa e Austrália. Verificou-se aumento significante do coração de equinos Standardbred com 2 a 3,5 anos de idade, com alterações ecocardiográficas características de cavalos atletas treinados para prova de enduro.[8]

Ecocardiografia fetal

O exame ecocardiográfico do feto pode ser registrado no fim da gestação, por meio de ultrassonografia transabdominal, e pode ser útil para verificar se o feto está vivo, bem como monitorar o sofrimento fetal durante parto difícil ou prolongado. Faz-se tricotomia do abdome e aplica-se gel de contato, generosamente, na pele. O coração do feto é detectado utilizando uma sonda linear de 3 ou 5 MHz; a técnica representa um desafio e pode demorar, no mínimo, 10 min para identificar o batimento cardíaco do feto, que pode ser detectado até 12 cm distante do transdutor.[9]

LEITURA COMPLEMENTAR

Buczinski S. Cardiovascular ultrasonography in cattle. Vet Clin North Am Food Anim Pract. 2009;25:611-632.

Buczinski S, Rezakhani A, Boerboom D. Heart disease in cattle: Diagnosis, therapeutic approaches and prognosis. Vet J. 2010;184:258-263.

Reef VB, Bonagura J, Buhl R, et al. Recommendations for equine athletes with cardiovascular abnormalities. ACVIM/ECEIM consensus statement 2013. J Vet Intern Med. 2014;28:749-761.

REFERÊNCIAS BIBLIOGRÁFICAS

1. Patteson MW, et al. Equine Vet J. 1995;19:18.
2. Lightowler C, et al. Arch Vet Med. 2000;32:229.
3. McConachie E, et al. J Vet Intern Med. 2013;27:324.
4. Gehlen H, Stahl AH. J Equine Vet Sci. 2014;34:1096.
5. Lightowler C, et al. Anim Sci J. 2003;74:505.
6. Nath LC, et al. Aust Vet J. 2012;90:351.
7. Gehlen H, et al. J Vet Intern Med. 2006;20:562.
8. Buhl R. J Am Vet Med Assoc. 2005;226:1881.
9. Breukelman S, et al. Theriogenology. 2006;65:486.

Exame radiográfico e angiocardiográfico

Em razão do tamanho dos equinos e dos bovinos, esses métodos de exame praticamente se restringem aos neonatos dessas espécies, exceto em hospitais de ensino. As principais limitações da radiografia são a inabilidade em obter radiografias dorsoventrais em equinos e bovinos adultos e a frequente presença de líquido pleural na doença pulmonar, condição que não permite boa visualização do contorno cardíaco em uma imagem lateral. A angiocardiografia pode ser um método de exame diagnóstico de defeitos cardíacos congênitos, no qual se pode detectar a passagem de contraste através de vias anormais.

Radiografias laterais de bezerros ou potros neonatos ou de ovinos e caprinos adultos podem ser úteis para detectar aumento do coração (dilatação ou hipertrofia), que pode ser resultante de doença cardíaca. Especificamente, a determinação do *escore do coração vertebral (ECV)*, que compara as dimensões do contorno cardíaco com o comprimento de corpos vertebrais torácicos específicos, tem sido utilizada para detectar aumento do coração em bezerros neonatos com suspeita de cardiopatia congênita. Para determinar o ECV, inicialmente mensura-se o eixo longo do coração, a partir da base até o ápice cardíaco, com o ponto de referência dorsal definido como a borda ventral da carina e o ramo principal do brônquio esquerdo. O eixo cardíaco curto é, então, mensurado perpendicularmente ao eixo longo, na parte mais larga do coração (próximo à borda ventral da veia cava caudal [VCC]), da borda cranial para a caudal.[1] Em seguida, os comprimentos dos eixos longo e curto são adicionados e sobrepostos no eixo axial longo da coluna torácica, iniciando na borda cranial de T4 e se projetando em sentido caudal. Assim, as mensurações das dimensões cardíacas são expressas em termos de unidades vertebrais, sendo uma unidade vertebral a distância de um corpo vertebral e o espaço do disco intervertebral caudal associado. Bezerros sadios com menos de 7 semanas de idade apresentam ECV < 8,9 unidades vertebrais; o ECV foi significativamente maior em bezerros com cardiopatia congênita, como defeito de septo ventricular.[1]

A avaliação radiográfica do diâmetro da VCC tem se mostrado útil no diagnóstico de cardiopatia em bovinos leiteiros adultos. Radiografias torácicas laterais são obtidas com os bovinos em pé e o diâmetro médio da VCC é comparado com o diâmetro da artéria aorta e com o comprimento da vértebra torácica, no mesmo espaço intercostal (em geral, o 8º espaço intercostal). A proporção entre o diâmetro da VCC e o diâmetro da artéria aorta é 0,61 ± 0,10 e a proporção entre o diâmetro da VCC e o comprimento vertebral é 0,41 ± 0,06, em bovinos leiteiros sadios de diferentes idades. Essas duas proporções encontram-se diminuídas de modo marcante em bovinos com cardiopatia causada por endocardite, reticulopericardite traumática, defeito de septo ventricular e efusão pericárdica.[2]

REFERÊNCIAS BIBLIOGRÁFICAS

1. Suzuki K, et al. J Vet Intern Med. 2012;26:1056.
2. Jilintai, et al. J Vet Med Sci. 2006;68:995.

Fonocardiografia

Possibilita o registro e a mensuração das bulhas cardíacas. Um microfone especial é colocado diretamente sobre as diversas áreas do tórax, sendo utilizado para auscultação cardíaca; as bulhas cardíacas são registradas em um gráfico, em um papel em movimento ou em um osciloscópio. Antes do registro, geralmente os ruídos cardíacos passam por *filtros*, para permitir melhor distinção dos ruídos individuais e possibilitar um exame da frequência bruta.[1] Em geral, o fonocardiograma é registrado juntamente com o ECG e as mensurações da pressão da câmara cardíaca, as quais permitem determinar o momento de sua ocorrência em relação à atividade elétrica no coração.

O fonocardiograma pode fornecer informações consideráveis sobre ruídos cardíacos adicionais àqueles audíveis durante auscultação com estetoscópio. Em equinos, podem ser detectados até 11 eventos sonoros em cada ciclo cardíaco e há disponibilidade de informações sobre ocorrência e duração das bulhas cardíacas normais em grandes animais. Juntamente do ECG, o fonocardiograma pode ser utilizado para mensurar os intervalos de tempo sistólicos, que podem estar alterados nas anormalidades cardíacas congênitas e adquiridas.

O fonocardiograma tem sido pouco utilizado para caracterizar e determinar o momento de ocorrência de sopros cardíacos em animais com doença cardiovascular, especialmente aquele acompanhado de alta frequência cardíaca, quando o exame estetoscópico simples pode não ser capaz de detectá-lo. No entanto, a fonocardiografia é raramente utilizada como procedimento de diagnóstico clínico e a ampla disponibilidade de ecocardiógrafos torna menos provável a aplicação clínica de fonocardiografia no futuro.

REFERÊNCIA BIBLIOGRÁFICA

1. Kharin SN, et al. Am J Vet Res. 2009;70:330.

Débito cardíaco

Há diversas técnicas disponíveis para mensurar o débito cardíaco, porém a mais aplicada em grandes animais, em quase todo o mundo, é a técnica da diluição do indicador utilizando termodiluição (injeção de solução de dextrose 5% gelada) ou corantes indicadores, como azul de Evans, verde de indocianina ou cloreto de lítio. Na diluição com corante, injeta-se uma quantidade exata de corante na veia jugular ou na artéria pulmonar, por meio de cateter, seguido de coletas seriadas de amostras de sangue de uma artéria apropriada situada próxima ao vaso sanguíneo cateterizado. O débito cardíaco é mais comumente mensurado por meio de termodiluição, mas também pode ser estimado em uma curva de diluição do corante traçada a partir da determinação da concentração média do corante e o tempo gasto para uma circulação completa pelo coração. Também, há disponibilidade de cardiodensitômetros para a obtenção dessa estimativa. O débito cardíaco é expresso em litros por minuto e, geralmente, é corrigido para *índice cardíaco* com base no peso ou na área de superfície corporal.

A maioria dos animais domésticos apresenta índice cardíaco de 100 mℓ/kg PC/min, em repouso. Relata-se que os índices cardíacos de equinos, ovinos e bovinos, em repouso, são 86 ± 13, 131 ± 39 e 113 ± 11 mℓ/kg/min, respectivamente. Também, o volume sistólico pode ser calculado a partir do débito cardíaco mensurado simultaneamente à frequência cardíaca, em que: volume sistólico = débito cardíaco/frequência cardíaca. Em geral, a variação normal dos índices cardíacos entre os animais é muito ampla para possibilitar seu uso como indicador diagnóstico em animais individuais com suspeita de cardiopatia. Mensurações do débito cardíaco são utilizadas em estudos experimentais, em que os efeitos de alguns procedimentos podem ser acompanhados em um mesmo animal. Curvas de diluição de indicador utilizando corantes ou metodologia da termodiluição podem ser utilizadas para detectar a presença de anormalidades intracardíacas, como defeito de septo e para quantificar sua significância.

Pode-se utilizar *ecocardiografia Doppler* e *método de Fick*[1,2] direto ou indireto para estimar o débito cardíaco, com valores equivalentes àqueles obtidos por técnicas de termodiluição.

REFERÊNCIAS BIBLIOGRÁFICAS

1. Lépiz ML, et al. Res Vet Sci. 2008;85:307.
2. Durando MM, et al. Am J Vet Res. 2008;69:1054.

Cateterismo cardíaco

Mensurar a pressão no interior das diversas câmaras cardíacas e nos vasos sanguíneos aferentes e eferentes pode fornecer informações diagnósticas tanto de cardiopatia adquirida quanto de congênita, em grandes animais. Em geral, a pressão é determinada por meio de cateter preenchido com fluido, introduzidos nas áreas de interesse e conectados a um transdutor de pressão externo. Geralmente, esses sistemas são satisfatórios para medir a pressão e detectar alterações decorrentes de anormalidades. No entanto, devido às suas características de transmissão, são menos apropriados para determinar o momento exato da ocorrência de eventos de pressão; para esse propósito deve-se utilizar cateter com manômetro de alta precisão em sua extremidade.

Em grandes animais, o cateterismo do lado direito do coração é um procedimento comparativamente simples, mas não isento de risco ao animal. O cateterismo é realizado com o animal em pé; há disponibilidade de descrições para equinos e bovinos. Utiliza-se cateter de fluxo direcionado, que pode ser colocado por meio de uma agulha introduzida na veia jugular. Cateter com extremidade em balão auxilia a introdução do cateter na artéria pulmonar. O cateterismo do lado esquerdo do coração é mais complicado e menos frequentemente realizado. Em geral, é feito sob anestesia geral e requer o uso de um cateter rígido introduzido na artéria carótida ou femoral mediante procedimento cirúrgico e, em seguida, manipulado até o ventrículo esquerdo.

A determinação sistemática da pressão no interior de cada área do coração e nos vasos sanguíneos aferentes e eferentes possibilita determinar o tipo de anormalidade presente. Estenose ou insuficiência valvular está associada com alteração na diferença de pressão através da valva acometida, durante a sístole ou a diástole. Em geral, hipertrofia cardíaca é acompanhada de aumento da pressão na câmara acometida, durante a sístole. Com o emprego de equipamento de alta precisão, os formatos de ondas de pressão também podem ter valor diagnóstico.

Geralmente, utiliza-se o átrio direito como o ponto de referência para comparar a pressão, sendo arbitrariamente designada pressão de referência zero, quando se obtém o registro utilizando um sistema com cateter preenchido com líquido. A articulação escapuloumeral (ponto do ombro) é considerada como referência da altura anatômica equivalente no animal em pé. A obtenção simultânea do registro de ECG em derivação base-ápice auxilia na interpretação do traçado da pressão. Diversas publicações relataram valores de parâmetros cardiovasculares de bezerros, bovinos adultos e equinos acordados conscientes; os valores representativos são apresentados na Tabela 10.2.

Durante o cateterismo, podem ser obtidas amostras de sangue do cateter e enviadas para hemogasometria. No cateterismo do lado direito, a constatação de aumento da saturação de oxigênio no ventrículo direito ou na artéria pulmonar pode ser diagnóstico para desvio (*shunt*) da esquerda para a direita causado por defeito de septo atrial, defeito de septo ventricular ou persistência de ducto arterioso. Em humanos, o aumento máximo normal no conteúdo de oxigênio do sangue venoso entre as câmaras cardíacas direitas e a artéria pulmonar é 0,9 mℓ de O_2/dℓ, do átrio direito para o ventrículo direito, e 0,5 mℓ de O_2/dℓ de sangue, do ventrículo direito para a artéria pulmonar. É uma suposição razoável pensar que, em grandes animais, ocorrem alterações semelhantes no conteúdo de oxigênio (causadas pela corrente do fluxo de sangue e variabilidade do local de obtenção de amostra no átrio e ventrículo direitos). Os resultados da hemogasometria podem indicar não apenas a presença de *shunt* da esquerda para a direita; exames hemogasométricos sequenciais podem ser úteis para quantificar a magnitude do *shunt* calculando-se a proporção fluxo pulmonar/fluxo sistêmico e, assim, auxiliar na definição do prognóstico.

Em indivíduos sadios, o fluxo sanguíneo pulmonar e o fluxo sanguíneo sistêmico praticamente são equivalentes, com exceção de pequeno número de *shunt* da direita para a esquerda (*shunt* fisiológico) causado

Tabela 10.2 Valores cardiopulmonares médios (± desvio padrão) de equinos e bovinos adultos, bezerros e suínos.

Valor mensurado	Equinos adultos	Bovinos adultos	Bezerros	Suínos
Peso corporal (kg)	560	540	40	43
Pressão arterial média (mmHg)	120 ± 14	150 ± 27	92 ± 15	130 ± 12
Pressão da artéria pulmonar média (mmHg)	21 ± 5	36 ± 9	18 ± 6	16 ± 2
Pressão venosa central média (mmHg)	6,9 ± 2,7	NE	2,4 ± 1,2	4,8 ± 1,2
Frequência cardíaca (batimentos/min)	44 ± 8	73 ± 14	114 ± 9	134 ± 10
Índice cardíaco (mℓ/kg/min)	93 ± 23	64 ± 14	120 ± 48	150 ± 10
Frequência respiratória (movimento respiratório/min)	18 ± 7	45 ± 12	NE	19 ± 2
pH arterial	7,41 ± 0,02	7,42 ± 0,03	7,37 ± 0,03	7,42 ± 0,04
P_{CO_2} arterial (mmHg)	40 ± 3	38 ± 3	50 ± 6	43 ± 2
P_{O_2} arterial (mmHg)	93 ± 14	109 ± 12	92 ± 10	105 ± 4

Animais em pé, não sedados e com a cabeça em posição normal sem se alimentar. Como referência para os valores de pressão, utilizou-se a articulação escapuloumeral.
NE: não estabelecido.

pelo fluxo de sangue venoso coronariano e bronquial drenado para o ventrículo esquerdo, átrio esquerdo ou veias pulmonares. Portanto, a proporção fluxo pulmonar/fluxo sistêmico deve ser, aproximadamente, 1,0. Nos animais com *shunt* da esquerda para a direita, a proporção fluxo pulmonar/fluxo sistêmico (Q_p/Q_S) quantifica a magnitude do *shunt* da esquerda para a direita, através do defeito cardíaco. Essa proporção é calculada utilizando-se o método de Fick, a partir das mensurações de Sa_{O_2} (conteúdo de oxigênio no sangue arterial), MV_{O_2} (conteúdo de oxigênio no sangue venoso misto, notado na artéria pulmonar de animais sem *shunt*, no ventrículo direito de animais com persistência do ducto arterioso e no átrio direito de animais com defeito de septo ventricular e na veia cava de animais com defeito de septo atrial), na Pv_{O_2} (conteúdo de oxigênio no sangue venoso pulmonar) e na Pa_{O_2} (conteúdo de oxigênio no sangue da artéria pulmonar), de modo que: $(Q_p/Q_s) = (Sa_{O_2} - MV_{O_2})/(Pv_{O_2} - Pa_{O_2})$. Esse método considera que o animal esteja em condição estável constante e que o débito cardíaco não se altera durante a coleta da amostra de sangue. O conteúdo de oxigênio (em mℓ de O_2/dℓ de sangue) é calculado a partir dos valores mensurados para concentração sanguínea de hemoglobina ([Hb], em g/dℓ), tensão de oxigênio e porcentagem de saturação de O_2, de modo que o conteúdo de O_2 = [Hb] × 1,39 × saturação de O_2/100 + 0,003 × P_{O_2}. Nos casos clínicos, no nível do mar, considera-se que saturação do sangue venoso pulmonar e do sangue arterial = 97,5% e que P_{O2} = 90 mmHg. A aplicação dessa equação e considerando dados obtidos de uma novilha Holstein-Friesian de 2 anos de idade com um defeito de septo ventricular, fibrilação atrial e hipertensão pulmonar (pressão média de 67 mmHg) indicou que $(Q_p/Q_s) = (8,67 - 5,89)/(8,67 - 8,04) = 4,4$; utilizou-se o sangue do átrio direito como amostra de venoso misto porque o ventrículo direito continha grande volume de sangue oxigenado oriundo do ventrículo esquerdo. Esse cálculo indicou a presença de um *shunt* da esquerda para direita extremamente grande (*shunt* = $Q_p - Q_s = Q_p (1 - 1/4,4) = 0,77 \times Q_p$); em outras palavras, 77% do sangue que flui através dos pulmões foi para o coração esquerdo. Assim, suspeitou-se de um grande *shunt* no ventrículo direito com base na grande elevação do conteúdo de O_2 do átrio direito para o ventrículo direito (2,1 mℓ de O_2/dℓ; Tabela 10.3), que excedia a valor máximo normal de 0,9 mℓ de O_2/dℓ. Durante a necropsia, confirmou-se a presença de defeito de septo ventricular com 2 cm de diâmetro.

Também, os *shunts* podem ser demonstrados por meio de técnicas de corante ou de termodiluição, mas a análise destas é muito mais complicada do que a análise dos resultados da hemogasometria de amostras de sangue sequenciais obtidas do cateter durante seu recuo da artéria pulmonar para o ventrículo direito e para o átrio direito.

A ecocardiografia pode fornecer informações que, embora diferentes, podem ter valor diagnóstico equivalente àquelas obtidas por meio de cateterismo cardíaco; a ecocardiografia, por ser um procedimento não invasivo e tecnicamente muito mais fácil, tem superado amplamente o cateterismo cardíaco no exame de cardiopatias em grandes animais.

ARRITMIAS (DISRITMIAS)

As variações na frequência e no ritmo cardíacos incluem taquicardia (aumento da frequência cardíaca), bradicardia (diminuição da frequência cardíaca), arritmia ou disritmia (irregularidade na frequência e no ritmo cardíacos) e ritmos de galope. A frequência e o ritmo cardíacos são influenciados principalmente pela integridade do marcapasso, do sistema de condução e do miocárdio, bem como pelo sistema nervoso autônomo. Pode ocorrer variação na frequência e no ritmo cardíacos em animais normais devido às marcantes e variadas *influências autonômicas*, mas podem, ainda, ser um reflexo de *doença miocárdica* primária. Outros fatores como *desequilíbrio ácido-base e eletrolítico* podem influenciar a frequência e o ritmo cardíacos. Esses fatores devem ser levados em consideração na avaliação de anormalidades evidentes no exame clínico do sistema cardiovascular. A combinação de disautonomia e anormalidades ácido-base e eletrolíticas (especialmente hipopotassemia e hipocalcemia) é a razão mais provável de maior ocorrência de arritmias em equinos, durante a recuperação anestésica.[1] Do mesmo modo, verificam-se complexos ventriculares prematuros mais frequentemente em equinos com cólica, em comparação com equinos sadios; a maior prevalência de arritmias ventriculares foi atribuída a anormalidades eletrolíticas (em particular, hipopotassemia, hipocalcemia e hipomagnesemia), ativação do sistema nervoso simpático e endotoxemia concomitante.[2] Arritmias cardíacas são mais comuns em vacas-leiteiras lactantes de baixa produção do que naquelas de alta produção; isso é atribuído a anormalidades eletrolíticas concomitantes em vacas de baixa produção, especialmente hipocalcemia, hipopotassemia e hipomagnesemia.[3]

A maioria das arritmias e anormalidades de condução pode ser detectada durante o exame clínico. No entanto, algumas podem ser ignoradas no exame clínico e verificadas apenas no exame eletrocardiográfico. Provavelmente, a ocorrência de anormalidades de condução e do miocárdio é mais comum do que a reconhecida, porque, em geral, realiza-se ECG apenas em animais em que há indicação clínica prévia de alterações de condução. Em razão da importância da eletrocardiografia no diagnóstico de arritmias, os achados eletrocardiográficos relevantes são descritos nas seções a seguir.

Na Tabela 10.4 há uma lista das arritmias e anormalidades de condução comuns em grandes animais. Um amplo estudo transversal com 952 bovinos leiteiros sadios com 1 ano de idade, ou mais, constatou as seguintes prevalências de arritmias: arritmia sinusal: 8,5%; bloqueio AV de primeiro grau: 1,6%; complexos ventriculares prematuros: 0,6%; complexos atriais prematuros: 0,4%; bradicardia sinusal: 0,2%; e complexos ventriculares de escape: 0,1%. Nesse estudo, não se constatou fibrilação atrial em bovinos sadios.

Tabela 10.3 Resultados de exames hemogasométricos sequenciais de uma novilha Holstein-Friesian de 2 anos de idade com grande defeito de septo ventricular.

Valor mensurado	Átrio direito	Ventrículo direito	Artéria pulmonar
pH	7,42	7,47	7,48
P_{CO_2} (mmHg)	42,9	36,4	35,3
P_{O_2} (mmHg)	33	48,6	48,8
Saturação de O_2 (%)	64,1	87,7	91,6
Concentração de hemoglobina (g/dℓ)	6,5	6,4	6,2
Valor calculado			
Conteúdo de O_2 sanguíneo (mℓ de O_2/dℓ de sangue)	5,89	7,95	8,04

As amostras de sangue foram obtidas de um cateter preenchido de líquido introduzido pela veia jugular até o átrio direito, ventrículo direito e artéria pulmonar. O conteúdo de O_2 do sangue arterial e do sangue venoso pulmonar foi estimado em 8,67 mℓ de O_2/dℓ de sangue.

Tabela 10.4 Arritmias e anormalidades de condução comuns em equinos e bovinos.

Equinos
Bloqueio atrioventricular de segundo grau
Fibrilação atrial
Complexos atriais prematuros
Complexos ventriculares prematuros
Bloqueio atrioventricular de primeiro grau
Bloqueio sinoatrial
Bovinos
Bloqueio atrioventricular de primeiro grau
Complexos atriais prematuros
Complexos ventriculares prematuros
Fibrilação atrial

Em geral, a terapia de doença cardíaca arritmogênica implica tratamento da condição clínica primária causadora do problema. Isso pode variar desde anormalidades ácido-base e eletrolíticas e intoxicações, até doença miocárdica primária resultante de miocardite, isquemia de miocárdio e alterações decorrentes de insuficiência cardíaca, ou miopatias devido à deficiência nutricional. Essas condições são discutidas mais adiante neste texto. Após a constatação de evidência de doença do miocárdio, os equinos de corrida e de trabalho devem ser mantidos em descanso por períodos superiores a 3 meses. Com frequência, administra-se corticosteroide ou anti-inflamatório não esteroide (AINE), como flunixino meglumina, na tentativa de reduzir a gravidade da miocardite, desde que não seja contraindicado para a causa primária do problema. Em algumas condições, pode-se administrar terapia antiarrítmica específica; essa questão será discutida com detalhes, a seguir.

Um sistema de classificação de disritmias clinicamente útil é baseado na frequência cardíaca, pois no exame físico inicial quase nunca há disponibilidade de ECG. Esse é o sistema de classificação utilizado neste texto. Entretanto, quando é possível o registro da arritmia em um ECG, ele é muito útil para classificar disritmias em grandes animais, em quatro categorias, com base em sua origem anatômica: *AS nodal, miocárdio atrial, AV nodal* e *miocárdio ventricular*. Um sistema alternativo de classificação de arritmias cardíacas se baseia nas *anormalidades na formação do impulso, anormalidades na condução do impulso, anormalidades em ambas, na formação e na condução do impulso* ou nos *ritmos de escape*.

É importante que seja capaz de reconhecer aquelas formas de arritmias que não são indicativas de cardiopatia patológica, mas *variações fisiológicas*. Essas são comuns em equinos e a maioria delas pode ser diferenciada durante o exame físico. Também, é importante saber a diferença entre *contração ou batimento prematuro* e *complexo prematuro*. Um batimento ou contração é um evento mecânico que pode ser clinicamente detectado por meio de auscultação e palpação de uma artéria ou pela inspeção visual do pulso venoso jugular, ou registrada mediante mensurações da pressão. Um complexo é um evento elétrico detectado por um eletrocardiógrafo. O batimento quase sempre está associado com um complexo; no entanto, um complexo pode não ser acompanhado de um batimento, especialmente na dissociação eletromecânica e na taquicardia ou fibrilação ventricular. Portanto, os termos batimento e contração devem ser utilizados para descrever uma arritmia detectada por auscultação, palpação ou registro de pulso arterial, enquanto o termo complexo deve ser empregado quando a arritmia é detectada por meio de eletrocardiografia.

LEITURA COMPLEMENTAR

Reef VB, Bonagura J, Buhl R, et al. Recommendations for equine athletes with cardiovascular abnormalities. ACVIM/ECEIM Consensus Statement. J Vet Intern Med. 2014;28:749-761.

Verheyen T, et al. Electrocardiography in horses—part 2: how to read the equine ECG. Vlaams Diergen Tijdschrift. 2010;79:337-344.

REFERÊNCIAS BIBLIOGRÁFICAS

1. Morgan RA, et al. Acta Vet Scand. 2011;53:62.
2. Hesselkilde EZ, et al. Acat Vet Scand. 2014;56:58.
3. Dehkordi AJ, et al. Iran J Vet Med. 2014;8:101.

Taquicardia e bradicardia sinusais e disritmias fisiológicas

A frequência cardíaca resulta da descarga de impulsos oriundos do nodo SA, que tem sua própria taxa intrínseca de descarga, mas que também é alterada por influências externas, principalmente do nervo vago.

Taquicardia sinusal

O termo *taquicardia sinusal*, ou simplesmente taquicardia, é utilizado para descrever um aumento da frequência cardíaca causado por fatores detectáveis, como dor, excitação, exercício, hipertermia, queda da pressão sanguínea arterial ou administração de fármacos adrenérgicos. A frequência cardíaca retorna ao normal quando o fator é removido ou aliviado.

É importante ressaltar que a taquicardia sinusal indica um aumento da frequência cardíaca desencadeado pelo nodo sinoatrial (SA), localizado no átrio direito (por isso, denominado modificador sinusal). Isso significa que deve-se reservar o emprego do termo taquicardia sinusal às situações nas quais se realizou eletrocardiografia e determinou-se que o nodo sinusal é o marca-passo dominante. Em termos comparativos, o termo taquicardia deve ser empregado quando se detecta aumento da frequência cardíaca por meio de auscultação ou pela palpação do pulso, sem que se determine a origem do marca-passo. Em equinos e bovinos em descanso e utilizados para monitorar a frequência cardíaca, esta geralmente não se eleva mais que 48 e 80 bpm, respectivamente; em geral, frequências acima desses valores são consideradas como taquicardia (Figura 10.5). A Figura 10.6 mostra eletrocardiogramas (ECG) em derivação base-ápice, com arritmias selecionadas, registrados em 25 mm/s e com 10 mm = 1 mV. Em vacas e equinos em descanso, raramente as causas de taquicardia sinusal elevam a frequência cardíaca além de 120 bpm; no caso de frequência cardíaca superior a esse valor deve-se investigar uma taquicardia patológica intrínseca. Em ovelhas, a taquicardia sinusal (frequência cardíaca > 90 bpm), com ou sem arritmia sinusal, é mais comum no início do período pós-parto do que no final da gestação.[1]

Bradicardia sinusal

O termo bradicardia sinusal, ou simplesmente bradicardia, é empregado para descrever uma diminuição da frequência cardíaca causada pela redução na taxa de descarga oriunda do nodo sinoatrial. Bradicardia sinusal é mais comumente associada com animais atléticos submetidos à alta carga de exercícios; pode ser diferenciada de bradicardias patológicas por seu desaparecimento com a realização de exercício ou administração de atropina. Obviamente, a bradicardia sinusal, como acontece com a taquicardia sinusal, requer confirmação eletrocardiográfica de que o nodo sinusal é o marca-passo dominante.

Também pode ocorrer *bradicardia* associada com aumento da pressão sanguínea arterial, lesões expansivas no crânio e aumento da pressão intracraniana, abscesso de pituitária, hiperpotassemia (ver Figura 8.1), hipotermia, hipoglicemia e após administração de agonistas α_2-adrenérgicos, como xilazina ou detominida. Às vezes, a bradicardia está associada com indigestão vagal e hérnia diafragmática em bovinos; também ocorre em bovinos privados de alimento. Ademais, há relato de bradicardia na encefalopatia espongiforme bovina, embora seja provável que isso se deva mais à inapetência do que à lesão do núcleo vagal, no tronco cerebral; nessa última condição, seria de se esperar mais um aumento do que a diminuição da frequência cardíaca. Em ruminantes jovens, pode-se induzir bradicardia pela elevação vigorosa da cauda. Em geral, nota-se arritmia sinusal em animais com bradicardia sinusal.

A *frequência cardíaca em repouso* raramente é inferior a 22 bpm, em equinos adultos, e 44 bpm, em bovinos adultos. Frequências inferiores a essas sugerem bradicardias patológicas, devendo-se suspeitar de hipotermia, hipotireoidismo ou anormalidade cardíaca intrínseca. No entanto, uma regra geral é que a frequência cardíaca em repouso é inversamente proporcional ao PC e que equinos grandes e fisicamente bem condicionados e bovinos aparentemente têm frequências cardíacas mais baixas.

Disritmias fisiológicas

Podem ocorrer diversas disritmias na ausência de cardiopatia; parece que se devem ao *excessivo tônus vagal*. Elas são verificadas especialmente em equinos e incluem:

- Arritmia sinusal
- Marca-passo migratório
- Bloqueio SA
- Bloqueio AV de primeiro e de segundo graus (Mobitz tipo 1).

Essas arritmias fisiológicas são observadas em animais em repouso e, com frequência, podem ser induzidas mediante a aplicação de um cachimbo (torção) nasal, em equinos, ou elevação vigorosa da cauda, em ruminantes jovens. Há certa controvérsia quanto à relevância dessas arritmias em animais; todavia, em geral considera-se que se elas desaparecem com exercício ou excitação e se não há evidência de insuficiência cardíaca, elas não têm significância patológica e não requerem investigação adicional.

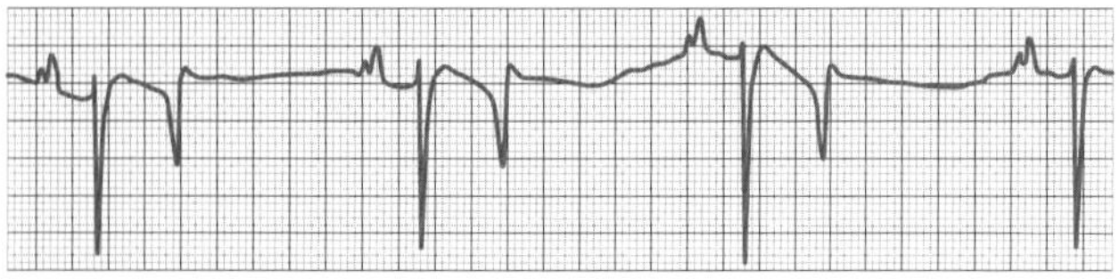

A Ritmo sinusal normal em um equino (frequência cardíaca = 33 bpm)

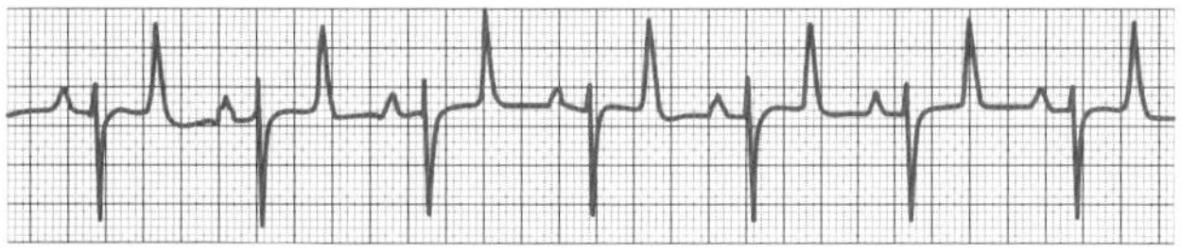

B Ritmo sinusal normal em uma vaca (frequência cardíaca = 68 bpm)

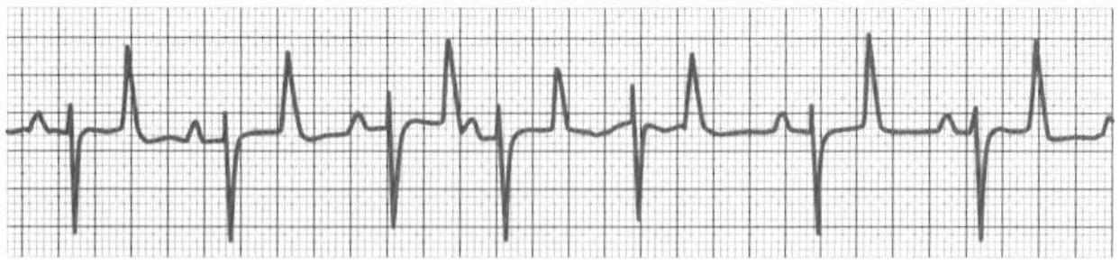

C Complexos atriais prematuros em uma vaca (4ª e 5ª ondas P, a partir da esquerda)

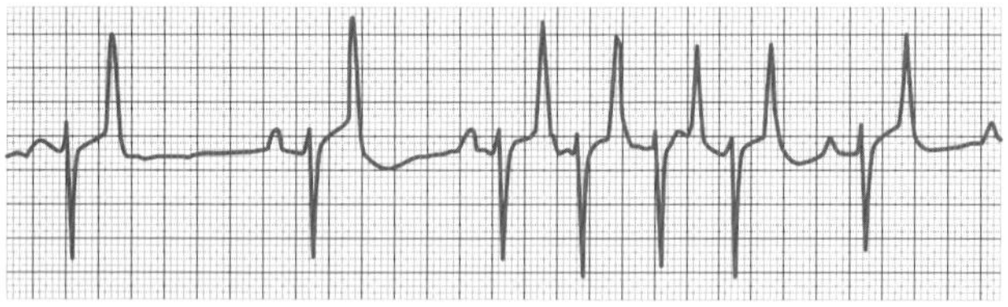

D Taquicardia supraventricular paroxística em uma vaca

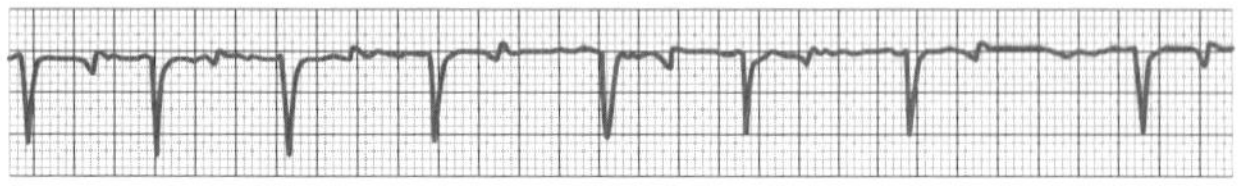

E Fibrilação atrial em uma vaca (frequência ventricular normal)

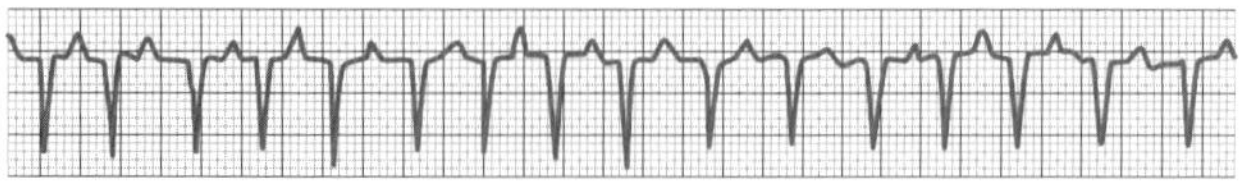

F Fibrilação atrial em uma vaca (frequência ventricular aumentada)

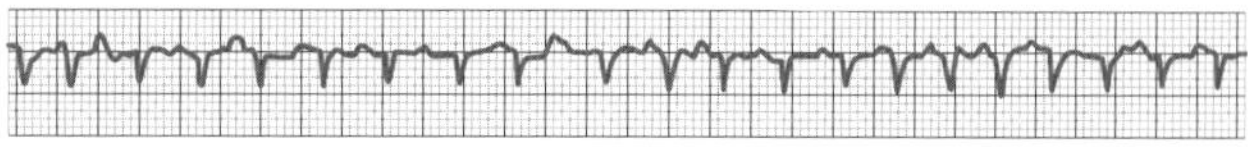

G Fibrilação atrial em uma vaca (frequência ventricular = 186 bpm) com insuficiência cardíaca crônica (congestiva) e acúmulo de líquido pleural, ocasionando diminuição da amplitude do complexo QRS

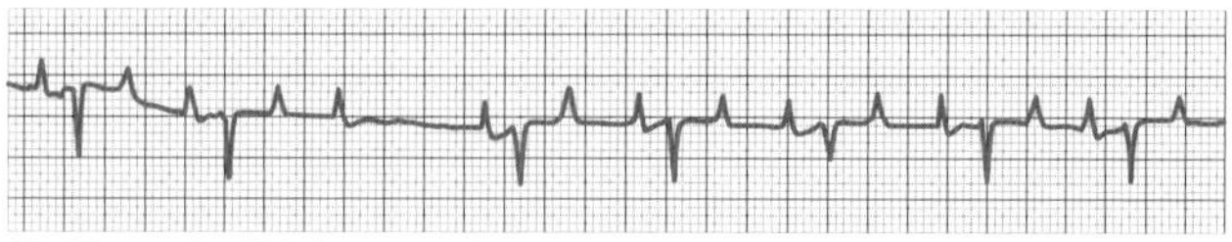

H Bloqueio AV de segundo grau em um bezerro com 3 meses de idade. A 3ª onda P não é seguida de um complexo QRS

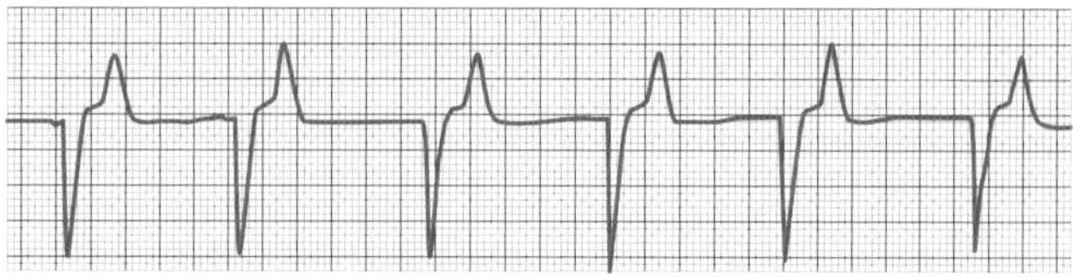

I Bradicardia (frequência cardíaca = 58 bpm), hiperpotassemia ([K+] = 8 mEq/ℓ), ausência de onda P e prolongamento do complexo QRS em um bezerro com 7 dias de vida, apresentando diarreia e acidemia grave (pH do sangue venoso jugular = 6,9)

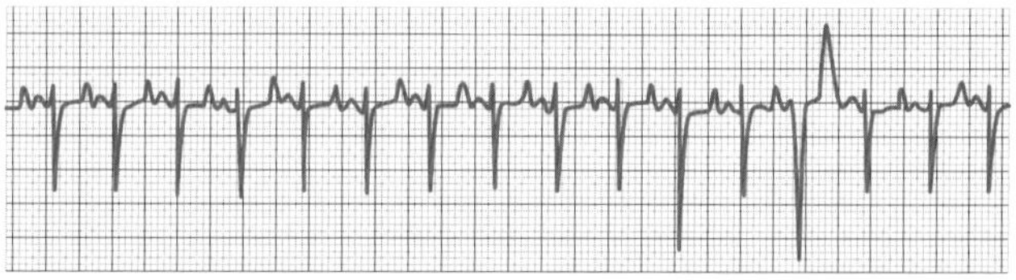

J Taquicardia sinusal em uma novilha (frequência cardíaca = 148 bpm) com complexo ventricular prematuro

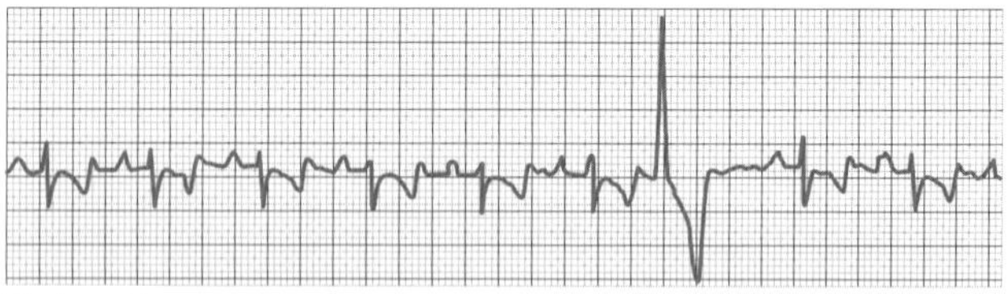

K Complexo ventricular prematuro em uma vaca. Observar a anormalidade marcante do complexo QRS, que tem polaridade oposta ao complexo normal, prolongamento do complexo QRS e uma onda T de grande amplitude

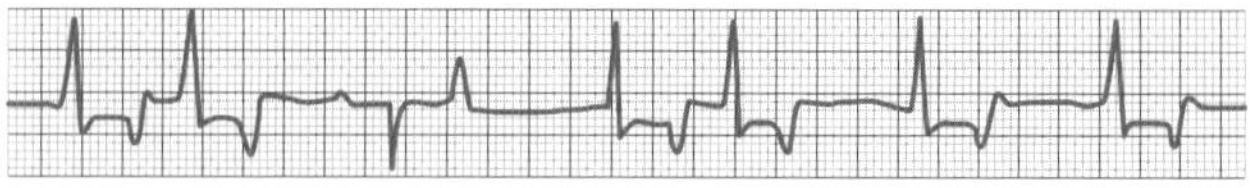

L Arritmia ventricular em uma vaca (onda P e complexo QRS normais e onda T no 3º complexo

Figura 10.5 Eletrocardiogramas (ECG) em derivação base-ápice de grandes animais com ritmo sinusal normal (**A** e **B**), arritmias supraventriculares (**C** a **H**), hiperpotassemia (**H** e **I**) ou arritmias ventriculares (**J** a **L**). Todos os ECG foram registrados em 25 mm/s, com 10 mm = 1 mV.

Há relato de fibrose miocárdica perinodal e anormalidade microvascular em equinos com bloqueios SA e AV, considerados como uma causa excitatória. No entanto, como a fibrose de miocárdio é comum em equinos, sendo notada em 79% dos equinos submetidos à auscultação, aleatoriamente, acredita-se que, provavelmente, essas arritmias são fisiológicas, em equinos. Todos os animais com evidência de cardiopatia arritmogênica devem ser examinados após exercício, bem como aqueles com suspeita de doença cardíaca.

A ocorrência de *anormalidades cardíacas após exercício* é forte indício de cardiopatia grave.

Há relato de alta frequência de arritmia em *potros neonatos*, imediatamente após o nascimento. Constatou-se que 48 de 50 potros apresentavam algum tipo de arritmia; complexos atriais prematuros foram verificados em 30 potros, fibrilação atrial em 15 e complexos ventriculares prematuros em 10. Outras arritmias foram verificadas em menor frequência. Conclui-se que as arritmias resultantes de *hipoxemia fisiológica* transitória ao nascimento, e sua ocorrência, devem ser consideradas como parte do processo de adaptação normal à vida extrauterina, pois em até 5 min após o nascimento constatou-se ritmo sinusal normal e, em seguida, esses potros se desenvolvem normalmente.

Arritmias cardíacas também são comumente associadas com *enfermidades gastrintestinais*, em vacas-leiteiras e, com menos frequência, em equinos, ocorrendo a cura sem tratamento antiarrítmico específico, assim que se corrige a disfunção gastrintestinal. Notou-se complexos atriais prematuros,

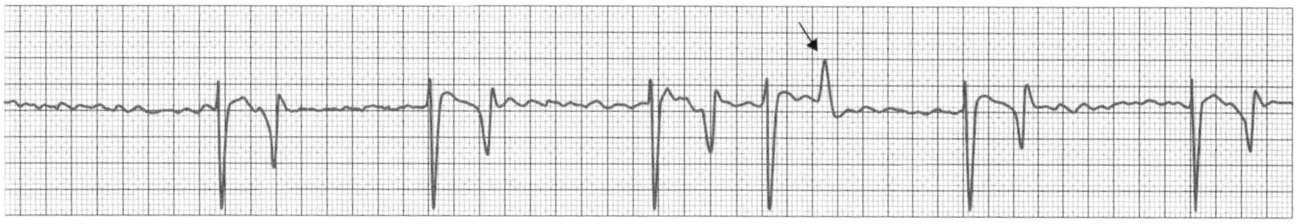

A ECG (configuração base-ápice) de um equino com fibrilação atrial

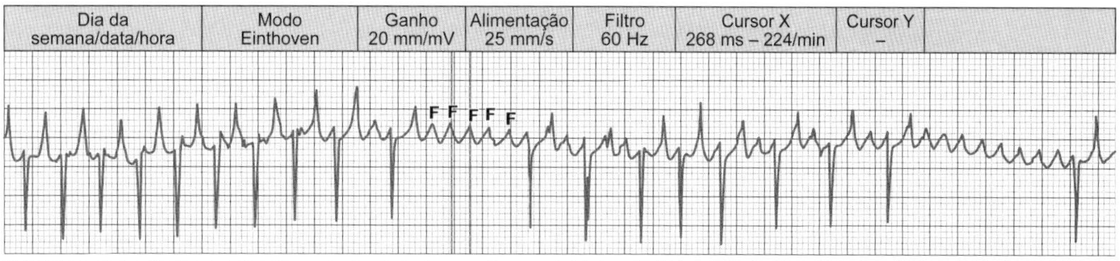

B ECG em derivação base-ápice de um equino trotador com 5 anos de idade e histórico de baixo desempenho atlético há 14 dias, com fibrilação atrial. O ritmo torna-se irregular após o 9º complexo QRS

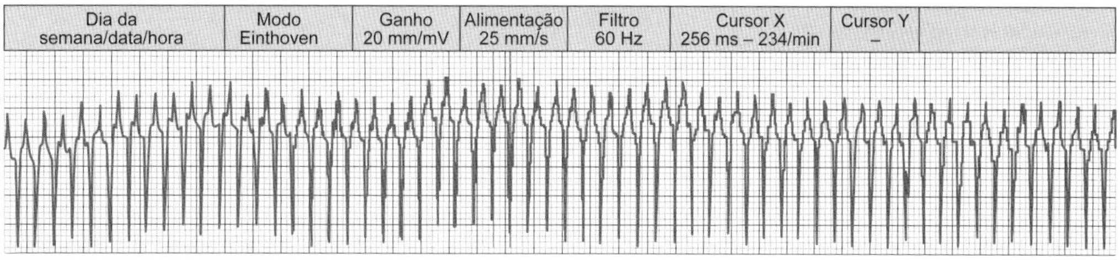

C Durante exercício e períodos de excitação 1:1, 1:2 e 1:3, notou-se condução atrioventricular (AV) das ondas do *flutter* e o ritmo da frequência cardíaca do equino parecia regular à auscultação

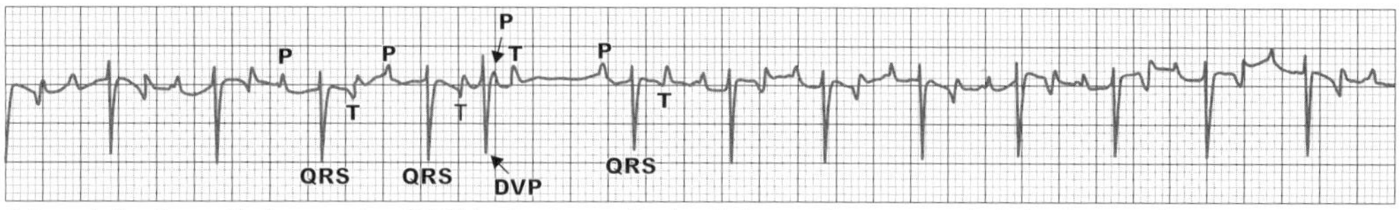

D Despolarização ventricular prematura (DVP) juncional no equino levado à consulta por apresentar baixo desempenho

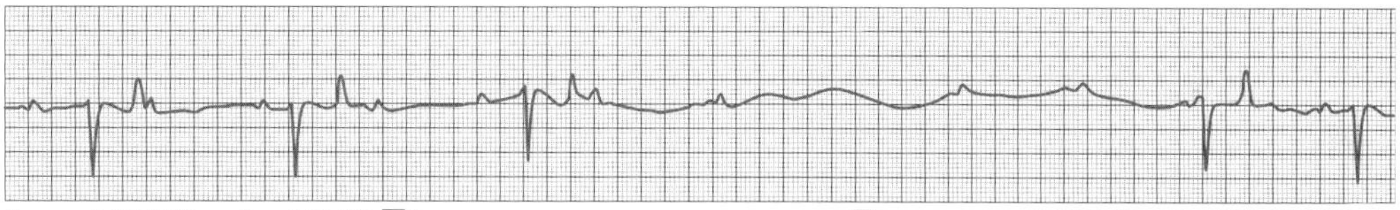

E 8:10:15 25 mm/s TEL CH. ■ 8 ■ 8:10:23 25 mm/s TEL CH. 8 ■

Bloqueio AV de terceiro grau em um equino com 15 anos de idade em adestramento para o Grand Prix

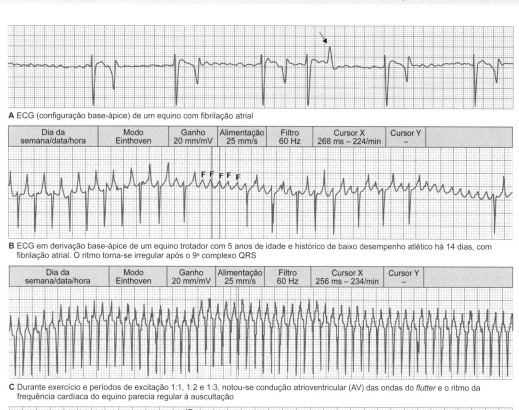

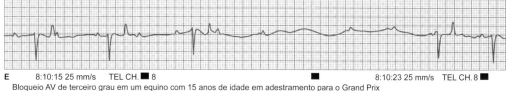

Figura 10.6 Eletrocardiogramas (ECG) em derivação base-ápice de equinos com arritmias selecionadas. Todos os ECG foram registrados em 25 mm/s, com 10 mm = 1 mV. **A.** *ECG (configuração base-ápice) de um equino com fibrilação atrial.* As características típicas incluem ritmo irregular, ausência de ondas P, irregularidade grosseira na linha de base denominada ondas de fibrilação ("F"), e complexos QRS de largura e morfologia normais. Notar que, em intervalos RR curtos, a onda T (seta) apresenta polaridade oposta aos complexos QRS, que seguem intervalos diastólicos mais longos; o mesmo ocorre em ECG registrados durante exercício, em comparação com aqueles em repouso. No mesmo equino, no mesmo traçado de ECG, pode haver ondas de fibrilação grosseiras e delgadas, representando a natureza caótica da ativação elétrica básica do átrio. **B.** *ECG em derivação base-ápice de um equino trotador com 5 anos de idade e histórico de baixo desempenho atlético há 14 dias.* O ECG mostra *flutter* atrial, com comprimento do ciclo de 268 ms (frequência cardíaca de 224 bpm). **C.** *Durante repouso e durante períodos de excitação 1:1, 1:2 e 1:3 ocorreu condução atrioventricular (AV) de ondas do* flutter *e o ritmo da frequência cardíaca parecia regular à auscultação.* Esse registro de ECG foi obtido durante e imediatamente após o arremesso em um trote controlado por rédeas. Quando ocorre remoção do tônus parassimpático, uma condução de ondas F 1:1 resulta em uma frequência cardíaca excessivamente alta para o trabalho empregado, mas o ritmo cardíaco do equino agora é totalmente regular. Subsequentemente, o quadro clínico do equino foi revertido mediante cardioversão elétrica transvenosa, inicialmente com choque de 125-J, após a qual o animal retornou ao seu nível de exercício anterior. **D.** *Despolarização ventricular prematura juncional em um equino com baixo desempenho.* O ritmo normal é interrompido por uma despolarização ventricular prematura (DVP), com morfologia apenas ligeiramente diferente dos batimentos sinusais normais (QRS). No intervalo QT da DVP, pode-se identificar uma onda P (indicada por seta) porque o ritmo sinusal normal não é interrompido. A onda P não resulta em um complexo QRS porque o ventrículo ainda é refratário. Essa dissociação AV indica prematuridade ventricular. Embora o complexo não seja notavelmente mais largo do que os batimentos sinusais, sua origem ainda é ventricular. Sua configuração sugere ser oriundo do AV juncional, ou sistema His-Purkinje, e foi conduzido utilizando (parte de) vias de condução normais. Notar que a onda T que precede a DVP é exatamente a mesma das outras ondas T sinusais, de modo que uma onda P' ectópica pode não ter sido oculta. **E.** *Bloqueio AV de terceiro grau em um equino com 15 anos de idade em adestramento para o Grand Prix.* Há dissociação AV completa decorrente do bloqueio AV de terceiro grau. O intervalo PQ é muito variável porque eles não têm relação; o 4º complexo QRS ocorre simultaneamente à onda P. Em frequência rápida, notam-se ondas "P" bífidas porque está associada com hipotensão. Nesse caso, as morfologias do QRS são semelhantes, porém sua frequência é baixa e o ritmo é irregular; eles representam complexos de escape ventricular juncionais. Esse animal castrado apresentava um quadro agudo, após múltiplos episódios de colapso em um único dia. O veterinário administrou antibióticos e corticosteroides e encaminhou o equino para implantação de marca-passo. Por ocasião da consulta, notou-se bloqueio AV de terceiro grau, mas o ritmo de escape ventricular era suficientemente elevado para prevenir colapso. O ritmo sinusal normal foi revertido dentro de 48 h. Não foi preciso implantar marca-passo. O paciente foi cuidadosamente monitorado e retornou ao adestramento 6 meses depois. Foi afastado das atividades 2,5 anos depois devido à tendinite crônica. Reproduzida, com autorização, de Hinchcliff KW, Kaneps A, Geor R. Equine Sports Medicine and Surgery. 2nd edition. St. Louis, MO: Elsevier; 2013.

complexos ventriculares prematuros e fibrilação atrial em bovinos leiteiros aparentemente sadios, durante monitoramento seriado; entretanto, deve-se considerar que a detecção de complexos ventriculares prematuros indica a presença de doença cardíaca orgânica.

REFERÊNCIA BIBLIOGRÁFICA

1. Pourjafar M, et al. Pakistan Vet J. 2011;31:309.

Arritmias com frequência cardíaca normal ou com bradicardia

Arritmia sinusal

Trata-se de uma arritmia fisiológica normal verificada em frequência cardíaca em repouso baixa; está associada com a variação na taxa de descarga do nodo SA devido à *variação na intensidade do estímulo vagal*. A arritmia sinusal é mais frequentemente *relacionada à respiração*, com aumento da taxa de descarga e da frequência cardíaca durante a inspiração e diminuição durante a expiração. Em equinos, também ocorre arritmia sinusal não associada com a respiração. Na maioria dos grandes animais, a arritmia sinusal é muito menos evidente do que em cães; em geral, não é detectada, exceto no exame clínico muito minucioso ou no exame do ECG. A arritmia sinusal é clinicamente mais evidente em ovinos e caprinos domésticos e em *animais jovens de todas as espécies*, e está relacionada à respiração.[1] A arritmia sinusal desaparece com exercício ou pela administração de atropina.

A arritmia sinusal é detectada *no ECG* pelas variações nos intervalos PP (com frequência definido como maior que 10% da frequência cardíaca média, embora alguns estudos consideram uma taxa de variação de 8 a 20%), com ou sem variação no intervalo PR e comumente está relacionado a um *marca-passo migratório*. Isso está associado com diferenças no sítio de descarga do nodo SA, seguidas de variações menores no vetor da despolarização atrial, com variações menores subsequentes na configuração da onda P. Em equinos, pode ocorrer alteração brusca no contorno da onda P, de modo que, por exemplo, a onda P positiva bifásica normal na derivação II se altera um contorno com uma deflexão negativa inicial. Pode haver, ou não, alteração no intervalo PR. Isso não é patológico, sendo observado em 30% dos equinos normais em repouso. Se a arritmia sinusal não desaparece com exercício, é considerada patológica. Pode-se notar arritmia sinusal induzida nos estágios iniciais de hipercalcemia, durante o tratamento de hipocalcemia puerperal (febre do leite), em vacas.

Bloqueio sinoatrial

No bloqueio sinoatrial (SA), ocorre falha na descarga do nodo sinusal ou seu impulso não é transmitido por todo o miocárdio atrial. O bloqueio SA está associado com ausência total de ruídos cardíacos, de onda atrial jugular e de pulso arterial para cada batimento cardíaco. O ritmo básico é regular, a menos que haja arritmia sinusal. No ECG nota-se ausência total de onda P, complexo QRS e complexo T, em cada batimento cardíaco. A distância entre as ondas P do pré-bloqueio e do pós-bloqueio é o dobro do intervalo PP normal ou, às vezes, ligeiramente menor. Essa arritmia não é incomum em equinos de corrida fisicamente bem condicionados, em repouso, e pode ser induzida em equinos e bovinos mediante procedimentos que aumentam o tônus vagal. Desde que não persista durante e após exercício, é considerada como uma *variação fisiológica* do ritmo normal.

Bloqueio atrioventricular

O bloqueio atrioventricular (AV) é classificado em três categorias (primeiro, segundo e terceiro graus), dependendo do grau de interferência na condução no nodo AV.

Bloqueio atrioventricular de primeiro grau

É um *diagnóstico eletrocardiográfico*, não sendo possível sua detecção clínica; ocorre quando há retardo da condução no nodo AV. O intervalo PR encontra-se prolongado além dos limites normais (convencionalmente > 400 ms, em equinos) e a condição pode ser transitória porque o tônus vagal aumenta e diminui. Em geral, considera-se o bloqueio AV de primeiro grau pouco relevante.

Bloqueio atrioventricular de segundo grau

É também denominado *bloqueio cardíaco parcial*; ocorre quando há interferência periódica na condução do nodo AV, de modo que alguns complexos atriais não são seguidos de complexos ventriculares (ver Figura 10.5 H). Essa ocorrência pode ser aleatória ou ter um padrão regular como, por exemplo, em cada 3º ou 4º complexo. No complexo bloqueado nota-se ausência total de 1ª e 2ª bulhas cardíacas e ausência de pulso arterial palpável. O ritmo básico ainda tem origem sinusal e, portanto, é regular. Em equinos, a presença de *4ª bulha cardíaca* pode ser uma indicação auxiliar de diagnóstico útil; durante auscultação cuidadosa pode ser ouvida durante o período de bloqueio da seguinte maneira: du LUBB DUPP, du..., du LUBB DUPP. Esse achado é diagnóstico para essa condição. Também pode-se constatar um *impulso jugular atrial* durante o período de bloqueio. Geralmente a intensidade da 1ª bulha no batimento pós-bloqueio imediato encontra-se aumentada.

O *ECG* mostra a presença de uma onda P, mas com ausência total do subsequente complexo QRS e de ondas T no batimento bloqueado. Pode haver variações nos intervalos PR que precedem e seguem o bloqueio. No bloqueio AV de segundo grau *Mobitz tipo 1* (Wenckebach) nota-se aumento gradativo do intervalo PQ até o ponto em que há bloqueio da condução; no entanto, o intervalo PR imediatamente antes do bloqueio da condução não tem que ser o mais longo da série. No bloqueio *Mobitz tipo 2*, o intervalo PQ permanece inalterado. Na maioria das espécies, o bloqueio Mobitz tipo 1 é uma resposta fisiológica normal que reflete alterações no tônus vagal, enquanto o Mobitz tipo 2 sempre indica a presença de doença cardíaca orgânica, como miocardite.

O bloqueio AV de segundo grau é muito comum em equinos e ocorre como uma *variação fisiológica normal* causada por alteração do tônus vagal. A aplicação de cachimbo, torcendo o lábio superior, em um equino frequentemente diminui a frequência cardíaca e induz um bloqueio cardíaco de segundo grau. O bloqueio AV de segundo grau é mais comum em equinos Puro-Sangue Inglês e Standardbred do que em animais mais pesados; pode ser detectado em, aproximadamente, 20% dos cavalos de corrida. A frequência é maior quando os animais são examinados em ambiente tranquilo durante repouso, à noite ou no início da manhã. Também a frequência é maior quando os equinos não são alimentados por 24 h.[2] O bloqueio de segundo grau pode desaparecer com exercício ou após administração de atropina.

Em equinos, o bloqueio AV de segundo grau pode estar associado com *miocardite* e alguns clínicos relataram que sua presença está associada com menor desempenho de cavalos de corrida. O bloqueio AV de segundo grau, juntamente com aumento da frequência cardíaca, também foi associado com a síndrome duodenite-jejunite proximal, em equinos, e nessa condição, estava relacionado à alta concentração sérica de bicarbonato. Anormalidades da condução AV podem estar associadas com *desequilíbrio eletrolítico*, em todas as espécies; dose excessiva de sais de cálcio; intoxicação por digoxina; cardiomiopatia; e miocardite relacionada à doença nutricional e infecciosa.

Em equinos, não foram definidos métodos de diferenciação clínica entre bloqueio cardíaco de segundo grau fisiológico (Mobitz tipo 1) e patológico (Mobitz tipo 2). No entanto, a persistência de arritmia acompanhada de frequência cardíaca superior ao valor normal em repouso deve ser considerada anormal. Em todas as outras espécies animais, a presença de bloqueio AV Mobitz tipo 2 é considerada indicação provável de doença do miocárdio.

Em geral, não há necessidade de tratamento específico para essa arritmia, sendo o *tratamento* comumente direcionado à causa primária. Nos casos em que a ocorrência de bloqueio é frequente e episódios de síncope são prováveis, a administração de atropina pode reduzir a frequência do bloqueio; contudo, essa é apenas uma terapia de curta duração. O bloqueio cardíaco de segundo grau pode progredir para bloqueio cardíaco de terceiro grau (total).

Bloqueio cardíaco de terceiro grau ou total

É de rara ocorrência em grandes animais. Há um relato de bloqueio cardíaco de terceiro grau em equino, ocasionado por picada de cascavel.[3] No bloqueio cardíaco total não há condução no nodo AV. O ventrículo determina um marca-passo no sistema nodal ou de condução e os batimentos dos átrios e ventrículos são independentes. A frequência ventricular é regular, porém baixa. *Bradicardia* é a característica evidente e não responde a exercício, tampouco à atropina. As contrações atriais são muito mais rápidas do que as ventriculares. Os ruídos das contrações atriais raramente são ouvidos durante a auscultação, mas pode-se detectar evidência da frequência mediante o exame do sulco jugular. Periodicamente, quando o átrio se contrai durante o fechamento das valvas atrioventriculares (AV) é possível notar ondas do choque atrial na veia jugular. Em geral, verifica-se alteração na intensidade da 1ª bulha cardíaca devido à variação no enchimento ventricular. Os animais acometidos podem manifestar baixa tolerância a exercício e evidência de insuficiência cardíaca generalizada. Geralmente, há histórico de episódios de síncope.

O *ECG* mostra uma frequência ventricular baixa e independente, caracterizada por complexos QRS completamente dissociados das ondas P mais rápidas.

O *prognóstico* do bloqueio cardíaco total é desfavorável, a menos que se corrija o desequilíbrio eletrolítico. O animal deve ser mantido em repouso em ambiente tranquilo, enquanto se empregam esforços para corrigir a causa primária. Em geral, administram-se corticosteroides e dextrose IV, na tentativa de reduzir a gravidade da lesão miocárdica desencadeante. O isoproterenol (isoprenalina) pode estimular o tecido nodal superior e elevar a frequência cardíaca. Geralmente, o isoproterenol é administrado por via intravenosa, na dose de 1 mg/ℓ de fluido de infusão e a taxa de infusão é ajustada de modo a obter o efeito desejado. Na maioria das situações, esse não é um tratamento prático. Há relato do uso de marca-passo interno em equino, mas deve ser claramente empregado em animais inapropriados para atividade atlética.

Durante a anestesia pode ocorrer bloqueio AV ou dissociação AV, podendo estar associado com medicações anestésicas arritmogênicas, hipercapnia, hipoxia e desequilíbrios eletrolíticos e ácido-base. Nessas condições, a administração de doses regulares de atropina (0,02 mg/kg) pode não aliviar a arritmia. Infusões de cloridrato de dopamina (3 a 5 μg/kg/min) podem ser efetivas.

A síndrome de Wolff-Parkinson-White é relatada como uma condição rara em bovinos.

Complexos prematuros

Complexos prematuros ou extrassístoles originam-se de descarga de impulsos de focos miocárdicos sensíveis. São classificados de acordo com o local de origem, como complexos prematuros atriais, juncionais e ventriculares. Com frequência, não é possível distingui-los por meio de exame físico, especialmente quando há elevada frequência cardíaca. No entanto, a auscultação de um animal com batimentos prematuros geralmente revela um *ritmo ocasionalmente irregular*.

Complexos atriais prematuros

Originam-se de descarga de um marca-passo atrial ectópico fora do nodo sinusal. É difícil detectar contrações atriais prematuras no exame físico, quando não interferem no ritmo ventricular. Se o estímulo do complexo atrial prematuro ocorre fora do período refratário do ventrículo, inicia um complexo ventricular mais cedo do que se esperava. As contrações ventriculares iniciadas pelos complexos prematuros atriais apresentam menor intensidade devido ao menor enchimento diastólico e à menor amplitude do pulso arterial associada.

Há *dois padrões principais*. Em algumas situações, o nodo sinusal se restabelece do complexo atrial prematuro, de modo que se estabelece um ritmo regular a partir dessa contração. Nesse caso, os complexos atriais prematuros se caracterizam pela ocorrência de períodos de ritmo regular interrompidos por batimentos com intervalos entre eles excepcionalmente curtos. Em outras condições, o nodo sinusal não é restabelecido após os complexos prematuros atriais e se sua descarga acontece durante o período refratário do átrio, não ocorre contração atrial subsequente, tampouco contração ventricular. Isso é detectado por meio de eletrocardiografia, como um complexo ventricular precoce, seguido de uma pausa após a qual o ritmo continua normal. Essa característica é idêntica àquela produzida por muitos complexos ventriculares prematuros.

Em condição de baixa frequência cardíaca, a presença de complexos atriais prematuros é sugerida pela interrupção periódica de um ritmo sinusal basal e por pulso fraco. A diferenciação primordial é entre o bloqueio SA e o bloqueio AV de segundo grau, os quais apresentam características eletrocardiográficas distintas.

No *ECG*, a onda P do complexo prematuro é notada no ritmo basal, antes do esperado, e sua configuração é anormal (Figura 10.5 C). Os complexos QRS associados com complexos atriais prematuros geralmente apresentam configuração normal porque essa é uma arritmia supraventricular e não há alteração na via de despolarização ventricular.

Complexos juncionais prematuros

Também são complexos do nodo AV prematuros originados na região do nodo AV ou no tecido de condução. Eles induzem contração ventricular prematura, geralmente seguida de uma pausa compensatória causada pela descarga normal seguinte do nodo sinusal, que normalmente ocorre no período refratário do ventrículo.

Complexos juncionais prematuros originam configurações de QRS semelhantes àquelas de complexos normais, porém podem produzir uma onda P que apresenta um vetor oposto ao normal.

Complexos ventriculares prematuros

Podem se originar de um foco sensível em qualquer parte do miocárdio ventricular. O ritmo normal é interrompido por um batimento que ocorre antes do esperado, mas o ritmo inicial é restabelecido após uma *pausa compensatória*. Isso pode ser definido mediante monitoramento da arritmia, como mencionado anteriormente. Em geral, os ruídos cardíacos associados com batimento prematuro apresentam amplitude notavelmente diminuída, enquanto a 1ª bulha após a pausa compensatória é, comumente, acentuada. Às vezes, os complexos ventriculares prematuros podem ser diferentes no ritmo normal, e não seguidos de pausa compensatória. Se o período de enchimento diastólico que precede o batimento prematuro for curto, a amplitude do pulso associado a ele estará muito diminuída, ou ausente.

No *ECG*, os complexos ventriculares prematuros se caracterizam pela morfologia bizarra do QRS (ver Figura 10.5 K). A condução por uma via não especializada resulta em um complexo de duração e amplitude maiores do que o normal e o complexo se perde na onda T, cujas duração e magnitude também encontram-se aumentadas. O vetor de orientação depende do local do foco ectópico que iniciou a contração, mas é invariavelmente diferente daqueles das contrações normais. O exame eletrocardiográfico possibilita a diferenciação do local de origem dos complexos prematuros e uma subclassificação dentro das categorias.

Complexos prematuros de todas as origens indicam *doença do miocárdio*; uma exceção é a ocorrência de complexos atriais prematuros que acompanham os casos de *doença gastrintestinal* em bovinos e sua presença deve levar à suspeita se há variação na intensidade da 1ª bulha, com ou sem irregularidade cardíaca subjacente detectável. Nesses casos, os complexos prematuros atriais podem progredir para fibrilação atrial, com excessivo tônus vagal.

Os equinos nos quais se ouvem ou há suspeita de batimentos prematuros devem ser examinados após exercício cuidadoso, o qual geralmente aumenta a prevalência e a gravidade da arritmia. Batimentos prematuros são mais facilmente ouvidos durante o período de diminuição da frequência cardíaca, após exercício.

REFERÊNCIAS BIBLIOGRÁFICAS

1. Pourjafar M, et al. Pakistan Vet J. 2011;31:309.
2. Ohmura H, et al. Am J Vet Res. 2012;73:508.
3. Lawler JB, et al. J Vet Intern Med. 2008;22:486.

Arritmias com taquicardia

Um foco excitável no miocárdio pode descarregar, espontaneamente, e causar despolarização do miocárdio restante. Se a magnitude da descarga se aproximar ou exceder aquela do nodo sinusal, o foco pode atuar, transitoriamente, como o marca-passo do coração.

Fibrilação atrial

Na fibrilação atrial, a despolarização é caracterizada por diversas frentes independentes de excitação que cursam continuamente e ao acaso pelo átrio. Não há contração atrial sincrônica e a estimulação do nodo AV ocorre de forma irregular e aleatoriamente. Não é possível verificar as consequências no átrio durante a auscultação, e a detecção clínica dessa arritmia ocorre devido às suas consequências na função ventricular. A estimulação aleatória dos ventrículos ocasiona frequência cardíaca e pulso *irregularmente irregular*. Não é possível estabelecer qualquer ritmo basal durante essa arritmia e a frequência varia a cada período.

Como não há contração atrial, o enchimento dos ventrículos é totalmente passivo e depende muito mais do tempo de enchimento diastólico. Algumas contrações ocorrem muito rapidamente após a contração precedente, com pouco tempo para o enchimento diastólico e isso ocasiona variação marcante na intensidade dos ruídos cardíacos e na amplitude do pulso. Em condição de alta frequência cardíaca, nota-se déficit de pulso. Não se verifica a 4ª bulha cardíaca (B4) ou onda atrial no sulco jugular porque não há contração atrial coordenada, mas a 3ª bulha, em geral, é notadamente evidente. O grau de insuficiência cardíaca resultante dessa arritmia é variável e depende da frequência geral de batimentos ventriculares em repouso. Isso é determinado, principalmente, pela atividade vagal.

No *ECG*, não se verificam ondas P discerníveis, mas a linha basal tem múltiplas formas de ondas (ondas F), com frequência aproximada de 300 a 600 ondas F/min (ver Figura 10.6 A e B). A configuração dos complexos QRST é normal, mas há ampla variação e ausência de padrão nos intervalos QQ. A fibrilação atrial é uma das arritmias mais comuns em grandes animais. O ECG de equinos com fibrilação atrial pode conter ondas P modificadas conhecidas como ondas F (*ondas de flutter*), cuja morfologia é semelhante a dentes de serra e polaridade com frequência de, aproximadamente, 180 a 250 ondas F/min.

Fibrilação atrial em equinos

Os equinos com fibrilação atrial se enquadram em duas categorias. Em uma delas, às vezes denominada "fibrilação benigna" ou "*fibrilação atrial solitária*", não há evidência de cardiopatia primária, enquanto na segunda categoria, denominada "*fibrilação atrial secundária*", há evidência de doença cardíaca.

Fibrilação atrial solitária

Nos casos de fibrilação atrial solitária, o tônus vagal pode estar elevado e a condução através do nodo suprimida, resultando em frequência cardíaca na faixa de, aproximadamente, 26 a 48 bpm. Nessa frequência, não há insuficiência cardíaca em repouso e os parâmetros hemodinâmicos são normais. Durante o exercício, o equino pode apresentar elevação da frequência cardíaca, possibilitando desempenho moderado, embora jamais apresente desempenho satisfatório para um cavalo de corrida. Essa é a manifestação mais comum nessa espécie, caracterizada por marcante irregularidade na frequência, no ritmo e na intensidade das bulhas cardíacas e pela ocorrência, em repouso, de períodos ocasionais de 3 a 6 s sem atividade ventricular. Pode ocorrer episódios periódicos de síncope quando a frequência cardíaca for muito baixa. A frequência ventricular de equinos com fibrilação atrial exibe alto grau de periodicidade associada com a frequência respiratória. Uma frequência ventricular relativamente baixa em equinos com fibrilação atrial reflete a dominância do sistema nervoso parassimpático. Em outras palavras, os equinos com fibrilação atrial e frequência ventricular superior a 60 bpm apresentam ativação simpática e deve-se identificar doença ou fatores estressantes concomitantes.

A *forma* de fibrilação atrial solitária é mais comum em cavalos de corrida e, ocasionalmente, em equinos de tiro. Em uma pesquisa com 106 equinos com fibrilação atrial notou-se que essa anormalidade foi mais frequente em animais Puro-Sangue Inglês e Standardbred com menos de 7 anos de idade, com alta prevalência em equinos com idade abaixo de 4 anos, fato que pode ter sido mais um reflexo de atendimentos na clínica do que a real prevalência em função da faixa etária. No Canadá, parece haver uma predisposição genética à fibrilação atrial em equinos Standardbred, com um padrão mais complexo de hereditariedade do que uma anormalidade autossômica recessiva simples.[1]

Intolerância ao exercício foi a queixa clínica mais comum. Todos os equinos apresentavam ritmo e frequência cardíaca irregulares, com pulso e intensidade das bulhas cardíacas variáveis. Um estudo com 67 equinos mostrou prevalência significativamente maior em Puro-Sangue Inglês e Standardbred do que em outras raças, bem como diferença significativa na idade média por ocasião do diagnóstico entre Standardbred (4 anos) e Puro-Sangue Inglês (9 anos). Os equinos com fibrilação atrial apresentam frequência cardíaca mais elevada e pressão de oclusão da artéria pulmonar muito maior durante protocolo de exercício padronizado em esteira rolante, em comparação com a de equinos treinados sadios.[2] É provável que o aumento marcante na pressão do átrio esquerdo de equinos com fibrilação atrial resulte em perda da integridade de capilares pulmonares durante exercício e hipertensão pulmonar induzida por exercício.

Cavalos de corrida apresentam histórico de normalidade durante o repouso, porém baixa tolerância a exercício após corrida em que o animal tem bom desempenho nos primeiros 200 a 300 m, mas em seguida o desempenho piora muito e termina a corrida bem atrás dos competidores. Fibrilação atrial paroxística também foi constatada em cavalos nessas condições. Equinos com fibrilação atrial paroxística manifestam fibrilação atrial durante exame imediatamente após a corrida, mas ocorre restabelecimento do ritmo sinusal normal logo depois, e a função cardiovascular parece normal, caso se retarde o exame investigativo do baixo desempenho na corrida. Um amplo estudo com 39.302 cavalos de corrida que participaram de 404.090 competições estimou uma taxa de prevalência mínima de fibrilação atrial de 0,29%. A prevalência estimada foi maior (1,39%) em equinos que terminaram lentamente ou que não terminaram a competição; a prevalência aumentou muito com a idade. Na maioria dos animais a fibrilação atrial era paroxística, sendo que 93% dos equinos com fibrilação atrial restabeleceu espontaneamente o ritmo sinusal dentro de 24 h após a corrida. Portanto, em equinos com fibrilação atrial a tentativa de conversão deve ocorrer, no mínimo, 1 a 2 dias após a corrida, porque na maioria ocorre conversão espontânea, sem tratamento. Nesses animais, deve-se mensurar as concentrações séricas de potássio, magnésio e cálcio, bem como a excreção fracionada de potássio, a fim de detectar possíveis deficiências de eletrólitos que possam favorecer a ocorrência de fibrilação atrial. Há um relato de fibrilação atrial de duração desconhecida em uma égua de 9 anos de idade, com hipopotassemia (1,5 mEq/ℓ) e hiponatremia (122 mEq/ℓ) graves, a qual foi convertida ao ritmo sinusal normal após a correção das anormalidades eletrolíticas com administração de fluido via intravenosa.[3]

Há dúvida sobre a causa da forma solitária de fibrilação atrial e se há lesões vasculares e miocárdicas no átrio, em número significativo de animais com esse tipo de arritmia. Contudo, a alta taxa de conversão da fibrilação atrial, espontaneamente ou por meio de tratamento, seguida de bom desempenho em corrida, sugere que a arritmia é frequente em equinos jovens, na ausência de patologia atrial relevante. Portanto, em equinos de corrida jovens, a fibrilação atrial solitária é muito semelhante à fibrilação atrial notada em vacas-leiteiras lactantes com doença abdominal, pois é provável que, na maioria dos casos, não haja cardiopatia primária. No entanto, a maior prevalência de fibrilação atrial em equinos de corrida, em função da idade, sugere que a doença cardíaca primária predispõe à ocorrência de fibrilação atrial durante a corrida.

O maior PC também é um fator de risco para fibrilação atrial[4]; isso reflete, provavelmente, o maior tamanho do átrio, que favorece o desenvolvimento de fibrilação atrial sustentada; o tamanho do átrio está relacionado com o PC.

Fibrilação atrial secundária

Os equinos podem desenvolver *fibrilação atrial secundária* em resposta à *doença cardiovascular primária*, como insuficiência de valva mitral e/ou insuficiência de valva tricúspide, mas qualquer lesão congênita ou adquirida que resulte em hipertrofia atrial representa risco de fibrilação.

Quando há doença cardíaca primária, a frequência ventricular em repouso é muito mais elevada e a arritmia se manifesta como taquicardia. No caso de fibrilação atrial, sugere-se que frequência cardíaca acima de 60 bpm indica cardiopatia primária. Em equinos com fibrilação atrial, há prejuízo ao enchimento ventricular quando a frequência cardíaca é superior a 70 bpm; em frequência cardíaca em repouso acima de 80 a 100 bpm há grave anormalidade cardíaca e o animal rapidamente desenvolve sinais de insuficiência cardíaca. Quando há elevada frequência cardíaca, a fibrilação atrial se manifesta como uma síndrome clinicamente semelhante à taquicardia ventricular associada com múltiplas extrassístoles ventriculares, sendo necessária a diferenciação eletrocardiográfica.

Constatou-se fibrilação atrial paroxística em potros recém-nascidos com sintomas de angústia respiratória e anoxia ao nascimento.

Fibrilação atrial em vacas

Em vacas, pode ocorrer fibrilação atrial secundária à *doença do miocárdio* ou à endocardite, resultando em aumento de volume do átrio; porém, em geral, sua ocorrência é funcional e comumente não tem sido associada com lesões cardíacas clinicamente detectáveis. No entanto, um estudo histopatológico com nove vacas Holstein-Friesian com fibrilação atrial e 12 vacas sadias com ritmo sinusal, controles, indicou a presença de áreas amplas ou multifocais de fibrose miocárdica, com mais frequência e maior gravidade naquelas com fibrilação atrial do que as observadas em vacas sadias. O interessante é que as lesões atriais basicamente se restringiam a regiões dorsais das faces laterocranial e medial do átrio direito; não se sabe se essas lesões eram decorrências de fibrilação atrial sustentada ou se têm participação na gênese da fibrilação atrial. É provável que a presença de doença cardíaca orgânica predisponha os bovinos à fibrilação atrial, pois a inflamação do miocárdio atrial está associada com maior ocorrência de complexos atriais prematuros, condição que, acredita-se, causa fibrilação atrial quando ocorre durante o período vulnerável dos miócitos atriais. Há relato de prevalência de fibrilação atrial em 2,5% das vacas-leiteiras lactantes aparentemente sadias, constatada em um período de 18 meses. Em um amplo estudo transversal com 952 bovinos leiteiros com 1 ano de idade ou mais, não se notou fibrilação atrial durante um período de 3 a 5 min de registro no ECG. Há apenas um relato de fibrilação atrial em bovino com menos de 1 ano; era um bezerro de 10 dias de vida, com diarreia e graves anormalidades eletrolíticas (Na: 95 mEq/ℓ; K: 6,9 mEq/ℓ; Ca: 1,7 mmol/ℓ; Mg: 0,4 mmol/ℓ).[5] A fibrilação atrial desapareceu dentro de 1 dia após a correção das anormalidades eletrolíticas.

Em bovinos doentes, a fibrilação atrial está mais comumente associada com *doença gastrintestinal*, distúrbios que causam dor abdominal e *doença metabólica*. Anormalidades tão diversas como enterite aguda, deslocamento do abomaso para a esquerda e torção uterina podem ser acompanhadas desse tipo de arritmia. Alta excitação atrial, juntamente com anormalidades eletrolíticas e ácido-base ou alteração no tônus vagal, foi incriminada como causa; complexos atriais prematuros também são notados nos mesmos tipos de casos clínicos (ver Figura 10.5). A administração de neostigmina aos bovinos com doença gastrintestinal pode favorecer a ocorrência de fibrilação atrial. Em geral, a arritmia é convertida espontaneamente a ritmo sinusal com o tratamento da doença abdominal.

Fibrilação atrial em ovinos e caprinos

Pode ser consequência de insuficiência da valva mitral ou tricúspide, miocardite ou, em caprinos, de sequela de pneumonia intersticial juntamente com *cor pulmonale*. Os sintomas apresentados são aqueles decorrentes de angústia respiratória e insuficiência cardíaca. Ascite é evidente e há marcante distensão da veia jugular, com pulso irregular.

Tratamento de fibrilação atrial

Equinos

Em geral, o tratamento de equinos com fibrilação atrial em condição de alta frequência cardíaca sustentada não é bem-sucedido porque quase sempre há uma séria patologia cardíaca (fibrilação atrial secundária). São utilizadas digoxina e sulfato de quinidina. A decisão em tratar um equino com fibrilação atrial em condição de baixa frequência cardíaca leva em conta a necessidade do uso do equino em trabalho, pois os equinos com esse tipo de arritmia podem ser afastados do trabalho e viver muitos anos. Podem ser utilizados, com sucesso, como éguas reprodutoras. Não se administra terapia anticoagulante aos equinos com fibrilação atrial porque não há relato de eventos tromboembólicos causados por coágulos sanguíneos, oriundos do átrio em fibrilação, na circulação cerebral.[6]

É possível a conversão bem-sucedida da *fibrilação atrial solitária* de equinos ao ritmo sinusal normal, com subsequente retorno à corrida ou a outro tipo de atividade. Em equinos com um diagnóstico inicial de fibrilação atrial associada com baixo desempenho em corrida, a conversão deve ser postergada por até 48 h. Isso porque, em alguns equinos, a normalização da condição eletrolítica e ácido-base após exercício resulta na reversão ao ritmo sinusal normal, sem tratamento. O sucesso da conversão é maior em equinos com *flutter* atrial, comparativamente à fibrilação atrial, porque a frequência atrial é menor e a despolarização é mais organizada.

A administração oral de *sulfato de quinidina* é o tratamento inicial de escolha para a correção de fibrilação atrial, pois o sulfato de quinidina pode ser facilmente obtido com preço razoável. A eficácia do sulfato de quinidina na cardioversão varia de 65 a 90%, taxa semelhante àquela relatada na cardioversão elétrica transvenosa; não se concluiu um teste controlado aleatório prospectivo comparando os dois métodos de cardioversão. Há uma taxa de sucesso muito maior na conversão de fibrilação atrial em equinos jovens, bem como quando se realiza esse procedimento logo após o início da arritmia. Caso a arritmia esteja presente há mais de 4 meses, o sucesso da conversão é muito menor, possivelmente devido à remodelação do tecido do miocárdio atrial; ademais, os efeitos colaterais da terapia são mais comuns. Após cardioversão, o equino deve ficar em repouso durante um período mínimo de 2 meses. Após a conversão, alguns clínicos administram corticosteroides (como prednisolona VO), pois consideram que a fibrilação atrial pode ter sido induzida por miocardite e os corticosteroides podem reduzir o foco inflamatório no miocárdio. A eficácia dos corticosteroides na prevenção de novos episódios de fibrilação atrial é desconhecida. Em alguns equinos, ocorre recidiva da arritmia após um período de corrida, sendo possível repetidas conversões com quinidina.

Quinidina é um fármaco antiarrítmico categoria 1ª, na classificação de Vaughan Williams. Ela reduz a condução intracardíaca por bloquear os canais rápidos de sódio e prolongar a duração do potencial de ação. Foram utilizados diversos protocolos terapêuticos, mas a administração oral de sulfato de quinidina, na dose de 22 mg/kg a cada 2 h, até a conversão ou o surgimento de sinais de intoxicação, foi efetiva. Na maioria dos casos, ocorre conversão antes que se exceda a dose total de 40 g. É provável que ocorra intoxicação quando a dose total exceder 60 g; a decisão pela continuidade do tratamento, uma vez atingida essa dose, deve ser avaliada cuidadosamente. A concentração plasmática de quinidina necessária para cardioversão varia de 2 a 4 μg/mℓ e relata-se intoxicação em dose de 5 μg/mℓ. Em equinos, há relato de conversão mediante a administração via intravenosa de *gliconato de quinidina*, utilizando dose inicial de 1 a 1,5 mg/kg, ao longo de 1 min, e repetida em intervalos de 5 a 10 min até que: o ritmo sinusal seja reestabelecido ou ocorra prolongamento no intervalo QRS, 25% acima da linha basal; a frequência ventricular exceda a 90 bpm; ocorram sinais de intoxicação; ou a dose total de 11 mg/kg seja atingida. Também relatou-se em equinos a conversão por meio de administração de quinidina, juntamente com marca-passo atrial, mas isso não é rotineiramente necessário.

É comum ocorrer intoxicação durante o tratamento oral com quinidina; estudos diferentes relataram que 48% e 28% dos equinos apresentaram algum tipo de reação adversa. Foram relatados apatia, cansaço, anorexia, urticária, congestão de membranas mucosas, cólica e morte. A detecção de prolongamento do intervalo QRS, 25% maior do que o valor pré-tratamento, é considerada um indicador para monitoramento da toxicidade cardiovascular. Os efeitos tóxicos da quinidina podem ser corrigidos pela administração por via intravenosa de bicarbonato de sódio, na tentativa de aumentar a porcentagem de quinidina ligada à proteína. Esse tratamento é acompanhado de risco de indução de hipopotassemia, que pode exacerbar a toxicidade da quinidina. Alguns clínicos preferem o uso intravenoso de digitálicos em equinos, antes do tratamento com quinidina, na tentativa de reduzir a ocorrência de taquiarritmia, ao ponto de necessitar conversão, e aquelas associadas com a toxicidade da quinidina. Pode ocorrer nefrotoxicidade, com uremia e diarreia, em doses menores. Isso é transitório e cessa rapidamente após a suspensão do medicamento; contudo, durante o tratamento deve-se monitorar a concentração sérica de ureia e a excreção de urina, além de monitorar a função cardiovascular.

Tem-se utilizado *flecainida* VO ou IV, com sucesso variável na conversão de fibrilação atrial em equinos. A flecainida é uma medicação antiarrítmica categoria 1 c na classificação de Vaughan Williams. Ela reduz a condução intracardíaca por bloquear o canal rápido de sódio e reduzir período refratário das fibras de Purkinje. Atualmente, a administração de flecainida em humanos se restringe aos pacientes sem evidência de cardiopatia estrutural e com função do ventrículo esquerdo normal. A administração por via intravenosa de acetato de flecainida (1 a 2 mg/kg PC), na taxa de 0,2 mg/kg PC/min, foi efetiva na conversão de fibrilação atrial induzida experimentalmente em seis equinos, e na conversão de fibrilação atrial de ocorrência natural em dois equinos. Esses resultados são compatíveis com aqueles descritos em outro estudo com equinos com fibrilação atrial experimentalmente induzida, que mostrou que a flecainida é efetiva na cessação de fibrilação atrial de curta duração.[7] A concentração plasmática de flecainida no momento da conversão era 1,3 mg/ℓ. A administração oral de acetato de flecainida (4 a 6 mg/kg PC, em intervalos de 4 h), também propiciou concentração plasmática de flecainida ao redor de 1,3 μg/mℓ, durante algumas horas. No entanto, em um estudo subsequente com 10 equinos com fibrilação atrial de ocorrência natural, a administração por via intravenosa de flecainida não foi efetiva na conversão de fibrilação atrial de longa duração ao ritmo sinusal em nove equinos; todavia, em um equino ocorreu conversão da fibrilação atrial que durava 12 dias. A administração oral subsequente de sulfato de quinidina propiciou conversão ao ritmo sinusal normal em oito dos nove equinos. Dois animais tratados com flecainida desenvolveram arritmia ventricular potencialmente perigosa durante o tratamento; ademais, a flecainida causa prolongamento temporário da repolarização ventricular, que pode ter efeito pró-arritmogênico de alto risco.[7] Há relato de morte súbita em um equino com taquicardia supraventricular durante tratamento com flecainida.[8] Em equinos, também foi utilizada amiodarona para conversão de fibrilação atrial, com eficácia moderada.[6] Parece não haver razão convincente para o uso de flecainida ou de amiodarona na conversão de fibrilação atrial em equinos quando houver disponibilidade de quinidina.

Cardioversão elétrica transvenosa é um tratamento alternativo recomendado para equinos nos quais não se obteve sucesso na conversão com o tratamento oral ou IV de quinidina, naqueles que manifestam sinais de intoxicação por quinidina durante o tratamento, em países onde não há disponibilidade de quinidina ou quando o preço é proibitivo. É muito mais segura do que a cardioversão elétrica monofásica convencional. O objetivo é liberar um choque elétrico ao tecido do miocárdio atrial, que causa sincronização do átrio e possibilita o restabelecimento do ritmo sinusal. Um cateter bipolar French 6,5 com 150 a 180 cm de comprimento, normalmente utilizado, é introduzido em um equino de pé, guiado por ultrassonografia, com monitoramento das formas de onda de pressão quando o cateter alcança o lúmen. Para tal procedimento, os equinos podem ser sedados com xilazina ou detomidina. Faz-se a manipulação do cateter já introduzido, de modo que um eletrodo é posicionado na artéria pulmonar e outro na adjacência do átrio direito. Outro cateter marca-passo bipolar é posicionado no ápice do ventrículo direito, possibilitando um marca-passo ventricular no raro caso de assistolia após a liberação do choque.[9] Em seguida, induz-se anestesia geral com o uso de anestésico que cause mínima depressão cardiovascular (como indução IV com guaifenesina, diazepam e quetamina, e manutenção com isoflurano ou sevoflurano).[10] Após indução de anestesia geral, confirma-se a posição correta do cateter porque ocorre sua movimentação.[6] A cardioversão é realizada com energia de 125 a 360 J, utilizando um choque exponencial truncado bifásico, liberado de modo sincrônico com a onda R. Esse é um fator crítico porque a falha na sincronização do choque com a despolarização ventricular pode ocasionar fibrilação ventricular e morte. As derivações do ECG devem ser alteradas, de modo a maximizar a amplitude da onda QRS e minimizar a amplitude da onda T. Inicialmente, aplica-se choque de 125 J seguido de aumentos consecutivos de 50 J em intervalos de, no mínimo, 2 min, caso não tenha ocorrido a conversão para ritmo sinusal. Geralmente, a cada aplicação de choque nota-se extensão dos membros torácicos. Em média, a energia necessária para conversão é 165 J; não há necessidade de choque mais forte em equinos que apresentam fibrilação atrial de duração mais longa.[11] Considera-se que a variação na energia necessária se deve, em parte, à colocação não ideal dos eletrodos no tórax.[12] Não há necessidade do uso concomitante de medicamentos antiarrítmicos ou inotrópicos positivos, embora alguns clínicos façam isso, com base no uso de rotina de medicações antiarrítmicas em pessoas submetidas à cardioversão elétrica.[6] Há relato de elevações discretas e clinicamente irrelevantes na concentração plasmática de cTnI em equinos submetidos à cardioversão elétrica transvenosa, indicando que o procedimento ocasiona mínima lesão ao miocárdio.[13]

Uma técnica de cardioversão elétrica alternativa para equinos anestesiados sem empregar cardioversão elétrica transvenosa foi utilizada com sucesso em um animal, mas requer muito mais energia para a cardioversão. Os membros torácicos são estendidos e as pás de cardioversão-desfibrilação são posicionadas em ambos os lados do tórax, após tricotomia local, diretamente sobre o átrio (posição definida por meio de ultrassonografia). Em um equino, foi restabelecido o ritmo sinusal normal após a liberação de 200 J, utilizando-se esse método, com pequena dose IV de quinidina.

Após a cardioversão, recomenda-se o registro contínuo do ECG por um período de 24 h, embora não se tenha determinado o tempo ideal de monitoramento. A realização de exame ecocardiográfico após a cardioversão pode ter algum benefício após 2 meses, porque a recuperação da função contrátil atrial normal pode demorar várias semanas, especialmente em episódios de fibrilação atrial de longa duração. A taxa de recidiva após tratamento bem-sucedido varia de 15 a 40%, sendo a duração da fibrilação atrial antes da conversão ao ritmo sinusal normal um importante fator de risco.[14] A presença de um átrio de tamanho relativamente grande (em relação ao tamanho da artéria aorta) e de um ciclo de fibrilação atrial mais curto (indicando um período refratário efetivo atrial mais curto e maior taxa de fibrilação) são preditivos de recidiva de fibrilação atrial.[14] A realização de exame ecocardiográfico 24 h após a conversão ao ritmo sinusal não parece ser útil na previsão de maior chance de reversão de fibrilação atrial em equinos, exceto a alteração do índice ecocardiográfico da área fracional do átrio esquerdo.[15] Esse índice reflete a função contrátil atrial e, quando baixo (indicando fraca contração atrial), o risco de recidiva é maior.

Ruminantes

Em geral, os ruminantes com fibrilação atrial não são tratados com medicamentos antiarrítmicos específicos porque, em geral, o coração reverte para o ritmo sinusal após a correção da doença abdominal primária e o tempo suficiente (no mínimo, 1 semana após o retorno à saúde física normal). No entanto, em sete de nove vacas a administração por via intravenosa de quinidina (49 mg de sulfato de quinidina/kg PC, na taxa de 0,20 mg/kg/min) foi efetiva na conversão para o ritmo sinusal normal, com concentração plasmática média de quinidina de 3,6 μg/mℓ. Em ruminantes, a administração oral de quinidina não é efetiva devido à baixa biodisponibilidade oral. Em bovinos, os efeitos colaterais do uso IV de quinidina incluem apatia, ataxia, blefarospasmo, diarreia e maior frequência de defecação. Em ovinos e caprinos, a resposta ao tratamento é baixa, embora se tenha constatado sucesso na reversão ao ritmo sinusal normal em um carneiro, utilizando-se cardioversão elétrica com 360 J e pás posicionadas na base do lado direito do coração (atrás dos músculos tríceps) e no ápice cardíaco esquerdo, próximo do osso esterno.

Taquicardia paroxística

Pode se originar de um foco de irritação no átrio (taquicardia supraventricular paroxística) ou no ventrículo (taquicardia ventricular paroxística), mas em grandes animais a taquicardia ventricular paroxística é mais comum, especialmente logo após uma corrida na qual o aumento do tônus vagal durante o período de recuperação parece facilitar os paroxismos da atividade ectópica ventricular, alguns dos quais podem ser seguidos de taquicardia ventricular polimórfica semelhante à taquicardia do tipo torsade.[16] A ocorrência de taquicardia paroxística (ver Figura 10.5) e *flutter* atriais é rara; são anormalidades de ritmo passageiras que podem ocasionar fibrilação atrial.

Na taquicardia paroxística, ocorre elevação súbita da frequência cardíaca e o retorno à frequência normal também é súbito. Geralmente, essa característica é útil para diferenciar essa arritmia de elevações transitórias da frequência cardíaca que, normalmente, podem ocorrer após algumas condições, como excitação. Ademais, a frequência cardíaca se eleva para um valor acima do normalmente esperado após tais estímulos.

Mais comumente, o foco excitável descarrega-se repetidamente por um longo período de tempo, ocasionando, ainda, taquicardia ventricular contínua associada com extrassístoles ventriculares. Taquicardia sustentada não é normal e pode causar necrose muscular; três vacas-leiteiras parturientes com taquicardia sustentada (frequência cardíaca > 120 bpm) apresentavam áreas multifocais de necrose por todo o miocárdio caracterizadas por desarranjo e lise de miofibrilas.

Taquicardia ventricular

Pode ocasionar frequência cardíaca ou ritmo e frequência cardíacos irregulares. Quando a taxa de descarga do foco de irritação excede muito aquela do marca-passo sinoatrial, o foco ectópico se sobrepõe totalmente ao marca-passo cardíaco. No exame do sistema cardiovascular nota-se aumento, porém regular, do pulso e da frequência cardíaca, sem irregularidade do ritmo ou da amplitude do pulso ou da intensidade das bulhas cardíacas. Tal condição é conhecida como taquicardia ventricular com *dissociação atrioventricular*. Essa anormalidade passa facilmente despercebida no exame clínico, mas deve ser suspeita em equinos e vacas adultos com frequência cardíaca superior a 90 bpm e quase sempre ocasiona frequência cardíaca acima de 120 bpm. Também deve-se suspeitar de taquicardia ventricular quando a frequência cardíaca for mais elevada do que aquela esperada para a condição clínica do animal.

O diagnóstico se baseia no *ECG*, no qual constatam múltiplos complexos QRS regulares, com amplitude e duração anormais dos complexos QRS e T, com a onda T em direção oposta ao complexo QRS (ver Figura 10.5). No ECG, podem ser detectadas ondas P, mas elas não têm relação com o complexo QRST e, frequentemente, se perdem dentro deles.

Quando a taxa de descarga do foco de irritação no miocárdio for semelhante àquela do nodo AS, a taquicardia ventricular pode se manifestar como irregularidade evidente no ritmo. Essa manifestação é comum em grandes animais. Nessa situação, muitas das descargas que se originam no nodo sinusal são transmitidas ao ventrículo durante o período refratário de um foco ectópico prévio, mas algumas alcançam o ventrículo quando ele não se encontra em estado refratário e sua condução é normal. Em alguns períodos, os complexos ventriculares podem ser iniciados por descargas de ambos os sítios.

A influência da variação de cada marca-passo na contração ventricular ocasiona *irregularidade* marcante no ritmo cardíaco e, em geral, não é possível estabelecer, clinicamente, um padrão regular do ritmo cardíaco. As variações dos batimentos no grau de enchimento do átrio e no período de enchimento diastólico resultam em alteração marcante na intensidade das bulhas cardíacas e na amplitude do pulso. Em condições de elevada frequência cardíaca quase sempre há déficit de pulso. Quando ocorre contração atrial simultânea à extrassístole ventricular é possível notar ondulações das ondas atriais na veia jugular. No traçado do *ECG* são verificadas extrassístoles intercaladas por complexos conduzidos normalmente e, em geral, ocorre fusão de batimentos.

Taquicardia ventricular ou presença de complexos ventriculares multiformes ou polimórficos em um ECG é evidência de *doença cardíaca grave* e, geralmente, acompanhada de sintomas de insuficiência cardíaca aguda. Pode ser decorrência primária de miocardite primária, cardiomiopatia nutricional ou neoplasia do miocárdio ou ser secundária à doença valvular e isquemia do miocárdio. Arritmias ventriculares são comuns em alguns casos de intoxicação por plantas e outros tipos de intoxicação e nas anormalidades graves no equilíbrio eletrolítico e ácido-base, bem como no estágio terminal da insuficiência cardíaca. Se não for corrigida, a taquicardia ventricular pode ocasionar fibrilação ventricular e morte; com frequência, indica-se terapia antiarrítmica específica durante o período de correção da causa primária.

Tratamento

Lidocaína é o primeiro medicamento de escolha para tratamento de arritmias ventriculares hemodinamicamente importantes em grandes animais. É um fármaco antiarrítmico categoria 1b da classificação de Vaughan Williams que reduz a condução intracardíaca por bloquear o canal de sódio rápido, durante o encurtamento do período refratório do tecido miocárdico. Tipicamente, administra-se solução de lidocaína 2%, na forma de um *bolus* IV, na dose de 0,5 a 1,0 mg/kg PC, a cada 5 min, no total de quatro doses (dose total de 2 a 4 mg/kg PC). Um protocolo terapêutico alternativo é a administração por via intravenosa de lidocaína 2%, na dose de 0,6 mg/kg administrada ao longo de 15 min,[17] ou taxa de infusão IV contínua na dose de 0,05 mg/kg/min.[18] Lidocaína tem as vantagens de ampla disponibilidade, baixo custo e baixa toxicidade cardiovascular; a principal desvantagem é a duração de ação muito curta (meia-vida de 40 min em equinos). O sintoma inicial mais comum de intoxicação por lidocaína é fasciculação muscular, que acontece em concentração sérica de lidocaína de 1,9 a 4,5 mg/ℓ. Se a infusão for contínua, sedação e alteração da função visual são evidentes; a última é manifestada por rápidas piscadelas, ansiedade e tentativas de olhar para objetos localizados nas proximidades. Decúbito temporário, excitação, sudorese e convulsões são constatados em doses maiores.

Sulfato de quinidina é a segunda medicação de escolha para *equinos*.[19] A quinidina é uma medicação antiarrítmica categoria 1ª da classificação de Vaughan Williams que reduz a condução intracardíaca por bloquear o canal de sódio rápido e prolongar a duração do potencial de ação. Administra-se uma dose oral inicial de 20 mg/kg, seguida de doses de 10 mg/kg, em intervalos de 8 h. A medicação não é efetiva antes de 1 a 2 h após a administração. O uso IV de gliconato de quinidina (*bolus* de 0,5 a 2,2 mg/kg PC, a cada 10 min, no total de 12 mg/kg/PC) pode ser muito útil naquelas raras condições em que o uso oral de quinidina não é indicado. Concentração sérica de 4 mg de quinidina/ℓ parece efetiva no tratamento de *bovinos* com taquicardia ventricular; entretanto, a concentração sérica de quinidina em vacas, após dose oral de 20 mg/kg, é muito variável, sendo a infusão IV lenta o método terapêutico preferido. Em bovinos, o índice terapêutico é muito estreito e pode ocorrer morte de vacas tratadas com doses que são terapêuticas em outras. O tratamento de bovinos com quinidina deve ser realizado com cuidado.

Fenitoína sódica é uma boa alternativa ao sulfato de quinidina e tem se mostrado efetiva no tratamento de arritmias ventriculares, em equinos. A fenitoína é uma medicação antiarrítmica categoria 1b da classificação de Vaughan Williams (semelhante à lidocaína) que reduz a condução intracardíaca por bloquear o canal de sódio rápido durante o encurtamento do período refratário do tecido miocárdico. Em equinos, o protocolo terapêutico recomendado requer dose oral inicial de 20 mg/kg PC, em intervalos de 12 h, no total de quatro doses, seguida de dose de manutenção de 10 a 15 mg/kg PC, a cada 12 h, monitorando-se a concentração plasmática de fenitoína. Concentração plasmática de 5 a 10 mg/ℓ parece efetiva no tratamento de equinos com taquicardia ventricular. Alta concentração plasmática de fenitoína está associada com sedação, decúbito e excitação; o protocolo de dosagem deve ser modificado em equinos que se mostram sedados. A principal vantagem da fenitoína em relação à lidocaína é seu longo período de ação; por outro lado, sua principal desvantagem é o tempo inicial necessário (2 a 6 h) para atuar como antiarrítmico. Uma forma IV de fenitoína sódica foi administrada a um pônei com arritmia ventricular induzida por digitálico, mas o pH alcalino da solução infundida implica alto risco de tromboflebite.

Tem-se recomendado a administração de *sulfato de magnésio* na dose de 2 a 6 mg/kg PC/min de $MgSO_4$ (equivalente a 1,8 a 5,4 mℓ de $MgSO_4$ a 50%/450 kg equino/min) até obter o efeito desejado, sob monitoramento com ECG, como parte do tratamento de arritmias ventriculares. Um protocolo de dose diferente foi utilizado em um equino adulto, incluindo a administração de 25 g de sulfato magnésio em 1 ℓ de solução de NaCl 0,9% ao longo de 15 min.[17]

A gravidade da taquicardia ventricular é exacerbada por fatores que aumentam o tônus simpático; os animais acometidos devem ser mantidos em ambiente tranquilo.

Fibrilação ventricular

Em geral, não se observa fibrilação ventricular, clinicamente. É verificada nos estágios terminais da maioria das doenças subitamente fatais, inclusive choque elétrico; intoxicação por plantas, como a intoxicação aguda por *Phalaris*; dose excessiva de anestésicos; toxemia grave; e estágios terminais da maioria das cardiopatias adquiridas. Nota-se ausência total de pulso e de bulhas cardíacas e diminuição abrupta da pressão sanguínea; rapidamente, o animal perde a consciência e morre dentro de 1 a 2 min após o início. Quase sempre o tratamento é impraticável, embora as mortes durante a anestesia possam ser prevenidas por meio de massagem cardíaca externa imediata e agressiva. Em grandes animais, a desfibrilação elétrica não é exequível devido ao tamanho do paciente e à energia necessária. Com frequência, na parada cardíaca aguda utiliza-se injeção intracardíaca de epinefrina, mas ela não corrige a fibrilação e tem pouca utilidade.

LEITURA COMPLEMENTAR

Reef VB, Bonagura J, Buhl R, et al. Recommendations for equine athletes with cardiovascular abnormalities. ACVIM/ECEIM Consensus Statement. J Vet Intern Med. 2014;28:749-761.

REFERÊNCIAS BIBLIOGRÁFICAS

1. Physick-Sheard P, et al. J Vet Cardiol. 2014;16:173.
2. Gehlen H, et al. Res Vet Sci. 2006;81:134.
3. Mullen KR, et al. J Am Vet Med Assoc. 2014;244:657.
4. Leroux AA, et al. J Vet Intern Med. 2013;27:1563.
5. Chalmeh A. J Fac Vet Med Instanbul Univ. 2015; 41:105.
6. De Clercq D, et al. Vet J. 2008;177:198.
7. Haugaard MM, et al. J Vet Intern Med. 2015;29:339.
8. Dembek KA, et al. J Vet Emerg Crit Care. 2014; 24:759.
9. Schauvliege S, et al. Vet Anaesth Analg. 2009;36:341.
10. Bellei MHM, et al. J Am Vet Med Assoc. 2007; 231:1225.
11. McGurrin MKJ, et al. J Vet Intern Med. 2008;22:609.
12. Preiss EE, et al. Am J Vet Res. 2011;72:1193.
13. Jesty SA, et al. J Vet Intern Med. 2009;23:1103.
14. De Clereq D, et al. J Vet Intern Med. 2014;28:624.
15. Decloedt A, et al. J Vet Intern Med. 2015;29:946.
16. Physick-Sheard PW, McGuirrin MKJ. J Vet Intern-Med. 2010;24:1158.
17. Johnson AL, et al. J Am Vet Med Assoc. 2007; 231:706.
18. Eason BD, et al. J Am Vet Med Assoc. 2013;243:208.
19. Stern JA, et al. J Vet Cardiol. 2012;14:445.

DOENÇAS DO CORAÇÃO

Doença valvular e sopros

Sinopse

- Etiologia: a doença valvular é adquirida ou congênita. A causa mais comum é endocardite. Alguns sopros são funcionais e não indicam doença
- Epidemiologia: sopros funcionais são comuns em equinos e variam de acordo com a raça e o tipo de treinamento; sua presença e gravidade não parecem associadas com o desempenho em corridas. Há pouca informação disponível sobre a epidemiologia da doença valvular adquirida
- Achados clínicos: a definição do sopro se baseia em sua localização, momento de ocorrência, característica, intensidade e radiação; é possível verificar frêmito precordial, insuficiência cardíaca e, em casos graves, insuficiência cardíaca congestiva
- Confirmação diagnóstica: hemocultura e ecocardiografia.

Etiologia

Adquirida

- Endocardite, a causa mais comum (ver seção seguinte)
- Endocardiose, comum apenas em suínos
- Ruptura da corda tendínea espontânea ou secundária à endocardite
- Laceração ou desprendimento dos folhetos da valva aórtica espontânea ou secundária à endocardite
- Dilatação do anel da valva atrioventricular direita, como acontece na doença causada por altitude elevada e secundária a algumas doenças do miocárdio; pode resultar em insuficiência funcional das valvas.

Congênita

- Estenose de valva pulmonar
- Fenestração das valvas aórtica e pulmonar, em equinos. A causa das lesões é desconhecida, embora sua presença em animais muito jovens, inclusive potros recém-nascidos, sugere que algumas podem ser defeitos congênitos. Não está clara a importância dessas lesões como causas de insuficiência valvular, embora possam causar sopros valvulares quando presentes próximo à inserção das cúspides
- Hematocistos são comuns nas valvas atrioventriculares de bovinos. São aderidos ao endotélio, podem ser congênitos, e sua ocorrência e tamanho podem aumentar com a idade. Não têm relevância clínica. Ocasionalmente, notam-se cistos serosos na valva mitral de bovinos.

Epidemiologia

Há informações limitadas sobre a epidemiologia e a incidência específica de idade de doença valvular e sopros cardíacos em grandes animais, embora pesquisas em abatedouros mostrem alta prevalência de lesões de endocárdio. Estudos em centros clínicos indicam que, com frequência, o diagnóstico de doença valvular é subestimado, tanto em bovinos quanto em equinos, e que sua presença pode não ser detectada em mais de 50% dos casos.

Equinos

Avaliações por meio de auscultação indicam alta prevalência de sopros cardíacos em equinos de raça e utilidades diferentes. Sopros funcionais (fisiológicos) são especialmente comuns em cavalos de corrida treinados e fisicamente bem condicionados. Em um estudo com 545 equinos clinicamente normais, na Inglaterra, foram constatados sopros em 68% deles, com maior prevalência em animais de corrida em pista plana e em equinos de corrida de salto do que naqueles de competição e lazer. Sopros com características de sopros de ejeção funcionais foram detectados durante a auscultação do hemitórax esquerdo em cerca de 50% dos equinos e do hemitórax direito em 8%. Sopros com características de sopros funcionais no início da diástole foram detectados no lado esquerdo em 15% dos animais e no lado direito em 13%. Sopros com características de regurgitação das valvas mitral, tricúspide e aórtica foram detectados em 3,5%, 9,2% e 2,2% dos equinos, respectivamente. Regurgitação na valva aórtica é mais comum em equinos mais velhos e geralmente não está associada com sinais clínicos de cardiopatia.[1] Regurgitação na valva mitral é a doença valvular mais comumente associada com fibrilação atrial, arritmias ventriculares e insuficiência cardíaca congestiva. Regurgitação na valva tricúspide está associada com fibrilação atrial, regurgitação na valva pulmonar e insuficiência cardíaca congestiva.[1]

Uma ampla pesquisa em abatedouro sugeriu que as lesões valvulares podem ser mais comuns em equinos do que se observa clinicamente. Cerca de 25% dos equinos apresentam lesões, sendo a maioria nodular ou lesões deformantes nas valvas ou na corda tendínea do lado esquerdo do coração; em um número significativo de animais foram constatados sopros cardíacos antes do abate. Traumatismo crônico de folheto valvular foi considerado importante fator predisponente.

Bovinos

Uma pesquisa em abatedouro de bovinos relatou a ocorrência de endocardite em 5,2 corações para cada grupo de 10 mil animais.

Suínos

Em uma pesquisa sobre patologia cardíaca de suínos, realizada em abatedouro, constatou-se endocardiose de valva mitral em 63% dos animais e endocardiose de tricúspide em 18%. A prevalência e a gravidade aumentaram com a idade. Essas lesões podem estar associadas com prolapso da valva mitral e lesões causadas por impacto de jato de sangue. Têm pouca relevância em suínos em crescimento, mas a importância de endocardiose na doença cardíaca clínica de porcas mais velhas precisa ser avaliada. Em suínos abatidos, relata-se prevalência de endocardite bacteriana de 3,1 casos para cada grupo de 10 mil animais.

Patogênese

As indicações clínicas importantes de doença valvular incluem sopros cardíacos audíveis e frêmitos precordiais palpáveis. Os sopros podem ser ouvidos em qualquer fase do ciclo cardíaco e são causados pelas vibrações do fluxo sanguíneo turbulento transmitidas à parede torácica. Vibrações de forte intensidade também podem resultar em vibrações palpáveis na parede torácica.

Geração de sopros

Normalmente, o fluxo sanguíneo é laminar, sem turbulência. A *turbulência* do fluxo sanguíneo pode ser ocasionada por uma alteração brusca no *diâmetro* do vaso através do qual o sangue flui. Sua ocorrência está diretamente relacionada à *velocidade* do fluxo e inversamente relacionada à *viscosidade* do sangue.

Lesões valvulares

No caso de sopros cardíacos associados à lesão valvular, a lesão da valva ocasiona uma alteração suficiente no diâmetro do leito vascular para resultar em fluxo sanguíneo turbulento. A turbulência pode ocorrer quando a valva não se fecha de modo apropriado (regurgitação ou insuficiência) e o sangue passa, de modo forçado, através dos orifícios atrioventriculares, durante a sístole ventricular, ou através dos orifícios semilunares durante a diástole ventricular. Também pode ocorrer turbulência quando as valvas não se abrem completamente (estenose) e o sangue passa, de modo forçado, através de um orifício semilunar estenosado, durante a sístole ventricular ou entra no ventrículo através de um orifício atrioventricular durante a diástole ventricular.

A gravidade da turbulência e, portanto, do sopro cardíaco pode ser maior quando a velocidade do fluxo é alta, como acontece na prática de exercício e quando há fatores que reduzem a viscosidade sanguínea, como ocorre na anemia e na hipoproteinemia.

Em geral, a doença valvular adquirida resulta em insuficiência da valva acometida e, menos comumente, em ambas, insuficiência e estenose. As doenças congênitas ocasionam, mais frequentemente, estenose valvular.

Sopros sem doença valvular

Uma alteração no diâmetro do vaso, como acontece na dilatação da artéria aorta ou pulmonar, pode ocasionar turbulência e sopro. A redução da viscosidade sanguínea contribui para a frequência de sopros que ocorrem em animais com anemia ou hipoproteinemia, sendo comum a ocorrência de *sopro hêmico* em bovinos anêmicos, especialmente na valva pulmonar.

Sopros funcionais

Pode haver fluxo turbulento na ausência de alteração no diâmetro do leito vascular, quando se excede uma determinada velocidade crítica do fluxo. Acredita-se que essa seja a causa de sopro funcional ou de ejeção comumente observado em equinos e vacas-leiteiras lactantes durante a fase de ejeção rápida, mesmo em repouso, e especialmente após exercício.

Consequências da doença valvular

A estenose valvular resulta em *sobrecarga de pressão* no coração e hipertrofia compensatória (hipertrofia concêntrica). A insuficiência das valvas semilunares, aórtica ou pulmonar, causa sobrecarga de volume no coração, seguida de dilatação e hipertrofia compensatórias (hipertrofia excêntrica). Se houver comprometimento das valvas do lado esquerdo do coração, especialmente da valva aórtica, a alteração na ejeção de sangue do ventrículo altera a característica do *pulso periférico*. O envolvimento da valva tricúspide acarreta alteração no *pulso jugular*.

Reserva cardíaca

A presença de lesões valvulares e sopros cardíacos pode ser acompanhada, em raras exceções, de algum grau de perda da *reserva cardíaca*. Esse grau pode ser pequeno e uma insuficiência ou estenose moderada pode ser compensada e sustentada por longo tempo. A importância das lesões valvulares que não resultam em insuficiência cardíaca é sua possível contribuição na ocorrência de doenças em outros órgãos em decorrência da liberação de êmbolos, bem como a necessidade de exame minucioso do coração, quando presentes.

A finalidade para a qual o animal é mantido também tem relação com a relevância de um sopro cardíaco. Lesões valvulares são muito mais importantes em animais de corrida do que naqueles mantidos como reprodutores. Para o clínico, o desafio é determinar a importância de um sopro na saúde e no desempenho do equino, bem como na segurança do cavaleiro. A presença ou gravidade de um sopro constatado durante a auscultação ou da regurgitação valvular detectada no exame ecocardiográfico não está associada com o desempenho atlético de cavalos de corrida, embora possa haver um efeito prejudicial em um pequeno número de equinos.[2] O risco de regurgitação valvular aumenta com o treinamento, em equinos, indicando que essa regurgitação é uma resposta esperada no treinamento de atletas que participam de enduro.[3] Em outras palavras, não se deve considerar a regurgitação valvular um indicativo de presença de doença valvular grave em equinos de bom desempenho físico.

Achados clínicos

Nessa seção são discutidos apenas os achados clínicos relacionados à doença valvular. Os achados clínicos de insuficiência cardíaca crônica (congestiva), os quais podem ser coexistentes, serão discutidos em outra parte.

Técnica de exame

A auscultação é a base fundamental do exame, sendo essencial o conhecimento dos locais ideais de auscultação e da relevância dos sopros constatados. Quando se detecta um sopro, ele deve ser classificado de acordo com o momento que ocorre e sua duração, intensidade, localização e característica. Há sala apropriada para auxiliar na identificação correta do tipo de sopro e um clínico cardiologista pode identificar de modo mais confiável o local do sopro cardíaco do que outros clínicos.

Momento da ocorrência do sopro

Possibilita a subdivisão em sopros sistólico, diastólico e contínuo, e reduz rapidamente a lista de possíveis anormalidades presentes. Não é difícil diferenciar o sopro sistólico do diastólico quando a frequência cardíaca for baixa, devido à diferença temporal entre a duração do período sistólico e do diastólico. No entanto, quando há um sopro em condição de elevada frequência cardíaca, essa distinção é menos óbvia, sendo possível o erro do período do ciclo no qual ocorre o sopro.

- O momento da ocorrência do sopro deve ser definido tendo como referência o *pulso arterial*, que ocorre no início ao meio da sístole, quando se examina uma artéria proximal
- Uma artéria apropriada é a situada na face posteromedial do carpo e do rádio, em bovinos e equinos
- Uma alternativa menos satisfatória é ter como referência do momento do sopro o *batimento apical*
- A definição do momento do sopro considerando as *bulhas cardíacas* não é segura porque suas características se modificam constantemente; em condições de frequência cardíaca elevada pode-se confundir sopro diastólico com sopro sistólico
- *Sopros sistólicos* estão associados com estenose de valvas de saída de fluxo ou insuficiência de valvas AV
- *Sopros diastólicos* estão associados com insuficiência de valvas de saída de fluxo ou estenose de valvas AV
- *Sopro contínuo* ou o que ocorre tanto durante a sístole quanto a diástole pode estar associado com ambas, estenose e insuficiência da mesma valva ou com múltiplas lesões valvulares, porém decorrem, mais comumente, ao fluxo turbulento de sangue de um sistema de alta pressão para um de baixa pressão, sem interposição de valva, como acontece na persistência de ducto arterioso.

Duração

A duração do sopro durante a sístole ou a diástole é determinada pelo exame minucioso do sopro em relação ao intervalo entre as bulhas cardíacas. Os *sopros sistólicos* são adicionalmente classificados como inicial, final, holossistólico ou pansistólico, de acordo com o momento de sua ocorrência e sua duração no intervalo entre a primeira e a segunda bulhas cardíacas. Os *sopros diastólicos* são classificados como inicial (quando ocorre entre a 2ª e 3ª bulhas), holodiastólico, ou pré-sistólico (quando ocorre entre a 4ª bulha cardíaca atrial e a 1ª bulha). Os sopros pansistólico e pandiastólico, presentes durante toda a sístole ou diástole, são mais relevantes do que os sopros que ocorrem, por exemplo, apenas no início da sístole e da diástole.

Intensidade

A intensidade ou a sonoridade do sopro auxilia a compreender sua relevância. Um sistema de classificação da intensidade dos sopros cardíacos considerado de utilidade clínica é o seguinte:

- *Grau I*: sopro audível, porém bem fraco; em geral, apenas é detectável durante auscultação cuidadosa, por clínico experiente
- *Grau II*: sopro fraco, mas claramente audível dentro de alguns segundos de auscultação
- *Grau III*: sopro imediatamente audível tão logo inicia a auscultação, sendo audível em uma área relativamente ampla
- *Grau IV*: sopro extremamente alto, acompanhado de frêmito precordial; o sopro se torna inaudível quando se coloca o estetoscópio com apenas leve pressão contra o tórax
- *Grau V*: Sopro extremamente alto, acompanhado de frêmito precordial; o sopro pode ser ouvido, mesmo quando se coloca o estetoscópio com apenas leve pressão contra o tórax.

Clinicamente, os sopros grau I não são relevantes, enquanto os sopros graus IV e V são invariavelmente relevantes. A importância dos sopros grau II e grau III varia de acordo com a sua causa. Também utiliza-se um sistema de classificação que inclui um sexto grau e difere apenas porque apresenta uma subclassificação de sopros em altos e moderadamente altos.

A presença de um frêmito precordial é determinada mediante a palpação no ponto de intensidade máxima do sopro e a palpação do tórax na área cardíaca. O frêmito precordial indica que foi gerada energia considerável pelo fluxo turbulento e define a intensidade do sopro nos dois últimos graus de ambos os sistemas de classificação.

Localização e propagação

A localização e a propagação do sopro estão relacionadas com suas áreas de geração e transmissão. O *ponto de intensidade máxima* tem como referência os locais de audibilidade máxima das valvas cardíacas, como descritos anteriormente. Em geral, sopros de baixa intensidade são restritos à área de auscultação referentes ao seu local de origem. As áreas de auscultação do coração e das bulhas cardíacas individuais foram descritas anteriormente, na seção sobre arritmias. As vibrações associadas com sopros muito altos podem se propagar para outras áreas de auscultação, mas geralmente a intensidade é maior próximo ao local de origem, como qualquer frêmito associado. Sopros e frêmitos podem ser restritos a determinados locais, sendo fundamental a auscultação de diversas áreas, nos dois lados do coração.

Característica

É determinada pela alteração na intensidade durante o sopro, sendo definida como crescendo, crescendo-decrescendo, decrescendo ou platô. Os sopros também podem ser descritos de acordo com a frequência de suas características, por termos como arfante, áspero, musical e suspirante, mas essas interpretações são muito subjetivas e, com frequência, não repetíveis entre os examinadores. Sopros arfantes não apresentam um pico de frequência principal harmônico e, portanto, não têm um pico facilmente identificável. Diferentemente, os sopros musicais ásperos e suspirantes apresentam uma frequência principal harmônica. Os sopros musicais apresentam uma frequência fundamental maior (pico) do que os sopros ásperos ou suspirantes, enquanto os sopros ásperos têm menor duração do que os sopros suspirantes.

Interpretação

Após esse exame, deve-se determinar o defeito funcional que origina o sopro e a valva envolvida a partir das *características* referentes ao momento de ocorrência e a duração, localização e propagação, bem como quaisquer *efeitos secundários* possíveis nas características do pulso venoso ou arterial. A gravidade da lesão é avaliada, em parte, pela intensidade do sopro, mas também pelo grau de insuficiência cardíaca presente. Como regra: todo sopro de tricúspide e mitral pansistólico; todo sopro holossistólico; todo sopro no lado direito do coração; e todo sopro com frêmito precordial palpável são considerados patológicos. Não é possível determinar a causa da lesão por meio de auscultação, mas sim pelos resultados dos exames clínico geral e patológicos especiais, bem como pelo *conhecimento e consideração das causas comuns* de doença valvular que envolve a valva particular acometida na espécie animal em questão.

Sopros funcionais (inocentes)

Notam-se sopros não associados com anormalidades cardíacas em todas as espécies de grandes animais, especialmente em equinos e vacas-leiteiras lactantes. Aqueles causados por turbulência, originados durante períodos de fluxo em alta velocidade, são conhecidos como *sopros funcionais* ou *de fluxo*; aqueles associados com turbulência resultante da diminuição da viscosidade sanguínea e aumento do fluxo frequentemente são denominados *sopros fisiológicos*.

Sopros de ejeção sistólica funcionais são muito comuns em equinos jovens fisicamente bem condicionados; ocasionalmente são detectados em bovinos, ovinos e suínos. Em *equinos*, são mais audíveis sobre a base do coração, geralmente no lado esquerdo, na região da valva aórtica; em alguns equinos são audíveis no lado direito, mas não são comuns em ambos os lados em um mesmo equino. São sopros protossistólicos a mesossistólicos de baixa intensidade (graus 1 a 3), com característica crescendo-decrescendo ou decrescendo. Em equinos, geralmente são mais audíveis em condição de frequência cardíaca ligeiramente acima da frequência verificada em repouso. Ocasionalmente, em equinos, um sopro de ejeção é audível na região da valva pulmonar.

Em *bovinos*, são mais observados na base do coração, no lado esquerdo. Em vacas-leiteiras lactantes, um sopro de ejeção sistólico é muito comum na base cardíaca anterior, no lado esquerdo, e acredita-se que seja causado pela turbulência nas valvas pulmonares. A auscultação desse sopro requer a colocação do estetoscópio diretamente sobre a região da valva pulmonar; em geral, esse sopro não é audível durante a auscultação cardíaca no 4º a 5º espaço intercostal. Sopros holossistólicos (graus 1 a 3) são audíveis em alguns *bezerros* nas primeiras 2 a 3 semanas de vida. Possivelmente estão associados com deformação mínima de valvas AV causada por hematocistos na borda dos folhetos valvares, comuns em bezerros jovens.

Em equinos, nota-se *sopro no início da diástole (sopro protodiastólico)*, mais comumente em animais jovens Puro-Sangue Inglês e Standardbred; acredita-se que sejam causados por vibrações associadas ao rápido fluxo de sangue no coração, no início da diástole. É um sopro protodiastólico brando (graus 1 a 2), de alta intensidade. Quando ouvido na região apical, é provável que seja uma variação da 3ª bulha cardíaca.

Em *equinos*, ocasionalmente nota-se um *sopro pré-sistólico* de intensidade graus 1 a 2, de ruído ressonante, sendo provavelmente um componente da 4ª bulha cardíaca atrial.

Bovinos em decúbito comumente apresentam sopro sistólico de baixa intensidade (graus 1 a 3) crescendo-decrescendo, audível no lado direito. Desaparece quando o animal fica em pé. Sopro semelhante é notado quando há *distensão ruminal* e timpanismo.

Em bezerros e potros *recém-nascidos* um sopro sistólico é frequentemente audível na base do coração; acredita-se que seja causado pela patência parcial temporária, antes do fechamento do ducto arterioso. Em leitões recém-nascidos, é possível ouvir um sopro contínuo que costuma ser substituído por um sopro audível no início da sístole, na primeira semana de vida.

Insuficiência da valva atrioventricular direita

A insuficiência da valva tricúspide resultante de endocardite é a lesão valvular adquirida *mais comum* em bovinos, suínos e ovinos. A insuficiência também pode resultar de dilatação do anel valvar, na anemia crônica, e de *cor pulmonale* em algumas condições, como na doença de altitude elevada (doença do peito inchado), em bovinos. Também, na insuficiência cardíaca geral que segue a insuficiência do lado esquerdo pode haver regurgitação na valva tricúspide. Devido à sua associação com endocardite bacteriana, a insuficiência de tricúspide em bovinos, suínos e ovinos geralmente indica doença cardíaca importante ou hipertensão pulmonar relevante. No entanto, em equinos, é possível notar sopro resultante da insuficiência da valva tricúspide, com pouca evidência de prejuízo ao desempenho.[1]

Verifica-se sopro *holossistólico* áspero ou pansistólico tipo platô, mais audível na região da valva tricúspide. Sopros altos se propagam dorsalmente e para a parte cranial da cavidade torácica, tanto no lado direito quanto no lado esquerdo. Em geral, o sopro é acompanhado de exacerbação do componente sistólico do pulso jugular. A insuficiência cardíaca congestiva, quando ocorre, interfere na circulação geral.

Insuficiência da valva atrioventricular esquerda

É a *segunda* doença valvular adquirida *mais comum* em equinos, bovinos e suínos. A insuficiência pode ser decorrência de endocardite ou de ruptura da corda tendínea da valva mitral. Nota-se um sopro *holossistólico* alto e áspero ou sopro pansistólico com maior intensidade na região da valva mitral. O sopro se propaga dorsalmente e em casos graves também pode ser audível no lado direito. Com frequência, há exacerbação marcante da ocorrência da 3ª bulha cardíaca, a qual pode ser confundida com a 2ª bulha. Ademais, um sopro sistólico tardio do tipo crescendo tem sido associado com insuficiência da valva mitral.

As *características do pulso* não se alteram até que se instala insuficiência cardíaca. Os casos de insuficiência mitral podem ser compensados no animal em repouso, podendo ser evidenciado apenas pela baixa tolerância ao trabalho. A insuficiência, se presente, inicialmente está associada com sobrecarga de volume no ventrículo esquerdo; no entanto, em alguns casos, o fluxo de sangue retrógado através da valva mitral pode ocasionar hipertensão pulmonar e ocorrência adicional de insuficiência cardíaca do lado direito.

Em geral, a *insuficiência cardíaca de início agudo* está associada com ruptura da corda tendínea valvular. Nos equinos, a insuficiência da valva mitral pode predispor à fibrilação atrial.

Insuficiência da valva aórtica

É o defeito valvular adquirido *mais comum* em equinos. Nota-se um *sopro holodiastólico* alto, frequentemente acompanhado de frêmito causado pelo refluxo de sangue da artéria aorta para o ventrículo esquerdo, durante a diástole. Em geral, o sopro é audível na área cardíaca esquerda, sendo mais intenso na região da valva aórtica, se propagando ao ápice. Pode modificar a 2ª bulha cardíaca ou surgir imediatamente depois dela. O sopro pode ser ruidoso ou *musical* e, entre os equinos, a intensidade relativa é variável. Com frequência, apresenta característica decrescendo, porém há outras variações em sua intensidade. A insuficiência valvular de grau suficiente para ter relevância funcional é acompanhada de pulso arterial de amplitude muito grande, pressão sanguínea diastólica baixa e pressão sistólica alta (*pulso em martelo d'água ou pulso de Corrigan*). A onda de pulso pode ser forte o suficiente para causar pulso visível em pequenos vasos e até mesmo em capilares. Raramente, essa lesão é acompanhada de pulso jugular diastólico causado pela propagação do impacto da onda através do septo ventricular para o lado direito do coração.

Estenose da valva aórtica

Nota-se um sopro *sistólico* áspero, mais audível acima da base do coração, no lado esquerdo e posteriormente. O sopro cardíaco substitui ou modifica a 1ª bulha cardíaca e, quase sempre, tem característica crescendo-decrescendo. É possível palpar um frêmito na base do coração; verifica-se aumento do impulso cardíaco como resultado da hipertrofia ventricular. A estenose tem maior relevância funcional quando o pulso for anormal, com uma pequena amplitude que aumenta lentamente até que ocorra um pico tardio, que reflete um menor débito do ventrículo esquerdo. Pode haver sinais de insuficiência cardíaca do lado esquerdo; essa anormalidade também pode estar associada com episódio de síncope.

Estenose e insuficiência da valva pulmonar

Nessa valva, é rara a ocorrência de lesões adquiridas em grandes animais. Durante a auscultação, as características são semelhantes àquelas causadas por lesões na valva aórtica, porém não há anormalidades no pulso arterial. A estenose pulmonar ocasiona um sopro distinto no 3º espaço intercostal, no lado esquerdo do tórax; todavia, em alguns casos de estenose da valva pulmonar, em equinos, não se constata sopro. Também, os sopros podem ser audíveis na parte anterior da região da valva aórtica, no lado esquerdo do tórax. A insuficiência cardíaca, se presente, ocorre do lado direito.

Estenose das valvas atrioventriculares esquerda e direita

A estenose dessas valvas não é comum. Nota-se um sopro diastólico causado pela passagem de sangue através de uma valva estenosada durante o enchimento diastólico, audível na base do coração, no lado correspondente. A gravidade da lesão determina a duração do sopro, sendo provável que haja exacerbação pré-sistólica devido à contração atrial. A estenose da valva atrioventricular direita pode ser acompanhada de exacerbação do componente atrial do pulso jugular. Pode ocorrer algum grau de estenose mitral nas lesões adquiridas que se manifestam, principalmente, como insuficiência.

Patologia clínica

Os achados clinicopatológicos refletem as alterações causadas pela doença primária e são relevantes apenas quando há endocardite. Ecocardiografia bidimensional, ecocardiografia Doppler e ecocardiografia Doppler com fluxo colorido são os métodos não invasivos mais valiosos no exame de doença valvular, possibilitando a detecção do defeito, e sua natureza e gravidade. A ecocardiografia pode detectar fluxo regurgitante e fluxo através de valvas estenosadas, não detectados durante a auscultação.

Achados de necropsia

É necessário ter cautela ao abrir o coração para assegurar que as valvas sejam vistas adequadamente tanto em sua face superior quanto inferior. É possível verificar lesões de endocardite; pode haver perfurações, deformidades ou espessamento das valvas, ou ruptura da corda tendínea. Em suínos, a endocardiose é caracterizada por acúmulo de glicosaminoglicanos e hialuronana, bem como pela diferenciação de miofibroblasto de fibroblastos. Comumente se constatam hemocistos e cistos serosos nas valvas atrioventriculares de bovinos, especialmente em Holstein-Friesian; um amplo estudo em abatedouro relatou prevalência de 49%, sem predileção por idade. Os cistos serosos são maiores e quase sempre sua ocorrência é isolada, enquanto os hemocistos são menores e geralmente múltiplos. Acredita-se que os cistos não ocasionam consequências patológicas aos bovinos.[4]

Diagnóstico diferencial

Os sopros devem ser diferenciados de ruídos de atrito pericárdicos e pleural e de sopros causados por defeitos congênitos com desvios (*shunts*).

Tratamento

Não há tratamento específico para doença valvular. Os métodos de tratamento de insuficiência cardíaca congestiva e endocardite serão discutidos em suas respectivas seções.

LEITURA COMPLEMENTAR

Bexiga R, Mareus A, Philbey AW, et al. Clinicopathologic presentation of cardiac disease in cattle and its impact on decision making. Vet Rec. 2008;162: 575-580.

Reef VB, Bonagura J, Buhl R, et al. Recommendations for equine athletes with cardiovascular abnormalities. ACVIM/ECEIM consensus statement. J Vet Intern Med. 2014;28:749-761.

REFERÊNCIAS BIBLIOGRÁFICAS

1. Leroux AA, et al. J Vet Intern Med. 2013;27:1563.
2. Young LE, et al. J Vet Intern Med. 2008;22:418.
3. Buhl R, Ersboll AK. J Am Vet Med Assoc. 2012;240:205.
4. Shekarforoush SS, et al. Rev Med Vet. 2006;157:477.

Endocardite

Sinopse

- Etiologia: bacteriana; ocasionalmente, infecção parasitária
- Epidemiologia: histórico de doença crônica com definhamento, diminuição periódica na produção de leite e claudicação inconstante
- Achados clínicos: o tipo de sopro depende da predileção das valvas nas espécies; nefrite embólica, artrite, tenossinovite ou miocardite
- Patologia clínica: hemocultura
- Achados de necropsia: lesões valvulares, frequentemente vegetativas, podendo haver ruptura de cordas tendíneas; lesões embólicas em outros órgãos
- Confirmação diagnóstica: sopro cardíaco ou taquicardia persistente com evidência de bacteriemia, hemocultura positiva; pode ser confirmada por ecocardiografia
- Tratamento: medicações antimicrobianas, com base no resultado de cultura microbiológica; há necessidade de tratamento prolongado; quando há insuficiência cardíaca a taxa de mortalidade é alta.

Etiologia

A maioria dos casos de endocardite em animais pecuários é causada por infecção bacteriana, mas não se sabe se a infecção se instala por aderência direta ao endotélio não lesionado ou por pequenas lesões de descontinuidade nas superfícies valvulares ou por meio de propagação hematógena através dos capilares da base da valva. Diversos microrganismos foram associados à ocorrência dessa doença. As causas infecciosas comuns de endocardite nos animais estão listadas a seguir.

- Bovinos:[1,2]
  - *Trueperella* (Arcanobacterium ou Actinomyces ou Corynebacterium) *pyogenes*
  - *Helcococcus ovis*
  - Estreptococos α-hemolíticos
  - *Micrococcus* e *Staphylococcus* spp.
  - *Pseudomonas* spp.
  - *Clostridium chauvoei* (carbúnculo sintomático)
  - Mycoplasma mycoides
  - *Bartonella bovis* (rara)
  - Erysipelothrix rhusiopathiae (insidiosa) (rara)
- Equinos:
  - *Actinobacillus equuli*
  - *Streptococcus* spp., inclusive *S. equi* e *S. zooepidemicus*
  - Pasteurella/Actinobacillus spp.
  - *Pseudomonas* spp.
  - Larvas migrantes de *Strongylus* spp.
- Suínos e ovinos:
  - *E. rhusiopathiae* (*insidiosa*)
  - Streptococcus spp., incluindo S. equisimilis, S. dysgalactiae, S. suis
  - *Escherichia coli*
  - *Trueperella* (Arcanobacterium ou Actinomyces ou Corynebacterium) *pyogenes.*

Epidemiologia

Há informações limitadas sobre a epidemiologia de endocardite. Em geral, a maioria dos casos de endocardite não é diagnosticada clinicamente, sendo as lesões detectadas durante a necropsia ou no abate.

Bacteriemia crônica predispõe à endocardite. Pode haver histórico de condição séptica contínua, como mastite, metrite, abscesso podal e reticuloperitonite traumática, e de procedimento como uso de cateter de demora IV, que pode ocasionar bacteriemia. Com frequência, há histórico sugestivo de infecção de baixo grau. Em *bovinos*, uma ocorrência comum é definhamento com diminuição periódica marcante, porém temporária, na produção de leite. Quase sempre os animais apresentam condição corporal inferior àquela esperada para seu estágio de produção e, com frequência, há histórico de claudicação intermitente. Os *equinos* podem ser levados à consulta com histórico sugestivo semelhante, inclusive claudicação com desvio de membros, distensão articular intermitente, tosse, convulsões, trombose em veia jugular, cólica, diarreia, retardo de crescimento e infecção umbilical. Em *porcas*, é comum a ocorrência de agalactia nas 2 a 3 primeiras semanas após a parição, seguida de perda de peso, intolerância ao exercício e dispneia em repouso.

Patogênese

Endocardite pode se instalar a partir da aderência de bactérias no endocárdio, oriundas da corrente sanguínea, ou de êmbolos de bactérias dos capilares valvulares. A endocardite é *predisposta por traumatismo* à superfície endotelial, expondo o colágeno e ocasionando agregação de plaquetas, ativação da via extrínseca da cascata de coagulação com deposição de fibrina e formação de depósitos de plaquetas-fibrina estéreis.

Pode ocorrer *lesão endotelial* ao longo das linhas de fechamento das valvas, em associação com fluxo turbulento, podendo ocorrer também, pela mesma razão, em áreas do endocárdio mural. Em seguida, esses locais são colonizados por bactérias circulantes, nas quais os microrganismos se multiplicam, emaranhados em uma rede compacta avascular de fibrina e plaquetas, com deposição seriada adicional de plaquetas e fibrina. Esse é o mecanismo de endocardite secundário ao fluxo turbulento na cardiopatia congênita e a traumatismo, como cateterismo cardíaco. A doença do miocárdio pode ocasionar edema valvular, que também pode predispor à lesão endotelial.

Em grandes animais, nota-se, mais comumente, endocardite *secundária à infecção crônica* em algum local distante e à *bacteriemia persistente* sem lesões predisponentes no coração. Alguns microrganismos são capazes de se aderir diretamente ao endotélio, sendo provavelmente o principal fator patogênico.

As principias anormalidades clínicas associadas com a endocardite se devem à sua interferência na *função cardíaca* e aos efeitos da *propagação* de êmbolos de microrganismos, que podem causar infarto ou infecção em outras partes do corpo. As lesões valvulares podem ser vegetativas, nos estágios iniciais da doença, ou, mais frequentemente, pode haver fibrose e enrugamento, deformação e espessamento das cúspides das valvas. Ambas comprometem a função valvar, ocasionando insuficiência cardíaca e, possivelmente, falência cardíaca. Em geral, a anormalidade funcional causada por endocardite valvular é, mas nem sempre, *insuficiência valvular.* Mais frequentemente, um êmbolo infectado causa embolia pulmonar, com formação de abscessos pulmonares miliares, ou infecção e abscesso em outros locais, como miocárdio, rins e articulações.

Predileção por valva

Em *bovinos*, a ocorrência de endocardite é mais comum na valva atrioventricular (AV) direita (tricúspide). A valva AV esquerda (mitral) é a segunda valva de maior ocorrência; o envolvimento bilateral das valvas AV não é incomum. Nos *equinos*, o sítio de infecção mais comum é a valva aórtica, sendo as valvas AV esquerda e direita o segundo e o terceiro sítio de predileção, respectivamente. A endocardite em valva pulmonar é incomum, mas há relato dessa ocorrência. As valvas AV são os sítios de predileção, em ovinos e suínos.

Achados clínicos

O diagnóstico de endocardite no animal vivo ainda é um desafio. Uma meta-análise dos efeitos aleatórios em 460 casos de endocardite bovina possibilitou uma estimativa de sensibilidade média (nos parênteses) para os seguintes achados clínicos: hemocultura positiva (87%), detecção ecocardiográfica de uma lesão (84%), taquicardia persistente (80%), sopro (60%), febre (46%), claudicação/poliartrite (44%) e sinais clínicos de insuficiência cardíaca (37%). As estimativas de especificidade para essas mesmas variáveis foram muito variáveis.[3]

Sintomas cardíacos

O achado importante é um sopro durante a auscultação ou um frêmito percebido à palpação da região cardíaca. Detalhes dos achados específicos para as anormalidades valvulares individuais podem ser obtidos na seção anterior, sobre doença valvular. Um importante problema relacionado ao diagnóstico baseado na presença de sopro é que ele nem sempre está presente ou é detectado nos casos de endocardite, especialmente quando há lesão no lado direito do coração. Taquicardia persistente deve ser considerada o sinal clínico mais consistente de endocardite.

Embolia

Bacteriemia crônica e propagação de êmbolos que contêm microrganismos resultam em sinais atribuíveis à infecção e ao infarto em outras partes do corpo. Nota-se febre oscilante, moderada e constante; ademais, o envolvimento secundário de outros órgãos pode provocar o surgimento de sinais de linfadenite periférica, pneumonia embólica, nefrite, artrite, tenossinovite ou miocardite. Em geral, ocorre marcante perda da condição corporal, palidez de membranas mucosas e aumento da frequência cardíaca.

Curso clínico

O curso clínico da endocardite pode ser longo, durando semanas ou meses, ou os animais podem morrer sem sinais premonitórios. Também, a endocardite causa insuficiência cardíaca aguda e *morte súbita em porcas.* Como as porcas são mantidas confinadas, com atividade física mínima durante grande parte de seu ciclo de produção, a insuficiência cardíaca decorrente de endocardite crônica pode ser mascarada e as porcas com endocardite crônica podem manifestar insuficiência cardíaca aguda e morrer durante atividade física intensa, como acontece no acasalamento ou durante a transferência para outro alojamento.

Ruptura de corda tendínea

Em equinos, a ruptura da corda tendínea da valva mitral pode ser decorrência de endocardite ou ser espontânea, tanto em animais adultos quanto em potros. Manifesta-se pelo *surgimento súbito de insuficiência cardíaca aguda* em equinos aparentemente sadios ou quando ocorre complicação de endocardite preexistente, como início rápido de complicação da doença ou uma causa de morte. Notam-se sinais de insuficiência esquerda aguda havendo, quase sempre, uma terceira bulha cardíaca proeminente. A ruptura pode envolver a corda tendínea de qualquer cúspide da valva. Também pode ocorrer ruptura da cúspide medial da valva aórtica, ocasionando insuficiência cardíaca esquerda aguda, e ruptura da valva pulmonar causando insuficiência cardíaca direita.

Eletrocardiografia

Os achados *eletrocardiográficos* sugestivos de endocardite são taquicardia sinusal e redução da amplitude do complexo QRS, em uma derivação base-ápice; também, pode haver focos ectópicos.

Os achados *ecocardiográficos* sugestivos de endocardite são massas hipoecoicas e ecogênicas, espessamento irregular das valvas e ruptura de corda tendínea.[4] Em bovinos, a sensibilidade do espessamento valvular e a presença de lesões vegetativas nas valvas, no diagnóstico de endocardite, varia de 75 a 100%; a sensibilidade depende do local da lesão.

Patologia clínica

Anemia não regenerativa, leucocitose, neutrofilia, hiperfibrinogenemia e hiperglobulinemia são achados comuns, porém inespecíficos, de endocardite. Nos casos crônicos, em que as lesões se devem praticamente à cicatrização da valva, os resultados dos exames hematológicos podem ser normais. Hipergamaglobulinemia é o achado mais comum e consistente de infecção bacteriana crônica. Quando há congestão hepática passiva é possível notar aumento das atividades séricas de fosfatase alcalina e gamaglutamiltransferase. Exames de urina seriados podem revelar episódios transitórios de proteinúria e excreção de bactérias associadas a embolia e infarto renal.

Devem ser realizadas *hemoculturas.* É importante evitar a contaminação cutânea e o local de punção deve ser adequadamente preparado mediante limpeza inicial da pele com álcool 70%, seguida de aplicação de iodopovidona 1% em um padrão circular, ao redor do sítio de venopunção. Deve-se aguardar um tempo de contato de, no mínimo, 2 min antes da obtenção de amostras de sangue para cultura microbiológica. A proporção de sangue em relação a de caldo do meio de cultura deve ser 1:10 ou 1:20; o caldo deve ser incubado a 37°C, por 24 h, antes de ser examinado quanto à presença de turbidez e cultivado em placas de ágar-sangue de uso na rotina. Com frequência, a hemocultura é negativa e recomenda-se a obtenção de três amostras em diferentes locais de venopunção, em um período de 1 h. A coleta de amostras no início do período febril é preferível, mas praticamente impossível; no entanto, em animais com bacteriemia mais constante, hemoculturas repetidas, independente de febre, são bem-sucedidas. A determinação da suscetibilidade do microrganismo às medicações antimicrobianas pode auxiliar no tratamento.

Achados de necropsia

As lesões são denominadas vegetativas quando grandes e semelhantes à couve-flor, e verrucosas quando pequenas e semelhantes a verrugas. As primeiras são vistas nas valvas na maioria dos casos fatais. Nos estágios finais, as valvas se apresentam enrugadas, deformadas e frequentemente espessas, ao longo de suas bordas. Essa fase de recuperação é rara nos animais pecuários, mas pode ser observada nas valvas semilunares de equinos. Cicatrização espontânea é rara e na maioria dos casos o tratamento é iniciado em um estágio muito tardio.

Lesões embólicas podem ser verificadas em qualquer órgão. Deve-se realizar cultura microbiológica das lesões valvulares, mas em muitos casos não se verifica o crescimento de microrganismos. Estudos recentes mostraram que se deve permitir um tempo de cultura maior do que o normal (pelo menos 3 dias) porque alguns patógenos apresentam crescimento lento. Além disso, no passado, *H. ovis* pôde ter sido extensivamente negligenciado como causa comum de endocardite em bovinos porque seu isolamento requer o cultivo cruzado com *Staphylococcus aureus* em placa de ágar-sangue.[1] Sempre deve-se realizar o exame de esfregaço direto.

Diagnóstico diferencial

- Pericardite
- Doença de altitude elevada em bovinos (do peito inchado)
- Linfossarcoma cardíaco.

Tratamento

A eficácia do tratamento não é alta devido à dificuldade em controlar a infecção. A espessura das lesões impede a penetração adequada de medicações antimicrobianas e, a menos que a sensibilidade do microrganismo causador seja conhecida, pode-se tentar uma ampla variedade de antibacterianos. Por essa razão, deve-se fazer repetidas tentativas de cultura microbiológica do sangue até se obter o crescimento do microrganismo causador, possibilitando a escolha do medicamento com base no teste de sensibilidade (antibiograma). O antimicrobiano escolhido deve ser aquele que permita alta concentração sérica, em relação à concentração bactericida mínima; que ocasione mínimos efeitos colaterais em um período prolongado de tratamento; e que tenha uma meia-vida duradoura.

Na ausência de uma cultura positiva, geralmente os tipos de microrganismos isolados em bovinos sugerem o uso de penicilina, possivelmente combinada com gentamicina, ou o uso de uma sulfonamida potencializada. Em equinos, devido à variedade de microrganismos causadores, recomenda-se o uso de antibacteriano de amplo espectro.

A *duração do* tratamento deve ser longa. É difícil saber quanto tempo de tratamento é necessário. A queda de temperatura corporal pode ser uma indicação de que a infecção está sendo controlada, mas é preciso continuar o tratamento para o sucesso terapêutico. Em uma vaca, há relato de período de tratamento contínuo de 4 meses, seguido de tratamento periódico por 14 meses.

A ocorrência de *recidiva* é comum. O custo do tratamento é alto e em animais de produção deve-se utilizar uma dose não indicada na bula (*extralabel*); provavelmente, esse procedimento não é economicamente viável, exceto para animais particularmente valiosos. Em consequência, o tratamento de endocardite deve ser abordado com reserva. Caso haja sintomas de insuficiência cardíaca congestiva, a *taxa de mortalidade* é alta.

As *sequelas* das lesões embólicas em outros órgãos e as deformidades permanentes das valvas, resultando em insuficiência valvular, também impedem uma recuperação satisfatória. O uso parenteral de anticoagulantes, como aqueles utilizados em humanos para prevenir a deposição adicional de material nas lesões vegetativas e para restringir a doença embólica, tem valor questionável e requer monitoramento que, em geral, não está disponível na rotina veterinária.

LEITURA COMPLEMENTAR

Bexiga R, Mareus A, Philbey AW, et al. Clinicopathologic presentation of cardiac disease in cattle and its impact on decision making. Vet Rec. 2008;162:575-580.
Buczinski S. Cardiovascular ultrasonography in cattle. Vet Clin North Am Food Anim Pract. 2009;25:611-632.
Buczinski S, Francoz D, Feceteau G, DiFruscia R. A study of heart diseases without clinical signs of heart failure in 47 cattle. Can Vet J. 2010;51:1239-1246.
Buczinski S, Rezakhani A, Boerboom D. Heart disease in cattle: diagnosis, therapeutic approaches and prognosis. Vet J. 2010;184:258-263.
Evans ET. Bacterial endocarditis of cattle. Vet Rec. 1957; 69:1190.
Jesty SA, Reef VB. Septicemia and cardiovascular infections in horses. Vet Clin North Am Equine Pract. 2006;22:481-495.

REFERÊNCIAS BIBLIOGRÁFICAS

1. Kutzer P, et al. J Clin Microbiol. 2008;46:3291.
2. Erol E, et al. J Vet Diagn Invest. 2013;25:288.
3. Buczinski S, et al. Vet J. 2012;193:349.
4. Buczinski S, Belanger AM. Can Vet J. 2010;51:195.

Doença do miocárdio e cardiomiopatia

Sinopse

- Etiologia: algumas infecções bacterianas, virais e parasitárias; certas deficiências nutricionais
- Epidemiologia: específica ao agente etiológico
- Achados clínicos: redução da reserva cardíaca e baixa tolerância ao exercício, arritmias cardíacas, insuficiência cardíaca congestiva ou insuficiência cardíaca aguda
- Patologia clínica: eletrocardiografia, ecocardiografia e concentração sérica de troponina I cardíaca, outros exames para determinar a causa específica
- Achados de necropsia: miocardite, degeneração miocárdica
- Tratamento: terapia específica para insuficiência cardíaca e, se disponível, para a causa específica.

Etiologia

Diversas doenças são acompanhadas de inflamação, necrose ou degeneração do miocárdio, como várias infecções bacterianas, virais ou parasitarias e algumas deficiências nutricionais e intoxicações. Na maioria dos casos, o envolvimento do miocárdio é apenas parte do espectro total dessas doenças, embora as manifestações cardíacas possam ser clinicamente preeminentes. Em geral, o termo cardiomiopatia se restringe àquelas doenças nas quais a lesão de miocárdio é a manifestação principal. As causas de disfunção miocárdica são discutidas nas seções a seguir.

Miocardite bacteriana

- Após bacteriemia, como acontece no garrotilho ou na infecção de umbigo
- Tuberculose, especialmente em equinos
- Piemia por carrapatos, em cordeiros
- Infecção por *Clostridium chauvoei*[1]
- Infecção por *Histophilus somni*, em bovinos criados em confinamento[2]
- Propagação de pericardite, epicardite ou endocardite.

Miocardite viral

- Febre aftosa, especialmente em animais jovens
- Doença do cavalo africano
- Arterite viral equina
- Anemia infecciosa equina
- Infecção pelo herpes-vírus-1 equino em fetos
- Doença vesicular em suínos
- Parvovirose em leitões
- Infecção pelo vírus da encefalomiocardite em suínos
- Vírus da síndrome reprodutiva e respiratória suína em leitões
- Língua azul em ovinos.

Miocardite parasitária

É causada, principalmente, por *Strongylus* spp. (larvas migrantes), cisticercose, *Sarcocystis* spp. e *Neospora caninum* (em bezerros neonatos). Em um estudo pós-morte de mais de 2 mil corações de equinos, verificou-se que 15% deles apresentavam fibrose miocárdica, com alteração angiopática oclusiva. Não se constatou relação com a idade, mas infartos recentes foram mais comuns em animais com cerca de 1 ano de idade. Acredita-se que essas lesões se devam à tromboembolia causada por placas de vermes na artéria aorta torácica proximal.

Deficiência nutricional

- Deficiência de vitamina E/selênio, em todas as espécies de grandes animais
- Alguns tipos de deficiência crônica de cobre em bovinos ("falling disease"), deficiência de cobre experimental em suínos
- Deficiência de ferro, em leitões e vitelos
- Deficiência de cobre/cobalto, em cordeiros.

Intoxicação

- Tóxicos inorgânicos: selênio, arsênico, mercúrio, fósforo, tálio
- Gossipol, presente na torta de sementes de algodão
- Micotoxina fumonisina, quando ingerida por equinos e suínos
- Fluoroacetato (1080) e intoxicação por *Acacia georginae*, *Gastrolobium* e *Oxylobium* spp., *Dichapetalum cymosum*
- Plantas e ervas-daninhas, inclusive membros dos gêneros *Ixiolena*, *Pachystigma*, *Pavette*, *Asclepias*, *Eriocarpa*, *Cryptostegia*, *Albizia*, *Cassia*, *Digitalis*, *Urechites*, *Pimelea*, *Astragalus*, *Fadogia*, *Cicuta*, *Colchicum*, *Karwinskia*, *Vicia*, *Trigonella*, *Bryophyllum*, *Palicouera*, *Lupinus*, *Lantana*, *Kalanchoe*, *Homeria*, *Hymenoxys* e *Eupatorium* spp.
- Árvores, como gidgee (*Acacia cambagei*), teixo, oleandro, abacateiro
- Gramíneas, como *Phalaris tuberosa*, corinetoxinas de *Lolium rigidum* infestado com nematódeos, tunicamicina de *Corynebacterium* spp. (em trigo contaminado danificado por chuva; suínos) e cantaridina, presente em feno infestado com cantárida (equinos)
- Medicações, como: succinilcolina, catecolaminas e xilazina (ruminantes); monensina, especialmente em equinos[3], mas também em bovinos, ovinos e suínos; lasalocida e salinomicina, em equinos[4], suínos, bovinos e ovinos; maduramicina, em bovinos e ovinos alimentados com cama de frango; adriamicina (utilizada para indução experimental de cardiomiopatia); e dose excessiva de doxiciclina em bezerros doentes[5],

porém em bezerros sadios não é possível a reprodução de cardiomiopatia mediante administração de alta dose[5]

- Vitamina D e calcificação de miocárdio e endocárdio após ingestão de *Cestrum diurnum*, *Solanum malacoxylon*, *Trisetum flavescens* (ver calcinose enzoótica); também ocorre calcificação no caso de hipomagnesemia em bezerros alimentados com leite.

Peçonhas

- Veneno de cascavel (*Crotalus* spp.) em equinos[7]
- *Vipera palaestinae.*

Infarto embólico

- Êmbolos oriundos de endocardite vegetativa ou de outras doenças embólicas, como a intoxicação por samambaia em bovinos.

Tumor ou infiltração

- Leucose enzoótica bovina[8]
- Outras neoplasias cardíacas
- Cardiomiopatia causada por infiltração amiloide do miocárdio em equinos.

Hereditária

- Hipertermia maligna em suínos
- Cardiomiopatia hipertrófica em suínos
- Cardiomiopatia do ventrículo direito arritmogênica (displasia do ventrículo direito arritmogênica) em equinos[9]
- Cardiomiopatia congênita em bezerros das raças Polled Hereford e Hereford mochos, com pelagem densa e ondulada, na Australia[10], e em bezerros Japanese Black
- Cardiomiopatia dilatada em bovinos de origem Holstein-Friesian, que ocorre em bovinos Red Holstein-Simental (Fleckvieh) mestiços, na Suíça e na Áustria; bovinos leiteiros Red Dannish, na Dinamarca; bovinos Holstein-Friesian, no Reino Unido, Áustria, Dinamarca, Suécia, Japão, Canadá e Austrália (herança associada a um gene recessivo autossômico)[11]
- Doença de armazenamento de glicogênio, deficiência de α-1,4-glucosidase, em bovinos das raças Shorthorn e Brahman, e em ovinos da raça Corriedale.

Etiologia desconhecida ou incerta

- Hemorragia e necrose do miocárdio secundária a lesões agudas no sistema nervoso central
- Rabdomiólise de esforço em equinos, miopatia de captura em ruminantes selvagens e estresse por contenção em suínos
- Morte súbita em bezerros jovens, associada com insuficiência cardíaca aguda e necrose de miocárdio, e precipitada por períodos de excitação intensa, como acontece no momento da alimentação
- Lipofuscinose miocárdica (atrofia parda) em bovinos idosos ou caquéticos, especialmente da raça Ayrshire; contudo, é frequentemente verificada em animais sadios, por ocasião do abate
- Doença miocárdica após enfermidade discreta do trato respiratório superior em equinos, especialmente quando em treinamento ou exercício continuado durante o episódio de doença respiratória
- Cardiomiopatia dilatada em alpacas neonatas[12]
- Cardiomiopatia hipertrófica assimétrica em alpacas adultas[13]
- Cardiomiopatia dilatada em ovinos na Suíça.[14]

Patogênese

A principal consequência de qualquer lesão de miocárdio é a redução da reserva cardíaca e limitado mecanismo de compensação nas emergências circulatórias. Lesões menores podem apenas reduzir a eficiência do desempenho, enquanto lesões mais graves podem ocasionar consequências clínicas mais relevantes.

Em geral, a doença do miocárdio resulta em *arritmias* e *anormalidades de condução*, decorrentes do envolvimento primário do sistema de condução ou ocorrência de focos excitatórios no miocárdio. Enquanto o animal descansa, pode haver mínima evidência de doença cardíaca; todavia, podem ocorrer anormalidades muito graves na condução cardíaca sob a influência adrenérgica de *exercícios* ou excitação. Os efeitos de agentes farmacológicos cardiotóxicos nas intoxicações causadas por plantas também, com frequência, se manifestam inicialmente, quando os animais são submetidos à movimentação ou a alto grau de excitação.

As *catecolaminas* endógenas ou sintéticas, por si só, podem causar necrose miocárdica multifocal, especialmente no ventrículo esquerdo. A atividade simpática excessiva e a liberação local de catecolaminas no miocárdio foram incriminadas como causas de doença miocárdica, acompanhadas de lesões cerebrais aguda, em animais domésticos, e doença miocárdica associada com algumas formas de estresse e esforço excessivo.

A doença do miocárdio pode, ainda, resultar em *insuficiência cardíaca congestiva* devido ao seu efeito primário no miocárdio e na função do coração como uma bomba.

Achados clínicos

Nos casos iniciais, ou quando há lesão miocárdica discreta a moderada, a *baixa tolerância ao exercício* é o sintoma inicial mais frequente. Em geral, é acompanhado de aumento da frequência cardíaca e do tamanho do coração, embora esta última anormalidade possa ser constatada apenas no exame ecocardiográfico. É possível a ocorrência de *arritmia* clinicamente reconhecível, especialmente taquiarritmias, associadas com múltiplos focos ventriculares ectópicos. As características do pulso e das bulhas cardíacas também se alteram (ver item sobre Arritmias).

Os animais com suspeita de doença miocárdica, mas sem ou com mínima anormalidade arrítmica em repouso, podem ser submetidos, de modo sensato, a exercício, o que, em geral, resulta na manifestação de anormalidade arritmogênica ou de condução. Em animais com arritmias evidentes em repouso, deve-se evitar exercício ou excitação.

Nos estágios terminais ou naqueles casos com lesão miocárdica mais grave, pode ocorrer *morte súbita* ou episódios de síncope cardíaca, por insuficiência cardíaca aguda, dispneia grave ou edema generalizado decorrente da insuficiência cardíaca congestiva. Os detalhes dos achados clínicos associados com anormalidades de condução, arritmias e insuficiência cardíaca foram discutidos anteriormente.

Patologia clínica

Eletrocardiografia e ecocardiografia são utilizadas no exame especial do sistema cardiovascular. Uma massa no átrio direito de bovinos é sugestiva de linfossarcoma multicêntrico causado por leucose enzoótica bovina, mas a lesão deve ser diferenciada de endocardite. Exame hematológico, hemocultura e sorologia podem ser úteis na definição da causa de doença do miocárdio e recomenda-se um perfil bioquímico completo para verificar se há anormalidades multissistêmicas. Infarto e necrose do miocárdio podem estar associadas com a liberação de enzimas celulares na corrente sanguínea durante a fase aguda, sendo útil a determinação das atividades séricas de LDH, creatinoquinase e aspartato aminotransaminase. A isoenzima troponina I cardioespecífica fornece a indicação mais sensível e específica de necrose cardíaca (ver seção sobre Insuficiência Cardíaca Congestiva Crônica); o valor preditivo das atividades séricas de creatinoquinase e LDH é muito menor. Podem ser indicados exames toxicológicos e testes para verificação de deficiência nutricional de microelementos.

Achados de necropsia

Infecções bacterianas podem causar discretos abscessos ou áreas de inflamação no miocárdio, mas as infecções virais e a degeneração provocada por deficiências nutricionais e intoxicação geralmente ocasionam palidez evidente do músculo, que pode ser uniforme ou na forma de estrias entre feixes musculares aparentemente normais. Nos casos agudos, é possível notar hemorragias petequiais ou lineares no miocárdio. Pode haver calcificação nos locais de lesão do miocárdio, bem como nos casos de calcinose enzoótica e intoxicação por vitamina D. A natureza e distribuição da lesão miocárdica podem variar de acordo com o agente etiológico e isso pode auxiliar no diagnóstico. Também pode haver degeneração muscular apenas nas camadas internas da parede cardíaca, ficando as camadas externas com aparência normal.

Na trombose coronariana, pode haver infarto em uma grande área da parede, mas ele não é visível, a menos que o animal sobreviva por, pelo menos, 24 h após a trombose. Em geral, para detectar o trombo é necessário exame cuidadoso das artérias coronárias. Nos equinos, o infarto ocorre mais comumente no átrio direito.

Com frequência, no estágio terminal da degeneração do miocárdio ou miocardite ocorre substituição do tecido lesionado por tecido fibroso. O coração torna-se flácido, com parede delgada e áreas de tecido fibroso enrugado firme. A ruptura da parede do átrio pode resultar em morte súbita devido à pressão do sangue no saco pericárdico. As lesões de linfomatose são características dessa doença e consistem de grandes massas irregulares de tecido pálido firme não diferenciado, com consistência semelhante a tecido linfoide.

Ocasionalmente, no átrio de ovinos são palpados focos de material osteocartilaginoso (diferentes do óstio cardíaco). Alterações degenerativas associadas com essas lesões não são evidentes, sugerindo que são clinicamente irrelevantes.[15]

Fibrose focal no miocárdio, possivelmente resultante de microembolia decorrente de endarterite causada por estrôngilos, é comum em equinos sadios; também, foi considerada fator predisponente de anormalidades de condução, como fibrilação atrial e bloqueio cardíaco.

Diagnóstico diferencial

- Outras causas cardíacas de insuficiência cardíaca crônica (congestiva) e insuficiência cardíaca aguda
- Outras causas de baixa tolerância ao exercício.

O diagnóstico e o diagnóstico diferencial da etiologia específica da doença miocárdica se baseiam em dados epidemiológicos e outras causas individuais e podem ser necessários exames bacteriológicos e virológicos específicos, bem como análises toxicológicas e nutricionais ou inspeção do ambiente.

Tratamento

A causa primária deve ser tratada e os detalhes a respeito são apresentados em tópicos sobre as doenças específicas listadas anteriormente. Quando possível, a causa primária da lesão miocárdica deve ser corrigida ou tratada e os detalhes a respeito já foram mencionados em outras partes do texto, para as várias etiologias listadas anteriormente. O tratamento de anormalidades de condução, arritmias e insuficiência cardíaca são discutidos em outras partes deste capítulo.

LEITURA COMPLEMENTAR

Buczinski S, Francoz D, Feceteau G, DiFruscia R. A study of heart diseases without clinical signs of heart failure in 47 cattle. Can Vet J. 2010;51:1239-1246.

Buczinski S, Rezakhani A, Boerboom D. Heart disease in cattle: diagnosis, therapeutic approaches and prognosis. Vet J. 2010;184:258-263.

Jesty SA, Reef VB. Septicemia and cardiovascular infections in horses. Vet Clin North Am Equine Pract. 2006; 22:481-495.

REFERÊNCIAS BIBLIOGRÁFICAS

1. Snider TA, et al. J Am Vet Med Assoc. 2011;238:1119.
2. O'Toole D, et al. Vet Pathol. 2009;46:1015.
3. Hughes KJ, et al. Equine Vet J. 2009;41:47.
4. Decloedt A, et al. J Vet Intern Med. 2012;26:1005.
5. Brihoum M, et al. J Vet Intern Med. 2010;24:1203.
6. Brihoum M, et al. BMC Vet Res. 2011;7:40.
7. Gilliam LL, et al. J Vet Intern Med. 2012;26:1457.
8. Buczinski S. J Am Vet Med Assoc. 2012;241:1083.
9. Freel KM, et al. Vet Rec. 2010;166:718.
10. Simpson MA, et al. Anim Genet. 2008;40:42.
11. Owczarek-Lipska M, et al. Mamm Genome. 2009; 20:187.
12. Gentile JM, Abbott JA. J Vet Intern Med. 2010;24:999.
13. Van Alstine WG, Mitsui I. J Vet Diagn Invest. 2010; 22:448.
14. Tontis A. Tierarztl Praxis. 2006;34:165-170.
15. Gopalakrishnan G, et al. J Vet Diagn Invest. 2007; 19:518.

Ruptura cardíaca e acidentes cardiovasculares agudos

A ruptura do coração é uma ocorrência rara em animais. Foi relatada em bovinos, após penetração de corpo estranho na parede ventricular, a partir da perfuração do retículo e, em equinos, após ruptura do átrio esquerdo em consequência de miocardite fibrótica crônica. A ruptura da base da artéria aorta não é rara em equinos e as consequências são as mesmas da ruptura cardíaca. Ocorre enchimento imediato do saco pericárdico com sangue e o animal morre de insuficiência cardíaca aguda causada pelo tamponamento pericárdico. Verifica-se *tamponamento cardíaco* semelhante quando um corpo estranho reticular lacera uma artéria coronária ou quando um potro sofre grave laceração epicárdica durante parto distócico.

Ruptura da artéria aorta

Pode ocorrer ruptura da parede da artéria aorta logo acima da valva aórtica. A parede pode ter se enfraquecido previamente devido à arterite verminótica associada com a migração de estrôngilos, em equinos, ou à oncocercose bovina ou pelo desenvolvimento de necrose medial. Outra forma de ruptura acontece no anel aórtico. O animal morre muito repentinamente; todos os casos relatados por um autor se referiam a garanhões, coincidindo com a estação de acasalamento. Pode haver tamponamento cardíaco, mas o achado comum é um aneurisma dissecante no miocárdio ventricular.

Ocasionalmente, ocorre *ruptura aórtica e formação de fístula aortopulmonar* em equinos Friesian, próximo do ligamento arterioso.[1] A formação de *fístula* entre a artéria aorta e a artéria pulmonar induz início súbito de insuficiência cardíaca e angústia respiratória. Em geral, os equinos acometidos morrem rapidamente, após o surgimento dos sinais clínicos devido à hemorragia secundária à ruptura aórtica; no entanto, podem sobreviver por até 8 dias, ou mais, caso ocorra formação de fístula.[1] A predisposição à ruptura decorre de anormalidades na *vasa vasorum* e parece ser de ocorrência familiar.[1] O diagnóstico antemorte é um desafio em razão da localização anatômica da ruptura.

Há relato de *fístulas aortocardíacas* originárias do seio aórtico direito em um grupo de equinos idosos, com início repentino de angústia respiratória aguda e intolerância ao exercício. Cinco de sete equinos apresentavam sopro contínuo característico, mais audível no 4º espaço intercostal direito. Em seis equinos as fístulas se estendiam ao ventrículo ou átrio direito e em um animal ao ventrículo esquerdo. Cinco equinos apresentavam fístulas dissecantes no miocárdio septal.

Ruptura da artéria aorta é causa comum de morte em bezerros com *síndrome de Marfan*. Alguns apresentam aneurisma dissecante nas artérias aorta e pulmonar. Os bezerros com a síndrome de Marfan apresentam-se acometidos ao nascimento. Têm um sopro sistólico alto na base do coração, no lado esquerdo, associado com dilatação da raiz aórtica. Há outras anormalidades fenotípicas, inclusive membros longos finos, frouxidão de articulações e tendões e alterações oculares como deslocamento dorsal e opacidade dos cristalinos. A natureza da herança em bovinos é desconhecida.

Há relatos de *ruptura de aneurisma de artéria abdominal em bovinos Holstein-Friesian* em mais de 30 animais; a maioria desses relatos é de Nova Iorque, EUA.[2] Os bovinos acometidos têm 2,5 a 6 anos de idade e, em geral, apresentam morte súbita inesperada, com hemoabdome marcante.[2] Antes da morte de uma vaca com dor abdominal intensa e com grande massa pulsátil na raiz do mesentério foi diagnosticado aneurisma da artéria mesentérica cranial. Essa condição parece ser causada por um defeito hereditário na parede das artérias aorta abdominal, gástrica esquerda, ruminal direita, ruminal esquerda, celíaca e mesentérica cranial. Suspeita-se que a herança seja do tipo autossômico dominante.

Ruptura de valvas cardíacas

Morte súbita ou início repentino de insuficiência cardíaca aguda também pode resultar em ruptura dos componentes das valvas cardíacas. Em equinos, ocorre ruptura de corda tendínea da valva mitral em ambas as situações, sem lesão predisponente aparente e como sequela de endocardite; é verificada em equinos adultos, assim como em potros. Manifesta-se pelo surgimento repentino de insuficiência cardíaca aguda em equinos aparentemente saudáveis; quando é uma complicação de endocardite preexistente, manifesta-se como início súbito de complicação da doença ou como causa de morte. A ruptura pode envolver a corda tendínea de quaisquer cúspides da valva. Também pode ocorrer ruptura da valva pulmonar, ocasionando insuficiência cardíaca direita.

REFERÊNCIAS BIBLIOGRÁFICAS

1. Ploeg M, et al. Equine Vet J. 2013;45:101.
2. Lamm CG, et al. J Vet Diagn Invest. 2007;19:273.

Cor pulmonale

É a síndrome de insuficiência cardíaca direita resultante do aumento da carga de trabalho do lado direito do coração, devido a maior resistência vascular pulmonar e hipertensão pulmonar. A principal causa documentada de hipertensão pulmonar em animais pecuários é *hipoxia alveolar*. Hipoxia alveolar aguda (baixa P_{O_2} alveolar) é uma importante causa de hipertensão pulmonar em várias espécies, mas os bovinos são especialmente reativos. Essa é a causa de *cor pulmonale* em bovinos criados em altitudes elevadas, ou *doença do peito inchado de bovinos*, descrita em mais detalhes posteriormente.

Há relato de um surto de *cor pulmonale* com lesões vasculares pulmonares semelhantes àquelas constatadas na doença de montanha alta, porém em bezerros que não estavam em altitude elevada; sugeriu-se, mas sem comprovação, que era resultado da ingestão de alimento contaminado com monocrotalina, um alcaloide da pirrolizidina.

Ainda, a hipertensão pulmonar pode ser resultado da destruição parcial do *leito vascular pulmonar* e de redução em sua área transversal total. Doença tromboembólica pulmonar pode causar insuficiência cardíaca direita por meio desse mecanismo. Pneumonia intersticial crônica e enfisema também podem ocasionar *cor pulmonale* pelo mesmo mecanismo.

Pneumonia obstrutiva crônica, em que há constrição das vias respiratórias e acúmulo de líquido nas vias respiratórias distais, pode induzir hipertensão pulmonar em bovinos devido à combinação de hipoxia crônica e redução do leito vascular pulmonar. Em bezerros com doença respiratória notou-se pressão da artéria pulmonar média de 42 mmHg, em comparação com 22 mmHg em bezerros saudáveis de idade semelhante. Embora a hipertensão pulmonar e a hipertrofia do coração direito possam ocorrer em animais pecuários com doença pulmonar primária, em geral, a insuficiência cardíaca clínica é mínima e a insuficiência cardíaca direita é rara. Todavia, pode ocorrer, sendo uma causa de insuficiência cardíaca congestiva em bovinos. Embora haja relato de *cor pulmonale* em um equino[1], a obstrução pulmonar aguda em equinos com obstrução de vias respiratórias recorrente geralmente não ocasiona *cor pulmonale*; em equinos, esse resultado é definido pelo termo simplificado "doença respiratória focal grave", mais do que hipoxia alveolar generalizada, em comparação com bovinos.[2]

Em caprinos, a *cor pulmonale*, com hipertrofia do ventrículo direito e átrio direito secundária à pneumonia intersticial, pode ocasionar *fibrilação atrial*; ademais, há relato de *cor pulmonale* como causa de fibrilação atrial em equinos.

Em bovinos de confinamento bem condicionados, a maior pressão intra-abdominal resultante do excesso de gordura abdominal, sobrecarga do pré-estômago e decúbito podem ocasionar hipoventilação pulmonar e baixa P_{O_2} alveolar e, subsequentemente, insuficiência cardíaca direita, que é uma síndrome análoga à síndrome de Pickwick de humanos.

Elevação crônica intensa da pressão venosa pulmonar pode causar constrição e hipertrofia dos músculos lisos dos vasos pré-capilares, com resultante hipertensão pulmonar. Uma elevada pressão de enchimento do ventrículo esquerdo talvez seja a causa mais comum e pode iniciar o estágio de insuficiência cardíaca direita em situações de insuficiência cardíaca esquerda. Na intoxicação por *Pimelea* spp., o princípio tóxico parece atuar, em parte, como constritor de vênulas pulmonares, ocasionando hipertensão pulmonar, que contribui na manifestação da síndrome clínica.

Hipertensão pulmonar persistente do neonato (PPHN) é um problema comum em potros e bezerros neonatos, particularmente em bezerros oriundos de tecnologia de clonagem de células somáticas. A hipertensão pulmonar persistente é caracterizada por persistência de hipoxemia pós-natal secundária à falha de adaptação à vida extrauterina. Acredita-se que um desequilíbrio entre agentes vasoconstritores e vasodilatadores endógenos tenham importante função no desenvolvimento e manutenção de PPHN. O aumento da concentração plasmática de endotelina-1 (um potente vasoconstritor) foi observado nos bezerros neonatos com PPHN e acredita-se que a origem da endotelina-I seja a placenta. Diversos bezerros clonados apresentam placentação anormal, caracterizada por menor número de cotilédones, que se apresentam aumentados e edematosos. O tratamento é sintomático e inclui a administração intranasal de oxigênio e a manutenção do bezerro em decúbito esternal.

REFERÊNCIAS BIBLIOGRÁFICAS

1. Sage AM, et al. J Vet Intern Med. 2006;20:694.
2. Johansson AM, et al. J Vet Intern Med. 2007;21:302.

Hipertensão pulmonar em altitude elevada (doença do peito inchado, doença da montanha)

Sinopse

- Etiologia: *cor pulmonale* secundária à hipertensão pulmonar induzida por exposição à altitude elevada (hipoxemia), em bovinos suscetíveis; hereditária, com modo de dominância autossômico, com penetrância incompleta relacionada a mutações com ganho de função do gene do fator indutor de hipoxia (EPAS1)
- Epidemiologia: doença esporádica que ocorre em altitudes elevadas, em bovinos, especialmente animais jovens ou recentemente introduzidos; é exacerbada pelo pastejo em astrágalo
- Achados clínicos: insuficiência cardíaca congestiva direita; hipertensão pulmonar; o termo "Doença do peito inchado" se deve ao edema que ocorre na região peitoral
- Patologia clínica: nenhum parâmetro hematológico comum ou de hemogasometria é útil na detecção ou predição da doença; determinação da pressão arterial pulmonar em altitudes mais elevadas; ecocardiografia
- Achados de necropsia: insuficiência cardíaca congestiva direita
- Confirmação diagnóstica: sinais clínicos e dados epidemiológicos; ocorre recuperação com a transferência para altitude mais baixa
- Tratamento: transferência do animal para local de altitude mais baixa
- Controle: identificação de bovinos suscetíveis mediante determinação da pressão da artéria pulmonar em altitude elevada; evitar pastejo de astrágalo; é possível teste genético.

Etiologia

Hipoxia alveolar em bovinos criados em altitudes elevadas resulta em hipertensão pulmonar e, em consequência, aumento da carga de pressão no ventrículo direito, podendo causar *cor pulmonale* e insuficiência cardíaca. Bovinos *Bos taurus* têm uma das maiores respostas de pressão da artéria pulmonar à hipoxia aguda ou crônica do que qualquer espécie e isso predispõe os bovinos à doença.[1] Qualquer fator adicional, como distrofia miocárdica, anemia, doença pulmonar ou hipoproteinemia, exacerba a condição primária. O esforço adicional necessário para obter alimento em uma pastagem escassa em altitude elevada também pode ser um fator predisponente.

Em bovinos da raça Angus, a doença parece estar associada com *mutação com ganho de função* do gene endotelial dominante PAS contendo proteína 1 (*EPAS1*), que resulta na estabilização e, portanto, em maior atividade do fator indutor de hipoxia 2α (HIF2α).[2] Há duas variantes da mutação e os bovinos podem não apresentar nenhuma, uma, ou as duas variantes. Cada variante atua estabilizando HIF2α e o efeito de cada mutação é aditivo, como naqueles animais com ambas as variantes que têm um ganho de função adicional, indicado pela maior expressão dos genes alvos de HIF[3]. Os animais com essa mutação são mais sujeitos à hipertensão pulmonar em altitude elevada do que os bovinos livres de mutação; bovinos com ambas as variantes são mais suscetíveis (risco relativo associado com a mutação de 3,5 [1,6 a 7,8] vezes; taxa de probabilidade de 12,8 [2,9 a 66]). Em baixa altitude, os bovinos portadores dessa mutação não apresentam anormalidade na pressão da artéria pulmonar, indicando que a doença é provocada pela interação entre gene e ambiente; todavia, a pressão na artéria pulmonar é ligeiramente maior do que aquela verificada em bovinos sem a mutação. Verificou-se que a ocorrência de mutação é comum; 41% dos bovinos da raça Angus (13 de 32 amostras) criados em baixa altitude eram portadores da mutação.[2]

A seleção para resistência à hipertensão pulmonar em altitude elevada está associada com menor taxa de ganho de peso em baixa altitude, propiciando uma explicação para a seleção de bovinos com a mutação mantidos em baixa altitude.[4]

Epidemiologia

Ocorrência

A doença do peito inchado ocorre esporadicamente em áreas montanhosas de altitude elevada na América do Norte e na América do Sul. A doença também é verificada em áreas montanhosas da Etiópia e Índia.[5] Bovinos criados acima de 1.500 m são predispostos e em altitudes acima de 2.200 m relata-se taxa de prevalência anual de 0,5 a 2%.

Fatores de risco

A doença do peito inchado pode acometer *bovinos* de todas as idades e raças criados em altitude elevada durante vários meses. A ocorrência é maior em bezerros, em animais com cerca de 1 ano de idade, em vacas no final da gestação e em bovinos recentemente introduzidos nessas altitudes. Os bovinos podem se adaptar à altitude elevada; a taxa de morbidade em bovinos nativos raramente excede a 1%. Nos bovinos acometidos, a taxa de mortalidade é elevada, a menos que sejam transferidos para altitude menores. Em bovinos suscetíveis, a doença pode ocorrer em altitude tão baixa quanto 1.600 m.[6] Nota-se alta taxa de mortalidade em bezerros (cerca de 4% dos bezerros em idade de marcação), mesmo em rebanhos de bovinos selecionados como reprodutores, com baixa pressão na artéria pulmonar em altitude elevada.[7]

A ingestão de *astrágalo* (*Oxytropis sericea*, cujo ingrediente ativo é a swainsonina) exacerba o efeito da altitude elevada no desenvolvimento de insuficiência cardíaca congestiva.[6] O mecanismo é desconhecido, mas quando grupos de bovinos pastejam astrágalo em altitudes elevadas, a taxa de prevalência anual pode se aproximar de 100%, com alta taxa de mortalidade. Também, acredita-se que uma planta não identificada potencialize a doença em regiões serranas do Brasil.

A insuficiência cardíaca congestiva que se desenvolve em altitude elevada é típica de bovinos, embora outras espécies animais possam manifestar algum efeito da altitude. *Equinos* transferidos de 300 m para 2.400 m acima do nível do mar mostram aumento padrão na frequência de pulsos, na frequência respiratória, na concentração de hemoglobina e no número de eritrócitos. *Mulas* são muito menos suscetíveis e parecem não ser afetadas em altitudes tão elevadas quanto 3.200 m. *Caprinos, ovinos* e *asininos* também são considerados menos suscetíveis, nessa ordem decrescente de suscetibilidade. *Lhamas* e *alpacas* são adaptadas à hipoxia em altitudes elevadas, em particular devido à curva de dissociação do oxigênio em sua hemoglobina, condição que aumenta a absorção de oxigênio.

Patogênese

Hipoxia alveolar aguda (baixa P_{O_2} alveolar) é uma importante causa de constrição de vasos pulmonares pré-capilares e de hipertensão pulmonar em diversas espécies, mas os bovinos são especialmente reativos, com predisposição genética que determina a magnitude da resposta. Hipoxia prolongada e vasoconstrição pulmonar persistente provocam hipertrofia muscular da camada média de arteríolas e de pequenas artérias pulmonares, com aumento adicional da resistência vascular pulmonar e ocorrência de *cor pulmonale*.

A doença pode ser induzida experimentalmente em câmara de baixa pressão. A transferência de bovinos de um local com 1.100 m de altitude para 3.000 m provocou hipertrofia do ventrículo direito, aumento da pressão arterial pulmonar de 27 mmHg (3,6 kPa) para 45 mmHg (6 kPa) e para mais de 100 mmHg (13,3 kPa), bem como desenvolvimento de insuficiência cardíaca direita.

Achados clínicos

Os bovinos acometidos apresentam aparência abatida, rápida perda da condição corporal, pelos ásperos e sem brilho e se posicionam de pé com os cotovelos em abdução.[6] A congestão da veia jugular é seguida de aparecimento de edema na região do peito, que se estende ao pescoço, espaço intermandibular e parte ventral do corpo. O aumento do abdome causado por ascite é acompanhado de diarreia.

Nota-se hiperpneia em repouso e dispneia e fraqueza ao menor esforço. As membranas mucosas podem se tornar cianóticas, especialmente após exercício, e o ruído pulmonar varia desde aumento do murmúrio vesicular até crepitação úmida e ausência de ruído respiratório, quando há pneumonia, e estalidos crepitantes na presença de enfisema.

A auscultação do coração revela taquicardia, aumento da intensidade absoluta das bulhas, ou diminuição quando há hidropericárdio, e aumento do tamanho do coração. Em geral, nota-se sopro sistólico; com frequência, durante a auscultação da veia jugular pode-se ouvir um ruído do tipo *"tiro de pistola"*. O apetite permanece normal até os estágios terminais; a temperatura corporal é normal, a menos que ocorra pneumonia secundária.

Equinos criados em altitude elevada podem manifestar perda de peso, fadiga ao menor esforço, debilidade, pelos ásperos e sinais de dor, porém não desenvolvem insuficiência cardíaca congestiva.

Patologia clínica

A transferência de ovinos e bovinos de um local com 1.800 m de altitude para 3.500 m ocasiona aumento da concentração sanguínea de hemoglobina (35%, em ovinos; 9% em bovinos) e do volume globular (27% em ovinos, mas nenhuma alteração em bovinos), bem como da concentração de hemoglobina nas hemácias (aumento de 8 a 9% em bovinos e ovinos).

A pressão arterial pulmonar aumenta significativamente logo após a transferência dos bovinos para altitudes elevadas; contudo, a pressão diminui à medida que ocorre a adaptação do animal a esse ambiente. A pressão aumenta, de um valor normal de 22 a 26 mmHg (2,9 a 3,5 kPa) para 37 a 55 mmHg (4,9 a 7,3 KPa), dependendo se o bezerro for suscetível ou resistente aos efeitos da altitude (Tabela 10.5). Bovinos adaptados a altitudes elevadas são muito menos

Tabela 10.5 Avaliação dos valores da pressão arterial pulmonar em bovinos examinados em locais de altitude elevada.[8]

PAP	Interpretação
30 a 35 mmHg	Baixo risco de doença. Esse valor é considerado excelente e altamente confiável
36 a 39 mmHg	Baixo risco de doença em qualquer animal com mais de 12 meses de idade. Caso o animal tenha idade inferior a essa, o valor ainda é razoavelmente confiável, mas sugere-se nova avaliação antes do acasalamento
< 41 mmHg	Valores inferiores a 41 mmHg são confiáveis em todos os animais com mais de 12 meses de idade. Recomenda-se que bovinos com cerca de 1 ano de idade apresentem PAP inferior a 41 mmHg (dependendo da altitude onde o teste foi realizado). A variação no valor de 41 mmHg, ou acima dele, é inconsistente e difícil de prever em alguns bovinos, à medida que envelhecem. Qualquer animal que apresente 41 mmHg ou mais deve sempre ser reexaminado antes do acasalamento
41 a 45 mmHg	Esta variação é aceitável para animais mais velhos (ou seja, com mais de 16 meses de idade). Animais com idade inferior a 16 meses e com valor de PAP nessa variação devem ser novamente examinados, a fim de estimar, corretamente, a futura PAP do animal
45 a 48 mmHg	Essa variação é aceitável apenas em animais idosos que permaneceram em altitude elevada por longo tempo. Os animais nessa faixa de valores são mais suscetíveis ao estresse ambiental que predispõe à doença e deve-se considerar que apresentam algum risco. Elevações do local do teste e onde o animal vive devem ser cuidadosamente avaliadas quando os animais manifestam essa faixa de variação da PAP
> 49 mmHg	Os animais incluídos nessa categoria sempre devem ser considerados pacientes de alto risco para o desenvolvimento da doença do peito inchado, não apenas eles próprios, mas também suas crias. Para esses animais, uma alternativa é transferi-los para um local de menor altitude. Ademais, recomenda-se que as crias desses animais nunca retornem a locais de altitude elevada

Esses valores foram obtidos em bovinos com 12 meses de idade, ou mais, criados em locais de altitude igual ou superior a 1.800 m.
PAP: pressão arterial pulmonar.

suscetíveis à hipertensão pulmonar do que aqueles introduzidos em locais de altitude elevada.

Em bovinos, não há parâmetros hematológicos ou hemogasométricos significativamente associados à pressão na artéria pulmonar e, assim, podem ser alternativas para a determinação da pressão na artéria pulmonar.

Nos casos clínicos, pode haver redução significativa do volume globular e do teor de hemoglobina.

Achados de necropsia

Verifica-se aumento do coração, com dilatação do ventrículo direito e hipertrofia de sua parede.[6] Pode haver discreto espessamento das valvas cardíacas, bem como áreas de calcificação nas grandes artérias. Nota-se acúmulo de líquido de edema no saco pericárdico, nas cavidades peritoneal e pleural e nos tecidos subcutâneos. O edema também pode ser constatado na parede do trato alimentar. Alterações congestivas típicas são evidentes no fígado: aumento de volume do órgão, bordas arredondas, padrão zonal exacerbado na superfície capsular e na superfície de corte, dilatação das veias hepáticas e deposição marcante de tecido fibroso ao redor das veias centrais. Nos pulmões, frequentemente nota-se enfisema alveolar grave e, em alguns casos, bronquite e pneumonia. No exame histológico, as alterações incluem espessamento da túnica média dos vasos que se ramificam a partir da artéria pulmonar e hipertrofia das fibras do músculo cardíaco.[6] No fígado, os achados microscópicos são característicos de congestão passiva crônica.

Amostras para confirmação do diagnóstico

- *Histológicas*: pulmão, fígado, miocárdio do ventrículo direito.

Diagnóstico diferencial

- Outras causas de insuficiência cardíaca congestiva.
- *Cor pulmonale* associada com pneumonia crônica.

Tratamento

O único tratamento efetivo é a transferência dos bovinos acometidos para um local de *menor altitude*. Até que ocorra a transferência, recomenda-se evitar exercício excessivo.

Em animais gravemente acometidos, é possível obter melhora temporária mediante o tratamento da insuficiência cardíaca congestiva, mas tal procedimento não é economicamente viável em rebanhos comerciais.

Controle

A implementação de medidas de controle é difícil porque o principal fator predisponente é o pastejo dos bovinos em locais de altitude elevada. Teoricamente, a prevenção de pastejo em astrágalo é fácil, mas na prática é quase impossível. Como procedimentos úteis, recomenda-se a restrição de pastejo aos bovinos que apresentam sinais decorrentes do consumo de dieta com alto teor proteico e o tratamento imediato dos casos de doença pulmonar, embora, na verdade, sejam mais métodos de tratamento do que de controle. A mensuração da pressão da artéria pulmonar em bovinos criados em altitude elevada possibilita a seleção de reprodutores, machos e fêmeas, que não apresentam elevada pressão arterial pulmonar e, portanto, baixo risco para a doença.[8] O desenvolvimento de testes genéticos para a detecção de bovinos com a mutação incriminada como causa da doença pode possibilitar a seleção de bovinos com baixo risco da doença[2], mas isso pode estar associado com menor taxa de ganho de peso.[4]

LEITURA COMPLEMENTAR

Holt TN, et al. Pulmonary artery pressure testing for high disease (sic) in cattle. Vet Clin North Am Food Anim Pract. 2007;23:575-594.

REFERÊNCIAS BIBLIOGRÁFICAS

1. Rhodes J. J Appl Physiol. 2005;98:1092.
2. Newman JH, et al. Nat Commun. 2015;6:6863.
3. Newman JH, et al. Pulm Circ. 2011;1:462.
4. Shirley KL, et al. J Anim Sci. 2008;86:815.
5. Wuletaw Z, et al. Livestock Sci. 2011;138:96.
6. Malherbe CR, et al. J Vet Diagn Invest. 2012;24:867.
7. Neary JM, et al. J Vet Diagn Invest. 2013;25:210.
8. Holt TN, et al. Vet Clin North Am Food Anim Pract. 2007;23:575.

Encefalomiocardite viral em suínos

A encefalomiocardite é uma infecção viral de roedores, transmissível aos animais domésticos e às pessoas. Embora atualmente isolados em muitas espécies (mais de 30), é apenas um patógeno relevante em suínos e elefantes. Causou epidemia em primatas, após epidemia em roedores.[1] Recentemente, o vírus foi isolado em humanos, no Peru.[2] Em suínos jovens, a taxa de mortalidade pode atingir 50%.

Etiologia

Há dois tipos de vírus filogeneticamente distintos: tipo A, geralmente responsável por disfunções reprodutivas (p. ex., cepa Belga), e tipo B, causador de miocardite (uma cepa Grega); no entanto, algumas cepas podem provocar tanto anormalidades reprodutivas quanto miocardite. As virulências desses tipos são consideravelmente diferentes.

O agente etiológico é um cardiovírus (família Picornaviridae), um patógeno especialmente de roedores. Até o momento, não há comprovação de correlação entre o genótipo e a doença clínica.[3] Isolados de diferentes países são capazes de causar diferentes quadros clínicos; ademais, possuem diferentes patogenicidades e propriedades moleculares e antigênicas. Uma cepa possivelmente pneumotrópica foi identificada em Quebec, no Canadá; ela causou pneumonia intersticial. A cepa isolada na Bélgica é considerada causa de anormalidades reprodutivas e a isolada na Grécia causa doença miocárdica. Ambas as cepas são capazes de provocar falha reprodutiva em porcas gestantes e lesões de miocárdio em leitões, mas é evidente a diferença entre as virulências desses isolados.

Epidemiologia

A ocorrência de encefalomiocardite é cosmopolita, mas os casos da doença podem se concentrar em áreas endêmicas e a sua importância como patógeno varia de provavelmente irrelevante, nos EUA, até importante, na Bélgica. Por exemplo, no Reino Unido foram detectados anticorpos em cerca de 30% dos suínos examinados, mas nenhum caso clínico foi relatado. O vírus é antigenicamente estável, porém há variabilidade genética.

Inicialmente, a doença foi incriminada como causa de morte de neonatos em 1975. Quando a doença foi descrita pela primeira vez, os suínos de 3 a 6 semanas de idade apresentavam miocardite e encefalite. Atualmente, sabe-se que o vírus pode provocar falha reprodutiva em leitoas e porcas, caracterizada pela ocorrência de natimortos e fetos mumificados. A taxa de prevalência de infecção inaparente na população de suínos é alta.

Surtos da doença ou evidência sorológica do vírus foram relatados nos EUA, Canadá, Austrália, Itália, Grécia e muitos outros países, inclusive da América Central, e, atualmente, na Venezuela. Na Europa, os surtos mais importantes ocorreram na Bélgica e Itália. A maioria dos estudos parece ter sido realizada na Bélgica, onde ocorreram importantes surtos no período de 1995 a 1996, causados por um novo vírus.

Inicialmente relatado na Bélgica em 1991, nos anos de 1995 e 1996 a doença foi diagnosticada 154 vezes nesse país como causa de insuficiência miocárdica com morte súbita em suínos em fase de terminação e em leitões lactentes ou como causa de falha reprodutiva em porcas. Essa experiência sugere que cada cepa isolada é específica para uma faixa etária e que a disseminação do vírus é limitada. Esse achado recente sugere que, em parte, os roedores atuam como transmissores do vírus, mas que a transmissão entre suínos é igualmente importante como modo de infecção; todavia, isso ainda não foi comprovado.

Em Iowa, a infecção encontra-se disseminada nos rebanhos de suínos; a real prevalência da infecção em rebanhos de reprodutores é estimada como sendo 13,8% e em animais em fase de terminação, 8,5%. Cerca de 90% dos rebanhos examinados em Iowa apresentavam um ou mais animais soropositivos e a taxa de soroprevalência aumentava com a idade. Na Itália, a maioria dos rebanhos e 70% dos suínos são soropositivos ao vírus. Tem-se constatado doença clínica em suínos lactentes muito jovens até suínos em fase de crescimento com até 4 meses de idade, porém não em adultos. Pode se manifestar como doença esporádica ou na forma de surto envolvendo várias leitegadas ou suínos de um grupo. Em surtos na Grécia, em um rebanho de 100 porcas reprodutoras, 200 suínos com 8 a 16 semanas de idade morreram em decorrência da doença dentro de 2 meses. A taxa de mortalidade em um grupo de suínos jovens é variável, mas pode se aproximar de 50% em suínos mais jovens. Acredita-se que a transmissão, em geral, ocorra por via oral e se dissemine entre os suínos, sendo considerada limitada, embora, ocasionalmente, também possa se manifestar na forma de grandes surtos devido à presença de clones do vírus.

Suspeita-se de que os roedores, especialmente do gênero *Rattus*, são os principais reservatórios do vírus em suínos domésticos, mas não há comprovação de que sejam fontes de propagação da infecção aos suínos. Não se demonstrou a transmissão entre suínos; ademais, é provável que os suínos não apresentassem risco às pessoas. Estudos sorológicos em espécies animais de vida livre, em Iowa, nos EUA não mostraram evidência da infecção nessas espécies e sugeriu-se que os próprios suínos são os principais reservatórios da infecção. Em um surto na Austrália, uma invasão de ratos no chiqueiro pode ter sido a fonte do vírus. O vírus é relativamente resistente ao calor, às influências químicas e à ampla variação do pH, porém é sensível à dessecação. Com frequência, os surtos estão associados com a invasão de roedores nos chiqueiros ou nas áreas, ou com a infestação de roedores em locais de armazenamento de alimentos. Uma epidemia na Austrália foi associada com a invasão de camundongos, presentes em todos os chiqueiros onde a doença foi relatada. Esporadicamente, a infecção pode acometer diversas leitegadas ao mesmo tempo ou pode se manifestar como um surto acometendo todo o grupo de suínos. Pode ocorrer em uma única propriedade ou em um conjunto de instalações da propriedade. Acredita-se que a ingestão de fezes ou de carcaças de ratos contaminadas pelo vírus seja o principal meio de transmissão. Experimentalmente, a infecção pode ser transmitida por via oral ou nasal, bem como por aerossóis.

Não há comprovação de transmissão da infecção dos roedores às pessoas, mas suspeitou-se dessa possibilidade na Austrália, quando houve invasão de ratos em uma propriedade e de camundongos em outra. O vírus foi isolado em diversos artrópodes, incluindo mosquitos, carrapatos, moscas domésticas e pulgas. Não se constatou evidência do vírus em populações de animais de vida livre, nos EUA. Os alimentos podem ser contaminados com fezes de roedores.

O vírus é relativamente resistente ao calor e aos produtos químicos. Atualmente, esse microrganismo é considerado importante causa de falha reprodutiva em rebanhos de suínos. O vírus foi isolado de fetos, com detecção de anticorpos contra ele nos líquidos fetais e presença de lesões histológicas que sustentam o diagnóstico da infecção viral.

Os prejuízos econômicos causados pelo vírus, associados a perdas reprodutivas e de neonatos, foram estimadas em 100 dólares por porca examinada. Estudos de surtos em duas fazendas de suínos de Minnesota (EUA) indicaram que as médias mensais dos números de leitões que nasceram mortos, por ninhada, foram 4,6 e 3,6; que as taxas de mortalidade pré-desmame foram 50% e 31%; e que as taxas de parição foram 52% e 63%, respectivamente.

Patogênese

Os fatores críticos parecem ser a cepa do vírus, a dose de exposição, o histórico de transporte e a sensibilidade individual, além da via de infecção e da idade dos suínos infectados.

A porta de entrada parece ser as tonsilas; a partir daí os macrófagos podem disseminar o vírus. A persistência do microrganismo pode ser mais marcante nas placas de Peyer e no timo. Isso é seguido de viremia e propagação do vírus aos linfonodos.

Os efeitos de diferentes doses e faixas etárias nas infecções experimentais de suínos foram relatados em uma publicação grega. Descreveu-se a patogênese dessa cepa de vírus grega; na maioria dos casos da infecção ocorre viremia, com presença do vírus nos tecidos linfoides, os quais, provavelmente, representam a principal fonte de replicação viral. A inoculação experimental de uma suspensão de tecidos do coração, baço e linfonodos de suínos infectados pode resultar em morte súbita dos suínos dentro de 3 dias. Os títulos virais mais elevados foram constatados nas áreas lesionadas do músculo cardíaco.[4] Os macrófagos podem ter importante participação na replicação e excreção do vírus. A produção de citocinas (inclusive IL-1β, TNFα e IL-6) também é uma importante característica da infecção.[5] Se a porca é infectada no final da gestação, o vírus pode causar morte fetal. A inoculação experimental do vírus em porcas prenhes, com 46 a 50 dias de gestação, resulta em infecção transplacentária e morte fetal. Por outro lado, a infecção experimental de suínos comuns com 4 a 6 semanas de idade com um isolado americano não ocasionou doença clínica evidente. A infecção pode ser de ocorrência sazonal no outono, quando há maior população de ratos.[6]

Achados clínicos

Em geral, a encefalomiocardite é uma infecção inaparente. A infecção subclínica é o evento normal, em especial nos animais adultos ou idosos, mas mesmo assim, ocasionalmente, pode causar morte.

Raramente se constata doença clínica porque na maioria dos casos ocorre morte súbita, sem sinais clínicos, em decorrência de insuficiência circulatória. O curso clínico da infecção em suínos jovens e em fase de desenvolvimento é breve, notando-se inapetência, apatia, tremores, incoordenação e dispneia. Nos EUA, há relato da infecção associada com doença respiratória. Pode haver cianose nas extremidades. Mais frequentemente, os suínos são encontrados mortos ou morrem de modo repentino enquanto se alimentam ou quando excitados. A morte parece resultar de insuficiência cardíaca; sinais clínicos atribuíveis à encefalite são raros.

Um surto em porcas pode durar 2 a 3 meses, acompanhado de falha reprodutiva persistente, clinicamente caracterizada de inapetência e febre, possivelmente de 41°C, seguido de parição aos 109 a 111 dias de gestação, nas porcas acometidas. Ocorrem vários abortos desde a metade até o final da gestação. Nota-se maior número de leitões natimortos, fetos mumificados e leitões fracos, os quais são mais sujeitos ao esmagamento pela porca, à inanição e a outras doenças comuns em neonatos. Em geral, o surto dura várias semanas e possivelmente, é tão demorado quanto 2 a 3 meses; no caso de persistência do vírus, a falha reprodutiva continua. Os animais com insuficiência cardíaca devem ser submetidos à eutanásia, sem causar sofrimento ao paciente, porque não há cura da lesão cardíaca.

Patologia clínica

Notam-se anticorpos neutralizantes contra o vírus em porcas e suínos sadios em contato com aqueles infectados, na propriedade. Esses anticorpos surgem 5 a 7 dias após a infecção. Nos surtos com falha reprodutiva, pode-se encontrar anticorpo específico ao vírus em amostras de soro de fetos e neonatos obtidas de ninhadas anormais. Os testes de inibição da hemaglutinação e de imunodifusão em gel de ágar (IDGA) apresentam importâncias comparáveis na detecção de anticorpos contra o vírus da encefalomiocardite, em líquido torácico do feto.

Um teste de neutralização sérica por microtitulação é relativamente específico e sensível para o diagnóstico da infecção. Títulos de anticorpos 1:8 são suspeitos e aqueles ≥ 1:16 são positivos. Os anticorpos séricos neutralizantes persistem por vários meses, sendo necessário o exame de amostras pareadas. Uma sonda de ácido nucleico pode detectar a presença do vírus em lisados de células infectadas. Também, nota-se elevação das atividades séricas de enzimas, como creatinoquinase sérica – MS, e da isoenzima desidrogenase láctica.

Achados de necropsia

Leitões jovens, que nasceram fracos, são mais propensos a esmagamento, inanição e outras enfermidades de neonatos, de modo que a encefalomiocardite primária pode passar despercebida.

Durante a necropsia, verifica-se pele avermelhada e excesso de líquido no peritônio, pleura e pericárdio, frequentemente com filamentos fibrinosos e edema do omento e mesentério. Às vezes, nota-se edema pulmonar e aumento de volume do fígado. Tipicamente, o coração se apresenta pálido e flácido, com palidez miocárdica focal ou difusa envolvendo os ventrículos, causada por necrose do miocárdio. Podem surgir como estrias ou focos brancos distintos de 2 a 15 mm de diâmetro, sendo mais comuns no epicárdio do ventrículo direito. Uma cepa do vírus isolada em Quebec (Canadá) pode causar pneumonia.

No exame histológico, nota-se miocardite focal ou difusa, com infiltração de histiócitos, linfócitos e plasmócitos, e degeneração de células do músculo cardíaco. O vírus pode ser detectado no citoplasma das células do músculo cardíaco; partículas virais também são vistas nas protrusões da superfície celular das fibras de Purkinje e nas células endoteliais dos capilares e no núcleo das fibras do músculo cardíaco. Nos casos crônicos, é possível haver cicatrização por meio de um único modo – na forma de placas fibrosas. Nos casos agudos, pode-se isolar o vírus no músculo cardíaco, além de cérebro, baço e outros tecidos. Os anticorpos neutralizantes são detectados 5 a 7 dias após a infecção.

Em fetos natimortos, a lesão histológica predominante é miocardite, consistindo de degeneração e necrose de miócitos, com infiltração focal ou difusa de células mononucleares. Nos leitões lactentes infectados, o exame histológico indica lesões de pneumonia intersticial multifocal, miocardite e meningoencefalite não supurativa multifocal discreta. Em geral, constata-se reação positiva no exame imuno-histoquímico nos núcleos das células do músculo cardíaco, das células de Purkinje, das células endoteliais dos capilares e dos macrófagos.

Amostras para confirmação do diagnóstico

- Amostras para testes sorológicos para pesquisa de anticorpos neutralizantes, amplamente disponíveis e específicos, ou teste de inibição da hemaglutinação (HI), para pesquisa de anticorpos, podem ser úteis. Foram detectados anticorpos em amostras de líquido fetal. Atualmente, os testes incluem testes imunoenzimáticos (ELISA), aglutinação em látex e imunodifusão em gel de ágar (IDGA)
- O vírus pode ser isolado em leitões natimortos. Também, pode ser detectado por meio de reação em cadeia da polimerase (PCR), reação em cadeia da polimerase via transcriptase reversa (RT)-PCR e PCR de fase única. A realização de RT-PCR pode ser acompanhada de tipagem genética, utilizando análise sequencial, e tal procedimento é útil em epidemiologia molecular. Também, o vírus foi detectado por meio de hibridização "*in situ*"
- O exame histopatológico do músculo cardíaco, acompanhado de teste imuno-histoquímico, também é útil para confirmar o diagnóstico. Nos neonatos, a histologia do cérebro pode revelar meningoencefalite não supurativa, que pode ser confirmada em exame imuno-histoquímico.

Diagnóstico

Baseia-se no histórico, nos sinais clínicos, nas lesões macro e microscópicas e no isolamento do vírus ou detecção de antígeno em exame imuno-histoquímico. Em alguns casos, pode ser necessária considerar a possibilidade de deficiência de vitamina E (doença do coração em amora). Pode ser preciso diferenciar a forma reprodutiva da infecção por parvovírus suíno.

Diagnóstico diferencial

A doença deve ser diferenciada de edema intestinal e da doença do coração em amora, em suínos em crescimento e das doenças bacterianas hiperagudas em suínos lactentes. Todas as causas potenciais de morte súbita devem ser consideradas.
As lesões de miocárdio em suínos lactentes têm similaridades com aquelas causadas pelo vírus da febre aftosa (denominadas "coração tigrado"), nessa faixa etária.

Tratamento e controle

Não há tratamento para a encefalomiocardite; no momento, a prevenção da doença se baseia no controle de roedores e sua erradicação na pocilga. Atualmente, há disponibilidade de uma vacina inativada, contendo adjuvante oleoso, desenvolvida para a vacinação de elefantes. Ela mostrou-se efetiva em camundongos e suínos e acredita-se que induza alto título de anticorpos tanto em animais domésticos quanto em animais selvagens.

REFERÊNCIAS BIBLIOGRÁFICAS

1. Canelli E, et al. Virol J. 2010;7:64.
2. Obertse MS, et al. Emerg Infect Dis. 2009;15:640.
3. Denis P, et al. Vet Microbiol. 2006;113:1.
4. Gelmetti D, et al. Vet Res. 2006;37:15.
5. Robinson P, et al. Clin Exp Med. 2006;2:76.
6. Maurice H, et al. Vet Microbiol. 2007;88:301.

TOXICIDADES CARDÍACAS

Intoxicação por glicosídeo cardíaco

Sinopse

- Etiologia: compostos de glicosídeos cardíacos (cardenolídeos e bufadienolídeos) presentes em plantas específicas e, raramente, em animais; são principalmente cardiotóxicos, mas também causam anormalidades gastrintestinais e renais
- Epidemiologia: altamente tóxicos; encontrados na maioria dos países; todas as espécies animais são suscetíveis; muitas plantas tóxicas não são palatáveis; feno, podas de plantas, grãos e farelos contaminados preservam a toxicidade
- Patologia clínica: ocasionam importantes anormalidades eletrocardiográficas; azotemia; hemoconcentração; causam duas síndromes, insuficiência cardíaca aguda e *krimpsiekte* (intolerância ao exercício crônica, torcicolo e disfagia)
- Lesões: degeneração miocárdica multifocal
- Confirmação diagnóstica: identificação de planta e toxinas
- Tratamento: carvão ativado e fluidos; utilize lidocaína, procainamida, atropina e propranolol para anormalidades cardíacas específicas
- Controle: evite pastagens ou alimentos armazenados que contêm plantas tóxicas.

Etiologia

Glicosídeo cardíaco é o precursor ou o nome do grupo de compostos cardenolídeos e bufadienolídeos.[1] Em termos químico e estrutural, esses compostos consistem de uma aglicona, são relacionados aos hormônios esteroides e contêm uma ou mais moléculas de açúcar.[1,2] Os cardenolídeos são produzidos por plantas, enquanto os bufadienolídeos são oriundos tanto de plantas quanto de animais. As plantas que mais comumente contêm cardenolídeos tóxicos aos grandes animais são *Asclepias* spp. (Ascléplias), *Digitalis purpurea* (dedaleira), *Kalmia* spp. (loureiro e *lambkill*), *Nerium* spp. (oleandro), *Persea americana* (abacate) e *Rhododendron* spp. (azálea e rododendro).[1,3,4] Os bufadienolídeos presentes em algumas plantas do sul da África apresentam efeito neurotóxico cumulativo (cotiledonose ou doença *krimpsiekte*)[5], enquanto outras plantas que contêm bufadienolídeos (gêneros *Moraea* e *Drimia*) causam cardiotoxicidade mais aguda.[6,7] As toxinas de sapos (gênero *Bufo*) têm afinidade por agliconas de bufadienolídeos e intoxicam cães, mas a intoxicação de animais pecuários parece improvável.

Os gêneros das plantas ou as espécies de plantas específicas e as toxinas que, sabidamente, contêm glicosídeos cardíacos que podem estar associados com uma síndrome aguda ou uma doença cumulativa crônica (cotiledonose ou *krimpsiekte*) são listados a seguir.

- Intoxicação aguda:
  - *Acokanthera* (*Carissa*)
  - *Adenium multiflorum* (lírio impala)[3]
  - *Adonis vernalis* (olho de faisão)
  - *Antiaris*
  - *Apocynum*
  - *Araujia*
  - *Asclepsias* spp. (Asclépsias)[4]
  - *Bersama*
  - *Bowiea*
  - *Bryophyllum*
  - *Calotropis*
  - *Cascabela* (*Thevetia*)
  - *Cerbera*
  - *Cheiranthus cheiri* (goivo amarelo)
  - *Convallaria majalis* (lírio-do-vale)
  - *Corchorus*
  - *Cotyledon*
  - *Cryptostegia gradiflora* (criptostégia)[3]
  - *D. purpurea* (dedaleira); *Digitalis* spp., digitoxina, digitonina, digitalina
  - *Drimia* spp. (*slangkop*)[5]
  - *Diplarrhena*
  - *Erantis hyemalis* (acônito do inverno)
  - *Euonymus europea* (evônimo)
  - *Gomphocarpus*

- *Gynandriris*
- *Haemanthus*
- *Helleborus* spp.
- *Homeria*
- *Hyacinthus*
- *Iris*
- *Kalanchoe*
- *Kalmia angustifolia* (*lambkill*); andrometoxina (acetilandromedol)
- *Kalmia latifolia* (loureiro-da-montanha); andrometoxina (acetilandromedol)
- *Lidneria*
- *Linaria*
- *Melampyrum*
- *Melianthus*
- *Moraea pallida* (tulipa amarela); epoxiscilirosidina[5,7]
- *Morgania*
- *Nerium oleander* (oleandro; espirradeira); oleandrina[3]
- *Ornithogalum umbellatum*
- *Ornithoglossum*
- *Parsonia*
- *Persea americana* (abacate); persina
- *Rhododendron* spp. (azalea, rododrendon); andrometoxina
- *Scilla* spp. (cebola-do-mar)
- *Scrophularia*
- *Sisyrinchium*
- *Strophantus* spp. (estrofanto)[3]
- *Tacazzea*
- *Thevetia peruviana* (oleandro amarelo)[3,8]
- *Urginea*
- *Vinca*

• Intoxicação crônica: cotiledonose ou *krimpsiekte*:
- *Cotyledon*
- *Kalanchoe*[5]
- *Ornithogalum*
- *Tylecodon*.[5]

Epidemiologia

Ocorrência

A intoxicação ocorre em locais onde as plantas crescem; profissionais extensionistas ou especialistas em plantas devem ser consultados, a fim de obter informações específicas sobre a planta. Muitas outras plantas da mesma família, e algumas de outras espécies, estão associadas com a ocorrência de quadro clínico semelhante ao da intoxicação por glicosídeo cardíaco. A síndrome da intoxicação aguda é observada em diversas partes do mundo, especialmente no sul da África, na América do Norte e na Austrália; no entanto, a intoxicação crônica (cotiledonose ou *krimpsiekte*) se restringe ao sul da África.[3,5-7]

Fatores de risco

Fatores de risco do animal

As plantas contendo glicosídeos cardíacos são altamente tóxicas e a ingestão de pequena quantidade é suficiente para ocorrer intoxicação. A taxa de morbidade varia dependendo do consumo[9,10]; a taxa de mortalidade é muito alta. Bovinos[11,12], ovinos[4] e caprinos[13-15] são mais frequentemente acometidos e lhamas[16] e equinos[17] são menos envolvidos. Os animais selvagens parecem evitar as plantas e alguns não são considerados suscetíveis.

Fatores de risco das plantas

Algumas plantas são mais facilmente consumidas quando no estágio de floração. Muitas não são palatáveis, sendo improvável sua ingestão, a menos que sejam cortadas com outras plantas e consumidas como feno ou caso suas sementes contaminem plantações de grãos utilizados como alimentos para os animais. Outras, como *N. oleander* (oleandro; espirradeira) e *Rhododendron* spp., são plantas ornamentais e os animais têm acesso a elas quando invadem jardins, são alimentados com restos de podas dessas plantas ou ingerem árvores que caem nas pastagens.[11] *P. americana* (abacate) pode ser fornecido intencionalmente aos animais de estimação como uma guloseima ou quando o rebanho tem acesso à planta, ou quando há abacateiro em produção na pastagem.[13] As plantas não perdem sua toxicidade quando secas. Insetos e outras plantas que ingerem ou parasitam plantas que contêm glicosídeos cardíacos podem conter quantidade significativa dessas substâncias.

Fatores de risco dos seres humanos

Pessoas que consomem mel contendo andrometoxina, produzido a partir do néctar de *Rhododendron* spp., manifestaram anormalidades cardíacas, vômito, sudorese, vertigem e falha de consciência (*mad honey disease*).[9] Ocorre intoxicação secundária de cães e pessoas que consomem carne de animais pecuários que morreram devido à *krimpsiekte*, mesmo após o cozimento da carne.[3,5]

Patogênese

Insuficiência e irregularidades cardíacas causam insuficiência cardíaca aguda ou subaguda. Os glicosídeos cardíacos são inibidores específicos de Na^+-K^+-ATPase da membrana plasmática, a bomba de cátion responsável pela manutenção da homeostase celular. Sua inibição resulta em redução no conteúdo celular de potássio e *aumento* na concentração intracelular de sódio e subsequente *aumento* no teor de cálcio intracelular.[2,10,18] A alta concentração intracelular de sódio inibe a troca no canal de Na^+/Ca^{+2}, aumentando a força de contração cardíaca (inotropo positivo) e elevando o potencial de repouso da membrana.[17,18] Ocorre alteração da condução elétrica e, no coração, o aumento do tônus vagal aos nodos sinoatrial e atrioventricular resulta em arritmias e parada cardíaca.

Cotiledonose ou doença de *krimpsiekte* é mais comum em ovinos e caprinos, após exposição prolongada a *Cotyledon*, *Kalanchoe* ou *Tylecodon* e às plantas que contêm bufadienolídeos encontradas na África do Sul.[3,7] Em geral, o consumo prolongado dessas plantas suculentas (*plakkies*) resulta em uma síndrome paraplégica conhecida como doença de *krimpsiekte* ou "doença do encolhimento". A taxa de mortalidade pode alcançar 90%.[3] Equinos e galinhas domésticas que ingerem essas plantas por longo tempo também adoecem.[3] Dependendo da dose, da planta específica e de outros fatores, também pode ocorrer intoxicação aguda com sintomas cardiotóxicos.[3,7]

Achados clínicos

Intoxicação aguda

Os sinais clínicos, embora comuns ao sistema cardiovascular, também envolvem os rins, o trato gastrintestinal e o sistema nervoso.[3,12,15,17] Os sintomas comuns são apatia, tendência em permanecer em pé com a cabeça abaixada e o abdome retraído, ranger de dentes ou gemidos, arritmias cardíacas (taquicardia ou bradicardia e bloqueio cardíaco), dispneia, atonia ruminal, diarreia com fezes mucoides ou sanguinolentas, desidratação e paresia posterior. Pode ocorrer morte súbita, especialmente durante esforço físico. Em algumas regiões do sul da África, a intoxicação por *Homeria* spp. resulta apenas em constipação intestinal, mais do que diarreia. Outros sinais clínicos são salivação exagerada, tenesmo, incontinência urinária, tremores musculares, dilatação de pupila e convulsões. É provável que ocorra vômito em suínos.

Intoxicação crônica

Em pequenos ruminantes, os animais com cotiledonose ou *krimpsiekte* não conseguem acompanhar o rebanho, ficando para trás; se cansam facilmente, caminham com a cabeça pendente e sem controle e, então, se deitam, geralmente com a cabeça e o pescoço apoiados no solo.[3,5] Muitos animais assumem uma postura característica, com as patas juntas sob o corpo, dorso arqueado, cabeça abaixada e, às vezes, pescoço voltado para um lado. Esse torcicolo pode persistir por meses ou anos. Os sintomas se agravam após esforço físico; também é possível notar hiperestesia, tremores e espasmos tetânicos. Outros sinais clínicos são maxilar inferior caído, saliva que verte boca afora, paralisia e protrusão da língua, e disfagia com acúmulo de alimento parcialmente mastigado na parte posterior da cavidade bucal. Os equinos apresentam torcicolo marcante e hiperestesia e podem manifestar sinais de cólica ou de paralisia.

Patologia clínica

A intoxicação aguda de ovinos por *H. pallida* causa hemoconcentração progressiva; hiperpotassemia; hipocloremia; hiperglicemia progressiva associada com elevação nos teores de catecolaminas, cortisol e lactato; e aumento progressivo das concentrações plasmáticas de creatinina, alfa-hidroxibutirato desidrogenase e da atividade de LDH. A intoxicação aguda de bovinos por

Bryophyllum spp. também ocasiona hemoconcentração, hiperglicemia progressiva, glicosúria e elevação progressiva das concentrações plasmáticas de ureia e creatinina.

O exame eletrocardiográfico pode revelar alterações importantes no ECG dos animais acometidos, indicando fibrilação ventricular e focos ectópicos no miocárdio. As consequências relatadas no ECG são bradicardia ou taquicardia, prolongamento do intervalo PR, redução ou aumento do segmento ST e onda T aumento de maior amplitude e invertida. O complexo QRS pode se alargar em decorrência do retardo da condução atrioventricular (AV). Outras consequências são dissociação AV, graus variáveis de bloqueio cardíaco, evidência de focos ectópicos e registros de taquicardia ventricular.[19]

A elevação do teor de cTnI, um biomarcador de doença cardíaca, foi avaliada em número limitado de equinos intoxicados por oleandro. De sete equinos examinados, cinco apresentavam concentração sérica de cTnI acima da faixa de referência normal e dois na faixa de normalidade.[17]

Em razão da morte súbita em muitos casos, com frequência pode-se detectar fragmentos da planta tóxica nos conteúdos do estômago ou do rúmen, com base em suas características botânicas. Na intoxicação por digitálico, pode-se pesquisar a presença de digitoxina no conteúdo ruminal.

Achados de necropsia

No caso de intoxicação aguda, quase sempre se constata degeneração miocárdica multifocal discreta a grave e necrose, desde que o paciente sobreviva por mais de 12 h. Nos casos agudos, é comum a ocorrência de hemorragias subendocárdicas e subepicárdicas, bem como hemorragias na mucosa e no lúmen do intestino grosso. Atelectasia de lobos pulmonares é um achado frequente; ademais, é possível constatar congestão e edema pulmonar em decorrência de insuficiência cardíaca. Fragmentos da planta causadora da intoxicação podem ser detectados no conteúdo estomacal. Ocasionalmente, nota-se nefrose. Há relato de hemorragias na parede ruminal e necrose e ulceração nos folhetos do omaso de animais acometidos e que sobrevivem por vários dias. Em alguns casos de intoxicação, há evidência de insuficiência hepática, inclusive de icterícia, mas sua patogênese não foi esclarecida.

As toxinas podem ser detectadas nos conteúdos do rúmen ou do estômago, por meio de cromatografia/espectrometria de massa.

Diagnóstico diferencial

O diagnóstico depende da detecção da planta tóxica na pastagem ou na forrageira armazenada, onde estão os animais que apresentam sinais clínicos característicos ou morte súbita. O diagnóstico é confirmado pela identificação da planta e/ou do glicosídeo cardíaco na ingesta, juntamente com lesões no miocárdio.

Lista de diagnósticos diferenciais

- Cólica (torsão intestinal etc.)
- Intoxicação por cianeto
- Intoxicação por fluoroacetato
- Intoxicação por gossipol
- Intoxicação por metais pesados (arsênico e chumbo)
- Intoxicação por ionóforo (carboxílico)
- Descarga elétrica causada por raio/eletrocução
- Miocardite/endocardite
- Intoxicação por plantas: *Albizia tanganyicensis, A. versicolor, Fadogia homblei (F. monticola), Galenia africana, Ornithoglossum viride, Pachystigma* spp., *Pavetta* spp., *Taxus* spp. e *Urechites lutea.*

Tratamento

Tratamento primário

Em geral, deve-se remover os animais da pastagem suspeita ou substituir a forrageira armazenada fornecida. O carvão ativado é efetivo na adsorção da toxina de oleandro; a esmectita é menos efetiva.[20]

Tratamento de suporte

Recomenda-se a reposição de líquidos por via IV ou oral, para reidratação e correção da azotemia. Tem-se empregado terapia parenteral com medicação antiarrítmica (lidocaína e procainamida), atropina para bloqueio cardíaco e propranolol para taquicardia, com graus variáveis de eficácia.[17,19] Fragmentos de anticorpos específicos contra digoxina foram utilizados com êxito em humanos, como antídoto para intoxicação por oleandro amarelo e, ocasionalmente, em espécies animais intoxicados por plantas que contêm glicosídeos cardiotóxicos.[8] Todavia, seu alto custo pode impossibilitar o uso em grandes animais. A taxa de recuperação diminui muito com o passar do tempo, desde a ingestão da planta e o início do tratamento. A presença de arritmia cardíaca está associada com morte dos equinos intoxicados por oleandro.[17]

Controle

Deve-se manter os animais longe das pastagens contaminadas, impedindo rigorosamente o acesso a elas. Restos de podas de arbustos e árvores não devem ser fornecidos aos animais, tampouco jogados nas pastagens ou confinamentos. As árvores ou ramos que caem nas pastagens devem ser removidos. A vacinação experimental contra a doença de *krimpsiekte* foi efetiva em um número limitado de ovinos.[5]

LEITURA COMPLEMENTAR

FDA poisonous plant database. At: <http://www.accessdata.fda.gov/scripts/plantox/index>; Accessed 10.11.13.

Poppenga RA. Poisonous Plants. In: Luch H, ed. Molecular, Clinical and Environmental Toxicology. Vol. 2. Zurich, Switzerland: B Verlag; 2010:123-175.

Radostits O, et al. Cardiac glycoside poisoning. Veterinary medicine: A textbook of the disease of cattle, horses, sheep, goats and pigs. 10th ed. London: W.B. Saunders; 2007:1862.

REFERÊNCIAS BIBLIOGRÁFICAS

1. Agrawal A, et al. New Phytol. 2012;194:28.
2. Kumar A, et al. Pharmacog Rev. 2013;7:131.
3. Botha CJ, et al. J Ethnopharmacol. 2008;119:549.
4. Botha CJ, et al. Onderstepoort J Vet Res. 2007;74:307.
5. Nicholson S. Vet Clin North Am Food Anim Pract. 2011;27:447.
6. Kellerman TS. Onderstepoort J Vet Res. 2009;76:19.
7. Botha CJ. Onderstepoort J Vet Res. 2013;80:543.
8. <http://ojvr.org/index.php/ojvr/article/view/543/849>; Accessed 10.11.13.
9. Rajapakse S. Clin Toxicol (Phila). 2009;47:206.
10. Jansen S, et al. Cardiovasc Toxicol. 2012;12:208.
11. Wink M. Julius-Kühn-Archiv. 2010;421:93.
12. Ozdemir O, et al. Euras J Vet Sci. 2011;27:73.
13. Soto-Blanco B, et al. Trop Anim Health Prod. 2006; 38:451.
14. Poppenga RH, et al. Proc Am Assoc Vet Lab Diagn. 2010;35.
15. Barbosa RR, et al. Res Vet Sci. 2008;85:279.
16. Aslani MR, et al. Iran J Vet Res. 2007;8:58.
17. Kozikowski D, et al. J Am Vet Med Assoc. 2009; 235:305.
18. Renier A, et al. J Am Vet Med Assoc. 2013;242:540.
19. Bandara V, et al. Toxicon. 2010;56:273.
20. Ozmaie S, et al. Adv Environ Biol. 2011;5:1401.

Intoxicação por teixo (*Taxus* spp.)

Sinopse

- Etiologia: alcaloides taxinas (principalmente taxinas A e B) presentes na planta teixo (*Taxus* spp.)
- Epidemiologia: distribuição cosmopolita; todas as espécies animais são acometidas, sendo os equinos os mais suscetíveis
- Patologia clínica: morte súbita é a consequência natural; no caso de ingestão subletal ocorre bradicardia, arritmia, ataxia, dispneia e convulsões
- Lesões: ausência de lesão macroscópica; em alguns casos, as lesões verificadas no exame histopatológico estão associadas com necrose do miócito cardíaco
- Confirmação diagnóstica: histórico de ingestão da planta tóxica, fragmentos da planta no estômago ou no rúmen e confirmação da presença da toxina em fluidos e na ingesta, por meio de cromatografia gasosa/espectrometria de massa ou cromatografia líquida/espectrometria de massa
- Tratamento: não há antídoto; descontaminação com carvão ativado e óleo mineral, em monogástricos; rumenotomia nos ruminantes
- Controle: manter os animais distantes da planta e de suas partes (verdes ou secas); não fornecer nem jogar aparas da planta na pastagem ou na instalação do confinamento.

Etiologia

Teixos (*Taxus* spp.) são plantas ornamentais comumente utilizadas em jardinagem, na América do Norte, Europa e outras partes do mundo. Teixo japonês (*T. cuspidata*), teixo inglês (*T. baccata*), teixo americano (*T. canadensis*), teixo Hicks (*Taxus media*) e teixo do Pacífico (*T. brevifolia*) são espécies comuns associadas à ocorrência de intoxicação em animais.[1,2] Todas as partes da planta, exceto o bago vermelho brilhante (arilo), são tóxicas; a semente do bago é tóxica. O teixo contém pelo menos 10 alcaloides taxinas, sendo as taxinas A e B as mais amplamente identificadas como cardiotoxinas.[1] A taxina B é a mais potente.[2,3] O teixo japonês (*T. cuspidata*) e o teixo inglês (*T. baccata*) contêm a maior quantidade de alcaloides taxinas e o teixo do Pacífico (*T. brevifolia*) contém a menor quantidade.[2]

Epidemiologia

Ocorrência

Todas as espécies animais, bem como os humanos, são suscetíveis à intoxicação pelas taxinas presentes nos teixos. A maioria dos casos clínicos de intoxicação é acidental, sendo observada em animais alimentados com aparas de teixo ou naquele que tem acesso ao teixo.

Fatores de risco

Fatores de risco do animal

Os equinos são mais sensíveis à intoxicação por teixo; a ingestão de apenas 0,2 a 0,4 g de folhas de teixo/kg de PC é suficiente para atingir a toxicidade mínima (DL_{min}).[1,2] Em seguida, tem-se os suínos (0,7 g de folhas de teixo/kg PC), as vacas (2 g de folhas de teixo/kg PC), os ovinos (2,5 g de folhas/kg PC) e os caprinos (12 g de folhas de teixo/kg PC).[1,2] Veado-de-cauda-branca e corça, nos EUA, parecem não ser suscetíveis à ação da taxina presente em *T. baccata*.[4,5] Os animais com doença hepática podem apresentar maior risco de intoxicação, pois as taxinas são metabolizadas no fígado.[2]

Fatores de risco do ambiente

A presença de teixo, verde ou seco, no ambiente onde vive o animal é um fator de alto risco. Na época de natal, ele pode ser incorporado às guirlandas ou coroas; o que pode ocasionar intoxicação acidental em equinos, quando estas são utilizadas na decoração de estábulos, cocheiras ou cercas. A ocorrência de intoxicação pode ser maior no inverno, quando não há outro vegetal verde disponível para o consumo dos animais.[1]

Transmissão

As taxinas A e B estão presentes em aparas e plantas secas e são tóxicas quando ingeridas pelos animais.[1,3]

Patogênese

Os alcaloides taxinas são absorvidos VO e distribuídos para a maioria dos tecidos corporais, exceto o sistema nervoso central e os testículos; são metabolizados pelas enzimas hepáticas do citocromo P450 e excretados, ao menos em parte, na bile.[1,2] Não há relato de excreção láctea, mas recomenda-se o descarte do leite.[1]

Os alcaloides taxinas são antagonistas do canal de cálcio dos miócitos cardíacos.[1,2,6] Os graus de cardiotoxicidade dos alcaloides são diferentes; a taxina B é muito mais cardiotóxica do que a taxina A.[2] A intoxicação por taxina B resulta em efeito cronotrópico negativo (diminui a frequência cardíaca) e anormalidades na condução atrioventricular (AV) (aumento do tempo de condução AV; alargamento do intervalo QRS).[1,2] A taxina A tem efeito mínimo na frequência cardíaca, no tempo de condução AV ou no intervalo QRS.[2]

Achados clínicos

A maioria dos animais é encontrada morta ou morre dentro de horas após o consumo de quantidade letal.[1,2,6,7] Na ingestão subletal, há relato de bradicardia, dispneia, ataxia, ansiedade ou apatia, tremores musculares, colapso e morte.[1,2,6] Também, relatam-se vômito, aborto e convulsões.[1] As anormalidades eletrocardiográficas incluem bradicardia, aumento do intervalo QRS, arritmias e parada cardíaca.[1,2,6] O prognóstico quanto à recuperação de ruminantes que sobrevivem por 3 dias após a ingestão da planta é bom.[1]

Achados de necropsia

Em geral, não há lesões macroscópicas porque ocorre morte súbita, como uma consequência natural. Quase sempre há fragmentos de teixo na boca, estômago ou rúmen, ou no trato intestinal. Há relato de hemorragias equimóticas em um equino que morreu devido à intoxicação por teixo; havia necrose miocárdica multifocal microscópica na parede do ventrículo e nos músculos papilares.[2] Em um grupo de bezerros que morreram após ingestão de teixo japonês, as lesões histopatológicas verificadas foram eosinofilia multifocal no miócito cardíaco, fragmentação do sarcolema, picnose, cariólise, perda de miócito e discreto infiltrado intersticial de linfócitos, com edema.[6] Em um bezerro com intoxicação crônica por teixo, observou-se tecido conectivo fibroso circundando grandes áreas do miocárdio.[8]

Diagnóstico diferencial

Em geral, o diagnóstico se baseia na identificação da planta, no histórico de sua ingestão e na presença de fragmentos da planta no trato gastrintestinal. Em muitos casos foram utilizadas, com êxito, cromatografia gasosa/espectrometria de massa e cromatografia líquida/espectrometria de massa.[9,10] Em mamíferos, detectou-se 3,5-dimetiloxifenol no sangue, urina, bile e conteúdo gástrico e parece que é um marcador de intoxicação por teixo.[9,11]

Lista de diagnósticos diferenciais

- Antraz
- Intoxicação por planta contendo glicosídeo cardíaco (oleandro, rododendro, dedaleira, asclepias, loureiro)
- Cólica (torção intestinal etc.)
- Intoxicação por cianeto
- Intoxicação por fluoroacetato
- Intoxicação por metais pesados (arsênico e chumbo)
- Intoxicação por ionóforo (carboxílico)
- Descarga elétrica por raio/eletrocução
- Miocardite/endocardite.

Tratamento

Não há antídoto; em geral, não se realiza tratamento específico porque a ocorrência de morte súbita é uma consequência natural. A absorção e a remoção da toxina devem ser minimizadas com o uso de carvão ativado e de catártico, como óleo mineral ou sulfato de magnésio, em animais monogástricos, e ruminotomia e carvão ativado, em ruminantes.[1,2] Em animais, tem-se utilizado atropina e medicações antiarrítmicas, inclusive lidocaína, mas não se constatou eficácia com tais procedimentos em humanos.[2]

Controle

Teixos não devem ser plantados em áreas de pastagens ou ao redor delas, e suas aparas devem ser descartadas, distantes das instalações onde vivem os animais. Deve-se ter cuidado quando as plantas são queimadas porque há relato de morte de bezerros após a ingestão de folhas queimadas.[6] As taxinas se degradam durante a compostagem, mas para que isso ocorra há necessidade de vários meses em temperatura extremamente alta.[12]

LEITURA COMPLEMENTAR

Tiwary AK, Puschner B, Kinde H, et al. Diagnosis of Taxus (yew) poisoning in a horse. J Vet Diagn Invest. 2005;17:252-255.

Wilson CR, Sauer JM, Hooser SB. Taxines: A review of the mechanism and toxicity of yew (Taxus spp.) alkaloids. Toxicon. 2001;39:175-185.

REFERÊNCIAS BIBLIOGRÁFICAS

1. Bischoff K, et al. Vet Clin North Am Food Anima Pract. 2011;27:472.
2. Wilson CR, Hooser SB. Toxicity of yew (Taxus spp.) alkaloids. In: Gupta RC, ed. Veterinary Toxicology. Basic and Clinical Principles. 2nd ed. San Diego, CA: Elsevier; 2012:1121.
3. Andersen KB, et al. Eur J Wildl Res. 2010;56:915.
4. Angus KW. Vet Rec. 2010;166:216.
5. Scott WA. Vet Rec. 2010;166:246.
6. Sula MJM, et al. J Vet Diagn Invest. 2013;4:522.
7. Handeland K. Toxicon. 2008;52:829.
8. Burcham GN, et al. J Vet Diagn Invest. 2013;25:147.
9. Froldi R, et al. J Anal Toxicol. 2010;34:53.
10. Frommherz L, et al. Int J Legal Med. 2006;120:346.
11. Varlet V, et al. Drug Test Anal. 2012;5:474.
12. Hough RL, et al. Sci Total Environ. 2010;408:4128.

Intoxicação por plantas que contêm monofluoroacetato

As plantas que contêm teor tóxico de fluoroacetato são:

- *Acacia georginae* (*Georgina gidgee*; Austrália)[1]
- *Amorimia* spp. (antiga *Mascagnia* spp.; América do Sul)[1,2]
- *Arrabidaea bilabiata* (América do Sul)[3]
- *Chailletia toxicaria*
- *Dichapetalum* spp. (África)[1]
- *Gastrolobium* spp (ervilha venenosa; Austrália)[1,4]
- *Oxylobium parviflorum* (Austrália)[1]
- *Palicourea maracgravii* (América do Sul)[3]
- *Spondianthus preussi* (África).

Monofluoroacetato ou fluoroacetato de sódio está presente naturalmente em mais de 40 plantas nativas da Austrália, Brasil e África. No organismo, o fluoroacetato é transformado em fluorocitrato, que inibe as enzimas aconitase e succinato desidrogenase, no ciclo do ácido tricarboxílico (ciclo de Krebs), ocasionando acúmulo de quantidade significativa de citrato nos tecidos e lesão cardíaca irreversível.[3] No sudoeste da Austrália, mamíferos herbívoros nativos desenvolveram alto grau de tolerância genética a essa toxina e são utilizados como um marcador genético para pesquisa da historia evolutiva de alguns marsupiais nativos do continente.

A síndrome mais comum surge cerca de 12 h após a ingestão da planta tóxica, com morte súbita sem outros sintomas, ou a intoxicação de manifesta como uma síndrome que inclui hipersensibilidade, furor, dispneia, cianose, taquicardia com frequência cardíaca de até 300 bpm, arritmia cardíaca, ataxia, decúbito e convulsões. Um quadro clínico menos comum envolve timpanismo moderado, surgimento de sintomas quando os animais são forçados a se movimentar e micções frequentes. O paciente pode morrer poucos minutos a várias horas depois da ingestão da planta. As lesões verificadas durante a necropsia incluem necrose miocárdica, congestão e edema pulmonar, e congestão venosa generalizada.

No interior do norte da Austrália, a intoxicação por *Acacia georginae* foi associada com alta taxa de mortalidade em bovinos e ovinos, e reduziu seriamente a produtividade de grandes áreas de pastejo. O íon fluoroacetato se concentra nas folhas novas e nas vagens com sementes. Por ocasião da necropsia constata-se congestão da mucosa do trato alimentar, flacidez do miocárdio e múltiplas hemorragias subendocárdicas e subepicárdicas. Pode haver edema e congestão pulmonar. Espécies de *Gastrolobium* (42 espécies são suspeitas ou sabidamente tóxicas) também são causas de intoxicação na Austrália, principalmente no sudoeste; *Palicourea* e *Anorimia* são responsáveis por muitos surtos da doença na América do Sul. Doze espécies de *Dichapetalum*, por exemplo, *D. cymosum* (Gifblaar), *D. ruhlandii* e *D. barteri*, são arbustos tóxicos na África, mas costumam ser encontrados também nos trópicos. As suas folhas verdes e frescas contêm fluoroacetato. A administrado experimental de acetamida (2 g/kg) logo após a ingestão de *Dichapetalum* spp. parece ter alguma utilidade em animais, contra a toxina.

REFERÊNCIAS BIBLIOGRÁFICAS

1. Lee ST, et al. Toxicon. 2012;60:791.
2. Duarte ALL, et al. J Appl Toxicol. 2014;34:220.
3. Camboim EKA, et al. ScientificWorldJournal. 2012; 178254.
4. Twigg L. Pac Con Biol. 2011;17:299.

Intoxicação por plantas que contêm 4-metoxipiridona

A 4-metoxipiridona, um análogo da piridoxina e presente em *Albizia* spp. ([*A. versicolor*, árvore-da-febre] e *Albizia tanganyicensis* [*paperback albizia*]), especialmente em vagens secas, é uma cardiotoxina.[1] Em bovinos, os sinais clínicos incluem hipersensibilidade, hipertermia, dispneia, ataxia e convulsões tetânicas, piscadas rápidas e nistagmo. A maioria dos animais acometidos se recupera espontaneamente.

Cardiomiopatia, constatada durante a necropsia, é um achado diagnóstico. As lesões também incluem hemorragias petequiais em diversos tecidos, edema pulmonar e anormalidades degenerativas no miocárdio e em outros órgãos e, em alguns casos, no cérebro. A piridoxina é um antídoto razoável, mesmo quando o animal já manifesta sintomas da intoxicação.

REFERÊNCIA BIBLIOGRÁFICA

1. Botha CJ, et al. J Ethnopharmacol. 2008;119:549.

Insuficiência cardíaca causada por plantas (toxinas não identificadas)

Muitas plantas que contêm toxinas não identificadas são incriminadas como causas de insuficiência cardíaca em grandes animais, ocasionando insuficiência cardíaca congestiva e cardiomiopatia e/ou morte súbita. Essas plantas são listadas a seguir.

- Insuficiência cardíaca com morte súbita ou insuficiência congestiva e cardiomiopatia:
  - *Atalaya hemiglauca* (árvore de madeira branca)
  - *Galenia africana*
  - *Phalaris coerulescens* (alpiste rugoso)
  - *Phalaris paradoxa*
  - *Tanaecium exitosium*
  - *Tetrapteris* spp.
  - *Urechites lutea*
- As plantas listadas a seguir contribuem para a ocorrência da síndrome africana *gousiekte* ("*quick sickness*"); a toxina pode ser uma poliamina, purificada e identificada como pavetamina[1]
  - *Fadogia homblei*
  - *Pachystigma latifolium*
  - *P. pygmaeum*
  - *P. thamnus*
  - *Pavetta harborii*
  - *P. schumanniana.*

REFERÊNCIA BIBLIOGRÁFICA

1. Botha CJ, et al. J Ethnopharmacol. 2008;119:549.

Intoxicação por ionóforos (carboxílicos)

Sinopse

- Etiologia: ionóforos carboxílicos utilizados comercialmente como coccidiostáticos e promotores de crescimento; causam intoxicação se fornecidos em dose excessiva, quando ocorre erro na mistura com a ração ou no caso de exposição acidental dos animais a esses produtos
- Epidemiologia: cosmopolita; todas as espécies animais com acesso aos ionóforos são sujeitas à intoxicação
- Patogênese: lesão de músculo estriado, ocasionando insuficiência cardíaca aguda ou fraqueza de membros e paralisia
- Patologia clínica: aumento dos teores séricos de troponina I cardíaca, creatinoquinase, aspartato aminotransaminase, lactato desidrogenase e fosfatase alcalina, bem como constatação de mioglobinúria
- Lesões: necrose muscular com hemorragias ou áreas pálidas nos músculos cardíaco e esquelético; edema pulmonar, ascite, hidrotórax; no caso de morte aguda não se verifica lesão
- Confirmação diagnóstica: análise de ionóforo no conteúdo estomacal e em amostras representativas de alimentos; a mensuração de ionóforo no soro sanguíneo tem pouco valor
- Tratamento: não se recomenda tratamento primário
- Controle: prevenir acesso acidental dos animais aos ionóforos; evitar o uso de dose excessiva; empregar boas práticas de produção e mistura dos alimentos na propriedade; considerar as limitações espécie-específicas.

Etiologia

Ionóforos carboxílicos são utilizados como antibióticos poliéteres no controle de coccidiose em aves domésticas, como promotor de crescimento e/ou para aumentar a eficiência alimentar em ruminantes.[1,2] Atualmente, sete ionóforos carboxílicos são aprovados para uso veterinário: monensina, lasalocida, salinomicina, narasina, maduramicina, laidlomicina e senduramicina. Destes, monenina, lasalocida e salinomicina são utilizados na produção de ruminantes; dos três, a monensina é o mais amplamente estudado.[2,3] Além do uso e efeitos indicados na bula, a monensina tem se mostrado útil no tratamento de acetonemia, acidose láctica, timpanismo e pneumonia intersticial atípica.[4] Os efeitos farmacológicos de ionóforos são similares, mas diferem quimicamente e suas toxicidades são diferentes. Se utilizados apropriadamente, esses compostos são efetivos, mas suas margens de segurança são estreitas e o uso negligente tem sido associado a perdas importantes.

A dose de monensina recomendada é variável, dependendo da idade e do tamanho do animal pecuário e do propósito para o qual é administrado. As recomendações do fabricante devem ser rigorosamente seguidas. Em bovinos, a dose aproximada recomendada por via oral, geralmente adicionadas ao alimento, é 50 a 200 mg/animal/dia, 16,5 a 33 partes por milhão (ppm); em ovinos, é 5 a 10 ppm no alimento.

Para a monensina, as doses nas quais se pode esperar a ocorrência de sinais clínicos de intoxicação são: bovinos: 10 mg/kg PC, ovinos: 4 mg/kg PC, suínos: 7,5 mg/kg PC e equinos: 1 mg/kg PC. Comparativamente, a DL_{50} para bovinos é 26,4 mg/kg PC, ovinos: 11,9 mg/kg PC, suínos: 16,7 mg/kg PC, caprinos: 24 mg/kg PC e equinos: 2 a 3 mg/kg PC.[2,3] É comum a ocorrência de intoxicação em bovinos que recebem dose maior que 10 vezes a dose recomendada. Em suínos, a concentração tóxica no alimento é 200 a 220 mg/kg de alimento. Para a lasalocida, a dose letal relatada para equinos é 21,5 mg/kg PC,[3] para bovinos é 50 a 100 mg/kg PC e para suínos 58 mg/kg PC. A DL_{50} de salinomicina para equinos é 0,6 mg/kg PC. Os efeitos desses compostos são cumulativos e podem não ser notados durante algumas semanas após a cessação de sua administração.

Epidemiologia

Ocorrência

Todas as espécies animais são sujeitas à intoxicação por ionóforos. Equinos são mais suscetíveis, mas há relato de morte em bovinos, ovinos, caprinos, suínos, camelos,[5] búfalos[6] e outras espécies. As intoxicações acidentais são mais frequentemente relatadas em países onde a pecuária é intensiva e a alimentação direta no cocho é empregada em grande escala.

Fatores de risco

Fatores de risco do animal

Esses compostos são especificamente proibidos para uso em equinos, em qualquer circunstância, devido à sua toxicidade para essa espécie. Com frequência, os equinos se intoxicam após ingestão de pré-mistura do produto destinada especificamente a bovinos. Se a quantidade ingerida é pequena, não ocasiona nenhum dano; todavia, o mais comum é que os equinos consumam maior quantidade de alimento do que a tolerada e tornem-se sintomáticos.

Bovinos que têm *bolus* de monensina para controle de timpanismo, com retenção no retículo, por meio de liberação de doses diárias exatas da medicação podem morrer repentinamente devido à insuficiência cardíaca aguda causada por miocardiopatia, uma condição associada com a monensina. Como coccidiostático, o composto é utilizado principalmente em aves domésticas; as mortes decorrentes de insuficiência cardíaca congestiva têm ocorrido em bovinos e ovinos alimentados com cama de frango seca oriunda de propriedades que utilizam salinomicina ou maduramicina.

Juntamente com essas principais implicações de monensina e lasalocida há várias outras bem menos conhecidas. Bovinos alimentados com dieta rica em nitrogênio estão sujeitos a maior risco de um surto de intoxicação por nitrito se também recebem monensina. Outra consequência indesejável pode ser um decréscimo no teor de gordura do leite devido ao desvio de acetato para a produção de propionato no rúmen.

A administração concomitante de monensina e selênio aos cordeiros exacerba a toxicidade do selênio. O fornecimento contínuo de monensina aos suínos machos (50 ppm durante 52 dias) reduz a concentração sanguínea de testosterona e está associado com distrofia de túbulos seminíferos e baixa contagem de espermatozoides.

Em suínos, a administração concomitante de monensina ou salinomicina e tiamulina, cloranfenicol, triacetiloleandomicina ou outros antibióticos macrolídeos nas doses recomendadas pode causar intoxicação por ionóforo.[2] Em suínos, pode ocorrer surto da intoxicação quando o produto é introduzido nos protocolos terapêuticos utilizados para o controle de disenteria, quando a ração fornecida aos animais já contém ionóforo como promotor de crescimento, ou quando as duas medicações são combinadas como um protocolo de prevenção de coccidiose.

Fatores de risco do suíno (tiamulina)

Em suínos, a miotoxicidade da monensina é exacerbada pela administração simultânea dos dois antibióticos (monensina ou salinomicina e tiamulina). Essas três medicações são utilizadas como coccidiostáticos, não sendo incomum que os proprietários as forneçam em uma combinação. No entanto, essas medicações utilizam as mesmas vias de desintoxicação hepática, com prioridade para a tiamulina. Esta inibe enzimas mitocondriais CYP3A, que estimulam a metabolização da monensima, possibilitando o acúmulo desse ionóforo.[7] A monensina (ou a salinomicina) se acumula ao ponto de se tornar tóxica. A síndrome clínica consiste em anorexia e perda de peso; durante a necropsia nota-se mionecrose de língua, diafragma e membros. Uma condição tóxica semelhante é observada em suínos, após administração simultânea de tiamulina e salinomicina, na qual a interação tóxica está relacionada com a dose.

Quando se utiliza tiamulina em níveis terapêuticos no alimento, na água ou por via injetável, concomitante à salinomicina na dose de 60 ppm, podem ocorrer reações tóxicas e morte. Essa interação não ocorre quando os dois antibióticos são utilizados simultaneamente e a tiamulina é utilizada na dose recomendada como profilática (30 a 40 ppm) ou como promotor do crescimento (11 ppm), independentemente de a administração ser oral ou injetável, desde que se respeite um intervalo de 72 h entre a última exposição à salinomicina e a primeira exposição à dose terapêutica de tiamulina, e vice-versa.

Fatores de risco da propriedade

Os efeitos tóxicos dos ionóforos são bem conhecidos e, quase sempre, a intoxicação é acidental devido à falha em diluir o concentrado, falha na mistura dos ingredientes ou identificação errônea de embalagens e sacos de alimentos. Algumas preparações líquidas precipitam e necessitam ser misturadas constantemente, antes e durante a mistura com uma parte do alimento. O uso deliberado ou acidental, não indicado na bula para outras espécies, como equinos, camelos e búfalos resulta em intoxicação.

Patogênese

Todos os compostos são substâncias catiônicas, alterando o equilíbrio de cátions (especialmente de Ca^{2+}, Na^+ e K^+) nas células e organelas.[2,3] O resultado final é alteração na geração de ATP, disfunção celular e morte da célula. A monensina é rapidamente absorvida, metabolizada no fígado e excretada na bile e nas fezes.[2] Outros ionóforos parecem seguir uma via farmacocinética semelhante. Os equinos apresentam um sistema de enzimas de desmetilação no citocromo P450 menos eficiente e parece não remover a monensima da circulação sistêmica tão rapidamente como acontece em outras espécies; essa pode ser a razão da maior suscetibilidade dessa espécie à intoxicação por ionóforos.

O principal órgão-alvo da toxicidade da monensima é o músculo estriado (cardíaco e esquelético).[2,3] O mecanismo de ação exato é desconhecido, mas parece que a origem da lesão muscular está relacionada ao grande influxo celular de cálcio e sódio, resultando em degeneração e necrose de células musculares. Em bovinos, os músculos cardíaco e esquelético são acometidos quase igualmente; em ovinos e suínos, o músculo esquelético é mais gravemente acometido e em equinos o miocárdio é o sítio da lesão. Neste último caso, pode ocorrer insuficiência cardíaca congestiva ou aguda, com sintomas que, frequentemente, demoram semanas para surgir, até que ocorra estresse adicional, como final de gestação ou parição, incitando insuficiência cardíaca. Quando a lesão acontece principalmente no músculo esquelético, a síndrome se manifesta como fraqueza, ataxia e decúbito; mioglobinúria é uma consequência secundária comum.

Além da degeneração miocárdica, a intoxicação de equinos por lasalocida está associada com neurotoxicidade, com degeneração focal de axônio e tumefação da bainha de mielina, notadas no exame pós-morte.[3]

Achados clínicos

O sinal clínico mais consistente e frequentemente relatado em todas as espécies é anorexia.[2] A ocorrência de outros sintomas é variável entre as espécies, mas quase sempre incluem diarreia, dispneia, apatia, fraqueza, ataxia, decúbito e morte.

Bovinos

Os sinais clínicos surgem 24 h após a ingestão de alta dose de ionóforo, mas podem ser retardados em até 5 dias quando há consumo menor. Os sintomas iniciam com anorexia, seguida de diarreia, tremores, fraqueza, taquicardia e atonia ruminal; os animais podem morrer nesse estágio da intoxicação devido à insuficiência cardíaca aguda.[2] Aqueles que sobrevivem por 1 ou 2 dias desenvolvem insuficiência cardíaca congestiva, manifestada por edema peitoral, congestão das veias jugulares, ascite, fezes aquosas, dispneia e taquicardia.[8] O animal pode morrer dias ou meses após surtos importantes[4] e geralmente a morte é causada pelo esforço durante a parição. Quando se fornecem doses menores por longos períodos, a síndrome se manifesta como insuficiência cardíaca congestiva em todos os casos.

Ovinos

A síndrome pode ser aguda, seguida de hiperestesia; tremores, especialmente da cabeça; desaparecimento do reflexo pupilar à luz; decúbito; e convulsões, com morte durante uma crise convulsiva. Mais comumente, a doença começa com anorexia, diarreia, estase ruminal e depressão, seguida de fraqueza muscular, andar rígido e decúbito.[9] Nos casos crônicos ocorre atrofia dos músculos dos membros pélvicos e um andar rígido.

Suínos

A intoxicação por monensina é acompanhada de dispneia, anorexia, ataxia, paresia, mioglobinúria, cianose, diarreia, timpanismo e prurido. O animal morre após, aproximadamente, 6 h. A salinomicina está associada com a mesma síndrome geral, mas também inclui relutância do animal em permanecer em pé e, quando forçado a isso, surgem tremores, especialmente dos membros pélvicos; cambaleio; flexão do boleto; e queda abrupta. O exercício exacerba os sintomas. Nota-se angústia respiratória na forma de respiração irregular. O consumo de alimento diminui pela metade e a simulação do ato de beber água é característica. Nota-se urina avermelhada por até 5 dias após a cessação do uso do ionóforo.

Equinos

Anorexia é o sintoma mais descrito. Há relato de agitação, angústia respiratória, diarreia, congestão de membranas mucosas, sudorese profusa, às vezes mioglobinúria, disritmias cardíacas e taquicardia (50 a 60 bpm), mas isso pode depender do ionóforo específico ingerido.[3,10,11] Alguns equinos são encontrados mortos imediatamente após a ingestão. A progressão da doença cardíaca é rápida e os equinos acometidos podem não manifestar clara evidência clínica de insuficiência cardíaca no momento da intoxicação; contudo, os sobreviventes podem desenvolver uma síndrome caracterizada por baixo desempenho ou insuficiência cardíaca congestiva, vários meses depois.

Raramente, os equinos apresentam envolvimento do músculo esquelético, acompanhado de febre, urina avermelhada ou escura (devido ao intenso catabolismo muscular), dificuldade em se levantar, andar rígido, flexão do boleto e decúbito terminal, após um período de dias ou de vários meses. Também há relato de cólica durante a fase aguda, mas isso pode ser um quadro de inquietação e do ato de se deitar e levantar frequentemente devido à miosite aguda. Eutanásia é o resultado usual desses casos, em razão de lesão muscular irreparável.

Patologia clínica

Em todas as espécies, os testes laboratoriais indicam aumento das atividades séricas de creatina fosfoquinase, LDH, fosfatase alcalina e aspartato aminotransferase; mioglobinúria é frequente e quase sempre prolongada.[2,4,5,9,12] No entanto, os resultados dos exames laboratoriais podem variar substancialmente entre os animais acometidos. Recomenda-se a análise de amostras de alimento e de conteúdo de estômago obtidas por meio de sonda estomacal. Relata-se que alguns alimentos fornecidos aos equinos continham 125 a 250 g de ionóforo/tonelada de alimento e o conteúdo estomacal de 50 a 100 ppm.

Em animais intoxicados por ionóforos, o exame do sistema cardiovascular é importante, frequentemente desafiador e necessário para o prognóstico a longo prazo.[13] O ECG e exame ultrassonográfico dos animais são úteis para avaliar a doença miocárdica inicial, mas podem não ter valor na doença crônica.[3,13] Imagem *doppler* e rastreamento de pontos bidimensional podem possibilitar avaliação mais segura da função do ventrículo esquerdo, em um quadro crônico.[14] Tem-se utilizado cTnI, um biomarcador de lesão miocárdica em humanos, no diagnóstico de doença cardíaca em equinos, bovinos e ovinos[15-18], e pode ser um instrumento valioso e não invasivo para determinar e monitorar a extensão da lesão miocárdica causada pela intoxicação por ionóforo.[19] Ademais, tem-se utilizado analisador de cTnI humano portátil, com intuito de mensurar as concentrações séricas e plasmáticas de cTnI em equinos e bovinos normais[15,20] e naqueles intoxicados por monensina.[15]

Achados de necropsia

Em bovinos, nota-se cardiomiopatia, edema pulmonar, aumento de volume do fígado e do coração, hidropericárdio, hidrotórax e ascite. Durante a necropsia nem sempre há lesões macroscópicas evidentes; para o exame microscópico devem ser obtidas várias amostras de tecidos suscetíveis, conservando-as em formalina.

Em ovinos, as alterações pós-morte incluem necrose de músculos esquelético e cardíaco, hidrotórax, hemopericárdio, edema pulmonar e hemorragias petequiais no tecido adiposo da base do coração.[21] Outros achados incluem rins pálidos e fígado edemaciado e amarelo. Cordeiros com menos de 1 ano de idade apresentam apenas hemorragia gastrintestinal.

Em equinos com intoxicação aguda, as lesões notadas durante a necropsia incluem necrose de miocárdio, congestão pulmonar, tumefação hepática e, em alguns casos, hemorragias petequiais nos pulmões. A necrose de músculo esquelético pode ser evidente. Nefrose mioglobinúrica e mioglobinúria são achados secundários. Nos casos crônicos, há miopatia cardíaca evidente e, possivelmente, em músculo esquelético com fibrose marcante.

Diagnóstico diferencial

Em todas as espécies animais, as síndromes manifestadas por insuficiência cardíaca aguda ou congestiva causada por miopatia cardíaca aguda ou por paresia dos membros ou decúbito decorrente de miopatia esquelética são suficientemente comuns para requerer um teste positivo para um dos ionóforos no alimento ou no conteúdo estomacal, para a confirmação do diagnóstico. Atualmente, há disponibilidade de cromatografia líquida/espectrometria de massa para detecção de monensina, salinomicina e narasina.[22]

Lista de diagnósticos diferenciais

Bovinos:
- Ingestão simultânea de outros ionóforos
- Doenças infecciosas, rinotraqueíte bovina e febre do transporte
- Deficiência nutricional de vitamina E ou selênio
- Plantas tóxicas: glicosídeos cardiotóxicos (*Nerium oleander*, outras), *Taxus* spp. (teixo), *Karwinskia humboldtiana* (planta de coiote), *Cassia occidentalis* (fedegoso), *Vicia villosa* (ervilhaca peluda) e *Eupatorium rugosum* (eupatório).

Suínos:
- Ingestão concomitante de outros ionóforos
- Intoxicação por gossipol
- Deficiência nutricional de vitamina E ou selênio
- Plantas tóxicas: glicosídeos cardiotóxicos (*Nerium oleander*, outras), *Taxus* spp. (teixo), *Karwinskia humboldtiana* (planta de coiote), *Cassia occidentalis* (fedegoso), *Vicia villosa* (ervilhaca peluda) e *Eupatorium rugosum* (eupatório)
- Síndrome do estresse suíno.

Equinos:
- Intoxicação por β-agonista (clembuterol, ractopamina e zilpaterol)
- Rabdomiólise de esforço
- Paralisia periódica hiperpotassêmica
- Plantas tóxicas: glicosídeos cardiotóxicos (*Nerium oleander*, outras), *Taxus* spp. (teixo), *Karwinskia humboldtiana* (planta de coiote), *Cassia occidentalis* (fedegoso), *Vicia villosa* (ervilhaca peluda) e *Eupatorium rugosum* (eupatório)
- Miopatia sazonal em pastagem/miopatia atípica em pastagem.

Tratamento

Não há tratamento primário efetivo; recomenda-se apenas terapia de suporte. O selênio e a vitamina E não são efetivos após o início dos sintomas, mas quando administrados antes do surgimento dos sinais clínicos podem ser úteis. O tratamento padrão para a remoção de resíduo da toxina do trato alimentar é o carvão ativado ou óleo mineral. Não é efetivo quando já houve absorção da toxina; quando há comprometimento do miocárdio a recuperação é improvável.

Controle

Os equinos são muito suscetíveis à intoxicação por ionóforos; é preciso muito cuidado para assegurar que uma ração destinada aos bovinos, contendo esses produtos, não seja disponibilizada aos equinos. Também, é preciso cautela para que os animais não consumam dose exagerada e que não sejam utilizados vários ionóforos indiscriminadamente. Na fábrica e nas propriedades devem ser empregadas boas técnicas de produção e mistura dos alimentos.

LEITURA COMPLEMENTAR

Miller DJ, et al. Tiamulin/salinomycin interactions in pigs. Vet Rec. 1986;20-415-8.

Radostits O, et al. Ionophore poisoning. Veterinary medicine: A Textbook of the Disease of Cattle, Horses, Sheep, Goats and Pigs. 10th ed. London: W.B. Saunders; 2007:1844.

REFERÊNCIAS BIBLIOGRÁFICAS

1. Hughes KJ, et al. Equine Vet J. 2009;41:47.
2. Roder JD. Vet Clin North Am Food Anim Pract. 2011;27:305.
3. Decloedt A, et al. J Vet Intern Med. 2012;26:1005.
4. Omidi A, et al. Can Vet J. 2010;51:1143.
5. Rozza DB, et al. J Vet Diagn Invest. 2006;18:494.
6. Mousa SA, et al. J Anim Sci Adv. 2013;3:551.
7. Islam KMS, et al. Poultry Sci. 2009;88:2353.
8. De La Cruz-Hernandez NI, et al. Revue Med Vet. 2012;163:60.
9. Hosseini R, et al. Iran J Vet Res. 2013;14:120.
10. Pavarini SP, et al. Pesquisa Vet. 2011;31:844.
11. Aleman M, et al. J Am Vet Med Assoc. 2007;230:1822.
12. Rajaian H, et al. Comp Clin Pathol. 2009;18:233.
13. Varga A, et al. J Vet Intern Med. 2009;23:1108.
14. Decloedt A, et al. J Vet Intern Med. 2012;26:1209.
15. Divers TJ, et al. AAEP Proc. 2010;277.
16. Nath LC, et al. Aust Vet J. 2012;90:351.
17. Karapinar T, et al. Can Vet J. 2010;51:397.
18. Karapinar T, et al. Vet Clin Pathol. 2012;41:375.
19. Divers TJ, et al. J Vet Diagn Invest. 2009;21:338.
20. Fraser B, et al. Am J Vet Res. 2013;74:870.
21. Khodakaram T, et al. Comp Clin Pathol. 2008;17:255.
22. Huang M, et al. J Vet Diagn Invest. 2011;23:956.

NEOPLASIA CARDÍACA

A neoplasia cardíaca primária é extremamente rara e a ocorrência de doença cardíaca secundária à neoplasia metastática não é comum. Há relato de adenoma de corpo aórtico, fibrossarcoma cardíaco, hamartoma vascular cardíaco[1] e mesotelioma pericárdico. Rabdomiossarcoma cardíaco primário é raramente constatado em bovinos e ovinos. Uma ampla série de casos de angioleiomioma cardíaco foi relatado em 44 bovinos, no Japão; esses tumores eram subendocárdicos e envolviam músculos papilares ou valvas e compartilhavam algumas características com hamartoma e fibrossarcoma,[2] mas acredita-se que são diferentes de neoplasias de bainha nervosa periférica.[3]

É provável que o linfossarcoma seja o tumor metastático mais comum em bovinos[4] (ver Capítulo 11) e equinos; contudo, também há relato de envolvimento cardíaco por melanoma, hemangiossarcoma, carcinoma testicular embrionário, carcinoma de célula escamosa, lipoma e outras neoplasias. Angiomas e tumores vasoformativos benignos podem se desenvolver no coração, sendo relatados como causas de obstrução do fluxo sanguíneo e de insuficiência cardíaca em bezerros jovens.

REFERÊNCIAS BIBLIOGRÁFICAS

1. Brisville AC, et al. J Vet Cardiol. 2012;14:377.
2. Une Y, et al. Vet Pathol. 2010;47:923.
3. Pavarini SP, et al. Acta Vet Scand. 2013;55:7.
4. Burton AJ, et al. J Vet Intern Med. 2010;24:960.

ANOMALIAS CARDIOVASCULARES CONGÊNITAS

Sinopse

- Etiologia: anormalidade do coração ou de estrutura vascular resulta em circulação sanguínea anômala. A causa das anomalias congênitas é desconhecida; algumas podem ser hereditárias
- Epidemiologia: ocorrência esporádica, geralmente se manifesta como insuficiência cardíaca logo após o nascimento; todavia, algumas anomalias são compatíveis com a vida e detectadas acidentalmente
- Achados clínicos e de necropsia: específicos para anomalias individuais
- Patologia clínica: ecocardiografia é mais útil como auxílio diagnóstico
- Confirmação diagnóstica: ecocardiografia e exame pós-morte
- Tratamento: em alguns casos, faz-se tratamento cirúrgico.

Etiologia

Na literatura veterinária, há crescente número de relatos clínicos sobre anomalias cardiovasculares congênitas; contudo, no geral, têm pouca importância. A causa das anomalias cardíacas congênitas é desconhecida, mas acredita-se que sejam resultado de lesão durante o desenvolvimento ou da ação de genes recessivos únicos ou de grupos poligênicos que têm efeitos lesivos específicos no desenvolvimento cardíaco. Constatou-se defeitos de septo ventricular em bovinos gêmeos. Há relato de defeito de septo ventricular hereditário em suínos miniaturas e suspeita-se em bovinos e cavalos árabes.[1]

Epidemiologia

Constatam-se anomalias cardíacas congênitas em todas as espécies, porém não são muito comuns em nenhuma delas. É provável que a prevalência seja maior em bovinos e menor em equinos.

Bovinos

A frequência relativa de anomalias cardíacas individuais em 36 bezerros, verificadas em uma pesquisa no exame pós-morte foi:

- Defeito de septo ventricular: 14%
- Ectopia cardíaca: 13%
- Hipoplasia de ventrículo direito: 13%
- Hipoplasia de ventrículo esquerdo: 13%
- Dextroposição de aorta: 10%
- Hematoma valvular: 9%
- Persistência de ducto arterioso: 6%
- Persistência de forame oval: 6%
- Fibroelastose endocárdica: 4%
- Tronco aórtico comum: 4%
- Outras anomalias cardíacas: 10%.

Os animais eram bezerros neonatos e as frequências relativas tendem a ser incompatíveis com uma vida mais longa. Em geral, o defeito de septo ventricular é a anomalia cardíaca mais comum em bovinos.

Ovinos

Em uma grande série de necropsias em cordeiros, verificou-se que 1,3% dos animais apresentavam anomalias cardíacas, sendo que, aproximadamente, 90% deles apresentavam defeitos de septo ventricular.

Equinos

Uma revisão de 82 publicações a respeito de anomalias cardíacas congênitas em equinos mostrou a seguinte prevalência em relação ao total de casos:

- Defeito de septo ventricular: 28%
- Tetralogia de Fallot: 16%
- Tronco arterioso: 8,5%
- Anormalidades das valvas aórtica, pulmonar ou mitral: 13,2%
- Atresia da tricúspide: 14,6%
- Anormalidade da aorta: 4,8%
- Persistência de ducto arterioso: 3,7%
- Defeito de septo atrial: 1,2%.
- Outras lesões respondem pelo restante dos casos.

Suínos

As frequências relativas de malformações cardíacas congênitas em suínos são relatadas como:

- Displasia da valva tricúspide: 34%
- Defeito de septo atrial: 25%
- Estenose subaórtica: 18%
- Defeito de septo ventricular: 9%
- Persistência do canal atrioventricular comum: 9%
- Outras anomalias: 10%.

Patogênese

As anomalias cardíacas congênitas podem causar sobrecarga de pressão ou sobrecarga de volume (fluxo) em uma ou mais câmaras cardíacas. Em geral, o ventrículo esquerdo pode tolerar melhor uma sobrecarga de pressão do que o ventrículo direito, enquanto o ventrículo direito pode tolerar melhor uma sobrecarga de volume do que o ventrículo esquerdo. O coração pode compensar o aumento da sobrecarga com perda mínima da reserva cardíaca ou o defeito pode causar insuficiência cardíaca.

Shunts (desvios)

A mistura de sangue oxigenado e sangue venoso em decorrência de uma anormalidade anatômica que possibilita um desvio de sangue da circulação pulmonar para a circulação sistêmica em razão da elevada resistência vascular pulmonar é um fator importante na patogênese dos sinais clínicos de algumas anomalias cardíacas congênitas. A anoxia resultante ocasiona dispneia grave e a *cianose* pode ser marcante se o *shunt* da direita para a esquerda for grande. Há notável ausência de febre e toxemia caso não se desenvolva doença intercorrente. Caso o animal sobreviva após a primeira semana de vida, quase sempre ocorrerá hipertrofia cardíaca.

Idade por ocasião da manifestação

Os animais com algumas anomalias cardíacas congênitas podem sobreviver até a vida adulta, serem produtivos e terem desempenho adequado. É possível notar insuficiência cardíaca aguda ou insuficiência cardíaca crônica (congestiva) quando os animais são submetidos a estresse físico, como acontece na primeira prenhez ou em atividade no campo. O surgimento inicial de sinais de doença cardíaca em um animal com 2 a 3 anos de idade não deve excluir a possibilidade de anormalidade congênita.

Achados clínicos

A seguir faz-se uma descrição geral das anomalias congênitas mais comuns. Algumas são, na verdade, defeitos do sistema vascular, mas aqui mencionadas por conveniência. Pode-se confirmar o diagnóstico pela detecção de um diferencial de pressão através das valvas, pela detecção de *shunt* por método de diluição de corante, pela análise hemogasométrica seriada e pela angiocardiografia. A ecocardiografia se tornou um importante método auxiliar de diagnóstico.

Ectopia cardíaca

A localização anormal do coração fora da cavidade torácica é mais comum em bovinos, sendo o deslocamento do coração, geralmente, para a região cervical inferior. O coração é facilmente notado e palpado, pois é acompanhado de divergência das primeiras costelas e compressão ventrodorsal do esterno, dando a impressão de ausência de região peitoral. Os animais acometidos podem sobreviver durante anos, visto que também podem apresentar um deslocamento abdominal do coração; todavia, aqueles com deslocamento por defeito de esterno ou costela raramente sobrevivem além de alguns dias.[2]

Persistência do forame oval

Esse defeito do septo atrial é razoavelmente comum em bovinos e, em geral, se presente como um defeito isolado não ocasiona sinais clínicos; é detectado casualmente durante a necropsia. Defeitos do tipo *ostium secundum* também são comuns em bovinos. Grandes defeitos podem ocasionar um *shunt* bidirecional. A resistência relativa ao fluxo de saída do átrio é maior no lado esquerdo do que no lado direito e o *shunt*, caso ocorra, é da esquerda para a direita. Isso ocasiona uma sobrecarga de fluxo moderada no lado direito do coração, que é bem tolerada. Em geral, grandes fluxos aumentam a resistência vascular pulmonar e resultam em hipertrofia moderada do ventrículo direito e do átrio direito. O aumento na resistência do fluxo de saída do átrio direito resulta em menor fluxo através do *shunt* e controle das consequências desse defeito. Os defeitos do septo atrial são muito mais relevantes quando presentes com outras anomalias cardíacas, sendo extremamente raro que um defeito atrial, sozinho, cause sinais clínicos de insuficiência circulatória. Se esses resultam em grave hipertrofia do ventrículo direito, o *shunt* pode reverter para um desvio da direita para a esquerda e ocorre cianose.

Defeitos do septo ventricular

Representam um dos defeitos cardíacos congênitos mais comuns em ovinos, bovinos e equinos. São, quase invariavelmente, defeitos subaórticos que ocorrem na parte superior do septo, em sua parte membranosa. Na ausência de outros defeitos, sua presença resulta no desvio de sangue (*shunt*) do ventrículo esquerdo para o ventrículo direito, ocasionando sobrecarga de volume no átrio e no ventrículo esquerdo.

Durante a auscultação ouve-se um sopro pansistólico intenso e forte nos dois lados do tórax. Em geral, é audível em uma ampla área, em ambos os lados, porém é mais intenso no 4º espaço intercostal esquerdo e no 3º espaço intercostal direito, sendo mais intenso no lado direito do que no lado esquerdo. Nesse defeito, o sopro é um dos mais altos e evidentes verificados. Não altera as bulhas cardíacas, as quais, geralmente, apresentam maior intensidade. Com frequência, palpa-se um frêmito precordial tanto no lado esquerdo quanto no direito.

A *consequência* é determinada pela magnitude do *shunt* e pelo grau de resistência ao fluxo do ventrículo direito, como estabelecido pela resistência vascular pulmonar. No caso de grandes defeitos, o desvio (*shunt*) de sangue pode ser considerável e o animal pode morrer ao nascimento ou manifestar sinais clínicos com poucas semanas a alguns meses de vida. Os principais sintomas observados durante esse período são insuficiência cardíaca esquerda, com cansaço, baixa taxa de crescimento e dispneia após exercício moderado. O *shunt* pode ser menos grave e possibilitar uma vida aparentemente normal até a vida adulta, quando pode ocorrer insuficiência cardíaca esquerda ou direita, ou pode não haver problema aparente durante a vida, sendo o defeito detectado acidentalmente durante a necropsia ou a inspeção da carcaça no abatedouro. Equinos com esse defeito têm bom desempenho nas competições[1]; um pequeno número de vacas-leiteiras teve várias lactações produtivas. Por outro lado, é mais comum que os bezerros com defeito do septo ventricular morram ou sejam descartados antes de completarem 2 anos de idade.[3] A maioria dos equinos com defeito do septo ventricular acima de 3,5 cm de diâmetro ou velocidade do *shunt* da esquerda para a direita inferior a 3 m/s desenvolve insuficiência cardíaca congestiva e, em consequência, uma menor expectativa de vida.

Complicações

Ocorre aumento da resistência vascular pulmonar como resultado do aumento do fluxo sanguíneo pulmonar. Em bovinos, esse aumento pode ser suficiente para causar reversão do *shunt* e causar *cianose*. Essa síndrome, às vezes denominada *complexo de Eisenmenger*, é observada em bezerros jovens, mas também em animais adultos com 1 a 3 anos de idade; sempre deve-se suspeitar dessa anormalidade quando nota-se início súbito de cianose e intolerância ao exercício em um animal dessa idade.

A turbulência associada ao fluxo por meio do defeito pode provocar alterações secundárias nas valvas situadas próximo ao defeito, condições que podem complicar o quadro clínico. Os *bovinos* são propensos a desenvolver *endocardite* na região da cúspide septal da valva atrioventricular direita. Em *equinos*, a endocardite se instala mais comumente na cúspide medial da valva aórtica, mas há relato de endocardite na valva tricúspide de um equino com defeito de septo ventricular.[4]

Outras complicações incluem *prolapso* das cúspides, no defeito de septo causado pela ausência de suporte da raiz aórtica, originando *regurgitação aórtica*. Pode ocorrer *ruptura* da valva e, em consequência, grave sobrecarga adicional de fluxo no ventrículo esquerdo, com rápido surgimento de insuficiência cardíaca esquerda aguda e morte do paciente.

É possível haver ocorrência de defeitos do septo ventricular com outras anomalias cardíacas congênitas ou vasculares, sendo os achados clínicos variados.

Prognóstico

Na prática, não se faz a correção dos defeitos do septo ventricular em grandes animais. Há relato de fechamento de um pequeno defeito do septo ventricular em um equino, mas acredita-se que o fechamento espontâneo seja incomum. Deve-se ressaltar que pequenos defeitos podem acarretar achados marcantes durante a auscultação e, a menos que haja sintomas de insuficiência cardíaca, é preciso ter cuidado ao estabelecer um prognóstico desfavorável para animais reprodutores ou de *laser*. Os animais de produção podem ser enviados ao abate precocemente.

Não há informações suficientes sobre a conveniência de utilizar os animais com defeito do septo ventricular como reprodutores. Suspeita-se de predisposição hereditária em bovinos da raça Hereford; ademais, foram demonstradas anormalidades cromossômicas em associação com essa anomalia em bovinos. Em bezerros e cordeiros com microftalmia há alta taxa de prevalência de defeitos do septo ventricular.

Tetralogia de Fallot

Quase sempre é um defeito letal em animais pecuários. A tetralogia consiste em *três anormalidades principais* (defeito do septo ventricular, estenose pulmonar e dextroposição da artéria aorta de modo que ela passe por cima de ambos os ventrículos) e *hipertrofia do ventrículo direito secundária*. O aumento marcante da resistência ao fluxo na artéria pulmonar provoca um desvio de sangue do lado direito para o esquerdo do coração, com maior fluxo sanguíneo na artéria aorta. Essa anomalia se manifesta clinicamente em uma fase muito precoce da vida e, com frequência, resulta em morte ao nascimento ou logo depois, sendo relatada com predominância em potros e bezerros. Ocasionalmente, os animais com tetralogia de Fallot podem viver por longos períodos, sendo relatados casos da anomalia em animais adultos.

Os animais acometidos apresentam cansaço e dispneia após esforço mínimo, como amamentação; os sinais clínicos se devem principalmente à *hipoxemia sistêmica*. Pode ou não haver *cianose*, dependendo do grau de estenose pulmonar, mas, em geral, é marcante, especialmente após exercício. Durante a auscultação nota-se um sopro e, às vezes, um frêmito, mais intenso no 3º ou 4º espaço intercostal esquerdo.

Outras anomalias cardíacas que resultam em cianose como um sinal evidente são verificadas quando há desvio de sangue do lado direito para o esquerdo, pela persistência do *forame oval*, persistência de ducto arterioso ou defeito do septo ventricular ou atrial, resultante de atresia da tricúspide ou da pulmonar. O desvio de sangue do lado direito para o esquerdo através desses defeitos é raro e, quando ocorre, geralmente é um evento terminal.

Tetralogia de Fallot deve ser diferenciada de uma condição mais rara, *dupla via de saída do ventrículo direito*; este é caracterizado por ambas as artérias, aorta e pulmonar, serem oriundas de um infundíbulo distinto que se origina no ventrículo direito morfológico e do qual não há continuidade fibrosa com valvas atrioventriculares. A dupla via de saída do ventrículo direito foi diagnosticada em três bezerros e um potro, com sinais clínicos semelhantes à tetralogia de Fallot.

Persistência do ducto arterioso

Esse defeito resulta de uma falha no fechamento do ducto arterioso após o nascimento; é provável que seja o terceiro defeito mais comum em equinos, após defeito do septo ventricular e tetralogia de Fallot. Há alguma controvérsia sobre o período de tempo necessário para o fechamento normal desse ducto em grandes animais. Clinicamente, os sopros associados com a persistência do ducto arterioso quase sempre são audíveis no primeiro dia após o nascimento, em potros normais, e podem persistir por até 5 dias. Estudos fisiológicos em potros sugerem que o fechamento funcional do ducto ocorre 48 a 72 h após o nascimento[1], enquanto o fechamento anatômico acontece um pouco mais tarde, em até 4 dias de idade. A persistência do ducto arterioso não é uma anomalia cardíaca clínica comum em animais mais velhos, no entanto, pode ocorrer. Em bezerros, o ducto arterioso se fecha minutos após o nascimento.

A persistência do ducto arterioso ocasiona um *sopro contínuo alto* associado a um desvio de sangue do lado esquerdo para o direito, da artéria aorta para a artéria pulmonar. A intensidade do sopro aumenta e diminui em cada ciclo cardíaco em razão dos efeitos das alterações da pressão normal no fluxo sanguíneo, originando o que se denomina "*sopro de maquinaria*". O componente sistólico do sopro é muito alto e geralmente audível em quase toda a área de auscultação cardíaca, porém o componente diastólico é muito mais suave e se restringe à base do coração. O pulso tem grande amplitude, mas apresenta pressão diastólica baixa. É possível a correção cirúrgica.

Transposição completa das grandes artérias

É caracterizada por artéria aorta oriunda do ventrículo direito morfológico e artéria pulmonar oriunda do ventrículo esquerdo morfológico, resultando em duas circulações sanguíneas que correm paralelas à circulação da mistura de sangue por meio do defeito do septo ventricular. Em geral, os bezerros apresentam hipoxemia arterial grave, baixa taxa de crescimento e intolerância ao exercício.[5]

Persistência do tronco arterioso

Esse defeito e outros do fluxo de saída dos vasos sanguíneos, inclusive hipoplasia pulmonar e aórtica e ausência congênita do arco aórtico, foram relatados em animais, porém sua prevalência é baixa.

Coarctação da artéria aorta

A constrição da artéria aorta no local de entrada do ducto arterioso causa uma síndrome semelhante à estenose da valva semilunar aórtica; nota-se um sopro sistólico e um pulso com elevação lenta e pequena amplitude.

Dupla via de saída do ventrículo direito

É caracterizada pela dextroposição da artéria aorta (transposição parcial) que resulta no surgimento das artérias aorta e pulmonar a partir do ventrículo direito. A presença concomitante de defeito do septo ventricular possibilita que o sangue do ventrículo esquerdo circule. São raros os relatos de dupla via de saída do ventrículo direito em grandes animais, mas pode ser mais comum em equinos.[6]

Fibroelastose

Fibroelastose congênita foi constatada em bezerros e suínos. O endocárdio se transforma em um revestimento fibroelástico espesso e embora haja hipetrofia da parede do ventrículo esquerdo, a capacidade do ventrículo é reduzida. As valvas aórticas podem ser espessas e irregulares, com estenose marcante. A síndrome é aquela de insuficiência cardíaca congestiva. O defeito pode não causar anormalidade clínica até que o animal se torne adulto.

Estenose aórtica subvalvular

A estenose da aorta no local de inserção da valva semilunar aórtica, ou logo abaixo dela, é relatada como um defeito comum, possivelmente hereditário, em suínos, sendo difícil sua diferenciação de outras causas de insuficiência cardíaca. Os animais que apresentam comprometimento clínico podem morrer subitamente, manifestando asfixia, dispneia e presença de espuma na boca e nas narinas, ou após longo período de doença com crises recidivantes de dispneia. Na forma aguda, o animal pode morrer após exercício ou a morte pode não estar associada a esforço físico.

Valva atrioventricular esquerda em "paraquedas"

Essa é uma anomalia congênita extremamente rara definida pela presença de um único músculo papilar que recebe todas as cordas tendíneas da valva atrioventricular esquerda. Essa anormalidade foi diagnosticada em um potro com 8 meses de idade, que apresentava sopro holossistólico do lado esquerdo, por meio de ecocardiografia.

Anormalidades valvulares

Um potro Standardbred com 9 semanas de idade foi diagnosticado com displasia de valvas mitral e tricúspide.[7] Uma valva aórtica quadricúspide foi constatada em um garanhão com defeito do septo ventricular.[8]

Origem anômala de artérias coronárias

Uma ou ambas as artérias coronárias podem originar-se da artéria pulmonar, em vez da artéria aorta. A anoxia resultante causa debilidade miocárdica no ventrículo do lado acometido. Quase sempre essa anomalia é acompanhada de insuficiência cardíaca congestiva. Há relato de deformidades congênitas das artérias coronárias em bovinos e suínos.

Persistência do arco aórtico direito

Causa constrição do esôfago, com manifestação de disfagia e regurgitação. A artéria aorta encontra-se à direita do esôfago e da traqueia e o ligamento arterioso, em sua conexão com a artéria pulmonar, circunda o esôfago em um anel vascular e o comprime contra a traqueia. Em geral, os sinais clínicos são evidentes logo após o nascimento e consistem, especialmente, em *regurgitação de leite* pela boca e pelas narinas, após a mamada[9]; contudo, há relato de um touro que apresentava *timpanismo crônico* e dilatação esofágica marcante que sobreviveu até 5 anos de idade. Nota-se resistência à passagem de sonda estomacal, logo depois da primeira costela; o diagnóstico pode ser confirmado por meio de exames radiológicos, utilizando bário como contraste (Figura 10.7).[9] O intuito do tratamento médico é evitar pneumonia por aspiração. No entanto, a correção do defeito congênito é cirúrgica.[9]

Artéria subclaviana direita aberrante

A anomalia do anel vascular mais comum é a persistência do quarto arco aórtico direito. Há relato de defeito do anel vascular muito mais raro em um equino Friesian adulto, com repetidas obstruções de esôfago.[10] Durante a

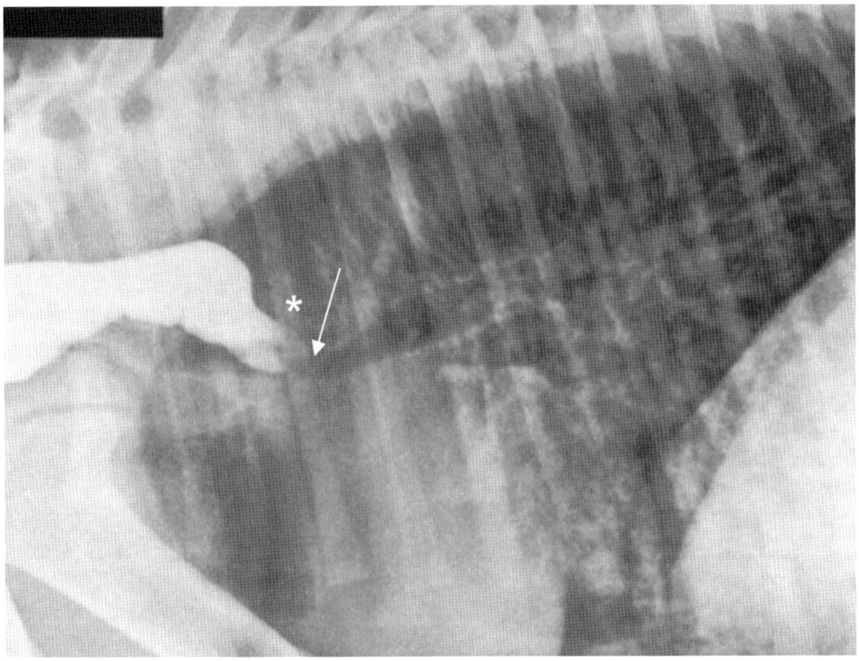

Figura 10.7 Persistência de arco aórtico direito em um potro. Esofagrama com contraste positivo, em imagem lateral do tórax de um pônei com 9 dias de vida, o qual apresentava regurgitação de leite nas duas narinas, quando em decúbito lateral. O esôfago encontra-se dilatado com bário, na parte proximal ao asterisco, no 3º espaço intercostal. Nesse local de estreitamento esofágico, a traqueia encontra-se estreita. Reproduzida, com autorização, de Coleman MC, Norman TE, Wall CR J Am Vet Med Assoc 2014;244:1253-1255.

necropsia constatou-se estenoses de esôfago e traqueia em decorrência de uma artéria subclaviana direita aberrante. A artéria causava compressão esofágica, resultando em desprendimento da mucosa.

LEITURA COMPLEMENTAR

Bexiga R, Mareus A, Philbey AW, et al. Clinicopathologic presentation of cardiac disease in cattle and its impact on decision making. Vet Rec. 2008;162:575-580.

Buczinski S. Cardiovascular ultrasonography in cattle. Vet Clin North Am Food Anim Pract. 2009;25:611-632.

Reef VB, Bonagura J, Buhl R, et al. Recommendations for equine athletes with cardiovascular abnormalities. ACVIM/ECEIM Consensus Statement. J Vet Intern Med. 2014;28:749-761.

REFERÊNCIAS BIBLIOGRÁFICAS

1. Hall TL, et al. J Vet Intern Med. 2010;24:206.
2. Fracowiak H, et al. Acta Vet Brno. 2014;83:51.
3. Buczinski S, et al. Can Vet J. 2006;47:246.
4. Froehlich W, et al. Equine Vet Educ. 2006;18:172.
5. Grünberg W, et al. BMC Vet Res. 2011;7:22.
6. Fennell LC, et al. Aust Vet J. 2009;87:204.
7. Duz M, et al. Equine Vet Educ. 2013;25:339.
8. Michlik KM, et al. BMC Vet Res. 2014;10:142.
9. Coleman MC, et al. J Am Vet Med Assoc. 2014;244:1253.
10. Viljoen A, et al. Equine Vet Educ. 2012;24:62.

ANOMALIAS CARDIOVASCULARES HEREDITÁRIAS

Cardiomiopatia dilatada hereditária em bovinos

É um grupo de doenças degenerativas progressivas do miocárdio que causam insuficiência cardíaca congestiva. São relatados pelo menos três diferentes tipos: cardiomiopatia dilatada em bovinos de origem Canadian-Holstein, cardiomiopatia em bovinos Japanese Black e cardiomiopatia em bovinos Hereford.

A análise da linhagem de 75 animais de três classes de idade e cinco classes de diagnóstico baseado nos achados clínicos e patológicos utilizando *Pedigree Analysis Package* indicou forte indício de herança recessiva autossômica de um único gene principal, responsável pela doença. Análises da linhagem de animais acometidos no Canadá, Japão e Suíça revelaram que o touro da raça Holstein "ABC Reflection Sovereign", filho do reprodutor Canadian-Holstein "Montwick Red Apple Sovereign", era o progenitor comum. A doença de bovinos está sendo utilizada como modelo experimental de cardiomiopatia dilatada humana. Por meio de análises proteômicas (exame de tecido de bovinos jovens geneticamente doentes, mas que ainda não desenvolveram doença clínica), foram identificadas diversas proteínas, cuja abundância se altera significativamente, sugerindo um possível mecanismo patogenético para o início da doença.

Atualmente, a patologia é relatada na Dinamarca, em bovinos das raças Red Danish Dairy, Holstein, e Red Holstein. A análise da linhagem de 12 casos indicou que animais com ambas relações, materna e paterna, com o reprodutor "Canadian Montwick Red Apple Sovereign" e vários outros reprodutores, foram identificados como portadores da doença. Esses reprodutores originaram-se de linhagens de raças utilizadas para o melhoramento genético das populações de bovinos da raça Danish e representam um problema de saúde animal potencial. A introdução desse defeito hereditário na população de bovinos Danish é um exemplo de como pode ocorrer a propagação de uma doença genética em um curto período de tempo. Durante sua vida ativa, dois reprodutores utilizados como doadores de sêmen para inseminação artificial originaram um total de, aproximadamente, 62 mil filhos.

Em alguns rebanhos, a taxa de prevalência da doença pode ser alta e, possivelmente, está associada com algum fator ambiental precipitante não identificado; todavia, provavelmente é causada por um alto coeficiente de consanguinidade. Há relato de três tipos da doença em bovinos, que são discutidos a seguir.

Bezerro tipo 1 | Insuficiência cardíaca aguda

Morte súbita em bezerros das raças Poll Hereford e Hereford com chifres, com até 3 meses de idade, pode ser causada por cardiomiopatia hereditária. Quase sempre os bezerros são identificados antes de morrer, em razão de sua taxa de crescimento muito rápida, pelagem ondulada curta e exoftalmia bilateral moderada. Em geral, a morte é precipitada por estresse ou exercício, sendo a doença caracterizada por dispneia, eliminação de espuma sanguinolenta pelas narinas e progressão clínica de alguns minutos a poucas horas. Casos menos agudos se manifestam como uma síndrome de insuficiência cardíaca congestiva vários dias antes da morte. A expectativa de vida é inferior a 6 meses. Durante a necropsia, nota-se irregularidade marcante no miocárdio, semelhante a um caso grave de doença do músculo branco. A enfermidade parece estar condicionada à presença de um único gene recessivo autossômico.

Bezerro tipo 2 | Edema pulmonar

Um segundo tipo de cardiomiopatia hereditária foi relatado em bovinos Japanese Black. A morte é precedida por um breve período (minutos a poucas horas) de dispneia agonizante, em bezerros 30 a 120 dias de vida. Durante a necropsia verifica-se edema, ascite, hidrotórax e marcante dilatação do ventrículo esquerdo. Esse quadro é semelhante ao de necrose aguda do miocárdio. Um novo gene recessivo autossômico é incriminado como fator desencadeante da doença.

Bezerro tipo 3 | Insuficiência cardíaca congestiva em adultos jovens

É observada em bovinos adultos jovens; foi relatada em bovinos Holstein-Friesian no Japão, Canadá, Reino Unido e Austrália, e em bovinos mestiços Simental-Red Holstein e Black Spotted Friesian, na Suíça.[1] Foram identificadas linhagens familiares similares em bovinos da raça Holstein acometidos, nos três países, e sugeriu-se uma predisposição hereditária à cardiomiopatia na raça Holstein. A análise da linhagem de cardiomiopatia dilatada hereditária em bovinos Holstein-Friesian, no Japão, sugeriu uma associação com miopatia de músculo diafragmático hereditária. A doença é endêmica na Suíça e acomete, principalmente, bovinos mestiços Simental × Red Holstein.

É diagnosticada em bovinos com 1,5 a 6 anos de idade, com prevalência máxima em animais com 3 a 4 anos de idade. O estresse decorrente de prenhez e da lactação pode precipitar a doença clínica; a maioria dos casos ocorre no final da gestação ou no início da lactação. A doença surge subitamente e a maioria dos animais acometidos manifesta sintomas de insuficiência cardíaca congestiva direita. Edema submandibular e de peito, abdome ventral e úbere são marcantes; ademais, nota-se congestão venosa, hepatomegalia, nefrite intersticial, efusões pleural e pericárdica, e ascite. Abafamento das bolhas cardíacas, taquipneia e ritmo cardíaco de galope são evidentes durante a auscultação cardíaca. Não há alteração bioquímica ou hematológica característica.

Os achados de necropsia incluem insuficiência cardíaca congestiva e anormalidades histológicas compatíveis com cardiomiopatia congestiva. Constata-se dilatação das câmaras cardíacas; espessamento ou adelgaçamento da parede ventricular; edema subcutâneo, mesentérico e pulmonar; hidrotórax; hepatomegalia; e ascite. No exame histológico nota-se fibrose, degeneração miocárdica e vacuolização de cardiomiócitos, bem como infiltração de células mononucleares no miocárdio. Em alguns casos, verifica-se nefrite intersticial não supurativa. No exame em microscopia eletrônica, nota-se que o sarcoplasma das fibras hipertróficas é preenchido por finas estruturas de baixa densidade eletrônica, juntamente com material filamentoso delgado, sugerindo lise de miofibrilas.

A doença é hereditária, causada por um gene recessivo autossômico localizado no cromossomo 18 de bovinos.[1] Na Suíça, após a implementação de um programa de erradicação baseado no descarte de animais portadores, na população de reprodutores, constatou-se diminuição na prevalência da enfermidade.

REFERÊNCIA BIBLIOGRÁFICA

1. Owczarek-Lipska M, et al. Archiv Tierzucht. 2009; 52:113.

Defeito do septo ventricular hereditário

Defeitos do septo ventricular são comuns em animais destinados à produção de alimentos; relatos de sua ocorrência em cordeiros e bezerros Hereford sugerem que essa anormalidade pode ser hereditária.

Aneurisma aórtico hereditário

Constatou-se um defeito hereditário na aorta abdominal, que resulta em alta taxa de mortalidade devido à hemorragia intra-abdominal, em uma raça de bovinos não identificada, na Holanda, considerada uma característica importante na síndrome de Marfan, em humanos.

Síndrome de Marfan em bovinos

Um modelo da síndrome de Marfan, em humanos, essa doença de bovinos é um distúrbio dominante autossômico causado por mutações no gene fibrilina-1.[1] Manifesta-se, principalmente, na forma de lesões e sintomas cardiovasculares, mas carece das anormalidades esqueléticas verificadas na doença humana. As lesões verificadas durante a necropsia incluem aneurisma nas artérias aorta e pulmonar e consequente tamponamento cardíaco, em alguns casos. A fragmentação da lâmina elástica dos vasos também é característica.

REFERÊNCIA BIBLIOGRÁFICA

1. Singleton AC, et al. Hum Mutat. 2005;25:348.

DOENÇAS DO PERICÁRDIO

Pericardite

Sinopse

- Etiologia: traumática; extensão de outra infecção; como componente de infecções que causam polisserosite; ou idiopática
- Epidemiologia: pouco definida, exceto para pericardite traumática em bovinos
- Achados clínicos: inicialmente, ruído de fricção (atrito pericárdico), seguido de abafamento das bulhas cardíacas, congestão venosa, diminuição da pressão do pulso e insuficiência cardíaca congestiva
- Patologia clínica: pericardiocentese, ecocardiografia, radiografia
- Achados de necropsia: inflamação, fibrina e líquido no saco pericárdico, pericardite fibrinosa
- Confirmação diagnóstica: tríade compreendendo abafamento de bulhas cardíacas, congestão venosa e diminuição da pressão do pulso. Pericardiocentese, ecocardiografia
- Tratamento: antimicrobianos e drenagem; tratamento de suporte; prognóstico desfavorável.

Etiologia

A pericardite não é comum. Manifesta-se em três formas gerais – efusiva, fibrinosa e constritiva – embora, possa ocorrer combinação dessas três formas. *Pericardite efusiva* é caracterizada pelo acúmulo de líquido com alto teor de proteína no saco pericárdico. A deposição subsequente de fibrina pode ocasionar *pericardite fibrinosa* e se a fibrina presente no saco pericárdico se transformar em tecido fibroso, com fibrosamento do pericárdio e epicárdio, tem-se *pericardite constritiva*. A *pericardite traumática*, ou seja, a perfuração do saco pericárdico por um corpo estranho infectado é uma ocorrência comum apenas em bovinos. Também foi relatada em equinos e cordeiros. A localização de uma infecção hematogênica no pericárdio ocorre esporadicamente, em várias doenças. Também pode ocorrer extensão direta da infecção que acompanha pleurite ou miocardite, em todos os animais, mas os sinais clínicos de pericardite nesses casos, em geral, são sobrepostos por aqueles da doença primária.

Em *equinos*, na maioria dos casos de pericardite nenhum agente etiológico é isolado. Geralmente, há histórico de doença do trato respiratório superior ou inferior. Na maioria dos casos a infecção é fibrinosa ou séptica, associada com *síndrome da resposta inflamatória sistêmica*[1]; no entanto, também é descrita uma forma efusiva não séptica denominada *pericardite efusiva idiopática*. Em equinos, constata-se pericardite predominantemente em animais adultos. Em duas vacas-leiteiras foi diagnosticada pericardite efusiva idiopática.

Bovinos

- *Mannheimia haemolytica*
- Hepatite infecciosa necrosante (quando os pacientes sobrevivem mais de 24 h)
- Encefalomielite bovina esporádica
- *Haemophilus* spp., inclusive *Histophilus somni*
- Tuberculose
- *Pseudomonas aeruginosa*
- *Mycoplasma* spp.
- *Klebsiella pneumoniae*
- *Actinobacillus suis*
- Tumor maligno da bainha nervosa periférica no átrio direito, epicárdio e pericárdio[2]
- Pericardite efusiva (não séptica) idiopática.

Equinos

- *Streptococcus* spp., inclusive *S. equi* subsp. *equi*, *S. equi* subsp. *zooepidemicus* e *S. faecalis*
- Tuberculose
- *Corynebacterium pseudotuberculosis*
- *Actinobacillus equuli*
- Em associação com a infecção por EHV-1
- Pericardite fibrinosa efusiva em equinos durante surtos da síndrome da falha reprodutiva de égua associada com a exposição a *Malacosoma americanum* ou espécies similares.

Ovinos e caprinos

- Pasteurelose
- *Staphylococcus aureus*
- *Mycoplasma* spp.

Suínos

- Pasteurelose
- *Mycoplasma* spp., especialmente *M. hyorhinis*
- *Haemophillus* spp. (doença de Glasser e pleuropneumonia)
- *Streptococcus* spp.
- Salmonelose.

Patogênese

Nos *estágios iniciais*, a inflamação do pericárdio é acompanhada de hiperemia e deposição de exsudato fibrinoso, que ocasiona ruído de fricção quando há contato do pericárdio com o epicárdio durante a movimentação cardíaca. À medida que aumenta o volume da efusão, as superfícies inflamadas se separam e o ruído de fricção é substituído por abafamento das bulhas cardíacas; ademais, o líquido acumulado comprime o átrio e o ventrículo direito, impedindo seu enchimento total. Em seguida ocorre insuficiência cardíaca congestiva. Em geral, na pericardite supurativa nota-se toxemia grave causada por toxinas produzidas por bactérias no saco pericárdico. Caso haja bactérias produtoras de gás, haverá gases juntamente com líquido, no saco pericárdico. Se houver quantidade suficiente de gases, ausculta-se o clássico ruído de esguicho de fluido de máquina de lavar, que acompanha cada batimento cardíaco. Isso não é tão comum nos casos clínicos, comparativamente ao abafamento das bulhas cardíacas.

Nos *estágios de recuperação* de pericardite não supurativa, o líquido é reabsorvido e formam-se aderências entre o pericárdio e o epicárdio, originando pericardite com aderência, mas, em geral, as aderências não são suficientemente fortes para prejudicar os movimentos cardíacos.

Na *pericardite supurativa*, as aderências que se formam tornam-se organizadas, iniciando no 4º ao 6º dia, podendo provocar aderência completa do pericárdio ao epicárdio, ou somente em partes, deixando alguns lóculos preenchidos com líquido seroso. É provável que os casos com restrição aos movimentos cardíacos sejam seguidos de insuficiência cardíaca congestiva.

Achados clínicos

Nos *estágios iniciais* observam-se dor, abstenção de movimentos, abdução dos cotovelos, arqueamento do dorso e respiração abdominal superficial. A dor é evidenciada por meio de percussão ou palpação forte da parede torácica que corresponde à área cardíaca, e o animal deita-se cuidadosamente. Um ruído de *atrito pericárdico* é detectado durante a auscultação da área cardíaca. A temperatura eleva-se para 39,5 a 41°C e ocorre aumento da frequência do pulso. Pode haver sintomas associados de pleurite, pneumonia e peritonite.

Na maioria dos casos de pericardite provocada por reticuloperitonite traumática, infecção hematogênica ou propagação de pleurite, o *segundo estágio* de efusão manifesta-se por abafamento das bulhas cardíacas, batimento cardíaco apical menos palpável e aumento da área de macicez cardíaca, com diminuição da amplitude do pulso periférico. Se houver *gás* no saco pericárdico, cada ciclo cardíaco pode ser acompanhado de ruídos de esguicho. Os sintomas de insuficiência cardíaca congestiva tornam-se evidentes. Há febre, frequência cardíaca muito aumentada e toxemia grave, embora isso possa variar de acordo com o tipo de bactéria presente. Esse é o período mais perigoso e os animais acometidos geralmente morrem em decorrência de insuficiência cardíaca congestiva ou de toxemia em 1 a 3 semanas. Aqueles que sobrevivem passam por um longo período de doença crônica, durante o qual a toxemia regride de forma relativamente rápida, mas a insuficiência cardíaca congestiva regride lentamente. Nesse estágio de pericardite crônica podem surgir sintomas adicionais de miocardite. As bulhas cardíacas tornam-se menos abafadas e os ruídos de líquido desaparecem por completo ou persistem em áreas restritas. Não é comum a recuperação completa do paciente.[3] Há relato de pericardite hemorrágica efusiva (não séptica) idiopática em pequeno número de bovinos; três desses bovinos sobreviveram meses após o diagnóstico inicial e realização de drenagem pericárdica, e tratamento com corticosteroide; contudo, subsequentemente morreram em decorrência de linfossarcoma de epicárdio.[4]

Em *equinos*, nota-se tanto pericardite expansiva/fibrinosa idiopática quanto pericardite séptica, acompanhadas de marcante abafamento de bulhas cardíacas, taquicardia, dilatação das veias jugulares e edema subcutâneo na parede ventral do corpo. Também, quase sempre se nota efusão pleural não séptica na pericardite séptica, em equinos, mas não na pericardite expansiva idiopática.

Patologia clínica

Em geral, na pericardite traumática verifica-se marcante leucocitose com neutrofilia, bem como hiperglobulinemia, porque ela tem muitas das características de um grande abscesso interno. Em outras formas de pericardite, as alterações hematológicas dependem de outras lesões e do agente etiológico. No estágio em que ocorre a efusão, uma amostra de líquido pode ser aspirada do saco pericárdico e enviada para exame bacteriológico. Essa técnica não é isenta de risco, uma vez que pode ocorrer disseminação da infecção para a cavidade pleural.

Também, o *líquido pericárdico* pode ser avaliado por meio de exame citológico; contudo, geralmente o odor (semelhante ao de placenta retida e metrite tóxica, em vacas) é suficiente para definir o diagnóstico de pericardite traumática em bovinos. Na pericardite séptica, o líquido indica uma resposta inflamatória, enquanto na pleurite expansiva idiopática, em equinos, há muito poucas células no sedimento. A pressão diastólica média do ventrículo direito e a pressão do líquido intrapericárdico encontram-se aumentadas, de maneira correspondente, em vacas com sinais clínicos de insuficiência cardíaca direita. Bovinos com abafamento de bulhas cardíacas e grande volume de líquido pericárdico também apresentam redução do débito cardíaco em, aproximadamente, dois terços do valor normal.

A eletrocardiografia pode auxiliar no diagnóstico. Alterações eletrocardiográficas incluem taquicardia sinusal e, nos animais com insuficiência cardíaca direita e hidrotórax, reduzida amplitude do complexo QRS. Diferentemente da crença popular, o hidropericárdio na ausência de hidrotórax ocasiona aumento, e não diminuição, da amplitude de QRS. Ademais, a remoção de grande volume de líquido pericárdico, em geral, não resulta em alteração imediata na amplitude de QRS. Também, diferentemente da crença popular, a alternância elétrica não está comumente presente em cães e humanos com efusão pericárdica e, quando presente, ocorre apenas em uma estreita faixa de variação da frequência cardíaca. A prevalência de alternância elétrica é desconhecida em grandes animais com efusão pericárdica, mas suspeita-se que seja extremamente baixa porque o pericárdio e o coração são muito mais fixos em uma posição intratorácica.

As *radiografias* podem auxiliar no diagnóstico. Relata-se que seis de sete vacas apresentaram interface gás-líquido em radiografias laterais do tórax obtidas com o animal em pé. Adicionalmente, o exame radiográfico auxilia muito na identificação do local onde o corpo estranho metálico penetrante está instalado; essa informação facilita a remoção cirúrgica do metal por meio de rumenotomia. As radiografias também podem ser úteis na diferenciação clínica entre efusão pericárdica e efusão pleural.

Ecocardiografia é o procedimento diagnóstico mais importante e mostra a presença de líquido no saco pericárdico e a presença ou ausência de deposição de fibrina no epicárdio. Em bovinos com reticulopericardite traumática, o exame ultrassonográfico do fígado mostra congestão hepática, manifestada como arredondamento das bordas hepáticas, arredondamento e dilatação da veia cava caudal e dilatação da veia porta.[3,5,6]

Achados de necropsia

Nos estágios iniciais, nota-se hiperemia do revestimento pericárdico e depósito de fibrina. Quando ocorre efusão, há acúmulo de líquido turvo e notam-se placas de fibrina no epicárdio, bem como pericárdio muito espesso. Também pode haver gás; o líquido pode ter um odor pútrido. Quando a pericardite alcança um estágio de cronicidade, o pericárdio se adere ao epicárdio, em maior ou menor extensão da superfície cardíaca. Com frequência, os lóculos contendo líquido seroso persistem. Pode haver abscessos embólicos em outros órgãos. As lesões típicas das doenças causadoras específicas listadas anteriormente são descritas sob seus títulos específicos.

Diagnóstico diferencial

- Pleurite
- Doença de valva cardíaca
- Abscesso de mediastino
- Nota-se hidropericárdio na insuficiência cardíaca congestiva, na doença do coração em amora de suínos, na síncope fatal de suínos (*herztod*), na intoxicação por gossipol, na intoxicação por clostrídio em ovinos e na linfomatose.

Tratamento

Deve-se realizar tratamento antibacteriano da infecção específica, se possível com base no teste de sensibilidade (antibiograma) de microrganismos isolados do líquido pericárdico. Quando não for possível isolar o agente etiológico, utiliza-se um *antibiótico de amplo espectro* ou uma combinação de antimicrobianos que possibilite um amplo espectro de ação. Uma combinação de penicilina e gentamicina é comumente utilizada, sendo efetiva contra os prováveis microrganismos causadores dessa infecção. Deve-se realizar pericardiocentese, lavagem abundante com solução de NaCl 0,9% aquecida e drenagem, quando houver necessidade de aliviar a pressão do líquido no saco pericárdico e reduzir o gradiente de pressão transmural nas paredes do átrio e ventrículo e nas veias cava caudal e cava cranial, facilitando o enchimento diastólico. De preferência, a pericardiocentese deve ser guiada por ultrassonografia e com monitoramento eletrocardiográfico.

O prognóstico varia de acordo com o agente etiológico, mas geralmente é desfavorável nos casos de pericardite séptica, em *equinos*, principalmente porque o estágio de efusão é seguido de fibrose e pericardite constritiva. Relata-se sucesso no tratamento de uma série de seis casos de pericardite séptica em equinos, com o uso de drenos pericárdicos de demora, a fim de possibilitar a lavagem do saco pericárdico 2 vezes/dia, bem como drenagem e aplicação de antibióticos diretamente no saco pericárdico. Isso propiciou alta concentração de antimicrobianos e a infusão de 1 a 2 ℓ de líquido 2 vezes/dia, com intuito de auxiliar na prevenção do desenvolvimento de pericardite constritiva. Em *bovinos*, são utilizadas toracotomia e pericardiotomia para drenagem do saco pericárdico ou para possibilitar a marsupialização do pericárdio na parede torácica. Em geral, relatam-se baixas taxas de sucesso no tratamento da doença em bovinos, com ou sem drenagem cirúrgica, sendo provável que os casos que responderam ao procedimento de ressecção da 5ª costela e à marsupialização pericárdica teriam respondido bem à drenagem do saco pericárdico e lavagem intrapericárdica, e à administração de antimicrobianos.

O prognóstico é mais favorável quando se faz o tratamento de *pericardite expansiva idiopática* em equinos e bovinos, por meio de terapia agressiva; a realização de pericardiocentese, drenagem e lavagem do saco pericárdico, aplicação intrapericárdica de antibióticos hidrossolúveis e administração sistêmica de corticosteroides ou AINE é um tratamento efetivo.[7] Em bovinos com efusão pericárdica causada por linfoma cardíaco, a realização de repetidas pericardiocenteses foi efetiva na manutenção de boa qualidade de vida por 4 semanas, inclusive com aumento na produção de leite; esse tratamento pode ser recomendado no final da gestação às vacas com linfoma cardíaco e sem evidência de metástase, a fim de possibilitar a gestação de um feto viável.[8]

LEITURA COMPLEMENTAR

Bexiga R, Mareus A, Philbey AW, et al. Clinicopathologic presentation of cardiac disease in cattle and its impact on decision making. Vet Rec. 2008;162:575-580.
Buczinski S. Cardiovascular ultrasonography in cattle. Vet Clin North Am Food Anim Pract. 2009;25:611-632.
Buczinski S, Rezakhani A, Boerboom D. Heart disease in cattle: Diagnosis, therapeutic approaches and prognosis. Vet J. 2010;184:258-263.
Jesty SA, Reef VB. Septicemia and cardiovascular infections in horses. Vet Clin North Am Equine Pract. 2006;22:481-495.

REFERÊNCIAS BIBLIOGRÁFICAS

1. Armstrong SK, et al. Aust Vet J. 2014;92:392.
2. Pavarini SP, et al. Acta Vet Scand. 2013;55:7.
3. Braun U, et al. Vet Rec. 2007;161:558.
4. Peek SF, et al. J Vet Intern Med. 2012;26:1069.
5. Braun U, et al. Schweiz Arch Tierh. 2008;150:281.
6. Kumar A, et al. Indian J Anim Sci. 2012;82:1489.
7. Firshman AM, et al. J Vet Intern Med. 2006;20:1499.
8. Buczinski S, et al. Can Vet J. 2011;52:663.

DOENÇAS DOS VASOS SANGUÍNEOS

Trombose, embolia e ruptura arterial

Sinopse

- Etiologia: arterite, com formação de trombo, causa isquemia dos tecidos supridos pela artéria acometida; ruptura de aneurisma de artéria abdominal em bovinos; ruptura da artéria aorta em equinos Friesian
- Achados clínicos: a disfunção tecidual ou necrose isquêmica varia dependendo do local da obstrução. A trombose aorticoilíaca manifesta-se com claudicação, fraqueza muscular e diminuição da amplitude do pulso no membro acometido. Ruptura de artéria acompanhada de hemorragia aguda intensa
- Patologia clínica: em alguns casos, nota-se leucocitose, hiperfibrinogenemia e elevadas atividades séricas de enzimas musculares. Para o diagnóstico, a ultrassonografia é mais sensível do que a palpação retal
- Achados de necropsia: trombose e lesões embólicas, isquemia e necrose muscular, hemorragia abdominal ou torácica quando ocorre ruptura da artéria
- Confirmação diagnóstica: ultrassonografia, para trombose aorticoilíaca
- Tratamento: enzimas fibrinolíticas; remoção cirúrgica do trombo.

Etiologia

Lesão do endotélio vascular, alteração do fluxo sanguíneo normal (turbulência ou estase) e anormalidades de de coagulação do sangue podem predispor à trombose e tromboembolia. A debilidade da parede arterial pode possibilitar a formação de aneurisma e, em alguns animais, ruptura da artéria e intensa hemorragia intra-abdmonal ou intratorácica aguda.

Coagulopatias

Coagulopatias e coagulação intravascular disseminada são importantes na patogênese da tromboembolia verificada em muitas doenças infecciosas.

Arterite parasitária

- *Strongylus vulgaris* em equinos. Larvas migrantes causam arterite nas artérias mesentérica anterior e ilíaca, bem como na base da artéria aorta e, ocasionalmente, na artéria cerebral, renal ou coronária. Essa é a principal causa de arterite e doença clínica associada, em equinos
- Trombose aorticoilíaca em equinos. Há controvérsia a respeito da etiologia dessa doença. Pode ser resultado de tromboembolia causada por estrôngilos, com formação de trombos e sua fixação na parede da artéria, com desenvolvimento centrípeto de trombose progressiva. Também, uma doença vascular degenerativa espontânea de etiologia desconhecida, mas situada principalmente na quadrifurcação da artéria aorta, pode resultar em trombose local e, subsequentemente, tromboembolia em vasos sanguíneos mais distais
- Oncocercose e eleoforíase em bovinos, ovinos, caprinos e equinos.

Arterite viral

- Importante na patogense de diversas doenças causadas por vírus, inclusive febre catarral maligna, arterite viral equina, peste suína africana, cólera suína, língua azul e doença do cavalo africano.

Arterite bacteriana

- Incluindo salmonelose septicêmica, erisipela, *Histophillus somni, Haemophilus pleuropneumoniae* e pasteurelose.

Arterite embólica e tromboembolia

- Decorrentes de endocardite vegetativa ou êmbolos que se desprendem de trombo arterial em vários locais
- Hiperlipemia e hiperlipidemia, em equinos
- Êmbolo de gordura, após cirurgia
- Associadas com infecção subclínica por *Salmonella dublin*, em bezerros
- Ruptura de abscessos nos vasos sanguíneos (embolia pulmonar resultante de trombose de veia cava caudal ou de veia jugular)
- Decorrentes do uso de cateter de demora.

Microangiomiopatia

- Deficiência de vitamina E/selênio
- Angiopatia cerebroespinal
- Terminal, na maioria das doenças septicêmicas.

Calcificação

- Calcinose enzoótica
- Calcificação arterial, em equinos[1]
- Intoxicação por vitamina D
- Hipomagenesemia crônica, em bezerros
- Linfossarcoma, em alguns equinos.

Agentes vasoconstritores

- Intoxicação pelo esporão-do-centeio
- Intoxicação por festuca.

Epidemiologia

Aterosclerose clínica é uma ocorrência rara em animais pecuários. Foi relatada em um equino que apresentava obstrução vascular suficiente para causar sintomas de doença nervosa central grave e morte do animal. A aterosclerose espontânea é um achado de necropsia comum em suínos, bovinos, caprinos, equinos e animais selvagens, mas não está associada com doença clínica. Aterosclerose e calcificação são importantes achados na calcinose enzoótica e ocorrem após dose excessiva de vitamina D ou de seus análogos, a fim de prevenir a ocorrência de febre do leite em vacas e na hipomagnesemia em bezerros. A calcificação arterial parece ser comum em equinos de corrida, mas sua patogênese e importância clínica ainda são desconhecidas.[1]

Patogênese

Na arterite parasitária, inflamação e espessamento da parede arterial resultam em formação de trombo, que pode causar obstrução parcial ou total da artéria. O local comum de ocorrência é a artéria mesentérica anterior; a obstrução desse vaso sanguíneo causa cólica recorrente ou necrose isquêmica fatal de um segmento do intestino. Locais de ocorrência menos comuns são: a origem da artéria ilíaca na aorta abdominal, causando trombose ilíaca; a base da artéria aorta, ocasionando ruptura arterial e hemopericárdio; e as artérias coronárias, causando infarto do miocárdio.

No caso de outras causas de arterite, a síndrome clínica depende da localização da arterite ou do êmbolo. A arterite associada a infecções virais ou bacterianas é, em geral, disseminada e envolve diversos sistemas orgânicos. Os êmbolos bacterianos têm predileção para alojar-se em:

- Plexos vasculares dos rins, causando doença renal
- Membranas sinoviais, causando artrite e tenossinovite
- Endocárdio, ocasionando endocardite.

Menos comumente, podem se alojar em outros plexos vasculares, como a rede cerebral. Grandes êmbolos que se alojam nas artérias pulmonares provocam anoxia anóxica. Embolia da artéria renal causa necrose cortical aguda e hematúria marcante.

Os alcaloides vasoconstritores produzidos por *Claviceps purpurea*, que infesta sementes de gramíneas, e *Acremonium coenophalium*, que infesta *Festuca arundinaceae* e *Lolium perene*, causam constrição de arteríolas e resultam em necrose isquêmica e gangrena das extremidades distais de bovinos.

Achados clínicos

Os achados clínicos constatados na arterite mesentérica verminótica de equinos, nos infartos dos rins e do miocárdio, na gangrena causada por *C. purpurea* ou infestação de gramíneas por endófito e outras doenças listadas anteriormente são descritas em outros subtítulos. Os sinais clínicos de trombose aorticoilíaca e embolia pulmonar são descritos a seguir.

Trombose aorticoilíaca em equinos

É mais comum em cavalos de corrida, mas acomete outras raças. É, principalmente, uma doença de equinos com mais de 3 anos de idade. Pode haver envolvimento de um ou de ambos os membros pélvicos. O diagnóstico é raramente definido nos estágios iniciais porque, acredita-se, os sinais clínicos surgem apenas quando há comprometimento de > 75% do fluxo arterial.[2] As manifestações clínicas variam de acordo com os estágios de progressão da doença e estão associadas com isquemia dos membros posteriores.

Casos iniciais brandos geralmente são detectados em cavalos de corrida ou em equinos submetidos a esforço máximo, nos quais a doença pode ser a causa de baixo desempenho. Nos estágios iniciais nota-se claudição apenas durante o exercício e o animal retorna ao normal após breve descanso. Se o equino é forçado a trabalhar quando já manifesta claudicação, os sintomas podem piorar e se assemelham àqueles da doença aguda. A claudicação se manifesta como fraqueza, geralmente de um dos membros posteriores, o qual tende a recuar, especialmente quando o animal nele se apoia. Também é possível notar elevações frequentes da pata ou movimentos de coice. Nos *casos mais graves*, claudicação ou recusa ao trabalho pode ser evidente após exercício mínimo.

A doença é crônica e progressiva, mas às vezes o início é agudo. Na *forma aguda* nota-se dor intensa e ansiedade e as frequências respiratória e de pulso se elevam muito. Pode ser evidente sudorese profusa, mas o membro acometido geralmente se apresenta seco e pode estar mais frio do que o restante do corpo. Quase sempre a dor é suficientemente intensa para fazer o animal deitar e se recusar a levantar. Os animais suspeitos devem ser examinados após exercício.

- O membro apresenta-se frio, desde a parte média até a distal e, em geral, nessa área nota-se sudorese reduzida ou variável
- A *amplitude do pulso* da artéria digital comum é menor no membro acometido do que no membro normal ou nos membros torácicos
- Em geral, pode-se detectar *preenchimento lento da veia safena* do membro acometido
- Anormalidades palpáveis no *exame retal* incluem aumento e rigidez da quadrifurcação artéria aorta, irregularidade e assimetria das artérias ilíacas interna e externa e reduzida amplitude ou ausência de pulso arterial.

É improvável que ocorra *recuperação* por meio do desenvolvimento de circulação colateral ou retração do trombo e quase sempre a doença tem curso crônico progressivo com prognóstico desfavorável.

Até recentemente, a detecção e o diagnóstico dessa anormalidade se limitava a equinos com sinais clínicos e àqueles nos quais era possível constatar anormalidades por meio de palpação retal. *Ultrassonografia* é o método mais sensível de detecção da doença do que a palpação retal. Seu uso como método de diagnóstico pode possibilitar uma melhor definição da ocorrência dessa doença e, por fim, de sua patogênese. A trombose ilíaca também pode estar associada com impotência em garanhões, em razão da incapacidade em montar durante o acasalamento ou da atrofia testicular. Também foi associada à síndrome da falha ejaculatória, na qual o garanhão manifesta excelente libido, boa cópula e impulso vigoroso, mas falha em ejacular. Não se conhece a causa dessa manifestação, mas pressupõe-se que as artérias dilatadas podem comprometer o plexo mensetérico caudal e o nervo hipogástrico.

Trombose da artéria braquial é rara em equinos; contudo, pode ocorrer em neonatos devido à sepse ou defeito do septo atrial, e em adultos, por motivos desconhecidas. Os animais acometidos podem apresentar claudicação em um ou em ambos membros torácicos, com diminuição da temperatura e da amplitude do pulso no membro periférico.[3]

Trombose aorticoilíaca em bezerros

É relatada como uma doença ocasional de etiologia desconhecida em bezerros com menos de 6 meses de idade. Os animais acometidos apresentam início súbito de ataxia, paresia ou paralisia de um ou ambos os membros pélvicos e, às vezes, da cauda. Dentro de 24 h após o início dos sintomas os bezerros não sustentam seu peso no membro acometido; em alguns bezerros com envolvimento de ambos os membros pélvicos, inicialmente os sintomas surgem em um dos membros. Os membros acometidos se apresentam frios ao toque, especialmente na parte distal ao joelho; apresentam tônus muscular fraco e o reflexo de retirada e a sensação de dor profunda são ausentes nas extremidades distais.[4]

Tipicamente, a amplitude do pulso da artéria safena encontra-se muito diminuída, ou o pulso ausente. Em alguns animais acometidos, nota-se tumefação e crepitação subcutânea.

Realizou-se ultrassonografia transabdominal da artéria aorta em um bezerro, utilizando sonda setorial 3,5 MHz, com o bezerro em posição de decúbito lateral. Um trombo foi facilmente visualizado na junção das artérias ilíacas interna e externa. A avaliação do fluxo em Doppler colorido pode ser utilizada para quantificar o fluxo sanguíneo através da lesão e sua alteração ao longo do tempo.[5] No exame pós-morte verifica-se trombose na parte terminal da artéria aorta e na quadrifurcação da artéria ilíaca. As artérias umbilicais se originam das artérias ilíacas, próximo da quadrifurcação ilíaca e acredita-se que a formação de trombos nas artérias ilíacas, juntamente com sepse por *E. coli*, predispõe a essa doença.

Embolia pulmonar

Nota-se dispneia súbita acompanhada de sudorese profusa e ansiedade. A temperatura corporal e a frequência do pulso se elevam, mas a auscultação dos pulmões é normal. Em equinos, quase sempre os sintomas desaparecem gradativamente, em 12 a 24 h; no entanto, em bovinos a hipoxemia pode ser mais grave e causar cegueira duradoura e imbecilidade. Os êmbolos infectados podem causar doença pulmonar embólica mais grave, com arterite e formação de abscessos pulmonares. Nota-se hipertensão pulmonar; *cor pulmonale* é uma sequela possível. Arterite pulmonar e aneurisma podem ser acompanhados de ruptura e hemorragia pulmonar, bem como hemoptíase.

Ruptura da artéria abdominal

Aneurisma em Bovinos da Raça Holstein-Friesian. A ruptura da artéria abdominal devido a aneurisma é uma ocorrência esporádica muito rara; há relato de 33 casos em um período de 25 anos, no interior do Estado de Nova Iorque.[6] Os bovinos acometidos tinham 2 a 6 anos de idade, todos da raça Holstein-Friesian. Os animais foram encontrados mortos, sem qualquer sinal de doença. O exame histológico indicou séria ruptura da túnica média arterial e menor conteúdo de elastina na artéria, no local da ruptura. As lesões eram compatíveis com dano crônico à parede da artéria e ruptura súbita e hemorragia aguda maciça.

Patologia clínica

A formação extensa de trombos geralmente está associada com leucocitose e desvio à esquerda, bem como aumento da concentração plasmática de fibrinogênio. Na maioria dos casos de trombose ilíaca as atividades séricas de aspartato aminotransferase (AST) e creatinoquinase (CK) encontram-se na faixa de variação normal, tanto antes quanto após exercício; entretanto, nos casos graves pode haver evidência enzimática de mionecrose, com hiperpotassemia e uremia secundárias. Em bezerros com trombose aórtica, notam-se elevadas atividades séricas de CK e AST. Para a confirmação do diagnóstico utiliza-se angiografia ou ultrassonografia.

Achados de necropsia

A obstrução da artéria acometida é facilmente notada ao abri-la. O trombo ou êmbolo encontra-se aderido à camada íntima do vaso sanguíneo e quase sempre é laminar. Isquemia local ou difusa ou infarto pode ser evidente se o êmbolo tiver se formado há algum tempo e pode ter progredido ao ponto de formar abscesso.

Diagnóstico diferencial

Trombose aorticoilíaca em equinos
- Mioglobinúria paralítica
- Paralisia hiperpotassêmica periódica.

Trombose aorticoilíaca em bezerros
- Osteomielite vertebral (abscesso espinal)
- Doença do músculo branco
- Fratura de vértebra
- Miosite causada por clostrídio
- Embolia pulmonar
- Pneumonia.

Tratamento

O tratamento parenteral com anticoagulantes ou enzimas raramente é realizado; a eficácia do tratamento relatada se baseia em pequeno número de casos, sem controle não tratado para comparação. Doses variadas de ácido acetilsalicílico (12 a 100 mg/kg VO, em intervalos de 8 a 48 h) foram administradas a equinos acometidos a fim de prevenir a formação de trombo pela inibição da agregação plaquetária; no entanto, a biodisponibilidade oral parece ser variável em equinos, resultando em ampla variação nos protocolos de dosagens. O ácido acetilsalicílico não inibe a agregação plaquetária em vacas; portanto, não é indicada como parte do tratamento de trombose em bovinos. Heparina de baixo peso molecular (como a dalteparina, na dose de 50 U/kg/24 h SC) foi administrada a equinos, com intuito de prevenir a formação de trombo, mas seu custo pode ser proibitivo. O custo da heparina não fracionada (15 a 80 U/kg/12 h SC) é muito menor do que da heparina de baixo peso molecular, mas sua eficácia é imprevisível em equinos e pode resultar em efeitos colaterais indesejáveis, como trombocitopenia e aglutinação de eritrócitos. Quase sempre se utiliza varfarina (0,018 mg/kg/24 h VO) devido ao baixo custo, facilidade de administração, ampla disponibilidade e adequação para administração de longo prazo.[2]

Há vários relatos de bons resultados no tratamento de trombose ilíaca em equinos, após injeção IV de gliconato de sódio ou de enzimas fibrinolíticas como ativador de plasminogênio tecidual recombinante; a cateterização retrógada da artéria coccígea ventral possibilita a deposição local de altas concentrações desses medicamentos. Em equinos, é comum a administração de ivermectina e fembendazol como tratamento inicial de infecção por *S. vulgaris*. Vários outros procedimentos terapêuticos auxiliares foram empregados, incluindo o uso de brometo de butilescopolamina, metamizol, acepromazina, isoxsuprina e pentoxifilina, mas o número de casos é muito pequeno para discutir sua eficácia. O aumento gradativo no programa de exercícios pode melhorar a circulação colateral. Relata-se o emprego de tratamento cirúrgico, com a remoção parcial ou total do trombo com auxílio de um cateter de trombectomia. A resposta ao tratamento pode ser monitorada clinicamente por meio da palpação do pulso arterial durante a palpação retal ou, mais apropriadamente, por meio de ultrassonografia Doppler transretal periódica da artéria acometida.

Notou-se algum sucesso no acasalamento, em garanhões com falha ejaculatória, após tratamento com fenilbutazona, com a finalidade de reduzir a dor, e com hormônio liberador de gonadotropina, com intuito de maximizar a excitação sexual e reduzir o limiar ejaculatório.

LEITURA COMPLEMENTAR

Buczinski S. Cardiovascular ultrasonography in cattle. Vet Clin North Am Food Anim Pract. 2009;25:611-632.

Jesty SA, Reef VB. Septicemia and cardiovascular infections in horses. Vet Clin North Am Equine Pract. 2006;22:481-495.

REFERÊNCIAS BIBLIOGRÁFICAS

1. Arroyo LG, et al. Vet Pathol. 2008;45:617.
2. Hilton H, et al. J Vet Intern Med. 2008;22:679.
3. Gasthuys FMR, et al. Vet Rec. 2007;160:340.
4. D'Angelo A, et al. J Vet Intern Med. 2006;20:1261.
5. Buczinski S, et al. J Vet Intern Med. 2007;21:348.
6. Lamm CG, et al. J Vet Diagn Invest. 2007;19:273.

Púrpura hemorrágica

Sinopse

- Etiologia: deposição de complexos imunes nas paredes de capilares, com subsequente vasculite e extravasamento de sangue e plasma
- Epidemiologia: doença esporádica de equinos e rara em bovinos e suínos; quase sempre a doença em equinos está associada com doença do trato respiratório superior, em especial a infecção por *S. equi*
- Achados clínicos: tumefações na cabeça, membros e corpo; em geral as tumefações são assimétricas, indolores à palpação e cedem à pressão suave. Taquicardia e taquipneia são características. Notam-se hemorragias petequiais nas superfícies mucosas. A pele dos membros pode se desprender
- Patologia clínica: inespecífica; não há trombocitopenia
- Confirmação diagnóstica: sinais clínicos, biopsia cutânea
- Tratamento: corticosteroides (dexametasona) e antibióticos; cuidados de suporte.

Etiologia

A doença é aguda; não é contagiosa. É possível que a causa da *vasculite* que caracteriza a púrpura hemorrágica seja a deposição de complexos de antígenos e imunoglobulinas nas paredes dos capilares e de vasos sanguíneos de pequeno calibre. A doença parece ser *mediada por imunocomplexos* e causada por *uma reação de hipersensibilidade tipo III*. Há frequente associação da doença com a *infecção do trato respiratório superior por S. equi*. A alta concentração de anticorpos contra a proteína M de *S. equi* em equinos acometidos e a presença de complexos de IgA e proteína M estreptocócica no soro são evidências de que a doença está associada com uma reação imune à proteína estreptocócica. Os complexos imunes não são detectados no soro de equinos que se recuperaram da infecção por *S. equi* e não apresentavam púrpura hemorrágica. No entanto, em muitos casos não há histórico de infecção estreptocócica. Sugere-se que a doença pode estar associada a uma reação adversa a medicamentos. Suspeita-se que a administração de vacinas compostas de *S. equi* vivo modificado, de proteína M ou de *S. equi* morto induza a doença.[1,2]

Epidemiologia

Púrpura hemorrágica é uma doença esporádica, não contagiosa e incomum de equinos. Também foi relatada em suínos e bovinos. As estimativas sobre a ocorrência da doença são incomuns e imprecisas. Constataram-se 27 casos em 1.438 equinos confinados por um período de 3 anos, em uma criação de reposição do exército sueco. Todos os casos de púrpura hemorrágica sucederam infecções respiratórias do trato superior, das quais 11 eram características de garrotilho. Apenas um pequeno número de equinos é acometido, mas a prevalência é maior quando ocorrem grandes surtos de garrotilho, possivelmente devido à reinfecção por estreptococos de equinos já sensibilizados por infecção anterior.

Em um centro de referência, dos 53 equinos com púrpura hemorrágica tratados, 17 tinham sido expostos ou infectados por *S. equi,* cinco eram vacinados com proteína M de *S. equi,* nove estavam infectados por *C. pseudotuberculosis* e cinco tinham histórico de doença respiratória aparentemente infecciosa, de causa desconhecida. Quinze dos 53 equinos não apresentavam histórico de doença infecciosa recente.

Entre os clínicos há forte suspeita de associação entre ocorrência de púrpura hemorrágica e vacinação. No entanto, não se demonstrou claramente que a vacinação contra a infecção causada por *S. equi* seja um fator de risco para púrpura hemorrágica. Certamente, os casos de púrpura ocorrem em equinos vacinados contra garrotilho, mas possivelmente havia alta probabilidade de que esses animais se encontravam em maior risco de desenvolvimento de garrotilho. O consenso é que a vacinação com vacinas contendo proteína M ou cepa avirulenta de *S. equi* está associada com maior risco de púrpura. Não se constata edema da parte inferior dos membros após a vacinação com proteína M estreptocócica e pode representar uma forma branda da doença. Algumas autoridades recomendam que os equinos com alto título sérico de anticorpos contra a proteína M estreptocócica não sejam vacinados contra garrotilho, embora não haja disponibilidade de dados definitivos que sustentam essa recomendação.

Não parece que raça, idade e sexo sejam fatores predisponentes à doença. Equinos tão jovens como aqueles com 6 meses de idade e, possivelmente, mais jovens, podem ser acometidos.

A taxa de mortalidade de casos tratados de modo apropriado é, aproximadamente, 10%. Púrpura foi responsável por 2 e 8% das 2.028 e 1.245 mortes de equinos enviados do Reino Unido e dos EUA, respectivamente, para a África do Sul, durante a Guerra dos Bôeres. Essa taxa de mortalidade foi mencionada antes do advento dos antimicrobianos ou corticosteroides, os quais, provavelmente reduziram essa taxa.

Patogênese

A base do mecanismo da doença é uma *vasculite não séptica* das paredes dos capilares, acompanhada de extravasamento de plasma e sangue aos tecidos. Não se constata trombocitopenia; no entanto, na maioria dos casos há defeito de coagulação. Nos equinos com púrpura hemorrágica grave acompanhada de infarto, os tempos de coagulação (tempo de coagulação ativada, tempo de trombina parcial e tempo de tromboplastina) encontram-se prolongados. Há predomínio de lesões cutâneas, mas há envolvimento de outros órgãos, inclusive rins, músculos e trato gastrintestinal.

Achados clínicos

Em geral, os equinos acometidos são apáticos e com apetite diminuído ou ausente. Em cerca de 60% dos casos a temperatura corporal e a frequência cardíaca encontram-se elevadas. *Extensas tumefações edematosas subcutâneas* representam o sintoma característico da doença. São mais comuns na face e no focinho, mas com frequência são notadas em outras partes do corpo e não apresentam, necessariamente, distribuição simétrica. As tumefações podem surgir repentinamente ou se desenvolvem gradativamente ao longo de vários dias. São frias e indolores, cedem à pressão e se unem gradativamente ao tecido normal, sem uma linha de demarcação definitiva. Não há solução de continuidade na pele, embora ela possa estar bastante distendida e até mesmo com extravasamento serossanguinolento. Tumefações próximas à cabeça podem provocar pressão na faringe e, em consequência, dispneia e disfagia. Em geral, as lesões pulmonares não são clinicamente aparentes, sem exames radiográficos ou ultrassonográficos do tórax. Em quase todos os casos há edema extenso nos membros. Em equinos, raros casos da doença não apresentam edema.

Ocorrem *hemorragias de submucosa* nas cavidades nasais e na boca; pode haver hemorragias petequiais subconjuntivais em mais de 80% dos casos. Hemorragia e edema da parede intestinal podem causar cólica, mas na maioria dos casos não há diarreia ou constipação intestinal. A pele gravemente acometida, em especial dos membros, pode se desprender e originar feridas de granulação.

Púrpura hemorrágica infartiva é uma manifestação incomum da doença caracterizada por infarto em diversos tecidos, incluindo o trato gastrintestinal e os músculos.[3] Os equinos acometidos apresentam sintomas de cólica e tumefação muscular. Em geral, o curso da doença é de 3 a 5 dias e a morte, a consequência mais comum, está associada à cólica grave e à rápida deterioração da condição metabólica. A cólica é atribuída ao infarto intestinal, mas pode ser causada por intussuscepção do intestino delgado devido às lesões ocasionadas pelo infarto.[4]

Em geral, o curso da doença é de 1 a 2 semanas e vários animais morrem em decorrência de hemorragia, dispneia devido à tumefação de laringe e faringe e infecções bacterianas secundárias. Em equinos tratados adequadamente, a ocorrência de recidiva não é comum.

Patologia clínica

Nos animais acometidos, não se constata anormalidade característica nos exames hematológicos ou bioquímicos de rotina. Tipicamente, as *alterações hematológicas* são: anemia discreta (quase sempre < 32%, porém > 20%; < 0,32 ℓ/ℓ, mas > 0,20 ℓ/ℓ), leucocitose neutrofílica e hiperfibrinogenemia. *A contagem de plaquetas é normal.* Pode haver hipergamaglobulinemia. Em cerca de 25 a 30% dos equinos acometidos, nota-se aumento das atividades séricas de CK e AST, possivelmente em consequência das lesões musculares. Os equinos com púrpura infartiva apresentam elevações marcantes nas atividades séricas de CK e AST e neutrofilia; nos equinos gravemente acometidos há evidência de coagulação intravascular disseminada.

O *diagnóstico é confirmado* por meio de *biopsia cutânea,* especialmente de lesões iniciais, a qual revela vasculite leucocitoclástica. A coloração de fragmentos de pele por técnica de imunofluorescência pode indicar a presença de anticorpos, antígenos ou complementos, na parede de vasos sanguíneos de pequeno calibre.

Achados de necropsia

Notam-se hemorragias equimóticas e petequiais geralmente em todo o corpo. As tumefações subcutâneas contêm plasma, que pode ser sanguinolento, ou, às vezes, sangue total. Os pulmões apresentam edema e congestão. Também as lesões observadas no exame histológico são predominantemente hemorragias discretas, mas quase sempre há vasculite leucocitoclástica em vasos dispersos. Amostras de pulmão, músculo e trato gastrintestinal, além de pele, devem ser examinadas em microscopia óptica, a fim de verificar a presença de vasculite.

Equinos com púrpura infartiva apresentam hemorragias coalescentes multifocais vermelho-escuras a pretas, nos músculos esqueléticos. Também, notam-se hemorragias nos pulmões e no trato gastrintestinal. O exame histológico mostra necrose de coagulação em músculos e outros tecidos. Há inflamação dos vasos sanguíneos.

Diagnóstico diferencial

Equinos

As causas de tumefação edematosa são:

- Arterite viral equina e infecção por herpes-vírus equino tipo 1 ou 4, na qual não se constatam hemorragias petequiais, sendo facilmente distinguida por suas características epidemiológicas e por testes sorológicos

- Anaplasmose granulocítica equina (erliquiose), que pode ser diferenciada pela presença de inclusões granulares no citoplasma de neutrófilos
- Insuficiência cardíaca congestiva, que pode ser evidente ao exame clínico
- Edema angioneurótico, que não é acompanhado de hemorragias petequiais
- Estaquibotriotoxicose.

As causas de hemorragias petequiais são:

- Anemia infecciosa equina
- Púrpura trombocitopênica
- Estaquibotriotoxicose.

Bovinos

- Septicemia hemorrágica, intoxicação por samambaia e por trevo-doce, trombocitopenia associada à diarreia viral bovina e estaquibotriotoxicose são as causas mais prováveis de uma síndrome hemorrágica do que a púrpura hemorrágica.

Tratamento

Os *princípios terapêuticos* visam a reduzir a inflamação dos vasos sanguíneos, remover a causa desencadeadora da doença e fornecer cuidados de suporte. Devido à possibilidade de a doença ser causada por uma reação medicamentosa adversa, deve-se interromper a administração de qualquer medicação que o equino esteja recebendo no período em que surgiu a doença.

A *redução da inflamação dos vasos sanguíneos* implica na atenuação da resposta imune e na remoção da fonte do estímulo antigênico. A resposta imune, e a reação inflamatória a ela associada, nos vasos sanguíneos deve ser tratada com corticosteroides, como *dexametasona* (0,05 a 0,2 mg/kg/24 h IV ou IM) ou *prednisolona* (0,5 a 1,0 mg/kg/24 h IV ou IM). Esta última pode não ser tão efetiva quanto a dexametasona. Com a melhora dos sinais clínicos, a dose de corticosteroide pode ser reduzida gradativamente, passando a ser administrada via oral. Os *anti-inflamatórios não esteroides* (AINE; 2,2 mg de fenilbutazona/kg/12 h VO ou IV, ou 1,1 mg de flunixino meglumina/kg/12 h VO ou IV) podem reduzir a inflamação e propiciar algum grau de analgesia.

É difícil *remover a fonte do estímulo antigênico* da doença, em especial nos casos em que uma infecção ou doença anterior não é facilmente detectada. Considerando que, com frequência, a púrpura hemorrágica é uma sequela da infecção por *S. equi* e a suspeita de que há infecção por *S. equi* oculta e esta ser a fonte de antígeno associada à doença, geralmente os equinos acometidos são tratados com *penicilina G* (20.000 UI de penicilina procaína/kg/12 h IM ou 20.000 UI de penicilina G potássica/kg/6 h IV) até o desaparecimento dos sinais clínicos. Pode ser necessária a continuação do tratamento antibiótico por até 20 dias.

Cuidados de suporte incluem a colocação de bandagem nos membros edemaciados, tratamento de feridas, hidroterapia e administração de líquido via IV. No caso de tumefação de cabeça e faringe, pode ser necessário o uso de sonda nasogástrica para alimentação do animal, possibilitando nutrição enteral aos equinos com disfagia. Angústia respiratória pode se instalar muito rapidamente, podendo ser necessária traqueostomia de emergência para aliviar a angústia respiratória e prevenir asfixia.

Controle

Não há medida preventiva específica. No entanto, o controle e a prevenção de infecções do trato respiratório superior de equinos devem reduzir a ocorrência de púrpura hemorrágica. Deve-se ter cuidado ao recomendar o uso de vacina composta de proteína M estreptocócica ou de cepa avirulenta de *S. equi* em equinos com baixo risco de desenvolvimento de garrotilho. Embora a relação entre o uso de vacina contendo proteína M e a ocorrência de púrpura hemorrágica não esteja definida, há evidência circunstancial e opinião de autoridades que atuam em extensão rural que sustentam tal relação. A mensuração de anticorpos séricos contra a proteína M estreptocócica pode ser útil para definir a necessidade de vacinação dos equinos que vivem em áreas endêmicas ou em condições de alto risco. Equinos com título de anticorpos > 1:3.200 não devem ser vacinados.

LEITURA COMPLEMENTAR

Rosenkrantz W. Immune-mediated dermatoses. Vet Clin North Am Equine Pract. 2013;29:607-617.

REFERÊNCIAS BIBLIOGRÁFICAS

1. Al-Ghamdi GM. J Anim Vet Adv. 2012;11:3600.
2. Rosenkrantz W. Vet Clin Equine. 2013;29:607.
3. Whelchel DD, et al. Equine Vet Educ. 2009;21:135.
4. Dujardin CLL. Tijdschr Diergeneeskd. 2011;136:422.

Trombose venosa

A formação de trombos nas veias pode resultar em obstrução local da drenagem venosa, na liberação de êmbolo alojado nos pulmões, no fígado ou em outros órgãos e no desenvolvimento de sepse ou endocardite.

Tromboflebite

É a inflamação da parede da veia, acompanhada de trombose. Tipicamente, a tromboflebite envolve a tríade clássica de lesão do vaso sanguíneo, estase do fluxo de sangue (comum em equinos gravemente enfermos) e uma condição de hipercoagulação.[1] Tromboflebite pode ser causada pela instalação de uma infecção hematogênica na veia, pela propagação da infecção de tecidos adjacentes infectados, por infecção das veias umbilicais em recém-nascidos e pela injeção de produtos irritantes nas veias principais. Em grandes animais, a veia jugular é a mais comumente acometida porque é a mais utilizada para injeção IV e colocação de cateter.

Tromboflebite é uma complicação de injeções ou de cateterização em alguns animais; ocorre em todas as espécies. Pode ser resultante de lesão no endotélio vascular provocada pelo uso de cânula ou cateter de demora na veia, por inflamação causada por irritação química ou pela penetração de bactérias devido à contaminação durante a introdução de agulha ou cateter, ou pela migração ao longo do cateter, a partir da pele. A tricotomia da pele sobre o sulco jugular seguida de aplicação de dois desinfetantes cutâneos comuns, a clorexidina e o iodopovidona reduz, de modo marcante, a população de bactérias presentes na pele do equino. Ademais, a tricotomia possibilita melhor visualização da veia jugular, reduz o traumatismo decorrente da cateterização e minimiza o risco de introdução de material estranho sob a pele durante a colocação do cateter.[2] Portanto, embora em grandes animais não haja evidência direta dessa ocorrência, acredita-se que a prevalência de tromboflebite causada por cateter ou injeção diminua com o emprego de tricotomia e preparação asséptica do local da venopunção. Flebite se desenvolve, e pode ser clinicamente detectada 24 a 72 h após a introdução do cateter. Um estudo retrospectivo de 46 casos em equinos indicou que a presença de doença infecciosa era um fator de risco para o desenvolvimento de tromboflebite causada pelo uso de cateter, e que essa lesão vascular é especialmente comum em equinos com doença gastrintestinal grave acompanhada de endotoxemia. O cateter atua como um sítio de formação de coágulo, principalmente no local de sua introdução na veia. A extremidade do cateter, dependendo de suas propriedades mecânicas e da velocidade do fluxo sanguíneo, pode repercutir no lúmen e causar lesão mecânica do endotélio venoso adjacente. Também, equinos submetidos à cirurgia são mais sujeitos à tromboflebite. Ademais, vacas gravemente enfermas são mais propensas ao desenvolvimento de tromboflebite de veia jugular do que as vacas sadias.

Injeção IV de produtos irritantes, como tetraciclina, fenilbutazona e dextrose 50%, bem como de soluções hipertônicas de gliconato de cálcio, borogliconato de cálcio e cloreto de cálcio ou de solução salina hipertônica (NaCl 7,2%), pode causar lesão endotelial seguida de retração cicatricial, com ou sem formação de trombo. Flebite jugular, com trombose, não é incomum em bovinos de confinamento que recebem repetidas injeções IV de antibióticos; isso pode causar doença respiratória tromboembólica. Em geral, a injeção perivascular acidental de produto irritante provoca tumefação local evidente, às vezes com necrose e desprendimento de tecido, que pode ser seguido de retração cicatricial dos tecidos locais.

Trombos venosos são relativamente comuns em equinos com garrotilho e podem se alojar nas veias jugulares ou na veia cava caudal. A probabilidade de desenvolvimento de tromboflebite é muito alta em equinos com febre[3] ou, concomitantemente, com endotoxemia, salmonelose e hipoproteinemia, ou submetido a cuidados intensivos. Embora a administração por via intravenosa de fenilbutazona quase sempre esteja associada com a ocorrência de flebite jugular, com trombose, no local da injeção, um estudo mostrou que a injeção de fenilbutazona ou flunixino meglumina com auxílio de cateter previne o desenvolvimento de tromboflebite.[3] Em equinos e bovinos, é provável que a ocorrência de *tromboembolia pulmonar* maciça seja mais frequente como sequela de doença sistêmica, do que se considera atualmente. Em uma série de casos recentes envolvendo seis equinos com doença sistêmica, em que se considerava que os êmbolos eram oriundos da circulação venosa (particularmente associados à tromboflebite localizada), verificou-se que eles estavam alojados na circulação pulmonar[4]; pequenos êmbolos causam infartos locais, com sinais clínicos mínimos ou nenhum sintoma. Ao contrário, o alojamento de grandes êmbolos na circulação pulmonar pode provocar, rapidamente, broncoconstrição, taquipneia, insuficiência cardíaca e morte súbita inesperada.

Trombose da *veia cava caudal* secundária à abscedação hepática resulta em pneumonia embólica e lesões de artéria pulmonar, em vacas; essa anormalidade é descrita juntamente com *trombose de veia caval cranial* no Capítulo 12. Trombose de veia cava caudal também pode ser causada por focos inflamatórios em outras partes; há relato de trombose associada ao tratamento de claudicação em vacas da raça Holstein-Friesian que apresentavam sepse digital profunda que necessitou de múltiplas perfusões regionais de medicamentos IV.[5] A ultrassonografia é muito útil no diagnóstico de trombose de veia cava caudal em bovinos adultos; foram obtidas excelentes imagens do trombo por meio da colocação de uma sonda de 7,5 MHz em uma luva estéril utilizada em palpação retal, durante laparotomia pelo flanco direito, com a vaca em pé.[6]

Exemplos menos comuns de trombose venosa são aqueles de trombose dos seios cerebrais, pela drenagem de infecção da face ou daquelas causadas pela migração de larvas de parasitas. A coloração violácea e o posterior desprendimento do tecido auricular verificados em muitos suínos com sepse, também são ocasionados por flebite e trombose venosa. A trombose da veia tarsal é uma complicação da infecção da unha de bovinos, bem como da administração via intravenosa de antimicrobianos como parte do tratamento de artrite séptica ou das articulações interfalangianas distais.

Achados clínicos

Os sinais clínicos de trombose venosa são congestão venosa, dor à palpação e edema local. Nos tecidos sem sustentação pode ocorrer ruptura e ocasionar hemorragia interna ou externa fatal. Se a trombose venosa for periférica e em um membro, pode ser evidente claudicação e tumefação distal ao trombo venoso.[7] Trombose da veia porta em neonatos pode resultar em encefalopatia hiperamonêmica.[8] Tromboembolia pulmonar maciça pode ser acompanhada de taquipneia aguda, febre e colapso ou clinicamente inaparente.[4]

O exame ultrassonográfico auxilia muito no diagnóstico e a detecção de uma área de cavitação no trombo sustenta o diagnóstico de tromboflebite séptica. Os achados ultrassonográficos são: veia dilatada e rígida, sem alteração do volume luminal, quando se aplica suave pressão na entrada do tórax, sobre o sulco jugular, para ocluir o fluxo venoso; espessamento da parede da veia compatível com flebite; e presença de material ecoico e hiperecoico no lúmen da veia, compatível com trombo.[1] As alterações ultrassonográficas são evidentes 24 h antes do surgimento dos sinais clínicos de tromboflebite. Angiografia também pode auxiliar no diagnóstico, mas com a ampla disponibilidade de aparelhos de ultrassonografia de alta resolução, não é mais utilizada.

Deve-se tentar a realização de cultura bacteriológica, de preferência da extremidade do cateter removido. Diversos microrganismos foram isolados de diferentes casos. No exame clinicopatológico, não há achados típicos, mas quase sempre há anormalidade no leucograma e hiperfibrinogenemia. Em geral, durante a necropsia o vaso obstruído e o trombo são facilmente localizados com base no achado de edema e hemorragia local.

O *diagnóstico* depende da presença de sinais de obstrução venosa local assimétrica, que se mostra quente e dolorida ao toque, na ausência de pressão externa evidente causada por tumor, aumento de volume de linfonodo, hematoma ou constrição de tecido fibroso. As veias com tromboflebite quase sempre são rígidas e resistentes à compressão. A pressão exercida por um feto pode causar edema simétrico no períneo, úbere e parede abdominal ventral, no final da gestação, podendo ser facilmente diferenciada de tromboflebite por sua simetria e ausência de dor. Edema local causado por doenças infecciosas como carbúnculo sintomático, edema maligno e mastite estafilocócica hiperaguda é acompanhado de febre, toxemia grave, inflamação local aguda e necrose.

Tratamento

A consequência da tromboflebite no longo prazo é variável. Em geral, ocorre recanalização da veia, com graus variáveis de fluxo sanguíneo; no entanto, o trombo pode sofrer fibrosamento sem recanalização, limitando o retorno venoso e induzindo ao desenvolvimento de circulação colateral.[1] Geralmente utiliza-se *tratamento parenteral* com antimicrobiano e aplicação de calor nas veias superficiais, a fim de auxiliar na drenagem de material purulento (especialmente em bovinos), ou aplicação tópica de anti-inflamatório, como dimetilsulfóxido 50%, com o intuito de remover a obstrução ou aliviar a tumefação. Caso esteja utilizando um cateter, ele deve ser imediatamente removido.

Na teoria, o tratamento utilizado na trombose arterial deve ter eficácia semelhante no tratamento de trombose venosa; contudo, geralmente não há necessidade de tratamento agressivo, a menos que a trombose venosa seja extensa e de crescimento progressivo. Exames ultrassonográficos seriados são muito úteis no monitoramento da recanalização da veia com trombose; há disponibilidade de dados sobre o diâmetro da veia jugular externa de bovinos.

LEITURA COMPLEMENTAR

Buczinski S. Cardiovascular ultrasonography in cattle. Vet Clin North Am Food Anim Pract. 2009;25:611-632.

Schaer BLD, Epstein K. Coagulopathy of the critically ill equine patient. J Vet Emerg Crit Care. 2009;19:53-65.

REFERÊNCIAS BIBLIOGRÁFICAS

1. Moreau P, Lavoie JP. J Am Vet Med Assoc. 2009; 235:1073.
2. Geraghty TE, et al. Vet Rec. 2009;164:51.
3. Geraghty TE, et al. Vet Rec. 2009;164:227.
4. Norman TE, et al. Equine Vet J. 2008;40:514.
5. Simpson KM, et al. Can Vet J. 2012;53:182.
6. Sigrist I, et al. J Vet Intern Med. 2008;22:684.
7. Banse H, et al. J Vet Intern Med. 2012;26:178.
8. Ness SL, et al. J Vet Intern Med. 2013;27:382.

Eleoforiose (dermatite filariana em ovinos)

Elaeophora spp. são nematódeos filarianos que habitam vasos sanguíneos. Espécies relativamente não patológicas são *E. bohmi*, relatada em equinos na Áustria, e *E. poeli*, que acomete bovinos na África e na Ásia. De maior importância clínica é *E. schneideri*, que é principalmente um parasita de veado-mula (assim denominado por apresentar orelhas semelhantes à mula)[1] e alce americano[2], na América do Norte. Alce, veado-de-cauda branca e alce americano podem atuar como hospedeiros reservatórios. Essa espécie causa doença crônica em ovinos adultos que pastejam em altitudes elevadas nos meses de verão. Moscas de equinos, como *Hybomitra* e *Tabanus* spp., são hospedeiros intermediários. Em ovinos, as larvas se desenvolvem nas artérias leptomeníngeas ao longo de 4 a 5 semanas; depois disso elas migram para a artéria carótida comum e as artérias maxilares internas, embora também possam ser encontradas em outras artérias. Os parasitas adultos medem até 120 mm de comprimento e amadurecem em, aproximadamente, 5 meses.

Em geral, a *eleoforiose* não ocasiona consequências detectáveis no hospedeiro natural (o veado-mula). Acredita-se que os sinais clínicos nos hospedeiros não habituais são causados pela migração de vermes, devendo-se ao longo tempo de permanência das larvas nos vasos sanguíneos de menor calibre. Isso reduz o fluxo sanguíneo e pode resultar em cegueira, surdez e andar em círculo. Também, significa que as larvas são maiores quando passam através da retina cerebral para alcançar a artéria carótida comum e causar ruptura de uma rede arterial; pode resultar em hemorragia e morte. Outros sintomas são causados por microfilárias. Em geral, os ovinos apresentam dermatite grave na região occipital, fronte, face, patas e abdome ventral. No início, as lesões são pequenas e delimitadas, mas a irritação que causam é tão intensa que o ato de coçar provoca extensas áreas de sangramento, com superfície granular que contém numerosos abscessos pequenos. Nas patas, as lesões se estendem desde a banda coronária até acima do boleto e causam tumefação local evidente. Há períodos de quiescência recorrentes e formação de crostas que recobrem as lesões; no entanto, 2 a 3 dias depois o animal volta a se coçar e as lesões se propagam ainda mais. O curso é longo, muitas vezes de 7 meses a 3 anos, mas, eventualmente, o animal pode se recuperar. As lesões residuais consistem de deformidade de cascos, bem como áreas cutâneas desprovidas de pelos e espessadas. As lesões também são verificadas nas membranas mucosas bucal e nasal e na córnea. Anormalidades oculares incluem catarata, iridociclite e opacidade de córnea. Apesar de, com frequência, não haver alteração da visão de ovinos, os alces geralmente perdem a visão.

Diagnóstico diferencial

A distribuição das lesões e do prurido auxilia distinguir eleoforiose de:

- Ectima contagioso
- Dermatite micótica
- Dermatite digital.

As lesões de fotossensibilização podem ter distribuição e aparência muito parecidas com àquelas notadas na eleoforiose, mas geralmente há tumefação e edema marcante, além de histórico de acesso a planta fotossensibilizante ou hepatotóxica.

As *microfilárias* podem ser detectadas em amostras de pele obtidas por biopsia; no entanto, raspados de pele e exames de sangue não são satisfatórios. O número de microfilárias na pele de ovinos é sempre baixo, podendo ocorrer resultado negativo em ovinos sabidamente positivos.

Sugeriu-se o *tratamento* com piperazina (220 mg/kg). Infelizmente, a morte de parasitas adultos em ovinos altamente infestados pode causar a morte do animal, possivelmente pela obstrução de ramos das artérias carótidas. Não há informações sobre a eficácia de medicações modernas contra essa infecção.

REFERÊNCIAS BIBLIOGRÁFICAS

1. Mckown RD, et al. J Wildl Dis. 2007;43:142.
2. LeVan IK, et al. J Wildl Dis. 2013;49:666.

NEOPLASIA VASCULAR

A ocorrência de neoplasia no sistema vascular é rara em ruminantes, equinos e suínos.

Hemangioma e hemangiossarcoma

São neoplasias raras em grandes animais, mas são relatadas e podem estar associadas com hemorragia no local do tumor.

Hemangioma

Hemangiomas cutâneos são mais comuns em equinos com menos de 1 ano de idade; podem ser congênitos. Em equinos, o local mais comum é a pele da parte distal do membro. Em geral, clinicamente as lesões são solitárias, firmes a flutuantes e de cor azulada a negra.[1] Os tumores crescem com a idade; aqueles que se desenvolvem na pele podem ulcerar e sangrar, sendo necessária a eutanásia do animal devido ao seu tamanho final. Pode haver tumores semelhantes na boca, na forma de massas granulares róseas pedunculadas. Hemangiomas locais, na pele e na boca, podem responder à excisão cirúrgica, termocauterização ou radioterapia. Também, há descrição de hemangioma disseminado em bovinos jovens, na forma de numerosas lesões cutâneas e envolvimento de múltiplos órgãos. Ademais, há relato de prevalência moderada de hemangioma em ovários de porcas.

Hemangiossarcoma

É constatado em *equinos*, mas não é um tumor comum. É mais prevalente em animais de meia-idade a mais velhos. Os equinos acometidos podem ser levados à consulta por apresentarem uma massa hemorrágica no subcutânea ou sinais de hemangiossarcoma disseminado. Em equinos, o hemangiossarcoma disseminado causa anemia devido à hemorragia no tumor ou nas cavidades corporais. Nota-se, ainda, perda de peso, apesar do bom apetite, e fraqueza. As metástases alcançam pulmões, miocárdio, cérebro, retroperitônio e músculos esqueléticos; as lesões do miocárdio podem causar arritmias cardíacas. As lesões de músculo esquelético ocasionam dificuldade de movimentação e os tumores de sistema nervoso causam ataxia. A cavidade torácica é um local comum de metástase; também, pode ser o sítio primário de neoplasia.

Uma manifestação clínica comum é *derrame e hemorragia pleural*, sendo uma ocorrência clínica que requer diferenciação de outras causas de tumor torácico acompanhado de derrame, que, no equino, são mais comumente, abscesso de mediastino, linfossarcoma, carcinoma de célula escamosa ou pleurisia. Nos tumores peritoneais ocorre hemoperitônio, detectado por paracentese. Todas as neoplasias são cavitárias e sangram muito quando seccionadas. O diagnóstico histopatológico precoce possibilita a cura de animais com tumor localizado passível de ressecção cirúrgica.[1] Se a neoplasia não prejudicar a qualidade de vida e o equino apresentar quadro clínico estável, o monitoramento do paciente pode ser justificável, pois há relato de regressão espontânea da neoplasia.

REFERÊNCIA BIBLIOGRÁFICA

1. Taintor J. Equine Vet Educ. 2014;26:499.

11

Doenças dos Sistemas Hemolinfático e Imune

ANORMALIDADES NA CONCENTRAÇÃO PLASMÁTICA DE PROTEÍNA

O plasma contém centenas de proteínas, inclusive albumina, imunoglobulinas, fatores de coagulação, proteínas de fase aguda, hormônios e citocinas. As proteínas do plasma são sintetizadas no fígado [albumina, proteínas de fase aguda (fibrinogênio, amiloide A sérica), fatores de coagulação] e nos órgãos linfoides (gamaglobulinas e diversas citocinas). As proteínas do plasma atuam como fontes de aminoácidos aos tecidos e como moléculas transportadoras, mantêm a pressão oncótica do plasma, regulam a função imune e participam da hemostasia e fibrinólise. Anormalidades ou déficit de proteínas individuais podem resultar em doenças específicas, incluindo deficiência imune, anormalidade de hemostasia e endocrinopatia. As doenças individuais resultantes da perda de atividade de proteínas específicas são discutidas nos tópicos relativos às respectivas doenças. Neste texto propõe-se uma revisão das condições que causam hipoproteinemia e hiperproteinemia.

Hipoproteinemia

Etiologia

Hipoproteinemia refere-se à concentração plasmática ou sérica de proteína total inferior àquela esperada em animais da mesma idade, sexo, condição fisiológica e espécie. Essa condição pode ser causada pela diminuição nas concentrações de albumina e/ou globulinas. As anormalidades na concentração plasmática de proteína incluem:

- Pan-hipoproteinemia com hipoalbuminemia e hipoglobulinemia
- Hipoproteinemia com hipoalbuminemia e teor normal de globulina
- Hipoproteinemia com hipoglobulinemia e teor normal de albumina
- Concentração normal de proteína total com hipoalbuminemia e hiperglobulinemia; menos comumente, hiperalbuminemia e hipoglobulinemia.

A deficiência específica tem importante relevância diagnóstica.

Pan-hipoproteinemia

A hipoproteinemia com hipoalbuminemia e hipoglobulinemia pode ser relativa ou absoluta.

Nota-se *hipoproteinemia relativa* quando a concentração plasmática de proteína total é menor do que o valor normal, mas o conteúdo absoluto de proteína no espaço vascular é normal. Essa condição é denominada hipoproteinemia por diluição, sendo atribuída à administração excessiva de líquido ou à ingestão excessiva de água. Essas causas são prontamente determinadas mediante a revisão do histórico clínico e da indagação sobre possível tratamento do animal; a situação se resolve horas após a cessação da terapia hídrica ou a restrição à ingestão de água.

Nota-se *hipoproteinemia absoluta* quando ocorre diminuição no conteúdo de proteínas plasmáticas no compartimento vascular, na presença do volume plasmático normal ou quase normal. A menor concentração proteica pode ser decorrência da menor síntese de proteínas ou de rápida perda proteína. A menor síntese de todas as proteínas plasmáticas ocorre apenas em casos de subnutrição e inanição. A doença hepática pode ocasionar redução na concentração plasmáticas daquelas proteínas sintetizadas no fígado (ver discussão a seguir); contudo, em grandes animais é uma causa rara de hipoproteinemia. A perda de proteína é a causa mais comum de hipoproteinemia.

Pode ocorrer perda de proteína do compartimento vascular para o espaço extravascular (p. ex., endotoxemia, vasculite) ou perda pelo próprio animal (hemorragia compensada, glomerulonefrite, enteropatia com perda de proteína). Essa condição se manifesta como redução nas concentrações de albumina e globulinas, e na doença hemorrágica, pela diminuição no volume globular (ou hematócrito). A perda proteica decorrente de extravasamento vascular geralmente se manifesta como hipoproteinemia e hematócrito normal ou aumentado. As doenças que causam pan-hipoproteinemia incluem:

- Hemorragia: nota-se hipoproteinemia quando o volume plasmático é restabelecido após hemorragia grave ou quando há perda persistente de sangue, na anemia normovolêmica. Todas as condições que causam perda crônica de sangue podem provocar hipoproteinemia
- Endotoxemia: a perda de proteína é decorrência do extravasamento de proteína do espaço vascular para o compartimento intersticial, como consequência do aumento da permeabilidade capilar
- Vasculite: ocasiona aumento da permeabilidade capilar e subsequente extravasamento de proteína; é notada em diversas doenças sistêmicas, incluindo peste equina africana, púrpura hemorrágica, peste suína e febre catarral maligna
- Enteropatia com perda de proteína: a anormalidade inicial envolve a concentração plasmática de albumina, mas à medida que a doença progride ocorre pan-hipoproteinemia. As doenças que causam enteropatia com perda proteica incluem:
  - Parasitismo intestinal
  - Úlcera de abomaso em bovinos
  - Linfossarcoma em bovinos e equinos
  - Doença intestinal granulomatosa/inflamatória em equinos (enterite granulomatosa, enterite eosinofílica) e bovinos (doença de Johne)
  - Enterite/colite (salmonelose, neoriquetsiose equina [*Neorickettsia risticii*])
  - Intoxicação por anti-inflamatório não esteroide (AINE)
  - Enteropatia proliferativa causada por *Lawsonia intracellularis* em equinos e suínos jovens[1]
- Doença do trato urinário, inclusive cálculo de bexiga, pielonefrite, glomerulonefrite
- Inflamação aguda grave da membrana peritoneal ou pleural (peritonite, pleurite). No início da doença nota-se hipoproteinemia; se a doença se torna crônica, ocorre hipergamaglobulinemia
- Insuficiência cardíaca crônica.

Hipoalbuminemia

Nota-se hipoalbuminemia com concentração plasmática normal ou aumentada de globulina nos casos em que há síntese hepática insuficiente de albumina ou perda excessiva ou seletiva dessa proteína, comparativamente à perda de globulina. Verifica-se produção insuficiente de albumina em animais com doença hepática, embora eles possam não necessariamente apresentar hipoproteinemia, bem como nos casos de subnutrição ou inanição. Em geral, as doenças hepáticas que causam hipoalbuminemia são difusas, graves e crônicas. A longa meia-vida da albumina em bovinos e equinos (cerca de 18 dias) os torna menos sujeitos à hipoalbuminemia, comparativamente aos animais de menor porte.

A albumina tem peso molecular menor do que as globulinas, especialmente as imunoglobulinas; assim, pode haver perda seletiva de albumina na doença renal ou gastrintestinal. Doenças acompanhadas de hipoalbuminemia e concentração de globulina normal ou aumentada incluem:

- Amiloidose: às vezes, a perda de albumina na urina ou no trato gastrintestinal é compensada, considerando-se a concentração plasmática de proteína total, pelo aumento na concentração de globulina no plasma[2]
- Peritonite ou pleurite crônica: a perda de albumina no exsudato inflamatório é compensada, considerando-se a concentração plasmática de proteína total, pelo aumento na concentração de globulina no plasma
- Parasitismo intestinal
- Doença renal:
  - Glomerulonefrite: devido às alterações no tamanho e na carga elétrica das proteínas na membrana glomerular, não há impedimento à transferência de albumina ao ultrafiltrado glomerular e, assim, ocorre perda dessa proteína na urina. Todas as doenças que comprometem a função glomerular podem ser acompanhadas de perda de albumina
  - Pielonefrite.

Hipogamaglobulinemia

Em algumas doenças, nota-se hipoglobulinemia com concentração plasmática de albumina normal. Notavelmente isso é característico de falha na transferência de imunidade passiva em neonatos (ver Capítulo 20). Em outras doenças, a hipoglobulinemia é uma anormalidade isolada rara. Pode ser constatada nas imunodeficiências que causam diminuição da síntese de gamaglobulinas, como acontece na imunodeficiência combinada em equinos.[3]

Hipofibrinogenemia

Em geral, nota-se hipofibrinogenemia apenas como parte da coagulação intravascular disseminada, embora possa ser constatada em animais com insuficiência hepática crônica.

Fisiopatologia

Pan-hipoproteinemia e hipoalbuminemia são acompanhadas de redução nas concentrações plasmáticas de proteínas consideradas essenciais para diversas funções orgânicas. Em geral, a diminuição na concentração plasmática de albumina ocasiona redução da pressão oncótica do plasma. Uma baixa pressão oncótica plasmática possibilita a transferência de líquido do compartimento vascular, causando redução do volume plasmático e aumento do volume de líquido no espaço extravascular. A diminuição do volume plasmático reduz o fluxo de sangue aos tecidos e pode resultar em disfunção do órgão envolvido. Às vezes, o aumento do volume de líquido extravascular é visto como edema na parede corporal ventral ou edema submandibular.

A baixa concentração plasmática de albumina, além de reduzir a pressão oncótica do plasma, diminui a capacidade de transporte de substâncias no plasma, pela albumina, entre as quais hormônios e eletrólitos (cálcio).

A hipogamaglobulinemia aumenta o risco de doença infecciosa, especialmente quando causada por falha de transferência de imunidade passiva em neonatos.

Achados clínicos

Os sinais clínicos associados à hipoproteinemia incluem letargia, definhamento e edema. Em geral, o edema apresenta distribuição simétrica; em algumas espécies, nota-se predomínio de locais de acúmulo de líquido – edema ventral em equinos e edema submandibular em bovinos e ovinos. Os animais acometidos frequentemente apresentam taquicardia devido ao reduzido volume plasmático.

Também há sintomas da doença primária que ocasionou hipoproteinemia (perda de peso, diarreia, melena, poliúria).

Patologia clínica

A detecção de hipoproteinemia é prontamente comprovada por meio de exames hematológicos ou do perfil bioquímico sérico, na rotina. A proporção albumina:globulina (A:G) pode ser útil na avaliação da hipoproteinemia. Hipoalbuminemia com concentração normal de globulina resulta em baixa proporção A:G, enquanto na pan-hipoproteinemia a proporção A:G é normal. É possível detectar deficiências seletivas por meio de eletroforese ou mensuração da concentração de proteínas específicas, como imunoglobulinas; os teores de imunoglobulinas podem ser obtidos por meio de teste imunoenzimático (ELISA), imunodifusão radial (RID) ou teste imunoturbidimétrico (ver Falha na transferência de imunidade passiva, no Capítulo 20).

A mensuração da pressão plasmática oncótica é útil para detectar sua diminuição, a qual contribui para a redução do volume plasmático e aumento do volume do líquido extravascular, condição que pode ocasionar edema. A pressão oncótica do plasma é proporcional à concentração plasmática de proteína, havendo maior correlação da concentração plasmática de albumina, em animais que não receberam solução de dextrana. A administração intravenosa (IV) de dextrana ou de amido hidroxietílico aumenta a pressão oncótica do plasma.

Necropsia

As anormalidades observadas durante a necropsia são aquelas relativas à doença primária que ocasionou hipoproteinemia, ou à infecção secundária em animais com hipogamaglobulinemia. É possível notar edema subcutâneo e nos tecidos conectivos internos.

Tratamento

Os princípios terapêuticos consistem no tratamento da doença primária e correção da hipoproteinemia ou da baixa pressão oncótica do plasma. A correção da hipoproteinemia (hipoalbuminemia, hipogamaglobulinemia) é obtida por meio de transfusão de plasma. A menos que haja, também, anemia, prefere-se a transfusão de plasma em vez de transfusão sanguínea. O volume de plasma transfundido em neonatos é discutido no Capítulo 20. Com frequência, a transfusão de plasma em equinos e bovinos adultos é limitada pelo custo do plasma. Preferivelmente, o plasma deve ser transfundido de modo a aumentar a concentração plasmática de albumina para um valor superior a 2,0 g/dℓ (20 g/ℓ). Isso pode ser calculado do seguinte modo (em que 0,05 é a proporção do peso corporal representado pelo plasma):

Conteúdo atual de albumina plasmática = peso corporal (kg) × 0,05 × (concentração plasmática de albumina, em g/ℓ)

Conteúdo desejado de albumina plasmática = peso corporal (kg) × 0,05 × (concentração desejada de albumina, em g/ℓ)

Conteúdo de albumina necessária (g) = conteúdo desejado de albumina plasmática – conteúdo atual de albumina

Volume de plasma necessário (ℓ) = quantidade de albumina necessária (g)/concentração de albumina no plasma transfundido (g/ℓ).

A seguir há um exemplo numérico para um equino de 500 kg, com concentração plasmática de albumina de 1,5 g/dℓ (15 g/ℓ) e concentração-alvo de albumina plasmática de 2,5 g/dℓ (25 g/ℓ):

Conteúdo atual de albumina plasmática = 500 (kg) × 0,05 × 15 (g/ℓ) = 375 g

Conteúdo desejado de albumina plasmática = 500 (kg) × 0,05 × 25 (g/ℓ) = 525 g

Quantidade de albumina necessária (g) = 525 – 375 = 150 g

Volume de plasma necessário (ℓ) = 150 (g)/30 (g/ℓ) = 5 ℓ.

Uma observação frequente é que a transfusão do volume de plasma estimado melhora os sinais clínicos, mas não resulta no aumento esperado na concentração plasmática de albumina. Provavelmente, isso ocorre porque a transfusão de albumina resulta em aumento da pressão oncótica do plasma e transferência de líquido do espaço extravascular para o compartimento vascular, e subsequente expansão do volume plasmático. A expansão do volume de plasma dilui a albumina administrada e atenua o aumento da concentração plasmática de proteína.

Pode-se elevar a pressão oncótica do plasma mediante a administração IV de amido hidroxietílico ou dextrana de alto peso molecular. A dose varia de 8 a 10 mℓ de solução 6%/kg IV ao longo de 6 a 12 h.[4]

Hiperproteinemia

Etiologia

Pan-hiperproteinemia

Pan-hiperproteinemia, o aumento nas concentrações de todas as proteínas plasmáticas, é verificada apenas em situações nas quais ocorre redução no conteúdo de água do plasma. Isso acontece em animais com desidratação grave por impedimento ao acesso à fonte de água, incapacidade de ingerir líquido, perda de proteínas para líquidos corporais com baixo teor proteico (diarreia, vômito) ou poliúria excessiva acompanhada de ingestão de volume inadequado de água.

Hiperglobulinemia

Consequência de inflamação crônica ou de produção anormal de globulinas. A inflamação crônica ocasiona gamopatia policlonal, enquanto a neoplasia de plasmócito (plasmocitoma, leucemia mieloide, ver "Doença leucoproliferativa") induz gamopatia monoclonal. Qualquer doença inflamatória crônica, inclusive aquelas de origem infecciosa, tóxica ou neoplásica, pode ocasionar hiperglobulinemia.

Hiperfibrinogenemia

O fibrinogênio é uma proteína de fase aguda (à semelhança de amiloide A sérica, haptoglobina, proteína C reativa, além de outras). A sua concentração no plasma se eleva em resposta à inflamação, por isso, pode haver elevação da concentração plasmática em qualquer doença que causa inflamação.

Fisiopatologia

A inflamação crônica resulta em estimulação prolongada do sistema imune, com subsequente aumento da produção de imunoglobulinas e proteínas de fase aguda. A gamaglobulinemia monoclonal ocorre como consequência da produção descontrolada de gamaglobulinas por plasmócitos neoplásicos.

Achados clínicos

São aqueles relativos à doença inflamatória primária.

Patologia clínica

A determinação da concentração plasmática de proteína revela hiperglobulinemia e/ou hiperfibrinogenemia. A eletroforese das proteínas do soro sanguíneo indica se a anormalidade é uma gamaglobulinopatia policlonal ou monoclonal. A mensuração de imunoglobulinas específicas (imunoglobulina G [IgG], imunoglobulina A [IgA] etc.) pode ser útil. A concentração de fibrinogênio deve ser mensurada no plasma porque ele é consumido durante a coagulação do sangue, quando se obtém a amostra de soro sanguíneo.

Necropsia

Os achados de necropsia são aqueles relativos à doença primária.

Tratamento

O tratamento é direcionado à doença primária.

REFERÊNCIAS BIBLIOGRÁFICAS

1. Pusterla N, et al. Vet Microbiol. 2013;167:34.
2. Elitok OM, et al. J Vet Int Med. 2008;22:450.
3. Tennent-Brown BS, et al. Equine Vet Educ. 2010; 22:393.
4. Epstein kl, et al. J Vet Int Med. 2014;28:223.

DOENÇA HEMORRÁGICA

Manifesta-se como hemorragia de duração ou gravidade incomum; externamente, como sangramento em ferimentos mínimos; hemorragias em cavidades corporais; ou hemorragias petequiais e equimóticas na conjuntiva, membranas mucosas e pele. Hemorragias petequiais e equimóticas, hemorragia espontânea ou sangramento excessivo após lesão mínima podem ser decorrência de maior fragilidade capilar, disfunção plaquetária ou anormalidades no mecanismo de coagulação do sangue.

Diagnóstico

O diagnóstico da causa de doença hemorrágica se baseia na demonstração de anormalidades na atividade, concentração ou função de componentes dos mecanismos de coagulação sanguínea e fibrinólise. A exceção é o diagnóstico de vasculite, que requer biopsia, geralmente de pele, com exame histológico e detecção de lesões inflamatórias nas paredes dos vasos sanguíneos. Normalmente, a vasculite não se evidencia como uma doença hemorrágica.

Verifica-se o prolongamento do *tempo de sangramento* por meio de punção controlada da pele ou de membrana mucosa (tempo de sangramento padrão). Faz-se uma punção na pele e, periodicamente, avalia-se o sangramento utilizando papel filtro absorvente até que o sangramento cesse. O tempo decorrido da punção à cessação representa o tempo de sangramento. Na maioria dos animais sadios, o tempo de sangramento padrão médio é inferior a 5 min; todavia, a repetibilidade do teste é baixa em equinos sadios e a faixa de variação normal é muito ampla para tornar o teste clinicamente útil.[1]

Deve-se ter cuidado ao *coletar amostras de sangue* destinadas à mensuração de fatores envolvidos na coagulação ou fibrinólise. As amostras de sangue coletadas em recipientes que não contêm anticoagulante coagulam rapidamente e o soro dela extraído tem utilidade mínima para qualquer avaliação dos fatores envolvidos na coagulação ou fibrinólise. O anticoagulante ideal para a maioria dos testes de coagulação e fibrinólise é o *citrato trissódico* (1 parte de citrato trissódico 3,8% para 9 partes de sangue). O citrato de sódio reduz a concentração de cálcio ionizado do sangue e, assim, inibe a atividade plaquetária. A heparina, nas formas não fracionada (convencional) e de baixo peso molecular, inibe a atividade da trombina e ativa as plaquetas, não sendo um anticoagulante apropriado para a mensuração do tempo de coagulação ou a atividade plaquetária. O ácido etilenodiamino tetra-acético (EDTA) com potássio interfere na função das plaquetas.

Uma mensuração integrada da capacidade do sangue em coagular é o *tempo de coagulação ativada*. Nesse teste, o sangue é coletado em seringa plástica sem anticoagulante e imediatamente transferido para tubo de vidro contendo diatomito. O tubo é cuidadosamente agitado e incubado por 1 min em banho-maria, em temperatura de 37°C. Em seguida, o tubo é retirado do banho-maria e avalia-se a coagulação do sangue rolando-o cuidadosamente. A seguir, o tubo é colocado novamente em banho-maria e reexaminado em intervalos de 30 a 60 min.

A taxa de *retração do coágulo* da amostra de sangue coletada em tubo de vidro sem anticoagulantes é uma mensuração da atividade plaquetária. Na maioria das espécies, o tempo para retração máxima do coágulo é de 1 a 2 h, quando o sangue é mantido a 37°C.

Em animais, rotineiramente faz-se as mensurações do *tempo de protrombina* (indicador da atividade do sistema de coagulação extrínseco), *tempo de tromboplastina parcial ativada* (indicador da atividade do sistema de coagulação intrínseco) e *tempo de trombina* (indicador do sistema de coagulação comum). Esses testes são confiáveis quando realizados de modo apropriado; no entanto, os valores em animais normais podem ser variáveis e a recomendação é que, ao enviar uma amostra de um animal com suspeita de coagulopatia, também deve ser enviada uma amostra de um animal semelhante sadio. Se o tempo de protrombina ou o tempo de tromboplastina parcial ativada se apresentam prolongados, pode-se justificar a realização de outros testes de mensuração do(s) fator(es) específico(s) envolvido(s).

As mensurações da atividade ou da concentração de fatores de coagulação sanguínea são procedimentos de rotina em medicina humana e muitos desses testes foram adaptados para uso em animais. *Testes cromogênicos* dos fatores VII, VIII:C, IX e X, desenvolvidos para o exame de plasma humano, são confiáveis quando utilizados no exame de plasma de equinos. Há disponibilidade de um teste ELISA para o fator de von Willebrand, apropriado para uso em diversas espécies, inclusive equina, suína e bovina. Embora grande parte dos testes funcionais, incluindo os testes cromogênicos, seja apropriada para uso em diferentes espécies, a maioria dos testes imunológicos desenvolvidos para uso humano não é apropriada para animais. É importante haver validação dos testes nas espécies de interesse antes do uso clínico em animais.

Fibrinogênio é um substrato essencial para a formação de coágulo. Baixa concentração plasmática de fibrinogênio, como acontece em animais com coagulação intravascular disseminada, pode prejudicar a coagulação do sangue. Tem-se realizada a mensuração de produtos de degradação da fibrina (fibrinogênio; PDF) para detectar coagulação intravascular disseminada em equinos, mas esse teste apresenta baixas sensibilidade e especificidade. Para detectar fibrinólise e doença tromboembólica, a determinação da concentração do *dímero D* é mais útil do que a de PDF, embora a elevação da concentração do dímero D em potros não tenha relação com a presença de coagulação intravascular disseminada e coagulopatias.[2] As características de desempenho do teste variam em função da técnica utilizada e dos fabricantes de kits, e isso deve ser considerado antes do uso clínico dos kits ou do teste. Constatou-se que a mensuração de PDF tem baixa sensibilidade (< 40%) no diagnóstico de CID em equinos com cólica; o kit para determinação do dímero D mais confiável tem 50% de sensibilidade e 97% de especificidade. A atividade da *antitrombina* (anteriormente denominada antitrombina III), um cofator da heparina, é mensurada em equinos como um modo de avaliar a atividade anticoagulante do plasma. A atividade de antitrombina encontra-se diminuída em animais com coagulopatia secundária à doença gastrintestinal. Na detecção de condições de hipercoagulação, é melhor mensurar esse fator juntamente com a determinação dos teores do complexo trombina-antitrombina e da proteína C, bem como da atividade de plasminogênio.

A *contagem de plaquetas* no sangue deve ser realizada em todos os animais com diátese hemorrágica. Deve-se ter cuidado na interpretação de baixa contagem plaquetária obtida em contador automático porque a agregação de plaquetas pode ocasionar uma contagem artificialmente baixa. Essa *pseudotrombocitopenia* pode ser consequência da agregação de plaquetas induzida por anticoagulante, "ex vivo", facilmente detectada em exame microscópico do esfregaço sanguíneo. Contagem de plaquetas inferior a 100.000 células/$\mu\ell$ é considerada anormal, embora, geralmente, não se constate hemorragia excessiva aparente até que a contagem de plaquetas seja inferior a 40.000 células/$\mu\ell$. A determinação da porcentagem de plaquetas que se coram com o corante *tiazol-laranja* (plaquetas reticuladas) pode ser útil na avaliação da resposta regenerativa da medula óssea em equinos e, provavelmente, em outras espécies, com trombocitopenia. Plaquetas reticuladas são aquelas recentemente liberadas pela medula óssea. Pôneis sadios apresentam 1,3 a 2,8% dessas plaquetas na circulação, enquanto cavalos normais apresentam 1 a 3,4%. Os pôneis positivos à anemia infecciosa equina, trombocitopênicos, apresentam 11 a 48% de plaquetas reticuladas na circulação sanguínea; em equinos com trombocitopenia e negativos à anemia infecciosa equina esses percentuais variam de 2 a 9%.

A *função plaquetária* pode ser avaliada utilizando analisadores de função das plaquetas desenvolvidos para teste de sangue humano, exames ultraestruturais e citometria de fluxo. O prejuízo à agregação plaquetária pode ser detectado como um prolongamento no tempo de oclusão, utilizando cartuchos revestido com colágeno-adenosina difosfato (CT-ADP) e colágeno-epinefrina (CT-Epi), como agonistas de plaquetas. Em equinos sadios, as faixas de variação relatadas para CT-ADP e CT-Epi variam de 60,5 a 115,9 s e de 158,5 até mais de 300 s, respectivamente. As *anormalidades da função plaquetária* podem ser adquiridas ou congênitas (genéticas). Em grandes animais, as anormalidades genéticas na função plaquetária consistem em trombastenia de Glantzmann, em equinos das raças Oldenburg, Puro-Sangue Inglês, Quarto-de-Milha e Peruvian Paso; trombopatia, em bovinos da raça Simental; e síndrome Chediak-Hegashi, em bovinos da raça Japanese Black.[3] Isso acontece, adicionalmente, à ocorrência da doença de von Willebrand (tipo 2), em equinos Quarto-de-Milha e equinos Puro-Sangue Inglês.[3]

Tromboelastografia (TEG) é um teste viscoelástico realizado em amostra de sangue total que integra informações de componentes celulares e solúveis da coagulação, possibilitando uma avaliação global do sistema hemostático, diferentemente dos testes de coagulação convencionais.[4-7] Individualmente, a contagem de plaquetas, o tempo de protrombina (PT), o tempo de tromboplastina parcial ativada (aPTT) e a concentração de fibrinogênio (FIB) fornecem informações sobre um componente do sistema hemostático, sendo necessários vários testes para uma avaliação completa da hemostasia.[4]

A tromboelastografia possibilita a avaliação dos componentes das cascatas de coagulação intrínseca e extrínseca (vale lembrar que essa terminologia é antiga e está sendo substituída por uma descrição mais integrada das cascatas de coagulação), incluindo tanto os componentes celulares quanto os não celulares dessa cascata de coagulação. São mensuradas diversas variáveis (Figura 11.1)[8], incluindo o tempo de coagulação, que é o período, em segundos, entre a ativação da coagulação e a formação do primeiro coágulo

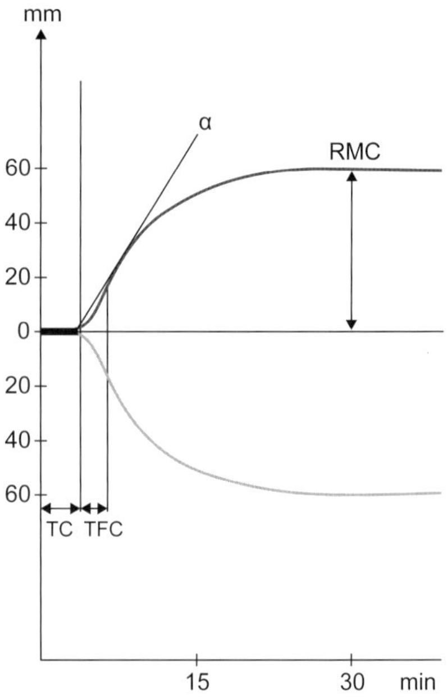

Figura 11.1 Diagrama esquemático de um tromboelastograma representando o tempo de coagulação (TC), o tempo de formação do coágulo (TFC), o ângulo (α) e a resistência máxima do coágulo (RMC). Reproduzida, com autorização, de Paltrinieri et al., 2008.[8]

mensurável; o tempo de formação do coágulo, que é o tempo necessário para aumentar a elasticidade do coágulo de 2 mm para 20 mm e corresponde à ativação inicial das plaquetas; o ângulo (α), que indica hipocoagulabilidade ou hipercoagulabilidade; e a resistência máxima do coágulo, que depende tanto da ativação de plaquetas quanto do fibrinogênio na presença do fator XIII. A hemólise reduz a confiabilidade do teste.[8] Há efeitos marcantes do tempo de armazenamento da amostra; um curto período de armazenamento (< 30 min) do sangue de equinos ocasiona aumento significativo nos indicadores de coagulação.[9]

A utilidade da avaliação viscoelástica do sangue foi relatada em vacas-leiteiras sadias em vários estágios de lactação, em potros neonatos sadios e doentes, em equinos com doença gastrintestinal e em equinos com anormalidades da função plaquetária.[10-14] A validação do teste e o cuidado rigoroso durante a coleta e o processamento da amostra são fundamentais para obtenção de resultados confiáveis no teste de viscoelasticidade do sangue.[8,15,16] O anticoagulante recomendado para esse exame é o citrato de sódio, em uma proporção exata de 1:9 (solução de citrato:sangue), em sangue coletado por meio de punção da veia jugular.[15]

Em animais normais, os valores das variáveis mencionadas foram considerados inconsistentes e estão disponíveis em livros-texto sobre hematologia. Os valores em potros e bezerros podem variar em função da idade, e esse fato deve ser considerado ao interpretar as variáveis relacionadas à coagulação em animais neonatos e jovens.[2,17,18] Há relato de valores para camelídeos.[19]

Tratamento de coagulopatias

Com frequência, administra-se *plasma* aos animais com diátese hemorrágica, com o intuito de repor os fatores de coagulação deficientes em razão da falha de produção (p. ex., na intoxicação por varfarina), do maior consumo (p. ex., na coagulação intravascular disseminada), ou de diluição (p. ex., em animais com hemorragia grave que receberam terapia com grande volume de líquido). A concentração atual ou a atividade de fatores envolvidos na coagulação ou fibrinólise depende dos métodos utilizados para coleta e armazenamento do plasma. Plasma fresco congelado mantido em temperatura de -80°C preserva grande parte da atividade dos fatores de coagulação (VII, VIII etc.), bem como inibidores da coagulação, inclusive antitrombina, proteína C, proteína S e antitripsina, por até 1 ano; o plasma armazenado em temperatura mais elevada pode não manter tais atividades.[20] A dose de plasma administrada via intravenosa varia de 2 a 10 mℓ/kg de peso corporal (PC), mas não foi criticamente avaliada. O plasma rico em plaquetas, que requer técnicas de coleta mais sofisticadas, é útil no tratamento de púrpura trombocitopênica grave.[21] O tratamento pode ser postergado até surgirem sinais de hemorragia clinicamente importantes, como petéquias em membranas mucosas ou epistaxe. O plasma rico em plaquetas pode ser preparado por meio de centrifugação do sangue, em 150 × *g*, por 20 a 30 min, com cuidado para evitar a exposição do sangue ao vidro, condição que ativa o plasma, e armazenar a amostra de sangue em temperatura inferior a 15°C, o que reduz irreversivelmente a função plaquetária.[21] O plasma rico em plaquetas deve ser administrado dentro de horas após a coleta ou armazenado por não mais do que 5 dias, com agitação constante.[21] No tratamento de diátese hemorrágica não acompanhada de anemia prefere-se o plasma ao sangue total.

O *ácido aminocaproico* (30 a 100 mg/kg IV) reduz a concentração plasmática de fibrinogênio e o tempo de tromboplastina parcial de equinos por um período de até 5 h após sua administração. Em doses maiores, aumenta a atividade de α_2-antiplasmina e reduz a concentração de fibrinogênio, ocorrências compatíveis com a ação de uma droga que inibe a fibrinólise. Estudos *in vitro* indicam que a concentração de ácido épsilon-aminocaproico necessária para inibir a fibrinólise em equinos é 20 vezes menor do que aquela indicada aos humanos, sugerindo que a dose para equinos não é necessariamente alta.[22] Não foram determinadas a utilidade do ácido aminocaproico na cessação de sangramento em condições clínicas e sua dose apropriada. O mesmo vale para o ácido tranexâmico.[22]

O *ácido tranexâmico* inibe a degradação de fibrina; é utilizado como tratamento auxiliar em animais com diátese hemorrágica. Não há relato de sua eficácia em animais de fazenda. O *carbazocromo* é um composto que estabiliza membranas capilares, sendo utilizado no tratamento de hemorragia pulmonar induzida por exercício em equinos, embora sem comprovação de eficácia.

Sugere-se que a *formalina* é efetiva no tratamento de hemorragia excessiva em equinos, embora não altere apreciavelmente o tempo de sangramento ou os índices de coagulação. Uma dose comum para equinos adultos é de 1 ℓ de solução isotônica de eletrólitos (solução salina ou solução de lactato de Ringer) com concentração final de formalina de 0,37 a 0,74%. Caprinos adultos tratados com solução de formalina 5,5%, em solução de lactato de Ringer, via IV, apresentaram redução marcante no tempo de coagulação. No entanto, presume-se que essa dose seja tóxica para equinos.

Em equinos, a administração de *ácido acetilsalicílico* inibe, em grau dose-dependente, a função plaquetária por 48 h, após uma única dose de 12 mg/kg. Isso não acontece em bovinos, nos quais o ácido acetilsalicílico não inibe a agregação de plaquetas, mesmo em dose de 100 mg/kg VO, ainda que tenha uma potente ação anti-inflamatória.[23,24] O ácido acetilsalicílico inibe, de modo irreversível, a atividade da tromboxano sintetase, tanto em equinos quanto em bovinos, por um longo tempo (dias), apesar de sua curta meia-vida de eliminação plasmática (horas). Em equinos, o tempo de sangramento não é restabelecido até que as plaquetas acometidas sejam substituídas por plaquetas normais. A dose oral de ácido acetilsalicílico para equinos varia de 15 a 100 mg/kg, em intervalos de 8 a 12 h, até 10 mg/kg, a cada 48 h.

A *varfarina* reduz a concentração de fatores de coagulação dependentes de vitamina K por inibir a síntese hepática desses fatores. Seu uso terapêutico limita-se ao tratamento de doença navicular em equinos, embora atualmente seu uso para tal finalidade esteja em desuso.

A *heparina* e os compostos mais recentes a ela relacionados (heparinas de baixo peso molecular), *dalteparina* e *enoxaparina*, são utilizados em equinos com coagulopatia ou em risco de desenvolvimento dessa anormalidade. As heparinas de baixo peso molecular parecem efetivas na redução da frequência de coagulopatia em equinos com cólica, sem o efeito adverso induzido pela heparina no volume globular (hematócrito) e no tempo de coagulação. Em equinos, a heparina cálcica causa agregação de hemácias *in vivo*, com resultante redução no teor de hemoglobina, no valor do hematócrito e na contagem de plaquetas. As doses das heparinas de baixo peso molecular são calculadas com base em sua atividade antifator Xa. Em equinos, nas doses que elevam a atividade do fator Xa e prolongam o tempo de trombina, essas formas de heparina influenciam minimamente o tempo de sangramento e o tempo de tromboplastina parcial ativada. São utilizadas diversas doses de heparina cálcica, variando de 40 UI/kg de peso corporal (PC), por via IV ou subcutânea (SC), em intervalos de 12 a 24 h, até dose inicial de 150 UI/kg PC seguida de 125 UI/kg PC a cada 12 h, durante 3 dias e, então, 100 UI/kg PC em intervalos de 12 h. Para manter a atividade antifator Xa na faixa de variação tromboprofilática sugerida para equinos sadios, ou acima dela, a dalteparina (50 e 100 U anti-Xa/kg) deve ser administrada a cada 12 h.[25] A utilidade clínica e a farmacodinâmica em equinos com sepse ou naqueles em maior risco de trombose são desconhecidas. Em potros sadios ou com sepse, a dose de dalteparina necessária para obter atividade terapêutica como antifator Xa é o dobro daquela recomendada para equinos adultos.[26] Em equinos, a enoxaparina (40 e 80 U anti-Xa/kg) pode ser administrada 1 vez/dia, embora não haja relato de sua farmacodinâmica.

Pentosana polissulfato sódico, um composto cuja atividade é semelhante à da heparina, é utilizado no tratamento de artrite em equinos, nas doses de 3, 6 ou 10 mg/kg; induz aumento dose-dependente no tempo de tromboplastina parcial, que persiste por 24 a 48 h. Esse fármaco não é utilizado no tratamento de coagulopatias.

Hirudina, um anticoagulante originalmente obtido de sanguessugas e atualmente disponível como um composto recombinante, é um inibidor específico da trombina, independente da atividade antitrombina. A hirudina pode ser útil no tratamento de uma condição de hipercoagulação em que há baixa atividade da trombina. Hirudina recombinante foi pesquisada em equinos, nos quais verificou-se concentração plasmática máxima dentro de, aproximadamente, 130 min e, então, diminuiu, com meia-vida terminal ao redor de 600 min. Constatou-se duplicação do tempo de tromboplastina parcial ativada 1,5 h após a administração por via subcutânea de 0,4 mg/kg. A eficácia clínica da hirudina recombinante não foi estabelecida.

O *ativador de plasminogênio tecidual* aumenta a atividade de plasmina e, assim, facilita a dissolução de coágulos. Não há relato de seu uso em animais de fazenda, com exceção de sua injeção no segmento anterior do olho com intuito de dissolver a fibrina formada em equinos com uveíte. Em equinos adultos sadios, o *ativador de plasminogênio tecidual recombinante (alteplase)*, na dose de 1 mg/kg IV, tem meia-vida de eliminação de ~170 min e resulta em aumento da atividade trombolítica "ex vivo", embora sua utilidade clínica seja desconhecida.[27]

Tem-se utilizado *estreptoquinase* e *uroquinase* para facilitar a dissolução de coágulos de fibrina em animais de fazenda, mas não há análise crítica sobre sua eficácia.

Vasculite

Doenças septicêmicas e virais

Vasculite é causada por lesão endotelial resultante, diretamente, de infecções do endotélio (p. ex., mieloencefalopatia por herpes-vírus-1 equino, peste equina africana) ou por eventos imunomediados no endotélio (p. ex., púrpura hemorrágica). Dependendo da infecção, pode ser complicada por anormalidades na coagulação sanguínea e na função plaquetária. Em muitos casos, as anormalidades de coagulação são manifestações do estágio inicial da coagulação intravascular disseminada. Clinicamente, as hemorragias petequiais e equimóticas associadas à sepse são mais evidentes nas membranas mucosas da boca, vulva e conjuntiva ou na esclera; contudo, no exame pós-morte nota-se que essas hemorragias são amplamente distribuídas por todo o corpo. As doenças que provocam vasculite incluem:

- Doenças virais sistêmicas: artrite viral equina, anemia infecciosa equina, peste equina africana, febre catarral maligna, febre efêmera bovina, diarreia viral bovina, língua azul, cólera suína, peste suína, mieloencefalopatia equina causada por herpes-vírus-1
- Doença causadas por clamídias e riquétsias: *Anaplasma phagocytophila*
- Doenças causadas por bactérias: salmonelose, infecção por *Histophilus somni,* pleuropneumonia por *Actinobacillus* spp., pasteurelose, erisipela suína
- Miscelânea: aspergilose, infecção por *Strongylus vulgaris.*

Púrpura hemorrágica

Doença hemorrágica de equinos associadas à vasculite leucocitoclástica. A maioria dos casos representa sequelas de garrotilho (doença clínica causada pela infecção por *Streptococcus equi* subespec. *equi*).[28] A enfermidade também é verificada após imunização contra *S. equi* e como sequela de infecção por outros estreptococos. A doença parece ser mediada por complexos imunes, com deposição de complexos contendo IgA nas paredes dos vasos. Nessa doença, as tendências hemorrágicas consistem em hemorragias petequiais e equimóticas, mas também podem resultar em extenso extravasamento de sangue e soro nos tecidos. A hemorragia e a exsudação sérica podem causar anemia e baixo volume de sangue circulante. Geralmente, a hemorragia associada à purpura é tratada por meio de transfusão sanguínea e uso de corticosteroides. Uma descrição mais detalhada da síndrome é apresentada em outras partes do livro (ver Capítulo 11).

Vasculite necrosante

A vasculite necrosante, cuja etiologia é desconhecida, porém possivelmente imunomediada, acomete todas as espécies animais. Assemelha-se à purpura, podendo ser localizada ou generalizada, com hemorragias petequiais e exsudação serossanguinolenta nos tecidos subcutâneos e nos espaços teciduais. As tendências hemorrágicas associadas à vasculite podem ser confundidas com aquelas cuja causa primária é a anormalidade nos mecanismos de coagulação, como quantidade ou função anormal das plaquetas. A diferenciação depende de exames laboratoriais confiáveis.

Tratamento

Visa à remoção da causa primária e à redução ou à eliminação da inflamação vascular. Os tratamentos específicos da doença são abordados nos respectivos tópicos. A inflamação pode ser reduzida pela administração de glicocorticoides, cujas escolha e dose variam de acordo com as espécies (ver Apêndices). O tratamento de suporte geral pode incluir transfusão de sangue ou plasma, quando há hipoproteinemia ou anemia grave.

Anormalidades da coagulação

Podem ser adquiridas ou hereditárias. Em geral, as anormalidades adquiridas estão relacionadas à exposição a compostos que interferem na produção de fatores de coagulação ou que provocam depleção desses fatores. As anormalidades hereditárias quase sempre são detectadas em animais jovens, mas aqueles que comprometem apenas marginalmente o tempo de coagulação podem não ser detectadas até que o animal seja submetido à cirurgia ou sofra traumatismo. A demonstração de anormalidade na coagulação sanguínea se baseia na constatação de sinais de hemorragia excessiva, confirmada pela mensuração do tempo de sangramento, considerando os comentários anteriores sobre sua variabilidade e limitada utilidade clínica, bem como por exames laboratoriais da atividade ou concentração dos fatores de coagulação sanguínea, celulares e solúveis.

Anormalidades hemostáticas adquiridas

As anormalidades de coagulação adquiridas incluem aquelas causadas por intoxicações que prejudicam a síntese ou a função de fatores de coagulação e por aquelas que ocasionam depleção dos fatores de coagulação. A coagulação intravascular disseminada é uma causa comum de diátese hemorrágica em animais; é discutida em detalhes no respectivo tópico. Em bovinos, a nefropatia com perda proteica está associada à perda de antitrombina na urina e maior risco de trombose. De modo semelhante, equinos com enteropatia acompanhada de perda de proteína apresentam baixa concentração plasmática de antitrombina, condição que pode contribuir com a tendência de trombose observada nesses animais.

A *redução dos fatores de coagulação II, VII, IX e X, dependentes de vitamina K*, deve-se à intoxicação por cumarol, após ingestão de plantas que o contêm, como *Melilotus alba, Anthoxanthum odoratum, Apium nodiflorum, Ferula communis* (funcho) ou varfarina, bem como por brodifacum e compostos relacionados. Essa síndrome é discutida em detalhes nos respectivos tópicos. Notou-se que diversos casos de hemorragia abundante fatal em cavalos de corrida, durante o exercício, estavam associados com a presença de traços de brodifacum, difacinona ou bromadiolona no fígado desses equinos, mas não naqueles sem hemorragia. Aventa-se a possibilidade de que a marcante elevação da pressão sanguínea arterial durante o exercício reduz o limiar de intoxicação por esses compostos.[29] Não há relato de deficiência de vitamina K em animais de fazenda, exceto aquela induzida por intoxicação pelos compostos mencionados anteriormente e pela anormalidade em leitões no período pós-desmame, discutida no parágrafo a seguir, possivelmente porque a forrageira contém alta concentração desse composto.

Há relatos de *síndrome hemorrágica em leitões no período pós-desmame*, nos EUA, Nova Zelândia, França, Japão, Alemanha, Brasil e África do Sul. A síndrome se manifesta na forma de surto, notando-se anemia, hemartrose, hemorragia subcutânea espontânea nos membros e pelo corpo e hemorragia após procedimentos de rotina, como castração. A taxa de mortalidade é alta e essa síndrome é particularmente comum em leitões algumas semanas após o desmame. Verifica-se prolongamento do tempo de protrombina e do tempo de tromboplastina parcial ativada. Os surtos cessam prontamente após a injeção de *vitamina K* ou sua inclusão na dieta. Associou-se a ocorrência da doença com a estabulação em pisos que permitiam o escoamento de fezes e urina. Acredita-se que a doença se deva à deficiência de vitamina K na dieta, juntamente com a estabulação em piso que impede a ingestão de vitamina K_2 presente nas fezes ou em material de cama, bem como baixa síntese intestinal da vitamina devido à adição de antibióticos no alimento, especialmente de sulfonamidas.

O *veneno de cobra* pode ter ação pró-coagulante ou anticoagulante. Em ambos os casos, ocorrem anormalidades de coagulação, pois as toxinas pró-coagulantes resultam em ativação, consumo e depleção de protrombina e fibrinogênio, ocasionando coagulopatia, prolongamento do tempo de coagulação e epistaxe.

Em cordeiros abatidos, a ocorrência de *hemorragia na carcaça*, ou sangue salpicado, está associada com tempo de protrombina prolongado, após pastejo em plantas que contêm cumarina. O método de abate com choque elétrico pode resultar em hemorragia na carcaça.

Em bovinos, *Parafilaria bovicola* ocasiona extensos extravasamentos sanguíneos subcutâneos e, em algum grau, nos espaços teciduais. O sangramento cutâneo pode ser o sinal de infestação por esse parasita.

Quando ingeridas, *diversas micotoxinas* podem provocar doença hemorrágica:

- Em bovinos, suínos e equinos, a aflatoxina, produzida por *Aspergillus* spp., induz aumento do tempo de protrombina
- Toxinas tricotecenos são produzidas quando ocorre infestações dos alimentos pelos fungos *Fusarium* spp., *Myrothecium* spp. e *Cephalosporium* spp.

- Toxinas tricotecenos produzidas por *Tricothecium* spp.
- Toxinas produzidas por *Penicilium rubrum*
- Toxinas de nematódeos de gramíneas que infestam *Lolium rigidum*.

A solução de *amido hidroxietílico* (Hetastarch), utilizada para elevar a pressão oncótica do plasma em animais com hipoproteinemia, prolonga os tempos de sangramento cutâneo, de protrombina e de tromboplastina parcial ativada, e reduz a concentração de fibrinogênio, a atividade do antígeno de von Willebrand e a atividade do fator VIII:C em pôneis. Estudos *in vitro* sugerem que o efeito anticoagulante é atribuído à inibição da função plaquetária e não exclusivamente à diluição dos fatores de coagulação solúveis.[30]

Sangramento umbilical em leitões recém-nascidos é uma síndrome de etiologia desconhecida. Após o nascimento e por até 2 dias subsequentes, ocorre extravasamento ou gotejamento de sangue pelo umbigo dos leitões acometidos, que ocasiona anemia grave; mais frequentemente, o animal morre em decorrência de esmagamento. O umbigo é anormalmente grande e em carne-viva, e não se retrai após o nascimento. O defeito parece ser devido à imaturidade do colágeno, não havendo formação apropriada de coágulo de plaquetas. Piques na orelha para identificação, um procedimento de rotina, também é acompanhado de sangramento excessivo. Uma quantidade variável de leitões da ninhada pode ser acometida e a incidência da síndrome pode ser elevada em algumas propriedades-problema. A adição de vitamina K e ácido fólico à ração de porcas pode propiciar redução da incidência, mas pesquisas controladas com o uso de menadiona não mostraram eficácia. A administração de vitamina C às porcas gestantes durante, no mínimo, 6 dias antes do parto parece prevenir a ocorrência da síndrome.

Síndrome da hemorragia de jejuno, em bovinos, é discutida no Capítulo 9.

A infestação de ovinos por *Fasciola hepatica* reduz o tempo de tromboplastina parcial ativada e prolonga os tempos de protrombina e de trombina.

Defeitos hereditários ou congênitos da hemostase

Hemofilia A

Deficiência do fator VIII da coagulação (VIII:C), é relatada em *potros* das raças Puro-Sangue Inglês, Standardbred, Árabe e Quarto-de-Milha, em *bovinos da raça Japanese Brown*[31] e em *ovinos*. Em potros Quarto-de-Milha a doença também incluiu deficiências dos fatores IX e XI. É hereditária, com característica recessiva ligada ao sexo, estando o gene defeituoso presente no cromossomo X. Os potros clinicamente acometidos apresentam sinais de tendência hemorrágica algumas semanas após o nascimento, com desenvolvimento de hematoma, sangramento nasal persistente, sangramento em locais de injeção e morte súbita decorrente de hemorragia interna abundante. Os potros acometidos apresentam anemia. Faz-se o diagnóstico por meio da constatação de atividade plasmática do fator VIII:C muito baixa (geralmente < 10% do valor verificado em animais sadios). O tratamento requer a transfusão de plasma fresco congelado ou de concentrado de plasma, mas não é recomendado devido à indisponibilidade de volume suficiente de concentrado de plasma, à natureza recorrente dos sintomas e ao mal prognóstico quanto à saúde a longo prazo. Em bovinos da raça Japanese Brown, a doença é causada por uma mutação missense no gene do fator VIII e manifestada por tendência hemorrágica acompanhada de prolongamento do tempo de tromboplastina parcial ativada e atividade muito reduzida do fator VIII, com atividade normal do fator de von Willebrand.[31,32]

Doença de von Willebrand (deficiência do fator VIII:vWF)

O fator de von Willebrand (vWF) é uma grande glicoproteína de adesão que atua como mediadora da adesão de plaquetas ao subendotélio exposto; também, atua como transportador do fator de coagulação VIII, protegendo-o de degradação na corrente sanguínea. Há três variações da doença de von Willebrand: tipos I, II e III. Duas variações dessa doença são relatadas em suínos, sendo ambas hereditárias com característica autossômica recessiva simples. A doença em suínos é utilizada como modelo experimental para a doença em humanos; o tamanho e a complexidade do gene de suínos para o fator de von Willebrand são semelhantes ao observado no gene humano, sendo que os suínos acometidos apresentam um ponto de mutação no gene do vWF. Constatou-se a doença de von Willebrand *tipo I* em um potro Quarto-de-Milha com 8 dias de vida, levado à consulta por apresentar púrpura extensa. A concentração do fator de von Willebrand do potro correspondia a 9% daquela de equinos normais. A mãe do potro também apresentava tempo de sangramento prolongado e concentração do fator de von Willebrand equivalente a 30% daquela de animais normais, sugerindo uma característica familiar e, possivelmente, hereditária. Há relato de doença de von Willebrand *tipo II* em um equino Quarto-de-Milha com hemorragia associada a traumatismo, sangramento prolongado no local de injeção que durava muitas horas e hemorragia espontânea na conjuntiva, bem como em uma égua Puro-Sangue Inglês e seu potro. Essa égua e seu potro não apresentavam hemorragia com risco à vida. Em geral, a doença de von Willebrand *tipo III* está associada com baixa concentração do fator VIII. Há relato de suspeita de deficiência do fator VIII em *bezerros da raça Hereford*. A principal manifestação foi morte rapidamente após a castração, com sangramento no sítio cirúrgico, hemorragia intra-abdominal e anemia grave. A doença também é verificada em *ovinos*, relacionada ao cromossomo X.

O *diagnóstico* se baseia na detecção de sangramento prolongado após traumatismo ou cirurgia mínima, prolongamento do tempo de tromboplastina parcial ativada (embora possa ser mínimo), tempo de protrombina normal e redução da atividade do fator VIII:C e da concentração de antígeno de von Willebrand. A atividade do cofator ristocetina, do fator de von Willebrand, encontra-se diminuída em animais com doença de von Willebrand tipo II. Há disponibilidade de teste ELISA apropriado para uso em muitas espécies, inclusive equinos, suínos e bovinos. Os *testes cromogênicos* para os fatores VII, VIII:C, IX e X, desenvolvidos para analisar plasma humano, são confiáveis quando utilizados para teste de plasma de equinos. A desmopressina aumenta a liberação do fator de von Willebrand do endotélio vascular, sendo utilizada no tratamento da doença em humanos. Não há relato atual de seu uso em animais de fazenda, inclusive equinos. A doença pode ser controlada por meio de estabulação apropriada, que tenha risco mínimo de traumatismo, e administração de plasma antes de cirurgia eletiva, embora tais medidas pareçam não prevenir totalmente a ocorrência de sangramento excessivo.

Deficiência do fator XI

Relatada em bovinos mestiços *Holstein-Friesian* no Canadá e na Grã-Bretanha. É transmitida como um gene autossômico recessivo e a ocorrência na Grã-Bretanha é controlada com a importação de sêmen de bovinos canadenses com relações genéticas entre os transportadores nos dois países. Bovinos heterozigotos apresentam baixa concentração do fator XI, mas quase sempre são assintomáticos. Em bovinos homozigotos, a gravidade da doença clínica é variável, mas geralmente notam-se prolongados ou repetidos episódios de sangramento após traumatismo, como descorna, e hemorragia após venopuntura. Há relatos de mortes ocasionais associadas a hemorragias múltiplas. Portadores heterozigotos apresentam menor atividade coagulante do fator XI, mas a mensuração da atividade desse fator não é um teste sensível para a condição de transportador; ademais, há disponibilidade de um teste de DNA que identifica, com segurança, os animais heterozigotos.

Outras anormalidades dos fatores de coagulação

Há relato de *deficiência de pré-calicreína* em uma família de *equinos miniaturas*. Esses equinos não manifestavam doença clínica, mas as amostras de sangue obtidas não coagularam. Também, há relato dessa condição em três *equinos Belgas*, sendo neles detectada como hemorragia após a castração. O meio de transmissão é desconhecido, mas a natureza familiar da doença sugere uma doença hereditária.

Constatou-se *deficiência hereditária de fibrinogênio* em um cordeiro da raça Border Leicester, manifestada como inflamação e sangramento no umbigo e ferimento pela colocação de brincos de identificação com 7 semanas de idade e em caprinos da raça Saanen.

Anormalidades plaquetárias

Consistem em alterações na quantidade de plaquetas no sangue (trombocitopenia ou trombocitose) e na sua função (a diminuição da função é denominada trombastenia). Há importante variação na fisiologia plaquetária nas espécies de animais de fazenda. Por exemplo, o ácido acetilsalicílico inibe a agregação de plaquetas em equinos, mas não em bovinos; as plaquetas de equinos se aderem ao fibrinogênio autólogo imobilizado, o que não acontece com as plaquetas de ovinos. As plaquetas de diferentes espécies respondem diferentemente a alguns agonistas da agregação plaquetária, como a ristocetina.

Trombocitopenia

Os sinais clínicos associados com trombocitopenia ou trombastenia consistem em hemorragias petequiais e equimóticas, sangramento prolongado em locais de venopuntura ou de injeção, epistaxe, hifema e melena. Uma combinação de alguns ou de todos esses sinais clínicos é denominada púrpura. Trombocitopenia pode ser decorrência de baixa produção de plaquetas na medula óssea ou de maior consumo dessas células, sua maior destruição periférica ou uma combinação desses fatores.

A *baixa produção de plaquetas* está comumente associada com distúrbios que prejudicam a função da medula óssea e, em geral, há supressão simultânea da produção de granulócitos e hemácias. Trombocitopenia e neutropenia se desenvolvem antes da anemia devido à curta meia-vida destas células em relação às hemácias. A *maior destruição*, ou seja, o consumo anormal de plaquetas quase sempre é uma resposta imunomediada. Também ocorre *maior consumo* nos casos de traumatismo grave e coagulação intravascular disseminada, condições nas quais aumenta a taxa de adesão das plaquetas nos coágulos.

Pseudotrombocitopenia se deve à agregação de plaquetas após a coleta de sangue em tubo de vidro que contém EDTA. Pode ocorrer agregação "*ex vivo*" com outros anticoagulantes, inclusive com a heparina. Esta condição pode ser diagnosticada pela contagem de plaquetas anormalmente baixa em animais sem evidência de hemorragia excessiva ou pela presença de agregados de plaquetas no exame microscópico de esfregaços sanguíneos. A coleta de sangue em um tubo com anticoagulante que não seja EDTA ou heparina, como citrato, e a contagem normal de plaquetas confirmam o diagnóstico de pseudotrombocitopenia.

Faz-se a *diferenciação* das causas de trombocitopenia por meio do exame clínico para detectar doença primária, bem como de exames hematológicos, pesquisa de anticorpos antiplaquetários e exame de aspirado da medula óssea.

Menor produção de plaquetas

Em geral, a trombocitopenia resultante de menor produção de plaquetas na medula óssea, diferentemente do que acontece quando há maior destruição dessas células, é acompanhada de granulocitopenia decorrente da curta meia-vida intravascular de granulócitos e plaquetas.

Nota-se menor produção de plaquetas na *intoxicação* por *Pteridium* spp. (samambaia) ou *Cheilanthes seiberi*, em bovinos; na infecção pelo fungo *Stachybotrys* spp. (que produz um tricoteceno), em bovinos, suínos, ovinos e equinos; na intoxicação crônica por furazolidona, em bezerros; na intoxicação por farelo de soja cuja preparação envolveu a extração pelo tricloroetileno; *medicamentos* que provocam supressão da medula óssea; e lesão por radiação. A mielofitise grave, à semelhança da associada com displasia mieloide ou mielofibrose, causa trombocitopenia acompanhada de anemia e leucopenia. Há relato de mielofibrose familiar em caprinos anões com anemia, granulocitopenia e trombocitopenia.

A síndrome é, predominantemente, uma hemorragia espontânea, porém complicada por bacteriemia e infecções fatais facilitadas pela leucopenia grave. Na Austrália, há vários relatos de uma síndrome granulocitopênica de causa desconhecida, que se manifesta com diátese hemorrágica grave, e altas taxas de morbidade e de mortalidade em bovinos de todas as idades.

Há relato de doenças familiares que resultam em trombocitopenia, secundárias à menor produção de plaquetas, em equinos Standardbred, nos quais ocorre hipoplasia generalizada da medula óssea. Relatou-se pancitopenia secundária à aplasia da medula óssea em novilhas da raça Holstein. Pancitopenia em bezerros neonatos é discutida em outras partes deste capítulo.

Maior destruição de plaquetas

Inflamação e infecção

As causas mais comuns de trombocitopenia incluem doença gastrintestinal grave (obstrução intestinal por estrangulamento, enterite anterior, colite) e doenças infecciosas e inflamatórias, sendo a causa uma combinação de maior destruição e maior consumo de plaquetas.

A *infecção* por diversos vírus, bactérias e riquétsias provoca trombocitopenia discreta a grave. Peste equina africana, anemia equina infecciosa e infecções por *Anaplasma phagocytophila* (erliquiose granulocítica equina) e *Neorickettsia risticii* (febre do cavalo de Potomac) causam trombocitopenia discreta a moderada. A infecção de bovinos pelo vírus da dermatite nodular contagiosa causa trombocitopenia, acompanhada de outras anormalidades no leucograma.[33]

Infecções como cólera suína e peste suína africana podem ocasionar trombocitopenia e contribuir para a tendência a hemorragias verificada nessas doenças. Em vitelos, surtos de doença hemorrágica em consequência de trombocitopenia foram atribuídos à infecção pelo vírus da diarreia viral bovina (BVD) tipo 2; a doença foi reproduzida experimentalmente após a inoculação de vírus BVD não citopático. A manifestação de hemorragia foi diretamente relacionada à quantidade de plaquetas circulantes. Os bezerros que desenvolveram trombocitopenia apresentavam baixo título de anticorpos neutralizantes contra BVD (+1:32). O vírus infecta megacariócitos. Trombocitopenia com tendência hemorrágica (diarreia sanguinolenta, hemorragias petequiais e equimóticas) também foi relatada em cerca de 10% dos bovinos adultos infectados pelo BVD.

Pancitopenia em neonatos bovinos (PNB) é uma síndrome constatada em bezerros recém-nascidos com até 4 semanas de idade, diagnosticada inicialmente no sul da Alemanha, em 2006; a partir daí foi amplamente relatada.[34,35] A taxa de mortalidade é superior a 80%, sendo a morte atribuída a trombocitopenia e anemia hemorrágica, ou a doenças infecciosas como pneumonia, enterite e sepse.[36] Os bezerros acometidos morrem em alguns dias devido a hemorragias múltiplas, trombocitopenia, leucopenia e depleção da medula óssea. A doença pode ser reproduzida mediante o fornecimento de uma mistura de colostros de mães de bezerros acometidos.[37] A administração de uma vacina específica contra o vírus da diarreia viral bovina foi associada à ocorrência de pancitopenia em neonatos bovinos. As vacas imunizadas produziram aloanticorpos contra proteínas na linhagem celular (Madin-Darby de rim bovino) utilizada para a multiplicação da cepa de vírus vacinal.[34] Esses anticorpos são transferidos aos bezerros neonatos pela ingestão de colostro e ocasiona a doença por reagir com antígenos do complexo de histocompatibilidade principal classe I nas plaquetas e leucócitos dos bezerros.[35] Veja a seguir uma descrição mais completa dessa síndrome.

Em bovinos, a infecção causada por *Theileria annulata* provoca trombocitopenia e aumento do tempo de protrombina. Outras causas infecciosas incluem vírus da leucemia bovina, sarcocistose e salmonelose.

Trombocitopenia imunomediada (idiopática)

No passado, a maioria dos casos de púrpura trombocitopênica era considerada idiopática. No entanto, o desenvolvimento de testes de diagnóstico mais recentes, incluindo citometria de fluxo, que pode indicar a presença de anticorpos na superfície de plaquetas, possibilitou a classificação de vários desses casos como de origem imunomediada. Além de trombocitopenias imunomediadas, tem-se doenças autoimunes e doenças isoimunes.

Trombocitopenia isoimune pode ser uma complicação da isoeritrólise neonatal em potros e muares neonatos causada pela ingestão de colostro contendo anticorpos antiplaquetários. Em neonatos muares, a doença também se manifesta simplesmente como trombocitopenia, sendo atribuída à presença de anticorpos IgG antiplaquetários no sangue desses neonatos. Além de trombocitopenia, nesses animais ocorre também redução da agregação plaquetária provavelmente devido à ligação de IgG nos sítios de ligação de colágeno presentes na superfície das plaquetas. Trombocitopenia e neutropenia, supostamente imunomediadas, foram constatadas em potros com dermatite ulcerativa e úlcera em membrana mucosa. Os potros apresentavam púrpura e responderam bem ao tratamento de suporte e à administração de corticosteroides.

Em *leitões recém-nascidos*, a doença se deve à isoimunização materna e foi induzida experimentalmente. Os leitões nascem normais, mas desenvolvem trombocitopenia após mamar colostro contendo anticorpos antiplaquetários. Os sinais clínicos surgem após o quarto dia de vida. A taxa de mortalidade é alta, sendo a morte precedida de hemorragias submucosas e subcutâneas generalizadas, apatia, fraqueza e palidez. Não há tratamento. A porca, mãe desses leitões, deve ser descartada. Relata-se a ocorrência de púrpura trombocitopênica em um grupo de *cordeiros* que receberam, unicamente, colostro de vaca; esses animais apresentavam hemorragias múltiplas e morreram aos 2 dias de vida.

Em animais adultos, é mais provável que a trombocitopenia acompanhada de tempo de protrombina e tempo de tromboplastina parcial normais, sem evidência de coagulação intravascular disseminada, seja decorrência de mecanismos *autoimunes*.[38] A trombocitopenia imunomediada pode ser induzida por medicamentos ou pode ser secundária à doença infecciosa ou neoplásica; contudo, na maioria dos casos é idiopática. Embora a doença ocorra em bovinos, ela é mais comumente relatada em equinos.

Em *equinos* adultos, a trombocitopenia idiopática é constatada em qualquer idade. Em geral, a causa não é identificada, porém a doença pode estar associada à administração de medicamentos, principalmente penicilina, embora isso possa ser resultado da frequência de uso desse antimicrobiano em equinos. A doença se deve à ligação de IgG às plaquetas ou aos megacariócitos e subsequente prejuízo à maturação e/ou à maior liberação dessas células, resultando em baixa contagem de plaquetas no sangue. A ocorrência de petéquias e hemorragias pode se limitar a um único sistema, como o respiratório, com manifestação de epistaxe e hematomas nos seios nasais, ou o trato genital, causando secreção vulvar sanguinolenta, sem detecção de anormalidade em outras membranas mucosas. Também pode ocorrer envolvimento mais generalizado com ampla manifestação de petéquias em membranas mucosas, epistaxe e melena. O diagnóstico se baseia na contagem de plaquetas no sangue e na ausência de sinais de coagulação intravascular disseminada ou de doenças primárias. A demonstração de IgG ligados à superfície de quantidade significativa de plaquetas tem valor diagnóstico. Em equinos normais, nota-se que menos de 0,15% das plaquetas apresentam IgG ligada à sua superfície, enquanto esse percentual em equinos com trombocitopenia é de 4%. O *tratamento* consiste na cessação imediata do uso de qualquer medicamento e na administração de dexametasona (0,040 mg/kg/dia por via intramuscular [IM], IV ou oral) ou prednisolona (1 mg/kg VO), mas não de prednisona. Em geral, esse tratamento é efetivo no restabelecimento da contagem de plaquetas e controle de hemorragia. A cessação da hemorragia pode ser verificada antes mesmo que ocorra alteração marcante na contagem de plaquetas. Pode ser necessária a continuação do tratamento durante dias ou semanas. A maioria dos equinos não necessita de tratamento de longa duração. Em equinos com hemorragia com risco à vida do animal é preciso transfusão de sangue ou de plasma rico em plaquetas. O volume de transfusão de 10 mℓ de sangue/kg de peso corporal (PC) pode ser efetivo. Relata-se a eficácia do tratamento com azatioprina em equinos que não responderam à terapia com glicocorticoides (0,5 a 1,5 mg/kg/24 h VO).[39] Tem-se realizado esplenectomia no tratamento de equinos com trombocitopenia idiopática crônica refratários ao tratamento medicamentoso. Todavia, o tratamento cirúrgico deve ser realizado apenas em casos extremos, com atenção especial ao efeito da trombocitopenia na hemostasia durante a cirurgia.

Também, há relato de púrpura trombocitopênica em um *novilho* com 10 meses, bem como de anemia e trombocitopenia imunomediada em uma vaca, após a administração de vacina polivalente contra botulismo. Notou-se trombocitopenia responsiva a corticosteroide em duas vacas de raça de corte que apresentavam hematomas subcutâneos e epistaxe.

Maior consumo de plaquetas

Constata-se maior consumo de plaquetas em animais com coagulação intravascular disseminada ou traumatismo grave.

Outras causas de trombocitopenia

Nota-se trombocitopenia em equinos com linfossarcoma ou doença mieloproliferativa. Quase sempre a trombocitopenia está associada à doença mielofísica e, portanto, à menor produção de plaquetas. A heparina ocasiona trombocitopenia em equinos, mas por um mecanismo ainda não esclarecido.

Trombastenia

Anormalidades na função plaquetária podem resultar em púrpura, mesmo quando há contagem normal de plaquetas. Essas anormalidades podem ser congênitas ou adquiridas.

Em geral, as *anormalidades na função plaquetária adquiridas* são secundárias a disfunções metabólicas graves, como acontece na uremia, na insuficiência hepática e na sepse, ou após a administração de medicamentos. Entre as drogas comumente utilizadas em animais, o ácido acetilsalicílico é a mais notável por inibir a agregação de plaquetas em equinos, mas não em bovinos, embora nas duas espécies o ácido acetilsalicílico iniba a produção de tromboxano-2 pelas plaquetas. Outros AINE têm mínimo ou nenhum efeito na função plaquetária. Em equinos, a administração de dextrana inibe a função das plaquetas.

Bovinos com a síndrome *Chédiak-Higashi* apresentam tendência a sangramento.[3] Nota-se um tempo de sangramento prolongado, mesmo com a presença de fatores de coagulação solúveis e contagens de plaquetas normais, como resultado de anormalidade na agregação plaquetária. Trombastenia, possivelmente associada com uma variante do fator de von Willebrand, também foi relatada em distúrbios hemorrágicos em bovinos da raça Simental e seus mestiços, no Canadá e nos EUA, os quais manifestam epistaxe, em clima frio, bem como hematomas subcutâneos e tempo de sangramento prolongado após procedimentos mínimos, como vacinação e colocação de brincos de identificação na orelha. Disfunção plaquetária e púrpura foram diagnosticadas em uma bezerra da raça Simental com 5 dias de idade. Ademais, há relato de *sangramento umbilical*, como uma condição hereditária, em bezerros da raça *Japanese Black* que apresentavam baixa agregação plaquetária induzida por adenosina difosfato (ADP). Os bezerros acometidos morreram com cerca de 1 ano de idade devido às repetidas hemorragias no cordão umbilical.

Também há relato de trombastenia em equinos. A *doença de Glanzmann* é descrita em equinos com histórico de epistaxe prolongada não associada a exercício.[12,40] Os animais apresentavam tempo de sangramento prolongado, retardo marcante da retração do coágulo sanguíneo e menor quantidade de receptores de fibrinogênio na superfície das plaquetas. O tratamento com glicocorticoides não foi efetivo na prevenção de epistaxe. Outra forma de anormalidade plaquetária foi diagnosticada em uma potranca Puro-Sangue Inglês que manifestava hemorragia excessiva após termocauterização. O animal apresentava tempo de sangramento prolongado e retração do coágulo normal. As plaquetas da potranca não se aderiam ao colágeno e deduziu-se que a anormalidade estava relacionada com sinalizadores de cálcio no interior das plaquetas.

Trombocitose

Em geral, a trombocitose não está associada com púrpura, tampouco com tendência à hemorragia, a menos que haja anormalidade na função das plaquetas. A trombocitose é classificada como primária e secundária. A trombocitose primária se deve à produção excessiva de megacariócitos na ausência de qualquer doença que a estimula ou à sua liberação na circulação sanguínea. Embora o exercício e a administração de epinefrina e vincristina possam aumentar a contagem de plaquetas, a principal causa de trombocitose primária é a doença mieloproliferativa que resulta em taxa de produção anormal de plaquetas. Trombocitose primária é rara em animais de fazenda.

Trombocitose secundária é constatada em animais com doenças infecciosas ou inflamatórias sistêmicas graves há vários dias, mas geralmente depois de várias semanas. Animais jovens parecem mais suscetíveis, mas esse tipo de trombocitose pode ser diagnosticada em animais de qualquer idade. A detecção de trombocitose deve motivar um exame clínico geral à procura de uma causa de inflamação crônica no animal. Causas comuns em equinos incluem pneumonia, infecção por *Rhodococcus equi*, artrite séptica e colite. Há relato de trombocitose concomitante à anemia por corpúsculos de Heinz em bovinos alimentados com repolho.

REFERÊNCIAS BIBLIOGRÁFICAS

1. Segura D, et al. J Vet Int Med. 2008;22:238.
2. Armengou L, et al. J Vet Int Med. 2008;22:411.
3. Boudreaux MK. J Vet Emerg Crit Care. 2012;22:30.
4. Mendez-Angulo JL, et al. Equine Vet Educ. 2012; 24:639.
5. McMichael M, et al. J Vet Emerg Crit Care. 2014; 24:23.
6. Hanel RM, et al. J Vet Emerg Crit Care. 2014;24:47.
7. Brainard BM, et al. J Vet Emerg Crit Care. 2014; 24:57.
8. Paltrinieri S, et al. Vet Clin Pathol. 2008;37:277.
9. Rossi TM, et al. Am J Vet Res. 2015;76:122.
10. Epstein KL, et al. J Vet Int Med. 2011;25:307.
11. Mendez-Angulo JL, et al. J Vet Emerg Crit Care. 2010;20:488.
12. Macieira S, et al. Vet Clin Pathol. 2007;36:204.
13. Mendez-Angulo JL, et al. Aust Vet J. 2011;89:500.
14. Sommerey C-C, et al. J Dairy Sci. 2014;97:5474.
15. Flatland B, et al. J Vet Emerg Crit Care. 2014;24:30.
16. deLaforcade A, et al. J Vet Emerg Crit Care. 2014; 24:37.
17. Bentz AI, et al. J Vet Int Med. 2009;23:161.
18. Armengou L, et al. J Vet Int Med. 2006;20:721.
19. Dawson DR, et al. Vet Clin Pathol. 2011;40:504.
20. Feige K, et al. Pferdeheilkunde. 2009;25:334.
21. Dunkel B. Equine Vet Educ. 2013;25:359.
22. Fletcher DJ, et al. J Vet Int Med. 2013;27:1589.
23. Coetzee JF, et al. J Vet Pharmacol Ther. 2007;30: 305.
24. Myers MJ, et al. J Vet Pharmacol Ther. 2010;33:1.
25. Whelchel DD, et al. Vet Surg. 2013;42:448.
26. Armengou L, et al. J Vet Int Med. 2010;24:1190.
27. Baeumer W, et al. BMC Vet Res. 2013;9.
28. Whelchel DD, et al. Equine Vet Educ. 2009;21:135.
29. Carvallo FR, et al. J Vet Diagn Invest. 2015;27:112.
30. Blong AE, et al. Am J Vet Res. 2013;74:712.
31. Moritomo Y, et al. J Vet Med Sci. 2008;70:293.
32. Khalaj M, et al. Anim Genet. 2009;40:763.
33. Abutarbush SM. J Infect Dev Count. 2015;9:283.
34. Euler KN, et al. BMC Vet Res. 2013;9.
35. Foucras G, et al. Bulletin des GTV. 2013;69.
36. Henniger P, et al. Berlin Munch Tierar Woch. 2014;127:61.
37. Bell CR, et al. Vet Immunol Immunopathol. 2013; 151:303.
38. Jahn P, et al. Equine Vet Educ. 2006;18:80.
39. Hardefeldt LY, et al. Equine Vet Educ. 2010;22:495.
40. Sanz MG, et al. Vet Clin Pathol. 2011;40:48.

Coagulação intravascular disseminada e hipercoagulação

Notam-se anormalidades na coagulação do sangue e na fibrinólise relacionadas a doenças sistêmicas, principalmente aquelas acompanhadas de sepse ou lesão tecidual extensa, tanto na forma subclínica quanto na clínica de diversas doenças de animais de fazenda; a presença e a gravidade dessas alterações estão relacionadas com o prognóstico quanto à sobrevivência. Há um espectro de anormalidades que variam de alterações discretas na concentração ou atividade de fatores de coagulação e indicadores de fibrinólise, não evidentes no exame físico, até evidência clínica e clinicopatológica de coagulação excessiva ou prejuízo à fibrinólise, com diátese hemorrágica. No passado, a forma mais grave dessa doença era considerada uma diátese hemorrágica e denominada coagulação intravascular disseminada (CID). A crescente sofisticação e disponibilidade de testes de mensuração da coagulação e fibrinólise mostrou que há anormalidades de hemostase mesmo em animais sem evidência clínica de hemorragia excessiva. Essas alterações mais brandas na hemostase e fibrinólise não são surpreendentes, são muito mais comuns que a CID e estão associadas com alta taxa de mortalidade.

Etiologia e epidemiologia

CID e condições de hipercoagulação são anormalidades da hemostase adquiridas, em animais, que ocorrem secundariamente à doença grave que induz inflamação sistêmica (síndrome inflamatória sistêmica). Atualmente, CID é considerada mais um componente e uma consequência da inflamação sistêmica do que uma anormalidade isolada da hemóstase. Portanto, CID e condições de hipercoagulação estão associadas com qualquer doença grave que inicia uma resposta inflamatória sistêmica; uma lista parcial de doenças graves inclui colite, enterite, lesões intestinais isquêmicas, sepse, torção de abomaso, metrite, traumatismo grave, inflamação imunomediada (p. ex., púrpura hemorrágica), hipertermia e neoplasia. Uma característica comum, mas não universal, de doenças que induzem CID ou uma condição de hipercoagulação é a presença presumível ou documentada de endotoxemia, embora a maioria dos microrganismos infecciosos não seja capaz de induzir CID. É importante ressaltar que qualquer doença grave que causa uma resposta inflamatória sistêmica pode desencadear alterações na função hemostática.

A presença de uma condição de hipercoagulação ou de CID é mais comum em equinos com doença gastrintestinal.[1] Tais anormalidades também ocorrem em bovinos com deslocamento de abomaso, em bezerros endotoxêmicos e em bovinos adultos com reticuloperitonite traumática.[2] As vacas que morreram em decorrência de mastite aguda causada por *Escherichia coli* apresentaram menor atividade de antitrombina e maior tempo de protrombina do que aquelas que sobreviveram à infecção[3]; ademais, as vacas com mastite por *E. coli* apresentaram aumentos significativos no tempo de tromboplastina parcial ativada (TTPa) e no tempo de protrombina (TP), bem como redução significativa na contagem de plaquetas.[4] Vacas com mastite causada por *Staphylococcus aureus* apresentaram aumento significativo do TTPa e diminuição significativa na contagem de plaquetas.[4] Notou-se baixa concentração plasmática de antitrombina em vacas com doença hepática, peritonite ou enterite aguda. A doença foi reproduzida experimentalmente em suínos; é provável que ocorra naturalmente concomitante a várias doenças que acometem essa espécie, incluindo peste suína africana. A ocorrência de CID (hemorragia clinicamente evidente) é rara, contudo a prevalência de uma condição de hipercoagulação detectável apenas em exame clinicopatológico é muito mais comum.

A prevalência da síndrome não está bem definida, em parte devido à dificuldade em obter a confirmação do diagnóstico mediante avaliação laboratorial dos fatores envolvidos na coagulação ou na fibrinólise porque o laboratório não realiza os exames necessários e, em parte, pela falta de conhecimento da doença. Além disso, os critérios de diagnóstico são variáveis devido, por exemplo, ao desempenho dos testes utilizados para mensurar a atividade ou concentração de fatores associados à coagulação ou fibrinólise e à baixa correlação entre as mensurações obtidas por meio de tromboelastografia e os testes convencionais de coagulação.[1] Considerando os equinos examinados em uma instituição de referência para cólica, constatou-se que 3,5% dos animais apresentavam sinais clínicos compatíveis com CID e evidência laboratorial de suporte. Todos esses equinos apresentavam doença desencadeante grave, sendo que a maioria necessitou de intervenção cirúrgica para tratar a doença intestinal isquêmica. Em exame prospectivo, verificou-se que quase 90% dos 435 equinos com lesões cirúrgicas obstrutivas ou lesões intestinais inflamatórias apresentavam aumento da concentração plasmática do dímero D em algum momento da internação hospitalar.[5,6] Depósitos de fibrina, principalmente em pequenos vasos pulmonares, foram detectados em cerca de 40% dos equinos com cólica grave, o que não aconteceu em equinos aparentemente sadios.[7] Parece que muitos animais com doença gastrintestinal grave apresentavam anormalidades subclínicas ou clínicas na hemostase e fibrinólise.

Notam-se alterações clinicamente relevantes nos índices de hemostase e fibrinólise em *potros neonatos* com sepse, bem como depósitos de fibrina nos pulmões de cerca de 90% desses potros.[8] Anormalidades nos índices hemostáticos e fibrinolíticos são úteis na identificação de potros sépticos com alto risco de coagulopatia, mas eles não são úteis para prever hemorragia, em comparação com a formação de trombos. A concentração do dímero D está associada com sepse (razão de possibilidade [RP] = 19,6; intervalo de confiança [IC] de 95% = 1,9 a 203) e com morte (RP = 8,7; IC de 95% = 1,8 a 43), em potros, mas a alta taxa de predição falso-positiva (71%) indica que uma concentração normal do dímero D é mais confiável para descartar o diagnóstico de sepse do que o aumento dessa concentração.[9]

Há relato de CID em equinos com pneumonia intersticial e meningoencefalite causada por *Streptococcus zooepidemicus*, mostrando que uma ampla variedade de doenças e de microrganismos Gram-positivos podem causar anormalidades de coagulação e fibrinólise.[10]

Prognóstico

Em animais com sinais clínicos de coagulação disseminada, o prognóstico é muito ruim. Em equinos sem sinais clínicos de hemorragia ou de fibrinólise anormal, mas com evidência clinicopatológica de uma condição de hipercoagulação, o prognóstico é pior do que em equinos sem evidência de uma condição de hipercoagulação. Equinos com enterite ou peritonite apresentam concentração plasmática do dímero D significativamente maior e coagulopatias mais graves no momento da internação do que equinos com outras doenças gastrintestinais.[6] Os animais que não sobreviveram, no momento da internação apresentavam concentração plasmática de dímero D maior do que os sobreviventes; ademais, os equinos com CID subclínica por ocasião da internação, e que não sobreviveram, apresentavam RP = 8,6 (IC de 95% = 3,3 a 22,5; $P < 0,001$). Em animais não sobreviventes com teor plasmático de dímero D superior a 4,0 ng/mℓ a probabilidade de morte era 5,9 e o valor da RP era 8,8 (IC de 05% = 4,5 a 17,1; $P< 0,001$).[6] Ao avaliar o prognóstico de um animal com evidência de coagulopatia como parte da síndrome inflamatória sistêmica, deve-se ter em mente que a coagulopatia é secundária a uma doença desencadeante; quanto mais grave for essa doença, maior a probabilidade de o animal apresentar coagulopatia e pior será o prognóstico. Portanto, CID e anormalidades de hemostasia brandas podem ser consideradas indicadores da gravidade da doença, bem como de seu prognóstico. Isso não minimiza a importância da CID e de anormalidades de hemostasia de menor gravidade na patogênese de doença grave e da necessidade de tratamento e medidas preventivas efetivos.

Fisiopatologia

Coagulação intravascular disseminada, também denominada coagulopatia de consumo, pode ocorrer em diversas doenças que, por si só, não comprometem primariamente os mecanismos hemostáticos. A patogênese envolve a ativação sistêmica da coagulação, com deposição intravascular de fibrina, que ocasiona trombose em vasos sanguíneos de pequeno e médio calibres e subsequente insuficiência do órgão acometido.[7,8] A depleção de plaquetas devido à ativação plaquetária e ligação à fibrina para formar coágulos, e de fatores de coagulação, resultam em hemorragia excessiva. A formação sistêmica de fibrina se deve à maior produção de trombina e supressão simultânea de mecanismos anticoagulantes (manifestada em animais como redução na concentração de antitrombina), bem como ao prejuízo à fibrinólise. Produtos de ativação do fibrinogênio, inclusive fibrinopeptídeos A e B, contribuem para a vasoconstrição sistêmica e hipoperfusão em alguns órgãos. Nessa forma mais extrema, a anormalidade envolve tanto coagulação excessiva quanto, de modo paradoxo, hemorragia.

A ativação sistêmica da coagulação é parte da síndrome da resposta inflamatória sistêmica, na qual há predomínio das interleucinas 1 e 6 e do fator de necrose tumoral alfa. Pode haver a contribuição da ativação do complemento na condição de hipercoagulabilidade. A ativação da coagulação se deve à lesão no endotélio vascular ou à ativação e liberação do fator tecidual. A expressão do fator tecidual se eleva pela ação de uma ou mais citocinas pró-inflamatórias (interleucinas 1, 6 e 8, e fator de necrose tumoral), cujas concentrações aumentam, quase sem exceção, nas doenças acompanhadas de inflamação sistêmica. A produção do fator tecidual resulta em ativação da via extrínseca da cascata de coagulação, com subsequente aumento no teor de trombina. O aumento da atividade da cascata de coagulação, temporariamente, está associado com prejuízo à atividade dos mecanismos anticoagulantes, manifestado como diminuição nas concentrações plasmáticas de antitrombina e proteína C. Adicionalmente, o prejuízo à fibrinólise exacerba o efeito do aumento da taxa de síntese de fibrina, indicado pela diminuição da atividade de plasminogênio e aumento da atividade do inibidor da ativação do plasminogênio.

Em resumo, CID é uma diátese hemorrágica caracterizada pela exacerbação dos mecanismos normais de coagulação, condição que resulta em depleção dos fatores de coagulação, depósitos de coágulos de fibrina na microvasculatura e ativação secundária dos mecanismos fibrinolíticos. A exacerbação dos mecanismos de coagulação pode resultar em depleção de plaquetas e dos fatores V, VIII, IX, XI e XIIa, bem como depleção de fibrinogênio juntamente com a formação de coágulos de fibrina na microvasculatura. Esses coágulos de fibrina reduzem a perfusão tecidual, ocasionando ativação e depleção adicional dos fatores de coagulação pela liberação de tromboplastina tecidual devido à hipoxia nos tecidos. A tendência de sangramento ocasional em razão da depleção desses fatores de coagulação é adicionalmente exacerbada pela ativação secundária do sistema trombolítico, com surgimento de produtos de degradação da fibrina com propriedades anticoagulantes.

O prejuízo à função do *sistema fagocítico monocitário* contribui para o desenvolvimento de doença. No sistema reticuloendotelial, os macrófagos removem da circulação os produtos de degradação da fibrina e os fatores de coagulação ativados. A perda ou diminuição da capacidade de remoção de compostos fibrinolíticos e hemostáticos ocasiona aumento das concentrações plasmáticas desses produtos e agravam a doença. A lesão ao sistema reticuloendotelial, principalmente ao fígado e baço, resultante do dano causado pela doença primária (endotoxemia) ou por prejuízo à perfusão nesses órgãos, como parte da CID, reduz a remoção desses compostos e induz um ciclo de doença vicioso.

A CID pode ser iniciada por uma variedade de diferentes mecanismos, incluindo:

- *Necrose tecidual extensa*, como a que ocorre nos traumatismos, neoplasias de crescimento rápido e hemólise intravascular aguda, bem como nas doenças infecciosas, como carbúnculo sintomático, pode causar ampla *liberação de tromboplastina tecidual* e iniciar coagulação marcante por meio da via extrínseca da cascata de coagulação
- Pode ocorrer intensa *ativação da via intrínseca da cascata de coagulação* quando há ativação do fator Hageman pelo extenso contato com colágeno vascular, como acontece em doenças acompanhadas de vasculite ou naquelas associadas à baixa perfusão tecidual e hipoxia tecidual, com subsequente lesão endotelial
- Fatores que iniciam a *agregação plaquetária*, como endotoxina; que causam bloqueio reticuloendotelial, como administração excessiva de ferro aos leitões; ou que ocasionam lesão hepática que interfere na excreção de fatores de coagulação ativados, podem contribuir para a ocorrência de CID.

Achados clínicos

Como discutido anteriormente, as anormalidades de hemostase e a fibrinólise variam desde aquelas detectadas em testes clinicopatológicos, mas não associadas com sinais clínicos de coagulação ou sangramento excessivo, até aquelas manifestadas como diátese hemorrágica fulminante.

A presença de uma condição de hipercoagulação não associada a sinais clínicos de sangramento e trombose piora o prognóstico de doenças graves. Provavelmente, isso se deve à lesão induzida por CID aos órgãos, não detectada como lesão causada pela doença primária, mas que tem um efeito importante ou fundamental no bem-estar animal. A etapa seguinte da progressão da doença é a exacerbação da trombose, mais evidente como trombose em grandes vasos após lesão mínima, como aquela causada por cateterização intravascular ou uma simples venopuntura. Em alguns casos, os vasos podem apresentar trombose sem uma causa primária evidente. Um exemplo de manifestação comum desse estágio da doença é a trombose da veia jugular em equinos ou bovinos com doença grave e baixa concentração plasmática de antitrombina.

Em equinos, uma manifestação da CID rara, porém grave, é a trombose da parte distal dos membros, resultando em necrose isquêmica dos membros e morte do animal. Essa manifestação clínica de CID é constatada em potros e, em menor grau, em adultos com evidência de sepse ou doença gastrintestinal grave.

Em animais com doença sistêmica, a anormalidade de hemostase adquirida mais grave é a CID. Esse quadro extremo de anormalidade de coagulação se manifesta como tendência de sangramento local ou generalizado, cuja gravidade varia desde hemorragias petequiais em membranas mucosas até hemorragia ou infarto em órgãos, com risco à vida. É possível a ocorrência de lesão isquêmica em múltiplos órgãos, com maior prevalência no trato gastrintestinal e nos rins.

Patologia clínica

Há diversos fatores hemostáticos e fibrinolíticos cujas mensurações são possíveis em laboratórios de pesquisa; apenas poucas dessas mensurações são realizadas na rotina de laboratórios clínicos. As mensurações listadas a seguir são comumente utilizadas para detectar condições de hipercoagulação ou CID em condições clínicas:

- Contagem de plaquetas: a anormalidade compatível com CID é trombocitopenia
- Tempo de protrombina: em geral, encontra-se prolongado em animais com CID; todavia, ocasionalmente se apresenta diminuído em animais portadores de condição de hipercoagulação
- Tempo de tromboplastina parcial ativada: em geral, esse indicador de hemostasia encontra-se prolongado em animais com coagulopatia
- Marcadores séricos de ativação de fibrinogênio/degradação de fibrina (PDF) são testes de baixas sensibilidade e especificidade para diagnóstico de CID
    - A concentração plasmática de dímero D é um teste mais sensível para detecção de anormalidades de hemostase/fibrinólise; ademais, uma concentração normal de dímero D é útil para descartar o diagnóstico de sepse em potros[9]
- Concentração de fibrinogênio: a descrição clássica de CID inclui hipofibrinogenemia como um achado comum. No entanto, esse achado é incomum em equinos e bovinos, provavelmente porque o fibrinogênio é uma proteína de fase aguda cuja concentração, nessas espécies, se eleva nas doenças inflamatórias. A diminuição na concentração plasmática de fibrinogênio, com valor abaixo do limite inferior da faixa de variação normal, é notada com frequência em equinos com coagulopatia e morte iminente
- Com frequência, a atividade de antitrombina encontra-se diminuída em animais com CID ou alguma condição de hipercoagulação.

Vários estudos apresentam descrições detalhadas sobre ocorrência, curso da doença, anormalidades na hemostasia e função fibrinolítica em *equinos com doença gastrintestinal*. Em geral, o padrão laboratorial consiste em tempos de coagulação (TP e TPPa) prolongados, redução das atividades de antitrombina e proteína C e aumento da concentração plasmática de fibrinogênio e de produtos da degradação de fibrina. Em equinos com doença gastrintestinal nota-se aumento da concentração do dímero D. Em equinos com cólica ocorre diminuição da contagem de plaquetas e evidência de coagulopatia. Nesses equinos, as anormalidades de fatores hemostáticos são mais comumente constatadas no líquido peritoneal do que no sangue. As atividades de ativador do plasminogênio tecidual, plasminogênio, proteína C, antitrombina e α_2-antiplasmina e as concentrações de fibrinogênio e produtos da degradação de fibrina são maiores no líquido peritoneal de equinos com cólica do que em equinos sadios.

Comparativamente aos *potros* sadios, os valores de TP, TPPa e do tempo de recalcificação do sangue total são significativamente maiores em potros com sepse. Nesses potros, as concentrações de fibrinogênio e de produtos de degradação da fibrina, a porcentagem de plasminogênio, bem como as atividades de α_2-antiplasmina, do inibidor do ativador de plasminogênio, do fator de necrose tumoral e da interleucina-6 são maiores, enquanto as atividades do antígeno da proteína C e da antitrombina são menores.

Com frequência, os *bovinos* com deslocamento de abomaso apresentam anormalidades em um ou mais dos índices TP, TPPa, tempo de trombina, contagem de plaquetas e concentração plasmática de produtos de degradação da fibrina. *Suínos* com endotoxemia experimental apresentam maior atividade de fator tecidual, ativador de plasminogênio e inibidor do ativador de plasminogênio, bem como maiores concentrações de complexos trombina-antitrombina e de monômeros da fibrina; também ocorre diminuição nas concentrações de fibrinogênio e do fator VII.

Exame necroscópico

É importante diferenciar as anormalidades de necropsia causadas por CID daquelas oriundas da doença primária. Isso pode ser um desafio. Suspeita-se de CID quando há hemorragias na carcaça. As hemorragias podem variar desde petéquias ocasionais até hemorragias marcantes em cavidades corporais. Os equinos que morrem em decorrência de CID geralmente apresentam lesões disseminadas, com hemorragias petequiais em membranas mucosas e superfícies serosas, inclusive mesentério e pleura. Com frequência, nota-se hemorragia em órgãos parenquimatosos (rins, glândulas adrenais), pulmão e miocárdio, bem como infarto nas adrenais e nos rins. Em alguns equinos com CID notam-se microtrombos no intestino e rins.

Confirmação do diagnóstico

A presença de uma condição de hipercoagulação é determinada por meio de testes clinicopatológicos. O diagnóstico de CID se baseia na constatação de sinais clínicos de diátese hemorrágica e na confirmação laboratorial de anormalidades na hemostase e na fibrinólise. A definição convencional de CID requer a evidência clínica de coagulopatia e de anormalidade em pelo menos três testes de mensuração da coagulação ou fibrinólise. É provável que essa definição seja modificada à medida que se consolida o entendimento do espectro de anormalidades e manifestações da CID.

A lista de diagnósticos diferenciais inclui todas as coagulopatias adquiridas ou hereditárias. No entanto, a principal condição de diferenciação de CID ou de condição de hipercoagulação menos grave é a presença de doença primária grave.

Tratamento

A maioria dos procedimentos terapêuticos recomendados para CID se baseia na literatura humana e pode não ser aplicável em animais de fazenda. No entanto, os princípios terapêuticos geralmente estabelecidos são:

- Tratamento da doença primária e correção de anormalidades ácido-base, inflamatórias, de eletrólitos e de perfusão sanguínea
- Restabelecimento da atividade ou da concentração normal dos fatores de coagulação no sangue
- Interrupção ou atenuação do agravamento da coagulopatia
- Minimização das consequências dos microtrombos e trombos na função dos órgãos.

Invariavelmente, a CID é secundária a uma doença primária que a desencadeia. Assim, o tratamento efetivo deve ter como alvo a correção dessa doença primária. Também, é muito importante a administração por via intravenosa agressiva de líquido a fim de manter a perfusão sanguínea nos tecidos e corrigir qualquer desequilíbrio ácido-base e eletrolítico. Deve-se instituir um tratamento agressivo para endotoxemia e para doenças que possivelmente a induzam. O tratamento de endotoxemia é discutido em outras partes do livro (ver Capítulo 5); há disponibilidade de revisões atualizadas sobre o assunto.

Em equinos com evidência clínica ou clinicopatológica de coagulopatia, a concentração plasmática dos fatores de coagulação deve ser restabelecida ou suplementada. A prática de terapia com derivados de sangue é bem-aceita em medicina humana, porém devido às limitações tecnológicas, geralmente não está disponível aos animais de fazenda. Contudo, o *plasma* armazenado, preferivelmente fresco ou fresco congelado, pode ser administrado com intuito de aumentar a concentração de fatores de coagulação que apresentaram depleção durante uma condição de hipercoagulação ou CID. Com frequência, a antitrombina é facilmente mensurada e os equinos com baixa atividade plasmática dessa glicoproteína anticoagulante devem ser tratados com plasma. A dose de plasma necessária para aumentar a atividade sanguínea de antitrombina para um conteúdo apropriado não foi estabelecida. No entanto, muitos clínicos utilizam como referência a atividade da antitrombina plasmática que corresponde a 60% daquela verificada em equinos sadios, como uma atividade mínima aceitável. Essa escolha não foi baseada em experiência. A dose de plasma varia de 2 a 10 mℓ/kg IV. No tratamento de trombocitopenia pode-se utilizar plasma com plaquetas ou sangue total.

Heparina e heparina de baixo peso molecular são utilizadas no tratamento de equinos portadores de alguma condição de hipercoagulação e seu uso foi discutido anteriormente neste capítulo. O intuito é prevenir a formação de trombos e microtrombos. A heparina requer a antitrombina como um cofator e pode não apresentar atividade terapêutica total em equinos com concentração sanguínea de antitrombina anormalmente baixa.

O ácido acetilsalicílico é utilizado para inibir a atividade plaquetária em equinos com doença protrombótica. A sua eficácia na redução das taxas de morbidade e de mortalidade não foi determinada.

REFERÊNCIAS BIBLIOGRÁFICAS

1. Dunkel B, et al. J Vet Int Med. 2010;24:1467.
2. Gokce HI, et al. Vet Res Comm. 2007;31:529.
3. Hagiwara S, et al. J Vet Med Sci. 2014;76:1431.
4. Ismail ZAB, et al. Vet Res Comm. 2010;34:533.
5. Cesarini C, et al. J Vet Emerg Crit Care. 2014;24:672.
6. Cesarini C, et al. J Vet Int Med. 2010;24:1490.
7. Cotovio M, et al. J Vet Int Med. 2007;21:1083.
8. Cotovio M, et al. J Vet Int Med. 2008;22:1403.
9. Armengou L, et al. J Vet Int Med. 2008;22:411.
10. Pusterla N, et al. J Vet Int Med. 2007;21:344.

Trombose (hipercoagulação)

Com frequência, a formação anormal de trombos se deve à menor concentração ou atividade de fatores anticoagulantes, como antitrombina, proteína C e antiplasmina, à maior concentração do inibidor do ativador de plasminogênio ou à anormalidade na parede dos vasos sanguíneos. Quase sempre a doença trombótica é consequência de uma doença primária que ocasiona depleção dos fatores anticoagulantes; envolve mecanismos discutidos anteriormente no tópico Coagulopatia intravascular disseminada (CID). A trombose da veia jugular é discutida em outra parte do livro (Capítulo 11).[1] Outras doenças que envolvem a ocorrência de trombose incluem cólica tromboembólica e trombose aortoilíaca, em equinos, embora provavelmente estejam associadas à presença de uma lesão desencadeadora no endotélio arterial.[2] Em equinos, a embolia pulmonar está associada a sepse ou doença inflamatória grave, e à trombose da veia porta pode ser decorrência de metástase local de adenocarcinoma gástrico.[3-5] Trombose aórtica é verificada em bezerros com doença séptica ou inflamatória grave.[6] Trombose da veia cava caudal ou cranial é relatada em bovinos e descrita em detalhes no Capítulo 13.[7,8] Trombose da veia caudal pode ser vista em equinos.[9]

Trombose idiopática na artéria braquial, que pode ser bilateral, foi descrita em equinos adultos sem doença clínica preexistente evidente.[10,11]

Há relato de uma anormalidade, aparentemente primária, na atividade da proteína C em potro Puro-Sangue Inglês que apresentava hipercoagulação. O animal manifestava episódios repetidos de trombose venosa e desenvolveu insuficiência renal. A concentração plasmática de proteína C encontrava-se na faixa de normalidade de equinos sadios, mas a atividade plasmática de proteína C equivalia a 32% daquela observada em equinos sadios, sugerindo anormalidade na concentração ou atividade dessa proteína.

REFERÊNCIAS BIBLIOGRÁFICAS

1. Martins Dias DP, et al. Can Vet J. 2013;54:65.
2. Oyamada T, et al. J Equine Sci. 2007;18:59.
3. Patton KM, et al. Vet Pathol. 2006;43:565.
4. Norman TE, et al. Equine Vet J. 2008;40:514.
5. Bryan J, et al. J Vet Int Med. 2009;23:215.
6. Wieland M, et al. Schweiz Arch Tierheikd. 2014; 156:441.
7. Gerspach C, et al. Can Vet J. 2011;52:1228.
8. Simpson KM, et al. Can Vet J. 2012;53:182.
9. Schoster A, et al. Can Vet J. 2010;51:891.
10. Gasthuys FMR, et al. Vet Rec. 2007;160:340.
11. Vaughan B, et al. Vet Radiol Ultra. 2010;51:305.

Doenças caracterizadas por anormalidades nas células sanguíneas

Anormalidades na função ou na quantidade de hemácias

Anemia

Sinopse

- Etiologia: deficiência de hemácias circulantes causada por hemorragia, hemólise ou produção ineficiente de hemácias. Há várias etiologias específicas
- Epidemiologia: específica à causa primária da anemia
- Achados clínicos: palidez de membranas mucosas, taquicardia, letargia, intolerância ao exercício, arritmia, íleo adinâmico, redução da ruminação e cólica. Se a causa primária é hemorragia excessiva, é possível notar hemorragias equimóticas e petequiais, icterícia, hemoglobinúria e tendência a sangramento
- Patologia clínica: exame do eritron, da medula óssea e da concentração sérica de proteína total, a fim de verificar a natureza e a gravidade da anemia; perfil bioquímico clínico para avaliar lesões de órgãos associadas à anemia. Testes específicos para a causa de anemia
- Achados de necropsia: palidez de tecidos. Achados específicos para o agente etiológico
- Confirmação do diagnóstico: diminuição da contagem de hemácias, do teor de hemoglobina ou do volume globular (hematócrito)
- Tratamento: tratamento da causa específica. Na anemia grave, realizar transfusão de sangue total, concentrado de hemácias ou hemoglobina livre de estroma. Corticosteroides para anemia imunomediada e tratamento de suporte.

Etiologia

A anemia pode ser classificada como hemorrágica, hemolítica ou resultante da baixa produção de hemácias. Outro sistema de classificação se baseia na evidência de regeneração da anemia, sendo esta classificada como regenerativa e não regenerativa. Ambas as classificações são úteis para definir as causas, o tratamento e o prognóstico. As doenças que causam anemia em equinos são listadas na Tabela 11.1 e aquelas que causam anemia hemolítica em bovinos na Tabela 11.2.

Anemia hemorrágica

Anemia hemorrágica e choque hemorrágico são discutidos no Capítulo 5. As doenças ora discutidas são aquelas que causam *anemia normovolêmica*. Embora ocorra anemia após o restabelecimento do volume plasmático em animais com hemorragia grave, na maioria das doenças em que ocorre anemia normovolêmica ela se deve à perda crônica de sangue do corpo ou para cavidade corporal. A via de perda de sangue mais comum é o trato gastrintestinal. As doenças envolvidas incluem:

- Parasitismo – nematodíase intestinal: *Teladorsagia circumcincta* ou *Haemonchus contortus*, em cordeiros e ovinos adultos; *Ostertagia ostertagi*, em bovinos; *Strongylus* spp. e ciatostomos, em equinos; trematodíase, incluindo infecção por *Fasciola hepatica*, em ovinos e bovinos; carrapatos e piolhos hematófagos, inclusive *Linognathus vituli*, em bezerros
- Doenças gastrintestinais, incluindo:
  - Úlcera de abomaso, em bovinos (tanto de ocorrência espontânea quanto associada com linfoma de abomaso)
  - Úlcera gástrica em equinos (anemia é uma manifestação rara dessa doença)
  - Carcinoma de célula escamosa gástrico, em equinos; anemia é um achado comum[1]
  - Úlcera gastresofágica, em suínos
  - Enteropatia proliferativa em suínos (geralmente uma doença hiperaguda)
  - Sangramento de lesões do intestino delgado (neoplasia, infecção fúngica, hematoma mural)
- Doenças do sistema respiratório, incluindo:
  - Micose de bolsa gutural, em equinos
  - Hematoma de etmoide, em equinos
  - Trombose na veia cava caudal e embolia pulmonar, em bovinos

Tabela 11.1 Diagnóstico diferencial de anemia, com ou sem edema, em equinos.

Doença	Epidemiologia	Achados clínicos	Patologia clínica	Tratamento
Anemia				
Perda de sangue crônica	Esporádica. Parasitismo. Perda de sangue intestinal (p. ex., carcinoma de célula escamosa gástrico). Micose de bolsa gutural	Letargia, taquicardia, palidez de membranas mucosas. Outros sintomas compatíveis com a doença primária	Anemia microcítica hipocrômica. Baixa concentração sérica de ferro. Maior capacidade de ligação do ferro sérico, baixo teor sérico de ferritina. Pode haver ou não trombocitopenia. Outras anormalidades específicas da doença primária. Medula óssea – diminuição da proporção mieloide:eritroide	Correção da doença primária. Administrar 10 a 20 mg de sulfato ferroso/kg/dia VO, até normalizar a concentração sérica de ferro e obter a cura da anemia
Anemia causada por doença crônica (inflamação)	Esporádica. Associada à doença inflamatória crônica (neoplasia, abscesso de garrotilho)	Letargia. Sintomas compatíveis com a doença primária	Anemia normocítica normocrômica discreta. Baixa concentração sérica de ferro, capacidade de ligação do ferro sérico total baixa ou inalterada, aumento do teor sérico de ferritina. Medula óssea normal	Tratamento da doença primária
Anemia aplásica	Esporádica. Pode ocorrer na forma de surto nas criações em que os equinos receberam eritropoetina humana recombinante (rhEPO)	Letargia, taquicardia, palidez de membranas mucosas. Outros sintomas compatíveis com a doença primária	Anemia normocítica normocrômica. Concentração sérica de ferro normal ou elevada. Anticorpos contra rhEPO. Medula óssea – proporção mieloide:eritroide muito alta devido à perda de células eritrocitárias	Correção da doença primária. O prognóstico de anemia induzida por rhEPO é muito ruim
Intoxicação por bordo vermelho (*Acer rubrum*)	Ingestão de folhas verdes ou murchas de bordo vermelho. Esporádica ou em vários equinos criados a campo. Regional, dependendo da distribuição da árvore	Icterícia, hemoglobinúria, apatia, cólica, insuficiência renal	Alta concentração (> 1,5) de meta-hemoglobina no sangue. Presença de corpúsculos de Heinz nas hemácias	Cuidados de suporte. Transfusão sanguínea. Sugere-se vitamina C
Isoeritrólise neonatal	Potros < 5 dias de vida. Éguas multíparas. Ingestão de colostro contendo isoanticorpos contra hemácias do potro	Fraqueza, apatia, intolerância ao exercício, icterícia, hemoglobinúria	Anemia, hiperbilirrubinemia, teste de Coombs positivo. Teste de aglutinação positivo, em potro com icterícia. Tipagem sanguínea da égua e garanhão e detecção de isoanticorpos na mãe	Tratamento conservador. Repouso. Exercício limitado. Potros gravemente enfermos necessitam transfusão de sangue ou de concentrado de hemácias obtido de doador compatível
Síndrome do pônei das raças Fell e Dale	Pônei Fell com menos de 18 semanas de idade. Suspeita-se de doença hereditária	Fraqueza, apatia, definhamento, pneumonia, diarreia e outras infecções oportunistas	Anemia normocítica normocrômica. Leucopenia por redução de linfócitos B. Diminuição da concentração de imunoglobulinas com o avanço da idade	Nenhum
Anemia hemolítica autoimune	Secundária a outra doença ou à administração de medicamento. Anemia induzida por penicilina	Apatia, palidez de membrana mucosas. Sintomas da doença primária	Anemia. Hemoglobinemia ou hemoglobinúria. Teste de Coombs positivo	Corticosteroides ou medicamento imunossupressor. Eliminar a causa primária
Mionecrose causada por clostrídio	Esporádica. Associada à injeção intramuscular de medicamentos ou vacinas	Doença aguda – mionecrose fulminante com febre, apatia e anemia hemolítica. Doença crônica associada com formação de abscesso no local de injeção, icterícia, hemoglobinemia, hemoglobinúria	Anemia. Aglutinação de hemácias. Na doença crônica, detecção de IgM ou IgG na superfície das hemácias	Tratamento da doença primária. Transfusão sanguínea. Prognóstico ruim
Insuficiência hepática	Esporádica, Associada a fatores risco de doença hepática	Estágio terminal de insuficiência hepática. Apatia, perda de peso, icterícia	Compatível com doença hepática (bilirrubina, AST, ácidos biliares, GGT)	Nenhum tratamento específico. Tratar a doença hepática. Prognóstico ruim
Hipoplasia de medula óssea em equinos Standardbred	Linhagem familiar específica de equinos Standardbred na América do Norte	Intolerância ao exercício. Infecções	Anemia, pancitopenia	Nenhum

(*continua*)

Tabela 11.1 (*Continuação*) Diagnóstico diferencial de anemia, com ou sem edema, em equinos.

Doença	Epidemiologia	Achados clínicos	Patologia clínica	Tratamento
Anormalidades mieloftísicas	Esporádica. Neoplasia de medula óssea (doença mieloproliferativa, linfossarcoma)	Intolerância ao exercício	Depende da doença primária. Anemia normocítica normocrômica. Em algumas doenças, leucocitose marcante. Hipergamaglobulinemia	Tratamento da doença específica
Deficiência iatrogênica de folato	Esporádica. Equinos tratados com medicamentos que inibem o metabolismo do folato e naqueles que recebem folato sintético VO, como acontece no tratamento de mieloencefalite causada por protozoário	Sintomas da doença primária. Rara infecção bacteriana. Apatia, intolerância ao exercício, letargia	Anemia discreta. Linfopenia, neutropenia. Baixa concentração sanguínea de folato	Interromper a administração oral de folato. Administrar folato por via parenteral
Anemia com edema				
Babesiose (*Theileria equi, Babesia caballi*)	Doença regional relacionada à presença de carrapatos vetores Equinos adultos. Condição de portador infectado. *T. equi* é transmitido por via transplacentária, além de picada de carrapato	Período de incubação de 5 a 30 dias. Apatia, relutância em se movimentar, decúbito, febre. Edema-dependente. Cólica. Icterícia discreta e petéquias. Equinos jovens são mais gravemente acometidos. Curso de 8 a 10 dias	*T. equi* nas hemácias. Teste sorológico, utilizando IF ou FC. PCR para detectar o microrganismo	Imidocarb
Anemia infecciosa equina	Vírus. Doença aguda seguida de infecção crônica. Transmissão por inseto vetor (moscas tabanídeas) ou por via mecânica (instrumentos veterinários)	Doença aguda com febre, anemia, edema-dependente, icterícia. Recuperação aparente seguida de recidivas intermitentes, geralmente de doença menos grave	Trombocitopenia. Anemia. Teste AGID (teste de COGGIN). cELISA	Nenhum tratamento específico. Em várias jurisdições, o controle inclui eutanásia de equinos positivos no teste AGID ou cELISA
Púrpura hemorrágica	Imunomediada (complexo antígeno-anticorpo) secundária à doença respiratória. Equinos adultos. Ocorrência esporádica	Tumefações subcutâneas indolores, frias e assimétricas. Febre baixa. Nos casos graves, há envolvimento de múltiplos órgãos, inclusive com rabdomiólise	Leucocitose. Contagem de plaquetas normal. Alto título sérico de anticorpos contra proteína M estreptocócica	Penicilina. Corticosteroides. Tratamento de suporte
Insuficiência cardíaca congestiva	Esporádica	Sopro decorrente de insuficiência valvular. Ritmo cardíaco irregular (fibrilação atrial). Edema simétrico frio e de partes dependentes	Nenhum teste específico	Nenhum tratamento específico. Digitálicos e furosemidas por curto período
Estrongilose	Pequenos estrôngilos (ciatostomos). Historicamente, grandes estrôngilos	Equinos jovens. Febre branda, apatia, diarreia, edema	Anemia hipoproteinemia. Nas infestações patentes, contagem de ovos nas fezes	Anti-helmínticos (ivermectina, moxidectina, benzimidazóis). Ocorrência crescente de resistência

AGID: imunodifusão em ágar-gel; AST: aspartato aminotransferase; cELISA: ensaio de imunoabsorção enzimática competitivo; FC: fixação de complemento; GGT: gamaglutamiltransferase; IF: imunofluorescência; PCR: reação em cadeia de polimerase.

- Doenças do trato urogenital, incluindo:
  - Hematúria enzoótica, em bovinos (câncer de bexiga) e neoplasia de célula de transição da bexiga ou de célula escamosa (equinos)
  - Pielonefrite
  - Hemorragia em veia varicosa vaginal, em éguas
  - Ruptura do corpo cavernoso e lesão de ureter que causam hematúria, em equinos castrados e garanhões
  - Ruptura de artéria uterina média (geralmente uma ocorrência hiperaguda)
  - Hematúria renal idiopática, em equinos
- Hemorragia em cavidades corporais, incluindo:
  - Hemagiossarcoma
  - Angiomatose bovina juvenil
  - Hemoperitônio
  - Hemotórax
- Anormalidades de coagulação (ver o tópico "Doenças que causam hemorragia"), incluindo:
  - Trombocitopenia
  - Deficiência de fatores de coagulação
  - Sangramento umbilical em leitões.

Anemia hemolítica

- Bovinos e ovinos:
  - Babesiose, anaplasmose, eperitrozoonose, infecção por *Mycoplasma ovis, comb. nov.* (antigamente denominado *Eperythrozoon ovis*), tripasonosomíase, nagana, teiliriose, *Mycoplasma wenyonni*[1] sozinho ou em várias combinações
  - Hemoglobinúria bacilar
  - Leptospirose (*L. interrogans* sorovar *Pomona*)
  - Diarreia viral bovina e doença das mucosas
  - Hemoglobinúria pós-parto
  - Associada com pastejo em *Brassica spp.*, colza, couve-galega, "chou moellier" (híbrido de repolho, couve-rábano e couve-galega), nabo, repolho
  - Associada ao consumo excessivo de refugos de cebola ou sobras de enlatados, especialmente tomate e cebola
  - Intoxicação por *Mercurialis, Ditaxis, Pimelia* e *Allium* spp.

Tabela 11.2 Diagnóstico diferencial de doenças de bovinos caracterizadas por anemia hemolítica aguda, com ou sem hemoglobinúria.

Doença	Epidemiologia	Achados clínicos	Achados laboratoriais
Leptospirose	Todas as idades; bovinos criados em pastagens	Febre aguda, leite sanguinolento, hemoglobinúria, aborto, morte em 24 a 48 h	Pesquisa de título para leptospira
Hemoglobinúria pós-parto	Vacas lactantes de alta produção, 4 a 6 semanas após o parto	Aguda, sem anormalidade no leite, sem febre, morte em 12 a 48 h, hemoglobinúria marcante	Hipofosfatemia
Hemoglobinúria bacilar	Geralmente em bovinos adultos criados em pastagem de verão, em regiões enzoóticas	Febre aguda, dor abdominal, morte em 2 a 4 dias, hemoglobinúria	Leucopenia ou leucocitose
Babesiose	Regiões enzoóticas, transmitida por carrapato, animais jovens	Febre aguda, icterícia, aborto, curso de 2 a 3 semanas, hemoglobinúria marcante	Esfregaço sanguíneo, fixação de complemento, teste de transmissão
Anaplasmose	Bovinos adultos e aqueles com cerca de 1 ano de idade, comum no verão, transmitida por inseto, comum em confinamento	Sem hemoglobinúria, icterícia é comum, febre	Anaplasma no esfregaço sanguíneo, fixação de complemento
Intoxicação crônica por cobre	Após administração oral prolongada de medicamentos ou alimentos que contêm cobre	Icterícia grave, sem febre, hemoglobinúria	Conteúdo tóxico de cobre no sangue, fígado e fezes
Anemia hemolítica por ingestão de água fria, em bezerros	Após consumo de grande volume de água fria depois de um período de ingestão limitada	Início súbito, dentro de uma hora após a ingestão, sem febre, morte em poucas horas, hemoglobinúria	Anemia hemolítica aguda
Intoxicação por colza e couve-galega	Bovinos de todas as idades com acesso a plantação de colza destinada à alimentação no verão	Anemia hemolítica hiperaguda, morte poucas horas após o início dos sintomas, sem febre, hemoglobinúria	Anemia hemolítica aguda
Causada por medicamento	Administração IV de alguns medicamentos	Hemoglobinúria discreta, sem anemia hemolítica	Nenhum
Reação à transfusão sanguínea	Uso de sangue de um mesmo doador mais de 1 semana após a transfusão inicial	Início súbito, dispneia, soluços, tremores, responde à epinefrina	Nenhum

Em bovinos, as causas comuns de hematúria são pielonefrite e cistite, causadas por *Corynebacterium renali*, cistite inespecífica e hematúria enzoótica. Mioglobinúria ocorre ocasionalmente em bovinos jovens com distrofia muscular nutricional enzoótica e pode ser confundida com hemoglobinúria.

- Intoxicação por uma miscelânea de compostos inclusive fenotiazina e guaifenesina
- Intoxicação crônica por cobre em ovinos, secundária à intoxicação por alcaloides pirolizidínicos, como na icterícia toximêmica, ou primária, causada pela ingestão de dieta com teor muito alto de cobre. Os bovinos são muito menos suscetíveis do que os ovinos, embora os bezerros pré-ruminantes sejam muito suscetíveis
- Tratamento com oxitetraciclina de longa duração
- Intoxicação por água e ingestão de água fria, em bezerros, e em cabritos cuja fonte de àgua é um bebedouro com bico
- Administração IV acidental de solução hipotônica
- Parte da reação desencadeada por transfusão de sangue ou plasma
- Raros casos de anemia hemolítica aloimune (isoeritrólise) em bezerros, devido à vacinação da mãe com vacina derivada de sangue, como a vacina contra anaplasma, ou como parte da pancitopenia neonatal bovina associada à vacinação da mãe com uma vacina contra BVD específica[5,6]
- Há relato de anemia hemolítica autoimune em bezerros, mas sua ocorrência é rara. Todos os casos relatados ocorreram em bezerros com menos de 6 meses de idade
- Pode ocorrer anemia imunomediada em cordeiros alimentados com colostro de vaca, como fonte de imunoglobulinas. Não é uma sequela comum do fornecimento de colostro de vaca, sendo causada apenas pelo consumo do colostro de algumas vacas. A anemia é evidente aos 7 a 20 dias de idade, mas geralmente não há icterícia e hemoglobinúria. A síndrome deve ser diferenciada de trombocitopenia imunomediada, verificada em idade jovem, em alguns cordeiros alimentados com colostro de vaca[7,8]
- Raramente em animais adultos após vacinação
- Há relato de anemia congênita associada à diseritropoiese e acompanhada de disqueratose e alopecia progressiva, em bezerros da raça Hereford mocha. Nota-se anemia ao nascimento e, provavelmente, a doença é hereditária
- Relata-se anemia congênita com icterícia em bezerros da raça Murray cinza e suspeita-se que uma anormalidade na membrana das hemácias ocasione hemólise intravascular
- Anemia imunomediada em bovinos, secundária a outras doenças sistêmicas[9]

- Suínos:
  - Há relato de eperitrozoonose, mas anemia hemolítica é rara
  - Isoeritrólise, trombocitopenia e anormalidades de coagulação foram discutidas na seção anterior
  - Infecção generalizada causada por citomegalovírus
- Equinos (ver Tabela 11.1):
  - Anemia infecciosa equina; embora a patogênese da anemia seja, provavelmente, multifatorial, ela inclui hemólise e redução na produção de hemácias
  - Babesiose:
    - Em equinos, a infecção por micoplasmas hemotróficos foi associada com baixa contagem de hemácias. Atualmente, a síndrome e sua importância são pouco caracterizadas[10,11]
  - Intoxicação por fenotiazina – atualmente, esse anti-helmíntico é raramente utilizado em equinos
  - Intoxicação pela ingestão de folha de bordo vermelho (*Acer rubrum*)[12]
    - Ingestão de folhas de pistache (*Pistacia* spp.)[13]
    - Ingestão de *Pimelia trichostachya* (doença de São George)[14]
  - A ingestão de alho seco (> 0,2 g/kg PC) resulta em anemia hemolítica e anemia por corpúsculos de Heinz

- Administração IV de solução hipotônica ou hipertônica (água, solução de dimetilsulfóxido 20%)
- Como sequela de queimaduras graves na pele – a gravidade da hemólise depende da extensão da área cutânea lesionada. Hemólise se deve à lesão oxidativa da membrana de hemácias; ocorre dentro de minutos após a queimadura. A prevenção e o tratamento consistem em administração imediata de soluções poliônicas a fim de evitar hemoconcentração e prevenir a ocorrência de anemia hemolítica
- Como sequela de abscesso causado por clostrídio – nota-se anemia mais de 10 dias após a formação do abscesso, sendo causada pela presença de IgG ou de imunoglobulina M (IgM) na superfície das hemácias[15]
- Anemia hemolítica aloimune (isoeritrólise) em potros
  - Anemia autoimune associada à infecção por *Rhodococus equi*, em potros (uma complicação rara)[16]
- Anemia hemolítica autoimune – rara, mas há vários relatos de casos
- Anemia hemolítica imunomediada e trombocitopenia (síndrome de Evans)
- Anemia hemolítica induzida por penicilina – é um evento raro, mas possível de ocorrer quando os equinos produzem anticorpos IgG contra penicilina. Esses anticorpos se ligam à penicilina, nas hemácias, resultando em hemólise. As hemácias revestidas com penicilina se aglutinam no soro do paciente. É provável que outros casos de anemia hemolítica imunomediada em equinos também estejam associadas com a produção de anticorpos contra outros medicamentos[17]
- Alguns tipos de acidentes ofídicos provocam hemólise intravascular, em cães e gatos; também, pode ocorrer anemia hemolítica por acidente desse tipo em equinos e bezerros
- Em equinos, a intoxicação por chumbo causa anemia discreta, sendo os sinais de neuropatia periférica as manifestações mais evidentes
- As anormalidades na função das hemácias podem ocasionar maior taxa de remoção das hemácias da circulação sanguínea (hemólise extravascular) e são discutidas no tópico "Anormalidades da função das hemácias".

Anemia causada por menor produção de hemácias ou de hemoglobina (anemia não regenerativa)

As doenças resultantes da menor produção de hemácias ou hemoglobina tendem a ocorrer em todas as espécies animais e, assim, são discutidas considerando mais a causa do que a espécie animal.

Deficiência nutricional

As deficiências nutricionais comprometem a produção de hemoglobina ou de hemácias. As deficiências específicas que resultam em anemia incluem:

- Inanição (subnutrição crônica) causa anemia discreta a moderada[18]
- Cobalto ou cobre: esses elementos são essenciais a todos os animais; a manifestação clínica de anemia é verificada apenas em ruminantes. A deficiência de cobre induzida pela intoxicação por zinco provoca anemia em suínos
- Ferro: sua ocorrência clínica se limita aos animais em fase de rápido crescimento, incluindo leitões, bezerros criados para comercialização como vitelos, cordeiros estabulados e potros. Essa maior ocorrência de deficiência de ferro em animais jovens é atribuída ao rápido crescimento desses animais e, consequentemente, à necessidade de consumo relativamente alto de ferro (que, além de necessário à síntese de hemoglobina, é utilizado na produção de mioglobina e outros compostos que o contém), à baixa concentração de ferro no leite e às práticas de manejo que impedem o acesso dos animais à pastagem ou ao solo, dos quais poderiam obter ferro
  - Em leitões, a anemia pode ser causada por deficiência de ferro. A doença é diagnosticada tanto em leitões estabulados quanto naqueles mantidos em ambiente onda há terra, embora acredita-se que a doença é menos comum naqueles criados em pastagem ou terra, devido, em parte, a disponibilidade de ferro ingerido com a terra
  - A deficiência de ferro deve ser considerada como possível causa de baixo desempenho em bezerros estabulados. Bezerros machos com até 8 semanas de idade que recebem dieta apropriada podem apresentar desempenho abaixo do ideal nos níveis de eritron e os bezerros com anemia subclínica apresentam baixa taxa de crescimento e menor resistência à diarreia e pneumonia. Os bezerros que recebem 20 mg de Fe/kg, em substituição ao leite, desenvolvem hipoferremia e anemia discreta, o que não acontece naqueles que recebem 50 mg de Fe/kg
  - Em cordeiros estabulados ocorre anemia por deficiência de ferro, sendo evitada pela suplementação oral ou parenteral desse elemento. Anemia e baixo ganho de peso não foram evitados em todos os cordeiros que receberam dose oral única de 330 mg de ferro, aos 1 a 5 dias de vida, embora tenha ocorrido aumento marcante na concentração sérica de ferro. Os cordeiros tratados apresentaram maior volume globular (hematócrito) e maior ganho de peso, comparativamente aos cordeiros não tratados
  - Potros Standardbred mantidos em pastagem durante 12 h por dia desenvolvem anemia microcítica e hipoferremia. Estas anormalidades não são prevenidas pela administração por via oral de quatro doses orais de 248 mg de ferro, sugerindo a necessidade de suplementação com doses maiores. Diferentemente, há relato de hipoferremia e anemia em potros estabulados, porém não em todos aqueles do grupo criado em pastagem. Os potros estabulados manifestam sinais clínicos de anemia (letargia), bem como baixos valores no hematócrito, no teor de hemoglobina e na concentração sérica de ferro, os quais retornam aos valores normais após a suplementação com ferro (0,5 g de sulfato de ferro, 1 vez/dia, 3 g de sulfato de ferro espalhado na forrageira fornecida aos potros e às suas mães e acesso ilimitado aos blocos de sais minerais que contêm ferro). Embora o colostro de éguas contenha alto teor de ferro, o leite apresenta uma concentração muito menor, fato que, provavelmente, explica o baixo teor sérico de ferro em alguns potros lactentes e indica a necessidade de acesso a suplementos de ferro ou, preferivelmente, à pastagem ou à terra. Em potros, a suplementação de ferro deve ser feita com cuidado porque há relato documentado de hepatotoxicidade após a administração oral de altas doses desse elemento a potros neonatos. Relata-se hepatopatia tóxica em potros recém-nascidos que receberam 16 mg de fumarato de ferro/kg PC dentro de 24 h após o nascimento, semelhante ao que acontece com leitões. Em potros, o ferro suplementar deve ser administrado cuidadosamente
  - Dá-se muita atenção à administração apropriada de ferro aos cavalos de corrida, frequentemente por meio de injeções periódicas regulares de compostos de ferro durante a estação de corridas ou do fornecimento de suplementos hematínicos. Por ser a estrongilose, atualmente, uma parasitose não constatada em cavalos de corrida devido aos programas de controle parasitário intensivo e à estabulação dos animais, a ocorrência de anemia é extremamente rara em cavalos de corrida sadios. Portanto, é improvável que seja necessário o fornecimento de ferro suplementar aos equinos que recebem uma ração completa balanceada. Todavia, a administração de quantidade excessiva de ferro pode ser perigosa, embora não haja relato de intoxicação férrica em cavalos de corrida, como ocorre em potros. Em pôneis, a administração oral de 50 mg de Fe/kg de peso corporal, durante 8 semanas, elevou a concentração sérica de ferro, não interferiu no valor do valor do hematócrito e não induziu sinais de doença
- A deficiência de potássio é incriminada como causa de anemia em bezerros
- A indução experimental de deficiência de piridoxina pode contribuir para a ocorrência de anemia em bezerros

- A deficiência de ácido fólico é rara em equinos e não há relato de deficiência espontânea em suínos; é improvável que ocorra em ruminantes devido à constante produção de ácido fólico pelas bactérias do rúmen. Em éguas prenhes, e suas crias, criadas em pastagens, a concentração plasmática de ácido fólico é variável, mas não há evidência de deficiência de folato em éguas, tampouco em potros. Teoricamente, a administração de medicamentos antifolato (trimetoprima, sulfonamidas, pirimetanina, metotrexato) pode ocasionar deficiência de folato em equinos. Relata-se que a deficiência de folato causa anemia e leucopenia em equinos submetidos ao tratamento de mielite causada por protozoário com medicamentos antifolato, concomitante à suplementação oral com ácido fólico. A administração por via intravenosa de ácido fólico (0,055 a 0,11 mg/kg PC) resultou em rápida resolução da leucopenia e anemia. Paradoxalmente, a administração oral de ácido fólico em animais monogástricos tratados com medicamentos antifolato prejudica a absorção de ácido fólico no intestino delgado e causa deficiência de folato. A administração oral de ácido fólico, sulfonamidas e pirimetamina a éguas prenhes resulta em sinais de deficiência de folato congênita em potros, inclusive com anemia e leucopenia.

Doença crônica

Doença inflamatória crônica causa anemia discreta a moderada em todas as espécies de grandes animais. Pode ser difícil diferenciar esse tipo de anemia daquela anemia discreta decorrente da deficiência de ferro. A etiologia da anemia causada por inflamação crônica é multifatorial e inclui sequestro de reserva de ferro, pois a disponibilidade de ferro para hematopoese diminui, mesmo com adequada reserva corporal desse mineral; diminuição da meia-vida das hemácias; e comprometimento da resposta da medula óssea à anemia.[19] Como resultado, ocorre anemia normocítica normocrômica em animais cuja concentração sérica de ferritina é normal ou elevada. As características clinicopatológicas da anemia por deficiência de ferro e da anemia causada por doença crônica são apresentadas, em detalhes, na Tabela 11.3. As causas de anemia decorrente de doença crônica incluem:

- Doenças supurativas crônicas podem causar anemia grave por reduzir a eritropoiese
- Lesão por radiação pode causar anemia por reduzir a eritropoiese
- Intoxicação por samambaia, farinha de soja extraída com tricloroetileno, arsênico, furazolidona e fenilbutazona pode causar redução da atividade da medula óssea
- A anemia pode ser uma sequela de rinite infecciosa, com corpúsculos de inclusão, em suínos
- A síndrome nefropatia-dermatite suína pode resultar em anemia
- Parasitismo intestinal (p. ex., ostertagíase, tricostongilose) em bezerros e ovinos podem causar anemia.

Aplasia de hemácias

A hipoplasia de hemácias é uma síndrome fatal que envolve anemia, imunodeficiência e gangliopatia periférica em algumas crias de pôneis das raças Fell e Dale, com 4 a 8 semanas de idade.[20-22]

Em alguns equinos, nota-se anemia após administração de eritropoetina humana recombinante (rhEPO). A anemia é resultado da aplasia pura de hemácias e se manifesta como anemia normocítica normocrômica. Em equinos, a doença é atribuída à injeção de eritropoetina humana recombinante e subsequente desenvolvimento de substâncias no sangue que, provavelmente, são anticorpos contra rhEPO, as quais apresentam reação cruzada e neutralizam a eritopoietina endógena nos animais acometidos. Nem todos os equinos tratados com rhEPO desenvolvem anemia; no entanto, a doença foi relatada na forma de surto em um estábulo de cavalos de corrida Puro-Sangue Inglês que tinham sido tratados com rhEPO. Os equinos gravemente acometidos morrem. O tratamento desses animais gravemente enfermos não é efetivo, mas os equinos discretamente acometidos podem se recuperar. Não se sabe se a recuperação é espontânea ou se ela se deve à administração de glicocorticoides. A administração de ciclofosfamida e glicocorticoides não foi efetiva no tratamento de vários equinos gravemente acometidos. A transfusão sanguínea propicia melhora temporária.

Em equinos, constata-se aplasia pura de hemácias não associada à administração de rhEPO, mas isso é uma ocorrência rara nessa espécie. A doença pode ser transitória.

Anemia mieloftísica

A anemia mieloftísica, na qual as cavidades da medula óssea são preenchidas por outros tecidos, geralmente, neoplásicos, é rara em animais de fazenda. Os sinais clínicos, além de anemia macrocítica normocrômica, consistem em dor óssea, fraturas patológicas e paresia, resultantes das lesões osteolíticas causadas pela invasão de tecido neoplásico. A cavitação do osso pode ser detectada no exame radiográfico. As causas incluem:

- Linfossarcoma, com infiltração na medula óssea, na maioria das espécies[23]
- Linfoma com anemia imunomediada e trombocitopenia, em equinos[24]
- Mielomatose plasmocítica foi considerada causa desse tipo de anemia em suínos, bezerros e equinos[25]
- Uma possível causa é a infiltração de células neoplásicas, além de linfoma ou mieloma, como melanoma em equinos
- Há relato de anemia mieloftísica resultante de mielofibrose em um pônei, bem como uma doença familiar em caprinos anões.

Patogênese

Hipoxia anêmica

Na anemia, a anormalidade mais importante é hipoxemia e a consequente hipoxia tecidual resultante da baixa concentração de hemoglobina e menor capacidade do sangue em transportar oxigênio. A anemia se torna crítica quando a liberação de oxigênio aos tecidos é insuficiente para manter a função tecidual normal.

A liberação de oxigênio é matematicamente definida pela equação de Fick:

Liberação de oxigênio = débito cardíaco × diferença de conteúdo de oxigênio arteriovenoso

Portanto, a liberação de oxigênio é a taxa na qual o oxigênio é liberado no tecido; trata-se de uma combinação da taxa na qual o oxigênio chega ao tecido via sangue arterial e a quantidade de oxigênio extraído do sangue capilar.

O débito cardíaco é determinado pela frequência cardíaca e pelo volume sistólico, enquanto a diferença arteriovenosa do conteúdo de oxigênio no sangue é determinada pela concentração de hemoglobina, pela saturação da hemoglobina com oxigênio no sangue arterial e no sangue venoso e pela taxa de extração. A taxa de extração é a quantidade de oxigênio removido do sangue durante sua passagem pelos tecidos. Em animais com volume globular (hematócrito) e débito cardíaco normais, a liberação de oxigênio aos tecidos excede, em grande margem, a necessidade tecidual de oxigênio, de modo que a taxa de extração de oxigênio é pequena (< 40%). No entanto, à medida que diminui a capacidade de transporte de oxigênio por unidade de sangue (geralmente expressa como mililitro de oxigênio por 100 mℓ de sangue), o fluxo sanguíneo ao tecido ou a taxa de extração deve aumentar para manter a liberação de oxigênio. Na verdade, esses dois mecanismos de compensação atuam durante as respostas, aguda e crônica, à anemia. A frequência cardíaca se eleva para aumentar o débito cardíaco e, portanto, a liberação de oxigênio aos tecidos, e o fluxo sanguíneo é direcionado, preferivelmente, aos leitos vasculares dos tecidos mais essenciais à vida ou que são mais sensíveis à privação de oxigênio (coração, cérebro, intestino, rins). A taxa de extração aumenta, evidenciada pela diminuição na saturação de hemoglobina no sangue venoso. Em geral, no sangue arterial a hemoglobina encontra-se completamente saturada com oxigênio, e a limitação à liberação de oxigênio aos tecidos é a baixa concentração de hemoglobina e consequente baixo conteúdo de oxigênio no sangue arterial. A avaliação do conteúdo e tensão de oxigênio no sangue arterial é discutido no Capítulo 13.

A redução no teor de hemoglobina é compensada pelo aumento do débito cardíaco e da taxa de extração de oxigênio, de modo que seja mantida a liberação de oxigênio aos tecidos, no caso de anemia discreta a moderada. À medida que aumenta a gravidade

Tabela 11.3 Alterações características ou esperadas nas variáveis hematológicas e bioquímicas séricas em animais com anemia.

Variável	Anemia regenerativa				Anemia não regenerativa		
	Perda de sangue		Hemólise		Doença e inflamação crônica	Deficiência de ferro (inclusive perda de sangue crônica prolongada)	Anemia hipoproliferativa, anemia aplásica, mieloftise
	Hemorragia aguda	Fase de recuperação normovolêmica ou crônica da hemorragia aguda	Aguda	Crônica ou em recuperação			
Volume globular (hematócrito)	Normal	Diminuído	Diminuído	Diminuído	Diminuição discreta a moderada	Diminuído	Diminuído ou muito diminuído
Concentração plasmática de hemoglobina	Normal	Diminuída	Normal (hemólise intravascular) ou diminuída (hemólise extravascular)	Diminuída	Diminuída	Diminuída	Diminuída
Concentração plasmática de proteína total	Normal	Diminuída	Normal	Normal	Normal ou aumentada (aumento de globulinas e fibrinogênio)	Normal	Normal
Concentração plasmática de fibrinogênio	Normal	Diminuída, normal ou aumentada	Normal ou aumentada	Normal ou aumentada	Aumentada	Normal	Normal
Reticulocitose*	Não	Sim	Não	Sim	Rara	Rara	Não
Volume corpuscular médio (VCM)†	Normal	Aumentado	Normal	Aumentado	Normal ou diminuído	Diminuído	Normal
Hemoglobina corpuscular média	Normal	Aumentada (devido aos reticulócitos)	Aumentada (devido à maior concentração plasmática de hemoglobina livre)	Aumentada (resposta regenerativa)	Normal ou diminuída	Diminuída	Normal
Concentração de hemoglobina corpuscular média	Normal	Diminuída (devido aos reticulócitos)	Aumentada (devido à maior concentração plasmática de hemoglobina livre)	Diminuída (devido aos reticulócitos)	Normal ou diminuída	Diminuída	Normal
Amplitude da distribuição de hemácias (grau de anisocitose)	Normal	Aumentada	Normal	Aumentada	Normal	Normal	Normal
Morfologia das hemácias	Normocítica, normocrômica	Anisocitose, macrocítica, policrômica	Anisocitose, esferocitose	Anisocitose, policrômica	Normocítica, normocrômica	Microcítica, hipocrômica	Normocítica, normocrômica
Concentração sérica de ferro	Normal	Normal (diminuída, se houver perda de hemácias prolongada)	Normal ou aumentada devido à liberação de ferro pelas hemácias	Normal ou aumentada	Diminuída (ou normal)	Diminuída	Normal ou aumentada
Concentração sérica de transferrina (capacidade de ligação do ferro total)	Normal	Aumentada	Normal	Normal ou aumentada	Diminuída ou normal	Normal ou aumentada	Diminuída ou normal
Saturação de transferrina	Normal	Diminuída ou normal	Desconhecida	Desconhecida	Diminuída ou normal	Diminuída	Normal ou aumentada
Concentração sérica de ferritina	Normal	Diminuída ou normal	Normal	Normal ou aumentada	Normal ou aumentada (obs.: ferritina também é uma proteína de fase aguda)	Diminuída	Normal ou aumentada
Reserva de ferro na medula óssea	Normal	Diminuída ou normal	Normal	Normal ou aumentada	Aumentada (ou normal)	Diminuída ou ausente	Normal

(continua)

Tabela 11.3 (*Continuação*) Alterações características ou esperadas nas variáveis hematológicas e bioquímicas séricas em animais com anemia.

Variável	Anemia regenerativa				Anemia não regenerativa		
	Perda de sangue		Hemólise		Doença e inflamação crônica	Deficiência de ferro (inclusive perda de sangue crônica prolongada)	Anemia hipoproliferativa, anemia aplásica, mieloftise
	Hemorragia aguda	Fase de recuperação normovolêmica ou crônica da hemorragia aguda	Aguda	Crônica ou em recuperação			
Proporção mieloide:eritroide na medula óssea††	Normal (0,5 a 1,5)	Diminuída (< 0,5)	Normal	Diminuída	Normal ou aumentada	Normal	Aumentada
Concentração plasmática de eritropoetina	Normal ou aumentada	Aumentada	Normal ou aumentada	Aumentada	Depende da doença primária	Aumentada	Diminuída – doença renal ou menor produção de eritropoetina (EPO). Aumentada – doença de medula óssea
Contagem de leucócitos	Normal	Neutrofilia, trombocitose	Neutrofilia	Neutrofilia, trombocitose	Leucocitose, trombocitose	Neutropenia ou normal	Pancitopenia ou, no caso de aplasia pura de hemácias, normal

As alterações são aquelas esperadas na maioria das espécies, podendo não ocorrer, de modo uniforme, em todas as espécies. Valor normal é aquele situado na faixa de variação esperada para animais sadios da mesma espécie, idade e condição fisiológica. Valores aumentados ou diminuídos são aqueles acima e abaixo da faixa de variação normal.
*No sangue de equinos, é possível detectar reticulócitos apenas quando se utiliza corantes especiais e métodos laboratoriais sensíveis.
†Em equinos, o aumento do VCM é discreto e difícil de detectar.
††Valores para equinos adultos.

da anemia, esses mecanismos de compensação se tornam insuficientes e a liberação de oxigênio aos tecidos diminui. Em determinado momento, a liberação de oxigênio falha em suprir as necessidades dos tecidos e a função do órgão fica comprometida. É importante ressaltar que isso não é um fenômeno do tipo "ou tudo ou nada" e que não há um momento particular em que pode ocorrer a descompensação. Na verdade, na anemia progressiva ocorre aumento progressivo do débito cardíaco e da extração de oxigênio (manifestada como diminuição progressiva na saturação de hemoglobina no sangue venoso) até que a atuação desses mecanismos compensatórios seja máxima. O *pH arterial* e a *concentração de lactato* são mantidas até que o grau de anemia não possa ser compensado pelos aumentos do débito cardíaco e da taxa de extração de oxigênio, condição em que a concentração sanguínea de lactato se eleva e o pH sanguíneo e o excesso de base diminuem. Esse é o grau de anemia em que o uso de oxigênio pelos tecidos depende totalmente do fluxo sanguíneo – redução do fluxo sanguíneo reduz o uso de oxigênio e o aumento do fluxo aumenta o uso de oxigênio até o ponto em que a liberação de oxigênio supera o seu consumo.

A compensação da anemia que se instala mais lentamente é mais completa do que aquela que envolve anemia de instalação mais rápida, de modo que animais com anemia crônica podem tolerar um grau de anemia que seria intolerável em animais com anemia aguda de mesma gravidade. Parte dessa compensação crônica consiste em modificações na afinidade da hemoglobina ao oxigênio, o que, em parte, se deve ao aumento da concentração de 2,3-difosfoglicerato nas hemácias.

Quando a anemia é grave o suficiente para reduzir a liberação de oxigênio aos tecidos em uma taxa inferior às necessidades dos tecidos, ocorre hipoxia tecidual e aumento da taxa de energia produzida por meio de metabolismo anaeróbico. O *metabolismo anaeróbico* não pode ser sustentado por mais que um curto período de tempo (minutos), antes que haja comprometimento da função tecidual. O prejuízo à função dos órgãos se manifesta como menor contratilidade do miocárdio, redução da função cerebral, diminuição da motilidade gastrintestinal e disfunção renal, apenas mencionado algumas das várias anormalidades importantes que ocorrem. A gravidade dessas anormalidades depende da atividade metabólica dos tecidos; os tecidos mais ativos, em termos metabólicos, (p. ex., coração) são mais sensíveis à hipoxia. Quase sempre, a morte se deve à insuficiência cardíaca aguda causada por arritmia.

As consequências da anemia dependem, também, da *condição metabólica* do animal. A atividade física, mesmo que branda como pastejo ou acompanhamento dos animais do rebanho, pode aumentar a demanda por oxigênio em uma taxa acima daquela que pode ser sustentada pelo grau de anemia do paciente. De modo semelhante, a elevação da temperatura corporal, como acontece na febre, aumenta notavelmente a demanda por oxigênio – uma elevação de 1°C na temperatura corporal aumenta a necessidade de oxigênio em 12%.

A anemia induz o aumento da concentração plasmática de eritropoetina, condição que estimula a eritropoiese na medula óssea e, em animais jovens ou naqueles com anemia extrema, em sítios extramedulares. A elevação da concentração plasmática de eritropoetina é imediata, ocorrendo horas após o desenvolvimento de anemia. A resposta eritropoética compensatória é lenta, sendo detectadas novas hemácias em 1 ou 2 dias, na maioria das espécies; nota-se reticulocitose na medula óssea em menos de 1 semana.

Anemia hemolítica autoimune

Acredita-se que a anemia hemolítica autoimune se deva à produção aberrante de anticorpos contra antígenos da superfície das hemácias, como resultado da alteração da membrana eritrocitária causada por doença neoplásica, viral ou bacteriana sistêmica. Outra hipótese é o desenvolvimento de clones imunocompetentes que direcionam anticorpos à membrana das hemácias. A perda de hemácias se deve à hemólise intravascular ou à sua remoção por macrófagos do sistema reticuloendotelial; a anemia se instala quando a capacidade da medula óssea em compensar a maior destruição de hemácias é excedida. Considera-se anemia hemolítica autoimune idiopática, quando não é possível associá-la a uma doença primária; é considerada secundária quando decorrente de outra doença (primária). Com frequência, esta doença é neoplásica. Os anticorpos envolvidos pertencem à classe IgG ou IgM, e podem ou não se aglutinar; ademais, podem depender da temperatura. Nos casos de anemia hemolítica autoimune não aglutinante, utiliza-se o teste de antiglobulina para a confirmação do diagnóstico;

entretanto, para detectar imunoglobulinas na superfície das hemácias, a coloração das células por meio de imunofluorescência e a citometria de fluxo são testes muito mais sensíveis e específicos.

Hemólise

Deve-se à ruptura da membrana das hemácias em consequência da lesão à membrana ou à lise osmótica quando a tonicidade do soro é menor do que o normal. Doença hemolítica de qualquer etiologia é capaz de comprometer os mecanismos de excreção normal de hemoglobina, resultando em concentração plasmática de hemoglobina anormalmente elevada. Isso pode resultar em nefrose hemoglobinúrica (ver Capítulo 14).

Meta-hemoglobinemia e lesão oxidativa

Meta-hemoglobinemia é decorrência de dano oxidativo à hemoglobina, sendo detectada em doenças como intoxicação por folhas de bordo vermelho, em equinos, e intoxicação por nitrato, em ruminantes. A meta-hemoglobinemia é reversível, mas é importante como indicador de lesão oxidativa; ademais, a meta-hemoglobina não é capaz de transportar oxigênio. O dano oxidativo às hemácias resulta em desnaturação da hemoglobina, seguida de produção de corpúsculos de Heinz. As hemácias assim lesionadas são sensíveis à lise osmótica e fragmentação. A hemólise intravascular e a remoção das hemácias danificadas pelo sistema reticuloendotelial contribui para a ocorrência de anemia.

Achados clínicos

Os sinais clínicos e sua gravidade dependem do grau de anemia (Tabela 11.4). Em animais que não necessitam ser fisicamente ativos, como vitelos ou cordeiros estabulados, a anemia discreta pode ser aparente apenas quando se constata falha do animal em alcançar um ganho de peso ideal. Em animais que necessitam ser fisicamente ativos, como potros criados em pastagem ou cavalos de corrida, a anemia discreta ou mais grave pode se manifestar como intolerância ao exercício, falha em alcançar o desempenho atlético ideal ou letargia. Os sintomas comportamentais de anemia consistem em decúbito prolongado; depressão mental; tempos de amamentação, alimentação e pastejo reduzidos; e, no caso de anemia extrema, beligerância.

As respostas à anemia variam de acordo com sua gravidade e duração. Respostas de adaptação à anemia, as quais consistem em indução da expressão do fator indutor de hipoxia e efeitos pleiotrópicos subsequentes que modulam e atenuam as consequências da anemia[26], e hipoxia, mostram que os animais que permanecem deitados por longos períodos e que apresentam anemia de desenvolvimento lento se adaptam a um baixo hematócrito, com menos sinais clínicos, comparativamente aos animais com anemia de mesma extensão, porém de ocorrência aguda, que podem manifestar sinais clínicos muito mais graves.

Os achados no exame físico consistem em palidez de membranas mucosas e conjuntiva; contudo, podem ocorrer graus consideráveis de anemia sem que haja alterações clínicas visíveis nas membranas mucosas, na conjuntiva ou na cor da pele. Membranas mucosas, conjuntiva e pele de animais com pelos esparsos e pele esbranquiçada, como os suínos, podem ser praticamente brancas em pacientes com anemia grave (Figura 11.2). Na maioria dos casos, a anemia hemolítica é acompanhada de icterícia.

Como método de avaliação da gravidade da anemia em ovinos e caprinos foi validado um cartão que possibilita examinar, comparativamente, a cor da conjuntiva desses animais. O cartão (FAMACHA) foi elaborado para auxiliar nos programas de controle de parasitas. Para assegurar confiabilidade e reprodutibilidade do uso do cartão é importante realizar programas de treinamento.[27] A cor da conjuntiva é avaliada em uma escala de 1 a 5, em que 1 = conjuntiva vermelha e 5 = conjuntiva branca. A correlação entre o escore FAMACHA e o hematócrito é muito boa (R = -0,52, em ovinos, e -0,30 em caprinos). As sensibilidades e especificidades de os escores FAMACHA 4 e 5 detectarem hematócrito abaixo de 15% são, respectivamente, 83% e 89%, em ovinos, e 83% e 71% para caprinos.[28] Esse método parece ser muito útil na detecção de anemia em pequenos ruminantes, sendo crescente o emprego de programas anti-helmínticos apropriados por fazendeiros treinados no uso desse método.[29]

Em animais anêmicos, nota-se aumento da frequência cardíaca, maior amplitude do pulso e aumento marcante da intensidade absoluta dos ruídos cardíacos. No estágio terminal, a taquicardia moderada da fase compensatória é substituída por taquicardia grave, diminuição da intensidade dos ruídos cardíacos e pulso fraco. Em animais anêmicos, é possível auscultar um sopro hêmico (sistólico), provavelmente resultante da baixa viscosidade sanguínea, combinada com maior velocidade de ejeção do sangue do coração devido ao aumento da frequência cardíaca e do débito cardíaco. A anemia grave pode causar arritmia clinicamente importante, inclusive taquicardia ventricular e batimentos ventriculares prematuros.[30]

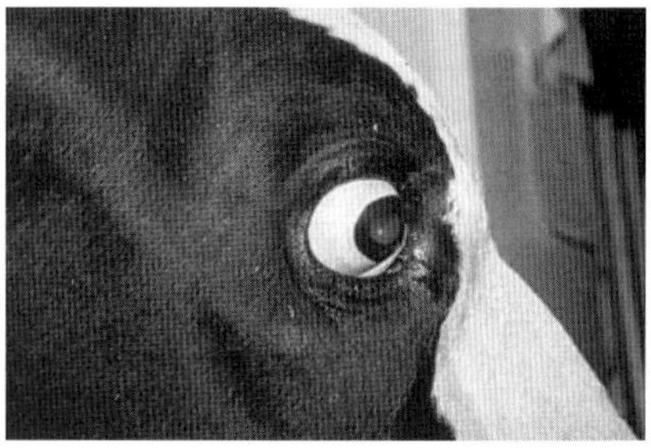

Figura 11.2 Conjuntiva bulbar extremamente pálida em uma vaca lactante anêmica da raça Holstein-Friesian. A vaca apresentava volume globular (hematócrito) de 13% devido à extensa hemorragia aguda na glândula mamária. (Esta figura encontra-se reproduzida em cores no Encarte.)

Na anemia, a dispneia não é marcante e o grau mais grave de angústia respiratória se manifesta como aumento da amplitude do movimento respiratório, sem elevação relevante da frequência respiratória. Nota-se respiração laboriosa apenas no estágio terminal. Nesse momento, os animais podem apresentar um quadro grave de angústia respiratória.

Outros sinais de anemia descompensada incluem expressão de ansiedade, ausência de ruminação, íleo adinâmico (paralítico), cólica, anúria e arritmia cardíaca. Os animais podem parecer quietos e confortáveis, a menos que sejam forçados a se movimentar ou ocorra um evento que aumente o consumo de oxigênio e induza à descompensação da anemia. Um exemplo é o animal com anemia grave compensada e que apresenta febre. A febre pode aumentar a necessidade de oxigênio corporal total em 12% para cada aumento de 1°C na temperatura; isso pode causar descompensação em um animal que apresenta compensação limítrofe.

Tabela 11.4 Hemorragia aguda: perda de sangue estimada.

Perda de sangue (%)	Frequência cardíaca	Frequência respiratória	Tempo de preenchimento capilar	Pressão sanguínea	Outros achados no exame físico
< 15	Normal	Normal	Normal	Normal	Possivelmente, discreto grau de ansiedade
15 a 30	Aumentada	Aumentada	Discretamente prolongado	Normal	Discreta ansiedade
30 a 40	Aumento moderado ou grave	Aumentada	Prolongado	Diminuída	Ansiedade ou depressão; extremidades frias
> 40	Gravemente aumentada	Aumentada	Membranas mucosas muito pálidas	Hipotensão grave	Apatia; extremidades frias

É possível notar sintomas da doença primária, os quais podem consistir de edema, icterícia e hemorragias petequiais e equimóticas nas membranas mucosas e hemoglobinúria.

Como exames auxiliares podem ser utilizadas endoscopia do trato gastrintestinal, urinário ou respiratório superior; radiografias do tórax ou abdome; e ultrassonografia das regiões acometidas.

Patologia clínica

As características clinicopatológicas das formas comuns de anemia são apresentadas na Tabela 11.3.

Hematologia

A anemia é definitivamente diagnosticada por meio de mensurações dos índices eritrocitários, constatando-se diminuição do hematócrito, da contagem de hemácias e da concentração de hemoglobina. O exame de vários índices hematimétricos pode fornecer importantes informações relativas à causa da anemia e evidência de regeneração. Além de possibilitar o diagnóstico, o monitoramento seriado do hemograma é útil para detectar evidência de uma resposta regenerativa. No mínimo, as mensurações repetidas do hematócrito revelam um aumento gradativo da resposta regenerativa. O hematócrito de equinos com anemia induzida experimentalmente aumenta cerca de 1% (0,01 ℓ/ℓ) a cada 3 dias.

Em bovinos, a relação entre o hematócrito (volume globular [VG]) e a concentração de hemoglobina é: Hb (g/dℓ) = (0,3 VG) + 3, sendo o VG expresso como porcentagem (p. ex., 42%).[31]

As anormalidades morfológicas das hemácias consistem em variações no tamanho, formato e conteúdo:

- Tamanho das hemácias:
  - Anisocitose é a presença de hemácias de tamanho anormal. As células anormais podem ser macrócitos ou micrócitos (ver marcador do item sobre Amplitude da distribuição das hemácias, à frente)
  - Macrocitose (alto valor do volume corpuscular médio [VCM]), geralmente indica uma resposta regenerativa. Ruminantes com anemia apresentam uma resposta macrocítica marcante. Em equinos, o aumento do VCM pode ser tão discreto que não é detectável, especialmente na anemia regenerativa discreta a moderada
  - Microcitose (baixo valor do VCM) é constatada nas anemias causadas por deficiências clássicas, como a anemia por deficiência de ferro (anemia ferropriva)
  - A amplitude da distribuição de hemácias é uma medida da variação do tamanho das hemácias, em uma população de hemácias do sangue. É calculada dividindo-se o valor do desvio padrão dos volumes de hemácias pelo volume de hemácias médio e multiplicando o produto por 100. O aumento da amplitude de distribuição das hemácias indica anisocitose, resultante da macrocitose presente na anemia regenerativa
- Formato da hemácia:
  - Esferócitos são observados em doenças que danificam a membrana das hemácias, como anemia imunomediada e intoxicação por bordo vermelho
  - Esquistócitos (fragmentos de hemácias ou células pequenas de formato irregular) são encontrados em doenças que causam lesão física intravascular às hemácias, como coagulação intravascular disseminada (CID) ou vasculite com dano ao endotélio
  - Equinócitos são hemácias de tamanho normal que possuem projeções de membrana uniformes. A sua importância é desconhecida
  - Excentrócitos são células que contêm hemoglobina danificada que se acumula excentricamente na célula, ocasionando variação na densidade da cor da célula. Em geral, está associada a doenças que causam lesão oxidativa
- Conteúdo da hemácia:
  - Policromasia, presença de hemácias de variáveis intensidades de coloração, quase sempre se deve à presença de reticulócitos
  - Hipocromia pode ser vista como uma reduzida intensidade de coloração das hemácias, resultante da diminuição da concentração de hemoglobina dessas células
  - O teor de hemoglobina das hemácias pode ser variável. O valor da *hemoglobina corpuscular média* (HCM) se eleva na presença de reticulócitos. Nota-se falso aumento de HCM quando há hemoglobina livre no plasma ou no caso de hemólise "*in vivo*" ou "ex vivo". A *concentração de hemoglobina corpuscular média* (CHCM) diminui na presença de reticulocitose; a hemólise provoca falsa elevação de CHCM
  - Hemácias nucleadas surgem no sangue periférico apenas de ruminantes domésticos e somente em resposta à anemia grave
  - Corpúsculos de Howell-Jolley são resquícios de núcleos comuns na resposta regenerativa, em ruminantes; são menos comuns em equinos
  - Corpúsculos de Heinz são protrusões arredondadas da membrana celular ou inclusões intracelulares. Esses corpúsculos são partículas de hemoglobina desnaturadas, constatados em doenças nas quais ocorrem lesões oxidativas às hemácias. As células acometidas são frágeis e suscetíveis à lise intravascular ou à maior taxa de remoção pelas células do sistema reticuloendotelial
  - Parasitas como *Babesia* spp., *Theileria* spp. e *Mycoplasma* spp. (antigamente denominado *Eperythrozoon* spp.) podem ser detectados em animais com parasitemia
  - Reticulocitose – reticulócitos são hemácias imaturas liberadas pela medula óssea. Os reticulócitos contêm resquícios de ácido nucleico, os quais podem ser detectados pelo uso de corantes apropriados. Até recentemente, havia relato de reticulocitose em resposta à anemia, em ruminantes e suínos, mas não em equinos. Isso acontecia porque os reticulócitos de equinos não se coram quando se utiliza o corante de Romanowsky e outros corantes empregados no exame de rotina de esfregaços de sangue periférico. No entanto, o uso de oxazina, um corante que se liga ao ácido nucleico, e a detecção de fluorescência em células marcadas revelaram a presença de reticulócitos no sangue periférico de equinos. Como acontece nas outras espécies, os equinos desenvolvem reticulocitose em resposta à anemia
  - Na anemia regenerativa, em equinos, o volume de reticulócitos e sua concentração de hemoglobina aumentam, mas esse aumento não foi avaliado em outras espécies de grandes animais.

A *aglutinação* de hemácias é vista como agregados de hemácias de formatos irregulares. Esses agregados de hemácias não se dissociam quando o sangue é diluído com solução salina 0,9% na proporção 1:4, como acontece no caso de "rouleaux". "Rouleaux" são achados normais no sangue de equinos e se apresentam como hemácias empilhadas.

O *teste de Coombs* ou o uso de *citometria de fluxo com imunofluorescência* pode fornecer evidências de anemia hemolítica imunomediada.

Na anemia grave, outras alterações hematológicas incluem leucocitose e trombocitose.

Medula óssea

O exame da medula óssea é útil para detectar resposta regenerativa, especialmente em equinos nos quais pode ser difícil a detecção dessa resposta no sangue periférico; também é útil para determinar a causa de anemia não regenerativa.

Coleta de medula óssea

É possível obter amostras de medula óssea por meio de aspiração, com envio das amostras para exame citológico, ou mediante biopsia com agulha grossa (biopsia *core*), com envio das amostras para exame histológico. Os aspirados de medula óssea são úteis porque fornecem amostras nas quais pode-se determinar as proporções relativas das linhagens de células mieloides e eritroides. Contudo, as amostras obtidas por meio de aspiração não possibilitam a avaliação da celularidade geral da medula, tampouco da estrutura medular.

A punção para coleta de amostras de medula óssea pode ser feita nas esternebras, na face proximal das costelas ou na tuberosidade coxal. Nos animais adultos e em bezerros, o local preferido é a face cranial das esternebras. Em animais adultos o procedimento é realizado com o paciente de pé e em bezerros, em decúbito lateral. Os animais devem ser adequadamente contidos, inclusive, se necessário, com a administração de sedativos e analgésicos. Realiza-se tricotomia e assepsia na linha média ventral, na região da segunda ou terceira esternebra. A analgesia local é induzida pela injeção de lidocaína ou de anestésicos locais similares (5 a 10 mℓ). O anestésico local é injetado no espaço subcutâneo e na superfície da esternebra. Faz-se uma pequena incisão na pele e introduz-se uma agulha de aspiração ou o instrumento de biopsia. Pode-se coletar amostras de aspirados da medula óssea utilizando uma agulha calibre 13 a 15, com 5 a 7 cm, com estilete. A biopsia com agulha grossa da medula óssea é realizada utilizando-se uma agulha apropriada (TrapSystem), calibre 8, 11 ou 13, com 100 a 150 mm.

Em equinos adultos, os aspirados de medula óssea são coletados por meio do avanço da agulha em, aproximadamente, 2 a 3 cm na esternebra. Em seguida, remove-se o estilete, acopla-se uma seringa de 5 a 10 mℓ e aspira-se a medula óssea. As amostras devem ser colocadas em lâminas de vidro limpas e secas ao ar, ou depositadas em uma placa de Petri contendo 0,5 a 1,0 mℓ de solução de EDTA 2%.

As amostras de medula óssea são obtidas mediante a introdução de agulha apropriada para biopsia *core*, com penetração de 2 cm no córtex da esternebra. Em seguida, o estilete é removido e a agulha é avançada com movimentos de rotação. Em animais adultos, isso pode requerer força considerável. A agulha é avançada cerca de 2 a 3 cm e, então, retirada rapidamente. A amostra da medula óssea tem aparência de osso róseo a vermelho. A amostra deve ser depositada em uma lâmina de vidro seca e limpa (para exame citológico) e, então, colocada em solução de formalina tamponada neutra 10%, para o exame histológico.

Interpretação do exame da medula óssea

No exame da medula óssea, deve-se avaliar arquitetura geral, celularidade, proporção de células mieloide:eritroide (proporção M:E) e presença de inflamação, necrose e células anormais. É possível fazer uma avaliação subjetiva da reserva de ferro em corte de medula óssea corada com azul da Prússia.

Uma resposta regenerativa é indicada por uma baixa proporção M:E, resultante da hiperplasia de hemácias, e pela presença de células da série eritroide em todos os estágios de maturação. Nota-se relação entre o aumento da quantidade de reticulócitos na medula óssea e do número de células nucleadas e o aumento do hematócrito. O VCM e o conteúdo de hemoglobina dos reticulócitos são elevados na medula óssea em regeneração. Essas respostas são evidentes já aos 3 dias após o início da anemia aguda, verificando-se resposta máxima em cerca de 9 dias.

A contagem anormal de leucócitos, como observada na doença mieloftísica causada por mieloma ou linfossarcoma, ocasiona desvio das células da série eritroide e alta proporção M:E. De modo semelhante, nota-se uma alta proporção M:E quando há aplasia de hemácias primária. Verifica-se proporção M:E normal no caso de aplasia tanto de células da série mieloide quanto da série eritroide, ressaltando a necessidade de avaliação da celularidade total da medula. A medula óssea normal contém cerca de 50% de gordura e 50% de uma mistura de células das séries mieloide e eritroide.

Hemogasometria, oximetria e teor de lactato

Hemogasometria arterial

Em animais com anemia, a *tensão* de oxigênio no sangue arterial (mmHg, kPa) quase sempre se encontra na faixa de variação normal dos animais sadios, a menos que haja doença pulmonar concomitante. A anemia não interfere na difusão de oxigênio do alvéolo ao capilar sanguíneo. No entanto, no sangue arterial o *conteúdo* de oxigênio (mℓ de O_2/100 mℓ de sangue) se apresenta diminuído devido à baixa concentração de hemoglobina (ver Capítulo 10). Em geral, na anemia grave nota-se redução na tensão de dióxido de carbono no sangue arterial, em razão da hiperventilação alveolar em resposta à hipoxemia arterial. O pH e o excesso de base do sangue arterial diminuem à medida que a anemia se agrava e os mecanismos de compensação já não são capazes de propiciar liberação de quantidade suficiente de oxigênio aos tecidos; isso indica acidose metabólica resultante da anaerobiose tecidual.

Hemogasometria do sangue venoso

A amostra ideal é uma mistura de sangue venoso coletado da artéria pulmonar ou do átrio direito. No entanto, esses locais estão apenas raramente disponíveis para coleta, de modo que as amostras de sangue são obtidas de uma veia de grande calibre (veia jugular, veia cava cranial). As amostras coletadas de veias de pequeno calibre dos membros são menos apropriadas. As mensurações da tensão dos gases, pH, excesso de base, saturação de hemoglobina e conteúdo de oxigênio no sangue venoso são úteis para avaliar o efeito fisiológico da anemia. Como discutido no item referente à fisiopatologia, a redução no conteúdo de oxigênio do sangue arterial aumenta a taxa de extração de oxigênio, na tentativa de suprir a necessidade de oxigênio dos tecidos. O aumento da taxa de extração se manifesta como redução na tensão de oxigênio, na saturação de hemoglobina e no conteúdo de oxigênio do sangue venoso. Quando o suprimento de oxigênio aos tecidos é inferior ao necessário para manter o metabolismo aeróbico, ocorre diminuição do pH, da concentração de bicarbonato e do excesso de base no sangue venoso.

Meta-hemoglobinemia

A mensuração da concentração de *meta-hemoglobina* é útil para avaliar a gravidade de doenças como intoxicação por folha de bordo vermelho e intoxicação por nitrato. A meta-hemoglobinemia é reversível, mas é um sinal de dano oxidativo às hemácias. A lesão oxidativa das hemácias ocasiona formação de corpúsculos de Heinz e, por fim, lise das células. A meta-hemoglobina é mensurada por meio de oxímetro, juntamente com a mensuração da saturação de oxigênio. Em geral, a concentração de meta-hemoglobina no sangue de animais sadios é inferior a 3%.

Lactato

A concentração de lactato pode ser mensurada no sangue (lactato no sangue total) ou no plasma; em animais que necessitam transfusão imediata, quase sempre se encontra acima da faixa de variação normal.[32] A concentração de lactato no sangue total é menor do que aquela verificada no plasma porque as hemácias têm menor concentração de lactato do que o plasma. A concentração de lactato pode ser mensurada em aparelhos portáteis, alguns dos quais foram validados para uso em animais. Nota-se aumento da concentração de lactato no sangue ou no plasma quando os mecanismos de compensação não são mais efetivos e o metabolismo aeróbico encontra-se comprometido.

Perfil bioquímico sérico

As anormalidades verificadas no perfil bioquímico sérico são aquelas associadas à doença primária ou refletem lesões aos órgãos resultantes da anemia. Na anemia grave pode ocorrer lesão em diversos órgãos, resultando em elevação na concentração ou atividade sérica de nitrogênio ureico, creatinina, sorbitol desidrogenase, gamaglutamiltransferase, ácidos biliares, bilirrubina, aspartato aminotransferase, creatinoquinase e troponina, entre outros. A anemia hemolítica ocasiona aumento da concentração de hemoglobina no plasma (vista, macroscopicamente, como soro ou plasma de coloração rósea) e hiperbilirrubinemia (decorrente de bilirrubina não conjugada).

Em animais anêmicos, avalia-se o *metabolismo do ferro* pela mensuração das concentrações séricas de ferro, transferrina (capacidade de ligação do ferro total) e ferritina, bem como da saturação de transferrina. A concentração sérica de ferritina tem estreita relação com o estoque de ferro corporal total. Os valores dessas variáveis, nos casos de anemia de diferentes causas, são mostrados na Tabela 11.3.

Outras avaliações

As fezes devem ser examinadas quanto à presença de parasitas (ovos, larvas ou parasitas adultos), de sangue evidente (hematoquezia ou melena) e de sangue oculto. Pode ser difícil detectar sangue oculto e, assim, as amostras devem ser obtidas em vários momentos. Essas amostras não devem ser coletadas logo após o exame retal porque pode ocorrer resultado falso-positivo devido a traumatismos na mucosa retal.

A *urina* deve ser examinada quanto à presença de pigmentos, hemácias e cilindros. No caso de hemoglobinúria ou mioglobinúria deve-se diferenciar a causa de pigmentúria. Em animais com hematúria, o exame microscópico revela hemácias ou hemácias-fantasmas. É possível constatar cilindros e isostenúria na urina de animais com nefrose hemoglobinúrica.

Em animais com anemia não regenerativa deve-se mensurar a *concentração sérica de eritropoetina*. Esse teste não se encontra facilmente disponível. Em equinos adultos, geralmente a concentração de eritropoetina é inferior a 37 mU/mℓ, porém é possível que os valores sejam influenciados pelo tipo de teste utilizado.

Quando apropriados, devem ser realizados testes para *doenças específicas*:

- Mensuração do tempo de sangramento, TP, TTPa e contagem de plaquetas, em animais que apresentam hemorragia excessiva inexplicável
- Pesquisa de hemoparasitas
- Testes sorológicos para causas infecciosas de anemia
- Exame toxicológico.

Achados de necropsia

Os achados indicativos de anemia consistem em palidez de tecidos; sangue aquoso ralo, contração do baço. Icterícia pode ser notada quando há anemia hemolítica grave; hemorragias petequiais e equimóticas são vistas quando há trombocitopenia. Os achados de necropsia específicos das doenças, individualmente, são discutidos nos tópicos relativos às respectivas doenças.

Tratamento

Os princípios de tratamento de anemia consistem em assegurar suprimento de oxigênio apropriado aos tecidos, evitar os efeitos prejudiciais da anemia ou da hemólise e tratar a doença primária.

Correção da anemia

A discussão aqui mencionada se refere à anemia normovolêmica. Anemia aguda com hipovolemia (choque hemorrágico) é discutida no Capítulo 5.

Transfusão

A capacidade de transporte de oxigênio pelo sangue deve ser restabelecida a curto prazo de modo a obter, no mínimo, um nível no qual o uso de oxigênio pelos tecidos não dependa do fluxo sanguíneo; o nível normal é alcançado em um prazo maior. O restabelecimento da capacidade de transporte de oxigênio pelo sangue em um curto período é obtido por meio de transfusão de sangue total ou de concentrado de hemácias ou pela administração de uma solução comercial que contém hemoglobina livre de estroma. Transfusão de sangue total é recomendada quando há anemia com hipovolemia (baixo volume sanguíneo) e não é ideal, mas aceitável, quando não há disponibilidade de instalações ou de tempo para preparar o concentrado de hemácias. Com frequência, faz-se a transfusão sanguínea em animais com anemia hemorrágica aguda. Prefere-se a administração de concentrado de hemácias aos animais com anemia normovolêmica, como aquela verificada nos casos de anemia crônica ou anemia hemolítica e quando o plasma do doador contém aloanticorpos contra as hemácias do receptor. A solução de hemoglobina livre de estroma, disponível no mercado, tem as mesmas indicações de uso do concentrado de hemácias, mas seu uso em animais de fazenda é limitado pelo alto custo e pela escassa disponibilidade do produto.

A tomada de decisão para realizar transfusão em um animal anêmico não deve ser precipitada por várias razões. A transfusão de sangue ou de concentrado de hemácias não é livre de risco ao receptor; geralmente a identificação de um doador apropriado e a coleta de sangue tem um custo considerável, e o procedimento pode ser demorado. Uma preocupação relevante na realização de transfusão sanguínea é o risco ao receptor. Reações agudas consistem em anafilaxia, reação aguda do hospedeiro à transfusão (hemólise de hemácias transfundidas) e ausência de histocompatibilidade com hemácias do doador (hemólise de hemácias do receptor). A produção de aloanticorpos no receptor, com consequentes problemas decorrentes de repetidas transfusões ou desenvolvimento de anemia hemolítica aloimune neonatal na progênie de fêmeas receptoras, é um problema. Relata-se que a taxa de ocorrência de reações adversas em 31 equinos que receberam 44 transfusões de sangue total ou de concentrado de hemácias foi 16% (7 de 44); o tipo de reação adversa variou de urticária a choque anafilático.[32]

Para a transfusão de sangue total, é importante considerar os benefícios e riscos relativos da *reação cruzada* entre doador e receptor antes de tal procedimento. Diferentemente de humanos, em que a tipagem sanguínea é fundamental antes da transfusão sanguínea devido à existência universal de aloanticorpos contra antígenos de hemácias, é improvável que a transfusão de hemácias entre animais de fazenda da mesma espécie estimule uma reação adversa na primeira transfusão, em animais ainda nãos expostos aos antígenos eritrocitários. Além disso, há poucos laboratórios que realizam tipagem sanguínea de ruminantes,[33] e apenas um número limitado realiza o exame em equinos.[34] O risco ao receptor é maior na segunda transfusão e essas transfusões de alto risco podem justificar tentativas e medidas mais rigorosas para selecionar o doador apropriado. Quando realizada em um laboratório com experiência nesse teste, a prova de reação cruzada é muito confiável, como indica a alta repetibilidade em múltiplos testes das mesmas amostras recém-coletadas. O sangue do doador utilizado no teste de reação cruzada deve ter sido coletado recentemente, pois o armazenamento de amostras do doador por um período curto de até 7 dias resulta em maior número de resultados incompatíveis, comparativamente com os resultados de testes realizados com amostras recentes.[35]

O teste de reação cruzada é complicado pelo grande número de grupos sanguíneos em várias espécies: 11 grupos sanguíneos e mais de 70 fatores de grupo sanguíneo, em bovinos; 8 grupos sanguíneos e mais de 22 fatores, em ovinos; mais de 6 grupos sanguíneos em caprinos; no mínimo 6 grupos sanguíneos em camelídeos; e 7 grupos sanguíneos e 32 fatores em equinos.[33] A importância de alguns, ou todos estes fatores de grupo sanguíneo na indução de reação à transfusão é desconhecida. Asininos não devem receber transfusão de sangue de equinos, a menos que haja confirmação de que o equino doador não apresenta anticorpos contra hemácias de asininos.[34] Dependendo da urgência da transfusão sanguínea e do risco de reações adversas, é prudente tentar uma transfusão inicial a um receptor que ainda não teve contato com antígenos de hemácias, sem realizar teste de reação cruzada; obviamente, havendo disponibilidade no momento apropriado, prefere-se a realização desse teste antes da transfusão.

O teste de reação cruzada deve envolver duas etapas, a principal ou maior (hemácias do doador e plasma do receptor) e a menor (plasma do doador e hemácias do receptor), devendo avaliar tanto a hemaglutinação quanto a hemólise.[35] O ideal seria a tipagem sanguínea e a pesquisa de aloanticorpos no plasma do doador e do receptor, antes da transfusão. Reações adversas consistem em destruição de hemácias do doador pelos aloanticorpos do receptor ou destruição de hemácias do receptor pelos aloantígenos presentes no plasma do doador. O risco desta última reação é minimizado pela administração de hemácias de concentrado de hemácias lavadas.

O doador deve ser saudável e livre de doenças infecciosas que poderiam ser transmitidas ao receptor por meio de transfusão. O ideal é que os equinos doadores sejam examinados e confirmados como animais livres de anemia infecciosa, e que todos os doadores sejam livres de parasitas transmitidos pelo sangue (p. ex., *Babesia* spp., *Theileria* spp. e espécies de micoplasmas hemotróficos, entre outros). Os doadores não devem receber vacinas com produtos capazes de induzir a produção de aloanticorpos, como algumas vacinas contra BVD[6] e vacinas contra anaplasmose bovina. O hematócrito, o leucograma e a concentração plasmática de proteínas dos doadores devem ser normais.

Indicações da transfusão sanguínea

As *indicações* para transfusão (*transfusion triggers*) não são claras. Em razão do risco ao receptor e do custo do procedimento, a transfusão sanguínea deve ser realizada apenas quando indicada. Por outro lado, as graves consequências da anemia fazem pensar que não se deve deixar de realizar transfusão em animais, quando necessária. Não há uma variável para a qual um único valor seja indicação para transfusão; ademais, a decisão em realizar a transfusão não deve se basear apenas nos valores do hematócrito, da concentração de hemoglobina ou da contagem de hemácias. Mais que isso, a decisão para a realização de transfusão deve ser basear em uma avaliação completa do animal, incluindo histórico clínico, sintomas e dados clinicopatológicos. Antes da tomada de decisão sobre a realização de transfusão, todas essas informações devem ser levadas em conta. As considerações referentes à transfusão incluem:[32]

- Histórico clínico – considerando um mesmo valor do hematócrito, os animais que desenvolvem anemia aguda são candidatos mais prováveis à transfusão do que aqueles que desenvolvem um quadro anêmico mais lentamente. Também, os animais jovens, com maior taxa metabólica intrínseca, podem necessitar de transfusão ao atingir um valor de hematócrito que pode ser tolerado por animais adultos
- Achados ao exame físico – são alguns dos indicadores mais importantes da necessidade de transfusão; incluem:
    - Alterações de comportamento e a atividade, incluindo letargia, beligerância, ansiedade, depressão mental, anorexia, intolerância a exercício mínimo (amamentação, caminhada) e decúbito excessivo ou prolongado
    - Taquicardia – não há um valor crítico, mas uma frequência cardíaca acima de 30 a 50% do limite superior de normalidade provavelmente é importante. O aumento progressivo da frequência cardíaca indica necessidade de transfusão
    - Sudorese, extremidades frias e outros sintomas relacionados à ativação do sistema nervoso simpático
    - Parada de ruminação, íleo adinâmico, distensão gastrintestinal, cólica
    - Arritmias, inclusive batimentos ventriculares prematuros[30]
    - Anúria
- Patologia clínica:
    - Nota-se diminuição do valor do hematócrito (ou volume globular [VG]) à medida que as anormalidades constatadas no exame físico se exacerbam – indica-se transfusão sanguínea para qualquer animal com hematócrito inferior a 20% (0,20 ℓ/ℓ). A maioria dos animais com esse valor do hematócrito não necessita de transfusão, mas o número de animais que requerem transfusão aumenta quando esse valor é menor. Alguns equinos com anemia crônica e hematócrito de 10% (0,10 ℓ/ℓ) não necessitam de transfusão, enquanto outros com anemia aguda e hematócrito de 15% (0,15 ℓ/ℓ) precisam de transfusão urgente
    - Hipoxemia e redução da saturação de hemoglobina no sangue venoso – não há um valor crítico porque ocorre redução progressiva e gradual nessas variáveis à medida que diminui o conteúdo de oxigênio no sangue arterial. Uma tensão de oxigênio no sangue venoso inferior a 25 mmHg é clinicamente relevante, e valores inferiores a 20 mmHg provavelmente indicam necessidade de transfusão
    - Excesso de base e pH do sangue venoso. Acidose (baixo valor do excesso de base) e acidemia (pH baixo) indicam anaerobiose tecidual e necessidade de transfusão. Diferentemente da tensão e saturação de oxigênio no sangue venoso, esses valores são normais até que ocorra descompensação da anemia
    - Concentração de lactato (sangue arterial ou venoso) – a concentração sanguínea de lactato se eleva rapidamente quando ocorre descompensação da anemia. Concentração sanguínea de lactato superior a 2 mmol/ℓ e inferior a 4 mmol/ℓ é causa de preocupação e o animal deve ser cuidadosamente monitorado, enquanto valores superiores a 4 mmol/ℓ indicam, provavelmente, necessidade de transfusão imediata
    - Testes para verificar evidência de lesão em órgão, incluindo aumento na concentração sérica de creatinina ou de ácidos biliares como indicadores de lesão renal ou hepática, respectivamente, e mensuração de troponina como indicador de lesão de miocárdio.[30]

Coleta de sangue para transfusão

O volume de sangue necessário para a transfusão depende da condição clínica do receptor, mas, na prática, há disponibilidade de sangue. Na anemia hemorrágica aguda, deve-se estimar o volume de sangue perdido (essa estimativa pode não ser confiável), devendo-se administrar uma combinação de solução isotônica poliônica ou solução salina isotônica e sangue total ou concentrado de hemácias. O intuito é restabelecer totalmente o volume de sangue e assegurar que o hematócrito seja suficiente para suprir as necessidades do animal – não é necessário restabelecer imediatamente os níveis pré-hemorragia. Nas anemias normovolêmica e hipovolêmica, após o restabelecimento do volume sanguíneo circulante pode-se calcular o volume a ser transfundido da seguinte maneira:[34]

> Volume da transfusão (mℓ) = peso corporal do receptor (kg) × 80 mℓ/kg × [(VG desejado para o receptor – VG atual do receptor)/VG do doador]
> Em que 80 mℓ/kg é o volume de sangue circulante normal (ou seja, o espaço para diluição das hemácias transfundidas).
> *Exemplo:*
> Equino de 500 kg com VG = 15%. VG desejado = 25%; VG do doador = 38%.
> Volume necessário para transfusão = 500 × 80 × [(25 a 15)/38 = 10,526 mℓ = 10,5 ℓ.
> O receptor necessita de cerca de 10 ℓ de sangue do doador para transfusão.
> Para a transfusão de concentrado de hemácias, considera-se que o VG do doador é 100%.

Em um estudo, verificou-se que o volume médio de sangue total transfundido em equinos com anemia hemorrágica ou anemia hemolítica foi 15 mℓ/kg PC, com uma variação de 5 a 26 mℓ/kg.[32] O volume médio do concentrado de hemácias transfundido foi 8 mℓ/kg. Em animais normovolêmicos, a transfusão para correção da anemia deve ser feita cuidadosamente de modo a minimizar o risco de expansão excessiva do volume intravascular. Para reduzir o grau de expansão do volume de sangue, o ideal é administrar concentrado de hemácias. No entanto, a preparação desse concentrado pode ser um procedimento difícil e demorado. Em equinos, uma alternativa é simplesmente deixar o sangue coletado em repouso por uma a duas horas, tempo no qual as células se depositam na parte inferior do recipiente. Em seguida, as hemácias podem ser aspiradas e administradas ao receptor.

Animais adultos sadios podem doar até 20% de seu volume sanguíneo, de uma única vez. Por exemplo, pode-se coletar até 8 ℓ de sangue de uma vaca sadia de 500 kg. Após a coleta, o doador deve receber, via IV, solução salina isotônica, solução isotônica ou solução poliônica, em volume equivalente àquele do sangue coletado. A coleta de sangue deve ser feita ao longo de 30 a 60 min.

No caso de transfusão imediata (menos de 2 a 3 h), o sangue pode ser coletado em um recipiente contendo citrato de sódio (100 mℓ de solução 3,2% por litro de sangue). O sangue que será armazenado por mais tempo deve ser coletado em recipiente contendo ácido cítrico, citrato de sódio e dextrose (ACD), citrato, fosfato e dextrose, com adenina (CPDA), ou soluções semelhantes de anticoagulantes, na proporção de 100 mℓ de solução por litro de sangue, ou de acordo com a recomendação do fabricante. Deve-se ter cuidado para assegurar que a coleta seja asséptica, de modo a evitar a contaminação microbiana do sangue coletado. Isso é especialmente importante quando se pretende armazenar o sangue.

A *resposta à transfusão* é quase imediata, notando-se normalização das frequências cardíaca e respiratória, redução do teor de lactato no plasma ou no sangue, diminuição da concentração sérica de creatinina, aumento da saturação de oxigênio no sangue venoso e melhora do comportamento.[32] O volume globular (VG) de animais que receberam sangue total aumentou de 12% para 17%, após a transfusão de cerca de 15 mℓ/kg, e de 9% para 15% em equinos que receberam concentrado de hemácias.[32] O aumento do VG é mais evidente em equinos com anemia normovolêmica (hemolítica ou aplásica) tratados com concentrado de hemácias e que não receberam solução isotônica, simultaneamente. Em equinos com anemia hemorrágica, o aumento do VG é menor, provavelmente devido à expansão do volume sanguíneo causada pela administração concomitante de sangue total e solução isotônica;[32] por essa razão, a avaliação da eficácia da transfusão em equinos com anemia hemorrágica deve se basear nas variáveis clínicas e não na mensuração do VG.[32] Cinquenta e quatro por cento dos equinos tratados por apresentarem anemia hemorrágica, anemia hemolítica ou anemia aplásica se recuperaram e tiveram alta hospitalar.

Em equinos, a taxa de sobrevida de hemácias alogênicas, no período de 24 h, é de 95% (embora esse percentual possa ser muito menor em alguns equinos) e a meia-vida das hemácias transfundidas é cerca de 20 dias.[36] Há relato de sobrevida de hemácias mais longa nas transfusões autólogas, mas esse tipo de transfusão, em que se faz a coleta do sangue do próprio receptor dias ou semanas antes da transfusão, limita-se a situações não emergenciais ou eletivas.[37] Uma exceção é quando o sangue autólogo coletado durante cirurgia ou hemorragia na cavidade pleural ou peritoneal é administrado ao próprio animal.[38,39]

As *reações adversas* à transfusão podem ser imunomediadas (ausência de histocompatibilidade com as hemácias do doador, nas quais os componentes do plasma do doador provocam aglutinação ou lise das hemácias do receptor; hemólise de hemácias transfundidas, nas quais os componentes do plasma do hospedeiro reagem com as hemácias do doador; e reações anafiláticas ou urticária), ou podem estar relacionadas à sobrecarga de volume, ou, em equinos com anemia hemolítica submetidos a repetidas transfusões, pode ser atribuída ao excesso de ferro, como acontece em potros com anemia hemolítica aloimune.[40] É possível a ocorrência de reações imunomediadas quando se faz o teste de reação cruzada antes da transfusão, e considera-se a transfusão compatível; contudo, é provável que essas reações sejam mais comuns quando não se realiza o teste de reação cruzada e não se constata compatibilidade.[32] As reações adversas variam desde urticária discreta, que não necessita tratamento específico, até anafilaxia aguda e morte.[32-34] Ver discussão anterior sobre a descrição do teste de reação cruzada.

Uma *alternativa à transfusão de sangue total* ou de concentrado de hemácias é a administração de uma preparação comercial que contém *hemoglobina livre de estroma*. Esse produto aumenta a capacidade de transporte de oxigênio pelo sangue, em equinos anêmicos, sendo utilizado como tratamento de suporte em potros com anemia hemolítica aloimune, até que seja possível a transfusão sanguínea. O composto é estável em temperatura ambiente e, portanto, pode ser armazenado por longo período, estando prontamente disponível para uso. Contudo, o seu custo é alto e o seu efeito tem curta duração (< 48 h; e, provavelmente, menor). A dose recomendada é 15 mℓ/kg PC IV; todavia, tem-se utilizado doses menores. O composto eleva a pressão oncótica do plasma e causa expansão do volume plasmático.

Hematínicos

As preparações hematínicas são utilizadas em casos menos graves e nos animais com anemia por deficiência de ferro ou por intensa hemorragia externa (ver tabela de doses de medicamentos no Apêndice). Administra-se ferro para a prevenção da deficiência desse mineral em animais jovens sem acesso à pastagem ou terra. Em equinos, o uso de eritropoetina humana recombinante (rhEPO) pode induzir anemia. Em razão do desconhecimento do envolvimento de baixa concentração de eritropoetina como causa de anemia em equinos, com exceção daqueles equinos com anemia subsequente à administração de rhEPO, o uso desse composto é especificamente contraindicado nessa espécie animal. Administram-se sais de cobalto aos equinos para aumentar a eritropoiese.[26] Esse procedimento tem limitado, ou nenhum, valor terapêutico e geralmente é considerado "doping", com intuito de obter vantagem em competições de cavalo de corrida.[26] A eficácia da administração de cobalto com intuito de aumentar o hematócrito é desconhecida.

Tratamento de suporte

Em animais anêmicos deve-se minimizar o consumo de oxigênio. Isso pode ser conseguido pelo confinamento individual desses animais, em estábulo com ambiente tranquilo, cuja temperatura é mantida na faixa termoneutra do animal, minimizando a necessidade de atividade física (como pastejo ou seguir a égua para mamar) e mantendo a temperatura corporal normal. É prudente propiciar oxigênio suplementar, pois a liberação de oxigênio pelas hemácias encontra-se no limite máximo e obtém-se um suprimento adicional de oxigênio pelo aumento do conteúdo de oxigênio no plasma.

Animais com anemia hemolítica e hemoglobinúria devem receber solução isotônica poliônica IV a fim de reduzir o risco de nefrose hemoglobinúrica.

Tratamento de anemia hemolítica autoimune

Alguns animais com anemia hemolítica autoimune respondem bem à administração de corticosteroides. Os compostos utilizados incluem prednisolona e dexametasona. Equinos com anemia hemolítica ou anemia aplásica refratária são tratados com ciclofosfamida (2 mg/kg IV, em intervalos de 14 a 21 dias), além de glicocorticoides.

LEITURA COMPLEMENTAR

Balcomb C, Foster D. Update on the use of blood and blood products in ruminants. Vet Clin North Am Food A. 2014;30:455-474.

Mudge MC. Acute hemorrhage and blood transfusions in horses. Vet Clin Equine. 2014;30:427-436.

REFERÊNCIAS BIBLIOGRÁFICAS

1. Taylor SD, et al. J Vet Int Med. 2009;23:1097.
2. Gray SN, et al. Vet Surg. 2015;44:379.
3. Lawrence K, et al. Cattle Pract. 2014;22:230.
4. Genova SG, et al. Can Vet J. 2011;52:1018.
5. Bell CR, et al. Vet Immunol Immunopathol. 2013;151:303.
6. Euler KN, et al. BMC Vet Res. 2013;9.
7. Ruby RE, et al. NZ Vet J. 2012;60:82.
8. Winter A. Vet Rec. 2011;168:84.
9. Nassiri SM, et al. Vet Clin Pathol. 2011;40:459.
10. Dieckmann SM, et al. Vet Microbiol. 2010;145:351.
11. Dieckmann SM, et al. Vet Microbiol. 2012;160:43.
12. Agrawal K, et al. J Vet Diagn Invest. 2013;25:112.
13. Bozorgmanesh R, et al. J Vet Int Med. 2015;29:410.
14. Wilson SJ, et al. Aust Vet J. 2007;85:201.
15. Cottle HJ, et al. Equine Vet Educ. 2010;22:13.
16. Johns IC, et al. J Vet Emerg Crit Care. 2011;21:273.
17. Kendall A, et al. Equine Vet Educ. 2014;26:234.
18. Munoz A, et al. J Equine Vet Sci. 2010;30:581.
19. Borges AS, et al. J Vet Int Med. 2007;21:489.
20. Fox-Clipsham L, et al. Vet Rec. 2009;165:289.
21. Tallmadge RL, et al. Clin Vaccine Immunol. 2012;19:1054.
22. Fox-Clipsham LY, et al. PLoS Genet. 2011;7.
23. Norman TE, et al. Equine Vet Educ. 2012;24:599.
24. McGovern KF, et al. J Vet Int Med. 2011;25:1181.
25. Forbes G, et al. Aust Vet J. 2011;89:269.
26. Ho ENM, et al. Drug Testing Anal. 2015;7:21.
27. Maia D, et al. Vet Parasitol. 2014;200:165.
28. Sotomaior CS, et al. Vet Parasitol. 2012;190:114.
29. Maia D, et al. Vet Parasitol. 2015;209:202.
30. Navas de Solis C, et al. J Vet Emerg Crit Care. 2015;25:248.
31. Turkson P-K, et al. Onderstepoort J Vet Res. 2015;82.
32. Hurcombe SD, et al. JAVMA. 2007;231:267.
33. Balcomb C, et al. Vet Clin North Am Food A. 2014;30:455.
34. Mudge MC. Vet Clin Equine. 2014;30:427.
35. Harris M, et al. J Vet Int Med. 2012;26:662.
36. Mudge MC, et al. Vet Clin Pathol. 2012;41:56.
37. Thompson KR, et al. Equine Vet Educ. 2015;27:295.
38. Finding EJT, et al. Equine Vet Educ. 2011;23:339.
39. Fouche N, et al. Equine Vet Educ. 2014;26:250.
40. Polkes AC, et al. J Vet Int Med. 2008;22:1216.

Anemia hemolítica aloimune (ou isoimune) do recém-nascido (isoeritrólise neonatal)

Sinopse

- Etiologia: aloanticorpos maternos contra antígenos do grupo sanguíneo do neonato são transferidos pelo colostro e causa hemólise no neonato
- Epidemiologia: a doença acomete progênie de porcas ou éguas multíparas. A mãe carece de antígenos do grupo sanguíneo do pai e herdados pelo potro, bezerro ou leitão. Em potros, a maioria dos casos se deve à presença dos antígenos Aa ou Qa e de anticorpos. A vacinação de porcas com vacina que contém cristal-violeta ou de vacas com vacina contra babesiose ou anaplasmose pode estar associada com a ocorrência da doença nas respectivas crias. A taxa de sobrevivência total de potros tratados em um hospital de referência foi de 75%
- Achados clínicos: letargia, decúbito, taquicardia, taquipneia, icterícia e hemoglobinúria
- Patologia clínica: anemia, hiperbilirrubinemia
- Confirmação do diagnóstico: positividade no teste de antiglobulina (teste de Coombs) positivo ou no teste de hemólise utilizando soro ou colostro da égua e hemácias do potro positivo
- Tratamento: transfusão de sangue ou de concentrado de hemácias obtidos de doador apropriado, ou de hemácias lavadas obtidas de éguas. Tratamento de suporte
- Controle: detectar as éguas em risco por meio de tipagem sanguínea. Pesquisa de anticorpos incompatíveis no soro ou no colostro da égua antes de permitir a mamada do potro.

Etiologia

A anemia hemolítica em bezerros, leitões e potros de éguas e mulas recém-nascidos se deve à destruição imunomediada (*citotoxidade celular dependente de anticorpo ou hipersensibilidade tipo II*) de hemácias do neonato por anticorpos adquiridos da mãe. Os anticorpos específicos estão presentes no colostro, são absorvidos pelo neonato e causam lise e/ou aglutinação de hemácias.

A doença está associada à ocorrência natural de *grupos sanguíneos* herdados e ocorre apenas se a mãe for exposta aos antígenos eritrocitários que ela não possui. Em resposta a essa exposição, a mãe produz anticorpos contra epítopos de hemácias estranhas. Se o neonato possui um tipo sanguíneo contra o qual a mãe produziu anticorpos, e dependendo do fator eritrocitário envolvido, pode ocorrer destruição de hemácias. O recém-nascido adquire tipos de hemácias estranhas à mãe por meio de mecanismo herdado do pai. A doença ocorre após o nascimento porque o feto não é exposto aos anticorpos no útero, pois a placenta de éguas e porcas é do tipo epiteliocorial e a de vacas é sindesmocorial. Os anticorpos do soro são transferidos ao colostro no período periparto e, em seguida, são ingeridos e absorvidos pelo neonato. As éguas que apresentam anticorpos contra o fator eritrocitário no soro, quase invariavelmente possuem o mesmo anticorpo no colostro. A concentração sérica de anticorpos contra os antígenos Aa e Qa é maior nos últimos 3 meses de gestação, com valor máximo ao redor de 1 semana após o parto. Para que ocorra isoeritrólise neonatal, são necessárias as seguintes condições:

- O feto deve possuir antígenos (fatores) eritrocitários que a mãe não possui. Esses antígenos são herdados do pai
- A mãe deve ser exposta a antígenos eritrocitários a ela estranhos, que o feto possui
- A mãe deve produzir anticorpos contra antígenos eritrocitários do feto. Nem todos os antígenos eritrocitários são altamente imunogênicos ou causam doença ao neonato
- O recém-nascido deve ingerir e absorver colostro que contém anticorpos contra antígenos de suas hemácias.

A doença ocorre naturalmente em *potros* e *leitões*; em bezerros, geralmente a doença é iatrogênica. Pode ocorrer exposição da mãe a epítopos de hemácias estranhas por ocasião do *parto ou durante a gestação*, em decorrência de lesões placentárias, embora a maioria das gestações incompatíveis não resultam em sensibilização da égua.

Também, as éguas podem ser expostas durante *transfusão de sangue incompatível*. Embora a transfusão de sangue total em éguas ou potrancas seja rara, a transfusão de plasma é crescentemente utilizada no tratamento de falha total ou parcial na transferência de imunidade passiva, em potros. Como o plasma geralmente contém algumas hemácias, a transfusão de plasma de doadores que possuem antígenos eritrocitários que o potro não possui, pode imunizar a potranca contra esses fatores, com risco potencial da doença quando ela se torna adulta e pare. No entanto, a maioria dos produtos comerciais que contém plasma são obtidos de doadores que não apresentam antígenos eritrocitários considerados prejudiciais.

Em equinos, são conhecidos 32 antígenos de grupos sanguíneos:

- A, a, b, c, d, e, f, g
- C, a
- K, a
- U, a
- D, a, b, c, d, e, f, g, h, i, k, l, m, n, o, p
- P, a, b, c, d
- Q, a, b, c.

Em potros, a isoeritrólise neonatal é atribuída em mais de 90% dos casos a anticorpos contra antígenos Aa ou Qa, embora haja relato de doença causada por anticorpos contra Ab, Dc, Da, Db, Ka, Qd, Qc, Qrs, Pa e Ua. Em éguas, a presença de anticorpos contra Ca reduz a probabilidade de que ela produzirá anticorpos anti-Aa.

Em *suínos*, foram identificados 15 grupos sanguíneos e a doença é relatada como de ocorrência espontânea, associada a anticorpos contra antígenos do grupo E. Historicamente, a principal ocorrência de isoeritrólise neonatal em leitões foi induzida e relacionada a repetidas vacinações contra cólera suína, utilizando uma mistura de sangue de suínos infectados inativado pela adição de *cristal-violeta*.

A doença também foi relatada em *bezerros* cujas mães haviam sido vacinadas contra babesiose ou anaplasmose, com uma vacina que continha sangue bovino. Como consequência da vacinação, a mãe produziu anticorpos líticos contra antígenos do pai, geralmente dos grupos sanguíneos A e F; os anticorpos do colostro causaram anemia hemolítica aguda nos bezerros. A variante dessa doença é que causa a pancitopenia neonatal em bezerros filhos de vacas vacinadas contra BDV, com uma vacina preparada em cultura de uma linhagem celular particular.[1]

Epidemiologia

Cerca de 1 a 2% das éguas Puro-Sangue Inglês e Standardbred possuem anticorpos que podem causar isoeritrólise neonatal. A incidência é, em parte, relacionada com a proporção da população de éguas em risco. Uma égua em risco é aquela que não possui o fator eritrocitário Aa ou Qa. A proporção de éguas que carecem de um ou dois desses fatores depende da raça, sendo que 19% das éguas Puro-Sangue Inglês não apresentam o antígeno Aa ou Qa e 17% das éguas Standardbred carecem do antígeno Aa. Nenhum cavalo Standardbred possui o antígeno Qa; nessa raça, a isoeritrólise neonatal geralmente é resultante da ação de anticorpos contra o antígeno Aa, sendo que 10% das éguas Standardbred possuem anticorpos anti-Aa. Apenas 2% das éguas Puro-Sangue Inglês carecem do antígeno Aa, mas essa porcentagem, mesmo baixa, é importante porque cerca de 50% dessas éguas produzem anticorpos anti-Aa. Diferentemente, 16% das éguas Puro-Sangue Inglês não possuem o antígeno Qa, mas apenas 3% delas produzem anticorpos anti-Qa. O risco de éguas produzirem anticorpos contra alguns tipos de hemácias também está relacionado à prevalência do antígeno na população de equinos. Por exemplo, as éguas Standardbred carecem de antígeno Qa, mas como esse antígeno não é encontrado na raça, todos os garanhões Standardbred acasalados com a égua serão negativos para o antígeno Qa, o mesmo acontecendo com os potros e, portanto, não há risco de exposição da égua ao antígeno.

A incidência de isoeritrólise neonatal em potros de mula (acasalamento burro × égua) pode atingir 10%, sendo atribuída à presença universal de um único antígeno eritrocitário, o "fator burro", em potros, machos e fêmeas. As éguas não possuem esse fator e, portanto, todas as gestações de égua acasalada com burro são incompatíveis. A progênie do acasalamento de cavalo com mula não é acometida.

Uma característica da isoeritrólise neonatal de ocorrência natural em *potros e leitões* é que raramente ocorre, caso ocorra, em crias de mães primíparas, pois o título de anticorpos contra hemácias não é suficientemente alto para causar a doença. A exposição subsequente no final da gestação estimula uma resposta anamnéstica que resulta em maior produção de anticorpos anti-hemácias e em doença no recém-nascido. No entanto, as crias de primeira gestação são frequentemente acometidas após a vacinação da mãe com hemoderivados.

Patogênese

A interação entre o anticorpo e as hemácias do recém-nascido é seguida de hemólise e resulta em *anemia, hemoglobinúria e icterícia*. Após a ingestão e absorção na circulação sistêmica, os anticorpos se ligam à membrana das hemácias. Fragmentos da membrana das células recobertas por anticorpos são removidos da circulação, provavelmente pelo baço e tecidos reticuloendoteliais associados; por fim, as células acometidas sofrem lise e liberam hemoglobina na circulação. O animal enfermo desenvolve *anemia normovolêmica* e, se a destruição de hemácias for suficientemente alta, ele desenvolve hipoxia anêmica e morre. A reação entre as hemácias e os anticorpos é tão rápida que a medula óssea não é capaz de compensar, de imediato, a perda de hemácias. Ocorre coagulação intravascular disseminada, que pode contribuir para a morte do animal.

A permeabilidade intestinal do potro recém-nascido aos anticorpos cessa dentro de 36 h após o nascimento; na maioria dos animais esse tempo é muito menor. A ordenha da égua a cada hora reduz rapidamente o conteúdo de anticorpos no colostro. Em leitões, a duração da permeabilidade do trato alimentar aos anticorpos não foi determinada.

Achados clínicos

Cavalos e mulas

A gestação e o parto transcorrem sem intercorrência e o potro é normal por algumas horas após o nascimento. Os sintomas surgem apenas se o potro ingerir e absorver colostro contendo anticorpos contra o fator eritrocitário. A gravidade da doença varia desde um quadro clinicamente inaparente até uma doença fulminante, com morte logo após o nascimento.

- Os *casos hiperagudos* surgem dentro de 8 a 36 h após o nascimento e a primeira indicação da doença pode ser colapso. Palidez e hemoglobinúria intensa são evidentes, mas não se nota icterícia no início da doença. A taxa de mortalidade é alta
- Nos *casos agudos* não se constatam sintomas antes de 2 a 4 dias após o nascimento; nota-se icterícia marcante com palidez e hemoglobinúria apenas moderadas
- Nos *casos subagudos* pode não haver sintomas antes de 4 a 5 dias após o nascimento. A icterícia é marcante, mas não há hemoglobinúria e a palidez de membranas mucosas é apenas discreta. Vários animais com doença subaguda se recuperam sem tratamento.

A gravidade da doença está relacionada ao tipo e à quantidade de anticorpos ingeridos. Os anticorpos contra o antígeno Aa geralmente causam doença aparente grave dentro de 24 h após o nascimento, enquanto a ingestão de anticorpos anti-Qa causa doença aparente mais discreta, 3 a 4 dias após o nascimento.

Os sinais clínicos gerais consistem em apatia, fraqueza e falta de interesse em mamar. O potro permanece deitado em decúbito esternal por longos períodos e boceja frequentemente. Não há reação febril, mas a frequência cardíaca aumenta em até 120 bpm. A respiração é normal até que se instale anemia grave, quando se constata taquipneia (frequência respiratória de até 80 movimentos/minuto) e bocejo. Por fim, o animal pode manifestar dispneia e convulsões.

Encefalopatia bilirrubínica, ou "kernicterus", é uma complicação da isoeritrólise neonatal responsável pela morte de, aproximadamente, 10% dos animais acometidos.[2,3] A doença se manifesta como alteração mental e convulsões, em potros com alta concentração sérica de bilirrubina.[3] Quando a concentração sérica de bilirrubina total é superior a 27,0 mg/dℓ, o risco de o potro desenvolver encefalopatia bilirrubínica é 17 vezes maior (IC de 95%, variação de 18,1 a 165). É muito improvável que um potro que manifesta sintomas dessa encefalopatia sobreviva à enfermidade.[2]

A insuficiência hepática resulta em morte de, aproximadamente, 10% dos potros.[2] O risco de insuficiência hepática aumenta à medida que aumenta o volume de hemoderivados administrados ao potro, indicando que a insuficiência hepática pode estar relacionada à sobrecarga de ferro secundária à hemólise e transfusão. Os potros que recebem 4 ℓ ou mais de hemoderivados apresentam risco cerca de 20 vezes maior de desenvolverem insuficiência hepática, comparativamente aos potros que receberam baixo volume desses produtos.[2]

Em potros e mulas, a *trombocitopenia isoimune* se manifesta como hemorragias equimóticas e tendência a sangramentos em ferimentos relativamente pequenos. Em potros, uma síndrome caracterizada por dermatite ulcerativa, neutropenia e trombocitopenia, parece estar relacionada à ingestão de anticorpos colostrais. Os potros acometidos apresentam úlceras bucais e linguais e crostas e eritema ao redor dos olhos, focinho e períneo, além de tronco e pescoço. Notam-se hemorragias petequiais e equimóticas nas membranas mucosas. O tratamento com corticosteroides e antibióticos está associado a um bom prognóstico.

Suínos

Os leitões apresentam, basicamente, a mesma síndrome, sendo normais ao nascer, mas apresentam icterícia 24 h depois e fraqueza 48 h após o nascimento; a maioria dos animais acometidos morre em até 5 dias. Ocorrem casos hiperagudos e os leitões podem morrer dentro de 12 h após o nascimento, apresentando anemia aguda, porém sem icterícia ou hemoglobinúria. Também ocorrem casos subclínicos, nos quais a hemólise pode ser detectada apenas em exame hematológico. A *púrpura trombocitopênica isoimune* de leitões pode se manifestar como sangramento excessivo após procedimentos de manejo de rotina, como caudectomia.

Bovinos

Em bezerros, os sinais clínicos surgem dentro de 24 a 48 h após o nascimento, com morte na primeira semana de vida. Os bezerros sobreviventes recuperam a saúde normal em 2 a 3 semanas. Aqueles com doença hiperaguda morrem dentro de 24 h e os achados de necropsia característicos são edema pulmonar e esplenomegalia.

Patologia clínica

Exame hematológico indica anemia aguda; nota-se diminuição da contagem de hemácias, do volume globular (ou hematócrito) e da concentração de hemoglobina, bem como aumento marcante na taxa de sedimentação e na fragilidade das hemácias. Dependendo da gravidade da doença e de sua duração é possível observar *leucocitose*, em decorrência de neutrofilia e monocitose, e hemácias nucleadas (em leitões e bezerros, mas raramente em potros). Os potros de mulas, mas não os de éguas, acometidos, quase sempre apresentam *trombocitopenia.* Trombocitopenia isoimune raramente é constatada em potros de éguas e não está associada à isoeritrólise neonatal, como acontece em potros de mula. Em leitões, a contagem de hemácias pode ser tão baixa quanto 1 milhão/μℓ e o teor de hemoglobina inferior a 2 g/dℓ; ademais, nota-se trombocitopenia. *A análise bioquímica do soro sanguíneo indica* elevação da concentração sérica de bilirrubina não conjugada.

Obtém-se a *confirmação do diagnóstico* pela detecção de anticorpos no soro ou no colostro de éguas, os quais causam hemaglutinação ou lise das hemácias do potro. Foram desenvolvidos testes de hemaglutinação ou de lise de hemácias de potros expostas ao soro ou colostro da égua. Destes, o teste de hemólise padrão parece ser o mais útil. No entanto, na prática, um teste de antiglobulina direto positivo (*teste de Coombs direto*), confirmando a presença de anticorpos na superfície das hemácias de um potro com anemia, possibilita o diagnóstico de isoeritrólise neonatal. Ocasionalmente, ocorrem resultados falso-negativos (o potro apresenta a doença, mas o resultado no teste de Coombs é negativo) devido à capacidade hemolítica dos anticorpos. O mesmo princípio é aplicado a todas as espécies. É possível detectar anticorpos na superfície das hemácias de neonatos por meio de citometria de fluxo com imunofluorescência direta. Em alguns casos, o teste detecta a presença de anticorpos nas hemácias quando o teste de Coombs é negativo.

A realização de tipagem sanguínea e de outros testes preditivos na fase pré-parto, a fim de prevenir a ocorrência da doença, é discutida no item que trata do controle.

Achados de necropsia

Em potros com doença hiperaguda, nota-se palidez marcante e icterícia discreta. O fígado pode estar ligeiramente edemaciado e friável; todavia, o baço apresenta aumento de volume marcante e encontra-se quase preto devido ao acúmulo de hemácias danificadas ou em fase de lise. Nos casos menos graves, a icterícia é marcante, enquanto a palidez é apenas moderada. Geralmente os rins são pálidos e a urina, marrom-escura. As alterações histopatológicas podem incluir nefrose tubular isquêmica, bem como degeneração e necrose hepática periacinar. Nota-se intensa eritrofagocitose e, dependendo do curso clínico e do protocolo terapêutico, pode haver deposição de hemossiderina disseminada.

Em leitões, a hemoglobinúria é um sintoma importante e, com frequência, notam-se tecidos ictéricos ou de coloração parecida com vinho do Porto. A presença de líquido peritoneal sanguinolento e o aumento de volume do baço também são típicos da doença, em leitões. O exame necroscópico inclui:

- Obtenção de amostras para confirmação pós-morte do diagnóstico

- Obtenção de amostras de fígado, baço, medula óssea, rins e linfonodos, fixadas em formalina, para exame microscópico.

Diagnóstico diferencial

Não há doença de recém-nascido caracterizada por quadro clínico semelhante ao da anemia hemolítica aloimune.
Diagnóstico diferencial para letargia e/ou morte inesperada de neonatos:

- Potros e bezerros:
  - Sepse
  - Síndrome de desajuste neonatal
  - Uroperitônio
  - Prematuridade
  - Traumatismo ao nascimento
  - Hipoglicemia
  - Infecção por herpes-vírus-1 equino
- Leitões:
  - Sepse
  - Traumatismo ao nascimento
  - Hipoglicemia.

Tratamento

Os *objetivos do tratamento* são:

- Evitar os efeitos deletérios da anemia
- Prevenir ou tratar nefrose hemoglobinúrica, encefalopatia bilirrubínica ou insuficiência hepática
- Evitar ingestão de colostro adicional
- Evitar infecção secundária em animais gravemente enfermos
- Restabelecer a normalidade da condição hidreletrolítica e ácido-base
- Fornecer dieta apropriada
- Minimizar o estresse e a necessidade de oxigênio sistêmico.

O *tratamento de escolha* para isoeritrólise neonatal depende da gravidade da doença. A escolha do tratamento deve basear-se, primeiramente, na gravidade dos sinais clínicos e, secundariamente, no valor do volume globular (hematócrito) e na contagem de hemácias. Potros ou leitões com *sinais clínicos discretos* (ligeira letargia, taquicardia discreta, ligeira intolerância a exercício) necessitam apenas de proteção contra estresse ambiental e nutricional para recuperação imediata. No entanto, esses animais devem ser cuidadosamente monitorados de modo a assegurar que sua condição clínica não se agrave.

Os animais *gravemente acometidos* necessitam de transfusão de sangue compatível, para abrandar a anemia, e administração intravenosa de solução isotônica poliônica, a fim de assegurar um fluxo urinário adequado e minimizar o risco de nefrose hemoglobinúrica. Em geral, quanto mais jovem for o animal no momento da manifestação da doença, mais grave o quadro clínico e mais provavelmente necessitará de tratamento intensivo. Veja discussão sobre indicadores de transfusão no Capítulo 5.

Potros

Transfusão

A *transfusão* de um volume adequado de sangue total ou de concentrado de hemácias resulta em resolução notável dos sinais clínicos e da anemia. A *decisão sobre a realização de transfusão sanguínea* deve se basear na condição clínica do potro e não exclusivamente na constatação de baixo valor do hematócrito ou da contagem de hemácias (ver "Transfusão Sanguínea", no Capítulo 11). Em geral, os potros que apresentam taquicardia, taquipneia, não são capazes ou relutam em mamar; que apresentam marcante intolerância ao exercício; ou que não conseguem permanecer em pé, devem ser submetidos à transfusão sanguínea. Esses potros geralmente apresentam hematócrito inferior a 15% (0,15 ℓ/ℓ). Potros em decúbito quase sempre apresentam hematócrito inferior a 10% (0,10 ℓ/ℓ). Geralmente, o hematócrito de potros com taquicardia e taquipneia discretas, mas que são capazes de mamar vigorosamente e são mantidos junto com a égua, é superior 15% (0,15 ℓ/ℓ) e não necessitam de transfusão de hemácias. O hematócrito deve ser monitorado e os potros nos quais o hematócrito está diminuindo rapidamente possivelmente necessitam de transfusão de sangue ou de concentrado de hemácias.

O *volume de sangue transfundido* depende da condição clínica do potro e da progressão da anemia. Com frequência, os potros necessitam de transfusão de 1 a 4 ℓ (20 a 100 mℓ/kg PC) de sangue total ou de 500 mℓ (cerca de 10 mℓ/kg PC) de concentrado de hemácias, podendo ser necessária mais de uma transfusão. O sangue deve ser administrado lentamente, na taxa de infusão de 1 ℓ por hora; durante a transfusão a condição clínica do potro deve ser rigorosamente monitorada. Prefere-se a transfusão de concentrado de hemácias, em razão do pequeno volume administrado. A transfusão de grande volume de sangue deve ser lenta, devido ao risco de sobrecarga de líquido no sistema circulatório. A meia-vida das hemácias de éguas transfundidas aos potros é de, aproximadamente, 5 dias.

O *doador ideal* é um equino que não tem os antígenos eritrocitários Aa e Qa ou os aloanticorpos anti-Aa e anti-Qa. Os primeiros não devem estar presentes porque os anticorpos maternos contra Aa ou Qa do plasma do potro receptor destroem as hemácias transfundidas. De modo semelhante, os anticorpos do doador contra Aa ou Qa provocam lise adicional em hemácias do potro. Esses doadores devem ser identificados antecipadamente porque é necessário um tempo para a tipagem sanguínea; provavelmente, esses doadores estão disponíveis apenas em grandes fazendas de reprodutores ou em hospitais veterinários especializados.

Uma fonte ideal de hemácias é a mãe porque os aloanticorpos maternos no plasma do potro não reagem com as hemácias da mãe. No entanto, a transfusão de sangue total da mãe é contraindicada devido à presença de aloanticorpos no plasma da mãe. Esse problema pode ser evitado pela transfusão de apenas hemácias lavadas da mãe. O sangue da égua é coletado (até 25 mℓ/kg) em um frasco com solução de ácido cítrico, citrato de sódio e dextrose (ACD) ou citrato de sódio (10 mℓ de solução 3,8% para cada 90 mℓ de sangue). Em seguida, as hemácias da égua são lavadas, retirando o plasma, ressuspendendo as células em solução salina isotônica (0,9%), misturando-as completamente e, em seguida, removendo a solução salina. O plasma e as hemácias podem ser separados por meio de centrifugação capaz de processar grandes volumes ou de sedimentação. Mediante sedimentação por 1 a 2 h, obtém-se a separação apropriada de hemácias e plasma, desde que o sangue seja mantido em repouso.

Se não houver disponibilidade de um doador com tipo de sangue ideal e não for possível lavar as hemácias da égua, ou se não estiverem disponíveis, naquele momento, o doador deve ser escolhido com base no teste de reação cruzada de rotina. O *pai* não é um doador apropriado porque os antígenos contra os quais os anticorpos da égua são direcionados foram oriundos dele. No teste de reação cruzada deve-se misturar o soro do potro (ou da mãe) com as hemácias do doador e o plasma do doador com as hemácias do potro. A chance de encontrar um doador apropriado é maior quando se faz a seleção de pôneis ou equinos de outras raças, exceto Puro-Sangue Inglês, Standardbred e Árabe, devido à alta prevalência de animais negativos para os antígenos Aa e Qa nessas raças.

Como tratamento de suporte emergencial de potros gravemente enfermos pode-se administrar uma solução que contenha *hemoglobina bovina polimerizada*.[4] Em 7 potros que receberam hemoglobina polimerizada para tratamento de anemia hemolítica constatou-se baixa taxa de sobrevivência (apenas 1 sobreviveu), embora isso possa refletir a gravidade da doença por ocasião da administração do produto.[2,4] Esse composto eleva a concentração de hemoglobina no sangue e, assim, aumenta a capacidade de transporte de oxigênio. Esse procedimento não substitui a transfusão de sangue ou de concentrado de hemácias, mas é útil para atenuar a situação enquanto se identifica um doador e realiza-se a coleta de sangue. A dose recomendada é 10 a 30 mℓ/kg, administrada lentamente (10 mℓ/kg/hora, via IV). Entretanto, o custo do produto pode induzir ao uso de doses menores (3 a 5 mℓ/kg).

Suporte nutricional

Não se deve permitir que o potro mame em sua mãe antes de 36 h após o nascimento. Portanto, o *suporte nutricional* deve fornecer cerca de 100 kcal/kg/dia na forma de leite de égua (10 mℓ/dia, para um potro com 50 kg), leite de cabra ou substituto de leite de égua disponível no mercado. Se o potro nasceu há mais de 36 h, é muito improvável que o leite de égua contenha quantidade significativa de anticorpos ou que o potro será capaz de absorvê-los, e o potro pode continuar mamando na égua. Aos potros mais jovens, deve-se fornecer um alimento alternativo até que tenha, no mínimo, 36 h de vida. Durante esse período, a égua deve ser ordenhada em intervalos de 3 a 4 h, para a remoção do colostro.

Em potros moderada a gravemente acometidos, a *condição hidreletrolítica e ácido-base* deve ser avaliada e corrigida mediante a administração de solução poliônica balanceada e bicarbonato de sódio. Deve-se administrar líquido para assegurar um fluxo urinário apropriado, de modo a prevenir a ocorrência de nefrose hemoglobinúrica.

Insuficiência hepática e encefalopatia bilirrubínica

Suspeita-se que a insuficiência hepática verificada em potros após a administração de grande volume (> 4 ℓ) de hemoderivados se deva à sobrecarga de ferro. A injeção subcutânea de deferoxamina (1 g/12 h) em potros sadios que receberam 3 ℓ de concentrado de hemácias elevou a excreção urinária de ferro e diminuiu o teor de ferro no fígado.[5] Todavia, não se sabe se esse procedimento reduz o risco de insuficiência hepática em potros com anemia hemolítica que receberam grande quantidade de hemoderivados contendo hemácias.

Em potros com anemia hemolítica aloimune, o prognóstico da encefalopatia bilirrubínica ("kernicterus") é ruim. O tratamento de dois potros com hiperbilirrubinemia grave (> 365 μmol/ℓ; a faixa de referência para potros sadios é de 0 a 80 μmol/ℓ), mas sem sintomas de encefalopatia bilirrubínica, por meio de transfusão explasmática (substituição do plasma do potro, por meio da retirada de múltiplas alíquotas, pelo mesmo volume de plasma de um doador homólogo), reduziu a concentração sérica de bilirrubina em cerca de 50%.[6] Os dois potros sobreviveram.

Antibióticos

Devem ser administrados *antibióticos de amplo espectro* aos potros gravemente enfermos, a fim de prevenir infecção secundária (ver "Princípios do fornecimento de cuidados ao neonato gravemente enfermo").

Devem ser fornecidos *cuidados de enfermagem* a fim de minimizar o estresse e evitar a ocorrência de complicações, como feridas por pressão em potros que permanecem deitados.

Leitões

Em leitões, o impedimento à mamada por período de até 24 h não evita a doença. O procedimento mais seguro é a separação dos leitões, da porca, com fornecimento de substituto de colostro por 48 h e, em seguida, retorná-los à porca. O colostro de vacas congelado, coletado o mais brevemente possível após o parto, é um substituto do colostro de porca satisfatório, podendo ser melhorado pela adição de soro de suíno. Quando houver necessidade de transfusão, a via intraperitoneal é prática e segura.

Controle

Os princípios de controle são:

- Identificação de reprodutores incompatíveis por meio de tipagem sanguínea
- Identificação de potros em risco mediante o teste do soro ou colostro da égua quanto à presença de aloanticorpos contra antígenos eritrocitários, obtidos pelo potro.

A *tipagem do grupo sanguíneo* possibilita a identificação de éguas em risco de produzirem anticorpos contra os antígenos Aa e Qa. Caso uma égua negativa para Aa ou Qa seja acasalada com um garanhão que possui o antígeno Aa ou Qa, há risco de isoeritrólise neonatal. Se o garanhão for negativo para Aa e Qa, não há risco de doença causada por anticorpos contra esses grupos sanguíneos.

A *mensuração de aloanticorpos* no soro ou colostro de éguas em risco é útil para identificar éguas com maior risco de gerar potros com a doença. Coleta-se amostra de soro sanguíneo das éguas em risco no último mês de gestação (preferivelmente 3 a 5 semanas antes da data prevista para o parto), para verificar se há anticorpos contra o sangue do pai ou, se não houver disponibilidade da amostra de sangue do garanhão, faça o teste de uma série de fatores de grupo sanguíneo, incluindo Aa e Qa. Não se permite que éguas que possuem títulos desses aloanticorpos que causam hemólise superior a 1:16 amamentem potros recém-nascidos em risco. Se o título situa-se entre 1:2 e 1:16, repete-se a mensuração 1 a 2 semanas antes da data prevista para a parição, a fim de verificar se o título está aumentando, situação na qual a égua, provavelmente, está gerando um potro cujo grupo sanguíneo é incompatível. Em vários países, a tipagem sanguínea de equinos e a detecção de isoanticorpos são realizadas em laboratórios especializados, localizados por meio de pesquisa na internet.

O *teste de aglutinação em potro ictérico* (API) é útil para determinar a compatibilidade entre o colostro da égua e as hemácias do potro (Tabela 11.5). Nesse teste, as hemácias do potro são adicionadas a uma série de diluições (1:2 a 1:32) do colostro e, em seguida, verifica-se a presença de aglutinação. A constatação de aglutinação nas diluições 1:16, em éguas, e 1:64 em mulas, são consideradas significativas e não se deve permitir que o potro receba colostro da mãe. O potro deve receber colostro de outra égua compatível ou de um banco de colostro. A égua deve ser ordenhada em intervalos de 2 a 4 h, até que o título do API diminua para menos de 1:16, ou até que se completem 36 h após o nascimento, após o qual o conteúdo de anticorpos no leite é desprezível, e pode-se permitir que o potro mame em sua mãe. Para o uso bem-sucedido desse teste, é fundamental que seja realizado antes de permitir que o potro mame em sua mãe. Caso se detecte incompatibilidade, o potro deve receber colostro de uma égua que não seja positiva ao teste de aglutinação em potro ictérico, para as hemácias do potro.

Tabela 11.5 Método para fazer o teste de aglutinação em potro ictérico.

Método
1. Separar oito tubos de vidro limpos de 5 a 10 mℓ. Marcar um deles como controle (solução salina) e os demais como 1:2, 1:4, 1:8, 1:16, 1:32, 1:64 e 1:128 2. Colocar 1 mℓ de solução salina isotônica 0,9% esterilizada em cada tubo 3. Adicionar 1 mℓ de colostro ao tubo identificado como 1:2. Misturar bem e transferir 1 mℓ do conteúdo desse tubo ao tubo identificado como 1:4. Repetir esse procedimento até que se adicione colostro a todos os tubos. Tal procedimento propicia uma série de diluições do colostro 4. Adicionar uma gota de sangue misturado com anticoagulante (p. ex., sangue coletado em um tubo com EDTA), depois de agitar bem, em cada tubo 5. Centrifugar os tubos em velocidade de 300 a 500 g, durante 2 a 3 min 6. Decantar o sobrenadante e observar a camada de hemácias
Interpretação
• Se não ocorrer aglutinação, as hemácias fluem uniformemente para baixo, na parede do tubo de vidro, enquanto no caso de aglutinação total (4+) as células permanecem firmemente agregadas no fundo do tubo. Na aglutinação forte (3+) as células formam grandes agregados visíveis a olho nu. Aglutinação de grau 3 ou 4 é considerada como teste positivo • Se ocorrer aglutinação no tubo controle, com solução salina, o potro pode ter ingerido colostro contendo anticorpos contra suas hemácias. Alguns profissionais recomendam a realização de um teste paralelo utilizando hemácias da égua, em vez de hemácias do potro. Isso propicia um controle negativo (não ocorre aglutinação das hemácias da égua pelo seu próprio colostro) e auxilia na interpretação dos resultados, principalmente por pessoas inexperientes

Evitar o uso de vacinas que contêm sangue total ou partes celulares de sangue; caso precisem ser utilizadas devem ser administradas o mais longe possível da data de parição e deve-se restringir a uma única dose e uma dose de reforço.

REFERÊNCIAS BIBLIOGRÁFICAS

1. Euler KN, et al. BMC Vet Res. 2013;9.
2. Polkes AC, et al. J Vet Int Med. 2008;22:1216.
3. Loynachan AT, et al. J Vet Diagn Invest. 2007;19:209.
4. Hollis AR, et al. Equine Vet Educ. 2011;23:562.
5. Elfenbein JR, et al. J Vet Int Med. 2010;24:1475.
6. Broux B, et al. J Vet Int Med. 2015;29:736.

Eritrocitose

Definida como o aumento da contagem de hemácias (hemácias) na concentração de hemoglobina e no volume globular (hematócrito) no sangue. Policitemia vera, uma doença verificada em humanos, raramente em pequenos animais e pouco relatada em bovinos, se deve ao aumento da quantidade de todos os elementos celulares do sangue (hemácias, granulócitos e plaquetas). A eritrocitose, que é o aumento apenas da contagem de hemácias, pode ser relativa ou absoluta.

Nota-se *eritrocitose relativa* quando a massa total de hemácias (ou seja, a quantidade total de hemácias no corpo) situa-se dentro da faixa de normalidade, mas a contagem de hemácias no sangue periférico é maior do que o esperado. É a forma mais comum de eritrocitose. A eritrocitose relativa é uma resposta anormal ou fisiológica ao estresse físico ou psicológico, em animais com aumento do volume do baço. Eritrocitose relativa anormal se deve à hemoconcentração e se manifesta como aumento da contagem de hemácias e da concentração sérica de proteína total. A causa é a redução do volume plasmático, geralmente associada com desidratação resultante da carência de consumo de água ou da perda excessiva de água (diarreia, vômito). Geralmente o diagnóstico é óbvio, baseado na detecção de hemoconcentração e outros sintomas da doença primária. Nota-se eritrocitose relativa fisiológica mais perceptível em equinos, como resultado de excitação ou exercício. O sangue do baço de equinos apresenta valor do hematócrito muito maior que o do sangue periférico (70 a 80%); ademais, quando relaxado, o baço contém muitos litros de sangue. Excitação ou exercício causa contração esplênica por um mecanismo mediado por $alfa_1$ e ejeção de sangue com alto conteúdo de hemácias na circulação periférica, com subsequente aumento marcante no valor do hematócrito. O baço de um equino adulto pode ejetar 5 a 10 ℓ de sangue na circulação, condição que, juntamente com a diminuição do volume de plasma durante exercício, eleva o hematócrito para 55 a 60% (0,55 a 0,60 ℓ/ℓ).

Nota-se *eritrocitose absoluta* quando ocorre aumento da quantidade de hemácias no corpo. É classificada como primária ou secundária; a eritrocitose secundária é, adicionalmente, classificada em apropriada ou inapropriada. A *eritrocitose primária* é atribuída à proliferação de progenitores eritroides, com maturação de células da série eritrocitária na ausência de hipoxemia arterial ou aumento da concentração plasmática de eritropoetina. É uma anormalidade mieloproliferativa. Em equinos, há relatos de anormalidades que lembram eritrocitose primária. Esses equinos apresentam aumento marcante na contagem de hemácias, sem evidência de doenças que causam hipoxemia arterial ou hipoxia tecidual, e sem aumento da concentração sérica de eritropoetina. Em bovinos, documentou-se um tipo de eritrocitose familiar, mas a doença se resolveu quando o animal se tornou adulto, condição não compatível com eritrocitose atribuída à anormalidade mieloproliferativa.

A eritrocitose secundária é classificada em apropriada ou não apropriada. *Eritrocitose secundária apropriada* é uma consequência de doenças que causam hipoxia tecidual, com subsequente aumento da concentração plasmática de eritropoetina. Com frequência, considera-se que, nessas doenças, a hipoxia tecidual se deve ao baixo conteúdo ou baixa tensão de oxigênio no sangue arterial. É possível notar hipoxia tecidual diante de tensão de oxigênio no sangue arterial normal quando há anormalidade na hemoglobina (p. ex., carboxi-hemoglobinemia ou meta-hemoglobinemia crônica), embora isso não tenha sido relatado como causa de eritrocitose em grandes animais. Entre as doenças que causam eritrocitose secundária apropriada incluem-se doença respiratória ou pulmonar crônica e anomalias cardíacas congênitas, nas quais há desvio de sangue ("*shunt*") do lado direito para o lado esquerdo do coração (p. ex., complexo de Eisenmenger, em bovinos).[1-3] Nota-se eritrocitose secundária apropriada fisiológica em animais criados em altitude elevada.

Nota-se *eritrocitose secundária inapropriada* em animais que não apresentam hipoxemia arterial, nem doenças que causam hipoxia tecidual. A concentração plasmática de eritropoetina se eleva, mesmo com tensão e conteúdo de oxigênio arterial normais, daí o termo "inapropriada". Quase sempre a doença está associada com neoplasia hepática ou renal.[4-6] Em equinos, a doença é relatada em potros ou animais jovens com hepatoblastoma[5] e em adultos com carcinoma hepático. Há relato de eritrocitose em uma égua com linfoma que expressava o gene da eritropoetina equina, sugerindo que a produção anômala foi a causa da eritrocitose secundária inapropriada. Também, nota-se eritrocitose em equinos com doença hepática. A causa não é conhecida, mas pode envolver uma maior produção de eritropoetina ou reduzida eliminação devido ao comprometimento da função hepática. Não há relato de eritrocitose secundária inapropriada em ruminantes ou suínos, mas é provável que ocorra.

Os *sinais clínicos* de eritrocitose secundária são aqueles da doença primária (dispneia, insuficiência cardíaca congestiva, cianose). Além disso, na eritrocitose é possível notar membrana mucosa vermelho-escura ou ligeiramente púrpura, letargia e maior tendência à trombose. Esses sintomas são decorrências da maior viscosidade sanguínea, que resulta da marcante elevação da contagem de hemácias. O *tratamento* é direcionado à doença primária. Em animais com eritrocitose primária, tem-se utilizado flebotomias repetidas e restrição à ingestão de ferro, a fim de reduzir a quantidade de hemácias.

Na Suécia, há relato de uma síndrome em equinos trotadores da raça Standardbred, que apresentam contagem de hemácias normal em repouso, mas a contagem durante exercício máximo é mais elevada do que a esperada. A síndrome é denominada *hipervolemia por aumento de hemácias* e está associada com baixo desempenho em corridas. A anormalidade, se existe, não está relacionada com a redução no desempenho como parte da síndrome do treinamento excessivo relatada em equinos atletas. O diagnóstico se baseia no histórico de baixo desempenho e valores do hematócrito ou da contagem de hemácias mais elevados do que o esperado durante exercício máximo ou após administração de epinefrina. O tratamento consiste em repouso prolongado, embora alguns equinos tenham sido submetidos à flebotomia e sangria terapêutica.

REFERÊNCIAS BIBLIOGRÁFICAS

1. Belli CB, et al. Vet Rec. 2011;169.
2. Iribe T, et al. J Japan Vet Med Assoc. 2014;67:409.
3. Trachsel D, et al. Schweiz Arch Tierheilkd. 2010; 152:483.
4. Axiak S, et al. Equine Vet Educ. 2012;24:367.
5. Axon JE, et al. Aust Vet J. 2008;86:329.
6. Beeler-Marfisi J, et al. J Vet Diagn Invest. 2010;22:174.
7. Rivero JLL, et al. Equine Vet J. 2008;40:611.

Anormalidade da função das hemácias

A principal função das hemácias é transportar oxigênio. As anormalidades da função das hemácias que resultam em anemia são relatadas em tópicos específicos. As anormalidades da função das hemácias podem incluir anormalidades no metabolismo das hemácias ou na estrutura ou função da hemoglobina. As hemoglobinopatias não estão bem documentadas em grandes animais, com exceção das alterações causadas pela ingestão de substâncias oxidantes (nitrato, cebola, couve-galega e folhas de bordo vermelho), as quais provocam meta-hemoglobinemia, ou a inalação de monóxido de carbono, que causa carboxi-hemoglobinemia. Tanto a carboxi-hemoglobinemia quanto a meta-hemoglobinemia reduzem o transporte de oxigênio pela hemoglobina.

As anormalidades relatadas no metabolismo das hemácias incluem:

- Baixa atividade de glicose-6-fosfato nas hemácias, provocada por anemia hemolítica em um potro da raça American Saddlebred
- Há relato de deficiência de adenina-flavina dinucleotídio em um equino da raça Spanish Mustang, com anemia discreta e variável
- Há relato de deficiência de glutationa redutase e consequente anemia hemolítica, em um equino. Em ovinos e equinos notam-se outras anormalidades no metabolismo da glutationa, com mínima repercussão clínica.

REFERÊNCIA BIBLIOGRÁFICA

1. Harvey JW. Vet Clin Pathol. 2006;35:144.

Anormalidades de leucócitos

Leucopenia

Não ocorre como uma anormalidade clínica específica, mas como uma manifestação comum em várias doenças. Nota-se neutropenia, frequentemente acompanhada de linfopenia, em diversas doenças virais agudas, como peste suína clássica e arterite viral equina. Também é observada na leptospirose bovina, embora geralmente as infecções bacterianas sejam acompanhadas de leucocitose. A inflamação local aguda pode provocar diminuição transitória na contagem de leucócitos, em razão do sequestro de células circulantes para o foco da infecção. Neutropenia é parte da resposta à toxemia, em particular da endotoxemia, devido à maior migração de neutrófilos do sangue para os tecidos. A taxa de emigração de neutrófilos é mais rápida do que sua liberação da medula óssea para o sangue periférico. A linfopenia é parte da resposta ao estresse e à administração de glicocorticoides.

A leucopenia também é parte de um quadro de pancitopenia, no qual ocorre diminuição de todos os tipos de células do sangue. Os fatores que reduzem as atividades da medula óssea, do baço e dos linfonodos, resultando em pancitopenia, incluem intoxicação pela ingestão de farinha de soja extraída por tricloroetileno, tolueno, micotoxinas (p. ex., fusariotoxicose, principalmente aquela causada por *Stachybotrys alternans*) e samambaia. Também nota-se pancitopenia em doença causada por radiação; em anomalias congênitas de potros de pôneis da raça Fell; em potros, como parte de doenças hereditárias conhecidas[1-3], possivelmente em bezerros da raça Japanese Black;[4] em bezerros, como resultado da intoxicação por furazolidona; e em bezerros e cordeiros, com parte de doença aloimunomediada.[5-9] Em suínos, é possível constatar leucopenia como decorrência de deficiência de ferro.

Na maioria das espécies, a administração de glicocorticoides causa eosinopenia e linfopenia. Nota-se linfopenia em animais com deficiência imune, como imunodeficiência combinada grave em potros da raça Árabe e em potros de pôneis das raças Fell e Dale com imunodeficiência.[2,3]

A importância da leucopenia é que pode reduzir a resistência do animal à infecção bacteriana. O tratamento da anormalidade deve ser direcionado à doença primária, mas quase sempre se administra antibiótico de amplo espectro devido ao maior risco de infecção bacteriana em animais com leucopenia.

REFERÊNCIAS BIBLIOGRÁFICAS

1. Fox-Clipsham L, et al. Vet Rec. 2009;165:289.
2. Fox-Clipsham LY, et al. PLoS Genet. 2011;7.
3. Tallmadge RL, et al. Clin Vaccine Immunol. 2012;19:1054.
4. Fukunaka M, et al. J Vet Med Sci. 2010;72:1655.
5. Euler KN, et al. BMC Vet Res. 2013;9.
6. Foucras G, et al. Bulletin des GTV. 2013;69.
7. Henniger P, et al. Berlin Munch Tierar Woch. 2014; 127:61.
8. Ruby RE, et al. NZ Vet J. 2012;60:82.
9. Winter A. Vet Rec. 2011;168:84.

Leucocitose

A contagem de leucócitos no sangue periférico acima do valor esperado em animais sadios pode ser uma resposta fisiológica apropriada a uma doença infecciosa ou inflamatória, o resultado de anormalidade de leucócitos ou a decorrência de doença mieloproliferativa. Nesta última, uma situação particular é aquela na qual há neoplasia de célula imune e subsequente produção de fatores de crescimento ou interleucinas, que estimulam a proliferação inapropriada de outros tipos de células, detectados no sangue periférico. Um exemplo disso são os equinos com linfossarcoma, em cujas amostras de sangue periférico nota-se eosinofilia. As doenças leucoproliferativas são discutidas nos respectivos tópicos.

Leucocitose pode ser decorrência do aumento na quantidade de todos os tipos de leucócitos ou do aumento na contagem de um tipo particular dessa célula. As alterações incluem linfocitose, neutrofilia, eosinofilia, monocitose e basofilia. Trombocitose é discutida no respectivo tópico.

É rara a ocorrência de *linfocitose* não relacionada à infecção pelo vírus da leucose bovina. Infecções virais ou bacterianas crônicas podem ocasionar discreta elevação na contagem de linfócitos, no sangue, mas tal alteração tem pouca importância no diagnóstico. Em algumas doenças, nota-se anormalidade na proporção entre linfócitos T e linfócitos B, mas esses tipos celulares raramente são diferenciados na rotina clínica.

Neutrofilia quase sempre é uma resposta a uma doença inflamatória, com exceção da neutrofilia induzida por estresse (leucograma de "estresse"). Inflamação ou infecção bacteriana subaguda ou crônica ocasiona elevação marcante da contagem de neutrófilos do sangue periférico. O grau de neutrofilia é variável e pode ser baixo, mesmo na presença de doença persistente, como pneumonia causada por *R. equi*. A *neutrofilia por neutrófilos maduros* é evidente como uma alta contagem de neutrófilos, na ausência de formas imaturas dessas células (neutrófilos bastonetes). A neutrofilia regenerativa é caracterizada por contagem de neutrófilos normal ou elevada e presença de quantidade excessiva de neutrófilos imaturos (condição conhecida como "desvio à esquerda"). A constatação de desvio à esquerda sugere recuperação da neutrofilia subsequente à neutropenia ou inflamação grave contínua. A neutrofilia por neutrófilos maduros sugere inflamação de longa duração, mas não é definitiva nesse período de tempo. Pode haver neutrofilia por neutrófilos maduros durante a fase de recuperação da anemia, principalmente de anemia hemolítica. Em alguns potros com sepse e em bezerros com a síndrome da *deficiência da adesão leucocitária bovina*, nota-se neutrofilia marcante.

Eosinofilia geralmente está associada com alergia ou parasitismo. Exemplos incluem alergia ao leite, em vacas, e parasitismo intestinal em equinos. É possível constatar eosinofilia em equinos com linfossarcoma intestinal ou doença epiteliotrópica eosinofílica multissistêmica.[1]

Monocitose e *basofilia* são raras em grandes animais, com exceção daquelas que ocorrem como parte de uma resposta de recuperação da medula óssea à neutropenia intensa.

REFERÊNCIA BIBLIOGRÁFICA

1. Pucheu-Haston CM, et al. Equine Vet Educ. 2013; 25:614.

Anormalidades na função dos leucócitos

As anormalidades da função dos leucócitos podem ser congênitas ou adquiridas. As congênitas incluem síndrome de Chédiak-Higashi e deficiência de adesão leucocitária bovina.[1] As anormalidades adquiridas incluem aquelas associadas com neoplasias de células dos sistemas imunes inato e adaptativo, bem como disfunções induzidas por doenças, toxicidades ou deficiências (como a deficiência de ferro, que compromete a função dos neutrófilos). Uma ampla variedade de doenças infecciosas pode interferir na função dos leucócitos, inclusive na fagocitose de microrganismos pelos neutrófilos ou macrófagos. As intoxicações, como algumas causadas por micotoxinas, interferem na função dos leucócitos. Desnutrição, emaciação e deficiências específicas (p. ex., deficiência de ferro) comprometem a função leucocitária.

REFERÊNCIA BIBLIOGRÁFICA

1. Abdeen A, et al. J Vet Med Sci. 2013;75:1237.

Doenças leucoproliferativas (leucemia, linfoma)

As anormalidades leucoproliferativas são doenças neoplásicas de tecido mieloide (hematopoético) ou linfoide. Nesse texto, a discussão aborda doenças associadas com células linfoides anormais (linfoproliferativas) e doenças associadas com células mieloides anormais (mieloproliferativas). As doenças leucoproliferativas mais comuns em grandes animais são linfoma e linfossarcoma.

Doenças mieloproliferativas

É rara em grandes animais, mas há relato de leucemia granulocítica, eosinofílica, monocítica e mielomonocítica:

- Leucemia granulocítica aguda (mielógena) e crônica são relatadas em equinos, bem como neoplasia eritroide aguda[1,2]
- Leucemia granulocítica aguda em um caprino
- Mastocitose sistêmica em um caprino
- Leucemia basofílica aguda em um bezerro[3] e em suínos[4,5]
- Leucemia mastocítica e megacariócita aguda em um bezerro[6]
- Histiocitose em um leitão[7]
- Leucemia mieloblástica aguda em bovinos e equinos
- Leucemia mielomonocítica em um bezerro, um equino e em uma linhagem consanguínea de suínos Miniatura[8]
- Histiocitose maligna em bovinos e equinos
- Doença mieloproliferativa eosinofílica em um equino.

Em alguns animais, a doença se manifesta com *sinais clínicos* inespecíficos que consistem em perda de peso, baixo desempenho, edema temporário em extremidades de membros e região ventral, hemorragias petequiais, esplenomegalia e aumento dos linfonodos, ou massas palpáveis no abdome. Trombocitopenia e anemia são comuns devido à mieloftise. Com frequência, notam-se células anormais no esfregaço de sangue periférico. Exame imunoistoquímica e imunocoloração de células pela técnica de fluorescência podem identificar as células anormais.

O diagnóstico quase sempre é definido durante a necropsia. Antes da morte, o diagnóstico pode ser facilitado pelo exame de esfregaços de sangue periférico e de medula óssea obtida por biopsia aspirativa.

Não há tratamento efetivo, tampouco medidas preventivas para a doença.

LEITURA COMPLEMENTAR

Taintor J. Equine leukaemia. Equine Vet Educ. 2012; 24:604-609.

REFERÊNCIAS BIBLIOGRÁFICAS

1. Forbes G, et al. Aust Vet J. 2011;89:269.
2. Johansson AM, et al. J Vet Int Med. 2007;21:1126.
3. Takahashi Y, et al. Vet Rec. 2006;158:702.
4. Sipos W, et al. Vet Pathol. 2006;43:362.
5. Twomey DF, et al. Pig J. 2010;63:91.
6. Ikehata T, et al. J Vet Med Sci. 2011;73:467.
7. Helie P, et al. Vet Pathol. 2014;51:812.
8. Duran-Struuck R, et al. Vet Immunol Immunopathol. 2010;135:243.

Doenças linfoproliferativas

Acometem todas as espécies de grandes animais, mas é comum apenas em bovinos, nos quais se manifesta como linfoma ou linfossarcoma (leucose viral bovina). Além de linfoma e linfossarcoma, outra doença linfoproliferativa é o mieloma de plasmócito, constatado em ruminantes e equinos. O linfangiossarcoma é um tumor raro do endotélio linfoide, verificado em equinos e bovinos.

Plasmocitoma (mieloma múltiplo)

É um tumor de plasmócito que, às vezes, resulta em produção de globulina monoclonal.[1] A doença é diagnosticada em bovinos, ovinos e equinos, sendo caracterizada por proliferação de células linfoides que produzem uma imunoglobulina ou um fragmento de imunoglobulina (denominado, frequentemente, proteína M). Caracteristicamente, a doença envolve, porém nem sempre, a medula óssea e, nesse caso, é denominada mieloma múltiplo. As células tumorais podem ou não secretar proteína anormal.

Quase sempre os *sinais clínicos* são inespecíficos e consistem em perda de peso, anorexia, edema de membros e infecções recidivantes. É possível notar sinais de sangramento excessivo após traumatismo mínimo, como perfuração por agulha. O tumor pode se infiltrar em diversos tecidos, fato que explica a diversidade dos sintomas. O envolvimento de nervos cranianos pode resultar em disfagia; a infiltração em vértebras cervicais pode resultar em fratura patológica e compressão aguda da medula espinal. O envolvimento de linfonodos mediastínicos pode ocasionar sinais clínicos de um tumor na parte anterior do tórax. Os sintomas podem ser tão vagos que no estágio inicial a doença facilmente passa despercebida. Em alguns animais, a radiografia revela a presença de lesões osteolíticas.

Anemia é comum; cerca de 20% dos equinos acometidos manifestam trombocitopenia. Ocasionalmente, pode-se notar plasmócitos em esfregaço de sangue periférico. Hipoalbuminemia e hiperglobulinemia são achados comuns. A eletroforese de proteínas séricas é útil para demonstrar a presença de proteinopatia monoclonal, na região alfa$_2$, beta ou gama do eletroforetograma. Em cerca de 20% dos equinos com mieloma nota-se proteinúria devido à proteína de Bence-Jones. Geralmente, a concentração sérica da imunoglobulina específica encontra-se aumentada; há dois relatos de equinos com mieloma e elevada concentração de IgA. Alguns equinos acometidos apresentam hipercalcemia, que pode ser decorrência do aumento do teor da proteína relacionada ao paratormônio. O exame da amostra de medula óssea obtida por aspiração ou biopsia pode revelar quantidade excessiva de plasmócitos (> 10%).

Não há *tratamento* específico. A maioria dos animais apresenta quadro clínico avançado e morre dentro de dias a semanas, porém os animais diagnosticados precocemente podem ter sobrevida superior a 6 meses.

Linfoma e linfossarcoma

O vírus da leucose bovina causa linfoma em bovinos e ovinos; a infecção pelo herpesvírus equino tipo 5 está associada com a ocorrência de linfoma em equinos[2-5], mas afora essas exceções a etiologia do linfoma em espécies de grandes animais é desconhecida.

Ruminantes e suínos

Em bovinos, o linfossarcoma se manifesta na forma de entidades clínicas distintas:

- Linfossarcoma multicêntrico juvenil é constatado ao nascimento ou no início da vida. É multicêntrico e comumente envolve a medula óssea e a maioria dos linfonodos
- Linfossarcoma de timo se desenvolve em bovinos com 3 meses a 2 anos de idade e envolve o timo e, ocasionalmente, se propaga a outros linfonodos; raramente se infiltra em outros órgãos
- Nota-se linfossarcoma cutâneo principalmente em bovinos com 1 a 3 anos de idade
- O linfossarcoma multicêntrico de adulto se deve à infecção pelo vírus da leucose bovina.

O linfossarcoma bovino é discutido, em detalhes, nos tópicos "Leucose viral bovina" e "Leucose bovina esporádica".

- O linfoma associado à infecção pelo vírus da leucose bovina acomete ovinos e camelídeos.[6] A forma esporádica da doença pode se manifestar de diversas maneiras, inclusive com envolvimento do cérebro, pele e articulações, além do tecido linfoide, condição já esperada
- Os caprinos desenvolvem linfoma esporádico, inclusive uma forma multicêntrica; exoftalmia pode ser um sintoma da doença[7]
- Esporadicamente, os suínos desenvolvem linfossarcoma, sendo a maioria composto de linfócitos B (células B), embora haja relato de doença atribuída aos linfócitos T. Também, há uma forma hereditária da doença.[8]

Os sinais clínicos de linfossarcoma são semelhantes àqueles descritos para a doença associada ao vírus da leucose bovina, em bovinos. Linfadenopatia, bem como anormalidades clínicas resultantes da linfadenopatia (disfagia, timpanismo, angústia respiratória)[9], são manifestações comuns. O linfoma de timo pode ser diferenciado de hematoma da região ventral do pescoço por meio de exame físico e hematológico (taquicardia; anemia, em bovinos com hematoma).[10] Em bovinos, o linfoma de células T pode se manifestar como lesões cutâneas ou de cavidade nasal.[11-13] Radiografia, ecocardiografia e ultrassonografia são métodos auxiliares de diagnósticos úteis.[14,15] É possível definir o diagnóstico por meio de biopsia de linfonodos.

As anormalidades clinicopatológicas são inespecíficas, podendo incluir anemia e hiperfibrinogenemia. Há relato de hipoglicemia e hiperlactatemia em uma vaca com linfoma bovino enzoótico.[16]

A necropsia revela linfadenopatia e infiltração por linfócitos neoplásicos.

Não há tratamento efetivamente comprovado. A administração de glicocorticoides pode ocasionar melhora transitória devido à linfólise. Em pequenos ruminantes ou suínos de alto valor monetário ou emocional, é possível realizar radioterapia, mas não há relato a respeito.

Equinos

Etiologia e epidemiologia

Em equinos, alguns linfomas estão associados à infecção por herpes-vírus equino 5 (EHV-5). Constatou-se que de 13 equinos com linfoma, 67% eram positivos no teste tecidual para EHV-5, realizado pela técnica da reação em cadeia da polimerase (PCR), e que 14% de 21 equinos clinicamente normais foram positivos ao teste. As amostras de tecido neoplásico positivas para EHV-5 foram classificadas como linfoma de célula B rico em célula T (três amostras), linfoma de célula T (um), e linfoma não diferenciado (um); duas amostras não foram examinadas.[4] Embora não preencham os postulados de Koch e, portanto, sem demonstração de estreita relação causal, há evidência circunstancial, inclusive resposta à terapia antiviral, de que a infecção por EHV-5 causa linfoma em equinos.[2-5] Contudo, linfoma e linfossarcoma de equídeos são idiopáticos.

Linfoma é uma neoplasia oriunda do tecido linfoide, a qual pode se desenvolver nos linfonodos, baço ou intestino. A doença é mais corretamente descrita como neoplasia de uma das diversas linhagens de células linfoides; com a crescente sofisticação de colorações imunoistoquímicas, é possível diferenciar linfoma de uma linhagem celular particular envolvida. Relata-se que há, no mínimo, 14 subtipos de linfoma em equinos.[17] Ademais, as técnicas de genética molecular poderão, brevemente, permitir o uso de PCR ou análise cromossômica (genômica) para melhor caracterizar as origens dos tumores.[18] Utiliza-se tanto exame imunoistoquímico de amostras de tecido fixadas quanto de teste fluorescente para diferenciar as células presentes em líquidos corporais, a fim de determinar o tipo de célula anormal. Uma vantagem adicional dos testes recentes é que, às vezes, é possível caracterizar tumores de origem incerta (linfoide-mieloide).

Em equinos, os tumores são mais comumente de linhagens de linfócitos T ou B. Notou-se que, em 203 equinos com linfoma, o multicêntrico foi o mais comum (83 equinos, 41%), seguido de doenças cutâneas (38 equinos, 19%), doenças do trato gastrintestinal (24 equinos, 12%), mediastino (5%), linfonodos (5%), olho ou tecido periorbital (4%), baço (3%), cavidade nasal (2%), sistema nervoso central (2%), cavidade bucal (2%), medula óssea (0,5%) e coração (0,5%).[17] Grande linfoma de célula B rico em célula de T é o tipo de linfoma mais comum em equinos (em 87 de 203 equinos, 43%), seguido de linfoma de célula T periférico (45 equinos, 22%) e grande linfoma de célula B difuso (11%).[17] Linfoma de célula B que contém grande quantidade de células T (que não são neoplásicas) e linfoma de célula T periférico são, caracteristicamente, tumores de baço e de linfonodos torácicos e mediastínicos.[17] Os tumores de células B que contêm grande quantidade de células T (linfoma de célula B rico em célula T) respondem por, aproximadamente, um terço dos linfomas de equinos. Esses últimos são, tipicamente, tumores de pele e tecido subcutâneo. Linfomas de célula T representam cerca de 20% dos linfomas de equinos e, tipicamente, causam doença em linfonodos mediastínicos.[17] Em equinos, ao redor de 50% dos linfomas apresentam células que expressam receptores de progesterona, mas nenhum expressa receptor de estrógeno, o que pode explicar a regressão desses tumores em éguas durante a prenhez.

A doença ocorre em equinos de todas as *idades*, sendo relatada tanto em animais jovens, com 2 meses de vida, como em idosos, com 31 anos. A idade média do diagnóstico é de 10 anos.[17] Não há informações sobre a incidência específica por faixa etária. Um estudo relata casos da doença em equinos com 4 meses a 22 anos de idade; a idade média nestes casos, e aquela mencionada em outras revisões a respeito, sugere aumento do risco da neoplasia com o aumento da idade. Pesquisas limitadas, realizadas por ocasião do abate, indicam prevalência de 0,7 a 3,2 casos para cada 100.000 animais. Equinos Puro-Sangue Inglês são mais predispostos ao linfossarcoma cutâneo do que outras raças.[19]

Achados clínicos

A manifestação clínica de linfossarcoma em equinos provavelmente é mais bem descrita como uma doença que pode se *manifestar de diversas maneiras.* O linfossarcoma pode interferir na função de qualquer sistema orgânico, dependendo do local do corpo onde essa neoplasia se desenvolve. Na maioria dos casos, o linfossarcoma é multicêntrico, embora frequentemente sua manifestação clínica reflita sintomas específicos do órgão acometido e a sua natureza multicêntrica pode não ser detectada antes de avaliação clínica ou exame pós-morte mais completo.[20-23] Linfoma ocular pode ser uma neoplasia solitária ou ser parte de uma doença multicêntrica.[22,24]

Histórico de manifestação comum consiste em definhamento crônico; diarreia crônica; disfunção do trato respiratório superior, com estertores respiratórios, ou dispneia inspiratória; anormalidades do trato respiratório inferior; edema subcutâneo; anemia; e febre de origem desconhecida. Os *sinais clínicos* incluem perda de peso, anorexia e depressão, em 30% dos casos; edema ventral em 18%; pirexia e anemia em 17%; diarreia em 7% e cólica em 6% dos casos.

Linfossarcoma é a neoplasia individual mais comum de *tórax*, em equinos. Uma síndrome comum consiste em perda de peso e edema na região ventral do pescoço e tórax, às vezes acompanhada de efusão pleural ou peritoneal, anemia, dispneia, tosse e massas abdominais palpáveis por meio de exame retal. Nos casos em que as lesões se encontram, predominantemente, no tórax, a manifestação clínica da síndrome reflete aquela de uma lesão que ocupa espaço, consistindo de edema peitoral e congestão da veia jugular, sem pulso da jugular, e dispneia. O coração pode ser deslocado; ademais, pode haver sopro cardíaco. Quando ocorre compressão do esôfago, nota-se disfagia. Para a confirmação do diagnóstico ainda em vida, pode ser necessária biopsia toracoscópica.[25]

Outra síndrome relativamente comum consiste em perda de peso crônica, com ou sem diarreia, associada com infiltração neoplásica no *intestino.* A doença pode acometer múltiplos segmentos, como acontece frequentemente em equinos mais jovens, ou pode ser uma lesão solitária, em equinos mais velhos.[26,27] A enfermidade pode se manifestar como cólica aguda ou como resultado de intussuscepção ao redor de uma lesão solitária, divertículos múltiplos ou diarreia.[26-29] Uma revisão de casos de diarreia crônica em equinos indicou que o linfossarcoma de trato alimentar foi a causa de 5 dos 51 casos avaliados. O teste de tolerância à glicose oral é influenciado negativamente pela infiltração intestinal do linfossarcoma, mas um teste anormal não é patognomônico para essa neoplasia e, provavelmente, tampouco detecta a presença de lesões solitárias. Afora isso, o linfossarcoma também é uma causa de cólica recidivante em equinos.

Linfossarcoma cutâneo é uma doença comum em equinos e pode ser a forma mais comum de linfoma nessa espécie animal. Os linfomas representam cerca de 1,7% das lesões cutâneas em equídeos, acometendo animais com idade, em média, de 15 anos.[19] A probabilidade de os equinos Puro-Sangue Inglês serem diagnosticados com a doença é de 2,5 vezes maior do que a verificada em todas as outras raças.[19] Nos equinos Puro-Sangue Inglês predomina o linfoma de célula T, comparativamente a outras raças; nessa raça, 33% dos linfomas cutâneos são desse tipo.[30] Em equinos Quarto-de-Milha, os linfomas cutâneos quase sempre são grandes linfomas de célula B ricos em células T.[30] Não há predileção por sexo.

Os tumores cutâneos podem ser solitários ou múltiplos e, em geral, são tumefações discretas, firmes e indolores. Com frequência, essas tumefações são cobertas de pelos, porém nos casos mais graves da doença nota-se perda de pelos. As lesões tendem a surgir na cabeça, pescoço e região dorsal do tronco, mas podem se desenvolver em qualquer parte do corpo. Às vezes, ocorre metástase do tumor, mas os equinos acometidos por doença discreta ou cujo quadro clínico ora piora, ora melhora, pode viver durante anos.

Em equídeos, comumente o linfoma cutâneo é uma variante do grande linfoma de célula B rico em células T (84%), sendo o linfoma de célula T cutâneo o segundo mais comum (11%).[30] Os tumores que surgem como nódulos múltiplos, mais comumente, são grandes linfomas de célula B rico em célula T.[30] É mais provável que as lesões solitárias sejam linfoma de célula T cutâneo.[30] O diagnóstico é definido por meio de biopsia por excisão.

Outra variante é a *micose fungoide*, um linfoma de célula T cutâneo que parece ter um curso mais agressivo.[30,31]

Linfossarcoma é o diagnóstico final em um número significativo de equinos que apresentam *febre de origem desconhecida.*

O linfoma deve ser incluído na lista de diagnósticos diferenciais de equinos com sinais de ataxia ou outros sintomas de doença *neurológica.*[32-35]

Em geral, os sinais clínicos de doença neurológica se devem a lesões que ocupam espaço no canal medular ou à infiltração de nervos periféricos que comprometem a função nervosa normal.[32-35]

Em equinos, os sistemas orgânicos acometidos por linfossarcoma não se restringem àqueles mencionados anteriormente; em equinos, individualmente, pode haver envolvimento de praticamente todos os órgãos ou sistemas corporais, como baço[36], mandíbula[37], coração[38], glândula mamária[39] e faringe[21], bem como de útero e ovário (provoca aborto).[20]

A ultrassonografia pode auxiliar na localização de massas tumorais ou de acúmulo de líquido pleural ou peritoneal, bem como na aspiração de material desses locais. Radiografia é útil para detectar doença de mediastino. Rinolaringoscopia possibilita detectar e avaliar doença de faringe.

Ressonância magnética permite uma localização mais precisa das lesões de cabeça e parte rostral do pescoço.[21]

Às vezes, o linfoma é acompanhado de sintomas de síndrome paraneoplásica, especialmente quando a doença é multicêntrica. Os sinais clínicos de síndrome paraneoplásica podem incluir aqueles de pseudo-hiperparatireoidismo, além de alopecia e prurido.[39,40]

Patologia clínica

É possível obter um diagnóstico específico por meio de exame citológico; o exame citológico de amostras de linfonodos acometidos, por meio de biopsia ou *aspirado com agulha*, tem valor diagnóstico. As amostras devem ser obtidas de linfonodos que apresentam aumento de volume ou de medula óssea. Também o exame citológico do líquido obtido em toracocentese ou abdominocentese, quando há envolvimento torácico ou abdominal, quase sempre tem valor diagnóstico.

Anemia é um achado clínico consistente em equinos com linfossarcoma em estágio avançado. Pode ser resultante de células tumorais que ocupam a medula óssea ou que causam necrose da medula, mas não é uma manifestação comum da doença.[41] Mais comumente, é provável que a anemia seja decorrência da maior destruição de hemácias ou de doença crônica.[42] Apenas um pequeno número de equinos com linfadenopatia atribuída ao linfossarcoma apresenta alterações sanguíneas *leucêmicas* concomitantes. Foram detectadas células semelhantes à célula de Sézary no sangue de um equino com linfoma de célula B. Em cerca de 30% dos casos constatou-se *trombocitopenia*.

A imunofenotipagem de células obtidas durante a necropsia, por meio de biopsia de linfonodos ou de órgãos acometidos ou do sangue periférico pode auxiliar na definição do tipo de célula envolvida.

Alguns equinos apresentam hipergamaglobulinemia e hipoalbuminemia. Quase sempre, em equinos com linfossarcoma a *hipergamaglobulinemia* é causada por globulinopatia policlonal – diferentemente do que acontece em equinos com mieloma de plasmócito – sendo, provavelmente, decorrência de resposta inflamatória ao tumor. Em equinos com linfossarcoma, a concentração plasmática de fibrinogênio pode estar elevada, pela mesma razão.

Em equinos com linfossarcoma, há relato de baixa concentração sérica de imunoglobulina, mas esse achado não é específico para linfossarcoma. Nota-se baixa sensibilidade e especificidade para a detecção de baixa *concentração sérica de IgM* no diagnóstico de linfossarcoma. Em equinos, a sensibilidade e a especificidade de concentração sérica de IgM inferior a 60 mg/dℓ, no diagnóstico de linfossarcoma, são 50% e 35%, respectivamente. Esse não é um bom teste diagnóstico ou de triagem de linfossarcoma de equinos.

Anormalidades na concentração sérica de cálcio são incomuns e variáveis, com relato tanto de hipocalcemia quanto de hipercalcemia. A hipercalcemia pode estar associada com elevada concentração sérica do peptídeo relacionado com paratormônio.

Tratamento

Em equinos, os relatos de tratamento de linfoma são raros. Como a maioria dos equinos apresenta doença em estágio avançado no momento do diagnóstico e como as opções terapêuticas são limitadas por alto custo ou efeitos adversos, raramente se realiza tratamento. Em alguns casos de linfossarcoma cutâneo, é apropriada a extirpação cirúrgica de tumores cutâneos isolados, podendo resultar em cura, especialmente de grande linfoma de célula B rico em célula T solitário.[30]

Em uma égua com grande linfoma de célula B rico em célula T associado à infecção por herpes-vírus equino 5 (EHV-5), obteve-se sucesso terapêutico mediante a ressecção cirúrgica da lesão e administração de ciclofosfamida, vincristina e dexametasona durante 1 mês, seguida de administração oral de aciclovir (medicamento antiviral), na dose de 20 mg/kg, em intervalos de 8 h, por um período de 4 meses.

Relata-se que a administração de medicamentos *oncolíticos* resulta em remissão da doença em alguns equinos.[32,36,40,43] As drogas utilizadas incluem prednisolona, vincristina, ciclofosfamida, cisplatina e citarabina (ver exemplos na Tabela 11.6). Os glicocorticoides causam lise de linfócitos anormais e podem resultar em alguma melhora dos sinais clínicos. Tem-se obtido

Tabela 11.6 Protocolos de tratamento de linfoma e linfossarcoma em equídeos adultos.

Protocolo	Medicamento	Dose	Via de administração	Protocolo terapêutico
CAP	Ciclofosfamida	200 mg/m²	IV (cateter)	Em intervalos de 2 semanas
	Citosina arabinosídeo (citarabina)	1 a 1,5 g/tratamento	IM ou SC	Base alternativa
	Prednisolona	1 mg/kg PC	Oral	Diariamente
COP	Citosina arabinosídeo	200 a 300 mg/m²	SC/IM	Em intervalos de 7 a 14 dias
	Clorambucila ou ciclofosfamida	20 mg/m² 200 mg/m²	Oral IV (cateter)	Em intervalos de 14 dias Em intervalos de 14 a 21 dias
	Prednisolona	1,1 a 2,2 g/kg PC	Oral	Em intervalos de 48 h
	Vincristina (pode ser adicionada, se não houver resposta inicial)	0,5 mg/m²	IV (cateter)	Em intervalos de 7 dias
Terapia com medicamento único	L-asparaginase	10.000 a 40.000 UI/m²	IM	Em intervalos de 2 a 3 semanas
	Ciclofosfamida ou vincristina	200 mg/m² 0,5 mg/m²	IV (cateter)	Em intervalos de 2 a 3 semanas
Combinação de quimioterápico com vacina autóloga	Ciclofosfamida	300 mg/m²	IV (cateter)	Administrar nos dias 1 e 36
	Vacina de tumor autóloga	Injeção de 2 mℓ em quatro locais	IM	Administrar nos dias 4, 21 e 39
Medicamentos individuais	Doxorrubicina	30 a 65 mg/m²	–	–
	Cisplatina (1 mℓ de solução contendo 10 mg de cisplatina/mℓ e 2 mℓ de óleo de gergelim)	1 mg de cisplatina/cm³ de tumor. Espaçado cerca de 1 cm plano	Intralesão	Em intervalos de 2 semanas

Reproduzida, com autorização, de Taintor e Schleis, 2011.[40]
PC: peso corporal; IM: intramuscular; IV: intravenosa; SC: subcutânea.

algum sucesso com o protocolo que consiste na administração de ciclofosfamida (2 mg/kg IV), 1 vez/semana, por 4 a 6 semanas, seguida de uma dose a cada 2 a 3 semanas, combinada com administração oral de prednisolona (0,5 a 1,5 mg/kg, a cada 24 a 48 h). Outro protocolo consiste na administração de vincristina (0,008 mg/kg IV) e ciclofosfamida (2 mg/kg IV), uma dose com intervalo de 2 semanas, no total de 4 a 6 doses, combinada com administração diária de prednisolona. O objetivo desses protocolos terapêuticos é induzir a remissão ou minimizar os sinais clínicos da doença, quando atribuídos à linfadenopatia (p. ex., disfagia, dispneia). Um exemplo é o tratamento de égua prenhe que apresenta tumor retrofaríngeo que causa disfagia, visando prolongar a vida da égua até a parição.

A *radioterapia* de doença isolada na cabeça e na faringe pode ser uma opção terapêutica efetiva no tratamento de linfoma em equinos; em outras espécies, o linfoma é sensível à radioterapia.

LEITURA COMPLEMENTAR

Durham AC, et al. Two hundred three cases of equine lymphoma classified according to the World Health Organisation (WHO) classification criteria. Vet Path. 2013;50:86-93.

Taintor J. and Schelis S. Equine lymphoma. Equine Vet Educ. 2011;23:205-213.

REFERÊNCIAS BIBLIOGRÁFICAS

1. Morton AJ, et al. Equine Vet Educ. 2007;19:564.
2. Vander Werf K, et al. J Vet Int Med. 2013;27:387.
3. Bawa B, et al. J Equine Vet Sci. 2014;34:694.
4. Vander Werf KA, et al. J Equine Vet Sci. 2014;34:738.
5. Werf KAV, et al. J Vet Int Med. 2011;25:673.
6. Lee LC, et al. Can Vet J. 2012;53:283.
7. Valentine BA, et al. Can Vet J. 2011;52:1350.
8. Ogihara K, et al. J Vet Med Sci. 2012;74:149.
9. Larde H, et al. Can Vet J. 2014;55:136.
10. Braun U, et al. Vet J. 2007;174:344.
11. Klinkon M, et al. Vet Clin Pathol. 2006;35:231.
12. Braun U, et al. Acta Vet Scand. 2015;57:100.
13. Otrocka-Domagala I, et al. J Comp Pathol. 2009; 141:302.
14. Buczinski S. JAVMA. 2012;241:1083.
15. Buczinski S, et al. JAVMA. 2011;238:1044.
16. Elfenbein J, et al. J Vet Int Med. 2008;22:1441.
17. Durham AC, et al. Vet Pathol. 2013;50:86.
18. Scase TJ. Equine Vet Educ. 2008;20:467.
19. Schaffer PA, et al. JAVMA. 2013;242:99.
20. Canisso IF, et al. Can Vet J. 2013;54:288.
21. Jakesova V, et al. Equine Vet Educ. 2008;20:289.
22. Rendle DI, et al. Aust Vet J. 2012;90:485.
23. Germann SE, et al. Vet Ophthalmol. 2008;11:51.
24. Trope GD, et al. Vet Ophthalmol. 2014;17:139.
25. Lee WL, et al. Equine Vet Educ. 2013;25:79.
26. Mair TS, et al. Equine Vet J. 2011;43:128.
27. Smith KM, et al. Equine Vet Educ. 2013;25:74.
28. Sheats MK, et al. Equine Vet Educ. 2008;20:459.
29. Matsuda K, et al. J Vet Med Sci. 2013;75:1253.
30. Miller CA, et al. J Vet Diagn Invest. 2015;27:86.
31. de Bruijn CM, et al. Res Vet Sci. 2007;83:63.
32. Finding EJT, et al. Equine Vet Educ. 2014;26:303.
33. Lehmbecker A, et al. J Comp Pathol. 2014;151:181.
34. Westerman TL, et al. Can Vet J. 2014;55:379.
35. Ueno T, et al. J Equine Vet Sci. 2012;32:315.
36. Madron MS, et al. Equine Vet Educ. 2011;23:606.
37. Greet TRC, et al. Vet Rec. 2011;168:80.
38. Penrose LC, et al. Vet Rec. 2012;171.
39. Mendes LCN, et al. Equine Vet Educ. 2011;23:177.
40. Taintor J, et al. Equine Vet Educ. 2011;23:205.
41. Kelton DR, et al. Vet Clin Pathol. 2008;37:403.
42. McGovern KF, et al. J Vet Int Med. 2011;25:1181.
43. Doyle AJ, et al. Can Vet J. 2013;54:1137.

Pancitopenia neonatal bovina

Sinopse

- Etiologia: atualmente, a causa é atribuída a uma vacina inativada comercial contra diarreia viral bovina (BVD). A vacina PregSure BVD desencadeia uma reação aloimune contra antígenos específicos do complexo principal de histocompatibilidade (MHC) classe I de bovinos, presentes como impurezas na vacina. As vacas vacinadas produzem anticorpos contra esse epítopo de MHC-1 específico, que é transmitido, via colostro, aos bezerros. Nos bezerros que compartilham o epítopo de MHC-1 contido na vacina ocorrem danos às células da medula óssea e eritropoéticas, ocasionados por uma reação aloimune estimulada pelos anticorpos maternos
- Epidemiologia: incidência crescente em vários países, inclusive europeus, onde a vacina foi comercializada de 2007 a 2012. A incidência, de, aproximadamente, 16 casos para cada 100.000 doses de vacina vendidas, é relativamente baixa, mas a taxa de mortalidade é superior a 90%. Os bezerros acometidos apresentam 2 a 4 semanas de idade
- Achados clínicos: os bezerros, com 2 a 4 semanas de idade, apresentam sangramento cutâneo e de membranas mucosas, hemorragias petequiais em membranas mucosas, melena e hemorragia interna. Ocorre elevação da temperatura retal. O quadro se agrava rapidamente, dentro de dias, com alta taxa de mortalidade
- Patologia clínica: trombocitopenia marcante, leucopenia e anemia não regenerativa. A biopsia de medula óssea revela baixo conteúdo de células
- Achados de necropsia: hemorragias petequiais ou equimóticas generalizadas em superfícies serosas e mucosas, hematomas subcutâneos. Hipoplasia/aplasia de medula óssea envolvendo as três principais séries de células hematopoéticas
- Confirmação do diagnóstico: pancitopenia no sangue periférico, depleção de células na medula óssea, histórico de vacinação de vacas com PregSure BVD
- Tratamento: não há disponibilidade de tratamento específico
- Controle: evitar o fornecimento de colostro de vacas que, sabidamente, ocasionou pancitopenia neonatal bovina (PNB) em seus bezerros ou de vacas vacinadas com a vacina incriminada como causa da doença.

Etiologia

A etiologia da pancitopenia neonatal bovina (PNB), uma condição caracterizada por hemorragias internas e externas e destruição quase total da medula óssea vermelha de bezerros neonatos, ainda não foi completamente esclarecida. Atualmente, a melhor hipótese aventada é que a PNB é causada por imunoglobulinas presentes no colostro das mães dos bezerros acometidos, que danificam a medula óssea do bezerro, por meio de uma reação aloimune.[1] A crescente incidência de PNB, verificada desde 2007 em vários países europeus, foi associada ao uso de uma vacina inativada contra diarreia viral bovina (PregSure BVD, Pfizer Animal Health). Essa vacina contém sorotipo I do vírus da diarreia viral bovina (BVDV) citopatogênico, que se multiplicou em cultura de uma linhagem de célula renal de bovinos, combinado com um adjuvante de uso recente conhecido como Procision A, que induz uma resposta à produção de anticorpos consideravelmente mais potente do que aquela obtida com outras vacinas inativadas contra BVD disponíveis no mercado e, até mesmo, do que a infecção natural pelo BVDV.[2] Constatou-se que a vacina possui não apenas antígeno viral, mas também impurezas oriundas das células renais de bovinos utilizadas na produção da vacina, entre elas o antígeno do complexo principal de histocompatibilidade (MHC) classe I. Devido à presença de impurezas semelhantes também detectadas em outras vacinas comerciais não associadas à ocorrência de casos clínicos de PNB, considerou-se que o potente adjuvante da vacina em questão não apenas estimulava uma produção exagerada de anticorpos contra BVDV, mas também contra epítopos de MHC classe I presentes na vacina, em vacas que não compartilhava alguns ou todos esses epítopos.

Epidemiologia

A pancitopenia neonatal bovina é uma doença hemorrágica recente que acomete apenas bezerros recém-nascidos e, desde 2006 sua incidência é crescente em vários países europeus, incluindo Alemanha, França, Bélgica, Países Baixos, Luxemburgo, Itália, Espanha, Irlanda e Reino Unido. Mais recentemente, a PNB foi relatada na Nova Zelândia.[3] A ocorrência de PNB foi associada à introdução da vacina PregSure, em 2004, em vários países europeus. Em países onde a vacina não era comercializada, como Dinamarca, Áustria e Suíça, não ocorria PNB. Somente na Alemanha, o país com a maior ocorrência da doença, relata-se a confirmação de mais de 3.500 casos confirmados de PNB desde 2006.[4] Nos países europeus acometidos, estima-se que a incidência média da doença é de, aproximadamente, 16 casos clínicos por 100.000 doses de PregSure DVD vendidas, ressaltando o fato de que PNB ocorre apenas em um pequeno número de bezerros de mães vacinadas.[5] Em geral, nas fazendas acometidas, não mais que 5 a 10% das vacas vacinadas induzem PNB em bezerros alimentados com colostro por elas produzido.[2]

Com a crescente evidência epidemiológica indicando a associação entre o uso da vacina PregSure BVD e a ocorrência de PNB, o fabricante anunciou, voluntariamente, a cessação da comercialização dessa vacina em 2010, 1 ano depois de a European Medicines Agency (EMA) recomendar a suspensão da autorização para comercialização de PregSure.[2] Em agosto de 2011, a vacina foi retirada do mercado, na Nova Zelândia, imediatamente após o relato do primeiro caso de PNB.

O intervalo de tempo, ao redor de 3 anos, entre o início do uso da vacina PregSure BVD e a ocorrência do primeiro caso clínico de PNB diagnosticado em países europeus, e também na Nova Zelândia, não é completamente entendido, mas considera-se que há necessidade de repetidas vacinações com PregSure BVD para induzir uma reação aloimune significativa, capaz de ocasionar PNB.[4]

Outra observação enigmática é a ampla variação regional na incidência da doença, a qual não pode ser explicada apenas pelas diferentes frequências de uso de PregSure BVD. Na Alemanha, a maior incidência foi constatada na Bavária, com uma estimativa de 99 casos clínicos por 100.000 vacinas vendidas, comparativamente à incidência média da doença de 6 casos por 100.000 vacinas vendidas na Baixa Saxônia.[4] Uma possível explicação para essas diferenças regionais são os diferentes protocolos de vacinação. Enquanto na Bavária era prática comum a repetição da vacinação com PregSure BVD, conforme recomendação da bula, na Baixa Saxônia utilizava-se um protocolo de vacinação modificado que consistia em uma dose inicial de PregSure seguida de uma dose de reforço com vacina viva modificada contra BVD.[4] Assim, na Baixa Saxônia as vacas vacinadas eram expostas a menores doses da vacina incriminada como causa da doença, comparativamente às vacas da Bavária, fato que pode ter contribuído para as diferentes incidências regionais da doença.

Patogênese

Embora o mecanismo fisiopatológico básico da pancitopenia neonatal bovina (PNB) pareça ter sido elucidado, a fisiopatologia detalhada da doença ainda não foi esclarecida. De acordo com a hipótese atualmente aventada, a vacinação com PregSure BVD induz a produção não apenas de anticorpos contra o vírus da BVD, mas também, potencialmente, de aloanticorpos contra epítopos de MHC classe I, com os quais a vacina foi contaminada. O antígeno de MHC classe I presente na vacina, oriundo da linhagem de células renais utilizadas na produção da vacina apresenta o alótipo de MHC específico para tal linhagem celular. A capacidade de a vaca vacinada desenvolver uma resposta imune contra esse alótipo depende da plêiade de alótipos de MHC-I do animal, individual. Se o repertório de alótipos da vaca for diferente, ela reconhece o antígeno de MHC-I como um antígeno, contra o qual desenvolve uma resposta imune e, portanto, é capaz de ocasionar PNB em alguns bezerros.[3] Caso sejam produzidos anticorpos, eles são transferidos ao bezerro neonato por meio do colostro. Os bezerros que transportam alótipos de MHC-I semelhantes ao alótipo de MHC-I presente na vacina, porém diferente do alótipo materno, são predispostos à PNB.[3] Nos bezerros acometidos, os aloanticorpos ingeridos via colostro ocasionam lise e/ou citofagocitose de células que expressam antígeno de MHC-I por um mecanismo dependente do complemento.[3]

Alternativamente, propôs-se que o potente adjuvante presente na vacina PregSure BVD pode não apenas exacerbar a produção de aloanticorpos contra o material antigênico contido na vacina, mas também contra antígenos de MHC-I fetais de origem paterna, normalmente presentes durante a gestação.[1]

Em bezerros suscetíveis, a gravidade dos sinais clínicos é modulada pelo volume de colostro ingerido, pela qualidade do colostro e pelo tempo de ingestão do colostro.[6,7]

No momento, não está claro por que em bezerros com PNB apenas as células hematopoéticas e da medula óssea parecem ser danificadas, mesmo quando o gene MHC-I se expressa e está presente na superfície celular de, praticamente, todas as células nucleadas. Embora tenha se proposto, como possível explicação, que os diferentes graus de expressão de MHC-I possam tornar as células que expressam altos níveis de MHC-I, como as células da medula óssea, mais suscetíveis do que outras células, é possível que haja participação de outros mecanismos fisiopatológicos ainda não identificados.[4]

Achados clínicos

Em geral, bezerros com PNB manifestam sinais clínicos aparentes aos 10 a 20 dias de vida. Bezerros com mais de 1 mês de idade não são acometidos. Não há predisposição sexual. Os sintomas mais evidentes são sangramentos cutâneos e em membranas mucosas (p. ex., após traumatismo, injeção ou colocação de brinco de identificação), hemorragias petequiais em membranas mucosas e melena. Com frequência, relata-se elevação persistente da temperatura retal, quase sempre acima de 41°C. No início, os bezerros parecem espertos, mas rapidamente tornam-se anêmicos, com membranas mucosas pálidas, e sucumbem à perda de sangue e infecção secundária. Em muitos casos, os animais morrem dentro de 24 a 48 h. A taxa de mortalidade atinge valor de até 90%. Pode haver PNB subclínica, mas os relatos são raros.

Patologia clínica

Os achados hematológicos mais evidentes consistem em trombocitopenia marcante, leucopenia (neutropenia e linfopenia) e anemia não regenerativa.[1] Em estudos experimentais, constatou-se diminuição na contagem de linfócitos, neutrófilos e macrófagos circulantes superior a 75%, em um tempo tão breve quanto 4 h após a ingestão de colostro. A contagem de plaquetas em bezerros com PNB, 8 h depois da ingestão de colostro, correspondia a 40% da contagem verificada em bezerros do grupo-controle, sadios.[1] Não se constatou alteração na contagem de hemácias nas primeiras horas após a ingestão de colostro. Baixa quantidade de células eritropoéticas na medula óssea, inclusive de células eritroides, células mieloides e megacariócitos, foi observada em bezerros com PNB 6 dias, mas não 24 h, após o consumo de colostro. Essa rápida depleção inicial de leucócitos e plaquetas, combinada com o dano prolongado à medula óssea, sugere que a pancitopenia se deve a uma combinação de extensa destruição de células do sangue periférico, provavelmente em consequência da lise mediada por complemento e/ou fagocitose exacerbada de células e redução da atividade regenerativa causada pela depleção da medula óssea.[1]

Achados de necropsia

Durante a necropsia, nota-se que os bezerros acometidos apresentam hemorragias petequiais ou equimóticas nas superfícies mucosa e serosa e, quase sempre, há hematoma subcutâneo, principalmente sobre protuberâncias ósseas.[8,9] O líquido peritoneal, pleural e sinovial pode ser serossanguinolento e o conteúdo do cólon e reto pode ser sanguinolento. No geral, quase sempre a carcaça é pálida devido ao sangramento excessivo.

As lesões microscópicas consistem em múltiplas hemorragias, sem reação tecidual ou vascular evidente, e aplasia/hipoplasia da medula óssea envolvendo as três principais séries de células hematopoéticas (hipoplasia total ou *tree lined age*), com ausência quase total de megacariócitos.[8-10] Além das hemorragias, há depleção difusa de tecido linfoide no baço, nos linfonodos e no timo, no qual os linfócitos T e linfócitos B são igualmente acometidos.[8]

Amostras para confirmação do diagnóstico *post mortem*

As amostras para microscopia óptica incluem esfregaços de medula óssea, preferivelmente obtidos do esterno, fêmur ou úmero, bem como cortes de medula óssea, baço e linfonodos, para histopatologia.

Diagnóstico diferencial

- Diarreia viral bovina/doença das mucosas (DVD/DM)
- Língua azul
- Trombocitopenia idiopática em bezerros (p. ex., após sepse bacteriana ou doenças imunomediadas)
- Trombopatia hereditária em bovinos da raça Simental (THS).

Tratamento

Atualmente não há disponibilidade de tratamento específico para pancitopenia neonatal bovina (PNB).

Controle

A vacina PregSure BVD foi retirada do mercado até nova ordem. Considerando que, certamente, o uso dessa vacina está associado à ocorrência PNB, essa medida deve prevenir futuros casos da doença em bezerros filhos de vacas não vacinadas. Os bezerros não devem receber colostro de vacas com histórico de ter gerado um bezerro que manifestou PNB.

REFERÊNCIAS BIBLIOGRÁFICAS

1. Bell CR, et al. Vet Immunol Immunopathol. 2013; 151:303-314.
2. Bastian M, et al. Vaccine. 2011;29:5267-5275.
3. Deutskens F, et al. Vet Res. 2011;42:97.
4. Kasonta R, et al. Vaccine. 2012;30:6649-6655.
5. European Medicines Agency. 2012 At: <http://www.ema.europa.eu/docs/en_GB/document_library/Referrals_document/Pregsure_BVD_78/WC500095958.pdf>; Accessed 20.11.2013.
6. Foucras G, et al. J Immunol. 2011;187:6564-6570.
7. Friedrich A, et al. BMC Vet Res. 2011;7:10.
8. Pardon B, et al. Transbound Emerg Dis. 2010;57:135-146.
9. Krappmann K, et al. Vet J. 2011;190:225-229.
10. Lambton SL, et al. PLoS ONE. 2012;7:e34183.

LINFADENOPATIA (LINFADENITE)

Os linfonodos podem apresentar aumento de volume em caso de inflamação (linfadenite) ou infiltração por células neoplásicas. O aumento de linfonodos periféricos é notado como tumefação palpável visível e, em alguns casos, com obstrução da drenagem linfática e subsequente edema local, como acontece na linfangite esporádica de equinos. O aumento de linfonodos internos, ou profundos, pode causar obstrução de esôfago, faringe, traqueia ou brônquios. O aumento de volume dos linfonodos pode ser decorrência de infecção ou de invasão neoplásica. Linfadenopatia, como parte de linfoma, e linfossarcoma são discutidos no tópico "Doenças leucoproliferativas".

Linfadenite ocorre mais comumente em resposta à infecção ou inflamação na região do corpo distal linfonodo, drenada por ele. Linfadenite também acompanha outros sintomas de muitas doenças, incluindo garrotilho, febre catarral maligna, encefalomielite bovina esporádica, síndrome respiratória e reprodutiva de suínos, febre da costa leste, doença de Ondiri e febre efêmera.

Infecção e aumento de volume de linfonodos é o principal sintoma notado em um pequeno número de doenças, as quais incluem:

- Linfadenite caseosa de ovinos e linfangite ulcerativa em equinos e bovinos resultantes da infecção causada por *Corynebacterium pseudotuberculosis*
- Abscesso interno em decorrência da infecção por *C. pseudotuberculoisis* em equinos
- Antraz, principalmente em suínos, mas também em equinos, que, inicialmente, pode se manifestar como linfadenopatia cervical, com inflamação considerável, e tumefação na faringe e pescoço
- Garrotilho em equinos, causado por *S. equi*, e linfadenite causada por *S. zooepidemicus*. Em burros, a linfadenopatia, que causa aumento de linfonodos abdominais, é característica da infecção por *S. equi*
- Linfadenopatia anorretal em equinos jovens, que ocasiona obstrução extraluminal do reto acompanhada de cólica e, às vezes, disfunção urinária
- Adenite cervical (abscesso de mandíbula) de suínos causada, principalmente, por *Streptococcus* spp., grupo E, tipo IV, mas também por *Actinomyces* (*Truperella*) *pyogenes* e *Pasteurella multocida*
- Adenite cervical granulomatosa, também notada em suínos, é um achado comum na necropsia. A lesão raramente causa doença clínica, mas é um problema de saúde pública devido à possibilidade de ser tuberculose. Mais comumente, a causa é *R. equi* ou micobactérias atípicas; todavia, também pode ser causada por *Micobacterium tuberculosis*, *Mycobacterium avium* e *Micobacterium bovis*
- Tularemia, infecção causada por *Francisella tularensis*, em ovinos infestados por carrapatos
- Melioidose associada à infecção por *Burkholderia pseudomallei*
- Piemia por carrapato associada à infecção por *S. aureus*, em ovinos infestados pelo carrapato *Ixodes ricinus*
- Em bovinos, detectou-se aumento de volume do linfonodo retrofaríngeo em até três ou quatro vezes, em comparação com o tamanho normal, e cor verde-brilhante, em decorrência da infecção pela alga *Prototheca* spp.
- Tuberculose
- Linfadenite em cordeiros causada pela infecção por *P. multocida*, e em alguns casos de actinobacilose
- Doença de Morel em ovinos, associada à infecção por *S. aureus* subesp. *anaerobius*
- Farcino bovino e tuberculose cutânea atípica; essa última acomete vasos linfáticos, mas não ocorre aumento de volume de linfonodo
- *Trueperella pyogenes* (antigamente denominada *Arcanobacterium pyogenes*), causa linfadenite em bovinos, ovinos, caprinos, suínos e equinos.[1]

Na linfadenite aguda constata-se dor e calor à palpação, mas os linfonodos, em sua maioria, são indolores. A obstrução ocasionada pelo aumento de linfonodos pode resultar em sintomas secundários, como dificuldade respiratória, quando há aumento de linfonodo retrofaríngeo; e obstrução de esôfago devido ao aumento de linfonodos mediastinos. A biopsia com agulha, para obtenção de amostras para exame citológico e cultura microbiológica, pode auxiliar na determinação da causa da linfadenite, bem como possibilitar a diferenciação entre aumento de volume do linfonodo devido à linfadenite ou à neoplasia. A ultrassonografia também pode auxiliar no diagnóstico. As doenças aqui listadas são discutidas, mais detalhadamente, nos respectivos tópicos.

Ausência de tecido linfoide é uma anomalia congênita verificada em potros da raça Árabe que se manifesta como uma grave imunodeficiência combinada; foi relatada em um bezerro da raça Angus.

REFERÊNCIA BIBLIOGRÁFICA

1. Ribeiro MG, et al. Vet Quart. 2015;35:82.

DOENÇAS DO BAÇO E DO TIMO

O baço tem diversas funções – é um órgão de armazenamento de sangue e em algumas espécies é fonte de eritropoiese extramedular; ademais, é um importante componente do sistema reticuloendotelial e do sistema imune.[1] Sua função é mais evidente em equinos, que necessitam de um baço ileso e funcional para sua capacidade de trabalho normal. O sangue contido no baço de equinos apresenta um volume globular (hematócrito) muito maior do que o sangue circulante (70 a 80% *vs.* 35 a 45%) e, quando relaxado, o baço armazena muitos litros de sangue. Excitação ou exercício ocasiona contração esplênica, por meio de um mecanismo mediado por alfa$_1$, e ejeção de sangue rico em hemácias na circulação periférica com subsequente aumento marcante do hematócrito. O baço de um equino adulto pode ejetar 5 a 10 ℓ de sangue na circulação e, juntamente com a diminuição do volume de plasma durante o exercício, eleva o hematócrito para 55 a 60% (0,55 a 0,60 ℓ/ℓ).

Realiza-se esplenectomia como parte do tratamento de trombocitopenia refratária idiopática, em consequência de infarto esplênico, e para controlar hemorragia.[2,3] A remoção do baço (esplenectomia) prejudica a capacidade de transporte de oxigênio pelo sangue durante o exercício, por impedir o aumento normal do hematócrito e comprometer as respostas cardiovasculares normais ao exercício, inclusive a elevação da pressão no átrio direito.[4]

Esplenomegalia

Em geral, as doenças difusas do baço que resultam em aumento de volume do órgão são secundárias a doenças de outros órgãos. A *esplenomegalia* com prejuízo total à função esplênica é, praticamente, assintomática, principalmente se o envolvimento do baço é gradativo; na maioria dos casos, os sinais clínicos se restringem àqueles secundários ao envolvimento de outros órgãos. Em equinos, o aumento de volume do baço pode ser percebido por palpação retal e, em bovinos, pode ser detectado por meio de percussão cautelosa; no entanto, a maioria dos casos que envolve o órgão não é diagnosticada no exame do animal ainda vivo, a menos que se faça exame ultrassonográfico ou laparotomia.[5-7] A ultrassonografia é útil para determinar o tamanho do baço e sua posição anatômica (p. ex., em equinos com deslocamento dorsal lateral do cólon) e para detectar tumores ou anormalidades nesse órgão (infarto, hematoma, neoplasia).[5,7,8]

Em equinos, o deslocamento dorsal à esquerda do cólon é manifestado na forma de cólica, em que o baço é deslocado em direção medial e isso pode dar a impressão que há aumento de volume do órgão. A *ruptura* de um baço com aumento de volume marcante pode causar hemoperitônio e, possivelmente, morte súbita em decorrência de hemorragia interna.[9] Às vezes, essa condição é a causa de morte de bovinos com leucose viral ou de equinos com amiloidose. Nota-se *esplenomegalia de graus variáveis* em muitas doenças infecciosas, principalmente salmonelose, antraz, babesiose, anemia infecciosa equina e sepse em bezerros causada por diplococos, e em algumas doenças não infecciosas, como intoxicação por cobre em ovinos. Amiloide é depositado no baço de vacas acometidas.[10] Animais que morrem subitamente atingidos por raio ou são eletrocutados ou submetidos à eutanásia também podem apresentar grau moderado de esplenomegalia, mas o aumento de volume do baço é menor do que aquele observado na insuficiência cardíaca congestiva, obstrução da veia porta ou alteração neoplásica.

Neoplasias de baço não são comuns em grandes animais, mas pode-se detectar linfossarcoma, hemangiossarcoma, leucemia mielocítica, melanoma maligno ou granulomatose sistêmica em equinos.[11-14] Há relato de metástase de carcinoma hepático no baço de uma vaca-leiteira. Em geral, a anormalidade é facilmente constatada em exame ultrassonográfico do baço ou detectado acidentalmente durante palpação retal.

Abscesso esplênico

É possível formar um abscesso esplênico quando um êmbolo séptico se aloja no baço; contudo, o abscesso é mais comumente causado pela extensão de infecção a partir de órgão vizinho. A perfuração por um corpo estranho no retículo de bovinos é a causa mais comum da doença em grandes animais; a penetração gástrica de metal ou arame pontiagudo pode provocar esplenite em equinos.[15,16] A perfuração de uma úlcera gástrica ou a erosão da parede estomacal causada por *Gasterophilus intestinalis* ou a extensão de um granuloma causado por larvas de *Habronema* spp., em equinos, pode ocasionar, por extensão, o desenvolvimento de uma lesão supurativa no baço. Em equinos, nas ocorrências ocasionais de garrotilho acompanhadas de disseminação sistêmica, às vezes pode haver formação de abscesso esplênico.

Abscessos esplênicos causados pela infecção por *C. pseudotuberculosis* são diagnosticados em todos os países onde a infecção é endêmica. Os sinais clínicos mais comuns consistem em abscessos externos concomitantes, anorexia, febre, letargia, perda de peso e sintomas de doença de trato respiratório ou dor abdominal. O diagnóstico baseia-se na presença de sintomas compatíveis e exame ultrassonográfico do baço.

Se o abscesso for extenso e agudo, notam-se sinais sistêmicos de febre, anorexia e aumento da frequência cardíaca. A dor é evidenciada pela palpação da região do baço. O exame hematológico revela aumento marcante da contagem total de leucócitos e evidente desvio à esquerda na contagem diferencial dessas células.

Geralmente, a *abdominocentese* fornece evidência de peritonite crônica pela presença de uma grande quantidade de exsudato inflamatório. Com frequência, a peritonite é simultânea e ocasiona discreta dor abdominal, com arqueamento do dorso e indisposição para se movimentar. Também é possível notar cólica recorrente branda. Ademais, há relato de anemia, com intensa palidez de membranas mucosas e edema ventral terminal. O baço pode estar suficientemente aumentado para ser palpado VR.

Com frequência, o *tratamento* de abscesso esplênico não é efetivo, devido à natureza expansiva da lesão antes de surgirem os sintomas. Quase sempre, os sinais sistêmicos podem ser controlados por tratamento antimicrobiano, mas é comum haver recidiva, sendo quase certa a morte do animal. Se não houver aderência e peritonite associada, recomenda-se esplenectomia.

Hematoma esplênico, ruptura ou infarto

A formação de *hematoma* no baço ou, nos casos mais graves, a *ruptura* esplênica, geralmente se deve a traumatismo. Essa síndrome é mais bem descrita em equinos, como resultado de traumatismo ocasionado por queda ou contusão no lado esquerdo da caixa torácica. Os sinais clínicos consistem em cólica, taquicardia, extremidades frias e palidez de membranas mucosas – todos sugestivos de choque hemorrágico.[3,9] No caso de hematoma, o exame ultrassonográfico do abdome revela um baço morfologicamente anormal, contendo uma massa hipoecoica. A ruptura do baço se apresenta como acúmulo de grande quantidade de líquido no abdome, com características ultrassonográficas de sangue (ecodensidade de turbilhonamento). Pode-se realizar laparoscopia para confirmar o diagnóstico. O exame hematológico pode indicar leucocitose e baixo valor do hematócrito. O líquido peritoneal pode ser serossanguinolento, caso não haja ruptura do hematoma, ou sanguinolento se houver ruptura de baço.

Infarto do baço é raramente relatado em equinos e, por isso, não foram identificados os fatores predisponentes. Em outras espécies, a esplenomegalia predispõe ao infarto. Os sinais clínicos consistem em cólica discreta a moderada, taquicardia e sintomas de choque hemorrágico. Ultrassonografia e laparotomia exploratória têm valor diagnóstico. Nota-se aumento de volume do baço e diversas áreas de ecogenicidades variáveis, imagem muito diferente da ecogenicidade homogênea usual do baço normal. Pode haver quantidade excessiva de líquido ecogênico no abdome, compatível com sangue. O tratamento é cirúrgico, embora seja tecnicamente desafiador em razão da esplenomegalia e do risco de ruptura do baço.

O *tratamento* de hematoma esplênico é conservador, com necessidade de repouso por até 3 meses. A resolução do hematoma pode ser monitorada por meio de exames ultrassonográficos periódicos. Os equinos com ruptura de baço geralmente morrem pouco tempo depois da lesão. A esplenectomia emergencial pode ser útil; contudo, é difícil obter o diagnóstico e realizar a cirurgia em tempo apropriado em razão do breve curso da doença.

REFERÊNCIAS BIBLIOGRÁFICAS

1. Goff WL, et al. Vet Immunol Immunopathol. 2010; 138:1.
2. Garcia-Seeber F, et al. Equine Vet Educ. 2008;20:367.
3. Muurlink MA, et al. Equine Vet Educ. 2008;20:362.
4. Sherlock C. Equine Vet Educ. 2011;23:612.
5. Alsop EJ, et al. Equine Vet Educ. 2007;19:5.
6. Ragle CA, et al. Equine Vet Educ. 2007;19:11.
7. Solis CND, et al. Comp Exerc Physiol. 2012;8:19.
8. Braun U, et al. Acta Vet Scand. 2013;55.
9. Mendoza FJ, et al. Pferdeheilkunde. 2012;28:306.
10. Murakami T, et al. Amyloid. 2012;19:15.
11. Madron MS, et al. Equine Vet Educ. 2011;23:606.
12. Kutasi O, et al. J Equine Vet Sci. 2014;34:810.
13. Ferrucci F, et al. J Equine Vet Sci. 2012;32:65.
14. Stock ML, et al. Can Vet J. 2011;52:409.
15. Rosso A, et al. Equine Vet Educ. 2012;24:286.
16. Saulez MN, et al. Vet Rec. 2009;164:86.

Anomalias congênitas do baço

É provável que o *situs inversus* (anomalia congênita rara caracterizada pelo desenvolvimento das vísceras no lado oposto de sua topografia normal) *abdominal* ocorra na maioria das espécies; foi relatado em bezerros e potros.[1-3] Pode haver polisplenia e sinais clínicos de timpanismo crônico, em bezerros. Há relato de *situs inversus totalis*, com discinesia ciliar primária e doença respiratória crônica, em equinos.[2]

REFERÊNCIAS BIBLIOGRÁFICAS

1. Boos A, et al. BMC Vet Res. 2013;9.
2. Palmers K, et al. J Vet Int Med. 2008;22:491.
3. Murakami T, et al. J Japan Vet Med Assoc. 2008; 61:55.

Timo

O timo é uma fonte de linfócitos T em animais, sendo fundamental para o desenvolvimento da resposta imune normal. Isso acontece no fim da gestação e em neonatos. As doenças primárias do timo são raras em animais de fazenda. Comparativamente ao tamanho do corpo, o timo apresenta seu maior tamanho em neonatos; esse órgão se atrofia em adultos, ao ponto de ser difícil sua detecção. Nota-se aplasia ou hipoplasia de timo como parte da síndrome da imunodeficiência combinada grave em potros da raça Árabe. Verifica-se aplasia do timo em bezerros da raça Holstein e em bovinos da raça Japanese Black, condição que resulta em maior suscetibilidade à infecção.[1] Em cordeiros, constata-se localização extratorácica de tecido do timo, que pode ser confundido com aumento de volume da glândula tireoide.

Neoplasia do timo é detectada na maioria das espécies. Há relato de linfoma do timo em equinos, suínos e bezerros. Timoma e carcinoma do timo são relatados em equinos e bovinos. A síndrome clínica é semelhante àquela verificada em casos de tumor presente no tórax cranial. Pode ocorrer compressão da veia cava cranial, com obstrução do fluxo sanguíneo e sinais de insuficiência cardíaca congestiva. Ocorre dilatação das veias jugulares e pode haver edema submandibular. É possível notar acúmulo excessivo de líquido pleural. A obstrução do esôfago se manifesta como timpanismo, em bovinos, ou disfagia em bovinos e equinos. Radiografia ou ultrassonografia do tórax indica a presença do tumor[2]; pode-se obter o diagnóstico histológico durante a necropsia ou pela obtenção de amostra por meio de biopsia com agulha fina.

REFERÊNCIAS BIBLIOGRÁFICAS

1. Takasu M, et al. J Vet Med Sci. 2008;70:1173.
2. Kurosawa T, et al. J Vet Med Sci. 2011;73:1433.

ANORMALIDADES ASSOCIADAS À DEFICIÊNCIA IMUNE (BAIXA RESISTÊNCIA À INFECÇÃO)

A função imune normal, tanto a imunidade adquirida quanto a inata, é fundamental para a resistência funcional à infecção. A deficiência da função imune pode ser decorrente de anormalidades do sistema imune, primárias ou secundárias.

O histórico e sinais que podem sugerir possível comprometimento da função imune são:

- Infecções que surgem nos primeiros 6 meses de vida
- Infecções repetidas ou contínuas que respondem mal ao tratamento
- Maior suscetibilidade aos patógenos de baixo grau e aos microrganismos em geral não patogênicos, em animais com imunossupressão
- Administração de vacinas atenuadas que provocam doença sistêmica
- Baixa contagem de leucócitos, geralmente em razão de linfopenia ou neutropenia, às vezes, associada à baixa contagem de plaquetas
- Baixa concentração de imunoglobulinas.

Neste texto, o intuito não é detalhar os mecanismos envolvidos na imunidade humoral e imunidade celular porque há vasta informação sobre o assunto na literatura que trata de imunologia. No entanto, é importante lembrar que a resposta imune normal é um processo muito complexo, que inclui diversas etapas sequenciais, e que as anormalidades de desenvolvimento ou da função imune podem ocorrer em vários locais.

As anormalidades da função imune podem ser *primárias*, nas quais o animal nasce com um defeito congênito em um dos mecanismos imunes; ou *secundárias*, nas quais o animal apresenta um complemento de mecanismos imunes normal ao nascer, mas manifesta disfunção de um deles, com frequência temporariamente, ao longo da vida. Substâncias tóxicas e microrganismos podem causar imunossupressão.

Imunossupressão é uma disfunção, temporária ou permanente, da resposta imune, resultante de dano ao sistema imune; ocasiona maior suscetibilidade aos microrganismos causadores de doenças. Na imunossupressão, ocorre menor resposta imune a todos os antígenos estranhos, enquanto na tolerância imune ocorre baixa ou nenhuma resposta a um antígeno particular. A imunossupressão pode estar associada a microrganismos infecciosos e não infecciosos. Há disponibilidade de revisão sobre aspectos gerais da imunossupressão e de vários agentes responsáveis pela sua ocorrência. Os microrganismos infecciosos são bactérias, vírus, protozoários e helmintos; as causas não infecciosas incluem produtos químicos, hormônios, alguns antimicrobianos (p. ex., clortetraciclinas) e toxinas. Fatores ambientais como temperaturas extremas, umidade, alta densidade populacional e mistura de animais de diferentes origens, bem como transporte por longo período, também foram incriminados como causas de imunossupressão, mas a patogênese dessas condições não foi bem esclarecida.

Para a avaliação da imunossupressão podem ser utilizados vários procedimentos laboratoriais. Os critérios para avaliar a função imune incluem:

- Alterações macroscópicas e microscópicas na morfologia de tecidos linfoides periféricos ou centrais
- Alteração nas concentrações ou proporções das diferentes classes de imunoglobulinas
- Alteração na concentração sérica do complemento
- Alteração na atividade funcional das imunoglobulinas
- Alteração na atividade funcional da resposta imune
- Interferência com a resposta à vacinação
- Exacerbação do curso da doença associada com outros agentes etiológicos
- Alterações na quantidade e viabilidade de células dos órgãos linfoides.

O desenvolvimento de reagentes para anticorpos monoclonais e a análise de todo ou parte do genoma de animais possibilitam novas abordagens em imunopatologia veterinária, principalmente a identificação e o exame de subpopulações de leucócitos em animais sadios e doentes.

A maioria das doenças associadas à deficiência imune é discutida, neste livro, nos sistemas orgânicos ou em outras categorias de doenças; neste texto é fornecida apenas uma lista de verificações (*checklist*). A Tabela 11.7 contém um resumo das imunodeficiências primárias e adquiridas, em equinos.

Imunodeficiências primárias

As imunodeficiências primárias podem envolver tanto a imunidade inata quanto a adaptativa. As *deficiências de imunidade inata* incluem:

- Síndrome de Chédiak-Higashi, um defeito hereditário que acomete várias espécies animais, inclusive bovinos; é um defeito na capacidade fagocítica de neutrófilos e monócitos[1]
- Deficiência de adesão de leucócitos em bezerros da raça Holstein, resultante da carência de CD18, e acúmulo de grande quantidade de neutrófilos na circulação, mas não nos tecidos.

As *deficiências de imunidade adaptativa* incluem:

- Imunodeficiência combinada (IDC), em equinos da raça Árabe, devido à falha hereditária em produzir e diferenciar as células linfoides precursoras de linfócitos B e T. Consulte, na Tabela 11.7, uma lista de imunodeficiências de equinos. Há relato de doença semelhante em um bezerro da raça Angus
- Agamaglobulinemia em equinos Standardbred e Puro-Sangue Inglês, provavelmente causada por falha hereditária na produção de linfócitos B; esses equinos vivem muito mais do que aqueles com imunodeficiência combinada
- Deficiência seletiva de uma ou mais globulinas – é listada uma deficiência de IgM em equinos das raças Árabe e Quarto-de-Milha. Ocasionalmente, nota-se, em equinos, deficiência combinada de IgM e IgA, com teor de IgG diminuído, porém detectável. Há relato de hipogamaglobulinemia (ausência de IgG) transitória em um potro da raça Árabe que apresentava imunodeficiência até aos 3 meses de idade e, então, tornou-se normal
- Deficiência seletiva de IgG_2 em bovinos da raça Red Danish
- Síndrome da imunodeficiência em pôneis das raças Fell e Dale[2,3]
- Imunodeficiência comum variável é descrita em equinos adultos[4,5]
- A linhagem letal A46 (paraqueratose hereditária), em bovinos, é uma imunodeficiência primária que compromete a função de linfócitos T, com prejuízo à imunidade celular
- A deficiência seletiva de IgG_2 de bovinos aumenta a suscetibilidade à mastite gangrenosa e a outras infecções. É uma deficiência na síntese de IgG_2 primária relatada em bovinos leiteiros da raça Red Danish
- Bovinos e suínos: ainda não se constatou imunodeficiência primária nessas espécies.

Tabela 11.7 Defeitos de imunidade adquirida que causam doença em potros e equinos adultos.

Doença	Etiologia	Epidemiologia e sinais clínicos	Confirmação do diagnóstico	Tratamento e prevenção
Falha de transferência de imunidade passiva	Falha da égua em produzir quantidade adequada de colostro com densidade > 1,060; perda de colostro no pré-parto; falha do potro em ingerir ou absorver colostro	Epidemiologia: é a imunodeficiência mais comum em potros, acometendo 5 a 35% deles. Esse percentual é reduzido pela adoção de um bom manejo Sinais clínicos: infecções bacterianas, incluindo bacteriemia, sepse, pneumonia, diarreia, ou artrite/osteomielite séptica, que surgem aos 2 dias a 4 semanas de vida	Mensuração do teor sérico ou sanguíneo de imunoglobulina depois de 18 h após o nascimento, em potros. A concentração deve ser > 800 mg/dℓ (8 g/ℓ)	Tratamento: administração por via intravenosa de plasma (20 a 40 mℓ/kg) Prevenção: avaliar a densidade do colostro fornecido. Assegurar que a égua amamente o potro dentro de 3 h após o nascimento. Suplementar com colostro obtido de banco de colostro. Incluir, como procedimento de rotina, a mensuração da concentração sérica de IgG do potro com 18 a 24 h de vida
Imunodeficiência combinada grave em potros da raça Árabe	Falha na recombinação V(D)J, ou recombinação somática, causada por um defeito na subunidade catalítica de DNA-proteinoquinase codificada pelo gene DNA-PKcs	Epidemiologia: restrita a potros da raça Árabe. Herança autossômica Sinais clínicos: diarreia ou pneumonia causada por adenovírus, que surge após cerca de 4 semanas de idade	Linfopenia grave (< 1×10^9 células/ℓ); ausência de IgM na amostra de soro pré-mamada ou na amostra coletada com 4 a 5 semanas de idade; demonstração histológica de carência de tecido linfoide. Confirmação do gene DNA-PKcs anormal por meio da demonstração de homozigose	Tratamento: não há Prevenção: identificação e remoção de animais transportadores da população de reprodutores
Deficiência de IgM	Desconhecida	Epidemiologia: potros das raças Árabe ou Quarto-de-Milha com 2 a 8 meses de idade Sinais clínicos: pneumonia, artrite séptica ou enterite	Concentração sérica de IgM baixa ou não detectável e concentração de outras imunoglobulinas normal ou aumentada	Tratamento: não há tratamento específico. Tratamento sintomático. Há raros relatos de recuperação do potro Prevenção: não há
Síndrome da imunodeficiência em pôneis da raça Fell	Desconhecida, provavelmente é um defeito genético hereditário	Epidemiologia: potros de pôneis da raça Fell < 4 meses de idade Sinais clínicos: apatia, febre, diarreia, anemia e pneumonia, em potros < 4 meses de idade	Nenhum teste confirmatório. Presença de doença refratária ao tratamento em potro de pônei da raça Fell com anemia, linfopenia e, após 4 semanas de idade, baixa concentração de IgM, são sintomas fortemente sugestivos. Exame histológico de medula óssea e tecidos linfoides	Tratamento: não há tratamento efetivo Controle: desconhecido; depende da elucidação da transmissão
Agamaglobulinemia	Desconhecida. Suspeita-se de defeito hereditário ligado ao sexo	Epidemiologia: potros, machos. Esporádica Sinais clínicos: infecções crônicas se desenvolvem > 2 meses de idade. Coincide com o declínio da imunidade colostral	Concentração sérica baixa ou ausente de todas as classes de imunoglobulinas. Ausência de linfócitos B detectáveis no sangue. Quantidade normal de linfócitos T	Tratamento: não há tratamento específico. Tratamento de suporte e sintomático, mas todos os potros acometidos morrem Prevenção: não há
Síndrome da imunodeficiência comum variável	Desconhecida em equinos	Epidemiologia: equinos adultos. Esporádica. Machos e fêmeas Sinais clínicos: infecções crônicas ou recorrentes que não respondem ao tratamento clínico. Meningite. Pode haver doença hepática concomitante à imunodeficiência comum variável	Concentração sérica de IgG (T), IgM e IgA. Ausência ou poucos linfócitos B no sangue ou linfonodos. Elevação dos valores de marcadores séricos de doença hepática	Tratamento: não há tratamento específico. Os animais acometidos morrem devido à infecção oportunista Prevenção: administração prolongada de antimicrobiano aos equinos acometidos

Imunodeficiências secundárias

As deficiências imunes secundárias incluem:

- Falha na transferência de imunidade passiva (*i. e.*, de anticorpos do colostro para o neonato) é bem conhecida como a causa mais comum de imunidade de deficiência imune em recém-nascidos; é discutida no Capítulo 20
- Atrofia de tecido linfoide, com resultante linfopenia, está associada com:
  - Infecções virais, como aquela causada por herpes-vírus equino em potros recém-nascidos, peste bovina, diarreia viral bovina, peste suína, circovirose suína e cólera suína. Todas essas infecções causam supressão de tecido linfático e baixa resposta imune
  - Infecções bacterianas, como aquelas causadas por *Mycoplasma* spp. e *Mycobacterium paratuberculosis*, que ocasionam, praticamente, as mesmas consequências mencionadas para as infecções virais
- Estresse fisiológico, como o nascimento, pode causar imunossupressão ao feto, tornando-o muito suscetível à infecção no período pós-parto imediato. Nesse período, ocorre semelhante redução da eficiência imune na mãe, condição que, por exemplo, aumenta a infestação de vermes em ovelhas, no periparto
- Toxinas como a da samambaia e da farinha de soja extraída com tetracloroetileno, bem como micotoxina T_2 e radiação atômica, suprimem a leucopoese. A imunossupressão também é atribuída a vários poluentes ambientais, inclusive bifenilpoliclorado, contaminante 2,4,5-T, DDT, aflatoxina e metais pesados
- Supressão generalizada da resposta imune. Como exemplos, incluem-se:
  - A administração de glicocorticoides, em altas doses ou por período prolongado, reduz a atividade de neutrófilos e

a quantidade de linfócitos circulantes, embora essa redução seja amplamente variável entre as espécies. A produção de anticorpos também é reduzida

- Deficiências nutricionais, principalmente de zinco, ácido pantotênico, cálcio e vitamina E, causam supressão generalizada. Uma deficiência calórica total tem consequência semelhante. Para uma imunidade apropriada é necessária a adição de alguns microelementos, como cobre, ferro, zinco e selênio, aos alimentos dos animais. O selênio, sozinho ou combinado com vitamina E, pode exacerbar a resposta dos anticorpos, enquanto sua deficiência resulta em imunossupressão. A adição de selênio aos alimentos fornecidos aos animais é importante tanto para a produção de anticorpos quanto para a atividade fagocítica dos neutrófilos. Em bovinos, a deficiência de cobre induzida por molibdênio ou ferro pode prejudicar a capacidade dos neutrófilos em matar o fungo *Candida albicans* fagocitado. Os nutrientes que estimulam a resistência à doença quando administrados aos animais com tais deficiências incluem carotenoides; vitaminas A, E e C; zinco; manganês; cobre; e selênio. Bezerros neonatos podem apresentar baixa reserva de caroteno e de vitaminas A e E; para obter esses nutrientes eles dependem da ingestão de colostro, que contém quantidades muito variáveis desses elementos. A administração de medicamentos que interferem no metabolismo do folato pode induzir anemia e depleção de leucócitos, com subsequente infecção bacteriana
- Experimentalmente, em bezerros neonatos, a subnutrição proteica-energética resulta em menor ganho de peso e baixa atividade da interleucina-2 de linfócitos e menor proliferação de linfócitos, comparativamente aos bezerros de idade semelhante
- Exposição ao estresse pelo frio e pelo calor durante várias semanas
- Eventos associados ao parto, em particular a liberação de glicocorticoide, que prejudica a imunidade inata
- Doença aloimune que suprime a atividade da medula óssea.[6]

REFERÊNCIAS BIBLIOGRÁFICAS

1. Takasu M, et al. J Vet Med Sci. 2008;70:1173.
2. Fox-Clipsham LY, et al. PLoS Genet. 2011;7.
3. Fox-Clipsham L, et al. Vet Rec. 2009;165:289.
4. Tallmadge RL, et al. Mol Immunol. 2012;51:169.
5. Tallmadge RL, et al. J Clin Immunol. 2012;32:370.
6. Euler KN, et al. BMC Vet Res. 2013;9.

AMILOIDOSES

As amiloidoses consistem em um grupo de doenças caracterizadas pela deposição de uma substância proteinácea extracelular, o amiloide, nos tecidos, e subsequente desarranjo da arquitetura tecidual normal que, por fim, ocasiona disfunção do órgão. Em animais de fazenda, geralmente a amiloidose ocorre em associação com uma doença supurativa crônica presente em outras partes do corpo, como resultado do acúmulo de amiloide AA. Outra forma da doença envolve o acúmulo de amiloide AL, que se manifesta, principalmente, como doença localizada em equinos.

Etiologia e epidemiologia

Amiloidose é uma enfermidade de ocorrência rara, e quando ocorre é mais comum em animais expostos sistemica e repetidamente a substâncias antigênicas. Como exemplo, incluem-se injeções repetidas de material antigênico para produção comercial de soro hiperimune, doenças supurativas crônicas ou infecção recorrente, como acontece na síndrome de Chédiak-Higashi. Em equinos, a alta infestação de estrongilídeos é incriminada como uma causa. Bezerros da raça Holstein com deficiência de adesão de leucócitos apresentam acúmulo de amiloide nos tecidos, embora essa não seja a doença primária. Muitos casos de amiloidose em grandes animais não têm uma causa aparente.

Em um grupo de 302 bovinos abatidos com mais de 4 anos de idade, no Japão, constatou-se que a incidência de amiloidose visceral ocasionada pelo acúmulo de amiloide AA foi de 5%; os percentuais anteriormente relatados no Japão e em outros países variavam de 0,4 a 2,7%. Em javalis europeus, há relato de amiloidose sistêmica causada pelo acúmulo de amiloide AA, associada à tuberculose. Nota-se amiloidose sistêmica em cabritos com artrite crônica associada com soroconversão para *Erysipelothrix rhusiopathiae*. Em bovinos, notou-se que a amiloidose renal AA frequentemente está associada com reticuloperitonite traumática, metrite, mastite ou pododermatite, embora 5 de 25 vacas com amiloidose AA não apresentassem doença inflamatória crônica concomitante.[1]

Entre os 16 mil equinos encaminhados para exame clínico a um hospital-escola veterinário, ao longo de 13 anos, 9 deles foram diagnosticados com amiloidose. Em equinos, a amiloidose cutânea estava associada ao linfoma histiocítico maligno.

Há relato de um caso de amiloidose cardíaca, que causou insuficiência cardíaca, em um garanhão Puro-Sangue Inglês com 16 anos de idade. A doença foi causada pelo acúmulo de amiloide AL. Tipicamente, a forma de amiloidose AL está associada com cadeias leves de imunoglobulinas monoclonais instáveis produzidas por discrasia de plasmócitos, resultando em deposição de fibrilas AL.

Patogênese

Não se sabe o quanto de amiloide se forma, mas comumente nota-se hiperglobulinemia. Esse fato, juntamente das condições em que isso ocorre, sugere anormalidade na resposta antígeno-anticorpo. As amiloidoses são classificadas de acordo com os tipos de proteína amiloide depositada. Amiloide AA é oriunda da proteína amiloide-A sérica (SAA), que é uma proteína de fase aguda sintetizada pelos hepatócitos. No entanto, o aumento da concentração de SAA, exclusivamente, não é suficiente para causar amiloidose. Amiloidose AA (secundária) está associada com infecções crônicas ou agudas recorrentes, doenças inflamatórias ou neoplasias.

Podem ocorrer amplos depósitos de amiloide no baço, fígado ou rins, causando importante aumento de volume desses órgãos e grave redução de suas funções. A forma clinicamente reconhecida mais comum em animais é a amiloidose renal. Ela se manifesta como síndrome nefrótica, com proteinúria intensa e, em consequência, hipoproteinemia e edema. No estágio terminal, o animal apresenta uremia e coma, e se posiciona em decúbito. O edema da parede intestinal e sua infiltração por amiloide propicia as condições necessárias para a ocorrência de diarreia. Em equinos, há relato de múltiplas lesões cutâneas. O amiloide se apresenta como nódulo de 5 a 25 mm de diâmetro, na pele da cabeça, pescoço e região peitoral.

Em equinos, raramente há envolvimento do trato respiratório superior (cavidades nasais, faringe, laringe, bolsa gutural e linfonodos da cabeça e pescoço), e conjuntiva.[2] Geralmente, o material amiloide depositado nesses tecidos é do tipo AL,[2] enquanto na doença sistêmica quase sempre é do tipo AA.

Também há relato de amiloidose AL em uma vaca adulta com deficiência de adesão de leucócitos.

Achados clínicos

Muitos casos de amiloidose são detectados casualmente durante a necropsia. Em equinos, a forma cutânea é caracterizada por placas cutâneas duras, indolores e crônicas. A maioria das lesões, que podem ser disseminadas e graves, situa-se nas laterais do pescoço, nos ombros e na cabeça. Em equinos, o envolvimento do trato respiratório geralmente se limita às cavidades nasais[2], condição que pode causar dispneia. Ocorre deposição de amiloide AA no corpo ciliar de equinos com uveíte recidivante, embora a relevância clínica desse achado seja incerta.[3]

A insuficiência cardíaca crônica decorrente de amiloidose cardíaca secundária à amiloidose sistêmica, em um equino castrado de 16 anos de idade foi caracterizada, clinicamente, por perda de peso, disfagia, episódios recorrentes de obstrução de esôfago e anorexia, com poucas semanas de duração. O animal apresentava edema ventral, taquicardia e frequência cardíaca irregular associada e fibrilação atrial. Os achados clínicos eram compatíveis com insuficiência cardíaca biventricular oriunda de disfunção ventricular, fibrilação atrial e hipertensão pulmonar. O amiloide era do tipo AL.

Um caso de amiloidose AL sistêmica associada com mieloma múltiplo em um equino foi clinicamente caracterizado por rápida perda de peso, atrofia muscular, fezes malformadas moles e edema ventral. Nessa condição, a amiloidose é considerada uma doença paraneoplásica.[4]

Nota-se hemoperitônio e morte súbita secundária à ruptura de baço ou fígado em equinos com amiloidose sistêmica.

Em bovinos, os casos clínicos geralmente são secundários à reticuloperitonite traumática, mastite, metrite ou pododermatite e são caracterizados por emaciação e aumento de volume do baço, fígado ou rins; a lesão aos rins causa proteinúria e, com frequência, é acompanhada de diarreia crônica profusa, polidipsia e anasarca.[1] Em bovinos, o marcante aumento de volume do rim esquerdo geralmente é palpável VR. A doença pode surgir dentro de 2 semanas após o parto. Ela se caracteriza por anorexia, diarreia aquosa, anasarca, rápido desenvolvimento de emaciação e morte dentro de 2 a 5 semanas. Corpos amiláceos são pequenas concreções arredondadas de material amiloide observados no tecido mamário de vacas. Em geral, são inertes, mas podem causar obstrução do canal do teto.

Patologia clínica

Proteinúria extrema e persistente deve sugerir a presença de amiloidose renal. A análise eletroforética do soro sanguíneo pode ser útil na constatação de hiperglobulinemia. Geralmente, nota-se elevação da concentração sérica de alfaglobulina e redução marcante do teor de albumina. A hipoproteinemia pode ser marcante, quase sempre com edema ventral, quando a concentração sérica de albumina é inferior a 1 g/dℓ (Figura 11.3). Em equinos com amiloidose hepática nota-se elevada atividade sérica de gamaglutamiltransferase e, em menor grau, da concentração de ácidos biliares. Bovinos apresentam hipoproteinemia, hipoalbuminemia, hipocalcemia, hiperfibrinogenemia, hipomagnesemia, alta concentração sérica de ureia e creatinina, bem como urina com baixa densidade.[1] Em vacas com amiloides, as concentrações de amiloide-A sérica e de haptoglobina no soro sanguíneo são maiores do que aquelas verificadas em vacas sadias, mas não do que aquelas constatadas em vacas com doença inflamatória crônica, sem amiloidose.[5]

A biopsia de placas cutâneas é uma técnica de diagnóstico confiável.

Achados de necropsia

Amiloide pode ser detectado na maioria dos órgãos de vacas com amiloidose AA sistêmica, por meio de exame histológico, inclusive de fígado, rim, tireoide, adrenal, mucosa gastrintestinal, coração, pulmão, linfonodos, ovários, hipófise, útero, glândula mamária e músculo esquelético.[6,7] No exame macroscópico nota-se que os órgãos apresentam aumento de volume e aparência maleável pálida. No baço, os depósitos de amiloide são circunscritos, enquanto no fígado e nos rins eles são difusos. Relata-se que um equino com amiloidose AL sistêmica associada com mieloma múltiplo apresentava hemorragia gastrintestinal difusa, espessamento da mucosa do jejuno e esplenomegalia.

Há relato de achados patológicos de amiloidose AA em ovinos e caprinos domésticos. A maioria dos ovinos com amiloidose apresentava pneumonia e outros locais com inflamação crônica. A presença de amiloide foi confirmada em todos os rins com lesão macroscópica, utilizando o corante vermelho congo. Em ovinos, a indução experimental de amiloidose secundária à pneumonia resulta em deposição de amiloide no trato gastrintestinal, desde a língua até o reto, com depósito mais abundante no duodeno.[8] Em outros sistemas orgânicos ocorre apenas discreta deposição de amiloide.[8]

Os depósitos de amiloide nos tecidos podem ser mais visíveis quando corados com iodo aquoso. Em tecidos corados com vermelho congo e examinados em luz polarizada, o amiloide é visto como birrefringência verde. Os amiloides AA e AL podem ser diferenciados mediante o tratamento de cortes de tecido com permanganato de potássio. O tecido que contém amiloide AA perde a birrefringência verde após o tratamento com permanganato, enquanto o tecido que contém amiloide AL permanece verde após a coloração com vermelho congo, examinado em luz polarizada.

Atualmente, há disponibilidade do método de Shtrasburg para identificar amiloide AA e diferenciá-lo de outros tipos de amiloide para um grande número de animais domésticos e selvagens.

Diagnóstico diferencial

Deve-se suspeitar de amiloidose quando se constata aumento de volume de órgãos parenquimatosos associado com doença supurativa crônica, principalmente quando há emaciação e proteinúria marcante.
Pielonefrite, nefrite inespecífica e nefrose são clinicamente semelhantes à amiloidose.

Tratamento

Não há tratamento efetivo para a doença sistêmica. A doença localizada, como ocorre no trato respiratório superior de equinos, pode ser tratada mediante extirpação cirúrgica, mas os resultados não são animadores.

Potencial zoonótico

Discute-se o potencial da amiloidose AA como uma doença transmissível, embora não haja evidência de risco à saúde humana decorrente do consumo de carne e órgãos de vacas com amiloidose clinicamente inaparente.[9]

REFERÊNCIAS BIBLIOGRÁFICAS

1. Elitok OM, et al. J Vet Int Med. 2008;22:450.
2. Ostevik L, et al. Acta Vet Scand. 2014;56.
3. Ostevik L, et al. J Comp Pathol. 2014;151:228.
4. Axiak S, et al. Equine Vet Educ. 2012;24:367.
5. Takahashi E, et al. J Vet Med Sci. 2007;69:321.
6. Yamada M, et al. J Vet Med Sci. 2006;68:725.
7. Murakami T, et al. Amyloid. 2012;19:15.
8. Biescas E, et al. J Comp Pathol. 2009;140:238.
9. Murakami T, et al. Vet Pathol. 2014;51:363.

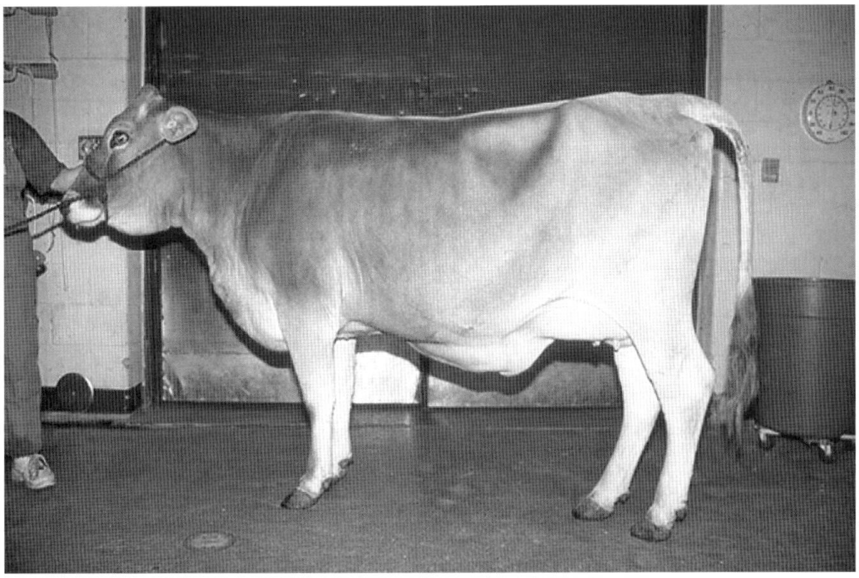

Figura 11.3 Vaca lactante da raça Pardo-Suíça com intensa proteinúria persistente e hipoalbuminemia grave (concentração sérica de albumina de 0,7 g/dℓ), resultantes de amiloidose renal em estágio avançado. Notar o edema no abdome ventral e na região submandibular secundário à hipoalbuminemia marcante. Detectou-se aumento de volume do rim esquerdo, por palpação retal; a biopsia renal confirmou o diagnóstico de amiloidose renal. (Esta figura encontra-se reproduzida em cores no Encarte.)

Alergia e anafilaxia

As doenças imunomediadas que acometem animais, aqui incluídas, são aquelas em que a anormalidade fundamental é uma resposta imune exagerada ou mal direcionada.

Muitas doenças, em particular as infecciosas, apresentam um importante componente de sua fisiopatologia, atribuído às respostas imunes ao agente desencadeador. Embora, às vezes, essas respostas possam ser nocivas ao animal, elas fazem parte de uma reação imune contra o microrganismo infeccioso. Exemplos de onde um componente da resposta imune a uma infecção tem importante função na fisiopatologia da doença clínica incluem pneumonia em bezerros infectados por *Mycoplasma bovis*, pneumonia de potros secundária à infecção por vírus da *influenza* equina, e enterite e colite secundárias à infecção por salmonela.

Doenças que se manifestam como alergia ou anafilaxia são caracterizadas por respostas ou reações imunes exageradas a diferentes estímulos inócuos. Na clínica de grandes animais, os exemplos incluem reações de hipersensibilidade imediata (anafilaxia), alergia ao leite em bovinos da raça Jersey, doenças dermatológicas (como prurido de Queensland), eritrólise isoimune neonatal de potros e púrpura hemorrágica.

Há quatro principais mecanismos de indução de reação de hipersensibilidade. Eles são classificados como tipos I a IV, com base no mecanismo imune que induz a doença. Os tipos I a III são reações ao antígeno mediadas por anticorpo e inclui condições como choque anafilático sistêmico (tipo I), anemia hemolítica autoimune (tipo II) e reação de Arthus local (tipo III). A hipersensibilidade tipo IV é causada pela indução de linfócitos T sensibilizados, seguido um mecanismo mediado por célula. A descrição a seguir é resumida, inclusive a menção mínima às respostas dos linfócitos Th1 e Th2; para mais detalhes, o texto encaminha os leitores para literatura que aborda imunologia veterinária.

Tipo I

A doença do tipo I é causada pela ligação de antígenos específicos a anticorpos, com reação local e/ou sistêmica dentro de minutos. Quase sempre, o anticorpo envolvido é IgE, ou seu equivalente funcional em espécies nas quais tal função é realizada por uma diferente classe de anticorpo, ligado a receptores específicos na superfície dos mastócitos. A ligação dos antígenos à IgE ligada à superfície estimula a liberação de mediadores inflamatórios e vasoativos, incluindo histamina, diversas prostaglandinas e leucotrienos, e citocinas (IL-4, IL-5, IL-6, IL-13, fator de necrose tumoral alfa, entre outros), das células ("degranulação"), seguida de reações locais de hiperemia e hipertermia, bem como reações locais, como contração de músculos lisos (com destaque para os músculos lisos dos brônquios). Ademais, a degranulação dos mastócitos atrai eosinófilos ao local, seguido de sua degranulação e liberação de uma ampla variedade de compostos, incluindo citocinas, quimocinas, enzimas, substâncias oxidantes, prostanoides e proteínas catiônicas dos grânulos. Parece que a diferença na manifestação da reação de hipersensibilidade tipo aguda imediata entre as espécies depende muito das diferenças nos sítios teciduais de ligação do anticorpo e da porta de entrada do alergênio estimulante, no corpo. Por exemplo, a hipersensibilidade por picada de inseto (prurido de Queensland) é resultante de uma reação mediada por IgE aos antígenos da saliva de insetos picadores – o alergênio estimulante é depositado na pele quando o inseto pica o hospedeiro. A doença se manifesta apenas em equinos que não apresentam uma reação imune moderada apropriada.[1] A alta incidência de hipersensibilidade atópica, com predisposição familiar, notada em humanos e cães, não ocorre tão frequentemente em grandes animais, embora seja notável a existência de diferenças entre raças na ocorrência de reação de hipersensibilidade mediada por anticorpo, em bovinos.[2,3] Considera-se a hipersensibilidade tipo I como o mecanismo de autocura de parasitismo gastrintestinal em ovinos.

Anafilaxia é a manifestação sistêmica da liberação maciça e disseminada de mediadores inflamatórios pelos mastócitos. Os sintomas são agudos, surgindo dentro de minutos após a exposição ao alergênio, e graves; em muitos casos progridem para broncoconstrição e morte.

O tratamento consiste na prevenção à exposição, ou remoção, aos alergênios estimulantes, administração do corticosteroide e, na anafilaxia, administração de medicamentos efetivos no tratamento da broncoconstrição grave (epinefrina). Os anti-histamínicos são minimamente efetivos, possivelmente porque a histamina é apenas um dos muitos ativadores inflamatórios liberados pelos mastócitos e eosinófilos.

Tipo II

A reação de hipersensibilidade tipo II é causada pela ligação de anticorpos aos sítios antigênicos específicos de algumas células (citotoxicidade celular mediada por anticorpos). A doença pode surgir quando há anticorpos contra proteínas naturais específicas na superfície da célula, como acontece na isoeritrólise neonatal ou na reação à transfusão sanguínea, ou quando antígenos de corpos estranhos, como vírus ou partículas virais, se ligam à superfície celular. As doenças incluem hemólise isoimune neonatal e trombocitopenia.

Tipo III

A reação de hipersensibilidade tipo III se deve à formação de complexo antígeno-anticorpo, que, em seguida, induz uma resposta inflamatória no tecido do hospedeiro. Os exemplos incluem *reação tipo Arthus*, ou *fenômeno de Arthus*, que se manifesta como endurecimento, eritema, edema, hemorragia e necrose da pele poucas horas após a injeção intradérmica do antígeno em um animal previamente sensibilizado; deposição de complexos antígeno-anticorpo nos glomérulos, seguida de inflamação e dano tecidual manifestado como glomerulonefrite; púrpura hemorrágica em equídeos; e muitas doenças virais nas quais os vírus não são neutralizados por anticorpos circulantes (p. ex., anemia infecciosa equina). A lesão se deve à precipitação de complexos antígeno-anticorpo, com ativação do complemento e liberação de fragmentos do complemento que são quimiotáticos aos neutrófilos; grande número de neutrófilos se infiltra no local e causa destruição tecidual devido à liberação de enzimas lisossomais.

Tipo IV

A *hipersensibilidade retardada*, ou mediada por célula, é a base dos testes cutâneos de tuberculina e paratuberculose em bovinos. A reação é mediada por linfócito T e célula *natural killer* (célula NK). A dermatite de contato alérgica, uma forma cutânea de hipersensibilidade tipo IV, é comumente detectada em cães e gatos; é muito menos comum em grandes animais. Os bovinos podem desenvolver uma reação alérgica à *cianamida de cálcio*, um fertilizante nitrogenado, manifestada como dermatite de contato alérgica.[4] A doença foi relatada em 9 de 250 vacas-leiteiras estabuladas em piso recoberto por cianamida de cálcio com o intuito de reduzir o risco de mastite ambiental. As vacas desenvolveram alopecia, eritema, crostas e prurido em úbere, tetos, abdome ventral e barbela – todas essas áreas tinham contato com a superfície do solo. A doença pode ser grave e comprometer seriamente a saúde e o bem-estar das vacas acometidas. O diagnóstico é confirmado por teste de contato cutâneo utilizando cianamida.[4] Os bovinos também podem manifestar hipersensibilidade retardada à borracha da ordenhadeira mecânica.[5]

Uma forma mais grave de doença cutânea mediada por hipersensibilidade tipo IV é a *necrólise epidérmica tóxica* (também conhecida como *síndrome de Stevens-Johnson*). Em humanos, a doença frequentemente é associada à administração de medicamentos. É notada em bezerros infectados por *Mycoplasma bovis* e se manifesta como pneumonia, artrite e lesões cutâneas graves reconhecidas como espessamento marcante da epiderme, desprendimento entre epiderme e derme e pústulas nos locais do desprendimento cutâneo.[6] Aparentemente, os bezerros se recuperam após tratamento antimicrobiano, uma dose de corticosteroide e pentoxifilina.

Eritema multiforme é uma forma mais branda da manifestação cutânea de hipersensibilidade retardada. É verificada em equinos e bovinos, com início súbito de placas eritematosas simétricas evidentes no pescoço e no dorso, com expansão periférica e clareamento central que dão às lesões o formato de alvo (semelhantes a um "donut"). As lesões podem persistir durante dias a semanas, com dor moderada. Descamação, formação de crostas e alopecia são achados raros.[7] As lesões cicatrizam espontaneamente. Há relato de uma doença semelhante associada à infecção cutânea por herpes-vírus-5 equino, porém as lesões de pele são mais graves no focinho e na face.[8]

As reações de hipersensibilidade retardada podem contribuir na patologia de muitas doenças, como pneumonia causada por micoplasma em suínos, mas elas são consideradas clinicamente menos relevantes do que a doença primária.

Tratamento

O *tratamento de doenças alérgicas* consiste no tratamento imediato dos sintomas de inflamação ou alergia; geralmente, utilizam-se corticosteroides, anti-histamínicos ou, na anafilaxia, epinefrina, bem como a prevenção de exposição continuada ao alergênio que desencadeou a doença. A utilidade dos anti-histamínicos é muito limitada; por outro lado, os corticosteroides são muito efetivos e amplamente utilizados. Os anti-inflamatórios não esteroides (AINE), inclusive flunixino meglumina, fenilbutazona e ácido meclofenâmico, inibem a síntese de prostaglandina e, assim, reduzem a inflamação; contudo, apresentam apenas discreta eficácia no tratamento de doenças alérgicas.

Anafilaxia e choque anafilático

Anafilaxia é uma doença aguda, frequentemente grave e com risco à vida do animal, causada por reação antígeno-anticorpo (IgE). Quando grave, pode resultar em choque anafilático.

Etiologia

As reações anafiláticas graves são verificadas, mais comumente, em animais de fazenda, após administração parenteral de um medicamento ou produto biológico. Alergênio que penetra no animal por outras vias, como trato respiratório ou gastrintestinal, também pode induzir reações anafiláticas. A reação pode surgir no local de exposição do alergênio ou em outras partes do corpo.

A doença ocorre porque o animal foi previamente exposto e sensibilizado ao alergênio desencadeante da reação. Em geral, a exposição inicial não resulta em nenhuma anormalidade clínica imediata, mas a exposição subsequente do animal ao antígeno induz rápida degranulação de mastócitos e, em seguida, de eosinófilos, com liberação disseminada de mediadores inflamatórios e vasoativos, resultando em choque anafilático.

Embora as reações anafiláticas graves quase sempre ocorram após a segunda exposição ao agente sensibilizante, podem acontecer reações de igual gravidade sem exposição prévia conhecida. Em grandes animais, sua ocorrência é mais provável após a injeção de soro e bacterinas, principalmente de soro heterólogo e de bacterinas obtidas em meio de cultura no qual foi utilizado esse tipo de soro.

Às vezes, nota-se maior incidência que o normal de reações de hipersensibilidade em algumas famílias e rebanhos de bovinos.

As reações anafiláticas podem ocorrer nas seguintes condições:

- Repetidas injeções de preparações biológicas
- Repetidas transfusões de sangue de doadores ou de um mesmo doador incompatível[9]
- Repetidas injeções de vacinas (p. ex., contra febre aftosa e contra raiva)
- Injeção de penicilina – embora muitas reações anafiláticas supostamente induzidas por penicilina sejam, na verdade, reações à administração intravenosa acidental de procaína ou benzatina
- Ocorrências semelhantes raras, após a injeção de vacina composta de cepa 19 de *Brucella abortus* liofilizada e vacina contra *Salmonella*
- Suposta reação anafilática à proteína ingerida, em animais criados em pastagem ou em confinamento
- Vacas, principalmente àquelas da Ilha do Canal, podem manifestar anafilaxia quando cessa a ordenha, por ocasião da secagem; notam-se urticária intensa e angústia respiratória 18 a 24 h após a cessação da ordenha
- A reação sistêmica verificada após a morte de larvas de *Hypoderma* spp. no tecido subcutâneo pode ser anafilática; todavia, é mais provável que seja um efeito tóxico induzido por produtos oriundos da avaria às larvas
- Após injeção intravenosa acidental de leite de égua ao potro.[10]

Patogênese

As reações anafiláticas se devem à reação do antígeno com um anticorpo ligado à membrana celular. Em humanos, equinos e cães identificou-se uma classe específica de anticorpo reagente, o IgE, com afinidade particular por mastócitos fixados a tecidos. A distribuição tecidual de mastócitos é responsável, em parte, pelo envolvimento de alguns órgãos-alvo na reação anafilática nessas espécies. Em animais de fazenda detectou-se anticorpo homocitotrópico, mas as classes de anticorpos envolvidos nas reações anafiláticas não foram totalmente identificadas, podendo haver diversas classes. Anticorpos que participam de reações anafiláticas podem ser transferidos via colostro.

As reações antígeno-anticorpo que ocorrem em contato com mastócitos, basófilos e neutrófilos fixados aos tecidos, ou muito próximo a eles, resultam na ativação dessas células para que liberem substâncias farmacologicamente ativas, que atuam como mediadores da reação anafilática subsequente. Essas substâncias incluem aminas biogênicas, como histamina, serotonina e catecolaminas; polipeptídeos vasoativos, como cininas, proteínas catiônicas e anafilatoxinas; lipídios vasoativos, como prostaglandinas; e substância de anafilaxia de reação lenta (SRS-A), além de outras. O conhecimento do tipo e da importância relativa dos mediadores farmacológicos de anafilaxia em animais de fazenda se baseiam em estudos de reações anafiláticas graves induzidas experimentalmente, mas é provável que esses mediadores também sejam relevantes em reações menos graves. Com base nesses estudos, parece que em animais de fazenda a histamina é um mediador menos importante do que em outras espécies, e que as prostaglandinas e a SRS-A são os mediadores mais importantes. Também sabe-se que a bradicinina e a 5-hidroxitriptamina (5-HT) atuam como mediadores em bovinos; no entanto, em todas as espécies as reações são complexas e envolvem uma sequência de efeitos mediadores.

Em *equinos*, a ocorrência da resposta anafilática compreende quatro fases. A primeira consiste em hipotensão aguda combinada com hipertensão arterial pulmonar 2 a 3 min após a injeção do agente desencadeador da reação; ela coincide com a liberação de histamina. Na segunda fase, a concentração plasmática de HT-5 se eleva e a pressão sanguínea venosa central aumenta bruscamente em cerca de 3 min e adiante. A terceira fase inicia ao redor de 8 a 12 min, sendo em grande parte um mecanismo reflexo manifestado por uma elevação abrupta da pressão sanguínea, e com alternância de apneia e dispneia. Por fim, ocorre um segundo episódio de hipotensão sistêmica, mais prolongado, por influência da prostaglandina e da SRS-A, que persiste até o retorno à normalidade.

Em *bovinos*, ocorre um quadro de hipotensão sistêmica bifásica similar, com marcante constrição da veia pulmonar e hipertensão na artéria pulmonar. O aumento na pressão venosa mesentérica e a resistência vascular mesentérica provoca considerável mistura de sangue na circulação venosa dos vasos mesentéricos. Tanto em bovinos quanto em equinos essas reações são acompanhadas de grave quadro de hemoconcentração, leucopenia, trombocitopenia e hiperpotassemia.

Ovinos, caprinos e suínos também apresentam intensa reação pulmonar.[11]

Em equinos e bovinos, as alterações marcantes no tônus vascular, com aumento da permeabilidade vascular, aumento da secreção das glândulas mucosas e broncospasmo, são as principais reações que ocasionam congestão e edema pulmonar graves, bem como enfisema e edema da parede intestinal.

As reações menos graves também dependem do efeito de mediadores na permeabilidade vascular, no tônus vascular e na secreção das glândulas mucosas. A manifestação principal depende da distribuição das células sensibilizadas por anticorpo e de tecido liso suscetível nos diversos órgãos. Em bovinos, quase sempre as reações envolvem o trato respiratório; no entanto, o trato digestório e a pele também são órgãos-alvo. Ovinos e suínos manifestam, principalmente, reação pulmonar, enquanto equinos apresentam alterações nos pulmões, pele e patas.

Para a sensibilização de um animal são necessários cerca de 10 dias após a primeira exposição ao antígeno; ela persiste por um tempo muito longo, geralmente meses ou anos.

Achados clínicos

Bovinos

Em bovinos, inicialmente nota-se dispneia grave súbita, tremores musculares e ansiedade. Em alguns casos, o animal apresenta salivação abundante, em outros manifesta timpanismo moderado e, ainda em outros, diarreia. Após uma transfusão de sangue incompatível, com frequência o primeiro sinal é soluço. Outros sintomas são urticária, edema angioneurótico e rinite (Figura 11.4). Os tremores musculares podem ser intensos e quase sempre ocorre elevação da temperatura corporal para 40,5°C. Na auscultação do tórax pode-se constatar aumento dos ruídos respiratórios – estertores, quando há edema, e enfisema nos estágios posteriores, se a dispneia for intensa. Na maioria dos animais sobreviventes, geralmente os sintomas se abrandam dentro de 24 h, embora no caso de enfisema a dispneia possa persistir.

Nos casos naturais, o tempo de espera após a injeção intravenosa de reagina é cerca de 15 a 20 min, mas nos casos induzidos experimentalmente, uma reação grave pode ser evidente dentro de 2 min após a injeção, com morte dentro de 7 a 10 min. Os sinais clínicos incluem colapso, dispneia, coices violentos, nistagmo, cianose, tosse e secreção nasal de um líquido espumoso cremoso. A recuperação completa, quando ocorre, demora cerca de 2 h.

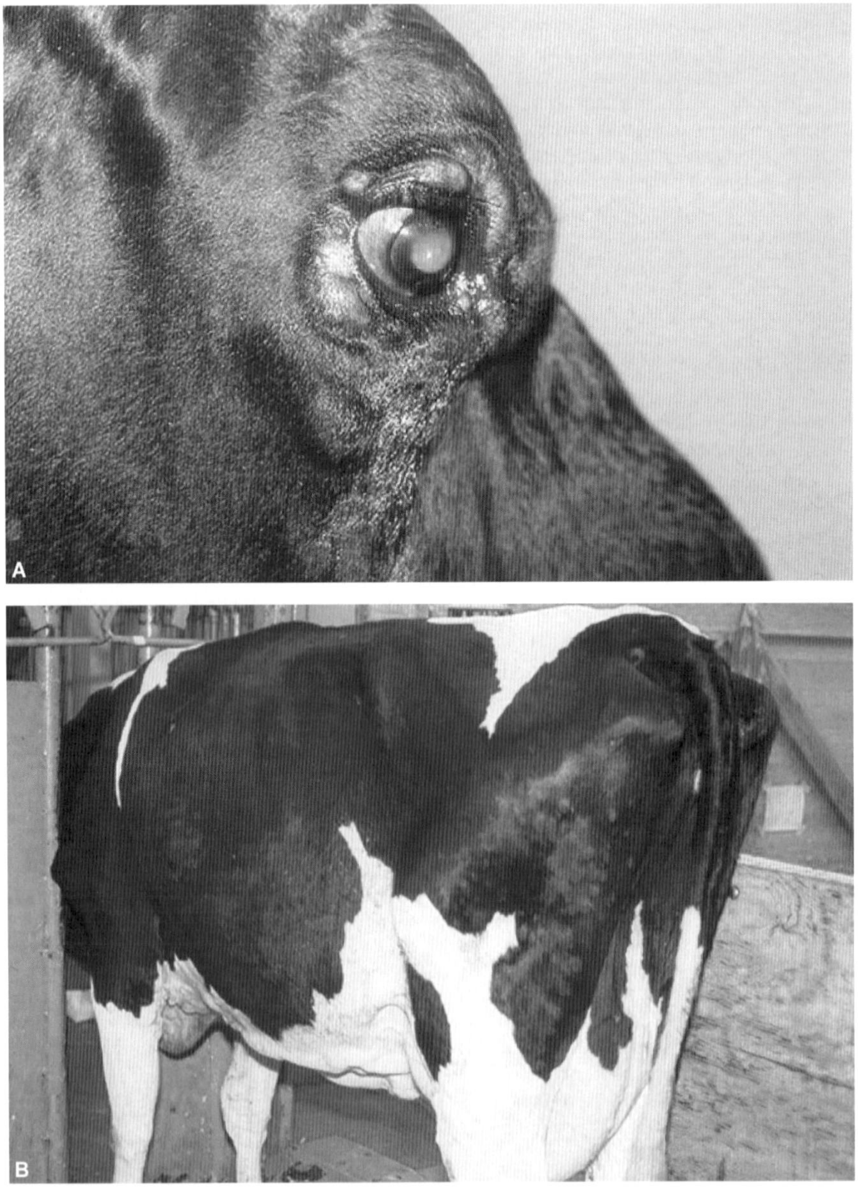

Figura 11.4 A e B. Urticária em vaca Holstein-Friesian após tratamento com antibiótico. Notar os pequenos nódulos múltiplos em diversas áreas cutâneas, bem como o edema de pálpebra. (Esta figura encontra-se reproduzida em cores no Encarte.)

Ovinos, caprinos e suínos

Em ovinos, caprinos e suínos *é comum notar dispneia aguda.*[11] Caprinos com doença induzida por sensibilização ao soro equino apresentam angústia respiratória manifestada por aumento da frequência respiratória, respiração irregular, tosse, ruídos respiratórios anormais, relutância em se movimentar, calafrios ou tremores musculares, movimentos de pedalagem e escoiceamento.[11]

Equinos

Em equinos, o choque anafilático de ocorrência natural se manifesta como dispneia intensa, angústia respiratória, decúbito e convulsões. O animal pode morrer em menos de 5 min após o contato com o alergênio, mas geralmente morre cerca de 1 h depois. Laminite e edema angioneurótico também são sintomas comuns em equinos. A anafilaxia induzida experimentalmente pode ser fatal, mas a morte não ocorre em tempo tão breve. Dentro de 30 min após a injeção de reagina o equino manifesta ansiedade, taquicardia, cianose e dispneia. Esses sintomas são seguidos de congestão de vasos sanguíneos conjuntivais, aumento do peristaltismo, diarreia aquosa, sudorese generalizada e pelos arrepiados. Caso ocorra recuperação do animal, ela acontece cerca de 2 h após a exposição ao alergênio que desencadeou a reação. Morte, se ocorre, é verificada ao redor de 24 h após a injeção.

Suínos

O choque anafilático induzido experimentalmente pode ser fatal em poucos minutos, com choque sistêmico grave dentro de 2 min e morte em 5 a 10 min. Parece que a ocorrência da doença envolve apenas uma fase, diferentemente das quatro fases distintas em equinos. As consequências comuns são respiração laboriosa, cianose intensa, vômito e edema de laringe, estômago e bexiga.

Patologia clínica

Não há alterações patognomônicas no perfil bioquímico sérico e nas variáveis hematológicas. Ocorre aumento marcante do volume globular (hematócrito), elevação da concentração plasmática de potássio e neutropenia. Os testes de sensibilização, com o intuito de determinar a substância sensibilizante específica, raramente são realizados para fins de diagnóstico, mas seu uso é justificável como um procedimento de pesquisa. Testes sorológicos para determinar a presença de anticorpos contra proteínas vegetais presentes na dieta têm sido utilizados para tal fim.

Achados de necropsia

Na anafilaxia aguda em ovinos e bovinos jovens, os achados de necropsia se limitam aos pulmões, na forma de congestão vascular e edema pulmonar grave. Em bovinos adultos nota-se edema e enfisema, sem congestão vascular. Na anafilaxia prolongada induzida experimentalmente em bezerros jovens, as lesões mais evidentes são hiperemia e edema no abomaso e intestino delgado. Em suínos e ovinos, o enfisema pulmonar é evidente e, posteriormente, é marcante a congestão vascular nos pulmões. Em equinos, o enfisema pulmonar e as hemorragias petequiais disseminadas podem ser acompanhados de edema intenso e extravasamento sanguíneo na parede do intestino grosso. Ademais, pode haver edema subcutâneo e lesões de laminite.

Diagnóstico diferencial

É possível obter um diagnóstico confiável de anafilaxia quando há histórico de injeção de uma substância proteica estranha dentro de 1 h antes do início da reação, mas o diagnóstico deve ser definido com reserva se essa substância foi ingerida.
Os sintomas característicos, descritos anteriormente, devem suscitar suspeita; ademais, a resposta ao tratamento pode ser utilizada como um teste de hipótese.
A pneumonia aguda pode ser confundida com anafilaxia, mas geralmente nota-se um quadro mais grave de toxemia e as alterações pulmonares são mais marcantes nas partes ventrais do órgão; na anafilaxia, há envolvimento geral do pulmão.

- A injeção intravenosa acidental de compostos vasoativos, como a procaína presente na penicilina procaína, pode mimetizar os sintomas de anafilaxia naqueles animais que manifestam colapso agudo. Em geral, não se constatam as anormalidades características no exame pós-morte.

Tratamento

Deve ser imediato; um atraso de poucos minutos pode resultar em morte do animal. A epinefrina é o tratamento mais efetivo para anafilaxia e choque anafilático. Em geral, a administração intramuscular de epinefrina (ou a injeção intravenosa de 1/5 da dose) tem efeito imediato, com melhora do quadro clínico à medida que a injeção é aplicada. Os corticosteroides potencializam o efeito da epinefrina e podem ser administrados imediatamente após a injeção de epinefrina. Tem-se administrado anti-histamínicos, muito utilizados no passado, mas provavelmente não são efetivos, com base em estudos em humanos, porque atuam como antagonistas de apenas um dos vários mediadores inflamatórios envolvidos na doença.

Em animais de fazenda, a identificação de outros mediadores, além da histamina, nas reações anafiláticas levou a estudos da eficácia de drogas mais efetivas contra esses mediadores, comparativamente aos anti-histamínicos. Ácido acetilsalicílico, meclofenamato de sódio e dietilcarbamazina mostraram eficácia na proteção contra anafilaxia induzida experimentalmente em bovinos e equinos. Uma das mais importantes decisões clínicas, especialmente na clínica de equinos, é decidir se o animal apresenta hipersensibilidade suficiente para induzir a um risco quando tratado. Em equinos, pode ocorrer reação anafilática aguda, e até morte, imediatamente após a injeção intravenosa de penicilina. Nos casos suspeitos, é habitual a realização de teste intradérmico ou conjuntival, para verificação de hipersensibilidade, obtendo-se o resultado após cerca de 20 min; todavia, esses testes apresentam limitações. Os tipos de sensibilidade não são, necessariamente, relacionados; não há certeza de relação entre a sensibilidade anafilática e a sensibilidade da pele (ou conjuntiva) ou de anticorpo circulante; com frequência, o resultado do teste é falso-negativo. A razão pela qual alguns animais desenvolvem hipersensibilidade sistêmica e outros manifestam hipersensibilidade cutânea é desconhecida.

Outras reações de hipersensibilidade

Incluem anafilaxia de menor gravidade do que o choque anafilático e casos de hipersensibilidade retardada mediada por célula. Os sinais clínicos resultantes variam dependendo dos tecidos envolvidos, porém são localizados e discretos.

Etiologia

A exposição a qualquer dos agentes etiológicos da anafilaxia pode resultar nessa forma branda de hipersensibilidade. A exposição pode ser decorrência de injeção, ingestão, inalação e contato com a pele desses agentes.

Patogênese

Nas reações anafiláticas, os sinais clínicos podem depender da porta de entrada do alergênio. Assim, a ingestão do alergênio pode causar sintomas gastrintestinais, como diarreia, e a inalação pode ocasionar conjuntivite, rinite e edema de laringe e brônquios. Lesões cutâneas podem ser decorrentes de penetração de reagina por qualquer porta de entrada. Geralmente se manifestam como angioedema, urticária ou reação maculopapular. Todas as lesões se devem à liberação de histamina, serotonina (5-HT) e cininas plasmáticas, como acontece no choque anafilático.

Achados clínicos

Em ruminantes, a inalação de antígeno sensibilizante pode causar rinite alérgica. Quando ocorre ingestão do agente sensibilizante pode haver um episódio súbito de diarreia e surgimento de urticária ou edema angioneurótico; em ruminantes, pode haver timpanismo discreto. Quase sempre, a alergia por contato se apresenta na forma de eczema. Em animais de fazenda, a lesão eczematosa geralmente se restringe à pele da parte baixa dos membros, principalmente atrás da quartela e nos bulbos dos tornozelos ou na linha média do dorso, se a alergia se dever à picada de inseto. Em diversos casos de doenças alérgicas os sintomas são muito variáveis e, com frequência, desaparecem espontaneamente dentro de poucas horas. Quanto à gravidade, os sinais clínicos variam de discretos envolvendo um único sistema, até uma doença sistêmica que lembra choque anafilático. Ademais, os casos de anafilaxia podem ser acompanhados de lesões alérgicas locais.

Diagnóstico diferencial

Quase sempre, a natureza transitória das manifestações alérgicas é um bom guia, como são os tipos de lesões e os sintomas observados. A resposta às drogas anti-histamínicas também é um indicador útil. Os testes cutâneos, como aqueles utilizados em humanos, devem ser realizados quando há problemas recorrentes no rebanho. O diagnóstico diferencial de alergia foi discutido anteriormente nos tópicos que abordaram as doenças específicas.

Tratamento

Em geral, a administração de corticosteroides é muito efetiva. A exposição continuada ao alergênio pode resultar em recidiva ou persistência dos sintomas. A terapia mediante hipossensibilização tem uso potencial no tratamento de urticária recorrente em equinos.[12,13]

LEITURA COMPLEMENTAR

Tizard I. Veterinary Immunology. 9th ed. St. Louis: Elsevier Health Sciences; 2013.

REFERÊNCIAS BIBLIOGRÁFICAS

1. Wilson AD. Parasite Immunol. 2014;36:558.
2. Cartwright S, et al. Can J Anim Sci. 2009;89:158.
3. Thompson-Crispi KA, et al. J Dairy Sci. 2012;95:401.
4. Onda K, et al. Vet Rec. 2008;163:418.
5. Holzhauer M, et al. Vet Rec. 2004;154:208.
6. Senturk S, et al. Vet Rec. 2012;170:566.
7. Oryan A, et al. Comp Clin Path. 2010;19:179.
8. Herder V, et al. Vet Microbiol. 2012;155:420.
9. Hurcombe SD, et al. JAVMA. 2007;231:267.
10. Alcott CJ, et al. J Vet Emerg Crit Care. 2010;20:616.
11. Qureshi TA, et al. Int J Pharmacol. 2006;2:357.
12. Rendle DI, et al. Equine Vet Educ. 2010;22:616.
13. Roberts HA, et al. Vet Dermatol. 2014;25:124.

Linfadenite caseosa de ovinos e caprinos

Sinopse

- Etiologia: *Corybacterium pseudotuberculosis*
- Epidemiologia: doença de ovinos e caprinos. A fonte de infecção é a secreção expelida de abscessos pulmonares ou cutâneos. A infecção se instala em pele íntegra ou em feridas cutâneas. Em ovinos, a transmissão ocorre durante a tosquia ou banho de imersão, e em ovinos e caprinos a doença é transmitida por contato direto
- Achados clínicos: abscessos em linfonodos superficiais. Doença respiratória ou debilitante associada com abscessos internos
- Patologia clínica: pode-se utilizar imunoensaio enzimático (ELISA) para determinar a taxa de infecção no rebanho, mas a sensibilidade e a especificidade do teste não são apropriadas para a identificação confiável dos animais infectados
- Achados de necropsia: abscessos em linfonodos e órgãos internos
- Confirmação do diagnóstico: os achados clínicos e de necropsia são típicos da doença. A confirmação se baseia na cultura bacteriana

- Tratamento: cirúrgico para os abscessos superficiais
- Controle: descarte de ovinos com abscesso ou com base em teste sorológico, assepsia durante a tosquia, evitar a manipulação de fatores de risco, vacinação.

Etiologia

Corybacterium pseudotuberculosis é a causa específica da doença. Os isolados de ovinos/caprinos representam, basicamente, uma população clonal, distinta daquela do biotipo equino/bovino.[1] Ambos os biotipos produzem uma exotoxina, a fosfolipase D, que atua como uma esfingomielinase; é um antígeno imunodominante. A variação na produção de toxina entre as cepas pode estar relacionada com os diferentes graus de patogenicidade. O lipídio tóxico da parede celular atua como mediador da resistência à morte pelos fagócitos e isso, também, é um fator de virulência.

Corybacterium pseudotuberculosis causa, também, linfangite ulcerativa, em bovinos e equinos, e acne contagiosa em equinos; essas enfermidades são discutidas separadamente porque parecem ter patogênese diferente e não ocorrem em associação com linfadenite caseosa.

Epidemiologia

Ocorrência geográfica

Ocorre na maioria dos países criadores de ovinos, em todo o mundo, incluindo Austrália, Nova Zelândia, África do Sul, Oriente Médio, América do Norte, América do Sul, Reino Unido e na maior parte do norte e sul da Europa. A doença só foi diagnosticada no Reino Unido e nos Países Baixos após a importação de caprinos contaminados no final dos anos 1980; a partir daí se disseminou e atualmente é uma importante doença nesses dois países.

Hospedeiros

A linfadenite caseosa acomete ovinos e caprinos.

Ovinos

A prevalência de linfadenite caseosa aumenta com o avanço da idade, com incidência máxima em adultos. Em uma população de ovinos australianos não vacinados constatou-se que a frequência de infecção por ocasião do abate foi de 3,4%, em cordeiros, e 54% em ovelhas adultas; taxas de prevalência semelhantes foram relatadas na América do Norte e América do Sul. Em outro amplo estudo com ovinos adultos realizado na Austrália verificou-se que a prevalência total de lesões no momento do abate foi de 26%, com lesões de carcaça em 20,4% dos ovinos; 9,5% dos animais apresentavam lesões que obrigavam o descarte das carcaças. No oeste da Austrália, a prevalência de infecção em ovelhas descartadas em razão da idade diminuiu de uma taxa superior a 50%, nos anos de 1980, para cerca de 25%, no início dos anos 2000; sugeriu-se que tal fato se deveu, em parte, a cessação de banhos de imersão compulsórios para controle de piolhos, durante esse período. Após a introdução da doença em rebanhos britânicos, no final dos anos 1980, constatou-se número máximo de surtos em 1988 e, a partir daí, notou-se redução na ocorrência da infecção. O exame de isolados da bactéria durante esse período sugeriu que todos tinham relação com a cepa associada com a introdução inicial da doença. A pesquisa sorológica em 745 rebanhos mostrou uma prevalência total de animais soropositivos de 10%; constatou-se que 18% dos rebanhos examinados tinham um ou mais animais positivos.

Caprinos

A prevalência de lesões em caprinos tende a ser menor do que em ovinos. Em caprinos domesticados, nos EUA, relatou-se taxa de prevalência de 8%, semelhante àquela relatada em caprinos selvagens, na Austrália. À semelhança do mencionado para ovinos a prevalência aumenta com o avanço da idade e pode ser tão alta quanto 22%, aos 4 anos de idade. A determinação da prevalência em caprinos, com base na presença de abscessos, é complicada porque nessa espécie um número significativo de abscessos pode ser causado por *Arcanobacterium* (*Trueperella*) *pyogenes.*

Fontes de infecção

O principal hábitat da *C. pseudotuberculosis* é o animal infectado. As fontes de infecção são a secreção oriunda da ruptura de abscessos de linfonodos superficiais e as secreções nasal e oral de animais com abscessos pulmonares que drenam para a árvore bronquial. O microrganismo pode sobreviver em solo contaminado com pus por até 8 meses; em galpão de tosquia por cerca de 4 meses; e na palha, feno e outros fômites por até 2 meses. No entanto, não é facilmente isolado do solo de locais contaminados. Condições de baixa temperatura e umidade prolongam o tempo de sobrevivência da bactéria; o risco de infecção pela solução utilizada no banho de imersão persiste por, no mínimo, 24 h.

Transmissão

A infecção em um animal é facilitada pela presença de feridas cutâneas, porém o microrganismo pode penetrar em pele íntegra. A transmissão ocorre por contato direto com secreções contaminadas ou com equipamentos de tosquia, material de assoalhos de galpões de tosquia, piquetes, soluções de aspersão ou de banho de imersão, poeira de galpões de tosquia e de piquetes, contaminados.

Fatores de risco

Ovinos

A maior parte das pesquisas sobre fatores de risco foi realizada na Austrália e os constatados nem sempre podem ser aplicados aos sistemas de controle da doença em outros países.

Idade e sexo

A prevalência da infecção é maior em ovinos mais velhos, fato que, provavelmente, reflete a maior exposição aos fatores de risco, como tosquia e banho de imersão. No Reino Unido, um número desproporcional de carneiros é acometido e há uma prevalência significativa da infecção em raças de reprodutores tipicamente utilizados em um programa de acasalamento comercial ("terminal sire"), geralmente para produção de animais de corte de boa qualidade comercial; o "terminal sire" é um importante transportador da bactéria em rebanhos fechados. A prevalência em carneiros pode estar relacionada à alta taxa população em que esses animais são mantidos na maior parte do ano e às brigas, com transmissão da infecção através dos ferimentos na cabeça.

Raça

Todas as raças são suscetíveis, mas na Nova Zelândia, onde há acasalamento de raças de ovinos de lã fina com os de corte, a prevalência da doença é maior naqueles da raça Merino e em seus mestiços. Isso pode estar relacionado à maior suscetibilidade à lesão cutânea durante a tosquia, devido à sua pele mais fina e a presença de dobras cutâneas no pescoço. No Reino Unido, inicialmente a lesão era mais prevalente em raças de "terminal sire", mas em seguida se disseminou aos rebanhos criados em morros e regiões montanhosas.[2,3]

Tosquia

É o principal fator de risco, em ovinos; geralmente, a taxa de infecção se eleva com o aumento do número de tosquias do animal. Quando ocorre disseminação da infecção, isso acontece principalmente em grupos de ovinos que foram submetidos à tosquia ao mesmo tempo. Os ovinos podem se infectar pela transferência de secreção purulenta de abscessos que drenam ou que se romperam durante a tosquia, pelo pente da máquina de tosa; contudo, a disseminação da bactéria de ovinos que eliminam secreção de abscessos pulmonares aos ovinos com cortes na pele é considerada mais importante.

Em qualquer condição, o estreito contato de ovinos recém-tosquiados pode facilitar a transmissão, por contato direto da secreção pulmonar contaminada com a pele suscetível. Comumente, os ovinos são mantidos em estreito contato em piquetes coletivos, logo após a tosquia ou antes do banho de imersão, e as secreções nasal e oral podem ser depositadas diretamente em cortes da pele ocasionados pela tosquia. A manutenção dos ovinos em abrigos cobertos por mais de uma hora após a tosquia aumenta o risco de disseminação da doença.

Condição higiênica precária em galpão de tosquia, possibilitando a contaminação do assoalho do galpão e de piquetes de contenção, pode facilitar a infecção de ovinos. Pode ocorrer transferência da bactéria entre rebanhos por meio da contaminação de equipamentos empregados na tosquia, galpões de tosquia móveis ou banho de imersão, bem como da roupa do tosquiador. No Reino Unido, a tosquia por empreitada é considerada um fator de risco para a doença.

Poeira

A poeira de piquetes contaminados pode transmitir a infecção aos ovinos recém-tosquiados, embora estudos epidemiológicos sugiram que a contaminação ambiental não é um fator de risco importante para a doença na Austrália.

Alojamento

O estreito contato devido à alta densidade populacional na pastagem ou em abrigo interno na maior parte do ano pode ocasionar alta taxa de infecção. Acredita-se que a diferença na distribuição das lesões entre ovinos criados no Reino Unido e na Austrália seja decorrência do estreito contato dos animais em cochos de alimentos compartilhados, em condições de criação intensiva, no Reino Unido.

Banho de imersão

O microrganismo pode persistir em soluções empregadas para controle de ectoparasitas, reutilizada (banho por aspersão) ou reciclada (banho de imersão). Uma quantidade tão pequena como 25 bactérias/mℓ de solução pode causar infecção. Os ovinos submetidos a banhos em solução contaminada poucos dias depois da tosquia são especialmente suscetíveis à infecção devido à facilidade de contato da bactéria com a pele; contudo, também pode ocorrer disseminação da bactéria durante o banho de imersão em ovinos tosquiados há 6 meses. Em um estudo experimental no qual ovinos livres da infecção foram tosquiados e expostos a soluções de imersão artificialmente contaminadas, antes e 2, 4, 8 e 24 semanas após a tosquia, notou-se que grande parte dos animais submetidos ao banho de imersão logo após a tosquia apresentou soroconversão e apresentava lesões em linfonodos por ocasião do abate. No entanto, também no abate, foram constatadas lesões em ovinos submetidos a banho de imersão 2 semanas, ou mais, após a tosquia; ademais, não foi verificada diferença significativa na prevalência nos grupos submetidos a banho de imersão 2 a 24 semanas após a tosquia. Isso reforça a afirmação de que pode ocorrer infecção, mesmo quando a pele se apresenta íntegra, possivelmente no caso de infecções associadas ao banho de imersão, influenciada pela perda de oleosidade da lã devido à ação de agentes umedecedores presentes na solução de imersão. O banho de imersão logo após a tosquia também aumentou significativamente o risco de alta incidência de linfadenite caseosa.

Embora a tosquia e o banho de imersão sejam considerados importantes fatores de risco, a doença também pode ser transmitida aos ovinos não tosquiados por ovinos com abscessos pulmonares por meio de aerossóis.

Caprinos

Em caprinos, a tosquia não é um fator de risco, exceto naqueles da raça Angorá. A diferença na distribuição de abscessos em caprinos, predominantemente na cabeça, pescoço e esterno, em comparação com ovinos, sugere que o contato direto, os fômites e os traumatismos são importantes transportadores mecânicos do microrganismo. Contato social, cabeçada, ferimentos durante o pastejo e uso compartilhado de colares e cochos de alimentos são prováveis fatores de risco. Abscessos pulmonares não são frequentes em caprinos como em ovinos e podem ser menos importantes como fontes de infecção.

Tanto no caso de ovinos quanto de caprinos, a contaminação do solo de locais onde os animais deitam, piquetes ou assoalhos de abrigos pode resultar na persistência do microrganismo no ambiente por um período significativo, transmitindo a doença; isso pode resultar em infecção de feridas ocasionadas por corte de cauda e castração, bem como na região do esterno.

Importância econômica

Na maioria dos animais jovens infectados não se constata doença clínica evidente ou comprometimento da saúde, exceto a formação de abscessos visíveis; contudo, a doença tem considerável importância econômica nas indústrias de ovinos e caprinos. Em ovinos, a infecção ocasiona redução de 6,6% no peso do velo limpo, no primeiro ano de infecção, além da menor taxa de crescimento. A infecção é uma importante causa de condenação de carcaça destinada ao consumo humano, com taxa de condenação elevada de 3 a 5% das carcaças de carneiro e 0,02 a 0,03% das carcaças de cordeiros. A taxa de condenação e a perda econômica variam dependendo do país; a diferença na quantidade de linfonodos com abscesso responde mais pelas condenações do que o desbaste da carcaça.

Em caprinos, o couro pode representar um percentual significativo do valor da carcaça e os danos causados pela infecção reduz muito o valor do couro.

Nota-se doença clínica em animais que apresentam a forma visceral disseminada, que ocasiona ineficiência reprodutiva, uma importante causa da síndrome da ovelha magra, e morte e descarte de ovinos mais velhos em rebanhos infectados.

Implicações zoonóticas

Em humanos, a infecção é rara; provoca linfadenopatia, com curso longo e recorrente; é uma doença ocupacional, acometendo tosquiadores e funcionários de abatedouros, tendo como porta de entrada os ferimentos causados por corte. *Corynebacterium pseudotuberculosis* pode estar presente no leite do úbere de cabras cujo linfonodo mamário apresenta-se infectado.

Patogênese

Formam-se vários abscessos microscópicos no linfonodo que drena o local cerca de 1 dia após infecção cutânea experimental; depois de 3 a 10 dias de infecção, esses abscessos se juntam e formam piogranulomas típicos. Acredita-se que a exotoxina fosfolipase D específica de esfingomielina, produzida pelo microrganismo, facilita a disseminação da infecção por ocasionar o extravasamento de plasma de pequenos vasos sanguíneos do sítio infeccioso, com acúmulo de líquido nos espaços linfáticos. Os abscessos se desenvolvem em 60 a 80% dos ovinos infectados. O alto conteúdo de lipídio na parede da célula bacteriana propicia resistência às enzimas digestivas dos fagócitos e a bactéria se mantém como um parasita intracelular facultativo.

É provável que a redução no crescimento da lã, verificada no primeiro ano de infecção, se deva aos efeitos catabólitos de citocinas e metabólitos tóxicos liberados durante a resposta inflamatória e imune aguda à infecção inicial.

A disseminação hematógena do microrganismo resulta na formação de abscessos em vários órgãos e isso pode ocorrer na ausência de lesões periféricas. Relata-se que até 25% dos ovinos infectados no momento do abate apresentam lesões apenas nas vísceras torácicas. Essa tendência de alta incidência de lesões pulmonares parece ser geral, mas a prevalência varia consideravelmente entre as regiões geográficas. As vísceras abdominais e os tecidos somáticos também são comumente acometidos. Em cordeiros jovens, a infecção hematógena, que progride para doença septicêmica, é menos comum.

Achados clínicos

Nota-se aumento de volume palpável de um ou mais linfonodos superficiais. Os linfonodos mais frequentemente infectados são os submaxilares, pré-escapulares, pré-femorais, supramamários e poplíteos (Figura 11.5). Em geral, os abscessos se rompem e eliminam uma secreção purulenta cremosa a caseosa, inodora. Os caprinos apresentam uma quantidade muito maior de lesões nos linfonodos que drenam a cabeça, possivelmente devido à lesão superficial que ocorre durante o pastejo. Em seguida pode haver formação de abscessos em outros linfonodos. No Reino Unido, os sinais clínicos da infecção em ovinos são mais comumente associados aos linfonodos superficiais da cabeça e pescoço, embora em um estudo tenha se constatado que mais de 30% dos ovinos apresentavam lesões viscerais.[4] Tanto em ovinos quanto em caprinos também pode haver formação de abscessos cutâneos, principalmente na face, com perda de pelos nas áreas acometidas.

No caso de envolvimento sistêmico, pode haver pneumonia crônica, pielonefrite, ataxia e paraplegia, dependendo do local da infecção. Uma doença debilitante de ovelhas adultas, geralmente denominada síndrome da ovelha magra, quase sempre está associada com a formação de abscessos

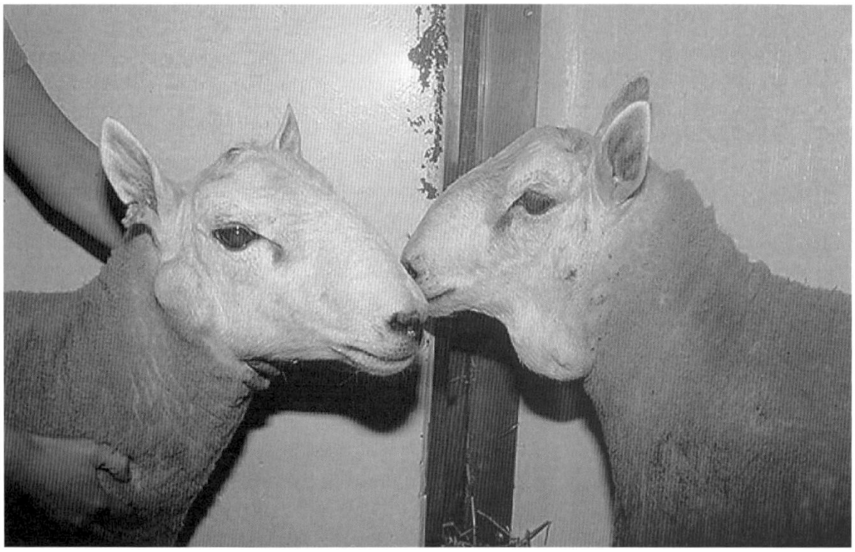

Figura 11.5 Ovelhas da raça Cheviot com linfadenite caseosa nos linfonodos submaxilares. (Esta figura encontra-se reproduzida em cores no Encarte.)

internos (em 81% das ovelhas), muitos dos quais contêm *C. pseudotuberculosis* (86%). Outras bactérias, principalmente *Moraxella* spp., também podem estar presentes. Em ovelhas, é comum ocorrer disseminação local do linfonodo supramamário para o tecido mamário. A resultante redução na produção de leite ocasiona baixa taxa de crescimento e até mesmo morte de cordeiros, e isso pode representar um importante problema econômico em rebanhos seriamente acometidos. Lesões intraescrotais são comuns em carneiros, mas sem comprometer os testículos ou o sêmen.

Patologia clínica

Nota-se aumento do número de linfócitos e neutrófilos no sangue. *C. pseudotuberculosis* pode ser isolado da secreção purulenta obtida por biopsia com agulha ou de lavado transtraqueal.

Os testes sorológicos utilizados no sorodiagnóstico são hemaglutinação indireta, inibição da hemólise, imunodifusão e teste imunoenzimático (ELISA), com intuito de detectar anticorpos contra antígenos da parede celular ou contra a exoenzima fosfolipase. Muitos desses testes apresentam boa especificidade, porém poucos possuem alta *especificidade e sensibilidade*. Alguns são utilizados para detectar a infecção no rebanho e fazem parte do programa de erradicação da infecção.[2,3] No momento, nenhum é suficientemente seguro para a detecção confiável da infecção em ovino, individualmente. Em geral, a sensibilidade de testes equivalentes em caprinos é superior; em alguns países, como nos Países Baixos, são utilizados em programa de controle oficial da doença em caprinos.

Radiografia e ultrassonografia podem ser testes de diagnóstico úteis em ovinos e caprinos que apresentam perda de peso crônica, sem aumento de volume de linfonodos superficiais. Radiografias do tórax podem mostrar abscessos nos linfonodos mediastínicos. A ultrassonografia do abdome pode revelar a presença de um ou mais abscessos no fígado ou rim. A imagem ultrassonográfica clássica da linfadenite caseosa é um abscesso parecido com "cascas de cebola", particularmente fácil de visualizar no parênquima hepático (Figura 11.6).

Achados de necropsia

Notam-se abscessos caseosos preenchidos com pus verde-amarelado, principalmente nos linfonodos e, em menor extensão, em órgãos internos. Nos estágios iniciais, o pus é mole e pastoso, mas, posteriormente, torna-se firme e seco, com aparência lamelar característica. Também, pode haver broncopneumonia local extensiva, com pus mais fluido, de cor semelhante. Microscopicamente, a arquitetura do linfonodo é ofuscada pelo abscesso. À medida que a lesão se expande,

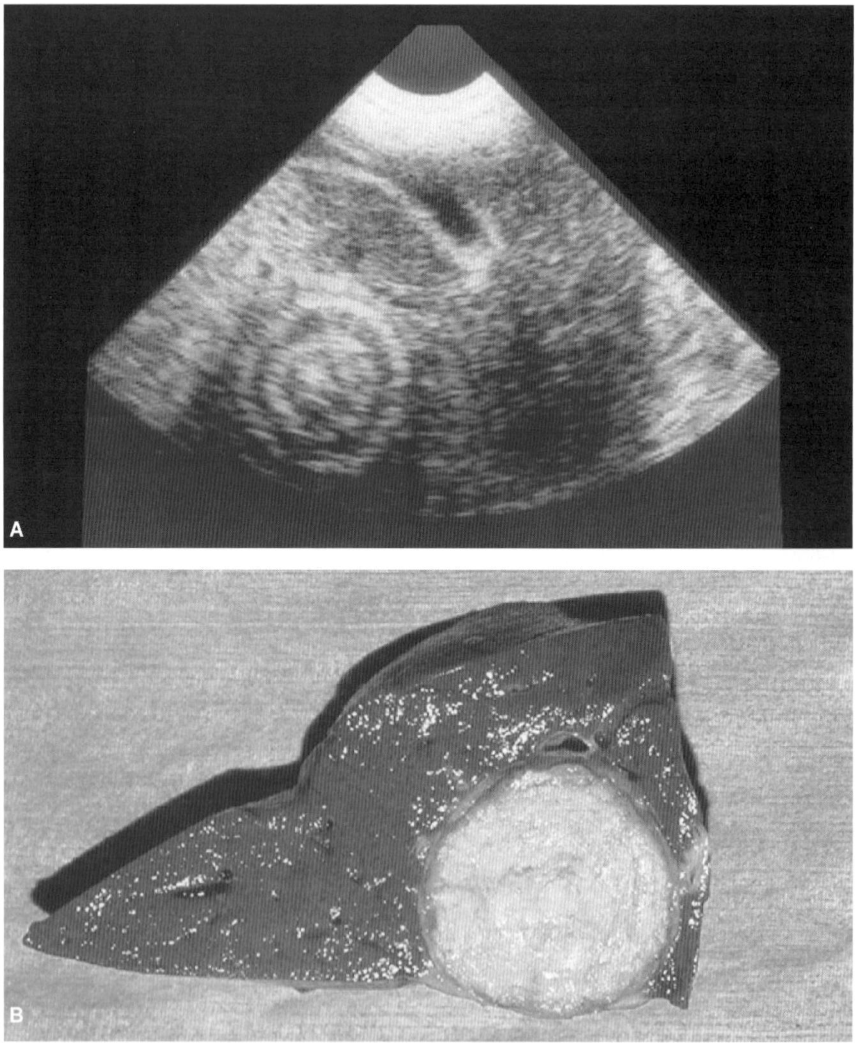

Figura 11.6 A. Imagem ultrassonográfica de um abscesso hepático detectado por um transdutor setorial de 5 MHz. A imagem de "cebola descascada" é altamente sugestiva de abscesso causado por *Corynectarium pseudotuberculosis* (linfadenite caseosa). **B.** Imagem de seção transversal do fígado do mesmo ovino obtida durante a necropsia. Imagens cordialmente fornecidas pelo Dr. Michael Rings, EUA. (A Figura 11.6 B encontra-se reproduzida em cores no Encarte.)

uma parede fibrosa limitante mantém o novo formato, visto macroscopicamente como camadas parecidas com "cascas de cebola".

Amostras para confirmação do diagnóstico

- Bacteriologia: linfonodo, pulmão, suabe da parte externa do abscesso para cultura microbiológica (CULT)
- Histologia: linfonodo fixado em formalina (MO).

Diagnóstico diferencial

- Meliodose
- Tularemia
- Outras causas de pneumonia em pequenos ruminantes
- Linfossarcoma (raro)
- Linfadenite supurativa, em cordeiros, também foi associada à infecção por *Pasteurella multocida*. Uma doença caracterizada pela presença de pus amarelo-esverdeado em abscessos situados bem próximos de linfonodos, em ovinos, está associada com uma micrococo Gram-positiva. Esta última doença ocorre na França e no Quênia, sendo conhecida como *doença de Morel*.

Tratamento

O microrganismo é sensível aos antibióticos, exceto àqueles da classe dos aminoglicosídeos; contudo, geralmente não se tenta o tratamento porque o abscesso é encapsulado, a bactéria é intracelular e a resposta terapêutica não é efetiva. Os abscessos subcutâneos podem ser submetidos ao tratamento cirúrgico mediante drenagem ou extirpação.

Controle

Descarte de animais

Uma medida de controle é o descarte de todos os animais que apresentam aumento de volume de linfonodos. Embora seja um procedimento lógico, vale ressaltar que não é capaz de detectar lesões iniciais, tampouco naqueles animais com abscesso interno, mas sem abscesso externo. O controle ideal requer a detecção e descarte dos animais infectados, com base nos resultados de testes sorológicos. O descarte com base em testes sorológicos foi realizado em rebanhos de caprinos, nos Países Baixos; em pequenos rebanhos ovinos de raça, no Reino Unido, e em um rebanho maior, de 1.000 ovinos, na Escócia.[2,3] A maior sensibilidade e especificidade dos testes imunoenzimáticos (ELISA) atuais (87 a 93,5% e 98%, respectivamente) tornam seu uso uma estratégia exequível, embora possa ser detectado um grande número de ovinos soropositivos que precisam ser descartados (p. ex., descarte de 159 ovinos após 9 testes, de um rebanho que tinha, originalmente, 108 animais).[2,4] Portanto, a relação custo:benefício do teste e descarte, diferentemente de programa de controle com base em vacinação, será marginal, a menos que a estratégia "teste e descarte" tenha outro tipo de auxílio financeiro.[2,3]

Controle da disseminação da infecção

Em rebanhos australianos, a operação de Mules é cada vez menos utilizada, mas todo material utilizado no corte de cauda, na colocação de brinco de identificação e na tosquia deve ser colocado imerso em uma solução desinfetante forte antes de cada uso. Atenção semelhante deve ser dada aos pentes e à máquina de tosquiar, no momento da tosquia. Deve-se propiciar boas condições de higiene e de desinfecção em abrigos de tosquia, principalmente de assoalhos, e em piquetes de contenção. As unidades móveis (*trailer*) de tosquia devem ser limpas e desinfetadas após o uso em cada fazenda. Os tosquiadores devem ter consciência da importância da higiene pessoal e, se possível, utilizar vestimenta específica fornecida pela fazenda. Os grupos de animais mais jovens devem ser tosquiados primeiro, seguidos dos carneiros e, por fim, de qualquer ovino que apresente lesões palpáveis. A secreção purulenta que cai no assoalho do abrigo de tosquia deve ser retirada e a área desinfetada. Todas as lesões decorrentes da tosquia devem ser desinfetadas. Mesmo assim, pode haver alta taxa de abscessos em rebanhos submetidos a esses procedimentos de controle.

Deve-se evitar o contato estreito entre os ovinos após a tosquia. Ademais, deve-se empregar todos os esforços no sentido de evitar a contaminação da solução utilizada no banho de imersão; a secreção de um abscesso rompido pode contaminar toda a solução do tanque de banho. Em rebanhos seriamente acometidos, o banho de imersão após a tosquia pode ser indesejável. A adição de um produto bactericina eficiente na solução de imersão pode ser um procedimento justificável.

O abrigo de caprinos deve ser livre de arame ou de outros materiais que causam lesão cutânea; deve-se evitar o uso compartilhado de colares. Os parasitas externos devem ser controlados. Os proprietários de rebanhos de caprinos livres de doenças devem evitar a compra de animais de rebanhos com histórico de abscessos.

Vacinação

As vacinas compostas de sobrenadante concentrado de cultura de *C. pseudotuberculosis* inativado por formalina, contendo fosfolipase D, apresentam eficácia considerável; estão disponíveis em vários países. Vacinas compostas de mutantes atenuados também são promissoras. A vacinação não induz proteção total contra a formação de abscessos, porém testes de campo controlados mostraram redução significante da quantidade de ovinos que desenvolveram abscessos, bem como redução do número de abscessos nos ovinos infectados. Os ovinos vacinados apresentam menor quantidade de abscessos pulmonares do que aqueles não vacinados; em um estudo constatou-se taxa de redução de 96% e que é menos provável que disseminem a infecção a partir desses abscessos. A obediência ao esquema completo de vacinação recomendado influencia muito a eficácia da vacinação. Um estudo realizado na Austrália mostrou que os rebanhos submetidos ao protocolo vacinal recomendado, de duas doses iniciais aos cordeiros e doses de reforço anuais em ovinos adultos, durante sua vida, apresentaram prevalência média da infecção de 3%, em ovinos, por ocasião do abate, enquanto em rebanhos que adotaram parcialmente esse protocolo, com administração de uma única dose da vacina em cordeiros e sem aplicação de doses de reforço anuais em ovinos adultos, a prevalência média em ovinos com lesão presente no momento do abate variou de 22 a 33%.

Acredita-se que a imunidade contra linfadenite caseosa está associada à ação antitoxina, sendo, principalmente, mediada por célula; a imunidade colostral protege contra infecção experimental nas seis primeiras semanas de vida. Ademais, a imunidade colostral influencia o desenvolvimento de imunidade induzida pela vacinação; assim, os cordeiros de rebanhos com alta prevalência de linfadenite caseosa não são vacinados antes de 10 semanas de idade.

A vacinação parece menos efetiva em caprinos; embora proteja contra infecção experimental e disseminação do microrganismo a partir do local da infecção, estudos de campo mostraram baixa proteção contra a infecção natural.

Prevenção

Todas as fontes potenciais de introdução da doença no rebanho devem ser clinicamente avaliadas quanto à evidência da doença. Embora esse não seja um método de detecção da infecção particularmente sensível, é possível identificar casos clínicos evidentes. A determinação da taxa de infecção no rebanho de origem é um procedimento mais seguro e se o objetivo for erradicar ou controlar a doença, as compras de animais devem ser feitas diretamente com o produtor e não por empresas que compram e vendem animais no mercado. O último método de prevenção consiste em realizar testes sorológicos individuais nos animais recém-adquiridos, desde que haja disponibilidade de teste de ótima sensibilidade.

Erradicação

Há relato de erradicação em rebanhos com infecção endêmica mediante o descarte inicial de todos os ovinos com sinais clínicos, seguido de teste sorológico e descarte dos animais reagentes. Em um caso, aguardou-se a parição de ovelhas soropositivas antes do descarte, mas os cordeiros foram retirados e separados das mães infectadas ao nascer e alimentados com colostro de vaca e substituto de leite. Simultaneamente a esses procedimentos fazia-se desinfecção rigorosa das instalações, remoção do material da cama e da camada superior do solo dos galpões e piquetes, isolamento de ovinos soronegativos por 6 meses de pastagem e rotas previamente utilizadas e adoção de medidas de higiene durante o tratamento da lesão cutânea. Após o segundo teste de triagem não foram detectados ovinos soropositivos.[5] Na Escócia, o emprego de um programa de erradicação da infecção que consistia no procedimento de "teste e descarte", utilizando um teste ELISA melhorado, em um rebanho montanhês mantido em sistema de criação extensiva, eliminou a doença clínica por 2 anos, depois de oito testes, embora no último deles tenha-se detectado dois ovinos soropositivos.[3]

Também é possível a erradicação total da doença no rebanho ou no grupo de animais, com substituição dos infectados por animais livres da infecção; todavia, há o risco de introdução da doença, pois a sensibilidade dos testes ELISA atualmente utilizados na triagem dos animais é de somente cerca de 90%. Constatou-se que a sensibilidade e a especificidade de um teste ELISA em amostra de leite de tanque de resfriamento foram 41,4% e 81,7%, respectivamente; portanto, o teste de triagem em amostras de leite do tanque pode ser um procedimento cuja relação custo:benefício, no início do programa de detecção de linfadenite caseosa em cabras leiteiras, é favorável.[6]

LEITURA COMPLEMENTAR

Bird GJ, Fontaine MC. Corynebacterium pseudotuberculosis and its role in ovine caseous lymphadenitis. J Comp Pathol. 2007;137:179-210.

Radostits O, et al. Caseous lymphadenitis of sheep and goats. In: Veterinary Medicine: A Textbook of the Diseases of Cattle, Horses, Sheep, Goats and Pigs. 10th ed. London: W.B. Saunders; 2007:795-798.

Windsor P. Caseous lymphadenitis in small ruminants. Vet Clin North Am Food A. 2011;27:193-202.

REFERÊNCIAS BIBLIOGRÁFICAS

1. Connor KM, et al. Vet Res. 2007;38:613.
2. Baird GJ, Malone FE. Vet Rec. 2010;166:358.
3. Voigt K, et al. Small Ruminant Res. 2012;106:21.
4. Bastos BL, et al. Vet Clin Pathol. 2011;40:496.
5. Schreuder BE, et al. Vet Rec. 1994;135:174.
6. Nagel-Alne GE, et al. Vet Rec. 2015;176:173.

Farcino bovino

Doença infecciosa crônica que acomete linfonodos de bovinos zebuínos, é endêmica na África subsaariana; ademais, foi relatada em outros 19 países da África, Ásia, América Latina e Caribe.[1-2] Na África, a doença é causada por *Mycobacterium farcinogenes*, nas regiões leste e central, e por *M. senegalense*, na região Oeste. Ambas as espécies são micobactérias de crescimento rápido, Gram-positivas, ramificadas e acidorresistentes. Ainda não foi comprovado se em animais de outros países a bactéria *Nocardia farcinica* causa nocardiose cutânea (farcino), doença que se assemelha ao farcino bovino.[1-2]

Dados epidemiológicos indicam que o farcino bovino acomete bovinos adultos de tribos pastorais nômades das savanas do Sudão e do Sahel. Em algumas regiões, 25 a 30% dos bovinos são acometidos, mas a doença desapareceu em muitos países onde outrora fora um problema.[1] Outros animais domésticos e não domésticos não manifestam a doença. Não se sabe se as bactérias possuem potencial zoonótico, ainda que um estudo tenha indicado que o patógeno humano *Mycobacterium peregrinium* tipo II pertence à espécie *M. senegalense*.[3] Carrapatos ixodídeos, inclusive *A. variegatum*, podem participar na transmissão da doença; as raças de bovinos resistentes aos carrapatos (p. ex., raça N'Dama) são resistentes ao farcino.[1]

O farcino bovino ocasiona algumas perdas econômicas em razão do dano ao couro; também é um problema de saúde pública porque as lesões se assemelham àquelas de tuberculose bovina, nas carcaças e, desse modo, a carne de animais infectados é considerada imprópria para o consumo humano. Por exemplo, em um estudo com 6.680 carcaças de bovinos, no Sudão, foram identificadas 400 lesões caseosas, sendo apenas 12 associadas à tuberculose bovina, enquanto 59 eram causadas por farcino bovino.[4]

No estágio final da doença, não é difícil o diagnóstico clínico de farcino bovino, pois as lesões nodulares semelhantes a cordões, verificadas na pele e nos vasos linfáticos são quase patognomônicas. O diagnóstico laboratorial consiste em exame de esfregaços convencionais preparados com corante acidorresistente e em cultura microbiológica. Os testes moleculares e sorológicos desenvolvidos ainda precisam ser avaliados quanto à sensibilidade e à especificidade, mas pode-se utilizar ELISA para sustentar o diagnóstico clínico inicial, em pesquisas epidemiológicas e de triagem, antes da exportação de animais para regiões livres de farcino bovino.[5]

A doença progride lentamente e as lesões se instalam nos linfonodos superficiais, principalmente nos linfonodos pré-escapulares e pré-crurais. Os linfonodos acometidos supuram e os vasos linfáticos endurecem. Pode haver infecção em linfonodos mesentéricos; em alguns casos notam-se lesões no úbere ou nos pulmões. As lesões são comuns em áreas do corpo onde os carrapatos *A. variegatum* se fixam. O exame histológico mostra grave reação granulomatosa caracterizada por infiltração de linfócitos, macrófagos, células epitelioides e células gigantes, juntamente com acentuada proliferação de tecido fibroso. O microrganismo pode ser detectado em cortes de tecidos preparados com corante acidorresistente e por meio de técnicas de PCR.[4]

Não se recomenda tratamento; não há vacina. A maioria dos casos é detectada por ocasião do abate.

LEITURA COMPLEMENTAR

Hamid ME. Epidemiology, pathology, immunology and diagnosis of bovine farcy: a review. Prev Vet Med. 2012;105:1.

Hamid ME. Current perspectives on Mycobacterium farcinogenes and Mycobacterium senegalense, the causal agents of bovine farcy. Vet Med Int. 2014;247906. doi:10.1155/2014/247906; [Epub 2014 April 30].

REFERÊNCIAS BIBLIOGRÁFICAS

1. Hamid ME. Prev Vet Med. 2012;105:1.
2. Hamid ME. Vet Med Int. 2014;247906. doi:10.1155/2014/247906; [Epub 2014 April 30].
3. Wallace RJ Jr, et al. J Clin Microbiol. 2005;43:5925.
4. Asil el TA, et al. Trop Anim Health Prod. 2013;45:469.
5. El Hassan HA, Hamid ME. Epud. 2008.

Linfangite esporádica (*big leg, weed*)

É também conhecida como *monday morning disease*. Sua ocorrência é rara. Pode acometer qualquer raça de equino, mas particularmente aqueles submetidos a trabalho pesado. Em geral, acomete equinos, individuais, porém ocasionalmente ocorrem surtos. Há poucas condições predisponentes. A mais frequente é o descanso após um período de trabalho e exercício de 1 a 3 dias. Outra condição suspeita é a mudança de uma dieta de baixa qualidade para uma dieta com alto teor proteico, como ervilhas ou feijão. Ambos podem diminuir o fluxo linfático aos membros, facilitando a penetração de algumas bactérias presentes em pequenas feridas ou fissuras nos membros. Estábulos sujos também podem predispor à doença, embora, às vezes, seja possível notar a doença em estábulos muito limpos. Condições climáticas úmidas contínuas também podem predispor à doença.

A linfangite esporádica é uma doença não contagiosa de equinos, caracterizada por febre aguda, linfangite e tumefação marcante em um ou ambos os membros pélvicos – raramente em membros torácicos. O início da doença é súbito, com febre (40,5°C a 41°C), tremores musculares e aumento da frequência de pulso arterial e da frequência respiratória. Quase sempre os equinos apresentam muita sede. A boca pode estar quente e as membranas mucosas congestas. Rapidamente o animal desenvolve claudicação. Na doença aguda, a dor pode ser intensa. Nota-se dor intensa à palpação do membro acometido e a claudicação pode ser tão grave que o equino pode se recusar a colocar a pata no solo. O membro apresenta tumefação e hipertermia; a tumefação se estende desde a parte alta do membro até a coroa do casco. Em alguns equinos, nota-se um cordão linfático na face medial do membro, bem como aumento de volume palpável de linfonodos. Pode haver exsudação cutânea. Os membros acometidos podem apresentar sinal de Godet positivo. Os equinos podem apresentar sudorese. A doença aguda pode durar apenas 1 a 3 dias, seguindo-se recuperação ou mudança para uma fase crônica, com edema persistente variável no membro, febre intermitente e diferentes graus de claudicação. Ocasionalmente, há formação de abscesso em linfonodos e vasos linfáticos, mas geralmente a infecção não é localizada. Há tendência de recidiva da doença, com espessamento fibrosante crônico da parte inferior do membro que, em muitos equinos, se estende até o joelho. Com frequência, no final de gestação ocorre exacerbação do edema de membro.

Equinos que manifestam um episódio da doença parecem predispostos a futuras ocorrências. A recidiva ocasiona espessamento do membro ("*big leg*"), que não se deve ao acúmulo de líquido, mas sim de tecido conectivo.

A linfangite esporádica pode estar associada à presença de úlceras e feridas superficiais nas partes baixas dos membros, mas geralmente não há feridas. Como resultado dessas lesões, acredita-se que a doença se desenvolva como linfangite e, potencialmente, linfadenite nos linfonodos inguinais profundos. A lesão dos linfonodos e o edema de membro causam obstrução das drenagens venosa e linfática, ocasionando obstrução linfática, edema e, em alguns casos, celulite. O exame ultrassonográfico mostra distensão de vasos linfáticos, que contêm líquido não ecogênico. A aspiração desse líquido, guiada por ultrassonografia, possibilita verificar que ele contém baixa concentração de proteína total e apresenta neutrofilia discreta (grande parte das células nele presentes é representada por neutrófilos, embora geralmente a contagem absoluta seja inferior a 1×10^9 células/ℓ).

Recomenda-se a cultura microbiológica do líquido aspirado. Nessas condições, nos EUA foram isolados *Actinobacillus* spp., *Staphylococcus*, *Streptococcus*, *Pasteurella*, *Pseudomonas*, *Fusobacterium* e *Nocardia*. Em muitos casos, a cultura é negativa, possivelmente em razão da dificuldade de cultivo do agente etiológico; contudo, em alguns casos foi isolado *Corynebacterium pseudotuberculosis* e isso parece ser uma ocorrência sazonal, no final do verão e no outono (no hemisfério norte). A relevância clínica dos resultados da cultura microbiológica do líquido aspirado é desconhecida, mas eles podem ser úteis para orientar a escolha do antibiótico. Em geral, o exame radiográfico é pouco relevante, exceto na demonstração de edema de tecido mole. Os equinos acometidos, tanto no estágio agudo quanto no crônico, apresentam neutrofilia discreta e hiperfibrinogenemia.

O tratamento efetivo da doença é difícil. Os equinos com doença aguda devem ser submetidos a tratamento agressivo. Os princípios terapêuticos consistem em controle da infecção suspeita, bem como na redução da inflamação e do edema. Para controlar a infecção, deve-se administrar penicilina, ou outros antimicrobianos, por via parenteral. O tratamento da infecção causada por *Corinebacterium* requer o uso de rifampicina. Para o controle da inflamação e alívio da dor, deve-se administrar anti-inflamatórios não esteroides (AINE; flunixino meglumina é a droga de primeira escolha, mas também são úteis fenilbutazona, carprofeno ou similares). O membro deve receber ducha de água fria, 1 ou 2 vezes/dia, a fim de reduzir a hipertermia, além de propiciar massagem terapêutica suave. A massagem manual do membro pode ser benéfica. Como medida de suporte, a bandagem compressiva do membro pode reduzir o edema. O animal deve ser submetido a exercício, desde que seja prático e não cause desconforto ao animal.

Equinos com doença crônica devem ser submetidos a tratamento prolongado com antimicrobianos (penicilina, combinação sulfonamida-trimetoprima, enrofloxacino ou rifampicina combinada com sulfonamida-trimetoprima), AINE e tratamento local. A exacerbação aguda da doença pode ser controlada pela administração de dexametasona (40 µg/kg/dia VO ou parenteral, durante 5 dias e, em seguida, redução gradativa da dose). Essa dose não causa aborto em éguas prenhes. Exercício e bandagem de suporte são importantes para reduzir o edema. A doença crônica requer tratamento prolongado e intermitente, quase sempre pelo resto da vida do equino.

O diagnóstico diferencial inclui celulite (inflamação do tecido conectivo) e linfangite ulcerativa. Com frequência, a linfangite ulcerativa é acompanhada de cordões linfáticos, formação de nódulos duros e de abscessos que drenam uma secreção fétida esverdeada. Linfangite epizoótica causada por *Histoplasma farcinimosum*, na Ásia e no Mediterrâneo, faz parte da lista de diagnósticos diferenciais. No Oriente Médio, Leste Asiático, Leste Europeu e Norte da África, o mormo também é uma possibilidade. Também, a linfangite causada por esporotricose (*Sporotrix schenckii*) pode ser incluída na lista de diagnósticos diferenciais.

A prevenção da doença requer tratamento imediato e cuidadoso de todos os ferimentos da parte inferior dos membros. Exercício diário, restrição da dieta durante período de repouso prolongado e ambiente seco no estábulo também auxiliam na prevenção da doença. Os animais mantidos estabulados devem ter redução da dieta, sendo o milho substituído por uma mistura de farelo de cereais. Quando os animais permanecem estabulados, os membros devem ser mantidos limpos e desinfetados. Aqueles com doença crônica devem ser constantemente submetidos à atividade moderada.

Febre transmitida por carrapato (*Anaplasma phagocytophilum*)

Sinopse

- Etiologia: *Anaplasma phagocytophilum*
- Epidemiologia: a doença ocorre no hemisfério norte; é transmitida por *Ixodes ricinus*, no Reino Unido e na Europa, e por *Ixodes scapularis* e *Ixodes pacificus*, nos EUA. Em ovinos e bovinos, a doença foi primeiramente relatada no Reino Unido e na Europa. Sua ocorrência é sazonal, estando associada à atividade alimentar do carrapato vetor. A doença é mais grave em animais que ainda não tiveram contato com o microrganismo e que são introduzidos no rebanho. Ocasiona maior suscetibilidade a outras infecções, principalmente em ovinos
- Achados clínicos: febre, apatia, letargia, polipneia e menor produção de leite em vacas. Aborto
- Patologia clínica: trombocitopenia, seguida de linfopenia e neutropenia mais prolongadas. O microrganismo é detectado em neutrófilos e monócitos durante os episódios de febre
- Confirmação do diagnóstico: detecção de *A. phagocytophilum* em leucócitos, na fase aguda da doença, ou sorologia retrospectiva
- Tratamento: oxitetraciclina
- Controle: oxitetraciclina durante o período de risco. Controle de carrapatos.

Etiologia

A febre transmitida por carrapato (também conhecida como febre da pastagem, em bovinos) é uma doença que acomete ovinos e bovinos criados no hemisfério norte; é transmitida por carrapato e causada por *Anaplasma phagocytophilum* (antigamente denominado *Ehrlichia phagocytophilia*, *Cytoecetes phagocytophilia* e *Ehrlichia equi*). Fazem parte do gênero *Anaplasma* (Rickettsiales: Anaplasmataceae) bactérias Gram-negativas intracelulares obrigatórias, encontradas exclusivamente no interior de corpúsculos de inclusão ligados à membrana ou de vacúolos citoplasmáticos, tanto em células hospedeiras de vertebrados quanto de invertebrados (carrapatos). Nesse gênero, incluem-se *A. marginale*, *A. centrale*, *A. bovis* e *A. ovis*, que são patógenos de ruminantes; *A. phagocytophilum*, que infecta uma ampla variedade de hospedeiros, inclusive humanos, animais domésticos e selvagens; e *A. platys*, que infecta cães.[1] *A. phagocytophilim*, cujo tamanho varia de 0,4 a 1,3 µm, se multiplica principalmente no citoplasma de neutrófilos. O ciclo biológico é bifásico, apresentando uma fase de transição entre a célula reticulada não infectante, que se replica, e uma forma menor com região central densa, que infecta células de mamíferos e carrapatos.[2,3]

Há cepas (variantes) de *A. phagocytophilum* que apresentam diferenças biológicas e ecológicas, incluindo graus variáveis de patogenicidade ao hospedeiro, vetores e distribuição geográfica. Embora os mecanismos envolvidos nessas diferenças permaneçam praticamente indefinidos[4,5], o sistema de secreção tipo IV (T4SS) pode interferir na virulência da cepa de *A. phagocitophilum*.[6] Em um mesmo rebanho de ovinos pode haver, simultaneamente, diferentes cepas de *A. phagocitophilum*.

O termo "febre transmitida por carrapato" também é utilizado para denominar doenças semelhantes, porém menos definidas, de ruminantes, causadas pela infecção por microrganismos aparentados, como *Anaplasma (Ehrlichia) bovis*. Essas doeças foram relatadas em outras partes do mundo, como Índia e África, e são transmitidas pelos carrapatos *Riphicephalus appendiculatus*, *Amblyomma variegatum* e *Hyalomma truncatum*.

Atualmente, *A. phagocitophilum* é considerado a única espécie de bactéria capaz de infectar uma ampla variedade de hospedeiros, com base na análise do gene 16S rRNA.[7] A discussão a seguir se refere à febre transmitida por carrapato, em ovinos e caprinos, e à febre da pastagem, em bovinos, causadas por *A. phagocitophilum*.

Epidemiologia

Ocorrência

A infecção causada por *A. phagocitophilum* acomete uma ampla variedade de hospedeiros mamíferos, incluindo humanos, cães, ovinos, vacas, equinos, cervídeos selvagens e roedores. A associação de *A. phagocitophilum* com a ocorrência de erliquiose granulocítica humana, em meados dos anos de 1990, estimulou a realização de muitos estudos visando à definição de sua ocorrência geográfica, realizando-se inquéritos sorológicos ou detecção do microrganismo em carrapatos por meio de testes moleculares. Esses estudos concluíram que o microrganismo está presente onde há carrapatos hospedeiros, na Europa, América do Norte, Oriente Médio e Ásia.[4] Há dúvida se a infecção causada por *A. phagocitophilum* é a doença transmitida por carrapato mais disseminada nos animais, na Europa.[8]

No entanto, a febre transmitida por carrapato, diferentemente da infecção, ocorre principalmente em algumas regiões do Reino Unido, Irlanda, Noruega, Finlândia, França, Alemanha, Espanha e Suíça. Como os carrapatos são favorecidos por condições ambientais particulares ideais, geralmente a distribuição geográfica dos carrapatos se restringe a uma região específica (pequena ou grande) e a febre transmitida por carrapato ocorre apenas nessas regiões. Nessas áreas, a infecção pode ser um sério problema; na área endêmica da costa da Noruega, constatou-se uma taxa de prevalência da infecção próximo a 100%, em ovinos criados em pastagens infestadas por *Ixodes*. A febre transmitida por carrapato apresenta *ocorrência sazonal* associada ao repasto sanguíneo do carrapato vetor. Nas áreas acometidas a infecção pode ser endêmica.

Ovinos, bovinos, caprinos, cervídeos e renas podem ser infectados. Há tempo que a doença é conhecida como uma enfermidade de ovinos, mas nos últimos anos ela é considerada uma infecção comum em bovinos criados em áreas de risco. A taxa de prevalência da infecção é alta, mas a doença clínica pode ser branda e não facilmente detectada em muitas regiões sujeitas à doença, porque são comumente áreas selvagens com baixa população humana e pouca frequência de animais pecuários em risco. A infecção, detectada por exame sorológico positivo, pode acometer ovinos que não manifestaram evidência clínica da doença devido à existência de cepas de baixa patogenicidade. Em equinos, a doença, anteriormente conhecida como Erliquiose Granulocítica Equina, é discutida separadamente neste capítulo, como "Anaplasmose Equina".

Fontes de infecção e transmissão

Na Europa, *A. phagocitophilum* é transmitido pelo carrapato de três hospedeiros *Ixodes ricinus*, que requer um único repasto sanguíneo em cada estágio do desenvolvimento. O carrapato se alimenta, aproximadamente, 3 semanas por ano e completa seu ciclo biológico em 3 anos. Os estágios de larva e ninfa se alimentam em qualquer vertebrado, mas a fêmea adulta faz o repasto sanguíneo e se acasala apenas em mamíferos maiores.

A. phagocitophilum infecta e se multiplica no epitélio do intestino médio e glândulas salivares de carrapatos, a partir das quais é transmitido aos hospedeiros vertebrados durante o repasto sanguíneo. O carrapato se infecta quando se alimenta em um hospedeiro infectado; ocorre transmissão estágio-estágio (*transestadial*), mas não há transmissão transovariana do microrganismo. Estima-se que em regiões enzoóticas a maioria dos carrapatos encontra-se infectada pelo microrganismo; um estudo de campo realizado com carrapatos mostrou que 44% das ninfas e 32% dos adultos estavam infectados, mas não havia infecção nos estágios de larva. Há uma estreita relação entre a densidade populacional de carrapatos e a quantidade de ovinos e carrapatos infectados por *A. phagocitophilum*, mas essa relação é complexa e não linear.

Nos EUA, *Ixodes scapularis* foi incriminado como transmissor do microrganismo no leste do país e *Ixodes pacificum* na costa oeste, como acontece com *Ixodes persulcatus* e *Haemaphysalis longicornis* na Ásia, mas a doença clínica em ruminantes não é uma característica nessas regiões.

Há relato de alguns casos de *infecção congênita* em bezerros[9]; na fase aguda da doença, o microrganismo também está presente em leucócitos do *leite*, mas sua relevância na ocorrência da doença não é conhecida.

Uma quantidade tão pequena quanto uma célula infectada por *A. phagocitophilum* pode ser suficiente para transmitir a infecção; o uso compartilhado de agulha em ovinos de um grupo pode transmitir a infecção.

Sugere-se que a presença de carrapatos em aves migratórias pode disseminar a infecção do microrganismo em outras regiões geográficas.[10,11]

Reprodução experimental

A doença pode ser facilmente reproduzida experimentalmente. A gravidade da resposta clínica de ovinos após a infecção experimental não é dose-dependente e não há efeito da dose no grau de bacteriemia ou neutropenia.

Fatores de risco do hospedeiro

Bezerros e cordeiros são muito mais sensíveis do que os animais adultos, embora a doença clínica possa ser menos grave em cordeiros muito jovens, possivelmente devido aos efeitos atenuantes dos anticorpos colostrais. A hiperimunização da ovelha prenhe induz à produção de alto teor de anticorpos colostrais, que protegem o cordeiro contra o desafio experimental. No entanto, no campo, a imunidade colostral não protege contra a infecção e os cordeiros filhos de ovelhas criadas em áreas endêmicas se infectam. A infecção natural é seguida de uma condição de *premunidade* de baixo grau devido à presença do microrganismo no sangue, o que propicia resistência parcial às infecções subsequentes, com manifestação da doença em uma forma menos grave. Uma vez infectados, é provável que os animais permaneçam portadores pelo resto da vida, atuando como reservatórios da infecção para novas gerações de carrapatos.

A taxa de mortalidade é muito baixa e a maioria das mortes relatadas é causada por *doença intercorrente*. Um efeito indireto significativo da febre transmitida pelo carrapato é que ela exacerba a suscetibilidade de cordeiros à *piemia estafilocócica*, *pneumonia estafilocócica*, *pasteurelose* septicêmica e pulmonar, encefalomielite ovina e, possivelmente, a outras doenças. Em bovinos, a taxa de mortalidade é irrelevante, mas pode ser mais elevada em ovinos.

Fatores de risco do patógeno

A atividade do carrapato é sazonal e, consequentemente, a ocorrência de febre transmitida por ele também. O carrapato é ativo em temperaturas entre 7 e 18°C e, no hemisfério Norte, a maioria dos carrapatos se alimenta na *primavera*; a atividade máxima depende da latitude e da altura da pastagem, mas geralmente ocorre entre abril e maio. Em algumas regiões, há um segundo período de atividade de uma população diferente de *I. ricinus* no *outono*, nos meses de agosto e setembro. Em bovinos, os sinais clínicos surgem, predominantemente, na primavera, 1 a 2 semanas após iniciarem o pastejo.

Implicações zoonóticas

A anaplasmose granulocítica humana (HGA) está associada à infecção por *A. phagocytophilum* e foi descrita inicialmente nos EUA em 1994; atualmente é considerada uma doença emergente. Há poucos relatos na Europa, Rússia e Japão.[4] Os achados clínicos e laboratoriais consistem em febre, mialgia, cefaleia, mal-estar, trombocitopenia, leucopenia, anemia, lesão hepática discreta e esplenomegalia, com sintomas variáveis, desde um quadro assintomático até a morte do paciente.[12] Mais comumente, a doença se manifesta como uma enfermidade não diferenciada, febril e potencialmente grave, no verão e na primavera, associada com atividade ocupacional ou recreativa que possibilita a exposição aos carrapatos infectados. Não há risco zoonótico por contato direto com animais infectados, mas como mamíferos reservatórios da infecção por *A. phagocythophilum*, nos EUA, incluem-se vários roedores, raposas e, possivelmente, outros mamíferos selvagens. Esses animais são infectados por uma cepa patogênica humana (Ap-ha). Outros animais, incluindo cervídeos de cauda branca, são infectados por diferentes cepas da bactéria, não infectantes aos humanos (Ap-V1).[4,7]

O microrganismo também é encontrado em leucócitos do *leite* durante a fase aguda da doença, mas é provável que o risco às pessoas que consomem leite contaminado é mínimo porque as cepas de *A. phagocythophilum* apresentam diferentes graus de infectividade aos hospedeiros.[4]

Patogênese

A. phagocythophilum infecta e se replica em *neutrófilos*, mas também pode infectar células endoteliais. O microrganismo desenvolveu uma capacidade notável para inativar ou impedir os potentes mecanismos de defesa antimicrobiana inata das células hospedeiras.[4] Por exemplo, *A. phagocythophilum* produz um compartimento intracelular ligado à membrana que possibilita sua replicação e nutrição em um ambiente protegido dos lisossomos e, assim, inibe o "burst" respiratório.[13] Ademais, inativa o sistema imune inato dos neutrófilos por inibir a apoptose (por meio da ativação de uma cascata antiapoptose) e por induzir autofagia; ambas as condições mantêm viva a célula hospedeira e propiciam um local mais seguro para a replicação do microrganismo.[4,14-17] Além disso, os animais que sobrevivem à infecção aguda desenvolvem infecção persistente que dura vários meses ou, até mesmo, a vida toda. A persistência de infecção e bacteriemia recorrente se deve à variação antigênica que, acredita-se, é mediada pela principal proteína 2 (MSP2/p44) da superfície bacteriana.[18] Ademais, as células endoteliais da microvasculatura podem ter participação fundamental no desenvolvimento de persistência da infecção porque podem ser um excelente local de disseminação do microrganismo aos neutrófilos circulantes.[19]

A lesão tecidual não está associada ao dano direto mediado por *A. phagocytophilum*; deve-se aos mecanismos imunopatológicos associados aos macrófagos ativados e à elevação dos teores da citocina pró-inflamatória γ-interferona (IFN-γ) e de quimiocinas.[12,20,21]

Nota-se febre associada à bacteriemia, sendo uma anormalidade clínica marcante na doença experimental. A febre persiste por cerca de 8 dias, podendo exceder os 41°C; é acompanhada de apatia. Embora essa síndrome tenha importância limitada no cenário experimental, a ocorrência de febre, apatia e menor disposição para mamar podem ter importante influência na viabilidade dos cordeiros em condições de frio e umidade e mantidos em pastagem de baixa qualidade onde a doença comumente ocorre; isso pode contribuir para a *morte do cordeiro*.

A febre transmitida por carrapato ocasiona sérios prejuízos aos mecanismos de *defesa imune*. Com o *comprometimento da função* dos neutrófilos, a bactéria torna os animais infectados mais suscetíveis às infecções oportunistas. Também ocorre neutropenia prolongada, que dura 2 a 3 semanas, combinada com trombocitopenia. Até 70% dos neutrófilos são infectados após o início da bacteriemia. Nota-se linfocitopenia marcante, que surge 6 dias após a infecção e compromete todos os subconjuntos de linfócitos T e B. Em ovinos infectados, a *produção de anticorpos* contra imunógenos, como o toxoide tetânico, também é prejudicada.

Observações de campo e desafios experimentais mostraram que os cordeiros infectados são mais suscetíveis à doença e à morte causada por *infecções intercorrentes*. A capacidade de a infecção por *A. phagocytophilum* predispor à doença secundária varia de acordo com a cepa do microrganismo, fato que pode explicar a ausência de complicações secundárias em parte dos animais do rebanho que apresentam febre transmitida por carrapato. Há evidente relação entre a infecção causada por *A. phagocytophilum* e a suscetibilidade à infecção por *S. aureus* e a doença dela resultante, a *piemia por carrapato*. Isso foi estabelecido tanto em estudos epidemiológicos quanto naqueles experimentais.

Nas infecções experimentais, a infecção concomitante de ovinos pelo microrganismo causador da febre transmitida por carrapato exacerba a patogenicidade do vírus da *encefalomielite ovina*, resultando em doença mais grave e maior taxa de mortalidade. Ambas as doenças são transmitidas por *I. ricinus*. No entanto, em regiões onde essas duas doenças são endêmicas, a imunidade colostral retarda a infecção de cordeiros pelo vírus da encefalomielite ovina até o segundo ano de exposição ao carrapato vetor, embora não impeça a ocorrência da febre transmitida por carrapato. A infecção primária simultânea, com envolvimento de ambos os agentes, pode ser rara na natureza.

Infecção também facilita a invasão do fungo *Rhizomucor pusillus* e a infecção micótica sistêmica, resultando em diarreia e disenteria e alta taxa de mortalidade. Em ovinos, a infecção experimental concomitante por *A. phagocytophilum* e *Chlamydia psittaci* resulta em *pneumonia causada por clamídia*; ademais, a infecção simultânea pelo vírus da parainfluenza-3 (PI-3) potencializa o efeito patogênico desse vírus. Acredita-se que o efeito imunossupressor da febre transmitida por carrapato resultou na exacerbação da infecção por *Brucella abortus* latente, em um surto de aborto de ocorrência natural em vacas. Em cordeiros, a infecção concomitante pelo microrganismo causador da febre transmitida por carrapato e por *Listeria monocytogenes* ou *Pasteurella haemolytica* favorece a ocorrência da respectiva *doença septicêmica*.

Achados clínicos

Em geral, a doença é benigna, mas a infecção pode provocar aborto e causar significativa perda de peso em cordeiros e bezerros.

Bovinos

O período de incubação varia de 5 a 9 dias, seguido de aumento da temperatura corporal para cerca de 40,5°C, que persiste por 2 a 12 dias; esse período é mais longo em vacas em final de gestação do que em vacas lactantes. A temperatura diminui gradativamente; segue-se um período febril secundário e, em alguns casos, notam-se episódios adicionais de *pirexia*. Em cada período febril ocorre redução marcante na produção de leite, letargia, polipneia e, na doença induzida experimentalmente, tosse branda; todavia, não há diminuição na ingestão de alimento. A diminuição na *produção de leite* pode ser marcante, podendo ser a primeira indicação da infecção.[30] As vacas prenhes, nos últimos 2 meses de gestação, transferidas para pastagem e infectadas por carrapato pela primeira vez, geralmente *abortam* e, ocasionalmente, apresentam morte repentina. O aborto ocorre logo após a instalação de doença sistêmica. Alguns bezerros nascem vivos, mas ficam fracos e logo morrem.

Em um surto recente que acometeu quatro vacas-leiteiras, na Alemanha, os achados clínicos incluíam febre alta, diminuição na produção de leite, edema em membros inferiores e andar rígido, secreções nasal e ocular, bem como apatia. Esses sintomas surgiram cerca de 1 semana após a transferência dos animais à pastagem pela primeira vez. Todas as vacas se recuperaram depois de 5 a 15 dias, embora fosse possível detectar DNA de *A. phagocytophilum* em teste de PCR em tempo real (qPCR) em até 6 semanas após o início da doença.[22]

Ovinos

A síndrome é semelhante àquela verificada em bovinos, exceto que não se constata angústia respiratória. No entanto, pode haver diferenças marcantes na manifestação clínica, no grau de neutropenia e na produção de anticorpos em função das diferentes cepas de *A. phagocytophilum*. No oeste dos EUA, em estudo com infecção experimental de ovinos adultos, notou-se que, quase sempre, ocorria doença subclínica.[23] Diferentemente, no Reino Unido, ovinos infectados experimentalmente desenvolveram bacteriemia primária (confirmada pelo exame do DNA bacteriano) que durou mais de 2 semanas, acompanhada de febre, seguida de ciclos secundários e recorrentes de bacteriemia com duração de 1 a 3 dias, sem febre.[24] Nos ovinos, a infecção persistiu por até 358 dias. Na Noruega, o veado-vermelho pode ser o reservatório do microrganismo, para os ovinos.[25]

Em cordeiros jovens, a reação é muito branda, manifestada apenas com febre de 40 a 42°C, por até 10 dias. Em ovelhas expostas à doença pela primeira vez quase sempre ocorrem surtos de aborto; os carneiros infectados apresentam infertilidade temporária.

O aborto é uma ocorrência importante no norte da Espanha, enquanto nos países escandinavos a principal consequência da infecção é imunossupressão, que favorece o surgimento de infecções secundárias causadas por *S. aureus* (piemia por carrapato) e *P. haemolytica*.

Caprinos

Em caprinos, a febre transmitida por carrapato é caracterizada por febre alta, apatia e taquicardia.

Equinos

Consulte o tópico sobre "Anaplasmose granulocítica equina", mais adiante neste capítulo, para verificar a descrição da doença em equinos.

Patologia clínica

No início da febre nota-se *trombocitopenia* grave, porém transitória, acompanhada de *neutropenia e linfocitopenia* mais prolongadas. *A. phagocytophilum* é detectada em neutrófilos e monócitos, durante os períodos febris e alguns dias mais em bovinos e por várias semanas em ovinos; os microrganismos podem ser vistos como *corpúsculos de inclusão intracitoplasmáticos* ou *mórulas*, em esfregaços de sangue corados pelo Giemsa, e confirmação em microscopia eletrônica ou PCR.[26]

Foram desenvolvidas várias técnicas de PCR (convencional, "nested" ou em tempo real), a fim de detectar a infecção causada por *A. phagocytophilum* em amostras de sangue e de tecido, principalmente com base nos genes *16S rRNA*, *groEL* e *p44*.[7] Na China, constatou-se que um teste simples e rápido de amplificação isotérmica mediada por "loop" (LAMP), cujo alvo é o gene msp2 de *A. phagocytophilum*, apresentou alta sensibilidade, comparável com aquela verificada nos testes PCR "nested" e qPCR, na detecção do microrganismo em pessoas da zona rural.[27]

É possível obter o *diagnóstico sorológico* por meio de contraimunoeletroforese, que detecta anticorpo IgM, ou imunofluorescência indireta utilizando preparação de citospina de granulócitos sanguíneos, que detecta IgG. Nota-se alto título de anticorpo na segunda semana após infecção experimental, em ambos os testes, sendo detectado durante 6 a 8 semanas no teste de contraimunoeletroforese e por, no mínimo, 18 semanas no teste de imunofluorescência indireta. Também há disponibilidade de teste ELISA para o diagnóstico sorológico. Um kit comercial para ELISA está disponível para a rápida identificação, na própria clínica, de anticorpos contra *A. phagocytophilum* em cães; esse kit pode ser utilizado para exame de equinos e, possivelmente, de ovinos.[28,29]

A transmissão experimental da doença para fins de diagnóstico pode ser influenciada pela injeção IV de sangue obtido no pico da febre.

Achados de necropsia

A constatação de aumento de volume do baço em até 4 a 5 vezes o tamanho normal, com hemorragias subcapsulares, indica febre transmitida por carrapato, em ovinos criados em áreas endêmicas. Histologicamente, a única lesão característica é a depleção de linfócitos nos tecidos linfoides.

Há relato de leucomalácia multifocal (alteração esponjosa da substância branca) e edemaciação de oligodendrócitos no cérebro de cordeiros abortados, provavelmente devido à anoxia fetal.

Diagnóstico diferencial

A restrição geográfica da doença e sua ocorrência associada à presença de carrapato são informações diagnósticas, mas os sinais clínicos são muito inespecíficos. Em ovinos, as lesões atribuídas às infecções concomitantes causadas por bactérias, fungos e vírus podem ofuscar a doença primária, sendo estas as mais prováveis causas de morte.
Em bovinos, a doença tem alguma semelhança com a febre petequial bovina (doença de Ondiri), causada por *E. ondiri*, que ocorre apenas no Quênia.

Tratamento

Tratamento e controle

Tratamento
- Tetraciclina de longa duração: 20 mg/kg IM, no estágio inicial da doença (R-1)
- Oxitetraciclina: 10 mg/kg/dia IV durante 5 dias, nos estágios iniciais da doença (R-1).

Controle
- Tetraciclina de longa duração: 20 mg/kg IM aos cordeiros e bezerros em risco (R-2).

Os melhores resultados terapêuticos são obtidos com o uso de *tetraciclinas*, embora os bovinos possam se recuperar sem tratamento. Em ovinos, uma única dose de tetraciclina de longa duração (20 mg/kg IM), ou o tratamento com oxitetraciclina (10 mg/kg/dia IV), durante 5 dias, administrada na fase aguda da doença, é efetiva no tratamento, porém não elimina a infecção em uma quantidade significativa de ovinos. Em caprinos, obtêm-se bons resultados com a aplicação de uma única dose de oxitetraciclina (10 mg/kg PC IV). Antigamente, eram utilizadas sulfonamidas potencializadas, contendo trimetoprima e sulfadimidina, e sulfametilfenazol (20 mg, 50 mg e 50 mg/kg PC, respectivamente); a ampicilina não é efetiva. *Anaplasma* pode persistir em animais tratados que, subsequentemente, podem ter recidiva da doença.

Controle

O controle da febre transmitida por carrapato depende do controle da população de carrapatos. O banho de imersão anual de ovelhas em solução de acaricida organofosforado ou de piretroide sintético auxilia na redução da quantidade de carrapatos e a repetição do *banho de imersão de cordeiros* na estação de carrapatos ajuda a reduzir a ocorrência da doença em cordeiros; no entanto, a realização desse procedimento pode ser difícil em locais que não dispõem de instalações apropriadas para o banho e que não adotam boas práticas de manejo das áreas infestadas. Obtém-se redução da prevalência da doença quando for possível manter o rebanho fora de pastagem infectada por carrapatos, até que os cordeiros completem 6 semanas de idade, e quando o rebanho for submetido a banho de imersão antes que sejam transferidos para a pastagem. Em algumas áreas pode ser possível reduzir a população de carrapatos adotando-se práticas de manejo da pastagem que impedem a formação de microclima na gramínea, necessário à reprodução dos carrapatos. Na Noruega, aplicações "pour-on" frequentes de solução de piretroide em cordeiros reduziram a taxa de infestação de carrapatos, mas não a soroprevalência de *A. phagocytophilum* em animais criados em pastagem infestada por esses ectoparasitas.[30] Ademais, o uso frequente de acaricidas químicos é motivo de preocupação crescente quanto à segurança ambiental, saúde humana, alto custo e aumento da resistência dos carrapatos aos pesticidas. Há estudos em andamento sobre o controle biológico de carrapatos. Também há pesquisas relativas à produção de vacina contra carrapatos e/ou contra *A. phagocytophilum*.

A doença pode ser mais grave quando os animais adultos são expostos à infecção pela primeira vez; *as vacas no fim da gestação ainda não expostas ao microrganismo* não devem ser transferidas para pastagens infestadas por carrapatos durante os períodos de pico de infestação pelo ectoparasita. Relata-se que a administração de tetraciclina de longa duração, em uma única dose de 20 mg/kg, propicia proteção contra a infecção experimental por período de até 3 semanas. A administração profilática de *tetraciclina de longa duração* a cordeiros e bezerros durante a estação de carrapatos ativos reduz a taxa de mortalidade e melhora a taxa de crescimento, comparativamente aos animais do grupo-controle, não tratados.

LEITURA COMPLEMENTAR

De la Fuente J, et al. Functional genomics and evolution of tick-Anaplasma interactions and vaccine development. Vet Parasitol. 2010;167:175.

Rikihisa Y. New findings on members of the family Anaplasmataceae of veterinary importance. Ann NY Acad Sci. 2006;1078:438.

Rikihisa Y. Mechanisms of obligatory intracellular infection with Anaplasma phagocytophilum. Clin Microbiol. 2011;24:469.

Rikihisa Y, Lin M, Niu H. Type IV secretion in the obligatory intracellular bacteria Anaplasma phagocytophilum. Cell Microbiol. 2010;12:1213.

Severo MS, et al. Anaplasma phogocytophilum: deceptively simple or simply deceptive? Future Microbiol. 2012;7:719.

Stuen S. Anaplasma phagocytophilum—the most widespread tick-borne infection in animals in Europe. Vet Res Commun. 2007;(suppl 1):79.

Stuen S, et al. Anaplasma phagocytophilum—a wide multihost pathogen with highly adaptive strategies. Front Cell Infect Microbiol. 2013;3:31.

Woldehiwet Z. Anaplasma phagocytophilum in ruminants in Europe. Ann NY Acad Sci. 2006;1078:446.

Wolderhiwet Z. Immune evasion and immunosuppression by Anaplasma phagocytophilum, the causative agent of tick-borne fever of ruminants and human granulocytic anaplasmosis. Vet J. 2008;175:37.

REFERÊNCIAS BIBLIOGRÁFICAS

1. Estrada-Pena A, et al. BMC Biol. 2009;7:57.
2. Troese MJ, et al. Infect Immun. 2011;79:4696.
3. Kahlon A, et al. Infect Immun. 2013;81:65.
4. Severo MS, et al. Future Microbiol. 2012;7:719.
5. Rikihisa Y. Clin Microbiol Rev. 2011;24:469.
6. Al-Khedery B, et al. BMC Genomics. 2012;13:678.
7. Stuen S, et al. Front Cell Infect Microbiol. 2013; 3:31.
8. Stuen S. Vet Res Commun. 2007;(suppl 1):79.
9. Henniger T, et al. Acta Vet Scand. 2013;55:38.
10. Geller J, et al. Vector Borne Zoonotic Dis. 2013; 13:443.
11. Kang JG, et al. Vector Borne Zoonotic Dis. 2013;15.
12. Chen G, et al. Infect Immun. 2012;89:3194.
13. Woldehiwet Z. Vet J. 2008;175:37.
14. Ayllon N, et al. Infect Immun. 2013;81:2415.
15. Niu H, Rikihisa Y. Autophhagy. 2013;9:787.
16. Niu H, et al. Proc Natl Acad Sci USA. 2012;109:20800.
17. Sarkar A, et al. Infect Immun. 2012;80:1615.
18. Thomas RJ, et al. Vet Microbiol. 2013;pii: S0378.
19. Wang J, et al. Med Microbiol Immunol. 2015;[Epub ahead of print].
20. Woldehiwet Z, Yavari C. J Comp Pathol. 2014;150:351.
21. Choi KS, Dumler JS. Microbiol Immunol. 2013;57:207.
22. Nielder M, et al. Tierarzti Prax Ausg G Grosstiere Nutztiere. 2012;40:101.
23. Gorman JK, et al. Am J Vet Res. 2012;73:1029.
24. Thomas RJ, et al. J Comp Pathol. 2012;147:360.

25. Stuen S, et al. Ticks Tick Borne Dis. 2013;4:197.
26. OIE manual of diagnostic tests and vaccines for terrestrial animals, World Animal Health Organisation 6th ed; 2008; Chapter 2.4.1.
27. Pan L, et al. J Clin Microbiol. 2011;49:4117.
28. Granquist EG, et al. Vet Immunol Immunopathol. 2010;133:17.
29. Hansen MG, et al. Acta Vet Scand. 2010;52:3.
30. Stuen S, et al. Acta Vet Scand. 2012;54:31.

Anaplasmose causada por *Anaplasma marginale* e *Anaplasma ovis*

Sinopse

- Etiologia: *A. marginale*, uma riquétsia que infecta bovinos e ruminantes selvagens, e *A. ovis*, que infecta ovinos e caprinos. *A. centrale* causa anaplasmose branda em bovinos
- Epidemiologia: comum em regiões de clima tropical e subtropical; é esporádica em regiões de clima temperado. Os animais portadores são fontes de infecção. Doença transmitida por carrapato; mecanicamente por tabanídeos vetores, iatrogênica e por via transplacentária. A doença pode ser endêmica em áreas infestadas por carrapatos ou esporádica em regiões limítrofes entre áreas endêmicas e aquelas livres de carrapatos
- Achados clínicos: em bovinos, os principais sinais clínicos são debilidade grave ou morte, emaciação, anemia e icterícia. Em ovinos e caprinos, geralmente a doença é subclínica
- Patologia clínica: anemia, detecção do microrganismo em hemácias, em exame microscópico, corantes fluorescentes ou reação em cadeia de polimerase (PCR), sorologia
- Achados de necropsia: anemia e suas consequências. Detecção do microrganismo
- Confirmação do diagnóstico: detecção de anaplasma em esfregaço sanguíneo, sorologia positiva, PCR e, em alguns casos, testes de transmissão positivos. Em um grupo de animais, a sensibilidade pode ser aumentada pelo exame simultâneo de esfregaço sanguíneo e emprego de testes sorológicos e PCR
- Tratamento: os casos clínicos são tratados com tetraciclina, imidocarb ou enrofloxacino. Transfusão sanguínea. A condição de animal portador não é rapidamente eliminada pelo tratamento com tetraciclina
- Controle: em caso de surto, a tetraciclina induz proteção temporária ou prolongada à doença. Vacinação, com vacina contendo *A. marginale* morto ou com vacina que contém *A. centrale* vivo, em áreas endêmicas, juntamente com o controle do vetor. Em regiões não endêmicas, identificação sorológica de animais portadores e descarte ou tratamento de animais reagentes. Prevenção de transmissão iatrogênica.

Etiologia

O gênero *Anaplasma* (Rickettsiales: Anaplasmataceae) contém bactérias Gram-negativas intracelulares obrigatórias presentes exclusivamente em inclusões ligadas à membrana ou vacúolos citoplasmáticos em células hospedeiras de vertebrados e invertebrados (carrapatos). O gênero compreende *A. marginale, A. centrale, A. bovis* e *A. ovis,* que são patógenos de ruminantes; *A. phagocytophilum*, que infecta uma ampla variedade de hospedeiros, incluindo humanos e animais domesticados e selvagens; e *A. platys,* que infecta cães.[1] *A. marginale* é a espécie típica do gênero; é transmitido por carrapatos e outros vetores e foi descrito primeiramente por Arnold Theiler, na África do Sul, no início do século XX.

A. marginale é o agente etiológico da anaplasmose em bovinos, búfalos e ruminantes selvagens, enquanto *A. ovis* é o agente causador da doença em ovinos e caprinos. *A. centrale* está estreitamente relacionado ou é uma subespécie de *A. marginale;* causa anaplasmose branda em bovinos. Foi originalmente isolado na África, mas foi introduzido como um agente imunizante na Austrália, América do Sul e Ásia.

Estudos moleculares identificaram e caracterizaram várias proteínas de superfície (MSP) importantes em *A. marginale* envolvidas nas interações do microrganismo com hospedeiros vertebrados e invertebrados.[1,2] Por exemplo, a MSP1a está envolvida na adesão a hemácias de bovinos e às células do carrapato, podendo ser utilizada como marcador genético na identificação de cepas de *A. marginale.*[3,4] Várias cepas foram identificadas em diversas regiões geográficas no mundo, as quais apresentam variação quanto ao genótipo, à composição antigênica, à morfologia e à infectividade em carrapatos.[1,2] Acredita-se que outra importante proteína de superfície, a MSP2, está envolvida em uma variação antigênica que protege o microrganismo da resposta imune do mamífero hospedeiro; também está envolvida na infecção e sobrevida do carrapato vetor e, desse modo, contribui para a manutenção de infecções persistentes em ambos os hospedeiros.[1-5] Ainda, outra proteína, a MSP4, é um marcador estável para a caracterização genética de cepas e não sofre variação antigênica quando passa pelo ciclo entre carrapato e mamíferos hospedeiros.[6]

Quanto a *A. ovis*, que acomete ovinos, caprinos e alguns ruminantes selvagens, a proteína MSP4 também é utilizada para caracterização genética e diferenciação de *A. marginale* e outras riquétsias.[7] Na Mongólia, as renas também são infectadas.[8]

Epidemiologia

Ocorrência geográfica

A anaplasmose bovina é uma doença comum, de distribuição cosmopolita, sendo relatada *nos seis continentes*, porém em graus variáveis em um mesmo país. É transmitida por picada de carrapato ou por transferência mecânica de sangue fresco de bovinos infectados a bovinos suscetíveis por meio de picadas de insetos ou de fômites contaminados com sangue, incluindo agulhas e equipamentos utilizados para colocação de brinco de identificação, descorna e castração.[9] Em bovinos, a infecção é *endêmica* nas regiões tropicais e subtropicais onde há grande população desses vetores; há relato de taxas de prevalência elevadas de cerca de 80%, em bovinos[10-12], e 40% em búfalos.[13] Em regiões de clima temperado, onde os vetores são sazonais, as infecções ocorrem de modo mais *esporádico*; a taxa de prevalência pode ser tão baixa quanto 15%, em Iowa[14], e 0 a 2% no Canadá.[15]

Nos EUA e em outros países, há relato da doença além das fronteiras de áreas infestadas por carrapatos. Enquanto a anaplasmose é enzoótica em todos os estados do Atlântico Sul, nos estados da Costa do Golfo e em muitos estados do Meio-Oeste e Oeste, a doença ocorre esporadicamente nos estados do Norte e se estende às províncias canadenses de Saskatchewan, Manitoba, Ontario e Quebec.[15]

Na *Europa*, a anaplasmose é endêmica em países mediterrâneos, como Itália, Espanha e Portugal, e tem avançado para o Norte nos últimos anos, com casos esporádicos em França, Suíça, Países Baixos, Hungria e Áustria. Há relato de um caso clínico de infecção causada por *A. centrale* na Itália.[16]

Na *Austrália*, a infecção está estreitamente relacionada à presença de *Boophilus microplus*, restrita à região Norte. As taxas de prevalência são irrelevantes em bovinos criados ao sul da linha limítrofe da infestação de carrapatos, mas acima dessa linha as taxas aumentam do sul ao norte. Na América do Sul e na África, as diferenças entre as regiões enzoóticas e epizoóticas também são, basicamente, relacionadas à distribuição do carrapato e ao clima.

Na maioria dos países as taxas de prevalência apresentam ampla variação geográfica, que contribui para a ocorrência de regiões enzoóticas geograficamente estável ou instável. Há preocupação, e alguma evidência, quanto à tendência de o aquecimento global expandir as fronteiras das áreas infestadas e a transferência de carrapatos hospedeiros para essas áreas.

Em ovinos e caprinos, a anaplasmose tem distribuição semelhante àquela de bovinos; em regiões endêmicas a taxa de prevalência pode atingir até 100%.[17,18]

Ocorrência de hospedeiros

Bovinos e búfalos são suscetíveis a *A. marginale* e *A. centrale* e ovinos a *A. ovis.* Em ovinos, é possível haver infecção experimental por *A. marginale*; entretanto, *A. ovis* não infecta bovinos. Diversas espécies de *ruminantes selvagens* podem ser infectadas e podem ser importantes reservatórios de *A. marginale.* Acredita-se que o veado-de-cauda-preta (*Odocoileus hemionus columbianus*), na Costa Oeste dos EUA, seja um reservatório do microrganismo. Na província da Colúmbia Britânica, Canadá, seis veados-mula (*Odocoileus hemionus*) de vida livre examinados apresentaram resultado positivo para *A. marginale* no teste PCR[19]; no Brasil, notou-se resultado positivo ao teste em 79,3% dos veados-catingueiros (*Mazama gouazoubira*), de cativeiro e de vida livre, e cervos-do-pantanal (*Blastocerus dichotomus*).[20] Em várias espécies de antílopes, na África, e de cervídeos, na Europa, foram verificados resultados semelhantes.

Quanto a *A. ovis*, os reservatórios potenciais de vida selvagem incluem carneiros-selvagens (*Ovis canadensis*) e veados-mula, no Oeste dos EUA[7]; veados-de-cauda-branca criados em fazendas, no estado de Indiana[20]; e corça e veado-vermelho, na Europa.[21,22]

Fontes e métodos de transmissão

A fonte de infecção sempre é o sangue de um animal infectado. A recuperação de uma infecção aguda resulta em *infecção persistente* caracterizada por repetidos ciclos de riquetsemia. Os animais portadores persistentes são os reservatórios da infecção em rebanhos. Com frequência, o grau de parasitemia é muito baixo para se detectar a infecção por meio de microscopia, mas ela pode ser detectada pela análise da sonda de hibridização do ácido nucleico. Biologicamente, a infecção é transmitida por carrapatos, mas também é possível haver transmissão por via transplacentária. A transmissão mecânica acontece por picada de insetos ou uso de fômites contaminados com sangue.

Transmissão por insetos hematófagos

A propagação entre os animais ocorre, principalmente, pela picada de insetos vetores. Diversos artrópodes podem atuar como vetores, mas os principais vetores naturais são carrapatos da *família Ixodidae* e moscas da *família Tabanidae*. Entre os carrapatos, *Rhipicephalus* (*Boophilus*) *spp.*, o carrapato de um único hospedeiro é muito importante em regiões de clima tropical e subtropical, enquanto *Dermacentor spp.*, o carrapato de três hospedeiros é de grande importância no Oeste dos EUA.

O microrganismo sofre um complexo ciclo de desenvolvimento nas células do intestino de carrapatos; o estágio final infectante está presente nas glândulas salivares. A transmissão *transestadial* do microrganismo acontece nos carrapatos, mas há pouca evidência de transmissão transovariana de *A. marginale*; no entanto, isso foi relatado em *A. platys*.[23] Em algumas espécies, a transmissão *intraestadial* é importante e ocorre à medida que os carrapatos passam de um hospedeiro a outro, durante o repasto sanguíneo, inclusive da vaca para o bezerro. Nessa condição, *D. andersoni*, macho, pode atuar como vetor efetivo por um período de, no mínimo, 120 dias.

Parece não haver uma sequência de desenvolvimento de *Anaplasma* spp. em insetos voadores. Os insetos *tabanídeos* são vetores mecânicos efetivos e podem transmitir a infecção por um período de 2 h após o repasto sanguíneo. Piolhos sugadores (*Haematopinus* spp. e *Linognathus* spp.) foram identificados como vetores potenciais de *Anaplasma* em bovinos, caprinos e búfalos.[24,25] Os melófagos de ovinos (*Melophagus ovinus*) e de cervídeos (*Lipoptena cervi*) também são vetores mecânicos potenciais de *A. ovis*, em ovinos e cervídeos, respectivamente.[22] Todavia, é provável que a transmissão biológica por carrapato seja mais importante sendo, no mínimo, duas vezes mais efetiva do que a transmissão mecânica por moscas[26] porque as bactérias apresentam desenvolvimento cíclico e multiplicação apenas no carrapato.

Mais de 20 espécies de carrapatos foram incriminadas como vetores em todo o mundo. Na *Austrália*, os carrapatos *Boophilus microplus* e *Rhipicephalus sanguineus* são os vetores; na *África do Sul*, os vetores são *B. microplus*, *B. decoloratus* e *Rhipicephalus simus*. Nos *EUA*, *Boophilus annulatus*, *Dermacentor andersoni*, *D. variabilis*, *Argas persicus*, moscas picadoras tabanídeas e mosca-dos-olhos (*Hippelates pusio*) também atuam como vetores. O carrapato *Dermacentor albipictus* (carrapato do inverno), macho, e *D. occidentalis* (carrapato da Costa do Pacífico) parasitam tanto cervídeos quanto bovinos e suspeita-se que atuem como vetores. *D. reticulatus* tem ampla distribuição na Europa, desde as Ilhas Britânicas até a Ásia Central; os machos são considerados vetores efetivos.[6]

Transmissão iatrogênica

A anaplasmose também pode ser disseminada mecanicamente por meio de *agulhas hipodérmicas* contaminadas; *instrumentos* utilizados em castração, tatuagem de identificação, colocação de brincos de identificação e de descorna; e *por transfusão sanguínea* e transplantes de embriões. Em um estudo, constatou-se transmissão iatrogênica em 6 de 10 novilhos vacinados por engano com uma agulha acoplada a uma seringa multidoses.[27] A facilidade da propagação mecânica da infecção pode variar dependendo da virulência da cepa de riquétsia; essa via de disseminação pode ser mais importante em alguns países do que em outros. Também a anaplasmose pode se propagar quando bovinos utilizados como doadores de sangue contaminado para imunização contra babesiose são portadores de *A. marginale*; os sinais de infecção surgem cerca de 3 semanas depois daqueles resultantes da infecção por *Babesia*.

Transmissão transplacentária

Também ocorre infecção intrauterina em *vacas*, porém a infecção natural é menos frequente do que a experimental. Em um estudo com bovinos de corte que apresentavam infecção crônica por *A. marginale*, no sul do Brasil, constatou-se taxa de infecção transplacentária de 10,5%, em 30 vacas sem histórico de anaplasmose aguda durante a gestação.[28] Também há relato de aborto, infecção neonatal e infecção congênita fatal.[29] Em *ovelhas*, parece fácil haver indução experimental de infecção intrauterina, desde que elas sejam expostas ao microrganismo nos dois terços finais da prenhez.

Fatores de risco do animal e do ambiente

Raça

Bovinos *Bos indicus*, *Bos taurus* e seus mestiços apresentam *igual suscetibilidade* à infecção, bem como a mesma suscetibilidade etária; no entanto, em condição de campo os animais *Bos indicus* não são tão comumente acometidos, provavelmente devido à sua relativa resistência à intensa infestação de carrapatos. No entanto, os efeitos da doença no peso corporal e nos parâmetros clinicopatológicos são os mesmos nas duas raças de bovinos. As raças com *pelagem* preta ou vermelha apresentam maior risco à infecção do que aquelas de pelagem branca, em regiões onde as moscas picadoras são os insetos vetores. Bovinos de raças leiteiras podem apresentar risco maior de transmissão iatrogênica.

Condição nutricional

A doença clínica é menos grave em bovinos submetidos a baixo plano nutricional. A exposição de animais clinicamente normais, porém infectados, a influências ambientais desfavoráveis, em especial deficiência de alimentos e presença de outras doenças pode resultar na ocorrência de anaplasmose aguda. Por exemplo, bovinos transferidos para confinamento são altamente suscetíveis a surtos da doença, não raramente 2 a 3 semanas após a entrada no confinamento.

Estação do ano

Em regiões de clima temperado, a ocorrência sazonal da doença está associada à ocorrência, também sazonal, de insetos vetores. É provável que os surtos que ocorrem no inverno estejam associados à transmissão iatrogênica[9] ou, possivelmente, ao carrapato de inverno, *D. albipictus*.

Idade à infecção

Todos os bovinos são suscetíveis à infecção, mas a idade à infecção é o *principal determinante* da gravidade da doença clínica. Os bezerros jovens são menos suscetíveis à infecção por *A. marginale* do que bovinos mais velhos e, quando infectados, são menos suscetíveis à doença clínica. Não se compreende a razão disso, mas bezerros submetidos à esplenectomia são totalmente suscetíveis à infecção, que pode ser mais grave do que em bovinos adultos. O risco de desenvolver doença clínica é maior quando a infecção ocorre entre 6 meses e 3 anos de idade. Os animais infectados pela primeira vez *após 3 anos de idade* comumente manifestam uma forma hiperaguda e fatal da doença. Em um surto nos EUA, relatou-se que a *incidência idade-específica* da doença clínica foi de 81%, em bovinos com 2 a 4 anos de idade, e de 94% em bovinos com 3 anos de idade ou mais velhos.

Região geográfica

A doença clínica é rara nas *áreas enzoóticas* porque a pressão por infecção é alta e os bovinos são infectados em uma idade cuja faixa etária é resistente à doença clínica. A idade média em que os bezerros criados em áreas enzoóticas se infectam é 11 semanas (variando de 4 a 24 semanas); eles apresentam alterações clínicas e hematológicas discretas e breves. Os animais que por qualquer razão se tornam soronegativos em um ambiente infectado são totalmente suscetíveis à infecção. A doença clínica surge quando há *introdução* de animais suscetíveis em áreas endêmicas ou *aumento* da população de vetores em áreas anteriormente livres ou em áreas limítrofes entre as regiões endêmicas e não endêmicas.

Em geral, nos surtos a taxa de mortalidade é alta, mas essa taxa varia amplamente dependendo da suscetibilidade, podendo ser de 50%, ou mais, em bovinos transferidos para áreas enzoóticas. Há relato de surtos nos EUA, com taxa de mortalidade de 29 a 49%; os animais que se recuperam apresentam emaciação e longo período de convalescença.

Fatores de risco do patógeno

Em todo o mundo, a análise filogenética da proteína MSP1a de *A. marginale* sustenta a existência de clado (um grupo de espécies com um ancestral comum exclusivo) e sua evolução está associada com características ecológicas que interferem no desempenho do carrapato vetor.[1] Consequentemente, algumas cepas se desenvolvem em condições que favorecem a transmissão biológica do patógeno por meio de *R. microplus,* enquanto outras podem estar associadas à transmissão por outras espécies de carrapatos ou à transmissão mecânica em regiões onde, atualmente, *R. microplus* está erradicado.[1]

Parece que microrganismos isolados na Austrália não apresentam diferença significativa quanto à antigenicidade ou virulência. Diferentemente, em outros países é possível notar diferenças importantes entre os microrganismos quanto à composição antigênica, sua proteção contra desafios heterólogos e à virulência.

Demonstrou-se a ocorrência do fenômeno da eliminação da infecção na presença de *A. marginale.* A infecção de células do carrapato e de hemácias de bovinos com um genótipo de *A. marginale* elimina a infecção por outros genótipos. Em rebanhos bovinos criados em áreas endêmicas, onde há diversos genótipos, apenas um deles é constatado no animal. Ademais, bovinos inoculados com dois isolados de *A. marginale* se infectam com apenas um isolado. No entanto, há relato de infecção por cepas concomitantes (superinfecções). Por exemplo, a infecção experimental com uma cepa de *A. marginale* de baixa patogenicidade não impediu a infecção por uma cepa altamente patogênica; em vez disso, propiciou proteção clínica contra cepas de alta patogenicidade.[30] De modo semelhante, bovinos vacinados contra *A. centrale* podem apresentar superinfecção causada por cepa de campo de *A. marginale* porque elas possuem genes MSP2 diferentes.[31] Ademais, a superinfecção causada por *A. marginale* está associada com diversidade de variantes significativamente maior; alto nível de endemia também induz divergência do patógeno quanto à maior diversidade da cepa.[32]

Importância econômica

Nos casos clínicos da doença, os prejuízos se devem a morte e aborto, redução na produção, tanto de animais doentes quanto naqueles que se recuperaram, e gastos com medidas de prevenção, como o controle de carrapatos. Não há estimativa recente dos prejuízos causados por anaplasmose, mas considerou-se de US$ 875 milhões, em países da América Latina, em 1977, e de US$ 300 milhões por ano nos EUA, em 2003.

Nos países desenvolvidos, onde a doença ocorre, a exportação de bovinos aos países livres da doença é reduzida. Em países em desenvolvimento, um sério fator de prejuízo é a limitada eficiência de produção e a limitação de introdução de bovinos de raças genéticas superiores, porém suscetíveis à anaplasmose.

Reprodução experimental

A *anaplasmose* pode ser reproduzida experimentalmente por meio da inoculação intravenosa de pequeno volume de sangue infectado, em animais suscetíveis sadios ou, preferivelmente, submetidos à esplenectomia, ou pelo repasto sanguíneo de carrapatos infectados nesses animais.

Patogênese

Anaplasma é uma bactéria intraeritrocitária obrigatória. Infecta *hemácias maduras* por um mecanismo endocítico que, possivelmente, envolve a via de translocação de duas argininas (Tat, do inglês *twin-arginine translocation*), que expele todas as proteínas dobradas do citoplasma das bactérias que apresentam sistema de secreção tipo IV (T4SS).[33,34] No interior das hemácias ocorre a multiplicação das bactérias por meio de divisão binária, originando dois a oito corpúsculos iniciais de infecção que causam infecção, por meio de exocitose, de outras hemácias. A quantidade de hemácias infectadas duplica a cada 24 a 48 h, e a infecção se torna patente 2 a 6 semanas após a infecção, sendo esse tempo influenciado pela dose do desafio inicial. Dependendo da cepa e da suscetibilidade do hospedeiro, no estágio agudo da doença pode haver infecção de 10 a 90% das hemácias. Antes que ocorra doença clínica é preciso haver pelo menos 15% de hemácias infectadas. Essas células são removidas por fagocitose no sistema reticuloendotelial, com liberação de reagentes inflamatórios de fase aguda e, em consequência, instala-se febre.

Ocorre destruição continuada de hemácias, resultando em anemia branda a grave e icterícia, sem hemoglobinemia ou hemoglobinúria. A anaplasmose é, primariamente, um quadro de *anemia*, cujo grau varia de acordo com a quantidade de hemácias infectadas. O surgimento inicial da bactéria no sangue coincide com a redução nos valores do volume globular (hematócrito) e da contagem de hemácias, o surgimento de hemácias imaturas no esfregaço sanguíneo e a instalação de febre. Os animais com infecção aguda podem morrer logo após o início dessa fase. O surgimento de anticorpos anti-hemácias no final da fase aguda pode exacerbar a anemia.

Caso o animal se recupere do episódio agudo inicial, a doença progride para as fases subaguda e crônica. Em bovinos jovens com até 3 anos de idade, o grau de anemia é muito variável, mas é sempre grave em animais adultos e naqueles submetidos à esplenectomia. Bovinos que sobrevivem à doença se tornam portadores por toda a vida, atuando como reservatórios de *A. marginale* porque propiciam uma fonte de sangue infectado para ambos os meios de transmissão, mecânica e biológica, pelos carrapatos. Desenvolvem imunidade vitalícia e tornam-se resistentes à doença clínica frente à exposição a um desafio.

Os animais portadores manifestam *ciclos de parasitemia* associados ao desenvolvimento de novas variantes antigênicas, possibilitando novos ciclos de invasão, multiplicação e destruição em intervalos de, aproximadamente, 10 a 14 dias. No animal portador, a quantidade de hemácias infectadas varia amplamente, em intervalos bimestrais, de 10^3 a 10^5 células infectadas/mℓ de sangue, muito menor que o valor verificado na fase aguda.[9]

Cada ciclo reflete o surgimento de um ou mais clones que expressam uma única região hipervariável (HRV) de MSP2 e MSP3.[35] Essas "variantes de escape" não são reconhecidas pelo anticorpo presente por ocasião do surgimento. À medida que ocorrem replicações de novas variantes, um anticorpo específico contra as novas variantes as controlam. Esse ciclo continua, sem diminuir, possibilitando a infecção persistente, vitalícia, por *A. marginale.*[5,36] Acredita-se que o anticorpo IgG2 seja responsável pelo controle da bacteriemia aguda inicial e dos picos de bacteriemia subsequentes notados durante a infecção persistente, e que os anticorpos atuam por meio da neutralização das bactérias extracelulares no processo de invasão de novas hemácias ou mediante a opsonização de bactérias-alvo de fagocitose.[37] Isso não é suficiente para eliminar a infecção e os bovinos permanecem persistentemente infectados durante toda a vida. Outro fator que pode contribuir para a persistência do microrganismo é a rápida deleção de linfócitos T CD4+ antígeno-específico após a infecção e a falha em estabelecer uma resposta de células T de memória potente durante o curso da doença.[38,39]

Achados clínicos

Bovinos

Há poucos relatos recentes sobre os achados clínicos em *surtos de anaplasmose bovina*. O *período de incubação* varia de acordo com a dose do desafio, mas geralmente é de várias semanas, na infecção transmitida por carrapato, e de 1 a 5 semanas, na infecção induzida pela inoculação de sangue. Na maioria dos casos a doença é subaguda, principalmente em animais jovens. A *temperatura retal* aumenta mais lentamente e, raramente, acima de 40,5°C. Pode permanecer elevada ou oscilar com períodos irregulares de febre e temperatura normal, que se alternam depois de vários dias até 2 semanas. Raramente nota-se anorexia total. Nesse estágio da doença o animal pode *morrer*; contudo, pode *sobreviver em estado de emaciação*, com prejuízo à fertilidade. As membranas mucosas exibem icterícia e palidez marcante, principalmente quando passa o estágio agudo, mas não há *hemoglobinúria*.

Em vacas-leiteiras adultas não são raros os casos hiperagudos, com início súbito de febre elevada, anemia, icterícia, dispneia grave e morte, frequentemente dentro de 24 h. Os animais infectados quase sempre manifestam *hiperexcitação* e tendem a atacar os funcionários pouco antes de morrerem. Com frequência, as vacas prenhes abortam. Touros em convalescença podem apresentar redução da função testicular que dura vários meses.

Na Hungria, em um surto recente, dois de cinco bovinos com anaplasmose aguda morreram, mas o rebanho apresentava infecção concomitante a outros patógenos.[40] Na África do Sul, a infecção congênita fatal em um bezerro com 2 dias de vida foi associada com infecção pelo vírus da diarreia viral bovina.[29] Em outro caso, foi diagnosticada anaplasmose clínica em uma vaca com 15 anos de idade, 13 anos depois da erradicação do vetor principal, *Rhipicephalus microplus*, em Okinawa, Japão, deduzindo-se que essa vaca fora portadora persistente, por longo tempo.[41]

Ovinos e caprinos

Em ovinos e caprinos, geralmente a infecção é *subclínica*, mas em alguns casos, principalmente em caprinos, pode ocorrer anemia grave e um quadro clínico semelhante àquele constatado em bovinos. Em caprinos, reações graves assim são mais frequentes quando os animais apresentam doença concomitante. Os caprinos podem manifestar hiperexcitabilidade e morder objetos inanimados. Em cordeiros, a doença experimental consiste em febre, constipação intestinal ou diarreia, conjuntiva ocular pálida e ictérica e anemia grave 15 a 20 dias após a inoculação. A anemia não se resolve totalmente antes de 3 a 4 meses.

Patologia clínica

Hematologia

Em bovinos, ovinos e caprinos, a anaplasmose é caracterizada, inicialmente, por anemia normocítica normocrômica, que se torna macrocítica normocrômica à medida que a doença progride. A hemólise pode ser tão intensa que a contagem de hemácias se reduz para 1,5 milhão/$\mu\ell$. Nesse estágio da doença é comum verificar hemácias imaturas e a sua presença é considerada um sinal favorável. As bactérias, pequenas como um ponto, são vistas na periferia das hemácias, em até 10% delas, nos casos subagudos; contudo, na doença hiperaguda mais de 50% podem estar infectadas. Quase sempre, *A. ovis* está situado na periferia das hemácias, mas em até 40% das células infectadas a localização dos microrganismos pode ser submarginal. Reticulocitose e pontilhados basofílicos quase sempre são evidentes.[42] Constatou-se que, na prática clínica de rotina, o volume globular e a contagem de hemácias são os melhores parâmetros informativos da infecção causada por *A. ovis* em ovinos.[43]

Para a detecção de *A. marginale*, a coloração de esfregaços sanguíneos com o corante comercial Diff-Quick é tão confiável quanto aquela com corante de Giemsa; pode ser feita em 15 s, enquanto o tempo gasto na coloração de Giemsa é cerca de uma hora. Não há achado diagnóstico no perfil bioquímico clínico; todavia, como evidência de estresse oxidativo, pode-se constatar elevação do nível de lipoperoxidação (LPO) de hemácias e da concentração plasmática de nitrato (NO) durante a fase aguda da infecção.[44] Também é possível notar aumento nas concentrações de proteínas de fase aguda (haptoglobina [Hp], amiloide-A sérica [SAA], ceruloplasmina e fibrinogênio).[45]

Sorologia

Vários testes sorológicos foram utilizados em estudos epidemiológicos da anaplasmose bovina, mas atualmente os dois preferidos para a identificação de animais infectados são ELISA competitivo e teste de aglutinação em cartão.[46]

O *imunoensaio enzimático competitivo (cELISA)* é o teste sorológico atualmente disponível mais confiável no diagnóstico de anaplasmose; emprega um anticorpo monoclonal específico para MSP5.[9] No entanto, não é possível diferenciar *A. marginale* de outra espécie de *Anaplasma*, pois todas possuem o antígeno MSP5. Também há relato de um dot-ELISA com sensibilidade, especificidade e valor preditivo altos, que pode ser particularmente útil nos exames de campo. Para detalhes adicionais, recomenda-se a leitura do artigo de Aubry.[9]

O teste de aglutinação em cartão (CAT) detecta anticorpos contra *A. marginale* no soro ou plasma sanguíneo. É um teste barato, rápido e suficientemente confiável para ser utilizado como teste de rebanho. Atualmente, na maioria dos países há disponibilidade dos testes de aglutinação em cartão e fixação de complemento, na rotina.

O teste de fixação de complemento (CFT) foi utilizado para ser o teste padrão na detecção de animais portadores do microrganismo. O seu uso é satisfatório em bovinos, caprinos e ovinos, mas o título de anticorpos é maior na fase ativa da doença e muito baixo em animais portadores, ocasionando resultados falso-negativos. Pode haver reação falso-positiva devido à contaminação de hemácias por antígeno de *A. marginale* e à presença de anticorpos antieritrocitários em algumas amostras de soro sanguíneo de bovinos.

Vários outros testes foram desenvolvidos. Há disponibilidade de *um teste de aglutinação em tubo capilar* de eficiência comparável, mais econômico e mais rápido do que o CFT, sendo particularmente apropriado para a realização de testes em condições de campo extensivas. *O teste de imunofluorescência indireta para pesquisa de anticorpo (IFAT)* também é confiável e especialmente apropriado para o exame de amostra de sangue seca em papel para o envio por correspondência. Também, pode ser um teste confiável na seleção de animais recém-infectados.

Foi desenvolvido um teste rápido, o *ensaio de fluxo lateral (LFA)*, útil para a triagem de bovinos transferidos de uma área com anaplasmose para uma área livre da infecção.[47] O teste pode ser realizado em 10 a 15 min, não requer o uso de equipamento oneroso e seu desempenho é comparável a outros testes laboratoriais utilizados no diagnóstico de anaplasmose. Os animais vacinados contra a doença podem apresentar reação positiva em todos os testes sorológicos por mais de 1 ano.

Métodos moleculares

Atualmente, há disponibilidade de *técnicas moleculares* para detectar baixo grau de bacteriemia, bem como para diferenciar *A. marginale* de outras espécies de anaplasma.[48] O teste PCR é mais sensível do que os demais, no diagnóstico de anaplasmose, especialmente as infecções latentes.[49] O PCR "nested" indicou bacteriemia, com sensibilidade, quando havia 50 hemácias infectadas por milímetro, ou quantidade baixa de 10 cópias de *A. marginale*.[50,51] Também foi desenvolvido um teste PCR multiplex para a detecção simultânea de *Theileria annulata*, *Babesia bovis* e *A. marginale* em bovinos[52]; o teste foi utilizado com sucesso na detecção de *A. marginale*, *Babesia bigemina* e *B. bovis* durante um surto de doenças transmitidas por carrapatos no sul do Brasil.[53] Ademais, o teste PCR pode ser utilizado para detectar carrapatos infectados.

A *transmissão* em animais submetidos à esplenectomia é um procedimento utilizado para detectar portadores da infecção e avaliar a eficácia do tratamento ou da vacinação. Esse procedimento é considerado padrão-ouro para detecção de sangue livre de *A. marginale*, mas é oneroso e atualmente, na maioria dos países, praticamente foi substituído por teste PCR.

Achados de necropsia

Os achados mais evidentes consistem em emaciação, palidez de tecidos e sangue aquoso ralo. Nota-se icterícia discreta e fígado alaranjado e com aumento de volume. Os rins apresentam congestão sanguínea e pode haver hemorragias no miocárdio. Verifica-se distensão do baço, que possui uma polpa macia. Na doença aguda, a cavidade da medula óssea pode ser avermelhada devido à maior quantidade de tecido hematopoético, mas na doença crônica pode haver atrofia serosa da gordura presente na medula. A identificação pós-morte de *A. marginale* pode ser feita em esfregaço sanguíneo corado pelo método de Giemsa ou por meio do teste de imunofluorescência direta. Para tal finalidade, o exame de esfregaço de sangue periférico é superior ao exame citológico ("imprint") de órgãos. "Imprint" de cérebro não propicia resultados satisfatórios. A técnica é aplicável aos fetos, quando há suspeita de aborto causado pela infecção por *Anaplasma* spp. Podem ser utilizados testes baseados em ácidos nucleicos, mas raramente são necessários para o diagnóstico de rotina na necropsia.

Amostras para confirmação do diagnóstico

- Patologia clínica: esfregaços sanguíneos da superfície de corte de uma orelha (CYTO, FAT)
- Histologia: amostras de baço, fígado e medula óssea fixadas.

Diagnóstico diferencial
Outras causas de anemia hemolítica.

Tratamento

Tratamento e controle

Tratamento
- Oxitetraciclina: 6 a 10 mg/kg/dia IM, durante 3 dias, ou dose única de 20 mg/kg IM (R-1)
- Imidocarb: duas doses de 5 mg/kg IM, com intervalo de 7 dias (R-2)
- Enrofloxacino: duas doses de 12,5 mg/kg SC, com intervalo de 48 h (R-1).

Controle
- Vacina contendo *A. marginale* morto: duas doses com intervalo de 4 semanas, seguida de uma dose de reforço (R-1)
- Vacina contendo *A. centrale* vivo: dose única, preferivelmente em animais com cerca de 1 ano de idade (R-2)
- Vacina contendo *A. marginale* vivo: dose única, apenas em animais com cerca de 1 ano de idade (R-3)
- Vacina contendo *A. marginale* atenuado (R-4)
- Vacina contendo *A. marginale* vivo, obtido em cultura celular (R-2).

O tratamento consiste no uso de *tetraciclinas, imidocarb* ou *enrofloxacino*. No tratamento de *doença clínica* pode-se administrar oxitetraciclina, na dose de 6 a 10 mg/kg PC/dia, durante 3 dias, ou dose única de 20 mg de oxitetraciclina de longa duração/kg PC por via intramuscular (IM). O período de convalescença é longo e os animais permanecem persistentemente infectados. A administração concomitante de cipionato de *estradiol* (14,3 mg/kg PC IM) parece aumentar a taxa de recuperação devido à redução da riquetsemia durante o tratamento. *Transfusões sanguíneas* são indicadas aos animais com volume globular inferior a 15%. O animal deve ser manuseado com cautela.

Imidocarb (duas doses de 5 mg/kg PC IM, com intervalo de 7 dias) também é efetivo no tratamento da doença clínica, mas não elimina a infecção persistente.[54] O uso desse medicamento não foi aprovado nos EUA e na Europa porque suspeita-se que seja carcinogênico.

Enrofloxacino (duas doses de 12,5 mg/kg PC SC, com intervalo de 48 h) é efetivo, mas também resulta em infecção persistente. Na dose de 7,5 mg/kg PC, propiciou redução mais rápida da riquetsemia e recuperação do volume globular, comparativamente à administração de oxitetraciclina de longa duração na dose de 20 mg/kg PC.[55]

Deve-se avaliar o risco de infecção no restante do rebanho e, se necessário, fornecer proteção temporária ou prolongada. A proteção pode consistir na administração de tetraciclinas ou de vacina.

Quando há risco de exposição, é possível obter *proteção temporária* com uma única injeção intramuscular de tetraciclina de longa duração, na dose de 20 mg/kg PC. Quase sempre se obtém bom resultado, exceto quando os bovinos são expostos à infecção durante os 14 dias que antecedem o tratamento. Pode-se obter *proteção prolongada* pela injeção intramuscular de tetraciclina de longa duração, na dose de 20 mg/kg PC, a cada 28 dias, ou pela adição de clortetraciclina no alimento, na dose de 1,1 mg/kg PC/dia.

A *eliminação da infecção* é difícil, mas não impossível. Realizou-se um teste de eficácia do tratamento com clortetraciclina em eliminar a condição de animal portador; foram administradas três doses orais desse antimicrobiano (4,4 mg/kg/dia, 11 mg/kg/dia e 22 mg/kg/dia), durante 80 dias.[56] Em todos os grupos tratados verificou-se resultado negativo no teste PCR de transcrição reversa, dentro de 49 dias, e no cELISA a negatividade foi constatada 49 a 88 dias depois. A subinoculação de novilhos submetidos à esplectomia confirmou a quimioesterilização pela administração oral de clortetraciclina.[56]

Controle

Atualmente, as medidas de controle de anaplasmose não são muito diferentes daquelas empregadas nas últimas décadas. Basicamente, as medidas de controle e prevenção consistem em (1) manter os rebanhos livres de *Anaplasma* por meio de controle de importação e deslocamento de animais, aplicação de testes de diagnóstico e descarte de bovinos portadores; (2) controlar os vetores; (3) evitar transmissão iatrogênica; (4) administrar antibióticos e (5) realizar premunição com vacina viva e imunização com vacina morta.[9] Atualmente, a erradicação de anaplasmose não é um procedimento exequível na maioria dos países, em razão da ampla variação de insetos capazes de transmitir a doença, do longo período de infectividade dos animais portadores e, em algumas áreas, da presença de portadores na população de animais selvagens.

Em áreas enzoóticas, obtém-se algum benefício por meio do controle de carrapatos e outros vetores; em regiões de clima tropical, realizam-se banhos de imersão semanal em solução *acaricida*, a fim de controlar essa e outras doenças transmitidas por carrapatos. No entanto, o uso de acaricida tem eficácia limitada na redução das infestações por carrapatos e, frequentemente, é acompanhado de sérias consequências, incluindo surgimento de carrapatos resistentes aos acaricidas, bem como contaminação do ambiente e de produtos derivados do leite e da carne por resíduos da droga. Em razão disso, atualmente são realizadas pesquisas sobre a possibilidade de produção de *vacinas contra os vetores*, cujos alvos são as proteínas dos carrapatos.[57] Essas vacinas podem diminuir a atividade de reprodução e alimentação dos carrapatos, além de reduzir a possibilidade de infecção e transmissão de patógenos aos hospedeiros vertebrados, pelos carrapatos. Uma vacina recombinante experimental contra o antígeno de proteção subolesina do carrapato foi efetiva não apenas no controle da infestação de carrapatos em bovinos, mas também da infecção por múltiplos patógenos, como *A. marginale* e *Babesia bigemina*.[58,59]

Medidas gerais

Teste sorológico prévio pode evitar a introdução da doença nos rebanhos por animais portadores. Também, deve-se evitar a *transmissão iatrogênica* por instrumentos utilizados na aplicação de injeção ou em procedimentos cirúrgicos, mediante a desinfecção desse material após o uso em cada animal. Isso é particularmente importante em rebanhos confinados, onde os grupos de animais recém-introduzidos frequentemente recebem diversas vacinas, e em um momento em que apresentam queda de resistência devido ao transporte e à modificação da dieta. Em tais ocasiões, a transmissão iatrogênica pode ser reduzida sobremaneira pelo uso de agulha descartável ou de sistema de administração livre de agulha para aplicação parenteral de vacinas ou antimicrobianos.[27]

Movimentação de animais

Animais sem contato prévio com o microrganismo e introduzidos em uma área enzoótica devem ser vacinados. Pode-se obter algum benefício quando se introduz animais em uma área enzoótica limitando-se à introdução daqueles com menos de 2 anos de idade e quando a população de insetos é menor.

Eliminação da condição de portadores

A eliminação da condição de animais portadores é exequível em regiões sujeitas apenas à ocorrência periódica da infecção e que não são endêmicas para os carrapatos vetores. Para isso, devem ser utilizados testes sorológicos e *descarte de animais reagentes* ou o tratamento com oxitetraciclina VO, durante um período prolongado, como descrito anteriormente.[56]

Surtos

Quando ocorre um surto, os animais acometidos devem ser efetivamente tratados, como mencionado anteriormente, e os animais contactantes devem ser vacinados e/ou submetidos a um protocolo de proteção prolongada com tetraciclina. Em seguida, todos os animais expostos devem ser submetidos ao teste sorológico e os animais reagentes devem ser tratados ou, preferivelmente, descartados. Pode-se utilizar protocolo de tratamento prolongado com o intuito de propiciar proteção aos bovinos nos períodos de risco sazonal de transmissão.

Quimioterapia

Como medida de controle, a quimioterapia é mais comumente utilizada nos EUA do que em outras partes do mundo. Pode ser útil nos confinamentos de bovinos, mas não é exequível em bovinos submetidos à criação extensiva. É um procedimento oneroso, com risco de induzir o surgimento de cepas resistentes.

Vacinação

As vacinas utilizadas no controle de anaplasmose são vivas ou mortas. Os dois tipos contêm *A. marginale* ou *A. centrale* obtido de hemácias de bovinos infectadas; embora ambos os tipos induzam imunidade protetora capaz de reduzir ou evitar a ocorrência de doença clínica, nenhum deles protege os bovinos da infecção persistente por *A. marginale*. Bovinos que se recuperam da infecção aguda ou que foram imunizados com vacinas mortas se tornam solidamente protegidos contra desafios pela cepa homóloga; contudo, adquirem apenas proteção parcial contra desafios por cepas heterólogas.

Em áreas enzoóticas, a maioria dos programas de controle se baseia no aumento da resistência da população por meio de imunização. Em todos os programas de vacinação deve-se dar atenção especial aos *animais em alto risco*, principalmente aqueles oriundos de regiões não enzoóticas, aqueles de áreas similares circundantes para as quais a infecção pode se disseminar pelo aumento da população de vetores sob a influência de condições climáticas favoráveis, e aqueles animais de área possivelmente exposta ao estresse climático ou nutricional.

Vacinas mortas

Em geral, utiliza-se *A. marginale* morto em um veículo adjuvante. A vacinação requer duas doses, com intervalo de 4 semanas, sendo a segunda dose aplicada, pelo menos, 2 semanas antes da estação de vetores. Subsequentemente, deve-se aplicar dose de *reforço 2 semanas* antes da próxima estação de vetores. A vacina não impede a infecção, mas *reduz significativamente a gravidade* da doença. Tem a vantagem, em relação a outras vacinas, de apresentar um período pós-vacinal relativamente curto, no qual os animais permanecem positivos aos testes sorológicos. Induz imunidade de, no mínimo, 5 meses.

Há risco de *isoeritrólise neonatal*. Esse risco pode ser minimizado pela vacinação apenas de vacas não prenhes e evitando-se injeções de reforço desnecessárias. Quando essa vacina é utilizada em um surto, pode-se administrar, também, tetraciclina para propiciar proteção temporária durante o período de indução de imunidade; as tetraciclinas não interferem no desenvolvimento dessa imunidade.

Relatos preliminares sobre a eficiência de vacinas com DNA não são encorajadores.

Vacinas vivas

Uma *vacina composta de A. centrale vivo* é amplamente utilizada na Austrália, África, Israel e América Latina, porém não nos EUA; há certa relutância em utilizá-la em áreas onde já não há *A. centrale*.

Vacina com *A. centrale* vivo é preparada com sangue de bezerros doadores submetidos à esplenectomia e infectados, sendo armazenada refrigerada ou congelada. A vacina ocasiona uma doença inaparente branda, mas pode causar graves reações. Em geral, o seu uso é seguro em animais jovens. Em áreas endêmicas utiliza-se uma *única dose*, sendo a imunidade reforçada pelo desafio constante; considera-se que a imunidade persista por toda a vida dos animais criados em áreas que possuem carrapatos. *A. centrale* e *A. marginale* compartilham epítopos imunodominantes e apresentam variação antigênica semelhante nas proteínas de superfície principais; ambos os microrganismos participam na imunidade cruzada que ocorre.[60] Em bovinos, a imunidade induzida pela vacina que contém *A. centrale* vivo não impede infecção subsequente por *A. marginale*, pelo fenômeno de exclusão da infecção, porque neles há diferença no gene MSP2.[31]

A eficácia dessa vacina varia em função da região geográfica. A vacinação com *A. centrale* reduz a gravidade da reação quando há infecção por *A. marginale*, mas não propicia proteção absoluta. Na Austrália, na maioria dos casos a proteção contra um desafio é adequada e certamente efetiva o suficiente para justificar o seu uso. Por sua vez o uso dessa mesma vacina em outros países onde há cepas altamente virulentas e alta diversidade antigênica, seu uso é com frequência inapropriado, sendo necessárias vacinas mais efetivas.

As tetraciclinas impedem a instalação da infecção e a imunidade induzida pela vacina e não devem ser administradas no período de 3 semanas antes da vacinação.

Tem-se utilizado *A. marginale vivo* como vacina, mas o seu uso se restringe a um grupo etário relativamente resistente, com idade inferior a 1 ano, aos meses de inverno, quando os vetores são suficientemente raros, evitando-se o risco de disseminação da infecção a outros grupos etários, e às situações em que se os animais manifestarem reação grave podem ser contidos e tratados apropriadamente. Esse procedimento tem a grande desvantagem de originar uma grande população de animais portadores que, subsequentemente, podem disseminar a infecção.

Tem-se tentado a produção de *vacinas atenuadas* mediante a irradiação de cepas, pela passagem do microrganismo em ovinos ou cervídeos e pelo emprego de isolados de baixa virulência natural. Embora a maioria delas tenha sido recebida com entusiasmo inicial, algumas se mostraram ineficazes e outras foram consideradas causas de reações adversas. Algumas dessas vacinas são efetivas contra cepas de algumas regiões geográficas, mas em outras regiões induzem proteção insatisfatória contra a doença clínica.

Problemas com vacinas vivas

Atualmente, todas as vacinas devem ser produzidas em animais vivos, o que é um procedimento oneroso. No caso de vacinas não inativadas, há risco de transmissão de vírus veiculados pelo sangue. Na Austrália, um único bezerro infectado pelo vírus da leucose bovina foi, sem dúvida, utilizado na produção de vacina contra *A. centrale*. A vacina contaminada foi administrada a 22.627 bovinos pertencentes a 111 rebanhos e resultou em alta taxa de infecção pelo vírus da leucose bovina nos bovinos vacinados.

Uma técnica de cultivo celular foi desenvolvida para a multiplicação de *A. marginale* em uma linhagem celular de carrapato contínua, oriunda de *Ixodes scapularis* embrionário. Recentemente, induziu-se imunização protetora por meio da vacinação com uma cepa de *A. marginale* cultivada, viva.[61] Bezerros vacinados apresentaram volume globular estável e baixa bacteriemia após o desafio com uma cepa virulenta, enquanto *A. centrale* propiciou apenas proteção clínica parcial. As características importantes dessa pretensa vacina em cultivo celular são ausência de risco de transmissão biológica, facilidade de diferenciação de cepas de campo e necessidade de apenas uma dose.

Atualmente são realizadas pesquisas para a produção de *vacina com subunidade*, efetiva e segura, contendo epítopos essenciais para obter imunidade protetora. Embora todas as preparações à base de membrana externa (OM) total oriundas do sangue e as proteínas de superfície de ligação cruzada propiciem melhor proteção contra alto nível de bacteriemia e anemia[62], elas podem não ser exequíveis para a produção em larga escala. Proteínas recombinantes, vacinas com DNA e preparações de *A. marginale* morto, incluindo microrganismos oriundos de cultivo celular inativado, não induzir a proteção verificada com o uso de vacina à base de OM.[61]

Em bovinos (bem como em ovinos e caprinos), a vacina ideal contra anaplasmose seria aquela que impede a infecção, induz imunidade protetora e, possivelmente, bloqueia a transmissão biológica do carrapato para o hospedeiro vertebrado.[9] No entanto, há necessidade de pesquisa adicional para alcançar essa meta.

LEITURA COMPLEMENTAR

Aubry P, Geale DW. A review of bovine anaplasmosis. Transbound Emerg Dis. 2011;58:1.

Brown WC. Adaptive immunity to Anaplasma pathogens and immune dysregulation: implications for bacterial persistence. Comp Immunol Microbiol Infect Dis. 2012;35:241.

Howden KJ, et al. An update on bovine anaplasmosis (Anaplasma marginale) in Canada. Can Vet J. 2010;51:837.

Kocan KM, et al. Advances toward understanding the molecular biology of the Anaplasma-tick interface. Front Biosci. 2008;13:7032.

Kocan KM, et al. Antigens and alternatives for control of Anaplasma marginale infection in cattle. Clin Microbiol Rev. 2003;16:698.

Kocan KM, et al. The natural history of Anaplasma marginale. Vet Parasitol. 2010;167:95.

Merino O, et al. Tick vaccines and the control of tick-borne pathogens. Front Cell Infect Microbiol. 2013;3:30.

OIE manual of diagnostic tests and vaccines for terrestrial animals; World Organisation for Animal Health 2012; chapter 2.4.1:589.

Passos LM. In vitro cultivation of Anaplasma marginale and A. phagocytophilum in tick cell lines: a review. Rev Bras Parasitol Vet. 2012;21:8.

REFERÊNCIAS BIBLIOGRÁFICAS

1. Estrada-Pena A, et al. BMC Biol. 2009;7:57.
2. Kocan KM, et al. Vet Parasitol. 2010;167:95.
3. Cabezas-Cruz A, et al. PLoS ONE. 2013;8:e65243.
4. de la Fuente J, et al. Vet Microbiol. 2007;119:382.
5. Chavez AS, et al. PLoS ONE. 2012;7:e36012.
6. Zivkovic Z, et al. BMC Vet Res. 2007;3:32.
7. de la Fuente J, et al. Vet Microbiol. 2007;119:375.
8. Haigh JC, et al. J Wildl Dis. 2008;44:569.
9. Aubry P, Geale DW. Transbound Emerg Dis. 2011; 58:1.
10. Silveira JA, et al. Transbound Emerg Dis. 2012; 59:353.
11. Rahman WA, et al. Trop Biomed. 2012;29:66.
12. Tembue AA, et al. Rev Bras Parasitol Vet. 2011; 20:318.
13. Ashraf QU, et al. Ticks Tick Borne Dis. 2013;4:395.
14. Coetzee JF, et al. Can Vet J. 2010;51:862.
15. Pare J, et al. Can Vet J. 2012;53:949.
16. Carelli G, et al. Ann NY Acad Sci. 2008;1149:107.
17. Kubeiova M, et al. Parasite. 2012;19:417.
18. Hornok S, et al. Vet Microbiol. 2007;122:316.
19. Lobanov VA, et al. Transbound Emerg Dis. 2012; 59:233.
20. Boes KM, et al. Vet Clin Pathol. 2012;41:77.
21. de la Fuente J, et al. Res Vet Sci. 2008;84:382.
22. Hornok S, et al. Vector Borne Zoonotic Dis. 2011; 11:1319.
23. Baldridge GD, et al. J Med Entomol. 2009;46:635.
24. Hornok S, et al. Vet Parasitol. 2010;174:355.
25. Da Silva AS, et al. J Parasitol. 2013;99:546.
26. Scoles GA, et al. J Med Entomol. 2008;45:109.
27. Reibold JB, et al. Am J Vet Res. 2010;7:1178.
28. Grau HA, et al. Rev Bras Parasitol Vet. 2013;22:189.
29. Pypers AR, et al. J S Afr Vet Assoc. 2011;82:179.
30. Bastos CV, et al. Vet J. 2010;186:374.
31. Molad T, et al. Vet Microbiol. 2010;143:277.
32. Ueti MW, et al. Infect Immun. 2012;80:2354.
33. Nunez PA, et al. PLoS ONE. 2012;7:e33605.
34. Lockwood S, et al. PLoS ONE. 2011;6:e27724.
35. Futse JE, et al. Infect Immun. 2009;77:3181.
36. Palmer GH, et al. NY Acad Sci. 2006;1078:15.
37. Brown WC. Comp Immunol Microbiol Infect Dis. 2012;35:241.
38. Han S, et al. J Immunol. 2008;181:7759.
39. Han S, et al. Clin Vaccine Immunol. 2010;17:1881.
40. Hornok S, et al. Res Vet Sci. 2012;92:30.
41. Ooshiro M, et al. Vet Parasitol. 2009;160:351.
42. Yasini S, et al. Iran J Parasitol. 2012;7:91-98.
43. Ciani E, et al. Acta Vet Scand. 2013;55:71.
44. De United Kingdom, et al. Trop Anim Health Prod. 2012;44:385.
45. Nazifi S, et al. Vet Microbiol. 2012;155:267.
46. OIE manual of diagnostic tests and vaccines for terrestrial animals. 2012; chapter 2.4.1:589.
47. Nielsen K, et al. J Immunoassay Immunochem. 2009;30:313.
48. Carelli G, et al. Vet Microbiol. 2007;124:107.
49. Ashuma, et al. Asian Pac J Trop Med. 2013;6:139.
50. Molad T, et al. Vet Microbiol. 2006;113:55.
51. Decaro N, et al. J Vet Diagn Invest. 2008;20:606.
52. Bilgic HB, et al. Exp Parasitol. 2013;133:222.
53. Canever MF, et al. Korean J Parasitol. 2014;52:507.
54. Coetzee JF, et al. Vet Ther. 2006;7:347.
55. Facury-Filho EJ, et al. Rev Bras Parasitol Vet. 2012; 21:32.
56. Reinbold JB, et al. Vet Microbiol. 2010;145:69.
57. Merino O, et al. Front Cell Infect Microbiol. 2013; 3:30.
58. Almazan C, et al. Vaccine. 2012;30:265.
59. Merino O, et al. Vaccine. 2011;29:8575.
60. Agnes T, et al. Infect Immun. 2011;79:1311.
61. Hammac GK, et al. Vaccine. 2013;31:3617.
62. Noh SM, et al. Infect Immun. 2008;76:2219.

Anaplasmose granulocítica equina (erliquiose granulocítica equina, *Anaplasma phagocytophilum*)

Anaplasma phagocytophilum causa doença em equinos, humanos, cães, gatos e outras espécies de mamíferos. Em equinos, é caracterizada por febre, apatia, edema de membros, icterícia e ataxia.[1] Neste texto, a doença enfatizada é aquela que ocorre em equinos. Na seção a seguir, "Febre transmitida por carrapato", há descrição da doença em outras espécies animais.[2]

Etiologia

Em equinos, a doença é causada pela infecção por *A. phagocytophilum*, o mesmo microrganismo que causa erliquiose granulocítica humana (HGE). Atualmente, *Ehrlichia equi*, *E. phagocytophilum* e o microrganismo que causa HGE são classificados como *A. phagocytophilum*.[3] A diversidade de espécies acometidas e a distribuição geográfica da doença sugere que há cepas de *A. phagocytophilum* de patogenicidade e especificidade para diferentes hospedeiros. *A. phagocytophilum* é um microrganismo reconhecido como causa da febre transmitida por carrapato em ovinos, caprinos, bovinos, equinos, cães, gatos, cervídeos, renas e humanos, na Europa e em outros países.[4,5] Em alguns ruminantes domésticos e selvagens, inclusive cervídeos, a infecção não ocasiona sinais clínicos, talvez devido à suscetibilidade do hospedeiro, à cepa do microrganismo ou à combinação desses dois fatores.

Há diversas cepas de *A. phagocytophilum* e cada uma delas apresenta diferente tropismo ao hospedeiro (vetor e hospedeiro reservatório), sendo a doença associada à infecção de espécies não hospedeiras (cães, equinos e humanos) por cepas patogênicas do microrganismo.[6-8] Cepas de *A. phagocytophilum* que causam doença em cães e equinos no sul da Suécia apresentam discreta diferença em sua composição genética, comparativamente aos isolados oriundos da América do Norte. De modo semelhante, as sequências de nucleotídios de cepas de *A. phagocytophilum* da costa oeste dos EUA são diferentes das cepas oriundas da costa leste. Nos estados do oeste dos EUA, em equinos, a patogenicidade das cepas de *A. phagocytophilum* é variável; as cepas isoladas de equinos com a doença (e de tâmias e esquilos-de-floresta) causam doença grave em equinos, enquanto a cepa oriunda de ratos-do-deserto não.[6,8] Na Alemanha e na República Tcheca, há relato comprovado de variabilidade genética nas cepas capazes de causar doença em equinos.[9,10] O microrganismo pode ser isolado em lagartos, os quais, acredita-se, são os hospedeiros em ciclo réptil-carrapato-réptil.

A. phagocytophilum é uma bactéria intracelular obrigatória que se replica nas células oriundas da medula óssea (granulócitos).

Epidemiologia

Distribuição

A doença acomete equinos criados nas Américas (EUA, incluindo os estados da Califórnia, Washington, Oregon, Minnesota e Wisconsin, além de estados do sudeste e nordeste; e Brasil), França, Itália, Suíça, Suécia, Alemanha, Polônia, República Tcheca, Países Baixos e Reino Unido.[9,11-14]

A *prevalência* de equinos que possuem anticorpos séricos contra *E. equi* (*A. phagocytophilum*), em áreas endêmicas da Califórnia, é de 10%, em comparação com a taxa de 3% em áreas onde a doença é rara. Nas propriedades em que a doença ocorre com frequência, 50% dos equinos possuem anticorpos séricos contra *E. equi* (*A. phagocytophilum*). Cerca de 18% dos equinos criados em regiões do meio-oeste dos EUA, mais ao norte, nas quais os carrapatos *Ixodes* spp. são endêmicos, possuem anticorpos contra *E. equi* (*A. phagocytophilum*); nas áreas livres de carrapatos 4% dos equinos são soropositivos. Na República Tcheca, em uma amostra de 96 equinos, constatou-se que 73% eram soropositivos (no teste de pesquisa de anticorpo em imunofluorescência indireta).[15] Um estudo com 563 equinos, na região de Lazio, na Itália (próximo a Roma), onde a doença acomete equinos, constatou-se uma taxa de soroprevalência de 0,3%. Nas regiões de Latium, Umbria e Marche, no centro da Itália, verificou-se que 41 de 300 equinos (13%) eram soropositivos no teste de pesquisa de anticorpos contra *A. phagocytophilum* por imunofluorescência e 20 (6%) deles eram positivos no teste PCR.[14]

Há ampla evidência de exposição de cães a *A. phagocytophilum* e de doença compatível com erliquiose granulocítica[16]; 47% dos cães de áreas endêmicas da Califórnia possuíam anticorpos contra *E. equi* (*A. phagocytophilum*) e alguns manifestavam sinais clínicos compatíveis com a doença. Há evidência de infecção disseminada causada pelo microrganismo, em outras espécies; relata-se que em 0,2% das 2.725 amostras de soro obtidas de bovinos criados na Califórnia detectou-se anticorpos contra *A. phagocytophilum*; na Noruega, notou-se que 43% dos cervídeos e 96% dos alces eram soropositivos. Há evidência sorológica de infecção disseminada na Europa.[4] No entanto, os levantamentos referentes à demonstração de anticorpos no soro não propiciam informação sobre a patogenicidade de cepas infectantes de *A. phagocytophilum* (cuja capacidade de causar doença pode ser muito variável).

Ecologia de anaplasma e ixodes

A. phagocytophilum se mantém por um ciclo de infecção em uma espécie hospedeira particular, inclusive em cervídeos selvagens, ou, em ciclos aparentemente diferentes, em mamíferos pequenos, como camundongos-de-patas-brancas e camundongos-de-floresta de patas cinzas, nos EUA, e ouriços, na Europa, e em espécies de carrapatos vetores específicos.[6,7,17-19] Atualmente são conhecidos os ciclos selvagens carrapato-hospedeiro-carrapato e parece haver múltiplos ciclos, sendo possível constatar mais de um ciclo (ou seja, hospedeiro diferente) em uma região geográfica. A infecção de equinos, cães, e humanos, que não faz parte do ciclo natural do microrganismo, se deve à picada de carrapato infectado com *A. phagocytophilum*.

O microrganismo é transmitido por carrapatos duros, que pertencem ao complexo *Ixodes persulcatus*, que inclui *Ixodes pacificus*, *Ixodes scapularis* e *Ixodes ricinus*. Ocorre transmissão transestadial, mas não transovariana. Em sua vida, os carrapatos vetores de *A. phagocytophilum* passam por 4 estágios: ovo, larva, ninfa e adulto. O desenvolvimento de larva a ninfa e de ninfa a adulto e a postura de ovos requerem um repasto sanguíneo. Como não ocorre transmissão da infecção por via transovariana, larvas ou ninfas não infectadas se infectam durante o repasto sanguíneo em mamíferos infectados. O carrapato imaturo infectado e ingurgitado se desprende e evolui para o próximo estágio fora do mamífero hospedeiro. Quando o carrapato imaturo atinge o estágio de ninfa ou adulto ele procura, novamente, um mamífero hospedeiro. A transmissão da infecção do carrapato ao mamífero ocorre pela ingestão de uma ninfa ou um adulto infectado por um hospedeiro suscetível.

Possivelmente, os fatores ambientais que influenciam a espécie hospedeira, sua densidade em determinada área e o número e atividade dos carrapatos, são importantes para determinar o risco de infecção em espécies não hospedeiras (p. ex., equinos). Alterações na vegetação local, como acontece em desmatamentos e subsequentes rebrotas, podem influenciar a densidade populacional de hospedeiros e vetores e, assim, o risco de transmissão do microrganismo às espécies não hospedeiras.[20]

Fatores de risco do animal

Equinos ainda não expostos a *A. phagocytophilum* são suscetíveis à infecção e ocorrência da doença. Há uma sazonalidade marcante na ocorrência da doença na Califórnia, notando-se a maioria dos casos no fim do outono, inverno e primavera. Essa sazonalidade provavelmente está relacionada às alterações, bem documentadas, nas populações de vários estágios dos carrapatos vetores e mamíferos hospedeiros.[18]

Equinos de qualquer idade são suscetíveis e não há evidência de predisposição de raça ou sexo.

Em equinos, a infecção é seguida de imunidade sólida e os animais que se recuperam são resistentes à doença por, no mínimo, 20 meses, embora haja relato da possibilidade de reinfecção e ocorrência da doença. Em alguns equinos, o título de anticorpos séricos persiste por, pelo menos, 300 dias após a infecção; na maioria dos equinos o título diminui cerca de 200 dias após a infecção.

Transmissão

Como discutido anteriormente, a transmissão ocorre pela picada de um carrapato infectado. É possível haver transmissão por equipamento veterinário contaminado com sangue ou por transfusão sanguínea, sendo esta última utilizada para induzir a doença em desafios experimentais. Em humanos, há relato de transmissão perinatal de *A. phagocytophilum*.

Taxas de morbidade e de mortalidade

A *taxa de mortalidade* é baixa, cerca 4%; equinos com doença não complicada raramente morrem.

Potencial zoonótico

Não há evidência de que a infecção se dissemine diretamente de equinos ou cães infectados para humanos. No entanto, acredita-se que os cães são animais-sentinela, de modo que as pessoas em áreas nas quais os cães apresentam alta prevalência de anticorpos contra *A. phagocytophilum* no soro sanguíneo podem estar em maior risco de infecção por picada de carrapato infectado.

Patogênese

Após a infecção experimental, os equinos apresentam microrganismos detectáveis no teste PCR, a partir de 5 dias após a infecção, com surgimento de febre e apatia 7 a 8 dias pós-infecção. As inclusões em granulócitos surgem 9 dias após a infecção, ocasião em que o paciente apresenta edema de membros. Após a infecção, os microrganismos estimulam uma cascata pró-inflamatória; administração de dexametasona, que inibe esta cascata inflamatória, abranda a gravidade da doença em equinos experimentalmente infectados.[21]

Em equinos, a doença está associada com a súbita mudança de atividade do gene p44 expresso, de modo que ocorre marcante variação antigênica na proteína de superfície principal, p44, durante a infecção, em um animal. A brusca mudança de atividade na expressão de p44 é atribuída à produção de anticorpos específicos contra a região hipervariável de p44. Em ovinos, a infecção resulta em imunossupressão secundária à leucopenia granulocítica e linfocítica, prejuízo à produção de anticorpos, diminuição da resposta linfocítica aos mitógenos e baixa atividade oxidativa dos neutrófilos. O sinal clínico de edema marcante está possivelmente relacionado com a vasculite, característica da doença.

Achados clínicos

Na doença de ocorrência espontânea, o *período de incubação* é inferior a 2 semanas. Acredita-se que seja comum infecção subclínica, com base na quantidade de equinos com evidência sorológica de infecção, mas sem histórico de doença.

Clinicamente, nota-se febre de 40 a 42°C, seguida de palidez de membranas mucosas, icterícia, anorexia, apatia, taquipneia, incoordenação e relutância em se movimentar; depois de 3 a 4 dias surgem *edema* e hiperemia nas extremidades. Pode haver hemorragias petequiais nas membranas mucosas, bem como efusão pleural ou peritoneal. O edema persiste por 7 a 10 dias e os sinais clínicos regridem em 14 dias. A doença clínica é mais grave em equinos com mais de 3 anos de idade, sendo mais branda em equinos jovens. Os equinos gravemente acometidos podem manifestar sintomas que lembram doença de sistema nervoso, inclusive ataxia, anormalidade na propriocepção consciente e decúbito.[22]

Pode ocorrer *arritmia* na fase aguda da doença. Não se constatam infecção crônica e doença.

A morte de um equino experimentalmente infectado 2 dias após o início dos sinais clínicos foi atribuída à coagulação intravascular disseminada.[23]

Patologia clínica

É comum a ocorrência de leucopenia e anemia discreta. *Trombocitopenia* é comum na fase aguda da doença. Não há anormalidade consistente no perfil bioquímico sérico.

Faz-se a *confirmação* da doença mediante a constatação de corpúsculos de inclusão (mórulas) no citoplasma de neutrófilos e eosinófilos. Para identificar as inclusões (mórulas), pode ser necessário o exame microscópico cuidadoso e demorado de esfregaço sanguíneo corado pelo método de Giemsa. As inclusões se assemelham a corpúsculos pleomorfos azul-acinzentados, frequentemente na forma de um raio circular, no citoplasma de granulócitos. O número de células infectadas pode ser muito pequeno e o exame de esfregaço de papa leucocitária pode aumentar a sensibilidade do teste.

O *diagnóstico* é definido por um teste PCR que identifica o DNA de *A. phagocytophilum*, em amostra de sangue do equino infectado, e pela comprovação de aumento no título de anticorpos detectados por imunofluorescência indireta. Contudo, o título de anticorpos é baixo ou não detectável em cerca de 44% dos equinos no início dos sinais clínicos; nota-se título máximo dentro de 1 mês após a infecção.

Um teste ELISA que detecta anticorpos contra antígenos de superfície p44 de *A. phagocytophilum* é apropriado para uso em cães e equinos. A avaliação de uma versão comercial desse teste não mostrou resultado apropriado para o seu uso clínico.[24]

Achados de necropsia

Durante a *necropsia* constatam-se petéquias hemorrágicas e edema de membros; no exame histológico, nota-se vasculite. Quase sempre há lesões inflamatórias no cérebro, coração e rins.

Diagnóstico diferencial

- Anemia infecciosa equina, cujo curso é muito mais prolongado e a doença não responde ao tratamento
- Púrpura hemorrágica, frequentemente associada com doença infecciosa do trato respiratório superior
- Doença hepática
- Encefalite viral
- Mieloencefalopatia causada por herpes-vírus equino 1
- *Raiva*
- Botulismo
- Arterite viral equina.

Tratamento

Tratamento

Anaplasmose granulocítica equina:

- Oxitetraciclina: 7 mg/kg, em intervalos de 12 a 24 h, durante 5 a 7 dias (R1).

O tratamento específico requer o uso de oxitetraciclina (7 mg/kg PC IV, em intervalos de 24 h) durante cerca de 5 a 7 dias. Penicilina, estreptomicina e clormicetina não são efetivas. A resposta ao tratamento com oxitetraciclina é rápida; a febre diminui ou desaparece em 12 a 24 h e os sintomas da doença regridem em 5 a 7 dias, na maioria dos equinos. É difícil visualizar corpúsculos de inclusão 24 h após o início do tratamento. Sem tratamento, geralmente a doença é autolimitante, desaparecendo em 2 a 3 semanas.

Controle

Não há *vacina* disponível e atualmente não é possível recomendar medidas específicas de controle, embora a redução da infestação de carrapatos em equinos pareça um procedimento prudente. Não há necessidade de isolamento dos equinos infectados.

LEITURA COMPLEMENTAR

Dziegiel B, Adaszek L, Kalinowski M, Winiarczyk S. Equine granulocytic anaplasmosis. Res Vet Sci. 2013; 95:316-320.

Pusterla N, Madigan JE. Equine granulocytic anaplasmosis. J Equine Vet Sci. 2013;33:493.

REFERÊNCIAS BIBLIOGRÁFICAS

1. Dziegiel B, et al. Res Vet Sci. 2013;95:316.
2. Radostits O, et al. Equine granulocytic anaplasmosis. In: Veterinary Medicine: A Textbook of the Diseases of Cattle, Horses, Sheep, Goats and Pigs. 10th ed. London: W.B. Saunders; 2007:1464.
3. Pusterla N, et al. J Equine Vet Sci. 2013;33:493.
4. Stuen S. Vet Res Comm. 2007;31:79.
5. Dziegiel B, et al. J Med Micro. 2013;62:1891.
6. Foley JE, et al. Emerg Infect Dis. 2009;15:842.
7. Rejmanek D, et al. J Med Micro. 2012;61:204.
8. Foley J, et al. In: Sparagano OAE, et al., eds. Animal Biodiversity and Emerging Diseases: Prediction and Prevention. 2008:94.
9. Jahn P, et al. Vet Rec. 2010;166:646.
10. Silaghi C, et al. Parasite Vector. 2011;4.
11. Adaszek L, et al. Zoonoses Pub Hlth. 2011;58:514.
12. Burgess H, et al. Can Vet J. 2012;53:886.
13. Butler CM, et al. Vet Rec. 2008;162:216.
14. Laus F, et al. J Vet Med Sci. 2013;75:715.
15. Praskova I, et al. Ticks Tick Borne Dis. 2011;2:111.
16. Carrade DD, et al. J Vet Int Med. 2009;23:1129.
17. Morissette E, et al. Emerg Infect Dis. 2009;15:928.
18. Rejmanek D, et al. Ticks Tick Borne Dis. 2011;2:81.
19. Silaghi C, et al. Ticks Tick Borne Dis. 2012;3:49.
20. Foley JE, et al. Am J Trop Med Hyg. 2009;81:1132.
21. Davies RS, et al. Clin Vaccine Immunol. 2011;18: 1962.
22. Gussmann K, et al. Schweiz Arch Tierheilkd. 2014; 156:345.
23. Franzen P, et al. Vet Rec. 2007;160:122.
24. Veronesi F, et al. Vector Borne Zoonotic Dis. 2014; 14:317.

Eperitrozoonose

Sinopse

- Etiologia: micoplasmas hemotróficos (denominados, antigamente, espécies de Eperythrozoon)
- Epidemiologia: é comum notar infecção subclínica; a doença clínica é desencadeada por estresse. Transmissão horizontal via sanguínea. Transmissão vertical em suínos
- Achados clínicos: icteroanemia aguda ou definhamento crônico em ovinos e suínos. Ineficiência reprodutiva e anemia neonatal, em suínos. Em bovinos, as síndromes são menos definidas
- Patologia clínica: anemia e bilirrubinemia. Esfregaços sanguíneos para detectar a presença de parasitas, no início da doença. A sorologia é útil como teste de rebanhos, em bovinos e ovinos. Reação em cadeia da polimerase (PCR)
- Tratamento: tetraciclinas, preparações arsenicais orgânicas
- Controle: inespecífico. Administração profilática de tetraciclinas.

Etiologia

A doença é causada por micoplasmas hemotróficos; anteriormente acreditava-se que fosse causada por riquétsias parasitas classificadas como *Eperythrozoon*. Infectam diversas espécies de mamíferos e não se multiplicam em cultura microbiológica. Em rebanhos de animais de fazenda, as espécies envolvidas na ocorrência da doença são *Mycoplasma* (*Eperythrozoon*) *ovis*, em ovinos; *M. suis*, em suínos, e *M. wenyonii* em bovinos. Em ovinos e bovinos, outras espécies identificadas foram *Candidatus Mycoplasma haemobovis* e *Candidatus Mycoplasma haemovis*, respectivamente. A taxonomia dos micoplasmas hemotróficos é um trabalho ainda em desenvolvimento.

Epidemiologia

Ocorrência

Eperitrozoonose acomete ovinos, suínos, bovinos e lhamas, com maior importância e ocorrência clínica em suínos e ovinos. Também nota-se eperitrozoonose latente em várias espécies de cervídeos, alces e caprinos. O microrganismo parece ser espécie-específico, embora haja relato de transmissão de *M. ovis* de ovinos para caprinos e da detecção do microrganismo em várias espécies de cervídeos criados em fazendas e naqueles de vida livre;[1,2] Ademais, foi detectado em amostra de sangue de uma veterinária do Texas, por meio de PCR.[3] Em veados-de-cauda-branca, foram identificadas três diferentes espécies de micoplasma hemotrófico, inclusive duas novas espécies, em teste PCR, nos EUA.[4,5] A distribuição da doença é:

- Ovinos: eperitrozoonose em cordeiros, causada por *M. ovis*, foi relatada na África, Irã, EUA, Canadá, Grã-Bretanha, França, Noruega, Alemanha, Polônia, Leste Europeu, Austrália e Nova Zelândia
- Suínos: também conhecida como anemia infecciosa suína, a doença foi descrita principalmente nos EUA, Canadá, Grã-Bretanha e continente europeu
- Bovinos: eperitrozoonose é amplamente distribuída nos rebanhos de bovinos, com relatos da doença na América do Norte, América do Sul, África, Australásia, Ilhas Britânicas, continente europeu e Oriente Médio
- Lhamas: a infecção por *Eperythrozoon* spp. é amplamente relatada em lhamas criadas nos EUA. A infecção foi detectada em animais que também apresentavam outras doenças ou como resultado de pesquisas específicas; em lhamas, é provável que o microrganismo atue principalmente como patógeno secundário oportunista.

Origem e transmissão

O reservatório da infecção é o animal persistentemente infectado, e a doença pode ser transmitida por qualquer meio que transfira sangue contaminado. Em ovinos, acredita-se que a dose mínima infectante é uma hemácia contaminada. É possível a ocorrência de transmissão horizontal e vertical.

Ovinos

É provável que o método de propagação natural da infecção seja a picada de inseto. Estudos sorológicos em ovinos australianos indicaram ser alta a prevalência de propriedades com a infecção e que as diferenças entre as áreas de criação desses animais se devem, provavelmente, às diferenças na ocorrência do vetor. Em rebanhos de bovinos ou de ovinos infectados, a doença pode ser disseminada por práticas de manejo que causam transferência de sangue infectado. Em ovinos, essas práticas incluem vacinação, colocação de brincos de identificação, tosquia e retirada de pele e lã das regiões anal e genital de ovelhas para prevenir infestação por mosca-varejeira ("mulesing"); todavia, esses fatores de risco não são mencionados em nenhum estudo epidemiológico.

Suínos

Há comprovação de que parasitas cutâneos, bem como agulhas e instrumentos contaminados com sangue, transmitem a doença em suínos. A transmissão transplacentária também é importante em porcas.

Fatores de risco do hospedeiro e do patógeno

Há diferenças sazonais na prevalência da doença, sendo mais comum no verão e no outono. Nesses períodos nota-se maior população de vetores, além de desmame de cordeiros e procedimentos de manejo que podem favorecer a disseminação da infecção, como o uso de uma mesma agulha de vacinação em vários animais. As diferenças regionais na gravidade clínica da doença faz pensar na existência de cepas do microrganismo de diferentes virulências. Também pode haver diferença genética na suscetibilidade do hospedeiro; observações de campo indicam que ovinos da raça Merino são mais suscetíveis à infecção e manifestação da doença. O maior número de microrganismos isolados em teste PCR foi identificado como novas cepas de *Mycoplasma* hemotrófico, em várias espécies animais, algumas já confirmadas como novas espécies.

Vários estudos sugerem que é comum a ocorrência de infecção subclínica e que a progressão para doença clínica requer, adicionalmente, a presença de algum fator debilitante ou estressante. Em ovinos da raça Merino esse fator adicional pode ser estresse decorrente de desmame, subnutrição e infestação concomitante por nematódeos gastrintestinais. Em suínos, as infecções virais, como a síndrome reprodutiva e respiratória suína (PRRS) e *influenza* suína, parecem predispor à doença.

Relata-se que a infecção por *Mycoplasma* hemotrófico concomitante à infecção por outros hemoparasitas, como *Anaplasma*, está relacionada à doença grave em ovinos e bovinos.[6,7] No entanto, uma ocorrência denominada *interferência*, na qual a infecção por um hemoparasita protege contra outras infecções, foi constatada em casos de infecção por *Theileria* e *Mycoplasma* hemotrófico, em bovinos.[8]

Patogênese

Após a infecção experimental há um período pré-patente variável, geralmente de 1 a 3 semanas, seguido de um período de parasitemia intensa. Nos esfregaços sanguíneos corados são evidentes microrganismos cocoides, em formato de anel e de bastão. Eles são epicelulares, infectando a superfície e a margem das hemácias; também, são vistos livres no plasma, nos exames de sangue.[9] Nota-se hipoglicemia marcante durante a fase de parasitemia e acredita-se, que seja decorrência do consumo direto de glicose pelo parasita. O período de parasitemia intensa dura 5 a 10 dias; depois disso, a presença de microrganismos detectados no sangue é muito menor e instala-se anemia. As hemácias parasitadas são removidas da circulação pelo baço. Acredita-se que o parasita altera a membrana eritrocitária, expondo novos determinantes antigênicos e estimulando a produção de anticorpos contra as hemácias.[9] A gravidade e duração da anemia é variável entre os indivíduos, mas, comumente, a doença dura 1 a 2 meses. Durante a recuperação podem ocorrer ciclos adicionais de parasitemia e anemia, que são menos graves. Ovinos que apresentam alto título de anticorpos tendem a eliminar rapidamente a parasitemia, enquanto aqueles que produzem menos anticorpos tendem a manifestar parasitemia persistente e episódios recorrentes de anemia. Uma vez infectado, é provável que o animal permaneça com a infecção pelo resto da vida.

Achados clínicos

Ovinos

Morte súbita e morte associada à atividade física, acompanhada de hemoglobinúria e icterícia, podem ser as características em alguns ovinos e em alguns surtos, porém a manifestação mais comum da doença é febre e apatia, acompanhadas de instalação de anemia, intolerância à atividade física e definhamento. Em alguns rebanhos, pode ser a principal causa de definhamento em cordeiros. Nota-se redução no crescimento da lã e na doença experimental em cordeiros mantidos em pastagem há relato de perda de peso de até 2 kg, 5 semanas após a infecção. Em cordeiros amamentados por ovelhas infectadas ocorre imunização passiva por anticorpos presentes no colostro até o desmame.

Suínos

Icteroanemia aguda é a síndrome clássica e ocorre em suínos em crescimento alimentados em comedouros. Caracteriza-se por fraqueza de membros pélvicos, febre baixa (40°C), aumento do pulso arterial, palidez de membranas mucosas e emaciação. Icterícia é um achado frequente, porém inconsistente, da doença. A taxa de mortalidade é alta; o animal morre em 1 a 5 dias após o início dos sinais clínicos. Embora outrora muito comum, a prevalência dessa manifestação da doença diminuiu, possivelmente devido ao uso de aditivos alimentares que contêm produtos arsenicais e controle efetivo de ectoparasitas.

Outra manifestação clínica consiste em anemia e fraqueza, em suínos neonatos, acompanhada de baixa viabilidade do leitão, em várias leitegadas. Os suínos acometidos apresentam palidez e letargia, notando-se marcante variação de peso ao nascimento, em uma leitegada acometida. Leitões que nascem com baixo peso morrem logo após o nascimento. A gravidade da anemia aumenta no período entre o nascimento e o desmame; os suínos apresentam palidez cutânea e intolerância à atividade física, e verifica-se considerável variabilidade nos pesos ao desmame. A síndrome pode ou não ser acompanhada de ineficiência reprodutiva caracterizada por retardo do ciclo estral e morte embrionária. Anemia, icterícia e baixa taxa de desenvolvimento também podem notadas, principalmente nos suínos desmamados.

Relata-se que a infecção subclínica associada com anemia, também subclínica, resulta em falha reprodutiva, anestro e cio tardio, baixa condição corporal da porca, maior suscetibilidade às doenças intestinais e respiratórias, e ganho de peso abaixo do esperado em suínos em crescimento alimentados em comedouro.

Bovinos

A doença clínica é considerada rara e, praticamente, um problema apenas em bovinos submetidos à esplenectomia experimental; a doença ocorre 1 a 4 semanas após a esplenectomia. No entanto, há relato de doença clínica em bovinos leiteiros adultos comerciais, manifestada como cansaço, rigidez, pirexia, diarreia, edema de membros pélvicos e do úbere e redução na produção de leite, com um caso relatado de edema em ambos os lados 5 dias após a vacinação contra o vírus da língua azul.[10]

A eperitrozoonose também foi associada com uma síndrome que acomete novilhas desde o início até a meio da lactação, no fim do verão e início do outono, caracterizada por febre, edema de tetos e membros pélvicos, aumento do tamanho de linfonodos e redução na produção de leite. Os sinais de infecção regridem em 7 a 10 dias, tratados ou não. Uma doença semelhante transitória, em touros jovens, constatada na primavera e no verão, com edema de escroto e membros pélvicos e infertilidade, foi associada com eperitrozoonose.

Patologia clínica

Esfregaço sanguíneo e hematologia

O microrganismo pode ser detectado no exame de esfregaço sanguíneo obtido durante o período febril de um episódio clínico. Nos países onde não há disponibilidade de testes sorológicos, esse pode ser o único meio de diagnóstico. A parasitemia é mais intensa antes da instalação de anemia clínica e os parasitas são vistos como partículas basofílicas de 0,5 a 1 mm, cocoides e com formato de bastão ou anel, em hemácias ou livres no plasma. É difícil detectar parasitemia quando os sinais clínicos da doença são evidentes; é muito difícil a detecção na doença crônica. Havendo suspeita de eperitrozoonose, recomenda-se o exame de amostras de sangue de vários animais do grupo.

Baixos valores do teor de hemoglobina e do volume globular (VG) são evidentes no exame hematológico de animais clinicamente acometidos, notando-se hemácias com marcante anisocitose e policromasia juntamente com pontilhados basofílicos e vários corpúsculos de Howell-Jolly, em ovinos. Pode-se constatar hipoglicemia evidente e altas concentrações de bilirrubina total e bilirrubina não conjugada.

Reação em cadeia da polimerase

Atualmente, os testes PCR convencional e PCR em tempo real desenvolvidos para o diagnóstico da infecção são os métodos de diagnóstico mais confiáveis, sensíveis e eficientes; muitos animais com resultado negativo no exame do esfregaço sanguíneo são positivos no teste PCR.[10]

Sorologia

Ovinos

Em ovinos, são utilizados teste de fixação do complemento e pesquisa de anticorpo por meio de imunofluorescência indireta (IFA). No teste de fixação do complemento, o soro sanguíneo de animais acometidos apresenta reação positiva no terceiro dia de doença clínica, permanece positivo durante 2 a 3 semanas e, então, gradativamente se torna negativo. Em geral, os animais portadores de doença crônica apresentam reação negativa. Os testes IFA e ELISA são mais apropriados para o exame sorológico porque os animais infectados permanecem soropositivos por período significativamente mais longo.

Suínos

Em suínos, podem ser utilizados o teste de hemaglutinação indireta e o teste ELISA, úteis no diagnóstico da infecção em rebanhos, mas podem não detectar a infecção em suínos, individualmente, em particular naqueles com menos de 3 meses de idade. É possível fazer o desafio experimental de leitões submetidos à esplenectomia, a fim de determinar a presença da infecção. A PCR pode esclarecer as dúvidas dos resultados dos exames de diagnóstico laboratorial.

Tratamento

O tratamento com uma única dose intramuscular de tetraciclina ou oxitetraciclina (3 mg/kg PC, ou mais), no estágio inicial da doença, é efetivo em ovinos, notando-se melhora clínica em 24 h após a aplicação. Infecções crônicas não respondem tão bem ao antimicrobiano. O tratamento de cordeiros infectados com neoarsfenamina (30 mg/kg PC) ou Antimosan (6 mg/kg PC; antimônio) é efetivo no alívio da doença clínica, mas não elimina totalmente o parasita. O dipropionato de imidocarb também é efetivo, mas é comum a exacerbação dos sintomas após 2 a 4 semanas.

Controle

Há relato de controle da doença em porcas e neonatos mediante a adição de clortetraciclina no alimento fornecido à porca, na dose de 300 g/tonelada, ou pela administração intramuscular de oxitetraciclina às porcas 14 e 7 dias antes da data prevista para a parição. Em suínos em crescimento, as tetraciclinas também podem ser adicionadas ao alimento ou à água do bebedouro. Em grandes rebanhos de ovinos criados em áreas enzoóticas, a reinfecção ou a exacerbação dos sintomas pode ocorrer tão rapidamente que o controle terapêutico pode ser um gasto não justificável.

Nas granjas de suínos confinados, propôs-se a detecção de animais portadores por meio de PCR e a subsequente remoção de animais reagentes do grupo, como um possível procedimento de controle.

LEITURA COMPLEMENTAR

Hoezle LE. Haemotrophic mycoplasmas: recent advances in Mycoplasma suis. Vet Microbiol. 2008;130:215-226.

Hoezle LE, et al. Pathobiology of Mycoplasma suis. Vet J. 2014;202:20-25.

Radostits O, et al. Eperythrozoonosis. In: Veterinary Medicine: A Textbook of the Diseases of Cattle, Horses, Sheep, Goats and Pigs. 10th ed. London: W.B. Saunders; 2007:1154-1156.

Strugnell B, McAuliffe L. Mycoplasma wenyonii infection in cattle. In Pract. 2012;34:146-154.

REFERÊNCIAS BIBLIOGRÁFICAS

1. Grazziotin AL, et al. J Wild Dis. 2011;47:1005.
2. Grazziotin AL, et al. Vet Microbiol. 2011;152:415.
3. Sykes JE, et al. J Clin Microbiol. 2010;48:3782.
4. Boes KM, et al. Vet Clin Path. 2012;41:77.
5. Maggi RG, et al. Comp Immunol Microbiol Infect Dis. 2013;36:607.
6. Hornok S, et al. Vet Microbiol. 2009;136:372.
7. Hornok S, et al. Res Vet Sci. 2012;92:30.
8. Tagawa M, et al. Vet Parasitol. 2013;195:165.
9. Hoezle LE, et al. Vet J. 2014;202:20-25.
10. Strugnell BW, et al. Cattle Practice. 2011;19:75.

Febre petequial bovina (doença de Ondiri)

Febre petequial bovina é uma riquetsiose causada por *Ehrlichia* (*Cytoecetes*) *ondiri*. A doença ocorre em regiões de altitude elevada do *Quênia* e da *Tanzânia*, de 1.500 a 3.000 m, embora seja possível sua ocorrência em países vizinhos com topografia semelhante. Tipicamente, a febre petequial bovina acomete bovinos que fogem de pastagem cercada para pastejar em mata adjacente ou em áreas de arbustos, ou quando pastejam nessas áreas no final da estação seca. Também, acomete bovinos *recém-introduzidos* nesses locais; bovinos nativos parecem ser resistentes. Nota-se epidemia quando bovinos importados são transferidos para áreas infectadas; o surto dura 1 a 2 meses e envolve 60 a 80% do grupo de animais, resultando em perda significativa. No entanto, nenhum surto foi relatado ao longo de uma década.

A infecção pode ser *transmitida experimentalmente* aos bovinos, ovinos, caprinos, gnus, impalas, "duikers" (pequenos antílopes encontrados nas partes Ocidental e Central da África), imbabalas do Cabo e outros ruminantes selvagens; entretanto, a doença de ocorrência natural é constatada apenas em bovinos. Acredita-se que a infecção por *E. ondiri* seja endêmica em ruminantes selvagens, principalmente em imbabalas do Cabo e "duiker"; esporadicamente, a doença se propaga às margens de matas ou moitas pastejadas por bovinos. O vetor não é conhecido, embora achados epidemiológicos sugiram um carrapato vetor de distribuição restrita.

Em bovinos, a doença é caracterizada por febre alta e hemorragias petequiais disseminadas em membranas mucosas por um período de até 10 dias; epistaxe, melena e conjuntivite unilateral são notadas em animais mais gravemente acometidos. O globo ocular se torna tenso e projetado através do saco conjuntival evertido e edemaciado, condição denominada "olho de ovo poché". As vacas podem abortar e as lactantes apresentam redução na produção de leite por várias semanas. A anemia pode ser grave o suficiente para causar a morte do animal em 3 a 4 semanas após a infecção. Nota-se linfopenia marcante próximo ao segundo dia de infecção, seguida de leucopenia e trombocitopenia. Durante o período febril, o microrganismo pode ser visto em granulócitos e monócitos de esfregaço sanguíneo corado pelo método de Giemsa, mas ainda não é possível realizar cultura microbiológica. Para detectar anticorpos contra *E. ondiri* pode-se realizar sorologia (pesquisa de anticorpos por imunofluorescência indireta).

Macroscopicamente, as principais lesões verificadas na doença de Ondiri consistem em hemorragias petequiais disseminadas e aumento de volume e congestão de linfonodos. Nos casos graves, quase sempre a morte se deve a hemorragias graves nos pulmões e nas vias respiratórias. A mucosa do abomaso encontra-se edemaciada e os conteúdos do íleo e do cólon se assemelham a piche. A lista de diagnósticos diferenciais inclui outras doenças hemorrágicas de bovinos, como tripanossomose aguda, teileriose aguda, sepse hemorrágica, intoxicação por samambaia, febre do vale Rift e dirofilariose.

As tetraciclinas são efetivas no tratamento da doença experimental em estágio inicial, porém não são efetivas nos casos avançados. Os animais que se recuperam podem apresentar infecção latente e são imunes à reinfecção por, no mínimo, 2 anos. O controle consiste em evitar que os bovinos pastejem em margens de mata e em piquetes com moitas densas.

LEITURA COMPLEMENTAR

Blowey RW, Weaver AD. Color Atlas of Diseases and Disorders of Cattle. 3rd ed. New York: Mosby/Elsevier; 2011:237.

Sumption KJ, Scott GR. Bovine petechial fever (Ondiri disease). In: Coetzer JAW, Tutsin RC, eds. Infectious Diseases of Livestock. Vol. 1. 2nd ed. Cape Town: Oxford University Press; 2004:536.

Valli VEO. Bovine petechial fever. In: Maxie GM, ed. Pathology of Domestic Animals. Vol. 3. 5th ed. Philadelphia: Saunders/Elsevier; 2007:310.

Infecção de suínos por *Mycoplasma suis*

Mycoplasma suis causa anemia, febre e icterícia em suínos e, antigamente, era denominado *Eperythrozoon suis;* é membro da classe *Mollicutes.* Atualmente, a doença clássica é conhecida como anemia infecciosa suína. As descrições iniciais da doença indicavam duas possíveis causas: *E. suis* e *E. parvum.* Atualmente, com base no componente 16S rRNA, *E. suis* é classificado como *M. suis,* do gênero *Mycoplasma.* Os suínos infectados com *E. parvum* apresentam apenas doença branda. No Brasil, estudo recente[1] identificou uma nova espécie e, com base na PCR, verificou-se semelhança de 98 a 99% com *Candidatus M. haemominutum* e que, possivelmente, seja *E. parvum.*

É provável que essa doença seja amplamente subdiagnosticada em razão das dificuldades para o diagnóstico. Na China, estudo recente indicou alta taxa da infecção em pessoas que lidavam com suínos (32/65)[2], e atualmente é isolado em pessoas doentes. Foram relatados surtos da infecção por micoplasma hemotrófico na Mongólia.[3] Pode causar infecção aguda ou crônica.

Etiologia

M. suis é uma bactéria em forma de bastão, cocoide ou semelhante a anel, com cerca de 0,2 a 2 μm de diâmetro. É vista aderida à superfície de hemácias, mas estudos recentes mostraram que, também, pode penetrar nessas células e se instalar em vacúolos ou ficar livre no citoplasma.[4] A bactéria ainda não foi cultivada, mas o genoma foi sequenciado.[5] Apresenta-se em dois grupos: uma forma da América do Norte/Europa e uma forma Chinesa[6], as quais também foram isoladas em javali, na Alemanha.[7]

Epidemiologia

A doença pode acometer suínos de qualquer idade. Anticorpos maternos podem auxiliar na prevenção ou retardar a infecção.

É possível que seja uma doença cosmopolita em suínos, mas há poucas pesquisas a respeito. Foi diagnosticada no Brasil[8] e, também, constatada em cervídeos.[9] Nos rebanhos acometidos, quase sempre se encontra disseminada, podendo ocorrer na forma cíclica e acometer todo o rebanho. Foi constatada em 13,9% dos suínos em crescimento alimentados em comedouros; na Alemanha, 40,3% das granjas de suínos estavam positivas à infecção.[10] Em um surto agudo em suínos muito jovens, a taxa de morbidade pode variar de 10 a 60% e a taxa de mortalidade pode atingir 90%.

A transmissão acontece via sangue e por meio de componentes sanguíneos, por lambedura, mordida, canibalismo, secreção urinária e outros componentes biológicos sanguinolentos. Provavelmente, a infecção é transmitida por picada de moscas, pernilongos e agulha hipodérmica. Sugeriu-se a possibilidade de infecção transplacentária, mas não foi comprovada. É provável que também exista a condição de animal portador.

Os fatores predisponentes podem incluir vírus imunomoduladores, como o vírus da síndrome respiratória e reprodutora suína (PRRS), circovírus suíno tipo II (PCV-2) e, possivelmente, vírus da imunodeficiência de símios (SIV). Outros fatores podem ser maior atividade dos artrópodes e condições estressantes, como parto e desmame.

Patogênese

Inicialmente, ocorre bacteriemia intensa, com colonização da superfície das hemácias, favorecida por uma proteína da superfície de *M. suis.* As hemácias são, então, reconhecidas como anormais pelo baço e removidas da circulação, exacerbando a anemia. O grau de anemia está estreitamente relacionado à quantidade de *M. suis* nas hemácias. A bactéria também é capaz de penetrar na célula por um mecanismo desconhecido[4], e isso pode explicar a infecção persistente, pois o microrganismo pode se proteger dos mecanismos de defesa do hospedeiro, tornar-se mais virulento e diminuir a eficácia de antimicrobianos.

Acredita-se que *M. suis* utilize a glicose das hemácias para seu próprio metabolismo; ademais, pelo dano à membrana celular induz à produção de autoaglutininas que favorecem a remoção dessas células pelo sistema fagocitário, agravando a hemólise extravascular.

Pode ocorrer resposta imune não apenas a *M. suis,* mas também à hemácia infectada e, assim, aumentando o grau de hemólise e anemia e da subsequente icterícia. A própria infecção pode comprometer os linfócitos T e causar imunossupressão. Em muitos casos, a imunossupressão induzida por infecções concomitantes por PRRS, PCV-2 e SIV também agravam a patogênese e os sinais clínicos. A taxa de hemólise pode ser tão alta que a demanda por glicose pelo *M. suis* supera a taxa de gliconeogênese e pode resultar em hipoglicemia, principalmente em suínos com 0 a 7 dias de vida, nos quais o teor de glicogênio é baixo.[11] Nas infecções causadas por *M. suis,* a ativação de células endoteliais, o dano endotelial disseminado e a aderência de hemácias ao endotélio são evidentes.[12] Sugere-se que *M. suis* tenha tropismo por células endoteliais, condição que prejudica a função protetora do endotélio, resultando em diátese hemorrágica.

Patologia clínica

Na doença aguda, nota-se um pico de bacteriemia aos 7 a 14 dias após a infecção, com detecção da bactéria em esfregaço sanguíneo e anemia de variados tipos.

As reduções do volume globular, da contagem total de hemácias e do teor de hemoglobina se devem ao intenso parasitismo de hemácias. Anemia e bilirrubinemia são decorrências da hemólise. Às vezes, notam-se hipoglicemia e acidose.

Achados clínicos

Na doença aguda de ocorrência natural, mais comum em suínos após o desmame, constata-se letargia, pirexia, anorexia, icterícia de graus variáveis, cianose nas extremidades, hemorragias petequiais e equimoses e, com frequência, morte após vários dias.

Na doença crônica, verifica-se pirexia; anorexia; falha reprodutiva; mastite, metrite e agalactia (MMA); baixo peso ao nascimento; fraqueza e anemia em neonatos; baixa taxa de crescimento; e definhamento com predisposição à infecção secundária.

Em suínos submetidos à esplenectomia experimental, o período de incubação varia de 3 a 10 dias. A doença é particularmente aguda em suínos com menos de 7 dias de vida, os quais manifestam sintomas que incluem palidez, febre, icterícia ocasional e cianose nas extremidades, principalmente nas orelhas.[2] Mais comumente, nota-se discreta anemia e baixa taxa de crescimento. Pode ocorrer exacerbação da hemorragia e, em alguns casos, sangramento umbilical em suínos jovens. Mostrou-se que o uso de tetraciclina faz cessar a hemorragia, sugerindo que *M. suis* pode estar associado com o sangramento umbilical. Os suínos recuperados podem apresentar baixa taxa de crescimento e leitões de diferentes tamanhos na mesma leitegada. Na infecção crônica é possível constatar hipersensibilidade cutânea, palidez e definhamento. As porcas podem manifestar febre, anorexia, letargia e agalactia, principalmente próximo à parição. Nos EUA foi relatado um surto grave de disgalactia que iniciara 1 dia após o parto e durou 4 a 6 dias.[13]

Patologia

Na doença aguda verifica-se anemia, icterícia, esplenomegalia e efusão serosa nas cavidades corporais. Na doença crônica, quase sempre as infecções secundárias mascaram as lesões primárias causadas por *M. suis.*

Diagnóstico

É complicado porque não há meio de cultura disponível para o microrganismo. Portanto, ele se baseia nos sinais clínicos, na detecção do microrganismo diretamente no esfregaço sanguíneo (preparado com corante Romanowsky, Giemsa ou laranja-acridina) feito no momento da coleta da amostra de sangue; os resultados dos exames hematológicos indicam anemia e bilirrubinemia.

A obtenção do diagnóstico melhorou com o desenvolvimento de técnicas de PCR. O primeiro teste PCR para *M. suis* foi desenvolvido na Alemanha[7] e mostrou sensibilidade muito maior do que o exame do esfregaço sanguíneo.[11] O teste sanguíneo depende completamente da quantidade de microrganismos presentes. Em 120 amostras obtidas de suínos clinicamente sadios de 11 propriedades, o teste qPCR detectou *M. suis* em 6 propriedades; em 18 propriedades foi detectado *M. parvum*, sendo que em 3 delas havia positividade para ambos os microrganismos.[8]

Anticorpos podem ser detectados por testes imunoenzimáticos (ELISA). Esses testes foram desenvolvidos utilizando-se antígenos recombinantes[14]; inicialmente, eles apresentavam alta sensibilidade, porém baixa especificidade. Como a meia-vida dos anticorpos pode ser de apenas 2 a 3 meses, é comum a ocorrência de resultado falso-negativo. Relata-se que o teste ELISA de bloqueio é mais eficiente.[15] Um novo teste ELISA mostrou especificidade de 98,5% e sensibilidade de 96,9%, sendo muito mais efetivo do que o teste da inibição da hemaglutinação (IHA).[16]

Tratamento

Em geral, a administração parenteral diária de 20 a 30 mg de oxitetraciclina previne os sinais clínicos. Os suínos acometidos geralmente não se alimentam, tampouco ingerem quantidade apropriada de água, de modo que a adição desse antimicrobiano no alimento é efetiva apenas como medida profilática. Se adicionado ao alimento, precisa ser fornecido durante, no mínimo, 14 dias. Com frequência, previne anemia, mas não impede a ocorrência de surtos.

Controle

Geralmente, em uma propriedade infectada ocorre um equilíbrio entre o microrganismo e o hospedeiro, o qual pode ser comprometido por infecções concomitantes, condições de manejo inapropriadas e ambiente desfavorável e, desse modo, tais situações devem ser corrigidas. Deve-se eliminar os fatores complicadores, como as infecções secundárias, por meio de vacinação (contra PRRS, SIV e PCV-2). Uso excessivo de vacinas deve ser evitado porque requer o uso de agulhas. Não há vacina específica.

LEITURA COMPLEMENTAR

Hoelze LE. Haemotrophic mycoplasmas—recent advances in Mycoplasma suis. Vet Microbiol. 2008;130:215-226.

REFERÊNCIAS BIBLIOGRÁFICAS

1. Biondo AW, et al. Rev Bras Parasitol Vet. 2009;18:1.
2. Yuan CL, et al. Am J Vet Res. 2009;70:890.
3. Hu Z, et al. Emerg Infect Dis. 2009;15:1139.
4. Groebel K, et al. Infect Immun. 2009;77:576.
5. Guimaraes AMS, et al. PLoS ONE. 2011;6:e19574.
6. Watanabe Y, et al. J Vet Sci. 2012;74:1315.
7. Hoelzle K, et al. Vet Microbiol. 2010;143:405.
8. Guimaraes AMS, et al. Vet Rec. 2007;160:50.
9. Watanabe Y, et al. J Vet Med Sci. 2010;72:1527.
10. Ritzmann M, et al. Vet Microbiol. 2009;133:84.
11. Hoelzle K, et al. J Microbiol Meth. 2007;70:346.
12. Sokoli A, et al. Vet Res. 2013;44:6.
13. Congli Y, et al. Vet Microbiol. 2010;142:303.
14. Hoelzle K, et al. Clin Vaccine Immunol. 2007;14:1616.
15. Zhang CY, et al. Vet J. 2012;193:535.
16. Liu J, et al. Res Vet Sci. 2012;93:48.

Doença hemorrágica epizoótica (língua azul)

Sinopse

- Etiologia: vírus da doença hemorrágica epizoótica (EHVD), um vírus RNA de filamento duplo transmitido por artrópodes da família Reoviridae, gênero *Orbivirus*
- Epidemiologia: doença infecciosa, porém não contagiosa, transmitida pela picada de mosquito-pólvora. Os ruminantes selvagens, principalmente veado-de-cauda-branca, desenvolvem doença clínica grave, com alta taxa de mortalidade. Historicamente, acreditava-se que os bovinos fossem resistentes à doença clínica, mas recentemente foram relatados surtos de EHD, principalmente em bovinos. Os pequenos ruminantes podem apesentar soroconversão, mas não desenvolvem doença clínica. A ocorrência depende da presença de vetores competentes. Em regiões de clima temperado, a maior incidência da doença é constatada no final do verão e no outono; em regiões de clima tropical a doença ocorre durante o ano todo
- Achados clínicos: em veados-de-cauda-branca, instala-se edema súbito no pescoço e na cabeça, bem como edema de língua e conjuntiva. Ocorre diátese hemorrágica, com diarreia sanguinolenta, hematúria e desidratação. A doença de curso mais crônico é acompanhada de erosões ou úlceras na cavidade bucal
- Em bovinos, nota-se anorexia súbita, diminuição da ruminação, redução na produção de leite, fraqueza, febre baixa de curta duração, andar rígido. A taxa de morbidade depende da pressão de infecção no rebanho; baixa taxa de mortalidade
- Achados de necropsia: em veados-de-cauda-branca, notam-se cianose e hemorragias equimóticas petequiais na membrana mucosa bucal e na língua. Nos casos mais crônicos formam-se úlceras e necrose da mucosa bucal. Edema pulmonar e fluido serossanguinolento no tórax, saco pericárdico e abdome. Raramente é fatal em bovinos
- Confirmação do diagnóstico: isolamento do vírus e sua detecção no sangue ou tecido (sangue total, baço, pulmão, linfonodos, fígado), testes sorológicos (teste de imunodifusão em ágar gel [AGID], teste imunoenzimático [ELISA], teste de neutralização sérica)
- Tratamento: tratamento de suporte; não há disponibilidade de tratamento específico
- Controle: controle vetorial de culicoides (inseticidas, larvicidas, repelentes de insetos, manejo de áreas de criação de culicoides). Vacinas comerciais não estão disponíveis; vacinas inativadas autógenas têm sido utilizadas.

Etiologia

O vírus da doença hemorrágica epizoótica (EHD) é transmitido por um artrópode da família Reoviridae, gênero *Orbivirus*, estreitamente relacionado ao vírus da língua azul. Há, pelo menos, sete diferentes sorotipos (sorotipo 1 a 8; considera-se o sorotipo 3 semelhante ao sorotipo 1), os quais foram recentemente reagrupados.[1] Alguns deles possuem relações antigênicas com o sorotipo do vírus da língua azul. O vírus causador de EHD (EHDV) pode causar infecção natural na maioria dos ruminantes domésticos e selvagens; os suínos são resistentes à infecção. A doença clínica é constatada principalmente em ruminantes selvagens. Os veados-de-cauda-branca são mais gravemente acometidos, seguidos de veados-mula e antilocapras. Nos últimos anos, há relato de vários surtos da doença em rebanhos bovinos.

Epidemiologia

Ocorrência

Como EHD é uma doença viral transmitida por um vetor, a ocorrência da infecção depende da presença de vetores competentes. Há relato de doença clínica ou evidência sorológica da infecção na América do Norte, América do Sul, África, Ásia, Austrália e, mais recentemente, nas regiões circunvizinhas da Bacia do Mediterrâneo, incluindo Marrocos, Argélia, Tunísia, Israel, Jordânia e Turquia.[1] Embora no último século a ocorrência geográfica de EHD tenha semelhança com a da doença da língua azul, a progressão recente da doença da língua azul, em direção ao norte da Bacia do Mediterrâneo até o Continente Europeu não foi constatada para EHD.

Historicamente, havia dois sorotipos (EHDV-1, EHDV-2) predominantes nas populações de ruminantes selvagens de todo os EUA, exceto no Nordeste e na região árida do Sudeste e do Sul do Canadá. Entre os anos de 2006 e 2009, isolou-se EHDV-6 em casos clínicos da doença nos Estados de Indiana, Illinois, Missouri, Kansas, Michigan e Texas. Na Austrália, foram isolados seis sorotipos (1, 2, 5, 6, 7 e 8), predominantemente em bovinos sentilas criados no Norte do país. Foram identificados três sorotipos na África: EHDV-3 (considerado ser idêntico ao EHDV-1), EHDV-4 e EHDV-6.[2] Dois importantes surtos de EHD, principalmente em bovinos, foram associados a uma cepa de EHDV-2 geneticamente distinta, que causa *doença de Ibaraki*; ocorreram no Japão, Coreia e Taiwan, nos anos 1960 e, novamente, 30 anos depois. A primeira epidemia da doença de Ibaraki resultou em 39 mil bovinos doentes e 4 mil mortos. Na Europa e na Bacia do Mediterrâneo, desde o início do milênio, foram constatados vários surtos de EHD, acometendo principalmente bovinos, em vez de ruminantes selvagens. Em 2001, foram relatados casos clínicos causados por um sorotipo inespecífico de EHDV, em Israel.[3] Entre os anos de 2004 e 2007, foram relatados surtos causados por EHDV-6, no Marrocos, Argélia, Tunísia e Turquia. Em 2006, relatou-se uma epidemia associada ao EHDV-7, acometendo rebanhos de bovinos de leite e de carne, em Israel. Em 2008, a infecção causada por EHDV foi acrescentada à lista de doenças de notificação obrigatória da Organização Mundial de Saúde Animal (OIE); atualmente, é considerada uma doença emergente em bovinos.[4]

Ocorrência no hospedeiro

Em condições naturais, a infecção acomete bovinos, ovinos e ruminantes selvagens. A infecção natural parece não ocorrer em caprinos. Historicamente, a doença clínica foi inicialmente detectada em ruminantes selvagens, quando os bovinos e, em menor extensão, os ovinos eram considerados hospedeiros reservatórios do vírus. Nos últimos anos, foram relatados surtos de EHD em bovinos, em diversos países. Entre os ruminantes selvagens, o *veado-de-cauda-branca* e, em menor extensão, veados-mula e antilocapras são os *mais suscetíveis à doença clínica.*

Meios de transmissão

A doença não é contagiosa, sendo quase exclusivamente *transmitida biologicamente* por *Culicoides* espécie-específicas. Dados epidemiológicos sugerem que as espécies de *Culicoides* que transmitem EHDV são semelhantes, embora não necessariamente idênticas, às espécies que transmitem o vírus da língua azul (BTV), mas a competência dos vetores das espécies de *Culicoides* envolvidas podem ser diferentes, para ambos os vírus. Possíveis diferenças na temperatura ambiente e no número de dias de temperatura ambiente específica necessária para a efetiva replicação do vírus no vetor de BTV e EHDV, ou acima dela, podem ter contribuído para as distintas progressões geográficas desses dois vírus nos últimos anos, na Europa.[1]

O acasalamento de *Culicoides* ocorre em áreas úmidas e alagadiças, inclusive em rios, canais de irrigação, áreas pantanosas e locais de despejo de dejetos fecais próximo às propriedades. Há hábitat para esses insetos na maioria dos ambientes das propriedades. Apenas as fêmeas de *Culicoides* são hematófagas e se alimentam em suas espécies hospedeiras principais ou preferidas, necessitando de pelo menos um repasto sanguíneo para completar o ciclo ovariano. Elas se alimentam à noite, em animais mantidos em piquetes abertos e campos; a temperatura ideal para a atividade desses insetos varia de 13 a 35°C. Em regiões de clima temperado a doença é *sazonal* porque as espécies de *Culicoides* não toleram temperatura ambiente baixa, fato que resulta em estação livre do vetor no final do outono e do inverno.

Espécies de Culicoides

Diferentes espécies de *Culicoides* apresentam diferentes ocorrências geográficas; a sua distribuição em um país é determinada por fatores climáticos e presença de um hospedeiro preferido. Nos EUA, *C. sonorensis* é o vetor predominante na maior parte do país, exceto no Sudeste, onde predomina *C. insignis*. *C. imicola* é o vetor predominante no Oriente Médio e na Ásia. *C. imicola* foi envolvido como causa de propagação recente de EHD, mas *C. obsoletus* e *C. pulicaris* foram incriminados como novos vetores associados a surtos recentes de EHD.

Outros vetores

Outros vetores podem transmitir a doença mecanicamente, mas é improvável que tenham importância relevante nas doenças epizoóticas.

Outros meios de transmissão

A cepa Ibaraki (EHDV-2) foi isolada de órgãos internos de fetos abortados, fato que mostra a possibilidade de transmissão transplacentária do vírus. A incidência de infecção congênita, bem como a relevância epidemiológica desse meio de transmissão do vírus não foi quantificada. Não há disponibilidade de relato de isolamento de EHDV no sêmen dos animais infectados.

Embora haja relato de excreção oral e fecal de EHDV-1 em veados-de-cauda-branca, a importância epidemiológica da transmissão orofecal não foi determinada.[1]

Fatores de risco do hospedeiro

Embora a maioria das espécies de ruminantes seja suscetível à infecção por EHDV, a doença clínica ocorre principalmente em veados-de-cauda-branca e, nos últimos anos, em bovinos.

Ruminantes selvagens

Na América do Norte, EHD é considerada uma das principais doenças de cervídeos, particularmente em veados-de-cauda-branca (*Odocoileus virginianus*), além de veados-mula (*O. hemionus*) e antilocapras (*Antilocapra americana*). Há áreas de estabilidade enzoótica, em que a soroprevalência em cervídeos é alta, mas a doença clínica é rara, bem como regiões de baixa prevalência onde a doença clínica é grave.

Bovinos

Historicamente, acredita-se que bovinos atuem como hospedeiros reservatórios de EHDV, por serem suscetíveis à infecção, mas resistentes à doença clínica. Em bovinos, os primeiros relatos de doença clínica causada por EHDV datam de 1959, quando, no Japão, ocorreu uma doença epizoótica denominada *doença de Ibaraki*. Subsequentemente, foram constatados surtos da doença causada pela cepa Ibaraki (EHDV-2) em outros países da Ásia. Desde 2001, ocorreram vários surtos da doença na Bacia do Mediterrâneo e, também, nos EUA, onde tem sido associada aos sorotipos 6 e 7 do EHDV.[5] Atualmente, a EHD é considerada uma doença emergente em bovinos.[4] A taxa de morbidade em rebanhos bovinos pode ser considerável, dependendo da pressão da infecção, mas os sinais clínicos são muito menos graves do que aqueles verificados em veados-de-cauda-branca; a taxa de mortalidade é baixa.[5]

Pequenos ruminantes

Os ovinos são suscetíveis à infecção causada por EHDV, mas não desenvolvem doença clínica. Embora essa espécie animal tenha sido incriminada como potencial hospedeiro reservatório de EHDV, estudos experimentais recentes não sustentam a hipótese de que os ovinos têm importante participação na epidemiologia de EHDV.[6] Em caprinos, comprovou-se apenas a presença de anticorpos contra EHDV, mas não a presença do vírus ou do DNA viral. Portanto, considera-se que os caprinos são resistentes à infecção.

Taxas de morbidade e de mortalidade

Ruminantes selvagens

Em ruminantes selvagens, é difícil determinar as taxas de morbidade e de mortalidade da infecção causada por EHDV. Entre os cervídeos, os veados-de-cauda-branca são os mais gravemente acometidos e, nessa espécie, a taxa de mortalidade é muito maior do que aquela verificada em outras espécies comumente acometidas, como veado-mula, veado-de-cauda-preta e antilocapras. Nas regiões Nordeste e Centro-Oeste dos EUA, a EHD, tipicamente, surge todo ano no final do verão e início do outono, mas, de ano para ano, as taxas de morbidade e mortalidade podem ser muito variáveis, e podem ser tão elevadas quanto 90%, embora na maioria dos casos a taxa de morbidade seja discreta e a de mortalidade seja baixa. Acredita-se que essa variação seja decorrência de vários fatores, como abundância de vetores biológicos, temperatura ambiente, sorotipo de EHDV circulante, imunidade do rebanho (com base na exposição prévia a uma cepa similar) e variação genética da suscetibilidade do hospedeiro.[7]

Bovinos

Relatam-se surtos de EHD em rebanhos de bovinos na Ásia, EUA e Bacia do Mediterrâneo. Embora de ocorrência rara, há relato de taxas de morbidade e de mortalidade consideráveis, como acontece nos surtos de doença de Ibaraki, no Japão e Coreia; na maioria dos casos a taxa de morbidade não excede os 5%, sendo rara a morte do animal. Durante um surto de EHDV em Israel, constatou-se taxa de morbidade de 5 a 80%, em rebanhos leiteiros; contudo, a taxa de mortalidade foi inferior a 1%.[3]

Importância econômica

Antes da ocorrência de surtos de EHD em bovinos, a EHD era considerada uma doença que acometia principalmente ruminantes selvagens e, por isso, de pouca importância econômica. Após os surtos recentes no Norte da África, Turquia e Israel, a importância econômica da doença teve de ser reconsiderada. Desde 2008, a EHD é considerada doença de notificação obrigatória pela OIE; atualmente, a EHD é considerada uma doença potencialmente emergente em bovinos.[4] Como a virulência do EHDV aos bovinos mostrou-se maior apenas nos últimos anos, não há disponibilidade de quantidade considerável de pesquisas sobre o impacto econômico dessa doença. As perdas se devem à baixa produtividade, ao aumento involuntário das taxas de descarte e aborto e, em alguns casos, morte do animal.[5] Em Israel, nos rebanhos de bovinos infectados por EHD constatou-se que a doença ocasiona perda de produção média anual de 125 kg/vaca, uma condição que dependeu muito da estação do ano de ocorrência do surto e da soroprevalência da infecção no rebanho. As maiores perdas foram constatadas quando os surtos ocorreram em setembro e quando os rebanhos apresentavam alta prevalência da infecção.[5] Em Israel, adicionando-se as perdas causadas pela maior taxa de mortalidade às perdas de produção, o prejuízo total da indústria leiteira estimado foi amplamente variável, de US$ 1.600.000 a US$ 3.400.000, que equivale à perda média de US$ 26,50 por vaca.[5]

Patogênese

Em cervídeos, o período de incubação da EHD varia de 5 a 10 dias. Após a infecção pelo EHDV ocorre replicação inicial do vírus nas células endoteliais de vasos linfáticos e nos linfonodos que drenam o local da infecção.[1] Segue-se um período de viremia durante a qual o vírus se dissemina para outros sítios de replicação viral, como linfonodos e baço, causando infecção secundária das células endoteliais de arteríolas, capilares e vênulas, por todo o corpo. No sangue, o EHDV se liga a hemácias e, em menor extensão, a linfócitos. Essa associação com as células possibilita longos períodos de viremia e presença concomitante de vírus e anticorpos no sangue.

A lesão endotelial resulta em extravasamento de vasos sanguíneos, seguido de coagulopatia intravascular disseminada. Os trombos de fibrina que causam obstrução de pequenos vasos sanguíneos ocasionam congestão, hemorragia e edema de tecidos vizinhos. Ocorre necrose isquêmica em tecidos onde há interrupção da perfusão sanguínea, em razão da trombose.

Em bovinos e cervídeos, pesquisou-se a ocorrência de viremia associada à infecção por EHDV. O vírus foi detectado 2 dias após a infecção e todos os animais apresentavam viremia depois de 4 dias de infecção. Na infecção experimental, o vírus pode ser isolado em até 28 dias após a infecção e, em raros casos, até 50 dias.[1]

Anticorpos neutralizantes podem ser detectados 10 a 14 dias após a infecção, mas eles não impedem, tampouco interrompem, a viremia. Na EHD, é comum notar a presença concomitante de vírus e anticorpos homólogos nas primeiras semanas após a infecção. Anticorpos maternos foram identificados em corços filhos de mães infectadas por EHDV, por até 18 semanas. A imunidade passiva não foi capaz de prevenir infecção ou viremia em corços expostos ao EHDV, mas abrandou os sinais clínicos da doença.[1]

Achados clínicos

Cervídeos

Em cervídeos, a EHD pode se manifestar na *forma hiperaguda, aguda* ou *crônica*. A doença hiperaguda é caracterizada por febre alta, anorexia, angústia respiratória e surgimento abrupto de edema grave no pescoço e cabeça. Comumente, nota-se edema de língua e conjuntiva. Os animais acometidos podem ser encontrados mortos ou podem morrer dentro de 2 dias após o surgimento dos sinais clínicos.[7] A forma aguda é a manifestação clássica de EHD em cervídeos, nas quais o sinal característico é hemorragia extensa na pele, trato gastrintestinal e coração. Com frequência, constata-se hiperemia de conjuntiva e membrana mucosa bucal. É possível haver formação de úlceras e erosões na língua, coxim dental, palato, rúmen e abomaso. Foram verificadas secreção nasal e salivação excessivas, às vezes sanguinolentas. Pode ocorrer diarreia sanguinolenta, hematúria e desidratação. Em ambas as formas, hiperaguda e aguda, a taxa de mortalidade geralmente é alta.

Os cervídeos com a forma crônica de EHD permanecem doentes por várias semanas; a recuperação é gradativa. A fissura de casco resultante da interrupção do crescimento córneo devido à doença pode provocar claudicação. As lesões crônicas da mucosa ruminal, com erosões, úlceras e escarificação, podem causar emaciação.[7]

Bovinos

Em bovinos, a maioria das infecções é inaparente. Há relato de doença ocasional associada à infecção pelo EHDV, em bovinos, no fim do verão, nos EUA; surtos recentes foram relatados em regiões próximas à Bacia do Mediterrâneo. Os sinais clínicos comuns incluem anorexia, ruminação reduzida, fraqueza, baixa produção de leite, andar rígido e breves episódios de pirexia.[6] Em alguns casos, é possível notar pirexia e edema da mucosa bucal, com ulceração necrótica do coxim dental e atrás dos dentes incisivos, fissura e desprendimento da pele do focinho e hiperemia da pele dos tetos e do úbere.

A *doença de Ibaraki* se caracteriza por febre, hiperemia e edema de membrana mucosa, hemorragias, estomatite ulcerativa com paralisia de laringe e faringe, salivação e disfagia. No exame pós-morte constatou-se hemorragia na faringe e esôfago, e os animais comumente morrem com pneumonia por aspiração. A infecção de vacas prenhes pelo vírus Ibaraki também pode resultar em aborto e natimortos; atualmente, parece ser uma manifestação clínica mais comum. Fetos infectados aos 70 a 120 dias de gestação podem desenvolver hidranencefalia.[2]

Patologia clínica

O diagnóstico específico consiste em isolamento do vírus, detecção de ácido nucleico ou antígeno viral, ou detecção de anticorpos específicos no soro sanguíneo. Testes sorológicos podem detectar exposição prévia ao EHDV, mas não é possível definir se o animal apresenta viremia e, assim, se há infecção. Os exames sorológicos podem ter valor limitado nas regiões onde o EHDV é endêmico, sendo comum a soroconversão na população acometida.

As amostras biológicas que podem ser utilizadas para o isolamento do vírus incluem sangue obtido em heparina ou EDTA, biopsia ou amostra de tecido do baço, pulmão, linfonodos ou fígado coletada durante o exame pós-morte.

Isolamento do vírus

Em geral, o isolamento do vírus é realizado em cultura de tecido ou cultura em ovos de galinha embrionados (ECE, do inglês *embryonated chicken egg*). As linhagens celulares utilizadas para essa finalidade podem ser oriundas de insetos, como a linhagem celular KC de *Culicoides sonorensis,* ou linhagens celulares de mamíferos, como células renais de hamster (BHK, do inglês *baby hamster kidney cell*), células endoteliais da artéria pulmonar de bezerros (CPAE, do inglês *calf pulmonar artery endothelium*) ou células renais de macaco-verde africano (Vero). O efeito citopático do EHDV é verificado apenas em linhagens celulares de mamíferos, sendo observado 2 a 7 dias após a inoculação. A identificação do vírus em cultivo celular se baseia no teste de neutralização sérica ou no teste de inibição em placa utilizando antissoro de referência. O isolamento do vírus é a confirmação de infecção por EHDV mais confiável, pois é difícil interpretar os resultados dos exames sorológicos. No entanto, os métodos de isolamento tradicionais requerem 2 a 4 semanas.

Detecção do antígeno ou ácido nucleico

Para detecção rápida, sensível e específica do antígeno podem ser utilizados exames imuno-histoquímicos, incluindo teste de imunofluorescência ou técnicas moleculares como hibridização de ácido nucleico "in situ", reação em cadeia da polimerase com transcrição reversa (*RT-PCR*) ou teste "Dot-Blot". O uso de RT-PCR tem se disseminado por ser simples, rápido, confiável, reproduzível e de altas sensibilidade e especificidade. No entanto, os testes que detectam RNA viral indicam a exposição ao vírus, mas não necessariamente que o vírus infectante ainda está presente. Também são utilizados ELISA para detecção de antígeno e ELISA tipo sanduíche para identificar o EHDV, porém sua sensibilidade é menor do que o teste PCR.

Testes sorológicos

Há disponibilidade de diversos testes sorológicos para a detecção de anticorpos grupo-reativos ou anticorpos contra sorotipos específicos. Os mais facilmente disponíveis são: teste de fixação do complemento (CFT, do inglês *complement fixation test*), teste de imunodifusão em ágar gel (AGID, do inglês *ágar gel immunodiffusion test*), diversos testes ELISA e teste de soroneutralização (SN).

O *teste AGID* é de fácil realização e barato, porém possui *sensibilidade relativamente baixa* e detecta anticorpos de reação cruzada contra outros orbivírus, como o vírus da língua azul. Nas últimas décadas, em muitos laboratórios os testes CFT e AGID foram substituídos pelo ELISA competitivo, um teste mais rápido e de maior sensibilidade e especificidade.

Foram desenvolvidos diversos testes ELISA utilizando anticorpos monoclonais grupo-específicos e eles representam valiosas alternativas ao AGID no diagnóstico de rotina e para o comércio internacional de animais. O teste *ELISA competitivo (cELISA)*, o teste grupo-específico de maior sensibilidade e especificidade, é o preferido para o sorodiagnóstico de EHD. O *teste de soroneutralização (SNT)* é sorotipo-específico e, assim, possibilita diferenciar os anticorpos específicos contra os sorotipos do EHDV. O sistema de detecção biológica (ECE ou cultivo celular) reage com um sororreferência para sorotipos específicos do EHDV e determina-se a capacidade de neutralização do vírus. Embora o SNT apresente altas sensibilidade e especificidade, ele é oneroso e requer muito trabalho; portanto, não é utilizado como procedimento diagnóstico de rotina.

Achados de necropsia

Cervídeos

Lesões em veados-de-cauda-branca e espécies relacionadas são semelhantes àquelas descritas nos casos de língua azul em ovinos e bovinos. Na doença aguda pode haver cianose da membrana mucosa bucal e da língua, bem como hemorragias petequiais e equimóticas disseminadas. Na doença crônica é possível notar úlceras e restos teciduais necrosados na membrana mucosa bucal, além de graves lesões de casco, inclusive fissuras e desprendimento córneo. Em iaques, as anormalidades consistem em edema de conjuntiva, úlcera no coxim dental, secreção nasal mucoide sanguinolenta e hemorragias petequiais em diversos órgãos; outras possíveis anormalidades são edema pulmonar e líquido serossanguinolento no tórax, abdome e saco pericárdico.[8]

Bovinos

Em bovinos, geralmente a doença é subclínica e não causa morte do animal.[9]

Amostras para confirmação do diagnóstico

- Histologia: amostras fixadas de lesões bucais mucocutâneas, abomaso, artéria pulmonar, músculo esquelético de vários locais, músculo papilar do ventrículo esquerdo, cérebro de feto abortado (MO [microscopia óptica], IHC [imuno-histoquímica])
- Virologia: amostras resfriadas de pulmão, baço, SNC; líquido torácico de feto abortado (isolamento do vírus, PCR, hibridização "in situ", ELISA etc.).

Diagnóstico diferencial

- Febre aftosa
- Língua azul (ruminantes selvagens)
- Diarreia viral bovina/doença das mucosas (bovinos)
- Febre catarral maligna (bovinos)
- Febre efêmera bovina (bovinos).

Tratamento

Atualmente, não há tratamento específico disponível para a infecção causada pelo EHDV.

Controle

Redução da prevalência da infecção pela redução da população de vetores

As tentativas de controle de EHD pela redução da infecção consistem em minimizar o risco de exposição a insetos *Culicoides* infectados e reduzir a população desses insetos. Nenhum desses procedimentos é particularmente efetivo. A ampla pulverização com intuito de controlar a população de *Culicoides* geralmente não é prática e tem apenas eficácia de curta duração.

Para o controle de surtos recentes de EHD em rebanhos de bovinos, vários países implementaram medidas de controle como o monitoramento de reservatórios de vida selvagem, quarentena, programas de controle de vetores nas propriedades e campanhas de conscientização de veterinários e fazendeiros.[1]

Vacinação

Não há vacina contra EHD disponível no mercado. Nos EUA são utilizadas vacinas autógenas inativadas produzidas com vírus isolados de animais doentes ou infectados para o controle de surtos de EHD em cervídeos selvagens mantidos em cativeiro. No Japão, foram desenvolvidas tanto vacina com vírus vivo modificado quanto vacina com vírus inativado, da cepa Ibaraki-2, para o controle da doença de Ibaraki. Constatou-se que a administração de uma dose dessa vacina durante a estação de baixa população de vetores é segura e efetiva no controle da doença.[1]

LEITURA COMPLEMENTAR

Savini G, et al. Epizootic haemorragic disease. Res Vet Sci. 2011;91:1-17.

REFERÊNCIAS BIBLIOGRÁFICAS

1. Savini G, et al. Res Vet Sci. 2011;91:1-17.
2. Allison AB, et al. J Gen Virol. 2010;91:430-439.
3. Yadin H, et al. Vet Rec. 2008;162:53-56.
4. OIE. 2009 At: <http://www.oie.int/fileadmin/Home/eng/Animal_Health_in_the_World/docs/pdf/EPIZOOTIC_HEAMORRHAGIC_DISEASE_FINAL.pdf>; Accessed 15.11.2013.
5. Kedmi M, et al. J Dairy Sci. 2010;93:2486-2495.
6. Kedmi M, et al. Vet Microbiol. 2011;148:408-412.
7. Center for Food Security and Public Health. 2006 At: <http://www.cfsph.iastate.edu/Factsheets/pdfs/epizootic_hemorrhagic_disease.pdf>; Accessed 15.11.2013.
8. Van Campen H, et al. J Vet Diagn Invest. 2013;25:443-446.
9. Breard E, et al. Res Vet Sci. 2013;95:794-798.

Vírus semelhante ao da imunodeficiência bovina

Etiologia

O vírus semelhante ao da imunodeficiência bovina (BIV, do inglês *bovine immunodeficiency vírus*), também conhecido como lentivírus-1 bovino, é um lentivírus pertencente à família maior Retroviridae. O vírus compartilha similaridades estruturais genômicas com outros lentivírus, como vírus da anemia infecciosa equina, vírus da síndrome encefalite-artrite caprina, vírus maedi-visna e vírus da imunodeficiência de felinos, símios e humanos. O primeiro relato de BIV em bovinos aconteceu nos EUA, em 1972. Esse vírus se replica principalmente nas células do sistema imune do hospedeiro, após sua penetração como provírus no genoma dessas células-alvo, ocasionando uma infecção crônica vitalícia. Os lentivírus geralmente estão associados com a ocorrência de doenças específicas. No entanto, não está claramente definida a participação do BIV como causa de uma síndrome clínica.

Epidemiologia

Prevalência da infecção

Evidência soroepidemiológica indica que a infecção causada por BIV é cosmopolita. Bovinos soropositivos foram detectados nos EUA, Países Baixos, Nova Zelândia, Austrália, Bali, Indonésia, Brasil e Canadá, estimando-se que 1 a 5% dos bovinos encontram-se infectados. Na Itália, a prevalência é de 5,8%, em bovinos leiteiros, e 2,5% em bovinos de corte. Em rebanhos individuais, a prevalência da infecção pode ser muito maior. No Reino Unido, constatou-se soroprevalência de 5,9%, em bovinos leiteiros, e 5% em bovinos de corte. As taxas de prevalência em rebanhos leiteiros e de corte foram 60% e 59%, respectivamente. No Reino Unido, embora a prevalência da infecção causada por BIV seja baixa, a doença encontra-se disseminada. Estudos recentes utilizando DNA obtidos de amostras de sêmen e de papa leucocitária, submetido ao teste PCR "nested" não constataram evidência de infecção por BIV em bovinos criados no Oeste do Canadá.

Verificou-se soroprevalência superior a 50% no rebanho leiteiro de uma universidade do sudeste dos EUA, considerada uma região com alta prevalência da infecção na população de bovinos. Há evidência de que em alguns rebanhos de bovinos com alto número de animais magros, a prevalência de animais soropositivos pode ser tão alta quanto 95%. A prevalência da infecção por BIV em bovinos leiteiros criados em Ontário é baixa, porém pode estar associada à redução economicamente importante na produção de leite. Há relato de dupla infecção, por BIV e BLV, em bovinos leiteiros criados no Mississipi.

O vírus foi detectado em leucócitos de líquido seminal de 82% de amostras de sêmen escolhidas aleatoriamente de um banco de sêmen de bovinos reprodutores, sugerindo que a inseminação artificial de vacas-leiteiras pode ter importante participação na transmissão do vírus. O BIV pode estar envolvido na patogênese da mastite bovina devido à sua ação imunossupressora, mas não há evidência clara disponível sobre esse assunto.

Os retrovírus são sensíveis ao calor, sendo rapidamente inativados em temperatura de 56°C; a pasteurização de leite destinado ao consumo humano deve possibilitar uma proteção apropriada. Em bezerros, a pasteurização do leite contaminado com o vírus antes do fornecimento aos bezerros é efetiva na inativação do vírus e prevenção da transmissão. Não há evidência de que o vírus seja um patógeno humano em potencial.

Meios de transmissão

O vírus é fortemente ligado à célula e pode ser transmitido pelo sangue, colostro e leite infectados, que contêm células linforreticulares. Em vacas, há evidência de infecção transplacentária do vírus. Em vacas-leiteiras naturalmente infectadas por BIV e soropositivas por ocasião do parto, notou-se que 40% geraram bezerros soropositivos ao BIV antes que recebessem colostro; bezerros de vacas soronegativas não eram reagentes ao vírus. Os bezerros que nasceram com anticorpos específicos contra BIV não apresentavam alto risco de doença clínica no período neonatal, mas aqueles filhos de vacas soropositivas por ocasião do parto pareceram mais sujeitos a alguns sinais clínicos. A taxa de prevalência da infecção estimada em touros mantidos estabulados em centrais de inseminação das propriedades foi de 9,6%, com base em testes sorológicos, e 12,6%, em teste PCR, investigando-se a presença de provírus BIV nos leucócitos de sangue periférico.

Em bovinos, o BIV não causa anormalidades morfológicas evidentes no desenvolvimento embrionário; em vacas infectadas pelo vírus é possível obter embriões em estágio passível de transferência, livres de vírus. É improvável que o BIV esteja associado com a produção de embriões com zona pelúcida íntegra, oriundos de fertilização "*in vitro*" de oócitos obtidos de animais infectados, ou com oócitos fertilizados com sêmen infectado, quando os embriões são lavados de acordo com a recomendação da International Embryo Transfer Society. É provável que os embriões de doadoras infectadas pelo vírus não transmitam o vírus às receptoras e suas crias.

Patogênese

Os mecanismos patogenéticos envolvidos na infecção pelo BIV não estão claros. Há controvérsia quanto à sua patogenicidade. Não foi esclarecido se o vírus é um patógeno primário ou se é um vírus que causa imunodeficiência primária que predispõe o animal a infecções secundárias. Apesar de amplos estudos experimentais, a importância patogênica do vírus não está clara.

Em bovinos, a infecção causada por BIV está associada com linfoproliferação, linfadenopatia, imunossupressão, neuropatia e emaciação progressiva.

O vírus foi inicialmente isolado de uma vaca com linfocitose persistente, linfadenopatia, neuropatia e emaciação progressiva. No entanto, a manifestação de doença clínica em bovinos soropositivos é rara e, experimentalmente, a infecção induzida em bezerros resultou em sinais clínicos brandos.

Estudos iniciais relativos à inoculação de bezerros com o vírus resultou em doença linfoproliferativa, linfocitose e persistência do vírus. Estudos posteriores falharam em reproduzir doença clínica significativa que, em parte, pode ser decorrência do longo período de incubação. Também, é possível que o lentivírus apresente virulência variável na patogênese devido à variação genética que induz à produção de vírus com heterogenicidade antigênica e biológica. Notou-se que a infecção experimental de um bezerro com 11 meses de idade pelo vírus foi seguida de desenvolvimento de linfossarcoma de linfócito T, e não havia vírus da leucose bovina.

O vírus e seu DNA foram detectados no sangue e sêmen de touros experimentalmente infectados. No entanto, o microrganismo não foi detectado no sêmen, em leucócitos do sangue circulante, tampouco em leucócitos de amostras de sêmen fornecidas por centros de inseminação artificial.

Os retrovírus, inclusive os lentivírus, são caracterizados pela expressão de uma enzima particular, a transcriptase reversa, que facilita a transcrição do RNA de um vírus infectante para uma cópia de DNA complementar. O DNA viral é capaz de penetrar no núcleo da célula hospedeira, como um "provírus". Os provírus não são infectantes, podem permanecer latentes durante vários anos e persistem na presença de anticorpos. Pode ocorrer uma modificação da forma latente do vírus para um vírus RNA infectante, que depende da ativação das células com infecção latente. O estímulo para essa ativação pode ser a presença de infecção e/ou estresse concomitantes. Embora outros lentivírus, como o vírus da anemia infecciosa equina, possam causar doença clínica grave, em bovinos a relação causa:efeito entre a infecção pelo BIV e a doença clínica ainda não foi documentada.

Achados clínicos

Nos EUA, há relato de infecção natural pelo BIV em vacas-leiteiras da raça Holstein, na Louisiana. Verificou-se que era comum haver perda de peso progressiva e infecções concomitantes, inclusive metrite, abscessos subcutâneos, artrite purulenta, laminite com pododermatite infecciosa, fasciolose e mastite. Baixa vitalidade, apatia e estupor também eram sintomas comuns.

O curso da doença variou de 3 a 40 semanas.

Patologia clínica

Detecção do vírus

Tem-se utilizado PCR para detectar o BIV no sangue e no leite de vacas soropositivas a esse microrganismo. O vírus pode ser detectado em bezerros experimentalmente infectados, por meio de PCR em células mononucleares do sangue periférico.

Testes sorológicos

No teste ELISA para BIV, as vacas-leiteiras com infecção natural apresentam sorologia positiva. Utilizou-se um teste indireto de pesquisa de anticorpo fluorescente para detectar soroconversão em touros experimentalmente infectados, em cerca de 17 dias após a infecção. Foram comparadas a sensibilidade e a especificidade do teste de pesquisa de anticorpo por fluorescência indireta (IFA, do inglês *indirect fluorescent-antibody assay*) e do teste PCR "nested", utilizando-se técnicas bayesianas. Notou-se que PCR é o teste de maior sensibilidade.

Achados de necropsia

Há relato de aumento moderado a marcante de linfonodos hemais. É comum notar depleção linfoide, caracterizada pela ausência de desenvolvimento folicular em linfonodos que drenam as regiões que apresentam infecções secundárias. Constatou-se encefalite caracterizada por infiltração meningeana, perivascular e parenquimal por linfócitos, plasmócitos e macrófagos, com edema perivascular. Em bovinos infectados por BIV foram verificadas diversas infecções secundárias, mas a participação do BIV como um patógeno predisponente não foi comprovada.

LEITURA COMPLEMENTAR

Gonda MA. Bovine immunodeficiency virus. AIDS. 1992;6:759-76.

LEUCOSE BOVINA ENZOÓTICA (LINFOSSARCOMA BOVINO)

Sinopse

- Etiologia: o vírus da leucemia bovina (BLV), agente causador da leucose bovina enzoótica (EBL, do inglês *enzootic bovine leukosis*), é um oncovírus tipo C exógeno da família Retroviridae
- Epidemiologia: a infecção encontra-se disseminada por todos os continentes, embora vários países tenham implementado o programa de erradicação de BVL, com sucesso. A prevalência da infecção varia entre os países. A leucose aleucêmica (LA) persistente é a manifestação mais comum, seguida de infecção com linfocitose persistente (LP), em 30% dos animais infectados. Menos de 5% dos animais infectados desenvolvem linfossarcoma, a única forma clinicamente aparente de EBL. A doença clínica é mais

comum em bovinos adultos. Os animais infectados são a única fonte do vírus, cuja transmissão horizontal ocorre por meio de transferência de linfócitos infectados durante o parto, instrumentos cirúrgicos contaminados, palpação retal e insetos hematófagos. Nota-se infecção congênita em 4 a 8% dos bezerros filhos de vacas infectadas. A constituição genética do animal determina o risco de ocorrência de LP ou de linfossarcoma. As perdas econômicas se devem à perda do potencial de produção de leite, descarte prematuro, condenação da carcaça e restrição ao comércio internacional. Atualmente, EBL não é considerada uma zoonose

- Achados clínicos: ausência de sinais clínicos nos estágios de LA e LP. O linfossarcoma é caracterizado por perda de peso, inapetência, palidez, fraqueza e redução da produção de leite. Aumento de vários ou de todos os linfonodos. Úlcera de abomaso. Insuficiência cardíaca congestiva. Paresia e paralisia devido ao envolvimento neural. Estertor decorrente do aumento dos linfonodos retrofaríngeos. Por fim, fraqueza e decúbito
- Patologia clínica: sorologia para BLV utilizando imunoensaio enzimático (ELISA) ou imunodifusão em ágar gel (AGID)
- Detectar o vírus por meio de reação em cadeia da polimerase (PCR) ou de bioensaio em ovinos
- Lesões: tumores linfoides multicêntricos em todos os sistemas corporais, principalmente coração, trato digestório, sistema nervoso, trato reprodutor
- Confirmação do diagnóstico: sorologia e detecção do vírus por meio de PCR
- Lista de diagnósticos diferenciais:
  - Leucose bovina esporádica (LBS)
  - Insuficiência cardíaca congestiva devido à pericardite traumática
  - Linfadenite como resultado de tuberculose e actinobacilose
  - Compressão da medula espinal
  - Necrose gordurosa
  - Tuberculose
- Tratamento: nenhum
- Controle: teste sorológico e abate dos animais soropositivos, em rebanhos e áreas com baixa prevalência da infecção. Uso de amostras de leite do tanque de resfriamento para teste de triagem com ELISA. Estabelecer rebanhos livres do vírus e certificar por meio de reteste. Controle da doença em rebanhos e países com alta prevalência da infecção mediante limitação da disseminação no rebanho, separando os animais positivos e impedindo a introdução de animais infectados.

Etiologia

O agente causador da leucose bovina enzoótica é o vírus da leucemia bovina (BLV), um oncovírus tipo C exógeno da família Retroviridae, altamente homólogo aos vírus linfotróficos 1 e 2 de linfócitos T de humanos. A infecção se instala após a transferência de linfócitos infectados de um indivíduo a outro, seguida de produção permanente de anticorpos e, menos frequentemente, de desenvolvimento de linfocitose persistente (LP) ou linfossarcoma. O microrganismo possui ação leucemogênica, pode se multiplicar em cultivo tecidual e induz à produção de anticorpos específicos em bezerros e ovinos.

Epidemiologia

Prevalência da infecção

Em bovinos, a leucose foi inicialmente descrita na Alemanha, em 1871. Relatos da doença em bovinos foram comuns após a Segunda Guerra Mundial; a maioria dos países criadores de bovinos relatou a ocorrência da doença. A principais vias de transmissão que, possivelmente, ocasionaram esse surto epizoótico no início do século 20, na Europa, foram o *estreito contato entre os animais* e o *uso de vacina com sangue total*, um procedimento utilizado na época para proteger os bovinos da ocorrência de babesiose.[1] Com intuito de obter essa proteção os bovinos jovens suscetíveis à babesiose recebiam 2 a 3 mℓ de sangue citratado coletado de vacas doadoras com histórico de babesiose, antes de serem colocados na área de pastagem. O transporte de animais vivos através do Oceano Atlântico trouxe o BLV para as Américas, onde se disseminou, principalmente, pelo estreito contato entre animais infectados e suscetíveis. Atualmente, a infecção é de ocorrência comum em bovinos criados no Canadá, EUA, vários países do Leste Europeu e da América do Sul e em alguns países da Ásia e do Oriente Médio.

Atualmente, grande parte da Europa e da Nova Zelândia são oficialmente consideradas livres de EBL, após implementação bem-sucedida de programas de erradicação da doença.[2] Na Austrália, o National Dairy Enzootic Bovine Leucosis Eradication Program (NDEBLEP) foi estabelecido em 2008 e o BLV foi erradicado dos rebanhos de bovinos leiteiros em 2012. Naquele país, supõe-se que a prevalência da infecção por BLV em bovinos de corte adultos seja muito baixa. Nos EUA, um estudo sorológico realizado em 2007 relatou taxa de prevalência de 83,9% de animais soropositivos ao BLV, em rebanhos leiteiros.[3] Estudo semelhante realizado em 1996 revelou prevalência de 25%, ou maior, em rebanhos positivos ao BLV, nos EUA.[4] Inquéritos epidemiológicos recentes em diferentes províncias do Canadá relataram taxas de prevalência no rebanho de até 89% e taxas de prevalência em animais individuais de 20,8 a 37,4%.[5,6] Na Argentina, relatou-se aumento marcante da prevalência da infecção em rebanhos leiteiros nas últimas décadas.[7] A soroprevalência nos animais foi estimada em 33% e a porcentagem de rebanhos que apresentavam um ou mais animais infectados foi de 84%.

A soroprevalência da infecção por BLV em touros de corte reprodutores com menos de 2 anos de idade ofertados para venda no Kansas foi de 8,5%. Isso indica que touros jovens comprados para serem introduzidos em um rebanho podem estar infectados pelo vírus. A infecção foi relatada em búfalos, no Brasil, e em animais de carga, no Camboja.

Um surto de leucose bovina enzoótica no Egito foi associado à importação de novilhas e touros Holstein-Friesian de Minnesota, em 1989, para formar um rebanho leiteiro fechado na região norte do Egito. Em 1996, constatou-se evidência clínica de EBL e o teste ELISA revelou soroprevalência de BLV de 37,7%, em bovinos com menos de 2 anos de idade, e de 72,8% em animais com idade superior a esta.

Ocorrência de doença clínica

Em países onde há infecção, a *ocorrência anual de linfossarcoma clínico* foi estimada em 1 caso para cada 1.000 animais; em países livres da infecção a estimativa de infecção é de 1 caso para 50.000 animais. Mesmo em países ou regiões onde a infecção e a doença são comuns, vários rebanhos permanecem livres da infecção. A infecção é muito mais comum em rebanhos leiteiros do que em bovinos de corte; ademais, a incidência de linfossarcoma é muito maior em bovinos leiteiros. Em rebanhos leiteiros mais seriamente acometidos, uma taxa de mortalidade anual de 2% é pouco notável, mas pode ser tão alta quanto 5%.

Todas as raças de bovinos são suscetíveis à infecção pelo BLV. Essa infecção raramente acomete animais com menos de 2 anos e a incidência se eleva com o aumento da idade. A prevalência da infecção é maior em grandes rebanhos do que em rebanhos menores. A maior prevalência em rebanhos leiteiros, comparativamente a rebanhos de corte, possivelmente se deve ao contato mais estreito entre os animais e à maior idade média dos animais desses rebanhos.

Há várias formas de manifestação da doença, ou seja:

- Leucose bovina enzoótica aleucêmica (LA)
- Leucose bovina enzoótica com linfocitose persistente (LP)
- Leucose bovina enzoótica com tumores – a forma comum em animais adultos.

Meios de transmissão

Contato direto

Em condições naturais, a transmissão horizontal é o meio usual pelo qual o vírus se dissemina. Para ocorrer a transmissão, parece ser necessário o estreito contato físico entre os animais e a transferência de material biológico contaminado. O vírus está presente principalmente nos linfócitos, podendo ser encontrado no sangue, leite e massas tumorais. A maioria dos bovinos suscetíveis se infecta pela exposição a linfócitos infectados e não pelo vírus livre, fora da célula. Em bezerros, a injeção de 10 μℓ (45.240 linfócitos) ou de 1 μℓ (4.524 linfócitos) de sangue total obtido de vaca soropositiva para BLV resultou em infecção e soroconversão. É provável que seja necessário um valor limiar de, aproximadamente, 100 células infectadas com BLV para causar infecção no animal receptor. Portanto, qualquer que seja o modo de transferência de linfócitos infectados com BLV de uma vaca para outra é um meio potencial de transmissão. A transmissão natural ocorre principalmente em vacas com mais de 1,5 ano de idade, com risco de infecção aparentemente maior durante o período periparto e após sua introdução no rebanho de vacas-leiteiras.[7] Isso sugere que secreção vaginal, exsudatos e placenta de vacas, bem como material obstétrico contaminado, podem ser fontes de células sanguíneas contaminadas.

Notou-se que uma quantidade considerável de bezerros recém-nascidos contrai a infecção por BLV próximo ao nascimento ou nas primeiras horas ou dias de vida.[7,8] Em rebanhos com infecção natural, nota-se infecção na vida intrauterina em 4 a 8% dos bezerros filhos de vacas soropositivas ao BLV. É provável que a ocorrência desses casos se deva à exposição transplacentária ao vírus durante a gestação.

O vírus foi encontrado na secreção nasal de bovinos infectados por 2 a 4 anos, mas sem evidência de transmissão a outros animais. Estudos com transmissão experimental sugeriram que não há vírus na saliva, mas sua presença é intermitente na urina. Foi isolado em lavados nasais e traqueais, porém apenas em células e não como vírus livre.

Sêmen, inseminação artificial e tecnologia de embrião

A maioria dos pesquisadores não conseguiu isolar o vírus no sêmen e em material de inseminação artificial (IA). No entanto, o vírus foi isolado de sêmen coletado mediante massagem retal das glândulas acessórias e uretra do doador, procedimento associado à contaminação do sêmen com sangue. Embora não haja comprovação de transmissão do vírus por IA, é possível que o sêmen que contém linfócitos infectados atue como fonte do vírus. Portanto, é necessário que os touros de centros de inseminação artificial sejam soronegativos ao vírus BLV. A coleta apropriada de sêmen de touros soropositivos ao BLV não contribui na disseminação da infecção viral. Estudos mais recentes relataram que o acasalamento natural de novilhas e, em menor grau, de vacas foram associados a aumento na prevalência de BLV.[9]

Embriões fertilizados oriundos de doadoras infectadas por BLV foram transferidos às receptoras, sem infecção do feto. É possível produzir embriões fertilizados em estágio transferível, "*in vitro*", livres do provírus BLV integrado, a partir de oócitos expostos ao BLV durante a maturação.

Transmissão iatrogênica

A transmissão pode ocorrer via sangue infectado, que contamina instrumentos cirúrgicos, como material de descorna, aparelho utilizado para tatuagem de identificação, e agulhas hipodérmicas utilizados em animais infectados e que, em seguida, são utilizados em animais suscetíveis. Também pode ocorrer infecção durante transfusão de sangue e uso de vacinas que contêm sangue, como aquelas aplicadas para premunição de babesiose e anaplasmose. A injeção de um volume de sangue tão pequeno como 0,1 $\mu\ell$ é capaz de transmitir a infecção. Assim, a infecção pode ser transmitida pelo teste de tuberculina intradérmico. No entanto, embora alguns estudos tenham constatado que o uso compartilhado de agulha para coleta de amostras de sangue concomitante, de vacas infectadas e não infectadas, predispõe a um risco maior de transmissão do vírus às vacas livres de infecção, outras pesquisas sugerem que o volume de sangue contaminado transferido no momento da punção com agulha compartilhada é muito pequeno para causar a infecção. Em rebanhos leiteiros, não parece que as práticas de vacinação de rotina contra brucelose, de colocação de brinco de identificação e de tatuagem de identificação estão associadas com a disseminação da doença; contudo, a taxa de infecção pode ser reduzida de 80% para 4%, em novilhas, no período entre o desmame e a parição, pela modificação nos métodos de descorna. É possível haver transmissão por meio de leite contaminado, pela passagem de linfócitos infectados através do epitélio da mucosa intestinal nas primeiras horas de vida. No entanto, o risco de infecção por essa via parece ser muito pequeno devido à presença de anticorpos maternos no colostro e no leite.[8]

Palpação retal

Em bovinos e ovinos, o vírus pode ser transmitido pela inoculação retal de sangue contaminado. O uso de luvas de palpação contaminadas com sangue de novilhas soropositivas para palpar vacas soronegativas resultou na transmissão da infecção, evidenciada pela produção de anticorpos. Isso reflete uma possibilidade de o vírus ser transmitido durante o exame retal de bovinos, particularmente em rebanhos leiteiros, quando uma única luva de palpação retal é utilizada repetidas vezes durante o exame do trato reprodutor. Estudos de campo que compararam o uso da mesma luva em mais de um animal ou de uma luva para cada animal indicaram que a transmissão retal é uma via potencial de disseminação de BLV, mas que está relacionada à frequência da palpação e à idade do bovino. Estudos controlados sobre palpação retal em vacas de um rebanho leiteiro em um período de 22 meses, comparando o uso de uma luva por animal com o uso compartilhado da luva em um animal infectado e naqueles soronegativos resultou em aumento de 2,8 vezes no risco de ocorrência de infecção por BLV. Desse modo, o exame retal com uso compartilhado de luva pode ser um fator de risco em alguns rebanhos.

Insetos

Insetos hematófagos podem estar envolvidos na transmissão do vírus. A evidência da implicação de vetores artrópodes na transmissão de BLV é indireta; envolve pesquisas em que os artrópodes portadores de vírus, ou parte deles, foram transferidos para bovinos não infectados. Em vários experimentos, insetos tabanídeos infectados, outras moscas picadoras e carrapatos foram colocados manualmente em bovinos e ovinos. Partes bucais de insetos hematófagos que se alimentaram em bovinos infectados por BLV também foram inoculados nos hospedeiros. Em alguns países há evidência empírica de que a ocorrência de soroconversão é maior após a estação de moscas tabanídeas. Um estudo espaçotemporal constatou correlação geográfica positiva significativa entre a taxa de incidência da infecção por BLV e a densidade populacional de tabanídeos. Também ocorrem variações sazonais nas taxas de incidência; geralmente, as maiores taxas são verificadas no verão e as menores no inverno, primavera e início do verão. Ademais, há uma relação temporal entre a taxa de soroconversão e as variações na atividade da população de tabanídeos. Experimentalmente, o vírus foi transmitido por tabanídeos, *Tabanus fuscicostatus*, de uma vaca soropositiva aos bezerros e caprinos receptores. Os tabanídeos apresentam volume do repasto sanguíneo relativamente grande, picada dolorida e, frequentemente, seu repasto é interrompido e eles terminam sua alimentação em outros animais. Esse comportamento, a grande quantidade de moscas e o baixo volume de sangue e pequeno número de linfócitos necessário para transmitir BLV tornam as moscas tabanídeas candidatas a vetores mecânicos do vírus. A mosca de estábulo, *Stomoxys calcitrans*, apresenta um aparato de partes bucais insuficiente para transportar uma quantidade de linfócitos sanguíneos suficiente para transmitir o vírus.

Infecção congênita

Estima-se que a infecção intrauterina acometa 4 a 8% dos bezerros filhos de vacas naturalmente soropositivas ao BLV, em rebanhos com infecção natural e, desse modo, considera-se que tenha participação mínima na epidemiologia de EBL. É provável que a infecção do feto se deva à exposição transplacentária ao vírus durante a gestação. Os bezerros filhos de vacas soropositivas adquirem anticorpos colostrais quando ingerem colostro, o que parece protegê-los da infecção por BLV nos primeiros dias de vida.[8] Os teores de anticorpos diminuem nos primeiros 6 a 7 meses de vida. Em um estudo, verificou-se que os períodos mínimo e máximo de ação dos anticorpos colostrais foram de 14 e 147 dias, respectivamente, com meia-vida de 36 dias. A diminuição do teor de anticorpos colostrais e a idade em que se espera que um bezerro possa se tornar soronegativo depende da concentração de anticorpos anti-BLV absorvidos pelo bezerro e do estado da infecção do bezerro.

Transmissão entre indivíduos de espécies diferentes

A espécie bovina é a única que apresenta infecção natural, embora ovinos e caprinos possam ser infectados experimentalmente. Em um rebanho misto, não ocorre transmissão da infecção de bovinos para ovinos, tampouco entre ovinos experimentalmente infectados e não infectados. No entanto, a transmissão horizontal de linfossarcoma de ocorrência natural em ovinos é causada por um vírus antigenicamente semelhante ao BLV. Considera-se que a propagação horizontal de BLV de bovinos para ovinos seja tão rápida que tornou-se o método de escolha para detectar a presença de um vírus.

Fontes de infecção

Em bovinos, a infecção pelo vírus é permanente, não há comprovação de recuperação espontânea e há persistência do DNA proviral nos linfócitos infectados. O vírus se instala nos linfócitos, inicialmente em uma condição protegida não produtiva, resultando na incapacidade de estimular a produção de anticorpos para prevenir a infecção; ademais, não há necessidade de multiplicação do vírus para sua sobrevivência ou transmissão. O vírus também é capaz de apresentar modificação antigênica periódica, protegendo-se do controle da infecção por mecanismos imunes; desse modo, o animal infectado permanece como fonte de infecção por toda a vida, independentemente da presença simultânea de anticorpos específicos. Esse sistema vírus-hospedeiro é semelhante àquele de outros retrovírus, especialmente o vírus da anemia infecciosa equina (AIE) e do vírus maedi-visna de ovinos. Na maioria dos casos, a infecção se instala quando ocorre estreito contato físico entre animais com mais de 1 ano de idade. A infecção se instala facilmente por meio de injeção subcutânea, injeção intradérmica e aplicação intratraqueal, mas não ocorre após administração oral, com exceção de bezerros neonatos.

A transmissão experimental da infecção utilizando material de tumor, sangue infectado ou cultivo do vírus em tecidos pode causar doença em bovinos, ovinos e caprinos e, aparentemente, em chimpanzés, mas os tumores são observados somente nas três espécies de ruminantes. Em ovinos, pode-se utilizar um bioteste a fim de detectar a presença do vírus em bovinos infectados.

Fatores de risco

Fatores de risco do animal

Nota-se correlação positiva entre a ocorrência da infecção, com base em sorologia positiva, e o avanço da idade, tanto em bovinos de leite quanto os de corte. A prevalência da infecção em bovinos leiteiros com menos de 17 a 24 meses de idade é muito menor que a verificada em bovinos adultos, aumentando bruscamente depois de 24 meses de idade, quando as novilhas se juntam ao rebanho leiteiro e ficam em estreito contato com bovinos mais velhos.[11] A taxa de disseminação também pode estar associada à prevalência da infecção; em rebanhos com prevalência de 13 a 22%, em teste inicial, notou-se baixa propagação. Em um rebanho com prevalência de 42% a propagação foi muito mais rápida.

Resistência genética e suscetibilidade

A infecção pelo BLV não significa que, necessariamente, o animal manifestará doença clínica. A maioria dos animais infectados não desenvolve doença neoplásica. Uma vez instalada a infecção, a subsequente indução apenas da produção de anticorpos; de produção de anticorpos e linfocitose persistente (LP); ou de produção de anticorpos e linfossarcoma, com ou sem LP, é determinada pela constituição genética do hospedeiro. O linfossarcoma, a forma clinicamente aparente da infecção pelo BLV e que envolve a modificação clonal de linfócitos B infectados, é verificado em cerca de 1 a 5% dos bovinos infectados pelo BLV e parece estar sob controle genético do hospedeiro.

A resposta imune e a resistência ou suscetibilidade hereditária à infecção são influenciadas pelo complexo de histocompatibilidade principal (MHC, do inglês *major histocompatibility complex*) do hospedeiro.[10] Em bovinos, o MHC é também denominado antígeno de linfócito bovino (BoLA, do inglês *bovine lymphocyte antigen*). Estudos iniciais relacionaram a presença de dois alelos BoLA-A da classe I à resistência à LP, uma relação que, no entanto, não pode ser confirmada em nível de população.[10] Estudos posteriores indicaram que a resistência ou suscetibilidade à LP estava mais estreitamente relacionada a polimorfismos do gene DRB3 da classe II. Genes BoLA-A-DRB3 não apenas foram relacionados à resistência ou suscetibilidade à LP e linfossarcoma em bovinos Holstein-Friesian, mas também à carga de provírus presente nos linfócitos infectados.[19]

Há uma complexa relação entre o potencial genético, a produção de leite, o genótipo BoLA e a suscetibilidade à LP. As vacas com alto potencial genético para produção de leite e gordura são mais suscetíveis à LP do que aquelas com menor potencial genético; contudo, a produção de leite ou gordura de vacas com LP é menor do que a esperada para o seu potencial genético. Notou-se que a presença do gene BoLA-A do complexo de histocompatibilidade principal estava não apenas associado à resistência à linfocitose persistente, mas também com o potencial de produção do animal. Portanto, aventou-se a hipótese de que a seleção genética para maior produção de leite pode ter aumentado a suscetibilidade de vacas-leiteiras à infecção causada pelo BLV ao longo das últimas décadas.[11] As tentativas iniciais de quantificação do impacto econômico da infecção subclínica enfatizaram as diferenças na produção de leite entre vacas soropositivas e aquelas soronegativas. No entanto, é provável que esse procedimento sofra influência da diferença de idade, resultando em diferenças nos estágios da doença. É possível detectar anticorpos contra BLV em vacas recém-infectadas sem outra anormalidade, em vacas com mais de 3 anos de idade que apresentam LP e em animais com mais de 6 anos de idade portadores de tumores.

Suscetibilidade a outras doenças

Mostrou-se correlação altamente significativa entre a infecção pelo BLV e a persistência da infecção causada por *Trichophyton verrucosum*, sugerindo a possibilidade de comprometimento do sistema imune de vacas infectadas pelo BLV. Na Suécia, relatos indicam várias relações negativas entre a condição da infecção pelo BLV e as mensurações de incidência, desempenho reprodutivo e produtividade, porém de baixa magnitude. O risco de ocorrência de outras doenças infecciosas pareceu maior em rebanhos infectados pelo BLV; todavia, o risco de ocorrência de doenças não infecciosas foi semelhante.

Mecanismos imunes

Na infecção natural causada pelo BLV ocorre indução tanto de imunidade humoral quanto de imunidade mediada por célula. Embora o BLV esteja associado à infecção, principalmente, de linfócitos B, o provírus BLV foi detectado no DNA de linfócitos T $CD2^+$, $CD3^+$, $CD4^+$ e $CD8^+$, bem como em monócitos e granulócitos de animais infectados, porém clinicamente sadios.[12] Há relato de que a infecção pelo BLV interfere no equilíbrio das populações de linfócitos B e T não apenas no caso de LP, mas também de LA, em bovinos infectados por BLV.[12]

Estudos sobre o perfil das citocinas em vacas sadias e naquelas infectadas por BLV sugerem alteração nos teores das citocinas tipos I e II, com aumento nas concentrações de IL-10 e IL-4 e diminuição nos teores de IL-2, IL-12 e γ-interferona.[13]

Após a infecção ocorre produção persistente de anticorpos, principalmente contra a glicoproteína gp51 do envelope e contra a principal proteína do núcleo do vírion de BLV, a proteína p24. O período desde a infecção até a produção de anticorpos pode ser tão longo quanto 14 semanas. A infecção experimental de bezerros com o vírus resulta em soroconversão, que pode ser detectada em teste ELISA, 4 a 8 semanas após a infecção. Próximo a esse momento é possível notar linfocitose.

Fatores de risco do ambiente e do manejo

Falha na biossegurança

A introdução de animais infectados em um rebanho tem um efeito positivo significativo na subsequente prevalência da infecção e de doença clínica. O surgimento de novos surtos de leucose quase sempre se deve à introdução de animais infectados pelo BLV em fazendas ou áreas anteriormente livres da infecção.

Manejo do bezerro

Em rebanhos leiteiros, a qualidade do manejo do bezerro também é um importante fator de risco. Qualquer fator ambiental ou prática de manejo que possibilite o acesso de bezerros recém-nascidos ao sangue contaminado aumenta o nível de infecção nos bezerros, incluindo o estreito e prolongado contato da vaca com o bezerro logo após o parto, bem como o emprego de procedimentos ou instrumentos como:

- Material utilizado para descorna ou colocação de brinco de identificação
- Material utilizado na tatuagem de identificação
- Instrumentos utilizados em castração ou remoção de tetos supranumerários
- Uso de uma única agulha para a vacinação de vários animais
- Material empregado no controle de alta população de moscas nos bezerreiros.

No passado, o fornecimento de colostro de vacas infectadas aos bezerros recém-nascidos foi incriminado como causa potencial da infecção. Pesquisas mais recentes indicam que a administração de colostro materno aos bezerros filhos de vacas positivas ao BLV diminui, de modo marcante, o risco de infecção no início da vida, comparativamente aos bezerros filhos de vacas positivas ao BLV, mas que não receberam colostro de suas mães.[8] Esses resultados sugerem que a exposição ao BLV ocorre próximo ao nascimento e não depende da ingestão de colostro, porém a ingestão de anticorpos colostrais contra BLV reduz o risco de infecção por esse vírus.[8]

Alguns relatos indicam relação positiva entre a condição da infecção por BLV em rebanhos leiteiros e a idade ao desmame, o alojamento pré-desmame dos bezerros em gaiolas ou bezerreiros individuais e o contato de grupos de animais jovens com animais mais velhos durante o período de alojamento no inverno.

Fatores de risco do patógeno

Há forte associação do BLV e a célula, persistindo na subpopulação de linfócitos B periféricos e em magnitude muito menor nas subpopulações de linfócitos T. O vírus livre raramente, ou nunca, é encontrado no sangue de bovinos infectados. Portanto, a leucose enzoótica bovina (EBL, do inglês *enzootic bovine leukosis*) não é altamente contagiosa. Uma vez infectado o animal, o DNA do vírus persiste por toda a vida no DNA dos linfócitos infectados.

Importância econômica

As perdas econômicas resultantes da infecção por BLV estão associadas à morbidade e à mortalidade decorrentes do linfossarcoma maligno, à redução da produtividade e longevidade de bovinos com infecção clínica e subclínica, aos gastos com medidas de controle ou erradicação do BLV e à restrição ao comércio internacional.

Em rebanhos com alta prevalência da enfermidade, as perdas causadas pela doença clínica podem ser economicamente significativas; no entanto, em rebanhos com baixa soroprevalência de BLV geralmente não são relevantes porque apenas 0,1 a 5% das vacas soropositivas e 10 a 50% das vacas com linfocitose persistente desenvolvem linfossarcoma. Nos EUA, em um estudo realizado em 2003, estimou-se que a perda econômica decorrente de cada caso de linfossarcoma foi de US$ 412. Ademais, constatou-se que o linfossarcoma maligno foi a principal causa isolada de condenação de carcaça durante a inspeção pós-morte em abatedouros dos EUA, respondendo por mais de 21% de todas as condenações.[14]

Há controvérsia quanto à natureza e à extensão das perdas econômicas ocasionadas pela infecção subclínica por BLV, em razão das evidências conflitantes e da dificuldade de avaliação dos prejuízos causados por esse tipo de infecção. Os efeitos da infecção subclínica por BLV na produção de leite, no desempenho reprodutivo, na longevidade e na taxa de descarte são variáveis. Em alguns relatos constam que uma vaca soropositiva para BLV apresenta tempo de vida menor do que uma vaca soronegativa e toda a população de vacas-leiteiras.[11,15] Considerando as vacas-leiteiras mais velhas, as vacas soropositivas para BLV foram descartadas mais prematuramente do que as não infectadas. A taxa de descarte foi maior e a produção de leite foi menor em rebanhos infectados pelo BLV, comparativamente aos rebanhos livres de BLV. O efeito no desempenho reprodutivo foi mínimo. Em outros relatos, constatou-se que a produção de leite, a contagem de células somáticas, a idade por ocasião do descarte e a taxa de descarte não foram influenciadas pela soropositividade das vacas.[16,17] Em uma ampla análise de rebanhos leiteiros das províncias marítimas do Canadá, constatou-se que em um rebanho com, em média, 50 vacas infectadas, o prejuízo anual total decorrente de EBL era de US$ 806, comparado a US$ 2.472 causado por doença de Johne, US$ 2.412 por BVD e US$ 2.304 para neosporose.

A relação entre leucose enzoótica bovina e a estimativa da produção anual em rebanhos leiteiros dos EUA, como parte do National Animal Health Monitoring System's 1996, indicou que, em comparação com rebanhos de vacas negativas ao teste, os de vacas positivas produziram 218 kg de leite a menos, por vaca/ano, que equivalia a cerca de 3% da produção de leite. O valor médio anual da produção diminui US$ 1,28 para cada 1% de aumento na taxa de soroprevalência do rebanho (considerando o preço de leite de US$ 0,29/kg).

Ao analisar os efeitos da infecção com base no potencial genético de vacas-leiteiras para produção de leite e gordura, os resultados foram surpreendentes. Vacas com alto potencial genético para produção de leite e gordura infectadas por BLV foram mais suscetíveis à linfocitose persistente (LP), em comparação com vacas com potencial genético inferior. Em termos individuais, as vacas infectadas produziram mais leite do que aquelas não infectadas, considerando a soropositividade para BLV e a produção de leite corrigida para gordura no período de 305 dias. Entre as vacas soropositivas, aquelas com LP foram descartadas em idade mais jovem e produziram menos leite na última lactação, comparativamente a outros grupos de vacas.

O custo com doença clínica e infecção subclínica foi muito variável, em função da taxa de prevalência da infecção, enquanto o custo com o programa de controle variou de acordo com tamanho do rebanho. Um programa de controle básico de BLV é considerado econômico quando a prevalência da infecção no rebanho é igual ou superior a 12,5%.

Restrições ao comércio

Um importante efeito econômico da doença diz respeito às restrições estabelecidas por países livres de leucose enzoótica bovina (LEB) à importação de bovinos infectados e de sêmen de touros infectados ou daqueles não infectados pertencentes a um rebanho positivo à doença. Uma prática, principalmente em países reconhecidos como livres de LEB pela Organização Mundial da Saúde Animal (OIE), é a exigência de certificado de ausência da infecção viral em animais que se pretende importar. Esse problema é muito importante em bovinos reprodutores de raça pura, comercializados por alto preço. Alguns países já exigem teste sanguíneo negativo para todos os bovinos e para carne bovina que se pretende importar e isso, em alguns países exportadores, pode representar perda de mercado.

Implicações zoonóticas

A possibilidade de transmissão do vírus de bovinos para humanos é real; o vírus comumente está presente no leite de vacas infectadas. Em chimpanzés, esse é o meio de transmissão da doença. Na Califórnia, um estudo sorológico com 257 pessoas, utilizando um teste imunoblot, constatou pelo menos um isótipo de anticorpo reativo contra BLV em 74% das amostras de soro examinadas. No entanto, isso não significa que, necessariamente, as pessoas apresentavam infecção pelo BLV. A produção de anticorpos pode ser uma resposta contra antígenos de BLV desnaturados pelo calor, presentes no leite ou na carne consumida. Apenas 9% das pessoas confirmaram algum tipo de contato direto com bovinos ou com seus produtos biológicos.

Atualmente, há um debate científico sobre possível associação de leucemia humana com a exposição ao BLV, por contato direto com animais ou carcaça ou pelo consumo de derivados de leite ou carne. Vários estudos epidemiológicos retrospectivos e prospectivos avaliaram o risco de leucemia em grupos ocupacionais específicos, como fazendeiros e pessoas que trabalham com animais de produção ou na indústria de processamento de carne. Muitos desses estudos relataram um risco significativamente maior de ocorrência de leucemia em pessoas que lidam com animais de fazenda ou com processamento de carne; outros estudos não constataram maior risco em tais condições.[18-21] O maior risco de ocorrência de leucemia em grupos ocupacionais por contato com bovinos não possibilita uma associação automática com a exposição ao BLV porque as pessoas desses grupos compartilham a exposição com outros agentes químicos, biológicos ou ambientais que, possivelmente, ocasionam ou contribuem para esse risco. Até o momento, os estudos "*in vivo*" não mostraram nenhuma evidência de que o BLV aumenta o risco de doença em humanos.[19]

Outras espécies

O linfossarcoma é de ocorrência esporádica em todas as espécies, mas a infecção natural pelo BLV foi comprovada apenas em ovinos e capivaras.

Embora não haja evidência de relação entre leucose viral bovina e qualquer doença de suínos, há um relato de leucose enzoótica hereditária nessa espécie.

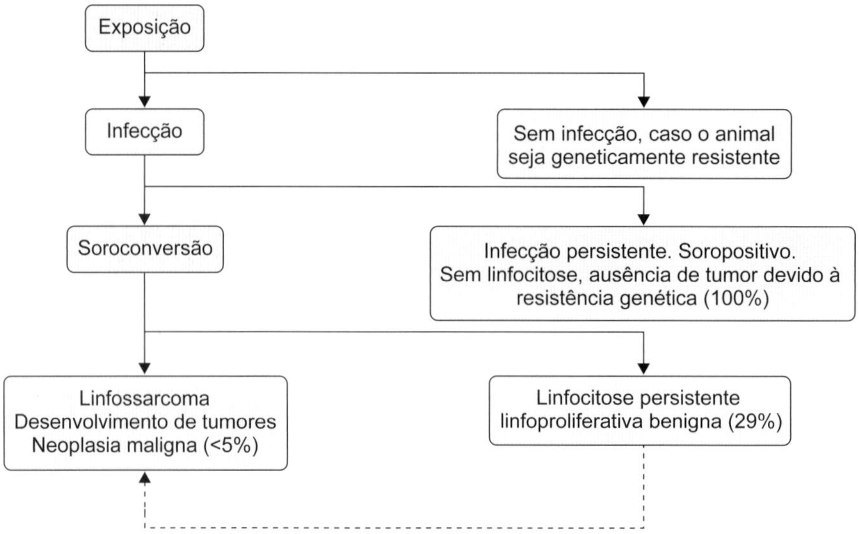

Figura 11.7 Possíveis ocorrências após a exposição ao vírus da leucose bovina (a porcentagem mostrada na figura indica proporção de animais que apresentavam soroconversão e que desenvolveram a forma particular da doença mencionada).[2]

Patogênese

Vírus e lesão

Pode ocorrer infecção uterina pelo BLV no momento do nascimento ou em uma fase posterior da vida; requer exposição do indivíduo suscetível a linfócitos infectados. Inicialmente, ocorre infecção viral persistente em uma subpopulação de linfócitos B, pela integração do DNA proviral ao DNA da célula hospedeira. Outras células consideradas transportadoras do DNA proviral, embora em extensão muito menor, são os linfócitos T $CD2^+$, T $CD3^+$, T $CD4^+$, T $CD8^+$ e T γ/β, além de monócitos e granulócitos.[11]

As quatro possíveis consequências da exposição de bovinos ao BLV, apresentadas na Figura 11.7, são:

1. Resistência do animal à infecção, provavelmente devido à resistência genética.
2. Indução de infecção permanente e produção de teor detectável de anticorpos, sem anormalidades clínicas ou hematológicas (infecção aleucêmica).
3. Indução de infecção permanente; o animal se torna soropositivo e desenvolve, também, linfocitose persistente (LP), um processo linfoproliferativo benigno. Não é um estágio preclínico de linfossarcoma.
4. Animais infectados soropositivos que podem, ou não, ter passado por um estágio de linfocitose persistente e que desenvolvem tumores malignos neoplásicos – linfossarcoma.

Após a infecção, ocorre soroconversão em 2 a 12 semanas, período de tempo que, entre outros fatores, é determinado pela dose do vírus infectante. Os anticorpos contra BLV não protegem contra o desenvolvimento de tumores. A instalação ou não de infecção ou a ocorrência de quaisquer outras formas da doença depende da constituição genética do animal. O resultado da infecção também pode ser influenciado pela condição imune do animal e pelo volume da dose do vírus infectante.

Um grupo de animais apresenta aumento da linfocitose persistente que pode ser notada a qualquer momento após a infecção, mas raramente ocorre antes de 2 anos de idade. Em animais infectados, a linfocitose persiste por vários anos, se não pela vida toda, e pode ou não preceder o desenvolvimento de linfossarcoma maligno. *Linfocitose persistente, diferentemente* do linfossarcoma maligno, se deve à proliferação policlonal de linfócitos B sendo, portanto, *um processo linfoproliferativo benigno*. A linfocitose também se deve ao aumento da contagem de linfócitos T e elevação concomitante do título de anticorpos contra BLV.

O desenvolvimento de *linfossarcoma*, uma neoplasia do sistema linforreticular, é verificado em menos de 5% dos bovinos infectados; é a única forma clinicamente aparente de EBL. Em geral, essa neoplasia é oriunda de um único clone celular e *nunca é benigna*. Quase sempre, o linfossarcoma é constatado em bovinos infectados pelo BLV, com 5 a 8 anos de idade. A taxa de ocorrência das lesões é variável, nos diferentes animais, de modo que o curso da enfermidade pode ser muito breve ou durar vários meses. Invariavelmente, a doença é fatal.

Lesões e doença clínica

Em bovinos adultos, é possível constatar lesões em quase todos os órgãos, sendo o abomaso, o coração e os linfonodos viscerais e periféricos os mais comumente acometidos. Dependendo do órgão mais seriamente envolvido, notam-se diversas síndromes clínicas. O envolvimento do abomaso resulta em prejuízo à digestão e diarreia persistente. Quando a parede atrial é acometida, instala-se insuficiência cardíaca congestiva. No tecido nervoso, a lesão primária ocorre na raiz dos nervos periféricos e se propaga ao longo desses nervos, alcançando as meninges e a medula espinal. O envolvimento das meninges e dos nervos espinais resulta em paralisia posterior de início gradativo. A pele, o trato reprodutor e os tecidos periorbitais comumente são acometidos. Na forma cutânea, ocorrem espessamentos intradérmicos persistentes, porém sem descontinuidade do epitélio. Eles são constituídos de agregados de linfócitos neoplásicos. A invasão dos tecidos periorbitais comumente resulta em exoftalmia. Em bezerros, a obstrução do esôfago pode ser decorrência do envolvimento de linfonodo mediastino.

Os tumores consistem de agregados de linfócitos neoplásicos, porém em muitos casos podem ser mais apropriadamente descritos como reticulossarcomas. Apresentam alto grau de malignidade e originam extensas metástases. Os valores do hemograma são variáveis; embora possa haver linfocitose, a presença de grande número de linfócitos imaturos no esfregaço sanguíneo é um indicador mais confiável da presença da doença. É comum notar algum grau de anemia.

Achados clínicos

A doença é caracterizada por tumores de rápido desenvolvimento, em vários locais, acompanhados de sintomas e síndromes clínicas muito variáveis. Uma estimativa aproximada da frequência de ocorrência dos sintomas individuais é mostrada na Figura 11.8.

Em geral, o período de incubação varia de 4 a 5 anos. Essa forma da doença raramente é notada em animais com menos de

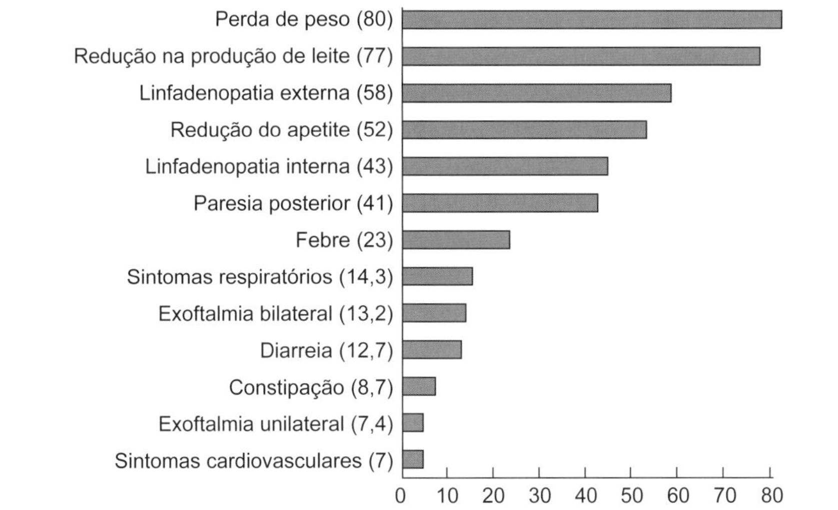

Figura 11.8 Frequência de diagnóstico clínico dos sintomas de leucemia bovina predominantes: 1.100 casos de campo. Cortesia do Canadian Veterinary Journal.

2 anos de idade, sendo mais comum naqueles na faixa etária de 4 a 8 anos. Linfocitose persistente, sem sinais clínicos, pode ser verificada mais precocemente, porém raramente antes de 2 anos de idade. Muitas vacas permanecem em estágio pré-clínico durante anos, frequentemente por todo o período de vida produtiva, sem qualquer redução aparente no desempenho; contudo, nota-se doença clínica em um pequeno número de vacas desse grupo. Os sinais clínicos e a duração da doença variam de acordo com a quantidade e importância dos sítios envolvidos e da rapidez de desenvolvimento do tecido tumoral.

Em 5 a 10% dos casos clínicos, o curso é hiperagudo e os animais acometidos quase sempre morrem subita ou inesperadamente, sem qualquer evidência prévia da doença. O envolvimento das glândulas adrenais e a ruptura de úlcera de abomaso ou de baço, seguida de hemorragia interna aguda, são causas conhecidas de morte. Com frequência, esses animais apresentam boa condição corporal.

Na maioria dos casos, o curso é subagudo (até 7 dias) a crônico (vários meses), iniciando pela perda inexplicável da condição corporal e do apetite, palidez e fraqueza muscular. Não se constata elevação da frequência cardíaca, a menos que haja envolvimento do miocárdio. A temperatura é normal, a menos que o crescimento tumoral seja rápido e extensivo, quando se eleva para 39,5 a 40°C. Embora as formas específicas da doença sejam descritas, a seguir, separadamente, pode ocorrer qualquer combinação delas em qualquer animal. Em muitos casos, não se constata manifestação clínica da doença em grau suficiente para justificar a consulta ao veterinário antes de ocorrer envolvimento extensivo, momento em que não é possível o abate do animal para o aproveitamento da carne para consumo humano. Por outro lado, muitos animais são examinados quando os sinais clínicos de importância diagnóstica ainda não são evidentes. Assim que a doença clínica e o desenvolvimento de tumores são detectáveis, o curso é rápido e o animal morre em 2 a 3 semanas.

Aumento dos linfonodos superficiais

Nota-se aumento dos linfonodos superficiais em 75 a 90% dos casos clínicos e quase sempre é um dos achados clínicos iniciais. Em geral, tal anormalidade é acompanhada de pequenas lesões subcutâneas (1 cm de diâmetro), frequentemente nos flancos e no períneo. Provavelmente, as lesões cutâneas são nodos hemolinfáticos aumentados e não têm importância diagnóstica; com frequência, são constatados na ausência de outros sinais da doença. Em muitos casos, com envolvimento visceral avançado, é possível que não ocorra qualquer lesão periférica. O aumento de linfonodos viscerais é uma ocorrência comum, mas geralmente é subclínico, a menos que comprimam outros órgãos, como intestino ou nervos. Podem ser palpáveis por exame retal e deve-se dar atenção especial aos linfonodos inguinais e ilíacos profundos. Nos casos avançados, ocorre extensa propagação ao peritônio e às vísceras pélvicas, e as massas tumorais são facilmente palpáveis.

Embora quase sempre o aumento de linfonodos seja generalizado, em muitas vacas há envolvimento de apenas alguns deles. O aumento pode se restringir aos linfonodos pélvicos ou a um ou mais linfonodos subcutâneos. Às vezes, nota-se envolvimento dos linfonodos da cabeça. Os linfonodos acometidos são lisos e resilientes; nas vacas-leiteiras são facilmente notados e sua presença pode ser evidenciada pela ocorrência de edema local. Às vezes, em toda a superfície corporal notam-se massas tumorais de 5 a 11 cm de diâmetro, situadas no tecido subcutâneo.

Lesões no trato digestório

Lesões no trato digestório são comuns. O envolvimento da parede do abomaso resulta em apetite variável; diarreia persistente, não como aquela da doença de Johne; e, ocasionalmente, melena resultante do sangramento da úlcera do abomaso. Tumores em linfonodos mediastínicos podem causar timpanismo moderado crônico.

Lesões cardíacas

Em geral, as lesões cardíacas invadem, principalmente, a parede do átrio direito, ocasionando insuficiência cardíaca congestiva do lado direito do coração. Ocorre hidropericárdio, com abafamento das bulhas cardíacas; hidrotórax e, em consequência, dispneia; congestão das veias jugulares; edema peitoral e, às vezes, no espaço intermandibular. Taquicardia em consequência da insuficiência cardíaca e, arritmia, como resultado de bloqueio cardíaco, são sintomas comuns. Sopro sistólico também é uma ocorrência comum, juntamente com anormalidade do pulso jugular. O fígado pode estar aumentado de volume, sendo palpável, em sentido caudal, até o arco costal direito; a congestão venosa hepática passiva e o edema da víscera resultam em diarreia persistente.

Envolvimento do sistema nervoso

Em geral, a linfomatose neural se manifesta gradativamente, ao longo de várias semanas, na forma de paralisia posterior. É comum o arrastamento dos boletos dos membros pélvicos durante a caminhada; um membro pode ser mais acometido que o outro. Isso é seguido de dificuldade em se levantar e, por fim, de decúbito clínico e incapacidade de se manter em pé. Nesse estágio, a sensibilidade do membro é mantida, porém seu movimento torna-se limitado ou ausente. No local da lesão pode haver uma área de hiperestesia, geralmente na última vértebra lombar ou na primeira vértebra sacral. O apetite e outras funções, à parte das consequências do decúbito, geralmente são normais. Metástases nas meninges cranianas provocam sintomas característicos de lesões que ocupam espaços, com sinais localizados em função do sítio da lesão.

Lesões menos comuns

Os sintomas menos comuns consistem em aumento de volume dos linfonodos retrofaríngeos, que pode causar estertores e dispneia. Às vezes, ocorrem lesões clinicamente detectáveis nos tecidos periorbitais, causando protrusão do globo ocular (exoftalmia), e nos músculos de membros, ureteres, rins e genitália. O envolvimento do útero pode ser detectado como múltiplos aumentos nodulares, por meio de palpação retal. Pode haver exoftalmia bilateral grave, juntamente com linfadenopatia generalizada. As lesões periureterais podem ocasionar hidronefrose, com aumento difuso dos rins, enquanto os tumores de tecido renal causam aumentos nodulares. Em ambos os casos ocorre uremia terminal.

Foram detectadas partículas de BLV, em microscopia eletrônica, em torno de linfócitos de tecido mamário de vacas que tinham anticorpos contra BLV e com mastite subclínica. Na mastite bovina, não se sabe se o vírus é um agente causador ou um fator imunossupressor.

Outras espécies

Em ovinos, são constatados *surtos de linfossarcoma* cujos achados clínicos, epidemiológicos, hematológicos e de necropsia são semelhantes àqueles da leucose bovina enzoótica. Há relato de leucemia de linfócito B em ovinos.

Em outras espécies, não há comprovação de infecção por BLV; todavia, há relato de epidemia de linfossarcoma em suínos e casos raros em equinos.

Patologia clínica

Antes da morte, o diagnóstico definitivo depende de exames clinicopatológicos do animal. Há disponibilidade de várias técnicas de diagnóstico, sendo importante realizar uma seleção apropriada para o estágio particular da doença que está sendo considerada, como segue:

- O diagnóstico da infecção viral é obtido por meio de exames sorológicos ou de técnicas de virologia
- Linfocitose persistente é detectada em exames hematológicos, mas não é um achado patognomônico para infecção pelo BLV
- Tumores neoplásicos são identificados por meio de exame histológico de uma amostra de tecido obtido por biopsia.

Em razão do crescente impacto econômico da infecção pelo BLV na criação de bovinos, é de fundamental importância a disponibilidade de teste de altas sensibilidade e especificidade para a detecção de animais infectados pelo BLV. Assim, é necessário um teste confiável para a seleção de bovinos livres de BLV, para a venda comercial, para o exame pré-compra de animais reprodutores, para importação ou exportação e para programas de controle e erradicação. Preferivelmente, o teste deve ser prático, de baixo custo e exequível para o uso em grande escala.

Diagnóstico da presença de infecção causada por BLV

Testes sorológicos

A soroconversão ocorre 3 a 16 semanas após a infecção. Praticamente todos os bovinos infectados pelo BLV apresentam, continuamente, anticorpos séricos contra proteína estrutural interna (p24) e proteína do envelope (gp51) do vírion; comumente são utilizados testes sorológicos para o diagnóstico da infecção por BLV em bovinos com mais de 6 meses de idade. Anticorpos maternos podem ser detectados em animais com até 7 meses de idade, os quais são indistinguíveis dos anticorpos induzidos pela infecção. O título de anticorpos contra BLV tende a diminuir no período periparto, em consequência da transferência de anticorpos da circulação sanguínea da mãe para a glândula mamária; 2 a 6 semanas antes do parto a 2 semanas após a parição, o título pode diminuir para um valor abaixo do limite de detecção.[22]

Há disponibilidade de vários testes diagnósticos para a detecção de soroconversão em animais, individualmente ou em nível de rebanho, discutidos nas seções subsequentes.

Teste imunoenzimático em amostra de soro sanguíneo ou de leite

Na última década, o teste imunoenzimático (ELISA) substituiu o teste AGID em programas de erradicação da infecção em vários países, sendo um dos testes diagnósticos indicados para o comércio internacional de animais. Ele apresenta maior sensibilidade do que outros testes sorológicos e pode ser realizado em amostra de leite. O teste ELISA pode detectar título de anticorpos 10 a 100 vezes inferior ao limite de detecção do AGID. A maior sensibilidade do teste ELISA possibilita a detecção de anticorpos em uma mistura de amostras de soro de rebanhos com taxa de prevalência inferior a 1%, enquanto o teste AGID detecta apenas 50% dos rebanhos detectados pelo teste ELISA. Dois testes ELISA comumente disponíveis no mercado e o teste PCR foram avaliados e comparados com o teste AGID na detecção de anticorpos contra BLV ou seu ácido nucleico. Os testes ELISA detectaram cerca de 10% mais reagentes do que o AGID e o teste "imunobloting" por eletroforese. Alguns animais positivos ao ELISA não foram detectados pelo teste PCR.

Foram comparados quatro kits BLV-ELISA disponíveis no mercado, na Europa e nos EUA, com o teste AGID oficialmente aprovado pela Canadian Food Inspection Agency. Os kits ELISA apresentaram maior sensibilidade do que o teste AGID. Foi desenvolvido um teste ELISA de bloqueio altamente sensível e específico na detecção de anticorpos contra BLV em amostras de soro sanguíneo e de leite, comparável ao teste de radioimunoprecipitação.

O teste *ELISA em amostra de leite* tem sido adotado tanto no exame de leite de vacas, individualmente, quanto na mistura de amostras de leite. Em uma comparação entre os testes ELISA e AGID na detecção de anticorpos contra BLV no soro sanguíneo e no leite de vaca indicou alto nível de concordância. Em amostra de leite do tanque de resfriamento, o ELISA é útil na detecção de rebanhos negativos à infecção causada por BLV e no monitoramento de rebanhos negativos ao BLV. O título de anticorpos no leite é menor do que no soro sanguíneo, mas a sensibilidade do ELISA é tão alta quanto no soro. O exame de amostra de leite do tanque de resfriamento é um método prático e útil em estudos epidemiológicos de grande escala e no início do emprego de programas de erradicação. Antes que um rebanho seja declarado livre do vírus, as novilhas, touros e vacas secas, bem como animais jovens com menos de 1 ano de idade ainda não incluídos no rebanho por ocasião do exame do leite do tanque de resfriamento, precisam ser examinados individualmente. Estima-se que a sensibilidade e a especificidade do teste ELISA em amostra de leite sejam apropriadas quando a prevalência de indivíduos infectados por BLV no país for inferior a 1%. Rebanhos detectados como positivos no teste ELISA em amostra de leite requerem testes adicionais, individualmente ou no rebanho, a fim de estabelecer, definitivamente, o estado de infecção pelo BLV.

Teste de imunodifusão em gel de ágar

O teste de imunodifusão em gel de ágar (AGID) é um teste diagnóstico específico, mas não muito sensível para BLV. Contudo, tem se comprovado muito útil e eficiente como uma referência para implantação de programas de erradicação ou controle porque é um procedimento simples, de fácil realização e de baixo custo.[22] Continua sendo um dos testes recomendados para o comércio internacional de animais. A maioria dos testes AGID disponível no mercado detecta a presença tanto de anticorpos contra p24 quanto contra gp51; todavia, esses testes não foram padronizados para a detecção de anticorpos contra gp51.

Teste de radioimunoprecipitação

O teste de radioimunoprecipitação (RIP), que utiliza gp51 ou p24 como antígeno, apresenta alta sensibilidade e especificidade no diagnóstico sorológico de infecção por BLV. O teste RIP é utilizado como critério de referência padrão para a avaliação crítica do desempenho de outros testes diagnósticos de infecção por BLV. Comparações detalhadas de vários testes para BLV, em grande número de bovinos de diversas origens e idades, constataram que o teste RIP é o de maior sensibilidade e especificidade. No entanto, sua grande desvantagem é a necessidade de contador gama e radioisótopos, de alto custo.

Radioimunoensaio

O teste de radioimunoensaio (RIA) é apropriado para o exame individual de vacas devido à sua precisão. Esse teste apresenta várias versões, preferindo-se aquela que utiliza o antígeno gp do vírion. É um dos testes de maior sensibilidade, sendo útil na detecção de anticorpos contra BLV em bovinos expostos ao vírus não mais do que há 2 semanas, em amostras de leite e de soro sanguíneo de fêmeas no periparto.

Detecção do vírus

Reação em cadeia de polimerase

A reação em cadeia de polimerase (PCR) é um teste sensível e específico para o diagnóstico direto da infecção por BLV em linfócitos do sangue periférico. O teste é útil na detecção precoce da infecção por BLV, mesmo antes da produção de anticorpos. Apresenta maior sensibilidade do que ELISA ou AGID na detecção de bovinos infectados em rebanhos cuja prevalência da infecção é inferior a 5%. O teste pode detectar DNA proviral de BLV em linfócitos de bezerros de vacas infectadas, ao nascimento. Nesse momento, a constatação de título de anticorpos pode ser decorrência da transferência de imunidade passiva ou de infecção perinatal; o teste PCR pode diferenciar bezerros recém-nascidos com anticorpos colostrais, mas não infectados, daqueles bezerros com infecção por BLV, bem como detectar a presença do vírus quando há anticorpos. O PCR tem aplicação prática na identificação de bezerros infectados por BLV, independentemente de anticorpos colostrais, fato que possibilita a imediata remoção da fonte de infecção do rebanho. Em um rebanho leiteiro com alta prevalência de BLV, um resultado positivo no teste PCR é evidência definitiva de infecção da vaca por BLV. No entanto, a sensibilidade e a especificidade foram 0,672 e 1,0, respectivamente. O valor preditivo do teste positivo foi 1,0 e o do teste negativo foi 0,421. Assim, o teste PCR, exclusivamente, não é confiável na detecção de rotina da infecção por BLV em rebanhos com alta prevalência dessa infecção.

O teste PCR também pode ser utilizado para assegurar que os bovinos utilizados na produção de vacina à base de sangue total, contra doença transmitida por carrapato, sejam livres da infecção por BLV. O bioteste em ovinos, atualmente em uso, requer 4 meses de testes sorológicos para assegurar que os animais doadores não apresentam infecção. A substituição do bioteste em ovinos pelo teste PCR pode resultar em considerável economia de tempo e trabalho. O uso de PCR requer cuidados rigorosos, de modo a evitar resultados falso-positivos decorrentes da contaminação da amostra com produtos utilizados no teste.

Um teste PCR "nested" identificou 98% de vacas soropositivas ao BLV, em amostras de sangue, e 65%, em amostras de leite, enquanto PCR em tempo real detectou 94% de vacas soropositivas ao BLV, no sangue, e 59%, no leite. Também, o BLV foi detectado em 10% de vacas soronegativas, mais provavelmente devido à detecção precoce, antes da soroconversão.

Diferenciação entre leucose bovina enzoótica e leucose bovina esporádica

É preciso a reavaliação da participação do BLV em alguns casos de linfoma bovino esporádico (LBE). A constatação de bovinos PCR-positivos persistentemente soronegativos e de bovinos PCR-negativo soropositivos indica que o BLV não pode ser excluído da lista de agentes etiológicos de alguns casos de LBE. No exame histopatológico, não é possível diferenciar leucose bovina enzoótica de LBE. Recomenda-se o teste ELISA como método de escolha para diferenciar leucose bovina enzoótica e LBE, pois é um teste rápido, confiável, sensível, de baixo custo e de fácil realização. Nos casos em que não se obtém sangue ou outros líquidos corporais, o teste PCR é o mais útil na detecção direta de BLV.

Diagnóstico de linfocitose persistente

Cerca de 30% dos animais infectados pelo BLV desenvolvem linfocitose persistente (LP), definida como aumento benigno da contagem absoluta de linfócitos, três ou mais desvios padrões acima da média normal, considerando as respectivas raças e grupos etários dos animais de rebanhos livres de leucose. LP envolve o aumento da quantidade de linfócitos B no sangue periférico. Outro critério sugerido para o diagnóstico de LP é a persistência de linfocitose por mais de 3 meses. Quando, inicialmente, se constatou LP em rebanhos que apresentavam linfossarcoma maligno, ela foi considerada uma manifestação subclínica do estágio tumoral da doença. Embora a linfocitose persistente não seja patognomônica da infecção pelo BLV, ela foi uma importante referência diagnóstica nos programas de controle e erradicação da doença, até que fosse definido o BLV como agente etiológico e disponibilizados testes sorológicos para identificação mais confiável dos animais infectados. A maioria das células envolvidas na LP consiste em linfócitos normais; contudo, há relato de linfócitos atípicos e anormais, considerados como indicadores de condição pré-leucêmica. A contagem total de linfócitos aumenta de um valor normal de 6.000/$\mu\ell$ para uma contagem tão elevada quanto 15.000/$\mu\ell$. Na contagem de leucócitos totais, um aumento na porcentagem de linfócitos normal, de 50 a 65%, é considerado resultado positivo. A presença de 25% ou mais de linfócitos atípicos imaturos na contagem total de linfócitos é considerada uma anormalidade relevante. Em animais que subsequentemente desenvolvem linfossarcoma, a LP pode ou não diminuir.

Avaliou-se a associação entre a confiabilidade na identificação sorológica de BLV no teste ELISA e a contagem de linfócitos em vacas infectadas por BLV. Comparou-se a proporção amostra:positividade, considerada como a proporção entre a amostra-teste e a amostra controle-positivo, em vacas com linfocitose e aquelas sem linfocitose. Notou-se relação entre a proporção amostra:positividade e a contagem de linfócitos, mas as vacas com alta proporção amostra:positividade nem sempre apresentavam linfocitose. O descarte de vacas baseado na proporção amostra:positividade reduz o descarte de vacas positivas ao ELISA; no entanto, o descarte com base na contagem de linfócitos possibilita a eliminação de uma proporção maior de animais que atuam como reservatório da infecção.

Diagnóstico de linfossarcoma

O linfossarcoma só pode ser diagnosticado em exame histopatológico de amostra tecidual obtida do tumor por meio de biopsia ou durante a necropsia. O exame da amostra de aspirado de linfonodo periférico aumentado, com agulha, pode propiciar diagnóstico rápido a baixo custo. Nódulos de hemolinfa e linfonodos aumentados são os locais usuais de obtenção de amostras, mas quando há envolvimento do trato genital geralmente realiza-se laparotomia exploratória para obtenção da amostra. A contagem de linfócitos pode aumentar de 20.000/$\mu\ell$ para 30.000/$\mu\ell$ e, em alguns casos, pode-se atingir valores de 50.000/$\mu\ell$ a 100.000/$\mu\ell$ e até mesmo 400.000/$\mu\ell$ a 500.000/$\mu\ell$. Diferentemente, em alguns casos, a contagem de linfócitos diminui. Em animais acometidos, podem ser detectadas alterações cromossômicas nas células de linfonodos ou nos leucócitos de sangue periférico. Quando há envolvimento do miocárdio podem ocorrer alterações evidentes no eletrocardiograma, mas é improvável que sejam úteis no diagnóstico diferencial.

Achados de necropsia

Mais comumente, a leucose bovina enzoótica é uma doença de bovinos adultos caracterizada por múltiplos linfonodos acentuadamente aumentados e firmes, bem como massas tumorais brancas em todos os órgãos, mas principalmente no fígado, baço, coração, abomaso e medula espinal, notados durante a necropsia. Os linfonodos acometidos podem estar muito aumentados e apresentarem tanto tecido normal quanto neoplásico. Este último tipo é mais firme e mais branco do que o tecido linfoide normal e frequentemente circunda os focos de necrose amarelo-brilhante. Linfonodos aumentados de volume podem surgir em qualquer parte do corpo, porém são comuns nas regiões retrobulbar, faríngea e pélvica. O fígado acometido pode apresentar discretas massas nodulares ou pode estar difusamente aumentado e pálido, podendo ser facilmente confundido mais com degeneração gordurosa do que com doença neoplásica. No coração, as massas tumorais invadem particularmente o átrio direito, embora quase sempre sejam notadas em todo o miocárdio, se estendendo ao pericárdio. A frequência de alterações precoces no tecido subepicárdico do átrio direito sugere que seja este o local de escolha para coleta de amostras de tecido em casos latentes ou duvidosos. Quando há envolvimento da parede do abomaso, nota-se espessamento irregular macroscópico, com massa tumoral na submucosa, principalmente na região pilórica. Lesões semelhantes comumente ocorrem na parede do intestino. Úlceras profundas na área acometida não são incomuns. O envolvimento do sistema nervoso geralmente consiste em espessamento de nervos periféricos do último segmento da medula espinal lombar ou no primeiro segmento sacral ou, mais raramente, na região cervical cranial. Isso pode estar associado a um ou mais espessamentos circunscritos nas meninges espinais. Os locais menos comuns são rins, ureteres e útero.

Histologicamente, as massas tumorais são constituídas de células linfocitárias monomórficas densamente compactadas. A variante clivada de grande linfócito, com alto índice mitótico, é característica de linfoma enzoótico e este tipo de tumor de linfócito B de alto grau pode ser uma consequência da etiologia viral dessa forma da doença. Em alguns casos, é possível confirmar a infecção viral por teste PCR, mas raramente se justifica o uso de tal teste.

Amostras para confirmação do diagnóstico

- Histologia: amostras de lesões macroscópicas, além de linfonodos aumentados de volume, medula óssea, fígado, baço, timo, átrio direito, abomaso e útero, fixadas em formalina [MO, IHQ (imuno-histoquímica)]
- Virologia: tecido neoplásico (PCR).

Diagnóstico diferencial

Devido à ampla variedade de achados clínicos, frequentemente é difícil estabelecer o diagnóstico definitivo de infecção pelo vírus da leucemia bovina (BLV). O aumento de volume de linfonodos periféricos, sem febre ou linfangite, é incomum em outras doenças, com exceção da tuberculose, que pode ser diferenciada pelo teste de tuberculina. Na ausência desses linfonodos aumentados, a forma digestiva pode ser facilmente confundida com doença de Johne. A forma cardíaca se assemelha muito com pericardite traumática e endocardite, mas não há febre e toxemia e, quase sempre, não se constata a neutrofilia característica dessas duas doenças. O envolvimento de nervos espinais das meninges pode ser confundido com abscesso de medula espinal ou com a forma silenciosa da raiva. O exame do líquido cerebroespinal pode ser útil na detecção de abscesso; a raiva tem um curso clínico muito mais breve, além de outros sinais diagnósticos. Múltiplos linfonodos aumentados de volume na cavidade abdominal e lesões nodulares na parede uterina podem ser confundidos com necrose gordurosa, mas, geralmente, é possível determinar a natureza da lesão por meio de palpação retal cuidadosa. O estertor causado pelo aumento de volume de linfonodos retrofaríngeos também é comumente constatado na tuberculose e na actinobacilose.
Os casos de leucose bovina esporádica negativos ao BLV podem se assemelhar ao linfossarcoma decorrente de leucose bovina enzoótica.

Tratamento

Não há tratamento.

Controle

A doença pode ser erradicada de um rebanho, e mesmo de um país, ou ser controlada em um nível menor. A *opção escolhida* depende, inicialmente, da *prevalência da infecção no rebanho*, do *valor dos animais do rebanho* e se há disponibilidade de uma política de *indenização governamental* para o descarte e abate das vacas soropositivas.

Histórico de programas de erradicação compulsória na Europa

Na verdade, em vários países do Oeste Europeu os programas de controle e erradicação da doença são de âmbito nacional. A *Dinamarca* implantou um programa de erradicação em 1959, com base na ocorrência de linfossarcoma clínico e na identificação de bovinos que apresentavam linfocitose persistente (LP) utilizando a chave hematológica de Bendixen para a classificação dos bovinos como normais, suspeitos ou com linfocitose. Este programa de erradicação foi implementado mais de 10 anos antes da identificação do agente etiológico da doença. Ainda que o agente causador fosse desconhecido, o linfossarcoma bovino foi amplamente aceito como sendo uma doença infecciosa devido à sua ocorrência em grupos de vacas doentes, em alguns rebanhos.[1] A leucose foi declarada como doença de notificação obrigatória e todos os bovinos adultos dos rebanhos nos quais havia animais com leucose eram submetidos a exame hematológico. Os rebanhos acometidos foram mantidos em quarentena e foi oferecida uma indenização para estimular os proprietários a enviar todos animais do rebanho ao abate. Esta política de abate foi mantida até 1982. Com a disponibilidade do teste AGID, a chave de Bendixen deixou de ser utilizada e apenas o teste AGID foi empregado no programa oficial, entre os anos de 1979 e 1982. Os testes de rotina foram descontinuados em 1982. A vigilância envolvia o exame aleatório de amostras de soro sanguíneo coletadas de cada sexta vaca adulta que seria abatida. De acordo com o programa oficial de controle dinamarquês, a incidência de tumores em bovinos adultos no início do programa de erradicação era de, no mínimo, 10 vezes maior que aquela verificada 10 anos depois. A sensibilidade do exame hematológico foi menor do que aquela dos testes sorológicos subsequentes, mas a especificidade foi razoavelmente alta e apenas alguns rebanhos foram erroneamente classificados como infectados com leucose. Com a introdução dos testes sorológicos, constatou-se que alguns rebanhos anteriormente classificados como livres de leucose, com base na chave hematológica de Bendixen, apresentavam a infecção.

Na *Grã-Bretanha*, um programa de teste dos animais, de abrangência nacional, implementado em 1992, foi efetivo na erradicação da doença. Todas as amostras de sangue coletadas para o teste periódico de rotina para brucelose também foram submetidas ao teste para BLV; nos rebanhos leiteiros, coletavam-se amostras de leite a cada 3 meses, as quais eram submetidas ao teste para BLV. A prevalência da infecção tem sido baixa e a fonte de infecção é desconhecida. Alguns dos animais foram importados do Canadá, mas em outros casos não havia relação com a importação.

A leucose bovina enzoótica foi erradicada da *Finlândia* em 1996. A doença foi inicialmente identificada em 1966 e foram necessários 30 anos de uso dos princípios fundamentais de teste dos animais e uma política de abate para se conseguir a erradicação. A condição da infecção foi monitorada durante os procedimentos de inspeção da carne, por meio de exames hematológicos, de 1970 a 1977, e mediante exames sorológicos de 1978 a 1989. Foram realizadas pesquisas anuais que incluiam todos os rebanhos leiteiros e uma amostragem de animais de corte, de 1990 a 2001. Nos exames de rebanhos leiteiros eram utilizadas amostras de leite obtidas de tanque de resfriamento; as amostras dos bovinos de corte eram obtidas, individualmente, por ocasião do abate. Tomando como referência os rebanhos positivos, a porcentagem máxima constatada na pesquisa foi 0,03%. A nível de rebanho, a taxa de prevalência da infecção nunca excedeu a 5%.

Considerando os aspectos relacionados à saúde animal, as possíveis reações do consumidor frente à disseminação da infecção pelo retrovírus em animais destinados à produção de alimentos e as exigências para exportação de bovinos e sêmen, a *Suécia* introduziu um programa nacional de erradicação de BLV em 1990. Avaliou-se um teste ELISA para detecção de anticorpos contra BLV em amostras individuais de soro sanguíneo e de leite de tanque de resfriamento.

Entretanto, 17 países da União Europeia são oficialmente considerados livres de BLV. De modo semelhante, desde 2010 a Nova Zelândia, após ter implementado um programa de erradicação de BLV, é considerada livre de evidência de EBL; a Austrália espera ter erradicado a doença.

No *Canadá* e nos *EUA*, considera-se um custo proibitivo o procedimento de descarte e abate de todos os bovinos soropositivos, em razão da alta prevalência da infecção. Muitas vacas soropositivas são de raça pura de alto valor e não há disponibilidade de um programa de indenização. Assim, todos os programas de controle e erradicação nestes países são direcionados ao rebanho e são estritamente voluntários. Os criadores de animais pecuários são propensos a adotar programas de controle devido às perdas econômicas associadas às restrições à exportação de bovinos infectados e às perdas resultantes de surtos ocasionais de linfossarcoma.

Programas de erradicação

A leucose bovina enzoótica somente pode ser erradicada pelos seguintes procedimentos:

- Teste e abate de bovinos infectados pelo vírus: os programas baseados no descarte de vacas soropositivas são efetivos
- Manutenção de um rebanho fechado, permitindo apenas a entrada de animais livres de infecção.

A eficiência desses programas depende da precisão do teste utilizado na detecção dos animais infectados e da repetição do teste em intervalo apropriado, de modo que os animais que estavam no estágio de incubação da doença no momento do primeiro teste tenham tempo para a soroconversão. O procedimento recomendado é o seguinte:

1. Identificar os animais infectados utilizando teste ELISA ou AGID em amostra de soro sanguíneo ou de leite.
2. Separar e abater os animais soropositivos, imediatamente.
3. Repetir o teste no rebanho depois de 30 a 60 dias.
4. Utilizar teste PCR para examinar bezerros jovens e como teste complementar para esclarecer resultados duvidosos do teste em rebanhos com baixa prevalência de infecção.

O teste é repetido até que o rebanho apresente resultado negativo. Quando o rebanho for negativo, o teste é repetido a cada 6 meses e o rebanho é declarado livre da infecção quando não apresenta reação ao teste por um período de 2 anos. Futuras introduções de animais no rebanho são mais seguramente controladas empregando-se inseminação artificial ou transferência de óvulos fertilizados ou pela importação de animais soronegativos em dois testes realizados aos 30 e 60 dias antes da chegada na propriedade.

Nos rebanhos em que a prevalência da infecção é alta, um esquema de dois rebanhos pode ser bem-sucedido. Os bezerros recém-nascidos são separados das mães soropositivas imediatamente após o nascimento, recebem colostro de vacas soronegativas e são criados em isolamento. Todos os animais com mais de 6 meses de idade são testados periodicamente e aqueles soropositivos são descartados. Por fim, o rebanho-pai é descartado quando há disponibilidade de animais de reposição soronegativos. Somente os touros soronegativos podem ser utilizados e eles devem ser testados a cada 3 meses.

Embora a erradicação seja biologicamente exequível, é improvável que sejam implementados programas em áreas de erradicação em ampla escala, porque as perdas decorrentes da doença não são suficientemente altas e há alto risco de reintrodução por insetos vetores, o que representa um risco real à manutenção de um rebanho livre de BLV. A relação custo:benefício de um programa de erradicação em nível nacional é um importante fator a ser considerado. Para um rebanho individual, esse procedimento é exequível, desde que sejam adotadas algumas etapas que visam a aumentar a resistência genética do restante do rebanho e reduzir o risco de ocorrência da infecção por contato.

Limitação da disseminação da infecção

Em rebanhos com alta prevalência da infecção, a realização do teste e erradicação por meio de abate não é economicamente viável quando os animais apresentam alto valor econômico devido ao seu potencial genético superior. Nesses rebanhos é possível realizar o controle da infecção empregando-se transferência de embrião de vacas infectadas para receptoras negativas e isolamento dos bezerros recém-nascidos, mas esses procedimentos em nível nacional não são práticos. Um método alternativo é a separação dos animais não infectados pelo BLV daqueles infectados, com base nos resultados do teste ELISA ou AGID em amostras de soro sanguíneo ou de leite. Esse procedimento é conhecido como método de teste e segregação, o qual se baseia na evidência de que a disseminação da infecção entre os animais é relativamente lenta e que o vírus se propaga pela transferência de animais infectados de um rebanho para outro e pela movimentação dos animais no próprio rebanho. Após o teste inicial, o rebanho é separado em dois grupos – animais positivos ao BLV e animais negativos ao BLV – e mantidos distantes em, pelo menos, 200 metros. Um terceiro local, separadamente, é utilizado para a quarentena dos animais de reposição. Os animais de reposição devem ser considerados negativos em dois testes de pesquisa de anticorpos séricos consecutivos, o primeiro aos 30 dias antes da compra e o segundo aos 60 dias após o isolamento, antes de serem transferidos para o grupo negativo. Os testes sorológicos são realizados a cada 3 meses e os animais reagentes devem ser removidos para o local destinado aos animais do grupo positivo, até que os animais restantes do rebanho sejam considerados negativos no teste de BLV. Depois disso, os testes são realizados em intervalos de 6 meses e continuados até que se obtenha, no mínimo, quatro testes negativos em cada rebanho. Variações desse método de teste e segregação, com subsequente remoção dos animais soropositivos no programa de descarte de rotina foram bem-sucedidas. O colostro e o leite fornecido aos bezerros do grupo negativo ao BLV devem ser oriundos de vacas soronegativas ou serem pasteurizados para inativar o vírus.

No Canadá, os proprietários de bovinos podem se inscrever no programa Canada Health Accredited Herd, a fim de obter declaração oficialmente reconhecida de que o rebanho se encontra livre de leucose bovina enzoótica. Todos os animais reagentes devem ser removidos do rebanho. Caso se detecte grande número de animais reagentes, podem ser formados dois rebanhos em duas diferentes propriedades: um constituído de animais reagentes e outro de bovinos soronegativos. Os bezerros do rebanho reagente podem ser adicionados ao rebanho considerado oficialmente livre da doença, obedecendo aos procedimentos de teste e isolamento rigoroso. Para se qualificar ao certificado de acreditação, o rebanho deve apresentar dois testes negativos consecutivos, com intervalo mínimo de 4 meses e máximo de 12 meses. Todos os bovinos do rebanho devem ser examinados. O primeiro teste anual de renovação deve ocorrer não mais do que 12 meses após o segundo teste de qualificação para a certificação e deve incluir todos os bovinos do rebanho. Testes de renovação subsequentes devem ser realizados no mesmo intervalo de 12 meses. Apenas bovinos com 24 meses de idade, ou mais, devem ser testados, mas todo o rebanho deve ser submetido a inventário e auditoria. Nos rebanhos com animais reagentes não se iniciam os dois testes de qualificação antes de, no mínimo, 4 meses após a remoção do último animal reagente detectado em quaisquer testes. Pode-se introduzir animais ao rebanho durante o período de teste de qualificação ou após a obtenção da certificação. Cada animal deve ser acompanhado de um certificado de saúde e, dependendo da prevalência de leucose bovina enzoótica do rebanho de origem, podem ser aplicados alguns testes e procedimentos de isolamento. Os proprietários que desejam que seus animais participem de exposições podem fazê-lo, desde que obedeçam a algumas condições. Sêmen e embrião processados apropriadamente podem ser introduzidos sem restrição. Os proprietários são estimulados a empregar práticas de manejo sanitário preventivas a fim de abreviar a erradicação de leucose bovina enzoótica de seus rebanhos. Essas incluem todos os procedimentos nos quais é possível ocorrer contaminação por sangue (uso de agulhas, descorna, castração, remoção de teto extranumerário, colocação de brinco de identificação, realização de tatuagem de identificação, apara de casco, palpação retal, fornecimento de beberagem) e outros procedimentos que transferem leucócitos, bem como o controle rotineiro de insetos.

Prevenção da infecção em bezerros e animais jovens

Várias técnicas de manejo podem ser empregadas para prevenir a infecção em bezerros, desde o nascimento até que se tornem animais de reposição do rebanho. A remoção imediata dos bezerros recém-nascidos do piquete-maternidade e o fornecimento de colostro e leite de vacas soronegativas são amplamente aceitos, por serem efetivos, na prevenção da infecção em bezerros. A ocorrência de infecção pós-natal em bezerros também pode ser minimizada pelo fornecimento de substituto do leite e/ou de leite integral de vacas não infectadas. O uso de colostro e leite de vacas não infectadas permite a detecção sorológica precoce de bezerros infectados. No entanto, o fornecimento de colostro de vacas soropositivas aos bezerros recém-nascidos pode induzir proteção significativa à infecção nos primeiros 3 meses de vida. Estudos de campo indicam que os anticorpos colostrais contra BLV podem prevenir até 50% dos casos da infecção nos 3 primeiros meses de vida, comparativamente aos bezerros que não receberam anticorpos colostrais contra BLV. Redução adicional no risco de infecção mediante o fornecimento de colostro pode ser obtida pela pasteurização do colostro em temperatura de 63°C durante 30 min. Contudo, os anticorpos colostrais contra BLV retardam a detecção precoce da infecção em bezerros. Também, pode-se considerar a possibilidade de substituição do fornecimento de leite total pelo fornecimento de substituto de leite de alta qualidade.

Ademais, a transmissão da infecção aos bezerros recém-nascidos deve ser minimizada mediante a prevenção de exposição ao sangue materno no momento do parto, colocação dos bezerros em gaiolas individuais, com comedouros e bebedouros próprios e emprego de técnicas de manejo que evitem transmissão iatrogênica. Ao manusear um grupo de bezerros, os mais novos devem ser manipulados primeiro e, por fim, os mais velhos e doentes. Os equipamentos que podem atuar como fômites na contaminação por sangue devem ser desinfetados com clorexidina, quando utilizados em diferentes bezerros. Esses instrumentos incluem:

- Tenaz de nariz
- Tesoura
- Fórceps
- Material de descorna
- Tubo esofágico
- Pistola de aplicação de medicamento
- Material de tatuagem
- Brincos de identificação.

A descorna de bezerros mediante eletrocauterização antes de 2 meses de idade pode reduzir a prevalência da infecção, comparativamente ao uso de outros materiais de descorna que possibilitam a transferência de sangue infectado entre os bezerros. As instalações utilizadas no manejo de bezerros, que se tornam contaminadas com sangue, devem ser limpas antes do uso para outros bezerros. Deve-se realizar o controle de moscas, se necessário. Deve-se utilizar agulhas individuais durante a vacinação e os bezerros devem ser submetidos ao exame sorológico para pesquisa de infecção por BLV com, aproximadamente, 6 meses de idade.

Em um rebanho leiteiro com alta prevalência da infecção é possível obter redução marcante da prevalência da infecção no grupo etário de novilhas adotando-se as seguintes práticas:

1. Uso de agulhas individuais e de luvas individuais durante a palpação retal.
2. Desinfecção de material de tatuagem antes do uso.
3. Descorna mediante eletrocauterização.

Biossegurança

Pode-se conseguir a *prevenção da entrada da infecção no rebanho* assegurando que todos os animais importados do rebanho tenham sido submetidos ao teste, pelo menos, 30 dias antes da chegada e que são soronegativos. O controle de insetos vetores é altamente recomendado. Transfusões sanguíneas e aplicação de vacina à base de sangue, como aquelas utilizadas contra babesiose e anaplasmose, são meios especialmente importantes de propagação da doença; os animais doadores devem ser cuidadosamente testados, de modo a garantir que estão livres da doença. No futuro, a seleção de bovinos com resistência hereditária ao BLV pode ser uma possibilidade. A transferência de embrião de vacas soropositivas de raça pura de alto valor pode auxiliar na redução da infecção pré-natal. A inseminação não é um meio de transmissão e, assim, os programas de inseminação artificial, não precisam ser interrompidos.

Vacinas

A possibilidade de produção de uma vacina contra BLV tem sido extensivamente pesquisada. Até o momento, foram avaliadas vacinas com vírus inativado, vacinas oriundas de célula, vacinas com subunidade do vírus, vacinas com vírus *vaccinia* recombinantes e peptídeos sintéticos, sem muito sucesso.[10]

REFERÊNCIAS BIBLIOGRÁFICAS

1. George JW. Vet Clin Pathol. 2007;36:220-221.
2. Commission of the European Union. 2012 At: <http://eur-lex.europa.eu/LexUriServ/LexUriServ.do?uri=OJ:L:2012:152:0048:0049:EN:PDF>; Accessed 21.10.2013.
3. USDA-APHIS. 2009 At: <http://www.aphis.usda.gov/animal_health/nahms/dairy/downloads/dairy07/Dairy07_is_BLV.pdf>; Accessed 21.10.2013.
4. USDA-APHIS. 1997 At: <http://www.aphis.usda.gov/animal_health/nahms/dairy/downloads/dairy96/Dairy96_is_BLV.pdf>; Accessed 21.10.2013.
5. Scott HM, et al. Can Vet J. 2006;47:981-991.
6. Van Leeuwen JA, et al. Can Vet J. 2006;47:783-786.
7. Gutiérrez G, et al. Vet Microbiol. 2011;151:255-263.
8. Nagy DW, et al. J Vet Intern Med. 2007;21:1104-1107.
9. Erskine RJ, et al. J Dairy Sci. 2012;79:445-450.
10. Rodriguez SM, et al. Viruses. 2013;1210-1248.
11. Bartlett PC, et al. J Dairy Sci. 2013;96:1591-1597.
12. Panei CJ, et al. BMV Vet Res. 2013;9:95.
13. Erskine RJ, et al. Am J Vet Res. 2011;72:1059-1064.
14. USDA-FSIS. 2002 At: <http://www.fsis.usda.gov/OPHS/adrsdata/2002/pmctfy02.htm>; Accessed 21.10.2013.
15. Erskine RJ, et al. J Dairy Sci. 2012;95:727-734.
16. Tiwari A, et al. J Dairy Sci. 2007;90:656-659.
17. Sorge U, et al. J Dairy Sci. 2011;94:5062-5064.
18. Polychronakis I, et al. J Occup Med Tox. 2013;8:14.
19. Neasham D, et al. Occup Environ Med. 2011;68:77-81.
20. Cocco P, et al. Int J Cancer. 2012;132:2613-2618.
21. 't Mannetje A, et al. Occup Environ Med. 2008;65:354-363.
22. OIE Terrestrial Manual. 2012. Chapter 2.4.11, At: <http://www.oie.int/fileadmin/Home/fr/Health_standards/tahm/2.04.11_EBL.pdf>, (Accessed 21.10.2013).

Anemia infecciosa equina (febre do pântano)

Sinopse

- Etiologia: vírus da anemia infecciosa equina, um retrovírus (lentivírus)
- Epidemiologia: cosmopolita. Acomete todas as espécies da família Equidae. A doença é transmitida por sangue contaminado de equinos clinicamente acometidos ou inaparentemente infectados durante repasto sanguíneo interrompido de insetos hematófagos ou por via iatrogênica. Os equinos se tornam infectados pela vida toda
- Achados clínicos: febre, apatia, edema, hemorragias petequiais, aborto, perda de peso crônica, esplenomegalia
- Patologia clínica: anemia, trombocitopenia, hipergamaglobulinemia, teste de imunodifusão em gel de ágar (AGID) ou teste imunoenzimático competitivo (cELISA) positivo
- Confirmação do diagnóstico: teste AGID ou cELISA
- Lista de diagnósticos diferenciais:
  - Doença aguda:
    - Púrpura hemorrágica
    - Babesiose
    - Erliquiose granulocítica equina
    - Arterite viral equina
    - Anemia hemolítica autoimune
    - Leptospirose
    - Parasitismo
    - Trombocitopenia idiopática
  - Doença crônica:
    - Neoplasia
    - Abscesso interno
    - Doença hepática.

Etiologia

O vírus da anemia infecciosa equina (VAIE) é um retrovírus, membro da subfamília Lentivirinae, família Retroviridae. É um vírus RNA que utiliza uma enzima transcriptase reversa para sintetizar DNA proviral, presente no genoma do hospedeiro.[1] O vírus infecta apenas animais da família Equidae; não há evidência de que infecta ou provoca doença em humanos. O VAIE apresenta reação cruzada antigênica com os vírus das imunodeficiências humana e felina, mas não com o vírus que causa a síndrome artrite-encefalite caprina ou o vírus maedi-visna de ovinos. O genoma do VAIE possui três genes principais: *gag* – matriz codificadora e proteínas capsídios; *pol* – proteases codificadoras, transcriptase reversa e integrase; e *env* – codificação de glicoproteínas do envelope.[2] Anticorpos contra proteínas codificadas *gag* (p. ex., proteína p26) são comumente utilizados no diagnóstico de anemia infecciosa equina (AIE), no teste AGID ou ELISA.

A análise do genoma do gene *gag* mostrou uma forte localização geográfica de clados, um grupo de VAIE com ancestral comum e exclusivo, claramente relacionados à história evolutiva dos equinos atuais. Ambos, equinos e VAIE, parecem ser oriundos da Eurásia, e podem ter sofrido mudanças devido ao deslocamento desses animais, acompanhando a migração humana. A análise genômica do gene *gag* indica que as cepas de VAIE do continente americano representam um grupo distinto com origem comum, potencialmente única, por ocasião da colonização da América do Norte pelos europeus.[3] A estreita estruturação geográfica do VAIE é uma consequência da natureza da infecção transmitida por insetos, que favorece a transmissão à curta distância, em vez de longa distância, bem como a movimentação limitada, até muito recentemente, dos equídeos.[3] Há três grupos monofilogenéticos distintos, dois dos quais (VAIE-1 e VAIE-2) contêm apenas cepas europeias e o terceiro grupo (VAIE-3) contém cepas europeias, asiáticas e americanas. Este terceiro grupo contém três clados que incluem cepas europeias, asiáticas e todas as cepas americanas. As duas cepas japonesas deste grupo são de origem americana.[4]

A caracterização genômica do VAIE possibilita uma compreensão mais completa da origem geográfica das cepas do vírus, bem como da epidemiologia e da patogênese da doença. Por exemplo, a análise de cepas do vírus isoladas na Bélgica em 2010 confirmou que a origem era romena,[5] que as cepas japonesas V70 e V26 na verdade não têm origem japonesa, que lá existe uma cepa japonesa distinta[4,6], e que o vírus que provocou o surto de 2006, na Irlanda, era uma cepa europeia.[7]

Há considerável *variação antigênica* nas glicoproteínas de superfície (gp45, gp90); o surgimento de novas cepas antigênicas em um equino, individualmente, está associado com reações febris recidivantes características da doença. O exame de variações na proteína reguladora viral, a Rev, e na proteína transmembrana gp90, indicou a existência de quasespécies virais, tal como aquela subpopulação de vírus geneticamente distintos, de diferentes fenótipos, em um animal com infecção crônica, frequentemente assintomático. Mutações na proteína gp90 são controladas pela resposta imune do hospedeiro e podem ocasionar inserções ou deleções relativamente amplas no gene.[8]

O vírus da anemia infecciosa equina (VAIE), assim como todos os retrovírus, se integra ao genoma do hospedeiro pela inserção do cDNA viral no DNA do hospedeiro. Esse processo envolve a inserção não aleatória do cDNA viral, como um provírus, no genoma do hospedeiro, na forma de complexos de pré-integração. Esta integração do DNA viral no genoma do hospedeiro é vitalícia. Há relatos de locais de inserção do VAIE no genoma de equinos infectados.[1]

Epidemiologia

Ocorrência

Anemia infecciosa equina (AIE) foi diagnosticada em todos os continentes, exceto na Antártida; cada vez mais aumenta o volume de informações detalhadas sobre a distribuição do vírus e a taxa de infecção em vários países e localidades, incluindo Turquia[9-12], Brasil[13-16], Omã[17], Etiópia[18], Paquistão[19], Costa Rica[20], Romênia[21], Taiwan (onde atualmente a doença não existe)[21], Grécia[22], Índia[22], Itália[23] e Mongólia[23], entre outros. Na Europa, é mais prevalente nas regiões norte e central. Foi diagnosticada na maioria dos estados dos EUA e em províncias do Canadá, mas as principais áreas enzoóticas são a região da Costa do Golfo e as florestas do norte do Canadá.

Amplas *pesquisas sorológicas* utilizando o teste AGID (teste de Coggin) indicaram taxa de infecção de 1,5 a 2,5%, nos EUA, 6% no Canadá, baixa taxa na França, 1,6% no oeste da Alemanha e 15 a 25% na Argentina. Em determinada área geográfica, a *prevalência da infecção* (AGID positivo) varia em função da densidade populacional, da proporção de animais portadores de AIE e da densidade da população de inseto vetores. Em condições ideais, a incidência da infecção pode se aproximar de 100%, dentro de semanas, mas esta propagação rápida é incomum.

A *taxa de morbidade* varia consideravelmente; depende da cepa do vírus e do inóculo injetado durante a picada do inseto. Alguns equinos manifestam doença aguda e morrem após a infecção, outros apresentam infecção subclínica. Em equinos criados em países desenvolvidos é rara a ocorrência de surtos da doença causada pelo VAIE.

Fatores de risco do animal

Cavalos e pôneis são suscetíveis à infecção pelo VAIE e, tipicamente, desenvolvem sinais da doença dentro de alguns dias a semanas após a infecção. *Mulas* também se infectam e desenvolvem sinais clínicos semelhantes àqueles notados em cavalos e pôneis infectados por cepas de vírus patogênicos a cavalos; contudo, os *burros* não desenvolvem, subsequentemente, sintomas da doença apesar da infecção persistente pelo vírus oriundo de cavalos. A resistência de burros às cepas do VAIE oriundas de cavalos não é uma evidência definitiva de que os burros não desenvolvem anemia infecciosa equina e suspeita-se da existência de cepas virais patogênicas aos burros.

Meios de transmissão

A fonte de todas as novas infecções pelo VAIE é um cavalo, burro ou mula infectado. Cavalos com infecção persistente e aqueles infectados, mas clinicamente normais, são fontes de vírus. Por apresentarem alta concentração de vírus no sangue, os animais com doença clínica também são importantes fontes de infecção e causas de rápida propagação do vírus. A via de transmissão do VAIE é quase exclusivamente a transferência de sangue ou hemoderivados contaminados. Em condições de campo, isso geralmente acontece pela transmissão mecânica de sangue contaminado de um cavalo infectado para um cavalo não infectado através da picada de insetos.

Insetos vetores

Em equinos, os insetos vetores responsáveis pela transmissão do VAIE são todas as grandes moscas picadoras, incluindo *Stomoxys calcitrans* (mosca de estábulo), *Chrysops* spp. (mosca de cervídeos) e *Tabanus* spp. (mutuca). Os pernilongos não são reconhecidos como vetores importantes. Ocorre *transmissão mecânica* porque o vírus não se replica nos insetos; ademais, necessitam de grande quantidade de sangue (10 nℓ), que os insetos picadores são capazes de reter na boca. A infecção ocorre somente quando o inseto interrompe o repasto sanguíneo. Quando isso acontece, o inseto pode tentar se alimentar novamente no hospedeiro inicial ou pode procurar um outro hospedeiro próximo a ele. Se o hospedeiro inicial estiver infectado, o inseto pode transportar sangue deste animal para o segundo hospedeiro e propagar a infecção. Moscas tabanídeas podem percorrer mais de 6 km de distância, mas quando o repasto é interrompido, elas geralmente tentam completar o repasto no hospedeiro inicial ou em um animal próximo e raramente se deslocam mais do que 200 metros para finalizar o repasto sanguíneo.

Os *fatores relacionados aos insetos* que influenciam a chance de propagação incluem:

- Clima e estação do ano: os tabanídeos preferem condições úmidas e quentes para o repasto e procriação; nos meses de inverno a sua atividade é muito mais reduzida, ou são inativos
- Atratividade do hospedeiro: potros são menos provavelmente picados
- Proximidade de hospedeiros às áreas florestais: os tabanídeos preferem hábitat de refúgios ou abrigos de árvores
- Alojamento: os tabanídeos não se instalam em abrigos fechados
- Distância entre os equinos: como mencionado anteriormente, os tabanídeos preferem completar um repasto sanguíneo interrompido no hospedeiro inicial ou em um hospedeiro próximo ao primeiro.

Outros meios de transmissão

Embora nem sempre, pode ocorrer *infecção intrauterina*[24], resultando em aborto ou no nascimento de potros infectados que, frequentemente, morrem dentro de 2 meses. As éguas podem ser infectadas pela inseminação com sêmen contaminado com o vírus.

Em alguns surtos, a propagação iatrogênica da infecção pode ser importante. A infecção pode ser facilmente transmitida pelo uso de agulhas ou *instrumentos cirúrgicos contaminados* ou pela inoculação de quantidade mínima do vírus; o uso de uma mesma agulha em grupos de equinos pode provocar surto da doença. Nas áreas enzoóticas, os surtos são causados pelo uso de *preparações biológicas* não esterilizadas, oriundas de equinos. Um exemplo desse meio de propagação é o surto da doença em 2006, na Irlanda.[25,26] O vírus foi introduzido no país por plasma ilicitamente importado da Itália.[25] Esse plasma foi coletado de equinos mantidos em uma propriedade na qual, recentemente, foram confirmados casos clínicos da doença. Os potros foram infectados pela transfusão de plasma e as éguas adquiriram a infecção de seus potros. A via de transmissão da infecção de potros às éguas é incerta porque ocorreu durante um período de baixa atividade de insetos vetores potenciais. Outros casos foram relacionados à internação hospitalar de equinos com suspeita da doença.[26] O único fator de risco identificado foi o tempo da internação e não houve evidência de propagação iatrogênica da infecção. Nas proximidades do hospital havia chance de disseminação do vírus por meio de aerossol.

O vírus também é capaz de invadir as membranas mucosas bucal e nasal intactas, bem como ferimentos e pele íntegra, mas estas portas de entrada da infecção geralmente têm mínima importância nos surtos que ocorrem no campo. Parece possível a transmissão do vírus entre os equinos por meio de material utilizado como suabe, para coletar saliva para testes de antidoping.

Importância econômica

A dificuldade de diagnóstico e a persistência da condição de animal portador durante vários anos resultou em embargo na introdução de equinos em países com baixa prevalência da doença, ocasionando perdas econômicas e prejudicando a realização de eventos esportivos.

Patogênese

Multiplicação do vírus

Após a infecção, o VAIE se multiplica nos tecidos que têm grande quantidade de macrófagos, sendo o baço o principal sítio da infecção e de propagação do microrganismo, respondendo por mais de 90% da carga viral celular. O vírus se replica apenas nos *macrófagos teciduais maduros*; os monócitos circulantes respondem por apenas 1% da carga viral celular. A concentração de vírus livres no sangue, que pode ser tão alta quanto 10 $TCID_{50\%}$ por mℓ, está diretamente relacionada ao curso clínico. Febre e outros sintomas se desenvolvem dentro de *2 a 7 dias após a infecção*, à medida que aumenta a concentração de vírus no sangue; os sinais clínicos regridem à medida que a viremia diminui. Nota-se viremia persistente, porém de baixo grau, que persiste por toda a vida do equino. O nível de viremia em equinos sem sinais clínicos da doença é muito baixo e não detectável pelas técnicas convencionais de cultivo de vírus, mas pode ser detectado pelo teste PCR. Verifica-se baixa concentração do vírus na maioria dos tecidos de equinos assintomáticos. Durante os períodos de *recidiva* da doença clínica, o grau de viremia aumenta. Nestas ocasiões, o vírus isolado do sangue apresenta características antigênicas diferentes daquelas do vírus que originalmente infectou o equino. A *variação antigênica* das proteínas gp45 e gp90, comumente notada mesmo em equinos assintomáticos com baixa viremia, possibilita mutações do vírus, que escapa da vigilância imune, se multiplica e causa doença clínica. A frequência de recidivas da doença clínica diminui de modo marcante após o primeiro ano de infecção e os equinos que sobrevivem tornam-se portadores assintomáticos.

Resposta imune

A resposta imune ao EIAV é responsável pelo controle da replicação do vírus; também tem importante participação na patogênese da doença.[8] Os principais sintomas e lesões da anemia infecciosa equina são atribuídos à resposta do hospedeiro ao vírus e não à lesão direta do vírus ao tecido. A replicação do VAIE estimula uma potente resposta imune, detectada em equinos e pôneis dentro de 7 a 10 dias após a infecção. Possivelmente, a infecção inicial é controlada por *linfócitos T citotóxicos*, antes do surgimento de *anticorpos neutralizantes*. O anticorpo contra a proteína core p26 é detectado no teste AGID, em quase todos os equinos, 45 dias após a infecção; 60 dias após a infecção notam-se anticorpos contra gp45 e gp90. Os anticorpos neutralizantes são específicos contra o fenótipo do vírus que causa a viremia e este fenótipo pode se alterar com o tempo, como mencionado anteriormente. Nota-se hipergamaglobulinemia. As respostas imunes consistem em produção de anticorpos neutralizantes contra o vírus, anticorpos fixadores de complemento e linfócitos T citotóxicos. As respostas imunes são responsáveis pela cessação da viremia, embora essa ação não seja mediada pela citotoxicidade celular dependente de anticorpos contra macrófagos infectados pelo VAIE, mas, preferivelmente, pela produção de anticorpos neutralizantes e linfócitos T citotóxicos. Em um animal, a importância dos anticorpos neutralizantes no controle da doença é comprovada pela constatação de que a viremia nunca está associada com um vírus com fenótipo neutralizante já reconhecido pelo equino.

Em equinos com viremia, a maioria dos vírus consiste em um complexo de vírus e anticorpos. O *complexo vírus-anticorpos* é facilmente fagocitado pelas células do sistema reticuloendotelial, inclusive macrófagos teciduais, e está envolvido na ocorrência de febre, apatia, trombocitopenia, anemia e glomerulonefrite típica da doença.

Em equinos infectados pelo VAIE, a doença neurológica é atribuída à infecção viral do tecido neural, mas não necessariamente dos neurônios.

Anemia e trombocitopenia

A *anemia* característica de equinos que sofrem vários episódios febris de AIE é atribuída à redução da meia-vida das hemácias e à baixa produção dessas células. A infecção pelo VAIE reduz a meia-vida das hemácias circulantes para, aproximadamente, 38 dias, em comparação com o tempo normal de 130 dias. É possível que a redução da meia-vida das hemácias seja resultado da presença de complexos vírus-anticorpos na superfície dessas células e subsequente destruição dessas hemácias pelo sistema reticuloendotelial, indicada pela presença de sideroleucócitos no sangue periférico dos equinos infectados. O VAIE também é capaz de suprimir as células da série eritroide da medula óssea. Potros da raça Árabe com imunodeficiência combinada grave infectados com VAIE apresentam anemia, indicando que este sintoma não se deve apenas à resposta imune adaptativa do hospedeiro. Na doença crônica, a anemia que, em parte, se deve à limitada disponibilidade da reserva de ferro, possivelmente contribui para a carência da resposta da medula óssea.

Trombocitopenia é uma característica consistente dos episódios de febre aguda da AIE, sendo atribuída à deposição de complexos vírus-anticorpos nas plaquetas e subsequente remoção dessas células pelos macrófagos teciduais. No entanto, outros estudos detectaram déficit de produção primária resultante de um efeito supressivo indireto não citocida do VAIE nos megacariócitos. O VAIE não infecta megacariócitos e o efeito supressor da infecção é, pelo menos em parte, decorrência da ação dos fatores de necrose tumoral alfa e beta. Outra explicação para a ocorrência de trombocitopenia é a maior remoção de plaquetas devido à sua maior ativação *in vivo* e formação de agregados plaquetários, uma forma de destruição plaquetária não imunomediada. Isso foi associado ao aumento da trombopoese e da quantidade de plaquetas jovens no sangue. Os mecanismos primários exatos da trombocitopenia associada à infecção pelo VAIE aguda em equinos não foram esclarecidos.

Equinos infectados pelo VAIE e com sinais clínicos da doença apresentam reduzida função plaquetária *in vitro*. As plaquetas do sangue de equinos infectados contêm maior quantidade de fibrinogênio ligado à superfície celular, apresentam anormalidades ultraestruturais compatíveis com ativação plaquetária e baixa resposta à agregação *in vitro*.

Infecção persistente

Em equinos com infecção persistente, o *reservatório celular do vírus* é desconhecido; também não estão claros os mecanismos de latência primária. No entanto, é provável que a capacidade do retrovírus em *integrar uma cópia do DNA de seu genoma* no genoma do hospedeiro seja importante na persistência da infecção viral. O genoma viral é detectado em equinos clinicamente normais, porém com infecção persistente. A presença de DNA viral no tecido do hospedeiro indica infecção, enquanto a presença de RNA viral no sangue sugere replicação viral. Esta estratégia viral possibilita que o vírus escape da vigilância imune do hospedeiro. Os fatores que desencadeiam a recidiva de produção de vírus a partir do genoma latente são desconhecidos; contudo, a ocorrência de recidiva está associada com a variação antigênica que capacita o vírus a se proteger da resposta imune do hospedeiro.[8,27]

Resumo da patogênese

Um provável esquema de eventos patogênicos inclui:

- Entrada primária e infecção de macrófagos teciduais, principalmente do baço
- Destruição de macrófagos e liberação de vírus e seus componentes
- Produção de anticorpos contra componentes antigênicos
- Formação de complexos antígeno-anticorpo que induzem febre, glomerulite, anemia, trombocitopenia e depleção de complemento

- Hemólise ou fagocitose induzida pela ativação de complexos específicos, que ativam o sistema reticuloendotelial
- Eritropoiese por deficiência de ferro temporária causada pela demorada liberação de ferro pelos macrófagos
- Abrandamento de processos patológicos à medida que anticorpos neutralizantes contra o vírus reprime a multiplicação viral nos macrófagos: o vírus é integrado ao genoma do hospedeiro e torna-se latente
- Surgimento de nova variante antigênica do vírus e início de um novo ciclo de replicação viral nos macrófagos e novo episódio clínico: a variação antigênica é decorrência de alterações na glicoproteína de superfície do VAIE
- Recorrência menos frequente destes episódios, e os equinos se tornando permanentemente assintomáticos: pode-se dizer que o animal conseguiu um nível apropriado de resposta imune, suficiente para protegê-lo contra epítopos antigênicos comuns a todas as cepas do VAIE.

Achados clínicos

Em surtos naturais de anemia infecciosa equina é comum verificar um *período de incubação* de 2 a 4 semanas. Em geral, os surtos seguem um padrão de propagação lenta em equinos suscetíveis, após a introdução de um animal infectado. Na primeira exposição à infecção, os equinos manifestam sintomas de graus variáveis, classificados como agudos ou subagudos. Ocasionalmente, o episódio inicial é discreto ou inaparente e pode ser seguido de rápida recuperação clínica. Como regra, no estágio inicial da doença nota-se *anorexia, apatia, fraqueza intensa* e *perda da condição corporal*. O animal apresenta ataxia, alterações de comportamento, hiperestesia e cegueira; em alguns equinos, são essas as únicas anormalidades clínicas relatadas. Nota-se febre intermitente (até 41°C), que pode aumentar e diminuir rapidamente, às vezes variando até 1°C em 1 h. Icterícia, edema no abdome ventral, prepúcio e membros; é possível notar hemorragias petequiais em membranas mucosas, principalmente sob a língua, e na conjuntiva. Nos estágios iniciais não se constata palidez de mucosas; elas tendem a apresentar congestão e edema. Ocorre aumento característico na frequência e intensidade dos ruídos cardíacos, que são muito exacerbados por exercício moderado. Os sintomas respiratórios não são marcantes e nota-se dispneia apenas no estágio terminal da doença; entretanto é possível verificar secreção nasal serossanguinolenta não espessa. Ocorre aumento considerável do baço, que pode ser detectado por meio de palpação retal. As éguas prenhes podem abortar. Muitos animais se recuperam desta fase aguda depois de um curso de 3 dias a 3 semanas. Outros tornam-se progressivamente fracos, deitam e morrem após um curso de 10 a 14 dias de doença.

Os animais que se recuperam da doença aguda podem parecer normais por 2 a 3 semanas e, em seguida, manifestar *recidiva*, com sintomas semelhantes, porém menos graves. Durante a recidiva o animal pode morrer. A ocorrência de recidivas continua em intervalos tão breves quanto 2 semanas, mas geralmente cessam após 1 ano. Caso ocorram novamente, quase sempre estão associadas a períodos de estresse e se caracterizam por febre, emaciação progressiva, fraqueza, edema ventral e palidez de membranas mucosas, um sinal tardio da doença. Nesta fase crônica, geralmente o animal apresenta bom apetite, embora possa manifestar alotriofagia. Alguns animais acometidos parecem se recuperar completamente, porém permanecem infectados e podem apresentar recidiva depois de longo período, tanto quanto 11 anos.[28] O tratamento prolongado com corticosteroide pode ocasionar recidiva semelhante. Mesmo na ausência de sinais clínicos, os animais infectados frequentemente têm desempenho menos eficiente do que aqueles não infectados. A maioria das mortes ocorre no período de 1 ano após a infecção. Os animais sobreviventes permanecem como portadores assintomáticos.

Patologia clínica

O exame hematológico de equinos com doença aguda indica *trombocitopenia* e *anemia* moderada a marcante, que pode ser grave. Nota-se trombocitopenia na fase inicial da doença, podendo surgir antes que os equinos apresentem sorologia positiva[25]; durante as recidivas da doença, é mais grave nos episódios febris e a contagem de plaquetas pode ser baixa o suficiente para causar hemorragias petequiais. Durante as recidivas, a anemia normocítica normocrômica pode ser mais grave (volume globular, ou hematócrito, de 14 a 20%). Durante o surto de 2006, na Irlanda, a anemia foi um sintoma inconsistente da doença (notada em 40% dos casos).[25] A presença de *sideroleucócitos* (leucócitos que contêm hemossiderina) é considerada altamente sugestiva de AIE. Não ocorrem alterações típicas na contagem de leucócitos, embora seja comum a presença de neutrófilos bastonetes no estágio inicial da doença clínica.

Pode haver hipergamaglobulinemia. O exame bioquímico sérico pode revelar aumento na concentração de bilirrubina, diminuição na concentração sérica de ferro e elevação na atividade sérica de glutamato desidrogenase (GLDH).[25]

Confirmação do diagnóstico

Não é possível *confirmar o diagnóstico* com base apenas nos resultados dos exames hematológicos ou bioquímicos séricos, sendo ele obtido mediante a detecção de anticorpos contra o antígeno da proteína core p26 do VAIE. Em geral, utilizam-se dois testes: o AGID (teste de Coggin), padronizado com o uso de reagentes recombinantes[29-31], e diversos tipos de teste ELISA, inclusive cELISA.[32-36] Os resultados do teste AGID são disponibilizados em 24 h, enquanto os do ELISA podem ser disponibilizados em tempo tão breve de até 1 h. Os testes ELISA disponíveis no mercado detectam anticorpos contra o antígeno da proteína p26 e/ou anticorpos contra a proteína transmembrana gp45.[37] Inerentemente, os testes ELISA apresentam maior sensibilidade (detectam concentração menor de anticorpos) do que o teste AGID, mas, com frequência, as características dos testes ELISA comerciais são modificadas, reduzindo a sensibilidade (aumenta a menor concentração de anticorpos detectada pelo kit), de modo que os resultados obtidos com o uso desses kits estão de acordo com aqueles obtidos no AGID.[31]

Uma vantagem do teste ELISA, que detecta anticorpos contra o antígeno da proteína gp45 é que, quando combinado com teste que detecta anticorpos contra a proteína p26, é maior a possibilidade de identificar equinos infectados que apresentam resultado de teste duvidoso em um único exame. O procedimento é semelhante à técnica empregada no *teste Western blot*, para mostrar a presença de anticorpos para mais de um antígeno, principalmente os antígenos contra as proteínas gp45 e gp90, quando se obtém resultado duvidoso no teste AGID ou ELISA.

Ocorrem *reações falso-negativas* em ambos os testes porque os equinos carecem de anticorpos contra o antígeno da proteína p26. Os testes AGID e cELISA não detectam um equino com *infecção recente* que ainda não produziu anticorpos. Alguns equinos não desenvolvem anticorpos contra a proteína p26 antes de 45 dias após a infecção. Pode ocorrer *reação falso-positiva* em potros de éguas infectadas. Em potros, são detectados anticorpos contra p26 transferidos via colostro até 6 meses após o nascimento.

Reações positivas no teste ELISA (contra o antígeno da proteína p26) em amostras negativas no teste AGID podem ser decorrentes de interespécies determinantes. Suspeita-se de que os equinos expostos a lentivírus relacionados produzam anticorpos contra proteínas estruturais que ocasionam reação cruzada com o antígeno da p26 do VAIE no teste ELISA, mas não no teste AGID.

Na Tabela 11.8 há um algoritmo para o exame de amostras de equinos para detectar a presença do VAIE.

Foram desenvolvidos testes para detectar DNA proviral ou RNA viral em amostras de sangue e tecidos; eles são úteis na detecção do vírus quando há baixa concentração sanguínea do vírus no sangue e/ou no tecido. Na detecção de equinos infectados, a identificação do DNA proviral no sangue desses animais é um teste de maior especificidade e, aparentemente, de maior sensibilidade do que o teste AGID.

Também, induz-se *transmissão experimental* da doença em equinos suscetíveis por meio da injeção subcutânea de 20 mℓ de sangue total ou de plasma filtrado em placa Seitz como teste diagnóstico; é um procedimento útil, embora de alto custo e arcaico, como auxiliar a outros testes. O sangue do doador deve ser coletado durante o episódio febril, quando a viremia é mais intensa; deve-se avaliar o aumento da temperatura corporal dos animais receptores 2 vezes/dia.

Tabela 11.8 Algoritmo para o exame de equinos infectados pelo vírus da anemia infecciosa equina.

Coletar a amostra e separar o soro sanguíneo e as hemácias, tão logo possível

Etapa 1

- Examinar a amostra utilizando o teste ELISA
- Se negativo, considerar como resultado negativo
- Se positivo, passar para a etapa 2

Etapa 2

- Realizar dois testes, o mesmo e, pelo menos, outro teste ELISA
- Se negativo, considerar como resultado negativo
- Se positivo em apenas um teste ELISA, considerar como resultado negativo
- Se positivo em dois ou mais testes ELISA de diferentes fabricantes, realizar teste AGID
- Se negativo, considerar como resultado negativo
- Se positivo, passar para a etapa 3
- Se inconclusivo, passar para a etapa 3

Etapa 3

- Utilizar todos os testes para confirmar o resultado
- Se confirmado, submeter ao teste imunoblot
- No caso de resultado positivo para as proteínas gp90, gp45 e p26 (detectadas), considerar resultado positivo
- No caso de resultado positivo para duas importantes proteínas (reconhecidas), considerar como resultado positivo
- Se apenas p26 for detectada, considerar como resultado negativo

AGID: imunodifusão em gel de ágar; ELISA: teste imunoenzimático.

Os *testes de diagnóstico molecular* têm a vantagem de detectar viremia, mas atualmente o seu uso é limitado porque os *primers* disponíveis para PCR não possibilitam a detecção confiável de todas as cepas do vírus.[2,38]

Achados de necropsia

Na fase aguda da infecção pode haver edema subcutâneo, icterícia e hemorragias petequiais ou equimóticas na camada subserosa. Nota-se aumento considerável de fígado, baço e linfonodos locais. A medula óssea se apresenta avermelhada devido à maior quantidade de tecido hematopoético; pode conter infartos focais. Na fase crônica, quase sempre emaciação e palidez de tecidos são os únicos achados macroscópicos. O exame histológico é valioso no diagnóstico, mesmo de portadores de doença crônica assintomáticos. As lesões características são hemossiderose, infiltrados perivasculares de células redondas em vários órgãos e extensa proliferação de fagócitos mononucleares por todo o corpo. É possível notar glomerulite, provavelmente causada pela deposição de complexos anticorpo-vírus no epitélio glomerular. As lesões cerebrais estão associadas a leucoencefalite periventricular linfo-histiocítica. Em equinos com AIE é comum notar lesões de pneumonia intersticial.[39] O cultivo do VAIE é demorado e, em geral, o diagnóstico é confirmado pela positividade no exame sorológico e pela presença de lesões microscópicas típicas.

Amostras para confirmação do diagnóstico

- Histologia: amostras de baço, fígado, medula óssea, rins, pulmões e coração, fixadas em formalina
- Sorologia: sangue do coração ou líquido pericárdico (AGID, ELISA)
- Virologia (se desejada): amostras de baço, fígado, medula óssea e linfonodos periféricos, resfriadas (ISO).

Diagnóstico diferencial

Doença aguda

- Púrpura hemorrágica
- Babesiose
- Erliquiose granulocítica equina
- Arterite viral equina
- Anemia hemolítica autoimune
- Leptospirose
- Parasitismo
- Trombocitopenia idiopática.

Doença crônica

- Abscesso interno (infecção mestastática causada por *Streptococcus equi)*
- Doença inflamatória crônica, neoplasia e hepatite crônica.

Tratamento

Não há disponibilidade de tratamento específico. O tratamento de suporte, com transfusão sanguínea e produtos hematínicos, pode abreviar a recuperação clínica; todavia, é importante lembrar que os equinos recuperados permanecem com infecção persistente e representam fontes de infecção por toda a vida.

Controle

O controle de AIE se baseia na *detecção e erradicação ou quarentena dos animais infectados por toda a vida*, quarentena e testes de novos animais introduzidos no rebanho, teste compulsório em equinos importados e medidas de prevenção da propagação do vírus mediante o controle de insetos em equinos e de rigorosas práticas de higiene por ocasião de vacinações ou de coleta de amostras de sangue.[40]

O controle de anemia infecciosa equina ainda se baseia, universalmente, na erradicação da doença por meio da detecção de animais infectados, clinicamente normais, mediante exame sorológico, seguido de abate. Faz-se a detecção pelo teste AGID ou cELISA. A eficácia de um programa de teste e erradicação da doença é corroborada pela erradicação da AIE em Hong Kong. No Estado de Kentucky, nos EUA, relata-se um programa de controle efetivo que possibilita a manutenção de equinos infectados, desde que tenham identificação indelével e local de alojamento restrito.

Os programas de controle baseados nessa política de teste e abate estão sujeitos a críticas porque à vista dos proprietários dos equinos, muitos animais assintomáticos, com baixa infectividade, são abatidos desnecessariamente.[41] Uma decisão sobre o assunto depende se o objetivo é erradicar ou restringir os casos da doença e, neste último, em qual nível de restrição. Até o momento, a política tem sido a erradicação; obviamente, é possível o emprego de outro procedimento. É desejável alguma flexibilidade na proposta oficial devido aos riscos de falha nos procedimentos de controle recomendados e à possibilidade de perdas devastadoras quando o ambiente for ideal para a propagação da doença.

Potros de éguas infectadas podem ser criados livres de infecção. Estes potros possuem anticorpos detectáveis contra o VAIE por até 330 dias, no teste imunoblot, e por até 260 dias no teste ELISA, oriundos da transferência de imunoglobulinas colostrais maternas no período neonatal. No entanto, os potros que, enfim, são livres da infecção não apresentam RNA viral detectável no sangue e sua concentração de anticorpos contra VAIE se reduz. Após o diagnóstico da infecção da mãe pelo VAIE os potros devem ser separados dos equinos infectados, tão logo possível.

Para evitar a introdução da doença em grupos de animais ou em áreas livres da infecção é importante *restringir a introdução de equinos infectados*. Os equinos devem ser examinados antes da introdução ao grupo de animais e, às vezes, reexaminados após 1 a 2 meses. Caso equinos suspeitos sejam introduzidos, eles devem ser mantidos sob rigorosa vigilância por um período mínimo de 6 meses, antes de sua introdução. Os equinos sabidamente infectados ou suspeitos de infecção devem ser isolados de todos os outros cavalos, burros e mulas não infectados a uma distância de, pelo menos, 200 metros. Essa recomendação se baseia na observação do comportamento alimentar dos tabanídeos, sendo muito improvável que sua capacidade de voo supere a 100 metros, após um repasto sanguíneo interrompido. Os *equinos positivos suspeitos* devem ser novamente examinados após um período de, no mínimo, 1 mês e, provavelmente, depois disso, em intervalos regulares. Funcionários de criações abertas e haras de descanso também podem exigir uma prova de teste negativo antes da admissão do equino. Uma falha nesse procedimento refere-se ao longo período de incubação, de até 45 dias, desde o início da infecção e a soroconversão para um teste positivo.

Em países onde a incidência da doença é alta, é comum o controle da movimentação dos equinos com base em um programa que possibilita e comprova a condição livre da doença e exige a identificação mediante marcação da pele ou tatuagem no lábio de todos os equinos. A movimentação de equinos com teste AGID ou ELISA positivo é permitida apenas em condições específicas.

A drenagem de áreas pantanosas e o *controle de picadas de insetos* podem auxiliar na restrição da propagação da doença. É possível obter certo grau de proteção pelo uso de *repelentes de insetos* e pelo abrigo dos animais em baias teladas. Deve-se ter muito cuidado para evitar a transmissão da doença por meio de *instrumentos cirúrgicos* e agulhas hipodérmicas, os quais só podem ser esterilizados por fervura durante 15 min ou por autoclavagem em pressão de 6,6 bar, por tempo similar. A desinfecção química de material e equipamentos de tatuagem requer imersão em um desinfectante fenólico menos corrosivo durante 10 min. Primeiramente, todos os materiais que serão desinfectados devem estar livres de matéria orgânica. Para a desinfecção pessoal, a solução de hipoclorito de sódio, etanol ou compostos iodados são seguros; para a desinfecção de materiais nos quais a matéria orgânica não é removível, a eficácia de produtos como clorexidina ou compostos fenólicos associados a um detergente, é satisfatória.

Há problemas consideráveis na produção de *vacinas* contra AIE porque apenas os anticorpos neutralizantes são capazes de induzir imunidade estéril e prevenir a infecção. Os anticorpos neutralizantes são específicos contra o vírus homólogo, mas a grande variabilidade nos fenótipos do vírus selvagem dificulta o estímulo à produção de anticorpos neutralizantes que protegem contra todos os possíveis fenótipos infectantes.[42] Em alguns países, há disponibilidade de *vacinas*, mas seu uso não é geral.[43] Vacinas à base de vírus total morto são seguras, mas as vacinas com subunidades virais podem, na verdade, exacerbar a ocorrência da doença. Uma vacina viva atenuada, com DNA proviral do VAIE, induz proteção total em equinos com infecção experimental e tem sido amplamente utilizada na China. O uso de vacinas atenuadas em desafio com vírus heterólogo está associado com risco de reversão à virulência e perda da imunidade estéril.[38]

LEITURA COMPLEMENTAR

Cook RF, et al. Equine infectious anemia and equine infectious anemia virus in 2013: a review. Vet Microbiol. 2013;167:181-204.

REFERÊNCIAS BIBLIOGRÁFICAS

1. Liu Q, et al. Viruses-Basel. 2015;7:3241.
2. Boldbaatar B, et al. J Virol Meth. 2013;189:41.
3. Capomaccio S, et al. Virus Res. 2012;163:656.
4. Dong J, et al. V et Microbiol. 2014;174:276.
5. Caij AB, et al. Transboundary Emerg Dis. 2014;61:464.
6. Dong J-B, et al. J Gen Virol. 2013;94:360.
7. Quinlivan M, et al. J Gen Virol. 2013;94:612.
8. Sponseller BA, et al. Virol. 2007;363:156.
9. Albayrak H, et al. Trop Animal Health Prod. 2010; 42:1593.
10. Inci A, et al. Ankara Univ Vet Fak Der. 2013;60:281.
11. Marenzoni ML, et al. Turk J Vet Anim Sci. 2013; 37:76.
12. Yilmaz O, et al. J Equine Vet Sci. 2013;33:1021.
13. Borges AMCM, et al. Res Vet Sci. 2013;95:76.
14. Cutolo AA, et al. Semina-Ciencias Agrarias. 2014; 35:1377.
15. Gaiva e Silva L, et al. Rev Inst Med Trop Sao Paulo. 2014;56:487.
16. Guimaraes LA, et al. Rev Bras Med Vet. 2011;33:79.
17. Body M, et al. Pak Vet J. 2011;31:235.
18. Getachew M, et al. J Vet Med Animal Health. 2014; 6:231.
19. Hussain MH, et al. Pak Vet J. 2012;32:247.
20. Jimenez D, et al. Open Vet J. 2014;4:107.
21. Lo C-H, et al. Taiwan Vet J. 2014;40:1.
22. Mangana-Vougiouka O, et al. Rev Scien Tech OIE. 2013;32:775.
23. Pagamjav O, et al. Microbiol Immunol. 2011;55:289.
24. Kuhar U, et al. Equine Vet J. 2014;46:386.
25. More SJ, et al. Equine Vet J. 2008;40:706.
26. More SJ, et al. Equine Vet J. 2008;40:709.
27. Schwartz EJ, et al. J Virol. 2015;89:6945.
28. Capomaccio S, et al. Vet Microbiol. 2012;157:320.
29. Alvarez I, et al. Clin Vaccine Immunol. 2007;14:1646.
30. Alvarez I, et al. Vet Microbiol. 2007;121:344.
31. Reis JKP, et al. J Virol Meth. 2012;180:62.
32. Alvarez I, et al. Rev Arg Microbiol. 2015;47:25.
33. Craigo JK, et al. J Virol Meth. 2012;185:221.
34. Hu Y, et al. Chin J Prev Vet Med. 2014;36:651.
35. Hu Z, et al. Appl Microbiol Biotech. 2014;98:9073.
36. Piza AST, et al. Prev Vet Med. 2007;78:239.
37. Issel CJ, et al. Vet Rec. 2013;172:210.
38. Cook RF, et al. Vet Microbiol. 2013;167:181.
39. Bolfa P, et al. Vet Res. 2013;44.
40. Brangan P, et al. Equine Vet J. 2008;40:702.
41. Issel CJ, et al. Vet Clin Equine. 2014;30:561.
42. Craigo JK, et al. PLoS Pathog. 2015;11:e1004610.
43. Tagmyer TL, et al. J Virol. 2008;82:4052.

Carrapatos que transmitem doenças causadas por protozoários

Os carrapatos são importantes vetores de diversas doenças causadas por protozoários; na maioria dos casos, os protozoários sobrevivem por gerações de carrapatos por infectarem seus ovos. Ao empregar medidas de controle dessas doenças é preciso saber quais os carrapatos vetores, quantos hospedeiros o carrapato parasita durante seu ciclo biológico e quais animais podem atuar como hospedeiros dos protozoários. Muitas das informações sobre tais tópicos são incompletas e, assim, na Tabela 11.9 é apresentado apenas um resumo. Informações adicionais sobre o controle de carrapatos são mencionadas no Capítulo 17.

Babesiose (febre do Texas, *redwater fever*, febre do carrapato em bovinos)

Babesia spp. inclui diversos parasitas intraeritrocitários obrigatórios pertencentes ao grupo Apicomplexa, transmitidos por carrapatos, que infectam ampla variedade de animais.[1-10] No hospedeiro vertebrado, a infecção inicia pela inoculação de esporozoítos na corrente sanguínea durante o repasto sanguíneo do carrapato. A maioria dos esporozoítos de babesia invade diretamente as hemácias circulantes, sem um estágio de desenvolvimento tecidual. Algumas babesias, principalmente *Babesia equi* e *Babesia microti*, primeiramente penetram nos linfócitos, onde originam merozoítos móveis que, em seguida, penetram nas hemácias. Após a penetração nas hemácias, inicia um ciclo de reprodução assexuada aparentemente contínuo, mesmo com o rápido desenvolvimento de resposta imune potente pelo hospedeiro.

Sinopse

- Etiologia: *Babesia* spp.
- Epidemiologia: doença de países de clima tropical ou subtropical. Acomete bovinos, ovinos, caprinos, equinos, cervídeos e suínos. A doença é transmitida por carrapatos hematófagos. Bezerros jovens apresentam resistência inata. Ocorre estabilidade endêmica em rebanhos com taxa de inoculação suficiente para imunizar alta porcentagem de animais
- Implicações zoonóticas: *Babesia bigemina* e *B. microti* infectam humanos, em regiões onde há carrapatos apropriados. Doadores de sangue humanos podem ser infectados
- Achados clínicos: anemia, hemoglobinúria, icterícia, febre, alta taxa de mortalidade
- Patologia clínica: presença de parasitas em esfregaços de sangue corados; sorologia positiva. Reação em cadeia de polimerase (PCR) para detectar o parasita no sangue
- Lesões de necropsia: sangue ralo aquoso, palidez, icterícia
- Confirmação do diagnóstico: presença de parasitas no esfregaço sanguíneo; presença do vetor no ambiente
- Lista de diagnósticos diferenciais: uma síndrome caracterizada por anemia hemolítica aguda deve sugerir as seguintes alternativas de diagnóstico:
  - Bovinos:
    - Teileriose
    - Hemoglobinúria pós-parto
    - Hemoglobinúria bacilar
    - Intoxicação por sulfóxido de S-metil-L-cisteína (SMCO)
    - Leptospirose
  - Tratamento: aceturato de diminazeno e imidocarb
  - Controle: de carrapatos, vacinação com vacina viva, quimioprofilaxia com imidocarb.

Etiologia

A nomenclatura desses parasitas intraeritrocitários ainda está sujeita a alterações; em rebanhos pecuários as espécies incluem:

- *Bovinos: Babesia bovis* (*B. argentina*), *B. bigemina* e *B. divergens*[1,2]
- *Ovinos e caprinos: B. motasi, B. ovis*
- *Suínos: B. trautmanni, B. perroncitoi.*

Epidemiologia

Ocorrência geográfica

A distribuição dos protozoários causadores de doenças está relacionada à distribuição geográfica e sazonal dos insetos vetores que as transmitem (Tabela 11.10).

Hospedeiros

Babesiose bovina

A babesiose causada por *B. bigemina* e *B. bovis* é uma importante doença, principalmente em países de clima tropical ou subtropical.[2,3] Ambas espécies são transmitidas, via transovariana, por carrapatos *Boophilus* ou *Rhipicephalus*; contudo, apenas as larvas de carrapatos transmitem *B. bovis*, enquanto ninfas e adultos transmitem *B. bigemina*. Outras espécies de *Babesia* dependem de outros carrapatos, inclusive *Haemaphysalis* e

Tabela 11.9 Carrapatos relatados como transmissores de doenças causadas por protozoários.

Doença	Protozoário	Carrapatos vetores	Local
Babesiose			
Bovinos	*Babesia bigemina*	*Boophilus annulatus, B. microplus, B. (annulatus) calcaratus, B. decoloratus; Rhipicephalus appendiculatus, R. bursa, R. evertsi; Ixodes ricinus*	América do Norte, Austrália, América do Sul, África
		Haemaphysalis punctata	Europa
	Babesia bovis	*Ixodes persulcatus*	Antiga União Soviética
		I. ricinus	Europa
		B. annulatus	Irã
		B. microplus	Austrália
	Babesia berbera	*B. annulatus (calcaratus); Rhipicephalus bursa*	África
Ovinos e caprinos	*Babesia motasi*	*Dermacentor sylvarum; Rhipicephalus bursa; Haemaphysalis punctata; Ixodes rinicus*	Europa
	Babesia ovis	*Rhipicephalus bursa*	Antiga União Soviética
		Haemaphysalis bispinosa	Índia
	Babesia ovata	*Haemaphysalis longicornis*	Japão
Equinos	*Babesia caballi*	*Hyalomma dromedarii*	África
		Dermacentor (reticulata) marginatus, D. pictus, D. sylvarum	Antiga União Soviética e Balcãs, América do Sul, Flórida (EUA)
		Hyalomma (excavatum) anatolicum	África, Balcãs
		H. marginatum, H. volgense	América do Sul
		Rhipicephalus bursa, R. sanguineus	Austrália
	Babesia equi	*Hyalomma dromedarii; Rhipicephalus evertsi, R. sanguineus; Dermacentor marginatus, D. pictus; Hyalomma anatolicum, H. marginatum, H. uralense; Rhipicephalus bursa, R. sanguineus*	–
Suínos	*Babesia trautmanni*	*R. sanguineus (turanicus)*	Antiga União Soviética
Teileriose			
Bovinos	*Theileria parva*	*Rhipicephalus appendiculatus*	África
	Theileria annulata	*Hyalomma anaticolicum*	África, Ásia, antiga União Soviética, Europa, China, Índia
	Theileria sergenti	*Haemaphysalis sergenti*	Japão, Ásia
	Theileria mutans	*Amblyoma variegatum*	África, Ásia
		Haemaphysalis spp.	Europa, antiga União Soviética, América do Norte
	Theileria buffeli	*Haemaphysalis* spp.	Austrália
Ovinos	*Theileria ovis*	*Rhipicephalus bursa*	África, Ásia
		R. evertsi	Europa
		Hyalomma spp.; *Rhipicephalus* spp.	África, Oriente Médio
	Theileria hirci	*Hyalomma anaticolicum*	Antiga União Soviética

Hyalomma. B. bigemina e *B. bovis* são encontrados em regiões de clima tropical ou subtropical da África, América, Ásia, Austrália e Europa (entre 40° N e 32° S). *B. divergens* é encontrada na Europa, sendo a principal causa de babesiose no Reino Unido. Outras espécies, como *B. divergens* e *B. major*, estão presentes em regiões de clima temperado.

A babesiose bovina, por exemplo, encontra-se disseminada na África do Sul; a distribuição de ambas, *B. bovis* e *B. bigemina*, depende da presença de seus carrapatos vetores. A soroprevalência de *B. bigemina* em bovinos não vacinados se deve mais à alta população de carrapatos vetores e à situação endêmica estável, obtida por um método de controle de carrapatos que possibilita uma quantidade aceitável de carrapatos nos bovinos, do que ao controle intensivo, total e confiável, de carrapato e vacinação.[1]

Ovinos e caprinos

É causada por espécies como *B. ovis* e *B. motasi* e relatada em África, Ásia e Europa. A babesiose ovina é de considerável importância econômica nas regiões infestadas por *Rhipicephalus* ou *Haemophysalis*.

Babesiose suína

É causada por *B. trautmanni* e *B. perroncitoi* e relatada na África e na Europa.

Piroplasmose equina

Em cavalos, burros, mulas e zebras, a piroplasmose equina é causada por *B. caballi* e *B. equi*.[1,2] Atualmente, este último parasita é conhecido como *Theileria equi*[2] e será abordado no contexto de piroplasmose (doença causada por *Babesia* ou *Theileria*) porque as doenças ocasionadas por *B. caballi* e *T. equi* são clinicamente semelhantes (ver o tópico sobre *Piroplasmose equina*). A piroplasmose equina é relatada na maior parte do sul da Europa, Ásia e na Américas. Por exemplo, encontra-se disseminada na China, e representa um sério problema no nordeste do país. Ademais, a doença está disseminada em cavalos, burros, mulas e zebras na África do Sul.[2] Felizmente, a Austrália está livre de piroplasmose equina, mas equinos soropositivos foram temporariamente importados pelo país para os jogos Olímpicos de Sydney, em 2000. Enquanto permaneceram na Austrália, os animais soropositivos foram mantidos em locais particulares restritos.

Babesiose em animais selvagens

Entre as espécies de *Babesia* que infectam os animais selvagens, *B. odocoilei* infecta cervídeos, inclusive veado-de-cauda-branca (*Odocoileus virginianus*), alce americano e rena (*Rangifer tarandus caribou*).[1] Carneiro-selvagem-do-deserto (*Ovis canadiensis nelsoni*) e veado-vermelho (*Cervus elaphus elaphus*) também são suscetíveis à infecção, mas não manifestam sinais clínicos da doença. *B. odocoilei* é transmitido por carrapatos do gênero

Tabela 11.10 Principais espécies de Babesia que infectam animais domésticos, carrapatos vetores e distribuição geográfica.

Babesia spp.	Principais ixodídeos vetores	Distribuição conhecida	Espécies domésticas acometidas
Babesia bigemina	*Boophilus microplus* *Boophilus decoloratus* *Boophilus annulatus* *Boophilus geigyi* *Rhipicephalus everti*	África, Ásia, Austrália, América Central, América do Sul, sul da Europa	Bovinos, búfalos
Babesia bovis	*Boophilus microplus*	Semelhante à *Babesia bigemina*, porém menos disseminada na África devido à competição entre *B. microplus* e *B. decoloratus*	Bovinos, búfalos
Babesia divergens	*Ixodes ricinus* *Ixodes persulcatus*	Noroeste da Europa, Espanha, Grã-Bretanha, Irlanda	Bovinos
Babesia major	*Haemaphysalis punctata*	Europa, noroeste da África, Ásia	Bovinos
Babesia ovata	*Haemaphysalis longicornis*	Leste da Ásia	Bovinos
Babesia ovis	*Rhipicephalus bursa*	Sudeste da Europa, norte da África e Ásia	Ovinos e caprinos
Babesia motasi	*Rhipicephalus bursa*	Sudeste da Europa, norte da África e Ásia	Ovinos e caprinos
Babesia caballi	*Dermacentor* spp. *Hyalomma marginatus mule* *Hyalomma truncatum* *Rhipicephalus evertsi*	África, América do Sul, América Central, sul dos EUA, Europa, Ásia	Cavalos, burros e mulas
Babesia canis	*Rhipicephalus sanguineus* *Dermacentor* spp. *Haemaphysalis* spp. *Hyalomma* spp.	Sul da Europa, América do Norte, Ásia, África, Austrália	Cães
Babesia gibsoni	*Haemaphysalis* spp. Rhipicephalus sanguineus	África, Ásia, Europa, América do Norte	Cães
Babesia trautmanni	*Rhipicephalus* spp.	Sul da Europa, antiga União Soviética, África	Suínos

Ixodes. Várias espécies de *Babesia* foram relatadas em renas, inclusive *B. divergens* e *B. tarandirangiferis*.

Origem da infecção e transmissão

Estágios viáveis de *Babesia* são encontrados na corrente sanguínea de animais na fase ativa da infecção. Os carrapatos são vetores naturais da babesiose; os parasitas causadores persistem e passam parte de seu ciclo biológico no hospedeiro invertebrado. Tanto *B. bovis* quanto *B. bigemina* passam parte de seu ciclo biológico no carrapato *Rhipicephalus australis* (anteriormente denominado *Boophilus microplus*). Outras espécies de *Boophilus* e *Rhipicephalus* são importantes vetores de babesiose, mas outros carrapatos do gênero *Haemaphysalis*, *Hyalomma*, *Ixodes* e *Dermacentor* podem estar envolvidos na transmissão.[1] Nos sistemas de produção de bovinos da Austrália, América Central e América do Sul, *Rhipicephalus australis* é o principal vetor da babesiose causada por *B. bovis* e *B. bigemina*. No Reino Unido, *Ixodes ricinus* é um transportador comum de *B. divergens*.[1,2] *Rhipicephalus* e *Haemaphysalis* spp. são carrapatos comuns de ovinos e/ou caprinos.[2]

O conhecimento do histórico da vida do carrapato é fundamental na implementação de estratégias de controle efetivo de babesiose ou piroplasmose. Quando os animais adultos se infectam com *Babesia*, eles podem atuar como transportadores por períodos variáveis, de até 2 anos. No caso de reinfecção constante, pois eles habitam ambiente endêmico, podem atuar como transportadores por toda a vida. A erradicação dos carrapatos que parasitam apenas um hospedeiro é mais fácil; ademais, a taxa de propagação da doença é menor do que aquela de carrapatos que parasitam vários hospedeiros. O controle de carrapatos capazes de sobreviver tanto em animais domésticos quanto em selvagens é um desafio maior.

Ciclo biológico e desenvolvimento de *Babesia*

O desenvolvimento de *B. bovis* e *B. bigemina* tem padrões semelhantes. *Babesia* spp. não parasita célula do hospedeiro vertebrado, exceto as hemácias. O esporozoíto penetra a membrana das hemácias com auxílio de uma estrutura especializada denominada complexo apical. Uma vez no interior da célula, o parasita se transforma em trofozoíto, que origina dois merozoítos, por um mecanismo de merogonia ou esquizogonia (fissão binária; Figura 11.9).

O carrapato se infecta quando ingere hemácias contendo piroplasmas (gametócitos). Eles se desenvolvem em gametas, masculinos e femininos, no intestino do carrapato. Os microgametas se unem com macrogametas e originam zigotos móveis. Em seguida, os zigotos se multiplicam e os "vermículos" resultantes invadem diversos órgãos do carrapato, inclusive os ovários. Assim, a infecção alcança os ovários e os ovos da próxima geração de carrapatos (condição conhecida como transmissão transovariana). Em geral, a fêmea do carrapato se infecta e inicia esporogonia nas glândulas salivares das larvas, ninfas e/ou carrapatos adultos da geração seguinte. Quando os carrapatos se instalam em um novo hospedeiro, os esporozoítos amadurecem. Por exemplo, na *B. bigemina* ocorre algum grau de desenvolvimento na larva durante sua alimentação, mas o surgimento de esporozoítos infectantes demora cerca de 9 dias e, portanto, apenas podem ser notados nos estágios de ninfas e de carrapatos adultos. A transmissão pode acontecer durante todo o resto do estágio de ninfa, por fêmeas e machos adultos. Em *B. bovis*, geralmente a produção de esporozoítos infectantes ocorre 2 a 3 dias após a fixação da larva do carrapato no hospedeiro. O hospedeiro é infectado pela saliva do carrapato. Espécies particulares de *Babesia* podem persistir ao longo de várias gerações de carrapatos, mesmo na ausência de novas infecções.

Pode ocorrer transmissão física da infecção pelo uso de agulhas e material cirúrgico contaminados. A facilidade em que ocorre infecção por essa via de transmissão depende, basicamente, do grau de parasitemia de cada espécie. Desse modo, o risco de transmissão física de *B. bovis* é pequeno, sendo maior para *B. equi* e *B. bigemina*.

Imunidade e suscetibilidade à infecção

A resposta imune de bovinos à infecção por *B. bovis* ou *B. bigemina* envolve ambos os mecanismos, inato e adquirido.[4] A resposta imune contra a infecção por *Babesia* é tanto humoral quanto celular, sendo dependente do linfócito T. Além disso, em bovinos está bem definida a imunidade relacionada com a idade à infecção inicial por *B. bovis*, caracterizada por potente imunidade inata em bezerros jovens. Os fagócitos mononucleares são considerados as principais células efetoras nas respostas imunes, inata e primária; detectou-se óxido nítrico em pelo menos uma molécula de babesicida produzida por fagócitos mononucleares ativados. Quando as hemácias infectadas por *B. bovis* que crescem em culturas são expostas ao óxido nítrico, a morte intraeritrocitária dos parasitas ocorre rapidamente.

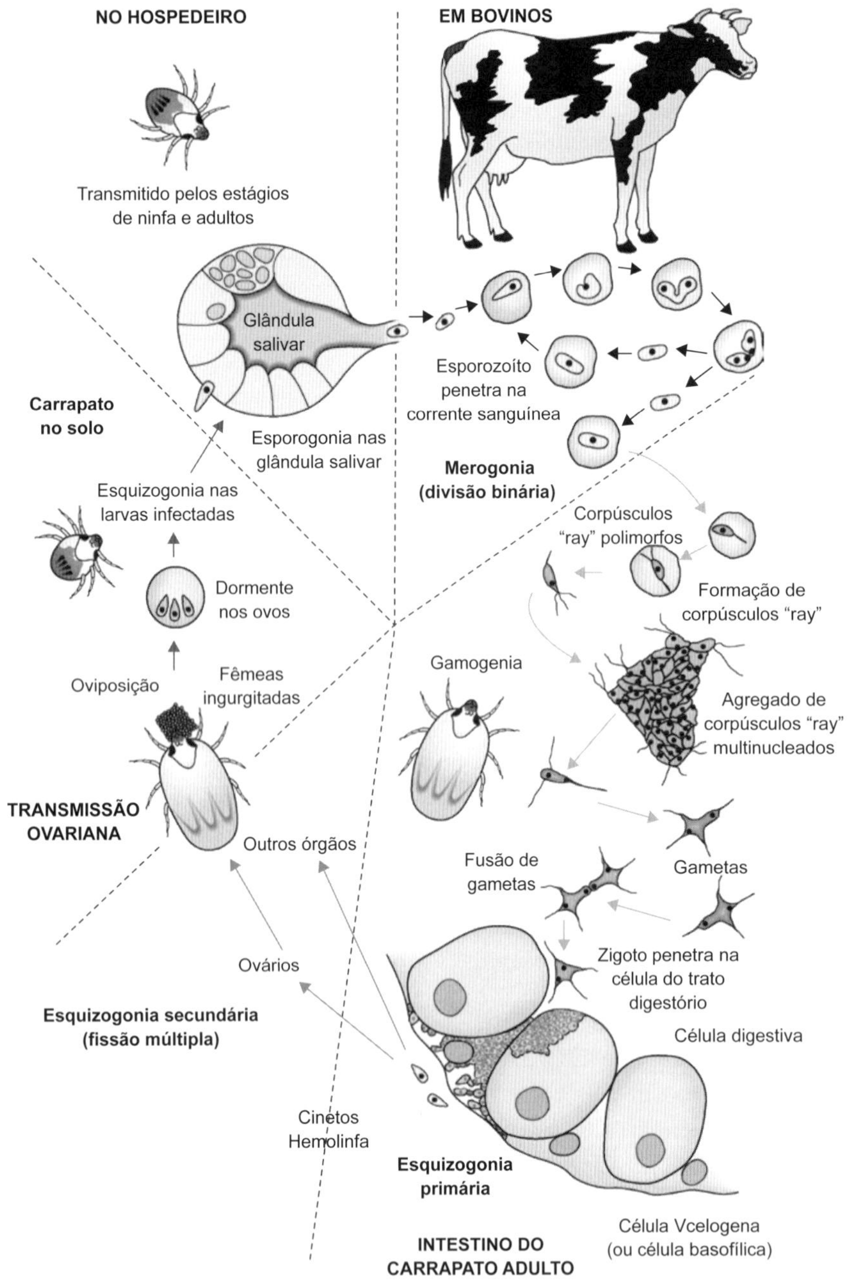

Figura 11.9 Ciclo biológico de desenvolvimento de *Babesia bigemina* em bovinos e do carrapato ixodídeo vetor *Boophilus microplus*. Adaptada de Mehlhorn H, Schein E. The piroplasms – life-cycle and sexual stages. Adv Parasitol. 984;23:37-103; Gough JM, Jorgensen WK, Kemp DH. Development of tick gut forms of abesia bigemina in vitro. J Eukaryot Microbiol. 1998;45:298-306; Mackenstedt U, Gauer M, Fuchs P. et al. DNA measurements reveal differences in the life-cycles of Babesia-bigemina and B-canis, 2 typical members of the genus Babesia. Parasitol Res. 1995;81:595-604.

Mecanismos imunes inatos

Há imunidade relacionada à idade contra a infecção primária de bovinos por *B. bovis* e *B. bigemina*. Bezerros jovens apresentam potente imunidade inata contra a infecção por *B. bovis*, que dura cerca de 6 meses após o nascimento e que desaparece com a remoção do baço.[4] Interleucina IL-12 e IL-10 são importantes citocinas imunorreguladoras. Em bezerros jovens, a resposta inata que protege contra a infecção por cepa virulenta de *B. bovis* envolve o surgimento inicial de IL-12 e a transcrição da interferona gama no baço. Isto é seguido por breve período de expressão de óxido nítrico sintase induzível. Ao contrário, a expressão de IL-12 e IFN-gama (mRNA) no baço de bovinos adultos que morreram em decorrência da infecção foi retardada e deprimida e ocorreu durante a expressão de IL-10. Também, diferentemente do que acontece em bezerros, não se constata produção de anticorpos detectável antes da morte, em adultos.

Mecanismos imunes adquiridos

Após a infecção por *B. bovis*, são produzidos anticorpos contra antígenos de parasitas protetores e não protetores e contra antígenos do hospedeiro.[4] Muitas vezes, pode-se utilizar soro hiperimune de bovinos infectados com *B. bovis* ou uma mistura de IgG_1 e IgG_2 preparada a partir de soro hiperimune de bovinos, a fim de induzir imunização passiva em bezerros ainda não expostos à infecção por *B. bovis*, a proteção é específica. A recuperação de bezerros submetidos à esplenectomia que receberam soro hiperimune e foram desafiados com *B. bovis* foi tão efetiva quanto a dos bezerros não submetidos à esplenectomia.

Ocorre sólida imunidade após a infecção natural pela maioria das espécies de *Babesia*. Parece haver pouca relação entre o grau de imunidade e o título sérico de anticorpos. Caso ocorram repetidas recidivas da infecção, a imunidade é permanente. Se o tratamento da doença for rápido e efetivo, com a morte dos protozoários antes da produção de anticorpos, o animal não desenvolve imunidade. Não havendo recidiva da infecção, os protozoários sobrevivem no hospedeiro por tempo variável (p. ex., durante 6 meses) e, em seguida, desaparecem. Há persistência de imunidade estéril por cerca de 6 meses mais e o hospedeiro novamente se torna suscetível ao redor de 1 ano após a infecção. Em geral, estes períodos de infecção latente e resistência/proteção contra nova infecção são sujeitos à variação significativa e a diferentes respostas, dependendo da raça de bovino e das espécies de *Babesia*.

Apesar da gravidade potencial da infecção aguda, os indivíduos que sobrevivem geralmente desenvolvem imunidade contra a doença, mas não contra a infecção, e podem manifestar infecção persistente. No caso de *B. bovis*, a infecção pode persistir durante anos e mesmo pela vida toda do animal. A infecção por *Babesia* se adaptou bem à sobrevivência, em hospedeiros imunes. Sabidamente, vários fatores contribuem para a sobrevivência do parasita: rápida variação antigênica, citoadesão e sequestro, ligação de proteínas do hospedeiro à superfície de hemácias infectadas, expressão monoalélica de diferentes membros de famílias multigenes e ocorrência de imunossupressão transitória.[4,5]

A taxa de inoculação mensura a probabilidade diária de infecção. Isso se baseia no conhecimento de que os animais expostos ao parasita nos primeiros 9 meses de vida tornam-se infectados, imunes e soropositivos, sem manifestar qualquer sinal clínico da doença.[1] Taxas de inoculação de 0,0005 e 0,005 são endemicamente instáveis devido à alta porcentagem de animais que atingem 9 meses de idade sem ter sido expostos ao hemoparasita. Isso resulta em alto risco de doença (*instabilidade endêmica*) porque as infecções primárias em animais mais velhos geralmente são graves e podem ser fatais. Em condição de instabilidade endêmica, pode-se vacinar os bezerros contra os hemoparasitas, de modo a assegurar a imunidade do rebanho. Os criadores de bovinos podem implementar medidas de controle de carrapatos para cessar o ciclo de transmissão.

Estabilidade endêmica é definida como a condição na qual a relação entre hospedeiro, microrganismo, vetor e ambiente é tal que raramente ocorre, ou não, doença clínica.[1] Na babesiose bovina, ocorre estabilidade endêmica (imunidade do rebanho) quando a taxa de transmissão (taxa de inoculação) de *Babesia* spp. pelo carrapato vetor é suficiente para imunizar a maioria dos bezerros suscetíveis antes que percam a resistência. Em regiões tropicais com grande população de vetores, geralmente ocorre exposição natural em uma idade precoce e os bovinos tornam-se imunes aos desafios subsequentes, quando adultos. Se, pelo menos, 75% dos bezerros são expostos à infecção por *B. bovis* aos 6 a 9 meses de idade, a incidência da doença será muito baixa e instala-se a condição de estabilidade endêmica natural.

Imunidade

Os bovinos desenvolvem imunidade persistente, de longa duração, após uma única infecção por *B. bovis*, *B. bigemina* ou *B. divergens*. Espécies diferentes de *Babesia* geralmente não induzem imunidade por reação cruzada.[4] A imunidade contra *B. bovis* e *B. bigemina* parece durar, no mínimo, 4 anos. Há evidência de que a presença de anticorpos séricos não é, necessariamente, indicativa de imunidade. Por outro lado, a ausência de anticorpos detectáveis não é, necessariamente, indicação de falha de imunidade.

Fatores de risco

Fatores de risco do hospedeiro

Bovinos zebuínos (*B. indicus*) são consideravelmente mais resistentes à babesiose do que bovinos taurinos (*B. taurus*).[1] Acredita-se que isso seja resultado da relação evolutiva entre *B. indicus*, *Boophilus/Rhipicephalus* spp. e *Babesia*. Os bovinos zebuínos e Africâner têm maior resistência a *B. bovis* do que bovinos das raças britânicas e europeias; animais da raça Santa Gertrudes e seus mestiços possuem resistência intermediária. Bovinos zebuínos também são relativamente livres da doença devido à sua resistência à alta infestação por carrapatos. Na Austrália, geralmente o grau de patogenicidade de *B. bigemina* é menor do que o de *B. bovis*; raramente é letal, mesmo quando bovinos adultos totalmente suscetíveis são introduzidos em uma área endêmica. Na Austrália, estudos sobre a inoculação de *B. bigemina* mostraram que os bovinos *B. indicus* e seus mestiços são mais resistentes do que *B. taurus*.

Resistência relacionada com a idade

Em bovinos, nota-se variação na suscetibilidade à infecção em função da idade, verificando-se babesiose mais grave com o avanço da idade. Bezerros e potros filhos de mães não expostas anteriormente ao microrganismo são altamente suscetíveis à infecção e à doença clínica, desde o nascimento até 2 meses de idade, período no qual desenvolvem resistência que persiste até, aproximadamente, 6 meses de idade. Bezerros e potros de mães imunes adquirem anticorpos colostrais e essa imunidade passiva persiste até 3 a 4 meses após o nascimento. A maior taxa de infecção é constatada em animais com 6 a 12 meses de idade; a infecção é rara em animais com mais de 5 anos de idade. Os animais com menos de 1 ano de idade são infectados, predominantemente, por *B. bigemina* e aqueles com mais de 2 anos de idade por *B. bovis*. Os bezerros com até 1 ano de idade, embora totalmente suscetíveis à infecção, são resistentes à doença. A idade média em que os bezerros criados em regiões endêmicas se infectam é 11 semanas (2 a 34 semanas), mas os sinais clínicos e as anormalidades patológicas, nessa idade jovem, são discretas e relativamente breves. Após 6 meses de idade, aumenta o número de animais infectados em regiões enzoóticas.

Nos *bovinos estabulados*, o menor título de anticorpos séricos é verificado quando saem do regime de estabulação, na primavera; este título se eleva gradativamente à medida que os animais são expostos aos carrapatos infectados.

Em áreas enzoóticas, os bovinos mais comumente acometidos pela doença clínica são aqueles suscetíveis e introduzidos como reprodutores, destinados ao abate ou "de passagem pela fazenda". Em áreas endêmicas, os bovinos nativos raramente adquirem a infecção devido à resistência natural de animais muito jovens; ademais, a imunidade passiva induzida pela ingestão de colostro de mães imunes é gradativamente substituída por uma condição de imunidade ativa. Em bovinos criados nessas áreas, os casos clínicos graves geralmente são decorrências de exposição a algum fator estressante, como parto, inanição ou doença intercorrente. É mais provável que tais comprometimentos à imunidade ocorram quando há infecção concomitante por outro parasita, como *Anaplasma marginale*.

Fatores de risco do ambiente

Nota-se *variação sazonal* na prevalência de babesiose, com maior incidência logo após o pico da população de carrapatos. Por exemplo, na Inglaterra a babesiose ocorre principalmente na primavera, verão e outono. Entre os fatores climáticos, a temperatura ambiente é o mais importante porque interfere na atividade do carrapato – temperaturas mais elevadas aumentam a atividade do parasita. Umidade e estação chuvosa pouco influenciam; mesmo no caso da temperatura, o efeito é limitado após exceder o limiar de temperatura mínima de 7 a 10°C. As maiores perdas são constatadas em *áreas marginais*, onde a população de carrapatos é altamente variável, dependendo das condições ambientais. Nas estações nas quais a população de carrapatos diminui, a infecção pode desaparecer, perdendo-se a imunidade. Em condições que favorecem a multiplicação dos carrapatos, a infecção pode se propagar rapidamente entre os indivíduos suscetíveis de uma população ou entre as populações suscetíveis. As condições favoráveis podem ser criadas artificialmente ao se utilizar banho de imersão ou programa terapêutico inapropriado, os quais reduzem a população de carrapatos para um nível baixo e subsequentemente não são capazes de manter o controle.

Fatores de risco do patógeno

Muitos hemoparasitas intraeritrocitários sobrevivem às respostas imunes do hospedeiro por apresentarem variação ou desvio antigênico, demonstrado em *Babesia bovis*.[5] Tem-se avaliado a base molecular para a variação antigênica de *Babesia* e sua possível relação com citoaderência e sequestro do microrganismo. Há diferentes "cepas" e variantes antigênicas de *B. bovis* e *B. bigemina*. Em bovinos, as infecções por *Babesia* podem estar relacionadas com a superinfecção por populações de parasitas antigenicamente distintas. A alteração antigênica pode fazer cessar, temporariamente, a ação de defesa do sistema imune do hospedeiro contra *Babesia* e, assim, pode prolongar o período de infecção ou causar recidivas da doença. Entretanto, as diferenças e a variação antigênica das cepas não parecem ter importância maior quanto ao efeito de uma vacina porque a imunidade cruzada entre as cepas da mesma espécie de *Babesia* geralmente propicia proteção apropriada contra elas.

Importância econômica

Entre as infeccões causadas por *Babesia* spp., a babesiose bovina é a doença economicamente mais importante, devido às perdas diretas de produção e à restrição de deslocamento de bovinos para comercialização, de acordo com as leis de quarentena. Muitos animais morrem ou passam por um longo período de convalescença, resultando em importantes perdas na produção de leite e carne. Custos circunstanciais com imunização e tratamento se somam aos encargos econômicos. Com o tratamento efetivo precoce, a taxa de mortalidade pode ser reduzida a 5%.

Implicações zoonóticas

Há relatos de infecção por *B. divergens* em humanos na França, Grã-Bretanha, Irlanda, Espanha, Suécia, Suíça, antiga Iugoslávia e antiga União Soviética.[1,6] Geograficamente, esses casos coincidem com as populações de bovinos infectados por *B. divergens* e com as regiões onde há *Ixodes ricinus*, envolvendo habitantes de áreas rurais expostos aos carrapatos em razão de sua ocupação ou de atividades de recreação. A maioria dos casos é relatada no período de maio a outubro, considerado o de maior atividade dos carrapatos.

Casos esporádicos de babesiose humana foram diagnosticados principalmente na América do Norte e na Europa.[6] Comumente, na Europa o agente etiológico da babesiose humana é *B. divergens,* enquanto na América do Norte é *B. microti.* Infecções autóctones causadas por *B. microti* também foram detectadas em Taiwan, Japão e na Europa. Recentemente, piroplasmas semelhantes a *B. duncani* e *B. divergens* foram incriminados como causa da doença humana.[6] Além disso, *B. venatorum* (um microrganismo semelhante a *B. divergens*) que, provavelmente, é um parasita de cervídeos, foi incriminada como causa dos primeiros casos de babesiose humana documentados na Áustria, Alemanha e Itália. Essa evidência indica que várias espécies de *Babesia* que, sabidamente, infectam animais selvagens e domésticos são capazes de causar a doença em humanos. Por exemplo, nos EUA as zoonoses oriundas de cervídeos são motivos particulares de preocupação em saúde pública devido ao contato mais estreito de pessoas com os carrapatos que parasitam esses animais, como consequência da proliferação de cervídeos, do abandono de áreas rurais que dão origem à uma vegetação secundária apropriada para a infestação de carrapatos e ao maior uso de áreas costeiras como locais de recreação humana. Isso explica a maior frequência de relatos de babesiose, doença de Lyme e erliquiose granulocítica em humanos.

Babesia spp. é um sério problema ao suprimento de sangue para transfusão, pois em humanos ocorrem infecções assintomáticas; em diversos países há relatos de disseminação desses hemoparasitas por meio de transfusão sanguínea. Utilizando uma técnica de cultura microaerofílica em fase estacionária (MASP), os parasitas proliferam em uma camada organizada de células sanguíneas. Isso possibilita avaliar a biologia básica do microrganismo, as interações hospedeiro-microrganismo, os fatores imunes estimulados pelos parasitas, os fatores envolvidos na resistência inata de animais jovens à infecção e a suscetibilidade aos antimicrobianos. Também pode ser utilizado o cultivo *in vitro* do protozoário a fim de antígenos parasitários e cepas atenuadas de *Babesia* que podem ser utilizadas para a imunização.

Patogênese

Babesia spp. é um grupo distinto de parasitas apicomplexos intraeritrocitários obrigatórios, transmitidos por carrapatos, que infectam uma ampla variedade de animais.[2] A infecção de um hospedeiro vertebrado se instala após a inoculação de esporozoíto na corrente sanguínea, durante o repasto sanguíneo do carrapato. A maioria dos esporozoítos de *Babesia* penetra diretamente nas hemácias circulantes. Uma vez presentes no interior dessas células, iniciam um ciclo de reprodução assexuada contínuo, mesmo com o início de uma potente resposta imune do hospedeiro.[4]

Casos agudos

Quando os animais se infectam, a multiplicação dos protozoários nas vísceras (*B. bovis*) ou nos vasos periféricos (*B. bigemina*) atinge um pico que induz à hemólise clinicamente detectável, o principal efeito patogênico, após um período de incubação de 7 a 20 dias. A hemólise resulta em anemia grave, icterícia e hemoglobinúria. Em geral, esse quadro clínico é seguido de morte resultante da anoxia anêmica. Nos animais que sobrevivem, notam-se alterações isquêmicas nos músculos esquelético e cardíaco.

Na infecção causada por *B. bovis* ocorre, também, vasodilatação e hipotensão marcantes resultantes do estímulo à produção de substâncias vasoativas, juntamente com aumento da permeabilidade vascular. Concomitantemente, ocorre estase circulatória e choque; também, como características, nota-se coagulação intravascular disseminada (CID) seguida de trombose pulmonar fatal. É possível haver ocorrência de babesiose cerebral. Diferentemente, *B. bigemina* é um microrganismo que não causa complicações hemolíticas, tampouco ocasiona estes efeitos vasculares e de coagulação.

A suscetibilidade à infecção por *Babesia* spp. diminui com o avanço da idade, mas a gravidade da doença aumenta. Por exemplo, bezerros com 5 a 6 meses de idade infectados por *B. bovis* manifestam sinais clínicos limitados, bovinos com 1 a 2 anos de idade apresentam doença moderadamente grave e vacas mais velhas desenvolvem uma doença grave, quase sempre fatal. Há relato de infecção intrauterina causada por *B. bovis.*

Os animais que sobrevivem à infecção tornam-se *portadores,* uma condição em que a infecção subclínica se mantém por um tênue equilíbrio imunológico entre protozoários e anticorpos. Esse equilíbrio é facilmente perturbado pelo estresse ocasionado por transporte, privação de alimento, prenhez ou doença intercorrente. Os animais portadores permanecem resistentes à infecção por *B. bovis* por até 2 anos. No caso de *reinfecções constantes,* como acontece em condições enzoóticas, a proteção é contínua.

A capacidade de os bovinos infectar carrapatos com *B. bovis* é muito mais longa (1 ano) do que a de *B. bigemina* (4 a 7 semanas). De modo semelhante, o pico de incidência de *B. bigemina* é constatado em idade mais jovem e a ocorrência de reinfecção é mais rápida. Alguns estudos mostraram que em bovinos infectados os merozoítos podem desaparecer temporariamente do sangue periférico. Em *vacas prenhes,* geralmente não ocorre infecção aparente de bezerros no ambiente uterino, mas ocorre transferência de imunidade passiva ao bezerro recém-nascido via colostro.

Imunologia

Os bezerros com menos de 9 a 12 meses de idade são tão suscetíveis quanto os bovinos adultos à infecção por *B. divergens,* mas é menos provável que manifestem doença clínica. Tal fato, conhecido como resistência à idade inversa, se deve à resistência inata dos bezerros e não depende da condição imune da mãe. Embora as crias de mães resistentes adquiram anticorpos específicos (principalmente IgG), via colostro, essas imunoglobulinas não são necessárias à proteção, pois bezerros de mães suscetíveis, sem anticorpos séricos específicos, são igualmente resistentes. Estudos "*in vitro*" com *B. bovis* mostraram que as hemácias de bezerros muito jovens não favoreceram a multiplicação do parasita, possivelmente devido ao efeito inibidor da hemoglobina fetal.

Bovinos que se recuperam da infecção aguda causada por *B. bigemina ou B. bovis,* naturalmente ou após quimioterapia, continuam persistentemente infectados e resistentes a outro episódio da doença após reinfecção pela mesma cepa.[1,4] A imunização com piroplasmas mortos ou seus extratos podem induzir proteção contra desafios por cepas homólogas ou heterólogas, condição indicada pela baixa parasitemia e baixo volume globular (VG).

A imunidade não dura indefinidamente e, na ausência de reinfecção, o animal se torna suscetível à nova infecção. As respostas imunes específicas incluem tanto componentes celulares quanto humorais. Monócitos e linfócitos são os principais participantes da imunidade mediada por célula. Experimentalmente, a exposição de bovinos a cepas avirulentas e virulentas de *B. bovis,* em uma primeira infecção, resulta em considerável atividade antimicrobiana dos monócitos e neutrófilos do sangue periférico.[1] Esta elevada atividade antimicrobiana coincide com o momento de maior quantidade de parasitas na circulação e antes da eliminação do parasita. Esta informação sugere que monócitos e neutrófilos do sangue periférico atuam como mediadores ativos da resposta imune inata à infecção primária por *B. bovis.* Em bovinos vacinados contra *B. divergens,* a proteção está associada com alta taxa de proliferação de células mononucleares.

Em bovinos infectados por *B. divergens,* os anticorpos séricos podem ser detectados antes mesmo de surgirem hemácias infectadas no esfregaço sanguíneo, sugerindo que não apresentam efeito inibidor na replicação do merozoíto. Na infecção secundária, a proteção parece depender mais da alta especificidade de alguns anticorpos séricos contra *B. divergens* do que de seu conteúdo, pois os animais resistentes quase sempre apresentam baixo título de anticorpos específicos. A importância do baço na resposta imune específica é indicada pelo fato de que a esplenectomia após a recuperação do animal pode resultar em recidiva clínica.

No diagnóstico sorológico são utilizados anticorpos séricos específicos produzidos contra os parasitas. Os maiores títulos são verificados no soro de vacas que passou por uma série de infecções, mas o grau de imunidade resultante não está relacionado com o título de anticorpos específicos. Os anticorpos podem ser transferidos de modo passivo, via soro ou colostro. A imunidade contra diferentes cepas de *B. bovis* é específica. No entanto, quando ocorre infecção por uma cepa heteróloga do protozoário tem-se uma resposta imune mais potente. Assim como acontece em bovinos, a infecção de ovinos por *B. bovis* pode causar um episódio agudo de doença clínica, parasitemia e subsequente indução de imunidade.

Achados clínicos

Bovinos

Babesia bovis

Em geral, a doença aguda tem um curso de 3 a 7 dias; quase sempre nota-se febre superior a 40°C durante vários dias, antes do surgimento de outros sintomas. Subsequentemente, nota-se inapetência, apatia, polipneia, fraqueza e relutância do animal em se movimentar. Com frequência, verifica-se hemoglobinúria (condição denominada, em alguns países, "*redwater*"); a urina se apresenta vermelho-escura a marrom e produz uma espuma muito estável. Instala-se anemia e icterícia, principalmente nos casos crônicos graves. O paciente pode apresentar diarreia. Definhamento muscular, tremores e decúbito são vistos em casos avançados e, por fim, nota-se coma. Nesse momento, muitos animais gravemente acometidos morrem subitamente, após um curso da doença de apenas 24 h. Em uma porcentagem significativa de casos de babesiose bovina pode haver acidose metabólica. Durante o estágio febril, as vacas prenhes podem abortar e os touros podem se tornar estéreis por 6 a 8 semanas. A babesiose cerebral se manifesta com incoordenação, seguida de paralisia posterior ou mania, convulsões e coma. Em tais casos, a taxa de mortalidade é alta, mesmo com o emprego de quimioterapia.

Nos animais que sobrevivem, o estágio febril dura cerca de 1 semana e o curso total da doença é de, aproximadamente, 3 semanas. Os bovinos que sobrevivem se recuperam gradativamente da anemia e *emaciação* marcantes, que são sequelas inevitáveis.

Também, ocorre uma síndrome *subaguda*, principalmente em bezerros jovens, nos quais a febre é branda e não há hemoglobinúria. A síndrome associada à infecção por *B. divergens* é semelhante àquela causada por *B. bovis,* exceto que, além disso, nota-se espasmo do esfíncter anal, ocasionando a excreção de fezes com muita força, em um jato longo e fino, mesmo na ausência de diarreia; este sintoma é conhecido como *fezes "pipe-stem"*.

Babesia bigemina

A presença de hemoglobinúria é mais precoce e mais consistente do que na infecção por *B. bovis*; febre é um sintoma menos relevante. Em geral, os animais com infecção aguda não são tão gravemente acometidos como aqueles infectados por *B. bovis.* Não há envolvimento cerebral e a recuperação dos animais com doença que não progridem para morte geralmente é rápida e completa. No entanto, em alguns casos, a doença pode progredir muito rapidamente, com anemia súbita grave, icterícia e morte. Os animais que se recuperam da infecção por *B. bigemina* continuam sendo fontes de infecção aos carrapatos durante 4 a 7 semanas e permanecem como portadores por apenas alguns meses.

Ovinos

Anemia, febre, icterícia e hemoglobinúria são sintomas comuns.

Animais selvagens

Em alces e caribus, a babesiose se manifesta clinicamente como letargia, hemoglobinúria, icterícia, febre, decúbito e morte súbita.[1] Alces infectados por *B. odocoilei* podem não apresentar sinais clínicos da doença, mas podem adoecer durante períodos de estresse, como acontece na época do cio, no parto, durante transporte ou em caso de superpopulação.

Outras espécies animais

Nas demais espécies animais a síndrome observada é clinicamente semelhante àquela descrita em bovinos.

Patologia clínica

Hematologia

Em bovinos com doença clínica verifica-se anemia grave, com contagem de hemácias tão baixa quanto 2 milhões/μℓ e concentração de hemoglobina inferior a 3 g/dℓ; o grau máximo de anemia é verificado 9 a 16 dias após a infecção. Também, ocorre redução significativa da contagem de plaquetas e redução na concentração sanguínea de fibrinogênio.

Demonstração da presença de *Babesia*

Exame direto de esfregaço sanguíneo

O diagnóstico de babesiose em animais clinicamente acometidos depende da detecção de piroplasmas (merozoítos) em esfregaço de sangue capilar corado com Giemsa; o exame de sangue venoso pode induzir resultado falso-negativo para a infecção por *B. bovis.* Não há correlação exata entre a porcentagem de hemácias que contêm protozoários e a gravidade dos sinais clínicos. Também, na infecção por *B. bigemina,* há muitos piroplasmas nos capilares periféricos; *B. bovis* é menos facilmente encontrada. Esta dificuldade pode ser praticamente superada pela confecção de esfregaço sanguíneo espesso, para a detecção do microrganismo. O exame microscópico pode detectar parasitemia de, aproximadamente, 10^5 parasitas em esfregaço sanguíneo fino e 10^6 em esfregaço sanguíneo espesso. Portanto, o esfregaço sanguíneo espesso é 10 vezes mais sensível e mais confiável na detecção de infecção com baixa quantidade de *B. bovis.* O esfregaço sanguíneo deve ser preparado com sangue capilar obtido após a punção da extremidade da cauda ou da borda da orelha; o sangue da circulação geral pode conter 20 vezes menos *B. bovis* do que o sangue capilar.

Teste de transmissão

A inoculação de sangue de um bovino potencialmente infectado em bezerros suscetíveis submetidos à esplenectomia é uma técnica altamente sensível para a detecção direta de *Babesia.* Nesse teste, inocula-se no receptor 50 a 100 mℓ de sangue, por via SC ou IV. No caso de injeção IV o período de incubação é mais curto. Os bovinos receptores são examinados diariamente, examinando-se amostra de sangue à procura de protozoários no pico da resposta febril.

É difícil detectar um *bovino portador* de *B. bovis* e/ou *B. bigemina* devido à pequena quantidade de piroplasmas no sangue periférico. O exame microscópico de esfregaço sanguíneo corado não é uma técnica confiável para detectar animais transportadores de *Babesia.* A avaliação de infecção persistente por *B. bovis* e *B. bigemina* pode ser realizada mediante a inoculação de sangue do bovino doador em bezerros submetidos à esplenectomia e mensuração dos títulos de anticorpos específicos contra *Babesia.*

Cultura de Babesia

É possível realizar a cultura *in vitro* de algumas espécies de *Babesia.* Por exemplo, pode-se isolar *B. divergens* do sangue de *bovinos portadores* empregando-se uma técnica de cultura *in vitro* em hemácias de ovinos. Os estágios de *Babesia* podem ser isolados 9 meses após a fase aguda da babesiose, sendo possível realizar, com sucesso, subcultura, criopreservação e revitalização do microrganismo utilizando-se meio de cultura. Esse procedimento de cultura possibilita estudos detalhados do parasita.

A *preservação do protozoário vivo* pode ser obtida por meio de criopreservação, em cultura em meio que contenha hemácias de bovinos infectadas e em meio de cultura simples, por longo tempo e em grande número.

Métodos de detecção e identificação de *Babesia* spp.

O diagnóstico acurado de babesiose é um importante componente de um programa de controle de babesiose. Os métodos de detecção microscópica são baratos e rápidos, mas sua sensibilidade e especificidade são limitadas. Estão sendo desenvolvidos métodos melhorados que possibilitam opções mais rápidas e mais sensíveis e específicas do que os procedimentos convencionais. Atualmente, os métodos disponíveis que se baseiam na detecção de ácidos nucleicos (DNA) e sua amplificação são mais sensíveis e confiáveis. Por exemplo, foram desenvolvidos testes PCR para detectar e identificar piroplasmas patogênicos comuns de bovinos, equinos e roedores. Após a amplificação específica do DNA do parasita em PCR "*nested*", é possível identificar as espécies de parasitas por meio do sequenciamento por captura em PCR e/ou pelo polimorfismo do comprimento do fragmento.[7]

Outros testes associados incluem ELISA, utilizando um antígeno recombinante de *B. bovis*, PCR e uma sonda de DNA, que podem detectar, especificamente, a infecção, mesmo em baixo nível. A sonda de DNA tem a vantagem adicional de ser capaz de detectar protozoários em amostras obtidas na necropsia e em tecidos de carrapatos. O PCR é mais útil devido às suas altas especificidade e sensibilidade, fato que o torna apropriado para a detecção de animais portadores.

Sorologia

O diagnóstico de *infecção anterior ou atual* pode ser feito por uma ampla variedade de testes sorológicos.

Bovinos

Devido à dificuldade em detectar piroplasmas em esfregaço sanguíneo de animais em estágio subclínico da doença, principalmente em estudos de vigilância para detectar a infecção em rebanhos ou áreas, tem-se dado muita atenção ao emprego de exames sorológicos.[7] Esses testes estão bem estabelecidos, porém a maioria apresenta especificidade e sensibilidade limitadas. Ademais, não é possível diferenciar, individualmente, infecções atuais daquelas anteriores, tampouco diferenciar exposição ao parasita e infecção.

Teste de fixação do complemento

O teste de fixação do complemento (TFC) é um exame sorológico comumente utilizado no diagnóstico de babesiose bovina. Outros testes avaliados, em condições de campo, incluem aglutinação passiva, pesquisa de anticorpos por imunofluorescência indireta (IFAT), hemaglutinação indireta, ELISA, imunoensaio enzimático em microplaca (EIA), aglutinação em látex, aglutinação capilar, aglutinação em lâmina e aglutinação em cartão. Estes testes apresentam desempenho relativamente bom, sendo o teste EIA especialmente sensível.

Pesquisa de Anticorpos por Imunofluorescência. O IFAT é um teste comumente utilizado para diferenciar as espécies de *Babesia* e para detectar a presença de anticorpos em uma população de animais. IFAT possibilita diferenciar anticorpos contra *B. divergens* e outras babesias de bovinos, mas não contra *B. divergens* e *B. capreoli*, de veados-vermelhos.

ELISA

Avaliou-se um teste ELISA, utilizando uma preparação antigênica bruta de *B. bovis*, quanto à detecção específica de anticorpos IgM séricos e constatou-se especificidade de 94% e sensibilidade de 100%.[1] Relata-se que os anticorpos IgM séricos específicos contra *B. bovis* surgem no 11º dia após a inoculação em animais, por carrapatos *R. australis*, e no 19º dia após a inoculação dos animais com sangue infectado.

O teste ELISA competitivo (cELISA) é outro exame de alto desempenho para detectar anticorpos séricos contra hemoparasitas.[1] Por exemplo, utilizou-se o gene que codifica a proteína 1 associada à roptria (RAP-1), de *B. bovis*, para desenvolver esse teste.[1] Há relato do uso desse teste ELISA para diferenciar animais com anticorpos específicos contra *B. bovis* daqueles animais não infectados e daqueles com anticorpos contra outros hemoparasitas transmitidos por carrapatos; esse ELISA apresentou altas sensibilidade e especificidade (ambas $\geq$ 98,5%).

Ovinos

Avaliou-se o teste ELISA quanto à detecção de *B. ovis*, em ovinos.

Foi desenvolvido um *teste de aglutinação em látex (LAT)*, utilizando o antígeno 1 de merozoíto de *B. equi* recombinante (EMA-1), a fim de detectar anticorpos contra *T. equi*.[1] É um teste simples, rápido, relativamente sensível, específico e de baixo custo, alternativo ao IFAT ou ELISA.

Achados de necropsia

Em todas as espécies, nos *casos agudos* de babesiose, nos quais os pacientes morrem após curso rápido da doença e durante um episódio de anemia, os achados típicos são: icterícia; sangue aquoso ralo; tecidos pálidos; aumento de volume do baço, que apresenta consistência polposa macia; e aumento macroscópico do fígado, que se apresenta marrom-escuro. A vesícula biliar encontra-se distendida, com bile espessa granular; os rins estão aumentados e escuros; e a bexiga contém urina vermelho-amarronzada. Notam-se hemorragias equimóticas subepicárdicas e subendocárdicas; o saco pericárdico contém maior quantidade de fluido, sanguinolento. Nos bovinos, o achado típico é a coagulação intravascular grave.

Na doença subaguda ou crônica, de duração relativamente longa, a carcaça se apresenta emaciada, mas não se constata hemoglobinúria; nos casos agudos há outras alterações, porém menos marcantes. Para estabelecer o diagnóstico, é obrigatório o *exame microscópico* de esfregaços sanguíneos de amostras de sangue periférico, dos rins e do músculo cardíaco e, na suspeita de infecção por *B. bovis*, do cérebro. Para detectar *B. bovis*, os esfregaços de sangue e da maioria dos tecidos devem ser preparados dentro de 8 h após a morte (dentro de 28 h para esfregaço do cérebro) e corados com o corante de Giemsa.

Nos esfregaços, a coloração de anticorpos por meio de imunofluorescência direta possibilita o uso de tecidos um pouco "mais velhos". Esfregaços de amostras de órgãos ainda são utilizáveis 5 dias após sua preparação, desde que sejam mantidos em temperatura de 22°C. A morfologia de *B. bigemina* se modifica rapidamente após a morte do hospedeiro, e os zoítos se tornam parecidos com aqueles de *B. bovis*. Também é possível utilizar amostra de sangue obtida após a morte do animal para detectar anticorpos séricos em testes sorológicos.

Diagnóstico diferencial

Preferivelmente, deve-se constatar a presença e coletar e identificar o carrapato vetor antes de estabelecer o diagnóstico definitivo de babesiose, a menos que o animal tenha vindo de uma região sabidamente enzoótica, no mês precedente. Clinicamente, altas taxas de morbidade e de mortalidade de animais com icterícia, hemoglobinúria e febre são sintomas sugestivos da doença, mas é necessária a confirmação do diagnóstico por meio de exame microscópico de esfregaços sanguíneos corados e testes imunológicos ou moleculares complementares e/ou transmissão experimental. Suspeita-se de babesiose/piroplasmose em um animal que à necropsia apresenta esplenomegalia, icterícia, hemoglobinúria e rins e fígado escurecidos e/ou equimose miocárdica, mas é preciso confirmar o diagnóstico por meio de testes laboratoriais tradicionais ou moleculares de tecidos, investigando-se a presença de estágios de desenvolvimento do parasita (merozoítos/piroplasmas).

Lista de diagnósticos diferenciais

Uma síndrome caracterizada por anemia hemolítica aguda deve sugerir as seguintes alternativas diagnósticas em bovinos (Tabela 11.11):

- Teileriose (causada por *Theileria*): clinicamente muito semelhante; diferenciada apenas em exames laboratoriais
- Hemoglobinúria pós-parto: não requer a presença de vetores; ocorre apenas em vacas recém-paridas após período de lactação completo e que recebem dieta com baixo teor de fósforo; caracteriza-se pela ausência de protozoário no sangue e nos tecidos
- Hemoglobinúria bacteriana: caracterizada por infarto necrótico sob a superfície diafragmática do fígado, em bovinos que pastejam gramíneas viçosas
- Intoxicação por sulfóxido de S-metil-L-cisteína (SMCO): acomete apenas bovinos alimentados com restolhos de colza ou outras espécies de *Brassica*
- Leptospirose: clinicamente, ocorre apenas em bezerros mantidos em condições insalubres, em ambiente com piso úmido. O diagnóstico dessa doença se baseia no isolamento de leptospira.

Tratamento

O *tratamento primário* visa a eliminar o(s) parasita(s) do paciente.[7,8] Há disponibilidade de medicamentos efetivos para uso em bovinos; contudo, o início da doença é agudo e o animal pode sucumbir à anemia se houver muita demora no início do tratamento, mesmo com quimioterápicos. Se a doença for consequência de vacinação com vacina viva deve-se ter cuidado para evitar a completa esterilização do sangue, antes que ocorra produção de anticorpos séricos contra o(s) parasita(s) suficiente para estimular

Tabela 11.11 Diagnóstico diferencial de doenças de bovinos, nas quais o sintoma de urina avermelhada é a principal manifestação.

Doença	Epidemiologia	Achados clínicos e laboratoriais		
		Gerais	Urinálise	Patologia clínica
Doença com hematúria				
Hematúria enzoótica	Animais com mais de 1 ano de idade. Endêmica em regiões específicas, com acesso à samambaia	Hematúria intermitente persistente; anemia hemorrágica, aguda ou crônica. Nos casos agudos, ausência de achados à palpação retal; nos casos crônicos, nota-se espessamento local ou difuso. Doença de curso da doença; morte devido à anemia	Hematúria intermitente persistente	Urina não apresenta pus, leucócitos ou bactérias
Pielonefrite bovina enzoótica	Acomete apenas adultos. Em geral, são casos esporádicos. Pode haver uma série de sinais que sugerem a etiologia em um touro e sua relação com o acasalamento	Febre branda. Micção frequente dolorida, toxemia. Doença crônica; a palpação retal indica cistite, espessamento e dilatação de ureteres e rins. Dor à palpação. Doença de curso longo; morte devido à uremia	Piúria e hematúria persistentes	A urina contém pus, hemácias e leucócitos; presença de *C. renale* na cultura microbiológica de amostra do cateter
Doenças com hemoglobinúria				
Babesiose (*B. bigemina* e *B. bovis*)	Surtos em regiões marginais, nas estações de alta infestação de carrapatos em bezerros. Incubação: 2 a 3 semanas. Taxas de morbidade e mortalidade de 90%	Febre alta, palidez, icterícia intensa na doença terminal	Urina vermelha, hemoglobinúria	*Babesia* nas hemácias de esfregaços. Teste de transmissão. Vários testes sorológicos
Teileriose tropical (*Theileria annulata*)	Transmitida apenas por carrapatos *Hyalomma* spp.	Febre, anorexia, aumento de volume de linfonodos	Hemoglobinúria	Piroplasmas nas hemácias; esquizontes nos linfócitos de amostras de fígado obtidas por biopsia. Testes sorológicos. *Hyalomma* spp.
Hemoglobinúria pós-parto	Ocorre 2 a 4 semanas após o parto. Vacas-leiteiras adultas, na 3ª a 6ª semanas de lactação. Doença esporádica, mas tende a ser endêmica em algumas fazendas. Dieta com baixo teor de fósforo ou de cobre	Início agudo, fraqueza, tremores, palidez, pulso arterial forte, ruídos cardíacos abafados, taquicardia. Sem icterícia. Taxa de mortalidade de 50%. Longo período de convalescença. Morte devido à anemia, principalmente em condições de estresse	Urina espumosa marrom-escura a preta	Ausência de células na urina, mas com sedimentação evidente quando se deixa a urina em repouso. Anemia hemolítica grave. Teor sérico de fósforo inorgânico < 1,5 mg/dℓ, podendo ser 0,1 mg/dℓ
Hemoglobinúria bacilar	Ocorre no verão, em pastagens irrigadas. Esporádica. Raros casos. Endêmicas em algumas fazendas. Taxa de mortalidade de 100%	Com frequência, os animais são encontrados mortos. Início muito agudo, anemia hemolítica e toxemia. Febre de 41°C. Dor abdominal, dor à percussão da região anterior direita do abdome. Diarreia. Respiração rápida superficial devido à dor diafragmática	Urina marrom-avermelhada escura, sem células	Anemia hemolítica, aumento do teor sérico de bilirrubina
Leptospirose (apenas *L. interrogans* sorovar Pomona, não *L. hardjo*)	Em bezerros, taxa de mortalidade de 50%. Baixa taxa de mortalidade em adultos: < 5%. Episódios de aborto são mais comuns em fêmeas adultas. Alta taxa de infecção subclínica em adultos	Doença hemolítica; acomete principalmente bezerros jovens. Sepse de início súbito, com urina avermelhada. Toxemia grave, febre de 40,5°C a 41,5°C. Palidez, icterícia e petéquias hemorrágicas nas membranas mucosas. Vacas adultas apresentam leite espesso alaranjado em todos os tetos	Urina avermelhada, hemoglobinúria	Inicialmente, leptospirúria por 3 dias. Leptospirúria após injeção intraperitoneal em porquinhos-da-índia. Aumento do título de anticorpos contra *Leptospira*, com valor máximo 4 semanas após a infecção
Intoxicação crônica por cobre	Ocorrência rara se o animal for mantido em pastagem. Erro na suplementação de cobre na dieta de suínos	Início súbito, fraqueza, palidez, icterícia, geralmente morte em 24 a 48 h	Hemoglobinúria, algum grau de metemoglobinúria	Alto teor hepático de cobre em amostra obtida por biopsia: 2.000 ppm de matéria seca. Altas concentrações de ceruloplasmina e cobre no plasma

uma imunidade duradoura. O tratamento não tem efeito supressivo nos protozoários que parasitam os carrapatos que infestam os bovinos por ocasião da medicação.

Drogas como aceturato de diminazeno, dipropionato de imidocarb, diisetionato de amicarbalida e fenamidina tem sido utilizadas no tratamento de babesiose. Parvaquona, buparvaquona e alovaquona são novas drogas bem conceituadas em testes clínicos. Tetraciclinas foram amplamente utilizadas, mas o seu uso foi descontinuado em animais com doença aguda. Há algum uso na administração simultânea de *Babesia* viva, em uma situação de quimioesterilização; o parasita é controlado e obtém-se uma imunização efetiva.

Bovinos

Durante muitos anos, na maioria dos países, havia disponibilidade de três babesicidas – sulfato de quinurônio (e genéricos), isetionato de amicarbalida e aceturato de diminazeno – utilizados no tratamento de babesiose bovina. Nos anos 1970, foi introduzido o dipropionato de imidocarb, que se tornou a droga de escolha em muitos países cujo uso foi autorizado, pois além de sua utilidade terapêutica, também apresentava ação profilática efetiva quando a dose administrada correspondia ao dobro da dose terapêutica. Atualmente, é o único babesicida disponível no mercado, na maioria dos países europeus. O sulfato de quinurônio e a amicarbilida deixaram de ser comercializados por questões de segurança em sua fabricação; o diminazeno, amplamente utilizado nos países tropicais como babesicida e tripanosomicida, também foi retirado do mercado na Europa, por motivos comerciais.

O imidocarb é mais tóxico quando administrado por via IV; recomenda-se a administração por via IM ou SC. Os seus efeitos colaterais consistem em tosse, tremores musculares, salivação, cólica e irritação no local da injeção, após a administração de altas doses. Embora seja considerado de ação mais tardia do que o sulfato de quinurônio, é o único babesicida que elimina, consistentemente, os parasitas do hospedeiro. No passado, considerava-se necessária a persistência de pequena quantidade de parasitas no hospedeiro para a manutenção da resistência à reinfecção. No entanto, o conceito de premunição parece não mais aceito. A premunição é um termo utilizado para descrever a resistência estabelecida depois que a infecção primária se torna crônica, sendo efetiva apenas se o parasita persiste no hospedeiro. Acredita-se que apenas os bovinos realmente infectados por *Babesia* sejam resistentes à doença clínica. Acreditava-se que caso todos os microrganismos fossem removidos do animal, a resistência diminuiria imediatamente. No entanto, bovinos aparentemente curados da infecção por *Babesia* pelo tratamento quimioterápico permanecem resistentes ao desafio com cepa homóloga daquele microrganismo por vários anos. A presença de infecção parece ser obrigatória para proteção contra cepas heterólogas.

Embora necessitem de certo período de exposição antigênica antes do tratamento a fim de facilitar a indução de imunidade, os ovinos tratados com dipropionato de imidocarb desenvolvem uma sólida imunidade. Atualmente, a persistência de baixo nível de parasitemia por longo tempo é considerada uma desvantagem. Os parasitas remanescentes podem ocasionar recrudescência da infecção em condições adversas, os bovinos tratados podem atuar como fonte de infecção e os parasitas que sobrevivem à baixa concentração de babesicida podem adquirir resistência à droga.

O imidocarb propicia "proteção" contra doença clínica por 3 a 6 semanas e possibilita grau de infecção suficiente para indução de imunidade. Esta estratégia é altamente efetiva quando não há dúvida de que o hospedeiro esteve exposto à babesiose durante o período de proteção, à picada de carrapato em regiões geográficas endêmicas para babesiose ou à inoculação de parasitas vivos. Assim, a imunidade adquirida supera a "proteção medicamentosa" e o animal passa, de modo tranquilo, à condição de resistente sem um estágio clínico intermediário. No entanto, se a ocorrência de infecção for esporádica ou a dose de imidocarb utilizada for muito alta, a inibição total do desenvolvimento do parasita impede a indução de uma resposta imune apropriada. A principal questão associada a este procedimento diz respeito à presença de resíduos do medicamento no leite e na carne, fato que ocasionou a retirada do imidocarb do mercado em vários países europeus.[2]

Imidocarb (imizol)

Imidocarb e a droga relacionada, amidocarb, são babesicidas efetivos para bovinos, na dose de 1 mg/kg PC. Na dose de 2 mg/kg PC elimina os parasitas do hospedeiro e mantém alguma atividade residual; os bovinos não infectados desenvolvem resistência de 1 mês à infecção clínica, mas podem apresentar a forma subclínica da doença. Portanto, imidocarb pode ser utilizado para "proteger" os bovinos quando a vacinação é indesejada (p. ex., durante a prenhez) ou quando a exposição à infecção é de curta duração. Por outro lado, pode ser utilizado para proteger os animais temporariamente, antes da vacinação. O medicamento pode ser administrado por via SC. A forma de cloridrato tende a ser irritante; o propionato é menos irritante.

Ovinos

O aceturato de diminazeno é efetivo no tratamento de ovinos (3,5 mg/kg PC, por 2 dias sucessivos, ou dose única de 12 mg/kg PC).

Tratamento de suporte

Em todas as espécies, os protocolos terapêuticos para ovinos gravemente acometidos devem incluir transfusão sanguínea e medicação antichoque. No caso de animais com doença crônica e de pacientes em convalescência devem ser administrados medicamentos hematínicos.

Controle (babesiose bovina)

Prevenção e biossegurança

A *prevenção da introdução* da doença em uma área não enzoótica depende de um período de quarentena efetiva que impeça a introdução do carrapato vetor e do uso de exames laboratoriais que assegurem que um animal importado esteja livre de infecção pelo(s) patógeno(s).[1]

Controle

O controle de babesiose bovina em determinada área depende do controle do carrapato vetor. Em geral, a erradicação não é exequível/prática devido ao alto custo do controle em animais silvestres que vivem nessa área, alguns dos quais podem ser hospedeiros de carrapatos. Outros desafios incluem:

- Dificuldade de conseguir agrupar todos os bovinos nos dias de banho de imersão
- Presença de carrapatos de vários hospedeiros, que podem ser infectantes, mas temporariamente não infestam o animal no dia do banho de imersão
- Propagação de carrapatos ou bovinos infectados devido a problemas ambientais, como enchentes ou vendavais
- Transporte ilegal de bovinos, sem permissão.

Outros fatores são a persistência de *Babesia* em sucessivas gerações de carrapatos vetores e a resistência dos carrapatos aos acaricidas que, também, é um fator relacionado com o grau de infestação dos bovinos.

O efeito das estratégias de controle de carrapato diferente (*Rhipicephalus plus*; nenhum, limiar e estratégico) na estabilidade endêmica e na probabilidade de ocorrência de babesiose (*Babesia bovis*) foi avaliado em algumas regiões da América do Sul utilizando um modelo de simulação computadorizado, com base em contagens semanais de carrapatos. A população de bovinos encontrava-se em condição de estabilidade enzoótica, com taxa de inoculação superior a 0,005 ao longo do ano. As estratégias de banho de imersão limiares não aumentaram o risco de ocorrência de babesiose. O banho de imersão estratégico resultou em um longo período de instabilidade enzoótica, de 30 semanas, fato que exigiu a proteção do rebanho por meio de vacinação. Portanto, propõe-se o banho de imersão estratégico para o efetivo controle ou erradicação de *Babesia* de populações de carrapatos e de bovinos, mas isso não resulta na erradicação do carrapato vetor. Esta situação pode ocasionar surtos subsequentes se animais portadores de *Babesia* forem introduzidos no rebanho. O controle estratégico de carrapatos pode ser acompanhado de vacinação concomitante dos animais contra babesiose.

Limitação da prevalência

A limitação da prevalência em níveis economicamente sustentáveis requer diferentes soluções para diferentes condições. Depende, basicamente, do controle de carrapatos mediante aplicações frequentes de acaricidas, quimioterapia para eliminar *Babesia* no bovino hospedeiro e, em menor grau, de imunização dos bovinos.[7-9] Essas medidas são apenas parcialmente efetivas, consomem tempo e seu custo é elevado. A razão da baixa eficácia das vacinas, mesmo após amplas pesquisas, é que diversos detalhes dos mecanismos de imunidade contra protozoários, especialmente contra *Babesia* spp., não foram claramente elucidados. Pesquisas adicionais precisam esclarecer como atuam as respostas imunes a esses parasitas.

Os fatores que precisam ser considerados na limitação da prevalência incluem:

- Os bovinos suscetíveis transferidos para uma área enzoótica devem ser previamente *vacinados*
- Áreas marginais contíguas a áreas enzoóticas nas quais a população de carrapatos varia de acordo com a alteração climática, faz os bovinos residentes perderem a imunidade após alguns anos de clima seco e, então, são expostos à infecção em anos de clima úmido, com aumento da prevalência de carrapatos nestas áreas. Se é possível a previsão do tempo, recomenda-se *vacinação* antes da ocorrência dos surtos previstos e *quimioprofilaxia* temporária após o início dos surtos
- Em áreas enzoóticas onde ocorrem perdas devido ao estresse ambiental ou, principalmente, à infecção concomitante por outro patógeno (p. ex., *Anaplasma marginale*), ou quando a população de carrapatos foi erradicada por banhos de imersão exagerados, recomenda-se *quimioprofilaxia* e cessação do banho de imersão. A exposição de bovinos aos carrapatos é importante para assegurar a manutenção de uma condição de infecção e imunidade.

Vacinação

Tem-se utilizado vacina com parasitas inteiros, vivos ou mortos, extrato bruto de parasitas e com antígenos obtidos de parasitas, com variáveis graus de eficácia.[9] Várias constatações sustentam o desenvolvimento de vacinas contra babesiose. Primeiro, os bovinos que se recuperam da infecção primária por *Babesia* ou que foi imunizado com vacina composta de parasitas atenuados são resistentes à infecção experimental. Segundo, a imunização de bovinos com extrato de antígenos naturais de *Babesia* ou com sobrenadante de cultura contendo antígenos secretados por *Babesia* estimula uma imunidade protetora contra ambos os desafios, com cepas homólogas e heterólogas.

Para pesquisar e compreender as relações entre o manejo da população de carrapatos e a ocorrência de febre do carrapato pode-se comparar as características das propriedades nas quais a exposição dos bovinos jovens aos microrganismos causadores da febre do carrapato é suficiente para assegurar alto grau de imunidade e baixo risco de doença clínica (*estabilidade endêmica*) com aquelas de propriedades nas quais a exposição não é suficiente (*instabilidade endêmica*). Em Queensland, Austrália, por exemplo, muitos rebanhos de bovinos não foram expostos suficientemente a *B. bovis*, *B. bigemina* ou *A. marginale* para se obter estabilidade endêmica para a febre do carrapato.[1] No caso de *B. bovis*, a principal causa de surtos de doença clínica em Queensland foi o fato de que menos da metade dos rebanhos apresentavam evidência de estabilidade endêmica. A decisão de deixar alguns carrapatos no bovino, na tentativa de induzir estabilidade endêmica, aumentou a probabilidade de estabilidade endêmica para *A. marginale*. No entanto, não foi efetiva porque apenas 26% dos rebanhos apresentavam estabilidade endêmica frente aos três patógenos. Assim, devido ao baixo número de rebanhos com estabilidade endêmica para os microrganismos causadores da febre do carrapato e a alta probabilidade de doença clínica, recomenda-se a vacinação para proteger os bovinos leiteiros da febre do carrapato, em todas as áreas infestadas por carrapatos.

Vacinas vivas

Na Austrália e em muitos outros países são utilizadas, na rotina ou experimentalmente, vacinas compostas de cepas vivas atenuadas de *B. bovis* e *B. bigemina*.[9] A literatura sobre elaboração de vacinas contra *B. bovis* e *B. bigemina* que passam por uma fase sanguínea foi revisada.[9] Ademais, fez-se uma revisão dos dados disponíveis sobre eficácia, grau e duração da imunidade induzida pelas vacinas vivas contra infecções por *B. bovis* e *B. bigemina*, na Austrália.[9] Na Austrália, parte da América do Sul, África do Sul e Israel a maioria das vacinas vivas disponíveis é produzida em laboratórios mantidos pelo governo. Estas vacinas contêm hemácias de bovinos infectadas com cepas selecionadas dos parasitas. O risco de contaminação de vacinas à base de sangue é um problema, tornando fundamental o controle de qualidade após a produção; infelizmente, em alguns países onde a doença é endêmica esse controle de qualidade está fora do alcance. As técnicas desenvolvidas na Austrália, ao longo de décadas, se tornaram a base para a produção de vacinas vivas contra *Babesia* na maioria dos países onde são utilizadas. Não há evidência confiável de que as vacinas vivas atuais podem transmitir a doença de bovinos vacinados para aqueles não vacinados.

Origem e purificação de cepas

Desde 1990, são utilizadas três cepas de *B. bovis* e uma de *B. bigemina* (cepa G) na produção de vacina, na Austrália. Após a avaliação da virulência, imunogenicidade e pureza, as cepas apropriadas são preservadas, com máxima estabilidade, em nitrogênio líquido.

Atenuação de parasitas

Babesia bovis

O método mais confiável para minimizar a virulência de *B. bovis* é a rápida passagem da cepa em bezerros suscetíveis submetidos à esplenectomia. Em geral, ocorre atenuação após 8 a 20 passagens pelo bezerro.

Babesia bigemina

A passagem rápida em bezerros submetidos à esplenectomia não é confiável, mas a virulência de *B. bigemina* diminui durante sua permanência prolongada em animais com infecção latente. Um único isolado de *B. bigemina* (cepas G) tem sido utilizado nas vacinas produzidas na Austrália e na África do Sul, há muitos anos.

Especificações da vacina

Comprovou-se que as vacinas vivas são muito efetivas e a segurança de seu uso é razoável, principalmente quando a vacinação se restringe a bovinos com menos de 1 ano de idade, quando ainda são resistentes à doença. As vacinas são oriundas de bezerros doadores submetidos à esplenectomia e infectados com cepas atenuadas de *Babesia* ou com parasitas cultivados "*in vitro*".[9] As vacinas são mantidas resfriadas ou criopreservadas. Apesar de a produção dessas vacinas vivas ser onerosa e demorada, quase sempre induzem mais de 95% de proteção durante a vida do bovino vacinado.

Vacina congelada

A vacina congelada é superior à vacina resfriada devido seu longo prazo de validade, o que possibilita realizar teste pós-produção de sua eficácia e segurança, antes da disponibilização.[9] O glicerol é utilizado como crioprotetor, na Austrália, sendo preferido ao dimetilsulfóxido porque possibilita um período de armazenamento pós-descongelamento da vacina de, no mínimo, 8 h (em temperaturas de 4 a 30°C). As vacinas congeladas são transportadas em recipientes com isolamento térmico apropriado contendo nitrogênio líquido ou CO_2 sólido, o que limita a possibilidade do fornecimento de vacinas a todos os destinos. Para assegurar a infectividade, a vacina deve ser utilizada dentro de 8 h após o descongelamento e, uma vez descongelada, não deve ser congelada novamente. Em alguns países são produzidas vacinas bivalentes congeladas compostas de *B. bovis* e *B. bigemina* e vacinas monovalentes com *B. bovis* ou *B. bigemina*, utilizando dimetilsulfóxido como agente crioprotetor. Caso se utilize dimetilsulfóxido, a vacina deve ser administrada dentro de 30 min após o descongelamento.

Vacina resfriada

A maioria das vacinas contra babesiose produzidas atualmente é disponibilizada na forma resfriada.[9] Na Austrália, foram disponibilizadas 35 milhões de doses entre 1996 e 2003. É uma vacina comumente utilizada devido à facilidade de produção, à facilidade de transporte mesmo com recursos limitados, à facilidade de aplicação e ao baixo custo. As vacinas refrigeradas utilizadas na Austrália contêm 1×10^7 *B. bovis*, $2{,}5\times10^6$ *B. bigemina* e 1×10^7 *Anaplasma centrale* em cada dose de 2 mℓ. A vacina refrigerada tem um prazo de validade muito curto de, aproximadamente, 4 dias, o que requer meio rápido e confiável de comunicação e transporte para assegurar sua viabilidade. As vacinas refrigeradas podem permanecer viáveis por até 1 semana se armazenadas em temperatura de 4°C.

Para reduzir o risco de doença hemolítica neonatal em bezerros (*anemia hemolítica aloimune*) filhos de vacas vacinadas, a vacina não deve ser utilizada repetidas vezes. A maioria dos proprietários vacina apenas os animais jovens e raramente mais do que duas vezes. A redução da dose de vacina e o uso de diluente livre de células praticamente eliminou esse problema na Austrália.

Na Austrália, a produção de vacinas vivas efetivas contra babesiose bovina exigiu pesquisa laboratorial e de campo durante o período de 1959 a 1996; é uma história de sucesso notável em medicina veterinária.[9] A alteração mais relevante ocorreu em 1964, com a substituição do uso tradicional de animais portadores de *Babesia* como doadores para a produção de vacinas, pelo uso de bezerros submetidos à esplenectomia, com infecção aguda. Isso assegurou a infectividade da vacina e, casualmente, minimizou a virulência da vacina contra *B. bovis*. Na Austrália, a vacina reduziu as sérias perdas causadas pela babesiose em bovinos, para níveis muito baixos, e obteve aceitação em todo o mundo.

A demanda por uma vacina viva trivalente contendo *B. bovis*, *B. bigemina* e *A. centrale* contra a "febre do carrapato", produzida pelo Department of Primary Industries, em Queensland, na Austrália, aumentou a produção de menos de 10 mil doses, em 1988, para 500 mil doses em 2001.[1] O desafio para se obter hemácias parasitadas por *B. bigemina* em escala alta o suficiente em bezerros submetidos à esplenectomia e infectados foi conseguida mediante a redução da dose de células infectadas, sem comprometer a imunogenicidade e, ainda, deixando uma margem de segurança de infectividade de, no mínimo, 50 vezes. Essa modificação quadruplicou o potencial de produção de doses por bezerro e possibilitou ao Departamento suprir a maior demanda por vacina contra *B. bigemina*.

Uso de vacina viva

Bovinos nascidos em regiões infestadas por carrapatos

Qualquer fator que interfira na sobrevivência dos carrapatos vetores influencia o risco de ocorrência de babesiose. O aumento da população de carrapatos aumenta o risco da doença até que se instale uma condição endêmica estável. Diferentemente, a diminuição da população de carrapatos aumenta o risco a longo prazo de babesiose devido à menor exposição natural dos bezerros. Assim, os proprietários de bovinos criados em áreas endêmicas, na Austrália, são aconselhados a acrescentar à exposição natural a vacinação de bezerros em idade de desmame. Também, recomenda-se a vacinação quando os bovinos são transferidos para uma região endêmica.

Bovinos suscetíveis importados por país ou região infestada pelo carrapato vetor

Grande quantidade de bovinos, predominantemente *B. taurus*, está sendo importada por países de clima tropical em desenvolvimento, a fim de tornar mais produtivas as indústrias pecuárias locais. Isso tem resultado em perdas econômicas relevantes ocasionadas por doenças transmitidas por carrapatos, inclusive babesiose. Na Austrália, a vacinação de bovinos que não tiveram contato prévio com a doença e que são transferidos de regiões livres de carrapatos para áreas endêmicas geralmente é muito efetiva. Essa prática tem sido fundamental para tornar as indústrias pecuárias desses países mais sustentáveis e competitivas, suprindo a demanda do mercado por animais dessa raça.

Comprovou-se, experimentalmente, que a cepa K de *B. bovis* e a cepa G de *B. bigemina* da Austrália induzem proteção em animais vacinados, na África do Sul e no Sri Lanka. As vacinas que contêm essas cepas também foram utilizadas, com bons resultados, em parte da África, América do Sul, Malásia e Filipinas.

Controle de surtos

O uso de vacina por ocasião de um surto é uma prática comum na Austrália. A vacinação sobreposta à infecção natural não exacerba a doença, mas predispõe à ocorrência de infecções virulentas em parte do rebanho ainda não exposta aos patógenos. Para evitar exposição adicional, o grupo de animais também deve ser tratado com um acaricida capaz de impedir a infestação por carrapato, desde o momento do diagnóstico até 3 semanas após a vacinação. As preparações injetáveis ou de aplicação "*pour-on*" de ivermectina e moxidectina e o fluazuron são acaricidas altamente efetivos, mas não impedem a transmissão de *Babesia*.

Os bovinos com babesiose clínica devem ser tratados com babesicida apropriado, tão logo seja possível. No caso de surto grave, pode-se recomendar o tratamento de todos os bovinos com um produto profilático, como imidocarb ou diminazeno e realizar a vacinação posteriormente, quando o resíduo do medicamento não interfere na replicação do(s) parasita(s) contido na vacina.

Riscos e precauções no uso de vacina viva

Reações graves

O risco de reações induzidas pela vacina diminuiu com o desenvolvimento de cepas atenuadas. No entanto, sempre há risco dessas reações quando bovinos adultos altamente suscetíveis são vacinados. Bezerros com 3 a 9 meses de idade apresentam alto nível de resistência natural e baixo risco de reações vacinais. Em alguns países, a vacinação é recomendada apenas aos bezerros; na Austrália e na África do Sul, os bovinos adultos podem ser vacinados desde que adotadas precauções apropriadas. Infecções concomitantes podem aumentar o risco de reações. Em vacas prenhes, a febre associada à reação vacinal pode ocasionar aborto; em touros adultos, pode ocorrer perda temporária da fertilidade. No caso de vacas e touros de alto valor deve-se monitorar a temperatura corporal, caso ocorram reações vacinais e aquelas com febre prolongada devem ser tratadas com babesicida.

Falha na proteção

Desde a introdução de um método padrão de produção na Austrália, as vacinas vivas contra babesiose têm se mostrado muito efetivas. Na maioria dos casos, uma única dose de vacina induz imunidade duradoura, provavelmente por toda a vida, contra infecções de campo causadas por cepas antigenicamente distintas. No entanto, foram constatadas algumas falhas e acredita-se que estejam relacionadas à perda de imunogenicidade devido às frequentes passagens das cepas vacinais em bezerros submetidos à esplenectomia. Isso foi resolvido com a substituição da cepa vacinal. A fim de evitar futuras falhas recorrentes da vacinação, o número de passagens das cepas vacinais de *B. bovis* é limitado pela frequente substituição por uma cepa mais estável que passou por um baixo número de passagens no bezerro. Outras falhas podem estar associadas à sensibilidade imune do hospedeiro e à imunogenicidade de subpopulações das cepas vacinais.

Em bovinos com 6 a 9 meses de idade, uma única dose de vacina atenuada contendo *B. bovis* e *B. bigemina* geralmente induz boa proteção de longa duração. Nessa idade, o risco de reações vacinais é mínimo. A imunidade após o uso de vacina viva de *B. bovis* dura pelo menos 4 anos, possivelmente menos para *B. bigemina*. Sabidamente, ela persiste mesmo após a eliminação da infecção por *Babesia*; estudos em bovinos curados após tratamento medicamentoso sugerem que há mais relação entre o grau de imunidade adquirida e o nível de estimulação antigênica (duração da infecção anterior) do que a presença de parasitas vivos. Não há evidência de perda de imunidade com o passar do tempo e na maioria das vezes não há necessidade de repetir a vacinação. A revacinação é aconselhável quando há dúvida sobre a confiabilidade de procedimentos prévios, de modo a assegurar que todos os animais apresentaram soroconversão, ou se as cepas utilizadas na vacina são diferentes.

Uma vacina criopreservada contendo cepas de *B. bovis e B. bigemina* oriundas de cultivo "*in vitro*" (atenuadas) pode induzir proteção em 90% dos bovinos vacinados contra cepas virulentas de campo de *Babesia*.[1,9] As desvantagens inerentes às vacinas produzidas com sangue de animais incluem o risco de reações ou de contaminação por microrganismos patogênicos, a sensibilização contra grupos sanguíneos, a transmissão de cepas vacinais por carrapatos e a necessidade de *transporte sob refrigeração*.

Caso ocorram reações exageradas, os bovinos vacinados devem ser estabulados ou mantidos sob estreita observação por 1 mês. Um problema ocasional importante relativo à vacina viva de *Babesia* é a aparente *falha em transmitir o protozoário*. Isso pode ser devido à ausência do protozoário na corrente sanguínea do doador no momento de obtenção do sangue ou ao uso de um medicamento profilático – por exemplo, dipropionato de imidocarb – ou à baixa concentração de anticorpos nos tecidos do animal. Nestas condições, é necessária revacinação, preferivelmente com sague do doador que, no momento, manifesta séria reação.

Na África do Sul, os microrganismos atenuados utilizados nas vacinas com *B. bovis e B. bigemina* não congeladas são suscetíveis ao efeito residual das drogas antibabesianas, diminazeno e dipropionato de imidocarb, por períodos mais longos, comparativamente às cepas de campo virulentas. Em animais tratados com diminazeno, na dose de 3,5 mg/kg PC, o período de espera antes da administração das vacinas com *B. bovis* e *B. bigemina* congeladas é semelhante àquele de vacinas não congeladas, de 4 a 8 semanas. O efeito inibidor do dipropionato de imidocarb, na dose de 3,0 mg/kg PC, na infectividade de ambas as vacinas congeladas, de *B. bovis* e *B. bigemina*, é mais longo e requer período de espera mínimo de 12 semanas e 24 semanas, respectivamente, antes da administração dessas vacinas.

Vacinação com vacinas compostas de subunidade

Vacinas compostas de subunidades são alternativas atraentes à vacina com *Babesia* spp. virulenta ou atenuada.[9,10] Essas vacinas são compostas de antígenos recombinantes oriundos de DNA complementar clonado de parasitas protozoários. Foram identificados vários antígenos protetores associados a merozoítos ou a hemácias infectadas por merozoítos de *B. bovis* ou *B. bigemina*, como possíveis moléculas.[10] Proteínas associadas à roptria podem ser alvos de vacinas recombinantes genéricas.

Vacinas mortas

Superam muitas das dificuldades inerentes à produção, transporte e uso de vacinas vivas.[10] No entanto, não apresentam eficácia suficiente, sendo necessárias mais pesquisas a respeito.

Controle do carrapato vetor

Esta abordagem foi inicialmente utilizada com êxito no controle e, por fim, erradicação do carrapato de bovinos *Boophilus annulatus* e de *Babesia*, nos EUA.[1] Em 1906, teve início um programa de erradicação que envolvia proprietários de animais pecuários, funcionários estaduais e especialistas do Departamento de Agricultura do EUA. O programa envolvia três táticas. Primeiro, algumas pastagens ficaram livres de carrapatos mediante a retirada de todos os animais hospedeiros, até que os carrapatos morressem de fome. A segunda tática, mais comum, era manter os animais pecuários nas pastagens infectadas e submetê-los a banhos de imersão em solução arsenical, em intervalos regulares de 2 semanas, o suficiente para matar as fêmeas de carrapatos ingurgitadas. Terceiro, a proibição do transporte interestadual de bovinos infestados por carrapatos antes do final da quarentena. A campanha de erradicação dos carrapatos de bovinos nos EUA foi o procedimento de ataque em ampla área mais coordenado, sustentado e extensivo realizado contra um artrópode causador de doença. O carrapato foi eliminado em mais de um milhão de quilômetros quadrados, ao longo de 34 anos. A presença do carrapato se restringe à região mais baixa do rio Rio Grande, no Texas, onde ocorre reinfestação devido ao transporte de animais do México. Isso requer controle contínuo dos rebanhos bovinos da fronteira.

Na África, babesiose é apenas parte de complexos muito importantes de carrapatos e de doenças transmitidas por carrapatos; há anos tem-se utilizado programas de controle intensivo de carrapatos controlados pelo governo. Em outros continentes, a situação é muito menos complexa; onde a babesiose é endêmica, o controle da doença (mais do que sua erradicação) é mais realístico. A erradicação de carrapatos vetores, em nível nacional ou local, raramente é um procedimento prático, ambientalmente sustentável ou economicamente justificável.

Estabilidade endêmica natural

Raramente pode se basear em uma estratégia de controle da doença.[9] Primeiro, em áreas endêmicas, os efeitos climáticos, a composição genética dos hospedeiros e as estratégias de manejo inevitavelmente têm uma importante influência na taxa de transmissão e, por fim, na probabilidade de instalação de uma estabilidade endêmica. Segundo, a estabilidade endêmica é um conceito econômico que inclui o controle de risco e os limiares de perda. Os parâmetros do clima, dos animais e do manejo que possibilitam a estabilidade endêmica podem se modificar sazonal ou anualmente. Terceiro, o modelo de estabilidade endêmica foi desenvolvido na Austrália e nas Américas, onde as interações doenças/vetores são relativamente simples. A situação na África é muito mais complexa e menos previsível, com quatro doenças principais, diversos vetores, presença de animais de recreação reservatórios e maior variação na suscetibilidade das raças de bovinos.

Controle de babesiose em outras espécies

Os princípios de controle de babesiose em outras espécies são semelhantes àqueles utilizados no controle da doença em bovinos. Dá-se mais atenção ao controle do carrapato vetor, detecção dos animais infectados e animais portadores por meio de teste laboratorial apropriado e eliminação da infecção em animais positivos utilizando uma estratégia terapêutica apropriada.

LEITURA COMPLEMENTAR

Mueller J, Hemphill A. In vitro culture systems for the study of apicomplexan parasites in farm animals. Int J Parasitol. 2013;43:115-124.

Suarez CE, Noh S. Emerging perspectives in the research of bovine babesiosis and anaplasmosis. Vet Parasitol. 2011;180:109-125.

REFERÊNCIAS BIBLIOGRÁFICAS

1. Radostits O, et al. Veterinary Medicine: A Textbook of the Disease of Cattle, Horses, Sheep, Goats and Pigs. 10th ed. London: W.B. Saunders; 2007:1483.
2. Uilenberg G. Vet Parasitol. 2006;138:3.
3. Gohil S, et al. Int J Parasitol. 2013;43:125.
4. Brown WC, et al. Vet Parasitol. 2006;138:75.
5. Allred DR, Al-Khedery B. Vet Parasitol. 2006;138:50.
6. Hunfeld KP, et al. Int J Parasitol. 2008;38:1219.
7. Mosqueda J, et al. Curr Med Chem. 2012;19:1504.
8. Vial HJ, Gorenflot A. Vet Parasitol. 2006;138:147.
9. De Waal DT, Combrink MP. Vet Parasitol. 2006;138:88.
10. Brown WC, et al. Parasite Immunol. 2006;28:315.

Piroplasmose equina

É uma doença infecciosa transmitida por carrapatos, causada pelos hemoprotozoários parasitas *Theileria equi* e *Babesia caballi*.[1-12] A piroplasmose, também conhecida como babesiose equina (*B. caballi*), teileriose (*T. equi*) ou "febre biliar", acomete todos os equídeos, incluindo cavalos, burros, mulas e zebras. A infecção com um ou ambos os microrganismos intraeritrocitários obrigatórios pode causar graus variáveis de anemia hemolítica e doença sistêmica associada. Recentemente, a infecção causada por *T. equi* ressurgiu nos EUA; consequentemente, questões têm surgido quanto à relação carrapato-vetor-parasita-hospedeiro necessária para a ocorrência de doença clínica.

Sinopse

- Etiologia: *Babesia caballi* e *Theileria equi*
- Epidemiologia: acomete equídeos. Transmissão por carrapatos
- Achados clínicos: anemia, hemoglobinúria, icterícia, febre, frequentemente alta taxa de mortalidade por *T. equi*, mas não por *B. caballi*
- Patologia clínica: parasitas em esfregaços sanguíneos corados, sorologia positiva. Pode-se utilizar reação em cadeia de polimerase (PCR) para detectar parasitas no sangue ou tecidos
- Lesões de necropsia: sangue aquoso ralo; palidez; icterícia
- Confirmação do diagnóstico: parasitas no esfregaço sanguíneo; presença do carrapato vetor no ambiente
- Lista de diagnósticos diferenciais: uma síndrome de anemia hemolítica aguda deve sugerir as seguintes alternativas de diagnóstico:
  - Anemia infecciosa equina

  - Mioglobinúria intensa (rabdomiólise associada à atividade física ou intoxicação por hipoglicina A)
  - Anemia hemolítica aloimune, em potros
  - Forma cardíaca da doença do cavalo africano
- Tratamento: imidocarb – medicamento de escolha (R1)
- Medidas de controle: controle de carrapatos; quimioterapia com imidocarb; vigilância de equinos e carrapatos por meio de testes sorológicos, moleculares e complementares efetivos.

Etiologia

B. caballi e *T. equi* (anteriormente denominada *Babesia equi*) são conhecidas por causar infecções e doença em equídeos, incluindo cavalos, burros, mulas e zebras.[1-4] No caso de *T. equi*, estudos moleculares corroboram observações anteriores de estágios pré-eritrocitários em linfócitos. Entretanto, a taxonomia de *T. equi* permanece controversa.[5]

Epidemiologia

Ocorrência geográfica

A distribuição dos protozoários causadores da doença depende da distribuição geográfica e sazonal dos insetos vetores que os transmitem (Tabela 11.10).

Ocorrência do hospedeiro

Babesiose e teileriose de equídeos são conhecidas como *piroplasmose equina*. Em cavalos, burros, mulas e zebras, a doença é causada por *B. caballi ou T. equi*.[1-4] As doenças causadas por *B. caballi e T. equi* são clinicamente semelhantes, mas o último parasita é mais virulento.[3] A piroplasmose equina é constatada em grande parte do sul da Europa, Ásia e nas Américas.[3] Por exemplo, encontra-se disseminada na China, sendo uma séria preocupação na região nordeste desse país. Além disso, a piroplasmose equina está disseminada em cavalos, mulas, burros e zebras, na África do Sul, e ressurgiu nos EUA.[6-8] A Austrália está livre de piroplasmose equina, mas equinos soropositivos foram temporariamente importados pela Austrália para os jogos Olímpicos de Sydney, em 2000. No entanto, na Austrália os cavalos soropositivos foram mantidos em locais restritos.

A distribuição de piroplasmose equina coincide com a distribuição de carrapatos vetores.[2-4] Carrapatos ixodídeos dos gêneros *Hyalomma*, *Dermacentor* e *Rhipicephalus* foram identificados como vetores transmissores de *T. equi* ou *B. caballi* aos equídeos hospedeiros. Nos países de clima tropical, as espécies *Hyalomma* parecem ser vetores apropriados para a transmissão de *T. equi* aos cavalos e burros.

Impacto

Em surtos de piroplasmose equina a taxa de mortalidade pode ser alta, mas as perdas predominantes, em equinos, se devem à impossibilidade de participar de corridas, competições e feiras. Com maior deslocamento de equinos entre ou dentro dos países para participar em competições internacionais, esta é uma questão particularmente atual. Outra forma possível de perda é a morte de potros infectados no útero. Embora houvesse evidência inicial de que a babesiose equina pudesse ser uma importante doença emergente ameaçadora à criação de equinos, isso não tem sido o caso. Todavia, a doença causada por *T. equi* parece ter um risco relevante. O uso de métodos de diagnóstico para a triagem de equinos antes, durante e depois de viagens internacionais para participação em corridas ou competições internacionais é um importante procedimento de monitoramento/prevenção da doença.

Ciclo biológico e transmissão

O ciclo biológico de *T. equi* e *B. caballi* envolve estágios de desenvolvimento distintos no hospedeiro e no carrapato.[3] Ambos os parasitas passam por três estágios: esporozoíto (estágio de transmissão assexuada), merozoíto (estágio sanguíneo assexuado) e gametócito (estágio sanguíneo sexuado). O desenvolvimento no carrapato é variável, dependendo da espécie de carrapato envolvido. Esporozoítos infectantes são transmitidos ao equídeo hospedeiro pela saliva do carrapato. Uma vez presentes no equídeo, os esporozoítos de *B. caballi* invadem diretamente as hemácias, onde se multiplicam e se desenvolvem em trofozoítos e, então, em merozoítos. Após a ruptura das hemácias, os merozoítos são liberados e invadem outras hemácias. Diferentemente, *T. equi* primeiramente penetra em células mononucleares periféricas (PBMC), fato que, em parte, é a razão para sua reclassificação taxonômica como *Theileria*. Na PBMC, os zoítos de *T. equi* se replicam e originam grandes esquizontes; após cerca de 9 dias, os merozoítos são liberados e invadem as hemácias, onde se multiplicam e se desenvolvem em trofozoítos e, em seguida, em merozoítos. Os merozoítos são liberados e invadem outras hemácias.

Tanto em *B. caballi* quanto em *T. equi* a replicação assexuada resulta em intenso aumento na população de merozoítos e hemácias parasitadas. Após vários ciclos de replicação, alguns merozoítos se transformam em gametócitos, no sangue periférico. Após a ingestão por um carrapato apropriado, os parasitas passam por reprodução sexuada e os gametócitos se transforma em gametas, que se unem para originar zigotos no intestino médio do carrapato. Depois de 6 a 24 dias, os esporozoítos se acumulam na glândula salivar do carrapato.

A transmissão também pode ser iatrogênica, pela mistura inapropriada de sangue infectado e sangue não infectado.[3] Isso pode acontecer quando ocorre compartilhamento de agulhas entre os equinos; todavia, o uso de qualquer equipamento contaminado com sangue pode resultar em transmissão. A infecção também pode se instalar quando equinos com infecção crônica atuam como doadores de sangue a equinos não expostos anteriormente ao microrganismo. A prática ilegal de "doping" sanguíneo (transfusão sanguínea antes de corrida) foi incriminada como causa de um surto na Flórida, em 2008. A infecção experimental pode ser induzida por injeção IV e SC de estágios infectantes do parasita e por carrapatos infectados.

Trânsito de cavalos

O trânsito internacional de animais é um assunto muito importante na criação de equinos.[3] Atualmente, os grupos de equinos de recreação são transportados por todo o mundo, para participar de competições em diferentes países; garanhões de alto valor às vezes são transportados para outro país onde permanecem pouco tempo em determinado haras. Em alguns países, há tendência de rigorosa restrição nos procedimentos de quarentena de equinos; as relações internacionais podem ser melhoradas quando se sabe mais sobre a relação entre um resultado de teste sorológico positivo e o risco de infecção em outros equinos.

Patogênese

Embora alguns aspectos da patogênese ainda sejam desconhecidos, a infecção por *T. equi* ou *B. caballi* causa lise de hemácias, resultando em graus variáveis de anemia hemolítica.[3,4] A ruptura física das hemácias durante a liberação de merozoítos provoca anemia hemolítica intravascular. As hemácias infectadas são removidas da circulação por macrófagos esplênicos, fato que contribui, adicionalmente, para a ocorrência de anemia hemolítica. Invariavelmente, a infecção por *T. equi resulta em doença clínica mais grave do que B. caballi.*[3]

As hemácias não parasitadas também são removidas da circulação, mas a razão para esta remoção é desconhecida. Parece que a estrutura da membrana eritrocitária se altera substancialmente durante a infecção por *T. equi*, sugerindo que tal alteração reduz a capacidade de deformação das hemácias, o que pode acarretar em baixo fluxo sanguíneo microvascular. A concentração sanguínea de malondialdeído (marcador de lipoperoxidação) aumenta significativamente, sugerindo que o acúmulo de íons oxidantes também contribui para a lise eritrocitária. As infecções causadas por *T. equi* e *B. caballi* também comprometem os mecanismos de coagulação; hemácias infectadas por *B. caballi* ocasionam microtrombos por se agregarem em pequenos vasos, causando estase venosa e vasculite. Também, há relato de trombocitopenia e tempo de coagulação prolongado nas infecções por *T. equi* e *B. caballi.*

A baixa contagem de plaquetas pode estar relacionada à destruição plaquetária imunomediada, sequestro esplênico e/ou consumo excessivo de plaquetas, como acontece na coagulação intravascular disseminada

(CID). Com frequência, a piroplasmose grave resulta em hipercoagulação, síndrome da resposta inflamatória sistêmica e subsequente disfunção de vários sistemas orgânicos.

A transmissão placentária pode resultar em aborto (geralmente no final da gestação), natimortos ou infecção neonatal. A variação nos genótipos do hospedeiro e/ou do parasita pode influenciar na prevalência de transmissão placentária. A transmissão parece não estar associada à exposição ao sêmen de um garanhão infectado, mas à contaminação sanguínea durante o acasalamento pode representar um risco de transmissão.

Na maioria dos casos, os equinos apresentam infecção persistente e se tornam portadores. A condição inapropriada de portador é vitalícia para *T. equi* e, possivelmente, para *B. caballi*. Em parte, a infecção subclínica persistente pode ser resultado de sequestro e estratégias de imunoevasão dos parasitas. A condição de portador representa um delicado equilíbrio entre o protozoário e a resposta imune; este equilíbrio se desfaz facilmente pelo estresse induzido por transporte, privação de alimento, prenhez ou doença intercorrente.

Em geral, após a transmissão, dependendo de vários fatores, inclusive da dose infectante e da condição imune do hospedeiro, os sinais clínicos surgem dentro de 12 a 19 dias, na infecção por *T. equi*, e de 10 a 30 dias na infecção por *B. caballi*. Em regiões geográficas endêmicas para piroplasmose equina a taxa de mortalidade de equinos não expostos anteriormente ao microrganismo parece ser de 5 a 10%, mas a gravidade da doença pode variar significativamente de uma região para outra.

Imunologia

As respostas do sistema imune de equinos à infecção por *T. equi* ou *B. caballi* ainda não são completamente compreendidas, mas, sem dúvida, são complexas e multifacetadas e envolvem tanto componentes humorais quanto celulares.[3,9,20] É bem-aceito o conceito de que a infecção pelo parasita resulta em condição de portador, o que confere proteção contra a doença. Não há comprovação de reação cruzada entre *T. equi* e *B. caballi*; os equinos podem ser infectados pelos dois parasitas simultaneamente.

Achados clínicos

A doença clínica pode se manifestar de diferentes formas.[3] Na infecção causada por *T. equi*, os sinais clínicos geralmente estão associados à hemólise e à anemia resultante. Embora os cavalos infectados por *B. caballi* desenvolvam anemia, os raros casos de morte aguda causada por *B. caballi* parecem resultar da disfunção de múltiplos órgãos ocasionada por formação sistêmica de microtrombos e coagulação intravascular disseminada. Nesses casos, os sinais clínicos variam dependendo dos sistemas orgânicos acometidos.

Equinos com infecção aguda, inicialmente manifestam sintomas inespecíficos, como febre alta, às vezes superior a 40°C, letargia, edema periférico, anorexia e/ou perda de peso. É possível notar petéquias hemorrágicas decorrentes de trombocitopenia nas membranas mucosas, inclusive na terceira pálpebra. Em seguida notam-se sinais de anemia hemolítica e incluem membranas mucosas ictéricas ou pálidas, taquicardia, taquipneia, pigmentúria (decorrente de bilirrubinúria ou hemoglobinúria) e fraqueza.

Alguns equinos apresentam sintomas gastrintestinais, inclusive cólica e impactação, seguidos de diarreia. Outros sinais clínicos menos comuns incluem manifestações secundárias de pneumonia, edema pulmonar, arritmia cardíaca, enterite catarral, laminite e/ou sintomas relacionados ao sistema nervoso central e caracterizados por ataxia, mialgia e/ou convulsões.

Em garanhões, há relato de infertilidade permanente ou temporária. Pode ocorrer insuficiência renal aguda em consequência da nefropatia pigmentar induzida pela hemoglobina. As respostas sistêmicas à inflamação grave (hipotensão) podem agravar a doença renal. Infecções graves também podem culminar em insuficiência hepática ou coagulação intravascular disseminada.

Há relato de início abrupto fulminante dos sintomas da doença (hiperaguda). Pode ocorrer morte súbita causada pela infecção por *T. equi*; a introdução de equinos não expostos anteriormente aos microrganismos em uma região endêmica pode ocasionar rápido início de um surto grave da doença.

Potros neonatos infectados no útero por *T. equi* podem manifestar sintomas agudos graves. Esses potros podem apresentar sinais clínicos ao nascimento ou podem adoecer 2 a 3 dias após o nascimento. Os sinais clínicos, como menor capacidade para mamar e fraqueza, frequentemente são inespecíficos, mas progridem e se assemelham àqueles de equinos adultos infectados (icterícia, febre e anemia). Há relatos de casos de infecção fetal ou neonatal por *B. caballi,* mas são raros.

Em geral, a infecção crônica por *T. equi* ou *B. caballi* resulta apenas em sinais inespecíficos, incluindo perda de peso, baixo desempenho, inapetência e/ou letargia. Pode haver anemia discreta e o baço pode estar aumentado. Em equinos com doença de menor gravidade, a esplenomegalia parece ser decorrência da maior taxa de hemólise extravascular no baço.

Em éguas portadoras a prenhez pode resultar em aborto ou infecção do neonato. Como os portadores inaparentes podem atuar como reservatórios de transmissão (por carrapatos, placenta ou via iatrogênica), esses animais representam o maior desafio em áreas não endêmicas.

Patologia clínica

A infecção aguda é caracterizada por leucocitose intensa, linfopenia e alta contagem absoluta de neutrófilos. *T. equi* é detectado em neutrófilos e monócitos, quando ocorre alto grau de parasitemia, indicando fagocitose de hemácias infectadas. Os animais que morrem devido à infecção por *T. equi* apresentam graus variáveis de emaciação, hepatomegalia, esplenomegalia e rins "amolecidos". Também, são comuns hemorragias petequiais no fígado, baço e superfície do córtex renal.

Exame microscópico

Pode-se realizar exame microscópico de esfregaços sanguíneos corados com o corante de Giemsa, a fim de identificar piroplasmas nas hemácias.[3] *T. equi* e *B. caballi* podem ser facilmente diferenciadas. Nas hemácias, *B. caballi* tipicamente se assemelha a dois grandes merozoítos piriformes, medindo 2 a 5 μm de comprimento; a porcentagem de hemácias infectadas tipicamente é inferior a 1%. Merozoítos de *T. equi* se instalam nas hemácias como pequenos piroplasmas polimórficos, ocasionalmente em uma forma distinta de Cruz de Malta; os merozoítos de *T. equi* geralmente medem 2 a 3 μm. Nos cavalos doentes, a porcentagem de hemácias infectadas quase sempre é de 1 a 5%, mas pode ser maior do que 20% nos casos graves.

Exames sorológicos e baseados no DNA

Podem ser utilizadas várias técnicas de diagnóstico, sozinhas ou combinadas.[3] Durante um surto em região não endêmica, é fundamental o envolvimento do Estado e de agências reguladoras federais. Apenas alguns laboratórios no mundo estão autorizados a realizar esses testes específicos para piroplasmose equina; é fundamental o manuseio e envio apropriados das amostras.

IFAT é utilizado como um teste auxiliar para comparar os resultados de CFT, sendo um dos testes indicados para piroplasmose equina e recomendado pela Organização Mundial da Saúde Animal (também conhecida como OIE). Também, tem-se utilizado o teste *Western blot* (ou imunoblot) no diagnóstico de infecções causadas por *T. equi* e *B. caballi* em ambiente de pesquisa, mas atualmente cada vez mais tem sido utilizado na detecção de infecção por *B. caballi.* Há pesquisas em andamento com intuito de validar, de modo crítico, esses testes sorológicos/imunológicos para uso no diagnóstico de rotina.

O teste cELISA é um dos exames oficiais indicados pela OIE para o transporte internacional de cavalos. Esse teste é considerado um dos exames de maior sensibilidade na detecção de infecção crônica por *T. equi.* O cELISA para *T. equi* utiliza uma proteína recombinante (EMA-1; um antígeno de superfície altamente conservado, específico de *T. equi*, imunodominante) e anticorpos monoclonais específicos. Esse teste apresenta altas sensibilidade e especificidade, em comparação com todos os outros testes sorológicos avaliados atualmente. Para *T. equi*, tanto a sensibilidade quanto a especificidade do cELISA são superiores a 95%. Também foi desenvolvido um teste cELISA para *B. caballi* utilizando uma proteína recombinante (RAP-1). No entanto, em alguns países, a heterogeneidade da sequência de RAP-1 entre as cepas do parasita torna o teste incapaz de detectar os equinos infectados.[3,10] Os dois testes cELISA estão disponíveis no mercado, mas não estão disponíveis aos clínicos. Avaliou-se um teste ELISA que utiliza antígeno de merozoíto de *T. equi* íntegro e pareceu ser um teste de fácil realização, econômico e confiável.

Embora os testes PCR e cELISA se mostrem consideravelmente promissores como meios de diagnóstico[3,11], são necessários mais estudos para assegurar especificidade e sensibilidade diagnóstica apropriada para suas aplicações na rotina, nos diferentes países. Contudo, o teste PCR pode detectar *T. equi* e *B. caballi* no sangue de equinos que se recuperaram da babesiose. O teste PCR "*nested*" tem sido utilizado na detecção de *T. equi* e *B. caballi* em amostras de sangue de cavalos e nas infecções em carrapatos. Desde que sejam utilizados marcadores genéticos confiáveis, é possível desenvolver um PCR como teste diagnóstico de rotina.

Achados de necropsia

Nos *casos agudos* de piroplasmose equina, nos quais os pacientes morrem após um breve curso da doença e durante uma crise de anemia, os sinais característicos consistem em icterícia; sangue aquoso ralo; palidez de tecidos; aumento do baço, cuja consistência é polposa e mole; e hepatomegalia evidente, com fígado marrom-escuro. A vesícula biliar encontra-se distendida e nela há bile granular espessa; notam-se rins aumentados de volume e escuros; a bexiga contém urina vermelho-amarronzada. Há hemorragias petequiais ou equimóticas sob o epicárdio e o endocárdio; o saco pericárdico contém maior quantidade de líquido sanguinolento. Uma manifestação característica é a coagulação intravascular disseminada (CID) grave.

Nos *casos subagudos ou crônicos*, de duração relativamente longa, a carcaça torna-se emaciada, mas não há hemoglobinúria; notam-se as alterações observadas nos casos agudos, mas são menos evidentes. Para definir o diagnóstico, é necessário o *exame microscópico* de esfregaços de sangue periférico, do rim e do músculo do coração, e do cérebro quando há suspeita de doença. Para detectar piroplasmas, os esfregaços de sangue e da maioria dos tecidos devem ser realizados até 8 h após a morte (até 28 h para esfregaço do cérebro) e corados com o corante de Giemsa.

A coloração de esfregaços para pesquisa de anticorpos por meio de imunofluorescência direta possibilita o uso de tecidos um pouco "mais velhos". Os esfregaços de órgãos ainda são úteis 5 dias após a coleta, desde que mantidos em temperatura de 22°C. Após a morte do hospedeiro, a morfologia dos piroplasmas pode se modificar rapidamente. Também pode ser utilizada amostra de sangue obtida após a morte do animal, a fim de detectar anticorpos séricos, em testes sorológicos, ou DNA do parasita por meio de PCR.

Diagnóstico diferencial

Preferivelmente, deve-se confirmar a presença e coletar o carrapato vetor antes que se estabeleça o diagnóstico definitivo de piroplasmose, a menos que o animal tenha vindo de uma região sabidamente enzoótica nos meses anteriores. Clinicamente, a constatação de alta taxas de morbidade e de mortalidade em animais com icterícia, hemoglobinúria e febre são sugestivos da doença, mas é necessária a confirmação do diagnóstico por meio de exame microscópico de esfregaços sanguíneos corados, de exames imunológicos ou moleculares complementares e/ou pela transmissão experimental. Em um animal submetido à necropsia no qual se constata esplenomegalia, icterícia, hemoglobinúria, rins e fígado edemaciados e escuros e/ou hemorragias petequiais/equimóticas no miocárdio suspeita-se de babesiose/piroplasmose, mas o diagnóstico precisa ser confirmado por exames laboratoriais tradicionais ou moleculares de tecidos, investigando-se a presença de estágios do parasita (piroplasmas).

Lista de diagnósticos diferenciais

Uma síndrome caracterizada por anemia hemolítica aguda deve sugerir as seguintes alternativas diagnósticas (ver Tabela 11.1):

- Anemia infecciosa equina: apresenta um curso recorrente, mais longo; geralmente os casos são esporádicos e não se constatam protozoários nos líquidos corporais e tecidos
- Mioglobinúria: a urina avermelhada se deve à mioglobinúria, sempre associada com elevada atividade sérica de fosfoquinase
- Anemia hemolítica aloimune em potros: detectada apenas em exames laboratoriais, pesquisando-se evidência de incompatibilidade entre o soro da mãe e as hemácias do potro
- Outras anormalidades imunomediadas
- Forma cardíaca da doença do cavalo africano (AHS, do inglês *African horse sickness*): as lesões edematosas constatadas são semelhantes àquelas da babesiose, mas não há evidência de hemoglobinúria ou icterícia
- Arterite viral equina, anaplasmose equina, púrpura hemorrágica e intoxicação pela folha de bordo.

Tratamento

Quimioterapia

Vários medicamentos têm sido utilizados, com sucesso, para abrandar os sinais clínicos; todavia, o imidocarb, em sua forma de sal de dipropionato, é considerada a droga mais efetiva.[3,12] Em equinos, o imidocarb, um derivado da carbanilida, é em geral administrado por via intramuscular. A forma alternativa dessa droga, um sal di-hidrocloreto, causa lesão muscular mais grave no local da injeção. Para minimizar os sinais clínicos, a dose de imidocarb indicada é variável; entretanto, uma única dose de 2,2 a 4,4 mg/kg, via IM, é efetiva. Se necessário, doses menores podem ser repetidas em intervalos de 24 a 72 h, no total duas ou três doses.

Em regiões não endêmicas, quando se deseja a eliminação da doença com quimioterápico, as infecções causadas por *T. equi* e *B. caballi* devem ser tratadas com 4,4 mg de imidocarb/kg IM, em intervalos de 72 h (quatro doses). Burros e mulas são muito sensíveis ao imidocarb; portanto, não se recomenda o seu uso nesses animais. O imidocarb tem atividade anticolinesterase, de modo que as reações medicamentosas podem se manifestar na forma de sudorese, sinais de agitação, cólica e/ou diarreia. Tipicamente, esses sintomas são passageiros e raramente há risco à vida do animal. Pode-se prevenir esses efeitos colaterais com a aplicação IV de uma única dose de 0,0025 mg de glicopirrolato/kg ou revertê-los com uma dose de 0,2 mg de atropina/kg, via IV. Os equinos submetidos ao tratamento devem ser monitorados quanto à ocorrência de complicações e elevação transitória das atividades de enzimas hepáticas (aspartato aminotransferase [AST], alanina aminotransferase [ALT], fosfatase alcalina [ALP] e sorbitol desidrogenase [SDH]); geralmente esses sintomas regridem depois de finalizado o tratamento com imidocarb.

Também são utilizados aceturato de diminazeno e diaceturato de diminazeno no tratamento de infecções causadas por *T. equi* e *B. caballi*, na dose de 3,5 mg/kg IM, em intervalo de 48 h (2 doses). O aceturato de diminazeno é mais efetivo do que o diaceturato; relata-se que as duas drogas causam lesão no local da injeção. A eficácia desses dois medicamentos aumenta após a segunda dose; não há relato de quimioesterilização. Os sintomas de toxicidade incluem angústia respiratória e letargia.

O antibiótico oxitetraciclina, quando administrado por via IV, na dose de 5 a 6 mg/kg, 1 vez/dia, durante 7 dias, é efetivo no tratamento de infecção por *T. equi*, mas não da infecção causada por *B. caballi*. Outros medicamentos relatados como eficazes no tratamento de babesiose são: isetionato de amicarbilada, euflavina, artesunato e artemeter (derivados da artemisinina), buparvaquona e atovaquona; no entanto, essas drogas não são mais utilizadas na rotina clínica.

Tratamento de suporte

Além do uso de medicamentos antiprotozoários, quase sempre os equinos com infecção aguda necessitam de tratamento de suporte, que consiste em administração intravenosa de líquido, anti-inflamatórios não esteroides (AINE), analgésicos e transfusão sanguínea; contudo, o tratamento de suporte pode não se limitar a isso. Durante o tratamento com imidocarb é fundamental uma hidratação adequada.[3]

Controle

Os princípios do controle de piroplasmose são semelhantes àqueles mencionados para o controle de babesiose bovina. As principais medidas consistem em controle do carrapato vetor, detecção de animais infectados e aqueles portadores por meio de teste laboratorial apropriado e estratégia terapêutica apropriada aos animais positivos ao teste. O controle de carrapatos em equinos de recreação mediante inspeção e tratamento/pulverização periódica é um procedimento prático, quando o uso dos animais é constante. Não há vacinas disponíveis para uso em equinos.

Em regiões endêmicas, é importante o uso de quimioterápicos que auxiliam no controle da parasitemia aguda e dos sinais clínicos associados, mas que não eliminam a infecção.[3] Em regiões não endêmicas, o objetivo é manter uma condição livre de infecção; portanto, ao detectar equinos infectados, é necessário administrar um quimioterápico seguro e de alta eficácia, a fim de eliminar a infecção persistente. Testes de diagnóstico confiáveis e conhecimento detalhado das populações de carrapatos e de sua capacidade em transmitir *B. caballi* e *T.equi* são fundamentais na prevenção de surtos em regiões não endêmicas.[3]

O avanço da globalização da indústria equina e a mudança climática são desafios à prevenção e controle de infecções causadas por *T. equi* e *B. caballi*. É fundamental a vigilância da doença e o conhecimento detalhado da competência e do hábitat do carrapato vetor, mediante o emprego de testes moleculares efetivos.

REFERÊNCIAS BIBLIOGRÁFICAS

1. Radostits O, et al. Veterinary Medicine: A Textbook of the Disease of Cattle, Horses, Sheep, Goats and Pigs. 10th ed. London: W.B. Saunders; 2007:1483.
2. Uilenberg G. Vet Parasitol. 2006;138:3.
3. Wise LN, et al. J Vet Intern Med. 2013;doi:10.1111/jvim.12168; [Epub ahead of print].
4. Kumar S, et al. Jpn J Vet Res. 2009;56:171.
5. Kappmeyer LS, et al. BMC Genomics. 2012;13:603.
6. Short MA, et al. J Am Vet Med Assoc. 2012;240:588.
7. Ueti MW, et al. PLoS ONE. 2012;7(9):e44713.
8. Scoles GA, et al. Emerg Infect Dis. 2011;17:1903.
9. Ramsay JD, et al. PLoS ONE. 2013;8(10):e76996.
10. Awinda PO, et al. Clin Vaccine Immunol. 2013;20:1752.
11. Baptista C, et al. Ticks Tick Borne Dis. 2013;4:242.
12. Grause JF, et al. Vet J. 2013;196:541.

DEFICIÊNCIAS NUTRICIONAIS

Deficiência de ferro

Sinopse

- Etiologia: deficiência de ferro na dieta
- Epidemiologia: animais jovens alimentados com dieta à base de leite; mais comumente leitões lactentes que não receberam ferro suplementar. Cordeiros lactentes estabulados. É notada em vitelos alimentados com leite e quantidade limitada de ferro. Perda de sangue contínua devido à hemorragia (infestação por piolhos, helmintos hematófagos). Nota-se deficiência de ferro subclínica em bezerros e potros, mas há dúvida quanto à sua relevância. Pode predispor a doenças infecciosas
- Achados clínicos: pele branca pálida em leitões lactentes bem desenvolvidos, dispneia, palidez de membranas mucosas, pode ocorrer morte súbita. Natimortos, se a porca apresentar deficiência de ferro. Doenças infecciosas secundárias à deficiência
- Patologia clínica: teores séricos subnormais de hemoglobina e ferro; anemia microcítica hipocrômica
- Achados de necropsia: palidez; magreza, sangue aquoso; anasarca, dilatação cardíaca; hepatomegalia
- Confirmação do diagnóstico: baixos teores séricos de hemoglobina e ferro, com anemia microcítica hipocrômica. Resposta ao tratamento com ferro
- Diagnóstico diferencial: outras causas de anemia (ver Tabela 11.3)
- Tratamento: administração parenteral e oral de sais de ferro
- Controle: assegurar ingestão apropriada de ferro. Administração parenteral de ferro dextrana aos leitões e cordeiros lactentes.

Etiologia

Em geral, a deficiência de ferro é primária; sua ocorrência é mais provável em animais recém-nascidos, cuja fonte de ferro é, exclusivamente, o leite materno, um alimento com baixo teor de ferro. A reserva hepática de ferro do recém-nascido é insuficiente para manter a hematopoese normal por mais de 2 a 3 semanas; é particularmente baixa em leitões.

Epidemiologia

A deficiência de ferro não é comum em animais de produção, exceto naqueles muito jovens cuja dieta se restringe ao leite.

Há três razões para a ocorrência de anemia por deficiência de ferro em leitões lactentes:

1. Eles não têm acesso à terra, a principal fonte de ferro para animais de produção jovens.
2. Eles crescem rapidamente e, assim, sua necessidade absoluta de ferro é alta.
3. O leite é um alimento com baixo teor de ferro.

A administração de ferro dextrana em leitões nos primeiros dias de vida previne a deficiência de ferro, sendo uma estratégia de manejo sanitário de rotina na criação de suínos moderna. Em geral, se os leitões não recebem ferro dextrano suplementar a doença clínica surge ao atingirem 3 a 6 semanas de idade. As perdas decorrentes da carência de ferro consistem naquelas que resultam em morte do animal; em suínos não tratados e com baixo desenvolvimento a taxa de mortalidade pode ser alta. Nos sistemas de produção de suínos modernos, os leitões não têm acesso à quantidade suficiente de ferro na dieta, até que sejam desmamados e recebam uma ração seca contendo ferro suplementar. Portanto, é necessária a administração parenteral de ferro dextrana a todos os leitões nos primeiros dias de vida. Mesmo os leitões criados em ambiente externo, com acesso à terra, apresentam melhor desempenho quando recebem ferro suplementar. Os leitões criados em ambiente externo e que recebem injeção de ferro são mais pesados ao desmame, apresentam menores taxas de morbidade e de mortalidade no período pré-desmame e possuem maior concentração sanguínea de hemoglobina, comparativamente aos leitões não suplementados.[1] Os leitões maiores de uma leitegada parecem em maior risco de deficiência de ferro ao desmame.[2]

A deficiência de ferro em leitões exacerba a gravidade das infecções causadas por *Trichuris suis* e *Ascaris suum*.

Nota-se *anemia por deficiência de ferro em cordeiros lactentes* estabulados, sem acesso à terra, que não consomem muito alimento além do leite materno nos primeiros 7 a 10 dias de vida, e que ganham 0,4 kg de peso/dia. A administração parenteral de ferro dextrana 24 h após o nascimento previne a ocorrência de anemia. Estes cordeiros com menor concentração sérica de ferro manifestam timpanismo de abomaso; a injeção de ferro dextrana evita isso e tem importante influência no ganho de peso, na quantidade de hemácias e no teor de ferro.

Em qualquer animal, a *perda contínua de sangue devido à hemorragia* pode resultar em anemia subclínica e deficiência de ferro. Bovinos intensamente infestados por piolhos hematófagos podem desenvolver anemia grave e, às vezes, fatal. A forma crônica de deficiência se caracteriza por anemia não regenerativa, com teor sérico subnormal de ferro, sendo necessário o tratamento com ferro para uma resposta ideal. Os equinos que apresentam alta infestação por parasitas estrongiloides hematófagos quase sempre apresentam concentração subnormal de hemoglobina e respondem ao tratamento com ferro. Ocasionalmente, os vitelos e, possivelmente, os cordeiros e cabritos jovens, também podem desenvolver deficiência de ferro.

Tradicionalmente, o *vitelo de boa qualidade* apresenta coloração pálida; é alimentado com dieta líquida à base de substituto de leite, com baixo teor de ferro disponível. Basicamente, a palidez do vitelo é consequência da baixa concentração de mioglobina e de outros compostos que contêm ferro, no músculo. O fornecimento de substituto do leite que contenha apenas 10 mg de ferro/kg de matéria seca (MS) resulta em anemia marcante e baixa taxa de crescimento. O fornecimento de substituto de leite com 50 mg de ferro/kg MS é considerado fisiologicamente uma fonte ideal de ferro para vitelos, mas pode ser muito elevada para a produção de carcaça aceitável no mercado, em alguns países. Em vitelos, a deficiência de ferro grave, com baixa taxa de crescimento, pode estar associada com maior ocorrência de doenças infecciosas, em razão do comprometimento do sistema imune. No manejo do vitelo, o objetivo é manter uma faixa estreita entre a produção máxima de carne branca e um grau de anemia incapaz de interferir na máxima produção.

Anemia subclínica por deficiência de ferro também acomete bezerros e cabritos recém-nascidos, mas há controvérsia sobre sua importância prática. A suplementação de bezerros leiteiros com ferro, ou ferro e cobre, aumenta a taxa de crescimento.[3] Nos bezerros recém-nascidos com anemia normocítica normocrômica e poiquilocitose, o teor sérico de ferro não é significativamente diferente daquele de bezerros normais. Propôs-se que a poiquilocitose grave em bezerros está associada com anormalidades na composição de hemoglobina e na proteína 4.2 da membrana eritrocitária e que a deficiência de ferro é a causa de poiquilocitose moderada em bezerros.

É mais provável que ocorra anemia assintomática quando os bezerros nascem com baixa concentração de hemoglobina e baixo valor do volume globular (hematócrito), uma ocorrência relativamente comum em gêmeos. É possível que o desenvolvimento abaixo do ideal ocorra durante o período de anemia fisiológica, logo após o nascimento. Há alguma evidência disso em bezerros, em que o teor de hemoglobina de 11 g/dℓ, ao nascimento, diminui para cerca de 8 g/dℓ entre 30 e 70 dias de vida e começa a aumentar apenas quando os bezerros iniciam o consumo de alimentos fibrosos. A ingestão diária de ferro pelos bezerros, via leite, é de 2 a 4 mg e sua necessidade diária nos primeiros 4 meses de vida é de 50 mg; assim, quando os bezerros são alimentados exclusivamente com leite recomenda-se a suplementação de ferro na dieta. Mesmo quando se fornecem feno e grãos aos bezerros e cordeiros, além do leite, nota-se resposta marcante à administração de ferro dextrana, na dose de 5,5 mg/kg PC. A necessidade de ferro na dieta de cordeiros em fase de rápido crescimento varia de 40 a 70 mg/kg PC; a taxa de crescimento é abaixo da ideal quando a dieta contém menos de 25 mg/kg PC.

Em potros jovens hospitalizados constatou-se baixa concentração sérica de ferro e ferritina. Em potros Standardbred mantidos em pastagens 12 h por dia verificou-se anemia microcítica e hipoferremia. A administração oral de quatro doses de 248 mg de ferro não evitou tais alterações, sugerindo a necessidade de suplementação com maior conteúdo de ferro. Diferentemente, há relato de hipoferremia e anemia em potros estabulados, mas não em um grupo mantido em pastagem. Os potros estabulados manifestaram sinais clínicos de anemia (letargia), bem como diminuição do volume globular, da concentração de hemoglobina e do teor sérico de ferro, que retornaram aos valores normais após suplementação com ferro (administração oral de 0,5 g de sulfato de ferro 1 vez/dia, aspersão de 3 g de sulfato de ferro de pastagens cortadas e fornecidas aos potros e às suas mães e acesso irrestrito a um bloco de minerais, contendo ferro, para lambedura). Embora o colostro de éguas apresente alto teor de ferro, o leite contém concentração muito menor desse mineral, fato que, provavelmente, explica o baixo teor sérico de ferro em alguns potros lactentes e mostra a necessidade de acesso a suplementos de ferro ou, preferivelmente, à terra ou pastagem. Em potros, a suplementação de ferro deve ser feita com cuidado devido ao relato de hepatotoxicidade quando se administra alta dose de ferro VO, aos potros recém-nascidos. Nota-se hepatopatia tóxica em potros recém-nascidos que receberam fumarato de ferro, na dose de 16 mg/kg PC, nas primeiras 24 h após o nascimento, semelhante ao que acontece em leitões.

Equinos que participam de competição frequentemente recebem ferro suplementar para tratar anemia e melhorar o desempenho, embora tal procedimento não tenha qualquer base científica. Diferentemente, em cavalos de competição há relato de sobrecarga de ferro e toxicidade. Alguns estudos constataram alto teor plasmático de ferro em uma equipe de equinos que participaram de um evento de 3 dias, na Inglaterra, antes do transporte (77 μmol/ℓ, em comparação com o teor normal de 24 μmol/ℓ). Logo após a viagem rodoviária de 3 dias, a concentração plasmática de ferro diminuiu para 29 μmol/ℓ. A atividade antioxidante de ligação do ferro, um indicador da saturação da transferrina, também diminuiu, sugerindo maior saturação de transferrina disponível no plasma ou menor capacidade de sequestro de ferro. A saturação dos mecanismos de sequestro de ferro, condição que pode ocorrer quando a suplementação é excessiva, pode predispor os equinos à lesão oxidativa catalisada pelo ferro. A ingestão total de ferro excedia a recomendação normal de 550 a 600 mg/d.[4] Anemia (ou baixo volume globular) não é sinônimo de deficiência de ferro, mas quase sempre está associada com a enfermidades. Além disso, é improvável que ocorra deficiência de ferro em equinos sadios.

O *carbonato de cálcio* adicionado à dieta de leitões desmamados e de suínos em fase de terminação pode ocasionar deficiência de ferro condicionada e anemia moderada, mas isso não é visto em suínos adultos. O manganês pode ter efeito antagônico semelhante.

Patogênese

Mais da metade do ferro do organismo animal é encontrado como componente da hemoglobina. Uma quantidade relativamente pequena está presente na mioglobina e em algumas enzimas que atuam, em parte, na utilização do oxigênio.

Ao nascimento, os leitões apresentam teor de hemoglobina de, aproximadamente, 90 a 110 g/ℓ. Em todos os suínos, ocorre diminuição fisiológica para 40 a 50 g/dℓ, com menores valores ao redor de 8 a 10 dias de vida. Nessa espécie, a concentração hepática de ferro ao nascimento raramente é baixa e na porca prenhe não é possível aumentá-la de modo considerável por meio de suplementação. A injeção IM de ferro dextrana em porcas em final da gestação eleva o teor de hemoglobina dos leitões nas primeiras semanas de vida, mas não o suficiente para prevenir anemia. Em leitões com acesso a uma fonte de ferro o teor de hemoglobina retorna gradativamente ao valor normal a partir do 10º dia de vida, mas em leitões aos quais não é permitido esse acesso a concentração de hemoglobina continua a diminuir.

Um dos principais fatores de aumento da ocorrência de anemia em leitões é a rapidez de crescimento desses animais logo após o nascimento. Os leitões normalmente atingem 4 a 5 vezes o seu peso ao nascer no final de 3 semanas de vida e 15 vezes ao final de 8 semanas de idade. A necessidade diária de ferro nas primeiras semanas de vida é de 15 mg. A ingestão média no leite de porca é cerca de 1 mg/dia, não sendo possível elevar a concentração no leite de porcas pelo fornecimento de ferro suplementar durante a gestação ou lactação. Independentemente do efeito específico da deficiência de ferro no teor de hemoglobina, os leitões com a deficiência consomem menor quantidade de alimento disponível no comedouro e depois das três primeiras semanas de vida o seu ganho de peso é consideravelmente menor do que o de leitões que receberam ferro suplementar. Embora os suínos livres de patógenos específicos (suínos SPF) respondam de modo menos evidente à administração de ferro do que aqueles criados do modo usual, é óbvio que necessitam de ferro suplementar para prevenir a ocorrência de anemia. Leitões com deficiência de ferro parecem mais suscetíveis à diarreia ao redor de 2 semanas de idade, comparativamente aos leitões que recebem ferro suplementar. Em leitões privados de ferro ocorre prejuízo marcante na secreção gástrica de ácido e cloreto, bem como gastrite atrófica. Nos leitões com carência de ferro também ocorre atrofia das vilosidades do intestino delgado e alterações na flora gastrintestinal, condições que podem contribuir para a maior suscetibilidade à diarreia.

Nos leitões com deficiência de ferro ocorre prejuízo à atividade dos linfócitos, resultando em menor quantidade de linfócitos B circulantes e comprometimento da imunocompetência.

Em vitelos, deficiência de ferro grave é caracterizada por baixa taxa de crescimento e menor consumo e utilização dos alimentos. A taxa de crescimento é menor apenas quando a concentração de hemoglobina é inferior a 70 g/ℓ. A baixa taxa de crescimento pode ser consequência da meia-vida mais curta do hormônio do crescimento.

Achados clínicos

Em leitões, a maior taxa de ocorrência de anemia por deficiência de ferro é constatada ao redor de 3 semanas de vida; no entanto, pode ser observada até 10 semanas de idade.

Os suínos acometidos podem ter bom desenvolvimento e boa condição geral, mas a taxa de crescimento dos suínos anêmicos é significativamente menor do que aquela de suínos normais; ademais, ocorre redução no consumo de alimentos. O animal pode manifestar diarreia discreta, mas as fezes geralmente apresentam cor normal, dispneia, letargia e, após atividade física, aumento marcante da amplitude do batimento cardíaco apical. A pele e as membranas mucosas se apresentam pálidas e podem parecer amareladas em suínos brancos. Pode ocorrer edema na cabeça e nos quartos anteriores, dando ao animal a aparência de inchado ou gordo. O mais provável é que seja uma aparência magra, pálida e peluda. Geralmente o animal morre subitamente ou os animais acometidos podem sobreviver, em uma condição de magreza e definhamento. Alta prevalência de doenças infecciosas, principalmente infecção intestinal causada por *E. coli*, está associada à anemia; pericardite estreptocócica é uma complicação bem conhecida. Em condição experimental, sintomas semelhantes são notados em bezerros; além disso, há atrofia evidente das papilas da língua. Alta taxa de ocorrência de natimortos é relatada em leitegadas de porcas com anemia por deficiência de ferro.

Patologia clínica

Na anemia por deficiência de ferro a anormalidade característica é a presença de hemácias microcíticas hipocrômicas, embora no início da doença possa haver anemia macrocítica causada por hemorragia crônica (ver Tabela 11.3). Também, verifica-se baixa concentração plasmática ou sérica de ferritina e baixo teor sérico de ferro, maior capacidade de ligação do ferro total e redução no conteúdo de ferro passível de coloração na medula óssea. A anemia por deficiência de ferro deve ser diferenciada da anemia resultante de doença inflamatória crônica (ver Tabela 11.3).[5]

Em leitões normais nota-se redução pós-natal do teor de hemoglobina para cerca de 8 g/ℓ e, às vezes, para um valor tão baixo quanto 4 a 5 g/ℓ, nos primeiros 10 dias de vida. Em leitões com deficiência de ferro ocorre uma segunda redução para 20 a 40 g/ℓ na terceira semana de vida. A concentração de hemoglobina na qual surgem os sinais clínicos em leitões é cerca de 40 g/ℓ. A contagem de hemácias também diminui, do valor normal de 5 a 8×10/ℓ para menos de 3 a 4×10/ℓ, podendo ser um indicador melhor do conteúdo de ferro do que o teor de hemoglobina. Em leitões, a anemia por deficiência de ferro é do tipo microcítica hipocrômica. No caso de anemia por perda de sangue, em bovinos infestados por piolhos hematófagos, nota-se anemia regenerativa e redução na concentração sérica de ferro. Em ovinos e bovinos, o teor sérico de ferro considerado normal varia de 100 a 200 μg/dℓ (17,9 a 35,8 μmol/ℓ). Em bezerros recém-nascidos, esse valor é 170 μg/dℓ (30,4 μmol/ℓ), ao nascer, e 67 μg/dℓ (12,0 μmol/ℓ) aos 50 dias de idade.

A concentração sérica de ferritina é um índice de monitoramento da deficiência de ferro pré-latente em bezerros.

O limítrofe da anemia por deficiência de ferro em vitelos com 16 a 20 semanas de idade foi definido como teor de hemoglobina de 9 g/ℓ e saturação da capacidade de ligação do ferro total de 10%.

Achados de necropsia

Tipicamente, a carcaça se apresenta pálida, com sangue aquoso e anasarca moderada. O coração sempre se mostra dilatado, às vezes de modo extremo. Em suínos neonatos com anemia grave as dimensões cardíacas indicam, de modo consistente, a ocorrência de dilatação e hipertrofia. Em todos os casos nota-se hepatomegalia, com aparência mosqueada castanho-amarelada. O exame histológico da medula óssea revela assincronia de maturação das células da linhagem eritroide e carência na reserva de hemossiderina. Outras alterações microscópicas relatadas consistem em alterações hepatocelulares periacinares típicas de hipoxia e redução na quantidade de células parietais da mucosa gástrica.

Amostras para confirmação do diagnóstico

- Toxicologia: amostra de 50 g de fígado (mensuração da [Fe]). Lembrar que a concentração sérica de ferritina dos leitões que sobreviveram é um indicador melhor do conteúdo corporal de ferro
- Histologia: amostras de fígado, coração, medula óssea, estômago (MO).

Diagnóstico diferencial

A confirmação do diagnóstico depende da mensuração da hemoglobina e da tentativa de cura e prevenção pela administração de ferro. Em leitões, a possibilidade da anemia ser causada por deficiência de cobre não deve ser negligenciada, principalmente quando a resposta à administração de ferro é discreta. A anemia hemolítica isoimune pode ser diferenciada pela presença de icterícia e hemoglobinúria; ademais, a doença acomete leitões muito mais jovens. Eperitrozoonose é constatada em suínos de todas as idades; é possível detectar o protozoário parasita nas hemácias.

Tratamento

Os princípios terapêuticos consistem em eliminar a causa de perda de ferro (hemorragia crônica, parasitismo, dieta inadequada) e fornecer ferro suplementar. No tratamento deve-se dar ênfase na eliminação da causa desencadeante da deficiência de ferro.

Deve-se fornecer ferro suplementar para corrigir a deficiência corporal total de ferro; o ferro pode ser administrado por via oral ou parenteral. Prefere-se a VO porque é mais segura, de menor custo e não requer a habilidade necessária para injeção intravenosa ou intramuscular. A administração de preparações de ferro por via parenteral está associada à ocorrência de graves reações teciduais; a administração intravenosa pode causar a morte do animal.

Controle

As medidas preventivas devem ser direcionadas aos leitões neonatos, pois o tratamento das porcas antes ou após o parto geralmente não é efetivo, embora seja possível obter alguns resultados quando se administra ferro, pelo menos, 2 semanas antes da parição. Nesse sentido, o citrato férrico de colina parece ter algum efeito especial. A possibilidade de acesso dos leitões lactentes à pastagem ou a piquete externo com terra ou a colocação periódica dos animais em piquete interno gramado pode propiciar proteção apropriada. Em situações em que é necessário manter os animais em ambiente fechado, com piso impenetrável, deve-se fornecer ferro suplementar, na dose de 15 mg/dia, até o desmame VO com um sal de ferro comercial ou por injeção IM de preparações à base de ferro orgânico. Esses procedimentos são satisfatórios, mas geralmente os resultados não são tão bons quanto a criação dos leitões em ambiente externo. No entanto, em muitos locais a manutenção dos animais em ambiente fechado é prático, quando o objetivo é evitar a infestação de parasitas e a exposição a algumas doenças bacterianas, principalmente erisipela. Caso se opte pela colocação de terra no piquete, deve-se ter cuidado para não introduzir essas doenças no plantel.

Suplementação dietética

Porcas

O fornecimento de uma dieta suplementada com 2.000 mg de ferro/kg MS às porcas previne, satisfatoriamente, a ocorrência de anemia por deficiência de ferro nos leitões. Os leitões ingerem cerca de 20 g de fezes da porca por dia; as fezes contêm ferro suficiente, evitando a necessidade de injeção IM de ferro. Os leitões crescem e se desenvolvem tão bem quanto aqueles que recebem injeção de ferro dextrana.

Vitelos

Os substitutos do leite fornecidos aos vitelos nos primeiros meses de vida podem conter até 40 mg de ferro/kg MS, mas comumente contêm apenas 10 a 15 mg/kg MS na fase de terminação. O principal indicador do início de anemia em bezerros que recebem dieta de vitelo é a perda de apetite, que é um indicador mais sensível do que as mensurações bioquímicas.

Novilhas de reposição do rebanho

O National Research Council recomenda que os substitutos do leite fornecidos aos animais de reposição do rebanho ou aos bovinos de corte/leiteiro contenham 100 mg de ferro/kg MS, com limite máximo de 1.000 mg/kg MS. O bezerro pré-ruminante pode tolerar substitutos do leite com 2.000 a 5.000 ppm de ferro na matéria seca.

Administração oral

A administração oral de 4 mℓ de solução de sulfato ferroso 1,8% é apropriada. Também pode ser utilizado pirofosfato de ferro (300 mg/dia, durante 7 dias). Para suprir a necessidade diária há recomendação de vários outros métodos de administração de ferro. Um tratamento recomendado consiste na administração de dose única de ferro dextrana ou de ferro galactano, desde que haja disponibilidade de um excelente comedouro, mas o método parece desnecessariamente oneroso. Nesse tratamento oral, é fundamental que o ferro seja administrado nas primeiras 12 h após o nascimento, pois sua absorção deve ocorrer através da mucosa intestinal do neonato, ainda capaz de absorver o mineral; administração posterior não possibilita absorção. Pode-se administrar alta dose de ferro reduzido (British Veterinay Codex) porque não provoca irritação da mucosa do trato digestório. Uma única dose de 0,5 a 1 g 1 vez/semana é suficiente para prevenir anemia. Como alternativa, recomenda-se pincelar a glândula mamária da porca com uma solução de sulfato ferroso (pincelar, diariamente, 450 g de sulfato ferro, 75 g de sulfato de cobre, 450 g de açúcar) mas esse procedimento tem a desvantagem de a solução ser pegajosa e reter sujeira. Os suínos criados em gaiolas de aço podem obter quantidade de ferro suficiente e não necessitam de suplementação adicional. A administração oral excessiva de sais de ferro solúveis pode provocar enterite, diarreia e morte de alguns animais. A ingestão de alta dose de hidróxido férrico causa diarreia, perda de peso e baixa produção de leite em vacas. A presença de diarreia no rebanho impede a absorção do ferro administrado por via oral e, nesse caso, recomenda-se tratamento injetável.

Injeção intramuscular de preparações de ferro

Devem ser utilizadas preparações de ferro apropriadas; em leitões, geralmente são injetadas por via IM e apenas uma vez, entre o 3º e o 7º dia de vida. Soluções de ferro dextrana, fumarato e glutamato são as mais comumente utilizadas. Uma dose de 200 mg de uma preparação de ferro de absorção rápida e prontamente disponível, nos primeiros dias de vida, resulta em maior ganho de peso nas primeiras 4 semanas de vida, comparativamente com leitões tratados com apenas 100 mg. Injeções múltiplas propiciam maior teor de hemoglobina, mas não propiciaram maior ganho de peso e, assim, uma segunda dose em animais com 2 a 3 semanas de idade pode não ser economicamente favorável. Em geral, recomenda-se dose total de 200 mg como sendo a dose necessária para evitar a ocorrência de anemia por deficiência de ferro clinicamente evidente; todavia, para evitar o risco de deficiência subclínica a dieta deve conter ferro adicional, na quantidade de 240 mg/kg. Uma preparação recente (Heptomer) contém 200 mg de ferro/mℓ, possibilitando a aplicação da dose total em uma única injeção. Informação contrastante é a que uma injeção de 100 mg de ferro é suficiente para leitões neonatos. Pode ocorrer intoxicação aguda e morte súbita em leitões tratados com compostos de ferro dextrana, por via parenteral, se eles forem crias de porcas que apresentavam deficiências de vitamina E e selênio durante a gestação. Isso é discutido na seção sobre intoxicação por ferro dextrana. Nos leitões normais, o uso de compostos de ferro dextrana é seguro e, geralmente, não são tóxicos, mesmo após repetidas injeções. Estas preparações são ideais para o tratamento devido à rápida resposta que induzem e à ausência de manchas permanentes nos tecidos após o seu uso, se administradas no primeiro mês de vida. Uma combinação de selenito de sódio e ferro dextrana foi administrada a leitões com 3 dias de vida e mostrou-se mais efetiva do que o tratamento exclusivo com ferro, quando os leitões apresentam deficiência de selênio.

O ferro suplementar também deve ser administrado aos leitões lactentes criados em ambiente externo.

A *anemia por deficiência de ferro em cordeiros estabulados* é evitada pela injeção IM de 300 mg de ferro dextrana 24 h após o nascimento. Relata-se que 12 a 24 dias após o tratamento os valores hematológicos dos animais do grupo tratado foram significativamente maiores do que aqueles dos animais não suplementados e que por ocasião do desmame os cordeiros tratados pesavam 1 kg a mais do que os cordeiros não tratados. A administração oral de ferro suplementar aos cordeiros estabulados eleva a contagem de hemácias e o teor de ferro, mas não melhora o desempenho desses animais.

Em outras espécies, foram utilizadas doses semelhantes de compostos de ferro dextrana no tratamento de anemia por deficiência de ferro ou de anemia por perda de ferro, mas sem a definição da dose apropriada; ademais, o gasto com o uso desses compostos em bovinos e equinos é alto. Além disso, em equinos, as preparações de ferro dextrana administradas por via IM podem provocar morte minutos após a injeção. A maneira mais barata de fornecer ferro aos bovinos e equinos adultos com anemia por deficiência desse mineral é a administração oral de sulfato ferroso, na dose de 2 a 4 g/dia, por 2 semanas.

A injeção de ferro de bezerros de corte na primeira semana de vida resulta em aumentos do volume globular (VG), da concentração de hemoglobina (Hb), do volume corpuscular médio (VCM) e da hemoglobina corpuscular média (HCM), que persistem por 12 semanas. No entanto, não houve influência no ganho de peso desses animais nas primeiras 18 semanas de vida.

REFERÊNCIAS BIBLIOGRÁFICAS

1. Pearson R. Pig Journal. 2011;64:6.
2. Bhattarai S, et al. J Swine Health Prod. 2015;23:10.
3. Bami MH, et al. Vet Res Comm. 2008;32:553.
4. Nutrition NRCSoH. Nutrient requirements of horses: National Academies. 2007.
5. Borges AS, et al. J Vet Int Med. 2007;21:489.

Deficiência de cobalto

A deficiência por cobalto é uma doença de ruminantes que consomem dieta com carência desse mineral, necessário para a síntese de vitamina B_{12} (cianocobalamina) pela microflora do rúmen. A doença se caracteriza, clinicamente, por inapetência e emagrecimento. Relata-se algum comprometimento no desempenho reprodutivo de ovelhas. Inicialmente, mostrou-se que o cobalto era um nutriente essencial aos ovinos e bovinos, após pesquisas realizadas nos anos 1930 relativas a duas doenças de ocorrência natural em animais criados em regiões de solos de origem eólica, na Austrália – a doença litorânea, em ovinos, e a síndrome do definhamento, em bovinos.[1] Logo depois, constatou-se que síndromes de definhamento semelhantes, em vários países, respondiam bem à suplementação com cobalto, incluindo o definhamento pela deficiência de cobalto, na Escócia; a enfermidade do sal, na Flórida; a Nakururitis, no Quênia; e a doença do arbusto, na Nova Zelândia.

Sinopse

- Etiologia: deficiência de cobalto na dieta, resultando em deficiência de vitamina B_{12}
- Epidemiologia: ocorrência cosmopolita, principalmente em bovinos e ovinos criados em regiões de solos deficientes em cobalto e que não recebem suplementação mineral. Associada com doença do fígado branco de ovinos e síndrome do cambaleio causada pela ingestão de *Phalaris*
- Achados clínicos: inapetência, emagrecimento gradativo, pica, intensa palidez das membranas mucosas e lacrimejamento. Redução no crescimento da lã, na produção de leite e na taxa de parições
- Patologia clínica: concentração hepática de cobalto ou de vitamina B_{12}, teor sérico de vitamina B_{12} (ovinos). Alta concentração de ácido metilmalônico no plasma e na urina; alto teor de ácido formiminoglutâmico na urina. Anemia normocítica normocrômica
- Achados de necropsia: emaciação, hemossiderose esplênica
- Confirmação do diagnóstico Localização da propriedade e tipo de solo. Mensurações de vitamina B_{12} e cobalto no fígado. Resposta à suplementação com cobalto
- Lista de diagnósticos diferenciais:
  - Deficiência nutricional geral (proteína e energia)
  - Helmintíase intestinal
  - Deficiência de cobre
  - Doença de Johne
- Tratamento: administração oral de cobalto ou injeção parenteral de vitamina B_{12}
- Controle: suplementação de cobalto na dieta (*pellet* de cobalto, aspersão das pastagens ou pulverização foliar com produtos que contêm cobalto). Preparações de vitamina B_{12} de efeito prolongado.

Etiologia

A doença é causada pela deficiência de cobalto na dieta, resultando em deficiência de vitamina B_{12}. A vitamina B_{12} tem participação fundamental em diversas vias metabólicas, inclusive na conversão de ácido propiônico em glicose (a única fonte direta de glicose para ruminantes) e no metabolismo da metionina, fundamental para o crescimento da lã e transporte de ácido fólico nas células do fígado.

Epidemiologia

Ocorrência

Há relato de deficiência de cobalto na Austrália, Nova Zelândia, Reino Unido, América do Norte, Países Baixos e, provavelmente, em muitos outros países. Nas regiões de extrema deficiência, grandes áreas são inapropriadas para a criação de ruminantes e, em algumas áreas, o crescimento e a produção abaixo do ideal podem ser fatores limitantes à criação de ovinos e bovinos.

Historicamente, a síndrome do definhamento causada pela deficiência de cobalto foi tão grave que muito bezerros e cordeiros morreram. Nos animais que sobreviveram, a taxa de crescimento foi muito baixa, comparativamente com a de cordeiros que receberam cobalto suplementar. Na maioria das regiões sabidamente deficientes, atualmente os sintomas de deficiência de cobalto se restringem principalmente aos cordeiros porque há décadas faz-se a suplementação com cobalto ou o uso de fertilizantes que contêm esse elemento. No entanto, em cordeiros, ainda ocorre síndrome do definhamento responsiva ao cobalto em locais onde o uso de fertilizantes contendo cobalto ou a injeção de vitamina B_{12} em cordeiros são casuais; o ganho de peso corporal após a injeção de vitamina B_{12} é de até 180 g/dia.

Os solos nos quais ocorre deficiência de cobalto geralmente são bem drenados, mas podem ter origem geológica muito diversa, de modo que a concentração de cobalto no solo pode variar amplamente.[1] Nos locais onde se constata deficiência de cobalto, quase sempre o conteúdo desse elemento no solo é inferior a 2 mg/kg MS, sendo que a quantidade de cobalto disponível (extraível) é inferior a 0,25 mg/kg MS. Ocorre diminuição da disponibilidade de cobalto às plantas quando há alta concentração de manganês no solo e quando se faz intensa cobertura do solo com calcário.

Os ovinos são mais suscetíveis à deficiência de cobalto do que os bovinos, sendo os animais jovens mais suscetíveis do que os adultos. A ocorrência da doença é mais comum em ruminantes criados em pastagens, em regiões de grave deficiência; entretanto, ocorrem casos esporádicos nas áreas marginais. Na Austrália, isso pode acontecer após algumas condições sazonais, como aplicação intensiva de fertilizantes e alta precipitação pluviométrica na primavera, as quais favorecem o rápido crescimento da pastagem, ou, na Europa, após longo período de dieta estável. Nesta última situação, os touros, carneiros e bezerros são os mais comumente acometidos.

A "doença do alce" é constatada no leste da América do Norte, principalmente em Tobeatic e Cape Breton Higlands, na Nova Escócia, Canadá. Constatam-se baixas concentrações de cobalto e vitamina B_{12} no fígado e maior concentração de ácido metilmalônico no plasma. Há semelhanças notáveis entre a doença do alce diagnosticada na América do Norte e a doença do alce verificada na Suécia, causada por molibdenose.

É improvável que ocorra deficiência de cobalto em suínos e outros omnívoros ou carnívoros porque há vitamina B_{12} na carne e em outros tecidos animais. Cavalos parecem não ser acometidos.

O cobalto também protege contra lesão hepática, em ovinos que consomem cultura anual de azevém, e contra os sintomas neurológicos notados na síndrome do cambaleio causada pela ingestão de *Phalaris*.

Fatores de risco

Fatores de risco da dieta e do ambiente

Pastagens que contêm menos de 0,07 e 0,04 mg/kg MS resultam em doença clínica em ovinos e bovinos, respectivamente. A necessidade diária de ovinos criados em pastagem é de 0,08 mg de cobalto/kg MS, mas cordeiros em desenvolvimento têm maior necessidade (11 μg/dia) e, provavelmente, manifesta baixa taxa de crescimento quando o conteúdo na pastagem é inferior a 0,10 mg/kg MS.

Notam-se variações no conteúdo de cobalto da pastagem em função das variações sazonais no crescimento do capim; a maior ocorrência de deficiência na primavera pode estar relacionada ao predomínio de gramínea de rápido crescimento na pastagem, que apresenta menor teor de cobalto do que as leguminosas. Também, ocorre ampla variação entre os anos. Pastagem que cresce em solo bem drenado possui maior teor de cobalto do que aquelas que vicejam em solos com a mesma quantidade de cobalto, porém com drenagem insatisfatória. Embora o crescimento da planta não seja visivelmente comprometido pelo baixo teor de cobalto no solo, a adição de quantidade excessiva pode retardar o crescimento.

A deficiência primária de cobalto ocorre apenas em solos com deficiência de cobalto. Esses solos não parecem ter qualquer similaridade geológica, variando desde solo arenoso trazido pelo vento até solos oriundos de pedra-pomes, minério de ferro e granito, e solos japoneses compostos basicamente de cinzas vulcânicas, os quais apresentam séria deficiência. Em New Brunswick, Canadá, os solos são naturalmente ácidos e o conteúdo de cobalto do solo é reduzido pela lixívia causada por uma precipitação pluviométrica anual de 120 cm. Pesquisas nessa área indicam valores médios de 0,028 e 0,088 mg/kg MS, para gramíneas e leguminosas, respectivamente, fato que justifica a adição de cobalto suplementar na dieta de ruminantes.

Após a introdução de rebanhos de animais pecuários nas pastagens, constataram-se que grande parte da Nova Zelândia apresentava deficiência de microelementos (cobalto, selênio e cobre). Rebanhos mantidos em pastagem que cresceu nesse tipo de solo pode ser deficiente em um ou mais microelementos e, atualmente, a correção dessas deficiências é comum, sendo uma estratégia de manejo fundamental para a saúde dos animais. Na Nova Zelândia, considerando o conteúdo de microelementos no solo a deficiência é classificada como grave, moderada ou marginal. Cerca de 1 milhão de hectares de North Island e 918.000 ha de South Island, do total de solo considerado apropriado para cultivo, são considerados deficientes em cobalto.

Ocorreram surtos de deficiência de cobalto em bovinos criados em pastagens formadas nos planaltos do norte, em solos oriundos de granito de New South Wales, na Austrália, e em ovinos criados em pastagens em solos oriundos de erosão de riolito e ignimbrito, sendo que o primeiro conteúdo é inerentemente baixo de cobalto. Também, a deficiência de cobalto é constatada em áreas onde jamais tinha sido diagnosticada e, assim, na estação de pastagem viçosa crescida na primavera e no verão a carência de cobalto deve ser incluída na lista de diagnósticos diferenciais quando se avaliam os casos de definhamento.

No norte dos Países Baixos, os cordeiros criados em pastagem deficiente em cobalto e não suplementados com cobalto são 6,7 vezes mais sujeitos à morte, comparativamente àqueles suplementados. Isso ocorre, apesar de as propriedades acometidas frequentemente terem conteúdo de cobalto no solo, extraído por ácido acético, superior ao valor de referência para deficiência de cobalto (≤ 0,30 mg Co/kg de solo seco).

Embora os solos com menos de 0,25 mg de cobalto/kg provavelmente produzam pastagem com teor insuficiente de cobalto, a relação entre os conteúdos de cobalto no solo e na pastagem não é consistente. Os fatores que norteiam essa relação não foram determinados, embora intensa cobertura do solo com calcário e alta concentração de manganês reduzam a disponibilidade de cobalto no solo.

Doença do fígado branco em ovinos

Uma disfunção hepática específica de ovinos foi relatada na Nova Zelândia, Austrália, Reino Unido, Noruega e em animais criados em pastagens nos Países Baixos. Ela é denominada doença do fígado branco devido à cor acinzentada do fígado. Clinicamente, se manifesta como fotossensibilização, quando a doença é aguda, e anemia e emaciação na doença crônica. Parece provável que a doença é uma hepatopatia tóxica (degeneração hepática gordurosa) causada pelo acúmulo de ácido metilmalônico. Este ácido se transforma em ácidos graxos de cadeia ramificada, ocasionando insuficiência hepática, encefalopatia hepática e fotossensibilização. A doença é prevenida pelo fornecimento de dieta com teor apropriado de cobalto.

Lipidose hepática em caprinos

Em Omã, a lipidose hepática de caprinos está associada com baixo teor sérico de vitamina B_{12} e baixa concentração hepática de cobalto; pode ser experimentalmente reproduzida pela baixa ingestão de cobalto. É uma das principais causas de condenação do fígado para consumo humano e representa uma importante perda econômica porque, nesse país, os caprinos são os animais domésticos predominantes, criados para produção de carne.

Reprodução experimental de deficiência de cobalto em ovinos

Em ovinos, a deficiência de cobalto pode ser reproduzida mediante o fornecimento de dieta que contenha menos de 70 μg de cobalto/kg. O fornecimento de uma dieta contendo menos de 4,5 μg/kg de alimento aos cordeiros causou uma doença semelhante à deficiência de cobalto de ocorrência natural, com concentrações plasmática e hepática de vitamina B_{12} subnormais, baixa taxa de crescimento, secreção ocular serosa, alopecia, emaciação e degeneração hepática gordurosa; esses animais apresentavam baixa concentração de vitamina B_{12} (14,5 pmol/g) em amostra obtida durante a necropsia. As lesões hepáticas incluíam acúmulo de gotículas de gordura e partículas de lipofuscina nos hepatócitos, dissociação e necrose de hepatócitos e infiltração esparsa de neutrófilos, macrófagos e linfócitos. As alterações ultraestruturais nos hepatócitos incluíam tumefação, condensação e proliferação de mitocôndrias, hipertrofia do retículo endoplasmático liso, vesiculação e perda do arranjo do retículo endoplasmático rugoso e acúmulo de gotículas de lipídios e grânulos de lipofuscina no citoplasma. É provável que os mecanismos envolvidos na ocorrência de lesões hepáticas sejam baixa atividade de enzimas dependentes de vitamina B_{12}, de metilmalonil CoA mutase e baixa síntese de metionina, juntamente com lipoperoxidação.

Patogênese

O cobalto é um microelemento essencial ímpar na dieta de ruminantes porque a sua reserva no corpo é limitada e não está presente em todos os tecidos. Em ruminantes adultos, a única função conhecida do cobalto é no rúmen, onde atua na síntese de vitamina B_{12} (cianocobalamina), devendo ser continuamente ingerido na dieta.

Os ruminantes têm uma necessidade muito maior de vitamina B_{12} do que as demais espécies. Em ovinos, essa necessidade é cerca de 11 μg/dia, sendo que há síntese ruminal de até 500 μg/dia, mas a maior parte se perde. Animais em estágio avançado de deficiência de cobalto se recuperam após administração oral desse microelemento ou da administração parenteral de vitamina B_{12}. Em animais que recebem dieta deficiente em cobalto os sinais clínicos são acompanhados de redução no conteúdo fecal de vitamina B_{12} tão alta quanto 90%. A administração oral de cobalto faz regredir os sinais clínicos e o teor de vitamina B_{12} nas fezes retorna à normalidade. A administração parenteral de cobalto não induz efeito clínico satisfatório, embora alguma quantidade de cobalto alcança o trato alimentar, via bile, e possibilita a síntese de pequena quantidade de cobalamina.

Em ruminantes, a anormalidade fundamental na deficiência de cobalto é a incapacidade de metabolizar o ácido propiônico. Uma via bioquímica imprescindível para o ácido propiônico oriundo da fermentação ruminal envolve a adenosil cobalamina, uma das várias coenzimas do complexo vitamina B_{12} que contém cobalto, necessária para a conversão de metilmalonil coenzima A em succinil coenzima A; ambas atuam como intermediárias na via de utilização do propionato. A via proprionato-succinato é a primeira via taxa-limitante na deficiência de vitamina B_{12}[1]; a carência de vitamina B_{12} ocasiona acúmulo de ácido metilmalônico, que pode ser mensurado no soro sanguíneo. Os sinais clinicopatológicos da privação de cobalto são precedidos de alterações bioquímicas características nos tecidos e líquidos corporais. Quanto mais precocemente inicia a depleção maior a redução do conteúdo de cobalto e vitamina B_{12} no líquido ruminal. A concentração sérica de vitamina B_{12}, uma estimativa da concentração dessa vitamina em trânsito, também apresenta uma redução precoce que reflete a menor síntese ruminal. A concentração sérica de vitamina B_{12} diminui antes do teor hepático dessa vitamina, confirmando que o fígado não atua como uma reserva ativa da vitamina. A concentração plasmática de ácido metilmalônico aumenta (> 5 μmol/ℓ) dentro de 35 dias após o início do consumo da dieta deficiente em cobalto, antes que ocorra redução na ingestão de alimento ou perda de peso corporal; a concentração ruminal de succinato aumenta após o fornecimento da dieta deficiente por um período de 6 dias.[3]

Em bovinos de corte, uma deficiência de cobalto moderada (83 μg/kg) prolongada, ao longo de 43 semanas, resulta em menor taxa de crescimento e alterações no metabolismo de lipídios, inclusive acúmulo de hemocisteína no plasma e marcante elevação nas concentrações de ferro e níquel no fígado.

Não se conhece o mecanismo pelo qual o cobalto previne a ocorrência da síndrome do cambaleio em ovinos criados em pastagem onde predomina *Phalaris* (*Phalaris tuberosa*) e, possivelmente, talaceiro (*Phalaris minor*) e *rhompa grass*, uma espécie híbrida de *Phalaris.*

A patogênese da doença do fígado branco em ovinos não é conhecida, pois não se sabe se a doença é uma simples deficiência de cobalto ou uma doença hepatotóxica em cordeiros com deficiência de cobalto/vitamina B_{12}. Uma dieta deficiente em cobalto é fundamental para o desenvolvimento da doença, que é caracterizada por disfunção hepática e aumento das atividades de enzimas hepáticas (fosfatase alcalina e aspartato aminotransferase).[4] Os cordeiros acometidos apresentam alta concentração sérica de cobre, comparativamente a de cordeiros suplementados com cobalto/vitamina B_{12} e criados na mesma pastagem; em cordeiros acometidos, a injeção de medicamento com o uso de agulha de óxido de cobre pode ocasionar teor tóxico de cobre no fígado. Sugere-se que a doença é uma manifestação de deficiência de vitamina B_{12} exacerbada por fatores desencadeadores da lipidose hepática inicial, resultando em lesão hepática mais grave e perda da homeostase intracelular, tornando os hepatócitos mais vulneráveis à ação de outros elementos, como o cobre. Aventa-se a possibilidade de que a alta concentração de frutanos na pastagem também pode contribuir na patogênese das lesões hepáticas por iniciar a lipodistrofia hepática e a insuficiência hepática e, consequentemente, baixa taxa de crescimento e doença do fígado branco em ovinos. A doença regride com o tratamento parenteral com vitamina B_{12}.

Em cordeiros criados em pastagem deficiente em cobalto, as alterações patológicas estão relacionadas às concentrações sanguíneas de vitamina B_{12}, ácido metilamônico e hemocisteína, com lesões restritas, principalmente, ao fígado e cérebro. Casos agudos e crônicos de hepatite são característicos e as lesões hepáticas estão associadas à polimicrocavitação do cérebro. Há relato de encefalopatia hepática associada à deficiência de cobalto e doença do fígado branco, em cordeiros. Constatam-se vacuolização simétrica e lesão esponjosa do neurópilo cerebral, sendo considerada a hiperamonemia secundária à lesão hepática como causa das lesões cerebrais.

Fez-se a indução experimental de lipidose hepática em caprinos, mediante o fornecimento de dieta com baixo teor de cobalto. Os caprinos suplementados com uma dieta que continha a necessidade diária mínima de cobalto, como mencionado para ovinos, não apenas desenvolveram uma síndrome caracterizada por baixa taxa de ganho de peso, pelagem seca desbotada e redução da contagem de hemácias, mas também apresentavam lesões compatíveis com lipidose hepática. Caprinos alimentados com dieta com teor de cobalto inferior a 0,1 mg/kg MS podem manifestar consequências clínicas e patológicas mais graves.

Na "doença do alce", notam-se baixas concentrações hepáticas de cobalto e vitamina B_{12} e elevado teor de ácido metilmalônico no plasma.

Achados clínicos

Não há sintoma específico que caracterize a deficiência de cobalto. A redução gradativa do apetite é o único sinal clínico evidente, acompanhada de lacrimejamento, perda de peso, emaciação e fraqueza, quase sempre com abundância de alimentos verdes. É provável que o animal manifeste pica, especialmente bovinos. Nota-se palidez marcante das membranas mucosas e anemia normocítica normocrômica; os animais acometidos facilmente manifestam fadiga. O crescimento, a lactação e a produção de lã são seriamente comprometidos; a fibra de lã pode ser frágil (ser "amolecida" ou quebradiça). Em ovinos, os sinais clínicos mais importantes nos casos avançados incluem lacrimejamento intenso com secreção aquosa profusa, suficiente para aglutinar a lã da face. Em geral, os sintomas se tornam aparentes quando os animais permanecem em área deficiente em cobalto durante cerca de 6 meses. O animal pode morrer 3 a 12 meses após a primeira manifestação da doença, embora um quadro grave de definhamento possa ser desencadeado pelo estresse decorrente de parição ou aborto.

Em ovelhas prenhes, a deficiência de cobalto pode resultar em baixo percentual de parição de cordeiros, maior porcentagem de natimortos e maior taxa de mortalidade de neonatos. Os cordeiros de ovelhas com deficiência de cobalto demoram mais para começar a mamar, apresentam baixas concentrações séricas de imunoglobulinas colostrais e de vitamina B_{12} e maior concentração de ácido metilmalônico do que os cordeiros de ovelhas que apresentam teor apropriado de cobalto. Óvulos obtidos de ovelhas alimentadas com dieta deficiente em cobalto (0,06 mg/kg MS) apresentam grau morfológico inferior, comparativamente àquele de ovelhas que receberam cobalto suplementar; cordeiros filhos de doadores de embrião suplementados com cobalto apresentaram maior concentração sérica de vitamina B_{12} e eram mais ativos, no 3º dia de vida.[5]

Na Nova Escócia, a "doença do alce" é caracterizada por perda de medo dos seres humanos, fraqueza, andar cambaleante, cegueira aparente, ptose de orelhas, emaciação e infestação por carrapatos. Baixo consumo de alimentos, apatia crescente e colapso acompanhado de imobilidade de um ou mais membros precedem a morte.

Patologia clínica

Critérios bioquímicos para mensurar os teores de cobalto e vitamina B_{12}

As alterações nas concentrações séricas concomitantes de ácido metilmalônico e vitamina B_{12} de ovelhas e seus cordeiros, criados em pastagens deficientes em cobalto, e a resposta à suplementação com cobalto, podem ser avaliadas e monitoradas.[1,2] As alterações nesses parâmetros podem estar relacionadas ao ganho de peso após a suplementação de cordeiros, desde o início da amamentação até após o desmame.

Espera-se uma resposta da taxa de crescimento à suplementação com cobalto ou vitamina B_{12} quando o teor de cobalto na pastagem diminui para menos de 0,08 a 0,1 mg/kg MS.

Concentrações séricas e hepáticas de cobalto e vitamina B_{12}

A concentração sérica de cobalto em ovinos normais varia de 1 a 3 μg/dℓ (0,17 a 0,51 μmol/ℓ), enquanto em animais deficientes diminui para 0,03 a 0,41 μmol/ℓ.

Em ovinos, os sinais clínicos de deficiência de cobalto estão associados com teor sérico de vitamina B_{12} inferior a 0,20 mg/mℓ. Esse é o teste laboratorial padrão para avaliar o conteúdo de cobalto em ovinos; teor de 0,2 a 0,25 μg/ℓ indica deficiência, e aumenta rapidamente para 0,5 a 1,0 μg/ℓ após o tratamento. Em ovinos, a privação de alimentos por 24 h resulta em marcante aumento da concentração sérica de vitamina B_{12}. O teor sérico de vitamina B_{12} de ovinos criados em pastagem não é um indicador confiável da concentração dessa vitamina no fígado.

Em bovinos, concentração sérica de vitamina B_{12} superior a 0,2 μg/ℓ indica fornecimento apropriado de cobalto na dieta. No entanto, há considerável variação nessa mensuração entre os laboratórios devido à ligação da vitamina a componentes do plasma.[1] Assim, prefere-se a mensuração do teor hepático de vitamina B_{12}, embora o custo para a realização de biopsia hepática limite o emprego desse teste. Em bovinos criados em pastagem, um valor de 75 a 250 nmol/kg de peso fresco indica dieta com conteúdo marginal de cobalto; esse valor pode ser muito menor quando os animais recebem dieta predominantemente de grãos.[1] A infiltração gordurosa do fígado induz à concentração hepática de vitamina B_{12} subestimada.

Mensurações concomitantes de ácido metilmalônico e vitamina B_{12}

Em ovelhas e cordeiros desmamados, a concentração sérica de ácido metilmalônico (MMA) é um indicador mais preciso da resposta à suplementação de vitamina B_{12} ou de cobalto do que a a concentração sérica de vitamina B_{12}. Teor sérico de MMA superior a 13 μmol/ℓ indica resposta à suplementação; valor entre 7 e 13 μmol/ℓ indica potencial para resposta, porém marginal ou inconsistente, e nenhuma resposta é esperada quando a concentração é inferior a 7 μmol/ℓ. Em um estudo com ovelhas deficientes em cobalto, a concentração sérica de vitamina B_{12} diminuiu de 250 pmol/ℓ, no início da lactação, para o valor mínimo de 100 pmol/ℓ no pico da lactação, em cujo momento a concentração de MMA aumentou para 7 a 14 μmol/ℓ. Nesse estudo, o peso das ovelhas suplementadas foi significativamente maior e as concentrações de vitamina B_{12} no leite da mãe e no fígado dos cordeiros foram maiores que o dobro, comparativamente às ovelhas não suplementadas. Em ovelhas, o fornecimento de cobalto suplementar na forma de "balas" de cobalto parece contribuir na taxa de crescimento de cordeiros por 90 dias, bem como influenciar a subsequente resposta do teor sérico de vitamina B_{12} à suplementação com vitamina B_{12}.

Na Nova Zelândia, em fazendas que apresentavam deficiência de cobalto, foram comparadas as concentrações séricas de vitamina B_{12} e de MMA como indicadores de deficiência de cobalto/vitamina B_{12} em cordeiros suplementados com "balas" de cobalto ou com preparações à base de vitamina B de curta ou longa duração. Constatou-se que concentração sérica de MMA superior a 9 a 14 μmol/ℓ foi indicador mais confiável de deficiência de cobalto, mas com considerável variação entre as fazendas. A avaliação dos teores séricos de MMA e vitaminas B_{12} como meio de detectar deficiência de cobalto na Nova Zelândia mostrou que as variações na faixa de referência da resposta à vitamina B_{12} podem ser discretamente elevadas. Isso pode resultar em diagnóstico superestimado de deficiência de vitamina B_{12} como causa de definhamento em ovinos e, assim, os testes de resposta para avaliar o ganho de peso após a suplementação pode ser uma alternativa melhor.

Concentração hepática de cobalto

Em cordeiros, o teor hepático normal de cobalto varia de 0,03 a 0,1 μg/g de peso úmido (PU). Concentração inferior a 0,02 μg/g PU (0,07 μg MS) está associada com deficiência clínica; valor de 0,015 μg/g PU (0,05 μg MS) é considerado nível crítico; e menor que 0,025 μg/g PU, em um rebanho de ovinos é considerado marginal. Em cordeiros com sinais clínicos de doença do fígado branco, a concentração hepática média de cobalto varia de 0,013 a 0,024 μg/g PU.

Concentração sérica de ácido metilmalônico

Em razão das dificuldades na interpretação dos resultados dos teores séricos de vitamina B_{12}, atualmente são utilizados outros testes bioquímicos, principalmente a mensuração de ácido metilmalônico (MMA) no plasma e na urina. Alta concentração plasmática de MMA é um indicador relativamente precoce de deficiência de vitamina B_{12} funcional e, desse modo, esse teste pode detectar, mais precocemente, a deficiência de cobalto. Em animais alimentados com grãos ou com pastagem, os valores máximos de MMA são 10 e 5 μmol/ℓ, respectivamente.

Em bovinos, concentração sérica de MMA inferior a 2 μmol/ℓ é considerada normal; considera-se marginal um teor de 2 a 4 μmol/ℓ e valor acima de 4 μmol/ℓ indica deficiência. Em animais com deficiência de cobalto, a concentração urinária de MMA é anormalmente alta e, assim, tal mensuração também é um teste apropriado para o diagnóstico de deficiência. Os cordeiros não deficientes em cobalto apresentam teor plasmático de MMA inferior a 5 μmol/ℓ, valor de MMA urinário inferior a 120 μmol/ℓ e relação MMA/creatinina menor que 0,022 μmol de MMA/mmol. Um resultado inequívoco da mensuração de ácido metilmalônico é a constatação de concentração superior a 30 μg/mℓ para cada 10 animais aleatoriamente selecionados, em um rebanho. As amostras devem ser acidificadas para evitar degradação do ácido metilmalônico, quando armazenadas por mais de 24 h após a coleta.

Ácido formiminoglutâmico

MMA e ácido formiminoglutâmico não são componentes normais da urina; assim, a presença desses elementos na urina indica deficiência de cobalto, sem necessidade de mensurações quantitativas. Em cordeiros em estágio avançado de deficiência de cobalto, quando há perda de peso e definhamento, a concentração urinária de ácido formiminoglutâmico aumenta para 0,08 a 20 μmol/ℓ e, em seguida, rapidamente retorna ao valor zero após o tratamento. No entanto, nota-se pouco ou nenhum aumento no teor desse ácido na urina de animais com deficiência de cobalto subclínica; desse modo, essa mensuração não tem valor como teste diagnóstico.

Hematologia

Os animais com deficiência de cobalto manifestam anemia normocítica normocrômica; no entanto, quase sempre o teor de hemoglobina e a contagem de hemácias situam-se na faixa de variação normal devido à hemoconcentração. Verifica-se diminuição na celularidade da medula óssea, que não responde rapidamente à administração de vitamina B_{12} ou cobalto. Os animais acometidos também apresentam hipoglicêmia (< 60 mg de glucose/dℓ, no plasma) e baixa atividade sérica de fosfatase alcalina (< 20 U/ℓ). Esses valores rapidamente retornam à normalidade após a administração de cobalto ou vitamina B_{12}; contudo, vários outros fatores influenciam a concentração desses componentes, assim, esses testes têm pouco valor diagnóstico.

Achados de necropsia

A emaciação é extrema e na maioria dos casos de deficiência de cobalto o baço se apresenta escuro devido ao acúmulo de hemossiderina. O fígado de ovinos com doença do fígado branco se encontra pálido e gorduroso, com alterações microscópicas que incluem dissociação hepatocelular e acúmulo intracitoplasmático de lipídios e ceroide-lipofuscina nos hepatócitos.

Os exames bioquímicos indicam concentração de ferro muito elevada no fígado e no baço, além de baixa concentração hepática de cobalto. Em ovinos normais, o teor hepático de cobalto geralmente é superior a 0,20 mg/kg de matéria seca (MS); nos ovinos com deficiência geralmente é inferior a 0,05 mg/kg MS. Em bovinos que recebem quantidade excessiva de cobalto e considerados intoxicados por esse mineral, a concentração hepática de cobalto pode ser tão alta quanto 69 mg/kg MS.

A concentração hepática de vitamina B_{12} em cordeiros com deficiência de cobalto é 0,1 mg/kg, em comparação com cerca de 0,3 mg/kg em cordeiros normais. Nos bovinos, são necessárias concentrações superiores a 0,3 mg/kg para uma taxa de crescimento ótima; o valor normal varia de 0,70 a 1,98 mg/kg e surgem sinais clínicos de deficiência quando o conteúdo hepático de vitamina B_{12} é inferior 0,1 mg/kg. Após administração oral, a concentração de cobalto no fígado aumenta; todavia, retorna ao valor pré-tratamento depois de 10 a 30 dias. O teor sérico de vitamina B_{12} reflete a conteúdo corporal de cobalto e, assim, geralmente é útil o envio de soro de animais do rebanho, sobreviventes, quando se tenta confirmar o diagnóstico de deficiência de cobalto.

Amostras para confirmação do diagnóstico

- Toxicologia: amostra de 50 g de fígado, para mensurar Co, e de 2 mℓ de soro sanguíneo, para mensurar B_{12}
- Histologia: amostra de fígado fixada em formalina (MO).

Diagnóstico diferencial

A deficiência de cobalto deve ser diferenciada de outras causas de definhamento ou apatia profunda.

Definhamento

A carência de nutrientes digestíveis totais é a causa mais comum de emagrecimento em animais, mas os proprietários geralmente são cientes da deficiência e não se preocupam em definir o diagnóstico em seus animais. No entanto, os proprietários de rebanhos, inexperientes, podem não ter ideia das reais necessidades dos animais; assim, é melhor inspecionar o alimento fornecido e verificar se os animais apresentam qualquer problema nos dentes ou gengiva.
Em animais jovens, as deficiências nutricionais de cobre, selênio e vitamina D são outras possíveis causas de definhamento.
Em ovinos, a doença de Johne causa definhamento em animais mais velhos.
O diagnóstico diferencial de anemia é abordado em outras partes; contudo, hemoncose e eperitrozoonose acometem ovinos mais jovens.

Parasitismo interno

Os animais com deficiência de cobalto são mais suscetíveis a parasitismo e, assim, a constatação de infestação por vermes (alta contagem de ovos nas fezes ou da contagem total de vermes) não deve excluir a possibilidade de diagnóstico de deficiência de cobalto primária. Quase sempre, doença parasitária e deficiência de cobalto são concomitantes; desse modo, pode ser necessário instituir programas de controle para ambas as doenças.

Resposta à suplementação na dieta

É o meio mais conclusivo para saber se a produção animal está sendo comprometida por deficiência de um microelemento. Após a suplementação de animais com o microelemento em questão, os índices de produção mais comuns incluem ganho de peso, produção de leite, produção de lã e/ou desempenho reprodutivo. No entanto, se a resposta está relacionada à concentração tecidual do elemento ou de seus metabólitos, então a análise de amostra do tecido pode substituir a necessidade de teste de campo, que requer recursos consideráveis e a coleta de dados e análise dos resultados podem demorar vários meses.

Curva de crescimento em resposta à suplementação

Outro procedimento se baseia na elaboração de curvas de respostas para qualquer valor da concentração sérica de vitamina B_{12} especificado, o qual pode ser utilizado para determinar o ganho de peso em resposta à suplementação, bem como a probabilidade de se obter uma resposta. Isso tem relação com o teor de mineral no tecido ou indicador bioquímico com o nível de resposta da produção ao tratamento. Na Nova Zelândia, não se constatou nenhuma resposta importante em termos de ganho de peso, após o tratamento com vitamina B_{12} ou cobalto em pesquisas em que o teor sérico de vitamina B_{12} era superior a 500 pmol/ℓ ou o conteúdo hepático dessa era maior que 500 nmol/kg, com a curva de resposta ajustada se aproximando de 0 g/dia em valores de 500 pmol/ℓ e 375 nmol/kg, para os teores sérico e hepático de vitamina B_{12}, respectivamente. A concentração mínima de vitamina B_{12} na qual não é provável uma resposta econômica ao tratamento (ganho de peso corporal de 10 g/dia) foi 336 pmol/ℓ, no soro, e 282 nmol/kg, no fígado. Os fatores que causaram resposta variável à suplementação de cobalto ou vitamina B_{12} incluíram idade, raça, sexo, consumo de alimento energético, doença concomitante e altura da pastagem. A maior contaminação do solo em pastagem baixa pode resultar em maior ingestão de cobalto e menor resposta à vitamina B_{12} ou cobalto. O teor sérico de vitamina B_{12} também pode se elevar após longo período em piquete e 24 a 48 h após a alteração no conteúdo de cobalto da dieta.

Tratamento

Cobalto e vitamina B_{12}

Os animais com deficiência respondem à administração oral de cobalto ou à injeção IM de vitamina B_{12}. A administração oral de vitamina B_{12} é efetiva, porém a dose comumente utilizada, de 0,1 mg/kg, apenas aumenta o teor sérico de vitamina B_{12} por até 6 semanas e, assim, com frequência são necessárias doses maiores ou repetidas. Aos ovinos, geralmente, administra-se sulfato de cobalto VO, na dose de 1 mg do microelemento por dia. Pode ser administrado como dose semanal; todavia, o intervalo de 2 semanas entre as doses é muito longo para um ótimo desenvolvimento do animal. No entanto, o tratamento mensal de cordeiros com dose oral de 300 mg de cobalto reduz muito a taxa de mortalidade e possibilita algum crescimento, ainda que em taxa abaixo do ideal. A resposta ao tratamento é rápida, com aumento significativo do teor sérico de vitamina B_{12} dentro de 24 h. Quando se administra altas doses de cobalto a alguns ovinos, outros ovinos não tratados, na mesma pastagem, podem ingerir cobalto adicional oriundo das fezes de seus companheiros de rebanho, em quantidade suficiente para suprir suas necessidades. Não há disponibilidade de dados exatos sobre a dose para bovinos, mas uma dose equivalente a 10 vezes a dose profilática deve ser efetiva.

Aos cordeiros e ovinos adultos pode-se administrar 100 a 300 μg de vitamina B_{12}, em intervalos semanais, mas o seu uso é improvável devido ao alto custo, e ao baixo custo e efeito comparável da administração oral de cobalto. A vitamina B_{12} (hidroxicobalamina) pode ser um produto terapêutico apropriado, sendo que uma injeção de 1 mg propicia proteção por 14 semanas em cordeiros pré-ruminantes e de até 40 semanas em cordeiros desmamados. Os cordeiros com doença do fígado branco respondem rapidamente ao tratamento com hidroxicobalamina, sendo recomendada a repetição da dose depois de 10 dias.

Intoxicação por cobalto

É improvável que ocorra administração de dose excessiva de compostos à base de cobalto, mas surgem sinais tóxicos de perda de peso, pelagem áspera, indiferença, anorexia e incoordenação muscular em bezerros que recebem dose diária de, aproximadamente, 40 a 45 mg de cobalto elementar por 50 kg de PC. Parece que os ovinos são muito mais resistentes aos efeitos tóxicos do cobalto do que os bovinos. Os suínos podem tolerar até 200 mg de cobalto/kg de dieta, mas quando consomem 400 a 600 mg/kg nota-se redução da taxa de crescimento, anorexia, rigidez de membros, incoordenação e tremores musculares. A suplementação dietética com metionina, ou com ferro, manganês e zinco abrandam esses efeitos tóxicos.

Controle

Suplementação de cobalto na dieta

O teor de cobalto na dieta recomendado para ovinos e bovinos é cerca de 100 μg/kg MS; no entanto, a quantidade de cobalto recomendada na dieta de bovinos para se obter o valor máximo de vitamina B_{12} é de 250 μg/kg MS. Caso não haja disponibilidade dessa quantidade, é necessário cobalto suplementar na dieta; os bezerros criados em pastagem com deficiência de cobalto necessitam suplementação de cobalto ou vitamina B_{12} antes do desmame.

Cobertura da pastagem mediante pulverização de cobalto

Nos animais criados em pastagem, a deficiência de cobalto pode ser evitada por meio da cobertura da pastagem pela pulverização de sais de cobalto. A quantidade da cobertura necessária varia de acordo com o grau de deficiência, mas recomenda-se o uso de 400 a 600 g de sulfato de cobalto por hectare, anualmente, ou 1,2 a 1,5 kg/ha a cada 3 a 4 anos. A resposta à cobertura da pastagem é lenta (semanas) e, assim, os animais clinicamente acometidos nesse ínterim devem receber cobalto VO ou injeção de vitamina B_{12}, para uma resposta rápida.

Na Nova Zelândia, a necessidade de cobalto de ruminantes criados em pastagem de solos de pedra-pome, no planalto central, foi estabelecida nos anos de 1930 e a cobertura do pasto mediante pulverização, a fim de aumentar a ingestão de cobalto, foi praticada durante muitos anos. Um estudo realizado de 1978 a 1979 constatou que a quantidade de cobalto consumida se reduziu à metade porque ocorreu acúmulo de reserva adequada de cobalto no solo. No entanto, problemas econômicos resultaram em menor uso de cobalto e pesquisadores detectaram redução nos conteúdos de cobalto no solo e na pastagem e necessidade de maior cobertura da pastagem mediante pulverização com sais de cobalto. As aplicações regulares de cobalto precisam acumular reserva, com necessidade inicial de, aproximadamente, 350 g de sulfato de cobalto/ha ao longo de 7 a 10 anos, na maioria das áreas com deficiência desse microelemento. Ocorre variação considerável entre as fazendas e, assim, é necessário monitorar o conteúdo de cobalto no solo, na pastagem e no animal. Para se obter o teor crítico de cobalto nas pastagens utilizadas para ovinos (0,08 mg/kg MS), nos solos de pedra-pomes amarelo-amarronzada e naqueles de argila amarelo-amarronzada são necessárias concentrações de cobalto no solo de 1,7 mg/kg MS e 2,2 mg/kg MS, respectivamente.

É necessária a suplementação diária da dieta com 0,1 mg de cobalto, para ovinos, e 0,3 a 1 mg, para bovinos, podendo ser feita mediante a inclusão de cobalto no sal ou na mistura mineral. Ademais, o cobalto pode ser fornecido aos bovinos diretamente no bebedouro.

"Pellet" de cobalto

Em uma área deficiente em cobalto, o fornecimento de "pellet" que contenha 90% de óxido de cobalto é um meio efetivo de manter um consumo apropriado do microelemento. É fornecido na forma de "bolus" (5 g para ovinos, 20 g para bovinos); quando administrado por via oral, o "pellet" se aloja no retículo e libera pequenas quantidades de cobalto, porém apropriadas, ao longo de 1 a 3 anos. "Pellet" não deve ser fornecido a cordeiros e bezerros com menos de 2 meses de idade porque nesta faixa etária o retículo ainda não está totalmente desenvolvido. Nos animais lactentes, em parte, a deficiência de cobalto pode ser contornada pelo tratamento de suas mães, pois tal procedimento aumenta o conteúdo de vitamina B_{12} no leite, embora a ingestão diária dos cordeiros ainda possa ser muito baixa para suprir sua necessidade. Cerca de 5% dos "pellets" não se alojam no retículo e até 20% são eliminados 1 ano após sua administração; assim, caso não ocorra resposta recomenda-se repetir o tratamento. Também, pode ocorrer revestimento de "pellets" por calcário, principalmente em solos compostos de pedra calcária, onde a água consumida pelos animais contém alto teor de minerais, ou quando a pastagem recebe intensa cobertura de calcário. Isso pode ser contornado pela administração de um "pellet" metálico abrasivo ou por um segundo "pellet", como aquele administrado para corrigir a deficiência de selênio. O "pellet" é mais caro do que o material utilizado na cobertura da pastagem com cobalto, mas é preferido em amplas áreas de pastagens, onde a cobertura é impraticável, ou quando a lida dos animais não é frequente.

Adição de cobalto em anti-helmínticos

Com frequência, faz-se adição de microelementos, como selênio e cobalto (tipicamente 20 a 100 mg de cobalto por dose), aos anti-helmínticos. No entanto, quase sempre a resposta a esses suplementos, especialmente ao cobalto, é transitória; assim, recomenda-se o uso de suplementos mais específicos, como "pellet" ou cobertura da pastagem.

Injeção de vitamina B_{12}

Em cordeiros, a relação entre ganho de peso diário e concentrações sérica e hepática de vitamina B_{12} está bem definida. Cordeiros com teor sérico de vitamina B_{12} superior a 335 pmol/ℓ e teor hepático dessa vitamina inferior a 280 nmol/kg de tecido fresco são deficientes em cobalto e quando recebem cobalto ou vitamina B_{12} suplementar apresentam aumento marcante da taxa de crescimento.

Em cordeiros, a injeção subcutânea de vitamina B_{12} solúvel pode manter uma concentração apropriada de vitamina B_{12} por cerca de 24 dias. Assim, em áreas deficientes em cobalto, os cordeiros necessitam de uma dose de 2 mg de vitamina B_{12}, pelo menos mensalmente, a fim de reduzir o risco de deficiência dessa vitamina.

Em cordeiros, a vitamina B_{12} microencapsulada em copolímeros lactídeo/glicolídeo pode manter concentração sérica apropriada de vitamina B_{12} por, no mínimo, 210 dias. Por exemplo, o desenvolvimento de cordeiros com deficiência de cobalto, com 4 a 6 semanas de idade, aumentou sobremaneira após a injeção de 3, 4,5 ou 6 mg de vitamina B_{12} microencapsulada; o seu peso se manteve por, no mínimo, 260 dias. Relata-se que a administração de uma injeção de 3 mg de vitamina B_{12} microencapsulada a cordeiros considerados refugos previne a deficiência de cobalto, bem como aumenta e mantém o ganho de peso em um grupo de animais por até 8 meses.

Comparativamente aos animais do grupo-controle, não tratados, constatou-se que as ovelhas que receberam três injeções de vitamina B_{12} de longa duração (120 e 40 dias antes do parto e 40 dias depois do parto) apresentaram aumento de 70% nas concentrações sérica e hepática de vitamina B_{12}, durante a gestação, e de 270% na concentração hepática de vitamina B_{12} no feto; durante a lactação, as ovelhas apresentaram aumento na concentração de vitamina B_{12} no soro sanguíneo e no leite de, no mínimo, 200% e 44%, respectivamente. No entanto, em cordeiros recém-nascidos, filhos de ovelhas tratadas, a reserva hepática de vitamina B_{12} se exauriu em 58 dias; portanto, os cordeiros de ovelhas com deficiência de vitamina B_{12} devem receber conteúdo apropriado de vitamina B_{12}, pelo menos nos primeiros 30 dias de vida.

Nos bezerros leiteiros, uma injeção de vitamina B_{12} microencapsulada de longa duração, na dose de 0,12 a 0,24 mg/kg PC, aumentou e manteve a concentração de vitamina B_{12} por, no mínimo, 110 dias.

LEITURA COMPLEMENTAR

Radostits O, et al. Cobalt deficiency. In: Veterinary Medicine: A Textbook of the Diseases of Cattle, Horses, Sheep, Goats and Pigs. 10th ed. London: W.B. Saunders; 2007:1701-1707.

Suttle NF. Chapter 10: Cobalt. In: The Mineral Nutrition of Livestock. 4th ed. Wallingford, Oxon: CAB International; 2010:223-254.

REFERÊNCIAS BIBLIOGRÁFICAS

1. Suttle NF. The Mineral Nutrition of Livestock. 4th ed. Wallingford, Oxon: CAB International; 2010:223.
2. Furlong JM, et al. NZ Vet J. 2010;58:11.
3. Weise SC, et al. Aust J Agric Res. 2007;58:367.
4. Al-Habsi K, et al. Vet J. 2007;173:131.
5. Mitchell LM, et al. Repro Fert Develop. 2007;19:553.

Deficiência de vitamina B_{12} (hipocianocobalaminose)

Em condições naturais é improvável que ocorra deficiência de vitamina B_{12}, exceto quando há deficiência primária de cobalto na dieta, que causa importante doença em vários países, a qual é discutida em tópico específico. Doença concomitante pode comprometer a absorção de vitamina B_{12}, como acontece em suínos com enteropatia proliferativa, na qual ocorre redução da concentração sérica de cobalamina e aumento da concentração de hemocisteína, comparativamente àquelas de suínos sadios.[1]

Embora ocorra síntese microbiana da vitamina no rúmen, na presença de teor apropriado de cobalto, e no intestino de outros herbívoros, como acontece em equinos, é provável que ela seja um componente fundamental na dieta de suínos e bezerros jovens. Proteína animal é uma boa fonte dessa vitamina. Fez-se a indução de uma síndrome de deficiência em bezerros jovens, à base de uma ração sintética, mas os sinais de deficiência, evidentes como resposta à suplementação, não foram constatados em bezerros leiteiros criados em pastagem, na Nova Zelândia.[2] Em bezerros, os sinais de deficiência consistem em anorexia, cessação do crescimento, emagrecimento e fraqueza muscular. Nestas condições, a necessidade diária é de 20 a 40 μg de vitamina B_{12}.

A detecção de eficácia da administração de vitamina B_{12} em ovinos mantidos em pastagem é mais bem avaliada pela mensuração da concentração da própria vitamina ou do ácido metilmalônico, diferentemente da mensuração de hemocisteína. Em cordeiros mantidos em pastagem, na Nova Zelândia, a suplementação com vitamina B_{12} injetável aumentou o ganho de peso em 40%.[3]

Em porcas, a capacidade de absorção da vitamina é variável; aquelas com menor capacidade de absorção ou que recebem dieta deficiente apresentam baixo desempenho reprodutivo. Para suínos, o fornecimento de 10 a 50 mg/tonelada de alimento é considerado apropriado.

A vitamina é utilizada empiricamente em cães e cavalos de corrida, a fim de amenizar as anemias causadas por parasitas ou por carência nutricional, na dose de 2 μg/kg PC. O tanato de cianocobalamina-zinco propicia teor efetivo de vitamina B_{12} nos tecidos, por 2 a 4 semanas após a injeção; foram estabelecidos teores sanguíneos normais e anormais em todas as espécies. A administração de preparações de cobalto que contêm suplementos, como cianocobalamina, aumenta o conteúdo de cobalto na urina e no sangue de equinos e isso pode ter implicação no controle de "doping" em animais de corrida.[4] Também é utilizada como aditivo alimentar aos suínos em fase de engorda, geralmente na forma de farinha de peixe ou de carne ou como "fator de proteína animal". É um suplemento essencial quando a dieta não contém proteína animal; ademais, o benefício máximo do fornecimento de antibióticos aos suínos é obtido apenas quando a ingestão de vitamina B_{12} é apropriada. Não se constatou efeito benéfico da suplementação de vitamina B_{12} em vacas-leiteiras criadas em pastagem, na Nova Zelândia.[5]

REFERÊNCIAS BIBLIOGRÁFICAS

1. Gruetzner N, et al. Vet J. 2015;203:320.
2. Grace ND, et al. NZ Vet J. 2014;62:274.
3. Furlong JM, et al. NZ Vet J. 2010;58:11.
4. Ho ENM, et al. Drug Test Anal. 2015;7:21.
5. Grace ND, et al. NZ Vet J. 2012;60:95.

Deficiência de vitamina K

Em condições naturais, é improvável que ocorra deficiência primária de vitamina K em animais domésticos, em razão do elevado conteúdo de substâncias com atividade semelhante à vitamina K na maioria das plantas e da síntese microbiana substancial dessas substâncias no trato alimentar. Os neonatos são relativamente deficientes em vitamina K; há relato de hemorragia causada por carência de vitamina K em potros.[1] A vitamina K, como vitamina lipossolúvel, depende da presença de sais biliares para sua absorção no intestino delgado. Podem ocorrer casos esporádicos quando o prejuízo ao fluxo biliar reduz a digestão e absorção dessa vitamina lipossolúvel.

Os sinais de deficiência de vitamina K induzida experimentalmente em leitões consistem em hipersensibilidade, anemia, anorexia, fraqueza e aumento marcante no tempo de protrombina. Em leitões recém-nascidos, a necessidade mínima diária é 5 μg/kg PC; a dose injetável curativa mínima é quatro vezes maior.

Em suínos recém-desmamados, com 6 a 15 semanas de idade, considera-se que há uma relação entre ocorrência de doença hemorrágica e deficiência de vitamina K. Os suínos acometidos não ganham peso, apresentam-se pálidos, desenvolvem grandes hematomas subcutâneos e manifestam claudicação e epistaxe. Pode ocorrer hemorragia excessiva fatal após castração de rotina em suínos com 30 a 40 dias de vida, mas não naqueles com 15 a 20 dias de idade. Hemorragia subcutânea extensa é mais comum em suínos com 40 a 70 dias de idade. Ocorre prolongamento do tempo de protrombina (TP) e do tempo de tromboplastina parcial ativada (TPPa), concomitante à diminuição nos teores dos fatores dependentes de vitamina K II, VII, IX e X. Durante a necropsia, notam-se hemorragias extensas nos músculos dos membros pélvicos e torácicos e nas regiões maxilar e mandibular. A administração por via intramuscular de vitamina K ou de vitamina K_2, na dose de 3 mg/kg PC, em dose única, restabelece as anormalidades da coagulação sanguínea. A vitamina K_3 adicionada ao alimento, na dose de 25 mg/kg, por 4 dias, também se mostrou efetiva. Considera-se que a causa da deficiência de vitamina K tenha relação com o uso de medicamentos antibacterianos, adicionados ao alimento, mas sem comprovação.

Raramente, nota-se hemorragia dependente de vitamina K em potros, que se manifesta como hemorragias múltiplas ou hemartroses. O perfil de coagulação indica prolongamento dos componentes da cascata de coagulação que dependem dos fatores relacionados à vitamina K, ou seja, tempo de protrombina e tempo de tromboplastina parcial ativada. Administra-se vitamina K (2 mg/kg SC, em intervalos de 12 h, por 2 dias, e, em seguida, 0,5 mg/kg/12 h, via SC, durante 17 dias). Verificou-se cessação do sangramento espontâneo em 18 h e normalização de TP e TPPa.[1] Em cavalos, a administração parenteral de vitamina K_3 causa insuficiência renal.

O principal uso terapêutico da vitamina K em animais domésticos é no tratamento da intoxicação por trevo-doce, na qual conteúdo tóxico de cumarina reduz de modo marcante o teor de protrombina no sangue e compromete o mecanismo de coagulação. Os produtos tóxicos industriais utilizados no controle de roedores contêm anticoagulantes do tipo cumarina (p. ex., varfarina), que causa hipotrombinemia fatal; a vitamina K é um antídoto efetivo. Em equinos, no caso de anticoagulação induzida por varfarina recomenda-se a administração subcutânea de 300 a 500 mg de vitamina K_1, em intervalos de 4 a 6 h, até que o TP retorne ao valor basal.

Anormalidade na atividade de gama-glutamil carboxilase ocasiona hemorragia em ovinos da raça Rambouillet. A administração de vitamina K_1 não restabelece a função de coagulação porque a enzima é necessária para a síntese hepática de fatores de coagulação dependentes de vitamina K.[2]

REFERÊNCIAS BIBLIOGRÁFICAS

1. McGorum BC, et al. J Vet Int Med. 2009;23:1307.
2. Johnson JS, et al. Vet Pathol. 2006;43:726.

Deficiência de ácido fólico (hipofolicose)

O ácido fólico (ácido pteroilglutâmico) é necessário para o metabolismo de ácido nucleico e, em humanos, sua deficiência causa anemia perniciosa. Em todas as espécies animais há necessidade de fonte de ácido fólico na dieta; um consumo apropriado é propiciado pela pastagem. Embora a ocorrência natural da deficiência não tenha sido diagnosticada em animais domésticos, há inter-relações complexas e variadas do ácido fólico com outros nutrientes; portanto, não se deve esquecer que a deficiência pode ser, em parte, causa de baixo desempenho dos animais. Em vacas-leiteiras, a suplementação com ácido fólico aumentou a produção de leite e a concentração láctea de proteína.[1] Essa vitamina é de interesse particular aos nutricionistas que lidam com equinos. Equinos permanentemente estabulados e alguns equinos em treinamento podem necessitar um conteúdo adicional de ácido fólico, preferivelmente fornecido diariamente VO. A deficiência de ácido fólico pode ser induzida em fetos de éguas e em equinos adultos mediante a administração oral de folato, juntamente com a administração de inibidores do metabolismo de folato (pirimetamina trimetoprima, sulfonamidas).

REFERÊNCIA BIBLIOGRÁFICA

1. Graulet B, et al. J Dairy Sci. 2007;90:3442.

TOXINAS QUE AFETAM O SISTEMA HEMOLINFÁTICO

Intoxicação por cobre secundária (complexo "icterícia toxêmica")

A intoxicação por cobre é um problema complexo devido aos vários fatores que influenciam a ingestão, o metabolismo e a excreção desse microelemento. Assim, é possível a ocorrência de intoxicação cúprica secundária ("icterícia toxêmica") mesmo quando o consumo de cobre, em outras condições dietéticas, não é tóxico. O grupo "icterícia toxêmica" consiste nas seguintes síndromes:

- Intoxicação cúprica fitogênica crônica, condição na qual ocorre ingestão de quantidade relativamente pequena de cobre, mas com retenção excessiva do microelemento devido à presença de plantas específicas, mas que, aparentemente, não causam lesão hepática
- Intoxicação cúprica hepatógena crônica causada por retenção excessiva de cobre devido à ingestão de plantas específicas que ocasionam lesão hepática
- A ingestão da planta *Heliotropium europaeum*, além dos fatores anteriormente mencionados, também é capaz de provocar hepatite tóxica não complicada, sem qualquer anormalidade no metabolismo do cobre.

Intoxicação cúprica fitogênica crônica

Nota-se intoxicação cúprica crônica fitogênica em ovinos mantidos em pastagem que contém quantidade normal de cobre. A ingestão de cobre é baixa, mas o teor hepático de cobre é alto; ocorre uma crise hemolítica típica de intoxicação por cobre crônica. O principal fator é o predomínio de trevo-subterrâneo (*Trifolium subterraneum*) na pastagem, vegetal que pode conter quantidade de cobre menor que o normal (15 a 20 mg/kg). Raças britânicas de ovinos e seus mestiços da raça Merino são os mais suscetíveis.

O controle dessa síndrome consiste no estímulo do crescimento de gramínea na pastagem. Os surtos também podem ser evitados impedindo o acesso de ovinos em pastagem viçosa onde há predomínio de trevo, no outono. A prevenção de estresse, principalmente desnutrição, também é importante. Relata-se que a administração diária de molibdênio na ração (7 mg de molibdênio/kg) reduz sobremaneira a absorção de cobre em cordeiros que recebem dieta com alto teor desse micronutriente; tal procedimento tem sido utilizado como medida preventiva prática. Alternativas apropriadas consistem no uso de superfosfato com molibdênio (70 g/hectare) e de mistura mineral ou bloco para lamber que contém molibdênio (86 kg de sal, 63 kg de gipsita finamente moída, 0,45 g de molibdato de sódio). Quando ocorre surto, a administração de molibdato de amônio (50 a 100 mg/animal/dia), juntamente com sulfato de sódio (0,3 a 1 g/animal/dia), impede mortes adicionais de ovinos, dentro de 3 dias. As soluções dos sais anteriormente mencionados podem ser pulverizadas no feno e a administração do alimento deve ser continuada por várias semanas.

Intoxicação cúprica hepatógena crônica

A ocorrência de intoxicação cúprica hepatógena crônica é mais comum após a ingestão das plantas *Heliotropium europaeum*, *Echium plantagineum* e *Senecio* spp. por um período de 2 a 5 meses, em quantidade suficiente para causar alterações morfológicas e bioquímicas nas células do fígado, sem comprometimento relevante da função hepática. Após a ingestão dessas plantas, as células hepáticas apresentam maior afinidade ao cobre e, assim, quantidade anormalmente alta do mineral se acumula no fígado, resultando em maior risco de crise hemolítica. Os ovinos que ingerem *H. europaeum* e, em seguida, trevo-subterrâneo são particularmente propensos a essa forma da doença. O controle consiste na prevenção da ingestão de plantas hepatotóxicas e na restrição à retenção de cobre empregando-se os procedimentos anteriormente mencionados.

Intoxicação por *Heliotropium europaeum*

Heliotropium europaeum contém alcaloides hepatotóxicos e a ingestão continuada dessa planta causa lesão hepática. Caso ocorra alta retenção de cobre, o animal pode desenvolver intoxicação cúprica hepatógena crônica. Diferentemente, se o conteúdo de cobre do ovino permanece normal, a lesão hepática progride até uma hepatite tóxica simples. O efeito da planta é cumulativo; o pastejo durante uma estação pode ocasionar pouco dano aparente, mas o pastejo adicional nos anos subsequentes pode ocasionar alta taxa de mortalidade. O controle se baseia na erradicação da planta.

LEITURA COMPLEMENTAR

Radostits O, et al. Secondary copper poisoning. In: Veterinary Medicine: A Textbook of the Disease of Cattle, Horses, Sheep, Goats and Pigs. 10th ed. London: W.B. Saunders; 2007:1823.

St. George-Grambauer TD, Rac R. Hepatogenous chronic copper poisoning in sheep in south Australia as a result of the consumption of Echium plantagineum (salvation jane). Aust Vet J. 1962;38:288-293.

Intoxicação por plantas que contêm anticoagulantes (intoxicação por dicumarol, trevo-doce)

Sinopse

- Etiologia: cumarol, melilotina e ferulenol, componentes normais de algumas plantas específicas, se transformam em dicumarol na presença de infecção por fungos que crescem na parte de corte da planta durante a preparação ou armazenamento de feno ou silagem
- Epidemiologia: ocorrem surtos quando há ingestão de plantas tóxicas ou de feno mofado de plantas específicas, principalmente *Melilotus* spp. Um traumatismo insignificante causa hemorragia intensa
- Patologia clínica: anemia grave, tempo de coagulação prolongado
- Lesões: palidez e fraqueza, especialmente em bezerros recém-nascidos. A hemorragia pode ser interna, não evidente. Nota-se hematoma e hemorragia intensa na camada subserosa e no tecido subcutâneo
- Confirmação do diagnóstico: alto conteúdo de dicumarol no feno ou na silagem
- Tratamento primário: administração parenteral de vitamina K_1
- Tratamento de suporte: transfusão sanguínea
- Controle: prevenir a ingestão de silagem ou feno de trevo-doce mofado; diluir esses suprimentos alimentares com outros alimentos.

Etiologia

A intoxicação por plantas que contêm anticoagulante se manifesta como diátese hemorrágica. Um cenário comum é a presença de hemorragia intensa, após cirurgia ou lesão, ou tumefação subcutânea na cabeça ou no pescoço em animais recém-nascidos. Apresenta curso breve (24 a 48 h) e, geralmente, a taxa de mortalidade é alta.

O cumarol (um glicosídeo cumarínico) e a melilotina, componentes normais de algumas plantas, se transformam em dicumarol (dicumarina ou di-hidroxicumarina) pela ação do fungo *Aspergillus* spp. e de outros fungos não especificados, que crescem em feno ou silagem das plantas:

- *Anthoxantum odoratum*: capim-amargoso
- *Lespedeza stipulacea:* lespedeza
- *Melilotus alba*: meliloto-branco ou trevo Bokhara; é a planta mais comumente associada à intoxicação. O conteúdo tóxico de dicumarol em amostras mofadas desse

vegetal é, aproximadamente, 20 mg/kg de alimento. Feno que contém 10 a 20 mg de dicumoral/kg pode ser fornecido, com segurança, por um período de, pelo menos, 100 dias; feno com 30 mg de dicumoral/kg causa intoxicação 4 meses depois de seu fornecimento e aquele com 60 a 70 mg de dicumoral/kg ocasiona a doença depois de apenas 17 dias

- *M. altissima*: meliloto-alto
- *M. indica*: meliloto King Island, meliloto-cheiroso
- *M. officinalis*: trevo-amarelo, meliloto-com-nervuras.

Uma síndrome semelhante é causada pela ingestão de *Ferula communis* variação *brevifolia*, que contém ferulenol (4-hidroxicumarina). Cervídeos que pastejam brotos de *Wikstroemia indica* manifestam uma enfermidade semelhante.

Epidemiologia

Ocorrência

A intoxicação por trevo-doce é mais comumente relatada na América do Norte, onde esse vegetal é cultivado como um alimento. Nos rebanhos intoxicados, a taxa de morbidade é cerca de 12% e a de mortalidade é de 65%. Em alguns rebanhos, os fetos, abortados, e os bezerros com menos de 2 semanas de idade são os mais acometidos. A doença é mais frequente nos meses de inverno, quando o feno armazenado ou a silagem é fornecida aos bovinos. Em razão dos problemas ocasionados por essa planta o seu cultivo diminuiu e, assim, a incidência da doença reduziu sobremaneira.

Fatores de risco

Fatores de risco do animal

A doença pode acometer todas as espécies animais, sendo mais comum em bovinos, menos prevalente em ovinos e muito rara em equinos. Os sinais clínicos podem surgir sem uma causa desencadeadora aparente; contudo, traumatismo, cirurgia (castração, descorna) e migração de berne quase sempre são seguidos de morte devido à hemorragia. Ocorrem sérias perdas em bezerros recém-nascidos, nos primeiros dias de vida, caso as mães, clinicamente normais, tenham sido alimentadas com feno contaminado.[1] Na maioria dos surtos, nota-se alta taxa de mortalidade de animais sem manifestação prévia de sintomas.

Fatores de risco da planta

Nem todos os fenos ou as silagens de trevo-doce mofado contêm dicumarol; o grau de deterioração do feno não indica que é tóxico. O conteúdo de cumarol e, consequentemente, o seu potencial tóxico, é diferente nas diversas variedades de trevo-doce. Por exemplo, a variedade Cumino possui baixo teor de cumarol, enquanto a variedade Ártico tem elevado conteúdo de cumarol.

O pastejo da cultura não é perigoso, mas é difícil o consumo de feno ou silagem não contaminada com o fungo em razão da natureza suculenta da planta.

A concentração de dicumarol em fardos de feno de trevo-doce, em medas de feno ou na silagem é muito variável, sendo maior em fardos pequenos; o conteúdo em fardos arredondados é maior do que em medas de feno; na silagem, o teor de dicumarol é baixo. A concentração de dicumarol é maior na parte externa do fardo de feno, possivelmente porque são mais expostos à umidade. Silagem adequadamente curada possui menor conteúdo de dicumarol em razão de sua condição anaeróbica; os fungos que produzem dicumarol necessitam oxigênio.

Patogênese

O dicumarol inibe, de modo competitivo, a vitamina K 2,3-epóxido redutase. A redução do teor de vitamina K é fundamental para a carboxilação final e ativação dos fatores de coagulação II (protrombina), VII (proconvertina), IX (fator de Christmas) e X (fator de Stuart). A síntese inadequada destes fatores resulta em prejuízo à estabilização da fibrina nos tampões de plaquetas; os animais acometidos são sujeitos a hemorragias internas e externas. O grau de hipoprotrombinemia está diretamente relacionado à quantidade e duração da ingestão de dicumarol. A atividade do sistema de coagulação é mantida até que ocorra decréscimo natural dos fatores de coagulação no momento da intoxicação (24 a 36 h após a última ingestão da toxina).

Achados clínicos

As extensas hemorragias nos tecidos subcutâneos, nos planos intermusculares e sob as superfícies serosas causam desconforto. As hemorragias podem ser visíveis e palpáveis, na forma de hematomas; elas não apresentam crepitação e são indolores. Podem ocasionar rigidez, claudicação, indisposição para caminhar e, até mesmo, decúbito. O membro pode apresentar tumefação marcante. Não há sinais de toxemia e os animais acometidos continuam a se alimentar bem; a temperatura corporal, a frequência respiratória e a frequência cardíaca são normais até que a doença progride para o estágio terminal; contudo, as membranas mucosas se apresentam pálidas e quase sempre com hemorragias petequiais ou equimóticas. Hematúria, epistaxe e disenteria são ocorrências raras. Ferimentos acidentais ou cirúrgicos são acompanhados de hemorragia intensa, mas raramente nota-se hemorragia evidente nas membranas mucosas. Os bezerros recém-nascidos podem apresentar tumefação extensa na cabeça e no pescoço e, algumas horas após o nascimento, tornam-se fracos devido às hemorragias internas ou externas.

Extravasamentos extensos de sangue nos tecidos podem ocasionar sinais de doença devido à pressão imposta aos órgãos internos. Em vacas recém-paridas, as hemorragias na cavidade pélvica e no ligamento largo frequentemente retardam a involução uterina e eliminação das membranas fetais.

Quando a perda de sangue total é intensa, surgem sintomas de anemia hemorrágica. O animal manifesta taquicardia e fraqueza, palidez de membranas mucosas e aumento marcante da intensidade absoluta dos ruídos cardíacos. Em geral, nota-se curso clínico breve, de 24 a 48 h, e alta taxa de mortalidade.

Patologia clínica

Anemia grave e prolongamento marcante do tempo de coagulação são anormalidades características da intoxicação. Ocorre diminuição do volume globular (VG), da contagem de hemácias e da concentração de hemoglobina; nota-se prolongamento do tempo de coagulação ativada (TCA), tempo de tromboplastina parcial ativada (TTPa), tempo de protrombina (TP) e tempo de tromboplastina parcial (TTP) e aumento da concentração de PIVKA (do inglês *protein induced by vitamin K absence or antagonist-II*). O prolongamento do TP é verificado antes de qualquer evidência clínica de hemorragia e, portanto, é um teste prognóstico útil na maioria das espécies animais. O TP pode ser um teste diagnóstico mais efetivo em equinos.

Amostras representativas dos alimentos suspeitos devem ser enviadas para a mensuração do conteúdo de dicumarol. Em ovinos, nota-se evidência clinicopatológica da intoxicação quando a dieta contém 10 mg de dicumarol/kg. No entanto, não se constata alteração significativa no tempo de coagulação quando a dieta contém menos de 20 a 30 mg de dicumarol/kg. Anormalidades semelhantes surgem em cordeiros e bezerros cuja ingestão dietética de dicumarol é superior a 2 mg/kg PC.

Há disponibilidade de testes que mensuram, quantitativamente, o teor de dicumarol no sangue e nos tecidos, sendo especialmente úteis no exame de fetos abortados e bezerros recém-nascidos, nos quais não foi possível realizar exame clínico apropriado. Altos teores de dicumarol no alimento (20 a 30 ppm) e no fígado (1 ppm) são evidências que sustentam o diagnóstico da intoxicação.

Achados de necropsia

Notam-se hemorragias subcutâneas e grandes hematomas em locais nos quais a atividade normal do animal ocasiona contusão discreta, como flancos, articulações de carpo e tarso e lado do corpo em que o animal exerce pressão quando deitados. Com frequência, constatam-se hemorragias na superfície serosa do rúmen e extensa hemorragia retroperitoneal ao redor dos rins. Diferentemente das hemorragias típicas de sepse, é raro o extravasamento sanguíneo nos pulmões, rins e adrenais. A carcaça se apresenta pálida e não há hemólise intravascular, icterícia, hemoglobinúria ou hemossiderose. Não se justifica o exame histológico, a não ser como um procedimento empregado para eliminar outras causas potenciais de diátese hemorrágica, como a doença vascular.

Diagnóstico diferencial

A confirmação do diagnóstico consiste na detecção de dicumarol, ou de compostos similares, no alimento.

Lista de diagnósticos diferenciais

- Doença do cavalo africano
- Intoxicação por rodenticida anticoagulante
- Doença hemorrágica epizoótica, em bovinos e cervídeos
- Anemia infecciosa equina
- Hemangioma/hemangiossarcoma
- Intoxicação por ptaquilosídeo
- Púrpura hemorrágica
- Trombocitopenia.

Tratamento

Primário

Cessação imediata do fornecimento de feno ou silagem suspeita; todavia, podem surgir novos casos até cerca de 6 dias depois. A vitamina K_1 (fitonadiona) é um antídoto efetivo na intoxicação por trevo-doce. A administração por via intramuscular ou SC de vitamina K_1, na dose de 1 a 1,5 mg/kg PC, é efetiva no tratamento de anormalidades de coagulação em bovinos; aos equinos, recomenda-se a injeção IM de fitonadiona, na dose de 0,5 a 2,5 mg/kg PC.[2] A duração do tratamento varia dependendo da quantidade ingerida, mas geralmente é de apenas alguns dias. A determinação do tempo de protrombina pode ser útil na avaliação da resposta ao tratamento. A vitamina K_3 (menadiona) não é efetiva no tratamento ou prevenção da intoxicação; ademais, é tóxica aos equinos.

Tratamento de suporte

Os animais com evidência clínica de hemorragia intensa devem receber transfusão de plasma fresco ou de sangue total e tratamento para choque.

Tratamento e profilaxia

- Bovinos: vitamina K_1 (fitonadiona) 1 a 1,5 mg/kg PC IM ou SC (R1)
- Equinos: vitamina K_1 (fitonadiona) 0,5 a 2,5 mg/kg PC IM (R1).

Controle

A forragem de trevo-doce deve ser cuidadosamente preparada e não fornecida quando danificada ou deteriorada durante a secagem. As partes de feno ou de silagem mofadas devem ser descartadas e amostras representativas do alimento suspeito devem ser enviadas para mensuração do conteúdo de dicumarol.

Havendo suspeita de intoxicação, o fornecimento do alimento deve ser cessado imediatamente. Depois de 3 semanas, a forragem de trevo-doce pode ser fornecida como único alimento, mas, preferivelmente, recomenda-se sua mistura com outro tipo de forrageira não estragada, na proporção de uma parte de trevo-doce para três partes desse alimento não estragado. Esta mistura deve ser alternada com feno não estragado, semanalmente, ou por período mais longo, se tal procedimento se mostrar seguro.

O alimento suspeito não deve ser fornecido por, no mínimo, 3 semanas antes de cirurgia como castração ou descorna. As vacas prenhes não devem ser alimentadas com trevo-doce nas 3 últimas semanas de gestação.

LEITURA COMPLEMENTAR

Fraigui O, Lamnaouer D, Faouzi MY. Acute toxicity of ferulenol, a 4-hydroxycoumarin isolated from Ferula coummunis L. Vet Hum Tox. 2002;44:5-7.

Puschner B, Galey FD, Holstege DM, et al. Sweet clover poisoning in dairy cattle in California. J Am Vet Assoc. 1998;212:857-859.

Radostits O, et al. Dicoumarin derivatives (including sweet clover) poisoning. In: Veterinary Medicine: A Textbook of the Disease of Cattle, Horses, Sheep, Goats and Pigs. 10th ed. London: W.B. Saunders; 2007: 1864.

REFERÊNCIAS BIBLIOGRÁFICAS

1. AminiPour H, et al. J Am Sci. 2011;7:135.
2. Plumb DC. Phytonadione. In: Plumb's Veterinary Drug Handbook. 7th ed. Wiley-Blackwell; 2011:824.

Intoxicação por rodenticida anticoagulante

Sinopse

- Etiologia: ingestão de rodenticidas à base de anticoagulante
- Epidemiologia: todas as espécies animais são acometidas. Cosmopolita
- Patologia clínica: diminuição no valor do volume globular, na contagem de hemácias e na concentração de hemoglobina; prolongamento no tempo de coagulação ativada (TCA), tempo de tromboplastina parcial ativada (TTPa), tempo de protrombina (TP) e tempo de tromboplastina parcial (TTP) e aumento na concentração de PIVKA
- Lesões: palidez tecidual e múltiplas hemorragias extensas por todo o corpo
- Confirmação do diagnóstico: anticoagulantes, ou seus metabólitos, podem ser detectados no sangue ou na urina de animais vivos e no fígado de animais que morreram
- Tratamento: vitamina K_1 (fitonadiona); transfusão sanguínea nos casos críticos
- Controle: impedir o acesso dos animais aos rodenticidas.

Etiologia

A varfarina, disponível para uso desde os anos 1940, é um conhecido anticoagulante de primeira geração. Os compostos a ela relacionados são cumaclor, cumafuril e cumatetralil.[1,2] Estes produtos praticamente foram retirados do mercado devido ao desenvolvimento de resistência pelos ratos e camundongos, embora tenha ressurgido algum uso. É menos provável que dose única cause intoxicação, mas ingestões repetidas por alguns dias podem intoxicar o animal.[1] Doses diárias de 0,2 a 0,5 mg de varfarina/kg PC, por 6 a 12 dias, são letais aos suínos. Em bovinos, a dose de 200 mg de varfarina/kg/dia, durante 5 dias, está associada com taxa de mortalidade de 50%. Na dose de 0,25 mg/kg, por 10 dias, o tempo de protrombina diminui 20%; na dose de 0,1 a 0,3 mg/kg, provoca aborto.

Brodifacum, bromodialona, difenacum, difetialona e flucumafeno, conhecidos como rodenticidas anticoagulantes hidroxicumarínicos de segunda geração, e os anticoagulantes indadionas clorfacinona, difacinona e pindona, praticamente foram substituídos por varfarina no mercado.[1,2] A indução de intoxicação em espécies não alvos resultou em seu menor uso e em alguns países retornou-se o uso de anticoagulantes de primeira geração. Todas essas toxinas são mais potentes do que a varfarina; estima-se que o brodifacum seja 100 vezes mais potente.[3] Quase sempre, a intoxicação acontece após uma única dose, devido à sua potência e à longa meia-vida de excreção; no entanto, há relato de intoxicação pelo uso de baixa dose, porém por longo tempo.[1] O brodifacum tem ação prolongada, sendo detectado no fígado até 128 dias após a ingestão.

Epidemiologia

Estes produtos são adicionados a iscas e o seu uso é disseminado porque não provoca intoxicação grave. Embora a maioria das mortes ocorra devido ao uso inapropriado pelos fazendeiros, há relato de contaminação de alimentos durante o seu processamento.

Ocorrência

Em geral, bezerros e aves não se intoxicam; a maioria dos surtos é relatada em suínos, gatos e cães. Equinos e bovinos não são comumente intoxicados, a menos que ocorra uma única ingestão excessiva ou a ingestão diária por longo tempo. Estima-se que a DL_{50} do brodifacum, em equinos, seja 0,1 a 0,2 mg/kg PC.[3]

Fatores de risco do ambiente

Muitos animais se intoxicam pela ingestão de produtos antigos inadvertidamente esquecidos no ambiente, frequentemente em construções antigas ou junto com quinquilharias.

Patogênese

A absorção oral e a biodisponibilidade dessas toxinas são altas.[2] O mecanismo de ação é semelhante, independentemente da espécie animal. As toxinas interferem com a enzima vitamina K 2,3-epóxido redutase e, assim, inibem a síntese normal dos fatores de coagulação II, VII, IX e X.[1,4] Quando ocorre depleção do conteúdo de vitamina K no fígado, nota-se hemorragia. Como a depleção demora algum tempo, o início dos sintomas pode demorar 2 a 4 dias.[4] Hemorragia súbita intensa nas cavidades corporais ou no cérebro podem provocar morte imediata ou o animal pode morrer lentamente, com sintomas de claudicação causados por hemorragias nos tecidos subcutâneos.

Achados clínicos

Quase sempre os sinais clínicos são inespecíficos. A síndrome clínica consiste em palidez de membranas mucosas, fraqueza, anorexia, dispneia, taquicardia, hematúria, epistaxe, melena, hematoma, decúbito e morte.[1,3,4] O cumatetralil provoca sintomas mais específicos em suínos, que apresentam claudicação devido à hemorragia e tumefação nos membros. Em muitos casos, ocorre morte súbita ou os animais são encontrados mortos.

Patologia clínica

Nota-se diminuição no valor do volume globular, na contagem de hemácias e na concentração de hemoglobina. Verifica-se prolongamento do tempo de coagulação ativada (TCA), tempo de tromboplastina parcial ativada (TTPa), tempo de protrombina (TP) e tempo de tromboplastina parcial (TTP), bem como aumento na concentração de PIVKA. Na maioria dos animais, o TP é utilizado para avaliar o tempo de coagulação; em equinos, o TTP pode indicar um quadro precoce e mais confiável. Anticoagulantes, ou seus metabólitos, podem ser detectados no sangue ou na urina de animais vivos ou no fígado de animais que morreram vítimas da intoxicação.[2,3,5]

Achados de necropsia

Palidez tecidual e múltiplas hemorragias extensas são características da intoxicação. Nos ruminantes, é possível notar melena no abomaso e em todo o trato intestinal.

Diagnóstico diferencial

- Doença do cavalo africano
- Doença hemorrágica epizoótica, em bovinos e cervídeos
- Anemia infecciosa equina
- Arterite viral equina
- Hemangioma/hemangiossarcoma
- Intoxicação por trevo-doce mofado (*Melilotus officinalis* e *Melilotus alba*)
- Púrpura hemorrágica
- Trombocitopenia (idiopática ou de etiologia conhecida).

Tratamento

Tratamento primário

Vitamina K_1 (fitonadiona) é o antídoto relatado; não se deve utilizar vitamina K_3, especialmente em equinos, porque ela causa lesão renal.[1,4] Aos ruminantes, a dose recomendada é 1 a 2 mg/kg PC, via IM ou SC.[1] Presume-se que a fitonadiona administrada por via oral seja degrada o rúmen, não sendo efetiva nesta espécie animal. Em equinos, a dose recomendada é 0,5 a 2,5 mg/kg PC, via IM.[1,6] A duração do tratamento depende da quantidade de toxina ingerida, mas quase sempre dura várias semanas. Devem ser realizadas avaliações seriadas de TP e TTP, a fim de nortear o tratamento.

Tratamento adicional

Os animais com hemorragia aguda devem receber tratamento para choque, bem como plasma fresco congelado ou sangue total, que restabelecem os fatores de coagulação, disponibilizando-os para imediata coagulação.

Tratamento e profilaxia

- Equinos: vitamina K_1 (fitonadiona) 0,5 a 2,5 mg/kg PC IM (R1)
- Ruminantes: vitamina K_1 (fitonadiona) 1 a 2 mg/kg PC IM ou SC (R1).

Controle

As embalagens de rodenticidas devem ser mantidas fechadas, em recipientes apropriados e longe do alcance dos animais. As embalagens não devem ser deixadas junto com quinquilharias, ao alcance de equinos. Construções antigas devem ser inspecionadas quanto à presença de rodenticidas, antes que se permita a entrada de animais nesses locais.

LEITURA COMPLEMENTAR

Boermans HJ, Johnstone I, Black WD, et al. Clinical signs, laboratory changes and toxicokinetics of brodifacoum in the horse. Can J Vet Res. 1991;55:21-27.

Radostits O, et al. Rodenticides. In: Veterinary Medicine: A Textbook of the Disease of Cattle, Horses, Sheep, Goats and Pigs. 10th ed. London: W.B. Saunders; 2007:1839.

REFERÊNCIAS BIBLIOGRÁFICAS

1. Valchev I, et al. Turk J Vet Anim Sci. 2008;32:237.
2. Berny PJ, et al. Am J Vet Res. 2006;67:363.
3. Ignacio A, et al. Can Vet J. 2007;48:627.
4. Del Piero F, et al. J Vet Diagn Invest. 2006;18:483.
5. Fourel I, et al. J Analytical Tox. 2010;34:95.
6. Plumb DL. Phytonadione. In: Plumb's Veterinary Drug Handbook. 7th ed. Wiley-Blackwell; 2011:824.

Intoxicação por glicosídeos cianogênicos (cianeto, ácido hidrociânico, ácido prússico)

Sinopse

- Etiologia: ingestão de espécies de plantas específicas que contêm glicosídeos cianogênicos
- Epidemiologia: sazonal; variações no conteúdo de glicosídeos originam períodos de maior toxicidade da pastagem
- Patologia clínica: nenhum achado laboratorial específico
- Lesões: geralmente nenhuma na intoxicação hiperaguda ou aguda. A intoxicação crônica resulta em bócio ou artrogripose neonatal, ataxia de membros pélvicos em adultos, disúria, micção frequente
- Confirmação do diagnóstico: mensuração de ácido hidrociânico nos tecidos e líquidos corporais, bem como no alimento. Teste positivo no conteúdo do rúmen (difícil)
- Tratamento: primário com tiossulfato de sódio, com ou sem nitrito de sódio ou outro antídoto
- Controle: análise do alimento para mensurar o conteúdo de cianeto.

Etiologia

A maioria dos surtos de intoxicação por ácido hidrociânico (HCN) está associada com a ingestão de plantas que contêm glicosídeos cianogênicos (também denominados glucosídeos cianogênicos). Os glicosídeos, por si só, não são tóxicos, mas eles podem liberar HCN pela ação de β-glicosidase e liase, presentes no tecido vegetal.[1,2] Os ruminantes estão sujeitos à intoxicação porque os microrganismos do rúmen não apenas produz β-glicosidase como, também, causam rápida hidrólise dos glicosídeos cianogênicos. Equinos e suínos são muito menos suscetíveis aos glicosídeos porque a acidez do estômago de animais monogástricos inativa a β-glicosidase e não é elevado o suficiente para causar hidrólise ácida dos glicosídeos.

Há cerca de 120 plantas que contêm glicosídeos cianogênicos em conteúdo capaz de provocar intoxicação. A lista a seguir contém apenas os gêneros de plantas consideradas perigosas aos animais:

- *Acacia* (apenas algumas espécies): acácia
- *Adenia*, por exemplo, *A. digitata*[1]
- *Amelanchier alnifolia*: framboesa do Pacífico
- *Amygdalus communis*: amendoeira
- *Aquilegia vulgaris*: aquilégia
- *Bahia oppositifolia*
- *Bonafousia sananho* (ver também "Intoxicação por nitrato-nitrito")[3]
- *Brachyachne* spp., por exemplo, *B. convergens*: capim-estrela do Golfo[1]
- *Breynia oblongifolia*
- *Bridelia* spp., por exemplo, *B. leichhardtii*
- *Calotis scapigera*
- *Carex vulpina*
- *Castalis spectabilis*
- *Cercocarpus*, por exemplo, *C. breviflorus*: mogno da montanha
- *Chenopodium* spp., por exemplo, *C. carinatum* (ver também "Intoxicação por nitrato-nitrito")
- *Cydonia oblonga*: marmeleiro
- *Cynodum* spp., por exemplo, *C. aethiopicus*: capim bermuda, grama-estrela africana
- *Digitaria* spp., por exemplo, *D. sanguinalis*: digitária
- *Dimorphoteca* spp., por exemplo, *D. cumeata*: *Karoo bietou*
- *Drosera* spp.: drósera
- *Dysphania* spp., por exemplo, *D. rhadinostachya* (ver também "Intoxicação por nitrato-nitrito")
- *Eleosine* spp., por exemplo, *E. indica*: ranúnculo
- *Eremophila maculate*: fucsia nativa
- *Eriobotrya japônica*: nespereira
- *Eucalyptus* (apenas algumas espécies), por exemplo, *E. cladocalyx*
- *Euphorbia* spp., por exemplo, *E. drumonndii*
- *Flagelaria indica*
- *Florestina tripteris*
- *Glishrocaryon* spp., por exemplo, *G. aureum*
- *Glyceria* spp., por exemplo, *G. massima*: gliceria
- *Goodia* spp., por exemplo, *G. lotifolia*: trevo venenoso
- *Heterodendron*, por exemplo, *H. oleifolium*

- *Holcus lanatus*: erva seródia
- *Jatropha* spp., por exemplo, *J. multifida*: magnólia
- *Juncus* spp., por exemplo, *J. effuses*: junco azul
- *Leptopus decaisnei*: andracne
- *Linun* spp., por exemplo, *L. usitassimum*: linhaça ou linho
- *Lotus* spp., por exemplo, *L. australis*: trevo austral
- *Macadamia* spp., por exemplo, *M. integrifoli*: macadâmia
- *Malus* spp., por exemplo, *M. sylvestris*: macieira-brava
- *Mascagnia concinna*[3]
- *Manihot esculenta*: mandioca[4,5]
- *Mimosa* spp., por exemplo, *M. invisa*: mimosa gigante
- *Nandina domestica*: nandina, bambu sagrado
- *Olax bentamiana*
- *Ostespernum* spp., por exemplo, *O. ecklonis*: margarida-do-cabo
- *Papaver nudicaule*: papoula da Islândia
- *Passiflora* spp., por exemplo, *P. aurantia*[6]
- *Perralderia coronopifolia*: tafes
- *Phaseolus cuneatus*: feijão-de-java
- *Photinia* spp.
- *Phylanthus* spp., por exemplo, *P. gasstroemii*
- *Piptadenia macrocarpa*[3]
- *Pomax umbellata*
- *Prunus* spp., por exemplo, *P. laurocerasus*: loureiro-cereja
- *Sambucus* spp., por exemplo, *S. nigra*: sabugueiro
- *Sorghum* spp., por exemplo, *S. halepense*: grama de Johnson (ver também "Intoxicação por nitrato-nitrito")
- *Stillingia treculeana*
- *Suckleya suckleana*: intoxicação por suckleya
- *Triglochin* spp., por exemplo, *T. maritime*: erva-do-brejo
- *Trifolium repens L*: trevo-branco[7]
- *Triraphis mollis*
- *Vicia sativa*: ervilhaca
- *Ximenia americana*: ambuí
- *Xylomenum* spp., por exemplo, *X. pyriforme*: pera silvestre
- *Zea mays*: milho (ver também "Intoxicação por nitrato-nitrito")
- *Zieria laevigata*.

Variabilidade tóxica

O conteúdo de glicosídeos cianogênicos nessas plantas variam amplamente, dependendo das estações e das diferentes partes da planta; as plantas com folhas novas, em crescimento, apresentam maiores concentrações de glicosídeos.

Diferenças entre as espécies de plantas

Com frequência, variedades da mesma espécie apresentam toxicidades diferentes; por exemplo, *Amelanchier alnifolia* var. *cusickii* é 3 vezes mais tóxica do que *A. alnifolia* var. *alnifolia*. De maior importância são as plantas cultivadas e aquelas utilizadas como pastagens. Capim-sudão (*Sorghum sudanense*) e sorgo (*S. bicolor*) são extensivamente utilizados em alguns países como forrageiras e podem ocasionar alta taxa de mortalidade em circunstâncias particulares. Cana-de-açúcar contém um glicosídeo cianogênico, do qual há liberação de HCN. A liberação acontece pela ação de uma enzima presente na leguminosa algarroba (*Prosopsis glandulosa*), quando os dois alimentos são consumidos simultaneamente.

Produtos de origem vegetal

A semente de linhaça, na forma de torta ou farelo, também pode ser altamente tóxica se consumida em grande quantidade.

Armazenamento

Secagem, preparação de feno e fatores físicos como resfriamento e congelamento parecem reduzir a toxicidade do material cianogênico por inativar a enzima β-glicosidase, mas o vegetal permanece com potencial tóxico como originalmente, necessitando apenas a ação da enzima produzida pelos microrganismos do rúmen para se tornar um alimento tóxico ativo. A forragem tóxica ensilada perde muito de seu conteúdo de cianeto; ademais, a exposição do vegetal ao ar livre pode possibilitar a liberação de grande quantidade de HCN.

Glicosídeos

Foram isolados diversos glicosídeos específicos, entre eles linamarina, da linhaça e do linho; lotaustralina, de *Lotus australis*; durrina, do sorgo; lotusina, de *Lotus arabicus*; e amigdalina, de amêndoas amargas. Os glicosídeos são subprodutos do metabolismo da planta e, provavelmente, fazem parte de seu sistema de defesa contra insetos e moluscos herbívoros. A sua concentração em diferentes espécies vegetais é variável, dependendo das condições climáticas e de outros fatores que influenciam o crescimento das plantas.

A dose letal mínima (D_LM) de HCN é cerca de 2 mg/kg PC, para bovinos e ovinos, quando ingerido na forma de glicosídeo. A D_LM de lotaustralina para ovinos é, aproximadamente, 4 mg/kg PC. Com frequência, utiliza-se o termo potencial cianogênico para expressar resultados de exames laboratoriais, quando o cianeto não está presente antes do teste. É provável que um produto vegetal que contenha potencial cianogênico superior a 20 mg em cada 100 g (200 ppm) seja tóxico; amostras altamente tóxicas podem conter tanto quanto 6.000 ppm. Os animais monogástricos, principalmente equinos e suínos, se intoxicam quando consomem plantas que contêm 1 a 3 mg de HCN pré-formado/kg PC. A dose tóxica citada deve ser aceita com alguma restrição, pois a toxicidade de uma espécie particular varia em função de diversos fatores, dentre eles a concentração da enzima hidrolisante na planta, a dieta anterior do animal e, principalmente, a rapidez do consumo do vegetal.

Epidemiologia

Ocorrência

A intoxicação por ácido hidrociânico é relatada na maioria dos países, em razão da frequente presença de plantas que contêm concentração tóxica de glicosídeos cianogênicos. Quando ocorre intoxicação, a maioria dos animais morre rapidamente e, embora não haja sérias consequências econômicas gerais, as perdas podem ser relevantes em algumas propriedades.

Fatores de risco

Fatores de risco dos animais

O maior risco de intoxicação é verificado nas seguintes condições:

- Quando se permite que animais famintos tenham acesso a densas culturas vegetais
- Animais transportados, recentemente introduzidos no rebanho, ou outros animais não acostumados a consumir as plantas locais; com o tempo, os animais que se acostumam com as plantas podem tolerar doses crescentes
- Bovinos ou ovinos podem deixar de consumir pastagem de verão seca e terem acesso à pastagem de capim-sudão e à cultura de sorgo imaturo viçoso, que são consumidas à vontade.

Fatores de risco das plantas

É mais provável que ocorra intoxicação quando há alto conteúdo de cianeto no vegetal e ele é rapidamente consumido. Plantas com potencial cianogênico superior a 200 mg de HCN/kg de matéria vegetal seca são potencialmente tóxicas. No momento do teste as plantas não devem estar murchas, pois tal condição pode ocasionar falso resultado.

O conteúdo de glicosídeo é maior nas seguintes condições:

- Quando as plantas crescem rapidamente após um período de retardo do crescimento, por exemplo, após chuva de outono em pastagem seca, depois que uma coleta é consumida pelo rebanho ou por gafanhotos, ou após pulverização com herbicida
- Quando as plantas estão murchas, queimadas pelo frio ou imaturas
- Em anos de estiagem
- Quando as plantas crescem em solo com alto teor de nitrogênio
- Quando as plantas crescem em solo com baixo conteúdo de fósforo.

Fatores de risco do composto cianogênico

A taxa de conversão de glicosídeo em HCN, no rúmen, também influencia a toxicidade dos alimentos; os fatores que influenciam a taxa de conversão são:

- Alto valor do pH aumenta a taxa de conversão e o risco de intoxicação
- A taxa de conversão é menor quando a dieta contém mais grãos e feno de vegetal

de caule alto do que pastagem fresca ou feno na forma de cubo

- A taxa de conversão e o surgimento dos sintomas podem ser retardados quando o material ingerido é relativamente indigerível, como acontece com a macieira silvestre.

Fatores de risco do ambiente

Alguns casos de intoxicação por HCN ocorrem quando os animais são expostos a qualquer uma das seguintes condições:

- Exposição a produtos químicos utilizados para fumigação
- Exposição a fertilizantes que contêm cianamida de cálcio
- Exposição a água de esgoto e resíduos de minas (minério de ouro).[8]

Fatores de risco da fazenda

O fornecimento de farinha ou torta de linhaça causa morte de animais que ingerem quantidade excessiva do alimento, nas seguintes situações:

- Ovinos alimentados com grande quantidade de farinha de linhaça após um período de inanição
- Bezerros alimentados com substitutos de leite que contêm linhaça umedecida, mas não fervida.

Patogênese

Intoxicação hiperaguda ou aguda

A intoxicação hiperaguda ou aguda causa anoxia tecidual por inibir o citocromo a_3 do complexo IV (o citocromo *c* oxidase terminal) na cadeia de transporte de elétron e, assim, impedir a respiração celular aeróbica.[2] A troca de oxigênio cessa, com retenção do oxigênio no sangue e, em consequência, ocorre hipoxia tecidual. Se o curso da intoxicação demora mais do que alguns minutos, o sangue venoso pode ter aspecto brilhante devido à presença de oxi-hemoglobina. O sistema nervoso central é muito sensível à hipoxia e a principal manifestação da intoxicação por cianeto é anoxia cerebral seguida de morte.

Intoxicação crônica

A ingestão de quantidade de cianeto insuficiente para ocasionar consequências clínicas parece ser bem tolerada. O cianeto de hidrogênio é volátil e exalado ou transformado em tiocianato pela ação da enzima rodanase hepática e excretado na urina. A tolerância parece aumentar à medida que aumenta a exposição ao produto tóxico.

No entanto, sabe-se que o cianeto ingerido em pequena quantidade é bociogênico em razão dos efeitos do tiocianato; por exemplo, ovelhas prenhes que pastejam em grama-estrela (*Cynodum nlemfuensis*) desenvolvem bócio devido, em parte, à baixa ingestão de iodo e, em parte, à ingestão de cianeto. As suas crias também podem desenvolver bócio e apresentar deformidades esqueléticas. Caprinos da raça Albina alimentados com folhas de mandioca (*Manihot sculenta*; Crantz) moídas apresentaram discreto aumento na quantidade de vacúolos de reabsorção no coloide folicular da tireoide, bem como discreta vacuolização de hepatócitos periportais e espongiose mesencefálica.[5]

A síndrome cistite-ataxia do sorgo, verificada em ruminantes e equinos, também é atribuída à ingestão crônica de cianeto. Nota-se incontinência urinária, perda de pelos devido à escaldadura e incoordenação de membros pélvicos em equinos, bovinos e ovinos que pastejam *Sorghum sudanense* (grama-sudão ou grama-sudão híbrida).[1,9] Em equinos, os sintomas são mais evidentes quando o animal é retirado e colocado novamente na pastagem. Em ovinos, a síndrome consiste em fraqueza, ataxia, agitação da cabeça, flexão do boleto, decúbito e opistótono.[9] Éguas e vacas mantidas em pastagem de sorgo podem, raramente, parir crias com artrogripose, provavelmente devido à lesão do sistema nervoso central do feto causada por cianeto.[10]

Por quase 100 anos, a ingestão de glicosídeos cianogênicos presentes no trevo-branco (*Trifolium repens* L.) foi associada ao início da disautonomia equina [*equine grass sickness* (EGS)]. Constatou-se que o trevo-branco colhido em fazendas onde ocorria disautonomia equina continha altos teores de glicosídeos cianogênicos (potencial cianogênico médio de 497 mg/kg de matéria seca).[7] Embora não exclusivamente – os equinos manifestaram disautonomia equina em pastagens livres de trevo-branco – pode ser que o cianeto liberado do trevo-branco atue como desencadeador ou como fator etiológico adicional de disautonomia equina.

Achados clínicos

Os animais intoxicados raramente sobrevivem por mais de 1 a 2 h. Nos casos hiperagudos, os animais manifestam sintomas 10 a 15 min após a ingestão do material tóxico e morrem 2 a 3 h após o início dos sintomas. Os sinais clínicos consistem em dispneia, ansiedade, inquietação, andar trôpego, tremores, gemidos, decúbito e convulsões clônicas terminais, com opistótono. As membranas mucosas apresentam cor vermelho-brilhante. Nos casos agudos, mais comuns, os animais apresentam depressão, cambaleio, tremores musculares evidentes e dispneia. Pode haver hiperestesia e lacrimejamento. Os tremores musculares são evidentes, inicialmente, na cabeça e no pescoço, mas logo se propagam pelo resto do corpo; o animal enfraquece e deita. O pulso é discreto, fraco e rápido, podendo ser irregular. Outros achados consistem em dilatação das pupilas e nistagmo, bem como congestão e cianose de membranas mucosas nos estágios terminais, geralmente seguidos de convulsões clônicas e, em alguns casos, salivação excessiva, vômito e aspiração de ingesta que alcança os pulmões. Vômito não é um sinal típico da intoxicação por cianeto e quando ocorre pode ser consequência de timpanismo em animal deitado ou final das convulsões. Nestes casos, o curso da doença pode ser tão longo quanto 1 a 2 h.

Patologia clínica

Os exames de patologia clínica não indicam anormalidades específicas.

Achados de necropsia

Nas intoxicações muito agudas, o sangue venoso pode apresentar cor vermelho-brilhante, mas na maioria dos casos de campo é vermelho-escuro devido à anoxia. O sangue coagula lentamente, os músculos ficam escuros e nota-se congestão e hemorragia na traqueia e nos pulmões. Áreas irregulares de congestão e hemorragias petequiais podem ser vistas no abomaso e no intestino delgado. Hemorragias subepicárdica e subendocárdica são achados consistentes. Relata-se um odor de "amêndoas amargas" no rúmen como característica da intoxicação por HCN. Isso pode ser verificado na intoxicação por algumas plantas, mas não por outras. Não se constata alteração histológica característica. As amostras enviadas para exames laboratoriais devem constar de conteúdo ruminal e fragmentos de fígado e músculo. Durante o transporte das amostras, pode ocorrer perda de grande parte do HCN, a menos que elas sejam enviadas em recipiente hermeticamente fechado. É menos provável que o músculo perca HCN; assim, é o tecido preferido para análise, caso o tempo decorrido desde a morte até a realização da necropsia seja muito longo. Para ser satisfatórias, as amostras de fígado devem ser obtidas dentro de 4 h após a morte e o tecido muscular dentro de 20 h. Um conteúdo de 0,63 μg de HCN/mℓ de amostra de músculo assegura o diagnóstico de intoxicação. Tem-se examinado amostras de soro sanguíneo e de líquido ruminal de bovinos intoxicados por meio de cromatografia gasosa acoplada à espectrometria de massa (GC-MS).

Na intoxicação crônica (artrogripose e cistite-ataxia) nota-se degeneração focal de axônios e desmielinização da medula espinal, além de alguns casos de pielonefrite em animais com cistite-ataxia.

Testes de diagnóstico a campo

A maioria dos testes de pesquisa de glicosídeos cianogênicos é realizada no laboratório; no entanto, o exame da planta suspeita ou do conteúdo ruminal pode ser feito no campo, empregando-se o teste de Henrici (ácido pícrico).[11] O material é colocado em um tuboteste, contendo um pouco de água e algumas gotas de clorofórmio, aquecido cuidadosamente na presença de papel que contém pricato de sódio. Uma rápida alteração na cor do papel-reagente, de amarelo para vermelho, indica a presença de HCN livre. Uma vez iniciada, a mudança de cor ocorre rapidamente, embora possa necessitar 5 a 10 min de cuidadoso aquecimento antes que a cor comece a se alterar. Durante o aquecimento, o tubo deve ser tampado com rolha e o papel-reagente pendurado na parte superior, sem tocar o material em teste. O papel-reagente é facilmente preparado com a mistura de 0,5 g de ácido pícrico e 5 g de carbonato de sódio, em 100 mℓ de água. O papel-filtro é imerso no reagente e seco em local escuro. A solução reagente é estável por, no mínimo, 6 meses, desde que mantido em local fresco, mas o papel-reagente se deteriora se mantido por mais de 1 semana. Também, pode-se examinar o conteúdo ruminal, colocando-se uma gota de líquido ruminal em um papel-teste. O surgimento de uma mancha vermelha indica reação positiva. O teste se destina à detecção de HCN livre e pode não ser positivo, mesmo quando há cianeto na amostra, se não ocorre liberação de HCN. Papel-reagente disponível no mercado pode propiciar resultados mais confiáveis.

Amostras para confirmação do diagnóstico

- Toxicologia: 50 g de conteúdo ruminal, fígado, músculo, *em recipiente hermeticamente fechado* (mensuração de cianeto).

Diagnóstico diferencial

O desenvolvimento de uma síndrome anóxica aguda em ruminantes mantidos em pastagem que contém plantas cianogênicas ou que recebem alimentos que, sabidamente, são cianogênicos, geralmente sugere intoxicação por cianeto de hidrogênio (HCN). A confirmação do diagnóstico depende de um teste positivo para HCN no sangue ou de glicosídeo cianogênico no conteúdo ruminal.

Lista de diagnósticos diferenciais
- Intoxicação hiperaguda ou aguda:
  - Intoxicação por 3-metil indol
  - Enfisema e edema pulmonar agudo
  - Intoxicação por cianobactéria (alga azul-esverdeada)
  - Eletrocussão (descarga elétrica)
  - Intoxicação por ipomeanol
  - Intoxicação por nitrato/nitrito
- Intoxicação crônica (bócio, mielomalacia e artrogripose):
  - São numerosas e listadas em outras partes.

Tratamento

O tratamento primário padrão é a injeção IV de uma mistura de nitrito de sódio e tiossulfato de sódio (5 g de nitrito de sódio e 15 g de tiossulfato de sódio, em 200 mℓ de água, para bovinos; 1 g de nitrito sódico e 3 g de tiossulfato de sódio, em 50 mℓ de água, para ovinos); a experiência de campo com esse tratamento primário padrão é muito boa. Ruminantes foram tratados com sucesso com solução de tiossulfato de sódio 30 a 40%, via IV, na dose de 25 a 50 g/100 kg PC, sem nitrito de sódio.[12] Equinos podem ser tratados com 10 a 20 mg de nitrito de sódio/kg, via IV, em solução 20%, seguido de 30 a 40 mg de tiossulfato de sódio/kg PC, via IV, em solução 20%.[13]

Em bovinos, a resposta terapêutica pode ser melhorada pelo uso de:

- Dose muito maior de tiossulfato de sódio (660 mg/kg PC, em solução 30%)[13]
- Alta dose de tiossulfato de sódio + nitrito de sódio (22 mg/kg PC)
- Alta dose de tiossulfato de sódio + *p*-aminopropriofenona (1 a 1,5 mg/kg PC)
- Alta dose de tiossulfato de sódio + cloreto de cobalto (10,6 mg/kg PC).

Aos bovinos, em todos os casos de intoxicação e naqueles animais expostos e assintomáticos, administra-se dose de 30 g de tiossulfato de sódio VO, repetida em intervalos de 1 h.

Tratamento experimental

Em muitos países, a hidroxicobalamina, a forma natural de vitamina B_{12}, é utilizada como antídoto, com sucesso, em pessoas, cães, camundongo, porquinhos-da-índia, coelhos e babuínos.[14] Trabalho recente em suínos mostrou que a hidroxicobalamina (150 mg/kg PC) foi mais efetiva do que o tiossulfato de sódio (413 mg/kg PC) ou a combinação hidroxicobalamina + tiossulfato de sódio no tratamento da intoxicação experimental por cianeto.[15]

Em um modelo experimental de suínos, constatou-se que o sulfanegeno sódico (2,5 g, na forma de *bolus* IV; em intervalos de 1 h), uma pró-droga do 3-mercaptopiruvato, foi efetivo na reversão dos sintomas relacionados ao sistema nervoso central (SNC), podendo ser considerado um outro antídoto, futuramente.[16]

Qualquer que seja o medicamento utilizado, pode ser necessária a repetição do tratamento, em razão da liberação adicional de HCN. Há um limite de segurança máximo de meta-hemoglobinemia, além do qual ocorre anoxia anêmica e a dose de nitrito maior do que a recomendada pode exacerbar a anoxia tecidual. A adição de cobalto se deve ao seu marcante efeito antagonista ao cianeto, o qual pode ser exacerbado pela combinação com tiossulfato ou nitrito.

É improvável que o tratamento de suporte inespecífico, incluindo estimulante respiratório e respiração artificial, tenha algum efeito no curso da doença.

Tratamento e profilaxia

Ruminantes (ver texto para outras opções)
- Todos: 660 mg de tiossulfato de sódio/kg PC, via IV, em solução 30% (R1)
- Vacas: 5 g de nitrito de sódio + 15 g de tiossulfato de sódio, via IV, em 200 mℓ de água (R2)
- Ovinos: 1 g de nitrito de sódio + 3 g de tiossulfato de sódio, em 50 mℓ de água (R2).

Equinos
- Nitrito de sódio 10 a 20 mg/kg PC, via IV, em solução 20%, seguido de tiossulfato de sódio 30 a 40 mg/kg PC IV, em solução 20% (R1).

Controle

Não se deve permitir o acesso de bovinos e ovinos famintos às plantas tóxicas, especialmente *Sorghum* spp. cultivado, quando as plantas passam por longo período de estiagem e se encontram imaturas, murchas, queimadas pelo frio ou em fase de rápido crescimento, após um estágio de crescimento retardado. No caso da maioria dos cultivares de *Sorghum*, deve-se permitir que os animais os pastejam ou sejam alimentados com cortes das plantas verdes, apenas depois que as plantas alcancem 75 cm de altura. Não de deve utilizar *Sorghum* na preparação de feno, pois ele pode permanecer potencialmente tóxico. O fornecimento de silagem de *Sorghum* é muito mais seguro do que o de feno.

Em ruminantes, a deficiência de enxofre, que causa redução no consumo de alimentos e na produção animal, pode ser decorrência do pastejo em *Sorghum* com alto teor de cianeto. Isso se deve à desintoxicação ruminal do cianeto pelo enxofre, originando tiocianato. A suplementação mediante a disponibilização de blocos de sal para lambedura, contendo 5% de enxofre, pode contornar esse problema.

Se há duvida quanto à toxicidade dessas plantas em determinada área, pode-se examinar uma amostra do vegetal utilizando testes descritos no tópico sobre patologia clínica ou as plantas dessa área podem ser testadas como alimento para um pequeno grupo de animais. Podem ser fornecidas pequenas quantidades de farelo de linhaça, sem umedecê-lo; todavia, o mingau de linhaça deve ser cuidadosamente fervido para eliminar todo HCN livre.

LEITURA COMPLEMENTAR

Nelson LS, Shih RD, Balick MJ. Individual plants. In: Nelson LS, Shih RD, eds. Handbook of Poisonous and Injurious Plants. 2nd ed. New York: Springer; 2007:57-306.

Radostits O, et al. Cyanogenic glycoside poisoning (cyanide, hydrocyanic acid). In: Veterinary Medicine: A Textbook of the Disease of Cattle, Horses, Sheep, Goats and Pigs. 10th ed. London: W.B. Saunders; 2007.

Rose CL, et al. The antidotal action of p-aminopropiophenone with or without sodium thiosulfate in cyanide poisoning. J Pharm Exp Therap. 1947;89:109-114.

Vetter J. Plant cyanogenic glycosides. Toxicon. 2000;38:11-36.

REFERÊNCIAS BIBLIOGRÁFICAS

1. Finnie JW, et al. Aust Vet J. 2011;89:247.
2. Zagrobelny M, et al. Phytochemistry. 2008;69:1457.
3. Diaz GJ, Boermans HJ. Toxic plants affecting grazing cattle in Colombia. In: Riet-Correa F, Pfister J, Schild AL, Wierenga TL, eds. Poisoning by Plants, Mycotoxins, and Other Toxins. CAB International; 2011:50.
4. Silva SMMS, Mello GW, Costa FAL, et al. Toxic plants of the state of Piaui, northeastern Brazil. In: Riet-Correa F, Pfister J, Schild AL, Wierenga TL, eds. Poisoning by Plants, Mycotoxins, and Other Toxins. CAB International; 2011:79.
5. Soto-Blanco S, et al. Exp Tox Path. 2010;62:361.
6. Carvalho FK, et al. Pes Vet Bra. 2011;31:477.
7. McGorum B, et al. Grass Forage Sci. 2012;67:274.
8. Donato DB, et al. Environ Int. 2007;33:974.
9. Odriozolo E. Poisoning by plants, mycotoxins, and algae in Argentinian livestock. In: Riet-Correa F, Pfister J, Schild AL, Wierenga TL, eds. Poisoning by Plants, Mycotoxins, and Other Toxins. CAB International; 2011:35.

10. Panter KE, Welch KD, Lee ST, et al. Plants teratogenic to livestock in the United States. In: Riet-Correa F, Pfister J, Schild AL, Wierenga TL, eds. Poisoning by Plants, Mycotoxins, and Other Toxins. CAB International; 2011:236.
11. Logue BA, et al. Crit Rev Anal Chem. 2010;40:122.
12. Burrows GE, Tyrl RJ. Toxic Plants of North America. 2nd ed. Wiley-Blackwell; 2013:1017.
13. Plumb DC. Sodium thiosulfate. In: Plumb's Veterinary Handbook. 7th ed. Wiley-Blackwell; 2011:926.
14. Hall AH, et al. Ann Emerg Med. 2007;49:806.
15. Bebarta VS, et al. Ann Emerg Med. 2010;55:345.
16. Belani KG, et al. Anesth Analg. 2012;114:956.

Intoxicação por nitrato e nitrito

Sinopse

- Etiologia: presença de *nitrato* em plantas, fertilizantes compostos de nitrato de sódio ou nitrato de potássio e água de bebedouros; *nitrito* pré-formado em vegetais mofados com alto teor de nitrato ou quando o nitrato é transformado em nitrito no rúmen
- Epidemiologia: surtos em rebanhos, em todo o mundo; casos raros em equinos
- Patologia clínica: meta-hemoglobinemia
- Achados: início súbito de dispneia grave, sangue e membranas mucosas marrons, morte
- Confirmação do diagnóstico: teste positivo para nitrato no alimento, sangue ou humor aquoso
- Tratamento: solução de azul de metileno 1 a 2% (1 a 10 mg/kg PC IV)
- Controle: evitar o fornecimento de alimentos com alto teor de nitrato, principalmente aos animais submetidos a transporte e famintos.

Etiologia

O elemento tóxico, em plantas em fase de crescimento, sempre é o nitrato, geralmente nitrato de potássio, que pode ser ingerido em quantidade suficiente para causar gastrenterite. Os microrganismos do rúmen reduzem o nitrato e o transforma em nitrito[1,2]; após absorção sistêmica, o nitrito é muito mais tóxico e responde pela maioria dos sinais clínicos. É difícil estimar a dose tóxica em razão da variação na suscetibilidade dos animais, da taxa de conversão de nitrato em nitrito e da quantidade de nitrato presente em vegetais específicos. As plantas que crescem durante um período de estiagem apresentam maior concentração de nitrato do que aquelas que crescem em época de chuva normal.[2,3]

Em geral, as raízes e hastes contêm mais nitrato do que as folhas[4]; um conteúdo total nas plantas de 6.000 a 10.000 ppm de nitrato na matéria seca (MS) é considerado potencialmente tóxico. As plantas que acumulam mais de 1,5% de nitrato de potássio na matéria seca também são potencialmente tóxicas. Provavelmente, a criação de animais em pastagem com 2% de nitrato na MS é segura. O teor de nitrato de potássio nas plantas pode ser tão alto quanto 20%, na MS e não é raro constatar conteúdo de 3% em plantas forrageiras conhecidas, como o sorgo; relata-se alta taxa de mortalidade em animais que consumiram essas forrageiras. Plantas secas retêm sua toxicidade; em vegetais ensilados o conteúdo de nitrato diminui em, aproximadamente, 30%.

Bovinos

A dose letal mínima de nitrito é 88 a 110 mg/kg PC ou cerca de 0,6 g de nitrato de potássio/kg PC. Doses diárias ao redor de 0,15 g de nitrato de potássio causaram aborto após a administração de 3 a 13 doses. Os bovinos podem consumir planta tóxica em quantidade suficiente para causar morte em 1 h.

Ovinos

A dose letal de nitrito é 40 a 50 mg/kg PC. O consumo continuado de baixa dose não parece prejudicar os ovinos. A ingestão de água que contém 1.000 ppm de nitrogênio na forma de nitrato induz à produção apreciável de meta-hemoglobina, mas sem consequências clínicas evidentes.

Suínos

Os suínos são mais suscetíveis aos nitritos pré-formados. A dose letal de nitrito de potássio ou de nitrito de sódio é cerca de 20 mg/kg PC.[5] Dose de 12 a 19 mg/kg PC provoca sinais clínicos, mas os suínos se recuperam.

Equinos

Em equinos, estima-se que a dose oral letal de nitrato sela de 61 a 152 g/animal.[6]

Epidemiologia

Ocorrência

Fontes comuns de nitrato para os animais de fazenda são:

- Culturas de cereais utilizados como pastagens, por exemplo, aveia verde imatura, cevada, trigo e centeio ou feno; ou alimentos verdes como, por exemplo, capim-sudão e milho. O feno de aveia pode conter 3 a 7% de nitrato
- Pastagens com alto predomínio de azevém (*Lolium* spp.)[2]
- Tubérculos recém-colhidos: a parte alta do nabo pode conter 8% de nitrato; beterraba e colza causam intoxicação por nitrato
- Água de poços profundos contaminada com fertilizantes ou água de reservatórios construídos com auxílio de explosivos
- A lista a seguir inclui plantas cujas concentrações de nitrato são consideradas importantes fatores de risco de intoxicação:
  - *Alternanthera denticulata*
  - *Amaranthus* spp., por exemplo, *A. retroflexus* (caruru, beldroega)[3], *prince Wales feather* (ver também "Intoxicação por oxalato"); *Amaranthus dubius* (breldoliso); *Amaranthus hybridus* (beldro, caruru-branco)[1]
  - *Aneilema accuminatum*
  - *Arctotheca calendula*: erva-gorda
  - *Atriplex muelleri*: erva-sal anual
  - *Avena sativa*: aveia[2,3,4]
  - *Beta vulgaris*: beterraba
  - *Bidens frondosa*: erva-rapa
  - *Bonafousia sananho*[1]
  - *Brassica* spp., por exemplo, *B. napus* (colza, nabo, toriya, etc.)[4]
  - *Bromus catharticus*: cevadinha
  - *Carduus* spp., por exemplo, *C. tenuiflorus* (cardo-azul)
  - *Chenopodium* spp., por exemplo, *C. ambrosioides* (erva-de-santa-maria, chá-do-México, quenopódio); *C. album* (quenopódio-branco)[1,3]
  - *Chromolaena odorata*: erva-de-Sião
  - *Cirsium arvense*: cardo-rasteiro
  - *Claoxylon australe*
  - *Cleome serrulata*: guaco
  - *Dactyloctenium radulans*: *button grass*, mas é tóxica apenas quando cresce em solo com alto teor de nitrogênio, como acontece em estábulos
  - *Daucus carota*: cenoura-silvestre, rendas da rainha Anne
  - *Dysphania* spp.: erva-de-santa-maria (ver também "Intoxicação por glicosídeos cianogênicos")
  - *Echinochloa* spp., por exemplo, *E. crusgalli* (capim-capivara, milheto-japonês)
  - *Erhretia membranifolia*
  - *Eleusine* spp., por exemplo, *E. indica* (capim-pé-de-galinha; ver também "Intoxicação por glicosídeos cianogênicos")
  - *Franseria discolor*: tasneira-branca
  - *Galenia pubescens*
  - *Glaucium corniculatum*
  - *Glycine max*: soja
  - *Gnaphalium purpureum*: cotonária púrpura
  - *Helianthus annuus*: girassol
  - *Lolium* spp., por exemplo, *L. multiflorum*: azevém[2,3]
  - *Lygodesmia juncea*: *skeleton weed*
  - *Malva parviflora*: malva-de-cheiro
  - *Mascagnia* (reclassificada como *Amorimia*) *concinna*: matagnado
  - *Medicago sativa*: alfafa, luzerna
  - *Millotia greevestii*: milotia-rateira
  - *Montia perfoliata*: beldroega-de-inverno
  - *Panicum capillare*: capim-de-bruxa
  - *Parsonia spp.*, por exemplo, *P. lilacina*
  - *Pennisetum* spp., por exemplo, *P. clandestinum* (capim quicuio); *Pennisetum purpureum*[1]; *Pennisetum glaucum* (milheto)[4]
  - *Plagiobothrys* spp.: erva-flor-de-pipoca
  - *Polygonum aviculare*: centonódia
  - *Portulacca* spp., por exemplo, *P. oleracea* (beldoegra-comum; ver também "Intoxicação por oxalato")
  - *Rafinesquia californica*: chicória-da-Califórnia
  - *Raphanus sativus*: rabanate
  - *Salvia reflexa*: erva-hortelã
  - *Sigesbeckia orientalis*
  - *Silybum marianum*: cardo-mariano
  - *Sinapis* spp., por exemplo, *S. alba* (mostarda-branca)
  - *Sonchus* spp.: serralha
  - *Sorgum* spp.[1,3,4], por exemplo, *S. bicolor* (sorgo)
  - *Spartothamnella juncea*
  - *Stellaria media*: morugen
  - *Thelypodium lasiophyllum*: mostarda-da-Califórnia
  - *Tribulus terrestris*: estrepe

- *Triticum aestivum*: trigo
- *Urochloa* spp., por exemplo, *U. panicoides* (capim-piatã)
- *Vigna unguiculata* (*catjang*): feijão-de-corda
- *Zaleya galericulata*
- *Zea mays*:[3] milho
- *Zygophyllum* spp., por exemplo, *Z. ammophilum* (*twin leaf*).

Fatores de risco

Fatores de risco do animal

Diferenças entre espécies

Há considerável variação entre as espécies quanto à suscetibilidade à intoxicação por nitrito, sendo os suínos os mais suscetíveis, seguidos de bovinos, ovinos e equinos, nesta ordem.[2,5] A suscetibilidade de bovinos em relação aos ovinos é atribuída à sua capacidade de conversão de nitrato em nitrito no rúmen ou à capacidade sabidamente maior de ovinos em transformar nitrito em amônia. Os suínos são muito suscetíveis à intoxicação por nitrito, mas geralmente se intoxicam apenas quando ingerem o nitrito pré-formado. Eles apresentam menor conteúdo de nitrito redutase bacteriana na saliva, bem como menor concentração de meta-hemoglobina redutase. Em equinos, a intoxicação por nitrato ou nitrito é muito rara.[5,6]

Diferenças entre dietas

Os bovinos transformam nitrato em nitrito, por meio de reação de redução no rúmen;[3,7,8] essa sua capacidade é exacerbada pelo fornecimento contínuo de nitrato.

Em ovinos, os casos de intoxicação por nitrato se devem à ingestão de nitrito pré-formado ou a condições ruminais que favorecem a redução do nitrato. Nessa espécie animal, uma dieta com alto teor de carboidratos facilmente fermentáveis reduz a produção de nitrito no rúmen. Também, ocorre intoxicação por nitrito em ovinos alimentados com ração inapropriada após o fornecimento de ração de boa qualidade, com teor de nitrito inócuo. Com frequência, o surgimento dos sintomas de intoxicação demora alguns dias depois de os ovinos consumirem forrageira tóxica. Parece provável que a flora ruminal necessite se adaptar à modificação da dieta. Também, o grau de meta-hemoglobinemia varia em função da qualidade da dieta.

Diferenças na suscetibilidade

O principal fator que influencia a suscetibilidade parece ser a taxa de ingestão de plantas que contêm nitrato. Animais subalimentados, especialmente bovinos em transporte ou recém-transportados, são mais suscetíveis à intoxicação do que aqueles que recebem dieta de boa qualidade, provavelmente devido à maior ingestão do alimento tóxico por animais famintos e, possivelmente, à necessidade de adaptação da flora ruminal para transformar nitrito em amônia. Em condições experimentais, a exposição prévia ao nitrato reduz a suscetibilidade do animal; bovinos alimentados com feno que contém alto teor de nitrato e que deixam de receber esse alimento por alguns dias e, então, retornam a um sistema de autoalimentação onde podem se alimentar à vontade, podem se intoxicar. A monensina facilita a conversão ruminal de nitrato em nitrito, podendo resultar em intoxicação de bovinos ou ovinos que recebem alimentos com alto conteúdo de nitrato.

Fatores de risco do ambiente

Em geral, conteúdo de nitrato acima do normal, em vegetais, está associado a:

- Aplicação excessiva de fertilizante nitrogenado, de resíduos de esgoto oriundo de humanos ou de estrume animal acumulado em unidades de criação intensiva, bem como alta população de bactérias fixadoras de nitrogênio[8]
- Absorção de nitrato do solo, mas não utilizado pelas plantas devido a condições climáticas não apropriadas à fotossíntese, o que propicia energia para a conversão de nitrogênio em proteína – as condições que retardam a fotossíntese incluem clima frio ou nublado, período noturno, aplicação de herbicida e doença ou murchamento das plantas. Períodos posteriores à estiagem prolongada também retardam a fotossíntese. Durante a estiagem, ocorre acúmulo de alto teor de nitrato no solo, que não se reduz pela ação da chuva. Cessada a estiagem, as plantas absorvem grande quantidade de nitrato
- Plantas verdes cortadas e fornecidas aos animais em abrigos são alimentos com maior risco de intoxicação do que as gramíneas de pastagem, provavelmente porque, no primeiro caso, a ingestão é mais rápida
- É provável que as coletas de cereais e raízes apresentem maior concentração de nitrato quando adubadas com quantidade excessiva de fertilizante nitrogenado, principalmente água de esgoto não tratado, e quando o clima úmido e quente favorece o rápido crescimento dessas plantas
- Em geral, o material ensilado contém menos nitrato do que as coletas frescas, pois a fermentação normal da silagem destrói o nitrato; no entanto, o líquido drenado do silo, contendo alto teor de nitrato, pode ser tóxico[8]
- O feno preparado com vegetal que contém alto teor de nitrato apresenta quase o mesmo conteúdo de nitrato da planta do qual foi preparado, a menos que parte desse elemento seja transformado em nitrito pelo aquecimento excessivo e pela ação de fungos
- Gramíneas fortemente adubadas preparadas na forma de cubos
- Notou-se correlação estatisticamente significativa entre a presença de nitrato, juntamente com possível deficiência de iodo, e a ocorrência de deformidades congênitas e hipotireoidismo, em potros, no oeste do Canadá, onde as éguas eram alimentadas com feno de aveia ou aveia verde durante a gestação
- Feno de cereal, especialmente feno de aveia, quando o vegetal é cultivado durante o período seco e cortado quando viçoso, pode conter alta concentração de nitrito quando o material empilhado esquenta. O feno de aveia seco, umedecido por algum tempo antes de ser ingerido, na pilha ou solto no campo ao sol quente, também pode conter uma alta concentração de nitrito.

A intoxicação por nitrato-nitrito pela ingestão de água poluída pode ter como fontes tóxicas:

- Contaminação industrial de fábricas que processam borracha
- Contaminação por fertilizantes nitrogenados
- Contaminação com estrume e urina de cavalos[9]
- Efluentes de açougues e processadores de carne que utilizam nitrato de sódio na salmoura que conserva a carne
- Efluentes de propriedades fabricantes de queijo, quando o soro lácteo pode conter nitrato de potássio
- Poços profundos preenchidos com líquidos de solos de alta fertilidade, que podem conter até 1.700 a 3.000 ppm de nitrato
- Tanque de armazenamento sem tampa, que coleta água do telhado, pode conter quantidade tóxica de nitrito em restos vegetais que se acumulam no fundo do tanque
- LO líquido drenando de material de silagem que contém alto teor de nitrato pode ser tóxico
- A água condensada em celeiro pode aprisionar amônia e, assim, conter 8.000 a 10.000 ppm de nitrato
- O revestimento do celeiro de animais pode ser fortemente impregnado com nitrito e, se mascado, causa intoxicação
- Água contendo 2.300 ppm de nitrato e menos de 10 ppm de nitrito, quando misturada com água destinada a lavagem, armazenada em latões e aquecidas, resultou em uma mistura com 1.200 a 1.400 ppm de nitrito. A fervura não reduz o conteúdo de nitrato da água.

Esporadicamente, ocorre intoxicação acidental por compostos de nitrato comerciais quando:

- Utiliza-se nitrato de sódio ou nitrato de potássio por engano, em vez de cloreto de sódio ou sulfato de magnésio ou quando se utiliza solução de nitrato de amônio, em vez de soro lácteo
- Utiliza-se nitrato como explosivo para abrir buraco que funciona como poço de armazenamento de água fornecida aos bovinos; pode haver risco quando restos de nitrato permanecem na perfuração previamente ao enchimento do poço.

Patogênese

Os nitratos induzem efeito cáustico direto na mucosa do trato alimentar e a ingestão de quantidade suficientemente grande causa gastrenterite. Em condições normais, o nitrato ingerido é transformado em nitrito no rúmen, mediante reação de redução, e, posteriormente convertido em amônia.[2,3,8] Quando esse sistema é sobrecarregado por ingestão elevada ou súbita de nitrato, ocorre rápida absorção de nitrito no sangue. Os nitratos também são absorvidos, mas são menos tóxicos.[7] Com frequência, a ingestão de nitritos pré-formados resulta em sintomas muito rapidamente, mas quando ocorre conversão de nitrato em nitrito no rúmen, quase sempre tem-se um retardo de algumas horas antes da manifestação dos sinais clínicos.

O ânion nitrito oxida o ferro presente no radical heme, na forma ferrosa (Fe^{+2}), para a forma férrica (Fe^{+3}), resultando em meta-hemoglobinemia e hipoxia.[2,3,8] Nitritos também são vasodilatadores, fato que pode contribuir para a ocorrência de hipoxia tecidual por provocar insuficiência circulatória periférica; contudo, esse efeito parece ser pouco relevante, comparativamente ao da produção de meta-hemoglobina. Os sinais clínicos de intoxicação se tornam evidentes quando o teor de meta-hemoglobina situa-se em 40 a 50%.[8] Os bezerros podem não apresentar sintomas até que esse teor atinja 60%.[10] O animal não morre até que alcance determinado grau de meta-hemoglobinemia. Em bovinos, esse valor é de, aproximadamente, 9 g de meta-hemoglobina por 100 mℓ de sangue; em suínos, a morte ocorre quando 76 a 88% do conteúdo de hemoglobina se transforme em meta-hemoglobina. A morte geralmente ocorre 12 a 24 h após a ingestão do material tóxico, embora na intoxicação aguda o curso da doença pode ser mais breve e assintomático.

Achados clínicos

Os sinais clínicos de intoxicação aguda por nitrato e nitrito consistem em fraqueza, depressão, angústia respiratória, membranas mucosas cianóticas, ataxia, tremores e convulsões terminais. Vacas sobreviventes podem abortar 3 a 7 dias após a intoxicação aguda.[2,3,7] A exposição crônica a baixo teor de nitrato pode resultar em anoxia, natimorto e aborto, além de anormalidades de progesterona.[3,7]

Patologia clínica

Em animais vivos, não há lesão patognomônica. Relata-se sangue de coloração marrom-chocolate, porém esse achado não é consistente.[3] Obtém-se informações auxiliares mediante a mensuração da concentração sanguínea de meta-hemoglobina, mas os resultados não são confiáveis, pois ocorre rápida transformação de meta-hemoglobina em hemoglobina. A meta-hemoglobina pode ser detectada no exame do sangue em espectrômetro de reversão; contudo, não é um teste diagnóstico de intoxicação por nitrito e o resultado não é confiável, a menos que o sangue tenha sido coletado há menos de 1 ou 2 h. Em bovinos, teor sanguíneo de meta-hemoglobina de 9 g/dℓ é letal. Os teores normais variam de 0,12 a 0,2 g/dℓ; há relato de que valores de 1,65 a 2,97 g/dℓ estão associados à manifestação de sinais clínicos evidentes.

O fluido ocular é o líquido corporal de escolha para o diagnóstico; sangue (soro ou plasma) também é aceitável.[3,8,11] As amostras devem ser coletadas logo após a morte e refrigeradas ou congeladas. As concentrações de nitrato no sangue e no fluido ocular são estáveis por 24 h em temperatura de 23°C, por 1 semana a 4°C e por 1 mês a -20°C. Há disponibilidade de tiras-reagentes comerciais para nitrato, as quais possibilitam a detecção de nitrato e nitrito, podendo ser utilizadas no exame de fluido ocular no campo. Ademais, no campo, pode-se examinar líquidos vegetais e fluidos corporais, utilizando o teste de difenilamina quanto à presença de nitrato/nitrito. Foram desenvolvidos testes cromatográficos para quantificar os teores de nitrato e nitrito nos fluidos corporais.[3]

Achados de necropsia

Nota-se mucosa gastrintestinal congesta e hemorrágica; o sangue apresenta cor vermelho-escuro a marrom-café e coagulação deficiente.[2] Pode haver hemorragias petequiais no músculo cardíaco e na traqueia, bem como congestão vascular generalizada. Não há alteração microscópica característica.

As amostras destinadas aos exames laboratoriais devem incluir sangue e líquido ocular; sangue para mensuração de meta-hemoglobina e amostras de ingesta e/ou de vegetais ou água suspeita. Amostras de sangue obtidas para o exame de meta-hemoglobina, após a morte do animal, coletadas 1 a 2 h após a morte, podem ter algum valor.

Amostras para confirmação do diagnóstico

- Toxicologia: 1 mℓ de humor aquoso (congelado), 1 mℓ de urina (congelada), amostra da forrageira suspeita (seca) ou outra possível fonte da substância tóxica, 100 g da ingesta (com adição de clorofórmio ou formalina) para mensuração de nitrato/nitrito, 2 mℓ de sangue em 4 mℓ de tampão-fosfato (mensuração de meta-hemoglobina).

Diagnóstico diferencial

- Enfisema e edema pulmonar agudo em bovinos
- Sobrecarga de carboidrato
- Intoxicação por cianeto ou ácido hidrociânico
- Intoxicação por cianobactéria (alga azul-esverdeada)
- Hipomagnesemia (vacas lactantes)
- Intoxicação por ureia (amônia).

Tratamento

O azul de metileno é o antídoto específico. Em alta dose causa meta-hemoglobinemia, mas em pequena dose induz rápida conversão da meta-hemoglobina em hemoglobina. Tradicionalmente, a dose-padrão é 1 a 2 mg/kg PC IV, em solução 1 a 2%, mas tem-se utilizado diversas doses, de até 10 mg/kg PC.[2,3,8] Quando ocorre ingestão de grande quantidade de material tóxico, pode ser necessária a repetição da dose. A meia-vida do azul de metileno é cerca de 2 h; quando necessário, o tratamento deve ser repetido em intervalo de 6 a 8 h. Os tecidos podem ser corados pelo azul de metileno e a urina pode se apresentar verde-escura.[8] O período de carência para o abate do animal tratado é de 180 dias.[3,8]

Tratamento e controle

Azul de metileno: 1 a 10 mg/kg PC IV, em solução 1%; se necessário, repetir a dose em intervalo de 6 a 8 h (R1).

Controle

Os ruminantes com provável exposição a nitratos ou nitritos devem receber dieta com teor apropriado de carboidrato; também, não se deve permitir que os animais transportados ou famintos tenham acesso a plantas suspeitas. Feno ou silagem suspeita de conter conteúdo perigoso de nitrato deve ser exposta ao ar, na noite anterior ao seu fornecimento. Em ruminantes, a administração de suplementos alimentares à base de milho pode auxiliar na redução segura dos teores de nitratos e nitritos.[8]

Teores tóxicos

É provável que a intoxicação aguda por nitrato ocorra quando sua concentração de nitrato na matéria seca é superior a 1%; há risco de aborto quando esse valor corresponde a 0,5%.[8] Para não haver risco de intoxicação, a concentração de nitrato no alimento não deve exceder a 0,3% da matéria seca.[3]

Diluição na ração

Os animais famintos devem ser alimentados com feno ou pastagem seca em comedouro apropriado, a fim de reduzir sua taxa de ingestão, antes do acesso ao alimento potencialmente tóxico. O risco de intoxicação por nitrato/nitrito durante o pastejo em gramínea é minimizado quando a pastagem é composta por uma mistura de leguminosa e gramínea.

LEITURA COMPLEMENTAR

Radostits O, et al. Nitrate and nitrite poisoning. In: Veterinary Medicine: A Textbook of the Disease of Cattle, Horses, Sheep, Goats and Pigs. 10th ed. London: W.B. Saunders; 2007:1855.

REFERÊNCIAS BIBLIOGRÁFICAS

1. Diaz GJ, Boermans HJ. Toxic plants affecting grazing cattle in Colombia. In: Riet-Correa F, Pfister J, Schild AL, Wierenga TL, eds. Poisoning by Plants, Mycotoxins, and Related Toxins. CABI; 2011:50.
2. Jonck F, Gava A, Furlan FH, et al. Spontaneous nitrate/nitrate poisoning in cattle fed with oats (Avena sativa) and ryegrass (Lolium multiflorum) in the state of Santa Catarina, Brazil. In: Riet-Correa F, Pfister J, Schild AL, Wierenga TL, eds. Poisoning by Plants, Mycotoxins, and Related Toxins. CABI; 2011:469.

3. Varga A, et al. Vet Med. 2012;3:111.
4. Sidhu PK, et al. Tox Int. 2011;18:22.
5. Cockburn A, et al. Tox Appl Pharm. 2013;209.
6. Oruc HH, et al. J Eq Vet Sci. 2010;30:159.
7. Sezer K, et al. Rev Med Vet. 2011;162:223.
8. Nicholson SS. Vet Clin North Am Food A. 2011; 27:477.
9. Michaelki G, et al. Forensic Sci Int. 2010;198:103.
10. Nagy O, et al. Comp Clin Path. (Accessed at doi: 10.1007/s00580-012-1665-5on November 28, 2013.).
11. Edwards G, et al. In Pract. 2009;31:22.

Intoxicação por plantas que contêm dissulfeto (*Allium* spp. e *Brassica* spp.)

Sinopse

- Etiologia: *Allium* spp. (cebola) contém *N*-propil dissulfeto, *S*-metil sulfóxido e sulfóxido de *S*-pro(penil)pil cisteína (SMCO); *Brassica* spp. contém SMCO
- Epidemiologia: ocorrem surtos quando os animais ingerem vegetais maduros. Altas taxas de morbidade e de mortalidade
- Patologia clínica: meta-hemoglobinemia, formação de corpúsculos de Heinz, anemia hemolítica, hemoglobinúria
- Lesões: os animais vivos apresentam surgimento agudo de palidez, hemoglobinúria e icterícia (se o animal sobrevive por tempo suficiente). Os achados de necropsia consistem em palidez, icterícia, urina e rins marrom-escuros; fragmentos de vegetais no rúmen
- Confirmação do diagnóstico: alta concentração sanguínea de dimetil dissulfeto, na intoxicação por SMCO. Geralmente, o teste não está disponível
- Tratamento: sem tratamento primário; o tratamento de suporte é a transfusão sanguínea
- Controle: fornecimento de quantidade limitada do vegetal tóxico, diluído em outros alimentos; acesso limitado à planta tóxica.

Etiologia

Todas as espécies de *Allium* podem ser tóxicas aos animais domésticos, mas em grandes animais a intoxicação por cebola (*Allium cepa*) é a mais amplamente relatada, com casos esporádicos de intoxicação por cebola silvestre e alho Canadá (*A. canadense*).[1,2] Relata-se que outros vegetais como alho (*A. sativum*), alho triqueto (*A. triquetrum*), alho-poró (*A. prorum*) e cebolinha-francesa (*A. schoenosprasum*) são tóxicos aos cães e gatos.[3] Os bovinos se intoxicam mais frequentemente quando alimentados com restolhos de cebolas cultivadas, enquanto os ovinos e equinos se intoxicam mais comumente durante o pastejo em campos onde crescem cebolas silvestres ou quando têm acesso a culturas de cebolas.[1,4] Intoxicação por cebola ocasiona meta-hemoglobinemia, com formação de corpúsculos de Heinz, e anemia hemolítica. Os vegetais do gênero *Allium* contêm dissulfeto *n*-propil dissulfato, além de *S*-metil sulfóxido e sulfóxido de *S*-pro(penil)pil cisteína (SMCO), derivados de aminoácidos.[1,3,4] No rúmen, o SMCO é hidrolisado e origina tiossulfato que, em seguida, é metabolizado em dissulfetos dipropil e dipropenil. A lesão oxidativa das hemácias é causada pelos dissulfetos.[4]

Todas as espécies de *Brassica* causam diversas síndromes, incluindo anemia hemolítica resultante da intoxicação por SMCO, como mencionado anteriormente, cegueira, enfisema pulmonar[5], polioencefalomalacia[6], e distúrbios digestivos, discutidos na seção sobre intoxicação por glucosinolato. Essas síndromes podem ocorrer separadamente ou em combinação. SCMO está presente em alguns gêneros da família Brassicaceae (p. ex., *Brassica, Raphanus*).[7] As plantas conhecidas que contêm SMCO são *Brassica campestris* (nabo silvestre, colza), *B. napobrassica* (nabo sueco, rutabaga), *B. napus* (colza = canola), *B. oleracea* (couve-galega, couve-rábano, couve "chou moellier", repolho, couve-flor, brócolis, couve-de-Bruxelas, couve calabresa), *Raphanus raphanistrum* (rabanete silvestre) e, possivelmente, *Thlaspi arvense* ("fanweed") e *Berteroa incana* (álisso). Relata-se que as partes verdes desses vegetais comumente causam surtos de intoxicação.

As sementes e folhas de *Brassica* spp. também contêm outro glucosinolato, a sinigrina, e seus metabólitos alil-cianeto e alil-isotiocianato, que podem reduzir a ingestão de alimentos, mas parecem não possuir efeito hemolítico. Os vegetais também podem conter quantidade relevante de glicosídeos cianogênicos, porém raramente causam intoxicação por cianeto. Ademais, constatou-se intoxicação por nitrato e nitrito após a ingestão de couve-galega.[7]

Deve-se dar atenção especial à presença de SMCO em restolhos de repolho, rutabaga e nabo. O conteúdo de SMCO pode não ser suficientemente alto para causar anemia, mas pode ocasionar baixo ganho de peso ou definhamento clinicamente evidente.

Epidemiologia

Ocorrência

Fatores de risco do animal

As diversas espécies de *Allium* possuem diferentes especificidades, possivelmente devido às diferenças estruturais da hemoglobina. Os bovinos são mais suscetíveis à intoxicação, seguidos de equinos, ovinos e caprinos.[1,2,4] Os bovinos podem tolerar ingestão de restolhos de cebolas equivalente a até 25% da matéria seca (MS)[2], enquanto aos ovinos pode ser fornecida uma dieta com até 50% da MS.[3] Os caprinos podem tolerar ingestão de cebolas, na dieta, equivalente a 30 a 60% da MS.[2,8] Os bovinos adultos são mais suscetíveis à intoxicação do que os bezerros; diferentemente, os ovinos adultos são menos suscetíveis do que os jovens.[2]

As intoxicações por *Brassica* spp., colza e couve-galega, são bem conhecidas em regiões onde essas plantas são cultivadas como alimentos; em algumas áreas não são mais utilizadas devido ao risco de intoxicação. É provável que a prevalência geral da intoxicação não seja alta, mas em algumas fazendas a quantidade de animais intoxicados é relevante e a taxa de mortalidade é alta. Para causar intoxicação e anemia grave fatal a dose de SMCO é 15 g/100 kg PC/dia. Ingestão de 10 g/100 kg PC causa anemia subaguda de baixo grau. Embora possa não haver relação etiológica, não é rara a ocorrência de doença hemolítica concomitante à hipofosforose e, portanto, simultaneamente à hemoglobinúria pós-parto.

Fatores de risco da fazenda ou das instalações

As espécies de *Brassica* são mais tóxicas quando maduras e no início do crescimento secundário; flores e sementes são particularmente tóxicas. A toxicidade dos vegetais varia de ano para ano; em pastagem de colza a maioria dos surtos ocorre em anos de clima úmido, quando ocorrem geadas precocemente e a cor das folhas se torna púrpura. A intoxicação por couve-galega também varia significativamente em função das variedades do vegetal, mas os principais fatores envolvidos na maioria dos surtos são o grau de maturação da cultura e a quantidade consumida. O elemento tóxico da couve-galega é destruído em material seco ao calor e ensilado, mas continua presente em material seco congelado.

Patogênese

Dimetil dissulfeto e propril dissulfeto são os responsáveis pela lesão oxidativa às hemácias.[1,4] O ferro presente no radical heme é oxidado e se transforma na forma férrica, resultando em meta-hemoglobinemia e redução do transporte de oxigênio. A lesão oxidativa também resulta em formação de corpúsculos de Heinz decorrente da desnaturação da hemoglobina eritrocitária e, por fim, em hemólise. A anemia hemolítica resultante acomete todas as classes de ruminantes, mas sua consequência é mais grave em fêmeas em final de gestação e naquelas recém-paridas. Não se conhece a razão da tendência de ocorrência de ciclos de melhora espontânea seguida de recrudescência da anemia. Não houve crédito à hipótese de que tais ciclos estavam relacionados à variação no conteúdo celular de glutationa reduzida, enzima que impede a formação de corpúsculos de Heinz.

Achados clínicos

Na síndrome anêmica, o início dos casos graves pode ser tão súbito que não se constatam sintomas antes que o animal entre em colapso e morra. No caso de doença clínica aparente, no início nota-se hemoglobinúria, imediatamente seguida de fraqueza e depressão. Também, verificam-se palidez das membranas mucosas, icterícia moderada, taquicardia e discreto aumento da profundidade e frequência dos movimentos respiratórios. É comum a ocorrência de diarreia e, embora a temperatura corporal quase sempre é normal ou baixa, pode haver febre de até 40,5°C. Morte é comum, a menos que seja realizado tratamento efetivo; os animais sobreviventes passam por um longo período de convalescença. Os parâmetros hematológicos podem não retornar aos valores normais antes de 6 semanas. Em um rebanho acometido, é comum encontrar muitos animais sem intoxicação grave, mas com anemia subclínica.

Patologia clínica

Nota-se diminuição na contagem de hemácias, na concentração de hemoglobina e no volume globular, bem como na contagem de leucócitos; notam-se corpúsculos de Heinz em até 100% das hemácias. Ocorre aumento significativo desses corpúsculos antes da instalação de anemia. Verificam-se meta-hemoglobinemia e hemoglobinúria. A concentração sanguínea de dimetil dissulfeto elevado no momento da intoxicação, pode ser mensurada por meio de cromatografia.

Achados de necropsia

Notam-se palidez, icterícia, hemoglobinúria, sangue fino e aquoso, rins escurecidos, exacerbação da lobulação hepática e, nos casos hiperagudos, aumento de volume do baço. Histologicamente, verifica-se necrose periacinar moderada de hepatócitos compatível com o efeito hipóxico.

Diagnóstico diferencial

A constatação da doença em bovinos ou ovinos coincidentemente com a ingestão de *Allium* spp. ou pastejo de vegetais da família Brassicaceae sugere um provável diagnóstico da intoxicação. A confirmação do diagnóstico requer a mensuração do conteúdo de dimetil sulfeto no sangue.

Lista de diagnósticos diferenciais

- Hemoglobinúria bacilar
- Babesiose
- Intoxicação por cobre crônica
- Leptospirose em bezerros
- Hemoglobinúria pós-parto (vacas recém-paridas)
- Intoxicação por bordo vermelho (*Acer rubrum*; equinos).

Tratamento

Não há disponibilidade de tratamento primário, na forma de antídoto, para a intoxicação por SMCO. No caso de anemia grave, o tratamento de suporte consiste em transfusão sanguínea imediata. Também, utilizam-se preparações hematínicas, além de fornecimento de dieta altamente nutritiva.

Controle

O descarte de cebolas imprestáveis é um importante problema na horticultura e encontra-se solução para esse problema fornecendo-as aos animais. Isso pode ser feito sem risco de anemia, desde que fornecidas às vacas após misturadas em uma ração balanceada que contenha, no máximo, 25% de cebolas.[1] Ovinos e caprinos podem tolerar quantidade maior, sem evidência de anemia clínica.[1,2,8]

Recomenda-se o fornecimento diário de grande volume de feno antes que os animais sejam submetidos ao pastejo em colza, na forma de medas disponibilizadas na cultura de colza, ou a liberação do acesso a uma área com gramíneas fibrosas, a fim de reduzir o consumo de colza. Colza de coloração púrpura deve ser considerada suspeita, permitindo apenas o seu pastejo limitado, até que as dúvidas quanto à sua segurança sejam esclarecidas. Bovinos e ovinos que consomem esses vegetais devem ser mantidos sob rigorosa vigilância, pois os animais acometidos devem ser tratados ainda no estágio inicial da doença. A ingestão apropriada de fósforo é de fundamental importância. Caso se interrompa o fornecimento do alimento tóxico, o teor de hemoglobina retorna ao valor normal em, aproximadamente, 3 semanas. Mesmo se o fornecimento é continuado há forte tendência de recuperação espontânea, com ocorrência de novos ciclos similares da intoxicação. Algumas variedades de couve-galega apresentam baixa concentração de SMCO, podendo ser útil uma avaliação genética para prevenir a doença.

LEITURA COMPLEMENTAR

Aslani MR, Mohri M, Movasaghi AR. Heinz body anemia associated with onion (Allium cepa) toxicosis in a flock of sheep. Comp Clin Path. 2005;14:118-120.

Prache S. Hemolytic anemia in ruminants fed forage brassicas: a review. Vet Res. 1994;25:497.

Radostits O, et al. S-methyl-L-cysteine sulfoxide (SMCO) and dipropyl/dipropenyl disulfide poisoning. In: Veterinary Medicine: A Textbook of the Disease of Cattle, Horses, Sheep, Goats and Pigs. 10th ed. London: W.B. Saunders; 2007:1881.

REFERÊNCIAS BIBLIOGRÁFICAS

1. Borelli V, et al. J Vet Diag Ingest. 2009;21:402.
2. Keyvanlou M, et al. Revue Med Vet. 2011;162:593.
3. Salgado BS, et al. J Venom Anim Toxin Trop Dis. 2011;17:4.
4. Heidarpour M, et al. Iran J Vet Res. 2013;14:21.
5. Muhammed G, et al. Turk J Vet Anim Sci. 2010;34:299.
6. McKenzie RA, et al. Aust Vet J. 2009;87:27.
7. Barry TN. Anim Feed Sci Tech. 2013;181:15.
8. Heidarpour M, et al. Comp Clin Path. 2011;22:195.

Intoxicação por folha de bordo vermelho (*Acer rubrum*)

As árvores de bordo vermelho (*Acer rubrum*) são nativas da região leste da América do Norte e cultivadas em várias partes da Europa.[1] Com frequência, a intoxicação pela ingestão de folhas de bordo vermelho é relatada em equinos e, mais raramente, em alpacas e zebras (*Equus grevyi*).[1,2] A dose tóxica é cerca de 1.500 mg de folhas/kg PC ou, aproximadamente, 700 a 900 gramas de folhas secas ou murchas, para um equino de 500 kg.[1,3] Os equinos são mais comumente intoxicados no outono, quando as folhas caem, ou quando ramos da árvore caem na pastagem durante tempestades.

A toxina causa lesão oxidativa às hemácias, resultando em formação de corpúsculos de Heinz, hemólise e meta-hemoglobinemia.[2,3] Há duas síndromes clínicas caracterizadas por anemia hemolítica e/ou meta-hemoglobinemia. Atualmente, o pirogalol, um metabólito do ácido gálico, é incriminado como uma das toxinas. O mecanismo de ação ainda não foi elucidado, mas a galotanina ou o ácido gálico contido nas folhas de bordo vermelho pode ser metabolizado em pirogalol pelas bactérias *Klebsiella pneumoniae* e *Enterobacter cloacae*, presentes no íleo.[3] O pirogalol é absorvido no sangue, onde forma radicais livres e oxida Fe^{+2} da hemoglobina e origina Fe^{+3}, ocasionando meta-hemoglobinemia e, por fim, hipoxia tecidual. Há uma segunda toxina oxidante, mas ainda não foi identificada.[4] Essas toxinas são encontradas em outras espécies de bordo (*A. saccharinum* [bordo-prateado], *A. saccharum* [bordo-açucareiro]), sugerindo que a ingestão das folhas dessas plantas pode causar quadro clínico semelhante.

Os sinais clínicos dependem dos graus de hemólise e de meta-hemoglobinemia, mas geralmente incluem fraqueza, letargia, membranas mucosas cianóticas ou turvas, taquicardia, icterícia e morte súbita.[1,2] Os sintomas menos frequentemente relatados incluem cólica, pirexia, hipotermia, taquipneia e laminite.[2] As anormalidades laboratoriais consistem em anemia, meta-hemoglobinemia, formação de corpúsculos de Heinz, hemólise (intra ou extravascular), azotemia, alta atividade de creatinoquinase (CK) e hemoglobinúria.[2]

Não há antídoto. As opções terapêuticas incluem administração por via intravenosa de soluções cristaloides, bem como o uso de óleo mineral, transfusão de sangue total, transportadores de oxigênio à base de hemoglobina, ácido ascórbico (30 a 50 mg/kg PC IV 2 vezes/DIA, diluída em 5 a 10 ℓ de solução cristaloide[4]; 10 a 20 g/dia VO[5]), bicarbonato de sódio e administração criteriosa de anti-inflamatório não esteroide (AINE).[2,4] Quase sempre a resposta à terapia é insatisfatória e a taxa de mortalidade se aproxima de 60 a 65%.[2,4] Uma sequela conhecida é a laminite causada por baixa perfusão, hipoxia tecidual e inflamação.[4]

REFERÊNCIAS BIBLIOGRÁFICAS

1. Martinson KC, Hovda LR, Murphy M. Maple. In: Plants Poisonous or Harmful to Horses in the North Central United States. University of Minnesota Press; 2007:20.
2. Alward A, et al. J Vet Intern Med. 2006;20:1197.
3. Agrawal K, et al. J Vet Diagn Invest. 2012.
4. Alward A. ACVIM 2008 Proceedings. At: <http://www.acvim.org>; Accessed 15.11.2013.
5. Plumb DC. Ascorbic acid. In: Plumb's Veterinary Drug Handbook. 7th ed. Wiley-Blackwell; 2011:80.

NEOPLASIA

Leucose bovina esporádica (ou atípica)

Sinopse

- Etiologia: desconhecida
- Epidemiologia: ocorrência cosmopolita; baixa prevalência
- Achados clínicos: as três diferentes formas de leucose bovina esporádica (SBL) são diferenciadas com base na idade e no órgão primariamente envolvido: *juvenil, tímica* e *cutânea*. Há relato de formas atípicas.
  A forma juvenil, principalmente em bezerros acometidos com até 6 meses de idade, que apresentam diversos linfonodos

aumentados. A forma tímica, verificada em animais com até 2 anos de idade, nos quais nota-se aumento marcante do timo. A forma cutânea, em animais com 1 a 3 anos idade, com a presença de nódulos e placas na pele
- Patologia clínica: exame histológico de amostras de linfonodos aumentados, timo ou lesões cutâneas, obtidas por biopsia. Sorologia negativa para o vírus da leucemia bovina (BLV)
- Lesões: tumores linfoides em diferentes órgãos
- Confirmação do diagnóstico: histologia e sorologia negativa para BLV
- Lista de diagnósticos diferenciais:
  - Leucose bovina enzoótica (EBL)
  - Linfadenite decorrente de tuberculose e actinobacilose
  - Insuficiência cardíaca congestiva devido à pericardite traumática (na forma tímica)
  - Hematoma da veia jugular traumático (na forma tímica); tinha (no estágio inicial da forma cutânea)
  - Dermatofilose (no estágio inicial da forma cutânea)
  - Tuberculose cutânea (no estágio inicial da forma cutânea); urticária (na forma cutânea)
- Tratamento: nenhum.

Etiologia

Leucose bovina esporádica (SBL) é uma doença linfoproliferativa de bovinos; sua etiologia não é conhecida. Os animais com SBL, por definição, devem ser negativos à sorologia para o vírus da leucemia bovina (BLV) e no teste PCR, pois se considera que a etiologia de SBL é diferente daquela da leucose bovina enzoótica (EBL). Embora não seja possível excluir o envolvimento etiológico de um patógeno, atualmente, além de BLV, a SBL é considerada uma doença não infecciosa e não contagiosa. Diferentemente da EBL, que é um linfoma proliferativo de linfócito B, verificou-se que os tumores linfoides notados em pacientes com SBL eram constituídos de linhagem de linfócitos B ou T.

SBL acomete principalmente os animais com menos de 3 anos de idade, embora haja relato de forma atípica em bovinos mais idosos.[1] Atualmente são reconhecidas três diferentes formas de SBL:

- Juvenil ou de bezerro: verificada principalmente em bezerros com menos de 6 meses de idade e, ocasionalmente, em bovinos com até 2 anos de idade; a doença é caracterizada pelo aumento de diversos linfonodos
- Tímica: mais comum em animais com 6 meses e 2 anos de idade; é caracterizada por aumento marcante da parte cervical e/ou intratorácica do timo. Quase sempre há envolvimento de outros órgãos e linfonodos
- Cutânea: notada em bovinos com 1 a 3 anos de idade; é caracterizada pela presença de nódulos e placas na pele. É comum o envolvimento de órgãos internos, principalmente no estágio avançado da doença.

Além dessas formas bem reconhecidas de SBL, na literatura há relatos de casos atípicos, que acometem diferentes órgãos ou animais mais velhos. Mais recentemente, em bovinos adultos dos Países Baixos, relatou-se a ocorrência de maior número de casos de SBL, clínica e histologicamente indistinguíveis de EBL e com título negativo de anticorpos contra BLV.[1]

Epidemiologia

Ocorrência

A incidência precisa de SBL e suas diferentes formas não foi determinada, mas, em geral, as três formas são raras e na maioria das vezes apenas alguns animais do rebanho são acometidos. Os casos de SBL são raros, comparativamente à ocorrência de EBL em regiões endêmicas para BLV. Nos países que erradicaram o BLV os casos de SBL são esporádicos. Nestes países, a forma juvenil parece ser a forma da enfermidade mais prevalente.

Patogênese

Por motivos desconhecidas, ocorre proliferação maligna de uma linhagem específica de linfócitos B ou T, resultando no surgimento de tumor no tecido linfoide, com forte tendência à ampla metástase. A natureza exata deste tumor é incerta. Os tumores consistem em agregações de linfócitos neoplásicos.

Achados clínicos

Linfossarcoma juvenil ou de bezerro

O linfossarcoma juvenil é verificado em bezerros com 2 semanas a 6 meses de idade, manifestado por perda de peso gradativa, aumento de tamanho súbito de vários ou de todos os linfonodos, depressão, fraqueza e, em alguns casos, angústia respiratória. Febre, taquicardia e paresia da região posterior são sintomas menos comuns. O animal morre 2 a 8 semanas após o início dos sinais clínicos. Pode-se notar sinais de pressão nos órgãos internos, inclusive timpanismo e insuficiência cardíaca congestiva. Também, é possível ocorrer infiltração difusa de nervos importantes de um membro. Em casos raros, a doença pode se desenvolver totalmente no útero e, assim, notam-se tumores nos bezerros recém-nascidos ou eles surgem mais tardiamente, até os 2 anos de idade. Há relato de linfossarcoma na região da faringe, que causou tumefação retrofaringiana e dispneia em um novilho de corte com 7 meses de idade. Com frequência, há algum grau de anemia aplásica; pode ocorrer linfocitose, mas não é uma característica da enfermidade. A presença de grande quantidade de linfócitos imaturos no esfregaço sanguíneo é altamente sugestiva da doença.

Há relato de necrose de osso e de medula óssea causada pela forma juvenil, em bezerros com 3 semanas a 8 meses de idade. Também, pode haver envolvimento da articulação tibiotarsal, das costelas e do canal espinal, resultando em ataxia e paresia. Durante a necropsia foram constatados diversos infartos ósseos e necrose da medula óssea. Ademais, há relato de linfossarcoma de mandíbula em uma novilha com 2 anos de idade.

Linfossarcoma do timo

A infiltração tumoral no timo é um achado comum em animais com 1 a 2 anos de idade, sendo caracterizada por aumento marcante da parte cervical e/ou intratorácica desse órgão. É comum o envolvimento concomitante da medula óssea e dos linfonodos regionais. Congestão da veia jugular e intenso edema de peito, que se propaga por toda a região submandibular, são achados clínicos típicos. Pode ocorrer timpanismo moderado, resultando em incapacidade de eructação, devido à compressão do esôfago (Figura 11.10).

O tumor do timo pode ou não ser palpável, dependendo da parte do órgão acometida. Essa forma da doença é mais comum em bovinos de corte do que em leiteiros. Há relato de linfossarcoma atípico em uma vaca adulta negativa ao BLV, semelhante à forma tímica da enfermidade. Também, relatou-se linfossarcoma tímico metastático em um bezerro, inclusive com metástase e consequente compressão da medula espinal. Constatou-se grande número de casos de linfossarcoma do timo em bezerros criados em cinco regiões da França, em um período de 5 meses. A maioria dos bezerros era filho de um mesmo touro, sugerindo que a doença tem uma base hereditária.

Linfoma cutâneo

Mais comum em bovinos com menos de 3 anos de idade. Sua ocorrência é rara e se manifesta como placas cutâneas (1 a 30 cm de diâmetro) no pescoço, dorso, garupa e coxas (Figura 11.11). As placas são recobertas por escama espessa cinza-esbranquiçada e os pelos se desprendem; em seguida, o centro da lesão se retrai e o tamanho do nódulo diminui. A superfície de algumas placas pode apresentar úlcera, com exsudato serossanguinolento. Algumas lesões se assemelham a couve-flor, são escuras e ulceradas, com odor fétido. Após semanas ou meses, os pelos crescem novamente e os nódulos desaparecem; o tamanho dos linfonodos periféricos aumenta. Há relato de cura espontânea da leucose cutânea bovina. Pode ocorrer recidiva após 1 a 2 anos, com reaparecimento das lesões cutâneas e sinais de envolvimento de órgãos internos, como acontece na forma enzoótica da doença. Em um grupo de 10 novilhas, verificou-se linfadenopatia em todas. Algumas apresentavam leucocitose, outras linfocitose. A condição corporal pode variar de normal a magra e com subdesenvolvimento. Alguns animais podem manifestar febre.

Há relato da forma cutânea de linfoma de linfócito T em duas vacas da raça Friesian, criadas no arquipélago dos Açores. As lesões consistiam em placas róseas

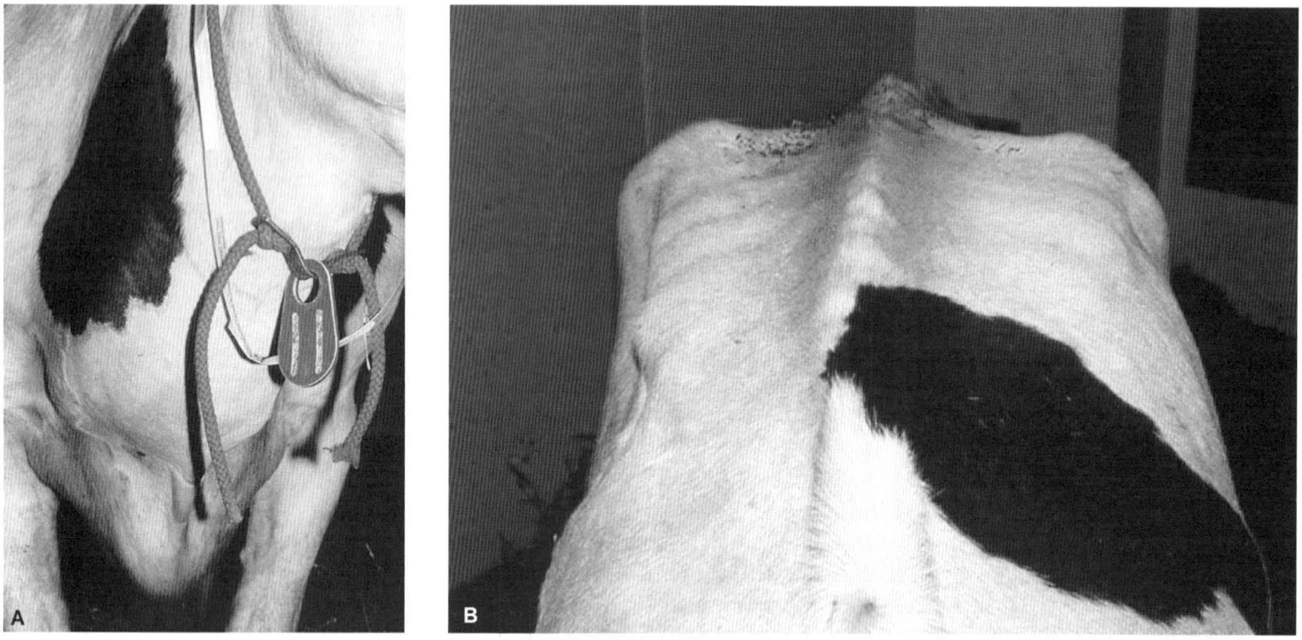

Figura 11.10 A. Imagem ventral da parte frontal da massa tumoral, do tamanho de uma bola de basquete, na entrada torácica, em uma novilha Holstein-Friesian de 18 meses de idade, com linfossarcoma do timo. **B.** Vista dorsofrontal da mesma novilha mostrando discreto timpanismo ruminal crônico.

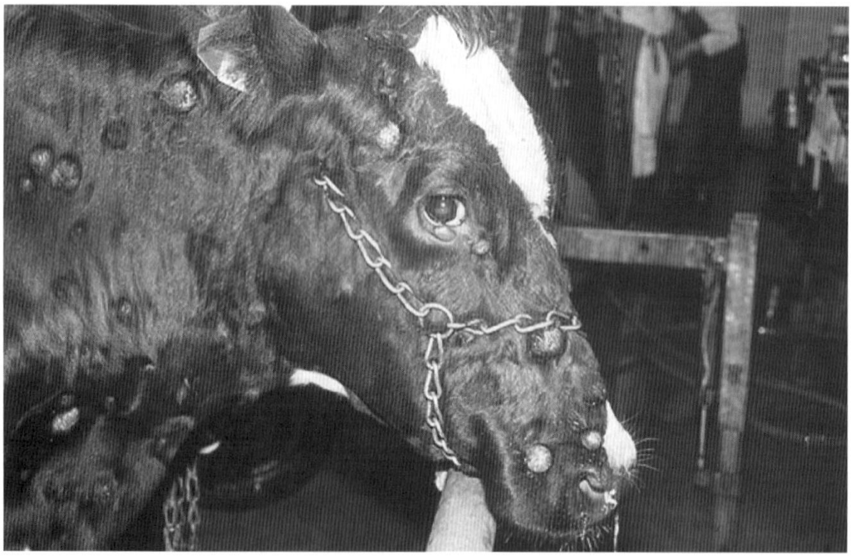

Figura 11.11 Linfoma cutâneo em uma novilha Holstein-Friesian de 2 anos de idade. (Esta figura encontra-se reproduzida em cores no Encarte.)

proeminentes, sem prurido ou sinais de dor a elas associados, amplamente distribuídas nas regiões laterais e ventral do corpo. No exame imunocitoquímica foram detectadas células tumorais positivas para CD3, confirmando que as células tumorais eram oriundas de linfócito T; as lesões envolviam tanto a pele quanto os linfonodos regionais.

Patologia clínica

Pode-se tentar o diagnóstico com base na manifestação clínica e na anamnese (idade) referente ao paciente. Antes da morte, o diagnóstico definitivo requer exame histológico de uma amostra obtida por biopsia, bem como a exclusão de EBL mediante teste PCR ou exame sorológico para BLV. Um aspirado de linfonodo periférico aumentado, utilizando-se agulha, pode fornecer um diagnóstico rápido e de baixo custo. Aspirado de timo com aumento de volume, quando acessível, utilizando-se agulha fina, ou biopsia de um nódulo intracutâneo, é um procedimento diagnóstico alternativo. É necessário isolamento do vírus ou sorologia para BLV, pois na SBL não é possível diferenciar, morfologicamente, o linfossarcoma notado na EBL. Aumento no número de linfócitos no sangue, com grande quantidade de linfócitos atípicos, é sugestivo da forma leucêmica da SBL.

O exame ultrassonográfico do tumor na entrada torácica de bovinos com linfossarcoma de timo mostra uma massa tecidual bem encapsulada e dilatação bilateral das veias jugulares, resultante da compressão extraluminal da veia cava anterior pelo tumor, que impede o retorno do sangue venoso da cabeça (Figura 11.12).

Achados de necropsia

Em geral, o linfoma bovino esporádico é verificado em bovinos mais jovens, em comparação com a EBL. A *forma tímica* é caracterizada, à necropsia, por grandes massas torácicas cranial e cervical inferior em animais de raças de corte com cerca de 1 ano de idade. As massas tumorais podem se estender cranialmente até a mandíbula e, também, ao coração e pulmão. No exame histológico, verifica-se que essas massas

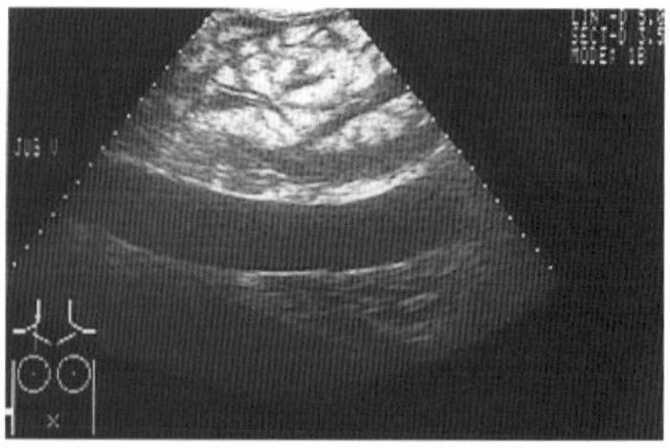

Figura 11.12 Imagem transcutânea obtida em exame ultrassonográfico de um linfossarcoma do timo obtida da região ventrolateral da área posterior do pescoço de novilha mostrada na Figura 11.10. Utilizou-se um transdutor de varredura de 3,5 MHz para detectar um tumor bem encapsulado imediatamente dorsal a uma veia jugular dilatada.

são constituídas por camadas de linfócitos, com arquitetura difusa e quantidade mínima de estroma, típico de linfoma de timo. As células tumorais são pequenas e não clivadas, de alto grau. Para confirmar que os linfócitos neoplásicos são oriundos do timo, pode-se empregar coloração imuno-histoquímica de cortes de tecidos tumorais fixados em formalina e embebidos em parafina.

A *forma juvenil* da doença é verificada em bezerros com até 6 meses de idade e os sintomas podem estar presentes ao nascimento. Durante a necropsia nota-se aumento marcante de praticamente todos os nodos; outros órgãos, como fígado e baço, podem ser acometidos ou não. Ao exame macroscópico, as massas tumorais individuais são indistinguíveis daquelas notadas no linfoma bovino enzoótico. Microscopicamente, as células tumorais se assemelham àquelas do timo, mas o fenótipo ainda não foi determinado.

A *forma cutânea* acomete bovinos com 1 a 3 anos de idade, sendo caracterizada por lesões cutâneas proeminentes, arredondadas e semelhantes a placas, em diferentes partes do corpo. As placas possuem tamanhos variáveis e algumas apresentam úlceras ou alopecia. Embora inicialmente as lesões sejam cutâneas, nos casos avançados quase sempre elas se estendem a outros órgãos internos. Essas lesões viscerais são macroscopicamente indistinguíveis daquelas vistas no linfoma bovino enzoótico. Microscopicamente, as lesões cutâneas são dermotrópicas e, tipicamente, resultam em densas infiltrações de células tumorais na derme papilar e invasão focal da epiderme (microabscesso de Pautrier). Aventa-se a possibilidade de que origem das células é o linfócito T.[2,3]

Amostras para confirmação do diagnóstico

- Histologia: amostras de lesões macroscópicas fixadas em formalina, além de timo e pele para a diferenciação (MO, IHC).

Diagnóstico diferencial

- Leucose bovina enzoótica (EBL): apenas pode ser excluída por meio de sorologia para o vírus da leucemia bovina (BLV) ou de reação em cadeia da polimerase (PCR) para vírus/provírus. Pacientes com leucose bovina esporádica (SBL), por definição, devem ser negativos para BLV, tanto no exame sorológico quanto em cultivo do vírus
- Tuberculose: pode ser diferenciada pelo teste de tuberculina
- Insuficiência cardíaca do lado direito (no linfossarcoma do timo): no linfossarcoma do timo o edema se localiza mais na entrada torácica. Diferentemente do que acontece na insuficiência cardíaca do lado direito, não há dilatação da veia mamária, tampouco congestão hepática
- Hematoma causado por traumatismo de veia jugular: pode ser diferenciado de linfossarcoma do timo mediante aspirado com agulha
- Tinha (no estágio inicial da forma cutânea de SBL)
- Dermatofilose causada por *Dermatophilus congolensis* (no estágio inicial da forma cutânea de SBL)
- Tuberculose cutânea (na forma cutânea de SBL)
- Urticária (na forma cutânea de SBL).

Tratamento

Não há tratamento.

REFERÊNCIAS BIBLIOGRÁFICAS

1. Grünberg W, Eisenberg SWF. Vet Rec. 2013;173:398.
2. Loh CC. Can Vet J. 2007;48:309-312.
3. Valli VEO. Hematopoietic system. In: Maxie MG, ed. Jubb, Kennedy and Palmer Pathology of Domestic Animals. Vol. 3. 5th ed. Edinburgh: Saunders; 2007:107.

DOENÇAS HEREDITÁRIAS CONGÊNITAS

Anormalidades hemorrágicas hereditárias

Hemofilia

Hemofilia A (deficiência do fator VIII ou hemofilia clássica) é verificada em cavalos das raças Puro-Sangue Inglês, Standardbred, Árabe e Quarto-de-Milha; causa hemorragia persistente após lesão, cirurgia ou sangramento espontâneo. A hemorragia pode se manifestar pelo aparecimento repentino de tumefações sobre articulações ou na região cervical superior, ocasionando dispneia, ou no interior das articulações ou de cavidades corporais, provocando anemia hemorrágica aguda; é possível aspirar sangue dessas tumefações. O tempo de sangramento dependente de plaquetas é normal, mas o tempo de sangramento dependente de fibrina encontra-se acentuadamente prolongado. Esta anormalidade é geneticamente transmitida como característica recessiva ligado ao sexo; manifesta-se clinicamente apenas em machos.

Hemofilia A acomete bovinos da raça Japanese Brown, nos quais se manifesta como tendência hemorrágica, às vezes resultando na morte do animal. Os animais apresentavam redução marcante da atividade do fator VIII. Nota-se diminuição na atividade do fator VIII nas mães dos bovinos machos acometidos, mas sem sangramento excessivo.[1] A doença é causada por uma mutação no gene do fator VIII, ligado ao cromossomo X.[2] Ocorre substituição do nucleotídio T pelo nucleotídio A, resultando em substituição do aminoácido leucina por histidina (p.Leu2153 His) em um resíduo altamente conservado no domínio C1 do fator VIII.[3]

Doença de von Willebrand foi detectada em um cavalo da raça Quarto-de-Milha que apresentava episódios hemorrágicos e baixo teor sanguíneo do fator de von Willebrand (vWF), após contagem de plaquetas normal e testes de coagulação negativos. Ver "Distúrbios hemorrágicos hereditários e congênitos", neste capítulo.

Deficiência do fator XI em bovinos

O fator XI (anteriormente denominado tromboplastina parcial) está envolvido no mecanismo de coagulação, mas os animais com deficiência desse fator podem ser clinicamente normais, ainda que o tempo de coagulação de sangue total seja muito prolongado.[4,5] A doença é mais bem descrita em bovinos da raça Holstein e pode se limitar a esta raça e aos bovinos da raça Japanese Black.[5,6] Outros animais podem apresentar grave tendência hemorrágica, mas a frequência de episódios hemorrágicos por deficiência do fator XI é muito baixa. Os animais heterozigotos manifestam episódios menos graves; os homozigotos podem apresentar episódios graves, principalmente os neonatos, que podem morrer ao nascer e ser classificados como morte neonatal não complicada. As vacas acometidas também apresentam maior taxa de repetição de cio, aparentemente devido à menor luteólise e produção de folículos de Graaf pequenos. As vacas homozigotas acometidas são 2,7 vezes mais sujeitas à perda fetal do que as vacas homozigotas normais.[7]

Os bovinos homozigotos apresentavam menor atividade do fator XI, determinado pela mensuração do tempo de tromboplastina parcial ativada, no plasma.[8] Ambos, machos e fêmeas, transmitem a anormalidade, que é herdada como uma característica autossômica recessiva, provocada pela inserção de 76-bp na região de codificadora do gene FXI.[4] O gene anormal pode ser detectado por meio de PCR; na China, a sua frequência na população de bovinos da raça Holstein é baixa.[9] Obtém-se o controle mediante teste para detectar animais portadores e pela reprodução planejada, para eliminar o alelo que sofreu mutação. Ver "Anormalidades hemorrágicas hereditárias e congênitas", neste capítulo.

Deficiência de pré-calicreína

A pré-calicreína é necessária para ativar o fator XII no sistema de coagulação. Há relato de deficiência hereditária de pré-calicreína em uma família de equinos belgas, como causa de tendência hemorrágica na presença de fatores de coagulação convencionais. A taxa de deficiência é inferior a 1% dos valores normais de 63 a 150%. O tempo de tromboplastina parcial ativada encontra-se acentuadamente prolongado.

Trombopatia hereditária

Trombopatia (trombocitopatia) é uma forma rara de hemofilia genética, autossômica recessiva, causada por uma mutação missense que ocasiona produção de plaquetas com exposição do receptor de fibrinogênio anormal e prejuízo à liberação de grânulos densos, resultando em tendência hemorrágica, principalmente nas superfícies de membranas mucosas. Provoca hemorragia incontrolável em bovinos da raça Simental. Em bovinos dessa raça a doença é causada por alteração no nucleotídio (c.701 T>C), que resulta na substituição de prolina por leucina na região 2 estruturalmente conservada (SCR2) do domínio catalítico do fator de troca de nucleotídio de guanina diacilglicerol cálcio I (CaIDAG-GEFI).[10] Provavelmente, essa alteração é responsável pelo fenótipo trombopático constatado em bovinos da raça Simental.[10] Os animais acometidos são homozigotos. O sangue coletado apresenta boa retração do coágulo, mas a agregação plaquetária em resposta à adenosina difosfato e ao colágeno, no teste de agregação em sangue total encontra-se muito prejudicada. Os achados clínicos consistem em epistaxe, hematúria, surgimento súbito de edema subcutâneo, anemia hemorrágica devido à hemorragia interna ou à hemorragia após laceração externa ou cirurgia.

Trombastenia de Glanzmann em equinos

Na trombastenia de Glanzmann, uma anormalidade na função plaquetária detectada em diversas raças, incluindo Peruvian Paso, Oldenbury e Quarto-de-Milha, resulta em tempo de sangramento prolongado.[11-13] A anormalidade é verificada no receptor de fibrinogênio das plaquetas e, provavelmente, seja causada por uma deleção de dez pares de base, ocasionando a cessação prematura do códon ou mutação no éxon 2 do gene que codifica a glicoproteína IIb.[13]

Afibrinogenemia (doenças relacionadas: hipofibrinogenemia e disfibrinogenemia)

Afibrinogenemia é uma rara causa de diátese hemorrágica relatada em bovinos, ovinos e caprinos, principalmente em animais recém-nascidos.

REFERÊNCIAS BIBLIOGRÁFICAS

1. Moritomo Y, et al. J Vet Med Sci. 2008;70:293.
2. Maryam K, et al. Anim Sci J. 2006;77:122.
3. Khalaj M, et al. Anim Genet. 2009;40:763.
4. Vijay K, et al. Ag Rev. 2011;32:228.
5. Ohba Y, et al. J Vet Med Sci. 2008;70:297.
6. Patel RK, et al. Gen Mol Biol. 2007;30:580.
7. Ogata Y, et al. J Japan Vet Med Assoc. 2014;67:54.
8. Windsor PA, et al. Aust Vet J. 2009;87:193.
9. Zhang K, et al. Ag Sci Tech—Hunan. 2010;11:109.
10. Boudreaux MK, et al. Vet Pathol. 2007;44:932.
11. Sanz MG, et al. Vet Clin Pathol. 2011;40:48.
12. Macieira S, et al. Vet Clin Pathol. 2007;36:204.
13. Christopherson PW, et al. J Vet Int Med. 2007;21:196.

Policitemia familiar

Policitemia familiar, um defeito hereditário, foi observada apenas em bovinos das raças Jersey e Japanese Black.[1] Nos exames hematológicos verifica-se aumento marcante na contagem de hemácias, na concentração de hemoglobina e no volume globular. Em bovinos da raça Jersey, a doença parece ser uma policitemia hereditária primária, com característica autossômica recessiva simples.

REFERÊNCIA BIBLIOGRÁFICA

1. Takagi M, et al. J Vet Med Physiol Pathol Clin Med. 2006;53:296.

Hemocromatose

É uma condição rara em animais domésticos. Este defeito hereditário no metabolismo do ferro, em humanos, também foi observado em bovinos da raça Salers, com cerca de 1 ano de idade, em circunstâncias que sugere etiologia hereditária. O padrão de herdabilidade é incerto devido ao pequeno número de linhagens de bovinos acometidos disponíveis. Nota-se hemocromatose quando ocorre absorção intestinal de grande quantidade, inapropriada, de ferro, por longo período. O acúmulo excessivo de ferro causa lesão lisossomal induzida pelo mineral e pela peroxidação por radicais livres, considerados os dois principais fatores responsáveis por necrose hepatocelular e por sequelas como fibrose, hiperplasia de ducto biliar, doença veno-oclusiva e neoplasia hepática. Diferentemente da hemossiderose, a hemocromatose está associada a alto valor de saturação da transferrina no soro sanguíneo (> 60%). A doença clínica surge aos 9 a 22 meses de idade. Os animais são normais até o desmame, mas depois disso perdem peso, produzem pelame com pelos ásperos e perdem os dentes incisivos. Na hemocromatose, as alterações esqueléticas se devem ao desenvolvimento anormal dos ossos. Em animais acometidos, o exame do osso mostra que o conteúdo de ferro pode ser 30 a 50 vezes maior do que o normal; mostra, também, diminuição na porcentagem de cinzas na região cortical externa. Displasia de periósteo e osteopenia são responsáveis por fraturas patológicas e perda de dentes.

Durante a necropsia, nota-se emaciação, linfonodos e fígado marrom-escuros firmes, ossos moles e intestino delgado amarronzado. As alterações histológicas importantes são siderose hepatocelular e ponte periporta juntamente com fibrose perivenular. Depósitos intensos de ferro no fígado e depósitos de hemossiderina são visíveis no tecido hepático obtido por biopsia. A concentração de ferro hepático em bovinos clinicamente acometidos variam de 1.500 a 10.500 peso líquido (variação de referência para bovino ≤ 300 g/g). Ultraestruturalmente, a deposição intra-hepática mais pesada é nos hepatócitos. Ferro no osso está associado com osteopenia.

Anemias hereditárias

Diseritropoiese e disqueratose hereditárias (anemia congênita de bovinos, disqueratose e alopecia progressiva)

Diseritropoiese e disqueratose hereditárias acometem bezerros com 1 a 16 meses idade, em algumas famílias de bovinos da raça Hereford Mocho, nos EUA, Canadá e Austrália.[1] Acredita-se que a causa seja hereditária, como característica autossômica recessiva simples. Os sinais clínicos surgem ao redor de 2 meses de idade e consistem em lesões cutâneas na face e pescoço, principalmente ao redor do focinho e nas bordas das orelhas, e se estendem ao longo da linha média do dorso e, em seguida, desce pelas laterais do corpo e aos membros; os pelos longos da extremidade da cauda se desprendem. O focinho, com hiperqueratose, acumula sujidades. As lesões cutâneas consistem em alopecia, restando pelos duros, torcidos ou firmemente encrespados; acúmulo de secreção sebácea; e hiperqueratose e enrugamento marcante. Alopecia e dermatite hiperceratótica se propagam e os bezerros não se desenvolvem, apresentam pequena estatura, não toleram exercício, são suscetíveis ao estresse térmico e, por fim, definham até a morte ou são submetidos à eutanásia. No exame histológico nota-se disqueratose, hiperqueratose e ortoqueratose, bem como anormalidades morfológicas no núcleo de precursores eritroides; a anemia se deve à eritropoiese ineficiente. Há anemia não regenerativa persistente em decorrência da falha na maturação de hemácias; o sangue contém muitas hemácias nucleadas e o aspirado de medula óssea mostra maior número de precursores eritroides.[1]

Deficiência hereditária da enzima glicose-6-fosfato desidrogenase

Há relato de um único caso de deficiência hereditária da enzima glicose-6-fosfato desidrogenase, uma condição hemolítica persistente, em potro de 1 ano de idade da raça American Saddlebred. Em humanos, a doença é bem reconhecida como um defeito hereditário. Há relato de uma doença clínica semelhante em bezerros da raça Murray Grey, na Austrália. Os sintomas surgem quando os bezerros acometidos alcançam 3 a 8 semanas de idade. Machos e fêmeas são acometidos. Os sinais clínicos consistem em baixo desenvolvimento, intolerância a exercício, enfraquecimento progressivo, icterícia grave e morte. Nota-se anemia regenerativa grave, teor de hemoglobina de 25 a 30 g/ℓ e contagem absoluta de hemácias nucleadas de 9 a 18×10 ℓ.

As lesões constatadas durante a necropsia incluem icterícia; aumento evidente do fígado que, em alguns casos, apresenta forma irregular e cor esverdeada; e urina amarronzada. As lesões histológicas são sugestivas de hemólise intravascular persistente. Em equinos, há relato de uma série de casos de anemia hemolítica de origem desconhecida, em padrão familiar, caracterizados por alta concentração sanguínea de meta-hemoglobina.

REFERÊNCIA BIBLIOGRÁFICA

1. Kessell AE, et al. Aust Vet J. 2012;90:499.

Porfirias

Porfiria não é uma ocorrência comum em animais de fazenda.[1] Em bovinos, essa doença congênita acomete animais de raças de chifres longos, Holstein, Limousin e Blonde d'Aquitane e, em bezerros, se manifesta como definhamento e dentes com manchas róseas.[2] Quase sempre, os bezerros acometidos apresentam fotossensibilização, mas a atividade sérica de enzimas hepáticas (como GGT e GLDH) e a concentração sérica de bilirrubina situam-se na faixa de variação normal. Os achados de necropsia consistem em ossos amarronzados fluorescentes à luz ultravioleta. A concentração plasmática de porfirina pode não estar aumentada além daquela notada em bezerros sadios, enquanto a concentração de porfirina na urina, expressa como proporção porfirina:creatinina urinária, encontra-se aumentada, assim como a concentração de porfirina nas fezes. Em alguns casos, a causa da doença é uma mutação genética que compromete a atividade da enzima uroporfirinogênio III sintase, que atua como mediador na quarta etapa da biossíntese do radical heme, em bovinos da raça Holstein[3]; em bovinos da raça Limousin a anormalidade é verificada no gene da ferroquelatase mitocondrial.[4]

REFERÊNCIAS BIBLIOGRÁFICAS

1. Agerholm JS. APMIS. 2007;115:76.
2. Huxley JN, et al. Vet Rec. 2009;165:694.
3. Agerholm JS, et al. Anim Genet. 2012;43:210.
4. Black A, et al. Surveillance (Wellington). 2011;38:10.

Porfiria congênita hereditária

Sinopse

É uma anomalia congênita no metabolismo de porfirina, em bovinos e suínos, caracterizada pela excreção excessiva de porfirina na urina e nas fezes e deposição de porfirina nos tecidos, principalmente nos ossos e dentes. Os bovinos acometidos apresentam fotossensibilização.

Etiologia

A porfiria congênita é semelhante à porfiria eritropoética ou à porfiria de Gunther de humanos. Em bovinos, a maioria dos casos se deve à herança de fator recessivo único; os animais heterozigotos são clinicamente normais. A deficiência de uroporfirinogênio III cossintetase resulta em acúmulo de isômeros de porfirina tipo I. Embora a herdabilidade não tenha estreita relação com o sexo, a incidência é maior em fêmeas do que em machos. Em suínos, o padrão de herdabilidade é incerto, mas pode ser resultado de um ou mais genes dominantes.

Epidemiologia

Há relato de *porfiria* apenas em bovinos e suínos. Os bovinos das raças Shorthorn, Holstein, Danish Branco e Preto, Jamaica Vermelho e Branco e Ayrshire são portadores da anomalia.

Não há sérias perdas, exceto que os bovinos acometidos manifestam fotossensibilização incapacitante quando expostos à luz solar e devem ser mantidos em ambientes fechados, sombreados. Nos países onde há limitação de luz solar a doença pode passar despercebida. Os suínos acometidos parecem sofrer pouco dano. A porfiria tem pouca importância econômica porque é uma doença rara.

Patogênese

As porfirinas são pigmentos naturais, mas na profirinia congênita as suas concentrações no sangue, urina e fezes são maiores do que o normal. Na porfiria, o defeito metabólico é a síntese anormal do radical heme devido à deficiência enzimática no estágio de conversão de grupos pirroles em porfirina 3. Em consequência, produz-se um excesso de porfirina I, fisiologicamente inativa, que se acumula nos tecidos como pigmentos fotossensibilizantes. A alta concentração tecidual de porfirina sensibiliza a pele à luz e surge dermatite por fotossensibilização.

Achados clínicos

Em *bovinos*, a excreção de urina de cor âmbar a cor de vinho do porto, manchas róseas a marrons nos dentes e ossos e fotossensibilização grave são características da doença. Sintomas adicionais incluem palidez de membranas mucosas e retardo de crescimento.

Em geral, os *suínos* acometidos são clinicamente normais e não apresentam fotossensibilização, mas a doença pode ser reconhecida pela cor vermelho a amarronzada dos ossos e dentes, notada mesmo em recém-nascidos.

Patologia clínica

Na porfiria, a urina excretada apresenta cor âmbar a cor de vinho do porto devido ao alto conteúdo de porfirinas. A urina de bovinos acometidos pode conter 500 a 1.000 μg de uroporfirinas/dℓ e 356 a 1.530 μg de coproporfirinas/dℓ. A urina de bovinos normais contém 1,84 μg de coproporfirinas/dℓ e quantidade irrelevante de uroporfirinas. A cor da urina escurece, e ser torna marrom, com a exposição à luz. É necessário exame espectroscópico para identificar o pigmento porfirina. Ocorre redução considerável na meia-vida das hemácias. Nota-se anemia macrocítica normocrômica e sua gravidade parece estar relacionada com o conteúdo de uroporfirina nas hemácias; há evidência de anemia hemolítica. Também, os bovinos com maior teor de uroporfirina nas hemácias são mais sensíveis à luz solar.

Achados de necropsia

Os animais com porfiria apresentam dentes e ossos marrons ou púrpura-avermelhados, com presença do pigmento principalmente na dentina e, frequentemente, nas camadas concêntricas dos ossos. Os ossos e os dentes danificados apresentam fluorescência verde sob luz ultravioleta. Os achados histológicos são típicos desta doença.

Diagnóstico diferencial

A confirmação do diagnóstico depende da detecção de conteúdos muito elevados de porfirinas no sangue e na urina. Bovinos e suínos supostamente acometidos podem ser detectados ao nascer, verificando-se manchas nos dentes. É necessário teste de acasalamento para identificar animais portadores normais heterozigotos.

Lista de diagnóstico diferencial

- Outras causas de dermatite fotossensibilizante.

Tratamento

Pode ser necessário tratamento inespecífico para fotossensibilização. Os bovinos acometidos devem ser mantidos em ambiente protegido da luz solar.

Controle

A única medida de controle disponível é a exclusão de animais portadores da anomalia genética do programa de acasalamento. Touros de raças suscetíveis à doença utilizados como doadores de sêmen para inseminação artificial são submetidos a exames periódicos de urina e de fezes, a fim de verificar se há quantidade excessiva de coproporfirina.

Fotoporfiria eritrocitária hereditária

A protoporfiria (fotoporfiria) eritrocitária hereditária é uma doença autossômica recessiva verificada em bovinos das raças Limousin, Holstein e Blonde d'Aquitaine.[1,2] É semelhante à mesma doença em humanos e à porfiria, porém é mais branda. Tem-se atividade deficiente de ferroquelatase[1] ou uroporfirinogênio III sintase[2], resultando em acúmulo excessivo de protoporfirina fotossensibilizante e elevado conteúdo desse pigmento nas hemácias e nas fezes. A concentração total das enzimas é normal, mas até 96% delas não são funcionais.

A protoporfiria é clinicamente diferenciada de porfiria pela ausência de anemia e de manchas nos dentes e pela cor da urina. Uma anormalidade clínica importante é a dermatite fotossensibilizante que acomete, principalmente, as extremidades das orelhas e as bordas das narinas. Pode haver prurido intenso e dermatite exsudativa na cabeça e nas partes superiores do tórax. O valor do volume globular (hematócrito) situa-se na faixa de variação normal, a cor dos dentes também é normal e a urina não é fluorescente à luz ultravioleta; contudo, tal fluorescência é notada em amostra de sangue total. A protoporfirina se liga às proteínas que não são excretadas pelos rins e, assim, não se detecta protoporfirina na urina. Em um bezerro da raça Limousin, a doença foi caracterizada por ataxia e convulsões intermitentes. Durante a necropsia constatou-se fibrose hepática portal, hiperplasia de ductos biliares e edemaciação de células do parênquima. As células fagocíticas da derme contêm grandes lisossomos heterogêneos. Em alguns casos, o exame histológico mostra que as primeiras lesões, moderadas a graves, são acantose, hiperqueratose e paraqueratose, com angiofibroplasia dérmica. Pode haver edema intercelular e vesículas intraepiteliais, além de pústulas. A única medida de controle disponível é a exclusão de animais portadores dessa anormalidade genética do programa de reprodução.

REFERÊNCIAS BIBLIOGRÁFICAS

1. Black A, et al. Surveillance (Wellington). 2011;38:10.
2. Agerholm JS, et al. Anim Genet. 2012;43:210.

IMUNODEFICIÊNCIA HEREDITÁRIA

Deficiência de adesão leucocitária em bovinos

A deficiência de adesão leucocitária em bovinos (DALB), uma granulocitopatia, é hereditária, com característica autossômica recessiva; acomete bovinos Holstein-Friesian. Os animais homozigotos não são viáveis em razão de sua baixa resistência à infecção. Os animais heterozigotos não são acometidos. Os sintomas surgem entre 2 semanas e 8 meses de idade e se caracterizam, na maioria dos casos, por episódios de doenças infecciosas (p. ex., febre persistente), diarreia, tosse, dispneia, demora na cicatrização de ferimentos e retardo de crescimento. Alguns animais apresentam gengivite peridental evidente, com marcante retração da gengiva e grave reabsorção do osso mandibular, com perda prematura dos dentes. Em um pequeno número de animais o quadro clínico se limita ao sintoma de definhamento. É comum notar ulceração grave na mucosa bucal, periodontite grave, perda de dentes, pneumonia crônica e diarreia recidivante ou crônica.

Os achados de medicina laboratorial (patologia clínica) característicos consistem em neutrofilia grave e persistente, sem desvio à esquerda, e aumento significativo da celularidade na medula óssea. Durante a necropsia nota-se grande quantidade de neutrófilos intravasculares em todos os tecidos, especialmente no baço, mas não nos tecidos infectados, como acontece na broncopneumonia, na enterite pseudomembranosa ou necrosante e na gengivite granulomatosa. Úlceras intestinais são fundamentais na patogênese da doença em animais com a forma crônica da doença submetidos a cuidado médico intensivo. Os animais não se desenvolvem apropriadamente, sendo provável que não sobrevivam até 2 anos de idade.

A presença do gene é disseminada em bovinos Holstein-Friesian. A base genética da doença é um ponto único de mutação no gene que codifica CD18, uma subunidade de integrinas beta, glicoproteínas de superfície importantes no mecanismo de adesão celular; em consequência, ocorre deficiência de adesão na superfície de leucócitos. Os neutrófilos de bovinos com deficiência de adesão leucocitária apresentam prejuízo à expressão de β_2-integrinas (CD11a, b, c/CD18) da molécula de adesão dos leucócitos. A base bioquímica da doença é a deficiência de interação entre os receptores dos leucócitos e as glicoproteínas de adesão na mediação das funções imunes. Há disponibilidade de um teste PCR que detecta heterozigotos; Japão e EUA empregam programa de erradicação da doença. Os animais heterozigotos apresentam baixa utilização dos alimentos e taxa de crescimento menor do que aqueles não portadores dessa anormalidade hereditária. O controle efetivo da deficiência de adesão leucocitária em bovinos da raça Holstein requer o conhecimento dos genótipos e a prevenção de acasalamento entre portadores de DALB. Bezerros heterozigotos não são acometidos.

Síndrome de Chediak-Higashi

A síndrome de Chediak-Higashi é uma doença hereditária diagnosticada em pessoas, martas e bovinos das raças Hereford, Japanese Black e Brangus e, possivelmente, em outras raças de bovinos. Os animais clinicamente acometidos apresentam baixa taxa de crescimento; são albinos incompletos, com hipopigmentação oculocutânea generalizada (p. ex., pelagem cinza-pálida, hipopigmentação da íris e do fundo do olho, fotofobia e lacrimejamento); apresentam anemia e linfonodos com aumento de volume e edemaciados; e defeito no mecanismo de defesa imune e, assim, quase sempre morrem devido à sepse. Sobrevive cerca de 1 ano. O defeito imune foi identificado como uma insuficiente atividade bactericida de leucócitos anormais. Há relato das características bioquímicas, morfológicas e clínicas da síndrome de Chediak-Higashi em bovinos da raça Japanese.

É possível que uma mutação no gene Chediak-Higashi 1/LST seja a causa da doença em bovinos da raça Japanese Black.[1] O gene LYST, responsável pela mutação, foi clonado.

A doença é facilmente diagnosticada pela detecção de grânulos citoplasmáticos anômalos, de maior tamanho, em neutrófilos, linfócitos, monócitos e eosinófilos. Os grânulos são lisossomos edemaciados; a enfermidade é considerada uma doença de armazenamento lisossomal. Também, há anormalidade na coagulação sanguínea e isso foi reconhecido como um defeito metabólico em plaquetas estruturalmente anormais.[2,3] As plaquetas apresentam deficiência no "pool" de armazenamento de grânulos densos e produzem quantidade muito menor de serotonina, ATP e ADP, comparativamente às plaquetas normais. Ademais, não ocorre agregação plaquetária normal em resposta à presença de colágeno. A doença se deve a um fator herdado como característica autossômica recessiva única.

Foi desenvolvido um teste diagnóstico baseado no DNA, utilizando PCR alelo-específico para detectar a substituição de nucleotídios; considerou-se que é um teste auxiliar de diagnóstico efetivo.

REFERÊNCIAS BIBLIOGRÁFICAS

1. Abdeen A, et al. J Vet Med Sci. 2013;75:1237.
2. Boudreaux MK. J Vet Emerg Crit Care. 2012;22:30.
3. Boudreaux MK. JAVMA. 2008;233:1251.

Deficiência hereditária de maturação de linfócitos (característica letal A46, paraqueratose, doença adema)

A deficiência hereditária de maturação de linfócitos é relatada em bovinos da raça Black Pied Danish, mas provavelmente acomete diversas raças de bovinos europeus, inclusive Friesian, e bezerros de corte da raça Shorthorn, nos EUA. É uma anormalidade hereditária na maturação de linfócitos, de característica autossômica recessiva.

Os bezerros são normais ao nascer e os sintomas surgem com 4 a 8 semanas de idade; os animais não tratados morrem ao redor de 4 meses de idade. Nota-se exantema e alopecia, principalmente nos membros; paraqueratose na forma de escamas ou crostas espessas ao redor da boca e dos olhos, sob a maxila e no pescoço e membros; e taxa de crescimento muito baixa. Ocorre redução na quantidade e na função dos linfócitos quando o paciente apresenta deficiência de zinco e a produção de anticorpos é suprimida.

Durante a necropsia verifica-se que as lesões cutâneas características são acantose e hiperqueratose; ademais, nota-se atrofia do timo, baço, linfonodos e tecido linfoide associado ao intestino.

Constata-se uma resposta efetiva ao tratamento oral com zinco (0,5 g de óxido de zinco/dia), podendo ocorrer recuperação aparentemente total com algumas semanas de tratamento continuado. Se o tratamento é interrompido a doença reaparece. É preciso aumentar a dose à medida que aumenta o peso corporal. Acredita-se que a doença seja uma necessidade excessiva hereditária de zinco e que a hipoplasia do timo seja resultado da deficiência do mineral na dieta. Estudos sobre absorção de zinco radioativo mostraram que há prejuízo na absorção do elemento.

Síndrome da imunodeficiência de potros de pôneis das raças Fell e Dale

A síndrome da imunodeficiência de pôneis da raça Fell é uma doença familiar caracterizada por imunodeficiência devido à linfopenia associada aos linfócitos B, anemia, infecção oportunista e morte aos 2 a 3 meses de idade.[1] A mesma doença foi diagnosticada em potros de pôneis da raça Dale.[2]

Etiologia

A doença é causada por uma mutação no cromossomo (ECA) 26 associado a dois polimorfismos de nucleotídio único (SNP). A mutação ocorre no gene cotransportador de sódio/mioinositol (SLC5A3), que ocasiona uma substituição P446L na proteína.[3] Esse gene tem participação fundamental na resposta reguladora do estresse osmótico, essencial em vários tecidos, inclusive tecido linfoide, e durante o estágio inicial do desenvolvimento embrionário. A substituição de aminoácido altera a função do SLC5A3, ocasionando falha na eritropoiese e comprometimento do sistema imune.

Epidemiologia

A doença se restringe aos potros de pôneis das raças Fell e Dale, com menos de 3 meses de idade.[1,2] Estudo de triagem nessa população animal identificou a mutação que causa a anormalidade em pôneis pigmentados destas raças, mas não em outras raças de pôneis ou em cavalos.[4]

Nestas raças, a doença é relatada no Reino Unido, nos EUA (cuja população total de pôneis Fell é inferior a 200 animais), na República Tcheca, nos Países Baixos e na Alemanha.[5-7] Não há relato da frequência da doença. A taxa de mortalidade é de 100%.

Patogênese

Ocorre imunodeficiência em decorrência da baixa concentração sérica de imunoglobulinas e da baixa quantidade de linfócitos B no sangue. O conteúdo de linfócitos T é normal e eles respondem apropriadamente aos testes de proliferação "*in vitro*". A morte coincide com o declínio na concentração de anticorpos colostrais. A imunodeficiência resulta em instalação de infecções oportunistas, inclusive glossite, pneumonia por adenovírus e diarreia causada por criptosporídeos. A ocorrência de anemia aplásica pode contribuir para com para a morte do paciente. A anemia é causada pela aplasia das células da série eritrocitária na medula óssea e não por hemólise ou hemorragia.

A falha na eritropoiese e o desenvolvimento de linfopenia por redução na quantidade de linfócitos B e, em consequência, hipogamaglobulinemia, ocorrem após o nascimento; ao nascer, os potros não apresentam anemia, tampouco depleção de linfócitos B; as hemácias fetais e a leucopoese de linfócitos B parecem normais.[1]

Achados clínicos

Ao nascer, os potros acometidos apresentam letargia, não conseguem acompanhar o grupo de animais e não estabelecem forte ligação com a mãe. Os potros apresentam definhamento, intolerância a exercício e diarreia, que surgem ao redor de 3 semanas de idade. Os sinais clínicos são atribuídos à anemia e às infecções oportunistas. Quando os potros desenvolvem outras anormalidades clínicas eles manifestam pirexia e taquipneia. A maioria dos potros apresenta secreção nasal mucopurulenta bilateral e ruídos pulmonares anormais compatíveis com pneumonia. A língua é recoberta por uma membrana hiperceratótica pseudomembranosa sugestiva de infecção por *Candida* spp. Os potros apresentam diarreia e doença progressiva e morrem aos 3 a 4 meses de idade, mesmo quando submetidos a tratamento agressivo.

Patologia clínica

Os valores hematológicos e do perfil bioquímico sérico básicos são influenciados por infecções oportunistas que se desenvolvem em todos os potros com a síndrome da imunodeficiência de pôneis da raça Fell. Anormalidades consistentemente associadas à doença incluem anemia, linfopenia por redução na quantidade de linfócitos B e concentrações séricas variáveis a baixas de imunoglobulinas. É importante ressaltar que essas anormalidades não estão presentes ao nascimento; elas se instalam nas primeiras semanas a meses de vida.[1]

Em quase todos os potros acometidos nota-se anemia normocítica normocrômica (6 a 26%, 6 a 26 ℓ/ℓ). Não há evidência de anemia regenerativa e o exame da medula óssea indica alta proporção mieloide:eritroide (21:1 a 62:1; valor de referência 0,5:1 a 1,5:1). Não há evidência de hemólise.

Em potros acometidos, contagem de leucócitos abaixo ou no limite inferior de normalidade da faixa de variação de referência para potros normais, considerando a faixa etária, geralmente é atribuída à linfopenia por redução na quantidade de linfócitos B. Nesses potros acometidos, as concentrações de CD4+ e CD8+ nas células sanguíneas são normais e, quase sempre, nota-se aumento da contagem de neutrófilos.

As concentrações séricas de imunoglobulinas (IgGa, IgGb, IgG[T] e IgM) são variáveis e dependem da quantidade de imunoglobulina colostral ingerida e da idade do potro. Os potros acometidos não são capazes de produzir imunoglobulinas e, portanto, ocorre diminuição nas concentrações de imunoglobulinas com o avanço da idade. Os teores séricos de IgM e IgA tornam-se indetectáveis antes do teor de IgG devido à meia-vida mais breve de IgM e IgA em potros. A constatação de concentração baixa a não detectável de IgM em potros com mais de 4 semanas de idade é um meio razoável de diagnóstico da doença.

Achados de necropsia

As lesões macroscópicas consistem em palidez da medula óssea, linfonodos e timo de pequeno tamanho, pneumonia e glossite pseudomembranosa. A doença primária é caracterizada por lesões na medula óssea e no tecido linfoide. A medula óssea apresenta evidência de hematopoese anormal, com alta proporção mieloide:eritroide. Nos linfonodos, a quantidade de linfócitos na região cortical e paracortical é escassa a moderada. O timo não apresenta delimitação evidente entre o córtex e a medula e os lóbulos desse órgão são pequenos. Não se verifica centro germinativo no baço e a polpa vermelha se apresenta acentuadamente contraída e contém siderófagos. A ganglionopatia relatada em potros na descrição original da doença não foi constatada nos casos subsequentes.

Diagnóstico diferencial

O diagnóstico diferencial da imunodeficiência em potros é mencionado na Tabela 11.7.

Confirmação do diagnóstico

A doença é confirmada pela constatação de lesões características durante a necropsia. Antes da morte, o diagnóstico é dificultado pela presença de infecções oportunistas, mas deve-se suspeitar da doença em qualquer potro da raça Fell que apresenta anemia, definhamento e diminuição nas concentrações séricas de imunoglobulinas. Os potros acometidos apresentam duas cópias do gene que sofreu mutação, enquanto os potros apenas portadores apresentam uma cópia (são heterozigotos).[4]

Tratamento

Não há tratamento efetivo. O tratamento de suporte à base de transfusão de sangue ou plasma e a administração de antibióticos não interfere na eventual consequência da doença.

Controle

Os princípios de controle são:[4,8]

- Pode-se realizar o teste genético para determinar, sem dúvida e rapidamente, se um potro apresenta essa síndrome de imunodeficiência. Os potros acometidos possuem duas cópias da mutação para o gene SLC5A3
- Pode-se realizar o teste genético para detectar animais portadores do gene causador da doença. Esses indivíduos são normais e saudáveis, mas podem ter potros acometidos e potros normais. Estes equinos apresentam uma cópia da mutação SLC5A3
- A frequência do gene da doença diminui com o passar do tempo, sem influenciar adversamente a extensão da variação genética na população se os portadores não são acasalados com outros portadores, possibilitando a eventual eliminação da doença.

O emprego dessas medidas de controle parece ser efetivo na redução da incidência da doença em crias de pôneis das raças Fell e Dale.[9]

REFERÊNCIAS BIBLIOGRÁFICAS

1. Tallmadge RL, et al. Clin Vaccine Immunol. 2012;19:1054.
2. Fox-Clipsham L, et al. Vet Rec. 2009;165:289.
3. Fox-Clipsham LY, et al. PLoS Genet. 2011;7.
4. Fox-Clipsham LY, et al. Vet Rec. 2011;169:655.
5. May A, et al. Pferdeheilkunde. 2011;27:507.
6. Gardner RB, et al. J Vet Int Med. 2006;20:198.
7. Butler CM, et al. Pferdeheilkunde. 2006;22:478.
8. Bailey E. Vet Rec. 2011;169:653.
9. Carter SD, et al. Vet Rec. 2013;172.

Deficiência hereditária de síntese de imunoglobulina

Relata-se deficiência total de IgG_2 ocorre bovinos da raça Red Danish; a taxa de incidência é baixa. Raramente, os animais acometidos são suscetíveis a infecções graves, inclusive mastite gangrenosa e pneumonia.

Imunodeficiência combinada hereditária em potros da raça Árabe e seus mestiços

Sinopse

- Etiologia: imunodeficiência hereditária em potros da raça Árabe e seus mestiços causada por mutação no gene que codifica a subunidade catalítica da enzima DNA-proteinoquinase
- Epidemiologia: apresenta padrão de ocorrência familiar, com herdabilidade autossômica recessiva. Cerca de 8% dos cavalos da raça Árabe são heterozigotos para a mutação (portadores). O acasalamento aleatório resulta em, aproximadamente, 1 potro acometido para cada 600 potros normais, porém nem todos os acasalamentos são aleatórios e a incidência da doença é menor do que essa proporção
- Achados clínicos: potros normais ao nascer, mas sucumbem à infecção sistêmica logo após o nascimento e morrem antes de completarem 3 meses de idade. A causa da morte é sepse ou infecção crônica contínua ou recorrente, quase sempre do trato respiratório. Resposta insatisfatória ao tratamento antimicrobiano normalmente efetivo
- Patologia clínica: linfopenia, hipogamaglobulinemia. Reação em cadeia de polimerase (PCR) detecta animais heterozigotos (portadores, pais de potros acometidos) ou homozigotos (potros acometidos) para o gene que sofreu mutação
- Achados de necropsia: hipoplasia de timo, linfonodos e baço e redução marcante na quantidade de linfócitos no baço e nos linfonodos
- Confirmação do diagnóstico: detecção do gene que sofreu mutação por meio de PCR (homozigoto, em potros acometidos). Linfopenia e agamaglobulinemia em potro Árabe mestiço
- Tratamento: nenhum
- Controle: teste genético e eventual eliminação do gene que sofreu mutação; evitar acasalamento de animais portadores. A doença pode ser prevenida pelo não acasalamento de um animal portador com outro portador. O teste resulta em diminuição na frequência do gene anormal na população de equinos.

Etiologia

A anomalia fundamental na imunodeficiência combinada hereditária (ICH) é a deleção de cinco pares de base no gene que codifica especificamente a proteinoquinase dependente de DNA. O gene situa-se no cromossomo ECA9. Essa mutação provoca atividade deficiente da subunidade catalítica dessa proteína. Essa deficiência, total em potros acometidos, resulta na incapacidade de união dos filamentos de DNA que foram separados como parte do processo normal de criação de regiões V (variável) nos receptores de antígenos de linfócitos T e B. Sem estes receptores os linfócitos não são capazes de responder aos antígenos e, assim, o potro não consegue estimular resposta imune adaptativa celular ou humoral (produção de anticorpos).

Epidemiologia

A imunodeficiência é hereditária, como uma anomalia autossômica recessiva. A doença acomete equinos da raça Árabe ou seus mestiços. Também, foi relatada em potros da raça Appaloosa, filhos de um garanhão da raça Árabe, na quinta geração de crias de sua mãe. Em uma pesquisa com potros da raça Árabe, nos EUA, a taxa de prevalência de potros acometidos foi de 2,3% dos 257 potros oriundos de acasalamentos de animais da raça Árabe e estima-se que 25,7% dos pais dos potros acometidos eram portadores de anomalias genéticas. No entanto, possivelmente isso seja uma superestimativa da incidência da doença e da prevalência da mutação na população de equinos da raça Árabe porque empregou-se um teste seletivo. A frequência de portadores da mutação da imunodeficiência combinada grave é cerca de 8%, sendo de 0,2% (1 em cada 600) em potros oriundos de acasalamentos aleatórios entre equinos da raça Árabe com a doença, com base em uma pesquisa com 250 equinos. Cerca de 17% dos equinos Árabe eram heterozigotos para a mutação e 0,3% dos potros eram homozigotos, dentre mais de 6 mil equinos examinados por um laboratório comercial. Na África do Sul, a frequência de ocorrência do alelo (heterozigoto) em cavalos Árabe diminuiu de 6,4%, naqueles animais testados em 2004/2005, o primeiro ano de realização do teste, para 3,4%, em 2009/2010, indicando a eficácia de um programa de orientação dos proprietários e da disponibilização de testes para detectar animais portadores da anomalia genética.[1] A relevância do efeito na frequência da doença, mesmo em um pequeno número de garanhões heterozigotos, ou do alelo normal, é mostrado por dados obtidos no Marrocos, que identificaram a origem do gene mutante como sendo três garanhões acometidos.[2]

Os potros acometidos geralmente parecem normais ao nascer, mas são muito suscetíveis às infecções desde 2 dias até 65 dias após o nascimento e, quase sempre, morrem devido a uma ou mais infecções, aos 3 meses de idade. Os pais e as mães desses potros são clinicamente normais e apresentam contagem de linfócitos e concentração sérica de imunoglobulinas normais.

Há relato de imunodeficiência combinada grave em uma potranca Caspian. Exames clinicopatológicos confirmaram a natureza da doença e a imunodeficiência, porém, não foi realizado teste genômico para identificar a causa genética primária.[3]

Há relato de uma doença semelhante, de ocorrência natural, em suínos.[4]

Patogênese

Os potros acometidos nascem com imunodeficiência combinada, associada com deficiência de ambos, linfócitos B (que produzem imunoglobulinas) e linfócitos T (que propiciam imunidade celular). Nota-se linfopenia marcante e carência na síntese de imunoglobulina (Ig), bem como ausência de hipersensibilidade retardada de respostas cutâneas. Potros que recebem imunoglobulinas do colostro materno adquirem imunidade passiva e podem sobreviver por até 4 meses. Os potros que não recebem colostro morrem mais precocemente. A causa da morte é alguma doença infecciosa.

Os potros acometidos são suscetíveis a todos os tipos de infecção, mas principalmente àquelas do trato respiratório. Considera-se que a pneumonia causada por adenovírus é a complicação secundária mais comum, provavelmente porque a infecção por esse vírus encontra-se amplamente disseminada na população de equinos. Esses potros também podem morrer em decorrência de hepatite, enterite ou infecção de outros órgãos, sem envolvimento pulmonar. Embora a pneumonia por adenovírus seja a complicação mais comum, também ocorrem infecções causadas por bactérias e *Pneumonocystis carinii*. Ademais, há relato de infecção por *Cryptosporidium* spp. em vários potros com diarreia, que também é uma complicação comum.

Achados clínicos

Em geral, os potros acometidos adoecem quando apresentam 10 a 35 dias de idade. É comum um histórico que sugere doença do trato respiratório discreta, principalmente a presença de secreção nasal bilateral que, quase sempre, se torna suficientemente espessa para dificultar a amamentação. O potro apresenta definhamento, letargia e se cansa facilmente, mas ainda consegue mamar e consumir alimentos sólidos. Quando há pneumonia, é comum notar tosse seca profunda e secreção serosa a mucopurulenta nos olhos e narinas. Há febre moderada (39,5°C) e aumento das frequências cardíaca e respiratória. Quase sempre são observados movimentos respiratórios mais profundos, com o dobro de esforço expiratório. Durante a auscultação, é comum constatar ruídos bronquiais altos e úmidos, bem como estertores secos, na região ventral anterior, em ambos os pulmões. Em alguns potros, nota-se diarreia crônica; também, há alopecia e dermatite comumente causadas pela infecção por *Dermatophilus congolensis*. Um aspecto clínico importante é que os potros acometidos não respondem favoravelmente ao tratamento antimicrobiano. O curso da doença varia de alguns dias a algumas semanas e, provavelmente, depende do grau de imunodeficiência e da natureza da infecção. O quadro clínico da maioria desses potros se agrava progressivamente dentro de 2 a 4 semanas e a morte do animal aos 3 meses de idade é uma consequência comum.

Patologia clínica

Linfopenia é um achado constante e, com frequência, a contagem de linfócitos é inferior a 1.000 células/mℓ; há hipogamaglobulinemia concomitante em potros que não receberam colostro. No soro sanguíneo do potro, antes de mamar colostro, não há IgM. Após a ingestão de colostro todas as subclasses de imunoglobulinas estão presentes, mas nos potros acometidos a concentração sérica de IgM diminui de modo gradativo, semanalmente até em, aproximadamente, 36 dias, quando a IgM ainda é detectável. A carência de IgM se deve à ausência de síntese e à meia-vida mais curta deste isótipo de imunoglobulina, em potros – a concentração sérica de IgG diminui mais lentamente. Até o desenvolvimento de PCR para detectar potros homozigotos e confirmar a doença, a mensuração da concentração sérica de Ig era considerada fundamental para o diagnóstico definitivo. Testes adicionais consistem em registros das respostas de linfócitos B e linfócitos T ao estímulo por fitolectina e outros testes da função imunológica linfocitária, mas tais testes já não são necessários para a confirmação do diagnóstico da doença.

Achados de necropsia

Constata-se que os linfonodos são pequenos e os folículos esplênicos não são visíveis. É comum notar pneumonia intersticial viral e broncopneumonia bacteriana secundárias. Quase sempre há hipoplasia do timo. No exame histológico verifica-se depleção de linfócitos nos linfonodos e no baço, além de ausência de centros germinativos. Em alguns potros notam-se focos de necrose no epitélio intestinal, mas com mínima infiltração de células inflamatórias. É possível verificar corpúsculos de inclusão de adenovírus nas células de vários diversos sistemas orgânicos. Outros achados histológicos são pancreatite grave causada por adenovírus e adenite em glândulas salivares.

Diagnóstico diferencial

Em um potro jovem, a confirmação do diagnóstico de pneumonia aparentemente crônica depende da detecção de linfopenia característica. A lista de diagnósticos diferenciais inclui:

- Sepse e pneumonia causada por *Rhodococcus equi*
- Agamaglobulinemia ou hipogamaglobulinemia resultante de falha na transferência de imunoglobulinas colostrais maternas – em muitas populações de potros, até 20% deles apresentam imunodeficiência por esta razão
- Outros tipos de imunodeficiência (Tabela 11.7) – potros com deficiência são muito suscetíveis a diversas doenças infecciosas e, geralmente, são apresentam infecção crônica, principalmente do trato respiratório. No entanto, como apresentam proteção parcial, eles sobrevivem por muito mais tempo do que os potros com ICA, geralmente mais de 1 ano e, quase sempre, 18 meses. Os exames hematológicos do potro são normais, a menos que haja infecção ativa, mas o exame eletroforético geralmente mostra deficiência marcante de betaglobulinas. Para a detecção exata da deficiência são necessários exames adicionais. Utiliza-se um teste de radioimunoensaio para quantificar as imunoglobulinas séricas – em geral, os teores de IgA e IgM são insignificantes, mas a concentração de IgG é perceptível, embora baixa. Um teste intradérmico com injeção de fito-hemaglutinina indica a função de linfócitos T; uma resposta normal é a migração de células mononucleares
- Leucopenia neonatal isoimune pode causar deficiência em potros; no soro sanguíneo da mãe são detectados anticorpos contra os linfócitos do pai
- Sepse neonatal.

Tratamento

Não há tratamento satisfatório para imunodeficiência combinada hereditária, em potros. Utilizam-se soro hiperimune, transfusão de sangue total e antibióticos de amplo espectro, mas não se obtém nada mais do que uma resposta temporária. Os potros acometidos podem ser mantidos vivos mediante a aplicação de duas injeções de soro hiperimune por semana, além de constante terapia antimicrobiana. Tentou-se imunoterapia por meio de transplante de medula óssea e transplante de timo fetal, sem êxito. Corticosteroides são contraindicados.

Controle

Os equinos heterozigotos para a mutação podem ser detectados utilizando um teste PCR comercial. Esses animais apresentam concentração sérica de imunoglobulinas e contagem de linfócitos normais. O teste para detectar animais heterozigotos, exigido por algumas organizações nacionais de criadores, é útil por várias razões. Primeiro, é um procedimento efetivo que possibilita a eliminação da doença da população, norteando o acasalamento apenas de animais normais homozigotos. No entanto, este procedimento não foi implementado com sucesso devido ao valor financeiro e emocional de alguns animais heterozigotos. Segundo, o conhecimento da condição do animal possibilita o acasalamento controlado, eliminando o risco de nascimento de potros homozigotos com imunodeficiência combinada hereditária. Isso é conseguido pelo acasalamento apenas de pares de animais homozigotos normais, em que nenhuma cria é portadora do gene modificado, ou pelo acasalamento de um animal heterozigoto com um animal homozigoto normal. Nesse caso, 1 em cada 4 crias é portadora do gene que sofreu mutação, mas nenhum desses animais será homozigoto para o gene com a mutação e, portanto, não apresentaram a doença. Este segundo procedimento, se aplicado de modo consistente, deve quase que eliminar a anomalia genética. A eficácia de um programa de orientação dos proprietários e a disponibilização de teste para detectar os portadores é confirmada pela constatação de que a frequência de ocorrência do alelo (heterozigoto) em equinos da raça Árabe, na África do Sul, diminuiu de 6,4%, em 2004/2005, o primeiro ano de realização do teste, para 3,4%, em 2009/2010.[1]

REFERÊNCIAS BIBLIOGRÁFICAS

1. Tarr CJ, et al. Equine Vet J. 2014;46:512.
2. Piro M, et al. Equine Vet J. 2008;40:590.
3. Larson J, et al. J Vet Int Med. 2011;25:954.
4. Ewen CL, et al. Vet Immunol Immunopathol. 2014; 162:174.

DOENÇAS DE ETIOLOGIA DESCONHECIDA

Hemoglobinúria em vacas no pós-parto

Sinopse

- Etiologia: incerta. Deficiência de fósforo na dieta, fornecimento de plantas crucíferas ou subprodutos de beterraba, alto conteúdo de molibdênio na dieta e deficiência de cobre foram incriminados como causa da doença
- Epidemiologia: doença esporádica que acomete, predominantemente, vacas-leiteiras de alta produção, mais velhas, 2 a 4 semanas após o parto
- Achados clínicos: hemoglobinúria, inapetência, apatia, baixa produção de leite, palidez de membranas mucosas, taquicardia, dispneia, icterícia nos estágios finais. O animal pode morrer. O período de recuperação dura várias semanas
- Patologia clínica: baixo volume globular (VG), hemoglobinemia, hemoglobinúria, anemia regenerativa; com frequência, está associada com hipofosfatemia
- Achados de necropsia: icterícia, hepatomegalia, presença de urina avermelhada na bexiga
- Confirmação do diagnóstico: baixo VG, hemoglobinúria
- Tratamento: transfusão de sangue total. Administração de sais de fosfato, pelas vias intravenosa e oral
- Controle: assegurar o fornecimento apropriado de fósforo e cobre na dieta.

Etiologia

A etiologia da hemoglobinúria pós-parto (HPP), uma doença caracterizada por hemólise intravascular hiperaguda grave em vacas-leiteiras mais velhas em início de lactação, ainda é incerta. A deficiência de fósforo ainda não foi incriminada como causa primária da enfermidade porque nota-se hipofosfatemia em muitas, mas seguramente não em todas, vacas acometidas. A deficiência de fósforo no início da lactação pode ser consequência das elevadas perdas desse elemento através da glândula mamária; do suprimento inapropriado de fósforo na dieta; ou no conteúdo excessivo de molibdênio na dieta, impedindo a absorção intestinal de fosfato.[1,2] Cada vez mais, há dúvida sobre a participação do fósforo na etiologia de HPP, em razão da rara ocorrência de HPP, enquanto é comum hipofosfatemia marcante mesmo em vacas periparturientes sadias.[2,3,4] Embora a maioria dos estudos que induziram depleção experimental de fósforo em bovinos tenha falhado em reproduzir sinais clínicos compatíveis com HPP, há relato de indução experimental de HPP em apenas um animal, após fornecimento de ração deficiente em fósforo durante 30 meses. Os resultados do tratamento parenteral e da suplementação oral de sais de fosfato foram variáveis.

O fornecimento de plantas crucíferas e de plantas contendo hemolisinas potenciais, como saponinas (p. ex., alfafa ou subprodutos de beterraba), foi associado com a ocorrência da doença, porém muitos casos não estão associados ao consumo dessas dietas e, assim, sua participação etiológica permanece incerta. Aventou-se a possibilidade de que os produtos hemolíticos ingeridos, alguns deles identificados como, por exemplo, nabo silvestre, em algumas circunstâncias não provocam hemólise.

Na Nova Zelândia, uma forma da doença pode estar relacionada ao fornecimento de dieta deficiente em cobre e selênio.

Epidemiologia

A ocorrência de HPP é rara; geralmente acomete animais individuais ou alguns animais do rebanho. A taxa de mortalidade pode ser tão alta quanto 50%. Apenas vacas adultas desenvolvem a síndrome hemolítica típica, quase sempre 2 a 4 semanas após o parto. Vacas-leiteiras de alta produção, com 3 a 6 lactações, são as mais comumente acometidas. A doença não é comum em bovinos de corte. Solos deficientes em fósforo, estiagem e dieta à base de subprodutos de beterrabas ou de trevo são considerados fatores predisponentes. Em áreas com grave deficiência de fósforo, a doença pode acometer animais mantidos em pastagem; na Europa e na América do Norte, é mais comum durante longos períodos de estabulação.

Na Nova Zelândia, foram constatadas duas formas distintas da doença. Em uma situação a doença acometeu bovinos jovens com cerca de 2 anos de idade, com anemia subclínica causada por corpúsculos de Heinz; hipofosfatemia não é uma característica. Em uma outra situação, constatou-se, também, o tipo de doença observado na América do Norte, em que são acometidas as vacas adultas mais velhas, de alta produção; hipofosfatemia é comum nos animais acometidos e nos companheiros de rebanho sadios. Na Nova Zelândia, a deficiência de cobre é considerada importante fator etiológico porque a suplementação desse elemento reduz a incidência da doença em rebanhos criados em áreas com deficiência marginal de cobre. As condições particulares em que as hemácias de uma vaca se tornam mais sensíveis do que o normal a estas hemolisinas são hipofosfatemia e hipocupremia; na Nova Zelândia, possivelmente, há, também, deficiência de selênio. No entanto, em outros países, na maioria dos casos de HPP não se constatou anormalidade na concentração de cobre. Também, verificam-se baixos teores de cobre no sangue e no fígado de vacas com anemia por corpúsculos de Heinz, bem como na pastagem consumida. O baixo conteúdo de cobre parece estar relacionado à aplicação de molibdênio e calcário na pastagem.

A ingestão de água fria ou a exposição a condições climáticas extremamente frias podem desencadear um episódio de hemoglobinúria. Uma condição semelhante, acompanhada de hipofosfatemia, foi constatada no final da gestação em búfala egípcia e no período pós-parto em búfala indiana.

Patogênese

Há uma relação entre hipofosfatemia e baixa ingestão de fósforo na dieta; presume-se que a excreção de fósforo no início da lactação ocasiona depleção adicional da reserva desse elemento. A dependência das hemácias de mamíferos ao metabolismo da glicose como principal fonte de energia para sua estrutura e função viáveis as torna muito vulneráveis a fatores inibidores das vias glicolíticas. Hipofosfatemia resulta em redução na glicólise de hemácias e na síntese de adenosina trifosfato (ATP). Uma diminuição marcante na concentração intracelular de ATP das hemácias resulta em alteração funcional e estrutural, perda da deformidade normal dessas células, maior fragilidade osmótica e hemólise. As alterações nas hemácias são irreversíveis e, provavelmente, a meia-vida dessas células esteja diminuída porque elas não são capazes de retornar à estrutura e função prévias. Cobre e selênio podem ser importantes porque, comumente, nos alimentos há deficiência desses minerais. Ambos, cobre e selênio, também podem propiciar alguma proteção contra os efeitos de agentes hemolíticos de plantas crucíferas ingeridas. Os achados clínicos são aqueles mencionados para anemia hemolítica aguda; nos casos fatais, a morte é resultante de anoxia anêmica.

Diagnóstico diferencial

- Babesiose: pode ser diferenciada pela detecção de parasitas intracelulares nas hemácias, em esfregaço sanguíneo
- Leptospirose: pode ser diferenciada pela mensuração do título de *Leptospira*
- Intoxicação por água (mais comum em bezerros) e anemia hemolítica causada por água fria
- Intoxicação por cobre crônica: pode ser diferenciada pela detecção de teores tóxicos do elemento no sangue, fígado e fezes
- Intoxicação por colza e couve-galega: deve-se verificar se os animais acometidos tiveram acesso a esses vegetais
- Induzida por medicamento (p. ex., altas doses de oxitetraciclina IV)
- Hemoglobinúria bacilar: causada por *Clostridium hemolyticum* (*Cl. novyi* tipo D)
- Hematúria enzoótica (intoxicação por samambaia): pode ser diferenciada verificando se há hemoglobinúria ou hematúria e excluindo a presença de hemoglobinemia.

Achados clínicos

Hemoglobinúria, inapetência e fraqueza surgem repentinamente; nota-se redução marcante na produção de leite, embora em alguns casos menos agudos a vaca mantém o apetite e a produção de leite normais nas 24 h seguintes à alteração evidente na cor da urina. A desidratação se instala rapidamente, as membranas mucosas tornam-se pálidas e a frequência cardíaca e o pulso jugular aumentam. Quase sempre ocorre aumento moderado da temperatura corporal (40°C). Geralmente as fezes são ressecadas e firmes. Dispneia pode ser evidente e taquicardia é uma ocorrência comum. Nos estágios finais o animal pode manifestar icterícia. O curso da doença aguda dura 3 a 5 dias; a vaca se torna fraca e cambaleante e, por fim, deita. Ela pode morrer em poucos dias. Nos casos não fatais, o período de convalescença dura cerca de 3 semanas e os animais que se recuperam frequentemente manifestam pica. Em geral, ocorre cetose concomitante devido à anorexia observada no início do período pós-parto.

Patologia clínica

A cor da urina varia de marrom-avermelhada escura a preta e, geralmente, apresenta turvação moderada. Não há hemácia na urina. O plasma sanguíneo apresenta sinais de hemólise; o volume globular, a contagem de hemácias e o teor de hemoglobina também estão muito reduzidos. Na forma da doença que ocorre na Nova Zelândia pode haver corpúsculos de Heinz nas hemácias. Hipofosfatemia marcante é um achado comum no perfil bioquímico sérico. Em alguns casos, relata-se baixa concentração de cobre no sangue e no fígado das vacas com HPP, bem como na pastagem consumida. Nos estágios avançados, é comum notar hiperbilirrubinemia e icterícia resultantes do dano à hemoglobina.

Achados de necropsia

O sangue é fino e a icterícia encontra-se disseminada por todo o corpo. Verifica-se tumefação hepática; degeneração e infiltração gordurosa são evidentes. Nota-se urina de cor anormal na bexiga.

Tratamento

Nos casos graves de anemia hemolítica, indica-se transfusão de sangue total. Parece que uma demora de 12 h quase sempre leva a uma condição irreversível. Para uma vaca adulta, são necessários, no mínimo, 5 a 6 ℓ de sangue. Em geral, esse volume é suficiente por até 48 h; depois disso, pode ser necessária outra transfusão, caso a vaca continue fraca e com membranas mucosas pálidas. Após uma transfusão de sangue bem-sucedida, recomenda-se administração de líquidos, tanto como tratamento de suporte quanto para minimizar o risco de nefrose hemoglobinúrica. Aos animais com doença aguda propôs-se a administração de fosfato, mas o resultado do tratamento é variável. Frequentemente recomenda-se a suplementação parenteral de fosfato, na forma de 30 g de fosfato monossódico di-hidrogenado (NaH_2PO_4), dissolvido em 300 mℓ de água deionizada, administrada por via intravenosa. Como o efeito do tratamento com soluções de sais de fosfato IV dura muito pouco, o aconselhável é a combinação deste tratamento com a suplementação oral com sais de fosfato. Não se indica a injeção subcutânea da solução de sais anteriormente mencionada porque ela é acida.[5] Soluções injetáveis que contêm compostos de fósforo orgânico, como butafosfana ou toldinfós, contêm uma forma de fósforo que não é biologicamente disponível e, portanto, inapropriada para a suplementação de fósforo.[2,5]

Aos animais acometidos, a suplementação oral de fósforo pode ser efetivamente obtida por meio de beberagem (*drenching*), dissolvendo-se 150 a 200 g de NaH_2PO_4 em água. O fosfato bicálcico tem um efeito muito retardado na concentração plasmática de fósforo, em razão de sua baixa solubilidade; portanto, é menos apropriado quando se pretende a rápida correção da hipofosfatemia.[6] O tratamento oral pode ser repetido em intervalos de 12 a 24 h. Cetose é uma complicação comum da doença e, para tal condição, pode ser necessário tratamento adicional.

Tratamento

- Transfusão sanguínea: 5 a 6 ℓ de sangue total, para uma vaca adulta (R1)
- NaH_2PO_4: 30 g dissolvido em 300 mℓ de água deionizada, por via IV, para uma vaca adulta (R2)
- Butafosfana IM ou IV (R3)
- Toldinfós IM ou IV (R3)
- NaH_2PO_4: 250 a 300 g VO, para uma vaca adulta, em intervalos de 12 a 24 h, durante 5 dias (R2).

Controle

Deve-se assegurar ingestão apropriada de fósforo para suprir as necessidades de manutenção e produção de leite, principalmente no início da lactação. Em bovinos criados em área deficiente em cobre, relata-se redução na incidência da doença após a suplementação com esse elemento.

LEITURA COMPLEMENTAR

MacWilliams PS, et al. Postparturient hemoglobinuria: a review of the literature. Can Vet J. 1982;23:309-312.

REFERÊNCIAS BIBLIOGRÁFICAS

1. Sing Dhillon K, et al. Vet Rec. 2007;160:276.
2. Grunberg W. Proc 17. Annual Tri-State Dairy Nutrition Conference. Ft. Wayne, IN: 2008:29-35.
3. Macrae AI, et al. Vet Rec. 2006;159:655-661.
4. Macrae AI, et al. Cattle Practice. 2012;20:120-127.
5. Gruenberg W. Vet Clin North Am Food A. 2013; 30(2):383.
6. Gruenberg W, et al. Br J Nutr. 2013;110:1012-1023.

Doença epiteliotrópica eosinofílica multissistêmica de equinos

Caracteriza-se por infiltração eosinofílica em diversos tecidos e órgãos, incluindo pele, pulmão, fígado, pâncreas, sistema biliar e trato gastrintestinal.[1,2] Nota-se enterocolite eosinofílica, como parte da doença epiteliotrópica eosinofílica multissistêmica, ou como uma doença isolada.[3] A doença isolada (enterite eosinofílica focal idiopática) é discutida separadamente (ver Capítulo 7).

A *doença epiteliotrófica eosinofílica multissistêmica* acomete equinos adultos de qualquer idade e sem aparente predileção por raça ou sexo, embora alguns relatos sugiram predomínio da doença em equinos mais jovens das raças Standardbred ou Quarto-de-Milha.[1] A etiologia é desconhecida, mas alguns casos estão associados com linfossarcoma ou maior quantidade de células CD3 positivas nas lesões, sugerindo que a doença nestes equinos se deve à expansão clonal de uma população de linfócitos T que secretam interleucina-5.[1,2] Na maioria dos equinos a doença é idiopática.

Os *sinais clínicos* são variáveis e consistem em perda de peso, em todos os casos, e diarreia e/ou dermatite, em cerca de dois terços dos casos. Em geral, a doença tem progressão lenta; a maioria dos equinos apresenta sinais da doença por mais de 2 meses.[1] Os equinos acometidos geralmente não manifestam febre. Nota-se dermatite principalmente na face, nos membros e no abdome ventral; é exsudativa, com alopecia, hiperqueratose e liquenificação. Lesões de banda coronária e boca são comuns. Alguns animais apresentam urticária. As possíveis variações dessa doença incluem pneumonia eosinofílica (distinta da fibrose pulmonar multinodular equina) e meningoencefalite eosinofílica, embora estas doenças não apresentem infiltração eosinofílica em uma ampla variedade de tecidos.[2,4] A doença pode causa granulomas pulmonares e hepáticos difusos; os primeiros resultam em remodelação veno-oclusiva e epistaxe.[5]

Hipereosinofilia não é uma característica consistente da doença; a contagem de leucócitos no sangue geralmente situa-se na faixa de variação normal. A maioria dos equinos acometidos apresentam baixas concentrações séricas de proteína total e albumina. Com frequência, ocorrem elevações nas atividades séricas de gamaglutamil transpeptidase (GGT) e fosfatase alcalina, compatíveis com lesões no sistema biliar. Isso pode ser útil para diferenciar equinos com a doença daqueles com enterite granulomatosa.

O *diagnóstico diferencial* inclui parasitismo, tanto gastrintestinal (ciatostomíase) quanto pulmonar (*D. arnfieldi*), bem como outras causas de enteropatia com perda de proteína[6], leucemia eosinofílica e pênfigo foliáceo. O diagnóstico se baseia na detecção de infiltrações eosinofílicas e linfoplasmocíticas difusas na pele, fígado, pulmões, trato biliar e/ou trato gastrintestinal. A biopsia retal pode revelar a presença de granulomas eosinofílicos, mas eles devem ser diferenciados do infiltrado eosinofílico secundário a parasitismo; ademais, possivelmente o teste não é suficientemente específico.

Em geral, o *tratamento* não é efetivo e o prognóstico quanto à recuperação do animal é muito ruim. Caso a doença seja decorrência de nematodíase, os equinos devem ser tratados com anti-helmínticos. A administração de corticosteroides (dexametasona, prednisolona) é o tratamento usual, porém, na maioria dos casos, a sua eficácia é transitória. A hidroxiureia, utilizada no tratamento de síndromes semelhantes em humanos, mostrou-se efetiva apenas temporariamente, em um equino. Não há medidas de controles de eficiência comprovada.

LEITURA COMPLEMENTAR

Mair TS, Pearson GR, Divers TJ. Malabsorption syndromes in the horse. Equine Vet Educ. 2006;18:299-308.
Pucheu-Haston CM, Del Piero F. Equine multisystemic eosinophilic epitheliotropic disease. Equine Vet Educ. 2013;25:614-617.
Schumaker J, Edwards JF, Cohen ND. Chronic idiopathic inflammatory bowel disease of the horse. J Vet Int Med. 2000;14:258-265.

REFERÊNCIAS BIBLIOGRÁFICAS

1. Bosseler L, et al. NZ Vet J. 2013;61:177.
2. Singh K, et al. Vet Pathol. 2006;43:189.
3. Proudman CJ, et al. Equine Vet J. 2006;38:290.
4. Loibl J, et al. Equine Vet Educ. 2013;25:166.
5. Horan EM, et al. Equine Vet Educ. 2013;25:607.
6. Mair TS, et al. Equine Vet Educ. 2006;18:299.

12 Doenças do Sistema Respiratório

PRINCÍPIOS DA INSUFICIÊNCIA RESPIRATÓRIA

A principal função do sistema respiratório é a troca gasosa, na qual o oxigênio é transferido do ambiente para o sangue e o dióxido de carbono é deslocado na direção oposta. Outras funções importantes incluem seu papel na termorregulação na maioria das espécies, no equilíbrio ácido-base em conjunto com os rins, no funcionamento como órgão endócrino (p. ex., enzima conversora de angiotensina), no metabolismo de substâncias metabolicamente ativas, incluindo eicosanoides e óxido nítrico, e na resposta imune a imunógenos e patógenos inalados. Os capilares nos pulmões das espécies de animais de produção e equinos também possuem macrófagos intravasculares, que são importantes como órgão reticuloendotelial no processamento de antígenos – uma atividade desempenhada por células similares no fígado de cães, gatos e seres humanos. A interferência com essas funções pode ocorrer de várias maneiras, e pode resultar em uma diversidade de manifestações que são notadas durante a doença. A insuficiência mais facilmente evidente do sistema respiratório é a troca gasosa, resultando em hipoxemia e hipercapnia. Contudo, falhas de outras funções do sistema respiratório também podem resultar em doença clinicamente aparente.

A insuficiência da troca gasosa – bem como a hipoxia e hipercapnia resultantes – é responsável pela maioria dos achados clínicos de doença respiratória e pela insuficiência respiratória, o evento terminal nos casos fatais. A morte como consequência de insuficiência respiratória é atribuída à hipoxia. A compreensão quanto à *hipoxia, hipercapnia* e *insuficiência respiratória* é essencial para o estudo da doença respiratória clínica.

Definições

Muitos termos são utilizados para descrever a função do trato respiratório ou as anormalidades que surgem em razão de uma série de doenças. Muitos desses termos são descritos em mais detalhes no texto subsequente, mas uma definição breve de cada um é dada a seguir.

- Hipoxia é um termo amplo que significa diminuição da disponibilidade de oxigênio para os tecidos
- Hipoxemia é a oxigenação deficiente do sangue, normalmente avaliada pela mensuração da tensão de oxigênio do sangue ou pela mensuração da saturação de hemoglobina e da concentração da hemoglobina no sangue e pelo cálculo subsequente da concentração de oxigênio no sangue
- Hipercapnia é uma tensão de dióxido de carbono no sangue anormalmente alta
- Pa_{O2} é a tensão de oxigênio (pressão parcial) no sangue arterial
- PA_{O2} é a pressão parcial de oxigênio no gás alveolar
- Pa_{CO2} é a tensão de dióxido de carbono (pressão parcial) no sangue arterial
- PA_{CO2} é a pressão parcial de dióxido de carbono no ar alveolar
- Ca_{O2} é a concentração arterial de oxigênio (mililitros de O_2 por 100 mℓ de sangue)
- Pv_{O2} é a tensão de oxigênio (pressão parcial) no sangue venoso
- P_vCO_2 é a tensão de dióxido de carbono no sangue venoso
- Cv_{O2} é a concentração venosa de oxigênio (mililitros de O_2 por 100 mℓ de sangue)
- Insuficiência respiratória é a incapacidade de um animal em manter a oxigenação do sangue arterial e a tensão de dióxido de carbono dentro do intervalo normal
- Dispneia se refere aos sinais de angústia respiratória em animais (no homem, descreve a sensação de "necessidade de ar", que é um sintoma, não um sinal)
- Polipneia é uma frequência respiratória excessivamente alta
- Taquipneia é uma frequência respiratória excessivamente alta, com a implicação de que a respiração é superficial
- Hiperpneia é uma ventilação minuto elevada.

Hipoxia

A falha dos tecidos em receber suprimento adequado de oxigênio ocorre de várias maneiras, e as diferenças são clinicamente relevantes, uma vez que são associadas a deficiências em diferentes sistemas orgânicos e doenças distintas e, assim, apresentam mecanismos fisiopatológicos fundamentalmente diferentes.

Hipoxia hipóxica (ou hipoxêmica)

Ocorre quando há oxigenação inadequada do sangue (hipoxemia) e normalmente é associada à doença do trato respiratório ou outras causas de hipoventilação. Situações nas quais há oxigenação inadequada do sangue nos pulmões incluem: hipoventilação, desequilíbrio ventilação-perfusão, comprometimento da difusão, baixa tensão de oxigênio inspirado e *shunt* (desvio) extrapulmonar da direita para a esquerda.

Hipoventilação ocorre em animais com depressão da consciência, como é o caso na anestesia geral ou na sedação profunda, ou em recém-nascidos, nos quais o estímulo respiratório central está suprimido. *Obstrução das vias respiratórias* causada por corpos estranhos nas vias respiratórias, obstrução luminal por massas, como abscessos retrofaríngeos em equinos com garrotilho, laringospasmo ou broncoconstrição podem causar ventilação alveolar inadequada e hipoxemia. Doenças que impedem a insuflação adequada dos pulmões podem causar hipoventilação alveolar e, por conseguinte, hipoxemia. Essas doenças incluem pneumotórax, efusão pleural ou fraqueza dos músculos respiratórios – tal como ocorre no botulismo, paralisia do carrapato, tétano, envenenamento por estricnina ou doença do músculo branco grave.

Desequilíbrio ventilação-perfusão (V/Q) ocorre quando a distribuição do fluxo sanguíneo nos pulmões não corresponde à distribuição da ventilação alveolar, e, como consequência, áreas pulmonares que são bem ventiladas não são adequadamente perfundidas, e áreas que são bem perfundidas pelo sangue não são bem ventiladas. O desequilíbrio ventilação-perfusão é a causa mais importante de hipoxemia em muitas doenças pulmonares, incluindo pneumonia.

Comprometimento da difusão ocorre quando há diminuição da transferência de oxigênio do ar alveolar – que tem PA_{O2} normal para as hemácias nos capilares alveolares – em razão do aumento da distância de difusão através das membranas alveolares, como poderia ocorrer com edema pulmonar; diminuição da área superficial disponível para difusão, por exemplo, com atelectasia posicional ou embolismo pulmonar; ou redução do tempo de trânsito das hemácias através dos capilares alveolares, como acontece, por exemplo, em equinos durante exercício intenso.

Baixa tensão de oxigênio inspirado ocorre naturalmente apenas em animais em altitudes elevadas. Ela também pode acontecer durante anestesia se houver defeitos no ventilador causando baixa tensão de oxigênio nos gases ofertados ao animal.

Shunt (desvio) extrapulmonar da direita para a esquerda ocorre mais comumente como defeito vascular (Capítulo 10).

A causa real de hipoxemia em um animal ou doença individual, com frequência, é multifatorial e não simplesmente consequência de um dos mecanismos descritos anteriormente. Por exemplo, vacas colocadas em decúbito dorsal durante anestesia geral se tornam hipoxêmicas em decorrência da compressão do tórax pelas vísceras abdominais, causando hipoventilação e atelectasia por compressão com comprometimento da difusão, desequilíbrio ventilação-perfusão e débito cardíaco reduzido em razão da diminuição do retorno venoso.

Hipoxia anêmica

Ocorre quando há deficiência de hemoglobina por unidade de volume de sangue (anemia). A porcentagem de saturação da hemoglobina disponível e a tensão de oxigênio do sangue arterial estão normais, mas como consequência da baixa concentração de hemoglobina, a capacidade carreadora de oxigênio do sangue está reduzida. Anemia resultante de qualquer causa apresenta essas características. A diminuição na capacidade carreadora de oxigênio causada por redução de 50% na concentração de hemoglobina em relação aos valores normais (diminuição de 20 para 10 g/dℓ) é muito maior do que o decréscimo que resulta da redução de 50% na tensão de oxigênio arterial em relação ao normal (*i. e.*, redução de 100 para 50 mmHg).

A alteração da hemoglobina para pigmentos que não são capazes de carrear oxigênio, como a meta-hemoglobina ou carboxi-hemoglobina, tem o mesmo efeito na concentração de oxigênio que a anemia. Portanto, na intoxicação por nitritos, na qual a hemoglobina é convertida a meta-hemoglobina, e naquela causada por monóxido de carbono, quando a hemoglobina é convertida em carboxi-hemoglobina, há hipoxia como resultado da oxigenação inadequada do sangue.

Hipoxia circulatória

Ocorre como consequência da oferta inadequada de oxigênio aos tecidos em razão da perfusão inadequada dos tecidos pelo sangue. O sangue normalmente está oxigenado adequadamente, mas a velocidade do fluxo sanguíneo não e, portanto, a velocidade na qual o fluxo oferta o oxigênio ao tecido é menor do que a quantidade de oxigênio necessária para dar suporte à função metabólica naquele tecido. Em outras palavras, a taxa de oferta de oxigênio ao tecido não supre a necessidade metabólica daquele tecido. Uma causa comum disso é o baixo débito cardíaco, tal como ocorre com insuficiência cardíaca congestiva ou choque hipovolêmico. Também se dá com a interrupção local do fluxo arterial, como acontece no êmbolo trombótico de cólica tromboembólica de equinos ou compressão de vasos, tal como em deslocamento para direita e torção do abomaso.

Anoxia histotóxica

Ocorre quando a oferta de oxigênio ao tecido é adequada, já que tanto a concentração de oxigênio do sangue arterial quanto o fluxo sanguíneo são adequados, mas o tecido é incapaz de utilizar o oxigênio. Envenenamento por cianeto é a única causa comum dessa forma de anoxia.

Consequências da hipoxia

As consequências da oferta inadequada de oxigênio incluem alterações em quase todos os sistemas orgânicos. O sistema nervoso central e o coração são os mais suscetíveis aos efeitos imediatos e agudos da hipoxia, ao passo que os achados clínicos relacionados com lesão hipóxica no trato gastrintestinal e rins são, de alguma forma, retardados. A hipoxia do sistema nervoso central é evidente como alterações brandas no estado mental, tal como depressão, progredindo para diminuição do estado de alerta até coma e morte. Alterações cardíacas incluem diminuição na força e eficiência da contração como consequência do comprometimento da contratilidade miocárdica e aumento da suscetibilidade à arritmia. O rim, intestino e fígado são todos tecidos metabolicamente ativos e, portanto, suscetíveis à hipoxia. A função renal está reduzida durante a hipoxia, com a medula renal sendo mais sensível à diminuição na oferta de oxigênio. Sinais de disfunção gastrintestinal durante a hipoxia incluem íleo, dor abdominal e distensão abdominal como consequência do acúmulo de gás e líquido no trato gastrintestinal. A disfunção hepática pode ser evidente como diminuição na concentração sanguínea de glicose e aumento da atividade sérica das enzimas hepáticas (fosfatase alcalina, gamaglutamil transpeptidase, sorbitol [inositol] desidrogenase) e de metabólitos (ácidos biliares, bilirrubina).

Alguns tecidos metabolicamente ativos, quando privados de oxigênio, usam o metabolismo anaeróbico para manter o suprimento energético por curtos períodos (depende do tecido, mas o cérebro não pode sobreviver sem oxigênio por mais que 2 a 3 min). O uso de glicólise anaeróbica para energia causa acidose metabólica. Animais em insuficiência respiratória, portanto, com frequência apresentam distúrbio ácido-base misto caracterizado por acidose metabólica e respiratória.

Mecanismos compensatórios

A compensação da insuficiência respiratória ocorre tanto como eventos de curto quanto de longo prazo. Mecanismos compensatórios de curto prazo para a baixa tensão de oxigênio arterial ou baixa oferta de oxigênio aos tecidos ocorrem dentro de segundos a minutos e incluem respostas respiratórias, cardiovasculares e comportamentais. O estímulo dos centros respiratórios no bulbo pela baixa tensão de oxigênio arterial (Pa_{O2}) e elevada tensão de dióxido de carbono arterial (Pa_{CO2}) causa aumento no volume minuto respiratório mediado pelo aumento no volume corrente e na frequência respiratória. Tanto a baixa tensão de oxigênio quanto a elevada tensão de dióxido de carbono no sangue arterial, juntos ou separadamente, são estimuladores potentes desses eventos. A oxigenação tecidual inadequada também estimula o aumento do débito cardíaco, principalmente como resultado da elevação da frequência cardíaca e, em menor grau, do aumento do volume de ejeção. A contração esplênica em espécies tais como a equina, na qual o baço é um reservatório importante de hemácias, aumenta tanto o volume sanguíneo quanto a concentração de hemoglobina, aumentando com isso a capacidade carreadora de oxigênio do sangue. Hipoxemia também faz com que os animais tentem diminuir seu requerimento de oxigênio por meio da diminuição da atividade física, incluindo a movimentação e alimentação.

Mecanismos compensatórios de longo prazo incluem aumento na secreção de eritropoetina pelos rins, com elevação subsequente na produção de hemácias pela medula óssea e aumento da concentração de hemoglobina no sangue. Essa policitemia potencializa a capacidade carreadora de oxigênio do sangue. Policitemia grave, tal como ocorre em anomalias cardíacas congênitas, causando *shunt* crônico da direita para a esquerda, aumenta a viscosidade do sangue e prejudica a perfusão tecidual, aumenta a carga de trabalho do coração e o risco de tromboembolismo. Mecanismos compensatórios de longo prazo também incluem alterações no padrão de ventilação, como em equinos com asma, e no comportamento.

Retenção de dióxido de carbono (hipercapnia)

Insuficiência respiratória resulta em diminuição da eliminação de dióxido de carbono e seu acúmulo no sangue e nos tecidos. Animais respirando ar ambiente, que estão hipercapneicos, também estão sempre hipoxêmicos. O aumento da tensão de oxigênio do ar inspirado pode aliviar a hipoxemia, mas, ao reduzir o estímulo hipóxico do centro respiratório, pode causar incrementos adicionais na P_{CO2} arterial.

Hipercapnia aguda causa acidose respiratória que reduz o pH, tanto do sangue quanto do líquido cerebrospinal. Os achados clínicos de hipercapnia aguda são ansiedade inicial seguida por depressão do sistema nervoso central e eventualmente coma e morte. Essas anormalidades clínicas são atribuídas ao declínio do pH do líquido cerebrospinal (LCE), uma consequência da facilidade com a qual o dióxido de carbono atravessa a barreira hematencefálica. A diminuição no pH do líquido cerebrospinal é maior para acidose respiratória do que para um grau similar de acidose metabólica. Hipercapnia grave também causa vasodilatação periférica, que pode contribuir para hipotensão arterial e arritmia cardíaca. Os efeitos ácido-base da hipercapnia crônica são compensados pelos mecanismos renais que retornam o pH arterial e do LCE quase ao normal e, portanto, não causam mais do que uma doença clínica branda na maioria dos casos. Contanto que se mantenha a oferta de oxigênio aos tecidos, os animais podem tolerar tensões arteriais de dióxido de carbono bastante elevadas por muitos dias ou mais, a chamada "hipercapnia permissiva" que, algumas vezes, é uma alternativa à ventilação artificial ou mecânica de animais com insuficiência respiratória.

Insuficiência respiratória

Movimentos respiratórios são involuntários e estimulados e modificados pelos centros respiratórios no bulbo. Os centros parecem, pelo menos em algumas espécies, ter atividade espontânea, que é modificada pelos impulsos aferentes aos centros superiores, incluindo o córtex cerebral e o centro regulador de calor no hipotálamo, dos receptores de estiramento dos pulmões via nervo vago pulmonar, e dos quimiorreceptores nos corpos carotídeos. A atividade do centro também é regulada diretamente pelo pH e pelas tensões de oxigênio e dióxido de carbono do suprimento sanguíneo arterial cranial. A estimulação de quase todos os nervos aferentes também pode causar alteração reflexa na respiração, com a estimulação das fibras dolorosas sendo particularmente efetiva.

A insuficiência respiratória é o estágio terminal da falência respiratória, na qual a atividade dos centros respiratórios diminui ao ponto em que os movimentos dos músculos respiratórios cessam. A insuficiência respiratória pode ser paralítica, dispneica ou asfixiante, ou taquipneica, dependendo da doença primária.

A insuficiência respiratória que ocorre em animais com pneumonia, edema pulmonar e obstrução do trato respiratório anterior é causada pela combinação de hipoventilação, desequilíbrio ventilação-perfusão e comprometimento da difusão, o que leva à hipercapnia e hipoxemia. Hipercapnia e hipoxia estimulam o centro respiratório e há um estímulo respiratório potente, evidente como frequência e esforço respiratórios significativamente aumentados. Com a progressão da doença, essas alterações se tornam mais acentuadas até que a morte ocorra como consequência de insuficiência do sistema nervoso central ou insuficiência cardíaca. Animais que morrem em razão dos efeitos da insuficiência respiratória sobre o sistema nervoso central tipicamente apresentam dispneia seguida por períodos de respiração ofegante e apneia imediatamente antes da morte.

Insuficiência respiratória *paralítica* é causada por depressão dos centros respiratórios ou paralisia dos músculos da respiração. A depressão do centro respiratório ocorre com envenenamento por depressores do centro respiratório, como anestésicos gerais, ou lesão ao centro respiratório, tal como pode ocorrer com a lesão do tronco cerebral. Paralisia dos músculos respiratórios ocorre em doenças como botulismo, tétano, envenenamento por estricnina, doença do músculo branco, hipocalcemia grave e paralisia do carrapato. Os sinais de insuficiência respiratória paralítica são interrupção gradual ou abrupta dos movimentos respiratórios sem sinais precedentes de aumento do esforço respiratório ou dispneia. O animal com frequência está inconsciente ou incapaz de se mover durante os estágios terminais da doença.

A diferenciação desses tipos de insuficiência apresenta certa importância para determinar o tipo de tratamento necessário. Na forma paralítica de insuficiência respiratória, o tratamento ótimo é a ventilação mecânica, associada à remoção da causa incitante. A administração de estimulantes respiratórios raramente é efetiva como terapia única. A patogênese mais complexa da insuficiência respiratória na maioria das doenças requer uma abordagem terapêutica que remova cada um dos defeitos subjacentes. Na maioria dos casos, isso é conseguido por meio do tratamento da causa incitante, por exemplo, administrando antimicrobianos a um animal com pneumonia, ou furosemida a um animal com edema pulmonar, além de cuidados de suporte, incluindo, potencialmente, administração de oxigênio por via nasal ou faríngea ou ventilação mecânica.

PRINCIPAIS MANIFESTAÇÕES DE INSUFICIÊNCIA RESPIRATÓRIA

A doença respiratória é evidente como um ou mais de uma variedade de sinais detectáveis ao exame clínico. Os sinais variam com a etiologia da doença e sua localização anatômica. Doenças que prejudicam a ventilação ou a troca gasosa têm hipoxemia e hipercapnia como anormalidades importantes que ameaçam a vida. Doenças infecciosas e inflamatórias podem causar anormalidades clínicas significativas, como resultado de resposta inflamatória sistêmica e toxemia. A toxemia pode ser tão grave (p. ex., na difteria dos bezerros, na pneumonia por aspiração e na pleurite equina) que causa morte, ainda que a troca de oxigênio e dióxido de carbono não esteja intensamente prejudicada. Os sinais comuns de doença respiratória são:

- Anormalidades na frequência, amplitude ou facilidade da respiração
- Letargia ou intolerância ao exercício
- Postura anormal
- Sons pulmonares anormais
- Ruídos respiratórios anormais
- Tosse
- Cianose
- Secreção nasal
- Epistaxe e hemoptise.

Anormalidades na frequência, na amplitude e na facilidade da respiração

Polipneia caracteriza frequência respiratória mais rápida do que a observada em animais clinicamente normais da mesma espécie, raça, idade, sexo e estado reprodutivo em um ambiente semelhante.

Taquipneia também descreve frequência respiratória aumentada, embora denote que a respiração é superficial (*i. e.*, com um volume corrente reduzido).

Hiperpneia é o aumento anormal na frequência e na amplitude da respiração (volume minuto anormalmente alto), mas a respiração não é dificultosa e tampouco está associada a sinais a partir dos quais seria possível inferir a ocorrência de angústia por parte do animal (*i. e.*, o animal não está dispneico). Essa avaliação requer a mensuração da ventilação minuto ou das tensões hemogasométricas arteriais.

Dispneia é um termo emprestado da medicina que se refere à *sensação* de encurtamento da respiração ou "necessidade de ar". É usado na medicina veterinária para descrever a respiração laboriosa ou difícil em animais que também apresentam alguns sinais de angústia, como expressão ansiosa, postura ou posição anormal ou comportamento incomum.

Dispneia é uma ocorrência fisiológica depois de exercício extenuante e é anormal apenas quando ocorre em repouso ou após exercício de baixa intensidade. Ela normalmente é causada por hipoxia com ou sem hipercapnia, surgindo mais comumente de doenças do trato respiratório. Na dispneia pulmonar, outro fator pode ser relevante: pode haver reflexo de Hering-Breuer anormalmente sensível. É mais provável que isso ocorra quando há inflamação ou congestão dos pulmões ou pleura. O resultado é a respiração rápida e superficial.

Dispneia expiratória é a expiração forçada e prolongada, normalmente associada à doença obstrutiva difusa ou avançada das vias respiratórias posteriores. A dispneia do enfisema pulmonar tem como característica ser expiratória, e é causada por anoxia anóxica e pela necessidade de expiração forçada para realizar a expulsão bem-sucedida do volume corrente. Ela normalmente é acompanhada por *grunhido expiratório audível* em ruminantes, mas menos em suínos e quase nunca em equinos.

Dispneia inspiratória é uma inspiração forçada e prolongada como consequência de obstrução das vias respiratórias extratorácicas, por exemplo, obstrução laríngea ou colapso da traqueia cervical. Ela pode estar associada também a anormalidades que restringem a expansão torácica, como doenças pulmonares restritivas e lesões que ocupam espaço no tórax. É acompanhada por estridor ou som áspero alto na inspiração quando a causa é a obstrução das vias respiratórias extratorácicas, como é típico da doença da laringe ou da traqueia.

Respiração com boca aberta é uma respiração laboriosa com a boca mantida aberta, normalmente com a língua protraída em ruminantes e mais comumente associada à doença pulmonar avançada ou obstrução das cavidades nasais.

Doenças que causam dispneia em repouso ou ausência de tolerância ao exercício

Dispneia, com hipoxemia e hipercapnia, são os achados clínicos e laboratoriais que apresentam maior probabilidade de chamar a atenção para a possibilidade de doença no sistema respiratório. Ela é mais importante ao tentar diferenciar doenças que causam dispneia, para incluir doenças de outros sistemas que não o sistema respiratório que podem resultar em dispneia. A dispneia em repouso normalmente – mas nem sempre – é causada por doença do trato respiratório, ao passo que a intolerância ao exercício pode ser causada por doenças nos sistemas respiratório, cardiovascular, musculoesquelético e outros sistemas orgânicos.

Doenças do trato respiratório

Doenças do trato respiratório interferem com as trocas gasosas normais por meio dos mecanismos discutidos anteriormente. As características da doença respiratória que levam à dispneia ou à intolerância ao exercício incluem:

- *Inundação dos alvéolos com células inflamatórias* e/ou líquido rico em proteínas: pneumonia e edema pulmonar
- *Atelectasia* (colapso de alvéolos e pequenas vias respiratórias): efusão pleural, hemotórax, hidrotórax, pneumotórax, quilotórax, piotórax, decúbito prolongado em grandes animais e hérnia diafragmática
- *Obstrução das vias respiratórias*: obstrução nasal, obstrução faríngea/laríngea, obstrução traqueal/brônquica, broncoconstrição e obstrução bronquiolar.

Doença cardiovascular

Causa perfusão inadequada dos tecidos, incluindo os pulmões. Há oferta reduzida de oxigênio aos tecidos, até mesmo quando há oxigenação arterial normal.

- Doença cardíaca: dispneia cardíaca resulta de insuficiência cardíaca e é multifatorial. Em animais com dispneia atribuível à doença cardíaca, há outros sinais prontamente evidentes de insuficiência cardíaca
- Insuficiência circulatória periférica: com frequência resulta de choque hipovolêmico, embora choque associado a toxemia, incluindo endotoxemia, possa causar dispneia. Sempre há outros sinais proeminentes de doença.

Doenças do sangue

Podem causar oferta inadequada de oxigênio aos tecidos em razão de anemia ou por hemoglobina incapaz de carrear oxigênio:

- Anemia: concentração anormalmente baixa de hemoglobina
- Hemoglobina alterada: meta-hemoglobinemia (p. ex., em intoxicação por nitrito em bovinos, intoxicação por bordo vermelho em equinos), carboxi-hemoglobinemia.

Doenças do sistema nervoso

Afetam a função respiratória por meio de um de muitos mecanismos:

- Paralisia dos músculos respiratórios: ocorre na paralisia do carrapato ou botulismo. Espasmo tetânico dos músculos respiratórios – tal como no tétano ou intoxicação por estricnina – também prejudica ou impede a ventilação alveolar. Tanto a paralisia flácida quanto a paralisia tetânica causam hipercapnia e hipoxemia e, em situações extremas, morte por sufocamento
- Paralisia do centro respiratório: como na intoxicação por sulfato de nicotina ou depressão geral do sistema nervoso central, causa hipoventilação em decorrência do comprometimento do estímulo ventilatório
- Estimulação do centro respiratório: também chamada de dispneia neurogênica, acontece como consequência da estimulação do centro por uma pequena lesão irritativa, tal como em animais com encefalite, ou administração de fármacos como a lobelina, que aumenta a sensibilidade do centro respiratório à hipoxemia ou hipercapnia.

Doenças musculoesqueléticas

- Doenças musculares: doenças dos músculos respiratórios podem prejudicar a ventilação. Essas incluem doença do músculo branco em cordeiros, bezerros e potros e algumas doenças congênitas (p. ex., deficiência da enzima ramificadora de glicogênio em potros)
- Fadiga: animais com doença respiratória primária grave podem desenvolver fadiga dos músculos respiratórios (intercostais, diafragma, músculos acessórios da respiração), que pode comprometer ainda mais a ventilação
- Trauma: costelas fraturadas podem prejudicar a ventilação tanto em decorrência da dor ao respirar quanto pela interferência mecânica na respiração (tórax flutuante).

Estados sistêmicos gerais

Taquipneia pode ocorrer em muitas condições sistêmicas nas quais não há lesão do trato respiratório ou do sistema nervoso. Essas condições incluem:

- Dor: por exemplo, em equinos com cólica
- Hipertermia: como pode ocorrer com exercício intenso ou extenuante
- Acidose: como distúrbio metabólico associado a qualquer uma de uma série de doenças, mas notavelmente doenças gastrintestinais que causam perda excessiva de eletrólitos catiônicos nas fezes.

Causas ambientais

- Baixa tensão de oxigênio inspirado, como em animais em altitude elevada
- Exposição a gases tóxicos.

Venenos diversos

Muitos venenos podem causar dispneia como sinal proeminente, mas, na maioria dos casos, a patogênese não foi identificada. Esses venenos incluem:

- Substâncias químicas agrícolas, incluindo metaldeído e dinitrofenóis (o mecanismo provável é a estimulação do centro respiratório)
- Organofosforados e carbamatos (o mecanismo provável é a alteração do epitélio pulmonar), ureia (provavelmente efetiva como envenenamento por amônia)
- Nicotina deprimindo o centro respiratório
- Plantas tóxicas, incluindo a toxina de ação rápida *fast death factor* (FDF) de algas e as ervas *Albizia*, *Helenium*, *Eupatorium*, *Ipomoea*, *Taxus* spp. e *Laburnum* e madeira de ferro (*Erythrophleum* spp.); todas parecem agir pelo menos parcialmente por estimulação central.

Postura anormal

Animais com doença respiratória, particularmente aqueles em angústia respiratória, muitas vezes adotam postura incomum e raramente estão em decúbito, exceto em estágios terminais da doença. Animais em angústia respiratória grave permanecerão em posição quadrupedal com a cabeça e pescoço estendidos para baixo. Animais, exceto equinos, frequentemente apresentarão respiração com a boca aberta. Equinos, a não ser em circunstâncias extremas e incomuns, são incapazes de respirar pela boca em razão do arranjo anatômico do palato mole, que proporciona uma barreira hermeticamente fechada de modo efetivo entre a orofaringe e a nasofaringe. Bovinos em angústia respiratória grave e com respiração com a boca aberta frequentemente eliminarão grande quantidade de saliva – provavelmente como consequência da diminuição da frequência de deglutição conforme o animal se esforça para respirar.

O posicionamento dos membros muitas vezes é anormal. Animais gravemente afetados e aqueles com dor pleural (equinos ou bovinos com pleurite) ou angústia respiratória grave normalmente permanecerão em posição quadrupedal com os cotovelos (articulação umerorradial) abduzidos. Os animais ficam relutantes em se mover, e quando forçados a fazê-lo podem reagir violentamente. Eles resistem a intervenções diagnósticas ou terapêuticas que interfiram – ainda que temporariamente – com sua capacidade de respirar.

Sons respiratórios normais e anormais

A auscultação dos pulmões e vias respiratórias é a parte mais crítica do exame físico do sistema respiratório. O exame deve ser realizado em ambiente o mais quieto possível, embora normalmente seja difícil conseguir um ambiente silencioso em uma criação de grandes animais. O animal deve ser contido adequadamente de modo que o examinador possa se concentrar nos sons pulmonares, e não deve ser sedado ou anestesiado em razão da depressão dos sons pulmonares que pode ocorrer nessas circunstâncias. Para ser efetiva e confiável do ponto de vista diagnóstico, a auscultação deve ser sistemática. Tanto as regiões superiores quanto inferiores do trato respiratório devem ser avaliadas em todos os casos. É preferível começar o exame pela auscultação da laringe, traqueia e da área da bifurcação traqueal para avaliar a taxa do fluxo de ar e o volume do som do ar a ser ouvido sobre os pulmões.

Geração dos sons respiratórios

O animal deve estar respirando para gerar os sons pulmonares. Eles ocorrem pelo movimento das vias respiratórias de grande e médio calibre, incluindo a traqueia e os brônquios. Quanto maior a velocidade do ar nas vias respiratórias, mais alto o ruído, o que explica os sons altos originados na traqueia. O movimento do ar nos bronquíolos, vias respiratórias terminais e alvéolos é silencioso em razão da grande área de secção transversal combinada dessas vias respiratórias, consequente velocidade baixa do movimento do ar e característica laminar do fluxo de ar. O som é gerado pelo fluxo de ar turbulento, e o grau de turbulência é afetado pela velocidade do fluxo de ar e pelo diâmetro das vias respiratórias. Esse som é então transmitido através do pulmão e parede torácica para a superfície do tórax, onde ele pode ser detectado com o uso de um estetoscópio.

Sons respiratórios baixos podem ser o resultado de volume corrente pequeno com velocidade baixa resultante do fluxo de ar ou pelo comprometimento da transmissão dos sons para a superfície do tórax. O som é transmitido mais facilmente por meio de líquidos densos como a água. A maioria dos tecidos, exceto a gordura, é constituída por aproximadamente 70% de água, e transmite sons prontamente. O som é refletido na interface entre dois meios de densidades significativamente diferentes – tais como ar e tecido – e menos som é transmitido. Portanto, no pulmão normal há atenuação acentuada (abrandamento) dos sons pulmonares em decorrência da interface ar-tecido extensa. Isso é evidente comparando-se a intensidade dos sons respiratórios ouvidos sobre a traqueia com aqueles ouvidos sobre a parede torácica. Contudo, sons pulmonares são transmitidos mais rapidamente onde áreas pulmonares não contêm ar, como ocorre na atelectasia, edema pulmonar ou infiltração do pulmão por exsudatos inflamatórios. Sons gerados nas grandes vias respiratórias são transmitidos mais facilmente através desse tecido consolidado e são evidentes na parede torácica como sons respiratórios bronquiais mais altos. A presença de sons respiratórios bronquiais que sejam audíveis na superfície torácica depende da existência de um brônquio patente com fluxo de ar para gerar os sons pulmonares e de tecido que transmita com facilidade os sons gerados no brônquio. Sons pulmonares não serão ouvidos se eles não forem gerados (como resultado da falta de fluxo de ar nos brônquios) ou se eles forem abafados pelo acúmulo extenso de líquido ou gordura entre o pulmão e a parede torácica. Sons pulmonares estão reduzidos em animais com fluxo de ar de velocidade baixa nas grandes vias respiratórias, como ocorre em animais com volume corrente baixo, ou nos quais há obliteração do lúmen brônquico por líquido ou tecido. Volume corrente baixo ocorre em animais em repouso ou naqueles nos quais há respiração rápida, mas superficial (volume corrente baixo). A obliteração do lúmen brônquico ocorre em muitas doenças, incluindo pneumonia.

Exame de rerrespiração (uso do saco de rerrespiração)

A detecção de sons pulmonares anormais é otimizada pelo aumento do volume corrente do animal e, com isso, da velocidade do fluxo de ar nas grandes vias respiratórias. Um meio rápido de aumentar temporariamente o volume corrente do animal é ocluir as narinas por um período breve (30 a 60 s). Ao se permitir que o animal inspire novamente, ocorrerão várias inspirações grandes e profundas durante as quais os sons pulmonares podem ser auscultados. No entanto, o aumento do volume corrente é transitório e não possibilita tempo para uma auscultação detalhada do tórax. Uma técnica preferencial é colocar um saco hermeticamente fechado sobre o focinho do animal, de modo que todo o ar que ele inala esteja contido dentro do saco. O volume de ar no saco deve exceder o volume corrente estimulado previsto do animal. Como regra de ouro, o volume do saco deve ser suficiente para possibilitar ao animal um volume corrente de 10 a 15 mℓ de ar por quilograma de peso corporal (mℓ/kg). Um equino ou um bovino de 500 kg necessita, portanto, um saco que contenha 10 ℓ de ar. A hiperventilação é estimulada pelo aumento na concentração de dióxido de carbono do ar inspirado, com hipercapnia subsequente e estimulação do centro respiratório. Uma técnica mais refinada consiste em fornecer ao animal gás composto por 5% de dióxido de carbono e 95% de oxigênio, impedindo assim hipoxemia como consequência do exame. Exames de rerrespiração não são indicados se sons pulmonares anormais forem detectados no exame inicial, uma vez que os resultados do exame de rerrespiração não acrescentarão qualquer informação adicional. Animais em angústia respiratória não devem ser submetidos ao exame de rerrespiração, uma vez que o procedimento poderia piorar a hipoxemia ou hipercapnia já presentes e tal atitude não é ética. Exames de rerrespiração são indicados quando há suspeita de doença respiratória, mas a auscultação inicial do tórax não revela sons pulmonares anormais.

Interpretação dos sons respiratórios

A *terminologia* utilizada para descrever sons pulmonares normais e anormais atualmente está bem estabelecida, e deve ser usada de forma consistente, de modo que seja um auxiliar diagnóstico útil. Associações entre sons respiratórios anormais, doenças e anormalidades da função respiratória são bem definidas. A identificação correta dos sons pulmonares e a consistência nos termos usados para descrevê-los, portanto, permite maior precisão diagnóstica e proporciona a capacidade de descrever doenças de forma precisa e específica. A identificação e o significado clínico dos sons respiratórios estão resumidos na Tabela 12.1. O clínico deve auscultar cuidadosamente tanto o trato respiratório anterior (laringe, traqueia) quanto todas as regiões de ambos os campos pulmonares e interpretar os sons que são audíveis ou inaudíveis. As *variáveis que devem ser interpretadas* incluem:

- A *natureza dos sons* (sons respiratórios aumentados ou diminuídos, crepitações ou sibilos)
- *O momento em que os sons ocorrem no ciclo respiratório*
- *Sua localização anatômica.*

As seguintes questões devem ser levantadas:

- Os sons respiratórios são audíveis?
- Os sons respiratórios estão na intensidade normal?
- Os sons respiratórios estão normais ou anormais?
- Se há sons anormais, o que eles são (crepitações, sibilos, estridores, estertores etc.; ver Tabela 12.1)?
- Os sons respiratórios são audíveis em todos os campos pulmonares?

A interpretação dessas variáveis deve indicar a natureza da lesão. Os exemplos são mostrados na Tabela 12.1. Os sons pulmonares podem ser divididos em sons respiratórios normais e sons respiratórios anormais.

Tabela 12.1 Identificação e significado clínico dos sons respiratórios.

Sons	Características acústicas	Significado e exemplos
Sons respiratórios normais	Sons de sopro suaves, mais longos e mais altos na inspiração do que na expiração, audíveis sobre a traqueia e pulmões	Trato respiratório normal
Sons respiratórios mais audíveis	Aumento leve a moderado no volume dos sons respiratórios audíveis na inspiração e na expiração sobre a traqueia e pulmões	Qualquer fator que aumente a frequência respiratória ou amplitude respiratória, incluindo febre, excitação, exercício, temperatura ambiental elevada, doença pulmonar. Sons respiratórios ásperos e altos são audíveis sobre os pulmões com qualquer doença resultando em colapso ou preenchimento dos alvéolos e deixando o lúmen bronquial aberto; consolidação pulmonar e atelectasia
Sons respiratórios menos audíveis	Audibilidade reduzida dos sons respiratórios na inspiração e/ou expiração sobre os pulmões	Animal obeso, efusão pleural, massa que ocupa espaço nos pulmões ou cavidade pleural, pneumotórax, hérnia diafragmática, doença oclusiva das vias respiratórias (pulmão), como no lúmen bronquial preenchido por exsudato
Crepitações	Sons respiratórios não musicais, interrompidos, de duração curta. Crepitações grossas são altas e mais comumente escutadas sobre as grandes vias respiratórias em animais com doença pulmonar, e podem ser escutadas durante a inspiração e a expiração. Crepitações finas são de curta duração, menos intensas e mais agudas	Crepitações grossas são causadas por bolhas de ar atravessando e causando vibrações em secreções nas grandes vias respiratórias. Crepitações finas são causadas por um estouro explosivo repentino abrindo uma série de vias respiratórias fechadas durante a expiração. Pode ser detectada na inspiração precoce ou tardia. Sugere a presença de secreções e exsudatos nas vias respiratórias e mucosa bronquial edematosa como em broncopneumonia com exsudato, traqueobronquite, pneumonia por aspiração e doença pulmonar obstrutiva. Crepitações altas podem ser audíveis em animais com enfisema pulmonar intersticial
Sibilos	Chiado contínuo do tipo musical e sons de assobio audíveis sobre os pulmões	Estreitamento das grandes vias respiratórias; sibilos polifônicos expiratórios comuns em doença da via respiratória reativa equina, broncopneumonia em qualquer espécie; sibilos monofônicos inspiratórios ocorrem quando as vias respiratórias extratorácicas superiores estão constritas, como em doença da laringe
Sons de fricção das pleuras	Som tipo "lixa"; estridente; som próximo à superfície, na inspiração e expiração; tende a ser espalhafatoso e não influenciado pela tosse	Pleurite, diminui ou desaparece com efusão pleural
Estridor	Um som áspero e agudo na inspiração audível com ou sem estetoscópio sobre a laringe e a traqueia	Obstrução das vias respiratórias superiores, especialmente a laringe (como consequência de edema, laringite, paralisia da corda vocal), o exemplo primordial é difteria do bezerro ou abscedação retrofaríngea em adenite equina ou colapso traqueal em equinos
Estertor	Som de ronco (grave, áspero e rouco) audível sem estetoscópio na inspiração e na expiração sobre as áreas da faringe e da laringe	Obstrução parcial do trato respiratório anterior, comumente atribuível a anormalidades do palato mole e nasofaringe
Grunhido expiratório	Grunhido alto na expiração, que normalmente é forçada contra uma glote fechada com liberação repentina, audível na auscultação do tórax, sobre a traqueia e normalmente audível sem o auxílio de um estetoscópio	Enfisema pulmonar difuso grave; pleuropneumonia e pericardite; consolidação extensa; na pleurisia aguda e peritonite, pode ocorrer um gemido indicando dor
Transmissão dos sons respiratórios do trato respiratório anterior	Sons respiratórios traqueais anormais (crepitações e sibilos) audíveis por auscultação sobre a traqueia extratorácica durante a inspiração	Indica presença de anormalidades do trato respiratório anterior (laringe, nasofaringe, cavidades nasais e traqueia superior), resultando no acúmulo de secreções respiratórias causando constrição das vias respiratórias. Laringite é um exemplo excelente
Sons exteriores ouvidos na auscultação do trato respiratório		
Crepitações em tecido subcutâneo	Sons crepitantes superficiais altos induzidos pelo movimento do estetoscópio sobre a pele	Enfisema subcutâneo do enfisema pulmonar em bovinos; trauma em qualquer parte do trato respiratório que resulte em penetração da via respiratória, permitindo o acúmulo de ar no subcutâneo; bactérias formadoras de gás em tecidos subcutâneos
Sons peristálticos	Sons de borbulhamento, rangidos, retumbantes e de esguichos audíveis sobre os pulmões	Sons gastrintestinais transmitidos do abdome: sons ruminais nos bovinos, sons estomacais e intestinais em equinos. Não indica hérnia diafragmática a menos que exista outra evidência, tal como ausência de sons respiratórios

Sons respiratórios são produzidos pelo movimento do ar através da árvore traqueobrônquica. Os termos *sons bronquiais* e *vesiculares* não são anatomicamente precisos ou baseados em princípios fisiológicos e não devem ser usados. O termo *sons respiratórios* deve ser utilizado. Esses são os sons audíveis claramente sobre a traqueia e que são atenuados sobre os pulmões. Sons respiratórios são de intensidade normal, aumentada ou diminuída. Sons respiratórios anormalmente altos ou suaves podem ser atribuídos tanto a mudanças na produção do som nas vias respiratórias por alterações na velocidade do fluxo quanto por transmissão alterada do som através de tecidos normais ou anormais ou presença de líquidos no tórax, como discutido anteriormente.

Sons respiratórios normais

A qualidade dos sons respiratórios normais varia dependendo de onde o estetoscópio é colocado sobre o trato respiratório. Eles são mais altos sobre a traqueia e base do pulmão e menos audíveis sobre os lobos diafragmáticos do pulmão. Sons respiratórios normais são mais audíveis durante a inspiração, quando comparada à expiração, uma vez que a inspiração é ativa e com um fluxo de ar mais rápido, ao passo que a expiração é passiva em animais normais e associada a velocidades menores do fluxo de ar. Sons respiratórios podem ser fracamente audíveis em animais obesos ou em ambientes muito barulhentos, comuns em condições de campo.

Sons pulmonares de *maior intensidade* são ouvidos em animais normais com aumento da frequência e amplitude respiratórias. Isso pode ocorrer por motivos fisiológicos, como por exemplo, exercício, excitação ou temperatura ambiental elevada. Eles também podem ocorrer em estados anormais, como febre, acidose ou congestão pulmonar, no início de quadros pneumônicos ou na doença miocárdica.

A *intensidade reduzida* ou a ausência quase completa de sons respiratórios ocorre na efusão pleural ou pneumotórax, em razão da reflexão quase completa dos sons respiratórios na superfície pleural como uma consequência do desequilíbrio das propriedades acústicas dos líquidos e dos tecidos pleurais. *Massas que ocupam espaço* entre o pulmão e a parede torácica também causam ausência relativa dos sons respiratórios sobre o local, bem como áreas do pulmão que não são ventiladas, por exemplo, em casos de abscesso pulmonar. A auscultação torácica tem valor limitado para detectar áreas localizadas de consolidação nos pulmões de bezerros ou potros, portanto, o exame ultrassonográfico apresenta sensibilidade muito maior. A sensibilidade da auscultação para detectar consolidação pulmonar, detectada pelo exame ultrassonográfico, é de apenas 6% em bezerros.[1] Auscultação pulmonar auxiliada pelo computador apresenta sensibilidade razoável para detecção da doença respiratória bovina em gado confinado (93%) comparada ao exame clínico realizado por médico-veterinário.[2]

O *aumento da intensidade dos sons respiratórios* ocorre em alguns casos e pode ter importância diagnóstica. Os sons respiratórios normais ouvidos sobre a traqueia podem soar anormalmente altos sobre os pulmões em razão das alterações nas propriedades de transmissão do sistema respiratório. Isso acontece pois, quando as ondas sonoras atravessam estruturas com propriedades físicas diferentes, a quantidade de som transmitida depende da correspondência das propriedades acústicas das diferentes estruturas. A consolidação resulta em menos reflexão do som na parede torácica e, consequentemente, maior transmissão ao estetoscópio. Assim, em casos de consolidação, os sons respiratórios são muito mais altos do que o normal. Esses sons respiratórios ásperos se assemelham àqueles ouvidos na traqueia. Eles são audíveis na inspiração e expiração, mas se tornam mais altos na expiração em estados anormais, por exemplo, consolidação ou atelectasia. Qualquer doença na qual o lúmen bronquial permanece aberto e o tecido pulmonar vizinho foi substituído por células, exsudato ou tecidos (consolidação) que transmitem som sem reflexão resultará em sons bronquiais aumentados.

Sons respiratórios anormais

Sons respiratórios anormais incluem *crepitações* e *sibilos*. Crepitações são sons descontínuos e sibilos são sons contínuos.

Crepitações são sons pulmonares anormais descritos como sons de estalido, estouro ou borbulhamento. Elas são causadas por vias respiratórias que permanecem fechadas por uma porção do período inspiratório e subitamente se abrem. A crepitação é causada pela equalização súbita da pressão entre a parte proximal e distal da via respiratória. Assim, crepitações podem ser causadas pela presença de exsudato e secreção nas vias respiratórias e pela mucosa brônquica edemaciada. Sons pulmonares crepitantes também são audíveis em bovinos com enfisema pulmonar intersticial. Sons crepitantes podem mover seu ponto de intensidade máxima depois de tosse, presumivelmente como consequência do movimento do exsudato.

Sibilos são assobios contínuos, sons de chiado causados pela vibração das vias respiratórias ou pelo ar atravessando uma via respiratória estreitada. Eles podem ser caracterizados como monofônicos (timbre único) ou polifônicos (timbres múltiplos) e pelo momento de sua ocorrência no ciclo respiratório. Sibilos *inspiratórios* sugerem obstrução das vias respiratórias anteriores, normalmente extratorácicas. Sibilos *expiratórios* normalmente indicam obstrução das vias respiratórias intratorácicas, como, por exemplo, broncoconstrição, com ou sem estreitamento de vias respiratórias distais em decorrência da presença de exsudato viscoso.

Sons de fricção pleural são uma combinação de sons contínuos e descontínuos produzidos pelo atrito conjunto da pleura parietal e visceral inflamadas. O som é alto, áspero e normalmente não é influenciado pela tosse. Sons de fricção pleural não são comuns, e sua ausência não exclui pleurite, particularmente em equinos. O som da fricção pleural também pode ocorrer em bovinos com enfisema pulmonar difuso grave conforme as superfícies relativamente secas das pleuras parietal e visceral se esfregam durante o ciclo respiratório.

A *ausência de sons pulmonares* ocorre quando os sons respiratórios são refletidos na interface entre o pulmão e a parede torácica pela presença de um meio, como uma massa que ocupa espaço, líquido ou ar. As causas comuns do "pulmão silencioso" incluem efusão pleural, massas que ocupam espaço do tórax, abscessos pulmonares grandes, destruição completa de um lobo pulmonar – incluindo as vias respiratórias terminais –, como pode acontecer na oclusão do lúmen brônquico por um corpo estranho ou tumor, e na hérnia diafragmática.

Sons acessórios são sons variados inesperados que, ocasionalmente, são audíveis sobre o tórax e incluem sons peristálticos, sons da pele e causados pelo estetoscópio, sons crepitantes como consequência de enfisema subcutâneo e contrações musculares. Enfisema subcutâneo ocorre em doenças nas quais há extravasamento do ar dos pulmões ou vias respiratórias para o espaço subcutâneo. Ocorre, por exemplo, na doença pulmonar bolhosa de bovinos, fratura de costela, pneumotórax e após aspirado traqueal percutâneo em animais que tossem. A tosse nesses animais faz com que o ar seja forçado para fora da traqueia e através do orifício pelo qual obteve-se o aspirado traqueal. Isso ocorre no período de tosse, quando a pressão intratraqueal está significativamente aumentada momentos antes da abertura da glote.

Ruídos respiratórios

A respiração pode ser acompanhada por ruídos audíveis que indicam certas ocorrências normais e anormais no trato respiratório, como *espirro, bufada* ou *resfolego, estridor, estertor* ou *ronco, sibilo, rugido* ou *urro, grunhido expiratório* e *fungada, murmúrio* e *sons de guizo*.

Espirro é uma expiração barulhenta, repentina e involuntária através das cavidades nasais, causada de forma reflexa pela irritação da mucosa nasal. O espirro ocorre na rinite e na obstrução das cavidades nasais e na manipulação digital e no exame da mucosa nasal.

Resfolego ou *bufada* é uma expiração forçada de ar através das narinas como em um espirro, mas uma bufada é um ato voluntário usado por equinos e bovinos como mecanismo para intimidar predadores potenciais.

Estridor é um som inspiratório estenótico que se origina da redução no calibre da laringe, como ocorre no edema e no abscesso de laringe.

Estertor ou *ronco* é um som gutural profundo na inspiração que se origina de vibrações da mucosa faríngea. O ronco, com frequência, é intermitente, dependendo da postura do animal. Por exemplo, um touro jovem gordo roncará muitas vezes quando estiver dormindo com sua cabeça pendendo para baixo, mas o ronco desaparecerá quando ele estiver alerta com sua cabeça mantida para cima em uma posição mais normal. O estertor pode ocorrer durante a expiração em equinos com deslocamento dorsal do palato mole.

Sibilo é um som agudo decorrente do fluxo de ar que atravessa um lúmen estreito, por exemplo, cavidade nasal estenótica ou inflamada.

Rugido ou *urro* pode ocorrer durante exercício, e é causado pela passagem de ar através da laringe com um lúmen reduzido (p. ex., hemiplegia laríngea em equinos).

Grunhido expiratório é um barulho de grunhido ou gemido claramente audível em sincronia com a expiração. É mais comum em bovinos com doença pulmonar difusa. O grunhido doloroso pode ocorrer em doenças dolorosas do tórax, como pleurite fibrinosa, e não está associado à inspiração ou expiração.

Fungada, murmúrio e *sons de guizo* podem ser audíveis sobre a traqueia ou base dos pulmões quando há acúmulo de secreção ou exsudato, nas cavidades nasais, laringe ou traqueia. Eles são mais claramente audíveis na inspiração.

Tosse

A tosse é uma expiração explosiva do ar dos pulmões. Ela se inicia por um estímulo reflexo do centro de tosse no bulbo decorrente da irritação de receptores sensoriais em um dentre vários órgãos, especialmente o trato respiratório. O estímulo pode se originar na faringe, laringe, traqueia ou brônquios. A tosse também pode ser desencadeada por irritação do esôfago, como em casos de sufocamento. O ato da tosse consiste em vários estágios:

- Inspiração profunda seguida de fechamento das cartilagens aritenoides (glote)
- Compressão do ar nos pulmões e grande aumento na pressão no tórax e vias respiratórias pelo esforço respiratório forçado contra a glote fechada
- Relaxamento súbito dos músculos adutores da aritenoide, resultando na abertura da laringe e expiração forçada, vigorosa e abrupta. Tosse em equinos está associada ao deslocamento dorsal transitório do palato mole, de modo que o material nas vias respiratórias caudal à laringe seja expelido através da boca
- A abertura repentina da glote possibilita a expiração explosiva, durante a qual a velocidade linear chega a várias centenas de quilômetros por hora. As vias respiratórias intratorácicas entram em colapso depois da abertura da glote durante a expiração forçada, ao passo que as vias respiratórias extratorácicas são dilatadas momentaneamente.

O objetivo da tosse é remover o excesso de muco, produtos inflamatórios ou material estranho do trato respiratório distal à laringe. Um exemplo de onde a habilidade prejudicada de tossir reduz a capacidade de limpar as secreções respiratórias traqueais é em equinos após a correção cirúrgica de neuropatia do nervo laríngeo recorrente. Nesse caso, um lado da glote está fixada aberta, impedindo assim que o equino alcance altas taxas de fluxo normais associadas ao estágio explosivo da tosse. Isso reduz significativamente a expectoração do material da traqueia.

A tosse indica a existência de doença respiratória primária ou secundária. Pode ser avaliada segundo várias características. Ela é infrequente nos estágios iniciais da doença do trato respiratório, mas pode se tornar frequente conforme se torna mais grave o grau de inflamação em laringe, traqueia e brônquios. A avaliação da gravidade da tosse, pelo menos em equinos, requer observação prolongada (preferivelmente por uma hora). A tosse é um indicador razoavelmente específico – mas não muito sensível – de inflamação pulmonar. Caso seja detectada, é bem provável que o animal tenha inflamação das vias respiratórias, ao passo que a falha em identificar tosse não exclui de forma confiável a presença de inflamação clinicamente relevante das vias respiratórias. A gravidade da tosse em equinos está intimamente ligada à gravidade da inflamação e ao acúmulo de secreção mucopurulenta nas vias respiratórias. Equinos de corrida que tossem têm probabilidade dez vezes maior de ter mais que 20% de neutrófilos no aspirado traqueal, e probabilidade 100 vezes maior de ter mais que 80% de neutrófilos. A frequência de tosse se correlaciona bem com as alterações máximas na pressão pleural, extensão do acúmulo de muco e proporção de neutrófilos no líquido do lavado broncoalveolar de equinos com síndrome asma (obstrução recorrente da via respiratória). A tosse, portanto, é um indicador específico da presença de inflamação respiratória.

A frequência da tosse é um indicador da gravidade da doença pulmonar em equinos e presumivelmente em outras espécies. Equinos que tossem mais do que quatro vezes por hora têm probabilidade aumentada de acúmulo de muco e maiores alterações de pressão pleural durante a respiração do que equinos que tossem menos que isso. O uso da *análise dos sons da tosse* possibilita a detecção de surtos de doença respiratória em suínos e bezerros estabulados. Sistemas de análise de sons automatizados podem diferenciar sons de tosse de outros sons nos estábulos ou chiqueiro.[3-5]

A tosse não pode ser induzida em bovinos ou equinos adultos normais por manipulação manual da laringe ou da traqueia. Se a tosse puder ser induzida em um equino adulto por manipulação manual da laringe ou traqueia, então isso indica inflamação das vias respiratórias e é razão para o exame adicional do trato respiratório.

As causas mais comuns de tosse em animais pecuários são doenças da laringe, traqueia, brônquios e pulmões, que são apresentadas posteriormente neste capítulo sob o título de doenças daquelas regiões correspondentes do trato respiratório.

Cianose

É a coloração azulada da pele, conjuntiva e mucosas visíveis causada pelo aumento na quantidade absoluta de hemoglobina reduzida no sangue. Ela pode ocorrer apenas quando a concentração de hemoglobina do sangue está normal ou aproximadamente normal, e quando há oxigenação incompleta da hemoglobina. A cianose é evidente quando a concentração de hemoglobina desoxigenada no sangue é superior a 5 g/dℓ (50 g/ℓ). Cianose não ocorre em animais anêmicos. A coloração azulada deve desaparecer quando se exerce pressão na pele ou mucosa. Na maioria dos casos, a membrana mucosa oral é examinada quanto à evidência de cianose, embora a pele do pavilhão auricular e as membranas mucosas urogenitais sejam suficientes. O exame da mucosa vaginal é preferível em equinos que tenham congestão grave da mucosa oral e nasal como consequência de doença que afeta a cabeça, como celulite ou tromboflebite jugular bilateral. A iluminação artificial e a pigmentação da pele afetam a habilidade de detectar cianose.

Meta-hemoglobinemia é acompanhada por alteração da coloração da pele e das mucosas, mas a cor é mais marrom do que azul, e não pode ser descrita de forma precisa como cianose.

A cianose é classificada como central ou periférica. *Cianose central* está presente quando a saturação de oxigênio arterial está abaixo do normal com concentração de hemoglobina desoxigenada excedendo 4 a 5 g/dℓ. *Cianose periférica* ocorre quando há dessaturação localizada do sangue, apesar da saturação de oxigênio arterial estar normal. Isso geralmente ocorre em razão da diminuição do fluxo sanguíneo para o tecido, com aumento resultante na extração de oxigênio pelos tecidos isquêmicos e baixa saturação de hemoglobina venosa e dos capilares terminais.

A cianose central é causada por doenças que incluem:

- Doenças cardíacas congênitas que causam *shunt* da direita para a esquerda
- Doenças pulmonares que causam hipoxemia – a cianose geralmente não é significativa na doença pulmonar, a menos que o grau de desequilíbrio ventilação-perfusão seja grave
- Obstrução das vias respiratórias anteriores causando hipoxemia – a cianose é comum e sinal de doença que representa risco de morte em casos graves de obstrução de laringe, como ocorre na laringite grave em bezerros com laringite necrótica ou equinos com paralisia bilateral da laringe (intoxicação por chumbo, após intubação traqueal durante anestesia, idiopática)
- Anormalidades na função da hemoglobina.

Causas periféricas de cianose são:

- Obstrução arterial, como observada em equinos com trombose aortoilíaca ("trombose de sela") ou trombose dos membros distais (como pode ocorrer na septicemia grave)
- Obstrução venosa
- Vasoconstrição intensa.

Cianose central caracteriza-se por diminuição da saturação de oxigênio arterial como consequência do desvio do sangue da direita para a esquerda ou função pulmonar comprometida. A cianose central resultante de doença cardíaca congênita ou doença pulmonar piora de forma característica durante o exercício. A cianose central normalmente se torna aparente a uma concentração capilar média de 4 a 5 g/dℓ de hemoglobina reduzida (ou 0,5 g/dℓ de meta-hemoglobina). Uma vez que a quantidade *absoluta* de hemoglobina reduzida no sangue é a responsável pela cianose, quanto mais alta a concentração total de hemoglobina, maior a tendência à cianose. Assim, a cianose é detectável em pacientes com policitemia significativa com níveis de saturação de oxigênio arterial maiores do que em pacientes com valores normais de hematócrito, e a cianose pode estar ausente em pacientes com anemia, apesar de dessaturação arterial importante. Pacientes com doença cardíaca congênita com frequência têm histórico de cianose que é intensificada durante o esforço em razão da saturação inferior do sangue que retorna ao lado direito do coração e do *shunt* da direita para a esquerda aumentado. A inspiração de oxigênio puro (100% FI_{O2}) não resolverá a cianose central quando existir um *shunt* da direita para a esquerda, mas ela pode resolver a cianose quando doença pulmonar primária ou policitemia forem as causas.

Cianose periférica é causada por obstrução do fluxo sanguíneo a uma área. Isso pode ocorrer como resultado de obstrução arterial ou venosa, embora ela normalmente seja mais grave quando o fluxo sanguíneo arterial está obstruído. Obstrução do fluxo sanguíneo arterial também faz com que o membro fique frio e compromete a função muscular e nervosa na área isquêmica. Cianose pode ocorrer também como consequência de vasoconstrição cutânea atribuível ao débito cardíaco baixo ou exposição ao ar ou água frios. Ela normalmente indica estase do fluxo sanguíneo periférico. Se a cianose periférica for localizada em uma extremidade, deve-se suspeitar de obstrução arterial ou venosa. A cianose periférica decorrente de vasoconstrição geralmente é aliviada pelo aquecimento da área afetada.

Insuficiência cardíaca pode causar cianose restrita às extremidades, provavelmente em decorrência do fluxo sanguíneo reduzido nas extremidades durante essa doença e, consequentemente, a concentração de oxigênio é acentuadamente inferior nos capilares terminais. O sangue na extremidade venosa dos capilares, e no leito venoso drenando esses tecidos, portanto, está desoxigenado e cianose é observada. Embora esse tipo de cianose apresente distribuição periférica, sua causa subjacente é central.

Secreção nasal

Secreção nasal excessiva ou anormal muitas vezes é indicativo de doença do trato respiratório. Secreções nasais são comuns em todas as espécies de animais pecuários. Bovinos podem remover alguma ou toda a secreção nasal por meio da lambedura, ao passo que equinos não conseguem fazê-lo.

Origem

A secreção nasal geralmente é óbvia, mas a determinação de sua origem e seu significado podem ser de difícil determinação. O histórico deve elucidar a duração da secreção nasal e se ela é *uni* ou *bilateral*.

Secreção nasal pode se originar de lesões nas cavidades nasais, defeitos congênitos do palato duro – como fissura de palato em recém-nascidos, seios paranasais, bolsa gutural em equinos, faringe, laringe, traqueia e pulmões. Doenças do esôfago e estômago que causam disfagia e regurgitação ou vômito também podem causar secreção nasal manchada com material alimentar.

A origem da secreção nasal às vezes é determinada pela inspeção próxima das narinas externas e os aspectos visíveis das cavidades nasais usando uma fonte de luz pontual. Algumas doenças infecciosas importantes do trato respiratório caracterizadas por lesões da mucosa nasal podem ser identificadas pelo exame das narinas externas quanto à origem da secreção nasal. Se a fonte da secreção não é evidente nesse exame, então é necessária investigação mais detalhada.

Exame

As características da secreção são observadas cuidadosamente por inspeção. Ela pode ser abundante, serosa, mucosa, purulenta, caseosa, com estrias de sangue e com odor desagradável (ozena) ou pode conter partículas de alimentos.

- Secreção nasal serosa bilateral abundante é característica de inflamação inicial das cavidades nasais, como na rinite viral
- Secreção mucosa bilateral sugere inflamação de alguns dias de duração
- Secreção purulenta bilateral pode indicar inflamação no trato respiratório anterior ou posterior
- Secreção caseosa bilateral abundante sugere rinite alérgica ou bacteriana
- Secreção nasal com mau cheiro normalmente está associada à necrose de tecidos em qualquer ponto nas cavidades nasais, bolsas guturais em equinos ou pneumonia necrótica e gangrenosa grave
- Secreção com mau cheiro bilateral contendo partículas de alimentos sugere disfagia, regurgitação ou vômito
- Na maioria dos casos, secreção nasal unilateral crônica sugere lesão de uma cavidade nasal
- Secreção nasal bilateral sugere lesão posterior ao sistema nasal.

O exame dos *seios paranasais* quanto a evidência de dor e deformidade facial auxiliará no diagnóstico de sinusite. A percussão é útil para identificar seios paranasais que estão preenchidos com líquido ou tecido, uma vez que os seios afetados dessa maneira não produzem som ressoante quando a pele sobreposta ao seio é percutida. A faringe e laringe de bovinos podem ser examinadas através da cavidade oral, ao passo que um *endoscópio flexível* é necessário para o exame detalhado do trato respiratório anterior e posterior de equinos ou bovinos de quase qualquer idade para determinar a origem da secreção nasal. O exame deve incluir ambas as narinas, a região da abertura no seio nasomaxilar (essa abertura não pode ser observada), a nasofaringe (em equinos) ou a faringe (em outras espécies), a bolsa gutural em equinos, a laringe e a traqueia, preferencialmente ao nível da carina, embora isso possa não ser possível em grandes animais ou quando endoscópios curtos são utilizados.

A *radiografia* de estruturas da cabeça e da faringe também é útil para localizar lesões das cavidades nasais e seios paranasais que poderiam ser a origem da secreção nasal.

Secreção nasal e localização da lesão

Não há necessariamente correlação entre as características da secreção nasal e a natureza de qualquer lesão pulmonar. Na pneumonia exsudativa de bovinos, secreção mucopurulenta é produzida e se move para cima até a traqueia e para dentro da faringe pelo mecanismo mucociliar ou pela tosse. Parte desta é então engolida, e parte pode ser depositada nas cavidades nasais e movida adiante para as narinas externas por ação ciliar. Em equinos, em razão do palato mole longo, a maior parte do material purulento dos pulmões será depositada nas cavidades nasais e aparecerá como secreção nasal.

Amostra da secreção nasal

Quando há suspeita de doença infecciosa, suabes nasais podem ser coletados e submetidos a exame microbiológico. Suabes nasais são úteis apenas quando há suspeita de um agente etiológico específico e a demonstração de sua presença confirmará a causa da doença. Exemplos disso incluem adenite equina (*Streptococcus equi*), influenza (equina ou suína), rinotraqueíte infecciosa bovina e *Mycoplasma bovis*. A submissão de suabes nasais para cultura resulta no crescimento de flora mista e os resultados são impossíveis de interpretar, com exceção dos exemplos citados anteriormente. Microrganismos cultivados de suabes nasais ou nasofaríngeos não são representativos daqueles cultivados dos pulmões em animais individuais, mas poderiam, de alguma forma, ser úteis em surtos de doenças do rebanho. A cultura de aspirados transtraqueais ou em bovinos – mas não em equinos – do líquido da lavagem broncoalveolar é representativo de microrganismos causadores de doença pulmonar. O exame citológico da secreção nasal pode revelar células esfoliadas no caso de tumores nasais, ou eosinófilos, quando houver rinite alérgica.

Epistaxe e hemoptise

- *Epistaxe* (sangue saindo da narina) é, na maioria dos casos, decorrente de doença da mucosa do trato respiratório anterior, mas pode se originar em qualquer ponto do trato respiratório anterior ou posterior. Epistaxe que ocorre durante ou até várias horas após exercício intenso em equinos é causada por hemorragia pulmonar induzida pelo exercício
- *Hemoptise* é a tosse com sangue. O sangue normalmente se origina de hemorragia no trato respiratório posterior. A presença de hemoptise é difícil de detectar em animais. Hemoptise ocorre em equinos, o que talvez seja inesperado, dada a separação anatômica entre a nasofaringe e a orofaringe.

Hemorragia pulmonar, particularmente em equinos, pode se manifestar como epistaxe. Hemorragia pulmonar em bovinos normalmente se manifesta como hemoptise e epistaxe. Estas são descritas com mais detalhes posteriormente neste capítulo.

Pequena quantidade de líquido serossanguinolento nas narinas – como ocorre na anemia infecciosa e na pneumonia infecciosa equinas – não representa epistaxe, que deve ser diferenciada também da eliminação de espuma tingida de sangue causada por edema pulmonar agudo. Nesse caso, as bolhas na espuma têm tamanho muito pequeno e a eliminação da espuma é acompanhada por dispneia grave, tosse e evidência de edema pulmonar na auscultação.

Dor torácica

Dor espontânea, evidenciada por grunhido em cada ciclo respiratório, normalmente indica dor pleural, como aquela decorrente de uma costela fraturada, músculo intercostal lacerado ou lesão traumática, incluindo hematoma da pleura ou pleurisia. Um gemido semelhante pode ser obtido por palpação profunda ou percussão gentil sobre a área afetada da parede torácica com o punho fechado ou um martelo de percussão. Dor decorrente de lesão crônica localizada profundamente não pode ser detectada dessa forma.

EXAME ESPECIAL DO SISTEMA RESPIRATÓRIO

Além do exame clínico de rotina do trato respiratório, há várias técnicas diagnósticas que podem ser usadas como auxiliares para o diagnóstico específico, proporcionando prognóstico confiável e formulando tratamento mais racional. Essas técnicas estão sendo usadas com mais frequência por especialistas nas espécies, particularmente em animais valiosos. A maioria das instalações possuem endoscópios flexíveis para o exame do trato respiratório anterior de equinos. Exames de imagem, como radiografias torácicas e ultrassonografia de animais com suspeita de doença pulmonar atualmente são comuns, e a avaliação laboratorial de secreções e exsudato do trato respiratório é rotineira. Quase todas essas técnicas aumentam os custos para estabelecer o diagnóstico e, portanto, é importante considerar se o teste diagnóstico adicional melhorará o resultado do caso. Técnicas para avaliação avançada do sistema respiratório incluem:

- Auscultação e percussão do tórax
- Endoscopia das vias respiratórias superiores, bolsa gutural (em equídeos), traqueia, brônquios e bronquíolos maiores
- Exame endoscópico invasivo dos seios usando endoscópios rígidos
- Pleuroscopia usando endoscópios rígidos ou flexíveis
- Exame radiográfico do crânio, faringe, laringe, bolsa gutural (em equídeos), traqueia e tórax
- Tomografia computadorizada e exame de ressonância magnética
- Avaliação da função respiratória por cintigrafia
- Exame ultrassonográfico dos tecidos moles da faringe, laringe e tórax
- Coleta e avaliação das seguintes secreções do trato respiratório:
  - Nasal
  - Dos seios paranasais
  - Das bolsas guturais
  - Faríngea
  - Traqueobrônquica (aspirados traqueais, lavado broncoalveolar)
  - Pleural (toracocentese)
- Teste da função pulmonar, incluindo medida dos volumes minuto e corrente, pressão pleural, volume expiratório forçado, curvas fluxo-volume, oscilometria forçada e respiração de CO_2
- Hemogasometria arterial
- Hemogasometria venosa
- Concentração sanguínea de lactato
- Oximetria de pulso
- Coleta e análise do condensado respiratório exalado
- Biopsia pulmonar
- Análise do espectro sonoro respiratório
- Teste de esforço.

Auscultação e percussão

As técnicas de auscultação e percussão utilizadas no exame do tórax são discutidas no Capítulo 1 e Referências bibliográficas quanto à percussão do tórax estão disponíveis nas edições anteriores desse texto. A percussão do tórax é um meio útil para determinar as margens pulmonares e, portanto, para detectar a presença de hiperinsuflação, como ocorre na *síndrome asma* em equinos, ou áreas de consolidação. A consolidação é evidente como perda de ressonância e a detecção dessa anormalidade pode revelar a presença de líquido pleural excessivo ou de consolidação pulmonar. Há excelente concordância na avaliação das margens pulmonares determinadas por percussão e pelo exame ultrassonográfico. A percussão é, portanto, uma ferramenta diagnóstica valiosa, especialmente quando o exame ultrassonográfico não está disponível.

Avaliação endoscópica das vias respiratórias (rinolaringoscopia, traqueobroncoscopia)

Equinos

Endoscópios flexíveis possibilitam o exame do trato respiratório anterior de equinos, incluindo as cavidades nasais, nasofaringe, divertículos da tuba auditiva (bolsas guturais), arco do palato, epiglote, laringe, traqueia e brônquios principais. Para o exame até o nível da traqueia rostral, um endoscópio de 1 m de comprimento é adequado. No entanto, um endoscópio de 1,5 m de comprimento é útil para o exame até a entrada torácica. O endoscópio normalmente tem menos de 1,5 cm de diâmetro. Exames endoscópicos são tolerados pela maioria dos equinos com o mínimo de contenção (aplicação de pito no nariz ou orelha). A sedação deve ser evitada se o objetivo do exame for determinar a integridade funcional da faringe e laringe. A sedação deprime a função laríngea e compromete a avaliação da simetria e a função abdutora das cartilagens aritenoides. Equinos sedados têm maior probabilidade de deslocar o palato mole e de falhar em retorná-lo à sua posição normal.

A *rinolaringoscopia* de equinos deve incluir o exame cuidadoso dos meatos ventral e médio, dos turbinados, da região da abertura do seio nasomaxilar (esta não pode ser visualizada diretamente, mas a secreção desta pode ser detectada), turbinados etmoidais, nasofaringe, palato mole, bolsas guturais, recesso faríngeo dorsal, epiglote e laringe. O endoscópio deve ser usado para examinar tanto a cavidade nasal quanto o turbinado etmoide esquerdo e direito. Ambas as bolsas guturais devem ser avaliadas. A passagem do endoscópio na bolsa gutural é melhor efetuada passando o endoscópio através da cavidade nasal ipsilateral. Então, entra-se na bolsa gutural introduzindo primeiro um tubo fino e rígido, como um instrumento de biopsia endoscópica através da porta de biopsia do endoscópio para dentro da bolsa gutural. O endoscópio é então rotacionado de modo que a entrada para a bolsa gutural esteja aberta, e o endoscópio é cuidadosamente avançado para dentro da bolsa. Uma técnica alternativa envolve a inserção de um cateter rígido, como um cateter uterino de Chambers para éguas, dentro da bolsa gutural de modo que a entrada é dilatada, permitindo a passagem do endoscópio.

Muitos distúrbios da faringe e da laringe equina se manifestam apenas durante exercício extenuante em razão das pressões elevadas geradas nas vias respiratórias pela grande ventilação/min dos equinos durante o exercício.[6] Pressões na faringe e na laringe que são de magnitude semelhante àquelas que ocorrem durante exercício intenso podem ser induzidas em equinos em repouso por 60 s de *oclusão nasal*. Os esforços respiratórios de equinos durante oclusão nasal podem, portanto, ser usados para simular aqueles durante o exercício, permitindo assim a detecção de distúrbios da faringe (deslocamento do palato mole) e laringe (hemiplegia laríngea leve) que, de outra maneira, não seriam aparentes em um equino em repouso. A rinolaringoscopia também pode ser realizada em equinos correndo em uma esteira (seção "Teste de Esforço") ou – com o uso de endoscopia dinâmica – em equinos correndo a campo.[7]

A *broncoscopia* requer endoscópio que tenha pelo menos 2 m de comprimento e menos que 1,5 cm de diâmetro. Os equinos devem ser sedados para a broncoscopia (a combinação de xilazina, 0,25 a 0,50 mg/kg por via intravenosa [IV] e butorfanol a 1 mg/40 kg IV funciona bem). A instilação de lidocaína (20 mℓ de lidocaína 2% diluída com 40 mℓ de solução de cloreto de sódio ou similar) minimiza a tosse. A lidocaína é instilada na traqueia através do canal de biopsia do endoscópio. As vias respiratórias são examinadas de forma sistemática, e os resultados são registrados usando um sistema que tem sido descrito para identificar as vias respiratórias principais. Os brônquios lobares são identificados com base no lado da árvore brônquica no qual eles são encontrados e a ordem na qual eles se originam do brônquio primário. No lado direito DB1, DB2 e DB3 se referem ao brônquio lobar cranial direito e, subsequentemente, os brônquios direitos, respectivamente. No lado esquerdo, EB1 e EB2 se referem ao brônquio lobar cranial esquerdo e ao brônquio lobar caudal esquerdo, respectivamente. Brônquios segmentares são identificados por números consecutivos em ordem de origem do brônquio lombar. A direção do brônquio segmentar é denotada pelas letras maiúsculas D (dorsal), V (ventral), L (lateral), M (medial), R (rostral) e C (caudal). Brônquios subsegmentares são identificados na ordem de origem dos brônquios segmentares, usando letras minúsculas.

Bovinos

A nasofaringe, faringe e laringe de bovinos podem ser examinadas por endoscopia, e esta, se possível, deve ser realizada sem sedação. Xilazina não é recomendada, pois normalmente interfere na função normal da laringe. Recomenda-se a acepromazina, caso a sedação seja necessária.

A anatomia da porção proximal do trato respiratório de bovinos difere daquela dos equinos. O septo nasal não separa completamente os aspectos esquerdo e direito da nasofaringe. No bovino, o septo nasal afunila caudodorsalmente, permitindo a observação de ambos os etmoturbinados de um lado. O septo faríngeo está contíguo ao septo nasal, e emerge com a parede caudodorsal da faringe. As aberturas nasofaríngeas das tubas auditivas são visíveis. A aparência das cordas vocais é semelhante àquela observada nos equinos. O bovino não tem sáculo laríngeo, e o ventrículo laríngeo não é visível rostralmente às cordas vocais. Durante a endoscopia, as cartilagens aritenoides são mantidas em posição completamente abduzida. A constrição da faringe durante a deglutição é acompanhada pelo movimento rostroventral do septo faríngeo, ocluindo completamente a nasofaringe, o que difere da situação no equino.

Endoscopia dos seios paranasais

Os seios paranasais de equinos adultos podem ser examinados com artroscópio de 4 mm enquanto o animal está em posição quadrupedal e sedado ou sob anestesia geral. O procedimento é tecnicamente desafiador e normalmente realizado por cirurgiões experientes no uso do equipamento artroscópico, que é inserido através de portais criados por broca de trepanação nos seios paranasais. O lado a ser examinado é determinado pelo exame físico, radiográfico e rinoscópico do animal. A endoscopia é indicada em animais nos quais o diagnóstico de doença requer a coleta de tecido do seio paranasal. Intervenções terapêuticas podem ser realizadas durante a endoscopia dos seios paranasais, e incluem lavagem, remoção de secreções e de material inflamatório, drenagem de cistos e criação ou aumento de orifícios de drenagem.

Pleuroscopia

A pleuroscopia usando endoscópio rígido ou flexível possibilita a inspeção direta da cavidade pleural para o diagnóstico de doença pleural. O procedimento é bem tolerado em equinos e bovinos saudáveis.[8,9] A técnica é particularmente valiosa no diagnóstico de doenças do tórax que se estendem para a superfície pleural e não esfoliam grandes quantidades de células, tornando então improvável o diagnóstico por exame do líquido obtido por pleurocentese. O procedimento é útil para a coleta de amostras de tecido, como em casos de suspeita de neoplasia torácica[10-12] ou em procedimentos terapêuticos, incluindo redução de aderências pleurais e ressecção de secções pulmonares, bem como na coleta de amostras de biopsia grandes do pulmão.[13]

O procedimento é feito em equinos em posição quadrupedal, sedados e contidos em tronco. Utiliza-se técnica estritamente asséptica. O portal para a inserção do endoscópio está ao nível do 8º ao 12º espaços intercostais, com exame ótimo das estruturas intratorácicas obtido pelo 10º ou 12º espaços intercostais. Tanto o endoscópio rígido (10 mm de diâmetro, 57 cm de comprimento) quanto o flexível (10 mm de diâmetro, 1 m de comprimento) podem ser utilizados. O endoscópio é inserido através de uma incisão pequena no espaço intercostal feita sob anestesia local. O pulmão ipsilateral é colapsado parcialmente por pneumotórax induzido para permitir a visualização das estruturas intratorácicas. O mediastino está intacto na maioria dos animais. O colapso inadequado do pulmão aumenta a probabilidade de ele ser lesionado durante o procedimento. O pulmão é reinflado pela remoção de ar do espaço pleural ao término do procedimento. Complicações potenciais do procedimento incluem pneumotórax, hemotórax, lesões a estruturas intratorácicas e infecção.

Radiografia

A radiografia de cabeça, pescoço e tórax é valiosa para o diagnóstico de doenças do trato respiratório de animais. O exame é dificultado pelo grande porte de equinos e bovinos adultos, pela necessidade de equipamento especializado com alta capacidade para obter imagens radiográficas e pela necessidade de contenção adequada. O exame radiográfico de animais adultos a campo usando unidades radiográficas portáteis é muito limitado. Contudo, grandes instalações com unidades radiográficas fixas capazes de gerar voltagem e amperagem suficientes podem obter radiografias diagnósticas do tórax de equinos e bovinos adultos. Valores de exposição para radiografias do tórax de equinos e bovinos adultos estão na faixa de 110 kV e 40 mAs para regiões caudodorsais a 150 kV e 70 mAs para regiões cranioventrais.[14] Imagens diagnósticas de animais menores, incluindo ovelhas e cabras adultas, potros e bezerros, podem ser obtidas usando unidades portáteis capazes de gerar 80 a 100 kV e 15 a 20 mA.

O exame do tórax de grandes animais está restrito a radiografias laterais em razão da grande quantidade de tecido, o que impede a exposição adequada para projeções ventrodorsais. Imagens múltiplas (normalmente quatro projeções em sobreposição) são necessárias para o exame completo do tórax, e a exposição necessária para imagens com qualidade ótima varia entre os locais anatômicos.[14] A localização de lesões focais pode ser conseguida pelo exame de conjuntos de radiografias que incluam imagens coletadas com o equino ou bovino em posição quadrupedal, inicialmente com um lado voltado para a placa, e então com o outro lado. A lesão aparecerá maior em projeções obtidas com a lesão mais próxima da fonte dos raios X. A anatomia radiográfica do equino foi descrita.[14]

A interpretação de radiografias torácicas de equinos tem usado classicamente uma abordagem empregando termos como padrão bronquial, alveolar, intersticial e vascular. Recentemente, sugeriu-se uma abordagem alternativa e que os autores deste livro recomendam, representada na Figura 12.1. O processo envolve a identificação de áreas de opacidade, sua extensão e características (pobremente definida *versus* discreta), além do número e localização de opacidades. O diagnóstico diferencial pode então ser estabelecido para cada padrão de anormalidades (Quadro 12.1).[14]

Radiografias de *bezerros e potros* podem ser registradas com os animais em posição quadrupedal ou em decúbito. As imagens obtidas com o potro ou bezerro em decúbito lateral com os membros torácicos estendidos para frente possibilitam ótima avaliação do tórax cranial. No entanto, bezerros ou potros que estão em decúbito por períodos prolongados (p. ex., > 30 min) podem desenvolver atelectasia do pulmão inferior que pode mimetizar radiograficamente pneumonia. Projeções ventrodorsais auxiliam a localizar lesões em potros e bezerros. Evidência radiográfica de doença pulmonar é comum em potros neonatos doentes (em um estudo, 74% apresentavam esse tipo de lesão) e não está relacionada a evidência

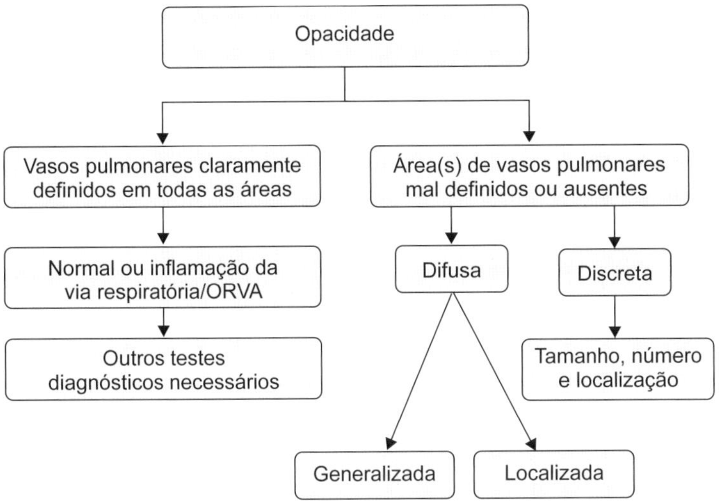

Figura 12.1 Árvore de decisão para avaliar radiografias torácicas de equinos. ORVA: obstrução recorrente da via respiratória ou asma. Reproduzida de Dunkel et al., 2013.[14]

Quadro 12.1 Diagnósticos diferenciais para padrões de anormalidades detectadas no exame radiográfico do tórax de equinos.

Sem anormalidades detectadas (mas outros sinais clínicos de doença respiratória estão presentes):
- Doença inflamatória das vias respiratórias
- Asma
- Obstrução recorrente da via respiratória associada ao pasto do verão
- Doença do trato respiratório anterior

Opacidades localizadas, difusas:
- Pulmão caudodorsal
  - Hemorragia pulmonar induzida pelo exercício
  - Iatrogênica, depois de lavagem broncoalveolar (transitória)
  - Pneumonia focal
- Cranioventral
  - Broncopneumonia infecciosa
  - Pneumonia aspirativa
  - Pleuropneumonia

Opacidades generalizadas, difusas:
- Pneumonia intersticial
- Fibrose pulmonar
- Edema pulmonar
- Síndrome da angústia respiratória aguda

Uma ou múltiplas opacidades discretas:
- Única
  - Neoplasia
  - Abscesso pulmonar
  - Granuloma bacteriano ou fúngico
  - Corpo estranho
- Múltiplas
  - Abscessos pulmonares
  - Neoplasia
  - Fúngica (p. ex., Aspergillus spp.), bacteriana (Rhodococcus equi) ou parasitária disseminada
  - Fibrose pulmonar multinodular equina
  - Pneumonia intersticial eosinofílica
  - Idiopática
- Outros
  - Bronquiectasia
  - Estenose traqueal
  - Bolhas
  - Padrão vascular aumentado
  - Pneumotórax
  - Pneumomediastino
  - Hérnia diafragmática
  - Megaesôfago
  - Corpo estranho
  - Líquido pleural (pleurítico, hemotórax, quilotórax)

clínica de doença respiratória ou dispneia. As características de lesões pulmonares detectadas em potros neonatos estão associadas à probabilidade de sobrevivência. Diretrizes para o reconhecimento de padrões pulmonares em potros foram propostas (Tabela 12.2), e essas diretrizes provavelmente são ferramentas úteis para a interpretação e descrição de padrões pulmonares em neonatos de outras espécies.

As indicações para radiografia torácica em equinos (e, provavelmente, outras espécies de grandes animais) incluem:[14]

- Doença respiratória branda que não é responsiva ao tratamento
- Angústia respiratória grave
- Trauma torácico
- Sinais de doença respiratória e perda de peso ou cólica recorrente
- Suspeita de pneumonia infecciosa ou aspirativa
- Suspeita de massa torácica ou mediastínica
- Doença esofágica
- Suspeita de hérnia diafragmática.

A radiografia pode auxiliar no reconhecimento e na diferenciação de atelectasia e consolidação, napneumonia intersticial e exsudativa, no padrão alveolar de doença pulmonar, na neoplasia, nas efusões pleurais, no pneumotórax, no hidropericárdio e nas lesões que ocupam espaço no tórax. Cardiomegalia, anormalidades do mediastino cranial, fraturas de costelas e hérnia diafragmática também podem ser detectadas. A radiografia torácica não é tão sensível quanto a ultrassonografia para detectar lesões pulmonares em potros com pneumonia por *Rhodococcus equi*, com menos de 50 % dos potros afetados identificados por exame radiográfico.[15]

Muitas doenças pulmonares não apresentam lesões que são identificadas imediatamente no exame radiográfico. A falha em detectar anormalidades no exame radiográfico do tórax não elimina a possibilidade de doença pulmonar. Além disso, sinais radiograficamente detectáveis de doença pulmonar podem persistir depois de o animal ter achados clínicos e clínico-patológicos de recuperação ou melhora.

Broncografia utilizando meio de contraste é valiosa para determinar a patência da traqueia e brônquios, mas é necessária anestesia geral para suprimir o reflexo de tosse deflagrado pela passagem do cateter traqueal. Por meio do uso de um fluoroscópio para determinar a localização da ponta do cateter, o meio de contraste pode ser depositado em cada lobo dependente por vez. Essa técnica é usada com pouca frequência.

O exame radiográfico da traqueia pode revelar anormalidades na forma – como ocorre com colapso da traqueia – ou presença de corpos estranhos ou exsudato.

O exame radiográfico da *cabeça* pode identificar doenças dos seios paranasais, etmoides e faringe. O exame radiográfico é útil para definir doenças das bolsas guturais e para detectar abscessos ou anormalidades retrofaríngeas, como a presença de corpos estranhos.

Imagem de ressonância magnética

A utilidade da imagem de ressonância magnética (IRM) na medicina de grandes animais é limitada pelo tamanho do diâmetro da bobina nas unidades de IRM, o que limita o tamanho do animal ou a região anatômica da qual pode ser feita a imagem. A ressonância magnética é útil no diagnóstico de doenças da cabeça de equinos e outros grandes animais[16], e a anatomia da cabeça de equinos e suínos, conforme visualizada na ressonância magnética, tem sido relatada.[17] A falta de unidades capazes de examinar grandes animais impede o uso de rotina dessa modalidade de imagem.

Tomografia computadorizada

O exame do pulmão por meio da *tomografia computadorizada* (TC) é muito sensível e específico para doença pulmonar em animais de companhia, e é tecnicamente exequível em bezerros[18], potros[19-20] e pequenos ruminantes.[21] A técnica é útil no diagnóstico de doença mediastínica em potros, e se correlaciona bem com estimativas *post mortem* do volume de pulmão consolidado em pneumonia induzida experimentalmente em bezerros.[22] A TC provavelmente é útil para avaliar a extensão, gravidade e progressão da doença pulmonar em bezerros.

A anatomia da TC da cabeça de equinos e potros foi descrita, incluindo a anatomia detalhada das bolsas guturais e seios paranasais.[23,24] A imagem da TC das cavidades nasais e dos seios paranasais de equinos é útil na detecção de doenças dessas estruturas e dos dentes, faringe, laringe e bolsas guturais.[25,26] Por exemplo, a TC da cabeça de equinos com suspeita de hematoma etmoidal fornece informações que influenciam o

Tabela 12.2 Diretrizes para o reconhecimento de padrões pulmonares radiográficos em potros.

Padrão pulmonar alveolar: vasos não visualizados. Há deslocamento de ar dos espaços de ar distais do pulmão, levando a um aumento relativamente homogêneo na opacidade do tecido mole. A formação de broncogramas aéreos normalmente está associada a esse padrão, mas nem sempre está presente	
Ausente	Os vasos pulmonares são facilmente visualizados
Componente alveolar mínimo (< 10%)	Sem visualização dos vasos em < 10% do campo pulmonar. Normalmente ocorre em conjunto com um padrão pulmonar intersticial moderado ou grave
Focal (> 10 a 30%)	Sem visualização dos vasos em 11 a 30% dos campos pulmonares. Broncogramas aéreos podem ou não estar presentes em < 30% dos campos pulmonares
Localizada (> 30 a 50%)	Sem visualização dos vasos em 31 a 50% dos campos pulmonares. Broncogramas aéreos podem ou não estar presentes em < 50% dos campos pulmonares
Extensa (≥ 50%)	Sem visualização dos vasos em ≥ 50% dos campos pulmonares. Broncogramas aéreos podem ou não estar presentes ao longo de uma seção inteira do campo pulmonar
Padrão pulmonar intersticial: caracterização de elementos que não contêm ar nos pulmões, incluindo vasos sanguíneos e brônquios	
Normal	Visualização clara dos vasos. Bordas estão bem definidas
Aumento brando	Os vasos pulmonares aparecem discretamente mau definidos (margens indistintas com perda de visualização das estruturas vasculares finas). Aparência ligeiramente "rendada" do campo pulmonar
Aumento moderado	Os vasos estão mal definidos, resultando em aparência moderadamente rendada e aumento de opacidade do campo pulmonar
Aumento acentuado	Opacidade significativamente aumentada; margens dos vasos quase não são reconhecíveis
Padrão bronquial: caracterizado por alterações na espessura e densidade da parede bronquial, ou no diâmetro do lúmen bronquial. Notar que a infiltração peribronquial é uma característica do padrão intersticial, não do bronquial	
Normal	Estruturas bronquiais observadas na secção transversal aparecem como anéis ocos, pequenos, de parede fina entre vasos emparelhados. As paredes brônquicas são quase indistinguíveis quando observadas lado a lado e não são claramente visualizadas na periferia do campo pulmonar
Aumento moderado	Poucas paredes brônquicas espessadas evidentes na secção transversal (*donuts*) na periferia dos campos pulmonares. Seções longitudinais aparecem como linhas elétricas ocupando dois terços do trajeto até a periferia pulmonar
Aumento significativo	Espessamento bronquial extenso pode ser observado, estendendo-se para longe da periferia do campo pulmonar visível

tratamento de, aproximadamente, dois terços dos casos, incluindo a identificação de doença bilateral e a extensão do envolvimento dos seios paranasais (e, em particular, do seio esfenopalatino). Recomenda-se a TC para pacientes nos quais a lesão não pode ser visualizada endoscopicamente, quando se suspeita do envolvimento do seio ou doença multifocal, ou quando a lesão não for responsiva ao tratamento.[27]

A técnica é tecnicamente exequível em ruminantes e suínos, incluindo para a detecção de otite média, abscessos pulmonares e faríngeos e anomalias pulmonares congênitas em bezerros.[28-30] A tomografia é útil em suínos para quantificar a extensão de rinite atrófica e para avaliação de pneumonia, além da avaliação da composição corporal.[31,32]

Cintigrafia (imagem nuclear)

A base da cintigrafia pulmonar é a detecção da radiação emitida pelos campos pulmonares na superfície corporal depois da injeção ou inalação de substâncias radioativas. A técnica foi descrita tanto em equinos quanto em bezerros, e apresenta utilidade diagnóstica limitada em grandes animais em razão da necessidade de disponibilidade de isótopos apropriados e equipamento de detecção.[33] Além disso, o grande porte de bovinos e equinos adultos limita a sensibilidade da técnica. A técnica tem sido usada para determinar a distribuição de fármacos administrados por aerossolização e a presença de desequilíbrio ventilação-perfusão. A depuração alveolar pode ser detectada usando a cintigrafia. Atualmente, a cintigrafia pulmonar é uma ferramenta utilizada principalmente em pesquisa.

Ultrassonografia

A ultrassonografia do tórax de animais pecuários e equinos é uma ferramenta diagnóstica muito útil. A ultrassonografia do tórax oferece informação diagnóstica que não é obtida pelo exame radiográfico, é mais sensível do que a radiografia para detectar abscessos pulmonares em potros e é mais útil do que a auscultação para detectar consolidação em pulmões de bezerros pré-desmame.[1,34-35] A ampla disponibilidade dos aparelhos de ultrassonografia portáteis e a capacidade de fazer imagens de partes do tórax usando transdutores de ultrassonografia projetados para o exame do trato reprodutivo de éguas e vacas tornam esta técnica um auxiliar diagnóstico potencialmente valioso, tanto a campo quanto em ambiente hospitalar. Além disso, a ausência de exposição à radiação e a natureza "tempo-real" das imagens obtidas por ultrassonografia ajudam na avaliação frequente e no monitoramento de anormalidades, bem como na realização de procedimentos diagnósticos ou terapêuticos como toracocentese ou aspiração de massas.

Há limitações para a formação de imagens impostas pelo pulmão aerado e os ossos da caixa torácica. O exame do tórax é limitado pela presença de costelas e dos pulmões aerados, porque as ondas sonoras usadas para criar as imagens por ultrassonografia são refletidas nessas superfícies. A ultrassonografia não é capaz de revelar lesões dos pulmões que não são confluentes com a pleura visceral. As janelas de imagem estão restritas aos espaços intercostais, mas esse impedimento pode ser superado pelo escaneamento através de espaços intercostais adjacentes e angulamento do feixe ultrassonográfico.

O exame ultrassonográfico do tórax deve ser feito de maneira consistente e de modo a assegurar o exame completo do tórax. As Referências bibliográficas para o padrão de exame diferem entre examinadores, mas uma técnica comum e bem-sucedida consiste em escanear cada espaço intercostal, de dorsal a ventral, começando no 17º espaço intercostal em equinos e no 12º espaço intercostal em bovinos. O transdutor do aparelho de ultrassonografia é movido lentamente de dorsal a ventral enquanto o examinador estuda as imagens. Ao terminar o escaneamento completo de um espaço intercostal, o transdutor é movido para o aspecto mais dorsal do próximo espaço intercostal e o exame é repetido. Cada lado do tórax é examinado dessa maneira. Esse exame consistente e completo assegura que nenhuma anormalidade importante ou localizada seja ignorada. O exame é realizado em equinos e bovinos adultos com o animal em posição quadrupedal. O tórax rostral é explorado tracionando o membro torácico ipsilateral em sentido cranial. Isso é conseguido mais facilmente em equinos do que em bovinos. O exame completo do tórax rostral pode exigir a colocação do animal em decúbito lateral. Bezerros e potros podem ser examinados tanto em posição quadrupedal quanto em decúbito lateral.

A ultrassonografia do tórax é particularmente útil para detectar doenças da pleura, espaço pleural ou da superfície pulmonar. Além disso, existe uma utilidade bem documentada da ultrassonografia do coração e grandes vasos (Capítulo 11). A anatomia ultrassonográfica normal do tórax de bovinos, equinos e bezerros foi estabelecida. A seguir há uma lista parcial de distúrbios ou anormalidades detectáveis por exame ultrassonográfico percutâneo do tórax de animais de produção ou equinos (excluindo anormalidades cardíacas):

- Excesso de líquido pleural
- Características do líquido pleural (floculado, bolhas, fibrina)
- Extensão do acúmulo de líquido pleural
- Áreas localizadas de acúmulo do líquido pleural
- Pulmão não aerado (atelectásico, consolidado)
- Abscessos pulmonares (devem ser confluentes com a pleura visceral)
- Massas intratorácicas (linfoma tímico, massa torácica cranial, carcinoma de células gástrico escamosas)
- Enrugamento pleural (lesões em "cauda de cometa")
- Pneumotórax
- Hematoma pulmonar
- Hemorragia pulmonar induzida pelo exercício
- Hemotórax
- Hérnia diafragmática
- Costelas fraturadas (principalmente em neonatos).

A ultrassonografia é mais sensível e específica que a radiografia para detectar a presença de líquido pleural, e é particularmente útil no diagnóstico e manejo de pleurite em equinos e bovinos e de pneumonia em bezerros. A extensão das lesões pulmonares detectadas na necropsia se correlaciona intimamente com os resultados da ultrassonografia de bezerros com pasteurelose. A ultrassonografia é útil no diagnóstico de doenças torácicas em bovinos. A ultrassonografia pode identificar lesões pulmonares em equinos com pneumonia viral infecciosa. A ultrassonografia é útil para identificar a presença de líquido pleural e guiar toracocentese para coleta de amostras e para drenar esse líquido.

A ultrassonografia da laringe e das estruturas associadas é útil para identificar neuropatia do nervo laríngeo recorrente em equinos, condrite da aritenoide e colapso dinâmico da laringe.[35-37] A sensibilidade e especificidade do exame ultrassonográfico da laringe para detecção de neuropatia do nervo laríngeo recorrente foi de 71 a 79% e 86 a 91%, respectivamente, comparado à endoscopia dinâmica.[38]

Avaliação laboratorial de secreções respiratórias

Coleta de amostra de secreções respiratórias

Quando se suspeita de enfermidade de caráter inflamatório no trato respiratório, a coleta de amostras de secreções e exsudato para o exame microbiológico e citológico pode ser considerada. O objetivo é obter uma amostra não contaminada com flora ambiental, que é comum no trato respiratório anterior, e isolar o(s) patógeno(s) ou demonstrar células inflamatórias que podem estar associadas à lesão. Isso pode ser feito pelos seguintes métodos:

- Coleta com suabe das cavidades nasais ou faringe
- Coleta de líquido dos seios paranasais
- Coleta de líquido da bolsa gutural de equídeos
- Aspirado transtraqueal
- Lavagem traqueal
- Lavagem broncoalveolar
- Toracocentese.

Suabe nasal

Suabe das cavidades nasais é um método confiável para a avaliação de secreções associadas à doença do trato respiratório anterior, como rinotraqueíte infecciosa bovina. Contudo, o suabe nasal pode ser insatisfatório quando se tenta avaliar o estado de saúde dos pulmões, uma vez que o exame microbiológico normalmente revela uma grande população de flora mista, consistindo de patógenos e não patógenos, o que dificulta a interpretação. O exame de suabes nasais é útil apenas quando se busca detectar patógenos específicos (*Streptococcus equi*, influenza) e quando os testes diagnósticos são direcionados para detectar esses agentes.

Suabes nasofaríngeos

Para a obtenção de resultados mais confiáveis e menor contaminação do que aquela que ocorre com amostras provenientes da cavidade nasal, os suabes podem ser coletados da região laríngea-faríngea. O suabe coberto e com haste longa, do tipo usado para coletar suabes cervicais de éguas, é passado facilmente através das cavidades nasais para a área faríngea. Existem diferenças importantes entre os isolados microbiológicos dos suabes nasofaríngeos e daqueles de tecidos pulmonares, o que torna os suabes nasais não confiáveis para diagnóstico. Por exemplo, a nível animal individual, suabes nasofaríngeos e lavagem broncoalveolar mostram concordância apenas moderada; a nível de grupo ou rebanho, as taxas de isolamento de vários microrganismos são semelhantes.

Para o isolamento de vírus associados a doença do trato respiratório anterior, suabes nasais são satisfatórios, caso quantidade abundante de secreção nasal seja coletada e os suabes sejam mantidos úmidos durante o transporte para o laboratório. Às vezes, suabes nasais contêm quantidade insuficiente de secreção e determinados patógenos virais podem se tornar inativados em trânsito.

Lavado nasal

Quando quantidades maiores de secreção nasal são necessárias para propósitos de pesquisa, normalmente são coletados lavados nasais, com a técnica mais simples sendo a irrigação das cavidades nasais e a coleta em um recipiente aberto. A partir dessas amostras, é possível isolar bactérias e vírus e identificar imunoglobulinas. O desenvolvimento de testes de imunofluorescência e ensaio imunoabsorvente ligado à enzima (ELISA) para agentes de doenças infecciosas forneceu sistemas confiáveis para o diagnóstico de muitas doenças virais nos estágios iniciais de infecção. Uma técnica e instrumento estão disponíveis para obter amostras muito melhores do que aquelas fornecidas pelos suabes de algodão convencionais. Uma bomba de vácuo aspira células epiteliais e secreção da fossa nasal e faringe. Esfregaços de células são então preparados para exame microscópico, e o muco e células são usados para isolamento microbiológico convencional.

Líquido dos seios paranasais

O líquido pode ser coletado dos seios frontal e paranasais da maioria dos animais domésticos de grande porte. Indicações para coleta de líquido incluem a presença ou a suspeita de doença do seio paranasal. Medicações podem ser administradas, e os seios infectados lavados usando essa abordagem. As contraindicações absolutas são poucas, mas incluem falha em conter adequadamente o animal.

A demonstração de líquido nos seios paranasais é auxiliada pelo exame radiográfico do crânio. O líquido é coletado por centese percutânea do seio frontal ou maxilar e submetido a exame citológico e bacteriológico (coloração de Gram, cultura). O procedimento começa com a contenção do animal, que pode incluir a indução de sedação moderada pela administração de alfa-2 agonistas e narcóticos, ou na contenção de bovinos em um tronco de contenção tipo guilhotina com a cabeça do animal presa por cabresto. Em seguida, a área sobre o local de centese é preparada assepticamente e a pele e tecido subcutâneo são anestesiados com anestésico local. Incisão por estocada com bisturi (< 1 cm) é feita na pele e tecido subcutâneo. Um orifício é então perfurado no seio usando mandril de Jacob com pino de Steinmann (2 a 4 mm de diâmetro). O orifício deve ser tão profundo quanto o comprimento pequeno (5 mm) do pino de Steinmann, que deve ser exposto pelo mandril. O orifício é perfurado aplicando pressão firme e fazendo movimentos alternados em sentido horário e anti-horário com o mandril. A entrada na cavidade do seio é evidente pela liberação repentina da tensão e passagem fácil do pino de Steinmann. O pino é então retirado e um tubo de polietileno estéril é inserido na cavidade do seio. O líquido pode ser aspirado nesse momento ou, se nada estiver emergindo, 10 a 20 mℓ de solução de cloreto de sódio 0,9% estéril ou fluido semelhante podem ser instilados na cavidade do seio. Parte desse líquido pode escorrer para fora da narina, caso o focinho do animal esteja mais baixo que o seio.

Complicações incluem lesão às estruturas adjacentes, incluindo o nervo infraorbital (nervo trigêmeo), ducto lacrimal ou ducto salivar parotídeo próximo à sua entrada para a cavidade oral, no nível dos dentes molares superiores. Normalmente, a hemorragia é pequena e autolimitante. Enfisema subcutâneo se resolve em dias. Celulite é um risco, especialmente para animais com processo séptico nos seios paranasais. Deve-se considerar a administração profilática de antibióticos nesses casos.

Fluido da bolsa gutural

As indicações para coleta de fluido das bolsas guturais dos equídeos incluem exame bacteriológico ou reação em cadeia da polimerase (PCR) para determinar se o equino está infectado por *S. equi* (o agente etiológico da adenite equina) ou para investigar suspeita de outra doença inflamatória ou neoplásica. O método preferido de coleta é durante o exame endoscópico da bolsa gutural. Durante esse exame, o fluido pode ser coletado por um tubo de polietileno inserido através da porta de biopsia do endoscópio. Fluido coletado dessa maneira está potencialmente contaminado por microrganismos do trato respiratório anterior, e os resultados do exame bacteriológico devem ser interpretados com cautela. Normalmente, o exame bacteriológico quanto à presença de *S. equi* é suficiente para o diagnóstico de infecção. O fluido também pode ser obtido da bolsa gutural pela passagem às cegas de um cateter firme, tal como um cateter de égua de Chambers, ou uma sonda urinária de cão tamanho 10 French, dentro da bolsa gutural. Esse procedimento exige alguma habilidade e há sempre a incerteza de que, na realidade, o cateter pode não ter adentrado a bolsa gutural. Uma terceira técnica envolve a punção percutânea da bolsa gutural imediatamente posterior ao ramo da mandíbula e ventral à orelha. Essa técnica tem o potencial de produzir fluido que não está contaminado por microrganismos do trato respiratório anterior, mas apresenta alto risco de lesão a estruturas vasculares e neurais importantes no interior e ao redor da bolsa gutural (artérias carótida interna e externa, ramo faríngeo do nervo vago, nervo hipoglosso e outros). A coleta de amostra percutânea de fluido da bolsa gutural não deve ser realizada sem a consideração cuidadosa dos riscos e benefícios do procedimento.

Secreções traqueobrônquicas

A coleta e a avaliação de secreções traqueobrônquicas é um método útil para caracterizar doença das vias respiratórias posteriores, e é amplamente empregada na determinação da etiologia de pneumonia infecciosa (viral, por micoplasma, fúngica e parasitária) ou da gravidade da enfermidade (citologia do líquido da lavagem broncoalveolar em equinos com asma, hemorragia pulmonar induzida pelo exercício em equinos atletas). Também é usada como ferramenta para avaliar a saúde respiratória de animais intensivamente estabulados, como em suinoculturas. O exame citológico do fluido recuperado pode fornecer informações valiosas acerca da gravidade, da extensão e da etiologia da doença das vias respiratórias posteriores. Há dois métodos para coletar amostra de secreção traqueobrônquica – aspiração do fluido traqueal ou lavagem dos bronquíolos e vias respiratórias distais. Cada método de coleta de amostra produz fluido de características e fontes diferentes, e a interpretação dos resultados do exame desse líquido depende da sua fonte e do método de coleta.

Comparação entre aspirados traqueais e do líquido do lavado broncoalveolar

O exame do aspirado traqueal e do lavado broncoalveolar produz informações diferentes – mas com frequência complementares – sobre o trato respiratório posterior. As diferenças entre o aspirado traqueal e o lavado broncoalveolar surgem pois as populações e os tipos celulares diferem significativamente entre segmentos das vias respiratórias. Não há correlação entre as características citológicas do aspirado traqueal e do líquido do lavado broncoalveolar de equinos e, provavelmente, esse é o caso em outras espécies. Aspirados traqueais são representativos de populações celulares e bacterianas das grandes vias áreas condutoras (traqueia e brônquios principais), que podem se originar tanto das vias respiratórias condutoras de grande calibre quanto das vias de condução de pequeno calibre e dos alvéolos. Secreções de vias respiratórias mais distais podem ser modificadas durante o movimento rostral, de modo que o fluido em um aspirado traqueal não é representativo de processos mais profundos dentro do pulmão. Além disso, doença localizada em uma determinada região do pulmão pode alterar o fluido traqueal. O exame do aspirado traqueal é útil para detectar inflamação das grandes vias respiratórias e para isolamento de microrganismos que causam doença nessas estruturas.[39,40] Não há evidências contundentes quanto a se os achados no exame do aspirado traqueal se correlacionam com anormalidades na função pulmonar, embora eles possam se correlacionar com o desempenho em exercício (corrida).[41,42] O aspirado traqueal não reflete de forma precisa as lesões nos pulmões de equinos, mas a presença de excesso de muco detectada no exame endoscópico está associada ao prejuízo no desempenho, ao passo que a presença de neutrófilos em excesso não está.[41]

Lavagem broncoalveolar é útil para coleta de amostras de secreções em vias respiratórias mais distais. Ela fornece amostra de secreções que não foram contaminadas por microrganismos ou secreções do trato respiratório antes da coleta e assume-se que a amostra, portanto, é mais representativa das pequenas vias respiratórias e, em menor extensão, de secreções ou exsudatos alveolares e do parênquima pulmonar. A lavagem broncoalveolar é útil na detecção de doença pulmonar generalizada, mas não necessariamente na detecção de doença localizada. Uma vez que, em tese, os aspirados traqueais representam amostra composta por secreções de todas as regiões do pulmão, provavelmente são mais sensíveis para detectar doença focal, como abscesso pulmonar. A composição do lavado broncoalveolar se correlaciona bem com a função pulmonar em equinos.

Há pouca concordância no exame citológico do aspirado traqueal e líquido do lavado broncoalveolar de equinos enfermos e saudáveis, e essas diferenças provavelmente existem em outras espécies. Tipicamente, a proporção de células que são neutrófilos é muito mais alta em aspirados traqueais do que no lavado broncoalveolar, tanto em equinos com asma quanto em equinos normais. Mastócitos são detectados com maior frequência, e eosinófilos com menor frequência, no líquido do lavado broncoalveolar do que em líquido traqueal de equinos normais.

Aspirados traqueais

Indicações para coleta do aspirado traqueal incluem a necessidade de avaliação microbiológica e citológica dos fluidos traqueais. A indicação principal é a coleta de amostras para diagnóstico microbiológico de doença respiratória infecciosa.[39,43-45] Outras indicações incluem a detecção e a caracterização de inflamação das vias respiratórias condutoras. As *contraindicações* incluem angústia respiratória grave – embora essa não seja uma contraindicação absoluta – incapacidade de conter adequadamente o animal e tosse espontânea grave. A coleta do aspirado traqueal percutâneo realizada em animais com tosse grave pode resultar no desenvolvimento de enfisema subcutâneo grave como consequência de pressão intratraqueal elevada, associada à fase inicial de tosse. A maioria dos animais nos quais os aspirados traqueais percutâneos são coletados apresenta subsequentemente evidência de pneumomediastino.

Aspirados traqueais podem ser coletados tanto por punção percutânea da traqueia quanto por endoscópio passado através das vias respiratórias anteriores. A vantagem da coleta percutânea do aspirado traqueal é que há risco mínimo de contaminação da amostra por secreções do trato respiratório anterior ou orofaringe. O exame microbiológico das amostras, portanto, provavelmente reflete com precisão os microrganismos presentes no fluido traqueal. A coleta do aspirado traqueal através do endoscópio aumenta significativamente o risco de contaminação da amostra com fluidos orofaríngeos e compromete a utilidade diagnóstica da cultura da amostra. A desvantagem é aliviada parcialmente pelo uso de cateteres recobertos inseridos através do endoscópio. A desvantagem da coleta percutânea do fluido traqueal é que ela é invasiva e há risco de celulite localizada e enfisema no local da punção. A coleta por endoscopia é relativamente não invasiva e facilmente realizada.

Aspiração transtraqueal percutânea

Método prático usado extensivamente em equinos e é adaptável a bovinos, ovinos e caprinos. Para equinos, um tubo de polietileno número 240 a 280, com 60 cm é passado por agulha 9 a 14 gauge inserida na traqueia entre dois anéis traqueais. Conjuntos preparados comercialmente para a realização de aspirados traqueais em equinos estão disponíveis e incluem todos os cateteres e agulhas necessários. Uma alternativa ao tubo de polietileno é usar um cateter urinário de cão macho de 8 a 10 Fr inserido através de uma cânula de tamanho apropriado. O local de inserção da agulha ou cânula é na junção do terço proximal e médio do pescoço ventral. O equino normalmente é sedado antes da inserção da agulha ou cânula. O local da pele é preparado assepticamente e uma pequena incisão é feita por estocada depois que a área foi anestesiada. A cânula é removida para evitar cortar o tubo, e o tubo é empurrado dentro da traqueia para o mais longe possível, em direção à entrada torácica. O líquido tipicamente se acumula na traqueia na entrada torácica em equinos com doença pulmonar (o "lago" ou "piscina" traqueal) e é esse líquido que é aspirado. Trinta a cinquenta mℓ de solução de cloreto de sódio estéril (e não solução bacteriostática) são infundidos rapidamente. O cateter ou tubo deve ser rotacionado até que se sinta a tensão na aspiração por uma seringa. O fluido é aspirado e submetido a exame citológico, microbiológico ou outros.

Complicações como enfisema subcutâneo, pneumomediastino e celulite podem ocorrer, o que requer cuidado e assepsia durante o procedimento. O movimento súbito da cânula durante a inserção do tubo pode fazer com que parte do tubo seja cortada e caia no brônquio, mas, sem exceção, este é imediatamente tossido para o nariz ou a boca.

Coleta endoscópica de amostra de secreções traqueais

O endoscópio de fibra óptica flexível pode ser usado para obter amostras de lavado traqueal e, ao mesmo tempo, visualizar o estado das vias respiratórias. O processo é o mesmo de um exame rinolaringoscópico com a adição da passagem de um cateter através da porta de biopsia do endoscópio. O fluido traqueal é então visualizado e aspirado através do cateter. As vantagens clínicas da coleta endoscópica incluem a não invasividade do procedimento, inspeção visual das vias respiratórias, guia do cateter e velocidade. O uso de um endoscópio com um suabe traqueal recoberto minimiza a contaminação por secreções orofaríngeas, mas não as elimina.

Avaliação dos resultados

O exame microbiológico pode originar uma ou mais variedades de bactérias, dependendo da espécie examinada, da idade do animal e de sua condição clínica. Aspirados traqueais de animais normais raramente produzem qualquer crescimento bacteriano na cultura. Não se deve dar significado clínico exagerado ao crescimento de microrganismos incomuns ou bactérias comensais orofaríngeas conhecidas de amostras obtidas por exame endoscópico, pois elas provavelmente resultam de contaminação do aspirado traqueal durante a coleta. *Pseudomonas* spp. e anaeróbios isolados de aspirados traqueais coletados por endoscopia são quase sempre contaminantes e sem significado clínico. A extensão da contaminação das amostras de aspirado traqueal por bactérias orofaríngeas pode ser estimada a partir do número de células epiteliais escamosas na amostra. Há uma relação aparente relativamente linear entre o número de células escamosas por mililitro de líquido e o número de unidades de bactérias formadoras de colônia em aspirados traqueais. Amostras contendo mais do que, aproximadamente, 10 células epiteliais escamosas por mililitro de aspirado traqueal apresentam contaminação bacteriana significativamente maior. O exame dos esfregaços de fluido traqueal corados por Gram é específico – mas não muito sensível – para a detecção de bactérias, comparado à cultura. Em outras palavras, se o exame de um esfregaço do fluido traqueal corado por Gram revela bactérias, então a amostra provavelmente produzirá bactérias na cultura, ao passo que a falha em detectar bactérias prediz insuficientemente a probabilidade de crescimento de bactérias na cultura da amostra. Isso indica que o exame de amostras do fluido traqueal coradas por Gram não prediz com confiabilidade o isolamento bacteriano e, caso haja suspeita de etiologia infecciosa, o fluido deve ser cultivado. Os resultados do exame microbiológico do fluido traqueal devem ser consistentes com a condição clínica do animal e os isolados esperados.

O exame citológico do fluido traqueal é uma ferramenta diagnóstica importante. Várias colorações estão disponíveis para auxiliar na identificação dos tipos e da contagem celular em aspirados traqueais. Neutrófilos, macrófagos, linfócitos e células epiteliais são facilmente identificados com base na sua morfologia clássica e coloração usando coloração rápida de Romanowsky (Diff-Quik), mas essa coloração não é adequada para identificar mastócitos no fluido traqueal equino e, provavelmente, em outras espécies também. A coloração de Leishman é útil para identificar mastócitos. Equinos clinicamente normais tipicamente têm menos de 20 a 30% de células como neutrófilos, com a maioria das células remanescentes sendo macrófagos, linfócitos e células epiteliais. Animais com inflamação das vias respiratórias tipicamente apresentam contagens celulares e a proporção de neutrófilos aumentada, além de grande quantidade de muco. Equinos com doença inflamatória das vias respiratórias, como asma, caracteristicamente têm mais de 20% de células como neutrófilos (consulte a seção Asma), enquanto aqueles com pneumonia infecciosa têm de 50 a 90% de células como neutrófilos. O exercício aumenta significativamente a proporção de neutrófilos no fluido traqueal coletado dentro de 1 h após o equino completar o exercício intenso.[46] A presença de eosinófilos é considerada anormal, e é consistente com migração parasitária (*Parascaris equorum* em potros, *Dictyocaulus viviparus* em bezerros). A presença de macrófagos carregados de hemossiderina é evidência de hemorragia pulmonar prévia.

Lavado broncoalveolar

Fornece amostra de secreções e células das vias respiratórias distais e alvéolos, denominada líquido do lavado broncoalveolar ou lavado broncoalveolar. É um procedimento amplamente utilizado em equinos e, em menor extensão, em bovinos e bezerros, ovelhas, camelídeos[44] e suínos. O procedimento pode ser realizado em potros, tanto sedados quanto anestesiados, com melhor recuperação do líquido neste último caso.[43] As análises realizadas no lavado broncoalveolar incluem a contagem do número de células e concentrações de várias proteínas de fase aguda, análise do tipo de proteínas imunes e surfactante, cultura (normalmente em suínos e bovinos) e uso do PCR para detectar patógenos específicos (p. ex., o agente causador do adenocarcinoma pulmonar ovino).[47,48] É um procedimento relativamente não invasivo, que permite avaliações citológicas e bioquímicas das vias respiratórias inferiores e alvéolos, que são auxiliares diagnósticos úteis quando se avalia animais com doença pulmonar. Embora o broncoscópio com fibra óptica e aspirados traqueais permitam a avaliação dos brônquios principais e vias respiratórias anteriores, o lavado broncoalveolar oferece a ampliação do potencial diagnóstico pela avaliação de amostras das vias respiratórias terminais e espaços alveolares.

A principal *indicação* para coleta do lavado broncoalveolar é a doença pulmonar crônica ou aguda. Isso inclui tanto doenças infecciosas quanto não infecciosas, embora a interpretação de amostras coletadas pela passagem do tubo de coleta através das narinas ou boca seja complicada pela contaminação inevitável da amostra por bactérias comensais orofaríngeas. Apesar dessa deficiência, a técnica tem sido utilizada para detectar pneumonia associada a *Mycoplasma* spp. em bovinos. As *contraindicações* são poucas, com angústia respiratória sendo uma contraindicação óbvia. As *complicações* da lavagem broncoalveolar também são poucas, e incluem neutrofilia leve em secções lavadas dos pulmões e alterações na função fagocítica dos macrófagos pulmonares e concentração de microrganismos, por vários dias após o procedimento. Colapso bronquial transitório pode ocorrer durante o procedimento em equinos e é uma indicação de inflamação das vias respiratórias.[49]

A deficiência do lavado broncoalveolar é que o procedimento lava apenas uma pequena região do pulmão, com o risco de que doença pulmonar focal possa não ser detectada. Há evidência clara de que diferenças importantes podem existir no lavado broncoalveolar entre pulmões esquerdo e direito, e que a técnica ideal deve envolver coleta de fluido de ambos os pulmões.[50] Isso é melhor exemplificado na pneumonia em equinos, na qual o lavado broncoalveolar de animais com pneumonia pode conter grande número e elevada proporção de neutrófilos ou pode ser normal, dependendo do pulmão ou área de pulmão lavada. Portanto, o procedimento de lavagem broncoalveolar é um teste muito específico, mas não muito sensível, de pneumonia em equinos. O líquido de lavagem anormal é útil para o diagnóstico, ao passo que resultados normais não excluem a presença de focos de doença pulmonar. As amostras de lavado podem ser normais em animais afetados por pneumonia ou pleuropneumonia e, em razão desses resultados falsos negativos, esta pode não ser a melhor técnica diagnóstica para avaliar um equino com pneumonia. Em contrapartida, os aspirados traqueobrônquicos são mais sensíveis, e a maioria dos equinos com pneumonia apresenta anormalidades citológicas.

Lavado broncoalveolar por via endoscópica

Tem a vantagem de permitir o exame visual das vias respiratórias durante o procedimento e a seleção da região do pulmão a ser lavada. Essa técnica não requer acesso a equipamento endoscópico sofisticado. O método descrito aqui para equinos pode ser modificado para uso em outras espécies.

Os equinos devem ser contidos adequadamente para a realização do lavado broncoalveolar. A sedação normalmente é essencial, feita por meio da administração de alfa-2 agonistas. A coadministração de narcóticos é recomendada por algumas autoridades para reduzir a frequência e gravidade da tosse. Recomenda-se 10 mg de tartarato de butorfanol para um equino de 400 kg, embora esse fármaco não seja tão efetivo quanto a lidocaína intratraqueal para reduzir a frequência ou gravidade da tosse, quando combinada com detomidina para coleta do lavado broncoalveolar. A supressão efetiva da tosse durante a coleta do líquido da lavagem broncoalveolar pode ser conseguida com a instilação de lidocaína (60 mℓ de solução 0,7% – feita diluindo 20 mℓ de solução de lidocaína 2% em 40 mℓ de solução de cloreto de sódio isotônica). A solução de lidocaína é administrada conforme o endoscópio entra na traqueia rostral. Pode-se aplicar pito (cachimbo) no focinho do animal para contenção. O endoscópio deve ter pelo menos 2 m de comprimento, e o diâmetro externo deve ser de 10 a 15 mm. Endoscópios de diâmetro de 10 mm passarão até aproximadamente a quinta geração de brônquios, ao passo que endoscópios de diâmetro maior não alcançarão tão longe no pulmão. O endoscópio é passado até que ele se ancore, e então 300 mℓ de solução aquecida de cloreto de sódio isotônica (para reduzir o broncospasmo) são instilados em alíquotas de 5 × 60 mℓ. O ar é infundido depois da última alíquota para assegurar que todo o líquido seja instilado. Depois de o equino ter realizado um a três movimentos respiratórios, o líquido é retirado e as alíquotas são misturadas. Não há diferença na composição citológica da primeira alíquota e das alíquotas subsequentes.

Lavado broncoalveolar às cegas

Sondas de lavagem broncoalveolar comerciais estão disponíveis para uso em equinos e são adequadas para bovinos adultos e bezerros. As sondas são feitas de silicone e, portanto, consideravelmente mais maleáveis do que as sondas gástricas (que não são adequadas para esse procedimento). Elas têm 2 m de comprimento e diâmetro externo de, aproximadamente, 8 mm. O equino é contido e sedado como para a realização do lavado broncoalveolar por via endoscópica e a sonda é passada através de uma narina para dentro da traqueia. A sonda é então avançada até que encoste em algo, o que é evidenciado pela impossibilidade de inserção adicional da sonda com pressão leve. Tentativas vigorosas continuadas para passar a sonda podem resultar na sua flexão na faringe, o que provoca saída de uma extremidade da sonda pela boca. Depois da entrada da sonda, o balão é inflado para impedir o extravasamento de líquido ao redor dele, 300 mℓ de solução de cloreto de sódio isotônica aquecida são instilados, a sonda é lavada com ar e o líquido é aspirado. O líquido deve estar espumoso e, se as contagens celulares forem altas, levemente turvo.

O lavado broncoalveolar pode ser realizado em *ovelhas* conscientes pela inserção de uma sonda de polietileno de diâmetro externo de 1,7 mm através de uma cânula inserida percutaneamente na traqueia. A sonda é inserida até ser detectada resistência (cerca de 40 a 45 cm em uma ovelha adulta), e o pulmão é lavado com 30 mℓ de solução de cloreto de sódio estéril.

Avaliação laboratorial de secreções traqueobrônquicas

O problema da comparação de contagens celulares do lavado broncoalveolar relatado por diversos autores é o uso de quantidades inconsistentes de líquido para o lavado. O uso de volumes diferentes altera a diluição do líquido. É necessário uniformizar a técnica. Uma abordagem para esse problema tem sido avaliar a concentração de substâncias no lavado broncoalveolar, que podem fornecer indicação da extensão da diluição da amostra. Tanto marcadores endógenos (ureia, albumina) quanto exógenos (inulina, azul de metileno) foram usados. Fatores de diluição usando a concentração de ureia no plasma e no lavado broncoalveolar parecem úteis. A suposição é de que as concentrações de ureia nas secreções brônquica e alveolar serão idênticas àquela do plasma. A fórmula para corrigir a diluição que ocorre durante a coleta do líquido do lavado broncoalveolar é:

Fator de diluição = concentração de ureia no lavado broncoalveolar/concentração de ureia no plasma

Na qual as concentrações de ureia no lavado broncoalveolar e no plasma são expressas nas mesmas unidades. O volume do fluido epitelial pulmonar pode ser então calculado:

Volume de fluido epitelial pulmonar = fator de diluição × volume do lavado broncoalveolar

Amostras para citologia são preparadas por meio da centrifugação da amostra para concentração de células e realização de esfregaços para coloração e exame microscópico. Pelo menos para amostras de equinos, o exame de esfregaços feitos diretamente da amostra, sem centrifugação, é útil para o diagnóstico. Assim como para o fluido traqueal, a proporção de mastócitos no lavado broncoalveolar equino é subestimada se as células forem coradas com coloração de Romanowsky rápida (Diff-Quik). O ideal é que cinco campos sejam examinados em cada lâmina, e não que simplesmente seja realizada a contagem de 400 células, para assegurar que as proporções celulares são relatadas com precisão, particularmente para mastócitos.[51]

Valor diagnóstico

Os aspirados de animais normais contêm células epiteliais colunares ciliadas, células mononucleares e poucos neutrófilos com algum muco. Amostras de lavado broncoalveolar podem ser coletadas em intervalos de 24 h sem afetar a composição do líquido, ao passo que coleta de até 2 h resulta em resposta neutrofílica.[45] A concentração de células depende do volume de líquido infundido e do estado da doença do animal. A Tabela 12.3 lista os valores representativos para várias espécies. O padrão geral é que animais com doença inflamatória das vias respiratórias, tanto infecciosa quanto não infecciosa, têm proporção maior de neutrófilos do que animais livres de doença. No entanto, intervalos de valores normais variam consideravelmente dependendo da espécie, idade do animal e manejo (principalmente as condições de alojamento). Deve-se ter cuidado para não superinterpretar achados no exame dos aspirados traqueais ou lavado broncoalveolar. Embora haja uma boa correlação

Tabela 12.3 Resultados representativos da citologia do líquido do lavado broncoalveolar de bovinos, ovinos, suínos e equinos.

Espécies	Status da doença	Volume infundido (mℓ)	Contagem de células nucleadas total (cél × $10^9/\ell$)	Neutrófilos (%)	Macrófagos (%)	Linfócitos (%)	Eosinófilos (mastócitos) (%)
Suínos desmamados	Normal	15 a 30	0,7 ± 0,2	2 ± 1,2	95,6 ± 2,7	1,7 ± 1,2	NR
Suínos desmamados	Doença respiratória	15 a 30	0,9 ± 0,3	7 ± 4,2	87,9 ± 5,9	3,7 ± 2	NR
Ovelha adulta	Normal, em pastagem	30	NR	6,9 ± 5,8	81,1 ± 15,3	10,8 ± 15,8	1,2 ± 2,7
Ovelha adulta	Normal, estabulado	30	NR	21,8 ± 23,4	57,6 ± 19,6	16,1 ± 12,6	4,5 ± 9,5
Ovelha adulta	Doença respiratória	30	NR	26,8 ± 16,8	55,4 ± 20,9	11,6 ± 11,1	6,2 ± 8,6
Bezerros (2 a 3 meses de idade)	Normal	240	NR	12 ± 10	86 ± 10	2 ± 1	0
Bezerros (2 a 3 meses de idade)	Pneumonia parasitária (*Dictyocaulus viviparus*)	240	NR	20 ± 20	20 ± 10	2 ± 1	70 ± 10
Bovinos (6 a 10 meses de idade)	Saudável	180 a 240	1,4 ± 0,3	< 5	80 a 85	10	NR
Bezerros (2 meses de idade)	Saudável	180	NR	9,1 ± 11,6 (todos menos um < 12)	90,7 ± 11,6	NR	NR
Equinos (sobreanos)	Saudável, em pastagem	300	85 ± 10,2 cél/μℓ	3,6 ± 0,8	39,5 ± 2,6	42,8 ± 2,4	0,8 ± 0,4 (mastócitos 8,3 ± 1,7)
Equinos (sobreanos)	Saudável, estabulado	300	74,5 ± 7,8 cel/μℓ	13,2 ± 3	40,1 ± 2,7	39,1 ± 2,3	0,6 ± 0,2 (mastócitos 4,1 ± 1,3)
Equinos (adultos)	Saudável	300	182 ± 035	8,9 ± 1,2	45 ± 2,8	43 ± 2,7	< 1
Equinos de corrida Standardbred	Saudável	300	153,2 ± 17,1	3,8 ± 0,3	64,8 ± 4,6	28,3 ± 2,9	1,2 ± 0,8 (mastócitos 0,3)
Equinos de corrida Standardbred	Doença inflamatória das vias respiratórias	300	366 ± 16,8 cél/μℓ	10,4 ± 1,1	48,4 ± 1,9	36 ± 1,9	3,8 ± 1,5 (mastócitos 1,8 ± 1,5)
Equinos adultos	Asma	300	860 ± 324 cél/μℓ	60,3 ± 12,4	14,6 ± 4,8	22,7 ± 10,1	(mastócitos 0,8 ± 0,6)
Equinos adultos	Remissão de asma (em pastagem)	300	85 ± 15 cél/μℓ	17,7 ± 5,4	38,9 ± 9,1	42,4 ± 8,9	3 ± 0,8
Equinos adultos*	Asma leve	250	253 (80 a 414)	17 (7 a 67)	28 (10 a 47)	43 (19 a 71)	0 (0 a 1) 1 (0 a 3)
Equinos adultos*	Asma moderada	250	255 (117 a 3564)	17 (12 a 92)	19 (3 a 33)	43 (6 a 60)	1 (0 a 32) 1 (0 a 4)
Equinos adultos*	Asma grave	250	286 (98 a 913)	25 (9 a 85)	34 (6 a 49)	31 (7 a 68)	0 (0 a 1) 1 (0 a 1)

*Os valores representam a média ± DP ou a média e o intervalo. NR: não relatado. Para referências, consultar Radostits *et al.* Veterinary Medicine 10th ed., 2006, página 488, Tabela 10.3.

entre os resultados microbiológicos e as contagens celulares no lavado broncoalveolar de bezerros com pneumonia e de equinos de corrida Puro-sangue Inglês com doença inflamatória das vias respiratórias, essa associação pode não ser mantida para todas as doenças ou espécies.

Há potencial para um efeito sazonal na composição do lavado broncoalveolar, com mastócitos ocorrendo mais comumente na primavera, e neutrofilia e eosinofilia sendo mais comuns no verão.[52] Equinos mais velhos têm uma porcentagem maior de linfócitos e uma proporção inferior de macrófagos do que equinos mais jovens.[53] A importância clínica desse achado é incerta.

Toracocentese (pleurocentese)

A paracentese da cavidade pleural é valiosa quando se suspeita de líquido pleural que precisa ser confirmada na ausência do exame ultrassonográfico e – quando indicado – para coleta de amostra de líquido pleural para exame citológico e bacteriológico. A indicação principal para coleta de amostra de líquido pleural é a presença de excesso de líquido pleural. A coleta de amostra de líquido pleural normalmente é acompanhada por drenagem terapêutica e, nesse caso, a cânula usada para coleta da amostra é maior do que a utilizada apenas para coleta de líquido pleural. As contraindicações são mínimas, especialmente quando o procedimento pode ser realizado guiado por ultrassonografia. A principal contraindicação é a incapacidade de conter um animal insubmisso, pois isso aumenta o risco de laceração do pulmão ou de um vaso coronário ou de punção cardíaca. As complicações incluem hemorragia de vasos pleurais ou intercostais lacerados, pneumotórax secundário à laceração do pulmão ou introdução de ar através da cânula, punção cardíaca e morte súbita, irritação do miocárdio e arritmia ventricular (contrações ventriculares prematuras) ou laceração da artéria coronária e subsequente tamponamento cardíaco e morte. Há risco de celulite no local de centese, especialmente se as cânulas são mantidas por mais do que um dia.

O procedimento é realizado com o animal em posição quadrupedal. Sedação ou analgesia sistêmica normalmente não são necessárias, a menos que clinicamente indicado ou o animal não possa ser contido facilmente. O equipamento para coleta de amostra do líquido pleural de equinos ou bovinos adultos é uma cânula romba de 10 a 15 cm, de aproximadamente 3 mm de diâmetro (como uma cânula mamária bovina) ou uma agulha espinal de 7,5 cm. A cânula com ponta romba é preferível, pois seu uso reduz o risco de laceração de estruturas vitais. Uma torneira de três vias ou dispositivo semelhante deve ser acoplada ao canhão da agulha ou cânula e fechada para impedir a aspiração de ar quando se entra na cavidade pleural. O local de centese é melhor identificado pelo exame ultrassonográfico do tórax ou, se isto não for possível, pela percussão e auscultação do tórax para identificar o nível do líquido. Locais usados normalmente são o sétimo espaço intercostal do lado esquerdo e o sexto espaço intercostal do lado direito. A pele deve ser tricotomizada e preparada assepticamente. A região pode ser anestesiada com aproximadamente 10 mℓ de lidocaína 2%, mepiricaína ou produto semelhante. A cânula ou agulha deve ser introduzida sobre a costela e então direcionada cranialmente para a costela adjacente (os vasos e nervos intercostais cursam ao longo da margem caudal da costela). Se a cânula for usada, então uma leve sensação de "estouro" é sentida conforme a cânula perfura a pleura parietal. Uma seringa é acoplada à cânula ou agulha e o líquido é aspirado do espaço pleural.

O líquido coletado deve ser examinado visualmente. O líquido pleural normal, presente em pequenas quantidades em animais normais, é claro e ligeiramente amarelo. O líquido anormal pode ser sanguinolento, espesso e amarelo, sugestivo de material purulento ou floculento. O material deve ser cheirado – odor fétido normalmente está presente quando o líquido pleural está infectado por bactérias anaeróbicas e é sinal de prognóstico ruim. O exame citológico deve ser realizado, incluindo contagem de leucócitos e concentração de proteína total. Avaliações auxiliares no líquido pleural incluem pH, P_{CO2}, P_{O2}, bicarbonato, glicose e lactato. O líquido pleural estéril tem pH, P_{O2} e P_{CO2} e concentrações de lactato, glicose e bicarbonato semelhantes àquelas do sangue venoso. O líquido pleural infectado é ácido, é hipercárbico e tem maior concentração de lactato e menores concentrações de bicarbonato e glicose, quando comparado ao do sangue venoso. O líquido pleural deve ser cultivado para bactérias aeróbicas e anaeróbicas e micoplasmas. A suscetibilidade a antimicrobianos deve ser determinada para os microrganismos isolados. Culturas fúngicas raramente são indicadas.

Às vezes, realiza-se punção de um abscesso pulmonar suspeito com agulha guiada por ultrassonografia para determinar as espécies de bactérias presentes, mas há risco da infecção se espalhar para a pleura. Essa técnica não é recomendada como procedimento de rotina, pois o exame microbiológico dos aspirados traqueais provavelmente revelará a bactéria envolvida.

Testes de função pulmonar

Os testes de função pulmonar fornecem uma avaliação quantitativa da função ventilatória pulmonar através da medida dos volumes gasosos expirado e inspirado, pressões intratorácicas e derivações dessas variáveis – às vezes denominadas mecânica pulmonar. As técnicas são amplamente usadas em pesquisa de doenças pulmonares, especialmente asma em equinos, e têm sido adaptadas para o uso em ruminantes. Uma avaliação relativamente simples da função pulmonar é a medida de *alterações de pressão pleural* durante a respiração. Isso pode ser conseguido tanto pela inserção de uma cânula romba através do espaço intercostal quanto pela passagem de um cateter com balão no esôfago torácico. As alterações de pressões durante a respiração são então registradas, e a alteração de pressão máxima entre inspiração e expiração é calculada. A alteração de pressão é intimamente relacionada com a resistência da via respiratória ao fluxo de ar e é um excelente indicador da gravidade de doenças broncoconstritivas.

Medidas mais complexas são feitas pela aplicação de uma máscara facial hermeticamente fechada contendo um medidor de fluxo no animal. Combinado com medidas de pressão das vias respiratórias, o fluxo de ar durante a respiração corrente produz medidas do volume corrente, volume minuto, frequência respiratória, resistência pulmonar e complacência dinâmica pulmonar. As medidas feitas com o animal em repouso são relativamente insensíveis a pequenas alterações na função pulmonar, e a sensibilidade desses testes para detectar asma é baixa. A sensibilidade de alterações na pressão pleural máxima e a resistência das vias respiratórias inferiores são de 44% e 22%, respectivamente. A sensibilidade do teste pode ser aumentada pela medida dessas variáveis durante o exercício. A avaliação da mecânica pulmonar em equinos com asma é reprodutível tanto em curtos períodos de tempo (horas) quanto longos períodos (meses), indicando a utilidade dessas técnicas para monitoramento da progressão da doença e resposta à terapia.

A medida da *curva de fluxo-volume* foi realizada tanto em equinos imóveis quanto em equinos em exercício. Muitas variáveis são derivadas dessas medidas e usadas como indicadores da função pulmonar. No entanto, a grande variabilidade nessas medidas em equinos imóveis (16 a 32%) limita gravemente a utilidade desse teste para detectar doença respiratória leve ou subclínica. De forma semelhante, curvas de fluxo-volume em equinos se exercitando com doença pulmonar obstrutiva de gravidade moderada não diferem significativamente daquelas dos mesmos animais quando eles não têm doença pulmonar. Curvas de fluxo-volume apresentam uso limitado na avaliação da função pulmonar em animais.

Outros testes da função pulmonar incluem o teste da diluição de nitrogênio e o diagrama de inspiração única para CO_2. Para *teste da diluição de nitrogênio*, as concentrações de nitrogênio no ar exalado são medidas enquanto o animal respira oxigênio 100%. Algumas variáveis são calculadas a partir da curva de decaimento da concentração de nitrogênio no ar exalado, incluindo a capacidade residual funcional. Há diferenças clinicamente significativas entre animais com função respiratória normal e aqueles com doença pulmonar. Contudo, esse teste não é facilmente adaptado para o uso clínico de rotina. A capnografia volumétrica é o exame gráfico das concentrações de CO_2 do ar expirado *versus* volume expirado para criar um *diagrama de inspiração única para* CO_2. Os resultados são divididos em fase I, que representa o ar relativamente livre de dióxido de carbono das vias respiratórias condutoras proximais ou próximas a boca, fase II, que é a fase transicional, e a fase III, que é o ar rico de dióxido de carbono dos alvéolos. As medidas da função pulmonar obtidas incluem estimativas da proporção do espaço morto, volume do espaço morto fisiológico e eficiência alveolar. A utilidade clínica desse teste e sua habilidade de detectar doença leve ou subclínica em animais não foram demonstradas.

Oscilometria de impulso oferece o potencial de ser um teste clinicamente útil da função respiratória em equinos, suínos e bovinos.[54-57] O teste mede a impedância do sistema respiratório e oferece uma estimativa da resistência e reatância respiratórias. A técnica tem a vantagem de ser mais sensível a alterações na função pulmonar do que a medida de alterações da pressão pleural, é minimamente influenciada pela frequência respiratória e volume corrente e relativamente mais fácil de realizar do que medidas mais complexas da mecânica respiratória. O teste envolve o ajuste de uma máscara facial hermeticamente fechada contendo um pneumotacógrafo para medidas de volumes respiratórios e das vias respiratórias a um equino. O tubo é acoplado a um alto-falante, que é usado para gerar sinais de onda quadrada contendo harmônicos entre 0 e 10 Hz. A informação do sistema é analisada usando um programa de computador e os índices de resistência e reatância pulmonares são determinados. A técnica de oscilação forçada em bovinos confinados com febre dos transportes de ocorrência natural indica a presença de grande aumento na resistência pulmonar e diminuição na complacência dinâmica com doença pulmonar obstrutiva localizada principalmente ao nível das grandes vias respiratórias, mas também nas pequenas vias respiratórias. O teste é mais sensível do que técnicas convencionais para detectar obstrução parcial das vias respiratórias superiores, asma e doença inflamatória das vias respiratórias em equinos e em suínos com doença pulmonar.[54-56] A oscilometria de impulso também pode ser usada para monitorar a resposta à terapia.[56]

A sensibilidade desses testes pode ser aumentada por testes de provocação nos quais são administrados agentes como histamina ou metacolina, que causam broncoconstrição em animais com vias respiratórias reativas.

A medida das *curvas de fluxo expiratório forçado-volume* e a capacidade vital forçada em equinos é um indicador sensível de broncoconstrição. O teste envolve a inserção de um tubo nasotraqueal em um equino fortemente sedado. O tubo nasotraqueal é então acoplado a um grande reservatório de vácuo e uma válvula é aberta abruptamente. A taxa máxima de fluxo de ar expiratório forçado é medida, e são calculadas muitas variáveis indicativas da função pulmonar, incluindo volume expiratório forçado em 1 s (FEV_1). A utilidade clínica desse teste de função pulmonar é limitada pela instrumentação extensa do animal e a necessidade de eletrônica sofisticada.

Análise de hemogasometria arterial

A medida da Pa_{O2}, Pa_{CO2} e concentração de oxigênio arterial (Ca_{O2}) fornece informação valiosa sobre a função pulmonar e a oferta de oxigênio aos tecidos. A tensão de oxigênio arterial e o conteúdo de oxigênio arterial não são equivalentes. A tensão de oxigênio arterial (Pa_{O2}) é uma medida da pressão parcial de oxigênio no sangue arterial, determinada pela quantidade de oxigênio dissolvido no sangue (não à quantidade ligada à hemoglobina) e a temperatura do sangue – não é uma medida direta do conteúdo de oxigênio arterial. O conteúdo de oxigênio arterial é a quantidade de oxigênio por unidade de sangue e inclui tanto oxigênio dissolvido quanto ligado à hemoglobina. A tensão de oxigênio pode ser visualizada como a força motriz para a difusão de oxigênio dos capilares para as mitocôndrias (nas quais a tensão de oxigênio é de cerca de 2 mmHg), ao passo que o conteúdo de oxigênio é a quantidade de oxigênio ofertada ao tecido. Ambas são medidas importantes da função pulmonar e da oferta de oxigênio ao tecido.

A medida da *tensão de oxigênio* no sangue é conseguida pela análise de uma amostra de sangue arterial coletada adequadamente usando um analisador de gases sanguíneos (eletrodo de oxigênio). Instrumentos projetados para uso clínico médico ou veterinário medem pH, P_{O2} e P_{CO2} à temperatura de 37°C. Dependendo do *software* incluso com o instrumento, vários valores derivados também são calculados, incluindo a concentração de bicarbonato, excesso de base e saturação de oxigênio. É importante entender que a *saturação de oxigênio* registrada pelo equipamento de hemogasometria sanguínea é um valor *calculado*, e pode não estar correto. A saturação de oxigênio é *medida* por um cooxímetro, que é diferente de um analisador de gases sanguíneos, e a quantidade de oxigênio carreada pela hemoglobina é então calculada a partir desse valor, com a suposição de que cada grama de hemoglobina, quando completamente saturada, carrega aproximadamente 1,34 a 1,39 mℓ de oxigênio. A concentração *de oxigênio* total do sangue é calculada adicionando a quantidade carregada pela hemoglobina à quantidade de oxigênio dissolvida na fase aquosa do sangue. A fórmula é:

$$\text{Concentração de } O_2 = (Sa_{O2} \times 1{,}34 \times [Hb]) + (0{,}003 \times Pa_{O2})$$

Em que a concentração de O_2 é em mℓ/100 mℓ, Sa_{O2} é a saturação de oxigênio arterial (%), 1,34 é a quantidade de oxigênio carreada pela hemoglobina completamente saturada (mℓ/g). [Hb] é a concentração de hemoglobina no sangue (g/100 mℓ), 0,003 é a quantidade de oxigênio dissolvido na fase aquosa de 100 mℓ de sangue para cada aumento de 1 mmHg na P_{O2}, e Pa_{O2} é a tensão de oxigênio no sangue arterial. As substituições apropriadas podem ser feitas para calcular o conteúdo de oxigênio de sangue venoso.

O conteúdo de oxigênio do sangue arterial é o fator crítico (com débito cardíaco) para determinar a *oferta de oxigênio* aos tecidos. Entretanto, a medida da concentração de oxigênio arterial não é facilmente realizada como medida da tensão de oxigênio arterial. Portanto, em animais com função e concentração de hemoglobina normais, a tensão de oxigênio arterial é usada como medida substituta da concentração de oxigênio arterial. Ao fazê-lo, deve-se reconhecer que a extensão da saturação de hemoglobina com oxigênio depende tanto da afinidade da hemoglobina pelo oxigênio quanto da tensão de oxigênio do sangue. A relação entre a tensão do oxigênio/saturação percentual é uma sigmoide, com 50% de saturação ocorrendo em aproximadamente 30 mmHg na maioria das espécies (há variações pequenas) e saturação de 80% em uma P_{O2} de 45 a 55 mmHg. A forma sigmoide da curva de saturação oxigênio-hemoglobina tem consequências clínicas importantes. Pequenos decrementos na Pa_{O2} dos valores normais (normalmente 95 a 105 mmHg em animais respirando ar ambiente ao nível do mar) têm efeito mínimo no conteúdo de oxigênio do sangue. Muitos analisadores de gases sanguíneos modernos têm um software que calcula o conteúdo de oxigênio do sangue, mas deve-se reconhecer que esses cálculos, com frequência, usam uma concentração de hemoglobina assumida, e não mensurada (normalmente 15 g/dℓ) e os valores para a relação SO_2-P_{O2} no homem. Esses valores assumidos podem não ser corretos para animais, e deve-se sempre checar as suposições usadas para calcular a concentração de oxigênio do sangue antes de aceitar e intervir com base nesses valores. A medida direta do conteúdo de oxigênio no sangue é restrita a laboratórios de pesquisa – estimativas indiretas obtidas da saturação de oxigênio e da concentração de hemoglobina normalmente são suficientemente precisas para o uso clínico.

A tensão de oxigênio no sangue é proporcional à quantidade de oxigênio dissolvido na fase aquosa e à temperatura do sangue. Para uma dada quantidade de oxigênio dissolvido no sangue, a tensão varia de acordo com a temperatura do animal. Quase todos os analisadores de gases sanguíneos medem a P_{O2} a 37°C. Se a temperatura corporal do animal for significativamente diferente desta, então a P_{O2} relatada pode estar errada. Por exemplo, a Pa_{O2} de um equino com temperatura corporal de 40°C medida usando analisador com a temperatura de 37°C seria de 80 mmHg (a P_{CO2} seria 35 mmHg). Se a Pa_{O2} for ajustada para a diferença entre a temperatura corporal do equino e aquela do analisador, então a Pa_{O2} relatada seria 100 mmHg (e a Pa_{CO2} seria 44 mmHg). A falha em fazer as correções apropriadas da temperatura pode resultar em erros de 6 a 7% por °C. Ao se interpretar os valores de gases sanguíneos, deve ser dada atenção à temperatura do animal, e deve-se ajustar os valores da tensão de gases de acordo com a temperatura corporal do animal. Provavelmente isso só é clinicamente importante quando há desvios extremos da temperatura normal e da tensão de oxigênio. A maioria dos analisadores de gases sanguíneos inclui um software que faz as correções apropriadas.

A tensão de oxigênio arterial é determinada no alvéolo pela tensão de oxigênio alveolar e a diferença alveolar-arterial. A tensão de oxigênio alveolar (PA_{O2}) pode ser calculada pela seguinte equação:

$$PA_{O2} = FI_{O2}\,(P_B - P_{H2O}) - (Pa_{CO2}/RQ)$$

Onde FI_{O2} é a fração de oxigênio inspirado (21% para ar ambiente), P_B é a pressão barométrica (760 mmHg ao nível do mar), P_{H2O} é a pressão parcial de vapor de água no ar alveolar (47 mmHg a 37°C) e RQ é o quociente respiratório (normalmente assumido ser de 0,8 para animais em repouso). A diferença P_{O2} alveolar-arterial (A-a P_{O2}) é calculada como:

$$A - a\,P_{O2} = PA_{O2} - Pa_{O2}$$

O significado clínico da diferença A-a P_{O2} é como indicador da função pulmonar que, de alguma forma, independe da fração de oxigênio inspirado e, portanto, é útil em animais suplementados com oxigênio (há um pequeno aumento na diferença A-a com aumentos marcantes na FI_{O2}). Aumentos na diferença A-a P_{O2} são indicativos de desequilíbrio ventilação-perfusão, com a diferença A-a P_{O2} aumentando com a piora das anormalidades ventilação-perfusão.

Valores normais

Os valores obtidos de animais clinicamente normais respirando ar ambiente ao nível do mar variam ligeiramente entre as espécies, com a maioria dos animais tendo Pa_{O2} arterial de 95 a 105 mmHg e Pa_{CO2} de 35 a 45 mmHg.

A saturação de oxigênio em animais clinicamente normais respirando ar ao nível do mar é cerca de 98% e a concentração de oxigênio do sangue arterial é 16 a 24 mℓ/dℓ de sangue (isso depende da concentração de hemoglobina no sangue). A diferença na concentração de oxigênio do sangue arterial e do sangue venoso misto normalmente é 4 a 8 mℓ/dℓ de sangue. Os valores podem ser influenciados substancialmente por alterações no estado fisiológico (exercício, hiperpneia), posicionamento, doença pulmonar e altitude (Tabela 12.4). O posicionamento do animal pode ser importante, especialmente em potros neonatos, nos quais a parede torácica complacente pode prejudicar a ventilação em potros em decúbito lateral – potros têm tensão de oxigênio arterial inferior quando em decúbito lateral, quando comparado a potros em decúbito esternal.

Coleta de amostras de gases sanguíneos arteriais

Amostras arteriais podem ser coletadas de qualquer uma das artérias periféricas apropriadas, que variam dependendo da espécie. Uma amostra arterial é representativa do sangue aórtico em quase todos os casos. As amostras podem ser coletadas das artérias carótida, facial transversa, metacárpica e metatársica em equinos e potros, e das artérias carótida, radial e coccígea em bovinos e bezerros. O acesso arterial minimamente invasivo é difícil em suínos.

As amostras devem ser coletadas em seringa de vidro na qual o espaço morto foi preenchido com solução heparinizada, e armazenadas a 0°C até serem analisadas.[58] Tipicamente, utiliza-se seringa de plástico de 3 mℓ contendo aproximadamente 0,1 mℓ de heparina sódica e acoplada a uma agulha de 22 a 25 G. Todo o ar deve ser expelido da seringa antes da coleta da amostra, e deve-se tomar cuidado para não introduzir ar na seringa até as tensões de gases sanguíneos serem medidas. O ar na seringa aumentará a tensão de oxigênio mensurada do sangue de animais normais. A amostra deve ser avaliada o mais rápido possível depois da coleta (em minutos). Se a análise imediata não for possível, a amostra deve ser armazenada em água gelada até a análise para impedir o consumo de oxigênio, produção de dióxido de carbono e diminuição no pH.[58] O armazenamento de amostras arteriais em seringas plásticas em água gelada pode aumentar a tensão de oxigênio de 100 mmHg a 109 mmHg em tempo tão curto quanto 30 min. Isso não ocorre quando amostras são armazenadas em seringas de vidro em água gelada. O pH_a e Pa_{CO2} não são afetados pelo tipo de seringa.

Amostras de sangue armazenadas em tubos plásticos (vacutainer) não são adequadas para a medida das tensões de oxigênio e dióxido de carbono, mas medidas das concentrações de dióxido de carbono total e bicarbonato e excesso de base são confiáveis.[59]

Análise de hemogasometria venosa

A mensuração das tensões dos gases no sangue venoso tem valor limitado na avaliação da função pulmonar em razão dos efeitos extensos e variáveis da passagem através dos leitos capilares sobre as tensões gasosas. Contudo, a mensuração da concentração, saturação ou tensão de oxigênio venoso pode ser útil na avaliação da adequação da oferta de oxigênio ao tecido. A tensão, saturação e concentração de oxigênio do sangue venoso dependem da extensão da oxigenação do sangue arterial, do fluxo sanguíneo aos tecidos, da taxa metabólica dos tecidos drenados pelas veias do qual o sangue é amostrado e do tempo de trânsito do sangue através dos capilares. A multiplicidade desses fatores significa que não é possível determinar as razões precisas para anormalidades nas tensões de gases sanguíneos venosos. No entanto, algumas generalizações podem ser feitas sobre a tensão, saturação e concentração de oxigênio venoso.

Em animais normais em repouso, a oferta do oxigênio aos tecidos excede as necessidades de oxigênio (demanda) do tecido, com a consequência de que o sangue venoso drenando desses tecidos está apenas parcialmente dessaturado. Com isso, o sangue venoso da artéria pulmonar (sangue venoso misto) tem tensão, saturação e concentração de oxigênio de aproximadamente 35 a 45 mmHg, 80 a 90% e 12 a 18 mℓ/100 mℓ, respectivamente (este último dependendo da concentração de hemoglobina, além da saturação de hemoglobina). No entanto, em situações nas quais a oferta de oxigênio ao tecido está reduzida a níveis que apenas atendam ou não atendam às necessidades de oxigênio do tecido, há extração de uma proporção maior de oxigênio no sangue, e a tensão, saturação e concentração venosa de oxigênio diminuem, e a diferença arterial-venosa na concentração de oxigênio aumenta. As razões para a oferta de oxigênio ao tecido não atender às necessidades de oxigênio daquele tecido são a redução na perfusão do tecido, como a que ocorre com choque ou insuficiência circulatória, anemia ou Pa_{O2} diminuída. Adicionalmente, os tecidos com uma alta taxa metabólica, como o músculo em exercício, têm alta demanda de oxigênio, que pode superar a oferta.

Em uma situação ideal, a avaliação da oferta de oxigênio de todo o corpo por meio da mensuração das tensões de gases sanguíneos venosos é melhor conseguida pelo exame do sangue venoso misto. O sangue venoso misto representa uma mistura de sangue drenando de todos os tecidos, e é coletado da artéria pulmonar (embora amostras coletadas do ventrículo ou átrio direito também sejam apropriadas na maioria dos casos). Embora esse sangue seja ótimo para avaliação da oferta de oxigênio ao tecido, a coleta de amostras venosas mistas não é rotina em razão da necessidade de cateterização da artéria pulmonar. Portanto, são usadas amostras de veias periféricas, mas deve-se tomar cuidado quando se interpreta esses valores, uma vez que as tensões de gases sanguíneos venosos podem variar consideravelmente entre veias. Para animais com estado circulatório normal, as tensões de gases sanguíneos no sangue da veia jugular provavelmente são estimativas razoáveis das tensões dos gases venosos mistos. Contudo, se a função circulatória não for normal, as amostras de veias periféricas podem não ser indicativas de valores no sangue venoso misto.

As amostras das análises dos gases sanguíneos venosos devem ser coletadas em seringas nas quais o espaço morto é preenchido com solução heparinizada de sódio ou lítio. O volume de heparina não deve ser mais do que 2% da quantidade de sangue. As amostras devem ser processadas imediatamente.

Tabela 12.4 Alterações nas tensões de gases sanguíneos em vários estados de doença comparados aos valores em animais normais respirando ar ao nível do mar.

Tensão de oxigênio arterial (Pa_{O2}, mmHg)	Tensão de dióxido de carbono arterial (Pa_{CO2}, mmHg)	Diferença de oxigênio alveolar-arterial (mmHg)	Estado fisiológico ou doença
↑	↓	↔	Hiperventilação (excitação, ofegação)
↔ ou ↓	↓	↔	Baixo O_2 inspirado (altitude)
↓	↑	↔	Hipoventilação
↓	↔	↑	Comprometimento da difusão (raramente encontrado)
↓	↔ ou ↑	↑	Desequilíbrio ventilação-perfusão, Pa_{CO2} elevado com esse distúrbio é incomum
↓	↑	↑	Exercício extenuante por equinos

↑, acima do valor em animal normal respirando ar ambiente ao nível do mar; ↓, abaixo do valor em animal normal respirando ar ambiente ao nível do mar; ↔, inalterado do valor em animal normal respirando ar ambiente ao nível do mar.

Se as amostras não puderem ser processadas em uma hora, elas devem ser armazenadas em água gelada. As amostras armazenadas nessas condições por 24 h têm valores que são minimamente diferentes daqueles de antes da armazenagem, ao passo que as amostras armazenadas a 25°C mudam significativamente em 2 a 3 h.

Oximetria de pulso

Oxímetros de pulso são dispositivos para mensuração da saturação de oxigênio sanguíneo acoplados à pele ou a membranas mucosas e que sentem o espectro de absorção de luz pela hemoglobina (o mesmo princípio é usado nos cooxímetros de bancada) nos tecidos subjacentes. Os dispositivos são amplamente usados para o monitoramento não invasivo da oxigenação no homem, e têm sido adotados para o uso em animais. No entanto, existem desafios consideráveis para o seu uso em animais, não sendo menos importantes a presença de pelos e a pele densamente pigmentada na maioria dos animais pecuários. Os dispositivos apresentam deficiências significativas quando usados em potros e equinos adultos, mas aqueles aplicados à orelha, lábio ou língua de potros têm boa sensibilidade e especificidade para detectar a saturação arterial de oxigênio de menos de 90 mmHg (12 kPa).[60] Os dispositivos consistentemente subestimam a saturação de oxigênio arterial em saturações baixas. Deve-se tomar cuidado ao usar esses dispositivos para monitorar a saturação de hemoglobina arterial em animais.

Concentração sanguínea de lactato

A medida da concentração sanguínea de lactato é útil para avaliar a adequação da oferta do oxigênio aos tecidos e atualmente é fornecida por unidades portáteis, algumas das quais validadas para uso em equinos e bezerros.[61,62] A hipoxia causa deslocamento para o metabolismo anaeróbio e produção de lactato. A produção de lactato está relacionada à gravidade e duração da hipoxia, com hipoxia mais grave resultando em acúmulo maior de lactato nos tecidos e sua subsequente difusão ou transporte no sangue. A hipoxia também reduz a taxa de remoção de lactato do sangue. A combinação da produção elevada e da remoção reduzida causa o acúmulo de lactato no sangue. A medida da concentração do lactato sanguíneo (que normalmente é inferior às concentrações plasmáticas de lactato) tem ganhado cada vez mais utilidade clínica com testes remotos com analisadores *point-of-care* que se tornaram facilmente disponíveis e os testes mais acessíveis.

As *amostras* para mensuração do lactato sanguíneo podem ser coletadas em seringas contendo solução heparinizada (como as usadas para mensuração das tensões de gases sanguíneos) se a amostra for analisada em até 30 min. As amostras devem ser armazenadas em água gelada até a análise. O armazenamento prolongado em temperatura ambiente resulta no aumento da concentração sanguínea de lactato. Se houver previsão de retardar a análise quando da coleta da amostra, então as amostras devem ser coletadas em tubos vazios contendo fluoreto de sódio e ácido etilenodiamino tetra-acético de potássio (EDTA) – o fluoreto de sódio inibe a glicólise. Contudo, as concentrações plasmáticas de lactato nesses tubos são aproximadamente 10% inferiores àquelas em amostras coletadas em tubos contendo heparina, provavelmente em razão do efeito osmótico do fluoreto de sódio/EDTA de potássio nas hemácias. As amostras para análise clínica devem ser coletadas em seringas contendo solução heparinizada, e devem ser analisadas em até 30 min após a coleta. A mensuração das concentrações de lactato no sangue ou plasma podem ser feitas usando analisadores *point-of-care*, embora esses possam levar a resultados que diferem significativamente dos analisadores tradicionais, sobretudo em animais com valores extremos de hematócrito (anemia ou policitemia grave). Idealmente, as concentrações sanguínea e plasmática de lactato devem ser medidas apenas em analisadores que foram validados para as espécies e a situação clínica sendo estudada.

As concentrações de lactato sanguíneo e lactato plasmático não são iguais, com a concentração de lactato sanguíneo sendo inferior em razão do efeito dilucional das hemácias, que têm concentração de lactato inferior à do plasma. Contudo, a maioria das avaliações clínicas se baseia em concentrações sanguíneas de lactato. As concentrações de lactato no sangue arterial ou venoso misto na maioria das espécies de animais de fazenda são menores que 2 mmol/ℓ em animais normais saudáveis. Hipoxia tecidual, além de outras condições, como toxemia e choque séptico, podem aumentar a concentração sanguínea de lactato. As concentrações sanguíneas de lactato entre 2 e 4 mmol/ℓ devem ser interpretadas com cautela, ao passo que valores acima de 4 mmol/ℓ indicam ruptura clinicamente importante do transporte de oxigênio e do metabolismo celular. Medidas repetidas ao longo do tempo podem ser úteis para avaliar a progressão da doença ou a eficácia do tratamento. Por exemplo, concentrações plasmáticas de lactato acima de 4 mmol/ℓ em bovinos com pneumonia são preditivas de morte em 24 h.

Coleta e análise do condensado do exalado pulmonar

Atualmente, a coleta e a análise do condensado do exalado pulmonar têm uso principalmente em estudos de pesquisa e, provavelmente, não são marcadores sensíveis ou específicos de um determinado estado mórbido, embora eles possam fornecer um meio de avaliar a gravidade da doença ou sua patogênese.[63] O condensado pulmonar é coletado e analisado para marcadores de doença pulmonar ou sistêmica, incluindo pH e marcadores de estresse oxidativo.[64] O pH do condensado pulmonar é afetado pelo design do dispositivo de coleta e pela temperatura da superfície de condensação, impedindo a comparação de dados entre estudos usando metodologias diferentes.[65] Exemplos do uso da análise do condensado pulmonar incluem a verificação do aumento da concentração de leucotrienos B_4 no condensado pulmonar pela indução de pneumonia em bezerros com infecção por *Pasteurella multocida*; a constatação de que equinos com asma têm concentrações maiores de peróxido de hidrogênio do que equinos normais, provavelmente consequência da neutrofilia das vias respiratórias em animais acometidos, e que há um estado de estresse oxidativo alterado em potros com pneumonia por *Rhodococcus equi*.[64]

Biopsia pulmonar

A biopsia percutânea do pulmão é útil para confirmar o diagnóstico de doença pulmonar ao fornecer tecido para o exame histológico e microbiológico em bovinos, ovinos e equinos. A técnica é mais útil por fornecer um diagnóstico histológico de doenças pulmonares difusas ou, quando guiada por ultrassonografia ou realizada por toracoscopia, para doença focal. A biopsia forneceu diagnóstico em aproximadamente 80% de 65 equinos com evidência clínica de doença pulmonar difusa.[66]

A biopsia normalmente é percutânea, mas também pode ser realizada durante toracoscopia.[13,67] As indicações para o procedimento incluem doenças dos pulmões nas quais não se pode chegar ao diagnóstico através de outras formas de exame, incluindo aspiração traqueal ou lavado broncoalveolar. Ela também pode ser usada para avaliar a gravidade das alterações histológicas e resposta à terapia. O procedimento é mais adequado para doenças disseminadas do pulmão, mas pode ser usado para doenças que produzem lesões focais se a biopsia for realizada guiada por ultrassonografia. As contraindicações incluem anormalidades na função de coagulação, pneumotórax e angústia respiratória grave. O perigo em realizar biopsia pulmonar em animais com angústia respiratória grave é que as complicações da biopsia, como pneumotórax, hemotórax ou hemorragia nas vias respiratórias, poderiam prejudicar ainda mais a função pulmonar e causar a morte do animal.

As complicações incluem pneumotórax, hemotórax, hemorragia nas vias respiratórias com subsequente hemoptise ou epistaxe, hematoma pulmonar e disseminação de infecção do pulmão infectado para o espaço pleural. O risco de complicações cresce conforme o número de tentativas de biopsia aumentam.[66] Pneumotórax – que normalmente não é clinicamente aparente – ocorre em alguns equinos nos quais o procedimento é realizado.[68] Tosse e epistaxe ocorrem em aproximadamente 20% e 10%

dos equinos, respectivamente. Hemorragia que ameaça a vida ocorre de maneira incomum (aproximadamente 2% dos casos). O sangramento nas vias respiratórias, detectado por exame traqueobroncoscópico, ocorreu em 16 de 50 equinos depois do uso de agulha de biopsia descarregada manualmente, e em 5 de 50 equinos depois do uso de agulha descarregada automaticamente.[68] Duas de 60 vacas colapsaram de imediato depois do procedimento, mas subsequentemente levantaram e se recuperaram. As vacas remanescentes não tiveram anormalidades clínicas detectadas depois da biopsia, embora os exames necroscópicos 24 h depois revelassem lesões pequenas no parênquima pulmonar no local de biopsia. Uma de 10 ovelhas saudáveis teve tosse e secreção nasal sanguinolenta depois da biopsia pulmonar.

O procedimento é realizado em equinos e bovinos adultos usando agulha de biopsia 14 G, operada manualmente ou que descarrega automaticamente. Tais instrumentos coletam tecido em mais de 95% das tentativas em bovinos. A área para exame é melhor determinada por exame radiográfico ou ultrassonográfico do tórax. Um local comum para biopsia é na junção do terço médio e dorsal do tórax no 9º espaço intercostal no bovino e em ovelhas, e no 13º espaço intercostal em equinos. O procedimento é mais bem realizado com o animal em posição quadrupedal. A pele sobre a área deve ser tricotomizada e preparada assepticamente e a anestesia local induzida pela injeção de lidocaína 2% ou um composto semelhante no espaço intercostal. Uma incisão de 0,5 cm é feita através da pele e o instrumento de biopsia é avançado através do espaço intercostal caudal (vasos e nervos intercostais cursam ao longo do aspecto caudal das costelas) e para dentro do pulmão, perpendicular à superfície da pele. O instrumento é avançado aproximadamente 2 cm dentro do pulmão e o tecido é coletado ao final da inspiração. O procedimento é repetido conforme necessário para coleta de amostras para exame histológico e microbiológico. Se necessário, a incisão da pele é fechada com uma sutura única. O animal é então monitorado de perto por 12 a 24 h quanto a sinais de tosse, epistaxe, hemoptise, febre ou angústia respiratória. A hemorragia nas vias respiratórias normalmente é evidente, com frequência dentro de minutos de completado o procedimento, pela tosse do animal. A hemorragia nas vias respiratórias muitas vezes é evidente como hemoptise, até mesmo em equinos. A angústia respiratória pode ser causada por pneumotórax, hemotórax ou hemorragia nas vias respiratórias. O tratamento inclui aspiração percutânea do ar pleural, administração de oxigênio por insuflação ou, em casos extremos, ventilação mecânica.

Uma técnica alternativa em bovinos envolve a coleta de tecido pulmonar através do segundo espaço intercostal cranioventral direito usando uma agulha de biopsia 12 ou 14 G manual ou automática.[69] O pulmão foi colhido com sucesso em 56% dos novilhos confinados com doença respiratória bovina crônica, e fornece o mesmo diagnóstico patológico que o obtido por exame de necropsia em 75% dos animais. De 34 animais avaliados, um apresentou complicações fatais.

Análise do espectro dos sons respiratórios

A análise dos sons respiratórios tem utilidade no diagnóstico de distúrbios do trato respiratório anterior de equinos. Os sons respiratórios podem ser detectados por um microfone pequeno colocado próximo à narina do equino, com o registro feito por um gravador ou dispositivo semelhante ao usado na sela ou na alça do cinturão. Estudos podem ser feitos com equinos correndo ou em uma esteira ou a campo, em um ambiente externo.[70] O deslocamento dorsal do palato mole produz ruídos expiratórios de ampla frequência com periodicidade rápida (som de guizo) ao passo que o colapso unilateral dinâmico da aritenoide causa aumento no ruído de alta frequência de faixa inspiratória ampla. A técnica identifica corretamente mais de 90% dos equinos com colapso dinâmico da cartilagem aritenoide esquerda ("roncadores").

Teste de esforço

O teste de esforço para avaliação da função do trato respiratório está limitado essencialmente a equinos, nos quais é o padrão-ouro para o diagnóstico de doença respiratória anterior dinâmica na espécie.[71] Os testes disponíveis para uso em equinos correndo em esteira incluem o exame endoscópico das vias respiratórias superiores, análise de ruídos respiratórios, hemogasometria e medidas da mecânica respiratória. O mais importante destes em um ambiente clínico é a videoendoscopia durante o exercício para detectar a disfunção das vias respiratórias anteriores de equinos. Com exceção da neuropatia do nervo laríngeo recorrente, há apenas uma correlação ruim entre os resultados do exame endoscópico realizado em equinos em posição quadrupedal quando comparados aos resultados do exame endoscópico dinâmico durante o exercício.[6,71,72] A endoscopia de equinos em posição quadrupedal tem capacidade muito limitada de detectar distúrbios que ocorrem apenas durante o exercício, e alguns distúrbios do trato respiratório anterior, como fraqueza progressiva do músculo abdutor da laringe, desvio axial das dobras ariepiglóticas e retroversão epiglótica, podem ser diagnosticados apenas por exame endoscópico realizado durante o exercício extenuante.[71,73] Outro achado é a presença de múltiplas anormalidades das vias respiratórias superiores em uma elevada proporção de equinos examinados durante o exercício.[7,71,74,75]

Embora o teste historicamente tenha sido conduzido em esteira em alta velocidade, um avanço recente tem sido o desenvolvimento de endoscópios e sistemas de gravação que permitem o exame de equinos enquanto eles se exercitam a campo (endoscopia dinâmica).[7,73-83] Esses sistemas de endoscopia compreendem um endoscópio, uma bomba de água, uma unidade de controle do endoscópio (para manipular a ponta do endoscópio) e uma unidade de gravação/transmissão carregada no equino ou no cavaleiro (Figura 12.2) pesando até 2,5 kg.[77,78] A fonte de luz são diodos emissores de luz na extremidade do endoscópio. O preferido é uma unidade de gravação que transmita simultaneamente a imagem em tempo real, normalmente usando *Bluetooth* ou tecnologia semelhante, para um observador situado a uma distância curta (até 220 m dependendo da unidade) do equino.[77] O desenvolvimento da endoscopia a campo possibilitou o uso mais disseminado do exame das vias respiratórias superiores de equinos durante o exercício e o refinamento da compreensão dos distúrbios obstrutivos dinâmicos das vias respiratórias superiores.

A endoscopia em campo tem a grande vantagem de possibilitar o exame do equino enquanto ele se exercita usando seu arreio usual, montado pelo cavaleiro usual e realizando seus exercícios como de costume.[83] A endoscopia a campo realizada em equinos de raça Standardbred não parece prejudicar o tempo de corrida em eventos qualificatórios, e permite a detecção de anormalidades importantes associadas a um desempenho ruim.[81] O exame usando endoscopia a campo permite que se avalie o efeito da marcha e da posição da cabeça na função das vias respiratórias superiores e que se determine a importância relativa de uma ou mais anormalidades.[7,77,84] A desvantagem é que a intensidade do exercício pode não ser tão facilmente controlada pelo médico-veterinário, ou a intensidade do exercício que mimetiza aquela de uma competição real em equinos de corrida não seja atingida, embora estejam disponíveis protocolos de exercício para assegurar a consistência do exercício.[83]

PRINCÍPIOS DO TRATAMENTO E CONTROLE DE DOENÇAS DO TRATO RESPIRATÓRIO

Tratamento da doença respiratória

O tratamento de doenças do trato respiratório posterior depende da sua causa. Contudo, os princípios comuns são:

- Assegurar oxigenação adequada do sangue e excreção do dióxido de carbono
- Aliviar a inflamação pulmonar
- Tratar efetivamente causas infecciosas de doença respiratória
- Aliviar a broncoconstrição
- Fornecer cuidados de suporte para minimizar as demandas do transporte de gases respiratórios.

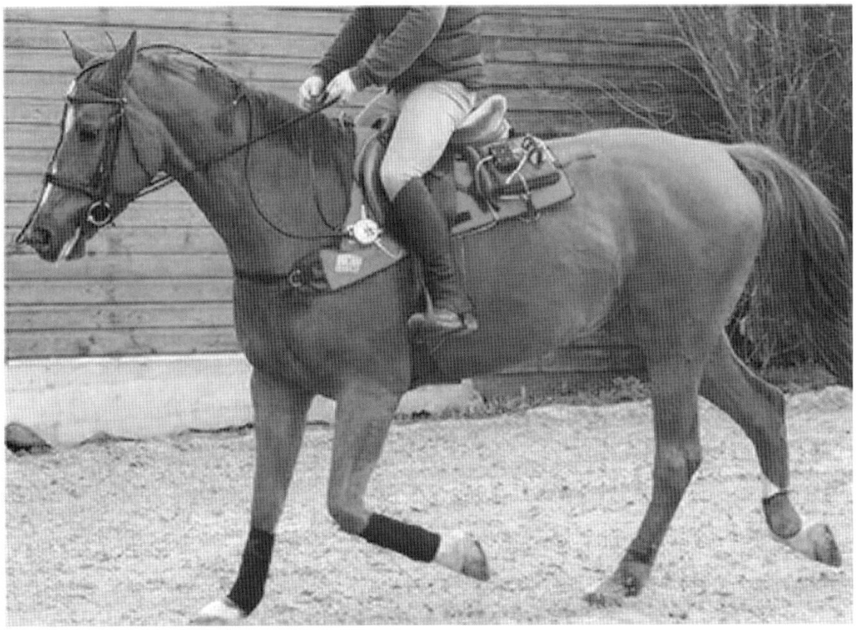

Figura 12.2 Equino usando equipamento para endoscopia a campo, inclusive endoscópio e bomba de água, bem como unidades de controle, gravação e telemetria. Reproduzida, com autorização, de van Erck 2011.[7]

Transporte de gases respiratórios

A causa de morte aguda em animais com doença respiratória normalmente é a falha no transporte de gases respiratórios, com hipoxemia e hipercapnia subsequentes. O tratamento da falha da oxigenação do sangue e da excreção do dióxido de carbono pode ser conseguido através da administração de oxigênio suplementar ou ventilação mecânica. As razões para a falha do transporte de gases respiratórios foram discutidas anteriormente, e devem ser consideradas quando se planeja a terapia de um animal com doença respiratória e hipoxemia, com ou sem hipercarbia. Animais com hipercarbia e hipoxemia provavelmente estão hipoventilando e deve-se considerar aumentar a ventilação minuto do animal através do alívio da obstrução das vias respiratórias (p. ex., por corpos estranhos ou broncoconstrição), melhorar a função dos músculos respiratórios (restaurar a hidratação, manter as concentrações sanguíneas normais de eletrólitos, incluindo cálcio) e ajustes posicionais (potros apresentam função respiratória melhor quando em decúbito esternal). A ventilação artificial deve ser considerada, mas é impraticável para um tratamento de longo prazo em animais que não aqueles estabulados em centros de referência. Anormalidades ventilação-perfusão causam hipoxemia, com Pa_{CO_2} normal ou apenas discretamente elevada na maioria dos animais afetados. A oxigenoterapia pode ser útil para melhorar ou atenuar a hipoxemia como consequência de anormalidades ventilação-perfusão.

Oxigenoterapia

O principal tratamento para hipoxemia causada por doenças pulmonares é a administração de oxigênio. A oxigenoterapia não é usada com frequência em grandes animais em situações de campo, mas um cilindro de oxigênio portátil pode ser útil em animais em período de hipoxia crítica até que as lesões inflamatórias dos pulmões retrocedam. Ela tem sido usada com maior frequência em bezerros e potros valiosos. A oxigenoterapia deve ser fornecida continuamente, requer acompanhamento do animal constante ou frequente, e pode ser cara. A suplementação de oxigênio normalmente é administrada através de uma cânula nasal com a ponta colocada na nasofaringe, através de uma máscara ou de uma cânula inserida percutaneamente na traqueia. O uso de uma tenda de oxigênio é impraticável.

A oxigenoterapia é útil apenas quando se atribui a hipoxemia à falha do transporte de oxigênio no sistema respiratório. Não tem valor quando a hipoxia é consequência de toxinas que interferem no metabolismo de oxigênio nos tecidos (p. ex., cianeto). A oxigenoterapia aumentará apenas minimamente o transporte de oxigênio em animais com anemia, hemoglobina anormal (metahemoglobina) ou choque cardiovascular. Casos de pneumonia, pleurisia, edema e congestão dos pulmões têm maior probabilidade de se beneficiarem da provisão da suplementação de oxigênio.

O oxigênio deve ser ofertado através de um sistema que inclui um umidificador, de modo que o gás insuflado seja umidificado e, portanto, minimize o ressecamento da mucosa respiratória.

O oxigênio com frequência é administrado a *animais recém-nascidos* durante a reanimação depois do nascimento ou naqueles animais com doença respiratória. O valor da suplementação de oxigênio em aumentar a Pa_{O_2} foi examinado em potros, mas as recomendações provavelmente também se aplicam a recém-nascidos de outras espécies. Tanto a máscara facial quanto a sonda nasofaríngea são efetivas para aumentar a Pa_{O_2} quando o oxigênio é administrado a 10 ℓ/min. A habilidade de elevar o oxigênio arterial aumenta com a idade, do nascimento até 7 dias de vida, por causa da existência de desvios (*shunts*) direito-esquerdo em potros recém-nascidos. Alterações máximas na tensão de oxigênio arterial ocorrem dois minutos após o início da suplementação. Em potros normais, a taxa de fluxo de 4 ℓ/min aumenta a tensão de oxigênio arterial, mas as respostas em potros doentes com frequência são atenuadas como resultado de efeitos posicionais na troca gasosa (decúbito) e outras causas de hipoventilação.

A *insuflação nasal* melhora as tensões de oxigênio arterial e o equilíbrio ácido-base em potros saudáveis[85] e em potros leve a moderadamente afetados, mas poderia não ser suficiente para a oxigenação de potros com comprometimento grave da troca gasosa. A eficácia da insuflação nasal de oxigênio através de cateter intranasal em potros depende da taxa de administração de oxigênio e se os cateteres são inseridos em uma ou ambas as narinas. Quando as tensões de oxigênio arterial (Pa_{O_2}) e fração de oxigênio inspirado (FI_{O_2}) são medidas no sangue arterial coletado da artéria metatársica e da traqueia torácica, respectivamente, de potros de 5 a 7 dias, em posição quadrupedal, saudáveis, a insuflação resulta em aumento significativo na FI_{O_2} e na tensão de oxigênio arterial (Tabela 12.5). A administração unilateral de oxigênio a uma taxa de fluxo de 50 mℓ de oxigênio por quilo de peso corporal por minuto resultou em aumento da FI_{O_2} de 18 a 23% e na tensão de oxigênio arterial de 93 a 136 mmHg. A administração bilateral e taxas elevadas de fluxo acima de 200 mℓ/kg/min resultaram em aumentos adicionais.[85] É importante notar que esse estudo foi feito em potros saudáveis em posição quadrupedal e que o efeito da insuflação de oxigênio na Pa_{O_2} poderia ser atenuado pelo decúbito e doença pulmonar. Contudo, é improvável que a FI_{O_2} seja afetada por essas variáveis e essa informação permitirá o cálculo da proporção Pa_{O_2}:FI_{O_2} em potros como forma de detectar lesão pulmonar.

Cateteres intranasais também são difíceis de manter em potros ativos e em lactação e requerem o uso de taxas de fluxo de oxigênio mais altas para alcançar os efeitos benéficos. As taxas de fluxo em potros com lesão pulmonar devem ser ajustadas com base em medidas repetidas da tensão de oxigênio arterial com o objetivo de manter Pa_{O_2} em ≥ 100 mmHg e Sa_{O_2} maior do que 90%.

Um *sistema de oferta de oxigênio transtraqueal* tem sido usado em potros com pneumonia, dispneia e hipoxemia rapidamente progressivas apesar da terapia de oxigênio intranasal. Um cateter é inserido no terço médio da traqueia cervical diretamente distal no lúmen da traqueia por

Tabela 12.5 Efeitos da insuflação nasal de oxigênio unilateral ou bilateral nas taxas de fluxo de 50 mℓ de O_2 por quilo de peso corporal por minuto em potros saudáveis, com idade de 5 a 7 dias, em tensão de oxigênio inspirado (medida na traqueia torácica), tensão de oxigênio arterial e medidas de equilíbrio ácido-base.

		Oferta de oxigênio							
		Unilateral (mℓ/kg/min)				Bilateral (mℓ/kg/min)			
Variável	Basal	50	100	150	200	50	100	150	200
FI_{O2} (%)	18 ± 0,7[a]	23 ± 1,4[b]	30,9 ± 2,1[b]	44,2 ± 5,8[b,c,d]	52,6 ± 8,3[b,d,e]	30,9 ± 2,6[b]	48,7 ± 6,2[b,c]	56,4 ± 3,4[b,e]	74,6 ± 4,2[b]
pHa	7,435 ± 0,02[a]	7,415 ± 0,02	7,417 ± 0,01	7,418 ± 0,01	7,411 ± 0,02[b]	7,422 ± 0,01	7,412 ± 0,02	7,422 ± 0,02	7,426 ± 0,02
Pa_{O2} (mmHg)	92,5 ± 8,2[a]	135,9 ± 13,2[b]	175,2 ± 14,6[b]	219,6 ± 31,9[b,e,f]	269,7 ± 40,8[b,d,f]	174,3 ± 26,8[b]	261,2 ± 38,3[b,c,e]	307,8 ± 41,0[b,c,d]	374,2 ± 58,2[b]
Pa_{CO2} (mmHg)	47,7 ± 2,8[a]	49,7 ± 2,4	50,5 ± 2,3[b]	50,1 ± 2,8	51,3 ± 3,1[b]	49,8 ± 1,8	51 ± 2,2[b]	49,8 ± 2,9	48,6 ± 3,6
P $ETCO_2$ (mmHg)	53,9 ± 3,3	52,6 ± 4,9	52,8 ± 7,9	53,9 ± 7,9	54,6 ± 5,6	55,6 ± 2,8	55,3 ± 6	55,2 ± 5,1	55,3 ± 4,8
Bicarbonato (mmol/ℓ)	31,4 ± 2,7	30,7 ± 1,3	31,4 ± 1,2	31,2 ± 1,3	31,4 ± 1,2	30,8 ± 1,9	31,5 ± 1,4	31,4 ± 2,0	30,8 ± 2,2
TCO_2 (mmol/ℓ)	32,3 ± 2,7	32 ± 1,5	32,8 ± 1,3	32,6 ± 1,3	32,8 ± 1,3	32,2 ± 2	32,9 ± 1,4	32,8 ± 2,1	32,2 ± 2,3
Sa_{O2} (%)	96,7 ± 0,7[a]	98,5 ± 0,3[b]	99,2 ± 0,1[b]	99,4 ± 0,2[b]	99,6 ± 0,1[b]	99,1 ± 0,3[b]	99,6 ± 0,1[b]	99,7 ± 0,1[b]	99,8 ± 0,1[b]
Razão $Pa_{O2}:FI_{O2}$	514 ± 39	594 ± 73[g,h]	569 ± 61	502 ± 75[g]	517 ± 58	563 ± 55	540 ± 73	547 ± 81	501 ± 57[h]

[a,b]Dentro de uma linha, o valor basal médio e os valores de taxas de fluxo de oxigênio individuais com letras sobrescritas diferem significativamente ($P < 0,05$). [c–f] Dentro de uma linha, FI_{O2} ou Pa_{O2} em taxas de fluxo de oxigênio individuais com letras sobrescritas diferentes divergem significativamente ($P \leq 0,02$ e $\leq 0,03$, respectivamente). [g,h] Dentro de uma linha, valores de razão média em taxas de fluxo de oxigênio individuais com letras sobrescritas diferem significativamente ($P < 0,05$).
Reproduzida de Wong et al. 2010.[85]

aproximadamente 25 cm. O cateter é acoplado a um tubo de oxigênio de aproximadamente 6 m e suspenso acima do potro, permitindo que este se mova ao redor da baia e mame na égua por até 6 dias sem deslocar o cateter. Esse sistema foi mais efetivo que a insuflação nasal para aumentar a tensão de oxigênio arterial, provavelmente porque a ponta do cateter está na traqueia distal e se sobrepõe a um comprimento significativo de espaço morto que não seria oxigenado se o oxigênio fosse ofertado na nasofaringe.

Em potros com angústia respiratória neonatal, os sinais de insuficiência respiratória podem ser evidentes ao nascimento ou várias horas depois do mesmo. Taquipneia, respiração superficial e paradoxal e grunhido expiratório com esforço abdominal acentuado e cianose são todos comuns. O manejo de potros com angústia respiratória inclui oxigenoterapia, mas quando a angústia é grave, a insuflação de oxigênio sozinha é insuficiente para melhorar a Pa_{O2} que normalmente é 45 a 60 mmHg (6 a 8 kPa). A atelectasia e hipoventilação alveolar pioram, resultando em hipoxemia progressiva e acidose respiratória, que requer assistência ventilatória pelo uso de pressão de via respiratória positiva contínua.

Em bovinos e equinos adultos, o tubo nasal deve ser inserido na nasofaringe, porque a passagem curta desta causa desperdício excessivo de oxigênio. O comprimento do tubo inserido deve ser igual à distância da narina até um ponto a um terço do caminho do canto lateral do olho até a base da orelha. A inserção de um nebulizador no sistema permite a administração simultânea de antibióticos e umidade para impedir o ressecamento da mucosa faríngea. O volume de oxigênio usado deve ser cerca de 10 a 20 mℓ de oxigênio por minuto por quilo de peso corporal. A medida repetida de tensão de oxigênio arterial, se disponível, é útil para determinar a taxa de fluxo. A tensão de oxigênio arterial responde a alterações na taxa de administração de oxigênio dentro de vários minutos.

A toxicidade por oxigênio é um risco em animais respirando oxigênio puro por períodos excedentes a 1 a 2 dias, mas ela raramente ocorre na medicina veterinária porque a suplementação de oxigênio não resulta no animal respirar oxigênio puro (exceto em animais sob anestesia geral). A toxicose por oxigênio pode ser impedida limitando a FI_{O2} a menos de 60%.[85]

Estimulantes respiratórios

O uso de estimulantes respiratórios, incluindo doxapram, picrotoxina, leptazol, lobelina, teofilina, niquetamida, cafeína e sulfato de anfetamina têm sido defendidos em animais com hipoxemia resultante de doença respiratória. Em muitos desses animais e, especialmente em adultos, já há estimulação máxima do centro respiratório, e a administração de fármacos como cafeína ou doxapram é – na melhor das hipóteses – inútil e, na pior, prejudicial, já que pode aumentar a demanda de oxigênio, particularmente a demanda de oxigênio miocárdico, exacerbando assim qualquer déficit de oxigênio.

A estimulação parece ser diferente em neonatos, nos quais a depressão da respiração é consequência do controle central diminuído, como é o caso em potros com encefalopatia neonatal e em bezerros prematuros. Doxapram (infusão contínua de 0,02 a 0,05 mg/kg/h IV) é mais efetivo que a cafeína (dose de ataque de 7,5 a 12 mg/kg, seguida por dose de manutenção de 2,5 a 5 mg/kg VO, cada 24 h) para reduzir a tensão de dióxido de carbono arterial em potros neonatos com acidose respiratória ($Pa_{CO2} \geq 55$ mmHg e pH < 7,35) secundária a encefalopatia neonatal. Não houve diferença nas taxas de sobrevivência, embora o número de animais (oito em cada grupo) provavelmente tenha sido muito baixo para detectar efeitos importantes na sobrevivência.[86] Da mesma forma, em bezerros recém-nascidos saudáveis, doxapram (40 mg IV) aumentou a frequência respiratória, as taxas de fluxo inspiratório e expiratório no pico, o volume minuto e a Pa_{O2} e a Pa_{CO2} reduzida minutos após a administração, embora o efeito tenha durado menos do que 90 min.[87,88] A administração de doxapram (40 mg IV), atropina ou cafeína a bezerros neonatos com asfixia de ocorrência natural resultou em melhora nos valores de hemogasometria arterial com todos os tratamentos, com melhor efeito e taxa de mortalidade mais baixa entre bezerros tratados com doxapram.[89]

Doxapram parece ser útil para estimular a respiração em potros com depressão farmacológica do centro respiratório pelos anestésicos gerais.[90]

Ventilação mecânica

A ventilação mecânica de *curto prazo* pode ser realizada em neonatos e adultos pequenos com o uso de sonda nasotraqueal e fole operado manualmente; normalmente, trata-se de uma bolsa resiliente equipada com uma válvula unidirecional (ambu). A traqueia do animal é intubada e a bolsa é conectada e comprimida para suprir um volume corrente por volta de 5 a 10 mℓ/kg de peso corporal, a uma taxa de aproximadamente 20 movimentos respiratórios por minuto. As bolsas comerciais (ambu) estão disponíveis em uma variedade de tamanhos adequados para neonatos e pequenos ruminantes. Há um dispositivo simples para reanimação respiratória de bezerros e cordeiros recém-nascidos que consiste em bocal, válvula sem retorno, aro e tubo oral. A ventilação de animais maiores requer o uso de gases comprimidos e sistemas de válvulas apropriados, incluindo uma válvula de demanda de Hudson. Em uma emergência, a ventilação artificial de neonatos e pequenos ruminantes pode ser conseguida com ventilação boca-nariz pelo médico-veterinário. Esta deve ser feita apenas com a consciência dos riscos de transmissão de doença (p. ex., um bezerro recém-nascido fraco poderia ser infectado por *Brucella* sp. ou *Leptospira* sp.).

A ventilação mecânica prolongada é uma atividade que requer equipamento e conhecimento especiais. É indicada para o tratamento de doenças de neonatos e, talvez, adultos, que causam hipoxemia e hipercarbia. Normalmente há um componente significativo de hipoventilação nessas doenças, e essa é a principal indicação para o uso de ventilação mecânica. Um excelente exemplo é o uso de ventilação mecânica para tratar potros com botulismo. Em mãos experientes, essa técnica é efetiva. Em razão dos requerimentos altamente técnicos e exigentes para a ventilação mecânica, indica-se ao leitor interessado que consulte fontes mais detalhadas quanto à descrição dessa metodologia.

Terapia anti-inflamatória

Muitas doenças infecciosas e não infecciosas do trato respiratório posterior têm a inflamação como componente principal da resposta tecidual ao insulto inicial. Doenças principalmente inflamatórias incluem asma e doença inflamatória das vias respiratórias de equinos. A inflamação é um componente importante da pneumonia e de algumas das doenças pulmonares alérgicas ou tóxicas. A supressão da resposta inflamatória é indicada quando a resposta inflamatória está exacerbando achados clínicos da doença através da obliteração de alvéolos (atelectasia inflamatória), bloqueio das vias respiratórias por exsudato inflamatório e infiltração das paredes brônquicas, e broncoconstrição como consequência da inflamação, aumentando a reatividade das vias respiratórias. A administração de fármacos anti-inflamatórios é indicada como a terapia definitiva em doenças inflamatórias não infecciosas das vias respiratórias (associada ao controle por meio do manejo ambiental, conforme discussão a seguir). Deve-se tomar cuidado para que a supressão da resposta inflamatória não prejudique as respostas imune inata e adaptativa a agentes infecciosos.

Fármacos anti-inflamatórios usados no tratamento de doenças do trato respiratório incluem glicocorticoides e fármacos anti-inflamatórios não esteroides (AINE), com outros agentes como os antagonistas de leucotrienos, interferona e cromolina sódica usados em situações específicas.

AINE são úteis no tratamento de doença respiratória infecciosa de bovinos e equinos, e provavelmente de outras espécies. Os fármacos atuam inibindo a resposta inflamatória induzida pelo microrganismo infectante e a necrose tecidual. Meloxicam (0,5 mg/kg SC, dose única), quando administrado com tetraciclina, melhora o ganho de peso e reduz o tamanho das lesões nos pulmões de bovinos com complexo de doença respiratória bovina, quando comparados àqueles animais tratados apenas com tetraciclina. Os AINE também melhoram os achados clínicos de bovinos com doença respiratória. O uso desses fármacos é rotina em equinos com pneumonia ou pleurite.

Glicocorticoides são administrados para controle da inflamação em muitas doenças pulmonares inflamatórias, mas notavelmente em asma em equinos e pneumonia intersticial em potros. O tratamento pode ser administrado por via oral, por injeção intravenosa ou intramuscular ou por inalação. A administração oral, intramuscular ou intravenosa resulta em efeitos sistêmicos dos agentes. A inalação de glicocorticoides proporciona terapia direcionada para o local de doença e minimiza – mas nem sempre previne – os efeitos sistêmicos dos fármacos. Os fármacos para inalação normalmente são preparações humanas de fluticasona, beclometasona e flunisolida que estão disponíveis em inaladores de doses calibradas. Os compostos são administrados através de uma máscara adaptada, de modo que uma grande proporção dos fármacos é inalada. Respostas anti-inflamatórias nas vias respiratórias são pronunciadas e resultam em melhora significativa na função respiratória em equinos com asma (consulte Asma, obstrução recorrente das vias respiratórias).

Imunomoduladores

Interferona é usado para o tratamento de doença inflamatória das vias respiratórias em equinos de corrida e em bovinos confinados com doença respiratória. Uma dose de 50 a 150 UI de interferona-alfa administrada VO 1 vez/dia durante 5 dias reduz os sinais de inflamação das vias respiratórias em equinos de corrida Standardbred jovens. A estimulação imune pela administração de uma suspensão de *Propionibacterium acnes* tem sido investigada para o tratamento de doença inflamatória crônica das vias respiratórias em equinos. O composto intensifica a expressão de interferona-gama e NK-lisina em células mononucleares do sangue periférico, aumenta a proporção de células CD_4 no sangue periférico e aumenta a atividade fagocítica de células no sangue periférico. Alterações semelhantes foram detectadas no lavado broncoalveolar. O efeito na doença respiratória ainda não foi determinado de forma definitiva.

Terapia antimicrobiana

Infecções bacterianas do trato respiratório de todas as espécies são tratadas com agentes antimicrobianos administrados por via parenteral ou, menos comumente, VO. O tratamento individual normalmente é necessário, e a duração do tratamento dependerá do agente causador e da gravidade do quadro quando o tratamento foi iniciado. Em surtos de doença respiratória infecciosa, o uso de medicação em massa dos alimentos e do suprimento de água pode ser aconselhável para o tratamento de casos subagudos e para a terapia de convalescença. A resposta à medicação em massa dependerá da quantidade total de fármaco ingerido pelo animal, e este é um reflexo do apetite ou sede do animal, da palatabilidade do fármaco e sua concentração no alimento ou água. A escolha do fármaco depende do seu custo, experiência prévia em casos semelhantes e dos resultados dos testes de sensibilidade ao fármaco – se disponíveis. O tratamento individual de todos os animais contactantes em um grupo afetado pode ser útil para controlar um surto de doença respiratória, como a febre dos transportes em bovinos confinados.

A *seleção de antimicrobianos* se baseia nos princípios detalhados no Capítulo 6. Brevemente, os antimicrobianos para o tratamento de doenças respiratórias bacterianas devem ser ativos contra o agente causador, devem ser capazes de atingir concentrações terapêuticas no pulmão doente e convenientes para administração. Os antimicrobianos precisam ser acessíveis financeiramente e, se usados em animais que serão destinados à alimentação de pessoas, devem ser aprovados para uso em tais animais.

Os antimicrobianos preferidos para o tratamento de doença pulmonar são aqueles que atingem concentrações terapêuticas no pulmão doente depois da administração de doses convencionais. Isso tem sido demonstrado de forma convincente para os antimicrobianos macrolídeos (azitromicina, eritromicina, claritromicina), triamilida (tulatromicina) e fluoroquinolonas (danofloxacino, enrofloxacino) e florfenicol em muitas espécies. Os antimicrobianos betalactâmicos (penicilina, ceftiofur) são efetivos no tratamento de pneumonia em equinos, suínos e ruminantes, apesar de apresentarem propriedades químicas que não favorecem seu acúmulo no tecido pulmonar.

As vias de administração incluem oral (ou individualmente ou com alimento ou água medicada), parenteral (subcutânea, intramuscular, intravenosa) ou inalatória. A administração intratraqueal de antimicrobianos a animais com doença respiratória não é um meio efetivo de atingir a concentração terapêutica do fármaco no tecido doente. *Aerossolização e inalação* de antimicrobianos têm a vantagem teórica do tratamento chegar ao órgão-alvo (pulmões), minimizando a exposição sistêmica ao fármaco. Contudo, embora a administração pela inalação atinja boas concentrações do fármaco no fluido revestindo os brônquios,[91,93] ele não penetra regiões não ventiladas dos pulmões, em cujo caso indica-se a administração parenteral ou oral de antimicrobianos. Gentamicina, marbofloxacino, ceftiofur e defquinoma, todos esses fármacos atingem altas concentrações no fluido de revestimento epitelial pulmonar quando administrados a equinos.[91-94] A administração por aerossol de gentamicina a equinos normais resulta em concentrações de gentamicina no líquido da lavagem brônquica doze vezes maior do que a atingida depois da administração intravenosa. Ceftiofur sódico aerossolizado (1 mg/kg) é superior à administração intramuscular no tratamento de bezerros com *Pasteurella (Mannheimia) haemolytica*.

Fármacos broncodilatadores

Broncoconstrição é um componente importante do aumento da resistência das vias respiratórias, presente em muitos animais com doença do trato respiratório posterior. A administração de broncodilatadores pode aliviar a angústia respiratória e melhorar a oxigenação sanguínea arterial. Fármacos broncodilatadores são beta-2 agonistas (clembuterol, albuterol/salbutamol, terbutalina), fármacos parassimpatolíticos (ipratrópio, atropina) e metilxantinas (aminofilina, teofilina).

A *indicação* para o uso de broncodilatadores é o alívio da broncoconstrição. Esta é um componente importante da fisiopatologia de muitas doenças dos pulmões e vias respiratórias. Os broncodilatadores são amplamente usados em equinos com asma e doença inflamatória das vias respiratórias e, com menor frequência, em animais com doenças infecciosas. Há poucas *contraindicações*, mas deve-se tomar cuidado quando esses fármacos são usados em animais que estão gravemente hipoxêmicos, uma vez que os beta-2 agonistas podem piorar temporariamente a troca gasosa por aumentar a perfusão de áreas não ventiladas do pulmão, bem como apresentam efeito tocolítico dos beta-2 agonistas em animais prenhes, podendo retardar o parto. O uso de fármacos broncodilatadores agonistas beta-2 adrenérgicos em animais destinados ao abate para consumo humano não é permitido na maioria dos países em razão do risco de contaminação do material alimentar pretendido para consumo humano. Este é o caso especificamente do clembuterol, um fármaco aprovado em muitos países para uso em equinos que é administrado a bovinos ilicitamente como promotor de crescimento. Pessoas podem ser intoxicadas pelo clembuterol em tecidos de bovinos tratados.

Os *agonistas beta-2 adrenérgicos* são broncodilatadores potentes e efetivos que podem ser administrados VO, IV ou por inalação. Esses fármacos também potencializam a depuração mucociliar do material dos pulmões. A maior parte da administração é VO ou por inalação. O uso desses fármacos é restrito a equinos, e esses fármacos serão discutidos na seção sobre asma.

Fármacos *parassimpatolíticos* (anticolinérgicos) aliviam a broncoconstrição mediada pelo nervo vago. Novamente, seu uso é restrito a equinos. Esses fármacos podem causar taquicardia e disfunção gastrintestinal, incluindo íleo.

As *metilxantinas* são usadas em equinos e têm sido investigadas para o uso em bovinos com doença respiratória. Seu uso em equinos é de interesse principalmente histórico porque a disponibilidade de fármacos agonistas beta-2 adrenérgicos e parassimpatolíticos mais eficazes superou o uso das metilxantinas. O uso de teofilina em bovinos confinados com doença respiratória em condições de campo está associado ao acúmulo de concentrações tóxicas no sangue e taxa de mortalidade excessiva.

Fármacos mucolíticos, mucocinéticos e antitussígenos

Muitos grupos de fármacos são usados na terapia de doenças respiratórias com o objetivo de melhorar a *mucocinese* ou *depuração mucociliar efetiva*. Agentes mucocinéticos são divididos em seis grupos de acordo com seu modo de ação:

- Supõe-se que diluentes, agentes que atuam na superfície e mucolíticos reduzam a viscosidade das secreções respiratórias
- Supõe-se que os agentes broncomucotrópicos, anteriormente denominados expectorantes, aumentam a produção de um muco menos viscoso
- Outros agentes, como os agonistas beta-adrenérgicos e os derivados das metilxantinas, promovem depuração mais eficaz do muco e atuam como potencializadores ciliares ou broncodilatadores.

O objetivo dos agentes mucocinéticos é diminuir a viscosidade das secreções respiratórias, mas em alguns animais com doença respiratória, as secreções excessivas têm baixa viscosidade, e o uso de um agente mucolítico em tais casos diminuiria ainda mais a mucocinese. Há pouca ou nenhuma evidência de que a administração de agentes mucolíticos ou mucocinéticos, com a possível exceção do clembuterol e da dembrexina, alivia os sinais da doença respiratória ou acelera a recuperação.

Inflamação do trato respiratório posterior resulta em produção de muco e migração de células inflamatórias. Esse acúmulo de material é limpo pelo movimento rostral na faringe, onde é eliminado por narinas ou deglutido. A depuração ocorre pelo aparato mucociliar ou pela tosse. *Mucolíticos* são agentes que alteram a composição das secreções respiratórias mucoides ou purulentas e as tornam menos viscosas. Bromexina é um agente mucolítico popular entre os proprietários de equinos. É dito que reduz a viscosidade do muco das vias respiratórias e aumenta a produção de muco, embora sua eficácia clínica não tenha sido determinada. Ela pode ter algum valor em bovinos para aumentar a depuração mucociliar. A dembrexina altera as cadeias laterais dos carboidratos da mucina e melhora suas propriedades de fluxo e, relatou-se, diminui a tosse e acelera a recuperação em equinos com doença respiratória.

Sugeriu-se que a hiperidratação, por meio da administração de grande quantidade de fluidos IV, é útil no tratamento de equinos com acúmulo de quantidade excessiva de muco ou secreção mucopurulenta nas vias respiratórias posteriores. Contudo, estudos experimentais demonstraram que essa abordagem não é efetiva em equinos com asma.

Agentes broncomucotrópicos (expectorantes) são administrados com a intenção de aumentar o volume das secreções respiratórias por estimular as células e as glândulas produtoras de muco. Anteriormente denominados expectorantes, eles supostamente aumentam a produção de um muco menos viscoso. Esses compostos incluem os iodados e amônios e o guaiacolato de glicerol, que costumam ser encontrados em misturas antitussígenas. Estes são usados comumente em animais pecuários, especialmente equinos, embora sua eficácia seja desconhecida.

A tosse é um sinal comum em animais com doença respiratória, e é um mecanismo importante de defesa pulmonar, permitindo a expulsão de muco e corpos estranhos. Fármacos *antitussígenos (supressores da tosse)* são usados com pouca frequência na medicina de grandes animais. Esses fármacos devem ser usados apenas quando a terapia definitiva para a doença de base for implementada. O controle da doença de base resolverá a tosse em quase todos os casos. Não é apropriado usar agentes antitussígenos (butorfanol, codeína, difenidramina) para suprimir a tosse quando a causa base é desconhecida ou não foi tratada.

Surfactante

O surfactante é crítico para a função alveolar normal e a ausência desse fosfolipídio complexo resulta em colapso alveolar progressivo. A composição do surfactante dos pulmões de potros neonatos difere daquela de equinos adultos, pois a composição do surfactante dos potros apresenta concentração de proteína inferior e tensão superficial maior.[95] A falta de surfactante é uma causa importante de doença respiratória em animais recém-nascidos, com aqueles que nasceram prematuramente apresentando maior risco. Foram feitas tentativas para prevenir doença respiratória aguda em potros recém-nascidos prematuros – como no caso dos nascidos por cesárea em decorrência de doença materna – mas os resultados foram decepcionantes.

Cirurgia

Muitas condições do trato respiratório anterior de equinos são passíveis de correção cirúrgica. A traqueostomia é utilizada com frequência na emergência ou alívio urgente de obstrução aguda das vias respiratórias anteriores e na remoção de grande quantidade de restos traqueais, como ocorre em animais que inalaram fumaça. A drenagem de líquido pleural excessivo ou infectado pode ser terapêutica em animais com pleurite.

Cuidados gerais de enfermagem

Animais com doença respiratória devem ter atividade mínima ou não devem realizar esforço, e os fatores ambientais estressantes devem ser minimizados. Um dos aspectos mais importantes do tratamento da doença do trato respiratório em animais pecuários é o fornecimento de um ambiente bem ventilado e confortável durante e depois do episódio da doença. Animais afetados devem ser colocados em área livre de corrente de ar e que seja adequadamente ventilada e suprida com abundância de cama para conforto e aquecimento, particularmente durante a convalesça. Alimentos e água devem estar prontamente disponíveis, e alimentos pulverulentos devem ser evitados.

Controle da doença respiratória

Doenças infecciosas do trato respiratório de animais pecuários são causadas por uma combinação de agentes infecciosos e causas predisponentes como, por exemplo, tempo rigoroso, estresse do desmame ou de transporte e alojamento mal ventilado; cada qual pode enfraquecer os mecanismos de defesa do animal. A prevenção e o controle dessas doenças incluem as seguintes táticas:

- Minimizar a exposição a agentes incitantes (infecciosos ou físicos)
- Maximizar a resistência inata, assegurando que os animais estão em excelente estado geral de saúde por meio da atenção à nutrição, alojamento e bem-estar animal
- Maximizar a resistência adaptativa pela administração de vacinas efetivas, de modo que a resistência máxima seja produzida para coincidir com o momento de maior risco da doença.

Importância do diagnóstico

Para algumas doenças respiratórias complexas de animais de produção, está se tornando cada vez mais difícil obter um diagnóstico etiológico definitivo porque algumas das doenças comuns parecem ser causadas por infecções múltiplas em vez de por um único agente. A maioria dos agentes infecciosos que causam doença respiratória é ubíqua no ambiente e está presente como habitante normal nas cavidades nasais de animais sadios. Isso com frequência gera dificuldade para a interpretação dos achados microbiológicos em surtos de doenças respiratórias, uma vez que os agentes infecciosos podem ser isolados comumente tanto de animais doentes quanto sadios. Assim, pode não haver uma relação de causa e efeito bem definida, e as causas predisponentes começam a assumir importância fundamental em qualquer programa de controle.

Técnicas de manejo

A maioria das doenças respiratórias comuns ocorrem em determinados momentos, sob determinadas condições, e o controle bem-sucedido dependerá do uso de técnicas de manejo antes do momento no qual é provável que a doença ocorra. Por exemplo, no gado bovino, pasteurelose pneumônica pode ser mantida a um mínimo com o uso de alguns procedimentos de manejo que minimizam o estresse ao desmame. A incidência de pneumonia pode ser minimizada em touros jovens destinados para uma estação de teste de desempenho se eles forem desmamados antecipadamente ao movimento para a central de testes. Na América do Norte, a doença respiratória bovina é mais comum em confinamentos onde os bovinos jovens de várias origens diferentes foram misturados depois de terem sido transportados por distâncias longas. Surtos de doença respiratória equina ocorrem em equinos jovens que são reunidos no hipódromo para treinamento ou em shows equestres.

Estábulos

A qualidade do ar em estábulos é um determinante crítico da saúde respiratória da maioria das espécies, incluindo as pessoas que trabalham nesses estábulos.[96] Uma qualidade de ar ruim, como concentrações elevadas de partículas, umidade persistentemente elevada, crescimento bacteriano e fúngico e concentrações elevadas de amônia predispõe a doenças infecciosas e não infecciosas em animais estabulados em recintos fechados.[96-99]

A incidência de inflamação pulmonar, muco excessivo nas vias respiratórias e tosse (asma) em equinos é muito mais alta naqueles que estão alojados em estábulos que estão pulverulentos e não ventilados, quando comparados com equinos mantidos ao ar livre.[96,100,101] Manejos de estabulamento ruins foram descritos como a principal causa de tosse em equinos há quase 200 anos atrás, mas ainda há ênfase maior na conduta clínica de tosse crônica em equinos estabulados por meio do uso de antibióticos de amplo espectro, expectorantes e outros fármacos. A atenção ao design do estábulo, por exemplo, visando minimizar a concentração de partículas pequenas no ar, melhorará a saúde respiratória de equinos alojados em estábulos.[101-102]

Em suínos, a pneumonia enzoótica é generalizada, mas os efeitos da pneumonia podem ser mantidos em um nível insignificante com alojamento, ventilação e nutrição adequados. Muito empenho foi colocado na tentativa de erradicar o *Mycoplasma* spp., o que é extremamente difícil, e pouca ênfase foi destinada ao design das construções e em métodos de ventilação.

Vacinas

Estão disponíveis para a imunização de animais de produção contra algumas das doenças infecciosas comuns do trato respiratório. Suas vantagens e desvantagens estão discutidas em cada doença específica. Os princípios gerais fundamentais do uso de vacinas para o controle da doença respiratória são:

- A doença deve ser causada por um agente infeccioso
- Deve existir uma vacina efetiva apropriada para o uso na espécie e faixa etária dos animais com maior risco da doença. O ideal é que ela seja conhecida por meio de testes publicados elaborados adequadamente e que testem a vacina em um grupo de animais idênticos àquele nos quais a vacina será usada na prática
- A vacina deve ser administrada a animais (via, momento, frequência) de forma a otimizar a imunização (imunidade adaptativa)
- O momento do programa de vacinação deve ser tal que a resistência máxima às doenças antecipadas seja atingida no momento de maior risco da doença
- A vacinação deve ser parte de um programa contínuo de controle da doença, e não deve ser considerada como uma panaceia com a qual se retificam deficiências do manejo dos animais.

Controle ambiental

Na realidade, os princípios de controle e prevenção de doenças respiratórias transmitidas pelo ar se baseiam amplamente em manter baixos níveis de patógenos no ar. Isso pode ser realizado pela combinação das seguintes práticas:

- O uso de sistemas de ventilação de filtragem do ar com pressão positiva
- A remoção dos animais afetados do grupo
- O aumento da taxa de ventilação da instalação
- A subdivisão da unidade em unidades menores, cada qual com seu sistema de ventilação próprio
- Um sistema de desinfecção contínuo onde for apropriado e praticável
- O fornecimento de calor suplementar de modo que na época de frio a ventilação possa ser mantida e os animais não se amontoem para se manterem aquecidos e, com isso, aumente a taxa de exposição à infecção
- Uso de vacinas para doenças específicas do trato respiratório
- Controle eficaz da poeira.

LEITURAS COMPLEMENTARES

Allen KJ, et al. Exercise testing of equine athletes. Equine Vet Educ. 2015;doi:10.1111/eve/12410.

Dunkel B, et al. A fresh approach to equine thoracic radiography. In Prac. 2013;35:589-596.

Richard EA, et al. Laboratory findings in respiratory fluids of the poorly performing horse. Vet J. 2010;185: 115-122.

Scott PR. Treatment and control of respiratory disease in sheep. Vet Clin North Am Food A. 2011;27:175.

Van Erck E, et al. Respiratory diseases and their effects on respiratory function and exercise capacity. Equine Vet J. 2013;45:376-387.

REFERÊNCIAS BIBLIOGRÁFICAS

1. Buczinski S, et al. J Vet Int Med. 2014;28:234.
2. Mang AV, et al. J Vet Int Med. 2015;n/a.
3. Ferrari S, et al. J Ag Eng. 2009;40:7.
4. Ferrari S, et al. Comp Elect Ag. 2008;64:318.
5. Ferrari S, et al. Prev Vet Med. 2010;96:276.
6. Barakzai SZ, et al. Equine Vet J. 2011;43:18.
7. Van Erck E. Equine Vet J. 2011;43:18.
8. Scharner D, et al. Pferdeheilkunde. 2012;28:548.

9. Scharner D, et al. Vet Surg. 2014;43:85.
10. Davis EG, et al. Equine Vet Educ. 2013;25:96.
11. Lee WL, et al. Equine Vet Educ. 2013;25:79.
12. Pollock PJ, et al. Vet Rec. 2006;159:354.
13. Relave F, et al. Vet Surg. 2008;37:232.
14. Dunkel B, et al. In Prac. 2013;35:589.
15. Venner M, et al. Pferdeheilkunde. 2014;30:561.
16. Manso-Diaz G, et al. Vet Radiol Ultra. 2015;56:176.
17. Kyllar M, et al. Anat Histol Embryol. 2014;43:435.
18. Ohlerth S, et al. Schweiz Arch Tierheilkd. 2014; 156:489.
19. Schliewert E-C, et al. Am J Vet Res. 2015;76:42.
20. Lascola KM, et al. Am J Vet Res. 2013;74:1239.
21. Ohlerth S, et al. Res Vet Sci. 2012;92:7.
22. Lubbers BV, et al. Am J Vet Res. 2007;68:1259.
23. Bahar S, et al. J Vet Med Sci. 2014;76:37.
24. Bahar S, et al. J Anim Vet Adv. 2014;13:694.
25. Barba M, et al. Equine Vet Educ. 2013;25:29.
26. van Galen G, et al. J Equine Vet Sci. 2010;30:436.
27. Textor JA, et al. JAVMA. 2012;240:1338.
28. Berchtold B, et al. Acta Vet Scand. 2013;55.
29. Finnen A, et al. J Vet Int Med. 2011;25:143.
30. Lee K-J, et al. J Vet Med Sci. 2011;73:113.
31. Magyar T, et al. BMC Vet Res. 2013;9.
32. Posa R, et al. Vet Pathol. 2013;50:971.
33. Archer DC, et al. Vet J. 2007;173:45.
34. Buczinski S, et al. J Dairy Sci. 2013;96:4523.
35. Chalmers HJ, et al. Vet Radiol Ultra. 2012;53:660.
36. Garrett KS, et al. Equine Vet J. 2013;45:598.
37. Fjordbakk CT, et al. Equine Vet J. 2013;45:705.
38. Karlheim B, et al. Equine Vet Educ. 2015;27:86.
39. Angen O, et al. Vet Microbiol. 2009;137:165.
40. Laus F, et al. Vet Med. 2009;54:444.
41. Holcombe SJ, et al. Equine Vet J. 2006;38:300.
42. Richard EA, et al. Vet J. 2010;185:115.
43. Block W, et al. Pferdeheilkunde. 2011;27:495.
44. Pacheco AP, et al. Am J Vet Res. 2012;73:146.
45. Tee SY, et al. Aust Vet J. 2012;90:247.
46. Malikides N, et al. Aust Vet J. 2007;85:414.
47. Coskun A, et al. Rev Med Vet. 2012;163:615.
48. Voigt K, et al. Res Vet Sci. 2007;83:419.
49. Koblinger K, et al. Equine Vet J. 2014;46:50.
50. Depecker M, et al. Vet J. 2014;199:150.
51. Fernandez NJ, et al. Vet Clin Pathol. 2013;42:92.
52. Secombe CJ, et al. Aust Vet J. 2015;93:152.
53. Pacheco AP, et al. J Vet Int Med. 2014;28:603.
54. Puellen C, et al. Res Vet Sci. 2015;98:106.
55. Richard EA, et al. Equine Vet J. 2009;41:384.
56. van Erck E, et al. Equine Vet J. 2006;38:52.
57. Van Erck-Westergren E, et al. Equine Vet J. 2013;45:376.
58. Kennedy SA, et al. Am J Vet Res. 2012;73:979.
59. Noel PG, et al. Equine Vet J. 2010;42:91.
60. Giguere S, et al. J Vet Emerg Crit Care. 2014;24:529.
61. Bleul U, et al. J Vet Emerg Crit Care. 2014;24:519.
62. Nieto JE, et al. Vet Surg. 2015;44:366.
63. Cathcart MP, et al. Vet J. 2012;191:282.
64. Crowley J, et al. Equine Vet J. 2013;45:20.
65. Whittaker AG, et al. Vet J. 2012;191:208.
66. Pusterla N, et al. Equine Vet Educ. 2007;19:157.
67. Relave F, et al. Vet Surg. 2010;39:839.
68. Venner M, et al. J Vet Int Med. 2006;20:968.
69. Burgess BA, et al. Can J Vet Res. 2011;75:254.
70. Burn JF, et al. Equine Vet J. 2006;38:319.
71. Barakzai SZ, et al. Equine Vet J. 2012;44:501.
72. Davidson EJ, et al. Equine Vet J. 2011;43:3.
73. Kelly PG, et al. Equine Vet J. 2013;45:700.
74. Strand E, et al. Equine Vet J. 2012;44:524.
75. Mirazo JE, et al. J South Afr Vet Assoc. 2015;85.
76. Allen KJ, et al. Equine Vet J. 2010;42:186.
77. Franklin SH, et al. Equine Vet J. 2008;40:712.
78. Desmaizieres LM, et al. Equine Vet J. 2009;41:347.
79. Gehlen H, et al. Pferdeheilkunde. 2010;26:344.
80. Pollock PJ, et al. Equine Vet Educ. 2009;21:367.
81. Priest DT, et al. Equine Vet J. 2012;44:529.
82. Strand E, et al. Equine Vet J. 2012;44:518.
83. Allen KJ, et al. Equine Vet Educ. 2015;n/a.
84. Go L, et al. Equine Vet Educ. 2014;26:41.
85. Wong DM, et al. Am J Vet Res. 2010;71:1081.
86. Giguere S, et al. J Vet Int Med. 2008;22:401.
87. Bleul U, et al. Vet J. 2012;194:240.
88. Bleul U, et al. Therio. 2010;73:612.
89. Balikci E, et al. Rev Med Vet. 2009;160:282.
90. Giguere S, et al. Am J Vet Res. 2007;68:1407.
91. Winther L, et al. J Vet Pharmacol Ther. 2011;34:482.
92. Fultz L, et al. Equine Vet J. 2015;47:473.
93. Art T, et al. Vet Rec. 2007;161:348.
94. Art T, et al. Equine Vet Educ. 2010;22:473.
95. Christmann U, et al. J Vet Int Med. 2006;20:1402.
96. Walinder R, et al. Environ Health Prev Med. 2011;16:264.
97. Ivester KM, et al. J Vet Int Med. 2014;28:1653.
98. Lago A, et al. J Dairy Sci. 2006;89:4014.
99. Robertson J. Vet Rec. 2012;171:121.
100. May ML, et al. Proc Amer Assoc of Equine Pract. 2007;53:77.
101. Riihimaki M, et al. Can J Vet Res. 2008;72:432.
102. Millerick-May ML, et al. Equine Vet J. 2013;45:85.

DOENÇAS DO TRATO RESPIRATÓRIO ANTERIOR

Rinite

Rinite (inflamação da mucosa nasal) caracteriza-se clinicamente por espirros, sibilos e estertores durante a inspiração, e secreção nasal que pode ter consistência serosa, mucosa ou purulenta, dependendo da causa.

Etiologia

A rinite normalmente ocorre em conjunto com a inflamação de outras partes do trato respiratório. Ela está presente como lesão menor na maioria das pneumonias bacterianas e virais, mas as doenças listadas são aquelas nas quais ela ocorre como parte óbvia e importante da síndrome.

Bovinos

- Rinite catarral na rinotraqueíte infecciosa bovina, adenovírus 1, 2 e 3 e infecções pelo vírus sincicial respiratório
- Rinite ulcerativa/erosiva na febre catarral maligna, doença das mucosas, peste bovina
- *Actinobacillus lignieresii* pode causar surtos de doença respiratória em bovinos adultos caracterizada por respiração estertorosa, secreção nasal e salivação excessiva. As lesões incluíram espessamento e ulceração do plano nasal, turbinados e seios paranasais. O tratamento com oxitetraciclina foi associado à resolução da doença[1]
- Esquistossomíase nasal
- Micose nasal
- Infecção pelo complexo de espécies *Pseudallescheria boydii*[2]
- Actinomicose nasal
- Rinosporidiose causada por fungos e rinite atópica
- Rinite alérgica familiar e granuloma nasal alérgico[3]
- Granuloma eosinofílico nasal bovino atribuível a *Nocardia* sp.

Equinos

- Mormo, adenite equina ou garrotilho e linfangite epizoótica
- Infecções pelo vírus da rinopneumonite viral equina (herpes-vírus-1), herpes-vírus equino tipo 3[4], arterite viral equina, rinovírus da influenza equina H3N8, vírus da parainfluenza, reovírus, adenovírus
- Alega-se que a rinite crônica seja causada por poeira em estábulos e a rinite aguda ocorra após inalação de fumaça e vapores
- Granuloma nasal como consequência de infecções crônicas por *Pseudallescheria boydii* e *Aspergillus, Conidiobolus* e fungos *Mucoraceous*
- Disautonomia equina (doença das pastagens) na forma crônica causa rinite seca.[5]

Ovinos e caprinos

- Melioidose, febre catarral ovina ou língua azul; raramente, ectima contagioso e varíola ovina
- Infestações por *Oestrus ovis* e *Elaeophora schneideri*
- Rinite alérgica
- Rinite purulenta e otite associada a *P. aeruginosa* em ovelhas que entram em banheiras de imersão contaminadas
- Infecção por *Conidiobolus* spp. e *Pythium* spp.[6-8]
- Pólipos nasais em ovelhas.[9]

Suínos

- Rinite atrófica, rinite por corpúsculos de inclusão, influenza suína, alguns surtos de doença de Aujeszky.

Patogênese

A rinite tem importância menor como processo patológico, exceto em casos graves, quando causa obstrução da passagem de ar através das cavidades nasais. Sua importância maior é como indicação da presença de algumas doenças específicas. O tipo de lesão produzida é importante, e as seguintes lesões têm significado diagnóstico: as lesões erosivas e ulceradas da peste bovina, da febre catarral maligna e da doença das mucosas; as lesões ulceradas do mormo, da melioidose e da linfangite epizoótica; e a rinite granular das narinas anteriores na rinite alérgica.

Na rinite atrófica suína, a destruição dos ossos turbinados e a distorção da face parecem ser uma forma de desvitalização e atrofia do osso causada por rinite inflamatória primária. Invasão bacteriana secundária do tecido facial do suíno parece ser a base da rinite necrótica.

Achados clínicos

O principal sinal clínico na rinite é a secreção nasal, que, em geral, inicialmente é serosa, mas logo se torna mucosa e, em infecções bacterianas, purulenta. Eritema, erosão ou ulceração podem ser visíveis na inspeção. A inflamação pode ser unilateral ou bilateral. Espirros são característicos nos estágios agudos iniciais, e são seguidos nos estágios posteriores por resfolegos e expulsão de grande quantidade de secreção mucopurulenta. Secreção nasal purulenta unilateral crônica durando várias semanas ou meses em equinos sugere a presença de granulomas nasais associados a infecções micóticas.

Coriza de verão

Caracteriza-se como uma síndrome que envolve muitos animais em um rebanho. Os casos ocorrem na primavera e no outono, quando o pasto está florescendo e prevalecem condições climáticas quentes e úmidas. A doença pode ser mais comum em raças das Ilhas do Canal. Há início súbito de dispneia com secreção nasal profusa de material espesso laranja a amarelo, que varia de consistência mucopurulenta a caseosa. Espirros, irritação e obstrução são graves. A irritação pode fazer com que o animal sacuda sua cabeça, esfregue seu nariz ao longo do chão ou cutuque seu focinho repetidamente em cercas e arbustos. Varetas e galhos podem ser empurrados para dentro das narinas como consequência, causando laceração e sangramento. Quando ambas as narinas estão obstruídas, respiração difícil, estertorosa acompanhada por respiração pela boca pode ser evidente. Na maioria dos casos graves, forma-se uma pseudomembrana distinta, que posteriormente é expelida como um cilindro nasal completo. Nos estágios crônicos, múltiplos nódulos não erosivos, proliferativos, com 2 a 8 mm de diâmetro e 4 mm de altura com edema marcante da mucosa são visíveis nas narinas anteriores.

Rinite alérgica familiar

Na rinite alérgica familiar em bovinos, os achados clínicos começam na primavera e duram até o término do outono. Os animais afetados exibem episódios de espirros violentos e prurido intenso, que se manifesta pelo atrito das narinas no chão, em árvores e em outros objetos e frequentemente arranham as narinas com os membros torácicos. Dispneia e sons altos de ronco são comuns, e os animais afetados com frequência limpam suas narinas com a língua. As narinas externas contêm secreção mucosa espessa, e a mucosa nasal está edemaciada e hiperêmica. As anormalidades clínicas se resolvem durante os meses de inverno. Todos os animais acometidos são positivos no teste intradérmico para uma ampla variedade de alergênios.

Rinite micótica

Caracteriza-se por respiração ruidosa, estreitamento circunferencial de ambas as fossas nasais e espessamento do septo nasal. As conchas e os turbinados nasais podem estar enrugados e edemaciados, e os meatos ventrais diminuídos de tamanho bilateralmente. A secreção nasal pode ser unilateral ou bilateral. Endoscopicamente, granulomas podem ser encontrados em quase qualquer localização nas cavidades nasais e se estendem para o palato mole e dentro dos seios maxilares. A doença é discutida em detalhes posteriormente neste capítulo.

Exame endoscópico

Útil para a inspeção visual de lesões que afetam a mucosa nasal de equinos e bovinos que não são visíveis externamente. Imagens radiográficas ou por tomografia computadorizada podem ser usadas para detectar rinite atrófica, embora o uso dessas técnicas em larga escala claramente não seja prático.

Patologia clínica

O exame de suabes nasais de raspados para bactérias, corpúsculos de inclusão ou fungos pode auxiliar no diagnóstico. A secreção na rinite alérgica normalmente contém muito mais eosinófilos do que o normal. Amostras de biopsia da mucosa nasal são úteis para o exame microbiológico e histopatológico.

Achados de necropsia

A rinite não é uma condição fatal, embora os animais possam vir a óbito em decorrência de doenças específicas nas quais a rinite é uma lesão proeminente.

Diagnósticos diferenciais

A rinite é facilmente reconhecida clinicamente. A diferenciação de doenças específicas listadas previamente na seção "Etiologia" é discutida nos respectivos tópicos. *Rinite alérgica em bovinos* deve ser distinguida de maduromicose, rinosporidiose e infecção pelo ácaro das pastagens (*Tyrophagus palmarum*). O diagnóstico diferencial pode ser difícil se a rinite alérgica ocorrer secundariamente a alguma dessas infecções. *Rinite em equinos* deve ser distinguida de inflamação dos seios faciais ou bolsas guturais, nas quais a secreção nasal normalmente é purulenta e persistente e, com frequência, unilateral, e há ausência de sinais de irritação nasal. Secreção nasal de odor ruim, distorção do osso frontal, tratos drenantes na crista do occipital e anormalidades neurológicas são comuns em bovinos com sinusite frontal crônica como complicação de descorna.

Tratamento

O tratamento específico focado no controle dos agentes causadores individuais é descrito no tópico de cada doença. Exsudato espesso persistente, que está causando obstrução nasal, pode ser removido gentilmente e as cavidades nasais irrigadas com solução de cloreto de sódio. Um descongestionante nasal pulverizado nas narinas pode proporcionar algum alívio. Leitões recém-nascidos com rinite por corpúsculos de inclusão podem ser afetados por dispneia inspiratória grave e respiração pela boca que interfere na ingestão de leite. A remoção de exsudatos de cada narina seguida pela irrigação com mistura de solução de cloreto de sódio e antimicrobianos proporcionará alívio e minimizará o desenvolvimento de rinite bacteriana secundária. Animais afetados por rinite alérgica devem ser retirados da pastagem por cerca de 1 semana e tratados com preparações de anti-histamínicos.

REFERÊNCIAS BIBLIOGRÁFICAS

1. Wessels M, et al. Vet Rec. 2012;170.
2. Singh K, et al. Vet Pathol. 2007;44:917.
3. Vet Rec. 2012;171:468.
4. Barrandeguy M, et al. Vet Rec. 2010;166:178.
5. Pirie RS. Clin Tech Equine Pract. 2006;5:30.
6. Ubiali DG, et al. J Comp Pathol. 2013;149:137.
7. do Carmo PMS, et al. J Comp Pathol. 2014;150:4.
8. Santurio JM, et al. Vet Rec. 2008;163:276.
9. Capucchio MT, et al. Small Rumin Res. 2015;126:6.

Secreção nasal

A obstrução nasal ocorre comumente em bovinos e ovinos. A doença costuma ser crônica e se dá:

- Em ovinos, causada por infestação por *Oestrus ovis*
- Em bovinos, com maior frequência por granuloma nasal enzoótico, obstrução aguda ou a condição alérgica "coriza de verão". O aumento cístico das conchas nasais ventrais em bovinos pode causar obstrução nasal unilateral ou bilateral.

Ocorrências menos importantes incluem:

- Pólipos grandes preenchidos de muco que se desenvolvem nas narinas posteriores de bovinos e ovinos e causam obstrução unilateral ou bilateral
- Lesões granulomatosas causadas por um fungo, *Rhinosporidium* sp. e pelo trematódeo sanguíneo, *Schistosoma nasalis*
- Piogranuloma crônico como consequência da infecção por *Coccidioides immitis* tem ocorrido em equinos
- Corpos estranhos podem entrar nas cavidades quando os bovinos esfregam seus focinhos em arbustos na tentativa de aliviar a irritação decorrente de rinite alérgica aguda
- Amiloidose nasal ocorre raramente em equinos adultos, e se caracteriza clinicamente por respiração estertorosa e aumentos de volume nodulares, não dolorosos, firmes e em relevo no septo nasal rostral e no assoalho da cavidade nasal. Equinos afetados não têm qualquer outra doença e recomenda-se a remoção cirúrgica das lesões
- Infestação da nasofaringe de equinos por *Gasterophilus pecorum* causa obstrução das vias respiratórias superiores.

Neoplasias

Neoplasias da mucosa olfatória não são comuns, mas ocorrem particularmente em ovinos, caprinos e bovinos, onde a incidência em rebanhos individuais pode ser suficientemente elevada para sugerir uma causa infecciosa. As lesões normalmente estão situadas bem em frente do osso etmoide, em geral são unilaterais, mas podem ser bilaterais, e têm aspecto de adenocarcinoma de malignidade moderada. Em bovinos, a doença é mais comum em animais com 6 a 9 anos de idade, e pode ser suficientemente extensa para causar abaulamento dos ossos faciais. Os tumores são adenocarcinomas que surgem da mucosa etmoidal e sofrem metástases nos pulmões e linfonodos. Os achados clínicos incluem secreção nasal, com frequência sanguinolenta, respiração pela boca e adoção de postura com pescoço estendido. Existe evidência para sugerir que um vírus pode estar associado. Uma síndrome semelhante é observada em bovinos com outros tumores nasais, tais como o osteoma.

Neoplasias que obstruem a cavidade nasal ocorrem em equinos com carcinoma de células escamosas ou adenocarcinoma do seio nasal, da cavidade nasal ou etmoides[11], angiossarcoma e muitos outros tumores raros. Cistos de inclusão epidérmica do divertículo nasal de equinos podem causar obstrução da cavidade nasal, mas eles não são neoplasias. Cistos dos seios paranasais podem causar deformidade facial significativa e obstrução das passagens aéreas.

Adenocarcinoma nasal enzoótico

Adenocarcinoma nasal enzoótico é uma doença contagiosa que ocorre em ovinos e caprinos, a qual está associada a um vírus – vírus do tumor nasal enzoótico.[1] O agente etiológico presumível é um betarretrovírus, com diferentes linhagens ocorrendo em ovelhas e cabras. A doença pode ser reproduzida pela inoculação de cordeiros de 14 dias de idade com o vírus.[2] Os achados clínicos incluem secreção nasal serosa, mucosa ou mucopurulenta persistente e estridor.[3] Ovelhas e cabras afetadas desenvolvem progressivamente anorexia, dispneia e respiração pela boca, e a maioria morre em até 90 dias depois do início dos sinais. Os tumores se originam unilateralmente ou, em algumas ocasiões, bilateralmente na mucosa olfatória dos turbinados do etmoide.[3] Eles são localmente invasivos, mas não metastáticos. Histologicamente, os tumores são classificados como adenomas ou, com mais frequência, adenocarcinomas. Partículas tipo retrovírus extracelulares e em botão foram observadas ultraestruturalmente em tumores nasais enzoóticos de cabras. Uma reação em cadeia da polimerase com transcrição reversa (RT-PCR) pode detectar o vírus em ovelhas saudáveis e afetadas, embora sua utilidade clínica em permitir o controle da infecção não tenha sido determinada.[4]

Hematoma etmoidal progressivo em equídeos

Hematomas etmoidais são tumores não neoplásicos, que são lesões encapsuladas, normalmente expansíveis, insidiosas, potencialmente deformantes e que obstruem as cavidades nasais e acometem equinos.[5,6] A etiologia é desconhecida, mas a etiologia viral (papiloma vírus) deve ser considerada. Secreção nasal unilateral crônica é comum, e as lesões normalmente estão avançadas no momento do diagnóstico. Há respiração estertorosa e a obstrução das vias respiratórias anteriores nos estágios finais da doença. A secreção nasal é serosa ou mucosa e intermitentemente sanguinolenta ou sanguinopurulenta e, normalmente, não relacionada ao exercício. O tumor se origina nos etmoides e pode invadir os seios paranasais, especialmente o seio esfenopalatino, e é bilateral em aproximadamente 50% dos equinos.[7] O diagnóstico é estabelecido por endoscopia e radiografia (Figuras 12.3 e 12.4). O exame por tomografia computadorizada fornece informações adicionais àquelas obtidas pelo exame radiográfico (Figura 12.5) e é útil para determinar a modalidade e abordagem de tratamento e o prognóstico. As imagens

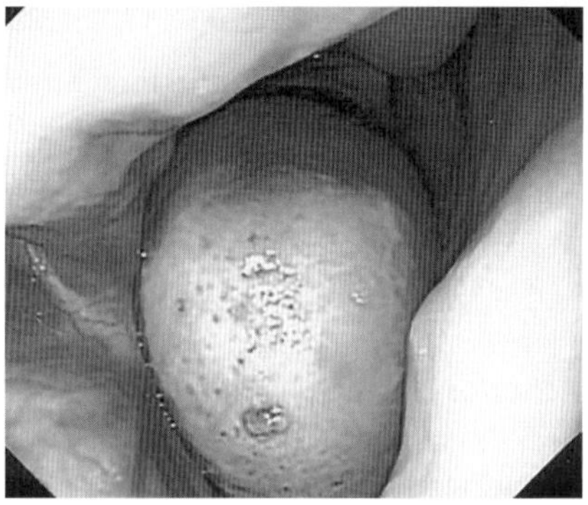

Figura 12.3 Visão endoscópica de um hematoma etmoidal progressivo em equino. Reproduzida com autorização.[12] (Esta figura encontra-se reproduzida em cores no Encarte.)

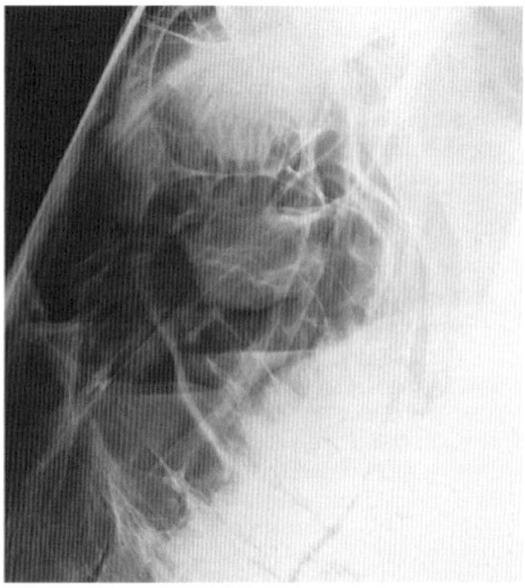

Figura 12.4 Radiografia lateral da cabeça de um equino com hematoma etmoidal progressivo e hemorragia relacionada nos seios paranasais (linhas brancas). Reproduzida com autorização.[12]

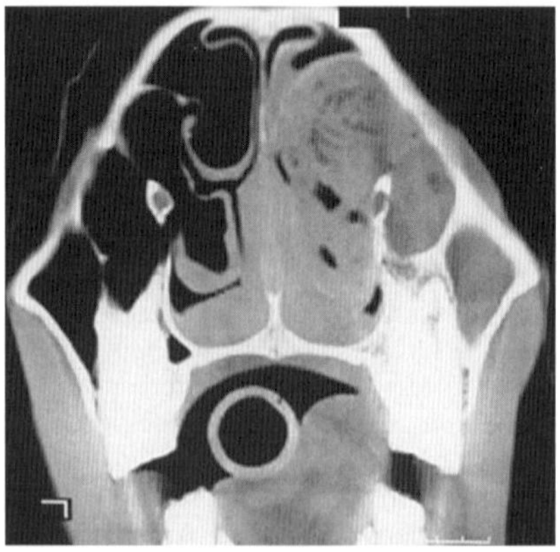

Figura 12.5 Imagem por tomografia computadorizada da cabeça de um equino com hematoma etmoidal avançado revelando a extensão para dentro dos seios paranasais. Reproduzida com autorização.[12]

da ressonância magnética (IRM) fornecem informações semelhantes àquelas obtidas pela tomografia computadorizada (TC).[8]

A remoção cirúrgica é possível e bem-sucedida em alguns casos, mas desafiadora e, com frequência, associada a hemorragia clinicamente importante e à necessidade de transfusão sanguínea intraoperatória ou pós-operatória.[9] A remoção cirúrgica do tumor pode ser conseguida em alguns equinos durante procedimento em posição quadrupedal, mas o sucesso no longo prazo ainda não foi determinado.[10]

Injeções intralesionais múltiplas de formalina (1 a 100 mℓ de formalina tamponada neutra a 10% injetada a intervalos de 10 dias) através de um endoscópio podem curar o tumor, mas há risco de efeitos adversos graves se o hematoma etmoidal penetrar a placa cribiforme. O procedimento envolve a injeção de um volume suficiente de formalina tamponada neutra a 10% para distender a lesão. A formalina é injetada via endoscópica a cada 10 dias até que a lesão se desmanche. Serão necessárias entre 1 e 20 injeções. A combinação de injeção intralesional de formalina e ablação por *laser* resultou em complicações neurológicas graves em um equino com adenocarcinoma etmoidal tratado dessa forma.[11] Efeitos adversos semelhantes podem ocorrer com o uso desses tratamentos em equinos com hematoma etmoidal.

No entanto, o prognóstico para resolução em longo prazo do tumor é ruim, em razão das altas taxas de recidiva.

Achados clínicos

Em bovinos, ovinos e suínos há dispneia inspiratória grave quando ambas as cavidades nasais estão bloqueadas. Os animais podem mostrar grave angústia e ansiedade e respirar em arfadas através da boca. A obstrução normalmente não é completa e som de sibilo alto ocorre em cada inspiração. Secreção nasal normalmente está presente, mas varia de pequena quantidade de corrimento seroso tingido com sangue, quando há um corpo estranho presente, a grandes quantidades de exsudato purulento em casos de rinite alérgica. O sacudir da cabeça e resfolegos também são sinais comuns. Se a obstrução for unilateral, a angústia não é tão significativa e a diferença nos fluxos respiratórios entre as duas narinas pode ser detectada mantendo-se a mão em frente do focinho. A magnitude das correntes de ar de cada narina na expiração pode ser avaliada com o auxílio de um pedaço de fio de algodão (observando o grau de deflexão). A passagem de sonda gástrica através de cada cavidade nasal pode revelar evidências de lesão ocupadora de espaço. Com frequência, o exame endoscópico é diagnóstico.

Tratamento

Deve ser direcionado para a causa primária da obstrução. A remoção de corpos estranhos normalmente pode ser efetuada com o auxílio de pinças longas, apesar de, com frequência, ser necessário realizar tração forte quando a obstrução estiver na posição por alguns dias.

REFERÊNCIAS BIBLIOGRÁFICAS

1. Walsh SR, et al. Virus Res. 2010;151:74.
2. Walsh SR, et al. Vet Res. 2013;44.
3. Yi G, et al. Transbound Emerg Dis. 2010;57:197.

4. Walsh SR, et al. J Gen Virol. 2014;95:1843.
5. Tremaine WH. Equine Vet Educ. 2009;21:582.
6. Tremaine WH. Equine Vet Educ. 2013;25:508.
7. Textor JA, et al. JAVMA. 2012;240:1338.
8. Tessier C, et al. Vet Radiol Ultra. 2013;54:54.
9. Hart SK, et al. Equine Vet J. 2011;43:24.
10. Smith LJ, et al. Equine Vet Educ. 2009;21:577.
11. Maischberger E, et al. Equine Vet Educ. 2014;26:563.
12. Archer D. In Prac. 2008;30:20.

Epistaxe e hemoptise

Epistaxe é o sangramento a partir das narinas independente da origem da hemorragia, e hemoptise é a tosse com presença de sangue e hemorragia normalmente se originando nos pulmões. Tanto a epistaxe quanto a hemoptise são achados clínicos importantes em bovinos e equinos. O sangramento pode ser na forma de um volume pequeno de secreção serosa tingida por sangue vindo de uma ou ambas as narinas, ou um grande volume de sangue total vindo de ambas as narinas e, às vezes, da boca. Hemorragia pulmonar como causa de epistaxe ou hemoptise é discutida na seção com o título "Hemorragia pulmonar" neste capítulo. A primeira e mais importante decisão é determinar a localização anatômica da lesão que causa o sangramento.

Etiologia

Epistaxe ocorre comumente em equinos e pode ser causada por lesões na cavidade nasal, nasofaringe, divertículo da tuba auditiva (bolsa gutural) ou pulmões (Tabela 12.12). Epistaxe em equinos também pode ser uma consequência de trauma, hematoma etmoidal progressivo, corpos estranhos alojados no trato respiratório, diátese hemorrágica, sinusite, amiloidose nasal, pólipos e sangramento do ducto nasolacrimal.[1] *Hemorragia pulmonar induzida pelo exercício* é discutida posteriormente na seção com este título neste capítulo.

Lesões hemorrágicas da cavidade nasal, nasofaringe e bolsa gutural no equino normalmente podem causar epistaxe unilateral de grau variável, dependendo da gravidade das lesões. *Lesões pulmonares* em equinos que resultam em hemorragia no lúmen dos brônquios também levam a epistaxe. Sangue originado nos pulmões de equinos é eliminado mais comumente pelas narinas, e não pela boca, em razão da anatomia do palato mole do equino.

Sangramentos decorrentes de lesões do trato respiratório anterior de equinos normalmente ocorrem espontaneamente enquanto o animal está em repouso. Uma das causas mais comuns de epistaxe unilateral no equino é a micose da bolsa gutural com erosão da artéria carótida interna.[2]

Outras causas menos comuns de sangramento nasal incluem pólipos hemorrágicos da mucosa da cavidade nasal ou seios paranasais e hematoma etmoidal (consulte *Hematoma etmoidal progressivo* na seção *Secreção nasal* neste capítulo). Outra causa, mais incomum, é arterite parasitária da artéria carótida interna, uma vez que seu curso é ao redor da bolsa gutural. Pseudoaneurisma da artéria palatina causa epistaxe unilateral.[3]

Epistaxe leve é um achado normal em equinos e bovinos com trombocitopenia grave.[4] Erosões da mucosa nasal em casos de mormo, doenças granulomatosas, como sinusite criptocócica[5], doenças neoplásicas e trauma como consequência da passagem de sonda nasal ou endoscópio, ou de trauma físico externamente, são outras causas óbvias. Traumas da cabeça e fraturas do crânio podem resultar em epistaxe.[6] A ruptura do músculo longo da cabeça e a fratura do osso basisfenoide em equinos que se erguem, caem para trás e batem a crista do occipital causa epistaxe, entre outros sinais.[7]

Registrou-se um caso de displasia fibrosa no meato ventral de um equino com epistaxe. Insuficiência cardíaca congestiva e púrpura hemorrágica podem causar epistaxe leve em equinos.

Neoplasia, notavelmente hemangiossarcoma do trato respiratório anterior ou posterior, pode causar epistaxe. Osteoma dos ossos nasais causa obstrução nasal e epistaxe em bovinos.[8,9]

Envenenamento de equinos por cascavéis no oeste dos EUA causa uma síndrome clínica que inclui inchaço da cabeça, dispneia e epistaxe.

Envenenamento por samambaia ou trevo-doce mofado é uma causa comum de epistaxe espontânea em bovinos.[10] A epistaxe pode ser bilateral, e hemorragia de outras membranas mucosas subcutâneas e visíveis é comum. Tumor etmoidal enzoótico foi descrito em bovinos no Brasil e foi anteriormente uma doença de alguma importância na Suécia. A lesão ocupa as cavidades nasais, causa epistaxe e pode invadir os seios paranasais.

Na *hemoptise em equinos,* o sangue flui ao longo da traqueia horizontal e se acumula na laringe até que o reflexo de deglutição seja estimulado e ocorra a deglutição; ou então, tosse é estimulada e o sangue é expelido por meio da boca e das narinas. A origem da hemorragia normalmente é nos pulmões e, em bovinos, a causa usual é aneurisma arterial pulmonar e tromboembolismo decorrente de trombose da veia cava caudal (consulte Síndrome da veia cava caudal). Ataques recorrentes de hemoptise com anemia e sons pulmonares anormais normalmente culminam em hemorragia intrapulmonar aguda e morte rápida.

A *origem* da hemorragia em casos de epistaxe e hemoptise pode ser óbvia, como em lesão traumática dos turbinados durante a passagem de uma sonda gástrica por via intranasal ou se há doença sistêmica com distúrbios hemorrágicos. Em muitos outros casos, contudo, a origem da hemorragia não é óbvia, e procedimentos de exames especiais podem ser exigidos. É necessária auscultação cuidadosa dos pulmões quanto a evidência de sons pulmonares anormais associados a doenças pulmonares.

Exame clínico

As cavidades nasais devem ser examinadas visualmente com o auxílio de uma fonte de luz pontual potente através das narinas externas. Apenas a primeira parte das cavidades nasais pode ser examinada diretamente, mas normalmente pode-se avaliar a integridade da mucosa nasal. Na epistaxe resultante de doença sistêmica ou defeitos de coagulação, o sangue na mucosa nasal normalmente não estará coagulado. Quando houver lesão traumática recente da mucosa nasal ou erosão de um vaso sanguíneo por lesão ocupadora de espaço, por exemplo, tumor ou pólipo nasal, o sangue normalmente será encontrado como coágulos nas narinas externas.

As cavidades nasais devem então ser examinadas quanto a qualquer evidência de obstrução, conforme discutido na seção anterior. Quando o sangue se origina de uma lesão faríngea, há movimentos de deglutição frequentes e tosse explosiva curta, que podem ser acompanhados pela expulsão de sangue da boca. Exames hematológicos são indicados para auxiliar o diagnóstico de doença sistêmica ou defeitos de coagulação. Exames radiológicos da cabeça são indicados quando se suspeita de lesões ocupadoras de espaço.

O uso de um endoscópio de fibra ótica flexível permitirá o exame completo das cavidades nasais, nasofaringe, bolsa gutural e laringe, traqueia e brônquios principais.

Tratamento

O tratamento específico de epistaxe e hemoptise depende da causa. A hemorragia de lesões traumáticas da mucosa nasal normalmente não requer qualquer tratamento específico. Lesões ocupadoras de espaço da mucosa nasal podem justificar um tratamento cirúrgico. Epistaxe associada a micose da bolsa gutural muitas vezes requer intervenção cirúrgica. Não existe tratamento bem-sucedido para a hemoptise atribuída a aneurisma pulmonar e trombose da veia cava caudal em bovinos. O tratamento de suporte geral é o mesmo que para qualquer hemorragia espontânea, e inclui repouso, transfusões de sangue e hematínicos.

LEITURA COMPLEMENTAR

Archer D. Differential diagnosis of epistaxis in the horse. In Pract. 2008;30:20-29.

REFERÊNCIAS BIBLIOGRÁFICAS

1. Archer D. In Prac. 2008;30:20.
2. Dobesova O, et al. Vet Rec. 2012;171:561.
3. McClellan NR, et al. Vet Surg. 2014;43:487.
4. Sanz MG, et al. Vet Clin Pathol. 2011;40:48.
5. Stewart AJ, et al. JAVMA. 2009;235:723.
6. Gerding JC, et al. Vet Ophthalmol. 2014;17:97.
7. Beccati F, et al. Equine Vet Educ. 2011;23:327.
8. Yoshimoto K, et al. J Jap Vet Med Assoc. 2011;64:457.
9. Wuersch K, et al. J Comp Pathol. 2009;141:204.
10. Plessers E, et al. Vlaams Diergeneeskundig Tijdschrift. 2013;82:31.

Faringite

Em todas as espécies está associada a doenças infecciosas das vias respiratórias anteriores. Ela é mais estudada em equinos, provavelmente em razão da frequência do exame das vias respiratórias anteriores nessa espécie. A faringite em equinos apresenta muitas semelhanças com a amigdalite em crianças. O distúrbio em equinos envolve a hiperplasia linfoide folicular da faringe, que afeta tanto a tonsila faríngea quanto o tecido linfoide extenso e difuso nas paredes e no aspecto dorsal da faringe. Esses tecidos formam os tecidos linfoides associados à mucosa e são um componente importante da resposta imunológica normal de equinos. A condição ocorre em uma proporção elevada de equinos de corrida Puro-sangue Inglês e, provavelmente, é comum em outras raças de equinos. A condição é detectável primeiro em potros de 2 a 3 meses de idade e atinge sua prevalência mais alta e maior gravidade em equinos de 1 a 2 anos de idade em treinamento para corridas. É evidente no exame endoscópico como nódulos brancos pequenos, múltiplos e difusos no teto e paredes da faringe. Os nódulos podem ser aderentes e, com frequência, há muco excessivo presente em equinos gravemente afetados. O significado clínico da condição é debatido.[1-3] Equinos de corrida afetados não têm seu desempenho nas corridas prejudicado. Equinos afetados se recuperam espontaneamente conforme envelhecem ou depois de tratamento com fármacos anti-inflamatórios tópicos. A condição provavelmente é um processo de envelhecimento normal, e é necessária para o desenvolvimento de um sistema imune competente em equinos jovens.

Infestação da nasofaringe de equinos por larvas de berne da mosca *Gasterophilus pecorum* causa obstrução das vias respiratórias anteriores e faringite parasitária. O diagnóstico é feito pela visualização do parasita durante o exame endoscópico.

REFERÊNCIAS BIBLIOGRÁFICAS

1. Saulez MN, et al. Vet Rec. 2009;165:431.
2. Van Erck-Westergren E, et al. Equine Vet J. 2013; 45:376.
3. Van Erck E. Equine Vet J. 2011;43:18.

Laringite, traqueíte, bronquite

A inflamação das vias respiratórias normalmente envolve todos os níveis e nenhuma tentativa é feita aqui para diferenciar entre inflamações de várias partes do trato respiratório. Todas elas são caracterizadas por um ou mais sinais, incluindo tosse, inspiração ruidosa e algum grau de dificuldade inspiratória.

Etiologia

Todas as infecções do trato respiratório anterior podem causar inflamação, agudamente ou como doença crônica. Na maioria das doenças, laringite, traqueíte e bronquite formam apenas uma parte da síndrome, e as causas listadas aqui são aquelas doenças nas quais a infecção respiratória anterior é uma característica importante.

- Bovinos
  - Rinotraqueíte infecciosa bovina (herpes-vírus bovino tipo 1), difteria do bezerro (laringite necrótica), *Histophilus somnus*
  - Estenose traqueal em bovinos confinados, "síndrome de honker", etiologia desconhecida
  - Laringite necrótica em bezerros[1]
  - *Syngamus laryngeus* infesta a laringe de bovinos nos trópicos
  - Trauma, incluindo lesão induzida por pistola de comprimido (*balling gun*)[2]
- Ovinos
  - Infecção crônica por *Actinomyces pyogenes*
- Equinos
  - Herpes-vírus equino tipo 1, 2 ou 5 (EHV), arterite viral equina (EVA), influenza viral equina (EVI), adenite equina ou garrotilho (*S. equi*)
  - Ulceração idiopática da mucosa cobrindo as cartilagens aritenoides
  - Hiperplasia linfoide da faringe de equinos – a doença é mais comum em equinos jovens e pode estar associada à capacidade atlética reduzida ou aumento da propensão à instabilidade do palato[3-4]
  - Bronquite e traqueíte em equinos, mais evidente em equinos atletas e caracterizada pelo acúmulo de muco na traqueia e proporção elevada de neutrófilos no lavado traqueal ou broncoalveolar – a condição está associada ao prejuízo do desempenho atlético[5-7]
- Suínos
  - Influenza suína
  - Traqueíte necrótica (de característica semelhante à "síndrome de honker" em bovinos) de etiologia incerta.[8]

Patogênese

Irritação da mucosa causa tosse frequente, inchaço e obstrução parcial das vias respiratórias, resultando em dispneia inspiratória. Laringite necrótica em bezerros está associada às alterações significativas na função pulmonar, modifica a dinâmica traqueal e perturba o processo de crescimento ao aumentar o custo energético da respiração; isso pode resultar em prejuízo à ingestão de alimentos e predisposição à infecção pulmonar secundária e subsequente insuficiência respiratória decorrente da exaustão progressiva.

Achados clínicos

Tosse e dispneia inspiratória com ronco laríngeo ou estridor são achados clínicos comuns. Nos estágios iniciais de infecções agudas, a tosse normalmente é seca e não produtiva, facilmente induzida pela compressão da traqueia ou laringe, ou pela exposição ao ar frio ou atmosfera pulverulenta. Na laringite aguda, os tecidos moles ao redor da laringe normalmente estão aumentados e dolorosos à palpação. Em infecções crônicas, a tosse pode ser menos frequente e aflitiva e normalmente é seca e áspera. Se as lesões causam muita exsudação ou ulceração da mucosa, como na traqueobronquite bacteriana secundária à rinotraqueíte infecciosa bovina, a tosse é úmida e pode haver eliminação de muco espesso, manchas de sangue e fibrina. A tosse é muito dolorosa e o animal faz tentativas de suprimi-la. Febre e toxemia são comuns e animais afetados não podem comer ou beber normalmente.

A dispneia inspiratória varia com o grau de obstrução e normalmente está acompanhada por estridor alto e sons respiratórios ásperos em cada inspiração. Eles são mais bem ouvidos sobre a traqueia, embora sejam bastante audíveis sobre a base do pulmão, sendo mais distintos na inspiração. Os movimentos respiratórios normalmente são mais profundos que o normal, e a fase inspiratória é mais prolongada e forçada. Sinais adicionais indicativos da presença de doença primária específica também podem estar presentes.

O *exame da laringe* muitas vezes é possível através da cavidade oral, usando um espéculo cilíndrico de tamanho apropriado e uma fonte de luz pontual brilhante. Este exame é realizado de forma relativamente fácil em bovinos, ovinos e suínos, mas é difícil em equinos. A avaliação com tempo e cuidado pode possibilitar que lesões das mucosas das cartilagens aritenoides e da abóbada da laringe muitas vezes sejam visíveis. Na laringite, normalmente há quantidade excessiva de muco, que pode conter manchas de sangue ou pus na faringe. A palpação das áreas da faringe e laringe pode revelar lesões que não são facilmente visíveis através de um espéculo. Durante a abertura da laringe, as lesões na parte superior da traqueia às vezes são visíveis. O uso de um endoscópio de fibra óptica permite o exame detalhado do trato respiratório anterior.

A inflamação ou lesões da laringe podem ser graves o suficiente para causar dispneia inspiratória significativa e morte por asfixia. Em bezerros e bovinos jovens com difteria, a lesão pode ser grande o suficiente (ou ter pedículo e atuar como uma válvula) para causar dispneia inspiratória grave, cianose, ansiedade e morte rápida. A excitação associada ao carregamento para o transporte para uma clínica ou ao exame clínico, particularmente o exame da laringe pela via oral, podem exacerbar a dispneia e requerer traqueostomia de emergência.

A maioria dos casos de laringite bacteriana curará sem sinal residual óbvio depois de vários dias de terapia antimicrobiana. Alguns casos em bovinos se tornam crônicos apesar do tratamento em decorrência da extensão da inflamação para baixo até as cartilagens aritenoides, resultando em condrite crônica causada por sequestro semelhante à osteomielite. A formação de abscesso é outra causa comum de cronicidade. Infecção bacteriana secundária à doença viral primária, ou extensão de infecções bacterianas aos pulmões, comumente resulta em pneumonia.

Estenose traqueal em bovinos se caracteriza por edema extenso e hemorragia da parede dorsal da traqueia, resultando em tosse (grasnado), dispneia e estertor respiratório. Pode ocorrer oclusão completa da traqueia. Animais afetados podem ser encontrados mortos sem qualquer sinal premonitório.

Patologia clínica

Exames laboratoriais podem ser valiosos para determinar a presença de doenças específicas.

Achados de necropsia

Infecções do trato respiratório anterior normalmente não são fatais, mas as lesões variam de inflamação catarral aguda a lesões granulomatosas crônicas, dependendo da duração e da gravidade da infecção. Quando ocorre invasão bacteriana secundária, uma pseudomembrana diftérica pode estar presente e ser acompanhada por acúmulo de exsudato e material necrótico na bifurcação traqueal e nos brônquios dependentes.

Diagnóstico diferencial

A inflamação da laringe normalmente resulta em tosse e dispneia inspiratória, com estertor e sons laríngeos anormais e altos à auscultação sobre a traqueia e sobre a base dos pulmões durante a inspiração. As lesões da laringe normalmente são visíveis pelo exame laringoscópico; já as da traqueia e brônquios principais não são óbvias, a menos que sejam usados procedimentos endoscópicos especiais. Todo esforço possível deve ser empregado para inspecionar a laringe e a traqueia.
A obstrução das cavidades nasais e de outras partes do trato respiratório anterior também pode ser difícil de distinguir, a menos que outros sinais estejam presentes.

Tratamento

A maioria das infecções virais comuns da laringe, traqueia e brônquios principais se resolverá espontaneamente se os animais afetados estiverem *em repouso*, sem trabalhar e sem serem expostos a condições climáticas rigorosas e alimentos particulados. As complicações bacterianas secundárias devem ser reconhecidas e tratadas com o antimicrobiano apropriado.

Infecções bacterianas podem resultar em inflamação grave com necrose e lesões granulomatosas, e devem ser tratadas com *antimicrobianos*. Os bezerros com difteria dos bezerros devem ser tratados com antimicrobianos de amplo espectro, diariamente por 3 a 5 dias. Normalmente são necessários muitos dias para que o animal retorne ao normal. Um antimicrobiano de amplo espectro diariamente ou mais frequentemente por até 3 semanas ou mais pode ser necessário para o tratamento da condrite.

Anti-inflamatórios não esteroides (AINE), por exemplo, flunixino meglumina, podem ser usados na tentativa de reduzir o edema da laringe associado a alguns casos graves de laringite bacteriana em bovinos.

Animais com lesões graves e dispneia inspiratória significativa podem requerer *traqueotomia* e inserção de um tubo de traqueotomia por muitos dias, até a lesão cicatrizar.[1,9] O tubo deve ser removido, limpo e recolocado pelo menos 1 vez/dia em razão do acúmulo de tampões mucosos secos, que interferem com a respiração. As técnicas de traqueotomia e traqueostomia permanente em equinos foram descritas. A excisão cirúrgica de lesões granulomatosas crônicas e abscessos da laringe pode ser indicada depois da falha na terapia antimicrobiana de longa duração, mas podem ocorrer complicações pós-operatórias como paralisia da laringe e da faringe. Laringotomia como tratamento para a obstrução crônica da laringe em bovinos foi descrita, com taxa de sobrevivência no longo prazo de 58%.

Traqueolaringostomia de bezerros com obstrução crônica da laringe como consequência de necrobacilose tem sido utilizada com sucesso.[1] Sob anestesia geral e em decúbito dorsal, é feita uma incisão sobre o terço inferior das cartilagens cricoides e a tireoide e os primeiros dois anéis traqueais. A laringe é facilmente visualizada e o tecido necrótico é removido usando uma cureta. As extremidades das cartilagens são suturas próximas. Um pedaço em forma de cunha dos primeiros dois anéis traqueais é removido para criar uma traqueostomia, a qual é permitida fechar após cerca de 1 semana, quando o edema pós-operatório diminuiu com a ajuda de cuidados diários do local da cirurgia e uso possível de flunixino meglumina. Não é necessário um tubo de traqueotomia.

REFERÊNCIAS BIBLIOGRÁFICAS

1. Heppelmann M, et al. J Vet Med Series A. 2007; 54:390.
2. Mann S, et al. Vet Rec. 2013;172:685.
3. Saulez MN, et al. Vet Rec. 2009;165:431.
4. Van Erck E. Equine Vet J. 2011;43:18.
5. Robinson NE, et al. Equine Vet J. 2006;38:293.
6. Holcombe SJ, et al. Equine Vet J. 2006;38:300.
7. Widmer A, et al. Vet J. 2009;182:430.
8. Szeredi L, et al. J Comp Pathol. 2015;152:206.
9. Sasaki H, et al. Jap J Vet Clin. 2009;32:12.

Laringotraqueíte traumática, compressão traqueal e colapso de traqueia

Lesão laringotraqueal traumática pode ocorrer depois da intubação traqueal usada para anestesia geral. A intubação nasotraqueal pode resultar em lesão da mucosa do meato nasal, das cartilagens aritenoides, da traqueia, do recesso faríngeo dorsal, das cordas vocais e da entrada das bolsas guturais.[1] A lesão laríngea é atribuída à pressão do tubo nas cartilagens aritenoides e pregas vocais e atribui-se o dano traqueal à pressão exercida pelo *cuff* inflado sobre a mucosa traqueal.

A obstrução traqueal pode ser intramural, como consequência de compressão extramural, ou decorrente de colapso traqueal. A obstrução intramural da traqueia pode ser causada por lesões ocupadoras de espaço, como corpos estranhos, lesões neoplásicas (p. ex., tumores de células granulares em equinos – consultar *Doenças neoplásicas do trato respiratório*), infecções (traqueíte granulomatosa, "síndrome de honker" em suínos – veja a discussão seguinte), trauma ou hemorragia. A compressão extramural pode ser causada por lesões intratorácicas e extratorácicas, incluindo abscessos e lesões granulomatosas, massas mediastínicas craniais (abscesso, neoplasia) ou trauma.

O *colapso traqueal* ocorre em bezerros, bovinos adultos, caprinos e equinos, incluindo mini-horses[2] e potros. O colapso dinâmico é uma das causas de intolerância ao exercício em equinos de corrida, que é evidente apenas por exame endoscópico da traqueia durante exercício extenuante. A restrição do lúmen traqueal e a frouxidão da membrana traqueal dorsal resultam em graus variáveis de dispneia inspiratória com estridor, tosse e diminuição da tolerância ao exercício. O colapso traqueal em equinos da raça *American miniature horse* não é incomum.[2] Os achados clínicos de angústia respiratória, taquipneia, sons de grasnado inspiratório e aumento do esforço respiratório ocorrem em equinos adultos (idade média 11 anos, faixa etária 2 a 15 anos) e são exacerbados pelo exercício, gestação e alimentação. Nenhum dos animais acometidos em uma série de casos teve histórico de trauma. A confirmação do diagnóstico é pelo exame traqueobrônquico por endoscopia ou radiografia (Figura 12.6). A gravidade do colapso traqueal é graduada: grau 1 = protrusão mínima da membrana traqueal dorsal dentro do lúmen, com menos de 25% de diminuição no diâmetro das vias respiratórias; grau 2 = alongamento leve e achatamento dos anéis traqueais com 50% de diminuição no diâmetro da via respiratória; grau 3 = achatamento significativo dos anéis traqueais e estiramento da membrana traqueal dorsal com 75% de redução no diâmetro das vias respiratórias e grau 4 = achatamento grave dos anéis traqueais com elevação dorsal da superfície traqueal ventral e diâmetro das vias respiratórias menor que 10% do normal.[2] A taxa de fatalidade de casos é elevada (cerca de 80%). A traqueotomia para tratamento de emergência da doença grave não é útil, a menos que o colapso de traqueia esteja dilatado por um

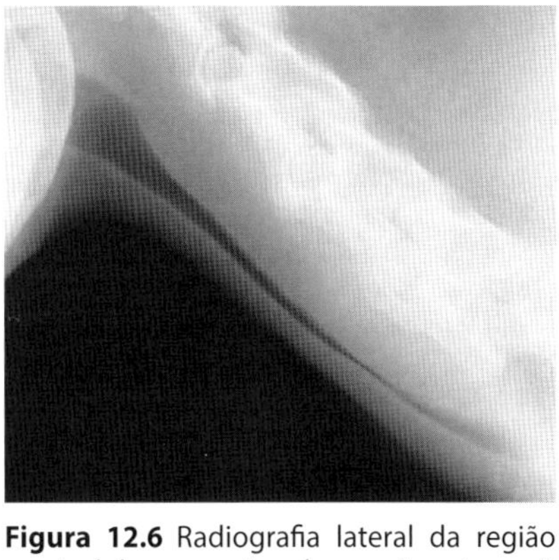

Figura 12.6 Radiografia lateral da região cervical de um equino da raça *American miniature* revelando colapso traqueal extenso. Reproduzida com autorização.[2]

tubo endotraqueal. O exame necroscópico de quatro equinos afetados revelou condromalácia. A causa da condição ainda é desconhecida. Próteses traqueais têm sido utilizadas para o tratamento de colapso traqueal em bezerros e mini-horses[3–5], embora não haja um método ideal para aliviar a condição, dada a extensão do colapso e a alta taxa de complicações associadas à correção cirúrgica.[6]

Um ruído respiratório de "grasnado" é comum em bezerros afetados quando tossem espontaneamente ou a traqueia é palpada. O colapso traqueal em bezerros está associado a lesões decorrentes da distocia e os achados clínicos normalmente ocorrem poucas semanas após o nascimento. Em alguns casos, a traqueia está comprimida ao nível da entrada torácica em associação com a formação de calos ósseos em costelas fraturadas em processo de consolidação em decorrência da distocia. Em alguns casos em bovinos, não há histórico de distocia ou de doença preexistente ou de manipulação prévia da traqueia, e o tamanho total do lúmen pode estar reduzido a menos de 25% do normal. A auscultação do tórax pode revelar sons altos classificados como das vias respiratórias superiores. Uma síndrome semelhante é descrita em suínos com desenvolvimento de edema traqueal agudo, hemorragia e traqueíte. Os achados clínicos são: início súbito de angústia respiratória, respiração com a boca aberta e estridor inspiratório alto, além de morte logo depois dos achados clínicos se tornarem evidentes.[7] As lesões consistem em edema, hemorragia e infiltração celular mista na túnica adventícia, com lesões pulmonares de pleuropneumonia fibronecrótica ou hemorrágica leve a grave. Não foi identificada etiologia infecciosa.[7]

O colapso e a *obstrução traqueal* podem resultar de traqueíte associada à pneumonia em equinos, neoplasia traqueal, estreitamento traqueal, presença de corpos estranhos na traqueia e compressão por massas externas à traqueia. Sugere-se que o aumento do esforço respiratório associado à pneumonia causa colapso das estruturas de tecido mole da traqueia, em vez do colapso dos anéis traqueais. A ruptura traqueal como consequência de trauma obtuso em equinos pode resultar em enfisema subcutâneo grave e pneumomediastino. O tratamento conservativo normalmente é bem-sucedido. A compressão traqueal secundária ao aumento dos linfonodos mediastínicos craniais também pode causar dispneia inspiratória, e o tratamento conservativo com antimicrobianos é bem-sucedido.

REFERÊNCIAS BIBLIOGRÁFICAS

1. Wylie CE, et al. Equine Vet Educ. 2015;27:170.
2. Aleman M, et al. JAVMA. 2008;233:1302.
3. Graham SB, et al. Equine Vet Educ. 2010;22:557.
4. Busschers E, et al. Vet Surg. 2010;39:776.
5. Wong DM, et al. Equine Vet Educ. 2008;20:80.
6. Epstein K. Equine Vet Educ. 2008;20:91.
7. Szeredi L, et al. J Comp Pathol. 2015;152:206.

DOENÇAS DO PARÊNQUIMA PULMONAR

Congestão e edema pulmonar

A congestão pulmonar é causada pelo aumento na quantidade de sangue nos pulmões como consequência da dilatação do leito vascular pulmonar. Algumas vezes, ela é acompanhada por edema pulmonar, e a relação temporal entre os dois pode ser de difícil determinação. Os vários estágios do distúrbio vascular são caracterizados por comprometimento respiratório, cujo grau depende da extensão da interferência com a troca gasosa pulmonar em decorrência do prejuízo da difusão através dos alvéolos, desequilíbrio ventilação/perfusão nos pulmões e diminuição do fluxo sanguíneo pulmonar.

Etiologia

A congestão e o edema pulmonar são eventos terminais comuns em muitas enfermidades, mas, com frequência, ofuscados por outros distúrbios. A congestão clinicamente aparente pode ser primária, quando a lesão básica é nos pulmões, ou secundária, quando é em algum outro órgão, mais comumente o coração.

Edema pulmonar ocorre em razão do desequilíbrio das forças de Starling através dos capilares pulmonares. De uma perspectiva clínica, as causas imediatas comuns de edema pulmonar são lesão do endotélio dos capilares pulmonares, com extravasamento subsequente de fluido rico em proteína para dentro dos espaços intersticiais, pressão sanguínea elevada nos capilares alveolares ou, menos comumente, pressão oncótica plasmática baixa.

O dano ao endotélio vascular pulmonar pode ocorrer em doenças infecciosas (p. ex., doença do equino africano) ou intoxicações (endotoxemia). Lesão física, incluindo inalação de ar excessivamente quente ou fumaça, pode danificar o epitélio alveolar com dano secundário ao endotélio capilar.[1] A pressão capilar pulmonar elevada ocorre na insuficiência cardíaca de lado esquerdo (ruptura de cordoalha tendínea da valva mitral ou anomalias cardíacas congênitas[2]) e durante exercício extenuante em equinos. O embolismo aéreo causa insuficiência cardíaca aguda e edema pulmonar em equinos.[3] A pressão oncótica plasmática baixa ocorre em doenças que causam hipoproteinemia, mas raramente é a causa do edema pulmonar por si só, embora ela contribua para o edema pulmonar em animais hipoproteinêmicos que recebem grandes volumes de fluido IV.

Congestão pulmonar primária

- Estágios iniciais da maioria dos casos de pneumonia
- Inalação de fumaça e fumos
- Reações anafiláticas
- Decúbito, especialmente em grandes animais
- Intoxicação por teixo (*Taxus* sp)
- Equinos de corrida com hemorragia pulmonar induzida pelo exercício (HPIE) grave aguda.[4]

Congestão pulmonar secundária

- Insuficiência cardíaca congestiva (edema pulmonar cardiogênico), incluindo ruptura de cordoalha tendínea da valva mitral, intoxicação por ionóforos[5] e insuficiência cardíaca de lado esquerdo.

Edema pulmonar

Edema pulmonar como sequela de hipertensão capilar pulmonar ou dano microvascular pulmonar ocorre nas seguintes situações:

- Anafilaxia aguda
- Pneumonia aguda – *Pasteurella haemolytica* produz vários fatores de virulência que induzem lesão celular endotelial pulmonar direta ou mediada por leucócitos. Edema pulmonar é uma das muitas anormalidades em bovinos infectados por *Theileria annulata*[6]
- Sepse gram-negativa em ruminantes e suínos
- Insuficiência cardíaca congestiva e insuficiência cardíaca aguda (p. ex., a forma miocárdica da distrofia muscular enzoótica na miocardiopatia hereditária de bezerros Hereford), ruptura da valva mitral ou de cordoalha tendínea
- Inalação de fumaça ou de gases de esterco
- Obstrução transitória das vias respiratórias anteriores em equinos (edema pulmonar por pressão negativa)[7]
- Depois de anestesia geral em equinos[8]
- Intoxicação por teixo (*Taxus* sp.)
- Edema pulmonar induzido pelo exercício em equinos de corrida
- Intoxicação por fumonisina em suínos[9]
- Doenças específicas, incluindo: doença do coração de amora em suínos, febre da Costa Leste em bovinos, a forma pulmonar da doença do equino africano, infecção pelo vírus Hendra em equinos, envenenamento por organofosforados, alfanaftil-tio-ureia (ANTU), antibióticos ionóforos (monensina, salinomicina) ou composto 1080 (fluoracetato de sódio)[10], envenenamento por plantas por oleandro (espirradeira), *Hymenoxis* spp. e *Phenosciadium* spp.
- Intoxicação por doxiciclina de bezerros
- Toxina épsilon do *Clostridium perfringens* tipo D em bezerros e ovelhas
- Síndrome da angústia respiratória neonatal (Síndrome de Barker) em suínos jovens
- Embolismo de sêmen.

Patogênese

Na *congestão pulmonar*, a ventilação está reduzida e a oxigenação do sangue prejudicada. A oxigenação é reduzida pela taxa diminuída do fluxo sanguíneo através do leito vascular pulmonar. Anoxia hipoxêmica se desenvolve, e é a causa da maioria dos achados clínicos que aparecem.

A hipoxemia ocorre no *edema pulmonar* em decorrência do desequilíbrio ventilação-perfusão, anormalidades na difusão (embora estas normalmente sejam um contribuinte menor da hipoxemia) e hipoventilação causada por obstrução física do fluxo de ar pelo líquido e espuma nas vias respiratórias. O edema é causado pela lesão nas paredes capilares por toxinas ou anoxia, ou por transudação de fluido como consequência da pressão hidrostática elevada nos capilares. O preenchimento dos alvéolos e, em casos graves, dos brônquios, impede efetivamente a troca gasosa.

Inalação de fumaça em equinos resulta em conteúdo reduzido de oxigênio do ar inspirado e exposição dos tecidos do trato respiratório a vários gases nocivos. Depois da inalação da fumaça, ocorre desprendimento difuso da mucosa traqueobrônquica que, se progredir, causa separação do epitélio e desenvolvimento de tampões pseudomembranosos, que podem causar obstrução parcial ou completa das vias respiratórias. O edema pulmonar também é extenso.

Achados clínicos

Todos os graus de gravidade da congestão e do edema pulmonares ocorrem comumente em animais de fazenda, e apenas a forma mais grave é descrita aqui. A amplitude respiratória está aumentada a ponto de o animal apresentar dispneia extrema com cabeça estendida, narinas dilatadas e respiração pela boca. Os movimentos respiratórios são muito exagerados e podem ser melhor descritos como elevações com esforço, pois há movimento abdominal e torácico acentuados durante a inspiração e a expiração. Uma postura típica normalmente é adotada com os membros torácicos bastante afastados um do outro, os cotovelos abduzidos e a cabeça pendida para baixo. A frequência respiratória normalmente está aumentada, especialmente se houver hipertermia, o que ocorre na anafilaxia aguda e depois de exercício violento e nos estágios iniciais da pneumonia. A frequência cardíaca normalmente está elevada (acima de 100/min) e a mucosa nasal está vermelho brilhante ou cianótica em casos terminais. A *radiografia* revela opacidade pulmonar difusa em animais com edema pulmonar.

Na *congestão pulmonar aguda,* há sons respiratórios ásperos, mas sem crepitação à auscultação. Quando o *edema pulmonar* se desenvolve, sons respiratórios altos e crepitações são audíveis sobre os aspectos ventrais dos pulmões. Em casos prolongados, pode haver enfisema com crepitações e sibilos nas partes dorsais dos pulmões, especialmente se a lesão for causada por anafilaxia.

Tosse geralmente está presente, mas é suave e úmida e não é dolorosa. Secreção nasal serosa leve a moderada ocorre nos estágios iniciais da congestão, mas, no *edema pulmonar grave,* ela aumenta para secreção nasal volumosa e espumosa, com frequência de coloração rosa em razão da presença de sangue.

A importância principal da congestão pulmonar é como indicador das alterações patológicas iniciais no pulmão ou no coração. A recuperação espontânea ocorre rapidamente, a menos que haja lesão ao epitélio alveolar ou se desenvolva astenia miocárdica. O edema pulmonar grave tem significado muito maior e, normalmente, indica um estágio de irreversibilidade. A morte em casos de edema pulmonar é acompanhada por insuficiência respiratória.

A inalação de fumaça em equinos é caracterizada pelos seguintes sinais:[1]

- Polipneia e dispneia
- Sibilos difusos em todo o pulmão
- Tosse
- Padrão broncointersticial radiograficamente
- O equino pode expectorar grandes cilindros traqueobrônquicos proteináceos.

O prognóstico é bom se os animais afetados conseguirem sobreviver aos estágios iniciais do dano pulmonar e ao envolvimento secundário de órgãos.

Patologia clínica

Exames laboratoriais têm valor apenas para diferenciar as causas de congestão ou edema. O exame bacteriológico de suabes nasais e um exame hematológico completo, procurando particularmente por eosinofilia, são os exames padrões a serem realizados.

Achados de necropsia

Na congestão pulmonar aguda, os pulmões têm cor vermelho-escura. Quantidades excessivas de sangue venoso exsudam da superfície cortada. Alterações semelhantes, mas menos significativas, ocorrem em formas mais brandas de congestão, mas são observadas apenas naqueles animais que morrem de doença intercorrente. Histologicamente, os capilares pulmonares estão acentuadamente ingurgitados, e é evidente alguma transudação e hemorragia nos alvéolos.

Os achados macroscópicos em edema pulmonar incluem inchaço e perda de elasticidade dos pulmões, que afundam sob pressão. Eles geralmente são mais pálidos que o normal. Quantidades excessivas de fluido seroso exsudam da superfície cortada do pulmão. Histologicamente, há acúmulo de fluido nos alvéolos e nos parênquimas.

Diagnóstico diferencial

O diagnóstico de congestão e edema pulmonar é sempre difícil, a menos que haja histórico de uma causa incitante, como em doença infecciosa, exercício extenuante, ingestão de substâncias tóxicas ou inalação de fumaça ou fumo. A pneumonia normalmente se apresenta como diagnóstico alternativo, e uma decisão não pode se basear na presença ou ausência de pirexia. A melhor indicação é, em geral, a toxemia, mas isso não é completamente confiável. Pneumonia bacteriana costuma ser acompanhada por alguma toxemia, mas casos de pneumonia viral com frequência são livres desta. A resposta ao tratamento antibacteriano é uma das melhores indicações, sendo a única variável a tendência de recuperação espontânea em casos de congestão e edema de origem alérgica.
Em muitos casos, haverá dúvida, e, nessas circunstâncias, é aconselhável tratar o animal para ambas as condições.

Tratamento

Os princípios do tratamento de congestão e edema pulmonares são um ou mais dos seguintes: redução da pressão capilar pulmonar (por redução ou da pressão venosa pulmonar ou da pressão arterial pulmonar), alívio do dano microvascular pulmonar e correção da pressão oncótica plasmática baixa. O tratamento da congestão e do edema pulmonares deve ser direcionado primeiramente para a correção da causa primária, como listado no item "Etiologia". Animais afetados devem ser confinados em repouso em ambiente limpo e seco e exercícios devem ser evitados.

A *pressão capilar pulmonar* pode ser reduzida em animais com insuficiência cardíaca do lado esquerdo pela redução da pré-carga cardíaca, melhora na função de bombeamento cardíaco ou uma combinação de ambos. Esses tópicos são tratados com detalhes no Capítulo 12. Brevemente, a pré-carga pode ser reduzida pela administração de furosemida e a função de bombeamento pode ser melhorada pela administração de fármacos que melhorem a função miocárdica (digoxina) ou diminuam a pós-carga (vasodilatadores arteriais). O primeiro passo usual é a administração de furosemida (1 a 2 mg/kg IV).

O *alívio da lesão microvascular pulmonar* é mais difícil. A administração de fármacos anti-inflamatórios, incluindo os não esteroides (AINE) ou glicocorticoides, é indicada em animais nos quais se suspeita de dano microvascular. Esses fármacos são usados para tratar, entre outras doenças, a inalação de fumaça em equinos.

A *pressão oncótica plasmática* pode ser aumentada pela infusão intravenosa de plasma (10 a 40 mℓ/kg) ou coloides sintéticos como Hetastarch®. A administração de soluções cristaloides deve ser criteriosa, e a quantidade de fluido administrado deve ser monitorada cuidadosamente para assegurar que sejam dados apenas fluidos suficientes para atender as necessidades do animal.

Oxigênio deve ser administrado a animais hipoxêmicos em conjunto com outros tratamentos específicos.

Doenças específicas

Quando o edema é atribuído a *envenenamento por organofosforados*, a administração imediata de atropina pode reduzir a transudação de fluido. Nesses casos, o animal está correndo perigo considerável, e injeções repetidas podem ser necessárias. Os detalhes do protocolo de tratamento recomendado são dados na seção sobre tratamento de envenenamento por compostos organofosforados.

Epinefrina é recomendada para o *edema pulmonar resultante de anafilaxia*. Ela terá efeito farmacológico imediato, que pode ser seguido pelo uso de corticosteroide para manter a integridade vascular e diminuir a permeabilidade dos vasos pulmonares. Anti-histamínicos normalmente são usados em conjunto com a epinefrina para o tratamento do edema pulmonar agudo resultante de anafilaxia. No entanto, estudos recentes de anafilaxia experimental em bovinos e equinos mostraram que os anti-histamínicos podem ter valor limitado, já que a histamina e serotonina têm importância relativamente limitada como substâncias mediadoras. Em contrapartida, as cininas, prostaglandinas e substâncias de liberação lenta podem ser mais importantes.

Estudos em bovinos descobriram que anti-histamínicos e antagonistas da 5-hidroxitriptamina (5-HT) falharam em proteger bovinos com quadros de hipersensibilidade experimental. Meclofenamato de sódio tem sido melhor sucedido antagonizando a anafilaxia experimental em bovinos e equinos. Ácido acetilsalicílico foi mais efetivo do que anti-histamínicos ou agentes antisserotonina em proporcionar alívio sintomático em pneumonia intersticial aguda experimental em bezerros.

É difícil, no entanto, extrapolar os resultados desses estudos nos quais os fármacos geralmente foram administrados antes ou ao mesmo tempo em que a doença experimental foi produzida. Existe a necessidade de desenvolver fármacos antianafiláticos mais efetivos para o tratamento da anafilaxia aguda em animais de fazenda, que invariavelmente resulta em edema e enfisema pulmonares. Assim, a epinefrina é o fármaco de escolha para o tratamento emergencial de edema pulmonar decorrente de anafilaxia.

REFERÊNCIAS BIBLIOGRÁFICAS

1. Marsh PS. Vet Clin Equine. 2007;23:19.
2. Polledo L, et al. J Comp Pathol. 2013;148:99.
3. Pellegrini-Masini A, et al. Equine Vet Educ. 2009; 21:79.
4. Morales A, et al. Vet (Montevideo). 2011;47:35.
5. De La Cruz-Hernandez NI, et al. Rev Med Vet. 2012;163:60.
6. Oryan A, et al. Parasitol Res. 2013;112:123.
7. Hardcastle MR, et al. Vet Surg. 2012;41:649.
8. Kaartinen MJ, et al. Vet Anaesth Analg. 2010;37:136.
9. Domijan A-M. Arch Indust Hyg Toxicol. 2012;63:531.
10. Giannitti F, et al. Vet Pathol. 2013;50:1022.

Hipertensão pulmonar

É o aumento na pressão arterial pulmonar acima dos valores em animais saudáveis. Geralmente é consequência de alterações estruturais ou funcionais na vasculatura pulmonar e pode resultar em insuficiência cardíaca. Hipertensão pulmonar primária ocorre em bovinos com doença da altitude elevada ou mal da montanha (ver Doença do peito, Capítulo 10).[1,2] Hipertensão pulmonar crônica resulta em insuficiência cardíaca congestiva de lado direito causada por hipertrofia ventricular direita ou *cor pulmonale*.[3]

Causas

Hipoxemia é um estímulo potente da pressão arterial pulmonar por meio do aumento da resistência vascular pulmonar induzida por vasoconstrição pulmonar. A pressão arterial pulmonar também pode aumentar em resposta a acréscimos no débito cardíaco que não são correspondidos pela vasodilatação pulmonar – o exemplo mais extremo disto sendo o grande aumento na pressão arterial pulmonar em equinos em exercício extenuante. A hipoxia alveolar causa constrição dos vasos pulmonares pré-capilares, resultando em hipertensão pulmonar. As condições que podem induzir hipoxia incluem:

- Exposição a altitudes elevadas
- Comprometimento respiratório secundário a anormalidades da parede torácica
- Obstrução das vias respiratórias
- Pneumonia, incluindo pneumonia granulomatosa[4]
- Edema pulmonar
- Enfisema
- Doença vascular pulmonar
- Asma (obstrução recorrente da via respiratória de equinos).[5-9]

Em altitudes elevadas, a baixa tensão de oxigênio inspirado causa vasoconstrição pulmonar hipóxica e hipertensão, que são causas comuns de *cor pulmonale* (doença do peito) em bovinos. Bovinos suscetíveis podem ser identificados pela mensuração da pressão da artéria pulmonar antes que a doença clínica se desenvolva. Esse teste é usado para selecionar touros para o uso em pastagens em altitudes elevadas. Bovinos pastando em pastos que contenham *locoweed* apresentam incidência elevada de doença do peito, mas a patogênese é desconhecida. Embora incomum, a insuficiência cardíaca congestiva de lado direito e a hipertensão pulmonar podem ocorrer em vacas em altitudes baixas com doença pulmonar primária.

A hipertensão pulmonar é um componente da asma em equinos e resulta em anormalidades da função miocárdica, que podem progredir para insuficiência cardíaca manifesta.[6,9] A progressão para a insuficiência cardíaca é incomum, mas deve ser considerada em equinos com asma prolongada ou grave. De forma semelhante, a função cardíaca deve ser considerada em equinos com pneumonia de longa duração.[4,8]

A hipertensão pulmonar ocorre em neonatos e é uma consequência da circulação fetal persistente. Isso é um problema particularmente em bezerros clonados (ver *Doenças da prole clonada*, Capítulo 19).

Um surto de hipertensão pulmonar em um grupo de bezerros leiteiros de 5 a 6 meses de idade foi descrito. Alguns bezerros afetados morreram subitamente. Os achados clínicos incluíram letargia, anorexia, membranas mucosas pálidas, taquipneia, taquicardia, fraqueza, veias jugulares ingurgitadas e perda de condição corporal. A cateterização cardíaca direita revelou hipertensão pulmonar. Os achados de necropsia revelaram evidências de insuficiência cardíaca congestiva do lado direito e periarterite e fibrose das artérias pulmonares e brônquicas. As lesões foram caracterizadas como estágios variáveis de vasculite; as vias respiratórias estavam livres de alterações patológicas. A ingestão de monocrotalina, um alcaloide de pirrolizidina, pode causar lesões vasculares pulmonares semelhantes em ratos, mas nenhuma evidência de tal ingestão foi encontrada em bezerros afetados.

A hipertensão pulmonar ocorre secundariamente à doença cardíaca do lado esquerdo em equinos, apesar de a hipertensão estar sendo identificada erroneamente como a lesão primária.

REFERÊNCIAS BIBLIOGRÁFICAS

1. Neary JM, et al. J Vet Diagn Invest. 2013;25:210.
2. Newman JH, et al. Nat Comm. 2015;6.
3. Malherbe CR, et al. J Vet Diagn Invest. 2012;24:867.
4. Schwarzwald CC, et al. Equine Vet Educ. 2006;18:182.
5. Johansson AM, et al. J Vet Int Med. 2007;21:302.
6. Lightowler C, et al. Vet Rec. 2009;164:340.
7. Sage AM, et al. J Vet Int Med. 2006;20:694.
8. Slater J. Equine Vet Educ. 2006;18:188.
9. Stahl AH, et al. Pferdeheilkunde. 2010;26:335.

Atelectasia

É o colapso dos alvéolos como consequência da falha dessas estruturas em inflar ou em razão da compressão dos alvéolos. A atelectasia, portanto, é classificada como por obstrução (reabsorção), por compressão ou por contração.

Atelectasia por obstrução ocorre secundariamente à obstrução das vias respiratórias, com subsequente reabsorção dos gases alveolares e colapso dos alvéolos. Essa doença normalmente é causada por obstrução dos bronquíolos pequenos por fluido e exsudato. É comum em animais com pneumonia ou aspiração de corpo estranho. *Atelectasia por compressão* ocorre quando a pressão intratorácica (intrapleural) excede a pressão alveolar, desinflando assim os alvéolos. Isso ocorre quando há líquido pleural excessivo ou o animal tem pneumotórax. Ela também ocorre no pulmão dependente ou porções de pulmão de animais em decúbito, e é evidente no exame radiográfico ou por tomografia computadorizada dos pulmões de potros (Figura 12.7).[1,2] A atelectasia por compressão é a explicação para a grande fração de desvio e hipoxemia que ocorrem em equinos anestesiados, causando redução substancial na ventilação do pulmão dependente.[3] Atelectasia por compressão e broncopneumonia secundária podem ocorrer em equinos mantidos em tanques de flotação por até várias semanas para tratamento de lesões esqueléticas. A *atelectasia por contração* ocorre quando há compressão de partes do pulmão por alterações fibróticas na pleura; *atelectasia*

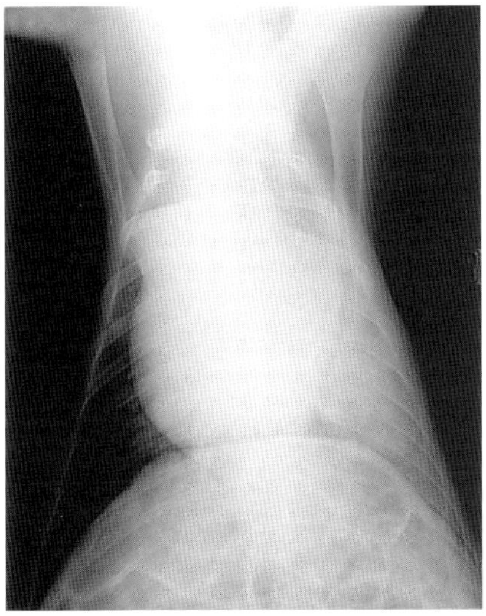

Figura 12.7 Radiografia ventrodorsal do tórax de um potro com 7 dias de idade imediatamente depois de decúbito lateral forçado de aproximadamente 30 min. Notar a consolidação do pulmão previamente dependente. O exame radiográfico repetido 24 h mais tarde e sem período de decúbito não revelou lesões nos pulmões.

em placas ocorre na ausência de surfactante, como em recém-nascidos. A deficiência do pulmão em inflar ou o desenvolvimento da atelectasia dos pulmões do recém-nascido – normalmente daqueles nascidos prematuramente – ocorre em razão da falta de surfactante pulmonar. O distúrbio pode progredir para doença da membrana hialina. Animais recém-nascidos afetados estão gravemente dispneicos, hipoxêmicos, cianóticos e fracos e eles normalmente morrem em poucas horas.

Os achados clínicos de atelectasia não são aparentes até que haja envolvimento extenso dos pulmões. Os animais desenvolvem angústia respiratória, taquipneia, taquicardia e cianose. A análise dos gases sanguíneos revela hipoxemia, com ou sem hipercapnia. Radiografias torácicas mostram consolidação pulmonar. O exame ultrassonográfico do tórax demonstra pulmão consolidado.

A atelectasia é reversível se a obstrução ou compressão primária forem aliviadas.

REFERÊNCIAS BIBLIOGRÁFICAS

1. Lascola KM, et al. Am J Vet Res. 2013;74:1239.
2. Schliewert E-C, et al. Am J Vet Res. 2014;76:42.
3. Moens Y, et al. Vet Anaesth Analg. 2014;41:196.

Hemorragia pulmonar

É incomum em animais pecuários, mas ocorre ocasionalmente em bovinos, e a hemorragia pulmonar induzida por exercício (HPIE) ocorre em 45 a 75% dos equinos de corrida (ver "Hemorragia pulmonar induzida pelo exercício", neste capítulo). A hemorragia pulmonar ocorre em casos de abscessos, tumores, cistos parasitários (*Fascioloides magna*)[1] ou corpos estranhos pulmonares. Os exames traqueobronquicoscópico, radiográfico e ultrassonográfico são úteis para identificar o local e a causa da hemorragia.

Bovinos

A causa mais comum de epistaxe e hemoptise secundárias à hemorragia pulmonar em bovinos é a erosão de vasos pulmonares adjacentes às lesões de pneumonia embólica associada à trombose da veia cava e abscedação hepática (Figura 12.8).[2] O começo da hemorragia pode ser repentino, e os animais afetados sangram profusamente e morrem depois de um período curto de menos de 1 h. Epistaxe e hemoptise abundantes, dispneia grave, fraqueza muscular e palidez das membranas mucosas são características. Em outros casos, episódios de epistaxe e hemoptise podem ocorrer ao longo de um período de vários dias ou poucas semanas, associado ao histórico de dispneia.

REFERÊNCIAS BIBLIOGRÁFICAS

1. Wobeser BK, et al. Can Vet J. 2014;55:1093.
2. Braun U. Vet J. 2008;175:118.

Enfisema pulmonar

É a distensão do pulmão causada por hiperdistensão dos alvéolos com a ruptura das paredes alveolares com ou sem escape de ar para dentro dos espaços intersticiais. A hiperinsuflação descreve a situação na qual há aumento dos espaços aéreos sem destruição tecidual. Enfisema pulmonar sempre é secundário a alguma lesão primária que efetivamente aprisiona uma quantidade excessiva de ar nos alvéolos. É um sinal clínico-patológico comum em muitas doenças dos pulmões de todas as espécies, e se caracteriza clinicamente por dispneia, hiperpneia, baixa tolerância ao exercício e expiração forçada.

Etiologia

Enfisema pulmonar é uma lesão importante apenas em bovinos, embora casos esporádicos ocorram em suínos. Aproximadamente 3,4% dos bovinos examinados depois do abate na Tanzânia tiveram lesões de enfisema suficientemente graves para justificar a condenação da carcaça.[1] O pulmão bovino é altamente suscetível ao desenvolvimento de enfisema de causas muito diferentes, nem todas elas de origem respiratória. Naquelas de origem respiratória, é comum encontrar enfisema pulmonar quando a lesão primária no pulmão causa aprisionamento do ar nos alvéolos ou bronquíolos terminais. Endotoxemia, por exemplo, pode resultar em lesão alveolar difusa, resultando em edema e enfisema pulmonares. Algumas causas de enfisema são:

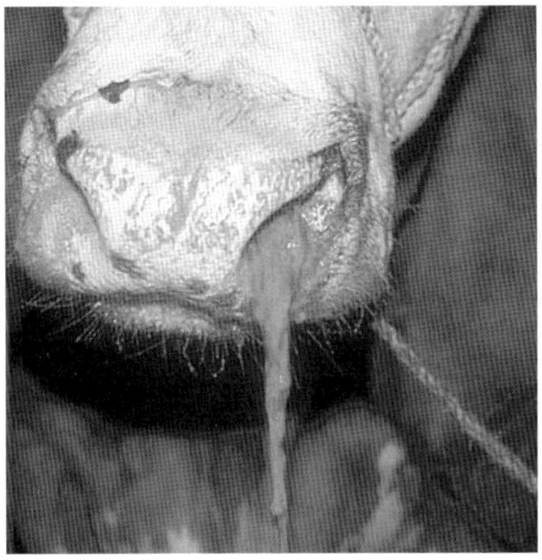

Figura 12.8 Epistaxe e hemoptise em uma vaca com hemorragia pulmonar e trombose da veia cava. Reproduzida, com autorização, de Braun 2008.[2] (Esta figura encontra-se reproduzida em cores no Encarte.)

Bovinos

- Pneumonia intersticial aguda
- Pneumonia parasitária com edema pulmonar em anafilaxia aguda
- Perfuração do pulmão por corpo estranho como na reticuloperitonite traumática
- Envenenamento pelas plantas *Senecio quadridentatus*, colza, *Zieria arborescens* e *Perilla frutescens* e o fungo *Periconia* spp. são registradas como causadoras de enfisema pulmonar em bovinos
- Abscesso pulmonar.

Equinos

- Bronquiolite como consequência de infecção viral do trato respiratório em equinos jovens.

Todas as espécies

- Secundário a pneumonia
- Envenenamento por oleandro, *Bryophyllum pinnatum* e batatas-doces mofadas
- Lesão química aguda – como na inalação de fumaça de soldagem
- Envenenamento por gás de cloro
- Enfisema local ou perifocal também é um achado de necropsia comum ao redor de lesões pulmonares locais, especialmente atelectasia, com frequência sem disfunção respiratória. Em bezerros e suínos, o enfisema às vezes é suficientemente extenso para matar o animal
- Enfisema bolhoso é um distúrbio de potros prematuros relatado raramente.[2]

Patogênese

O enfisema ocorre em razão da destruição de tecido conjuntivo do pulmão, incluindo o tecido elástico e de sustentação do parênquima pulmonar. A lesão tecidual que resulta em enfisema no homem é causada pela ação de proteases no pulmão. Não se sabe se isso ocorre em espécies de animais pecuários, mas é uma possibilidade. A lesão inicial provavelmente leva a uma área de fraqueza a partir da qual o enfisema se espalha durante a tosse ou exercício. No enfisema intersticial, há um fator adicional de distensão do tecido conjuntivo com ar e colapso por compressão dos alvéolos.

O desenvolvimento de enfisema intersticial depende amplamente da quantidade de tecido intersticial que está presente, e é mais comum em bovinos e suínos. O conhecimento acerca da ocorrência de hiperdistensão simples dos alvéolos ou se suas paredes também estão rompidas é muito importante para o prognóstico e tratamento. Ocorre excelente recuperação no enfisema alveolar simples, especialmente naquele que ocorre agudamente em pastagens. Isso sugere que a lesão é funcional, e que os alvéolos não estão lesionados substancialmente.

As *consequências fisiopatológicas do enfisema* dependem da ineficiência da evacuação do espaço aéreo pulmonar e da insuficiência da troca gasosa normal nos pulmões. A retração elástica do tecido está diminuída e, quando o tórax diminui durante a expiração, ocorre evacuação incompleta. Em razão do aumento do volume residual, o volume corrente deve ser aumentado para manter a troca gasosa normal. A retenção de dióxido de carbono estimula o aumento da amplitude respiratória, mas o esforço respiratório máximo requerido pelo exercício não pode ser atingido. Há o desenvolvimento de anoxia e o metabolismo de todos os tecidos corporais é reduzido. O efeito característico do enfisema é produzir aumento no esforço respiratório decorrente da insuficiência da retração elástica normal.

A interferência com a circulação pulmonar resulta do colapso de grande parte da área da parede alveolar e, consequentemente, da diminuição do leito capilar. A pressão negativa diminuída no tórax e o deslocamento respiratório anormalmente amplo também causam restrição geral da taxa de fluxo sanguíneo no tórax. O efeito combinado desses fatores pode ser suficiente para causar insuficiência do ventrículo direito, especialmente se houver defeito primário do miocárdio. Acidose também pode ocorrer em razão da retenção de dióxido de carbono.

Achados clínicos

É característico que o enfisema pulmonar difuso cause dispneia expiratória com grunhido expiratório e sons pulmonares crepitantes altos à auscultação sobre os pulmões enfisematosos. Em casos graves em bovinos, o enfisema comumente é intersticial, e a dissecção do mediastino e dos planos fasciais resulta em enfisema subcutâneo sobre a cernelha (Figura 12.9). Em casos graves em bovinos, é comum a respiração com boca aberta.

Em bovinos e suínos, a presença de enfisema pulmonar na doença pulmonar, com frequência, não é detectável clinicamente.

Patologia clínica

Há hipoxemia e, muitas vezes, hipercapnia. Policitemia compensatória pode se desenvolver. Não há achados hematológicos característicos, mas se houver broncopneumonia secundária significativa, a leucocitose com desvio à esquerda pode ser evidente. Em locais apropriados, o exame de fezes para larvas de vermes pulmonares pode ser desejável. Em casos de suspeita de origem alérgica, suabes de secreção nasal podem revelar proporção elevada de eosinófilos, e o exame hamatológico pode exibir eosinofilia.

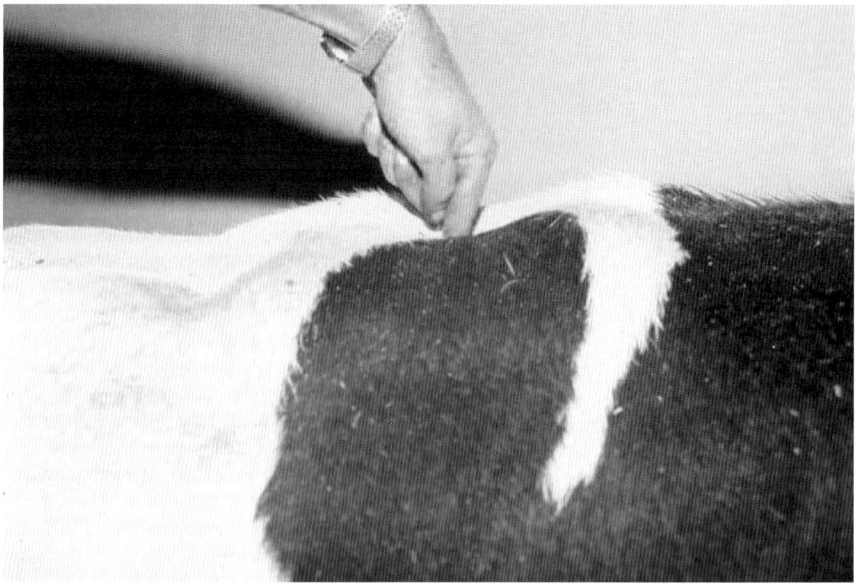

Figura 12.9 Enfisema subcutâneo significativo na linha média dorsal de uma vaca Holandesa preta e branca com doença respiratória aguda. A cabeça da vaca está para a direita. A pele pode ser afundada 5 cm com o dedo indicador, criando uma sensação de ondulação levemente dolorosa para a vaca. O enfisema gradualmente desaparecerá ao longo de alguns dias depois de se iniciar tratamento antimicrobiano para pneumonia bacteriana.

Achados de necropsia

Os pulmões estão distendidos, com coloração pálida e podem apresentar a marca das costelas. No enfisema intersticial, os septos interalveolares estão distendidos com ar, que pode se espalhar abaixo da pleura, do mediastino e sob a pleura parietal. Pode haver evidência de insuficiência cardíaca congestiva. No exame histopatológico, existe bronquiolite na maioria dos casos. Esta pode ser difusa e aparentemente primária, ou se originar pela disseminação de pneumonia próxima.

Tratamento

Dependerá das espécies afetadas, da causa do enfisema e do estágio da doença.

Não há tratamento específico conhecido para o enfisema pulmonar associado à pneumonia intersticial aguda em bovinos, que é discutida em um tópico específico. O enfisema secundário à pneumonia infecciosa geralmente se resolverá espontaneamente se a lesão primária do pulmão for tratada efetivamente. Em animais valiosos, a administração de oxigênio pode ser justificada se a hipoxia for grave e ameaçar a vida. Anti-histamínicos, atropina e corticosteroides têm sido usados para o tratamento de enfisema pulmonar secundário à pneumonia intersticial em bovinos, mas sua eficácia tem sido difícil de avaliar.

Diagnósticos diferenciais

- *Enfisema agudo em bovinos* com frequência é acompanhado por edema pulmonar com presença de consolidação e crepitações nas porções ventrais dos pulmões. Ele pode ser semelhante à congestão e edema pulmonar agudo causados por anafilaxia, mas a expiração forçada não é uma característica dessas condições
- *Pneumonia aguda* em bovinos e equinos é caracterizada por febre e sons respiratórios anormais localizados, que não são nem tão marcantes nem tão amplamente distribuídos quanto aqueles do enfisema
- *Pneumonia crônica* caracteriza-se por dispneia, toxemia crônica, crepitações e sibilos, bem como por resposta ruim à terapia
- *Pneumotórax* é acompanhado por inspiração forçada e ausência de sons respiratórios normais.

REFERÊNCIAS BIBLIOGRÁFICAS

1. Tembo W, et al. Onderstepoort J Vet Res. 2015;82.
2. Bezdekova B, et al. Equine Vet Educ. 2012;24:447.

Pneumonia

É a inflamação do parênquima pulmonar, geralmente acompanhada por inflamação dos bronquíolos e, com frequência, por pleurite. Ela se manifesta clinicamente por aumento da frequência respiratória, alterações na profundidade e nas características da respiração, tosse, sons respiratórios anormais na auscultação e, na maioria das pneumonias bacterianas, evidências de toxemia.

Etiologia

A pneumonia pode estar associada a vírus, micoplasmas, bactérias ou à combinação de todos os três; fungos, metazoários parasitas e agentes físicos e químicos. A maioria das pneumonias em animais tem origem broncogênica (inalação), mas algumas se originam por via hematógena, tais como, a pneumonia de potros e bezerros com septicemia. Pneumonias por micoplasmas podem ser devastadoras em bovinos, cabras e suínos (Tabela 12.6). As pneumonias que ocorrem em animais pecuários são agrupadas aqui de acordo com as espécies.

Bovinos

- Pasteurelose pneumônica (febre dos transportes) – *M. haemolytica, P. multocida* com ou sem o vírus parainfluenza-3
- *Histophilus somnus* em gado confinado não está associado necessariamente com a forma septicêmica da doença. O papel do microrganismo como patógeno primário na doença respiratória bovina aguda é incerto
- *Bibersteinia trehalosi* parece ser um componente do complexo da doença respiratória bovina, como é em ovelhas[1,2]
- Pneumonia enzoótica dos bezerros – vírus sincicial respiratório bovino, herpesvírus bovino tipo 1 (o vírus IBR), parainfluenza-3, adenovírus-1, 2 e 3, rinovírus, reovírus e *Chlamydia* spp., *Mycoplasma* spp., *Pasteurella* spp.[3], *Mannheimia* spp., *Trueperella* (anteriormente *Actynomices* ou *Arcanobacterium* ou *Corynebacterium*) *pyogenes*, *Streptococcus* spp., *Bedsonia* spp., e *Actinobacillus actinoides*
- Infecção por coronavírus em gado adulto confinado[4,5]
- Pneumonia, mastite e artrite em bovinos associadas a *Mycoplasma bovis*[6] e, em bezerros, a *Mycoplasma californicum* ou *M. bovis*[7]
- Pneumonia intersticial viral em bezerros de corte recentemente desmamados associada ao vírus sincicial respiratório bovino; também pode ocorrer em bovinos de 1 ano e adultos
- Pleuropneumonia contagiosa bovina – *Mycoplasma mycoides*
- Pneumonia intersticial aguda e crônica associada ao D,L-triptofano, feno mofado e outros agentes pneumotóxicos
- Pneumonia intersticial atípica associada com incoordenação do azevém em bezerros
- Infestação maciça por larvas de ascarídeos em suínos
- Pneumonia por vermes pulmonares – *Dictyocaulus viviparus*
- Infecção com *Klebsiella pneumoniae* em bezerros e vacas em lactação com mastite associada a esse microrganismo
- Esporadicamente, na tuberculose associada a *M. bovis*
- *Fusobacterium necrophorum* como complicação da difteria do bezerro e esporadicamente em bovinos confinados
- Há um relato preliminar de circovírus em bovinos adultos com pneumonia
- *Trueperella pyogenes* causa pneumonia, mastite, abscessos e linfadenite em bovinos, cabras, ovelhas, suínos e equinos
- Infecção experimental com *Parachlamydia acanthamoebae* em bezerros[9]
- Pneumonia micótica associada a *Mortierella wolfii* em bovinos adultos.

Tabela 12.6 Principais bactérias patogênicas do gênero *Mycoplasma* spp. de ruminantes, suínos e equinos.

Animal hospedeiro/espécies de micoplasmas	Doença
Bovinos	
M. mycoides, subespécie *mycoides SC*	Pleuropneumonia contagiosa bovina, PPCB
Mycoplasma sp. bovino grupo 7	Pneumonia e artrite
M. bovis	Mastite, pneumonia (bezerro), poliartrite (bezerro), metrite, aborto, esterilidade
M. dispar	Pneumonia (bezerro)
M. californicum	Mastite
M. canadense	Mastite
M. bovocculi	Conjuntivite
Ureaplasma diversens	Metrite, aborto, esterilidade
Mycoplasma (Eperythrozoon) wenyonii	Anemia
Ovinos e caprinos	
M. capricolum subespécie *capripneumonia*	Pleuropneumonia contagiosa caprina
M. capricolum subespécie *capricolum*	Mastite, artrite
M. mycoides subespécie *capri*	Pneumonia, artrite, septicemia (cabra)
M. mycoides subespécie *mycoides LC*	Pneumonia, mastite, artrite, septicemia (cabra)
M. agalactiae	Agalaxia infecciosa
M. ovipneumoniae	Pneumonia (cordeiro)
M. conjunctivae	Ceratoconjuntivite infecciosa (CCI; ovelhas)
Suínos	
M. hyopneumoniae	Pneumonia enzoótica
M. hyorhinis	Pneumonia, artrite
M. hyosynoviae	Artrite
Mycoplasma (Eperythrozoon) suis	Anemia
Equinos	
M. felis	Pleurite
M. equirhinis	
M. equipharyngis	

Suínos

- Pneumonia enzoótica – *Mycoplasma* spp. e, secundariamente, *Pasteurella* spp.
- Pasteurelose pneumônica – *P. multocida*
- Pleuropneumonia – Actinobacillus pleuropneumoniae
- Pneumonia intersticial – salmonelose septicêmica
- *Bordetella bronchiseptica, Salmonella cholerasuis*
- Vírus influenza
- Vírus da síndrome reprodutiva e respiratória dos suínos
- *Haemophilus parasuis*
- Actinobacillus pyogenes
- Paramixovírus causando doença respiratória e do sistema nervoso central em suínos
- De maneira incomum, pneumonia por vermes pulmonares
- Antraz por inalação, causando antraz respiratório.

Equinos

- Pleuropneumonia em equinos adultos como consequência de bactérias aeróbicas e anaeróbicas – as bactérias aeróbicas isoladas mais comumente são *Streptococcus* spp. alfa-hemolítico, *Pasteurella* spp., *Escherichia coli* e *Enterobacter* spp. As bactérias anaeróbicas isoladas com maior frequência são *Bacteroides* spp., *Prevotella* spp., *Fusobacterium* spp. e *Clostridium* spp.
- Potros recém-nascidos[10] – *Streptococcus* spp., *E. coli*, *Actinobacillus equuli* e outros agentes causando septicemia nessa faixa etária
- Em potros imunodeficientes e raramente em equinos adultos[11], pneumonia associada ao adenovírus ou *Pneumocystis jiroveci* (anteriormente *P. carinii*)
- Imunossupressão depois de terapia com corticosteroide para outras doenças
- Potros mais velhos – *R. equi*, herpes-vírus equino tipos 1 e 4 (EHV)
- Pneumonia broncointersticial em potros de 1 a 8 meses de idade – etiologia incerta
- Pneumonia eosinofílica secundária à migração parasitária (*Parascaris equorum*)

ou infecção por *Dictyocaulus arnfieldi* ou como parte da síndrome eosinofílica multissistêmica em equinos adultos[12]
- Pneumonia proliferativa intersticial em potros de 6 dias a 6 meses de idade e a forma adulta, em equinos de 2 anos de idade ou mais velhos
- *Nicoletella semolina* em equinos adultos
- *Bordetella bronchiseptica* em equinos adultos
- Mormo e linfangite epizoótica (*Histomonas farcinicus*) geralmente incluem lesões pneumônicas
- *Paecilomyces* spp. em potros
- Pleuropneumonia associada à hidatidose pulmonar em equino
- Como sequela de adenite equina ou garrotilho
- Pneumonia intersticial associada à infecção pelo vírus da anemia infecciosa equina[13]
- Raramente, como sequela de arterite viral equina ou rinopneumonite viral equina em animais adultos
- O vírus da influenza equina causa pneumonia em potros e equinos adultos[14,15]
- Fibrose pulmonar multinodular equina (presumivelmente causada pela infecção do EHV-5)[16]
- Infecção pelo vírus da rinite A equina (causa presumível)[17]
- Pneumonia micótica associada a *Emmonsia crescens* (adiaspiromicose) em equinos adultos
- Aspergilose pulmonar em equinos adultos com condições predisponentes (p. ex., colite) e em filhotes de burro[18]
- Exercício extenuante em condições muito frias pode causar lesões às vias respiratórias de equinos (e provavelmente de outras espécies).

Ovinos

- Pasteurelose pneumônica (*Mannheimia* spp.) como pneumonia primária aguda em ovelhas confinadas ou secundária à infecção por parainfluenza-3 ou *Chlamydia* spp.
- Ovelhas recém-nascidas – incomumente *Streptococcus zooepidemicus, Salmonella abortusovis*
- Pneumonia grave como consequência de *Mycoplasma* spp. em ovelhas – relatado na Islândia e Suíça
- Pneumonias clinicamente inaparentes sem infecção secundária – adenovírus, vírus sincicial respiratório, reovírus, *Mycoplasma* spp. (incluindo *M. ovipneumoniae, M. dispar*)
- *M. bovis* em ovelhas[19]
- *Corynebacterium pseudotuberculosis* – apenas casos esporádicos
- Melioidose (*Pseudomonas pseudomallei*)
- Vermes pulmonares (*Dictyocaulus filaria*)
- Herpes-vírus ovino tipo 2
- Pneumonia intersticial progressiva (Maedi) e adenomatose pulmonar (jaagsiekte)
- Toxicose por imersão com ácido carbólico.

Caprinos

- Pleuropneumonia associada a *Mycoplasma* linhagem F 38 ou *Mycoplasma capri*, uma doença devastadora
- Pneumonia intersticial crônica com *cor pulmonale* como sequela comum associada a vários *Mycoplasma* spp., mas *M. mycoides* var. *mycoides* parece ser a relatada com maior frequência
- Parainfluenza tipo 3
- Vírus do ectima contagioso
- Infecção por retrovírus.

Todas as espécies

- Toxoplasmose – rara, casos esporádicos
- Micose sistêmica
- Pneumonia por aspiração é tratada como uma entidade separada
- Pneumonia secundária esporádica associada a *Streptococcus* spp., *Corynebacterium* spp., *Dermatophilus* spp.
- Pneumonia intersticial, consolidação pulmonar e fibrose por toxinas em plantas – *Eupatorium glandulosum* em equinos, *Zieria aoborescens* (ocotea africana, "*stinkwood*") em bovinos, *Astragalus* spp. em todas as espécies.

Epidemiologia

Além dos agentes infecciosos que causam pneumonia, há fatores de risco que contribuem para a suscetibilidade do animal. Três *fatores de risco* interagem na patogênese das pneumonias específicas:

- Animal
- Ambiente e manejo
- Patógeno.

Eles são de importância primordial em qualquer consideração sobre pneumonia, e os detalhes da epidemiologia de cada pneumonia específica estão apresentados em cada doença específica nesse livro. Como exemplos, alguns dos fatores de risco comumente reconhecidos incluem:

- Desmame de bezerros de corte em climas setentrionais (no hemisfério norte)
- Transporte por longas distâncias de bovinos de corte aos confinamentos
- Aglomeração e mistura de animais em mercados de leilão, onde eles poderiam ser privados de alimentos e água por períodos prolongados
- Transporte de equinos Puro-sangue Inglês para distâncias maiores que 800 km e doenças virais do trato respiratório ou exposição a equinos com doença do trato respiratório
- Alojar bezerros leiteiros em estábulos pouco ventilados e superlotados
- Mudanças significativas de clima.

A suscetibilidade à pneumonia é determinada pela resistência do animal à infecção por agentes que causam ou predispõem à pneumonia. Os fatores que prejudicam a resistência inata ou a resistência adaptativa (imunidade) aumentam a suscetibilidade do animal à pneumonia. Por exemplo, o transporte não apenas aumenta o risco de exposição dos animais a patógenos aos quais eles não foram expostos, mas também pode comprometer a resistência inata através da lesão ao trato respiratório por substâncias irritantes transmitidas pelo ar, desidratação, privação de comida e efeitos do estresse.

Patogênese

Mecanismos de defesa pulmonar

Em condições normais, as vias respiratórias principais e o parênquima pulmonar impedem a entrada e neutralizam ou removem agentes causadores de lesão, de modo que o pulmão contém muito poucos – se algum – microrganismos além das grandes vias respiratórias. Muitas infecções do trato respiratório se originam de partículas aerossolizadas que carreiam agentes infecciosos que surgem externos ao trato respiratório ou dentro deste. Para induzir infecção via aerossol, um agente etiológico dever ser aerossolizado, sobreviver no aerossol, ser depositado em um local vulnerável no trato respiratório do hospedeiro suscetível e então se multiplicar. Assim, a patogênese dessas infecções respiratórias está relacionada à deposição de partículas e agentes infecciosos dentro do trato respiratório.

Em condições normais, um conjunto de mecanismos de defesa bioquímicos, fisiológicos e imunológicos protege o trato respiratório das partículas inaladas que poderiam ser lesivas ou infecciosas. Os principais mecanismos de defesa do trato respiratório (Figura 12.10) incluem:[20]

- Filtração aerodinâmica pelas cavidades nasais
- Espirros
- Anticorpos nasais locais
- Reflexo laríngeo
- Reflexo de tosse
- Mecanismos de transporte mucociliar
- Macrófagos alveolares
- Sistemas de anticorpos sistêmicos e locais.

O comprometimento de um ou mais desses mecanismos de defesa pode resultar em infecção ou proliferação de agentes infecciosos, levando ao desenvolvimento de pneumonia. Os fatores que podem comprometer os sistemas de defesa respiratória incluem estresse, administração de glicocorticoides, infecções virais, exposição ao ar frio por animais não acostumados a ele ou qualidade ruim do ar.[20]

Depuração mucociliar respiratória

A depuração mucociliar tem funções importantes na defesa física do pulmão contra o desafio constante de patógenos inalados. Através de vários mecanismos físicos, o muco aprisiona e subsequentemente transporta as partículas inaladas para a faringe, onde elas são normalmente deglutidas. O muco também protege as vias respiratórias absorvendo

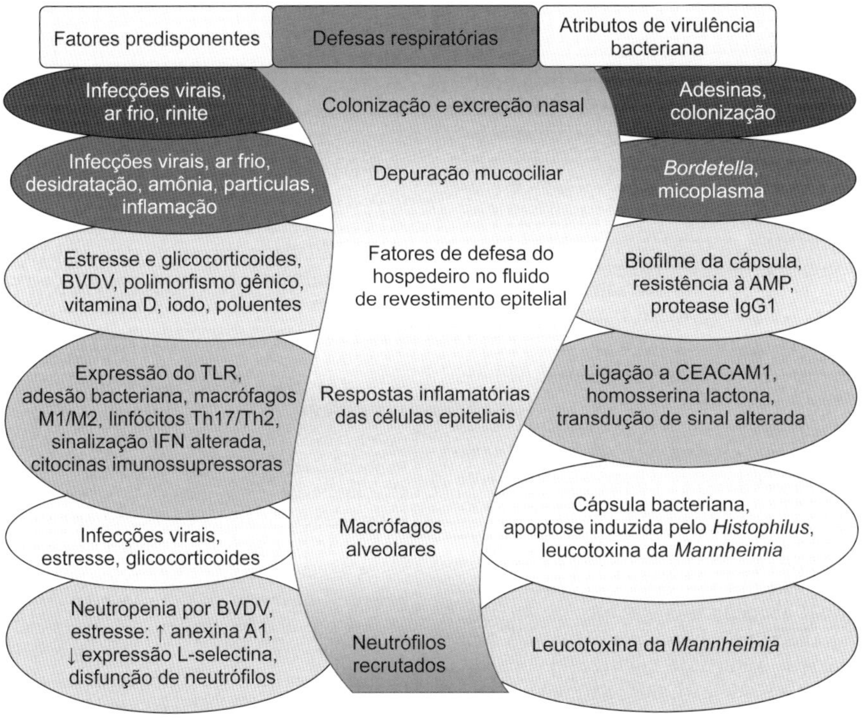

Figura 12.10 Mecanismos de falha das defesas respiratórias. A coluna do centro ilustra o arranjo em camadas das defesas respiratórias. À esquerda, encontra-se um resumo parcial das causas e dos mecanismos por meio dos quais cada uma dessas defesas respiratórias é influenciada por fatores que predispõem à pneumonia bacteriana. À direita, encontra-se um resumo parcial de como os patógenos contribuem ainda mais para a falha das defesas pulmonares. BVDV: vírus da diarreia viral bovina; IFN: interferona; TLR: receptores do tipo Toll. Fonte: Couetil, LL (2014) In: Hinchcliff KW; Kaneps AJ; Geor RJ (eds): Equine Sports Medicine and Surgery: Basic and clinical sciences of the equine athlete, ed. 2. Elsevier Health Sciences. p. 614.

substâncias químicas e gases inalados, umidificando o ar inspirado e mantendo a mucosa subjacente hidratada. O muco contém anticorpos, especialmente imunoglobulina A (IgA), que junto com a lactoferrina e lisozima fornecem a defesa imunológica.

As *secreções das vias respiratórias* consistem de duas camadas. A camada líquida fica por baixo, e é conhecida como fluido periciliar, na qual o ritmo ciliar origina-se grandemente da osmose transepitelial. Uma camada de muco ou gel sobreposta é composta de cordões de mucina entrelaçados. O muco das vias respiratórias é secretado em glóbulos pequenos, que se expandem muitas centenas de vezes em segundos e posteriormente são eliminados em cordões e transportados rostralmente por atividade ciliar.

A secreção do muco respiratório é um mecanismo protetor pelo qual partículas inaladas que tocam a mucosa das vias respiratórias estimulam a produção de muco local, que então aprisiona e transporta as partículas do pulmão. O muco das vias respiratórias é produzido principalmente pelas glândulas da submucosa e células caliciformes, também conhecidas como células produtoras de muco. A secreção das vias respiratórias também contém fluido alveolar, surfactante e células alveolares, incluindo macrófagos, que são atraídos para a camada mucociliar pela tensão superficial.

O muco das vias respiratórias é uma substância complexa, consistindo de 95% de água e 5% de uma combinação de glicoproteínas, proteoglicanos, lipídios, carboidratos e minerais. A mucina é o componente não aquoso principal. A depuração mucociliar ou mucocinese efetiva pode ocorrer ao longo de um intervalo de viscosidade mucosa, mas o muco de viscosidade muito baixa é muito mal transportado e tende a ir para os alvéolos por gravidade, ao passo que o muco excessivamente viscoso, que também é mal transportado, pode se alojar nas vias respiratórias e se tornar mais espesso.

Na *doença respiratória*, a depuração mucociliar está comprometida através da interrupção da atividade ciliar efetiva ou alterações na quantidade ou qualidade do muco ou do fluido periciliar, ou de todos os três fatores. Na doença pulmonar viral, a atividade ciliar pode ser interrompida em razão da desciliação temporária ou lesões da mucosa respiratória. A depuração ciliar imperfeita também pode durar muitas semanas. Na doença pulmonar obstrutiva crônica em equinos, a metaplasia do epitélio ciliado a um epitélio não ciliado pode ocorrer nas vias respiratórias menores.

Alterações na qualidade do muco são comuns na doença do trato respiratório, especialmente o aumento na viscosidade com a doença pulmonar. A destruição de leucócitos e células epiteliais respiratórias e a liberação de DNA aumentam a viscosidade. Grandes aumentos na concentração de glicoproteínas do muco também ocorrem, o que afeta a propriedade mucocinética. Secreções respiratórias purulentas possuem elasticidade reduzida e, junto com o aumento da viscosidade, afetam a depuração mucociliar. Inflamação aguda também resulta na produção de proteínas séricas do exsudato das vias respiratórias, o que altera a viscosidade do muco e reduz ainda mais a mucocinese.

Secreções respiratórias amareladas ou esverdeadas são atribuídas à enzima mieloperoxidase, liberada de leucócitos na secreção estática, ou a um número elevado de eosinófilos.

A quantidade de muco aumenta na maioria dos casos de doença respiratória como consequência do estímulo das células caliciformes e das glândulas submucosas por mediadores inflamatórios. A produção anormal também pode exacerbar a disfunção pulmonar original. A depuração mucociliar traqueal pode ser avaliada endoscopicamente, *in vivo*, pingando marcadores pequenos ou tingidos na mucosa traqueal e medindo sua taxa de trânsito visualmente ou usando partículas radioativas detectadas por cintigrafia.

Partículas grandes no trato respiratório anterior

Partículas grandes aerossolizadas que são inaladas são removidas pelas cavidades nasais e apenas as pequenas são capazes de entrar no pulmão. No trato respiratório anterior, essencialmente 100% das partículas de diâmetro maior que 10 μm e 80% das partículas de 5 μm são removidas por assentamento gravitacional nas superfícies mucosas. As partículas são depositadas entre os dois terços posteriores da cavidade nasal e da nasofaringe e laringe para os bronquíolos terminais, repousam nas vias respiratórias revestidas pelo epitélio ciliado coberto de muco e então são removidas por meio de mecanismos de transporte mucociliar. As porções nasofaríngea e traqueobrônquica das vias respiratórias ciliadas transportam o muco na direção da faringe, onde ele pode ser eliminado por deglutição. Os cílios se movimentam de forma mais efetiva em muco com uma determinada elasticidade, viscosidade e composição química. Qualquer coisa que interfira com a secreção e manutenção do muco normal interferirá na depuração de partículas do trato respiratório anterior. O efeito lesivo dos vírus na depuração mucociliar foi demonstrado em animais de laboratório e no homem.

A infecção por *Mycoplasma pneumoniae* retarda a depuração traqueobrônquica por até 1 ano, sugerindo uma explicação possível para a predisposição à pneumonia bacteriana comumente observada depois dessas infecções. Doenças virais do trato respiratório anterior de animais pecuários são comuns, e interferência semelhante no mecanismo de transporte mucociliar pode explicar a ocorrência de pneumonia bacteriana secundária.

Reflexo de tosse

O reflexo de tosse proporciona um mecanismo importante pelo qual secreções excessivas e exsudatos inflamatórios dos pulmões e vias respiratórias maiores podem ser removidos e eliminados por expectoração ou deglutição. Em animais com pulmões relativamente normais, a tosse representa um meio muito efetivo de expelir corpos estranhos inalados ou secreções respiratórias excessivas ou anormais, abaixo do nível da quarta ou quinta geração de brônquios. Se as vias respiratórias se tornam desciliadas, o reflexo de tosse é o principal e único mecanismo de depuração de muco remanescente. O reflexo de tosse é valioso para transportar as secreções aumentadas presentes na doença pulmonar equina e, portanto, agentes antitussígenos não devem ser utilizados em equinos.

Na presença de traqueíte e pneumonia graves, a tosse pode resultar em movimento retrógrado de material infectado para os bronquíolos respiratórios terminais e promover, na realidade, a disseminação da infecção a partes distais do pulmão. Qualquer processo que cause obstrução da via respiratória pode predispor o pulmão a infecções bacterianas secundárias. A obstrução experimental dos brônquios suprindo um lobo do pulmão em ovelhas permite o desenvolvimento de pneumonia bacteriana secundária. Postulou-se que a lesão às vias respiratórias menores depois de infecções virais pode permitir o acúmulo de exsudato e restos celulares, que podem facilitar infecções bacterianas secundárias.

Partículas pequenas no trato respiratório posterior

Partículas com 1 a 2 μm se instalam nos pulmões por meio da ação da gravidade nos espaços alveolares, e partículas com menos de 0 a 2 μm se instalam pela difusão de ar. Os macrófagos alveolares desempenham papel importante em limpar partículas inaladas dos pulmões. Sob condições normais, as bactérias que conseguem entrar nos alvéolos são depuradas de forma rápida e efetiva em questão de horas. A infecção experimental com o vírus parainfluenza-3 (PI-3) tem efeito adverso importante na depuração pulmonar de *M. haemolytica* administrada via aerossol intranasal no sétimo dia depois da infecção viral. O efeito na depuração pulmonar é muito menor quando as bactérias são administradas no terceiro ou no 11º dia após a infecção viral inicial.

A presença de anticorpos preexistentes para *M. haemolytica* elimina o efeito da infecção viral na depuração pulmonar. Assim, há alguma evidência de que, em animais domésticos, o mecanismo de depuração pulmonar pode ser afetado por infecção viral concomitante, o que pode ter implicações maiores no controle de algumas doenças respiratórias infecciosas comuns de animais pecuários.

Suscetibilidade das espécies

As características anatômicas e fisiológicas do sistema respiratório de bovinos podem predispô-los muito mais ao desenvolvimento de lesões pulmonares do que outras espécies de animais pecuários. Os bovinos têm capacidade de troca gasosa fisiológica pequena e atividade ventilatória basal resultante maior. A capacidade de troca gasosa pequena pode predispor os bovinos a níveis baixos de oxigênio bronquiolar ou alveolar durante a exposição a altitudes elevadas e durante períodos de atividade metabólica ou física ativa. Durante esses momentos, a baixa tensão de oxigênio ou hipoxia pode retardar a atividade mucociliar e dos macrófagos alveolares e diminuir as taxas de depuração pulmonar. A atividade ventilatória basal está comparativamente maior do que em outros animais, o que resulta no ar inspirado se tornando progressivamente mais contaminado com substâncias infecciosas, alergênicas ou nocivas.

O pulmão bovino também tem grau maior de compartimentalização do que o de outras espécies. Isso pode predispor à hipoxia das vias respiratórias periféricas em decorrência da obstrução das vias respiratórias, o que resulta em atividade fagocítica reduzida e na retenção ou multiplicação de agentes infecciosos. Além disso, em decorrência do baixo número de macrófagos alveolares no pulmão bovino, o mecanismo de depuração pulmonar pode não ser tão eficiente quanto em outras espécies. Há também baixo nível ou bioatividade atípica das lisozimas no muco respiratório bovino, o que pode tornar o bovino mais suscetível à infecção do trato respiratório quando comparado a outras espécies.

Desenvolvimento de pneumonia

O processo pelo qual a pneumonia se desenvolve varia de acordo com o agente causador e sua virulência e com a porta pela qual ele é introduzido dentro do pulmão.

Bactérias são introduzidas amplamente por via aerógena e causam bronquiolite primária que se dissemina até envolver o parênquima pulmonar vizinho. A reação do tecido pulmonar pode ser na forma de um processo fibrinoso agudo, como na pasteurelose e na pleuropneumonia contagiosa bovina, uma lesão necrosante como na infecção por *F. necrophorum* ou como lesão granulomatosa ou caseosa mais crônica nas infecções micobacterianas ou micóticas. A disseminação da lesão através do pulmão ocorre por extensão, mas também pela passagem de material infectante ao longo dos bronquíolos e vasos linfáticos. A disseminação ao longo das vias respiratórias é facilitada pelo movimento normal do epitélio bronquiolar e pela tosse. Bronquiectasia e abscessos pulmonares são complicações e causas comuns de falha em responder à terapia. Infecção hematógena por bactérias resulta em um número variável de focos sépticos, que podem aumentar para formar abscessos pulmonares. A pneumonia ocorre quando esses abscessos rompem dentro das vias respiratórias e se disseminam como broncopneumonia secundária.

Infecções virais também são introduzidas principalmente por inalação, e causam bronquiolite primária, mas há ausência da reação inflamatória aguda que ocorre na pneumonia bacteriana. A disseminação aos alvéolos causa aumento e proliferação das células epiteliais alveolares e desenvolvimento de edema alveolar. A consolidação do tecido afetado ocorre, mas novamente há ausência de inflamação aguda e necrose tecidual, de modo que a toxemia não é uma consequência característica. Histologicamente, a reação se manifesta pelo aumento e proliferação do epitélio alveolar, edema alveolar, espessamento do tecido intersticial e agregações linfocíticas ao redor dos alvéolos, vasos sanguíneos e bronquíolos. Esse tipo de reação intersticial é característico de pneumonias virais.

A *fisiopatologia* de todas as pneumonias, independentemente da maneira pela qual as lesões se desenvolveram, se baseia na interferência com a troca gasosa entre o ar alveolar e o sangue. Há desenvolvimento de anoxia e hipercapnia, o que resulta em polipneia, dispneia ou taquipneia. A consolidação resulta em sons respiratórios mais altos que o normal, especialmente sobre os aspectos anteroventrais dos pulmões, a menos que haja efusão pleural para abafar os sons. Em pneumonias bacterianas, há o efeito adicional de toxinas produzidas pelas bactérias e tecido necrótico; o acúmulo de exsudato inflamatório nos brônquios se manifesta por sons pulmonares anormais, tais como crepitações e sibilos à auscultação. Pneumonia intersticial resulta na consolidação do parênquima pulmonar sem envolvimento de brônquios e, à auscultação, os sons respiratórios altos predominam nos estágios iniciais.

A *extensão da pneumonia* para a superfície visceral da pleura resulta em pleurite, pleuropneumonia, efusão pleural e dor torácica. A pleurite fibrinosa é uma complicação comum de pasteurelose pneumônica em bovinos. Pleurite e efusão pleural secundária à pneumonia e abscesso pulmonar são reconhecidos comumente em equinos adultos com o complexo de pleuropneumonia associado a bactérias aeróbicas e anaeróbicas. A pleuropneumonia bacteriana anaeróbica no equino é acompanhada por odor pútrido da respiração, esputo, ou líquido pleural. Sugere-se que a maioria das infecções pulmonares bacterianas anaeróbicas em equinos sejam consequência da aspiração de conteúdo, e eles estão mais comumente localizados no pulmão direito em razão da proximidade do brônquio principal direito. Alguns equinos com pleuropneumonia podem desenvolver infarto pulmonar hemorrágico agudo e pneumonia necrosante.

A restrição da troca gasosa ocorre em razão da obliteração dos espaços alveolares e obstrução das vias respiratórias. No estágio antes de cessar o fluxo sanguíneo através da parte afetada, a redução na oxigenação do sangue é agravada pela insuficiência de parte do sangue circulante em entrar em contato com o oxigênio. É provável que cianose se desenvolva nesse estágio e seja menos pronunciada quando a hepatização está completa e o fluxo sanguíneo cessa através dessa área. Um fator adicional na produção de anoxia é a respiração superficial. Dor pleural causa diminuição na amplitude da parede torácica no movimento respiratório, mas quando não ocorre pleurisia, a explicação para a respiração superficial provavelmente reside na sensibilidade aumentada do reflexo de Hering-Breuer. A retenção do dióxido de carbono com acidose resultante ocorre mais provavelmente nos estágios iniciais da pneumonia como consequência dessa respiração superficial.

Achados clínicos

- *Respiração rápida e superficial* é o sinal cardinal da pneumonia inicial
- A *dispneia* ocorre nos estágios finais, quando muito do tecido pulmonar está afuncional
- A *polipneia* pode ser bastante significativa mesmo com lesões pneumônicas pequenas; a rapidez da respiração é um guia impreciso do grau de envolvimento pulmonar
- *Tosse* é outro sinal importante, com o tipo de tosse variando conforme a natureza da lesão.

Broncopneumonia bacteriana normalmente é acompanhada por tosse úmida e dolorosa. Na pneumonia intersticial viral, a tosse é frequente, seca e entrecortada, com frequência em paroxismo. A auscultação do tórax antes e depois da tosse pode revelar sons de crepitação grossa sugestivos de exsudato nas vias respiratórias. A cianose não é um sinal comum, e ocorre apenas quando grandes áreas do pulmão estão afetadas. Secreção nasal pode ou não estar presente, dependendo da quantidade de exsudato existente nos bronquíolos e se há ou não inflamação do trato respiratório anterior acompanhando. O odor da respiração pode ser informativo: pode ter odor pútrido quando há grande acúmulo de pus espesso nas vias respiratórias; ou pode ser nauseabundo, especialmente em equinos afetados por pleuropneumonia bacteriana anaeróbica.

Na *broncopneumonia bacteriana aguda*, toxemia, anorexia, depressão, taquicardia e relutância em deitar são comuns. Em estágios avançados, é comum a manifestação de dispneia grave com grunhido expiratório.

Na *pneumonia intersticial viral*, animais afetados geralmente não estão toxêmicos, mas podem apresentar febre e estar inapetentes ou anoréxicos. No entanto, alguns casos de pneumonia intersticial viral podem ser difusos e graves, e podem causar angústia respiratória intensa, falha em responder à terapia e morte dentro de alguns dias. *Pneumonia broncointersticial grave de potros* de 1 a 2 meses foi descrita. A doença foi caracterizada clinicamente pelo início súbito de febre e dispneia de gravidade crescente, com angústia respiratória e nenhuma resposta ao tratamento.

Na *pneumonia intersticial aguda de bovinos*, exemplificada pela doença aguda observada em bovinos adultos movidos para um pasto viçoso nos últimos 10 dias, alguns animais podem ser encontrados mortos. Outros animais afetados estão intensamente dispneicos e ansiosos, comumente respiram pela boca e gemem em cada expiração e, se forçados a andar, podem colapsar e morrer de insuficiência respiratória asfixiante.

A *auscultação dos pulmões* é um auxílio diagnóstico valioso. O estágio do desenvolvimento e a natureza da lesão podem ser determinados, e a área do tecido pulmonar afetada pode ser delineada. Nos estágios congestivos iniciais de broncopneumonia e pneumonia intersticial, os sons respiratórios estão aumentados, especialmente sobre os aspectos anteroventrais dos pulmões. Crepitações se desenvolvem na broncopneumonia conforme aumenta a exsudação bronquiolar, mas na pneumonia intersticial não complicada, sons pulmonares ásperos e claros são audíveis. Na pneumonia intersticial viral, sibilos podem ser audíveis em razão da presença de bronquiolite. Quando a consolidação completa ocorre em qualquer forma, sons respiratórios altos são os sons mais óbvios audíveis sobre o pulmão afetado, mas crepitações podem ser ouvidas na periferia da área afetada em casos de broncopneumonia. A consolidação também causa aumento da audibilidade dos sons cardíacos. Quando pleurisia também está presente, o atrito da fricção pleurítica pode ser audível nos estágios iniciais, e o abafamento dos sons respiratórios sobre os aspectos ventrais dos pulmões ocorre nos estágios exsudativos finais. Se existe efusão pleural, a percussão do tórax revelará embotamento dos aspectos ventrais e uma linha de líquido geralmente pode ser delimitada. A consolidação pode ser detectada também por percussão do tórax.

Na *broncopneumonia crônica em bovinos*, há toxemia crônica, pelame áspero e aparência esquelética. As frequências respiratória e cardíaca estão acima do normal e normalmente há febre moderada persistente. Entretanto, a temperatura pode ter retornado ao intervalo normal, ainda que o animal continue a ter pneumonia crônica incurável. A amplitude da respiração está aumentada e tanto a inspiração quanto a expiração são prolongadas. Grunhido na expiração e respiração com a boca aberta indicam doença pulmonar avançada. Secreção nasal mucopurulenta bilateral abundante e tosse produtiva úmida crônica são comuns. À auscultação dos pulmões, sons respiratórios altos geralmente são audíveis sobre a metade ventral dos pulmões e crepitações e sibilos normalmente são audíveis sobre todos os campos pulmonares, mas são mais pronunciados sobre a metade ventral.

Com tratamento adequado nos estágios iniciais, a pneumonia bacteriana normalmente responde favoravelmente em 24 h, mas a pneumonia viral pode não responder em absoluto ou pode haver recaída depois de uma resposta inicial aparentemente benéfica. A resposta transitória pode ser atribuída ao controle dos invasores bacterianos secundários. Em algumas pneumonias bacterianas, as recidivas também ocorrem como consequência ou da reinfecção ou da persistência da infecção em focos necróticos que são inacessíveis a antimicrobianos. O resultado depende da suscetibilidade do agente causador ao tratamento disponível e da gravidade das lesões quando o tratamento é realizado. Pleurisia é uma complicação comum de pneumonia e raramente ocorre dissociada dela, sendo descrita posteriormente em tópico específico.

Pneumonia e pleurite em equinos são descritas separadamente (ver seção "Pleuropneumonia equina").

Insuficiência cardíaca congestiva ou *cor pulmonale* pode ocorrer em alguns animais que sobrevivem à pneumonia crônica.

Exames de imagem

A radiografia e a ultrassonografia torácicas atualmente são realizadas de forma rotineira em hospitais-escola veterinários e clínicas especializadas, e foram discutidas previamente neste capítulo. Elas podem fornecer assistência diagnóstica considerável para avaliar a gravidade da lesão e explicar certas manifestações clínicas que podem ser difíceis de interpretar. A ultrassonografia é uma ferramenta diagnóstica útil em bovinos e equinos com pleuropneumonia bacteriana anaeróbica e abscedação pulmonar. Descobriu-se que ecos gasosos dentro do líquido pleural ou de abscessos são indicadores sensíveis e específicos de infecção anaeróbia, assim como a respiração ou líquido pleural pútridos.

Em bovinos com pleuropneumonia, a ultrassonografia de ambos os lados do tórax pode revelar acúmulo de líquido anecogênico e hipoecogênico no espaço pleural no aspecto ventral do tórax.[21] Em bovinos, efusão pleural associada com pleurite geralmente é unilateral, uma vez que os sacos pleurais não se comunicam. Efusão pleural bilateral pode indicar tanto doença pulmonar bilateral quanto uma causa não inflamatória, por exemplo, insuficiência cardíaca congestiva do lado direito ou hipoproteinemia.

Patologia clínica

Secreções respiratórias

O exame laboratorial dos exsudatos e secreções do trato respiratório é o procedimento diagnóstico mais comum quando se depara com casos de pneumonia. Suabes nasais, aspirados traquebrônquicos e amostras de lavados broncoalveolares podem ser submetidos para isolamento de vírus, bactérias e fungos; exame citológico e determinação de *sensibilidade antimicrobiana*. Aspirados traqueobrônquicos são considerados mais confiáveis para o exame citológico de secreções pulmonares em equinos com suspeita de pneumonia ou pleuropneumonia. Amostras de lavado broncoalveolar podem ser normais em equinos afetados com pneumonia ou pleuropneumonia. Em casos suspeitos de pleuropneumonia, a coleta e cultura de líquido pleural é uma ferramenta diagnóstica valiosa, e devem ser consideradas tanto bactérias anaeróbicas quanto aeróbicas.

Toracocentese

Quando se suspeita de efusão pleural, a toracocentese pode ser usada para obter líquido pleural para análise.

Hematologia

Os exames hematológicos podem indicar se a infecção tem natureza bacteriana ou viral e sua gravidade. O hematócrito estará elevado em animais gravemente toxêmicos que não estão bebendo água. Broncopneumonia bacteriana e pleurite graves se caracterizam por alterações significativas na contagem de leucócitos. As concentrações de fibrinogênio sérico ou de amiloide sérica A estão bastante elevadas em equinos com pleuropneumonia e pleurite ou com outras doenças inflamatórias pulmonares.[22] Alguns estudos limitados indicam que a quantificação de proteínas de fase aguda na doença respiratória bovina pode ser um auxiliar diagnóstico e prognóstico importante.

Sorologia

Quando se suspeita de pneumonia intersticial viral, o soro da fase aguda e da fase convalescente são recomendados para avaliação dos títulos de neutralização viral. Para doenças específicas, tais como a pleuropneumonia suína, o soro pode ser coletado de uma porcentagem do rebanho e submetido à sorotipagem para determinar qual sorotipo é o mais prevalente no rebanho.

Amostras de fezes

Quando se suspeita de pneumonia por vermes pulmonares, amostras fecais podem ser submetidas para detecção de larvas.

Necropsia

Em surtos de doença respiratória nos quais o diagnóstico é incerto, as necropsias de casos iniciais selecionados com frequência ajudarão a estabelecer o diagnóstico.

Achados de necropsia

Lesões macroscópicas normalmente são observadas nas porções anteriores e dependentes dos lobos; até mesmo em casos fatais, quando muito do pulmão foi destruído, as regiões dorsais dos lobos podem não estar afetadas. As lesões macroscópicas variam bastante, dependendo do tipo de pneumonia presente. A broncopneumonia caracteriza-se pela presença de exsudato serofibrinoso ou purulento nos bronquíolos e congestão lobular ou hepatização.

Nas *formas fibrinosas mais graves* de pneumonia, há exsudação gelatinosa nos septos interlobulares e pleurisia aguda, com fragmentos de fibrina presentes entre os lobos.

Na *pneumonia intersticial*, os bronquíolos estão limpos, o pulmão afetado está retraído, de cor vermelho-escura e tem aspecto granular sob a pleura e na superfície de corte. Com frequência, há espessamento firme aparente dos septos interlobulares. Essas diferenças são facilmente detectadas no exame histológico.

Na *broncopneumonia crônica de bovinos*, há consolidação, fibrose, pleurite fibrinosa, enfisema intersticial e bolhoso, brônquios preenchidos por exsudato, bronquiectasia e abscedação pulmonar.

Lesões típicas de infecções específicas listadas no tópico "Etiologia" são descritas nos tópicos correspondentes às doenças específicas.

Tratamento

Terapia antimicrobiana

Em infecções bacterianas específicas como as listadas previamente, o isolamento dos animais afetados e a vigilância cuidadosa do restante do grupo para detectar casos nos estágios iniciais devem acompanhar a administração de antimicrobianos específicos para os animais afetados. A escolha do antimicrobiano dependerá do diagnóstico presuntivo, da experiência com o fármaco em casos anteriores e dos resultados dos testes de sensibilidade ao fármaco. As pneumonias bacterianas comuns de todas as espécies geralmente se recuperarão rapidamente (24 a 72 h) se tratadas com dose adequada do fármaco de escolha precocemente no curso da doença. Animais com pneumonia grave exigirão tratamento diário por vários dias até que ocorra a recuperação. Aqueles com pneumonia bacteriana e toxemia devem ser tratados precocemente e de forma individual. Cada caso deve ser identificado e monitorado cuidadosamente quanto à falha na recuperação, e deve-se fazer a avaliação. Protocolos clínicos a campo para avaliar antimicrobianos diferentes para o tratamento de doença respiratória aguda bovina que ocorre em condições normais estão se tornando mais comuns e mais significativos, particularmente em condições de confinamentos comerciais.

Diagnóstico diferencial

Há duas dificuldades principais no diagnóstico clínico de pneumonia. A primeira é identificar que o animal tem pneumonia, a segunda é determinar a natureza da pneumonia e sua causa. A causa suspeita influenciará o prognóstico, a conduta clínica e, particularmente em pneumonias infecciosas, o tipo de terapia antimicrobiana utilizada.

Há dois tipos de erros cometidos no diagnóstico clínico de pneumonia. Um é que a pneumonia não é detectada clinicamente porque os sons pulmonares anormais aparentemente não são óbvios. O outro é estabelecer o diagnóstico de pneumonia em razão da presença de dispneia decorrente de doença de algum outro sistema corporal.

- Na *pneumonia bacteriana*, os achados clínicos principais são polipneia nos estágios iniciais e dispneia posteriormente, sons pulmonares anormais e febre e toxemia
- Na *pneumonia intersticial viral* não complicada por pneumonia bacteriana secundária, não há toxemia. Congestão e edema pulmonar, embolismo da artéria pulmonar e enfisema com frequência são confundidos com pneumonia, mas geralmente podem ser diferenciados pela ausência de febre e toxemia, com base no histórico e nos achados da auscultação
- *Doenças de outros sistemas corporais* podem causar polipneia e dispneia. Insuficiência cardíaca congestiva, estágios terminais de anemia, envenenamento por agentes tais como ácido hidrociânico, hipertermia e acidose são acompanhados por perturbação respiratória, mas não por sons anormais típicos de envolvimento pulmonar.

Se houver pneumonia, o passo seguinte é determinar sua natureza e sua causa.

Todas as ferramentas diagnósticas práticas descritas anteriormente devem ser usadas quando necessário. Isso é particularmente importante quando são encontrados surtos de pneumonia, em cujo caso se indica a avaliação necroscópica de casos selecionados. Em casos individuais de pneumonia de rotina, a causa normalmente não é determinada. Contudo, a idade e a categoria do animal, o histórico, os achados epidemiológicos e os achados clínicos normalmente podem ser correlacionados para estabelecer um diagnóstico etiológico presuntivo.

Pleurite caracteriza-se por uma respiração abdominal superficial, sons de fricção pleurítica quando a efusão é mínima, abafamento dos sons pulmonares à auscultação e presença de embotamento ou som maciço e uma linha de líquido horizontal na percussão acústica quando há líquido pleural suficiente presente.

A toracocentese ou exame ultrassonográfico revelam a presença de líquido pleural excessivo.

No *pneumotórax* há dispneia inspiratória e no lado afetado as anormalidades incluem:

- Ausência de sons pulmonares sobre os lobos, mas sons ainda audíveis sobre a base do pulmão
- Aumento na intensidade absoluta dos sons cardíacos
- Ressonância elevada na percussão.

Doenças do trato respiratório anterior como laringite e traqueíte são acompanhadas por graus variáveis de dispneia inspiratória, que com frequência é alta o suficiente para ser audível sem o estetoscópio. Em casos menos graves, a auscultação da porção média da traqueia cervical revelará sons de sibilo úmidos na inspiração. Esses sons são transmitidos para baixo até os pulmões e são audíveis na auscultação do tórax. Esses sons transmitidos não devem ser interpretados como atribuíveis a pneumonia. Em alguns casos de laringite e traqueíte graves, os sons inspiratórios audíveis sobre a traqueia e pulmões estão acentuadamente reduzidos em razão da obliteração quase total desses órgãos. Na laringite e traqueíte, geralmente há tosse mais frequente do que na pneumonia e a tosse pode ser facilmente estimulada apertando-se a laringe ou traqueia. Na pneumonia, os sons pulmonares anormais são audíveis tanto na inspiração quanto na expiração. O exame da laringe através da cavidade oral em bovinos e com o auxílio de um rinolaringoscópio no equino habitualmente revelará lesões.

Os agentes antimicrobianos de longa ação têm sido utilizados para proporcionar tratamento no decorrer de um período de 4 a 6 dias em vez da administração diária de preparações de ação mais curta. No entanto, as concentrações sanguíneas das preparações de longa ação não são tão altas quanto das preparações de curta ação, e o tratamento com esses compostos não é tão efetivo em animais gravemente afetados.

A *seleção de antimicrobianos* se baseia nos princípios detalhados no Capítulo 6. Brevemente, os antimicrobianos para tratamento da doença respiratória bacteriana devem ser ativos contra o agente causador, ser capazes de atingir concentrações terapêuticas no pulmão doente e ter forma de administração que seja conveniente. Os antimicrobianos precisam ser economicamente acessíveis e, se usados em animais para consumo alimentar humano, devem ser aprovados para uso em tais animais.

Os antimicrobianos para tratamento de doença pulmonar são preferencialmente aqueles que atingem concentrações terapêuticas no tecido pulmonar doente depois da administração de doses convencionais. Isso tem sido demonstrado de forma convincente para os antimicrobianos macrolídeos (azitromicina, eritromicina), triamilida (tulatromicina) e fluoroquinolonas (danofloxacino, enrofloxacino) e florfenicol em muitas espécies. Os antimicrobianos betalactâmicos (penicilina, ceftiofur) são efetivos no tratamento de pneumonia em equinos, suínos e ruminantes, apesar de possuírem propriedades químicas que não favorecem seu acúmulo no tecido pulmonar.

As vias de administração incluem a via oral (ou individualmente ou com alimento ou água medicada), parenteral (subcutânea, intramuscular, intravenosa) ou inalatória. A administração intratraqueal de antimicrobianos a animais com doença respiratória não é um meio efetivo de atingir a concentração terapêutica do fármaco no tecido doente. *Aerossolização e inalação* de antimicrobianos têm a vantagem teórica da terapia alvejar os pulmões e minimizar a exposição sistêmica ao fármaco. Contudo, embora a administração pela inalação atinja boas concentrações do fármaco no fluido revestindo os brônquios, o fármaco não penetra regiões não ventiladas dos pulmões, em cujo caso indica-se a administração parenteral ou oral de antimicrobianos. A administração de gentamicina em equinos e de ceftiofur sódico em bezerros com pneumonia tem sido investigada. A administração por aerossol de gentamicina a equinos normais resulta em concentrações de gentamicina no líquido da lavagem brônquica doze vezes maior do que aquela atingida depois da administração intravenosa. Ceftiofur sódico aerossolizado (1 mg/kg) é superior à administração intramuscular no tratamento de bezerros com *M. haemolytica*.

O tratamento da doença pulmonar parasitária, por exemplo, aquela causada pela migração de larvas ou de vermes pulmonares, é pela administração de anti-helmínticos apropriados, como ivermectina, moxidectina ou benzimidazóis. Consulte as seções neste livro que discutem essas doenças para os detalhes dos tratamentos específicos. O tratamento da pneumonia por *P. jiroveci* envolve a administração de uma combinação de sulfonamida-trimetoprima ou dapsona (3 mg/kg VO a cada 24 h).

Os antimicrobianos e outros fármacos recomendados para o tratamento de cada pneumonia específica listada em "Etiologia" são apresentados sob cada doença específica em outra seção deste livro. As causas comuns para a falha em responder favoravelmente ao tratamento da pneumonia bacteriana incluem:

- Doença avançada quando o tratamento foi iniciado
- Pleurite e abscessos pulmonares
- Bactéria resistente ao fármaco
- Dosagem inadequada do fármaco
- Outras lesões ou doenças que não respondam aos antimicrobianos.

Não há tratamento específico para as pneumonias virais e, embora muitos *Mycoplasma* spp. sejam sensíveis a antimicrobianos *in vitro*, as pneumonias associadas a eles não respondem favoravelmente ao tratamento. Isso talvez seja atribuível à localização intracelular do *Mycoplasma* spp., tornando-os inacessíveis para esses fármacos. É prática comum tratar as pneumonias por micoplasma e pneumonias virais agudas com antimicrobianos até que a recuperação seja aparente, pois em geral as pneumonias por micoplasma e virais são complicadas pela infecção bacteriana secundária.

Terapia intensiva e prolongada pode ser necessária para o tratamento de doenças como a pleuropneumonia equina. Esta pode incluir cuidados diários e tratamento em clínica veterinária que consiste em lavagem diária da cavidade pleural, incluindo toracostomia para drenar abscessos pulmonares, terapia antimicrobiana intensiva e monitoramento por várias semanas.

Medicação em massa

Em surtos de pneumonia onde muitos animais são afetados e novos casos ocorrem a cada dia por vários dias, deve-se considerar o uso de medicação em massa nos alimentos ou suprimentos de água. Os surtos de pneumonia em rebanhos suínos, ovinos confinados, empresas de vitelos e gado de corte confinado normalmente são situações ideais para medicação de massa através de alimentos ou água. A medicação em massa pode auxiliar no tratamento inicial da pneumonia subclínica, e é um método de economia de trabalho para prover terapia de convalescença a animais que foram tratados individualmente. A principal limitação da medicação de massa é a incerteza de que aqueles animais que necessitam do fármaco realmente o receberão na quantidade necessária. A ingestão total diária de água pelos animais é uma função da ingestão de matéria seca e de seu bem-estar e o consumo de água é, portanto, significativamente reduzido em animais toxêmicos. A provisão de uma concentração confiável do fármaco no suprimento de água em um período de 24 h também é um problema. Contudo, com cálculo cuidadoso e monitoramento, a medicação em massa pode ser um método confiável e econômico de tratar muitos animais. O método para calcular a quantidade de antimicrobianos a ser adicionado aos suprimentos de alimentos ou água é apresentado no Capítulo 7 no tópico "Terapia Antimicrobiana".

Quando surtos de pneumonia ocorrem e novos casos estão sendo reconhecidos na taxa de 5 a 10% por dia do total no grupo, todos os animais contactantes remanescentes podem receber dose injetável de um antimicrobiano de ação prolongada. Isso pode ajudar a tratar casos subclínicos antes que eles se tornem clínicos e, assim, controlar o surto.

Outros fármacos

Fármacos anti-inflamatórios não esteroides (AINE) são úteis no tratamento da doença respiratória infecciosa de bovinos e equinos e, provavelmente, de outras espécies. Os fármacos atuam pela inibição da resposta inflamatória induzida pelo microrganismo infectante e pela necrose tecidual. Meloxicam (0,5 mg/kg SC, dose única), quando administrado com tetraciclina, melhora o ganho de peso e reduz o tamanho de lesões nos pulmões de bovinos com complexo de doença respiratória bovina, quando comparado àqueles animais tratados apenas com tetraciclina. Os AINE também melhoram os achados clínicos de bovinos com doença respiratória. O uso desses fármacos é rotina em equinos com pneumonia ou pleurite.

Corticosteroides são usados no tratamento de pneumonia aguda por seu efeito anti-inflamatório. Contudo, não há evidência clínica de que eles sejam benéficos, e eles podem ainda ser deletérios.

Broncodilatadores foram investigados para o tratamento de pneumonia em animais para consumo humano. Os *agonistas beta-2 adrenérgicos* são broncodilatadores potentes e efetivos que podem ser administrados VO, IV ou por via inalatória. Esses fármacos também intensificam a depuração mucociliar do material dos pulmões. A maior parte das vezes, a administração é VO ou por inalação. O uso de fármacos broncodilatadores agonistas beta-2 adrenérgicos em animais para consumo humano não é permitido na maioria dos países em razão do risco de contaminação dos alimentos destinados ao consumo por pessoas. Este é o caso particularmente do clembuterol, um fármaco aprovado em muitos países para uso em equinos, que é administrado ilegalmente em bovinos como promotor de crescimento. As pessoas podem ser intoxicadas pelo clembuterol nos tecidos dos bovinos tratados. Teofilina foi avaliada como broncodilatador para aliviar a angústia respiratória em bovinos com pneumonia. Quando ela foi administrada por via oral na dose de 28 mg/kg de peso corporal, diariamente por 3 dias, associado à terapia antimicrobiana em bezerros com doença respiratória adquirida naturalmente, a frequência respiratória e a temperatura retal diminuíram. Contudo, alguns bezerros morreram, presumivelmente pelo acúmulo de concentrações plasmáticas letais de teofilina. Recomenda-se que o fármaco não deve ser usado, a menos que as concentrações plasmáticas possam ser monitoradas.

Terapia de suporte e alojamento

Os animais afetados devem ser alojados em acomodações quentes, bem ventiladas e livres de correntes de ar e abastecidas com água fresca e luz abundantes e com alimentos nutritivos. Durante a convalescência, deve-se evitar o retorno prematuro ao trabalho ou a exposição ao clima rigoroso. Se o animal não se alimentar, deve ser instituída a alimentação forçada VO ou parenteral. Se fluidos forem administrados por via intravenosa, deve-se tomar cuidado quanto à velocidade de administração. A aplicação em velocidade muito rápida pode causar sobrecarga do ventrículo direito e morte como consequência de insuficiência cardíaca aguda.

O tratamento de suporte pode incluir o fornecimento de oxigênio – se estiver disponível – especialmente em estágios críticos quando a hipoxia é grave. Em potros, o oxigênio pode ser administrado através de sonda intranasal passada por via retrógrada na nasofaringe e ofertado a uma taxa de aproximadamente 8 ℓ/min por várias horas. A oxigenoterapia é detalhada na seção anterior de tratamento da doença respiratória em geral.

REFERÊNCIAS BIBLIOGRÁFICAS

1. Collins RL. Cattle Pract. 2011;19:9.
2. Hanthorn CJ, et al. BMC Vet Res. 2014;10.
3. McFadden AMJ, et al. NZ Vet J. 2011;59:40.
4. Fulton RW, et al. Can J Vet Res. 2011;75:191.
5. Hick PM, et al. Aust Vet J. 2012;90:381.
6. Aebi M, et al. Acta Vet Scand. 2015;57.
7. Maunsell FP, et al. J Vet Int Med. 2011;25:772.
8. Ribeiro MG, et al. Vet Quart. 2015;35:82.
9. Lohr M, et al. Pathogen Dis. 2015;73.
10. Reuss SM, et al. Vet Clin Equine. 2015;31:121.
11. Ueno T, et al. J Equine Vet Sci. 2014;34:333.
12. Horan EM, et al. Equine Vet Educ. 2013;25:607.
13. Bolfa P, et al. J Comp Pathol. 2013;148:75.
14. Patterson-Kane JC, et al. Equine Vet J. 2008;40:199.
15. Begg AP, et al. Aust Vet J. 2011;89:19.
16. Wilkins PA. Equine Vet Educ. 2013;25:393.
17. Diaz-Mendez A, et al. Am J Vet Res. 2014;75:169.
18. Stefanetti V, et al. J Equine Vet Sci. 2015;35:76.
19. Kumar A, et al. Asian J Anim Vet Adv. 2012;7:149.
20. Caswell JL. Vet Pathol. 2014;51:393.
21. Scott PR. Irish Vet J. 2013;66.
22. Belgrave RL, et al. J Am Vet Med Assoc. 2013;243:113.

Síndrome da angústia respiratória aguda

A síndrome da angústia respiratória aguda (SARA) é uma síndrome clínica bem reconhecida no homem, caracterizada por início agudo de hipoxemia e infiltrados pulmonares, sem aumento na pressão atrial esquerda (i. e., sem evidência de edema pulmonar cardiogênico). Causas precipitantes incluem tanto lesão pulmonar direta quanto indireta, incluindo sepse, transfusões múltiplas, trauma, quase afogamento, inalação de fumaça, pancreatite e outras. A lesão subjacente é o dano capilar alveolar difuso com edema pulmonar secundário grave. A doença ocorre espontaneamente em animais domésticos e, apesar de a doença espontânea não ser extensamente documentada, a doença produzida experimentalmente como modelo da doença no homem é melhor descrita.

A SARA ocorre em animais recém-nascidos e adultos. A doença em alguns animais pecuários recém-nascidos está relacionada à falta de surfactante, mas, exceto por animais nascidos prematuramente, esta é mais a exceção do que a regra geral.[1] A maioria dos animais jovens e todos os animais adultos com SARA possuem alguma lesão pulmonar aguda incitante que então progride para SARA. As causas podem ser infecciosas (p. ex., infecção com o vírus influenza, leptospirose[2], infecção pelo vírus da síndrome reprodutiva e respiratória dos suínos[3]), físicas (inalação de fumaça ou trauma torácico[4]), tóxicas ou sepse.[5-7]

A *fisiopatologia* da doença envolve uma via final comum que resulta em dano aos capilares alveolares. A lesão inicial pode ser tanto do endotélio dos capilares pulmonares quanto do epitélio alveolar. A lesão a essas estruturas leva ao extravasamento de fluido rico em proteínas e fibrina, com subsequente deposição de membranas hialinas. A lesão capilar é atribuída a leucócitos ativados (macrófagos e neutrófilos) e citocinas. O acúmulo de membranas hialinas e o desequilíbrio ventilação/perfusão prejudicam a troca gasosa respiratória e causam hipoxemia.

Os *achados clínicos* são característicos de pneumonia progressiva aguda. Os animais ficam ansiosos, taquicárdicos, taquipneicos e apresentam crepitações e sibilos na auscultação torácica. Animais gravemente afetados podem estar cianóticos. As radiografias torácicas revelam infiltrados pulmonares difusos. Alterações hematológicas são características da doença desencadeadora, mas geralmente incluem leucopenia. Há hipoxemia arterial.

O *tratamento* inclui a administração de fármacos anti-inflamatórios (AINE com ou sem glicocorticoides), coloides, antimicrobianos e oxigênio. A resposta dos gases sanguíneos arteriais à oxigenoterapia com frequência é mínima em animais gravemente afetados. Se estiver disponível, a ventilação mecânica pode ser útil, embora o prognóstico seja grave. A inalação de óxido nítrico é benéfica em algumas pessoas com a doença, e há relatos anedóticos de que tem sido usada para tratar potros com SARA.

LEITURA COMPLEMENTAR

Wilkins PA, et al. Update on interstitial pneumonia. Vet Clin North Am Equine. 2015;31:137+.

REFERÊNCIAS BIBLIOGRÁFICAS

1. Christmann U, et al. J Vet Int Med. 2009;23:227.
2. Verma A, et al. Vet Microbiol. 2013;167:61.
3. Han D, et al. Vet Microbiol. 2014;169:135.
4. Gold J. Equine Vet Educ. 2009;21:193.
5. Dunkel B, et al. Equine Vet Educ. 2015;27:92.
6. Johnson PJ, et al. Equine Vet Educ. 2012;24:453.
7. Simpson KM, et al. Can Vet J. 2011;52:784.

Pneumonia por aspiração

A pneumonia por aspiração ou inalação é uma doença comum e grave de animais pecuários causada por inalação de ingesta, lipídios, medicações, mecônio ou poeira excessiva. Os casos ocorrem depois da administração de soluções eletrolíticas orais (*drench*) sem cuidado, administração oral de medicações[1] ou passagem endotraqueal acidental de sonda supostamente nasogástrica durante o tratamento para outra doença, por exemplo, administração de óleo mineral para equinos com cólica. Até mesmo quando se tem cuidado, esses procedimentos não são isentos de risco. Outras causas incluem a alimentação de bezerros e suínos com alimentos líquidos em cocho inadequado, com a inalação ocorrendo na disputa pelo alimento. Banho de imersão de ovinos e bovinos quando eles estão fracos ou mantendo suas cabeças submersas por muito tempo também resulta na aspiração de fluido. O vômito em ruminantes pode ser seguido por aspiração, especialmente em bovinos com paresia puerperal ou durante a passagem de sonda ruminal se a cabeça for mantida elevada. A ruptura de abscesso faríngeo durante a palpação da faringe ou a passagem de sonda nasal pode causar aspiração súbita de material infectante. Animais que sofrem de defeitos congênitos[2] e paralisia ou obstrução da laringe, faringe ou esôfago, podem aspirar alimento ou água quando tentam deglutir. A obstrução esofágica é um fator de risco importante para pneumonia por aspiração em equinos (consulte a discussão seguinte), onde em um estudo, 39 dos 109 casos de obstrução esofágica desenvolveram pneumonia por aspiração.[3] A febre catarral ovina ou língua azul (BTV-12) de ovelhas causa mionecrose da musculatura esofágica e surtos de pneumonia por aspiração.[4] A pneumonia por aspiração é lesão consistente do envenenamento por óleo bruto em bovinos e, provavelmente, decorre do vômito ou regurgitação.

REFERÊNCIAS BIBLIOGRÁFICAS

1. Braun U, et al. Schweiz Arch Tierheilkd. 2008;149:363.
2. Barakzai SZ, et al. Equine Vet J. 2014;46:185.
3. Chiavaccini L, et al. J Vet Int Med. 2010;24:1147.
4. Antoniassi NAB, et al. Vet Rec. 2010;166:52.

Pneumonia lipídica

Geralmente resulta da aspiração de óleo mineral (parafina líquida) administrada para doenças gastrintestinais.[1] A pneumonia às vezes é o resultado da administração acidental de óleo na traqueia através de uma sonda gástrica mal posicionada ou da inalação durante a administração oral de óleo. No entanto, a aspiração de óleo ocorre até mesmo quando ele é administrado no estômago através de sonda nasogástrica, presumivelmente em razão da regurgitação do óleo tanto ao redor da sonda quanto depois que a mesma foi removida. A administração de óleo em animais sedados ou bastante deprimidos pode aumentar o risco de aspiração.

Os achados clínicos incluem tosse, taquipneia, taquicardia, pirexia, angústia respiratória e sons pulmonares anormais. Radiografias podem revelar padrão alveolar e intersticial. O exame do aspirado traqueal indica inflamação neutrofílica e a presença de lipídios. Estes podem ser facilmente identificados pela coloração de Sudan ou vermelho ao óleo O de esfregaços do aspirado em casos agudos. O exame necroscópico revela pulmões consolidados. O óleo pode ser visível ao corte dessas áreas. Casos crônicos apresentam necrose tecidual e pneumonia intersticial grave. Gotículas de lipídios podem ser identificadas no tecido pulmonar afetado depois da coloração de vermelho ao óleo O das secções de tecido. A presença e natureza do lipídio podem ser demonstradas pela cromatografia em camada fina e cromatografia gasosa. O prognóstico para recuperação é ruim. O tratamento é de suporte e inclui fármacos anti-inflamatórios, antimicrobianos e oxigênio. Não há tratamento específico. A prevenção inclui a inserção cuidadosa de sondas nasogástricas, a certificação de sua colocação no estômago e a não administração de óleo mineral a animais com o estômago distendido ou naqueles que estão fortemente sedados ou gravemente deprimidos.

Obstrução esofágica

Causa comum e importante de pneumonia em equinos. De 109 equinos com obstrução esofágica, 39 tiveram achados clínicos de pneumonia por aspiração.[2] A obstrução do esôfago em equinos e em outras espécies leva ao acúmulo de saliva e material alimentar no esôfago oral à obstrução. Quando o esôfago está cheio, esse material se acumula na faringe, com subsequente aspiração para a traqueia, resultando na contaminação da traqueia e vias respiratórias inferiores com material alimentar e bactérias orofaríngeas. O material alimentar é irritante e causa obstrução das vias respiratórias menores. Os mecanismos de defesa pulmonar estão enfraquecidos ou destruídos pela contaminação, o que resulta no desenvolvimento de infecção e pneumonia. A duração da obstrução esofágica é um bom indicador do risco de pneumonia por aspiração, ainda que a extensão da contaminação da traqueia com material alimentar não seja. Os equinos afetados apresentam-se piréxicos, taquicárdicos e toxêmicos. Os sons pulmonares podem incluir crepitações e sibilos, mas a única anormalidade auscultatória pode ser a presença de sons respiratórios diminuídos no tórax ventral. A radiografia revela padrão característico de broncopneumonia restrita – pelo menos inicialmente – aos lobos pulmonares cranioventrais e caudoventrais em equinos adultos. A ultrassonografia revela lesões em cauda de cometa nos campos pulmonares ventrais e consolidação variável. Pleurite não é uma sequela incomum de pneumonia por aspiração. O exame do aspirado traqueal demonstra inflamação neutrofílica com a presença de neutrófilos degenerados, bactérias que são tanto intracelulares quanto extracelulares e material vegetal. A cultura dos aspirados traqueais gera uma ou mais de uma ampla variedade de bactérias, incluindo *S. zooepidemicus, Pasteurella* sp., *Actinobacillus* sp., *E. coli* e anaeróbios. O tratamento envolve o alívio imediato da obstrução esofágica e a administração de antimicrobianos de amplo espectro, tais como a combinação de penicilina, aminoglicosídeo e metronidazol. O prognóstico para a recuperação da pneumonia por aspiração secundária à obstrução esofágica é de reservado a bom, parcialmente porque o animal tem de se recuperar de duas doenças – da pneumonia e da obstrução esofágica. A prevenção da pneumonia por aspiração em equinos com obstrução esofágica inclui o alívio rápido da obstrução e a administração de antimicrobianos de amplo espectro.

REFERÊNCIAS BIBLIOGRÁFICAS

1. Metcalfe L, et al. Irish Vet J 2010;63:303.
2. Chiavaccini L, et al. J Vet Int Med 2010;24:1147.

Síndrome da aspiração de mecônio

A aspiração de mecônio durante o parto está associada à doença pulmonar grave em recém-nascidos. A eliminação de mecônio no útero e subsequente aspiração pelo feto é sinal de sofrimento fetal. Sugere-se que o sofrimento fetal resulte na expulsão de mecônio dentro do líquido amniótico, que é seguida pela aspiração do líquido amniótico contaminado. A passagem de líquido amniótico contaminado com mecônio aos pulmões pode ocorrer antes do nascimento quando o feto arfa por ar em uma tentativa de corrigir a hipoxemia, ou quando o bezerro toma seu primeiro fôlego e aspira mecônio da orofaringe. Normalmente, a aspiração fetal de líquido amniótico não ocorre porque as forças inspiratórias são insuficientes para permitir que o líquido amniótico atinja os pulmões, e o líquido pulmonar – um material viscoso produzido localmente e presente na traqueia e nos pulmões – flui constantemente para cima nas vias respiratórias maiores até a orofaringe. O resultado é que o feto é duplamente desafiado, uma vez que ele precisa lidar tanto com a causa do sofrimento fetal quanto com a pneumonia induzida pela aspiração do mecônio. Embora o mecônio seja estéril, ele induz resposta inflamatória intensa nos pulmões.

A *síndrome de aspiração do mecônio* é melhor descrita em bezerros recém-nascidos[1], apesar de haver relatos numerosos de sua indução experimental em leitões e cordeiros como modelo da doença no homem. Em uma série de bezerros com menos de 2 semanas de idade submetidos a diagnóstico laboratorial, 42,5% apresentaram evidências de aspiração de mecônio, células escamosas ou queratina no pulmão. A alveolite difusa com exsudação de neutrófilos, macrófagos e células multinucleadas e a obstrução das vias respiratórias menores com atelectasia foram comuns.

O tratamento da pneumonia por aspiração em animais de fazenda não é bem descrito. A administração de antimicrobianos é prudente. Fármacos anti-inflamatórios são indicados. Pentoxifilina é usada em bebês neonatos com aspiração de mecônio, mas não há relatos de seu uso com este propósito em animais de fazenda.

REFERÊNCIA BIBLIOGRÁFICA

1. Poulsen KP, et al. Vet Clin North Am Food Animal 2009;25:121.

Alimentação pulverulenta

Embora animais de fazenda que se alimentam de alimentos pulverulentos inalem muitas partículas de pó e bactérias, que podem ser facilmente isoladas dos pulmões, essa forma de infecção raramente resulta no desenvolvimento de pneumonia. Grande parte da poeira é filtrada para fora da árvore brônquica e não atinge os alvéolos. Contudo, isso pode ser importante na produção de bronquiolite primária que, com grande frequência, precede o enfisema alveolar em equinos. Demonstrou-se que a inalação de partículas alimentares em suínos em um ambiente pobremente ventilado causa pneumonia por corpo estranho. Ademais, uma atmosfera pulverulenta e seca pode ser criada em pocilgas pela troca excessivamente frequente de aparas de madeira usadas como cama, e isso pode levar à produção de pneumonia por corpo estranho. Líquidos e gotículas penetram até a profundidade dos alvéolos e correm livremente nas porções dependentes e, muitas vezes, resultam em pneumonia por aspiração.

Quase afogamento

O quase afogamento foi definido como a sobrevivência depois da asfixia e aspiração de água enquanto o animal está submerso. Os casos são raros em grandes animais, mas há potencial para aumento com a popularização da natação como método para exercitar e treinar equinos. Há casos de pneumonia depois de banhos de imersão de ovinos, que poderiam ser atribuídos à lesão pulmonar como consequência da inalação da água do banho contaminada com bactérias.

As respostas pulmonares ao quase afogamento na água do mar diferem daquelas na água-doce.[1] A água-doce pode inativar o surfactante pulmonar e levar ao colapso do alvéolo com perda da complacência pulmonar e desequilíbrio resultante da ventilação-perfusão acoplado à lesão alveolar, resultando em hipoxemia grave. A inalação de água também pode carregar bactérias e o risco de pneumonia bacteriana secundária à aspiração. Animais afetados apresentam frequência cardíaca elevada, taquipneia e dispneia. Há diminuição nos sons normais do fluxo de ar à auscultação, que pode ocorrer em todas as áreas de auscultação ou ser mais pronunciada em um pulmão, e estertores ou crepitações podem ser ouvidos em áreas localizadas. A consolidação pode ser detectada pela radiografia torácica. As membranas mucosas podem estar congestas, cianóticas ou acastanhadas. A hemogasometria arterial mostra acidose metabólica e hipoxemia. A resposta é típica da lesão pulmonar aguda (síndrome da angústia respiratória aguda).

A terapia se baseia na experiência com casos de quase afogamento no homem; equinos têm sido tratados com sucesso com insuflação nasal de oxigênio umidificado, correção do déficit de base com soluções de bicarbonato de sódio e de Ringer com lactato administradas IV, tratamento com fármacos broncodilatadores e anti-inflamatórios não esteroides e infusão pulmonar com transplante de surfactante de um equino recém-eutanasiado. Antibacterianos são administrados para cobrir o risco ou a presença de pneumonia bacteriana, e a cobertura deve incluir a possibilidade de infecção com microrganismos anaeróbicos. A angústia respiratória pode ser mais grave quando os animais estão em decúbito. O quase afogamento requer terapia imediata e agressiva e a recuperação pode ser prolongada.

REFERÊNCIA BIBLIOGRÁFICA

1. Goldkarnp CE, et al. Compendium—continuing education for veterinarians. 2008;30:340.

Abscesso pulmonar

O desenvolvimento de um abscesso único ou de múltiplos abscessos no pulmão causa síndrome de toxemia, tosse e emaciação crônicos. Abscessos podem ser solitários, múltiplos, miliares ou coalescentes. Abscessos solitários pequenos podem ser clinicamente silenciosos, com os achados clínicos se tornando mais aparentes conforme a extensão das lesões aumenta.

Etiologia

Abscessos pulmonares podem ser parte de uma doença primária ou surgir secundariamente a doenças em outras partes do corpo.

Doenças primárias

- Abscessos pulmonares de *R. equi* de potros
- *S. zooepidemicus* e *Actinobacillus* sp. em equinos adultos – um terço das causas infecciosas de abscessos em equinos são polimicrobianas e bactérias anaeróbicas são isoladas em 20% dos casos
- Abscessos solitários associados à adenite equina em equinos, linfadenite caseosa em ovinos
- Tuberculose
- Actinomicose raramente ocorre como lesões pulmonares granulomatosas
- Infecções aerógenas com micoses "sistêmicas" (p. ex., coccidioidomicose, aspergilose, histoplasmose, criptococose e monilíase)
- *Helococcus ovis* em equinos e cabras[1]
- *Mycoplasma bovis* em bovinos.

Doenças secundárias

- Sequestro de um foco infeccioso de pneumonia (p. ex., pleuropneumonia bovina ou pleuropneumonia em equinos)
- Abscesso pulmonar secundário a oestrose ovina
- Êmbolos de endocardite, trombose da veia cava cranial ou caudal, metrite, mastite, onfaloflebite[2,3]
- Rumenite está fortemente associada ao desenvolvimento de abscessos hepáticos, que por sua vez são fatores de risco para abscessos pulmonares em bovinos. Dos bovinos com abscesso hepático, 14% têm lesões pulmonares graves e 28% têm lesões pulmonares leves[4]
- Pneumonia por aspiração da febre do leite em vacas, acidente com a administração de soluções eletrolíticas orais (*drench*) em ovelhas – em cujo caso o abscesso é uma manifestação da pneumonia por aspiração
- Penetração por corpo estranho, tais como em reticuloperitonite traumática, inalação de corpo estranho ou casos incomuns, por exemplo, hérnia diafragmática com diverticulite ileal causando abscesso pulmonar.[5]

Patogênese

Abscessos pulmonares estão presentes em muitos casos de pneumonia e não são reconhecíveis como entidades clínicas distintas. Na ausência de pneumonia, o abscesso pulmonar geralmente é uma doença crônica, com achados clínicos sendo produzidos pela toxemia, e não pela interferência com a respiração. Entretanto, quando a disseminação é por via hematógena e muitos abscessos pequenos se desenvolvem simultaneamente, a função respiratória pode ser comprometida até o ponto em que se torna evidente clinicamente. No entanto, em casos mais crônicos, os abscessos podem atingir tamanho suficiente para causar dificuldade respiratória pela obliteração de grandes áreas do tecido pulmonar. Em casos raros, ocorre a erosão de um vaso pulmonar, resultando em hemorragia pulmonar e hemoptise.

Em muitos casos, há um período de doença crônica de grau variável quando o foco necrótico é envolto por tecido conjuntivo. A exposição ao estresse ambiental ou outra infecção pode resultar em ampliação repentina do abscesso até o desenvolvimento de broncopneumonia supurativa fatal, pleurisia ou empiema.

Achados clínicos

Em casos típicos há embotamento, anorexia, emaciação e queda na produção de leite em bovinos. A temperatura em geral está moderadamente elevada e flutuante. A tosse é acentuada. A tosse é curta e áspera e, normalmente, não é acompanhada de sinais de dor. Episódios intermitentes de epistaxe bilateral e hemoptise podem acontecer e terminar em hemorragia pulmonar fatal depois da erosão de um vaso pulmonar grande adjacente. Os sinais respiratórios variam dependendo do tamanho das lesões e, ainda que normalmente haja algum aumento na frequência e amplitude, este pode ser tão leve que não é percebido. Quando os abscessos são grandes (2 a 4 cm de diâmetro), auscultação e percussão cuidadosas revelarão a presença de uma área circunscrita de som maciço sobre a qual nenhum som pulmonar é audível. As crepitações com frequência são audíveis na periferia da lesão.

Abscessos pequenos múltiplos podem não ser detectáveis no exame físico, mas a dispneia geralmente é mais pronunciada. Pode haver secreção nasal purulenta e hálito pútrido, mas estes não são sinais usuais, a menos que tenha se desenvolvido broncopneumonia por extensão do abscesso. O exame radiográfico pode ser usado para detectar a presença de abscesso e fornecer alguma informação sobre o seu tamanho e localização. O exame ultrassonográfico é sensível e específico para detectar abscessos pulmonares em potros e é útil em equinos adultos e outras espécies.[6]

A maioria dos casos progride lentamente e muitos animais afetados têm de ser eutanasiados em razão do estado de doença crônica; outros morrem de broncopneumonia ou enfisema. Febre persistente, taquicardia e polipneia são comuns. Uma sequela rara é o desenvolvimento de osteoartropatia pulmonar hipertrófica.

Os achados clínicos de abscedação pulmonar por *R. equi* em potros jovens são discutidos em tópico específico da doença.

Abscessos pulmonares solitários não são incomuns em equinos adultos. Os sinais presentes geralmente são febre de baixo grau e depressão. A maioria dos equinos com abscessos pulmonares apresentam tosse. Há material mucopurulento excessivo na traqueia, e o exame do aspirado traqueal revela inflamação neutrofílica. O exame radiográfico do tórax demonstra a presença de um ou mais abscessos. Os abscessos estão nos lobos pulmonares caudais em 60% dos casos. A ultrassonografia pode ser útil para detectar o abscesso, dado que esteja aderido à pleura visceral. O prognóstico para a vida e para retorno às corridas é excelente em equinos que são tratados adequadamente.

Patologia clínica

O exame do muco nasal ou traqueal pode determinar a bactéria causadora, mas a infecção geralmente é mista, e a interpretação dos achados bacteriológicos é difícil. A cultura de aspirados traqueais gera o crescimento de bactérias patogênicas em aproximadamente 70% das amostras de equinos com abscessos pulmonares. O exame hematológico pode dar indicação da gravidade do processo inflamatório, mas a leucocitose real e o desvio à esquerda podem não estar presentes quando a lesão está bem encapsulada. Em abscessos pulmonares em potros e equinos adultos, a hiperfibrinogenemia e leucocitose neutrofílica são comuns.

Achados de necropsia

O acúmulo de material necrótico em uma cápsula fibrosa de parede espessa geralmente está presente na margem ventral de um pulmão, rodeado por uma zona de broncopneumonia ou atelectasia por pressão. Em ovelhas, com frequência há enfisema associado. Em casos raros o abscesso pode ser suficientemente grande para praticamente obliterar o pulmão. Uma lesão bem encapsulada pode apresentar evidência de ruptura recente da cápsula e expansão como broncopneumonia aguda. Abscessos pequenos múltiplos podem estar presentes quando ocorreu a disseminação por via hematógena.

Diagnósticos diferenciais

O diagnóstico pode não ser óbvio quando a angústia respiratória for mínima e especialmente quando existirem abscessos pequenos múltiplos. Esses casos apresentam uma síndrome de toxemia crônica, que pode ser confundida com abscesso esplênico ou hepático. A diferenciação entre lesões de tuberculose e infecções não específicas pode exigir o uso do teste de tuberculina. Lesões parasitárias focais, como os cistos hidáticos, podem causar síndrome semelhante, mas normalmente elas não são acompanhadas por toxemia ou alterações hematológicas. Neoplasias pulmonares costumam causar doença respiratória crônica, perda de peso progressiva e ausência de toxemia.

Tratamento

Abscessos pulmonares secundários à pneumonia em bovinos e suínos normalmente não são responsivos à terapia. A administração diária de grandes doses de antimicrobianos por vários dias pode ser tentada, mas geralmente não é efetiva e é necessário o abate para aproveitamento da carcaça ou a eutanásia. O tratamento de abscessos pulmonares em equinos adultos pela administração de antimicrobianos de amplo espectro normalmente é eficaz. A maioria (> 80%) dos equinos de corrida com abscessos únicos retorna às competições.

O diagnóstico e o tratamento de abscessos pulmonares e fístula broncopleural podem ser conseguidos por toracoscopia ou toracotomia e pneumonectomia parcial.[7] Como observado previamente, quase todos os equinos com abscessos pulmonares solitários se recuperam com a terapia antimicrobiana.

LEITURA COMPLEMENTAR

Roy MF, Lavoie JP. Diagnosis and management of pulmonary abscesses in the horse. Equine Vet Educ. 2002;14:322.

REFERÊNCIAS BIBLIOGRÁFICAS

1. Garcia A, et al. J Vet Diagn Invest. 2012;24:235.
2. Schoster A, et al. Can Vet J. 2010;51:891.
3. Berger S, et al. Pferdeheilkunde. 2011;27:381.
4. Rezac DJ, et al. J Anim Sci. 2014;92:2595.
5. Ruby R, et al. J Vet Int Med. 2013;27:1633.
6. Venner M, et al. Pferdeheilkunde. 2014;30:561.
7. Bauquier SH, et al. Equine Vet Educ. 2010;22:231.

DOENÇAS DA CAVIDADE PLEURAL E DIAFRAGMA

Hidrotórax e hemotórax

O acúmulo de transudato edematoso ou de sangue total nas cavidades pleurais se manifesta por dificuldade respiratória causada pelo colapso das partes ventrais dos pulmões.

Etiologia

Hidrotórax e hemotórax ocorrem como parte de uma série de doenças. O hemotórax pode envolver a ruptura de vasos ou o extravasamento de sangue de tecidos anormais, ou resultar de tempo de coagulação prolongado. O hidrotórax é consequência do acúmulo excessivo de transudato secundário a alterações nas forças de Starling ou a quilotórax.

Hidrotórax

- Como parte de edema generalizado resultante de insuficiência cardíaca congestiva ou hipoproteinemia
- Como parte da doença do cavalo africano ou da leucose enzoótica bovina
- Hidrotórax quiloso, muito raramente como consequência da ruptura do ducto torácico
- Secundário à neoplasia torácica
- Envenenamento por madeira amarela (*Terminalia oblongata*) em ovinos
- Cardiomiopatia dilatada em bovinos da raça Holandesa preta e branca.

Hemotórax

- Lesão traumática da parede torácica, um caso específico destas são fraturas de costela em potros recém-nascidos[1,2]
- Hemangiossarcoma de pleura[3]
- Biopsia pulmonar
- Exercício extenuante (corrida) em equinos – hemorragia intratorácica extrapulmonar causou a morte de 6 dos 143 cavalos de corrida Puro-sangue Inglês que morreram enquanto corriam[4]
- Administração de fenilefrina (intravenosa) a equinos com deslocamento dorsal esquerdo do cólon (encarceramento nefroesplênico)[5]
- Tempo de coagulação sanguínea prolongado.

Patogênese

O acúmulo de líquido nas cavidades pleurais causa atelectasia por compressão das porções ventrais dos pulmões, e o grau de atelectasia determina a gravidade da dispneia resultante. A compressão dos átrios por líquido pode causar aumento na pressão venosa nas grandes veias, diminuição do retorno cardíaco e débito cardíaco reduzido. Hemorragia extensa no espaço pleural pode causar choque hemorrágico.

Achados clínicos

Os achados clínicos dependem da avaliação da doença. Hemotórax grave e agudo, como aquele que ocorre com lesão penetrante, durante a corrida ou associado à administração de fenilefrina, se apresenta como morte súbita ou com sinais de choque hemorrágico intenso agudo. Hemorragia de menor gravidade causa aumento das frequências cardíaca e respiratória, membranas mucosas pálidas e intolerância ao exercício.

Hidrotórax se desenvolve mais lentamente e, com frequência, há ausência de sinais sistêmicos. Pode haver dispneia, que se desenvolve gradualmente, e ausência de sons respiratórios, acompanhada por som maciço na percussão sobre as partes inferiores do tórax. Em animais magros, pode ser observada uma protuberância nos espaços intercostais. Se houver líquido suficiente, ele causa compressão dos átrios, ingurgitamento das veias jugulares e aumento da amplitude do pulso jugular. O comprometimento cardíaco geralmente não é grave o suficiente para causar insuficiência cardíaca congestiva, embora essa doença possa já estar presente.

O acúmulo de líquido ou sangue pleural é evidente no exame radiográfico ou ultrassonográfico do tórax. Grandes quantidades de sangue na cavidade pleural têm aspecto de redemoinho turbulento.

Patologia clínica

A toracocentese produzirá um fluxo de líquido seroso claro no hidrotórax, ou sangue em casos recentes de hemotórax. O líquido é bacteriologicamente negativo e as contagens de células nucleadas totais são baixas (< 5 × 10/ℓ, < 5.000 × 10/dℓ). Os valores de pH, P_{CO_2} e das concentrações de lactato e glicose do líquido pleural em animais com hidrotórax são semelhantes àqueles do sangue.

Achados de necropsia

Em animais que morrem de choque hemorrágico agudo resultando de hemotórax, a cavidade pleural está preenchida com sangue, que geralmente não coagulou. Hidrotórax normalmente não é fatal, mas acompanha comumente outras doenças, que são evidenciadas pelos seus achados de necropsia específicos.

Diagnóstico diferencial

Hidrotórax e hemotórax podem ser diferenciados da pleurisia pela ausência de dor, toxemia e febre e pela esterilidade da amostra de líquido aspirado.

Tratamento

É necessário o tratamento da condição primária. Se a dispneia for grave, a aspiração de fluido do espaço pleural causa melhora temporária, mas o líquido geralmente reacumula rapidamente. Coagulantes parenterais e transfusão de sangue são tratamentos racionais no hemotórax grave.

LEITURA COMPLEMENTAR

Groover ES, Wooldridge AA. Equine hemothorax. Equine Vet Educ. 2013;25:536-541.

REFERÊNCIAS BIBLIOGRÁFICAS

1. Jean D, et al. Equine Vet J. 2007;39:158.
2. Bar R, et al. Israel J Vet Med. 2014;69:157.
3. Taintor J. Equine Vet Educ. 2014;26:499.
4. Lyle CH, et al. Equine Vet J. 2011;43:324.
5. Frederick J, et al. JAVMA. 2010;237:830.

Pleurite (pleurisia)

Refere-se à inflamação da pleura parietal e visceral. A inflamação da pleura quase sempre resulta no acúmulo de líquido no espaço pleural. A pleurite caracteriza-se por graus variáveis de toxemia, respiração superficial dolorosa, sons de fricção pleural e áreas maciças na percussão acústica do tórax em decorrência da efusão pleural. O tratamento com frequência é difícil em razão da natureza difusa da inflamação.

Etiologia

A pleurite está quase sempre associada a doenças dos pulmões. A pneumonia pode progredir para pleurite, e esta pode causar consolidação e infecção dos pulmões. A pleurite primária geralmente é causada pela perfuração do espaço pleural como, por exemplo, com uma lesão torácica penetrante e infecção subsequente. Isso ocorre mais comumente como consequência de trauma, mas ela pode ocorrer em bovinos com reticuloperitonite traumática e em qualquer espécie depois da perfuração do esôfago torácico.

Pleurite secundária se refere àquela que se desenvolve a partir de uma doença pulmonar infecciosa decorrente das condições a seguir. Como na pneumonia, a tríade clássica do hospedeiro – patógeno(s) – ambiente está presente no desenvolvimento de pleurite em qualquer espécie. Todos os fatores de risco (ver a discussão a seguir) de aglomeração, temperatura, alojamento, idade e peso contribuem para aumentar a suscetibilidade à doença quando o animal está exposto a um ou mais patógenos potenciais. Agentes etiológicos associados com pleurite ou síndromes patológicas envolvendo pleurite para animais específicos são listados a seguir.

Suínos

- Doença de Glässer
- Pleuropneumonia associada a *Actinobacillus* (*Haemophilus*) *pleuropneumoniae* e *Haemophilus influenzae suis*.[1,2]

Bovinos

- Secundária à pneumonia por *Mannheimia haemolytica* em bovinos, especialmente em gado confinado, que pode estar relacionada a uma porcentagem elevada de lesões pleurais fibrosadas encontradas em bovinos adultos examinados no abatedouro
- Infecção de bezerros por *Pasteurella multocida* tipo B[3]
- Tuberculose
- Encefalomielite esporádica bovina
- Pleuropneumonia contagiosa bovina
- Infecção por *Histophilus somni*.

Ovinos e caprinos

- Pleuropneumonia associada a *Mycoplasma* spp., incluindo *Mycoplasma mycoides* subespécie *mycoides* e *Haemophilus* spp.
- Pleuropneumonia caprina (*Mycoplasma capricolum* subespécie *capripneumoniae*)[4]
- *Streptococcus dysgalactiae* em ovelhas
- *Helococcus ovis* em ovinos e caprinos.[5,6]

Equinos

A doença em equinos é discutida separadamente na próxima seção. Causas raras de pleurisia e efusão pleural em equinos incluem linfossarcoma e anemia infecciosa equina. Mesotelioma da pleura causando dispneia persistente, efusão pleural e morte também foi relatado em equinos. Hemangiossarcoma torácico foi relatado como causa de quilotórax em equinos.

Outras causas

Doenças esporádicas e não específicas podem ser acompanhadas por pleurisia. Os exemplos incluem septicemias como consequência de *Pseudomonas aeruginosa* e bacteriemia com localização causando efusão pleural séptica primária. Em equinos, a infecção geralmente é por *S. equi*, e a doença original é a adenite equina ou garrotilho. Em cabras, normalmente é disseminada a partir de pneumonia por micoplasma.

A *perfuração do diafragma* ocorre na *reticuloperitonite traumática* em bovinos e caprinos. A disseminação para a cavidade pleural pode ocorrer sem penetração real do diafragma, uma vez que ela entra pelos vasos linfáticos. A fístula abomaso-pleural secundária à ulceração do abomaso pode causar pleurite em bovinos.

A *pleurite crônica* é uma causa importante de perda na *suinocultura* comercial. A prevalência pode ser tão baixa quanto 5,6% de suínos no abate em pocilgas livres de patógenos específicos, e tão alta quanto 27% em pocilgas convencionais. Nas pocilgas com incidência elevada de pleurite, 45% dos pulmões examinados no abate tinham lesões macroscópicas de doença crônica.[1] O exame de um grande número de animais (cerca de 4.900) de 48 rebanhos revelou frequência semelhante de lesões da pleurite crônica.[7] Os fatores de risco para a pleurite em suínos incluem:[7] o risco de escore pleurítico foi aumentado quando as instalações de parto não foram desinfetadas ([OR] = 2,7; intervalo de confiança 95% [IC]:1,2 a 5,8; p = 0,01), quando o corte de cauda foi realizado após 1,5 dia do nascimento (OR = 2,6; 95% [IC]:1,2 a 5,7; p = 0,01), quando os leitões foram castrados com idade superior a 14 dias (OR = 2,7; 95% [IC]:1,1 a 6,8; p = 0,03), um intervalo de temperatura de menos de 5°C para a taxa de controle de ventilação na sala de parto (OR = 2,7; 95% [IC]:1,2 a 5,9; p = 0,01), temperatura média na sala de terminação menor que 23°C (OR = 3; 95% [IC]:1,3 a 6,8; p < 0,01) e tamanho grande de rebanho (OR = 3,1; 95% [IC]:1,4 a 6,9; p < 0,01). Os fatores que afetaram a pneumonia e pleurite pareceram ser diferentes.[7]

As lesões consistentes com pleurite são comuns no momento do abate em *bezerros de vitelo*, com um estudo de bezerros de 174 fazendas na França, Bélgica e Itália relatando prevalência de 21%, e outro de 5.825 bezerros relatando prevalência de 19% em 91 bezerros examinados *post mortem*.[8,9] Os fatores de risco para probabilidade elevada de lesões incluíram peso inferior do bezerro na chegada à fazenda, maior número de bezerros por curral, presença de piso de ripa ou borracha (comparado com concreto) e estação do ano.[8]

Patogênese

O contato e o movimento entre a pleura parietal e visceral causam dor como consequência da estimulação de terminações dolorosas na pleura. Os movimentos respiratórios estão restritos, e a respiração é rápida e superficial. Há produção de exsudato inflamatório serofibrinoso, que se acumula nas cavidades pleurais e causa o colapso das partes ventrais dos pulmões, reduzindo assim a capacidade vital e interferindo com a troca gasosa. Se o acúmulo for suficientemente grave, pode haver pressão nos átrios e diminuição do retorno do sangue para o coração. Os achados clínicos podem ser restritos a um lado do tórax em todas as espécies com mediastino imperfurado. O líquido é reabsorvido em animais que sobrevivem à doença aguda e há desenvolvimento de aderências que restringem o movimento dos pulmões e da parede torácica, mas a interferência com a troca respiratória normalmente é menor e desaparece gradualmente conforme as aderências se esticam com o movimento contínuo.

Em todas as pleurites bacterianas, a toxemia é comum e geralmente grave. A toxemia pode ser grave quando grandes quantidades de pus acumulam.

Achados clínicos

Os achados clínicos de pleurite variam de leves a graves, dependendo da espécie, natureza e gravidade da inflamação. Nos estágios hiperagudos a agudos da pleuropneumonia, há *febre, toxemia, taquicardia, anorexia, depressão, secreção nasal, tosse, intolerância ao exercício, angústia respiratória* e *narinas dilatadas*. A secreção nasal depende da presença ou ausência de pneumonia. Ela pode ser ausente ou abundante, e sua natureza pode variar de muco-hemorrágica a mucopurulenta. O odor da respiração pode ser pútrido, o que geralmente está associado com lesão anaeróbica.

Dor pleural

A dor pleural (pleurodinia) é comum e se manifesta como movimentos de escavação com as patas, marcha com os membros torácicos rígidos, cotovelos abduzidos e relutância em se mover ou deitar. Nos estágios iniciais da pleurite, a respiração é rápida e superficial e significativamente abdominal e os movimentos da parede torácica são restritos. Os movimentos respiratórios podem parecer cautelosos, junto com uma tomada de fôlego no final da inspiração. O animal permanece em posição quadrupedal com seus cotovelos abduzidos e reluta em andar. A aplicação de pressão manual na parede torácica e a palpação digital profunda dos espaços intercostais geralmente causam dor que se manifesta como gemido, espasmo dos músculos intercostais ou manobra de escape.

Sons de fricção pleurítica

Os sons de fricção pleurítica podem ser audíveis sobre a parede torácica. Eles têm característica "para cá e para lá" contínua, são secos e abrasivos e não diminuem com a tosse. Eles podem ser difíceis de identificar se houver pneumonia coincidente acompanhada por sons respiratórios altos e crepitações. Quando a pleurite envolve a superfície pleural do saco pericárdico, o atrito da fricção pode ser ouvido em cada ciclo cardíaco, e pode ser confundido com o som de fricção da pericardite. Contudo, além disso, normalmente há som de fricção sincrônico com os movimentos respiratórios e o atrito pericárdico cresce e decresce com a expiração e inspiração. Os atritos da fricção pleural podem ser audíveis apenas durante os estágios iniciais da doença, eles não são audíveis quando o líquido se acumula no espaço pleural.

Edema subcutâneo

O edema subcutâneo da parede ventral do corpo que se estende da região peitoral até a área pré-púbica é comum em equinos com pleurite grave, mas é menos perceptível em outras espécies. Presumivelmente, esse edema é atribuído ao bloqueio dos vasos linfáticos que normalmente são drenados através dos linfonodos esternais.

Efusão pleural

Em *bovinos*, a *efusão pleural inflamatória* com frequência está limitada a um lado, uma vez que os sacos pleurais não se comunicam. Efusão pleural bilateral pode indicar ou um processo de doença pulmonar bilateral ou anormalidade não inflamatória, como insuficiência cardíaca congestiva do lado direito ou hipoproteinemia.

Som maciço ou embotamento na percussão acústica sobre uma área cheia de líquido do tórax é uma característica de pleurite na qual há quantidade significativa de efusão pleural. A área de som maciço tem uma *linha de nível horizontal superior*, denominada *linha de líquido*, que pode ser demarcada pela percussão acústica. Como a exsudação causa separação das superfícies pleurais inflamadas e a efusão pleural se acumula, a dor e os sons de fricção diminuem, mas não desaparecem completamente. Na auscultação, pode haver ainda sons de fricção pleurítica, mas eles são menos evidentes e, normalmente, estão localizados em áreas pequenas.

Na presença de efusão pleural, tanto sons pulmonares normais quanto anormais estão com a intensidade diminuída, dependendo da quantidade de efusão. A dispneia ainda pode ser evidente, particularmente durante a inspiração, e uma crista pleurítica se desenvolve no arco costal como consequência da elevação das costelas e respiração do tipo abdominal. Contudo, o grau de dispneia com frequência é sutil, e o exame clínico cuidadoso e contagem da frequência respiratória são necessários para detectar as alterações na respiração.

Se a pleurisia for unilateral, o movimento do lado afetado do tórax está restrito, quando comparado ao lado normal. Em bovinos, a efusão pleural comumente é unilateral do lado direito, mas ambos os lados podem estar afetados. A dor ainda é evidente na percussão e na palpação profunda dos espaços intercostais, e o animal permanece em posição quadrupedal com seus cotovelos abduzidos, tende a não deitar ou se mover, mas não está tão apreensivo quanto nos estágios iniciais. A toxemia muitas vezes é mais grave durante esse estágio, a temperatura e a frequência cardíaca geralmente estão acima do normal e o apetite está ruim. Tosse estará presente se houver pneumonia concorrente, e esta é dolorosa, curta e superficial. Pode ocorrer extensão da inflamação para o pericárdio. A morte pode ocorrer a qualquer momento, e é atribuída a uma combinação de toxemia e anoxia causadas pela atelectasia por pressão.

Recuperação

Animais com pleurite caracteristicamente se recuperam de forma lenta ao longo de um período de vários dias ou até mesmo semanas. A toxemia normalmente se resolve primeiro, mas as anormalidades no tórax permanecem por algum tempo em razão da aderências e quantidades variáveis de efusão pleural nas lojas. A ruptura das aderências durante exercício intenso pode causar hemotórax fatal. Pode-se esperar que algum grau de comprometimento da função respiratória persista, e animais de corrida normalmente não reconquistam eficiência completa. Pleurisia crônica, como a que ocorre em tuberculose em bovinos e em suínos, normalmente é subclínica, sem a ocorrência de inflamação aguda ou exsudação de fluido.

Exames de imagem

O exame radiográfico pode revelar a presença de uma linha de líquido, deslocamento de fluido do mediastino e coração para o lado não afetado e colapso do pulmão. No entanto, em bovinos, a efusão pleural não pode ser localizada precisamente pela radiografia, uma vez que apenas radiografias laterolaterais do tórax podem ser obtidas. A ultrassonografia é superior para a visualização de volumes pequenos de líquido pleural que não podem ser detectados pela auscultação e percussão acústica do tórax.

Ultrassonografia

Mais confiável para a detecção de líquido pleural em equinos e bovinos do que a radiografia. O líquido pleural é facilmente detectado como fluido hipoecoico a anecoico entre a superfície pleural parietal, diafragma e pulmão. O fluido pleural transudado aparece homogeneamente anecoico a hipoecoico. O líquido exsudato está presente comumente em equinos e bovinos com pleuropneumonia e, com frequência, contém material ecogênico. O fluido serossanguinolento ou hemorrágico também é mais ecogênico do que os transudatos. Fibrina aparece como faixas filamentosas e membranosas flutuando na efusão como anexos livres às superfícies pleurais. Bolsas de fluido loculado por fibrina são visualizadas comumente em equinos com pleuropneumonia fibrinosa. As aderências aparecem como anexos ecogênicos entre as superfícies das pleuras parietal e visceral; estas aderências restringem o movimento independente das superfícies. A presença de ecos (ecos gasosos) brilhantes e pequenos girando no fluido pleural ou de abscesso está associada à infecção anaeróbica da cavidade pleural. Ecos gasosos normalmente são mais abundantes nos aspectos dorsais da cavidade pleural. Outras anormalidades pulmonares e pleurais que podem ser visualizadas incluem a atelectasia por compressão, consolidação, abscessos e deslocamento do pulmão conforme a efusão pleural se acumula.

Pleuroscopia

O uso de um endoscópio de fibra óptica rígido ou flexível permite a inspeção direta da cavidade pleural. O endoscópio é introduzido dentro da cavidade pleural no décimo espaço intercostal bem acima do ponto do ombro. O pulmão entrará em colapso, mas o pneumotórax é minimizado pelo uso de uma sutura em bolsa de fumo colocada ao redor da incisão do bisturi e da dissecação cega da fáscia e das camadas musculares para a inserção do endoscópio. O diafragma, o ângulo costoesplênico, a aorta, as estruturas mediastinais e a parede torácica são claramente visíveis. Ao entrar no tórax em localizações diferentes, o pulmão ventral, o pericárdio e mais do diafragma podem ser visualizados. Abscessos pulmonares e pleurais e aderências pleurais podem ser visíveis.

Prognóstico

O prognóstico depende da gravidade e extensão da pleurite e da presença de pneumonia. Se a doença estiver em estágio avançado quando for reconhecida primeiro e houver inflamação fibrinosa extensa, a resposta ao tratamento pode ser protelada e cuidados diários extensos de longa duração serão necessários. Também, a falha comum em cultivar o agente causador primário, particularmente em equinos, dificulta a terapia específica.

Patologia clínica

Toracocentese (pleurocentese)

A toracocentese para obter amostra do líquido para exame laboratorial é necessária para o diagnóstico definitivo. O líquido é examinado quanto ao seu odor, cor e viscosidade; à sua concentração de proteína e presença de sangue ou células tumorais e é cultivado para bactérias. É importante determinar se o líquido é um exsudato ou transudato. Líquido pleural de equinos afetados com pleuropneumonia bacteriana anaeróbica pode ter odor nauseabundo. O exame do líquido pleural geralmente revela aumento dos leucócitos acima de 40.000 a 100.000 células/$\mu\ell$ e concentrações de proteína acima de 50 g/dℓ (5 g/dℓ). O líquido deve ser cultivado tanto para bactérias aeróbicas quanto anaeróbicas e *Mycoplasma* spp.

Hematologia

Na pleuropneumonia bacteriana hiperaguda em equinos e bovinos, leucopenia e neutropenia com neutrófilos tóxicos são comuns. Na pleurite aguda com toxemia grave, são comuns hemoconcentração, neutropenia com desvio à esquerda e neutrófilos tóxicos. Nos estágios subagudo e crônico, contagens de leucócitos normais a altas com frequência estão presentes. Hiperfibrinogenemia, razão albumina/globulina diminuída e anemia são comuns na pleuropneumonia crônica.

Achados de necropsia

Na pleurisia inicial aguda, há edema acentuado, espessamento e hiperemia da pleura, com ingurgitamento dos pequenos vasos e presença de fragmentos de fibrina. Estes podem ser mais facilmente observados entre os lobos do pulmão. No estágio exsudativo, a cavidade pleural contém quantidade excessiva de líquido turvo contendo flocos e coágulos de fibrina. A pleura está espessada e as partes centrais do pulmão estão colapsadas e de cor vermelho-escuro. Pneumonia concorrente em geral está presente, e pode haver pericardite associada. Nos estágios finais de cicatrização, as aderências conectam as pleuras parietal e visceral. As aderências de fibrina do tipo I parecem estar associadas à pneumonia, ao passo que as aderências proliferativas de fibrina do tipo II são idiopáticas.

Diagnóstico diferencial

O diagnóstico de pleurite é confirmado por:

- Presença de líquido inflamatório na cavidade pleural
- Sons de fricção pleural, comuns nos estágios iniciais de pleurite e altos e abrasivos; eles soam muito próximos à superfície, não variam com a tosse comum nos estágios iniciais, e podem continuar a ser detectáveis por todo o estágio da efusão
- Presença de áreas de som maciço e uma linha de líquido horizontal na percussão acústica dos aspectos ventrais do tórax, característica da pleurite e presença de líquido pleural
- Dor torácica, febre e toxemia são comuns.

Pneumonia normalmente ocorre em conjunto com pleurite e a diferenciação é difícil e muitas vezes desnecessária. A intensidade aumentada dos sons pulmonares associada à consolidação e à presença de crepitações e sibilos é característica de pneumonia.

Enfisema pulmonar se caracteriza por crepitações altas, dispneia expiratória, hiper-ressonância do tórax e ausência de toxemia, a menos que associado a pneumonia bacteriana.

Hidrotórax e hemotórax geralmente não são acompanhados por febre ou toxemia, e dor e sons de fricção pleurítica não estão presentes. A aspiração de fluido pela punção de uma agulha pode ser tentada, se existe dúvida. Efusão pleural que consiste em transudato pode ocorrer em *cor pulmonale* como consequência de pneumonia intersticial crônica em bovinos.

Congestão e edema pulmonares se manifestam pelo aumento do murmúrio vesicular e consolidação ventral, sem hidrotórax ou inflamação pleural.

Tratamento

Os princípios de tratamento da pleurite são controle de dor, eliminação da infecção e prevenção de complicações.

Terapia antimicrobiana

O objetivo principal do tratamento é controlar a infecção nas cavidades pleurais usando a administração sistêmica de antimicrobianos, que devem ser selecionados com base na cultura e sensibilidade dos patógenos do líquido pleural. Antes dos resultados do teste de sensibilidade antimicrobiana estarem disponíveis, recomenda-se o uso de antimicrobianos de amplo espectro. A terapia antimicrobiana pode ser necessária por várias semanas.

Drenagem e lavagem da cavidade pleural

A drenagem do líquido pleural remove exsudato da cavidade pleural e permite que os pulmões reexpandam. Os critérios para drenagem incluem:

- Resposta inicial ruim ao tratamento
- Grandes quantidades de líquido causando angústia respiratória
- Líquido pleural pútrido
- Bactérias nas células do líquido pleural.

A experiência clínica sugere que a drenagem melhora o desfecho.

O líquido pleural pode ser drenado usando toracocentese intermitente ou tubos torácicos fixos. A drenagem intermitente é satisfatória em um animal com quantidade pequena de fluido. Tubos torácicos pequenos (12 a 20 french) são inseridos temporariamente em intervalos de 2 a 3 dias para remover o líquido. A aspiração pode não ser fácil em alguns casos porque o tubo de drenagem pode ser bloqueado com a fibrina e os movimentos respiratórios podem resultar em laceração do pulmão. A drenagem pode ser difícil ou quase impossível em casos nos quais a aderência da pleura visceral e parietal é extensa e o líquido está dividido em lojas.

Pode ser necessária a colocação de tubos torácicos fixos uni ou bilateralmente, dependendo da patência da fenestração mediastinal e do grau de formação de lojas com líquido. Um tubo torácico de grande diâmetro (24 a 32 french) é inserido e fixado para impedir que deslize para fora. A drenagem unidirecional através do tubo é facilitada por uma válvula de Heimlich e monitoramento com frequência. Permite-se que o líquido pleural drene ou goteje passivamente, uma vez que a sucção frequentemente resulta em obstrução do tubo com fibrina ou tecido pulmonar periférico. A loculação do líquido pode interferir com a drenagem adequada e requerer a substituição de tubos. As complicações incluem celulite subcutânea ou pneumotórax.

A *lavagem pleural* pode auxiliar na remoção de fibrina, restos inflamatórios e tecido necrótico; ela pode prevenir a loculação, diluir o líquido pleural espesso e facilitar a drenagem (Figura 12.11). Um tubo torácico é colocado dorsalmente e outro ventralmente usando orientação ultrassonográfica; 5-10 ℓ de uma solução de cloreto de sódio isotônica (NaCl 0,9%) aquecida estéril são infundidos dentro de cada hemitórax pelo fluxo gravitacional. Depois da infusão, o tubo torácico dorsal é obliterado e o tubo torácico ventral é reconectado a uma válvula unidirecional e permite-se que o líquido da lavagem drene.

A *toracotomia* tem sido usada com sucesso para o tratamento de pericardite, pleurite e abscessos pulmonares em bovinos. Argumentações são feitas para o uso de dexametasona na dose de 0,1 mg/kg de peso corporal IV ou intramuscular para reduzir o grau de efusão pleural. Em casos agudos de pleurisia em equinos, analgésicos como fenilbutazona são valiosos para aliviar a dor e a ansiedade, permitindo que o equino coma e beba mais normalmente.

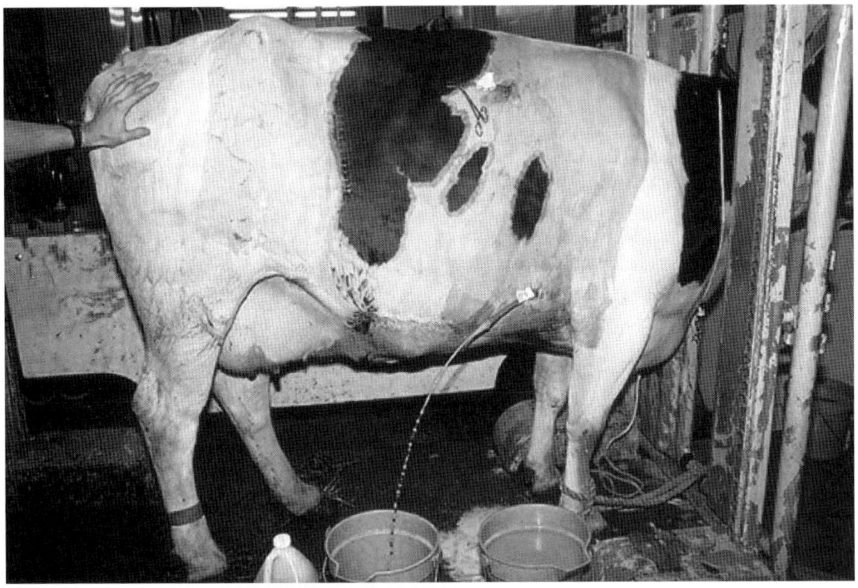

Figura 12.11 Lavagem pleural da cavidade direita de uma vaca Holandesa preta e branca com pleurite séptica secundária à perfuração localizada do abomaso e subsequente desenvolvimento de fístula diafragmática abomasal. Observar o tubo torácico de entrada dorsal que é pinçado e a drenagem do líquido pleural pelo tubo torácico de saída ventral. Dez litros de solução de cloreto de sódio (NaCl 0,9%) isotônica estéril aquecida foram infundidas dorsalmente e 20 ℓ de líquido pleural foram removidos pelo tubo ventral. (Esta figura encontra-se reproduzida em cores no Encarte.)

Terapia fibrinolítica

Aderências pleurais são inevitáveis e podem se tornar espessas e extensas, com a formação de loculação que aprisiona o líquido pleural; tudo isso impede a recuperação completa. No entanto, alguns animais estabilizarão em um determinado nível de cronicidade, sobreviverão por longos períodos e podem ser úteis para o trabalho leve ou como reprodutores. Agentes fibrinolíticos como a estreptoquinase têm sido usados na medicina para promover o adelgaçamento do líquido pleural, proporcionar o desbridamento enzimático das pleuras, provocar a lise das aderências e promover a drenagem das lojas. Como revisado no tópico "Pleuropneumonia Equina" neste capítulo, a terapia fibrinolítica usando ativador do plasminogênio tecidual recombinante parece promissora em reduzir a quantidade de fibrina acumulada e em acelerar a recuperação de equinos com pleuropneumonia.[10-12]

A prevenção da doença é conseguida pela prevenção da exposição a agentes etiológicos que causam pleurite, através de pocilgas livres de patógenos específicos, vacinação[7] e redução do efeito de fatores de risco não infecciosos.

REFERÊNCIAS BIBLIOGRÁFICAS

1. Jirawattanapong P, et al. Res Vet Sci. 2010;88:11.
2. Fablet C, et al. Res Vet Sci. 2012;93:627.
3. McFadden AMJ, et al. NZ Vet J. 2011;59:40.
4. Prats-van der Ham M, et al. J Arid Environ. 2015; 119:9.
5. Zhang Y, et al. J Vet Diagn Invest. 2009;21:164.
6. Garcia A, et al. J Vet Diagn Invest. 2012;24:235.
7. Merialdi G, et al. Vet J. 2012;193:234.
8. Brscic M, et al. J Dairy Sci. 2012;95:2753.
9. Pardon B, et al. BMC Vet Res. 2012;8.
10. Hilton H, et al. Vet Rec. 2009;164:558.
11. Rendle DI, et al. Aust Vet J. 2012;90:358.
12. Tomlinson JE, et al. J Vet Int Med. 2015;n/a.

Pneumotórax

Refere-se à presença de ar (ou outro gás) na cavidade pleural. A entrada de ar na cavidade pleural em quantidade suficiente causa colapso do pulmão e compromete a troca gasosa respiratória, com consequente angústia respiratória.

Etiologia

Pneumotórax é definido como espontâneo, traumático, aberto, fechado ou de tensão. Casos espontâneos ocorrem sem qualquer evento incitante identificável. Pneumotórax aberto descreve a situação na qual o gás entra no espaço pleural de outra forma que não a partir de um pulmão lacerado ou rompido, como por exemplo, através de uma ferida aberta na parede torácica. Pneumotórax fechado se refere ao acúmulo de gás no espaço pleural na ausência de uma ferida torácica aberta. Pneumotórax de tensão ocorre quando uma ferida atua como válvula de uma via, com o ar entrando no espaço pleural durante a inspiração, mas sendo impedido de sair durante a expiração por uma ação tipo de válvula das margens da ferida. O resultado é a piora rápida do pneumotórax. O pneumotórax pode ser unilateral ou bilateral. O mediastino completo da maioria dos bovinos e alguns equinos significa que, em muitos casos, o pneumotórax é unilateral, garantindo que o extravasamento de ar no espaço pleural ocorre em apenas um lado do tórax.

A *ruptura do pulmão* é uma causa comum de pneumotórax, e pode ser tanto secundária a um trauma torácico, por exemplo, uma ferida penetrante que lesiona o pulmão, quanto por doença pulmonar. A maioria dos casos de pneumotórax em bovinos está associada a doença pulmonar, notavelmente broncopneumonia e pneumonia intersticial. Pleuropneumonia é a causa mais comum de pneumotórax em equinos. O pneumotórax nesses casos resulta da ruptura "espontânea" de um pulmão enfraquecido ou do desenvolvimento de fístula broncopleural.

O *trauma da parede torácica* pode levar ao pneumotórax quando uma ferida penetra a parede torácica, incluindo a pleura parietal. Em bovinos, a parede torácica pode ser perfurada acidentalmente por maquinários agrícolas utilizados próximos aos bovinos, como, por exemplo, quando fardos de feno estão sendo movidos entre os animais. Feridas penetrantes da parede torácica são causa comum em equinos que se empalam em estacas de cercas e outros objetos sólidos. Um caso especial de lesão pulmonar perfurante ocorre em recém-nascidos nos quais a costela é fraturada durante o nascimento, e o pulmão lacerado pelas margens pontiagudas da costela fraturada.[1] Ferimentos de balas e flechas no tórax não são causa incomum de pneumotórax em regiões nas quais a caça é usual.

O pneumotórax também ocorre durante toracotomia, toracoscopia, biopsia pulmonar ou hepática (na qual há lesão acidental do pulmão) ou drenagem de líquido pleural ou pericárdico. O pneumotórax pode resultar de lesão ou cirurgia do trato respiratório anterior, presumivelmente em razão da migração de ar ao redor da traqueia para dentro do mediastino e subsequente extravasamento para dentro do espaço pleural. De forma semelhante, enfisema subcutâneo, como os que ocorrem comumente com ferimentos na axila, leva ao pneumotórax via mediastino.[2]

Patogênese

A entrada de ar dentro da cavidade pleural resulta no colapso do pulmão. Pode haver colapso parcial ou completo do pulmão. O colapso do pulmão resulta em hipoventilação alveolar, hipoxemia, hipercapnia, cianose, dispneia, ansiedade e hiperressonância na percussão do tórax afetado. Pneumotórax de tensão pode levar também à diminuição direta no retorno venoso ao coração pela compressão e colapso da veia cava.

O grau de colapso do pulmão varia com a quantidade de ar que entra na cavidade; pequenas quantidades são absorvidas imediatamente, mas quantidades grandes comprometem o volume corrente, o volume minuto e a troca gasosa e podem resultar em asfixia.

Achados clínicos

Há início agudo de dispneia inspiratória, que pode terminar fatalmente dentro de poucos minutos se o pneumotórax for bilateral e grave. Se o colapso ocorrer em apenas um saco pleural, a caixa torácica do lado afetado colapsa e apresenta movimento reduzido. Há aumento compensatório no movimento e abaulamento da parede torácica no lado não afetado. Na auscultação do tórax, os sons respiratórios estão significativamente diminuídos em intensidade e comumente ausentes. O mediastino pode abaular em direção do lado não afetado, e pode causar deslocamento moderado do coração e do choque de ponta, com acentuação dos sons cardíacos e do choque de ponta. Os batimentos cardíacos no lado afetado têm som metálico, e o choque de ponta pode estar ausente. Na percussão do tórax no lado afetado, hiperressonância é detectável sobre os aspectos dorsais do tórax.

Os animais afetados estão ansiosos, taquipneicos e com graus variáveis de angústia respiratória. Uma vez que muitos casos de pneumotórax em bovinos e equinos são secundários à doença pulmonar, particularmente doença pulmonar infecciosa, normalmente há sinais da doença incitante incluindo febre, toxemia, secreção nasal purulenta e tosse. Pneumotórax secundário ao trauma da parede torácica geralmente é prontamente aparente, embora costelas fraturadas que laceram o pulmão e causam pneumotórax ou hemotórax possam não ser percebidas com facilidade no exame físico, especialmente em recém-nascidos.

O diagnóstico definitivo se baseia na demonstração de pneumotórax pelo exame radiográfico ou ultrassonográfico. A radiografia permite a detecção de pneumotórax bilateral e unilateral e permite a identificação de outras síndromes de extravasamento de ar, incluindo pneumomediastino, pneumoperitônio e pneumopericárdio. Muitos bovinos com pneumonia e pneumotórax apresentam evidência radiográfica de bolhas enfisematosas. A ultrassonografia também é útil para determinar a extensão do pneumotórax e a presença de pulmão consolidado e líquido pleural.

Outras *complicações* do pneumotórax que não a angústia respiratória e a morte incluem pleurite séptica secundária à contaminação do espaço pleural, tanto secundária ao trauma quanto à ruptura do pulmão infectado.

O *prognóstico* depende da doença subjacente e de sua gravidade. De 30 bovinos com pneumotórax, principalmente secundário a pneumonia, 18 sobreviveram, 8 foram eutanasiados e 4 morreram. De 40 equinos com pneumotórax, 23 sobreviveram, 12 foram eutanasiados e 5 morreram. O prognóstico é melhor para animais com pneumotórax traumático ou aquele secundário à cirurgia do que para animais com pneumotórax atribuído à pneumonia.

Patologia clínica

Os valores hematológicos e bioquímicos séricos indicam a causa base ou concorrente – pneumotórax não causa alterações específicas nessas variáveis. A análise da hemogasometria arterial revela hipoxemia e hipercapnia.

Achados de necropsia

O pulmão no lado afetado está colapsado. Em casos nos quais há ruptura espontânea, há descontinuidade da pleura, normalmente sobre uma bolha enfisematosa. Hemotórax também pode estar evidente.

Diagnóstico diferencial

Os achados clínicos geralmente são diagnósticos. A hérnia diafragmática pode causar achados clínicos semelhantes, mas é relativamente rara em animais de fazenda. Em bovinos, a herniação normalmente está associada à reticulite traumática, e habitualmente não se manifesta por angústia respiratória. Hérnias grandes com entrada no fígado, estômago e intestinos causam dificuldade respiratória, nota timpânica na percussão e sons peristálticos audíveis à auscultação.

Tratamento

Depende da causa do pneumotórax e da gravidade da angústia respiratória e da hipoxemia. Os animais devem receber tratamento para a doença subjacente. Animais com pneumotórax fechado que não estão em angústia respiratória ou hipoxêmicos não requerem tratamento específico para o pneumotórax, embora o animal deva ser confinado e impedido de se exercitar até que os sinais de pneumotórax tenham se resolvido. Um pneumotórax aberto como consequência de ferida torácica deve ser fechado cirurgicamente.

A descompressão emergencial da cavidade pleural por meio da introdução de uma agulha conectada a um equipo submerso em um frasco de solução de cloreto de sódio ou água cria um sistema de drenagem vedado à água. Tubos de toracostomia acoplados a válvulas de drenagem torácica de Heimlich são efetivos para prevenir a aspiração de ar. Sucção contínua usando toracostomia (p. ex., com cateter torácico com trocarte Argyle™, 24 french, 40 cm) e um sistema de drenagem vedado à água de três garrafas padrão ou equivalentes comerciais é preferível se há grandes vazamentos de ar contínuos que podem ameaçar a vida. A reinsuflação do pulmão deve ser gradual porque a remoção rápida do ar pode resultar em edema pulmonar.[3] A insuflação do pulmão pode ser monitorada por exames ultrassonográficos repetidos. O animal deve ser mantido o mais quieto possível e não deve ser permitido que se exercite. Equinos com ferimentos na axila devem ser contidos até que a ferida tenha fechado, pois isso impede a aspiração de ar para dentro da ferida.[2] O tratamento antimicrobiano profilático é aconselhável para evitar o desenvolvimento de pleurite séptica.

Deve-se tomar cuidado ao realizar biopsia do pulmão ou do fígado, e esta última deve ser guiada por ultrassonografia para impedir a lesão acidental do pulmão.[4]

REFERÊNCIAS BIBLIOGRÁFICAS

1. Jean D, et al. Equine Vet J. 2007;39:158.
2. Joswig A, et al. Equine Vet Educ. 2013;25:139.
3. Epstein KL. Equine Vet Educ. 2009;21:627.
4. Sammons SC, et al. JAVMA. 2014;245:939.

Hérnia diafragmática

É incomum em animais de fazenda, nos quais ela pode ser adquirida – normalmente como consequência de trauma – ou congênita. De uma série de 44 equinos e potros examinados em decorrência de hérnia diafragmática, determinou-se que 5 casos eram congênitos e 39 adquiridos.[1]

Hérnias diafragmáticas congênitas são relatadas na maioria das espécies de grandes animais, embora os detalhes da frequência ou fatores de risco não estejam disponíveis.[2-10] A hérnia congênita resulta da falha na formação completa do diafragma durante a embriogênese durante um processo que envolve o septo transverso, mesentério dorsal embrionário, pregas pleuroperitoneais e mesênquima da parede corporal. Hérnias congênitas se desenvolvem como consequência de defeitos na musculatura diafragmática quando o septo transverso e as pregas pleuroperitoneais não se fundem completamente, ou na porção tendinosa dorsal do diafragma.[2] Essas hérnias se caracterizam por um saco herniário composto de membranas peritoneal e pleural que ocorre de um lado ou do outro lado da linha média (normalmente o lado direito em equinos), no ramo ventral direito (hérnia retroesternal) ou no ramo dorsal esquerdo.[1,2] As margens das hérnias congênitas geralmente são lisas, fibrosas e espessadas e têm aspecto histológico característico. Em alguns casos, o saco pericárdico está incompleto e o diafragma é rudimentar e na forma de uma pequena prega projetando-se da parede torácica. Os animais afetados normalmente sobrevivem por poucas horas a várias semanas, ainda que muitos possam sobreviver por anos com a hérnia sendo clinicamente inaparente.[1] Em suínos, muitos animais em cada ninhada podem ser afetados.

Hérnias adquiridas geralmente estão associadas a trauma, como quedas, colisões com veículos motorizados, parto (tanto para a égua quanto ao potro) ou exercício extenuante.[1,10,13] Ela ocorre em bovinos, especialmente associada a reticuloperitonite traumática, em cujo caso a hérnia é pequena, não causa angústia respiratória e pode não haver sons anormais no tórax.

Achados clínicos

Em bovinos, incluem timpanismo ruminal crônico ou recorrente causado pela herniação do retículo impedindo sua função normal na eructação. Sons cardíacos abafados podem ser detectáveis em ambos os lados do tórax.

Os achados clínicos de hérnia diafragmática em equinos adultos normalmente se referem à herniação com ou sem encarceramento de seções do trato gastrintestinal. Os sinais de comprometimento respiratório não são comuns. Às vezes há histórico de trauma ou parto recente, mas isso não é invariável, e muitos casos em equinos adultos ocorrem sem um evento sendo percebido no passado recente. Os achados clínicos no exame são aqueles típicos de cólica, variando em gravidade desde encarceramento sem estrangulação ao encarceramento estrangulante agudo com choque séptico grave e colapso. O exame retal não revela evidência específica de hérnia diafragmática, com a rara exceção de uma sensação de que o abdome não está tão cheio como seria esperado. A auscultação torácica pode revelar a presença de borborigmos nos campos pulmonares, mas estes devem ser interpretados com cautela, uma vez que tais achados podem ocorrer em equinos com diafragma intacto. O exame do líquido peritoneal normalmente não revela anormalidades. O exame radiográfico ou ultrassonográfico pode proporcionar diagnóstico definitivo (Figura 12.12).

A hérnia geralmente é dorsal esquerda (aproximadamente 2/3 dos casos) e ventral direita (aproximadamente 1/3 dos casos) em equinos.[1,4] A hérnia retroesternal congênita (hérnia de Morgagni) é quase exclusivamente ventral direita em equinos.[2]

A presença de sons intestinais no tórax pode ser mal interpretada, pois eles com frequência estão presentes no animal normal, mas sua presença, acompanhada por dispneia e ressonância na percussão deve despertar suspeita. Radiografia, ultrassonografia, toracoscopia e laparotomia exploratória são os procedimentos diagnósticos mais úteis. A radiografia revela a presença de conteúdo intestinal cheio de gás e líquido no tórax, visível em bovinos como massas redondas ovais sobre o coração. A ultrassonografia demonstra a presença de alças intestinais no tórax. Pode haver fluido pleural excessivo.

O tratamento definitivo da hérnia adquirida ou traumática é a recolocação cirúrgica das vísceras no abdome e o reparo do defeito no diafragma. O reparo de uma hérnia diafragmática através de toracotomia em posição quadrupedal em uma vaca foi descrito. O reparo cirúrgico foi realizado em bezerros, potros e em equinos adultos.[1-4,10,12,13]

O prognóstico é reservado a desfavorável, com a sobrevivência no longo prazo de potros e equinos afetados sendo 7/44 e 8/31, respectivamente.[1,4] Os fatores relacionados com sobrevivência incluem presença e extensão do intestino encarcerado, tamanho do defeito diafragmático (sendo os menores associados à maior chance de sobrevivência) e localização da fenda. Esta localização provavelmente está relacionada com sobrevivência, porque fendas pequenas localizadas ventralmente são mais acessíveis para a correção cirúrgica.[1]

REFERÊNCIAS BIBLIOGRÁFICAS

1. Hart SK, et al. J Vet Emerg Crit Care. 2009;19:357.
2. Pauwels FF, et al. JAVMA. 2007;231:427.
3. Bellavance A, et al. Can Vet J. 2010;51:767.
4. Romero AE, et al. Can Vet J. 2010;51:1247.
5. DeVilbiss B, et al. J Zoo Wildlife Med. 2011;42:513.
6. Foster DM, et al. Aust Vet J. 2011;89:51.
7. Palmer JE. Equine Vet Educ. 2012;24:340.
8. Hicks KA, et al. Can Vet J. 2013;54:687.
9. Hifumi T, et al. J Vet Med Sci. 2014;76:711.
10. Efraim G, et al. Israel J Vet Med. 2015;70:37.
11. Sprayberry KA, et al. Vet Clin Equine. 2015;31:199.
12. Roecken M, et al. Vet Surg. 2013;42:591.
13. McMaster M, et al. J Equine Vet Sci. 2014;34:1333.

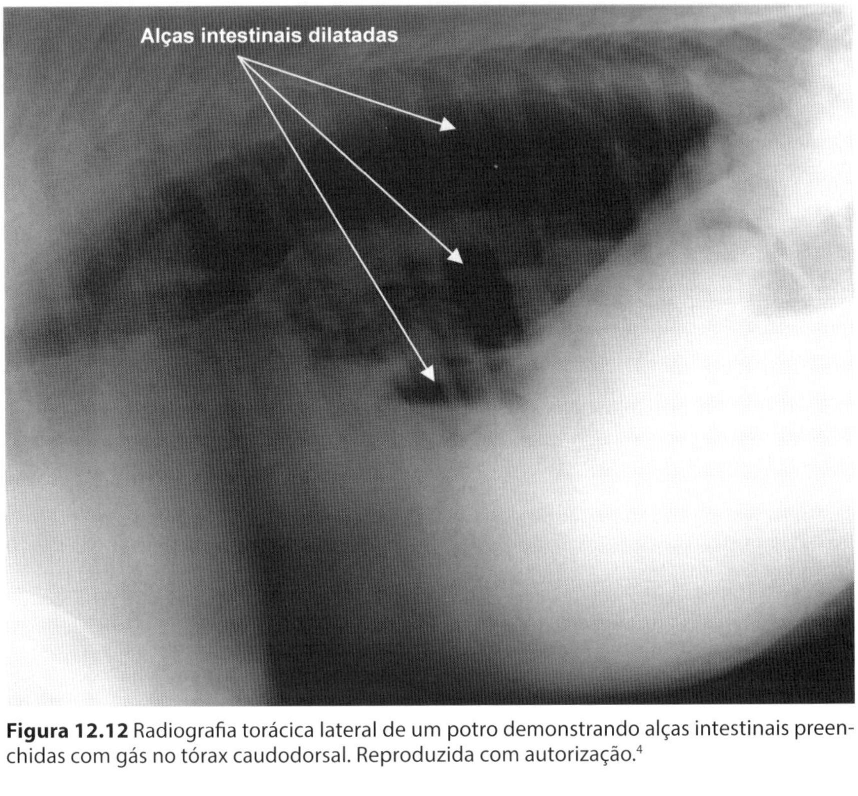

Figura 12.12 Radiografia torácica lateral de um potro demonstrando alças intestinais preenchidas com gás no tórax caudodorsal. Reproduzida com autorização.[4]

DOENÇAS DO TRATO RESPIRATÓRIO DE BOVINOS

Granuloma nasal enzoótico bovino (rinite atópica bovina)

Dos três tipos clínicos conhecidos de obstrução nasal crônica em bovinos, dois foram identificados etiologicamente e possuem características clínicas ou epidemiológicas que os distinguem do granuloma nasal enzoótico. Um é registrado predominantemente em bovinos de corte, e parece ser causado por fungo, normalmente *Rhinosporidium* spp., *Drechslera* spp., *Nocardia* spp. [1] ou *Pseudoallescheria boydii*.[2] Outro é causado pelo parasita *Schistosoma nasalis*. O terceiro tipo, o granuloma nasal enzoótico, ocorre comumente no sul da Austrália e menos comumente na Nova Zelândia e é relatado como doença esporádica na América do Sul e doença ocasional na América do Norte, Grã-Bretanha e Europa. Relatou-se surto em rebanho em vacas Jersey no Reino Unido.[3]

O granuloma nasal enzoótico ocorre esporadicamente em alguns rebanhos, mas pode chegar à incidência de 30%. Em uma área, 75% dos rebanhos apresentaram a doença. Animais com idade entre 6 meses e 4 anos são os afetados com maior frequência, e a doença crônica pode ou não ser precedida por ataque de rinite aguda. A maioria dos casos começa nos meses do verão e outono. Parece que o granuloma nasal se desenvolve como resposta contínua e progressiva a episódios agudos de hipersensibilidade a alergênios presentes nos meses de verão. Isso está de acordo com o desenvolvimento gradual da respiração estertorosa e as observações – em biopsias da mucosa nasal – da presença de mastócitos em todas as estações, mas há regressão dos eosinófilos nos meses de inverno.

Uma pesquisa extensa de áreas de produção leiteira da Austrália mostrou que 22% dos bovinos tiveram lesões, e que a prevalência foi maior em áreas onde o volume de chuvas anual médio foi acima de 70 cm do que em áreas com menos de 70 cm; a prevalência variou entre 4 e 48%; vacas Jersey foram afetadas mais comumente do que vacas da raça Holandesa preta e branca. Na Nova Zelândia, 40% das fazendas e 36% do gado abatido estavam afetados, ao passo que apenas 3,6% do gado de corte jovem mostrou lesões.

A doença foi identificada como rinite alérgica e produzida experimentalmente. Antígenos específicos não foram identificados como causa, mas vacas com granuloma nasal são muito mais sensíveis a uma série de alergênios comuns no ambiente do que vacas não afetadas. Causas adicionais possíveis incluem a infestação das cavidades nasais com o ácaro de pastagem (*Tyrophagus palmarum*). Uma condição semelhante foi descrita nos EUA como maduromicose, mas há granulomas nasais associados a lesões granulomatosas múltiplas da pele das orelhas, cauda, vulva e coxas. Os granulomas contêm muitos eosinófilos e elementos fúngicos identificados provisoriamente como *Helminthosporium* sp.

No granuloma nasal enzoótico, casos agudos são caracterizados por início repentino de secreção nasal e ocular bilateral e inchaço da mucosa nasal causando respiração estertorosa e difícil. Os animais afetados sacodem suas cabeças, resfolegam e esfregam seus narizes em cercas; como consequência, eles normalmente obstruem suas narinas com fragmentos de vegetação. Essa forma da doença é a mais comum em bovinos de raças das Ilhas do Canal e seus cruzamentos. A secreção nasal nessas raças normalmente tem cor amarela a laranja.

Casos estabelecidos de granuloma nasal enzoótico apresentam lesões que consistem em nódulos granulomatosos de 1 a 4 mm de diâmetro e altura em ambas as narinas. As lesões se estendem de apenas dentro da narina para posteriormente por 5 a 8 cm. Elas podem ser em pequeno número ou ser muito aglomeradas. Sua textura é firme e a mucosa sobre elas é normal. Elas têm histopatologia característica de metaplasia e hiperplasia epitelial e contêm grande número de eosinófilos e mastócitos.

Os achados clínicos predominantes são ruído respiratório e dispneia causada pela obstrução do fluxo de ar. A gravidade desses sinais pode flutuar mas, em geral, eles progridem lentamente ao longo de vários meses e então permanecem estáticos. Embora a angústia respiratória possa ser suficientemente grave para causar perda de condição geral e diminuição significativa na produção de leite, os animais afetados não morrem. Uma boa proporção deles tem de ser descartada por motivos econômicos.

O quadro clínico no *granuloma nasal micótico* é superficialmente semelhante com relação à respiração ruidosa, angústia respiratória e secreção nasal, mas não há associação sazonal. Além disso, as lesões visíveis e palpáveis na parte anterior das cavidades nasais são pólipos de até 5 cm de diâmetro que ocorrem isoladamente ou em massas confluentes. Sua superfície de corte é amarela a verde e, às vezes, elas estão ulceradas. Histologicamente, as lesões são granulomas eosinofílicos contendo esporos fúngicos e às vezes hifas. Fungos (*Drechslera rostrata*) foram isolados das lesões.

REFERÊNCIAS BIBLIOGRÁFICAS

1. Shibahara T, et al. Aust Vet J. 2001;79:363.
2. Singh K, et al. Vet Pathol. 2007;44:917.
3. Anon. Vet Rec. 2012;171:468.

Estenose traqueal em bovinos confinados

A estenose traqueal, também conhecida como "síndrome de honker", ocorre em bovinos confinados. A etiologia é desconhecida. Ela se caracteriza por edema extenso e hemorragia da parede dorsal da traqueia, resultando em tosse (grasnado), dispneia e estertor respiratório. Pode ocorrer oclusão completa da traqueia. Os animais afetados podem ser encontrados mortos sem quaisquer sinais premonitórios.

Na estenose traqueal em bovinos confinados, há hemorragia acentuada da submucosa dorsal e ventral ao músculo traqueal, resultando em deslocamento ventral da mucosa e oclusão parcial a completa do lúmen traqueal. Hemorragia difusa no tecido conjuntivo peritraqueal e músculos vizinhos do pescoço é comum em animais que morrem de asfixia. Histologicamente, há hiperemia e mucosa traqueal hiperplásica com erosões focais, metaplasia escamosa e perda de cílios. Em casos agudos, a mucosa está significativamente espessada em decorrência da hemorragia e do edema. A cultura revela flora bacteriana mista.

Trombose da veia cava caudal (trombose da veia cava posterior) e pneumonia embólica em bovinos

A pneumonia embólica como sequela da trombose da veia cava posterior é uma doença relativamente comum de bovinos na Europa e no Reino Unido. A doença é rara em bovinos com menos de 1 ano de idade, embora possa ocorrer em qualquer idade. A maioria dos animais afetados está confinada e recebe dietas com alta concentração de grãos, e há picos de incidência naqueles momentos do ano quando a maioria dos bovinos recebe essas dietas. Há relação entre a ocorrência dessa doença e a abscedação hepática que se origina da rumenite induzida pelo ácido láctico em dietas com alto teor de grãos. A doença foi relatada com sepse digital profunda em bovinos.[1] Ainda que rara, uma síndrome semelhante ocorre em equinos.[2]

A *etiologia* e a *patogênese* da doença se baseiam no desenvolvimento de trombo na veia cava posterior e na subsequente liberação de êmbolos que se alojam na artéria pulmonar, causando embolismo, endarterite, abscessos pulmonares múltiplos e pneumonia supurativa crônica. Hipertensão pulmonar se desenvolve na artéria pulmonar, levando ao desenvolvimento de aneurismas, que podem romper causando hemorragia intrapulmonar ou intrabrônquica intensas. Na maioria dos casos os trombos da veia cava se originam dos abscessos hepáticos ou de abscessos pós-diafragmáticos. Normalmente há flebite inicial e o trombo subsequente se estende até a parte torácica do vaso. Quando o trombo oclui as aberturas das veias hepáticas para a veia cava, há congestão do fígado e hepatomegalia, ascite e distensão abdominal em alguns desses casos.

A *forma mais comum* da doença se caracteriza por manifestações de doença do trato respiratório. Comumente há histórico da doença por algumas semanas ou mais tempo, mas alguns animais são "encontrados mortos" sem nenhuma enfermidade prévia registrada. Os animais afetados geralmente apresentam condição corporal moderada a ruim, apetite reduzido, motilidade ruminal reduzida e resposta de dor reticular positiva. Normalmente há febre e aumento na frequência e profundidade da respiração, tosse, epistaxe e hemoptise, anemia com palidez, murmúrio hêmico e hematócrito baixo. A respiração é dolorosa e grunhido ou suspiro expiratório leve pode ser audível em cada respiração. Enfisema subcutâneo e secreção espumosa na boca são evidentes em alguns animais. A palpação profunda nos espaços intercostais e sobre o xifoide do esterno pode estimular um gemido doloroso. Os sons pulmonares podem ser normais nos estágios iniciais, mas com o desenvolvimento de lesões pulmonares arteriais, pneumonia embólica e colapso do pulmão afetado, sons pulmonares anormais disseminados são audíveis. Pode haver ascite. Em uma série de casos, a presença de anemia, hemoptise, epistaxe e sons pulmonares anormais disseminados foram características claras da doença. Há sinais não específicos concomitantes, como inapetência, estase ruminal e fezes escassas.

Cerca de um terço dos bovinos afetados se tornam progressivamente piores ao longo de um período de 2 a 18 dias, com dispneia moderada a grave e morte por anemia aguda ou crônica, ou eles são eutanasiados por motivos humanitários. Quase metade dos casos morre subitamente como consequência da hemorragia intrabrônquica volumosa. Esta é provavelmente a única causa comum de hemorragia aguda do trato respiratório em bovinos que faz com que o animal literalmente caia morto. O restante dos animais tem doença aguda breve com curso de cerca de 24 h.

Alguma evidência de envolvimento hepático com frequência está presente, incluindo aumento do fígado, ascite e melena. *Cor pulmonale* crônico se desenvolve em alguns animais, com sinais concomitantes de insuficiência cardíaca congestiva.

A *radiografia* do tórax de alguns animais afetados encontrou aumento da densidade pulmonar e manchas irregulares, focais ou difusas e não específicas. Opacidades mais distintas estão presentes em alguns casos e são referíveis como infartos embólicos e hemorragias pulmonares maiores. As anormalidades radiográficas nos pulmões são detectadas em aproximadamente um terço das vacas com trombose da veia cava caudal. A *ultrassonografia* pode ser uma ferramenta diagnóstica útil para detectar alterações na veia cava caudal. Em vacas afetadas, a veia cava caudal tem forma redonda a oval em vez de triangular como nos bovinos normais e as veias hepática, esplênica e porta podem estar dilatadas.[3] Pode ser detectada a presença de trombos na veia cava caudal (Figura 12.13).[4]

Tipicamente, há anemia e leucocitose. A neutrofilia com desvio à esquerda regenerativo e hipergamaglobulinemia como consequência de infecção crônica são comuns. A atividade sérica da gamaglutamil transpeptidase está elevada em aproximadamente um terço dos casos.[3]

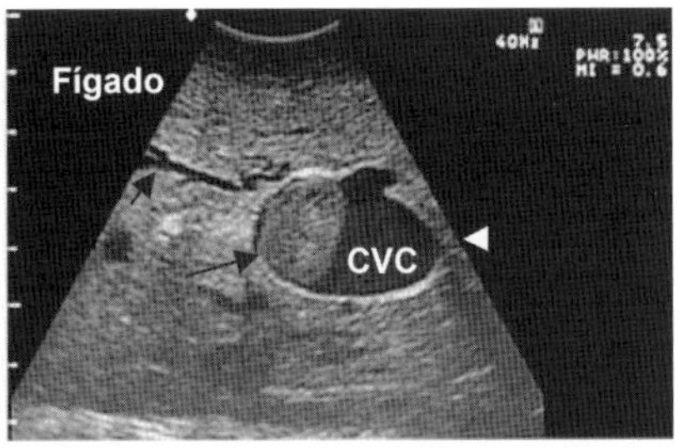

Figura 12.13 Ultrassonografia da veia cava intra-hepática de uma vaca adulta demonstrando um trombo (setas pretas) e vasos intra-hepáticos dilatados (pontas das setas brancas). Reproduzida com autorização.[4]

Os *achados de necropsia* incluem um grande trombo pálido na veia cava posterior entre o fígado e o átrio direito. A oclusão da veia cava posterior resulta em hepatomegalia e ascite. Abscessos hepáticos de tamanho e número variáveis são comuns e, com frequência, próximos da parede da veia cava posterior trombosada. Tromboembolismo pulmonar com abscessos pulmonares múltiplos, pneumonia supurativa e erosão das paredes arteriais pulmonares com hemorragia intrapulmonar também são comuns. Os pulmões revelam enfisema, edema e hemorragia. Uma variedade de bactérias, incluindo estreptococos, *E. coli*, estafilococos e *F. necrophorum* são encontrados nos abscessos hepáticos.

Animais que morrem subitamente são encontrados deitados em uma poça de sangue e a necropsia revela grandes quantidades de sangue coagulado nos brônquios e na traqueia.[3]

A doença deve ser diferenciada de pneumonia verminótica, pneumonia por aspiração crônica e endarterite pulmonar como consequência de endocardite e pneumonia intersticial atípica crônica. Não há tratamento com possibilidade de ter qualquer efeito sobre a doença, e a principal tarefa é reconhecer a doença precocemente e abater o animal para aproveitamento da carcaça, se possível.

REFERÊNCIAS BIBLIOGRÁFICAS

1. Simpson KM, et al. Can Vet J. 2012;53:182.
2. Schoster A, et al. Can Vet J. 2010;51:891.
3. Braun U. Vet J. 2008;175:118.
4. Sigrist I, et al. J Vet Int Med. 2008;22:684.

Trombose da veia cava cranial

Ocorre em vacas. Casos em animais jovens também foram registrados e sugere-se que eles surjam de infecção do umbigo. A doença tem ocorrido com reticuloperitonite em bovinos.[1] Os achados clínicos incluem tosse, taquipneia, sons cardíacos abafados, intolerância ao exercício e fluido pleural excessivo. Como na trombose da veia cava caudal, pode haver o desenvolvimento de muitos abscessos pulmonares ou broncopneumonia. A hipertensão pulmonar não é uma característica como na lesão caudal. Contudo, o aumento da pressão na veia jugular, a dilatação da veia jugular e edema local (peito) podem ocorrer (Figura 12.14). O exame ultrassonográfico pode revelar trombose da veia cava cranial se estendendo para dentro do átrio direito.

REFERÊNCIA BIBLIOGRÁFICA

1. Gerspach C, et al. Can Vet J. 2011;52:1228.

Doença respiratória bovina aguda indiferenciada

Definição do problema

O principal problema que clínicos de grandes animais encontram normalmente é um grupo de bovinos que são acometidos por doença respiratória aguda de diagnóstico incerto.

A doença respiratória aguda indiferenciada bovina (DRB) caracteriza-se clinicamente por dispneia, tosse, secreção nasal, graus variáveis de depressão, anorexia, pirexia variando de 40 a 41°C, evidência de pneumonia à auscultação dos pulmões e resposta variável ao tratamento. Algumas mortes inesperadas podem ter ocorrido como indicação inicial do problema. Embora na maioria dos casos a pneumonia seja a causa óbvia da doença, determinar a etiologia é o maior problema diagnóstico. Se as lesões típicas de quaisquer doenças comuns do trato respiratório de bovinos podem ser reconhecidas clinicamente, como aquelas da rinotraqueíte infecciosa bovina (IBR), então um diagnóstico específico pode ser feito com base na clínica. O grupo afetado pode ser de novilhas leiteiras não desmamadas, bezerros de corte desmamados ou animais de 1 ano que chegaram recentemente ao confinamento, bovinos que estão em confinamento por períodos variáveis de tempo, bovinos jovens em crescimento em pasto no verão, vacas maduras que foram colocadas recentemente em um pasto viçoso, vacas ou novilhas leiteiras em lactação ou um grupo de vitelos. A taxa de morbidade pode variar de 10 a 50%, dependendo da idade dos animais afetados, do estado imune dos animais, da natureza dos estressores envolvidos e da natureza da doença.

A doença respiratória é a doença mais comum entre os bovinos em confinamento, afetando em média mais de 16% do gado localizado ali.[1] Em geral, a doença respiratória bovina é responsável por 65 a 79% da morbidade e 44 a 72% da mortalidade em bovinos confinados. Apesar da pesquisa intensiva no campo, a incidência da doença respiratória em bovinos durante o primeiro ano de vida não pode ser controlada. A proporção de mortalidade atribuída à doença respiratória em novilhas leiteiras desmamadas aumentou de 34% de todas as mortes em 1991 para 46,5% em 2007.[2]

Estima-se que o impacto econômico da doença respiratória na indústria de carne nos EUA exceda US$ 4 bilhões anualmente, incluindo custos com tratamento, prevenção da doença e perda de produção, como redução no desempenho do crescimento.[3] Bovinos com lesões pulmonares detectáveis no abate tiveram, em média, diminuição de 0,08 kg/dia no ganho de peso diário, quando comparado com bovinos sem lesões pulmonares. Os efeitos prolongados da doença respiratória em novilhas leiteiras sobre a produção de leite e a fertilidade na vida posterior são mais difíceis de estimar, mas descobriu-se que incidências repetidas de doença respiratória em uma novilha leiteira quase dobram o risco de não completar a primeira lactação.[4]

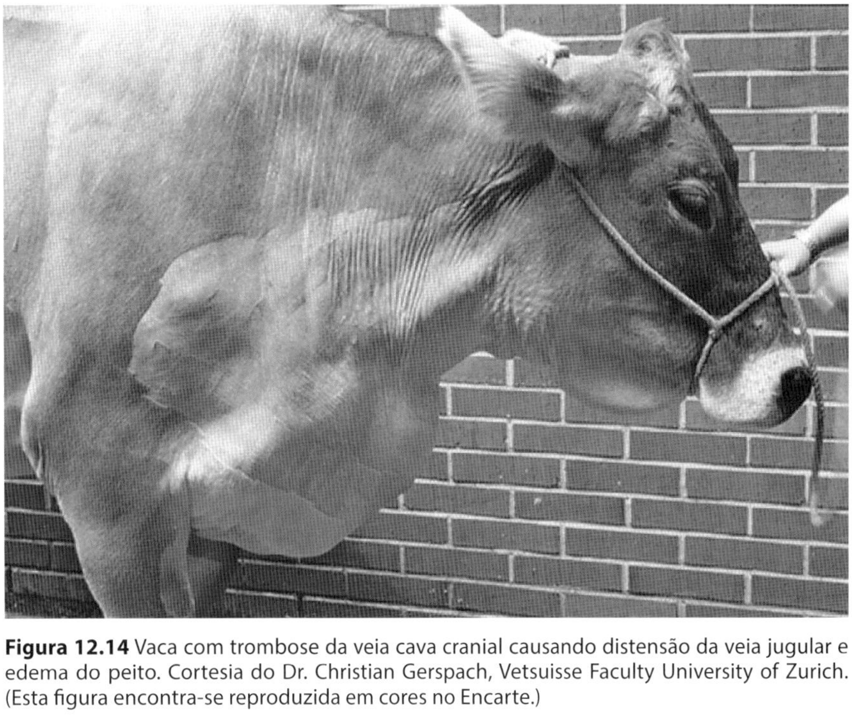

Figura 12.14 Vaca com trombose da veia cava cranial causando distensão da veia jugular e edema do peito. Cortesia do Dr. Christian Gerspach, Vetsuisse Faculty University of Zurich. (Esta figura encontra-se reproduzida em cores no Encarte.)

O objetivo principal do clínico deve ser fazer o diagnóstico clínico mais preciso o mais rapidamente possível, com base nos achados clínicos e epidemiológicos que são identificáveis na fazenda, preferencialmente quando examinando os animais na primeira visita. Dar um prognóstico e a formulação de um tratamento racional e econômico que minimizará a morbidade e a mortalidade são os objetivos seguintes. Em qualquer situação de grupo, a medicação em massa de cada animal contactante é uma consideração importante que aumentará os custos e deve ser equilibrada contra as perdas econômicas que poderiam ocorrer se todos os animais não fossem tratados metafilaticamente. O manejo clínico do surto, que inclui o tratamento dos casos óbvios e a prevenção de novos casos, se possível, depende em parte do diagnóstico. No entanto, a diferenciação entre as doenças com base nos achados clínicos pode não ser confiável e, normalmente, é necessário começar a terapia antimicrobiana que será efetiva contra os patógenos bacterianos mais provavelmente presentes. Até mesmo depois de uma investigação clínica e laboratorial intensiva, a etiologia específica muitas vezes não será determinada e o clínico é deixado com diagnóstico de *doença respiratória aguda indiferenciada bovina* ou *doença respiratória bovina (DRB)*.

Os achados clínicos e epidemiológicos notáveis das doenças inclusas no complexo de DRB estão resumidos na Tabela 12.7. As doenças comuns do trato respiratório de bovinos podem ser divididas amplamente naquelas que afetam o trato respiratório posterior e aquelas afetam o trato respiratório anterior. Doenças pulmonares associadas ou a vírus ou a bactérias sozinhas ou em combinação são difíceis de distinguir uma da outra com base apenas nos achados clínicos. A presença de toxemia, que causa depressão e anorexia em pneumonia bacteriana é um guia útil para categorizar as doenças comuns quando se faz uma lista de diagnósticos diferenciais. Bovinos afetados com doenças virais complicadas do trato respiratório podem apresentar febre alta, mas geralmente não estão apáticos e anoréxicos porque a toxemia bacteriana está ausente.

Etiologia

Os principais agentes etiológicos que causam ou podem estar associados com a DRB aguda indiferenciada incluem:

- Vírus:
  - Herpes-vírus bovino tipo 1 (HVB-1) causando rinotraqueíte infecciosa bovina (IBR)
  - Vírus sincicial respiratório bovino (BRSV)
  - Vírus da parainfluenza-3 (PI-3)
  - Vírus da diarreia viral bovina (BVDV)
  - Coronavírus bovino (BoCV)
  - Adenovírus bovino (BAV)
- Bactérias:
  - *Mannheimia haemolytica*
  - *Pasteurella multocida*
  - *Histophilus somni* (anteriormente *Haemophilus somnus*)
- *Mycoplasma* spp.:
  - *Mycoplasma bovis*
  - *Mycoplasma mycoides* causando pleuropneumonia contagiosa bovina (PPCB)
  - *Mycoplasma bovirhinis*
  - *Mycoplasma dispar*
  - *Ureaplasma diversum*
- Etiologia incerta ou desconhecida:
  - Pneumonia intersticial atípica
- Verminose:
  - *Dictyocaulus viviparus.*

Papel dos agentes etiológicos

O papel dos agentes etiológicos na causa da doença respiratória bovina é controverso e, com frequência, incerto, uma vez que os principais patógenos são onipresentes em animais clinicamente normais. Considera-se que a doença é resultado dos efeitos de estressores que causam imunossupressão, o que permite a colonização do trato respiratório por patógenos oportunistas. O espectro do estado imune dos animais também é um fator relevante. Animais vacinados bem antes da infecção natural podem ser resistentes à doença clínica causada por patógenos específicos. Animais que sofreram infecção natural e desenvolveram imunidade humoral ou celular adequada também podem estar imunes à doença clínica.

Claramente, o *sinergismo viral-bacteriano* é um fator importante na fisiopatologia do complexo da doença respiratória bovina. É bem reconhecido que o efeito de um vírus que normalmente não é fatal combinado com várias bactérias comumente residentes no trato respiratório anterior de indivíduos saudáveis pode causar pneumonia bacteriana fatal. Numerosos modelos experimentais de sinergismo entre vírus e bactérias foram estudados. Em bovinos, os vírus que receberam a maior atenção nesse contexto são o vírus da parainfluenza-3 e o herpes-vírus bovino tipo 1, que em combinação com bactérias como, por exemplo, *M. haemolytica* ou *P. multocida* pode causar doença clínica consideravelmente mais grave do que a infecção experimental causada tanto pela infecção viral quanto pela infecção bacteriana isoladamente. Muitos mecanismos subjacentes foram sugeridos para esse sinergismo viral-bacteriano, incluindo função neutrofílica prejudicada ou recrutamento seguindo a infecção viral inicial, diminuição da atividade dos macrófagos ou número e capacidade de resposta alterados dos linfócitos. É mais provável que vários mecanismos estejam envolvidos na supressão da defesa antibacteriana pulmonar induzida por vírus.

Muitos estudos epidemiológicos para a doença respiratória bovina tentaram correlacionar a concentração de anticorpos séricos em bezerros de confinamento na chegada ao confinamento e ao longo dos 30 a 50 dias do período de engorda com a morbidade e mortalidade como consequência da doença respiratória. Baixo nível de anticorpos a um patógeno específico na chegada seguido por soroconversão significativa em animais que desenvolvem a doença respiratória bovina nas primeiras poucas semanas do período de engorda sugerem que o patógeno foi um fator etiológico importante. Em contrapartida, aqueles animais com nível elevado de anticorpos na chegada que não desenvolveram doença respiratória bovina são considerados imunes. No entanto, alguns animais com baixos níveis de anticorpos podem permanecer normais e soroconverter durante a parte inicial do período de engorda.

Bovinos confinados normalmente soroconvertem para HVB-1, PI-3, BVDV e BRSV e possivelmente também para *Mycoplasma bovis* e outros *Mycoplasma* spp., dentro do primeiro mês depois da chegada. A soroconversão a esses patógenos ocorre tanto em animais que desenvolvem doença respiratória quanto naqueles que permanecem normais dentro do mesmo grupo, mas a importância relativa de cada agente e sua natureza etiológica é controversa. As soroconversões da leucotoxina da *M. haemolytica*, vírus sincicial respiratório bovino (BRSV) e vírus da diarreia viral bovina (BVDV) foram preditivas de aproximadamente 70% de todos os casos de doença respiratória em confinamentos em Ontário. Bezerros chegando com concentrações de anticorpos séricos elevados para *Histophilus somni* tiveram menos doença respiratória bovina do que bezerros com níveis inferiores.

Muitos patógenos respiratórios que podem causar a doença estão presentes em indivíduos doentes e clinicamente normais de forma semelhante durante os surtos de doença respiratória bovina. Sugeriu-se que a doença respiratória bovina indiferenciada em bezerros de corte desmamados não é uma doença altamente contagiosa e que, embora os patógenos respiratórios possam ser fatores etiológicos importantes, a presença de outros fatores contribuintes é tão importante quanto para o desenvolvimento da doença clínica. Estresse resultante do desmame, transporte, processamento, aglomeração ou clima ruim é considerado um contribuinte importante dos surtos de doença respiratória bovina. Estudos que exploram o efeito do estresse resultante do desmame e da separação materna mostraram que o sinergismo viral-bacteriano foi alterado quando o desmame aconteceu no momento de uma infecção viral primária com herpes-vírus bovino tipo 1 seguido por infecção bacteriana secundária com *M. haemolytica*, resultando em taxas de mortalidade significativamente aumentadas.[5] De forma similar, bezerros desmamados imediatamente antes do transporte para um confinamento desenvolveram significativamente mais doença respiratória bovina indiferenciada, quando comparados com bezerros adaptados ao desmame por 45 dias.[6] Isso sugere que

Tabela 12.7 Diagnósticos diferenciais de doença respiratória bovina.

Doença	Epidemiologia	Achados clínicos e laboratoriais	Resposta ao tratamento
Pasteurelose pneumônica (febre dos transportes)	Doença comum na América do Norte. Bovinos jovens recentemente estressados pelo desmame ou transporte; mistura de animais de muitas origens diferentes; vários animais afetados, alguns encontrados mortos. Usual em confinamentos. A epidemia ocorre 7 a 10 dias depois da chegada no destino, mas os animais podem estar doentes na chegada ou poucos dias depois da chegada	Broncopneumonia toxêmica aguda, dispneia moderada, febre, aumento dos sons respiratórios sobre os aspectos ventrais dos pulmões, crepitações úmidas, tosse, pleurite	Boa resposta ao tratamento nos estágios iniciais. Falha em responder como consequência de lesões avançadas, pleurite, abscessos, dose inadequada e diagnóstico incorreto
Pasteurelose pneumônica (pneumonia enzoótica dos bezerros)	Doença comum em bezerros leiteiros estabulados, não desmamados, ocasionalmente em bezerros de corte em pastagem, com 2 a 6 meses de idade	Pneumonia aguda, subaguda e crônica, febre moderada, sons respiratórios altos ventralmente, crepitações e sibilos	Responde favoravelmente ao tratamento de broncopneumonia bacteriana secundária não complicada
Pneumonia intersticial viral (vírus da parainfluenza-3 [PI-3], vírus sincicial respiratório bovino [BRSV])	Bovinos adultos ou de 1 ano de idade criados em ambiente interno ou externo. Vacas jovens em rebanho leiteiro fechado. Pode ocorrer após a adição de animais ao rebanho. Morbidade elevada, mortalidade baixa	Início súbito de pneumonia aguda, dispneia moderada e toxemia, sons respiratórios altos e sibilos atribuídos à bronquiolite, sem crepitações úmidas a menos que haja pneumonia secundária. Leucopenia e linfopenia	A recuperação gradual ocorre em 3 a 5 dias. Tratar a complicação secundária com antimicrobianos
Infecção pelo vírus sincicial respiratório bovino	Bovinos jovens de 6 a 8 meses de idade, vacas-leiteiras adultas, surtos no rebanho são característicos, a taxa de fatalidade de casos varia de 1 a 30%. Anticorpos maternos não protegem bezerros	Inapetência, febre, tosse, dispneia e sons respiratórios anormais sugestivos de pneumonia intersticial. Morte comum naqueles com angústia respiratória grave. Soroconversão de quatro vezes ou mais ao BRSV. Imunofluorescência de esfregaços nasofaríngeos e isolamento do vírus. Bronquiolite aguda e alveolite	Tratar as complicações secundárias com antimicrobianos por 3 a 5 dias
Pneumonia, pleurite e abscessos miocárdicos pelo *Histophilus somni* (anteriormente *Haemophilus somnus*)	Comum em bovinos confinados, 6 a 8 meses de idade, início médio da doença fatal por pneumonia é de 12 dias depois do animal chegar ao lote e 22 dias para miocardite e pleurite	Pleuropneumonia supurativa toxêmica, dispneia, respiração pela boca. Febre persistente por vários dias. Miocardite concomitante pode causar morte súbita.	Resposta inadequada ao tratamento
Rinotraqueíte infecciosa bovina	Doença comum. Todos os grupos etários, mas principalmente bovinos jovens confinados. Surto comum, ocorrência imprevisível. Mais comum em rebanhos não vacinados	Rinotraqueíte aguda com lesões nasais discretas, dispneia inspiratória, tosse alta e explosiva, secreção nasal e ocular, febre alta por 3 a 5 dias, 1% morrem de pneumonia bacteriana secundária. Isolamento do vírus de suabes nasais. Sorologia aguda e convalescente	A recuperação gradual ocorre em 3 a 5 dias a despeito do tratamento. Tratar a pneumonia secundária
Pneumonia por *Mycoplasma bovis*	Bovinos confinados com histórico de doença respiratória. Vacas-leiteiras com pneumonia enzoótica. Mastite em vacas-leiteiras em lactação	Broncopneumonia aguda a crônica, anorexia, febre, poliartrite, otite. Broncopneumonia exsudativa, focos extensos de necrose coagulativa. Suabes nasais, líquido do lavado transtraqueal, tecido pulmonar, sorologia (considerar a presença de anticorpos maternos em bezerros jovens)	Sem resposta à terapia antibiótica
Pneumonia intersticial atípica (enfisema e edema pulmonar agudo, *fog fever*)	Ocorre 4 a 10 dias depois de bovinos adultos mudarem para o pasto viçoso do outono. Surtos usuais, início repentino, alta fatalidade. Ocorrência fortuita em bovinos confinados no fim do período de terminação	Morte súbita e rápida, dispneia intensa grave com grunhidos na expiração, sons respiratórios altos sobre os aspectos ventrais, crepitações, enfisema subcutâneo, casos graves morrem, dados laboratoriais não são úteis, confirmação na necropsia	A maioria dos casos graves morre; os casos leves a moderados se recuperam; o tratamento é difícil de avaliar. A forma no pasto pode ser prevenida com monensina nos alimentos por poucos dias antes e depois da troca de pasto
Alveolite alérgica extrínseca (pulmão de fazendeiro)	Não é comum. Bovinos maduros estabulados durante os meses de inverno e expostos a alimentos mofados ou pulverulentos. Vários animais ao longo de um período	Tosse crônica, dispneia, perda de peso, diminuição da produção de leite, sons respiratórios altos, crepitações, embotamento, mas não toxêmico, secreção nasal anormal	Nenhuma resposta ao tratamento
Pneumonia intersticial crônica (alveolite fibrosante difusa)	Apenas animais individuais. Pode ser a forma crônica da pneumonia intersticial aguda epidêmica	Início crônico de tosse, dispneia, perda de peso, diminuição da produção de leite, sons respiratórios diminuídos, sem toxemia, *cor pulmonale*	Nenhuma resposta ao tratamento
Pneumonia verminótica (*Dictyocaulus viviparus*)	Todas as idades são suscetíveis, normalmente acomete bovinos jovens de 6 a 12 meses em pastagem, estações quentes e úmidas. Surto comum, área enzoótica	Dispneia moderada a grave, tosse, febre, sons respiratórios altos, crepitações sobre a *metade dorsal dos pulmões*, eosinofilia pode ocorrer, larvas nas fezes 3 semanas depois da infecção	Nenhuma resposta a antimicrobianos. Responde a anti-helmínticos

(*continua*)

Tabela 12.7 (*Continuação*) Diagnósticos diferenciais de doença respiratória bovina.

Doença	Epidemiologia	Achados clínicos e laboratoriais	Resposta ao tratamento
Pneumonia por *Ascaris suis*	Não é comum. Todas as idades. Em pastos previamente ocupados por suínos	Início súbito, dispneia grave, mortes rápidas, sons respiratórios altos, crepitações sobre o pulmão inteiro. O animal irá se recuperar gradualmente se não for tão grave	Nenhuma resposta ao tratamento específico
Rinite alérgica (coriza de verão)	Principalmente no fim do verão e do outono, quando o pasto está em florescência. Casos esporádicos. Principalmente raças das Ilhas do Canal. Vacas podem ter a doença a cada ano	Início súbito, dispneia, sibilos inspiratórios, secreção nasal mucopurulenta e então caseosa, amarela a laranja. Espirros, esfrega o focinho em arbustos, galhos no nariz, sangramentos	Em estabulados, anti-histamínicos, resposta excelente em sintomas iniciais. Em casos de longa duração, o sibilo persiste até que a mucosa nasal se desprenda
Abscesso pulmonar	Animal único. Histórico de pneumonia sem resposta ao tratamento. Ocasionalmente, vários casos em confinamento	Tosse crônica com epistaxe e hemoptise, toxemia crônica, febre leve, crepitações e sibilos distribuídos aleatoriamente. Neutrofilia	Nenhum
Difteria dos bezerros	Bezerros jovens, condições sujas ou em pasto seco e irregular. Normalmente apenas poucos afetados	Toxemia aguda, febre, estridor inspiratório e estertor, lesões necróticas visíveis na laringe e cavidade oral	Responde a antimicrobianos e tratamento tópico
Pneumonia embólica atribuída à ruptura de abscesso da veia cava	1 a 8 anos de idade. Histórico de doença pulmonar com hemoptise e epistaxe e resposta ruim ao tratamento	Embotamento, polipneia, hiperpneia, dor torácica, tosse frequente com hemoptise, epistaxe, temperatura variável, anemia. Comum, focos disseminados de crepitações e sibilos com aumento dos sons respiratórios. Podem morrer rapidamente de hemorragia intensa. Hepatomegalia e insuficiência cardíaca congestiva. Neutrofilia e hipergamaglobulinemia	Nenhuma resposta ao tratamento. Abate para aproveitamento da carcaça
Pneumonia por aspiração	O histórico é importante. Depois da administração de soluções orais (*drench*) com técnica deficiente ou regurgitação e aspiração em vacas fracas (*i. e.*, febre do leite)	Broncopneumonia aguda com toxemia 24 a 48 h depois da aspiração. Sons respiratórios altos na metade ventral, crepitações úmidas. Leucopenia e neutropenia acentuadas	Pode responder ao tratamento, se tratado precocemente
Rinotraqueíte por alimentos pulverulentos	Poucos dias depois da introdução de alimento seco picado finamente. Alimentos contêm altas concentrações de partículas pequenas	Surto de tosse, rinite com secreção nasal serosa abundante, conjuntivite e secreção ocular. Esperto e alerta	Recuperação em poucos dias depois da remoção dos alimentos pulverulentos
Granuloma nasal enzoótico	Na área enzoótica até 30% de morbidade em um rebanho, até 75% do rebanho. Regiões costeiras, pior no outono, raças das Ilhas do Canal mais afetadas. A perda econômica é consequência da perda contínua da produção. Doença crônica debilitante. Todas as idades, principalmente adultos	Incialmente pode ser uma "coriza de verão" aguda. Então dispneia crônica com estertor, apetite caprichoso, perda de condição corporal, tem de ser abatido. Secreção nasal crônica. Nódulos de esfregaço na mucosa da cavidade nasal palpáveis através das narinas	Nenhum
Pleuropneumonia contagiosa bovina	Surto em bovinos suscetíveis – morbidade de até 100%, mortalidade de até 50% se os bovinos estiverem estressados, viajando. Disseminação por via respiratória, sem contágio mediato. Surtos como consequência da introdução de bovinos com frequência "portadores" inaparentes que são detectados pelo teste FC. Período de incubação de 3 a 6 semanas	Pneumonia fibrinosa aguda e pleurisia. Dispneia, febre de 40,5°C, tosse profunda ou superficial e rápida, cotovelos afastados, respiração com grunhidos. Dor na percussão torácica. Fricção pleurítica inicialmente, crepitações úmidas. Curso de 3 dias a 3 semanas	Não é para ser tratada. A erradicação é urgente. É tratada em áreas enzoóticas, onde não se tenta a erradicação

identificar e evitar fatores de risco ambientais e de manejo é crucial para o controle de surtos de doença respiratória bovina.

Foram avaliadas as relações entre os títulos de anticorpos bacterianos e virais, febre e mortalidade indiferenciada em bezerros de corte recentemente desmamados no oeste do Canadá. Bezerros confinados são expostos comumente a *M. haemolytica*, *H. somni*, herpes-vírus bovino tipo 1, vírus da diarreia viral bovina e *M. bovis* no período de engorda inicial. A soroconversão à leucotoxina da *M. haemolytica* foi associada à redução do risco da febre indiferenciada. Maiores títulos de anticorpos ao vírus da diarreia viral bovina (BVDV) na chegada foram associados à redução do risco da febre indiferenciada. Títulos de anticorpos maiores a *H. somni* na chegada e aumentos dos títulos de anticorpos a *H. somni* depois da chegada foram ambos associados à redução do risco da febre indiferenciada. A probabilidade da mortalidade geral (OR 5,09) e da mortalidade por histofilose (OR = 11,31) em casos clínicos foi maior do que nos controles. Em resumo, a imunidade protetora à leucotoxina da *M. haemolytica*, *H. somni*, herpes-vírus bovino tipo 1, vírus da diarreia viral bovina e *Mycoplasma* spp. pode ser necessária para reduzir a ocorrência de febre indiferenciada.

A pneumonia crônica resistente aos antibióticos, às vezes com poliartrite, ocorre em bovinos confinados. *M. bovis*, BVDV e *H. somni* são comumente encontrados nos tecidos na necropsia. Essa coinfecção sugere a possibilidade do sinergismo entre o vírus da diarreia viral bovina (BVDV) e *M. bovis* na síndrome de pneumonia e artrite.

O vírus da diarreia viral bovina (BVDV) foi identificado como contribuinte da doença respiratória em bezerros confinados. Na chegada em confinamentos, 39% dos animais eram soropositivos para BVDV, e aqueles animais tratados para doença respiratória bovina indiferenciada tiveram aumentos maiores de títulos para o vírus do que os animais não tratados. A linhagem 1b do vírus da diarreia viral bovina (BVDV-1b) foi associada à pneumonia aguda em bezerros de diferentes origens que foram misturados e que eram não vacinados com as vacinas para BVDV, e nos quais *M. haemolytica* e *P. multocida* também estavam presentes nas lesões pneumônicas. A infecção experimental de bezerros soronegativos e de bezerros imunocompetentes com um tipo de BVDV resultou na doença respiratória primária.

O coronavírus bovino (BoCV) foi implicado como causa de doença respiratória bovina indiferenciada amplamente com base no isolamento do vírus das cavidades nasais de bovinos com doença respiratória. Entretanto, baseado na soroepidemiologia dos títulos do coronavírus bovino em bovinos confinados, embora títulos de anticorpos mais altos para o vírus tenham sido associados com diminuição do risco subsequente do tratamento para a doença respiratória bovina indiferenciada, não há associação entre a evidência de infecção recente (aumento dos títulos) e a ocorrência de doença respiratória bovina indiferenciada. Outros estudos mostraram que infecções pelo coronavírus bovino não estão associadas com risco aumentado para o tratamento da doença respiratória bovina indiferenciada. O coronavírus bovino está disseminado em bovinos, e pode ser encontrado nas fezes e suabes nasais de bezerros e bovinos confinados recentemente chegados ao confinamento com e sem achados clínicos de doença respiratória bovina. A exposição ao coronavírus bovino antes da chegada ao confinamento é comum, com 90% dos animais sendo soropositivos na chegada. O coronavírus bovino pode ser isolado de bovinos confinados em muitas localizações diferentes e a maioria dos bovinos soroconverte ao vírus durante os primeiros 28 dias depois da chegada ao confinamento. Bovinos que eliminam o vírus da cavidade nasal e desenvolvem resposta de anticorpos ao vírus apresentaram probabilidade 1,6 vez maior de requerer tratamento para a doença respiratória do que bovinos que não eliminaram o vírus ou desenvolveram resposta imune. Os bovinos que eliminaram o vírus da cavidade nasal apresentaram probabilidade 2,2 vezes maior de apresentar lesões pulmonares ao abate do que bovinos que não eliminaram o vírus. Em surtos naturais de febre dos transportes, mais de 80% dos bovinos afetados eliminaram coronavírus bovino no início da epidemia, quando a taxa de infecção por *M. haemolytica* era baixa.

O papel do coronavírus bovino em epidemias de pneumonia da febre dos transportes em bovinos foi examinado pela coleta de suabes nasais e amostras de soro antes do início da epidemia, durante o curso da doença e depois da morte, quando as necropsias foram realizadas e amostras de tecido pulmonar foram examinadas. O coronavírus respiratório bovino foi isolado das secreções nasais antes e depois do transporte, dos tecidos pulmonares daqueles bovinos que morreram inicialmente na epidemia, mas não dos que morreram tardiamente. *Pasteurella* spp. foi isolada de todos os bovinos que tiveram pneumonia grave. Todos os bovinos estavam imunologicamente inexperientes para ambos os agentes infecciosos no início da epidemia, mas aqueles que morreram depois de 7 dias tiveram títulos crescentes para o coronavírus bovino e *M. haemolytica*. Em contrapartida, os 18 bovinos clinicamente normais e os bovinos negativos para o coronavírus bovino tiveram títulos de anticorpos elevados para o coronavírus bovino desde o início e suas respostas de anticorpos à *M. haemolytica* foram retardadas.

Definição de caso clínico e epidemiologia

Definição de caso clínico

A parte mais importante do exame clínico e epidemiológico é determinar a definição de caso, o que inclui as seguintes questões:

O que é a doença clínica presente nos animais afetados?

- Que sistema corporal é afetado e onde está a lesão nesse sistema corporal?
- Os animais têm pneumonia, rinite, laringite, traqueíte, bronquite ou combinações dessas anormalidades?

O clínico deve tentar fazer um diagnóstico clínico examinando cautelosamente vários animais tipicamente afetados e determinar se as lesões são no trato respiratório posterior ou anterior. A presença de toxemia, depressão, febre, anorexia e agalactia em vacas-leiteiras em lactação indica infecção bacteriana primária ou secundária. A presença de sons respiratórios altos (consolidação) e sons pulmonares anormais (crepitações e sibilos) indica a presença de pneumonia. Doenças do trato respiratório anterior são caracterizadas por dispneia inspiratória, estridor, tosse alta, espirros, sibilos e lesões da mucosa nasal.

Quais animais são afetados?

Determinar quais animais são afetados inclui a idade dos animais acometidos, se é um único animal ou um grupo de animais e o histórico de vacinação. Bovinos confinados recentemente chegados misturados de muitas origens diferentes são suscetíveis à pneumonia fibrinosa associada ao *M. haemolytica*.

Onde estão os animais afetados?

Os animais afetados estão em confinamento, no pasto ou estabulados em um estábulo? Se estiverem em um estábulo, qual a qualidade da ventilação?

Quando os animais foram afetados?

- Quão logo depois da chegada ao confinamento os animais se infectaram?
- Quais estressores podem ter precedido recentemente o surto?
- Quais fatores de risco poderiam ter predisposto a esse surto?
- Os animais foram transportados e misturados com animais de outra fonte recentemente?

As considerações dos achados clínicos e epidemiológicos podem então ser correlacionadas, e as hipóteses formuladas e testadas para determinar *por que* a doença ocorreu.

Ocorrência

A doença respiratória bovina ocorre em muitas situações diferentes, incluindo todos os grupos etários, animais confinados e mantidos em área externa, bezerros leiteiros estabulados, bezerros de corte lactantes e recentemente desmamados, novilhas de gado de corte e leiteiro e vacas-leiteiras adultas em lactação. A epidemia da doença respiratória aguda foi descrita em bezerros leiteiros do nascimento aos 6 meses de idade. Surtos do vírus sincicial respiratório bovino (BRSV) podem ocorrer em novilhas de gado leiteiro e bovinos leiteiros adultos.

A pasteurelose pneumônica é mais comum em bezerros recentemente chegados ao confinamento (febre do transporte) e bezerros leiteiros não desmamados (pneumonia enzoótica dos bezerros). A pleuropneumonia por *H. somni* pode ser mais provável em bezerros 3 a 5 semanas depois da chegada ao confinamento. Pneumonia intersticial atípica (induzida pelo pasto) é o diagnóstico mais provável quando confrontando um surto de doença respiratória aguda em bovinos maduros que foram mudados de um pasto de verão para um pasto viçoso de outono nos 4 a 10 dias anteriores.

Fatores de risco

Os fatores de risco que foram identificados em surtos de doença respiratória em bovinos confinados incluem a compra de bovinos de mercados de leilão e a mistura de bovinos de muitas fontes diferentes. Um estudo epidemiológico de pneumonia fibrinosa fatal em bezerros confinados provenientes de mercado de leilão no oeste do Canadá revelou que o pico de mortalidade ocorreu aproximadamente 16 dias depois da chegada ao confinamento. O risco de pneumonia fibrinosa fatal foi consideravelmente maior para bezerros entrando no confinamento em novembro, pouco tempo depois que as vendas no leilão chegaram ao pico, quando o confinamento atingiu sua capacidade. A mistura elevada nos mercados de leilão foi associada ao aumento do risco de doença fatal. A distância que os bezerros foram transportados pelo caminhão não foi associada a risco de doença fatal. Quando a incidência de pneumonia fibrinosa fatal foi alta, a doença se espalhou dentro da carga de caminhões ou currais. Os fatores de risco positivamente associados à aglomeração da doença incluíram o aumento da mistura de bezerros de fazendas diferentes, mês da compra, número de bezerros passando pelos mercados de leilão e condições climáticas na chegada.

O transporte de bezerros de confinamento aumenta a concentração sérica dos biomarcadores de estresse oxidativo, que estão relacionados com episódios de doença respiratória bovina. O estresse do transporte diminui significativamente a capacidade antioxidante total sérica e aumenta as concentrações de malondialdeído em novilhos. Propôs-se que fatores estressores, tais como comercialização através de leilão em estábulo e transporte precipitam o estresse oxidativo, o que reduz a capacidade de defesa antioxidante e aumenta a peroxidação lipídica total do corpo, resultando em suscetibilidade aumentada à doença respiratória bovina. Esses biomarcadores podem ser úteis para medir o estresse oxidativo dos bovinos transportados. Há alguma evidência experimental de que dietas acidogênicas e cetoacidose podem afetar a função dos linfócitos, o que pode afetar por sua vez a eficácia vacinal.

A literatura de como a adequação das dietas de bovinos recentemente chegados ao confinamento pode afetar a saúde e imunidade foi revisada.[7] As dietas para bovinos de corte estressados recém-chegados devem ser formuladas para compensar a diminuição da ingestão de alimentos e deficiências nutricionais conhecidas.[8]

A literatura sobre os fatores de risco para a doença respiratória bovina em novilhas leiteiras e o efeito na doença sobre a produtividade foi revisada em fazendas leiteiras comerciais da Holanda. A doença respiratória bovina em novilhas leiteiras aumenta em até seis vezes o risco de mortalidade diretamente depois do episódio da doença, reduz o crescimento durante os primeiros 6 meses de vida em até 10 kg e aumenta a probabilidade de distocia depois do primeiro parto. Tanto o tamanho do rebanho quanto outras doenças em novilhas leiteiras estão claramente associados ao risco de doença respiratória bovina. A estação e a alimentação com colostro são importantes. Os fatores de risco mais importantes para pneumonia leve e grave em bezerros leiteiros do nascimento até os 3 meses de idade foram circulação de ar inadequada e a compra de bovinos.

Diagnóstico e diagnósticos diferenciais

Diagnóstico individual do animal

Embora o diagnóstico clínico da doença respiratória bovina possa ser feito prontamente até mesmo por um exame superficial em casos graves ou avançados, o desafio é identificar animais recentemente afetados nos estágios iniciais da doença, o que é um fator crítico para a eficácia do tratamento. Em geral, o tratamento médico é mais efetivo quando iniciado mais precocemente, e retardar o começo é considerado o principal fator que contribui para a falha dos tratamentos. Uma estimativa bayesiana do desempenho por meio do uso da observação clínica para o diagnóstico da doença respiratória bovina forneceu sensibilidade e especificidade estimadas de 0,62 e 0,63, respectivamente, sugerindo que até 38% dos animais verdadeiramente doentes podem não ser diagnosticados e, da mesma forma, 37% dos animais diagnosticados e subsequentemente tratados para a doença respiratória bovina não estão afetados por esse quadro mórbido.[9] Outro estudo relatou que 68% dos bovinos confinados com lesões pulmonares ao abate nunca foram tratados para doença respiratória bovina sugerindo, além disso, que os métodos atuais para diagnosticar a doença respiratória bovina com base na avaliação visual pela passagem no curral do confinamento podem não ser sempre efetivos para identificar animais doentes. As limitações para identificar animais clinicamente afetados que necessitam de tratamento foi um fator primordial no desenvolvimento do uso metafilático de antimicrobianos.

Os achados clínicos subjetivos do exame à distância que foram usados pelos tratadores dos animais em confinamentos comerciais para identificar animais doentes que necessitam de exame detalhado incluem:

- *Grau de preenchimento ruminal* (1 – normal; 2 – levemente magro; 3 – moderadamente magro; 4 – excessivamente magro)
- *Atitude* (1 – normal; 2 – leve letargia; 3 – letargia grave; 4 – não deambulatório)
- *Secreção ocular* (1 – nenhuma; 2 – leve; 3 – moderada; 4 – abundante)
- *Secreção nasal* (1 – nenhuma; 2 – leve; 3 – moderada; 4 – abundante)
- *Os sons ouvidos à auscultação dos pulmões em três pontos ao longo da linha que se estende dos campos pulmonares cranioventrais para caudodorsais* (1 – normal; 2 – levemente áspero; 3 – moderadamente áspero; 4 – gravemente áspero).

Frequentemente, a temperatura retal dos animais que parecem embotados é aferida. Caso a temperatura esteja acima de um nível predeterminado – e quando nenhum outro sinal clínico relacionado com outros sistemas orgânicos for detectável – considera-se que eles têm doença respiratória bovina. Na maioria dos casos, o tórax desses animais não é auscultado para verificar indícios de pneumonia. Embora a febre, quando combinada a outros achados clínicos, seja um parâmetro valioso no processo para estabelecer o diagnóstico, febre de origem indeterminada pode também não estar associada a doença respiratória e não exigir imperativamente um tratamento. Em um curral de confinamento com 112 bezerros machos recém-chegados e que foram equipados com bolus retículo-ruminal com sensores de temperatura, um total de 449 episódios de febre foram registrados em 110 animais durante os primeiros 40 dias depois da chegada. Desses episódios de febre, 74% não estavam associados a quaisquer achados clínicos aparentes ou doença respiratória, e 75% duraram menos do que 48 h. Registrou-se efeito negativo no ganho de peso diário médio dos animais febris, com ou sem achados clínicos, nos casos de episódios prolongados de febre, com decréscimo aproximado de 33 g/dia para cada dia de febre.[10]

Em razão da dificuldade em identificar bovinos com doença respiratória no estágio inicial em grandes confinamentos, várias técnicas avançadas de monitoramento foram desenvolvidas e estudadas quanto à sua adequação para ajudar a estabelecer o diagnóstico rápido e preciso em situações de campo. Os comportamentos de ingestão de alimentos e água de animais saudáveis e doentes em um confinamento comercial foram examinados usando tecnologia de radiofrequência para registrar os comportamentos animais individuais. Os comportamentos de ingestão de alimentos e água estão associados a achados clínicos de doença respiratória bovina, mas não há associação preditiva entre os sinais de doença respiratória bovina em bezerros de corte desmamados recentemente chegados e o comportamento de ingestão de alimentos e água. Os bezerros que estavam doentes tiveram frequência e duração maiores da ingestão de água 4 a 5 dias depois da chegada, quando comparados a bezerros que não estavam doentes. Os bezerros doentes tiveram frequência e duração significativamente menores da ingestão de água e alimentos 11 a 27 dias depois da chegada, mas tiveram frequência maior de alimentação 28 a 57 dias depois da chegada, quando comparados a bezerros que não estavam doentes. Os bezerros no abate que tiveram porcentagem maior de tecido pulmonar com lesões apresentaram frequência e duração inferiores de alimentação 11 a 27 dias depois da chegada, mas tiveram frequência e duração maiores de alimentação 28 a 57 dias depois da chegada. Experimentalmente, dados do comportamento alimentar de bovinos em confinamento obtidos eletronicamente, quando analisados usando procedimentos de soma cumulativa (CUSUM), ofereceram potencial de predizer a morbidade antes dos métodos visuais convencionais de avaliação. O comportamento alimentar durante os primeiros 30 dias quando os bovinos estão em um curral de entrada pode ser usado para detectar a morbidade animal aproximadamente 4 dias mais cedo do que os métodos convencionais tipicamente empregados em confinamentos comerciais. A precisão geral, o valor preditivo positivo e a sensibilidade do método de predição CUSUM foram 87%, 91% e 90%, respectivamente.

A termografia infravermelha usada para monitorar a perda de calor infravermelho em bezerros foi estudada como ferramenta para detecção precoce de animais com doença respiratória bovina, com resultados promissores.[11] A medida da perda de calor cada vez que os bezerros acessaram os bebedouros permitiu combinar os dados termográficos com a frequência de ingestão de água, um procedimento que foi julgado mais sensível, mais específico e com menor custo-benefício do que as abordagens convencionais para monitorar os animais em risco de doença respiratória bovina.[11]

Bolus retículo-ruminal com sensores de temperatura foram usados para monitorar bezerros em risco de desenvolver doença respiratória bovina. Essa tecnologia permite o registro remoto e contínuo da temperatura reticular de animais que receberam bolus com sensor de temperatura, e possibilita a identificação de animais com episódios prolongados de febre não associados com achados clínicos aparentes e, com isso, melhora potencialmente a sensibilidade da detecção de animais com doença respiratória bovina em um cenário de campo.[10]

Episódios de febre prolongada certamente não são sempre atribuíveis à doença respiratória, mas até mesmo quando não associados com achados clínicos, descobriu-se que a febre prolongada afeta negativamente o ganho de peso diário médio.[10]

Diagnóstico do rebanho

O clínico está limitado, na maioria das situações, a correlacionar os achados clínicos, epidemiológicos e de necropsia para estabelecer o diagnóstico. Os laboratórios diagnósticos podem não estar prontamente disponíveis, e seus recursos para investigações microbiológica e sorológica podem ser muito menores do que os necessários para a determinação precisa da causa. No caso de um laboratório diagnóstico não estar ao alcance, o exame *post mortem* no local de carcaças frescas de animais não tratados, que vieram a óbito ou foram eutanasiados no estágio inicial da doença, pode fornecer informações valiosas e material diagnóstico para análises adicionais. Aconselha-se a coordenação da necropsia por um patologista que possa observar e orientar o procedimento via teleconferência ou avaliar os achados macroscópicos no material digital e sugerir a coleta de amostras específicas.

Um método sistemático de coleta de dados dos registros personalizados de grandes confinamentos foi desenvolvido e validado para uso no Sistema Nacional de Monitoramento de Saúde Animal (*National Animal Health Monitoring System* – EUA). A coleta atual de dados de grandes confinamentos proporciona um nível aceitável de sensibilidade e especificidade para o programa, mas é importante que o médico-veterinário faça observações clínicas regulares para validar os dados.

O curso da doença, especialmente quando os animais foram tratados, altera o aspecto macroscópico e microscópico dos tecidos e os achados microbiológicos (bacteriológico, virológico) e sorológicos, de modo que é impossível determinar o estado do animal.

Patologia clínica

Procedimentos diagnósticos

ante mortem

Muitos procedimentos diagnósticos estão disponíveis, e eles variam quanto à sua praticidade e adequabilidade para detectar patógenos específicos, rapidez com a qual os resultados estão disponíveis, custo, nível de estresse para o paciente, qualidade do material obtido e interpretabilidade dos resultados.

Suabes nasais/nasofaríngeos

Usados frequentemente para coleta de amostra *ante mortem* em condições de campo, uma vez que esse procedimento é tecnicamente menos exigente e menos invasivo do que o lavado transtraqueal ou broncoalveolar. Certamente, para infecções virais do trato respiratório anterior, como por exemplo, o herpes-vírus bovino tipo 1, esse método tem seus méritos. Em contrapartida, o significado dos isolados bacterianos ou resultados negativos dos testes deve ser interpretado com cautela.[12] Descobriu-se que os isolados de *M. haemolytica* de suabes nasofaríngeos são altamente representativos dos isolados presentes no tecido pulmonar em animais clinicamente afetados.[13] Contudo, como se dá com a maioria dos patógenos isolados do trato respiratório posterior, uma vez que *M. haemolytica* pode ser parte da flora normal do trato respiratório anterior, o isolamento de um ou vários desses agentes de um suabe nasofaríngeo não indica necessariamente que ele é a causa da doença.[14] Embora o isolamento de *M. bovis* de um suabe nasal confirme a presença desse patógeno no rebanho, a associação da presença de *M. bovis* no trato respiratório anterior com a doença clínica ou sua presença no trato respiratório posterior relatada na literatura é mais variável. Alguns autores descreveram que *M. bovis* é comumente encontrado no trato respiratório anterior em bezerros saudáveis, no entanto, isto não foi confirmado por outros.[44-45] Em contrapartida, verificou-se que as culturas de suabes nasofaríngeos levaram a resultado positivo em apenas 33% dos animais infectados com *M. bovis*.[13]

Para coletar uma amostra de suabe nasofaríngeo, um suabe para cultura longo e estéril protegido por um invólucro externo deve ser inserido através da cavidade nasal do bezerro adequadamente contido. A ponta do suabe deve estar aproximadamente na altura do canto medial do olho antes da ponta do suabe ser retirada além do invólucro e firmemente rotacionada contra a mucosa. A ponta do suabe deve então ser retraída para dentro do invólucro antes de remover o suabe inteiro. Os suabes podem ser submetidos para cultura bacteriana e de micoplasmas ou isolamento de vírus. Dependendo do objetivo diagnóstico, podem ser necessários dois ou três suabes colocados em meios de transporte específicos para as análises requisitadas.[13]

Lavado transtraqueal/lavado broncoalveolar

O lavado transtraqueal (LTT) e o lavado broncoalveolar (LBA) são técnicas de coleta de amostras *ante mortem* que produzem material adequado para um espectro mais amplo de procedimentos diagnósticos. Além das culturas bacterianas ou fúngicas, isolamento e identificação de vírus ou amostras de parasitas também podem ser usados para citologia.[12] Esses procedimentos são tecnicamente mais exigentes e mais invasivos do que a coleta com suabe. Eles requerem contenção adequada, anestesia local e técnica asséptica. O lavado transtraqueal é realizado na região média da traqueia, previamente tricotomizada e assepticamente preparada. Uma agulha de calibre 10 G e 5 cm é avançada para dentro da traqueia através de uma incisão prévia com bisturi e colocada através da pele anestesiada entre dois anéis de cartilagem. Uma sonda de polipropileno estéril é então inserida através da agulha e avançada ao nível de aproximadamente 10 cm além da entrada torácica. Vinte a trinta mililitros de solução de cloreto de sódio ou de Ringer com lactato estéril morna são então infundidos e rapidamente aspirados de volta. Esse procedimento tipicamente origina entre 5 e 10 mℓ de fluido que podem ou ser submetidos em seringa vedada ou transferidos a um frasco estéril.[15] Amostras de lavado transtraqueal também podem ser coletadas por endoscopia usando uma porta de biopsia.

Para o lavado broncoalveolar, existem *kits* disponíveis comercialmente que consistem em um tubo longo com balão (*cuff*) inflável na ponta. O tubo é passado por via intranasal para dentro da traqueia e mais adiante nos pulmões, onde é alojado dentro de um brônquio. A via respiratória é então vedada pelo balão inflado, e uma solução de lactato de Ringer morna é infundida (aproximadamente 30 mℓ para um bezerro e até 180 mℓ para uma vaca adulta) e imediatamente aspirada.[12,15]

Sorologia

Amostras de soro podem ser submetidas para determinação dos títulos de anticorpos específicos contra patógenos virais suspeitos do trato respiratório bovino e *Mycoplasma* spp. Amostras de soro pareadas da fase aguda e convalescente são desejáveis, tanto de animais acometidos quanto de animais normais em um rebanho. Em um grupo de animais em confinamento ou em rebanho de gado de corte ou leiteiro, a sorologia para um agente etiológico específico pode ser seguida ao longo de um período para determinar a soroconversão e sua relação com a ocorrência ou ausência de doença clínica. Embora a sorologia seja altamente sensível, uma vez que a maioria dos patógenos respiratórios de bovinos induz forte resposta de anticorpos, a janela de tempo necessária para que os resultados das amostras de soro pareadas se tornem disponíveis representa uma desvantagem.[16] Ademais, a interpretação dos resultados da sorologia em animais com doença respiratória com frequência é complicada pelos procedimentos de vacinação e o momento da coleta de amostras.[12] A sorologia sempre é realizada no soro, e não em plasma.

Bioquímica sérica e hematologia

A adequabilidade das concentrações séricas de proteínas de fase aguda (PFA), como fibrinogênio, amiloide sérica A (SAA) ou haptoglobina (Hp) como ferramenta diagnóstica para identificar bezerros com doença respiratória bovina foi explorada em diversos estudos, com resultados variáveis.[17-21] Ainda que concentrações elevadas de amiloide sérica A (SAA) ou haptoglobina (Hp) em bezerros com doença respiratória bovina, quando comparados a bezerros saudáveis, sugira que a avaliação das concentrações séricas dessas proteínas de fase aguda poderia auxiliar na detecção precoce de bezerros com doença respiratória, descobriu-se que a habilidade discriminadora da haptoglobina por si só para a doença respiratória bovina não é melhor do que a determinação da temperatura retal.[18] As concentrações de haptoglobina variam consideravelmente entre bezerros e até mesmo em animais saudáveis, e foram afetadas significativamente pelo sexo e temperatura retal.[18] O aumento na haptoglobina sérica foi constatado 24 h após o desafio experimental com *M. haemolytica* em bezerros infectados com herpes-vírus bovino tipo 1, mas ocorreu entre quatro e 8 dias após a infecção pelo vírus sincicial respiratório bovino (BRSV) e pelo vírus da diarreia viral bovina (BVDV). Para a amiloide sérica A (SAA), a ampla variação entre animais e o aumento menos pronunciado na concentração de amiloide sérica A em animais que sofrem de doença respiratória prejudicam a habilidade desse parâmetro de discriminar entre bezerros saudáveis e animais afetados pela doença respiratória bovina.

A contagem de leucócitos tem pouco valor preditivo da doença respiratória, uma vez que leucocitose e neutrofilia ocorrem em alguns animais, mas em outros pode haver neutropenia ou nenhuma alteração significativa.[16]

Outros procedimentos

Com a ampla disponibilidade do equipamento ultrassonográfico na rotina das instalações de animais de produção, o uso das técnicas de imagem como ferramenta diagnóstica auxiliar potencialmente adequada para o diagnóstico da doença respiratória bovina foi estudado por muitos autores.[23,24] A ultrassonografia torácica é relativamente fácil de realizar com equipamento padrão em condições de campo, mas requer um certo grau de experiência e a rotina de um operador para obter resultados reprodutíveis. Verificou-se que os resultados do exame ultrassonográfico de bezerros pneumônicos estão altamente correlacionados com os resultados do exame radiográfico e *post mortem*. Em contrapartida, a associação entre os achados ultrassonográficos e os testes auxiliares que avaliam o pulmão e a função respiratória é menos óbvia.[25] Embora o método seja considerado uma ferramenta diagnóstica auxiliar útil para determinar o tipo e grau das lesões pleurais e pulmonares, não foi verificada associação entre os resultados da ultrassonografia e o desfecho da saúde, tais como tratamentos subsequentes, cronicidade, perda ou mortalidade.[26]

Procedimentos diagnósticos mais invasivos como biopsias pulmonares foram estudados quanto à sua utilidade como ferramenta diagnóstica auxiliar. Embora fácil de realizar e com risco mínimo para o animal, concluiu-se que esse procedimento não foi útil para caracterizar a doença respiratória inicial em bovinos confinados em condições de campo.[27]

Amostras *post mortem*

As amostras *post mortem* podem ser coletadas tanto durante a necropsia no local quanto no laboratório diagnóstico. Os animais selecionados para coleta de amostra *post mortem* devem ter as seguintes características:

- Representativo do caso clínico típico do rebanho
- Na fase inicial da doença
- Não tratado.

É aconselhável entrar em contato com o laboratório diagnóstico antes de eutanasiar o animal para discutir o exame diagnóstico mais adequado para o rebanho específico e, portanto, o material necessário.

Cultura bacteriana e sensibilidade a antimicrobianos

Os resultados da suscetibilidade aos antimicrobianos de patógenos bacterianos isolados do tecido pulmonar de bovinos com pneumonia ao longo de um período de anos podem fornecer alguma indicação de tendências na sensibilidade aos antimicrobianos, mas os resultados são de valor limitado para tomar decisões acerca da seleção dos antimicrobianos em animais acometidos.

Revisou-se a literatura referente aos princípios do teste de suscetibilidade a antimicrobianos de patógenos bacterianos associados à doença respiratória bovina. Dois métodos diferentes são usados. O método Kirby-Bauer é o teste *in vitro* tradicional de suscetibilidade bacteriana ou de resistência aos antimicrobianos, que usa um disco que contém uma concentração padronizada do antimicrobiano. A bactéria cresce ou falha em crescer ao redor do disco, e os resultados são interpretados como resistência ou suscetibilidade da bactéria a determinados antimicrobianos. O teste da diluição seriada usa um meio de ágar ou caldo com diluições selecionadas de antimicrobianos em etapas de diluição 1:2. Os resultados são expressos como suscetível, suscetibilidade intermediária ou resistente e como concentração inibitória mínima (CIM), que são considerados mais confiáveis. A concentração inibitória mínima é definida como "a concentração mais baixa de um antimicrobiano que impede o crescimento visível de um microrganismo em um teste de suscetibilidade com diluição em caldo ou ágar".

É importante seguir padrões estabelecidos pelo *National Committee on Clinical Laboratory Standards/Veterinary Antimicrobial Susceptibility Testing Subcommittee (NCCLS/VASTS)* dos EUA. Pontos de corte específicos para a medicina veterinária são determinados pelo NCCLS/VASTS por meio de um processo consensual baseado na revisão da farmacocinética, concentração inibitória mínima, histograma zona × diâmetro e dados de testes clínicos relacionados com aplicação do antimicrobiano. O subcomitê seleciona pontos de corte da concentração inibitória mínima e os critérios de interpretação das zonas que melhor se encaixam nas definições de suscetível, suscetibilidade intermediária e resistência.

Os pontos de corte mais específicos para a medicina veterinária para patógenos na doença respiratória bovina foram determinados para alguns antibióticos: ácido livre cristalino de ceftiofur, cloridrato de ceftiofur, ceftiofur sódico, danofloxacino, enrofloxacino, florfenicol, sulfato de espectinomicina, tulatromicina e fosfato de tilmicosina.[28,29] Os pontos de corte para oxitetraciclina e clortetraciclina são adaptados dos pontos de corte da medicina desenvolvidos para a tetraciclina.

Achados de necropsia

Como essa síndrome clínica tem etiologia multifatorial, os achados de necropsia variarão de acordo com os fatores envolvidos em um animal ou rebanho específicos, mas alguma forma de pneumonia está sempre presente. O achado mais comum é a broncopneumonia fibrinosa com graus variáveis de pleurite fibrinosa e abscessos pulmonares (normalmente bacterianos). A pneumonia envolve os lobos pulmonares craniais e as porções ventrais dos lobos mediais e caudais. As áreas afetadas são vermelho-escuras e firmes (consolidação cranioventral) e podem estar cobertas com camada espessa de fibrina nas pleuras visceral e parietal. A superfície de corte do pulmão afetado é vermelho-escura e pode estar marmorizada, ao passo que os brônquios e bronquíolos estão preenchidos com exsudato purulento. Os linfonodos traqueobrônquicos e mediastinais normalmente estão aumentados. Em casos subagudos ou crônicos, há áreas de necrose coagulativa ou abscessos encapsulados dentro dos pulmões consolidados e a fibrina na pleura é substituída por tecido fibrosado que resulta em aderências firmes. Microscopicamente, os alvéolos estão preenchidos com exsudato composto por fibrina misturada com células inflamatórias, predominantemente neutrófilos, macrófagos e poucos linfócitos. O exsudato se estende até as vias respiratórias inferiores.

Em infecções virais primárias, a lesão comum é a pneumonia intersticial difusa, aguda. Os pulmões estão difusamente vermelho-bronze, aumentados e não colapsam. Todos os lobos estão cartilaginosos, úmidos e pesados. O enfisema está presente principalmente nos lobos diafragmáticos e há espuma branca na traqueia. Microscopicamente, haverá pneumonia intersticial, bronquiolite necrosante e, em alguns casos, corpúsculos de inclusão viral em células epiteliais ou células do sincício.

Amostras para a confirmação do diagnóstico *post mortem*

Amostras de tecido (pulmão e linfonodos traqueobrônquicos) são submetidas à histopatologia, bacteriologia e virologia. Contudo, o período normalmente necessário para fazer o trabalho diagnóstico e interpretar os resultados significa que o procedimento é caro e até certo ponto inconclusivo, uma vez que os resultados estão disponíveis apenas quando o surto já acabou, particularmente em operações de confinamento.

Interpretação dos resultados da patologia clínica e dos achados de necropsia

Um grande conjunto de informações foi gerado a partir da microbiologia e, mais recentemente, da microbiologia molecular de patógenos específicos associados à doença respiratória bovina, mas apenas uma fração é aplicável clinicamente. Esforço insuficiente tem sido direcionado para integrar as informações e aplicá-las ao controle efetivo da doença respiratória na fazenda. Idealmente, as investigações de surtos de doença respiratória bovina devem consistir em exames aprofundados de uma amostra representativa do grupo afetado e dos animais contactantes normais usando uma abordagem multidisciplinar que envolve a investigação clínica, epidemiológica e laboratorial. Esses procedimentos, especialmente aqueles que exigem exames virológicos e sorológicos detalhados, são caros e, à luz da situação econômica da indústria bovina, é improvável que sejam facilmente executados. Apenas quando tal abordagem multidisciplinar for aplicada à doença respiratória bovina será possível melhorar nosso conhecimento acerca do que realmente ocorre em surtos da doença.

A identificação dos fatores de risco é de importância fundamental e, se válidos, dão ao médico-veterinário uma ferramenta poderosa para o manejo clínico e controle da doença respiratória bovina.

Tratamento

Os princípios da conduta clínica de surtos da doença respiratória bovina aguda indiferenciada são:

- O clínico deve visitar a fazenda e realizar as investigações clínica e epidemiológica necessárias para resolver o problema, auxiliar o proprietário ou os tratadores dos animais com o manejo clínico da doença, monitorar o problema e o rebanho até que ocorra a recuperação. Simplesmente prescrever antimicrobianos para o proprietário sem o exame clínico dos animais é inadequado e contradiz com a intenção da relação veterinário-cliente. O médico-veterinário é profissionalmente obrigado a fornecer informações explícitas sobre a medicação dos animais afetados e o período de carência dos fármacos, e a manter registros adequados dos animais afetados, tratamento e resultados dos exames laboratoriais. Um relatório final deve ser preparado pelo médico-veterinário e enviado ao proprietário
- Vigilância aumentada do grupo é necessária para detectar animais afetados assim que as anormalidades clínicas sejam perceptíveis, por exemplo, depressão, secreção nasal e dispneia
- Novos casos devem ser tratados tão logo eles sejam detectados. Cada animal tratado deve ser adequadamente identificado e o registro da temperatura corporal inicial, o tratamento administrado e as instruções para o tratamento e acompanhamento mantidos. As falhas no tratamento e a recidiva da doença poucos dias depois de uma aparente recuperação inicial com frequência são atribuídas ao tratamento tardio. Constatou-se que retardar o tratamento até 48 h depois de uma infecção experimental por aerossol de *M. haemolytica* prolonga o curso da doença e aumenta a mortalidade
- A menos que determinado de outra forma, quando houver toxemia causando pirexia e anorexia, deve-se suspeitar de pneumonia bacteriana primária ou secundária, em cujo caso a terapia antimicrobiana é de fundamental importância. Os antimicrobianos devem ser administrados por via parenteral, pelo menos inicialmente. O tratamento via alimentos ou água medicados corre o risco de subdosagem em animais anoréxicos, que são aqueles afetados com maior gravidade. O uso regular de um antimicrobiano específico em confinamentos pode aumentar o nível de resistência à *M. haemolytica*. O quadro sobre o tratamento nessa seção resume os antimicrobianos comumente usados para o tratamento da doença respiratória bovina indiferenciada
- A terapia anti-inflamatória deve ser combinada rotineiramente com a terapia antimicrobiana apropriada em casos graves de doença respiratória bovina que se caracterizam por dispneia, pirexia e anorexia.

Uma resposta benéfica à terapia deve ser perceptível em 12 a 24 h. A temperatura corporal deve diminuir significativamente, e a aparência do animal e seu apetite devem melhorar. A resposta ao tratamento – ou a falta desta – é uma informação valiosa para a tomada de decisão final no assunto. Um dos problemas emergentes inerentes em tais políticas abrangentes no tratamento é a preocupação em saúde pública com a quantidade de resíduo antibiótico na carne, a disseminação de resistência aos antimicrobianos e o aumento da consciência e preocupação do público quanto ao uso indiscriminado de antibióticos em animais de produção de alimentos.[30] Pressão agora está sendo aplicada ao uso de antimicrobianos apenas quando necessário, o que requer um diagnóstico mais preciso.

Vários antimicrobianos são registrados para o tratamento da doença respiratória bovina, dos quais alguns estão listados no quadro de tratamento dessa seção. Alguns dos antimicrobianos com indicação para o tratamento da doença respiratória bovina, como as cefalosporinas de terceira e quarta geração e fluoroquinolonas, também são classificados como criticamente importantes para a saúde do homem e a saúde animal e, portanto, devem ser usados com restrição. A Organização Mundial de Saúde Animal (OIE) publicou as seguintes recomendações para essas classes de antimicrobianos:[31]

- Não ser usado como tratamento preventivo aplicado em alimentos ou água na ausência de achados clínicos
- Não ser usado como tratamento de primeira linha a menos que justificado – quando usado em tratamento de segunda linha, ele deve se basear idealmente nos resultados dos testes bacteriológicos
- O uso fora das indicações da bula deve ser limitado e reservado aos casos onde não há alternativas disponíveis. Este uso deve estar de acordo com a legislação nacional em vigor.

Uma comparação recente de tratamentos mistos por metanálise de uso de antibióticos para a doença respiratória bovina tentou estabelecer uma classificação dos antimicrobianos comumente utilizados com base nos dados publicados em mais de 90 artigos.[32] Embasados na informação publicamente disponível, os autores estimaram que a tulatromicina, seguida pela enrofloxacino, danofloxacino e florfenicol são os antimicrobianos mais efetivos para o tratamento da doença respiratória bovina. Estimou-se que a gamitromicina foi a menos efetiva, mas comparável à tilmicosina na dose de bula. Oxitetraciclina, sulfa-trimetropim e ceftiofur injetado na base da orelha foram todos mal classificados na análise. Para a oxitetraciclina, o risco do retratamento foi estimado entre 64 e 77% e, assim, muito acima do risco calculado para outros antimicrobianos avaliados.[32]

A terapia anti-inflamatória foi benéfica em casos de doença respiratória bovina grave, que é caracterizada por dispneia intensa, febre e diminuição da ingestão de alimentos. Os efeitos melhor estabelecidos dos fármacos anti-inflamatórios não esteroides (AINE) em animais que sofrem de doença respiratória bovina são o declínio mais rápido da temperatura retal e o retorno mais rápido à ingestão de alimentos e água. Os efeitos no longo prazo nos resultados clínicos, recidiva da doença e gravidade de lesões pulmonares crônicas relatados na literatura são mais variáveis.[33] O mecanismo preciso por meio do qual os AINE atuam em bezerros com doença respiratória não é inteiramente compreendido, mas acredita-se que as propriedades anti-inflamatórias na melhora da troca gasosa respiratória e as propriedades antipiréticas e analgésicas melhoram o bem-estar e, portanto, o consumo de alimentos e água, que é de importância fundamental. Numerosos estudos documentaram melhora mais pronunciada na fase inicial da doença em bezerros tratados com AINE e antimicrobianos comparado com animais tratados apenas com antimicrobianos, um achado que é significativo da perspectiva de bem-estar animal. Uma pesquisa recente entre os confinamentos nos EUA revelou que, em média, os AINE foram parte do tratamento inicial padrão para a doença respiratória em 55,9% de todos os confinamentos, ao passo que os esteroides foram usados em 30,9% de todos os confinamentos americanos pesquisados.[1] Apesar disso, o médico-veterinário deve estar consciente de que a combinação de anti-inflamatório com a terapia antimicrobiana complica a avaliação do efeito antimicrobiano, que deve ocorrer até, no máximo, 48 h após o primeiro tratamento, uma vez que a melhora clínica não pode ser inequivocamente atribuída à suscetibilidade do patógeno causal ao fármaco antimicrobiano administrado. A avaliação experimental e clínica do papel da terapia corticosteroide na pneumonia aguda em bovinos levou principalmente a resultados desfavoráveis.[34] Os esteroides são agentes anti-inflamatórios poderosos, mas seus efeitos nos mecanismos de defesa do animal, especificamente com o uso repetido, reduzem o valor de seu uso em síndromes de origem infecciosa, a menos que eles tenham duração de ação curta.[35]

Tratamento e profilaxia

Tratamento

Terapia antimicrobiana:

- Tulatromicina: 2,5 mg/kg SC, como dose única (R1)
- Florfenicol: 20 mg/kg, a cada 48 h, IM ou 40 mg/kg, SC, como dose única (R1)
- Tilmicosina: 10 mg/kg, SC, como dose única (R1)
- Gamitromicina: 6 mg/kg, SC, como dose única (R1)
- Enrofloxacino*: 2,5 a 5 mg/kg, SID, SC/IM por 3 dias ou 7,5 a 12,5 mg/kg SC/IM, como dose única (R1)
- Danofloxacino*: 6 mg/kg, a cada 48 h, SC ou 8 mg/kg, SC, como dose única (R1)
- Ceftiofur*, como ácido livre cristalino de ceftiofur: 6,6 mg/kg, SC, parte posterior da orelha, como tratamento único (R1)
- Cloridrato de ceftiofur*: 1,1 a 2,2 mg/kg, SC, SID, por 3 dias (R1)
- Ceftiofur sódico*: 1,2 a 2,2 mg/kg, SC/IM, SID, por 3 dias (R1)
- Cefquinoma*: 1 mg/kg, IM, SID, por 3 a 5 dias (R1)
- Oxitetraciclina: 10 mg/kg, IM, SID, por 4 dias (R2)
- Trimetoprima (2,66 mg/kg) + sulfadoxina (13,33 mg/kg), IM, SID, por 3 dias (R2).

Terapia anti-inflamatória:

- Flunixino meglumina: 2,2 mg/kg, IV, como dose única (R2)
- Cetoprofeno: 3 mg/kg, IM, SID, por 2 a 3 dias (R2)
- Carprofeno: 1,4 mg/kg, IV ou SC, como dose única (R2)
- Meloxicam: 0,5 mg/kg, SC/IV, como dose única (R2)
- Diclofenaco: 2,5 mg/kg, IM, como dose única (R2)
- Ácido tolfenâmico: 2 mg/kg, IM/IV, SID – ou cada 48 h – ou 4 mg/kg, IM/IV, como dose única (R2)
- Acetato de prednisolona: 0,5 mg/kg, IM, SID (R3)
- Dexametasona: 0,01 a 0,03 mg/kg, IM/IV (R3)
- Flumetasona: 0,03 mg/kg, IM/IV (R3).

Metafilaxia

- Tulatromicina: 2,5 mg/kg SC, como dose única (R1)
- Florfenicol: 40 mg/kg SC, como dose única (R1)
- Tilmicosina: 10 mg/kg SC, como dose única (R1)
- Gamitromicina: 6 mg/kg SC, como dose única (R1)
- Oxitetraciclina, formulação de longa ação: 20 mg/kg, IM (R2)
- Enrofloxacino*: 7,5 a 12,5 mg/kg SC, como dose única (R3)
- Danofloxacino*: 8 mg/kg SC, como dose única (R3)
- Ceftiofur*, como ácido livre cristalino de ceftiofur: 6,6 mg/kg SC, parte posterior da orelha, como tratamento único (R3)
- Cefquinoma*: 1 mg/kg IM, SID por 3 a 5 dias (R3).

Vacinação

- Vacinação contra *M. haemolytica* e *P. multocida* (R2)
- Vacinação contra *H. somni* (R3)
- Vacinação contra BRSV, PI-3, HVB-1 (R2)
- Vacinação contra BVDV (R2).

*Estes são classificados como antimicrobianos de importância crítica na medicina e na medicina veterinária. O uso como tratamento de primeira linha é desencorajado.

Controle

Quando confrontando com um surto, uma das principais decisões a serem tomadas é se é ou não recomendada a medicação antimicrobiana metafilática em massa de todos os animais contactantes na tentativa de tratar casos no estágio pré-clínico.

Medicação em massa ou uso metafilático de antimicrobianos

Os médicos-veterinários recomendam frequentemente a medicação metafilática em massa e observações de campo sugerem resultados benéficos.[8]

O tratamento de um grupo inteiro de animais, com frequência, é preferível a selecionar indivíduos para terapia, em razão do desafio diagnóstico de identificar casos iniciais de doença respiratória bovina.[36] Embora o uso metafilático de antimicrobianos para controlar a doença respiratória bovina seja discutível do ponto de vista do uso prudente de antimicrobianos, documentou-se que esta abordagem reduz consideravelmente as taxas de morbidade e mortalidade em um grupo, tendo assim efeito positivo significativo sobre a saúde e o bem-estar dos animais.[37,38]

O uso de tilmicosina a 10 mg/kg de peso corporal SC, florfenicol a 40 mg/kg de peso corporal SC, gamitromicina a 6 mg/kg de peso corporal SC, tulatromicina a 2,5 mg/kg de peso corporal e ácido livre cristalino de ceftiofur a 6,6 mg/kg de peso corporal administrado por via subcutânea na base da orelha foram considerados eficazes na redução da taxa de morbidade quando administrados a bezerros em confinamento com alto risco de desenvolver doenças respiratórias.[39–41] Os resultados obtidos com oxitetraciclina de ação prolongada na dose de 20 mg/kg de peso corporal ou mais alta relatados na literatura são mais variáveis.[37] Embora uma vantagem econômica possa resultar do preço inferior da oxitetraciclina em comparação aos antimicrobianos mais novos, as taxas de morbidade foram mais altas com o uso de oxitetraciclina em comparação com tilmicosina.[37]

A medicação em massa de suprimentos de alimentos ou água de bovinos recém-chegados ao confinamento tem sido investigada como método de redução da morbidade e mortalidade resultantes de doenças respiratórias em muitos estudos, mas os resultados são suspeitos. Embora tenham sido publicados estudos que sugerem que a clortetraciclina e a sulfametazina nos alimentos são eficazes na redução da morbidade associada à doença respiratória bovina, questões relacionadas ao delineamento do estudo e à análise de dados questionam a validade dos resultados.[37] Uma recomendação padrão é fornecer 150 mg/kg de peso corporal nas primeiras 24 h e reduzir o nível para 75 mg/kg de peso corporal durante o período de medicação, que pode durar de 5 a 10 dias.

Gerenciamento dos fatores de risco

Como esboço geral para o controle da doença respiratória bovina, os seguintes fatores são considerados como contribuintes para a doença, e seus efeitos devem ser minimizados com manejo adequado e técnicas de prevenção de doenças:

- Bovinos jovens em crescimento são mais suscetíveis do que bovinos adultos em razão da ausência de imunidade suficiente. A mistura de gado jovem de diferentes origens requer maior vigilância para detectar evidências de doença. A vacinação de bezerros em momentos estratégicos pode ser necessária
- O gado comprado de várias fontes e misturado em um confinamento é mais propenso a desenvolver doença respiratória bovina do que o gado que se originou de uma única fonte. Alguns bovinos serão altamente suscetíveis, e outros relativamente resistentes, em decorrência das

diferenças na flora nasal e no histórico imunológico, genético e nutricional. Um alto nível de manejo e vigilância constante são necessários para reconhecer, isolar e tratar os casos clínicos precocemente para minimizar a morbidade e os casos de mortalidade
- As flutuações rápidas na temperatura ambiental e na umidade relativa, não apenas durante os meses de outono e inverno, mas também durante as estações quentes, geralmente precederão os surtos de doenças respiratórias. Todas as técnicas de manejo prático e econômico devem ser usadas para proporcionar o máximo de conforto possível e para evitar a aglomeração dos animais
- A ventilação inadequada é uma das principais causas predisponentes de doenças respiratórias em bovinos criados em ambientes fechados. Isso é de fundamental importância nos rebanhos leiteiros durante os meses de inverno em climas temperados
- Em muitos estudos, desmamar bezerros 3 semanas ou mais antes da venda foi considerado benéfico para o desenvolvimento posterior e saúde do animal[37]
- O desmame de bezerros de corte durante condições climáticas rigorosas pode exacerbar o estresse do desmame e normalmente resulta em surto de doença respiratória
- O estresse associado à comercialização de bovinos é um fator importante. O movimento do gado através de áreas de vendas – onde eles podem estar aglomerados; a mistura com bovinos de muitas origens diferentes; temporariamente privados de alimentos e água adequados; manipulados rudemente ao serem separados, pesados, identificados, em coleta de amostras de sangue, quando vacinados ou quando recebem antibióticos e/ou vitaminas, e são então carregados em veículos desconfortáveis e transportados por longas distâncias sem paradas de descanso adequadas – é estressante. A prática do precondicionamento de bovinos antes de eles entrarem no confinamento deve continuar a ser examinada para determinar quais aspectos são mais lucrativos.

Os programas de vacinação pré-venda são projetados para estabelecer uma resposta imune efetiva aos patógenos comuns do trato respiratório bem antes que qualquer exposição natural possa ocorrer enquanto os bezerros viajam pelo mercado de leilões ou depois de chegarem ao confinamento. Esses programas geralmente exigem que os bezerros sejam castrados, descornados e vacinados contra herpes-vírus bovino tipo 1 (HVB-1), vírus da parainfluenza-3 (PI-3), vírus sincicial respiratório bovino (BRSV) e vírus da diarreia viral bovina (BVDV). Alguns programas também exigem a vacinação contra *H. somni* e *M. haemolytica*. Os programas de acondicionamento pré-venda envolvem esses procedimentos, mas também incluem o desmame e componentes nutricionais. A maioria desses programas de condicionamento exige que os bezerros sejam desmamados e ajustados a uma dieta concentrada e forragem por pelo menos 30 dias antes da venda.

Vacinas

Embora vacinas para o controle da doença respiratória aguda associada ao HBV-1, PI-3 e *Pasteurella* spp. estejam disponíveis e sejam amplamente utilizadas a campo, as evidências documentando sua eficácia sob condições de campo são escassas.[1,37] De acordo com uma grande pesquisa recente realizada nos EUA, as vacinas contra o BVDV são usadas em 96,6%, vacinas contra HVB-1 em 93,7%, vacinas contra o BRSV em 89,5% e vacinas contra PI-3 em 85,1% dos confinamentos pesquisados para controle de doenças respiratórias.[1] O uso de vacinas contra *Pasteurella* spp. (63,8%) e *Histophilus somni* (69,7%) é menos comum. A vacinação antes do transporte de bezerros de corte 3 semanas antes do desmame com vacinas contendo HVB-1, PI-3, *Pasteurella* spp. e *H. somni* não reduziu a incidência da doença respiratória bovina indiferenciada em comparação com aqueles animais não vacinados.

Muitos médicos-veterinários e proprietários de confinamento sustentam que a vacinação contra a doença respiratória é um componente essencial dos seus programas de prevenção de doenças, tanto para prevenir doenças específicas do trato respiratório, como a rinotraqueíte infecciosa bovina (IBR) clínica, quanto para reduzir as perdas resultantes de doenças respiratórias nas primeiras poucas semanas após a chegada.

Na América do Norte, muitas vacinas bacterianas e virais estão disponíveis para o controle da doença respiratória bovina. Existem vacinas de antígeno único e de antígenos múltiplos e vacinas de vírus vivo modificado ou de vírus inativado, contendo um ou mais dos seguintes antígenos: *M. haemolytica*, *P. multocida*, *H. somni*, HVB-1, PI-3, BRSV e BVDV. Existem muitas vacinas de antígenos múltiplos contendo combinações de vírus respiratórios, BVDV, *H. somni*, *P. multocida* e *M. haemolytica*.

Seleção de vacinas

A seleção de qual vacina recomendar para o controle da doença respiratória bovina em animais de confinamento atualmente não é possível com base nas informações de eficácia disponíveis para o médico-veterinário. As vacinas são amplamente utilizadas, e são feitas muitas afirmações anedóticas quanto a sua eficácia, mas há pouca evidência científica de que as vacinas são eficazes e econômicas para reduzir a incidência ou as consequências da doença respiratória, como o ganho de peso subótimo. Na maioria dos casos, as vacinas foram aprovadas para venda com base em testes de segurança em animais e a potência foi medida por uma resposta sorológica à vacina ou desafio experimental em animais em condições laboratoriais. No entanto, embora seja consistentemente demonstrado que a vacinação resulta em produção de anticorpos, os títulos induzidos pela vacina nem sempre estão correlacionados com a proteção contra a doença.[37]

Eficácia das vacinas

Experimentos de campo significativos para avaliar vacinas para o controle da doença respiratória bovina são difíceis. A definição de caso do que é um "caso de doença respiratória" tem sido muito geral, como a presença de anorexia, depressão e febre. Portanto, ao testar uma vacina para o controle da pasteurelose pneumônica, as conclusões alcançadas podem ser questionáveis se a causa da enfermidade dos animais doentes, tanto no grupo vacinado quanto no grupo-controle, não for conhecida – daí a importância da definição de caso. Em contraste aos experimentos de campo, as medidas utilizadas pelo fabricante no desafio laboratorial da vacina foram específicas. Em um experimento de campo, o grupo-controle e os grupos vacinados devem ser comparáveis. Onde mais de uma vacina é usada para controlar a doença respiratória nos animais vacinados e nos controles, é difícil avaliar uma das vacinas ou os componentes de uma vacina de antígenos múltiplos, a menos que sejam utilizados muitos animais. Outro problema é a dificuldade de fazer os animais controle e os animais vacinados serem submetidos a aproximadamente o mesmo risco de serem afetados pela doença respiratória.

Os experimentos de campo para vacinas contra a doença respiratória bovina são muitas vezes insatisfatórios em razão do planejamento inadequado, modelo experimental insatisfatório e falta de monitoramento. Os comentários seguintes sobre o uso de vacinas como um método auxiliar no controle da doença respiratória bovina aguda indiferenciada em animais confinados são baseados na informação atual disponível.

Vacina contra Pasteurella spp.

Como a pneumonia fibrinosa associada a *M. haemolytica* é a lesão mais comum relacionada com doença respiratória bovina em animais confinados, grande parte da ênfase tem sido no desenvolvimento de vacinas efetivas para a pasteurelose pneumônica bovina. Com base nas observações imunológicas e microbiológicas, tanto da pasteurelose pneumônica de ocorrência natural quanto da induzida experimentalmente, parece possível realizar a imunização artificial efetiva de bovinos. Os altos teores de anticorpos naturalmente adquiridos contra

M. haemolytica foram associados à proteção contra a doença.

Anticorpos contra a leucotoxina da *M. haemolytica* e certos componentes da superfície bacteriana parecem ser importantes para a resistência à doença. A base de uma vacina contra pasteurela recentemente introduzida é que a vacinação de bezerros com sobrenadante da cultura leucotóxica de *M. haemolytica* patogênica proporcionou alguma proteção contra o desafio experimental com o microrganismo.

A vacinação de bezerros não precondicionados e recentemente transportados com a vacina em Ontário resultou em uma leve diminuição da morbidade, leve melhora nas taxas de resposta e talvez redução importante nas taxas de recidiva. Quando a vacina foi combinada com vacina contra os vírus HVB-1/PI-3 vivos modificados IM, a taxa de morbidade aumentou, a taxa de resposta diminuiu, e a taxa de mortalidade aumentou em alguns grupos. Parece que o uso de vacinas de vírus vivo modificado em bezerros recentemente chegados ao confinamento está contraindicado, o que é consistente com observações anteriores do projeto *Bruce County Project*, no qual bezerros introduzidos no outono foram vacinados na chegada com vacina de vírus vivo modificado.

Um estudo de metanálise recente que revisou a evidência por trás da recomendação de vacinação para controlar a doença respiratória bovina em bezerros identificou 18 experimentos que avaliaram o uso de vacinas tanto contra *M. haemolytica* quanto contra *M. haemolytica* e *P. multocida*.[42] A partir desses dados, os autores calcularam o risco relativo (RR) de 0,93 (IC 0,89 a 0,98), indicando risco de morbidade significativo, embora minimamente inferior, em bovinos confinados vacinados em comparação aos controles e, portanto, potencial benefício da utilização de vacinas contra pasteurela.

Vacina contra Histophilus somni *(anteriormente* Haemophilus somnus*)*

Poucos estudos investigaram a eficácia da vacinação contra *H. somni* em bovinos em confinamento para controle de doenças respiratórias. Verificou-se resposta de anticorpos associada à proteção contra *H. somni*.[43] Quando utilizada como parte de um programa de precondicionamento, a vacina tende a ter efeito levemente positivo ou neutro sobre a morbidade e a mortalidade relacionadas à doença respiratória, ao passo que o efeito pareceu neutro ou até mesmo negativo quando os animais foram vacinados na chegada ao confinamento.[43] Os efeitos observados na morbidade e mortalidade foram inferiores ao nível de significância. Pouca evidência científica está disponível atualmente para apoiar o uso da vacinação contra *H. somni* para controlar a doença respiratória bovina.

Vacinas virais

Uma vez que a infecção prévia do trato respiratório tanto com o HVB-1 quanto o BRSV ou PI-3 pode predispor à pasteurelose pneumônica, recomendou-se a vacinação de bezerros de corte 2 a 3 semanas antes do desmame e de bovinos para confinamento 2 semanas antes do transporte para o confinamento como parte de um programa de precondicionamento. Os resultados são variáveis, mas a vacinação de bezerros aos 3 a 6 meses de idade com vacina com vírus HVB-1 e PI-3 vivos modificados por via intranasal forneceu proteção contra a pasteurelose pneumônica experimentalmente induzida por desafio de aerossol com HVB-1, seguido 4 dias depois por aerossol de *M. haemolytica*. É importante vacinar os bezerros pelo menos 2 semanas antes de serem desmamados, estressados ou transportados para o confinamento.

Uma vacina do herpes-vírus bovino tipo 1 vivo modificado administrada aos bezerros de corte antes do desmame, no desmame ou imediatamente após a chegada ao confinamento foi associada à redução significativa na taxa de tratamento em um dos três grupos imunizados antes do desmame e nos bezerros imunizados após a chegada ao confinamento. Não houve efeito significativo da vacina na taxa de tratamento em bezerros imunizados no desmame, em bezerros imunizados após a chegada a uma estação de teste de touros ou em bezerros de 1 ano imunizados após a chegada ao confinamento. Aparentemente, a vacina proporcionou alguma proteção, mas a pequena redução pode não justificar o custo do programa de vacinação.

Alguns médicos-veterinários de confinamento recomendam que os bovinos em confinamento sejam vacinados na chegada com vacina contra *M. haemolytica*, vacina contra HVB-1 e PI-3, vacina contra *H. somni* e a vacina contra o BRSV. A vacina contra o BVDV é a vacina mais comumente utilizada em confinamentos nos EUA, pois o vírus BVDV circulante em confinamentos entre bezerros recém-recebidos é considerado um fator predisponente importante para a doença respiratória bovina.[1] Espera-se que o controle seja alcançado se os animais forem vacinados contra todos os patógenos comuns que contribuem para lesões da doença respiratória bovina. No entanto, há pouca, se alguma, evidência publicada com base em experimentos de campo controlados de que tais recomendações frequentes são justificáveis.

LEITURA COMPLEMENTAR

Babiuk LA, Lawman MJP, Bielefeld Ohmann H. Viral-bacterial synergistic interaction in respiratory disease. Adv Virus Res. 1988;35:219-249.

Barrett DC. Cost-effective antimicrobial drug selection for the management and control of respiratory disease in European cattle. Vet Rec. 2000;146:545-550.

Cusack PMV, McMeniman N, Lean IJ. The medicine and epidemiology of bovine respiratory disease in feedlots. Aust Vet J. 2003;81:480-487.

O'Connor AM, Coetzee JF, daSilva N, Wang C. A mixed treatment comparison meta-analysis of antibiotic treatment for bovine respiratory disease. Prev Vet Med. 2013;110:77-87.

Panciera RJ, Confer AW. Pathogenesis and pathology of bovine pneumonia. Vet Clin North Am Food A. 2010;26:191-214.

Taylor JD, Fulton RW, Lehenbauer TW, Step DL, Confer AW. The epidemiology of bovine respiratory disease: what is the evidence for preventive measures? Can Vet J. 2010;51:1351-1359.

REFERÊNCIAS BIBLIOGRÁFICAS

1. USDA Feedlot, 2011, part IV. (Accessed 15.09.15, at <http://www.aphis.usda.gov/animal_health/nahms/feedlot/downloads/feedlot2011/Feed11_dr_PartIV.pdf>.).
2. USDA Dairy, 2007, part I. (Accessed 15.09.15, at <http://www.aphis.usda.gov/animal_health/nahms/dairy/downloads/dairy07/Dairy07_dr_PartI.pdf>.).
3. Cernicchiaro N, et al. Am J Vet Res. 2013;74:300-309.
4. Bach A. J Dairy Sci. 2011;94:1052-1057.
5. Hodgson PD, et al. Vet Res. 2012;43:21.
6. Step DL, et al. J Anim Sci. 2008;86:3146-3158.
7. Duff GC, Galyean ML. J Anim Sci. 2007;85:823-840.
8. Edwarts TA. Vet Clin North Am Food A. 2010;26:273-284.
9. White BJ, Renter DG. J Vet Diagn Invest. 2009;21:446-453.
10. Timsit E, et al. J Anim Sci. 2011;89:4272-4280.
11. Schaefer AL, et al. Res Vet Sci. 2012;93:928-935.
12. Cooper VL, Brodersen BW. Vet Clin North Am Food A. 2010;26:409-416.
13. Godinho KS, et al. Vet Rec. 2007;160:22-25.
14. Fulton RW, Confer AW. Can Vet J. 2012;53:754-761.
15. Bohn AA, Callan RJ. Vet Clin North Am Food A. 2007;23:443-479.
16. Caswell JF, et al. Vet Clin North Am Food A. 2012;28:419-441.
17. Ganheim C, et al. Vet J. 2007;173:645-651.
18. Svenson C, et al. Vet J. 2007;174:288-294.
19. Eckersall PD, Bell R. Vet J. 2010;185:23-27.
20. Angen O, et al. Vet Microbiol. 2009;137:165-171.
21. Nikunen S, et al. Comp Immunol Microbiol Infect Dis. 2007;30:143-151.
22. Babkine M, Blond L. Vet Clin North Am Food A. 2009;25:633-649.
23. Scott L. In Pract. 2013;35:460-469.
24. Tharwat M, Okawa S. Trop Anim Health Prod. 2011;43:803-810.
25. Buczinski S, et al. J Dairy Sci. 2013;96:4523-4528.
26. Abutarbush SM, et al. Can J Vet Res. 2012;76:23-32.
27. Burgess BA, et al. Can J Vet Res. 2013;77:281-287.
28. Apley M. Vet Clin North Am Food A. 2006;22:399-411.
29. Watts JL, Sweeney MT. Vet Clin North Am Food A. 2010;6:79-88.
30. Scientifc Advisory Group on Antimicrobials of the Committee for Medicinal Products for Veterinary Use. J Vet Pharmacol Therap. 2009;32:513-533.
31. World Organization for Animal Health. OIE list of antimicrobial agents of veterinary importance, 2013. (Accessed 15.09.15, at <http://www.oie.int/fileadmin/Home/eng/Our_scientific_expertise/docs/pdf/OIE_List_antimicrobials.pdf>.).
32. O'Connor AM, et al. Prev Vet Med. 2013;110:77-87.
33. Francoz D, et al. Vet Clin North Am Food A. 2012;28:23-38.
34. Peek SF. Vet Clin North Am Food A. 2005;21:697-710.
35. Lekeux P, et al. Cattle Pract. 2007;15:115-119.
36. Nickel JS, White BJ. Vet Clin North Am Food A. 2010;26:285-301.
37. Taylor JD, et al. Can Vet J. 2010;51:1351-1359.
38. Sweiger SH, et al. Vet Clin North Am Food A. 2010;26:261-271.
39. Torres S, et al. Am J Vet Res. 2013;74:839-946.
40. Catry B, et al. J Vet Pharmacol Therap. 2008;31:479-487.
41. Hibbard B, et al. Vet Ther. 2002;3:22-30.
42. Larson RL, Step DL. Vet Clin North Am Food A. 2012;28:97-106.
43. Griffin D. Vet Clin North Am Food A. 2010;26:57-71.
44. Maunsell FP, et al. J Vet Intern Med. 2011;25:772-783.
45. Nicholas RAJ. Vet Rec. 2011;168:459-462.

Pasteurelose pneumônica de bovinos (pneumonia da febre dos transportes)

Sinopse

- Etiologia: *Mannheimia haemolytica* sorotipo A1 e A6; *Pasteurella multocida* sorotipo A3
- Epidemiologia: bovinos jovens em crescimento rápido, especialmente bezerros de corte desmamados recentemente colocados em confinamento (febre dos transportes) e bezerros leiteiros não desmamados (pneumonia enzoótica dos bezerros). Pode ocorrer em bezerros lactentes e vacas adultas. Os estressores incluem transporte, mistura de animais de muitas origens diferentes, desmame, procedimentos de manejo e ventilação ineficaz de animais estabulados
- Achados clínicos: doença respiratória aguda, sons pulmonares anormais, febre, toxemia, anorexia, morte súbita; resposta ao tratamento com antimicrobianos
- Lesões: pneumonia fibrinosa hemorrágica aguda, frequentemente com pleurite
- Patologia clínica: cultura de microrganismos de suabes nasofaríngeos ou líquido da lavagem transtraqueal/lavado broncoalveolar
- Confirmação do diagnóstico: cultura de microrganismos do pulmão e histopatologia do pulmão
- Tratamento: antimicrobianos, AINE
- Controle: programas de precondicionamento. Estratégias de manejo para reduzir o estresse. Medicamentos antimicrobianos metafiláticos em massa na chegada ao confinamento. Vacinas virais e bacterianas.

Etiologia

A pasteurelose pneumônica é uma entidade dentro do *complexo da doença respiratória bovina (DRB)*, caracterizada clinicamente por broncopneumonia aguda com toxemia, e patologicamente por pneumonia exsudativa lobar distribuída anteroventralmente, na qual a fibrina é em geral uma parte proeminente do exsudado e a pleurite fibrinosa é comum.

M. haemolytica da ordem Pasteurellaceae, um cocobacilo gram-negativo é considerado o patógeno bacteriano mais importante em bezerros desmamados, ao passo que a *Pasteurella multocida* é mais comumente isolada do trato respiratório posterior de bezerros mais jovens com doença respiratória.[1] Atualmente, existem 12 sorotipos reconhecidos de *M. haemolytica* (A1, A2, A5, A6, A7 A8, A9, A12, A13, A14, A16 e A17), dos quais o sorotipo A2 e, em menor extensão, A4 são comumente isolados do trato respiratório anterior de ruminantes saudáveis e, assim, são considerados habitantes normais da nasofaringe e das tonsilas de ruminantes. Os sorotipos A1 e, mais recentemente, A6 são mais comumente associados à doença respiratória em bovinos.[2,3]

Pasteurella multocida possui cinco sorogrupos capsulares (A, B, D, E e F) e 16 sorotipos somáticos (1 a 16). Enquanto os sorotipos B e E de *P. multocida* estão associados à septicemia hemorrágica em bovinos e búfalos d'água em regiões tropicais, o sorotipo A3 e, em menor grau, D3 são os principais patógenos associados à infecção do trato respiratório posterior em bovinos.[4] Claramente, a presença de *P. multocida* no trato respiratório anterior não é igual à doença em razão da natureza ubíqua deste microrganismo, mas a proporção de casos fatais de febre dos transportes atribuível a *P. multocida* parece estar aumentando, de acordo com a literatura recente.[4]

Pasteurella spp. são patógenos oportunistas e a causa definitiva da pneumonia, mas dependem de mecanismos predisponentes que permitam que as bactérias entrem e colonizem o pulmão e produzam as lesões. Vírus ou micoplasmas podem atuar sinergicamente para permitir que a bactéria seja patogênica. Inúmeros fatores predisponentes ambientais, geralmente denominados estressores, foram discutidos, como por exemplo:

- Transporte
- Mistura de grupos de bovinos de diferentes origens
- Confinamento de bovinos
- Alojamento e ventilação ineficazes
- Mudanças extremas de temperatura
- Desmame
- Procedimentos de processamento.

Epidemiologia

Ocorrência

A pasteurelose pneumônica é uma doença comum de bovinos jovens em crescimento na Europa, no Reino Unido e na América do Norte. A condição foi arbitrariamente subdividida em duas categorias principais, que são a *pneumonia enzoótica dos bezerros (PEB)*, atribuída principalmente a *Pasteurella multocida*, e a *febre dos transportes*, atribuída principalmente à *Mannheimia haemolytica*. Enquanto a pneumonia enzoótica dos bezerros é considerada uma condição que afeta predominantemente bezerros leiteiros não desmamados, a febre dos transportes é discutida como uma doença de bovinos recém-desmamados mais velhos, de recria ou de engorda.[1] Bezerros de corte lactentes e de 1 ano de idade e vacas-leiteiras e de corte adultas também podem ser afetados, mas com menor frequência.

Morbidade e mortalidade

A febre dos transportes é a doença mais comum entre bovinos em confinamentos dos EUA, com incidência média de 16,2% e taxa de mortalidade de aproximadamente 4%.[5] Foram relatadas diferenças regionais consideráveis nas taxas de morbidade, com confinamentos na região central dos EUA apresentando o dobro da porcentagem de bovinos afetados em comparação com outras regiões (17,8% *versus* 8,8%, respectivamente).[5] A incidência no pico da doença ocorre dentro das três primeiras semanas após a chegada dos bezerros no confinamento.

A incidência de doença respiratória em novilhas leiteiras pós-desmame nos EUA foi de 5,9% e determinou-se que a doença respiratória foi a causa mais comum de morte em novilhas desmamadas, e a segunda causa mais comum de morte em novilhas não desmamadas (após diarreia) com 46,5% e 22,5% das perdas por morte, respectivamente, nos EUA.[6] A porcentagem de perdas por morte atribuíveis à doença respiratória em novilhas leiteiras desmamadas aumentou de 34,8% de todas as mortes em 1991 para 46,5% em 2007.[6]

Um estudo observacional sobre a epidemiologia da pneumonia fibrinosa fatal em bezerros confinados comprados em mercados de leilões no oeste do Canadá e colocados em um confinamento comercial entre 1 de setembro e 31 de dezembro ao longo de um período de 4 anos, identificou algumas informações válidas. O pico de pneumonia fibrinosa ocorreu aproximadamente 16 dias após a chegada ao confinamento; o número médio de dias entre a chegada e o primeiro tratamento de casos de pneumonia fibrinosa fatal variou de 3 a 8 dias. As taxas de pneumonia fibrinosa fatal variaram 11 vezes (0,25 a 2,73%) entre os anos. A mortalidade proporcional de pneumonia fibrinosa fatal variou de 10 a 57%. Um total de 75% dos bezerros que morreram de pneumonia fibrinosa já estavam doentes dentro de 2 semanas após a chegada. Quando a incidência de pneumonia fibrinosa fatal foi alta (maior que 2%), a doença se concentrou, tanto dentro de certos grupos de bezerros carregados em caminhões quanto dentro de certos currais, ou dentro de ambos. A aglomeração poderia ter sido uma consequência de fatores contagiosos, fatores não contagiosos ou ambos.

Importância econômica

A pasteurelose pneumônica é causa importante de perda econômica na indústria de corte em confinamento e leiteira. É responsável pela maior parte das mortalidades em confinamentos na América do Norte. Além das perdas por morte, os custos com o tratamento (que incluem o pessoal envolvido na detecção e tratamento real, os medicamentos usados e vacinas) são consideráveis. Os custos indiretos da doença, que incluem o aumento do risco de abate ou morte, as perdas associadas à entrada atrasada no rebanho leiteiro e, possivelmente, a diminuição da produtividade são difíceis de estimar.[7] O custo médio dos tratamentos para um único caso de doença respiratória em confinamentos determinado em uma pesquisa recente nos EUA foi de US$ 23,40, o que foi consideravelmente maior do que os custos por caso de US$ 12,59 relatados em estudo semelhante de 1999.[5] Um estudo de 1990 estimou os custos médios por caso clínico em US$ 14,71 para bezerros leiteiros não desmamados e US$ 1,95 para bezerros leiteiros desmamados.[8] Os custos no longo prazo foram estimados entre US$ 15 e US$ 49 para uma fazenda típica de gado leiteiro da raça Holandesa, com incidência geral da doença de 60%.[9]

Fatores de risco

Fatores de risco do animal

A doença ocorre mais comumente em bovinos jovens em crescimento de 6 meses a 2 anos de idade, mas todos os grupos etários são suscetíveis. Os bezerros que não são imunes a *M. haemolytica* são considerados mais suscetíveis à doença do que bezerros que possuem anticorpos séricos neutralizantes para o microrganismo e sua leucotoxina (Lkt). Bezerros que se recuperaram da doença experimental são resistentes à doença de ocorrência natural. Os bezerros de mercado de leilões que se originam de muitas fazendas diferentes e são misturados no mercado correm risco alto. Os bezerros podem desenvolver a doença antes do desmame caso sejam alojados em estábulos lotados e mal ventilados, quando expostos a mudanças rápidas de temperatura e umidade, ou quando submetidos ao estresse.

A doença ocorre comumente em surtos 7 a 10 dias depois de os bovinos terem chegado ao confinamento após o transporte estressante. Isso constitui uma parte fundamental do complexo "febre dos transportes", que é um risco importante na prática de criação extensiva de bovinos de corte que posteriormente são transportados por longas distâncias para outros locais para crescimento e terminação. No entanto, a distância que os bezerros foram transportados por caminhão dos mercados de leilões para o confinamento não foi associada ao aumento do risco de pneumonia fibrinosa fatal, conforme determinado por um estudo.

Os surtos em rebanhos leiteiros não são incomuns, especialmente quando ocorreram introduções recentes de animais ou bovinos foram devolvidos às suas fazendas após o verão pastando em pastagens comunitárias ou exposições em feiras. Os surtos de pleuropneumonia hiperaguda atribuíveis a *M. haemolytica* foram relatados em bovinos leiteiros adultos. Muitos animais foram afetados, dos quais uma proporção elevada estava no período pós-parto imediato. Todas as fazendas afetadas compraram vacas e/ou novilhas nos 12 meses anteriores, mas não houve histórico de transporte ou movimento de animais afetados. Vacas de corte adultas também são suscetíveis à pasteurelose pneumônica se forem submetidas a estressores durante os meses de verão ou outono naquele ano, normalmente associados ao movimento de grandes grupos para o pasto ou a partir de um pasto durante períodos de condições climáticas ruins.

Fatores de risco do ambiente e do manejo

Muitos fatores de risco ambientais foram discutidos na literatura. Além da infecção prévia com patógenos virais que são discutidos em "Fatores de risco dos patógenos", outros fatores predisponentes geralmente resumidos como "estressores" incluem a mistura de bovinos de diferentes origens, transporte, mudanças de temperatura bruscas e extremas, frio combinado com umidade, poeira ou distúrbios metabólicos agudos e privação de alimentos e/ou água (p. ex., durante o transporte).[4] A mistura de bezerros de corte recentemente desmamados de diferentes origens em mercados de leilões foi associada ao aumento do risco de pneumonia fibrinosa fatal em bezerros transferidos para confinamentos no oeste do Canadá, especialmente em novembro, pouco depois de as vendas em leilões terem chegado ao pico, e quando o confinamento estava atingindo sua capacidade.

O papel do estresse como fator de risco na pneumonia da febre dos transportes foi examinado experimentalmente. O transporte e o manuseio experimentais para mimetizar o estresse, seguido por aerossol de *M. haemolytica*, não resultaram em lesões significativas de pneumonia, mas tornaram os animais suscetíveis ao herpes-vírus bovino tipo 1 (HVB-1). Do mesmo modo, o estresse relacionado com desmame e separação materna no momento da infecção primária pelo HVB-1 aumentou a resposta imune inata, que se correlacionou significativamente com a mortalidade após infecção bacteriana secundária.[10]

Confinamento em estábulos frios ou úmidos e mal ventilados, exposição ao clima rigoroso, transporte, fadiga e privação de alimentos e da água normalmente são seguidos por surtos da doença em bovinos. Nos bezerros mantidos a uma temperatura constante de 16°C, as populações bacterianas na nasofaringe estavam no mínimo entre 65 e 75% da umidade relativa e tendiam a aumentar nas umidades fora desse intervalo.

O aumento na virulência da bactéria frequentemente é evidente após a passagem pelo animal; no início de um surto, apenas aqueles animais que foram submetidos a influências desvitalizantes são afetados, mas a doença pode subsequentemente se espalhar para outros animais no grupo. Existe pouca tendência para a doença se tornar um problema de área, com surtos esporádicos ocorrendo com o aparecimento de condições favoráveis ao desenvolvimento da doença.

Fatores de risco dos patógenos

Pasteurella spp. são considerados habitantes normais do trato respiratório anterior e patógenos oportunistas do trato respiratório posterior de bovinos. Embora o mecanismo preciso não seja bem compreendido, a infecção viral simultânea do trato respiratório anterior é considerada um elemento-chave na patogênese da pasteurelose pneumônica. A infecção viral do trato respiratório anterior provoca lesões celulares, resultando em alterações microambientais que facilitam a colonização da mucosa do trato respiratório anterior com sorotipos patogênicos de *M. haemolytica* e/ou *P. multocida*[1]. Bezerros inoculados com HVB-1 ou parainfluenza-3 (PI-3) por via intranasal tornam-se mais suscetíveis à colonização com *M. haemolytica*, mesmo na presença de anticorpos para o microrganismo no soro e na secreção nasal.

O pressuposto de que a infecção com muitos vírus diferentes e micoplasma pode predispor à pasteurelose pneumônica tem sido objeto de intensa atividade de pesquisa e corroborou-se pela observação de que a coinfecção do trato respiratório posterior com outros patógenos é significativamente mais comum do que a infecção tanto por *M. haemolytica* quanto por *P. multocida* sozinhos.[4] Pesquisas soroepidemiológicas de bovinos em confinamentos revelam que o HVB-1, PI-3, vírus da diarreia viral bovina (BVDV) e vírus sincicial respiratório bovino (BRSV) estavam presentes, ativos e associados à doença respiratória. A presença de anticorpos indica exposição atual ou recente ao vírus, mas não indica resistência. Bovinos com títulos baixos para HVB-1 ou BRSV apresentavam risco aumentado de tratamento subsequente para a doença respiratória bovina. Bovinos tratados apresentaram também aumentos maiores nos anticorpos para PI-3 e/ou BVDV do que os bezerros do grupo-controle. Embora haja evidências de que BVDV possa afetar experimentalmente certos mecanismos imunológicos, há pouca evidência direta de que o vírus é um fator predisponente importante na causalidade da pasteurelose pneumônica natural. Pesquisas soroepidemiológicas indicam que a soroconversão para BVDV está relacionada ao aumento do risco de doença respiratória tanto em níveis individuais quanto em grupos. Sorologicamente, também há evidências de alta prevalência de *M. bovis* e *M. dispar* em bezerros de confinamento. Mas a importância relativa desses patógenos como causa em uma relação de causa e efeito é controversa. O coronavírus bovino foi associado a alguns surtos naturais de febre dos transportes em bovinos de confinamento. Até 80% dos animais afetados eliminaram coronavírus bovino de suas cavidades nasais quando a taxa de infecção com *Pasteurella* spp. era baixa.

Os fatores de virulência de *M. haemolytica* e *P. multocida* incluem:

- Proteínas de superfície e carboidratos:
  - Proteínas de adesão e fímbrias que permitem a aderência às membranas mucosas
  - Polissacarídeos capsulares
  - Proteínas de membrana externa (OMP), algumas das quais são reguladas por ferro e criticamente importantes para aquisição de ferro pelo microrganismo
  - Lipopolissacarídeos (também denominados *endotoxinas*, particularmente lipídios A) que são responsáveis pela pirexia e choque hipotensivo e contribuem para lesões pulmonares
  - Lipoproteínas (p. ex., lipoproteína E [LpE])
- Toxinas e enzimas extracelulares:
  - Leucotoxina (Lkt) de *M. haemolytica*, que induz apoptose ou necrose celular em leucócitos de ruminantes
  - Glicoproteases que podem hidrolisar IgG
  - Neuraminidase.

Os sorotipos A1 e A2 de *M. haemolytica* podem sobreviver por longos períodos em fluidos *in vivo* com relativamente poucos nutrientes. Ambas as estirpes sobreviveram nos lavados traqueobrônquicos por pelo menos 244 dias em ovinos e 156 dias em bovinos, respectivamente. Isso pode fornecer uma explicação para a longa sobrevivência do microrganismo na nasofaringe de ruminantes.

Mecanismos imunes

Os bezerros que se recuperaram da doença experimental são resistentes à doença de ocorrência natural. Muitos antígenos de *M. haemolytica* podem estimular a resposta imune e a resistência à doença. Estes antígenos incluem muitos dos fatores de virulência mencionados anteriormente, como polissacarídeos capsulares, leucotoxinas e antígenos de superfície, incluindo proteínas reguladas por ferro, uma proteína de membrana externa sorotipo-específica e muitos outros antígenos que são menos bem definidos. As altas respostas de anticorpos às proteínas de extração de superfície de *M. haemolytica* estão correlacionadas com a resistência à pasteurelose pneumônica experimental. A resistência ao desafio experimental com o microrganismo se correlaciona diretamente com os títulos séricos neutralizantes de leucotoxina. A exposição de bezerros a aerossóis para *M. haemolytica* resulta no desenvolvimento de anticorpos neutralizantes de leucotoxinas em amostras de lavado pulmonar acompanhado por aumento do título sérico de anticorpos neutralizantes. Como a exposição de bezerros a aerossóis viáveis de *M. haemolytica* estimula uma resposta imune protetora caracterizada por depuração intensificada do microrganismo do pulmão e pela proteção contra pneumonia fibrinosa, é possível que a presença de anticorpos preexistentes para leucotoxina nos pulmões proporcione imunidade que protege os leucócitos fagocíticos da leucotoxina e promove a fagocitose e a morte intracelular do microrganismo.

A imunização passiva com anticorpos contra *M. haemolytica* inteira ou sobrenadante contendo leucotoxina proporciona proteção contra a pasteurelose pneumônica induzida experimentalmente, semelhante à proteção fornecida pela imunização ativa com esses antígenos. Em contrapartida, os anticorpos contra lipopolissacarídeos proporcionaram pouca proteção contra o desafio.

Os bovinos expostos aos microrganismos vivos produzem anticorpos tanto para os antígenos de superfície celular quanto para leucotoxina, ao passo que a exposição à vacina de antígeno morto resulta na produção de anticorpos principalmente para os antígenos da superfície celular.

O desafio pulmonar experimental de bezerros com *P. multocida* morta formalizada não fornece proteção subsequente ao desafio com *P. multocida* viva.

Método de transmissão

A transmissão de pasteurelas provavelmente ocorre pela inalação de gotículas infectadas, tossidas ou exaladas por animais infectados, que podem ser casos clínicos ou portadores recuperados nos quais a infecção persiste no trato respiratório anterior. *M. haemolytica* e *P. multocida* são altamente suscetíveis a influências ambientais, e é improvável que o contágio mediato seja um fator importante na disseminação da doença. Quando as condições são ótimas, particularmente quando o gado está confinado de forma aglomerada em estábulos inadequadamente ventilados, quando está superlotado em caminhões e trens, ou se os animais são mantidos por longos períodos em currais de confinamentos, a doença pode se espalhar muito rapidamente e afetar uma alta proporção do rebanho dentro de 48 h. Em animais na pastagem, a taxa de disseminação pode ser muito mais lenta.

Patogênese

Colonização do trato respiratório anterior e posterior

Pesquisas consideráveis concentraram-se na determinação de como as pasteurelas, que fazem parte da flora normal do trato respiratório anterior, colonizam primeiro o trato respiratório anterior e então o posterior. Em condições normais, o pulmão bovino é praticamente estéril em razão de um mecanismo efetivo de depuração pulmonar. A hipótese atual é de que a combinação de infecção viral do trato respiratório e/ou influências desvitalizantes do transporte, fome temporária, desmame, flutuações rápidas na temperatura ambiente, mistura de animais de origens diferentes e manuseio excessivo do gado após a chegada em um confinamento podem promover coletivamente um aumento no número total e na virulência de pasteurelas na nasofaringe. O aumento do crescimento bacteriano no trato respiratório anterior resulta na inalação de gotículas de aerossol na traqueia e nos pulmões.[2]

Em bovinos clinicamente normais, *M. haemolytica* está presente em baixo número nas tonsilas e fossas nasais, e aquelas que são isoladas são predominantemente do sorotipo A2, que raramente está associado à doença. A exposição de bovinos saudáveis a estressores, como a infecção viral, mudança nas práticas de manejo e mudanças ambientais, leva a um crescimento explosivo e colonização seletiva por *M. haemolytica* A1 no trato respiratório anterior.

A exposição intranasal experimental de bezerros a *M. haemolytica* deficiente em leucotoxina provoca aumento nos títulos de anticorpos séricos contra o microrganismo e diminuiu a colonização da nasofaringe por *M. haemolytica* do tipo selvagem. Isso poderia permitir que a resposta imune se desenvolvesse antes do transporte e oferecesse proteção contra a colonização nasofaríngea e pneumonia por *M. haemolytica* do tipo selvagem.

Em condições normais, os macrófagos alveolares efetivamente eliminarão as pasteurelas dos alvéolos por mecanismos fagocíticos. Quando muitos microrganismos entram e colonizam o pulmão, eles interagem com macrófagos alveolares. Os neutrófilos entram no pulmão nas primeiras horas após a inoculação bacteriana.

Os macrófagos alveolares bovinos liberam ânions superóxidos quando expostos a *M. haemolytica* e a resposta depende da presença de anticorpo opsonizante e da quantidade de microrganismos apresentados aos fagócitos. Isso pode ter papel fundamental na patogênese da lesão pulmonar aguda associada à pasteurelose pneumônica. Este é um mecanismo importante pelo qual este fagócito pode iniciar a atividade microbicida, e pode fornecer indícios para o estudo adicional dos mecanismos de defesa do pulmão.

Fatores de virulência e reações imunes celulares e humorais

A lesão pulmonar causada pelos microrganismos após a entrada no pulmão depende de fatores de virulência importantes.

Dos fatores de virulência mencionados anteriormente, os que são considerados mais relevantes para a fisiopatologia da pasteurelose pulmonar em bovinos são:

- Fímbrias
- Polissacarídeos capsulares
- Lipopolissacarídeos (LPS ou endotoxina)
- Leucotoxina (Lkt) para *M. haemolytica*.

As interações desses fatores de virulência contribuem para a patogênese da doença. As fímbrias elevam a colonização do trato respiratório anterior. Os polissacarídeos capsulares do microrganismo inibem a morte em série mediada pelo complemento e a fagocitose e morte intracelular do microrganismo. A cápsula também aumenta a migração direcionada por neutrófilos e a adesão do microrganismo ao epitélio alveolar. O lipopolissacarídeo pode alterar as funções de leucócitos bovinos e é diretamente tóxico para o endotélio bovino. Ele também modifica a hemodinâmica cardiopulmonar e eleva os prostanoides circulatórios, serotonina, cAMP e cGMP. O microrganismo induz alterações morfológicas nas células endoteliais pulmonares bovinas, cujos efeitos podem ser parcialmente inibidos pela indometacina. O fator tecidual está envolvido na deposição de fibrina intra-alveolar e na coagulopatia associada à pasteurelose pneumônica em bovinos.

A migração e ativação de neutrófilos no tecido inflamado são reguladas por uma rede complexa de interações entre citocinas, leucócitos, endotélio vascular, moléculas de adesão celular e fatores quimiotáticos solúveis. As citocinas inflamatórias fator de necrose tumoral alfa, interleucinas (IL) -1 beta e IL-8 desempenham papel central na iniciação e orquestração dessas interações. A interleucina 8 é a citocina predominante expressa nos pulmões durante a fase aguda da pasteurelose pneumônica.

O *lipopolissacarídeo (LPS)* de *P. multocida* ou *M. haemolytica* é capaz de causar lesão direta às células endoteliais arteriais pulmonares bovinas, o que pode ser um mecanismo patogênico contribuinte. O lipopolissacarídeo interage com vários tipos de células e sistemas de mediadores humorais, resultando em lesões generalizadas no pulmão. O lipopolissacarídeo pode atravessar facilmente a parede alveolar a partir do ar ou do sangue e interagir com células e mediadores humorais. O lipopolissacarídeo pode ser encontrado nos neutrófilos no alvéolo, no tecido intersticial e no lúmen capilar; em macrófagos intravasculares, intersticiais e alveolares; nas células endoteliais e nas superfícies das células epiteliais alveolares. A interação da endotoxina com células leva à ativação celular e à morte.

A *leucotoxina* é produzida por todos os sorotipos conhecidos de *M. haemolytica* e é uma exotoxina proteica termolábil, citolisina formadora de poros que afeta macrófagos, linfócitos, neutrófilos e plaquetas especificamente de ruminantes.[2] A bactéria produz leucotoxina, com a produção máxima ocorrendo durante a fase logarítmica do crescimento, atingindo o pico após seis horas de incubação. Após a inalação de *M. haemolytica* no pulmão, ocorre um acúmulo de neutrófilos que, quando destruídos pela leucotoxina, resulta na liberação de enzimas proteolíticas, produtos oxidantes e proteínas básicas, que degradam as membranas celulares, aumentando a permeabilidade capilar. Isso causa acúmulo de líquido no interstício da parede alveolar, necrose da parede alveolar e edema pulmonar. A leucotoxina também induz a liberação de histamina dos mastócitos bovinos.

A leucotoxina segue um paradoxo de ativação-inibição dose-dependente espécie-específico sobre os leucócitos bovinos.[2] A exposição a baixas concentrações de leucotoxina pode ativar neutrófilos e macrófagos para estimular a degranulação e a explosão respiratória, liberação de citocinas pró-inflamatórias e liberação de histamina de mastócitos. Em concentrações elevadas, a leucotoxina induz apoptose nos leucócitos bovinos. A apoptose é um processo de morte celular programada distinto da necrose pelo encerramento ordenado das funções celulares. Até mesmo em concentrações ainda maiores, a leucotoxina provoca a formação de poros transmembrana, resultando em inchaço celular e subsequente morte celular.[2]

Os sobrenadantes do microrganismo também podem causar citólise rápida das plaquetas. Os genes que codificam para a síntese e secreção de leucotoxina foram clonados. É uma proteína altamente imunogênica produzida por todos os 15 sorotipos de *M. haemolytica*. Bovinos com títulos elevados de anticorpos da leucotoxina têm taxas maiores de sobrevivência em casos naturais e experimentais de pasteurelose pneumônica do que os animais com baixos títulos de anticorpos. Os antígenos da leucotoxina e o componente da superfície bacteriana atualmente são utilizados em vacinas comerciais para estimular a resistência contra a pasteurelose pneumônica.

Pasteurelose pneumônica experimental

Na tentativa de compreender a patogênese da pasteurelose pneumônica bovina, a doença experimental foi reproduzida usando muitos métodos diferentes, o mais comumente usado é a infecção sequencial por aerossol de bezerros com o vírus PI-3 ou o HVB-1 seguido após 3 ou mais dias por aerossol de *M. haemolytica*. A exposição de bezerros a aerossóis de PI-3 seguido de *M. haemolytica* em intervalos de 3 a 13 dias mais tarde resulta em broncopneumonia purulenta. O vírus interfere na depuração pulmonar de *M. haemolytica* quando o aerossol da bactéria é administrado 7 dias após a infecção viral. Há pouca interferência após apenas 3 dias, e grau moderado aos 11 dias.

A pasteurelose pneumônica semelhante à doença natural pode ser reproduzida experimentalmente pela exposição sequencial de bezerros aos aerossóis de HVB-1 e *M. haemolytica* com 4 dias de intervalo. A infecção por vírus destrói parcialmente o mecanismo de depuração do epitélio do trato respiratório e exacerba a subsequente infecção por *M. haemolytica*. Ambos os antígenos podem ser detectados por métodos imuno-histoquímicos nas células do líquido broncoalveolar.

O sinergismo viral-bacteriano está associado à liberação de citocinas, que atraem mais leucócitos e aumentam a expressão de leucócitos CD11a/CD18. Neste modelo experimental, a vacinação do animal contra o vírus antes do desafio com a sequência de aerossol viral-bacteriano é protetora. A interação entre o HVB-1 e *M. haemolytica* pode persistir por até 30 dias depois da infecção pelo vírus. A infecção sequencial por aerossol de HVB-1 e *P. multocida*, ou *P. multocida* sozinha, também pode resultar em pneumonia. Estudos experimentais *in vitro* indicam que a infecção por HVB-1 não tem efeito direto sobre a capacidade dos neutrófilos para fagocitar *M. haemolytica*, em vez disso, há efeito indireto, talvez por meio da liberação de mediadores que tenham efeito na função dos fagócitos. Grandes quantidades de interferona são produzidas durante todo o curso da infecção por HVB-1, o que reduz a quimiotaxia e eleva a atividade da oxidase por neutrófilos bovinos.

A injeção intratraqueal do sorotipo A3 de *P. multocida* em bezerros de 8 semanas de idade resulta em achados clínicos e fisiopatológicos característicos da pasteurelose pneumônica bovina e alterações patológicas macroscópicas e microscópicas semelhantes aos casos de campo. As concentrações das proteínas de fase aguda haptoglobina, amiloide sérica A e alfa-1 glicoproteína ácida aumentaram, sugerindo o papel dessas proteínas como marcadores do início da doença e do seu progresso.

A instilação intratraqueal de *M. haemolytica* viva em bezerros conscientes resulta em alterações cardiovasculares agudas que consistem em duas fases vasoconstritoras pulmonares e hipodinâmicas sistêmicas.

Sinergismo entre patógenos

Experimentalmente, pode ocorrer sinergismo entre *M. haemolytica* e *M. bovis* na produção de pneumonia em bezerros gnotobióticos, mas não em bezerros convencionais.

O papel do BVDV em surtos de pasteurelose pneumônica é incerto. Em um estudo, o vírus não prejudicou a depuração pulmonar de *M. haemolytica*. Em outro estudo, a inoculação endobrônquica de bezerros com o vírus e *M. haemolytica* sequencialmente com 5 dias de intervalo resultou em broncopneumonia fibrinopurulenta grave e pleurite envolvendo até 75% do volume pulmonar total. A inoculação endobrônquica do microrganismo causou apenas lesão não invasiva localizada nos pulmões.

Em resumo, a pasteurelose pneumônica pode ser reproduzida experimentalmente sem infecção viral precedente, e é provável que a doença natural também possa ocorrer sem infecção viral prévia.[4]

Achados clínicos

O espectro de achados clínicos depende, em parte, se a doença está ocorrendo em grupos de bovinos jovens em um grande confinamento comercial, em um confinamento de uma fazenda pequena ou em animais individuais como, por exemplo, vacas-leiteiras em lactação, nas quais a doença é mais facilmente reconhecida com base na produção de leite e na ingestão de alimentos. Na situação de confinamento, os animais afetados devem ser identificados principalmente por observação visual, seguido por exame físico mais próximo.

Confinamentos

A doença geralmente ocorre 10 a 14 dias após os animais terem sido estressados ou terem chegado ao confinamento. Ela pode surgir no prazo de 1 dia após a chegada se os animais estiverem incubando a doença antes disso. Os animais encontrados mortos podem ser a primeira indicação de um surto no qual muitos bezerros de corte desmamados são obviamente afetados, e alguns estão nos estágios de incubação da doença.

Quando observados à distância, os bovinos acometidos estão apáticos e sua respiração é rápida e superficial. Pode haver tosse protetora fraca, que se torna mais acentuada e frequente se eles forem instigados a andar. Aqueles que estiveram doentes por alguns dias parecerão esqueléticos em razão da anorexia. Secreção nasal mucopurulenta, muflo com crosta e secreção ocular são comuns. Embora os bovinos afetados estejam anoréxicos, eles podem continuar a beber quantidades de manutenção de água.

Quando a doença foi diagnosticada em um grupo ou curral de animais e novos casos estão ocorrendo diariamente, aqueles que estão nos estágios mais iniciais da doença não estão obviamente doentes quando examinados à distância. Se o grupo inteiro de animais for passado através de um corredor e examinado de perto, até 20% ou até mais dos animais aparentemente normais podem ter febre que varia de 40°C a 41°C e nenhuma outra anormalidade clínica óbvia. A auscultação do tórax de alguns desses casos subclínicos revelará respiração rápida e superficial e aumento na intensidade dos sons respiratórios. Esses animais respondem notavelmente bem ao tratamento. Se não forem tratados neste estágio, eles podem progredir para casos clínicos dentro de poucos dias, ou podem se recuperar sem intercorrências.

Quando a presença de febre de 40°C ou mais em animais que estão apáticos é usada para decidir se o animal tem ou não pneumonia e requer tratamento, alguns animais são tratados de forma desnecessária. Em um curral de confinamento com 112 bezerros de touro recentemente chegados que foram equipados com bolus retículo-luminal com sensores de temperatura, um total de 449 episódios de febre foram registrados em 110 animais durante os primeiros 40 dias após a chegada. Destes episódios de febre, 74% não foram associados a quaisquer achados clínicos visualmente aparentes de doença respiratória e 75% duraram menos de 48 h. Relatou-se efeito negativo sobre o ganho de peso diário médio de animais febris com ou sem achados clínicos, com episódios prolongados de febre resultando em diminuição aproximada de 33 g/dia para cada dia de febre.[11]

Os surtos da doença em confinamentos podem durar 2 a 3 semanas ou mais após o primeiro caso representativo, dependendo do estado de saúde dos bovinos quando afetados pela primeira vez. Os surtos podem ser prolongados em confinamentos que agregam grupos de bovinos recém-chegados a um curral de bovinos já existente a cada poucos dias para preencher o curral até sua capacidade ideal. A doença ocorre então em cada novo grupo de bovinos e pode se espalhar para os bovinos previamente residentes, perpetuando a doença por várias semanas.

A origem do gado também influencia a gravidade e a duração dos surtos. Em bovinos bem alimentados originados de uma fazenda e mantidos como um único grupo, a morbidade pode ser inferior a 5% e a mortalidade nula. O surto durará apenas alguns dias, e os animais retornarão ao normal rapidamente. Nos bovinos que se originaram de uma variedade de fontes, foram movidos a partir de áreas de venda e então misturados no confinamento, a doença pode persistir por muitas semanas. Nessas situações, muitos animais estão afetados com a doença quando chegam ao confinamento. Alguns bovinos desenvolverão complicações, nunca se recuperarão completamente e serão abatidos posteriormente.

Identificação precoce de animais afetados em confinamentos

Quando estão envolvidos muitos bovinos, a identificação precoce é crucial para a terapia bem-sucedida. A identificação de animais individuais com doença respiratória em estágio inicial em um grande grupo representa um grande desafio. Os métodos para o diagnóstico por tratadores do curral de confinamento da doença respiratória bovina com base na avaliação visual nem sempre é capaz de identificar de forma eficaz os animais doentes. Uma estimativa bayesiana do desempenho do uso da observação clínica para o diagnóstico de doença respiratória bovina determinou sensibilidade e especificidade estimadas de 0,62 e 0,63, respectivamente, sugerindo que até 38% dos animais verdadeiramente doentes podem não ser diagnosticados e, em contrapartida, até 37% dos animais diagnosticados e subsequentemente tratados para doença respiratória não estão afetados pela doença.[12] A melhora da precisão tanto do diagnóstico quanto da seleção daqueles animais que necessitam de tratamento exigirá melhora na precisão da identificação de animais afetados por observação visual e uso de técnicas de exame clínico rápidas e confiáveis de animais individualmente, que possam identificar animais com evidência de doença pulmonar. As técnicas de um exame físico próximo, como a auscultação dos pulmões, não são rotineiramente utilizadas em confinamentos devido ao tempo necessário para examinar os animais individualmente e a imprecisão percebida do exame para estabelecer o diagnóstico clínico.

Mais recentemente, foram estudadas novas abordagens para monitorar bezerros com risco elevado de desenvolver doenças respiratórias, como o uso de bolus retículo-luminal com sensores de temperatura ou termografia infravermelha para monitorar a perda de calor nos bezerros, com resultados promissores.[11,13] Certamente há necessidade de melhorar ainda mais nossas técnicas de diagnóstico clínico e desenvolver novas que possam ser aplicadas para estabelecer diagnóstico rápido e preciso ao lado do animal na situação de campo.

Exame físico detalhado

O caso típico de pasteurelose pneumônica revela febre de 40°C a 41°C, secreção nasal mucopurulenta bilateral, abdome magro com atonia do rúmen, tosse, graus variados de polipneia e dispneia e evidência de broncopneumonia. Nos estágios iniciais, há sons respiratórios altos audíveis sobre as regiões anterior e ventral dos pulmões. À medida que a doença progride, esses sons respiratórios se tornam mais altos e se estendem sobre uma área maior, crepitações tornam-se audíveis, seguidas por sibilos em alguns dias, especialmente em casos crônicos. Os sons de atrito de fricção pleurítica podem ser audíveis, embora sua ausência não exclua a presença de pleurite com aderência extensa. Em casos graves ou com vários dias de duração, a dispneia é significativa, comumente com grunhido expiratório, embora a frequência respiratória possa não estar elevada.

O curso da doença é de apenas 2 a 4 dias. Se for tratada precocemente, os bovinos afetados recuperam-se em 24 a 48 h, mas os casos graves e os que estiveram doentes por alguns dias antes de serem tratados podem morrer ou tornarem-se crônicos, apesar da terapia prolongada. Alguns bovinos se recuperam espontaneamente sem tratamento.

Diarreia leve pode estar presente em alguns casos, mas geralmente sem nenhuma consequência. Em uma fazenda afetada, os bezerros podem ser acometidos por pneumonia, e bezerros jovens podem morrer de septicemia sem que tenham manifestado sinais prévios de doença.

Patologia clínica

Cultura bacteriana

Os suabes nasofaríngeos coletados de casos clínicos antes do tratamento geralmente produzem cultura pura de pasteurelas, mas o sorotipo A1 de *M. haemolytica* é o isolado mais comum obtido a partir de bovinos desmamados com pasteurelose pneumônica aguda. O mesmo sorotipo normalmente pode ser isolado do trato respiratório anterior de bezerros contactantes aparentemente saudáveis. *P. multocida* é o patógeno cultivado predominante a partir de suabes ou do lavado broncoalveolar em bezerros não desmamados com pasteurelose pulmonar. Nos últimos anos, houve aumento considerável do número de casos clínicos de pasteurelose pneumônica bovina em bezerros mais velhos atribuídos a *P. multocida* na ausência de outras Pasteurellaceae.[4]

A sensibilidade antimicrobiana das pasteurelas isoladas pode ser determinada, mas a interpretação dos resultados é muitas vezes difícil, pois não se sabe se os isolados dos suabes nasofaríngeos representam aqueles que causaram as lesões. Podem existir diferenças significativas entre sensibilidades a antimicrobianos dos isolados dos suabes nasofaríngeos e aqueles dos tecidos pulmonares. Assim, ainda não é possível recomendar a cultura de rotina e a determinação da sensibilidade antimicrobiana de pasteurelas de cavidade nasal ou muco nasofaríngeo de bovinos com pneumonia aguda da febre dos transportes. Em bezerros saudáveis monitorados desde a fazenda até o confinamento, não houve relação entre a flora nasal e as lesões pulmonares.

Bioquímica sérica e hematologia

A adequação das concentrações séricas de proteínas de fase aguda (PFA), como fibrinogênio, amiloide sérica A (SAA) ou haptoglobina (Hp) como ferramenta diagnóstica para identificar bezerros com doença respiratória bovina foi explorada em muitos estudos com resultados variáveis.[14-19] Embora as concentrações aumentadas de SAA e Hp em bezerros com doença respiratória bovina, quando comparados a bezerros saudáveis, sugiram que a avaliação das concentrações séricas dessas proteínas de fase aguda poderia auxiliar na detecção precoce de bezerros com doença respiratória, descobriu-se que a habilidade discriminativa da haptoglobina por si só para doença respiratória bovina não é melhor do que a determinação da temperatura retal.[15] As concentrações de haptoglobina variam consideravelmente entre bezerros até mesmo em animais saudáveis, e foram afetadas significativamente pelo sexo e temperatura retal.[15] Verificou-se aumento na concentração de haptoglobina sérica dentro de 24 h após bezerros infectados com HVB-1 serem desafiados experimentalmente com *M. haemolytica*, mas esse aumento na concentração ocorreu entre 4 e 8 dias na infecção pelo BRSV ou pelo BVDV. Para a SAA, a ampla variação entre animais e o aumento menos pronunciado na concentração dessa proteína de fase aguda em animais que sofrem de doença respiratória prejudicam a habilidade desse parâmetro de discriminar entre bezerros saudáveis e animais afetados pela doença respiratória bovina.[17]

As contagens de leucócitos têm pouco valor como preditivos da doença respiratória, uma vez que a leucocitose e neutrofilia ocorrem em alguns animais, mas em outros pode haver neutropenia ou nenhuma alteração significativa.

Achados de necropsia

Existe consolidação pulmonar acentuada, geralmente envolvendo pelo menos o terço anteroventral dos pulmões. O estágio da pneumonia varia dentro do tecido afetado, começando com congestão e edema e passando por vários estágios de consolidação das vias respiratórias com exsudação serofibrinosa nos espaços interlobulares. Bronquite e bronquiolite catarral e pleurite fibrinosa geralmente estão presentes, e podem ser acompanhadas por pericardite fibrinosa. O pulmão é firme e a superfície de corte normalmente revela padrão irregular variado de tecido vermelho, branco e cinza como resultado de hemorragia, necrose e consolidação. A necrose de coagulação dos pulmões pneumônicos é a lesão mais característica na pasteurelose pneumônica. Em casos crônicos, existem lesões residuais de broncopneumonia com sobreposição de aderências pleurais. Ocasionalmente, verifica-se sequestro do tecido pulmonar necrótico. *P. multocida* provoca broncopneumonia fibrinopurulenta sem necrose de coagulação multifocal, que é característica da pneumonia lobar fibrinosa associada à *M. haemolytica*.

As lesões sequenciais macroscópicas e microscópicas da pasteurelose pneumônica bovina experimental foram descritas, e podem fornecer diretrizes para o envelhecimento das lesões em casos de ocorrência natural. Nos dias 2 a 3 após a infecção, a lesão caracteriza-se por consolidação púrpura-acinzentada suave; no dia 6 as áreas afetadas são firmes e nodulares; nos dias 9 a 10, as lesões nodulares são mais proeminentes e o tecido fibroso encapsula as lesões e torna-se óbvio. As alterações microscópicas iniciais consistem em inundação dos alvéolos com edema, fibrina e hemorragia. Um grande número de neutrófilos e macrófagos se move para os alvéolos no dia 2. A lesão clássica é visível no dia 4 e consiste em tecido necrótico cercado por uma zona escura de células inflamatórias. O perfil alongado, de "células de aveia" de alguns desses leucócitos é um marcador útil em casos de cultura negativa. Em casos não fatais, a reação de encapsulamento por tecido fibroso isola o tecido necrótico. A determinação da idade das lesões por exame macroscópico e/ou microscópico pode auxiliar na correlação da ocorrência da doença com procedimentos específicos de manejo de saúde no rebanho. Em bovinos de confinamento, a determinação da idade da pneumonia bacteriana pode ajudar a avaliar se a pneumonia estava ou não presente no animal na chegada, ou se a falha do tratamento resultou da detecção tardia ou de terapia farmacológica inadequada. O grau de necrose e fibrose são as principais lesões utilizadas para estimar a idade da pneumonia.

Em geral, *M. haemolytica* causa pleuropneumonia fibrinosa com trombose extensa dos vasos linfáticos intersticiais e evidência limitada de bronquite e bronquiolite. Em contrapartida, broncopneumonia atribuível a *P. multocida* está associada a bronquite supurativa, trombose menor de vasos linfáticos intersticiais e consideravelmente menos exsudação de fibrina.

O microrganismo é facilmente cultivado a partir de casos agudos e não tratados, mas outras espécies de bactérias, incluindo anaeróbias, são frequentemente encontradas em casos mais crônicos. Testes mais sofisticados, como reação em cadeia da polimerase (PCR) e técnicas de imunoperoxidase, estão disponíveis para a detecção de *M. haemolytica*, mas raramente são necessárias em casos de diagnóstico.

Amostras para confirmação do diagnóstico

- Bacteriologia: pulmão, linfonodos brônquicos (CULT)
- Histologia: pulmão fixado em formol (MO).

Diagnóstico diferencial

A Tabela 12.6 resume o diagnóstico clínico diferencial da pasteurelose pneumônica. Como orientação geral, as pneumonias comuns em bovinos podem ser divididas em brônquicas, intersticiais e hematogênicas.

- *Pneumonias brônquicas* incluem a pasteurelose pneumônica e outras pneumonias bacterianas menos comuns caracterizadas por toxemia, respiração superficial e boa resposta ao tratamento precoce
- *Pneumonias intersticiais* incluem pneumonias virais, parasitárias e pneumonias intersticiais agudas caracterizadas por angústia respiratória significativa e resposta lenta ou ausência de resposta ao tratamento. Nas pneumonias virais, os animais podem morrer agudamente em alguns dias ou se recuperar ao longo de vários dias
- *Pneumonias hematogênicas* estão associadas à trombose da veia cava e aneurisma pulmonar e são caracterizadas por angústia respiratória aguda, hemoptise e nenhuma resposta ao tratamento.

A *pasteurelose pneumônica de bovinos* é uma broncopneumonia toxêmica aguda com febre alta e boa resposta ao tratamento nos estágios iniciais. Apatia e anorexia são comuns. A doença é mais comum em bezerros de corte e leiteiros jovens que foram estressados recentemente após desmame ou misturados em mercados de leilões e transportados para confinamentos. A doença também pode ocorrer em bovinos adultos como pneumonia primária ou secundária.

Na *pneumonia intersticial viral* de bezerros e de bovinos jovens e adultos, há dispneia característica, febre moderada, toxemia leve e sons respiratórios altos sobre os aspectos ventrais dos pulmões, seguidos de crepitações e sibilos em alguns dias, e a recuperação pode demorar vários dias. A pneumonia atribuível ao vírus sincicial respiratório bovino (BRSV) pode ser leve com recuperação sem intercorrências, ou grave com dispneia e enfisema subcutâneo e alta taxa de fatalidade de casos.

A *pneumonia por vermes pulmonares* ocorre mais comumente em bovinos jovens a pasto e caracteriza-se por dispneia, tosse, toxemia apenas leve e temperatura moderada ou normal; o curso pode durar vários dias. Normalmente, muitos bovinos são afetados. Crepitações e sibilos geralmente são audíveis sobre os aspectos dorsais dos pulmões, e a resposta ao tratamento normalmente é favorável se o tratamento for iniciado precocemente quando os sinais forem percebidos pela primeira vez.

Causas menos comuns de pneumonia aguda em bezerros e bovinos jovens incluem infecção por *Klebsiella pneumoniae*, *Streptococcus* spp. e *Fusobacterium necrophorum*, todas caracterizadas por broncopneumonia indistinguível clinicamente da pasteurelose pneumônica.

A *pneumonia intersticial aguda/atípica (fog fever)* geralmente ocorre em surtos em bovinos criados extensivamente que foram movidos de pastagens secas para pastagens viçosas (ou apenas uma espécie de pastagem diferente, ou para um campo de grãos de cereais com coleta recente); o aparecimento é repentino, e alguns bovinos podem ser encontrados mortos, ao passo que outros estão em angústia respiratória grave com um grunhido expiratório.

A *rinotraqueíte infecciosa bovina (IBR)* caracteriza-se por rinite, normalmente com lesões discretas nas narinas, traqueíte, tosse alta, febre alta e sem toxemia, a não ser que pneumonia bacteriana secundária esteja presente. A recuperação geralmente ocorre gradualmente ao longo de 4 a 7 dias.

A *pleuropneumonia contagiosa bovina* se assemelha à pasteurelose pneumônica, mas ocorre em forma de epidemia; há pleuropneumonia grave, dolorosa e toxêmica, e alta taxa de mortalidade de casos.

Tratamento

Terapia antimicrobiana

As recomendações para o tratamento da pasteurelose pneumônica bovina se baseiam na experiência clínica e nos resultados dos experimentos clínicos de campo. Aproximadamente 85 a 90% dos bovinos afetados se recuperam dentro de 24 h se forem tratados em tempo hábil.

Escolha do antimicrobiano

A escolha do antimicrobiano dependerá do custo, disponibilidade, eficácia esperada com base na experiência anterior com antimicrobianos em uma área específica, facilidade de administração, frequência de administração necessária, concentrações de antimicrobianos que podem ser alcançadas nos tecidos pulmonares dos animais afetados e duração do período de carência exigido antes do abate ou ordenha de leite – no caso de vacas-leiteiras em lactação. De acordo com uma pesquisa recente entre confinamentos nos EUA, os antimicrobianos mais comumente utilizados para tratamento de primeira linha da doença respiratória bovina foram a tulatromicina (66,3%), seguida de fluoroquinolonas (43,1%), florfenicol ou cefalosporinas de terceira geração (ambos com 34,8%) e tetraciclinas (28,1%).[5] Antimicrobianos comumente utilizados registrados para o tratamento de doença respiratória bovina e suas doses estão listados na tabela de tratamento desta seção.

Muitos antimicrobianos novos, como os macrolídeos tilmicosina, tulatromicina ou gamitromicina, foram utilizados com sucesso para o tratamento e controle da pasteurelose respiratória bovina. Outros antimicrobianos comumente usados com eficácia comprovada incluem florfenicol, um análogo do tianfenicol, e as quinolonas enxofloxacina, difloxacino e danofloxacino. As preparações de ceftiofur foram avaliadas e foram consideradas eficazes para o tratamento da pasteurelose respiratória bovina. A suspensão estéril de ácido livre cristalino de ceftiofur (CCFA), um ceftiofur de ação prolongada administrado por via subcutânea no terço médio do aspecto posterior da orelha, é efetivo, seguro e prático para o tratamento de pasteurelose pneumônica experimental e para o controle e tratamento da doença respiratória bovina em animais de confinamento.

Alguns dos antimicrobianos com indicação em bula para o tratamento de doença respiratória bovina, como as cefalosporinas de terceira e quarta geração e fluoroquinolonas, também são classificados como criticamente importantes para a saúde do homem e animal e devem, portanto, ser usados de forma restrita. A Organização Mundial de Saúde Animal (OIE) publicou as seguintes recomendações para estas classes de antimicrobianos:[20]

- Não ser usado como tratamento preventivo aplicado em alimentos ou água na ausência de achados clínicos
- Não ser usado como tratamento de primeira linha, a menos que justificado. Quando usado em tratamento de segunda linha, o ideal é que se baseie nos resultados dos testes bacteriológicos
- O uso extrabula ou fora da bula deve ser limitado e reservado para casos onde não há alternativas disponíveis. Este uso deve ser em concordância com a legislação nacional em vigor.

Sensibilidade aos antimicrobianos

A sensibilidade de *M. haemolytica* a antimicrobianos varia, dependendo da origem geográfica dos animais e do uso prévio do fármaco no rebanho ou no confinamento. A maioria dos isolados de *M. haemolytica* apresenta algum grau de resistência antimicrobiana múltipla associada ao uso contínuo.

Pesquisas de tendências de sensibilidade antimicrobiana para patógenos isolados de bovinos com doença respiratória em todo o mundo com base na concentração inibitória mínima (CIM) indicam que, em geral, se encontra resistência frequente à ampicilina, tetraciclina, eritromicina e sulfametazina entre isolados de *M. haemolytica* e *P. multocida*.[3] A resistência generalizada à eritromicina pode explicar a variação ampla de sensibilidade à tilmicosina devido à resistência cruzada. Os isolados de *Pasteurella* spp. resistentes à ampicilina e à tetraciclina de bovinos leiteiros (rebanhos leiteiros e fazendas de bezerros) com pneumonia foram agrupados espacialmente em determinadas áreas geográficas na Califórnia. A porcentagem de isolados de *M. haemolytica* resistentes à ampicilina foi de 21,3%; para *P. multocida* foi 12,3%. A porcentagem de isolados de *M. haemolytica* resistentes à tetraciclina foi de 37%; para *P. multocida*, 52,5%. Isso reforça a necessidade de estabelecer estimativas regionais de porcentagens de isolados bacterianos que sejam suscetíveis aos antimicrobianos rotineiramente usados.

Observou-se que o sorotipo A6 de *M. haemolytica*, cuja prevalência aumentou significativamente ao longo da última década, apresentou taxas de resistência antimicrobiana significativamente mais altas do que os sorotipos A1 e A2.[21]

Os genes de resistência à tetraciclina (tet) foram encontrados em isolados de *P. multocida*, *M. haemolytica*, *M. glucosida* e *M. varigena* de casos de doenças respiratórias em bovinos e suínos na Alemanha. A resistência às tetraciclinas em *P. multocida* e *M. haemolytica* é mediada por pelo menos três genes tet diferentes, a maioria dos quais estão localizados nos cromossomos. Um novo plasmídeo carreador de tet (H) foi identificado e tet (B) foi detectado em *P. multocida* e tet (G) em *M. haemolytica*. Mais recentemente, um plasmídeo carreando o gene de resistência à cloranfenicol – florfenicol (floR) foi identificado em isolados de *M. haemolytica* de bovinos.[22]

Medicação em suprimentos de alimentos e água

Há muito interesse na medicação em massa dos suprimentos de água potável, ou de alimentos, ou ambos. O raciocínio é que a medicação no alimento ou na água abortaria com sucesso um surto por tratar aqueles animais que incubam a doença, proporcionar terapia de convalescença para aqueles que já foram tratados individualmente e lidar com casos leves antes deles se tornarem agudamente doentes e precisarem de tratamento individual. No entanto, existem problemas. A quantidade de água que os bovinos ingerem é diretamente proporcional ao consumo alimentar. Se eles estão inapetentes ou anoréxicos, o consumo de água diminuirá para apenas os requerimentos de manutenção e os níveis terapêuticos dos fármacos não serão atingidos se a concentração na água for oferecida em uma concentração calculada para o consumo normal. Outro problema principal é o fornecimento de uma concentração uniforme de fármaco no abastecimento de água, seja através de distribuidores de água automáticos na linha de flutuação ou colocação do medicamento diretamente nos cochos de água. Ambos podem ser pouco confiáveis. A medicação em massa de suprimentos alimentares ou a água de bovinos recém-chegados ao confinamento foi investigada como método para reduzir a morbidade e a mortalidade como resultado de doenças respiratórias em vários estudos, mas os resultados são suspeitos.

Embora tenham sido publicados estudos que sugerem que a clortetraciclina e a sulfametazina nos alimentos são eficazes na redução da morbidade associada à doença respiratória bovina, questões em torno da concepção do estudo e análise de dados questionaram a validade dos resultados.[23]

Agentes anti-inflamatórios

A terapia anti-inflamatória demonstrou ser benéfica em muitos estudos em casos de doença respiratória grave que se caracterizam por dispneia acentuada, febre e diminuição da ingestão de alimentos. Os efeitos melhor estabelecidos dos fármacos anti-inflamatórios não esteroides (AINE) em animais que sofrem de doença respiratória bovina são o declínio mais rápido da temperatura retal e o retorno mais rápido à ingestão de alimentos e água. Os efeitos de longo prazo nos resultados clínicos, recidiva da doença e gravidade de lesões pulmonares crônicas relatados na literatura são mais variáveis.[24] O mecanismo preciso através do qual os AINE atuam em bezerros com doença respiratória não é inteiramente compreendido, mas acredita-se que as propriedades anti-inflamatórias melhoram a troca gasosa respiratória e as propriedades antipiréticas e analgésicas melhoram o bem-estar e, com isso, o consumo de alimentos e água é de importância fundamental.[25] Muitos estudos documentaram melhora mais pronunciada na fase inicial da doença em bezerros tratados com AINE e antimicrobianos, quando comparado com animais tratados apenas com antimicrobianos, um achado que é significativo da perspectiva de bem-estar animal. Apesar disso, o médico-veterinário deve estar ciente de que a combinação de anti-inflamatório com a terapia antimicrobiana complica a avaliação do efeito antimicrobiano, que deve ocorrer não mais tarde do que 48 h depois do primeiro tratamento, uma vez que a melhora clínica não pode ser inequivocamente atribuída à suscetibilidade do patógeno causal ao fármaco antimicrobiano administrado. As avaliações experimental e clínica do papel da terapia corticosteroide na pneumonia aguda em bovinos mostraram principalmente resultados desfavoráveis.[26] Os esteroides são agentes anti-inflamatórios poderosos, mas seus efeitos nos mecanismos de defesa do animal, especificamente com o uso repetido, reduzem o valor de seu uso em síndromes de origem infecciosa, a menos que eles tenham duração curta de ação.[27]

Uma pesquisa recente entre os confinamentos nos EUA revelou que, em média, os anti-inflamatórios não esteroides foram parte do tratamento inicial padrão para a doença respiratória em 55,9% de todos os confinamentos, ao passo que os esteroides foram usados em 30,9% de todos os confinamentos pesquisados nos EUA.[5]

Falha na resposta ao tratamento

As causas da falha na resposta à terapia incluem:

- Início tardio do tratamento, resultando em complicações como abscesso pulmonar, bronquiectasias e pleurite
- Presença de pneumonia viral ou intersticial ou alguma outra pneumonia que não responda a antimicrobianos
- Dose inadequada de antimicrobianos, duração inadequada do tratamento
- Resistência da bactéria ao antimicrobiano.

Tratamento e controle

Tratamento

Terapia antimicrobiana:

- Tulatromicina: 2,5 mg/kg SC, dose única (R1)
- Florfenicol: 20 mg/kg, cada 48 h, IM ou 40 mg/kg, SC, dose única (R1)
- Tilmicosina: 10 mg/kg, SC, dose única (R1)
- Gamitromicina: 6 mg/kg, SC, dose única (R1)
- Enrofloxacino*: 2,5 a 5,0 mg/kg, SID, SC/IM por 3 dias ou 7,5 a 12,5 mg/kg SC/IM, dose única (R1)
- Danofloxacino*: 6 mg/kg, cada 48 h, SC ou 8 mg/kg, SC, dose única (R1)
- Ceftiofur*, como ácido livre cristalino de ceftiofur: 6,6 mg/kg, SC, na parte posterior da orelha, tratamento único (R1)
- Cloridrato de ceftiofur*: 1,1 a 2,2 mg/kg, SC, SID, por 3 dias (R1)
- Ceftiofur sódico*: 1,2 a 2,2 mg/kg, SC/IM, SID, por 3 dias (R1)
- Cefquinoma*: 1 mg/kg, IM, SID, por 3 a 5 dias (R1)
- Oxitetraciclina: 10 mg/kg, IM, SID, por 4 dias (R2)
- Trimetoprima (2,66 mg/kg) + sulfadoxina (13,33 mg/kg) IM, SID, por 3 dias (R2).

Terapia anti-inflamatória:

- Flunixino meglumina: 2,2 mg/kg, IV, dose única (R2)
- Cetoprofeno: 3 mg/kg, IM, SID, por 2 a 3 dias (R2)
- Carprofeno: 1,4 mg/kg, IV ou SC, dose única (R2)
- Meloxicam: 0,5 mg/kg, SC/IV, dose única (R2)
- Diclofenaco: 2,5 mg/kg, IM, dose única (R2)
- Ácido tolfenâmico: 2 mg/kg, IM/IV, SID – ou a cada 48 h ou 4 mg/kg, IM/IV, dose única (R2)
- Acetato de prednisolona: 0,5 mg/kg, IM, SID (R3)
- Dexametasona: 0,01 a 0,03 mg/kg, IM/IV (R3)
- Flumetasona: 0,03 mg/kg, IM/IV (R3).

Metafilaxia

- Tulatromicina: 2,5 mg/kg, SC, dose única (R1)
- Florfenicol: 40 mg/kg, SC, dose única (R1)
- Tilmicosina: 10 mg/kg, SC, dose única (R1)
- Gamitromicina: 6 mg/kg, SC, dose única (R1)
- Oxitetraciclina, formulação de ação longa: 20 mg/kg, IM (R2)
- Enrofloxacino*: 7,5 a 12,5 mg/kg, SC, dose única (R3)
- Danofloxacino*: 8 mg/kg, SC, dose única (R3)
- Ceftiofur*, como ácido livre cristalino de ceftiofur: 6,6 mg/kg, SC, na parte posterior da orelha, tratamento único (R3)
- Cefquinoma*: 1 mg/kg, IM, SID por 3 a 5 dias (R3).

Vacinação

- Vacinação contra *M. haemolytica* e *P. multocida* (R2)
- Vacinação contra *H. somni* (R3)
- Vacinação contra BRSV, PI-3, HVB-1 (R2)
- Vacinação contra BVDV (R2).

*Estes são classificados como antimicrobianos de importância crítica na medicina e na medicina veterinária. O uso como tratamento de primeira linha é desencorajado.[20]

Controle

O controle econômico satisfatório da doença depende da integração bem-sucedida de manejo e, talvez, do uso de vacinas e de antimicrobianos de forma metafilática. Não é realista depender de uma vacina, de um antimicrobiano ou de uma única técnica de manejo para controlar a doença. O controle bem-sucedido começa com a adoção de técnicas de manejo efetivas, o uso criterioso de vacinas eficazes e cuidados no manuseio e transporte do gado.

Estratégias de manejo

Programas de precondicionamento

Devido à ocorrência comum da doença no momento do transporte da fazenda até o confinamento, muita atenção foi dada à redução da incidência de doença neste momento. Isso levou ao desenvolvimento na América do Norte do conceito de precondicionamento. O objetivo do precondicionamento foi preparar o bezerro desmamado para o ambiente de confinamento, vacinando-o para todas as doenças comumente antecipadas antes do desmame e distribuindo todos os procedimentos estressantes como, por exemplo, castração, descorna, marcação e vermifugação ao longo de um período em vez de concentrá-los no momento do desmame. O desmame pelo menos 2 semanas antes do transporte é considerado uma das práticas de precondicionamento mais desejáveis. Isso resultaria em um bezerro desmamado que poderia ser movido para um confinamento no qual os cochos de alimentação e bebedouros não seriam estranhos, mas familiares, e o bezerro se ajustaria rapidamente. As vacinas mais comuns foram para HVB-1, PI-3, BVDV, BRSV e doença clostridial. Em algumas situações, os bezerros também foram vacinados para *H. somni* e contra pasteurelose pneumônica.

Procedimentos de desmame

Os bezerros de corte devem ser desmamados pelo menos 2 a 3 semanas antes do transporte e bem antes de condições climáticas ruins antecipadas. Uma prática comum bem-sucedida é começar a alimentar com feno e fornecer água aos bezerros pelo menos 2 semanas antes do desmame no mesmo curral ou piquete no qual serão posteriormente desmamados. Depois desse programa de desmame, os bezerros requerem praticamente nenhum ajuste, o único ajuste necessário deve ser a perda de suas mães. Os bezerros recentemente desmamados devem ser observados pelo menos 2 vezes/dia quanto a evidência de doença respiratória e tratados imediatamente, se necessário. Eles não devem ser transportados por longas distâncias até parecerem saudáveis e estarem comendo quantidade generosa de feno e bebendo água normalmente. Durante o transporte são necessárias quantidades abundantes de cama, e o gado não deve estar sem alimentação e água por mais de 24 a 30 h. Para viagens longas, os bezerros devem descansar durante 8 a 12 h e ser alimentados com água e feno em intervalos de 24 h. Isso minimizará a perda considerável de peso corporal como resultado dos efeitos da fome temporária.

Alimentação privada ou creep feeding

O uso de alimentação privada ou *creep feeding* para bezerros durante várias semanas antes do desmame foi bem-sucedido, mas nem sempre econômico. Uma ração altamente energética que contém grãos de cereais, suplemento proteico e vitaminas e minerais necessários é fornecida para os bezerros em um arranjo privado (*creep feeding*) ao qual as vacas não têm acesso. No momento do desmame, as mães são afastadas dos bezerros e o estresse para os bezerros é mínimo. Este programa tem sido muito bem-sucedido para rebanhos de raça pura, onde pode ser economicamente viável, mas em rebanhos comerciais, ele é economicamente exequível apenas quando o valor de mercado dos bezerros o justifica.

Programas de condicionamento

Na ausência de programas de precondicionamento, os programas de condicionamento tornaram-se o procedimento usual para a preparação de bezerros de corte ou de 1 ano para o confinamento. Ele começa com o movimento dos animais de suas fazendas de origem para o confinamento. A situação ideal seria evitar currais de venda públicos e mover o gado diretamente da fazenda para o confinamento. Isso evita o estresse do manuseio, superlotação, fome temporária, exposição à infecção por aerossóis de outros bovinos e atrasos desnecessários associados à compra e venda de gado bovino. No entanto, grandes confinamentos intensivos são incapazes de comprar gado diretamente do rebanho de origem de acordo com suas necessidades em um determinado momento e, portanto, inevitavelmente compram grandes grupos de bovinos de diferentes origens. Isto exigiu o desenvolvimento de *procedimentos de condicionamento* ou procedimentos de processamento nos quais, após a chegada, os bovinos são identificados individualmente, recebem aplicação de uma mistura de vitaminas A, D e E, são tratados com inseticida residual, por vezes recebem um anti-helmíntico, recebem a aplicação de um antimicrobiano de ação prolongada e são vacinados para doenças clostridiais e respiratórias. A questão se o gado deve ser manejado imediatamente após a chegada ou depois de um período de repouso de 2 a 3 semanas permanece não resolvida, uma vez que há poucos dados para dar suporte a um momento em comparação ao outro. No entanto, a indústria de confinamento sente que o processamento imediatamente após a chegada é o mais econômico.

Alimentação dos bovinos recém-chegados

A alimentação e o *status* nutricional dos bovinos recém-chegados são importantes, mas há poucos dados científicos para formular um programa de alimentação econômico e sólido que promova a recuperação rápida do estresse do transporte. Bons resultados podem ser obtidos quando os bezerros estressados são alimentados com ração de admissão que consiste em 50 a 75% de concentrado com feno de boa qualidade em ração misturada total durante 2 a 3 semanas, até que o animal tenha se adaptado ao seu novo ambiente.

Vacinas

Comentários gerais

O uso de vacinas contra vírus respiratórios e, em menor extensão, contra patógenos bacterianos para controlar a febre dos transportes e a pneumonia enzoótica dos bezerros é disseminado. De acordo com uma grande pesquisa recente realizada nos EUA, as vacinas contra doença respiratória bovina são usadas em 96,6%, HVB-1 em 93,7%, vacinas contra o BRSV em 89,5% e vacinas contra PI-3 em 85,1% dos confinamentos pesquisados para controlar doença respiratória bovina.[5] O uso de vacinas contra *Pasteurellas* spp. (63,8%) e *Histophilus somni* (69,7%) é menos comum. Não obstante, a evidência da eficácia para esta prática, na melhor das hipóteses, é ambígua. Uma revisão da literatura em 1997 sobre a eficácia das vacinas disponíveis para o controle da doença respiratória bovina concluiu que havia poucos dados documentados para apoiar o uso de vacinas contra doenças respiratórias em condições de confinamento. Desde então, foram realizados progressos na compreensão da imunidade à pasteurelose pneumônica, e algumas vacinas com vários graus de eficácia foram desenvolvidas. Muitas vacinas comerciais diferem na rapidez e intensidade da resposta de anticorpos séricos às células inteiras e à leucotoxina de *M. haemolytica*. Embora as vacinas tenham sido avaliadas por desafio experimental de animais vacinados com patógenos específicos em um ambiente laboratorial, há pouca evidência científica disponível de que as vacinas são protetoras contra a pasteurelose respiratória bovina, como ela ocorre na situação real.[23] As vacinas respiratórias resultaram consistentemente na produção de anticorpos contra o antígeno específico, mas os títulos obtidos frequentemente não protegeram contra a doença respiratória. As falhas na vacinação certamente não podem ser atribuídas exclusivamente às próprias vacinas. Fatores como o momento de vacinação ou o estresse animal dificultando a resposta imune à vacinação provavelmente contribuem para o desempenho ruim da substância.[23] A resposta ótima da vacina só pode ser esperada em um animal totalmente imunocompetente; ela demora de 2 a 3 semanas para se desenvolver, e pode exigir doses múltiplas para provocar imunidade protetora.[28]

Vacinas contra Pasteurelas

Com base nas observações imunológicas e microbiológicas tanto da doença natural quanto da experimental, parece que a imunização de bovinos é possível. Bezerros que se recuperam da pasteurelose pneumônica induzida experimentalmente possuem maior resistência ao desafio experimental subsequente. Os bovinos que se recuperaram da doença natural são resistentes à doença. O *desafio* no desenvolvimento de uma vacina eficaz contra a pasteurelose pneumônica tem sido *determinar os antígenos protetores mais efetivos* do microrganismo. Várias vacinas contra *Pasteurella* spp. diferentes foram desenvolvidas com base nos fatores de virulência, incluindo leucotoxina, lipopolissacarídeos, polissacarídeos capsulares e proteínas de membrana externa. Cada uma das vacinas produzidas pode proporcionar alguma proteção contra a doença experimental e a de ocorrência natural, mas nenhuma proporciona um alto grau de proteção.

Vacinas vivas modificadas e mortas estão disponíveis atualmente. Em alguns estudos, as vacinas de *P. multocida* viva dependente de estreptomicina foram associadas com melhora da saúde e do desempenho de ganho de peso em comparação com bezerros não vacinados. As vacinas de pasteurela morta não mostraram efeitos significativos na morbidade, mortalidade ou extensão do dano pulmonar e relatou-se até mesmo aumento da morbidade em alguns casos.[29]

Vacina de extrato de leucotoxina

Os títulos elevados de anticorpos neutralizantes de leucotoxina induzidos por infecções naturais têm sido associados à diminuição da suscetibilidade à pasteurelose pneumônica. A vacinação de bezerros com sobrenadante de cultura leucotóxica de *M. haemolytica* patogênica oferece alguma proteção contra o desafio experimental com o microrganismo.

A eficácia da vacina de extrato de leucotoxina foi avaliada em experimentos clínicos de campo contra a doença respiratória bovina natural em bezerros de corte desmamados de 6 a 8 meses de idade entrando em confinamentos em Ontário e Alberta. Em um experimento de campo inicial em Alberta, os bezerros provenientes de mercados de leilões receberam duas doses da vacina no prazo de 1 a 5 dias depois da chegada. A mortalidade por todas as causas foi significativamente menor em bezerros vacinados (4,2% *versus* 2,1%) e a mortalidade como resultado de pneumonia fibrinosa foi menor (2,2% *versus* 1,1%). Em um experimento em confinamentos de Ontário, os bezerros não precondicionados e recentemente transportados foram vacinados no prazo de 24 h após a chegada. A vacina resultou em diminuição discreta da morbidade, ligeira melhora nas taxas de resposta ao tratamento e redução nas taxas de recidiva. Quando a vacina foi combinada com uma vacina de vírus vivo modificado contendo os vírus HVB-1 e PI-3, a taxa de mortalidade aumentou. No entanto, o número de bezerros em cada grupo foi insuficiente para avaliar adequadamente as diferenças. Em outro experimento em Alberta, a vacina não resultou em alteração na morbidade ou no ganho de peso. As taxas de mortalidade total aumentaram significativamente, e as taxas de mortalidade por doenças respiratórias tenderam a ser maiores em bezerros de fazenda vacinados na propriedade. Em resumo, não houve grandes benefícios da vacinação.

Uma única vacinação de uma bacterina toxoide de *M. haemolytica* administrada aos bezerros na chegada ao confinamento reduziu a mortalidade bruta geral, mas não houve diferença nas taxas específicas de mortalidade, morbidade e/ou ganho de peso diário médio em casos de doença respiratória bovina entre animais vacinados e não vacinado.

Imunidade passiva a Mannheimia haemolytica

A vacinação de vacas-leiteiras gestantes 6 e 3 semanas antes do parto com vacina de extrato de leucotoxina induziu títulos de anticorpos séricos neutralizantes de leucotoxina nas vacas, aumentou os títulos no colostro e aumentou os títulos de anticorpos colostrais passivos de leucotoxina nos bezerros. A vacinação também foi associada ao aumento dos títulos de anticorpos séricos aglutinantes indiretos nas vacas. O efeito protetor dos anticorpos contra a doença natural nos bezerros não foi determinado.

A vacinação de vacas de corte com vacina contra *M. haemolytica* com leucotoxina atenuada combinada geneticamente a uma vacina contra *H. somni* uma vez com 4 semanas de pré-parto aumentou os títulos de anticorpos passivos para ambos os microrganismos em seus bezerros. A vacinação dupla dos bezerros com anticorpos maternos preexistentes com 1 e 2 meses de idade aumenta os títulos de anticorpos para ambos os microrganismos até os 6 meses de idade. A vacinação de bezerros de corte com baixos níveis de anticorpos preexistentes aos 3 e 4 meses de idade aumentará os títulos de anticorpos para *H. somni* até os 6 meses de idade e para *M. haemolytica* até 5 meses de idade. Assim, a vacinação pré-parto pode ser uma medida eficaz para o controle de pneumonia em bezerros com menos de 2 meses, e a vacinação dos bezerros com 3 e 4 meses de idade pode fornecer proteção adicional até que os bezerros tenham 6 meses de idade.

Avaliação da eficácia de vacinas contra Mannheimia haemolytica

Estudos de metanálise publicados em literatura sobre a eficácia das várias vacinas contra a pasteurelose pneumônica de bovinos indicam que os sobrenadantes da cultura e/ou as vacinas de proteínas de membrana externa extraídas com tiocianato de potássio também funcionam como vacinas vivas. As vacinas vivas são consideradas as melhores em termos de imunidade protetora induzida contra a pasteurelose pneumônica porque elas se replicam no local da injeção e produzem fatores imunogênicos importantes que estimulam resposta imune protetora. No entanto, as vacinas vivas estão associadas a efeitos colaterais, como febre, abscesso local e claudicação.

As vacinas comerciais foram avaliadas medindo-se anticorpos em bezerros com 4 a 6 semanas de idade, vacinados contra leucotoxinas, polissacarídeos capsulares, antígenos de células inteiras e proteínas de membrana externa reguladas por ferro. Foram avaliados um toxoide bacteriano, um sobrenadante de cultura de leucotoxina, uma vacina de *M. haemolytica* e *P. multocida* viva modificada e extrato de membrana externa do microrganismo. Todas as vacinas induziram anticorpos contra os antígenos, mas houve grandes variações entre as vacinas: algumas demonstraram poucos, se algum, anticorpos contra a leucotoxina ou proteínas de membrana externa. O título de anticorpos de leucotoxina mais alto não alcançou seu pico até 14 dias após a dose de reforço de vacina, o que sugere que uma segunda dose é necessária para proteção.

Avaliou-se a eficácia de três vacinas comerciais contra pasteurelose pneumônica experimental. A imunidade protetora foi estimada pela avaliação dos escores clínicos e lesões pulmonares após o desafio endobrônquico com *M. haemolytica* virulenta. Houve correlação significativa entre os níveis de anticorpos séricos e pulmonares contra a leucotoxina, o polissacarídeo capsular e as proteínas de membrana externa. As vacinas não forneceram proteção ótima, mas a vacina com toxoide bacteriano foi superior às demais. O sobrenadante de cultura contendo leucotoxina, lipopolissacarídeo e polissacarídeo capsular proporcionou a melhor proteção contra a doença experimental em comparação com um extrato de salicilato de sódio contendo proteínas de membrana externa, lipopolissacarídeo e polissacarídeo capsular e uma combinação desses dois. A leucotoxina é um fator de virulência importante na doença, e seu uso em vacinas proporciona proteção significativa. Os análogos do muramil dipeptídeo podem aumentar a resposta humoral e protetora dos bezerros ao polissacarídeo capsular.

Reações vacinais adversas

Algumas reações adversas estão associadas a vacinas vivas. A infecção sistêmica atribuível a *M. haemolytica* ocorreu 2 a 18 dias após a vacinação com cultura viva avirulenta de *M. haemolytica*. As lesões incluíram inflamação no local da injeção, meningite purulenta e poliartrite. Também é possível a formação do abscesso em locais de injeção após a vacinação com vacinas de *M. haemolytica* viva modificada. O polissacárido capsular purificado de *M. haemolytica* utilizado em combinação com outros antígenos não forneceu proteção, mas em vez disso causou incidência elevada de anafilaxia.

Vacinas contra Histophilus somni

Poucos estudos investigaram a eficácia da vacinação contra *H. somni* em bovinos de confinamento para controle de doenças respiratórias. Relatou-se que a resposta de anticorpos foi associada à proteção contra *H. somni*.[1] Quando utilizada como parte de um programa de precondicionamento, a vacina tendeu a ter efeito levemente positivo ou neutro sobre a morbidade e a mortalidade relacionadas à doença respiratória, enquanto o efeito pareceu ser neutro ou até mesmo negativo quando os animais foram vacinados na chegada ao confinamento.[1] Os efeitos observados na morbidade e mortalidade estavam abaixo do nível de significância. Pouca evidência científica está atualmente disponível para apoiar o uso da vacinação contra *H. somni* para controlar doença respiratória bovina.[29]

Vacinas virais

Uma vez que a infecção prévia do trato respiratório por HVB-1, BRSV ou PI-3, pode predispor à pasteurelose pneumônica, a vacinação de bezerros de corte 2 a 3 semanas antes do desmame, e de bovinos em confinamento 2 semanas antes do transporte para um confinamento foi recomendada como parte de um programa de precondicionamento. Uma vacina contra BRSV de vírus vivo modificado administrada a bezerros de corte antes do desmame, no desmame ou imediatamente após a chegada ao confinamento foi associada à redução significativa na taxa de tratamento em um dos três grupos imunizados antes do desmame e nos bezerros imunizados após a chegada ao confinamento. Não houve efeito significativo da vacina sobre a taxa de tratamento em bezerros imunizados no desmame, em bezerros imunizados após a chegada a uma estação de teste de touro, ou em bezerros de 1 ano imunizados após a chegada ao confinamento. Parece que a vacina proporcionou alguma proteção, mas a pequena redução pode não justificar o custo do programa de vacinação. A vacinação de bezerros aos 3 a 6 meses de idade com vacina viva modificada contra HVB-1, BRSV e PI-3 intranasal oferece proteção contra a pasteurelose pneumônica experimental induzida por desafio de aerossol com HVB-1, seguido 4 dias depois por aerossol de *M. haemolytica*. Usando este princípio de controle, seria necessário vacinar os bezerros pelo menos 2 semanas antes de serem desmamados, estressados ou transportados para um confinamento. A vacinação na chegada ao confinamento com vacinas de vírus vivo modificado, embora comumente realizada, pode estar associada ao aumento da mortalidade.

Metafilaxia antimicrobiana

O início precoce da pasteurelose pneumônica em bovinos alguns dias após a chegada ao confinamento em combinação com as limitações na identificação de animais clinicamente afetados que necessitam de terapia foi um fator importante no desenvolvimento do uso metafilático de antimicrobianos. Embora o uso metafilático de antimicrobianos para controlar a doença respiratória bovina seja discutível do ponto de vista do uso prudente de antimicrobianos, documentou-se que essa abordagem reduz consideravelmente as taxas de morbidade e mortalidade em um grupo, tendo, desse modo, efeito positivo significativo na saúde e no bem-estar dos animais. A administração de antimicrobianos a bezerros de alto risco imediatamente após a chegada é particularmente eficaz em condições de confinamento comercial. A metanálise da literatura sobre medicação em massa para doença respiratória bovina indica que a medicação em massa metafilática parenteral de bezerros com antimicrobianos de ação prolongada como oxitetraciclina, florfenicol, tilmicosina ou outros antimicrobianos macrolídeos novos na chegada ao confinamento reduzirá as taxas de morbidade da doença respiratória bovina.

O uso de tilmicosina a 10 mg/kg de peso corporal SC, florfenicol a 40 mg/kg de peso corporal SC, gamitromicina a 6 mg/kg de peso corporal SC, tulatromicina a 2,5 mg/kg de peso corporal e ácido livre cristalino de ceftiofur a 6,6 mg/kg de peso corporal administrados SC na base da orelha foram considerados efetivos na redução da taxa de morbidade quando administrados a bezerros em confinamento com alto risco de desenvolver doenças respiratórias.[30-32] Os resultados obtidos com oxitetraciclina de ação prolongada na dose de 20 mg/kg de peso corporal ou superior relatados na literatura são mais variáveis.[23] Embora a vantagem econômica possa resultar do menor preço da oxitetraciclina em comparação aos antimicrobianos mais recentes, as taxas de morbidade encontradas foram mais altas com o tratamento metafilático com oxitetraciclina em comparação com a tilmicosina.[23]

Medicação em massa nos suprimentos de alimentos e na água

A medicação em massa de suprimentos de alimentos ou água de bovinos de confinamento recém-chegados foi investigada como método para reduzir a morbidade e mortalidade decorrentes de doenças respiratórias em muitos estudos, mas os resultados são ambíguos. Embora tenham sido publicadas pesquisas que sugerem que a clortetraciclina e a sulfametazina nos alimentos são eficazes na redução da morbidade associada à doença respiratória bovina em bezerros, questões a respeito da concepção do estudo e da análise de dados questionaram a validade dos resultados.[23] Uma recomendação padrão é fornecer 150 mg/kg de peso corporal para as primeiras 24 h e reduzir o nível para 75 mg/kg de peso corporal durante o período de medicação, que pode durar de 5 a 10 dias.

LEITURA COMPLEMENTAR

Ackermann MR, Brogden KA. Response of the ruminant respiratory tract to Mannheimia (Pasteurella) haemolytica. Microb Infect. 2000;2:1079-1088.

Dabo SM, Taylor JD, Confer AW. Pasteurella multocida and bovine respiratory disease. Anim Health Res Rev. 2008;8:129-150.

Fulton RW, Blood KS, Panciera RJ, et al. Lung pathology and infectious agents in fatal feedlot pneumonias and relationship with mortality, disease onset, and treatment. J Vet Diagn Invest. 2009;21:464-477.

Jeyaseelen S, Sreevatsan S, Maheswaran SK. Role of M. haemolytica leukotoxin in the pathogenesis of bovine pneumonic pasteurellosis. Anim Health Rev. 2002; 3:69-82.

Perino LJ, Hunsaker BD. A review of bovine respiratory disease vaccine field efficacy. Bovine Pract.1997; 31:59-66.

Roth JA, Henderson LM. New technology for improved vaccine safety and efficacy. Vet Clin North Am Food A. 2001;17:585-597.

Sing K, Ritchey JW, Confer AW. Mannheimia haemolytica: bacterial-host interactions in bovine pneumonia. Vet Pathol. 2011;48:338-348.

Taylor JD, Fulton RW, Lehenbauer TW, et al. The epidemiology of bovine respiratory disease: what is the evidence for preventive measures? Can Vet J. 2010;51:1351-1359.

Wilson BA, Ho M. Pasteurella multocida: from zoonosis to cellular microbiology. Clin Microbiol Rev. 2013;26:631-655.

Zecchinon L, Fett T, Desmecht D. How Mannheimia haemolytica defeats host defence through a kiss of death mechanism. Vet Res. 2005;36:133-156.

REFERÊNCIAS BIBLIOGRÁFICAS

1. Griffin D. Vet Clin North Am Food A. 2010;26:57-71.
2. Sing K, et al. Vet Pathol. 2011;48:338-348.
3. Katsuda K, et al. Vet J. 2008;178:146-148.
4. Dabo S, et al. Anim Health Res Rev. 2008;8:129-150.
5. USDA Feedlot, 2011, part IV. (Accessed 15.09.15, at: <http://www.aphis.usda.gov/animal_health/nahms/feedlot/downloads/feedlot2011/Feed11_dr_PartIV.pdf>.).
6. USDA 2007 Dairy, 2007, part I. (Accessed 15.09.15,at: <http://www.aphis.usda.gov/animal_health/nahms/dairy/downloads/dairy07/Dairy07_dr_PartI.pdf>.).
7. Stanton AL, et al. J Dairy Sci. 2010;93:574-581.
8. Kaneene JB, Hurd HS. Prev Vet Med. 1990;8:127-140.
9. van der Fels-Klerx HJ, et al. Prev Vet Med. 2001; 51:75-94.
10. Hodgson PD, et al. Vet Res. 2012;43:21.
11. Timsit E, et al. J Anim Sci. 2011;89:4272-4280.
12. White BJ, Renter DG. J Vet Diagn Invest. 2009;21: 446-453.
13. Schaefer AL, et al. Res Vet Sci. 2012;93:928-935.
14. Ganheim C, et al. Vet J. 2007;173:645-651.
15. Svenson C, et al. Vet J. 2007;174:288-294.
16. Eckersall PD, Bell R. Vet J. 2010;185:23-27.
17. Angen O, et al. Vet Microbiol. 2009;137:165-171.
18. Nikunen S, et al. Comp Immunol Microbiol Infect Dis. 2007;30:143-151.
19. Caswell JL, et al. Vet Clin North Am Food A. 2012; 28:419-441.
20. World Organization for Animal Health. OIE list of antimicrobial agents of veterinary importance, 2013. (Accessed 15.09.15, at: <http://www.oie.int/fileadmin/Home/eng/Our_scientific_expertise/docs/pdf/OIE_List_antimicrobials.pdf>.
21. Katsuda K, et al. Res Vet Sci. 2013;94:205-208.
22. Katsuda K, et al. Vet Microbiol. 2012;155: 444-447.
23. Taylor JD, et al. Can Vet J. 2010;51:1351-1359.
24. Francoz D, et al. Vet Clin North Am Food A. 2012; 28:23-38.
25. Barrett DC. Cattle Pract. 2004;12:69-74.
26. Peek SF. Vet Clin North Am Food A. 2005;21:697-710.
27. Lekeux P, et al. Cattle Pract. 2007;15:115-119.
28. Edwards TA. Vet Clin North Am Food A. 2010; 26:273-284.
29. Larson RL, Step DL. Vet Clin North Am Food A. 2012;28:97-106.
30. Torres S, et al. Am J Vet Res. 2013;74:839-946.
31. Catry B, et al. J Vet Pharmacol Therap. 2008;31:479-487.
32. Hibbard B, et al. Vet Ther. 2002;3:22-30.

Doenças do trato respiratório associadas a *Mycoplasma spp.*

Vários micoplasmas foram isolados de pulmões com pneumonia e sem pneumonia de bovinos, ovinos e caprinos (ver Tabela 12.6), mas as tentativas de reproduzir a doença do trato respiratório com os isolados resultaram em achados inconclusivos.

Ovinos

Em ovinos, *M. ovipneumoniae* é a espécie mais importante de micoplasma que afeta o trato respiratório. O patógeno causa a *pneumonia atípica* ou *pneumonia não progressiva ovina*, também conhecida como pneumonia de verão na Nova Zelândia e Austrália.[1] Acredita-se que *M. ovipneumoniae* cause a doença por predispor o trato respiratório posterior à invasão por outros microrganismos, como o *vírus da parainfluenza-3* ou *Mannheimia haemolytica*. *M. ovipneumoniae*, embora em números baixos, com frequência é isolado do trato respiratório anterior de ovinos saudáveis, que podem atuar como fonte de infecção para cordeiros jovens. Prevalência elevada de *M. ovipneumoniae* em associação com *M. haemolytica* no tecido pulmonar de cordeiros foi relatada na Turquia e, mais recentemente, na Itália.[2] Os cordeiros são infectados durante os primeiros dias de vida, mas geralmente não apresentam achados clínicos antes de 5 ou 10 semanas de idade. A doença clínica normalmente é desencadeada por estresse, condições climáticas rigorosas ou infecção bacteriana secundária.[3]

A apresentação clínica pode variar de cordeiros levemente afetados com apatia, aumento da frequência respiratória, tosse, elevação da temperatura retal, anorexia e baixa taxa de crescimento a animais gravemente afetados com pneumonia fibrinosa aguda, consolidação pulmonar, pleurite e formação de abscessos pulmonares. Mais comumente a doença resulta em tosse crônica, persistente e irregular, com secreção nasal mucopurulenta.[3] O tratamento com antibióticos como fluoroquinolonas, tetraciclinas ou macrolídeos geralmente resulta em melhora rápida, que é seguida de recaída uma vez que o tratamento seja interrompido.

O diagnóstico é complicado pela ocorrência comum de *M. ovipneumoniae* a campo. Embora o isolamento do patógeno do trato respiratório anterior seja de pouco valor diagnóstico, a presença dele no trato respiratório posterior, particularmente quando associado a lesões pulmonares, é altamente sugestiva do seu papel etiológico. As amostras de soro pareadas obtidas com intervalo de 2 a 3 semanas de animais agudamente afetados para determinar os títulos de anticorpos crescentes dão uma boa indicação de um processo infeccioso ativo, e têm mais valor diagnóstico do que a determinação simples do título de anticorpos em um momento.

Nos EUA, *M. ovipneumoniae* foi associado recentemente a vários surtos de pneumonia epizoótica, uma doença devastadora do trato respiratório de etiologia ainda desconhecida em ovelhas.[4] Embora uma série de outros agentes patogênicos – como *Mannheimia haemolytica* e *Pasteurella multocida* – tenham sido consistentemente isolados de animais doentes junto com *M. ovipneumoniae*, este último patógeno foi o único agente com prevalência significativamente maior em animais dos surtos (95%) do que animais controle não afetados (0%).[4]

Outros *Mycoplasma* spp. ocasionalmente associados a doenças respiratórias em ovinos incluem *M. arginini*, *M. agalactiae*, *M. putrefaciens*, *M. mycoides* subespécie *capri* (anteriormente *M. mycoides* subespécie *mycoides* tipo LC), *M. capricoloum* subespécie *capricolum* e *M. bovis*. Quando encontrados em animais clinicamente afetados, estes *Mycoplasma* spp. são frequentemente isolados em combinação com outros agentes patogênicos, obscurecendo seu papel na doença respiratória ovina. Somente *M. capricoloum* subespécie *capricolum* é considerado patógeno importante, e é a principal causa de pneumonia em ovelhas no norte da África.

Caprinos

As infecções por *Mycoplasma* spp. em cabras envolvem mais comumente os microrganismos do grupo *Mycoplasma mycoides,* que incluem *M. mycoides* subespécie *capri*, *M. capricolum* subespécie *capricolum* e *M. capricolum* subespécie *capripneumoniae*, o agente etiológico da *pleuropneumonia contagiosa caprina* (consulte também "Pleuropneumonia Contagiosa Caprina").[5] Embora a pleuropneumonia contagiosa caprina seja caracterizada por doença clínica que afeta especificamente o trato respiratório, os outros membros do grupo *M. mycoides* também foram associados à poliartrite.[6]

A *agalaxia contagiosa* é outra doença economicamente importante de ovinos e caprinos causada por infecção micoplasmática e, ocasionalmente, associada a doença respiratória (consulte também "Agalaxia contagiosa"). *Mycoplasma* spp. incriminados como agentes etiológicos de agalaxia contagiosa são *Mycoplasma agalactiae* – o agente etiológico clássico da doença, *Mycoplasma putrefaciens* e as duas espécies do grupo *mycoides*, *Mycoplasma mycoides* subespécie *capri* e *M. capricolum* subespécie *capricolum*.

Outros *Mycoplasma* spp. associados a doença respiratória em cabras incluem *M. arginini*, *M. bovis* e *M. ovipneumoniae*.[7]

A síndrome associada ao micoplasma mais comum em cabras é a pneumonia intersticial crônica com tosse, perda de massa muscular que evolui para emaciação extrema, aumento ósseo não doloroso crônico das articulações e mastite indurativa crônica. A pneumonia em alguns casos progride até o ponto onde se desenvolve *cor pulmonale*, com o aparecimento subsequente dos sinais de insuficiência cardíaca congestiva.

Bovinos

M. bovis é uma das principais causas de pneumonia dos bezerros (consultar também "Pneumonia por *Mycoplasma bovis*"). Na Inglaterra e País de Gales, uma triagem sorológica realizada entre 2000 e 2009 revelou soroprevalência de *M. bovis* no rebanho de mais de 30%, e *M. bovis* foi isolado em média em 40% dos pulmões com pneumonia submetidos a exame durante aquele período de tempo.[8] Em Israel, *M. bovis* foi isolado em 26 a 65% das amostras de bezerros com pneumonia submetidas entre 2004 e 2008.[9] *M. bovis* também foi a cepa isolada de mais da metade das 1.000 amostras de bezerros com broncopneumonia que foram submetidos a diferentes laboratórios diagnósticos na França entre 2003 e 2008.[8] Em uma série de casos de pneumonia crônica resistente a antibióticos, eventualmente acompanhada por poliartrite concomitante, em bovinos de confinamento no oeste do Canadá *M. bovis* estava presente nos tecidos pulmonares de mais de 90% dos casos, e o vírus da diarreia viral bovina (BVDV) estava presente em 60% dos casos, o que sugere possível sinergismo entre *M. bovis* e o BVDV. Os surtos de pneumonia e artrite em bezerros de corte associados à infecção causada por *M. bovis* e *Mycoplasma californicum* foram descritos em um rebanho misto de bovinos de corte e bovinos leiteiros mantidos sob condições extremamente precárias de alojamento e higiene. A prevalência de infecção de *M. bovis* em bovinos dinamarqueses pareceu aumentar em um período de vários anos.

Um grande aumento na detecção de *M. alkalescens* desde 2003 foi relatado na Grã-Bretanha, onde esta espécie representou 26% de todos os isolados de pulmões bovinos em 2009. Uma tendência semelhante foi observada na França e em Israel, mas o significado deste evento não é claro.[8]

M. arginini, M. dispar, Ureaplasma diversum, M. bovirhinis, M. canis, M. canadense e *M. bovigenitalium* também foram isolados dos pulmões de bovinos com pneumonia, mas é incerto se eles são a causa primária da doença.[8] Durante um período de 3 anos na Bélgica, em bezerros com doença respiratória, a prevalência de *M. bovis* foi de 31,5%, *M. dispar* 45,5%, *M. canis* 10,7% e *Ureaplasma diversum* 14,8%, e na metade dos casos eles ocorreram em associação com espécies de *Pasteurella* spp. e/ou *Mannheimia* spp. Em uma pesquisa em pulmões de bovinos com pneumonia submetidos a um laboratório de diagnóstico na Dinamarca, identificou-se que 83% estavam infectados com micoplasmas. Os micoplasmas predominantes foram *Ureaplasma* spp. (72%), *M. dispar*, (48%) e *M. bovis* (24%). Infecções por múltiplas espécies de micoplasma eram predominantes.

M. dispar é capaz de produzir pneumonia sem achados clínicos em bezerros gnotobióticos e, em conjunto com *Ureaplasma* spp., tem sido encontrado comumente em pneumonia infiltrativa em bezerros. Ele poderia, portanto, ser um precursor de outras infecções que causam pneumonia enzoótica em bezerros ou com pasteurelas produzindo pneumonia fibrinosa de bezerros.

Equinos

Mycoplasma spp. parecem ser patógenos oportunistas na infecção do trato respiratório equino. *M. felis* tem sido associado a surtos de doença do trato respiratório posterior e pleurite em equinos. Em um estudo retrospectivo no qual foi realizada a revisão da ocorrência de diferentes patógenos isolados de locais anatômicos específicos de equinos, verificou-se que *Mycoplasma* spp. foram isolados de 6 de aproximadamente 200 equinos com doença respiratória e, em cada caso, faziam parte de uma infecção mista e crônica.[10]

REFERÊNCIAS BIBLIOGRÁFICAS

1. Goncalves R, et al. Vet J. 2010;183:219-221.
2. Ettore C, et al. Vet Ital. 2007;43:149-155.
3. Nicholas RAJ, et al. Small Ruminant Res. 2008;76: 92-98.
4. Besset TE, et al. Emerg Infect Dis. 2012;18:406-414.
5. Nicholas R, Chuchward C. Transbound Emerg Dis. 2012;59:189-196.
6. Giadinis ND, et al. Vet Rec. 2008;163:278-279.
7. Adehan RK, et al. Small Ruminant Res. 2006;63: 44-49.
8. Nicholas RAJ. Vet Rec. 2011;168:459-462.
9. Gerchmann I, et al. Vet Microbiol. 2009;137:268-275.
10. Clark C, et al. Can Vet J. 2008;49:153-160.

PLEUROPNEUMONIA CONTAGIOSA BOVINA (DOENÇA PULMONAR, PPCB)

Sinopse

- Etiologia: *Mycoplasma mycoides* subespécie *mycoides* (colônia pequena; *MmmSC*)
- Epidemiologia: epidemia importante em bovinos, endêmica na África, mas considerada como erradicada na maioria das outras partes do mundo. Doença de notificação obrigatória à Organização Mundial de Saúde Animal (OIE, lista A). A natureza insidiosa da doença permite que ela se dissemine indetectada por meses
- Achados clínicos: febre, agalaxia, anorexia, depressão, tosse, dor torácica, dorso arqueado, dispneia, grunhidos expiratórios, sons de fricção pleurítica, áreas do pulmão maciça à percussão, edema de garganta e barbela
- Patologia clínica: teste de fixação do complemento (TFC), ensaio imunoenzimático competitivo (C-ELISA). Reconhecimento de ácido nucleico do microrganismo causador com reação em cadeia da polimerase (PCR)
- Lesões: pleurite acentuada, consolidação acentuada e marmoreamento do pulmão, aderências pleurais
- Confirmação do diagnóstico: isolamento do microrganismo de tecido (pulmão) ou líquido pleural ou sinovial
- Tratamento: não recomendado em razão da resposta geralmente ruim ao tratamento e o risco de desenvolver animais portadores
- Controle: identificação e abate dos animais doentes. Vacinação seguida de teste e abate. A terapia antimicrobiana de animais expostos pode reduzir a transmissão da doença, mas é proibida em muitos países. Estabelecimento de áreas livres da doença. Controle do movimento de bovinos nas áreas de controle.

Etiologia

Mycoplasma mycoides subespécie *mycoides*, colônia pequena (SC; *MmmSC*) é a causa da pleuropneumonia contagiosa bovina (PPCB). Este microrganismo pleomórfico pertence ao grupo *mycoides*, que consiste em seis espécies de micoplasma estreitamente relacionadas, que são subdivididas em dois grupos, *capricolum* e *mycoides* (Tabela 12.8). Apenas duas das seis espécies causam doença em bovinos: MmmSC, que é a causa da PPCB, e *Mycoplasma* bovino do grupo 7 (Bg7), que pode causar

Tabela 12.8 Pleuropneumonia-1 contagiosa: membros do gênero *Mycoplasma mycoides*.

Nome	Doença principal	Hospedeiros principais (e outros)
M. mycoides subesp. *mycoides* variante SC	Pleuropneumonia contagiosa bovina	Bovinos (caprinos, ovinos, búfalos)
M. mycoides subesp. *mycoides* variante LC	Pneumonia caprina, agalaxia contagiosa	Caprinos (ovinos, bovinos)
M. mycoides subesp. *capri*	Pneumonia caprina	Caprinos (ovinos), mas raro
M. capricolum subesp. *capricolum*	Pneumonia caprina, agalaxia contagiosa	Caprinos (ovinos, bovinos)
M. capricolum subespécie *capripneumoniae*	Pleuropneumonia contagiosa caprina	Caprinos (ovinos)
Mycoplasma bovino do grupo 7 (Bg7)	Artrite, também mastite, pneumonia dos bezerros	Bovinos

artrite e mastite bovina. Os quatro outros, duas subespécies dentro do grupo *Mycoplasma mycoides* e duas subespécies dentro do grupo *Mycoplasma capricolum*, são responsáveis por doenças respiratórias de cabras e outras doenças.

Embora o MmmSC tenha sido isolado de búfalos, ovinos e caprinos, que podem, portanto, atuar como hospedeiros, o patógeno só causa doença em ruminantes do gênero *Bos* (*i. e.*, gado bovino e zebu). A doença não é transmissível a outras espécies.[1] O *MmmSC* é muito semelhante em cultura e antigenicamente ao microrganismo causador da pleuropneumonia contagiosa caprina, mas os dois podem ser diferenciados em cultura e bioquimicamente.

Epidemiologia

A PPCB é considerada uma das epidemias economicamente mais importantes que afetam bovinos na África, e com o relaxamento do controle de importação e o aumento do comércio internacional, ela representa um risco constante para países livres da doença. A Organização Mundial de Saúde Animal (OIE) classificou a PPCB como uma doença da chamada "Lista A". A lista A atualmente é composta por um total de 15 doenças de notificação obrigatória à OIE que são consideradas "doenças transmissíveis que têm potencial para disseminação muito grave e rápida, independentemente das fronteiras nacionais, que são de grave consequência socioeconômica ou de saúde pública, e que são de importância fundamental no comércio internacional de animais e produtos de origem animal".[2] O Programa Pan-Africano para o Controle das Epizootias (PACE), implementado em 32 países africanos, identificou a PPCB como a segunda doença transfronteiriça mais comum na África depois da peste bovina.[3]

Ocorrência e prevalência da infecção

Em condições naturais, a PPCB ocorre em bovinos da espécie *Bos*. Embora os búfalos possam ser infectados por meios artificiais, apenas um único caso foi relatado em um búfalo americano e nenhum em búfalos africanos ou outros ruminantes selvagens. Os ruminantes selvagens e pequenos ruminantes atualmente não são considerados atores relevantes na epidemiologia da PPCB.[1,3]

Atualmente, a PPCB afeta cerca de 30 países da África Subsariana, dos quais muitos estão infectados de forma endêmica. Embora a condição tenha sido erradicada de muitos países durante os séculos XIX e XX por meio do controle rigoroso das movimentações e do abate de bovinos infectados, ela ressurgiu na África durante a segunda metade do mesmo século, e muitos surtos foram registrados no sul da Europa até o final do século passado. As razões por trás do fracasso para conter a PPCB na África incluem:[4,5]

- Mudanças de fatores ecológicos/ambientais, como a disponibilidade de água, secas e inundações, levando ao aumento do movimento de gado em longas distâncias
- Conflitos civis e dificuldades políticas e econômicas que complicam o controle rigoroso do movimento de bovinos aparentemente infectados
- Falta ou recursos insuficientes alocados para o controle da PPCB, particularmente financiamento limitado para vacinação, controle da movimentação de bovinos e educação em massa de fazendeiros e veterinários
- Potência e desempenho a campo limitados das vacinas de PPCB
- Redução da vigilância de doenças (p. ex., triagem sorológica e estudos em matadouros)
- Distração pelo controle e prevenção de outras doenças economicamente importantes (p. ex., peste bovina ou gripe aviária).

Historicamente, a PPCB espalhou-se por todo o continente europeu durante o século XVIII por meio de movimentos descontrolados de gado causados por transumância e guerras. Durante os séculos XIX e XX, a doença foi introduzida nos EUA, Ásia, Austrália e Japão. A PPCB foi introduzida pela primeira vez na *África* por meio de um touro da raça Holandesa preta e branca infectado importado da Holanda para a África do Sul em 1854.[4] A partir daí, a doença se espalhou para outros países do sul da África, causando a morte de mais de 100.000 bovinos.[6] Em 1939, a doença foi erradicada na maioria dos países do sul da África, mas não em Angola e na Namíbia, devastadas pela guerra, onde continua a ser uma ameaça para países vizinhos livres da doença.[6]

A PPCB foi relatada em 27 países africanos entre 1995 e 2002, dos quais 13 foram na África Ocidental, dois na África Central, seis na África Oriental e o restante no sul da África.[3] Na África Oriental, a PPCB é endêmica no Burundi, Ruanda, grande parte da Tanzânia, sul do Sudão, Etiópia e Somália.[3,7,8] Guiné, República do Mali, Níger e Mauritânia são países endemicamente infectados na África Ocidental, e Angola e Zâmbia na região sul da África.[3] Foram relatados muitos surtos epidêmicos da doença, espalhando-se das regiões vizinhas endêmicas pelo movimento do gado, incluindo Burundi e Zâmbia em 1997, Tanzânia em 1996 e 1999 e Botsuana em 1995 e 1998.[3,9]

A prevalência da infecção varia consideravelmente em regiões endêmicas do mundo. Enquanto a soroprevalência de 8% da população bovina foi relatada no Sudão, taxas de prevalência na faixa de 25% foram estabelecidas para a Etiópia, Chade, Guiné e Tanzânia. Para Burkina Faso e Uganda, taxas de prevalência abaixo de 5% foram registradas.[3]

Na *Ásia*, a PPCB foi relatada em Assam, na Índia, Bangladesh e Myanmar. Surtos esporádicos foram reconhecidos no Oriente Médio, provavelmente derivados da importação de gado da África. Os últimos surtos asiáticos relatados à OIE ocorreram na Mongólia, Índia e Paquistão em 1973, 1990 e 1997, respectivamente.[10] Na China, a PPCB ocorreu pela primeira vez no início do século XX pelo transporte de gado proveniente da Austrália.[10] No início da década de 1950, a China implementou suas primeiras medidas de controle, incluindo o programa de vacinação, depois de ter sofrido graves prejuízos econômicos decorrentes da epidemia. O país se declarou livre da doença em 1996 e atualmente é oficialmente reconhecido como livre de PPCB pela OIE.[11]

A doença foi introduzida na *Austrália* em 1858 por gado leiteiro importado da Inglaterra para a colônia de Victoria. Ela se espalhou rapidamente pela Austrália por bovinos sendo levados para ocupar novas terras de pastagens em todos os lugares, auxiliados por equipes com bois castrados, que constituíam a única forma de transporte de mercadorias e suprimentos naqueles dias. Em 1958, iniciou-se uma campanha nacional de erradicação. A Austrália foi declarada livre da doença em 1973.

A doença foi introduzida nos *EUA* em 1842 pela importação de gado da Inglaterra. A PPCB tornou-se tão difundida nos 40 anos seguintes que o governo federal iniciou a primeira campanha intensiva para controlar uma doença animal em 1887. Ao implementar quarentena rigorosa e abater animais doentes, a doença pôde ser erradicada em 1892. Nunca foi registrada a ocorrência da PPCB na *América do Sul*.

Na *Europa*, depois de ter sido erradicada no final do século XIX, a doença ressurgiu em Portugal em 1951 e na Espanha em 1957.[4] Na década de 1980, após uma aparente ausência de 13 anos, a PPCB foi diagnosticada nas fronteiras da França e da Espanha, de onde aparentemente se espalhou para Portugal, onde outro surto foi registrado em 1983. Embora a doença possa ter sido rapidamente controlada na França e na Espanha, surtos recorrentes ocorreram em Portugal até o final do século passado. A Itália, que estava livre da doença desde 1899, vivenciou um surto da doença entre 1990 e 1993 que nunca pôde ser rastreado até sua fonte. Dentro destes 3 anos, a doença se espalhou por uma área de 59 km^2, afetando aproximadamente 100 rebanhos de bovinos e exigindo o abate de mais de 24.000 bovinos. A doença foi erradicada em 1993. O último surto relatado na Europa ocorreu no norte de Portugal em 1999. A partir de 2004, a Europa foi considerada livre de PPCB, e as regras da União Europeia impedem a importação de animais vivos a partir das áreas afetadas. Uma análise filogenética recente indicou que todas as cepas de *MmmSC* isoladas na Europa desde 1980 foram derivadas de um antepassado comum, sugerindo que uma única linhagem pode ter se espalhado, em grande parte despercebida, no sul da Europa entre 1980 e 1993.[12]

Fonte de infecção

O foco da infecção frequentemente é originado de animais "portadores" recuperados, nos quais o sequestro pulmonar preserva uma fonte potencial de microrganismos por períodos tão longos quanto 3 anos. Por muitos anos, pensou-se que as condições de estresse atribuíveis à fome, exaustão ou doença intercorrente poderiam fazer com que o sequestro se desmembrasse e convertesse o animal em um caso ativo. A evidência experimental lança algumas dúvidas sobre essa explicação, mas a infecção por gotículas geralmente está associada a uma lesão nos pulmões. As lesões renais não são incomuns, um grande número de *MmmSC* viáveis são eliminados na urina de animais infectados, e a inalação de gotículas de urina pode ser uma via de infecção. O microrganismo *foi isolado do sêmen* e de lavagens prepuciais de dois touros jovens que foram resultado de embriões congelados implantados em vacas portuguesas e eram candidatos a entrarem em uma central de reprodução.

Métodos de transmissão

A transmissão ocorre a partir de contato direto e repetido entre animais doentes e saudáveis. A principal via de infecção é a inalação de gotículas infectantes de casos ativos ou portadores da doença. A infecção mediada pela contaminação de objetos inanimados é improvável em condições naturais, mas foi realizada experimentalmente. O feno infectado permaneceu infectante por até 144 h. Outros objetos inanimados, como placenta e urina, também podem permanecer infectantes por longos períodos. Sugeriu-se que a urina pode ser uma via de transmissão, especialmente em países europeus com climas temperados, onde os bovinos são criados intensivamente em áreas geográficas restritas e muitos rebanhos compartilham o mesmo curso de água. A propagação do patógeno também pode ocorrer por secreções de lesões locais da cauda resultantes da vacinação com cultura virulenta.

Uma separação de 6 m entre animais geralmente é considerada suficiente, mas suspeita-se que a transmissão ocorra por distâncias acima de 200 m.[3] Os bovinos podem ser infectados por períodos de até 8 meses antes da doença se tornar evidente, ressaltando a importância de um período de quarentena suficientemente longo antes que um rebanho possa ser declarado livre da doença.

A PPCB geralmente é transmitida a partir de movimentos de animais vivos, o comércio de produtos de origem animal não é considerado um risco significativo.

Fatores de risco

Fatores de risco do animal

A PPCB ocorre apenas em bovinos, um caso natural raro foi observado em um búfalo, mas não foi detectado em outros animais selvagens. Em ovinos e caprinos, a injeção de cultura causa celulite local sem envolvimento pulmonar. Não há diferença na suscetibilidade de bovinos *Bos Taurus* e *Bos indicus*, e ambas as raças respondem igualmente à vacinação.

Mecanismos imunes

A natureza exata da imunidade conferida pela vacinação ou pela doença de ocorrência natural não é inteiramente compreendida, embora ela possa ser transferida pela administração de soro de um animal imune. A falta de parede celular e de endotoxinas pode permitir que os micoplasmas colonizem o animal sem induzir resposta imune, e a predileção pelas membranas mucosas também pode limitar a resposta humoral. Por estas razões, sugere-se que o microrganismo é um imunógeno ruim, o que pode explicar a falta frequente de boa resposta de anticorpos circulantes em bovinos infectados experimentalmente e vacinados. Existe relação fraca entre o título de anticorpos e a gravidade das lesões, animais com altos títulos de anticorpos podem não ter lesões visíveis, e aqueles com lesões graves podem ter títulos baixos ou indetectáveis.

Fatores de risco do manejo

A ocorrência e incidência de PPCB são fortemente influenciadas pelo sistema de manejo, políticas de controle de doenças e regulamentos de um país, conhecimento da doença pelos fazendeiros, médicos-veterinários e oficiais de campo de gado. A capacidade de diagnóstico dos laboratórios veterinários, os sistemas de monitoramento e vigilância de doenças, a adequação dos programas de vacinação, os orçamentos governamentais destinados aos programas de controle, a eficácia dos programas de educação e o desejo dos proprietários e comerciantes de gado de controlar a doença são fatores gerenciais criticamente importantes que influenciam a eficácia do controle da doença em um país.

Fatores de risco do patógeno

M. mycoides subespécie *mycoides* é sensível a todas as influências ambientais, incluindo desinfetantes, calor e dessecação, e normalmente não sobrevive fora do corpo do animal por mais de algumas horas. A baixa incidência pode ser antecipada em regiões áridas em razão da rápida destruição do microrganismo em gotículas exaladas.

O microrganismo pode ser agrupado em dois gêneros principais distintos epidemiologicamente. Um gênero contém cepas isoladas de diferentes países europeus desde 1980, e um segundo gênero contém cepas africanas e australianas coletadas nos últimos 50 anos.

As cepas europeias atuais não possuem um segmento substancial de informações genéticas, o que pode ter ocorrido por um evento de deleção. As cepas encontradas nos surtos reemergentes da PPCB, que ocorreram após a erradicação da epidemia na Europa em meados do século XX, representam um gênero filogeneticamente mais recente, que foi derivado de uma cepa do gênero antigo de *MmmSC* que ainda é endêmica no continente africano. O genoma de *MmmSC* da cepa PG1(T) foi sequenciado para mapear todos os genes e facilitar estudos adicionais relacionados com a função celular do microrganismo.

Identificou-se uma variedade de fatores de virulência potenciais, incluindo genes que codificam supostas *proteínas de superfície variáveis*, enzimas e proteínas de transporte responsáveis pela produção de peróxido de hidrogênio, e a cápsula que, acredita-se, tenha efeitos tóxicos sobre o animal. O *galactano* também está associado a patogenicidade do microrganismo, mas seu modo de ação é incerto. O galactano pode causar necrose e resposta do tecido conjuntivo em bovinos similar ao sequestro em animais cronicamente infectados.

A filogenia do gênero *Mycoplasma mycoides* de acordo com o sequenciamento dos supostos genes de proteínas de membrana foi examinada. A epidemiologia molecular da PPCB por análise de sequência multilocus das cepas de *MmmSC* encontrou distinção clara entre as cepas europeias, do sudoeste da África e da África Subsariana, o que indica que os surtos de PPCB ocorridos na Europa não resultaram da introdução a partir da África e confirmam a verdadeira reemergência. As cepas de *MmmSC* isoladas dos surtos recentes de PPCB na África foram comparadas com cepas de vacinas e isolados mais antigos. Um isolado de campo de Botsuana diferiu de todas as outras cepas de *MmmSC* testadas por uma variedade de critérios. O novo isolado pode possuir um conjunto de antígenos protetores diferentes daqueles de outras cepas de *MmmSC*, incluindo cepas de vacina. Tais achados têm implicações para o controle da PPCB na África.

As últimas cepas isoladas de uma epidemia normalmente são de menor virulência do que as primeiras cepas. Estas são mais virulentas quando são isoladas pela primeira vez e perdem a sua virulência depois da subcultura.

Importância econômica

A PPCB é considerada uma das duas doenças de maior importância econômica em bovinos (além da peste bovina) na África. As perdas diretas são decorrentes da mortalidade, redução na produção de leite, custos de vacinação e vigilância da doença. Os custos indiretos associados à natureza crônica da doença são mais difíceis de avaliar e incluem redução do ganho de peso ou perda de peso corporal, comprometimento da capacidade de trabalho, redução da fertilidade, perdas resultantes da quarentena e perdas relacionadas a restrições de comércio e movimentação de bovinos.

As perdas anuais atribuídas à mortalidade, diminuição da produção de carne e leite e perda de força de trabalho do animal ocorrida em 12 países africanos subsarianos infectados endemicamente foram estimadas em € 30,1 milhões.[3]

Os custos associados ao manejo e erradicação da doença após o surto de PPCB de 1995 no Botsuana foram estimados em US$ 98 milhões.[13] Estimou-se que a campanha de erradicação após o surto recente europeu da doença em Portugal no final do século passado, que exigiu o abate de mais de 85 mil bovinos, custou mais de 200 milhões de euros.[14]

Patogênese

Mesmo mais de 100 anos após a descoberta da PPCB, a patogênese ainda não é bem compreendida. A doença é uma pneumonia lobar aguda associada a pleurisia. O microrganismo invade os pulmões de bovinos e causa micoplasmemia, o que resulta na localização do micoplasma em várias outras regiões, incluindo os rins, articulações e cérebro, resultando em alta morbidade e mortalidade. Uma parte essencial da patogênese da doença é a trombose nos vasos pulmonares, provavelmente antes do desenvolvimento de lesões pneumônicas. O mecanismo de desenvolvimento da trombose não é compreendido, mas não há aumento geral na coagulabilidade do sangue e nenhuma tendência generalizada à trombose espontânea.

Acredita-se amplamente que a produção de peróxido de hidrogênio e outras espécies reativas de oxigênio desempenhe papel importante na patogenicidade do micoplasma, e demonstrou-se que esta resulta em lise de eritrócitos, peroxidação de lipídios em fibroblastos infectados com *M. mycoides* e inibição de movimentos ciliares em culturas da traqueia infectada com *M. mycoides* e *M. ovipneumoniae*. As cepas *MmmSC* europeias parecem ser distinguidas de outras cepas de *M. mycoides* pela sua falta de atividade da glicerol-fosfato oxidase e capacidade de oxidar o glicerol.

A morte resulta da anoxia e presumivelmente da toxemia. Em condições naturais, uma proporção de animais em um grupo não se infecta, tanto em razão da imunidade natural, quanto por elas não estarem expostas a uma dose infectante suficientemente grande. Esses animais podem apresentar reação positiva transitória ao teste de fixação do complemento (TFC). Aproximadamente 50% dos animais que se tornam infectados passam por uma forma leve da doença e, muitas vezes, são reconhecidos como casos clínicos.

Achados clínicos

Há variação considerável na gravidade da doença clínica, desde a forma hiperaguda até aguda, crônica e subaguda. No caso da apresentação aguda, observa-se alta incidência de doença de quase 90% e taxas de mortalidade de 50% ou mais. A doença aguda é a apresentação comum em surtos que ocorrem em regiões anteriormente não afetadas.[15] As formas brandas ou até mesmo subagudas com baixas taxas de mortalidade são a apresentação comum em áreas onde a doença é endêmica. Estima-se que aproximadamente 25% dos bovinos infectados permanecem como portadores recuperados, com ou sem achados clínicos.

Forma aguda

Após um período de incubação de 3 a 6 semanas (em casos esporádicos de até 6 meses), ocorre febre alta (40° C) de início repentino, queda na produção de leite, anorexia e interrupção da ruminação. Há apatia grave, e os animais ficam separados do grupo ou ficam para trás de um grupo em deslocamento. A tosse, inicialmente apenas no exercício, e a dor torácica são evidentes, os animais afetados não estão dispostos a se mover, permanecem em posição quadrupedal com os cotovelos abduzidos, dorso arqueado e cabeça estendida. A respiração é superficial, rápida e acompanhada de grunhido expiratório. A dor é evidenciada na percussão do tórax. A auscultação revela sons de fricção pleurítica nos estágios iniciais da inflamação aguda, e som maciço à percussão, sons de fluido e crepitação borbulhante úmida nos estágios tardios de efusão. O som maciço das áreas do pulmão pode ser detectável na percussão. Pode ocorrer edema da garganta e barbela, e haver aumento de volume nas grandes articulações móveis. Nos bezerros, pode ocorrer endocardite valvar e miocardite. Em casos fatais, a morte ocorre após um curso variável da doença de vários dias a 3 semanas. Na *forma hiperaguda*, os bovinos afetados podem morrer no prazo de 1 semana após o início da angústia respiratória.

Formas subaguda e crônica

Os animais que se recuperam podem estar clinicamente normais, mas em alguns deles forma-se um *sequestro* inativo *no pulmão*, com centro necrótico de tamanho suficiente para produzir toxemia que causa depauperamento, tosse crônica e dificuldade respiratória leve durante o exercício. Este sequestro pode romper quando o animal é exposto ao estresse ambiental e pode causar um ataque agudo da doença. Durante o surto italiano de 1990, menos de 5% dos bovinos em um rebanho infectado apresentaram evidência de doença clínica. Isso foi possivelmente consequência do uso de antimicrobianos e agentes anti-inflamatórios, que podem ter mascarado o achado clínico e facilitaram a formação de lesões crônicas. Na África, até um terço dos casos agudos que se recuperam tornam-se portadores potenciais.

Patologia clínica

Cultura e reconhecimento de ácidos nucleicos

A *cultura* do microrganismo é o método de referência para a detecção do patógeno. No entanto, os micoplasmas são lábeis, tornando necessário usar um meio de transporte especial que proteja esse microrganismo e previna a proliferação de outras bactérias. O transporte de amostras por longas distâncias, particularmente quando não refrigeradas, afeta drasticamente a viabilidade das bactérias tornando-as impróprias para a cultura.[16] Com frequência, as tentativas de isolar *MmmSC* falham pois o microrganismo é lábil, está presente em quantidades muito pequenas e é muito exigente em seus requisitos de crescimento. Os resultados negativos devem, portanto, ser sempre considerados inconclusivos.[1]

No caso de uma cultura bem-sucedida, a identificação final de micoplasmas geralmente é feita por meio de teste bioquímico, como a inibição do crescimento, o teste de anticorpos fluorescentes (TAF) ou testes de imunofluorescência (IF). O reconhecimento de ácido nucleico específico usando a *reação em cadeia da polimerase (PCR)* tornou-se prática comum ao longo das duas últimas décadas.

Embora a maioria dos protocolos de PCR dependa de cultura prévia, pré-enriquecimento ou extração do micoplasma, a reação em cadeia da polimerase também é usada sem cultura prévia, empregando diretamente amostras obtidas de suabes nasais, líquido de lavado broncoalveolar ou de lavado transtraqueal, líquido pleural, sangue, urina ou tecido pulmonar. A PCR pode identificar o microrganismo em isolados bacterianos ou material clínico dentro de 2 dias após a extração, e é sensível e altamente específica.[1] Um inconveniente da PCR resulta da sua alta sensibilidade, o que o torna suscetível a resultados falso-positivos causados pela contaminação.

Mais recentemente foi desenvolvida à *amplificação isotérmica de DNA mediada por loop (LAMP)* de sequências de DNA específicas para *MmmSC*. O teste LAMP detecta o DNA do *MmmSC* diretamente de amostras brutas de líquido pulmonar ou pleural e soro ou plasma em uma hora, usando um protocolo de diluição simples.[16]

Testes imunológicos

Muitos testes imunológicos para identificar o agente causador ou o seu antígeno em tecido, fluidos biológicos ou culturas estão disponíveis. Esses testes incluem o *teste de anticorpos fluorescentes indiretos (AFI)* e o *teste de anticorpos fluorescentes (TAF)*, ambos usando soro de coelho hiperimune contra *MmmSC* e IgG antibovino marcada. O *teste de inibição do crescimento (TIC)* é baseado na inibição direta do crescimento de *MmmSC* por um soro hiperimune específico. Embora este seja um teste de realização simples, reações cruzadas dentro do gênero *mycoides* são comuns.[1] O *teste de imunodifusão de antígeno (IDGA)* também foi usado para detectar antígenos específicos presentes na superfície de *MmmSC*. Considera-se que esse teste carece de sensibilidade, e pouco se sabe a respeito da sua especificidade.[1] Como todos esses testes dependem da presença de um número mínimo de microrganismos, somente os resultados positivos devem ser considerados conclusivos.

Testes sorológicos

Os testes sorológicos que identificam a reação imune de um animal individual à infecção com *MmmSC* incluem o teste de fixação do complemento (TFC) e o ensaio imunoenzimático competitivo (C-ELISA). Ambos são testes prescritos para o comércio internacional de acordo com a OIE. Este grupo de testes diagnósticos tem limitações importantes devido à natureza da patogênese da doença – com seu longo período de incubação – e ao declínio relativamente rápido do título de anticorpos.

O *TFC* é de realização rápida e é fácil de interpretar. Com sensibilidade na faixa de 70 a 80% e especificidade de 98%, ele é mais adequado para diagnosticar animais clinicamente afetados com lesões agudas, mas menos indicado para identificar tanto os animais no estágio inicial da doença, quanto os animais cronicamente infectados ou portadores com baixo título de anticorpos.[1,17] O uso terapêutico de antimicrobianos aumenta ainda mais o risco de testes com resultados falso-negativos. Os animais vacinados produzem reação positiva durante cerca de 6 semanas, embora este período possa ser muito mais longo se ocorrerem reações graves à vacinação. Devido à sensibilidade limitada, o teste de fixação do complemento é considerado não confiável a nível de animais individuais, mas é considerado altamente eficaz na detecção de rebanhos infectados quando se testa a população inteira. O teste é amplamente utilizado para determinar o estado livre da doença em um rebanho.[1] Como podem ocorrer resultados falso-positivos causados por reações cruzadas sorológicas com outras espécies do gênero *mycoides*, é aconselhável confirmar resultado positivo do teste pelos exames *post mortem* e bacteriológico.

O *C-ELISA* tem especificidade semelhante ou até mesmo maior do que o teste de fixação do complemento.[1,17] Verificou-se que a sensibilidade do C-ELISA foi superior à do teste de fixação de complemento, particularmente para detectar animais no estágio crônico da doença, ao passo que a fixação de complemento parece superar o C-ELISA na detecção de animais na fase aguda da doença.[17,18] Um teste de ELISA indireto baseado em uma *proteína recombinante, LppQ-NX (LppQ ELISA)*, foi desenvolvido e fornece boa sensibilidade e especificidade para o diagnóstico de PPCB e é resistente em condições climáticas extremas. O TFC, ELISA competitivo e LppQ ELISA – todos utilizados para a detecção de anticorpos contra *MmmSC* – foram comparados com a inspeção *post mortem* para o diagnóstico de PPCB em bovinos naturalmente infectados em uma área endêmica do Zâmbia entre 2007 e 2008.[17] A porcentagem de amostra positiva foi de 67,5% para o exame *post mortem*, 59% para o C-ELISA, 52,6% para o TFC e 44,4% para o ELISA LppQ. Dos três testes sorológicos, o TFC identificou o maior número de animais na fase aguda da doença, enquanto o C-ELISA foi o teste mais sensível para detectar animais em estágios avançados da doença. O LppQ ELISA teve sensibilidade muito fraca (10,8%) para identificar animais no estágio inicial da doença, enquanto no estágio crônico, apresentou sensibilidade acima do teste de fixação do complemento, mas abaixo do C-ELISA.

O *teste de imunoblotting (IB)* é baseado em uma reação imunoenzimática com maior sensibilidade e especificidade do que o teste de fixação do complemento. O imunoblotting é recomendado como teste de confirmação em amostras positivas previamente analisadas por outro teste, uma vez que o teste de imunoblotting não é adequado para triagem em massa, e pode ser de difícil padronização.[1]

Nenhum teste sorológico único é capaz de detectar todos os animais afetados pela PPCB a campo. Esses testes são mais úteis para o diagnóstico a nível do rebanho. Na ausência de um teste "padrão-ouro" para o diagnóstico sorológico de PPCB, algumas incertezas permanecem não resolvidas. Os casos suspeitos de PPCB identificados por sorologia positiva devem ser confirmados por investigações adicionais que demonstrem a presença de antígeno nos tecidos respiratórios dos animais.

Achados de necropsia

As lesões são confinadas à cavidade torácica e aos pulmões, e geralmente são unilaterais. A cavidade pleural pode conter grande quantidade de fluido claro, de coloração castanho-amarelada com pedaços de fibrina. Este fluido é ideal para a cultura do microrganismo. Depósitos fibrinosos caseosos estão presentes nas superfícies parietal e visceral da pleura. Os septos interlobulares estão acentuadamente distendidos com fluido de coloração âmbar circundando os vasos linfáticos distendidos. Este fluido contorna distintamente os lóbulos, que variam em cor, com hepatização vermelha, cinza ou amarela. A consolidação dos pulmões com aparência tipicamente marmorizada é característica. Em casos crônicos ou avançados, o *sequestro* pulmonar necrótico de tamanho variando entre 1 e 10 cm de diâmetro é cercado por cápsula fibrosa. Se estes sequestros se rompem e são drenados para um brônquio, eles podem ser fonte de infecção por aerossol para o gado. Esse mecanismo pode contribuir para epidemias em rebanhos fechados. Nos bezerros afetados, podem estar presentes peritonite exsudativa, artrite, bursite e artrite fibrinosa das articulações do carpo e do tarso.

Histologicamente, nos estágios iniciais, a lesão típica consiste em necrose bronquiolar e edema, progredindo para bronquiolite serofibrinosa exsudativa com extensão aos alvéolos e vasos linfáticos adjacentes. Este processo se estende até os linfonodos traqueobrônquicos e vasos linfáticos pleurais. Os linfonodos mediastínicos, esternais, aórticos e intercostais estão aumentados, edematosos e hemorrágicos. Os vasos linfáticos tornam-se trombosados e fibrosados. Os lóbulos pulmonares se consolidam com edema alveolar, fibrina e células inflamatórias. A necrose da coagulação é comum, e o microrganismo pode ser demonstrado nestes lóbulos pela análise imuno-histoquímica.

Os focos de organização perivascular, ou "centros organizadores", nos septos interlobulares são considerados típicos da PPCB. Eles consistem em um centro ocupado por um vaso sanguíneo com proliferação de células conjuntivas e inflamatórias cercadas por uma zona periférica de células necróticas. Os focos do tipo I contêm mais células proliferativas na zona central – que é maior que a zona periférica. Nos focos do tipo II, as células proliferativas são escassas e a zona periférica é relativamente maior. O antígeno imunorreativo é visível na zona central dentro dos vasos sanguíneos. Testes imunocitoquímicos podem ser usados para detectar o microrganismo em cortes de tecido e oferecem diagnóstico confirmatório valioso após o abate. O antígeno corado é visível nos bronquíolos menores e alvéolos e nos septos interlobulares do pulmão. A coloração imunofluorescente de esfregaços por impressão dos pulmões pode ser mais sensível e rápida do que a cultura.

As lesões renais frequentemente são detectáveis na PPCB, em casos de campo e experimentais. Na fase aguda da doença, infartos renais múltiplos são comuns. Nos casos subagudos e crônicos, os infartos progridem para formar grandes áreas de fibrose acompanhada de calcificação distrófica tubular, atrofia tubular e infiltrados intersticiais linfocíticos. Imuno-histoquimicamente, o antígeno *MmmSC* está presente em muitas estruturas renais.

Amostras para confirmação do diagnóstico

- Histologia: pulmão fixado em formol (MO, IHQ)
- Micoplasmologia: fluido de efusão em frasco de soro, pulmão, linfonodo brônquico (Cultura para micoplasmas, TAF, PCR, C-ELISA).

Diagnóstico diferencial

É necessário o diagnóstico baseado no histórico de contato com animais infectados, achados clínicos, teste de fixação do complemento, achados de necropsia e exame de cultura.
As doenças que devem ser diferenciadas da PPCB incluem:

- Peste bovina: estomatite erosiva, disenteria e erosão por todo o trato digestivo
- Febre aftosa: salivação, claudicação, febre e estomatite vesicular
- Septicemia hemorrágica: doença aguda com morte em 6 a 72 h. Edema do pescoço e do peito, lesões pulmonares semelhantes a PPCB. Cultura de *Pasteurella* spp.
- Teileriose (febre da Costa Leste): tosse, secreção nasal e ocular, diarreia, aumento dos linfonodos periféricos, ulceração do abomaso. Não há lesões pulmonares
- Febre efêmera: corrimento ocular, salivação intensa, claudicação, articulações aumentadas; doença autolimitante de curta duração; a maioria dos bovinos afetados se recupera rapidamente; febre flutuante; pode ocorrer pneumonia secundária

- Febre efêmera: corrimento ocular, salivação intensa, claudicação, articulações aumentadas; doença autolimitante de curta duração; a maioria dos bovinos afetados se recupera rapidamente; febre flutuante; pode ocorrer pneumonia secundária
- Abscessos pulmonares: grandes abscessos contendo material purulento com odor pútrido, pode haver destruição total do pulmão
- Tuberculose: os nódulos da tuberculose podem assemelhar-se a sequestros da PPCB, mas são lesões degenerativas com aspecto de queijo, muitas vezes calcificados
- Farcinose bovina: abscessos de pulmões contendo material com odor pútrido e linfonodos locais aumentados
- Actinobacilose: lesões generalizadas do pulmão e outros tecidos adjacentes
- Equinococose (cistos hidátidos): cistos pulmonares com parede dupla e contendo líquido claro, muitas vezes calcificados quando antigos.

Tratamento

A sabedoria convencional oficial no passado sustentou que o tratamento de casos clínicos de PPCB com antimicrobianos era contraproducente para conter a doença, pois dava origem a infecção persistente e poderia produzir animais portadores assintomáticos.[5] Por conseguinte, o uso de antimicrobianos está banido legalmente em muitos países afetados de forma endêmica. No entanto, o uso de antimicrobianos em regiões afetadas é disseminado, principalmente porque, com disponibilidade limitada de vacinas, é considerado a única medida de controle e tratamento disponível e efetiva.[5,19] Nos últimos anos, a popularidade do tratamento com antibióticos e a percepção de resultados positivos levaram a alguma atividade de pesquisa que sugeria que o uso de antimicrobianos poderia ter valor principalmente para controlar a transmissão da doença.[5]

Apesar da percepção de médicos-veterinários e fazendeiros de que os antibióticos podem aliviar o curso clínico da doença, possibilitando alguma melhora na condição, estudos de campo sugerem que a terapia antimicrobiana tem pouco ou nenhum efeito sobre a gravidade dos sinais, curso da doença e taxa de mortalidade em animais clinicamente afetados.[20,21] As falhas de tratamento em animais clinicamente afetados podem ser atribuídas à dose ou duração inadequadas do tratamento e à natureza crônica da doença. O sucesso da terapia antimicrobiana para tratar a infecção por micoplasma depende imensamente do início do tratamento a tempo, mas os animais clinicamente afetados em áreas endêmicas frequentemente estão em estágio avançado ou mesmo crônico da doença e, portanto, é improvável que mostrem forte resposta ao tratamento.[21] Em decorrência da resposta geralmente ruim ao tratamento e, uma vez que esses animais representam fonte de infecção para os companheiros de rebanho, os animais clinicamente afetados devem ser abatidos, e não tratados.

Em contrapartida, o tratamento de animais contactantes pareceu reduzir consideravelmente a transmissão da doença, o que resultou em diminuição acentuada da ocorrência da doença e das taxas de morbidade e mortalidade nos rebanhos afetados.[21] Um número crescente de evidências sugere que o uso de antimicrobianos, principalmente como uma parte de um programa de controle da doença, deve ser reconsiderado.[5,15,19]

As principais classes de antimicrobianos que são eficazes contra micoplasmas são tetraciclinas, macrolídeos, florfenicol e fluoroquinolonas. Uma série de estudos *in vitro* e *in vivo* foram publicados nos últimos anos com resultados que apoiam o uso de fluoroquinolonas, muitos macrolídeos diferentes e tetraciclinas para reduzir a disseminação do *MmmSC*.[21,24] Os antibióticos betalactâmicos e sulfonamidas são inerentemente ineficazes contra *Mycoplasma* spp. que não possuem parede celular e não sintetizam ácido fólico.

Tratamento e controle

Tratamento*
- Tulatromicina: 2,5 mg/kg SC, dose única (R3)
- Florfenicol: 20 mg/kg, a cada 48 h, IM (R3)
- Tilmicosina: 10 mg/kg, SC, dose única (R3)
- Gamitromicina: 6 mg/kg, SC, dose única (R3)
- Danofloxacino: 2,5 mg/kg, a cada 24 h, SC (R3)
- Oxitetraciclina: 10 mg/kg, IM SID, pelo menos por 4 dias (R3).

Controle*
- Danofloxacino: 2,5 mg/kg, a cada 24 h, SC, ao longo de 3 dias consecutivos (R2)[21]
- Tulatromicina: 2,5 mg/kg, SC, dose única
- Tilmicosina: 10 mg/kg, SC, dose única
- Gamitromicina: 6 mg/kg, SC, dose única
- Florfenicol: 20 mg/kg, a cada 48 h, IM
- Oxitetraciclina, formulação de ação longa: 20 mg/kg, IM.

Vacinação
- Vacinação com vacinas T1/44 ou T1SR de vírus vivo modificado (VVM; R-1).

*O uso de antimicrobianos é legalmente proibido em muitos países afetados pela PPCB.

Controle

Existem quatro ferramentas essenciais no controle e erradicação da PPCB: *controle da movimentação do gado*, *eliminação*, *vacinação* e *tratamento*.[3] As estratégias possíveis para o controle em países ou regiões afetados são:

- *Abate de todos os bovinos doentes e contactantes.* Isso requer cooperação total dos proprietários de bovinos e um sistema de compensação adequado e oportuno. Esta estratégia é impraticável em países em desenvolvimento com economia rural
- *Abate de todos os bovinos doentes e vacinação de todos os contactantes.* Esta estratégia é usada com frequência e geralmente perpetua a doença

- *Vacinação de bovinos saudáveis com abate de bovinos doentes em uma epidemia e revacinação de bovinos em risco.* Este método depende da capacidade das autoridades em detectar epidemias rapidamente, de forma mais eficaz, por vigilância de matadouros e para manter a vacinação por pelo menos 3 anos. A vacinação em áreas endêmicas deve ser realizada anualmente, enquanto as novas áreas infectadas requerem vacinações repetidas para erradicar a doença.

Embora a combinação de controle de movimento, quarentena e abate de animais infectados – quando rigorosamente aplicada – possa erradicar com sucesso a PPCB, como é documentado por inúmeros exemplos dos séculos passados, essa abordagem requer um esforço financeiro e logístico que ultrapassa os meios de muitos países endemicamente infectados na África. Nesses países, os distúrbios sociais e civis interferem no controle efetivo de doenças. Os fazendeiros que fogem da agitação civil podem mover seus bovinos para áreas endêmicas e depois retornar com eles quando a ameaça acabar, tornando o controle rigoroso do movimento de gado logística e politicamente inexequíveis. O abate de animais infectados e contactantes requer um sistema de reembolso monetário para os fazendeiros, muito além dos recursos financeiros de muitos países afetados.

Em vista da situação epidemiológica da PPCB e da estrutura socioeconômica de muitos países africanos, o controle da condição baseia-se amplamente na vacinação na África, ao passo que o tratamento dos animais afetados – embora amplamente praticado – seja legalmente proibido em muitos países.[3] Apesar de existirem exemplos de erradicação bem-sucedida da PPCB no continente, os esforços para conter a doença continuam falhando em muitos países subsarianos, o que levou ao ressurgimento da doença na região ao longo das últimas décadas e a surtos recorrentes regulares em países onde a doença foi erradicada previamente.

Remoção de fontes de infecção

Para controlar ou erradicar a PPCB é imperativo aplicar estratégias de vigilância adequadas. A vigilância precisa abranger as espécies suscetíveis (bovinos e, possivelmente, búfalos) e deve incluir *vigilância clínica, vigilância sorológica* e *vigilância patológica*.[1] Em razão da sensibilidade limitada das ferramentas disponíveis, a vigilância aleatória é desencorajada, e os *resultados da vigilância devem ser interpretados a nível de rebanho, e não a nível de animal* individual.[1] Todos os animais testados infectados e suspeitos e os casos clínicos devem ser eutanasiados ou transportados sob controle estrito aos matadouros. Onde isso não pode ser feito sem possibilidade de disseminação da doença para animais ao longo da rota, é necessário o abate na fazenda. Os animais que eventualmente vão para matadouros devem ser mantidos em quarentena até o abate, independentemente do seu estado.

Vigilância clínica

A vigilância clínica visa a identificar achados clínicos consistentes de PPCB em um rebanho pelo exame detalhado de animais individuais suscetíveis. Isso requer um bom conhecimento da possível apresentação clínica da condição, especialmente em regiões endêmicas, onde os animais afetados podem apresentar apenas sinais leves e sutis. Embora o diagnóstico de PPCB não possa ser confirmado apenas com base no exame físico, a vigilância clínica pode contribuir imensamente para o nível de confiança na estratégia geral de vigilância quando muitos animais em um rebanho suscetível é examinado regularmente. Os animais suspeitos de estarem infectados devem ser monitorados, seja por vigilância sorológica ou patológica.

Vigilância patológica

A vigilância patológica sistemática realizada no material do matadouro, incluindo assim um grande número de animais clinicamente inaparentes, é considerada a abordagem mais efetiva para detectar a presença da doença dentro de um rebanho e, mais importante, dentro de uma região ou país.[1] O treinamento apropriado do pessoal que realiza a vigilância patológica para identificar lesões características e suspeitas é essencial. Os casos suspeitos devem ser acompanhados para confirmar a presença do patógeno específico no tecido.

Vigilância sorológica

Devido à sensibilidade limitada dos testes sorológicos disponíveis, a sorologia não é adequada como procedimento de triagem único, mas pode ser usada na estrutura de investigações epidemiológicas. Os resultados da vigilância sorológica devem ser interpretados principalmente a nível de rebanho, e os resultados positivos devem ser confirmados por exame clínico ou patológico e identificação do patógeno específico. Como animais na fase de incubação e nos estágios iniciais da doença podem testar negativo, é necessário ter dois testes negativos com intervalo de 2 meses. Após a vacinação ocorre reação positiva, que desaparece normalmente dentro de 2 meses, mas que pode persistir por 5 meses.

Vacinação

A vacinação contra a PPCB tem sido utilizada em países onde o controle rigoroso do movimento do gado, a quarentena e o abate não podem ser implementados, como é o caso em muitos países africanos que não podem pagar os custos proibitivos de abater todos os rebanhos infectados. Embora a vacinação contra PPCB esteja condenada a falhar quando utilizada como estratégia única para controlar a doença, uma estratégia de vacinação sistemática em conjunto com a vigilância intensa e remoção de animais infectados pode contribuir para a contenção da doença e redução da prevalência da infecção até o ponto em que a vacinação possa ser interrompida e os animais infectados remanescentes possam ser abatidos para alcançar a erradicação completa da PPCB.[3,25] A vacinação extensiva na Austrália reduziu a incidência da doença para um nível extremamente baixo, e a erradicação completa da doença foi alcançada pouco tempo depois. A aplicação da vacina é controlada normalmente pela legislação local.

Todas as vacinas eficazes contra PPCB foram baseadas em versões vivas do agente etiológico da doença – *MmmSC* – tanto atenuado quanto não atenuado. Atualmente, as únicas vacinas em uso são vacinas vivas derivadas da cepa T1 (*T1/44 e T1SR*) de *Mycoplasma mycoides* subespécie *mycoides* SC vivo atenuado, tendo sido atenuado através de passagem repetida em ovos embrionados antes da produção em meios de crescimento artificiais.[26] Infelizmente, essas vacinas se caracterizam por eficácia ruim e variável, com apenas 30 a 60% dos animais vacinados sendo protegidos. Em algumas situações, a vacina T1/44 induz boa imunidade, especialmente quando os rebanhos são revacinados anualmente e, nesse caso o nível de proteção excede 85%. A imunidade induzida é de curta duração, particularmente para a cepa T1SR, o que requer revacinação pelo menos anualmente. As *reações adversas* tanto sistêmicas quanto locais *são comuns*, particularmente para a cepa T1/44. Dentro de 2 a 4 semanas após a injeção, edema invasivo se desenvolve, conhecido como reação "Willems". A incidência dessa reação varia de uma área para outra. A reversão da virulência da vacina T1/44 também foi observada quando foi transmitida de forma seriada de animais que estavam infectados pela intubação endobrônquica, o que resultou no desenvolvimento de lesões de PPCB em animais contactantes. Isso sugere que os animais que receberam vacinas atualmente utilizadas (T1/44 e T1SR) SC poderiam ser reservatórios para *MmmSC* e infectar outros animais em áreas previamente livres de PPCB.

O valor da vacinação de bezerros é limitado, uma vez que artrite, miocardite e endocardite valvular ocorrem 3 a 4 semanas após a vacinação dos bezerros com menos de 2 meses de idade. A vacinação dos bezerros após essa idade é recomendada pois evita mortes ocasionais que ocorrem após a vacinação dos adultos.

Historicamente, o exsudato pleural de casos naturais (linfa natural) foi utilizado na tentativa de imunizar bovinos sob risco. A vacinação foi realizada por injeção no tecido conjuntivo resistente na ponta da cauda com uma seringa de alta pressão. A "vacinação linfática natural" causou reações graves com a descamação da cauda e celulite extensa dos membros pélvicos, tornando necessário o abate ou causando a morte do animal em muitos casos. A drenagem de locais de injeção infectados pode ter contribuído para a disseminação desta doença e de outras.

As vacinas de PPCB inativadas foram testadas a campo, mas os resultados foram inconclusivos. Foram desenvolvidas vacinas de subunidade de proteínas com complexo imunoestimulante (ISCOM) e os resultados iniciais são encorajadores. O polissacarídeo capsular (PSC) de *MmmSC* é um antígeno de superfície importante e fator de patogenicidade conhecido anteriormente como galactano. A resposta imune de vacinas conjugadas de polissacarídeos capsulares contra PPCB em camundongos indica que a proteção contra micoplasmemia *MmmSC* nessa espécie é mediada pela imunidade celular, e não por imunidade humoral.

Uso de antimicrobianos

Como mencionado anteriormente, o uso de antimicrobianos para tratamento e controle da PPCB foi banido em muitos países afetados pela doença, pois é considerado contraproducente para o seu controle e erradicação, já que pode resultar em animais subclinicamente infectados que são portadores, e possivelmente disseminam o patógeno por um período prolongado. Apesar da proibição, o uso de antimicrobianos é difundido, principalmente porque a eficácia da vacina é limitada quanto à cobertura vacinal.[5,15]

Estudos de campo e estudos epidemiológicos recentes forneceram evidências corroborando a observação empírica de que o uso de antimicrobianos em rebanhos infectados pode conter a transmissão da doença.[5,15,21] Usando um modelo homogêneo com base em dados publicamente disponíveis, um estudo concluiu que o impacto potencial da redução do período infeccioso pelo uso de antimicrobianos na persistência da doença e sua mortalidade estava na mesma faixa que o impacto das vacinas atualmente disponíveis.[25] Em rebanhos individuais isolados de 500 cabeças de bovinos, uma redução de 50% no período infeccioso causou o desaparecimento da doença em essencialmente 100% dos rebanhos, um declínio de 60% no número de casos e declínio de 73% na mortalidade.[25] Consequentemente, observou-se declínio significativo na mortalidade, soropositividade, frequência de lesões morfológicas e gravidade dos escores clínicos em rebanhos onde todos os animais contactantes receberam tratamento com danofloxacino na dose de 2,5 mg/kg por 3 dias consecutivos, quando comparado a rebanhos não tratados.[21] Este conjunto de evidências justifica a reconsideração do uso de antimicrobianos em um programa de erradicação ou controle da PPCB.

Controle da doença com base em uma área

A prevenção da entrada de animais infectados em uma área livre é uma tarefa difícil. Apenas as seguintes classes de bovinos devem ser autorizadas a entrar:

1. Bovinos que não estiveram em uma área infectada nem em contato com animais infectados há pelo menos 6 meses. Isso pode ser relaxado para permitir a entrada de bovinos que vão para o abate imediato após exame clínico e período de 1 mês em uma área livre.
2. Bovinos que deram reações negativas aos testes TFC ou C-ELISA em duas ocasiões nos 2 meses precedentes e não estiveram em contato com animais infectados durante esse período. Medidas menos rígidas do que essas permitirão a introdução da doença.

Quando a doença já está presente em uma área, dois métodos de controle são possíveis: vacinação e erradicação por teste e abate dos reagentes. O método escolhido dependerá em grande parte da economia da indústria pecuária na área afetada. Um programa de vacinação pode ser o primeiro passo para reduzir a incidência da doença para o ponto onde a erradicação se torna possível.

Nas áreas nas quais as fazendas são grandes, o cercamento é ruim e a coleta de cada animal não pode ser garantida, a erradicação da doença por teste e abate é impraticável. A vacinação pode ser praticada sempre que o gado é reunido. Os animais que se deslocam para fora ou para dentro de áreas infectadas e grupos de bovinos que incluam casos ativos devem ser vacinados. Os bovinos em deslocamento que desenvolvem a doença devem ser parados, os casos clínicos abatidos e o restante vacinado. Os resultados geralmente são bons desde que a vacinação seja realizada cuidadosamente, mas alguns casos adicionais como consequência da infecção pré-vacinação são esperados.

Quando os surtos ocorrem em pequenas áreas onde os rebanhos podem ser adequadamente controlados, a erradicação completa deve ser tentada por testes periódicos e abate dos animais reagentes, e os animais contactantes devem ser vacinados. Para evitar o contato desnecessário entre bovinos, o novo teste é postergado até 5 a 6 meses após o primeiro teste, quando as reações de vacinação normalmente diminuíram. Na maioria das circunstâncias, todos os animais não reagentes devem ser vacinados. Esta prática é particularmente aplicável em bovinos destinados à alimentação que serão abatidos posteriormente e quando surgem surtos extensos em áreas proximamente instaladas, onde as chances de disseminação são grandes. Testes simples e o abate nestas últimas circunstâncias serão muito lentos para controlar a taxa de disseminação. Em ambos os casos, o rebanho não deve ser liberado da quarentena até dois testes em um intervalo de mais de 2 meses serem completamente negativos.

Organização Mundial de Saúde Animal (OIE) | Status da pleuropneumonia contagiosa bovina para países ou regiões

A PPCB é uma doença da chamada "Lista A", o que a torna doença de notificação obrigatória para a OIE.[2] Para qualificar um país ou zona como livre de PPCB de acordo com a regras do OIE, o país deve preencher os seguintes requisitos:

- Ter registro de relatórios da doença animal regulares e imediatos
- Apresentar uma declaração anual à OIE afirmando que:
  - Não houve surto de PPCB durante os últimos 24 meses
  - Nenhuma evidência de infecção por PPCB foi encontrada durante os últimos 24 meses
  - Nenhuma vacinação foi realizada nos últimos 24 meses.

Esta declaração deve ser sustentada por evidências que documentam que um programa de vigilância está em operação e que medidas regulatórias para a prevenção e controle da PPCB foram implementadas.[1] No caso de um país perder o status de livre da doença em decorrência de um surto, se aplica um dos seguintes períodos de espera:

- 12 meses após o último caso, onde é aplicada política de eliminação combinada com vigilância sorológica e controle rigoroso de movimentações
- 12 meses após o abate do último animal vacinado, onde a vacinação foi utilizada.

A partir de maio de 2015, os seguintes países foram reconhecidos pela OIE como livres de PPCB: Argentina, Austrália, Botsuana, Canadá, China, França, Índia, Portugal, Cingapura, Suíça e EUA.[2]

Na Europa, existe legislação para prevenir a propagação da PPCB. Qualquer surto em um país previamente livre de PPCB deve ser relatado à Comissão Europeia dentro de 24 h após a confirmação da doença, a Comissão informará então outros Estados membros. As regiões não afetadas podem exportar apenas para outros Estados membros se o gado for proveniente de rebanhos nos quais todos os animais com mais de 12 meses de idade tenham sido sorologicamente negativos nos 12 meses anteriores. Todos os animais para exportação devem ter sido testados negativos sorologicamente 30 dias antes de serem transportados. Bovinos de áreas restritas não devem ser exportados para outros Estados membros até que todos os rebanhos da área tenham passado por três testes de rebanho livres em todos os animais com mais de 12 meses de idade em intervalos maiores que 3 semanas.

LEITURA COMPLEMENTAR

Food and Agricultural Organization of the United Nations. Animal Production and Health Division. Recognizing contagious bovine pleuropneumonia. FAO animal health manual. Rome: FAO; 2002 No. 13, Rev. 1.

Kusiluka LJM, Sudi FF. Review of successes and failures of contagious bovine pleuropneumonia control strategies in Tanzania. Prev Vet Med. 2003;59:113-123.

Mariner JC, McDermott J, Heesterbeek JAP, Thomson G, Martin SW. A model of contagious bovine pleuropneumonia transmission dynamics in East Africa. Prev Vet Med. 2006;73:55-74.

Newton LG, Norris R. Clearing a continent. The eradication of bovine pleuropneumonia from Australia. Primary Industries Report Series 74.

CSIRO Publishing/PISC SCARM; 2000. Tambi NE, Maina WO, Ndi C. An estimation of the economic impact of contagious bovine pleuropneumonia in Africa. Rev Sci Tech Off Int Epiz. 2006;25:999-1012.

Thiaucourt F, et al. Contagious bovine pleuropneumonia vaccines, historic highlights, present situation and hopes. Dev Biol (Basel). 2003;114:147-160.

REFERÊNCIAS BIBLIOGRÁFICAS

1. OIE. Terrestrial manual, 2008. (Accessed 15.09.15, at: <http://www.oie.int/fileadmin/Home/eng/Health_standards/tahm/2.04.09_CBPP.pdf>.).
2. OIE, 2013. (Accessed 15.09.15, at: <http://www.oie.int/en/animal-health-in-the-world/the-worldanimal-health-information-system/old-classification-of-diseases-notifiable-to-the-oielist-a>.).
3. Tambi NE, et al. Rev Sci Tech Off Int Epiz. 2006; 25:999-1012.
4. Amanfu W. Onderstepoort J Vet Res. 2009;76:13-17.
5. Marnier JC. Onderstepoort J Vet Res. 2009;76:135-140.
6. Kusiluka LJM, Sudi FF. Prev Vet Med. 2003;59:113-123.
7. Swai E. Asian Pac J Trop Biomed. 2013;3:303-306.
8. Kassaye D, Molla W. Trop Anim Health Prod. 2013; 45:275-279.
9. Mbengue M, et al. Bull Soc Pathol Exot. 2013; 106: 212-215.
10. Xin J, et al. Vet J. 2012;191:166-170.
11. OIE, 2013. (Accessed 15.09.15, at: <http://www.oie.int/animal-health-in-the-world/official-diseasestatus/cbbp/list-cbbp-free-members/>.).
12. Dupuy V, et al. PLoS ONE. 2012;7:e46821.
13. Marobela-Raborokgwe C. Vet Ital. 2011;47:397-405.
14. Nicholas R, et al. Vet Rec. 2009;165:756-757.
15. Hübschle O, Aschenborn O. Vet Rec. 2006;159:464.
16. Mair G, et al. BMC Vet Res. 2013;9:108.
17. Muuka G, et al. Trop Anim Health Prod. 2011;43: 1057-1062.
18. Sidibé CAK, et al. Trop Anim Health Prod. 2012; 44:1233-1238.
19. Nicholas RAJ, Ayling RF. Vet Rec. 2012;171:510-511.
20. Lesnoff M, et al. Prev Vet Med. 2004;64:27-40.
21. Hübschle O, et al. Res Vet Sci. 2006;81:304-309.
22. Mitchell JD, et al. Vet J. 2013;197:806-811.
23. Mitchell JD, et al. J Med Microbiol. 2013;62:56-61.
24. Mitchell JD, et al. PLoS ONE. 2012;7:e44158.
25. Mariner JC, et al. Prev Vet Med. 2006;73:55-74.
26. Totte P, et al. PLoS ONE. 2013;8:e57509.

Pneumonia, poliartrite, mastite e doenças relacionadas com *Mycoplasma bovis* em bovinos

Sinopse

- Etiologia: *M. bovis*
- Epidemiologia: ocorre em gado leiteiro e de corte de todas as idades. Pneumonia, otite e poliartrite são observadas principalmente em bovinos de confinamento e bezerros leiteiros, mastite por micoplasma em vacas-leiteiras
- Achados clínicos: pneumonia não responsiva, poliartrite, otite média/interna, mastite em rebanhos leiteiros
- Confirmação do diagnóstico: cultura ou detecção do antígeno ou DNA bacteriano de secreções respiratórias, fluido articular, leite
- Tratamento: antimicrobiano, frequentemente com desfecho ruim do tratamento
- Controle: procedimentos de biossegurança e biocontenção. Impedir a entrada de animais infectados em rebanhos. Comprar animais livres de micoplasma. Pasteurização do leite de vacas com mastite por micoplasma antes de alimentar os bezerros. A terapia antimicrobiana metafilática pode ser justificada em rebanhos com altas taxas de morbidade e mortalidade. As vacinas não tiveram êxito.

Etiologia

Mycoplasma spp. pertencem à classe dos Mollicutes, um grupo de bactérias envelopadas por uma membrana plasmática complexa, mas sem parede celular. Eles são caracterizados por tamanho pequeno, genoma minúsculo e associação íntima com as células hospedeiras, que é essencial para sua sobrevivência. Os micoplasmas tipicamente habitam as membranas mucosas, incluindo as do trato respiratório, do trato urogenital, da glândula mamária ou da conjuntiva.[1] *M. bovis* é uma das principais etiologias de doença em bovinos causando pneumonia, otite média, artrite, tenossinovite, ceratoconjuntivite, mastite, meningite e distúrbios reprodutivos, incluindo aborto.[2] É o agente etiológico da chamada *síndrome da pneumonia e poliartrite crônica (SPPC)* de bovinos em confinamento, que foi reconhecida nos EUA e no Canadá.

Mycoplasma bovis está altamente adaptado aos bovinos, mas ocasionalmente foi isolado de pequenos ruminantes, búfalos e, em casos raros, até mesmo de pessoas com broncopneumonia.

Epidemiologia

Ocorrência

M. bovis, que foi primeiro isolado em 1961 de vacas com mastite nos EUA, espalhou-se para muitos países do mundo pelas movimentações de animais e agora é reconhecido como um patógeno universal de bovinos criados intensivamente.[1] Dos 1.600 isolados de espécies de *Mycoplasma* spp. recuperados de ruminantes na Grã-Bretanha durante um período de 10 anos, *M. bovis* foi a espécie mais comum, principalmente em bezerros pneumônicos, mas ocasionalmente também em bovinos com mastite e artrite. Uma pesquisa sorológica de bovinos com pneumonia encontrou amostras positivas para anticorpos de *M. bovis* em 18%.

Mycoplasma bovis, que é um habitante comum, embora não onipresente, do trato respiratório anterior de bovinos é considerado uma das principais causas de *doença respiratória* que afetam de forma semelhante bezerros de corte e leiteiros. Na Inglaterra e no País de Gales, a triagem sorológica entre 2000 e 2009 revelou soroprevalência em rebanho de *M. bovis* de mais de 30% e *M. bovis* foi isolado em média em 40% dos pulmões pneumônicos submetidos a exame durante aquele período.[2] Em Israel, *M. bovis* foi isolado em 26 a 65% das amostras de bezerros com pneumonia submetidas entre 2004 e 2008.[3] *M. bovis* também foi a cepa isolada de mais da metade das 1.000 amostras de bezerros com broncopneumonia que foram submetidas a diferentes laboratórios diagnósticos na França entre 2003 e 2008.[2] Em um estudo italiano recente, 37% das amostras de tecido pulmonar de bezerros leiteiros pneumônicos com menos de 1 mês de idade submetidos a um laboratório diagnóstico testaram positivo na PCR para *Mycoplasma* spp. Das amostras positivas, 31% foram identificadas como *M. bovis*.[4]

A *SPPC* de bovinos em confinamento foi relatada no Canadá e nos EUA. Ela ocorre comumente em bovinos jovens confinados, e normalmente afeta muitos animais em poucas semanas após a chegada ao confinamento e mistura no lote. No Canadá, a doença é vista comumente em bovinos jovens (6 a 8 meses de idade) após o transporte de pastagens ocidentais para confinamentos orientais, o que sugere que o transporte prolongado e a mistura de bovinos de diferentes origens podem ser características epidemiológicas importantes. A morbidade varia de 20 a 85%, e a taxa de mortalidade por casos de 3 a 50%. Bezerros afetados por artrite comumente apresentam evidências necroscópicas de pneumonia micoplasmática e propõe-se que a pneumonia precede o desenvolvimento da artrite. Nos bezerros de confinamento, a prevalência encontrada de infecção por *M. bovis* foi inferior a 7% no momento em que os animais entraram no confinamento, mas aumentou dramaticamente dentro das primeiras semanas no confinamento para valores entre 40 e 100% na maioria dos estudos.[5] Em um grupo de bovinos de confinamento em Alberta, Canadá, com pneumonia e poliartrite crônicas não responsivas, *M. bovis* foi o patógeno mais comumente isolado, tendo sido detectado em 82% dos casos, incluindo 71% nos pulmões e 45% nas articulações. Em uma série de casos de pneumonia crônica, resistente a antibióticos, às vezes com poliartrite concomitante, em bovinos de confinamento no oeste do Canadá, *M. bovis* estava presente nos tecidos pulmonares em mais de 90% dos casos, e o vírus da diarreia viral bovina (BVDV) estava presente em 60% dos casos, sugerindo possível sinergismo entre *M. bovis* e o BVDV. Surtos de pneumonia e artrite em bezerros de corte associados à infecção atribuível a *Mycoplasma bovis* e *Mycoplasma californicum* foram descritos em um rebanho misturado de bovinos de corte e bovinos leiteiros mantidos sob condições extremamente precárias de alojamento e higiene.

A *artrite por micoplasma* de bovinos foi relatada em vários países, incluindo Canadá, EUA, muitos países europeus e Reino Unido. Comumente, a artrite ocorre em associação com doenças respiratórias ou otite média em bezerros, ou mastite em bovinos adultos, e propõe-se que a pneumonia preceda o desenvolvimento da artrite. Bezerros que mamam em vacas lactantes com mastite experimental atribuível a este microrganismo podem desenvolver artrite micoplasmática, e uma alta incidência é registrada em bezerros em rebanhos leiteiros nos quais a mastite micoplasmática estava ocorrendo. Na Irlanda, houve infecção em vacas-leiteiras adultas estabuladas sem qualquer evidência de pneumonia, produzindo poliartrite grave com incidência clínica em 12 fazendas que variou de 2 a 66%.

Otite média/interna foi descrita em bezerros leiteiros da raça Holandesa antes do desmame em rebanhos leiteiros que se expandiram em tamanho. Os bezerros afetados tinham 2 a 5 semanas de idade, a morbidade foi de 3 a 10% e as taxas de letalidade de casos foram estimadas em 50%. Em um estudo retrospectivo em bezerros submetidos à necropsia na Califórnia, os bezerros afetados tinham de 2 semanas a 4 meses de idade, 92% eram de rebanhos leiteiros e a maioria dos casos ocorreu no final do inverno e na primavera. *M. bovis*, *M. bovirhinis* e *M. alkalescens* foram isolados das orelhas dos bezerros acometidos. Os surtos de otite média supurativa e pneumonia associados a *M. bovis* foram descritos em bezerros em uma fazenda leiteira no Reino Unido com incidência de doença de 20%.[6] Surtos em fazendas de bovinos de corte no Japão com taxas de morbidade e mortalidade de 8 a 40% e de 30 a 100%, respectivamente, também foram relatados.

Mycoplasma bovis foi reconhecido como patógeno da *glândula mamária* bovina (ver também "Mastite causada por *Mycoplasma* spp.") que é disseminada na população de bovinos leiteiros nos EUA. Uma pesquisa nacional realizada em 2002 nos EUA determinou prevalência de cultura positiva de micoplasma em amostras de leite de tanques a granel de 7,9%, das quais 86% foram identificadas como *M. bovis*.[7] Em contrapartida, a prevalência de *M. bovis* em rebanhos leiteiros canadenses foi estimada em 1,7%, enquanto a porcentagem foi de 1,5% na Bélgica e 0,56% no Japão.[8,9] *M. bovis* não foi detectado em pesquisas recentes em rebanhos leiteiros na Nova Zelândia.[10]

Importância econômica

M. bovis tem sido associado à doença respiratória em bezerros e mastite em vacas-leiteiras, e ambas têm prevalência considerável pelo menos em algumas partes do mundo. Os custos relacionados com infecção pelo micoplasma incluem despesas de tratamento e diagnóstico, perdas por morte e abate e custos de implementação de medidas de controle. A cronicidade e a má resposta ao tratamento da maioria das doenças associadas a *M. bovis* contribuem consideravelmente para essas despesas. Os custos para a indústria de carne bovina dos EUA foram estimados em aproximadamente US$ 32 milhões por ano, como resultado da diminuição do ganho de peso e perda do valor da carcaça. A mastite por micoplasma custou à indústria leiteira dos EUA uma estimativa de US$ 108 milhões por ano.[11]

Fatores de risco

Fatores de risco do patógeno

Os fatores de virulência de *M. bovis* e os mecanismos de patogenicidade não são bem compreendidos, mas atualmente a capacidade do microrganismo de variar a expressão de *proteínas de superfície variáveis* (VSP), uma família de lipoproteínas na superfície bacteriana de alta frequência, está sendo investigada. O microrganismo possui 13 genes de proteínas de superfície variáveis envolvidos em variações antigênicas que alteram a característica antigênica de seus componentes superficiais e podem atuar para intensificar a colonização e/ou aderência às células hospedeiras ou enganar os sistemas de defesa imunológica do hospedeiro.[5] Essas proteínas VSP e algumas proteínas não relacionadas, tais como pMB67 e P48, são os alvos antigênicos primários da resposta de anticorpos do hospedeiro, o que, no entanto, não parece ser protetor.

M. bovis pode induzir apoptose de linfócitos e um fragmento C-terminal de VSP-L é capaz de prejudicar a resposta proliferativa de linfócitos a mitógenos. A bactéria pode, além disso, aderir a neutrófilos e bloquear o estímulo oxidativo nessas células.[5] Muitas cepas de *M. bovis* produzem *biofilme*, protegendo o microrganismo do calor e da dessecação, possivelmente, desempenhando papel para enganar a resposta imune do hospedeiro, bem como na resistência à terapia antimicrobiana *in vivo*.[5] *M. bovis* produz *peróxido de hidrogênio* em quantidades que variam entre as cepas. A produção de peróxido pode resultar em lesão oxidativa dos tecidos hospedeiros. O microrganismo também é capaz de penetrar através das junções epiteliais do pulmão e causar infecções sistêmicas. Há alguma evidência de variabilidade das cepas de *M. bovis* para causar artrite.

Fatores de risco do animal

O *status* imune do animal individual é importante na determinação da suscetibilidade às doenças respiratórias, particularmente em ruminantes jovens. A associação entre falha na transferência de imunidade passiva e o risco e gravidade da doença respiratória em bezerros jovens está bem estabelecida. No entanto, não está claro se os anticorpos maternos contra *M. bovis* têm efeito protetor nos bezerros. A associação entre os títulos de anticorpos séricos específicos de *M. bovis* nas primeiras semanas de vida e o risco de desenvolver doença do trato respiratório não pôde, até o momento, ser estabelecida.[1]

A idade parece influenciar a suscetibilidade pelo menos para algumas formas de infecção por *M. bovis*. Otite média é mais comumente observada em bezerros de 2 a 6 semanas de idade, e é incomum nos bezerros mais velhos. A suscetibilidade relacionada à idade também é observada em outras espécies.[1]

Embora não tenha sido confirmado o efeito genético na suscetibilidade à infecção por micoplasma em bovinos, o histórico genético é considerado um determinante importante da resistência à doença respiratória micoplasmática em não ruminantes.[1]

Fatores de risco do ambiente

Com o contato direto com os animais sendo a principal via de infecção, a introdução de animais infectados em um rebanho sem infecção ou com prevalência baixa de infecção por *M. bovis* representa grande risco de transmissão da doença. Da mesma forma, a alta prevalência de infecção no rebanho ou mistura de bezerros de diferentes origens apresenta alto risco de infecção para bezerros jovens. A alimentação com colostro ou leite residual de vacas com mastite clínica ou subclínica por *M. bovis* mostrou resultar na colonização do trato respiratório anterior com este patógeno e foi associada ao aumento da taxa de ocorrência de otite micoplasmática.[11]

A resposta imune específica e não específica, que é um determinante crítico da suscetibilidade à infecção do trato respiratório, pode ser comprometida por uma série de fatores ambientais, como o estresse por calor ou frio, superlotação, ventilação ruim, transporte, nutrição inadequada ou estresse relacionado com procedimentos de manejo.

A infecção concomitante do trato respiratório por outros agentes patogênicos virais ou bacterianos pode comprometer a resposta imune não específica. A infecção por *M. bovis* pode predispor à superinfecção do trato respiratório por outros patógenos bacterianos, e a infecção prévia do trato respiratório por outros patógenos pode facilitar a progressão de *M. bovis* para o trato respiratório posterior. Estudos de infecção experimental confirmaram o efeito sinérgico de *M. bovis* com outros agentes patogênicos comuns do trato respiratório, como *M. haemolytica* ou *P. multocida*.[1]

Verificou-se que a temperatura ambiental afeta o grau de disseminação nasal e a taxa de incidência clínica da doença. Quedas súbitas da temperatura ambiental foram associadas ao aumento das taxas de disseminação nasal de *M. bovis* e taxas maiores de ocorrência de doença respiratória causada por *M. bovis*.[1]

Métodos de transmissão

A transmissão direta de *M. bovis* de animais infectados para animais não infectados é considerada a principal via de transmissão da doença, uma suposição que é corroborada por evidência epidemiológica que indica que a soroprevalência em bovinos de confinamento aumenta dramaticamente nas primeiras semanas no confinamento. Bovinos clinicamente normais em rebanhos infectados abrigam *M. bovis* no trato respiratório anterior aparentemente sem nenhum efeito adverso, e podem eliminar o microrganismo através da secreção nasal por meses ou até anos.[5] *M. bovis* pode ser transmitido por secreções respiratórias, por aerossóis, pelo contato direto de nariz com nariz ou por fômites. Embora micoplasmas em geral não sobrevivam facilmente no ambiente, *M. bovis* pode sobreviver por períodos prolongados fora do hospedeiro, particularmente em condições frias e úmidas. No entanto, o papel dos fômites e da contaminação ambiental merece investigação mais aprofundada embora, exceto pela transmissão da mastite micoplasmática, atualmente seja considerado de relevância epidemiológica limitada.

A ingestão de leite ou colostro contaminado por *M. bovis* resulta na colonização da cavidade oral e do trato respiratório anterior por este patógeno e aumento da ocorrência de otite média.[12] A alimentação com colostro ou o leite de vacas que eliminam *M. bovis* através da glândula mamária deve, portanto, ser considerada uma via eficaz de transmissão da doença.

A infecção intrauterina de bezerros parece ocorrer com pouca frequência. Considera-se que a transmissão da mastite micoplasmática ocorra principalmente na sala de ordenha a partir do leite contaminado.

Patogênese

Tal como acontece com muitos micoplasmas, *M. bovis* é tanto imunerreativo quanto imunossupressor. Após incubação com *M. bovis*, os macrófagos alveolares são ativados e produzem TNF-alfa e óxido nítrico, dois iniciadores poderosos da atividade imune. *M. bovis* também é imunossupressor por inibição da degranulação de neutrófilos, explosão oxidativa e proliferação de linfócitos por mitógenos. *M. bovis* também induz a apoptose dos linfócitos bovinos por meio da produção de uma proteína que é diferente de outros micoplasmas tanto patogênicos quanto não patogênicos. A proteína é um peptídeo imunoinibitório que pode suprimir a proliferação induzida pela concanavalina A (ConA) dos linfócitos bovinos. Este representa um peptídeo imunossupressor único produzido pelo *M. bovis*.

Apesar de seus efeitos deletérios sobre os linfócitos, os bovinos infectados são capazes de gerar respostas imunes humoral e celular mensuráveis contra *M. bovis*. A análise sorológica indica que *M. bovis* estimula o aumento da produção de IgG1 antígeno-específica, enquanto muito pouca IgG2 é produzida.

Existe uma fase sistêmica da infecção por *M. bovis*, incluindo a interação potencial do patógeno com células endoteliais. É um dos micoplasmas bovinos mais invasivos, capaz de invadir através das junções epiteliais do pulmão e causar infecções sistêmicas, como artrite e mastite após pneumonia. Foi observada vasculite pulmonar localizada e presença de trombos em vasos subsinoviais, ambos sugestivos de interação de *M. bovis* com células epiteliais.

A *artrite* normalmente é considerada como sequela de pneumonia ou mastite, e acredita-se que a infecção no trato respiratório ou na glândula mamária leve a bacteriemia e localização nas articulações. No entanto, a artrite pode ocorrer subitamente em regiões ou países onde a pneumonia micoplasmática tem sido reconhecida por muitos anos, sugerindo que uma nova cepa com virulência ou tropismo diferentes tenha sido introduzida. A injeção intra-articular de *M. bovis* em bezerros causa sinovite e tenossinovite fibrinossupurativa grave, erosão da cartilagem e sua substituição por tecido de granulação polipoide. A erosão da cartilagem é acompanhada por osteomielite crônica e formação de tecido de granulação. Histologicamente, existe extensa ulceração das membranas sinoviais de infiltração leucocítica da camada subsinovial, congestão, hiperemia e trombose dos vasos subsinoviais. A inoculação intratraqueal do microrganismo resulta em pneumonia e claudicação graves, o que sugere que *M. bovis* está envolvido na síndrome de pneumonia-artrite.

Na *otite média/interna* de bezerros há paralisia do nervo facial devido à proximidade do VII nervo craniano com a cavidade timpânica. Embora a disseminação hematógena do patógeno para a orelha média e interna seja considerada uma possível via de infecção deste órgão, a infecção ascendente da cavidade oral através das tubas auditivas para a orelha média – que resulta em otite média clínica – pode ser induzida experimentalmente pela alimentação com sucedâneo de leite contaminado com *M. bovis*.[1,12] Graus variáveis de disfunção vestibulococlear periférica ocorrem em razão do envolvimento dos receptores vestibulococleares e do nervo vestibulococlear. Regurgitação espontânea e disfagia podem estar associadas a lesões envolvendo o nervo glossofaríngeo (NC IX) com ou sem lesão do nervo vago (NC X). Esses nervos podem ser afetados pela inflamação associada à meningite, porque tanto o IX nervo craniano quanto o X nervo craniano atravessam o forame jugular.

Achados clínicos

Pneumonia e poliartrite associadas a *M. bovis* podem ocorrer sozinhas ou em conjunto em bovinos de todas as idades, incluindo bezerros de corte e leiteiros em seus rebanhos originais, novilhas leiteiras e de corte em crescimento e em vacas de corte e de leite adultas.

Síndrome da pneumonia e poliartrite crônicas

A doença é mais comum nos bezerros de confinamento dentro de algumas semanas após a chegada ao local. A taxa de morbidade pode ser de até 25%. Os bezerros afetados comumente tiveram histórico de doença respiratória com nenhuma resposta ou com resposta ruim à terapia antimicrobiana. A auscultação dos pulmões revela áreas de sons brônquicos altos, crepitações e sibilos e áreas de sons pulmonares abafados, indicando consolidação e oclusão dos brônquios com exsudato. Depressão, inatividade, inapetência, tosse, secreção nasal, febre e perda de peso progressiva são comuns.

Artrite

Embora a artrite micoplasmática seja mais comumente observada simultaneamente com a pneumonia, bovinos de qualquer idade podem ser afetados. Os casos tendem a ocorrer esporadicamente, mas surtos foram relatados em bezerros e vacas adultas e como parte da síndrome da pneumonia e poliartrite crônica (SPPC) em bovinos de confinamento.[11] Há rigidez na marcha, claudicação aguda sem apoio do peso, inapetência, febre moderada e perda progressiva de peso. O inchaço das grandes articulações móveis dos membros e a distensão das bainhas dos tendões, associadas à sinovite fibrinosa e às efusões dos fluidos sinoviais, são característicos. Tanto os membros torácicos quanto os membros pélvicos podem ser afetados, e normalmente o envolvimento das articulações do carpo, dos boletos e das articulações interfalangenas proximal e distal pode ser detectado clinicamente. Nos bezerros, a pneumonia é um achado comum no grupo afetado. Alguns bovinos afetados gastam um tempo considerável em decúbito, perdem peso e desenvolvem úlceras de decúbito, e devem ser eutanasiados. Os casos levemente afetados se recuperam espontaneamente durante um período de várias semanas, mas os casos graves tornam-se progressivamente piores, podem desenvolver seios drenantes de secreção nas articulações afetadas e devem ser abatidos.

Otite média/interna

Ocorre em bezerros de corte e leiteiros jovens como doença enzoótica ou como surtos. Bezerros de confinamento são afetados esporadicamente.[11] Os achados clínicos dependem da extensão da inflamação, que pode envolver apenas a orelha média ou a orelha média e interna. Vários graus de depressão, tosse, secreção nasal, inapetência e febre são comuns em grupos de bezerros afetados. O chacoalhar de cabeça, coçar ou esfregar a orelha são sinais de dor. A otite externa – que se caracteriza por exsudato purulento na orelha externa – pode ocorrer como resultado da ruptura da membrana timpânica. O desvio de cabeça (*head tilt*) unilateral e paralisia do lábio, pálpebra e músculos da orelha ipsilaterais são comuns. Quando o olho do lado afetado está ameaçado, o globo ocular pode retrair-se, mas não há fechamento da fissura palpebral. Perda de equilíbrio intermitente no lado afetado pode ser nítida quando o animal tenta caminhar. Os déficits periféricos bilaterais do VII e VIII nervos cranianos (paresia bilateral da orelha, lábios e pálpebras, reflexos de ameaça e palpebral ausentes bilateralmente, marcha normal, perda de equilíbrio em ambos os lados) sugerem otite média/interna bilateral. Podem ocorrer disfagia, regurgitação espontânea de leite e dificuldade de sucção da mamadeira ou de apreender alimentos. A alimentação parcialmente mastigada pode se acumular na cavidade bucal, juntamente com dificuldade de apreensão e mastigação. Doença vestibular bilateral (perda de equilíbrio para ambos os lados) pode acontecer. A endoscopia da faringe pode revelar o colapso da nasofaringe, deslocamento dorsal do palato mole e esôfago com hipomotilidade amplamente dilatado. Opistótono e nistagmo são comuns, e pode ocorrer ataxia, decúbito e morte em alguns dias. A taxa de mortalidade é de, aproximadamente, 50%.

Patologia clínica

Os achados clínicos e patológicos não são característicos da infecção por *M. bovis*, assim, o diagnóstico laboratorial é necessário para a identificação. O microrganismo pode ser detectado por cultura, identificação do DNA bacteriano específico por reação em cadeia da polimerase (PCR), ou identificação de antígeno bacteriano específico, por exemplo, com ELISA sanduíche ou imuno-histoquímica.

Cultura

Os métodos de cultura para a detecção de *M. bovis* são tipicamente utilizados em tecido pulmonar, suabe nasal, líquido de lavado broncoalveolar (LBA) ou de lavado transtraqueal (LTT) e líquido sinovial. Os métodos de cultura têm a vantagem de isolar múltiplas espécies de micoplasma ao mesmo tempo, e podem revelar espécies novas ou inesperadas. No entanto, os métodos de cultura exigem meios de crescimento complexos, equipamentos especiais e habilidades técnicas. Eles consomem tempo, são trabalhosos, difíceis e caros.[5] A sensibilidade da cultura de micoplasma em material clínico é bastante baixa por muitos motivos. Os animais infectados podem eliminar o patógeno de forma intermitente e a distribuição dentro do tecido afetado é desigual. O mau manejo das amostras e o tempo longo de envio afetarão a viabilidade deste microrganismo lábil. As culturas também podem falhar nos casos em que os animais amostrados foram previamente tratados com antimicrobianos ou as amostras são contaminadas com outros agentes patogênicos, como é geralmente o caso com as amostras coletadas do trato respiratório. Embora as colônias de micoplasma possam ser identificadas por sua morfologia característica, elas não podem ser facilmente diferenciadas umas das outras, tornando necessária a definição das espécies por métodos imunológicos ou PCR.[1]

Sonda de DNA e reação em cadeia da polimerase

Testes moleculares para detectar DNA bacteriano de *M. bovis* foram desenvolvidos nas últimas décadas e amplamente adotados para diagnóstico clínico de *M. bovis*. As principais vantagens desses métodos são os custos menores por amostra, tempo de resposta consideravelmente mais curto e a compatibilidade com testes moleculares para outros agentes patogênicos. Como esse método não requer a presença de microrganismos vivos, ele é adequado para uso em amostras previamente armazenadas.[1]

Imuno-histoquímica

As técnicas de imuno-histoquímica (IHQ) podem ser usadas para detectar o antígeno de *M. bovis* nos tecidos de bovinos. A IHQ pode ser realizada usando tecido fixado em formol e embebido em parafina. Histologia e IHQ podem ser usadas para analisar as lesões e a distribuição do antígeno de *M. bovis* nos pulmões de bovinos com pneumonia, e podem ser realizadas retrospectivamente.

Ensaio imunoabsorvente ligado à enzima (ELISA)

Um ELISA sanduíche baseado em anticorpo monoclonal (sELISA) para a detecção de *M. bovis* em material clínico foi desenvolvido na Europa. A sensibilidade deste ELISA é semelhante àquela da cultura convencional, mas pode ser melhorada quando as amostras são incubadas durante curto período antes da captura do antígeno.[1]

Sorologia

Uma vez que a infecção por *M. bovis* induz resposta humoral robusta, vários métodos de detecção de anticorpos contra *M. bovis* foram desenvolvidos. Os testes disponíveis que podem ser utilizados no soro e outros fluidos corporais, como leite ou líquido sinovial, incluem o teste de hemaglutinação (HA) indireta ou passiva, o ELISA indireto e o teste de inibição do filme. Atualmente, muitos kits de teste ELISA estão disponíveis comercialmente.

Os anticorpos contra *M. bovis* são detectáveis por ELISA tão cedo quanto 6 a 10 dias após a inoculação experimental. Não obstante, a correlação entre os títulos de anticorpos e a doença clínica mostrou-se fraca, e a soroconversão em bovinos de confinamento é observada igualmente em bezerros saudáveis e doentes, sugerindo que as amostras de soro pareadas podem não ser um bom preditivo da doença respiratória por *M. bovis*.[5] Além disso, os títulos de anticorpos séricos podem permanecer elevados por meses a anos após infecção, o que significa que o título alto pode não ser necessariamente consistente com a infecção em curso ou recente.[1] Os anticorpos maternos podem resultar em altos títulos de anticorpos em bezerros jovens, mas com meia-vida de 12 até 16 dias, normalmente diminuem nos primeiros meses de vida.[1]

Atualmente, a sorologia é considerada de valor diagnóstico limitado no que se refere ao animal individual, mas é útil para o rebanho para triagem em um grupo de animais.

Coleta e manuseio de amostras

A escolha do espécime submetido para diagnóstico de micoplasma e o manejo da amostra podem ter grande impacto sobre o resultado do teste e sua validade. Uma série de procedimentos de diagnóstico *ante mortem* está disponível para o diagnóstico de doenças respiratórias que variam em sua praticidade, adequação para detectar um patógeno específico, rapidez com a qual os resultados do teste estão disponíveis, economia, nível de estresse para o paciente, qualidade do material obtido e interpretação dos resultados. Os suabes nasais, nasofaríngeos ou conjuntivais, o lavado broncoalveolar (LBA) e o lavado transtraqueal (LTT) são os procedimentos mais utilizados para detectar *M. bovis* em animais vivos. Os suabes nasais e nasofaríngeos são usados com frequência em condições de campo, uma vez que esse procedimento é tecnicamente menos exigente e menos invasivo do que o lavado transtraqueal ou broncoalveolar. Embora a presença de *M. bovis* no material do suabe seja útil para confirmar a presença do patógeno em um rebanho, o valor diagnóstico a nível de animal individual é limitado em razão da alta ocorrência de infecção do trato respiratório anterior com *M. bovis* em bovinos clinicamente saudáveis de rebanhos infectados. A comparação de resultados pareados da cultura dos suabes nasofaríngeos e das amostras de LBA em bovinos com doença respiratória indica que a correlação entre a presença de *M. bovis* no trato respiratório anterior e sua presença no trato respiratório posterior ou doença clínica é fraca.[1] Em contrapartida, foi relatada concordância excelente entre as amostras de líquidos de lavagem broncoalveolar pareadas com culturas de tecidos correspondentes obtidas durante a necropsia, o que sugere que as amostras coletadas no trato respiratório posterior, como o líquido do lavado broncoalveolar ou transtraqueal, são mais adequadas para fazer o diagnóstico em um animal individual.[1]

Ao usar esfregaços, os suabes de algodão grosseiro devem ser evitados, pois podem inibir o crescimento do micoplasma.[11] A ponta do suabe deve ser inserida aproximadamente na altura do canto medial do olho e deve ser firmemente rotacionada contra a mucosa para colher muitas células às quais os micoplasmas estão aderidos. Os suabes devem então ser armazenados em meios de transporte de bactérias aeróbicas ou micoplasmas. As amostras submetidas à cultura devem ser mantidas refrigeradas quando o tempo de envio não exceder 24 h ou, caso contrário, congeladas. Uma vez que o armazenamento congelado prolongado diminui significativamente o isolamento de *M. bovis*, o tempo de armazenamento não deve exceder 7 a 10 dias.[1]

As amostras de tecido podem ser fixadas em formol quando utilizadas para histologia e IHQ, ou devem ser colocadas no gelo e transportadas imediatamente para o laboratório de diagnóstico para a cultura.[11]

Achados de necropsia

Na necropsia, a lesão pulmonar característica de *M. bovis* é a *broncopneumonia caseonecrótica*, constituída por focos friáveis brancos, elevados, bem demarcados de necrose caseosa em áreas consolidadas principalmente nos lobos pulmonares cranioventrais.[13-15] Os focos necróticos com frequência variam de 1 a 10 mm de tamanho, mas podem coalescer e crescer até 5 cm de diâmetro. Os focos maiores muitas vezes são cercados por tecido conjuntivo firme e pálido. Entre 10 e 50% da superfície pulmonar total pode estar consolidada. Quando o pulmão é espremido, o material necrótico cai como uma peça única ou múltipla, e sequestros podem ser observados.[14]

Microscopicamente, as lesões específicas são áreas de necrose de coagulação à caseosa originadas principalmente de bronquíolos e brônquios. Os focos de necrose bem desenvolvidos contêm um coágulo eosinofílico no centro, rodeado por acúmulos de neutrófilos principalmente degenerados, macrófagos e uma zona externa de plasmócitos, linfócitos e células epiteliais degeneradas bronquiolares e brônquicas. O tecido pulmonar adjacente mostra broncopneumonia supurativa típica e atelectasia. Dentro das lesões necróticas, e especialmente nas células inflamatórias na margem, o antígeno ou o DNA de *M. bovis* podem ser detectados por IHQ ou técnicas moleculares, respectivamente.

A *polissinovite fibrinosa* é notável na necropsia. Uma ou mais articulações estão inchadas (como detectado clinicamente). As lesões agudas consistem em exsudato sorofibrinoso dentro das cavidades articulares e bainhas dos tendões, e a membrana sinovial está avermelhada e hiperplásica. Mais tarde, o exsudado torna-se purulento ou fibrinopurulento, e podem haver focos de necrose como os descritos no pulmão. Microscopicamente, grande número de linfócitos e plasmócitos são encontrados dentro das vilosidades sinoviais hipertróficas. As técnicas IHQ e moleculares são utilizadas para o diagnóstico específico nos tecidos de bovinos em confinamento.

O envolvimento das orelhas pode levar a *otite média* por *M. bovis*. Um exsudado fibrinoso, purulento ou caseoso está presente em uma ou ambas as orelhas médias, com ou sem envolvimento simultâneo dos pulmões e articulações.

Amostras para confirmação do diagnóstico

- Histologia: pulmão, membrana sinovial (MO, IHQ)
- Micoplasmologia: pulmão, cultura de suabe da cavidade articular e orelha média afetada (cultura para micoplasmas)
- PCR: pulmão, membrana sinovial ou exsudato da orelha média.

Diagnóstico diferencial

O diagnóstico de infecção por *M. bovis* deve ser considerado quando pneumonia e artrite, sinovite e, possivelmente, otite ocorrem quase ao mesmo tempo. A doença deve ser diferenciada de outras causas de inchaço nas articulações e claudicação em bovinos de confinamento. Na infecção por *M. bovis*, geralmente há muitos animais afetados em um curto período, o que serve para distingui-la de outras causas esporádicas da artrite.

Diagnóstico clínico diferencial para doenças respiratórias

- A pasteurelose pneumônica de bovinos é uma broncopneumonia aguda e toxêmica com febre alta e boa resposta ao tratamento nos estágios iniciais. Apatia e anorexia são comuns. A doença é mais comum em bezerros de corte e leiteiros jovens que foram recentemente estressados após desmame ou misturados em mercados de leilões e enviados para confinamentos. A doença também pode ocorrer em bovinos maduros como pneumonia primária ou secundária
- Na pneumonia intersticial viral de bezerros, bovinos jovens e adultos há dispneia característica, febre moderada, toxemia apenas leve e sons respiratórios altos sobre os aspectos ventrais dos pulmões, seguido de crepitações e sibilos em alguns dias, e a recuperação pode demorar vários dias. A pneumonia atribuível ao vírus sincicial respiratório bovino (BRSV) pode ser leve com recuperação sem intercorrências, ou grave com dispneia e enfisema subcutâneo e alta taxa de fatalidade de casos
- A pneumonia por vermes pulmonares ocorre mais comumente em bovinos jovens a pasto e caracteriza-se por dispneia, tosse, toxemia apenas leve e temperatura moderada ou normal; o curso pode durar vários dias. Normalmente muitos bovinos são afetados. Crepitações e sibilos geralmente são audíveis sobre os aspectos dorsais dos pulmões, e a resposta ao tratamento normalmente é favorável se o tratamento for iniciado precocemente quando os sinais forem percebidos pela primeira vez
- Há pneumonia intersticial atípica *(fog fever)* e pneumonia intersticial atípica de bovinos confinados. A primeira geralmente ocorre em bovinos adultos em pastagens que foram movidos de pastagens secas para viçosas (ou apenas uma espécie de pastagem diferente ou para um campo de grãos de cereais com coleta recente); a última é observada de modo acidental em bovinos de confinamento, mais comumente no período de terminação; o aparecimento é repentino, e alguns bovinos podem ser encontrados mortos, ao passo que outros estão em angústia respiratória grave com um grunhido expiratório. A condição normalmente não está associada a toxemia
- A rinotraqueíte infecciosa bovina (IBR) caracteriza-se por rinite, normalmente com lesões discretas nas narinas, traqueíte, tosse alta, febre alta e sem toxemia, a não ser que pneumonia bacteriana secundária esteja presente. A recuperação geralmente ocorre gradualmente ao longo de 4 a 7 dias
- A pleuropneumonia contagiosa bovina (PPCB) se assemelha à pasteurelose pneumônica, mas ocorre em forma de epidemia; há pleuropneumonia grave, dolorosa e toxêmica, e a taxa de mortalidade de casos é elevada.

Diagnóstico clínico diferencial para artrite

- A artrite asséptica traumática pode estar associada a histórico de trauma e início repentino de claudicação sem sinais de doença sistêmica. O líquido sinovial coletado por artrocentese é incolor ou amarelo a tingido de vermelho (como decorrente de hemorragia). A membrana sinovial é clara com celularidade moderada.[16] A cultura da sinovia é negativa
- A artrite séptica traumática com contaminação bacteriana da cavidade articular geralmente envolve uma única articulação com piora da claudicação. Lesão de pele sobre a articulação afetada pode estar presente. O líquido sinovial é turvo, com viscosidade diminuída, alta celularidade, fibrina e tendência à coagulação
- A artrite séptica como consequência de infecção por via hematógena é uma complicação comum de onfalite ou septicemia (p. ex., diarreia) nos bezerros. Frequentemente envolve várias articulações e está associada a onfalite clínica. Os agentes patogênicos comuns são *Trueperella* (anteriormente *Arcanobacterium*) *pyogenes*, *E. coli*, *Salmonella* spp., *Streptococcus* spp., *Staphylococcus* spp., *Histophilus somni* e outros
- Para diagnóstico definitivo, o líquido articular deve ser colocado imediatamente em meios de laboratório especialmente preparados para *Mycoplasma* spp. A falha em isolar o micoplasma do fluido das articulações que estão afetadas por mais de 14 dias não impede o diagnóstico de artrite micoplasmática, pois o microrganismo pode ter sido eliminado da articulação.
- Outros patógenos isolados da orelha de animais com otite incluem ácaros, nematódeos, *Mycoplasma* spp. e muitas bactérias.[17]

Diagnóstico clínico diferencial para otite em bovinos

- Otite parasitária bovina causada por *Rhabditis bovis*. O diagnóstico é feito identificando o nematoide na secreção da orelha externa
- Otite externa causada por ácaros como *Raillietia auris*
- Otite média/interna como complicação de doença do trato respiratório causada por agentes patogênicos, como *M. haemolytica*, *P. multocida*, *H. somni*, *Streptococcus* spp. e *Staphylococcus* spp.

Tratamento

Em geral, a resposta ao tratamento com terapia antimicrobiana é, na melhor das hipóteses, razoável para a doença do trato respiratório e é particularmente decepcionante para a artrite micoplasmática. A distribuição limitada do fármaco no tecido pulmonar caseoso infectado onde *M. bovis* está presente em maior número e a deposição de fibrina e produção de biofilme que caracterizam algumas cepas de *M. bovis* são todos fatores que contribuem para a resistência a antimicrobianos *in vivo* que podem contrastar com a suscetibilidade *in vitro*.[2] Os micoplasmas têm suscetibilidade teórica a antimicrobianos que interrompem a síntese de proteínas ou DNA, como tetraciclinas, macrolídeos, florfenicol e fluoroquinolonas. Em contrapartida, eles são intrinsecamente resistentes a todos os antibióticos betalactâmicos, uma vez que não possuem parede celular, e às sulfonamidas porque não produzem ácido fólico.

Embora muitos estudos documente a eficácia de diferentes antimicrobianos para o tratamento de bovinos experimentalmente infectados com *M. bovis*, pouca informação está disponível sobre a eficácia do tratamento em condições de campo. Muitos antimicrobianos, incluindo tilosina, oxitetraciclina, lincomicina, espectinomicina e oleandomicina, foram utilizados no passado para tratar a infecção de ocorrência natural por *M. bovis* e foram relatados como resultando em melhora clínica. No entanto, devido à resistência comum de *M. bovis* que tem sido documentada contra a maioria desses antimicrobianos nos últimos anos, essas substâncias não podem mais ser consideradas escolhas apropriadas.[1,2]

Os resultados publicados dos testes antimicrobianos *in vitro* de isolados de *M. bovis* recuperados de vários locais são altamente variáveis. A suscetibilidade antimicrobiana das cepas de *M. bovis*, cultivadas de casos de pneumonia, artrite e mastite de bovinos, avaliadas *in vitro*, indicam que enrofloxacino, florfenicol e espectinomicina apresentaram atividade boa a excelente.[18] A avaliação da suscetibilidade *in vitro* de isolados de campo belgas de *M. bovis* para 10 antimicrobianos observaram que a tiamulina foi o mais ativo contra o microrganismo. Fluoroquinolonas, danofloxacino, enrofloxacino e marbofloxacino foram eficazes contra cepas de *M. bovis*, enquanto gentamicina foi ineficaz. Em uma série de isolados britânicos de *M. bovis*, a maioria dos isolados foi suscetível à danofloxacino, mas menos suscetível ao florfenicol. Um estudo patrocinado pela indústria descobriu que tulatromicina e florfenicol na dose de bula são eficazes para o tratamento de doenças respiratórias em bovinos causadas, entre outros, por *M. bovis* em condições de campo.[19] A gamitromicina na dose de bula foi efetiva no tratamento de pneumonia clínica natural causada por *M. bovis*.[20]

Em bezerros com alta incidência de doença respiratória associada a *M. bovis* e *Pasteurella* spp., o uso de valnemulina no leite dos bezerros por 4 dias resultou em melhor ganho de peso e menor número de casos de infecção por micoplasma e exigiu menos tratamentos com antibióticos do que aqueles do grupo tratado com placebo.

Poucas evidências estão disponíveis na literatura para apoiar recomendações quanto à *duração adequada do tratamento* com antimicrobianos. A sabedoria comum sustenta que o tratamento precoce e a terapia prolongada são os dois fatores mais importantes que contribuem para o sucesso do tratamento da infecção micoplasmática.[2] Dado que a infecção por *M. bovis* frequentemente se torna crônica, o uso prolongado de antimicrobianos pelo menos até que os sintomas clínicos se resolvam parece justificado.[11] Isto implica que, em muitos casos, os antimicrobianos deveriam ser administrados de forma diferente das recomendações da bula.

Além da terapia antimicrobiana, o uso no curto prazo de fármacos anti-inflamatórios para o tratamento da dor e do distúrbio respiratório é certamente indicado em casos graves.

Em caso de *artrite séptica* em estágio inicial envolvendo uma única ou algumas articulações, pode-se tentar a irrigação articular. O objetivo deste procedimento é drenar o fluido sinovial infectado, reduzindo assim o número de bactérias e removendo fibrina, restos e outros produtos prejudiciais da inflamação. A lavagem das articulações pode ser realizada tanto por "lavagem corrente" através da mesma agulha inserida na articulação infectada ou, de preferência, por lavagem completa, na qual o fluido é injetado e drenado através de diferentes agulhas de calibre 14 G que são colocadas na articulação à maior distância possível uma da outra. Dependendo do tamanho da articulação, é necessário um mínimo de 250 mℓ e até vários litros para a lavagem efetiva.[21-22] Soluções poliônicas aquecidas (p. ex., solução de cloreto de sódio isotônica ou Ringer com lactato) geralmente são aplicadas através da articulação por pressão até que o fluido de drenagem se torne claro. A adição de povidona-iodo à solução de irrigação para obter uma solução de 0,01 a 0,1% foi recomendada pelo seu efeito bactericida.[23] É necessária técnica asséptica para prevenir a infecção bacteriana secundária. Como a eficácia do tratamento é bastante prejudicada pelo acúmulo de fibrina na articulação, a irrigação articular deve ser considerada principalmente nos estágios iniciais da doença. O desbridamento da articulação por artroscopia tem sido usado para tratar artrite séptica em bovinos e em outras espécies com bom resultado. Essa abordagem permite remover efetivamente a fibrina e a desbridar a membrana sinovial, mas requer equipamentos e habilidade cirúrgica adequados.[24] A artrotomia raramente é realizada, porque é uma cirurgia importante com cuidados posteriores prolongados e muitas vezes com um resultado não recompensador.

Em casos de *otite média* com ruptura da membrana timpânica, a irrigação da orelha média foi recomendada. As soluções de irrigação utilizadas incluem várias diluições aparentemente empíricas de povidona-iodo, peróxido de hidrogênio ou clorexidina.[17] A perfuração da membrana timpânica ainda intacta (miringotomia) com um objeto afiado foi proposta para permitir a drenagem e irrigação da orelha média. As vantagens e os riscos deste procedimento não parecem ter sido devidamente avaliados.

Tratamento e controle

Tratamento

Terapia antimicrobiana:
- Tulatromicina: 2,5 mg/kg SC, dose única
- Florfenicol: 20 mg/kg, cada 48 h, IM
- Tilmicosina: 10 mg/kg, SC, dose única
- Gamitromicina: 6 mg/kg, SC, dose única
- Enrofloxacino: 2,5 a 5 mg/kg, SID, SC
- Danofloxacino: 6 mg/kg, cada 48 h, SC
- Oxitetraciclina: 10 mg/kg, IM, SID
- Antibióticos betalactâmicos (R4)
- Eritromicina (R4)
- Sulfonamidas (R4).

Terapia anti-inflamatória:
- Flunixino meglumina: 2,2 mg/kg, IV, dose única (R2)
- Cetoprofeno: 3 mg/kg, IM, SID, por 2 a 3 dias (R2)
- Carprofeno: 1,4 mg/kg, SC/IV, dose única (R2)
- Meloxicam: 0,5 mg/kg, SC/IV, dose única (R2)
- Diclofenaco: 2,5 mg/kg, IM, dose única (R2)
- Ácido tolfenâmico: 2 mg/kg, IM/IV, SID – ou a cada 48 h ou 4 mg/kg, IM/IV, dose única (R2).

Metafilaxia
- Tulatromicina: 2,5 mg/kg, SC, dose única
- Florfenicol: 40 mg/kg, SC, dose única
- Tilmicosina: 10 mg/kg, SC, dose única
- Gamitromicina: 6 mg/kg, SC, dose única
- Oxitetraciclina, formulação de longa ação: 20 mg/kg, IM
- Enrofloxacino*: 7,5 a 12,5 mg/kg, SC, dose única
- Danofloxacino*: 8 mg/kg, SC, dose única.

Vacinação
- Vacinação contra *M. bovis* (R3).

*Estes são classificados como antimicrobianos de importância crítica na medicina e na medicina veterinária. O uso como tratamento de primeira linha é desencorajado.[25]

Controle

Biossegurança

O controle efetivo consiste na manutenção de um rebanho fechado ou triagem e quarentena de animais comprados recentemente. A vigilância agressiva e o abate de animais infectados são aconselháveis para rebanhos com baixa prevalência da infecção. Nos rebanhos de alta prevalência e nos sistemas operacionais em que a manutenção de rebanhos fechados ou a imposição de quarentena são impraticáveis – como é o caso nos confinamentos – o foco das medidas de controle deve ser a limitação do estresse, controlando doenças concomitantes e potencialmente debilitantes, como diarreia viral bovina (BVDV), e segregando animais clinicamente afetados dos animais recém-chegados.

Os procedimentos de biossegurança e biocontenção devem ser implementados para prevenir a introdução da infecção no rebanho e para minimizar a disseminação da infecção no rebanho.

As medidas de biossegurança aplicáveis aos *rebanhos leiteiros* incluem:[11]

- Cultura dos tanques de expansão do rebanho de origem de vacas secas ou novilhas recém-compradas
  - Recorrer ao histórico de cultura de tanques de expansão do rebanho de origem ou, se não estiver disponível:
    - Obter culturas de pelo menos três amostras de tanques de expansão coletadas pelo menos com 3 a 4 dias de intervalo
- Amostras de leite individuais de vacas em lactação compradas recentemente devem ser submetidas para detecção de micoplasma (cultura, PCR, C-ELISA) antes de introduzir esses animais no rebanho. Esteja ciente da baixa sensibilidade de uma única amostra de leite para detectar infecção subclínica
- Teste para anticorpos de *M. bovis* em leite ou soro para identificar animais infectados
- Realizar triagem dos registros de saúde dos bezerros do rebanho de origem de animais recém-comprados quanto ao histórico de achados clínicos, consistentes com a infecção por *M. bovis* (p. ex., poliartrite ou otite), quando disponível.

Os procedimentos que foram recomendados para controlar a *transmissão de M. bovis em bezerros* incluem:[1]

- Evitar a exposição de bezerros ao leite/colostro contaminado com *M. bovis*
  - Evitar a alimentação com leite/colostro de vacas infectadas
  - Pasteurizar o leite/colostro de vacas de status desconhecido em rebanhos infectados antes de alimentar os bezerros
  - Alimentar com sucedâneo do leite
- Reduzir a exposição por via respiratória para *M. bovis*
  - Segregar bezerros com infecção clínica de *M. bovis* suspeita ou confirmada
  - Impedir a superlotação
  - Fornecer ventilação adequada
  - Tratar imediatamente os bezerros com doença respiratória
- Evitar a transmissão por fômites
  - Desinfetar tetos, garrafas, sondas, baldes e assim por diante
  - Usar luvas ao alimentar os bezerros recém-nascidos e ao ajudar na amamentação dos bezerros doentes, e trocá-las entre os animais
- Considerar o procedimento todos dentro-todos fora e desinfecção de currais entre os bezerros ou separar os mais jovens dos mais velhos para prevenir a transmissão da doença
- Considerar o uso metafilático de antimicrobianos em situações com altas taxas de morbidade/mortalidade
- Usar medidas inespecíficas para estimular a saúde do bezerro
  - Assegurar a transferência adequada de imunidade passiva
  - Fornecer nutrição adequada
  - Minimizar o estresse
  - Controlar outros patógenos potencialmente debilitantes (p. ex., outros agentes patogênicos do trato respiratório ou BVDV).

Nos rebanhos leiteiros, a pasteurização do leite de mastite micoplasmática a 65°C por 1 h pode matar micoplasmas e reduzir a incidência de doenças respiratórias em bezerros. A temperatura de 65°C matou *M. bovis* e *M. californicum* após 2 min de exposição, ao passo que *M. canadense* permaneceu viável por até 10 min. Exposição a 70°C inativou *M. bovis* e *M. californicum* após 1 min, mas as amostras de *M. canadense* foram positivas por até 3 min.

Uso metafilático de antimicrobianos

Embora o uso profilático/metafilático de antimicrobianos seja indesejável do ponto de vista do uso prudente de antimicrobianos, está bem estabelecido que o tratamento da infecção micoplasmática é mais eficaz quando iniciado precocemente no curso da doença.[11] O uso metafilático de antimicrobianos em animais com alto risco de desenvolver doença respiratória de etiologia indeterminada tem claramente demonstrado reduzir a incidência e gravidade da doença em bovinos de confinamento.[26-28] Para o tratamento de outras infecções micoplasmáticas em bovinos, como a pleuropneumonia contagiosa bovina (PPCB), relatou-se que o tratamento metafilático de animais contactantes reduziu significativamente a transmissão da doença, os escores de gravidade dos animais afetados e as taxas de mortalidade dentro dos rebanhos.[29] Isso sugere que o tratamento metafilático da infecção micoplasmática pode ser mais bem-sucedido do que iniciar o tratamento após a doença ser clinicamente evidente. Dada a evidência limitada, a terapia antimicrobiana metafilática disponível em animais com alto risco de desenvolver a infecção por *M. bovis* provavelmente é justificada em rebanhos com altas taxas de morbidade e mortalidade.[11]

Vacinas

Algumas vacinas foram desenvolvidas, mas não foram suficientemente eficazes ou produziram resultados ruins. Uma vacina inativada quadrivalente contendo o vírus sincicial respiratório bovino (BRSV), vírus da parainfluenza-3 (PI-3), *M. dispar* e *M. bovis* proporcionou alguma proteção contra surtos naturais de doença respiratória bovina. Uma vacina contendo cepas de *M. bovis* e *Mannheimia haemolytica* inativadas com formol reduziu as perdas por pneumonia e o custo do tratamento em bezerros de confinamento recém-chegados.

Uma única dose de vacina contra pneumonia por *M. bovis*, inativada com saponina, proporcionou proteção contra o desafio experimental de bezerros de 3 a 4 semanas de idade por um isolado virulento de *M. bovis*. A vacina também reduziu a disseminação de *M. bovis* aos órgãos internos. As tentativas de vacinar contra a artrite por *M. bovis* não obtiveram êxito. As vacinas experimentais contra mastite micoplasmática não foram bem-sucedidas e podem até mesmo exacerbar a mastite.

Atualmente, existem muitas vacinas de bacterina de *M. bovis* que foram licenciadas nos EUA para o controle da pneumonia por *M. bovis* em bezerros, e muitas empresas americanas estão autorizadas a produzir vacinas de bacterinas autógenas personalizadas. Nenhuma vacina registrada contra *M. bovis* está atualmente disponível na Europa. Atualmente, não há evidências convincentes que documentem a eficácia das vacinas para controlar a infecção por *M. bovis* em condições de campo.[11]

LEITURA COMPLEMENTAR

Maunsell FP, Donovan GA. Mycoplasma bovis infection in young calves. Vet Clin North Am Food A. 2009; 25:139-177.

Maunsell FP, Woolums AR, Francoz D, et al. Mycoplasma bovis infection in cattle. J Vet Intern Med. 2011;25:772-783.

Nicholas RAJ, Ayling RD. Mycoplasma bovis: disease, diagnosis, and control. Res Vet Sci. 2003;74:105-112.

Nicholas RAJ. Bovine mycoplasmosis: silent and deadly. Vet Rec. 2011;168:459-462.

Rosenbusch RF. Bovine mycoplasmosis. Proc Am Assoc Bov Pract. 2001;34:49-52.

Step DL, Kirkpatrick JG. Mycoplasma infection in cattle. I. Pneumonia arthritis syndrome. Bov Pract. 2001; 35:149-155.

REFERÊNCIAS BIBLIOGRÁFICAS

1. Maunsell FP, Donovan GA. Vet Clin North Am Food A. 2009;25:139-177.
2. Nicholas RAJ. Vet Rec. 2011;168:459-462.
3. Gerchman I, et al. Vet Microbiol. 2009;137:268-275.
4. Giovanni S, et al. Res Vet Sci. 2013;95:576-579.
5. Caswell JL, et al. Vet Clin North Am Food A. 2010; 26:365-379.
6. Foster AP, et al. Vet J. 2009;179:455-457.
7. NAHMS, 2002. (Accessed 15.09.15, at: <http://www.aphis.usda.gov/animal_health/nahms/dairy/downloads/dairy02/Dairy02_is_Mycoplasma.pdf>.).
8. Francoz D, et al. Can Vet J. 2012;53:1071-1078.
9. Higuchi H, et al. Vet Rec. 2011;169:442.
10. McDonald WL, et al. NZ Vet J. 2009;57:44-49.
11. Maunsell FP, et al. J Vet Intern Med. 2011;25:772-783.
12. Maunsell F, et al. PLoS ONE. 2012;7:e44523.
13. Caswell JL, Williams KJ. The respiratory system. In: Maxie MG, ed. Jubb, Kennedy and Palmer's Pathology of Domestic Animals. Vol. 2. 5th ed. London: Elsevier Saunders; 2007:523.
14. Panciera RJ, Confer AW. Vet Clin North Am Food A. 2012;26:191.
15. Hermeyer K, et al. Acta Vet Scand. 2012;54:9.
16. MacWilliams PS, Friedrichs KR. Vet Clin Small Anim Pract. 2003;33:153-178.
17. Morin D. Vet Clin North Am Food A. 2004;20:243-273.
18. Rosenbusch RF, et al. J Vet Diagn Invest. 2005; 17:436-441.
19. Godhino KS, et al. Vet Ther. 2005;6:122-135.
20. Lechtenberg K, et al. Int J Appl Res Vet Med. 2011; 9:225-232.
21. Jackson PGG, et al. Cattle Pract. 1998;6:335-339.
22. Jackson P. In Pract. 1999;596-60.
23. Starke A, et al. Tierärztl Prax. 2009;37:20-30.
24. Munroe GA, Cauvin ER. Br Vet J. 1994;150:439-449.
25. World Organization for Animal Health. OIE list of antimicrobial agents of veterinary importance, 2015. (Accessed 15.09.15, at: <http://www.oie.int/fileadmin/Home/eng/Our_scientific_expertise/docs/pdf/OIE_List_antimicrobials.pdf>.).

26. Nickel JS, White BJ. Vet Clin North Am Food A. 2010;26:285-301.
27. Taylor JD, et al. Can Vet J. 2010;51:1351-1359.
28. Sweiger SH, et al. Vet Clin North Am Food A. 2010; 26:261-271.
29. Hübschle O, et al. Res Vet Sci. 2006;81:304-309.

Pneumonia enzoótica dos bezerros

Sinopse

- Etiologia: vírus sincicial respiratório bovino (BRSV), coronavírus bovino (BoCV), vírus da parainfluenza-3 (PI-3), menos frequentemente, herpes-vírus bovino tipo 1 (HVB-1), vírus da rinotraqueíte infecciosa bovina (IBR) e outros vírus; *Mycoplasma bovis*, *Mycoplasma* spp., infecção bacteriana secundária oportunista por *Pasteurella multocida*, raramente com *Mannheimia haemolytica*
- Epidemiologia: bezerros leiteiros estabulados com 3 a 5 meses; alta morbidade e baixa mortalidade; bezerros vitelos; bezerros de corte aglomerados em piquetes maternidade; status de imunoglobulina colostral ruim; estábulos de bezerros inadequadamente ventilados; pressão de infecção excessiva sobre o bezerro recém-nascido devido à proximidade excessiva a bovinos adultos em estábulos; economicamente importante
- Achados clínicos: dispneia leve a grave, febre, sons respiratórios altos sobre os lobos cranioventrais dos pulmões (consolidação), tosse, alta morbidade; baixa taxa de mortalidade de casos, pneumonia bacteriana secundária com toxemia
- Patologia clínica: patógenos isolados de suabes nasais e aspirados transtraqueais. Sorologia para soroconversão ao vírus
- Diagnóstico diferencial:
  - Pasteurelose pneumônica causada por *Mannheimia haemolytica*
  - Pleuropneumonia por *Histophilus somni*
  - Pneumonia por aspiração
  - Dispneia da distrofia muscular enzoótica
  - Os casos crônicos podem se assemelhar a defeitos cardíacos congênitos
- Tratamento: antimicrobianos para prevenir e tratar a pneumonia bacteriana secundária
- Controle: assegurar a ingestão adequada de colostro. Bom alojamento e ventilação. Prevenir a aglomeração de bezerros no estábulo. Criar os bezerros leiteiros separados dos bovinos adultos ou em casinhas de bezerro.

Etiologia

O termo *pneumonia enzoótica* deve ser considerado mais como uma descrição do que como um diagnóstico, semelhante ao termo *febre dos transportes*. A *pneumonia enzoótica* refere-se à doença respiratória clínica em bezerros leiteiros e vitelos criados em confinamento com menos de 6 meses de idade, enquanto a *febre dos transportes* refere-se à doença respiratória clínica em bezerros de corte recentemente desmamados logo após o transporte.

A causa da pneumonia enzoótica é multifatorial, associada a muitas espécies de vírus, micoplasmas, bactérias e fatores de risco ambientais e do hospedeiro que contribuem para a patogênese, gravidade e natureza da pneumonia. Patógenos respiratórios, como o vírus sincicial respiratório bovino (BRSV), o coronavírus bovino (BoCV) e micoplasmas, atuam como agentes patogênicos primários e a infecção bacteriana com *Pasteurella multocida* age como complicação secundária oportunista comum. *Mannheimia hemolytica* é isolada de bezerros com pneumonia enzoótica a uma taxa muito inferior do que *P. multocida*.[1,2]

Vírus sincicial respiratório bovino

O BRSV causa pneumonia tanto em bovinos leiteiros quanto em bovinos de corte de todas as idades, mas principalmente em bezerros leiteiros com menos de 6 meses de vida. Os isolados do BRSV pertencem a um grupo antigênico diferente do vírus sincicial respiratório humano (HRSV), e existem subgrupos antigênicos distintos do BRSV.

Coronavírus bovino

O BoCV é um dos patógenos respiratórios virais de bovinos identificados mais recentemente, sendo descrito pela primeira vez em 1993. Como consequência, o significado clínico do coronavírus bovino na doença respiratória bovina e particularmente na pneumonia enzoótica ainda está sendo determinado.

A evidência atual indica que o coronavírus bovino desempenha papel primário e importante na pneumonia enzoótica. O coronavírus bovino foi o agente patogênico viral mais identificado em suabes nasais de bezerros com doença respiratória na Irlanda, estando presente em 23% dos animais.[3] O BoCV foi identificado ao longo do ano inteiro, mas em uma taxa muito menor no verão[3], e foi o único vírus detectado em aproximadamente 75% dos surtos de doença respiratória em bezerros de 2 a 3 meses de idade na Itália.[4]

Paramixovírus Parainfluenza-3

A evidência do vírus como agente etiológico primário baseia-se no isolamento do vírus, na evidência sorológica de infecção ativa, nas lesões de pneumonia viral e infecção experimental. O vírus parainfluenza-3 (PI-3) foi isolado mais comumente de bezerros afetados, e a inoculação do vírus em bezerros privados de colostro resulta em pneumonia que se assemelha à doença de ocorrência natural.

Mycoplasma bovis e *Mycoplasma* spp.

Mycoplasma bovis é uma das principais causas da pneumonia de bezerros, e em conjunto com o BRSV e o BoCV, é considerado um dos três agentes etiológicos mais importantes e comuns da pneumonia de bezerros. Além disso, *Mycoplasma dispar*, *M. bovirhinis* e *Ureaplasma diversum* são isolados com frequência dos pulmões de bezerros com pneumonia. *Acholeplasma laidlawii* e *M. arginini* também são encontrados, mas com significado duvidoso.

Infecções mistas virais e por outros patógenos

Uma pesquisa sobre infecções virais do trato respiratório de bezerros durante um período de 3 anos revelou que o BRSV, o PI-3 e o vírus da diarreia viral bovina (BVDV) estavam significativamente associados a doenças respiratórias. As pesquisas epidemiológicas e clínicas de bezerros criados como reposições do rebanho em rebanhos leiteiros normalmente revelam evidências de infecções pelos vírus BRSV e PI-3 associadas a doenças respiratórias. O rinovírus, adenovírus, reovírus e enterovírus também foram isolados, mas em uma frequência muito menor, e não foram considerados importantes. *Chlamydia* spp. tem sido associada a doenças respiratórias em bezerros e geralmente como parte de infecção mista com vírus e bactérias. Um estudo recente metagenômico identificou a presença de adenovírus bovino, vírus da rinite A bovina e vírus da gripe D bovina sozinhos ou em combinação em 62% dos bezerros com doença respiratória.[5]

Bactérias

P. multocida é isolada com frequência dos pulmões de bezerros com pneumonia enzoótica. Por ser uma bactéria comensal do trato respiratório anterior, *P. multocida* é *tipicamente considerada um patógeno oportunista* em bezerros com pneumonia enzoótica.[6] *M. haemolytica* e *P. multocida* podem ser recuperadas dos pulmões de bezerros com pneumonia, e podem atuar de forma sinérgica com *Mycoplasma* spp. para causar pneumonia mais grave e fatal, no entanto, *M. haemolytica* não é comumente isolada de bezerros com pneumonia enzoótica.[1,2] Muitas outras espécies de bactérias também podem ser recuperadas a partir de pulmões pneumônicos, incluindo *Histophilus somni* (anteriormente *Haemophilus somnus*), *Trueperella* (anteriormente *Arcanobacterium* ou *Actinomyces* ou *Corynebacterium*) *pyogenes*, *Fusobacterium* spp., *Streptococcus* spp. e *Staphylococci* spp., particularmente de animais cronicamente infectados.

Bibersteinia trahalosi (anteriormente *P. haemolytica* biotipo T) tem sido isolada com pouca frequência de bezerros leiteiros jovens e vacas adultas com doença respiratória. Atualmente, é incerto se *B. trahalosi* atua como patógeno respiratório primário na doença respiratória bovina ou desempenha papel secundário e oportunista. Bezerros desafiados expostos a um isolado virulento de *B. trahalosi* e previamente vacinados com vacina de *M. haemolytica* positiva para leucotoxina viva modificada apresentaram achados clínicos menos graves de doenças respiratórias, mortalidade inferior e escores de lesões pulmonares reduzidos, quando comparados aos bezerros não vacinados.[7] Em contrapartida, a inoculação intratraqueal de bezerros leiteiros de 2 a 3 meses de idade com cepas de *B. trahalosi* positivas ou negativas para leucotoxina não conseguiu induzir achados clínicos de doença respiratória.[8] Curiosamente, *B. trahalosi* inibe o crescimento de *M. haemolytica* a partir de um mecanismo dependente de proximidade,[9] levando a especulações de que a maior parte da patologia em casos de campo atribuídos à pneumonia por *B. trahalosi* era realmente atribuível à infecção por *M. haemolytica* que cresceu demais. Estudos adicionais são necessários para esclarecer o papel de *B. trahalosi* na doença respiratória bovina.

Epidemiologia

Ocorrência

Bezerros leiteiros

A pneumonia enzoótica ocorre com maior frequência em bezerros leiteiros estabulados de 2 semanas a 5 meses de idade sendo criados como reposições de rebanho. A pneumonia pode ser a segunda maior responsável por todas as mortes de bezerros em rebanhos leiteiros desde o nascimento até as 16 semanas de idade, representando até 30% dos óbitos, perdendo para a enterite, que pode representar 44% de todas as mortes. Algumas fazendas relatam muitos casos de pneumonia, enquanto outras não têm nenhum, o que enfatiza o papel que o manejo e o ambiente desempenham na incidência de pneumonia enzoótica.

A pneumonia pode ser a maior causa de morte em fazendas de vitelos. Os bezerros são comprados com cerca de 10 dias de idade, reunidos em grandes grupos de 25 a 50 animais por grupo e alimentados com dieta a base de sucedâneos do leite por cerca de 16 semanas, sendo então enviados para o abate. O pico de incidência da doença ocorre cerca de 5 semanas após a chegada do bezerro ao alojamento, fase durante a qual os vírus da PI-3 e do BRSV são recuperados com maior frequência.

Bezerros de corte

A pneumonia enzoótica ocorre em bezerros de corte em amamentação e pode representar redução considerável no peso ao desmame e causa significativa de perda econômica como resultado da doença no período neonatal. Nos rebanhos de cria no noroeste do Quebec, uma das principais causas de baixa porcentagem de produção de bezerros desmamados foi a ocorrência de diarreia e pneumonia em bezerros com menos de 2 semanas de idade. Pneumonia também pode ocorrer depois dos bezerros de corte terem sido estabulados.

Morbidade e mortalidade de casos

As taxas de morbidade e de mortalidade dos casos variam dependendo da qualidade do alojamento e do manejo fornecido e do tipo e quantidade de vírus e bactérias que predominam no ambiente a qualquer momento. A taxa de morbidade pode atingir 100%, e a taxa de mortalidade geralmente é inferior a 5%.

Nas fazendas de bezerros para vitela, a pneumonia pode ser a única grande causa de morte, com taxas de mortalidade de até 3,7% e taxas de abate de 5,1%. O pico de mortalidade e de perdas por abate ocorre durante a 7ª e 8ª semanas de produção.

Nos rebanhos leiteiros da raça Holandesa em Ontário, 15% dos bezerros foram tratados para pneumonia antes da idade de desmame. As taxas de tratamento para pneumonia aumentaram discretamente até cerca de 6 semanas de vida, e depois diminuíram até o desmame. Os bezerros que apresentaram pneumonia durante os primeiros 3 meses de vida apresentaram maior risco de mortalidade antes de atingirem a idade de parto. Nos rebanhos da raça Holandesa em Nova York, a taxa bruta de incidência de doenças respiratórias nos primeiros 90 dias após o nascimento foi de 7,4%. Nesses mesmos rebanhos, a apatia de bezerros e o diagnóstico inespecífico dentro dos 90 dias após o nascimento aumentaram a taxa de risco de óbito após 90 dias de idade em 4,3 vezes acima daquela de novilhas sem apatia no período de 90 dias após o nascimento. Estes dados indicam que a pneumonia em bezerros leiteiros nos primeiros 3 meses de idade pode ter efeito adverso na sobrevivência no longo prazo e na taxa de crescimento subsequente.

Métodos de transmissão

A *infecção por aerossol* e *contato direto* são os métodos de transmissão e ambos são acentuados em condições de aglomeração e ventilação inadequada. Os bezerros recém-nascidos criados em currais individuais podem ser infectados dentro de 5 a 15 dias após a colocação de um bezerro infectado experimentalmente na casinha de bezerro.

Fatores de risco

Como a maioria dos patógenos descritos na seção etiologia pode ser encontrada no trato respiratório de bezerros normais, geralmente se aceita que fatores de risco ambientais, como temperatura ambiente, umidade relativa, qualidade do ar e densidade populacional, são necessários para precipitar a doença. Além disso, vários fatores de risco animais tornam os bezerros suscetíveis aos agentes patogênicos em seu ambiente. Existem também fatores de risco dos patógenos que determinam o desfecho da doença.

Fatores de risco do animal

O início da pneumonia do bezerro ocorre entre 2 e 4 semanas de idade, quando as concentrações séricas de IgG_1, IgG_2 e IgA nas secreções nasais são mínimas. Quando as concentrações de IgG_2 no soro começam a aumentar, com aproximadamente 2 a 4 meses de idade, a incidência de novos casos de pneumonia começa a diminuir. O espectro de anticorpos colostrais presentes nos bezerros criados em alojamento dependerá do espectro de infecção nas vacas adultas. Nos rebanhos infectados com BRSV, os bezerros recém-nascidos adquirem anticorpos colostrais contra BRSV, que diminuem para níveis indetectáveis em uma média de aproximadamente 100 dias, com intervalo de 30 a 200 dias.

A maioria dos bezerros que se recupera da pneumonia enzoótica clínica é resistente a novos ataques da doença associada aos mesmos agentes infecciosos. A imunidade do rebanho a um ou mais vírus se desenvolve, e os surtos graves de doença geralmente ocorrem após a introdução de animais que podem ser portadores de agentes infecciosos aos quais os animais residentes não são imunes. Em unidades comerciais de bezerros para vitela onde os bezerros comprados em mercados estão sendo introduzidos regularmente, existe comumente uma sucessão de pequenas epidemias de pneumonia enzoótica. A incidência é mais alta nos bezerros recentemente introduzidos e a doença ocorrerá em uma pequena porcentagem de bezerros residentes.

Em um estudo em bezerros de corte variando desde o nascimento até os 45 dias de idade, a doença respiratória representou mortalidade total de 1%, e foi associada a gêmeos, o que pode resultar em um bezerro menos viável ao nascer que pode ser negligenciado e abandonado. O risco de doença respiratória também foi maior para os bezerros machos. A mudança recente das datas de parto nos rebanhos de bovinos de corte nas áreas frias da América do Norte de abril-junho para janeiro-março resulta em condições de aglomeração nos piquetes de parição, o que cria condições ambientais semelhantes às dos bezerros leiteiros estabulados. Isso aumentou o risco de incidência de pneumonia enzoótica em bezerros de corte.

Fatores de risco do ambiente e do manejo

Fatores de risco ambientais, como alojamento e ventilação inadequados, são os contribuintes principais para o processo da doença. Estes incluem área de parto, alojamento dos bezerros, separação espacial entre bezerros, mistura de bezerros de diferentes grupos etários e efeitos sazonais. Os rebanhos leiteiros que não estabulam bezerros em grupos antes do desmame, ou os bezerros estabulados em grupos de 7 ou menos animais por grupo, são menos propensos a serem afetados por altas taxas de mortalidade como resultado de doenças respiratórias. A área de parto e o meio ambiente podem afetar a saúde do bezerro decorrente do estresse e do grau de exposição a agentes infecciosos. Ventilação inadequada, controle climático inadequado e instalações mal construídas podem induzir estresse em bezerros. A aglomeração provoca contato próximo e promove a propagação da infecção, e resulta em excesso de umidade que, na presença de ventilação inadequada (movimento do ar) e calor suplementar, causa umidade relativa elevada e resfriamento dos bezerros. Muitos estábulos de bezerros são estábulos antigos e adaptados que são ocupados por muitos meses sem despovoamento e desinfecção. O monitoramento de 48 rebanhos leiteiros ao longo de 1 ano pelo Sistema Nacional de Monitoramento da Saúde Animal (nos EUA) revelou que a mortalidade era menor nos rebanhos que usavam casinhas de bezerro em comparação com aqueles que não o faziam. Nas unidades comerciais de vitelos, quanto maior a desinfecção e a pausa sem ocupação de até 6 a 7 dias, menor a incidência da doença em novos bezerros de produção que entram na unidade. A ventilação é comumente inadequada onde os bezerros leiteiros são criados em razão do desenho inadequado do edifício.

Mudanças rápidas no clima, em particular durante os meses de inverno, são frequentemente seguidas por surtos de pneumonia aguda em decorrência da ventilação inadequada. Uma prática comum durante o tempo frio é fechar as entradas de ar e desligar os ventiladores na tentativa de manter a temperatura interna em um nível confortável. Isso resulta em aumento da umidade relativa, condensação da umidade nas paredes e nos bezerros, levando a condições úmidas, e à ventilação reduzida resulta em aumento da concentração da infecção por gotículas. As tentativas de correlacionar dados meteorológicos com a taxa de morbidade diária ainda não forneceram evidências da hipótese de que os fatores climáticos tenham influência na incidência da doença. Isso pode decorrer das dificuldades associadas ao monitoramento preciso dos dados meteorológicos e à falta de uma relação direta entre o ambiente fora de um estábulo de bezerros e o microclima do bezerro dentro do estábulo. A doença parece ser mais comum durante os meses de inverno, quando os bezerros são alojados continuamente e quando a ventilação é em geral inadequada.

O clima úmido resulta em aumento significativo na porcentagem de partículas formadoras de colônias bacterianas de tamanho inferior a 4 a 7 μm. Isso propicia o início de uma estrutura física sólida para a explicação desta e de outras relações – até então empíricas – entre o microambiente em estábulos de bezerros e a etiologia e epidemiologia da pneumonia de bezerros.

Os fatores de risco de manejo que podem influenciar a taxa de incidência e a mortalidade de bezerros com pneumonia incluem:

- Práticas de alimentação com colostro
- Práticas de alimentação em geral
- Qualidade dos cuidados perinatais prestados pelos funcionários
- Idade ao desmame
- Uso de antimicrobianos profiláticos
- Manejo de saúde das parideiras.

A alimentação com coccidiostático para bezerros pré-desmamados pode estar associada ao aumento no risco de pneumonia enzoótica, uma vez que os rebanhos com histórico de doença seriam mais propensos a utilizar coccidiostáticos na alimentação.

Os fatores associados à mortalidade aos 21 dias de vida em novilhas leiteiras nos EUA incluem:

- Método de fornecimento do primeiro colostro, momento e volume
- Momento de separação da mãe
- Facilidade do parto
- Parto de gêmeos.

A *transferência de imunidade passiva inadequada* tem sido constantemente identificada como fator de risco importante para a pneumonia enzoótica.[10] Otimizar o fornecimento do colostro, conforme indicado no Capítulo 20, é um método importante para diminuir a morbidade e mortalidade associadas à pneumonia enzoótica. Até 31% da mortalidade está ligada ao fornecimento ineficaz do colostro. Quanto mais o bezerro é deixado com a mãe após o nascimento, maior a mortalidade, presumivelmente como resultado da maior exposição do bezerro aos agentes patogênicos abrigados pela mãe. O parto distócico também pode interferir na ingestão ideal de colostro e absorção de imunoglobulinas.

Um modelo de trajetória de fatores de risco de bezerros individuais quanto à morbidade e mortalidade em rebanhos da raça Holandesa em Nova York indicou que o manejo parece afetar direta e indiretamente o risco de doença respiratória no prazo de 90 dias após o nascimento. Nascer em um estábulo negligente está fortemente relacionado com o desenvolvimento de achados clínicos de diarreia do bezerro no prazo de 14 dias após o nascimento, o que, por sua vez, aumenta o risco de doença respiratória no prazo de 90 dias após o nascimento.

As bezerras criadas como reposições do rebanho podem nascer dentro do estábulo e serem criadas em ambiente interno até que tenham aproximadamente 6 meses de idade, e então saem para as pastagens no verão. No caso de unidades de criação de bezerros para vitela, os bezerros são mantidos e alimentados em ambientes internos em condições intensivas desde alguns dias de idade até atingirem o peso corporal de 150 kg com 12 semanas de idade. Nas unidades intensivas de carne e cevada, os bezerros são alimentados em ambientes internos com criação intensiva desde o desmame até atingir o peso de mercado aos 10 a 12 meses de idade. Em todas essas situações, bezerros jovens em crescimento são criados juntos em condições confinadas que promovem a disseminação de doenças respiratórias associadas a vários vírus, *Mycoplasma* spp. e *Pasteurella* spp.

Com base em pesquisas sorológicas, a maioria dos bezerros criados em confinamento próximo será infectado por muitos vírus, incluindo BRSV, PI-3, HVB-1 e BVDV. Dado que a exposição natural a esses vírus, *Mycoplasma* spp. e bactérias é tão generalizada e inevitável, isso levanta questões sérias sobre a razão da vacinação. Na maioria dos casos, os efeitos dos vírus e *Mycoplasma* spp. são mínimos. Os fatores de estresse associados à ventilação inadequada, alta umidade relativa, resfriamento e complicações bacterianas secundárias são responsáveis pelo início da doença clínica.

Fatores de risco dos patógenos

Os agentes infecciosos são onipresentes nas secreções respiratórias dos animais e em seu meio ambiente, e mais numerosos em condições de aglomeração e ventilação inadequada. O espectro de agentes infecciosos que estão presentes e atuando em uma população de bezerros e a gravidade da doença clínica variarão entre fazendas, entre países e de estação a estação. Supôs-se que os bezerros mais velhos e os animais maduros em um rebanho são a fonte de infecção para os bezerros jovens. Isso pressupõe a importância fundamental nas medidas de controle comumente delineadas para criar os bezerros separados dos animais mais velhos.

Vírus sincicial respiratório bovino

A infecção pelo BRSV pode ser subclínica, clínica leve ou altamente fatal. Criar os bezerros muito próximos aos bovinos mais velhos pode resultar em exposição constante a agentes infecciosos aos quais os animais adultos são imunes. A doença pode ser endêmica em fazendas específicas nas quais quase todo bezerro experimenta a doença clínica. As epidemias de rebanho podem ocorrer após a introdução de um vírus diferente, como BRSV, ou após quebra no sistema de ventilação. A doença ocorre especificamente em bezerros de corte lactentes de 1 a 4 meses de idade quando em pastagem. Os bezerros de vitela que são soronegativos para BRSV na chegada à unidade de vitela foram duas vezes mais propensos a desenvolverem a doença respiratória nas primeiras 3 semanas, quando comparados aos bezerros soropositivos.[10]

Coronavírus bovino

Informações relativas aos fatores de risco dos patógenos estão apenas começando a ser identificadas. Os bezerros de vitela que são soronegativos para BoCV na chegada à unidade de vitela são 1,7 vez mais propensos a desenvolverem a doença respiratória nas primeiras 3 semanas do que os bezerros soropositivos.[10]

Vírus da Parainfluenza-3

Este geralmente é subclínico em um grupo de bezerros, e a doença clínica pode não ocorrer até que outros agentes patogênicos estejam presentes ou quando condições ambientais adversas precipitam doenças clínicas. Após a infecção natural de bezerros jovens, o vírus PI-3 pode persistir por várias semanas. No entanto, a presença de infecção por PI-3 pode predispor à doença respiratória ao interferir com mecanismos normais de depuração pulmonar e permitir a invasão secundária por bactérias ou micoplasmas. O vírus da PI-3 diminui a capacidade fagocítica dos macrófagos alveolares, aumenta a produção da cascata de sinalização do ácido araquidônico, a resposta pró-inflamatória e aumenta a contração do músculo liso respiratório, resultando em broncoconstrição.[11]

O número e os tipos de *Mycoplasma spp.* que colonizam o nariz e a traqueia dos bezerros são influenciados pela idade dos mesmos e não pela temperatura ambiental ou pela umidade relativa. *Mycoplasma* spp. começa a colonizar o trato respiratório anterior dos bezerros dias após o nascimento e a taxa máxima de isolamento a partir das cavidades nasais ocorre com aproximadamente 2 a 6 semanas de idade, e da traqueia com 6 a 8 semanas de idade. Mais de 92% dos bezerros recolhidos de fazendas e criados em ambiente controlado podem abrigar *Mycoplasma* spp. no nariz quando têm 2 semanas de idade. A taxa de recuperação cai gradualmente depois disso.

Mycoplasma dispar coloniza o trato respiratório de bezerros jovens infectados experimentalmente por vários meses e pode ser isolado a partir de suabe nasal e amostras transtraqueais ao longo de todo o período de colonização. *M. dispar* e *P. multocida* foram cultivados a partir de aspirados transtraqueais de bezerros leiteiros com pneumonia com menos de 3 meses de idade. Nos bezerros com idade entre 1 e 5 meses em fazendas de criação de bezerros que compram animais de fazendas leiteiras, a prevalência e o nível de colonização das vias respiratórias com *Mycoplasma* spp. pode ser mais de 90% ao longo de um período de 2 anos. *M. dispar*, *M. bovirhinis* e *Acholeplasma laidlawii* foram todos isolados desses bezerros. Um alto grau de colonização por *M. dispar* entre bezerros de 1 a 2 meses nas fazendas de criação indica a capacidade do patógeno de se espalhar entre os bezerros e colonizar o trato respiratório. *M. dispar* é capaz de se espalhar muito rapidamente entre os grupos de bezerros, e a transmissão por via respiratória é considerada um modo de transmissão importante, além do contato direto. A taxa de infecção nos bezerros nas fazendas de origem é pequena.

Pasteurella multocida é um componente normal do trato respiratório anterior de bezerros, mas é frequentemente isolada dos pulmões de bezerros com pneumonia enzoótica. Parece que o isolamento de *P. multocida* a partir do pulmão pneumônico reflete a subjugação do sistema imunológico do bezerro, e não a resposta patogênica primária. Existem diferentes cepas de *P. multocida* no trato respiratório anterior de bezerros, particularmente se os animais vêm de diferentes fontes e a infecção por *P. multocida* pode amplificar a gravidade da doença do trato respiratório posterior na presença de mecanismos de defesa prejudicados.[12] *P. multocida* é mais frequentemente isolada das fossas nasais de bezerros leiteiros com menos de 10 semanas de idade do que de bezerros de corte com idade similar[13], e acredita-se que isso reflita diferenças no alojamento e manejo e seja consistente com a predominância de casos de pneumonia enzoótica em bezerros leiteiros.

Flora mista

Embora flora mista de vírus, micoplasmas e bactérias possa ser isolada do trato respiratório de bezerros com pneumonia e o material respiratório não eliminado possa causar doença semelhante à doença natural, a inoculação de culturas puras de *M. bovis*, *M. dispar*, e *Ureaplasma* spp., ou culturas puras do BRSV, BoCV ou PI-3, em bezerros não produz a doença clínica grave observada à campo. A falha de culturas puras de um patógeno em produzir pneumonia grave pode decorrer de uma de três razões:

- Combinações de microrganismos são necessárias para a doença
- O processamento laboratorial dos agentes patogênicos, necessário para a purificação, causa a sua atenuação
- Material na secreção respiratória que não sejam os agentes patogênicos identificados é necessário para a doença, o que podem incluir agentes que não foram detectados por técnicas de cultura de rotina.

Importância econômica

As perdas econômicas associadas à pneumonia enzoótica podem ser consideráveis. Uma estimativa relata que a doença representa 50% de toda a mortalidade de bezerros e uma redução de 7% no ganho de peso vivo. Nas unidades comerciais de vitela, a presença de pneumonia enzoótica pode estar associada ao tempo prolongado na unidade devido à redução do ganho de peso diário.

A perda econômica atribuível à morbidade e à mortalidade de bezerros jovens é bem reconhecida pela indústria leiteira. No entanto, os efeitos no longo prazo da morbidade de doenças como a pneumonia enzoótica na saúde e desempenho podem constituir prejuízo ainda maior para o rebanho. As doenças de bezerros que ocorrem nos primeiros 3 meses de vida podem ter sérias consequências no longo prazo. As bezerras tratadas para pneumonia durante os primeiros 3 meses de vida são 2,5 vezes mais propensas a morrer após 90 dias de idade do que aquelas que não o foram. As novilhas sem doença respiratória têm duas vezes mais chances de parir, e pariram pela primeira vez 6 meses mais cedo, em comparação com aquelas que apresentaram doença respiratória enquanto bezerras. Alguns estudos não verificaram associação independente significativa entre o status de doença em bezerros e a produção de leite na primeira lactação. No entanto, a população selecionada não incluiu todas as novilhas afetadas enquanto bezerras; uma novilha poderia ter taxa de crescimento subótima ou aparência magra e teria sido removida do rebanho antes de ser avaliada quanto à produção de leite.

Patogênese

Vírus

Os vírus respiratórios podem causar pneumonia intersticial viral que afeta os lobos craniais dos pulmões e que pode ser subclínica, clínica branda ou grave e altamente fatal. A patogênese da pneumonia pelo vírus BRSV e pelo HVB-1 é relatada em outros lugares neste capítulo. A patogênese da infecção respiratória experimental pelo BoCV não foi bem descrita.

Parainfluenza-3

A pneumonia viral subclínica associada ao vírus PI-3 sem complicações por invasão bacteriana secundária é geralmente de menor importância. Na infecção subclínica de PI-3 em bezerros, ocorrerá soroconversão e, na necropsia, há lesões microscópicas que consistem em bronquiolite, hiperplasia epitelial brônquica e bronquiolar, epitelização alveolar e formação sincicial de células gigantes. Na forma branda, existem achados clínicos leves, como tosse e polipneia. Na forma grave de pneumonia viral, como na infecção pelo BRSV, há dispneia grave, com respiração pela boca e grunhido expiratório, mas ausência marcante de toxemia em comparação com a pneumonia bacteriana. A morte pode ocorrer sem broncopneumonia bacteriana secundária. Atelectasia e consolidação dos lobos craniais dos pulmões são características e explicam os sons brônquicos altos audíveis na ausculta sobre o aspecto cranial ventral do tórax.

A inoculação intranasal experimental do vírus PI-3 em bezerros privados de colostro resulta em pneumonia que é macroscópica e histologicamente semelhante à doença de ocorrência natural. Dentro de 2 a 4 dias após a infecção, há bronquiolite e bronquite e exsudato celular no lúmen bronquiolar. Essas lesões tornam-se mais graves e são acompanhadas de espessamento e hiperplasia de células alveolares. Iniciando em aproximadamente 14 dias após a infecção, há cicatrização das lesões bronquiolares e alveolares. O exsudato bronquiolar torna-se organizado por fibroblastos e as células mononucleares predominam no exsudato alveolar. A bronquiolite obliterante é generalizada, mas ocorre reepitelização das mucosas bronquiolares e alvéolos lesionados.

Experimentalmente, o vírus PI-3 pode afetar os macrófagos alveolares, o que pode prejudicar os mecanismos de depuração pulmonar e permitir que *M. haemolytica* produza broncopneumonia bacteriana secundária. No entanto, aerossóis de PI-3 seguidos de *M. haemolytica* 7 dias depois não resultam necessariamente em doença pulmonar significativa.

Depois que a pneumonia viral primária se estabeleceu, pode ocorrer invasão bacteriana e a pneumonia resultante variará conforme as espécies de bactérias que estão presentes. As pneumonias bacterianas secundárias geralmente respondem ao tratamento, embora recidivas sejam comuns se a pneumonia viral for extensa. Os vírus são capazes de reduzir a resistência das membranas mucosas, permitindo que bactérias como pasteurelas invadam os tecidos. Eles também são capazes de destruir os cílios na mucosa brônquica que atuam como escada mucociliar e ajudam a manter o trato respiratório posterior livre de patógenos potenciais. Nos animais onde existe pneumonia viral sem complicações por lesões muito extensas, podem haver achados clínicos mínimos e resolução quase completa.

Mycoplasma spp.

A patogênese da pneumonia por *M. bovis* está descrita em outro parte deste capítulo.

A inoculação endobrônquica ou intratraqueal de bezerros gnotobióticos com *Mycoplasma* spp. normalmente não resulta em doença clínica significativa. No entanto, 2 ou 3 semanas após a inoculação, há evidência microscópica de pneumonia. As lesões produzidas por inoculação experimental de bezerros por *M. bovis*, *M. dispar* ou *Ureaplasma* spp. são caracterizadas por *infiltração peribronquiolar e perivascular*, bronquiolite catarral e atelectasia. A inoculação intranasal de *Ureaplasma diversum* em bezerros livre de patógenos específicos (SPF) resulta em infiltrados espessos de células redondas que cercam brônquios, bronquíolos e vasos sanguíneos e pneumonia catarral lobular. No entanto, não são observados achados clínicos de pneumonia. A inoculação de *M. canis* resulta em apenas uma leve mudança patológica que desaparece 9 dias após a infecção. *M. dispar* produz alveolite sem lesões infiltrativas. Acredita-se que *Mycoplasma* spp. são sinérgicos uns com os outros, com vírus e bactérias na produção de lesões de pneumonia enzoótica subclínica e clínica.

Bactérias

A patogênese da pneumonia por *P. multocida* e *M. haemolytica* está descrita em outras partes deste capítulo, e a patogênese da pneumonia por *Histophilus somni* será abordada no Capítulo 22.

Achados clínicos

Independentemente da identidade do agente causador, os achados clínicos em quase todas as pneumonias enzoóticas dos bezerros são semelhantes. Na *pneumonia viral experimental*, uma reação febril ocorre aproximadamente no dia 5 e é seguida pelo aparecimento de rinite, pneumonia e diarreia leve. A febre é apenas moderada (40 a 40,5°C). Uma tosse entrecortada e áspera, facilmente estimulada pela pressão sobre a traqueia, é característica.

Foram desenvolvidos *sistemas de escores clínicos* para auxiliar no diagnóstico de campo de doenças respiratórias em bezerros com pneumonia enzoótica.[14,15] Fatores considerados de utilidade clínica potencial, como temperatura retal, presença e natureza de secreções nasais e oculares, presença e natureza da tosse, frequência respiratória e grau de depressão, são atribuídos ao escore completo de números inteiros, com as pontuações individuais somadas para fornecer a pontuação total. O exame ultrassonográfico dos campos pulmonares cranioventrais pode fornecer informações adicionais úteis.[16] Os sistemas atuais de pontuação para bezerros leiteiros[14,15] não foram bem validados[16], e o uso de um escore clínico somativo é estatisticamente ilegal, até mesmo quando os pesos são atribuídos a fatores medidos. Apesar dessas limitações, os sistemas de escore clínico adequadamente projetados e validados se mostram promissores ao fornecer um método prático para a implementação de tratamentos efetivos mais precoces a bezerros com doença respiratória.

Nos *casos de ocorrência natural*, os achados clínicos são semelhantes, embora a febre normalmente seja mais alta. Isso pode ser atribuído à invasão bacteriana nos estágios iniciais. A secreção nasal é apenas de quantidade moderada e é mucopurulenta. Na auscultação do tórax, as principais anormalidades podem ser detectadas nos aspectos ventrais dos lobos cardíaco e apical. Os sons respiratórios são altos e ásperos e representam sons respiratórios transmitidos através do pulmão consolidado. A intensidade dos sons cardíacos está aumentada devido ao encolhimento do tecido pulmonar na área cardíaca. O curso usual varia de 4 a 7 dias. Alguns casos hiperagudos de pneumonia viral sem complicações morrem em 1 dia após o início dos sinais. As infecções com o vírus PI-3 geralmente causam doença respiratória leve caracterizada por tosse, secreção nasal, febre leve e recuperação em alguns dias.

A pneumonia por *M. bovis* em bezerros jovens é caracterizada pelo aparecimento súbito de dispneia grave, febre e deterioração rápida apesar da terapia.

Na *pneumonia pelo BRSV* pode haver aparecimento repentino de pneumonia aguda em 80 a 90% de um grupo de bezerros. Os achados clínicos são característicos de pneumonia viral grave. Os bezerros afetados geralmente estão mentalmente alertas, e há apenas febre leve. Há polipneia e dispneia, que em alguns dias pioram, com respiração pela boca e grunhido expiratório. Sons respiratórios altos, indicando consolidação, são audíveis sobre os lobos anteriores do pulmão. Os sons sibilantes e chiados como consequência da bronquiolite também são comumente audíveis na periferia das áreas consolidadas. Os sons altos e crepitantes como resultado do enfisema intersticial também podem ser audíveis sobre os aspectos dorsais dos pulmões. A morte pode ocorrer em 2 a 4 dias, apesar da terapia intensiva.

Quando ocorre broncopneumonia bacteriana secundária, febre, dispneia e toxemia são geralmente mais graves. Quando a infecção secundária por *Pasteurella* spp. ocorre, a temperatura aumenta para 41 a 41,5°C, a área de pulmão afetada é muito maior, e os sons respiratórios altos e ásperos como decorrência do edema são seguidos por crepitações e som de atrito de fricção pleurítica. Esses casos normalmente respondem rapidamente ao tratamento adequado. Quando *Trueperella pyogenes* é o invasor secundário, a consolidação é acentuada, e há toxemia profunda e sons respiratórios altos. Nos casos onde *Fusobacterium necrophorum* está presente, os achados clínicos são semelhantes e abscessos pulmonares provavelmente se desenvolverão. O bezerro perdeu uma quantidade substancial de peso e fica em posição quadrupedal com o pescoço esticado na tentativa de diminuir a resistência das vias respiratórias superiores (Figura 12.15). Nesses casos, as lesões necróticas estão frequentemente presentes na boca e na faringe, e a infecção pulmonar provavelmente se origina a partir desta região. Com essas duas últimas infecções, pode haver alguma resposta ao tratamento antibiótico, mas existe predisposição à recaída logo após o término do tratamento. Tosse, dispneia, anorexia e emaciação continuam, e o animal eventualmente tem de ser descartado.

Patologia clínica

A etiologia de um caso de doença respiratória bovina não pode ser diferenciada na maioria dos casos com base no exame clínico, em conjunto com a consideração do histórico e dados de identificação.[17] Como resultado, às vezes é útil enviar amostras adequadamente coletadas e transportadas para um laboratório para análise. Métodos detalhados para patógenos respiratórios primários são descritos em outra parte na seção apropriada deste livro.

Os reagentes de fase aguda, como a haptoglobina sérica e a metaloproteinase 9 de matriz da haptoglobina (Hp-MMP 9) são biomarcadores de inflamação e, portanto, podem indicar a presença ou ausência de enfermidade pulmonar ativa em bezerros sob risco de desenvolverem doença respiratória.[18] No entanto, a utilidade clínica dos biomarcadores séricos precisa ser comparada com testes que podem ser conduzidos rapidamente e ao lado do bezerro, como temperatura retal, presença e natureza da secreção nasal e ocular ou exame ultrassonográfico dos campos pulmonares cranioventrais[14-16], antes de serem amplamente adotados.

A tensão de oxigênio (P_{O2}) no sangue arterial (preferencialmente) ou venoso é diminuída em bezerros com doença respiratória, principalmente como resultado do desequilíbrio ventilação-perfusão.[19,20] A pressão parcial de oxigênio no sangue arterial

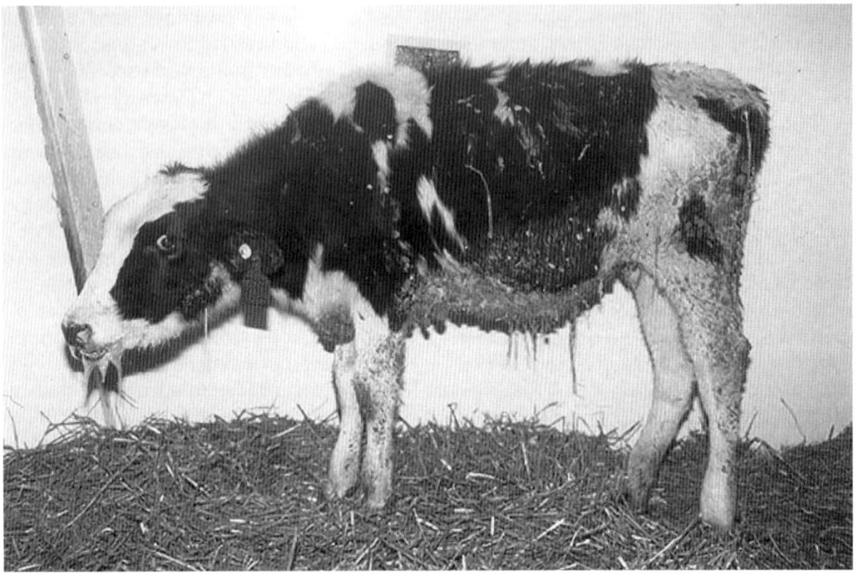

Figura 12.15 Novilha da raça Holandesa preta e branca com pneumonia enzoótica. Notar a má condição corporal, olhar ansioso, conjuntivite, secreção nasal, respiração com boca aberta com saliva espumosa manchada com sangue e pescoço estendido na tentativa de facilitar a respiração. (Esta figura encontra-se reproduzida em cores no Encarte.)

(Pa_{O2}) está associada negativamente à extensão das lesões pulmonares em bezerros com infecção induzida experimentalmente pelo vírus BRSV, com aumento de 0,6 a 0,8% na proporção de pulmão afetado por cada redução de 1 mmHg na Pa_{O2} do valor de referência.[20] Como tal, a P_{O2} arterial fornece um excelente método para quantificar a proporção de pulmão doente e monitorar a resposta ao tratamento.

Isolamento de patógenos

Amostras de suabes nasofaríngeos, aspirados transtraqueais e de lavado pulmonar podem ser obtidas para isolamento de vírus, micoplasmas e bactérias, e os métodos foram descritos em detalhes.[21,22] Meios laboratoriais especiais são necessários para isolar *Mycoplasma* spp. A determinação da sensibilidade ao fármaco para as bactérias pode ser valiosa, particularmente quando vários bezerros estão envolvidos em um surto. O isolamento do BRSV de infecções naturais é difícil em razão da sua natureza lábil. O teste de anticorpos imunofluorescentes para a detecção de antígenos é um dos testes mais rápidos, confiáveis e sensíveis para BRSV a partir de aspirados traqueais, suabes nasais e amostras de pulmão.

Após a infecção experimental com o vírus da PI-3, o tempo médio de eliminação é de 1 dia, o tempo médio até o pico de eliminação é de 4 dias e o tempo médio até o término da eliminação é de 10 dias.[23]

Sorologia

Os testes sorológicos têm sido utilizados mais amplamente para a confirmação de infecções suspeitas por BRSV. O teste sorológico padrão é um teste de vírus-neutralização usando placas de microtitulação. Outros incluem o teste de anticorpo fluorescente indireto modificado, hemaglutinação indireta e um teste ELISA, sendo que este último é considerado sensível e específico e tem a vantagem de fornecer os resultados em algumas horas, ao passo que o teste de vírus-neutralização requer 5 a 6 dias para conclusão. O teste de fixação do complemento é menos específico e menos sensível do que o teste ELISA.

Achados de necropsia

Na pneumonia viral não complicada, independentemente da causa específica, existem áreas de atelectasia e enfisema nos lobos apical e cardíaco, com pouco envolvimento macroscópico dos lobos diafragmáticos. Nos estágios posteriores, consolidação vermelho-escura apresentando aparência cardada da superfície pleural afeta a maior parte das porções ventrais dos lobos apical e cardíaco. As lesões são sempre bilaterais. Histologicamente, há pneumonia broncointersticial. A inflamação aguda da mucosa nasal, sobretudo nos ossos turbinados e etmoides, geralmente é acompanhada por exsudação mucopurulenta abundante. Na infecção por PI-3, os corpúsculos de inclusão intracitoplasmáticos são generalizados nos pulmões; após a infecção experimental, eles estão presentes no dia 5, mas desapareceram no dia 7 após a infecção.

Na pneumonia pelo BRSV existe pneumonia intersticial grave e enfisema intersticial. Histopatologicamente, há bronquiolite grave, alveolite com sincícios multinucleados (que geralmente contêm corpúsculos de inclusão intracitoplasmáticos eosinofílicos) e hiperplasia de células epiteliais alveolares.

Quando ocorre invasão bacteriana ou micoplasmática, as lesões variam com o agente presente. A extensa hepatização com lobos manchados vermelhos e cinzentos e agregações interlobulares consideráveis de fluido serofibrinoso, muitas vezes acompanhada por pleurite fibrinosa, é característica da infecção por *P. multocida*. Consolidação e supuração extensas ocorrem com infecções por *T. pyogenes* e *F. necrophorum*. No último caso, podem haver lesões necróticas na boca e nas vias respiratórias anteriores.

A confirmação desse diagnóstico na necropsia é um pouco estranha, uma vez que a população de agentes patogênicos responsáveis pode mudar entre o momento do início da doença e a morte do bezerro. Em surtos graves, pode ser necessário eutanasiar animais no início da doença ou realizar exames sorológicos para agentes patogênicos respiratórios entre os membros sobreviventes do rebanho.

Amostras para confirmação do diagnóstico

- Histologia: pulmão (várias secções), traqueia, turbinados (MO, IHQ)
- Virologia: pulmão (várias secções), traqueia (TAF, ISO)
- Micoplasmologia: pulmão (cultura para micoplasmas, TAF)
- Bacteriologia: pulmão (CULT).

Diagnóstico diferencial

Clinicamente, o diagnóstico de pneumonia geralmente é bastante óbvio, mas os agentes causais em geral não são determinados.
Os bezerros jovens criados em ambiente interno e afetados por tosse, secreção nasal e pneumonia normalmente estão acometidos por pneumonia enzoótica associada aos agentes descritos na etiologia. As doenças comuns do trato respiratório de bezerros jovens que se assemelham à pneumonia enzoótica incluem:

- Pneumonia bacteriana causada por *M. haemolytica* ou *H. somni* em bezerros jovens é caracterizada por toxemia grave, febre, dispneia, gemido e resposta ruim à terapia
- Pneumonia por *M. bovis* é caracterizada por início súbito de dispneia, febre, depressão e má resposta à terapia em um grupo de bezerros
- Difteria dos bezerros geralmente afeta um único bezerro e se caracteriza por dispneia inspiratória, estridor, toxemia, febre e lesões óbvias da laringe
- Pneumonia por vermes pulmonares ocorre em bovinos jovens a pasto e caracteriza-se por dispneia significativa, tosse e poucas mortes. Febre é comum na pneumonia por vermes pulmonares, e há sons respiratórios altos sobre os aspectos ventrais dos pulmões e crepitações altas e úmidas sobre os aspectos dorsais
- A distrofia miocárdica aguda em bezerros jovens após mudança na pastagem é caracterizada por início repentino de fraqueza, polipneia e dispneia como resultado de edema pulmonar e lesões do diafragma, taquicardia e arritmia e fraqueza muscular esquelética

- A pneumonia por aspiração ocorre ocasionalmente em bezerros que receberam alimentação forçada com colostro ou leite. Há início repentino de dispneia significativa, ansiedade e angústia, e a morte pode ocorrer em poucos minutos. No entanto, alguns bezerros sobrevivem e há dispneia acentuada com respiração abdominal, sons respiratórios altos e crepitações sobre as regiões dorsais e ventrais de ambos os pulmões. Alguns bezerros se recuperarão completamente em alguns dias
- A pneumonia intersticial pelo BRSV em bezerros de corte desmamados deve ser diferenciada da pasteurelose pneumônica. Na pneumonia pelo BRSV há aparecimento repentino de dispneia acentuada, febre, ansiedade (mas não toxemia), respiração pela boca em casos avançados, sons respiratórios altos e sibilos em ambos os campos pulmonares, especialmente sobre os aspectos ventrais e enfisema subcutâneo. Normalmente, vários animais estão envolvidos. Os animais afetados não respondem ao tratamento com antimicrobianos e a taxa de mortalidade de casos geralmente é superior a 75%. Pode haver histórico de doença respiratória leve no grupo afetado cerca de 10 dias antes. Na pasteurelose, depressão, toxemia, febre, sons respiratórios altos sobre os aspectos ventrais dos pulmões e resposta favorável ao tratamento são características
- A pneumonia enzoótica crônica se caracteriza por bronquiectasia e abscessos pulmonares causando perda de condição corporal e resposta fraca à terapia.

Tratamento

Terapia antimicrobiana

É improvável que a pneumonia enzoótica não complicada associada a micoplasma ou vírus responda ao tratamento, mas terapia antimicrobiana diariamente durante 3 dias é indicada em razão da alta probabilidade de pneumonia bacteriana secundária. Quaisquer dos antimicrobianos utilizados comumente para o tratamento de doenças respiratórias agudas e indiferenciadas (febre dos transportes) são eficazes, preferencialmente antimicrobianos que são eficazes contra *Mycoplasma* spp., *P. multocida*, *H. somni* e *M. haemolytica*. Estes são descritos detalhadamente na seção sobre pasteurelose, no início do capítulo.

É necessário o tratamento precoce para evitar o desenvolvimento de complicações secundárias incuráveis, como abscessos pulmonares, pleurite, bronquiectasia e pneumonia supurativa. Nas unidades comerciais de bezerros de vitela, a taxa de mortalidade de casos pode ser mantida a um nível baixo com tratamento precoce e adequado. Em alguns casos, pode ser suficiente tratar os animais apenas uma vez, mas uma proporção de ocorrências é suscetível a recidiva depois da resposta inicial. Tais casos requerem terapia diária repetida por 3 a 5 dias. Se o número de recidivas em uma área ou em uma fazenda for excessivo, todos os casos devem receber múltiplos tratamentos.

Terapia adjuvante

Broncodilatadores e anti-inflamatórios não esteroides são usados como terapia adjuvante para pneumonia enzoótica em bezerros, mas sua eficácia é questionável.

Correção de condições ambientais adversas

O manejo clínico de um surto de pneumonia enzoótica em bezerros deve incluir a correção de condições ambientais adversas que podem ter precipitado a doença.

Controle

Práticas ambientais e de manejo

O controle da doença em bezerros estabulados depende do manejo animal e ambiental eficaz. Superposição, estábulo inadequadamente ventilado ou frio, exposição ao mau tempo e mudanças repentinas na temperatura ambiental são fatores de risco importantes. Os bezerros comprados recentemente devem ser isolados por muitas semanas antes de serem introduzidos no grupo.

Condições ambientais ideais

O controle é especialmente difícil e caro nos países onde os bezerros são estabulados por vários meses em climas setentrionais durante os meses de inverno. A temperatura ambiente mais confortável para bezerros jovens varia de 13 a 21°C com umidade relativa de 70%. Alcançar estas condições ambientais requer material de isolamento adequado nas paredes e tetos, cama ampla para absorver a umidade das fezes e urina, e movimento adequado do ar para remover as partículas de aerossol que podem ser infecciosas. Isso exige um sistema adequado de entrada e saída de ar, ventiladores de capacidade apropriada e aquecimento durante períodos muito frios. A instalação de unidades de filtro e recirculação de ar pode levar à redução substancial na concentração de bactérias no ar ao qual os bezerros estão expostos. Os estudos de campo em unidades de bezerros de vitela indicam que a concentração média de bactérias aéreas em estábulos filtrados pode ser reduzida em 45%, o número de bezerros que requerem tratamento reduzido em 19%, o número de ciclos repetidos de tratamento e uso total de antibióticos reduzido em 29% e 35%, respectivamente. No abate, a área média de consolidação pulmonar em bezerros de estábulos filtrados pode ser reduzida em 35%. Em geral, a filtração de ar pode resultar em redução tanto na incidência quanto na gravidade da pneumonia clínica e subclínica nos bezerros e em melhora do ganho de peso.

Apesar da higiene e manejo ideais, pode não ser possível prevenir o desenvolvimento de novos casos se a infecção já existe em um rebanho ou se bovinos de outros rebanhos forem movidos para o rebanho. No momento, é viável apenas estar vigilante e tratar novos casos de forma urgente e vigorosa, uma vez que um programa de higiene rigoroso pode não ser factível no rebanho comercial médio. Se o manejo for inadequado e a resistência geral dos animais for baixa, as perdas resultantes da pneumonia de bezerros com invasão bacteriana ou micoplasmática significativa podem ser suficientes para tornar a criação de bezerros não lucrativa.

Estábulos ou casinhas de bezerros

Onde a economia permite, a situação ideal é construir um estábulo de bezerros completamente separado do estábulo principal de vacas adultas para minimizar a propagação da infecção de adultos que podem ser portadores assintomáticos. Após o período de fornecimento de colostro, os bezerros são removidos do piquete maternidade e colocados em currais individuais no bezerreiro. A criação de bezerros jovens ao ar livre em "casinhas" ou "iglus" de bezerros é altamente satisfatória e econômica, até mesmo em países onde as temperaturas externas estão bem abaixo do glacial. Com cama adequada, proteção contra os ventos correntes e nutrição apropriada, os bezerros crescerão satisfatoriamente. Os rebanhos leiteiros que tiveram dificuldade em controlar a pneumonia enzoótica de bezerros encontraram neste sistema uma excelente alternativa para a construção de um bezerreiro autônomo e bem ventilado. As deficiências nutricionais, geralmente de energia e proteína, são comuns nos bezerros jovens e muitas vezes acentuam a gravidade da pneumonia. Os bezerros jovens devem receber ração inicial balanceada de grãos suplementada com vitaminas e minerais essenciais e feno de boa qualidade começando pelo menos com 3 semanas de idade.

Vacinas e imunização

Há *informações insuficientes* disponíveis de experimentos a campo para fazer recomendações firmes quanto ao uso de vacinas para o controle de pneumonia enzoótica em bezerros. É difícil avaliar os resultados de experimentos de vacinação, uma vez que os pesquisadores utilizam muitas combinações de vacinas e diferentes cronogramas de vacinação, e existem muitas variáveis de manejo distintas e diferenças nos métodos de avaliação. Além disso, muitos experimentos de vacinação não são pesquisas controladas e casualizadas. As recomendações relativas aos protocolos de vacinação para BRSV, HVB-1, *M. haemolytica*, *P. multocida* e *M. bovis* são apresentadas em outros lugares deste capítulo, as recomendações para o protocolo de vacinação de BVDV são apresentadas no Capítulo 9 e as recomendações para o protocolo de vacinação contra *H. somni* são descritas no Capítulo 22.

Qualquer vacina bem-sucedida teria de ser multivalente e efetiva quando administrada antes dos 2 meses ou mais cedo na *"janela de suscetibilidade"* para coincidir com o declínio da imunidade passiva (materna), o aumento da imunidade ativa e a ocorrência de pneumonia enzoótica em bezerros (Figura 12.16).

Há boa evidência de campo de que o status imunológico colostral do bezerro tem efeito significativo na suscetibilidade do bezerro à pneumonia. Existe uma clara associação entre níveis baixos de IgG_1, IgG_2 e IgA de bezerros com 2 a 3 semanas de idade e subsequente suscetibilidade à pneumonia aos 2 a 3 meses de idade. Os bezerros com sinais de pneumonia apresentaram concentrações baixas de IgG_1 em comparação com bezerros não pneumônicos, que apresentaram teores relativamente maiores. Além disso, bezerros com concentrações séricas elevadas de imunoglobulina não respondem normalmente à vacinação, e qualquer vacina para pneumonia enzoótica teria de ser administrada durante este período relativamente refratário. No entanto, para bezerros de vitela, que são comprados com poucos dias de idade e com baixos teores de imunoglobulina, isso pode não ser um problema. Uma metanálise em 2015 concluiu que, em estudos de exposição natural, bezerros leiteiros de 2 semanas a 4 meses de idade vacinados com vacinas comercialmente disponíveis contra HVB-1, BVDV, BRSV e PI-3 para proteção contra doenças respiratórias *não tiveram redução da morbidade ou mortalidade* em comparação com os controles não vacinados da mesma idade.[24]

As vacinas atualmente disponíveis para BoCV são apenas licenciadas para controlar a diarreia neonatal em bezerros. A sua eficácia no controle da doença respiratória é desconhecida, mas é provável que seja ruim. Isso ocorre porque os isolados respiratórios pertencem aos subclados 2a, 2b e 2 c, enquanto os isolados entéricos e uma cepa de vacina para o controle da doença entérica em bezerros pertencem ao clado (subtipo) 1, antigenicamente diferente.[25]

A inoculação intranasal de bezerros com cepa virulenta ou modificada do vírus PI-3 estimula o desenvolvimento tanto de anticorpos séricos quanto de anticorpos na secreção nasal. O anticorpo da secreção nasal é dose-dependente. A exposição ao desafio desses bezerros proporciona proteção contra a doença clínica. Esses fatores devem ser considerados no desenvolvimento e administração de vacinas virais contra a PI-3 se o objetivo é estabelecer uma concentração ótima de anticorpos na secreção nasal. A administração parenteral de duas doses sequenciais, com 2 semanas de intervalo, de uma vacina de vírus PI-3 inativada com adjuvante induzirá altos níveis de anticorpos séricos e prevenirá a eliminação de vírus nas secreções nasofaríngeas após o desafio. A imunização bem-sucedida dos bezerros contra a infecção por PI-3 pode ser útil para proteção contra pasteurelose pneumônica se o vírus da PI-3 preceder a infecção bacteriana. Isso é discutido com mais detalhes na seção sobre pasteurelose pneumônica. Uma dose única de vacina experimental para pneumonia por *M. bovis*, inativada com saponina, administrada por via subcutânea a bezerros de 3 a 4 semanas de idade, seguida pelo desafio experimental 3 semanas depois com cepa virulenta de *M. bovis* proporcionou proteção contra pneumonia clínica. Os bezerros não vacinados desenvolveram achados clínicos de doença como resultado de lesões pulmonares. A vacina também reduziu a disseminação de *M. bovis* aos órgãos internos. Os bezerros testados 6 meses após a imunização apresentaram altos níveis de imunidade humoral. O uso bem-sucedido de saponina em vacinas foi demonstrado para outras infecções por micoplasmas, como a pleuropneumonia contagiosa caprina (PPCC) e agalaxia contagiosa. A saponina pode preservar os principais antígenos observados em células inteiras não tratadas.

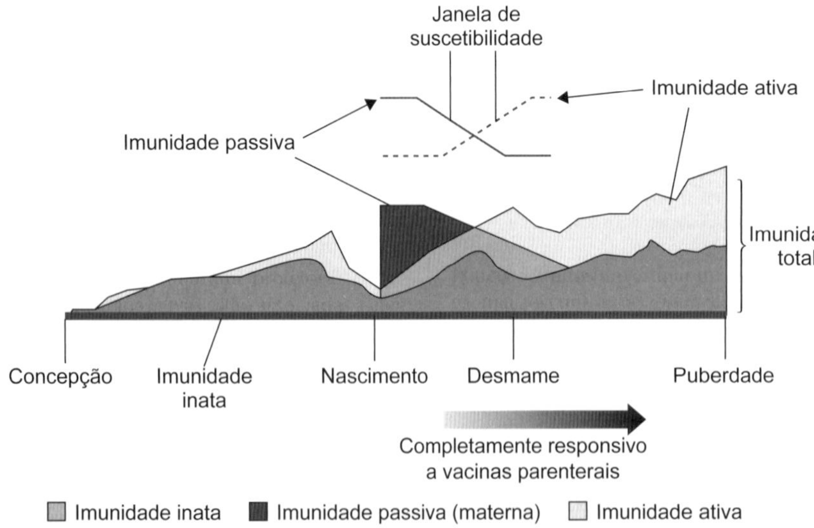

Figura 12.16 Desenvolvimento da resposta imune no bezerro desde a concepção até a puberdade. A janela de suscetibilidade é o momento ótimo para a vacinação contra a pneumonia enzoótica e representa o período durante o qual a imunidade passiva (materna) está acabando e a imunidade ativa está aumentando. Reproduzida, com autorização, de Chase CCL, Hurley DJ, Reber AJ. Neonatal immune development in the calf and its impact on vaccine response. Vet Clin Food Anim 2008; 24:87-104.

Tratamento e controle

Tratamento

- Tratamento antimicrobiano para animais visando à pneumonia concomitante bacteriana e por *Mycoplasma bovis* (consultar as recomendações de tratamento para *Pasteurella multocida* e *Mannheimia haemolytica* neste capítulo, com a preferência por antimicrobianos que também são eficazes contra micoplasmas; R1)
- Tratamento anti-inflamatório (consultar recomendações de tratamento para *Pasteurella multocida* e *Mannheimia haemolytica* neste capítulo)
- Anti-inflamatórios não esteroides (R2)
- Corticosteroides (R-3).

Controle

- Otimizar a transferência de imunidade passiva através do colostro (R1)
- Alojar em uma área bem-ventilada, de preferência em casinhas individuais de bezerro, antes do desmame (R1)
- Vacinar bezerros leiteiros com menos de 6 meses de idade com vacina de vírus morto contra BRSV (R1)
- Vacinar bezerros leiteiros com menos de 6 meses de idade com vacina combinada de vírus vivo modificado ou vírus inativado contra HVB-1, BVDV, BRSV e PI-3 (R3)
- Vacinar bezerros leiteiros com menos de 6 meses de idade com vacina contra BoCV (R3).

LEITURA COMPLEMENTAR

Chase CCL, Hurley DJ, Reber AJ. Neonatal immune development in the calf and its impact on vaccine response. Vet Clin North Am Food A. 2008;24:87-104.

Cortese VS. Neonatal immunology. Vet Clin North Am Food A. 2009;25:221.

Dabo SM, Taylor JD, Confer AW. Pasteurella multocida and bovine respiratory disease. Anim Health Res Reviews. 2008;8:129-150.

Griffin D. Bovine pasteurellosis and other bacterial infections of the respiratory tract. Vet Clin North Am Food A. 2010;26:57-71.

Saif LJ. Bovine respiratory coronavirus. Vet Clin North Am Food A. 2010;26:349-364.

REFERÊNCIAS BIBLIOGRÁFICAS

1. Nikunen S, et al. Comp Immunol Microbiol Infect Dis. 2007;30:143.
2. Angen O, et al. Vet Microbiol. 2009;137:165.
3. O'Neill R, et al. Vet Rec. 2014;doi:10.1136/vr.102574.
4. Decaro N, et al. J Virol Methods. 2008;151:167.
5. Ng TFF, et al. J Virol. 2015;89:5340.
6. Taylor JD, et al. J Vet Diagn Invest. 2010;22:366.
7. Bowersock TL, et al. Am J Vet Res. 2014;75:770.
8. Hanthorn CJ, et al. BMC Vet Res. 2014;10:89.
9. Dassanayake RP, et al. Appl Environ Microbiol. 2010;76:1008.
10. Pardon B, et al. Prev Vet Med. 2015;120:169.
11. Lazić S, et al. Biotech Anim Husbandry. 2009;25:703.
12. Hotchkiss EJ, et al. Vet Microbiol. 2011;151:329.
13. Hotchkiss EJ, et al. Vet Rec. 2010;167:555.
14. Poulsen KP, McGuirk SM. Vet Clin North Am Food A. 2009;25:121.
15. Love WJ, et al. Peer J. 2014;2:e238. doi:10.7717/peerj.238.
16. Buczinski S, et al. Prev Vet Med. 2015;119:227.
17. Taylor JD, et al. Res Vet Sci. 2015;99:41.
18. Hanthorn CJ, et al. BMC Vet Res. 2014;10:285.
19. Ozkanlar Y, et al. Revue Méd Vét. 2012;163:123.
20. Ellis J, et al. Can J Vet Res. 2013;77:205.
21. Cooper VL, Brodersen BW. Vet Clin North Am FoodA. 2010;26:409.

22. Caswell JL, et al. Vet Clin North Am Food A. 2012;28:419.
23. Grissett GP, et al. J Vet Intern Med. 2015;29:770.
24. Theurer ME, et al. J Am Vet Med Assoc. 2015;246:126.
25. Fulton RW, et al. Vaccine. 2013;31:886.

Vírus sincicial respiratório bovino

Sinopse

- Etiologia: vírus sincicial respiratório bovino (BRSV), subtipos A, B, AB e não tipificados
- Epidemiologia: alta prevalência de infecção, doença mais comum em bezerros com menos de 6 meses de idade, mas bovinos adultos também são afetados; infecções recorrentes e doença nos rebanhos são comuns; infecção persistente em poucas vacas soropositivas. Imunidade após infecção natural ou vacinação de curta duração. Os anticorpos decorrentes da exposição natural são diferentes daqueles decorrentes da infecção experimental ou vacinação. Os anticorpos maternos não previnem a infecção, mas concentrações elevadas diminuem a gravidade da doença clínica
- Achados clínicos: dispneia leve, moderada ou grave, febre, agalaxia, tosse, sibilos; a maioria dos animais se recupera, pequena porcentagem desenvolve pneumonia intersticial viral ou bacteriana grave fatal. Surtos ocorrem em bovinos com menos de 6 meses de idade e em bovinos adultos.
- Patologia clínica: difícil de isolar ou detectar vírus nos tecidos. Testes imuno-histoquímicos de suabes nasofaríngeos e tecido pulmonar. Sorologia
- Diagnóstico diferencial: pneumonia bacteriana. Outras pneumonias intersticiais virais. Rinotraqueíte infecciosa bovina. Pneumonia por vermes pulmonares
- Tratamento: nada específico
- Controle: minimizar estressores. Controle por exposição natural e tratamento de pneumonia bacteriana secundária. Vacinas com vírus vivo modificado e vacinas com vírus inativado estão disponíveis, mas eficácia incerta por falta de pesquisas de campo.

Etiologia

O vírus sincicial respiratório bovino (BRSV) é causa de pneumonia viral principalmente em bezerros com menos de 6 meses de idade e em bovinos de 1 ano de idade e bovinos adultos. Este vírus é um pneumovírus da família Paramyxoviridae. Subtipos genéticos e antigênicos foram identificados. Usando anticorpos monoclonais contra uma glicoproteína (proteína G na superfície do vírus), quatro subgrupos foram identificados: A, B, AB e não tipificados. Existem seis subgrupos genéticos baseados em G e cinco subgrupos baseados em F (uma proteína de fusão na superfície do vírus que causa a fusão das membranas celulares com a formação resultante de sincício) ou N (nucleoproteína).[1] A evolução do vírus sincicial respiratório bovino em subtipos pode ter sido conduzida, em parte, pela pressão de seleção aplicada pela vacinação.

O BRSV é genética e antigenicamente relacionado com vírus sincicial respiratório humano (HRSV). Outros pneumovírus incluem vírus sincicial respiratório ovino (ORSV) e vírus sincicial respiratório caprino (CRSV), sendo BRSV mais estreitamente relacionado com CRSV. O BRSV fornece um bom modelo para o HRSV e, consequentemente, muitos estudos relacionados com identificação de fatores de virulência e compreensão da imunopatogenicidade da infecção pelo BRSV foram conduzidos.

Epidemiologia

O vírus sincicial respiratório bovino foi relatado pela primeira vez na Europa em 1970 e posteriormente nos EUA em 1974. A distribuição atualmente é mundial. Levantou-se a hipótese de que o BRSV é a causa viral mais importante de doença respiratória em bezerros com menos de 6 meses de idade e em bovinos leiteiros adultos.[2] O vírus sincicial respiratório bovino é causa rara de doença respiratória em bovinos de corte adultos.[3]

Ocorrência

Prevalência da infecção

O vírus é onipresente na população bovina e novas infecções ocorrem com mais frequência anualmente no outono e inverno, podendo resultar em doença respiratória grave. Em estudos longitudinais em rebanhos leiteiros, 90% das infecções primárias ocorrem em bezerros e novilhas, muito poucos casos se dão em bovinos com mais de 2 anos de idade e todos os bovinos nos rebanhos são soropositivos quando têm mais de 3 anos de idade. Infecções recorrentes que ocorrem anualmente de forma simultânea e em vacas de todas as idades, sem novas introduções no rebanho, são características da infecção pelo BRSV em um rebanho. O vírus parece circular durante o verão em níveis muito baixos ou não circular, com quase todos os isolamentos ocorrendo no inverno e na primavera.[4] A infecção persistente do vírus em algumas das vacas em um rebanho pode ser um meio para o vírus sobreviver durante o verão, mas um estado estável de reinfecção de vacas soropositivas durante o ano todo em nível baixo também poderia manter o reservatório de infecção. Dados mensais sobre a prevalência de anticorpos contra o vírus sincicial respiratório bovino em rebanhos leiteiros sugerem que a infecção persistente em vacas soropositivas é mais provável do que a persistência na população.

Quando a prevalência de infecção na população de bovinos for alta, a incidência de doença clínica é muito menor.[2] Pode assumir-se que a maioria dos bovinos adultos foi exposta ao vírus, mas os bovinos não expostos são suscetíveis a desenvolver doença clínica após a infecção. Pesquisas nos EUA, Inglaterra, Dinamarca, Suécia e França encontraram taxas de soropositividade em rebanhos variando de 50 a 80%. Bovinos que entram em confinamentos podem soroconverter ao vírus, o que pode estar associado ao risco aumentado para o tratamento subsequente da doença respiratória. Uma alta porcentagem de touros de corte jovens com aproximadamente 6 meses de idade e entrando em estações de teste de desempenho pode soroconverter para BRSV e adenovírus, e ambos podem estar associados à doença respiratória clínica.

Ocorrência de doença clínica

Em geral, a infecção clínica é mais comum em bezerros com menos de 6 meses de idade e algumas infecções pelo BRSV estão indubitavelmente associadas à pneumonia enzoótica de bezerros leiteiros estabulados. Nos *rebanhos leiteiros*, introduções recentes de bovinos jovens adquiridos em áreas de vendas públicas podem introduzir a infecção em bovinos originais da fazenda que não tiveram exposição prévia aos vírus, ou naqueles nos quais a imunidade a uma infecção anterior pelo vírus declinou. Assim, as vacas-leiteiras adultas podem ser afetadas por pneumonia altamente fatal atribuível ao vírus. Existe alta prevalência de infecção no gado sueco, e ocorreram surtos de doença anual em bovinos adultos, com as vacas gestantes ou que tiveram parto recentemente sendo as afetadas com maior gravidade. Ocorreram surtos em bovinos de corte em pastagens. A doença ocorre em *bezerros de corte lactentes* de 1 a 8 meses de idade em pastagem com suas mães sem qualquer histórico de estresse anterior. A ocorrência comum é em *bezerros de corte desmamados* com 6 a 8 meses de idade dentro de 2 a 3 semanas após o desmame e a mistura em confinamento. Bovinos de 1 ano em confinamento também são suscetíveis.

Na América do Norte, as epidemias de doença clínica em rebanhos geralmente ocorrem durante os *meses de outono e inverno*. Os bezerros de corte lactentes podem ser afetados por doença clínica durante os meses de verão. Alguns surtos ocorreram em bezerros de corte lactentes com 1 a 2 meses de idade, enquanto eles ainda estão em pastagens de amamentação ou em piquetes maternidade.

Um surto espontâneo de doença respiratória em cabras atribuído ao vírus sincicial respiratório bovino foi descrito e ovelhas podem ser infectadas pelo vírus.

Morbidade e letalidade de casos

A taxa de morbidade em epidemias de doença clínica em rebanhos pode variar de 30 a 50% ou superior. A taxa de letalidade de casos é geralmente baixa, 3 a 5%, mas pode ser maior.

Métodos de transmissão

O modo de transmissão não foi definido, mas a infecção por aerossol e contato direto é provável. A infecção se espalha rapidamente entre bovinos suscetíveis.

Fatores de risco

Fatores de risco do animal

A infecção natural pelo BRSV afeta tanto bovinos leiteiros quanto bovinos de corte, e aqueles com menos de 6 a 10 meses de idade são mais suscetíveis à doença clínica. Os bezerros de corte lactentes com anticorpos colostrais contra BRSV não estão protegidos contra infecção, mas a incidência e gravidade da doença clínica é inversamente relacionada à concentração de anticorpos maternos em bezerros com menos de 3 meses. A maior porcentagem de reinfecções ocorre mais comumente nas vacas durante a primeira lactação. Os animais mais velhos podem ter imunidade mais efetiva devido à exposição anterior.

Pesquisas epidemiológicas em *bovinos de confinamento* descobriram que a soroconversão para o vírus pode ocorrer em até 70% dos animais no prazo de 1 mês após a chegada. Os animais com baixos títulos para o vírus na chegada estão sob risco aumentado de tratamento posterior para doenças respiratórias, o que sugere que o vírus pode ser um fator na doença respiratória bovina. Em algumas situações em bovinos de confinamento, os níveis elevados de anticorpos séricos contra BRSV na chegada estavam relacionados com menor risco de doença respiratória.

Fatores de risco do ambiente

A maior incidência de doença clínica ocorre nos meses de outono e inverno. Os surtos foram associados a mudanças nas condições climáticas, principalmente ao declínio da temperatura ambiente e pressão atmosférica.

Fatores de risco do patógeno

O BRSV tem uma faixa de hospedeiros estreita, afetando principalmente bovinos. Foram descritas diferenças antigênicas importantes entre os isolados de BRSV. Os subgrupos A e AB estão associados à doença respiratória grave e circulam na população de bovinos da raça Holandesa. Nos surtos naturais de infecção em rebanhos de bovinos leiteiros fechados e unidades de bezerros de vitela na Dinamarca, usando dados de sequenciamento de DNA, vírus idênticos foram isolados em um rebanho durante os surtos, mas os vírus de infecções recorrentes variaram em até 11%, mesmo em rebanhos fechados. É possível que uma grande quantidade de variantes de quasiespécies de BRSV tenha persistido em alguns bezerros em cada rebanho, e que um tipo de vírus novo e diferente altamente ajustado (sequência consenso e mestre) tenha se tornado dominante e se espalhado a partir de um único animal em cada surto.

Os subtipos antigênicos podem ter relevância tanto na explicação das diferenças de virulência entre subtipos quanto no desenvolvimento de novas vacinas para o controle da doença clínica. A produção e caracterização de anticorpos monoclonais para uma cepa de vacina do BRSV foi descrita. O vírus sincicial respiratório de cabras e ovelhas – o vírus sincicial respiratório caprino e o vírus sincicial respiratório ovino – são antigenicamente relacionados, mas não idênticos, ao BRSV.

O BRSV pode atuar de forma sinérgica com um desafio experimental simultâneo com o vírus e 3-metilindol para produzir doença pulmonar mais grave do que para qualquer agente isolado, semelhante à pneumonia por BRSV observada em bovinos de confinamento. Mas a vacinação de bovinos com vacinas contra BRSV não protege contra o potencial sinergismo entre a infecção por 3-metilindol e BRSV.

Tem sido uma questão fundamental se o vírus persiste ou não em animais individuais apesar da presença de anticorpos maternos ou naturalmente adquiridos. Os achados sorológicos indicam a persistência do vírus, mas o vírus não pode ser detectado em fluidos de lavado pulmonar ou esfregaços nasais. Experimentalmente, o vírus persistiu nos linfonodos traqueobrônquicos e mediastinais por até 71 dias após a infecção. *In vitro*, o vírus foi capaz ainda de se replicar em linhagens celulares de linfócitos B bovinos 6 meses após a infecção. Isso pode explicar a ausência do vírus entre epidemias, infecções recorrentes nos mesmos indivíduos e a reinfecção inaparente de adultos.

Mecanismos imunológicos

Após infecção natural pelo vírus sincicial respiratório bovino, a proteção é de curta duração e múltiplas reinfecções são comuns. Nas áreas endêmicas, a ausência de doença associada ao vírus sincicial respiratório bovino em animais adultos é possivelmente uma consequência de infecções repetidas. Isso coloca uma restrição no desenvolvimento de vacinas, uma vez que uma ou duas vacinas teriam que induzir a imunidade que apenas as infecções naturais repetidas podem fornecer. As infecções por BRSV podem ocorrer na presença de concentrações altas ou moderadas de anticorpos maternos. Os anticorpos maternos, que são direcionados contra as proteínas F, G e N do BRSV, estão comumente presentes nos bezerros, mas não protegem contra a infecção. No entanto, a incidência e a gravidade da doença são inversamente relacionadas ao nível de anticorpos maternos específicos, e a infecção natural não previne a reinfecção, mas parece oferecer uma boa proteção contra a doença clínica após a infecção. As infecções primárias de BRSV em bezerros com menos de 1 mês de idade são menos graves que aquelas em bezerros de 2 a 4 meses de idade, provavelmente como resultado da produção reduzida de TNF-α pró-inflamatória em bezerros com menos de 1 mês de idade.[5]

Os anticorpos colostrais contra BRSV nos bezerros leiteiros variam dependendo da estação do ano em que eles nasceram. Os bezerros leiteiros nascidos durante os meses de inverno na Holanda têm títulos de anticorpos colostrais contra BRSV mais baixos do que os nascidos durante os meses de verão. É incerto se isso pode ser atribuído à periodicidade sazonal da circulação de BRSV ou a outros fatores que influenciam o desenvolvimento de anticorpos ou a ingestão de colostro. Os bezerros nascidos no verão têm títulos de anticorpos mais altos com 14 a 19 semanas de idade, mais provavelmente atribuíveis à exposição ao BRSV. Os bezerros nascidos durante a estação da infecção podem ser preparados com vírus de campo BRSV durante o período de imunidade materna e podem estar melhor protegidos contra a doença pela imunidade celular durante a próxima temporada de infecção.

As imunoglobulinas IgM e IgA são os isótopos de anticorpos predominantes no trato respiratório após a infecção por BRSV, com IgA especialmente proeminente após a reinfecção. Tanto as respostas de anticorpos no soro quanto as respostas de anticorpos locais são suprimidas por anticorpos maternos. Após a infecção natural pelo vírus sincicial respiratório bovino em bovinos, os anticorpos são predominantemente dirigidos contra o epítopo A, enquanto após a infecção experimental ou a vacinação com uma vacina inativada, os anticorpos contra o epítopo B e o epítopo C não neutralizante estão significativamente aumentados em comparação com os mesmos epítopos em bovinos naturalmente infectados.

Os subgrupos do vírus são baseados em diferenças antigênicas da proteína G, e a infecção por BRSV protege contra a reinfecção por cepas homólogas do vírus. Sabe-se também que um BRSV completo pode proteger parcialmente contra infecção por BRSV com uma cepa que contém proteína G antigênica diferente. Portanto, a incorporação de vírus representativos de diferentes subgrupos de BRSV em vacinas para bovinos não parece necessária para conseguir proteção cruzada. A vacinação de bezerros com vacina BRSV inativada com formol seguida do desafio de exposição a vírus virulentos aumentou a gravidade da doença clínica e as lesões em comparação com bezerros não vacinados e desafiados. A vacinação não induziu anticorpos neutralizantes, mas os anticorpos IgG foram detectados por ELISA. A imunização com a vacina contra BRSV inativada com formol incita principalmente uma resposta inflamatória semelhante a Th2, caracterizada por um influxo eosinofílico significativo no campo pulmonar alveolar bronquial e nos tecidos pulmonares, e teores elevados de anticorpos séricos de imunoglobulina E.

Patogênese

O BRSV causa rinite, traqueíte, bronquite, bronquiolite e pneumonia intersticial leve. Nos casos de ocorrência natural, as principais lesões são bronquite e bronquiolite nas porções cranioventrais dos pulmões, combinadas com enfisema e edema generalizados em todo o pulmão. A infecção por BRSV causa hiperatividade e obstrução das vias respiratórias que podem persistir por até 30 dias depois da exposição viral. Nos casos de ocorrência natural, os campos pulmonares cranioventrais são particularmente mal ventilados, e há hipoxemia arterial associada ao desequilíbrio da ventilação e perfusão. As imagens radiográficas e da perfusão pulmonar com radionuclídeos revelam a presença de enfisema bolhoso e áreas de atelectasia acentuada.

A patogênese da pneumonia fatal aguda como resultado do BRSV não é clara. As lesões características são bronquiolite exsudativa ou necrosante, atelectasia, edema intersticial e enfisema. A doença aguda fatal é comumente precedida por doença respiratória leve vários dias antes, o que sugere que a hipersensibilidade pode ser um mecanismo patogênico que causa lesão pulmonar. O segundo estágio pode acompanhar a melhora inicial ou a recuperação do primeiro estágio e está associado ao início da dificuldade respiratória extrema. O anticorpo IgE específico do vírus pode desempenhar papel na patogênese da doença grave como parte de uma reação de hipersensibilidade. Os anticorpos IgM e IgA não estão envolvidos em uma reação de hipersensibilidade. Na infecção induzida experimentalmente em bezerros, há lesões consideráveis do epitélio bronquiolar, incluindo hipertrofia, hiperplasia e formação de sincício, o que facilita o movimento do vírus entre as células.[1] Nos alvéolos, a infecção pelo BRSV resulta na necrose dos pneumócitos do tipo I, e a resposta de pneumócitos tipo II inclui hipertrofia, hiperplasia e formação de sincício. Sugere-se que um mecanismo imunomediado possa ser responsável pelas lesões generalizadas em todo o pulmão.

A forma grave e altamente fatal da doença, também conhecida como forma "maligna" ou a *síndrome da angústia respiratória paroxística* (SARP), está associada à degranulação intensa de mastócitos pulmonares. Em uma série de doenças respiratórias paroxísticas de ocorrência natural em bezerros, amostras de soro pareadas foram coletadas com 3 semanas de intervalo e pulmões examinados na necropsia. A concentração sérica de triptase foi utilizada como marcador da degranulação de mastócitos. A triptase é uma serina protease pré-formada armazenada em grânulos de mastócitos e causa alterações significativas no tônus do músculo liso do trato respiratório e na permeabilidade vascular. As substâncias liberadas pelos mastócitos são responsáveis, pelo menos parcialmente, pelo edema pulmonar, especificamente por meio da venoconstrição e do aumento da permeabilidade vascular induzida pela histamina. O edema e a broncoconstrição causados pelos leucotrienos de mastócitos impedem o fluxo bronquiolar, o que provoca assincronismo ventilatório. As restrições mecânicas causadas pelo assincronismo são agravadas porque os pulmões bovinos consistem em vários compartimentos, o que impede qualquer ventilação colateral e qualquer dissipação de gradientes de pressão interlobular. O ponto de ruptura é alcançado quando o nível das restrições mecânicas excede o nível de resistência do tecido, causando enfisema intersticial.

Os bezerros que morrem de síndrome da angústia respiratória paroxística associada ao BRSV têm um padrão uniforme de lesões macroscópicas. A traqueia e os brônquios são preenchidos com espuma branca a rosa, e os pulmões são pesados e volumosos e não conseguem colapsar. As lesões mais características foram a distensão dramática do pulmão pelo edema, hiperinsuflação alveolar e enfisema intersticial e subpleural grave, muitas vezes com grandes bolhas de dissecação na margem dorsal dos lobos diafragmáticos.

Microscopicamente, as lesões mais características são bronquite, bronquiolite, edema alveolar, infiltração de células mononucleares, deposição de membrana hialina e hiperplasia dispersa de pneumócitos do tipo II. Existe um gradiente claro na gravidade das alterações inflamatórias nas vias respiratórias ao longo de um eixo craniocaudal, com as lesões sendo mais frequentes e graves nas partes craniais, exceto pela hiperisunflação e enfisema. A degranulação extensa de mastócitos ocorre nos lobos diafragmáticos, onde nem o vírus, nem o sincício epitelial, nem a bronquiolite tipicamente observados em zonas cranioventrais são encontrados.

Reprodução experimental da pneumonia por vírus sincicial respiratório bovino

A reprodução experimental da doença tem sido difícil, na maioria dos casos, a infecção resulta apenas em doença clínica leve com lesões limitadas.

A doença grave do trato respiratório e suas lesões podem ser reproduzidas experimentalmente em bezerros criados de forma convencional e o vírus pode ser recuperado de tecidos. Doença grave semelhante à doença de ocorrência natural pode ser induzida com um único aerossol de um isolado clínico de baixa passagem do vírus. A pneumonia moderada a grave induzida por BRSV pode ser reproduzida em bezerros alimentados com colostro, e a eliminação nasal do vírus e a demonstração do antígeno nos pulmões na necropsia fornecem evidências de que o vírus causa a doença.

Em bezerros neonatos com infecção aguda experimental por BRSV, há aumento da resistência pulmonar e diminuição da complacência, o que explica a dispneia grave observada em alguns animais. Não há evidências de que a infecção transplacentária ocorra. A infecção experimental de cordeiros jovens com BRSV pode resultar em alterações patológicas graves com doença clínica apenas leve.

Em bezerros infectados experimentalmente, o vírus pode ser detectado nas células epiteliais bronquiolares e em células alveolares, incluindo as células mucosas e ciliadas brônquicas, e células epiteliais não ciliadas (Clara) e ciliadas bronquiolares. Os sincícios são muitas vezes observados nas paredes bronquiolares e nos alvéolos, e estes sincícios estavam sempre replicando o vírus. No entanto, a formação de células sinciciais não é exclusiva da infecção por BRSV, já que também pode ocorrer em outras infecções virais do pulmão. Estudos ultraestruturais de pneumonia experimental pelo BRSV revelam que este se replica principalmente na camada superficial do epitélio ciliado respiratório e, em menor proporção, nos pneumócitos tipo II. A infecção de células ciliadas nas vias respiratórias por BRSV pode resultar na perda dos cílios e células ciliadas, o que pode interferir nos mecanismos de depuração pulmonar e predispor à pneumonia bacteriana. A gravidade dos achados clínicos após a infecção experimental por BRSV em bezerros está positivamente associada à magnitude da diminuição da depuração de um marcador de proteína inalado, indicando que a lesão do epitélio ciliado induzida por BRSV afeta a eficácia da depuração mucociliar.[6]

A infecção experimental pelo BRSV em bezerros induz resposta de proteína de fase aguda. As proteínas de fase aguda fortes e reprodutíveis, haptoglobina e amiloide sérica A atingirão o pico em 7 a 8 dias após a inoculação do vírus. A citocina pró-inflamatória fator de necrose tumoral (TNF-α) pode ser detectada nos fluidos de lavado pulmonar broncoalveolar, e altos teores aparecem nos dias em que lesões pulmonares graves e achados clínicos são evidentes. Ela pode estar envolvida em mecanismos que levam ao aumento da permeabilidade do endotélio.

Achados clínicos

Os achados clínicos variam consideravelmente de rebanho para rebanho e de ano para ano. Em bovinos leiteiros, a doença ocorre mais comumente em bezerros jovens com menos de 6 a 10 meses de idade, embora também surjam surtos de doença grave em vacas-leiteiras adultas. Os achados clínicos da infecção em bovinos mais velhos, particularmente naqueles com exposição prévia ao vírus, são menos graves. Em grandes rebanhos leiteiros, os episódios de infecção geralmente são leves e com frequência passam despercebidos, apesar de a vaca apresentar febre, ligeira inapetência e diminuição correspondente na produção de leite que dura 3 a 5 dias. As infecções primárias em bovinos leiteiros em lactação podem causar diminuição considerável na produção diária de leite. No entanto, as reinfecções não estão associadas à perda importante de produção de leite.

Um *surto repentino de doença respiratória aguda* em um grupo de animais é característico de infecção primária pelo vírus sincicial respiratório bovino. A doença é mais grave em animais sem exposição prévia ao vírus. Tosse seca, não produtiva, polipneia e dispneia graves e secreção nasal bilateral são características. Febre de 40 a 42°C é comum, e a produção de leite em vacas lactantes diminui acentuadamente. O consumo de alimentos no grupo afetado diminui por alguns dias. A febre geralmente persiste por 3 a 5 dias, apesar da terapia com antimicrobianos. A toxemia não é uma característica, a menos que haja pneumonia bacteriana secundária. Na auscultação dos pulmões há sons respiratórios altos sobre os aspectos ventrais, indicando consolidação, e sibilos que indicam bronquiolite. Estes são os achados de uma pneumonia intersticial viral. A maioria dos animais se recupera dentro de 5 a 7 dias. Aproximadamente 1 a 2% dos animais afetados desenvolverão pneumonia viral fatal caracterizada por dispneia grave com respiração abdominal e grunhido expiratório, cabeça esticada horizontalmente, respiração pela boca com salivação espumosa, ansiedade acentuada, febre persistente e morte dentro de 2 a 5 dias após o início. O consumo de alimentos e água diminui em razão da dispneia grave, o que resulta em um abdome magro e desidratação. Os animais afetados relutam em se mover ou em deitar. Os sons respiratórios altos audíveis sobre os dois terços ventrais de ambos os campos do pulmão indicam que a consolidação extensa está se tornando pronunciada. Também pode ocorrer enfisema subcutâneo sobre a cernelha. Ocasionalmente, alguns animais que não estão sendo observados de perto morrerão com pneumonia hiperaguda dentro de alguns dias e representarão os casos indicadores de um surto.

Nos surtos de infecção por BRSV em *bovinos leiteiros jovens* com menos de 12 a 16 meses de idade, as primeiras anormalidades clínicas geralmente observadas são tosse e secreção nasal leve em 50 a 75% dos animais. Inapetência com febre de 40°C ou superior dura cerca de 3 dias, seguida de recuperação na maioria dos casos. Tosse, secreção nasal e conjuntivite podem persistir por vários dias ou algumas semanas em 10 a 30% dos animais sem complicações duradouras. A respiração abdominal e sons pulmonares altos e anormais podem ocorrer em aproximadamente 50% dos animais, mas estes geralmente se resolvem dentro de 10 dias.

Em um surto de BRSV em *bezerros de corte recentemente desmamados* de 6 a 8 meses de idade, secreção nasal e lacrimal, polipneia e dispneia, febre de 40 a 42°C, diminuição da ingestão de alimentos, tosse e letargia são comuns. Em uma pequena porcentagem de animais afetados, dentro de poucos dias a dispneia se torna acentuada, com respiração pela boca e produção de saliva espumosa originada da respiração laboriosa. Também ocorre enfisema subcutâneo sobre a cernelha como resultado do enfisema intersticial grave. Sons respiratórios altos, sibilos e sons de crepitação são audíveis sobre os aspectos ventrais dos pulmões. A morte pode ocorrer dentro de alguns dias após o início da dispneia. Broncopneumonia bacteriana secundária pode ocorrer, mas é incomum.

Patologia clínica

É difícil obter o diagnóstico etiológico definitivo de infecção pelo BRSV, uma vez que o vírus é altamente lábil em amostras de tecido e a detecção de vírus em espécimes é ruim devido às técnicas laboratoriais inadequadas. O vírus replica lentamente, seu isolamento clássico é trabalhoso, e, muitas vezes, várias passagens cegas são necessárias antes que qualquer efeito citopático possa ser observado. Suabes nasofaríngeos para isolamento do vírus e amostras de soro pareadas são necessários para chegar ao diagnóstico etiológico definitivo. O diagnóstico laboratorial bem-sucedido do BRSV geralmente é baseado em um dos quatro critérios seguintes:

- Isolamento do vírus
- Detecção de antígeno BRSV em tecidos suspeitos
- Indicações de soroconversão pelo BRSV
- Histopatologia.

A alta prevalência de títulos de anticorpos para o vírus e a necessidade de pessoal qualificado para processar e interpretar os testes diagnósticos prejudicam o desenvolvimento de um teste diagnóstico de rotina. O isolamento do vírus a partir de casos clínicos típicos da doença geralmente é mal sucedido e pode levar de 11 a 21 dias em decorrência do aparecimento tardio de qualquer efeito citopático notável. Devido a essas dificuldades, o isolamento do vírus não é comumente recomendado como abordagem diagnóstica de rotina.

Isolamento ou detecção do vírus

Após a infecção experimental, o tempo médio de disseminação é de 3 dias, o tempo mediano até o pico de disseminação é de 5 dias e o tempo médio até a disseminação acabar é de 9 dias.[7]

A amostra ideal para o *isolamento* do vírus é o aspirado transtraqueal nos estágios iniciais da doença. A amostra também fornece células para *coloração com anticorpo imunofluorescente (IFA)*. Suabes nasofaríngeos também são úteis, mas a técnica de coleta da amostra deve garantir um bom contato com a parte mais caudal da cavidade faríngea e as amostras devem ser colocadas em meio de transporte de vírus e enviadas em embalagens geladas, e não congeladas.

O *ensaio de PCR* é rápido e sensível e é o método preferido para a análise de espécimes clínicos em razão das vantagens quanto à velocidade, sensibilidade, labilidade da amostra e custo.[4] A presença do vírus pode ser determinada usando PCR em suabe nasal com suabe umedecido coletado na fase aguda de um surto suspeito.[4] O vírus pode ser detectado e quantificado em culturas celulares usando os testes de PCR em tempo real quantitativo (RT-PCR) e RT-PCR competitivo quantitativo. Um teste rápido de imunomigração ao lado do paciente, projetado para identificar HRSV, pode detectar com precisão o BRSV em estudos de campo, proporcionando assim um teste de diagnóstico rápido à campo.[8]

O teste de anticorpos fluorescentes para a *detecção* de vírus é um dos exames mais rápidos, confiáveis e sensíveis para o diagnóstico de infecção por BRSV. Para aspirados traqueais, uma alíquota da amostra é centrifugada em uma lâmina microscópica para obter uma preparação celular para o teste do IFA. O vírus pode ser detectado em tecidos com anticorpos monoclonais ou policlonais e imuno-histoquímica pelo método do complexo avidina-biotina. Isso é feito tipicamente em tecidos fixados em formol e embebidos em parafina.

Sorologia

O teste sorológico padrão para anticorpos específicos contra BRSV é o *teste de vírus-neutralização* (VN), geralmente feito com placas de microtitulação. São desejáveis amostras pareadas das fases aguda e convalescente, tanto de animais afetados quanto normais no rebanho. A maioria dos bezerros leiteiros não possui anticorpos maternos detectáveis dirigidos contra o BRSV após 5 meses de idade,[9] consequentemente, o título positivo em bovinos com idade igual ou superior a 6 meses indica exposição à infecção dentro da população. O *ELISA indireto* é um teste rápido e confiável para a detecção de anticorpos contra o BRSV no leite, no tanque de expansão de leite e no soro. Foi desenvolvido um *ELISA de microneutralização* que se correlaciona bem com outros ensaios e é útil na avaliação das respostas de anticorpos ao vírus tanto na doença de ocorrência natural quanto nos estudos de vacinação.

Análise de hemogasometria arterial e concentração sanguínea de L-lactato

A pressão parcial de oxigênio no sangue arterial (Pa_{O2}) está associada negativamente à extensão das lesões pulmonares em bezerros com infecção induzida experimentalmente pelo BRSV, com aumento de 0,6 a 0,8% na proporção de pulmão afetado por cada redução de 1 mmHg na Pa_{O2} do valor de referência.[10] Como consequência, a medida do P_{O2} arterial fornece informações clínicas úteis sobre a proporção de pulmão comprometido e a resposta ao tratamento. Em contrapartida, a concentração de L-lactato no sangue arterial não foi útil para prever a proporção de pulmão comprometido e, geralmente, permaneceu dentro do intervalo de referência, mesmo na presença de hipoxemia arterial grave.

Achados de necropsia

Os pulmões afetados são volumosos e pesados, e não entram em colapso quando a cavidade torácica é aberta. As porções cranioventrais do pulmão estão consolidadas e geralmente vermelho-escuras ou de cor ameixa. Os septos interlobulares estão edematosos, e exsudato mucoide pode ser frequentemente espremido dos pequenos brônquios. O edema e o enfisema intersticial graves são proeminentes sobre os lobos dorsal e caudal. O enfisema subpleural costuma ser óbvio nos lobos craniais e caudais. As regiões pulmonares caudodorsais podem apresentar consistência "carnuda". Os lobos caudais geralmente estão distendidos de forma marcante devido ao enfisema intersticial e grandes bolhas são comuns. Os septos interlobulares dos lobos caudais geralmente estão distendidos em razão do enfisema e edema. O enfisema subcutâneo sobre a cernelha, tórax e pescoço são comuns. Pode ocorrer broncopneumonia bacteriana secundária com pleurite.

Histologicamente, há bronquiolite e bronquite. Estão presentes sincícios multinucleados grandes, que se projetam a partir das paredes bronquiolares ou que se encontram livres no lúmen. Hiperplasia e necrose do epitélio bronquiolar são comuns. Exsudatos que consistem em neutrófilos, macrófagos, células epiteliais descamadas e sincícios estão presentes no lúmen bronquiolar. As pequenas vias respiratórias estão frequentemente ocluídas com exsudato. As alterações alveolares incluem infiltração celular e espessamento dos septos alveolares com sincícios multinucleados de células gigantes nos alvéolos. Sincícios epiteliais contendo corpúsculos de inclusão intracitoplasmáticos eosinofílicos estão frequentemente presentes nas paredes alveolares. A presença de sincícios epiteliais é uma característica útil, mas o número e a proeminência dessas estruturas podem variar consideravelmente. Outros vírus também podem induzir esses sincícios. Nas regiões pulmonares caudodorsais, há enfisema grave, muitas vezes com ruptura de paredes alveolares e edema alveolar, às vezes com formação de membrana hialina e inchaço de células epiteliais alveolares.

Na pneumonia experimental por BRSV, os achados incluem bronquite, bronquiolite, bronquiolite proliferativa e necrosante, pneumonia intersticial com áreas de atelectasia e edema alveolar, formação de sincício epitelial em paredes bronquiolares e alveolares e hiperplasia de pneumócitos. O antígeno viral pode ser demonstrado por imunoperoxidase ou coloração imunofluorescente do epitélio bronquiolar e alveolar.

O isolamento do BRSV de casos naturais em campo sempre foi difícil em razão do tempo longo necessário para o aparecimento de efeitos citopáticos característicos. A microscopia fluorescente pode ser utilizada para a detecção do antígeno nas áreas pulmonares cranioventrais, mas a PCR é uma técnica mais sensível. É aconselhável coletar *amostras de muitas áreas do pulmão*, uma vez que o antígeno viral/ácido nucleico será mais abundante nas áreas de infecção aguda. O vírus também pode ser demonstrado em tecido pulmonar bovino fixado em formol e embebido em parafina usando técnicas imuno-histoquímicas.

Amostras para confirmação do diagnóstico

- Histologia: pulmão fixado (vários locais; MO, IHQ)
- Virologia: pulmão refrigerado (vários locais; TAF, PCR), suabe nasal (ELISA, PCR).

Diagnóstico diferencial

O diagnóstico diferencial inclui as doenças infecciosas do trato respiratório de bovinos jovens que geralmente afetam grupos de animais em um curto período.
Normalmente não é possível fazer o diagnóstico etiológico definitivo com base nos achados clínicos. No entanto, a combinação dos achados epidemiológicos e clínicos geralmente sugere doença respiratória viral aguda. Normalmente, não é possível ser mais específico do que fazer o diagnóstico clínico de doença respiratória aguda indiferenciada.

- A doença respiratória aguda atribuível à infecção por BRSV em bezerros de corte desmamados é caracterizada por dispneia significativa, anorexia, respiração pela boca, febre, enfisema subcutâneo, sons respiratórios altos e morte em uma pequena porcentagem de animais em poucos dias ou em menos tempo. Em alguns casos, pode haver histórico de doença respiratória no grupo afetado vários dias antes
- A rinotraqueíte infecciosa bovina (IBR) se caracteriza por surto de tosse, secreção nasal profusa, febre, inapetência e presença de lesões nasais típicas, a pneumonia não é comum. A recuperação ocorre em vários dias
- A pasteurelose pneumônica é caracterizada por anorexia, toxemia, febre, sons pulmonares anormais, tosse, secreção nasal e resposta ao tratamento com antimicrobianos. A pneumonia fibrinosa na necropsia é típica
- A pneumonia por vermes pulmonares ocorre mais comumente em grupos de bovinos jovens em pastagem de verão e se caracteriza por tosse, secreção nasal, taquipneia, respiração abdominal, febre e inapetência e aumento dos sons respiratórios com crepitações. Normalmente é necessário diagnóstico por necropsia
- A infecção por BRSV em bovinos leiteiros adultos pode ser leve e caracterizada por ligeira queda na produção de leite, febre por alguns dias, inapetência e recuperação em alguns dias. O bovino adulto que não possui imunidade pode desenvolver pneumonia fatal grave, que deve ser distinguida de pneumonia bacteriana, rinotraqueíte infecciosa bovina e outras causas de pneumonia intersticial.

Tratamento

Terapia antimicrobiana

Antimicrobianos de amplo espectro administrados diariamente durante 3 a 5 dias para pneumonia bacteriana secundária são comumente utilizados, mas podem não ser necessários. A recuperação normalmente ocorre de maneira gradual ao longo de um período de 3 a 5 dias. Animais gravemente afetados ficarão piores apesar do tratamento.

Corticosteroides e agentes anti-inflamatórios não esteroides

Os corticosteroides e os agentes anti-inflamatórios não esteroides (AINE) são utilizados com base no fato de que a disseminação generalizada do vírus no campo pulmonar caudodorsal é proinflamatória e resulta em enfisema extenso e angústia respiratória grave. Não há provas de que tal tratamento seja eficaz. Atualmente, não existem tratamentos eficazes para a infecção por HRSV no homem, além de cuidados de suporte.[11]

Controle

A natureza ubíqua do vírus, a persistência da infecção nos rebanhos, o movimento de bovinos entre rebanhos diferentes, a expansão dos rebanhos, as práticas de reposição usadas e infecções recorrentes dificultam o controle. No entanto, nos rebanhos soronegativos ao BRSV, medidas eficazes de biossegurança, incluindo a manutenção de um rebanho fechado, a prevenção do contato nariz-nariz com bovinos em fazendas adjacentes, a quarentena e o teste de novas adições ao rebanho e o fornecimento de botas para os visitantes, podem ser efetivos para impedir a entrada da infecção na propriedade.[9] Uma abordagem racional do controle seria o manejo dos animais para minimizar os fatores estressores, como ventilação inadequada. As reposições de rebanho trazidas devem ser colocadas em quarentena, separadas dos demais animais por 2 a 3 semanas antes de se misturarem com o restante do rebanho.

Vacinas e imunização

Uma vacina eficaz deve ser capaz de estimular resposta imune efetiva na presença de anticorpos derivados da mãe resultantes da ingestão de colostro. Isso ocorre porque a maioria dos bovinos adultos são soropositivos, e a doença clínica parece ser mais comum em bezerros de 2 a 4 meses. Atualmente, vários tipos de resposta imune influenciadas pelo protocolo de vacinação e pela composição da vacina parecem fornecer proteção contra o BRSV, e a proteção ótima diante dos anticorpos derivados da mãe pode exigir tanto vacinas vivas quanto inativadas.[12] No entanto, a resposta imune às vacinas de vírus vivo modificado (VVM) administradas por via parenteral parecem ser substancialmente inibidas em bezerros neonatos. Como consequência, a administração parenteral de uma vacina de VVM contra BRSV não deverá produzir resposta imune protetora à infecção por esse vírus.[13]

Várias vacinas de VVM e vírus inativado estão disponíveis para o controle da doença respiratória resultante da infecção por BRSV, mas não existem estudos clínicos casualizados adequadamente controlados que avaliem a eficácia da vacina sob condições de ocorrência natural contra a infecção por BRSV ou doença clínica. A proteção induzida pelas vacinas contra BRSV é de curta duração e normalmente inferior a 4 meses.

Uma vacina de VVM administrada por via intranasal parece fornecer a melhor vacina candidata, com base na compreensão atual da patogênese da infecção por BRSV.

Essa vacina foi disponibilizada comercialmente pela primeira vez em 2007. No entanto, a administração de uma vacina de VVM corre o risco de reversão da virulência e propagação. O risco de reversão é reduzido se a deleção de genes for empregada.[12] Além disso, os anticorpos maternos parecem inibir a iniciação da resposta imune protetora quando as vacinas contra a BRSV intranasais são administradas.[13,14] Os bovinos vacinados com vacinas de VVM contra BRSV geralmente desenvolvem altas concentrações de anticorpos virusneutralizantes (VN) e anticorpos inibidores de fusão (F), em comparação com concentrações baixas a moderadas de IgG específica de BRSV total. Uma metanálise de 2015 concluiu que, em ensaios de exposição induzida experimentalmente, vacas de corte ou leiteiras vacinadas com vacinas de VVM contra BRSV não apresentaram redução na morbidade ou mortalidade em comparação com controles não vacinados. Esta metanálise incluiu bezerros vacinados pela via intranasal.[15] Bovinos que receberam *vacinas de vírus inativados* produzem baixas concentrações de VN e maiores concentrações de IgG vírus-específicas (não neutralizantes) do que em bovinos que receberam vacina VVM. O significado clínico dessa diferença não foi determinado. As vacinas BRSV inativadas foram bem-sucedidas quando testadas por desafio experimental de bezerros vacinados, o que contrasta com a doença exagerada que pode ocorrer em crianças vacinadas com vacina contra HRSV com sulfato de alumínio como adjuvante e inativada com formol. Uma metanálise de 2015 concluiu que, em ensaios de exposição induzidos experimentalmente, bezerros leiteiros com menos de 6 meses de idade vacinados com vacinas inativadas de BRSV não apresentaram alteração na morbidade, mas houve *diminuição da mortalidade* em comparação com controles não vacinados.[15]

Nenhuma das 81 vacinas BRSV comercialmente disponíveis em 2014 permite a *diferenciação de animais infectados dos vacinados* (DIVA).[16] As vacinas BRSV de subunidades fornecem alternativa atrativa às vacinas BRSV de VVM, na medida em que não há potencial para reversão da virulência e animais vacinados podem ser distinguidos de animais naturalmente infectados com base em testes sorológicos.[12,16] O uso de *complexos imunoestimulantes (ISCOM)* com BRSV foi avaliado em bezerros com anticorpos maternos específicos de BRSV. A vacina superou o efeito supressivo dos anticorpos colostrais e induziu forte proteção clínica e virológica contra um desafio por BRSV. A proteção clínica foi associada à redução acentuada na replicação do vírus nos tratos respiratórios superior e inferior e nas respostas rápidas de anticorpos e células T-helper, o que pode ser atribuído aos efeitos do adjuvante na apresentação do antígeno.[17]

Tratamento e controle

Tratamento

- Tratamento antimicrobiano para animais com febre visando à pneumonia bacteriana concomitante (consultar as recomendações de tratamento para *Mannheimia haemolytica* neste capítulo; R1)
- Tratamento anti-inflamatório
- Anti-inflamatórios não esteroides (R2)
- Corticosteroides (R3).

Controle

- Vacinação de bezerros leiteiros com menos de 6 meses de idade com vacina inativada contra BRSV (R1)
- Vacinação de bezerros de corte ou leiteiros com menos de 6 meses de idade com vacina de VVM contra BRSV (R3).

LEITURA COMPLEMENTAR

Brodersen BW. Bovine respiratory syncytial virus. Vet Clin North Am Food A. 2010;26:323-333.
Guzman E, Taylor G. Immunology of bovine respiratory syncytial virus in calves. Mol Immunol. 2015;66:48-56.
Meyer G, Deplanche M, Schelcher F. Human and bovine respiratory syncytial virus vaccine research and development. Comp Immunol Microbiol Infect Dis. 2008;31:191.
Valarcher JF, Taylor G. Bovine respiratory syncytial virus infection. Vet Res. 2007;38:153-180.

REFERÊNCIAS BIBLIOGRÁFICAS

1. Gershwin LJ. Comp Immunol Microbiol Infect Dis. 2012;35:253.
2. Raaperi K, et al. Acta Vet Scand. 2012;54:4.
3. Moore SJ, et al. J Vet Diag Invest. 2015;27:6.
4. O'Neill R, et al. Vet Rec. 2014;10:1136/vr-102574.
5. Antonis AFG, et al. J Gen Virol. 2010;91:2497.
6. Gershwin LJ, et al. Am J Vet Res. 2008;69:416.
7. Grissett GP, et al. 2015; 29:770.
8. Urban-Chmiel R, et al. Transbound Emerg Dis. 2015; 62:407.
9. Klem TB, et al. Vet Rec. 2013;doi:10.1136/vr.101936.
10. Ellis J, et al. Can J Vet Res. 2013;77:205.
11. Moore ML, Peebles RS. Pharmacol Therap. 2006; 112:405.
12. Blodörn K, et al. PLoS ONE. 2014;9(6):e100392.
13. Ellis J, et al. Can Vet J. 2014;55:1180.
14. Ellis JA, et al. J Am Vet Med Assoc. 2010;236:991.
15. Theurer ME, et al. J Am Vet Med Assoc. 2015; 246:126.
16. Hägglund S, et al. Clinical Vaccine Immunol. 2014; 21(7):997.
17. Hägglund S, et al. Vaccine. 2011;29:8719.

Rinotraqueíte infecciosa bovina (nariz vermelho), infecção por herpes-vírus bovino tipo 1

Sinopse

- Etiologia: herpes-vírus bovino tipo 1 subtipos: HVB-1.1 (respiratório), HVB-1.2a e 1.2b (genital), HVB-1.3 (renomeado HVB-5, encefalítico)
- Epidemiologia: ocorrência mundial em bovinos, alta prevalência de infecção, baixa incidência da doença, transmitido diretamente, infecção latente característica, perdas econômicas decorrentes de mortes e abortos, infecção latente em animais reprodutores causa problemas de comércio internacional e de entrada em unidades de inseminação artificial
- Achados clínicos: rinite com lesões nasais típicas, traqueíte, febre, conjuntivite, tosse, secreção nasal e recuperação em poucos dias; doença sistêmica grave em bezerros recém- nascidos, surtos de aborto
- Patologia clínica: isolamento ou detecção do vírus em cultura de tecidos ou reação em cadeia da polimerase (PCR), sorologia com título de soroneutralização, ensaio imunoabsorvente ligado a enzima (ELISA). Anticorpos no leite do tanque de expansão
- Lesões: rinotraqueíte, broncopneumonia, encefalite não supurativa, necrose do trato digestivo em bezerros com doença sistêmica, fetos abortados autolisados
- Diagnóstico diferencial: todas as doenças associadas à doença do trato respiratório bovino: pasteurelose pneumônica, pneumonia intersticial viral, *Haemophilus pleuropneumoniae*, rinite alérgica
- Tratamento: antimicrobianos para infecções bacterianas secundárias
- Controle: vacinação dos animais jovens de reposição do rebanho reprodutor usando vacinas de vírus vivo modificado ou de vírus inativados. As vacinas de subunidade e vacinas com marcadores antigênicos são preferidas às vacinas convencionais. Alguns países erradicaram a infecção identificando e eliminando animais soropositivos.

Etiologia

O herpes-vírus bovino tipo 1 (HVB-1), ou o vírus da rinotraqueíte infecciosa bovina (IBR), é um alfa-herpes-vírus e causa doença respiratória, aborto, conjuntivite e outras formas clínicas do complexo da doença. Análises genéticas de vários isolados clínicos encontraram pelo menos quatro *subtipos HVB-1* distintos: um *subtipo respiratório, dois subtipos genitais* e um *subtipo encefalítico*, designados como HVB-1.1, HVB-1.2a, HVB-1.2b e HVB-1.3, respectivamente. HVB-1.3 como subtipo neuropático foi renomeado como três genótipos, HVB-5a, HVB-5b e HVB-5 não a/não b.[1] As diferenças antigênicas entre isolados do vírus podem explicar alguns dos diversos padrões epidemiológicos e patológicos de comportamento deste herpes-vírus, embora o desenvolvimento de rinotraqueíte ou vulvovaginite/balanopostite dependa mais da via de infecção do que do subtipo do vírus.

Quatro alfa-herpes-vírus ruminantes estão relacionados com HVB-1 e têm potencial para infecção cruzada em bovinos na Europa: herpes-vírus bovino tipo 5, herpes-vírus caprino tipo 1 (CpHV-1), herpes-vírus cervídeo tipo 1 (CvHV-1) e herpes-vírus cervídeo tipo 2 (CvHV-2). O herpes-vírus tipo 1 de búfalos e o herpes-vírus de alces também estão intimamente relacionados com HVB-1. O herpes-vírus bovino tipo 5 é a causa de meningoencefalite fatal em bezerros. O CpHV-1 causa enterite e infecção generalizada em cabritos neonatos. A maioria das infecções por esse tipo em adultos são subclínicas; o vírus pode causar vulvovaginite, balanopostite ou aborto. O CvHV-1 pode causar doença ocular em cervos vermelhos e está disseminado em cervos vermelhos de vida livre e criados em fazendas. O CvHV-2 foi isolado de renas na Finlândia e evidência sorológica de infecção com vírus semelhante ao HVB-1 foi relatada em caribus no Canadá. Embora esses vírus difiram consideravelmente em sua virulência, eles estão intimamente relacionados, tanto genética quanto antigenicamente, e podem estabelecer infecções latentes semelhantes às do HVB-1. Um ensaio de imunofluorescência que utiliza anticorpos monoclonais pode discriminar entre estes herpes-vírus relacionados. O herpes-vírus bovino tipo 4 tem sido associado à mastite em bovinos.

Epidemiologia

Prevalência de infecção e ocorrência da doença

Doença reprodutiva como resultado do HVB-1 foi relatada pela primeira vez na Alemanha em 1841 como causa da vulvovaginite pustular infecciosa (IPV) e da balanopostite pustular infecciosa (IPB). Uma forma de doença mais virulenta atribuível ao HVB-1.1 (rinotraqueíte infecciosa bovina) surgiu em confinamentos do Colorado nos EUA em 1950, e esse subtipo foi amplamente disseminado, provavelmente como resultado da exportação de bovinos vivos. Acredita-se que este subtipo se desenvolveu devido a uma adaptação para se multiplicar no epitélio respiratório associado a grandes populações suscetíveis aglomeradas em um confinamento. O vírus atualmente está distribuído em todo o mundo, mas foi erradicado da Áustria, Dinamarca, Finlândia, partes da Alemanha, Suécia, partes da Itália, Suíça e Noruega.[2] Programas de controle estão em execução em vários outros países. A forma respiratória da doença clínica é mais comum em bovinos de confinamento e bovinos em fazendas de leite e corte sem um programa de vacinação de rotina.

Animais silvestres

Existem infecções por herpes-vírus bovino em ruminantes silvestres. As infecções podem ser endêmicas no cervo de cauda branca em certas partes do Canadá, e sugere-se que uma forma leve da doença ocorra nesses animais. Os veados-mula são suscetíveis à infecção, a doença ocorreu naturalmente em uma cabra, e anticorpos contra o vírus foram encontrados em antilocapra (antílope americano) no oeste do Canadá e em animais de caça e bovinos da Tanzânia. De acordo com pesquisas sorológicas, o vírus é disseminado na vida selvagem africana, particularmente no búfalo, que pode ser um reservatório de infecção entre a população selvagem. O vírus foi recuperado de gnus na África, o que sugere ainda que a vida selvagem pode servir como reservatório. Os anticorpos para os alfa-herpes-vírus foram encontrados em renas, corças e cervos vermelhos na Noruega. Em Saskatchewan, Canadá, 52% dos caribus da floresta eram soropositivos para HVB-1.

Morbidade e letalidade de casos

A forma não complicada da doença respiratória em bovinos não é altamente fatal, sendo a maioria das perdas atribuídas principalmente à broncopneumonia bacteriana secundária. As taxas de morbidade e de letalidade de casos em bovinos leiteiros são de cerca de 8% e 3%, respectivamente, enquanto em bovinos de confinamento a taxa de morbidade geralmente é de 20 a 30% em bovinos não vacinados e raramente atinge 100%. A taxa de letalidade de casos em bovinos de confinamento é invariavelmente associada à traqueíte e broncopneumonia bacteriana secundária e pode chegar a 10%, mas geralmente não é superior a 1%. A morbidade e a letalidade de casos são *maiores em bovinos de confinamento* do que nos rebanhos leiteiros devido à introdução frequente de animais suscetíveis em uma situação enzoótica. A taxa de letalidade de casos na forma sistêmica da infecção em bezerros recém-nascidos é de quase 100%.

Métodos de transmissão

As principais fontes de infecção são o exsudato nasal e as gotículas tossidas, secreções genitais, sêmen e fluidos e tecidos fetais. A infecção por aerossol é o método de propagação da doença respiratória. Experimentalmente, o herpes-vírus bovino tipo 1 pode ser eliminado por bezerros no ambiente e transportado por via respiratória ao longo de uma distância de pelo menos 3,9 m para bezerros sentinela estabulados em um edifício separado. O vírus é estável durante pelo menos 1 mês a 4°C, 50 dias a 22°C, 10 dias a 37°C e 21 min a 56°C, e pode sobreviver 30 dias nos alimentos. A transmissão venérea é o método de disseminação das doenças genitais. O vírus pode sobreviver por até 1 ano no sêmen congelado a -196°C.

A introdução de animais em um grupo geralmente precede o surto da doença. No entanto, pode surgir simultaneamente em uma série de fazendas leiteiras em uma área e espalhar-se dessas fazendas para fazendas adjacentes até que toda a área seja afetada. O mesmo padrão de ocorrência simultaneamente em vários focos é observado em confinamentos, e essas infecções em focos se espalham para outros lotes nos currais. Um surto geralmente atinge seu pico na segunda ou terceira semana e termina na sexta semana.

Fatores de risco

Fatores de risco do animal

Suscetibilidade de idade e raça

Todas as idades e raças de bovinos são suscetíveis, mas a doença ocorre mais comumente em animais com mais de 6 meses de idade, provavelmente em razão de sua maior exposição. Não há variação sazonal na incidência, exceto possivelmente pela maior ocorrência em bovinos em confinamento nos meses de outono e inverno, quando muitos animais suscetíveis estão reunidos. Os complexos de doenças associados ao vírus ocorrem mais comumente em animais que não possuem imunidade adquirida pela infecção natural prévia ou vacinação. *Um rebanho não vacinado de gado reprodutor ou um grupo de animais em confinamento é altamente suscetível a epidemias de doença respiratória e aborto.* Os bezerros recém-nascidos são altamente suscetíveis à forma sistêmica de infecção se o teor de anticorpos específicos para o vírus no colostro for inadequado ou se houver falha na transferência de imunidade passiva.

A análise da relação entre o genótipo de interferona e a gravidade da doença clínica em bovinos experimentalmente inoculados com HVB-1 revelou que certos alelos da interferona estavam significativamente associados ao fenótipo clínico mais grave. Um segundo alelo em outro *locus* foi associado ao genótipo da doença mais branda. Assim, os programas reprodutivos de seleção que visam a alterar a frequência desses alelos em populações de bovinos podem potencialmente melhorar a saúde animal e diminuir o impacto econômico das infecções por HVB-1. Este método de controle potencial não foi seguido com a introdução de campanhas nacionais de vacinação e erradicação.

Fatores de risco do ambiente e do manejo

Muitos fatores de manejo foram associados à infecção por HVB-1 em um rebanho. Os rebanhos infectados compram bovinos e participam de exposições de gado com maior frequência do que as fazendas com animais negativos para a doença. As fazendas com animais positivos têm mais visitantes e estão mais próximas de outras fazendas de gado. A incapacidade de vacinar regularmente e manter registros confiáveis das datas de vacinação estão comumente associadas ao controle inadequado da doença. Em países com programas de erradicação de HVB-1, a perda de certificação é comumente associada com o número de bovinos comprados em 1 ano, a densidade da fazenda dentro de um raio de 1 km e a densidade de bovinos dentro de um raio de 1 km.

Fatores de risco do patógeno

Os *vírus semelhantes ao vírus da rinotraqueíte infecciosa bovina (IBR)* são agora designados *HVB-1.1*, e os *vírus semelhantes ao da vulvovaginite pustular infecciosa (IPV)* são designados como *HVB-1.2*, sendo o último subtipo dividido adicionalmente em dois grupos, dadas as designações de letra a e b. Os *isolados do subtipo 1.2a causam aborto* e os isolados 1.2b não são abortivos. O *subtipo 1.3 (agora renomeado HVB-5)* é a cepa encefalítica e consiste em três subtipos identificados anteriormente. As vacinas atualmente disponíveis, que são feitas com o subtipo 1.1, não podem ser administradas a vacas gestantes pois são abortivas. As vacinas contra HVB-1 com vírus vivo modificado (VVM) atualmente disponíveis podem causar infertilidade em bovinos infectados 14 dias após a reprodução.

A virulência do vírus ou sua especificidade ao tecido hospedeiro muda como resultado de fatores desconhecidos. O genoma de HVB-1 não é estável durante a passagem no animal hospedeiro e podem ocorrer variações nos padrões de endonuclease de restrição dos vírus em animais individuais, tanto durante as infecções agudas quanto após reativação viral ou depois da reativação viral seguida de superinfecção com um subtipo diferente de HVB-1 do que o utilizado para a inoculação primária. O vírus da IBR é semelhante ao vírus que causa IPV em vacas e IPB em touros. Sugeriu-se que o IPV foi transmitido para a América do Norte a partir da Europa em bovinos infectados, mas continuou a causar lesões apenas no trato genital até que sua introdução em populações densas de bovinos em confinamentos incentivou a passagem rápida por muitos hospedeiros e, assim, encorajou a adaptação ao trato respiratório. Apenas raramente as formas respiratória e genital da doença ocorrem juntas. Contudo, por metodologia de rotina é difícil, normalmente impossível, distinguir entre isolados obtidos do trato reprodutivo e da mucosa respiratória. Do mesmo modo, com exceção de mutantes sensíveis à temperatura, as cepas de vacinas não podem ser distinguidas dos isolados em campo.

A virulência de várias cepas de um genótipo pode variar amplamente. O resultado da infecção por HVB-1 pode variar de infecção subclínica a infecção sistêmica em bezerros neonatos que muitas vezes é altamente fatal. As cepas de vacina de HVB-1.1 foram associadas a surtos de meningoencefalite em bovinos confinados dentro de 7 a 10 dias após a vacinação de rotina por via intranasal com uma vacina destinada à IM. Bezerros recém-nascidos com menos de 3 dias de idade são suscetíveis à forma sistêmica altamente fatal do vírus IBR se vacinados IM com uma vacina contra HVB-1 e PI-3 com VVM. Um surto da forma subclínica de rinotraqueíte infecciosa bovina foi descrito em um rebanho leiteiro de status de saúde elevado, gerenciado sob altos padrões de biossegurança e conhecido por ser sorologicamente negativo para o vírus nos 15 anos anteriores. Embora 70% das vacas tenham soroconvertido para o vírus, não foram observados achados clínicos, com exceção de secreção ocular em poucas vacas e seu desempenho e produtividade não foram afetados. O vírus causador foi isolado após reativação com corticosteroides e teve o perfil de DNA de uma cepa HVB-1 normalmente associada a doença respiratória grave.

O gene da glicoproteína E (gE) é um fator de virulência do HVB-1 e é importante no desenvolvimento de *vacinas com marcador gE-negativas* usadas em programas de erradicação na Europa. Essas vacinas com marcadores – ou inativadas ou vivas atenuadas – tiveram a deleção no gene que codifica a glicoproteína não essencial E (gE) de HVB-1 para permitir a diferenciação sorológica entre bovinos vacinados e infectados.

Mecanismos imunes

A imunidade ao vírus é complexa e consiste em relações entre anticorpos locais e sistêmicos e imunidade mediada por células. Após a infecção natural ou a vacinação com VVM, tanto os componentes do sistema imune mediados por células quanto humorais são ativados. O nível de imunidade humoral tem sido usado como indicador de infecção prévia e medida indireta de resistência à doença clínica. No entanto, o nível de anticorpos de soroneutralização (SN) não é um indicador confiável de resistência à doença respiratória clínica. Animais com baixos níveis de anticorpos podem ser imunes devido à imunidade mediada pela célula. O nível de imunidade mediada por células pode ser avaliado usando o teste de hipersensibilidade do tipo retardado. Experimentalmente, os títulos de vírus-neutralização (VN) são mais baixos em bezerros inoculados com ambos os vírus da IBR e PI-3 do que em bezerros infectados com um único vírus. Isso sugere que infecções virais mistas podem resultar em maior imunossupressão, embora a síntese do vírus infeccioso possa ser suprimida por interferência.

Após a infecção intranasal ou o uso de uma vacina contra vírus da rinotraqueíte infecciosa bovina com VVM por via intranasal, são produzidos anticorpos secretores locais e interferons. A interferona aparece em 3 dias e persiste por 10 dias. A presença da interferona não protege os bezerros contra o desafio experimental 3 dias após a vacinação. No entanto, a presença de níveis mesmo baixos de anticorpos no soro ou na secreção nasal, que aparece por volta do sétimo dia depois da vacinação, proporciona graus variáveis de resistência à doença clínica por 9 meses.

Imunidade colostral

Os bezerros adquirem anticorpos colostrais das mães com anticorpos humorais. A duração da imunidade colostral varia de 1 a 6 meses de idade, dependendo do nível inicial adquirido pelo bezerro. O anticorpo materno no neonato pode interferir com a vacinação bem-sucedida dos bezerros antes dos 6 meses de idade.

Importância econômica

A infecção pelo HVB-1 pode causar consequências econômicas importantes em rebanhos de reprodutores de bovinos de corte ou leiteiros ou em confinamentos de bovinos de corte. As perdas decorrem de epidemias de aborto, infertilidade como resultado de IPV em vacas e IPB em touros, perda de produção e óbitos pela forma respiratória da doença em bovinos de todas as idades, mortes pela forma sistêmica altamente fatal da doença em bezerros recém-nascidos e custo do tratamento quando ocorrem infecções bacterianas secundárias do trato respiratório.

Patogênese

O vírus causa doenças a partir de diferentes mecanismos, incluindo infecção primária restrita ao trato respiratório, olhos e trato reprodutivo. A disseminação sistêmica em muitos órgãos ocorre pela viremia e disseminação neuronal. Além disso, o vírus pode estabelecer latência em células neuronais ou linfoides. Após a reativação, os vírus restabelecem o ciclo lítico de replicação. A resposta imune inata é ativada principalmente em animais infectados por IBR, por meio dos receptores do tipo Toll 2 e 4, e o desenvolvimento de uma resposta efetiva das células T citotóxicas é crítico para a eliminação de células infectadas pelo vírus.[3]

Doença respiratória

O HVB-1 infecta as cavidades nasais e as vias respiratórias superiores, resultando em rinite, laringite e traqueíte. A tonsila da faringe é prontamente infectada pelo vírus e pode ser um importante tecido linfoide para respostas antivirais precoces. Existe uma extensa perda de cílios na traqueia, deixando o epitélio traqueal coberto por microvilosidades. A administração intratraqueal do vírus resulta em desnudação quase completa das células colunares traqueais, o que presumivelmente tem efeito adverso nos mecanismos de defesa do trato respiratório. A disseminação a partir das cavidades nasais para os tecidos oculares provavelmente ocorre por meio dos ductos lacrimais e causa conjuntivite com edema e inchaço da conjuntiva, formação de placa multifocal nas conjuntivas, edema periférico da córnea e vascularização profunda. O vírus também pode aumentar a prevalência e a gravidade da rinotraqueíte infecciosa bovina nos bezerros. Em bezerros neonatos, infecção potencialmente fatal, associada à presença contínua de antígeno viral e inflamação ativa, contrasta com o reparo e a depuração do antígeno viral em bezerros desmamados. Experimentalmente, a inoculação endobrônquica de bezerros com o HVB-1 causa pneumonia intersticial. O antígeno viral pode ser detectado nas células descamadas e nos macrófagos do líquido broncoalveolar.

Encefalite

Presume-se que o mecanismo pelo qual o cérebro é infectado seja a disseminação do vírus da mucosa nasal por meio da inervação periférica do trigêmeo para o gânglio trigeminal, resultando em encefalite não supurativa. Contudo, suspeitou-se de viremia. Encefalite grave pode ser produzida experimentalmente em bezerros privados de colostro com o tipo neurovirulento HVB-1.3. A infecção experimental com HVB-1.1 produz doença respiratória e encefalite branda. A inoculação intranasal de bezerros jovens e vacas adultas com HVB-1 pode resultar em ganglionite trigeminal e encefalite não fatal, o que pode ser um mecanismo importante para a infecção latente.

Aborto

A invasão sistêmica pelo vírus é seguida por localização do vírus em diversos tecidos diferentes. O vírus pode ser transportado por leucócitos periféricos para a placenta e transferido para o feto para causar o aborto. O feto é altamente suscetível ao vírus, o que ocasiona infecção hiperaguda que geralmente é fatal. A infecção no último trimestre de gestação pode resultar em mumificação, aborto, natimorto ou bezerros fracos com as lesões usuais do IBR e lesões de estômago e intestinos que foram produzidas pela administração experimental do vírus virulento aos bezerros recém-nascidos.

A *forma sistêmica da infecção em bezerros recém-nascidos* é caracterizada por inflamação e necrose graves dos tratos respiratório e gastrintestinal, incluindo faringe, esôfago, pulmão, laringe, linfonodos e fígado, nefrite e encefalite. Há edema laríngeo grave e distúrbio respiratório que resulta em dificuldade na deglutição e pneumonia por aspiração. Uma síndrome grave altamente fatal caracterizada por erosão e ulceração difusas do trato digestivo superior, incluindo a cavidade bucal, ocorreu em bovinos de corte em confinamento.

Latência

O *vírus HVB-1 pode se tornar latente* após infecção primária com um isolado de campo ou vacinação com cepa atenuada. O vírus pode permanecer latente indefinidamente, e a recrudescência, reativação e eliminação do vírus podem ocorrer após o uso de grandes doses de corticosteroides que mimetizam os efeitos do estresse. O transporte de bovinos com infecção latente pode reativar o vírus, resultando em reexcreção do mesmo e aumento de anticorpos neutralizantes. As cepas de vacina atenuadas podem permanecer em estágio latente, e a vacinação não proporciona proteção contra o estabelecimento de infecção latente com uma cepa selvagem. A vacinação também não inibe a reexcreção de uma cepa selvagem que estava na forma latente no momento da vacinação. O vírus da vacina e os isolados de campo podem ser excretados após vacinação com vírus vivo e desafio subsequente do isolado de campo. Os anticorpos colostrais em bezerros não impedem a replicação inicial do vírus, e a latência pode persistir após o declínio da imunidade colostral e os bezerros terem se tornado soronegativos.

A localização da latência do vírus no corpo varia, o vírus permanece localizado perto do local de sua primeira multiplicação e durante a recrudescência será reexcretado pelo tecido inicialmente infectado. O HVB-1 pode ser isolado do *gânglio trigêmeo* de bovinos clinicamente normais durante o período latente e ganglionite trigeminal pode ser observada durante a recrudescência. A infecção latente com vírus HVB-1 virulento pode ocorrer no gânglio trigêmeo de bezerros previamente vacinados com a vacina de VVM. O vírus virulento pode se espalhar ao longo da inervação periférica do trigêmeo, apesar da presença de anticorpos humorais em bezerros vacinados. A recrudescência do vírus do gânglio trigeminal e a propagação ao longo dos nervos periféricos pelo fluxo intra-axonal para a mucosa nasal pode ocorrer em bezerros tratados com corticosteroides e, presumivelmente, se dá após o estresse. O vírus foi isolado dos gânglios trigeminais de 10% dos bovinos clinicamente normais no abate, 40% dos quais tinham anticorpos de soroneutralização (SN) para o vírus.

O aspecto prático da latência é que todos os bovinos de rebanhos endêmicos devem ser considerados potenciais fontes de vírus HVB-1 e capazes de espalhar infecção para animais que ainda não foram expostos. Alguns portadores latentes não possuem anticorpos detectáveis. O único método de identificação é o tratamento com dexametasona para iniciar recrudescência e detecção do vírus a partir de secreções nasais, ou o exame de PCR do gânglio trigêmeo na necropsia.

Vigilância sorológica e clínica combinada de 20 rebanhos leiteiros ao longo de 3 anos consecutivos revelou grandes variações na circulação do vírus. Em alguns rebanhos não houve identificação de infecção ativa, enquanto em outros um ou dois ciclos de infecção ocorreram em bezerros e bovinos de 1 ano, muitas vezes sem qualquer evidência clínica de doença. A reativação e a eliminação do vírus podem ocorrer em touros portadores conhecidos no momento do acasalamento, o que pode explicar a maior incidência de títulos em touros do que em vacas em alguns rebanhos de bovinos de corte. Os touros reprodutores em um centro de inseminação artificial que foram vacinados com vacina de VVM estavam eliminando o vírus vacinal no sêmen e o vírus podia ser recuperado de lavagens prepuciais 2 a 3 meses após a última imunização. No entanto, a frequência das infecções recorrentes e a quantidade de vírus excretados são reduzidas após a vacinação.

Anticorpos adquiridos passivamente em bezerros não previnem a replicação do vírus e o estabelecimento de infecção latente. Também é possível produzir experimentalmente bezerros passivamente imunizados soronegativos a HVB-1 que não têm resposta de anticorpos após a infecção, mas que desenvolvem uma resposta imune mediada por células depois da infecção, detectada por ensaio de interferona-gama específico. A falha em detectar facilmente esses animais representa uma ameaça epidemiológica para o controle de infecções por HVB-1. As vacinas com marcador da glicoproteína E-negativas também podem estabelecer latência não apenas em bezerros que não tiveram contato com o vírus, mas também em bezerros neonatos passivamente imunizados após uma única inoculação intranasal. Isso indica que as vacinas gE-negativas, quando usadas em bezerros com anticorpos passivos, podem resultar em portadores do vírus vacinal soronegativos.

A infecção experimental intraprepucial de touros jovens com HVB-1.2 causou balanopostite aguda, infecção latente e detecção de DNA viral em tecidos neurais regionais (gânglios nervosos sacrais, plexo simpático pélvico) e tecidos não neurais (linfonodos) 50 dias após a reativação experimental. Depois da infecção experimental em bezerros, o HVB-5 também pode resultar em infecção latente dos animais sobreviventes.

O parto também pode ser um estímulo para a reativação e a disseminação de uma cepa de vacina termossensível do vírus em animais vacinados. A reativação e a disseminação do vírus também foram observadas em bovinos que se recuperaram da forma respiratória da doença e 5 meses mais tarde foram infectados experimentalmente com *Dictyocaulus viviparus*. A placenta pode abrigar o vírus em um estágio latente por até 90 dias sem transmitir o vírus ao feto. A recrudescência pode ser diferenciada da infecção primária e reexposição pela via intranasal com base na distribuição da atividade de anticorpos antivirais entre os isótopos séricos IgM, IgG_1 e IgG_2.

Predisposição à pneumonia

O papel do vírus em afetar o mecanismo de depuração pulmonar de bovinos na patogênese da pasteurelose pneumônica foi revisado e está apresentado na seção sobre pneumonia da febre dos transportes em bovinos. A exposição experimental de aerossóis dos bezerros com o HVB-1 prejudica a função dos macrófagos alveolares, o que permite que *Mannheimia haemolytica* persista e prolifere no pulmão e produza a lesão característica. Estudos *in vitro* indicam que o vírus HVB-1 pode interferir com a função de células efetoras, como macrófagos, neutrófilos e linfócitos. A exposição dos bezerros ao aerossol do HVB-1 pode afetar a composição dos fosfolipídios alveolares, que podem alterar a função do surfactante pulmonar e comprometer os mecanismos de defesa pulmonar. O HVB-1 pode causar alteração na composição de glicoconjugados das superfícies epiteliais nasais bovinas, o que pode promover a proliferação de *M. haemolytica* nos estágios iniciais da pasteurelose pneumônica. O vírus também causa graus variáveis de doença pulmonar obstrutiva, resultando em aumento da resistência respiratória, retenção de dióxido de carbono e aumento do volume pulmonar em repouso. Ocorre constrição excessiva das vias respiratórias e comprometimento do relaxamento brônquico, o que pode comprometer os mecanismos de defesa pulmonar e permitir o desenvolvimento de pneumonia bacteriana secundária. Pode ocorrer pneumonia grave fatal pelo HVB-1.

Experimentalmente, a infecção ativa por HVB-1 desencadeia a expressão de citocinas nas células epiteliais brônquicas que facilita o recrutamento de neutrófilos.[4] A infecção por HVB-1 também afeta neutrófilos do sangue periférico bovino, aumenta a ligação da leucotoxina de *M. haemolytica* aos leucócitos broncoalveolares e aumenta sua capacidade de causar a morte dessas células. O vírus aumenta o número de leucócitos broncoalveolares, resultando em muito mais células responsivas a leucotoxinas presentes no pulmão. O efeito líquido é porque a infecção por HVB-1 amplifica o efeito prejudicial de *M. haemolytica* no pulmão.[4]

Falha reprodutiva

A *inoculação intrauterina do HVB-1 em bovinos resulta em endometrite necrosante aguda* no corpo uterino e nas porções caudais dos cornos uterinos, mas em lesões mínimas nas partes anteriores dos cornos. A inoculação experimental do vírus em novilhas no dia seguinte ao estro e inseminação pode resultar em lesões dos ovários consistindo em necrose focal e infiltração celular. As cepas vacinais comercialmente disponíveis do vírus HVB-1 podem produzir lesões semelhantes. As lesões ovarianas têm efeitos significativos na função lútea e os valores plasmáticos de progesterona no primeiro estro após a inoculação são acentuadamente inferiores aos dos ciclos normais subsequentes. Se o HVB-1 provoca falha reprodutiva como resultado da necrose do corpo lúteo ou infecção embrionária permanece indeterminado. Os embriões bovinos recentemente implantados podem ser infectados com algumas das várias cepas de HVB-1 e essa infecção *in vitro* é embriocida. A infecção provocada experimentalmente durante a gestação precoce (7 a 28 dias) causará ooforite e, em alguns casos, mortalidade embrionária. Os efeitos do vírus no trato genital e sobre o desempenho reprodutivo em bovinos foram revisados.

Mastite bovina

Os HVB tipos 1 e 4 foram associados à mastite em bovinos. Ambos os vírus, bem como o vírus da febre aftosa e o vírus PI-3 foram isolados do leite. O HVB-4 foi isolado de vacas com mastite clínica que também desenvolveram anticorpos contra o vírus no momento da mastite, e nenhuma bactéria foi isolada das amostras de leite. Células endoteliais do cordão umbilical bovino foram utilizadas para cultivar o vírus. A inoculação experimental do ducto papilar da teta resultou na replicação do vírus e mastite subclínica após infecção por HVB-4. A inoculação intramamária e intranasal simultâneas de vacas em lactação com HVB-4 não induziu mastite clínica, mas subclínica. É improvável que o HVB-4 seja o patógeno principal da mastite.

Achados clínicos

Rinite (nariz vermelho), traqueíte e conjuntivite

Após a infecção experimental há um período de incubação de 3 a 7 dias, mas em confinamentos infectados a doença ocorre 10 a 20 dias após a introdução de bovinos suscetíveis.

Existe uma variação considerável na gravidade dos achados clínicos após a infecção natural, dependendo da cepa do vírus, da suscetibilidade, da idade e de fatores ambientais. Na América do Norte, onde a doença é endêmica, a doença clínica geralmente é leve em gado leiteiro e em bovinos de corte em geral. Uma forma grave da doença pode ocorrer em confinamentos, onde há aglomeração e mistura de bovinos de várias origens. Uma forma grave de doença do trato respiratório anterior e encefalite foi relatada em bezerros de corte neonatos. A doença clínica é mais comum após 6 meses de idade em bezerros alimentados com colostro como resultado do declínio de IgG colostral (imunidade passiva).

Há início súbito de anorexia, tosse alta, febre (até 42°C), hiperemia grave da mucosa nasal com numerosos grupos de focos acinzentados de necrose nas membranas mucosas do septo nasal visíveis apenas dentro das narinas externas, secreção serosa a partir dos olhos e nariz, aumento da salivação e, por vezes, leve hiperexcitabilidade. Queda acentuada na produção de leite pode ser a primeira indicação em bovinos leiteiros. A frequência respiratória está aumentada e as respirações são superficiais, mas apenas o aumento na intensidade dos sons respiratórios é audível na auscultação dos pulmões, a menos que pneumonia secundária esteja presente. Traqueíte viral primária ou secundária bacteriana grave pode causar dispneia inspiratória com sons respiratórios traqueais anormais transmitidos para os pulmões. A angústia respiratória é evidente no exercício. Tosse curta e explosiva é característica em alguns surtos, mas não em outros. Morte súbita dentro de 24 h após o aparecimento dos primeiros sinais pode decorrer de bronquiolite obstrutiva extensa.

Em *bovinos leiteiros*, muitos animais de um rebanho se tornam afetados em alguns dias. A doença geralmente é leve, caracterizada por inapetência, tosse, secreção nasal serosa bilateral profusa, salivação excessiva, lesões nasais, febre moderada, queda moderada na produção de leite e recuperação em alguns dias. Vários animais podem ter a forma conjuntival da doença com conjuntivite óbvia e secreção ocular profusa. Os animais afetados como grupo não retornam à produção total por 10 a 14 dias. O surto de doença respiratória será seguido por abortos em vários dias até 90 dias após o caso índice ter ocorrido.

Em *bovinos de confinamento*, a doença geralmente é mais prolongada, o período febril é mais longo, a secreção nasal torna-se mais profusa e purulenta e o período de convalescença é maior. Algumas mortes podem ocorrer no período febril agudo, mas a maioria das mortes é atribuível à broncopneumonia secundária e ocorrem após doença prolongada de até 4 meses, em que dispneia grave, anorexia total e decúbito final são sinais óbvios. Alguns animais recuperados podem ter respiração com ronco persistente e mucosa nasal macroscopicamente áspera e espessada, acompanhada de secreção nasal.

Forma ocular da rinotraqueíte infecciosa bovina

A conjuntivite é um achado comum no "nariz vermelho" típico, mas surtos de conjuntivite podem ocorrer como sinal clínico principal. Um ou ambos os olhos podem ser afetados, o que é facilmente diagnosticado erroneamente como ceratoconjuntivite infecciosa (*pinkeye*) associada a *Moraxella bovis*. No entanto, as lesões da rinotraqueíte infecciosa bovina são confinadas à conjuntiva e não há lesões da córnea, exceto edema difuso. A conjuntiva é avermelhada e edemaciada, e há secreção ocular profusa, principalmente serosa. A córnea inicialmente não é afetada, mas ocasionalmente pode ser lesionada como resultado de infecção bacteriana secundária. Os bezerros com menos de 6 meses de idade podem desenvolver encefalite, que é marcada por incoordenação, excitação alternada com depressão e alta taxa de mortalidade. Salivação, mugidos, convulsões e cegueira também são registrados.

Doença sistêmica em bezerros recém-nascidos

Em bezerros recém-nascidos com menos de 10 dias de idade, a forma sistêmica da doença é grave e altamente fatal. Anorexia repentina, febre, salivação excessiva e rinite, muitas vezes acompanhadas de conjuntivite unilateral ou bilateral, são comuns. As membranas mucosas orais geralmente estão hiperêmicas, erosões do palato mole cobertas por muco persistente são corriqueiras e faringite aguda coberta por exsudato mucopurulento persistente é característica. A laringe normalmente está edemaciada, e angústia respiratória é comum. Broncopneumonia é usual e sons respiratórios altos, crepitações e sibilos associados à consolidação estão presentes. Os surtos da doença normalmente ocorrem em rebanhos altamente suscetíveis, onde a imunidade do rebanho declinou, as vacas não são vacinadas e existe imunidade colostral específica mínima, se houver. Diarreia e desidratação, referidas como a forma alimentar da infecção por HVB-1, ocorrem em alguns bezerros afetados. A causa da diarreia é incerta, mas pode estar relacionada às lesões ruminais.

Aborto

Trata-se de uma sequela comum e ocorre algumas semanas após a doença clínica ou a vacinação parenteral de vacas prenhes não imunes com a vacina de VVM de origem em cultura de tecido bovino. O aborto pode ocorrer até 90 dias após a vacinação se o vírus se tornar latente na placenta e infectar o feto muito mais tarde do que o habitual. Isso aumenta a possibilidade de que a vacinação, mesmo com vacinas seguras, possa ser a causa do aborto se a infecção natural preceder a vacinação. É mais comum nas vacas com 6 a 8 meses de gestação. Retenção da placenta frequentemente acompanha, mas a infertilidade residual não é importante. No entanto, endometrite, má concepção e estro curto podem ocorrer após a inseminação com sêmen infectado. O vírus da rinotraqueíte infecciosa bovina foi isolado a partir do sêmen 12 meses após o armazenamento.

A vulvovaginite pustular infecciosa caracteriza-se por micção frequente, elevação da cauda e secreção vaginal leve. A vulva está inchada e com pequenas pápulas, também há erosões e úlceras na superfície da mucosa. As úlceras da mucosa podem coalescer e pode ocorrer descamação de tecido necrótico marrom. A recuperação geralmente ocorre em 10 a 14 dias, a menos que haja complicações.

A balanopostite é caracterizada por lesões semelhantes da glande do pênis e da mucosa prepucial.

Patologia clínica

Isolamento ou detecção do vírus

Após a infecção experimental, o tempo médio de eliminação é de 2 dias, o tempo médio para o pico de eliminação é de 4 dias e o tempo médio até a eliminação diminuir é de 14 dias.[5] O isolamento do vírus a partir de suabes nasais usando cultura de tecido combinada com aumento de quatro vezes do título de anticorpos entre a fase aguda e de convalescença são desejáveis para o diagnóstico positivo da doença. Ao usar suabes nasais, recomenda-se suabes de algodão e poliéster em vez de cotonetes de alginato de cálcio, que são viricidas dentro de 2 h. O vírus pode ser detectado em suabes nasais pelo uso de ELISA, técnicas de imunofluorescência direta e indireta, imunoperoxidase e por exame de microscopia eletrônica, que pode revelar partículas virais semelhantes ao herpes. A sensibilidade das técnicas de imunofluorescência direta é comparável à técnica de cultura celular. O ELISA é altamente sensível. Uma combinação do teste de imunofluorescência indireta e isolamento do vírus de ambos os suabes, ocular e nasal, de vários animais aumentará a taxa de recuperação do vírus.

O ensaio de PCR é tão sensível quanto o isolamento do vírus e é uma alternativa prática para a detecção rápida do vírus. Os resultados estão disponíveis em um dia, em comparação com o isolamento do vírus, que requer 7 dias. O ensaio de PCR pode ser utilizado para a detecção de vírus no sêmen e é considerado equivalente ao do isolamento padrão do vírus e à hibridização Dot blot. O ensaio de PCR com a hibridização *Southern blot* é considerado altamente sensível e pode detectar o vírus no sêmen antes de se desenvolver qualquer anticorpo detectável. O ensaio de PCR também pode detectar cinco vezes mais amostras positivas de sêmen do que o isolamento do vírus em sêmen diluído em gema de ovo. PCR é considerado o teste diagnóstico de eleição para o diagnóstico de rotina de HVB-1 em fetos abortados.[6]

Usando a análise de restrição de endonuclease do DNA viral, agora é possível distinguir isolados de campo do vírus de cepas de vacina, o que pode ser útil na investigação de epidemias da doença induzidas por vacinas.

Sorologia

Muitos testes sorológicos estão disponíveis para a detecção de anticorpos e do aumento no título de anticorpos entre as fases aguda e convalescente da infecção.

A resposta imune primária à inoculação experimental de HVB-1 em bovinos é caracterizada pela formação de anticorpos IgM e IgG, principalmente IgG_1, no dia 7 pós-inoculação. A resposta imune secundária é caracterizada principalmente pela formação de anticorpos IgG_2. A resposta imune secundária resultante de aborto induzido pela inoculação intra-amniótica do vírus caracteriza-se por aumento substancial no anticorpo IgM. Exposição secundária à HVB-1 pela via intranasal não resulta na formação secundária de anticorpos IgM.

O teste de VN tem sido amplamente utilizado, e é o padrão pelo qual outras técnicas foram avaliadas. O ELISA é um teste específico, sensível e prático para a detecção de anticorpos HVB-1 e tem vantagens em relação ao teste de VN. O teste IgM-ELISA é útil para o diagnóstico de infecção recente com HVB-1 em bezerros.

A detecção de infecção latente por HVB-1 em bovinos é importante nos programas de controle e nas atividades de comércio internacional. Portanto, testes para identificar anticorpos específicos no soro devem ser altamente sensíveis para captar níveis baixos de anticorpos específicos de HVB-1. Isso enfatiza a necessidade de padronização internacional de testes para detectar anticorpos específicos de HVB-1 em bovinos. Nos rebanhos infectados de forma endêmica, a transmissão de HVB-1 não é contínua, mas é suficiente para produzir anticorpos detectáveis. Um teste sorológico negativo de status de portador (infecção latente) ocorre quando não há reexposição para estimular a imunidade humoral. Em outras palavras, continua sendo muito desafiador identificar bovinos infectados de forma latente quando eles estão alojados em uma população com transmissão mínima de HVB-1.[7]

Um teste de imunofluorescência usando anticorpos monoclonais pode discriminar entre os quatro alfa-herpes-vírus de ruminantes relacionados com HVB-1. Eles incluem o herpes-vírus bovino tipo 5, o herpes-vírus caprino tipo 1 (CpHV-1), o herpes-vírus cervídeo tipo 1 (CvHV-1) e o herpes-vírus cervídeo tipo 2 (CvHV-2). O herpes-vírus de búfalo tipo 1 e o herpes-vírus de alces também estão estreitamente relacionados com HVB-1.

O teste do leite em tanques de expansão para anticorpos de HVB-1 pode ser útil em programas de erradicação e monitoramento porque oferece a possibilidade de triagem rápida e barata. A correlação entre o teste do leite do tanque de expansão e a prevalência dentro do rebanho de animais soropositivos pode chegar a 0,86. Se o HVB-1 for detectado no tanque de leite, há alta probabilidade de que mais de um animal em um rebanho esteja infectado e que a infecção tenha se espalhado. O ELISA de bloqueio para HVB-1 está em uso em amostras de leite de tanque a granel como parte do sistema de vigilância dinamarquês para infecção por HVB-1 em rebanhos leiteiros. O teste pode detectar rebanhos soropositivos com proporções de prevalência tão baixas quanto uma vaca soropositiva para 70 cada vacas.

O anticorpo específico contra HVB-1 pode ser detectável nos fluidos fetais e aumenta a taxa de diagnóstico de aborto.

Achados de necropsia

Em bovinos adultos, as lesões macroscópicas são restritas ao focinho, cavidades nasais, faringe, laringe e traqueia, e terminam nos brônquios maiores. Pode haver enfisema pulmonar ou broncopneumonia secundária, mas na maioria dos casos os pulmões estão normais. No trato respiratório anterior existem graus variáveis de inflamação, mas as lesões são essencialmente as mesmas em todas as regiões anatômicas. Em casos leves, há inchaço e congestão da mucosa. Petéquias podem estar presentes, e há quantidade moderada de exsudato catarral. Em casos graves, o exsudado é profuso e fibrinopurulento. Quando o exsudato é removido, a mucosa está intacta, exceto por um pequeno número de focos necróticos na mucosa nasal, mas pode haver desnudação difusa do epitélio na parte superior da traqueia. Os linfonodos na região da garganta e do pescoço normalmente estão inchados e edemaciados. Histologicamente, há inflamação catarral aguda da mucosa. Os corpúsculos de inclusão raramente são observados em casos naturais, mas ocorrem de forma transitória nos núcleos de células epiteliais respiratórias em animais infectados experimentalmente. A invasão bacteriana secundária causará alteração necrosante mais grave, que geralmente é seguida pelo desenvolvimento de broncopneumonia. O vírus normalmente é isolado de tecidos afetados usando técnicas de cultura de células. Ele também pode ser demonstrado em tecidos embebidos em parafina, utilizando técnicas imuno-histoquímicas.

Na forma sistêmica em *bezerros neonatos*, observou-se necrose epitelial grave no esôfago e no rúmen, com o epitélio necrótico aderente com a qualidade pultácea de leite coalhado. A mucosa laríngea está congesta e edemaciada, com múltiplas lesões focais. Broncopneumonia é comum, com exsudato branco espesso que reveste o lúmen traqueal e se estende para os brônquios. Histologicamente, há necrose da faringe, laringe, linfonodos associados, esôfago e fígado. Os corpúsculos de inclusão são evidentes em muitas células epiteliais sobreviventes. A infecção sistêmica em bezerros neonatos pode ser mais comum do que se percebe atualmente, pois 2,1% dos 2.980 bezerros examinados em necropsia entre 1 e 30 dias de idade apresentaram lesões consistentes com infecção por HVB-1, embora não tenha sido claro se isso foi a causa primária da morte em todos os casos.[8]

A *forma encefalítica* não possui lesões macroscópicas, mas se caracteriza microscopicamente por inflamação não supurativa, degeneração neuronal e gliose, localizada particularmente no córtex cerebral e na cápsula interna. Os corpúsculos de inclusão às vezes estão presentes. Tanto os testes de imunoperoxidase quanto PCR são capazes de detectar o antígeno de HVB-5 em tecidos cerebrais fixados em formol afetados por encefalite por herpes-vírus bovino.

Os *fetos abortados* mostram autólise moderadamente grave e hepatite necrosante focal. Microscopicamente, os focos de necrose margeados por muito poucos leucócitos são visíveis no fígado e em muitos outros órgãos. Ocasionalmente, corpúsculos de inclusão intranucleares podem ser observados. O antígeno viral pode ser demonstrado em cortes do pulmão, fígado, baço, rim, glândula adrenal, placenta e em fetos mumificados usando o método do complexo avidina-biotina. Utilizando este sistema, o antígeno viral pode ser encontrado em tecidos fetais a partir dos quais o vírus não poderia ser isolado na cultura celular.

Amostras para confirmação do diagnóstico

- Histologia – amostras fixadas em formol: *aborto/neonato*: pulmão, fígado, traqueia, rim, glândula adrenal, rúmen, esôfago, faringe; *forma respiratória*: turbinado nasal, traqueia, faringe, pulmão; *forma encefalítica*: metade do cérebro seccionado no plano médio sagitalmente (MO, IHQ)
- *Virologia* – aborto/neonato: pulmão, fígado, rim, rúmen; *forma respiratória*: pulmão, traqueia, suabe nasal; *forma encefalítica*: metade do cérebro seccionado no plano médio sagitalmente (TAF, ISO, PCR).

Diagnóstico diferencial

A rinotraqueíte infecciosa bovina é caracterizada por rinotraqueíte aguda, tosse, secreção nasal profusa, lesões no septo nasal, conjuntivite bilateral, anorexia, febre e recuperação gradual em alguns dias. Pode ocorrer traqueíte e pneumonia bacteriana secundária. Ela deve ser diferenciada das seguintes doenças:

- Pasteurelose pneumônica é caracterizada por apatia e toxemia significativas, tosse, anorexia, magreza, febre, sons pulmonares anormais e boa resposta a antimicrobianos
- A diarreia viral bovina é caracterizada por apatia, anorexia, salivação, erosões e úlceras orais, diarreia persistente, desidratação e morte em poucos dias
- A febre catarral maligna caracteriza-se por depressão acentuada do estado mental, lesões proeminentes de narinas, lesões erosivas graves na cavidade oral, ceratite intersticial, linfonodos periféricos aumentados, febre alta persistente, hematúria, encefalite terminal e morte em vários dias
- A difteria dos bezerros geralmente ocorre em um único animal e há depressão, febre, incapacidade de mamar ou comer, dispneia inspiratória e estridor, lesões fétidas em boca e laringe e toxemia grave
- Pneumonia viral de bezerros ocorre em um grupo de bezerros e é caracterizada por depressão leve, inapetência, febre, tosse, dispneia, sons pulmonares anormais, ausência de lesões nasais e recuperação em alguns dias
- A rinite alérgica ocorre em bovinos em pastagem nos meses de verão e caracteriza-se por espirros e sibilos com dispneia inspiratória, respiração pela boca, temperatura normal e secreção nasal espessada abundante, que é caseosa e de cor laranja-esverdeada
- A forma sistêmica de rinotraqueíte infecciosa bovina (IBR) em bezerros recém-nascidos deve ser diferenciada de pneumonia aguda, septicemia e toxemia.

Tratamento

Terapia antimicrobiana

Antimicrobianos de amplo espectro são indicados se traqueíte e pneumonia bacteriana secundária estiverem presentes. Os bovinos afetados devem ser identificados, isolados e monitorados frequentemente quanto a evidências de doença bacteriana secundária acompanhada por anorexia e toxemia, e tratados de acordo. A traqueíte é particularmente difícil de tratar, são necessários antimicrobianos diários durante vários dias.

Controle

Doenças associadas ao vírus podem ocorrer de forma imprevisível a qualquer momento, e até mesmo rebanhos fechados sem introdução de animais podem permanecer livres da doença por vários anos e repentinamente experimentarem um surto. As estratégias atuais de controle são *exposição natural*, *biossegurança*, *vacinação* ou *erradicação* do vírus de um rebanho ou até mesmo da população de bovinos de um país.

Exposição natural ou vacinação

Exposição natural

Bovinos que se recuperaram de infecção natural pelo vírus são imunes à doença clínica posterior. No entanto, depender da exposição natural do rebanho é arriscado, pois nem todos os animais serão infectados e se tornarão imunes. Surtos de aborto ocorrem em rebanhos que não são vacinados e dependem da exposição natural. A vacinação é, portanto, recomendada em áreas onde a prevalência de infecção é alta e a erradicação não é viável devido à natureza extensiva da população de bovinos e movimentações de animais de uma área para outra. O vírus é sensível a muitos desinfetantes, incluindo aqueles à base de amônia quaternária a 1%, derivados fenólicos a 1% e iodo lugol a 10%.

Biossegurança

Qualquer prática ou sistema que previna a propagação de agentes infecciosos de animais infectados a animais suscetíveis ou que impeça a introdução de animais infectados em um rebanho, região ou país no qual a infecção ainda não tenha ocorrido. Biossegurança é parte integrante de qualquer empreendimento pecuário bem-sucedido, e reduz os riscos e as consequências da introdução de uma doença infecciosa. Os componentes de biossegurança incluem programas de manejo e colocação, layout da fazenda, descontaminação, controle de pragas e imunização. Todos esses fatores afetam diretamente a produtividade e a rentabilidade.

A introdução de novas infecções nos rebanhos pode ser prevenida ou minimizada por meio da compra de animais diretamente de rebanhos conhecidos como livres de uma determinada doença. A adoção deste princípio requer a consciência da possibilidade de comprar animais infectados desconhecidos e testar animais para a infecção antes da entrada no rebanho. Também pode exigir manter o animal introduzido em quarentena durante várias semanas após a chegada antes de misturá-lo com os outros animais.

Os médicos-veterinários precisam trabalhar com seus clientes para desenvolver um protocolo específico de controle da doença e de biossegurança para cada fazenda. Os benefícios de um programa de biossegurança rigidamente aplicado precisam ser salientados. Os médicos-veterinários podem auxiliar os produtores no desenvolvimento de métodos para lidar com o gado e comprar bovinos de reposição, projetando protocolos que se concentrem em aspectos gerais e específicos, como o design e construção de áreas de isolamento.

Rebanho fechado

Um sistema fechado de criação para prevenir a introdução de doenças infecciosas em fazendas leiteiras é tecnicamente possível e econômico. Um sistema fechado em uma propriedade leiteira poderia impedir a introdução de HVB-1 e pode ser um bom ponto de partida para a erradicação de doenças infecciosas no rebanho.

Na indústria pecuária, os animais são movidos livremente de suas fazendas de origem para clínicas veterinárias, exibições e vendas de gado, mercados de leilões, eventos e pastagens comunitárias. O gado normalmente retorna à sua fazenda de origem depois de exibições e vendas, clínicas veterinárias e outros eventos onde os animais são misturados aos de outras propriedades. Os animais podem se misturar com aqueles de rebanhos adjacentes (cercas quebradas ou cercas rompidas pelo gado de uma pastagem para outra). Os touros reprodutores podem ser alugados de sua fazenda ou origem, usados em outra propriedade e depois retornados para a fazenda de origem. A mistura de animais que ocorre em todas essas circunstâncias proporciona oportunidades para a transmissão de agentes infecciosos importantes.

Vacinação

Com os testes de diagnóstico atualmente disponíveis, não é possível identificar animais que tenham infecção latente por HVB-1. A próxima melhor estratégia é usar um programa de vacinação bem planejado.

Razões para a vacinação

A vacinação protege os animais de achados clínicos graves de infecção e auxilia nos programas de controle e erradicação. As justificativas para a vacinação se baseiam no seguinte:

- O vírus é onipresente e a ocorrência da doença, imprevisível
- As perdas econômicas decorrentes do aborto, doenças neonatais e doenças respiratórias podem ser altas
- A imunidade colostral em bezerros diminui com 4 a 6 meses de idade
- *A vacina prevenirá abortos causados pelo vírus e proporcionará proteção contra doenças respiratórias se for administrada pelo menos 10 dias antes da exposição natural.*

Várias vacinas contra HVB-1 de vírus vivo atenuado e de vírus inativado estão atualmente disponíveis, sendo as vacinas atenuadas administradas por via intranasal ou intramuscular. As cepas vacinais geralmente foram submetidas a múltiplas passagens em cultura celular para induzir atenuação.

As *vacinas VVM* oferecem três vantagens em relação às vacinas inativadas:

- Indução de resposta imune rápida
- Duração da imunidade relativamente longa
- Indução da imunidade local.

A proteção contra infecção e doença foi observada dentro de 40 a 96 h após a vacinação por via intranasal ou intramuscular com vacinas VVM. Esse desenvolvimento rápido pode ser atribuído à interferona induzida localmente, mas a vacinação intranasal também induz anticorpos IgA secretores e imunidade mediada por células. Pesquisas com vacinação descobriram que as vacinas tradicionais de VVM são seguras e eficazes na prevenção de doenças clínicas e são mais eficientes do que as vacinas inativadas.

Tanto a via intranasal quanto a intramuscular estimulam a produção de anticorpos humorais. A *vacina intranasal* estimula a produção de interferona local e anticorpos locais na mucosa nasal, é segura para uso em vacas prenhes e é altamente eficaz para a prevenção do aborto causado pelo vírus. A *vacina intramuscular* de origem em cultura de tecido bovino é abortigênica, especialmente em vacas não imunes. A vacina intranasal fornece proteção contra doença respiratória induzida por desafio experimental 72 h após a vacinação. Em geral, a vacina intranasal oferece proteção efetiva contra a forma respiratória da doença, mas ocasionalmente a doença ocorre em animais vacinados. As vacinas intranasais não causam reação sistêmica significativa e têm sido utilizadas em surtos onde todos os animais contactantes são vacinados na tentativa de reduzir o número de novos casos. Um *requisito importante da vacina intranasal é que o vírus da vacina deve se multiplicar nas membranas mucosas nasais.* Se a vacina não for administrada nas cavidades nasais com cuidado, ou se o animal for difícil de manusear ou bufa a vacina para fora, a vacinação não ocorrerá. A administração cuidadosa de uma vacina sensível à temperatura em 2 mℓ de diluente em uma narina é tão eficaz quanto o método de vacinação em duas narinas utilizando um total de 5 mℓ de diluente. Os títulos de anticorpos séricos foram semelhantes para bovinos de corte vacinados em temperaturas ambiente elevadas (> 32°C) ou moderadas (21°C) com vacina intranasal.[9] A preexistência de alguns anticorpos locais decorrentes da exposição natural ou coinfecção com uma cepa virulenta do vírus também pode restringir a multiplicação do vírus da vacina, especialmente dos mutantes sensíveis à temperatura.

Vacina de vírus vivo modificado contra HVB-1 sensível à temperatura. Uma vacina intranasal contra HVB-1 contendo cepa de VVM cujo crescimento é restrito ao trato respiratório anterior foi desenvolvida na Europa. A cepa da vacina é tratada quimicamente para produzir uma característica sensível à temperatura, de modo que não pode replicar na temperatura corporal do animal. A vacinação pré-cobertura de novilhas de reposição com a vacina fornece proteção fetal. A vacina é eficaz e segura para uso em vacas prenhes. A vacinação intranasal estimula tanto a imunidade mediada por células e anticorpos sistêmicos quanto locais.

Desvantagens das vacinas de vírus vivo modificado. O uso vasto de vacinas VVM reduziu a incidência de doença clínica, mas existem algumas desvantagens potenciais. As vacinas VVM devem ser armazenadas e manuseadas adequadamente para evitar a perda de potência. A vacina VVM parenteral é potencialmente abortigênica e não pode ser usada em bovinos gestantes não imunes. O vírus nas vacinas VVM também pode se tornar latente após a vacinação. A infecção generalizada e fatal por HVB-1 foi associada à vacinação de bezerros de corte com menos de 3 dias de idade com vacina VVM contendo HVB-1 e PI-3. Ocorreu surto de meningoencefalite em bezerros machos da raça Holandesa preta e branca comprados e vacinados por via intranasal com 1 e 3 semanas de idade com uma vacina VVM comercial contendo HVB-1, vírus da diarreia viral bovina (BVDV), PI-3, infecção por adenovírus bovino tipo 7 e vírus sincicial respiratório bovino (BRSV). A vacinação parenteral foi recomendada como protocolo de vacinação adequado. O vírus isolado foi classificado como HVB-1.1.

Eliminação do vírus por animais vacinados. Existe alguma preocupação de que os bezerros vacinados com VVM possam eliminar o vírus vacinal, que poderia então se espalhar para o gado gestante, resultando em aborto. Nos bezerros vacinados com vacinas intranasais, o vírus se replica no trato respiratório e é eliminado durante 7 a 14 dias. Em bezerros não imunes, o vírus replicante pode ser detectado 9 h após a vacinação, com pico de disseminação ocorrendo com 4 dias. No entanto, a vacinação intranasal de bezerros de engorda aos 7 meses de idade, não resulta na transmissão do vírus da vacina para animais não vacinados misturados com bezerros vacinados. Os bezerros vacinados com vacina de vírus vivo contra HVB-1 com mutante sensível à temperatura foram protegidos do desafio experimental contra a doença clínica, mas excretaram o vírus 2 meses mais tarde, após tratamento com corticosteroides. Isso enfatiza o princípio geral de que o uso de uma vacina VVM implica um compromisso contínuo com a vacinação, o que pode reduzir a incidência da doença, mas é improvável que erradique a infecção.

Vacinas inativadas. As vacinas de vírus inativado foram desenvolvidas devido a algumas das desvantagens das vacinas VVM. As vacinas contêm altos níveis de vírus inativados ou porções da partícula viral (glicoproteínas) suplementados com adjuvante para estimular a resposta imune adequada. As vacinas inativadas são administradas por via intramuscular ou subcutânea. Elas não causam aborto, imunossupressão ou latência, embora não impeçam o estabelecimento de latência por cepas de campo. Elas não causam eliminação e são seguras para uso nas vacas prenhes e em animais no seu entorno. Elas também são relativamente estáveis em armazenamento.

As vacinas inativadas, no entanto, podem não ser tão eficazes quanto as vacinas VVM devido ao potencial de destruição de alguns dos antígenos protetores durante o processo de inativação. Elas exigem duas doses da vacina e a proteção não é observada até 7 a 10 dias após a segunda dose da vacina, que geralmente é administrada 10 a 14 dias depois da vacinação primária.

Uma desvantagem importante tanto da vacina VVM quanto das vacinas inativadas é que nenhuma permite a diferenciação entre animais vacinados e naturalmente infectados. Esses fatores tornam as vacinas convencionais ineficazes para a estratégia simultânea de vacinação e erradicação e inapropriadas para uso em touros reprodutores para o mercado exportador ou para unidades de inseminação artificial que exigem animais livres de HVB-1. Essas limitações, juntamente com os avanços importantes em biologia molecular e técnicas de purificação de proteínas, incentivaram o desenvolvimento de vacinas atenuadas geneticamente modificadas e vacinas de subunidades livres de ácidos nucleicos.

Vacinas de subunidades. Uma vacina de subunidade contém apenas um ou mais dos antígenos do agente patogênico necessários para evocar a imunidade protetora, e não possuem os componentes que poderiam causar efeitos colaterais indesejados. As principais glicoproteínas da superfície do HVB-1 são os antígenos responsáveis pela estimulação da imunidade protetora. Para produzir uma vacina de subunidade contendo apenas glicoproteínas de superfície, as proteínas são isoladas do vírus a partir de células infectadas pelo vírus, ou os peptídeos podem ser sintetizados. As principais glicoproteínas de HVB-1 designadas inicialmente gI, gIII e gIV são agora denominadas gB, gC e gD, e induzem níveis elevados de anticorpos em bovinos que estão totalmente protegidos da doença experimental. O nível de imunidade com base em títulos séricos de anticorpos e proteção contra o desafio experimental é muito maior com as glicoproteínas individuais do que naqueles animais imunizados com vacinas inativadas comercialmente disponíveis.

As vacinas da subunidade HVB-1 proporcionam uma série de vantagens:

- Elas não contêm vírus vivos e, portanto, vírus não podem ser eliminados para outros animais, causar aborto ou estabelecer infecções latentes
- Previnem a infecção e a doença
- Não são imunossupressoras
- Ensaios sorológicos, baseados em um ou mais antígenos não presentes na vacina, fornecem potencial para diferenciar os animais vacinados de animais naturalmente infectados.

A prevenção da infecção pelo uso de uma vacina de subunidade HVB-1 combinada com o uso de um teste de diagnóstico para identificar gado infectado oferece potencial de vacinação de touros reprodutores para unidades de inseminação artificial e exportação e para erradicação do vírus.

As desvantagens potenciais das vacinas de subunidades incluem:

- Devido à quantidade de glicoproteína necessária, pode ser preciso realizar duas imunizações para proteção
- As vacinas de subunidades terão de ser compatíveis com as vacinas multivalentes comumente disponíveis
- A eficiência das vacinas de subunidade é altamente dependente do uso de um adjuvante eficaz.

Vacinas com marcador ou vacinas atenuadas ou inativadas *DIVA (diferenciação entre animais infectados e vacinados)* baseiam-se em mutantes por deleção de uma ou mais proteínas virais, o que permite a distinção entre os animais vacinados e infectados com base nas respectivas respostas de anticorpos. Esta abordagem de vacinação foi muito bem-sucedida em programas de erradicação de pseudoraiva. Uma vacina marcadora deve ser acompanhada por um teste de diagnóstico que permita a distinção entre animais infectados e vacinados. Esses testes detectam *anticorpos contra uma glicoproteína que está faltando na vacina*. As características desejáveis do teste de diagnóstico complementar incluem:

- Os anticorpos são detectáveis em 2 a 3 semanas após a infecção, tanto em bovinos vacinados como não vacinados
- Os anticorpos devem persistir por pelo menos 2 anos, de preferência a vida toda
- Um baixo nível de replicação do vírus dá origem à formação de anticorpos detectáveis
- Bovinos que recebem repetidamente a vacina com marcador correspondente permanecem negativos no teste
- O teste deve ser adequado para detectar anticorpos no leite
- O teste possui alta sensibilidade e especificidade em comparação com os testes de anticorpos convencionais.

Os mutantes de HVB-1 foram desenvolvidos deletando uma ou mais glicoproteínas não essenciais. As vacinas com marcadores oferecem a vantagem de avaliar o efeito da vacinação sobre a circulação do vírus de campo em condições naturais. Utilizando uma cepa HVB-1 com a glicoproteína gE deletada, uma vacina com marcador tanto com vírus morto quanto com vírus vivo modificado foi desenvolvida. Essas vacinas induzem todas as respostas imunes relevantes contra as reações imunes específicas de HVB-1, incluindo anticorpos contra gE. Ambas as vacinas têm a capacidade de reduzir, e até mesmo interromper, a propagação do HVB-1. Um teste sorológico que detecta anticorpos específicos de gE no soro e no leite também está disponível. Essas vacinas foram testadas de acordo com os requisitos europeus atuais para o desenvolvimento de vacinas bovinas. A vacina viva é segura em animais gestantes e é considerada segura para todo tipo de bovinos reprodutores, incluindo touros. A vacina com marcador com vírus vivo também é eficaz na presença de anticorpos maternos, e a vacinação de bezerros muito jovens, independentemente do status de HVB-1, pode ser recomendada. Uma vacina contra HVB-1 gE-negativa inativada resultou apenas em ligeira diminuição de cerca de 1,4 ℓ por vaca na produção de leite após vacinação dupla. Uma preocupação com o uso dessas vacinas HVB-1 gE-negativas de VVM é o potencial para a recombinação de cepas de vírus da vacina e vírus de campo resultando na emergência de um vírus HVB-1 virulento que é gE-negativo em testes sorológicos. Este potencial pode ser mitigado pelo desenvolvimento de cepas de vacinas mutantes duplas, tais como a cepa Bo-HV-1 com mutantes em gE e timidina quinase.[10]

Vacinas combinadas ou multivalentes. As vacinas disponíveis para o controle de doenças associadas à infecção por HVB-1 são principalmente vacinas de antígenos multivalentes contendo outros agentes patogênicos respiratórios como PI-3, BRSV e BVDV. Alguns também contêm os antígenos para controle da leptospirose e campilobacteriose. As vacinas contendo apenas HVB-1 não são de uso comum. Uma pesquisa de campo canadense para comparar as respostas sorológicas em bezerros a oito vacinas comerciais contra HVB-1, PI-3, BRSV e BVDV encontrou algumas diferenças. As respostas de anticorpos ao HVB-1 foram maiores nos bezerros vacinados com vacinas VVM do que naqueles vacinados com as vacinas inativadas. Não houve diferenças nas taxas de soroconversão e nos títulos de anticorpos para HVB-1 entre as vacinas intranasais e de VVM intramusculares após uma única vacinação. No entanto, após a vacinação dupla com as vacinas de VVM IM para HVB-1, as taxas de soroconversão e as alterações nos títulos para o vírus foram maiores nos bezerros vacinados IM do que naqueles vacinados por via intranasal. Não se sabe se essas diferenças nos títulos de anticorpos refletem ou não diferenças na eficácia da vacina contra a doença natural na situação de campo.

A vacinação de bezerros com vacinas multivalentes contendo VVM ou VVM e vírus inativado de HVB-1 está associada à produção de interferona-gama vírus-específico e proteção contra doença clínica como resultado do desafio 5 dias após uma única dose de vacina.

Imunização e latência. A imunização com vacinas, assim como com a infecção natural, não previne infecção subsequente e a possibilidade de latência.

Programas de vacinação em rebanhos

Rebanhos de corte de reprodutores. Os bezerros de corte devem ser vacinados 2 a 3 semanas antes do desmame como parte de um programa de precondicionamento pré-desmame. Os bezerros vacinados com a vacina parenteral de VVM de HVB-1 antes dos títulos de anticorpos colostrais para HVB-1 atingirem níveis baixos não desenvolvem resposta sorológica ativa imediata, conforme indicado por títulos sorológicos, mas são sensibilizados para o vírus. A revacinação em uma data posterior, quando os anticorpos maternos diminuíram para níveis indetectáveis, resulta em resposta sorológica significativa. As *novilhas e touros de reposição são vacinados pelo menos 2 semanas antes da reprodução*. Quando ocorrem surtos de doença respiratória em rebanhos de corte não vacinados, todos os bovinos no rebanho podem ser vacinados com a vacina intranasal. É incerto se rebanhos de corte devem ser ou não vacinados anualmente após a vacinação inicial. Há relatos de campo de surtos de aborto em decorrência do vírus em bovinos de corte que foram vacinados 3 anos antes, o que sugere que a revacinação de fêmeas reprodutoras a cada 2 anos pode ser indicada. Uma vez que tanto a infecção natural quanto a vacinação resultam em infecção latente, pode ser que a persistência do vírus, combinada com a exposição natural possa resultar na persistência de anticorpos. A duração da imunidade protetora após a vacinação é incerta, mas geralmente dura 1 ano. Os anticorpos duraram pelo menos 5,5 anos em novilhas após infecção experimental e isolamento completo durante esse período.

A vacina HVB-1 de VVM administrada por via intranasal ou parenteral pode aumentar a prevalência de ceratoconjuntivite infecciosa bovina em bezerros de corte vacinados entre 4 e 10 meses de idade, quando o risco para a doença ocular é maior. A explicação para o mecanismo patogênico é incerta.

Bovinos em confinamento. Os bovinos em confinamento devem ser vacinados pelo menos 10 dias antes de serem colocados no lote, especialmente em confinamentos nos quais a doença pode ser enzoótica. Se isso não for feito, alta incidência da forma respiratória da doença pode ocorrer em recém-chegados. Se a vacinação antes da chegada não for possível, a segunda melhor opção de procedimento é vacinar os bovinos na chegada e colocá-los em um curral de isolamento por 7 a 10 dias, período em que a imunidade se desenvolverá. Uma metanálise de 2015 concluiu que, em ensaios de exposição natural, os bezerros de corte vacinados com vacinas comercialmente disponíveis contra HVB-1, BVDV, BRSV e PI-3 apresentaram um pouco menos de metade do risco de desenvolver achados clínicos de pneumonia e aproximadamente um quinto do risco de morrer de doença respiratória. Além disso, a vacinação com vacina para rinotraqueíte infecciosa bovina (IBR) com VVM ou inativado diminuiu o risco de desenvolver achados clínicos de doença respiratória em 39 a 46%, respectivamente, em bezerros de corte e leiteiros diante do desafio experimental em comparação com controles não vacinados.[11] Coletivamente, esta é uma forte evidência de que a vacinação contra rinotraqueíte infecciosa bovina é eficaz em bezerros de corte na América do Norte.

Bovinos leiteiros. A necessidade de vacinar bovinos leiteiros dependerá da prevalência da doença na área e no rebanho e no movimento de bovinos para dentro e para fora do rebanho. Um rebanho fechado pode permanecer livre de infecção por HVB-1 indefinidamente, e a vacinação pode não ser indicada. Mas para evitar surtos de aborto imprevisíveis como resultado do vírus em rebanhos leiteiros, as *novilhas de reposição devem ser vacinadas para a doença 2 a 3 semanas antes da reprodução*. A vacinação de um grande rebanho leiteiro com infecção persistente por HVB-1 tem sido bem-sucedida no controle da forma respiratória da doença. A vacina intranasal tem sido amplamente utilizada em bezerros recém-nascidos em rebanhos problemáticos, mas sua eficácia em tal idade é desconhecida. *A vacinação parenteral de bezerros de corte com menos de 3 dias de idade com vacina HVB-1 e PI-3 de VVM causou alta mortalidade.* Se a forma sistêmica da doença constitui uma ameaça para a potencial produção de bezerros, as vacas prenhes podem ser vacinadas com vacina intranasal no final da gestação, e esta aumentará o nível de anticorpos colostrais disponíveis para o bezerro recém-nascido e proporcionará aos bezerros recém-nascidos proteção contra a forma sistêmica altamente fatal da doença. Uma metanálise de 2015 concluiu que, em ensaios de exposição natural, os bezerros leiteiros vacinados com vacinas comercialmente disponíveis contra HVB-1, BVDV, BRSV e PI-3 apresentaram risco similar de desenvolver achados clínicos de pneumonia e morrer de doenças respiratórias, quando comparados aos controles não vacinados.[11] O efeito significativamente diferente da vacinação em bezerros leiteiros comparado ao observado em bovinos de corte pode resultar da doença respiratória ocorrer com maior frequência antes dos 6 meses de idade em bezerros leiteiros. Contudo, como indicado anteriormente, a vacinação com vacina de IBR de VVM ou inativado diminuiu o risco de desenvolver achados clínicos de doença respiratória para desafio experimental em 39 a 46%, em bezerros de corte e leiteiros, respectivamente, em comparação com controles não vacinados.[11] Coletivamente, existe evidência moderada de que a vacinação contra IBR é efetiva em bezerros leiteiros na América do Norte.

Os *touros destinados para uso em centrais de inseminação artificial* representam um problema especial de controle da doença porque a presença do vírus no sêmen pode ter consequências graves sobre o desempenho reprodutivo. Os touros que são soropositivos para o vírus devem ser considerados portadores e potenciais eliminadores do vírus, e não devem ter sua entrada permitida nesses centros. Nem todos os touros que são soronegativos podem necessariamente ser considerados livres do vírus, e tentativas regulares de isolamento do vírus devem ser feitas a partir do lavado prepucial e do sêmen. Os touros que se tornam infectados enquanto estão nas centrais devem ser mantidos isolados, serem abatidos e substituídos por touros livres do vírus. Os touros dos rebanhos que rotineiramente vacinam contra HVB-1 não devem ser vacinados com vacinas convencionais, caso sejam destinados a uma central de inseminação artificial. Os bovinos destinados à exportação não devem ser vacinados no caso dos países importadores proibirem a introdução de bovinos soropositivos. Isso não garantirá que esses animais não se tornarão positivos por infecção natural. O uso de vacinas com marcadores tem algum potencial em touros reprodutores destinados a unidades de inseminação artificial e para exportação.

Erradicação

A erradicação do vírus HVB-1 de um único rebanho ou de uma população de bovinos em um país pode ser considerada uma alternativa à vacinação, particularmente quando a prevalência inicial de infecção baseada em sorologia é baixa.[2] Os animais sorologicamente positivos são removidos ou abatidos, e são introduzidos no rebanho apenas animais soronegativos. O controle é focado na segregação e na eliminação de animais soropositivos e na redução da movimentação dos animais para evitar a propagação. Esta abordagem não é viável em países com populações extensivas de bovinos e onde as práticas de manejo resultam em movimentação de bovinos de uma região para outra.

Erradicação usando vacinas com marcadores. Alguns países estão começando um programa de imunização utilizando vacinas com marcadores, que protegerão o gado contra a doença, mas ainda permitem a diferenciação entre os animais vacinados e aqueles que foram naturalmente infectados e são portadores potenciais do vírus latente. Esses animais infectados podem ser eliminados ao longo de um período. A erradicação bem-sucedida depende não apenas da eficácia da vacina, mas também da qualidade dos testes. Os resultados falso-positivos dos testes podem levar ao abate desnecessário de bovinos, aumento dos custos e redução da cooperação dos fazendeiros no programa de erradicação. Como exemplo, um programa de erradicação obrigatória para o HVB-1 começou na Holanda em 1998. O programa exigia que as fazendas vacinassem todos os bovinos duas vezes por ano ou fossem aprovadas quanto à certificação de status livre de HVB-1 ou livre de patógenos específicos (SPF). Para se tornar um rebanho livre de HVB-1 certificado, os bovinos deveriam ser testados individualmente, e todos os animais soropositivos seriam abatidos assim que seu status fosse conhecido. O status de rebanho livre de HVB-1 é monitorado por amostras mensais do tanque de expansão de leite. A disseminação de HVB-1 entre rebanhos pode ser prevenida utilizando um sistema de vigilância de amostragem de rebanhos anualmente, tanto de amostras individuais de leite quanto amostras de sangue.

Os rebanhos com animais infectados com HVB-2 (soropositivos) são obrigados a vacinar com uma vacina HVB-1 de glicoproteína E (gE) negativa. A vacina pode ser inativada ou viva, ambas com base em um mutante

HVB-1 espontâneo sem o gene gE completo. Essas assim chamadas vacinas com marcador ou vacinas DIVA permitem a identificação de bovinos infectados com o HVB-1 de tipo selvagem dentro de uma população vacinada usando um teste gE-ELISA ou um ELISA de bloqueio de gE comercialmente disponível, onde ambos detectam especificamente anticorpos contra a glicoproteína gE. O programa de erradicação baseia-se no princípio de que todas as cepas de HVB-1 tipo selvagem expressam glicoproteína E e induzem anticorpos que podem ser mensurados com ELISA competitivo para gE.

Perda de certificação. A probabilidade e os fatores de risco para a introdução de HVB-1 em fazendas leiteiras holandesas SPF foram examinados. Um total de 95 fazendas leiteiras SPF foram monitoradas por 2 anos, período durante o qual ocorreram 14 introduções de doenças infecciosas em 13 das 95 fazendas, para uma taxa de incidência total por rebanho/ano com risco de 0,09. Os surtos geralmente foram associados à permissão para que bovinos retornassem à sua fazenda de origem, aos bovinos que pastejaram com maior frequência em outras propriedades e às roupas de proteção que foram fornecidas com menor frequência ao médico-veterinário. Para um programa de erradicação bem-sucedido, as fazendas devem permanecer livres de HVB-1, o que pode ser alcançado com um sistema de criação mais fechado. Um sistema de criação mais fechado é aquele que exclui a possibilidade de contato direto com outros bovinos de outras fazendas. Além disso, o fazendeiro solicita que os profissionais visitantes, como médicos-veterinários e técnicos de inseminação artificial, usem roupas protetoras ao manipularem o gado. A roupa protetora da fazenda inclui macacões ou aventais e botas que podem ser usados sobre as roupas de "fora da fazenda" e que o fazendeiro fornece aos visitantes antes de manusear o gado. Uma barreira sanitária é uma área de cobertura fora do estábulo na qual os visitantes colocam roupas protetoras da fazenda sobre suas roupas de fora da fazenda. Uma barreira sanitária tem um lado "sujo", onde os visitantes deixam suas botas de fora da fazenda e um lado "limpo", onde os visitantes usam roupas protetoras para poderem entrar no estábulo. Todas essas medidas seriam econômicas.

Tratamento e controle

Tratamento

- Tratamento antimicrobiano para animais com febre visando à pneumonia bacteriana concomitante (consulte as recomendações de tratamento para *Mannheimia haemolytica* neste capítulo; R1).

Controle

- Vacinação de bezerros de corte ≥ 6 meses de idade contra HVB-1 (de preferência com vacina de VVM negativa para glicoproteína E) ou com vacina de VVM ou vírus morto contra HVB-1, BVDV, BRSV e PI-3 (R1)
- Vacinação de bezerros leiteiros com menos de 6 meses de idade contra HVB-1 (de preferência com vacina de VVM negativo para glicoproteína E; R2)
- Vacinação de bezerros leiteiros com menos de 6 meses de idade com vacina de VVM ou vírus morto contra HVB-1, BVDV, BRSV e PI-3 (R3).

LEITURA COMPLEMENTAR

Biswas S, Bandtopadhyay S, Dimri U, Patra PH. Bovine herpesvirus-1 (BHV-1)—a re-emerging concern in livestock: a revisit to its biology, epidemiology, diagnosis, and prophylaxis. Vet Quart. 2013;33:68-81.
Graham DA. Bovine herpes virus-1 (BHV-1) in cattle—a review with emphasis on reproductive impacts and the emergence of infection in Ireland and the United Kingdom. Irish Vet J. 2013;66:15.
Muylkens B, Thiry J, Kirten P, Schynts F, Thiry E. Bovine herpesvirus 1 infection and infectious bovine rhinotracheitis. Vet Res. 2007;38:181-209.
Nandi S, Kumar M, Manohar M, Chauhan RS. Bovine herpes virus infections in cattle. Anim Health Res Reviews. 2009;10:85-98.
OIE Terrestrial Manual, Chapter 2.4.13, Infectious bovine rhinotracheitis/infectious pustular vulvovaginitis, 2010. (Accessed 15.19.15, at: <http://www.oie.int/fileadmin/Home/eng/Health_standards/tahm/2.04.13_IBR_IPV.pdf>.).

REFERÊNCIAS BIBLIOGRÁFICAS

1. Mahony TJ. Vet J. 2010;184:124.
2. Raaperi K, et al. Vet J. 2014;201:249.
3. Tizioto PC, et al. PLoS ONE. 2015;10.1371.
4. Rivera-Rivas JJ, et al. Vet Immunol Immunopathol. 2009;131:167.
5. Grissett GP, et al. J Vet Intern Med. 2015;29:770.
6. Mahajan V, et al. J Comp Path. 2013;149:391.
7. Geraghty T, et al. Res Vet Sci. 2012;93:143.
8. Moeller RB, et al. J Vet Diag Invest. 2013;25:136.
9. Grissett GP, et al. Am J Vet Res. 2014;75:1076.
10. Kalthoff D, et al. Vaccine. 2010;28:5871.
11. Theurer ME, et al. J Am Vet Med Assoc. 2015; 246:126.

Vermes pulmonares em bovinos

Sinopse

- Etiologia: o nematódeo *Dictyocaulus viviparus* (verme pulmonar bovino)
- Epidemiologia: doença observada principalmente em bezerros leiteiros, a imunidade se desenvolve relativamente rápido, mas o bovino sucumbirá se exposto a um número muito elevado de larvas infecciosas enquanto está pastando
- Achados clínicos: tosse, taquipneia, dispneia
- Patologia clínica: larvas características nas fezes (mas não estão presentes durante todos os estágios da doença), eosinofilia, ensaio imunoabsorvente ligado a enzima (ELISA) para anticorpos no soro
- Lesões: grandes volumes de consolidação nos lobos diafragmáticos dos pulmões, enfisema, vermes até 8 cm de comprimento em brônquios (somente na fase patente da doença)
- Confirmação do diagnóstico: patologia clínica como observado; na necropsia, distribuição de lesões nos pulmões e demonstração de vermes nos brônquios
- Tratamento: eprinomectina, avermectinas/milbemicinas e benzimidazóis são ativos contra todos os estágios parasitários de D. viviparus; eprinomectina e as avermectinas também têm efeito protetor persistente, levamisol também é usado
- Controle: vacinação, programas profiláticos com anti-helmínticos no início da estação usando bolus intraruminais adequados ou doses múltiplas de avermectinas/milbemicinas; manter os animais suscetíveis fora de pastagens potencialmente perigosas.

Etiologia

O nematódeo *Dictyocaulus viviparus* é o único verme pulmonar de bovinos. A doença que ele causa tem muitos nomes locais, incluindo:

- Bronquite parasitária
- Pneumonia verminótica
- Bronquite verminótica
- *Husk* (em países de língua inglesa)
- *Hoose* (em países de língua inglesa).

O verme pulmonar bovino tem distribuição muito ampla em áreas temperadas e frias e, dependendo das condições climáticas e estação do ano, pode causar sérias perdas.[1] A doença atinge sua maior importância em regiões de clima ameno e úmido das Ilhas Britânicas e partes da Europa Ocidental. *D. viviparus* também é transportado pelo bisão europeu, no qual causa doença com lesões patológicas semelhantes àquelas dos bovinos.[2,3] Cervos possuem parasitas semelhantes, incluindo *D. eckerti* e *D. capreolus*. É incerto se os cervos desempenham papel na transmissão de *D. viviparus*, mas as espécies de vermes pulmonares geralmente são específicas do hospedeiro.

Ciclo evolutivo

Os vermes pulmonares adultos vivem na traqueia e nos brônquios. As fêmeas são produtoras de ovos prolíficas, e estima-se que um único bezerro infestado possa contaminar a pastagem com 33 milhões de larvas. Os ovos são tossidos para fora e engolidos. Eles eclodem nas passagens aéreas ou no trato digestivo, e as larvas são eliminadas pelas fezes. Estas se desenvolvem no monte de esterco até o terceiro estágio infeccioso, que é protegido pelas cutículas retidas tanto da primeira como da segunda muda. Como as larvas enclausuradas na bainha não podem se alimentar, grânulos de glicogênio são armazenados nas células intestinais. A umidade é essencial para a sobrevivência e o desenvolvimento das larvas, e temperatura moderada de 18 a 21°C permite o seu desenvolvimento completo ao estado infeccioso em 3 a 7 dias. As larvas sobrevivem melhor em ambientes frescos e úmidos, especialmente quando o meio ambiente é estabilizado pela presença de forragem longa ou água livre. Em condições ideais, as larvas podem persistir por mais de 1 ano. Eles podem sobreviver ao inverno em climas tão frios quanto o Canadá e a Alemanha. Quando o tempo mais quente da primavera chega, as larvas retomam sua mobilidade, mas morrem rapidamente uma vez que seus estoques de energia estão esgotados.

A transmissão ocorre quando o bovino ingere larvas de terceiro estágio enquanto pasteja. Estas migram através da parede intestinal para atingir os linfonodos mesentéricos. A partir de então passam através dos vasos linfáticos para a circulação sanguínea venosa e através do coração para os pulmões, onde invadem os alvéolos. Elas migram pelos bronquíolos para o seu local de predileção nas passagens aéreas maiores e começam a oviposição cerca de 3 a 4 semanas após a infestação. A maioria dos vermes adultos sucumbe à expulsão imune dentro de algumas semanas. Esses eventos determinam a progressão da síndrome clínica e seu tempo aproximado é o seguinte:

1. Fase de penetração (ingestão até a chegada de larvas no pulmão), dias 1 a 7.
2. Fase pré-patente (larvas no pulmão), dias 7 a 25.
3. Fase patente (vermes adultos no pulmão), dias 25 a 55.
4. Fase pós-patente (vermes pulmonares desaparecem do pulmão), dias 55 a 70.

Epidemiologia

A bronquite parasitária bovina é uma doença esporádica e amplamente imprevisível. Isso ocorre porque a imunidade se desenvolve mais rapidamente do que acontece com muitas outras infecções por nematódeos, mas, no entanto, pode permanecer incompleta por muitas semanas e pode diminuir na ausência de reinfecção. Na maioria das estações de pastejo, a imunidade se desenvolverá rápido o suficiente para proteger bezerros contra os números acumulados de larvas infecciosas no pasto. O fazendeiro pode nem sequer perceber que a terra está contaminada. Os surtos clínicos ocorrem quando padrões climáticos, manejo ou outros fatores resultam em exposição súbita a um desafio de pastagem suficiente para sobrecarregar qualquer imunidade que já tenha se desenvolvido. Em comparação com os nematódeos gastrintestinais de bovinos, relativamente poucos vermes (ou seja, algumas centenas ou milhares) são necessários para produzir achados clínicos. Assim, a doença é quase inteiramente confinada ao gado em pastagem e ocorre com maior frequência em animais jovens em seu primeiro ano de pastejo, embora os surtos estejam se tornando mais comuns em adultos.[4] A epidemiologia da doença do verme pulmonar está amplamente relacionada com os fatores que determinam o número de larvas infecciosas no pasto e a taxa na qual eles se acumulam.

As larvas infecciosas de *D. viviparus* são relativamente inativas e são incapazes de viajar a mais de 5 cm do monte de esterco. Os fatores que dispersam as larvas mais amplamente sobre a pastagem incluem a propagação mecânica por:

- Chuva
- Minhocas
- Veículos com rodas
- Pés humanos e de animais.

Um fungo, *Pilobolus*, desempenha papel particularmente importante neste processo e pode transferir larvas através dos limites de campo. Os esporos do fungo na grama passam pelo animal pastando e germinam nas fezes. As larvas do *Dictyocaulus* escalam no esporângio (corpo frutífero), que se enche de água e estoura, propelindo os esporos de fungos e as larvas do verme pulmonar para distâncias de até 3 m.[5]

Os bezerros leiteiros são mais vulneráveis à doença do verme pulmonar, porque eles geralmente são criados em ambiente interno até os 4 a 5 meses de idade e depois colocados em piquetes que são sucessivamente pastejados a cada ano por lotes de bezerros. Se os piquetes estiverem fortemente contaminados, a doença aguda pode ocorrer em 1 semana ou mais. Geralmente, no entanto, apenas larvas suficientes sobrevivem ao inverno para induzir infecções assintomáticas de baixa intensidade nos bezerros suscetíveis, que então começam a recontaminar a pastagem e a reciclar a infecção. Com as densidades de estoque elevadas comumente usadas, o desafio da pastagem pode atingir níveis patogênicos no prazo de 2 a 4 meses. Este modelo não explica satisfatoriamente todos os surtos, e sugeriu-se que as larvas possam ser lavadas no solo para emergir mais tarde (p. ex., no rescaldo do feno). Os bezerros de corte na pastagem com suas mães são menos propensos a serem afetados, pois este sistema proporciona menos oportunidades para o acúmulo de muitas larvas, mas podem ocorrer surtos, especialmente após o desmame no outono.[6]

Em animais mais velhos, as larvas ingeridas no outono tornam-se hipobióticas e retomam seu desenvolvimento na primavera seguinte. Este evento ocasionalmente causa doenças em bovinos estabulados[6], mas essas infecções geralmente são assintomáticas e fornecem uma fonte de contaminação da pastagem quando estes animais portadores são colocados para pastar. Acredita-se que esta é a principal fonte de infecção em climas mais extremos, onde as larvas que sobrevivem ao inverno podem não sobreviver no pasto, mas animais portadores também foram incriminados em surtos de doenças, por exemplo, na Louisiana nos EUA.

A *imunidade à reinfestação* que ocorre após a exposição inicial a *D. viviparus* varia em grau e duração. Ela normalmente fornece proteção durante a primeira estação de pastejo e é impulsionada pela exposição a larvas que sobreviveram ao inverno no início de cada estação de pastejo subsequente. Os bovinos removidos de pastagens infectadas por longos períodos podem sofrer doença clínica quando reexpostos. Recentemente, o número de surtos de bronquite parasitária em bovinos de 1 ano de idade e adultos no Reino Unido, Dinamarca e alguns outros países, tem aumentado. As razões para isso são especulativas, mas incluem:

- Declínio no uso da vacina
- Mudanças nos padrões climáticos e nos sistemas de manejo
- Uso de estratégias anti-helmínticas altamente eficazes na primeira estação de pastagem, que podem evitar a exposição antigênica adequada.

Patogênese

Larvas de *D. viviparus* em migração provocam poucas lesões até chegarem aos pulmões. Depois disso, a passagem de larvas pelos bronquíolos faz com que eles se tornem bloqueados por muco, eosinófilos e outras células inflamatórias, levando ao colapso dos alvéolos que eles suprem. Tosse e dispneia ocorrem se um volume suficientemente grande de tecido pulmonar for afetado. Isso é acompanhado de edema pulmonar e enfisema intersticial. Como nenhum dano estrutural ocorreu ainda, o tratamento neste estágio da doença produz resposta clínica imediata. Mais tarde, no entanto, quando os parasitas adultos estão nos brônquios principais, os ovos e os fragmentos de vermes mortos pela imunidade são aspirados e provocam pneumonia por corpo estranho. Infecções bacterianas secundárias se estabelecem e ocorrem sequelas, por exemplo, bronquiectasia. Tais lesões são de resolução lenta, e os animais tratados exigirão um longo período de recuperação. Mais tarde ainda, uma vez que todos ou a maioria dos vermes foram expelidos, as células de revestimento alveolar de cerca de 25% dos animais em recuperação tornam-se cuboides e afuncionais. A razão para isso é desconhecida, mas pode ser uma resposta às substâncias liberadas pelos vermes mortos. Como esta reação é irreversível, muitos animais afetados dessa maneira morrerão.

A *resposta do pulmão* varia amplamente, dependendo do número de larvas ingeridas, do estado nutricional e da idade do hospedeiro, e se está ou não exposto à infecção pelos vermes pulmonares pela primeira vez. Os animais vacinados ou aqueles que se recuperaram de uma infecção clínica ou subclínica podem tossir e até se tornarem taquipneicos se pastarem em pastos contaminados. Isto é conhecido como "síndrome da reinfecção" e ocorre porque muitas larvas atingem os pulmões antes de sucumbirem à resposta imune. A exposição de animais mais velhos previamente infectados a um desafio intenso pode invocar reação de hipersensibilidade grave ou fatal.

Achados clínicos

Os surtos variam em gravidade desde tosse esporádica sem perda de produção aparente até casos agudos com desfecho rapidamente fatal. Os indivíduos dentro de um grupo normalmente são afetados em graus variados. Os animais malnutridos parecem menos capazes de resistir à infecção pelo verme pulmonar. No entanto, não é incomum que as infestações graves sejam fatais em bezerros bem alimentados.

Os *casos agudos* apresentam respiração abdominal rápida e superficial de início súbito que pode atingir frequência de 60 a

100 respirações por minuto. Existe tosse brônquica frequente, secreção nasal discreta, temperatura de 40 a 41°C e frequência cardíaca de 100 a 120 bpm. O animal está alerta e ativo e tentará comer, embora a dificuldade respiratória muitas vezes o impeça. O progresso da doença é rápido e, dentro de 24 h, a dispneia pode tornar-se muito grave, acompanhada por respiração pela boca com a cabeça e o pescoço estendidos, esforço respiratório violento e grunhido, cianose e decúbito. Na auscultação, a consolidação dos pulmões é evidenciada pelos sons respiratórios altos e crepitações são ouvidas sobre a árvore brônquica. O crepitar do enfisema intersticial começa sobre os dois terços dorsais do pulmão, mas nunca é tão evidente quanto em casos menos agudos. A febre persiste até pouco antes da morte – que geralmente ocorre em 3 a 14 dias – e é precipitada pelo exercício ou excitação. A taxa de letalidade de casos nesta forma da doença é alta, provavelmente da ordem de 75 a 80%.

A *doença subaguda* é mais comum nos bezerros do que a forma muito aguda. O início geralmente é repentino, a temperatura é normal ou ligeiramente elevada e há aumento na frequência (60 a 70 respirações/min) e amplitude de respiração. Um grunhido expiratório é ouvido em casos graves e a expiração pode ser relativamente prolongada. Existem ataques frequentes de tosse paroxística. O curso da doença é mais longo, 3 a 4 semanas, e os achados da auscultação variam amplamente com a duração da doença e a área do pulmão envolvida. Em geral, há consolidação e bronquite ventralmente, e enfisema significativo dorsalmente. Os animais afetados perdem peso muito rapidamente e são muito suscetíveis à broncopneumonia bacteriana secundária. A taxa de mortalidade é muito menor do que na forma aguda, mas muitos bezerros sobreviventes apresentam lesões graves nos pulmões. Consequentemente, eles podem permanecer atrofiados por longos períodos, e a respiração pode ser laboriosa por muitas semanas. Alguns bezerros sobreviventes podem mostrar exacerbação súbita de dispneia aproximadamente 7 a 8 semanas após o início da doença. Nestes casos de recidiva, o prognóstico é grave.

Bovinos leiteiros adultos normalmente são imunes, mas surtos esporádicos ocorrem como resultado da diminuição da imunidade. A mortalidade é baixa, mas a morbidade pode ser alta, com produção reduzida de leite causando perda econômica significativa.[7-9] A tosse é uma característica constante, mas outros achados clínicos são variáveis e podem incluir dispneia, secreção nasal e perda de peso.[7] A exposição repentina de adultos imunes a um desafio maciço pode causar pneumonia intersticial grave.

Patologia clínica

A presença de larvas de *D. viviparus* nas fezes confirma a infestação por vermes pulmonares, mas sua ausência não exclui necessariamente a possibilidade de bronquite parasitária. Nenhuma larva será eliminada nos estágios iniciais da doença quando os vermes causais ainda são imaturos, nem eles serão um achado constante quando animais parcialmente imunes (p. ex., vacas-leiteiras) sucumbem ao desafio. Em geral, as larvas podem ser encontradas cerca de 12 dias depois do aparecimento dos sinais (ou seja, cerca de 24 dias após a ocorrência da infestação). Eles são poucos em número no início, mas podem se tornar mais numerosos depois.

Foram utilizados testes de *ensaio imunoabsorvente ligado a enzima (ELISA)* utilizando antígenos dos vermes em fase larval ou adultos para a detecção de anticorpos específicos para *D. viviparus* no soro e no leite (incluindo o leite em tanque de expansão).[10-12] É necessário cuidado com a interpretação porque os anticorpos para o antígeno do adulto podem não ser detectáveis até várias semanas após o desafio primário, e não se correlacionam com o estado imune do animal. A eosinofilia é um achado bastante consistente, mas não é patognomônico.

Um *método alternativo* se há suspeita da doença, mas os vermes pulmonares ainda estão no estágio pré-patente, é examinar as aparas de pastagem quanto à presença de larvas. Este é um procedimento laborioso porque devem ser utilizadas grandes quantidades de forragem (0,5 a 1 kg) e a produção de larvas é baixa.

Achados de necropsia

D. viviparus adultos têm até 8 cm de comprimento e são facilmente vistos quando a traqueia e os brônquios são abertos. Os parasitas também podem ser recuperados por perfusão pulmonar. Até vários milhares podem estar presentes em animais gravemente afetados. Em uma doença pré-patente, no entanto, o exame microscópico cuidadoso do muco brônquico é necessário para encontrar larvas. Os vermes adultos podem estar em pouca quantidade ou podem estar ausentes se o caso tiver duração suficiente para que a expulsão imune tenha ocorrido.

Em *casos agudos*, as alterações morfológicas incluem:

- Aumento dos pulmões como resultado de edema e enfisema
- Áreas generalizadas de tecido colapsado de coloração rosa-escura
- Bronquite hemorrágica com muito líquido preenchendo todas as passagens de ar
- Aumento dos linfonodos regionais.

Histologicamente, os sinais característicos são:

- Edema
- Infiltração eosinofílica
- Dilatação de vasos linfáticos
- Preenchimento de alvéolos e brônquios com restos inflamatórios
- Larvas nos bronquíolos e alvéolos.

Em *casos subagudos*, o enfisema intersticial geralmente é macroscópico. Áreas de consolidação rosa-escuras estão presentes no lobo diafragmático e podem ocorrer em outros lobos. Elas podem ocupar dois terços do volume pulmonar. Há espuma nos brônquios e na traqueia. Os linfonodos regionais estão aumentados. Histologicamente, ovos e larvas podem ser observados nas vias respiratórias, o epitélio brônquico está muito espessado, os bronquíolos estão obstruídos com exsudato e os alvéolos exibem epitelização e reação de células gigantes por corpo estranho.

A *síndrome da reinfecção* é caracterizada pela presença de numerosos nódulos verde-acinzentados de 5 mm formados por células linforreticulares agrupadas em torno de larvas mortas.

Confirmação do diagnóstico

As larvas de *D. viviparus* podem ser demonstradas colocando fezes sobre uma peneira fina ou gaze no topo de um funil cheio de água (técnica de Baermann). As larvas que nadam na água e acumulam no fundo do funil têm menos de 0,5 mm de comprimento, são lentas e muitas vezes aparecem curvas ou enroladas. Sua característica diagnóstica mais importante é a presença de grânulos refráteis facilmente visíveis nas células intestinais. Como nem todos os animais eliminarão larvas, as amostras devem ser coletadas de todos os animais ou de pelo menos uma proporção representativa do grupo. As amostras de grama são lavadas em água com surfactante e o sedimento submetido à técnica de Baermann, conforme descrito anteriormente. Uma técnica que efetivamente separa larvas de detritos vegetais por migração pelo uso de gel de ágar tem sido relatada. Coletar grama perto de montes de esterco maximiza as chances de encontrar larvas. Bovinos com bronquite parasitária provavelmente têm eosinofilia e testes sorológicos podem ser usados para descartar algumas outras doenças respiratórias, como a rinotraqueíte infecciosa bovina (IBR).

Em vista das incertezas associadas aos exames laboratoriais de bronquite parasitária e à necessidade de tratamento imediato, o diagnóstico geralmente deve basear-se na anamnese clínica, nos sinais e na auscultação. Os animais afetados geralmente pastaram ao lado de potenciais portadores ou tiveram acesso a pastagens anteriormente utilizadas por bezerros suscetíveis ou por animais portadores mais velhos. O período do surto pode coincidir com o momento esperado da reciclagem de uma infecção iniciada por larvas que sobreviveram ao inverno (geralmente 2 a 4 meses após os animais serem soltos no pasto) ou exposição recente a solos fortemente contaminados. Muitos dos achados clínicos de bronquite parasitária são comuns às pneumonias de origem bacteriana e viral. Uma característica que pode ser valiosa na diferenciação é a relativa suavidade e natureza paroxística da tosse na infecção parasitária.

Diagnóstico diferencial
- Broncopneumonia bacteriana
- Pneumonia intersticial aguda e crônica
- Pneumonia viral
- Pneumonia intersticial aguda (*fog fever*)
- Infestações intensas por larvas de ascarídeos em pastagens contaminadas com fezes de suíno.

Em bovinos adultos, o principal problema no diagnóstico é diferenciar a forma aguda da doença da pneumonia intersticial aguda atribuível a outras causas. Clinicamente, as doenças são indistinguíveis, e o histórico de mudança para um novo pasto 1 a 2 semanas antes do início da doença pode ser comum a ambas. É necessário demonstrar anticorpos de *D. viviparus* no sangue, vermes na necropsia ou larvas na forragem ou nas fezes de animais que previamente pastejavam no local.

Tratamento

Tratamento e controle

Tratamento
- Eprinomectina: 0,5 mg/kg, TOP, 0,2 mg/kg SC (R1)
- Ivermectina: 0,2 mg/kg SC, VO, 0,5 mg/kg, TOP (R1)
- Doramectina: 0,2 mg/kg SC, IM (R1)
- Moxidectina: 0,2 mg/kg, VO e SC, 0,5 mg/kg, TOP (R1)
- Albendazol: 10 mg/kg, VO (R2)
- Oxfendazol: 7,5 mg/kg, VO (R2)
- Febantel: 7,5 mg/kg, VO (R2)
- Fenbendazol: 5 mg/kg, VO (R2)
- Netobimina: 7,5 mg/kg (R2)
- Levamisol: 7,5 mg/kg (R3).

Controle
- Eprinomectina formulação de liberação prolongada: 1 mg/kg SC (R2)
- Ivermectina formulação de ação prolongada: 0,63 mg/kg SC (R2).

Vacinação
- Larvas vivas infecciosas irradiadas de *D. viviparus* (1.000 larvas/bezerro, PO; R2).

TOP: formulação como *pour on* tópico.

Os anti-helmínticos podem ser usados de forma profilática para prevenir a ocorrência de doenças, como tratamento curativo uma vez que a doença ocorra ou para prevenir a reinfecção após um surto. As avermectinas e milbemicinas são particularmente úteis para a profilaxia e prevenção da reinfecção, pois não são apenas altamente eficazes contra os vermes do pulmão presentes nos animais no momento do tratamento, mas têm atividade prolongada contra larvas que entram subsequentemente. A duração desse efeito persistente varia com o composto e a formulação.

A *maioria dos medicamentos modernos de amplo espectro* é ativo contra *D. viviparus*. As doses e recomendações de bula variam de país para país de acordo com as condições locais e os requisitos regulamentares. Avermectinas e milbemicinas (lactonas macrocíclicas) são particularmente potentes contra estágios imaturos e maduros, doses de ivermectina, por exemplo, tão baixas quanto 0,05 mg/kg são eficazes. Nas doses comerciais, a ivermectina injetável ou como formulação *pour-on* fornece proteção residual por até 28 dias; os números correspondentes são de até 35 dias para a doramectina por injeção e 42 dias tanto para doramectina em formulação *pour-on* quanto moxidectina por qualquer via de administração. Estes compostos são administrados a 0,2 mg/kg por injeção e 0,5 mg/kg como formulação *pour-on*. A eprinomectina é o composto de eleição para bovinos leiteiros adultos porque tem período de carência do leite nulo[14] e proporciona proteção residual por até 28 dias quando administrada por via tópica (0,5 mg/kg). Albendazol (10 mg/kg), febantel (7,5 mg/kg), fenbendazol (5 mg/kg), netobimina (7,5 mg/kg) e oxfendazol (4,5 mg/kg), administrados por via oral, são ativos contra todos os estágios do parasita, mas não têm atividade residual. Levamisol (oral ou injetável – 7,5 mg/kg, *pour-on* 10 mg/kg) também tem atividade contra o verme pulmonar, mas sem efeito persistente.

Dispositivos intraruminais de liberação contínua ("bolus") proporcionam períodos prolongados de proteção. Por exemplo, o fenbendazol é liberado por até 140 dias a partir de um bolus. Existem bolus de liberação em pulso contendo oxfendazol que liberam 5 ou 6 doses de anti-helmínticos em intervalos de 3 semanas. A maioria dos bolus normalmente protege contra doenças, mas pode permitir que alguns vermes se estabeleçam (no caso do bolus de fenbendazol) ou que atinjam os pulmões entre pulsos (bolus de oxfendazol), o que pode permitir o desenvolvimento da imunidade. Foram desenvolvidas formulações injetáveis de liberação prolongada de eprinomectina que têm eficácia superior a 98% contra *D. viviparus* e proporcionam proteção contra a reinfestação por até 150 dias em bovinos.[13-16] De modo semelhante, uma formulação injetável de ivermectina de ação prolongada mostrou ter eficácia de até 100% contra *D. viviparus* em bovinos por pelo menos 77 dias.[17]

Para os *médicos-veterinários de campo*, o resultado do tratamento terapêutico é muitas vezes imprevisível, pois depende da quantidade de danos estruturais nos pulmões. Os melhores resultados são obtidos no início da doença, quando a maioria das alterações patológicas pode ser rapidamente resolvida. Em casos graves, o tratamento pode inicialmente exacerbar achados clínicos porque a morte e a desintegração de muitos vermes nas vias respiratórias liberam antígenos e contribuem para a massa de material estranho que pode ser aspirado. Em razão das considerações sobre o bem-estar dos animais e ao alto risco de mortalidade, os tratamentos anti-helmínticos são frequentemente combinados com anti-histamínicos ou anti-inflamatórios não esteroides (AINE) como o flunixino para reduzir a gravidade da reação às larvas, e um antibiótico ou sulfonamida para prevenir a infecção bacteriana secundária. Os animais gravemente afetados devem ser trazidos para ambiente interno para tratamento e todos os outros membros do grupo removidos da pastagem contaminada e colocados em solo limpo para pasto.

Controle

As duas estratégias principais de controle derivam da premissa de que o principal fator que regula a ocorrência de doença é a densidade de larvas de *D. viviparus* na pastagem onde bovinos suscetíveis pastam. Em primeiro lugar, bovinos pastando em pastagens potencialmente contaminadas podem ser protegidos por vacinação ou cobertura anti-helmíntica. De forma alternativa, medidas podem ser tomadas para assegurar que as pastagens sejam seguras para uso. Isso geralmente é alcançado por programas anti-helmínticos profiláticos, mas atrasar o rodízio da primavera até que as larvas sobreviventes do inverno tenham morrido é uma opção teórica nas fazendas orgânicas.

O *manejo racional de pastagens* é importante em todos os sistemas, mas não pode ser a única medida adotada, por si só, para o controle da bronquite parasitária em razão da natureza imprevisível da doença. Embora a imunidade natural ofereça proteção adequada em muitas fazendas, não pode ser medida com precisão nem predeterminada. Com a possível exceção dos sistemas de amamentação de bezerros de corte, os bezerros não devem ser alojados juntos com bovinos mais velhos e nem no mesmo pasto após bovinos mais velhos, pois esses podem abrigar infecções patentes assintomáticas e contaminar a pastagem. Uma consideração importante é que a pastagem limpa pode ser contaminada por larvas de campos vizinhos transportados em esporos fúngicos através do vento (consulte o parágrafo prévio sobre epidemiologia). Embora o número de larvas espalhadas desta forma provavelmente seja pequeno, elas podem iniciar o ciclo epidemiológico culminando na doença após algumas semanas.

A *vacinação* de bezerros com duas doses de 1.000 larvas infecciosas atenuadas por irradiação é um método estabelecido há muito tempo e eficaz para prevenir a doença. Apenas bezerros saudáveis devem ser vacinados e devem ter pelo menos 8 semanas de idade. A vacina é administrada 6 e 4 semanas antes do rodízio. A exposição a pastagens ligeiramente contaminadas impulsionará a imunidade, mas podem ocorrer infecções patentes de baixo grau em alguns animais. Os bezerros vacinados e não vacinados não devem estar juntos no pasto, pois o primeiro grupo pode contaminar a pastagem, permitindo que o verme pulmonar cicle através de animais suscetíveis. A vacina fornece alto nível de proteção na maioria das condições, mas os bezerros vacinados não devem ser colocados em pastagens fortemente contaminadas. Pode ocorrer tosse quando a resposta imune mata as larvas do verme pulmonar nos pulmões. Doença evidente pode ocorrer em casos de desafio muito intenso. Para evitar tais problemas em fazendas gravemente afetadas, deve-se permitir que os bezerros vacinados tenham apenas acesso gradual ao pasto. Uma vacina de subunidade recombinante experimental, baseada na paramiosina do parasita como antígeno recombinante e que supera as desvantagens da vacina atenuada foi desenvolvida.[18]

Em *algumas áreas endêmicas*, por exemplo, no sul da Irlanda, que têm invernos brandos e início precoce da estação de pastejo, o programa de vacinação ideal descrito anteriormente pode ser inconveniente e é possível vacinar nas pastagens, evitando de forma cuidadosa os períodos em que é provável que ocorra a contaminação maciça de pastagens. Os bezerros às vezes são vacinados com menos de 8 semanas de idade para permitir que os bezerros nascidos na primavera pastem durante o final do verão e o outono, mas proteção ótima pode não ser proporcionada em todos os casos.

Os *programas anti-helmínticos estratégicos* fornecem uma alternativa à vacinação. O objetivo é suprimir a infecção iniciada por larvas que sobreviveram ao inverno e assim evitar a contaminação subsequente da pastagem. Isso pode ser feito mediante a aplicação de um bolus intraruminal adequado no início ou imediatamente antes do rodízio da primavera ou pela administração de 2 ou 3 doses de uma avermectina/milbemicina durante o início da estação de pastejo. Esses sistemas são projetados para controlar a gastrenterite parasitária e o verme pulmonar. As experiências clínicas de campo demonstraram bons resultados com os bolus de ivermectina, fenbendazol e oxfendazol e com tratamentos com ivermectina administrados com 3, 8 e 13 semanas após o rodízio, ou doramectina administrada no momento do rodízio e novamente 8 semanas depois. Os bezerros podem tornar-se vulneráveis após o período de cobertura anti-helmíntica se a contaminação da pastagem ocorrer (p. ex., por propagação por fungos). Um tratamento anti-helmíntico adicional pode ser indicado em regiões com uma estação de pastejo muito longa. Os bezerros que estão expostos à infecção, mas protegidos por quimioprofilaxia durante a sua primeira estação de pastejo, geralmente apresentam resistência substancial à reinfecção no seu segundo ano. No entanto, experiências de campo mostraram que a imunidade pode ser comprometida em um grau relacionado com o nível de proteção oferecido. Existe a preocupação de que tal tratamento intensivo possa provocar resistência anti-helmíntica, mas ainda não foram relatadas cepas resistentes de *D. viviparus*.

LEITURA COMPLEMENTAR

Panciera RJ, Confer AW. Pathogenesis and pathology of bovine pneumonia. Vet Clin North Am Food A. 2010; 26:191.

Panuska C. Lungworms of ruminants. Vet Clin North Am Food A. 2006;22:583.

REFERÊNCIAS BIBLIOGRÁFICAS

1. Jackson F, et al. Proc Int Conf World Assoc Adv Vet Parasitol. 2007;226.
2. Krzysiak MK, et al. Bull Vet Inst Pulawy. 2014; 58:421.
3. Pyziel AM. Acta Parasitol. 2014;59:122.
4. Schunn A-M, et al. PLoS ONE. 2013;8:e74429.
5. Ploeger HW, Holzhauer M. Vet Parasitol. 2012;185:335.
6. Matthews J. Livestock. 2008;13:23.
7. Wapenaar W, et al. J Am Vet Med Assoc. 2007; 231:1715.
8. Holzhauer M, et al. Vet Rec. 2011;169:494.
9. Dank M, et al. J Dairy Sci. 2015;In Press.
10. Von Holtum C, et al. Vet Parasitol. 2008;151:218.
11. Bennema S, et al. Vet Parasitol. 2009;165:51.
12. Ploeger HW, et al. Vet Parasitol. 2014; 199:50.
13. Soll MD, et al. Vet Parasitol. 2013;192:313.
14. Kunkle BN, et al. Vet Parasitol. 2013;192:332.
15. Rehbein S, et al. Vet Parasitol l. 2013;192:338.
16. Rehbein S, et al. Vet Parasitol. 2013;192:321.
17. Rehbein S, et al. Parasitol Res. 2015;114:47.
18. Strube C, et al. Vet Parasitol. 2015;8:119.

Pneumonia intersticial atípica em bovinos (síndrome da angústia respiratória aguda bovina, enfisema e edema pulmonar agudo)

Sinopse

- Etiologia: incerta, várias etiologias foram discutidas, como D,L-triptofano em forragem, inalação de gases e fumaças tóxicas, hipersensibilidade a bolor, micotoxicoses e intoxicações por plantas ou suplementos alimentares com acetato de melengestrol
- Epidemiologia: ocorre principalmente em bovinos adultos movidos de pasto seco para exuberante e, incidentalmente, em bovinos de confinamento. Surtos ou casos incidentais de pneumonia intersticial atípica em bovinos adultos mudados de pasto seco para exuberante no outono. Em bovinos de confinamento, casos incidentais são observados no final do período de terminação
- Achados clínicos: surtos de dificuldade respiratória aguda na forma de doença das pastagens nos dias seguintes à mudança para pastos exuberantes, dispneia grave, respiração com boca aberta e com cabeça e pescoço estendidos, grunhido expiratório, enfisema subcutâneo e morte rápida. A forma subaguda é menos grave e o animal pode sobreviver, mas desenvolver *cor pulmonale* posteriormente
- Patologia clínica: nenhum teste aplicável clinicamente
- Lesões: pulmões aumentados e firmes que não colapsam, congestão e edema difusos, enfisema intersticial e bolhoso, consolidação cranioventral, formação de membrana hialina, hiperplasia epitelial alveolar, fibrose
- Confirmação do diagnóstico: lesões na necropsia
- Tratamento: sintomático, nenhum tratamento efetivo disponível
- Controle: manejo de pastagens. Uso de antimicrobianos para controlar a conversão do triptofano em 3-metilindol em animais à pasto.

A pneumonia intersticial atípica (PIA) em bovinos tem sido conhecida há muitos anos sob muitos termos diferentes, incluindo pneumonia intersticial aguda, enfisema e edema pulmonar agudo (EEPA), síndrome da angústia respiratória aguda bovina (SARA), enfisema pulmonar bovino, adenomatose pulmonar, asma bovina, pneumoconiose e *"fog fever"* ou febre do nevoeiro. A síndrome, que se caracteriza por lesão difusa ou irregular no septo alveolar, é conhecida por ocorrer de forma aguda ou crônica. A apresentação aguda, que ocorre frequentemente como surto em bovinos adultos à pasto alguns dias depois de serem transferidos de pastagens de verão altamente utilizadas para pastagens exuberantes, também é denominada *"fog fever"* ou "febre do nevoeiro". Uma síndrome similarmente aguda a hiperaguda em bovinos de confinamento, que afeta principalmente os animais no final do período de terminação, é conhecida como pneumonia intersticial aguda ou atípica em bovinos de confinamento. Uma forma mais crônica que ocorre esporadicamente, muitas vezes com envolvimento bacteriano secundário, também foi descrita.

O termo *pneumonia intersticial atípica* refere-se a algumas características clínicas da síndrome que a diferem das doenças infecciosas agudas comuns do trato respiratório, especialmente das doenças virais que também causam pneumonia intersticial. Clinicamente a síndrome é atípica, especialmente quando comparada com as pneumonias bacterianas:

- A apresentação pode ser aguda ou crônica
- Angústia respiratória aguda ou crônica na ausência de toxemia
- A síndrome é progressiva e geralmente não responde ao tratamento
- A patologia consiste em diferentes graus de enfisema pulmonar, edema, formação de membrana hialina e hiperplasia do tecido intersticial e das células epiteliais alveolares.

Etiologia

A etiologia exata da condição atualmente não é inteiramente compreendida, mas devido às óbvias diferenças epidemiológicas entre as condições que ocorrem em animais em pasto, estabulados e em confinamento, assume-se que a PIA pode ter várias etiologias diferentes, todas levando a lesões pulmonares características. Foram propostas as etiologias apresentadas nas subseções seguintes.

Ingestão de quantidade excessiva de D,L-triptofano com a forragem

Casos clínicos de PIA são relatados com frequência em bovinos adultos que foram movidos de uma pastagem seca para pastagem exuberante no outono. Forragens específicas não foram implicadas, mas os bovinos afetados têm consumido com frequência alfafa, couve, colza, folhas de nabo, gramíneas de crescimento rápido e muitos outros alimentos. Os níveis de triptofano em pastagens exuberantes são suficientes para produzir doses tóxicas de 3-metilindol, o produto da fermentação do triptofano no rúmen. Uma vaca de 450 kg que coma grama em uma ingestão de matéria seca equivalente a 3,5% de seu peso corporal por dia, com uma concentração de triptofano de 0,3% de matéria seca, ingeriria 0,11 g de triptofano por quilo de peso corporal por dia. A quantidade total ingerida durante um período de 3 dias se aproximaria da dose oral única de 0,35 g/kg de peso corporal necessária para reproduzir a doença experimentalmente. No entanto, os níveis de triptofano da pastagem não são necessariamente maiores naqueles pastos associados à doença em comparação com as pastagens normais.

O D,L-triptofano é convertido no rúmen em 3-metilindol (3 ml) que, quando administrado VO ou IV, também produz as lesões características de pneumonia intersticial atípica em bovinos e caprinos. Em alguns casos de ocorrência natural de pneumonia intersticial atípica em vacas de corte mudadas de uma área seca no verão para uma pastagem verdejante e exuberante, há aumento acentuado nos níveis ruminais de 3-metilindol, enquanto em outros casos os níveis não são anormais. A falta de detecção de níveis anormalmente elevados no rúmen e no plasma de casos que ocorrem naturalmente pode estar relacionada ao metabolismo rápido e à eliminação de 3-metilindol.

A ingestão de D,L-triptofano geralmente era descartada como possível causa para pneumonia intersticial atípica em bovinos confinados em razão da sua ocorrência esporádica e da falta de associação epidemiológica entre a ocorrência da doença e as mudanças de ração. No entanto, uma concentração significativamente maior do metabólito de 3-metilindol no sangue de animais afetados pela pneumonia intersticial atípica em comparação com animais-controle saudáveis foi verificada em um estudo, o que sugere um possível papel etiológico do D,L-triptofano na pneumonia intersticial atípica em bovinos de confinamento.[1]

Hipersensibilidade ao bolor

A PIA também foi associada à hipersensibilidade crônica ao feno mofado com base na presença de precipitinas séricas dos antígenos termofílicos de *Thermopolyspora polyspora*, *Micropolyspora faeni* e *Thermoactinomyces vulgaris* em bovinos com alveolite alérgica, condição também denominada como "pulmão do fazendeiro bovino". Na Suíça, demonstrou-se elevada incidência de precipitinas séricas contra *Micropolyspora faeni* (60%) e antígeno de feno mofado (80%) em bovinos expostos, mas aparentemente saudáveis, de uma área onde a apresentação crônica do "pulmão do fazendeiro bovino" é comum. Os surtos de doença respiratória aguda em bovinos adultos como consequência de pneumonite alérgica aguda podem ocorrer 15 h após a introdução de feno intensamente mofado. A investigação sorológica e o desafio podem revelar pneumonia por hipersensibilidade atribuível a alergênios de *Micropolyspora faeni*. Uma pneumonite por hipersensibilidade foi produzida experimentalmente em bezerros por exposição a aerossóis de *Micropolyspora faeni* com ou sem sensibilização prévia por injeção subcutânea do antígeno.

Embora clinicamente a pneumonia alérgica e a pneumonia intersticial atípica compartilhem uma apresentação muito similar, existem diferenças patológicas significativas que indicam que pneumonia alérgica e pneumonia intersticial atípica são condições diferentes.[2] Apesar da formação de membrana hialina característica da pneumonia intersticial atípica raramente ser vista com pneumonite alérgica, esta última está tipicamente associada à formação de granuloma microscópico que não é visto na pneumonia intersticial atípica.[2]

Inalação de gases tóxicos e fumaças

Foram notificados casos incidentais de PIA em bovinos expostos a diferentes gases e fumaças nocivas, como gases do silo, dióxido de nitrogênio, gás de cloro ou fumaça de óxido de zinco.[3] A inalação experimental de dióxido de nitrogênio gasoso é capaz de causar pneumonia intersticial aguda em bovinos e edema alveolar grave e enfisema em suínos, mas parece improvável que os animais de qualquer uma destas espécies estejam expostos naturalmente a uma concentração significativa do gás por um período suficientemente longo para produzir tais lesões.

Os suínos que sobreviveram à exposição experimental ao gás de silo não apresentaram lesões observadas na doença dos enchedores de silo ("*silo-filler's disease*") no homem, e a exposição experimental de bovinos ao gás de dióxido de nitrogênio produziu lesões que não ocorrem na PIA natural. Enfisema pulmonar agudo e mortes ocorreram em bovinos expostos à fumaça de óxido de zinco produzida pela soldagem de metal galvanizado em um estábulo fechado que abrigava bovinos.

Infestação parasitária

Durante muitos anos, pensou-se que a infestação maciça dos pulmões por muitas larvas de vermes pulmonares em um animal sensibilizado pelos vermes pulmonares poderia causar reação alérgica que resultaria no desenvolvimento de PIA. A possibilidade de tal hipersensibilidade ser associada não pode ser totalmente ignorada, mas atualmente não existem evidências para dar suporte à tal teoria. Essa hipersensibilidade pode ocorrer quando o nível de infestação larval da pastagem é extremamente alto, mas ela não está presente na grande maioria dos casos. Na maioria dos casos de PIA de ocorrência natural, não há evidência laboratorial de infestação por vermes pulmonares de animais afetados e contactantes. A reinfecção de bovinos com vermes pulmonares ocorrerá 2 a 3 semanas após a introdução em uma pastagem infectada, e causa dificuldade respiratória aguda que pode ser indistinguível clinicamente da PIA.

A migração de parasitas anormais, particularmente *Ascaris suis*, foi observada como causa de pneumonia intersticial aguda em bovinos que tiveram acesso a áreas anteriormente ocupadas por suínos.

Micotoxicose e intoxicação por plantas

A ingestão de batata-doce infestada com o fungo *Fusarium solani* foi considerada causa de PIA em bovinos. O crescimento do bolor nas batatas produz as toxinas ipomeamarona e ipomeamaronol e um fator de edema pulmonar. Este último é um termo coletivo para um grupo de substâncias capazes de causar a morte associada a edema grave e alveolite proliferativa dos pulmões de animais de laboratório. Ele produz uma síndrome respiratória clínica e patologicamente indistinguível da PIA.

O fungo *Fusarium semitectum* que cresceu em feijões de jardim mofados – *Phaseolus vulgaris* – que foram descartados em pastagem, foi associado a enfisema pulmonar agudo em bovinos que consumiram o feijão e suas folhas. O fungo produz uma toxina pulmonar. A toxina pulmonar 4-ipomeanol (ipomeanol) se acumula em batatas-doces comprometidas pelo bolor e induz edema pulmonar, necrose bronquiolar e pneumonia intersticial em muitas espécies de mamíferos. Ocorreram surtos em vacas em lactação após a ingestão de batatas-doces contaminadas por *Myzus tersicae*. Outros *Fusarium* spp. foram encontradas no feno de amendoim forrageiro, que tem sido associado a angústia respiratória aguda e PIA em bovinos de corte adultos. A taxa de mortalidade da população como resultado da doença respiratória foi de, aproximadamente, 12% e a taxa de letalidade de casos foi de 77%. Os achados clínicos ocorreram dentro de alguns dias a 2 meses após a alimentação dos animais com o feno de amendoim forrageiro.

Uma erva daninha, *Perilla frutescens*, é considerada causa da doença em bovinos nos EUA e onde quer que a planta seja encontrada. A alta morbidade e alta taxa de letalidade de casos são características, e a planta contém uma cetona de perilla que pode ser usada para produzir a doença experimentalmente.

A palha do azevém perene (*Lolium perenne*) utilizada como forrageira e infectada com o endófito (*Acremonium lolii*) que produz substâncias tóxicas, incluindo lolitrema B, tem sido associada à pneumonia atípica em bezerros de corte desmamados. No entanto, a alimentação com o feno suspeito resultou em incoordenação do azevém, mas não em pneumonia intersticial atípica.

Acetato de melengestrol

O acetato de melengestrol (MGA), um aditivo alimentar comumente fornecido a novilhas de confinamento para suprimir o estro, foi associado à PIA com base em evidências epidemiológicas. Os dados obtidos de confinamentos canadenses indicaram que a grande maioria dos casos de PIA ocorreu em novilhas e que a interrupção do tratamento com acetato de melengestrol resultou na redução do número de abates de emergência, a maioria dos quais atribuíveis a PIA.[2] Um trabalho posterior não revelou nenhum efeito da administração oral de acetato de melengestrol na concentração plasmática de 3-metilindol. Se o acetato de melengestrol desempenha um papel na etiologia da PIA, o mecanismo pelo qual isso ocorre não está claro.

Infecções bacterianas e por *Mycoplasma* spp.

Não há evidências de que nenhum dos patógenos bacterianos comuns de bovinos, como *Mannheimia haemolytica*, *Pasteurella multocida*, *Histophilus* (*Haemophilus*) *somni*, ou *Mycoplasma* spp. estão associados principalmente à PIA. Em uma série de bovinos em confinamento com achados clínicos consistentes de PIA, os agentes patogênicos estavam presentes nos tecidos pulmonares de alguns animais na necropsia, mas sua presença não foi considerada como causa primária da pneumonia, mas sim como secundária à lesão inicial do pulmão, que não foi determinada.

Infecções virais

Certas infecções virais do pulmão podem resultar em pneumonia intersticial. Nas pneumonias intersticiais causadas pelo vírus sincicial respiratório bovino (BRSV) há bronquiolite e alveolite, e estas devem ser denominadas pneumonias bronquiointersticiais. O vírus sincicial respiratório bovino é causa importante de surtos de pneumonia intersticial aguda em bezerros de corte 2 a 4 semanas após o desmame. A avaliação patológica dos tecidos pulmonares de bovinos em confinamento que apresentavam pneumonia intersticial aguda descobriu que o BRSV não era um agente causador. Em uma série de casos de pneumonia intersticial em bovinos de confinamento em Saskatchewan, a presença do antígeno BRSV foi demonstrada em apenas 7% dos casos, e houve necrose epitelial bronquiolar mais grave do que nos outros casos que eram negativos para o vírus.

Epidemiologia

A PIA ocorre principalmente em vacas e touros adultos, geralmente 4 a 10 dias depois de serem movidos abruptamente de uma pastagem de verão seca ou muito pastejada para uma pastagem de outono exuberante. A nova pastagem pode ou não ter sido utilizada durante esse verão, e as espécies de forrageiras ou plantas não parecem fazer a diferença, mas normalmente há crescimento exuberante de gramíneas, leguminosas ou outras plantas palatáveis. A mudança dos campos de pastagem no outono simplesmente precipitou a doença.

A PIA em animais a pasto geralmente ocorre em surtos, com morbidade variando de 10% em alguns rebanhos a até 50% ou mais em outros, com taxa de letalidade de casos sendo de 25 a 50%. Não é incomum observar uma forma branda da doença em cerca de um terço dos adultos sob risco, mas apenas 10% dos animais em risco podem ser gravemente afetados. Muitas vezes, várias vacas são encontradas mortas sem sinais premonitórios, muitas outras estão gravemente doentes e morrem dentro de 24 h. Os bezerros e bovinos jovens em crescimento com até 1 ano de idade que pastejam a mesma área geralmente não são afetados.

Uma análise retrospectiva e pesquisa de amostras aleatórias de fazendas de gado no norte da Califórnia descobriu que o tipo de manejo de forragem tem efeito significativo nos casos da doença. A maior ocorrência da doença foi em rebanhos onde o gado foi movido de áreas de verão para campos de feno de segunda geração ou para pastos irrigados ou de um campo irrigado para outro. A taxa de morbidade em adultos foi de 2,6%, e a taxa de letalidade de casos foi de cerca de 55%. A doença não ocorreu em fazendas com movimento limitado ou nenhum movimento de gado das áreas de verão para pastagens viçosas de outono. O período no qual a doença ocorre durante os meses de outono é de apenas 2 a 4 semanas; sua incidência diminui rapidamente após a primeira geada. A doença também ocorreu no mesmo rebanho e no mesmo pasto em anos sucessivos.

A pneumonia intersticial atípica em bovinos a pasto foi registrada no Canadá, EUA, Grã-Bretanha, Holanda, Nova Zelândia e outros países. A doença é rara na Austrália. A doença tem sido reconhecida na França por muitos anos como doença do outono ou enfisema de outono, especialmente na região da Normandia.

Alguns relatos sugeriram predileção racial, com a raça Hereford sendo mais comumente afetada do que as raças Jersey, Holandesa, Shorthorn e Angus, mas existem poucos dados epidemiológicos exatos para apoiar a observação.

A *pneumonia intersticial atípica em bovinos de confinamento* é reconhecida como causa importante de perda econômica em bovinos de confinamento no oeste do Canadá e nos EUA. A doença ocorre esporadicamente, e a incidência é de cerca de 2,8% de todos os bovinos colocados em confinamento.[4] Os casos ocorrem mais comumente durante os meses de verão e outono, com taxa de incidência maior no final do período de terminação. No sul de Alberta, a doença é mais comum durante os dias de verão e primavera que são quentes, secos e pulverulentos, e tipicamente afeta os animais que deverão estar prontos para o abate dentro de 15 a 45 dias. Alguns operadores de confinamento observaram que a doença é mais comum em bovinos expostos a poeira excessiva de cama.

Nos confinamentos do sul de Alberta, a doença ocorreu no fim do período de terminação, quando os animais estavam na engorda com média de 114 dias e pesavam 475 kg. Todos os casos confirmados foram em novilhas, e as concentrações plasmáticas de metabólitos de 3-metilindol (adutos) foram maiores nas novilhas com pneumonia intersticial atípica do que nos controles. A maioria das novilhas recebeu melengestrol (MGA) VO para suprimir o estro. A probabilidade de um animal com pneumonia intersticial aguda ser uma novilha foi 3,1 vezes maior do que as chances de que o animal com a doença fosse um novilho. Em alguns confinamentos grandes, o risco relativo estimado foi de 4,9.

Outros tipos de pneumonia intersticial atípica ocorrem esporadicamente e podem afetar apenas um único animal ou vários durante um período. Não há necessariamente incidência sazonal, exceto nas áreas onde o gado é estabulado e alimentado com feno pulverulento e mofado durante os meses de inverno. Relatou-se a ocorrência de pneumonia intersticial atípica em bezerros de corte desmamados, cerca de 4 semanas após o desmame.

Patogênese

Devido ao número e à variedade de circunstâncias nas quais a pneumonia intersticial aguda ou crônica ocorrem, é difícil sugerir uma causa subjacente básica ou explicar os mecanismos para o desenvolvimento das lesões e as variações que ocorrem de uma circunstância para outra.

O isômero L do triptofano contido na alimentação é metabolizado por microrganismos ruminais a ácido indolacético, que então é convertido em 3-metilindol. A conversão de L-triptofano em 3-metilindol é máxima em pH ruminal próximo da neutralidade. O 3-metilindol é absorvido do rúmen e metabolizado por um sistema de oxidase de função mista para um intermediário ativo, que possui propriedades pneumotóxicas.

A bioativação de 3-metilindol pelas células da clara alveolares causa lesão celular profunda em células epiteliais alveolares clara e tipo 1 e, em última instância, pneumonia intersticial atípica. Postulou-se que o composto responsável por causar a lesão é o metabólito eletrofílico de 3-metilindol, 3-metilenodolenina, que forma adutos estáveis com macromoléculas celulares (adutos são compostos formados por uma reação de adição).

As concentrações de 3-metilenodolenina no tecido pulmonar e no sangue foram maiores em bovinos de confinamento que haviam morrido de PIA do que em bovinos de confinamento saudáveis. No entanto, as concentrações de 3-metilenodolenina no tecido pulmonar foram semelhantes em amostras de bovinos com pneumonia intersticial e broncopneumonia. A concentração média do aduto 3-metilenodolenina aumentou para valores máximos no dia 33, e depois diminuiu para o mínimo no dia 54 após a chegada ao confinamento. As concentrações plasmáticas de 3-metilindol diminuíram inicialmente e permaneceram baixas até o dia 54. Nem as concentrações do aduto 3-metilenodolenina nem as concentrações plasmáticas de 3-metilindol foram associadas a efeitos deletérios sobre o ganho de peso.

A reação que ocorre é uma reação inespecífica, mas fundamental, do parênquima pulmonar a uma grande variedade de insultos que podem ser ingeridos, inalados ou produzidos endogenamente. O edema pulmonar é a primeira alteração morfológica que ocorre em ruminantes que receberam 3-metilindol. O edema é precedido de degeneração, necrose e esfoliação de células dos septos alveolares do tipo I. Durante o *estágio agudo*, há inundação dos alvéolos com exsudato serofibrinoso, congestão, edema das paredes alveolares e formação de membrana hialina. Também ocorre enfisema intersticial de gravidade variável. Este enfisema pode se espalhar pelos vasos linfáticos para o mediastino e no tecido subcutâneo na cernelha, em todo o dorso e, ocasionalmente, em todo o corpo, incluindo os membros. Se a fase aguda for suficientemente grave, há angústia respiratória acentuada e morte rápida por hipoxemia. Ao contrário das pneumonias bacterianas, a ênfase é no edema e na proliferação, e não na necrose.

As lesões foram produzidas experimentalmente em bovinos, ovinos e caprinos após administração VO ou IV de 3-metilindol. Bezerros parecem ser mais resistentes à intoxicação experimental com 3-metilindol do que os adultos, o que sustenta a observação de que a doença de ocorrência natural é incomum nos bezerros que pastejam a mesma área na qual os adultos são afetados.

No caso de o animal sobreviver ao estágio agudo segue-se um *estágio proliferativo* marcado pela multiplicação de células alveolares do tipo II. Existe epitelização alveolar e fibrose intersticial, sendo esta última progressiva e irreversível. As características centrais da pneumonia intersticial crônica são o acúmulo intra-alveolar de células mononucleares, proliferação e persistência de células alveolares de tipo 2 e espessamento intersticial pelo acúmulo de células linfoides e tecido fibroso. A alveolite fibrosante difusa é uma forma de pneumonia intersticial crônica de etiologia incerta, mas possivelmente é a forma crônica de PIA.

A PIA foi relatada em *ovinos*, e houve extensa epitelização alveolar. Na Noruega, ocorreu uma síndrome de angústia respiratória aguda em cordeiros movidos de pastagens de montanhas para pastagens de outono exuberantes. As lesões foram aquelas da PIA e a hipersensibilidade epitelial alveolar a bolores na grama que está sendo explorada. A administração oral experimental de 3-metilindol aos cordeiros resultará em dispneia aguda e lesões semelhantes às que ocorrem em bovinos e ovinos adultos após administração de 3-metilindol. No entanto, as lesões experimentais em cordeiros são diferentes das que ocorrem em cordeiros afetados pela doença natural.

Achados clínicos

A forma aguda de *PIA em bovinos a pasto* normalmente é óbvia. Dentro de 4 a 10 dias depois de os bovinos adultos terem sido movidos para uma nova pastagem, eles podem ser encontrados mortos sem quaisquer sinais premonitórios. Na doença experimental, os achados clínicos típicos de doença respiratória aparecem dentro de 24 a 36 h após a administração oral de L-triptofano a bovinos adultos, e dentro de 4 dias, 50% das vacas medicadas morrerão. Um ou muitos bovinos podem apresentar respiração laboriosa, muitas vezes com grunhido expiratório, respiração com boca aberta, cabeça e pescoço estendidos, espuma na boca e ansiedade. Os bovinos gravemente afetados não pastam, se separam do rebanho e relutam em andar. Se forçados a andar, eles podem cair e morrer dentro de alguns minutos. Os bovinos moderadamente afetados continuam a pastar, mas sua respiração aumenta acima do normal. A tosse é infrequente, independentemente da gravidade. A temperatura é normal a levemente elevada (38,5-39,5°C), mas pode ser de até 41 a 42°C durante o tempo muito quente. Há variação semelhante na frequência cardíaca (80 a 120/min), e aqueles com frequência de mais de 120/min geralmente estão nos estágios terminais da doença. Atonia e aumento de volume ruminal são comuns em casos graves. O enfisema subcutâneo é comum ao longo da cernelha e pode se estender para as axilas e os aspectos ventrais do tórax. As narinas estão dilatadas e secreção nasal é comum. Pode ocorrer diarreia, mas ela é leve e transitória.

Os sons respiratórios altos e claros audíveis sobre os aspectos ventrais do pulmão, indicando consolidação sem envolvimento brônquico, são os achados característicos da auscultação nos estágios iniciais da doença aguda. A intensidade dos sons respiratórios pode ser inferior ao normal nas partes dorsais do pulmão se o envolvimento for grave, mas em animais que sobrevivem por vários dias, as crepitações altas características do enfisema intersticial apresentam relevância diagnóstica. A maioria dos casos gravemente afetados morrerá dentro de 2 dias do início, mas os casos menos graves viverão por muitos dias e depois morrerão pelo envolvimento pulmonar difuso. Aqueles que sobrevivem por mais de 1 semana frequentemente terão enfisema crônico e permanecerão magros. Daqueles bovinos moderadamente afetados que se recuperam em alguns dias, alguns desenvolverão insuficiência cardíaca congestiva alguns meses depois, como consequência da pneumonia intersticial crônica (*cor pulmonale*). Os bezerros que acompanham suas mães adultas geralmente não são afetados.

A *PIA em bovinos que não estão a pasto*, como bovinos em confinamento, normalmente ocorre esporadicamente, mas muitos animais podem ser afetados ao longo de um período. Pode haver ou não histórico de mudança de alimentação ou de alimentação com alimentos mofados ou pulverulentos. Em muitos casos, decorrerão alguns dias após o aparecimento dos sinais antes que o proprietário esteja ciente dos animais afetados. O animal pode ter sido tratado com antimicrobiano para pneumonia bacteriana com pouca ou nenhuma resposta. Dispneia, aumento do esforço respiratório às vezes com grunhido, tosse profunda, queda na produção de leite, ausência de toxemia, temperatura variável (38,5-40°C) e apetite variável são comuns. Na auscultação, há sons respiratórios altos sobre os aspectos ventrais dos pulmões e crepitações sobre os aspectos dorsal e ventral. A presença de crepitações úmidas sugere broncopneumonia bacteriana secundária. O enfisema subcutâneo é incomum nestes casos, e a maioria dos animais ficará progressivamente pior.

Bovinos de 1 ano de idade com pneumonia intersticial aguda que pode ser de origem viral podem ficar muito piores e morrerem em alguns dias, apesar do tratamento. Bovinos adultos afetados com a forma crônica de pneumonia intersticial atípica sobreviverão em mal estado com a doença crônica por várias semanas e até meses.

As principais características clínicas de todas essas outras pneumonias intersticiais são doença respiratória óbvia, ausência de toxemia, má resposta ao tratamento, piora progressiva e sons pulmonares anormais distribuídos em todos os campos pulmonares.

Diagnóstico diferencial

A *PIA* geralmente é óbvia quando apresentada com surto de doença respiratória aguda em bovinos adultos que foram transferidos recentemente para uma nova pastagem. O início é repentino, vários bovinos podem ter sido encontrados mortos, e muitos estão dispneicos.

Os diagnósticos diferenciais clínicos para PIA incluem:

- Pasteurelose pneumônica (febre dos transportes, pneumonia enzoótica de bezerros) caracterizada por febre, toxemia, secreção nasal mucopurulenta e menor dispneia; bovinos jovens são mais comumente afetados, e há resposta benéfica à terapia em 24 h
- Intoxicação por inseticidas organofosforados pode parecer com a PIA devido à dispneia, mas, além disso, há constrição pupilar, diarreia mucoide, tremores musculares, rigidez dos membros e nenhum som pulmonar anormal

- A intoxicação por nitrato pode ocorrer em vacas movidas para uma nova pastagem com altos níveis de nitrato. Muitas vacas são afetadas rapidamente, ficam fracas, cambaleiam, engasgam, caem e morrem rapidamente. A coloração castanho-chocolate das mucosas, a ausência de sons pulmonares anormais e a resposta ao tratamento são mais comuns na intoxicação por nitratos
- Outras pneumonias intersticiais de bovinos geralmente não estão associadas à mudança de pastagem no outono e são difíceis de diagnosticar clínica e patologicamente, sobretudo quando ocorrem em um único animal. Os tipos crônico e subagudo de pneumonia intersticial são difíceis de diferenciar um do outro e de outras pneumonias de bovinos
- Alveolite alérgica extrínseca ("pulmão do fazendeiro bovino") ocorre em bovinos estabulados expostos a alimentos pulverulentos ou mofados por um período prolongado e caracteriza-se por histórico de tosse crônica, perda de peso, baixa produção de leite, ocasionalmente secreção nasal de cor verde e crepitações secas sobre a maioria dos aspectos dos pulmões. Não raramente, ocorrem casos agudos e os animais morrem dentro de 1 semana após o início dos sinais
- A pneumonia verminótica causada por *Dictyocaulus viviparus* ocorre em bovinos jovens em pastagem nos meses de outono e provoca doença subaguda ou aguda que pode se assemelhar clinicamente à PIA, mas não epidemiologicamente. A identificação das larvas nas fezes ou tecidos dos animais afetados deve ser tentada
- A pneumonia verminótica causada pela migração aberrante de larvas de *Ascaris suis* pode ser indistinguível da PIA, mas um histórico de ocupação anterior da área por suínos pode fornecer a pista do diagnóstico, que só pode ser confirmado no exame histológico de tecidos.

Patologia clínica

Não há anormalidades no hemograma ou bioquímica sérica que tenham qualquer significado diagnóstico. O exame de fezes e forragens para larvas de vermes pulmonares ajudará na diferenciação de pneumonia verminótica se passado o período pré-patente.

Achados de necropsia

Na PIA, os pulmões estão aumentados e firmes e não colapsam ao corte. Nos estágios iniciais dos casos agudos, eles contêm muito fluido que é mais viscoso do que o fluido do edema normal. A pleura é pálida e opaca e parece estar espessada. Nos casos hiperagudos, todo o pulmão é afetado de forma homogênea dessa maneira. Tais casos geralmente apresentam edema da laringe.

No caso agudo mais comum, o pulmão tem aparência marmorizada. Os lobos adjacentes podem ser afetados com qualquer de quatro anormalidades: as áreas de pulmão normal e rosa estão restritas à parte dorsal dos lobos caudais; existem áreas de tecido pálido indicativas de enfisema alveolar, áreas de cor rosa-escuro afetadas pela exsudação alveolar precoce, áreas amarelas nas quais os alvéolos estão preenchidos com um fluido coagulado rico em proteínas e áreas vermelho-escuras onde ocorreu a epitelização. As duas últimas lesões são firmes à palpação e se assemelham ao timo ou ao pâncreas. Eles são mais comuns nas partes ventrais dos lobos craniais.

Nos casos crônicos, como sequela da forma aguda descrita anteriormente, as diferenças óbvias na idade das lesões sugerem que a doença progride em etapas pelo envolvimento periódico de áreas frescas de tecido. Em todos os casos, geralmente há exsudato espumoso, às vezes contendo manchas de pus, nos brônquios e traqueia, e a mucosa dessas passagens aéreas está acentuadamente hiperêmica.

Histologicamente, os achados característicos são ausência de inflamação, exceto no caso de invasão bacteriana secundária, e presença de um fluido eosinofílico, rico em proteínas que coagula nos alvéolos ou pode subsequentemente ser comprimido em uma *membrana hialina*. Isso é mais evidente em casos agudos, e se os animais vivem por alguns dias, há evidências de epitelização das paredes alveolares. Em casos com duração longa, há extensa epitelização e fibrose. Há ausência de lesões óbvias das pequenas vias respiratórias, o que diferencia a pneumonia intersticial da broncopneumonia.

O exame bacteriológico dos pulmões muitas vezes é negativo, embora em casos com longa duração em que a pneumonia bacteriana secundária tenha se desenvolvido, podem ser encontrados *Pasteurella multocida, Mannheimia haemolytica, Streptococcus* spp. e *Trueperella* (anteriormente *Arcanobacterium*) *pyogenes*. Deve-se realizar a busca cuidadosa por larvas de nematódeos.

Tratamento

O tratamento da PIA em bovinos é empírico e sintomático, pois não há terapia específica disponível. A lesão é irreversível em casos graves, e é improvável que o tratamento seja efetivo. Quando surtos da doença ocorrem em pastagens, a primeira reação é remover todo o rebanho do local para evitar o desenvolvimento de novos casos. No entanto, quase todos os novos casos geralmente acontecerão no quarto dia após o início do surto, e a remoção da pastagem geralmente não impedirá sua ocorrência. Em contrapartida, deixar o rebanho na pastagem geralmente não resultará em casos adicionais. Os bovinos gravemente afetados devem ser removidos da pastagem com extremo cuidado, muito devagar, e somente se necessário, e devem ser levados para o abrigo do sol. O abate imediato para aproveitamento da carcaça pode ser indicado em casos graves. Casos leves ou moderadamente afetados geralmente se recuperam espontaneamente sem qualquer tratamento se deixados sozinhos e não forem estressados, um fato ao qual não se tem dado a devida consideração quando reivindicações são feitas quanto ao uso de determinados medicamentos. Muitos fármacos diferentes foram defendidos e usados rotineiramente para o tratamento de PIA em bovinos. No entanto, nenhum foi avaliado adequadamente, e recomendações definitivas não podem ser feitas.

O tratamento das pneumonias intersticiais crônicas é insatisfatório porque a lesão é progressiva e irreversível.

Tratamento e controle

Tratamento
- Nenhum tratamento específico está disponível para PIA.

Controle
PIA em bovinos a pasto:
- Monensina: 200 mg/cabeça VO, SID, a partir de 1 dia antes da mudança de pastagem e por pelo menos 4 dias após a mudança para a pastagem de outono (R2)
- Clortetraciclina: 2,5 g/cabeça VO, SID, a partir de 1 dia antes da mudança de pastagem e por pelo menos 4 dias após a mudança para a pastagem de outono (R2)
- Lasalocida: 200 mg/cabeça VO, SID, a partir de 1 dia antes da mudança de pastagem e por pelo menos 14 dias.

Controle

Não existem métodos confiáveis conhecidos para a prevenção de pneumonia intersticial atípica em bovinos em pasto, mas existem algumas estratégias que merecem consideração.

Manejo do pasto

Se a pastagem exuberante de outono contém níveis tóxicos da substância que causa a doença aguda, parece racional controlar a introdução do gado na nova pastagem. Isso pode ser feito controlando o tempo total de pastejo durante os primeiros 10 dias: permita que o gado paste durante 2 h no primeiro dia, aumentando por incrementos de 1 h por dia, e deixe-os em tempo integral ao final de 10 a 12 dias. Se possível, isso pode ser conseguido com a rotação dos bovinos para frente e para trás, ou entre as pastagens de verão e de outono, ou entre o pasto de outono e um lote seco, onde há amplo suprimento de feno seco e maduro disponível. O feno seco e maduro pode ser oferecido *ad libitum* ao gado adulto pela manhã antes de ir para o pasto por pelo menos 4 dias no período de pastejo para reduzir o consumo de forragem da pastagem. Esse procedimento de manejo é laborioso e pode não ser prático, dependendo do tamanho e do terreno da pastagem e das áreas de contenção que estão disponíveis.

Inibição da produção de 3-metilindol no rúmen

Controlar a conversão de D,L-triptofano na forragem para 3-metilindol é uma estratégia de controle plausível. A pneumonia intersticial atípica experimental induzida por triptofano pode ser prevenida pela administração oral de clortetraciclina ou antibióticos poliéteres, como monensina. A administração oral diária de 2,5 gramas por cabeça de clortetraciclina, começando 1 dia antes e por 4 dias após a administração de uma toxina de L-triptofano prevenirá os achados clínicos.

A administração oral diária de monensina na dose de 200 mg por cabeça por dia começando 1 dia antes e por 7 dias após mudança abrupta de uma dieta de feno de baixa qualidade para uma pastagem exuberante reduziu a formação de 3-metilindol durante os 7 dias de tratamento, mas o efeito do fármaco foi reduzido no dia 10, ou seja, 3 dias após a retirada. Uma vez que os efeitos da monensina no 3-metilindol ruminal diminuem dentro de 48 h após a retirada do fármaco, a prevenção eficaz do edema pulmonar agudo e enfisema pode requerer a administração contínua de monensina durante o período crítico de aproximadamente 10 dias após os animais adultos serem expostos ao pasto viçoso. O fornecimento diário de monensina em um suplemento de energia ou proteico efetivamente reduzirá a formação de 3-metilindol ruminal em bovinos alimentados a pasto.

Lasalocida a uma dose de 200 mg por cabeça, 1 vez/dia na ração por 12 dias, reduziu a conversão de triptofano em 3-metilindol e preveniu o edema pulmonar.

Qualquer combinação dessas práticas de manejo pode reduzir a produção de 3-metilindol em maior proporção do que somente fornecer monensina ou implementar apenas técnicas de manejo de pastagem.

Outras formas de pneumonia intersticial atípica

O controle de casos de PIA em animais que não estão a pasto depende da causa suspeita e da remoção desta do ambiente em que os animais vivem. Toda tentativa deve ser feita para controlar a concentração de poeira e de alimentos mofados aos quais os bovinos estão expostos. Os suprimentos alimentares devem ser colhidos, manuseados e armazenados com atenção para minimizar poeira e bolores. Na preparação de alimentação mista para os bovinos, a finura da moagem deve ser controlada para evitar partículas alimentares pulverulentas que possam ser inaladas. Devido à criação de poeira, a moagem e a mistura de alimentos secos, como feno, palha e grãos, não devem ser feitas na mesma área fechada em que o gado é alojado. Se for necessário usar alimentos pulverulentos, eles devem ser molhados para ajudar no controle de poeira.

LEITURA COMPLEMENTAR

Doster AR. Bovine atypical interstitial pneumonia. Vet Clin North Am Food A. 2010;26:395-407.

Panciera RJ, Confer AW. Pathogenesis and pathology of bovine pneumonia. Vet Clin North Am Food A. 2010;26:191-214.

Woolums AR, McAllister TA, Lonergan GH, et al. Etiology of acute interstitial pneumonia in feedlot cattle: noninfectious causes. Comp Cont Ed Pract Vet. 2001; 9:S86-S93.

REFERÊNCIAS BIBLIOGRÁFICAS

1. Loneragan GH, et al. Am J Vet Res. 2001;62:1525-1530.
2. Woolums A, et al. Comp Cont Ed Pract Vet. 2001; 9:S86-S93.
3. Doster AR. Vet Clin North Am Food A. 2010;26:395-407.
4. USDA Feedlot 2011, part IV. (Accessed 15.09.15, at: <http://www.aphis.usda.gov/animal_health/nahms/feedlot/downloads/feedlot2011/Feed11_dr_PartIV.pdf>.).

DOENÇAS DO TRATO RESPIRATÓRIO DE OVINOS E CAPRINOS

Adenocarcinoma nasal enzoótico em ovinos e caprinos (tumor nasal enzoótico)

O adenocarcinoma intranasal foi relatado como doença esporádica de ovinos e caprinos durante muitos anos, e atualmente é reconhecido como neoplasia contagiosa nessas espécies.[1] A doença em ovinos e caprinos está associada a retrovírus relacionados mas diferentes, o vírus do adenocarcinoma nasal ovino (ENT -1) e o vírus do adenocarcinoma caprino (ENT-2), respectivamente. Esses retrovírus são altamente conservados, com os isolados norte-americanos e europeus sendo 96% homólogos.[2] Eles são homólogos com o retrovírus que causa jaagsiekte (JSVR), mas podem ser distinguidos por sequências únicas do genoma. O adenocarcinoma nasal não é um componente da doença jaagsiekte, nem há tumores pulmonares presentes em ovinos e caprinos com adenocarcinoma nasal. Infecções pelos vírus do adenocarcinoma nasal enzoótico e jaagsiekte podem ocorrer na mesma ovelha, e isso pode potencializar a proliferação do vírus jaagsiekte na ovelha infectada.

O adenocarcinoma nasal enzoótico é registrado nos EUA, Canadá, Europa, Japão, Índia, China e África. Acredita-se que ocorra em todos os continentes, exceto Austrália e Nova Zelândia, mas não está presente no Reino Unido. A doença ocorre esporadicamente, mas geralmente é agrupada em certos rebanhos, e assume-se que é transmitida pela via respiratória. A prevalência em rebanhos afetados varia em diferentes países. Em geral, é inferior a 2%, mas pode chegar a 10 a 15%.

Não há ocorrência sazonal e nenhuma predisposição racial ou genética aparente.

Não há influência aparente da miíase nasal na prevalência do adenocarcinoma nasal em rebanhos infectados.

Relatou-se que a *doença clínica* ocorre tão cedo quanto aos 7 meses de idade, mas a maioria em ovelhas adultas entre 2 e 4 anos de idade. Os animais afetados estão afebris, têm secreção nasal seromucosa ou seropurulenta abundante, e espirram e agitam suas cabeças com frequência. Há alopecia ao redor das narinas. O tumor pode ser unilateral ou bilateral.

À medida que a doença progride, há dispneia, respiração estertorosa com dilatação das narinas em repouso e respiração com boca aberta após o exercício. Alguns animais desenvolvem deformidade facial e protrusão de um ou ambos os olhos pelo crescimento tumoral, e o tumor pode projetar-se para fora da narina (Figura 12.17). Há perda progressiva de peso, emaciação e morte após curso clínico de 3 a 6 meses. Não há resposta imune detectável nos animais afetados.

No *exame post mortem*, as massas tumorais estão nos turbinados etmoidais, com metástases para linfonodos regionais em alguns casos. Os tumores podem ser unilaterais ou bilaterais e são de cor cinza ou rosa

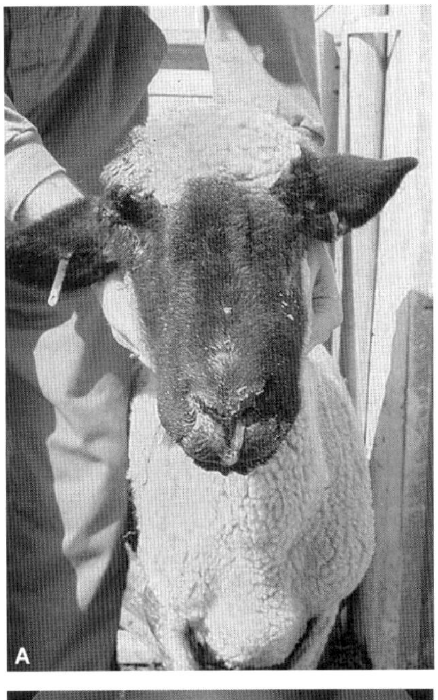

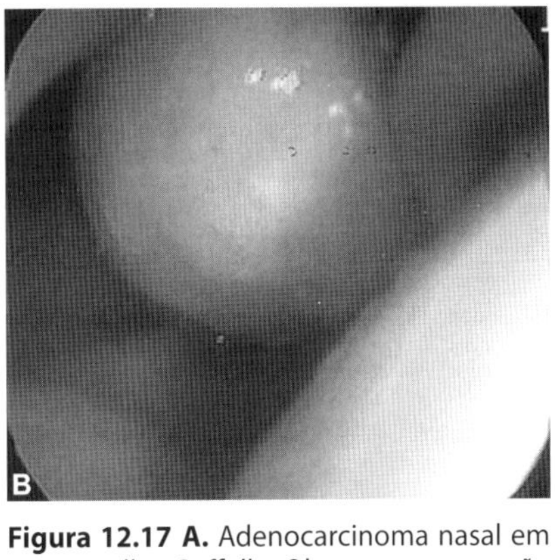

Figura 12.17 A. Adenocarcinoma nasal em uma ovelha Suffolk. Observar a secreção nasal seromucosa a seropurulenta (esquerda maior do que a direita). Muito pouco movimento de ar foi detectado a partir da narina direita. **B.** Visão endoscópica de um adenocarcinoma nasal (massa esférica cinza-rosada dorsal) em um carneiro Suffolk com achado clínico de obstrução do trato respiratório anterior. (Esta figura encontra-se reproduzida em cores no Encarte.)

com superfície granular. Os tumores se originam nas glândulas serosas dos turbinados e possuem características histológicas de adenocarcinoma.

A doença foi transmitida experimentalmente tanto em caprinos quanto em ovinos, com desafio de cabritos jovens resultando em doença aos 12 a 16 meses de idade.

REFERÊNCIAS BIBLIOGRÁFICAS

1. Radostits O, et al. Veterinary Medicine: A Textbook of the Disease of Cattle, Horses, Sheep, Goats and Pigs. 10th ed. London: W.B. Saunders; 2007:1368.
2. Walsh SR, et al. Virus Res. 2010;151:74.

Pleuropneumonia contagiosa caprina

Sinopse

- Etiologia: *Mycoplasma capricolum* subespécie *capripneumoniae*
- Epidemiologia: doença altamente contagiosa de cabras, ocorrem surtos em pequenos ruminantes selvagens
- Achado clínico: pleuropneumonia
- Lesões: pleuropneumonia sem aumento dos septos interlobulares
- Confirmação do diagnóstico: cultura, reação em cadeia da polimerase (PCR) no líquido pleural. Teste de aglutinação em látex
- Tratamento: antimicrobianos
- Controle: biossegurança do rebanho. A vacinação proporciona imunidade forte, mas de curta duração.

Etiologia

A pleuropneumonia contagiosa caprina (PPCC) é uma doença clássica de cabras, associada a *Mycoplasma capricolum* subespécie *capripneumoniae* e comumente confundida com outras pneumonias graves de cabras e ovelhas (primeiro isolado em 1976 e anteriormente conhecido como *Mycoplasma* cepa F38; Tabelas 12.6 e 12.9). A doença foi descrita pela primeira vez na Argélia em 1873 e apresenta-se principalmente como pleuropneumonia. O microrganismo é de difícil cultivo, o que pode levar à má diferenciação da PPCC da doença pneumônica induzida por outros micoplasmas (*M. capricolum* subespécie *capricolum* e *M. mycoides* subespécie *capri*). Testes de reação em cadeia da polimerase (PCR) altamente específicos podem diferenciar infecções do grupo *M. mycoides* de cabras e fornecerão mais informações sobre a distribuição e epidemiologia dessas doenças.

Epidemiologia

Ocorrência

A PPCC é uma das doenças fatais mais graves que acomete caprinos na África e na Ásia, e tem sérios efeitos socioeconômicos para criações de cabras de subsistência. É conhecida como Abu Nini no Sudão. A distribuição exata é incerta, mas a doença clínica foi relatada em 38 países, principalmente da África e da Ásia, com detecções recentes nas Ilhas Maurício (2009), Turquia (2009) e China (2012).[1,2] No entanto, o microrganismo causador foi isolado apenas em alguns desses países em razão da dificuldade de crescimento e da falta de laboratórios de micoplasmas. A PPCC tem muitas semelhanças clinicamente e na necropsia com a pleuropneumonia contagiosa bovina, causada por *M. mycoides* subespécie *mycoides* SC, mas não é transmissível a bovinos. Ovinos podem ser infectados experimentalmente e soroconvertidos, e foram relatados casos de ovelhas com doença respiratória na Eritreia. Os ungulados selvagens cativos e livres, incluindo cervos, gazelas e ibex, também podem se infectar e sofrer da doença.[1,2] *M. capricolum* subespécie *Capripneumoniae* é altamente infecciosa. Em rebanhos recentemente afetados, a doença é aguda e grave após um breve período de incubação (geralmente 6 a 10 dias, mas até 28 dias), com taxas de morbidade de 90% e taxas de mortalidade de casos de 60 a 100%. A doença é menos grave e mais esporádica em rebanhos expostos de forma endêmica.

Transmissão

A doença é prontamente transmitida por inalação, mas o microrganismo não sobrevive por muito tempo no ambiente. A infecção é trazida para o rebanho por um portador assintomático ou por animais clinicamente afetados.

Agente

Mycoplasma spp. está entre as bactérias de evolução mais rápida, com altas taxas de mutação.[3] *Mycoplasma capricolum* subespécie *Capripneumoniae* mostra um grau de heterogeneidade não encontrado entre outros membros do gênero de *M. mycoides*. Com base no sequenciamento de muitos genes, incluindo 16SrRNA e loco H2 e outras proteínas, 24 haplotipos foram identificados em 25 estirpes de *Mycoplasma capricolum* subespécie *Capripneumonia* e alocados dentro de seis grupos de genotipagem (A a F), com duas linhagens evolutivas distintas identificadas.[3] A linhagem 1 contém dois grupos com estirpes da África Oriental, Qatar, Níger e Ilhas Maurício; a linhagem 2 é subdividida em três grupos com estirpes dos Emirados Árabes Unidos, China e Tajiquistão.

Achados clínicos

Todas as idades e ambos os sexos são afetados. Os achados clínicos são restritos ao sistema respiratório e incluem tosse, dispneia com pescoço estendido, tosse dolorosa e febre (40,5 a 41,5°C). Os animais geralmente permanecem em decúbito, embora possam ficar de pé e andar, continuar a comer e ruminar. Nos estágios terminais, há aumento da frequência respiratória, respiração pela boca, protrusão da língua e salivação espumosa, seguida da morte em 2 ou mais dias. Em infecções menos agudas, os achados clínicos são mais leves e a tosse pode ocorrer apenas após o exercício. Em condições climáticas adversas ou em cabritos, a doença pode ocorrer na forma septicêmica, com pouca evidência clínica ou *post mortem* de pneumonia.

Os surtos de PPCC em gazelas no Oriente Médio apresentaram achados clínicos e patológicos similares aos das cabras, embora tenha havido com frequência morte súbita.[2]

Tabela 12.9 Resumo das micoplasmoses sistêmicas de ovinos e caprinos.

Espécies bacterianas	Animais afetados	Doenças causadas	Patogenicidade
M. agalactiae	Ovinos/caprinos	Agalaxia contagiosa, artrite, pneumonia, vaginite granular, "olho-cor-de-rosa" (*pinkeye*)	Alta
M. arginini	Ovinos/caprinos	Pneumonia, artrite, vaginite, "olho-cor-de-rosa" ("*pinkeye*"), mastite	Baixa
M. capricolum subesp. *capricolum*	Ovinos/caprinos	Mastite e agalaxia, pneumonia, artrite	Alta
M. mycoides subesp. *capri* (anteriormente *M. mycoides* subesp. *mycoides*)	Caprinos	Agalaxia contagiosa, pneumonia, artrite, alta mortalidade em cabritos jovens	Moderada
M. ovipneumoniae	Ovinos/caprinos	Pneumonia	Comumente precursor da pasteurelose pneumônica
M. putrefaciens	Caprinos	Mastite e artrite	Alta
Ureaplasma sp.	Caprinos	Vaginite	Baixa
Mycoplasma capricolum subesp. *capripneumoniae* (anteriormente cepa F38)	Ovinos/caprinos	Pleuropneumonia contagiosa caprina	Alta

Patologia clínica

O antígeno pode ser detectado no tecido pulmonar e no líquido pleural pelo teste de reação em cadeia da polimerase (PCR) com base nos genes do 16SrRNA. Um teste de PCR em tempo real oferece vantagens em relação ao PCR convencional, incluindo velocidade, especificidade e sensibilidade maiores e eliminação do processamento pós-PCR.[4] Os testes sorológicos utilizados para identificar animais portadores incluem fixação do complemento, ELISA e um teste de aglutinação em látex. Este último é resistente, disponível comercialmente e adequado para uso à campo. O anticorpo monoclonal é utilizado em testes sorológicos para identificar isolados caprinos pelo método de inibição do crescimento em disco, que incluirá *M. agalactiae*, *M. capricolum* subespécie *capricolum* e os outros membros do gênero de *M. mycoides* associados a cabras. Um teste de ELISA competitivo usando anticorpos monoclonais é altamente específico para PPCC.[5]

Achados de necropsia

Os achados de necropsia são semelhantes aos da pleuropneumonia contagiosa bovina, exceto pela ausência de espessamento do septo interlobular. As lesões são restritas aos pulmões (geralmente um pulmão) e à pleura, com hepatização, aumento do líquido pleural e pleurite fibrinosa, que diferencia a doença daquela causada por *M. mycoides* subespécie *capri*. Histologicamente, existe pneumonia serofibrinosa aguda a fibrinonecrótica crônica com edema intralobular intersticial, e não há o espessamento do septo interlobular que ocorre com outras infecções micoplasmáticas. O exsudato inflamatório consiste principalmente em neutrófilos. Há também hiperplasia linfoide peribronquiolar.

Amostras para confirmação do diagnóstico

- Bacteriologia: líquido pleural e pulmão na interface entre o tecido pulmonar hepatizado e normal. Estes micoplasmas são frágeis e devem ser liofilizados ou colocados no meio de transporte se houver tempo suficiente (> 2 dias). Uma PCR convencional ou em tempo real pode ser realizada em amostras de líquido pleural secas em papel de filtro
- Sorologia: teste de fixação do complemento (TFC), aglutinação em látex, ELISA competitivo.[5]

Diagnóstico diferencial

Os outros micoplasmas pulmonares dos quais esta doença precisa ser diferenciada são os associados ao *Mycoplasma mycoides* subespécie *capri* (anteriormente *M. mycoides* tipo de colônia grande) e *M. capricolum* subespécie *capricolum*.

Tratamento

Os casos clínicos respondem a uma variedade de antibióticos, incluindo tilosina IM (10 mg/kg de peso corporal), oxitetraciclina (15 mg/kg/dia) ou tilmicosina, marbofloxacino e danofloxacino.[6-8] A gravidade da doença é reduzida, mas os animais tratados ainda são fontes de infecção.

Controle

Medidas efetivas de biossegurança são necessárias para prevenir a introdução da doença em um rebanho por meio do contato com portadores infectados. As vacinas mortas reduzem efetivamente as taxas de morbidade e mortalidade. Estas têm sido amplamente utilizadas em muitos países, embora elas possam ser de qualidade variável.[2] A imunidade geralmente é de curta duração e, por isso, um reforço 1 mês após a primeira vacinação oferece proteção adicional. Há poucas evidências de que os anticorpos maternos interfiram com o desenvolvimento da imunidade, mas os cabritos nascidos de mães que foram vacinadas durante a gestação com frequência não são vacinados antes das 10 a 12 semanas de idade. As vacinas vivas atenuadas foram testadas, mas ainda não estão comercialmente disponíveis e podem não ser permitidas em algumas jurisdições.[9]

LEITURA COMPLEMENTAR

Nicolas R, Churchward C. Contagious caprine pleuropneumonia: new aspects of an old disease. Transbound Emerg Dis. 2012;59:189-196.

Prats-van der Ham M, et al. Contagious caprine pleuropneumonia (CCPP) and other emergent mycoplasmal diseases affecting small ruminants in arid lands. J Arid Environments. 2015;119:9-15.

Radostits O, et al. Contagious caprine pleuropneumonia. In: Veterinary Medicine: A Textbook of the Diseases of Cattle, Horses, Sheep, Goats and Pigs. 10th ed. London: W.B. Saunders; 2007:1140-1141.

REFERÊNCIAS BIBLIOGRÁFICAS

1. Prats-ven der Ham M, et al. J Arid Environ. 2015; 115:9.
2. Nicholas R, Churchward C. 2012;59:189.
3. Depuy V, et al. Vet Res. 2015;46:74.
4. Fitzmaurice J, et al. NZ Vet J. 2008;56:40.
5. Peyraud A, et al. BMC Vet Res. 2014;10:48.
6. Ozdemir U, et al. Trop Anim Health Prod. 2006; 156:286.
7. Srivastava AK, et al. Vet Rec. 2010;167:304.
8. Balicki E, et al. Small Rum Res. 2008;77:75.
9. Tarekegn S, et al. Afr J Microbiol Res. 2012;6:3085.

Pneumonia enzoótica crônica ovina (pneumonia atípica não progressiva crônica, pneumonia de verão, pneumonia proliferativa exsudativa)

Sinopse

- Etiologia: multifatorial, com Mycoplasma ovipneumoniae, vírus e infecções bacterianas secundárias implicadas
- Epidemiologia: afeta ovinos com menos de 12 meses de idade. Ocorrência sazonal, verão e outono no hemisfério sul. A doença comum afeta a maioria dos rebanhos, mas a gravidade varia entre as fazendas
- Achados clínicos: início insidioso. Tosse, secreção nasal e ganho de peso desigual em um grupo
- Lesões: consolidação dos lobos anteroventrais do pulmão. Pleurite
- Confirmação do diagnóstico: lesões *post mortem*
- Tratamento: antimicrobianos para ovinos individuais gravemente afetados
- Controle: nenhum procedimento de controle efetivo estabelecido.

A pneumonia enzoótica é definida como doença comum, de baixa patogenicidade de ovinos, particularmente cordeiros, comum em todas as populações de ovinos. A doença é reconhecida por diferentes nomes em diferentes regiões do mundo. Ela pode ser diferenciada da pneumonia fibrinosa aguda e da pleurisia associada à *Mannheimia* (*Pasteurella*) *haemolytica*, que com frequência é chamada de pneumonia enzoótica na literatura britânica, e das pneumonias progressivas crônicas, "maedi" e "jaagsiekte".

Etiologia

Embora a doença seja bem conhecida, sua causa não está bem definida. Isso se deve em parte ao seu caráter não fatal, o que leva a um exame incompleto dos casos iniciais; a maioria dos casos submetidos ao exame ou necropsia é distorcido por infecções bacterianas secundárias. A doença tem etiologia multifatorial, com uma mistura de (principalmente) *Mycoplasma ovipneumoniae*, *Bordetella parapertussis*, clamídia, parainfluenza-3 (PI-3), adenovírus, vírus sincicial respiratório e reovírus nomeados como causas. *M. haemolytica* é uma infecção secundária comum e pode levar à doença respiratória supurativa mais aguda. A doença, que poderia ser mais precisamente identificada como pneumonia enzoótica indiferenciada crônica ovina, provavelmente é uma coleção de doenças de etiologia específica.

M. ovipneumoniae

Considerado um dos componentes mais importantes do complexo da doença, pode ser a causa inicial.[1] Ele comumente é isolado em grande número dos pulmões dos ovinos afetados, mas também pode ser isolado da cavidade nasal de algumas ovelhas normais e, menos ocasionalmente, do pulmão normal.[1] O desafio experimental com culturas puras do microrganismo produz lesões mínimas, mas o desafio com aerossol ou intrabronquial com homogenados do pulmão afetado que contêm o microrganismo produz lesões pneumônicas linfoides e intersticiais proliferativas indistinguíveis da doença natural. *M. ovipneumoniae* é um patógeno facultativo que requer mecanismos de defesa pulmonar comprometidos para iniciar as lesões, a infecção por este microrganismo predispõe subsequentemente o pulmão à infecção secundária por microrganismos como *Pasteurella haemolytica*. Há heterogeneidade considerável em *M. ovipneumoniae*, e muitas cepas diferentes podem ser isoladas de um pulmão pneumônico.[2] As diferenças de patogenicidade entre cepas não são determinadas. Outros micoplasmas, incluindo *M. mycoides* subespécie *mycoides*, *M. mycoides* subespécie *capri*, *M. putrifasciens* e *M. argininii* podem estar associados à pneumonia enzoótica crônica em zonas tropicais, mas considera-se que *M. argininii* não tem papel na pneumonia atípica de cordeiros no Reino Unido.[3]

B. parapertussis

É um isolado comum das cavidades nasais e pulmões de ovinos com pneumonia enzoótica crônica na Nova Zelândia, e acredita-se que tenha papel inicial na doença. Ela produz uma citotoxina que lesiona o epitélio ciliado na traqueia, e o desafio experimental de cordeiros privados de colostro produz lesões pulmonares brandas semelhantes às observadas no início da doença natural. *B. parapertussis* também pode predispor à pasteurelose pneumônica.

Vírus parainfluenza-3

É uma das causas de pneumonia indiferenciada branda em ovinos, e levantamentos em todo o mundo mostraram que se trata de uma infecção generalizada. A doença é clinicamente leve e marcada pela presença de pneumonia intersticial. Anticorpos para o vírus estão presentes em cordeiros logo após o nascimento, mas a meia-vida é curta e os cordeiros estão suscetíveis no momento em que são desmamados e misturados a outros cordeiros, quando a doença clínica geralmente ocorre. Na doença produzida experimentalmente em cordeiros, há secreção nasal seromucosa leve, tosse, aumento da sensibilidade à compressão traqueal e febre entre 40 e 41°C. Na necropsia, há hiperemia óbvia da mucosa do trato respiratório anterior, incluindo a traqueia, linfonodos brônquicos estão aumentados e há pequenos focos de inflamação catarral do parênquima pulmonar dos lobos apical e cardíaco. No entanto, o desafio de cordeiros com 2 semanas de idade com este vírus e *M. haemolytica*, embora produzindo doença, não resultou em doença prolongada persistente até o abate, e concluiu-se que estes agentes, sem outros fatores, não foram a causa da pneumonia enzoótica. Esta conclusão é apoiada pelos resultados dos testes vacinais com PI-3 contra a pneumonia enzoótica.[4]

Vírus sincicial respiratório bovino

Resultou em pneumonia após desafio experimental de ovinos e é evidenciado clinicamente por febre e hiperpneia, e patologicamente por consolidação pulmonar multifocal e necrose de células epiteliais. Há poucas evidências do vírus sincicial respiratório bovino como causa de doença respiratória significativa em ovinos.

Outros agentes

O adenovírus e o reovírus do tipo 3 foram usados experimentalmente para produzir lesões pneumônicas, e uma vacina foi produzida para proteger cordeiros contra a infecção por adenovírus. Da mesma forma, o herpes-vírus ovino e o herpes-vírus caprino tipo 1, produziram pneumonia intersticial em cordeiros livre de patógenos específicos (SPF) desafiados experimentalmente, mas não há evidências de associação causal com a pneumonia enzoótica crônica.

Autoanticorpos para cílios do trato respiratório anterior foram detectados em ovinos colonizados por *M. ovipneumoniae*, e sugere-se que estes contribuam para a patogênese da tosse nessa doença.

Epidemiologia

Ocorrência

A pneumonia enzoótica afeta animais com até 12 meses, mas pode ter início tão precoce quanto às 6 semanas de idade. A doença pode ocorrer tanto em cordeiros a pasto quanto em cordeiros estabulados. Em muitos rebanhos afetados, 80% dos cordeiros com 4 a 5 meses de idade apresentam sinais e lesões clínicas, e a doença é responsável por causar diminuição significativa na taxa de crescimento após o desmame em rebanhos de cordeiros com alta prevalência. Isto foi confirmado em estudos controlados sobre o efeito da doença produzida experimentalmente sobre o ganho de peso em cordeiros estabulados e em cordeiros alimentados à pasto.

A pneumonia enzoótica tem padrão sazonal que difere de acordo com a localidade e o manejo. Na Austrália e na Nova Zelândia, o período de pico de prevalência é no final do verão e no outono. Em um estudo longitudinal do abate de cordeiros na Nova Zelândia, verificou-se que a prevalência de lesões pneumônicas aumentou desde o início do verão até o início do outono, com prevalência geral de pneumonia de 42%. Houve diferença significativa na prevalência entre diferentes regiões do país. Fatores como a mistura de ovinos de diferentes fontes e estresse ambiental podem precipitar a doença clínica.

Fatores de risco do ambiente

Na Austrália e na Nova Zelândia, os surtos clínicos de pneumonia enzoótica em cordeiros com idade entre 5 e 8 meses estão frequentemente associados a estresse por calor, transferência para curral após o desmame, uso de banhos por imersão ou chuveiros e transporte ou agrupamento de ovinos em condições de calor seco. Os casos começam 1 a 3 semanas após o transporte. Em contrapartida, no Reino Unido e na Europa, esta doença ocorre principalmente no final do inverno e início da primavera e, nos sistemas de produção mais intensivos do Hemisfério Norte, a doença é comumente associada a problemas ambientais de alojamento. Na Irlanda, foi feita associação entre a ocorrência de lesões no abate e a extensão da chuva e do vento frio experimentados pelos ovinos nos 2 meses anteriores ao abate.

Importância econômica

A perda por morte nos casos dessa doença é pequena, mas a perda econômica é considerável e inclui diminuição da taxa de crescimento, períodos prolongados na fazenda antes de atingir o peso de abate, custos de medicamentos e mão de obra associados ao tratamento, perdas no abatedouro com desclassificação de carcaças com aderências pleurais e efeito na qualidade da carcaça. A situação é semelhante àquela da pneumonia enzoótica suína.

Achados clínicos

A doença é insidiosa no início e pode persistir em um grupo de cordeiros por 4 a 7 meses. A doença tem manifestações clínicas leves, com os sinais primários sendo ganho de peso ruim e desigual, aumento da secreção nasal, tosse, aumento da frequência respiratória e dispneia com o exercício. A intensidade aumentada e sons mais agudos da respiração são ouvidos na auscultação sobre a região do hilo brônquico, e sons de líquido nas vias respiratórias são percebidos em alguns casos em repouso, mas geralmente podem ser provocados pela indução da tosse do cordeiro. Podem haver períodos de febre.

Existe relação entre a proporção do pulmão afetado pela pneumonia e o ganho médio de peso diário e, em um estudo, o ganho de peso foi reduzido em 50% quando mais de 20% do pulmão foi afetado. A perda de peso é mais aparente clinicamente logo após o início da doença.

Achados de necropsia

No exame *post mortem* existem áreas claramente demarcadas de consolidação nos lobos cranioventrais, podendo haver pleurite com aderências pleurais. O diagnóstico é estabelecido pelas lesões macroscópicas e a presença de lesões típicas no exame histológico.

Tratamento e controle

O tratamento geralmente não é realizado, a menos que haja infecção secundária para produzir doença respiratória aguda. No entanto, lincomicina (5 mg/kg, IM), administrada duas ou três vezes em intervalos de 2 dias, e oxitetraciclina (20 mg/kg, IM), administrada duas vezes em intervalo de 4 dias, proporcionaram boa cura clínica e aumentaram as taxas de crescimento em um estudo na Grécia.[5] O controle é baseado na prevenção de fatores de estresse que podem exacerbar a infecção existente.

LEITURA COMPLEMENTAR

Radostits O, et al. Chronic enzootic pneumonia of sheep (chronic nonprogressive pneumonia, summer pneumonia, proliferative exudative pneumonia). In: Veterinary Medicine: A Textbook of the Diseases of Cattle,

Horses, Sheep, Goats and Pigs. 10th ed. London: W.B. Saunders; 2007:1361-1362.
Scott PR. Treatment and control of respiratory disease in sheep. Vet Clin North Am Food A. 2011;27:175-186.

REFERÊNCIAS BIBLIOGRÁFICAS

1. Sheehan M, et al. The Vet J. 2007;173:630.
2. Parham K. Vet Microbiol. 2006;118:83.
3. Lin Y-C, et al. Res Vet Sci. 2008;84:367.
4. Thonney ML, et al. Small Rum Res. 2008;74:30.
5. Skoufos J, et al. Small Rum Res. 2006;66:214.

Pneumonia progressiva ovina (maedi, Maedi-visna)

Pneumonia progressiva ovina e "maedi" são termos norte-americanos e europeus para doenças lentivirais de ovinos nas quais pneumonia progressiva crônica é uma manifestação importante. O nome "maedi" é derivado do termo islandês para dispneia. O vírus do Maedi-Visna também pode produzir "visna", que é uma doença do sistema nervoso discutida em outra parte do livro sob esse título. Manifestações adicionais da infecção são artrite, mastite indurativa e estado de saúde ruim. Estas doenças têm relação estreita com a artrite-encefalite caprina. A doença de La Bouhite e de Graff-Reinert são nomes locais para "maedi" na França e na África do Sul, respectivamente. Nos EUA ela foi originalmente descrita como pneumonia progressiva de Montana e na Holanda como "zwoergersiekte".

Sinopse

- Etiologia: retrovírus ovinos
- Epidemiologia: maioria dos ovinos infectados enquanto cordeiros. Infecção persistente. Alta prevalência de infecção em muitos países, mas baixa prevalência de doença clínica. A transmissão é via colostro e leite infectados, mas também ocorre transmissão lateral
- Achados clínicos: doença clínica de ovinos adultos, incubação prolongada, curso clínico longo. Dispneia e desconforto respiratório, inicialmente com exercício, mas eventualmente também em repouso. Algumas ovelhas também manifestam perdas crônicas e/ou mastite indurativa
- Achados de necropsia: os pulmões aumentam uniformemente em massa com aumento dos linfonodos brônquicos e mediastinais. Pneumonia intersticial linfocítica. Endurecimento discreto ou difuso das glândulas mamárias com infiltração linfoide
- Confirmação do diagnóstico: achados clínicos, patologia e sorologia. A reação em cadeia da polimerase (PCR) fornece confirmação da infecção
- Tratamento: nenhum
- Controle: criação segregada. Teste e abate.

Etiologia

O vírus da Maedi-Visna (VMV) e o vírus da pneumonia progressiva ovina (VPPO) são lentivírus ovinos não oncogênicos de cadeia simples de RNA dentro da família dos retrovírus. Eles têm tropismo por monócitos, macrófagos e células dendríticas, mas não por linfócitos-T. Este é um determinante importante de sua patogênese, pois induzem infecção persistente em ovinos que pode causar alterações linfoproliferativas no pulmão, tecido mamário, cérebro e articulações. Existe um alto grau de parentesco com o lentivírus associado à artrite-encefalite caprina (CAE), e esses lentivírus ovinos e caprinos compartilham homologia de nucleotídios e propriedades sorológicas. Consequentemente, VMV, VPPO e o vírus da CAE atualmente são considerados como um *continuum* viral e denominados como lentivírus de pequenos ruminantes (LVPR).[1]

Os isolados do VMV de ovinos naturalmente infectados são geneticamente heterogêneos, a derivação antigênica é comum e a variação antigênica da proteína de superfície facilita a persistência do vírus no hospedeiro, tanto como infecções latentes quanto crônicas. Há evidências de variações no potencial patogênico entre isolados e hospedeiros, e estima-se que apenas cerca de 30% dos animais infectados desenvolvam a doença.[2]

Há alguma evidência de que as cepas norte-americanas do lentivírus ovino podem ter se originado da transmissão entre espécies do vírus CAE, e não do lentivírus de "maedi". No entanto, a semelhança na manifestação clínica de maedi e da pneumonia progressiva ovina e a evidência de que os vírus causadores fazem parte de um *continuum* permitem a discussão dessas doenças como uma entidade única.

Epidemiologia

Ocorrência

Os primeiros relatos da doença foram da África do Sul e dos EUA, mas agora ela ocorre em todos os principais países produtores de ovinos, com exceção da Austrália, Nova Zelândia e Islândia. O vírus da maedi estava presente na Islândia, sendo introduzido em 1933 pela importação de ovelhas Karakul infectadas, mas foi erradicado em 1965. Devido à suscetibilidade das ovelhas locais e práticas de manejo que favoreciam a transmissão, ele se desenvolveu para um problema de grande importância nacional. Em rebanhos individuais, a mortalidade anual foi frequentemente de 15 a 30% e, nessas circunstâncias, a criação de ovinos não era economicamente viável. Acredita-se que aproximadamente 105.000 ovelhas morreram da doença e 650.000 ovelhas tiveram que ser abatidas para erradicá-la do país.

O movimento internacional de ovelhas facilitou a propagação da doença, e acredita-se que esta tenha sido introduzida na Dinamarca, Noruega, Suécia e Grã-Bretanha desde a década de 1970, por meio da importação de ovinos infectados. No entanto, até agora nenhum outro país experimentou a gravidade da doença que ocorreu na Islândia.

Tipos de hospedeiros

Ovinos e caprinos são as únicas espécies conhecidas por serem suscetíveis ao VMV, e a infecção não pode ser estabelecida por desafio experimental em bovinos, cervos, suínos, cães, equinos, galinhas, ratos e camundongos. Os coelhos são suscetíveis, mas a infecção é limitada ao estágio agudo antes da produção de anticorpos; a infecção crônica, como observada em ovinos e caprinos, não ocorre. Ovinos domésticos híbridos de muflão e bezerros foram infectados experimentalmente com o vírus da CAE, embora a infecção tenha sido eliminada naturalmente nestes últimos, e o ácido nucleico do LVPR foi detectado em íbex selvagem em contato próximo com cabras.[2]

Uma pesquisa sorológica em animais selvagens nos EUA não encontrou qualquer evidência de infecção em carneiros selvagens, alces, cervos de cauda branca (cariacus) ou antílopes. Todas as raças de ovinos parecem ser suscetíveis à infecção, mas podem haver diferenças na suscetibilidade da raça, com base nas diferenças de soroprevalência em rebanhos com mais de uma raça de ovinos. Essas diferenças não são consistentes e, portanto, podem refletir diferenças na suscetibilidade de linhagens familiares dentro de uma raça. Variações no gene que codifica uma proteína transmembrana ovina (TMEM154) estão associadas à suscetibilidade aumentada ou diminuída de ovinos ao LVPR; ovinos com glutamato na posição 35 têm maior suscetibilidade, enquanto aqueles com lisina ou com deleção têm menor suscetibilidade.[3] A frequência média de alelos altamente suscetíveis em 74 raças de ovinos foi de 0,51, mas foi maior do que 0,8 em mais de 25% das raças principais.[4] Em contrapartida, a frequência de alelos altamente suscetíveis em três raças montanhesas foi de 0,26 a 0,42, sugerindo que elas seriam menos afetadas pela infecção pelo VMV.[5]

Prevalência

A prevalência da infecção varia entre fazendas, raças e países. Nos EUA, a infecção é mais comum nos estados do oeste e no meio-oeste e incomum nos estados do sul. Uma estimativa da soroprevalência de rebanhos (rebanhos com uma ou mais ovelhas positivas) de 48%, e soroprevalência geral de 24%, foram registradas em amostras coletadas em 2001 de ovelhas em 29 estados. Mais recentemente, amostras coletadas em Wyoming em 2011 encontraram prevalência em rebanhos para pneumonia progressiva ovina de 47,5% e soroprevalência geral de 18%, com rebanhos de limite aberto (sem cerca) com risco significativamente maior em comparação com aqueles que foram cercados (razão de probabilidade de 3,5).[6] No Canadá, uma pesquisa casualizada encontrou prevalência em rebanhos de 63%, com 19% dos ovinos com mais de 1 ano de idade sendo soropositivos e, mais recentemente, prevalência em rebanho de 25% em Manitoba. Inquéritos sorológicos que usam o teste de imunodifusão em gel de ágar (IDGA) irão subestimar significativamente a prevalência, como demonstrado por um estudo em Alberta onde 27% das ovelhas descartadas foram positivas na histopatologia, mas usando o teste IDGA houve soroprevalência de apenas 13%.[7]

No Reino Unido, o VMV foi introduzido mais recentemente, e assim este país tem menores taxas de prevalência de rebanho e dentro do rebanho (estimadas em 3% e até 15%, respectivamente, em 2010). No entanto, existe a preocupação de que a prevalência de Maedi-Visna possa estar aumentando, demonstrada pelo aumento constante no número de infecções introduzidas em aproximadamente 2.600 rebanhos que participam de um esquema de acreditação para Maedi-Visna. Essas falhas geralmente são causadas por rebanhos que não aderem às regras de biossegurança do esquema, como a introdução de ovinos em um rebanho sem acreditação na mesma propriedade.[8]

Há considerável variação na prevalência de ovinos soropositivos entre os rebanhos. As taxas de soropositividade aumentam com a idade e, portanto, a soroprevalência dentro do rebanho é influenciada pela idade média do mesmo. A soroprevalência do rebanho também foi positivamente associada: ao uso de ovelhas adotivas, permitindo que cordeiros com mais de 1 dia tenham contato com outras ovelhas paridas; tamanho do rebanho, contato próximo durante o confinamento do parto, densidade da lotação no pasto e há quanto tempo o rebanho foi constituído. Dentro do rebanho, a soroprevalência é muito maior em grupos que também estão infectados com adenomatose pulmonar em comparação com aqueles que não estão.

Transmissão

A doença é disseminada mais comumente pela inalação de aerossóis infectados e pela ingestão de colostro ou leite infectado. A transmissão vertical após infecção do útero é possível, mas relativamente incomum. O vírus também é eliminado no sêmen de carneiros infectados se houver leucócitos no sêmen, e assim esse risco pode ser aumentado em carneiros que também estão infectados com *Brucella ovis*.

Os cordeiros podem contrair a infecção logo após o nascimento, seja pelo contato com ovelhas infectadas ou pela ingestão de colostro e leite infectados. O vírus então infecta as células dendríticas na superfície da mucosa e estas migram para os linfonodos locais, onde o vírus é transferido para os macrófagos e se espalha sistemicamente.[2] Os macrófagos alveolares desempenham papel semelhante quando a infecção ocorre por via respiratória. Cordeiros nascidos de ovelhas soropositivas têm risco significativamente maior de infecção do que aqueles de ovelhas soronegativas, e cordeiros nascidos de ovelhas infectadas há muito tempo correm risco maior de infecção. A chance de transmissão para cordeiros de ovelhas infectadas aumenta com o período de contato, mas ela pode ocorrer dentro das primeiras 10 h de vida.

A transmissão lateral pode ocorrer em ovelhas mais velhas, e esta provavelmente foi importante na transmissão da doença na Islândia e na região basca da Espanha, e tem sido um componente significativo da propagação da infecção do vírus em rebanhos no Reino Unido. Em alguns rebanhos, a propagação da infecção pode ser rápida, e a maioria do rebanho pode soroconverter dentro de alguns anos após a introdução de ovinos infectados. A propagação da infecção é frequentemente rápida em rebanhos que estão simultaneamente infectados com o retrovírus que causa adenomatose pulmonar. Existem muitos macrófagos nos pulmões dessas ovelhas e, portanto, essas células também serão infectadas com o VMV se este estiver presente. Em carneiros infectados duplamente, o fluido pulmonar copioso produzido pelas ovelhas com adenomatose pulmonar contém o VMV e pode aumentar o risco de transmissão lateral da doença.

Importância econômica

A perda econômica dessa doença está associada ao aumento da mortalidade, diminuição da longevidade, diminuição do valor dos animais abatidos e redução da produtividade associada a infecções subclínicas, como falha no desenvolvimento ou na criação de cordeiros. As perdas geralmente são mais graves em operações intensivas de confinamento, e podem ser catastróficas em rebanhos que obtêm uma grande proporção de renda proveniente da venda de animais reprodutores (rebanhos de reprodutores ou de matrizes).

A doença clínica ocorre em ovelhas com 2 anos ou mais, normalmente em ovelhas de 3 a 4 anos de idade. A doença grave é mais provável quando a prevalência dentro do rebanho excede 50% e tem taxa de letalidade de casos de 100%.[9] Até 30% das infecções são subclínicas e, portanto, a doença clínica pode não ser óbvia ou comum em rebanhos que têm prevalência baixa. A alta proporção de ovelhas infectadas, o abate prematuro e altas taxas de mortalidade ocorreram em rebanhos na Islândia, Holanda (particularmente na raça Texel), EUA, Reino Unido e em outros países europeus, especialmente em rebanhos leiteiros com manejo intensivo.

É possível que a maior perda econômica associada à infecção por esses vírus esteja relacionada aos efeitos da infecção subclínica na produtividade dos rebanhos infectados. A infecção subclínica de ovelhas reprodutoras em alguns rebanhos tem sido associada à redução na taxa de concepção e diminuição do peso ao nascimento e/ou redução nas taxas de crescimento em seus cordeiros. A redução na taxa de crescimento do cordeiro está associada à mastite indurativa e à diminuição da ingestão de leite. Esta pode ser expressa por diminuição na taxa de crescimento de cordeiros apenas de ovelhas mais velhas. Em outros rebanhos, não houve evidência de efeito sobre o peso ao nascimento ou a taxa de crescimento de cordeiros nascidos de ovelhas infectadas. A infecção subclínica não tem efeito sobre o peso corporal da ovelha adulta ou sobre o peso do velo de lã gorduroso.

Patogênese

Infecções pelo LVPR são classificadas como doenças imunopatológicas, em que a resposta imune do hospedeiro, e não o próprio vírus, é responsável pela maior parte da patologia.

O vírus infecta as células da linhagem de monócitos/macrófagos e se liga às células pela ligação de sua glicoproteína do envelope a receptores específicos na superfície celular. O vírus replica seu genoma de RNA por meio de um provírus intermediário de DNA, que é integrado ao DNA cromossômico das células infectadas. Com a infecção inicial, há replicação do vírus, que é seguida por resposta imune que restringe a replicação viral, mas não consegue eliminar completamente o vírus. A resposta imune ocorre entre 2 e 8 semanas após a infecção, com anticorpos para antígenos virais distintos emergindo em momentos diferentes durante este período, embora algumas ovelhas não desenvolvam resposta de anticorpos até vários meses após a infecção. A capacidade de estabelecer infecção latente de monócitos, que então transferem o vírus para outros órgãos, pode estar relacionada ao fato de que os LVPR são relativamente fracos na indução da interferona tipo 1 (IFN-1), um importante mediador da imunidade à infecção viral.[2]

Nos monócitos, a replicação é restrita e não prossegue além da síntese de provírus na maioria das células infectadas. O principal local de replicação do vírus é o macrófago, e as secreções pulmonares e leite contendo macrófagos infectados são a principal fonte de vírus para a transmissão natural. Doenças como a adenomatose pulmonar, que aumentam o número de macrófagos nas secreções pulmonares, facilitarão a transmissão do vírus da pneumonia progressiva ovina via aerossóis.

A replicação do vírus inicia respostas imunes virais específicas (ativação imune), e lesões imunomediadas se desenvolvem em muitos órgãos. A produção de antígeno viral atrai mais monócitos, que se tornam infectados de forma latente, e assim um ciclo de infecção latente e ativação imune, com hiperplasia linfocítica, é estabelecido.[2] Os macrófagos infectados nos tecidos afetados são rodeados por uma resposta inflamatória que progride lentamente, criando um foco de agregação de células mononucleares. Muitos tecidos podem estar envolvidos, mas pulmões, glândula mamária, sistema nervoso central e articulações são os mais afetados. Qualquer um destes ou todos esses órgãos podem ser afetados em um único ovino, mas diferenças genéticas na suscetibilidade do hospedeiro e no vírus frequentemente levam à predominância de uma única síndrome em um rebanho. Por exemplo, ovelhas da raça Border Leicester nos EUA e da raça Texel na Holanda parecem mais suscetíveis à infecção pulmonar (Maedi), enquanto ovelhas da Islândia são mais suscetíveis à doença do sistema nervoso central (Visna).

No pulmão há desenvolvimento gradual de pneumonia intersticial linfocítica dominada por linfócitos T CD8+, hiperplasia da musculatura lisa e fibrose.[2] Não há cicatrização ou encolhimento do tecido, assim, os pulmões aumentam de tamanho e peso, os espaços alveolares são preenchidos e dispneia e anoxia se desenvolvem gradualmente. As lesões patológicas se desenvolvem muito lentamente durante os estágios pré-clínico e clínico da doença, de modo que elas são disseminadas e há pouca capacidade de compensar quando os achados clínicos aparecem. No sistema nervoso central há infiltração das meninges e da substância branca com linfócitos. Acredita-se que a desmielinização que ocorre na Visna resulte do efeito direto do vírus em oligodendrócitos e astrócitos e acredita-se que seja o resultado de uma resposta inflamatória provocada pela presença de antígeno viral nessas células. Infiltrações semelhantes ocorrem no úbere. Folículos linfoides são encontrados no parênquima alveolar, muitas vezes com atrofia do tecido alveolar. Numerosos folículos linfocíticos também ocorrem ao redor dos ductos lactíferos, alguns dos quais podem ser ocluídos por agregados linfocíticos que se projetam em seus lúmens.

Achados clínicos

Há um período de incubação longo. A doença clínica, se ocorrer, não se desenvolve antes dos 2 anos de idade, e a maioria dos ovinos clinicamente afetados tem mais de 3 anos. Os achados clínicos se desenvolvem insidiosamente e progridem lentamente, e há curso clínico longo.

Os primeiros sinais geralmente são apatia e perda da condição corporal que progride para emagrecimento. A apresentação da síndrome pode ser de aumento da taxa de abate de ovinos em mau estado. Os sinais de envolvimento respiratório não são evidentes nos estágios iniciais da doença, mas há intolerância ao exercício e os ovinos afetados podem ficar para trás do rebanho quando o rebanho é movimentado. Dispneia, com aumento da frequência respiratória (80 a 120 mrm em repouso) e dilatação das narinas, ou respiração com a boca aberta se desenvolvem mais tarde, mas não há evidências de excesso de fluido nos pulmões. Pode haver tosse e alguma secreção nasal, mas na maioria dos casos isso ocorre em ovinos com pneumonia bacteriana secundária. A temperatura corporal está no limite superior do intervalo normal, e pode haver inflamação da terceira pálpebra. A doença clínica dura de 3 a 10 meses e é sempre fatal. As ovelhas clinicamente afetadas são mais propensas a outras doenças, como toxemia da prenhez. Em alguns ovinos, a doença respiratória clínica é mínima, e a principal manifestação é a perda de condição corporal e a síndrome da ovelha magra.

A mastite indurativa ("bolsa dura" ou "úbere duro") também tem início insidioso, geralmente a doença se torna clinicamente evidente a partir da terceira lactação nas ovelhas, embora as mudanças histológicas sejam aparentes muito mais cedo. Nos estágios iniciais, o endurecimento do úbere é mais facilmente detectado na secagem. Em casos avançados, o úbere está aumentado e uniformemente muito firme, mas as tetas estão flácidas. Há muito pouco leite na cisterna do teto, embora ela pareça normal.[9] O envolvimento mamário pode ocorrer juntamente com sinais de infecção respiratória, ou as ovelhas afetadas podem não apresentar qualquer outra anormalidade clínica. Os cordeiros de ovelhas com envolvimento menos grave podem ter taxa de crescimento reduzida.

A artrite é ocasionalmente observada em ovelhas naturalmente infectadas, normalmente entre 1 e 6 anos de idade. Essas ovelhas claudicam e tornam-se emaciadas, com inchaço óbvio das articulações do carpo.

Patologia clínica

Há anemia hipocrômica moderada e progressiva, com níveis de hemoglobina caindo de 12 a 14 g/dℓ para 7 a 8 g/dℓ e alguma diminuição na contagem de hemácias. Há tendência à leucocitose, que nas infecções experimentais é bastante acentuada entre a exposição e o início da doença clínica, mas a contagem retorna ao normal quando os achados clínicos aparecem. Ocorre também hipergamaglobulinemia. Há aumento no número de linfócitos e neutrófilos no líquido do lavado broncoalveolar, com mais CD8+, menos CD4+ e inversão da relação de células CD4+/CD8+.

Nos casos clínicos, o diagnóstico é estabelecido pela presença da síndrome clínica apropriada, apoiada pela presença de um teste sorológico positivo para o vírus. Um teste sorológico positivo, por si só, tem valor limitado para o diagnóstico de ovelhas individuais, pois há alta prevalência de soropositividade em muitos rebanhos, especialmente em animais mais velhos. Um teste positivo indica que o animal está infectado, mas não significa que sinais ou lesões são atribuíveis à infecção pelo vírus.

Detecção do antígeno

O teste de PCR é um método sensível para a detecção de quantidades pequenas de ácido nucleico viral, mas pode não estar disponível para diagnóstico de rotina em algumas jurisdições. Ele tem sido usado para detectar antígeno na terceira pálpebra de ovinos infectados.

Testes sorológicos

A avaliação do status do rebanho (presença ou ausência de infecção) e o status de um ovino individual atualmente dependem de testes sorológicos. Os testes de imunodifusão em gel de ágar (IDGA) e ELISA são usados na maioria dos países. O teste IDGA é de fácil realização e barato e, portanto, é muitas vezes o teste diagnóstico de rotina utilizado com mais frequência. Ele tem alta especificidade, mas costuma ter sensibilidade menor que os testes ELISA indireto e competitivo, que podem variar dependendo do antígeno utilizado.[10] A sensibilidade desses testes varia de 64 a 97% e, portanto, eles não serão adequados para o diagnóstico de infecção em animais individuais ou para uso em programas de teste e abate, caso o valor encontrado esteja na extremidade inferior deste intervalo. O valor do teste sorológico reside principalmente no estabelecimento do estado de infecção do rebanho. Um teste negativo em um ovino individual poderia significar que o animal está livre de infecção, mas esse resultado também pode ocorrer em um animal infectado que ainda não respondeu à infecção.

Um ELISA indireto comercial que utilizava uma proteína recombinante do core e uma proteína transmembrana sintética como antígenos foi desenvolvido na Holanda. Embora apresentasse sensibilidade e especificidade elevadas, era trabalhoso e caro, e portanto, desenvolveu-se um procedimento de agrupamento por *pool* que exigia modificações no teste.[11] Subsequentemente, confirmou-se que o teste de amostras de tanques de expansão por ELISA ou PCR constituía uma alternativa com custo-benefício adequado para teste de rebanhos e era capaz de detectar infecção precoce em rebanhos leiteiros. O teste ELISA detectou prevalência dentro do rebanho de menos de 1% quando as amostras foram testadas não diluídas e menos de 3% quando foram utilizadas amostras diluídas na proporção 1:10.[12] Todas as amostras de leite do tanque de expansão de rebanhos livres de LVPR conhecidos (138) apresentaram resultados negativos, enquanto 50% das amostras de rebanhos com um status de LVPR desconhecido (111) foram positivos.[12] A concordância entre o ELISA e dois testes de PCR em tempo real em um subgrupo de 59 amostras de leite foi de 90% para o PCR com o gene LTR e 98% para o PCR com primer do gene *gag*.[12]

Achados de necropsia

As lesões podem estar presentes nos pulmões e linfonodos associados, cérebro, articulações, glândula mamária e vasos sanguíneos, mas as lesões macroscópicas na maioria dos ovinos estão confinadas aos pulmões e, em alguns casos, às glândulas mamárias. Em casos avançados, os pulmões são maiores e duas a quatro vezes mais pesados que os pulmões normais. Eles colapsam muito menos do que o normal quando o tórax é aberto e têm coloração cinza-azulada a cinza-amarelada. Há espessamento difuso de ambos os pulmões, com cor e consistência anormais em todos os lobos e aumento consistente dos linfonodos brônquicos e mediastinais. As alterações histopatológicas são características de uma pneumonia intersticial crônica, com proliferação de tecido linfoide e a presença de numerosos folículos linfoides. Há infiltração de linfócitos e macrófagos nos septos interalveolares, que estão espessados, e a maior parte do espaço alveolar é substituída pelas espessas paredes alveolares. As vias respiratórias maiores não são afetadas. Existe completa ausência de cicatrização, consistente com a natureza progressiva da doença, e muitas vezes vasculite está presente.

Lesões de artrite, encefalite e mastite frequentemente estão presentes. A lesão mastítica compreende o acúmulo intersticial de linfócitos e a presença de nódulos linfoides periductais com atrofia do tecido alveolar. A cultura do vírus é difícil, e a confirmação do diagnóstico com frequência é limitada à presença de lesões microscópicas características, de preferência apoiadas por um título sorológico positivo para o vírus. A imuno-histoquímica é altamente específica, mas pode não estar disponível rotineiramente.

Amostras para confirmação do diagnóstico

- Virologia: pulmão, glândula mamária, membrana sinovial, cérebro (PCR, ISO)
- Leite a granel ou individual: (PCR, ELISA)
- Sorologia: soro de sangue do coração (IDGA, ELISA, PCR)
- Histologia: pulmão, linfonodo brônquico, glândula mamária, membrana sinovial, metade do cérebro em secção mediosagital, todos fixados em formol (MO, IHQ).

Diagnóstico diferencial

Existem muitas pneumonias crônicas que precisam ser distinguidas de Maedi:
- Jaagsiekte
- Pneumonia parasitária
- Pneumonia supurativa crônica
- Pneumonia pós-*dipping*
- Pneumonia enzoótica
- Melioidose
- Condições crônicas de desgaste:
  - Doença de Johne
  - Linfadenite caseosa.

Tratamento

Nenhum tratamento foi bem-sucedido. Infecções bacterianas secundárias podem ser tratadas com antibióticos comumente utilizados, como tetraciclinas, mas não haverá melhora na pneumonia crônica subjacente.

Controle

No passado, a única tentativa de controle foi a erradicação pelo abate de todos os ovinos em um rebanho ou área e repovoamento subsequentemente. No entanto, é possível reduzir consideravelmente a prevalência e até mesmo erradicar a doença, seja (a) testando todos os ovinos e removendo os animais soropositivos do rebanho, ou (b) removendo os cordeiros ao nascimento e criando-os isolados de outros ovinos.

Muitas jurisdições desenvolveram programas de acreditação para rebanhos para estabelecer que eles apresentem baixo risco de infecção pelo VMV. Uma vez que os rebanhos são soronegativos, eles são submetidos a testes em intervalos variados, tipicamente de 1 a 3 anos, dependendo da avaliação do risco de biossegurança e da presença de ovinos não testados na mesma empresa agrícola.

Teste e abate

O programa de teste e abate envolve a detecção e abate de animais soropositivos e é o método preferido quando a transmissão lateral é o modo dominante de transmissão no rebanho. Todos os ovinos (e caprinos) da fazenda são testados sorologicamente 1 ou 2 vezes por ano, e os animais soropositivos e seus descendentes com menos de 1 ano de idade são eliminados (abatidos), preferencialmente via abatedouro. Se o abate imediato não for viável, o rebanho soronegativo deve ser mantido isolado dos ovinos infectados e de roupas e equipamentos que tenham estado em contato com qualquer animal soropositivo. O teste é repetido semestralmente ou anualmente até que haja pelo menos dois testes negativos consecutivos. Os filhotes de ovelhas soronegativas mais velhas são mantidos para reposição. Usando essa abordagem, a soroprevalência inicial para o VMV de 66% em um rebanho leiteiro espanhol foi reduzida para 0,2% em 2 anos e permaneceu abaixo de 2,2% nos 4 anos seguintes, e o rebanho soronegativo retornou aos números pré-teste em 8 anos.[13]

O teste de todos os animais – não apenas daqueles com mais de 1 ano de idade – usando combinação de sorologia e teste de PCR em tempo real para detectar DNA proviral, combinado com intervalo de testes mais curto, de 3 meses, pode ser capaz de acelerar a erradicação.[14] Usando este sistema, ovelhas negativas para anticorpos e DNA proviral, cordeiros negativos para DNA proviral, e ovelhas de 1 ano de idade negativas para anticorpos e DNA proviral foram mantidos como reprodutores. O teste de PCR pode discriminar cordeiros que não estão infectados, mas sorologicamente positivos como resultado da presença de anticorpos maternos.

Criação segregada

Os cordeiros devem ser separados das ovelhas ao nascer e não devem receber colostro da sua mãe. Eles podem receber colostro bovino, ou colostro de um rebanho soronegativo conhecido, em seguida, devem ser criados completamente separados de outros ovinos com sucedâneo de leite. Este método pode ser particularmente valioso quando se deseja manter linhagens de ovelhas de alto valor genético. A desvantagem é que o método é trabalhoso e dispendioso, e não há fluxo de caixa a menos que as ovelhas infectadas sejam mantidas em produção enquanto se aguarda o estabelecimento de um rebanho adulto livre de infecção. No entanto, a retenção de ovinos infectados cria potencial considerável para a reinfecção do rebanho criado artificialmente, seja por contato acidental, seja por fômites.

Com qualquer um dos métodos, qualquer futura introdução ao rebanho deve ser originada de um rebanho soronegativo conhecido.

Biossegurança do rebanho e outros métodos de controle

Uma vez que a infecção é introduzida, é difícil e dispendioso erradicá-la e assim, estabelecer e manter uma boa biossegurança é uma maneira econômica de impedir a introdução de Maedi-Visna e de outras doenças infecciosas importantes, como a podridão dos cascos. Infelizmente, a especificidade e sensibilidade da maioria dos testes sorológicos atualmente disponíveis são inadequadas para determinar com segurança o status de infecção de um indivíduo. Por consequência, devem ser examinados os resultados dos testes de rebanho de uma fonte potencial de ovinos substitutos, juntamente com registros *post mortem* e outros relatos de saúde animal, se estiverem disponíveis. Os carneiros e ovelhas de reposição devem ser adquiridos de rebanhos livres com acreditação nos países onde esses programas existem e devem ser transportados diretamente da fazenda de origem, em vez de por intermédio de mercados ou fazendas de status desconhecido.

Outros procedimentos de controle que tentam limitar ou retardar a disseminação da infecção e, consequentemente, a ocorrência de doença clínica dentro de um rebanho infectado, têm sucesso limitado. O parto em galpões e em piquetes com confinamento muito próximo é propício para a propagação da doença, e assim recomenda-se cessar ou modificar esta prática nos rebanhos infectados. Em rebanhos que têm alta incidência de doença clínica, o abate de animais antes da idade em que eles desenvolvem achados clínicos pode reduzir o impacto econômico da doença.

Nos países onde a doença é endêmica, muitas vezes há grande movimentação de animais entre fazendas, especialmente carneiros, mas também ovelhas de reposição. Assim, restringir o movimento de animais entre fazendas e evitar a mistura em áreas de pastagem comum deve ajudar a limitar a propagação da doença.

Vacinação e seleção genética

Atualmente, não existe uma vacina eficaz contra os LVPR, incluindo o VMV e o VVPO e, em alguns casos, as vacinas candidatas aumentaram a viremia e/ou a patologia imunomediada da doença.[2] A dificuldade em desenvolver vacinas eficazes é comum entre os lentivírus, com muitas abordagens, incluindo vacinas atenuadas, vacinas vetoriais e vacinas de DNA proviral, tendo pouco sucesso. As razões são obscuras, mas provavelmente se relacionam com a disfunção subjacente na resposta imune mediada por células T.

No entanto, a seleção genética assistida por marcadores para identificar as ovelhas menos suscetíveis à infecção tem o potencial de complementar as medidas de controle existentes. Por exemplo, em um ensaio envolvendo 187 cordeiros, a probabilidade de infecção após a exposição natural ao VPPO foi 3,6 vezes maior em cordeiros mestiços com o diplótipo heterozigoto ou suscetível ao gene da proteína transmembrana ovina 154 (TMEM154 diplótipo "1 3" ou "3 3") em comparação com cordeiros com diplótipo "1 1".[15] Esta é uma área de pesquisa ativa, e espera-se que marcadores adicionais sejam identificados com investigações futuras.

LEITURA COMPLEMENTAR

Blacklaws B. Small ruminant lentiviruses: immunopathogenesis of visna-maedi and caprine arthritis and encephalitis virus. Comp Immunol Infect Dis. 2012; 35:259-269.

Bowles D. Recent advances in understanding the genetic resources of sheep breeds locally-adapted to the UK uplands: opportunities they offer for sustainable productivity. Frontiers Genetics. 2015;6:24. doi:10.3389/fgene.2015.00024.

Patel JR, et al. Important mammalian veterinary viral immunodiseases and their control. Vacc. 2012;30: 1767-1781.

Radostits O, et al. Ovine progressive pneumonia (maedi, maedi-visna). In: Veterinary Medicine: A Textbook of the Diseases of Cattle, Horses, Sheep, Goats and Pigs. 10th ed. London: W.B. Saunders; 2007:1362-1366.

White SN, Knowles DP. Expanding possibilities for intervention against small ruminant lentiviruses through genetic marker-assisted selective breeding. Viruses. 2013; 5:1466-1499.

REFERÊNCIAS BIBLIOGRÁFICAS

1. Le Roux C, et al. Curr HIV Res. 2010;8:94.
2. Blacklaws B. Comp Immunol Microbiol Infect Dis. 2012;35:259.
3. Heaton MP, et al. PLoS Genet. 2012;8:e1002467.
4. Heaton MP, et al. PLoS ONE. 2013;e55490.
5. Bowles D, et al. PLoS ONE. 2014;9:e87823.
6. Gerstner S, et al. JAVMA. 2015;247:932.
7. Fournier D, et al. Can Vet J. 2006;47:460.
8. Ritchie C, Hosie B. Vet Rec. 2014;175:50.
9. Christodouloplous G. Small Rumin Res. 2006;62:47.
10. de Andres X, et al. Vet Immunol Immunopathol. 2013;152:277.
11. Brinkhof J, et al. Small Rumin Res. 2006;70:194.
12. Brinkhof JMA, et al. Vet Microbiol. 2010;142:193.
13. Pérez M, et al. Prev Vet Med. 2013;112:423.
14. Brinkhof JMA, et al. Res Vet Sci. 2010;88:41.
15. Leymaster KA, et al. J Anim Sci. 2013;91:5114.

Adenocarcinoma pulmonar ovino (jaagsiekte, adenomatose pulmonar)

Sinopse

- Etiologia: retrovírus ovino jaagsiekte
- Epidemiologia: doença de ovelhas adultas com agrupamento geográfico, mas baixa prevalência. Disseminação provável principalmente por via respiratória
- Sinais-chave: dispneia, secreção pulmonar aquosa abundante, sons altos de líquido na auscultação, curso clínico longo com emaciação progressiva
- Patologia: tumores no pulmão
- Confirmação do diagnóstico: as alterações histológicas são diagnósticas e a confirmação histopatológica, incluindo a imuno-histoquímica, é o único método atualmente disponível
- Tratamento: nenhum
- Controle: abate e biossegurança estritos.

Jaagsiekte é um termo africâner para "doença do caminho" em razão da tendência das ovelhas afetadas em apresentarem os achados clínicos quando conduzidas. A doença manifesta-se clinicamente como pneumonia progressiva crônica e é uma doença contagiosa de ovinos resultante do desenvolvimento de adenocarcinoma bronquioalveolar nos pulmões.

Etiologia

A doença está associada a um betarretrovírus infeccioso, o retrovírus ovino jaagsiekte (RVJS) da família Retroviridae. Esse retrovírus tem duas formas, uma forma infecciosa exógena que sozinha pode produzir a doença e um provírus endógeno relacionado com RVRS que está presente em todos os genomas de ovelhas.[1] A doença foi transmitida experimentalmente com retrovírus parcialmente purificados de pulmões infectados, por infecção com o retrovírus RVJS clonado, e evidência de suporte para o retrovírus como o agente causador inclui relação de dose inversa entre a atividade de transcriptase reversa no inóculo infeccioso e o período de incubação da doença experimental.

A presença do retrovírus foi demonstrada nos pulmões de ovinos com jaagsiekte em diferentes países, há reatividade sorológica cruzada e estirpes de diferentes países foram sequenciadas.

Um herpes-vírus também foi isolado em vários países a partir dos pulmões de ovelhas com jaagsiekte, mas estudos epidemiológicos mostram que este não é o agente causador.

Epidemiologia

Ocorrência

A doença tem distribuição cosmopolita e é registrada na maioria dos países que possuem populações significativas de ovinos, com exceção da Austrália e Nova Zelândia. Até recentemente, não havia nenhum método prático para detectar ovelhas infectadas, e as estimativas da prevalência de jaagsiekte eram amplamente baseadas em observações clínicas ou *post mortem*. A prevalência da doença parece variar dependendo da raça dos ovinos e do tipo de manejo do rebanho. Na maioria dos rebanhos infectados endemicamente, as perdas anuais atribuíveis a jaagsiekte estão entre 2 e 10%, embora o tumor esteja presente em uma proporção muito maior do rebanho, e a infecção sem lesões também seja comum. A mortalidade anual pode ser maior em rebanhos nos quais a infecção foi recentemente introduzida e antes que a doença se torne endêmica. A análise de PCR de leucócitos do sangue periférico de ovelhas em rebanhos infectados mostra taxas significativamente mais altas de infecção não clínica.

A prevalência varia entre os países e pode haver áreas de alta prevalência dentro dos países; na Grã-Bretanha, por exemplo, a região de Borders e a costa leste da Escócia, e na Inglaterra, a Ânglia Oriental, parecem ser focos de infecção dos quais surgem outros surtos. A prevalência pode ser maior do que geralmente reconhecida em uma amostra tendenciosa: evidência histológica de jaagsiekte foi detectada em 25% dos casos de pneumonia em ovinos submetidos ao diagnóstico laboratorial na Escócia durante um período de 6 anos. Em um estudo mais recente, o adenocarcinoma pulmonar ovino foi confirmado em 0,8% dos ovinos adultos abatidos em um abatedouro.[2]

A doença também é causa significativa de mortalidade em ovinos adultos na África do Sul e Peru, mas é uma doença menor nos EUA e no Canadá. Ela ocorreu em proporções epizoóticas na Islândia durante o mesmo período em que Maedi-Visna epizoótica, mas foi erradicada por uma rigorosa política de abate.

Fatores de risco do animal e do ambiente

Ovinos adultos de 2 a 4 anos de idade são os mais comumente afetados, mas a doença pode ocorrer em animais mais jovens. Há relatos da ocorrência de jaagsiekte em cabras com taxas de prevalência muito baixas na Índia e na Grécia, e a doença foi transmitida experimentalmente a cabritos. As lesões produzidas foram pequenas e circunscritas e as cabras têm baixa suscetibilidade à infecção.

Jaagsiekte tem curso clínico prolongado e é uniformemente fatal. Em alguns relatos, há maior prevalência de início da doença clínica nos meses de inverno, mas em outros não há variação sazonal no início das manifestações clínicas. Ovelhas podem mostrar início súbito de doença clínica no final da gestação.

O período de incubação em casos naturais é de 1 a 3 anos, mas pode ser tão curto quanto 5 a 12 meses após a transmissão experimental. A doença clínica é rara em ovelhas com menos de 2 anos e é mais comum entre os 3 e 4 anos de idade. Muito raramente, os casos ocorrem em cordeiros de 3 a 6 meses de idade, e a doença pode ser reproduzida em cordeiros dessa idade pelo desafio de cordeiros muito jovens. Suspeita-se de suscetibilidade genética ou familiar à doença.

Em razão do método de disseminação, a doença provavelmente assume maior importância em sistemas de criação de ovinos onde há períodos significativos de contato próximo, como, por exemplo, ocorre com sistemas intensivos de criação de cordeiros. O estabulamento fechado durante o inverno é causa de predisposição potente e provavelmente foi responsável pela ocorrência da doença de forma epizoótica na Islândia. No entanto, também ocorre comumente em ovinos de cordilheira em outros países. Ovinos que têm infecção combinada com jaagsiekte e o lentivírus Maedi-Visna têm maior capacidade de transmitir a infecção por Maedi-Visna, e os rebanhos com a infecção combinada podem sofrer perdas elevadas por doença pneumônica.

Transmissão

A transmissão experimental foi efetuada por injeção pulmonar ou intravenosa, ou por inoculação intratraqueal de material pulmonar infectado. O período de incubação da doença experimental em cordeiros jovens é muito mais curto do que em ovelhas adultas. A doença também é transmitida por inalação de gotículas infectadas quando as ovelhas são mantidas em contato próximo, e assume-se que o modo natural de transmissão seja por infecção de gotículas de secreções respiratórias, que são abundantes em ovelhas com doença clínica. Um estudo longitudinal da transmissão natural mostrou que a infecção se estabeleceu pronta e rapidamente em cordeiros jovens e horizontalmente em ovelhas adultas, mas que a maioria das ovelhas infectadas não apresentou doença clínica durante o período de sua vida comercial.

Patogênese

O vírus se replica nos pneumócitos tipo II no alvéolo. Os pneumócitos tipo II e as células da Clara nos bronquíolos terminais são transformados, e seu crescimento produz aumentos de volume do tipo pólipo intra-alveolares e intrabronquiolares. Essas células são células secretoras que produzem surfactante e há produção abundante de líquido. A proteína do tipo surfactante produzida em excesso no tumor fornece estímulo para o acúmulo de macrófagos observado em associação com esta doença. Os crescimentos adenomatosos para dentro do epitélio alveolar invadem gradualmente o espaço aéreo alveolar, de modo que ocorre anoxia anóxica. As lesões produzidas pela inoculação experimental são idênticas às da doença de ocorrência natural.

Achados clínicos

As ovelhas afetadas estão afebris e apresentam distúrbio respiratório progressivo com perda de peso. Os achados clínicos não são evidentes até que uma proporção significativa do pulmão esteja comprometida pelo tumor.[1] Tosse ocasional e uma certa ofegação após o exercício são os primeiros sintomas, mas a tosse não é um sinal proeminente nessa doença, a menos que haja pneumonia parasitária concomitante. Subsequentemente, há emaciação, dispneia, lacrimejamento e secreção aquosa profusa do nariz, com morte de 6 semanas a 4 meses depois. Um teste diagnóstico nesta doença, coloquialmente conhecido como teste do carrinho de mão, consiste em segurar a ovelha pelos membros pélvicos: nos animais afetados, uma quantidade de muco aquoso (até cerca de 200 mℓ) escorre das narinas. As crepitações úmidas são audíveis sobre as áreas pulmonares afetadas e podem ser ouvidas à distância, de modo que se diz que um grupo de animais afetados produz um som como mingau fervendo lentamente. Não há elevação da temperatura corporal, a menos que haja infecção secundária, e o apetite é normal. Casos avançados podem apresentar *cor pulmonale*. A pasteurelose (*Mannheimia haemolytica*) é uma complicação comum e, muitas vezes, a causa da morte.

Patologia clínica

Nenhuma reação imune pode ser detectada em animais afetados, e não há teste sorológico. Ovinos em estágio avançado da doença podem apresentar neutrofilia e linfopenia. O fluido pulmonar contém aglomerados redondos ou esféricos de células epiteliais, que têm o epitélio adenomatoso hiperplásico típico de lesões pulmonares e do aumento do número de macrófagos. Relatos anteriores de uma elevação consistente nas concentrações de imunoglobulina circulante não foram comprovados. O retrovírus ovino jaagsiekte (RVJS) pode ser detectado por PCR RVJS-específico exógeno em leucócitos do sangue periférico e pode ser usado para demonstrar que o retrovírus ovino jaagsiekte não está presente em rebanhos ou regiões.[3]

Achados de necropsia

As lesões geralmente estão restritas à cavidade torácica. Como no Maedi, os pulmões aumentam macroscopicamente em tamanho e peso (até três vezes o normal). Existem áreas extensas de tecido neoplásico, particularmente das regiões cranioventrais de um ou ambos os pulmões, com lesões menores nos lobos diafragmáticos. As áreas afetadas são sólidas e levemente elevadas acima do pulmão normal adjacente. Isso, junto com o excesso de líquido espumoso nos brônquios, é característico. Os linfonodos brônquicos e mediastinais estão aumentados e hiperplásicos, e ocasionalmente contêm pequenas metástases. A pasteurelose pneumônica é uma complicação frequente, e abscessos pulmonares secundários e pleurisia podem se desenvolver. Histologicamente, o alvéolo é revestido por células epiteliais cuboides e colunares que formam crescimentos adenomatosos característicos do epitélio alveolar dentro dos espaços alveolares.

As diferenças entre a patologia da forma clássica (progressiva) e da forma atípica (não progressiva) da doença são observadas usando imuno-histoquímica, com influxo de subconjuntos de células T e expressão de MHC de classe II nesta última.[4]

Amostras para confirmação do diagnóstico

- Histologia: pulmão fixado em formol, linfonodo brônquico (MO).

Diagnóstico diferencial

Pneumonias crônicas que requerem diferenciação de jaagsiekte:
- Maedi
- Pneumonia parasitária
- Pneumonia supurativa crônica
- Linfadenite caseosa
- Pneumonia pós-banho de imersão
- Pneumonia enzoótica
- Melioidose.

Tratamento

Nenhum tratamento está disponível.

Controle

Na Islândia, onde a doença assumiu proporções epizoóticas, a erradicação foi alcançada na década de 1950 pelo abate completo de todos os ovinos nas regiões afetadas. Em áreas onde a prevalência é menor, a doença pode ser satisfatoriamente controlada, mas não erradicada, pelo abate dos ovinos clinicamente afetados. Há evidências de que a doença está se espalhando em populações de ovinos em alguns países, como o Reino Unido, e rebanhos livres de doenças devem tentar obter ovinos de reposição de rebanhos que estejam livres de jaagsiekte. Os rebanhos infectados podem reduzir a prevalência da doença pelo abate das ovelhas no início dos achados clínicos e descartando a progênie de ovelhas afetadas. Um teste de PCR pode detectar a infecção nos estágios pré-clínicos, mas não houve nenhum teste para determinar se a erradicação de um rebanho pode ser conseguida com esta tecnologia.

A exclusão da doença de rebanhos não afetados requer medidas rigorosas de biossegurança.

LEITURA COMPLEMENTAR

Griffiths DJ, Martineau HM, Cousens C. Pathology and pathogenesis of ovine pulmonary adenocarcinoma. J Comp Pathol. 2010;142:260-283.

Radostits O, et al. Ovine pulmonary adenocarcinoma (jaagsietke, pulmonary adenomatosis). In: Veterinary Medicine: A Textbook Of the Disease of Cattle, Horses, Sheep, Goats and Pigs. 10th ed. London: W.B. Saunders; 2007:1366-1368.

REFERÊNCIAS BIBLIOGRÁFICAS

1. Scott P, et al. In Pract. 2013;35:382.
2. Cousens C, et al. Vet Rec. 2015;176:413.
3. Maeda N, et al. J Vet Med Sci. 2011;73:1493.
4. Summers C, et al. Vet Immunol Immunopathol. 2012; 146:1.

Infestação nasal por *Oestrus ovis*

A infestação de ovinos e caprinos com larvas de moscas do berne nasal (*Oestrus ovis*) tem sério efeito sobre a produtividade e o bem-estar tanto de ovinos quanto de caprinos. A atividade adulta induz resposta de estresse e alterações comportamentais significativas. A infestação por larvas induz doença moderada a grave que reduz a produtividade.

Sabe-se que moscas semelhantes afetam equinos, burros e mulas (*Rhinoestrus* spp.) na região do Mediterrâneo e afetam os camelos (*Cephenemyia titillator*) na África e na Austrália. Os ungulados selvagens são afetados pelos bernes nasais (p. ex., *Cephenemyia* spp.). Muito pouco se sabe sobre a patologia e o impacto desses últimos grupos de moscas, mas as semelhanças no ciclo evolutivo sugerem que seus efeitos serão similares aos discutidos aqui.

Sinopse

- Etiologia: *Oestrus ovis* habita as fossas nasais e seios nasais de ovelhas e cabras. Espécies semelhantes afetam equinos e camelos
- Epidemiologia: as larvas são pulverizadas nas narinas dos hospedeiros pelas fêmeas que passam. As moscas são ativas durante a primavera e o verão, induzindo mudanças comportamentais nos hospedeiros sob ataque. Em climas temperados, há apenas uma única geração por ano, mas em climas mais quentes ocorrem duas gerações. Os primeiros ínstares nas fossas nasais sofrem hipobiose durante o inverno ou o verão quente, quando a sobrevivência de pupas ou adultos é baixa, retomando o desenvolvimento quando as condições são mais favoráveis
- Achados clínicos: logo após a chegada das larvas, é evidente o aumento da secreção nasal e espirros. À medida que as infestações se desenvolvem, a quantidade de secreção aumenta e as narinas podem ficar endurecidas com poeira e detritos, forçando os animais infestados a respirar pela boca
- Patologia clínica: as alterações são observadas na mucosa das regiões etmoide e sinusal. A inflamação destes tecidos superficiais é evidente e aumenta conforme as larvas se tornam maduras. Alterações na estrutura epitelial são notadas, incluindo a erosão do revestimento ciliar superficial e quebra na integridade das células epiteliais. A ação abrasiva da armadura corporal e a atividade de enzimas proteolíticas excretadas/secretadas pelas larvas são responsáveis pelas alterações patológicas. Os efeitos secundários incluem a indução de lesões pulmonares e a ativação de infecções latentes de ectima contagioso ou "orf"
- Confirmação do diagnóstico: alterações comportamentais durante a temporada de moscas e secreção nasal
- Diagnóstico diferencial: perda de condição corporal normalmente causada por infecção por helmintos
- Tratamento: endectocidas à base de lactonas macrocíclicas, clorsulon
- Controle: tratamento administrado quando se encerrou a atividade das moscas.

Etiologia

O berne nasal afeta ovinos e caprinos na maioria das regiões, mas é particularmente significativo na bacia do Mediterrâneo, na América Central, no sul da África e na Europa Oriental. As larvas habitam as fossas nasais e os seios paranasais, sendo eventualmente expelidas através das narinas. Os caprinos são significativamente menos afetados que os ovinos. As larvas segmentadas levemente achatadas dorsoventralmente são de cor creme clara, mas à medida que atingem a maturidade aparecem faixas escuras em cada segmento. As espécies que afetam equinos e camelos têm distribuição semelhante.

Ciclo de vida e epidemiologia

A mosca adulta é robusta, de cor cinza sarapintada e com cerca de 1 cm de comprimento. Seu aparelho bucal é rudimentar, e elas não se alimentam. Na América do Norte, as moscas emergem no final da primavera e acasalam e as fêmeas começam as atividades de larviposição aproximadamente 2 a 3 semanas depois. As moscas adultas que tentam depositar larvas nas narinas incomodam os ovinos e fazem com que eles se amontoem ou procurem abrigo. O bater dos pés e os meneios da cabeça são comuns. Os ovinos podem se agrupar e pressionar sua cabeça para dentro dos velos de lã dos outros. A atividade da mosca ocorre principalmente durante os períodos mais quentes do dia, mas ainda pode resultar na perda de um bom tempo de pastejo. As alterações comportamentais em caprinos são menos dramáticas, presumivelmente em razão do seu hábito de pastejo.

O desenvolvimento larval ocorre nos turbinados dorsais e nos seios frontais. O período de desenvolvimento pode variar de 3 semanas a muitos meses, após o qual elas migram para as narinas. As larvas se alimentam das secreções mucosas e das células erodidas do epitélio da mucosa. As larvas são grossas, de cor branca amarelada, e quando maduras há uma faixa dorsal escura em cada segmento. A superfície ventral tem fileiras de pequenos espinhos em cada segmento. As larvas maduras saem do hospedeiro, geralmente durante um acesso de espirros, e se enterram ativamente embaixo das camadas superiores do solo e de detritos no chão. A pupação ocorre nesses locais e o desenvolvimento dos adultos requer de 4 a 5 semanas, mas pode levar mais tempo em baixas temperaturas. Em áreas temperadas, pode haver uma ou duas gerações por ano, mas muitas gerações podem ser completadas em áreas quentes. *O. ovis* são adaptados aos muitos climas predominantes onde quer que ovinos e caprinos sejam mantidos. Quando os invernos são frios, as larvas podem hibernar, permanecendo adormecidas no primeiro ínstar (hipobiose), mas em climas mais quentes o desenvolvimento pode continuar durante todo o inverno. Nas regiões onde as temperaturas no verão são extremas, as larvas também sofrem hipobiose.

O. ovis é uma zoonose importante porque as fêmeas podem realizar larviposição nos olhos, nariz ou lábios de pessoas. Em alguns países, a oftalmomiíase ou infecção do trato respiratório anterior é uma ocorrência comum.

Patogênese

O estresse pelos ataques para larviposição pode ser significativo, com tempo de pastejo reduzido e superaquecimento resultante do agrupamento. Os pastores acham que os animais estão mais nervosos e difíceis durante os períodos de atividade da mosca.

As larvas induzem aumento gradual da rinite e da sinusite à medida que a infestação persiste. Observam-se alterações marcantes na estrutura dos tecidos epiteliais, com degeneração celular acentuada e perda da camada ciliar. As alterações são resultado tanto da atividade mecânica dos espinhos larvais quanto dos ganchos bucais e do efeito de enzimas proteolíticas excretadas ou secretadas.[1,2] Graus variados de secreção mucosa são observados nos estágios mais avançados da infestação. Isso pode fazer com que as narinas sejam obstruídas por palha e poeira aderidas.

Achados clínicos

No início da infestação, há rinite distinta acompanhada de secreção mucosa a mucopurulenta.[1] Mais tarde, conforme as larvas amadurecem, evidencia-se sinusite. A presença de larvas adultas nas cavidades nasais pode induzir espirros excessivos, o que auxilia na saída da larva.

A atividade das larvas nas cavidades nasais e as mudanças que elas induzem levam ao aumento da incidência de alterações secundárias. O número e a gravidade dos abscessos pulmonares são mais significativos em ovinos infestados por bernes no nariz. A presença de bernes também está correlacionada com o aumento de carcinomas e pode levar à reativação dos sintomas de ectima contagioso ou "orf" latente.

Diagnóstico

As mudanças comportamentais durante a atividade da mosca, incluindo o agrupamento e o ato de esconder os narizes nos velos de lã das ovelhas próximas, são um indicador confiável do ataque de moscas. Secreção nasal e espirros excessivos são altamente sugestivos, mas não definitivos. Os ovinos e caprinos infectados desenvolvem algum nível de imunidade contra a exposição a antígenos larvais, mas é improvável que seja usado na fazenda[2]. Um teste de ELISA para detecção de anticorpos contra secreções larvais foi desenvolvido, mas atualmente não é utilizado.[2]

Tratamento

Closantel na dose de 5 mg/kg e ivermectina na dose de 0,2 mg/kg, além de outras lactonas macrocíclicas, são eficazes, e o uso desses compostos para o controle de vermes ou de trematódeos também controla os bernes nasais.

Controle

O tratamento deve preferencialmente ser aplicado após cessar a atividade da mosca, embora possa ser necessário aplicar tratamentos durante a atividade prolongada da mosca para proporcionar alívio.[1]

Recomendação

O tratamento deve ser aplicado uma ou duas vezes por ano. Ele não é absolutamente necessário, mas aumentará tanto a resistência quanto o bem-estar do animal. O controle populacional das moscas provavelmente não é possível.

REFERÊNCIAS BIBLIOGRÁFICAS

1. Angulo-Valadez CE, et al. Med Vet Entomol. 2010; 25:117-125.
2. Angulo-Valadez CE, et al. Vet Parasitol. 2010;174: 19-25.
3. Panadero-Fontan R, Otranto D. Vet Parasitol. 2015; 208:84-93.

Infestação por vermes pulmonares em ovinos e caprinos

Sinopse

- Etiologia: os parasitas nematoides *Dictyocaulus filaria, Muellerius capillaris* e *Protostrongylus rufescens*
- Epidemiologia: as larvas de *D. filaria* são encontradas na grama, mas *M. capillaris* e *P. rufescens* são transmitidas quando os moluscos hospedeiros intermediários são acidentalmente ingeridos por animais em pastejo
- Achados clínicos: *D. filaria* e *P. rufescens* podem causar bronquite e perda de condição corporal. *M. capillaris* é assintomático em ovinos, mas pode ser patogênico em caprinos
- Patologia clínica: larvas características nas fezes
- Lesões: *D. filaria* e *P. rufescens*: manchas dispersas de consolidação; *M. capillaris*: pequenos nódulos fibrosos de até 5 mm de diâmetro
- Confirmação do diagnóstico: larvas características nas fezes
- Tratamento: avermectinas/milbemicinas, benzimidazóis ou levamisol
- Controle: nenhuma medida específica disponível.

Etiologia

Infestações com o nematódeo *Muellerius capillaris* são ubíquas. *Dictyocaulus filaria* e *Protostrongylus rufescens* são encontrados esporadicamente. *Cystocaulus ocreatus* e *Neostrongylus linearis* foram registrados em alguns países.

Ciclo evolutivo

D. filaria tem ciclo evolutivo direto como o de *D. viviparus* em bovinos. Os ciclos evolutivos das outras espécies (protostrongilídeos) são semelhantes, exceto que eles têm locais de predileção diferentes no pulmão e têm ciclos evolutivos indiretos, com moluscos como hospedeiros intermediários. A transmissão ocorre quando lesmas ou caracóis infectados são acidentalmente ingeridos durante o pastejo.

Epidemiologia

Infestações por *D. filaria* em ovinos parecem seguir o mesmo padrão de *D. viviparus* em bezerros, mas o número de vermes pulmonares normalmente é baixo. As larvas do terceiro estágio têm vida longa em ambientes úmidos e frios. Os cordeiros de uma estação são a principal fonte de infecção para os cordeiros da próxima estação, mas as larvas transmitidas por ovelhas e animais jovens também contribuem para a contaminação das pastagens. A prevalência da infecção é baixa na primavera e no verão, mas aumenta rapidamente no outono e no inverno, quando a maioria dos casos clínicos é observada. Verões quentes e úmidos dão origem a cargas parasitárias mais pesadas no outono e inverno seguintes. A imunidade após a exposição natural é forte e duradoura em ovinos, mas menos em caprinos.

Infestações por *M. capillaris* em ovinos foram registradas na maior parte do mundo[1-3], e em muitas áreas temperadas quase todas as ovelhas são infectadas.[4,5] A invasão maciça por larvas é incomum, pois os hospedeiros intermediários geralmente não são ingeridos em grande número nem estão grosseiramente infestados de larvas. Infestações maciças por esse verme não se desenvolvem de forma aguda, e infestações pesadas, quando ocorrem, parecem se desenvolver por um longo período. As ovelhas infectadas são portadoras de infecção patente de 1 ano para o outro.

Patogênese

A patogenicidade relativa de cada verme pulmonar depende do seu local de predileção. *D. filaria* vive na traqueia e nos brônquios, portanto, ovos, larvas e restos aspirados podem afetar um grande volume de tecido pulmonar. É, portanto, a espécie mais patogênica e provoca mudanças semelhantes àquelas descritas para *D. viviparus*. No entanto, o volume de pulmão comprometido normalmente é insuficiente para causar dispneia grave. *P. rufescens* adultos são encontrados em bronquíolos menores e, portanto, as lesões associadas são muito menores. *M. capillaris* é encontrado no parênquima pulmonar, onde se torna encistado em nódulos fibrosos. As lesões são assim confinadas ao seu entorno imediato. Consequentemente, este verme em geral é considerado relativamente inócuo. Infecções pesadas por protostrongilídeos mistos podem prejudicar as trocas gasosas pulmonares.

Achados clínicos

Os cordeiros de 4 a 6 meses de idade são mais gravemente afetados por vermes pulmonares, mas as ovelhas de todas as idades são suscetíveis. Clinicamente, *D. filaria* está associado à irritação brônquica que resulta em tosse, dispneia moderada e perda de condição corporal. Pode haver adicionalmente febre e evidência de toxemia se houver infecção bacteriana secundária. É altamente patogênico em cabras jovens. Infestações por *P. rufescens* em ovinos e caprinos causam achados clínicos similares aos de *D. filaria*.

Patologia clínica

O diagnóstico laboratorial depende da detecção de larvas de primeiro estágio nas fezes pela técnica de Baermann. As larvas de *D. filaria* possuem grânulos refráteis em suas células intestinais e cauda cônica. *P. rufescens* tem cauda ondulada como *M. capillaris*, que, além disso, tem espinho anterior à cauda.

Achados de necropsia

As lesões de *D. filaria* são semelhantes às da forma subaguda de bronquite parasitária em bezerros, com exsudato nos bronquíolos, áreas dispersas de consolidação e espessamento dos septos alveolares,[6-8] mas lesões generalizadas não são comuns. *M. capillaris* é encontrado em nódulos fibrosos pequenos de até 5 mm de diâmetro. A maioria destes está no parênquima do pulmão imediatamente abaixo da pleura. Muitos deles estão calcificados e frequentemente contêm apenas um verme vivo ou morto. A infestação de cabras leva à infecção difusa bastante diferente da reação nodular em ovinos e à produção de pneumonia intersticial. Se isso é atribuível apenas à infecção por *M. capillaris* ou se um agente viral ou clamídia está envolvido, ainda não foi determinado. Entretanto, foram relatados casos de reação nodular em cabras atribuíveis a larvas de *M. capillaris*.[6]

Confirmação do diagnóstico

A presença de larvas nas fezes confirma a infecção por vermes pulmonares, mas seu número muitas vezes não é indicação do grau de infestação.

Diagnóstico diferencial

A infestação de vermes pulmonares em ovelhas precisa ser diferenciada de Maedi e jaagsiekte.

Tratamento

Tratamento

- Ivermectina: 0,2 mg/kg SC (R1)
- Moxidectina: 0,2 mg/kg SC ou VO (R1)
- Fenbendazol: 5 mg/kg VO, todos os dias durante 7 dias (R2)
- Albendazol: 7,5 mg/kg de peso corporal VO (R2).

Ivermectina, moxidectina, benzimidazóis e levamisol são eficazes contra a *D. filaria* em doses normais. Ivermectina, além disso, tem indicação em bula para *P. rufescens*. A justificativa para o tratamento de ovelhas para *M. capillaris* é questionável. Em caprinos, uma ou duas doses de ivermectina (0,2 mg/kg SC ou VO) ou doses elevadas de benzimidazóis destroem os vermes adultos, mas não os estágios imaturos, mas doses orais diárias regulares de fenbendazol (até 5 mg/kg/dia) na ração por 1 a 2 semanas ou albendazol (1 mg/kg na ração por 2 semanas) são altamente eficazes contra todos os estágios. A dose de albendazol (7,5 mg/kg de peso corporal em dose única em ovelhas e 10 mg/kg de peso corporal em dose única em cabras) é eficaz no tratamento de vermes pulmonares adultos, mas não é eficaz contra estágios imaturos.

Controle

Uma vacina atenuada para *D. filaria* está disponível em alguns países onde esse verme é um problema específico. Com a maioria das formas de criação de ovinos, há poucas medidas de prevenção que podem ser tomadas, particularmente contra os vermes pulmonares com moluscos como hospedeiros intermediários.

REFERÊNCIAS BIBLIOGRÁFICAS

1. Borji H, et al. Asian Pac J Trop Med. 2012;5:853.
2. Nematollahi A, et al. J Vet Res. 2009;64:339.
3. Regassa A, et al. Vet Parasitol. 2010;169:144.
4. Domke AV, et al. Vet Parasitol. 2013;194:40.
5. Kouam MK, et al. Vet J. 2014;202:146.
6. Panayotova-Pencheva MS, et al. Vet Med Int. 2010; 2010:741062.
7. Yildiz K, et al. Helminthologia. 2006;43:208.
8. Iacob O, et al. Sci Parasitol. 2007;1:72.

DOENÇAS DO TRATO RESPIRATÓRIO DE EQUINOS

Anormalidades do trato respiratório anterior dos equinos

O comprometimento da ventilação por anormalidades do trato respiratório anterior é uma causa importante de mau desempenho em equinos atletas. Anormalidades que prejudicam a capacidade atlética são aquelas que reduzem o diâmetro efetivo das vias respiratórias anteriores, aumentando assim o trabalho necessário para manter o nível de volume corrente e ventilação minuto ou, como é o caso clinicamente, reduzindo a ventilação minuto atingida pelo equino durante o exercício máximo. Em outras palavras, a redução no diâmetro efetivo das vias respiratórias superiores aumenta o trabalho respiratório em todas as intensidades de exercício e, na intensidade máxima, quando o esforço despendido na respiração não pode ser aumentado, diminui a ventilação minuto máxima. O resultado é a diminuição da oxigenação do sangue arterial e da oferta de oxigênio ao músculo e a outros tecidos, exacerbação da hipercapnia e redução da capacidade atlética durante o exercício de alta velocidade.[1-3]

O trabalho da respiração é, de forma simplista, determinado pelo volume de ar movimentado e a pressão necessária para fazê-lo. A relação entre a pressão e a resistência nas vias respiratórias é descrita matematicamente por um rearranjo da lei de Poiseuille:

$$\text{Resistência ao fluxo} = \text{diferença de pressão/fluxo} = 8 \times \text{viscosidade do ar} \times \text{comprimento da via respiratória}/(\pi \times [\text{raio}]^4)$$

Dado que a viscosidade do ar é constante e o comprimento da via respiratória não muda para um equino individual, o raio da via respiratória tem efeito enorme na resistência ao fluxo. Observe que a mudança na pressão é inversamente proporcional à quarta potência do raio (r^4), com a consequência de que mudanças relativamente pequenas no raio têm grandes efeitos sobre a pressão necessária para gerar um dado fluxo de ar. Por essa razão, anormalidades das vias respiratórias superiores que causam apenas reduções pequenas no diâmetro das vias respiratórias podem ter efeitos clinicamente importantes na ventilação durante exercícios de alta intensidade.

Outra consequência das alterações no diâmetro e na estrutura das vias respiratórias é a geração de padrões anormais de fluxo de ar que resultam na produção de sons respiratórios anormais. Esses sons podem variar de gorgolejar a ronco, e podem ter importância diagnóstica.[4]

O advento inicialmente dos endoscópios rígidos e depois dos flexíveis permitiu maior refinamento do diagnóstico de distúrbios do trato respiratório anterior de equinos quando examinados em repouso. Um avanço adicional foi a capacidade de examinar as vias respiratórias superiores durante o exercício intenso. Isso foi alcançado pela primeira vez em equinos correndo em uma esteira, e agora progrediu para o exame de equinos correndo em campo. Embora haja vantagens em cada modo de exame (em repouso, esteira, em campo), a maior utilidade diagnóstica é obtida pelo exame de equinos exercitando-se a campo e realizando suas atividades habituais usando sua sela e arreio habituais e com seu cavaleiro.[5-8]

A hemiplegia laríngea causada pela neuropatia do nervo laríngeo recorrente é uma anormalidade bem reconhecida das vias respiratórias anteriores associada ao comprometimento do desempenho de equinos de corrida. Em muitas de suas formas, é prontamente identificada em equinos em repouso. Entretanto, anormalidades mais sutis ou aquelas que se desenvolvem conforme o equino entra em fadiga são melhor detectadas, ou só podem ser reconhecidas, pelo exame durante exercícios extenuantes. Agora está claro que a maioria das anormalidades das vias respiratórias anteriores dos equinos, com exceção da hemiplegia laríngea, só pode ser identificada com segurança pelo exame de equinos durante o exercício.[9]

As anormalidades que se desenvolvem durante exercícios extenuantes por equinos são melhor referidas como anormalidades "dinâmicas". Este termo não deve ser usado para denotar o modo de exame (*i. e.*, "endoscopia dinâmica"), que deve ser especificado como "em solo" ou "esteira". Os termos que descrevem anormalidades detectadas durante o exame endoscópico das vias respiratórias superiores de equinos foram padronizados recentemente (Tabela 12.10).[10]

Tabela 12.10 Termos preferidos para descrever os achados no exame endoscópico das vias respiratórias superiores de equinos.[10]

Termo preferido	Abreviatura preferida	Também conhecido como
Neuropatia laríngea recorrente	NLR	Neuropatia do nervo laríngeo recorrente, hemiplegia laríngea
Colapso dinâmico da laringe	CDL	Colapso bilateral da cartilagem aritenoide
Deslocamento dorsal intermitente do palato mole	DDiPM	–
Deslocamento dorsal persistente do palato mole	DDpPM	DDPM permanente
Instabilidade palatal	IP	–
Colapso da prega vocal	CPV	Colapso das cordas vocais
Desvio medial da prega ariepiglótica	DMPA	Colapso da prega ariepiglótica, desvio axial da prega ariepiglótica
Colapso nasofaríngeo	CNF	Obstrução nasofaríngea, colapso da parede faríngea
Luxação ventromedial do ápice do processo corniculado da aritenoide	LVCA	Colapso do ápice do processo corniculado da aritenoide
Colapso do ligamento cricotraqueal	–	–
Colapso das margens da epiglote	–	–
Retroversão epiglótica	–	–
Desvio rostral do arco palatofaríngeo	DRAPF	–
Endoscopia em esteira de alta velocidade	EEAV	–
Endoscopia em solo	ES	Endoscopia respiratória dinâmica, endoscopia por telemetria

O uso da endoscopia durante o exercício revelou que as anormalidades dinâmicas das vias respiratórias superiores são frequentemente complexas e envolvem múltiplas estruturas.[9,11] Até 50% dos equinos examinados durante o exercício em velocidade alta têm múltiplas anormalidades das vias respiratórias anteriores. Além disso, o exame de equinos se exercitando revelou anormalidades não aparentes durante o exame de equinos em repouso, incluindo todo o espectro de manifestações de neuropatia do nervo laríngeo recorrente, instabilidade do palato, incluindo deslocamento dorsal do palato mole intermitente, colapso da prega vocal, colapso da prega ariepiglótica, desvio axial das pregas ariepiglóticas, colapso dinâmico nasofaríngeo, colapso do processo corniculado da cartilagem aritenoide, colapso bilateral das aritenoides e das pregas vocais e retroversão epiglótica.[9]

LEITURA COMPLEMENTAR

Franklin SH, Allen KJ. Assessment of dynamic upper respiratory tract function in the equine athlete. Equine Vet Educ. 2015;doi:10.1111/eve.12432.

REFERÊNCIAS BIBLIOGRÁFICAS

1. Davidson EJ, et al. J Equine Vet Sci. 2011;31:475.
2. Courouce-Malblanc A, et al. Equine Vet J. 2010; 42:246.
3. Allen K, et al. Equine Vet J. 2013;45:350.
4. Burn JF, et al. Equine Vet J. 2006;38:319.
5. Allen KJ, et al. Equine Vet J. 2010;42:186.
6. Allen KJ, et al. Equine Vet J. 2010;42:587.
7. Van Erck E. Equine Vet J. 2011;43:18.
8. Kelly PG, et al. Equine Vet J. 2013;45:700.
9. Barakzai SZ, et al. Equine Vet J. 2012;44:501.
10. Barnett TP, et al. Equine Vet J. 2015;47:505.
11. Van Erck-Westergren E, et al. Equine Vet J. 2013; 45:376.

Disfunção do palato (instabilidade, deslocamento dorsal do palato mole)

O palato mole dos equídeos é único, pois proporciona vedação hermética entre a orofaringe e a nasofaringe durante a respiração, tornando os equídeos respiradores nasais obrigatórios. Durante a deglutição, o palato mole é transitoriamente deslocado dorsalmente para permitir a passagem do bolo alimentar como parte do ato normal da deglutição. Anormalidades do palato mole que resultam em alteração de sua posição anatômica (deslocamento) ou incapacidade de manter o tônus normal durante o exercício estão associadas à respiração prejudicada e intolerância ao exercício.[1-3] O deslocamento do palato mole em outro momento além da deglutição é anormal e pode ser intermitente, geralmente associado a exercícios, ou persistente, normalmente associado à interrupção do suprimento nervoso da faringe.

Instabilidade do palato e deslocamento dorsal intermitente do palato mole durante o exercício

A disfunção do palato durante o exercício resulta em uma série de anormalidades estruturais que reduzem a área funcional da rima glótica (a abertura da laringe) e, assim, prejudicam a ventilação durante o exercício de alta velocidade. A disfunção durante o exercício varia da instabilidade do palato ao deslocamento dorsal intermitente do palato mole.[4] A instabilidade palatal e o deslocamento dorsal do palato mole causam obstrução expiratória ao fluxo de ar pela laringe e faringe.[4]

A instabilidade do palato é evidente como ondulação dorsoventral do palato mole durante o exercício de alta velocidade e achatamento da epiglote contra o palato. A instabilidade do palato está significativamente associada ao deslocamento dorsal do palato mole durante o exercício.[1] O deslocamento dorsal do palato mole é um extremo da instabilidade palatal, e ocorre quando a margem caudal do palato mole se desloca de modo dorsal à epiglote (Figura 12.18). A instabilidade palatal também está associada ao desvio axial das pregas ariepiglóticas e a anormalidades na conformação da epiglote.[1,5]

As estimativas da prevalência da doença na população em geral não são confiáveis em razão da natureza transitória da instabilidade e do deslocamento e ao fato de que isso ocorre apenas durante o exercício. Além disso, o exame de muitos animais para determinar a prevalência em populações de equinos não foi realizado, com a maioria dos relatos de taxas de prevalência sendo provenientes de equinos selecionados para o exame endoscópico de alta velocidade. Estima-se que ocorra em 0,5 a 1,3% dos equinos da raça Puro-sangue Inglês e dos 52 equinos de raça Puro-sangue Inglês examinados por endoscopia em solo, 25% apresentaram desvio dorsal do palato mole, 40% tiveram desvio axial da prega ariepiglótica, 35% apresentaram colapso da prega vocal e 33% tinham função aritenoide anormal.[6] Quarenta e oito por cento dos equinos tinham múltiplas anormalidades. Dezenove dos 57 animais de raça Puro-sangue Inglês de 1 ano de idade tiveram deslocamento dorsal intermitente durante um único exame usando a endoscopia em solo.[7] O deslocamento dorsal foi detectado em 10 dos 46

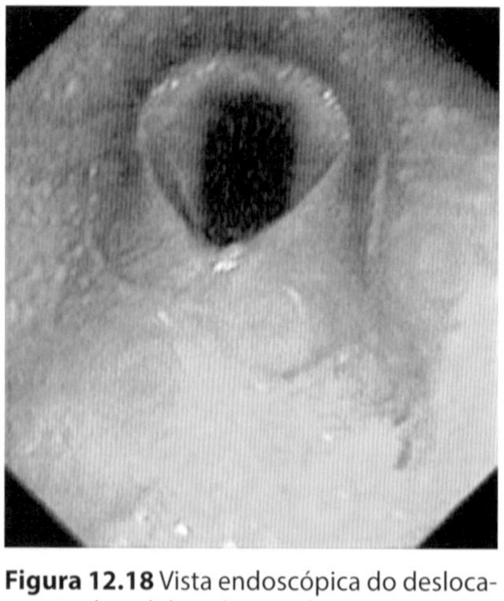

Figura 12.18 Vista endoscópica do deslocamento dorsal do palato mole em um equino de corrida Puro-sangue Inglês em repouso. (Esta figura encontra-se reproduzida em cores no Encarte.)

equinos de raça Standardbred examinados usando endoscopia em solo durante as corridas – esses equinos foram presumivelmente considerados saudáveis antes do exame.[8] Três por cento dos equinos de performance (não de corrida) tiveram o deslocamento dorsal do palato mole como a única anormalidade durante o exercício.[9]

A instabilidade do palato e o deslocamento dorsal intermitente do palato são parte comum das anormalidades dinâmicas complexas do trato respiratório anterior em equinos de tração, com 70% dos equinos examinados apresentando transtorno complexo.[5] Da mesma forma, 19% dos equinos de performance (equinos que não são de corrida) tiveram anormalidades complexas do trato respiratório anterior durante o exercício.[9]

A causa do deslocamento intermitente do palato mole durante o exercício é desconhecida, embora sejam sugeridos vários mecanismos, incluindo miosite palatal, úlceras da margem caudal do palato mole, retração caudal da laringe e doença respiratória posterior. A linfadenopatia retrofaríngea pode causar paresia neurogênica dos músculos faríngeo e palatais, com deslocamento dorsal do palato mole sendo o sinal mais óbvio de colapso faríngeo durante o exercício. A causa imediata do deslocamento é o fluxo altamente turbulento e a pressão intrafaríngea negativa gerada durante o exercício.[10]

O deslocamento do palato mole durante o exercício extenuante coloca o palato mole dorsal à epiglote, uma posição na qual ele impede o fluxo de ar durante a expiração. O pico de fluxo de ar expiratório, a ventilação minuto, o volume corrente e a taxa de consumo de oxigênio estão todos diminuídos em equinos com deslocamento dorsal do palato mole, enquanto o fluxo inspiratório e a frequência respiratória não são afetados.[4]

Achados clínicos

Os achados clínicos incluem intolerância ao exercício e produção intermitente de ruído de gorgolejo durante exercícios extenuantes. O *exame endoscópico* de equinos em repouso geralmente demonstra faringe e laringe normais. A oclusão nasal breve (30 a 60 s) que induz o deslocamento do palato mole (Figura 12.18), em combinação com histórico de ruído respiratório durante o exercício, aumenta a probabilidade do distúrbio.

O exame endoscópico dos equinos afetados durante o exercício é o padrão-ouro para o diagnóstico e revela sinais de instabilidade palatal ou de deslocamento dorsal do palato mole e anormalidades relacionadas.

A detecção da instabilidade palatal e as anormalidades associadas são descritas a seguir:[1]

- Desvio axial das pregas ariepiglóticas – graduado como ausente, leve, moderado ou grave:
  - Grau leve: definido como colapso axial das pregas ariepiglóticas, com as pregas permanecendo abaxiais às cordas vocais

  - Grau moderado: definido como desvio axial das pregas ariepiglóticas a menos da metade entre a corda vocal e a linha média
  - Grau grave: definido como colapso das pregas ariepiglóticas a mais do que a meio caminho entre a corda vocal e a linha média
- Conformação epiglótica – a conformação epiglótica é categorizada em três grupos:
  - Aparência epiglótica convexa: quando a epiglote manteve forma convexa durante o exercício; tipicamente apenas a ponta da epiglote está em contato com o palato mole
  - Epiglote achatada: onde a epiglote perde a sua forma convexa e parece estar plana ou levemente côncava na superfície do palato mole, mas a ponta da epiglote permanece ventral à base
  - Aparência inclinada: quando a epiglote tem aparência achatada ou côncava e, durante a inspiração, a ponta da epiglote está no mesmo nível ou acima da base da epiglote
- Obstrução da rima glótica pelo palato mole (estabilidade do palato mole) – a estabilidade do palato mole é graduada conforme a rima glótica está obscurecida pelo palato mole ondulado:
  - O palato mole é considerado estável quando não se observa qualquer movimento ou elevação do palato mole (Figura 12.19)
  - Instabilidade palatal sem obstrução da rima glótica ocorre quando o palato mole se eleva até o nível da base da epiglote, mas a rima glótica não está obscurecida (Figura 12.20)
  - Instabilidade palatal com obstrução da rima glótica ocorre quando o palato mole se ergue, de modo que a rima glótica fica obscurecida (Figura 12.21)
- Conformação do palato mole: O palato mole dos equinos com instabilidade palatal é flácido, ondulando dorsalmente em frente à epiglote ou ondulando dorsalmente de cada lado da epiglote. A presença ou ausência de uma aparência funda

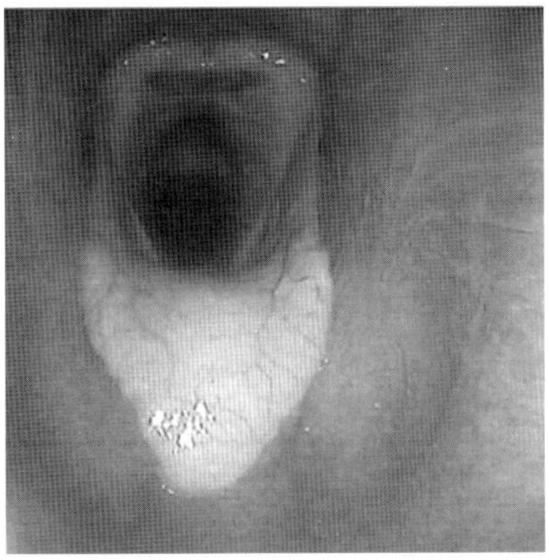

Figura 12.19 Via respiratória normal de um equino durante o exercício. Reproduzida com autorização.[1] (Esta figura encontra-se reproduzida em cores no Encarte.)

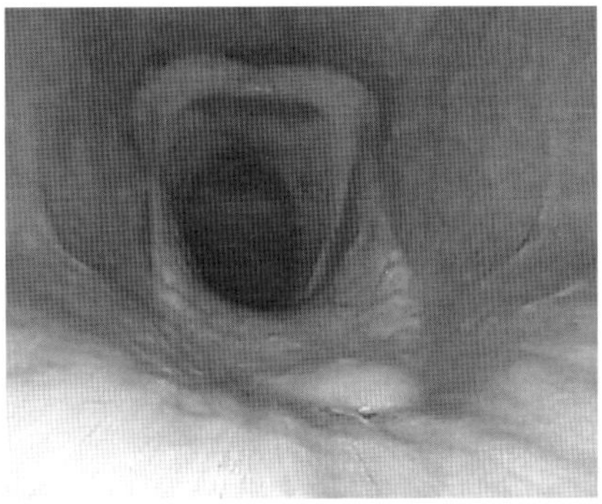

Figura 12.20 Instabilidade palatal sem obstrução da rima glótica. A epiglote tem aparência achatada e o palato mole parece flácido sem depressão côncava caudalmente. Reproduzida com autorização.[1] (Esta figura encontra-se reproduzida em cores no Encarte.)

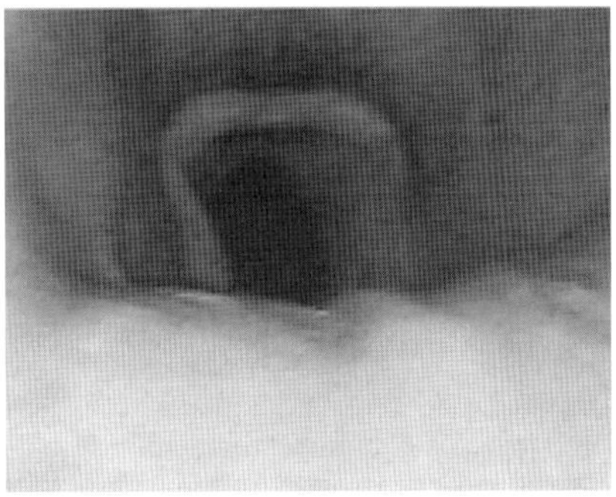

Figura 12.21 Instabilidade palatal com obstrução da rima glótica. O palato mole está ondulado em frente à rima glótica. Reproduzida com autorização.[1] (Esta figura encontra-se reproduzida em cores no Encarte.)

nas paredes faríngeas ventrolaterais ao nível dos óstios da bolsa gutural deve ser observada. O palato mole caudal deve ser avaliado quanto à presença de aparência côncava e, em caso afirmativo, deve ser graduada como ausente, pequena ou grande durante cada inspiração e expiração.

O exame radiográfico da faringe revela epiglote encurtada (< 7 cm) em alguns equinos afetados.

Diagnóstico diferencial

Os diagnósticos diferenciais para intolerância ao exercício e ao ruído respiratório incluem hemiplegia laríngea, cistos subepiglóticos, condrite da cartilagem aritenoide e aprisionamento da prega ariepiglótica. O fator diferenciador importante é que o ruído ocorre predominantemente durante a expiração, e tem som mais borbulhante do que o ruído produzido pelos equinos com hemiplegia laríngea.

Tratamento

Não há tratamento definitivo e nenhuma evidência de que qualquer tratamento seja superior.[11] Os métodos usuais de intervenção cirúrgica incluem o aumento da epiglote por injeção de pasta de politetrafluoretileno (Teflon®), ressecção da margem caudal do palato mole ou miectomia do esternotiróideo e escleroterapia palatal[12], embora algumas dessas intervenções possam ter efeitos deletérios no fluxo de ar das vias respiratórias superiores. Uma técnica cirúrgica mais nova envolve o procedimento de fixação com avanço laríngeo ("*tie-forward* laríngeo").[13,14] Os relatos de sucesso do tratamento cirúrgico da doença não são definitivos, em parte porque os equinos com distúrbio não tratado não são examinados. É plausível que a resposta ao tratamento cirúrgico possa ser o resultado do repouso forçado, e não da manipulação. O tratamento da linfadenopatia retrofaríngea pode ser benéfico. O tratamento não cirúrgico inclui o uso de fármacos anti-inflamatórios, laços de língua[15], uma variedade de embocaduras e um aparelho de suporte laringo-hióideo.

Deslocamento dorsal persistente do palato mole

O deslocamento dorsal persistente do palato mole geralmente é consequência de lesões na inervação dos músculos faríngeos e palatinos, como resultado de:

- Micose da bolsa gutural
- Empiema de bolsa gutural
- Abscesso do linfonodo retrofaríngeo
- Mieloencefalite protozoária equina
- Otite média
- Miosite ou doença muscular, como a doença do músculo branco
- Botulismo
- Idiopático em potros jovens.[16]

O bloqueio do ramo faríngeo do nervo vago pela injeção de anestésico local causa o deslocamento dorsal persistente do palato mole, enquanto o bloqueio dos nervos hipoglosso e glossofaríngeo não o faz.

Achados clínicos

O deslocamento dorsal persistente do palato mole causa disfagia e estertores na respiração. As narinas eliminam material alimentar e há tosse frequente, provavelmente secundária à aspiração do material alimentar. Os equinos afetados podem desenvolver pneumonia por aspiração. Se a condição persistir, haverá desidratação e perda de peso. O *exame endoscópico* das vias respiratórias superiores revela deslocamento dorsal do palato mole, e pode revelar outras anormalidades, como micose da bolsa gutural, que fornecem uma causa para a doença.

Tratamento

O tratamento deve ser direcionado para a resolução da doença subjacente e fornecimento de comida e água. Muitas vezes é necessário alimentar os equinos afetados através de sonda nasogástrica.

REFERÊNCIAS BIBLIOGRÁFICAS

1. Allen K, et al. Equine Vet J. 2013;45:454.
2. Allen K, et al. Equine Vet J. 2013;45:350.
3. Courouce-Malblanc A, et al. Equine Vet J. 2010; 42:246.

4. Barakzai SZ, et al. Equine Vet Educ. 2010;22:253.
5. Strand E, et al. Equine Vet J. 2012;44:524.
6. Mirazo JE, et al. J Sth Afr Vet Assoc. 2015;85.
7. Kelly PG, et al. Equine Vet J. 2013;45:700.
8. Priest DT, et al. Equine Vet J. 2012;44:529.
9. Davidson EJ, et al. Equine Vet J. 2011;43:3.
10. Rakesh V, et al. Equine Vet J. 2008;40:272.
11. Allen KJ, et al. Equine Vet J. 2012;44:259.
12. Jean D, et al. Can Vet J. 2011;52:1203.
13. Ortved KF, et al. Equine Vet J. 2010;42:23.
14. Rossignol F, et al. Vet Surg. 2012;41:685.
15. Chalmers HJ, et al. Equine Vet J. 2013;45:711.
16. Holcombe SJ, et al. Equine Vet J. 2012;44:105.

Doenças das bolsas guturais (divertículo da tuba auditiva, trompas de Eustáquio)

As bolsas guturais são divertículos das tubas auditivas (ou trompas de Eustáquio) encontradas em equídeos e em um número limitado de outras espécies. A função da bolsa gutural não é clara, embora possa ter um papel na regulação da pressão sanguínea cerebral, deglutição e audição. É improvável que tenha papel no resfriamento cerebral. Cada bolsa gutural de um equino adulto tem volume de aproximadamente 300 mℓ e é dividida pelo osso estilo-hióideo em compartimentos lateral e medial.

O *compartimento medial* da bolsa gutural contém várias estruturas importantes, incluindo a artéria carótida interna e os nervos cranianos glossofaríngeo, hipoglosso e acessório, além de ramos do nervo vago e do tronco simpático cervical. Os linfonodos retrofaríngeos situam-se abaixo da mucosa do aspecto ventral do compartimento medial, um fator importante no desenvolvimento do empiema da bolsa gutural.

No *compartimento lateral*, a artéria carótida externa passa ao longo do aspecto ventral, assim como os nervos glossofaríngeo e hipoglosso. O envolvimento de qualquer uma das estruturas anteriormente mencionadas é importante na patogênese e nos achados clínicos da doença da bolsa gutural e pode resultar em anormalidades, como a síndrome de Horner, que não são prontamente reconhecidas como sendo causadas pela doença da bolsa gutural. As doenças comuns da bolsa gutural são descritas a seguir.

Empiema da bolsa gutural

Etiologia

Empiema é o acúmulo de material purulento em uma ou ambas as bolsas guturais. Inicialmente, o material purulento é líquido, embora seja normalmente viscoso, mas com o passar do tempo torna-se espesso e é comprimido em massas ovoides chamadas *condroides* (Figura 12.22). Os condroides ocorrem em aproximadamente 20% dos equinos com empiema da bolsa gutural. A condição é mais comumente associada à infecção por *S. equi* variedade *equi*, e é uma sequela reconhecida para adenite equina ou garrotilho. Portanto, qualquer equino com empiema da bolsa gutural deve ser isolado e tratado como se estivesse infectado por *S. equi* variedade *equi* até que se prove o contrário. O empiema pode estar associado a outras condições das bolsas guturais, especialmente se houver comprometimento da drenagem da bolsa através da abertura faríngea da tuba auditiva.

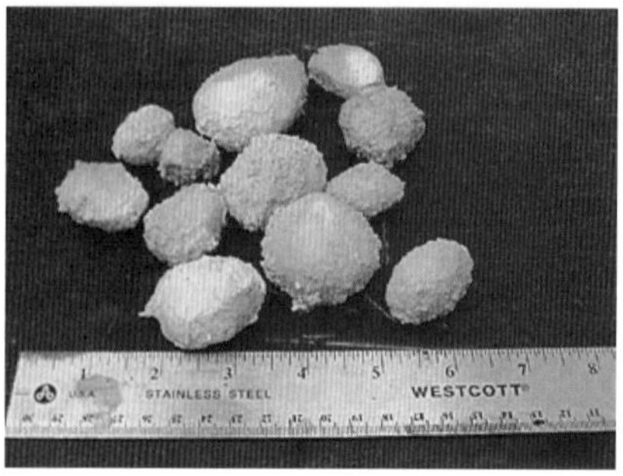

Figura 12.22 Condroides removidos *post mortem* da bolsa gutural de um equino. (Esta figura encontra-se reproduzida em cores no Encarte.)

Epidemiologia

A epidemiologia, exceto pela sua associação com adenite equina, não foi definida. A doença ocorre em equinos de todas as idades, incluindo potros, e em todos os equídeos, incluindo asnos e burros. A taxa de letalidade de casos é de aproximadamente 10%, com um terço dos equinos apresentando resolução completa da doença. O empiema da bolsa gutural ocorre em aproximadamente 7% dos equinos com adenite equina. A taxa de recuperação de equinos com empiema não complicado tratado adequadamente geralmente é considerada boa, embora a presença de condroides piore o prognóstico.

Patogênese

A patogênese do empiema da bolsa gutural não é clara, embora, quando secundário a adenite equina, geralmente seja atribuível à ruptura de linfonodos retrofaríngeos abscedados no compartimento medial. A drenagem continuada dos abscessos supostamente suprime os mecanismos normais de drenagem e proteção da bolsa gutural, permitindo a colonização bacteriana, o influxo de neutrófilos e o acúmulo de material purulento. O inchaço da mucosa, especialmente em torno da abertura para a faringe, prejudica a drenagem e facilita o acúmulo de líquido na bolsa. O acúmulo de material na bolsa causa distensão e interferência mecânica na deglutição e respiração. A inflamação da mucosa da bolsa gutural pode envolver os nervos localizados abaixo desta e resultar em neurite com subsequente disfunção faríngea e laríngea e disfagia.

Achados clínicos

Os achados clínicos incluem:

- Secreção nasal purulenta
- Inchaço da área caudal ao ramo da mandíbula e ventral à orelha
- Linfadenopatia
- Posição da cabeça com o nariz elevado acima da sua posição habitual
- Disfagia e outras disfunções de nervos cranianos
- Estertores respiratórios.

A secreção nasal, assim como a doença, normalmente é unilateral, intermitente e branca a amarela. O empiema da bolsa gutural em geral não está associado à hemorragia, embora a secreção possa ser tingida com sangue. A doença bilateral, a neurite resultante e a interferência mecânica na deglutição e respiração podem causar a secreção de material alimentar das narinas, disfagia e estertor respiratório.

O *exame endoscópico* da faringe revela drenagem de material purulento da abertura faríngea da tuba auditiva do lado afetado. A bolsa gutural contém quantidade variável de material purulento, embora, em casos graves, a quantidade de líquido possa ser suficiente para impedir o exame adequado da bolsa com o endoscópio.

Exames radiográficos demonstram a presença de material radiodenso na bolsa gutural, às vezes a presença de uma interface ar-gás (linha de fluido) dentro da bolsa e distensão da bolsa com impacto na nasofaringe. Os condroides são evidentes como massas radiodensas circulares múltiplas. A passagem de um *cateter* na bolsa gutural através da abertura faríngea permite a aspiração de fluido para citologia e cultura bacteriana.

Patologia clínica

O exame hematológico pode revelar evidências de infecção crônica, incluindo leucocitose leve, hiperproteinemia e hiperfibrinogenemia. O fluido da bolsa gutural afetada contém grande número de neutrófilos degenerados e bactérias intracelulares e extracelulares ocasionais. A cultura bacteriana produz *S. equi* em aproximadamente 30% dos casos e *S. zooepidemicus* em aproximadamente 40% dos casos.

Achados de necropsia

As lesões do empiema da bolsa gutural incluem a presença de material purulento na bolsa gutural e inflamação da mucosa da bolsa gutural afetada.

Confirmação do diagnóstico

A confirmação do diagnóstico em um equino com achados clínicos de doença da bolsa gutural é obtida pela demonstração de material purulento na bolsa gutural por exame endoscópico ou radiográfico e exame do líquido.

Diagnóstico diferencial

O diagnóstico diferencial do empiema da bolsa gutural inclui as seguintes condições:
- Abscesso dos linfonodos retrofaríngeos
- Timpanismo da bolsa gutural
- Micose da bolsa gutural.

O empiema de bolsa gutural também deve ser diferenciado de outras causas de secreção nasal em equinos, incluindo:
- Sinusite
- Obstrução recorrente das vias respiratórias (*asma*)

- Pneumonia
- Obstrução esofágica
- Disfagia de outra causa.

A infecção por microrganismos do complexo *Mycobacterium avium* causa secreção nasal e lesões granulomatosas na bolsa gutural.

Tratamento

Os princípios do tratamento são a remoção do material purulento, a erradicação da infecção, a redução da inflamação, o alívio do desconforto respiratório e o fornecimento de suporte nutricional em equinos gravemente afetados.[1]

A *remoção de material purulento* pode ser difícil, mas pode ser conseguida com lavagens repetidas da bolsa gutural afetada. A bolsa gutural pode ser lavada por meio de um cateter (cateter urinário de cão macho com 10 a 20 French, 3,3 a 7 mm) inserido conforme necessário pelas narinas, ou um cateter (tubo de polietileno 240) com uma extremidade enrolada inserido através das narinas e mantido na bolsa por vários dias. A bolsa também pode ser lavada através da porta de biopsia de um endoscópio inserido na bolsa gutural.

A escolha do fluido com o qual lavar a bolsa gutural é arbitrária, mas fluidos utilizados com frequência incluem solução de cloreto de sódio normal (isotônica), solução de Ringer com lactato ou solução com povidona-iodo a 1% (v/v). É importante que o fluido infundido na bolsa gutural não seja irritante, pois a introdução de fluidos como peróxido de hidrogênio ou soluções fortes de iodo (p. ex., povidona-iodo a 10% v/v) exacerbará a inflamação da mucosa e dos nervos subjacentes e pode prolongar o curso da doença.[2] A frequência de lavagens inicialmente é diária, com frequência reduzida à medida que o empiema se resolve.

A *infusão de antibióticos* nas bolsas guturais provavelmente é sem mérito, embora isso seja debatido. Devido à natureza viscosa do fluido do empiema, é necessário infundir grandes volumes de solução de lavagem (1 a 2 ℓ) em dias consecutivos. Pode ser necessário tratar por 7 a 10 dias. Relatou-se que a *infusão de acetilcisteína* (60 mℓ de uma solução a 20%) na bolsa após a lavagem com 1 a 2 ℓ de solução de cloreto de sódio foi um auxiliar eficaz na remoção de material purulento. A remoção de *condroides* geralmente requer cirurgia, embora a dissecção e remoção de condroides pela abertura faríngea tenha sido descrita. Um removedor de pedras inserido através do canal de biopsia do endoscópio pode ser útil para a remoção de um pequeno número de condroides, mas é tedioso se houver um grande número deles. Uma regra prática é que, se os condroides ocuparem mais de um terço do volume da bolsa gutural, a remoção deve ser feita cirurgicamente.

Recomenda-se a *administração de fármacos antimicrobianos por via sistêmica* para todos os casos de empiema da bolsa gutural, em razão da associação frequente da doença com a infecção bacteriana e, especialmente, a infecção por *S. equi* e *S. zooepidemicus* dos linfonodos retrofaríngeos.

O antibiótico de escolha é a *penicilina G* (penicilina procaína G, 20.000 UI/kg, IM, a cada 12 h, por 5 a 7 dias), embora a combinação de sulfonamida e trimetropim (15 a 30 mg/kg VO a cada 12 h, por 5 a 7 dias) seja frequentemente usada. A *aplicação tópica de antimicrobianos* na bolsa gutural provavelmente é ineficaz porque eles não penetram nos tecidos moles infectados da bolsa e da área retrofaríngea.

Anti-inflamatórios não esteroides (AINE) como flunixino meglumina (1 mg/kg IV ou VO, a cada 12 h) ou fenilbutazona (2,2 mg/kg IV ou VO, a cada 12 h) são usados para reduzir a inflamação e dor. Equinos gravemente afetados podem necessitar de alívio do desconforto respiratório por traqueostomia. Equinos disfágicos podem necessitar de suporte nutricional, incluindo administração de fluidos.

Casos crônicos refratários ao tratamento podem exigir a fistulação da bolsa gutural na faringe.

Controle

A prevenção do empiema da bolsa gutural baseia-se na redução da frequência e gravidade da infecção por *S. equi* em equinos (ver "adenite equina ou garrotilho").

REFERÊNCIAS BIBLIOGRÁFICAS

1. Perkins JD, et al. Equine Vet Educ. 2007;19:356.
2. Sherlock CE, et al. Equine Vet Educ. 2007;19:515.

Micose da bolsa gutural

Etiologia

A micose da bolsa gutural é causada pela infecção da parede dorsal do compartimento medial da bolsa, caudal e medial à articulação do osso estilo-hióideo e da parte petrosa do osso temporal. Os fungos mais comuns isolados das lesões são *Aspergillus* (*Emericella*) *nidulans*, *Aspergillus fumigatus* e, raramente, *Penicillium* spp. e *Mucor* spp., embora esporos destes fungos estejam presentes nas bolsas guturais de equinos normais. Outras espécies fúngicas isoladas incluem *Fusarium* spp., *Trichosporon* spp., *Acremonium* spp. e *Rhodotorula* spp.[1]

Epidemiologia

A doença ocorre em equinos de ambos os sexos e todas as raças. Os equinos são afetados em todas as idades, com o caso mais jovem registrado sendo um potro de 6 meses de idade. A prevalência global é baixa, embora números precisos não estejam disponíveis. Entre os equinos deixados sem tratamento, a taxa de letalidade de casos é de aproximadamente 50 a 60%, enquanto naqueles tratados clinicamente é cerca de 45%, e em equinos tratados cirurgicamente a taxa de letalidade de casos é de 33%.[1,2]

Patogênese

A patogênese da doença não é clara, embora seja provável que os esporos dos fungos tenham acesso à bolsa gutural através da abertura faríngea. Os esporos germinam e proliferam na mucosa do aspecto medial, dorsal do compartimento medial da bolsa gutural. A localização da lesão é consistente, mas a razão para a doença ocorrer nesta posição específica não é clara. Os fatores que predispõem ao desenvolvimento de lesões micóticas não foram determinados, embora pareça improvável que a infecção fúngica seja o insulto inicial à mucosa. A invasão da mucosa da bolsa gutural é seguida pela invasão dos nervos, artérias e tecidos moles adjacentes a ela. A invasão dos nervos causa disfunção glossofaríngea, hipoglosso, facial, simpática ou vagal. A invasão da artéria carótida interna, e ocasionalmente da carótida maxilar ou externa, causa enfraquecimento da parede arterial e dilatação aneurismática da artéria, com subsequente ruptura e hemorragia. A morte é causada por choque hemorrágico ou, em equinos com disfagia, pneumonia por aspiração ou inanição.

A micose da bolsa gutural geralmente é *unilateral*, embora em aproximadamente 8% dos casos haja erosão do septo medial e disseminação da infecção para a outra bolsa. Não há predisposição ou para a bolsa esquerda ou direita. A micose da bolsa gutural apresenta-se ou como *epistaxe* que não está associada ao exercício, ou como *doença de nervos cranianos*.

Achados clínicos

Os achados clínicos da micose da bolsa gutural incluem epistaxe (75% dos casos), disfagia (15%) e secreção nasal purulenta (10%).[1-3] A *epistaxe* normalmente é grave e frequentemente apresenta risco de morte. Há sangramento profuso de sangue vermelho vivo nas duas narinas durante um episódio e, entre os episódios, pode haver secreção nasal serossanguinolenta e leve. Geralmente, há vários episódios de epistaxe ao longo de um período de semanas antes que o equino morra. A maioria dos equinos que morrem de micose da bolsa gutural o faz em razão do choque hemorrágico.

Sinais de disfunção de nervo craniano são comuns em equinos com micose de bolsa gutural e podem preceder ou acompanhar epistaxe.

- A *disfagia* é o sinal mais comum de doença do nervo craniano e é atribuível a lesões dos nervos glossofaríngeo e laríngeo cranial (vago). Equinos disfágicos podem tentar comer ou beber, mas são incapazes de mover o bolo alimentar da cavidade oral para o esôfago
- Os equinos afetados frequentemente têm secreção nasal que contém material alimentar e muitas vezes desenvolvem pneumonia por aspiração
- Lesões do nervo laríngeo recorrente causam *hemiplegia laríngea*

- A *síndrome de Horner* (ptose da pálpebra superior, miose, enoftalmia e prolapso da membrana nictitante) é observada quando a lesão envolve o gânglio cervical cranial ou o tronco do nervo simpático
- A *disfunção do nervo facial*, evidente como ptose da orelha do lado afetado, falta de expressão facial, incapacidade de fechar as pálpebras, ulceração da córnea e desvio do focinho para longe do lado afetado, também ocorre.

Os sinais de disfunção de nervo craniano e do tronco simpático podem desaparecer com a erradicação da infecção, mas frequentemente são permanentes.

A micose da bolsa gutural também está associada à *dor* à palpação da região da parótida, *movimento contido da cabeça* e *posição anormal da cabeça*. A infecção pode se espalhar para a articulação atlanto-occipital, causando dor no movimento da cabeça, ou para o cérebro, causando encefalite.[4]

O *exame endoscópico* da bolsa gutural revela uma placa de material necrótico amarelo-escuro a preto no aspecto dorsal do compartimento medial. Uma amostra do material pode ser coletada através de uma porta de biopsia do endoscópio e submetida à cultura. A placa micótica não pode ser facilmente desalojada por manipulação com instrumentos de biopsia ou com a extremidade do endoscópio. Nos casos de hemorragia recente ou em andamento, a presença de grande quantidade de sangue pode impedir a identificação da placa micótica. Ambas as bolsas devem ser sempre examinadas devido à ocorrência ocasional de doença bilateral ou extensão da doença através do septo medial. Deve-se ter cuidado ao realizar o exame endoscópico da bolsa gutural de equinos com hemorragia aguda ou em curso, devido ao risco de exacerbação da hemorragia. Esses equinos são geralmente encaminhados para intervenção cirúrgica urgente.

O *exame radiográfico* das bolsas guturais pode revelar a presença de uma lesão na posição apropriada, mas frequentemente não é compensador.

Patologia clínica

Não há achados característicos no hemograma, nem há anormalidades bioquímicas séricas. Os equinos com repetidas hemorragias frequentemente estão *anêmicos*. O teste de Imunoblotting pode identificar a presença de anticorpos específicos para *A. fumigatus* em equinos infectados, embora a utilidade diagnóstica não tenha sido determinada. A *cultura* de uma amostra do tecido necrótico com frequência revelará o crescimento de um dos fungos causadores.

Achados de necropsia

As lesões da micose da bolsa gutural incluem a presença de uma placa seca de tecido necrótico, castanho-amarelada a preta, claramente demarcada, no aspecto dorsal do compartimento medial da bolsa gutural. A placa do tecido está firmemente aderida aos tecidos subjacentes e pode perfurar o septo medial e invadir a outra bolsa. A infecção pode envolver os nervos e vasos sanguíneos adjacentes e se espalhar para tecidos moles e ossos. O exame histológico revela a presença de células inflamatórias nos nervos e tecidos que circundam a lesão macroscópica. Há cromatólise e degeneração de neurônios nos nervos afetados. A artéria carótida interna pode ter dilatação aneurismática, ou pode haver ruptura da parede arterial sem dilatação. Geralmente, há trombose parcial da parede arterial.

> **Diagnóstico diferencial**
>
> Os diagnósticos diferenciais para epistaxe não associada ao exercício incluem *hematoma etmoidal* ou *empiema da bolsa gutural, neoplasia, ruptura do músculo longo da cabeça* e penetração por *corpo estranho.*

Tratamento

O tratamento da micose da bolsa gutural envolve a prevenção da morte por hemorragia e a administração de agentes antifúngicos.

A *prevenção da hemorragia* da artéria carótida interna ou da artéria maxilar é realizada por ligadura cirúrgica, embolização com bobina transarterial ou oclusão com balões intra-arteriais de uma ou mais artérias, entre a carótida externa, carótida interna ou maxilar.[5-8] Devido à alta taxa de morte por hemorragia em equinos com micose da bolsa gutural, algumas autoridades recomendam que todos os equinos com a doença tenham a artéria interna ligada ou ocluída. O tratamento clínico de equinos com hemorragia secundária à micose da bolsa gutural raramente é bem-sucedido.

A *administração de agentes antifúngicos* por instilação na bolsa gutural através de um cateter ou endoscópio foi relatada, embora haja discordância sobre a necessidade de tal tratamento em equinos que tiveram as artérias problemáticas ligadas ou ocluídas. A administração oral de agentes antifúngicos geralmente é ineficaz ou proibitivamente cara, embora itraconazol (5 mg/kg VO, 1 vez/dia) possa ser útil. Os agentes relatados como úteis para administração tópica incluem enilconazol (60 mℓ de solução 33 mg/mℓ, 1 vez/dia, por 3 semanas), miconazol (60 mℓ de solução 1 mg/mℓ), natamicina e nistatina. A terapia tópica é trabalhosa, pois deve ser mantida por semanas e envolve a colocação e manutenção de um cateter na bolsa gutural ou instilação de medicação diariamente por endoscopia.

Equinos com sinais de lesão do nervo craniano ou do tronco simpático podem não se recuperar completamente até mesmo se curados da infecção fúngica, em razão dos danos irreparáveis aos nervos afetados. Pode ser indicado o tratamento de suporte, incluindo administração de fluidos e nutrientes a equinos disfágicos, e a administração de antibióticos para prevenir ou tratar pneumonia por aspiração.

Controle

Não há medidas efetivas reconhecidas para controlar ou prevenir a doença.

REFERÊNCIAS BIBLIOGRÁFICAS

1. Dobesova O, et al. Vet Rec. 2012;171:561.
2. Higuchi T, et al. J Jap Vet Med Assoc. 2009;62:39.
3. Archer RM, et al. NZ Vet J. 2012;60:203.
4. Hunter B, et al. Can Vet J. 2011;52:1339.
5. Delfs KC, et al. JAVMA. 2009;235:189.
6. Maninchedda U, et al. Vet Surg. 2015;44:322.
7. Munoz J, et al. Vet Surg. 2015;44:328.
8. Pollock PJ. Equine Vet Educ. 2007;19:522.

Timpanismo de bolsa gutural

Etiologia e epidemiologia

O timpanismo de bolsa gutural refere-se à distensão gasosa de uma, ou mais raramente de ambas, as bolsas guturais de equinos jovens. O timpanismo desenvolve-se em potros de até 1 ano de idade, mas geralmente é aparente nos primeiros meses de vida. As *potrancas* costumam ser mais afetadas que os potros machos em uma proporção de 2:1 até 4:1, e a doença tem uma herdabilidade de 0,8. A causa não é conhecida, embora uma causa poligênica tenha sido proposta para os equinos árabes, e estudos de associação de todo o genoma identificaram regiões ligadas em equinos árabes e de sangue quente.[1] A presença de *locus* de caracteres quantitativos em ECA2 em potrancas e ECA15 em potros apoia a distribuição sexual relatada para a doença.[2]

Achados clínicos

Os achados clínicos incluem inchaço acentuado da região parotídea do lado afetado, com menor inchaço do lado contralateral. O inchaço do lado afetado não é doloroso à palpação e é elástico e compressível. A doença normalmente é unilateral, mas pode ser bilateral. Há sons respiratórios de estertores na maioria dos potros afetados como resultado da pressão da bolsa distendida sobre a nasofaringe. Desconforto respiratório pode se desenvolver. Os potros gravemente afetados estão disfágicos e desenvolvem pneumonia por aspiração.

O *exame endoscópico* da faringe revela estreitamento da nasofaringe pela bolsa gutural distendida. As aberturas da bolsa gutural normalmente estão normais. Em geral, não há anormalidades detectáveis das bolsas guturais além da distensão. O exame radiográfico demonstra as bolsas preenchidas por ar e as imagens dorsoventrais permitem documentar qual lado está afetado. Não há alterações características no hemograma ou no perfil bioquímico sérico.

Não há lesões características e o exame de necropsia geralmente não mostra a causa para a doença.

Tratamento

O tratamento consiste em fenestração cirúrgica do septo medial, permitindo a drenagem do ar da bolsa afetada para o lado não afetado. A abordagem usual é por meio do triângulo de Viborg. Relatou-se a criação de fístulas salpingofaríngeas com uso de fenestração a *laser* transendoscópico em um potro com doença bilateral.[3] O prognóstico para a resolução de longo prazo após a cirurgia é de aproximadamente 60%.

Uma opção não cirúrgica para o tratamento envolve a colocação de cateteres de Foley (22 ou 24 French) nas bolsas guturais. A colocação é realizada guiada por endoscopia através da narina ipsilateral e resultou na resolução do timpanismo em cinco de oito potros ao longo de um período de semanas a meses. Os cateteres são suturados em posição e permanecem no local por semanas.[4]

REFERÊNCIAS BIBLIOGRÁFICAS

1. Metzger J, et al. PLoS ONE. 2012;7.
2. Zeitz A, et al. Anim Genet. 2009;40:917.
3. Krebs W, et al. Equine Vet Educ. 2007;19:419.
4. Caston SS, et al. Equine Vet Educ. 2015;27:28.

Outras doenças das bolsas guturais

A *ruptura do músculo longo da cabeça* ou a avulsão da sua inserção no osso basisfenoide causa epistaxe e geralmente está associada a traumatismo na cabeça, tal como ocorre após o animal se erguer e cair para trás. O *exame endoscópico* revela:

- Compressão da nasofaringe que é assimétrica
- Sangue na bolsa gutural
- Hemorragia na submucosa e inchaço do aspecto medial do compartimento medial da bolsa gutural.

O *exame radiográfico* revela desvio ventral da faringe dorsal e perda da radiolucência usual associada à bolsa gutural (Figura 12.23). O *tratamento é conservativo* e consiste em cuidados de suporte, monitoramento do hematócrito e administração de antibióticos de amplo espectro, caso haja preocupação com o desenvolvimento de infecção secundária. O prognóstico para a recuperação completa é reservado.

A lesão *traumática* da bolsa gutural pode ocorrer durante tentativas de passagem de uma sonda nasogástrica.[1] Os achados clínicos incluem inchaço da área da correia de garganta, dor à palpação, crepitação e dor na deglutição. O exame endoscópico e radiográfico é diagnóstico. O tratamento é de suporte, incluindo a administração de antimicrobianos e analgésicos e garantindo a manutenção da hidratação e nutrição.

Várias neoplasias foram relatadas como envolvendo as bolsas guturais. Os sinais apresentados foram inchaço da região parótida, epistaxe, disfagia ou sinais de doença do nervo craniano. As neoplasias incluem melanoma, linfossarcoma, hemangiossarcoma, carcinoma de células escamosas e sarcoma. O diagnóstico é estabelecido por exame físico, endoscópico e radiográfico e pela biopsia. O prognóstico é de muito ruim a desfavorável.

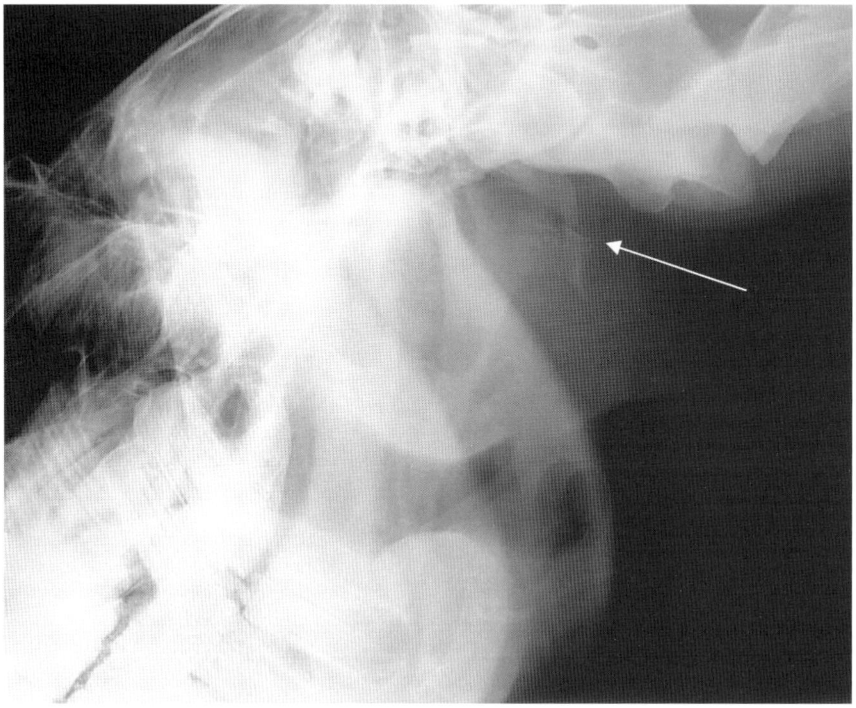

Figura 12.23 Radiografia lateral da cabeça de um equino com ruptura do músculo longo da cabeça após se erguer e cair para trás. Há perda de radiolucência das bolsas guturais e evidência de fratura por avulsão do osso basisfenoide (seta branca).

REFERÊNCIA BIBLIOGRÁFICA

1. Gillen A, et al. Equine Vet Educ. 2015;27:398.

Doenças da epiglote e aritenoides

Aprisionamento da prega ariepiglótica (aprisionamento epiglótico)

O aprisionamento da epiglote na prega de tecido que se estende da cartilagem aritenoide para o aspecto ventrolateral da epiglote causa intolerância ao exercício e ruído respiratório durante o exercício em equinos de corrida. O distúrbio ocorre em equinos de corrida jovens e adultos, e é encontrado em aproximadamente 1% dos equinos de raça Puro-sangue Inglês. O aprisionamento é frequentemente detectado durante o exame rinolaringoscópico de equinos de corrida, embora possa não ser a causa de desempenho ruim. A condição ocorre em equinos que não são de corrida (13 casos em 23 equinos adultos com doença epiglótica).[1] A presença de aprisionamento da prega ariepiglótica causa obstrução predominantemente expiratória ao fluxo de ar através da laringe durante o exercício. A interferência no fluxo de ar, se houver, não prejudica sensivelmente o desempenho em todos os equinos.

Achados clínicos

Os achados clínicos são intolerância ao exercício e ruído respiratório durante o exercício. Os casos agudos podem estar associados à epiglotite, enquanto os casos crônicos geralmente são um achado incidental durante o exame endoscópico das vias respiratórias superiores.

O *exame endoscópico* das vias respiratórias superiores revela a margem da epiglote obscurecida pelas pregas ariepiglóticas (Figura 12.24). Normalmente, a margem serrilhada da epiglote e os vasos sanguíneos dorsais que se estendem até as margens laterais da epiglote são facilmente aparentes, mas quando a epiglote é aprisionada, essas características

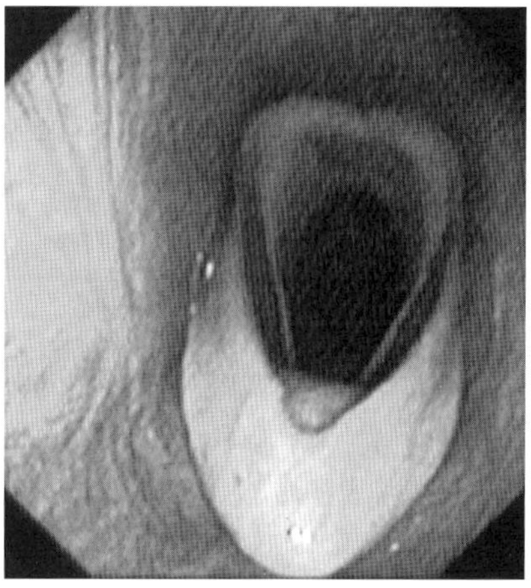

Figura 12.24 Visão endoscópica da faringe e laringe de um equino com aprisionamento da epiglote pelas pregas ariepiglóticas. (Esta figura encontra-se reproduzida em cores no Encarte.)

não são mais visíveis. Devido à natureza frequentemente intermitente do aprisionamento, o equino deve ser examinado em várias ocasiões e de preferência imediatamente após o exercício extenuante. A radiografia da faringe revela a epiglote aprisionada.

Tratamento

O tratamento consiste na revisão cirúrgica da prega ariepiglótica.[2,3] Relata-se tanto que a cirurgia tem alta taxa de sucesso[2] quanto, em alguns casos, que a taxa de complicação para a correção cirúrgica é de 60%, o que indica que se deve considerar cuidadosamente a opção de não tentar o reparo cirúrgico, especialmente em animais com expectativa de desempenho. O aprisionamento associado a epiglotite aguda deve incluir a administração de antimicrobianos e agentes anti-inflamatórios para resolver a epiglotite.

Retroversão epiglótica durante o exercício

A retroversão da epiglote ocorre durante o exercício em equinos. A condição é rara e está associada a desempenho ruim e a um "grunhido" inspiratório durante o exercício. O exame endoscópico em repouso pode revelar que a ponta da epiglote aponta mais dorsalmente que o normal, mas esse achado não é uma evidência conclusiva do distúrbio. A endoscopia durante o exercício de alta velocidade demonstra que a ponta da epiglote é apontada dorsalmente ou, em casos graves, aponta caudalmente através da rima glótica. A retroversão ocorre apenas durante a inspiração. A flexão da nuca durante o exercício exacerba a condição. A frequência de retroversão cresce à medida que a intensidade do exercício aumenta. Não há tratamento definitivo, e o prognóstico para o retorno bem-sucedido ao desempenho atlético é ruim.[4]

Epiglotite

A epiglotite geralmente é uma doença de equinos de corrida, embora animais de qualquer idade possam ser afetados. Os achados clínicos são intolerância ao exercício, ruído respiratório e tosse. A doença pode ser prontamente confundida com aprisionamento epiglótico. A epiglote está espessada e ulcerada, e essas alterações são aparentes no exame endoscópico. O tratamento inclui aplicação tópica de uma mistura de nitrofurazona, dimetilsulfóxido (DMSO), glicerina e prednisolona e a administração sistêmica de anti-inflamatórios. O prognóstico para recuperação é excelente.

Cistos subepiglóticos

Cistos cheios de fluido no tecido subepiglótico, na faringe dorsal, ou no palato mole causam intolerância ao exercício e ruído respiratório anormal em equinos adultos se exercitando e disfagia leve, tosse crônica e secreção nasal em potros. A maioria dos cistos é assintomática.[5] Os cistos geralmente são remanescentes embrionários, embora possam ser adquiridos em equinos adultos por obstrução ou inflamação das glândulas mucosas. O exame endoscópico das vias respiratórias superiores revela a presença de cistos de paredes lisas. Os cistos subepiglóticos só podem ser aparentes no exame cuidadoso da epiglote, embora a maioria faça com que a epiglote assuma uma postura mais ereta do que a normal. O tratamento é a remoção cirúrgica ou injeção intralesional com formol.[6]

Condrite da aritenoide

Doença progressiva das cartilagens aritenoides na qual há distorção da cartilagem com consequente oclusão parcial do lúmen da laringe. A causa da doença não é conhecida, mas é mais comum em equinos de corrida em trabalhos pesados. A distorção e o inchaço da cartilagem, combinados com a abdução restrita, aumentam a resistência ao fluxo de ar através da laringe e causam ruído respiratório durante o exercício e intolerância ao exercício. Em casos graves, o ruído respiratório e o aumento do esforço respiratório são evidentes em repouso. A doença pode ocorrer como progressão da ulceração idiopática da mucosa do aspecto axial das cartilagens aritenoides.

O *exame endoscópico* revela que a cartilagem está aumentada e distorcida, e pode haver projeções luminais de cartilagem e tecido de granulação. Em casos menos graves, há leve inchaço da cartilagem e ulceração da mucosa que cobre a cartilagem. A doença bilateral é incomum. O exame ultrassonográfico é útil para determinar a extensão da lesão.[7] As cartilagens afetadas são aumentadas em tamanho e ecogenicidade e apresentam contorno anormal. A cartilagem contém áreas de necrose, de mineralização distrófica e tecido de granulação.

Tratamento

Requer a remoção cirúrgica da cartilagem afetada, embora a progressão da doença possa ser alcançada em equinos com lesões leves pela administração de fármacos antimicrobianos e anti-inflamatórios.

A doença também ocorre em bezerros, nos quais ela pode ser tratada pela aritenoidectomia parcial.[8]

Lesões da mucosa das cartilagens aritenoides

As lesões da mucosa do aspecto axial das cartilagens aritenoides são observadas em equinos de corrida da raça Puro-sangue Inglês.[9] A condição ocorre em aproximadamente 2,5% dos equinos de corrida da raça Puro-sangue Inglês, 0,6% dos casos nos animais com 1 ano de idade. A patogênese é desconhecida. O distúrbio é reconhecido durante o exame endoscópico dos equinos por outras razões (antes da venda, exame para hemorragia pulmonar induzida por exercício). O aspecto endoscópico é o de uma lesão aproximadamente circular da mucosa da superfície axial da cartilagem aritenoide, com ou sem evidência visual de inflamação e sem deformidade da cartilagem subjacente. As lesões podem progredir para condrite da aritenoide, embora a maioria não o faça.[9] Em razão do risco de progressão, indica-se terapia medicamentosa, incluindo a administração sistêmica ou local de fármacos antimicrobianos e anti-inflamatórios. O prognóstico para recuperação total é excelente.

Desvio axial das pregas ariepiglóticas

O desvio axial das pregas ariepiglóticas é uma das anormalidades mais comuns detectadas durante o exame laringoscópico de equinos em esteira e faz parte do complexo de doenças de instabilidade faríngea em equinos.[10-14] O distúrbio só pode ser detectado em equinos por exame endoscópico da laringe, enquanto o animal está realizando exercícios extenuantes. O colapso da porção axial das pregas ariepiglóticas causa obstrução da via respiratória laríngea durante a inspiração. O tratamento é sintomático.

Linfadenopatia retrofaríngea

A linfadenopatia dos linfonodos retrofaríngeos geralmente está associada à infecção por *S. equi* subespécie *equi* e muitas vezes é uma sequela de adenite equina (ver "Adenite Equina ou Garrotilho" neste capítulo).[15] A disseminação de *S. equi* de abscessos clinicamente inaparentes dos linfonodos retrofaríngeos é uma importante fonte de novas infecções em estábulos de equinos. A linfadenopatia retrofaríngea também é causada por trauma na faringe, remanescentes de cistos braquiais,[16] neoplasias (predominantemente linfossarcoma)[17] e infecção por *Actinomyces* spp.[18] O aumento dos linfonodos retrofaríngeos comprime a nasofaringe, aumenta a resistência ao fluxo de ar e pode prejudicar a deglutição (Figura 12.25).

Achados clínicos

Os achados clínicos são inchaço da região da parótida, embora este possa ser leve, até mesmo em equinos com desconforto respiratório significativo, dor à palpação da região parotídea, ruído respiratório estertoroso, desconforto respiratório e disfagia evidente como material alimentar que sai das narinas. Os equinos afetados frequentemente estão deprimidos, inapetentes e piréxicos.

O *exame endoscópico* das vias respiratórias superiores revelará o deslocamento ventral da parede dorsal para a faringe e estreitamento da nasofaringe. Pode haver desvio da laringe para o lado oposto à massa. O empiema da bolsa gutural geralmente coexiste com a infecção do linfonodo retrofaríngeo, e as bolsas guturais devem ser examinadas. A radiografia revelará a presença de densidade de tecido mole na região retrofaríngea com compressão das bolsas guturais e da faringe. O exame hematológico frequentemente demonstra neutrofilia madura e hiperfibrinogenemia.

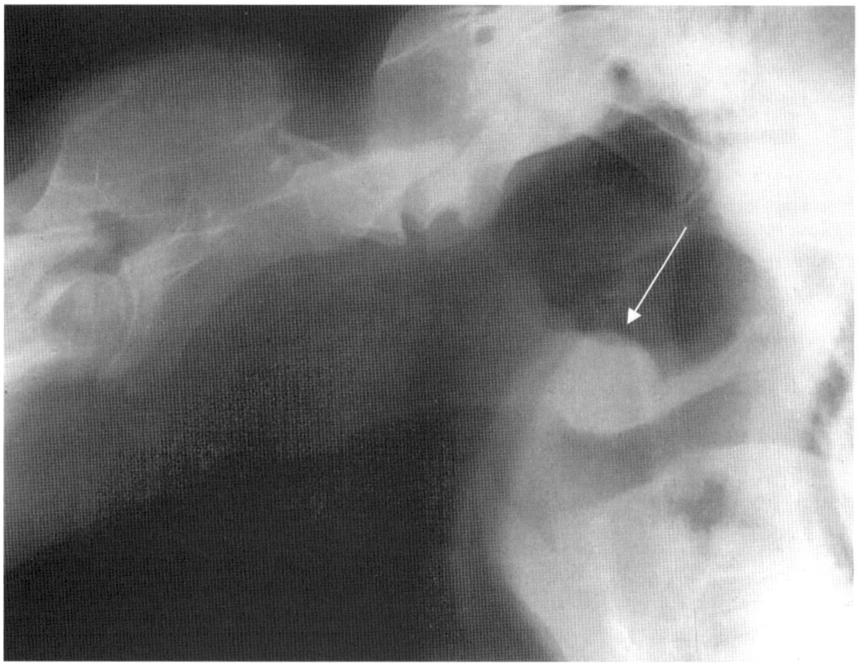

Figura 12.25 Radiografia lateral da cabeça de um equino de 1 ano demonstrando massa retrofaríngea (identificada pela seta branca).

Tratamento

O tratamento consiste na administração de penicilina (penicilina procaína 20.000 UI/kg, IM, a cada 12 h) até a resolução dos sinais da doença, seguida pela administração de uma combinação de sulfonamida e trimetoprima (15 a 30 mg/kg VO, a cada 12 h, durante 7 a 14 dias). A administração de medicamentos anti-inflamatórios como a *fenilbutazona* (2,2 mg/kg IV ou oral, a cada 12 h) é importante para reduzir a inflamação e o inchaço, permitindo assim que o equino coma e beba. Os equinos que apresentam desconforto respiratório grave podem necessitar de traqueostomia. Equinos disfágicos podem requerer suporte nutricional e fluidoterapia. A drenagem cirúrgica do abscesso é difícil, e deve ser reservada para casos com lesões cavitadas e grandes evidentes no exame radiográfico ou ultrassonográfico.

O controle consiste em prevenir a infecção de equinos por *S. equi* subespécie *equi* e tratamento adequado de equinos com adenite equina.

REFERÊNCIAS BIBLIOGRÁFICAS

1. Aitken MR, et al. JAVMA. 2011;238:1634.
2. Russell T, et al. Vet Rec. 2007;161:187.
3. Coleridge MOD, et al. Vet Surg. 2015;44:348.
4. Terron-Canedo N, et al. Equine Vet Educ. 2013;25:565.
5. Salz RO, et al. Equine Vet Educ. 2013;25:403.
6. Dougherty SS, et al. JAVMA. 2008;233:463.
7. Garrett KS, et al. Equine Vet J. 2013;45:598.
8. Nichols S, et al. JAVMA. 2009;235:420.
9. Smith RL, et al. NZ Vet J. 2006;54:173.
10. Barakzai SZ, et al. Equine Vet J. 2012;44:501.
11. Mirazo JE, et al. J Sth Afr Vet Assoc. 2015;85.
12. Pollock PJ, et al. Equine Vet J. 2009;41:354.
13. Strand E, et al. Equine Vet J. 2012;44:518.
14. Mirazo JE, et al. J Sth Afr Vet Assoc. 2014;85:Art. #1140.
15. Whelchel DD, et al. Equine Vet Educ. 2009;21:135.
16. Nolen-Walston RD, et al. Equine Vet J. 2009;41:918.
17. Marques FJ, et al. Compendium (Yardley, PA). 2012; 34:E5.
18. Fielding CL, et al. Vet Rec. 2008;162:18.

Neuropatia do nervo laríngeo recorrente (equino roncador)

A neuropatia do nervo laríngeo recorrente (geralmente o esquerdo) causa paresia ou paralisia do músculo cricoaritenoide e falha da abdução das cartilagens aritenoides. Esta é aparente durante o exercício como obstrução das vias respiratórias superiores e ruído respiratório anormal durante o exercício intenso. A doença idiopática é denominada neuropatia do nervo laríngeo recorrente ou neuropatia laríngea recorrente, descrevendo assim a lesão, enquanto outras causas de hemiplegia laríngea são denominadas de forma mais específica.

Etiologia

A causa da hemiplegia laríngea é a degeneração do nervo laríngeo recorrente, com subsequente atrofia neurogênica do músculo cricoaritenoide dorsal e de outros músculos intrínsecos da laringe. A etiologia da *degeneração neuronal* é desconhecida, mas as alterações patológicas são típicas de uma axonopatia distal. Há evidências de um componente genético para a neuropatia do nervo laríngeo recorrente, com um estudo de associação de todo o genoma na raça Puro-sangue Inglês demonstrando um *locus* de característica quantitativa maior próximo a um *locus* conhecido para a altura do corpo, e que explica 60% do fenótipo da neuropatia do nervo laríngeo recorrente.[1] Este estudo é a continuação de dois outros que, no total, identificaram três *locus* significativos (ECA10, 21 e 31) em equinos de sangue quente.[2,3] Até hoje, nenhum estudo o identificou como traço simples mendeliano.[4]

A doença normalmente é idiopática, mas casos esporádicos são causados por micose da bolsa gutural ou injeção perivascular inadvertida de material irritante, como fenilbutazona, em torno da veia jugular e tronco vagossimpático. A *paralisia bilateral da laringe* geralmente está associada à intoxicação (organofosforados, haloxon), trauma decorrente da intubação endotraqueal durante anestesia geral ou como complicação de encefalopatia hepática.[5]

Epidemiologia

Prevalência

A doença afeta equinos grandes com maior frequência do que pôneis, e é comumente reconhecida em equinos de tração e das raças Puro-sangue Inglês, Standardbred e os de sangue quente e outras raças de equinos grandes. A *prevalência* de hemiplegia laríngea em equinos Puro-sangue Inglês em treinamento está entre 1,8 e 13%, dependendo, entre outros fatores, dos critérios utilizados para diagnosticar a doença. Entre equinos Puro-sangue Inglês aparentemente normais examinados após a corrida, a hemiplegia laríngea de grau IV foi detectada em 0,3% de 744 equinos, de grau III em 0,1% e de grau II em 1,1% dos equinos. Equinos machos com mais de 160 cm de altura correm maior risco de desenvolver a doença. Há evidências de distribuição *familiar* da doença, com os filhos de pais afetados sendo mais frequentemente acometidos (61%) do que os filhos adultos de pais não afetados (40%).

Patogênese

A degeneração axonal provoca atrofia preferencial dos músculos adutores da laringe, embora tanto o abdutor (músculo cricoaritenoide dorsal) quanto o adutor (músculo cricoaritenoide lateral) estejam envolvidos. O agrupamento do tipo de fibra dos músculos laríngeos – a evidência da neuropatia do nervo laríngeo recorrente – está presente em potros de tração bastante jovens, com até 2 semanas de idade, indicando início precoce da doença. A doença é progressiva em alguns equinos.

A função comprometida dos músculos adutores resulta em *oclusão parcial da laringe* pela cartilagem aritenoide e prega vocal durante a inspiração. A obstrução é mais grave quando as taxas de fluxo de ar através da laringe são grandes, como durante exercícios extenuantes. A *obstrução laríngea* aumenta o trabalho respiratório, diminui a taxa máxima de consumo de oxigênio e exacerba a hipoxemia e a hipercarbia normalmente associadas ao exercício extenuante nos equinos. Esses efeitos resultam em limitação grave à capacidade e desempenho atlético.

Achados clínicos

Os achados clínicos incluem intolerância ao exercício e produção de um ruído de assobio ou ronco durante o exercício extenuante. A doença pode ser detectada pela análise do ruído respiratório.

O *exame endoscópico* das vias respiratórias superiores fornece o diagnóstico definitivo na maioria dos casos. O exame da laringe é realizado com o equino em repouso e são avaliados a posição e o movimento das cartilagens aritenoides. A função laríngea também pode ser observada durante a deglutição, oclusão nasal bilateral breve (30 a 60 s) e durante e após o exercício.

A gravidade da doença é graduada de I a IV com cinco subgraus, portanto, há sete graus de anormalidade:

- O *grau I* é normal, havendo abdução e adução completas e sincronizadas de ambas as cartilagens aritenoides
- O *grau II* apresenta-se como fraqueza dos adutores, evidente como movimento assíncrono e vibração da cartilagem aritenoide durante a inspiração e a expiração, mas com abdução completa durante a deglutição ou oclusão nasal
    - *Subgrau 1*: Assincronia transitória, vibração ou movimentos atrasados
    - *Subgrau 2*: Assimetria da rima glótica como resultado da mobilidade reduzida da prega vocal e da cartilagem aritenoide afetadas, mas com abdução simétrica e completa alcançada e mantida após a deglutição ou oclusão nasal
- O *grau III* tem movimento assíncrono da cartilagem aritenoide durante a inspiração ou expiração; a abdução completa não é obtida durante a deglutição ou oclusão nasal
    - *Subgrau 1*: Assimetria da rima glótica, como resultado da mobilidade reduzida da cartilagem aritenoide afetada e da prega vocal, mas com abdução simétrica completa, mas não mantida após a deglutição ou a oclusão nasal
    - *Subgrau 2*: Déficit abdutor da aritenoide evidente e assimetria da aritenoide. A abdução completa nunca é alcançada
    - *Subgrau 3*: Déficit aritenoide acentuado, mas não total, e assimetria com pequeno movimento das aritenoides. A abdução total nunca é alcançada
- O *grau IV* implica acentuada assimetria da laringe em repouso e ausência de movimentação substancial da cartilagem aritenoide durante a respiração, deglutição ou oclusão nasal.

A concordância intraobservador (dois observadores, 80 registros) do mesmo registro de um exame endoscópico em equinos de tração em posição quadrupedal foi de 76% quando o registro foi graduado duas vezes e, portanto, foi considerada excelente.[6] Dois observadores atribuíram o mesmo grau e subgrau em 63% dos registros, diferiram em um grau em 32% dos registros e por dois graus em 5% dos registros, o que é considerado uma boa concordância. A repetibilidade do exame no mesmo equino foi baixa quando este foi examinado duas vezes, com 24 a 48 h de intervalo. Quarenta e dois por cento dos equinos tiveram o mesmo grau atribuído em ambos os exames, 42% diferiram em um grau, 17% receberam um grau melhor (ou seja, menos grave), 26% tiveram um grau pior e 13% dos equinos diferiram em dois graus. Um equino melhorou em quatro graus.

O exame endoscópico durante o *exercício extenuante em esteira ou em solo* pode ser benéfico na determinação da gravidade da doença ou na detecção de doença de menor gravidade.[7-10] Os equinos com degeneração precoce ou leve do nervo laríngeo recorrente e da musculatura laríngea associada podem ter função normal da laringe em repouso. No entanto, a perda da função muscular torna-se aparente durante o exercício, quando os músculos laríngeos dos animais afetados fadigam mais rapidamente do que os de animais normais, resultando em disfunção laríngea que pode se tornar visível durante ou imediatamente após o exercício. O exame endoscópico durante o exercício é útil para diferenciar a doença do *desvio axial das pregas ariepiglóticas.*

O exame ultrassonográfico da laringe e da musculatura é tanto sensível (cerca de 90%) quanto específico (cerca de 98%) para detecção da atrofia do músculo cricoaritenoide ou função laríngea anormal.[11-13]

Não há alterações características nas variáveis do hemograma ou da bioquímica sérica em equinos em repouso. Durante o exercício há exacerbação acentuada da hipoxemia normal induzida pelo exercício e o desenvolvimento de hipercapnia em equinos afetados.

Achados de necropsia

As lesões estão confinadas a uma axonopatia do nervo laríngeo recorrente e à atrofia muscular neurogênica dos músculos intrínsecos da laringe.[14,15] É descrita uma técnica para biopsia guiada por ultrassonografia do músculo cricoaritenoide lateral.[16]

Confirmação do diagnóstico

A confirmação do diagnóstico é obtida pelo exame endoscópico da laringe.

Diagnóstico diferencial

Os diagnósticos diferenciais de intolerância ao exercício e ruído respiratório induzido pelo exercício incluem:

- Deslocamento dorsal do palato mole
- Cistos subepiglóticos
- Condrite da aritenoide
- Aprisionamento da prega ariepiglótica
- Desvio axial das pregas ariepiglóticas.

Tratamento

O tratamento requer laringoplastia protética com ou sem ventriculectomia.[17] Uma alternativa à laringoplastia protética é a implantação de um enxerto nervo-pedículo na laringe. A eficácia do procedimento é avaliada pelo retorno do equino ao seu nível anterior de atividade atlética.[18-21]

A doença não apresenta risco à vida, e os equinos que não são obrigados a trabalhar vigorosamente ou nos quais o ruído respiratório associado ao exercício leve não incomoda o cavaleiro podem não necessitar de cirurgia. Uma complicação do reparo cirúrgico que inclui a laringoplastia protética é que os equinos não conseguem mais fechar a glote e, portanto, não têm tosse efetiva. Isto poderia ser a causa de inflamação da traqueia e acúmulo de restos na traqueia desses equinos.

REFERÊNCIAS BIBLIOGRÁFICAS

1. Boyko AR, et al. BMC Genomics. 2014;15.
2. Dupuis MC, et al. Anim Genet. 2013;44:206.
3. Dupuis M-C, et al. Mamm Genome. 2011;22:613.
4. Gerber V, et al. Equine Vet J. 2015;47:390.
5. Hughes KJ, et al. Vet Rec. 2009;164:142.
6. Perkins JD, et al. Equine Vet J. 2009;41:342.
7. Kelly PG, et al. Equine Vet J. 2013;45:700.
8. Lane JG, et al. Equine Vet J. 2006;38:401.
9. Allen KJ, et al. Equine Vet J. 2010;42:186.
10. Barakzai SZ, et al. Equine Vet J. 2012;44:501.
11. Garrett KS, et al. Equine Vet J. 2011;43:365.
12. Chalmers HJ, et al. Vet Radiol Ultra. 2012;53:660.
13. Karlheim B, et al. Equine Vet Educ. 2015;27:86.
14. Hahn CN, et al. Equine Vet J. 2008;40:666.
15. Rhee HS, et al. J Histochem Cytochem. 2009;57:787.
16. O'Neill HD, et al. Equine Vet J. 2014;46:244.
17. Cramp P, et al. Equine Vet Educ. 2012;24:307.
18. Barakzai SZ, et al. Vet Surg. 2009;38:941.
19. Witte TH, et al. Equine Vet J. 2009;41:70.
20. Barnett TP, et al. Equine Vet J. 2013;45:593.
21. Raffetto JA, et al. Equine Vet J. 2015;47:60.

Pleuropneumonia equina (pleurite, pleurisia)

Etiologia

A pleuropneumonia equina está quase sempre associada à infecção bacteriana dos pulmões, pleura e líquido pleural. Os isolados bacterianos mais comuns dos aspirados traqueais ou líquido pleural de equinos com pleuropneumonia são:

- *Aeróbios ou anaeróbios facultativos.* Incluindo *S. equi* subespécie *zooepidemicus*, *Pasteurella* spp., *Actinobacillus* spp., Enterobacteriaceae (particularmente *E. coli*, *Klebsiella* spp. e *Enterobacter* spp.), *Pseudomonas* spp., *Staphylococcus* spp. e *Bordetella* spp. *S. zooepidemicus* é isolado de mais de 60% dos casos, Enterobacteriaceae de aproximadamente 40% dos casos, e *Pasteurella*/*Actinobacillus* spp. de aproximadamente um terço dos casos. *Corynebacterium pseudotuberculosis* pode causar pericardite séptica e pleurite, embora esta seja uma doença incomum. *Mycoplasma felis* é uma causa incomum de pleurite em equinos. *R. equi*, geralmente é causa de pneumonia em potros, raramente causa pleuropneumonia em equinos adultos imunocompetentes
- *Anaeróbios obrigatórios*, incluindo *Bacteroides* spp. (incluindo *B. fragilis* e *B. tectum*), *Prevotella* spp., *Clostridium* spp., *Eubacterium* spp., *Peptostreptococcus* spp., *Fusobacterium* spp. e *Bacteroides* sp. são

isolados de aproximadamente 20% dos casos, *Clostridium* sp. de 10% e *Eubacterium* sp. de 6% dos equinos com pleuropneumonia. Os anaeróbios obrigatórios são cultivados em aproximadamente 70% dos equinos com pneumonia grave.

Sinopse

- Etiologia: a maioria das infecções são combinações polimicrobianas de *S. equi* subespécie *zooepidemicus*, *Actinobacillus* sp., *Pasteurella* sp., Enterobacteriaceae e bactérias anaeróbicas, incluindo *Bacillus fragilis*. Ocorre doença atribuível à infecção por uma única espécie bacteriana. Outras causas são *Mycoplasma felis*, feridas torácicas penetrantes e perfuração esofágica
- Epidemiologia: transporte prolongado recente, corridas, doença respiratória viral e anestesia aumentam a probabilidade de um equino desenvolver pleuropneumonia. A aspiração de material alimentar secundário à obstrução esofágica ou disfagia também causa a doença
- Patogênese: um desafio avassalador de bactérias orofaríngeas ou mecanismos de defesa pulmonar diminuídos permitem a proliferação de bactérias nas pequenas vias respiratórias, alvéolos e parênquima pulmonar. A inflamação subsequente e disseminação adicional da infecção envolvem a pleura visceral. A drenagem prejudicada do líquido pleural e o aumento da permeabilidade dos capilares pleurais causam o acúmulo de líquido pleural excessivo, que então se torna infectado. A deposição de fibrina e a necrose do pulmão causam a formação de abscessos intratorácicos. A morte é atribuída à sepse e à insuficiência respiratória
- Achados clínicos: febre, depressão, anorexia, desconforto respiratório, tosse, secreção nasal, intolerância ao exercício, sons respiratórios reduzidos na auscultação torácica e presença de líquido pleural e pneumonia na radiologia e ultrassonografia torácicas. A doença crônica caracteriza-se por perda de peso, aumento da frequência respiratória, secreção nasal e intolerância ao exercício
- Patologia clínica: leucocitose, hiperfibrinogenemia, hipoalbuminemia, hiperglobulinemia. Leucocitose do líquido pleural, hiperproteinemia e presença de bactérias intra e extracelulares. Achados semelhantes no aspirado traqueal
- Confirmação do diagnóstico: achados clínicos, exame do líquido pleural
- Tratamento: administração sistêmica de antimicrobianos de amplo espectro por semanas a meses, drenagem efetiva e crônica do espaço pleural, infusão de ativador do plasminogênio tecidual recombinante (tenecteplase) dentro do espaço pleural e cuidados de enfermagem
- Prevenção: reduzir a exposição de equinos a fatores de risco, incluindo transporte prolongado e doença respiratória viral.

A pleuropneumonia equina está associada a infecções polimicrobianas nos pulmões e na pleura em 50 a 80% dos casos, embora ocorram casos da doença associados à infecção por uma única espécie bacteriana. As infecções por uma única espécie bacteriana geralmente são por *S. zooepidemicus*, *Pasteurella* sp./*Actinobacillus* sp. ou uma das Enterobacteriaceae, enquanto quase todas as infecções por anaeróbios são polimicrobianas. A infecção por bactérias anaeróbicas obrigatórias está associada à doença com duração de mais de 5 a 7 dias.

A pleurite também é causada por feridas torácicas penetrantes, esôfago perfurado e corpos estranhos traqueobrônquicos.[1,2] *Cryptococcus spp.* pode causar a doença em equinos e outras espécies. Outras doenças, tais como insuficiência cardíaca congestiva ou neoplasias, podem causar efusão pleural sem inflamação.

Epidemiologia

A pleuropneumonia ocorre em todo o mundo em equinos de todas as idades e em ambos os sexos, embora a maioria dos casos seja em equinos com mais de 1 ano e menos de 5 anos de idade. As estimativas da incidência ou prevalência da doença não estão disponíveis. A *taxa de letalidade de casos* varia entre 5 e 65%, com as maiores taxas relatadas em estudos mais antigos.

Fatores de risco

O risco de um equino desenvolver pleuropneumonia aumenta fatorialmente nos seguintes casos:

- Por um fator de 4 se o equino for um cavalo de corrida Puro-sangue Inglês
- Por um fator de 14 se o equino foi transportado por mais de 800 quilômetros na semana anterior
- Por um fator de 10 se o equino tem histórico recente (< 2 semanas) de doença viral do trato respiratório ou exposição a um equino com tal doença
- Por um fator de 4 se o equino tiver corrido nas últimas 48 h.

Outros fatores de risco sugeridos incluem anestesia geral, cirurgia, distúrbios das vias respiratórias anteriores, hemorragia pulmonar induzida por exercício, obstrução esofágica e disfagia.

Patogênese

A pleuropneumonia bacteriana se desenvolve após a colonização bacteriana dos pulmões, com subsequente extensão da infecção para a pleura visceral e o espaço pleural. Os microrganismos que inicialmente colonizam o parênquima pulmonar e o espaço pleural são aqueles normalmente presentes nas vias respiratórias anteriores, cavidade oral e faringe, com subsequente infecção por bactérias Enterobacteriaceae e bactérias anaeróbias obrigatórias.

A *colonização bacteriana* e a infecção das vias respiratórias posteriores são atribuíveis a um desafio maciço ou à redução na eficácia dos mecanismos normais de defesa pulmonar ou a uma combinação desses fatores. O *confinamento* com a cabeça elevada por 12 a 24 h, como ocorre durante o transporte de equinos, diminui o transporte mucociliar e aumenta o número de bactérias e células inflamatórias no trato respiratório posterior e, provavelmente, contribui para o desenvolvimento de doença do trato respiratório posterior. O *transporte* altera a composição do surfactante pulmonar, o que pode prejudicar a atividade dos mecanismos de defesa pulmonar, permitindo que a contaminação bacteriana, de outra maneira inócua, cause a doença.

Desafio bacteriano avassalador pode ocorrer em equinos disfágicos, equinos com obstrução esofágica e equinos de corrida que inalam grandes quantidades de detritos da pista durante a corrida. Um único turno de *exercícios* em esteira aumenta significativamente a contaminação bacteriana das vias respiratórias posteriores. A doença respiratória viral pode diminuir a eficácia dos mecanismos normais de defesa pulmonar.

A *multiplicação bacteriana* no parênquima pulmonar está associada ao influxo de células inflamatórias, principalmente neutrófilos, destruição tecidual e acúmulo de restos celulares em alvéolos e vias respiratórias. A infecção se espalha tanto por meio do tecido quanto das vias respiratórias. A extensão da inflamação e, posteriormente, a infecção até a pleura visceral e subsequentemente o espaço pleural, causam o acúmulo de líquido em excesso no espaço pleural. O líquido pleural se acumula devido à combinação de produção excessiva de líquido por capilares pleurais lesionados (exsudação) e reabsorção prejudicada do líquido pleural pelos vasos linfáticos torácicos.

O *acúmulo de efusões pleurais parapneumônicas* foi arbitrariamente dividido em três estágios: exsudativo, fibrinopurulento e organizacional:

1. O *estágio exsudativo* se caracteriza pelo acúmulo de líquido estéril e rico em proteínas no espaço pleural, como resultado do aumento da permeabilidade capilar pleural.
2. A invasão e proliferação bacteriana, o acúmulo adicional de fluido e a deposição de fibrina no líquido pleural e nas superfícies pleurais ocorrem se a doença não se resolver rapidamente e tal fase é denominada *estágio fibrinopurulento*.
3. O *estágio organizacional* está associado à deposição contínua de fibrina, restrição da expansão pulmonar e persistência de bactérias. O líquido pleural contém muitos restos celulares e podem desenvolver-se fístulas broncopleurais.

Essas categorizações são úteis diagnóstica e terapeuticamente.

Achados clínicos da doença aguda

A doença aguda caracteriza-se por início repentino de uma combinação de febre, depressão, inapetência, tosse, intolerância ao exercício, dificuldade respiratória e secreção nasal.[3] A frequência respiratória costuma estar elevada, assim como a frequência cardíaca.

A *secreção nasal* varia de serossanguinolenta a mucopurulenta, geralmente está presente em ambas as narinas e é exacerbada quando o equino abaixa a cabeça. O *hálito pode ser fétido*, embora seja um achado mais comum em equinos com doença subaguda a crônica. Equinos com pleurite muitas vezes relutam em tossir e, se o fazem, a tosse costuma ser suave e delicada. Edema ventral ocorre em aproximadamente 50% dos equinos com pleuropneumonia.

O equino pode parecer *relutante em se mover* ou pode apresentar sinais de dor no peito, incluindo relutância em se mover, pateamento e expressão ansiosa, o que pode ser confundido com cólica, laminite ou rabdomiólise. Os equinos afetados frequentemente permanecem em posição quadrupedal com os cotovelos abduzidos.

A *auscultação* do tórax revela atenuação dos sons respiratórios normais no tórax ventral em equinos com acúmulo significativo de líquido pleural. No entanto, a atenuação dos sons respiratórios normais pode ser leve e difícil de detectar, especialmente em equinos grandes ou obesos ou em equinos nos quais há apenas leve acúmulo de líquido pleural. A auscultação do tórax com a frequência respiratória e o volume corrente do equino aumentados por meio da utilização de um grande saco hermético sobre suas narinas pode revelar crepitações e sibilos nos campos pulmonares dorsais e atenuação dos sons respiratórios ventralmente. Muitas vezes há líquido na traqueia detectável como som traqueal de guizo.

A *percussão* da parede torácica pode revelar uma linha clara de demarcação, abaixo da qual os sons ressonantes normais são abafados. Esta linha de demarcação representa o limite dorsal do líquido pleural. Ambos os campos pulmonares devem ser examinados para identificar áreas localizadas de consolidação. A percussão cuidadosa do tórax é uma maneira barata e eficaz de identificar a presença e a extensão do acúmulo de líquido pleural.

O *exame ultrassonográfico* do tórax é uma técnica muito sensível para detectar o acúmulo de líquido pleural, determinar as características do líquido, incluindo a presença de acúmulo de fibrina[4], identificar áreas localizadas de acúmulo de líquido ou consolidação pulmonar, identificar locais para toracocentese e monitorar a resposta ao tratamento. O exame é melhor realizado usando um transdutor para varredura setorial de 3,5 a 5. Os transdutores lineares, como os utilizados no exame reprodutivo de rotina, são adequados para identificar líquido, mas não permitem um bom exame de todas as áreas do tórax acessíveis aos transdutores setoriais. Todo o tórax deve ser examinado de forma sistemática. A presença e as características do líquido dentro do espaço pleural, a presença e localização da consolidação pulmonar ou de abscessos pulmonares e locais potenciais para a toracocentese diagnóstica e terapêutica devem ser identificados. Para equinos com doença há um período longo, a área cranial ao coração deve ser examinada quanto à presença de massas torácicas craniais (abscessos). Este exame requer que o membro torácico ipsilateral do equino seja tracionado bem para a frente, geralmente com o auxílio de um assistente, para permitir a visualização adequada do tórax cranial.

- O *excesso de líquido pleural* pode ser detectado pelo exame ultrassonográfico completo de ambos os hemitórax. O líquido pleural inicialmente se acumula ventralmente em casos agudos, mas pode se localizar dorsalmente em casos crônicos com septação do espaço pleural e aprisionamento de líquido
- O líquido pleural pode conter *pequenos ecos gasosos*, uma indicação de infecção por bactérias anaeróbias e mau prognóstico, filamentos de fibrina ou material ecogênico consistente com restos celulares. A efusão pleural estéril, como pode estar presente durante os primeiros estágios da doença, é clara e homogênea sem os filamentos de fibrina. Com o aumento da cronicidade, a quantidade de fibrina aumenta, a pleura parietal e visceral tornam-se espessadas e o líquido pleural torna-se ecogênico, consistente com a presença de restos celulares
- As regiões de *atelectasia pulmonar* ou de pulmão consolidado adjacente à pleura visceral podem ser evidentes no exame ultrassonográfico, mas a consolidação pulmonar mais profunda no pulmão não é evidente
- O acúmulo de fibrina está associado a um prognóstico pior do que o acúmulo de líquido parapneumônico que não inclui depósitos de fibrina[4]
- A ultrassonografia é mais sensível que o exame radiográfico na detecção de pequenas quantidades de líquido pleural.

O *exame radiográfico* de equinos com excesso de líquido pleural revela opacidade ventral que obscurece as silhuetas cardíaca e diafragmática ventral. O exame radiográfico pode não revelar a presença de pequena quantidade de líquido pleural excessivo.[5] Não é possível, no exame radiográfico, diferenciar o acúmulo de líquido pleural da consolidação dos lobos pulmonares ventrais. O exame radiográfico pode ser útil na demonstração de lesões, como abscessos pulmonares ou consolidação, que não são confluentes com a pleura visceral e, portanto, podem não ser detectadas pelo exame ultrassonográfico.

A *coleta de líquido pleural* por *toracocentese* de ambos os hemitórax e de *aspirado traqueal* é necessária para caracterizar a natureza do líquido pleural e determinar as espécies bacterianas presentes (ver "Patologia Clínica"). Tanto os aspirados traqueais quanto o líquido pleural devem ser examinados em qualquer equino com pleuropneumonia, porque as bactérias podem ser recuperadas de uma amostra, mas não da outra. O exame do líquido de lavagem bronquiolar não é útil no diagnóstico de pleuropneumonia em equinos.

O *curso clínico* da forma aguda da doença pode ser inferior a 10 dias se a terapia eficaz for instituída antes da efusão pleural se tornar infectada ou de haver deposição de fibrina substancial no espaço pleural. O prognóstico para o retorno à função anterior é bom em equinos que respondem ao tratamento. No entanto, na maioria dos casos, mesmo que a terapia adequada seja instituída, progride pelo menos para o segundo estágio do processo da doença, e a doença se torna crônica.

Achados clínicos da doença crônica

A doença crônica caracteriza-se por febre intermitente, perda de peso, tosse, aumento da frequência respiratória, secreção nasal, hálito fétido, intolerância ao exercício e depressão. Equinos gravemente afetados podem apresentar sinais de angústia respiratória. Os sinais de dor torácica são menores do que na doença aguda.

Os *achados da auscultação* do tórax são semelhantes aos da doença aguda, na medida em que há atenuação dos sons respiratórios normais ventralmente e a presença de crepitações e sibilos dorsalmente. Com frequência há edema ventral do tórax.

O *exame ultrassonográfico* revela a presença de líquido pleural excessivo, muito ecogênico, consistente com a presença de restos celulares, e contém grande quantidade de fibrina. As pleuras visceral e parietal estão espessadas e pode haver evidência de atelectasia, consolidação ou abscesso pulmonar. A septação do espaço pleural pela fibrina e tecido fibroso resulta em acúmulo localizado de líquido pleural purulento. O ar no espaço pleural pode indicar a presença de uma ou mais fístulas broncopleurais.

O *exame radiográfico* revela uma combinação de opacidade ventral, consolidação pulmonar, pneumotórax e abscesso.

Complicações

As complicações da pleuropneumonia incluem:[4,6]

- Desenvolvimento de tromboflebite jugular (cerca de 25% dos casos)
- Abscessos pulmonares, mediastinais ou pleurais (cerca de 10 a 20% dos casos)
- Massa torácica cranial (5 a 10% dos casos)
- Fístula broncopleural (5%)
- Pericardite (2%)
- Laminite (1 a 14%)
- Eritrocitose secundária apropriada.[7]

O *desenvolvimento de abscessos intratorácicos* é evidente como doença crônica, perda de peso, tosse e febre, prontamente detectados por uma combinação de exame ultrassonográfico e radiográfico.

As *massas torácicas craniais* apresentam como sinais a elevação da frequência cardíaca, pulso jugular proeminente, trombose jugular espontânea e membro torácico posicionado para frente. Os sinais se referem a uma massa no tórax cranial, deslocando o coração caudalmente e para a esquerda e prejudicando o retorno venoso ao coração na veia cava cranial. Os exames ultrassonográfico e radiográfico revelam a presença da massa.

Fístulas broncopleurais se desenvolvem quando uma seção do parênquima pulmonar se desintegra, deixando um bronquíolo aberto que se comunica com o espaço pleural. Há desenvolvimento de pneumotórax leve. A fístula broncopleural pode ser diagnosticada pela infusão de corante de fluoresceína no espaço pleural e detecção da sua presença nas narinas ou pelo exame pleuroscópico.

Prognóstico

O prognóstico quanto à vida de equinos que podem ser tratados agressivamente é muito bom (60 a 95%), e o prognóstico para o retorno à função anterior se o equino sobreviver é razoável (60%). O prognóstico de retorno à função prévia para equinos que desenvolvem doenças crônicas e complicações é ruim (31%). O prognóstico para equinos com efusão pleural fibrinosa é pior do que para equinos com efusões pleurais que não incluem acúmulos de fibrina ultrassonograficamente identificáveis (100% de 11 casos *versus* 62% de 63 casos, respectivamente).[4]

Patologia clínica

A pleuropneumonia aguda caracteriza-se por *leucocitose* com neutrofilia madura, anemia leve a moderada, hiperfibrinogenemia e hipoalbuminemia. Há achados semelhantes em equinos com doença crônica e a hiperglobulinemia também costuma estar presente. Equinos gravemente afetados com doença aguda geralmente apresentam hemoconcentração e azotemia. Equinos com doença crônica que prejudica as trocas gasosas respiratórias, causando hipoxemia crônica, podem ter eritrocitose secundária.[7]

O *líquido pleural* em casos agudos geralmente é turvo e em tom de vermelho a amarelo. Ele tem número aumentado de leucócitos (> 10.000 células/$\mu\ell$, 10 × 10^9 células/ℓ) composto principalmente por neutrófilos degenerados e concentração proteica aumentada (> 2,5 g/dℓ, 25 g/ℓ), e pode conter bactérias intracelulares e extracelulares. A coloração de Gram do fluido deve ser examinada. O líquido pleural deve ser cultivado para bactérias aeróbicas e anaeróbicas. Odor pútrido sugere infecção por bactérias anaeróbicas. O líquido pleural estéril tem pH, P_{O2} e P_{CO2}, e concentrações de lactato, glicose e bicarbonato semelhantes à do sangue venoso. O líquido pleural infectado é ácido e hipercárbico e tem concentração aumentada de lactato e concentrações diminuídas de bicarbonato e glicose em comparação com o sangue venoso.

Os *aspirados traqueais* apresentam leucocitose composta por neutrófilos degenerados com bactérias intra e extracelulares. Culturas de aspirados traqueais produzem crescimento com maior frequência do que culturas de líquido pleural (90% *versus* 66%).

Confirmação do diagnóstico

A presença de líquido pleural em excesso contendo bactérias e neutrófilos degenerados em combinação com achados clínicos de doença respiratória proporciona a confirmação da doença.

Diagnóstico diferencial

As doenças que podem causar angústia respiratória e efusão pleural em equinos incluem:

- Neoplasia intratorácica, incluindo mesotelioma, linfoma e extensão do carcinoma de células escamosas gástrico
- Ferimentos torácicos penetrantes
- Perfuração esofágica
- Hérnia diafragmática
- Insuficiência cardíaca congestiva
- Hemangiossarcoma (causando hemotórax)
- Doença do cavalo africano
- Hidatidose pulmonar
- Infarto pulmonar e pneumonia.

Achados de necropsia

A pneumonia envolve todas as áreas dos pulmões, mas é mais grave nas regiões cranial e ventral. A pleura está espessada e tem fragmentos de fibrina aderidos, e há excesso de líquido pleural. O líquido pleural contém filamentos de fibrina e geralmente é turvo e serossanguinolento a amarelo. Histologicamente, há pneumonia fibrinonecrótica purulenta e pleurite.

Tratamento

Dado o reconhecimento precoce da doença e a pronta instituição da terapia apropriada, o prognóstico para equinos com pleuropneumonia é favorável.

No entanto, o curso longo da doença e o gasto associado muitas vezes limitam as opções terapêuticas e tornam o resultado uma decisão baseada em fundamentos econômicos, e não clínicos.

Os *princípios do tratamento* são a terapia antimicrobiana de amplo espectro imediata, a remoção de líquido pleural infectado e de restos celulares, incluindo pulmão necrótico, alívio da dor, correção de anormalidades hidreletrolíticas, alívio do desconforto respiratório, tratamento de complicações e prevenção da laminite.

Tratamento antimicrobiano

A instituição imediata da *terapia antimicrobiana sistêmica de amplo espectro* é o componente individual mais importante do tratamento de equinos com pleuropneumonia. A terapia antimicrobiana é quase sempre iniciada antes que os resultados da cultura bacteriana do líquido pleural ou aspirado traqueal sejam recebidos e a sensibilidade antimicrobiana das bactérias isoladas seja determinada. O uso de antibióticos ou combinações de antibióticos com amplo espectro de atividade antimicrobiana é importante em razão da natureza polimicrobiana da maioria das infecções e porque a ampla gama de bactérias gram-positivas e gram-negativas que podem estar associadas à doença dificulta a previsão da suscetibilidade dos microrganismos causadores. Além disso, a superinfecção com bactérias, especialmente Enterobacteriaceae e anaeróbios obrigatórios, comumente ocorre em equinos com doença inicialmente associada a uma única espécie bacteriana. A administração de medicamentos que são eficazes no tratamento de anaeróbios obrigatórios resistentes à penicilina também é importante.

As *doses recomendadas para antimicrobianos* usados no tratamento da pleuropneumonia são fornecidas na Tabela 12.11. A terapia antimicrobiana deve ser de amplo espectro para incluir a cobertura das bactérias provavelmente envolvidas na doença. Ela deve, portanto, proporcionar cobertura contra *Streptococcus* spp., *Actinobacillus* spp./ *Pasteurella* spp., Enterobacteriaceae e anaeróbios, incluindo *Bacteroides* spp. A *combinação de penicilina G, um aminoglicosídeo e metronidazol* fornece cobertura de amplo espectro e é uma terapia empírica frequentemente usada até que os resultados da cultura bacteriana sejam conhecidos. Os resultados da cultura bacteriana e o subsequente teste de sensibilidade aos antimicrobianos podem auxiliar na seleção de outros antimicrobianos. No entanto, a superinfecção por bactérias gram-negativas e anaeróbicas é comum, e há uma justificativa sólida para o uso continuado de uma combinação de antimicrobianos que fornecem cobertura de amplo espectro durante todo o tratamento da doença.

A *terapia antimicrobiana será prolongada* na maioria dos casos, normalmente sendo exigida por pelo menos 1 mês e geralmente por vários meses. À medida que a doença se resolve, pode ser possível mudar de antibióticos parenterais para antibióticos administrados por via oral, como uma combinação de trimetoprima-sulfonamida, embora a resposta clínica a essa combinação seja por vezes decepcionante, ou doxiciclina ou enrofloxacino.

A decisão de interromper a terapia antimicrobiana deve ser baseada: na ausência de febre, secreção nasal e dificuldade respiratória ou tosse; falta de evidência de abscessos intratorácicos no exame ultrassonográfico e radiográfico do tórax e a resolução de neutrofilia e hiperfibrinogenemia. Não deve haver líquido pleural apreciável no exame ultrassonográfico.

Drenagem torácica

A drenagem efetiva e crônica da cavidade pleural e dos abscessos intratorácicos é crítica para o sucesso do tratamento de equinos com pleuropneumonia. Equinos com líquido pleural estéril podem requerer apenas uma única drenagem do líquido pleural. Equinos mais gravemente afetados podem necessitar de drenagem intermitente todo dia durante vários dias, e a maioria dos casos exigirá a inserção de um tubo no espaço pleural para proporcionar a drenagem

Tabela 12.11 Agentes antimicrobianos e doses recomendadas para o tratamento da pleuropneumonia em equinos.

Fármaco	Dose, via e intervalo	Comentários
Penicilina procaína G	22.000 a 44.000 UI/kg, IM, 2 vezes/dia	Eficaz contra *Streptococcus* sp. e a maioria dos anaeróbios, com exceção de *Bacteroides fragilis*. Atinge concentrações plasmáticas baixas, mas tem duração prolongada de ação. Barata. Sinérgica com aminoglicosídeos. Não deve ser usada como tratamento único
Penicilina G sódica ou potássica	22.000 a 44.000 UI/kg IV, 4 vezes/dia	Eficaz contra microrganismos gram-positivos (exceto bactérias produtoras de penicilinase, como *Staphylococcus* spp.) e a maioria dos anaeróbios. Atinge altas concentrações plasmáticas. Sinérgica com aminoglicosídeos. Cara
Ampicilina sódica	11 a 22 mg/kg IV ou IM, 4 vezes/dia	Espectro mais amplo que a penicilina G. Atinge altas concentrações plasmáticas
Ampicilina tri-hidratada	20 mg/kg, IM, SID ou 2 vezes/dia	Sinérgica com aminoglicosídeos. Baixas concentrações sanguíneas. Dor muscular. Não recomendada
Ceftiofur sódico	2,2 a 4,4 mg/kg IM ou IV, 2 vezes/dia	Amplo espectro de ação contra microrganismos gram-positivos e gram-negativos e a maioria dos anaeróbios. Pode ser usado como tratamento único, embora não seja recomendado. Resultados clínicos decepcionantes às vezes
Ceftiofur cristalino	7 mg/kg, IM, a cada 4 dias	Concentração prolongada no sangue e no fluido do lavado broncoalveolar
Cefotaxima	40 mg/kg IV, 4 vezes/dia	Amplo espectro de ação contra microrganismos gram-positivos e gram-negativos e a maioria dos anaeróbios. Pode ser usado como tratamento único, embora não seja recomendado
Cefepima	2,2 mg/kg IV ou IM, 3 vezes/dia	Amplo espectro de ação contra microrganismos gram-positivos e gram-negativos e a maioria dos anaeróbios. Pode ser usado como tratamento único, embora não seja recomendado
Cloranfenicol	50 mg/kg VO, 4 vezes/dia	Bom espectro de ação, incluindo bactérias anaeróbicas. Baixa biodisponibilidade oral e eficácia clínica decepcionante. Uso proibido em alguns países. Perigo potencial à saúde humana. Risco de diarreia
Sulfato de gentamicina	7 mg/kg IV ou IM, SID	Ativo contra *Staphylococcus* spp. e muitos microrganismos gram-negativos. Inativo contra anaeróbios. Atividade ruim contra *Streptococcus* spp. Sinérgico com penicilina
Enrofloxacino	7 mg/kg IV ou VO, SID	Ativo contra algumas bactérias gram-positivas e gram-negativas. Sem boa atividade ou confiável contra os estreptococos. Contraindicado em animais jovens em razão do risco de lesão à cartilagem
Sulfato de amicacina	10 mg/kg IV ou IM, SID	Espectro mais amplo de atividade gram-negativa que a gentamicina. Caro
Trimetoprima – sulfonamida	15 a 30 mg/kg VO, 2 vezes/dia	Amplo espectro de ação na teoria. Eficácia clínica decepcionante
Rifampicina	5 a 10 mg/kg VO, 2 vezes/dia	Penetra bem os abscessos. Ativo contra bactérias gram-positivas e algumas gram-negativas. Deve ser usado em conjunto com outro antibiótico (não um aminoglicosídeo)
Doxiciclina	10 mg/kg VO, 2 vezes/dia	Amplo espectro de atividade, mas resistência imprevisível. Apenas concentrações sanguíneas moderadas. Adequada para terapia prolongada, mas não para o tratamento da doença aguda
Ticarcilina – ácido clavulânico	50 mg/kg IV, 4 vezes/dia	Espectro mais amplo da atividade gram-negativa do que a penicilina G. Caro
Metronidazol	15 a 25 mg/kg VO, 3 vezes/dia ou 4 vezes/dia	Ativo apenas contra anaeróbios. Usado em conjunto com outros antimicrobianos (especialmente penicilina e aminoglicosídeos). Neurotoxicidade rara

Dose administrada SID: a cada 24 h.

contínua por vários dias a várias semanas. Equinos com doença crônica podem se beneficiar de toracotomia que proporcione a drenagem contínua e a possibilidade de lavar o tórax. O exame ultrassonográfico do tórax é muito útil para identificar a presença de líquido pleural, os locais ideais para drenagem e a eficácia da drenagem.

A *drenagem torácica intermitente* pode ser obtida inserindo-se uma cânula mamária bovina ou uma cânula romba semelhante no espaço pleural. Esta deve ser realizada de forma asséptica e com anestesia local. Se o exame ultrassonográfico não estiver disponível, a cânula deve ser colocada do sexto ao oitavo espaço intercostal no lado direito ou, no lado esquerdo, do sétimo ao nono espaço intercostal, logo acima do nível do olécrano. O líquido pleural que não contém grandes coágulos de fibrina (que entopem a cânula) pode ser drenado e a cânula removida. No entanto, o processo é lento se grandes quantidades de fluido tiverem de ser removidas. A drenagem intermitente é indicada quando as quantidades de líquido pleural são pequenas (< 5 ℓ), relativamente livres de células ou localizadas. É mais provável que essa situação ocorra em equinos com doença aguda.

A *inserção de grandes tubos torácicos de plástico* (20 a 30 French, 6 a 10 mm de diâmetro externo) facilita a rápida remoção de fluidos, permite a drenagem do líquido viscoso e proporciona a drenagem contínua. O tubo torácico deve ser inserido de maneira asséptica e com anestesia local nos locais indicados pelo exame ultrassonográfico ou conforme descrito anteriormente. Uma válvula unidirecional deve ser conectada à extremidade externa do tubo para evitar a aspiração de ar e o desenvolvimento de pneumotórax. Um balão ou preservativo com a extremidade removida é uma válvula unidirecional eficaz. O tubo torácico é fixado à parede torácica com uma sutura em bolsa de tabaco. O tubo pode ser mantido por vários dias a 1 semana, mas deve ser monitorado com frequência (a cada poucas horas) e limpo de coágulos de fibrina, conforme necessário.

As *complicações da drenagem* do líquido pleural incluem o colapso do animal se o fluido for removido muito rapidamente, pneumotórax, morte súbita como consequência de punção cardíaca ou laceração de um vaso coronário e perfuração de vísceras abdominais. O colapso pode ser evitado pela administração intravenosa de líquidos durante a drenagem do líquido pleural e pela remoção gradual do líquido (por um período de 30 min). Alguns equinos desenvolvem celulite ao redor do tubo torácico, o que requer que o tubo seja removido.

A *toracotomia* pode ser necessária em casos recorrentes ou crônicos para proporcionar a drenagem de abscessos intratorácicos ou efusão pleural crônica que é refratária ao tratamento com antimicrobianos. A toracotomia é uma intervenção eficaz em muitos equinos, com 14 dos 16 equinos tratados por toracotomia sobrevivendo e 6 retornando à atividade atlética.[8] A toracotomia não deve ser considerada um procedimento de emergência ou heroico nesses casos.

Lavagem pleural

A infusão e subsequente remoção de 5 a 10 ℓ de solução salina ou solução eletrolítica poliônica balanceada morna no espaço pleural afetado pode ser benéfica no tratamento de casos com fluido viscoso ou líquido contendo grandes quantidades de fibrina e restos celulares. O fluido pode ser infundido através do tubo torácico utilizado para drenar o espaço pleural. Deve-se tomar cuidado para não introduzir bactérias com a infusão.

Terapia fibrinolítica

Ativadores do plasminogênio tecidual têm sido administrados a equinos na tentativa de aumentar a atividade da plasmina e, consequentemente, a taxa de lise da fibrina na cavidade pleural. Tentativas anteriores de terapia fibrinolítica usaram estreptoquinase ou uroquinase, e não foram benéficas. O uso de compostos modificados, como alteplase e tenecteplase, é eficaz em acelerar a fibrinólise, intensificando a resolução do líquido pleural acumulado e melhorando a sobrevida.[6,9,10] Não parece haver um risco aumentado de hemostasia prolongada. O procedimento em um caso envolveu a infusão intrapleural de 12 mg de tenecteplase em 500 mℓ de solução salina isotônica após drenagem do excesso de líquido pleural.[10] O tratamento foi repetido em 3 ocasiões durante 10 dias. A farmacocinética da alteplase em equinos foi descrita.[11] Um protocolo recomendado é a infusão de tenecteplase (2 a 10 mg em 1 a 2 ℓ de líquido isotônico e poliônico) a cada 12 a 24 h por 3 dias, com um tempo de permanência de 4 h.[6]

Terapia de suporte

Os equinos agudamente ou gravemente doentes podem estar desidratados e azotêmicos, e podem ter distúrbios ácido-base. Esses equinos devem ser tratados com *fluidos* apropriados administrados por via intravenosa.

A pleuropneumonia é uma doença dolorosa, e todas as tentativas devem ser feitas para aliviar a dor torácica do equino. Os anti-inflamatórios não esteroides, AINE, incluindo a flunixino meglumina (1 mg/kg VO, IM ou IV, a cada 8 h) ou fenilbutazona (2,2 mg/kg VO ou IV, a cada 12 h), geralmente proporcionam analgesia efetiva e presumivelmente reduzem a inflamação no espaço pleural.

Os equinos devem receber bons cuidados de enfermagem, incluindo baia confortável, acesso livre a água palatável e boa dieta. Os equinos acometidos muitas vezes não comem adequadamente e devem ser instigados com forragem fresca e nutritiva.

Atenção deve ser dada aos cascos do equino para detectar sinais precoces de laminite e permitir que sejam tomadas medidas apropriadas.

Controle

A prevenção da pleuropneumonia envolve a redução dos fatores de risco associados à doença. Os principais fatores de risco são outras doenças respiratórias infecciosas e o transporte. Todo esforço deve ser feito para prevenir e tratar doenças respiratórias em equinos atletas, incluindo a instituição de programas de vacinação efetivos. Os equinos com doença respiratória infecciosa não devem ser exercitados vigorosamente até que os sinais da doença tenham se resolvido.

O transporte de equinos atletas é comum e essencial para sua participação em eventos esportivos e, portanto, não pode ser eliminado. Todo esforço deve ser feito para minimizar os efeitos adversos do transporte na saúde das vias respiratórias. As recomendações para o transporte de equinos feitas pela primeira vez em 1917 ainda são relevantes. Atualizadas, estas recomendações incluem:

- Não transportar um equino, a menos que ele esteja saudável. Equinos com febre não devem ser transportados
- Uma equipe experiente familiarizada com o equino deve acompanhá-lo
- Períodos adequados de descanso e aclimatação devem ser garantidos antes que os equinos recentemente transportados ou que participaram de corrida sejam transportados
- O tempo durante o qual os equinos são confinados para o transporte deve ser reduzido ao mínimo. Equinos devem ser embarcados por último e descarregados primeiro em voos com carga mista
- O percurso deve ser o mais direto e breve disponível
- Os equinos devem ter tempo suficiente para descansar nas pausas programadas. Se possível, em viagens longas, os equinos devem ser descarregados e exercícios devem ser permitidos (caminhada) bem como acesso a feno e água
- Os equinos devem ter acesso frequente, de preferência contínuo, à alimentação e à água durante o transporte
- Os equinos não devem ser exercitados após a chegada até que estejam livres de febre, tosse ou secreção nasal
- Os equinos não devem ser imobilizados durante o transporte de tal forma que sejam incapazes ou fiquem relutantes em abaixar a cabeça
- A qualidade do ar deve ser ótima no veículo usado para transportar o equino.

REFERÊNCIAS BIBLIOGRÁFICAS

1. Bodecek S, et al. Equine Vet Educ. 2011;23:296.
2. Hepworth-Warren KL, et al. Equine Vet Educ. 2015; 27:283.
3. Ferrucci F, et al. Equine Vet Educ. 2008;20:526.
4. Tomlinson JE, et al. J Vet Int Med. 2015;n/a.
5. Rush BR, et al. Equine Vet Educ. 2011;23:302.
6. Tomlinson JE, et al. J Vet Int Med. 2015;n/a.
7. Belli CB, et al. Vet Rec. 2011;169.
8. Hilton H, et al. Vet Surg. 2010;39:847.
9. Hilton H, et al. Vet Rec. 2009;164:558.
10. Rendle DI, et al. Aust Vet J. 2012;90:358.
11. Baumer W, et al. BMC Vet Res. 2013;9.

Pneumonia broncointersticial aguda em potros

A pneumonia broncointersticial aguda é uma doença de potros com menos de 7 meses de idade e, geralmente, acomete menores de 2 meses de idade, caracterizada por início rápido de angústia respiratória. A condição é clinicamente semelhante à *lesão pulmonar aguda* identificada em outras espécies.[1] A *etiologia* não é clara em muitos casos, mas as causas ou agentes associados à doença incluem a infecção pelo vírus da influenza equina[2], *R. equi*, herpes-vírus equino-2, vírus da arterite equina ou *Pneumocystis carinii*. A doença provavelmente é o resultado de lesão pulmonar grave por qualquer um de vários agentes infecciosos ou tóxicos. A angústia respiratória decorre da perda da função pulmonar em razão da necrose do epitélio dos alvéolos e bronquíolos terminais.

Os potros tipicamente apresentam início agudo (< 4 dias) de angústia respiratória, pirexia e taquicardia. Os potros estão deprimidos e relutantes em comer. Há esforço respiratório pronunciado com componente abdominal acentuado na maioria dos potros afetados. É possível auscultar crepitações, sibilos e aumento dos sons respiratórios brônquicos na maioria dos potros. O exame radiográfico revela padrão broncointersticial que sempre é difuso, embora em alguns potros também haja padrão intersticial focal. O prognóstico é reservado, com aproximadamente 50% dos potros afetados morrendo da doença.

Há leucocitose neutrofílica e hiperfibrinogenemia na maioria dos casos. A hipoxemia arterial está presente em potros gravemente afetados. O aspirado traqueal demonstra inflamação neutrofílica. A cultura do aspirado traqueal produz *Rhodococcus equi*, *S. zooepidemicus* e *Actinobacillus* sp., além de outros microrganismos que são de significância questionável. A sorologia pode demonstrar evidência de infecção pelo vírus da influenza equina ou herpes-vírus equino-2. O isolamento viral pode identificar o vírus da influenza equina.[2]

Achados de necropsia

O exame de *necropsia* revela a presença de pulmões difusamente avermelhados, úmidos e firmes que não colapsam. A lesão histológica predominante é a necrose do epitélio dos bronquíolos terminais e alvéolos.

Tratamento

Os princípios do *tratamento* são a correção da hipoxemia, redução da inflamação e remoção de causas desencadeantes. Potros gravemente afetados podem necessitar de insuflação nasal de oxigênio para melhorar ou corrigir a hipoxemia. A administração de corticosteroides tem sido associada à melhora da sobrevida. Antibióticos de amplo espectro são administrados para tratar infecções bacterianas concomitantes e prevenir infecções secundárias.

Controle

Não há medidas específicas de controle, mas a redução da exposição de potros a doenças respiratórias infecciosas seria prudente.

REFERÊNCIAS BIBLIOGRÁFICAS

1. Dunkel B, et al. Equine Vet J. 2005;37:435.
2. Patterson-Kane JC, et al. Equine Vet J. 2008;40:199.

Pneumonia intersticial crônica em potros

Doença esporádica que acomete potros com menos de 10 meses de idade, caracterizada por angústia respiratória perdurando várias semanas. A etiologia é desconhecida, mas a doença provavelmente representa uma resposta final comum a lesões causadas por qualquer um de vários agentes infecciosos ou tóxicos (ver "Pneumonia Intersticial em Equinos Adultos" e "Pneumonia Broncointersticial Aguda em Potros").

Os potros afetados são espertos e alertas e apresentam esforço respiratório significativamente aumentado. A frequência respiratória é elevada e há um componente abdominal proeminente no esforço respiratório. A febre é de baixo grau e intermitente. A auscultação torácica revela o aumento da intensidade dos sons respiratórios normais e a presença de sibilos e crepitações na maioria dos potros afetados. O exame ultrassonográfico do tórax revela sinais extensos de "cauda de cometa" na maioria dos casos. A radiografia demonstra a presença de pneumonia intersticial moderada a grave que, em alguns casos, pode incluir opacidades focais sugestivas de doença alveolar. Com tratamento adequado, o prognóstico é excelente. Os potros afetados apresentam leucocitose neutrofílica e hiperfibrinogenemia. O exame sorológico de anticorpos para vírus respiratórios comuns não compensa. A cultura de aspirados traqueais não produz consistentemente o crescimento de patógenos conhecidos, embora *Nicoletella semolina* esteja associada a achados clínicos e apresentação semelhantes.[1] A biopsia pulmonar não se justifica porque as alterações características no exame radiográfico, combinadas com os achados clínicos, são diagnósticos para a doença. O risco de eventos adversos associados à biopsia pulmonar supera qualquer utilidade diagnóstica, dado o prognóstico bom para a recuperação completa da doença.

O tratamento consiste na administração de corticosteroides como o fosfato de dexametasona em dose inicial de 0,1 a 0,25 mg/kg IV a cada 24 h por 3 a 5 dias, seguido por uma dose decrescente administrada VO durante 2 a 3 semanas. A prednisolona pode ser substituída pela dexametasona. Antibióticos de amplo espectro (combinação de penicilina e aminoglicosídeo, trimetoprima-sulfonamida ou doxiciclina) devem ser administrados por 1 a 2 semanas.

Não há medidas de controle reconhecidas, embora o controle de doenças respiratórias infecciosas no plantel seja prudente.

LEITURA COMPLEMENTAR

Nout YS, Hinchcliff KW, Samii VF, et al. Chronic pulmonary disease with radiographic interstitial opacity (interstitial pneumonia) in foals. Equine Vet J. 2002;34:542.

REFERÊNCIA BIBLIOGRÁFICA

1. McConachie EL, et al. J Vet Int Med. 2014;28:939.

Pneumonia intersticial em equinos adultos

Pode estar associada a outras doenças sistêmicas, como infecção pelo vírus influenza, vírus da anemia infecciosa equina ou intoxicação por várias plantas ou minerais (sílica), ou pode ser uma doença primária. A fibrose pulmonar multinodular equina (FPME) foi previamente incluída neste tópico, mas agora é discutida separadamente mais adiante nesta seção sobre doenças do trato respiratório equino.[1]

Etiologia

A pneumonia intersticial é um achado comum em equinos associada a muitos agentes infecciosos (vírus Hendra, vírus da influenza equina[2,3], anemia infecciosa equina[4], *Rhodococcus equi*, *Aspergillus* sp., *Cryptococcus* sp. e *Histoplasma* sp., *Pneumocystis carinii*, *Parascaris equorum* e *Dictyocaulus arnfieldi*). A intoxicação por cetona perílica, derivada de *Perilla frutescens*, causa doença pulmonar restritiva aguda em equinos. De maneira semelhante, a ingestão de *Eupatorium* sp. na Austrália e no Havaí causa pneumonia intersticial em equinos. A ingestão de *Crotalaria* spp. provoca pneumonia intersticial em jumentos.[5] A inalação ou ingestão de produtos químicos agrícolas ou toxinas ambientais (p. ex., paraquat) tem o potencial de causar pneumonia intersticial em outras espécies, mas isso não foi demonstrado em equinos.[1] A silicose causa pneumonia intersticial em equinos na Califórnia.[6] A pneumonia lipídica tem um componente intersticial.[7]

A *fibrose e a elastose pleuropulmonar* crônica ocorrem em jumentos idosos no Reino Unido.[8,9] A doença estava presente em 32% dos mais de 1.100 exames *post mortem* de jumentos.[9] A etiologia da doença é desconhecida.

Reações de hipersensibilidade podem causar doença respiratória grave em equinos. Os alergênios incriminados incluem fungos (não especificados) e poeira de galinhas. A pneumonia intersticial também foi relatada subsequente à administração de um imunoestimulante contendo extrato de parede celular micobacteriana. A pneumonia eosinofílica crônica em equinos adultos é idiopática.[10]

Epidemiologia

A doença ocorre em equinos adultos, aparentemente sem predisposição racial, sexual ou etária. Nos casos em que a causa é infecciosa, a epidemiologia da doença é característica daquela do microrganismo causal.

Patogênese

A lesão inicial causa lesão às células do parênquima e alveolite aguda. A alveolite resulta de danos nas células epiteliais e endoteliais por agentes tóxicos, metabólicos (radicais livres) ou infecciosos. Esta é seguida por uma fase de proliferação celular de pneumócitos tipo 2 e fibroblastos com depósito de tecido conjuntivo. Neste momento há um influxo de células inflamatórias, cujo tipo exato depende em certa medida da causa da doença. A infiltração de neutrófilos, linfócitos e macrófagos é comum. A lesão contínua ao pulmão resulta no desenvolvimento de fibrose intersticial grave e destruição das unidades de troca gasosa.

Consequentemente, a pneumonia intersticial altera a função pulmonar, incluindo redução da complacência, comprometimento da troca gasosa pulmonar e diminuição da capacidade pulmonar total e vital. O trabalho da respiração é aumentado.

Achados clínicos

Equinos com pneumonia intersticial têm várias combinações de: perda de peso, tosse recorrente, depressão, anorexia, febre ou angústia respiratória. Os sinais de angústia respiratória são variáveis entre os casos e dependem da gravidade da doença. A história usual é de início gradual de aumento do esforço respiratório. As frequências cardíaca e respiratória geralmente estão elevadas. Pirexia não é um achado constante. Pode haver secreção nasal. A auscultação torácica pode revelar apenas aumento da intensidade dos sons respiratórios normais ou presença ocasional de crepitações e sibilos.

A radiografia torácica revela doença pulmonar, normalmente aparentando doença intersticial difusa e grave. O exame ultrassonográfico pode indicar múltiplos sinais de "cauda de cometa" no parênquima pulmonar confluentes com a superfície pleural. Não há excesso de líquido pleural.

O teste cutâneo intradérmico pode ser útil para identificar o alergênio incitante em casos de pneumonia intersticial alérgica.

Patologia clínica

As anormalidades bioquímicas séricas e hematológicas variam com a causa desencadeante da doença. O lavado broncoalveolar, preferível à coleta de aspirados traqueais, demonstra mudanças consistentes com a doença subjacente, que geralmente é inflamatória.

Achados de necropsia

Os pulmões não se esvaziam como previsto e podem haver endentações das costelas na superfície dos pulmões. As alterações histológicas dependem da etiologia da doença.

Tratamento

Deve ser direcionado para qualquer causa identificada da doença, como a administração de anti-helmínticos em equinos com doença parasitária. Fármacos broncodilatadores como o clembuterol podem ser considerados, mas a broncoconstrição não é um componente importante da doença.

Controle

A prevenção da exposição a possíveis causas infecciosas, tóxicas ou ambientais é prudente.

LEITURA COMPLEMENTAR

Bruce EH. Interstitial pneumonia in horses. Comp Cont Educ Pract Vet. 1995;17:1145.

Buergelt CD. Interstitial pneumonia in the horse: a fledgling morphological entity with mysterious causes. Equine Vet J. 1995;27:4.

REFERÊNCIAS BIBLIOGRÁFICAS

1. Radostits O, et al. Interstitial pneumonia of horses. In: Veterinary Medicine: A Textbook of the Diseases of Cattle, Horses, Sheep, Goats and Pigs. 10th ed. London: W.B. Saunders; 2007:2004.
2. Patterson-Kane JC, et al. Equine Vet J. 2008;40:199.
3. Begg AP, et al. Aust Vet J. 2011;89:19.
4. Bolfa P, et al. J Comp Pathol. 2013;148:75.
5. Pessoa CRM, et al. Toxicon. 2013;71:113.
6. Arens AM, et al. Vet Pathol. 2011;48:593.
7. Metcalfe L, et al. Irish Vet J. 2010;63:303.
8. Miele A, et al. Chest. 2014;145:1325.
9. Morrow LD, et al. J Comp Pathol. 2011;144:145.
10. Bell SA, et al. J Vet Int Med. 2008;22:648.

Hemorragia pulmonar induzida pelo exercício em equinos (sangradores)

Sinopse

- Etiologia: hemorragia pulmonar durante o exercício
- Epidemiologia: presente na maioria (> 80%) dos equinos de corrida Puro-sangue Inglês e Standardbred, embora os achados clínicos sejam menos comuns. Ocorre em todo o mundo em qualquer equino que executa exercícios extenuantes. A taxa de letalidade de casos é baixa, embora, devido à alta incidência da doença, as mortes ocorram frequentemente durante as corridas
- Patogênese: provavelmente associada à ruptura dos capilares pulmonares pelas altas pressões vasculares pulmonares geradas durante o exercício. Não parece haver um papel contribuidor da inflamação preexistente e da obstrução de pequenas vias respiratórias, embora isso não esteja claro. Há danos nos tecidos causados por mudanças acentuadas e rápidas na pressão intratorácica
- Achados clínicos: a epistaxe é um sinal incomum, mas muito específico de hemorragia pulmonar induzida pelo exercício em equinos que acabaram de se exercitar. O exame endoscópico da traqueia e brônquios revela sangue
- Patologia clínica: presença de macrófagos cheios de hemossiderina em aspirados traqueais ou lavados brônquicos
- Lesões: fibrose e descoloração das regiões caudodorsais dos pulmões. Fibrose, acúmulo de macrófagos cheios de hemossiderina no tecido intersticial, inflamação e angiogênese da artéria brônquica. Equinos que morrem agudamente têm vias respiratórias cheias de sangue e pulmões pesados e úmidos
- Confirmação do diagnóstico: demonstração de sangue na traqueia ou brônquios por exame endoscópico ou exame citológico de aspirado traqueal ou lavado broncoalveolar
- Tratamento: a furosemida é eficaz para diminuir a frequência e gravidade da doença
- Controle: não há medidas específicas de controle, entretanto, a prevenção de doenças respiratórias ambientais e infecciosas pode reduzir a incidência da doença.

Etiologia

A hemorragia pulmonar induzida pelo exercício (HPIE) é uma doença que ocorre em equinos durante exercícios extenuantes.[1] Há evidências de um componente genético para a epistaxe em equinos de corrida Puro-sangue Inglês ($h^2 = 0,27$ a $0,5$)[2], mas não há relatos de herdabilidade ou fatores genéticos que contribuam para a HPIE.

Epidemiologia

A HPIE é principalmente uma doença de equinos, embora ocorra em camelos e galgos de corrida.[3] Ocorre em equinos em todo o mundo e não parece haver qualquer distribuição geográfica. É um distúrbio de equinos que correm em alta velocidade, como equinos de corrida Puro-sangue Inglês ou Standardbred. O distúrbio é incomum em equinos de enduro e é raro em raças de tração, embora ocorra em equinos utilizados para essas atividades.[4] Há um reconhecimento crescente de sua importância em equinos para esporte (corridas hípicas, show de saltos, mas não em adestramento).[5]

A prevalência da HPIE varia de acordo com o método usado para detectá-la e a frequência com a qual os equinos são examinados, conforme discutido posteriormente nesta seção. A epistaxe associada ao exercício é quase sempre atribuível à hemorragia pulmonar e ocorre somente em uma pequena proporção de equinos de corrida. A epistaxe ocorre em apenas 3% dos equinos que têm sangue detectado na traqueia por exame endoscópico realizado dentro de 2 h da corrida. A prevalência da epistaxe em equinos de corrida varia entre 0,1 e 9,0%, com a frequência dependendo da raça, idade e sexo dos equinos selecionados para estudo, o tipo de corrida e o momento e frequência da observação dos equinos após a corrida. A epistaxe é mais comum em equinos mais velhos. Existem relatos conflitantes de predisposição sexual, embora a epistaxe possa ser mais comum em fêmeas Puro-sangue Inglês. A epistaxe é mais comum depois de corridas de menos de 1.600 metros do que em corridas mais longas, embora nem todas as fontes concordem com este ponto. No entanto, os equinos em corridas com obstáculos, que são normalmente mais longas que 2.000 metros, correm maior risco de epistaxe do que equinos em corridas planas. A incidência de epistaxe em equinos de corrida com obstáculos no Reino Unido é de 5,3 por 1.000 partidas e 3,6 por 1.000 partidas em provas de salto.[6] Os fatores de risco para equinos em corridas de saltos (com obstáculos) incluem a epistaxe prévia (razão de probabilidades [RP] = 6,1 [4,4 a 8,3]), corrida em jóquei (RP = 5,9 [1,4 a 25]), mais que 9 corridas nos últimos 4 a 6 meses (RP = 10 [2 a 47]), e corrida em terreno mais firme.[6] *A epistaxe é relativamente incomum, e a maioria dos equinos com HPIE não tem epistaxe.*

Há uma variedade de outros métodos de detecção de HPIE, incluindo exame endoscópico das vias respiratórias e exame microscópico dos aspirados traqueais ou do lavado broncoalveolar.

Quase todos os equinos de corrida Puro-sangue Inglês em treinamento ativo possuem hemossiderófagos no lavado broncoalveolar, indicando que todos possuem algum grau de HPIE. A prevalência desta hemorragia diminui quando o diagnóstico se baseia no exame endoscópico de equinos após o exercício ou corrida.

Conforme mencionado, a HPIE é muito comum em equinos de corrida Puro-sangue Inglês, com estimativas de prevalência, baseadas em um único exame endoscópico da traqueia e brônquios, de 43 a 75%.[7,8] A prevalência aumenta com a frequência do exame, com mais de 80% dos equinos apresentando evidências de HPIE em pelo menos uma ocasião após o exame depois de cada uma de três corridas consecutivas.[9] Pode haver variabilidade considerável na gravidade da hemorragia em um equino individual em repetidos exames durante uma temporada de corridas.[8] Assume-se que a prevalência de HPIE em equinos de corrida Standardbred seja menor, com relatos de que 26 a 34% desses equinos apresentaram sangue na traqueia após a corrida. No entanto, esses estudos foram baseados em um único exame e apenas um relatou como positivos aqueles equinos com sangue cobrindo mais da metade da árvore traqueobrônquica. Quando examinados após cada uma das três corridas, 87% dos equinos de corrida Standardbred tinham evidência de hemorragia pulmonar induzida pelo exercício em pelo menos uma ocasião, sugerindo que a hemorragia é tão comum em equinos de corrida Standardbred como em equinos de corrida Puro-sangue Inglês.

A HPIE ocorre em aproximadamente 62% dos equinos de corrida da raça Quarto de Milha, e tem sido observada em equinos Quarto de Milha usados em corridas de tambor. O distúrbio ocorre em equinos de corrida da raça Appaloosa. Aproximadamente 11% dos pôneis para polo são afetados por HPIE. A doença ocorre em equinos de tração, mas não é bem documentada.

A idade é considerada um fator de risco para a HPIE, com a prevalência do distúrbio sendo maior em equinos mais velhos, mas o fator de risco é a quantidade de corridas que um equino completou, não sua idade.[10,11] Não há associação consistente entre sexo e a prevalência da HPIE. Entre os equinos de corrida Puro-sangue Inglês, há uma relação pouco clara entre a velocidade das corridas e o risco de hemorragia pulmonar induzida pelo exercício.[10,12] As lesões de HPIE não são detectadas em equinos de corrida Puro-sangue Inglês jovens que treinaram a velocidades inferiores a 7 m/s.

O risco da hemorragia pulmonar induzida pelo exercício aumenta com a corrida em temperaturas ambiente mais baixas[10,12] e com o uso de ferraduras durante as corridas.[12] Não há associação entre o risco da hemorragia e a dureza da pista.[10,12]

Patogênese

A causa da HPIE é a ruptura das membranas capilares alveolares com extravasamento subsequente de sangue para os espaços intersticial e alveolar. A fonte de sangue em tais casos é a circulação pulmonar. Sugeriu-se que o foco da hemorragia fosse a circulação brônquica durante o exercício com base na evidência histológica de angiogênese brônquica em equinos que experimentaram episódios anteriores de HPIE, mas a contribuição da circulação brônquica para a doença não foi demonstrada. Independentemente da contribuição da circulação brônquica para o sangue nas vias respiratórias, a lesão inicial provável é nos capilares associados à circulação pulmonar. Há evidência crescente de que a lesão primária é o remodelamento arteriovenoso das veias pulmonares.[13-16] O remodelamento das veias pulmonares resulta em perda de distensibilidade e oclusão parcial ao fluxo sanguíneo com subsequente aumento presumido da pressão capilar alveolar pulmonar.[13,17] A hemorragia no espaço intersticial e nos alvéolos, com subsequente movimento rostral do sangue nas vias respiratórias, resulta em sangue na traqueia e nos brônquios.

A ruptura dos capilares alveolares ocorre secundariamente ao aumento da pressão transmural (diferença de pressão entre o interior do capilar e o lúmen alveolar) induzido pelo exercício. Se a tensão transmural exceder a resistência da parede capilar à tração, o capilar se rompe. A causa imediata da ruptura capilar alveolar é a alta pressão transmural gerada por pressões intracapilares positivas, que são amplamente atribuídas à pressão sanguínea capilar, e a pressão intra-alveolar inferior gerada pelas pressões pleurais negativas associadas à inspiração.

Durante o exercício, as magnitudes absolutas da pressão capilar pulmonar e da pressão alveolar aumentam, com consequente aumento da pressão transmural. O exercício extenuante está associado ao aumento acentuado na pressão arterial pulmonar em equinos. Valores da pressão arterial pulmonar média no repouso de 20 a 25 mmHg subiram para mais de 90 mmHg durante o exercício intenso em razão do grande débito cardíaco alcançado pelos equinos durante o exercício. O aumento na pressão arterial pulmonar, combinado ao aumento na pressão no átrio esquerdo durante o exercício, provavelmente resulta em maior pressão capilar pulmonar. Combinado ao aumento da pressão capilar pulmonar, há diminuição significativa (se torna mais negativa) na pressão pleural e, portanto, alveolar, durante o exercício. A pressão pleural de equinos normais durante a inspiração diminui de aproximadamente -0,7 kPa (-5,3 mmHg) em repouso para -8,5 kPa (64 mmHg) durante exercícios vigorosos. Juntos, o aumento da pressão capilar pulmonar e a diminuição (mais negativa) da pressão intrapleural (alveolar) contribuem para um aumento acentuado da tensão na parede alveolar. Embora a parede alveolar e os capilares pulmonares dos equinos sejam mais fortes que os de outras espécies, a ruptura pode ocorrer, uma vez que a tensão da parede no alvéolo excede a força mecânica do capilar.

Outras teorias da patogênese da HPIE incluem: doenças das pequenas vias respiratórias, obstrução das vias respiratórias superiores, anormalidades hemostáticas, alterações na viscosidade do sangue e na forma dos eritrócitos, forças de cisalhamento intratorácicas associadas à marcha e angiogênese das artérias brônquicas. É provável que a patogênese da HPIE envolva vários processos – incluindo hipertensão pulmonar, pressão alveolar inferior e alterações na estrutura pulmonar – que se somam para induzir falha por tensão dos capilares pulmonares.

A obstrução das vias respiratórias superiores ou inferiores foi proposta como causa de HPIE. A obstrução inspiratória das vias respiratórias resulta em pressão intrapleural e, portanto, alveolar, mais negativa. Este efeito é exacerbado pelo exercício, com o resultado que a pressão transmural alveolar é maior em equinos com obstrução das vias respiratórias. A pressão transmural mais alta nesses equinos pode aumentar a gravidade da HPIE, embora isso não tenha sido demonstrado. Além disso, embora a obstrução inspiratória das vias respiratórias possa predispor à HPIE, a prevalência dessa condição é muito menor que a de HPIE, indicando que esse não é o único fator que induz a esta doença na maioria dos equinos.

Equinos com HPIE moderada a grave apresentam evidência histológica de inflamação das pequenas vias respiratórias, e há clara associação entre a presença de HPIE e alterações inflamatórias no líquido do aspirado traqueal ou broncoalveolar. No entanto, a instilação de sangue autólogo nas vias respiratórias não induz resposta inflamatória significativa em equinos normais e, portanto, não está claro se a inflamação por si só induz ou predispõe à HPIE.[18,19] Teoricamente, a inflamação das pequenas vias e a broncoconstrição têm o potencial de produzir obstrução das vias respiratórias intratorácicas e, portanto, pressão alveolar mais negativa. Dado que a doença das pequenas vias respiratórias é comum em equinos, existe o potencial para um efeito importante de fatores tais como infecções virais, poluição do ar e doenças alérgicas das vias respiratórias contribuírem para o início ou propagação da HPIE.

A localização característica das lesões da HPIE nos campos pulmonares caudodorsais levou à sugestão de que a hemorragia é resultado da lesão tecidual ocorrida quando ondas de tensão geradas pelo impacto do membro torácico são focalizadas e amplificadas na área da seção transversal mais estreita dos lobos pulmonares caudais. Segundo a teoria, o impacto locomotor dos membros torácicos resulta na transmissão de forças através da escápula para a parede do corpo, de onde passam para os pulmões, caudal e dorsalmente. À medida que a onda de pressão passa para as regiões caudodorsais mais estreitas dos pulmões, ela gera progressivamente forças maiores de cisalhamento que perturbam o tecido e causam HPIE. Entretanto, estudos de pressões intrapleurais não demonstraram a presença de uma onda de pressão sistêmica passando pelo pulmão e não forneceram confirmação para essa hipótese.

Suspeita-se que equinos com HPIE tenham defeitos na hemostasia ou fibrinólise. No entanto, embora o exercício induza alterações substanciais na coagulação sanguínea e na fibrinólise, não há evidências de que os equinos com HPIE tenham coagulação defeituosa ou fibrinólise aumentada.

Independentemente da causa, a ruptura dos capilares pulmonares e a hemorragia subsequente nas vias respiratórias e no interstício causam inflamação tanto das vias respiratórias quanto do interstício, com subsequente desenvolvimento de fibrose e alteração da complacência tecidual. A heterogeneidade da complacência nos pulmões, e particularmente na junção de tecido normal e doente, resulta no desenvolvimento de estresse de cisalhamento anormal com subsequente dano tecidual. Essas alterações são exacerbadas pela inflamação e obstrução de pequenas vias respiratórias, resultando na insuflação desigual dos pulmões. As anormalidades estruturais, combinadas com a hipertensão pulmonar e as grandes forças intratorácicas associadas à respiração durante o exercício extenuante, causam danos repetitivos no limite entre o tecido normal e doente com hemorragia e inflamação adicionais. O processo, uma vez iniciado, é de longa duração e continua enquanto o equino continuar a realizar exercícios extenuantes.

Achados clínicos

Desempenho atlético ruim ou epistaxe são as queixas mais comuns em equinos com HPIE. Embora o baixo desempenho possa ser atribuído a qualquer uma de muitas causas, a epistaxe associada ao exercício é quase sempre secundária à hemorragia pulmonar.

A epistaxe decorrente de hemorragia pulmonar induzida pelo exercício ocorre durante ou logo após o exercício e normalmente é notada pela primeira vez no fim de uma corrida, particularmente quando o equino é devolvido ao piquete ou ao círculo do vencedor e é permitido abaixar a cabeça. A epistaxe geralmente é bilateral e se resolve poucas horas após o final da corrida. A epistaxe pode ocorrer em mais de uma ocasião, sobretudo quando os equinos correm ou se exercitam em alta velocidade logo após um episódio inicial.

Hemorragia pulmonar induzida pelo exercício e desempenho

A falha do desempenho dentro do padrão esperado dos equinos de corrida (desempenho ruim) com frequência é atribuída, seja de forma correta ou não, à HPIE.[7] Muitos equinos com desempenho ruim têm evidências citológicas de HPIE no exame microscópico de aspirado traqueobrônquico ou do lavado broncoalveolar ou têm sangue evidente no exame endoscópico da árvore traqueobrônquica realizado 30 a 90 min após exercício extenuante ou corrida. No entanto, é importante reconhecer que a HPIE é muito comum em equinos de corrida, e deve ser considerada a causa do desempenho ruim somente após outras hipóteses serem eliminadas. A hemorragia pulmonar induzida pelo exercício grave indubitavelmente resulta em desempenho ruim e, em raras ocasiões, na morte de equinos de corrida Puro-sangue Inglês.[1,7,20] Os equinos Puro-sangue Inglês com HPIE têm desempenho prejudicado em comparação com equinos não afetados.[7] Os equinos afetados têm probabilidade menor de terminar nos três primeiros lugares e são menos propensos a se tornarem competidores de elite que ganham dinheiro.

Resultados de estudos em equinos de corrida Standardbred indicam ou a falta de efeito da HPIE no desempenho ou a sua associação com desempenho superior. Não houve relação entre a presença da hemorragia pulmonar e a posição final em 29 equinos de corrida Standardbred com HPIE intermitente examinados em pelo menos duas ocasiões, nem em 92 equinos de corrida Standardbred examinados em uma ocasião. No entanto, de 965 equinos de corrida Standardbred examinados após corrida, aqueles que terminaram em primeiro ou segundo lugar apresentaram probabilidade 1,4 vez maior (intervalo de confiança de 95%, de 0,9 a 2,2) de apresentarem evidência de HPIE no exame traqueobroncoscópico do que equinos que terminaram na sétima ou oitava posições.

Exame físico

Além da epistaxe em uma pequena proporção de equinos afetados (Figura 12.26), há poucas anormalidades detectáveis no exame físico de rotina de equinos com HPIE. A temperatura retal e as frequências cardíaca e respiratória podem estar elevadas como consequência do exercício em equinos examinados logo após o exercício, mas os valores dessas variáveis em equinos com HPIE em repouso não são visivelmente diferentes daqueles de equinos sem evidência de hemorragia. Equinos afetados podem deglutir com maior frequência durante a recuperação do exercício do que equinos não afetados, provavelmente consequência do sangue na laringe e faringe. A tosse é comum em equinos que se recuperam de exercícios extenuantes e, após a recuperação do mesmo, equinos com HPIE não têm maior probabilidade de tossir do que equinos não afetados.[1] Outros achados clínicos relacionados com anormalidades respiratórias são incomuns em equinos com HPIE. A angústia respiratória é rara em equinos com HPIE e, quando presente, indica hemorragia grave ou outra doença pulmonar grave, como pneumonia, pneumotórax ou ruptura de abscesso pulmonar. Os sons pulmonares são anormais em um pequeno número de equinos afetados pela HPIE e, quando presentes, se caracterizam pelo aumento da intensidade dos sons respiratórios normais durante o exame de rerespiração. Sons de guizo traqueais podem estar presentes em equinos com HPIE, mas também são ouvidos em equinos não afetados.

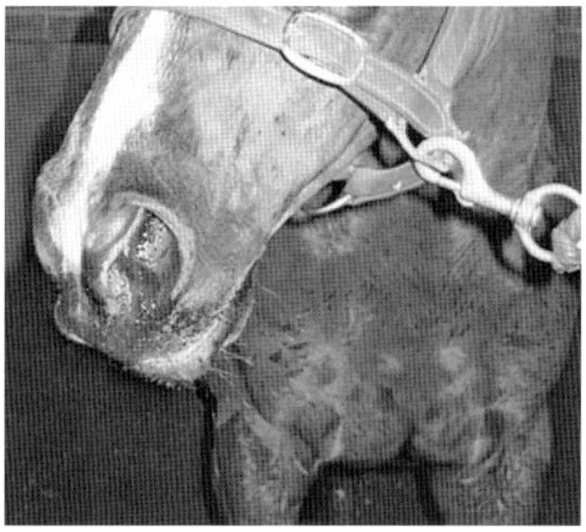

Figura 12.26 Equino de corrida Puro-Sangue Inglês com epistaxe secundária à hemorragia pulmonar induzida pelo exercício (HPIE) durante a corrida. (Esta figura encontra-se reproduzida em cores no Encarte.)

Traqueobroncoscopia

A observação de sangue na traqueia ou grandes brônquios de equinos, 30 a 120 min depois da corrida ou exercícios extenuantes, proporciona diagnóstico definitivo de HPIE. A quantidade de sangue nas grandes vias respiratórias varia de alguns pontos pequenos nas paredes das vias respiratórias até uma estria de sangue que ocupa o terço ventral da traqueia. O sangue também pode estar presente na laringe e na nasofaringe. Se houver forte suspeita de HPIE e o sangue não estiver presente em um exame único realizado logo após o exercício, o exame deve ser repetido em 60 a 90 min. Alguns equinos com HPIE não apresentam sangue nas vias respiratórias rostrais imediatamente após o exercício, mas o fazem quando examinados 1 a 2 h depois. O sangue é detectável pelo exame traqueobroncoscópico por 1 a 3 dias na maioria dos equinos, com alguns equinos tendo sangue detectável por até 7 dias.

O exame broncoscópico pode ser usado para estimar a gravidade da HPIE por meio do uso de um sistema de classificação. A repetibilidade interobservador da avaliação traqueobroncoscópica da gravidade da HPIE usando uma escala de graduação de 0 a 4 é excelente, e o uso desse sistema de pontuação tem sido amplamente adotado (Figura 12.27).[7,8,12,21]

- Grau 0: nenhum sangue detectado na faringe, laringe, traqueia ou brônquios principais
- Grau 1: presença de uma ou mais manchas de sangue ou duas ou mais estrias de sangue curtas (< um quarto do comprimento da traqueia) e estreitas (< 10% da área de superfície traqueal) na traqueia ou brônquios principais visíveis da bifurcação traqueal
- Grau 2: estria de sangue longa (> metade do comprimento da traqueia) ou maior que duas estrias curtas que ocupam menos de um terço da circunferência traqueal
- Grau 3: múltiplas estrias distintas de sangue que cobrem mais de um terço da circunferência traqueal. Nenhum sangue se acumulando na entrada torácica
- Grau 4: múltiplas estrias de sangue coalescentes cobrindo mais de 90% da superfície traqueal com acúmulo de sangue na entrada torácica.

Supõe-se que uma pontuação mais alta represente hemorragia mais grave, mas embora a repetibilidade desse sistema de pontuação tenha sido estabelecida, a relação entre a quantidade de sangue nas grandes vias respiratórias e a quantidade real de hemorragia não foi estabelecida.

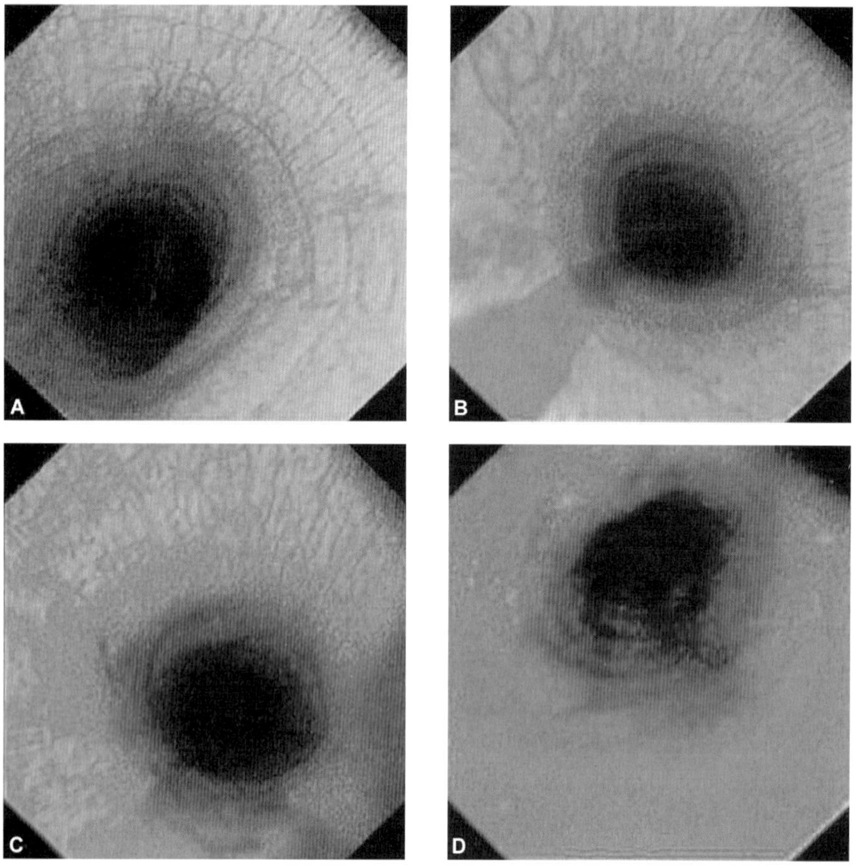

Figura 12.27 Classificação da hemorragia pulmonar induzida pelo exercício (HPIE) em equinos de corrida Puro-sangue Inglês: graus 1 (**A**), 2 (**B**), 3 (**C**) e 4 (**D**). Reproduzida, com autorização, de Hinchcliff *et al.* 2005.[21] (Esta figura encontra-se reproduzida em cores no Encarte.)

Radiografia

A radiografia torácica é de uso limitado na detecção de equinos com HPIE. As radiografias podem demonstrar a presença de radiopacidade nos campos pulmonares caudodorsais de alguns equinos, mas muitos animais afetados apresentam anormalidades radiográficas mínimas a indetectáveis.[1] O exame de radiografia torácica de equinos com HPIE pode ser útil para excluir a presença de outro processo patológico, como abscesso pulmonar, que contribui para a hemorragia pulmonar do equino ou para o desempenho atlético insatisfatório.

Prognóstico

Equinos que sofreram um episódio de epistaxe têm maior probabilidade de apresentarem um segundo episódio. Por esta razão, a maioria das jurisdições de competição não permite que eles corram por um período de semanas a meses depois da ocorrência inicial, com repouso forçado mais prolongado após um episódio subsequente de epistaxe e aposentadoria das corridas após um terceiro episódio. A taxa de recidiva após um episódio de epistaxe em equinos Puro-sangue Inglês é de aproximadamente 13,5%, apesar de os equinos afetados não terem permissão para correr durante 1 mês após o episódio inicial. Essa alta taxa de recidiva sugere que as lesões pulmonares incitantes não foram curadas.

O exame no longo prazo do desempenho de equinos com HPIE indica que os equinos com hemorragia de grau 4 têm carreiras de corrida mais curtas, mas não está claro se isso decorre da biologia da doença ou de uma decisão gerencial dos proprietários e treinadores.[11] Não houve associação entre as avaliações de desempenho no longo prazo mensuradas no decorrer de 10 anos e os graus 1, 2 ou 3 da HPIE em equinos de corrida da raça Puro-sangue Inglês.[11]

Patologia clínica

Exame de secreções das vias respiratórias ou fluido de lavado

A presença de hemácias ou macrófagos contendo tanto hemácias inviáveis quanto produtos de degradação da hemoglobina (hemossiderófagos) no lavado traqueal ou broncoalveolar fornece evidência de HPIE. A detecção de hemácias ou hemossiderófagos em aspirados traqueais ou em lavado broncoalveolar é considerada tanto sensível quanto específica para o diagnóstico da hemorragia pulmonar. O exame dos fluidos das vias respiratórias indica a presença de HPIE em uma proporção maior de equinos do que o exame traqueobroncoscópico após exercício extenuante ou corrida. A maior sensibilidade do exame do líquido das vias respiratórias provavelmente é atribuída à capacidade desse exame em detectar a presença de pequena quantidade de sangue ou seus produtos residuais e à longevidade desses produtos nas vias respiratórias. Embora o exame endoscópico possa detectar sangue em equinos ocasionais até 7 dias após um episódio de HPIE, a evidência celular de hemorragia pulmonar persiste por semanas após um único episódio. Hemácias e macrófagos contendo hemácias estão presentes no lavado broncoalveolar ou aspirados traqueais por pelo menos 1 semana após exercício extenuante ou instilação de sangue autólogo nas vias respiratórias, e os hemossiderófagos estão presentes por pelo menos 21 dias e, possivelmente, por mais tempo.

Estudos recentes relataram o uso do número de hemácias no lavado broncoalveolar como indicador quantitativo de HPIE. No entanto, este indicador de gravidade da hemorragia pulmonar não foi validado nem demonstrou ser mais confiável ou reproduzível do que o exame traqueobroncoscópico e o sistema de graduação visual. Além disso, existe uma preocupação considerável quanto à adequação da contagem de hemácias no lavado broncoalveolar para avaliação da gravidade da HPIE, já que uma área desconhecida, embora presumivelmente pequena, do pulmão é examinada pelo lavado e que há risco de que essa área do pulmão possa não ser representativa do pulmão como um todo, semelhante à situação do exame do lavado broncoalveolar de equinos com pneumonia. O lavado broncoalveolar de seções de ambos os pulmões, realizado usando endoscópio, pode neutralizar algumas destas preocupações.

Aspirados traqueais podem ser obtidos a qualquer momento após o exercício por aspiração, seja durante o exame traqueobroncoscópico ou por meio de agulha intratraqueal percutânea. Os aspirados obtidos por meio de um endoscópio podem não ser estéreis, dependendo da técnica de coleta. O líquido do lavado broncoalveolar pode ser obtido ou por meio de um endoscópio preso na via respiratória distal ou de um tubo com balão (*cuff*) inserido cegamente em uma via respiratória distal. A coleta de líquido por um endoscópio tem a vantagem de permitir o exame das vias respiratórias distais e a seleção da área do pulmão a ser lavada. No entanto, requer o uso de um endoscópio que é mais longo (2 m) do que aqueles prontamente disponíveis na maioria das instalações equinas. O uso de um cateter de lavagem broncoalveolar comercial não requer o uso de endoscópio, e este procedimento pode ser prontamente realizado em situações de campo.

Diagnóstico diferencial

Epistaxe e hemorragia nas vias respiratórias podem ocorrer como resultado de muitas doenças (Tabela 12.12).

Necropsia

A HPIE é uma causa rara de morte de equinos de corrida, mas entre equinos de corrida que morrem durante corridas por algum motivo que não lesões musculoesqueléticas, a hemorragia pulmonar é comum.[20] O exame de necropsia de equinos geralmente é incidental ao exame para outra causa de morte. As anormalidades pertinentes em equinos com HPIE estão restritas ao trato respiratório. Macroscopicamente, os equinos examinados poucas horas após exercícios extenuantes, como equinos examinados em razão de lesões musculoesqueléticas catastróficas ocorridas durante a corrida, podem ter petéquias graves nos campos pulmonares caudodorsais. Equinos com doença crônica têm coloração azul-acizentada ou azul-amarronzada das superfícies da pleura visceral dos campos pulmonares caudodorsais, que com frequência está nitidamente demarcada, especialmente na superfície diafragmática. A alteração de coloração afeta ambos os pulmões igualmente, com 30 a 50% dos campos pulmonares apresentando alteração de coloração em casos graves. As áreas afetadas não colapsam na mesma extensão que as áreas não afetadas e, no pulmão esvaziado, têm consistência semelhante ao baço. Na superfície de corte, as áreas do pulmão com alteração de coloração são predominantemente contíguas com a superfície pleural dorsal e se estendem ventralmente no parênquima pulmonar. As áreas de pulmão afetado podem ser separadas por pulmão normal. Há proliferação de vasos brônquicos, predominantemente artérias e arteríolas, nas áreas afetadas. Histologicamente, as áreas afetadas exibem bronquiolite, hemossiderófagos no lúmen alveolar e espaços intersticiais e fibrose dos septos interlobulares, pleura e ao redor dos vasos e bronquíolos.

Tratamento

A prevenção da hemorragia pulmonar induzida pelo exercício é controversa porque pode envolver a administração de medicamentos no dia das corridas. A eficácia de várias intervenções e medicamentos foi avaliada recentemente em duas revisões sistemáticas, e ambas concluíram que havia evidência moderadamente forte de que a administração de furosemida antes das corridas reduz a frequência e a gravidade da HPIE em equinos de corrida Puro-sangue Inglês.[1,22] Há também evidência fraca ou nenhuma evidência de eficácia para outras intervenções. Existe recomendação para o uso de furosemida, mas em razão de questões regulatórias relacionadas ao seu uso, esta é apenas uma recomendação fraca.[1]

A terapia para essa enfermidade normalmente consiste em uma combinação de tentativas para reduzir a gravidade da hemorragia subsequente e em esforços para minimizar o efeito da hemorragia recente. O tratamento da HPIE é problemático por várias razões. Em primeiro lugar, a

Tabela 12.12 Causas de epistaxe em equinos.

Doença	Epidemiologia	Sinais clínicos e diagnóstico	Tratamento e controle
Hemorragia na traqueia ou nos brônquios, por vezes com epistaxe			
Hemorragia pulmonar induzida pelo exercício (HPIE)	Equinos após o exercício extenuante. Mais comum em equinos de corrida Puro-sangue Inglês e Standardbred	A epistaxe é um sinal raro, mas muito específico, da HPIE. Ocorre apenas após o exercício. O exame endoscópico das vias respiratórias é diagnóstico	A eficácia de vários medicamentos usados para tratamento e controle é debatida. A furosemida é usada extensivamente antes das corridas
Trauma	Esporádico. Associado a trauma na cabeça, pescoço ou tórax	O exame físico revela o local e a natureza do trauma. Pode exigir exame endoscópico das vias respiratórias superiores	Tratamento sintomático
Pneumonia	Transporte ou doença respiratória recente. Pode ocorrer como surtos, embora geralmente afete animais individuais	Febre, taquipneia, sons pulmonares anormais, leucocitose. A radiografia demonstra lesões pulmonares. Exame citológico e microbiológico do aspirado traqueal	Antimicrobianos, AINE, oxigênio. Controle por vacinação e prevenção da doença respiratória
Abscesso pulmonar	Esporádico. Hemorragia pode ocorrer após exercício	Às vezes não há sinais premonitórios. Febre, depressão, anorexia, tosse. Hemograma demonstra leucocitose. Hiperfibrinogenemia. Ultrassonografia ou radiografia demonstra a lesão. Aspirados traqueais	Antibióticos
Corpo estranho intrabronquial	Esporádico	Tosse, hemoptise, febre. Endoscopia ou radiografia revela o corpo estranho	Remoção do corpo estranho – muitas vezes não é prontamente alcançada
Neoplasia pulmonar	Esporádica. Com frequência equinos mais velhos, mas nem sempre. Hemangiossarcoma	Tosse, hemoptise. Massa demonstrada no exame ultrassonográfico ou radiográfico	Nenhum
Epistaxe (além das doenças listadas anteriormente)			
Micose da bolsa gutural	Esporádica. Epistaxe de início agudo	Epistaxe grave com risco de morte. Taquicardia, anemia, choque hemorrágico	Ligadura cirúrgica ou oclusão de artérias na bolsa gutural
Hematoma etmoidal	Esporádico	Epistaxe não associada ao exercício. Normalmente unilateral	Cirurgia ou injeção da massa com formaldeído
Trombocitopenia	Esporádica	Epistaxe, leve, intermitente. Petéquias e hemorragias equimóticas. Trombocitopenia	Glicocorticosteroides
Neoplasia	Esporádica	Neoplasia das vias respiratórias superiores	Nenhum
Trauma	Esporádico	Lesão na cabeça ou faringe	Sintomático
Sinusite	Esporádica	Exame endoscópico ou radiográfico do seio	Drenagem. Antimicrobianos

patogênese da HPIE não foi determinada, embora a evidência disponível apoie o papel da falha por estresse dos capilares pulmonares secundária à hipertensão pulmonar induzida pelo exercício. Em segundo lugar, há falta de informação usando muitos equinos em condições de campo que demonstre o efeito de qualquer medicação ou prática de manejo (com exceção da cama) na HPIE. Existem muitos estudos com número pequeno de equinos (< 40) sob condições experimentais, mas esses estudos muitas vezes carecem de poder estatístico para detectar efeitos do tratamento e, além disso, a relevância de estudos conduzidos em uma esteira para equinos que correm competitivamente é questionável.[1] Os tratamentos para a HPIE geralmente pretendem abordar um aspecto específico da patogênese da doença e serão discutidos nesse contexto, mas devem ser considerados no âmbito da quantidade e força da evidência, que para a maioria dos tratamentos é escassa e fraca.

Prevenção da falha por estresse dos capilares pulmonares

Consiste em reduzir a diferença de pressão através da membrana capilar pulmonar para conter a hemorragia pulmonar induzida pelo exercício. Teoricamente, isso pode ser alcançado reduzindo a pressão dentro do capilar ou aumentando (tornando menos negativa) a pressão dentro das vias respiratórias intratorácicas e do alvéolo.

Redução da pressão dos capilares pulmonares

A administração de furosemida como profilaxia é permitida em diversas jurisdições de competição em todo o mundo, principalmente no Canadá, nos EUA, no México e na maioria dos países sul-americanos. Nos EUA e no Canadá, quase todas as jurisdições de Puro-sangue Inglês, Standardbred e Quartos de Milha permitem a administração de furosemida antes das corridas.

A eficácia da furosemida no tratamento da hemorragia pulmonar já está bem documentada.[9,22] O mecanismo pelo qual a furosemida reduz a gravidade da HPIE é desconhecido, embora se especule que a furosemida, atenuando o aumento da pressão arterial pulmonar e da pressão capilar pulmonar induzidas pelo exercício de equinos, reduza a frequência ou gravidade da ruptura capilar pulmonar.

A furosemida está associada a desempenho superior em equinos de corrida Puro-sangue Inglês e Standardbred, o que complica ainda mais a avaliação de sua eficácia no tratamento da hemorragia pulmonar induzida pelo exercício.

O aumento na pressão capilar pulmonar secundária às alterações das propriedades reostáticas do sangue durante o exercício tem sido sugerido como um possível fator que contribui para o distúrbio.

Aumento da pressão inspiratória alveolar

A obstrução das vias respiratórias, seja intra ou extratorácica, aumenta a resistência das vias respiratórias e resulta em pressão intratorácica (pleural) mais negativa durante a inspiração para manter o volume corrente e a ventilação alveolar. As causas de obstrução extratorácica das vias respiratórias incluem hemiplegia laríngea e outras anormalidades das vias respiratórias superiores, enquanto a obstrução intratorácica normalmente decorre de broncoconstrição e doença inflamatória das vias respiratórias. Equinos com obstrução inspiratória extratorácica parcial ou broncoconstrição e inflamação das vias respiratórias associadas à doença obstrutiva recorrente das vias respiratórias (asma) apresentam pressões pleurais (e, portanto, alveolares) mais baixas (mais negativas) do que em equinos não afetados ou em equinos após tratamento efetivo. As relações hipotéticas entre a embocadura do equino, a obstrução das vias respiratórias e a hemorragia pulmonar induzida pelo exercício não são apoiadas até o momento por evidências empíricas.[23,24]

A obstrução parcial da inspiração, como a gerada pela hemiplegia laríngea, exacerba a diminuição nas pressões intrapleurais induzida pelo exercício com consequente aumento das pressões capilares transmurais. Essas alterações podem exacerbar a gravidade da hemorragia pulmonar induzida pelo exercício, embora não tenha sido demonstrada associação entre doença obstrutiva das vias respiratórias superiores e HPIE. Espera-se que a correção cirúrgica da obstrução das vias respiratórias resolva a pressão intrapleural mais negativa, mas seu efeito na HPIE é desconhecido.

Recentemente, o papel das narinas na contribuição para a resistência das vias respiratórias superiores e, assim, diminuição da pressão intrapleural inspiratória durante o exercício intenso, tem atraído a atenção de alguns pesquisadores. A aplicação de faixas dilatadoras nasais (fitas nasais, Flair strips®) reduz a resistência nasal pela dilatação da valva nasal e reduz a contagem de hemácias do lavado broncoalveolar coletado de equinos após exercício intenso em esteira. Além disso, a aplicação das fitas nasais dilatadoras a equinos em corridas simuladas reduz a contagem de hemácias no fluido do lavado broncoalveolar de alguns equinos, mas não de todos.

O papel da inflamação das pequenas vias respiratórias e da broncoconstrição na patogênese da HPIE ainda não está claro. No entanto, equinos com a hemorragia pulmonar são frequentemente tratados com medicamentos destinados a diminuir a inflamação das vias respiratórias inferiores e aliviar a broncoconstrição. Os fármacos broncodilatadores beta-adrenérgicos, como o clembuterol e o albuterol (salbutamol) são eficazes na indução da broncodilatação em equinos com broncoconstrição, mas a sua eficácia na prevenção da HPIE é desconhecida ou, em estudos muito pequenos, não é evidente. Corticosteroides, incluindo dexametasona, fluticasona e beclometasona, administrados por inalação, por via parenteral ou por via enteral, reduzem a inflamação e a obstrução das vias respiratórias, mas não demonstram eficácia na prevenção de hemorragia pulmonar induzida pelo exercício. O cromolin sódico (cromoglicato de sódio) não tem eficácia na prevenção da HPIE.

O tratamento com vapor de água (inalação de ar saturado de água) tem sido proposto como tratamento para a HPIE em razão do seu suposto efeito nas doenças das pequenas vias respiratórias. No entanto, o tratamento com vapor de água não tem efeito sobre a hemorragia pulmonar.

O uso de cama de baixo potencial alergênico (papel picado) para prevenir a HPIE não tem efeito aparente na prevalência desta condição. Embora seja sugerido que a prevenção ou minimização da doença das pequenas vias respiratórias possa reduzir a gravidade da condição, estudos que demonstrem tal efeito não foram relatados. No entanto, a otimização da qualidade do ar em recintos e estábulos e a prevenção de doenças respiratórias infecciosas parecem ser precauções sensatas.

Inflamação intersticial e angiogênese brônquica

A hemorragia nos tecidos intersticiais induz inflamação com subsequente desenvolvimento de fibrose e angiogênese da artéria brônquica. O papel dessas alterações na perpetuação da HPIE em equinos não é claro, mas provavelmente tem alguma importância. Tratamentos para reduzir a inflamação e promover a cicatrização com o mínimo de fibrose foram propostos. O descanso é uma recomendação óbvia, e muitas jurisdições de corrida têm regras sobre o descanso forçado para equinos com epistaxe. Embora a recomendação para o repouso seja intuitiva, não há informações de que o descanso reduza a gravidade ou a incidência da HPIE em equinos com evidência prévia desse distúrbio.

Da mesma forma, os corticosteroides são administrados com frequência, seja por inalação, ou por via enteral ou parenteral, na tentativa de reduzir a inflamação pulmonar e minimizar a fibrose. Mais uma vez, a eficácia desta intervenção na prevenção ou minimização da gravidade da HPIE não foi documentada.

Sangramento excessivo

Coagulopatia e fibrinólise

O exercício induz alterações substanciais na coagulação do sangue e fibrinólise. Entretanto, não há evidências de que equinos com HPIE tenham defeitos na coagulação ou fibrinólise aumentada. Independentemente disso, o ácido aminocaproico, um potente inibidor da degradação da fibrina, tem sido administrado a equinos para prevenir a HPIE. A eficácia do ácido aminocaproico na prevenção da hemorragia pulmonar não foi demonstrada.[1] De forma similar, os estrógenos são administrados a equinos com a expectativa de melhorar a hemostasia, embora o efeito dos estrógenos sobre a coagulação em qualquer espécie não seja claro. Não há evidências de que os estrógenos previnam a HPIE em equinos.

A vitamina K é administrada a equinos com HPIE, presumivelmente na expectativa de diminuir o tempo de coagulação. No entanto, como a HPIE não está associada a períodos prolongados de sangramento, é improvável que essa intervenção afete a prevalência ou a gravidade desta condição.

Função plaquetária

O ácido acetilsalicílico inibe a agregação plaquetária em equinos e aumenta o tempo de sangramento. Aparentemente de forma paradoxal, às vezes administra-se o ácido acetilsalicílico em equinos com HPIE devido a preocupações de que o aumento da agregação plaquetária contribua para esta condição. Todavia, não há evidências de que o ácido acetilsalicílico exacerbe ou previna a doença.

Integridade capilar

A fragilidade capilar aumenta o risco de hemorragia em muitas espécies. Vários bioflavonoides foram sugeridos para aumentar a integridade capilar e prevenir o sangramento. No entanto, hesperidina e bioflavonoides cítricos não têm eficácia na prevenção da HPIE em equinos. Da mesma forma, a vitamina C é administrada em equinos com a doença sem evidência científica de qualquer efeito benéfico.

Resumo das opções de tratamento

A seleção da terapia para equinos com HPIE é problemática. Dado que a maioria dos equinos tem algum grau de hemorragia pulmonar durante a maioria das sessões de exercício intenso, a decisão deve ser tomada não apenas em relação ao tipo de tratamento e seu momento, mas também quanto a quais equinos devem ser tratados. Além disso, a natureza aparentemente progressiva da doença com o trabalho continuado destaca a importância da profilaxia precoce e efetiva, e enfatiza a necessidade dos estudos de fatores como qualidade do ar e infecções respiratórias para incitar o distúrbio.

O tratamento favorecido atualmente para a HPIE é a administração de furosemida antes do exercício intenso. Seu uso é permitido em equinos de corrida em vários países, mas é controverso em muitos. Uma prática frequente é administrar a furosemida antes do treinamento de alta velocidade, e não somente no dia das corridas, em jurisdições que não permitem a administração de medicamentos no dia da corrida. Há interesse crescente no efeito da furosemida administrada 24 h antes da corrida, mas sua eficácia nesta situação ainda precisa ser determinada. A associação entre a administração de furosemida e o desempenho superior em equinos de corrida Standardbred e Puro-sangue Inglês deve ser considerada quando se recomenda o uso deste fármaco.

Prevenção e controle

Não há estratégias preventivas documentadas. O repouso é uma recomendação óbvia para equinos com HPIE, mas é provável que a hemorragia retorne quando o equino for novamente exercitado com muita intensidade. A duração do descanso e o programa de exercícios ideal para devolver os equinos às corridas depois da HPIE são desconhecidos, embora algumas jurisdições requeiram um exercício não mais intenso que o trote por 2 meses. Recomendações firmes não podem ser feitas sobre a duração do descanso em razão da falta de informações objetivas.

Embora o papel das doenças das vias respiratórias inferiores (infecciosas ou alérgicas) na gênese da HPIE não tenha sido demonstrado, o controle de doenças infecciosas e a minimização da inflamação não infecciosa das vias respiratórias inferiores parecem prudentes.

A preocupação com o papel das ondas de impacto na gênese da HPIE levou à discussão de protocolos de treinamento de "baixo estresse", mas estes não foram adequadamente avaliados.

LEITURA COMPLEMENTAR

Hinchcliff KW, et al. Exercise-induced pulmonary hemorrhage: American College of Veterinary Internal Medicine consensus statement. J Vet Intern Med. 2015;29: 743-758.

Sullivan SL, et al. A systematic review and meta-analysis of the efficacy of furosemide for exercise-induced pulmonary haemorrhage in Thoroughbred and Standardbred race horses. Equine Vet J. 2015;47: 341-349.

REFERÊNCIAS BIBLIOGRÁFICAS

1. Hinchcliff KW, et al. J Vet Int Med. 2015;29:743.
2. Velie BD, et al. Vet J. 2014;202:274.
3. Epp TS, et al. Comp Exerc Physiol. 2008;5:21.
4. Sullivan S, et al. Vet Clin Equine. 2015;31:187.
5. Van Erck-Westergren E, et al. Equine Vet J. 2013; 45:376.
6. Reardon RJM, et al. Vet J. 2015;205:44.
7. Morley PS, et al. Equine Vet J. 2015;47:358.
8. Preston SA, et al. Equine Vet J. 2015;47:366.
9. Hinchcliff KW, et al. JAVMA. 2009;235:76.
10. Hinchcliff KW, et al. Equine Vet J. 2010;42:228.
11. Sullivan SL, et al. Equine Vet J. 2015;47:350.
12. Crispe EJ, et al. Equine Vet J. 2015;n/a.
13. Derksen F, et al. Compendium (Yardley, PA). 2011; 33:E6.
14. Derksen FJ, et al. Equine Vet J. 2009;41:586.
15. Stack A, et al. Am J Vet Res. 2013;74:1231.
16. Stack A, et al. J Appl Phys. 2014;117:370.
17. Williams KJ, et al. Vet Pathol. 2008;45:316.
18. Derksen FJ, et al. Equine Vet J. 2007;39:334.
19. Williams KJ, et al. Equine Vet J. 2011;43:354.
20. Lyle CH, et al. Equine Vet J. 2012;44:459.
21. Hinchcliff KW, et al. Am J Vet Res. 2005;66:596.
22. Sullivan SL, et al. Equine Vet J. 2015;47:341.
23. Cook WR. Equine Vet Educ. 2014;26:381.
24. Cook WR. Equine Vet J. 2014;46:256.

Obstrução recorrente das vias respiratórias (asma)

Sinopse

- Etiologia: predisposição genética combinada com desafio ambiental de poeiras inaladas do estábulo e da alimentação contendo agentes incitantes que podem incluir partículas de fungos, endotoxinas, ácaros, restos de plantas e material inorgânico
- Epidemiologia: predominantemente uma doença de equinos estabulados em locais pouco ventilados e alimentados com feno de qualidade. Ocorre em todo o mundo, mas mais comumente no hemisfério norte. Maior prevalência em equinos mais velhos. Nenhuma predisposição racial ou sexual
- Achados clínicos: variedade de gravidade dos achados clínicos. Tosse crônica, secreção nasal mucopurulenta, baixo desempenho atlético, aumento da frequência respiratória, aumento do esforço expiratório, sibilos na auscultação torácica e material mucopurulento abundante na traqueia ao exame endoscópico
- Patologia clínica: neutrofilia no lavado traqueal e no lavado broncoalveolar
- Lesões: bronquiolite com infiltração de células mononucleares, hiperplasia epitelial e de células caliciformes, acúmulo de neutrófilos no lúmen das vias respiratórias e hiperinsuflação alveolar
- Confirmação do diagnóstico: achados clínicos, exame do lavado broncoalveolar e a resposta ao tratamento
- Tratamento: remoção da causa incitante, proporcionando ambiente livre de poeira e administração de corticosteroides. Os broncodilatadores são úteis para o tratamento da broncoconstrição aguda
- Controle: evitar a exposição a causas incitantes. Garantir a qualidade do ar ideal em estábulos ou manter os equinos em pasto.

A obstrução recorrente das vias respiratórias (ORVA, asma) é uma doença recorrente de equinos adultos estabulados, caracterizada por inflamação neutrofílica das vias respiratórias e obstrução das vias respiratórias manifestada clinicamente por tosse, acúmulo excessivo de muco nas vias respiratórias, fluido neutrofílico do lavado broncoalveolar ou aspirado traqueal, broncospasmo, taquipneia e aumento do esforço respiratório e intolerância ao exercício. A gravidade clínica varia desde tosse leve com intolerância mínima ao exercício durante recidivas infrequentes da doença até tosse intensa e persistente, obstrução das vias respiratórias, aumento significativo do trabalho respiratório e padrão respiratório anormal. A remoção da exposição ao feno e palha e a manutenção do equino no pasto resultam em remissão da doença.

A doença deve ser diferenciada da doença inflamatória das vias respiratórias normalmente transitória em equinos adultos jovens, na qual não há comprometimento clinicamente significativo da função pulmonar. A doença é classicamente considerada como apresentando um componente alérgico.

Etiologia

Genética

Existe um componente genético para a doença, embora o padrão preciso de herança e associação genética ainda não tenham sido determinados.[1] Há um padrão familiar para a doença em algumas raças, e para equinos de sangue quente e Lipizzaner, pais afetados aumentam em cinco vezes a probabilidade dos descendentes desenvolverem a ORVA.[2] A análise de segregação indica um modo misto de herança em equinos de sangue quente.[3] Parece provável que múltiplos genes estejam envolvidos na predisposição para a ORVA, e os genes envolvidos poderiam diferir com a raça dos equinos ou outros fatores animais ou ambientais. A evidência de uma causa multigênica para a predisposição para a ORVA inclui o achado de *loci* de características quantitativas (QTL) localizados em dois cromossomos diferentes (ECA 13 e ECA 15) em diferentes famílias de equinos de sangue quente afetados[4,5] e a incapacidade de identificar uma predisposição monogenética para a ORVA. Estudos posteriores em equinos meios-irmãos e em equinos não relacionados indicam que pelo menos uma variante causadora é uma região QTL localizada em ECA 13 que não está associada a nenhuma variação codificante, sugerindo que a causa é uma mutação regulatória.[6] A causa não parece ser anormalidades no gene que codifica DNAH3 (dineína – um componente dos cílios), embora ele esteja localizado neste QTL e tenha 53 polimorfismos, incluindo sete variantes não sinônimas.[7] Da mesma forma, mutações no gene da integrina alfa-X – que está relacionada à alergia no homem e está localizada na região do QTL no ECA 13 – não estão associadas com a ORVA.[4,8] Entretanto, a expressão do gene do receptor de interleucina 4, que também está localizado na região dos QTL, é maior no lavado broncoalveolar de meios-irmãos afetados pela ORVA do que em animais não afetados, sugerindo um papel para essa citocina, ou uma mutação em seu gene, na ORVA.[9]

Fatores ambientais

A ORVA é causada pela inalação de partículas de poeira encontradas em estábulos, cama e alimentos, como feno pulverulento, por equinos suscetíveis. As partículas inaladas incluem endotoxinas, ácaros, restos de plantas, materiais inorgânicos e conídios e fragmentos de bolor. *Faenia rectivirgula* (anteriormente conhecida como *Micropolyspora faeni*), *Aspergillus fumigatus* e *Thermoactinomyces vulgaris* são fungos comumente associados com doença respiratória em equinos suscetíveis, como evidenciado por estudos experimentais envolvendo a inalação de bolores ou fragmentos de bolor pelos equinos. O bolor contém muitas substâncias inflamatórias, incluindo diversos alergênios, glucanos, micotoxinas e proteases, e não está claro quais desses agentes são a causa incitante da ORVA. Além disso, a poeira contendo o bolor também contém endotoxina. A inalação de esporos de fungos, endotoxinas e sílica causa a ORVA em equinos suscetíveis, mas não em equinos saudáveis.[10] Houve inflamação neutrofílica tanto em equinos saudáveis quanto em equinos com a doença, mas broncospasmo apenas em equinos com ORVA.[10] A contaminação por endotoxinas do bolor contribui para a resposta das vias respiratórias à inalação de preparações de bolor utilizadas em estudos experimentais e a inalação de endotoxinas por si só produz inflamação das vias respiratórias e compromete a função respiratória em equinos de forma dose-dependente, com equinos sensíveis à ORVA tendo resposta exagerada em doses mais baixas. A concentração de endotoxinas na zona de respiração dos equinos é oito vezes maior nos estábulos do que no pasto.[11] Entretanto, a resposta à endotoxina é menor que a dos equinos suscetíveis expostos ao pó de feno contendo endotoxina, indicando que a substância sozinha não é suficiente para causar os achados clínicos de ORVA. Outros compostos na poeira do feno são parte integrante do desenvolvimento da obstrução.

Ressalta-se que não há um único agente causador atuando isoladamente, em vez disso há uma variedade de agentes que, quando inalados em concentração suficiente por equinos suscetíveis, induzem a doença das vias respiratórias. É provável que a ORVA esteja associada às interações potencializadoras entre vários agentes presentes no estábulo ou no pó de feno e não seja simplesmente uma resposta a um agente. Os mecanismos subjacentes ao desenvolvimento da inflamação das vias respiratórias e da disfunção respiratória são fornecidos em "Patogênese". Infeções virais e intoxicação com 3-metilindol não são consideradas causas importantes de ORVA.

Epidemiologia

Ocorrência

Embora a ORVA seja uma das doenças mais comuns em equinos e seja uma das principais causas de desempenho ruim e de perda em equinos europeus, há poucos relatos de suas características epidemiológicas. A doença é comum na Europa e na América do Norte, mas é rara na Austrália. A prevalência da ORVA na Grã-Bretanha, com base em uma pesquisa aleatória de proprietários que têm acesso a cirurgiões veterinários, é de 14% (95% de intervalo de confiança de 10,7 a 17,4%).[12] A incidência de 7 dias (ou seja, nova ocorrência da doença em animais) da ORVA em equinos e pôneis na Grã-Bretanha é de 0,4% (0 a 0,8%), e a prevalência da ORVA foi de 5,8% (IC = 95%: 4,2 a 7,5%), conforme relatado pelos proprietários.[13] Na Alemanha, 83% dos equinos considerados saudáveis em um leilão apresentaram evidências clínicas de doença pulmonar crônica.

A doença inflamatória das vias respiratórias é muito comum em equinos, com 96% dos equinos de corrida em Hong Kong examinados na necropsia e 27% dos equinos de corrida saudáveis em treinamento tendo uma proporção aumentada (> 20%) de neutrófilos no aspirado traqueal, indicando doença inflamatória das vias respiratórias. Entre os equinos de lazer estabulados em Michigan, aproximadamente 17% apresentaram evidências citológicas ou endoscópicas de inflamação das vias respiratórias[11], e 12% dos equinos examinados em um abatedouro no norte dos EUA tinham evidências histológicas de bronquite. No entanto, embora a inflamação das vias respiratórias seja um componente da obstrução recorrente das vias respiratórias, a inflamação das vias respiratórias comum em equinos atletas e equinos estabulados jovens geralmente não é considerada ORVA ou necessariamente um pródromo desta.

A *taxa de letalidade* para equinos moderada a gravemente afetados é de aproximadamente 20% em um período de 2 a 4 anos. Entre os equinos com mais de 15 anos de idade, a presença de ORVA não está significativamente associada à morte (*P = 0,73*, razão de risco 1,19 e IC 95%: 0,4 a 3,2).[14] A maioria dos equinos leve a moderadamente afetados responde bem ao tratamento e mantém nível de desempenho satisfatório.

Fatores de risco

Fatores de risco do animal

A doença ocorre em pôneis e equinos adultos. Uma pesquisa com proprietários de equinos e pôneis na Grã-Bretanha descobriu que a idade mediana dos equinos e pôneis com a doença é de 18,2 anos *versus* 12,7 para animais não afetados.[13] Outra pesquisa com proprietários verificou que a idade mediana dos equinos afetados pela ORVA foi de 13 anos (intervalo interquartil [IQR] de 9,5 a 20 anos), enquanto a de equinos não afetados foi de 10 anos (IQR = 7 a 14,4 anos).[12] A probabilidade de um equino ter ORVA (como relatado pelo proprietário) cresce com o aumento da idade (razão de probabilidades de 5,1; 8,1; 11,4; 9,5 e 18,3 para equinos com idades de 5 a 7, 7 a 9, 9 a 11, 11 a 15 e maiores de 15 anos, respectivamente, em comparação com equinos < 5 anos).[12] Os exames de amostras aleatórias estratificadas por conveniência de 3.000 equinos de 1 a 40 anos de idade na Holanda revelaram tosse espontânea durante o período de observação de 10 min em 1% dos equinos, secreção nasal em 1,9% e esforço respiratório anormal em 1%.[15] Dos 200 equinos e pôneis com idade superior a 15 anos no Reino Unido escolhidos aleatoriamente para serem examinados por um veterinário, 13,6% apresentaram anormalidades significativas (sibilos expiratórios, tosse e/ou aumento do esforço abdominal) durante exames de reinalação compatíveis com a obstrução recorrente das vias respiratórias. Outros 17,8% apresentaram anormalidades moderadamente graves. Aqueles equinos e pôneis com anormalidades identificadas durante o exame de reinalação eram significativamente mais velhos (mediana de 21,2 anos) do que animais sem anormalidades (18,0 anos).[16] Da mesma forma, 15% dos equinos com mais de 30 anos apresentaram achados clínicos significativos consistentes com ORVA e outros 19% tiveram anormalidades moderadas.[17]

Não há predisposição aparente por raça, sexo ou altura[12], com a exceção de que os Puro-sangue Inglês têm probabilidade três vezes maior de serem examinados para a doença do que os pôneis, embora isso possa representar um viés de amostragem no qual os proprietários dessa raça poderiam ser mais propensos a procurar atenção veterinária do que os proprietários de pôneis. A verificação da maior probabilidade de equinos Puro-sangue terem a doença não é consistente entre os estudos. Uma pesquisa com donos de jumentos no Reino Unido não provocou nenhum relato de sinais consistentes com ORVA em qualquer um dos aproximadamente 1.700 animais.[18] Isso pode representar a subnotificação da condição em jumentos ou a baixa prevalência da doença nos mesmos.

Há equinos que desenvolvem a doença e outros equinos, mantidos em situação idêntica, que não desenvolvem.[12] O desenvolvimento da doença depende do animal ser suscetível ao efeito inflamatório da poeira inalada, mas as razões para essa suscetibilidade individual são pouco compreendidas. Como observado anteriormente ("Etiologia – Genética"), a predisposição familiar tem sido sugerida com base na observação de que equinos Lipizzaner e de sangue quente alemães e suíços têm probabilidade 3,2 vezes maior de terem ORVA se um dos pais foi afetado, e probabilidade 4,6 vezes maior se ambos os pais tiveram a doença. Não há associação entre os marcadores do complexo principal de histocompatibilidade (antígenos leucocitários equinos) e a ocorrência de ORVA.

A exposição a agentes desencadeantes está associada a uma variedade de fatores ambientais, incluindo potencialmente concentrações externas de aeroalergênios e fatores climáticos, mas, de maneira mais importante, práticas de estabulamento e de alimentação.

Fatores de risco do ambiente

Estação

Equinos são aproximadamente duas vezes mais propensos a serem examinados por um médico-veterinário em razão da doença no inverno ou na primavera em comparação com o verão, sugerindo sazonalidade para a ocorrência da doença, talvez como consequência do aumento do período em estábulo durante o inverno. A ocorrência de sinais de doença respiratória em equinos com obstrução recorrente das vias respiratórias é aproximadamente duas vezes mais provável nos meses de inverno, com valores de pico de 45 a 50% dos equinos afetados pela condição tendo achados clínicos da doença em janeiro e fevereiro na Grã-Bretanha (Figura 12.28).

Estabulamento e alimentação com feno

Há associação clara entre o estabulamento, a alimentação com feno e o desenvolvimento da doença. Tipicamente, os equinos suscetíveis são clinicamente normais quando à pasto, e desenvolvem sinais de doença dentro de horas ou dias depois de serem alojados em estábulos e alimentados com feno pulverulento. Mover os equinos afetados para pastagem ou melhorar a qualidade do ar aumentando a ventilação e alimentando com grãos processados resulta na resolução da doença.

Equinos que vivem em ambientes urbanizados são aproximadamente duas vezes mais propensos a terem a doença. Embora a razão para essa associação não tenha sido demonstrada, é razoável supor que pelo menos parte do risco aumentado seja atribuível à pior qualidade do ar para equinos em ambiente urbano.[12]

As práticas de manejo que podem contribuir para o desenvolvimento ou exacerbação da obstrução recorrente das vias respiratórias variam amplamente em todo o mundo, com diferentes práticas relacionadas à duração do estabulamento, tipo de cama, qualidade do ar em estábulos e similares. Na Grã-Bretanha, 4% dos equinos são estabulados 24 h por dia durante o ano e 9% são estabulados durante todo o dia (24 h) no inverno,[19] 61% são estabulados parte do dia com saída para pastagem e 36% ficam a pasto durante todo o dia (24 h).[19]

O desenvolvimento da doença está relacionado com inalação de *partículas respiráveis* que obtêm acesso ao trato respiratório posterior. Partículas respiráveis têm menos de 5 μm de diâmetro, a principal fonte dessas partículas em baias é o feno, e a maioria das partículas são esporos de fungos. A concentração de partículas no ar do estábulo é determinada pela taxa de liberação de partículas do feno, que depende, em grande parte, da qualidade do feno, concentração de esporos fúngicos no feno e taxa de remoção de poeira do estábulo, uma função da taxa de ventilação. Concentrações de partículas de poeira respiráveis na zona de respiração de equinos estabulados podem ser tão altas quanto 20 mg/m^3. A gravidade do aumento na contagem e proporção de neutrófilos e a diminuição da função pulmonar em modelos experimentais da obstrução recorrente das vias respiratórias estão relacionados de forma dose-dependente com a quantidade de poeira inalada. A presença de partículas de poeira, e não os produtos solúveis no pó de feno, é responsável pela maior parte da neutrofilia das vias respiratórias induzida pela inalação de poeira de feno.

O *feno* é a fonte original habitual de esporos no ar do estábulo. No entanto, as *aparas de madeira em decomposição* também são fonte de esporos de fungos que se multiplicam durante a degradação de materiais à base de plantas, e o alojamento de equinos em baias pouco ventiladas com camas com aparas de madeira pode ser prejudicial à sua saúde respiratória. Os esporos do feno entram na cama diretamente ou depois da dispersão pelo ar e se multiplicam na cama se esta não for removida regularmente. *Papel picado* e *aparas de madeira*, quando frescos, geralmente contêm muito poucos esporos. Palha de trigo e cevada geralmente são livres de pequenos esporos,

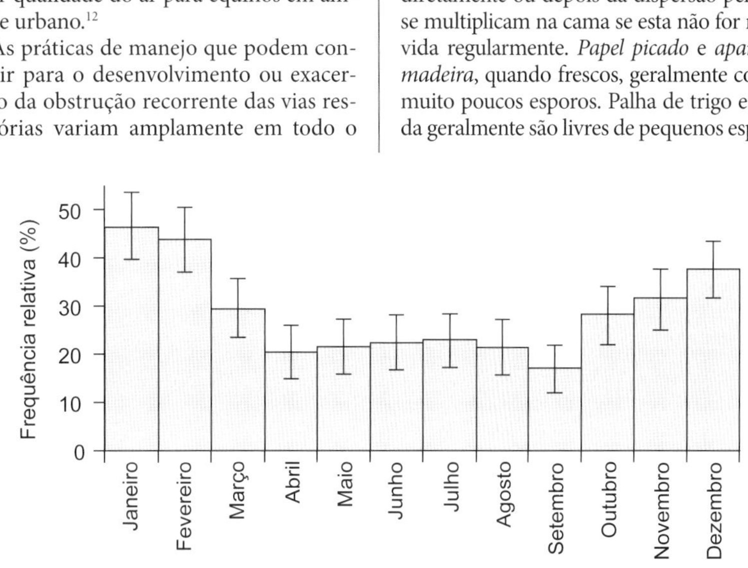

Figura 12.28 Proporção de equinos na Grã-Bretanha com obstrução recorrente das vias respiratórias que apresentam achados clínicos de doença respiratória em cada mês. Reproduzida com autorização.[12]

como *A. fumigatus* ou *M. faeni*. Colocar os equinos em camas de aparas de madeira frescas e alimentá-los com ração peletizada nutricionalmente completa resulta em carga de poeira respirável de 3% daquela dos equinos alimentados com feno e em cama com palha. As cargas de poeira medidas no ar da baia subestimam o desafio de partículas respiráveis para os equinos em razão da alta concentração de partículas no feno e na cama, áreas das quais o equino inala ao comer.

A saúde respiratória dos equinos está relacionada à *planta do estábulo e à ventilação*, com equinos em estábulos pouco ventilados apresentando mais doenças respiratórias do que equinos em estábulos bem ventilados. Veja "Controle" para recomendações relativas à planta do estábulo.

Patogênese

Equinos suscetíveis, quando expostos a concentrações adequadas de poeira respirável na zona de respiração, desenvolvem inflamação das vias respiratórias, incluindo neutrofilia nas secreções das vias respiratórias, acúmulo excessivo de muco e broncospasmo dentro de horas a dias após a exposição. As alterações no longo prazo incluem bronquiolite com infiltração linfocítica peribronquial e aumento da espessura da musculatura lisa da submucosa e do epitélio brônquico. Notavelmente, os eosinófilos não são um componente importante da resposta inflamatória em equinos com ORVA, seja no lavado broncoalveolar seja nos infiltrados peribronquiais.[20] Essas alterações morfológicas contribuem para a redução do diâmetro das vias respiratórias, que corrobora com o efeito fisiológico da doença. Enfisema e bronquiectasia se desenvolvem à medida que a gravidade da doença piora.

Os mecanismos subjacentes a essas respostas à inalação de poeira não estão bem definidos, mas podem ser considerados no contexto da resposta imune e inflamatória, secreção de muco e disfunção pulmonar.

Respostas inflamatória e imune

As anormalidades imunológicas exatas e os mecanismos que causam a inflamação das vias respiratórias e peribronquial em equinos afetados não são claras.[21] A inflamação está associada à produção excessiva de muco, inchaço das vias respiratórias e função pulmonar anormal. A resposta inflamatória em equinos com obstrução recorrente das vias respiratórias é neutrofílica, com menor número de mastócitos e raramente eosinófilos.[20] Os mecanismos subjacentes a essa resposta inflamatória ainda não foram completamente elucidados, mas diferentes respostas ao desafio antigênico entre equinos com ORVA e equinos saudáveis, e diferentes respostas entre famílias de equinos suscetíveis à ORVA, dão suporte à teoria de um processo imunomediado adquirido.[22] Além disso, a expressão suprarregulada de transcritos de IL1β, IL8, TLR4, TNFα, TGFβ1 e NFkβ em equinos afetados por obstrução recorrente das vias respiratórias quando comparados a equinos saudáveis, e a forte correlação com as variáveis clínicas indicativas da gravidade da doença fornecem suporte a um processo de doença imunomediada.[23] Atualmente, não há consenso claro sobre os mecanismos imunes envolvidos no desenvolvimento ou na perpetuação da ORVA, apesar de numerosos estudos que examinaram os tipos celulares[20,24-28], citocinas[23,29-34], expressão gênica[23,29,31,35] e isótopos de anticorpos.[36]

A presença de anticorpos IgE específicos para alergênios no lavado broncoalveolar é favorável a uma reação de hipersensibilidade (resposta de hipersensibilidade tipo 1), tal como a observação de que os anticorpos reagentes (IgE e algumas classes de IgG) no soro de equinos sensíveis a *Aspergillus fumigatus* causam degranulação de mastócitos (originados em ratos).[36] Outros propuseram reações imunes tipo 3 e tipo 4 como base da doença, e há sugestões de respostas Th1 ou Th2 polarizadas. A detecção do aumento na expressão de mRNA da *linfopoietina estromal tímica*, uma citocina envolvida no desenvolvimento de linfócitos e na condução da resposta Th2, no lavado broncoalveolar (LBA) e nas células peribronquial de equinos com ORVA é evidência de uma contribuição do mecanismo Th2 para a obstrução.[32] Uma explicação proposta é que os equinos suscetíveis à obstrução recorrente das vias respiratórias apresentam resposta imune semelhante à Th2 à inalação de feno ou poeira do estábulo, caracterizada pelo aumento da expressão de interleucinas 4 e 5 e diminuição da expressão de interferona-γ em células obtidas pelo lavado broncoalveolar. Outros não detectaram perfil de citocinas tipo Th2 puro, encontrando resposta inflamatória mista em células obtidas do lavado broncoalveolar de equinos afetados, incluindo aumentos na expressão (mRNA) de interferona-γ, fator de necrose tumoral-α, interleucinas 1β e 4 e interleucinas 8 e 17 (potentes para a atração de neutrófilos), mas não de interleucinas 2, 5 e 10. No entanto, todos os estudos citados anteriormente foram realizados em preparações brutas de células obtidas por lavado broncoalveolar, e os resultados poderiam ter sido influenciados pelas proporções variáveis de tipos de células nestas preparações. Um estudo que examinou apenas linfócitos CD4 e CD8 no sangue e no lavado broncoalveolar de equinos afetados pela ORVA demonstrou regulação descendente geral na expressão de interferona-γ e interleucinas 4, 5 e 13, sem evidência de um perfil de citocina consistente, seja com resposta única ou predominante semelhantes a Th1 ou Th2. A magnitude da resposta inflamatória varia dependendo do desafio (*i. e.*, da natureza do material inalado) com as respostas à endotoxina sendo, de forma característica, inferiores às da poeira de feno. Independentemente do mecanismo subjacente, está claro que as células T estão envolvidas na mediação e, provavelmente, na modulação da resposta à exposição a agentes desencadeantes em equinos suscetíveis[25] e isso resulta em inflamação das vias respiratórias e interferência na função respiratória normal. O papel da taxa elevada de apoptose de células T observada na resolução dos achados clínicos após a remoção dos agentes desencadeantes em equinos afetados pela ORVA é incerto.[27]

Na maioria dos equinos que desenvolvem alterações na função pulmonar, após a inalação de agentes desencadeantes, há recrutamento de *neutrófilos*, mas não de eosinófilos ou plaquetas, para os pulmões. Histologicamente, há acúmulo peribronquiolar de linfócitos e acúmulos luminais de neutrófilos em equinos afetados. A resposta neutrofílica é mediada, pelo menos em parte, pela IL-8 e IL-17 e pelas vias MAPK e PI3 K em equinos com asma.[30] A entrada de neutrófilos nas vias respiratórias está associada à ativação de neutrófilos e plaquetas. A ativação de neutrófilos ocorre em equinos com ORVA 10 e 24 h após o desafio do antígeno e é mediada pelo aumento da expressão de CD13 em neutrófilos circulantes de equinos suscetíveis expostos à poeira incitante.[37] No entanto, não há expressão aumentada de mRNA para TNF-alfa, IL-beta, IL-8 e MIP-2 em equinos com ORVA, sugerindo que a liberação dessas citocinas não é necessária para a resposta neutrofílica característica da doença.[38] Os neutrófilos de equinos durante episódios de ORVA – mas não quando os equinos estão assintomáticos – aumentaram a aderência *in vitro* ao plástico revestido com proteína, sugerindo um mecanismo para o aumento da migração de neutrófilos para as vias respiratórias dos equinos afetados. No entanto, neutrófilos de equinos assintomáticos afetados pela ORVA (*i. e.*, aqueles equinos em remissão da doença) têm concentração sérica exagerada de TNF e expressão de mRNA após exposição a lipopolissacarídeos, quando comparados com células de equinos saudáveis.[26] A maioria dos neutrófilos no lavado broncoalveolar de equinos afetados pela ORVA é viável e tem taxa de apoptose mais lenta, quando comparados com neutrófilos de equinos não afetados, sugerindo um papel para o aumento da sobrevivência de neutrófilos nas vias respiratórias equinas em equinos com a doença.[28]

A inibição da atividade da fosfodiesterase-4 de neutrófilos não alivia os achados clínicos da ORVA ou diminui números de neutrófilos no lavado broncoalveolar em equinos afetados, sugerindo que os neutrófilos não estão especialmente envolvidos na gênese da obstrução das vias respiratórias. O grau de ativação dos neutrófilos nas vias respiratórias ainda não foi determinado, e seu papel no desenvolvimento da disfunção respiratória não é claro, pois a administração de glicocorticosteroides atenua a disfunção respiratória, mas não a neutrofilia das vias respiratórias em equinos com ORVA (ver "Tratamento").

A inflamação das vias respiratórias está associada ao aumento da concentração de mediadores inflamatórios, inclusive leucotrieno B_4, e prostanoides, como tromboxano e proteases. A atividade da metaloproteinase de matriz-9 (MMP-9) é maior em equinos com ORVA do que em equinos não afetados e é induzida de maneira dose-dependente pela inalação de substâncias desencadeantes, incluindo poeira de feno e endotoxinas. A MMP-9 é provavelmente importante no processo inflamatório associado à ORVA por meio de proteólise gelatinolítica excessiva que pode contribuir para a lesão pulmonar e a partir do papel na remodelação pulmonar. A inflamação também está associada ao aumento do estresse oxidativo em pulmões de equinos com ORVA, conforme indicado por concentrações elevadas de epi-PGF2a e a taxa de redox da glutationa no fluido de lavado pulmonar.

A ORVA está associada à ativação plaquetária e ao aumento do volume plaquetário médio, indicando consumo de plaquetas e liberação de medula óssea de trombócitos mais jovens.[35,37] As plaquetas são consumidas, em parte, pela formação de agregados de neutrófilos e plaquetas.[37]

Muco

O acúmulo de quantidade excessiva de muco nas grandes vias respiratórias é característico de equinos afetados pela ORVA e pode contribuir para a obstrução não broncoespástica das vias respiratórias. O acúmulo de muco é atribuído à diminuição da depuração e ao aumento da produção. O muco em equinos com ORVA difere tanto na composição quanto na viscoelasticidade em comparação ao de equinos clinicamente normais, e isto pode contribuir para a sua menor depuração. A viscosidade do muco pode aumentar três vezes em equinos suscetíveis à ORVA estabulados e expostos à poeira do feno. O aumento da produção de muco está associado à suprarregulação do gene MUC5AC equino, que é responsável pela produção de mucina, mas não com IL-13 ou expressão de gene epitelial CLCA1, EGFR, Bcl-2 e MUC5AC,[39] nas pequenas vias respiratórias de equinos com ORVA.

Função das vias respiratórias e troca gasosa

A inalação de agentes desencadeantes causa alterações na função pulmonar caracterizadas por aumento na resistência pulmonar, menor complacência dinâmica, distribuição alterada da ventilação, troca gasosa prejudicada, aumento da capacidade residual funcional e estratégia de respiração alterada. *A obstrução das vias respiratórias* é resultado de broncospasmo, espessamento inflamatório das vias respiratórias e acúmulo de muco e células nas vias respiratórias. O broncospasmo é amplamente aliviado pela administração de fármacos broncodilatadores ou pela remoção da causa incitante, mas os efeitos residuais na função pulmonar permanecem e são atribuíveis à inflamação, fibrose e broncoconstrição de pequenas vias respiratórias. A *broncoconstrição*, tanto em equinos normais quanto em animais afetados, é causada por atividade parassimpática e liberação de acetilcolina, que reage com receptores muscarínicos na musculatura lisa das vias respiratórias. No entanto, a resposta é exagerada em equinos com ORVA. A estimulação dos receptores sensoriais das vias respiratórias resulta em resposta broncoconstritora exagerada, possivelmente em razão da ação de mediadores inflamatórios e/ou subprodutos. A resposta broncoconstritora exagerada não é específica para alergênios, e qualquer substância que ativa os receptores sensoriais das vias respiratórias pode incitar a broncoconstrição, uma vez que a sensibilidade dos receptores é intensificada pela inalação dos alergênios incitantes. A resposta exagerada das vias respiratórias aos irritantes inalados persiste por até 3 dias após uma única exposição ao agente incitante e provavelmente é importante no desenvolvimento de achados clínicos da doença. A broncoconstrição aumenta o trabalho respiratório, mas a hipoventilação provavelmente contribui pouco para a hipoxemia dos equinos afetados, já que a Pa_{CO2} raramente está aumentada.

A *hipoxemia*, que pode ser grave (< 60 mmHg, 8 kPa), é atribuída ao desequilíbrio ventilação-perfusão e aumento da ventilação de espaço morto. O aumento da ventilação minuto dos equinos afetados, uma consequência da manutenção do volume corrente e do aumento da frequência respiratória, supre principalmente o espaço morto e regiões com relações ventilação-perfusão elevadas. A hipertensão pulmonar em equinos afetados é provavelmente atribuível à hipoxia, e talvez, a mediadores inflamatórios com atividade vasoconstritora.

A *capacidade residual funcional elevada* e a estratégia respiratória característica dos equinos afetados são atribuíveis à obstrução das vias respiratórias. A obstrução das vias respiratórias causa aprisionamento de ar nos alvéolos e maior volume inspiratório final. O alto volume inspiratório final maximiza o diâmetro das vias respiratórias e facilita as altas taxas de fluxo expiratório e inspiratório necessárias para que os equinos afetados mantenham um volume corrente normal enquanto aumentam sua frequência respiratória.

A *bronquiectasia*[45] (dilatação irreversível e deformação de brônquios ou bronquíolos) ocorre em alguns equinos afetados pela ORVA por um período prolongado. A inflamação neutrofílica é essencial para o desenvolvimento da bronquiectasia.

O surfactante de equinos com obstrução recorrente das vias respiratórias possui concentração inferior de fosfolipídios e menor porcentagem de fosfatidilglicerol, que não é resultado do extravasamento de plasma para o lavado broncoalveolar.[40] A importância clínica dessa anormalidade não está clara.

A ORVA causa hipertensão arterial pulmonar com consequente movimento anormal do septo cardíaco, diminuição do diâmetro ventricular esquerdo e do volume sistólico e aumento do diâmetro da artéria pulmonar.[41]

Achados clínicos

O grau em que os equinos são afetados varia consideravelmente e é quantificável pela consideração de uma combinação de achados clínicos.[42] Equinos minimamente afetados têm inflamação das vias respiratórias evidente no exame endoscópico ou citológico das vias respiratórias, mas poucos outros sinais no exame físico, ao passo que equinos gravemente afetados apresentam achados clínicos óbvios. Os sistemas de gradação informados pelo proprietário são úteis no estadiamento da doença e na previsão do surgimento de achados clínicos.[43,44]

A *história* usual é de tosse crônica em um equino mantido em estábulo, e as taxas de tosse relatadas pelo proprietário se correlacionam bem com a condição clínica e a sensibilidade brônquica ao desafio com histamina do equino.[45] Tipicamente, a doença é precipitada pela exposição ao feno e o estabulamento, e a remissão da doença ocorre na maioria dos equinos quando a pasto e removidos do feno. Pode haver histórico de redução da tolerância ao exercício.

Os equinos afetados geralmente estão alertas e ativos e têm apetite e temperatura retal normais. Equinos gravemente afetados parecem ansiosos e apresentam esforço respiratório significativamente aumentado.

A *tosse* é comum em equinos com ORVA, embora não seja particularmente específica nem sensível como indicador da doença. A tosse pode consistir em uma única tosse a cada poucos segundos ou minutos, ou pode ser paroxística. A tosse também pode ser desencadeada pela massagem digital da laringe e região proximal da traqueia, pois equinos com inflamação das vias respiratórias têm sensibilidade aumentada ao reflexo da tosse. A estimulação da laringe ou da traqueia proximal por massagem digital não provoca tosse em equinos normais. A tosse torna-se mais pronunciada e há sibilos com o exercício. Ela também ocorre com maior frequência quando o equino é exposto ao ar frio, atividade física ou excitação, quando colocado em ambiente pulverulento, ou se for oferecido alimento pulverulento.

A quantidade de tosse, que deve ser contada por pelo menos 15 min e de preferência por uma hora para determinação precisa de sua gravidade, correlaciona-se intimamente com a quantidade de muco nas vias respiratórias, com a mudança máxima na pressão pleural (uma medida da broncoconstrição) e com a contagem de neutrófilos no lavado broncoalveolar. A tosse é mais frequente em equinos com obstrução recorrente das vias respiratórias, e os equinos afetados geralmente apresentam tosse paroxística, especialmente após a limpeza do estábulo e alimentação.

Secreção nasal mucopurulenta a serosa, intermitente e bilateral, é um sinal comum em equinos afetados.

A *frequência respiratória* em repouso está aumentada de valores normais de 12/min até 24 a 36/min. Há esforço pronunciado durante a expiração, e os animais significativamente afetados têm um componente abdominal óbvio na respiração. Equinos normais têm padrão bifásico de fluxo de ar durante a inspiração e a expiração, enquanto os equinos afetados não têm a segunda fase da respiração – evidente como assincronia toracoabdominal inferior.[46] Casos de longa duração desenvolvem uma "linha de esforço" no flanco como resultado da hipertrofia do músculo oblíquo abdominal, que é evidente como depressão ou sulco ao longo do arco costal. Em casos avançados, as narinas podem ficar visivelmente dilatadas durante a inspiração e a força do esforço expiratório faz com que o ânus se projete.

A frequência cardíaca comumente está dentro da faixa normal ou apenas levemente aumentada. Em equinos com ORVA, a frequência cardíaca está significativamente mais alta durante o exercício do que em equinos saudáveis.

Sons pulmonares anormais são uma das anormalidades mais frequentes detectadas no exame clínico e a sensibilidade deste achado pode ser aumentada de 70% para quase 90% auscultando o tórax enquanto o equino respira por 60 a 120 s com um saco plástico hermético sobre suas narinas. O saco deve ser grande o suficiente para permitir que o equino respire sem impedimentos (10 a 15 ℓ) e não deve vazar. O acúmulo de dióxido de carbono no saco aumenta a frequência respiratória e o volume corrente do equino e acentua os sons pulmonares. A auscultação dos pulmões nos estágios iniciais da doença pode revelar apenas leve aumento na amplitude dos sons respiratórios normais. Sons pulmonares anormais tornam-se audíveis à medida que a doença progride. Os *sons de sibilo e crepitação* ocorrem no final da inspiração e no final da expiração. Esses sons anormais são audíveis na maior parte do pulmão, mas normalmente são mais fáceis de detectar na metade superior de ambos os campos pulmonares. A *auscultação da traqueia* geralmente revela sons úmidos característicos de líquido na traqueia. Alguns equinos afetados apresentam sons pulmonares mais silenciosos do que o esperado.

A percussão do tórax pode revelar aumento na área de ressonância de 1 a 2 espaços intercostais caudalmente. Entretanto, a área de ressonância delineada pela percussão é muito instável e mal definida para ter valor diagnóstico.

O *exame endoscópico* das vias respiratórias superiores, traqueia e brônquios revela abundância de material mucopurulento na traqueia, que, em casos graves, também está presente na nasofaringe. A detecção de sinais de inflamação nas vias respiratórias superiores não reflete a presença ou a gravidade da inflamação nas vias respiratórias inferiores.[47] A quantidade de muco pode ser graduada em uma escala de 0 a 5 (Figura 12.29).[48]

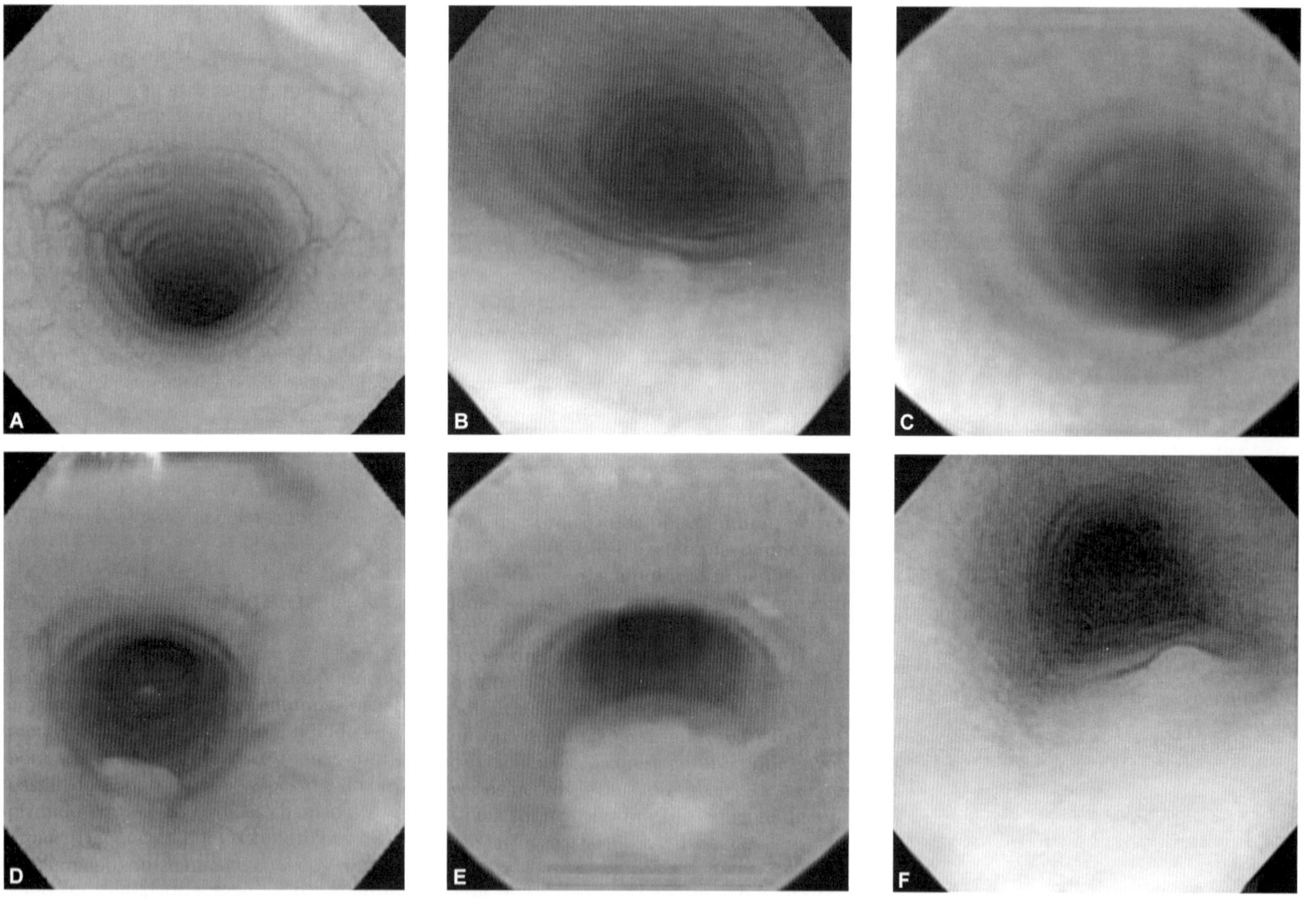

Figura 12.29 Graduação endoscópica do muco traqueal em equinos. **A.** Grau 0: sem muco; limpo ou uma única gota pequena de muco. **B.** Grau 1: pouco; diversas bolhas pequenas de muco. **C.** Grau 2: moderado; bolhas maiores de muco. **D.** Grau 3: marcado; confluente ou corrente, formando acúmulo de muco. **E.** Grau 4: grande; muco formador de poça. **F.** Grau 5: extremo; quantidades abundantes de muco. Adaptada de Gerber V, Straub R, Marti E *et al*. Endoscopic scoring of mucus quantity and quality: observer and horse variance and relationship to inflammation, mucus viscoelasticity and volume, Equine Vet J 2004, 36:576-582 com permissão de Equine Veterinary Journal. (Esta figura encontra-se reproduzida em cores no Encarte.)

- *Grau 0* – sem muco visível
- *Grau 1* – pequenas gotículas de muco que não são confluentes
- *Grau 2* – múltiplas gotículas de muco, algumas das quais são confluentes
- *Grau 3* – muco confluente em um feixe no aspecto ventral da traqueia ou múltiplas gotas grandes ao redor da circunferência do lúmen
- *Grau 4* – grande acúmulo de muco no aspecto ventral das vias respiratórias
- *Grau 5* – Quantidades profusas de muco ocupando mais de 25% do lúmen traqueal.

A observação do muco traqueal de grau 4 ou 5 tem alta especificidade (92%), mas baixa sensibilidade (52%) para detecção de obstrução recorrente das vias respiratórias. A avaliação da espessura do septo traqueal não é útil na determinação da gravidade da doença.[49]

O *exame radiográfico* do tórax geralmente revela evidências de doença brônquica com alguma indicação de doença intersticial. A radiografia é mais útil na exclusão de outras doenças, como a pneumonia granulomatosa ou intersticial, do que na confirmação da ORVA.

Técnicas sofisticadas para medir a função pulmonar, como a determinação da curva de fluxo-volume corrente, lavagem de nitrogênio ou curvas de fluxo expiratório forçado-volume, podem identificar animais leve ou subclinicamente afetados, mas têm utilidade clínica limitada no cotidiano.

A mensuração das *alterações da pressão pleural* pela inserção de um balão esofágico é relativamente simples e pode ser útil no monitoramento da resposta ao tratamento. Os equinos afetados apresentam alterações na pressão pleural durante a respiração superior a 6 cmH_2O. A administração de atropina (0,02 mg/kg IM ou IV), isoproterenol (isoprenalina) ou um agonista β_2-adrenérgico como a terbutalina (0,002 a 0,005 mg/kg IV) reduz a alteração máxima na pressão pleural de equinos com obstrução recorrente das vias respiratórias.

Anormalidades na função ventricular esquerda e direita são detectáveis em equinos com ORVA. Estas incluem redução das velocidades de preenchimento diastólico precoce, elevação das velocidades de preenchimento diastólico tardio, e então diminuição do quociente E/A, prolongamento dos períodos de acoplamento eletromecânico entre a onda Q do eletrocardiógrafo e as velocidades máximas e tensão sistólica compensatória elevada no coração direito[50] e movimento anormal de septo cardíaco, diminuição do diâmetro do ventrículo esquerdo e do volume sistólico, e aumento do diâmetro da artéria pulmonar.[41,51]

O *curso da doença* depende da remoção ou da presença contínua da causa precipitante. Se a causa for removida nos estágios iniciais, a recuperação completa poderá acontecer. Na presença contínua da causa precipitante, recaídas ocorrem comumente ou a doença se torna progressiva e os equinos afetados se tornam gravemente incapacitados. A *bronquiectasia*, evidente no exame radiográfico do tórax, se desenvolve em equinos com ORVA de duração prolongada. Com um manejo consciencioso e alojamento adequado, os equinos reprodutores e de caça ou de salto com ORVA podem permanecer úteis durante muitos anos.

A biopsia pulmonar de equinos com ORVA é descrita[52,53], mas não é um teste diagnóstico clinicamente relevante em razão do risco de eventos adversos e da capacidade dos clínicos de detectar e estagiar a doença com base em informações clínicas e clinicopatológicas menos invasivas.[42,43,45]

Patologia clínica e exames especiais

Não há alterações significativas no hemograma ou na bioquímica sérica de equinos afetados. A pressão parcial de oxigênio no sangue arterial (Pa_{O2}) está abaixo do normal em equinos moderada a gravemente afetados, e a pressão parcial do dióxido de carbono no sangue arterial (Pa_{CO2}) normalmente é normal, embora possa estar aumentada em equinos gravemente afetados. As medidas de tensão de oxigênio no sangue devem ser corrigidas para a temperatura do animal e a altitude. Aproximadamente ao nível do mar, os valores de Pa_{O2} de equinos normais são geralmente maiores que 90 mmHg (12 kPa), enquanto os equinos afetados têm Pa_{O2} menor que 82 mmHg (10,9 kPa). Com o aumento da altitude, os valores tanto nos equinos normais quanto nos afetados diminuem. A hipoxemia normal que ocorre em equinos durante o exercício intenso é exacerbada pela ORVA.

O *líquido do lavado broncoalveolar* de equinos afetados durante episódios sintomáticos tem contagem relativa de neutrófilos superior a 5 a 10%, geralmente acima de 50%, da contagem absoluta de células nucleadas. Recomenda-se que equinos não sejam considerados como apresentando inflamação das vias respiratórias a menos que mais de 15% das células no lavado broncoalveolar sejam neutrófilos. Durante os períodos de remissão, o líquido do lavado broncoalveolar dos equinos previamente afetados não é diferente daquele dos equinos normais. Contagens de células nucleadas absolutas no lavado broncoalveolar de equinos afetados são relatadas, mas os valores dependem da técnica de coleta utilizada. As proporções relativas de macrófagos e linfócitos no lavado broncoalveolar dos equinos afetados são menores que aquelas dos equinos normais. O número de eosinófilos no líquido do lavado broncoalveolar ou do aspirado traqueal dos equinos afetados pode estar discretamente elevado (até 10%), mas geralmente é baixo (< 3 a 5%). Valores mais altos devem elevar o índice de suspeita de infestação por *Dictyocaulus arnfieldi* ou *Parascaris equorum*. O colapso brônquico, observado por via endoscópica durante o lavado broncoalveolar é um sinal de inflamação das vias respiratórias.[54]

Aspirados do *líquido traqueal* revelam neutrofilia profunda (> 90%).

A medição ou identificação de *precipitinas* no soro de equinos não é útil para identificar equinos com ORVA.

O *teste intradérmico* que utiliza supostos alergênios foi investigado como meio de reconhecer equinos com ORVA ou de identificar antígenos com os quais hipossensibilizar os equinos afetados, com eficácia variável ou indeterminada. O exame retrospectivo de registros de equinos com histórico de ORVA sugere que eles são mais propensos a reagir a algum alergênio, e não reagem a um número maior de alergênios injetados intradermicamente do que equinos sem histórico do problema. No entanto, as reações aos alergênios individuais não podem ser usadas para determinar a hipersensibilidade a alergênios específicos, embora tenha sido sugerido que os padrões gerais de reatividade, com histórico de exposição do equino a esses alergênios, possam ser úteis para orientar o manejo de equinos afetados. Ao contrário destes resultados, um estudo prospectivo demonstrou que equinos com ORVA não tiveram taxa maior de reação aos testes cutâneos intradérmicos do que os equinos não afetados pelo problema. O teste intradérmico não distinguiu reações clinicamente relevantes daquelas que não o eram. Equinos com ORVA apresentam maior sensibilidade à injeção intradérmica de histamina, que é comumente usada como um controle positivo, do que equinos sem o problema. No geral, o teste cutâneo intradérmico não é útil nem na detecção de equinos com ORVA nem na determinação da hipersensibilidade a alergênios específicos em equinos individuais. Os resultados de tais testes podem ser úteis no manejo de equinos, mas isso não foi demonstrado. A utilidade do teste cutâneo intradérmico e da subsequente administração de preparações dos antígenos selecionados com base em testes intradérmicos, em um esforço para hipossensibilizar equinos com ORVA, não foi determinada. A aparente falta de eficácia do teste intradérmico pode decorrer da extensão da reatividade à injeção intradérmica de preparações de bolor, que não se correlaciona com a gravidade da disfunção pulmonar após a inalação da mesma preparação em equinos com ORVA.

A *biopsia pulmonar* demonstra inflamação linfoplasmocitária peribronquiolar, metaplasia de células caliciformes, fibrose alveolar e exsudato e neutrófilos no lúmen brônquico. A gravidade da neutrofilia bronquiolar e a infiltração de mastócitos correlacionam-se bem com a gravidade dos achados clínicos.

Achados de necropsia

Os principais achados estão restritos aos pulmões, que são pálidos e volumosos e não colapsam quando a cavidade torácica é aberta. O dano tecidual está centralizado principalmente nas vias respiratórias com menos de 2 mm de diâmetro. Microscopicamente, grau variável de enfisema alveolar é acompanhado por bronquiolite crônica caracterizando hiperplasia epitelial difusa, metaplasia de células caliciformes, fibrose peribronquiolar e infiltração celular por linfócitos, plasmócitos, mastócitos e, às vezes, eosinófilos. Tampões de muco com neutrófilos presos frequentemente ocluem os lúmens bronquiolares. Alterações no conteúdo de fibras elásticas e colágeno das vias respiratórias correlacionam-se com a função pulmonar em equinos com ORVA.[55]

Amostras para confirmação *post mortem* do diagnóstico

- Pulmão fixado em formol para exame de microscopia óptica.

Confirmação do diagnóstico

A confirmação da doença baseia-se na presença de anamnese e achados clínicos consistentes com a enfermidade, em particular a resposta ao estabulamento e à pastagem, e à demonstração de obstrução reversível das vias respiratórias. A confirmação objetiva pode ser obtida medindo-se a resposta de mudanças máximas na pressão pleural em resposta à administração de um fármaco broncodilatador (atropina ou glicopirrolato).

Diagnóstico diferencial

Equinos com angústia respiratória podem apresentar as seguintes condições:
- Pneumonia intersticial
- Insuficiência cardíaca
- Pneumonia bacteriana
- Pleurite
- Neoplasia pulmonar ou mediastínica, incluindo leiomiossarcoma
- Pneumonia parasitária (*D. arnfieldi*).

A secreção nasal pode ser causada pelas seguintes condições:
- Doenças da bolsa gutural, incluindo empiema
- Disfagia de qualquer causa
- Obstrução esofágica
- Sinusite
- Pneumonia.

Tratamento

Os princípios do tratamento são:

- Remoção da causa incitante
- Redução da inflamação das vias respiratórias
- Broncodilatação
- Correção da hipoxemia.

A ORVA é uma doença inflamatória causada pela exposição por inalação a agentes desencadeantes. A broncoconstrição é secundária à inflamação. O controle da doença baseia-se na prevenção da inalação de agentes incitantes e na supressão da inflamação pela administração de corticosteroides, práticas apoiadas por evidências substanciais.[56] O alívio da broncoconstrição deve ser necessário apenas durante as exacerbações agudas da doença, e a administração de medicamentos broncodilatadores por mais de vários dias não é o tratamento ideal na maioria dos equinos. A Tabela 12.13 resume os fármacos usados no tratamento da ORVA.

É essencial que o equino *não seja exposto aos agentes desencadeantes* e substâncias irritantes que possam provocar ou piorar a doença. Até mesmo uma exposição relativamente breve de equinos suscetíveis aos agentes incitantes, como ocorre quando um equino é levado a um estábulo mal ventilado para ser alimentado, pode resultar em hipersensibilidade das vias respiratórias e no desenvolvimento ou manutenção de achados clínicos. Os equinos afetados devem ser movidos para um ambiente limpo, *idealmente pasto*, no qual a concentração de alergênios transportados pelo ar é reduzida a um mínimo absoluto. Se o equino não puder ser mantido no pasto, ele deve ser alojado em um estábulo bem ventilado (ver "Controle" para detalhes), com cama com aparas de madeira limpas ou papel picado e alimentado com ração peletizada completa. Se os equinos afetados forem alimentados com feno, este deve ser completamente umedecido para minimizar a liberação de esporos. A remissão dos achados clínicos pode ser esperada em 4 a 21 dias se as alterações ambientais forem adequadas. Isso pode ser tudo o que é necessário para controlar a doença em muitos equinos.

Fármacos anti-inflamatórios

A doença é essencialmente uma inflamação das vias respiratórias e, portanto, um dos principais pilares do tratamento é a administração de medicamentos anti-inflamatórios. Fármacos anti-inflamatórios não esteroides, como fenilbutazona e flunixino meglumina, não são eficazes. Corticosteroides, incluindo dexametasona, prednisolona, triancinolona e betametasona, são eficazes no controle da doença.[57] A *dexametasona* (0,04 a 0,1 mg/kg, por IV, IM ou VO, a cada 24 ou 48 h) pode ser administrada para controlar os sinais agudos da doença, e, em seguida, a dose administrada é reduzida e, eventualmente, interrompida conforme as alterações ambientais tenham seu efeito. Da mesma forma, a *prednisolona* (1 a 2 mg/kg VO, 1 vez/dia), mas não a prednisona (que não é absorvida após a administração oral em equinos), pode ser administrada inicialmente, e então a dose é reduzida em aproximadamente metade a cada 5 a 10 dias, conforme a doença é controlada. Tanto a prednisolona (2 mg/kg/dia) quanto a dexametasona (0,05 mg/kg/dia) melhoram os achados clínicos da doença frente à exposição contínua a fatores desencadeantes, e a prednisolona melhora a função pulmonar.[58] Com frequência, a prednisolona ou o fosfato sódico de dexametasona são eficazes quando administrados a cada 2 dias nos casos em que a doença foi controlada. A *dexametasona 21-isonicotinato* (0,04 mg/kg, IM) é eficaz se administrada a cada 3 dias, mas não se administrada apenas uma vez. A *isoflupredona* (0,03 mg/kg, IM, 1 vez/dia) é tão eficaz quanto a dexametasona conservada em álcool no controle das exacerbações da ORVA, embora cause hipopotassemia. A *triancinolona* (0,09 mg/kg, IM) administrada uma vez proporciona alívio no longo prazo (semanas) dos sinais em alguns equinos.

Os *corticosteroides inalados*, como betametasona, beclometasona ou fluticasona, são úteis para controlar a doença. Tanto os corticosteroides inalados quanto os administrados por via parenteral suprimem a função adrenal de equinos, mas 500 μg de propionato de beclometasona inalado 2 vezes/dia atenua efetivamente os sinais de obstrução recorrente das vias respiratórias e causa menos supressão adrenal do que as doses de 1.000 ou 1.500 μg. A administração inalatória de fluticasona suprimiu as concentrações de cortisol sérico de equinos por 8 a 24 h após a administração, e esse efeito persistiu com a administração continuada por mais de 1 ano.[59] A importância clínica dessa supressão no longo prazo não é clara, embora não prejudique a imunidade inata ou adquirida e achados clínicos adversos não sejam detectados.[60] É importante reiterar que o uso de glicocorticosteroides deve ser apenas como adjuvante ao controle do ambiente do equino e à redução da carga de partículas inaladas.

O *clembuterol* diminui a produção de citocinas inflamatórias pelas células obtidas do líquido do lavado broncoalveolar de equinos com ORVA, sugerindo que o clembuterol pode ter efeitos anti-inflamatórios nesses equinos. A aplicabilidade clínica deste achado ainda precisa ser determinada.

Em resumo, várias preparações diferentes de corticosteroides são úteis no controle da ORVA. Os fármacos administrados por inalação parecem ter menor potencial de efeitos adversos, incluindo a supressão adrenal, mas são mais difíceis de administrar e requerem administração mais frequente do que os medicamentos administrados por via oral, intravenosa ou intramuscular. A melhora no esforço respiratório e nos achados clínicos é evidente em aproximadamente 3 dias, e persiste por todo o tratamento. A contagem de células e a neutrofilia no líquido do lavado broncoalveolar não são

Tabela 12.13 Medicamentos usados no tratamento de asma em equinos.

Classe	Fármaco	Dose e frequência	Via	Comentários
Broncodilatadores				
β_2-agonistas	Clembuterol	0,8 a 3,2 μg/kg, 2 vezes/dia	VO ou IV	Terapia inicial com a dose mínima. Incrementos graduais dependendo da resposta. Para terapia de curto prazo, dependendo do controle ambiental e da administração de corticosteroides
	Albuterol	50 μg/kg	VO	Eficácia desconhecida e duvidosa
	Albuterol	1 a 3 μg/kg, 4 vezes/dia ou 2 vezes/dia	Inalação	Tem curta duração de ação (1 h). Pode ser combinado com ipratrópio para prolongar a duração da broncodilatação
	Fenoterol	2 a 4 μg/kg, conforme necessário	Inalação	Duração curta de ação
	Pirbuterol	1 a 2 μg/kg, conforme necessário	Inalação	Duração curta de ação
	Salmeterol	0,5 a 1 μg/kg, 4 vezes/dia ou 2 vezes/dia	Inalação	β_2-agonista de ação mais longa disponível para inalação
	Terbutalina	0,2 mg/kg, conforme necessário	Inalação	Efeitos adversos significativos, incluindo taquicardia. Não absorvida após administração oral
	Terbutalina	0,005 mg/kg, conforme necessário	IV	Efeitos adversos significativos, incluindo sudorese e taquicardia
Parassimpatolíticos				
Diversos	Ipratrópio	0,5 a 3 μg/kg, cada 4 h ou 4 vezes/dia	Inalação	Geralmente associado ao albuterol para acelerar o início da broncodilatação. A duração da ação é de aproximadamente 6 h
	Glicopirrolato	5 μg/kg, conforme necessário	IV ou IM	Útil para alívio de curto prazo ou de emergência da broncoconstrição
	Atropina	0,01 a 0,02 mg/kg, conforme necessário	IV ou IM	Útil para o diagnóstico de obstrução reversível das vias respiratórias e alívio de curto prazo da broncoconstrição. Pode causar cólica
	Teofilina	5 a 10 mg/kg, 3 vezes/dia ou 2 vezes/dia	VO	Terapia antiquada. Broncodilatação moderada, absorção variável, índice terapêutico estreito, efeitos adversos frequentes do sistema nervoso central. Não recomendado
	Pentoxifilina	10 a 15 mg/kg, 2 vezes/dia	VO	Não usado clinicamente. Evidência experimental da eficácia
Fármacos anti-inflamatórios				
Corticosteroides	Fosfato de dexametasona ou em álcool	0,02 a 0,1 mg/kg, SID	IV IM ou VO	Eficaz na redução de sinais clínicos dentro de 3 dias. Gradualmente reduza a dose e a frequência para a menor dose eficaz
	Dexametasona 21-Isonicotinato	0,04 a 0,06 mg/kg, cada 3 dias	IM	Eficaz. Administração pouco frequente
	Prednisolona	1 a 2 mg/kg, SID	VO ou IM	Eficaz na redução de sinais clínicos dentro de 3 dias. Gradualmente reduza a dose e a frequência para a menor dose eficaz
	Prednisona	1 a 2 mg/kg, SID	VO	Eficácia variável e não eficaz na maioria dos equinos. Não usar
	Triancinolona acetonida	0,011 a 0,022 mg/kg, a cada 2 a 4 semanas	IM SC	Administração pouco frequente e, portanto, falta de capacidade de reduzir a dose. Não deve ser repetido em intervalos de < 3 meses
	Beclometasona	1 a 9 μg/kg, 2 vezes/dia	Inalação	Alívio da broncoconstrição no prazo de 3 dias. A dose mais baixa não causa supressão adrenal e é eficaz no alívio da broncoconstrição
	Fluticasona	2 a 12 μg/kg, 2 vezes/dia	Inalação	Potente e eficaz. Caro
Outros				
	Cromolin (cromoglicato) de sódio	200 mg, 2 vezes/dia	Inalação	Eficácia indeterminada. Deve ser usado antes da exposição ao agente incitante
	Montelucaste	0,11 mg/kg, SID	VO	Antagonista do receptor de leucotrieno. Não é eficaz nesta dose

SID: a cada 24 h.
Fonte: Couetil, L.L. (2014) Em Hinchcliff KW, Kaneps AJ, e Geor RJ (eds): Equine Sports Medicine and Surgery: Basic and clinical sciences of the equine athlete, ed. 2. Elsevier Health Sciences. p. 614.

reduzidas de forma confiável pela administração de corticosteroides. Os equinos afetados, após a instituição de medidas apropriadas para controlar a inalação de poeira do feno e do estábulo, devem ser tratados com a dose mais baixa possível que controla a doença e somente pelo tempo que for necessário. A dose de corticosteroide pode ser reduzida gradualmente e a frequência de administração diminuída de 1 vez/dia para uma vez a cada 2 ou 3 dias (ou maior, dependendo da preparação) para atingir este objetivo. A administração da dose efetiva mais baixa é importante em razão dos efeitos dos corticosteroides na supressão da função imunológica e adrenal. Sugere-se que a dexametasona e a triancinolona aumentam a probabilidade de os equinos desenvolverem laminite, mas essa relação não foi demonstrada de forma conclusiva.

Fármacos broncodilatadores

Podem ser necessários para fornecer alívio agudo da obstrução das vias respiratórias, mas não devem ser usados como terapia de manutenção. A *atropina* (0,02 a 0,04 mg/kg, IM) pode ser usada para proporcionar alívio no curto prazo da broncoconstrição, mas seu uso está associado a efeitos adversos gastrintestinais – incluindo cólica – que impedem seu uso no longo prazo. O uso de *brometo de N-butilescopolamina* causa menos reações adversas do que a atropina.[61] O *glicopirrolato* (0,005 mg/kg, IM, a cada 8 a 12 h) é um broncodilatador potente com efeitos gastrintestinais mínimos. O *brometo de ipratrópio*, um medicamento parassimpatolítico com efeitos extrapulmonares mínimos quando administrado por via inalatória, é muito eficaz no alívio da obstrução das vias respiratórias em equinos gravemente afetados. Da mesma forma, o revatropato (1 mg, por via inalatória), um antagonista muscarínico M-1 e M-3 seletivo, é tão eficaz quanto o ipratrópio (0,3 mg) no alívio dos achados clínicos e melhora da função pulmonar em equinos com ORVA.[62]

Os *agonistas* β_2*-adrenérgicos* são broncodilatadores potentes utilizados com frequência no tratamento de equinos com ORVA. Podem ser administrados por via oral ou por via inalatória, sendo esta última a via preferencial. *Cloridrato de clembuterol* é usado como terapia de manutenção na dose de 0,8 a 3,2 μg/kg VO a cada 12 h, e é eficaz no controle de sinais em 75% dos equinos afetados. A dose inferior deve ser usada inicialmente e então aumentada em incrementos de 0,8 μg/kg até que o efeito desejado seja alcançado ou os efeitos colaterais de taquicardia, fasciculação muscular e sudorese sejam aparentes. Aumentos em incrementos graduais na dose diminuem a frequência e a gravidade dos efeitos colaterais. A *terbutalina* não é absorvida após administração oral em equinos. A terbutalina e o clembuterol também podem ser administrados por via intravenosa a uma dose de um décimo da dose administrada por via oral a equinos gravemente afetados nos quais a necessidade de broncodilatação é urgente. Os efeitos adversos da administração dos β_2-agonistas incluem taquicardia, sudorese e apreensão. A administração prolongada de clembuterol está associada a efeitos potencialmente adversos na estrutura cardíaca, alterações na composição corporal e resposta prejudicada ao treinamento. O atraso do parto pode ocorrer em éguas tratadas ao final da gestação. Os agonistas β_2-adrenérgicos podem exacerbar de forma transitória a hipoxemia em equinos gravemente afetados. A administração intratraqueal não produz broncodilatação detectável.

Os broncodilatadores administrados por via inalatória a equinos incluem os β_2-agonistas *albuterol, salbutamol e salmeterol* e o parassimpatolítico ipratrópio. A eficácia e a duração da ação de cada um desses medicamentos variam um pouco, mas todos são eficazes na produção de broncodilatação em equinos afetados. O salmeterol produz broncodilatação em equinos com obstrução recorrente das vias respiratórias que persiste por até 6 h, embora o início da ação requeira de 30 a 60 min. Da mesma forma, o ipratrópio reduz as alterações da pressão pleural e atenua os achados clínicos de obstrução das vias respiratórias em equinos com a doença. A eficácia dos fármacos é influenciada pela forma de distribuição, com dispositivos portáteis disponíveis para a distribuição de alguns compostos.[63]

A *teofilina* (aminofilina) é um broncodilatador não adrenérgico administrado na dose de 5 a 10 mg/kg de peso corporal a cada 8 a 12 h. Os sinais de toxicidade incluem taquicardia, excitação e convulsões. A teofilina não é um fármaco de primeira escolha para o tratamento da obstrução recorrente das vias respiratórias, e agora é usada com pouca frequência em razão da disponibilidade de fármacos anti-inflamatórios e outros broncodilatadores eficazes.

Outros fármacos

O *cromoglicato de sódio* é útil para a profilaxia da obstrução recorrente das vias respiratórias, mas não tem atividade broncodilatadora direta. Seu mecanismo de ação não é claro, mas pode agir para impedir a degranulação de mastócitos. Pode ser administrado na dose de 80 a 200 mg por equino de 425 kg, por inalação, 1 vez/dia, durante 4 dias e depois repetido em 1 a 2 semanas.

A *pentoxifilina* em doses altas melhora a função respiratória, mas não a citologia do líquido do lavado broncoalveolar em equinos com ORVA. No entanto, a biodisponibilidade após administração oral é bastante variável, contribuindo para oscilações nas respostas dos equinos ao fármaco.

Fármacos que reduzem a produção ou atividade de *leucotrienos* não parecem ser úteis no tratamento da ORVA. Um antagonista experimental do receptor de leucotrieno D4 não foi eficaz no alívio dos sinais da obstrução. Da mesma forma, o montelucaste não melhorou a função respiratória em 5 equinos com ORVA.

Os *mucolíticos* são utilizados com frequência, mas a sua eficácia não é estabelecida e é duvidosa. Os *supressores da tosse* não devem ser usados porque podem prejudicar a eliminação do material mucopurulento das vias respiratórias.

Antibióticos são administrados com frequência aos equinos afetados, mas provavelmente não são necessários na grande maioria dos casos.

A *acupuntura* não é eficaz no tratamento da ORVA.

A administração de grande quantidade de *solução eletrolítica isotônica* IV está associada ao decréscimo na função respiratória tanto em equinos normais quanto pesados, e não é recomendada como um tratamento para a ORVA.

Um aparelho acústico ("terapia sonora") não melhorou os achados clínicos ou a função pulmonar em equinos com ORVA.[64]

Terapia integrada

O tratamento inicial dos equinos afetados geralmente envolve mudanças no ambiente do equino e alimentação em combinação com a administração de corticosteroides. Os corticosteroides e agonistas β_2-adrenérgicos podem ser administrados como terapia combinada a equinos gravemente afetados até que a doença esteja controlada, quando a terapia deve consistir de controle ambiental e, se necessário, administração da menor dose efetiva de corticosteroides. Broncodilatadores às vezes são usados como terapia única, mas seu uso não é racional sem a correção dos fatores de alojamento e alimentação, e sem tentativas de controlar a inflamação. A administração no longo prazo de broncodilatadores não é a terapia ideal e, dados os efeitos adversos documentados, não é recomendada. O controle no longo prazo da ORVA é conseguido por meio do manejo ambiental e da administração de corticosteroides.

Controle

O controle dos centros da ORVA minimiza a exposição de equinos a agentes incitantes. Estes agentes estão presentes no ar de estábulos e recintos e, quando presentes em concentração ou combinação suficiente, induzem a doença em equinos suscetíveis. Existem evidências consideráveis que corroboram com a prática de minimizar a inalação de ar de baixa qualidade por equinos no controle da ORVA.[56]

O alojamento de equinos em baias com ar de boa qualidade é essencial para reduzir a ocorrência da doença.[65,66] A *ventilação adequada* é fundamental para manter a boa qualidade do ar em baias. Poucas unidades de alojamento de equinos têm ventilação adequada, embora uma baia em cocheira individual bem desenhada possa atender às necessidades do equino tanto para higiene do ar quanto para conforto térmico. Muitos estábulos de equino têm espaço aberto inadequado para ventilação em condições de ar calmo, quando as portas estão fechadas em ambas as extremidades do edifício. Quando a taxa de liberação de esporos é baixa, as taxas de ventilação de 4 trocas de ar por hora são satisfatórias. No entanto, os mínimos sugeridos são de 8 a 10 trocas de ar por hora, espaço aéreo de 44 metros por cabeça e espaço de 9,2 metros por cabeça. Em termos práticos, se a metade superior da porta do estábulo estiver aberta e for voltada para o ar livre e não para o estábulo, a ventilação natural deve exceder as especificações mínimas. Materiais de alimentação pulverulentos e feno não devem ser armazenados acima de baias ou no mesmo espaço aéreo que equinos. A cama deve ser mudada com frequência, de preferência diariamente. O uso de papelão como material de cama é eficaz como parte de um regime geral para melhorar a qualidade do ar.

Um amostrador de ar do tipo *slit* portátil é um método semiquantitativo preciso, rápido e simples de avaliar a contaminação por bolor de materiais de origem, como feno, palha e outros alimentos e camas coletados em estábulos. Novas tecnologias, como monitores de partículas contínuos em tempo real, são úteis na avaliação dos efeitos de intervenções para reduzir as concentrações de poeira em suspensão no ar na zona de respiração dos equinos.[65] O monitoramento contínuo em tempo real também fornece informações sobre as contagens de partículas de pico, que podem ser mais intimamente relacionadas com a gravidade da doença do que as contagens médias.

O principal fator contribuinte para as concentrações de poeira em suspensão no ar nos estábulos é o feno, sendo a cama de palha outra fonte importante.[65] O pó e a presença de bolores no feno podem ser reduzidos pelo uso de práticas agrícolas durante a coleta do feno, incluindo coleta precoce, secagem adequada (e ausência de chuva) e preparação como silagem do feno.[67] O risco à saúde representado por qualquer material que seja fonte de bolor depende do tipo de microrganismos presentes e da sua abundância. O tamanho do desafio respirável dos fenos e palhas aquecidos surge da prolificidade das espécies envolvidas e do tamanho pequeno de seu esporo. Os maiores desafios respiráveis são a presença de espécies de bolores termotolerantes e termofílicos. Os fatores mais críticos na determinação do desenvolvimento microbiano em materiais à base de plantas são o teor de água e o ambiente térmico. O feno enfardado em 15 a 20% de umidade aquece pouco, é praticamente livre de poeira e contém poucos esporos. Enfardar o feno com 20 a 30% de umidade leva a temperaturas de até 35 a 45°C. Nestas temperaturas, contaminação perigosa pode se desenvolver com o aparecimento de fungos termotolerantes e actinomicetos. A maior contaminação de feno e palha ocorre com enfardamento com 35 a 50% de umidade, quando pode ocorrer aquecimento espontâneo de até 50 a 60°C. Microscopicamente, estes fenos mostram muitos esporos fúngicos na faixa de tamanho de 2 a 5 μm.

As concentrações de partículas de poeira na zona de respiração podem ser reduzidas pela alimentação com feno umedecido.

LEITURA COMPLEMENTAR

Ivester KM, Couetil LL. Management of chronic airway inflammation in the horse: a systematic review. Equine Vet Educ. 2014;26:647-656.

Pirie RS. Recurrent airway obstruction: a review. Equine Vet J. 2014;46:276-288.

REFERÊNCIAS BIBLIOGRÁFICAS

1. Gerber V, et al. Equine Vet J. 2015;47:390.
2. Gerber V, et al. J Vet Int Med. 2009;23:626.
3. Ramseyer A, et al. J Vet Int Med. 2007;21:149.
4. Swinburne JE, et al. Mamm Genome. 2009;20:504.
5. Jost U, et al. Equine Vet J. 2007;39:236.
6. Shakhsi-Niaei M, et al. Anim Genet. 2012;43:627.
7. Shakhsi-Niaei M, et al. Arch Anim Breed. 2013;56:1.
8. Shakhsi-Niaei M, et al. Anim Genet. 2010;41:559.
9. Klukowska-Rotzler J, et al. Anim Genet. 2012;43:450.
10. Beeler-Marfisi J, et al. Am J Vet Res. 2010;71:682.
11. Berndt A, et al. Vet J. 2010;183:54.
12. Hotchkiss JW, et al. Equine Vet J. 2007;39:301.
13. Ireland JL, et al. Res Vet Sci. 2013;95:418.
14. Ireland JL, et al. Prev Vet Med. 2011;101:204.
15. Visser EK, et al. J Anim Sci. 2014;92:844.
16. Ireland JL, et al. Equine Vet J. 2012;44:101.
17. Ireland JL, et al. Vet J. 2012;192:57.
18. Cox R, et al. Vet Rec. 2010;166:552.
19. Wylie CE, et al. Res Vet Sci. 2013;95:410.
20. Dubuc J, et al. Vet J. 2014;202:387.
21. Pirie RS. Equine Vet J. 2014;46:276.
22. Lanz S, et al. Vet Immunol Immunopathol. 2013; 155:229.
23. Padoan E, et al. Vet Immunol Immunopathol. 2013; 156:190.
24. Aharonson-Raz K, et al. Am J Physiol. 2012;303:L189.
25. Henriquez C, et al. Vet Immunol Immunopathol. 2014;158:128.
26. Lavoie-Lamoureux A, et al. Vet Immunol Immunopathol. 2012;146:35.
27. Moran G, et al. Vet Res Comm. 2011;35:447.
28. Niedzwiedz A, et al. BMC Vet Res. 2014;10.
29. Beekman L, et al. J Vet Int Med. 2012;26:153.
30. Bullone M, et al. J Vet Int Med. 2013;27:164.
31. Hughes KJ, et al. Vet Immunol Immunopathol. 2011;140:82.
32. Klukowska-Rotzler J, et al. Vet Immunol Immunopathol. 2012;146:46.
33. Reid CJ, et al. Res Vet Sci. 2009;87:20.
34. Richard EA, et al. J Vet Int Med. 2014;28:1838.
35. Iwaszko-Simonik A, et al. Vet Immunol Immunopathol. 2015;164:87.
36. Moran G, et al. Vet Res Comm. 2012;36:251.
37. Dunkel B, et al. Vet Immunol Immunopathol. 2009; 131:25.
38. Joubert P, et al. Vet J. 2008;178:227.
39. Ryhner T, et al. Vet Immunol Immunopathol. 2008; 125:8.
40. Christmann U, et al. J Vet Int Med. 2008;22:1452.
41. Johansson AM, et al. J Vet Int Med. 2007;21:302.
42. Tilley P, et al. Res Vet Sci. 2012;93:1006.
43. Laumen E, et al. Equine Vet J. 2010;42:142.
44. Bosshard S, et al. J Vet Int Med. 2014;28:618.
45. Rettmer H, et al. Equine Vet J. 2015;47:291.
46. Haltmayer E, et al. Res Vet Sci. 2013;95:654.
47. Koblinger K, et al. J Vet Int Med. 2011;25:1118.
48. Gerber V, et al. Equine Vet J. 2004;36:576.
49. Koch C, et al. Equine Vet J. 2007;39:107.
50. Gehlen H, et al. J Equine Vet Sci. 2014;34:1096.
51. Heidrun G, et al. J Equine Vet Sci. 2014;34:471.
52. Relave F, et al. Vet Surg. 2008;37:232.
53. Relave F, et al. Vet Surg. 2010;39:839.
54. Koblinger K, et al. Equine Vet J. 2014;46:50.
55. Setlakwe EL, et al. Am J Physiol. 2014;307:L252.
56. Ivester KM, et al. Equine Vet Educ. 2014;26:647.
57. Courouce-Malblanc A, et al. Vet J. 2008;175:227.
58. Leclere M, et al. Equine Vet J. 2010;42:316.
59. Munoz T, et al. Res Vet Sci. 2015;98:112.
60. Dauvillier J, et al. J Vet Int Med. 2011;25:549.
61. de Lagarde M, et al. Equine Vet J. 2014;46:474.
62. McGorum BC, et al. Vet J. 2013;195:80.
63. Bertin FR, et al. Equine Vet J. 2011;43:393.
64. Goncarovs KO, et al. J Vet Int Med. 2010;24:1503.
65. Clements JM, et al. Res Vet Sci. 2007;83:256.
66. Clements JM, et al. Res Vet Sci. 2007;83:263.
67. Seguin V, et al. Ag Ecosystem Environt. 2010; 135:206.

Asma associada ao pasto (obstrução recorrente das vias respiratórias associada ao pasto em equinos)

Ocorre em equinos na região sudeste dos EUA e na Grã-Bretanha. Parece ser uma doença de equinos adultos que estão no pasto na maior parte do tempo no verão. Ela ocorre mais comumente nos meses quentes e úmidos do verão, de junho a setembro.[1] Os equinos afetados se recuperam gradualmente durante os meses mais frios do inverno e início da primavera, e a doença pode recidivar no mesmo equino em cada verão subsequente. A maioria dos sinais mais graves ocorre durante o final da primavera e início do verão, durante os períodos de contagem elevada de pólen suspenso no ar. A alergia a pólens e esporos de fungos parece ser um fator, e está associada a condições favoráveis à produção de esporos fúngicos e pólens de gramíneas.[1] Os equinos afetados têm expressão aumentada de interleucina-4 e interferona-γ em células do líquido do lavado broncoalveolar e aumento das contagens de células mononucleares no sangue periférico, mas não concentrações aumentadas de IgE no líquido do lavado broncoalveolar. As concentrações de endotelina são maiores no líquido do lavado broncoalveolar e no soro dos equinos afetados comparados aos não afetados.[2]

Os equinos afetados apresentam achados clínicos típicos de asma, incluindo secreção nasal, tosse, taquipneia, esforço expiratório laborioso e crepitações e sibilos na auscultação. Há acúmulo moderado a grave de muco nas grandes vias respiratórias evidente no exame endoscópico. O teste da função pulmonar é consistente com a broncoconstrição. O lavado broncoalveolar contém grande número de neutrófilos não degenerados e número menor de linfócitos e mastócitos. A necropsia revela pulmões superinflados que não entram em colapso quando o tórax é aberto e que retêm as impressões feitas pelas costelas. O achado histológico predominante é o acúmulo de muco nas pequenas vias respiratórias. A inflamação não é grave e grande parte das células inflamatórias presentes são neutrófilos e linfócitos nos tecidos peribrônquicos. O tratamento inclui a estabilização e administração de corticosteroides e broncodilatadores, como discutido para a obstrução recorrente das vias respiratórias (ver Tabela 12.13).

LEITURA COMPLEMENTAR

McGorum BC, Pirie RS. A review of recurrent airway obstruction and summer pasture associated obstructive pulmonary disease. Ippologia. 2008;19:11-19.

REFERÊNCIAS BIBLIOGRÁFICAS

1. Costa LRR, et al. Am J Vet Res. 2006;67:1635.
2. Costa LRR, et al. J Vet Int Med. 2009;23:1239.

Flutter diafragmático sincrônico em equinos (soluços)

Causado por uma contração abrupta e poderosa do diafragma, sincrônica com os batimentos cardíacos. A contração do diafragma ocorre em razão da estimulação do nervo frênico conforme ele passa sobre os átrios do coração. O *flutter* diafragmático sincrônico (ou soluços) é frequentemente associado a anormalidades eletrolíticas ou ácido-base em equinos. A doença ocorre comumente em equinos usados para exercícios extenuantes e principalmente em equinos utilizados nas corridas de enduro, em que aproximadamente 10% dos equinos eliminados da competição apresentam *flutter*.[1] A doença ocorre em equinos de corrida Standardbred e Puro-sangue Inglês, e animais individuais podem ser afetados repetidamente. Esta doença também ocorre esporadicamente em equinos adultos e pôneis que não se exercitaram, e em éguas no periparto (como parte da tetania da lactação).

A síndrome caracteriza-se por um soluço violento que ocorre de forma sincronizada a cada batida do coração. O aspecto lateral do tórax e do abdome cranial parecem saltar ou "bater" regularmente nos equinos afetados. Muitas vezes, a contração é unilateral, sendo sentida muito mais fortemente em um lado do que no outro. O equino fica angustiado porque o soluço interfere na alimentação e, até certo ponto, na respiração. Em alguns casos, há sinais adicionais sugestivos de hipocalcemia. Estes incluem rigidez muscular, fasciculação e marcha alta. Muitas vezes há hipocalcemia, hemoconcentração, alcalose ou anormalidades ácido-base mistas, hipopotassemia, hipocloremia e aumento da atividade de creatina fosfoquinase em equinos afetados. A hipocalcemia pode ser profunda. Relatou-se a doença como consequência de hipocalcemia secundária ao hipoparatireoidismo primário em dois equinos da raça Puro-sangue Inglês.

Os princípios do tratamento são a correção de anormalidades na concentração sérica de eletrólitos, no status ácido-base e na hidratação. O tratamento com borogliconato de cálcio administrado lentamente IV resolve rapidamente a condição em alguns equinos que não apresentam anormalidades graves na concentração de eletrólitos ou no status ácido-base. Os equinos podem requerer a administração de soluções eletrolíticas poliônicas isotônicas balanceadas IV (p. ex., solução de Ringer ou de cloreto de sódio a 0,9%) e deve considerar-se a suplementação desses fluidos com cálcio (p. ex., 50 mℓ de uma solução de borogliconato de cálcio a 23% por litro de fluido).

Acredita-se que a *patogênese* esteja relacionada à hiperirritabilidade do nervo frênico causada por distúrbios metabólicos, incluindo hipocalcemia, e o nervo frênico sendo estimulado por cada despolarização atrial para disparar a cada batimento cardíaco. A estimulação ocorre devido à estreita proximidade física do coração ao nervo no equino. Recomenda-se a suplementação dietética com cálcio e outros eletrólitos durante uma cavalgada, mas o fornecimento excessivo de cálcio na alimentação pode reduzir a atividade dos mecanismos homeostáticos do cálcio e deve ser evitada.

A inspeção veterinária regular de todos os equinos nas paradas obrigatórias das provas de enduro revelará os animais com "*soluços*" e não se deve permitir que esses equinos prossigam no evento.

REFERÊNCIA BIBLIOGRÁFICA

1. Fielding CL, et al. J Vet Emerg Crit Care. 2009;19:473.

Pneumonia por *Rhodococcus equi* em potros

Sinopse

- Etiologia: cepas virulentas de *Rhodococcus equi* (*Rhodococcus hoagii/Prescottella equi*)
- Epidemiologia: doença esporádica de potros de 1 a 5 meses de idade, que é endêmica em algumas fazendas. Os potros são infectados, provavelmente por inalação, durante as primeiras semanas de vida
- Achados clínicos: pneumonia, febre, angústia respiratória, tosse, ausência de secreção nasal, déficit de crescimento, múltiplas articulações distendidas e uveíte. Ocasionalmente, diarreia ou osteomielite séptica
- Patologia clínica: leucocitose, hiperfibrinogenemia, células inflamatórias no aspirado traqueal
- Lesões de necropsia: consolidação e abscessos pulmonares. Poliartrite não séptica
- Confirmação do diagnóstico: detecção de *R. equi* em cultura ou reação em cadeia da polimerase (PCR) do aspirado traqueal
- Tratamento: administração de uma combinação de macrolídeo e rifampicina, por exemplo, azitromicina (10 mg/kg VO, SID) e rifampicina (5 mg/kg VO, 2 vezes/dia ou 10 mg/kg VO, SID)
- Controle: garantir a transferência adequada de imunidade passiva. Diminuir a densidade do lote. Diminuir a contaminação ambiental por cepas virulentas de *R. equi*. Não usar medicação em massa de potros com doença subclínica.

A doença em potros causada por *Rhodococcus equi* é importante em razão da sua incidência elevada em animais valiosos, ampla distribuição, início insidioso, alta taxa de letalidade de casos nos potros mais gravemente afetados, custo do tratamento, ausência de vacina protetora e custo da implementação das medidas de controle.

Etiologia

Rhodococcus equi (*Rhodococcus hoagii/Prescottella equi*) é um bastonete pleomórfico, Gram-positivo, que é um actinomiceto de solo.[1,2] A manifestação mais importante da infecção por *R. equi* é a pneumonia em potros. O microrganismo também provoca pleuropneumonia, pneumonia, osteomielite e aborto em equinos adultos imunocomprometidos e normais; abscessos que devem ser diferenciados da tuberculose em suínos e ruminantes; pneumonia em pessoas imunossuprimidas e infecção de linfonodos em javalis (*Sus scrofa*), cervos (*Cervus elaphus*) e corças (*Capreolus capreolus*).[2,3] Há tropismo de espécies para ruminantes, suínos e equinos, determinado por plasmídeos adaptados ao hospedeiro, enquanto a infecção no homem parece ser zoonótica.[2] O microrganismo é um habitante natural do solo, cresce bem em temperaturas que variam de 10 a 40°C e é prontamente isolado das fezes de herbívoros e de seu ambiente. Entretanto, isolados de *R. equi* variam em virulência, com muitos isolados obtidos de fezes ou solo não sendo patogênicos.

Há um grande número de cepas virulentas de *R. equi* baseado em eletroforese em gel de campo pulsado de DNA cromossômico, e potros podem ser infectados com múltiplas cepas ao mesmo tempo, com cepas idênticas localizadas em múltiplos locais no corpo.[4] Embora haja evidências de aglomeração de cepas em fazendas e na maioria das fazendas uma ou duas cepas predominem, há pouca evidência de variações regionais acentuadas na prevalência de cepas virulentas de *R. equi*. Apenas raramente será possível ligar as infecções a um determinado local ou região com base na análise do DNA cromossômico.

A *virulência* de *R. equi* depende da capacidade do microrganismo de entrar, sobreviver e se replicar nos macrófagos. É um parasita intracelular facultativo de macrófagos, nos quais sobrevive em razão de fatores de virulência que atuam na prevenção da fusão fagossomo-lisossomo e da morte bacteriana.[2] A virulência está associada em parte à presença de *proteínas associadas à virulência* altamente imunogênicas (Vap, codificadas pelos plasmídeos de virulência, pVap), das quais o pVap A aparentemente é a mais importante, embora o papel exato das outras proteínas Vap não tenha sido determinado. A presença de Vap A é necessária, mas não suficiente para patogenicidade, o que requer a presença de outros fatores de virulência, incluindo enzimas microbianas.[2] Os plasmídeos de virulência podem ser perdidos por cepas de *R. equi* e readquiridos por conjugação com cepas virulentas.[5] A análise genômica identificou fatores de virulência adicionais que são baseados em cromossomos, e não em plasmídeos.[2]

O Vap A é uma proteína lipídio-modificada expressa na superfície que induz resposta humoral intensa por potros. A expressão das Vap A, C, D e E é suprarregulada por incubação a 37°C, consistente com o seu papel como fator de virulência. Outros genes provavelmente envolvidos na virulência também são suprarregulados por condições que mimetizam aquelas *in vivo*. A presença das proteínas de virulência está associada à capacidade aumentada de *R. equi* virulento para sobreviver e replicar dentro dos macrófagos, enquanto as linhagens avirulentas replicam-se fracamente ou não se replicam. A virulência está associada à presença do plasmídeo, e a perda deste por uma cepa de *R. equi* resulta em perda de virulência. Uma revisão recente fornece discussão detalhada dos fatores de virulência de *R. equi*.[2]

Epidemiologia

Ocorrência

A pneumonia por *R. equi* em potros tem distribuição cosmopolita. A doença clínica é frequentemente esporádica, mas em fazendas onde a doença é endêmica, a *morbidade subclínica* anual pode ser alta (até 92%) e pode variar bastante de ano para ano. A porcentagem média de potros que desenvolveram doença clínica causada por *R. equi* em fazendas endêmicas foi de 6,6%, com 38% das fazendas com mais de 10% de potros afetados. O aumento do uso do exame ultrassonográfico do tórax de todos os potros em uma fazenda demonstra que a doença subclínica pode afetar muitos, se não a grande maioria, dos potros em fazendas nas quais a doença é endêmica. Por exemplo, de 444 potros nascidos em um haras de reprodução durante uma estação de monta, 426 (92%) apresentaram lesões compatíveis com a infecção por *R. equi*. Dezoito potros apresentavam lesões pulmonares menores que 1 cm (considerados não afetados), 128 apresentavam lesões maiores que 1 cm e menores que 10 cm, e 280 apresentavam lesões maiores que 10 cm.[6] A detecção de pneumonia por *R. equi* em um potro em uma fazenda deve impelir o exame de todos os outros potros daquela propriedade.

As taxas de letalidade de casos de potros em fazendas, ao contrário daqueles tratados em hospitais de ensino veterinário, são de 29 a 42% (para 113 e 19 potros afetados, respectivamente). A taxa média de letalidade de casos de 32 fazendas no Texas foi de 25%, e a taxa de letalidade de casos foi superior a 50% para 22% das fazendas. A taxa de letalidade de casos entre os potros tratados em hospitais de ensino veterinário é de aproximadamente 28%.

Evidências atuais corroboram com a hipótese de que potros são expostos e infectados durante as duas primeiras semanas de vida.[7] A *idade de início* dos achados clínicos da doença associada a *R. equi* varia entre 2 semanas e 6 meses, mas o pico de prevalência para a doença pneumônica é entre 1 e 3 meses. A doença é rara em equinos adultos. Os fatores de risco em potros para o desenvolvimento de pneumonia por *R. equi* não foram determinados, embora muitos fatores tenham sido avaliados. O mês em que nasceu o potro, idade gestacional, número de parições da mãe, administração de antimicrobianos durante a primeira semana de vida, exposição ao pasto com menos de 2 semanas de idade, necessidade de tratamento para corrigir a transferência de imunidade passiva inadequada e o tamanho dos grupos de éguas e de potros não estavam associados ao risco da doença em fazendas no Texas.

A prevalência de *R. equi* virulento em isolados do meio ambiente não parece ser maior em fazendas onde a doença é endêmica. A morbidade varia bastante entre áreas geográficas e fazendas individuais, provavelmente devido a fatores ambientais que afetam o número de *R. equi* virulento e a facilidade de infecção. Como se acredita que a infecção por aerossol por *R. equi* virulento em poeira é a via de infecção mais importante de potros, os fatores que favorecem o acúmulo e persistência de *R. equi* no solo e sua capacidade de se tornar aerossolizado provavelmente aumentam mais o risco de infecção. Tais fatores podem incluir:

- Clima quente e seco, favorecendo a formação de poeira
- pH e umidade do solo
- Aglomeração de pastagens com equinos jovens
- Má higiene do pasto, permitindo acúmulo de fezes
- Pastagens pulverulentas.

No entanto, a demonstração empírica da importância desses fatores de risco não foi relatada, com várias exceções. O pH do *solo*, salinidade e concentrações de vários elementos, incluindo ferro, zinco e cobre, não estão associados ao risco de potros desenvolverem pneumonia por *R. equi* em fazendas no Texas. Esses fatores de risco associados ao solo foram examinados pois *R. equi* é um habitante normal do solo e do intestino de ruminantes, equinos e suínos. Ele não é altamente resistente, mas observou-se que sobrevive em solo úmido por períodos superiores a 12 meses. A infecção é considerada associada ao solo e mantida por meio do ciclo solo-equino. O número de microrganismos no solo e nas áreas dos estábulos em fazendas de equinos aumenta de acordo com o tempo que as fazendas têm alojado equinos, embora não haja uma forte correlação entre a concentração de *R. equi* no solo e a prevalência de pneumonia em potros.

Fazendas de tamanho maior, com mais éguas residentes, maior número de potros (≥ 15) e maior densidade de potros por acre[8], e a presença de éguas trazidas para a fazenda para reprodução, são associadas a maior risco de os potros desenvolverem pneumonia por *R. equi*. Esta pneumonia não parece estar associada ao manejo ruim da fazenda ou à falta de práticas preventivas de saúde, como vacinação, vermifugação ou administração de plasma hiperimune. A prática de testar a falha da transferência de imunidade passiva está associada ao aumento da probabilidade da doença em uma fazenda. No entanto, esta associação provavelmente reflete o fato de que a doença é mais provável em fazendas maiores, que são mais propensas a realizar este teste, e que as fazendas que tiveram a doença têm maior probabilidade de instituir procedimentos de cuidados preventivos.

Transmissão

A maioria dos potros está exposta à infecção, como demonstrado pela soroconversão ou pelo exame ultrassonográfico do tórax, mas apenas poucos desenvolvem doença grave, embora muitos tenham infecção e lesões subclínicas. O microrganismo coloniza o intestino do potro normal durante os primeiros 2 meses de vida e foi detectado nas fezes já aos 5 dias de vida. A inalação do microrganismo em poeira provavelmente é a via de transmissão mais importante para a doença pneumônica.[7,9] A doença intestinal, que pode ser clinicamente inaparente, geralmente ocorre com a doença pulmonar, mas a fonte da infecção não é clara, embora possa ser ingestão de material contaminado ou deglutição de secreções respiratórias infectadas. Os potros com mais de 5 semanas de idade normalmente foram resistentes ao desafio experimental.

Implicações zoonóticas

R. equi é um patógeno ocasional do homem.[2] A infecção é mais comum em pessoas imunocomprometidas, mas raramente é associada com cepas de *R. equi* virulentas para potros.

Patogênese

A exposição de potros a *R. equi* com base na taxa de soroconversão é comum, ainda que o desenvolvimento da doença clínica seja muito menos frequente, já que a enfermidade subclínica em fazendas com doença endêmica pode chegar a taxas tão altas quanto 95% (426 de 444 potros nascidos em uma fazenda em uma estação reprodutiva).[6] A razão para isso não é totalmente compreendida, embora o desenvolvimento da doença provavelmente dependa da exposição a uma dose infectante do microrganismo e da suscetibilidade do potro. Os potros sujeitos à exposição experimental são muito mais suscetíveis à infecção e, em doses menores, durante a primeira semana de vida.[10] São necessárias doses mais altas para induzir a doença em potros de 3 e 6 semanas.[10] Doses inferiores de desafio são associadas à doença mais branda, de progressão mais lenta e resolução espontânea da infecção. Para a doença espontânea, a exposição presumivelmente ocorre nos primeiros dias de vida, antes do declínio da imunidade passiva proveniente da mãe. A infecção resulta em aumento na concentração sérica de anticorpos IgG (T) Vap A específicos em potros.[11]

Em equinos adultos, nos quais a doença é rara, a imunidade protetora está associada à resposta imune tanto celular quanto humoral caracterizada por intensificação das respostas imunoproliferativas das células CD4 e CD8 e presença de anticorpos IgGa e IgGb para Vap A. Anticorpos opsonizantes a *R. equi* são um mecanismo de defesa importante em potros infectados experimentalmente, e a administração de plasma hiperimune a *R. equi* ou plasma rico em anticorpos anti-Vap A e anti-Vap C protege potros infectados experimentalmente do desenvolvimento de pneumonia. No geral, estes resultados sugerem que os potros que desenvolvem pneumonia por *R. equi* têm resposta à infecção semelhante à célula T helper (Th) 2, e não resposta tipo

Th1. Acredita-se que as respostas tipo Th1, que estão associadas a respostas CD4 e CD8 aumentadas, são importantes na resistência à doença. Não foi determinado se a mudança para uma resposta à infecção tipo Th2 é uma função de *R. equi* virulento ou um atributo dos potros suscetíveis.

Estudos experimentais e clínicos indicam que o potro está infectado por várias semanas ou meses antes de os achados clínicos serem observados. *Cepas virulentas* de *R. equi* são parasitas intracelulares facultativos de macrófagos, que elas acabam destruindo. Os neutrófilos são bactericidas para *R. equi*, mas o microrganismo pode sobreviver pela inclusão em macrófagos. A opsonização de *R. equi* por anticorpos específicos resulta na intensificação da fusão lisossomo-fagossomo e maior morte de *R. equi* por macrófagos e monócitos equinos, enquanto a entrada de *R. equi* em macrófagos por fagocitose não imune não está associada ao aumento de morte. Sua sobrevivência no macrófago está associada à ausência de fusão fagossomo-lisossomo. Cepas não virulentas não proliferam em macrófagos e monócitos. A ação combinada do sistema imune humoral e celular é importante para prevenir o desenvolvimento da doença após a inalação de bactérias. Sem a opsonização, a capacidade do macrófago pulmonar de potros para matar *R. equi* é prejudicada e o microrganismo pode persistir nos macrófagos pulmonares dos potros infectados. A incapacidade dos macrófagos pulmonares para destruir *R. equi* leva à infecção persistente no pulmão e à broncopneumonia crônica com abscedação extensa e linfadenite supurativa associada.

A *infecção intestinal* é comum em potros com pneumonia por *R. equi*, embora as manifestações clínicas da infecção intestinal, como diarreia, sejam incomuns. A infecção do trato gastrintestinal caracteriza-se por lesões ulcerativas da mucosa do intestino grosso e do ceco. Em casos raros, bacteriemia e *focos supurativos* subsequentes podem se desenvolver em muitos órgãos, incluindo ossos e articulações, fígado, rins e tecido subcutâneo.

Achados clínicos

A manifestação mais comum da doença é a infecção subclínica e abscedação pulmonar detectadas pelo exame ultrassonográfico do tórax de potros aparentemente sadios.[6,12]

Pneumonia por *R. equi*

Apresenta-se como inapetência, febre, depressão e taquipneia de início agudo ou como doença mais crônica caracterizada por tosse e déficit de desenvolvimento. O início agudo aparente da doença clínica é precedido por um *período de incubação longo*, durante o qual os achados clínicos são mínimos. A doença clínica grave é evidente como angústia respiratória, e o potro reluta em se mover e mamar. Cianose pode estar presente em casos graves. A *auscultação* do tórax pode revelar crepitações e sibilos, mas os sons pulmonares anormais com frequência são muito menos aparentes do que a gravidade da doença respiratória sugere. Potros com *abscessos* por *R. equi* muitas vezes não apresentam sons pulmonares anormais, e geralmente há secreção nasal mínima. Deve-se enfatizar que a doença grave clássica representa um extremo do espectro de consequências da infecção de potros por *R. equi*, e é muito mais comum que a doença subclínica se resolva espontaneamente e sem tratamento. No entanto, a doença clínica é importante, pois são esses potros que estão em risco de morte e que requerem tratamento prolongado.

O *exame ultrassonográfico* do tórax revela a consolidação pulmonar antes que os achados clínicos sejam aparentes e é um meio útil para detectar doenças subclínicas e triar os potros para tratamento. O *exame radiográfico* dos animais afetados mostra evidências de consolidação do tecido pulmonar, linfadenopatia e lesões cavitárias nos pulmões. A probabilidade de sobrevivência está inversamente relacionada com a gravidade do padrão alveolar, a presença e o número de lesões cavitárias evidentes em radiografias torácicas.[13] O exame ultrassonográfico de potros é mais sensível para a detecção de lesões do que o exame radiográfico, com a radiografia permitindo a detecção de lesões em 20 de 42 potros afetados, nos quais a doença foi confirmada pelo exame ultrassonográfico.[14]

Manifestações extrapulmonares da infecção por *R. equi*

São comuns em potros e muitas estão associadas à maior probabilidade de morte (Tabela 12.14).[15] De 150 potros com pneumonia por *R. equi* examinados em um hospital de referência, 111 (74%) apresentaram pelo menos uma manifestação extrapulmonar da doença detectada antes ou após a morte. Dos potros examinados *post mortem*, 76% tiveram manifestação extrapulmonar da doença que não foi detectada ou detectável *ante mortem*. As anormalidades mais comuns incluem diarreia (50% dos potros), polissinovite imunomediada (37%), enterotiflocolite ulcerativa (31%), abscessos intra-abdominais (25%)

Tabela 12.14 Frequência e prevalência das manifestações extrapulmonares da infecção por *R. equi* em 150 potros.

Manifestação extrapulmonar	Nº de potros afetados (%)	Nº de potros com diagnóstico *ante mortem*	Nº de potros com diagnóstico *post mortem*
Diarreia	50 (330)	50	0
Polissinovite imunomediada	37 (25)	36	1
Enterotiflocolite ulcerativa	31 (21)	0	31
Abscessos intra-abdominais	25 (17)	12	13
Linfadenite abdominal	25 (17)	5	20
Uveíte	16 (11)	16	0
Hepatite piogranulomatosa	16 (11)	0	16
Sinovite séptica	14 (9)	12	2
Linfadenite mediastínica	12 (8)	7	5
Peritonite	11 (7)	10	1
Linfadenopatia periférica	11 (7)	10	1
Bacteriemia por *R. equi*	11 (7)	11	0
Abscessos subcutâneos	8 (5)	8	0
Nefrite piogranulomatosa	7 (5)	0	7
Hipertermia	6 (4)	6	0
Pericardite	6 (4)	2	4
Osteomielite	5 (3)	5	0
Efusão pleural	5 (3)	2	3
Meningite granulomatosa	5 (3)	0	5
Osteomielite do corpo vertebral	3 (2)	3	0
Abscesso paravertebral	3 (2)	3	0
Celulite/linfangite	2 (1)	2	0
Anemia hemolítica imunomediada	2 (1)	2	0

Cada (1/150 [0,7%]) potro teve diagnóstico *ante mortem* de: sinusite, trombocitopenia imunomediada, hiperlipemia, eflúvio telógeno, dermatite granulomatosa, miosite, hiperplasia linfoide, onfalite, hipoplasia eritroide da medula óssea, convulsões e duplo ápice do ventrículo direito secundário à hipertensão pulmonar. Cada (1/150 [0,7%]) potro teve diagnóstico *post mortem* de: piometra, estomatite piogranulomatosa, esplenite piogranulomatosa, pneumotórax, endocardite valvular e mieloftise.
Reproduzida com autorização.[15]

e linfadenite abdominal (25%).[15] A infecção de outras estruturas por *R. equi* inclui sinovite séptica, peritonite, bacteriemia, abscessos subcutâneos, osteomielite do esqueleto abaxial e osteomielite do corpo vertebral, além de outros locais. As anormalidades não infecciosas incluem anemia hemolítica imunomediada[16], uveíte e hipertermia.

Os *abscessos intra-abdominais* estão associados à condição geral ruim, perda de peso, distensão abdominal variável, febre, depressão e, em alguns casos, cólica. O exame ultrassonográfico pode revelar o abscesso.[17]

Prognóstico

As taxas de morbidade e letalidade de casos são fornecidas em "Epidemiologia". A presença de manifestação extrapulmonar de infecção por *R. equi* está associada à taxa de letalidade de casos de 57%, comparada com 18% em potros com apenas pneumonia por *R. equi*. Um número maior de manifestações extrapulmonares foi associado à maior chance de morte. A presença de uveíte, sinovite séptica (mas não polissinovite imunomediada), linfadenite abdominal e abscesso intra-abdominal, efusão pleural, bacteriemia por *R. equi* e hepatite piogranulomatosa foram todos independentemente associados ao aumento do risco de morte.

A infecção por *R. equi* em potros Puro-sangue Inglês e Standardbred está associada à menor chance de participar de corridas como adulto em comparação com a população total de potros, mas potros afetados que sobrevivem têm desempenho de corrida como adultos semelhante a equinos que não tiveram pneumonia por *R. equi*.

Patologia clínica

A *avaliação hematológica* geralmente revela leucocitose com neutrofilia e monocitose, e elevação nas concentrações de proteínas de fase aguda – incluindo fibrinogênio plasmático e amiloide sérica A – altera as características, mas não é diagnóstica da infecção por *R. equi*. O monitoramento da concentração de células brancas e da concentração plasmática de fibrinogênio é útil em potros de fazendas onde a doença é endêmica. As *concentrações de células brancas* acima de 13,0 × $10^9/\ell$ (13.000 células/μℓ) têm sensibilidade e especificidade de 95% e 61%, respectivamente, para pneumonia por *R. equi*. A alta sensibilidade significa que poucos potros com a doença serão ignorados, enquanto a especificidade moderada significa que muitos potros serão incorretamente suspeitos de ter a doença. Como a alta contagem de células brancas pode ser causada por várias outras doenças além da pneumonia por *R. equi*, os potros com alta contagem de células brancas de fazendas nas quais a doença é endêmica devem ser examinados mais detalhadamente quanto a evidências de doença, incluindo exame clínico detalhado, possivelmente com exame ultrassonográfico, cultura ou PCR de aspirados traqueais, ou radiografia torácica. A avaliação da *concentração plasmática de fibrinogênio* é menos útil na detecção de potros com pneumonia por *R. equi*. Concentrações plasmáticas de fibrinogênio de 400 mg/dℓ (0,4 g/ℓ) têm sensibilidade e especificidade de 91% e 51%, respectivamente, enquanto concentrações de 600 mg/dℓ (0,6 g/ℓ) têm sensibilidade e especificidade de 38% e 96%, respectivamente. Os valores preditivos positivo e negativo dos testes dependem da prevalência da doença entre o grupo de potros examinados, sendo baixos para as fazendas nas quais a doença é rara e aumentando à medida que a prevalência da doença aumenta. A mensuração seriada das concentrações de *amiloide sérica A* não é útil para a detecção de potros com pneumonia por *R. equi* clinicamente inaparente,[18] nem os potros comprovadamente com pneumonia apresentam concentrações de amiloide sérica A mais elevadas que os potros normais.

A diferenciação da pneumonia causada por *R. equi* daquela causada por outras etiologias infecciosas em potros pode ser um desafio. Usando a cultura microbiológica como padrão-ouro, a identificação de cocobacilos Gram-positivos em aspirados traqueais foi altamente específica (91%), mas pouco sensível (35%) para infecção por *R. equi*.[19] Contagens de células brancas superiores a 20.000 células/μℓ (especificidade de 86%), concentrações de fibrinogênio superiores a 700 mg/dℓ (especificidade de 92%), evidência radiológica de abscesso torácico (85% de especificidade) e presença de cocobacilos Gram-positivos em aspirados traqueais (91% de especificidade) em potros pneumônicos são altamente sugestivas de infecção por *R. equi*.[19]

Os *aspirados transtraqueais* de potros afetados revelam leucocitose neutrofílica. Bastonetes pleomórficos, Gram-positivos intracelulares, característicos de *R. equi*, podem estar presentes nos aspirados traqueais, mas não se determinou a sensibilidade desta observação, e todos os aspirados traqueais devem ser cultivados.

Embora numerosos *testes sorológicos* tenham sido desenvolvidos, incluindo imunodifusão em gel de ágar, inibição de hemólise sinérgica, imunodifusão radial e vários ELISA, nenhum deles demonstrou valor no diagnóstico da doença em animais individuais.[20] Testes sorológicos atualmente disponíveis, tanto de amostras únicas quanto de amostras pareadas, não são confiáveis para confirmar ou excluir a presença de pneumonia por *R. equi* em potros.

A cultura de aspirados traqueais é o padrão-ouro para o diagnóstico *ante mortem* da doença, embora a sensibilidade da cultura seja menor que a do exame de PCR dos aspirados traqueais. A cultura de aspirado traqueal tem sensibilidade de aproximadamente 86%, com base no diagnóstico de pneumonia por *R. equi* na necropsia. Um *teste de PCR* para a detecção rápida de *R. equi* em aspirados traqueais tem sensibilidade de 100% e especificidade de 91% em potros com diagnóstico clínico de pneumonia por *R. equi*. O exame de PCR de suabes nasais para presença de *R. equi* tem sensibilidade de 15%, que é muito baixa para ser clinicamente útil. Ensaios de PCR quantitativos em tempo real mais recentes permitem a detecção rápida e a quantificação de cepas virulentas (positivas para o gene Vap A) de *R. equi* em aspirados traqueobrônquicos. Este ensaio detecta *R. equi* em concentrações tão baixas quanto 20 ufc/mℓ de líquido traqueobrônquico, proporcionando um teste específico e altamente sensível para a presença deste microrganismo. Um teste de *PCR multiplex* detecta simultaneamente *R. equi* e fatores de virulência permitindo, dessa forma, a diferenciação rápida entre cepas patogênicas e não patogênicas de *R. equi* em amostras biológicas.

A coleta e a cultura da respiração dos potros não são úteis no diagnóstico da pneumonia por *R. equi* ou na previsão do início da doença.[21]

Achados de necropsia

As lesões predominantes são *pneumonia piogranulomatosa* associada à *linfadenite* dos linfonodos brônquicos. Macroscopicamente, os nódulos pulmonares firmes e elevados podem atingir vários centímetros de diâmetro e podem estar localizados em qualquer parte do campo pulmonar, especialmente no quadrante cranioventral. Se vários nódulos coalescerem, a lesão pode ser interpretada erroneamente como broncopneumonia supurativa. Histologicamente, os microrganismos são facilmente demonstrados dentro dos macrófagos e células gigantes abrangendo essas lesões. Muitos casos também apresentam enterocolite ulcerativa, com abscessos dos linfonodos mesentéricos ou cecocólicos. Embora a necropsia possa revelar infecção generalizada, muitos casos são subclínicos.

Amostras para confirmação *post mortem* do diagnóstico

- Bacteriologia: pulmão resfriado, linfonodos afetados e suabes de locais atípicos (cultura)
- Histologia: pulmão, linfonodos e lesões colônicas fixadas em formol.

Confirmação do diagnóstico

O diagnóstico *ante mortem* é por cultura de *R. equi* a partir de aspirados de líquido traqueal. Os testes sorológicos atualmente disponíveis não fornecem confirmação da doença em animais individuais.

Diagnóstico diferencial

A forma pneumônica da doença pode ser confundida com outras causas de pneumonia em potros (Tabela 12.15). Outras razões de diarreia nessa faixa etária incluem parasitismo como resultado de ciatostomíneos, infecção por *Salmonella* sp. e diarreia induzida por antibióticos.

A sinovite asséptica e a efusão articular que frequentemente acompanham a pneumonia por *R. equi* devem ser diferenciadas da artrite séptica como resultado de *S. zooepidemicus*, *Salmonella* spp., *R. equi* ou outras bactérias.

Tabela 12.15 Diagnóstico diferencial de doenças respiratórias de potros mais velhos (não recém-nascidos).

Doença	Epidemiologia	Achados clínicos	Patologia clínica	Achados de necropsia	Tratamento e resposta
Infecção por *Rhodococcus equi*	Enzoótico para uma fazenda. Potros de até 6 meses. Infecção por inalação. Taxa de letalidade ≈ 30%	Pneumonia em potros de 1 a 6 meses de idade. Diarreia ocasional. Sinovite asséptica e uveíte em potros afetados. Osteomielite séptica	Células inflamatórias no aspirado traqueal. Detecção de *R. equi* por cultura ou PCR do líquido traqueal. Testes séricos não são úteis em animais individuais	Broncopneumonia supurativa. Podem haver abscessos de linfonodos mesentéricos e outros linfonodos. Raramente septicemia	Estolato de eritromicina, ou claritromicina, mais rifampicina. Casos avançados podem ser refratários
Pneumonia intersticial	Ocorrência esporádica em potros até os 6 meses de idade. Causa não identificada	Dificuldade respiratória com tosse mínima, secreção nasal discreta e febre de baixo grau a não existente. Nada digno de nota nos sons pulmonares	Nenhum teste diagnóstico. Exclua outras doenças. Radiografia é útil	Pneumonia intersticial	Corticosteroides, antibióticos de amplo espectro (p. ex., penicilina e gentamicina). Cuidados de suporte
Doença respiratória viral (ver Tabela 12.16)	Potros geralmente com mais de 2 meses. Vírus da rinite, herpes-vírus e infecção pelo vírus da influenza	Febre, tosse, secreção nasal	Isolamento viral. Sorologia	Geralmente sobrevivem, embora tenha sido relatada infecção fatal por influenza	De suporte. Antibióticos para infecção bacteriana secundária (*Streptococcus zooepidemicus*)
Imunodeficiência combinada de potros árabes	Herdado como característica autossômica recessiva. Os animais afetados são homozigotos	Má condição, cansaço fácil, tosse, secreção nasal e ocular, diarreia em alguns	Linfopenia grave. Há hipogamaglobulinemia conforme a imunidade passiva declina	Linfócitos ausentes do tecido linfoide. Pneumonia adenoviral	Nenhum
Infecção do trato respiratório por *S. zooepidemicus*	Surtos em potros até o desmame. Provavelmente secundário à infecção viral	Febre, secreção nasal, tosse, inapetência. Linfadenopatia mínima	*S. zooepidemicus* em aspirados traqueais	Geralmente sobrevivem	Penicilina. Boa taxa de recuperação
Pneumonia parasitária	Migração de estágios de *Parascaris equorum*. Potros > 6 semanas de idade	Tosse, leve secreção nasal. Raramente febre	Eosinófilos no aspirado traqueal	Morte rara	Anti-helmínticos, por exemplo, fenbendazol
Pneumonia por *Pneumocystis jirovici* (anteriormente *P. carinii*)	Potros imunodeficientes ou potros que receberam corticosteroides	Tosse, secreção nasal mucopurulenta, febre, letargia, taquipneia	Neutrófilos e macrófagos e cistos de *P. jirovici* em aspirado traqueal ou lavado broncoalveolar	Pneumonia difusa com infiltração neutrofílica ou linfocítica/plasmocítica e edema alveolar. *P. jirovici* evidente em cortes pulmonares corados com prata	Sulfonamida/ trimetoprima 30 mg/kg 2 vezes/dia recomendado, mas muitas vezes não efetivo

PCR: reação em cadeia da polimerase.

Tratamento

Os princípios do tratamento são a cura da infecção por *R. equi*, o alívio da angústia respiratória e a correção de doenças imunomediadas associadas.

A eliminação da infecção requer a administração de agentes antimicrobianos que sejam eficazes tanto contra o microrganismo, quanto capazes de penetrar nos macrófagos infectados para obter acesso a ele. *Testes habituais de sensibilidade a antimicrobianos in vitro*, usando a metodologia da diluição ou Kirby-Bauer, não demonstraram ser úteis na previsão da eficácia clínica do tratamento, e testes *ex vivo* de eficácia antimicrobiana usando sistemas de cultura de macrófagos predizem de forma mais próxima a eficácia *in vivo*.[22] Os isolados de *R. equi* de potros doentes, com frequência, são sensíveis *in vitro* a uma variedade de antibióticos, incluindo os aminoglicosídeos gentamicina e neomicina, tetraciclina, sulfonamidas e cloranfenicol, enquanto a maioria é resistente a cefalosporinas e penicilina. No entanto, o tratamento com outros antibióticos que não os macrolídeos (eritromicina, azitromicina, claritromicina, gamitromicina) e rifampicina está associado a menor taxa de recuperação. O tratamento com *penicilina*, com ou sem *gentamicina*, cloranfenicol ou tetraciclina, não é eficaz. Combinações de *trimetoprima-sulfadiazina* podem ser eficazes em alguns potros, mas não são o tratamento de eleição. A neomicina tem sido recomendada para o tratamento da pneumonia por *R. equi*, mas o risco de nefrotoxicose, a necessidade de administração parenteral e a falta de demonstração de eficácia clínica não apoiam seu uso neste momento.

O *tratamento da pneumonia por R. equi* em potros é obtido pela administração de antibióticos macrolídeos em combinação com rifampicina. O tratamento convencional é a administração da combinação de uma *eritromicina* estável em ácido (preferencialmente estolado de eritromicina) na dose de 25 mg/kg VO, a cada 12 h, e *rifampicina* na dose de 5 mg/kg, a cada 12 h, ou 10 mg/kg, a cada 24 h. Outros ésteres ou preparações de eritromicina não são tão bem absorvidos ou possuem meia-vida de eliminação mais curta do que o éster estolado, e devem ser administrados com maior frequência. O etilsuccinato de eritromicina não oferece a terapia ideal para a pneumonia por *R. equi* em potros em razão da má absorção após administração oral. Os antibióticos macrolídeos *azitromicina* e *claritromicina* também foram usados para tratar potros com pneumonia por *R. equi*. O tratamento de potros com uma combinação de claritromicina (7,5 mg/kg VO, a cada 12 h) e rifampicina resulta em maior sobrevida em relação a potros tratados com azitromicina (10 mg/kg VO, a cada 24 h) e rifampicina ou comparados aos tratados com eritromicina e rifampicina em um hospital-escola veterinário. A azitromicina é tipicamente administrada com rifampicina em uma posologia de 10 mg/kg, a cada 24 h, por 5 a 7 dias e depois uma vez a cada

48 h. A gamitromicina (6 mg/kg IM ou IV, uma vez a cada 7 dias, com ou sem administração de rifampicina) atualmente não é recomendada para uso rotineiro, aguardando resultados de estudos que demonstrem sua equivalência ou superioridade sobre outros tratamentos. A administração de gamitromicina (6 mg/kg IM ou IV, a cada 7 dias, com potros que recebem gamitromicina IV também recebendo rifampicina) foi associada à resolução de lesões detectadas pelo exame ultrassonográfico em 95% dos potros com pneumonia por *R. equi*.[23] A administração por via intramuscular foi associada com claudicação importante em 35% dos potros e cólica na qual foi necessária a administração de analgésicos em 45% dos potros. A tulatromicina não foi tão eficaz quanto a combinação de azitromicina-rifampicina no tratamento de abscessos por *R. equi* em potros em um amplo estudo prospectivo de campo.[24] A tilmicosina é pouco ativa contra *R. equi*.[25]

O *exame ultrassonográfico* do tórax de potros pode permitir a identificação de potros com abscessos pulmonares clinicamente inaparentes, proporcionando a oportunidade de intervenção precoce na doença. No entanto, muitas (cerca de 90%) lesões com menos de 10 cm de diâmetro se curarão sem tratamento, e o tratamento com antimicrobianos não confere benefício claro sobre a espera cautelosa (Figura 12.30).[12] Outro estudo demonstrou resolução de lesões em 44% dos potros com lesões maiores que 1 cm aos quais se administrou placebo – uma taxa de resolução que não foi estatisticamente diferente daquela em potros que receberam tulatromicina (IM), azitromicina sozinha, ou azitromicina e rifampicina.[6]

Não está claro se há vantagem na terapia combinada de rifampicina e um macrolídeo em comparação com o tratamento com um macrolídeo sozinho. A recomendação atual é usar a combinação de fármacos.

O maltolato de gálio foi investigado para o tratamento de potros com pneumonia por *R. equi*. Determinou-se a farmacocinética em potros, e este parece ser seguro para a administração a potros, e não foi inferior à administração de claritromicina e rifampicina no tratamento de potros com lesões pulmonares compatíveis com a infecção por *R. equi*.[26–30] No entanto, o estudo não incluiu um grupo não tratado ou tratado com placebo, e dada a alta taxa de resolução espontânea de lesões sem tratamento nesses potros[6,12,31], não se pode concluir que um ou outro tratamento foi superior.

A terapia deve ser mantida até que o potro esteja clinicamente normal e apresente concentração plasmática de fibrinogênio e contagem de leucócitos no sangue normais, o que pode exigir tratamento por pelo menos 1 mês e, com frequência, por mais tempo. A demonstração radiográfica ou ultrassonográfica da resolução da consolidação e dos abscessos pulmonares é útil na decisão de interromper a terapia. A taxa de letalidade é de aproximadamente 30% (ver "Epidemiologia") mesmo com o tratamento adequado.

Os *efeitos adversos* da terapia com macrolídeos e rifampicina incluem o desenvolvimento de *diarreia* em alguns potros e suas mães. A administração de eritromicina a potros está associada ao aumento de 8 vezes no risco de diarreia. A antibioticoterapia deve ser temporariamente interrompida em potros que apresentam diarreia.

Durante os meses quente, alguns potros tratados com eritromicina tornam-se *hipertérmicos* (40 a 41°C) e *taquipneicos*, e mortes ocasionais resultam dessa síndrome. A base para este evento hipertérmico que pode ocorrer em potros saudáveis medicados com eritromicina não é conhecida. Os potros afetados devem ser tratados com urgência com antipiréticos, banhos de água fria e alojamento em um ambiente mais frio.

Documentou-se o surgimento de isolados de *R. equi resistentes à rifampicina* e a um ou mais macrolídeos, o que ressalta a necessidade de monitoramento da sensibilidade de *R. equi* a esses antimicrobianos. A taxa de letalidade de casos é maior (75%) em potros com *R. equi* resistentes a uma ou mais combinações de rifampicina e um macrolídeo em comparação com potros infectados com bactérias suscetíveis (30%).[32] O desenvolvimento de resistência durante a monoterapia com rifampicina é uma contraindicação reconhecida ao uso deste fármaco sozinho.

A *terapia auxiliar* com anti-inflamatórios não esteroides, broncodilatadores e mucolíticos pode ser valiosa. Potros com angústia respiratória grave requerem administração intranasal ou intratraqueal de oxigênio.

Controle

As *medidas de controle* são projetadas para maximizar a resistência do potro à infecção e reduzir a pressão da infecção no potro, diminuindo a contaminação do ambiente do animal com *R. equi* virulento. Garantir a transferência adequada de *imunoglobulinas colostrais* em todos os neonatos por meio do monitoramento rotineiro das concentrações séricas de imunoglobulinas em potros com 1 dia de idade é parte essencial de qualquer programa de controle. Para *diminuir a contaminação ambiental* com *R. equi* virulento, esforços devem ser feitos para reduzir a contaminação fecal de pastagens e reduzir ou eliminar áreas pulverulentas ou com areia. Esses esforços devem incluir gramados ou pavimentação em áreas vazias, remoção e compostagem de material fecal regularmente, redução da densidade de animais e diminuição no tamanho dos plantéis de éguas e potros.

Em fazendas com doença endêmica, o exame físico regular, incluindo o exame ultrassonográfico do tórax de potros e o monitoramento diário da temperatura retal, podem permitir a identificação precoce dos potros afetados. Esses animais podem então ser monitorados para resolução ou progressão da doença, com potros do último grupo recebendo antimicrobianos. A discussão apresentada anteriormente sobre a eficácia da medicação em massa de todos os potros com lesões pulmonares deve ser observada.[6,12,31] A mensuração da contagem de leucócitos no sangue, conforme detalhado anteriormente, pode ser útil na identificação precoce dos potros afetados. A identificação de um potro afetado por pneumonia por *R. equi* em uma fazenda deve incitar o exame de todos os outros potros da propriedade.

A administração de soro hiperimune aos potros, obtido a partir de éguas vacinadas com vacina autógena, limita a gravidade da

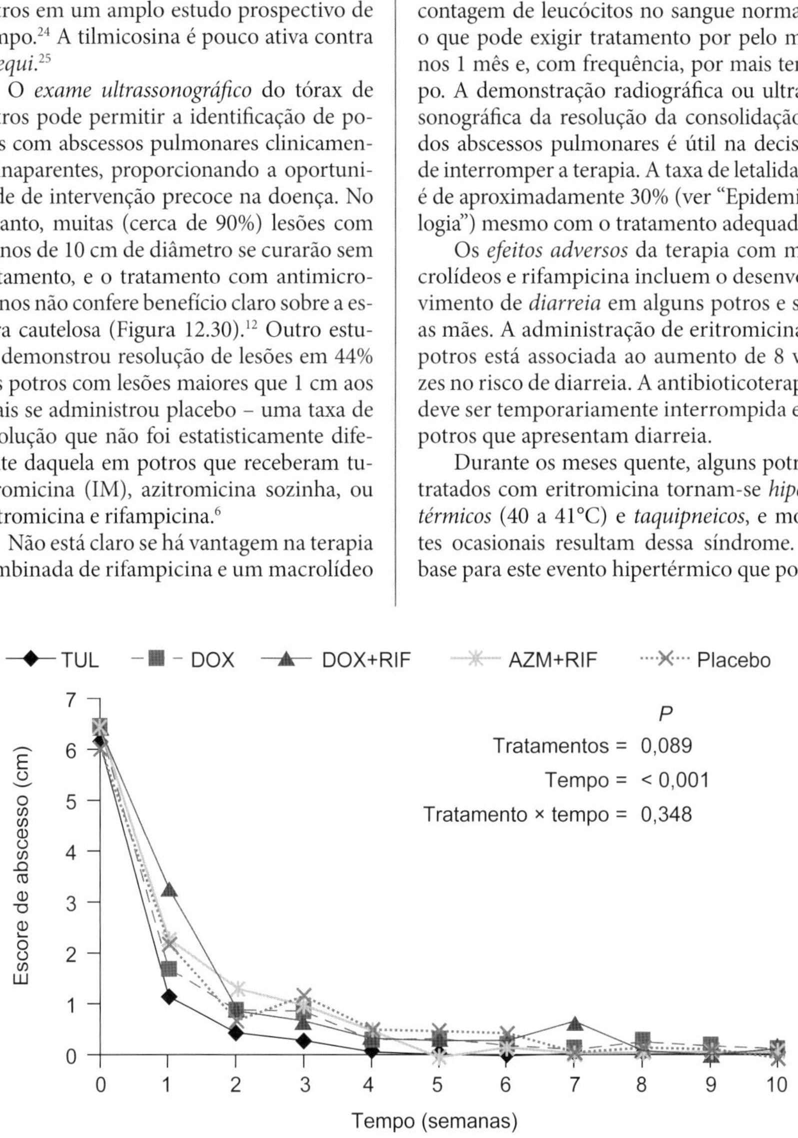

Figura 12.30 Escore de abscesso com base no exame ultrassonográfico de potros em uma fazenda com infecção endêmica por *R. equi*, que receberam placebo, tulatromicina (TUL), doxiciclina (DOX), doxiciclina e rifampicina (DOX + RIF) ou azitromicina e rifampicina (AZM + RIF). Não houve efeito do tratamento antimicrobiano na resolução do escore de abscesso. Adaptada de Venner M, Astheimer K et al.: Efficacy of Mass Antimicrobial Treatment of Foals with Subclinical Pulmonary Abscesses Associated with Rhodococcus equi, J Vet Int Med 27: 171, 2013.

doença produzida pelo desafio experimental, mas não tem sido consistentemente útil na prevenção ou diminuição da prevalência de doença que ocorre naturalmente. Essa eficácia imprevisível poderia ser atribuída a concentrações variáveis de IgG anti-Vap A de *R. equi* em lotes de plasma.[33] Não existem vacinas eficazes na prevenção da pneumonia por *R. equi* em potros.[34,35]

LEITURA COMPLEMENTAR

Vázquez-Boland JA, et al. Rhodococcus equi: the many facets of a pathogenic actinomycete. Vet Microbiol. 2013;167:9-33.

REFERÊNCIAS BIBLIOGRÁFICAS

1. Goodfellow M, et al. Equine Vet J. 2015;47:508.
2. Vazquez-Boland JA, et al. Vet Microbiol. 2013;167:9.
3. Rzewuska M, et al. Vet Microbiol. 2014;172:272.
4. Bolton T, et al. J Vet Diagn Invest. 2010;22:611.
5. Stoughton W, et al. J Vet Int Med. 2013;27:1555.
6. Venner M, et al. Vet J. 2012;192:293.
7. Cohen ND, et al. Am J Vet Res. 2013;74:102.
8. Cohen ND, et al. Am J Vet Res. 2008;69:385.
9. Cohen ND, et al. Am J Vet Res. 2012;73:1603.
10. Sanz M, et al. Vet Microbiol. 2013;167:623.
11. Sanz MG, et al. Vet Immunol Immunopathol. 2015; 164:10.
12. Venner M, et al. J Vet Int Med. 2013;27:171.
13. Giguere S, et al. Vet Radiol Ultra. 2012;53:601.
14. Venner M, et al. Pferdeheilkunde. 2014;30:561.
15. Reuss SM, et al. JAVMA. 2009;235:855.
16. Johns IC, et al. J Vet Emerg Crit Care. 2011;21:273.
17. Reuss SM, et al. Vet Radiol Ultra. 2011;52:462.
18. Passamonti F, et al. Vet J. 2015;203:211.
19. Leclere M, et al. Vet J. 2011;187:109.
20. Witkowski L, et al. Vet Immunol Immunopathol. 2012;149:280.
21. Chicken C, et al. Equine Vet J. 2012;44:203.
22. Giguere S, et al. Vet Microbiol. 2015;178:275.
23. Hildebrand F, et al. Pferdeheilkunde. 2015;31:165.
24. Venner M, et al. Vet J. 2007;174:418.
25. Womble A, et al. J Vet Pharmacol Ther. 2006;29: 561.
26. Chaffin MK, et al. J Vet Pharmacol Ther. 2010;33: 376.
27. Coleman M, et al. Vet Microbiol. 2010;146:175.
28. Martens RJ, et al. J Vet Pharmacol Ther. 2010;33:208.
29. Chaffin MK, et al. Am J Vet Res. 2011;72:945.
30. Cohen ND, et al. J Vet Int Med. 2015;29:932.
31. Venner M, et al. Vet Rec. 2013;173:397.
32. Giguere S, et al. JAVMA. 2010;237:74.
33. Sanz MG, et al. Vet Rec. 2014;175.
34. Lohmann KL, et al. Can J Vet Res. 2013;77:161.
35. Giles C, et al. Equine Vet J. 2015;47:510.

Infecção por *Streptococcus zooepidemicus*

Streptococcus equi subespécie *zooepidemicus* (*S. zooepidemicus*) é uma das bactérias isoladas com mais frequência do trato respiratório anterior, tanto de equinos clinicamente normais quanto de equinos com doença respiratória, doenças do trato genital feminino, feridas e da bolsa gutural.[1] Quase todos os equinos abrigam uma série de tipos antigênicos de *S. zooepidemicus* em suas tonsilas, e esta pode ser a fonte de infecções oportunistas para outros sistemas do corpo, incluindo os pulmões e o trato genital. Atualmente, mais de 300 variantes de *S. zooepidemicus* são reconhecidas pela tipagem de sequências multilocus, e a doença está associada a variantes específicas.[2,3] *S. zooepidemicus* é o estreptococo beta-hemolítico mais comum isolado de equinos no exame de necropsia, representando 72% dos isolados.[4] A maioria dos isolados é de placenta, tecidos fetais e trato genital de éguas, mas isso provavelmente representa a população de animais examinados, e não incluiria equinos clinicamente normais nos quais *S. zooepidemicus* é comensal no trato respiratório anterior.

Surtos de doença respiratória no trato anterior ou posterior estão associados a variantes específicas de *S. zooepidemicus* (p. ex., ST-24 e ST-307)[2,5], e a endometrite é causada por uma variante específica, geneticamente distinta daquelas que causam a doença respiratória.[6] A patogenicidade de *S. zooepidemicus* em equinos está relacionada com presença de superantígenos (szeN e szeP, mas não szeF).[7]

S. zooepidemicus pode causar doenças no homem, em gatos, cães e aves domésticas.[8-12] A infecção e a doença por *S. zooepidemicus* em pessoas que trabalham com equinos é idêntica ou intimamente relacionada com aquela isolada de equinos com os quais os casos humanos tiveram contato, enfatizando o potencial zoonótico do microrganismo.[12] Um surto da doença em frangos foi associado a uma cepa de *S. zooepidemicus* isolada de equinos na mesma fazenda,[9] bem como a infecção de três cães, com doença em dois, alojados em um haras.[8] Em cães, a doença geralmente é uma pneumonia altamente contagiosa, muitas vezes fatal.[11] O microrganismo também causa pneumonia aguda grave e doença sistêmica em gatos, normalmente como surto de doença em gatis.[10]

S. zooepidemicus é isolado com frequência de equinos com pleuropneumonia, endometrite, septicemia neonatal, aborto e mastite, sugerindo um papel para este microrganismo na patogênese dessas doenças.[4] *S. zooepidemicus* provavelmente é importante no desenvolvimento de doenças respiratórias em potros e equinos adultos. *S. zooepidemicus* foi isolado de 88% dos potros com evidência clínica de doença do trato respiratório posterior, e o isolamento do microrganismo foi associado à maior proporção de neutrófilos no líquido do lavado broncoalveolar, sugerindo seu papel causal. Da mesma forma, o número de *S. zooepidemicus* isolados de aspirados traqueais de equinos adultos é diretamente proporcional ao número de neutrófilos no aspirado e à probabilidade de que eles apresentem tosse. A associação de *S. zooepidemicus* e doença inflamatória das vias respiratórias em equinos de corrida independe da infecção viral prévia, sugerindo um papel para *S. zooepidemicus* como patógeno primário. A presença e número de unidades formadoras de colônia (UFC) de *S. zooepidemicus* em aspirados traqueais de equinos estão significativamente associados ao risco de o animal apresentar doença inflamatória das vias respiratórias. Equinos adultos que morrem de pneumonia associada ao transporte geralmente produzem *S. zooepidemicus* na cultura de lesões pulmonares, e a doença pode ser reproduzida experimentalmente. *S. zooepidemicus* com *Chlamydophila caviae* causam conjuntivite e rinite em equinos adultos.[13] Esses resultados demonstram claramente o papel de *S. zooepidemicus* na patogênese da doença respiratória de equinos. No entanto, não está claro se *S. zooepidemicus* é uma causa primária de doença, um contaminante secundário ou um invasor das vias respiratórias comprometidas pela infecção viral ou por outros agentes.

Os *achados clínicos* da infecção por *S. zooepidemicus* no trato respiratório posterior de potros e equinos incluem tosse, febre moderada, secreção nasal mucopurulenta e aumento da frequência respiratória. O exame endoscópico da traqueia e dos brônquios revela eritema e presença de exsudato mucopurulento. Os aspirados traqueais ou o líquido do lavado broncoalveolar de equinos ou potros afetados têm maior proporção (> 10%) de neutrófilos. *S. zooepidemicus* é um isolado frequente da córnea de equinos com ceratite ulcerativa.

O *tratamento* consiste na administração de antimicrobianos, incluindo penicilina (penicilina procaína, 20.000 UI/kg, IM, a cada 12 h) ou a combinação de sulfonamida e trimetoprima (15 a 30 mg/kg, PO, a cada 12 h). Os isolados de *S. zooepidemicus* de equinos no sul da Inglaterra demonstram aumento da resistência à tetraciclina, mas não à combinação de trimetoprima e sulfonamidas.[14] A maioria dos isolados de *S. zooepidemicus* (70%) é resistente à gentamicina, enquanto 95% dos isolados são sensíveis à penicilina e 55% são sensíveis à combinação de trimetoprima e sulfonamida. Quarenta e cinco por cento dos isolados são resistentes à enrofloxacino – um fenômeno recente.[14] Diferentes padrões de sensibilidade são relatados para isolados de *S. zooepidemicus* do oeste do Canadá, embora a alta proporção de isolados sensíveis à penicilina (95%) e ceftiofur (99%) seja consistente com os dados da Inglaterra.[1] Uma proporção maior de isolados canadenses é sensível à gentamicina (85%) ou à enrofloxacino (91%).

O controle consiste em isolamento para prevenir a disseminação de doenças respiratórias infecciosas e vacinação para impedir a transmissão de doenças respiratórias virais.

LEITURA COMPLEMENTAR

Waller AS. Equine respiratory disease: a causal role for Streptococcus zooepidemicus. Vet J. 2014;201:3-4.

REFERÊNCIAS BIBLIOGRÁFICAS

1. Clark C, et al. Can Vet J. 2008;49:153.
2. Lindahl SB, et al. Vet Microbiol. 2013;166:281.
3. Waller AS. Vet J. 2014;201:3.
4. Erol E, et al. J Vet Diagn Invest. 2012;24:142.
5. Velineni S, et al. Vet J. 2014;200:82.
6. Rasmussen CD, et al. Vet Res. 2013;44.
7. Rash NL, et al. Res Vet Sci. 2014;97:481.
8. Acke E, et al. Vet Rec. 2010;167:102.
9. Bisgaard M, et al. Avian Dis. 2012;56:561.
10. Blum S, et al. Vet Microbiol. 2010;144:236.
11. Priestnall S, et al. Vet J. 2011;188:142.
12. Pelkonen S, et al. Emerg Infect Dis. 2013;19:1041.
13. Gaede W, et al. Vet Microbiol. 2010;142:440.
14. Johns IC, et al. Vet Rec. 2015;176:334.

Adenite equina ou garrotilho

Sinopse

- Etiologia: *Streptococcus equi* subespécie *equi*
- Epidemiologia: doença altamente contagiosa que afeta equinos de todas as idades, mas é mais comum em animais jovens. Estado portador prolongado em animais assintomáticos. *S. equi* causa doença apenas em equídeos
- Achados clínicos: início agudo de febre, anorexia, depressão, linfadenopatia submandibular e faríngea com abscedação e ruptura e secreção nasal purulenta abundante. Infecção metastática em outros sistemas orgânicos
- Patologia clínica: cultura de *S. equi* de secreções nasais e abscessos. Reação em cadeia da polimerase (PCR) de suabes de nasais, faríngeos ou da bolsa gutural. Títulos elevados de anticorpos séricos para SeM
- Lesões: linfadenopatia caseosa com rinite e faringite, pneumonia e infecção metastática em casos graves
- Confirmação do diagnóstico: cultura de *S. equi* ou PCR
- Tratamento: administração sistêmica de penicilina. Tratamento local de abscessos
- Controle: isolamento e quarentena de casos. Teste sorológico seguido de PCR e cultura de suabes nasofaríngeos ou da lavagem da bolsa gutural de equinos sorologicamente positivos, possibilitando a detecção do estado de portador. A vacinação pode reduzir a taxa de ataque do caso e a gravidade da doença, mas confunde a identificação de equinos portadores.

Etiologia

Streptococcus equi subespécie *equi* (*S. equi*) é um cocobacilo Gram-positivo que produz uma beta-hemolisina, evidente como uma zona de hemólise clara em torno de colônias que crescem em ágar-sangue. Há evidências de que *S. equi* é um biovar ou genovar de *S. zooepidemicus*. *S. equi* é altamente adaptado ao hospedeiro equídeo. A análise genética, particularmente da região variável do gene SeM, demonstra a existência de clones que variam geograficamente.[1-5] Por exemplo, foram detectados 21 alelos SeM entre 145 linhagens de *S. equi* isoladas no Reino Unido,[1] e dois alelos SeM detectados em equinos na Nova Zelândia tinham distribuições geográficas distintas.[5] Análises semelhantes revelam a presença de dois clados principais de *S. equi* na Irlanda, sendo ambos igualmente comuns no Reino Unido.[4] Os surtos individuais podem ser causados por *S. equi* do mesmo tipo SeM e serem restritos geograficamente ou pelo uso do equino.[6] A análise de mutações SeM em tempo real permite a diferenciação ou ligação de surtos de adenite equina e possibilita a avaliação de risco de eventos equestres onde há incursão da doença. Não está claro se as alterações na proteína SeM associadas a essas cepas estão ligadas a diferentes patogenicidades.[1] Existe variação na virulência relacionada à quantidade de proteína M e cápsula hialurônica produzida. Uma forma mais branda atípica da doença está associada a uma variante deficiente de cápsula de *S. equi*, e uma vacina intranasal é baseada em uma cepa SeM-2 viva, atenuada e não encapsulada, embora essa cepa possa causar doença.[7]

Epidemiologia

Ocorrência

A adenite equina ou garrotilho ocorre em equinos, pôneis, jumentos e mulas em todo o mundo, com exceção da Islândia. Surtos são vistos com relativa frequência em fazendas de criação e em estábulos de polo e corrida, quando a infecção é introduzida por recém-chegados que, muitas vezes, são assintomáticos, e em equinos levados para feiras e escolas de equitação. *Incidência* de 35% ao longo de um período de 3 anos é relatada para haras na Austrália, e houve aproximadamente 600 surtos registrados no Reino Unido em 2010.[2]

A adenite equina pode afetar equinos de qualquer idade, embora a *taxa de morbidade* normalmente seja maior em equinos mais jovens, como potros e animais em desmame. Taxas de ataque específicas de adenite equina de 18% para éguas de cria, 48% para equinos de 1 ano e 38% para potros durante um surto em criadouros são relatadas, embora taxas de morbidade mais altas (100%) possam ocorrer, especialmente em equinos jovens. O risco de ocorrência de um surto de adenite equina aumenta com o tamanho do grupo de equinos: as fazendas com 100 ou mais equinos têm risco 26 vezes maior de sofrer surto do que as fazendas com menos de 15 equinos.

A *taxa de letalidade de casos* sem tratamento é de cerca de 9%, mas com tratamento precoce adequado pode ser tão baixa quanto 1 a 2%. As mortes geralmente são atribuíveis à pneumonia.

Fonte de infecção e transmissão

S. equi é um parasita obrigatório de equinos e todas as infecções são atribuíveis à transmissão a partir de equinos infectados, seja diretamente, ou por fômites. A *secreção nasal e de abscessos* de animais infectados que contaminam pastagens, rédeas, baias, cochos de ração e bebedouros, rasqueadeiras, mãos e roupas de tratadores e médicos-veterinários, com frequência, é a fonte de infecção para equinos suscetíveis. *S. equi* sobrevive no ambiente por menos de 3 dias e, embora a transferência por fômites seja importante na transmissão da infecção, a quarentena prolongada das instalações não se justifica.[8] A transmissão direta de animais infectados para animais suscetíveis ocorre por meio do contato.

Aproximadamente 10 a 40% dos equinos que se recuperam da doença clínica têm *infecção persistente* de *S. equi* na faringe e nas bolsas guturais por muitos meses e são importante fonte de infecção. Equinos com *doença clinicamente inaparente*, como alguns casos de empiema da bolsa gutural, podem liberar o microrganismo por mais de 3 anos. O período de infectividade é importante em termos da duração da quarentena que precisa ser imposta aos equinos que aparentemente se recuperaram da doença. Como a disseminação nasal de *S. equi* pode ser intermitente, culturas repetidas de suabes nasofaríngeos ou o uso do exame de PCR de lavagens de bolsas guturais são necessários para documentar o status de portador de equinos individuais.

A natureza clinicamente inaparente da infecção torna a detecção de portadores problemática, especialmente quando se considera a introdução de equinos em um plantel previamente fechado no qual a adenite equina não é endêmica. O exame endoscópico ou radiográfico dos animais clinicamente inaparentes que eliminam o agente pode demonstrar lesões nas bolsas guturais, seios paranasais ou faringe, mas como alguns portadores persistentes de *S. equi* não apresentam anormalidades detectáveis da nasofaringe, a abordagem mais confiável para a detecção de portadores é o exame de PCR de suabes nasais ou líquido de lavagem da bolsa gutural (ver "Controle").

Fatores de risco do animal

A adenite equina ou garrotilho é mais comum em equinos jovens ou que nunca tiveram contato com o agente ("ingênuos"), embora a doença possa ocorrer em equinos de qualquer idade. Os animais que tiveram a doença anteriormente são menos propensos do que os "ingênuos" a desenvolverem a doença na exposição subsequente. Alguns equinos (aproximadamente 25%) que se recuperam da doença não desenvolvem resposta imune protetora, e são suscetíveis à reinfecção e a um segundo ataque de adenite equina. A resistência à doença está associada à produção de *anticorpos IgG séricos e na mucosa* para a *proteína M* estreptocócica. Acredita-se que a presença na nasofaringe de anticorpos contra a proteína M estreptocócica seja importante para conferir resistência à doença. Os anticorpos IgGb séricos específicos para a proteína SeM, que é importante na atividade antifagocítica de *S. equi*, são produzidos pela maioria, mas não por todos os equinos, durante a convalescença. Da mesma forma, IgA e IgGb contra a proteína SeM são detectáveis na mucosa nasal e faríngea após a infecção por *S. equi*, mas não após administração intramuscular de vacinas contendo proteína M. A atividade bactericida sérica, por si só, não é considerada um bom indicador de resistência à doença, especialmente se esta for induzida pela administração de uma vacina. Anticorpos semelhantes àqueles encontrados na nasofaringe após a infecção por *S. equi* estão presentes no colostro e no leite de éguas que se recuperaram da doença, passam para os potros através do colostro e são secretados para a mucosa nasofaríngea do potro. Estes anticorpos adquiridos são importantes na mediação da resistência de potros jovens à doença.

Embora ocorra *boa imunidade* após um ataque, esta imunidade diminui.

Importância

A adenite equina ou garrotilho é uma das doenças mais importantes dos equinos nos países desenvolvidos, sendo responsável por até 30% dos episódios de doença infecciosa relatados. A doença é importante não apenas pelas mortes que causa, mas principalmente em razão da interferência no manejo nos estabelecimentos comerciais de equinos, do tempo necessário para tratar os equinos acometidos, e do desconforto estético dos narizes escorrendo e dos abscessos drenando.

Patogênese

Atribui-se a *virulência* de *S. equi* à presença de *proteína M* na superfície da bactéria, a cápsula de ácido hialurônico e a produção de toxina leucocida. As proteínas M estão associadas à adesão de *S. equi* aos tecidos oral, nasal e faríngeo; à invasão das tonsilas faríngeas e estruturas linfoides associadas; e evasão da resposta imune inata do hospedeiro. *S. equi* produz duas proteínas M – SeM e SzPSe. SeM é exclusiva de *S. equi* e desempenha papel dominante na resistência do microrganismo à fagocitose. Variações na estrutura da proteína M estão associadas à diminuição da virulência. As proteínas M interferem com a deposição do componente 3b do complemento na superfície das bactérias, e se ligam ao fibrinogênio, ambas ações reduzem a suscetibilidade das bactérias à fagocitose pelos neutrófilos. A atividade antifagocítica de *S. equi* reduz a eficácia dos neutrófilos em engolfar e destruir as bactérias.

A cápsula de *S. equi* está associada à resistência à fagocitose e patogenicidade não imune. Cepas de *S. equi* que não produzem cápsula não induzem doença, embora sejam capazes de infectar as bolsas guturais e causar soroconversão em estudos experimentais.

Depois da exposição das superfícies das mucosas oral e nasofaríngea a *S. equi*, as bactérias se alojam nos *tecidos linfoides faríngeo e tonsilar*, onde se multiplicam rapidamente. Não há evidência de colonização de superfícies mucosas e os estreptococos podem ser detectados em tonsilas faríngeas dentro de horas após a exposição.[10] A ligação de *S. equi* às células da faringe é causada por proteínas de ligação ao fibrinogênio associadas à proteína M. A resistência de *S. equi* à fagocitose não imune resulta no acúmulo de muitos microrganismos envolvidos por neutrófilos degenerados. A liberação de estreptolisina S e estreptoquinase pode contribuir para o dano tecidual por lesão direta das membranas celulares e indiretamente a partir da ativação do plasminogênio. Pode ocorrer bacteriemia. A migração de neutrófilos para os linfonodos causa inchaço e abscessos em até 48 h após a infecção,[10] com comprometimento associado da drenagem linfática e desenvolvimento de edema nos tecidos drenados pelos linfonodos afetados. O inchaço dos linfonodos retrofaríngeos pode interferir na deglutição e na respiração. A maioria dos abscessos eventualmente acaba se rompendo e drenando, e a infecção se resolve com o desenvolvimento de uma resposta imune efetiva. A disseminação nasal de *S. equi* geralmente começa de 4 a 7 dias depois da infecção, ou 2 dias depois do início da febre, e persiste por 2 a 3 semanas na maioria dos equinos, mas até por anos em casos excepcionais. A interrupção da disseminação acompanha o desenvolvimento de resposta imune sérica e mucosa eficaz.

Normalmente atribui-se a *morte* à pneumonia causada pela aspiração de material infectado, embora outras causas de morte incluam asfixia secundária ao inchaço das vias respiratórias superiores e comprometimento da função do órgão por infecção metastática. Mortes raras também ocorrem como consequência de púrpura hemorrágica infartiva em equinos infectados por *S. equi*.

A *infecção metastática* das válvulas cardíacas, cérebro, olhos, articulações e bainhas dos tendões ou outros órgãos vitais pode ocorrer e causar doença crônica e, eventualmente, morte. A infecção metastática pode acontecer em razão da bacteriemia ou extensão da infecção ao longo das cadeias linfáticas. A púrpura hemorrágica pode ocorrer como sequela da infecção por *S. equi* e está associada a títulos elevados de anticorpos séricos para SeM.

Achados clínicos

A enfermidade se manifesta como doença aguda de gravidade variável, infecção crônica de linfonodos retrofaríngeos e bolsas guturais, e como doença crônica associada à infecção metastática de órgãos distantes do trato respiratório anterior.[11,12] A gravidade da doença aguda varia com a idade e o estado imunológico do animal, tamanho do inóculo e a duração da exposição à infecção. O termo *adenite* deriva dos linfonodos retrofaríngeos e bolsas guturais aumentados, o que causa desconforto respiratório em equídeos gravemente afetados.

Doença aguda

A doença aguda caracteriza-se por secreção nasal mucopurulenta e abscedação de linfonodos submandibulares e retrofaríngeos. Depois de um *período de incubação* de 1 a 3 semanas, a doença se desenvolve repentinamente, com anorexia completa, depressão, febre (39,5 a 40,5°C), secreção nasal serosa que rapidamente se torna abundante e purulenta e faringite e laringite graves. Raramente há conjuntivite leve.

A *linfadenopatia* torna-se aparente à medida que os linfonodos submandibulares aumentam e a palpação desencadeia resposta dolorosa. A faringite pode ser tão grave que o animal é incapaz de deglutir e há tosse úmida e suave. A cabeça pode estar estendida.

A reação febril comumente desaparece em 2 a 3 dias, mas retorna à medida que os abscessos característicos se desenvolvem nos linfonodos da região da garganta. Os linfonodos afetados ficam quentes, inchados e doloridos. O *inchaço dos linfonodos retrofaríngeos* pode causar obstrução da orofaringe e da nasofaringe com subsequente angústia respiratória e disfagia. A morte por asfixia pode ocorrer nesse momento em casos graves. O inchaço óbvio dos linfonodos pode levar de 3 a 4 dias para se desenvolver, as glândulas começam a exsudar soro através da pele sobrejacente em cerca de 10 dias, e se rompem para liberar pus espesso de coloração amarela-creme logo em seguida. Casos de gravidade moderada apresentam curso de 3 semanas, casos graves podem durar até 3 meses.

Os abscessos retrofaríngeos podem se romper nas bolsas guturais, resultando em empiema da bolsa gutural e, por fim, em infecção prolongada e formação de condroides. A abscedação dos linfonodos retrofaríngeos pode não ser aparente na avaliação externa e, muitas vezes, só pode ser detectada pelo exame radiográfico ou endoscópico da faringe. A infecção dos linfonodos retrofaríngeos e das bolsas guturais é importante na infecção persistente e no status de portadores de alguns equinos.

Se a infecção é particularmente grave, muitos outros linfonodos, incluindo os linfonodos faríngeo, submaxilar, parotídeo e retrobulbar, podem apresentar abscesso ao mesmo tempo. Abscessos locais também ocorrem em qualquer ponto da superfície do corpo, particularmente na face e nos membros, e a infecção pode se espalhar para os vasos linfáticos locais causando edema obstrutivo. Isso ocorre com maior frequência nos membros inferiores, onde o edema pode causar inchaço grave. A formação de abscessos em outros órgãos provavelmente ocorre neste momento.

Pode ter uma forma atípica da doença, que se caracteriza por infecção subclínica disseminada dentro de um estábulo ou área e doença leve. Os equinos afetados apresentam febre transitória por 24 a 48 h e secreção nasal profusa, e estão anoréxicos. O aumento moderado dos linfonodos mandibulares ocorre em apenas cerca de metade dos equinos afetados.

A *adenite equina nos burros* é uma doença debilitante que se desenvolve lentamente. No exame *post mortem*, as lesões características consistem em caseações e calcificações dos linfonodos abdominais.

Complicações

Ocorrem em aproximadamente 20% dos casos. A complicação fatal mais comum é o desenvolvimento de *broncopneumonia necrótica supurativa*, que provavelmente ocorre secundariamente à aspiração de pus de abscessos rompidos nas vias respiratórias superiores ou infecção metastática dos pulmões.

A extensão da infecção para as *bolsas guturais*, geralmente como resultado da ruptura dos linfonodos retrofaríngeos no compartimento medial, causa empiema, que pode levar à formação de concreções de pus (condroides). O envolvimento das bolsas guturais é evidente clinicamente como distensão e, após a resolução de outros sinais, secreção nasal uni ou bilateral. As bolsas guturais de equinos afetados devem ser examinadas endoscopicamente em busca de evidências de abscessos retrofaríngeos ou empiema da bolsa gutural ou formação de condroides.

A linfadenopatia retrofaríngea pode prejudicar a função dos *nervos laríngeos recorrentes*, com subsequente paresia unilateral ou bilateral da laringe, resultando em dificuldade respiratória.

A *infecção metastática* ("adenite equina bastarda") resulta na formação de abscessos em qualquer órgão ou local do corpo, mais comumente nos pulmões, linfonodos mesentéricos[11,13], fígado, baço, rins e cérebro. Os achados clínicos dependem do órgão afetado e da gravidade da infecção, mas a febre intermitente, perda de peso crônica e morte súbita como resultado da ruptura de abscessos em uma cavidade corporal são manifestações comuns de infecção metastática. O exame retal ou o exame ultrassonográfico percutâneo podem revelar abscessos intra-abdominais em alguns equinos com abscessos metastáticos no abdome. O líquido peritoneal desses equinos, com frequência, é anormal.

Infecções metastáticas podem ocorrer no *sistema nervoso central*. A extensão da infecção para as meninges resulta em meningite supurativa caracterizada clinicamente por excitação, hiperestesia, rigidez do pescoço e paralisia terminal. Os abscessos no cérebro causam uma variedade de achados clínicos, dependendo da localização do abscesso, incluindo depressão grave, pressão da cabeça contra obstáculo, marcha anormal, andar em círculos e convulsões. Infecções metastáticas das estruturas oculares e extraoculares, válvulas cardíacas e miocárdio, articulações, ossos, bainhas dos tendões e veias podem ocorrer.

A *púrpura hemorrágica* pode ocorrer como sequela da infecção por *S. equi*. Duas síndromes miopáticas surgem com a infecção por *S. equi* em equinos. Supõe-se que o *infarto muscular*, que pode ser extenso, resulte de vasculite imunomediada associada a púrpura hemorrágica. Com frequência as lesões musculares desses equinos estão ligadas a outras lesões compatíveis com púrpura hemorrágica grave, incluindo infartos no trato gastrintestinal, pele e pulmões. *Rabdomiólise e subsequente atrofia muscular* resultam em sinais de doença muscular, incluindo marcha rígida e atividade sérica elevada de creatinoquinase e outras enzimas derivadas dos músculos, e é supostamente atribuível à reatividade cruzada de anticorpos anti-SeM com miosina.

A miocardite e a glomerulonefrite têm sido sugeridas como sequelas da infecção por *S. equi*, mas não se demonstrou conclusivamente que isso ocorra.

Patologia clínica

As *anormalidades hematológicas* durante a fase aguda da doença incluem leucocitose, com neutrofilia atingindo pico à medida que se formam abscessos nos linfonodos. A *hiperfibrinogenemia* é característica tanto da doença aguda quanto crônica. Anormalidades hematológicas e bioquímicas associadas à infecção metastática dependem do local da infecção e de sua gravidade. A leucocitose com *hiperproteinemia* atribuível à gamaglobulinemia policlonal é característica da formação metastática e crônica de abscessos. A *hipoalbuminemia* pode estar presente. O perfil bioquímico sérico pode revelar evidência de disfunções específicas em órgãos. Pode haver anemia, provavelmente atribuível ao efeito hemolítico da estreptolisina O, à hemólise imunomediada ou à anemia da doença crônica.

Vários testes sorológicos para quantificar anticorpos contra SeM foram desenvolvidos. Um teste comercial inicial que avaliou o *título de anticorpos IgG no soro para SeM* foi utilizado para determinar a resposta à vacinação, aptidão para vacinação e presença de infecção metastática. Este ELISA tem sensibilidade e especificidade de 90% e 77%, respectivamente.[14] O teste não é útil no diagnóstico da doença aguda. Os títulos de anticorpos séricos para SeM são muito elevados (> 1:12.800) em equinos com infecção metastática ou púrpura hemorrágica. Testes adicionais foram desenvolvidos com o objetivo de detectar equinos que foram expostos a *S. equi*, com a intenção de possibilitar medidas de quarentena e controle.[14] Ensaios de ELISA para anticorpos contra SeM que combinaram a análise de dois antígenos restritos a *S. equi* proporcionaram sensibilidade e especificidade de 93% e 99%, respectivamente.[14] O uso deste ensaio permite a detecção de equinos que foram expostos a *S. equi* e, portanto, que poderiam ser portadores do microrganismo. Esses equinos podem então ser examinados usando PCR de suabes nasofaríngeos (3 suabes em 3 semanas) ou fluido de lavagem de bolsa gutural (uma vez).[9,15,16] A alta sensibilidade do teste significa que é improvável que equinos com teste negativo tenham sido expostos ou sejam portadores.[14]

O teste de PCR é útil para detectar a disseminação de DNA de *S. equi* e tem sensibilidade maior do que a cultura de rotina.[9,15,16] O teste de PCR de suabes nasofaríngeos ou fluido da lavagem da bolsa gutural tem sensibilidade de 90 a 95% e especificidade de 86 a 97% com tempo de realização de aproximadamente 2 h.[15,16] Relatou-se que o teste é mais específico do que a cultura para a detecção da eliminação de *S. equi*. O teste de PCR não diferencia entre *S. equi* vivos e mortos, e resultados falso-negativos ocorrem na presença de grandes números de *S. equi*.

A cultura da secreção nasal, faríngea, da bolsa gutural ou de abscessos geralmente produzirá *S. equi* em 30 a 40% dos equinos com doença ativa ou em portadores.[9] Os abscessos podem se tornar rapidamente contaminados por *S. zooepidemicus*, o que pode impedir o isolamento de *S. equi*, embora os dois possam ser diferenciados por cultura ou análise de PCR.[17]

Achados de necropsia

Nas raras fatalidades que ocorrem, o exame de necropsia normalmente revela supuração em órgãos internos, especialmente o fígado, o baço, os pulmões, a pleura e o peritônio. Quando este último está envolvido, geralmente é como resultado da extensão de abscessos nos linfonodos mesentéricos. As alterações microscópicas da abscedação e da linfadenite supurativa não são complicadas. As hemorragias equimóticas generalizadas da púrpura hemorrágica não são específicas desta infecção, mas *S. equi* deve sempre ser investigado como causa potencial de tais lesões.

Amostras para confirmação do diagnóstico

- Bacteriologia: suabe da parede do abscesso, linfonodo aumentado (cultura) ou PCR.

Confirmação do diagnóstico

A *confirmação* de adenite equina ou garrotilho depende da detecção de *S. equi* a partir de suabes nasofaríngeos, secreções de abscessos ou lavagem da bolsa gutural por PCR ou cultura. Como discutido anteriormente, o PCR tem maior utilidade na detecção da presença do microrganismo. A eliminação de *S. equi* nas secreções nasais começa de 1 a 4 dias após o início da febre, e os abscessos rompidos frequentemente contaminam-se com *Streptococcus zooepidemicus* e *S. equisimilis*.

A anamnese e os achados clínicos normalmente são altamente sugestivos da doença, e os casos clássicos de adenite equina não representam um desafio diagnóstico. No entanto, surtos de formas mais brandas da doença representam desafio maior para o diagnóstico, e a confirmação se baseia na identificação do microrganismo ou demonstração da soroconversão. Na doença aguda, os suabes nasofaríngeos ou aspirados de pus de abscessos podem confirmar a infecção por *S. equi*. Como os resultados falso-negativos da cultura ocorrem em 30 a 40% dos casos, e a PCR quantitativo em tempo real (qPCR) tem sensibilidade de 94% e especificidade de 96%, a combinação de qPCR com cultura detectará mais de 90% dos equinos infectados.[9]

Portadores são definidos como equinos que eliminam bactérias mais de 6 semanas após a recuperação clínica. Esses equinos terão evidências sorológicas de infecção e podem ser detectados por uma série de pelo menos três suabes nasofaríngeos em intervalos semanais, ou um único lavado da bolsa gutural combinado idealmente com um suabe nasofaríngeo único, submetido a PCR quantitativo em tempo real (qPCR) combinado com cultura. Desta maneira, mais de 90% dos portadores serão detectados.[18]

A infecção por *Actinomyces denticolens* causou abscesso submandibular em equinos, e pode se assemelhar clinicamente à adenite equina. O diagnóstico se baseia na cultura bacteriana.[19,20]

Tratamento

O *tratamento específico* de eleição para a infecção por *S. equi* de equinos é a penicilina, como penicilina G procaína (22.000 UI/kg IM, a cada 12 h) ou penicilina G potássica ou sódica (22.000 UI/kg IV, a cada 6 h). As combinações de tetraciclina (6,6 mg/kg IV, a cada 12 a 24 h) e sulfonamida-trimetoprima (15 a 30 mg/kg VO ou intravenosa, a cada 12 h) podem ser eficazes, mas só devem ser usadas se a penicilina não puder ser administrada. Aminoglicosídeos, como gentamicina ou amicacina, e as fluoroquinolonas não são eficazes. As proporções de um pequeno número (10) de isolados de *S. equi* de equinos resistentes a vários antimicrobianos no sul da Inglaterra durante 2007 a 2012 foram: enrofloxacino 40%, gentamicina 80%, penicilina ou ceftiofur 0%, combinação de trimetoprima-sulfonamida 20%, doxiciclina 10%, oxitetraciclina 0% e resistência a três ou mais antimicrobianos 20%.[21] Sensibilidades similares são relatadas para 22 isolados do Canadá Ocidental, com todos os isolados sensíveis à ampicilina, ceftiofur, cefalotina, penicilina, eritromicina, amoxicilina-ácido clavulânico, e nenhum isolado sensível à amicacina ou neomicina. Aproximadamente 80% dos isolados foram sensíveis à trimetoprima-sulfonamida ou à tetraciclina.[22] O uso de ceftiofur – uma cefalosporina de terceira geração – em equinos é desencorajado por motivos de saúde pública.[21]

Diagnóstico diferencial

Ver Tabela 12.16 para uma lista de diagnósticos diferenciais de doenças infecciosas do trato respiratório anterior de equinos. A pneumonia deve ser diferenciada da pleuropneumonia associada ao transporte ou outras formas de estresse.
A perda crônica de peso como resultado de infecção metastática deve ser diferenciada da anemia infecciosa equina, parasitismo, nutrição inadequada e neoplasia, especialmente carcinoma de células escamosas gástrico, linfossarcoma alimentar e enterite granulomatosa.

Há um debate considerável sobre o tratamento de equinos com adenite equina. Folclore e relatos anedóticos sugerem que o tratamento de equinos com adenite equina com antibióticos é contraindicado, pois promove o desenvolvimento de infecção metastática. Não há evidências experimentais ou empíricas que sustentem essa alegação, e equinos com adenite equina devem ser tratados com doses terapêuticas de antibiótico apropriado, como a penicilina procaína, por um período suficiente para efetuar a cura, conforme apropriado. O tratamento da infecção por *S. equi* depende do estágio da doença, como segue:

- Equinos com *achados clínicos iniciais* incluindo febre, anorexia, depressão e secreção nasal purulenta devem ser isolados e tratados com doses terapêuticas de penicilina por pelo menos 5 dias. O objetivo do tratamento é prevenir o desenvolvimento posterior da doença no animal afetado e minimizar a contaminação ambiental por *S. equi* e a transmissão para outros equinos. O tratamento deve começar tão logo

Tabela 12.16 Diagnóstico diferencial de doenças do trato respiratório anterior de equinos.

Doença	Epidemiologia	Sinais clínicos		Diagnóstico e patologia clínica
		Trato respiratório	Outros	
Adenite equina ou garrotilho (infecção por *Streptococcus equi*)	Período de incubação de 4 a 8 dias. Curso de 10 a 21 dias. Disseminação por inalação ou ingestão. Principalmente equinos jovens em grupos recentemente misturados. Período longo (muitos meses) de infecção inaparente em alguns equinos	Secreção nasal abundante e purulenta. Linfadenite cranial e ruptura de linfonodos. Tosse úmida. Obstrução da faringe pode causar dispneia	Doença grave com supuração, febre. Casos atípicos mostram envolvimento de outros órgãos. Sequelas graves incluem pneumonia, disseminação metastática da infecção, abscesso mesentérico ou púrpura hemorrágica	*S. equi* em suabes nasais, faríngeos ou da bolsa gutural, pus orofaríngeo ou pus de abscesso em linfonodo. PCR de suabes nasais, faríngeos ou da bolsa gutural. Sorologia para detectar equinos expostos. Leucocitose. Hiperfibrinogenemia
Arterite viral equina (EVA)	Período de incubação de 1 a 6 dias. Curso de 3 a 8 dias. Algumas mortes	Secreção nasal serosa/purulenta. Linfadenite cranial discreta, tosse. Conjuntivite purulenta com edema ou petéquias. Dispneia	Doença grave. Anasarca. Edema ventral, em prepúcio, pernas, escroto. Pode haver diarreia, icterícia. Até 50% das éguas abortam	Vírus no sangue no pico da febre. Sorologia. Leucopenia
Rinopneumonite viral equina (EHV-1)	Período de incubação de 2 a 10 dias. Curso de 2 a 5 dias. A tosse pode durar até 3 semanas	Secreção nasal serosa/purulenta. Linfadenite cranial discreta, tosse, conjuntivite. Doença respiratória leve, em jovens	Aborto em éguas. O vírus pode causar mielopatia	Vírus em secreção nasal ou capa leucocitária de sangue periférico. PCR de secreção nasal ou sangue. Cultura de tecidos e testes sorológicos. Leucopenia. Vírus em inclusões hepáticas intranucleares do feto
Rinopneumonite viral equina (EHV-4)	Período de incubação de 2 a 10 dias. Curso de 2 a 5 dias. A tosse pode durar até 3 semanas	Secreção serosa/purulenta. Linfadenite cranial discreta, tosse, conjuntivite	Doença respiratória leve, em equinos jovens	Vírus em secreção nasal. Cultura de tecidos e testes sorológico. Leucopenia
Influenza equina (H3N8, raramente H7N1)	Período de incubação de 2 a 3 dias. Curso de 7 dias. A tosse pode persistir por 3 a 4 semanas. Enzoótica, em todo o mundo (não na Austrália). Surtos explosivos, 80 a 100% de morbidade em jovens	Secreção nasal leve, apenas serosa. Linfadenite cranial discreta. Tosse grave. Sem conjuntivite e sem angústia respiratória	Sinais extra respiratórios mínimos. Temperatura 39 a 41°C	Vírus em secreção nasal. Bons testes sorológicos disponíveis. Teste ELISA rápido para antígeno viral em secreções nasais. PCR de secreções nasais
Vírus da rinite equina	Período de incubação de 3 a 8 dias. Disseminação rápida, alta morbidade (70%). Imunidade sólida após infecção natural. Excretado na urina	Faringite, linfadenite faríngea, secreção nasal serosa a mucopurulenta. A tosse persiste por 2 a 3 semanas	Doença leve. Ênfase na tosse. Febre a 39,5°C	Vírus da rinite equina na cultura de tecidos. Testes sorológicos disponíveis
Adenovírus equino	Muitas infecções inaparentes. Alta proporção de população sorologicamente positiva	Sinais respiratórios leves em adultos. Pneumonia fatal em potros árabes com imunodeficiência combinada	Amolecimento transitório das fezes. Nas éguas pode causar aborto sem doença clínica	Adenovírus em suabes orofaríngeos. Testes sorológicos disponíveis

ELISA: ensaio imunoenzimático; PCR: reação em cadeia da polimerase.

os achados clínicos sejam observados e o tratamento completo deve ser concluído para minimizar as chances de recrudescência da infecção. O tratamento neste estágio causa resolução rápida da febre, anorexia, secreção nasal e linfadenopatia em equinos individuais e pode abortar um surto incipiente da doença em um estábulo ou área de pastagem. No entanto, equinos tratados podem não desenvolver resposta imune protetora e, consequentemente, podem estar em risco de reinfecção se expostos a *S. equi* após o término do tratamento, levando uma autoridade a recomendar que apenas animais gravemente afetados sejam tratados
- Equinos com *abscessos de linfonodos submandibulares*, mas sem outras anormalidades clínicas, provavelmente não necessitam de tratamento antibiótico. Esses equinos devem ser isolados e devem ser feitos esforços para auxiliar na maturação e ruptura dos linfonodos afetados
- A antibioticoterapia sistêmica com penicilina é indicada em equinos com *sinais avançados de adenite equina*, incluindo febre prolongada, depressão, anorexia ou dispneia resultante de linfadenopatia retrofaríngea. A abscedação retrofaríngea frequentemente responde à terapia antimicrobiana, embora a drenagem cirúrgica possa ser necessária em alguns casos
- Equinos com *infecção metastática* requerem terapia sistêmica com penicilina em combinação com terapia específica para a complicação. Os abscessos pulmonares e mesentéricos são problemáticos, pois geralmente não são passíveis de drenagem cirúrgica, e a terapia antimicrobiana prolongada é necessária para tentar a cura
- O *empiema da bolsa gutural* requer ou drenagem cirúrgica ou lavagens repetidas da bolsa afetada através das aberturas faríngeas. A remoção de pus e material inspissado nas bolsas guturais pode ser obtida guiada por endoscopia. De forma alternativa, cateteres rígidos ou flexíveis de demora podem ser inseridos para lavagens repetidas das bolsas com soluções eletrolíticas isotônicas estéreis (como NaCl a 0,9%) e medicações tópicas. Substâncias e soluções que são irritantes ou prejudiciais às membranas mucosas, como o iodo,[23] peróxido de hidrogênio e compostos irritantes semelhantes, não devem ser infundidos nas bolsas guturais. A administração tópica e sistêmica combinada de penicilina benzílica potássica pode ser benéfica. Com frequência, os condroides podem ser removidos usando um laço metálico. Equinos com infecções metastáticas ou das bolsas guturais provavelmente são infectantes e devem ser isolados
- O tratamento da *púrpura hemorrágica* é discutido em outro ponto deste livro
- O manejo de equinos que foram *expostos* a equinos com adenite equina é controverso. Algumas autoridades recomendam o tratamento de tais equinos contactantes com penicilina até que os animais afetados sejam isolados e já não sejam mais fonte de infecção. No entanto, um exame minucioso dos animais expostos, incluindo o monitoramento da temperatura retal e o tratamento de equinos ao primeiro sinal de doença, provavelmente é uma abordagem mais razoável.

O *tratamento auxiliar* consiste na administração de anti-inflamatórios não esteroides (AINE) para reduzir o inchaço e proporcionar alívio da dor, aplicação de cataplasmas quentes para estimular a ruptura de abscessos, fornecimento de hidratação intravenosa em animais incapazes de beber e tratamento de feridas, incluindo a limpeza dos abscessos rompidos e aplicação de pomada de petróleo (vaselina) para a pele circunjacente para evitar queimaduras. Equinos com obstrução grave das vias respiratórias superiores podem necessitar de traqueotomia de curta duração.

Controle

Todos os estabelecimentos que alojam vários equinos, e nos quais os equinos entram e saem, devem ter planos de biossegurança detalhando as medidas a serem tomadas antes que novos equinos entrem na instalação. Os princípios das medidas de controle incluem a prevenção da transmissão de *S. equi* de equinos infectados (casos ou portadores) para animais suscetíveis e aumento da resistência a infecções e doença.

Há duas abordagens básicas para a prevenção da adenite equina: erradicação ou controle.[24] A abordagem de erradicação visa criar e manter um estado livre de doença garantido dentro do grupo e é mais adequado para plantéis fechados. A abordagem de controle visa reduzir a frequência e a gravidade dos surtos, mas aceita que a doença ocorra de tempos em tempos. Em muitas instalações com muitos animais ou rotatividade frequente de equinos, como grandes pátios de treinamento ou haras, uma abordagem de controle pode ser mais viável do que a erradicação.[24]

A abordagem de manejo dos equinos que entram em uma instalação na qual a infecção por *S. equi* não está presente envolve teste sorológico de todos os equinos antes da entrada usando ELISA de sensibilidade e especificidade reconhecidamente elevadas. Equinos que são soropositivos à chegada têm evidência à primeira vista da exposição e são considerados portadores potenciais de *S. equi* até que o teste de PCR e cultura demonstrem que são negativos para o microrganismo. Esses equinos são então investigados quanto a serem portadores de *S. equi* por lavagem da bolsa gutural combinada com um suabe nasofaríngeo testado por PCR quantitativo em tempo real e cultura.[9,15] Equinos com sorologia negativa ou duvidosa na chegada não devem ser admitidos na instalação e devem ser retestados 10 a 14 dias mais tarde, para estabelecer o status sorológico e, em seguida, ou serem admitidos à instalação se forem soronegativos, ou serem investigados como portadores de *S. equi* se forem soropositivos.[24] Qualquer equino que teste positivo como portador deve ser tratado (ver a discussão anterior) e curado da infecção antes da entrada no piquete.

A vacinação proporciona um complemento útil para mudanças de manejo, especialmente em grupos de equinos com sistemas de manejo aberto, e pode ser mais apropriada para instalações que visam o controle em vez de erradicação.[24] No entanto, a vacinação dificulta a interpretação da triagem sorológica de recém-chegados, porque não é possível neste momento diferenciar as respostas sorológicas à vacinação e à infecção.

Prevenção da transmissão

Os métodos para controlar a transmissão de *S. equi* nas instalações afetadas, detalhados na Tabela 12.17, são:

- Os animais infectados devem ser isolados imediatamente
- Todas as fontes potenciais de fômites – incluindo baldes, vassouras, escovas de limpeza e mantas – devem ser completamente limpas e desinfetadas e a cama queimada. Prefere-se a desinfecção com compostos fenólicos porque estes mantêm sua atividade na presença de alguma matéria orgânica, enquanto os compostos quaternários de amônio e alvejantes são inativados por material orgânico
- Tem-se utilizado o tratamento profilático de emergência, administrando penicilina benzatina a cada 48 h em potros e animais de 1 ano que são mais suscetíveis, mas a maioria dos animais tratados desenvolve a adenite equina quando o tratamento é descontinuado. Este método de profilaxia não é recomendado
- As pessoas que cuidam de equinos afetados devem, idealmente, evitar o contato com animais suscetíveis. Se isso não for viável, protocolos rígidos de isolamento, incluindo o uso de botas e roupas protetoras que sejam trocadas entre os equinos normais e os afetados, devem ser implementados
- Equinos com temperatura elevada devem ter suabes nasofaríngeos ou da bolsa gutural enviados para cultivo
- Como detalhado anteriormente, os equinos devem ser examinados por suabe nasofaríngeo ou lavagem da bolsa gutural para detectar animais portadores. Estes portadores devem ser tratados e deve-se demonstrar que eles não são mais portadores antes de permitir o acesso a equinos potencialmente suscetíveis.

Incremento da resistência

A maioria dos equinos desenvolve imunidade sólida à adenite equina após a recuperação da doença espontânea. Esta imunidade dura até 5 anos em aproximadamente três

Tabela 12.17 Objetivos e medidas associadas usadas para controlar a transmissão de *Streptococcus equi* em instalações e plantéis afetados.

Objetivo	Medida
Evitar a disseminação da infecção por *S. equi* em equinos de outras instalações e em animais recém-chegados nas instalações afetadas	Interromper imediatamente todo o movimento de entrada e saída de equinos das instalações afetadas até que o surto seja controlado. Equinos com adenite equina e seus contactantes devem ser mantidos em áreas de quarentena bem demarcadas. O agrupamento de casos permite que partes das instalações sejam designadas como contaminadas ou limpas
Estabelecer se os equinos clinicamente recuperados são portadores	Pelo menos três suabes nasofaríngeos ou lavagens coletadas em intervalos semanais de todos os casos recuperados e seus contactantes devem ser examinados por cultura e PCR. Equinos que são consistentemente negativos são devolvidos para a área limpa
Investigar equinos aparentemente saudáveis recuperados de *S. equi*	Sorologia para determinar a exposição, com equinos positivos submetidos à coleta de suabes nasofaríngeos (3 vezes) ou lavagem da bolsa gutural e PCR e cultura. Equinos sorologicamente negativos devem ser testados novamente em 10 a 14 dias
Eliminar *S. equi* das bolsas guturais	Tratamento das bolsas guturais, conforme detalhado em "Tratamento"
Evitar a transmissão de *S. equi* de equinos infectados para não infectados	O pessoal deve ter roupas de proteção exclusivas ao lidar com equinos contaminados e não deve manipular equinos infectados e não infectados. Se isso não for possível, então deve-se lidar primeiro com os equinos infectados. Deverão ser implementadas medidas rigorosas de higiene, incluindo a disponibilização de instalações de desinfecção para o pessoal, e a limpeza diligente e completa de estábulos e cocheiras. Se praticável, o equipamento deve ser destruído após o uso com equinos contaminados. A matéria orgânica deve ser removida dos estábulos e, em seguida, devem ser aplicados desinfetantes fenólicos apropriados ou vapor. Esta limpeza deve ser repetida. Fezes e resíduos de animais infectados devem ser compostados em um local isolado. Equinos não infectados não devem ser introduzidos em pastagens usadas para abrigar equinos infectados por 4 semanas. Os bebedouros devem ser desinfetados diariamente. As carretas para equinos devem ser limpas e desinfetadas completamente após cada utilização

PCR – reação em cadeia da polimerase.
Adaptada de Sweeney CR *et al.* J Vet Intern Med 2005; 19: 123-134.

quartos dos equinos recuperados. A resistência máxima à doença provavelmente requer tanto imunidade sistêmica quanto da mucosa para uma variedade de fatores de *S. equi*, incluindo, mas não se limitando, a proteína M. Como observado anteriormente, a vacinação resultará em resultados positivos de testes sorológicos para exposição a *S. equi*. Não é possível neste momento diferenciar entre respostas à vacinação e respostas à infecção natural. Essa ambiguidade confunde o uso de testes sorológicos no controle da doença. Os benefícios do potencial aumento na resistência à doença induzida pela vacinação devem ser pesados contra as restrições que isso impõe ao uso de testes sorológicos em programas de controle.

A eficácia da *vacinação* de equinos adultos com bacterinas de *S. equi* ou extratos de proteína M de *S. equi* administrados por via intramuscular é controversa. A administração de vacinas de proteína M provoca aumento na concentração de anticorpos opsonizantes no soro, mas não confere elevado grau de resistência à exposição natural. No entanto, em um ensaio de campo controlado, a vacinação por três vezes em intervalos de 2 semanas com uma vacina comercial de proteína M reduziu a taxa de ataque clínico em 50% em uma população de equinos jovens nos quais a doença era endêmica. Equinos vacinados apenas uma vez não estavam protegidos contra a adenite equina. Uma vacina viva modificada induziu forte resposta de anticorpos, mas causou morbidade substancial e algumas mortes entre pôneis jovens, destacando os desafios com o uso de vacinas atenuadas.[25] A administração de uma vacina submucosa viva e atenuada a éguas parece ser segura.[26]

Esse resultado sugere que, diante de um surto, a vacinação poderia reduzir o número de equinos que desenvolvem adenite equina, mas não impedirá a doença em todos os equinos vacinados. Um protocolo de vacinação comum envolve a administração de uma vacina de proteína M IM por um curso inicial de três injeções em intervalos de 2 semanas, com posterior administração da vacina a cada 6 meses em animais com risco aumentado de contrair a doença. Nas fazendas de reprodução, a vacinação de éguas durante as últimas 4 a 6 semanas de gestação e dos potros entre 2 e 3 meses de idade pode reduzir a incidência da doença.

As vacinas são administradas por via intramuscular e, com frequência, causam inchaço e dor no local da injeção. As *reações no local da injeção* geralmente são menos graves com as vacinas de proteína M. A injeção nos músculos cervicais pode fazer com que o equino não consiga abaixar a cabeça para comer ou beber por vários dias – prefere-se a injeção nos músculos peitorais por este motivo. Há relatos de *púrpura hemorrágica*, cujo início foi temporalmente associado à administração de uma vacina contra *S. equi*. Os proprietários devem ser claramente avisados da eficácia limitada e dos possíveis efeitos adversos da vacinação. O efeito da vacinação em confundir a interpretação dos resultados de teste sorológicos usados no controle da doença deve ser considerado antes que os equinos sejam vacinados.

Os *potros que recebem adequadamente colostro de alta qualidade* de éguas expostas ou vacinadas possuem imunoglobulinas (IgGb) da mucosa nasofaríngea e séricas que lhes conferem resistência à infecção por *S. equi*. Esta imunidade passiva declina aos 4 meses de idade. A vacinação de éguas de cria 1 mês antes do parto aumenta os anticorpos IgG colostrais para proteína M e presumivelmente as concentrações de imunoglobulinas sérica e da mucosa em seus potros, mas não se relatou a eficácia desta abordagem na prevenção de adenite equina em potros.

A *vacina intranasal* de uma cepa viva avirulenta de *S. equi* foi desenvolvida recentemente e parece ser útil. O uso da vacina viva modificada por via intranasal pode resultar em adenite equina causada pela cepa vacinal.[7] A vacina é composta por uma variante viva (cepa 707-27) que não possui cápsula e, portanto, é avirulenta quando administrada por via intranasal. Relatos anedóticos sugerem que a recente manipulação do genoma pela deleção dos genes HasA e HasB, associados à formação da cápsula, aumentou a estabilidade genética da cepa vacinal. A vacina viva atenuada só deve ser administrada por via intranasal em equinos saudáveis. A eficácia da vacina em situações de campo, a segurança em face de um surto e em éguas prenhes, a incidência de efeitos adversos e o risco de reversão para virulência não foram relatados. A vacina não deve ser usada em equinos potencialmente expostos durante um surto da doença. A injeção intramuscular da vacina resulta na formação de abscessos. A vacina não deve ser administrada a equinos concomitantemente à administração intramuscular de outras vacinas, devido ao risco de contaminação de agulhas e seringas com a cepa vacinal de *S. equi* e subsequente desenvolvimento de abscessos nos locais de injeção.

Uma vacina viva modificada ainda em teste administrada por via intramuscular a pôneis conferiu proteção ao desafio experimental.[27]

Relatou-se que a vacinação por injeção *submucosa* de uma vacina viva modificada proporcionou imunidade de curta duração (90 dias) à doença. A forma comercial da vacina é administrada nos tecidos submucosos do lábio superior e é recomendada para uso em equinos com risco moderado a elevado de desenvolvimento de adenite equina. Atualmente, não há evidência de reversão da cepa vacinal para virulência, e equinos que desenvolvem adenite equina subsequente à vacinação foram todos infectados com cepas virulentas de *S. equi*, aparentemente antes do desenvolvimento da imunidade decorrente da vacinação. A vacina parece ser segura para uso em éguas gestantes.[26]

LEITURA COMPLEMENTAR

Mallicote M. Update on Streptococcus equi subsp equi infections. Vet Clin North Am Equine. 2015;31:27-35.

REFERÊNCIAS BIBLIOGRÁFICAS

1. Ivens PAS, et al. Equine Vet J. 2011;43:359.
2. Parkinson NJ, et al. Vet Rec. 2011;168.
3. Libardoni F, et al. Vet Microbiol. 2013;162:663.
4. Moloney E, et al. Irish Vet J. 2013;66.
5. Patty OA, et al. NZ Vet J. 2014;62:63.
6. Lindahl S, et al. Vet Microbiol. 2011;153:144.
7. Cursons R, et al. Vaccine. 2015;33:3440.
8. Weese JS, et al. Can Vet J. 2009;50:968.
9. Lindahl S, et al. J Vet Int Med. 2013;27:542.
10. Timoney JF, et al. Equine Vet J. 2008;40:637.
11. Whelchel DD, et al. Equine Vet Educ. 2009;21:131.
12. Whelchel DD, et al. Equine Vet Educ. 2009;21:135.
13. Mair TS, et al. Equine Vet J. 2011;43:123.
14. Robinson C, et al. Vet J. 2013;197:188.
15. Webb K, et al. Vet J. 2013;195:300.
16. North SE, et al. Equine Vet J. 2014;46:56.
17. Baverud V, et al. Vet Microbiol. 2007;124:219.
18. Waller AS. Vet Clin Equine. 2014;30:591.
19. Albini S, et al. Vet Rec. 2008;162:158.
20. Beck A, et al. Can Vet J. 2011;52:513.
21. Johns IC, et al. Vet Rec. 2015;176:334.
22. Clark C, et al. Can Vet J. 2008;49:153.
23. Sherlock CE, et al. Equine Vet Educ. 2007;19:515.
24. Slater J. Strangles—practical management of outbreaks. In: AVA/NZVA Pan Pacific Conference. Brisbane: Australian Veterinary Association; 2015:827.
25. Borst LB, et al. Am J Vet Res. 2011;72:1130.
26. Reinhold B, et al. Equine Vet Educ. 2010;22:40.
27. Robinson C, et al. Vaccine. 2015;33:1160.

Mormo

Sinopse

- Etiologia: *Burkholderia mallei*
- Epidemiologia: doença contagiosa dos solípedes (equídeos) e possivelmente dos camelos. Importante zoonose potencial
- Achados clínicos: forma aguda ou crônica e caracterizada por pneumonia e nódulos ou úlceras no trato respiratório e na pele. A doença é altamente fatal
- Patologia clínica: teste de fixação do complemento, teste da maleína, isolamento do microrganismo
- Achados de necropsia: broncopneumonia extensa em casos agudos. Nódulos miliares em órgãos internos e nódulos ulcerados na pele e no trato respiratório
- Tratamento e controle: o controle é por abate de animais clinicamente afetados e portadores detectados por testes sorológicos ou teste da maleína. Raramente os animais afetados são tratados, e se forem, é por administração prolongada de antimicrobianos.

Etiologia

Burkholderia mallei, uma bactéria Gram-negativa, é o microrganismo causador do mormo. Esse microrganismo tem uma relação genética e antigênica estreita com *Burkholderia pseudomallei*. Isolados de *B. mallei* recuperados de três continentes ao longo de um período de 30 anos têm perfis idênticos de alelos, mas a determinação filogenética de cepas pode ser obtida usando técnicas de diagnóstico molecular (p. ex., sequenciamento de todo o genoma de próxima geração e análise em múltiplos *loci* de repetições em tandem de número variável).[1-3] A determinação das relações filogenéticas é uma ferramenta poderosa para estabelecer a fonte e as características epidemiológicas dos surtos da doença.

Os únicos hospedeiros naturais do microrganismo são equídeos, com a infecção em outras espécies sendo resultado da transmissão a partir de equídeos infectados. As pessoas em contato próximo com os equídeos afetados podem ser infectadas e desenvolver doença frequentemente fatal. A infecção no homem também é causada pela exposição inadvertida em laboratórios. O microrganismo é considerado bioameaça da categoria B (agente de guerra biológica) pelos Centros de Controle de Doenças nos EUA.[4,5]

Epidemiologia

Ocorrência geográfica

O mormo é restrito geograficamente à América do Sul, Europa Oriental, Ásia Menor, Ásia e África do Norte. Casos recentes na Europa Ocidental (Alemanha) são relatados em equinos importados do Brasil[6], onde a doença está presente[3], e em outro equino que nasceu na Alemanha, alguns anos depois.[7] Esses casos enfatizam a necessidade de vigilância na detecção do mormo.[6] A ocorrência de surtos da doença desde 1986 está catalogada e disponível.[8] A doença ressurgiu, ou pelo menos foi detectada recentemente, na Índia e no Paquistão.[2,9,10] Um surto no Bahrein foi atribuído a múltiplas introduções da infecção, e não a apenas uma fonte.[1]

A doença já foi mais disseminada, mas foi *erradicada* da maioria dos países. Mormo era uma doença importante quando havia grandes concentrações de equinos em cidades e nas forças armadas, mas agora tem ocorrência esporádica, ou ocorre em surtos localizados, mesmo em áreas infectadas.

Ocorrência em hospedeiros

Equinos, mulas e burros são as espécies normalmente afetadas. A doença pode ocorrer naturalmente em camelos, embora o número de casos relatados seja baixo, sugerindo que eles não são particularmente suscetíveis à infecção.[11]

O homem é suscetível e a infecção com frequência é fatal. Carnívoros, incluindo leões, podem ser infectados pela ingestão de carne infectada e infecções foram observadas em ovelhas e cabras.

Fonte de infecção e transmissão

B. mallei é um parasita obrigatório e é prontamente destruído pela luz, calor e os desinfetantes habituais e é improvável que sobreviva em um ambiente contaminado por mais de 6 semanas.

Animais infectados ou *portadores* que apresentaram *recuperação aparente* da doença são fontes importantes de infecção. Os animais portadores podem estar clinicamente normais e eliminar o microrganismo por anos. Lesões *pulmonares nodulares crônicas*, que se romperam nos brônquios, infectam as vias respiratórias superiores e as secreções nasais ou orais. A propagação para outros animais ocorre principalmente por *ingestão*, espalhando-se a infecção em forragens e utensílios, particularmente em *bebedouros comunitários*, contaminados por secreções nasais ou expectoração. Raramente a forma cutânea parece surgir a partir da contaminação de abrasões da pele pelo contato direto ou do arreio ou de rasqueadeiras. A disseminação por inalação também pode ocorrer, mas esse modo de infecção provavelmente é raro em condições naturais.

Reprodução experimental

Um modelo experimental para a doença foi reproduzido por inoculação intratraqueal de equinos com culturas de *B. mallei*. Equinos apresentaram febre dentro de 24 a 48 h após o desafio, seguido pelo desenvolvimento progressivo de sinais de angústia respiratória com epistaxe e corrimento purulento nasal e ocular. No exame *post mortem* havia linfadenopatia, lesões ulcerativas nos septos nasais e pneumonia.

Fatores de risco do hospedeiro e do patógeno

Equinos tendem a desenvolver a forma crônica, *mulas e burros* a forma aguda, mas todos os tipos de equídeos e todas as idades são suscetíveis. A doença é mais provável quando os animais estão em *estado de estresse* em decorrência do trabalho pesado, e os animais que são mal alimentados e mantidos em um ambiente ruim são mais suscetíveis.

O estresse associado ao movimento de muitos equinos pode precipitar surtos com altas taxas de mortalidade. Nos poucos animais que se recuperam, há convalescença longa com desenvolvimento frequente do estado de *"portador"*. Os animais raramente se recuperam completamente.

Importância econômica

A doença tem pouca importância econômica atual, embora o perigo do movimento dos equinos na reintrodução do mormo nos países que o erradicaram seja uma preocupação.

Implicações zoonóticas

Embora o homem não seja altamente suscetível, a infecção pode ter acesso através de abrasões na pele para produzir doença granulomatosa e piemia. A infecção também pode ocorrer pela inalação de material infeccioso. A letalidade de casos é elevada. Os tratadores de equinos, em geral, estão sob risco, e os médicos-veterinários que realizam exames *post mortem* sem as devidas precauções estão particularmente sob risco. O microrganismo é identificado como possível agente de bioterrorismo.

Patogênese

A invasão ocorre principalmente através da parede intestinal e há o estabelecimento de septicemia (forma aguda) ou bacteriemia (forma crônica). A localização sempre ocorre nos pulmões, mas a pele e a mucosa nasal também são locais comuns. Outras vísceras podem se tornar o local dos nódulos típicos. Os sinais terminais são principalmente aqueles de broncopneumonia ou, na doença aguda, de depauperamento crônico.

Achados clínicos

Doença aguda

Apresenta-se com febre alta, tosse e secreção nasal, com úlceras de rápida disseminação que aparecem na mucosa nasal e nódulos que surgem na pele dos membros inferiores ou abdome. A morte ocorre em poucos dias como consequência da septicemia.

Doença crônica

A doença é evidente como febre, inapetência, perda de peso, aumento dos linfonodos submandibulares e intolerância ao exercício em quase todos os equinos afetados. Tosse, dispneia e secreção nasal ocorrem em aproximadamente dois terços dos casos, e mais de 70% dos casos apresentam úlceras no septo nasal ou nódulos e úlceras na pele, geralmente das pernas.[12]

Três manifestações principais são descritas, embora uma ou mais de todas as três possam ocorrer no mesmo animal:

1. Pulmonar.
2. Cutânea.
3. Nasal, embora as formas nasal e cutânea crônicas normalmente ocorram juntas.

Forma pulmonar da doença

A forma *pulmonar* se manifesta como pneumonia crônica com tosse, epistaxe frequente e esforço respiratório.

Forma nasal da doença

Na forma *nasal*, as lesões aparecem nas partes inferiores dos *turbinados* e no *septo nasal* cartilaginoso. Elas começam como nódulos (1 cm de diâmetro), que ulceram e podem se tornar confluentes. Nos estágios iniciais há secreção nasal serosa, que pode ser unilateral, e que posteriormente se torna purulenta e manchada de sangue. O aumento dos linfonodos submaxilares é um evento concomitante comum. Na cicatrização, as úlceras são substituídas por uma *cicatriz estrelada* característica.

Forma cutânea da doença ("mormo cutâneo")

Caracteriza-se pelo aparecimento de nódulos subcutâneos (1 a 2 cm de diâmetro), que logo *ulceram*, com eliminação de pus da cor e consistência do mel escuro. Em alguns casos, as lesões estão situadas mais profundamente e eliminam o pus através de tratos fistulosos. *Vasos linfáticos fibrosos* e espessados irradiam das lesões e conectam umas às outras. Os linfonodos que drenam a área também são envolvidos e podem fistular para o exterior. O local de predileção para as lesões cutâneas é o aspecto medial dos jarretes, mas elas podem ocorrer em qualquer parte do corpo.

Os animais afetados com a forma crônica em geral estão doentes por *vários meses*, com frequência apresentando melhora, mas eventualmente morrem ou se recuperam, aparentemente persistindo como casos ocultos.

Patologia clínica

A doença crônica causa anemia, leucocitose e neutrofilia moderadas.[12]

Os principais testes utilizados no diagnóstico de mormo são a demonstração da presença do microrganismo por cultura ou detecção de DNA específico (como pelo teste de PCR),[13] o teste da maleína, ou um dos vários testes sorológicos – teste de fixação do complemento,[14,15] ELISA competitivo (cELISA), immunoblot,[16] teste de coloração com Rosa Bengala, hemaglutinação indireta, imunodifusão em gel de ágar, teste de anticorpo fluorescente indireto, contraimunoeletroforese e dot-ELISA.[8] Detalhes dos procedimentos dos testes estão disponíveis no Manual da Organização Mundial de Saúde Animal (OIE) sobre testes diagnósticos e vacinas.[17]

Todos os testes sorológicos dependem de o hospedeiro montar uma resposta imune à infecção. Respostas imunes detectáveis podem exigir um período de até 2 semanas após a infecção para se desenvolverem até o estágio em que são detectáveis. O tempo exato depende dos fatores do hospedeiro e das características do teste sorológico específico.

O objetivo do teste afeta a escolha do teste para uso. Testes destinados a selecionar equinos para viagens internacionais devem possuir alta sensibilidade para evitar resultados falso-negativos, mas também alta especificidade, para garantir que haja poucos resultados falso-positivos. Do ponto de vista do movimento internacional de equinos, os testes deveriam primeiro ter alta sensibilidade para garantir que houvesse poucos resultados falso-negativos – com o potencial do consequente transporte de animais infectados – enquanto a detecção de animais doentes em populações de equinos nos quais a doença é rara exige testes com alta especificidade. A solução muitas vezes é primeiro triar com testes de alta sensibilidade, tais como o teste de fixação do complemento, seguido por um teste com especificidade muito mais alta (mas frequentemente com menor sensibilidade), como o imunoblot.[16] O resultado desses testes seriados apresenta alta sensibilidade e alta especificidade. O desempenho diagnóstico de vários testes melhorou com o uso de reagentes refinados (incluindo o uso de proteínas ou lipopolissacarídeos bacterianos recombinantes ou purificados,[16] ou de anticorpos) e condições otimizadas dos testes[18] como, por exemplo, a temperatura na qual os testes de fixação do complemento são incubados.[15] Todos os testes sorológicos podem ser imprecisos por períodos de até 6 semanas após a realização do teste da maleína.

As técnicas de diagnóstico molecular devem discriminar entre *B. mallei* e *B. pseudomallei*, intimamente relacionados. Enquanto os testes de diagnóstico molecular mais antigos não o faziam em razão da estreita relação genética entre esses microrganismos, testes mais modernos discriminam em um nível que é clinicamente útil.[13,19]

A discussão de todos os testes atualmente disponíveis está além do escopo deste texto, e sugerimos aos leitores publicações recentes.[5,8]

Teste da maleína

Geralmente não é recomendado em razão das preocupações com o bem-estar animal, no entanto, ele pode ser útil em áreas endêmicas remotas onde o transporte ou resfriamento adequado das amostras não é possível.[17] O teste da maleína envolve a injeção intradérmica de maleína, uma proteína purificada ou semipurificada de *B. mallei*,[20] nos tecidos subcutâneos da pálpebra ou lateral do pescoço. A maleína (0,1 mℓ de maleína na concentração de 1,0 mg/mℓ) é injetada por via intradérmica com uma seringa de tuberculina. O ideal é que a espessura da pele seja medida usando paquímetro antes da injeção de maleína e 48 h após a injeção. Alguns animais infectados exibem reação de hipersensibilidade geral depois da inoculação. O teste da maleína pode ser negativo em animais infectados recentemente, naqueles com doença aguda e em casos avançados em equinos.[17]

O teste da maleína tem sensibilidade mais baixa (cerca de 75%) do que os testes sorológicos (Rosa Bengala – 90%, fixação do complemento – 97%, e outros).[21]

Achados de necropsia

Na forma *aguda*, há hemorragias petequiais múltiplas por todo o corpo e broncopneumonia catarral grave com aumento dos linfonodos brônquicos.

Na forma *crônica* mais comum, as lesões nos pulmões assumem a forma de *nódulos miliares*, semelhantes àqueles da tuberculose miliar, espalhados por todo tecido pulmonar. As *úlceras* estão presentes na mucosa do *trato respiratório anterior*, especialmente na mucosa nasal e em menor extensão na laringe, traqueia e brônquios. Nódulos e úlceras podem estar presentes *na pele e no subcutâneo* dos membros, que podem estar muito aumentados. Os linfonodos locais que recebem drenagem de partes afetadas normalmente contêm focos de pus e os vasos linfáticos apresentam lesões semelhantes. Os focos necróticos também podem estar presentes em outros órgãos internos. *B. mallei* e, às vezes, *Arcanobacterium pyogenes*, são isolados dos tecidos infectados, e este é o principal meio de confirmação do diagnóstico na necropsia.

Confirmação do diagnóstico

Em animais vivos que podem ser portadores, o teste de fixação do complemento é usado como teste oficial na maioria dos países. O teste da maleína é utilizado nos equinos cujos soros são anticomplementares.

Diagnóstico diferencial

- Linfangite epizoótica
- Linfangite ulcerativa
- Esporotricose
- Melioidose
  - Adenite equina
  - Infecção por *Rhodococcus equi*
  - Pleuropneumonia equina
- Outras causas de pneumonia.

Tratamento

Há pouca informação sobre o tratamento porque o controle da doença requer a eutanásia dos equídeos afetados para evitar a disseminação adicional da infecção, e a natureza granulomatosa da doença provavelmente requer a administração prolongada de antimicrobianos capazes de penetrar em abscessos. Relatou-se a sensibilidade a antimicrobianos de isolados de *B. mallei*.[22]

No entanto, nos casos em que animais de alto valor são tratados, tem-se utilizado um protocolo de tratamento com enrofloxacino (8 mg/kg IV, a cada 24 h) e trimetoprima-sulfadiazina (32 mg/kg IV, a cada 24 h) durante 7 dias, seguido por enrofloxacino (4 mg/kg IV, a cada 24 h) e trimetoprima-sulfadiazina (16 mg/kg IV, a cada 24 h) por 2 semanas, e então 6 mg/kg de doxiciclina VO, a cada 12 h por 9 semanas. Os equinos tratados responderam ao tratamento no prazo de 1 semana, com redução da pirexia e aumento do apetite. Os nódulos nas pernas tinham se resolvido na terceira semana do tratamento. Todos os 23 equinos tratados se recuperaram e não apresentaram evidência de recrudescência da doença ou status de portador 1 ano depois da interrupção do tratamento.[12]

Controle

O controle do mormo envolve medidas para reduzir a disseminação da doença entre equídeos em áreas onde ela é endêmica e a sua erradicação quando desejado, ou quando a doença ocorre como surto de doença emergente em áreas onde a enfermidade não é endêmica.

Baseia-se na identificação de animais infectados ou por meio de testes sorológicos, pelo teste da maleína intradérmica ou por detecção do microrganismo (cultura ou PCR) (ver a discussão anterior). O teste da maleína e o teste de fixação do complemento são os testes aprovados pela Organização Mundial de Saúde Animal (OIE) para o mormo para os propósitos de movimento internacional de equinos – observando os comentários feitos anteriormente sobre as características desses testes. Ao tentar identificar os animais infectados, deve-se considerar o atraso na soroconversão ou o desenvolvimento de um teste positivo da maleína após a infecção. O teste da maleína pode influenciar a sensibilidade dos testes sorológicos subsequentes.

Se o mormo for detectado, ou houver suspeita em uma área livre da doença, então o equino afetado e os animais contactantes devem ser imediatamente colocados em quarentena até que seu status de doença tenha sido estabelecido. A erradicação da doença envolve a identificação de animais infectados com subsequente eutanásia e o descarte controlado desses equídeos. Os equídeos que poderiam ter sido infectados, mas que são negativos em testes sorológicos ou bacteriológicos, devem ter seus testes sorológicos repetidos em 2 a 3 semanas. Durante esse período, eles devem ser colocados em quarentena.

A quarentena completa das instalações afetadas é necessária. Um programa vigoroso de desinfecção para cochos de alimentação, bebedouros e instalações geralmente deve ser instituído para prevenir a disseminação enquanto a erradicação estiver sendo realizada. Carcaças de animais infectados e cama, alimentos e rédeas contaminados ou potencialmente contaminados que não possam ser desinfetados devem ser queimados ou enterrados em profundidade, de acordo com a cultura e as leis locais. *B. mallei* é suscetível aos desinfetantes mais comuns, incluindo cloreto de benzalcônio, hipoclorito de sódio a 1%, álcool a 70% e outros.[5] *B. mallei* não persiste no solo e é destruída pela exposição à luz solar ou aquecimento (> 55°C por pelo menos 10 min).[5]

B. mallei é uma zoonose potencial que pode causar doenças graves e morte nas pessoas. As precauções de barreira, incluindo o uso de máscaras cirúrgicas, protetores faciais, luvas e aventais, são fortemente recomendadas para pessoas que lidam com equídeos infectados ou suspeitos.[5]

Atualmente, não existe vacina contra o mormo para animais ou pessoas.[17]

LEITURA COMPLEMENTAR

Dvorak GD, Spickler AR. Zoonosis update—Glanders. JAVMA. 2008;233:570-577.

Khan I, et al. Glanders in animals: a review on epidemiology, clinical presentation, diagnosis, and countermeasures. Transbound Emerg Dis. 2013;60:204-221.

REFERÊNCIAS BIBLIOGRÁFICAS

1. Scholz HC, et al. PloS Neglect Trop Dis. 2014;8.
2. Hornstra H, et al. Emerg Infect Dis. 2009;15:2036.
3. Silva KPC, et al. Pesquisa Veterinaria Brasileira. 2009;29:439.
4. Glanders, 2011. (Accessed 19.08.15, at <http://www.cdc.gov/glanders/>.).
5. Dvorak GD, et al. JAVMA. 2008;233:570.
6. Elschner MC, et al. Equine Vet Educ. 2009;21:147.
7. Anon. Vet Rec. 2015;176.
8. Khan I, et al. Transbound Emerg Dis. 2013;60:204.
9. Malik P, et al. Ind J Anim Sci. 2009;79:1015.
10. Malik P, et al. Vet Ital. 2012;48:167.
11. Wernery U, et al. Emerg Infect Dis. 2011;17:1277.
12. Saqib M, et al. BMC Vet Res. 2012;8.
13. Janse I, et al. BMC Infect Dis. 2013;13.
14. Khan I, et al. Vet Rec. 2011;169:495.
15. Khan I, et al. Rev Sci Techn—OIE. 2014;33:869.
16. Elschner MC, et al. BMC Vet Res. 2011;7.
17. Glanders. OIE Manual of Diagnostic Tests and Vaccines, 2015. (Accessed 20.08.15, at <http://www.oie.int/international-standard-setting/terrestrial-manual/>.).
18. Sprague LD, et al. BMC Vet Res. 2009;5.
19. Schmoock G, et al. Acta Vet Scand. 2015;57.
20. de Carvalho MB, et al. BMC Vet Res. 2012;8.
21. Naureen A, et al. J Vet Diagn Invest. 2007;19:362.
22. Naureen A, et al. J Equine Vet Sci. 2010;30:134.

Infecções virais do trato respiratório de equinos

A doença viral do trato respiratório é considerada pelos médicos-veterinários nos EUA como a segunda entre as doenças clínicas de maior importância para a saúde e o bem-estar dos equinos, ficando atrás apenas da cólica. A situação provavelmente é semelhante na maioria dos países desenvolvidos e especialmente naqueles em que a influenza equina é endêmica. Episódios de doença do trato respiratório anterior caracterizados por febre, secreção nasal e tosse são comuns em equinos, especialmente animais jovens e equinos alojados em grupos em estábulos e cavalariças. Estima-se que 17% das operações equinas nos EUA tenham um ou mais equinos afetados por doença do trato respiratório anterior a cada ano, e 1,5% dos equinos desenvolvem a doença a cada 3 meses.[1] A doença do trato respiratório anterior é mais comum na primavera e menos comum no inverno. Adenite equina foi causa incomum de doença, ocorrendo em apenas 3 equinos por 1.000 ao longo de 3 meses. A doença respiratória viral é aproximadamente 3 vezes mais comum em equinos com menos de 5 anos de idade.

Com exceção de *Streptococcus equi* e possivelmente de *Mycoplasma* spp., todas as outras causas conhecidas ou suspeitas de doença infecciosa não parasitária do trato respiratório anterior de equinos são virais e incluem: herpes-vírus equino tipos 1, 2, 3 (raramente) e 4; vírus da influenza equina; sem dúvida, os vírus da rinite equina tipos A-1 e B-1, B-2 e B-3; adenovírus equino; arterite viral equina; e, historicamente, o vírus da parainfluenza equina tipo 3. O vírus Hendra equino e a peste equina africana causam sinais de doença respiratória grave. Há evidências mínimas de que o coronavírus equino cause doença respiratória nessa espécie[2,3] e há evidências de que o coronavírus da síndrome respiratória do Oriente Médio (MERS), uma doença do homem e de camelídeos, não cause doença em equinos.[4] Tanto a infecção por *S. equi* quanto pelo vírus da arterite equina pode ser leve e não apresentar achados clínicos excepcionais, assemelhando-se bastante, dessa forma, à doença associada a algumas causas virais de doença do trato respiratório anterior.

Portanto, a diferenciação entre as doenças associadas a esses agentes com base nos achados clínicos e nas características epidemiológicas é difícil, e o diagnóstico definitivo só é obtido por meio de exame sorológico ou microbiológico do sangue ou da secreção nasal.

O *isolamento e a identificação* de um microrganismo causador a partir de suabes nasofaríngeos ou lavagens das vias respiratórias de equinos agudamente afetados fornecem diagnóstico definitivo, embora, ocasionalmente, mais de um patógeno potencial possa ser isolado. A demonstração da *soroconversão* ou o aumento de 3 a 4 vezes no título de amostras de soro coletadas durante as fases aguda e de convalescença (geralmente 3 semanas após o início dos achados clínicos) da doença é uma evidência convincente de infecção. Os testes de imunofluorescência, ensaio imunoabsorvente ligado a enzima (*ELISA*) e reação em cadeia da polimerase (*PCR*) podem fornecer diagnóstico rápido por meio da detecção de partículas virais em suabes nasais e amostras de tecido. A capacidade de determinar a causa de um surto de doença do trato respiratório anterior em equinos é reforçada pelo uso de múltiplos testes diagnósticos e pela obtenção de amostras de mais de um equino em um surto. No entanto, o diagnóstico definitivo da causa da secreção nasal, tosse e febre com frequência não é alcançado.

Todos os agentes conhecidos por causar doenças do trato respiratório anterior em equinos são relativamente sensíveis a influências ambientais, e a disseminação do agente depende da *transmissão a partir de equinos infectados*, seja diretamente seja por fômites. A introdução de um equino infectado em uma população suscetível de equinos pode resultar em surto explosivo de doença do trato respiratório anterior. Tais eventos são comuns em haras e estábulos de corrida, onde grupos relativamente fechados de equinos são mantidos durante a maior parte do ano. O movimento de equinos por longas distâncias pode facilitar a introdução de patógenos com os quais a população local de equinos não teve contato.

A situação oposta ocorre quando os equinos jovens são introduzidos em grupos maiores de animais com idades misturadas, como acontece em cavalariças de corrida ou em estábulos de equinos de passeio. O equino mais jovem, possivelmente ingênuo, é então exposto a patógenos endêmicos aos quais os equinos residentes desenvolveram resistência.

Equinos jovens correm risco particular de desenvolver doenças infecciosas do trato respiratório anterior. As doenças geralmente são um problema apenas em equinos de 1 a 2 anos de idade, potros jovens adquirem imunidade passiva da mãe e adultos adquiriram imunidade permanente por exposição ou vacinação. Em uma população de equinos, é a idade média e a mistura de idades que determinam amplamente a resistência do plantel, e quando 30 a 40% dessa população não foi previamente exposta à infecção, então é provável que haja surtos importantes. Todas as doenças são transmitidas por infecção de gotículas e por longas distâncias, de modo que a limitação de sua disseminação só é possível por isolamento rígido e precauções sanitárias intensivas, e até mesmo os haras melhor protegidos provavelmente são infectados de tempos em tempos.

Vírus da parainfluenza-3

A doença do trato respiratório anterior associada ao vírus da parainfluenza-3 equina (PI-3) caracteriza-se por doença autolimitante moderada que não se distingue clinicamente das demais do grupo. A importância epidemiológica e econômica da doença associada a esse agente é desconhecida.[1]

Infecção pelo adenovírus equino

Dois tipos antigênicos de adenovírus equino, EAdV-1 e EAdV-2, são identificados e têm sido associados à *doença respiratória* em potros e equinos adultos e *diarreia* em potros, respectivamente.[1] O vírus causa pneumonia fatal em potros árabes e, provavelmente, em potros de pôneis Fell com imunodeficiência combinada grave, e foi isolado de potros de outra forma aparentemente sadios com pneumonia grave, mas sua importância na doença respiratória clínica de potros imunocompetentes é incerta. O adenovírus EAdV-1 pode ser isolado ou detectado por PCR de equinos adultos saudáveis, embora em taxa muito baixa,[5,6] e de 1 a 3% dos equinos com sinais de doença respiratória superior.[7,8] A análise genômica de EAdV-2 indica uma linhagem significativamente diferente de EAdV-1.[9] O vírus é prontamente isolado de, ou detectado por PCR em, suabes nasais de aproximadamente 50% dos potros doentes ou saudáveis.[6] Éguas podem eliminar o vírus no período pós-parto.[6] A infecção por EAdV-1 e EAdV-2 é cosmopolita. Os levantamentos sorológicos diferem na proporção de equinos soropositivos, provavelmente pelo menos parcialmente em decorrência da metodologia de teste, com testes de soroneutralização produzindo taxas mais altas de soropositividade do que os testes ELISA.[5] Aproximadamente 80% dos equinos em New South Wales, Austrália, são positivos pelo ensaio de soroneutralização para um ou ambos os adenovírus EAdV-1 ou EAdV-2.[5] O adenovírus equino causa doença respiratória leve com febre, tosse, secreção nasal e conjuntivite. Presume-se que os potros adquiram a infecção de suas mães, que secretam o vírus estável na secreção nasal, na urina e nas fezes no ambiente. O vírus não está associado com doença inflamatória das vias respiratórias em equinos de corrida na Inglaterra, mas tem sido associado a pequenos surtos de doença do trato respiratório anterior.

O *diagnóstico* pode ser feito em esfregaços de células retiradas da mucosa nasal ou conjuntiva que revelam os corpúsculos de inclusão intranucleares adenovirais característicos. Os *métodos sorológicos* incluem a soroneutralização, a inibição da hemaglutinação, a fixação do complemento, o teste ELISA ou a precipitação dos testes de anticorpos. O teste de soroneutralização é mais preciso, mas o teste de inibição da hemaglutinação é mais adequado para um teste de triagem. O material genético viral pode ser detectado por testes específicos de PCR.[5,7] Nenhuma *medida específica de controle* é indicada para potros normais.

Reovírus

Um reovírus, ou uma série de sorotipos, causa doença leve do trato respiratório anterior em equinos. A infecção por esses agentes parece ser de pouca importância clínica ou econômica.

REFERÊNCIAS BIBLIOGRÁFICAS

1. Radostits O, et al. Viral diseases characterized by respiratory signs. In: Veterinary Medicine: a Textbook of the Diseases of Cattle, Horses, Sheep, Goats and Pigs. 10th ed. London: W.B. Saunders; 2007:1307.
2. Pusterla N, et al. Vet Microbiol. 2013;162:228.
3. Oue Y, et al. J Vet Med Sci. 2013;75:1261.
4. Meyer B, et al. Emerg Infect Dis. 2015;21:181.
5. Giles C, et al. Vet Microbiol. 2010;143:401.
6. Bell SA, et al. Equine Vet J. 2006;38:379.
7. Ataseven VS, et al. Res Vet Sci. 2012;92:324.
8. Pusterla N, et al. Vet Rec. 2013;172.
9. Giles C, et al. Vet Microbiol. 2015;179:184.

Influenza equina

Sinopse

- Etiologia: vírus da influenza H3N8 (anteriormente A/equi-2) de duas linhagens (eurasiana e americana) e numerosas linhagens em desenvolvimento. Atualmente, os vírus circulantes são da linhagem americana, os clados 1 e 2 da Flórida. O vírus H7N7 não foi identificado como causa de doença por décadas
- Epidemiologia: o curto período de incubação e a natureza altamente contagiosa do vírus resultam em surtos explosivos de doença. A eliminação viral por equinos subclinicamente afetados é importante para a introdução da infecção nas populações. O estado de portador prolongado não é reconhecido
- Achados clínicos: doença do trato respiratório anterior complicada por pneumonia. O aborto não é uma característica da doença
- Patologia clínica: nenhuma característica
- Lesões: rinite, pneumonite. Raramente causa a morte
- Confirmação do diagnóstico: demonstração do vírus em esfregaço nasofaríngeo seja por cultura, ensaio imunoabsorvente ligado a enzima (ELISA), reação em cadeia da polimerase (PCR) ou imunoensaio ligado à membrana
- Tratamento: tratamento de suporte. Não existe tratamento específico
- Controle: quarentena para impedir a introdução do vírus. Higiene e desinfecção para evitar a propagação por fômites. Vacinação em áreas enzoóticas com vacinas contendo cepas ou antígenos protetores contra as cepas atualmente circulantes (Flórida clados 1 e 2), para prevenir doença clínica.

Etiologia

A influenza equina está associada à infecção pelo vírus influenza A – ou o *vírus da influenza equina A/H7N7 ou o vírus da influenza equina A/H3N8*, membros do gênero A do vírus da influenza da família Orthomyxoviridae. Os vírus influenza A são tipificados de acordo com as proteínas de superfície – hemaglutinina (HA) e neuraminidase (NA), nas quais existem 18 subtipos de HA (H1-H18) e 11 subtipos de NA (N1-N11).[1] O vírus da influenza é um vírus de RNA com genoma com oito segmentos que codificam 10 proteínas. As proteínas hemaglutinina e neuraminidase são usadas para caracterização antigênica de cepas de vírus. Mutações nesses genes ou cópias de RNA de baixa fidelidade resultam em mudanças na composição de aminoácidos das proteínas virais que podem ser detectadas por testes sorológicos (ver "Patologia Clínica") e que têm consequências importantes para a infectividade e patogenicidade do vírus.

Dos dois subtipos sorologicamente distintos do vírus da influenza equina, todos os surtos relatados nas últimas três décadas foram associados a estirpes do vírus da influenza equina gênero A (EIV-A) H3N8. Não há relatos de doença associada ao EIV-A/H7N7 nos últimos 35 anos, e relatos de soroconversão podem estar relacionados com uso de vacinas contendo o antígeno EIV-A/H7N7. Não há relatos de outros vírus influenza, como o vírus aviário H1N1, causando doença em equinos, embora o vírus influenza do tipo aviário A/I/Jilin89 (H3N8) tenha causado doença grave e alta mortalidade em equinos na China em 1989. E há um único relato do vírus aviário H5N1 sendo isolado de equinos doentes, que também apresentavam evidência sorológica de exposição ao vírus no Egito durante um surto da doença em aves.[2]

O vírus da influenza equina H3N8 pode infectar cães e causar doenças graves e morte.[3,4] A infecção pelo vírus da influenza canina, que se originou em equinos, é agora endêmica em populações de cães em grande parte do mundo.[3] Os cães também são suscetíveis à infecção pelo vírus da influenza equina (Flórida clado 1) quando em contato próximo com equinos infectados e clinicamente doentes pelo vírus.[5] O vírus H3N8 da influenza equina foi isolado de 1 de aproximadamente 400 camelos bactrianos saudáveis amostrados na Mongólia.[6] O vírus H3N8 pode infectar suínos, mas não está associado a doença[7], focas, nas quais pode causar doença respiratória fatal, e aves.[8,9] A infecção experimental de gatos com o vírus da influenza equina N3 H8 causa doença respiratória e a infecção pode se espalhar para os gatos contactantes.[10]

O vírus da influenza canina, N3N8, que é de origem equina, não parece apresentar risco zoonótico.[10] Neste momento, o vírus equino H3N8 não parece ser uma ameaça zoonótica importante.

O vírus da influenza equina H3N8 foi detectado pela primeira vez como causa de doença respiratória em equinos em 1963 nos EUA. Subsequentemente, ele tornou-se amplamente distribuído, aparecendo no Reino Unido em 1965 e evoluiu para múltiplas linhagens e sublinhagens. Existem duas linhagens principais do vírus da influenza equina H3N8 que circulam em populações de equinos – uma linhagem eurasiana e uma linhagem americana (cujos nomes não refletem a atual distribuição geográfica dos vírus). Essa divergência no vírus ocorreu no início dos anos 80, e houve evolução subsequente da linhagem americana para as sublinhagens do Kentucky, Argentina e Flórida, com a sublinhagem da Flórida composta por dois clados – clado 1 e clado 2 (Figura 12.31).[11] Para fins de produção de vacinas, o clado 1 é representado pelo vírus tipo A/eq/África do Sul/04/2003 ou pelo vírus tipo A/eq/Ohio/2003, e o clado 2 é representado pelo vírus tipo A/eq/Richmond/1/2007.[12,13]

A linhagem ou cepa predominante do vírus varia de ano para ano e de região para região. Ambos os clados da Flórida atualmente cocirculam e coevoluem em todo o mundo. Os vírus da linhagem euroasiática não foram detectados desde 2005 (dados da OIE de 2015).[12,14] O ponto importante é que há mudança contínua na linhagem ou cepa viral em algumas populações de equinos e que o monitoramento constante das cepas virais é vital para a composição apropriada de vacinas e para epidemiologia molecular. Por exemplo, a maioria dos vírus da Europa (França, Itália e Reino Unido) e da América do Norte caracterizados antigenicamente e/ou geneticamente entre janeiro de 2003 e abril de 2004 era da linhagem americana. Este continua a ser o caso da linhagem americana, sublinhagem da Flórida, sendo o clado 2 o vírus detectado na Europa[15], na África do Norte[16], na Ásia (Índia, China, Mongólia)[17-19], na Irlanda (antes de 2009) e no Reino Unido.[12,16] Dentro do clado 2, existem pelo menos duas subpopulações de vírus identificadas com substituições de aminoácidos em HA1 ou na posição 144 ou na posição 179. A maioria dos vírus de 2014 caracterizados tinha uma valina na posição 144 e uma isoleucina na posição 179.[13] Os vírus da influenza equina detectados em surtos recentes nos EUA foram o clado 1 da sublinhagem da Flórida[12], embora o clado 2 tenha sido isolado de um equino na Califórnia que foi importado da Europa.[20] Embora os vírus do clado 1 predominem na América e o clado 2 na Europa, os vírus do clado 1 causaram surtos na Europa (França)[15,21], na Austrália, África e Ásia, e o vírus que circulou na Irlanda em 2014 e 2015 é do clado 1 (embora diferente do vírus que causou surtos na Austrália e no Japão em 2007).[22]

Evolução viral

A identificação da linhagem e sublinhagem do vírus é baseada no sequenciamento dos nucleotídios do gene da hemaglutinina para detectar mutações no gene resultando em substituições de aminoácidos no domínio HA1. Essas substituições de aminoácidos alteram a carga, a aquisição de locais de glicosilação e/ou a avidez do vírus pela ligação ao receptor e, portanto, sua atividade biológica, incluindo infectividade, imunogenicidade e virulência.[11] O ensaio de inibição da hemaglutinação (HA) tem sido usado para tipificar o vírus, mas este agora está sendo complementado por testes genéticos e determinação da composição de aminoácidos dos principais antígenos (HA e NA). Por exemplo, a composição de aminoácidos dos vírus do clado 1 e do clado 2 difere em pelo menos sete aminoácidos no domínio HA1 da hemaglutinina.[23] As informações sobre as cepas do vírus da influenza equina mudam constantemente e estão disponíveis nos websites do Equiflunet ou da OIE.[12,13]

A existência de linhagens e cepas do vírus é importante na epidemiologia da doença, porque as diferenças antigênicas entre as cepas podem ser suficientes para evitar a proteção cruzada proporcionada pela infecção natural ou pela vacinação. A proteção cruzada refere-se à capacidade de um antígeno (cepa viral) produzir imunidade no equino contra a infecção por outro tipo de antígeno (cepa viral). Refere-se à infecção ou desafio com o mesmo tipo de antígeno como desafio homólogo, enquanto aquela com um tipo antigênico diferente é denominada de desafio heterólogo. As cepas do vírus da influenza circulam dentro e entre as populações de equinos, com mais de uma cepa do vírus circulando em um momento em algumas populações de equinos, embora surtos individuais de doenças estejam associados a uma única estirpe viral. Muitas, mas não todas, dessas cepas de vírus estão constantemente evoluindo, e a evolução dos vírus é necessária para a perpetuação de ciclos de infecção através da emergência, ou reemergência por ciclagem, de cepas heterólogas. A estase evolutiva – a circulação continuada de cepas mais velhas do vírus – ocorre e tem importância para a composição de vacinas para muitas doenças, mas aparentemente não para o vírus da influenza equina (EIV), onde a emergência de novas cepas é comum e de grande importância para o controle da doença. A evolução de cepas do vírus equino H3N8 ocorre por derivação antigênica. A *derivação antigênica*, ou seja, o acúmulo de mutações pontuais no gene que codifica a principal proteína de superfície – a hemaglutinina – ocorre continuamente no vírus que circula nas populações de equinos. A derivação antigênica ocorre mais rapidamente na proteína hemaglutinina, mas também ocorre nos genes M e NS. A derivação antigênica, por produzir cepas virais heterólogas, contribui para a suscetibilidade contínua dos equinos à infecção e à redução da eficácia de algumas vacinas.[11] Por exemplo, o surto de influenza equina em 2007 no Japão em uma população de equinos vacinados, foi associado ao clado 1 do vírus da Flórida, enquanto as vacinas em uso na época incluíam vírus de cepas euroasiáticas e americanas (argentinas).[24]

A *variação antigênica* é um evento no qual há uma alteração dramática no genoma viral que ocorre por reagrupamento dos genes

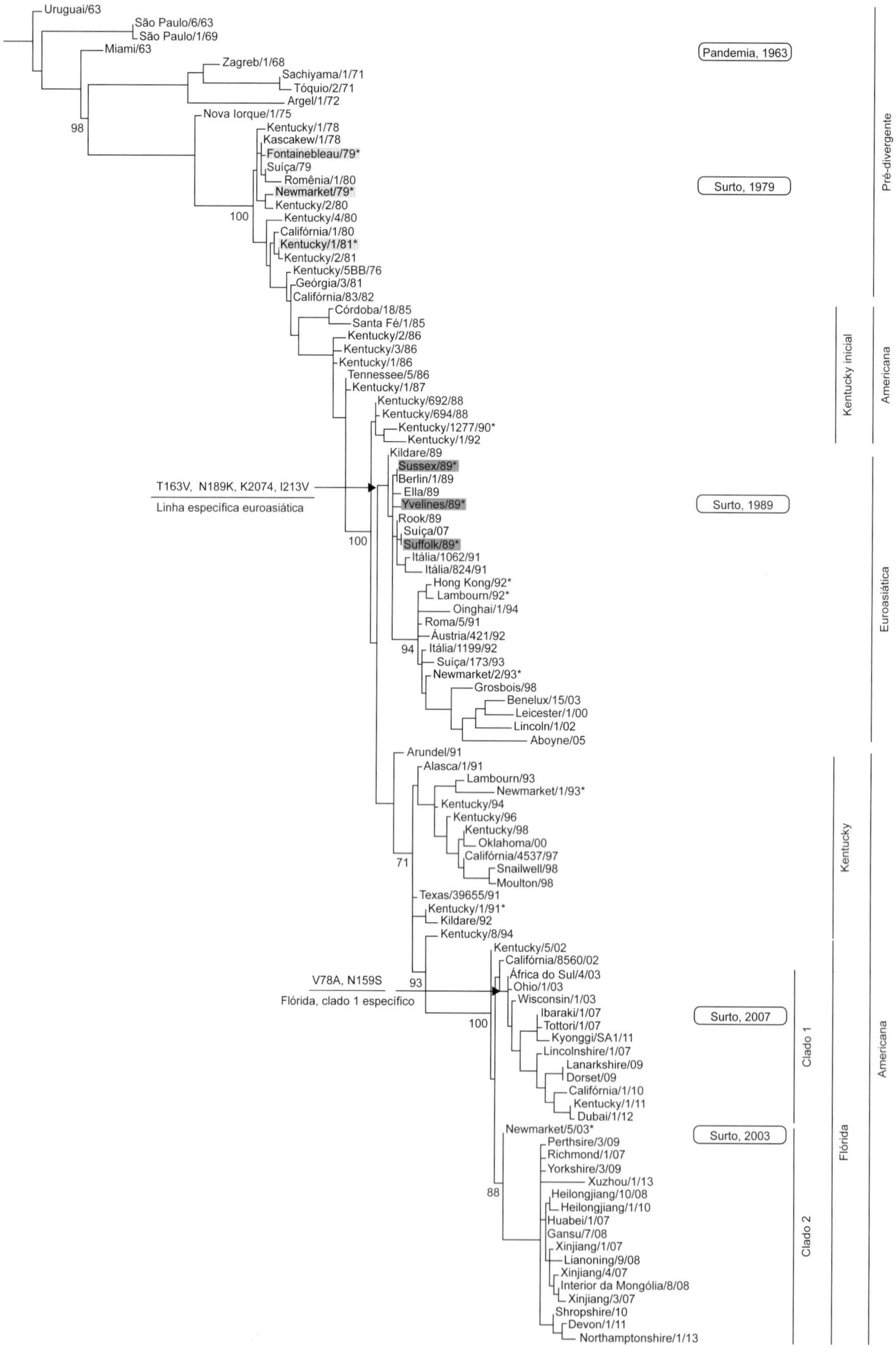

Figura 12.31 Árvore filogenética ilustrando a natureza em evolução do vírus da influenza equina N3 H8 do vírus originalmente detectado em 1963. Observar que existem duas linhagens (eurasiana e americana) que divergiram no início dos anos 1980; que a linhagem americana evoluiu posteriormente para as sublinhagens do Kentucky, Argentina e Flórida (clados 1 e 2) e que estas continuam a evoluir. As cepas que causam surtos substanciais são destacadas em cinza escuro, as datas de grandes surtos são identificadas nas caixas e as cepas vacinais são identificadas em cinza claro. Reproduzida com autorização.[11]

virais durante a coinfecção de uma célula por dois tipos diferentes de vírus (p. ex., infecção de um suíno tanto pelo vírus da influenza aviária quanto humana). A variação antigênica, que não foi documentada para os vírus da influenza que infectam equinos, tem o potencial de produzir novos vírus com patogenicidade e infectividade do hospedeiro significativamente diferentes de cada vírus de origem.

Vírus RNA, como o vírus da influenza equina, são geneticamente lábeis e, durante surto, há variação genética considerável dos vírus que infectam um único animal, com uma variante dominante e uma ou mais menos dominantes de uma estirpe que se prolifera no equino e é transmitida a outros equinos.[25,26] Além disso, a forma dominante do vírus dentro de um equino pode mudar ao longo da infecção. Esse padrão de múltiplas variantes infectando um equino e sendo transmitidas para outros equinos resulta em um número relativamente grande de variantes do vírus em um grupo de equinos durante um surto, constituindo um afunilamento para a evolução viral.[25,26]

Persistência no meio ambiente

De acordo com o Plano Ausvet, o vírus da influenza equina é inativado pela exposição à luz ultravioleta por 30 min, pelo aquecimento a 50°C por 30 min e pelo tratamento com éter e ácido (pH 3).[27] A exposição à luz solar por 15 min a 15°C também inativa o vírus. O vírus persiste em água do canal (pH 6,9) por até 18 dias a 22°C e 14 dias a 37°C, em água da torneira (pH 7,0) durante 14 dias a 4°C e até 2 dias a 37°C, no sangue do equino por 18 h a 37°C, na urina do equino (pH 8,0) durante 5 a 6 dias a 4°C, 15°C e 37°C, em solo sob armazenamento no escuro a 18°C por 24 h, e em solo exposto à luz solar por 8 h a 15°C.[27] A capacidade do vírus em persistir em carcaças é desconhecida.[27]

Epidemiologia

Ocorrência

Em todo o mundo, as únicas grandes populações de equinos nas quais a *infecção pelo vírus influenza* não ocorre são na Austrália e Nova Zelândia, embora a Austrália tenha vivenciado seu primeiro surto de influenza equina em 2007 e subsequentemente tenha sido declarada livre do vírus.[28,29] O uso generalizado de aeronaves para mover equinos entre países em períodos curtos aumentou a disseminação do vírus da influenza equina, como exemplificado pelo surto de 2007 na Austrália supostamente associado à importação de equinos e falha em conter a infecção na instalação de quarentena,[30] pelo surto de 2003 na África do Sul associado a um vírus da América do Norte e por um surto anterior em Hong Kong. Em todos os casos, o vírus foi introduzido por equinos importados.

Epidemias de influenza equina ocorreram na Europa ou na América do Norte em 1956 (H7N7), 1963 (H3N8), 1969, 1979 e 1989, embora esta não represente uma lista abrangente de surtos em larga escala. Epidemias que afetaram mais de um milhão de equinos ocorreram na China em 1989 (associada ao novo vírus H3N8 Jilin) e em 1993/1994 (associada a um vírus H3N8 convencional intimamente relacionado com os isolados europeus de 1991). Epidemias no Japão, Europa e América do Norte foram associadas à introdução de um novo vírus (p. ex., o surgimento do vírus H3N8, em 1963, em Miami) ou à derivação antigênica dos vírus existentes, resultando na ineficácia das vacinas existentes.[14,31,32] Epidemias na Austrália (2007) e na África do Sul (2003) foram associadas à introdução do vírus em uma população de equinos ingênuos e não vacinados.[30]

Surtos localizados da doença em estábulos ou em pistas de corrida ocorrem quase anualmente em países nos quais a doença é endêmica, provavelmente relacionado com movimento de equinos para as populações de treinamento e corrida, com a subsequente introdução do vírus e desenvolvimento da doença em equinos em risco (ver "Fatores de risco do animal"). A doença associada ao vírus da influenza equina geralmente ocorre como surtos associados à introdução do vírus em uma população de equinos suscetíveis. O vírus pode ser introduzido por equinos clinicamente afetados ou, mais comumente, por equinos que não são considerados clinicamente doentes. Equinos vacinados podem se infectar e liberar o vírus da gripe enquanto não adoecem,[33] especialmente se vacinados com cepas heterólogas, e este provavelmente é um método comum de introdução do vírus em populações suscetíveis.

Surtos de infecção pelo vírus da influenza podem causar doença clínica em quase todos os equinos em uma população suscetível (98%), embora em populações de equinos de idades misturadas e com títulos séricos variáveis para influenza equina, a taxa de morbidade possa ser muito inferior (16 a 28%). A incidência da doença em uma população de equinos em hipódromo foi de aproximadamente 130 casos por 1.000 equinos em risco por mês, embora essa taxa provavelmente varie amplamente entre os surtos. A taxa de mortalidade normalmente é muito baixa (< 1%), com a maioria das mortes associadas a infecções bacterianas secundárias. No entanto, um surto de doença na China associado a uma nova cepa do vírus H3N8 (vírus Jilin) foi associado à taxa de morbidade de 80% e taxa de mortalidade de 20 a 35%.

A doença em populações de equinos vacinados ou previamente expostos está associada à menor morbidade e mortalidade e à disseminação mais lenta, como consequência da doença mais leve induzida pela infecção pelo vírus influenza em equinos imunes ou parcialmente imunes. Em um surto entre equinos de corrida vacinados em Hong Kong, 75% dos equinos apresentaram evidência sorológica de infecção, 37% apresentaram achados clínicos de infecção e 0,2% morreram. Equinos importados da Austrália e Nova Zelândia, onde a doença não ocorre, tiveram taxa de morbidade de 52%, enquanto equinos do hemisfério Norte apresentaram taxa de morbidade de 20%, provavelmente refletindo o efeito da exposição prévia ao vírus influenza ou vacinação repetida. A taxa de ataque da infecção (proporção de equinos sob risco infectados pelo vírus) durante surto em uma grande população de equinos ingênuos na Austrália foi de aproximadamente 98% (média) variando de 10 a 100%, com fazendas com menor número de equinos geralmente tendo taxa de ataque mais alta.[34] A taxa de mortalidade atribuível à influenza equina foi de 0,6% e taxa de letalidade de casos de 6%, com base em um questionário de mais de 1.200 proprietários de equinos na Austrália durante o surto de influenza (taxa de retorno de 46%) que envolveu o autorrelato e, portanto, estava em risco de viés de amostragem.[35] A taxa de mortalidade pareceu ser mais alta entre potros (68% das mortes relatadas).[35]

O perfil de uma epidemia pode variar de explosivo, com grande proporção de um pequeno grupo de equinos suscetíveis alojados em estreita proximidade – tal como um pequeno bando – desenvolvendo doença clínica dentro de 24 a 48 h, até surtos muito mais prolongados que duram muitas semanas em grupos maiores de equinos de suscetibilidade variável alojados em vários estábulos. Durante surtos maiores entre os equinos de suscetibilidade variável, há um padrão trifásico característico. A primeira fase está associada aos primeiros casos de doença e à disseminação lenta ao longo de 10 a 14 dias. Este estágio é seguido por uma fase de disseminação rápida da doença para equinos agrupados em baias ao redor de equinos afetados durante a primeira fase do surto. A terceira fase é caracterizada por um número decrescente de casos.

Origem da infecção e transmissão

O vírus da influenza equina é relativamente suscetível às condições ambientais e, durante um surto, a infecção deve originar-se de um equino infectado, embora a fonte próxima do vírus possa ser equipamento contaminado ou outros fômites, incluindo pessoas. A *transmissão* do vírus da influenza equina ocorre por contato direto, inalação de aerossóis de material infectado e de fômites. A sobrevivência do vírus em roupas e superfícies, incluindo veículos usados para transportar equinos eliminando o vírus, pode resultar em transmissão de infecção na ausência do contato equino a equino. A *transferência por fômites* em roupas de médicos-veterinários, equipamentos ou veículos provavelmente foi responsável pela propagação da infecção de equinos em quarentena em ambos os surtos sul-africanos. No entanto, na maioria dos casos, os equinos são infectados por outros equinos que estão bastante próximos ou têm contato físico, por exemplo, pôneis de exercícios (equinos ou pôneis usados para acompanhar equinos de corridas do estábulo à pista em preparação para corridas ou treinos de galope) ou companheiros do estábulo. A dispersão de aerossóis ocorre em distâncias de 35 metros, possivelmente mais (ver "Fatores Meteorológicos" nesta página), e é intensificada pela tosse frequente característica da doença. O vírus da influenza equina em aerossóis sobrevive por mais tempo (24 a 36 h) que as linhagens humanas ou suínas (15 h).

Equinos clinicamente afetados excretam mais vírus do que equinos nos quais a infecção é inaparente. A duração da infectividade dos equinos clinicamente afetados é de 3 a 8 dias e é combinada com um período de incubação curto de 2 a 3 dias, para produzir o potencial para uma taxa de nova infecção muito rápida e um surto explosivo característico.

Fatores de risco

Fatores de risco do animal

Todas as faixas etárias de equinos, incluindo potros recém-nascidos, são suscetíveis. O maior risco parece ser entre as idades de 2 e 6 meses, dado que os teores séricos de anticorpos adquiridos passivamente são perdidos por potros aos 2 meses de idade. Uma pesquisa recente com mais de 8.000 equinos nos EUA revelou que apenas 20,2% dos equinos com idade entre 6 e 17 meses tinham título detectável de anticorpos contra a influenza (HI), comparado com 89% dos animais com 20 anos ou mais. A porcentagem de equinos que apresentava título elevado de anticorpos contra a influenza equina aumentou à medida que a idade do equino aumentava, de tal modo que 45 a 51% dos equinos com mais de 5 anos de idade apresentavam títulos elevados. Esta observação é consistente com o fato de que a maioria dos casos da doença ocorre em equinos de 2 anos de idade ou mais jovens, provavelmente porque os equinos mais velhos são imunes por meio ou da exposição natural ou da vacinação. Os equinos de corrida da raça Puro-sangue Inglês com 2 anos de idade ou mais tinham probabilidade 5 a 8 vezes maior de desenvolverem influenza do que os equinos de 5 anos de idade em uma série bem caracterizada de surtos. A soronegatividade para o vírus H3N8 (Saskatoon/90) foi associada ao aumento de 13 a 38 vezes na probabilidade de desenvolvimento de influenza, independente do efeito da idade. É provável que ocorram surtos como resultado do acúmulo natural de animais jovens que não tenham sido previamente expostos, mistura desses animais suscetíveis com animais infectados mais velhos em corridas e em exposições, e o nível significativo de derivação antigênica. Essa capacidade do vírus de mudar de forma leve e contínua na composição antigênica leva ao aparecimento frequente de novas cepas que provavelmente quebram as barreiras imunológicas naturais e induzidas existentes.

Os surtos podem ocorrer em qualquer época do ano, e seu momento provavelmente depende de práticas de criação e manejo, como vendas de sobreanos, transporte de equinos para corridas e leilões e movimento de animais de exposição e reprodução. Esses eventos geralmente proporcionam a combinação de uma população de animais suscetíveis alojados em estábulos lotados e mal ventilados que facilitam a transmissão do vírus.

A *imunidade* depende dos meios de exposição (vacinação ou infecção natural), da cepa do vírus e do tempo decorrido desde a exposição. Depois da infecção, a imunidade protetora às cepas homólogas do vírus está presente e persiste por 1 ano, possivelmente até 2 anos. Estudos de campo de surtos de doenças indicaram que a concentração de anticorpos no soro que fornece alguma resistência à doença poderia ser menor do que a sugerida em estudos experimentais. A imunidade protetora induzida pela infecção natural caracteriza-se pela produção de IgA nas secreções nasais e IgGa e IgGb no soro, enquanto a administração de uma vacina comercial inativada com adjuvante de sais de alumínio induz apenas resposta sérica de IgG (T) que não protege contra o desafio. A imunidade após a vacinação dura um período muito mais curto, de 3 a 4 meses, e é específica para os subtipos e suas cepas incluídos na vacina. A imunidade depois da infecção ou vacinação é menos protetora contra a infecção por uma cepa heteróloga. Da mesma forma, a exposição à vacinação contra um vírus heterólogo pode induzir apenas uma resposta imunológica anamnéstica deficiente. Estas observações são consistentes com a circulação simultânea de várias estirpes virais do vírus da influenza em populações de equinos e a circulação de estirpes de vírus que causam doença em anos consecutivos.

Fatores de risco do manejo

O alojamento de muitos equinos em contato próximo ou em ambientes fechados, como grandes cocheiras ou estábulos, oferece condições ideais que facilitam o contato e a disseminação do vírus por aerossol. Estábulos tipo barracão, que caracteristicamente têm ventilação mais pobre e maior densidade de estocagem do que os estábulos construídos com vigas, estão associados a um aumento de quatro vezes no risco de influenza.

A presença de um pequeno número de equinos com acesso a muitos equinos em risco pode afetar o curso de uma epidemia. Pôneis de pista, que têm contato próximo com muitos equinos diariamente, são importantes na propagação da influenza em cavalariças de corrida.

Fatores de risco meteorológicos

A influência do clima e do vento na disseminação da influenza equina não foi extensivamente investigada. Durante o surto na Austrália, o risco de infecção por influenza equina foi maior quando a umidade relativa foi menor que 60%, e menor nos dias em que a temperatura máxima diária foi de 20 a 25°C.[36] O aumento do risco de disseminação com a umidade relativa mais baixa é mediado tanto pela estabilidade dos vírions quanto dos núcleos das gotículas de aerossol.[36] Em condições secas e frescas, as gotículas estão ressecadas e permanecem pequenas, o que pode estabilizar os aerossóis da influenza e facilitar a transmissão de alcance mais longo, enquanto em alta umidade relativa, as gotículas absorvem água e assentam, diminuindo assim o tempo no alto disponível para a dispersão pelo vento.[36]

Houve uma relação entre a direção dos *ventos correntes* e a disseminação da infecção por influenza equina durante o surto de 2007 na Austrália. Havia uma clara tendência para o surgimento de novas instalações infectadas a oeste das instalações previamente infectadas, consistente com os padrões predominantes de vento.[37] É provável que o transporte do vírus pelo vento tenha facilitado a dispersão da infecção. Em um aglomerado de 437 instalações infectadas, 81% não eram contíguas a uma instalação previamente infectada, e a distância média das instalações recém-infectadas às instalações previamente infectadas mais próximas era de 0,85 ± 1,50 km, com um intervalo de 0,01 a 12,94 km.[37] Velocidades de vento superiores a 30 km/h na direção de instalações infectadas na vizinhança foram associadas ao aumento do risco de infecção.[36] Em velocidades de ventos superiores a 30 km/h, os aerossóis de núcleos de gotículas de influenza só precisariam ser estáveis por alguns minutos para serem capazes de infectar equinos em instalações próximas.[36] Isso é consistente com a disseminação do vírus da influenza equina ao longo de 1 a 2 km, ou possivelmente até 13 km, via aerossol transportado pelo vento.[37,38]

Importância econômica

A influenza causa perda mínima pela morte de equinos, mas causa muitos inconvenientes nos estábulos de corrida, pois ocorre em surtos explosivos e os equinos afetados precisam interromper o treinamento. Esses surtos têm a capacidade de fechar a indústria de corridas em um país por um período de meses. Um custo adicional decorre das restrições ao movimento internacional de equinos e períodos de quarentena associados.

Potencial zoonótico

Há evidências de que o homem pode ser infectado pelo vírus da influenza equina H3N8, especialmente entre indivíduos que trabalham com equinos, embora essa soroconversão pareça ser incomum.[39-41]

Surto australiano (2007)

O primeiro surto de influenza equina na Austrália ocorreu em 2007 como consequência da infecção em cavalos alojados em uma estação de quarentena, em decorrência da violação na quarentena desses animais importados infectados.[42,43] O vírus da influenza equina H3N8, subtipo americano, linhagem da Flórida, clado 1, com sequência de hemaglutinina (HA) idêntica à de um vírus isolado de um surto contemporâneo no Japão,[44] foi introduzido em uma população de equinos que eram ingênuos à infecção e não vacinados para a doença. Ao longo de 4 meses, cerca de 70.000 equinos foram infectados em mais de 9.000 instalações em New South Wales e Queensland, com uma taxa de ataque média de 98%.[34] Nos primeiros 10 dias do surto de gripe equina na Austrália, equinos em 197 instalações foram infectados.[38] A implementação oportuna e completa da proibição de movimento de equinos ("paralisação") é amplamente considerada como a medida de controle mais eficaz que facilitou a erradicação rápida desta doença da população de equinos australianos. A eficácia dessa proibição foi impressionante: de 1.052 movimentos de equinos em um conjunto de dados de rastreamento de contato, 978 ocorreram durante os primeiros 10 dias da epidemia.[38] A vacinação foi introduzida na tentativa de controlar a disseminação da doença, mas esta começou 6 semanas após o início do surto, bem após o pico das infecções diárias relatadas.[45] A criação de um modelo indica que a vacinação poderia ter contribuído para abreviar a duração e reduzir o tamanho geográfico do surto em 8 a 9%.[45]

Uma série abrangente de artigos descrevendo aspectos dessa epizootia está disponível.[5,28-30,34,35,37,38,43-98]

Patogênese

A doença é principalmente uma inflamação do trato respiratório anterior, embora lesões pulmonares sejam comuns em equinos adultos, e a doença possa causar pneumonia grave e fatal em potros. O vírus é inalado e se liga às células epiteliais respiratórias com suas projeções de hemaglutinina, se funde com a célula e é liberado no citoplasma, onde se replica. Novos vírions são liberados da superfície celular e infectam outras células, ou são expelidos para o meio ambiente. A infecção viral inicial e a replicação ocorrem principalmente na mucosa nasofaríngea, mas em 3 a 7 dias depois da infecção, o vírus pode ser recuperado das células em todo o trato respiratório. A infecção da mucosa respiratória resulta na morte de células epiteliais, inflamação, edema e perda da depuração mucociliar protetora. A morte de células resulta da apoptose induzida pelo vírus influenza das células epiteliais respiratórias e dos aumentos locais e sistêmicos de interferona e interleucina-6. A proliferação por bactérias oportunistas, comumente *Streptococcus zooepidemicus*, ocorre em razão do rompimento dos mecanismos normais de depuração, e pode exacerbar a inflamação e causar broncopneumonia. A viremia, se ocorrer, é leve e breve, embora possa estar relacionada a alguns dos sinais sistêmicos da doença. Alguns especulam que miocardite, miosite e encefalite ocorram ocasionalmente em resposta à infecção pelo vírus da influenza, mas faltam provas definitivas e estas não eram evidentes em equinos na epizootia australiana[97] ou em pôneis experimentalmente infectados com o vírus da influenza equina.[99] O vírus da influenza não foi isolado de tecidos que não sejam do trato respiratório. Enterite foi relatada em equinos no surto de 1989 na China (Jilin/89), mas não foi relatada para a doença associada a cepas convencionais do vírus.

Achados clínicos

Os *surtos de influenza equina* caracterizam-se por início súbito e disseminação rápida da doença. Normalmente, em um grande grupo de equinos suscetíveis, a incidência da doença atinge o pico cerca de 1 semana após ser observado o primeiro caso, e novos casos não se desenvolvem após 21 a 28 dias. A doença pode ter curso clínico atenuado em uma população de equinos vacinados ou expostos anteriormente, e há evidências de que a gravidade da doença varia amplamente até mesmo entre os equinos ingênuos, com alguns equinos apresentando sinais graves de doença e outros sem apresentar evidências clínicas de infecção.[71,78,90,92]

A doença leve em animais imunes pode ser clinicamente indistinguível das doenças respiratórias superiores associadas a outros agentes comuns, como o vírus da rinopneumonite viral equina (EHV-4), vírus da rinite equina e o vírus da arterite.

Clinicamente, a doença começa com febre (38,5 a 41°C) após um período de incubação de 24 a 72 h. Os equinos podem estar deprimidos, recusar alimentos e relutar em se mover. O sinal dominante é a tosse, que é seca e entrecortada no início e úmida depois, e que começa logo após o aumento da temperatura e dura por 1 a 3 semanas. A tosse é facilmente estimulada pela compressão manual da traqueia superior. Durante os estágios iniciais da doença, a secreção nasal não é um sinal proeminente e, se ocorrer, é aquosa. Não há aumento acentuado dos linfonodos submaxilares, mas eles podem ser dolorosos à palpação nos estágios iniciais da doença, especialmente em equinos mais jovens. O edema ou inchaço nos membros é incomum em equinos com influenza. Sons pulmonares anormais, caracterizados por crepitações, sibilos e aumento da intensidade dos sons respiratórios normais, podem ser aparentes tanto na doença não complicada quanto em equinos com pneumonia bacteriana secundária. O exame ultrassonográfico dos pulmões de equinos com influenza, mesmo com doença clinicamente leve, revela consolidação pulmonar, broncogramas líquidos e irregularidades periféricas. Os aspirados traqueais são neutrofílicos, produzem crescimento intenso de *S. zooepidemicus* e são consistentes com bronquite e pneumonia. Os equinos imprudentemente forçados a se exercitar apresentam resistência reduzida. Os equinos que são protegidos contra o estresse ambiental seguem curso sem complicações, com a maioria dos equinos tendo recuperação completa em 7 a 14 dias, embora tosse leve possa persistir por semanas.

Os parágrafos anteriores fornecem uma descrição da doença clássica. No entanto, a gravidade da doença em surtos varia. Secreção nasal mucopurulenta é observada em 75 a 90% dos equinos, tosse em aproximadamente 60% deles, febre em 20 a 50% dos animais, inapetência em 20 a 30% e sinais de depressão em 20 a 40% dos equinos. Sem dúvida, a proporção de equinos que apresentam cada um desses sinais variará de surto para surto, dependendo da idade e suscetibilidade dos equinos na população, entre outros fatores.

Éguas em final de gestação e potros jovens eram os grupos de equinos que pareciam ter grande número ou proporção elevada de indivíduos gravemente afetados durante a epizootia australiana. Éguas em final de gestação parecem ter frequência maior de tosse paroxística grave e incidência de distocia mais alto do que o esperado, embora esses relatos sejam, em grande parte, anedóticos.[90,90,92] Potros jovens tiveram a maior taxa de letalidade de casos (ver a seguir) e a morte foi frequentemente atribuída à pneumonia intersticial.[100,101]

Complicações e doença mais grave ocorrem em um pequeno número de equinos. Animais que são trabalhados, transportados ou expostos a condições climáticas adversas podem experimentar o agravamento da tosse, e podem desenvolver bronquite grave, pneumonia e edema nos membros. As complicações geralmente estão associadas à infecção bacteriana secundária, normalmente por *Streptococcus zooepidemicus*, que resulta em secreção nasal mucopurulenta, febre persistente e sons pulmonares acentuadamente anormais. Icterícia, sinais encefalíticos, incoordenação e mioglobinúria são relatados como complicações raras. Relataram-se anormalidades eletrocardiográficas em equinos com influenza, que foram atribuídas à miocardite. Entretanto, não há evidência objetiva de miocardite secundária à infecção por influenza em equinos[97,99], nem existe associação clara entre a infecção por influenza e as anormalidades eletrocardiográficas.

Uma forma mais grave da doença, associada a uma cepa antigenicamente distinta de influenza equina 2, é relatada na China. A taxa de mortalidade é de 35% e a morte é atribuída a pneumonia e enterite.

Uma forma grave da doença também é relatada em potros jovens.[100,101] Os potros desenvolvem febre, angústia respiratória grave e pneumonia intersticial aguda, que é comumente fatal. A doença não está invariavelmente associada à falha na transferência da imunidade passiva.

Patologia clínica

Não há alterações características no exame bioquímico sérico ou hematológico de equinos clinicamente afetados pela infecção por vírus da influenza equina.

A *confirmação do diagnóstico* de infecção pelo vírus da influenza equina é estabelecida por meio do isolamento do vírus, pela demonstração indireta do vírus em suabes nasofaríngeos por detecção do genoma viral (RT-PCR ou variações) ou proteínas (ELISA) e/ou sorologia.[102]

Sorologia

A mensuração das concentrações de anticorpos contra o antígeno da hemaglutinina viral é importante para determinar a suscetibilidade à infecção, a eficácia da vacina e a exposição, que são fatores importantes na implementação das medidas de controle (ver a discussão a seguir). A documentação da soroconversão, um aumento de 3 a 4 vezes no título de anticorpos de *inibição da hemaglutinação* (IH) ou a duplicação no título de anticorpos avaliados pelo *teste de hemólise radial simples*, em coleta pareada de soro com 14 a 21 dias de intervalo, fornecem a confirmação retrospectiva do diagnóstico. O teste de hemólise radial simples é mais reprodutível que o teste de inibição da hemaglutinação, é o teste preferido para determinar concentrações de anticorpos contra o antígeno hemaglutinina e correlaciona-se melhor com a suscetibilidade à infecção.[102] Para o teste de hemólise radial simples, o vírus é acoplado a hemácias que são então incluídas em agarose. Os poços são perfurados na placa de ágar e preenchidos com soros de teste. Os anticorpos da influenza, em seguida, causam a lise das hemácias, com o diâmetro da zona de hemólise proporcional à concentração do anticorpo específico da cepa no soro. Anticorpos contra a proteína não estrutural (proteína nucleocapsídio, NS1) são detectáveis em equinos após a infecção natural, mas não após a vacinação com um vírus inativado, permitindo assim a diferenciação das respostas imunológicas à infecção e vacinação por vacinas com varíola canária como vetor, mas não por outras vacinas de subunidade.[103]

Os testes de ELISA para a detecção de anticorpos contra o vírus da influenza equina estão disponíveis e foram caracterizados. Um ELISA de bloqueio para influenza A foi preciso (área sob a curva = 0,993 ± 0,003 erro padrão), informativo (z = -32,0; $p < 0,0001$) e teve sensibilidade e especificidade na inibição percentual do ponto de corte maior ou igual a 50 de 0,99 (95% IC: 0,98 a 0,99) e 0,97 (95% IC: 0,96-0,98), respectivamente, e detectou soroconversão já no terceiro dia após o início dos achados clínicos e em 50% dos equinos no quinto dia.[104,105] Outros testes de ELISA disponíveis comercialmente apresentam características semelhantes de testes diagnósticos.[106]

Detecção rápida do vírus

A *identificação rápida* da causa do surto é importante ao instituir medidas de controle. A demonstração oportuna do vírus em suabes nasofaríngeos pode ser realizada por meio de testes que detectam o antígeno viral (ELISA ou testes semelhantes) ou o genoma viral (reação em cadeia da polimerase via transcriptase reversa em tempo real [rtRT-PCR ou qRT-PCR]) ou um ensaio de amplificação isotérmica mediada por loop com transcriptase reversa. Esses testes podem ser inestimáveis para confirmar um surto ou ocorrência de doença, para monitorar as taxas de infecção e para obter o controle.[54,62,65,74,76,77,87,107] A detecção do antígeno viral por ELISA ou métodos similares e do genoma viral por reação em cadeia da polimerase via transcriptase reversa em tempo real (RT-PCR) não está associada necessariamente com a eliminação de vírus vivos (infecciosos) (um resultado de teste falso-positivo). Ambas as metodologias podem detectar remanescentes não viáveis do vírus, muitas vezes por longos períodos, e a detecção de baixos níveis de RNA ou antígeno viral deve ser considerada no contexto dos dados clínicos e epidemiológicos disponíveis. O RNA viral foi detectado em suabes nasais de equinos por até 34 dias após a infecção natural, com RNA detectado em todos os 36 equinos testados nos primeiros 10 dias depois do início dos achados clínicos.[105]

O vírus pode ser detectado rapidamente em amostras clínicas por um teste de PCR com transcrição reversa (RT-PCR) para o gene da nucleoproteína, gene da hemaglutinina do vírus H3N8 e gene da hemaglutinina do vírus H7N7. O teste rtRT-PCR está amplamente disponível, é o mais sensível entre os testes disponíveis atualmente e é adequado para o processamento de um grande número de amostras quando é necessário tomar decisões rápidas, como durante surtos da doença.[87,108–110] O teste rtRT-PCR pode detectar o vírus tão cedo quanto 1 dia após a infecção experimental de equinos, enquanto o isolamento do vírus detectou-o antes do início dos achados clínicos.[111] O teste de PCR com transcrição reversa é altamente sensível e pode resultar na detecção de quantidades muito pequenas de RNA viral, como ocorre quando os suabes nasais estão contaminados com a vacina intramuscular inativada.[94]

O desenvolvimento recente de *testes de campo* (testes no local) para detectar o genoma viral aumentará ainda mais o diagnóstico e o controle da doença. O método de RT-PCR isotérmico isolado (iiRTPCR) no POCKIT™, um dispositivo implantável em campo, é cerca de 100 vezes mais sensível do que o ensaio rRT-PCR visando o gene NP do subtipo EIV H3N8 (Miami 1/63/H3N8). O ensaio iiRT-PCR identificou com precisão 15 estirpes do vírus da influenza equina H3N8 e duas estirpes H3N8 do vírus da influenza canina (CIV), e não apresentou reação cruzada com os subtipos H6N2, H7N7 e H1N1 ou quaisquer outros patógenos virais respiratórios equinos. Houve 100% de concordância entre o ensaio RT-PCR isotérmico isolado (iiRTPCR) e o ensaio rRT-PCR do vírus influenza universal tipo A na detecção da cepa do vírus da influenza equina A/equino/Kentucky/7/07 em 56 amostras de suabes nasais coletadas de equinos inoculados experimentalmente.[112] A utilidade deste teste em situações de campo ainda precisa ser demonstrada.

O teste *Directigen Flu A*® (Becton Dickinson™) é um teste rápido projetado para uso no homem que identifica a nucleoproteína viral da influenza (NP, que é altamente conservada entre os vírus influenza A) por um imunoensaio enzimático ligado à membrana. Ele foi validado para o uso em equinos e é eficaz devido à natureza conservada do antígeno alvo entre as cepas de influenza A. Os resultados estão disponíveis em apenas 15 min. O teste teve sensibilidade de 68 a 83% e especificidade de 78 a 95%, comparado com reação em cadeia da polimerase com transcrição reversa (RT-PCR) ou cultura do vírus.[113] A sensibilidade foi de 54%, mas a especificidade e o valor preditivo positivo foram 100% em comparação com o diagnóstico sorológico. A baixa sensibilidade em comparação com a sorologia foi atribuída à coleta inadequada de suabes nasofaríngeos, ou coleta de amostras quando os equinos não estavam excretando o vírus. A alta especificidade e o valor preditivo positivo elevado do teste significam que um resultado positivo confirma o diagnóstico de infecção por influenza. A especificidade relativamente baixa significa que as amostras devem ser coletadas de uma quantidade de equinos em vários estágios da doença. Os suabes nasofaríngeos devem ser coletados inserindo-se um suabe de gaze de algodão de aproximadamente 30 cm na narina ou, preferencialmente, na nasofaringe de um equino adulto e deixando-o no lugar por 60 s. O esfregaço deve então ser transferido para um meio de transporte especializado e enviado para o laboratório.

Outros testes de diagnóstico rápido incluem o ensaio *Flu OIA*® (Biostar™) para os antígenos virais influenza A e B. O teste reage de forma cruzada com o herpesvírus equino tipo 2 e, portanto, não é útil para o diagnóstico de doença do trato respiratório anterior de equinos. Outros testes de diagnóstico ELISA, incluindo um ELISA de captura de antígeno, estão disponíveis.[114]

O uso de testes rápidos não é um substituto para o isolamento viral, o que é importante para a tipagem do isolado e estudos epidemiológicos subsequentes e aplicações vacinais. O isolamento do vírus proporciona diagnóstico definitivo e é melhor alcançado quando as amostras são coletadas durante as primeiras 48 h depois do início dos achados clínicos. O material para cultura viral deve ser inoculado no meio de transporte rapidamente. O meio de transporte deve conter solução salina tamponada com fosfato (PBS) contendo ou 40% de glicerol ou 2% de caldo fosfato triptose com solução antibiótica a 2% (penicilina [10.000 unidades], estreptomicina [10.000 unidades] em água destilada estéril [100 mℓ]), e anfotericina B a 2% (concentração de 250 mg/mℓ).[115] Se as amostras forem inoculadas dentro de 1 a 2 dias elas podem ser mantidas a 4°C, mas, se forem mantidas por mais tempo, elas devem ser armazenadas a -70°C ou abaixo. As amostras devem ser mantidas resfriadas durante o transporte para o laboratório.

Achados de necropsia

O material de necropsia raramente está disponível para equinos adultos, e as lesões nessas fatalidades geralmente são complicadas por outros patógenos. Histologicamente, bronquiolite necrosante acompanha o edema pulmonar generalizado. Potros que morrem de angústia respiratória aguda associada à infecção por influenza têm pneumonia intersticial difusa grave, que é caracterizada histologicamente por bronquite e bronquiolite necrosantes e pneumonia intersticial multifocal.[97]

Amostras para confirmação *post mortem* do diagnóstico

- Os *suabes nasais* em meios de transporte viral, e seções de pulmão e traqueia devem ser submetidos para isolamento viral ou demonstração do vírus pelo teste de anticorpo fluorescente ou PCR
- A *nasofaringe, a traqueia e o pulmão fixados em formol* devem ser submetidos a exame de microscopia óptica.

Diagnóstico diferencial
Ver Tabela 12.16.

Tratamento

Atualmente, não há tratamento específico para a infecção pelo vírus da influenza em equinos. A *amantadina* é usada no homem para profilaxia e tratamento da infecção por influenza em populações de alto risco, e tem sido investigada para o uso em equinos. A amantadina administrada por via intravenosa causou anormalidades neurológicas transitórias em equinos experimentais. *Rimantadina* (30 mg/kg VO, a cada 12 h) administrada 12 h antes da inoculação experimental de equinos com influenza equina KY/91 mitigou os sinais de doença, mas não suprimiu a excreção viral. A administração de *peramivir* (cerca de 8 mg/kg IV, uma vez) a equinos infectados experimentalmente com o vírus da influenza equina atenuou a gravidade dos achados clínicos.[116,117] A segurança e eficácia do peramivir, amantadina e rimantadina em equinos com doença que ocorre naturalmente não foi demonstrada até este momento. Até que esses problemas sejam resolvidos e a infecção tenha uma taxa de letalidade de casos baixa, o uso desses medicamentos em equinos não pode ser recomendado.

O *tratamento antibiótico* de casos não complicados provavelmente não se justifica, mas equinos que desenvolvem febre prolongada (mais de 5 dias), sinais de pneumonia ou secreção nasal mucopurulenta profusa devem ser tratados com antibióticos de amplo espectro, como sulfonamidas potenciadas (15 a 30 mg/kg VO, IM ou IV, a cada 12 h), ceftiofur (2,2 mg/kg, IM, a cada 12 h) ou penicilina procaína (20.000 UI/kg, IM, a cada 12 h) com ou sem gentamicina (6,6 mg/kg, IM, a cada 24 h). A causa usual da infecção bacteriana secundária é *S. zooepidemicus*, que é suscetível à penicilina.

O *tratamento de suporte* inclui repouso, provisão de um ambiente livre de poeira e, ocasionalmente, administração de medicamentos anti-inflamatórios não esteroides (AINE). No entanto, os AINE devem ser usados criteriosamente, pois suas propriedades analgésicas podem mascarar sinais de complicações, como a pleurite. Os corticosteroides são contraindicados no tratamento desta doença. Os supressores de tosse também são contraindicados, pois a tosse é um mecanismo de proteção normal que ajuda na remoção do material das vias respiratórias. Os mucolíticos podem ser administrados, mas a sua eficácia é desconhecida. A administração de clembuterol não altera o curso da doença e não é recomendada.

Controle

Os objetivos fundamentais de um programa de controle são:

- Aumentar a imunidade à infecção, tanto dos animais individualmente quanto da população
- Reduzir as oportunidades de disseminação da infecção entre equinos
- Impedir a introdução da infecção ou de novas cepas do vírus em uma população.

Estes objetivos são alcançados pela vacinação, higiene e quarentena. É importante notar que a quarentena efetiva, que inclui o isolamento de equinos por 4 semanas antes da introdução em uma nova população de equinos, impede a introdução da doença.[115]

Imunidade e vacinação

O objetivo da vacinação em áreas enzoóticas é prevenir a doença clínica causada pela infecção pelo vírus da influenza equina. Este objetivo inclui dois componentes – indução da imunidade de rebanho pela vacinação generalizada de quase todos os equinos em uma população e indução de imunidade protetora em equinos individuais.[102,118]

O primeiro objetivo é realmente mais difícil de alcançar em razão da percepção dos proprietários de equinos em áreas enzoóticas de que a influenza não é uma doença importante ou que o(s) equino(s) não está/estão sob risco, e a incapacidade dos fiscais em exigirem a vacinação em escala nacional.[118] O resultado é que uma proporção insuficiente de equinos em uma população é vacinada para conferir imunidade de rebanho sobre a população como um todo, com consequentes surtos localizados ou epizootias da doença.[102,118]

A indução da imunidade protetora em equinos individuais por meio da vacinação é exequível com certas limitações. A imunidade induzida pela vacinação, especialmente a vacinação com vírus inativado, não é tão durável quanto aquela conferida pela infecção natural, nem induz o mesmo tipo de resposta imune[1], embora isso possa não se aplicar às vacinas vivas modificadas.[119] Além disso, muitos fatores influenciam o início, a duração, o espectro e a eficácia dos programas de vacinação, incluindo o produto administrado, a frequência de administração, a frequência com que diferentes vacinas contra influenza equina são administradas a equinos, idade e sexo.[120-128] Dito isso, as respostas da maioria dos equinos à vacinação são previsíveis e, com o aumento do conhecimento da resposta imune à vacinação, pode-se esperar que os programas de vacinação, quando aplicados adequadamente, confiram imunidade à doença clínica.[1,33,102,119,127-129] Relatos de falha vacinal podem, na realidade, ser falhas dos programas de vacinação.[118]

A vacinação não induz imunidade estéril ao vírus da influenza equina, e isso é importante para a compreensão da epidemiologia e controle da doença clínica.[27,33,115] A extensão da proteção cruzada contra infecção e/ou doença por cada uma das duas cepas do vírus influenza depende da distância antigênica entre as cepas (ver Figura 12.31).[1] A infecção pelo vírus da influenza equina ou a vacinação usando uma vacina eficaz pode induzir imunidade e resistência à infecção e desenvolvimento de doença como resultado de um vírus homólogo. Por exemplo, a vacinação com um vírus inativado Flórida clado 2, ou a vacina contendo o antígeno HA relevante, confere resistência considerável à infecção por uma cepa do vírus Flórida clado 2, mas imunidade limitada, ou imunidade apenas no pico de títulos de anticorpos, à infecção por um vírus da linhagem Eurasiana ou um vírus do clado 1 da Flórida.[102] Portanto, o nível de proteção fornecido pelas vacinas é muitas vezes criticamente dependente de quão próxima a cepa da vacina corresponde ao vírus encontrado pelo equino. Este fenômeno é a base para a recomendação de que as vacinas contemporâneas contenham tanto cepas virais do clado 1 da Flórida (A/equi2/África do Sul/4/03 ou Ohio/03) quanto do clado 2 (Richmond/1/07) ou antígenos HA.[12,13,118]

Um grande número de vacinas para prevenir a doença como resultado da infecção pelo vírus da influenza equina e recomendações para programas de vacinação estão disponíveis.[12,13,118,130,131] Essas abrangem vacinas que incluem vírus inteiros inativados ou mais de um vírus[110,126], subunidades de vírus (p. ex., proteína HA) ou como proteína purificada ou em um vetor vivo (varíola canária)[122,123,129], e vacinas contendo vários adjuvantes e complexos imunoestimulantes[132], ou vírus vivo atenuado para administração intranasal.[119,133] Existem inúmeros relatos da eficácia de uma ou mais dessas vacinas.[33,103,110,119-127,129,132-134] A comparação de cada vacina está além do escopo deste texto, mas vários princípios devem ser considerados ao selecionar uma vacina: a vacina deve induzir resposta imune mensurável e proteção demonstrável contra a doença (natural ou experimental), ela deve conter cepas virais pertinentes, deve ser segura e prática (ou seja, prontamente administrada). O ideal é que seja possível diferenciar equinos naturalmente infectados daqueles que são soropositivos como resultado da vacinação.

A imunidade à influenza pela administração de vacinas inativadas pode ser avaliada pela mensuração das concentrações séricas de anticorpos contra hemaglutinina, usando o teste de hemólise radial simples, enquanto a imunidade adquirida a partir de infecção natural independe da concentração de anticorpos séricos e parece ser mediada em grande parte por células. No entanto, a concentração sérica de anticorpos atualmente é usada como indicador de suscetibilidade de equinos individuais à infecção, e como guia no desenvolvimento e aplicação de protocolos de vacinação, incluindo o monitoramento da necessidade de vacinação em equinos individuais. As concentrações séricas de anticorpos para hemaglutinina medidas por hemólise radial simples são específicas para a cepa do vírus e são fortemente preditivas para a resistência a doenças associadas a esse vírus, tanto no desafio experimental quanto à campo. A falha de uma vacina multivalente comercial de vírus inativado em induzir aumentos detectáveis na concentração de anticorpos em equinos de raça Puro-sangue Inglês foi associada à falta de proteção contra a infecção natural por um vírus influenza heterólogo. É importante reiterar que a resistência à doença após a vacinação ou infecção natural é maior para o desafio pelo vírus homólogo e menor para o desafio pelo vírus heterólogo. Assim equinos com concentrações de anticorpos protetores para doenças associadas a vírus homólogos podem ser suscetíveis a doenças associadas a vírus heterólogos.

A *vacinação* contra a influenza equina está agora em uso geral nos países onde a doença ocorre e o uso de vacinas eficazes é eficiente para limitar a gravidade da doença clínica e morbidade durante um surto.[12,13] A administração de uma vacina de subunidade, com o vírus da varíola canária como vetor, é parcialmente creditada por abreviar a epizootia da influenza equina na Austrália e por permitir a continuação de corridas comerciais.[63,81,98] A eficácia da vacina é limitada pela curta duração da imunidade induzida pela vacinação, a presença de múltiplas cepas virais em populações de equinos e da derivação antigênica nestas cepas, e a imunidade pobre induzida por vacinas (e infecção natural) ao desafio pelo vírus heterólogo. Além disso, as respostas imunes induzidas pela administração de vacinas de vírus inativado ou de subunidades, que são principalmente o aumento no título sérico de anticorpos IgG (T), diferem acentuadamente das respostas imunes à infecção natural, que são a produção de IgA nas secreções nasais e IgGa e IgGb no soro.

Múltiplos fatores são importantes para determinar a eficácia de uma vacina na proteção contra a doença. Os fatores incluem a eficácia da vacina em estimular a resposta imune, as cepas virais incluídas na vacina, a quantidade de antígeno em uma dose de adjuvante de vacina, e o momento e frequência da administração da vacina.

Vacinas

Uma lista completa das vacinas atuais disponíveis comercialmente, estirpes virais ou antígenos virais inclusos, e o adjuvante usado está disponível no *website* do equiflunet.[13] Este site deve ser consultado para obter informações atualizadas sobre as vacinas contra influenza equina, pois este é um campo em rápido desenvolvimento. No momento da elaboração deste livro, havia apenas uma vacina que incluía tanto os antígenos do vírus do clado 1 da Flórida 1 quanto do clado 2 da Flórida (o clado 1 é representado por vírus semelhantes a A/eq/África do Sul/04/2003 ou A/eq/Ohio/2003, e o clado 2 é representado por vírus semelhantes a A/eq/Richmond/1/2007[12,13]), consistente com as recomendações mais recentes da Organização Mundial de Saúde Animal (OIE).[13] Esta recomenda que os vírus H7N7 e H3N8 (linhagem da Eurásia) não sejam mais incluídos nas vacinas.

A maioria das vacinas é composta por vírus inativado ou subunidades de vírus combinado com adjuvante. A inclusão de um adjuvante é importante para maximizar a resposta imune à vacinação. O fator importante na composição da vacina é a inclusão de quantidades adequadas de antígeno de cepas pertinentes do vírus. O vírus H7N7 não é mais uma causa de doença clínica e não deve ser incluído nas vacinas contemporâneas. A inclusão de antígeno tanto das linhagens americanas quanto eurasianas do vírus H3N8 é essencial, e a composição da vacina deve ser regularmente atualizada para refletir aqueles vírus que circulam atualmente naquela população de equinos. A vacina deve incluir quantidade adequada de antígeno, medida pelo ensaio de difusão radial simples, preferencialmente o ensaio de hemólise radial simples, pois existe uma relação clara entre dose de antígeno e magnitude e duração da resposta do anticorpo. Há preocupação crescente, e alguma evidência, de que a inclusão de múltiplos antígenos em vacinas (p. ex., toxoide tetânico, herpes-vírus equino, vírus da encefalomielite) reduz a eficácia das vacinas contra influenza. Embora esta preocupação ainda não tenha sido provada de forma conclusiva, deve-se ter isso em mente ao formular programas de vacinação para equinos com alto risco de influenza.

Uma vacina de vírus vivo modificado está disponível na América do Norte e provou ser eficaz em estudos experimentais na prevenção de doenças contra o desafio por vírus heterólogos (tanto linhagens americanas quanto eurasianas).[122] Além disso, a duração da proteção é de pelo menos 6 meses após a conclusão do curso da vacinação e há forte resposta anamnéstica.[122] Os pôneis vacinados tiveram escores clínicos significativamente menores, tiveram menores aumentos na temperatura retal e eliminaram menos vírus ao longo de menos dias, quando comparados aos controles não vacinados em resposta ao desafio 6 meses após a vacinação. Depois do desafio aos 12 meses, os animais vacinados tiveram temperatura retal e duração e concentração da excreção do vírus significativamente reduzidas em comparação com aquelas em animais não vacinados.

Uma vacina viva recombinante com o vírus da varíola canária como vetor tem sido usada na Europa, na América, na África do Sul e na Austrália.[70,129] A vacina usa o vetor viral para introduzir os genes da hemaglutinina da influenza nas células do hospedeiro. O vírus recombinante expressa o gene da hemaglutinina tanto do clado 1 da Flórida H3N8-Ohio/03 quanto do clado 2 da Flórida H3N8-Richmond/1/07.[13] A infecção da célula hospedeira por varíola canária é abortiva, sem produção de vírus, mas o gene viral da influenza é expresso e apresentado através do MHC classe I pela célula hospedeira, com subsequente indução de resposta imune. Uma forma dessa vacina, incluindo linhagens europeias e americanas, foi usada para ajudar no controle do surto de influenza de 2003 na África do Sul e na epizootia de 2007 na Austrália.[63] Uma vantagem do uso dessa vacina é a capacidade de diferenciar os equinos vacinados dos equinos que soroconvertem como resultado da infecção natural. Isto é conseguido por meio da detecção de anticorpos tanto para o HA como para as proteínas virais internas (NP) em equinos naturalmente infectados e apenas anticorpos para o HA em equinos vacinados.[54,74] Existem variações deste teste, baseadas no mesmo princípio de indução diferencial de anticorpos, que pode diferenciar equinos infectados daqueles que recebem vacina com vírus inativado.

Outras novas estratégias de vacinas incluem vacinas de DNA ou vetores.[135] Embora eficazes na indução de resposta protetora, as questões tecnológicas atualmente limitam o uso disseminado de vacinas de DNA.

Objetivo

O objetivo de um programa de vacinação é garantir que os equinos tenham imunidade máxima nos períodos de maior risco de exposição ao vírus da influenza. Portanto, equinos jovens devem ser adequadamente vacinados antes de serem introduzidos em populações maiores de equinos. Os equinos mais velhos devem receber vacinas de reforço frequentes antes e durante a temporada de corridas ou de exposições. As éguas devem ser revacinadas antes de serem transportadas para fazendas de criação. É importante em qualquer programa de controle que todos os equinos de um plantel sejam vacinados, de modo que a imunidade da população à infecção seja máxima.

O objetivo da vacinação durante a epizootia na Austrália foi primeiro controlar e depois eliminar a infecção do continente.[63] Assim, o programa de vacinação envolveu a vacinação profilática, implementada antes de um surto da doença, e a vacinação reativa, implementada como parte da resposta a um surto de doença, em conjunto com a quarentena e medidas de controle de movimento, como estabelecido no Plano Ausvet.[27] As estratégias reativas incluem a vacinação em anel em torno de fontes identificadas de infecção para limitar a disseminação adicional pela produção de um tampão imunológico, a cobertura vacinal generalizada (vacinação em massa) e a vacinação preditiva, por meio da qual grupos selecionados de equinos são vacinados pois são identificados como apresentando potencial de contribuir mais para a futura transmissão espacial da infecção. A vacinação em anel foi implementada por meio da criação de zonas de tampão de vacinação de 10 km de largura ou mais largas em torno de focos de infecção onde a disseminação lateral da infecção estava ocorrendo. A vacinação preditiva foi usada onde havia grandes agrupamentos de equinos e/ou movimento de pessoal ou fômites (veículos) em contato com os equinos. Grupos de equinos adequados para a vacinação preditiva incluem equinos de corrida, equinos reprodutores, equinos policiais e outros grupos essenciais. A cobertura vacinal generalizada refere-se à vacinação de todos os equinos em uma área, permitindo assim o movimento e o uso limitados de equinos nessa área.[27,63]

Momento

Potros

O momento da vacinação de potros depende do estado imunológico da égua e consequente aquisição de imunidade passiva pelo potro. A presença de até mesmo quantidades pequenas de anticorpos maternos interfere na resposta imune dos potros à vacinação. Além disso, a vacinação de potros enquanto eles continuam a possuir imunidade passiva pode decorrer em resposta prejudicada a vacinações subsequentes. O significado prático desta última observação é desconhecido, mas devido à sua importância potencial, deve ser considerado no desenvolvimento de protocolos de vacinação para potros. Portanto, a vacinação de potros nascidos de éguas vacinadas mais de uma vez por ano deve ser adiada até que os potros tenham pelo menos 24 semanas de idade, quando a imunidade resultante da vacinação é muito melhor; isso poderia deixar alguns potros desprotegidos, pois a imunidade passivamente adquirida é de curta duração, e alguns potros de mães vacinadas recentemente são soronegativos com 4 semanas de idade. Os potros de éguas não vacinadas podem ser vacinados com menos de 1 mês de idade. As vacinações são realizadas em intervalos de 6 a 12 semanas por pelo menos duas injeções. Subsequentemente, as injeções de reforço são administradas pelo menos uma vez por ano, embora a vacinação mais frequente confira maior imunidade.

Equinos de corrida e de exposição

Equinos de 1 ano e jovens estão sob maior risco de doença, e atenção cuidadosa ao seu estado de vacinação é importante na redução da incidência de doenças neste grupo. Animais de 1 e 2 anos de idade em estábulos de corrida na Grã-Bretanha tipicamente têm concentrações de anticorpos contra a influenza que não são protetores antes da vacinação, na chegada ao estábulo. A vacinação aumenta o título de anticorpos de tal forma que aproximadamente três quartos dos animais com 1 ano e 2 anos de idade têm títulos protetores. Para os animais de 1 ano que entraram no treinamento, os fatores preditivos importantes do título de anticorpos antes da vacinação na chegada ao estábulo foram o período desde a vacinação anterior, o número total de vacinações prévias e a idade da primeira vacinação. Este estudo demonstra a necessidade de vacinação adequada de equinos jovens antes que estes entrem em populações maiores de equinos, tanto para proteger o equino jovem da doença quanto também para conferir imunidade de rebanho à população em que estão entrando.

A vacinação de equinos de corrida, equinos de exposição e outros equinos sob risco aumentado de exposição deve ser frequente. As vacinas de reforço devem ser programadas para maximizar a imunidade no momento da maior exposição, como a introdução a um novo estábulo, ou no início da temporada de exposição. Para proteção máxima, as injeções subsequentes de reforço devem ser administradas em intervalos de 6 meses, ou até mesmo 4 meses. A mensuração das concentrações de anticorpos por hemólise radial simples pode ser útil na determinação da necessidade de vacinação de reforço. Anteriormente, a vacinação durante a temporada de corridas não era apreciada pelos treinadores devido a inchaços transitórios nos locais de injeção e a uma reação sistêmica leve e infrequente, entretanto, a administração de vacinas atuais raramente está associada a esses efeitos adversos. Em geral, a vacinação parece não ter efeito adverso no desempenho.

Cronograma

Vários cronogramas foram propostos para a vacinação contra a influenza em equinos, com diferentes órgãos reguladores com recomendações específicas. A Federação Equestre Internacional (FEI) exige que todos os equinos que competem forneçam evidências de vacinação suficiente contra a influenza equina.[136] Isso envolve vacinações regulares de reforço a cada 6 meses após um curso de vacinação primária. Todos os equinos e pôneis para os quais um Passaporte FEI ou um Passaporte Nacional aprovado pela FEI tenha sido emitido devem ter a seção de vacinação preenchida e endossada por um médico-veterinário, declarando que o animal recebeu duas injeções para a vacinação primária contra a influenza equina, administradas entre 1 e 3 meses de intervalo. Além disso, uma vacinação de reforço deve ser administrada dentro de cada 6 meses (± 21 dias) subsequentemente à segunda dose do curso primário. Nenhuma dessas injeções deve ter sido administrada nos últimos 7 dias, incluindo o dia da competição ou a entrada nos estábulos da competição.

A *British Horse Racing Authority* possui requisitos rigorosos de vacinação que devem ser cumpridos para a entrada de equinos em suas competições ou em suas instalações.[130] O programa inclui uma primeira vacinação contra influenza equina, que deve ser seguida por uma segunda vacinação 21 a 92 dias depois, com a terceira vacinação de 150 a 215 dias a partir da segunda vacinação. Depois disso, as vacinações devem ser anuais, com o último dia permitido sendo a mesma data da vacinação do ano anterior.

Um cronograma proposto para o controle da influenza em uma grande área inclui as seguintes regras:

- Vacinação obrigatória para todos os equinos que ingressam nas instalações de corrida
- Os equinos não podem correr no período de 10 dias após a vacinação
- Os equinos provenientes de locais internacionais devem ser vacinados antes da partida de seu local
- Todos os eventos de equestres, incluindo exposições, vendas e gincanas, devem aplicar as mesmas restrições
- O programa de vacinação recomendado usando vacina inativada ou de subunidade é:
  - As éguas devem ser vacinadas durante as últimas 4 a 6 semanas de gestação para assegurar a passagem adequada da imunidade passiva ao potro
  - Vacinação de potros aos 6 meses de idade
  - Duas vacinações inicialmente aos 21 dias e com não mais de 92 dias de intervalo
  - Uma vacinação de reforço 5 a 7 meses depois
  - Reforços anuais ou, em face do aumento da pressão de infecção ou quando o risco de infecção é alto, os reforços devem ser em intervalos de 6 ou até mesmo 4 meses
  - Quando os cronogramas de vacinação são rompidos e um equino passa mais de 12 meses sem receber reforço, recomeçar com um esquema de duas vacinações
  - Os animais de 1 ano e de 2 anos de idade podem requerer uma vacinação adicional entre a segunda vacinação da série primária e o reforço aos 6 meses.

Medidas de controle

A disseminação do vírus da influenza equina ocorre a partir de equinos infectados, fômites (pessoas, equipamentos e veículos) e pela dispersão de aerossóis infectados pelo vento ou, quando os animais estão mais próximos, pela tosse e espirro. O controle é conseguido impedindo o movimento de equinos infectados ou potencialmente infectados e seu contato com equinos não infectados (*i. e.*, quarentena), desinfecção de fômites ou pessoal ou prevenção de contato de fômites ou pessoal potencialmente contaminados com equinos suscetíveis, e a redução da contaminação ambiental do vírus.

As *precauções de higiene* podem ser valiosas para limitar a propagação da doença, como foi documentado durante a epizootia na Austrália.[57,64,72,82,86,89,98] Acredita-se que os veículos utilizados para o transporte de equinos desempenham papel importante na transmissão e devem ser completamente desinfetados entre os transportes.

A ação surfactante de sabões e detergentes é um descontaminante eficaz para o vírus da influenza equina em decorrência da suscetibilidade do envelope lipídico externo do vírus. Sabão e água ou esponjas de mão à base de álcool, aplicados durante pelo menos 20 s, são satisfatórios para a desinfecção do vírus da influenza humana do pessoal e, provavelmente, do vírus da influenza equina.[137,138] Virkon® e compostos de amônio quaternário são adequados para descontaminar superfícies e equipamentos e para pedilúvios. Virkon® não é aprovado para uso na pele e não é adequado para a desinfecção de veículos, pois é corrosivo.

Uma descrição abrangente dos meios de descontaminação de pessoal, veículos e equipamentos é fornecida em várias referências[27,115], e evidências da eficácia na prevenção da disseminação da infecção são documentadas em alguns casos.[72,86]

A *quarentena* é imperativa para impedir a introdução do vírus por animais no período de incubação da doença ou por equinos infectados subclinicamente. A introdução mais comum da infecção, em especial internacionalmente, é por meio da importação de equinos infectados subclinicamente. Além disso, como os animais vacinados podem estar infectados e disseminando o vírus, mas não apresentarem sinais de infecção, o isolamento dos animais introduzidos é uma precaução essencial, sobretudo quando um surto está em andamento. O período de isolamento deve ser de pelo menos 21 dias e idealmente 28 dias.[115] O grau de isolamento necessário não pode ser especificado devido à falta de informação básica, mas sugere-se que a infecção por gotículas possa ocorrer a uma distância de 32 metros e a propagação pelo vento por até 13 km.[38] Devem haver medidas de biossegurança máximas em relação a roupas, utensílios e pessoal, pois isso é eficaz na prevenção da disseminação de infecções.[86,89]

É importante reconhecer que a imposição abrupta da quarentena e "paralisação" de equinos durante uma epizootia da doença está associada a impacto psicológico, emocional, logístico e econômico consideráveis para os proprietários, treinadores e empresas relacionadas a equinos.[50-52,57,60,66,80,93]

As *medidas de controle durante surto* têm o objetivo de eliminar fontes de infecção, reduzir a transmissão de vírus, aumentar a resistência e diminuir o número de equinos sob risco. Os equinos infectados (identificados por testes laboratoriais rápidos ou de campo) e os equinos clinicamente afetados devem ser removidos do grupo e isolados por 3 a 4 semanas. A ventilação de galpões e estábulos deve ser ideal para minimizar a disseminação de aerossóis do vírus. Nenhum equino deve ser introduzido ou autorizado a sair até que o surto termine, provavelmente cerca de 4 semanas após o primeiro caso ser identificado. O movimento de equinos entre estábulos ou piquetes deve ser evitado. O treinamento e as corridas devem ser suspensos. A oportunidade de transferência por fômites em roupas, rédeas, utensílios de alimentação ou veículos deve ser minimizada por higiene rigorosa. A vacinação de equinos clinicamente normais em face de um surto pode aumentar a imunidade de equinos sob risco e provavelmente é segura.

Um plano abrangente para o manejo da incursão da influenza equina em uma área livre da infecção é fornecido no Plano Ausvet para a influenza equina e na edição especial do *Australian Veterinary Journal* (2011, volume 89, suplemento) descrevendo as respostas à incursão de 2007 da influenza equina na Austrália e sua pronta erradicação.[27]

LEITURA COMPLEMENTAR

Landolt GA. Equine influenza. Vet Clin North Am Equine. 2014;30:507-521.

Slatter J, et al. Report of the International Equine Influenza Roundtable Expert Meeting at Le Touquet, Normandy, February 2013. Equine Vet J. 2013;46:645-650.

Special Issue. Equine Influenza in Australia in 2007. Aust Vet J. 2011;89(suppl 1):1-173.

REFERÊNCIAS BIBLIOGRÁFICAS

1. Landolt GA. Vet Clin Equine. 2014;30:507.
2. Hamed MI, et al. J AdvVet Res. 2014;4:161.
3. Collins PJ, et al. Proc Nat Acad Sci. 2014;111:11175.
4. Daly JM, et al. Emerg Infect Dis. 2008;14:461.
5. Crispe E, et al. Aust Vet J. 2011;89:27.
6. Yondon M, et al. Emerg Infect Dis. 2014;20:2144.
7. Tu J, et al. Arch Virol. 2009;154:887.
8. Patrono LV, et al. J Gen Virol. 2015;96:969.
9. Solorzano A, et al. J Virol. 2015;89:11190.
10. Krueger WS, et al. Influenza Respiratory Viruses. 2014;8:99.
11. Woodward A, et al. Virol. 2015;481:187.
12. OIE Expert Surveillance Panel on Equine Influenza Vaccine Composition, OIE Headquarters, March 6, 2015. OIE, 2015. (Accessed 10.01.16, at: <http://www.oie.int/en/our-scientific-expertise/specific-information-and-recommendations/equine-influenza/>.).
13. Equiflunet, 2015. (Accessed 10.01.16, at <http://www.equiflunet.org.uk/>.).
14. Elton D, et al. Equine Vet J. 2013;45:768.
15. Legrand LJ, et al. Equine Vet J. 2013;45:776.
16. Laabassi F, et al. Transbound Emerg Dis. 2015; 62:623.
17. Bera BC, et al. Ind J Virol. 2013;24:256.
18. Zhu C, et al. Genome Ann. 2013;1:e00654.
19. Yondon M, et al. Influenza Respiratory Viruses. 2013;7:659.
20. Pusterla N, et al. Equine Vet Educ. 2014;26:453.
21. Legrand LJ, et al. Equine Vet J. 2015;47:207.
22. Gildea S, et al. Equine Vet J. 2012;44:387.
23. Bryant NA, et al. Vet Microbiol. 2011;147:19.
24. Ito M, et al. J Vet Med Sci. 2008;70:899.
25. Hughes J, et al. PLoS Pathog. 2012;8.
26. Murcia PR, et al. J Virol. 2010;84:6943.
27. Disease strategy: Equine influenza (Version 3.1), 2011. (Accessed 17.01.16, at <http://www.animalhealthaustralia.com.au/our-publications/ausvet-plan-manuals-and-documents/>.).
28. Scott-Orr H. Aust Vet J. 2011;89:163.
29. Sergeant ESG, et al. Aust Vet J. 2011;89:164.
30. Webster WR. Aust Vet J. 2011;89:3.
31. Yamanaka T, et al. J Vet Med Sci. 2008;70:623.
32. Barbic L, et al. Vet Microbiol. 2009;133:164.
33. Paillot R, et al. Vet Microbiol. 2013;166:22.
34. Dhand NK, et al. Aust Vet J. 2011;89:70.
35. Smyth GB, et al. Aust Vet J. 2011;89:23.
36. Firestone SM, et al. PLoS ONE. 2012;7.
37. Davis J, et al. Transbound Emerg Dis. 2009;56:31.
38. Firestone SM, et al. Prev Vet Med. 2012;106:123.
39. Burnell FJ, et al. J Clin Virol. 2014;59:100.
40. Larson KRL, et al. J Clin Virol. 2015;67:78.
41. Khurelbaatar N, et al. PLoS ONE. 2014;9.
42. Equine influence: the August 2007 outbreak in Australia. Australian Government, Department of Agriculture and Water Resources, 2008. (Accessed 10.01.16, at <http://www.agriculture.gov.au/about/publications/eiinquiry>.).
43. Watson J, et al. Aust Vet J. 2011;89:4.
44. Watson J, et al. Aust Vet J. 2011;89:35.
45. Garner MG, et al. Aust Vet J. 2011;89:143.
46. Wong D. Aust Vet J. 2011;89:15.
47. Wilson G, et al. Aust Vet J. 2011;89:116.
48. Webster WR. Aust Vet J. 2011;89:92.
49. Watson J, et al. Revue Scientifique Et Technique-Office International Des Epizooties. 2011;30:87.
50. Taylor MR, et al. BMC Public Health. 2008;8.
51. Taylor M, et al. Aust Vet J. 2011;89:158.
52. Smyth GB, et al. Aust Vet J. 2011;89:151.
53. Sergeant ESG, et al. Aust Vet J. 2011;89:103.
54. Sergeant ESG, et al. Aust Vet J. 2011;89:43.
55. Scott-Orr H. Aust Vet J. 2011;89:113.
56. Schemann K, et al. Aust Vet J. 2014;92:93.
57. Schemann K, et al. Prev Vet Med. 2013;110:37.
58. Schemann K, et al. Transbound Emerg Dis. 2014; 61:449.
59. Schemann K, et al. BMC Vet Res. 2013;9.
60. Schemann K, et al. Transbound Emerg Dis. 2012; 59:503.
61. Ryan D. Aust Vet J. 2011;89:25.
62. Read AJ, et al. Aust Vet J. 2011;89:42.
63. Perkins NR, et al. Aust Vet J. 2011;89:126.
64. Paskin R. Aust Vet J. 2011;89:89.
65. Oakey J, et al. Aust Vet J. 2011;89:39.
66. Myers J. Aust Vet J. 2011;89:161.
67. Morton JM, et al. Aust Vet J. 2011;89:86.
68. Moloney BJ. Aust Vet J. 2011;89:50.
69. Moloney B, et al. Aust Vet J. 2011;89:56.
70. Minke JM, et al. Aust Vet J. 2011;89:137.
71. Major DA, et al. Aust Vet J. 2011;89:13.
72. Major DA. Aust Vet J. 2011;89:124.
73. Kung N, et al. Aust Vet J. 2011;89:78.
74. Kirkland PD, et al. Aust Vet J. 2011;89:45.
75. Kirkland PD, et al. Aust Vet J. 2011;89:6.
76. Kirkland PD, et al. Aust Vet J. 2011;89:38.
77. Kirkland PD. Aust Vet J. 2011;89:29.
78. Kannegieter NJ, et al. Aust Vet J. 2011;89:139.
79. Hoare R, et al. Aust Vet J. 2011;89:101.
80. Hoare R. Aust Vet J. 2011;89:147.
81. Happold J, et al. Aust Vet J. 2011;89:135.
82. Glanville RJ, et al. Aust Vet J. 2011;89:97.
83. Gilkerson JR. Aust Vet J. 2011;89:11.
84. Gilchrist P, et al. Aust Vet J. 2011;89:75.
85. Garner MG, et al. Aust Vet J. 2011;89:169.
86. Frazer JL, et al. Aust Vet J. 2011;89:120.
87. Foord AJ, et al. Aust Vet J. 2011;89:37.
88. Firestone SM, et al. Prev Vet Med. 2014;116:243.
89. Firestone SM, et al. Prev Vet Med. 2013;110:28.
90. Faehrmann P, et al. Aust Vet J. 2011;89:22.
91. East IJ. Aust Vet J. 2011;89:88.
92. Dups JN, et al. Aust Vet J. 2011;89:17.
93. Drury M. Aust Vet J. 2011;89:159.
94. Diallo I, et al. Aust Vet J. 2011;89:145.
95. Dhand NK, et al. Aust Vet J. 2011;89:73.
96. Croft MG, et al. Aust Vet J. 2011;89:47.
97. Begg AP, et al. Aust Vet J. 2011;89:19.
98. Arthur RJ, et al. Aust Vet J. 2011;89:109.
99. Durando MM, et al. J Vet Int Med. 2011;25:339.
100. Axon JE, et al. J Vet Int Med. 2008;22:819.
101. Patterson-Kane JC, et al. Equine Vet J. 2008;40:199.
102. Slater J, et al. Equine Vet J. 2014;46:645.
103. Galvin P, et al. Influenza Respiratory Viruses. 2013; 7:73.
104. Sergeant ESG, et al. Prev Vet Med. 2009;92:382.
105. Read AJ, et al. Vet Microbiol. 2012;156:246.

106. Kittelberger R, et al. Vet Microbiol. 2011;148:377.
107. Nemoto M, et al. J Virol Meth. 2011;178:239.
108. Aeschbacher S, et al. Schweiz Arch Tierheilkd. 2015;157:191.
109. Lu Z, et al. J Clin Micro. 2009;47:3907.
110. Paillot R, et al. Vet Immunol Immunopathol. 2010; 136:272.
111. Foord AJ, et al. Vet Microbiol. 2009;137:1.
112. Balasuriya UBR, et al. J Virol Meth. 2014;207:66.
113. Galvin P, et al. Influenza Respiratory Viruses. 2014; 8:376.
114. Ji Y, et al. J Virol Meth. 2011;175:120.
115. Equine influenza. OIE, 2015. (Accessed 16.01.16, at <http://www.oie.int/fileadmin/Home/eng/Health_standards/tahm/2.05.07_EQ_INF.pdf>).
116. Yamanaka T, et al. Vet J. 2012;193:358.
117. Daly JM. Vet J. 2012;193:313.
118. Horspool LJI, et al. Equine Vet J. 2013;45:774.
119. Tabynov K, et al. Vaccine. 2014;32:2965.
120. Bryant NA, et al. Vet Res. 2010;41.
121. Heldens JGM, et al. Vaccine. 2010;28:6989.
122. Soboll G, et al. Vet Immunol Immunopathol. 2010; 135:100.
123. Adams AA, et al. Vet Immunol Immunopathol. 2011;139:128.
124. Gildea S, et al. Vaccine. 2011;29:9214.
125. Gildea S, et al. Vaccine. 2011;29:3917.
126. Yamanaka T, et al. J Vet Med Sci. 2011;73:483.
127. Gildea S, et al. Vaccine. 2013;31:5216.
128. Cullinane A, et al. Equine Vet J. 2014;46:669.
129. El-Hage CM, et al. Equine Vet J. 2013;45:235.
130. Vaccination against equine influenza. British Horse Racing Authority, 2015. (Accessed 16.01.16, at <http://rules.britishhorseracing.com/Orders-andrules&staticID=126683&depth=3>.).
131. Durham A. Vet Times. 2015;45:10.
132. Paillot R, et al. Vet Immunol Immunopathol. 2012; 145:516.
133. Tabynov K, et al. Aust Vet J. 2014;92:450.
134. Ryan M, et al. Equine Vet J. 2015;47:662.
135. Ault A, et al. Vaccine. 2012;30:3965.
136. Cooke G. Equine Vet J. 2013;45:770.
137. Grayson ML, et al. Clin Infect Dis. 2009;48:285.
138. Yamanaka T, et al. J Equine Vet Sci. 2014;34:715.

Rinite equina (vírus da rinite equina)

Os vírus são onipresentes em populações de equinos. A infecção tem sido associada à doença respiratória leve, embora seu papel nas doenças respiratórias infecciosas comuns seja incerto.

Os vírus da rinite equina são de quatro tipos – VARE-1 e VBRE-1, 2 e 3. O vírus A da rinite equina (VARE – anteriormente, rinovírus equino tipo 1) é uma espécie dentro do gênero Aphthovirus que contém um único sorotipo, o vírus A da rinite equina tipo 1 (VARE-1). Há pouca variação genética nesse vírus.[1] O gênero inclui o vírus da febre aftosa e o vírus da rinite bovina, da família Picornaviridae. O rinovírus equino tipo 2 e o rinovírus equino tipo 3 são agora classificados no gênero Erbovírus como vírus B da rinite equina (VBRE) tipos 1 e 2, respectivamente.[2,3] Um terceiro vírus B da rinite equina foi identificado – VBRE-3.[4]

Os vírus são amplamente distribuídos em populações de equinos globalmente e infectam substancialmente equinos em todo o mundo. Por exemplo, anticorpos contra o vírus B da rinite equina foram detectados em 86% de 50 equinos Puro-sangue Inglês recém-desmamados de três haras na Austrália, com 48%, 10% e 62% de animais sendo soropositivos para VBRE-1, VBRE-2 e VBRE-3, respectivamente.[5] Cinquenta e seis por cento dos equinos tinham evidências de infecção por dois sorotipos e 12% tinham evidência de infecção por todos os três sorotipos.[5] Outros estudos encontraram soroprevalências similares para VBRE-1 e VBRE-2 na Austrália.[6] O genoma viral é detectado por PCR em suabes nasais em uma proporção muito menor de equinos (0 a 16%), sugerindo diferenças na sensibilidade do ensaio, eliminação mínima ou intermitente do vírus ou diferenças nas populações de equinos amostrados.[7-9]

A evidência sorológica de infecção pelo vírus A da rinite equina está presente em 50 a 100% dos equinos, embora a prevalência de animais soropositivos varie de quase zero em animais de 1 ano a 8% em equinos recentemente introduzidos em um piquete de treinamento, e a 61% nos mesmos equinos 7 meses depois.[6] Em Ontário, 28% dos 113 equinos com sinais de doença respiratória foram soropositivos para o vírus A da rinite equina.[10]

O vírus A da rinite equina está presente na secreção nasal, fezes e/ou urina de equinos clinicamente normais infectados experimentalmente, e pode ser eliminado na urina por pelo menos 37 dias.[11,12] O vírus foi detectado em 23% de 215 amostras de urina coletadas de equinos de corrida Puro-sangue como parte do monitoramento de doping pós-corrida.[11] Presume-se, portanto, que esses equinos não apresentem sinais de doença respiratória infecciosa, e isso representa uma taxa de excreção do vírus em equinos clinicamente normais.[11] A importância da eliminação urinária do vírus na transmissão da infecção não é clara, embora a inalação de aerossóis da urina infectada possa transmitir o vírus. O vírus foi detectado no sêmen de um garanhão.[13]

O papel do vírus A ou B da rinite equina na gênese da doença respiratória de equinos não é claro. A doença pode ser reproduzida experimentalmente em pôneis soronegativos[12], e há um pequeno número de relatos da associação do vírus da rinite equina com doença respiratória, mas falta associação clara e causal com a doença respiratória comum de ocorrência natural. Altos títulos para o vírus A da rinite equina são detectados em equinos com doença causada pelo vírus da influenza equina em Ontário, e sugere-se que isso poderia ser importante no desenvolvimento de doença respiratória, mas sem evidências conclusivas.[10] A alta prevalência da infecção pelo vírus da rinite equina em equinos significa que a detecção do vírus em animais com sinais de doença respiratória poderia ocorrer por acaso em uma proporção de indivíduos com o vírus da rinite equina não sendo o agente causador da doença respiratória. Nenhum dos 52 equinos com sinais de doença respiratória infecciosa na Nova Zelândia tinha o vírus VARE ou VBRE (por cultura de tecido) ou o DNA viral (por PCR) detectado em suabes nasais.[9] Da mesma forma, o vírus A da rinite equina não foi detectado em suabes nasais de qualquer um dos 336 equinos com doença respiratória (ou em qualquer um dos 39 controles saudáveis) no oeste dos EUA, e o vírus B da rinite equina foi detectado em 9 de 336 amostras.[14] Embora haja alguma evidência para indicar o papel causal para os vírus VARE e VBRE na doença respiratória infecciosa comum de equinos, a importância do vírus ainda precisa ser determinada.

A *doença* que se acredita estar associada ao vírus A da rinite equina se caracteriza por um período de incubação de 3 a 8 dias, febre, faringite, linfadenite faríngea e submandibular e secreção nasal abundante, que é serosa no início e se torna mucopurulenta posteriormente. A tosse persiste por 2 a 3 semanas. A doença não complicada é branda e autolimitada. Entre um grupo de equinos suscetíveis, há disseminação rápida da infecção e doença. Estudos na Inglaterra não identificaram o vírus como causa importante de doença inflamatória das vias respiratórias em equinos de corrida.

O vírus tem sido associado ao aborto em camelos dromedários.[15]

O anticorpo neutralizante do vírus se desenvolve em 7 a 14 dias após a infecção e persiste por períodos longos.[11] A imunidade após a infecção natural é considerada sólida e duradoura.

O *diagnóstico* é baseado em testes sorológicos, detecção do DNA viral ou cultura de tecidos do vírus, que é resistente ao meio ambiente.

Não há tratamento específico e não há vacina comercial disponível. A exposição planejada de equinos jovens à infecção tem sido recomendada, mas esta deve ser reconsiderada à luz do conhecimento atual da eliminação prolongada do vírus na urina e nas fezes. O vírus parece ter potencial zoonótico mínimo.

REFERÊNCIAS BIBLIOGRÁFICAS

1. Diaz-Mendez A, et al. Virus Genes. 2013;46:280.
2. Equine rhinitis A virus. The Purbright Institute, 2013. (Accessed 12.09.13, at <http://www.picornaviridae.com/aphthovirus/erav/erav.htm>).
3. Black WD, et al. J Gen Virol. 2006;87:3023.
4. Horsington JJ, et al. Virus Res. 2011;155:506.
5. Horsington J, et al. J Vet Diagn Invest. 2013;25:641.
6. Black WD, et al. Vet Microbiol. 2007;119:65.
7. Mori A, et al. J Virol Meth. 2009;155:175.
8. Quinlivan M, et al. Equine Vet J. 2010;42:98.
9. McBrearty KA, et al. NZ Vet J. 2013;61:254.
10. Diaz-Mendez A, et al. Can J Vet Res. 2010;74:271.
11. Lynch SE, et al. Comp Immunol Micro Infect Dis. 2013;36:95.
12. Diaz-Mendez A, et al. Am J Vet Res. 2014;75:169.
13. Johnson DJ, et al. J Vet Diagn Invest. 2012;24:801.
14. Pusterla N, et al. Vet Rec. 2013;172.
15. Wernery U, et al. J Gen Virol. 2008;89:660.

Rinopneumonite viral equina (infecções pelo herpes-vírus equino tipos 1 e 4)

Sinopse

- Etiologia: alfa-herpes-vírus equino EHV-4 e EHV-1
- Epidemiologia: transmissão entre equinos e por contágio mediado. Latência de infecção por toda a vida com suposta reativação periódica da eliminação do vírus. A doença

respiratória ocorre como doença esporádica e como surtos. Animais mais jovens são mais comumente afetados pela doença. A imunidade após a vacinação ou infecção aparentemente é de curta duração
- Achados clínicos: doença respiratória anterior, raramente, aborto ou mieloencefalopatia
- Patologia clínica: soroconversão ou aumento do título detectado por ensaio imunoabsorvente ligado a enzima (ELISA) capaz de diferenciar o herpes-vírus equino EHV-1 do EHV-4
- Confirmação do diagnóstico: isolamento do vírus ou teste da reação em cadeia da polimerase em sangue, suabes nasofaríngeos ou tecido. Soroconversão ou aumento no título detectado pelo ELISA capaz de diferenciar o herpes-vírus equino EHV-1 do EHV-4
- Tratamento: não há tratamento específico
- Controle: vacinação (de eficácia mínima). Quarentena. Higiene.

Etiologia

A doença respiratória anterior de potros e adultos está associada ao herpes-vírus equino tipo 4 (EHV-4) ou, menos comumente, ao EHV-1, um alfa-herpes-vírus. A sequência de DNA do EHV-4 foi determinada. Parece haver cepas de EHV-4 que variam em virulência, com base na gravidade da doença clínica, mas atualmente não é possível diferenciar entre cepas de baixa e alta virulência por métodos laboratoriais.

Epidemiologia

Ocorrência

A *infecção* pelo EHV-4 é endêmica em populações de equinos em todo o mundo.[1-8] Os levantamentos sorológicos da prevalência de evidências de infecção são de valor limitado, porque os estudos iniciais usaram técnicas incapazes de diferenciar entre anticorpos para EHV-1 e EHV-4. Os estudos sorológicos recentes utilizando testes de ELISA capazes de diferenciar os anticorpos de EHV-1 e EHV-4 demonstram que quase todos os equinos e potros com mais de 60 dias de idade apresentam evidências de infecção pelo EHV-4. Potros jovens podem ser soropositivos como resultado da transferência de imunoglobulinas de mães soropositivas, tornando difícil a determinação do momento da primeira infecção e da soroconversão ativa. Além disso, os testes sorológicos também são incapazes de diferenciar entre as respostas à infecção natural e à vacinação.

O EHV-4 pode ser isolado tanto de potros clinicamente normais quanto daqueles com sinais de doença respiratória alta, com frequência semelhante. A eliminação do vírus é mais provável em potros com secreção nasal. Há uma distribuição sazonal marcante para o padrão de eliminação do vírus, com a detecção mais frequente desta no início do outono (março).

A *doença do trato respiratório anterior* atribuída ao EHV-4 é muito comum e provavelmente afeta quase todos os equinos durante os primeiros 2 anos de vida. O EHV-4 raramente causa aborto em éguas, septicemia em potros recém-nascidos ou mieloencefalopatia em equinos adultos. A frequência da doença respiratória atribuída ao EHV-1 não é clara, mas aparentemente é muito menos comum do que para o EHV-4.[1,2,5,7] A soroprevalência de anticorpos específicos para EHV-1 é de 9 a 28% em equinos Puro-sangue Inglês adultos, 26% em éguas recém-paridas Puro-sangue Inglês, 11% em potros Puro-sangue Inglês e 46 a 68% em equinos de corrida Puro-sangue Inglês de 1 e 2 anos na Austrália. De 82 equinos normais e equinos com doença do trato respiratório anterior, 61% apresentavam anticorpos para o EHV-1 na Nova Zelândia. A prevalência de anticorpos séricos para EHV-4 e EHV-1 foi de 93% e 1%, respectivamente, em equinos de 1 ano da raça Puro-sangue Inglês apresentados para venda na África do Sul.[5] O DNA do EHV-4 foi detectado em 14% dos animais, enquanto o DNA do EHV-1 não foi detectado em equinos à venda.[5] Da mesma forma, na Inglaterra, o EHV-1 não foi associado à doença respiratória clínica em equinos de corrida da raça Puro-sangue Inglês.

Método de transmissão

O EHV-4 é altamente infeccioso, e a transmissão provavelmente ocorre pela inalação de gotículas infectadas ou pela ingestão de material contaminado por secreção nasal. Potros infectados com EHV-4 têm disseminação prolongada e profusa do vírus nas secreções nasais. Pode ocorrer infecção mediada, com o vírus sobrevivendo por 14 a 45 dias fora do animal.

As infecções sempre têm origem em outros equinos, tanto por contato direto quanto via fômites. Equinos e potros são infecciosos durante o estágio ativo da doença e, presumivelmente, os equinos se tornam infectados de forma latente durante os períodos subsequentes de reativação e eliminação viral. A duração da latência é desconhecida, mas supõe-se que seja vitalícia. O EHV-4 estabelece latência no gânglio trigêmeo, que é a origem do ramo maxilar do nervo trigêmeo (5º par de nervos cranianos) que fornece a inervação sensitiva à mucosa nasal. Supõe-se que a reativação do vírus e a sua subsequente eliminação representem risco para animais suscetíveis contactantes, mas isso não foi demonstrado de forma definitiva em situações de campo. Se este fosse o caso, então animais clinicamente normais abrigariam vírus latentes que, durante os períodos de reativação, poderiam infectar animais suscetíveis. Se for verdade, essa característica da doença tem importância óbvia na prevenção, controle e manejo de surtos da doença.

Fatores de risco

Imunidade

A imunidade resultante da infecção natural do trato respiratório é de curta duração, apesar da persistência de anticorpos sérico vírusneutralizantes (VN). Se semelhante ao EHV-1, a imunidade ao EHV-4 provavelmente está associada a respostas de células T citotóxicas, em razão da importância do vírus associado à célula na disseminação da infecção por todo o equino. Diante da duração curta da imunidade, um animal pode se tornar clinicamente afetado várias vezes durante sua vida, embora a doença subsequente tenda a ser mais branda. Potros nascidos de éguas com anticorpos séricos contra o vírus adquirem imunidade passiva protetora que persiste por até 180 dias, desde que ingiram quantidade suficiente de colostro de alta qualidade. Infelizmente, os anticorpos VN não são necessariamente uma indicação de resistência à infecção.

Idade

Os potros são infectados pelo EHV-4 – presumivelmente a partir da mãe ou de outras éguas no plantel de éguas e potros – precocemente na vida e excretam grande quantidade de vírus nas secreções nasais. Os equinos são infectados repetidamente ao longo da vida, com episódios da doença sendo menos frequentes e mais brandos com o aumento da idade. O EHV-4 é isolado com maior frequência de equinos mais jovens do que dos mais velhos, o que sugere diminuição na suscetibilidade à doença associada à idade.

Importância econômica

A doença associada ao EHV-4 aparentemente tem importância econômica considerável devido à perda de tempo de treinamento e oportunidades de desempenho durante a convalescença e a quarentena. Embora a doença do trato respiratório anterior seja uma inflamação leve do trato respiratório dos equinos, caracterizada por tosse e secreção nasal, a importância da doença está no grande número de animais afetados em um surto. A letalidade de casos não complicados de rinopneumonite é rara.

Patogênese

Presume-se que a patogênese da infecção e da doença pelo EHV-4 seja semelhante à do EHV-1, com a exceção de que o vírus geralmente não causa aborto, septicemia neonatal ou mieloencefalopatia. O vírus é inalado e se liga ao epitélio do trato respiratório anterior, entra nas células epiteliais e se reproduz. A infecção, em seguida, se espalha por todo o trato respiratório, incluindo traqueia e bronquíolos, e aos tecidos linfoides associados ao trato respiratório. Há viremia, embora essa possa ser de curta duração. Há morte celular e desenvolvimento de corpúsculos de inclusão intranucleares no trato respiratório e nos tecidos linfoides associados. O vírus EHV-4, então, torna-se latente, como evidenciado pelo isolamento do vírus dos gânglios linfáticos associados ao trato respiratório e detecção do genoma viral nos gânglios do trigêmeo, embora este não tenha sido um achado consistente. Os fatores que causam a recrudescência viral desses locais latentes não foram determinados. Deve-se notar que a evidência definitiva da recrudescência viral do EHV-4 como causa de surtos de doença é inexistente, e a indução experimental da recrudescência é alcançada apenas pela administração de grandes doses de corticosteroides.

Achados clínicos

A forma clássica da doença no trato respiratório (rinopneumonite) é virtualmente indistinguível, com base nos achados clínicos, de outras doenças do trato respiratório de equinos. Há período de incubação de 2 a 20 dias. Febre, conjuntivite, tosse e inflamação leve do trato respiratório anterior são as manifestações cardinais da doença, mas a infecção inaparente é comum. A temperatura varia de 39 a 40,5°C. Há aumento, mas não abscesso, dos linfonodos submandibulares, especialmente em potros e animais de 1 ano. É mais provável que esses sinais ocorram em equinos jovens, ou quando os equinos são reunidos em estábulos de venda. Edema dos membros e diarreia ocorrem raramente. A duração da doença normalmente é de 2 a 5 dias, embora a secreção nasal e a tosse possam persistir por 1 a 3 semanas. A invasão bacteriana secundária, geralmente *Streptococcus equi* subespécie *zooepidemicus*, pode exacerbar a pneumonia viral clinicamente inaparente. Potros jovens podem desenvolver pneumonia viral primária.

O EHV-4 raramente causa aborto ou doença neurológica.

Patologia clínica

Os resultados dos exames hematológicos e bioquímicos séricos não são específicos nem diagnósticos. Em equinos adultos com rinopneumonite, pode haver leucopenia acentuada, em grande parte atribuível à depressão dos neutrófilos.

Os *testes sorológicos* são de importância crítica no diagnóstico e controle de infecções por herpes-vírus equino. Os teores séricos de anticorpos para EHV-1 e EHV-4 podem ser determinados por testes de ELISA, VN ou fixação de complemento. Os testes de fixação de complemento e VN não são capazes de diferenciar entre a soroconversão associada a EHV-1 e EHV-4, enquanto um ELISA usando antígenos recombinantes específicos para EHV-1 e EHV-4 é capaz de diferenciar infecção por cada um desses tipos de herpes-vírus equinos. Muitos equinos adultos, se não todos, possuem anticorpos séricos para EHV-4 como resultado de infecção ou vacinação prévias. Assim, a demonstração de anticorpos não é suficiente por si só para confirmar o diagnóstico da doença. *Anticorpos fixadores de complemento* aparecem no 10º ao 12º dias após a infecção experimental, mas persistem por apenas alguns meses. A demonstração do aumento de 3 a 4 vezes na concentração sérica de anticorpos fixadores de complemento específicos em amostras de soro das fases aguda e convalescente fornece evidência persuasiva de infecção recente, ainda que ou por EHV-1 ou por EHV-4. Os anticorpos fixadores de complemento persistem por um curto período (vários meses), enquanto os anticorpos da VN persistem por mais de 1 ano, e testá-los é, portanto, um meio mais confiável de determinar que ocorreu infecção anterior pelo vírus. Até recentemente, a diferenciação sorológica de anticorpos para EHV-1 e EHV-4 não era possível. No entanto, foram desenvolvidos testes ELISA altamente específicos com base na região variável C-terminal da glicoproteína G – e pelo menos um deles está disponível comercialmente – e podem diferenciar entre anticorpos para EHV-1 e EHV-4 em soro de equino. O ELISA é relatado como mais sensível, mais fácil de executar, mais rápido e mais reprodutível do que o teste de VN. É importante ressaltar que o teste ELISA é capaz de diferenciar entre infecções associadas a EHV-1 e EHV-4.

A *identificação do vírus* em suabes nasais ou em capa leucocitária por cultura ou teste de PCR fornece a confirmação da infecção.[9] O uso do PCR seminested ou multiplex proporciona identificação rápida do genoma viral do EHV-4 em suabes faríngeos. O teste é pelo menos tão sensível quanto o isolamento viral na identificação da presença do vírus. No entanto, o uso de técnicas de diagnóstico rápidas e inovadoras baseadas em ELISA, PCR, coloração imuno-histoquímica com peroxidase ou sondas de hibridização de ácidos nucleicos é muitas vezes restrito a laboratórios de referência especializados. Portanto, o método de escolha para o diagnóstico de rinopneumonite por laboratórios de virologia diagnóstica que manuseiam muitas amostras de rotina continua a ser a metodologia tradicional de isolamento em cultura de células, seguida pela soroidentificação dos vírus isolados. O vírus pode ser isolado em cultura de tecidos, embriões de galinha e hamsters, a partir ou de lavados nasais ou de fetos abortados.

Amostras de exsudato nasofaríngeo para isolamento do vírus são melhor obtidas de equinos durante os estágios febris muito iniciais da doença respiratória, e são coletadas através das narinas, esfregando a área nasofaríngea com uma compressa de gaze de 5 × 5 cm presa ao final de um fio de aço inoxidável flexível de 50 cm de comprimento envolto em um tubo de borracha de látex. Um dispositivo de suabe uterino protegido também pode ser usado. Após a coleta, o suabe deve ser removido do fio e transportado imediatamente para o laboratório de virologia em 3 mℓ de meio de transporte fluido resfriado (não congelado) (meio essencial mínimo isento de soro [MEM] com antibióticos). A infectividade viral pode ser prolongada pela adição de albumina sérica bovina ou gelatina a 0,1% (p/v).

Achados de necropsia

Letalidade é extremamente rara nas formas respiratórias da infecção pelo EHV-4 ou doença por EHV-1 restrita ao trato respiratório.

Amostras para confirmação do diagnóstico

- *Isolamento viral ou identificação* do vírus por teste de anticorpos fluorescentes ou PCR de suabes nasais ou sangue.

Diagnóstico diferencial

A Tabela 12.16 lista as doenças respiratórias dos equinos. Não há tratamento específico, embora os antibióticos sejam administrados com frequência a equinos com doença do trato respiratório para prevenir ou tratar infecções bacterianas secundárias. Não há, no entanto, evidências de que o tratamento antibiótico encurte a duração da doença ou evite complicações.

Controle

Os princípios de um programa de controle incluem:

- Melhorar a imunidade dos equinos individualmente por vacinação
- Minimizar o risco de introduzir infecção pelo EHV-4 na fazenda ou no estábulo
- Higiene para evitar a disseminação do vírus em fômites como roupas e rédeas
- Isolamento rápido de qualquer equino com doença que possa ser atribuída ao EHV-4.

Vacinação

As vacinas para proteção contra a rinopneumonite contêm tanto o vírus EHV-1 quanto o vírus EHV-4, ambos inativados, presumivelmente porque ambos os vírus causam doença respiratória em equinos. Nenhuma das vacinas atualmente disponíveis previne consistentemente a infecção em equinos vacinados ou fornece proteção completa contra a doença associada ao EHV-4, embora uma vacina combinada de vírus inativado EHV-1/EHV-4 tenha atenuado os achados clínicos da doença em potros infectados experimentalmente. O desenvolvimento de vacinas de vírus vivo modificado administradas por via intranasal é promissor para o controle efetivo de EHV-1 e EHV-4 em potros e adultos.

Higiene

Procedimentos-padrão de higiene devem ser adotados para evitar a disseminação da doença, com especial atenção ao isolamento dos equinos introduzidos no grupo.

REFERÊNCIAS BIBLIOGRÁFICAS

1. Aharonson-Raz K, et al. J Equine Vet Sci. 2014; 34:828.
2. Amer HM, et al. Afr J Microbiol Res. 2011;5:4805.
3. Equine herpesvirus 1 and 4 related diseases. American Association of Equine Practitioners, 2013. (Accessed 07.02.16, at <http://www.aaep.org/custdocs/EquineHerpesvirusFinal030513.pdf>.).
4. Avci O, et al. Acta Scientiae Veterinariae. 2014;42.
5. Badenhorst M, et al. BMC Vet Res. 2015;11.
6. Jimenez D, et al. Open Vet J. 2014;4:107.
7. McBrearty KA, et al. NZ Vet J. 2013;61:254.
8. Yildirim Y, et al. Iran J Vet Res. 2015;16:341.
9. Hu Z, et al. Appl Microbiol Biotech. 2014;98:4179.

Fibrose pulmonar multinodular equina

A fibrose pulmonar multinodular equina (FPME) é uma doença pulmonar fibrosante progressiva em equinos adultos, descrita recentemente.[1]

Etiologia

A FPME equina está fortemente associada à infecção pelo herpes-vírus equino-5 (EHV-5), um gama-herpes-vírus.[1-10] A maioria dos casos de FPME tem EHV-5 detectável nas lesões pulmonares ou no fluido do lavado broncoalveolar, sendo o vírus mais abundante nas lesões em comparação com áreas não afetadas ou o pulmão de equinos não afetados, e a inoculação de equinos saudáveis com EHV-5 derivado de equinos afetados resulta em fibrose pulmonar nodular.[6]

O antígeno do EHV-5 pode ser detectado em pulmões de equinos não afetados, e o vírus é amplamente distribuído em equinos em todo o mundo, e tanto equinos saudáveis quanto os com evidência de doença respiratória que não a FPME tiveram o vírus detectável nas secreções respiratórias.[11-16] A onipresença da infecção pelo EHV-5 em equinos levanta a possibilidade de que a infecção por este vírus em equinos com FPME seja uma coincidência, e não o fator causal ou contribuinte para a doença. No entanto, a detecção quase universal do EHV-5 em equinos com FPME e a similaridade da distribuição do antígeno ao vírus em pulmões e lesões de equinos inoculados com o vírus e casos naturais de FPME sugerem um papel para o EHV-5 na gênese das lesões. É plausível, mas cada vez mais improvável, que o EHV-5 infecte os tecidos anormais dos pulmões de equinos com a FPME após o desenvolvimento das lesões, e não seja um agente contribuinte para a doença. Embora os postulados de Koch não tenham sido cumpridos para o EHV-5 e a FPME, o peso da evidência sustenta um papel para o EHV-5 na iniciação, desenvolvimento ou proliferação de fibrose pulmonar nodular em equinos.

Tanto o gama-herpes-vírus-5 asinino quanto o gama-herpes-vírus-5 equino foram isolados de dois equinos com FPME.[4,17] A importância desse achado não é clara e pode representar apenas a alta frequência de infecção de equinos pelo gama-herpesvírus asinino tipo 5.

O EHV-5 também está associado à doença cutânea e ocular e linfoma em equinos, e tanto a FPME quanto o linfoma podem ocorrer em um mesmo animal.[18-21]

Epidemiologia

A epidemiologia da FPME não está bem estabelecida, e o conhecimento atual é baseado em relatos individuais de pequenos números de casos, resultando em potencial para vieses de notificações e seleção de casos. A doença tem sido relatada na Austrália, Nova Zelândia, Brasil, Europa, Reino Unido e América do Norte e parece ter distribuição mundial.[1,2,4,5,7,8,17,19,22-25] Relatou-se que os equinos mais comumente afetados são de meia-idade a mais velhos de raças leves (Puro-sangue Inglês) e de sangue quente, embora a doença seja relatada em equinos tão jovens quanto 2 anos de idade.[5,7,17,26,27] Não há fatores de risco facilmente aparentes.

A taxa de letalidade de casos é alta (> 50%) em equinos tratados e não tratados. Não há estimativas das taxas de morbidade ou de mortalidade por causa específica.

Patogênese

A patogênese molecular da FPME é desconhecida, embora sejam traçados paralelos entre a pneumonia intersticial (fibrosante) associada ao vírus Epstein-Barr em pessoas e a doença em equinos.[6] A lesão em equinos progride pela proliferação de pneumócitos tipo 2 para fibrose alveolar e obliteração focal da arquitetura pulmonar normal. Há evidências sistêmicas de inflamação, e febre, perda de peso, letargia e intolerância ao exercício dos equinos afetados demonstram a resposta sistêmica à doença. A intolerância ao exercício poderia ser atribuída à diminuição das trocas gasosas nos pulmões lesionados, aos efeitos inflamatórios sistêmicos da doença ou, mais provavelmente, à combinação de ambos.

Achados clínicos

Equinos com FPME têm várias combinações de perda de peso, tosse recorrente, depressão, anorexia, febre, taquicardia, taquipneia ou angústia respiratória.[5,7,8,22,27] Os sinais de angústia respiratória podem não ser evidentes no exame inicial, mas à medida que a doença progride, a angústia respiratória se desenvolve na maioria dos casos, mas não em todos. A história usual é de um início gradual de aumento do esforço respiratório, embora alguns equinos tenham um início súbito de angústia respiratória. As frequências cardíaca e respiratória frequentemente estão elevadas. Pirexia não é um achado constante e pode ser intermitente em equinos afetados. Pode haver secreção nasal, mas esta não é invariável ou característica. A auscultação torácica pode revelar apenas aumento da intensidade dos sons respiratórios normais ou a presença ocasional de estertores e sibilos. Normalmente, há taquipneia com aumento do esforço respiratório.

A radiografia torácica revela doença pulmonar, geralmente aparente como doença intersticial difusa e grave com opacidades nodulares.[7] A opacidade intersticial pode ser difusa ou nodular, com múltiplas opacidades bem definidas contra um fundo geral de aumento da densidade intersticial. O exame ultrassonográfico com frequência revela a presença de múltiplos nódulos no parênquima pulmonar confluentes com a superfície pleural.[7] Não há excesso de líquido pleural.

O linfoma em equinos com FPME e o linfoma associado à infecção por EHV-5 e tratados com aciclovir têm sido relatados, aumentando a possibilidade de etiologia comum das duas doenças.[19,20]

Patologia clínica

O exame hematológico geralmente revela leucocitose neutrofílica, anemia leve, linfopenia e hiperfibrinogenemia.[2,7,8,22] A pancitopenia ocorre em uma pequena proporção dos casos.[2] Hipoproteinemia e hipoalbuminemia são comuns. A tensão arterial de oxigênio não é invariavelmente anormal, mas diminui à medida que a doença progride.

O exame do aspirado traqueal revela inflamação neutrofílica. Os macrófagos contêm inclusões intranucleares ocasionais.[7,8,28]

Testes sorológicos para anticorpos contra fungos incluindo *Blastomyces* spp., *Coccidioides* spp., *Histoplasma* spp., *Aspergillus* spp. e *Cryptococcus* spp. auxiliam na exclusão de doenças causadas por esses microrganismos. O EHV-5 pode ser detectado pelo exame de PCR do lavado broncoalveolar na maioria dos equinos acometidos.[7]

Achados de necropsia

As lesões macroscópicas são restritas aos pulmões e ocorrem em duas formas distintas, sendo a forma mais comum nódulos coalescentes numerosos de fibrose com pouco tecido pulmonar não afetado presente (forma nodular difusa).[1] Os nódulos individuais têm até 5 cm de diâmetro, coloração bronze pálida a branca e são moderadamente firmes. A lesão menos comum consiste em múltiplos nódulos discretos de até 10 cm de diâmetro e separados por pulmão macroscopicamente normal (forma nodular discreta). Os nódulos são, à parte disso, semelhantes em aparência e textura àqueles da forma difusa. Os linfonodos brônquicos podem estar significativamente aumentados.

Os achados histopatológicos são restritos aos pulmões e linfonodos brônquicos e as lesões são semelhantes, independentemente da patologia macroscópica. Os nódulos são nitidamente demarcados por tecido pulmonar não afetado e consistem em expansão intersticial acentuada do parênquima alveolar por colágeno maduro bem organizado.[1,7] Na maioria dos casos, a arquitetura alveolar é preservada, mas em casos raros, a fibrose é organizada em feixes entrelaçados amplos, sem preservar a estrutura alveolar. Os alvéolos afetados são revestidos por células cuboides, e o lúmen contém células inflamatórias, principalmente neutrófilos e macrófagos, estes últimos ocasionalmente contendo corpúsculos de inclusão intranucleares consistentes com infecção por herpes-vírus. As alterações nos linfonodos brônquicos consistem em hiperplasia linfoide acentuada, geralmente com histiocitose sinusal não específica.

Espécimes para o diagnóstico laboratorial

Os espécimes para diagnóstico incluem nódulos pulmonares para histopatologia, hibridização *in situ* e PCR.

Diagnóstico diferencial

Os diagnósticos diferenciais incluem: abscesso pulmonar, pleuropneumonia crônica, silicose, pneumonia lipídica, pneumonia eosinofílica, pneumonia fúngica, neoplasia pulmonar (ou primária – tumor de células granulares – ou secundária, como carcinoma de células escamosas metastático), insuficiência cardíaca congestiva ou doença renal crônica.

Confirmação do diagnóstico

O diagnóstico é confirmado pela demonstração de lesões compatíveis nos pulmões na necropsia ou na biopsia.

Tratamento

Não há tratamento com eficácia estabelecida, e o manejo da doença se baseia nos cuidados paliativos e tratamento empírico com fármacos antivirais, anti-inflamatórios e antimicrobianos.

A redução da inflamação e o alívio da dor são conseguidos por meio da administração de medicamentos anti-inflamatórios não esteroides (fenilbutazona, flunixino meglumina, cetoprofeno) ou corticosteroides (dexametasona ou prednisolona). Os antimicrobianos são administrados para tratar infecção bacteriana secundária e incluem penicilina, penicilina em combinação com aminoglicosídeo, ou tetraciclina ou doxiciclina.

Fármacos antivirais foram administrados a equinos com FPME e alguns desses cavalos tratados sobreviveram.[7,28] O aciclovir e o valaciclovir (um metabólito do aciclovir) são ambos ativos *in vitro* contra o gama-herpesvírus. O aciclovir é administrado por via oral (20 mg/kg VO, a cada 8 h), mas tem absorção variável em comparação com o valaciclovir, e não se pode confiar que concentrações adequadas no sangue são atingidas em todos os equinos.[29-31] O fármaco de preferência, com base nas propriedades farmacocinéticas, é o valaciclovir (30 a 40 mg/kg VO, a cada 8 h).[30,31] Um tratamento com duração de 2 semanas com valaciclovir foi associado à resolução da doença em um equino.[28]

Controle

Não existem medidas de controle conhecidas.

LEITURA COMPLEMENTAR

Dunkel B. Pulmonary fibrosis and gammaherpesvirus infection in horses. Equine Vet Educ. 2012;24:200.

REFERÊNCIAS BIBLIOGRÁFICAS

1. Williams KJ, et al. Vet Pathol. 2007;44:849.
2. Hart KA, et al. Equine Vet Educ. 2008;20:470.
3. Marenzoni M, et al. J Vet Diagn Invest. 2011;23:802.
4. Back H, et al. Acta Vet Scand. 2012;54.
5. Spelta CW, et al. Aust Vet J. 2013;91:274.
6. Williams KJ, et al. PLoS ONE. 2013;8:e77754.
7. Wong D, et al. JAVMA. 2008;232:898.
8. Schwarz B, et al. Acta Vet Hung. 2013;61:319.
9. Kubiski SV, et al. JAVMA. 2009;235:381.
10. Williams KJ. Vet Pathol. 2014;51:372.
11. Fortier G, et al. Vet J. 2010;186:148.
12. Diallo IS, et al. Arch Virol. 2008;153:1643.
13. Fortier G, et al. Vet J. 2009;182:346.
14. Ataseven VS, et al. Transbound Emerg Dis. 2010; 57:271.
15. McBrearty KA, et al. NZ Vet J. 2013;61:254.
16. Hue ES, et al. J Virol Meth. 2014;198:18.
17. De Witte FG, et al. J Vet Int Med. 2012;26:1064.
18. Herder V, et al. Vet Microbiol. 2012;155:420.
19. Schwarz B, et al. Equine Vet Educ. 2012;24:187.
20. Vander Werf K, et al. J Vet Int Med. 2013;27:387.
21. Bawa B, et al. J Equine Vet Sci. 2014;34:694.
22. Niedermaier G, et al. Vet Rec. 2010;166:426.
23. Soare T, et al. Vet Rec. 2011;169:313A.
24. Dunowska M, et al. NZ Vet J. 2014;62:226.
25. Panziera W, et al. Brazilian J Vet Pathol. 2014;7:17.
26. Marenzoni ML, et al. J Vet Diagn Invest. 2011;23:802.
27. Soare T, et al. Vet Rec. 2011;169:313.
28. Schwarz B, et al. Equine Vet Educ. 2013;25:389.
29. Garre B, et al. Antimic Agents Chemother. 2007; 51:4308.
30. Maxwell LK, et al. J Vet Pharmacol Ther. 2008; 31:312.
31. Garre B, et al. J Vet Pharmacol Ther. 2009;32:207.

Infecção pelo vírus hendra equino

Etiologia

Doença aguda de equinos, transmissível ao homem, e caracterizada em cavalos por febre e desconforto respiratório, mas com capacidade de expressão clínica pleiotrópica, que ocorre no nordeste da Austrália. A doença está associada à infecção pelo vírus Hendra equino (henipavírus, HeV, da família Paramyxoviridae), que está intimamente relacionado com o vírus Nipah (classificado como o mesmo gênero).[1,2] Há pouca variação genômica no vírus Hendra.[3] A infecção pelo vírus Hendra, ou pelo vírus Nipah, causa meningoencefalite ou, com menor frequência, doença respiratória em pessoas em contato com equinos infectados.[4]

Em 2014, uma síndrome da doença em equinos e no homem nas Filipinas foi associada à infecção por um henipavírus intimamente relacionado com o vírus Nipah.[5] A doença causou sinais encefalíticos e morte tanto em equinos quanto pessoas, houve propagação equino-homem e homem-homem, e a fonte da infecção parecia ser morcegos frugívoros. A taxa de letalidade de casos no homem foi de aproximadamente 50%, com taxa de mortalidade maior entre aqueles com doença encefalítica aguda. Pelo menos 10 equinos morreram, embora este número provavelmente sub-represente o número real de mortes de equinos. A infecção em algumas pessoas estava associada ao abate ou ao costume de ingerir carne de equinos.[5]

Epidemiologia

A doença em equinos é incomum, de maneira que a taxa de morbidade ou mortalidade dentro da população de equinos em risco é baixa, com aproximadamente 2 a 4 surtos registrados a cada ano envolvendo um pequeno número de equinos. Entre 1994 e 2013 houve 48 surtos de doença em equinos, dos quais aproximadamente 6 envolveram doença no homem.[2] A taxa de letalidade de casos foi alta em surtos iniciais e, em razão das medidas de controle que envolvem o teste e abate de equinos infectados, todos os equinos infectados em surtos são abatidos.

A doença é importante em decorrência da natureza zoonótica da infecção e da taxa alta de letalidade de casos em pessoas infectadas.

Transmissão

A fonte do vírus é um hospedeiro de vida selvagem, o morcego pteropodídeo frugívoro (morcego-da-fruta e morcego raposa-voadora, *Pteropus* spp.). Aproximadamente 25% dos morcegos pteropodídeos, incluindo representantes de todas as quatro principais espécies no leste da Austrália (a raposa-voadora de cabeça cinza – *Pteropus poliocephalus;* a raposa-voadora negra – *Pteropus alecto;* a pequena raposa-voadora vermelha – *Pteropus scapulatus* e a raposa-voadora-de-óculos – *Pteropus conspicillatus*), foram identificados como sendo soropositivos para o vírus Hendra. Os morcegos são soropositivos para anticorpos contra o vírus, os únicos mamíferos soropositivos de 34 espécies de animais silvestres amostradas, e o vírus pode ser isolado de fluido uterino pós-parto e de tecido fetal. O mecanismo de propagação dos morcegos para os equinos é incerto, mas especula-se que a ingestão de fluidos e tecidos fetais de morcegos infectados por equinos pode transferir a infecção de morcegos para cavalos. Os morcegos frugívoros estão consistentemente presentes quando a doença ocorre em equinos.[6]

A doença se espalha de morcegos para equinos, e há considerável interesse em determinar os fatores de risco associados à transmissão.[7-11] A infecção de equinos provavelmente envolve contato com o vírus logo depois (horas) de ser excretado pelos morcegos.[9] Isto é consistente com o aumento de 40 vezes no risco de doença para equinos em locais onde morcegos frugívoros se alojam.[8]

A evidência sorológica indica infecção crescente e decrescente com base sazonal, e a evidência e modelos epidemiológicos favorece o efeito de mudanças antropogênicas no hábitat de morcegos, favorecendo a urbanização de colônias de morcegos e a redução da migração deles. A urbanização aumenta o risco de disseminação da infecção para equinos e a migração reduzida de morcegos reduz a imunidade de rebanho em bandos, resultando em surtos de eliminação do vírus e de disseminação para equinos.[12,13]

A disseminação da infecção entre equinos por propagação mecânica de secreção nasal infectada provavelmente ocorreu no maior surto, e esta poderia ter sido a via de infecção da letalidade em humanos. O vírus está presente nas secreções nasais e na urina de equinos infectados, e a disseminação de equino para equino também pode ocorrer pela inalação da urina infectada. A transmissão da infecção equino a equino é incomum,[6] provavelmente porque o vírus não persiste no ambiente, mas pode ocorrer. A transmissão da infecção de homem para homem não foi relatada.

A doença ocorre em equinos, pessoas, gatos e porquinhos-da-índia, embora nas duas últimas espécies, a doença tenha sido resultado de infecção experimental. Os cães podem ser infectados, mas eles não parecem estar sob alto risco de desenvolver a doença, se eles estão absolutamente sob qualquer risco, e não há evidências de que eles propaguem a infecção. Os morcegos frugívoros não desenvolvem doença clínica quando infectados experimentalmente.

Potencial zoonótico

A doença tem implicações zoonóticas importantes, houve quatro mortes em humanos (aproximadamente 60% de taxa de letalidade de casos) como resultado de meningoencefalite ou pneumonite e insuficiência respiratória. Todas as mortes ocorreram em pessoas que tinham contato próximo com equinos infectados, e o alto risco associado ao tratamento de equinos infectados, ou a realização de exames *post mortem* em equinos que morreram devido à doença, induziu alguns médicos-veterinários em áreas endêmicas a deixarem a prática equina.[14] As razões são a preocupação com a segurança pessoal ou a responsabilidade legal pela segurança de colegas de trabalho e proprietários de equinos. No entanto, o vírus não é facilmente transmitido para o homem, como evidenciado pela observação de que a maioria das pessoas em contato com equinos clinicamente afetados não desenvolve anticorpos contra o vírus.

Achados clínicos

O *período de incubação* da doença espontânea é de 8 a 11 dias, mas é muito menor na doença induzida experimentalmente. A morte geralmente ocorre dentro de 24 a 48 h do início dos primeiros achados clínicos, e os equinos afetados alojados em piquetes frequentemente são encontrados mortos.[6] Os *achados clínicos* da doença em equinos incluem letargia, que com frequência é significativa, depressão, perda de apetite, febre, ataxia, cegueira, pressão da cabeça contra obstáculos, perambulação sem rumo, taquicardia, taquipneia e secreção nasal espumosa abundante. Os equinos podem apresentar perambulação sem rumo e podem ficar enroscados na cerca – o que pode ser confundido com um acidente, e não com consequência de doença neurológica associada à infecção pelo vírus Hendra.[6] Também pode haver secreção nasal hemorrágica e inchaço da cabeça. Alguns equinos apresentam tremores musculares. A morte em equinos agudamente afetados por vezes é associada a angústia respiratória grave. Podem ocorrer infecções clinicamente inaparentes em equinos.

Um entendimento importante é de que o vírus Hendra pode causar achados clínicos que mudam frequentemente de forma, que podem ser interpretados como evidência de doença respiratória (dispneia), neurológica (ataxia, cegueira), muscular (fasciculações musculares), hepática (pressão da cabeça contra obstáculos) ou gastrintestinal (cólica terminal).

Patologia clínica

Alterações características no hemograma ou no perfil bioquímico sérico não são relatadas. Se os animais infectados sobrevivem mais do que alguns dias após o início dos achados clínicos, eles desenvolvem anticorpos neutralizantes no soro. A variedade recomendada de amostras para exclusão do vírus Hendra em equinos vivos é de 10 mℓ de sangue coagulado, em EDTA e em heparina, suabes nasais encharcados de cada narina, esfregaços de outras superfícies mucosas (p. ex., cavidade oral, reto ou conjuntiva), ou urina coletada preferencialmente em solução salina tamponada com fosfato (PBS) com glicerol ou solução salina isotônica estéril.[6] Anticorpos são detectáveis por imunoensaios de microesferas de imunofluorescência, ou ensaio rápido de placa imune.[15] O genoma viral pode ser detectado pela reação em cadeia da polimerase via transcriptase reversa em tempo real (RT-PCR) que é altamente específico. O isolamento viral em células Vero ou a imagem por microscopia eletrônica demonstram a presença do vírus. Detalhes dos testes de diagnóstico estão disponíveis na Organização Mundial de Saúde Animal (OIE).

Achados de necropsia

O exame de necropsia revela edema pulmonar com hemorragia e espuma nas vias respiratórias. O exame histológico revela pneumonia intersticial caracterizada por lesão vascular extensa e necrose de macrófagos alveolares. As alterações vasculares pulmonares incluem edema e hemorragia dentro dos alvéolos, além de necrose e trombose de capilares alveolares e pequenas arteríolas. A característica histológica distintiva é a presença de células gigantes sinciciais dentro dos vasos sanguíneos dos pulmões e outros órgãos. O diagnóstico retrospectivo da doença pode ser documentado usando técnica de imuno-histoquímica ou demonstração do ácido nucleico viral em tecido por um teste baseado em PCR. Dez mililitros de sangue da veia jugular podem ser coletados *post mortem*, além do linfonodo submandibular e suabes como se fosse um equino vivo. A experiência de campo sugere que é relativamente fácil coletar sangue jugular de equinos mortos recentemente com segurança.[6]

Tratamento e controle

Não há *tratamento específico* para esta doença. A ribavirina foi investigada para uso em pessoas infectadas ou expostas, mas não é utilizada em equinos, para os quais medidas de controle são implementadas.[2]

As *medidas de controle* nos surtos descritos incluíram o abate de todos os equinos infectados, testes sorológicos extensos e controle do movimento de equinos dentro de uma zona definida de controle da doença. A doença em casos-índice provavelmente é atribuível ao contato de equinos suscetíveis com fluidos infectados de morcegos pteropodídeos, e intervenções que previnem ou reduzem a frequência dessa ocorrência são sensíveis, embora a eficácia dessa técnica de controle não tenha sido determinada.

Uma vacina eficaz está disponível, e seu uso é fortemente recomendado em equinos que vivem ou visitam áreas onde a doença é endêmica.[16-18] Além de prevenir a doença em equinos, a vacina proporciona a médicos-veterinários que atendem equinos em áreas endêmicas algum nível de confiança de que o equino não está infectado com o vírus Hendra.[17]

Medidas estritas de biossegurança devem ser usadas por médicos-veterinários que examinam equinos potencialmente infectados em áreas onde a doença é endêmica, embora essa prática frequentemente encontre resistência.[18] Devido à natureza proteiforme da doença, todos os equinos doentes devem ser considerados fontes de infecção. As práticas de biossegurança devem estar em vigor para o exame de todos os equinos, e o grau em que o equipamento de proteção pessoal é usado pode ser ajustado com base no risco de que o equino examinado esteja infectado. Diretrizes detalhadas para biossegurança pessoal estão disponíveis.[19]

REFERÊNCIAS BIBLIOGRÁFICAS

1. Croser EL, et al. Vet Microbiol. 2013;167:151.
2. Aljofan M. Virus Res. 2013;177:119.
3. Marsh GA, et al. Emerg Infec Dis. 2010;16:1767.
4. Nakka P, et al. Clin Radiol. 2012;67:420.
5. Ching PKG, et al. Emerg Infect Dis [Internet]. 2015;21.
6. Ball MC, et al. Aust Vet J. 2014;92:213.
7. Smith C, et al. PLoS ONE. 2014;9.
8. McFarlane R, et al. PLoS ONE. 2011;6.
9. Martin G, et al. J Gen Virol. 2015;96:1229.
10. Field H, et al. PLoS ONE. 2011;6.
11. Edson D, et al. PLoS ONE. 2015;10.
12. Plowright RK, et al. Proc Royal Soc B. 2011;278:3703.

13. Breed AC, et al. PLoS ONE. 2011;6.
14. Mendez DH, et al. Emerg Infec Dis. 2012;18:83.
15. McNabb L, et al. J Virol Meth. 2014;200:22.
16. Pallister JA, et al. Virology J. 2013;10.
17. Middleton D, et al. Emerg Infec Dis. 2014;20:372.
18. Mendez DH, et al. BMC Vet Res. 2014;10.
19. Australian Veterinary Association guidelines for veterinary personal biosecurity, 2013. (Accessed 14.09.15, at <http://www.ava.com.au/sites/default/files/AVA_website/pdfs/Biosecurity%20Guidelines%202013%20FINAL.pdf>.).

Aspergilose pulmonar e sistêmica (*Aspergillus* spp.)

Doenças de equinos e bovinos associadas à infecção por *Aspergillus* spp. caracterizam-se como infecções localizadas com progressão lenta ou como doença sistêmica ou pulmonar fulminante. As infecções localizadas ocorrem nas cavidades nasais e nos seios paranasais[1-3], olho, trato reprodutivo, incluindo placenta[4], mediastino ou bolsa gutural (ver "Micose da Bolsa Gutural"). A doença sistêmica pode afetar qualquer órgão, incluindo o cérebro, fígado e rim[5], mas a manifestação mais comum é como doença pulmonar aguda, com ou sem infecção de outros tecidos.[3,5-9]

Etiologia

O microrganismo causador é *Aspergillus* spp., geralmente *A. fumigatus*, mas ocasionalmente *A. flavus*, *A. deflectus*, *A. nidulans*, *A. niger*, *A. clavulatus*, *A. nidulans* ou *A. sydowii*.[3,5,7,8,10,11] Os microrganismos *Aspergillus* spp. se reproduzem tanto sexuadamente quanto assexuadamente e, portanto, são classificados como fungos dimórficos. A reprodução assexuada é pela produção de conidióforos e conídios. O microrganismo é onipresente em material orgânico, e as infecções são oportunistas e associadas a contaminação intensa com o microrganismo ou a diminuição das defesas do hospedeiro, embora fatores de risco óbvios nem sempre sejam identificados. Por ser onipresente, o microrganismo é muitas vezes recuperado de aspirados traqueais realizados com equipamento contaminado em equinos com sinais brandos sugestivos de doença respiratória não infecciosa, como asma. Neste caso, a recuperação do microrganismo não tem importância clínica.

Epidemiologia

Os fatores de risco para o desenvolvimento da aspergilose incluem a contaminação ambiental intensa com conídios e a diminuição da resistência do hospedeiro, como em equinos com imunossupressão associada à doença mieloproliferativa (linfoma), enterocolite ou administração de medicamentos imunossupressores, como corticosteroides. Os fatores de risco específicos para micose da bolsa gutural e infecções da cavidade nasal ou dos seios paranasais não foram identificados, com exceção da associação entre a ressecção cirúrgica do hematoma etmoidal e a aspergilose nasal subsequente. A aspergilose sistêmica ou pulmonar é comumente associada à rumenite, ulceração de terceiro compartimento em camelídeos[7], enterocolite ou administração de medicamentos imunossupressores em equinos adultos. Um surto de aspergilose pulmonar causando a morte de cinco potros asininos albinos da raça Asinara, com idades entre 20 e 30 dias, mas não de companheiros de plantel não albinos, ocorreu sem histórico de doença intercorrente ou administração de medicamentos.[6]

Achados clínicos

Aspergillus spp. causa tanto doença localizada quanto sistêmica em equinos, bovinos, camelídeos e provavelmente outras espécies. As doenças localizadas incluem a *micose da bolsa gutural*, que é discutida em detalhes em outra parte deste texto. Os granulomas fúngicos nos *seios paranasais* ou nas *vias nasais* em qualquer espécie de animal de fazenda são causados por vários microrganismos, incluindo *Cryptococcus neoformans*, *Conidiobolus* spp., *Rhizomucor pusillus*, *Scedosporium apiospermum* e, raramente, *Aspergillus* spp.[1-3,11-13] A doença é evidente como secreção nasal, que normalmente é unilateral, distorção do contorno da cabeça sobre o seio afetado e lesões detectáveis no exame endoscópico das vias nasais. A radiografia pode revelar a presença de uma massa nos seios paranasais ou na cavidade nasal associada à lise e proliferação óssea. Há hiperfibrinogenemia e leucocitose.

A *aspergilose sistêmica*, incluindo *pneumonia* por *Aspergillus* spp., é uma doença grave, geralmente evidente como morte aguda sem sinais que localizem a lesão em animais com outras doenças sistêmicas preexistentes, como enterocolite, neonatos com imunidade passiva inadequada ou aqueles que recebem medicamentos imunossupressores.[3,8,9] Equinos com pneumonia por *Aspergillus* spp. geralmente têm curso clínico muito breve uma vez que os sinais de doença respiratória se desenvolvam. Mais comumente, os equinos com aspergilose pulmonar morrem sem sinais de doença respiratória. Os sinais de aspergilose pulmonar incluem febre, taquipneia, crepitações e sibilos na auscultação torácica, epistaxe e secreção nasal espumosa. A radiografia revela pneumonia intersticial nodular, miliar e difusa (Figura 12.32). O exame ultrassonográfico demonstra numerosas massas intrapulmonares pequenas adjacentes à superfície pleural. Os equinos acometidos apresentam hiperfibrinogenemia e leucocitose no momento do desenvolvimento da doença, mas geralmente apresentam neutropenia como resultado da enterocolite. *Aspergillus* spp. pode ser isolado de aspirados traqueais de equinos afetados. O prognóstico é muito ruim.

Aspergillus fumigatus pode causar lesões solitárias, cavitadas nos pulmões de potros.[8]

A *aspergilose disseminada* tem muitas manifestações, mas é sempre uma doença grave com curso clínico breve. Equinos acometidos geralmente apresentam depressão grave e podem ter sinais de doença cerebral como resultado da vasculite e encefalite micótica.[5] O prognóstico é muito ruim.

Aspergillus spp. também está associado ao desenvolvimento de granulomas no *mediastino* de equinos, sem fatores predisponentes aparentes. Os equinos afetados apresentam desconforto respiratório que piora progressivamente, tosse, febre e secreção

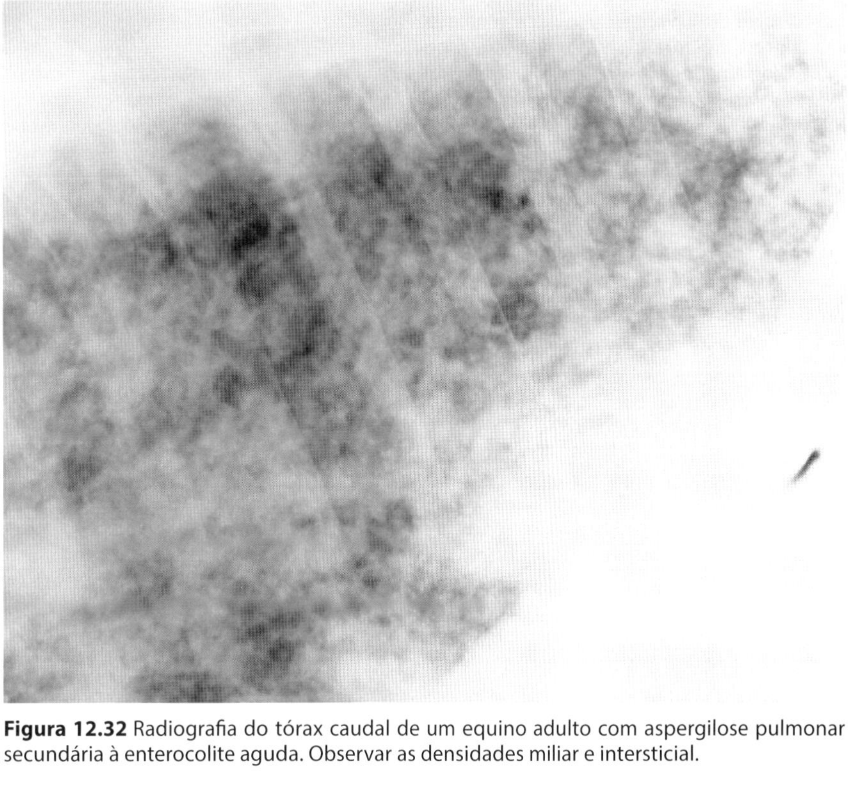

Figura 12.32 Radiografia do tórax caudal de um equino adulto com aspergilose pulmonar secundária à enterocolite aguda. Observar as densidades miliar e intersticial.

nasal ocasional. A síndrome de Horner pode se desenvolver se a massa invadir o tronco vagossimpático dentro do tórax. A massa é evidente no exame radiográfico do tórax. Culturas de aspirados traqueais produzem *Aspergillus* spp. Equinos afetados têm neutrofilia, hiperfibrinogenemia, hiperglobulinemia e anemia leve.

A ceratomicose atribuível à infecção por *Aspergillus* spp. é pouco frequente em equinos. A doença caracteriza-se por blefarospasmo, fotofobia, epífora e ulceração e opacidade da córnea. As infecções do trato reprodutivo por *Aspergillus* spp. incluem *placentite* micótica e aborto e *endometrite* micótica.[4] A osteomielite fúngica do sesamoide proximal ocorre em equinos que receberam administração intra-articular de corticosteroides.[14]

Patologia clínica

O diagnóstico definitivo da doença se baseia na demonstração dos microrganismos dentro de lesões, seja por exame histológico, cultura ou usando o teste de PCR para demonstrar DNA fúngico.[2] A demonstração antes da morte de altas concentrações de anticorpos contra *Aspergillus* spp. fornece evidência persuasiva, mas não definitiva, da infecção. Tanto ensaios de imunodifusão em gel de ágar quanto ensaios de ELISA estão disponíveis. Estes ensaios podem não ser úteis em animais imunocomprometidos ou naqueles com doença fulminante.

Achados de necropsia

As lesões agudas caracterizam-se por inflamação necrosante purulenta. As lesões crônicas são granulomas que contêm macrófagos, neutrófilos e células gigantes. As lesões pulmonares são caracterizadas por alveolite aguda necro-hemorrágica. Microrganismos morfologicamente consistentes com *Aspergillus* spp. são detectados nas lesões como hifas fúngicas, embora devam ser diferenciadas de *Pseudoallescheria boydii* ou *Fusarium* spp. Reagentes para detecção imunofluorescente de *Aspergillus* spp. nas lesões estão disponíveis e são úteis para confirmar o diagnóstico.

Tratamento e controle

O *tratamento* da doença sistêmica ou pulmonar geralmente não compensa, embora a ressecção cirúrgica de uma única grande lesão cavitária nos pulmões de um potro seguida pela administração de voriconazol (10 mg/kg VO, SID, por 2 a 4 semanas) tenha resultado em cura.[8] Uma dose de voriconazol de 4 mg/kg VO a cada 24 h produz concentrações do fármaco superiores a 0,5 μg/mℓ em fluidos corporais. Essa concentração é maior que a concentração de voriconazol necessária para inibir o crescimento de fungos filamentosos.[15]

A doença localizada pode ser tratada por ressecção cirúrgica e administração de antifúngicos. Relatou-se que os agentes antifúngicos eficazes no tratamento da doença localizada associada a *Aspergillus* spp. em equinos incluem itraconazol (3 mg/kg VO, 2 vezes/dia, por 3 a 5 meses) ou enilconazol (solução 0,2 a 2%, administrada topicamente por cateter intranasal de longa duração, a cada 12 h por 2 a 5 semanas). As lesões foram reduzidas cirurgicamente antes do início do tratamento com enilconazol.[1] Sete dos oito equinos com aspergilose nasal tratados desta maneira se recuperaram.[1] O tratamento tópico com enilconazol (10 mg/mℓ de solução) após a ressecção cirúrgica resultou em resolução da aspergilose do seio frontal de um equino. A administração tópica de natamicina (25 mg) foi usada por períodos variados para tratar a rinite micótica em três equinos.

A anfotericina provavelmente é eficaz contra *Aspergillus* spp. e é mais barata que a classe de medicamentos azólicos, mas é potencialmente nefrotóxica e deve ser administrada por via intravenosa. O fluconazol não é eficaz contra os fungos filamentosos, incluindo *Aspergillus* spp. Não existem medidas específicas de controle ou meios de prevenção das doenças associadas a *Aspergillus* spp.

REFERÊNCIAS BIBLIOGRÁFICAS

1. Kendall A, et al. J Vet Int Med. 2008;22:1239.
2. do Carmo PMS, et al. J Comp Pathol. 2014;150:4.
3. Breuer W, et al. Schw Arch Tierh. 2015;157:407.
4. Moretti A, et al. Large Anim Rev. 2013;19:155.
5. Headley SA, et al. Mycopathologia. 2014;177:129.
6. Stefanetti V, et al. J Equine Vet Sci. 2015;35:76.
7. Hughes K, et al. J Vet Diagn Invest. 2008;20:672.
8. Hilton H, et al. J Vet Int Med. 2009;23:375.
9. Breshears MA, et al. Vet Pathol. 2007;44:215.
10. Lee SK, et al. J Equine Vet Sci. 2012;32:835.
11. Fiske-Jackson AR, et al. Equine Vet Educ. 2012; 24:126.
12. Ubiali DG, et al. J Comp Pathol. 2013;149:137.
13. Tremaine WH, et al. Equine Vet J. 2001;33:274.
14. Sherman KM, et al. JAVMA. 2006;229:1607.
15. Passler NH, et al. J Vet Pharmacol Ther. 2010;33:35.

Rinosporidiose

Doença crônica da mucosa nasal em bovinos e mucosa nasal, faringe e laringe em equinos, que causa a formação de grandes pólipos ou lesões granulomatosas (Figura 12.33).[1,2] O agente causador, *Rhinosporidium seeberi*, é um protista aquático que normalmente causa doenças em anfíbios. Sua taxonomia exata é objeto de debate.[2,3] A exposição ao microrganismo é quase universal, com base em estudos sorológicos em búfalos, gatos, bovinos, cães, cabras, equinos e, em algumas áreas com alta prevalência da doença, no homem (como o Sri Lanka).[4,5] A doença não é endêmica no oeste do Canadá ou no Reino Unido, e equinos afetados nessas áreas foram importados da Argentina.[2,6-8] A doença é relatada em um equino de sangue quente que nunca havia saído do país, na Bélgica.[1] Outros casos em equinos são relatados na Costa Rica, no sul dos EUA, na África do Sul e na América do Sul.[7,9]

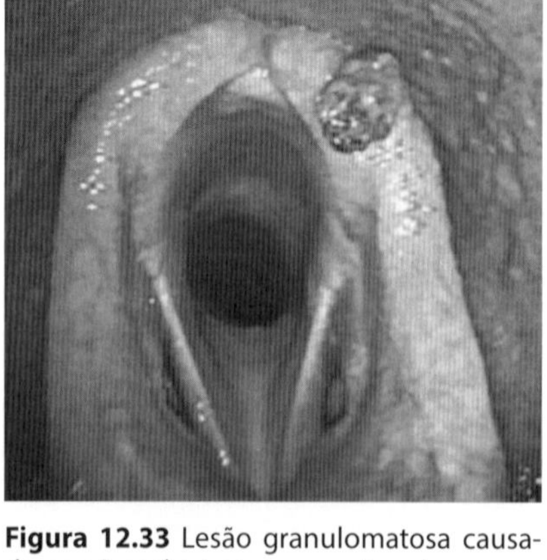

Figura 12.33 Lesão granulomatosa causada por *R. seeberi* em um equino de sangue quente belga. Reproduzida com autorização.[1] (Esta figura encontra-se reproduzida em cores no Encarte.)

A doença é evidente como uma massa única ou massas múltiplas, pedunculadas ou sésseis, de cor rosada a vermelha nas membranas mucosas do nariz e nasofaringe. As lesões podem sangrar e tornarem-se evidentes como epistaxe.[7] Nenhum tratamento uniformemente eficaz é descrito, e a remoção cirúrgica em 3 equinos com lesões faríngeas ou laríngeas não foi associada à cura – a doença progrediu lentamente ao longo de vários meses.[1,2,7] A excisão de uma única massa nas narinas rostrais de uma mula foi curativa.[9] Não há farmacoterapia efetiva.

A confirmação da doença é obtida por exame do material de biopsia demonstrando hiperplasia multifocal moderada e ulceração da mucosa, infiltrados inflamatórios linfoplasmacelulares multifocais leves a moderados, microrganismos múltiplos esféricos a poligonais de aparência variável, compatível com *R. seeberi*, na mucosa da lâmina própria.[7] A análise de PCR do tecido afetado revela a presença de DNA de *R. seeberi*.[2,7]

Uma condição relacionada em bovinos que se acredita ser causada por um fungo não identificado, semelhante ao *Rhinosporidium* spp., é o granuloma nasal, no qual as lesões são nódulos mucosos pequenos (0,5 a 2 cm de diâmetro) no terço anterior da cavidade nasal. Histologicamente, há reação eosinofílica acentuada, e corpúsculos semelhantes a leveduras estão presentes nas células ou livres nos espaços teciduais. Os achados clínicos incluem dispneia grave com estertor alto e secreção nasal mucopurulenta ou manchada de sangue. Uma alta incidência da doença pode ocorrer em algumas fazendas e em áreas específicas.

Outras doenças com um perfil clínico semelhante incluem a obstrução nasal associada à doença pelo trematódeo sanguíneo *Schistosoma nasalis* e a rinite alérgica crônica.[1]

REFERÊNCIAS BIBLIOGRÁFICAS

1. Nollet H, et al. Zoonoses Public Health. 2008;55:274.
2. Burgess HJ, et al. J Vet Diagn Invest. 2012;24:777.
3. Vilela R, et al. Revista Iberoamericana De Micologia. 2012;29:185.
4. Sudasinghe T, et al. Acta Trop. 2011;120:72.
5. Das S, et al. Med Mycol. 2011;49:311.
6. Peaty M. Vet Rec. 2007;160:883.
7. Leeming G, et al. Emerg Infec Dis. 2007;13:1377.
8. Leeming G, et al. Vet Rec. 2007;160:552.
9. Berrocal A, et al. Can Vet J. 2007;48:305.

Vermes pulmonares em equinos

Sinopse

- Etiologia: o parasita nematoide *Dictyocaulus arnfieldi*
- Epidemiologia: a infecção é por ingestão de larvas na forragem; burros e potros eliminam a maioria das larvas, mas os equinos adultos podem perpetuar o ciclo de vida
- Achados clínicos: tosse crônica em equinos adultos
- Patologia clínica: ovos ou larvas nas fezes (mas frequentemente ausentes em adultos afetados), eosinófilos no muco traqueal
- Lesões: áreas discretas de hiperinsuflação no tecido pulmonar
- Confirmação do diagnóstico: resposta ao tratamento se não houver ovos/larvas nas fezes
- Tratamento: eprinomectina, ivermectina, fenbendazol (dose elevada), mebendazol durante 5 dias para burros
- Controle: evitar que burros e equinos pastem no mesmo pasto.

Etiologia

A doença por vermes pulmonares em equinos está associada ao parasita nematoide *Dictyocaulus arnfieldi*.

Ciclo evolutivo

O ciclo evolutivo de *D. arnfieldi* é direto e quase idêntico ao de *D. viviparus*, exceto que os ovos não eclodem até pouco depois de serem eliminados nas fezes.

Epidemiologia

Infestações por *D. arnfieldi* são registradas mais comumente em jumentos do que em equinos, e os primeiros são considerados os hospedeiros mais habituais. Infeções patentes podem persistir em burros ao longo das suas vidas, mas em equinos geralmente restringem-se a potros. Esses animais, portanto, fornecem as fontes mais importantes de contaminação do pasto. No entanto, uma pequena proporção de equinos adultos infectados elimina um baixo número de ovos, e isso pode ser suficiente para perpetuar o ciclo evolutivo, mesmo na ausência de burros e potros. Tal como acontece com *D. viviparus*, as larvas podem atravessar os limites do campo por transferência fúngica.

Patogênese

Os vermes adultos são encontrados nos brônquios menores, que eles bloqueiam quase completamente. Em equinos adultos, no entanto, poucas larvas atingindo os pulmões se desenvolvem até esse estágio. Os bronquíolos nas áreas afetadas são circundados por densas infiltrações de células inflamatórias, o epitélio se torna hiperplásico e excesso de muco é produzido. A consequente interferência no fluxo de ar leva a trechos de hiperinsuflação no tecido pulmonar.

Achados clínicos

A doença dos vermes pulmonares em equinos caracteriza-se por tosse crônica. As infecções experimentais produzem condição afebril com tosse, aumento da frequência respiratória e expiração forçada, sendo mais intensa durante a terceira e a quinta semanas após a infecção. Posteriormente, os sinais diminuem em gravidade, mas a tosse pode persistir por vários meses. Infestações pesadas em burros não causam doença clínica. Potros de equinos também podem ser assintomáticos, embora alguns mostrem achados clínicos.

Patologia clínica

Ovos característicos podem ser encontrados nas fezes de uma pequena proporção de casos. Eosinófilos e, às vezes, ovos ou larvas podem aparecer no muco traqueal.

Achados de necropsia

As lesões mais óbvias na necropsia são trechos discretos de hiperinsuflação pulmonar.

Confirmação do diagnóstico

Os ovos de *D. arnfieldi* em fezes frescas são ovais, têm casca fina e contêm uma larva. Como os ovos podem ter eclodido antes da chegada ao laboratório, a recuperação de larvas com a técnica de Baermann é comum. As larvas se assemelham às de *D. viviparus*, mas a cauda termina em um pequeno espinho. Uma vez que muitos casos clínicos são não patentes e que o muco traqueal é difícil de coletar, a confirmação do diagnóstico geralmente depende da resposta ao tratamento.

Diagnóstico diferencial

- Obstrução recorrente das vias respiratórias (asma)
- Abscesso pulmonar e pneumonia
- Doença inflamatória das vias respiratórias.

Tratamento

Tratamento

- Eprinomectina: 0,5 mg/kg, tópico (R2)
- Ivermectina: 0,2 mg/kg SC (R2)
- Mebendazol: 20 mg/kg, SID, durante 5 dias (R3).

A eprinomectina, como uma formulação *pour-on* (0,5 mg/kg), tem eficácia de 100% na eliminação de larvas fecais em burros dentro de 7 dias após o tratamento.[1] A ivermectina na dose equina padrão é altamente eficaz contra estágios imaturos e maduros. Para jumentos, o mebendazol pode ser utilizado na dose entre 15 e 20 mg/kg/dia durante 5 dias, mas isto não deve ser tentado nos primeiros 4 meses de gestação.

Controle

Burros e equinos não devem ser colocados para pastar no mesmo pasto. Se isso for impossível, o primeiro deve ser tratado regularmente para vermes pulmonares. Se houver um problema em um grupo fechado de equinos adultos, os indivíduos com infecção patente podem ser identificados por triagem fecal e tratados.

REFERÊNCIA BIBLIOGRÁFICA

1. Veneziano V, et al. Vet J. 2011;190:414.

DOENÇAS DO TRATO RESPIRATÓRIO DE SUÍNOS

Rinite atrófica progressiva (atrofia conchal do suíno)

A rinite atrófica é uma doença que afeta principalmente suínos jovens, mas causa lesões anatômicas que podem persistir por toda a vida. O termo *rinite atrófica não progressiva* é usado para a rinite leve a grave e a atrofia geralmente transitória dos ossos da concha (anteriormente chamados de turbinados) nos quais se encontram *P. multocida* não toxigênica, quando não há achados clínicos e nenhum retardo óbvio do crescimento. Esta forma leve provavelmente é resultado da infecção por *Bordetella bronchiseptica* (BB) ou *P. multocida* (PM) não toxigênica.

O termo *rinite atrófica progressiva* é proposto para a infecção por *P. multocida* (PM) toxigênica (cepas A e D sorotipo capsular) caracterizada por encurtamento ou distorção do focinho, espirro, secreção nasal e epistaxe. A rinite atrófica progressiva com frequência é acompanhada por taxas reduzidas de crescimento em casos graves.

O microrganismo é uma zoonose[1], mas isso raramente acontece no suíno[2], embora os criadores de suínos geralmente tenham *P. multocida* nas cavidades nasais.[3]

Sinopse

- Etiologia: cepas toxigênicas de *Bordetella bronchiseptica* e *Pasteurella multocida*
- Epidemiologia: suínos jovens em crescimento. Alta porcentagem de suínos criados em condições intensivas pode ter algum grau de rinite atrófica. A infecção é generalizada e transmitida pela porca portadora para o leitão. Fatores de risco de alojamento e ventilação. A imunidade se desenvolve no rebanho. Importância econômica significativa, pois pode afetar a taxa de crescimento e predispor à pneumonia
- Achados clínicos: inicialmente espirros quando os leitões têm 3 a 9 semanas de idade. Secreção nasal. Deformidade da face por alteração nos ossos nasais (focinho retorcido). A taxa de crescimento pode ser diminuída
- Patologia clínica: cultura do microrganismo a partir de suabes nasais, reação em cadeia da polimerase (PCR)
- Lesões: graus variáveis de gravidade da rinite atrófica
- Confirmação do diagnóstico: exame de necropsia dos focinhos
- Lista de diagnósticos diferenciais:
  - Rinite por corpúsculos de inclusão
  - Rinite necrótica
  - Prognatismo hereditário
- Tratamento: antimicrobianos em estágios iniciais, nada mais tarde
- Controle: eliminação de cepas toxigênicas de *P. multocida*. Despovoamento e repovoamento. Redução da infecção. Medicação em massa. Desmame precoce medicamentoso. Vacinação.

Etiologia

A infecção das cavidades nasais com *Bordetella bronchiseptica*, seguida por cepas toxigênicas de *P. multocida* – principalmente tipo capsular D e ocasionalmente tipo A – resulta em atrofia progressiva dos ossos da concha. A *P. multocida* possui quatro subespécies (*multocida, septica, gallicida* e *tigris*), mas a *multocida* geralmente é isolada de suínos.[4] Existem cinco sorotipos capsulares (A-F) de *P. multocida*. As cepas do tipo A foram anteriormente consideradas como estando diretamente associadas a infecções pulmonares, mas há evidências crescentes de que algumas cepas do tipo A são produtoras de toxinas e podem estar envolvidas na rinite atrófica. A produção de toxinas parece ser independente do sorotipo. As cepas de *P. multocida* isoladas dos pulmões normalmente são não toxigênicas e do tipo A capsular, mas uma pequena proporção é toxigênica e capsular tipo D. O sorotipo B provavelmente é o mais comum associado à pasteurelose septicêmica.

A maioria dos casos de rinite atrófica progressiva foi associada a cepas capsulares tipo D contendo toxA.

Também foram utilizados antígenos somáticos que refletiam diferenças nos lipopolissacarídeos, além de uma variedade de outras técnicas.[5] O tipo de análise[6] para aves domésticas com base na tipagem da sequência multilocus eventualmente será adaptado para o suíno. Pode haver heterogeneidade genética limitada tanto nas cepas de suínos saudáveis quanto nas cepas PAR.[7]

Epidemiologia

Ocorrência

A rinite atrófica tem distribuição cosmopolita, onde os suínos são criados em condições intensivas. Tornou-se, no entanto, muito menos importante com o início da vacinação, melhora da resistência por empresas de reprodução de suínos e a atenção geral ao ambiente na unidade de maternidade.

Alguns levantamentos mostraram que 50% dos suínos e porcas de terminação no abate têm lesões de rinite atrófica. A incidência de doença clínica varia de 5 a 30%, o que depende, em parte, do método de detecção das lesões macroscópicas. Levantamentos dos focinhos de suínos abatidos em abatedouros indicam que a incidência de lesões macroscópicas varia de 14 a 50%. No entanto, a incidência de lesões macroscópicas nas pesquisas em abatedouros é influenciada pela origem dos suínos, a incidência pode ser baixa em suínos de rebanhos que tentaram controlar a doença e alta em alguns rebanhos comerciais sem programa de controle. Nos suínos abatidos nas estações de teste de suínos, a incidência de lesões pode ser uniforme por um longo período. Os dados publicados sobre a incidência de lesões macroscópicas também são variáveis devido à falta de um método uniforme de avaliação e quantificação das lesões.

A incidência e a gravidade das lesões podem variar com a estação e o tipo de instalação em que os suínos são criados. Em um levantamento em abatedouro dos focinhos e pulmões de suínos de 21 rebanhos durante um inverno e um verão, as lesões de rinite atrófica foram mais graves entre suínos abatidos no verão, enquanto as lesões de pneumonia foram mais graves entre suínos abatidos no inverno. As lesões de rinite atrófica foram também mais graves em suínos paridos em unidades de maternidade fechadas centrais e terminados em edifícios fechados, ventilados mecanicamente, do que em suínos paridos individualmente em baias de porcas e terminados em lotes sujos. É possível que a incidência e a gravidade das lesões no abatedouro possam ser reflexo da condição das instalações de alojamento quando os animais eram leitões vários meses antes, mas muitos outros fatores poderiam estar envolvidos.

Prevalência da infecção

B. bronchiseptica coloniza prontamente a mucosa ciliada do trato respiratório de suínos e a infecção das cavidades nasais nessa espécie está presente em quase todos os rebanhos, com prevalência da infecção em suínos em rebanhos comerciais variando de 25 a 50%. Levantamentos sorológicos de rebanhos individuais descobriram que até 90% dos suínos são positivos, o que indica que não há correlação confiável entre a frequência de isolamento do microrganismo e a porcentagem de animais com anticorpos. A prevalência da infecção é tão alta em rebanhos livres de patógenos específicos quanto em rebanhos livres de patógenos não específicos.

A prevalência de infecção *Pasteurella multocida* toxigênica tipo D é maior em rebanhos com doença clínica. O microrganismo pode estar presente em 50 a 80% dos leitões desmamados em um rebanho com doença clínica nos suínos de terminação. *P. multocida* toxigênica do tipo D foi detectada pela primeira vez em New South Wales, Austrália, em 1986, em todos os rebanhos examinados, a introdução de suínos de um rebanho infectado no sul da Austrália foi associada ao aumento do risco de infecção. *P. multocida* toxigênica do tipo D raramente foi isolada de rebanhos livres de rinite atrófica.

Enquanto a *Bordetella bronchiseptica* é eliminada do trato respiratório da maioria dos suínos infectados, deixando apenas alguns infectados no abate, *P. multocida* muitas vezes persiste.

Método de transmissão

Presume-se que o contato direto e a infecção por gotículas são os métodos mais prováveis de transmissão. O reservatório da infecção é a porca infectada e as ninhadas de leitões são infectadas em idade precoce. A colonização da tonsila por *P. multocida* em suínos criados de forma convencional é comum. Na Holanda, reconheceu-se que a infecção geralmente é por uma das quatro possibilidades: centrais de inseminação artificial, trabalhadores, infecção de vizinhança por aerossol direto ou contato local indireto, além da presença de animais portadores e aves.

A infecção normalmente é introduzida em um rebanho pela compra de suínos infectados. A propagação entre leitões provavelmente é aumentada após o desmame, quando a mistura de ninhadas ocorre, e 70 a 80% de um grande grupo desmamado pode ser infectado. A infecção persiste por várias semanas e meses, seguida de redução gradual na intensidade e taxa de infecção. Em rebanhos onde *B. bronchiseptica* é o agente iniciador, até 90% dos suínos com 4 a 10 semanas de idade terão infecção nasal, mas esta taxa de infecção cai para aproximadamente 15% aos 12 meses de idade, e a proporção de suínos portadores dentro do rebanho reprodutor diminui com o aumento da idade da porca. A prevalência da infecção também é muito maior durante o período de outubro a março do que em outras épocas do ano, e a prevalência de animais sorologicamente positivos é maior de julho a dezembro. Isso provavelmente é o resultado das condições de alojamento no inverno, com poucas mudanças de ar por hora, temperaturas flutuantes e alta umidade.

A epidemiologia das cepas toxigênicas de *P. multocida* como agente causador da rinite atrófica não é tão bem compreendida. O microrganismo coloniza as tonsilas de suínos clinicamente normais. Em contraste com *B. bronchiseptica*, que é onipresente em rebanhos de suínos, os isolados toxigênicos de *P. multocida* parecem estar restritos a rebanhos afetados com a rinite atrófica progressiva. O microrganismo está invariavelmente presente em rebanhos com rinite atrófica progressiva, mas também pode estar presente em aproximadamente 5% dos suínos em um rebanho sem histórico clínico de rinite atrófica. A principal fonte de isolados toxigênicos de *P. multocida* para suínos jovens parece ser o tecido faríngeo do plantel de recria. Aproximadamente 10 a 15% das matrizes na unidade de maternidade podem ser infectadas com isolados toxigênicos, e os leitões são infectados dentro de 1 semana após o nascimento. Em contraste com a *B. bronchiseptica*, a infecção de leitões com 12 a 16 semanas de idade com *P. multocida* toxigênica ainda resultará em lesões com gravidade de graus variados.

É possível que os suínos em crescimento desenvolvam lesões de rinite atrófica bem além das 3 semanas de idade se forem expostos a suínos afetados pela doença e infectados com *P. multocida* e *B. bronchiseptica*.

Fatores de risco

Fatores de risco do animal

A idade em que os leitões são infectados pela *B. bronchiseptica* tem efeito importante no desenvolvimento das lesões. As lesões mais graves ocorrem em animais não imunes infectados durante a primeira semana de vida. Animais infectados com 4 semanas de idade desenvolvem lesões menos graves, enquanto aqueles infectados com 10 semanas não desenvolvem lesões significativas.

Mecanismos imunes

O nível de imunidade nos suínos jovens influenciará o nível de infecção e a incidência da doença clínica. A imunidade colostral de porcas sorologicamente positivas para *B. bronchiseptica* é transferida para leitões e proporciona proteção por 2 a 5 semanas. A doença clínica não ocorre em leitões com altos níveis de anticorpos passivos. Os suínos mais velhos – com idades entre as 10 e as 12 semanas – podem ser infectados, mas são menos propensos a desenvolver atrofia grave dos turbinados e podem desenvolver infeção aparente e tornarem-se portadores.

A vacinação da porca antes do parto para aumentar a imunidade colostral ou a vacinação do suíno jovem aumentará a taxa de eliminação do microrganismo da cavidade nasal e reduzirá a incidência de doença clínica. Em rebanhos cronicamente afetados, um nível de imunidade se desenvolve com o aumento da idade do rebanho de reprodução.

Fatores de risco do patógeno

As características de virulência da *B. bronchiseptica* e dos isolados toxigênicos de *P. multocida* são fatores de risco importantes. Ambos os microrganismos são necessários para produzir lesões semelhantes à doença progressiva que ocorre naturalmente. A virulência da *B. bronchiseptica* depende da capacidade de produzir colonização persistente e maciça na cavidade nasal e da produção de uma toxina lábil ao calor. *Bordetella* spp. produzem vários fatores de virulência e toxinas, que são regulados por um sistema de transdução sensorial de dois componentes codificado pelo *locus* bvg. Estes fatores de virulência incluem adesinas, tais como a aglutinina filamentosa, pertactina e fímbrias, a toxina adenilato ciclase-hemolisina e a toxina dermonecrótica. Em culturas de células, a toxina dermonecrótica estimula a síntese de DNA e proteínas e a montagem de fibras de estresse de actina enquanto inibe a divisão celular, resultando na polinucleação das células. A mediação ocorre por meio da modificação e ativação da pequena 5′-trifosfato de guanosina (GTP) – proteína de ligação Rho.

Existem tanto cepas toxigênicas quanto não toxigênicas de *B. bronchiseptica*. A colonização do nariz foi maior com as cepas positivas às toxinas dermonecróticas do que com as cepas mutantes negativas para a toxina dermonecrótica. Isto foi mantido durante a primeira, segunda e terceira semanas pós-inoculação, mas na quarta semana a posição mudou para o oposto. Todos os suínos com toxina dermonecrótica positiva tiveram pneumonia, mas os animais com toxina dermonecrótica negativa foram capazes de colonizar mais livremente o pulmão. Existe uma proteína de membrana externa pertactina P68 (gene pertactina [prn] da *B. bronchiseptica*), uma adesina, que pode desempenhar papel na imunidade protetora e pode ser extremamente variável. O experimento mais importante é aquele que mostra que as cepas mutantes de *P. multocida* sem a capacidade de produzir a toxina tipo D da *P. multocida* não produziram atrofia dos turbinados. Apenas certas culturas de fase 1 porcina possuem ambas as propriedades. No entanto, mesmo o mais virulento de 10 isolados de *B. bronchiseptica* não causou atrofia progressiva dos turbinados ou deformação significativa do focinho em infecções experimentais. As lesões graves da rinite atrófica não podem ser atribuídas a este microrganismo sozinho. A inoculação experimental de suínos livres de patógenos específicos ou gnotobióticos com o microrganismo resulta em atrofia não progressiva dos turbinados moderadamente grave, 2 a 4 semanas após a infecção, seguida frequentemente pela regeneração dos turbinados. Estas características de virulência da *B. bronchiseptica* são consistentes com as observações de que nos rebanhos onde o microrganismo é comum, ele pode provocar espirros e tosse, mas não há evidência clínica de atrofia dos turbinados. O exame dos turbinados nas 2 semanas após o espirro revelará algumas lesões leves, mas nenhuma lesão será evidente quando os suínos forem examinados no abate. Pode ser que as adesinas deixadas na cavidade nasal a partir de uma infecção por *B. bronchiseptica* estejam subsequentemente disponíveis para a ligação de outras bactérias.

Isolados toxigênicos de *P. multocida* colonizam as cavidades nasais, elaboram várias toxinas e produzem lesões progressivas dos ossos e do focinho. *P. multocida* toxigênica pode colonizar o trato respiratório anterior de suínos, e a presença da cápsula é um fator de virulência. A presença de *B. bronchiseptica* pode intensificar a colonização por *P. multocida*, particularmente as cepas toxigênicas tipo D isoladas de suínos. A citotoxina de *B. bronchiseptica* é necessária para o crescimento ótimo por *P. multocida* toxigênica, outros produtos da fase 1 de crescimento de *B. bronchiseptica* auxiliam na colonização por *P. multocida*, e o grau de atrofia dos turbinados nessas infecções mistas está relacionado com o número de *P. multocida* toxigênicas na cavidade nasal. Lesões graves dos turbinados e o encurtamento do focinho podem ser reproduzidos em suínos gnotobióticos e livres de patógenos específicos por infecção combinada com *B. bronchiseptica* e determinadas cepas de *P. multocida*. Depois da infecção experimental, ambos os microrganismos podem persistir nas cavidades nasais por até 64 dias. As proteínas do envelope celular e lipopolissacarídeos de cepas de *P. multocida* associadas à rinite atrófica foram caracterizadas e comparadas. Pelo menos três padrões de proteínas e seis padrões de lipopolissacarídeos podem ser distinguidos, o que pode ser usado para prever o caráter patogênico de algumas das cepas. Isto evitará a necessidade de usar o teste de pele em cobaias para distinguir aquelas cepas que estão associadas à rinite atrófica e aquelas que não estão.

O gene para a toxina osteolítica de *P. multocida* foi clonado e expresso em *E. coli*, e demonstrou-se que a proteína expressa tem as mesmas propriedades que a toxina nativa. A toxina é o principal fator de colonização produzido por cepas toxigênicas do microrganismo, a antitoxina produzida a partir da toxina é protetora experimentalmente e há proteção cruzada entre toxinas de diferentes tipos de cápsulas. A toxina pode produzir atrofia dos turbinados quando injetada por via intranasal e quando administrada por via intramuscular, intraperitoneal, intravenosa ou intradérmica. Técnicas de impressão digital têm sido usadas para mostrar que os surtos de rinite atrófica desde 1985 na Austrália foram associados principalmente a uma única cepa do tipo toxigênico D de *P. multocida*.

Fatores de risco do ambiente

Os efeitos do alojamento, densidade populacional e adequação da ventilação na prevalência da infecção por *B. bronchiseptica* e isolados toxigênicos de *P. multocida* e na incidência e gravidade da rinite atrófica não foram examinados em detalhe. A amônia atmosférica, poeira e concentrações microbianas na unidade de maternidade e a poeira em pocilgas de desmamados têm papel significativo na gravidade da rinite atrófica. O ganho médio de peso diário de leitoas jovens com rinite atrófica expostas à amônia pode ser menor do que o daquelas não afetadas. Observações de campo não documentadas sugerem que a doença é mais comum e grave quando os suínos estão confinados em situações de superlotação e alojados em pocilgas insalubres mal ventiladas que promovem a propagação da infecção.

Não há efeito dos altos níveis de amônia na gravidade da atrofia dos turbinados. Demonstrou-se que os altos níveis de amônia não têm efeito sobre a progressão da doença de rinite atrófica e pneumonia, mas aumentam a colonização dos turbinados nasais por *P. multocida* toxigênica. Um experimento recente mostrou que um número maior de bactérias *P. multocida* foi isolado da tonsila do que das membranas nasais por grama de tecido. Os poluentes aéreos contribuem para a gravidade das lesões associadas à rinite atrófica, facilitando a colonização do trato respiratório anterior pela *P. multocida*.

Fatores de manejo, como o parto em confinamento e o uso de instalações de maternidade e instalações dos desmamados com taxas de transferência contínuas também são considerados fatores de risco importantes. Condições climáticas adversas (abaixo da termoneutralidade com períodos de corrente de ar) podem resultar em quantidade inferior de energia disponível para a produção devido ao aumento das exigências de manutenção, o que resulta em retardo de crescimento associado à diminuição do consumo de ração.

Importância econômica

Historicamente, aceitou-se como dogma que a rinite atrófica era causa importante de perda econômica em rebanhos de suínos devido à diminuição da taxa de crescimento, eficiência alimentar menor que a ideal e o fato de ser um importante fator de risco na pneumonia enzoótica suína. Vários estudos de campo encontraram associação entre a rinite atrófica e a taxa de crescimento reduzida em alguns rebanhos, enquanto outras observações não foram capazes de mostrar associação entre a presença da doença e a taxa de crescimento. A falta de um sistema padrão para avaliação das lesões das conchas pode ser um fator nos resultados variáveis entre as observações.

Alguns estudos de campo não conseguiram mostrar que a doença tem efeito sobre a taxa de crescimento em suínos em terminação ou que há relação de causa e efeito entre a rinite atrófica e a pneumonia. A presença de pneumonia em suínos de uma estação de teste reduziu em 33% o ganho de peso médio diário para cada 10% de pulmão afetado, mas a rinite atrófica não afetou o ganho diário e não houve associação entre o desenvolvimento de rinite atrófica e o desenvolvimento de pneumonia. Os suínos vacinados contra *Bordetella bronchiseptica* tiveram escores de atrofia do turbinado ou ganhos médios diários que não foram diferentes dos de suínos não vacinados. Em outro estudo, houve baixa correlação positiva entre o escore médio de atrofia dos turbinados do rebanho e o percentual médio de pneumonia do rebanho. Um relatório recente do Illinois indica que a prevalência de rinite atrófica clínica em rebanhos da maternidade até a terminação variou de 0 a 20%, e em suínos daqueles rebanhos examinados no abatedouro a incidência de lesões dos turbinados variou de 5 a 92%. Em alguns rebanhos, o ganho de peso médio diário foi de 15 a 18% maior do que nos rebanhos onde os suínos apresentavam lesões graves nos turbinados. Em um relatório australiano, não houve correlação entre a gravidade da rinite atrófica e a taxa de crescimento ou a espessura de gordura no dorso.

Em um estudo de três rebanhos comerciais de suínos, os focinhos e pulmões de suínos individuais foram examinados e classificados no abate, e os resultados foram correlacionados com indicadores de crescimento para cada suíno (ganho de peso médio diário durante as fases de crescimento e terminação e dias para chegar ao mercado). Os escores de lesões pulmonares também foram correlacionados com os escores das lesões do focinho. Ao contrário dos achados em muitos outros estudos, os suínos que atingiram o peso de mercado na idade mais jovem não apresentaram o menor escore para lesões pulmonares, nem o grau inferior para lesões de focinho, tampouco as lesões menos extensas ou graves. Concluiu-se que as lesões pulmonares e graus de lesões do focinho em suínos ao abate não são indicadores válidos para determinar o efeito econômico da pneumonia ou da rinite atrófica no desempenho de crescimento de suínos.

Patogênese

Depois da infecção da cavidade nasal, a *Bordetella bronchiseptica* torna-se intimamente associada ao epitélio ciliado do trato respiratório. Ela pode ligar-se ao muco do trato respiratório. O microrganismo produz uma toxina termolábil que resulta em atrofia não progressiva moderadamente grave do turbinado, que é aparente dentro de 2 a 4 semanas após a infecção, seguida frequentemente pela regeneração das conchas. Há, inicialmente, perda ciliar e estase ciliar, seguida pela redução da depuração mucociliar e por hiperplasia e metaplasia do epitélio nasal, fibrose na lâmina própria, e reabsorção e fibrose de substituição do núcleo ósseo. A infecção experimental com *B. bronchiseptica* isoladamente não resulta em atrofia persistente grave da concha ou torção ou encurtamento do focinho. As cepas de *B. bronchiseptica* que produzem citotoxina podem predispor à colonização por *P. multocida* nas cavidades nasais.

O hábitat preferido da *P. multocida* parece ser a cripta tonsilar, mas após lesão pela *B. bronchiseptica*, ela pode habitar o epitélio do trato respiratório anterior.

A infecção e a colonização das cavidades nasais, particularmente do muco, com as cepas toxigênicas de *P. multocida*, resulta na elaboração de uma toxina que causa a atrofia conchal progressiva. A toxina é termolábil e dermonecrótica e é chamada de toxina dermonecrótica da *P. multocida*. Ela interfere nas vias de sinalização dependentes da proteína G e Rho nas células. Ela é codificada pelo gene toxA. A inoculação da toxina de uma cepa toxigênica de *P. multocida* tipo D nas cavidades nasais de suínos gnotobióticos resulta em atrofia bilateral grave das conchas. A atrofia das conchas ventrais pode ser produzida experimentalmente com *B. bronchiseptica* patogênica em leitões com 6 semanas de idade e com cepas de *P. multocida* toxigênicas em leitões com até 16 semanas de idade.

A toxina aumenta a reabsorção osteoclástica e prejudica a síntese osteoblástica do núcleo ósseo das conchas, mudanças irreversíveis podem ocorrer dentro de alguns dias. A toxina tem cadeia de 1.285 aminoácidos, e diferentes domínios da toxina estão envolvidos na captação celular e nas atividades intracelulares. A toxina é capaz de subverter a progressão do ciclo celular e os sistemas de sinalização célula-célula em osteoblastos e osteoclastos. A toxina é o único agente responsável pela atrofia conchal e o efeito parece estar relacionado com a exposição total à toxina; ou seja, é dose-dependente. A toxina da *P. multocida* ativa várias proteínas G heterotriméricas, o que causa a desaminação das subunidades alfa das proteínas G.[8-11] Mais importante, isso também parece ter efeito imunomodulatório. Existe relação inversa entre o número de *P. multocida* e a concentração total de imunoglobulina. Esta pode ser, em parte, uma das razões pelas quais mudanças locais no nariz produzem tais efeitos adversos de crescimento, e podem ser consequência do fato de que a toxina de *P. multocida* do tipo D alterou de fato as funções imunes e que a *P. multocida* pode ter predisposto a muitos outros agentes. A conclusão desses autores é que a *P. multocida* suprime significativamente as respostas imunes IgG antígeno-específicas de suínos ao desafio com antígeno parenteral. O epitélio e a submucosa sofrem atrofia secundária, e as conchas podem desaparecer quase completamente dentro de 10 a 14 dias. Essas lesões podem persistir até que o animal tenha 90 kg de peso corporal. A atrofia conchal não é acompanhada por reação inflamatória. O efeito da toxina da *P. multocida* é restrito à cavidade nasal; isto é corroborado pela observação intrigante de que a injeção parenteral da toxina em leitões gnotobióticos resulta em lesões na concha nasal e no encurtamento e torção do focinho. A injeção parenteral da dermonecrotoxina de *P. multocida* tipo capsular D em suínos adultos livres de patógenos específicos resultará em atrofia conchal moderada. Em leitões com 7 dias de idade, a injeção intramuscular da dermonecrotoxina purificada resultará em atrofia grave das conchas. O filtrado de cultura de *P. multocida* patogênica de rinite não atrófica não causará lesões após injeção intramuscular. O desaparecimento das conchas e o envolvimento dos ossos da face levam à deformidade dos ossos faciais com aparência de "cavado" e inchaço da face e, se a lesão for unilateral, ao desvio lateral do focinho.

O efeito na taxa de crescimento, se houver, pode ser atribuído à irritação crônica e à interferência na preensão. De modo experimental, a rinite atrófica suprimiu a saúde dos suínos, reduzindo sua atividade e o consumo de ração. Experimentalmente, as injeções parenterais da toxina diminuem a área fisária e reduzem a proliferação de condrócitos em ossos longos, além da atrofia conchal.

Modelos experimentais confiáveis de rinite atrófica em suínos gnotobióticos estão agora disponíveis e são úteis para estudar a patogênese da doença e testar estratégias vacinais. Um sonicado estéril de uma cepa toxigênica de *B. bronchiseptica* é instilado nas cavidades nasais de leitões aos 5 dias de idade, seguido de inoculação intranasal de cepas toxigênicas de *P. multocida* aos 7 dias de idade. A toxina também pode afetar o fígado e o trato urinário e diminuir a área fisária nos ossos longos.

Achados clínicos

Os achados clínicos da rinite atrófica dependem do estágio das lesões. Em casos agudos em leitões de 3 a 9 semanas de idade, a irritação da mucosa nasal causa espirros, alguma tosse, pequena quantidade de secreção nasal serosa ou mucopurulenta e epistaxe transitória unilateral ou bilateral. A frequência de espirros pode ser uma medida da incidência e gravidade da doença. Em leitões nascidos de porcas vacinadas contra *B. bronchiseptica* e *P. multocida* antes do parto, seguidas por duas vacinações com 3 semanas de idade, a frequência de espirros entre 3 e 9 semanas de idade foi muito menor do que em leitões que receberam apenas a vacina para *B. bronchiseptica*. Pode haver fricção do nariz contra objetos ou no chão. Secreção ocular aquosa geralmente acompanha este hábito e pode resultar no aparecimento de faixas secas de sujeira abaixo do canto medial dos olhos. Pode haver diminuição na taxa de crescimento. Na infecção por *B. bronchiseptica*, esses achados clínicos desaparecerão espontaneamente em algumas semanas, quando os suínos parecerão normais. Em casos graves, a obstrução respiratória pode aumentar até o ponto de dispneia e cianose, e os suínos em lactação podem ter grande dificuldade para mamar. As secreções nasais se tornam mais espessas e pode ocorrer sangramento nasal.

Nos estágios mais crônicos, o material espessado pode ser expelido durante o paroxismo do espirro. Durante esse estágio crônico, com frequência há deformidade acentuada da face decorrente do desenvolvimento interrompido dos ossos, especialmente das conchas, e acúmulo de material necrótico nas cavidades nasais. Os ossos nasais e a pré-maxila voltam-se para cima e interferem na aproximação dos dentes incisivos e, em menor grau, dos dentes molares. Existem vários graus de braquignatia superior e protrusão dos dentes incisivos inferiores. A preensão e a mastigação tornam-se difíceis, resultando em perda da condição corporal. A distorção facial nos estágios finais assume a forma de "cavado" grave do rosto com o enrugamento da pele sobrejacente. Se a condição for unilateral, a mandíbula superior pode ser torcida para um dos lados. Essas deformidades faciais visíveis se desenvolvem mais comumente em suínos com 8 a 10 semanas de idade dentro de 3 a 4 semanas após a infecção, mas podem ocorrer em suínos mais jovens.

Os efeitos mais graves da doença avançada são a depressão da taxa de crescimento e a perda de condição corporal. O apetite pode não ser afetado, mas muito alimento é perdido pelo derrame deste da boca, e a eficiência alimentar pode ser reduzida em alguns casos.

Patologia clínica

Cultura e detecção de bactérias

É importante ser capaz de identificar animais infectados em um rebanho, especialmente o animal portador. Os suabes nasais são usados para detectar as bactérias e determinar sua sensibilidade aos fármacos. A coleta dos suabes nasais deve ser feita com cuidado e requer um meio de transporte especial para assegurar alta taxa de recuperação. São descritos uma técnica de amostragem e um meio de cultura especial para facilitar o isolamento e reconhecimento de *B. bronchiseptica*. As narinas externas são limpas com álcool e um fio flexível com ponta de algodão é empurrado para dentro da cavidade nasal (de cada lado, de cada vez) até atingir um ponto intermediário entre a narina e o nível do canto medial do olho. Na remoção, a ponta de algodão é cortada em 0,5 mℓ de um meio de transporte estéril gelado, compreendendo solução salina tamponada com fosfato (PBS, pH = 7,3) com soro fetal de bezerro (5% v/v). As amostras são então colocadas em meio especial, preferencialmente dentro de 4 h. Normalmente, o microrganismo cresce bem em meios de cultura convencionais, especialmente quando os suínos mais jovens são amostrados. No entanto, no suíno portador, o microrganismo pode ser esparso e recomenda-se o uso de meio seletivo.

O procedimento de cultivo nasal tem sido utilizado como auxiliar no controle da rinite atrófica associada a *B. bronchiseptica*. Uma série de três suabes nasais de cada animal é considerada com apresentando aproximadamente 77% de eficiência na detecção de animais infectados para possível descarte e eliminação do rebanho. No entanto, em alguns estudos pode não haver diferença significativa na prevalência de *B. bronchiseptica* ou *P. multocida* em rebanhos de suínos com ou sem rinite atrófica clínica.

P. multocida toxigênica cresce prontamente no laboratório, mas é difícil isolá-la a partir de suabes nasais, pois seu crescimento com frequência é superado pelo da flora comensal. Meios laboratoriais seletivos contendo agentes antimicrobianos foram desenvolvidos para promover o isolamento de *P. multocida* de suabes nasais. A inoculação dos suabes de algodão no meio seletivo no mesmo dia em que se realizou a coleta proporciona o melhor isolamento de *P. multocida* toxigênica. A imersão de suínos no tanque de escaldagem após o abate pode resultar em redução acentuada no isolamento de *P. multocida* toxigênica.

Um ensaio de cultura de células utilizando culturas de células pulmonares embrionárias de bovinos está disponível e é um teste *in vitro* sensível para a diferenciação de isolados toxigênicos de não toxigênicos de *P. multocida*. Este teste pode substituir os testes letais em camundongos ou os testes dermonecróticos em cobaias.

Sorologia

Ensaios de aglutinação e um teste de ELISA estão disponíveis para a detecção de suínos infectados com *B. bronchiseptica*, especialmente animais portadores. A sorologia é valiosa na avaliação da resposta de suínos vacinados com as vacinas de *B. bronchiseptica*. Atualmente, não há testes sorológicos confiáveis para *Pasteurella* spp.

Detecção de antígenos

Um método de PCR originalmente descrito em 1996 para a detecção aprimorada de *P. multocida* toxigênica diretamente de suabes nasais foi descrito e atualizado. Este mostrou ser 10 vezes mais sensível que o teste de ELISA para a toxina de *P. multocida* do tipo D e cinco vezes mais sensível que a bacteriologia clínica com o uso subsequente do teste de ELISA para toxina de *P. multocida*. Uma *nested*-PCR também foi descrita. De forma similar, descreveu-se um método de PCR para a detecção de *B. bronchiseptica* que produz 78% mais resultados positivos do que a cultura, particularmente com suabes com alta carga bacteriana mista. Recentemente, foi descrito uma *nested*-PCR que foi relatada como sendo mais específica e sensível do que os outros métodos de PCR previamente descritos. Ela não requer cultura, é menos trabalhosa e os resultados podem ser obtidos em 24 h. Os autores concluíram que este teste foi adequado para avaliações de empresas de criação e para esquemas de erradicação.

Radiografia

Alguns métodos auxiliares do diagnóstico clínico foram examinados, mas não são altamente precisos. A radiografia do nariz não é confiável na detecção da gravidade da atrofia conchal.

Achados de necropsia

As lesões típicas da rinite atrófica estão restritas às cavidades nasais, embora doenças concomitantes, especialmente a pneumonia viral de suínos, possam produzir lesões em outros locais. Nos estágios iniciais há inflamação aguda, às vezes com acúmulo de pus, mas nos estágios posteriores, há evidências apenas de atrofia da mucosa e descalcificação e atrofia das conchas e ossos etmoidais, que podem ter desaparecido completamente em casos graves. Os processos inflamatório e atrófico podem se estender para envolver os seios da face. Não há evidências de interferência no suprimento vascular dos ossos afetados. As alterações nas cavidades nasais são mais prontamente observadas se a cabeça for dividida no plano sagital, mas para um diagnóstico preciso o grau de simetria conchal, o volume e atrofia e o desvio do septo medial devem ser avaliados pela inspeção de uma seção transversal do crânio feita ao nível do segundo dente pré-molar.

O diagnóstico clínico é confirmado e a gravidade das lesões é avaliada pelo exame *post mortem* de uma secção transversal do focinho. O focinho deve ser seccionado ao nível do segundo dente pré-molar, porque o tamanho do osso da concha se reduz anteriormente e pode dar resultado falso-positivo se a secção for levada muito para frente. A quantificação da gravidade das lesões tem sido valiosa para o monitoramento da incidência e gravidade da doença em um rebanho. Vários sistemas têm sido utilizados para graduar a gravidade das lesões do focinho. A maioria deles utilizou um sistema visual de pontuação subjetivo no qual os focinhos são grau 0 (normalidade completa) a 5 (atrofia completa do conchal). A concordância razoável entre observadores registrando alterações morfológicas nas conchas nasais é alcançável com algum treinamento. Os padrões para cada grau são:

- Grau 0: nenhum desvio da normalidade absoluta, com septo nasal reto e com concha simétrica e preenchendo as cavidades nasais
- Grau 1: irregularidade leve, assimetria ou distorção das estruturas nasais sem atrofia
- Grau 2: distorção acentuada da estrutura nasal, mas sem atrofia significativa
- Grau 3: atrofia definitiva das conchas, com ou sem distorção
- Grau 4: atrofia mais grave com atrofia grave de uma ou mais conchas
- Grau 5: atrofia muito grave na qual todas as conchas virtualmente desapareceram.

Tal sistema de graduação descontínuo não fornece uma relação quantitativa direta. O exame regular dos focinhos das cabeças de suínos enviados para o abate pode ser usado para avaliar o nível de atrofia da concha no rebanho. Métodos morfométricos, usando seja a contagem de pontos seja a planimetria semiautomática aplicada a impressões ou fotografias ou então de impressões de seções do focinho para medir a extensão da atrofia conchal em uma escala contínua como um índice morfométrico, estão disponíveis atualmente. As seções transversais do focinho são fotografadas ou usadas para fazer impressões, que são então medidas. Um índice morfométrico é determinado, que é a razão entre o espaço livre e a área da seção transversal total da cavidade nasal. O sistema correlaciona-se bem com o sistema de graduação visual de 0 a 5, mas é mais trabalhoso e relativamente caro. A proporção do perímetro conchal pode ser uma medida morfométrica mais confiável da rinite atrófica e fornece dados paramétricos adequados para a análise quantitativa. Uma análise morfométrica usando a proporção de área conchal é o melhor método para quantificar as alterações morfológicas macroscópicas das conchas. As descrições dos métodos para a realização de impressões de focinho estão disponíveis. A tomografia computadorizada tem sido descrita.

Uma limitação importante do sistema de gradação é que a atrofia conchal ocorre como um espectro contínuo, e é difícil decidir, por exemplo, se um suíno com lesão de grau 3 representa a manifestação mais grave de infecção por *B. bronchiseptica*, que pode não progredir mais, ou uma manifestação precoce de infecção com *P. multocida* toxigênica, que poderia evoluir para um problema grave de rebanho.

Histologicamente, as lesões variam de acordo com o estágio da doença, inicialmente há infiltrado neutrofílico seguido de infiltração mais crônica de células mononucleares. Os ossos da concha são corroídos pelos osteoclastos e a neoformação óssea é reduzida com distrofia de degeneração e processos reparativos.

Amostras para confirmação do diagnóstico

- Bacteriologia: os suabes nasais não são tão bons quanto os suabes de tonsila, mas são mais fáceis de obter. As taxas de isolamento mais altas são alcançadas com o meio Knight ou KPMD. A bioquímica convencional pode então ser usada para a identificação[12]
- Histologia: seção transversal fixada em formol do focinho ao nível do segundo pré-molar
- Detecção de antígeno: suabes nasais. Os testes ELISA baseados no uso do anticorpo monoclonal específico da toxina de P. multocida são rápidos, sensíveis e específicos. O gene kmt1 tem sido usado como alvo para o método de amplificação isotérmica mediada por loop. [13] Os testes diagnósticos foram revisados.[14]

A tomografia computadorizada pode ser útil.[15]

Diagnóstico diferencial

A ocorrência de espirros nos estágios iniciais e de deformidade facial nos últimos estágios são característicos desta doença. O diagnóstico depende dos achados clínicos, da patologia e da demonstração de *P. multocida* e sua toxina.
A rinite por corpúsculos de inclusão, como resultado de um citomegalovírus, é uma infecção comum em leitões jovens em que há espirros e conjuntivite. No entanto, por si só, não progride para produzir atrofia dos turbinados e distorção facial. Em boas condições de higiene, o curso da doença é de cerca de 2 semanas e os efeitos econômicos são mínimos. Nos estágios agudos iniciais, a rinite atrófica pode ser confundida com a influenza suína, que, no entanto, geralmente ocorre como um surto que afeta os suínos mais velhos e é acompanhada por reação sistêmica grave, sem envolvimento subsequente dos ossos da face.
A rinite necrótica se manifesta por lesões externas que afetam a face, e a pneumonia viral de suínos se caracteriza por tosse, e não por espirro.
A mandíbula prognata hereditária de algumas raças de suínos foi confundida com o estágio crônico da rinite atrófica; a protrusão da mandíbula inferior é bastante comum em suínos adultos intensivamente alojados e tem sido atribuída a problemas comportamentais de empurrar o focinho contra equipamentos fixos, como barras e bebedouros chupeta.

Tratamento

O tratamento precoce no curso da doença reduzirá a gravidade de seus efeitos, mas é de pouco valor em suínos cronicamente afetados, e o ideal é abater esses suínos em idade precoce em razão da sua persistente baixa taxa de crescimento e alta conversão alimentar.

Tilosina a 20 mg/kg de peso corporal, oxitetraciclina a 20 mg/kg de peso corporal, ou trimetoprima-sulfadoxina (40 a 200 mg/mℓ) a 0,1 mℓ/kg de peso corporal podem ser administrados por via parenteral ou o *creep-feeding* pode ser medicado com sulfametazina e/ou tilosina a 200 e 100 mg/kg de alimento, respectivamente. Injeções parenterais precisam ser repetidas a cada 3 a 7 dias por pelo menos três vezes, e a medicação na alimentação deve ser administrada por 3 a 5 semanas. O problema com a medicação no *creep-feeding* inicialmente é obter a ingestão adequada do antibacteriano. Isso raramente é alcançado antes de 2 semanas de idade, e antibióticos parenterais podem ser necessários se infecção significativa ocorrer antes deste estágio.

A administração parenteral de agentes antimicrobianos a leitões individuais em intervalos de 7 dias com início aos 3 dias de idade para um total de 3 a 5 injeções por leitão tem sido recomendada para o tratamento e controle da rinite atrófica. No entanto, em um rebanho grande, esse tipo de protocolo de tratamento seria uma tarefa importante e, até que uma análise de custo-benefício indicasse efeito benéfico sobre outros métodos, não podemos recomendar tal prática.

O tratamento da infecção experimental por *B. bronchiseptica* em suínos jovens foi bem-sucedido com o uso de trimetoprima-sulfadiazina na água de beber nos níveis de 13,3 e 77,6 μg/mℓ, respectivamente, durante 3 semanas. Este método eliminaria a necessidade de aplicar injeções repetidamente em suínos.

A tilmicosina provou ser útil, fornecida na alimentação de forma contínua durante 6 semanas em concentrações de 200 g por tonelada de ração, ela controlou a transmissão da rinite atrófica, os ganhos de peso foram positivamente afetados e menos suabes nasais foram positivos para *P. multocida* no final do período do estudo. Recentemente, relatou-se resistência a alguns antibióticos.[12,16]

Controle

O controle efetivo depende do desenvolvimento de métodos para eliminar ou controlar a prevalência de isolados toxigênicos de *P. multocida* que causam rinite atrófica progressiva caso se estabeleçam na cavidade nasal. A infecção prévia da cavidade nasal com a *B. bronchiseptica* pode potencializar o estabelecimento da *P. multocida* toxigênica e resultar em rinite atrófica progressiva.

Embora haja considerável informação disponível sobre a ecologia de *B. bronchiseptica* e os métodos pelos quais ela pode ser eliminada ou controlada em um rebanho, há pouca informação documentada disponível sobre os métodos que podem ser usados para o controle dos isolados toxigênicos de *P. multocida* associados à rinite atrófica. O controle da rinite atrófica pode ser tentado pelo menos de quatro maneiras:

- Erradicação total
- Redução da pressão de infecção
- Medicação em massa com antimicrobianos para reduzir a gravidade e os efeitos adversos da infecção
- Vacinação.

Independentemente do método empregado, qualquer programa efetivo de controle deve ter um sistema para monitorar a incidência de doença clínica no rebanho e a incidência e a gravidade das lesões das conchas dos suínos enviados para o abate. Métodos precisos e confiáveis para monitorar a doença clínica não estão disponíveis, mas a incidência da rinite aguda e deformidades faciais pode ser registrada regularmente. No abate, os focinhos podem ser examinados quanto a lesões de atrofia da concha e para avaliar uma pontuação média do focinho para cada grupo de suínos abatidos.

Erradicação

A erradicação total só pode ser alcançada de forma confiável pelo despovoamento completo por um período de 4 semanas e repovoamento com um grupo de animais livres de patógeno específico primário ou comprado. Essa abordagem tem a vantagem adicional de também eliminar a pneumonia enzoótica, que pode ser um fator contribuinte significativo para a importância econômica dessa doença. No entanto, esse método de controle é extremamente caro, e a importância econômica da doença precisaria ser cuidadosamente avaliada em relação a esse custo antes que este método seja instituído. Outras técnicas de obtenção de suínos livres de rinite atrófica, tais como o parto isolado de porcas mais velhas e presumivelmente não portadoras, com subsequentes exames clínicos e *post mortem* de uma proporção das ninhadas, tiveram taxa de insucesso significativa no campo e não são recomendadas. A erradicação pelo repovoamento com um lote derivado de cesárea pode ser essencial em rebanhos de núcleos reprodutivos onde o fluxo de geração elevado resulta em uma baixa idade das porcas do rebanho e baixo nível de imunidade de rebanho. A taxa de degradação dos rebanhos estabelecida por este método pode ser significativa, presumivelmente porque os microrganismos iniciadores não estão confinados apenas aos suínos.

Um esquema de controle piloto foi iniciado na Grã-Bretanha, no qual um rebanho precisaria atender às seguintes condições:

- Deveria ser inspecionado por um médico-veterinário a cada 6 meses durante 2 anos, período durante o qual não poderia haver evidência clínica de rinite atrófica
- O proprietário do rebanho deveria se certificar de que não houve suspeita de rinite atrófica no mesmo período
- As seções transversais dos focinhos coletados de pelo menos 30% dos suínos comercializados deveriam ser examinadas regularmente por um médico-veterinário e, durante um período experimental de 2 anos, a classificação média do focinho dos últimos 6 meses não deveria exceder 0,5
- Não deveria haver vacinação ou tratamento para a rinite atrófica
- Novos reprodutores poderiam ser introduzidos apenas de outros rebanhos qualificados ou rebanhos derivados de histerectomia, inseminação artificial ou técnicas de transferência de embriões.

Durante um período de 5 anos, 45 rebanhos qualificaram-se em algum estágio, e 34 ainda estavam qualificados ao final de 5 anos. A partir de 1988, alguns rebanhos haviam excedido o limite de escore de focinho de 0,5, com seus escores médios aumentando para 2,24. Nesses rebanhos, não havia evidência clínica, epidemiológica ou bacteriológica de que eles estivessem sob risco de desenvolver rinite atrófica grave. Sugeriu-se que os escores mais elevados estavam associados a um grupo de fatores recorrentes da criação, especialmente situações de superlotação e condições insatisfatórias nas pocilgas de animais desmamados. Esses escores aumentados sugeriram a possibilidade de que o limite superior para os escores de focinho em rebanhos qualificados pudesse ser elevado e permitiu que o teste bacteriológico seja confinado apenas a rebanhos mais duvidosos.

A erradicação na Holanda baseou-se no fato de que se acreditava que havia quatro possibilidades principais para a disseminação de *P. multocida* toxigênica: centrais de inseminação artificial, trabalhadores, infecção de vizinhança ou por aerossol ou por disseminação local e animais ou pássaros portadores. Presumiu-se que a maioria dos rebanhos estava fechada ou comprando lote de animais certificados e que a principal fonte de infecção era, portanto, o cachaço. Neste estudo, os cachaços foram testados: em rebanhos com menos de 50 cachaços todos foram testados, e naqueles com mais de 50, no mínimo 50 cachaços foram avaliados. Foram coletadas amostras nasais e das tonsilas, que foram colocadas em meio de transporte frio e enviadas para o laboratório dentro de 24 h sob condições de resfriamento para cultura de 1 dia para o outro, seguida de PCR.

Redução da infecção

Pode-se tentar reduzir a pressão da infecção. A infecção de leitões ocorre principalmente a partir de porcas portadoras ou de outros leitões infectados no ambiente imediato, e a rinite atrófica grave geralmente resulta da infecção de leitões com menos de 3 semanas de idade. Se esses fatores puderem ser minimizados, a incidência e a gravidade da doença podem ser reduzidas. Um fluxo de suínos todos dentro/todos fora é um dos métodos mais eficazes de controle da rinite atrófica. A mudança para um fluxo de suínos todos dentro/todos fora a partir do manejo de fluxo contínuo pode melhorar as pontuações de focinho em 50%, pulmões em 55%, ganho de peso médio diário em 0,06 kg e dias até a chegada ao mercado em 13 dias.

Como as lesões graves dependem da infecção do leitão com menos de 3 semanas de idade, devem ser feitas todas as tentativas para minimizar a gravidade do desafio para leitões jovens. É uma observação comum que os efeitos da rinite atrófica são mínimos sob bons sistemas de manejo e ventilação adequada, condições sem poeira e boa higiene. O uso de instalações de maternidade e instalações dos desmamados com taxas de transferência contínuas permite o acúmulo de infecção com a presença de suínos ativamente infectados que podem fornecer uma alta pressão de infecção nos leitões nascidos ou introduzidos nessas áreas. Recomenda-se a utilização de sistemas de manejo todos dentro/todos fora nestas áreas e os leitões jovens devem ser mantidos em uma área separada dos suínos mais velhos.

Medicação em massa

O uso profilático de antimicrobianos é empregado com frequência para reduzir a incidência da doença no rebanho. Antimicrobianos são usados tanto dentro do rebanho reprodutivo para reduzir a prevalência de portadores quanto em leitões jovens em lactação e desmamados para reduzir a gravidade da infecção. A medicação é iniciada cerca de 2 semanas antes do parto, mantida durante toda a lactação e incorporada na ração do *creep feeding* para os suínos em lactação e na ração inicial para os leitões desmamados. Desta forma, há medicação contínua da porca e dos leitões durante o período mais suscetível. Para o rebanho reprodutor, tem-se recomendado a sulfametazina em doses de 450 a 1.000 mg/kg de alimento, com os níveis mais altos sendo fornecidos para porcas secas em alimentação restrita. A resistência à sulfonamida provou ser um problema em alguns países, mas resultados benéficos ainda podem ser alcançados com esses níveis. Recomenda-se que a medicação seja mantida por um período de 4 a 6 semanas. Relatou-se que carbadox na dose de 55 ppm em combinação com sulfametazina a 110 ppm é eficaz na erradicação da infecção por *B. bronchiseptica* induzida experimentalmente, e quando utilizado sozinho melhorou a taxa de crescimento e a eficiência alimentar em suínos com rinite atrófica de ocorrência natural. No período inicial, o carbadox fornecido no alimento sozinho ou em combinação com sulfametazina melhorou o ganho médio diário em leitões de rebanhos com rinite atrófica de ocorrência natural. O uso da medicação, no entanto, não resultou em redução dos escores médios da lesão nasal decorrente da rinite atrófica. Sulfametazina a 110 mg/kg de ração é mais efetiva que sulfatiazol na mesma concentração para o controle da rinite atrófica induzida experimentalmente atribuída a *B. bronchiseptica*. A sulfametazina também pode ser incorporada no *creep feeding*, e o uso de tetraciclinas (200 mg/kg), tilosina (50 a 100 mg/kg) e penicilina (200 mg/kg) também tem sido sugerido.

O desmame precoce medicamentoso é recomendado para a obtenção de suínos livres de patógenos, incluindo *B. bronchiseptica*, que são endêmicos no rebanho de origem. As porcas são alimentadas com medicamentos de 5 dias antes do desmame a 5 dias após o desmame e os leitões são medicados desde o nascimento até aos 10 dias de idade.

Vacinação

Tem havido interesse considerável no desenvolvimento de vacinas para o controle e a prevenção da rinite atrófica atribuível a *B. bronchiseptica*. Vacinas inativadas foram usadas para vacinar a porca prenhe de 4 a 6 semanas antes do parto; em alguns casos, esta é seguida pela vacinação dos leitões aos 7 e aos 28 dias de idade. Em geral, o uso da vacina em porcas prenhes em rebanhos onde a doença é endêmica reduziu a incidência da rinite atrófica clínica. No entanto, os resultados de um estudo para outro foram altamente variáveis. A vacinação da porca prenhe resulta no aumento do título de anticorpos colostrais, o que melhora a taxa de depuração de *B. bronchiseptica* nos leitões. Entretanto, tem sido difícil avaliar a eficácia da vacina contra *B. bronchiseptica* usada sozinha, uma vez que a atrofia conchal associada à infecção de leitões por *B. bronchiseptica* experimental ou natural cura e regenera completamente quando eles são criados até aproximadamente 70 a 90 kg de peso vivo em boas condições de alojamento.

A vacinação com ambos os componentes (*B. bronchiseptica* e *P. multocida*) em uma vacina reduz consideravelmente as lesões em comparação com placebo e um grupo vacinado apenas com toxina de *P. multocida* do tipo D, mas nenhuma das vacinas eliminou *P. multocida* toxigênica do trato respiratório anterior. Experimentalmente, os leitões nascidos de porcas vacinadas para *P. multocida* são protegidos do desafio com a toxina da rinite atrófica. Isso indica que a imunização artificial para a rinite atrófica deve ser possível. A vacinação de porcas pelo menos 3 vezes antes do parto pela primeira vez e durante cada gravidez subsequente com vacina contendo *B. bronchiseptica* e *P. multocida* foi altamente bem-sucedida na redução da incidência da rinite atrófica nos suínos. A incidência nos rebanhos afetados foi reduzida de 7,5% para cerca de 2%. Experimentalmente, a vacina proporciona boa proteção contra o desafio em leitões de porcas vacinadas.

Uma vacina derivada da toxina de *P. multocida* recombinante administrada a marrãs 4 a 5 semanas antes do parto e novamente 2 a 3 semanas depois proporcionou excelente proteção nos seus leitões contra o desafio experimental com *B. bronchiseptica* e *P. multocida* toxigênica. Isto indica as excelentes propriedades imunoprotetoras do derivado não toxigênico da toxina *P. multocida*. Em cinco testes de campo, uma vacina de componente único contendo uma proteína não tóxica, mas altamente imunogênica como antígeno, proporcionou proteção muito melhor do que a vacina de controle contendo *P. multocida* morta e *B. bronchiseptica* morta.

A infecção experimental e a vacinação de porcas prenhes com doença mínima com *B. bronchiseptica* resultaram em aglutininas muito mais altas no soro e no colostro do que em porcas apenas vacinadas ou nos animais controle, e os leitões receberam proteção contra a doença experimental. A vacinação de marrãs prenhes com toxina de *P. multocida* inativada purificada resultou em alto grau de proteção de sua progênie contra a rinite atrófica progressiva.

Uma nova vacina foi descrita usando uma toxina de *P. multocida* tipo D truncada que é imunogênica e não tóxica, um toxoide para *B. bronchiseptica* e um adjuvante. As porcas foram vacinadas com 8 a 6 semanas e com 4 a 2 semanas antes do parto. Os animais vacinados apresentaram menos microrganismos.

LEITURA COMPLEMENTAR

Horiguchi Y. Swine atrophic rhinitis caused by Pasteurella multocida and Bordetella dermonecrotic toxin. Curr Top Microbiol Immunol. 2012;36:1113-1129.

REFERÊNCIAS BIBLIOGRÁFICAS

1. Wilkie W, et al. Curr Top Microbiol Immunol. 2012;361:1.
2. Migliore E, et al. Adv Med Sci. 2009;54:109.
3. Marois C, et al. J Appl Microbiol. 2009;107:1830.
4. Varga Z, et al. Acta Vet Hung. 2007;55:425.
5. Dziva E, et al. Vet Microbiol. 2008;128:1.
6. Subaaharan S. Vet Microbiol. 2010;141:354.
7. Bethe A, et al. Vet Microbiol. 2009;139:97.
8. Orth JH. Proc Natl Acad Sci United States. 2009; 106:7179.
9. Orth JH. Curr Top Microbiol Immunol. 2012;361:73.
10. Orth JH, et al. FASEB J. 2013;27:832.
11. Bergmann S, et al. Infect Immun. 2013;81:2459.
12. Lizarazo YA, et al. Am J Vet Res. 2006;67:663.
13. Sun D, et al. Vet Res Comm. 2010;34:649.
14. Stepniewska K, Markowska-Daniel I. Bull Vet Inst Pulawy. 2012;56:483.
15. Jablonski A, et al. Vet Rec. 2011;168:329.
16. Tang X, et al. J Clin Microbiol. 2009;47:951.

Necrose facial (piemia facial)

Anteriormente chamada de rinite necrótica, *bullnose* ou abscesso paranasal, é frequentemente confundida com a rinite atrófica. Ocorre em suínos em crescimento, geralmente antes de 1 semana de idade, e pode ocorrer em rebanhos onde a rinite atrófica está presente e até mesmo no mesmo suíno, mas parece não haver relação entre as duas enfermidades. As doenças diferem pela presença de lesões orais e faciais. A úlcera necrótica em suínos pode envolver a boca e a face, mas as lesões são erosivas, e não necróticas.

Há uma variedade de outras condições da face de suínos jovens que podem ser confundidas. A ocorrência comum de *Fusobacterium necrophorum* nas lesões sugere que qualquer lesão na face ou nas cavidades nasais ou orais pode levar à invasão bacteriana, especialmente se o ambiente estiver sujo e altamente contaminado. A doença é agora mais rara depois da melhoria geral na higiene em pocilgas, mas possivelmente também como consequência do declínio da ocorrência de rinite atrófica após vacinação e erradicação de *P. multocida* toxigênica do tipo D, e cuidado muito maior no corte de dentes do suíno jovem. Ela também está associada à luta entre leitões que tentam alcançar um teto, especialmente quando o leite está em quantidade insuficiente.

As lesões se desenvolvem como celulite necrótica dos tecidos moles do nariz e da face, mas podem se espalhar para envolver o osso e produzir osteomielite. O inchaço local é óbvio e lesões extensas podem interferir na respiração e na mastigação. As lesões podem ser ulceradas, crostosas e extensas. A depressão na ingestão de alimentos e a toxemia podem ocorrer, tendo como consequência o crescimento ruim e algumas mortes. O tratamento pela aplicação local de desbridamento, desinfecção com substâncias como clorexidina ou iodóforos, o uso de cremes antibióticos e antibióticos parenterais, e a administração oral de sulfonamidas é satisfatório nos casos iniciais. A administração oral de sulfadimidina foi eficaz em suínos jovens. A melhoria do saneamento, a eliminação de ferimentos e a desinfecção de currais geralmente resultam em redução da incidência, e a adoção cruzada reduzirá a competição e o combate entre leitões.

LEITURA COMPLEMENTAR

Done JT. Facial deformities of the pig. Vet Ann. 1977; 17:96.

Rinite por *Bordetella bronchiseptica*

Bordetella bronchiseptica é capaz de causar dois distúrbios importantes. O primeiro é a rinite e o segundo é a bronquite. Ela também é capaz de infectar o homem, mas a contribuição de cepas suínas para a doença no homem é desconhecida.

Etiologia

É uma bactéria Gram-negativa pequena, aeróbica, que produz uma colônia beta-hemolítica cinza com 1 a 2 mm em alguns ágares-sangue nutrientes, mas é não hemolítica em alguns meios enriquecidos. No meio MacConkey, ela produz colônias não fermentadoras de lactose em 48 h. Quase todas as cepas expressam um dos dois sorotipos de antígenos O antigenicamente distintos (O1/O2) que não apresentam reatividade cruzada.[1] A variação na virulência pode ser decorrente da variação da cepa[2,3] e pode estar relacionada a diferentes linhagens filogenéticas.[4]

Epidemiologia

A bactéria é isolada com frequência de animais saudáveis.[5] Os animais portadores geralmente a introduzem em um rebanho. As cepas de outros animais (cães, roedores etc.) não são tão propensas a colonizar o suíno, pois apenas algumas cepas ocorrem no suíno, e estas tendem a ser diferentes das de outras espécies. A propagação ocorre por aerossol a partir de espirros e por meio do contato direto e indireto.

A infecção normalmente ocorre no início da vida e o que acontece então depende normalmente do estado de imunidade. Os anticorpos maternos geralmente duram tempo suficiente para cobrir o estabelecimento da infecção e prevenir a enfermidade, mas não leva à remoção do agente.

A adoção cruzada, múltiplas idades no mesmo alojamento, múltiplas fontes para uma instalação de creche ou de terminação, a falta de ventilação e de controle ambiental e, principalmente, a falta de uma política todos dentro/todos fora seguida de uma política eficaz de limpeza, desinfecção e secagem são propícios à disseminação da condição.

Patogênese

Bordetella bronchiseptica é um microrganismo complicado com vários fatores de virulência. Ele existe em quatro fases de colônia. A expressão dos genes de virulência requer a cooperação do BvgAS (sistema de genes de virulência).[6]

As colônias da fase I contêm microrganismos totalmente virulentos (Bvg +) que expressam genes para flagelos (fla), hemaglutinina filamentosa resistente a manose[7,8], e proteína de membrana externa pertactina (PN), todos envolvidos na adesão. Outros fatores incluem uma hemolisina que é a adenilato ciclase, uma citotoxina, uma toxina osteocítica e a toxina dermonecrótica (*dnt*). A adenilato ciclase pode modular a produção de citocinas em células dendríticas e alterar a função imunomodulatória.[9] É provável que a citotoxina traqueal atue nos cílios e cause ciliostase. Os microrganismos Bvg + também possuem o gene *bfrZ* para o receptor sideróforo férrico exógeno, o que é essencial porque a *Bordetella bronchiseptica* tem enormes exigências para o ferro.

As fases II e III não possuem todas elas. A reversão para a fase I ocorre apenas *in vivo*. Entre as cepas do microrganismo, há também variação na presença de genes para flagelos e fímbrias. Os microrganismos colonizam os cílios do trato respiratório anterior e depois proliferam, e então os cílios são perdidos à medida que os microrganismos aumentam em número. A pertactina pode ser necessária para isso.[9] Substâncias tóxicas então se difundem da *Bordetella bronchiseptica* para o epitélio e abaixo, e lesionam os osteoblastos. A atrofia leve dos turbinados pode então começar, mas geralmente se resolve em cerca de 70 dias após a infecção.

No pulmão, a *Bordetella bronchiseptica* provoca pneumonia semelhante ao *Mycoplasma hyopneumoniae*, e o microrganismo vive em grande número nos brônquios principais (anteriormente denominada bronquite X), onde ela pode causar traqueíte e bronquite mucopurulenta.

O microrganismo também intensifica a capacidade de outros microrganismos para colonizar o trato respiratório, notadamente *P. multocida*[10], *S. suis* e *H. parasuis*. Por sua vez, o vírus da síndrome reprodutiva e respiratória dos suínos (VSRRS) predispõe à infecção por *Bordetella bronchiseptica*. A coinfecção de *Bordetella bronchiseptica* com o coronavírus respiratório suíno (CVRS) e o vírus da influenza suína (VIS) leva a um surto mais longo de pneumonia mais grave.[11]

Achados clínicos

Podem ser graves em rebanhos recém-estabelecidos, rebanhos em rápida expansão ou com imunidade deficiente, ou onde há distúrbios imunossupressores.

Normalmente, surtos de espirros ocorrerão em leitões bebês. Eles podem ser paroxísticos ou acompanhados por epistaxe. Pode haver manchas de lágrimas. Os sinais de rinite atrófica progressiva raramente são observados apenas com infecção por *Bordetella bronchiseptica*.

Na forma pneumônica, pode haver febre a 40°C, anorexia e perda de condição, e possivelmente mortalidade alta. Ela pode causar redução na taxa de crescimento, que pode atingir 20 a 30%. A coinfecção com outros agentes contribui para o aumento da gravidade dos sinais, e os vírus respiratórios podem favorecer a colonização pela *Bordetella bronchiseptica*.[12]

Patologia

Em uma infecção não complicada, há leve rinite catarral. Pode haver algum grau de atrofia conchal (turbinados) com desvio do septo nasal e produção excessiva de muco.

Na infecção pulmonar, pode haver consolidação dos lóbulos craniais e médios do pulmão. Histologicamente, o epitélio nasal é infiltrado com células inflamatórias, algumas vezes apresenta metaplasia mucosa e pode haver fibrose, que é quase patognomônica para a infecção por *Bordetella bronchiseptica*. No pulmão pode haver exsudato catarral com infiltração neutrofílica.

Diagnóstico

Nos primeiros casos, espirros graves e manchas lacrimais serão uma boa indicação. Espirrar é o método de limpar a cavidade nasal da irritação (infecção, gases nocivos tais como amônia ou cargas pesadas de poeira) e é o sinal clínico que indica que a cavidade nasal está estressada. Nos primeiros casos de infecção brônquica pode haver tosse, que indica que traqueia, brônquios do tronco principal e a maior parte da árvore brônquica estão entupidos com exsudato que precisa ser removido fisicamente, uma vez que o mecanismo de depuração mucociliar normal foi suplantado.

Nas infecções precoces, a *Bordetella bronchiseptica* pode ser isolada de todo o trato respiratório, mas em casos crônicos ou recuperados, ela pode ser isolada apenas da cavidade nasal (principalmente dos etmoturbinados). Suabes nasais usando pontas de algodão podem ser coletados, colocados em meios de transporte e cultivados em meio especial.

No exame *post mortem*, a *Bordetella bronchiseptica* pode ser cultivada em placas de ágar-sangue com 48 h de incubação. Testes de PCR baseados na toxina dermonecrótica foram usados com sucesso[13] e em PCR multiplex com *P. multocida*.

Os testes de anticorpos (aglutinação e ELISA) também podem ser usados para avaliar o status do rebanho.

Imunidade

Existe imunidade do tipo IgM à hemaglutinina no prazo de 7 dias e a do tipo IgG aparece 4 a 5 semanas mais tarde. Essa imunidade geralmente impede a atrofia dos turbinados e as lesões pneumônicas. É necessária uma boa resposta de IgA para eliminar a infecção do trato respiratório anterior,[14] mas a proteção provida pela vacina não é tão boa quanto a proteção decorrente da infecção natural.[15]

Tratamento

O tratamento parenteral com quase todos os antibióticos é possível para casos agudos graves, porque a sensibilidade *in vitro* à maioria dos antibióticos é alta. Somente depois disso, o tratamento via água e alimentos deve ser considerado. *Bordetella bronchiseptica* são, no entanto, em grande parte resistentes ao ceftiofur, e há evidências de que elas estão se tornando mais resistentes às combinações trimetoprima-sulfonamida.

Controle

A medicação pode ser usada para controlar o início do problema. Os suínos ameaçados em um único espaço aéreo devem receber antibióticos na ração após o desmame (trimetoprima/sulfonamidas a 30 mg/kg/dia) ou tetraciclinas.

A medicação estratégica usando os mesmos antibióticos, administrados por via parenteral, aos 3, 10 e 21 dias de idade também reduzirá os achados clínicos.

Técnicas de desmame precoce medicamentoso e tratamento de longo prazo na água por 28 dias também foram usados para erradicar o agente.

A vacinação utilizando vacinas mortas com formol com alúmen como adjuvante geralmente combinadas com toxoide de *P. multocida* têm sido usadas com sucesso há muito tempo.[16] Elas podem ser administradas a porcas 6 e 2 semanas antes do parto para estimular anticorpos maternos e a leitões aos 7 e 28 dias de idade, mas neste caso elas podem ser inibidas por anticorpos maternos.

O manejo todos dentro/todos fora com boa ventilação reduz o nível de infecção. A compra de novos animais limpos com um período de isolamento e quarentena também removerá a infecção, assim como o tratamento do lote de animais recebido. O agente é sensível a vários desinfetantes na fazenda.[17]

REFERÊNCIAS BIBLIOGRÁFICAS

1. Buboltz AM, et al. Infect Immun. 2009;77:3249.
2. Buboltz AM, et al. J Bacteriol. 2008;190:5502.
3. Buboltz AM, et al. Infect Immun. 2009;77:3969.

4. Cummings CA, et al. J Bacteriol. 2006;188:1775.
5. Palzer A, et al. Vet Rec. 2008;162:267.
6. Beier D, Gross R. Adv Exp Med Biol. 2008;631:149.
7. Irie Y, Yuk MH. FEMS Microbiol Lett. 2007;275:191.
8. Nicholson TL, et al. Infect Immun. 2009;77:2136.
9. Vojtova J, et al. Curr Opinion Microbiol. 2006;9:69.
10. Brockmeier SI, Register KB. Vet Microbiol. 2007; 125:284.
11. Brockmeier SI, et al. Vet Micrbiol. 2008;128:36.
12. Loving CL, et al. Microb Pathog. 2010;49:237.
13. Register KB, De Jong KD. Vet Microbiol. 2006; 117:201.
14. Wolfe DN, et al. Infect Immun. 2007;75:4416.
15. Gopinathan I, et al. Microbes Infect. 2007;9:442.
16. Hsuan SI, et al. Vaccine. 2009;27:2923.
17. Thomson JR, et al. Pig J. 2007;60:15.

Pleuropneumonia de suínos associada a *Actinobacillus pleuropneumoniae*

Etiologia

Actinobacillus pleuropneumoniae (APP), anteriormente conhecido como *Haemophilus pleuropneumoniae*, é o microrganismo causador da pleuropneumonia em suínos. Algumas cepas requerem o fator V (NAD) para o crescimento (biotipo I), mas outras não necessitam desse fator (tipo II). Ele forma pequenas colônias beta-hemolíticas mucoides translúcidas ao redor de estrias estafilocócicas em ágar-sangue de carneiro. É um bastonete encapsulado pequeno, Gram-negativo. O microrganismo causa pleuropneumonia fibro-hemorrágica e necrosante grave e rapidamente fatal. Os sobreviventes muitas vezes têm sequestros carregados de bactérias nos pulmões que são pobremente penetrados por antibióticos, mas agem como fontes do microrganismo para surtos posteriores. Ele não afeta o homem e não tem importância para a saúde pública.

Recentemente, uma espécie completamente não patogênica, *A. porcitonsillarum*, foi identificada.

Epidemiologia

Ocorrência

A bactéria tem distribuição cosmopolita. O reservatório primário é em suínos domesticados, mas o javali selvagem também costuma ser acometido.[1]

O único hospedeiro natural é o suíno, mas ele foi isolado de bovinos, cervídeos, cordeiros, e alguns roedores podem ser infectados experimentalmente. Provavelmente ele não é transportado por pássaros e roedores. A diversidade de cepas isoladas de suínos sadios pode ser maior que a de cepas recuperadas de suínos doentes.

Parece que poucos leitões são infectados por suas mães, e então o microrganismo se espalha após o desmame, quando os anticorpos maternos desaparecem. A doença ocorre em todo o mundo em suínos em crescimento de 2 a 6 meses de idade, com rápida disseminação tanto dentro do grupo inicialmente afetado quanto posteriormente para outros suínos mais velhos ou mais jovens em um rebanho. Eles provavelmente existem em grande número no nariz dos animais afetados. Levantamentos em abatedouros descobriram que os pulmões de suínos de cerca de 50% dos rebanhos monitorados por vários meses podem ter lesões atribuíveis ao *A. pleuropneumoniae*. Essa pleurisia crônica está presumivelmente associada ao *A. pleuropneumoniae*.[2,3] Estudos soroepidemiológicos descobriram que suínos em 70% dos rebanhos podem ter anticorpos contra um ou mais de vários sorotipos reconhecidos do microrganismo. A prevalência da infecção continua a aumentar – presumivelmente como resultado da criação em confinamento, aglomeração dos animais, ventilação inadequada, contato próximo e mistura de suínos de vários grupos etários. A incidência da doença clínica é muito menor que a prevalência da infecção. Na maioria dos países, quanto mais densa a população de suínos, mais prevalente é o *Actinobacillus pleuropneumoniae*, e isso foi documentado na Bélgica. Nos EUA, pode não ser tão importante quanto na Eurásia, e não foi relatado como de grande importância na clínica de Iowa.[4] Na Europa, ele pode ter se tornado mais comum nos últimos anos.

A maioria dos rebanhos tem um ou mais tipos, mas geralmente são avirulentos. Em alguns países, pode ter havido mudança de sorotipos virulentos para avirulentos. No Canadá, mais de 75% dos suínos foram positivos para *A. pleuropneumoniae* no trato respiratório anterior.[5] Há homogeneidade relativa dentro de um sorotipo específico.[6]

Uma cepa pode ser virulenta em um país, mas não em outro, dependendo da composição genética que determina a presença de fatores de virulência.

Morbidade e letalidade de casos

A taxa de morbidade pode exceder 50% e a mortalidade pode variar de 1 a 10%.

Métodos de transmissão

A transmissão geralmente é por contato suíno a suíno ou, mais corretamente, contato nariz com nariz. As gotículas de aerossol só são transportadas por curtas distâncias antes de se precipitarem. Na Dinamarca, sugeriu-se que o fator primordial na disseminação de *A. pleuropneumoniae* era a dispersão de aerossóis de vizinhos infectados.[7] Neste estudo, a comercialização de animais infectados subclinicamente, a frequência de compras de lotes de animais, o uso de múltiplas fontes e a baixa biossegurança foram fatores associados à disseminação de *A. pleuropneumoniae* nos rebanhos livre de patógenos específicos (SPF) dinamarqueses. A maioria dos rebanhos usa inseminação artificial e traz suínos em contêineres estéreis. O microrganismo pode ser espalhado no ar por uma distância de 1 m. A transmissão de *A. pleuropneumoniae* 9 por aerossol foi possível por mais de 2,5 m. Um experimento com transferência de ar de um grupo de suínos com o sorotipo 2 mostrou que se 10% do ar fosse transferido, então não haveria transmissão, mas se 70% fosse transferido, *A. pleuropneumoniae* se espalharia. A exposição experimental por aerossol de suínos ao sorotipo 9 resulta em infecção e induz proteção ao desafio subsequente da cepa homóloga.

Apenas alguns microrganismos precisam ser transportados na tonsila e nasofaringe para que um suíno se infecte durante a viagem. Suínos podem carrear o *A. pleuropneumoniae* no nariz, e o transporte ocorre para cepas de baixa e alta virulência. O estado de portador pode ser ativado por estresse ou outros patógenos. O suíno portador infectado subclinicamente é a fonte mais comum de infecção. Tem sido sugerido que a eliminação do microrganismo só ocorre no momento da infecção ativa, e não quando o microrganismo é apenas transportado.

A transmissão é pela via respiratória, principalmente por contato nariz a nariz. A superlotação e a ventilação inadequada podem facilitar a disseminação. O pico de transmissão pode ocorrer em cerca de 11 semanas. O desafio intranasal experimental foi seguido por morte em um período tão curto quanto 24 h. A mistura de suínos infectados (suínos semeadores) com suínos suscetíveis normais por 48 h pode mimetizar a infecção de campo, com o desenvolvimento de doença clínica, respostas febris, lesões pulmonares e mortalidade.

O suíno portador infectado subclinicamente é o meio mais comum pelo qual a infecção é transmitida entre os rebanhos. Surtos graves podem ocorrer inesperadamente em rebanhos de reprodutores suscetíveis, sem história prévia da doença ou em operações intensivas de engorda de suínos, nos quais os suínos são introduzidos regularmente a partir de uma variedade de fontes. Os rebanhos que introduzem continuamente estoque de reposição são altamente suscetíveis a um surto. Depois do surto inicial, a imunidade geral do rebanho se desenvolve, mas a infecção persiste, e casos esporádicos podem continuar a ocorrer. O microrganismo não é prontamente isolado dos tecidos respiratórios normais, mas persiste em lesões crônicas nos pulmões de suínos recuperados e aparentemente clinicamente saudáveis. Estes suínos fornecem uma fonte de infecção, especialmente em um rebanho de terminação que compra animais de diversas fontes. A transmissão indireta da infecção foi proposta, mas pode ser rara. Um estudo na fazenda descreveu cinco casos de transmissão por aerossol ou botas ou roupas, mas os outros três casos poderiam ter sido qualquer combinação dessas três ou mesmo outras fontes indiretas.

Fatores de risco

Fatores de risco do patógeno

Biotipos

Existem dois biotipos. O biotipo I requer NAD (NAD-dependente, 13 sorotipos) e o biotipo II não requer (NAD-independente, 2 sorotipos). O biotipo I deve ser diferenciado de outras espécies de *Actinobacillus* spp.

O isolamento do biotipo II pode estar aumentando. Ele cresce facilmente em placas de ágar-sangue, assim como *A. suis* (ver discussão posterior), que também pode, sob certas circunstâncias, produzir pleuropneumonia.[5] Além disso, cepas atípicas do biotipo II pertencentes aos sorotipos 2, 4, 7, 9 e 11 de *A. pleuropneumoniae* também foram identificadas.[8] No Canadá, duas cepas do biotipo I de *A. pleuropneumoniae* 13 foram encontradas (devem ser biotipo II).[9]

Sorotipos

Em 1997, dois novos sorotipos foram propostos: *A. pleuropneumoniae* 14 e *A. pleuropneumoniae* 15. Os sorotipos *A. pleuropneumoniae* 1 a *A. pleuropneumoniae* 12 formam o biotipo I, juntamente com a *A. pleuropneumoniae* 15. O biotipo II é composto de *A. pleuropneumoniae* 13 e 14. Dentro dessas categorias existem variações, porque as cepas podem adquirir características de outras cepas. Alguns dos sorotipos são heterogêneos (eles compartilham determinantes antigênicos com outros sorotipos). A heterogeneidade foi relatada para *A. pleuropneumoniae* 3, 6 e 8; *A. pleuropneumoniae* 4 e 7 e *A. pleuropneumoniae* 1, 9 e 11. A análise de impressão digital genética de endonucleases de restrição pode ser utilizada para a comparação de sorotipos.

O sorotipo 5 é subdividido nos subtipos A e B. O sorotipo 1 também foi dividido em subtipos antigênicos 1A e 1B. A prevalência de sorotipos de *A. pleuropneumoniae* varia consideravelmente de acordo com a localização geográfica. *A. pleuropneumoniae* 1, 5 e 7 são comuns na América do Norte, *A. pleuropneumoniae* 2 e 9 são comuns na Europa continental e *A. pleuropneumoniae* 3 é comum na Inglaterra e na Irlanda. *A. pleuropneumoniae* 8 também é encontrado na Irlanda. Nas Ilhas Britânicas, *A. pleuropneumoniae* 2 e 8 são os mais comuns, com os sorotipos 3, 6 e 7 também ocorrendo com frequência. *A. pleuropneumoniae* 5, 9, 10 e 12 ocorrem apenas raramente. *A. pleuropneumoniae* 1 e 4 não foram isolados.

Na Dinamarca, eles rotineiramente encontram nove cepas das 15. Geralmente, o *A. pleuropneumoniae* 2 seguido por 6, 5 e 12. *A. pleuropneumoniae* 1, 7, 8 e 14 são infrequentes, e os *A. pleuropneumoniae* 3, 4, 9, 11, 13 e 15 ainda não foram encontrados. *A. pleuropneumoniae* 2 é o isolado dominante na Suécia e na Suíça. *A. pleuropneumoniae* 10 é comum na França (também no Brasil). *A. pleuropneumoniae* 4 é comum na Espanha como *A. pleuropneumoniae* 7 e muitos não são tipificáveis, mas *A. pleuropneumoniae* 4 raramente aparece em outro lugar.[8] E na Espanha, o biotipo II também é bastante comum.

A. pleuropneumoniae 1, 7 e 12 são comuns em suínos australianos, sendo *A. pleuropneumoniae* 1 o mais comum; *A. pleuropneumoniae* 15 também pode ser encontrado na Austrália e no Japão.[10]

Na América do Norte, os sorotipos mais comuns, em ordem de frequência, são *A. pleuropneumoniae* 1, 5, e 7. *A. pleuropneumoniae* 1 é mais comum no leste do Canadá, respondendo por 66 a 83% dos isolados, e é o segundo isolado mais prevalente no oeste do Canadá e nos EUA. *A. pleuropneumoniae* 2 é de baixa frequência no Canadá. No entanto, já se relatou agora o sorotipo 2 como o causador da doença em suínos em crescimento e terminação nos EUA. O sorotipo 3 tem baixa incidência no Canadá e nos EUA. Os isolados do sorotipo 5 são comuns no Canadá e nos EUA. Os sorotipos mais comuns isolados em Quebec foram 1, 5, 2 e 7, nessa ordem. O sorotipo 6 não foi relatado na América do Norte.

A sorotipagem de cepas isoladas é importante no estudo epidemiológico e imunológico da infecção por *A. pleuropneumoniae.* Também é importante quando se compara ou analisa a eficácia de diferentes tratamentos para conhecer a virulência das cepas e a sensibilidade aos antimicrobianos. Um programa de imunização eficaz também depende da consideração da multiplicidade de tipos imunogênicos que ocorrem em uma determinada área ou país.

É importante perceber que algumas cepas compartilham as cadeias O do lipopolissacarídeo e podem, portanto, reagir de forma cruzada. As reações cruzadas antigênicas entre *A. pleuropneumoniae* 3, 8 e 15 também podem ser explicadas pela presença de semelhanças estruturais.[11]

Em um estudo, sugeriu-se que a *A. pleuropneumoniae* 9 pode passar despercebida clinicamente como *M. hyopneumoniae*, pois esta potencializa a infecção por *A. pleuropneumoniae.*[12]

Fatores de virulência

A. pleuropneumoniae se liga ao epitélio tonsilar. Ele também adere aos anéis traqueais *in vitro* e às células epiteliais alveolares. Os genes que estão envolvidos no metabolismo energético, absorção de nutrientes e resposta ao estresse são essenciais para a sobrevivência de *A. pleuropneumoniae* no hospedeiro suíno. Estes incluiriam enzimas que são produzidas *in vivo* para assegurar que haja oxigênio. Descobriu-se uma metaloprotease que pode degradar IgA e IgG suínas.

Vários outros atributos de virulência e seus efeitos biológicos foram descritos. Múltiplos fatores de virulência estão envolvidos no desenvolvimento da doença, e as lesões provavelmente são causadas por fatores tóxicos associados ao microrganismo.

Os componentes capsulares são antifagocíticos e inibem a atividade bactericida do soro, mas não causam quaisquer lesões por si próprios. A descoberta de mutantes sem cápsulas que não eram menos capazes de aderir aos tecidos do trato respiratório sugere que as proteínas de membrana externa foram então desmascaradas (sem a cápsula), e estas foram capazes de aderir às células epiteliais. Portanto, é uma adesão independente do lipopolissacarídeo. As proteínas de membrana externa (OMPs) (60 kDa) aderem às fibras de colágeno tipo III no pulmão. As proteínas de membrana externa parecem ser comuns a todos os sorotipos. Algumas destas também estão envolvidas na absorção de ferro, o que é essencial para a proliferação.

Os lipopolissacarídeos (LPS) de *A. pleuropneumoniae* são específicos do sorotipo, mas apresentarão reação cruzada uns com os outros. O LPS do *A. pleuropneumoniae* é uma adesina importante. Ele também induz a inflamação estimulando TNF-α, IL-1, IL-6 e IL-8. No entanto, a construção de anticorpos contra os LPL bloqueou a aderência às células traqueais, assim, nosso entendimento ainda não está completo. O LPL provoca endotoxemia e reproduz certas lesões típicas da doença natural, mas não os efeitos hemolíticos ou necrosantes. Alguns LPL também ajudam o *A. pleuropneumoniae* a aderir ao muco, aos anéis traqueais e ao pulmão, mas eles não parecem estar envolvidos na aderência às células epiteliais alveolares suínas cultivadas.

A hemoglobina suína também se liga ao LPL com *A. pleuropneumoniae,* e esta é uma propriedade da proteína de membrana externa do *A. pleuropneumoniae.*

Sob condições de crescimento com deficiência de ferro, *A. pleuropneumoniae* expressa duas proteínas de ligação à transferrina. Recentemente, foi descrito um receptor de ferrocromo no *A. pleuropneumoniae.*

Existem adesinas (fímbrias) envolvidas na ligação. Elas estão particularmente associadas ao sorotipo 1, mas também aos sorotipos 3 e 5, e são normalmente uma característica da subcultura 1 (56% das cepas), mas apenas 8% na subcultura 2 e nenhuma na subcultura 3.

Toxinas Apx

Nem todas as diferenças na virulência são explicadas pela cápsula, LPL, hemolisinas e toxinas Apx. Certamente, todas as cepas precisam de Apx IV e duas de Apx II ou III. Não existe uma maneira certa de diferenciar cepas virulentas de avirulentas.

Várias exotoxinas são produzidas, incluindo hemolisinas. A atividade hemolítica deste microrganismo é característica desta espécie de bactéria. Essa faixa de exotoxinas faz parte do grupo RTX formador de poros, conhecido como toxinas Apx. A mais recente é a Apx IVA, e o gene está presente em todas as cepas de *A. pleuropneumoniae* e é espécie específico e, portanto, pode ser usado para confirmar a identificação do microrganismo. O gene Apx IVA é encontrado em todos os sorotipos de *A. pleuropneumoniae* e está ausente nas outras espécies relacionadas nas *Pasteurellacae* e, portanto, é considerado espécie específico para *A. pleuropneumoniae* e, assim, está sendo usado em testes de PCR para identificar as cepas de *A. pleuropneumoniae.* É secretada por um sistema de secreção do tipo I.

As toxinas Apx são descritas na discussão a seguir: I até III podem ser produzidas *in vitro*, mas a toxina Apx IVa é produzida apenas *in vivo* e é específica do *A.*

pleuropneumoniae. Todas as 90 cepas investigadas em um estudo tinham genes Apx IVa. Mutantes sem a capacidade de produzir toxinas Apx não causam doença. Existem basicamente quatro padrões diferentes. Tanto a Apx I quanto a Apx II são essenciais para a produção de lesões. Apx III visa especificamente os leucócitos pela ligação CD18.[13] O gene Apx está presente em todas as cepas de *A. pleuropneumoniae*.

As principais toxinas RTX no *A. pleuropneumoniae* são:

- *Apx I*, 110 kDa é fortemente hemolítica e fracamente citotóxica
- *Apx II*, 102 kDa é fracamente hemolítica e moderadamente citotóxica
- *Apx III*, 120 kDa não é hemolítica, mas é fortemente citotóxica
- *Apx IV*, 202 kDa tem ações amplamente desconhecidas, mas é essencial para a completa virulência do *A. pleuropneumoniae*.[14]

Os sorotipos 1, 5a, 5b, 9 e 11 produzem Apx I e Apx II; os sorotipos 2, 3, 4, 6 e 8 produzem Apx II e Apx III; os sorotipos 7 e 12 produzem Apx II; o sorotipo 10 só produz Apx I.

Existem diferenças de opinião quanto ao que constitui virulência. Em geral, o seguinte é representativo, mas varia consideravelmente de país para país e de isolado para isolado (Quadro 12.2).

Estas são tóxicas para macrófagos alveolares, neutrófilos e células endoteliais. Em pequenas doses são estimulatórias, mas em grandes doses são letais. A expressão gênica é controlada pela curva de crescimento por uma nova via de regulação. Vários genes foram identificados recentemente que ajudaram na sobrevivência, incluindo o conhecimento de que ele pode produzir toxinas em condições anaeróbicas. O LPL de *A. pleuropneumoniae* também pode estimular a liberação de óxido nítrico a partir de macrófagos em razão da enzima óxido nítrico sintase que lesiona os tecidos e pode afetar o tônus vascular, a sinalização neuronal e os mecanismos de defesa do hospedeiro. A óxido nítrico sintase 2 e a ciclo-oxigenase 2 foram encontradas em suínos infectados experimentalmente por *A. pleuropneumoniae*. A atividade da urease também pode ser exigida para que o *A. pleuropneumoniae* estabeleça a infecção no trato respiratório.

O aumento na resistência ao fármaco antimicrobiano que ocorreu é um fator de virulência indireto e um importante mecanismo promotor da doença. A habilidade do microrganismo em resistir à morte pelo complemento *in vitro* pode refletir um mecanismo de virulência *in vivo* que auxilia as bactérias a evitar as defesas pulmonares dos suínos e promove a invasão bacteriana do pulmão.

Diferenças na patogenicidade existem entre o sorovar 1 e os sorovares 7, 3 e 2. As diferenças entre os sorotipos 1, 2 e 7 são baixas. O sorotipo 3 parece menos virulento do que o sorotipo 1. As diferenças na estrutura capsular e na composição bioquímica entre isolados virulentos e avirulentos podem contribuir para a virulência. Um LPL do tipo liso e um do tipo rugoso foram isolados e caracterizados a partir do sorotipo 5. A infusão intrabronquial das preparações em suínos induz lesões típicas daquelas em suínos que morrem de pleuropneumonia aguda.

A. pleuropneumoniae pode interagir com *P. multocida* para produzir uma pneumonia grave, enquanto *P. multocida* sozinha é relativamente não patogênica. Experimentalmente, uma combinação de *P. multocida* e a toxina bruta de *A. pleuropneumoniae* resultou em pasteurelose pneumônica moderada a grave.

A formação de biofilmes nas superfícies mucosas é de importância e reconhecimento crescentes. Faz parte da resposta do estresse extracitoplasmático à presença de *A. pleuropneumoniae*.[15] Muitas cepas de *A. pleuropneumoniae* formam biofilmes sob condições de crescimento apropriadas.[16] Os sorovares 5b e 11 podem exibir formação de biofilme, e uma proteína H-NS semelhante à histona regula a formação de biofilme e a virulência de *A. pleuropneumoniae*.[17]

Fatores de risco do animal

Estão relacionados com mecanismos imunes e status imunológico de suínos de diferentes idades. Um dos principais fatores de risco para os animais é que os suínos clinicamente recuperados geralmente servem como portadores do microrganismo e nunca se recuperam completamente da infecção. Normalmente, *A. pleuropneumoniae* é detectado em amostras bacterianas mistas das tonsilas e/ou amostras nasais por PCR a partir das 4 semanas de idade, mas foi detectado logo aos 11 dias em amostras de tonsilas, assim é possível para a porca infectar o leitão. Os isolamentos tornam-se mais comuns de 4 a 12 semanas, à medida que os anticorpos maternos diminuem. A duração mediana do transporte tonsilar pode ser de 7 a 8 semanas. A colonização dos pulmões pode se desenvolver de 12 a 16 semanas em alguns rebanhos, e até tão tarde quanto 23 semanas em outros.

Fatores associados à pleurisia em suínos em uma análise de caso-controle de suínos abatidos na Inglaterra e no País de Gales[18] mostraram que os fatores de risco incluíam:

- Nenhuma política todos dentro/todos fora
- Suínos com mais de 1 mês de diferença de idade no mesmo galpão
- Mistura repetida
- Movimentação durante a fase de criação.

A incidência diminuída foi associada a:

- Da cria para a terminação ou do desmame para a terminação em um alojamento ocupado com menos de 3 fontes
- Limpeza e desinfecção dos grupos de cria e terminação entre grupos e o tempo de inatividade prolongado das unidades de cria ou terminação.

Os fatores não infecciosos na ocorrência de pleurisia foram investigados na França.[19] Este estudo foi realizado em 143 rebanhos do parto até a terminação, onde foram registradas as condições de manejo, criação e alojamento. Um aumento do risco de pleurite extensa ocorreu quando houve curto intervalo de temperatura para o controle da ventilação, falta de desinfecção na unidade de maternidade, procedimentos cirúrgicos tardios nos leitões, uma temperatura média abaixo de 23°C na sala de terminação e tamanho de rebanho acima de 200 porcas.

Mecanismos imunes

A imunidade colostral dura de 2 semanas (geralmente 5) a 3 meses. Depois de infecção experimental ou natural, os anticorpos ocorrem 10 a 14 dias após a infecção, e atingem seu pico em 4 a 6 semanas após a infecção. Nos animais afetados subclinicamente, pode não haver anticorpos produzidos para as toxinas.

Na maioria dos rebanhos, altos teores de anticorpos em leitões de 4 semanas de idade ainda podem ser detectados, e estes anticorpos maternos continuam a diminuir até cerca de 12 semanas de idade, e então os anticorpos começam a aumentar com a aquisição de uma carga patogênica. A presença e a diminuição da concentração de anticorpos colostrais adquiridos entre 2 semanas e 2 meses determina a idade em que a infecção por *A. pleuropneumoniae* tem maior probabilidade de ocorrer. Os títulos de anticorpos maternos caem pela metade a cada 3 semanas e, portanto, podem permanecer por 12 a 56 dias.

A colonização nasal pode ocorrer tão cedo quanto 4 semanas e *A. pleuropneumoniae* pode ser encontrado nos pulmões a partir de 12 semanas, geralmente, de 12 a 23 semanas antes de ocorrer qualquer soroconversão para as toxinas Apx. Em outras palavras, a colonização nasal nem sempre produz anticorpos.

A imunidade ativa à doença normalmente segue infecções induzidas experimentalmente e de ocorrência natural, e a infecção com um sorotipo de *A. pleuropneumoniae* confere forte imunidade ao mesmo sorotipo e proteção parcial contra cepas heterólogas. A maioria dos suínos recuperados tem forte imunidade humoral, mas isso não os impede necessariamente de se tornarem portadores e, dessa forma, possíveis eliminadores de *A. pleuropneumoniae*. A vacinação com bactérias mortas produz proteção parcial contra a cepa homóloga e nenhuma contra cepas heterólogas. As vacinas de segunda geração com

Quadro 12.2 Virulência relativa de cepas de *A. pleuropneumoniae* em suínos.

Virulência muito alta	Virulência alta	Virulência moderada	Virulência baixa
1	2, 4, 6, 8, 15, 9, 11 (10 + 14)	2, 5, 9, 10, 11	3, 7, 12

toxinas Apx produzem boa proteção contra a doença clínica causada por qualquer sorotipo, mas não impedem que os animais se tornem portadores através de infecções subclínicas. No entanto, a imunidade da vacina é específica para o sorotipo.

A resposta dos anticorpos às infecções por *A. pleuropneumoniae* ou à vacinação é demonstrada pelo teste de fixação do complemento ou outros testes sorológicos. Existe uma boa correlação entre um título de fixação de complemento e resistência à infecção, e o microrganismo geralmente não pode ser isolado de animais soropositivos. A suscetibilidade à *A. pleuropneumoniae* pode ser prevista pela ausência de anticorpos neutralizantes ao microrganismo, enquanto a proteção pode ser prevista pela presença desses anticorpos. A exposição de suínos por aerossol ao sorotipo 9, viável ou inativado induziu anticorpos em fluidos pulmonares e no soro, e protegeu contra o desafio homólogo. No entanto, o microrganismo pode persistir em focos necróticos nos pulmões ou tonsilas de suínos considerados imunes à infecção. Dentro de 2 a 3 semanas de um surto de doença aguda, a morbidade diminui em decorrência do desenvolvimento de imunidade. A doença clínica é improvável em animais adultos imunes, e as porcas imunes conferem imunidade passiva a seus leitões, o que proporciona proteção para as primeiras semanas de vida. Contudo, a doença aguda pode ocorrer em leitões de 3 a 8 semanas de idade se a imunidade colostral for inicialmente baixa e diminuir para níveis abaixo da proteção. Além disso, casos graves podem ocorrer em marrãs não imunes e em cachaços introduzidos em rebanhos infectados.

Suínos infectados com *Actinobacillus* spp. hemolítico podem se tornar reagentes falsopositivos para *A. pleuropneumoniae*. Esses suínos também podem ser menos suscetíveis à pleuropneumonia causada por *A. pleuropneumoniae*.

Fatores de risco do ambiente e do manejo

Surtos da doença parecem ocorrer em suínos que não têm imunidade, estão em superlotação ou foram submetidos a estressores recentes, como mudanças marcantes na temperatura ambiente ou falha no sistema de ventilação. O microrganismo sobrevive melhor quando as condições estão úmidas ou em muco, e pode durar dias ou até mesmo semanas. Ele sobrevive na água por 30 dias a 4°C, mas tem sobrevivência muito curta em condições secas e quentes. Surtos podem ocorrer em rebanhos de reprodução após o transporte de e para exposições e vendas agropecuárias. Presumivelmente, a infecção foi contraída misturando-se com suínos clinicamente saudáveis, mas infectados. O eixo hipotálamo-hipófise-adrenal é estimulado em resposta a uma ampla variedade de estressores, o que pode levar à ativação do microrganismo nas tonsilas. O maior risco está associado à introdução de suínos de galpões de venda e o menor risco de plantéis cujo estado de saúde é conhecido pelo comprador.

Importância econômica

Considera-se que as perdas econômicas associadas à doença são atribuídas a mortes hiperagudas, aos custos de tratamento de suínos afetados individualmente e à medicação em massa da ração e da água, e às doenças crônicas que atrasam a comercialização dos suínos de terminação. As observações de campo indicam que são necessários 5,64 dias adicionais para os suínos com infecção subclínica atingirem um peso de mercado de 113,6 kg em comparação com os companheiros de grupo não infectados. No entanto, outras observações e investigações indicam que o ganho médio diário não é significativamente afetado pela infecção por *A. pleuropneumoniae*. Sem dúvida, há grandes perdas econômicas associadas à natureza endêmica da doença, que se caracteriza por mortes hiperagudas que se repetem esporadicamente, às vezes pontuadas por surtos.

Patogênese

As interações de *A. pleuropneumoniae* com as células epiteliais do hospedeiro parecem envolver interações complexas, resultando na regulação de vários genes bacterianos, incluindo alguns que codificam as supostas adesinas.[20]

A via natural da infecção é aerógena. Em suínos em crescimento, a doença parece ser uma infecção respiratória sem septicemia, produzindo pleuropneumonia hemorrágica necrosante e fibrinosa com pleurite. Logo após a inoculação intranasal, as bactérias estavam associadas principalmente ao epitélio escamoso estratificado e às células epiteliais destacadas na tonsila. Se apenas alguns microrganismos forem inalados, provavelmente eles ficarão presos na tonsila e permanecerão ali até que sejam ativados. Se um grande número for inalado ou se a propagação a partir do reservatório da tonsila ocorrer, então provavelmente ocorrerá bacteriemia. A vacuolização e descamação do epitélio tonsilar foram observadas, havia muitos neutrófilos migrantes e estes distendiam as criptas tonsilares. Elas não se ligam ao epitélio traqueal (talvez no recém-nascido) ou ao epitélio brônquico, mas podem aderir à parede alveolar.[20] A toxina Apx I de *A. pleuropneumoniae* 10 induz a apoptose em células epiteliais alveolares suínas.[21] A adesão das bactérias às células parece ser essencial e parece ser mediada por polissacarídeos e proteínas.[22] O papel das fímbrias não é claro. Descreveu-se a descarga de vesículas contendo proteases e toxinas Apx do *A. pleuropneumoniae* 1. Posteriormente, as bactérias estão associadas às paredes das criptas e às células destacadas das criptas. A exposição experimental por aerossol de suínos ao *A. pleuropneumoniae* resulta em pleuropneumonia necrosante hemorrágica fibrinosa grave que simula a doença natural. O microrganismo expressa uma série de fatores que ajudam a adquirir ferro e pode usar uma variedade de compostos, incluindo hemoglobina.[22] Normalmente, *A. pleuropneumoniae* é mantido fora dos alvéolos pelo mecanismo de depuração mucociliar, mas não se houver um grande número de *A. pleuropneumoniae* ou se houver danos preexistentes à depuração, como ocorre na infecção por *M. hyopneumoniae*.[12] É uma batalha muito determinada no alvéolo entre os fatores de virulência de *A. pleuropneumoniae* e os mecanismos de defesa do hospedeiro. A produção de citocinas estimula as defesas e aumenta a permeabilidade das paredes dos capilares alveolares e permite o acesso de anticorpos e complemento. Os macrófagos precisam de opsoninas para ajudar na fagocitose, pois o *A. pleuropneumoniae* é resistente à ação do complemento. A toxina Apx 1 induz a apoptose nos macrófagos, que são então mortos por leucotoxinas, e estes então liberam quantidades adicionais de proteases etc. As características da patogênese foram descritas.[23-25] Dentro de poucas horas após a inoculação endobrônquica de várias doses do microrganismo em suínos de 12 semanas de idade, as evidências clínicas de dispneia e febre são óbvias. Uma infecção por aerossol com o microrganismo resulta em edema pulmonar com hemorragias petequiais multifocais e bronquiolite e alveolite neutrofílica difusas poucas horas após a infecção. No pulmão, o recrutamento de neutrófilos é direcionado para os microrganismos *A. pleuropneumoniae* viáveis e, possivelmente, 30% dos neutrófilos pulmonares respondem. Isto é reforçado pela atividade da IL-8. As populações fagocíticas de células mononucleares suínas durante a inflamação produzida pelo *A. pleuropneumoniae* têm sido descritas.[26] A lesão é particularmente acentuada nas regiões dorsocaudais do pulmão. A habilidade da hemolisina do *A. pleuropneumoniae* em debilitar os macrófagos pulmonares pode intensificar a multiplicação do microrganismo, mas experimentalmente, a hemolisina do sorovar 2 não é um fator essencial para a produção das lesões. Nos estágios agudos, há alterações vasculares significativas nos pulmões. As lesões assemelham-se a infartos devido à vasculite, trombose e hemorragia. Existem muitos focos necróticos que servem como reservatórios do microrganismo em suínos que se recuperam. Na doença experimental, o leucograma é típico da inflamação aguda, no entanto, hipoxemia e hipoventilação alveolar não são características da doença. Os achados hematológicos e fisiológicos indicam que a doença hiperaguda se assemelha ao choque séptico. Imediatamente após a infecção, os teores de IL-1, IL-6 e TNF-α começam a subir. Concentrações moderadas ajudam na defesa, mas teores elevados tornam as coisas piores. Ao mesmo tempo, a IL-10 suprime a produção de TNF-α e IL-1 em macrófagos e monócitos, o que regula de forma ascendente as outras citocinas inflamatórias. O pré-tratamento do suíno com IL-10 reduz a gravidade da pleuropneumonia. A sobrevivência prolongada do

A. pleuropneumoniae durante as infecções pode ser atribuída ao efeito que o microrganismo tem em diminuir as respostas protetoras do hospedeiro.

A distribuição de monócitos suínos em diferentes tecidos linfoides e nos pulmões durante a infecção experimental por *A. pleuropneumoniae* e o papel das quimiocinas foram descritos.[27] Este estudo mostrou que as contagens de monócitos em vários órgãos mudaram durante a inflamação. As contagens de monócitos CD163 + foram encontradas nos pulmões e linfonodos brônquicos e tonsilares de suínos infectados por *A. pleuropneumoniae*, sugerindo que os monócitos migram apenas para estes órgãos.

Achados clínicos

Variam de acordo com o estado imunológico e o estresse ambiental, e costumam ser observados entre 6 e 20 semanas de idade. Em todos os casos, há taxa de crescimento reduzida e diminuição do consumo de ração levando, portanto, a ganho de peso reduzido. Não há relação entre o ganho de peso médio diário e a resposta sorológica ao *A. pleuropneumoniae*. A doença pode ser hiperaguda, aguda, subaguda ou crônica. Em todos os estágios, há muito pouca tolerância ao exercício, com diferentes graus de aumento da frequência respiratória. O início é repentino. Vários suínos que não foram vistos doentes podem ser encontrados mortos, e outros apresentam angústia respiratória grave. Os suínos afetados são pouco propensos a se mover e estão anoréxicos. Febre de até 41°C é comum, e a respiração laboriosa com um componente abdominal exagerado ("batedeira"), cianose e, com frequência, secreção espumosa manchada de sangue do nariz e da boca são características, particularmente pouco antes da morte. Nos casos hiperagudos, o curso clínico pode ser tão curto quanto algumas horas, mas na maioria dos suínos é de 1 a 2 dias. Em muitos casos, os animais ficam em posição de cão sentado, com cotovelos abduzidos para aliviar a pressão sobre os pulmões, e apresentam dispneia. Os casos crônicos, que geralmente surgem após o desaparecimento da fase aguda, são inicialmente febris e anoréxicos, mas a angústia respiratória é menos grave e tosse persistente pode se desenvolver. Se os suínos afetados não forem tratados, haverá alta taxa de casos fatais. Descreveu-se otite média em um suíno desmamado causada pela infecção do orelha média com o microrganismo. Também podem haver lesões nas articulações com inchaços flutuantes dos jarretes e as membranas sinoviais substituídas por tecido de granulação.

O curso da doença em um rebanho pode durar várias semanas, tempo durante o qual novos casos agudos se desenvolvem e casos crônicos tornam-se óbvios por aparência debilitada e tosse crônica.

Abortos podem ocorrer e a doença pode causar mortes súbitas em suínos adultos, particularmente aqueles que são mantidos ao ar livre durante os meses de verão e expostos a climas muito quentes.

A tomografia computadorizada e a radiografia têm sido descritas como auxiliares no diagnóstico.[28]

Recentemente, foi descrita uma condição muito leve, muito semelhante à influenza suína, com apenas aumento discreto na frequência respiratória.[29]

Patologia clínica

O cortisol plasmático aumenta 24 h após o desafio. A haptoglobina também aumenta. Em 48 h, IL-1α, IL-1β e IL-8 estavam aumentadas, e houve redução de 50% nos teores de ferro e zinco. As concentrações plasmáticas de IGF-1 foram reduzidas em resposta ao desafio com o *A. pleuropneumoniae*, assim como foram com o desafio com endotoxina. O lipopolissacarídeo de *A. pleuropneumoniae* produz aumentos nas citocinas inflamatórias (TNF-α, IL-6 e IL-10). Os neutrófilos imaturos estão significativamente aumentados nas infecções precoces de 18 a 48 h, e as alterações precoces foram descritas.[30]

Cultura do microrganismo

Em um surto, o diagnóstico é feito preferencialmente por cultura na necropsia. Os suínos portadores podem ser identificados por meio da cultura do microrganismo a partir do trato respiratório anterior, utilizando suabes nasais de suínos vivos na fazenda e amostras de tonsilas no abate. Um meio seletivo para a cultura do microrganismo a partir das vias respiratórias de suínos abatidos pode aumentar a taxa de isolamento devido ao alto grau de contaminação. A cultura de *A. pleuropneumoniae* foi recentemente complicada pela identificação do *A. porcitonsillarum* não patogênico.

Sorotipo do microrganismo

Os testes para determinar o sorotipo incluem aglutinação em lâmina, imunodifusão, precipitação do anel, hemaglutinação indireta, imunofluorescência, coaglutinação e contraimunoeletroforese. Este último é mais rápido, mais sensível e mais fácil de realizar do que os procedimentos de imunofluorescência direta e imunodifusão. O teste de coaglutinação é simples e rápido, o teste de imunodifusão é considerado o mais específico do sorotipo e existe boa correlação entre o teste rápido de aglutinação em lâmina e o teste de anticorpo fluorescente indireto. O teste rápido de aglutinação em lâmina é o método de escolha de alguns pesquisadores, mas o teste de coaglutinação é sorotipo-específico, sensível, simples, rápido, reprodutível e mais fácil de ler e interpretar do que os testes rápidos de aglutinação em tubo ou lâmina. A Sociedade Internacional de Veterinária de Suínos recomendou que o teste de coaglutinação seja atualmente o método de escolha para a sorotipagem de rotina das cepas de campo. Esta técnica não permite a separação do sorovar heterogêneo 8 dos sorovares 3 e 6, o sorovar heterogêneo 9 do sorovar 1, ou o sorovar heterogêneo 7 do 4. Os resultados são relatados como grupo 9-1, grupo 8-3-6, e grupo 7-4, respectivamente. A identificação final de sorovares heterogêneos só pode ser realizada pelo teste de difusão em ágar-gel e por hemaglutinação indireta. As cepas de referência e os antissoros correspondentes estão disponíveis para trazer alguma uniformidade para a sorotipagem.

Detecção do antígeno

A reação em cadeia da polimerase (PCR) é um teste altamente sensível para a detecção do microrganismo a partir de amostras de tecido. Uma PCR para o tipo 4 foi desenvolvida. Algumas detectam a proteína de membrana externa, outras detectam os genes Apx. ELISA baseado em Apx IVA pode ser usado para avaliar o status de *A. pleuropneumoniae* em rebanhos comerciais, mas alguns parecem limitados por altas taxas de portadores de *A. pleuropneumoniae* de baixa virulência.[31] A separação imunomagnética de *A. pleuropneumoniae* 1 e 2 foi descrita com maior sensibilidade do que o possível com o isolamento ou mesmo PCR. Uma análise de polimorfismo de comprimento de fragmentos de restrição (RFLP) baseada em PCR do gene OM1A também pode ser valiosa na diferenciação de sorotipos de *A. pleuropneumoniae*. Uma PCR multiplex foi desenvolvida. Com frequência, existe disparidade entre a sorotipagem imunológica e baseada na PCR.[32]

Sorologia

Melhor método com o objetivo de vigilância e a melhor maneira de detectar infecções subclínicas, mas pode fornecer resultados inexplicáveis.[33] Além disso, algumas das cepas que não produzem Apx IV não produzem anticorpos.[34] Às vezes, a interpretação diagnóstica é difícil.[22,33]

Testes para anticorpos contra toxinas e/ou antígenos capsulares têm baixa especificidade e podem ser positivos para infecção por *A. suis*. Os mais comumente usados são antígenos usando o lipopolissacarídeo da cadeia O.[35] Eles tendem a ser agrupados juntos: (1, 9, 11), (2, 3, 6), (8, 4, 7), (10 e 12), (3 e 5), (15, 3, 6).[11]

Para o diagnóstico sorológico da infecção em animais vivos, o teste de fixação do complemento é confiável, mas um teste ELISA é altamente específico e mais sensível que o teste de fixação do complemento.

O *teste de fixação do complemento* tem sido usado rotineiramente no passado em alguns países e possui alto grau de sensibilidade e especificidade. Ele é, no entanto, um teste incômodo, e muitos laboratórios têm dificuldades de execução e, dessa forma, ele raramente é usado hoje em dia. Os suínos importados para a China e a Rússia ainda exigem teste de fixação de complemento negativo.

O *ELISA* é um teste rápido e sensível, e pode ser adaptado para automação. O ELISA para os sorotipos 1, 2, 5 e 7 distingue os suínos ou rebanhos expostos dos não expostos. Em razão da reatividade cruzada com outros sorotipos e *A. suis*, o sorodiagnóstico das infecções por sorotipos não pode ser feito com certeza. Um ELISA de bloqueio está disponível para a detecção de anticorpos contra o sorotipo 2 e dos sorotipos 2, 6, 8 e 12, que é o sorotipo dominante em rebanhos suínos dinamarqueses, causando aproximadamente 70% dos surtos diagnosticados de pleuropneumonia. Um teste semelhante está disponível para o sorotipo 8. Um ELISA de antígeno misto para sorodiagnóstico dos sorotipos 1, 5 e 7 tem sensibilidade de 96% e especificidade de 99,5% e pode ser usado para programas de monitoramento de saúde do rebanho. O LPL de cadeia longa dos sorotipos 4, 5 e 7 é um antígeno superior aos extratos brutos utilizados como antígenos no ELISA para o sorodiagnóstico da pleuropneumonia.

Atualmente existem ELISA para a detecção de anticorpos para as toxinas Apx, e descreveu-se o ELISA para o tipo II Apx como sensível, barato e altamente discriminatório. Uma PCR multiplex para todas as toxinas em um teste é um sistema de tipagem confiável. Um novo ELISA para a Apx IV produzido por todos os 15 sorotipos significa que é possível detectar todos os *A. pleuropneumoniae* com um teste. Ele tem especificidade de 100% e sensibilidade maior que a cultura (93,8%). Isso é importante pois pode-se encontrar Apx I a Apx III em suínos associados a *A. suis* e *A. rossii*, mas a Apx IV é produzida apenas por *A. pleuropneumoniae in vivo*. Ele detectará a toxina de 2 a 3 semanas após a infecção.

Um imunoensaio enzimático de inibição para o sorodiagnóstico dos sorotipos 2 e 5 teve sensibilidade e especificidade de 100 e 98,9%, respectivamente. A detecção de anticorpos para *A. pleuropneumoniae* é uma característica essencial no estudo epidemiológico e controle da pleuropneumonia em suínos. Testes sorológicos podem ser usados para monitorar o nível de infecção em um rebanho de reprodução durante um período e à medida que os leitões se tornam mais velhos. É necessário um mínimo de 30 amostras de soro de suínos adultos para fornecer uma avaliação confiável do status de infecção do rebanho. Nenhum desses testes sorológicos é totalmente confiável e, em certas situações, uma combinação de dois testes é necessária para a interpretação de baixos títulos em alguns suínos. Na maioria dos casos, o diagnóstico sorológico é específico do tipo e a proteção obtida pela vacinação é específica do tipo e protegerá apenas contra o sorotipo contido na vacina. Assim, é importante determinar os sorotipos que estão causando a doença no rebanho.

Uma estratégia importante de controle desta doença é detectar suínos infectados em um rebanho ou excluir a introdução de suínos infectados em um rebanho. Como não há um método confiável para a detecção de todos os suínos infectados, a eficácia dessa barreira é reduzida sempre que suínos, como reprodutores ou desmamados, são permitidos em um rebanho. Existe a necessidade de um teste altamente sensível e específico para a identificação de suínos infectados. Embora a cultura bacteriológica seja específica, ela não é sensível. O teste ELISA pode ser um teste útil para o diagnóstico *ante mortem* de rebanhos infectados.

Achados de necropsia

As lesões características estão confinadas à cavidade torácica e consistem em pleuropneumonia hemorrágica e fibrinosa com tendência ao sequestro na forma crônica. Nos casos hiperagudos, os pulmões estão inchados, firmes e vermelho-escuros. Nos casos hiperagudos, a traqueia e os brônquios estão cheios de líquido espumoso. Fluido e sangue escorrem da superfície de corte, e pode haver edema acentuado dos septos interlobulares, refletindo trombose generalizada e alterações na permeabilidade capilar. Pode haver áreas hemorrágicas de necrose que são muito variáveis. Nos casos agudos, há camadas de fibrina na superfície pleural e no pericárdio. Em suínos que morrem menos agudamente, áreas elevadas focais de pneumonia, em preto ou vermelho, estão presentes. As lesões podem ocorrer em todo o pulmão, incluindo os lobos diafragmáticos. A morfologia quantitativa das lesões pulmonares hiperagudas induzidas pelo microrganismo foi descrita. Em casos crônicos, há fibrose pela pleurisia fibrinosa, que resulta em aderências entre a pleura visceral e parietal, e na remoção dos pulmões do tórax, porções de pulmão podem permanecer aderidos à caixa torácica.[36] Uma pleurite fibrinosa recobre o tecido pulmonar afetado, e pericardite fibrinosa também pode estar presente. O microrganismo pode ser isolado do tecido pulmonar afetado, mas geralmente não de outros órgãos internos. Ocasionalmente, otite, endocardite, pericardite e artrite serosa podem ocorrer, particularmente quando a infecção envolve o sorotipo 3. Osteomielite e artrite causadas pelo *A. pleuropneumoniae* foram demonstradas usando hibridização fluorescente *in situ*.

Histologicamente, a vasculite e a trombose generalizada são normalmente evidentes, além de uma abundância de fibrina e neutrófilos nos alvéolos. Trombose fibrinosa com demonstração de *A. pleuropneumoniae* por imuno-histoquímica foi descrita. A hibridização *in situ* pode ser usada para detectar IL-1, IL-6 e TNF-α nos leucócitos alveolares degenerados (células de aveia) e na zona limítrofe da necrose oxidativa. Um sinal menos intenso foi observado na zona densa das células degeneradas no tecido de granulação ao redor das áreas necróticas. A IL-1 também foi observada nas células endoteliais dispersas que delimitam as zonas de necrose coagulativa. A IL-6 é a citocina que está mais elevada e a amiloide e a haptoglobina séricas também estão elevadas.

Em um rebanho infectado cronicamente, aderências pleurais fibrosas podem estar presentes em uma grande proporção de suínos no mercado como resultado de infecção vários meses antes. Lesões pulmonares subagudas a crônicas são encapsuladas por tecido fibroso, e o sequestro pode estar presente. Uma alta prevalência de lesões pleuríticas fibrosas ou fibrinosas durante a inspeção no abatedouro é muito sugestiva de infecção por *A. pleuropneumoniae*.[37,38]

Diagnóstico

O diagnóstico provisório da pleuropneumonia associada ao *A. pleuropneumoniae* no suíno geralmente se baseia no histórico, nos achados clínicos e no quadro *post mortem*. Os casos agudos requerem então investigação laboratorial para confirmação, e os casos crônicos podem provar que o antígeno é negativo (as lesões normalmente são fibrosas ou fibrinosas), mas possivelmente positivas para anticorpos. Muitas amostras precisam ser coletadas de casos agudos, e devem ser de lesões, não de exsudatos inflamatórios e particularmente não dos pulmões.

Amostras para confirmação do diagnóstico

A evolução dos testes diagnósticos foi descrita da seguinte forma:[39]

- Bacteriologia: a cultura de pulmão é relativamente fácil se o animal estiver morto há pouco tempo. A cultura é realizada em ágar-sangue de ovelha a 5% com uma linha cruzada de *Staphylococcus epidermidis* ou *S. aureus*. As placas são incubadas durante *overnight* com 5% de CO_2, e resultam em uma zona clara de hemólise completa. A tipagem confirmará a identidade do *A. pleuropneumoniae* 1 a 15 e se as PCRs atípicas puderem ser usadas. PCRs para 3, 6 e 8 foram descritas[40]; 1, 7 e 12,[41] 15 e 7;[42] e 1, 2 e 8. Às vezes, os sorotipos não podem ser diferenciados. A tipagem de toxinas usando um teste de PCR pode ser usada para determinar quais genes da toxina Apx são transportados por um determinado isolado. Elas também podem ser isoladas de culturas bacterianas puras e mistas por separação imunomagnética
- Histologia: pulmão fixado em formol (MO). O *A. pleuropneumoniae* pode ser ainda identificado pela imuno-histoquímica, que é particularmente útil em casos crônicos e hibridização *in situ* (HIS)
- Sorologia: usada para verificar o status do rebanho. A coaglutinação pode ser usada primeiro, com confirmação por difusão em gel de ágar e hemaglutinação indireta.

Diagnóstico diferencial

A rapidez do início e disseminação com febre, anorexia, dispneia grave e alta mortalidade diferenciam a doença por *A. pleuropneumoniae* da maioria das doenças respiratórias em suínos.

- A *pneumonia enzoótica* é mais insidiosa em sua ocorrência e possui características epidemiológicas, clínicas e patológicas distintas

- A *pasteurelose* é caracterizada por broncopneumonia necrosante
- A *influenza suína* é caracterizada por surto explosivo de doença respiratória. No entanto, esta não se restringe a suínos em crescimento e a mortalidade é baixa. Existe uma diferença distinta na lesão respiratória no exame de necropsia
- A *doença de Glässer* é caracterizada por serosite, artrite e meningite e ocorre em suínos mais jovens
- A *doença do coração de amora* pode apresentar achados clínicos semelhantes, mas não há pneumonia no exame de necropsia
- *A. porcitonsillarum* também produz e secreta Apx II por um operon que não ocorre no *A. pleuropneumoniae*
- *Actinobacillus suis* compartilha reações cruzadas com *A. pleuropneumoniae* 3, 6 e 8
- *Actinobacillus lignieresii* tem algumas reações cruzadas com sorotipos de *A. pleuropneumoniae*.

Tratamento

Terapia antimicrobiana

Os resultados do tratamento são muitas vezes decepcionantes em razão da gravidade da doença aguda e da persistência da infecção em suínos recuperados. É melhor assumir que o *A. pleuropneumoniae* não pode ser eliminado com o uso de antibioticoterapia.[41] Embora os antimicrobianos possam reduzir a mortalidade e melhorar o ganho de peso diário médio, os animais tratados frequentemente continuam abrigando o microrganismo e são fonte de infecção para outros animais. Se os animais estiverem clinicamente doentes, então a administração de antimicrobianos é necessária. Os suínos afetados e os contactantes devem ser tratados com antimicrobianos por via parenteral. Tetraciclina, espectinomicina e penicilina têm sido eficazes e são recomendadas, a menos que tenha ocorrido resistência a estes medicamentos. A penicilina pode ter resultados inconsistentes.[43] As fluoroquinolonas são distribuídas às secreções brônquicas, mucosa brônquica e macrófagos alveolares. A farmacocinética da danofloxacino é favorável ao tratamento para *A. pleuropneumoniae.* De fato, o aumento dos teores de proteína C reativa, IL-6 e haptoglobina (todas elevadas rapidamente após a infecção) retornam ao normal, assim como os teores diminuídos de zinco plasmático, ácido ascórbico e alfatocoferol o fazem rapidamente após o tratamento. O ceftiofur e as fluoroquinolonas foram os agentes mais ativos contra *A. pleuropneumoniae.* Este só é eliminado do trato respiratório em animais tratados com enrofloxacino. A tilmicosina é útil no tratamento de surtos.

Em um grande estudo na Suíça de 83 cepas de *A. pleuropneumoniae* e 58 cepas de *A. porcitonsillarum* selecionados para suscetibilidade a 20 agentes antimicrobianos, verificou-se que havia resistência a sulfametoxazol, sulfonamida-trimetoprima, tiamulina, tilmicosina, tetraciclina e ampicilina. Algumas das cepas de *A. porcitonsillarum* apresentaram maior suscetibilidade à enrofloxacino.[44] Tanto o *A. pleuropneumoniae* quanto o *A. porcitonsillarum* permanecem suscetíveis a cefalosporinas, fluoroquinolonas e fenicóis, que não são usados, exceto em casos especiais. Nos últimos anos, a resistência às tetraciclinas e trimetoprima-sulfonamida aumentou.[45-47] Não existe associação clara entre a suscetibilidade antimicrobiana e o sorotipo.[44] Isolados de *A. pleuropneumoniae* resistentes à enrofloxacino foram encontrados em Taiwan.[48]

Em unidades de terminação onde os surtos da doença foram confirmados, a injeção intramuscular dos suínos 2 vezes/dia no início da doença com antimicrobianos com base em testes de sensibilidade ao fármaco diariamente até a ocorrência da recuperação clínica foi superior à medicação em massa da ração e água. Uma quantidade considerável de mão de obra é necessária, mas esse é considerado o método com melhor custo-benefício.

Em um estudo de suínos livre de patógenos específicos (SPF) experimentalmente infectados com *A. pleuropneumoniae* 2 e tratados com enrofloxacino, tetraciclina ou penicilina no início da doença ou deixados sem tratamento, verificou-se que os animais tratados com enrofloxacino e tetraciclina se recuperaram rapidamente. Todos, exceto o grupo tratado com enrofloxacino, desenvolveram anticorpos. Posteriormente, eles foram desafiados com *A. pleuropneumoniae* 2 novamente, mas aqui o grupo enrofloxacino desenvolveu doença grave. A implicação é que a enrofloxacino foi tão bem-sucedida inicialmente em erradicar o *A. pleuropneumoniae* que não permitiu que a resposta de anticorpos se desenvolvesse para resistir à reincidência do desafio.[43]

Sensibilidade a antimicrobianos

A sensibilidade a antimicrobianos dos isolados de *A. pleuropneumoniae* tem sido monitorada e existe alguma variação com base na localização geográfica. A grande expansão no tamanho dos rebanhos suínos e a introdução de reprodutores de várias fontes diferentes, levaram a um aumento na incidência de pleuropneumonia suína e ao uso extensivo de antimicrobianos parenterais. Para assegurar uma resposta ótima à terapia, é necessário monitorar a sensibilidade antimicrobiana a nível de rebanho.

A sensibilidade do microrganismo a antimicrobianos foi determinada em isolados da Europa, Japão, África do Sul e América do Norte entre 1989 e 1991. Eles foram altamente suscetíveis à danofloxacino e moderadamente suscetíveis à amoxicilina, ceftiofur e sulfametoxazol-trimetoprima. Houve resistência generalizada a outros antimicrobianos atualmente disponíveis. Em outro estudo, tianfenicol e metronidazol tiveram boa atividade, e as cefalosporinas e fluoroquinolonas foram as mais ativas. Uma comparação das concentrações inibitórias mínimas (CIMs) de vários antimicrobianos contra vários patógenos bacterianos de suínos, incluindo *A. pleuropneumoniae*, dos EUA, Canadá e Dinamarca, descobriu que o ceftiofur e a enrofloxacino eram os antimicrobianos mais ativos.

A resistência a antimicrobianos mediada por plasmídeos foi encontrada em isolados do microrganismo resistentes a certos antimicrobianos.

Antimicrobianos na doença experimental

Nessas infecções experimentais, a enrofloxacino e o ceftiofur são particularmente eficazes, e a tulatromicina.[49]

A eficiência terapêutica de alguns antimicrobianos comumente utilizados foi avaliada para o tratamento da pleuropneumonia induzida experimentalmente usando *A. pleuropneumoniae* sorotipo 1. O florfenicol na ração em uma concentração de 50 ppm preveniu a pneumonia quando os suínos foram experimentalmente inoculados com as cepas do sorotipo 1, 2 e 5 e cepas do microrganismo resistentes ao tianfenicol. A combinação de trimetoprima e sulfametoxazol é superior à combinação de trimetoprima e sulfadimetoxina. A oxitetraciclina na água na concentração de 222 mg/ℓ durante 7 dias, com início 24 h antes do desafio experimental, reduziu a taxa de letalidade de casos, as lesões pulmonares e o isolamento do microrganismo em comparação com o grupo não tratado. O tratamento de suínos cronicamente afetados não melhorou a taxa ou o ganho de peso, nem eliminou a infecção. A enrofloxacino a 150 ppm na ração proporcionou controle efetivo da doença experimental.

Medicação em massa na ração

A medicação na ração com sulfadimetoxina e sulfametoxazol em combinação com trimetoprima tem sido descrita.

A oxitetraciclina na ração na concentração de 1.600 mg/kg de ração por 6 dias antes do desafio experimental e por 9 dias após o desafio, proporcionou 100% de proteção contra a doença clínica, mas 400, 800 ou 1.200 mg/kg de ração não impediram a subsequente eliminação e transmissão a animais soronegativos. A tetraciclina deve ser administrada por meio da alimentação de todos os suínos contactantes durante o surto, mas a persistência do microrganismo em suínos cronicamente afetados pode resultar em doença clínica quando a medicação é suspensa.

A doxiciclina na ração na concentração de 250 ppm por 8 dias consecutivos é útil para o controle de *A. pleuropneumoniae.*

A tilmicosina administrada a suínos na alimentação entre 200 e 400 μg/g é eficaz no controle e na prevenção da pneumonia induzida por *A. pleuropneumoniae*, utilizando suínos semeadores, quando administrada na ração durante 21 dias. Em rebanhos comerciais, 400 μg/g de ração por 21 dias não é mais efetivo que 200 μg/g de ração para o controle da pneumonia adquirida naturalmente causada por *A. pleuropneumoniae* e *P. multocida*. O sulfatiazol a uma dose de 28 gramas por 3,8 ℓ de água potável por 12 dias também foi bem-sucedido. A tiamulina na água de beber em concentração para liberar 23 mg/kg de peso corporal por 5 dias após tratamento individual inicial dos suínos afetados também tem sido recomendada.

Controle

É impossível garantir que o plantel seja livre do microrganismo, pois a detecção de portadores é quase totalmente impossível. Ainda não existem técnicas para identificar o animal que pode ter apenas alguns microrganismos na tonsila. Pode-se assegurar que o rebanho é livre da doença clínica no momento da inspeção, mas pouco além disso. Em um estudo recente com 980 suínos, não houve evidência de um caso clínico ou patológico de *A. pleuropneumoniae* até que a ocorrência da síndrome do depauperamento multissistêmico pós-desmame ou PMWS (do inglês, *post weaning multisystemic wasting syndrome*) resultou no isolamento de *A. pleuropneumoniae* 7 da série de suínos em uma unidade que até aquele momento era considerada livre.

Existem duas opções para o controle e prevenção da pleuropneumonia suína:

1. Controle a um nível econômico usando bom manejo combinado com o possível uso de vacinas.
2. Erradicação da infecção do rebanho.

Determinar qual opção selecionar exige a análise cuidadosa das vantagens e desvantagens de cada opção. Com o entendimento dos fatores que resultam em doença clínica, é possível manter um rebanho reprodutor infectado e produzir suínos com pequeno risco de doença clínica.

Controle pelo manejo

Melhorias no manejo e no alojamento podem prevenir episódios clínicos. Uma das coisas mais importantes a fazer é garantir que haja vacinação contra a pneumonia enzoótica.

O controle é difícil e não é confiável, pois os suínos que se recuperam da doença clínica fornecem fonte de infecção futura para as operações de terminação que compram todas as suas introduções. O sistema todos dentro/todos fora para a compra, alimentação e comercialização de suínos, com limpeza completa entre grupos de animais em uma operação de terminação, deve ser adotado. A doença é altamente contagiosa e as medidas de controle devem ser direcionadas para identificar suínos infectados e eliminar sua introdução em rebanhos não infectados. Ao mover suínos entre rebanhos, é criticamente importante que os rebanhos sejam correspondentes de acordo com o seu estado de infecção. Rebanhos de origem para animais de engorda são testados sorologicamente e, em seguida, os suínos de status imune semelhante são misturados para produzir uma população que é imunologicamente compatível. Ao misturar apenas animais de rebanhos soronegativos, o risco de doença é grandemente diminuído e há melhora no desempenho do crescimento. A mistura de animais de rebanhos sabidamente infectados com sorotipos homólogos também é eficaz.

Todo esforço econômico deve ser feito para identificar e isolar suínos infectados e excluir a importação de suínos clinicamente normais, mas infectados, para rebanhos nos quais a infecção não esteja presente. Este é um dos principais desafios, e depende da disponibilidade de um teste laboratorial altamente sensível e específico. A aquisição de novos reprodutores para rebanhos livres da infecção deve incluir um período de quarentena e dois testes sorológicos com 3 semanas de intervalo. Apenas animais soronegativos devem ser introduzidos nos rebanhos. Um animal soropositivo deve ser considerado um portador em potencial. Testes de campo mostraram que não é possível criar animais soronegativos em um rebanho reprodutor e de criação fortemente infectado com o sorotipo 2 do microrganismo. Nem a medicação das porcas e leitões com trimetoprima-sulfonamidas, nem um sistema todos dentro/todos fora estritamente reduzido, diminuíram a porcentagem de animais soropositivos.

Práticas de manejo devem enfatizar a criação de leitões desmamados em currais separados dos animais mais velhos que são portadores do microrganismo. Grandes rebanhos reprodutores e unidades de terminação devem subdividir o rebanho total em unidades separadas, o que minimiza a disseminação da infecção. O desmame precoce e a segregação de marrãs dos animais infectados foram usados para desenvolver um rebanho soronegativo.

Os rebanhos podem ser classificados em três categorias, dependendo do status da infecção:

- Categoria 1: sorologicamente positivo para *A. pleuropneumoniae* sem histórico de doença clínica. A maioria dos rebanhos é sorologicamente positivo, mas não tem doença clinicamente aparente. Um bom manejo e controle de qualidade ambiental podem minimizar a incidência da doença clínica. Boa ventilação, o uso de práticas de manejo todos dentro/todos fora e densidades de lotação apropriadas são importantes
- Categoria 2: sorologicamente negativo e clinicamente livre de *A. pleuropneumoniae*. Esses rebanhos podem ser mantidos livres de infecções com boas práticas de biossegurança. Novos reprodutores devem ser obtidos de rebanhos livres de infecção. A inseminação artificial pode ser usada para limitar a introdução de suínos vivos. Suínos vendidos a partir desses rebanhos para rebanhos com infecção endêmica são altamente suscetíveis à infecção
- Categoria 3: histórico de doença clínica causada pelo *A. pleuropneumoniae*, que foi patológica e microbiologicamente confirmada. Nestes rebanhos, surtos de doenças agudas ocorrem mais comumente em suínos de 9 a 20 semanas de idade. Os suínos geralmente estão protegidos pela imunidade colostral nas primeiras 8 semanas de vida. A gravidade dos surtos pode ser reduzida pela medicação em massa da ração, tratamento de suínos individuais e boas práticas de manejo para assegurar ventilação adequada.

Erradicação

O sistema SPF dinamarquês foi o primeiro a tentar erradicar o *A. pleuropneumoniae*. A cada mês, 20 amostras de soro foram testadas para *A. pleuropneumoniae* 2 e 6 e coletadas na inspeção clínica mensal. Isso aconteceu a cada 3 meses também para *A. pleuropneumoniae* 12 e anualmente para *A. pleuropneumoniae* 1, 5, 7 e 10. Surtos recorrentes de pleuropneumonia são a razão mais comum para uma estratégia de erradicação. A erradicação é feita pelo despovoamento de todo o rebanho, seguido de repovoamento com animais de rebanhos clínica e sorologicamente negativos. A erradicação pode ser bem-sucedida, mas o risco de introduzir infecções no rebanho é alto, a menos que medidas de biossegurança sejam adotadas e implementadas com rigor.

Uma alternativa ao despovoamento é o desmame precoce medicamentoso, no qual os suínos são desmamados entre 10 e 15 dias de idade, tratados com antimicrobianos e criados em isolamento. A transmissão da infecção entre a porca e os leitões não ocorre antes dos 11 dias de idade, cerca de metade dos leitões são infectados aos 16 dias de idade e, se desmamados aos 21 dias de idade, a maior parte dos leitões estará infectada.

O programa de desmame precoce pode ser expandido para o sistema de criação em três locais. Adultos e leitões em amamentação estão alojados em um local. Ao desmame, os leitões são movidos para o galpão de creche para crescimento até 25 kg e, em seguida, movidos para um terceiro local para o período final de crescimento. Os adultos podem ser sorologicamente positivos para a infecção, mas os suínos da creche, suínos em crescimento e suínos de terminação são negativos.

A segregação pela idade, a distância que impede a transmissão do aerossol e a adesão a práticas rigorosas de biossegurança podem reduzir a prevalência da infecção e a incidência da doença.

Vacinação

Uma ampla gama de vacinas foi desenvolvida ao longo dos anos.[50] Existem dois grupos principais de vacinas. Um é de microrganismos mortos, as bacterinas, e estas são específicas para o sorotipo. O segundo grupo são vacinas baseadas em subunidades de toxinas. Estas contêm Apx I, II, III com ou sem a proteína de membrana externa e mostram um alto grau de proteção contra todos os sorotipos de *A. pleuropneumoniae* 1 a 12. A toxina Apx IV *in vivo* funciona bem, mas ainda não foi comercializada[48], embora Apx IV não seja necessária para vacinação eficaz. Uma Apx 1A mutante tem potencial para vacina de *A. pleuropneumoniae* viva atenuada.[51] Animais vacinados com bacterinas produzirão anticorpos que reagirão de forma cruzada com os testes de ELISA que usam polissacarídeos como antígenos. Existe um efeito considerável dos adjuvantes nestas vacinas.

A infecção natural ou experimental com um sorotipo de *A. pleuropneumoniae* induz uma forte imunidade tanto aos sorotipos homólogos quanto aos heterólogos. A vacinação tem sido tentada para prevenir a pleuropneumonia em suínos. Entretanto, a proteção obtida pela vacinação parenteral é específica para o sorotipo, e as vacinas devem conter, portanto, o sorotipo existente na população suína. A taxa de mortalidade é inferior em animais vacinados, mas eles ainda são portadores do microrganismo.

O sorotipo 8 está intimamente relacionado com os sorotipos 3 e 6, e a revacinação parenteral utilizando extrato capsular ou o *A. pleuropneumoniae* sorotipo 8 morto proporciona um alto grau de proteção contra o desafio com os sorotipos 3 ou 6. Uma vacina tetravalente que contém os sorotipos 1, 2, 5 e 7 estimulou os títulos para todos os quatro sorotipos e uma resposta anamnéstica foi induzida por uma segunda vacinação. Isso sugere que as propriedades sorológicas e de proteção cruzada dos sorotipos de *A. pleuropneumoniae* devem ser identificadas antes deles serem usados como antígeno no teste de fixação do complemento e nas vacinas.

A proteína associada à cápsula de *A. pleuropneumoniae* é responsável pela proteção sorotipo-específica contra a mortalidade em camundongos. É necessária uma purificação adicional e caracterização deste antígeno proteico para determinar se o antígeno específico é responsável pela proteção contra a mortalidade em suínos ou se é um portador necessário para um antígeno dissacarídeo capsular sorotipo-específico.

As vacinas que foram avaliadas são vacinas mortas com um adjuvante. Em um ensaio experimental, duas e três vacinações utilizando os sorotipos 1 e 5 contendo bacterina impediram a mortalidade após desafio com aerossol com os mesmos sorotipos presentes na vacina. No entanto, todos os suínos vacinados apresentaram sinais graves de doença respiratória, e a vacina não preveniu o desenvolvimento de lesões pulmonares. A utilização de uma vacina precipitada com alúmen e inativada com formalina contendo o sorotipo 1 foi eficaz na diminuição das taxas de morbidade e mortalidade da pleuropneumonia que ocorre naturalmente. As vacinas com adjuvante causaram reação tecidual considerável, resultando em abscessos e granulomas. Os adjuvantes de óleo mineral são altamente irritantes e causam granulomas, que estão presentes 8 semanas após a vacinação, mas resultam em altos títulos. Os adjuvantes de hidróxido de alumínio são menos irritantes, mas resultam em títulos mais baixos. As vacinas contendo um óleo à base de lecitina a 5% não são irritantes e estimulam altos títulos de fixação do complemento.

As vacinas de subunidades contendo antígenos purificados ou parcialmente purificados proporcionam uma melhor proteção do que as vacinas de células inteiras. Os antígenos capsulares, proteínas de membrana externa, LPL e fatores tóxicos solúveis são imunogênicos em suínos. Uma vacina acelular contendo múltiplos fatores de virulência proporcionou proteção completa contra a mortalidade e reduziu significativamente a morbidade ao desafio homólogo. Os suínos vacinados com o extrato celular tiveram menos achados clínicos de pleuropneumonia do que suínos vacinados com três outras vacinas comerciais e desafiados com o sorotipo 1. Uma vacina contendo os extratos de células LiCi e uma hemolisina bruta isolada do sorotipo 1 proporcionou proteção tanto contra mortalidade quanto morbidade em suínos vacinados desafiados pela inoculação intratraqueal. Uma vacina experimental usando "fantasmas" bacterianos, que são células vazias produzidas por lise de bacteriófagos, parece ser bem-sucedida. Uma melhor resposta celular foi observada para bactérias inativadas do que para vacinas fantasmas. Bactérias cultivadas em condições que resultam em altos níveis de adesina *in vitro* induziram melhor proteção do que aquelas cultivadas em meio rico em NAD. Uma vacina de *A. pleuropneumoniae* tipo 2 foi descrita com deleções no gene Apx IIA, que pode então funcionar como uma vacina marcadora negativa, que parece ser capaz de proteger os suínos sem disseminação.

A variação antigênica em um sorotipo capsular, por exemplo, nos subtipos 1A e 1B, como consequência da variação antigênica no interior do LPL, pode resultar na falha das bacterinas de células inteiras para proporcionar proteção contra o mesmo sorotipo capsular. Essa falta de proteção cruzada dentro de um sorotipo capsular fornece uma explicação parcial para as falhas vacinais observadas em condições de campo.

A bacterina polivalente contendo os sorotipos 1, 3, 5 e 9 proporcionou proteção satisfatória contra o desafio homólogo 14 dias após a segunda vacinação. A mortalidade foi reduzida e as lesões pulmonares, aderências pleurais e isolamentos do microrganismo das tonsilas e pulmões foram reduzidos.

É possível no futuro que uma diferenciação do teste de animais vacinados possa ser baseada no gene Apx IVA.[52]

Vacinas vivas usando mutantes não virulentos obtidos em laboratório também foram desenvolvidas e demonstraram proteger contra sorotipos homólogos e heterólogos.[53-55]

REFERÊNCIAS BIBLIOGRÁFICAS

1. Vengust G, et al. J Vet Med B Infect Dis Vet Publ Hlth. 2006;53:24.
2. Hoeltig D, et al. BMC Vet Res. 2009;5:14.
3. Sjolund M, Wallgren P, et al. Acta Vet Scand. 2010; 52:23.
4. Opriessnig T, et al. Anim Hlth Res Rev. 2011;12:133.
5. MacInnes JI, et al. Can J Vet Res. 2008;72:242.
6. Kokotovic K, Angen O. J Clin Microbiol. 2007; 45: 3921.
7. Zhuang Q, et al. Vet Rec. 2007;160:258.
8. Maldonado J, et al. J Vet Diag Invest. 2009;21:854.
9. Gottschalk M, et al. Proc Cong Int Pig Vet Soc. 2010a;21:290.
10. Koyama T, et al. J Vet Med Sci. 2007;69:961.
11. Gottschalk M, et al. Proc Cong Int Pig Vet Soc. 2010b;21:289.
12. Marois C, et al. Vet Microbiol. 2009;135:283.
13. Vanden Bergh PG, et al. Vet Res. 2009;40:33.
14. Liu JL, et al. Vet Microbiol. 2009;137:282.
15. Bosse J, et al. J Bacteriol. 2010;192:244.
16. Labrie J, et al. Vet Res. 2009;41:03.
17. Dalai B, et al. Microb Pathogen. 2008;46:128.
18. Jager HC, et al. PLoS ONE. 2012;7:e29655.
19. Fablet C, et al. Epidemiol Sante Anim. 2013;63:13.
20. Auger E, et al. Infect Immun. 2009;77:1426.
21. Chien M-S, et al. Vet Microbiol. 2009;135:327.
22. Chiers K, et al. Vet Res. 2010;41:65.
23. Foote SJ, et al. J Bacteriol. 2008;190:495.
24. Goure J, et al. BMC Genomics. 2009;10:88.
25. u Z, et al. PLoS ONE. 2009;3:e1450.
26. Ondrackova P, et al. Vet Res. 2010;41:64.
27. Ondrackova P, et al. Vet Res. 2013;44:98.
28. Brauer C, et al. BMC Vet Res. 2012;8:47.
29. Tobias TJ, et al. Vet Rec. 2009;164:402.
30. Hedegaard J, et al. Acta Vet Scand. 2007;49:11.
31. Eamens GJ, et al. Aust Vet J. 2012;90:225.
32. O'Neill C, et al. Vet Rec. 2010;167:661.
33. Broes A, Gottschalk M. Proc Ann Meet Am Assoc Swine Vet. 2007;193.
34. Tegetmeyer HE, et al. Vet Microbiol. 2009;137:392.
35. Klausen J, et al. J Vet Diag Invest. 2007;19:244.
36. Merialdi G, et al. Vet J. 2012;193:234.
37. Fraile L, et al. Vet J. 2010;184:325.
38. Meyns T, et al. Vet J. 2011;187:388.
39. Costa G, et al. Vet Microbiol. 2011;148:246.
40. Zhou L, et al. J Clin Microbiol. 2008;46:800.
41. Angen O, et al. Vet Microbiol. 2008;132:312.
42. Ito H. J Vet Med Sci. 2010;72:653.
43. Sjolund M, et al. Vet Rec. 2009;164:550.
44. Matter D, et al. Vet Microbiol. 2007;122:146.
45. Gutierrez-Martin CB, et al. Vet Microbiol. 2006; 115:218.
46. Hendricksen RS, et al. Acta Vet Scand. 2008;50:19.
47. Marioka A, et al. J Vet Med Sci. 2008;70:1261.
48. Wang Y-C, et al. Vet Microbiol. 2010;142:309.
49. Hart F, et al. Vet Rec. 2006;158:433.
50. Ramjeet M, et al. Anim Hlth Res Rev. 2008;280:39104.
51. Xu F, et al. Vet Microbiol. 2006;118:230.
52. O'Neill C, et al. Vaccine. 2010;28:4871.
53. Bei W, et al. Vet Microbiol. 2007;125:120.

Pneumonia por micoplasmas (*Mycoplasma hyopneumoniae*)

Etiologia

Mycoplasma hyopneumoniae (anteriormente também denominado *Mycoplasma suipneumoniae*) é o principal agente causador. *M. hyopneumoniae* habita o trato respiratório de suínos, parece ser hospedeiro-específico e sobrevive no ambiente apenas por um período muito curto. A doença foi reproduzida com culturas puras e o microrganismo pode ser demonstrado direta ou indiretamente em suínos com pneumonia enzoótica em todo o mundo. O isolamento do *M. hyopneumoniae* é complicado pela presença de outros micoplasmas no trato respiratório anterior de suínos, incluindo as espécies *M. hyopharyngis*, *M. hyorhinis*, *M. sualvi* e *Acholeplasma* sp. O *M. flocculare* não patogênico também complica a cultura de *M. hypneumoniae*. As cepas de *M. hyopneumoniae* são antigenicamente e geneticamente diversificadas. A tipagem de sequência multilocus tem sido utilizada para estimar a diversidade genética[1,2], e mostrou que cepas específicas de *M. hyopneumoniae* são responsáveis por surtos locais, pois estão em contato geográfico ou contato ativo.

Encontrou-se grande variedade na diversidade genética em cepas dos EUA utilizando hibridização genômica comparativa. Variações significativas no nível genético também foram encontradas[3], e ainda não foi estabelecido o que constitui proteção cruzada e virulência.[4] O *M. hyopneumoniae* varia suas proteínas de superfície através de eventos proteolíticos variados.[5,6] Um levantamento proteômico do *M. hyopneumoniae* identificou um total de 31 sequências diferentes de codificação de DNA.[7] A genotipagem de *M. hyopneumoniae* em amostras de javalis mostrou que a variabilidade foi alta, mas houve relação geográfica – eles estavam relacionados com os suínos domésticos, mas nenhum tipo de correspondência foi encontrada.

Epidemiologia

Ocorrência e prevalência da infecção

A pneumonia enzoótica ocorre em suínos em todo o mundo e a incidência é alta em empresas de criação intensiva de suínos. As lesões podem estar presentes em 40 a 80% dos pulmões de suínos nos abatedouros. O pico de incidência de pneumonia ocorre entre 16 e 20 semanas de idade, o que provavelmente está relacionado com o aumento da densidade de alojamento nesse período. Nos climas do Hemisfério Norte, a incidência de doença clínica e a prevalência de lesões no abate são maiores nos meses de verão. A prevalência de lesões pulmonares é frequentemente mais alta em suínos abatidos nos meses de inverno em comparação com os suínos abatidos no outono. A quantidade de lesões de broncopneumonia em pulmões individuais variou de 0 a 69%, com média de 7,8%. Uma pesquisa de 2002 nos EUA mostrou que 82,3% dos locais de terminação tinham pelo menos um animal positivo em testes de anticorpos e o mesmo ocorreu em 94,4% dos locais de criação. As soroprevalências foram maiores nos rebanhos clinicamente afetados, e a maioria dos suínos foi infectada com *M. hyopneumoniae* em idade mais jovem. Um estudo realizado no Reino Unido mostrou que a localização geográfica da unidade de terminação parecia ser um fator de risco estatisticamente significativo para lesões do tipo da pneumonia enzoótica e pleurisia.[9] Além disso, eles também descobriram que pisos de madeira ripada eram um fator de risco em potencial. Em um estudo de colonização no desmame e infecção no abate, escores médios de lesão pulmonar, porcentagem de pulmões afetados, presença de *M. hyopneumoniae* no epitélio brônquico e soroconversão, verificou-se que a gravidade da doença pode ser prevista pela prevalência no desmame em sistemas segregados. Estratégias focadas na redução da colonização ao desmame podem ajudar a controlar a *M. hyopneumoniae* em sistemas de produção segregados.[10] A vacinação não impede a transmissão para sentinelas de suínos em contato com animais infectados. A transmissão de *M. hyopneumoniae* de portadores assintomáticos para sentinelas não vacinados e vacinados não foi diferente.[11]

Morbidade e mortalidade de casos

Em rebanhos infectados, a taxa de morbidade é alta durante o período de crescimento, mas a taxa de mortalidade de casos é baixa. Há, no entanto, aumento no número de tratamentos de suínos doentes em comparação com os rebanhos livres da doença. A taxa de morbidade cai acentuadamente com o aumento da idade, e há incidência muito menor de lesões pneumônicas em porcas, embora elas ainda possam abrigar o microrganismo. No entanto, quando o *M. hyopneumoniae* entra em um rebanho anteriormente livre da doença, suínos de todas as idades são afetados, e a mortalidade, mesmo em adultos, pode ocorrer.

Métodos de transmissão

O microrganismo é um habitante do trato respiratório dos suínos e a transmissão ocorre pelo contato direto nariz com nariz, que é a principal forma de transmissão. A transmissão aérea e os fômites são menos importantes. O *Mycoplasma* spp. pode ser transmitido por mais de 1 m, 75 m e 150 m, e recentemente verificou-se que o aerossol é transmitido por mais de 9,2 km.[12] *M. hyopneumoniae* viajou longas distâncias a partir de um grupo de suínos infectados experimentalmente.[13] Sugeriu-se a transmissão por via respiratória em 80% das fazendas onde a doença respiratória aguda estava presente. Nenhum microrganismo transportado pelo ar foi encontrado em fazendas sem doença respiratória aguda. Não há outro hospedeiro conhecido para o microrganismo, embora a infecção e o comprometimento de rebanhos fechados livres de pneumonia tenham ocorrido sem qualquer introdução de suínos. O número de microrganismos necessários para a infecção é muito pequeno, e a possibilidade de infecção pelo vento tem sido sugerida. A transmissão é pela via respiratória e nos rebanhos infectados ocorre principalmente da porca aos leitões lactentes. Em um estudo da eliminação de *M. hyopneumoniae* em diferentes parições: marrãs eram 73% positivas, porcas com 2 a 4 parições eram 42% positivas, porcas 6 a 7 parições eram 50% positivas, e porcas com 8 a 11 parições eram 6% positivas. Geralmente, a creche é considerada a área onde ocorre a transmissão e a infecção se espalha lentamente. Dentro de um curral, a transmissão, avaliada pelo teste de PCR, é muito lenta. Os animais podem ser positivos pela PCR e não infecciosos por longos períodos e, então, podem se tornar muito infecciosos em até 119 dias, como foi registrado.[11] Portanto, há excreção não linear de *M. hyopneumoniae.* Acredita-se que um suíno da creche infectado infecte, em média, um companheiro de ninhada. Os cachaços também podem infectar porcas quando são mantidos juntos em áreas de serviço, mas nessas áreas a doença se espalha lentamente. A doença também é transmitida e exacerbada durante o agrupamento e estresse de suínos que ocorre no desmame. A transmissão pode ocorrer tão cedo quanto 1 semana de idade, mas geralmente não é observada até as 6 semanas de idade.[14] A maior incidência clínica e patológica ocorre no período pós-desmame e de crescimento e, na maioria dos rebanhos, esta é mantida pelo período de crescimento até idade da comercialização. O início do período de terminação é o ponto crítico. A exposição direta (contato nariz com nariz) de suínos com 9 a 11 semanas de idade com marrãs soropositivas resulta em soroconversão para o microrganismo com 21 dias e é mais frequente cerca de 11 semanas após a exposição. A presença de lesões macroscópicas de pneumonia correlacionou-se com a soroconversão.

A tosse frequente por suínos infectados e criados intensivamente sugere que a exposição repetida a aerossóis ocorre e é um importante modo natural de transmissão de patógenos respiratórios. Existe consenso de que as condições ambientais e de manejo influenciam consideravelmente a gravidade da doença.

A reinfecção de rebanhos livres de pneumonia enzoótica, recidivas ou os chamados colapsos ocorrem a uma taxa de, aproximadamente, 3% dos rebanhos a cada 6 meses. Em um estudo de rebanhos suínos que participaram do Programa de Associação de Controle de Saúde de Suínos no Reino Unido, a proximidade dos rebanhos não infectados aos rebanhos infectados parecia ser o fator de risco mais importante que poderia explicar a introdução da infecção. O tamanho do rebanho, a densidade da população de suínos na área, a distância até a próxima estrada usada regularmente para o transporte de suínos e as diferenças na topografia foram fatores de risco associados à reinfecção. Houve poucas evidências indicando que ocorreram recidivas inexplicáveis em associação à infecção latente no longo prazo em outros rebanhos dos quais os animais foram importados. Os achados clínicos de pneumonia enzoótica nestes rebanhos normalmente não ocorreram por vários meses após a introdução de suínos infectados.

O *M. hyopneumoniae* não foi transmitido durante um período de 20 semanas, quando os trabalhadores tiveram contato semanalmente com suínos suscetíveis em um rebanho ingênuo depois de terem estado em contato com suínos em um rebanho infectado. Um programa abrangente de prevenção específica do rebanho é necessário para reduzir a transmissão da doença causada por *M. hyopneumoniae.*[15]

Fatores de risco

A prevalência, a incidência e a gravidade da pneumonia em rebanhos suínos são determinadas pelas interações entre agentes infecciosos, o hospedeiro, o meio ambiente e as práticas de manejo. Dito isso, um grande levantamento da soroprevalência de *M. hyopneumoniae* em 50 rebanhos de terminação mostrou que não havia indicadores de risco. Cada fazenda é individual, com a própria fazenda exercendo um grande efeito. Um estudo recente em leitões lactentes na idade de desmame no Reino Unido[16] sugeriu que o aumento no número de suínos nascidos vivos estava ligado a menor incidência de *M. hyopneumoniae* em leitões lactentes ao desmame. O desgaste dos dentes dos leitões também reduziu a incidência de *M. hyopneumoniae*. Uma segunda dose de ferro também foi associada a um nível reduzido de *M. hyopneumoniae*. A baixa temperatura ambiental também produziu aumento na incidência da pneumonia.

Em um estudo de *M. hyopneumoniae* em leitões que apresentavam tosse (3 a 6 semanas de idade), de 50 rebanhos com doença respiratória endêmica na Alemanha[17], verificou-se que *M. hyopneumoniae* foi detectado no fluido do lavado em 12,3% dos leitões lactentes e 10,6% dos leitões desmamados. O estudo mostrou que a detecção de *M. hyopneumoniae* em leitões jovens está associada à produção em um ou dois locais e à aclimatação inadequada da marrã. Em um estudo sobre o transporte nasal em fazendeiros usando um teste de PCR, verificou-se que 15% dos fazendeiros transportavam *M. hyopneumoniae* em seu nariz, mas não é possível dizer que eles foram colonizados.[18]

Fatores de risco do animal

Vários fatores, como raça, idade, presença de diarreia, a prevalência de rinite atrófica, peso ao nascer e peso ao desmame, foram examinados como fatores de risco para o animal. Em alguns rebanhos, o risco de tosse e lesões pneumônicas aumentaram com o aumento da idade dos suínos dentro do rebanho. Em um levantamento de dois grupos diferentes de suínos abatidos em idades diferentes, a prevalência específica da idade de lesões pneumônicas foi de 2,7% em suínos com menos de 16 semanas ao abate, mas aumentou rapidamente quando os suínos tinham entre 16 e 22 semanas de idade no abate. A infecção em idade precoce tem efeito maior do que a infecção mais tardia na vida. Os suínos que tossem às 14 semanas de idade foram, em média, 6,2 a 6,9 kg mais leves do que aqueles com início de doença perto da idade de comercialização. A maior taxa de soroconversão ocorre entre 3 e 4 meses de idade. Em uma infecção experimental recente, 77,7% dos animais infectados ainda estavam positivos 185 dias depois, e 100% dos animais naturalmente infectados ainda estavam infectados no mesmo período. Pode haver diferenças seletivas nas taxas de colonização entre ninhadas. Também pode haver um efeito sexual na colonização. Um estudo longitudinal da diversidade e dinâmica da infecção por *M. hyopneumoniae* foi descrito.[19]

Em um estudo de um grande número de porcas no noroeste da Alemanha, verificou-se que o risco de uma porca ser soropositiva foi elevado em rebanhos com dois ou três locais de produção, quando os leitões não foram vacinados, quando os rebanhos tiveram intervalos de partos de 2 semanas e em rebanhos sem manejo de todos dentro/todos fora das unidades de maternidade. A falta de um período de aclimatação para os machos reprodutores também foi associada ao risco de uma porca ser soropositiva.[20]

Mecanismos imunes

Os suínos que se recuperam da pneumonia enzoótica induzida experimentalmente são resistentes ao desafio subsequente. A natureza da imunidade induzida por *M. hyopneumoniae*, seja mediada por anticorpos séricos ou locais, mediada por células T ou mediada por uma combinação desses fatores, não é clara. Com base nos testes de transformação de linfócitos de suínos infectados experimentalmente, é possível que a imunidade mediada por células se correlacione com a imunidade protetora. A meia-vida mediana dos anticorpos adquiridos passivamente para *M. hyopneumoniae* é de 16 dias, a persistência de anticorpos está relacionada à concentração inicial de anticorpos e os anticorpos diminuem de 30 a 63 dias após o nascimento, dependendo da concentração inicial. Eles foram detectados até aos 155 dias de idade. O título de anticorpos maternos é uma grande preocupação quando os suínos são vacinados. A idade do leitão vacinado não é o fator principal. A concentração dos anticorpos da porca aproximadamente 4 semanas antes do parto está no pico e semelhante aos teores no colostro. A imunidade não é conferida pelas imunoglobulinas colostrais e, portanto, os leitões nascidos de mães imunes são suscetíveis à infecção e à doença clínica. Não foram encontradas correlações significativas entre os teores de anticorpos colostrais e o estado de colonização das porcas. A concentração de imunoglobulinas para *M. hyopneumoniae* pode ser usada para monitorar a infecção no rebanho. Os suínos geralmente soroconvertem a *A. pleuropneumoniae* e, em seguida, a *M. hyopneumoniae*.

Os suínos criados em condições desfavoráveis desenvolvem lesões pneumônicas com maior frequência do que os criados em condições melhores, independentemente do seu estado imunológico. Os suínos vacinados com microrganismos inativados de *M. hyopneumoniae* desenvolvem resposta imune tanto mediada por células quanto humoral, mas não estão protegidos da exposição ao desafio por infecção natural. A imunidade local, particularmente a IgA secretora, é considerada importante na proteção contra a infecção por micoplasma. O *M. hyopneumoniae* pode suprimir a função dos macrófagos alveolares, o que pode predispor o pulmão à infecção secundária. O microrganismo é muito inteligente em escapar da resposta imune, provavelmente alterando a natureza da resposta imune a uma que é menos efetiva. Para isso, ele causa a produção de citocinas IL-1α e IL-1β, IL-6 e TNF-α por macrófagos e monócitos e induz a inflamação local. Isso está essencialmente movendo a resposta imune de uma resposta tipo TH1 para uma resposta T-helper tipo 2.

Em um estudo experimental, foi demonstrado que a cepa de vacina contra o vírus da síndrome reprodutiva e respiratória dos suínos (VSRRS) e a infecção natural foram capazes de induzir células T-regs em suínos naturalmente infectados por *M. hyopneumoniae*. Isto sugere que a exacerbação de *M. hyopneumoniae* após a SRRS pode ser atribuída à capacidade da vacinação para esse vírus e da infecção viral para induzir células T reguladoras.[21]

Fatores de risco do patógeno

O *M. hyopneumoniae* adere à mucosa traqueal e brônquica e causa extensa perda de cílios. Foi realizada uma avaliação dos fatores de virulência de isolados de campo *M. hyopneumoniae*.

Fatores de risco do ambiente e do manejo

Patogênese

O *M. hyopneumoniae* coloniza o epitélio respiratório por um longo período, produz resposta inflamatória prolongada e suprime e modula as reações imunes. Pouco se sabe ainda sobre os fatores de virulência do *M. hyopneumoniae*. Uma grande variedade de proteínas é produzida. Os *Mycoplasma spp.* possuem os menores genomas dos microrganismos capazes de existir em separado. Este genoma codifica várias proteínas imunogênicas, incluindo uma proteína citosólica p36 (que pode ter atividade de desidrogenase láctica), proteínas de membrana P46, P65 e P74 (podem produzir anticorpos neutralizantes), e uma adesina P97. Esta adesina medeia a aderência de *M. hyopneumoniae* aos cílios de suínos. Uma proteína semelhante a adesina (P110) composta por uma unidade P54 e duas unidades P28 também foi encontrada. A fixação é um processo complexo que envolve muitos produtos gênicos. Um estudo recente do perfil de proteínas totais, perfil de glicoproteínas e diferenças de tamanho no produto de PCR amplificado de genes da adesina P97 sugere que existe variação intraespécies na população de *M. hyopneumoniae* nos EUA. A combinação com o gene adjacente P102 permite que as duas proteínas contribuam para a aderência celular.[5,6] Uma lipoproteína de *M. hyopneumoniae* altamente imunogênica, Mhp366, foi identificada por um arranjo de peptídeos pela técnica *peptide-spot array*[22], e este pode ser um método útil para a detecção de infecções por *M. hyopneumoniae*. A virulência *in vivo* de isolados de *M. hyopneumoniae* não se correlaciona com a adesão *in vitro* avaliada por um ensaio de adesão em placas de microtitulação.[23] Essas observações sugerem que outros mecanismos além da adesão podem ser responsáveis pelas diferenças observadas na virulência.

O micoplasma penetra na camada de muco e se fixa aos cílios. Eles parecem se fixar apenas aos cílios. Eles liberam íon cálcio^{2+} do retículo endoplasmático das células ciliadas. Como consequência, ocorre aglutinação e perda de cílios e produção excessiva de muco pelas células caliciformes.[24] Isso resulta em disfunção da depuração mucociliar. As bactérias secundárias se fixam ao epitélio lesionado.

Em infecções experimentais de explantes traqueais por *M. hyopneumoniae*, foi demonstrado que IL-10, IL-6 e IL-8 foram produzidas.[25,26] Há também produção de TNF-α e IL-1[27] e IL-18, mas a produção de IFN-γ é inibida.[28] Estes são mecanismos possíveis para a regulação descendente da imunidade mediada por células, o que permite o aumento da duração e gravidade da pneumonia pelo vírus da síndrome reprodutiva e respiratória dos suínos, e um mecanismo para modular a resposta imune.

Macrófagos têm atividade fagocítica prejudicada após a infecção por *M. hyopneumoniae*. O microrganismo também altera a função dos linfócitos das células B e T.

A inoculação experimental da cepa J de *M. hyopneumoniae* em leitões causa lesões pneumônicas macroscópicas que são detectáveis 7 a 10 dias depois. Pneumonia moderadamente extensa está presente 6 semanas após a inoculação, a recuperação progressiva pode ser observada após 10 semanas, e lesões pulmonares residuais são detectáveis em alguns suínos até 37 semanas depois da inoculação. Infecções experimentais variam em seus efeitos quanto aos achados clínicos e patológicos.[29]

O *M. hyopneumoniae* causa hiperplasia linforreticular peribronquiolar e acúmulo mononuclear na lâmina própria, o que causa a obliteração do lúmen brônquico. Há também hiperplasia linfoide perivascular. As glândulas mucosas brônquicas sofrem hipertrofia, há aumento no número de células polimorfonucleares nos lúmens brônquicos e macrófagos nos alvéolos. Linfócitos, juntamente com plasmócitos e macrófagos, são responsáveis pelo aumento da espessura dos septos interlobulares à medida que a doença progride. O BALT (tecido linfoide associado aos brônquios e bronquíolos) hiperplásico nos casos de pneumonia enzoótica consistiu em macrófagos, células dendríticas, linfócitos T e B e células IgG$^+$ e IgA$^+$. Nestes agregados, o CD4$^+$ predominou sobre as células CD8$^+$. As células deste tecido linfoide liberaram IL-2, IL-4, TNF-α e, em menor extensão, IL-1α e IL-1β. A IL-1α e o TNF-α também foram liberados nos fluidos do lavado broncoalveolar, e as IL-6 e IL-8 foram encontradas nas células mononucleares dos septos alveolares.

A hiperplasia das células epiteliais alveolares tipo II é progressiva à medida que a doença se agrava. Os suínos afetados tossem persistentemente, apresentam respiração laboriosa e reduzem a tolerância ao exercício. As lesões são semelhantes àquelas da bronquite crônica. Depois da infecção, o *M. hyopneumoniae* se multiplica na mucosa traqueal e brônquica, adere às células ciliadas e causa efeito citopático e esfoliação das células epiteliais. Há aumento significativo na relação glândula/parede e diminuição na relação entre a resistência respiratória e expiratória.

Os efeitos dessa lesão pulmonar crônica têm sido objeto de investigação considerável. Acredita-se que a presença de lesões micoplasmáticas não complicadas por infecções bacterianas secundárias tenha efeito mínimo sobre a produção do suíno se as condições ambientais forem adequadas. As lesões cicatrizarão e qualquer perda na produção decorrente da infecção inicial será recuperada pelo crescimento compensatório. Lesões graves ou aquelas acompanhadas por broncopneumonia bacteriana secundária e pleurite geralmente causarão diminuição significativa no ganho de peso diário médio e na eficiência alimentar. A infecção secundária com *Pasteurella* spp. resulta em episódios agudos de broncopneumonia e pleurite toxêmicas. As infecções duplas normalmente são mais graves do que as infecções únicas. Por exemplo, o vírus da influenza suína e *M. hyopneumoniae* juntos são mais graves.

Um estudo longitudinal foi realizado em quatro rebanhos até o abate. A porcentagem de suínos testados positivos aumentou de 35% no abate com 6 semanas para 96% no abate com 26 semanas. Dentro de cada rebanho, apenas uma linhagem distinta foi detectada[19] e estava presente no mesmo animal por pelo menos 12 semanas.

As alterações pulmonares e hematológicas na pneumonia experimental por *M. hyopneumoniae* não causaram alterações significativas na frequência cardíaca, frequência respiratória e temperatura retal, embora na necropsia houvesse lesões pulmonares bem demarcadas. Diversas alterações mensuráveis nas funções respiratórias decorrentes da atelectasia estavam presentes: oclusão parcial dos bronquíolos com exsudato, edema pulmonar localizado e redução da perfusão de oxigênio para os alvéolos, levando à diminuição da pressão parcial de oxigênio no sangue arterial. Não houve mudanças notáveis na hematologia. O ganho de peso corporal diminuiu em comparação com os animais do grupo-controle.

A distribuição das lesões é característica. Elas ocorrem no lobo médio direito, nos lobos cranial direito e médio esquerdo, e nos lobos cranial esquerdo e diafragmático, nessa ordem de frequência. As diferenças na patogenicidade entre os isolados de alta e baixa virulência estão associadas ao crescimento *in vitro* mais rápido, à capacidade elevada de se multiplicar nos pulmões e à indução de um processo inflamatório mais grave.[30] Demonstrou-se recentemente que as proteínas associadas a lipídios derivadas do *M. hyopneumoniae* induzem a apoptose em macrófagos alveolares aumentando a produção de óxido nítrico, o estresse oxidativo e a ativação de caspase-3.[31]

Em um estudo para avaliar a duração da infecção por *M. hyopneumoniae*, 60 suínos foram infectados e estudados até que a população se tornou negativa na estimativa de DNA em suabes brônquicos. O DNA foi detectado em 100% dos animais aos 94 dias pós-infecção, 61% aos 214 dias e 0% aos 254 dias pós-infecção. Suínos infectados experimentalmente transmitiram às sentinelas aos 80 e 200 dias após a infecção.[32]

Achados clínicos

O surgimento de pneumonia clínica depende do número de microrganismos, da sua virulência e do envolvimento de agentes secundários. As cepas mais patogênicas induzem mais pneumonia.[30] A pneumonia também é influenciada e se torna mais grave pelo circovírus 2 (PCV2)[33,34] e, junto com VSRRS, também é mais grave.

Um período de incubação natural de 10 a 16 dias é encurtado para 5 a 12 dias na transmissão experimental. Duas formas da doença são descritas. Na forma aguda, relativamente rara, um surto grave pode ocorrer em um rebanho suscetível quando a infecção é introduzida pela primeira vez. Em tais rebanhos, suínos de todas as idades estão suscetíveis e uma morbidade de 100% pode ser experimentada. Leitões lactentes tão jovens quanto 10 dias de idade foram infectados. O desconforto respiratório agudo, com ou sem febre, é característico e pode ocorrer aumento da mortalidade. O curso usual desta forma da doença dentro de um rebanho geralmente é de cerca de 3 meses, depois dos quais se reduz à forma crônica mais comum.

A forma crônica da doença é muito mais comum e é o padrão observado em rebanhos infectados endemicamente. Os leitões jovens geralmente são infectados quando têm 3 a 10 semanas de idade, e os achados clínicos podem ser observados em leitões lactentes. Mais comumente, a doença apresenta maior manifestação clínica após o desmame e no período de crescimento. O início da anormalidade clínica é insidioso e a tosse é a principal manifestação. Inicialmente, apenas alguns suínos dentro do grupo podem apresentar anormalidades clínicas, mas então a incidência geralmente aumenta até que a tosse possa ser induzida na maioria dos suínos. A tosse pode desaparecer em 2 a 3 semanas ou persistir durante todo o período de crescimento. Nos rebanhos afetados, pode-se ouvir suínos individuais tossindo a qualquer momento, mas a tosse é mais evidente na atividade inicial pela manhã e no horário da alimentação. A tosse também pode ser induzida exercitando os suínos ao redor do curral, e ela ocorre com maior frequência no período imediatamente depois do exercício. Uma tosse entrecortada seca ou crepitante, que normalmente é repetitiva, é característica. A dificuldade respiratória é rara e não há febre ou inapetência óbvias. Subsequentemente, há retardo do crescimento, que varia em gravidade entre os animais, de modo que o tamanho desigual do grupo é comum. A doença clínica torna-se menos óbvia com o aumento da idade e raramente é detectada no rebanho de porcas, embora as marrãs e as porcas jovens frequentemente alberguem *M. hyopneumoniae*.

Patologia clínica

Foram encontrados teores elevados de haptoglobina em suínos com condições pulmonares que se assemelham à infecção por *Mycoplasma* sp., mas não em lesões semelhantes à infeção por *A. pleuropneumoniae*.[35]

Testes sorológicos

São melhor usados para avaliar o status do rebanho. Todos os três ensaios em uso nos EUA têm especificidade excelente, mas a sensibilidade é baixa, de 37 a 49%. Os testes variam em sua eficácia em diferentes infecções experimentais.[36] Os testes sorológicos incluíram o teste de fixação do complemento (baixa sensibilidade), hemaglutinação indireta (bom para detecção precoce, uma vez que detecta IgM), e o teste de aglutinação em látex. As sensibilidades e especificidades insatisfatórias desses testes levaram ao desenvolvimento de sistemas ELISA, tecnologia de sonda de DNA e PCR para diagnosticar com precisão a pneumonia enzoótica. Os testes de ELISA detectam todas as classes de IgG e são muito sensíveis, mas detectam o início da soroconversão em vez da infecção. Um SIgA-ELISA foi desenvolvido para detectar IgA secretora (SIgA) de suabes nasais[37], e é capaz de detectar a infecção por *M. hyopneumoniae* em suínos vacinados para o microrganismo.

Um teste ELISA utilizando antígeno comercialmente disponível (Auspharm®) é altamente sensível (95,6%) e específico (98,8%) para anticorpos contra *M. hyopneumoniae*, quando foram avaliados soros de suínos comerciais de status de infecção conhecidos. Um ELISA melhorado também está disponível, e os dois ELISA são capazes de distinguir populações de suínos negativos na patologia macroscópica em rebanhos endêmicos dos suínos em rebanhos verdadeiramente livres de patógenos específicos (SPF). Os suínos do primeiro grupo têm atividade de ELISA significativamente maior com ambos os testes, e representariam suínos não doentes expostos ou recuperados, ou suínos apenas com lesões histológicas em rebanhos endêmicos. O ELISA é ideal para laboratórios de diagnóstico e deve remover grande parte da necessidade de cultura e histopatologia imunofluorescente, reduzindo o custo do diagnóstico. O ELISA também pode detectar anticorpos no colostro de porcas com especificidade elevada. Um estudo recente comparando três ELISA mostrou que as sensibilidades dos testes foram menores do que o relatado anteriormente, especialmente para animais vacinados. Animais dentro de 21 dias após a infecção também não foram facilmente detectados. O ELISA de bloqueio foi o mais sensível. Todos os três foram altamente específicos. Existe também um ELISA de bloqueio contra a proteína p40.

O colostro também tem sido usado para a certificação de status livre de *M. hyopneumoniae*, mas deve ser obtido durante as primeiras 2 h após o parto. As porcas de alta parição são uma fonte melhor para a detecção de anticorpos.

Detecção do microrganismo

O uso de vários testes seria o melhor para aumentar o nível de precisão na detecção do microrganismo. O microrganismo pode ser detectado em tecidos pulmonares por cultura, imunofluorescência, PCR e antígeno-ELISA, e todos têm alta sensibilidade nos estágios agudos da pneumonia. Um ensaio baseado em PCR pode diferenciar *M. hyopneumoniae*, *M. flocculare* e *M. hyorhinis* e detectar um baixo número de microrganismos. Ele também pode ser usado no lavado broncoalveolar. A identificação dos genes da proteína p36 e p46 possibilitou sua utilização em PCR para *M. hyopneumoniae*, com sensibilidade de 86,6% e especificidade de 96,7%. O teste de nested-PCR é muito melhor. Existe boa correlação entre os resultados do nested-PCR e da histologia. A hibridização *in situ* mostra *M. hyopneumoniae* na superfície das células epiteliais, não no citoplasma, com um sinal ocasional no citoplasma dos macrófagos alveolares e intersticiais. Uma PCR[38] teve sensibilidade diagnóstica de 97,3% e especificidade de 93%.

Certificação do rebanho

A determinação da presença ou ausência de *M. hyopneumoniae* dentro de um rebanho para fins de certificação pode ser difícil e deve ser abordada com cautela. Não deve basear-se em um único procedimento de exame. Requer um sistema de vigilância que combine visitas regulares a fazendas e exames sorológicos, de cultura e de tecidos de suínos selecionados e daqueles enviados ao abate. O rebanho deve ser examinado clinicamente em busca de evidências da doença, e os pulmões de várias remessas de suínos devem ser examinados no abatedouro e, subsequentemente, histologicamente. Pode haver variação sazonal na gravidade das lesões pulmonares e, em certos momentos, os suínos em idade de comercialização podem não apresentar lesões macroscópicas visíveis, embora a infecção possa estar presente no rebanho. Se houver dúvida, os pulmões de suínos mais jovens, preferencialmente de suínos clinicamente suspeitos, ou suínos recém-desmamados, devem ser examinados após o abate eletivo. O rebanho também deve ser examinado quanto à presença de anticorpos contra o *M. hyopneumoniae*.

Achados de necropsia

Exceto em casos graves, a lesão é restrita aos lobos craniais e médios, que estão claramente demarcados do tecido pulmonar normal. As lesões são mais graves no pulmão direito do que no esquerdo (simplesmente porque é maior, tem maior suprimento de brônquios do tronco principal e suprimento arterial maior). Áreas de cor de ameixa ou acinzentadas de consolidação lobular são evidentes. Os linfonodos brônquicos aumentados e edematosos são característicos. Em casos agudos, há edema e congestão intensos do pulmão e exsudato espumoso nos brônquios. Quando ocorre invasão secundária, pleurite e pericardite são comuns, e pode haver hepatização e congestão graves com broncopneumonia supurativa.

A avaliação das lesões pneumônicas no abate tem sido amplamente utilizada para monitoramento da saúde do rebanho. A pontuação das lesões é tipicamente feita em ambos os pulmões (o conjunto torácico inteiro). Para superar os problemas logísticos associados ao exame do conjunto torácico inteiro durante o procedimento de abate, um sistema alternativo baseado na pontuação apenas do pulmão direito foi investigado. As sensibilidades relativas gerais do pulmão direito para a detecção de pneumonia catarral ou pleurite crônica foram de 81% e 72%, respectivamente. Sugeriu-se que uma avaliação da patologia do pulmão direito seja uma alternativa útil quando o objetivo da pesquisa é demonstrar a presença ou ausência de lesões, ou quando o objetivo é a pontuação da gravidade da lesão.

As alterações microscópicas da pneumonia enzoótica incluem manguitos peribronquiolares linfo-histiocitários com aumento do número de leucócitos mononucleares na lâmina própria brônquica. Há hiperplasia do epitélio bronquiolar e preenchimento dos alvéolos com macrófagos, fluido rico em proteínas e um pequeno número de linfócitos e plasmócitos. A hiperplasia das células epiteliais alveolares do tipo II ocorre à medida que a doença progride.

Essas alterações histológicas foram mais acentuadas de 7 a 28 dias após a infecção, coincidindo com o aumento significativo na demonstração imuno-histoquímica de IL-1α, IL-1β, IL-8, TNF-α e INF-γ, marcadores linfoides $CD4^+$ e $CD8^+$, muramidase e IgG e IgA.[39] As lesões e os sinais imuno-histoquímicos declinaram em intensidade depois de 35 dias.

Em um estudo, o diagnóstico definitivo de pneumonia por *Mycoplasma hyopneumoniae* de suínos foi baseado na demonstração do micoplasma em secções pulmonares utilizando antissoros específicos ou uma cultura bem-sucedida do microrganismo. Utilizando estas técnicas, verificou-se que até 19% dos pulmões macroscopicamente normais podem estar infectados por *M. hyopneumoniae*. De modo inverso, o microrganismo não pôde ser demonstrado em cerca de 33% dos pulmões de suínos de rebanhos que se acreditava serem afetados pela pneumonia por *M. hyopneumoniae*, embora lesões macroscópicas típicas estivessem presentes. A sensibilidade dessas técnicas pode ser superada por novos métodos de PCR. O microrganismo também pode ser detectado em pulmão suíno embebido em parafina e fixado em formol pelo teste de imunoperoxidase indireta. Os resultados dos testes de imunofluorescência realizados em leitões com pneumonia induzida experimentalmente revelaram que os microrganismos de *M. hyopneumoniae* estão localizados principalmente nas superfícies epiteliais brônquicas e bronquiolares dos pulmões com lesões macroscópicas de pneumonia. A fluorescência foi mais intensa 4 a 6 semanas após a infecção e começou a diminuir com 8 a 12 semanas. Isso sugere declínio no número de *M. hyopneumoniae* nos estágios mais avançados da doença. Quando se avalia o conjunto torácico no abate para determinar a gravidade da pneumonia em um grupo, deve ser lembrado que, na maioria dos casos, as lesões observadas representam um processo de doença crônico, parcialmente resolvido. Portanto, os efeitos clínicos da infecção podem ter causado um grau maior de comprometimento respiratório do que é aparente no abate.

Em um estudo recente, descreveu-se a histopatologia de pulmões em suínos de abate vacinados com diferentes vacinas.[40] Os escores de lesão pulmonar e cargas de *M. hyopneumoniae* diferiram amplamente entre os três grupos de vacina diferentes, mas foram correlacionados entre si.

Diagnóstico

A epidemiologia típica e a tosse seca entrecortada são sugestivas de *M. hyopneumoniae*. Lesões características precisam ser investigadas nas margens das lesões e a cultura deve ser tentada. Recentemente, foram descritas fazendas que têm mais de uma cepa de *M. hyopneumoniae*.[1]

O esfregaço brônquico e traqueal associado ao teste de PCR em tempo real (RT-PCR) pode ser um método diagnóstico preciso.[41]

Os métodos de amostragem mais sensíveis para detectar *M. hyopneumoniae* em suínos vivos naturalmente infectados foram o esfregaço ou lavado traqueobrônquico em comparação com a escovação orofaríngea e o suabe nasal.[5]

Amostras para confirmação do diagnóstico

- Preparações por *imprint* usando lâminas coradas com Giemsa
- Histologia: pulmão fixado em formol (MO, IHQ). A histopatologia simples pode nem sempre indicar infecção por *M. hyopneumoniae*. Por exemplo, a doença de Aujeszky em conjunto com *P. multocida* pode ser difícil de diferenciar de *M. hyopneumoniae*. As lesões podem ser características, mas não patognomônicas. A detecção no tecido pulmonar é por anticorpos fluorescente (AF) ou imuno-histoquímica (IHC), e estes são rápidos e baratos e mais usados do que a hibridização *in situ* (HIS). O material mais fresco ou o material imediatamente fixado obtém melhores resultados. Em suínos experimentalmente infectados, o *M. hyopneumoniae* pode ser reisolado do fígado e do baço de suínos infectados experimentalmente e de suínos contactantes.[43] A imunofluorescência indireta (IF) e a imunoperoxidase indireta (IPX) para *M. hyopneumoniae* em tecidos são extremamente úteis. No entanto, a imunofluorescência indireta tem baixa sensibilidade e a imunoperoxidase indireta é demorada e cara
- Micoplasmologia pulmonar (cultura, TAF, PCR): o isolamento de *M. hyopneumoniae* é complicado pelo crescimento excessivo que ocorre a partir de *M. hyorhinis* e *M. flocculare*. O microrganismo é fastidioso e, às vezes, 4 a 8 semanas são necessárias para o crescimento. Também requer um meio especializado, incluindo soro suíno. Por estas duas razões, não é tão comumente usado atualmente. Muitos animais que são positivos para cultura não apresentam lesões macroscópicas ou microscópicas
- PCR: tornou-se um método sensível e específico para a identificação de *M. hyopneumoniae*.[38,11] O tecido pulmonar, os suabes brônquicos ou as lavagens brônquicas são os melhores locais. Os testes de nested-PCR aumentam a sensibilidade e podem detectar poucos microrganismos, como 4 a 5. Um teste de PCR TaqMan® em tempo real que detectou simultaneamente as proteínas P46, P97 e P102 foi projetado[44], que pode detectar 10^8 *Mycoplasma hyopneumoniae* por suíno. Além disso, foi desenvolvido um PCR multiplex que pode ser usado no caldo de cultura para vários micoplasmas.[45] Diversos testes de PCR em tempo real foram desenvolvidos que permitem a quantificação.[44,46] A PCR pode ser usada como teste de uma etapa, mas é não é bom para suabes nasais. A nested-PCR pode ser usada para estes, mas tende a produzir alguns falsos positivos. Amostras corretas dão um diagnóstico melhor. Amostras de lavagens e locais traqueobrônquicos foram as melhores para a nested-PCR, e o tecido pulmonar e suabes nasais não são os mais confiáveis.[43]

Tratamento

Não há tratamento efetivo para eliminar a infecção por *M. hyopneumoniae*, embora a gravidade da doença clínica possa ser reduzida.

Os isolados de microrganismo dos EUA eram suscetíveis à lincomicina e à espectinomicina, tilosina e oxitetraciclina. Os isolados do Reino Unido eram suscetíveis a doxiciclina e oxitetraciclina. A doxiciclina, uma tetraciclina semissintética, tem maior atividade antimicrobiana, é melhor absorvida VO, e é mais amplamente distribuída nos tecidos do que as tetraciclinas de primeira geração (oxitetraciclina, tetraciclina e clortetraciclina). As tetraciclinas administradas como preventivo nos alimentos são mais eficazes do que as tetraciclinas administradas uma vez que os achados clínicos de tosse tenham começado.[47] Isso é particularmente verdadeiro quando se usa o medicamento em momentos de estresse e aquisição dos microrganismos (ou seja, na creche e no desmame).

Um estudo recente mostrou que a clorotetraciclina, quando administrada no início dos achados clínicos por meio da alimentação na dose de 500 ppm durante 2 semanas alternadas, foi capaz de diminuir a prevalência das lesões por pneumonia e reduziu numericamente as perdas de desempenho e os achados clínicos.[48]

Em alguns estudos iniciais, uma mistura de tartarato de tilosina a uma dose de 50 mg/kg de peso corporal e tiamulina a uma dose de 10 mg/kg de peso corporal VO diariamente durante 10 dias reduziram significativamente as lesões pulmonares associadas à doença experimental. No entanto, o uso de 60, 120 ou 180 mg de tiamulina por litro na água de beber por 10 dias não foi eficaz na supressão das lesões de pneumonia por *M. hyopneumoniae* induzida experimentalmente ou infecção em suínos livres de doença.

As novas fluoroquinolonas têm boa atividade *in vitro* contra o *M. hyopneumoniae* e exibem atividade superior a tilosina, tiamulina, oxitetraciclina e gentamicina. A ciprofloxacino é particularmente ativa contra *M. hyopneumoniae*.

A tilmicosina é particularmente efetiva porque parece impedir a ligação do *M. hyopneumoniae* à superfície das células epiteliais.

As tetraciclinas ou prevenirão a transmissão ou suprimirão a formação de lesões em suínos infectados experimentalmente, mas os níveis requeridos são altos e, em um rebanho infectado, seria necessária a administração contínua, o que seria antieconômico. O tratamento geralmente está restrito a suínos individuais que apresentam desconforto respiratório agudo como resultado da infecção grave ou invasores secundários. Antimicrobianos de amplo espectro são usados, normalmente tetraciclinas, mas a resposta é apenas moderadamente boa. A ocorrência de sinais graves dentro de um grupo de suínos pode requerer tratamento. Recomenda-se o uso de tetraciclinas, tilosina ou espiramicina na alimentação em uma dose de 200 mg/kg por 5 a 10 dias. Uma combinação de 300 g de oxitetraciclina e 30 g de tiamulina por tonelada de ração de terminação fornecida por 2 a 3 dias por semana durante um período de 16 meses tem sido usada para reduzir a incidência de pneumonia enzoótica em um grande rebanho. As lesões pulmonares foram reduzidas, o ganho de peso médio diário aumentou e a eficiência de conversão alimentar melhorou, com aumento geral na lucratividade. A valnemulina pode revelar-se eficaz no tratamento da pneumonia enzoótica. Existe maior suscetibilidade à valnemulina e tiamulina quando usadas em conjunto com a doxiciclina como tratamento.

A tulatromicina administrada como uma única injeção em dose padrão de 2,5 mg/kg é eficaz no tratamento da pneumonia suína associada à micoplasmose.

A suplementação oral de florfenicol no alimento (20 g/ton) reduz os efeitos da infecção por *M. hyopneumoniae*.[49]

Não há evidências de resistência à lincomicina/espectinomicina, oxitetraciclina, doxiciclina, gentamicina, florfenicol e tiamulina. Há evidências de alguma resistência em campo às tetraciclinas, macrolídeos, lincosamidas e fluoroquinolonas.[50,51]

Controle

As estratégias de controle foram revisadas.[52] Em todos os casos, os procedimentos de manejo recomendados, como o fluxo de suínos todos dentro/todos fora, o desmame precoce medicamentoso e segregado e as operações com múltiplos locais facilitam ainda mais o controle das doenças respiratórias.

O *M. hyopneumoniae* infecta apenas suínos e a transmissão requer contato próximo entre suínos. Se a transmissão puder ser evitada, é possível limitar ou mesmo erradicar a doença de um rebanho. Existem, assim, dois níveis nos quais o controle pode ser praticado: (1) erradicação completa da doença ou (2) controle da doença e seus efeitos em um nível baixo.

Os princípios de controle do *M. hyopneumoniae* incluem:

- Inspeção regular do rebanho para evidência clínica de doença e verificação dos pulmões no abate
- Biossegurança rigorosa dos animais sendo introduzidos no rebanho e controle dos visitantes
- Provisão de condições ambientais adequadas, incluindo qualidade do ar, ventilação, controle de temperatura e densidade de estocagem
- O uso do sistema de produção todos dentro/todos fora, no qual grupos de suínos por idade ou estágio de produção são movidos através do rebanho da instalação de gestação, instalação de maternidade, creche e unidades de terminação como grupos e os currais previamente ocupados são limpos, desinfetados e deixados vagos por vários dias antes de os animais serem reintroduzidos. Como se acredita que a maioria das infecções ocorre entre 4 e 12 semanas, o despovoamento da creche tornou-se uma maneira eficaz de controlar a infecção em suínos da creche.

Controle pela erradicação

O controle pela erradicação é o mais satisfatório, e provavelmente é obrigatório para grandes empresas de criação, rebanhos que fornecem estoque de reposição para outros rebanhos e para grandes empreendimentos intensivos da maternidade até a terminação. Ele baseia-se no princípio de que a fonte de infecção para o suíno jovem é a marrã ou a porca, e esta cadeia de infecção deve ser interrompida para evitar a infecção. No passado, o ponto de corte de 10 meses foi usado em programas de erradicação, mas, em vista dos estudos de colonização, isso pode ser muito cedo. Isto é especialmente verdade em sistemas de produção fora do local onde o momento de infecção é atrasado.

Existem três métodos diferentes principais. Primeiro, há despovoamento total seguido por repovoamento com estoque não infectado (sistema SPF dinamarquês). Segundo, o teste e remoção de todos os animais positivos e inconclusivos. Terceiro, a erradicação completa sem despovoamento total e novo estoque.

A erradicação sem novo estoque foi descrita, e aqui o segredo era esperar até o parto terminar, depois vacinar todas as porcas e tratá-las com tiamulina a 6 mg/kg/dia durante 3 semanas e depois monitorar com análises de sangue.

Suínos livres de patógenos específicos ou com doença mínima

Vários métodos de erradicação foram tentados, mas o mais satisfatório é o repovoamento com suínos livres de patógenos específicos (SPF). O princípio subjacente a este método é que o leitão no útero está isento de infecção por *M. hyopneumoniae*. Se ele for retirado do útero a termo por técnicas estéreis adequadas de histerectomia ou histerotomia e criado artificialmente em um ambiente livre de suínos, ele permanecerá livre desta infecção. Na prática, isto foi realizado em unidades especiais, e os leitões foram subsequentemente utilizados para repovoar as fazendas existentes onde todos os suínos foram removidos 30 dias antes da introdução dos suínos SPF e foi completado um programa de limpeza minucioso. Este método foi inicialmente desenvolvido para o controle de *M. hyopneumoniae* e da rinite atrófica. Além disso, se forem tomadas as devidas precauções e se os leitões forem usados para povoar novas unidades que não tiveram exposição prévia a suínos, então o estado livre de outras doenças importantes, como endo e ectoparasitismo, leptospirose, brucelose, disenteria suína e outras pode ser declarado. A progênie desses rebanhos SPF primários pode posteriormente ser usada para repovoar ou outros rebanhos SPF secundários ou rebanhos conhecidos como suínos de doença mínima.

Devido ao custo e à dificuldade técnica desse método, outros modelos de erradicação do *M. hyopneumoniae* foram tentados, mas eles geralmente são menos satisfatórios e têm taxa de falha mais alta. Estes incluem o "*snatching*" ou "arrebatamento" de suínos no nascimento e o parto isolado. No primeiro, os leitões são capturados e removidos da porca imediatamente ao nascer e criados como descrito anteriormente ou são adotados e amamentados por porcas SPF em outro ambiente. Embora o *M. hyopneumoniae* possa ser eliminado por esse método, a contaminação fecal durante o parto da vulva e da vagina e, consequentemente, do leitão é comum, e este método é menos satisfatório para o controle da doença do que a remoção por histerectomia.

Partos isolados

As técnicas de partos isolados têm se mostrado bem-sucedidas em pequenos rebanhos, mas apresentam alta taxa de insucesso quando praticadas em larga escala. As porcas mais velhas, que se acredita estarem livres de infecção, parem em isolamento em currais individuais, colocados no exterior, em pastagens, e cada porca e ninhada é mantida como uma unidade separada. A ninhada é inspecionada clinicamente em intervalos regulares, e subsequentemente uma proporção da ninhada, normalmente machos em excesso e marrãs indesejáveis para reprodução, será examinada no abate para evidência de pneumonia. Qualquer ninhada com evidência clínica, patológica ou laboratorial de pneumonia é eliminada do programa. Ninhadas que passam pela inspeção são mantidas para repovoamento do rebanho. Devido às dificuldades em detectar suínos portadores sem lesões, a erradicação por métodos que usam esses princípios frequentemente falha.

Rebanhos com doença mínima

Foram estabelecidos na maioria dos países com populações de suínos significativas, seja por empresas de reprodução ou por criadores de raça pura privados. Como resultado, na maioria dos países existe um núcleo de estoque livre de *M. hyopneumoniae*. O estabelecimento de rebanhos SPF primários é tecnicamente difícil e muito dispendioso e não deve ser realizado levianamente. Há também atraso considerável no fluxo de caixa entre o momento da população inicial e o aumento do número de rebanhos até o momento em que um número significativo de suínos está disponível para venda. Se a erradicação pelo repovoamento for intencional, é preferível comprar leitoas grávidas de rebanhos SPF primários estabelecidos, a menos que a manutenção das linhagens genéticas existentes indique o contrário. Antes de recomendar a erradicação por este método, é essencial que o proprietário do suíno compreenda os princípios deste método de controle e as restrições que precisarão ser aplicadas para que seja bem-sucedido. As empresas do parto até a terminação estabelecidas por este método devem ser administradas como rebanhos fechados e, se for necessário material genético adicional, ele deve ser introduzido por técnicas de histerectomia ou por compra do rebanho de origem inicial. O uso de inseminação artificial é um método alternativo, entretanto, foi registrado isolamento de *M. hyopneumoniae* do sêmen.

O problema de certificar e manter rebanhos livres de *M. hyopneumoniae* é uma tarefa importante.

Reinfecção de rebanhos

A reinfecção de rebanhos de suínos livres de *M. hyopneumoniae* ocorre apesar dos altos padrões de isolamento e das precauções rigorosas quando são necessárias roupas de proteção completas e rotinas de banho para todos os visitantes que entram na unidade. Todos os visitantes estão impedidos de entrar se eles tiverem estado com uma possível fonte de infecção durante as 48 h anteriores, ou até mesmo há 7 dias. Além disso, a maioria dos problemas ocorre em rebanhos que não importaram plantel infectado recentemente. Em rebanhos reinfectados que importaram animais, não houve evidência simultânea de problemas nos rebanhos de origem, o que sustentou a alegação de que a importação de suínos infectados era uma fonte improvável da infecção. Uma investigação epidemiológica dessas reinfecções sugere que a proximidade estreita de rebanhos não infectados com rebanhos infectados pode ser um fator importante. O microrganismo não sobrevive por mais do que alguns dias em condições secas; no entanto, ele pode sobreviver em água da torneira diluída e água da chuva por 2 a 3 semanas, e tem sido sugerido que o microrganismo pode ser transportado no ar úmido e que a infecção por via respiratória entre pocilgas é um método possível de transmissão. Na Suíça, 107 fazendas foram reinfectadas das 3.983 nas quais a doença foi erradicada durante o período de 1996 a 1999 (2,6%). A significância dos fatores de risco conhecidos, tais como tamanho da propriedade, alta densidade de suínos e tipo de propriedade, foi confirmada nesta análise.

Algumas estimativas preliminares de índices de risco baseados na proximidade de outras unidades de suínos indicaram que o fator mais importante era o recíproco do quadrado de distância para a unidade mais próxima. A distância crucial para a sobrevivência máxima foi de cerca de 3,2 km. Uma falha foi descrita recentemente, na qual uma variedade de medidas foi incluída na tentativa de controlar a doença.

Profilaxia antimicrobiana

A erradicação também foi tentada pelo tratamento antimicrobiano de leitões recém-nascidos com oxitetraciclina nos dias 1, 7 e 14, desmamados no dia 14 e transferidos para a creche externa. Isso é conhecido como um programa de desmame precoce medicamentoso modificado de baixo custo. Este pode ser seguido por testes sorológicos do rebanho reprodutor e abate de reagentes positivos. Por um lado, o controle por vacinação, e o uso de tilmicosina, por outro, produziram resultados semelhantes quando medidos por resultados serológicos e a prevalência de lesões pulmonares macroscópicas. Lincomicina com ou sem vacinação melhora consideravelmente o crescimento e o desempenho. A doxiciclina na ração a 11 mg/kg de peso corporal é eficaz no controle da pneumonia causada por *P. multocida* e *M. hyopneumoniae* em suínos de engorda.

Doença de baixo nível

A alternativa à erradicação é limitar os efeitos da doença naqueles rebanhos em que a erradicação não é desejável ou factível. Os efeitos da doença geralmente são menos graves em situações de criação não intensiva, em pequenos rebanhos onde as ninhadas individuais são criadas separadamente, e onde as ninhadas de porcas mais velhas podem ser criadas separadamente de outros suínos. Onde as ninhadas são agrupadas ao desmame, uma baixa densidade populacional com menos de 25 suínos nos grupos do curral inicial e 100 suínos em um espaço aéreo comum também pode reduzir a gravidade da doença.

Temperatura, umidade e ventilação também têm influência importante na doença. É possível determinar uma zona ótima de temperatura do ar para suínos em crescimento-terminação com base na medição de problemas comportamentais e de saúde. Eles estão interligados com a densidade de animais e alojamento. O assunto é muito amplo para ser discutido aqui, e os requisitos para suínos em diferentes idades e sob diferentes situações de alojamento podem ser encontrados em textos-padrão sobre alojamento e produção de suínos. Os fatores de risco ambientais associados à incidência de *M. hyopneumoniae* devem ser avaliados em cada circunstância. Algumas variáveis ambientais importantes que devem ser avaliadas e modificadas incluem:

- Número de suínos por galpão
- Número de suínos por curral
- Espaço aéreo por suíno
- Espaço de chão por suíno
- Técnicas de limpeza e desinfecção utilizadas
- Número de trocas de ar por hora
- Sistema de eliminação de resíduos
- Número de flutuações de temperatura em um período de 24 h
- Direção do fluxo de ar na edificação
- Concentrações de amônia e sulfeto de hidrogênio na edificação
- Níveis de poeira
- Sistemas de alimentação e bebedouros
- Se o sistema todos dentro/todos fora está sendo usado efetivamente ou não.

Medicação do plantel reprodutor

O programa original de desmame precoce medicamentoso foi baseado na medicação das porcas com tiamulina no momento do parto e no desmame precoce dos leitões para uma localização externa. Uma variação deste método é impedir a propagação da infecção pelos seguintes meios:

- Isolamento do plantel reprodutor
- Medicamentos antimicrobianos estratégicos do plantel reprodutor
- Reintrodução do plantel reprodutor para o galpão de gestação original, mas vazio e desinfetado
- Criação separada dos leitões antes e depois do início do programa
- Regulação do fluxo de animais através do rebanho. As unidades de maternidade são esvaziadas quando possível e limpas, desinfetadas e deixadas vazias. Após o desmame dos seus leitões, as porcas são transferidas para as pocilgas de porcas secas. Porcas próximas do parto são tratadas com tiamulina e movidas para a unidade de maternidade.

Medicação e vacinação foram usadas para erradicar o *M. hyopneumoniae* sem despovoamento total.[53]

Fonte de suínos de engorda

Sempre que possível, a compra de leitões desmamados ou suínos para unidades de terminação deve ser de rebanhos livres da doença ou de uma única fonte. Não é aconselhável a compra em áreas de venda ou a compra de animais tossindo ou de ninhadas desiguais. Quando os suínos provenientes de rebanhos infectados são adquiridos, pode ser necessário medicar a alimentação profilaticamente com um antibiótico do grupo da tetraciclina ou tilosina ou a espiramicina, a uma dose de 100 a 200 mg/kg de ração para um período de 2 semanas após a introdução. A medicação da ração de suínos em terminação com tiamulina em uma dose de 20 e 30 mg/kg de ração durante um período de 8 semanas em fazendas com histórico de pneumonia enzoótica complicada grave resultou em melhora dos ganhos de peso e da eficiência alimentar, mas a extensão e a gravidade das lesões pulmonares não mudaram. O nível de 30 mg/kg na ração foi superior ao nível de 20 mg/kg. A tiamulina, a 100 mg/kg combinada com clortetraciclina a 300 mg/kg de ração, durante 7 dias foi eficaz em rebanhos com histórico de *M. hyopneumoniae* complicado pela presença de *P. multocida* e *Actinobacillus pleuropneumoniae*.

Os suínos introduzidos devem ser isolados do resto do rebanho e, de preferência, devem ser criados em lote por meio de um alojamento no sistema todos dentro/todos fora. Uma alta densidade de estocagem deve ser evitada, e os parasitas internos devem ser controlados.

Vacinação

Uma observação geral foi que a infecção por *Ascaris sum* afetou a resposta à vacinação para *M. hyopneumoniae*.[54] A vacinação reduz a infiltração de macrófagos no tecido linfoide associado a brônquios infectado com uma cepa virulenta de *M. hyopneumoniae*.[55] No mesmo estudo, o *M. hyopneumoniae* foi reduzido nos pulmões nos suínos vacinados, e a cepa de alta virulência foi mais inibida do que a cepa de baixa virulência. A vacinação reduz significativamente os achados clínicos, as lesões macroscópicas e microscópicas do pulmão, infectadas especialmente com a cepa avirulenta.[56] O efeito foi menos pronunciado com uma cepa menos virulenta. No entanto, a vacinação não reduz a transmissão para outros suínos.[57]

As vacinas contra o *M. hyopneumoniae* geralmente são bacterinas que consistem em proteínas de membrana externa ou microrganismos inteiros. As vacinas dão pouca proteção contra a infecção inicial e muitas vezes proteção incompleta contra a pneumonia clínica. As vacinas produzem resposta TH1 e IgA e IgG nos fluidos do lavado. Anticorpos maternos naturais não parecem inibir a vacinação, mas a vacinação de porcas pode inibir a imunidade subsequente.

A vacinação com *M. hyopneumoniae* morto induz proteção em suínos contra a exposição ao desafio experimental com o microrganismo. Uma análise de custo-benefício mostra que a vacinação é economicamente benéfica. As relações entre anticorpos maternos, idade e outros fatores na resposta vacinal foram discutidas.

A vacinação intranasal com *M. hyopneumoniae* atenuado com adjuvante com DNA bacteriano pode ser eficaz em estimular a resposta humoral e celular local e a resposta imune sistêmica.[58]

Uma vacina de *M. hyopneumoniae* morto, avaliada em um único rebanho, reduziu a prevalência de lesões pneumônicas em suínos de abate de 69 para 36% e a prevalência de pleurite de 20 para 13%. Houve pequena diminuição no número de dias para a comercialização. Geralmente resulta em aumento de 2 a 8% no ganho de peso diário. A taxa de mortalidade normalmente é melhor apenas numericamente. A eficiência da conversão alimentar aumenta em cerca de 2 a 3%. Outros estudos limitados indicam que a vacinação pode reduzir a gravidade e a prevalência de lesões pulmonares detectadas no abate (4 a 6%, em comparação com 12% nos controles). Ela melhora a eficiência alimentar e aumenta o ganho de peso médio diário durante o período de terminação. Em outros estudos, o ganho de peso médio diário não melhorou. Em condições experimentais, a transmissão em leitões da creche foi apenas numericamente inferior em suínos vacinados, e a vacinação não impede o estabelecimento de *M. hyopneumoniae* no pulmão.[59]

A vacinação de leitões melhorou a saúde pulmonar, mas a vacinação sozinha de porcas não se mostrou suficiente.[60]

A vacinação de porcas contra o *M. hyopneumoniae* reduziu a prevalência de leitões positivos ao desmame, e poderia ser usada para controlar infecções por *M. hyopneumoniae*, como julgado por um teste de nested-PCR. A vacinação para a SRRS não interfere na vacinação contra *M. hyopneumoniae*. A vacinação intradérmica sem agulha também foi descrita. Os suínos vacinados duas vezes apresentam uma porcentagem menor de lesões macroscópicas compatíveis com *M. hyopneumoniae* e uma menor prevalência de *M. hyopneumoniae* no trato respiratório anterior em comparação com animais vacinados uma única vez.[61]

Tanto as vacinas de injeção dupla quanto única estão disponíveis, mas a proteção obtida é semelhante. A vacina de dose única proporciona proteção por até 23 semanas. O nível de proteção provavelmente durará 4 meses. A vacinação é economicamente atraente.

A vacinação de DNA usando um gene de proteína p42 estável ao calor também tem sido usada, e esta induz aumentos em IL-2, IL-4 e IFN-γ, o que indica que ela induz tanto uma resposta Th1 quanto Th2. A vacinação contra micoplasma geralmente induz imunidade local da mucosa, imunidade humoral e celular. Um estudo recente mostrou que a vacina inativada produziu tanto resposta imune sistêmica quanto resposta imune celular e humoral.[62] Ela parece estimular a resposta imunológica, mas isso pode não se tornar totalmente operacional até que a exposição natural ocorra.[63]

As estratégias de vacinação da porca ainda estão em estudo, mas foi demonstrado que a gravidade da pneumonia em leitões nascidos de porcas vacinadas foi reduzida.[64] Ela aumentou a porcentagem de porcas e leitões soropositivos ao desmame, mas não afetou a colonização da porca ou do leitão. Os anticorpos maternos não interferem com a vacinação, a menos que estejam muito elevados.

A infecção pelo VSRRS pode reduzir a resposta à vacinação, mas isso pode depender das cepas de ambos os agentes. Em um estudo, não houve diferença significativa entre a eficácia protetora de uma vacina combinada de VSRRS e do *M. hyopneumoniae* e as duas vacinas isoladas.[65]

A vacinação intradérmica foi bem-sucedida na redução de lesões em 10,4% em comparação com controles, e 6% no grupo de injeção intramuscular. A vacinação intradérmica proporcionou maior proteção, especialmente no que diz respeito à morbidade, lesão pulmonar e escores de pleurite.[66]

As vacinas de subunidades podem ser desenvolvidas no futuro, e outros antígenos imunodominantes além do P97 devem ser levados em consideração.[67]

LEITURA COMPLEMENTAR

Desrosiers R. A review of some aspects of the epidemiology, diagnosis and control of M. hyopneumoniae infections. J Sw Hlth Prod.2001;9:233-237.

REFERÊNCIAS BIBLIOGRÁFICAS

1. Mayor D, et al. Vet Res. 2007;38:391.
2. Mayor D, et al. Vet Microbiol. 2008;127:63.
3. Stakenborg T, et al. Vet Res Commun. 2006;30:239.
4. Villareal I, et al. Vaccine. 2009;27:1875.
5. Burnett TA, et al. Mol Microbiol. 2006;60:669.
6. Wilton J, et al. Mol Microbiol. 2009;71:566.
7. Pinto PM, et al. Vet Microbiol. 2007;121:83.
8. Kuhnert p, et al. Vet Microbiol. 2011;152:191.
9. Sanchez-Vazquez MJ, et al. Pig J. 2010;63:25.
10. Fano E, et al. Can J Vet Res. 2007;71:195.
11. Pieters M, et al. Can J Vet Res. 2010;74:157.
12. Sanchez-Vazquez MJ, et al. Pig J. 2010;63:25.
13. Dee S, et al. Vet Res. 2009;40:30.
14. Sibila M, et al. Vet Microbiol. 2007;121:352.
15. Nathues H, et al. Acta Vet Scand. 2013;55:30.
16. Nathues H, et al. Acta Vet Scand. 2013;55:44.
17. Moorkamp L, et al. Transbound Emerg Dis. 2009; 56:54.
18. Nathues H, et al. Vet Rec. 2012;170:623.
19. Vranckx K, et al. Vet Microbiol. 2012;156:315.
20. Beilage Eg, et al. Prev Vet Med. 2009;88:259.
21. LeRoith T, et al. Vet Immunol Immunopathol. 2011; 140:312.
22. Meens J, et al. Vet Microbiol. 2010;142:293.
23. Calus D, et al. J Appl Microbiol. 2009;106:1951.
24. Kim CH, et al. Vet J. 2012;192:120.
25. Choi C, et al. J Comp Pathol. 2006;134:40.
26. Lorenzo H, et al. Vet Immunol Immunopathol. 2006; 109:199.
27. Ahn KK, et al. J Vet Med Sci. 2009;71:441.
28. Muneta Y, et al. J Interferon Cytokine Res. 2006; 26:637.
29. Woolley LK, et al. Vet Microbiol. 2012;161:186.
30. Meyns T, et al. Vet Microbiol. 2007;120:87.
31. Bai F, et al. Vet Immunol Immunopathol. 2013; 155:155.
32. Pieters M, et al. Vet Microbiol. 2009;134:261.
33. Dorr PM, et al. J Am Vet Med Assoc. 2007;230:244.
34. Wellenberg GJ, et al. Vet Microbiol. 2010;142:217.
35. Amory JR, et al. Res Vet Sci. 2007;83:428.
36. Strait EL, et al. J Clin Microbiol. 2008;46:2491.
37. Feng Z-X, et al. Vet Microbiol. 2010;143:410.
38. Cai HY, et al. J Vet Diag Invest. 2007;19:91.
39. Redondo E, et al. J Comp Path. 2009;140:260.
40. Hillen S, et al. Prev Vet Med. 2014;doi:.org/10.1016/jprevetmed.2013.12.012.
41. Fablet C, et al. Vet Microbiol. 2010;143:238.
42. Fablet C, et al. Epidem Sante Anim. 2012;61:149.
43. Marois C, et al. Vet Microbiol. 2007;120:96.
44. Marois C, et al. J Appl Microbiol. 2010;108:1523.
45. Stakenborg T, et al. J Microb Methods. 2006;66: 263.
46. Strait EL, et al. J Swine Hlth Prod. 2008;16:200.
47. Thacker B, et al. J Swine Hlth Prod. 2006;14:140.
48. Del Pozo Sacristan R, et al. Vet Rec. 2012;171:645.
49. Ciprian A, et al. Res Vet Sci. 2012;92:191.
50. Le Carrou J, et al. Antimicrob Agents Chemother. 2006;50:1959.
51. Vicca J, et al. Microb Drug Resist. 2007;13:166.
52. Maes D, et al. Vet Microbiol. 2008;149:41.
53. Heinonen M, et al. Vet J. 2011;188:110.
54. Steenhard NR, et al. Vaccine. 2009;27:5161.
55. Vranckx K, et al. BMC Vet Res. 2012;8:24.
56. Villareal I, et al. Vaccine. 2011;29:1731.
57. Villareal I, et al. Vet J. 2011;188:48.
58. Li Y, et al. Vaccine. 2012;30:2153.
59. Meyns T, et al. Vaccine. 2006;24:7081.
60. Strauss C, et al. Tierartzl Prax. 2007;35:283.
61. Sibila M, et al. Vet Microbiol. 2007;122:97.
62. Marchioro SB, et al. Vaccine. 2013;31:1305.
63. Martelli P, et al. J Vet Med B. 2006;53:229.
64. Sibila M, et al. Vet Microbiol. 2008;127:165.
65. Drexler CS, et al. Vet Rec. 2010;166:70.
66. Tassis PD, et al. Vet Rec. 2012;170:261.
67. Okamba FR, et al. Vaccine. 2010;28:4802.

Complexo das doenças respiratórias dos suínos e pneumonia micoplasmática de suínos

Mycoplasma hyopneumoniae é um contribuinte significativo para o complexo das doenças respiratórias dos suínos (CDRS), juntamente do vírus da síndrome reprodutiva e respiratória dos suínos (VSRRS), o circovírus 2 (CVS2), o vírus da influenza suína (VIS) e agentes bacterianos secundários como *Pasteurella multocida*[1], *Actinobacillus pleuropneumoniae* e *Haemophilus parasuis*, *E. coli*, *Klebsiella* sp., *Trueperella pyogenes*, *Bordetella bronchiseptica*, *Streptococcus* spp. e *Staphylococcus* spp.[2-6] Em um estudo na Dinamarca,[3] cinco espécies bacterianas, cinco vírus e duas espécies de *Mycoplasma* sp. foram encontradas em diferentes combinações. O estudo na Alemanha[4] descobriu que, entre uma variedade de patógenos, o CVS2 e estreptococos alfa-hemolíticos foram detectados com maior frequência. Houve também mais associações entre os microrganismos em casos clínicos do que nos suínos saudáveis. O CDRS é um nome melhor para o que já foi chamado de pneumonia enzoótica. Este termo realmente significa pneumonia que ocorre naturalmente na população, e inclui um complexo de muitas bactérias e agentes virais com a adição ocasional de parasitas e protozoários.

Alguns patógenos primários, como *M. hyopneumoniae* e *A. pleuropneumoniae*, não são isolados normalmente de suínos saudáveis, e podem ser responsáveis por infecções subclínicas. Um estudo dinamarquês descobriu que o *Actinomyces hyovaginalis* era um isolado comum de pulmões piêmicos em suínos. Os autores fizeram um estudo na década de 1960 envolvendo análises virais, bacteriológicas, ambientais e de manejo completas, que mostraram que cada fazenda era um indivíduo com seu próprio conjunto de variáveis, e que o único fator significativo era que o *M. hyopneumoniae* estava associado à doença clínica e perda econômica.

A ocorrência simultânea da doença de Aujeszky aumenta a gravidade da pneumonia micoplasmática aguda. Ainda não se sabe se o torque teno vírus (TTV) tem papel a desempenhar no CDRS.[7] Em um estudo recente, o ácido lipoteicoico de *Staphylococcus aureus* exacerbou a doença respiratória em suínos infectados com o coronavírus suíno.[8]

Normalmente, as bactérias vivem em simbiose com o hospedeiro. Os três principais vírus suínos enzoóticos (SRRS, CVS2 e VIS)[9-13] desestabilizam a situação por meio de efeitos patológicos diretos ou distúrbios do sistema imune. Este complexo é caracterizado por crescimento lento, diminuição da eficiência da conversão alimentar, anorexia, febre, tosse e dispneia em suínos de terminação em crescimento tipicamente em torno de 16 a 22 semanas de idade. O complexo corresponde ao que foi originalmente chamado de pneumonia enzoótica.

Etiologia

Algumas das bactérias vivem bem no trato respiratório anterior, por exemplo, *Bordetella bronchiseptica*, algumas cepas de *Haemophilus parasuis* e *M. flocculare* e *M. hyorhinis*.[14] Outros microrganismos são inalados diretamente ou mais provavelmente introduzidos pelo contato nariz a nariz (*M. hyopneumoniae*) ou mesmo aerossóis, enquanto outros surgem em momentos de estresse a partir de pequenos números habitualmente abrigados na nasofaringe e tonsilas, como *A. pleuropneumoniae* e *P. multocida*.

Há variação nas cepas de muitos desses microrganismos, e isso determina o desfecho da infecção em muitos casos. Da mesma forma, podem haver predisposições raciais para alguns dos agentes.[15,16]

A presença da síndrome reprodutiva e respiratória dos suínos (SRRS), *P. multocida*, *H. parasuis*, *M. hyorhinis* ou *S. suis* correlacionou-se com uma maior probabilidade de também encontrar *M. hyopneumoniae*.[17]

Epidemiologia

A combinação de patógenos envolvidos no complexo de doenças respiratórias é lendária e varia de país para país, de região para região e até mesmo de fazenda para fazenda.[18] Quando um novo agente entra em campo (p. ex., o vírus pandêmico da influenza suína SIV2009[19-23] ou o TTV), então a posição se torna ainda mais complicada até que a população em geral se torne imune.

A pneumonia bacteriana secundária pode ser causa significativa de mortalidade no período do desmame ao mercado. Alguns dos fatores de risco para pleurite e pneumonia cranioventral foram revistos recentemente.[24,25] As relações entre os fatores infecciosos e não infecciosos no complexo das CDRS foram revisadas.[26]

A rinite atrófica também pode estar presente com a pneumonia enzoótica, e as duas doenças combinadas podem ter efeito econômico maior do que qualquer doença isolada. Quando ocorrem surtos de CDRS, eles são frequentemente a consequência de interações complexas entre muitos agentes. A importância do *M. hyopneumoniae* não é apenas o seu efeito como patógeno primário, mas também sua capacidade de agir sinergicamente com outros agentes infecciosos para produzir uma doença respiratória significativa. O *M. hyopneumoniae* causa pneumonia leve, enquanto a *P. multocida* não é patogênica sozinha, mas agrava a pneumonia iniciada pelo patógeno anterior. As associações epidemiológicas entre títulos de anticorpos contra *M. hyopneumoniae* e *A. pleuropneumoniae* e lesões pulmonares em suínos no abate foram examinadas. Apenas os títulos para a pneumonia pelo *M. hyopneumoniae* foram associados às lesões.

A extensão das lesões produzidas pelo *M. hyopneumoniae* no complexo das CDRS pode ser influenciada por outros fatores contribuintes para explicar as variações na gravidade das lesões. Infecção concomitante com vermes pulmonares, ascarídeos em migração e um adenovírus resultou em lesões de maior gravidade e invasão secundária das lesões pneumônicas por *Pasteurella* sp., *Streptococcus* spp., *Mycoplasma* spp. e *Bordetella bronchiseptica*; a *Klebsiella pneumoniae* é muito comum e influencia amplamente o resultado da doença em suínos individuais. Em alguns levantamentos de pulmões em abatedouros, a *P. multocida* pode ser cultivada a partir de 16% dos pulmões normais e de 55% dos pulmões com lesões que se assemelham às da pneumonia enzoótica. *P. multocida* e *Haemophilus* spp. também podem ser encontrados em conjunto com *M. hyopneumoniae* nos pulmões de suínos com peso de abate afetados por pneumonia e examinados no abatedouro. Aqueles pulmões tanto *M. hyopneumoniae* quanto *P. multocida* tiveram a pneumonia mais macroscópica, e os pulmões com um dos agentes sozinho tiveram muito menos lesões pneumônicas. O *M. hyopneumoniae* torna os pulmões suscetíveis à colonização e infecção por *P. multocida*.

Juntamente com o *M. hyopneumoniae*, outras espécies de *Mycoplasma* sp., como *M. hyorhinis*, *Acholeplasma granularum* e *Acholeplasma laidlawii*, foram isoladas dos pulmões de suínos no abate, mas sua significância não é clara. *M. hyopneumoniae* e *Mycoplasma hyorhinis* foram isolados de 30% e 50% dos pulmões pneumônicos, respectivamente, de suínos examinados no abate. *M. hyopneumoniae* também foi isolado de 12% dos pulmões sem lesões macroscópicas de pneumonia. Em uma pesquisa na Noruega, *M. hyopneumoniae*, *P. multocida* e *M. hyorhinis* foram detectados em 83%, 43% e 37% dos pulmões pneumônicos, respectivamente. A maioria das pneumonias macroscópicas – até 25% – ocorreu nos pulmões com os três patógenos. *M. flocculare* foi o microrganismo mais frequentemente isolado nos pulmões não pneumônicos.

O *M. hyopneumoniae* potencializa a gravidade das lesões pulmonares e linfoides associadas ao CVS2 e aumenta a quantidade, e talvez a presença, do antígeno a este agente. Ele também aumenta a incidência da síndrome do depauperamento multissistêmico pós-desmame ou PMWS em suínos.

Vários fatores ambientais e de manejo estão associados à alta prevalência de lesões pneumônicas no abate. Eles incluem produção contínua *versus* a produção todos dentro/todos fora, rebanhos abertos, grandes flutuações de temperatura, divisórias de currais semissólidas e muitos suínos em um espaço aéreo comum. Esses fatores podem operar individualmente ou em combinação, sinergicamente. O alojamento de suínos em um ambiente limpo, isolado, livre de doenças e de baixo estresse influencia positivamente a saúde dos suínos. Sistemas complexos de produção animal no mundo industrializado foram revistos.[27]

Os patógenos primários e secundários da doença produzem seus efeitos econômicos mais prejudiciais e o nível mais alto de morbidade e mortalidade durante o período de terminação, quando a economia de produção exige alojamento interno e métodos intensivos.

Quatro grupos principais de fatores ambientais que contribuem para altos níveis de doença clínica e lesões no abate incluem:

- Meteorológica
- População e social
- Manejo
- Poluição transportada pelo ar.

Os *fatores meteorológicos* incluem grandes flutuações na temperatura interna, grandes variações na umidade relativa, taxas de ventilação irregulares e alojamento no inverno. No entanto, experimentalmente, concentrações elevadas de amônia e temperatura ambiente flutuante não influenciaram a gravidade da pneumonia ou seu efeito na taxa de crescimento. Os fatores não infecciosos associados à pneumonia e pleurite em suínos abatidos em 143 fazendas do parto até a terminação na França foram analisados.[28,29]

Os *fatores populacionais* que contribuem para o aumento da prevalência de pneumonia são o aumento do tamanho do rebanho, aumento da densidade populacional e diminuição do espaço aéreo e espaço de chão por suíno. Todas as práticas de manejo influenciam o microclima, e a qualidade do alojamento e do manejo influenciam a incidência de lesões pneumônicas no abate. Fazendas de suínos maiores do que a média, que moem seus próprios alimentos e com características de construções modernas (entradas mecanizadas, piso de ripas) e em estreita proximidade com outras fazendas tendem a ter risco maior de pneumonia enzoótica. Suínos alojados extensivamente com espaço de curral acima da média e volume de ar têm prevalência reduzida de lesões de pneumonia enzoótica.

Fatores de manejo associados à pneumonia enzoótica incluem fazendas familiares que alimentam suínos no chão, e pocilgas de engorda que obtêm suínos de múltiplas fontes em comparação com aqueles com boas instalações e onde os suínos se originam diretamente de unidades de reprodução. A doença é um problema específico em rebanhos de fluxo contínuo. Em suínos criados em grupos com o sistema todos dentro/todos fora na unidade de parto, creche e unidade de crescimento e terminação, qualquer *Mycoplasma* sp. transmitido de porcas para suínos ou entre suínos não resulta necessariamente em achados clínicos ou lesões de pneumonia. Os suínos criados em sistemas todos dentro/todos fora não apresentam lesões, ou têm lesões mínimas no abate e ganharam peso mais rapidamente do que os leitões da mesma ninhada criados em um sistema contínuo. Os fatores de risco em alojamentos subótimos na Austrália foram descritos.[30]

Em pequenos rebanhos, os fatores comumente associados com a alta prevalência de pneumonia enzoótica foram mais suínos por seção de curral, grupos maiores e acomodações de parto e desmame com correntes de ar.

Um estudo da densidade habitacional sobre a diversidade de espécies e o número de microrganismos transportados pelo ar em instalações de engorda mostrou que o número total de bactérias e fungos não excedeu 10^4 e 10^3 UFC por m^3, respectivamente. O número de microrganismos correlacionou-se com a densidade populacional. Os mais numerosos eram bactérias gram-positivas, e depois bactérias gram-negativas e fungos.[31]

Acredita-se que a *poluição transportada pelo ar em pocilgas* contribua para o aumento na incidência de doença clínica e na prevalência de lesões no abate.[32] Os poluentes incluem microrganismos, constituintes endotóxicos da parede celular e amônia.[29] A amônia é o mais importante, porque é um poderoso agente ciliotóxico por si só, antes de determinar seus efeitos nos microrganismos. Níveis tóxicos de amônia, altas concentrações de poeira no ar e alta contagem de colônias de bactérias no ar podem contribuir para o aumento na incidência e prevalência de pneumonia, mas esses fatores não foram quantificados e são comumente baseados em avaliações subjetivas pelo observador. Um grande estudo de 960 suínos mostrou que não há influências de amônia ou poeira na saúde respiratória dos suínos. Os contaminantes do ar ambiental, como poeira, amônia, dióxido de carbono e micróbios em pocilgas, medidos durante um período de 12 meses, foram associados a lesões de pneumonia e pleurite no abate.

Em um estudo de animais infectados experimentalmente, verificou-se que 6 de 114 amostras de longa distância foram positivas para *M. hyopneumoniae*. Três amostras coletadas a 3,5 km, 6,8 km e 9,2 km do rebanho de origem eram infecciosas.[33]

Em grandes rebanhos, fatores associados à alta prevalência foram uma taxa maior de lotação do curral, taxa de lotação do espaço aéreo e tendência a níveis mais altos de amônia atmosférica nos meses de verão. A tendência ao aumento do tamanho do rebanho não foi acompanhada pelo controle satisfatório da pneumonia. Demonstrou-se que o ar eliminado pelo suíno poluído por cocos alfa-hemolíticos e amônia causa doença subclínica e perdas de produção.[34]

Combinação e interação de fatores de risco ambientais

O uso de um computador pode indicar como a prevalência da doença pode ser influenciada pelo efeito combinado dos fatores de risco. A prevalência esperada é estimada considerando-se 11 fatores de risco que incluem:

1. Número de suínos no mesmo ambiente.
2. Sistema todos dentro/todos fora *versus* (3) fluxo contínuo de suínos.
4. Tipo de divisórias separando currais adjacentes.
5. Presença ou (6) ausência de diarreia como um problema clínico.
7. Descarte de esterco líquido *versus* (8) esterco sólido.
9. Eficiência do controle de ascarídeos.
10. Presença (11) ou ausência de doença de Aujeszky ativa.

A temperatura e a umidade influenciam a penetração nos pulmões tanto de patógenos primários quanto de patógenos secundários, influenciando o tamanho das partículas de aerossol infectadas e o mecanismo de proteção no trato respiratório. A temperatura e a umidade também influenciam a sedimentação das partículas infectadas no ar e a ventilação e a densidade de animais. Os suínos mantidos em altas densidades de animais e submetidos a flutuações de temperatura ambiente, condições de corrente de ar frias e má nutrição são mais propensos a sofrer efeitos adversos maiores desta doença.

Em um estudo sobre o efeito de diferentes sistemas de alojamento e alimentação considerando a alimentação líquida *versus* seca em alojamentos de ripas e palhas, não houve diferenças entre as lesões pulmonares.[35]

Perdas econômicas e importância econômica

Em pesquisas anuais concluídas pela American Association of Swine Practioners, a pneumonia é consistentemente classificada como a doença mais importante economicamente em suínos em terminação. A importância primordial da pneumonia enzoótica está em seus efeitos econômicos sobre a criação de suínos. A doença afeta adversamente a eficiência da conversão alimentar e a taxa diária de ganho de peso sob certas circunstâncias. No entanto, a magnitude desses efeitos depende das condições em que os suínos são criados e tem sido objeto de muita controvérsia. A complexidade da pneumonia e suas interações com o meio ambiente dificultam a mensuração do efeito da pneumonia no desempenho.

Uma avaliação precisa dos efeitos biológicos e econômicos da pneumonia enzoótica tem sido um desafio em razão da dificuldade de conduzir um experimento controlado em que suínos de mérito genético equivalente, tanto livres da doença quanto infectados, são criados de maneira idêntica. Além disso, estudos sobre a associação entre os parâmetros de desempenho e a gravidade das lesões dos pulmões produziram resultados amplamente variáveis, dependendo das condições de manejo e ambientais e das diferentes concepções da pesquisa e técnicas utilizadas. Em geral, existe uma relação proporcional entre a gravidade da pneumonia e a depressão do desempenho, mas em outras observações essa relação não foi encontrada. Quando os suínos são criados sob bom manejo, a infecção de rebanhos anteriormente livres da doença não resultou em nenhum efeito econômico adverso além do período inicial de infecção aguda no rebanho. No entanto, em outras situações, efeitos econômicos adversos estão associados à doença. Um estudo estimou redução na eficiência da conversão alimentar de até 22%, e embora o efeito da doença provavelmente não seja tão grave na maioria das pocilgas, uma redução econômica significativa pode ocorrer mesmo sob boas condições de manejo.

Como não há método universalmente aceito para medir a extensão ou a prevalência de pneumonia em suínos no abate, os resultados de estudos de correlações entre as lesões e o desempenho têm sido difíceis de comparar. Em geral, a perda econômica associada à doença respiratória varia de 2 a 25% de redução no ganho de peso diário médio. Alguns métodos foram comparados e o procedimento mais informativo é avaliar a porcentagem de pulmão envolvida e calcular um valor médio para a amostra do rebanho. A relação entre o peso das lesões pneumônicas de suínos no abate e seu desempenho indicou que dentro de um intervalo entre 3,32 e 74,5% para o peso de um pulmão pneumônico, um aumento de 10% no peso do pulmão pneumônico foi associado à diminuição no ganho de peso médio diário de 31,4 g e aumento de 13,2 dias para o abate com 104 kg de peso vivo. Existe uma alta correlação entre os escores rápidos de lesões pulmonares macroscópicas e o exame detalhado, o que indica que os pulmões podem ser visualmente pontuados com precisão conforme eles passam em uma linha de abate. Em média, o ganho de peso diário médio diminui de 37 para 23 g para cada 10% de pulmão afetado por pneumonia. No entanto, a pontuação subjetiva rápida dos pulmões, ajustada para as proporções pulmonares, é considerada adequada para estimar a pneumonia de ocorrência natural e tão informativa quanto a dissecção detalhada dos pulmões.

Como a prevalência da pneumonia atinge seu pico em cerca de 60 a 65 kg de peso corporal e então declina para níveis muito baixos em suínos com 125 kg ou mais, a idade e o peso no abate devem ser considerados ao se avaliar os efeitos das lesões no desempenho e ao se comparar resultados entre diferentes observações. As perdas de peso são mais substanciais em suínos afetados no início da vida. Em alguns estudos, os escores de lesões pulmonares detectados no abate não se correlacionaram significativamente com os indicadores de crescimento durante qualquer estação do ano. As lesões macroscópicas de pneumonia micoplasmática cicatrizam ao longo de um período de 2 meses, o que pode explicar porque correlações significativas não são encontradas entre os indicadores de crescimento e os escores de lesões pulmonares. Os efeitos das lesões nos ganhos de peso médios diários durante todo o período de crescimento podem variar de um estudo para outro em razão dos diferentes momentos do crescimento nos quais as lesões exerceram seus efeitos e, em parte, ao novo crescimento compensatório após a recuperação das lesões. O exame radiográfico dos pulmões de suínos dos 21 aos 150 dias de idade e o exame macroscópico dos pulmões no abate revelaram que as lesões progridem e regridem dinamicamente ao longo da vida dos animais e o exame no abate é um indicador inadequado de pneumonia ao longo da vida.

Achados clínicos

Existem basicamente quatro sinais de doença respiratória:

- O *espirro* é um indicativo de irritação por gás, poeira ou infecção da cavidade nasal (CVRS, CMVS ou PAR)
- A *tosse* é indicativa de irritação da laringe, traqueia e brônquios principais e da parte superior da árvore brônquica, uma vez que a tosse é a única maneira de remover grandes quantidades de detritos infectados (VIS, *M. hyopneumoniae*)
- A *dispneia ou a respiração laboriosa* é indicativa de que os bronquíolos terminais e alvéolos estão afetados (*A. pleuropneumoniae, P. Multocida*, VSRRS e CVS2)
- Os *parâmetros de crescimento podem ser afetados quando febre está envolvida ou o dano tecidual é extenso*, caso em que o sistema nervoso central (hipotálamo) instrui os sistemas a desligarem assim o apetite e, portanto, o crescimento é reduzido. A taxa de crescimento é reduzida, o ganho de peso diário diminui, os dias até o abate aumentam e a eficiência alimentar cai à medida que o crescimento é substituído pela recuperação imunológica.

O principal sinal do CDRS é a pneumonia, que se manifesta como tosse, respiração laboriosa, febre, letargia, decúbito, anorexia, descoloração das extremidades/cianose, perda de peso e crescimento lento, secreções nasal e ocular e morte. Em pequenos lotes, a doença pode afetar o grupo durante um período curto, e a maioria pode se recuperar, deixando alguns cronicamente afetados, hospitalizados ou tendo que ser eutanasiados. Nos lotes maiores, com diferentes grupos etários, pode haver ondas de infecção ou pneumonia pode progredir para pleurisia.

Alguns suínos afetados com a forma crônica de micoplasmose podem desenvolver posteriormente pneumonia aguda como resultado da invasão secundária por *Pasteurella* sp. ou outros microrganismos.

Uma série de investigações mostrou que o VSRRS não predispõe à infecção por *M. hyopneumoniae*, embora as lesões sejam mais graves naqueles suínos que tenham ambas as infecções. O *M. hyopneumoniae* potencializa a doença induzida pelo VSRRS e suas lesões. Pode haver associação entre a soroconversão para o vírus e a transmissão de *M. hyopneumoniae*.

Patologia

A pneumonia necrosante e proliferativa é uma forma de pneumonia intersticial que ocorre em suínos desmamados e pós-desmame. Em um estudo italiano com 28 suínos, o VSRRS foi encontrado em 11 suínos, o CVS2 em quatro suínos e ambos os vírus nos pulmões de oito suínos; nos outros cinco suínos nada foi detectado.[36] A pneumonia e linfadenite granulomatosa foram associadas ao *Actinobacillus porcinotonsillarum* em um suíno para abate.[37] Esse microrganismo foi previamente considerado não patogênico.

No estudo na Dinamarca[3], não foram encontradas associações claras entre patógenos e lesões histológicas. Eles chegaram à conclusão de que a complexo das doenças respiratórias dos suínos era mais comum que a pneumonia por *Mycoplasma* sp. em suínos dinamarqueses de terminação.

Tratamento

Existem muitas variáveis em um surto de CDRS, e é essencial abordar o problema de uma maneira sensata. A primeira coisa a fazer é estabelecer o diagnóstico, provavelmente usando exames *post mortem* e muitos exames laboratoriais auxiliares, como imunoperoxidase indireta, hibridização *in situ* e PCR. A definição dos patógenos primários, secundários e oportunistas é o próximo passo importante. O terceiro passo é tratar os suínos de forma rápida e eficaz. O quarto passo deve ser avaliar o status imune do rebanho e como melhorá-lo. O quinto passo é entender a epidemiologia dos agentes no rebanho e o histórico de saúde do rebanho. O último passo é usar o conhecimento mais recente, técnicas de biossegurança e vacinas modernas corretamente e gerenciar as unidades para usar o melhor controle de manejo e ambiental.

Monitoramento

O monitoramento da doença respiratória foi conseguido principalmente pelos controles de abate. Estes envolvem a inspeção do focinho para a presença de rinite atrófica progressiva. Uma seção transversal do focinho no nível do primeiro ou segundo pré-molar é examinada. Para o exame dos pulmões, calcula-se a porcentagem do pulmão que está consolidado, que é firme ao toque.[18,38] Recentemente, foi utilizado o exame de imagens digitais.[39] Existe associação negativa significativa entre o escore de pneumonia e o crescimento.[40]

Além disso, o local das lesões pleuríticas nos pulmões também pode ser marcado em cartões e pode ser registrado como aderências fibróticas frescas ou antigas.

Controle

Por definição, o CDRS é uma doença respiratória crônica (embora haja períodos de doença respiratória aguda) nas unidades de produção contínua de rebanhos de matrizes reprodutoras/desmamados e reprodutores/animais para engorda. Neste complexo de doenças respiratórias existem muitos agentes potenciais, mas existem alguns princípios orientadores que ajudarão a manter a saúde. Os anticorpos maternos de porcas na mesma fazenda que os leitões fornecerão alguma proteção, que diminui rapidamente. Suínos jovens, então, tornam-se suscetíveis, e se o número de patógenos não for muito alto, eles desenvolverão imunidade ativa sem sucumbir à doença. A infecção segue o padrão usual de colonização, replicação, excreção e desenvolvimento imunológico. A doença pode ocorrer após replicação e excreção, e a duração dependerá do nível de replicação e dos agentes envolvidos. Os suínos mais velhos são sempre uma fonte de infecção para os suínos mais jovens e manterão um ciclo de infecção, assim sendo, eles devem ser mantidos longe dos suínos mais jovens, embora as porcas não devam ser mantidas inteiramente longe do rebanho jovem, porque então sua imunidade não é mantida.

Todos dentro/todos fora

A primeira regra é o sistema todos dentro/todos fora por idade, por edificação ou por sala. A desinfecção completa após a limpeza é então realizada, seguida de secagem e repouso. O fluxo de suínos através das edificações deve ser estabelecido e mantido.

Edificações

- Tornar a produção adequada à disposição do edifício, identificando gargalos
- Quando necessário, alterar as edificações (novas divisões, novas edificações etc.)
- Considerar quais são as taxas de lotação corretas para as edificações
- Certifica-se de que as edificações estão adequadamente ventiladas para remover o ar poluído e o excesso de calor sem correntes de ar ou superventilação.

Produção

Revise a produtividade e considere a produção de lotes (ou seja, um número maior de suínos com menos frequência) para permitir o preenchimento e o esvaziamento das edificações. É eficaz construir artificialmente um lote de diferentes idades e suínos hospitalizados. A uniformidade da produção das unidades de criação evitará o excesso ou a falta de estoque.

Suínos doentes

O suíno doente é um problema de bem-estar e um perigo em si, portanto, sempre hospitalize um suíno doente o mais cedo possível, trate-o e abata-o se não houver resposta. A área do hospital deve ser afastada dos demais suínos, e os suínos recuperados não devem ser devolvidos ao grupo principal de animais.

Diagnóstico

Em fazendas ou laboratórios, exames *post mortem* devem ser usados para obter o diagnóstico, se houver casos agudos repentinos. A amostragem de sangue transversal do rebanho para estabelecer padrões epidemiológicos dos patógenos, algumas vezes, é necessária. O uso de informações do abate de suínos no abatedouro indicará padrões de patologia.

Controle ativo

A falta de um manejo sólido não pode ser compensada pelo uso de medicação e vacinação, mas estas podem ajudar. O despovoamento parcial com medicação foi descrito na Dinamarca.[41] A proteção de sua unidade pela imposição de biossegurança efetiva de fora e dentro da unidade pode ser extremamente benéfica ao limitar a entrada de patógenos. O uso de controle de roedores e de sistemas à prova de pássaros está se tornando muito mais importante e, em muitos casos, a reparação dos edifícios é mais importante do que outros fatores, pois a limpeza e a desinfecção são inúteis se houver áreas onde a matéria orgânica possa ser coletada. A medicação profilática ou metafilática ajudará se direcionada ao agente bacteriano correto na alimentação ou na água.

A vacinação para SRRS, CVS2, *Mycoplasma hyopneumoniae, Haemophilus parasuis* e *Actinobacillus pleuropneumoniae*, doença de Aujeszky e *S. suis* também ajudará.

O efeito da vacinação para CVS2 em suínos que sofrem de CDRS foi descrito.[42] Estratégias adicionais para CDRS incluirão despovoamento parcial e despovoamento total, como discutido para *M. hyopneumoniae*.

REFERÊNCIAS BIBLIOGRÁFICAS

1. Ross RF. Anim Hlth Res Rev. 2006;7:13.
2. Nicholson TL, et al. Infect Immun. 2009;77:2136.
3. Hansen MS, et al. J Comp Pathol. 2010;143:120.
4. Palzer A, et al. Vet Rec. 2008;162:267.
5. Opriessnig T, et al. Anim Hlth Res Rev. 2011;12:133.
6. Fablet C, et al. Res Vet Sci. 2012;91:627.
7. Taira O, et al. Vet Microbiol. 2009;139:347.
8. Atanasova K, et al. Vet J. 2011;188:210.
9. Brockmeier S, et al. Vet Microbiol. 2008;128:36.
10. Ellis JA, et al. Am J Vet Res. 2008;69:1608.
11. Loving CI, et al. Microb Pathog. 2010;49:237.
12. Maes D, et al. Proc Cong Int Pig Vet Soc. 2010;30.
13. Dorr PM, et al. J Am Vet Med Ass. 2007;230:244.
14. Lin JH, et al. Vet Microbiol. 2006;115:111.
15. Hoeltig D, et al. Proc Cong Int Pig Vet Soc. 2010;196.
16. Probst I, Hoeltig D. Proc Cong Int Pig Vet Soc. 2010; 602.
17. Nathues H, et al. Vet Rec. 2010;166:194.
18. Thacker BJ, et al. Proc Cong Int Pig Vet Soc. 2010;144.
19. Capuccio JA, et al. Proc Cong Int Pig Vet Soc. 2010;587.
20. Kim S, et al. Proc Cong Int Pig Vet Soc. 2010;584.
21. Lange E, et al. J Gen Virol. 2009;90:2119.
22. Smith GJD, et al. Nature. 2009;459:1122.
23. Valheim M, et al. Proc Cong Int Pig Vet Soc. 2010;588.
24. Fraile L, et al. Vet J. 2010;184:326.
25. Meyns T, et al. Vet J. 2011;187:368.
26. Martinez J, et al. Vet J. 2009;179:240.
27. Sorensen JT, et al. Revue Sci Tech. 2006;25:493.
28. Fablet C, et al. Vet Microbiol. 2012;157:152.
29. Fablet C, et al. Prev Vet Med. 2012;104:271.
30. Banhazi T, et al. J Agric Saf Hlth. 2008;14:21.
31. Pavicic Z, et al. Acta Vet Brno. 2006;75:533.
32. Renandeau D. Trop Anim Hlth Prod. 2009;41:559.
33. Otake S, et al. Vet Microbiol. 2010;145:198.
34. Murphy T, et al. Vet Rec. 2012;doi:10.1136/vr.100413.
35. Scott K, et al. Anim Welf. 2007;16:53.
36. Morandi F, et al. J Comp Pathol. 2010;142:74.
37. Ohba T, et al. J Comp Pathol. 2007;137:82.
38. Bollo JM, et al. Proc Cong Int Pig Vet Soc. 2010;205.
39. Baysinger A, et al. Proc Cong Int Pig Vet Soc. 2010;659.
40. Pagot E, et al. Rev Med Vet. 2007;158:253.
41. Szancer J. Pig J. 2008;61:1.
42. Fachinger V, et al. Vaccine. 2008;26:1488.

Citomegalovírus suíno (rinite por corpúsculos de inclusão, doença generalizada por corpúsculos de inclusão por citomegalovírus em suínos)

A rinite pelo citomegalovírus suíno (anteriormente rinite por corpúsculos de inclusão), associada a um beta-herpes-vírus (família Herpesviridae), é uma doença extremamente comum, mas geralmente menor, em suínos jovens. Ela foi reconhecida pela primeira vez em 1955. O vírus agora é chamado de herpes-vírus suíno tipo 2. Ele está associado ao complexo de doença respiratória suína-1.

Etiologia

O vírus (CMVS; SuHV-2) pertence à subfamília de beta-herpes-vírus da família Herpesviridae. Os víríons exibem a morfologia típica dos herpes-vírus. Acredita-se que não existam sorotipos ou genótipos, embora haja alguma variabilidade antigênica. Ainda não foi encontrado como um problema no xenotransplante, embora cresça em culturas de fibroblastos humanos.[1]

Epidemiologia

O vírus está presente no trato respiratório anterior de quase todos os rebanhos e suínos (em mais de 90%), e o principal local de infecção é o epitélio das conchas (turbinados). Ele não afeta outras espécies. Os rebanhos livre de patógenos específicos (SPF) estabelecidos por técnicas de histerectomia não estão necessariamente isentos, e a transmissão congênita do vírus foi demonstrada. Excreção elevada ocorre predominantemente no período de 2 a 4 semanas após a infecção. A transmissão é pela via respiratória, por meio de contato direto e da infecção por aerossol, possivelmente também via urina, e normalmente no período perinatal.

Quando o vírus entra pela primeira vez em um rebanho suscetível, ocorre a transmissão tanto transplacentária quanto horizontal do vírus. As respostas de anticorpos começam rapidamente, por isso muitas vezes não há achados clínicos, mas infecção generalizada.

Patogênese

O vírus invade as células epiteliais, especialmente aquelas das glândulas mucosas nasais, para produzir destruição de células acinares e metaplasia do epitélio sobrejacente, e a principal manifestação clínica é a da doença respiratória alta. Após a infecção, o vírus pode se tornar generalizado. Em suínos mais velhos, a generalização é restrita às células epiteliais de outros sistemas orgânicos, especialmente as dos túbulos renais, e é clinicamente inaparente. No entanto, em suínos muito jovens, o vírus também mostra predileção por células reticuloendoteliais, e a generalização pode resultar em anormalidades clínicas adicionais.

O vírus também atravessa a placenta, de modo que é possível que a infecção intrauterina produza morte fetal, juntamente com o peso abaixo da média após o nascimento e pneumonia muito precoce, rinite e peso baixo dos leitões ao desmame. Os animais infectados congenitamente excretam o vírus por toda a vida.

Achados clínicos

O período de incubação geralmente é de 10 a 21 dias. Clinicamente, a doença afeta leitões até aproximadamente 10 semanas de idade, mas a idade de manifestação em qualquer rebanho pode depender do método de criação. A doença normalmente ocorre quando o vírus é introduzido no rebanho suscetível ou se, por algum motivo, houver um grande aumento no número de suínos suscetíveis. Um amplo espectro etário de envolvimento pode ser observado inicialmente quando a doença é introduzida no rebanho pela primeira vez. Na maioria dos rebanhos, a doença afeta os suínos em estágio final da lactação e no início do desmame. Ela é mais grave em suínos com menos de 2 semanas de idade. O espirro é o sinal mais proeminente e frequentemente ocorre em paroxismos e após brigas. Há secreção nasal serosa sem importância, que raramente pode estar manchada de sangue e às vezes também é mucopurulenta, com exsudação marrom ou preta ao redor dos olhos. Pode haver tosse. O curso clínico varia aproximadamente de 2 a 4 semanas. Todos os suínos dentro do grupo são afetados, mas geralmente não há mortalidade. Os suínos neonatos podem morrer sem apresentarem sinais.

A doença generalizada por corpúsculos de inclusão pelo citomegalovírus pode ocorrer em suínos expostos à infecção intrauterina, e geralmente acontece como um surto que envolve várias ninhadas. A síndrome caracteriza-se por morte súbita e anemia. Muitas vezes, há histórico de diarreia intensa dentro do grupo na primeira semana de vida, e os suínos afetados apresentam palidez na pele e, com frequência, parecem superficialmente carnudos e bem desenvolvidos como resultado de edema, especialmente nas regiões do pescoço e do dianteiro. A morte, resultante principalmente de anemia, ocorre durante a segunda a terceira semanas de vida, e a mortalidade dentro do grupo pode se aproximar de 50%. Hemorragias petequiais têm sido uma característica da doença produzida experimentalmente em suínos gnotobióticos, mas não ocorrem necessariamente em surtos de campo. Uma anemia moderada produzindo restrição ao crescimento, mas sem mortalidade significativa, pode ser observada em leitões desmamados recentemente que sofrem da doença. Muitos sobreviventes podem apresentar inibição do crescimento.

Os efeitos mais sérios da infecção generalizada são observados quando os leitões são expostos à infecção grave em idade muito jovem. Também ocorre quando há novas importações e quando doença intercorrente e nutrição deficiente reduzem a resistência. Isso comumente ocorre em rebanhos grandes com unidades de parto e desmame com alta densidade e taxa de transferência contínua. Além da doença do trato respiratório anterior, a infecção nessa idade pode resultar em doença entérica, morte súbita, anemia e depauperamento, com acentuada desigualdade de crescimento dentro das ninhadas.

Pode haver bloqueio completo das passagens nasais. Acredita-se que o epitélio olfatório pode ser lesionado de forma que não haja olfato, e que os leitões não comam, explicando porque muitos morrem.

Patologia

Mudanças macroscópicas não são observadas com frequência em suínos com mais de 3 semanas de idade. Em suínos com menos de 3 semanas, pode ser possível ver rinite catarral, hidrotórax e edema em vários tecidos. Nas infecções fetais pode haver natimortos, mumificação, morte embrionária e infertilidade. A nefrite intersticial e a gliose focal aleatória no SNC com corpúsculos de inclusão podem ser achados adicionais, com petéquias nos plexos coroides, cerebelo e bulbos olfatórios. Na síndrome fatal aguda, a maioria das inclusões basofílicas é vista no endotélio capilar e nas células sinusoides dos tecidos linfoides. A hemorragia multifocal e o edema decorrem da lesão vascular.

Diagnóstico

A rinite por corpúsculo de inclusão não é uma causa primária de rinite atrófica. No entanto, provavelmente contribui para diminuir a resistência local à infecção e para predispor à infecção mais grave por *Bordetella bronchiseptica* e outros patógenos respiratórios.

O diagnóstico de rinite por corpúsculo de inclusão é comumente feito após a demonstração de corpúsculos de inclusão intranucleares típicos em cortes histológicos de leitões abatidos eletivamente. Grandes corpúsculos de inclusão basofílicos são encontrados nas células das glândulas mucosas da mucosa das conchas e podem ser demonstrados em células esfoliadas obtidas via suabes nasais de suínos vivos. Pequenos corpúsculos de inclusão intranucleares são encontrados nas células reticuloendoteliais. Eles são melhor coletados de vários suínos no auge da infecção clínica. O diagnóstico pelo isolamento do vírus é incomum, porque o vírus tem se mostrado difícil de crescer, mas ele se estabelecerá em culturas de macrófagos de pulmão suíno e células imortalizadas.

Anticorpos para a infecção podem ser detectados por técnicas imunofluorescentes indiretas. Foram desenvolvidos testes de ELISA para mostrar tanto a resposta de IgM quanto IgG. Recentemente, um teste de PCR foi desenvolvido e este mostrou que 59% dos suínos apresentaram resultados positivos. No entanto, apenas 59% dos suínos positivos no teste de PCR apresentavam achados clínicos e lesões compatíveis com a rinite por corpúsculos de inclusão. Os experimentos originais descreveram a presença de inclusões intranucleares, citomegalia e cariomegalia como sendo patognomônicas. O isolamento de vírus e PCR podem ser usados. As melhores amostras são a mucosa conchal, pulmões, macrófagos pulmonares coletados por lavagem e rins. O citomegalovírus suíno (CMVS) pode ocasionalmente ser demonstrado no cérebro, fígado e medula óssea. O isolamento de vírus é possível em células primárias ou imortalizadas.

Anticorpos podem ser detectados pelo teste de anticorpos fluorescentes indiretos (AFI), que atingem o pico em 6 semanas após a infecção e permanecem bastante altos por 10 a 11 semanas. O desenvolvimento de teores séricos de anticorpos coincide com o desaparecimento da viremia.

Diagnóstico diferencial

O diagnóstico diferencial inclui a peste suína clássica, enterovírus, parvovírus, vírus da síndrome reprodutiva e respiratória dos suínos, circovírus 2 e pseudorraiva.

Tratamento

Não há tratamento efetivo, e nenhum é justificado na maioria dos rebanhos. Em casos de rinite grave, os antibióticos podem reduzir temporariamente a gravidade da infecção bacteriana secundária.

Controle

O controle da doença grave reside em procedimentos de manejo que evitam o desafio grave a leitões muito jovens. Também é possível produzir suínos livres do vírus de suínos derivados de histerotomia, mas é necessário monitorá-los.

REFERÊNCIA BIBLIOGRÁFICA

1. Whitteker JL, et al. Transplantation. 2008;86:155.

Influenza suína

Sinopse

- Etiologia: vírus da influenza A, subtipos H1N1, H1N2 e H3N2 de *Orthomyxovirus*
- Epidemiologia: EUA, Inglaterra, Japão, Canadá, Bélgica. Cosmopolita. Suínos jovens. Alta morbidade, baixa mortalidade. Durante os meses frios. Diversidade antigênica do vírus. As aves aquáticas são reservatórios naturais. Disseminação entre suínos. Novas cepas se desenvolvem
- Achados clínicos: alta incidência de anorexia, febre, batedeira, rigidez muscular; recuperação em vários dias
- Patologia clínica: teste de reação em cadeia da polimerase (PCR) para detectar o vírus. Teste de hemaglutinação e ensaio imunoabsorvente ligado a enzima (ELISA)
- Lesões: congestão acentuada do trato respiratório anterior. Exsudato nos brônquios. Atelectasia. Bronquiolite supurativa
- Confirmação do diagnóstico: demonstração do vírus nos tecidos
- Lista de diagnósticos diferenciais:
  - Pneumonia enzoótica
  - Cólera suína
  - Rinite por corpúsculo de inclusão
  - Rinite atrófica
- Tratamento: antimicrobianos para infecção secundária
- Controle: nenhuma medida efetiva disponível. Vacinas estão em uso em certas partes do mundo.

Introdução

A influenza suína é causa importante de pneumonia broncointersticial em todas as áreas de suinocultura do mundo. Problemas reais estão associados à mudança dos vírus que causam a doença e a capacidade de ocorrer mudança genética rápida por derivação genética ou variação genética.

Etiologia

A influenza suína clínica clássica está associada aos subtipos H1N1, H1N2 e H3N2 do vírus influenza A, pertencentes ao gênero *Orthomyxovirus* da família Orthomyxoviridae. Os três tipos ocorrem juntos, como na Coreia.[1] Outros tipos foram isolados de suínos, mas ainda não se estabeleceram como cepas endêmicas generalizadas. Apenas os vírus influenza A são importantes em suínos. Eles ocorrem em muitas espécies, incluindo no homem, primatas, suínos, equinos, mamíferos marinhos e pássaros. Os vírus aviários são mais estáveis que os vírus dos mamíferos, onde a taxa de evolução é muito maior. Os subtipos específicos variam em sua capacidade de atravessar barreiras de espécies. Combinações genéticas específicas desempenham função na especificidade de espécies do vírus influenza.[2]

Constelações gênicas instáveis em espécies aviárias tornam-se estáveis apenas em hospedeiros secundários, mas podem então se adaptar e circular livremente.[3]

Os métodos pelos quais eles atravessam a barreira de espécies não são bem compreendidos e provavelmente são poligênicos.[4,5] Um isolado de vírus H1N1 coreano era muito semelhante a um vírus norte-americano, sugerindo que ele havia sido transmitido possivelmente por pássaros.[6]

Quando novas variantes ocorrem na criação de suínos, elas geralmente são encontradas na população de suínos antes de adquirirem a habilidade de espalhar-se rapidamente e tornarem-se associadas à doença. Elas são nomeadas usando a seguinte convenção: A/espécie/localização/número do isolado/ano de isolamento, por exemplo, A/Wisconsin/125/98. Se nenhuma espécie é indicada, é um vírus humano. Eles são descritos com referência à hemaglutinina (HA ou H) e à neuraminidase (NA ou N) que se projetam da superfície do envelope viral. Existem 16 formas de HA e 9 formas de NA que podem ser diferenciadas antigenicamente e geneticamente, e todas elas ocorreram em aves aquáticas e aves costeiras. Elas fornecem uma fonte permanente de infecção, assim como a água na qual elas flutuam. A hemaglutinina H liga-se ao ácido siálico, medeia a infecção viral do hospedeiro e contém a maioria dos sítios antigênicos. É a proteína de ligação ao receptor viral e medeia a fusão com a membrana da célula hospedeira. É uma ligação alfa-2.3galactose em aves e uma ligação alfa-2.6galactose no glicocálix de células epiteliais em mamíferos.[7] A hemaglutinina HA e a neuraminidase NA estão associadas à ligação ao receptor e à liberação do vírus.[8] Ainda não foi identificada nenhuma combinação de HA e NA que aumentará a estabilidade viral durante a transmissão interespécies. A distribuição desses receptores e a replicação limitada de vírus aviários em suínos dificultam o quadro.[9] O suíno possui os dois tipos de receptores e, portanto, foi considerado como um "recipiente de mistura", pois pode ser infectado tanto por vírus aviários quanto mamíferos. A proteína N catalisa a clivagem do ácido siálico e facilita, assim, a entrada do vírus na célula pela degradação das mucinas. O NA e o HA também são os principais alvos da resposta imune do hospedeiro.

A natureza segmentada do vírus facilita as mudanças no vírus. Os antígenos HA e NA da superfície sofrem dois tipos de alterações: derivação antigênica e variação antigênica. A derivação antigênica envolve pequenas mudanças, mas a variação pode envolver segmentos inteiros do genoma sendo alterados. Se uma célula estiver infectada com dois ou mais vírus, pode ocorrer o intercâmbio de material genético. Os oito segmentos de RNA codificam 10 ou 11 proteínas.[10,11]

Podem ser necessárias múltiplas mutações para formar um HA distinto,[12] e então este tem de se ligar a outros segmentos gênicos de forma compatível para facilitar a sobrevivência, replicação e transmissão.[13] Por exemplo, na disseminação da pandemia de 2009, parecia que o segmento M era crucial para a transmissão do vírus.

É possível que, dentro das cepas atualmente em circulação, uma recombinação ocorrerá a cada 2 a 3 anos.[14]

Três tipos são encontrados em todo o mundo H1N1, H3N2 e H1N2. Na Europa, três subtipos do vírus da influenza suína são cocirculantes: (a) um subtipo H1N1 do tipo aviário proveniente de aves selvagens em 1979, (b) um subtipo H3N2 do tipo humano com genes HA e NA se originando de descendentes do vírus humano do vírus da pandemia Hong Kong/68, (c) um subtipo H1N2 recombinante que adquiriu H1 da influenza humana nos anos 1980.

H1N1 | Clássico

Nos EUA, estes foram encontrados sozinhos até 1998. Eles eram muito semelhantes ao vírus pandêmico de 1918.[15] Desde o surgimento de outros vírus, particularmente os triplos recombinantes, parece ter havido um aumento na diversidade genética das cepas H1N1 nos EUA (como também no H1N2).

Um recombinante típico encontrado em Ohio[16] tinha genes dos vírus humano (PB1), suínos (NA, HA, NP, M e NS) e aviários (PB2 e PA). Embora os vírus tenham sido isolados em apenas 3 anos, havia evidências de derivação antigênica.

H1N1 | Outros

Vírus do tipo humano H1N1 foram encontrados no Canadá[17], e os vírus H1N1 com o gene H1 humano se espalharam pela América do Norte; estes têm sido comumente isolados de surtos de doença suína nos EUA.

Um vírus H1N1 triplo-recombinante foi encontrado na China com os genes NP e NS de um vírus influenza suíno clássico, genes PB1 de um vírus humano e genes HA, NA, M, PB2 e PA de um vírus aviário. Cinco genes também estavam intimamente relacionados com os vírus H1N2 encontrados na China (NS, NP, PB2, PB1 e PA).[18]

H1N1 do tipo aviário

Os vírus H1N1 de aves selvagens foram transmitidos aos suínos no fim dos anos 1970 e estabeleceram uma linhagem estável deslocando a linhagem suína H1N1 clássica; uma vez que isso aconteceu, a transmissão interespécies foi facilitada. Um H1N1 isolado de uma fazenda de perus no norte da Alemanha em 2009 mostrou alta afinidade com vírus H1N1 suínos do tipo aviário em circulação e sugeriu que os perus podem ser uma possível ponte entre os hospedeiros aviários e mamíferos.[19]

O predomínio de genes suínos semelhantes aos aviários na população tailandesa de suínos foi descrito.[20] A transmissão experimental de H1N1 suíno do tipo aviário foi descrita, e o vírus foi transmitido através de suínos ingênuos e vacinados, sem causar achados clínicos.[21]

Vírus H1N1 do tipo humano em suínos

Vírus do tipo humano foram relatados em suínos na China antes da pandemia[22], e concluiu-se que os suínos podem agir como reservatórios para os vírus H1N1 humanos mais antigos.

H1N1 | Pandemia de 2009

Não há evidências de que o vírus H1N1 suíno, da pandemia de 2009, tenha existido antes de maio de 2009[23]; antes, ele foi só relatado no homem. Logo após sua descoberta no Canadá em 2009,[24] ele se espalhou rapidamente ao redor do mundo, e acredita-se que a maioria dos casos em suínos se originem no homem, embora muitas vezes não houvesse provas reais até o ano de 2011.[25] Demonstrou-se que o vírus é totalmente capaz de causar um problema global para suínos.[26] As incursões iniciais deste vírus em suínos europeus foram descritas[27] a partir de locais separados não ligados, sugerindo infecção de suínos a partir do homem. A disseminação global a partir de uma fonte animal foi descrita.[28] Ele se estabeleceu por si em populações de suínos diante de níveis relativamente altos de imunidade de rebanho contra outros vírus. Na população norueguesa de suínos, não houve prevalência de influenza até a infecção de suínos a partir de pessoas com (H1N1) pdm09.[29]

O vírus é um recombinante de genes do recombinante triplo mais recente na América do Norte e dos vírus subtipo H1N1 do tipo aviário europeu.[30]

Os precursores desse vírus podem ter existido em suínos por um longo tempo, o que sugere que a evolução ocorreu por um longo período.[30,31] Um precursor direto não foi reconhecido.[32,33] A situação foi resumida.[34] O vírus é transmitido de forma muito eficaz entre suínos.[35] As características evolutivas do gene H1 do vírus pdm2009 são diferentes dos vírus humanos sazonais e dos vírus suínos H1N1.[36]

O vírus pandêmico parece cocircular e interagir mais intensamente com as linhagens endêmicas do vírus da influenza suína e, aparentemente, dá origem a mais recombinantes cujas propriedades ainda precisam ser avaliadas.[37] Um monorrecombinante entre o NA de um vírus H1N1 e o vírus pandêmico ocorreu na Hungria.[38] Em um estudo na Alemanha, o N2 era de três linhagens suínas diferentes em um estrutura H1N1 pdm.

Seis novas cepas do tipo pdm (H1N1) 2009 de H1N1 foram isoladas e caracterizadas na Polônia. Elas pertencem a uma linhagem.[39] Os suínos nos setores de terminação e crescimento apresentaram início agudo de sinais respiratórios. Houve anorexia, taxas baixas de concepção (50% menores), alta morbidade (até 100%) e baixa mortalidade de 2 a 3% nos animais produtores e 1 a 2% nos animais em terminação. No *post mortem* havia depressão, áreas roxas pálidas e bem demarcadas de consolidação em todos os lobos.

Novos recombinantes seguiram com este vírus de 2009, e foi apontado em 2010 que, embora o vírus possa ser de origem suína, uma evolução viral significativa pode ainda estar em andamento[40] e outras começando com um vírus de 2010 em Hong Kong.[41] Nesse vírus, apenas o gene NA da pandemia de 2009 era recombinante. Um novo recombinante suíno foi descrito no Reino Unido com todos os genes internos do vírus de 2009 e genes HA e NA de um vírus suíno do subtipo H1N2.[42] Não está claro se este vírus pode ser transmitido entre suínos. Um novo recombinante foi encontrado no Canadá a partir de um vírus ab H3N2 e um vírus pandêmico (H1N1) 2009 em várias fazendas de suínos e em martas.[43]

Em outro recombinante, a glicoproteína NA do vírus pdm09 foi substituída pelo gene NA dos vírus suínos europeus ou H1N2 ou H3N2.[44]

Outros recombinantes do vírus de 2009 foram descobertos desde então em vários países, como Itália, Argentina, Alemanha, China, Tailândia e EUA.[44-50] Nove recombinantes foram descritos nos EUA.[51]

Um recombinante do vírus pdmH1N1 2009 com um vírus H3N2 de suínos saudáveis foi relatado na Tailândia.[52]

H1N2

Desde 2005, o gene HA humano no H1N2 se espalhou pela América do Norte.

Um novo recombinante em H1N2 teve o NA e HA de isolados H1N2 recentes nos EUA e quatro genes internos (PB2, PB1, PA e NS) dos recombinantes triplos suínos contemporâneos em cepas circulantes, conhecidos como o TRIG, mas os genes NP e M foram derivados do H1N1 pandêmico de 2009.[53]

Um vírus da influenza suína H1N2 tipo aviário, gerado pelo recombinante dos subtipos H1N1 e H3N2 circulantes do tipo aviário na Dinamarca, foi descrito.[54] O H1N2 dinamarquês tem um H1 do tipo aviário e difere da maioria dos outros H1N2 na Europa e na América do Norte. Estes possuem genes H1 de origem humana ou suína clássica, respectivamente. A variante também está circulando na Itália e na Suécia. A dinâmica das infecções é semelhante às dos H1N2 recombinantes e similares ao subtipo H1N1 do tipo aviário mais antigo. Um novo vírus da influenza A (H1N2) recombinante derivado do vírus A (H1N1) Japãopdm09 foi descrito pela primeira vez no Japão.[219]

H3N2 | Clássico

As variantes H3N2 chegaram aos EUA a partir de 1998 em diante (Carolina do Norte, Iowa, Minnesota, Texas), embora possam ter circulado anteriormente e não terem conseguido estabelecer uma linhagem estável. A maioria é recombinante triplo de linhagens humanas (HA, NA e PB1), suínas (NS, NP e M) e aviárias (PB2 e PA). Em 1999, estas foram espalhadas de forma generalizada pelo EUA, e um duplo recombinante que também havia sido encontrado não se espalhou amplamente. Estes são capazes de serem colocados em uma das três linhagens do tipo humano filogeneticamente distintas (grupos). O terceiro grupo parece ser dominante, e alguns vírus se desenvolveram em um quarto grupo.[55] Um estudo de 97 isolados mostrou que existiam diferenças genéticas e sorológicas entre os isolados norte-americanos[56] e que eles apresentavam tendências à recombinação. Uma vez estabelecidos, estes têm se espalhado rapidamente e evoluído.[57]

H3N2 | Novos

Um vírus H3N2 não contemporâneo foi encontrado, e é um vírus H3N2 completamente humano.[58] Os vírus da influenza suína H3N2 triplorrecombinantes foram isolados a partir de suínos[59] e formaram uma linhagem estável em suínos canadenses.

Novos vírus H3N2 nos EUA no homem têm sido ligados a visitas a feiras estaduais e contato com suínos. Ocorrências similares foram encontradas no passado, mas elas não tiveram um componente do H1N1 no vírus, assim como tem essa variante de 2011.

Sete novos vírus H3N2 foram isolados de suínos dos EUA entre o inverno de 2010 e a primavera de 2011, contendo segmentos internos de genes do vírus H1N1 da pandemia de 2009.[60] Descreveu-se a evolução dos novos vírus H3N2 em suínos norte-americanos.[61]

Um novo H3N2 do tipo aviário contendo um segmento H5N1 altamente patogênico foi descrito no sul da China.[62]

Um vírus influenza A (H3N2) suíno foi isolado de suínos e suas propriedades biológicas relatadas.[63] O vírus produziu pneumonia intersticial leve com eliminação oronasal significativa por cerca de 14 dias. Como é provável que haja pouca imunidade cruzada contra essas cepas, elas podem causar doenças tanto no homem quanto em suínos no futuro.

Outros vírus

Dois vírus da influenza H5N1 foram isolados de suínos na província de Jiangsu, na China, e os autores sugeriram que os suínos são naturalmente infectados pelo vírus H5N1.[220] Essa situação era semelhante à da Indonésia.[64] Com muita frequência, esses vírus chegam aos suínos a partir de aves, particularmente patos, incluindo H1N1, H3N2, H3N3, H4N6, H5N1[64-66] e H9N2.

Os vírus H2N3 foram isolados de fazendas na região central dos EUA[67,68] e provavelmente eram originários de aves aquáticas. A capacidade deste vírus de viver em três hospedeiros mamíferos diferentes sugere que ele está bem adaptado.

Um vírus da influenza suína H3N1 foi isolado de suínos com doença respiratória na Coreia[69] e também na Itália[70], onde o gene HA foi adquirido de um vírus humano, e os outros genes vieram dos vírus atualmente circulantes na população suína.

Novos vírus podem ocorrer em suínos a qualquer momento. Um vírus H4N6 aviário apareceu no Canadá em 1999 e foi associado a um lago no qual havia muitas aves aquáticas. Os patos eliminaram grandes quantidades de vírus, e estes puderam ser recuperados da água do lago.

Um vírus da influenza suína H4N8 do tipo aviário foi descoberto no sul da China.[62]

Uma avaliação das taxas de recombinação das cepas europeias do vírus da influenza suína sugeriu que houve um recombinante a cada 2 a 3 anos, e devemos esperar que isso ocorra no futuro entre as cepas suínas e a nova cepa pandêmica humana (2009).[14]

Demonstrou-se um alto nível de compatibilidade genética entre o vírus H1N1 de origem suína e o vírus da influenza H5N1 aviário altamente patogênico.[71]

Os vírus H5N1 aviários em aves na Indonésia foram transmitidos para suínos em diversas ocasiões[72], mas parece estar atenuado.

Os vírus recombinantes H5N2 foram caracterizados a partir de suínos na Coreia.[73] A vigilância sorológica dos vírus H1N1 na China mostrou que não houve infecção natural pelo vírus H5N1 em suínos.[74] Um vírus H5N1 de perus altamente patogênico não conseguiu infectar suínos criados junto com pintinhos ou galinhas infectadas.[75]

Um vírus H6N6 foi encontrado em suínos na China e parece ter se adaptado de patos domésticos.[76]

Foram descritos o isolamento e a caracterização de dois vírus da influenza H5N1 de suínos na província de Jiangsu, na China.[220] O vírus H5N1 se espalhou para muitas espécies de aves e mamíferos, mas não foi completamente caracterizado no suíno. Ambos os vírus suínos se ligam preferencialmente a receptores do tipo aviário. As descobertas sugerem que os suínos são naturalmente infectados pelos vírus H5N1 das aves e são uma potencial ameaça zoonótica. Em um estudo de infectividade intensificada do vírus da influenza aviária H5N1 – altamente patogênico em suínos – em culturas de órgãos do trato respiratório *ex vivo* depois da adaptação por uma passagem *in vitro*[221], sugeriu-se que as mutações no vírus H5N1 podem fornecer uma vantagem de replicação ou infecção em suínos *in vivo* e que os suínos podem continuar a desempenhar um papel importante na ecologia dos vírus da influenza, incluindo aqueles de origem aviária.

Um vírus H7N2 foi isolado na Coreia do Sul e foi um recombinante de um vírus H5N3 e H7N2 aviário.[77]

Os vírus da influenza suína H9N2 foram descritos na China[78], onde os seis genes internos são dos vírus H5 e o HA e NA das linhagens H9. Em uma pesquisa na China, 54 genótipos foram identificados, incluindo 19 novos genótipos[79], e há evolução contínua desses vírus. Neste estudo, pelo menos cinco grupos antigênicos foram reconhecidos, e durante o período de 2002 a 2003 houve derivação antigênica considerável.

O vírus H7N9 IV humano replica-se em explantes de tecido respiratório de suínos.[80] Três isolados chineses replicaram todos em explantes traqueais e brônquicos. Esses vírus eram originalmente vírus aviários que apareceram no homem na China, com mais de 130 casos, com uma mortalidade de 32%. As proteínas de superfície provavelmente são de patos e os genes internos, possivelmente de galinhas. Existem duas linhagens relatadas no momento. Coletivamente, esses vírus poderiam levar a outra pandemia. A infectividade, a transmissão e a patologia desses vírus em suínos foram descritas.[81]

Um vírus H10N5 foi isolado de suínos na região central da China.[82] Ainda não há evidências de que os vírus "de pássaros" H10N8 e H7N9 de aves domésticas que mataram pessoas na China ainda estão ocorrendo em suínos no país.

Epidemiologia

A natureza segmentada do genoma viral é uma característica estrutural crítica que permite que os vírus se recombinem. Desde 1998, genes H, N e da polimerase PB1 de vírus humanos, os genes M, NS e NP de vírus suínos clássicos e os genes de polimerase PA e PB2 de vírus aviários também foram encontrados.

Ocorrência

Os vírus da influenza são onipresentes em suínos em todo o mundo, com exceção da Noruega até a pandemia de 2009.[83]

A soroprevalência e caracterização genética de cinco subtipos dos vírus influenza A (H1, H3, H5, H7 e H9) na população chinesa de suínos tem sido descrita.[84] O subtipo H1 é o mais comum, seguido por H3.

Um estudo no Reino Unido sugeriu que pelo menos 52% das fazendas tinham anticorpos para pelo menos um tipo.[85]

Um estudo belga envolvendo sete países europeus[86] mostrou que todos tinham anticorpos, mas a República Tcheca, a Irlanda e a Polônia tinham níveis relativamente mais baixos.

Tanto o H1N1 quanto o H3N2 são encontrados na Polônia, mas em níveis bastante baixos.[87]

Estudos chineses sugeriram que havia 31,1% de positivos para H1 e 28,6% de positivos para H3.[88] Em um estudo recente no sul da China, mais de 50% dos suínos testados apresentaram título de H1 para um ou mais vírus da influenza H1N1 e, mais comumente, para os vírus do tipo pdm/09. Um grupo tinha genes de superfície H1N1 suínos tipo aviário eurasianos e genes internos pdm/09.[50]

Os vírus eram igualmente generalizados na Coreia[88,89] e na Malásia.[90]

No Canadá, 83,1% das porcas e 40,3% dos suínos de terminação foram positivos para H1N1[91], mas menos que 10% para as cepas de H3N2[93] do Colorado e Texas. Na Argentina, mais de 70% foram positivos para H1N1 e H3N2.[94] No Brasil, 46% foram positivos para o H1N1.[93]

A influenza suína apareceu pela primeira vez nos EUA imediatamente após a pandemia de influenza humana de 1918 (gripe espanhola), e acreditava-se de forma generalizada que ela foi causada pela adaptação do vírus da influenza humana aos suínos. O sequenciamento de nucleotídios dos genes que codificam as proteínas internas do vírus indica que a estirpe humana H1N1 da pandemia e a estirpe suína clássica H1N1 têm um ancestral aviário comum. Sugere-se que uma cepa aviária virulenta H1N1 entrou na população humana em 1918, causando a pandemia. O vírus pandêmico foi então introduzido na população suína, onde persistiu inalterado. Em contrapartida, esta influenza suína clássica foi observada no Reino Unido em 1941, mas então desapareceu até ser observada na Tchecoslováquia em 1950 e na Alemanha em 1959. A influenza não foi vista novamente até ser observada em suínos na Europa em 1979, possivelmente depois da importação de suínos da América do Norte, associado a um vírus antigenicamente relacionado com cepas H1N1 aviárias contemporâneas encontradas em patos. Essas cepas do tipo aviário têm sido as mais comuns desde 1979.

A influenza suína ainda ocorre nos EUA, e os vírus da linhagem H1N1 foram a causa dominante do vírus da influenza suína entre 1930 e 1990. Estes foram altamente conservados (relativamente inalterados), mas novas variantes antigênicas e genéticas ocorreram. Os vírus clássicos H1N1 também foram isolados de suínos da América do Sul, Europa e Ásia. Os suínos selvagens também têm o H1N1. Nos anos 1980 houve muitas misturas genéticas entre os vírus H1N1 do tipo aviário e os vírus H3N2 do tipo humano. Em 1992, muitos surtos de influenza suína clássica ocorreram na Inglaterra, associados a um grupo de vírus H1N1 que se distinguiam dos vírus suínos clássicos, dos vírus suínos europeus e dos vírus H1N1 humanos, todos conhecidos por estarem circulando em suínos. Os subtipos de vírus da influenza A H1N1 e H3N2 são endêmicos em suínos na Grã-Bretanha. Duas variantes antigênicas distintas dos vírus H1N1 foram associadas a surtos de influenza suína, uma das quais provavelmente foi transmitida de aves para suínos no início dos anos 1990. Os subtipos de H1N2 isolados de suínos na Grã-Bretanha parecem ter se originado de um vírus H1N1 humano que estava circulando na população de suínos na década de 1980, e do vírus H3N2 suíno. Sugere-se que os vírus H1N1 desapareceram da população humana, e a população de suínos fornece um reservatório para o vírus. Levantamentos sorológicos indicam que um vírus da influenza suína H1N1 circulou na população suína na América do Norte por muitos anos. Os isolados recentes de Quebec possuem uma hemaglutinina distinguível do subtipo H1N1.

A transmissão dos vírus entre suínos e pessoas e vice-versa moldaram a atual epidemiologia dos vírus da influenza na América do Norte.

Epidemias de influenza suína também ocorreram no Japão, Canadá, Bélgica e França. Na América do Norte, o vírus H3N2 humano foi encontrado com muito menos frequência do que no resto do mundo, mas a introdução muito recente do H3N2 de pessoas para suínos foi provavelmente o principal fator no surgimento das cepas recentes.

Misturas de genes de vírus humanos e clássicos foram isoladas de suínos na Ásia e nos EUA. Os vírus H3N2 com os genes H e N humanos e genes de proteínas internas aviárias foram isolados de suínos na Ásia. Este tipo de H3N2 foi encontrado na Coreia e atualmente é o vírus H3N2 dominante em suínos na Europa. Desde 1998, recombinantes duplos e triplos foram isolados de suínos nos EUA. O vírus da Carolina do Norte tinha três genes humanos e cinco genes suínos. Eles incluem os genes humanos H e N, genes dos vírus suíno H1N1 e outros dois de aves.

Todos os vírus recombinantes encontrados na América do Norte têm o complexo gênico triplo recombinante (PA, PB2 aviário; os genes NS, NP e M da linhagem suína clássica; e o PB1 da linhagem do gene humano). Isto sugere que este conjunto de recombinantes pode aceitar mais prontamente as mudanças em NA e HA.

A infecção prévia pelos vírus da influenza suína é uma barreira à infecção pelos vírus da influenza aviária.[94]

Sazonalidade

Um estudo dos vírus circulantes em cinco países da Europa mostrou que o isolamento dos vírus era possível durante todo o ano, especialmente durante o inverno e a primavera.[95]

Logo após a ocorrência dos vírus H3N2, novos vírus H1N2 surgiram nos EUA, onde o H3 humano foi substituído por um H1 suíno e depois disseminado. Eles já eram conhecidos há algum tempo em todo o mundo: Japão, França, Alemanha e Taiwan. Eles foram descritos no Reino Unido, onde se descobriu que eles eram a causa mais grave de enfermidade associada aos vírus da influenza suína. Todos estes eram recombinantes entre o H3N2 humano e o H1N1 clássico.

O H3N2 humano e o H1N1 aviário foram isolados no Reino Unido e depois se descobriu que se espalharam para a Europa. Eles geralmente apresentam os genes H e

N humanos e os genes restantes são aviários, mas um vírus italiano tem um gene H1 aviário. Eles demonstraram derivação genética considerável na Europa.

O subtipo H3N2 foi isolado no Canadá de suínos com pneumonia necrosante proliferativa grave (PNP), embora esta pneumonia esteja provavelmente associada ao vírus da síndrome reprodutiva e respiratória dos suínos (VSRRS) e ao circovírus 2 (CVS2). Levantamentos sorológicos indicam que a infecção é generalizada nas populações de suínos em alguns países.

O primeiro vírus incomum encontrado em suínos foi um vírus H9N2 introduzido em suínos no Sudeste Asiático, provavelmente a partir de aves terrestres domésticas.

Outros problemas ocorreram no outono de 1999, quando um vírus H4N6 aviário foi encontrado em suínos com pneumonia em uma fazenda comercial de suínos no Canadá. Desde então, o vírus H5N1 apareceu em suínos na China e está sendo transportado para o oeste por migrações de pássaros para a Rússia. O potencial dos vírus aviários de se espalhar para suínos e persistir em suínos é desconhecido. Mesmo se estes vírus não se replicarem, eles podem contribuir com genes virais para outros vírus de suínos. Esta é a razão para a vigilância contínua dos vírus da influenza suína. Estes eram vírus totalmente aviários que eram da linhagem norte-americana. Este foi o primeiro relato de uma transmissão interespécies de um vírus H4 aviário a suínos domésticos em condições naturais.

A doença normalmente acomete os suínos jovens, mas todas as idades podem ser afetadas. Tipicamente, epidemias de início súbito ocorrem com uma alta taxa de morbidade, mas com baixa taxa de fatalidade de casos, inferior a 5%. A perda da condição corporal é significativa, o que em geral é uma causa importante da perda financeira, embora ocasionalmente as perdas por morte possam ser extensas se os suínos forem mantidos em condições inadequadas ou se ocorrerem infecções bacterianas secundárias. Abortos e mortes de suínos recém-nascidos também foram relatados como causas de perda nesta doença.

Um baixo nível de infecção foi relatado na Polônia em 2007 em suínos, javalis e criadores de animais.[96]

A pandemia de 2009 afetou primeiramente os suínos no Canadá[97] e desde então tem sido encontrada em todo o mundo: Noruega[98], Itália[99], Canadá[100,104], Argentina[101], Coreia do Sul[102], Tailândia[103] e Europa.[27]

Fatores de risco

Fatores de risco do animal

Em um estudo realizado na Holanda, demonstrou-se que, no final do período de terminação, as soroprevalências nos rebanhos da maternidade até a terminação e nos rebanhos especializados foram de 44,3 e 62% para o vírus H1N1, 6,6 e 19,3% para o vírus H3N2 e 57,2 e 25,6% para o vírus H1N2. A incidência para todos os três tipos foi mais alta no início da terminação em rebanhos da maternidade até a terminação e no final do período em rebanhos de terminação.[105]

Os fatores de risco incluem a alta densidade de suínos, o grande tamanho do rebanho, altas taxas de reposição e compra de suínos.[90,91,106,107]

Suínos jovens em crescimento são os mais suscetíveis. A infecção viral é habitualmente complicada por uma infecção bacteriana causada por *Haemophilus parasuis*, *A. pleuropneumoniae* e possivelmente outros oportunistas do trato respiratório anterior do suíno. Quando uma epidemia ocorre, a maioria dos suínos do rebanho é afetada em poucos dias, o que sugere que todos os animais já tenham sido infectados previamente e que algum fator de risco, como o clima inclemente, precipite a epidemia.

O agente também contribui para o complexo das doenças respiratórias dos suínos (CDRS). Em um estudo na Coreia, 14 dos 105 casos tiveram o vírus da influenza suína, enquanto em Iowa este foi relatado em 19% dos casos do complexo CDRS.

Fatores de risco do ambiente

As epidemias ocorrem principalmente durante os meses frios do ano, começando no final do outono ou início do inverno e terminando com alguns surtos no início da primavera. Vários dias de clima rigoroso frequentemente precedem um surto. Três fatores de risco para o vírus da influenza suína foram identificados em uma pesquisa de fazendas de terminação belgas, onde o vírus H1N1 foi encontrado em 71% delas e o vírus H3N2 foi identificado em 22% das fazendas. Houve estreita associação entre os vírus H1N1 e H3N2. O vírus H1N1 parecia estar associado a chãos totalmente ripados, ao aumento do número de suínos na localidade e à alimentação seca. O vírus H3N2 foi associado à compra de suínos de mais de dois rebanhos, ao aumento do número de suínos localmente e à ventilação natural.

Fatores de risco do patógeno

Já foi demonstrado que a infecção prévia por vírus da influenza suína em suínos é uma barreira à infecção subsequente pelo vírus da influenza aviária.[94]

A microbiologia molecular revelou agora a diversidade antigênica do vírus. Vários antígenos diferentes H e N foram identificados e agrupados com base em testes sorológicos, que refinam o diagnóstico e revelam mais sobre as relações epidemiológicas. A cepa H3N2 semelhante às cepas H3N2 encontradas na população humana foi isolada de um surto na Inglaterra.

Dois vírus da influenza A H1N1 antigenicamente distintos foram isolados durante um surto de doença respiratória em suínos no Canadá entre 1990 e 1991. Um deles é uma variante do vírus da influenza suína H1N1 que é difundido no Meio-oeste dos EUA, enquanto o outro é similar ao vírus isolado de suínos em 1930. Isto sugere que os vírus da influenza podem ser mantidos por longos períodos em rebanhos de suínos, especialmente em certas áreas geográficas. Propõe-se que a diversidade antigênica desses vírus possa ser atribuída ao resultado de derivações na população de vírus influenza suínos circulantes em uma área.[7] A análise da diversidade antigênica de oligonucleotídios de cepas isoladas de surtos na Suécia indicou semelhança com a cepa dinamarquesa. Uma das cepas suecas estava intimamente relacionada com a cepa dos EUA.

A cepa H1N1 do vírus pode ser encontrada em tecidos de suínos no abate, mas não persiste por mais de 2 a 3 semanas em armazenamento congelado ou refrigerado.

A circulação do vírus em leitões desmamados pode manter infecções em rebanhos[108] e a introdução de suínos suscetíveis em intervalos regulares manterá essa circulação.

Métodos de transmissão

Nas aves, os vírus da influenza afetam principalmente o trato intestinal (sem efeitos clínicos), mas nos mamíferos, a replicação ocorre principalmente no trato respiratório (com doença).

A combinação certa dos genes NA e M é necessária para a replicação e transmissibilidade de infecções pelo vírus da influenza em suínos.[109]

O reservatório natural do vírus influenza A é formado por aves aquáticas. Vários subtipos foram estabelecidos em outras espécies, como os vírus H1N1 da influenza A, que infectam o homem e diferentes espécies animais. Os vírus da influenza podem ser transmissíveis entre pessoas e suínos. Os suínos são os únicos animais conhecidos por serem suscetíveis aos vírus da influenza A de origem humana, suína e aviária. Os suínos podem ser infectados com cepas de influenza humana tipo A relacionadas durante as epidemias de influenza humana, mas não mostram achado clínico de infecção. As linhagens humanas foram isoladas de suínos em Hong Kong, e os suínos podem servir como reservatório para pandemias em pessoas e fonte de informação genética para a recombinação entre cepas humanas e suínas. No Japão, os suínos podem ser soropositivos para os vírus humanos H1N1 relativos à epidemia de influenza H1N1 humana, e soropositivos para os vírus H3N2 humanos não associados às epidemias humanas da doença. Na Tchecoslováquia, os vírus da influenza A são introduzidos em rebanhos de suínos por pessoas portadoras.

Os suínos podem ser naturalmente infectados com uma variedade de vírus da influenza aviária. Houve pelo menos três introduções independentes de vírus totalmente aviários distintos em suínos. O vírus no final da década de 1970 se espalhou por toda a Europa e pelo Reino Unido e se tornou uma das principais causas da influenza suína. Esses vírus também sofrem derivações antigênicas.

Em outros lugares do mundo, anticorpos contra os vírus H4, H5 e H9 foram isolados de suínos asiáticos e os vírus aviários H4N6, H3N3 e H1N1 foram recuperados de suínos no Canadá.

A transmissão por aerossol é mais eficiente em baixas temperaturas e baixa umidade porque o vírus é mais estável sob essas condições.[110] A transmissão por aerossol de um novo vírus H1N1 de origem suína foi demonstrada na China.[111]

Na água, os vírus aviários sobrevivem melhor em temperaturas e salinidades baixas e pH elevado.[112,113]

O vírus aviário sobrevive melhor em superfícies não porosas em vez de porosas[114], e por muito mais tempo se houver muco.[115]

Os suínos são suscetíveis tanto aos vírus humanos quanto aos aviários porque possuem receptores em suas células epiteliais respiratórias tanto para os vírus aviários (receptor SA 2, 3 Gal) quanto humanos (receptor SA α 2, 6 Gal). Diversos recombinantes foram isolados de suínos nos EUA e em outras partes do mundo.

Assim, os suínos desempenham papel importante na ecologia dos vírus influenza A e são considerados um "recipiente de mistura" para a introdução de vírus recombinantes na população humana.

Há um relatório afirmando que os surtos de influenza em perus seguiram os surtos de influenza suína de rebanhos suínos nas proximidades. Os vírus influenza de suínos e outros também foram isolados de bovinos, e a inoculação experimental de bezerros foi bem-sucedida. O vírus da influenza suína pode causar infecção natural em bovinos e o vírus pode ser transferido para bezerros não inoculados.

A principal via de infecção é a partir do contato suíno a suíno[116,117] pela via nasofaríngea. O pico de eliminação ocorre de 2 a 5 dias após a infecção (> 10^7 partículas infecciosas/mℓ em um pico), mas também por aerossóis e fômites contaminados.[118]

A rápida disseminação da infecção de suíno para suíno ocorre pela inalação de gotículas infecciosas. A doença pode aparecer quase simultaneamente em vários rebanhos dentro de uma área depois do primeiro período de frio no final do outono. O vírus pode persistir em suínos infectados, que podem atuar como portadores convalescentes e ser o reservatório do vírus entre as epidemias. No entanto, a inoculação experimental de um vírus da influenza suína em suínos livres de patógeno específico (SPF) resultou em uma doença leve e o período de eliminação viral foi menor que 4 semanas.

A água contaminada com excrementos de pássaros tem sido implicada como fonte de vírus influenza em vários surtos em suínos.[68] Fômites e aerossóis[92] são provavelmente importantes na transmissão da influenza.[119-122]

Insetos podem ser importantes (certamente na influenza aviária[123]) e moscas varejeiras têm sido implicadas.[124,125] As viagens de suínos por longas distâncias via meios de transporte podem ajudar na disseminação.[127] O comércio internacional também pode facilitar a disseminação intercontinental dos vírus.[127]

Imunidade

Uma infecção pelo vírus vivo também estimula a imunidade da mucosa e a imunidade celular, enquanto as vacinas inativadas estimulam apenas uma resposta sorológica limitada (imunidade humoral). A imunidade preexistente em suínos europeus a cepas de vírus da influenza suína estabelecidas pode proteger parcialmente contra o vírus (H1N1) de 2009, mas a extensão dessa proteção precisa ser avaliada.[128]

Muitas das células de defesa do hospedeiro têm sensores que acabam por regular de forma ascendente a produção de interferons, regulam de forma ascendente outras células, e as ativa por meio de citocinas e, em geral, aumenta a produção de proteínas antivirais do hospedeiro. O vírus da gripe sobrevive, em parte, bloqueando a liberação de interferons.

Tanto a imunidade mediada por células quanto as respostas humorais são importantes. Um alto título de imunidade humoral oferece melhor proteção contra o desafio do que um baixo título de imunidade humoral. Os níveis de IgA parecem ser mais importantes para proporcionar alguma proteção contra as cepas virais heterólogas. São as reações imunes mediadas por anticorpos a nível da mucosa, e não a nível sistêmico, que são importantes na proteção do trato respiratório. Os adjuvantes melhorados podem auxiliar na eficácia das vacinas inativadas. Eles não impedem a infecção, mas podem mediar a morte das células infectadas. A resposta imune é rápida e completa a eliminação do vírus dentro de 1 semana. Os anticorpos declinam em 8 a 10 semanas. Os teores de IgA nas lavagens nasais são a defesa mais importante. Existe proteção cruzada limitada entre diferentes vírus, e a proteção após a vacinação é mais específica do vírus.

O anticorpo materno raramente previne a infecção pelos vírus da influenza e apenas proporciona proteção parcial. A proteção materna durará de 4 a 14 semanas, sem que os suínos sejam completamente protegidos da eliminação nasal do vírus após o desafio, mas pelo menos o pulmão é protegido. Suínos com um alto nível de anticorpos maternos não desenvolveram resposta imune. Relatou-se que houve intensificação da pneumonia pela vacina inativada usada em face a um desafio com o H1N1.[129] O anticorpo materno não protege de forma cruzada entre os subtipos.

Os suínos infectados ou vacinados com os vírus da influenza suína europeus frequentemente apresentam anticorpos de reação cruzada contra o vírus pandêmico (H1N1) de 2009 e relacionados com os vírus norte-americanos da influenza suína.

A infecção prévia por um vírus da influenza suína H1N1 protege parcialmente os suínos contra um vírus da influenza aviária H5N1 de baixa patogenicidade.[130]

Implicações zoonóticas

Apenas os vírus da influenza A são zoonóticos. Os casos suspeitos foram revistos.[131] É altamente provável que, no futuro, surgirão mais vírus de espécies animais para infectar o homem e vice-versa. As pessoas que trabalham com suínos correm risco maior de infecção pelo vírus da influenza zoonótica[132] (incluindo fazendeiros, trabalhadores de processamento de carne e médicos-veterinários)[133,134] e devem ser vacinadas.[135] O surto de H1N1 em Ohio em uma feira estadual é um exemplo.

Os vírus H2 estão ausentes da população humana desde 1968 e, como tal, representarão um enorme problema se, de repente, aparecerem como zoonoses. No entanto, uma infecção por H2N3 em suínos não foi transmitida dos suínos doentes para o homem.[136]

Nos EUA, houve apenas 11 casos zoonóticos relatados entre 2005 e 2009.[137]

O vírus H1N1 humano da pandemia de 2009 tem seus parentes mais próximos em cepas de H1N1 em suínos da América do Norte e, ocasionalmente, de perus. Há provavelmente pelo menos dois ancestrais suínos para esta pandemia de 2009.

Infecções subclínicas em feiras de Ohio de 2009 a 2011 foram descritas.[138] O vírus influenza A (OH07) isolado de pessoas que compareceram a uma feira estadual de Ohio é patogênico em suínos e não apresenta reação cruzada com muitos antissoros H1 suínos. Os segmentos do gene do vírus eram similares àqueles circulantes nos vírus suínos, embora houvesse numerosas mudanças de nucleotídios levando a diferenças na composição de aminoácidos.[139]

As influenzas suínas representam risco significativo à saúde humana desde os primeiros surtos humanos e suínos nos EUA em 1918. Por volta de 1970, havia evidências de que as pessoas que entraram em contato com os suínos por meio de seus empregos foram infectadas com os vírus, e um vírus foi isolado de suínos e trabalhadores. Há muito pouca evidência da manutenção do vírus H1N1 humano nas populações de suínos, mas cepas de H3N2 humano foram recuperadas regularmente de suínos na Ásia e na Europa. A derivação que ocorreu em suínos do antigo vírus H3N2 humano também foi mínima em comparação com a taxa de derivação na população humana. Os vírus de suínos encontrados em humanos foram revistos. Os trabalhadores na avicultura e suinocultura devem ser vacinados no planejamento da pandemia de suínos.[135]

Patogênese

A influenza suína clássica foi originalmente descrita como doença do trato respiratório anterior, sendo a traqueia e os brônquios particularmente afetados, com pneumonia bacteriana secundária como resultado de infecção por *Pasteurella multocida*. No entanto, descrições recentes das lesões em casos que ocorrem naturalmente e na doença experimental indicam que a lesão primária é uma pneumonia intersticial viral. A replicação viral ocorre nas células epiteliais da mucosa nasal, tonsilas, traqueia, pulmões e linfonodos traqueobrônquicos. Nenhum outro local foi detectado e a viremia é de baixo título. A inoculação da cepa H1N1 do vírus da influenza isolada na Inglaterra de suínos com doença clínica em suínos com 6 semanas de idade provocou febre, tosse, espirros e anorexia. A pneumonia intersticial generalizada, com lesões nos brônquios e bronquíolos e linfonodos hemorrágicos foi característica. O vírus da influenza suína H3N2 isolado no Canadá está associado a uma pneumonia necrosante e proliferativa (PNP) de suínos, e há evidências de que a cepa pode estar relacionada ao vírus da influenza suína A/Sw/Hong Kong/1976 H3N2. Existem evidências recentes de que esta pneumonia necrosante e proliferativa é mais uma característica da SRRS e do CVS2 do que do vírus da influenza suína. Uma nova variante antigênica do vírus H1N1 da influenza suína A isolada em Quebec foi associada à pneumonia necrosante e proliferativa de suínos.

No Reino Unido, também foi registrado um vírus H1N7 que incluiu tanto genes da influenza equina quanto humana. Ele era de baixa patogenicidade para suínos, encontrado apenas em uma fazenda, e não se estabeleceu no universo de suínos. Os vírus H3N1 recombinantes a partir de vírus H1N1 clássicos suínos e humanos também foram observados no Reino Unido e em Taiwan.

O vírus causa infecção aguda com eliminação do vírus começando no dia 1 e terminando no dia 7. As células infectadas no trato respiratório são reduzidas em 2 a 3 dias após a inoculação. A maioria dos efeitos da infecção é causada pela produção de citocinas pró-inflamatórias (IFN-α, TNF-α, IL-1 e IL-6).

Os suínos têm receptores tanto para os vírus aviários (ácido siálico-alfa-2,3 terminais sobre os sacarídeos, SA-alfa-2,3) quanto para vírus de mamíferos (SA-alfa-2,6) no trato respiratório anterior. Ambos os tipos foram detectados nos principais órgãos suínos.[140,141] Em infecções experimentais, o vírus da influenza suína foi amplamente distribuído nos brônquios, mas também estava presente nas células epiteliais do nariz, traqueia, bronquíolos e células alveolares tipo I e II em animais gravemente afetados, sendo o vírus aviário encontrado no trato respiratório posterior, especialmente em células alveolares tipo II e, ocasionalmente, em células epiteliais bronquiolares. O receptor 2,6 foi o receptor predominante em todos os níveis do trato, enquanto o receptor 2,3 foi encontrado apenas em pequeno número nos bronquíolos e nos alvéolos. A expressão do receptor para ambos os tipos de receptores foi reduzida em áreas afetadas pela influenza em comparação com áreas não afetadas.[142] A distribuição de receptores é semelhante no suíno em comparação ao homem e, como no homem, os vírus aviários preferem infectar as células alveolares. A fixação *in vitro* do vírus aos tratos respiratórios superior e inferior de suínos foi caracterizada.[143]

A patogenicidade do vírus da influenza suína reside na sua capacidade de se esquivar das respostas imunes antivirais do hospedeiro. Em suínos, a infecção pelo vírus da influenza suína induziu ao aumento de longa duração das células T $CD8^+$ e respostas linfoproliferativas locais.[144] A ativação da imunidade mediada por células ou de linfócitos T citotóxicos depende da distribuição eficiente de sinais pelas células apresentadoras de antígenos. As células dendríticas são as células apresentadoras de antígenos mais potentes. Recentemente foi publicado um estudo sobre células dendríticas suínas.[145] Em um estudo[146], demonstrou-se que as células dendríticas poderiam infectar células suscetíveis por contato próximo. Os vírus suínos, humanos ou aviários ativam diferencialmente os perfis de citocinas das células dendríticas suínas.[147]

Há um papel importante para o IFN-α (induz febre e aumento transitório nas contagens de neutrófilos) com indução de IL-6 e IL-12 e um papel importante destas três citocinas nos sintomas da influenza suína.[148] Há forte regulação ascendente de citocinas adicionais (IFN-α e IL-12) e várias proteínas de fase aguda durante os estágios agudos de uma infecção pelo vírus da influenza suína. Estas produzem inflamação, febre, mal-estar e perda de apetite. A profundidade da infecção no pulmão provavelmente determina o quanto dessas citocinas são produzidas. Ao contrário da crença generalizada, não há evidências de que o vírus cause falha reprodutiva em suínos. A inoculação experimental de marrãs gestantes soronegativas não revelou qualquer evidência de transmissão transplacentária do vírus para o feto.

O vírus da influenza H1N1 pandêmica causa doenças em suínos e regula de forma ascendente genes relacionados com respostas inflamatória e imune. O vírus é efetivamente eliminado das passagens nasais. Os suínos infectados com o vírus pandêmico montaram uma resposta imune potente precoce, e foi demonstrado que tal resposta está associada a uma patogênese viral aumentada. Também produziu resposta de citocina pró-inflamatória mais alta quando administrada a macacos.[149] A PB1-F2, que é expressa a partir de um quadro de leitura +1 da subunidade viral de RNA polimerase PB1, é capaz de induzir apoptose e promover inflamação.[150] A desregulação do metabolismo lipídico também ocorre no local da infecção primária.[151]

O vírus da pandemia de 2009 (H1N1) mostrou ser mais patogênico em furões do que o vírus H1N1 sazonal padrão, com uma replicação viral mais extensa ocorrendo na traqueia, nos brônquios e nos bronquíolos e na cavidade nasal, ocorreu replicação mais normal.[152] O vírus replica para títulos mais altos nos tecidos pulmonares. O vírus apresentou transmissão por gotículas respiratórias menos eficiente em furões.[153]

Em pacientes com o vírus pandêmico A (H1N1) pdm09, verificou-se que o número de células dendríticas e células T estava significativamente reduzido em comparação com os controles. Por outro lado, a frequência de células natural killer e células T reguladoras aumentou. As concentrações de interferona plasmático (IFNα/IFNγ) e interleucina (IL-15) foram significativamente maiores do que no grupo-controle.[154]

Achados clínicos

Os padrões de doença nas fazendas podem variar consideravelmente de forma endêmica, com ondas de infecção, para surtos epidêmicos isolados, dependendo das cepas do vírus envolvidas.[155]

É essencialmente uma doença de rebanho. Os sinais não mudaram ao longo de 80 anos. Após um período de incubação de 1 a 7 dias (normalmente 1 a 3 dias), a doença aparece subitamente, com uma alta proporção do rebanho apresentando febre (de até 41,5°C), anorexia e prostração grave. O animal não está inclinado a se mover ou levantar por causa da rigidez muscular e da dor. A respiração laboriosa e irregular (batedeira) é acompanhada por espirros e tosse profunda e dolorosa que geralmente ocorre em paroxismos. Há congestão da conjuntiva com secreção nasal e ocular aquosa. Às vezes há respiração com a boca aberta e dispneia, especialmente se os suínos são forçados a se mover. A morbidade geralmente é de 100%, mas a mortalidade raramente é superior a 1%. Em geral, a gravidade da doença parece maior do que verdadeiramente é, e após um período de 4 a 6 dias, os sinais desaparecem rapidamente, dependendo, em parte, do nível de anticorpos colostrais. No entanto, há muita perda de peso, que é recuperada lentamente. Convulsões clônicas são comuns nos estágios terminais em casos fatais. A enfermidade pode continuar a afetar o rebanho por várias semanas à medida que a doença se espalha, especialmente se o rebanho estiver ao ar livre e a população se dispersar. Os novos recombinantes H3N2 nos EUA foram associados a doença respiratória, mas também a abortos espontâneos em porcas e morte de suínos adultos. Os achados clínicos dependem do estado imune, mas também são influenciados pela idade, pressão da infecção, infecções concomitantes, condições climáticas, alojamento e, principalmente, pelas infecções secundárias, particularmente por bactérias.

As características clínicas e epidemiológicas do vírus pdm H1N1 2009 em suínos foram descritas.[156] Existem diferenças na apresentação da doença, disseminação e duração da infecção. Esses fatores incluem se os animais estavam ao ar livre ou alojados, idade dos suínos, doença intercorrente e manejo. Em suínos reprodutores, a infecção foi leve ou inaparente, com aparência clínica mais típica detectada em sua progênie. A mortalidade foi baixa, a menos que complicada por outras doenças, especialmente infecções por

S. suis. O vírus foi transmitido com muita facilidade. Os achados clínicos geralmente eram espirros e tosse.

Infecções concomitantes

Existe alguma dúvida sobre se outros vírus podem predispor ao vírus da influenza suína, mas experimentalmente a infecção com o vírus CVRS e o vírus da influenza suína H1N1 ou H3N2 não demonstrou isso. Os suínos tanto com *M. hyopneumoniae* quanto com o vírus da influenza suína tossiram mais e tiveram mais pneumonia do que qualquer um dos dois agentes sozinhos.

A pré-infecção com *M. hyopneumoniae* modifica o desfecho da infecção com o vírus da influenza suína H1N1, mas não com o vírus H1N2. O vírus H1N2 foi mais patogênico do que o vírus H1N1, com eliminação mais precoce e maior disseminação nos pulmões. *M. hyo* e H1N1 pareciam agir sinergicamente, mas *M. Hyo* e H1N2 pareciam competir, pois o vírus H1N2 parecia eliminar o *M. hyo* nos lobos caudais.[157]

A ocorrência do vírus da influenza suína em suínos representa oportunidades para o aumento do impacto de infecções bacterianas, tais como pelo *H. parasuis.* Demonstrou-se que a coinfecção entre o vírus H3N2 e tanto uma cepa virulenta quanto uma não virulenta de *H. parasuis,* as células dendríticas de medula óssea suína aumentaram, pois houve aumento dos teores de IL-1β, TNF-α, IL-6, IL-12 e IL-10 em comparação com o vírus da influenza suína ou infecções falsas.[158] Com a cepa virulenta de *H. parasuis*, IL-12 e IFN-α aumentaram diferencialmente.

Patologia clínica

Infecções experimentais

Depois da infecção experimental por H1N1, constatou-se que as citocinas IFN-α, IL-6, IL-1 e TNF-α atingiram o pico no fluido do lavado broncoalveolar (LBA) 24 a 30 h após a infecção, quando os títulos virais e a gravidade dos achados clínicos estavam no máximo.[159] As concentrações séricas de citocinas não foram detectáveis ou foram 100 vezes menores do que as leituras do lavado broncoalveolar, mas a IFN-γ e IL-12 no soro seguiram o padrão do lavado. As concentrações das proteínas de fase aguda (PFA) proteína C reativa e haptoglobina aumentaram 24 h após a resposta das citocinas, e a proteína de ligação ao lipopolissacarídeo aumentou apenas no lavado broncoalveolar. Os achados sugerem que IFN-α e IL-12 desempenham um papel importante na patogênese do vírus da influenza suína e que as proteínas de fase aguda são induzidas por citocinas.[164] Estas proteínas de fase aguda e o amiloide sérico aumentaram quando os suínos foram simultaneamente infectados com o vírus H1N1 e *P. multocida.*

As infecções experimentais com o vírus da influenza da pandemia humana de 1918 produziram apenas doença leve em suínos, e estes não se tornaram moribundos, ao passo que em outras espécies de mamíferos os efeitos foram letais.[161] As descobertas sugeriram que o vírus entrou na população suína vindo do homem e, em seguida, estabeleceu a linhagem H1N1 clássica em suínos.

A infecção experimental pelo vírus H1N1 da influenza suína europeia protege os suínos da infecção pelo vírus humano H1N1 pandêmico de 2009.[162] Foram descritas infecções experimentais com os isolados americanos do vírus p(H1N1) 2009,[163] e todos os suínos desenvolveram achados clínicos semelhantes àqueles induzidos pelos vírus endêmicos da influenza suína.

Dentro de 24 h do início dos achados clínicos, há troca de células no fluido do lavado brônquico de macrófagos para mais de 50% de neutrófilos.

Testes sorológicos

Depois que a infecção deixou de circular no rebanho, o vírus da influenza suína AB ainda podia ser demonstrado com 28 meses pós-infecção.

É extremamente importante garantir que os antígenos utilizados nos testes sorológicos sejam contemporâneos às cepas virais que podem ser encontradas no país. O diagnóstico de infecções agudas pelo vírus da influenza suína requer o uso de amostras pareadas de soro.

O teste de inibição da hemaglutinação tem sido o teste recomendado há muitos anos e ainda permanece assim. No entanto, é tedioso e apresenta sensibilidade apenas moderada, mas alta especificidade. Ele tem sido adaptado e modificado. Um teste de H1 para o H1N1 detectará outras cepas de H1N1, mas isso não é verdade para o vírus H3N2 quando as cepas do Meio-oeste dos EUA são comparadas com as cepas da Carolina do Norte, porque elas diferem consideravelmente. Um resultado acima de 1:80 geralmente é considerado positivo, e dentro de 5 a 7 dias os títulos podem atingir 1:320-1:640 por 2 a 3 semanas após a infecção. Um teste baseado em ELISA já está disponível para estimar o título de hemaglutinação e pode ser usado no nível de levantamento do rebanho.[164] Anticorpos da nucleoproteína anti-influenza A foram detectados em suínos usando um ELISA comercial desenvolvido para espécies de aves.[165]

Detecção do vírus

É provável que o vírus seja encontrado na área nasofaríngea durante a fase aguda da doença. Os esfregaços devem ser coletados em suabes de Dacron, colocados em meio de transporte e armazenados a 4°C por não mais de 48 h; se o armazenamento for mais longo, as amostras devem ser congeladas a -70°C. Os vírus também podem ser isolados da traqueia ou tecidos pulmonares de suínos. Eles podem ser cultivados em ovos de galinha ou cada vez mais em cultura de tecidos. As amostras precisam estar frias e úmidas. O vírus é então detectado pela atividade hemaglutinante em fluidos de ovos cerca de 5 dias após a inoculação. Existem algumas cepas que podem não crescer nos ovos das galinhas ou requerem mais de uma linhagem celular para isolar e identificar o vírus, o que pode exigir de 1 a 2 semanas.

Fluidos orais

Os fluidos orais coletados no curral fornecem um método de coleta fácil, eficaz e seguro para a detecção de influenza suína com métodos de teste rápidos, como a reação em cadeia da polimerase via transcrição reversa (RT-PCR).[166] O isolamento viral de suabes nasais foi mais bem-sucedido do que o uso de fluidos orais.[167]

Documentou-se a sensibilidade de fluidos orais para a detecção do vírus influenza A em populações de suínos vacinados e não vacinados. A sensibilidade global dos fluidos orais foi de 80% e o vírus foi isolado de 51% dos fluidos orais positivos para o teste RT-PCR. O método pode detectar o vírus da influenza suína mesmo quando a prevalência no curral é baixa e quando os suínos foram vacinados.[168]

Detecção de antígenos

Um teste de PCR pode ser usado para detectar o vírus em amostras de suabes nasais e fornece resultados semelhantes ao isolamento do vírus. Recentemente, um teste de PCR via transcrição reversa (RT-PCR) multiplex baseado em gel foi desenvolvido para detectar os subtipos H1 e H3 do vírus da influenza suína. Um teste de RT-n-PCR para a identificação do vírus da influenza suína em amostras clínicas foi descrito.[71] Um ensaio RT-PCR em tempo real para diferenciar o vírus H1N1 2009 pandêmico dos vírus da influenza suína também foi descrito.[170] Uma RT-PCR em tempo real foi desenvolvida para a detecção de infecções por p(H1N1) 2009 e os vírus europeus da influenza suína A.[171] Descreveu-se um teste de PCR via RT-PCR em tempo real para o gene da matriz do vírus da influenza A (H1N1) 2009 pandêmico.[172]

Um ensaio RT-PCR multiplex para diferenciar os subtipos europeus do vírus da influenza suína H1N1, H1N2 e H3N2 foi descrito[169,173] e usado em suínos norte-americanos.[174]

A amplificação isotérmica mediada por *loop* tem sido usada para a detecção rápida e específica do vírus da influenza suína H3.[175] Existem métodos de detecção rápida para o vírus 2009 p (H1N1) usando rtRT-PCR multiplex.[176,177,222]

O vírus pode ser detectado por imunofluorescência direta de tecido pulmonar ou líquidos de lavado.

A imuno-histoquímica no tecido fixado também é útil. A positividade é principalmente nas células epiteliais brônquicas e bronquiolares e menos intensa nas células intersticiais e macrófagos alveolares.

Achados de necropsia

Inchaço e edema acentuado dos linfonodos cervicais e mediastínicos são evidentes. Há congestão das mucosas da faringe, laringe, traqueia e brônquios. Um exsudato viscoso, incolor e espumoso está presente nas vias respiratórias. O exsudato abundante nos brônquios é acompanhado pelo colapso das partes ventrais dos pulmões. Essa atelectasia é extensa e com frequência distribuída irregularmente, embora os lobos apicais e cardíacos sejam os mais afetados, e o pulmão direito mais do que o esquerdo. Esta atelectasia pode chegar a 50% por 4 a 5 dias após a infecção. O tecido afetado é claramente demarcado, vermelho-escuro a roxo, e muitas vezes lembra a pneumonia enzoótica. Cercando as áreas de atelectasia, o pulmão muitas vezes está enfisematoso e pode apresentar muitas hemorragias petequiais. Histologicamente, na influenza suína aguda, a principal característica é a bronquiolite necrosante. Há bronquiolite supurativa e pneumonia intersticial generalizada caracterizada pelo aparecimento precoce de neutrófilos, seguido do acúmulo de macrófagos e células mononucleares nas paredes alveolares. Depois de alguns dias, há infiltração peribronquial e peribronquiolar de linfócitos. Na variante da influenza suína H1N1 no Canadá, há mais lesões difusas no epitélio respiratório, o que resulta em pulmões carnudos e firmes que parecem como o timo na superfície de corte. Microscopicamente, há proliferação acentuada de pneumócitos tipo II, além da presença de macrófagos e células inflamatórias necróticas nos alvéolos. O vírus influenza tipo A pode ser demonstrado pela coloração por imunofluorescência indireta usando anticorpo monoclonal direcionado a certas partes proteicas do vírus influenza tipo A humano. O vírus influenza tipo A pode ser detectado e diferenciado do vírus da síndrome reprodutiva e respiratória suína em tecido pulmonar fixado em formol e embebido em parafina usando a coloração imunogold.

Amostras para confirmação do diagnóstico

Estas são melhor coletadas em animais com febre alta e secreção nasal clara. A maioria dos suínos pode excretar o vírus por 5 a 7 dias após a infecção, mas o pico de carga viral pode ser em torno de 24 h após a infecção:

- Histologia: pulmão, traqueia e ossos da concha fixados em formol (MO, IHQ). Após 72 h, há pouca positividade para anticorpos imunofluorescentes ou imunoperoxidase indireta. A histopatologia pode ajudar no diagnóstico por 2 semanas após a infecção
- Virologia: suabe nasofaríngeo em meios de transporte viral, pulmão e traqueia (ISO, TAF, PCR) frescos refrigerados, mas não congelados. Mantenha fresco. Não use algodão.

Diagnóstico diferencial

A aparência explosiva de uma síndrome do trato respiratório anterior, incluindo conjuntivite, espirros e tosse, com baixa taxa de mortalidade, serve para diferenciar a influenza suína das outras doenças respiratórias comuns dos suínos.
A pneumonia enzoótica dos suínos é a mais comumente confundida com a influenza suína, mas é mais insidiosa em seu início e crônica em seu curso.
A cólera suína se manifesta por menos envolvimento respiratório e alta taxa de mortalidade.
A rinite por corpúsculos de inclusão em leitões pode se assemelhar à influenza suína de forma bastante próxima.
A rinite atrófica tem curso muito mais longo e é acompanhada por distorção característica dos ossos faciais.

Tratamento

Nenhum tratamento específico está disponível. O tratamento com penicilina, sulfadimidina ou, preferencialmente, um antibiótico de amplo espectro pode ser útil no controle de possíveis invasores secundários. O fornecimento de alojamento confortável e com cama boa, livre de poeira, é de importância fundamental. Água de beber limpa deve estar disponível, mas a alimentação deve ser limitada durante os primeiros dias de convalescença. A medicação da alimentação ou bebedouro de água com antibiótico de amplo espectro durante vários dias é uma abordagem racional para minimizar a pneumonia bacteriana secundária.

Um novo anticorpo monoclonal mostrou-se eficaz contra o desafio letal com os vírus de influenza da linhagem suína e o H1N1 da pandemia de 2009.[178]

Controle

O tratamento da influenza humana é possível com o oseltamivir, mas alguns vírus se tornaram resistentes, no entanto, não há evidências de que a resistência natural aos oseltamivir em suínos e aves aquáticas selvagens seja comum.[179]

Há apenas duas opções: vacinação e biossegurança. A biossegurança é difícil porque existe sempre a possibilidade de infecções por aerossóis e infecções por aves domésticas e selvagens. O objetivo desta deve ser prevenir a transmissão de pessoas para suínos e vice-versa.

A erradicação após o fechamento do rebanho e o despovoamento parcial foi alcançada.[180] Não houve introdução de animais substitutos, os partos de porcas de reposição eram soronegativos e foram trimestrais em vez de mensais, e a creche foi totalmente despovoado junto com os locais de terminação, uma vez encerrada a eliminação do vírus.[181]

As percepções dos produtores de suínos na Austrália em resposta à ocorrência da pandemia[182] sugerem que as comunicações contínuas sobre a biossegurança são muito importantes quando novos surtos ocorrem.

A vacinação contra a influenza suína em um rebanho que vive um surto de doença associada ao circovírus porcino (CVS) é de valor questionável.[183]

Um estudo de vacinação em suínos infectados com VSRRS no momento da vacinação contra o vírus da influenza suína mostrou aumento nas lesões macroscópicas e microscópicas e aumento na doença clínica e disseminação do vírus.[184]

Sistemas todos dentro/todos fora podem remover a infecção em cada grupo de suínos, e a desinfecção subsequente pode acabar com o vírus. Um bom alojamento e proteção contra condições climáticas rigorosas ajudam a prevenir a ocorrência de surtos graves. Uma vez que a doença tenha aparecido em uma unidade, há pouco que possa ser feito para prevenir a disseminação para outros suínos. Os animais recuperados são imunes à infecção subsequente por até 3 meses.

Os sistemas de filtragem de ar propostos para o vírus da síndrome reprodutiva e respiratória dos suínos e *M. hyopneumoniae*[185] também podem ser capazes de controlar o vírus da influenza suína.

Vacinação

Vírus inteiros inativados podem não ser o melhor adjuvante para a indução de imunidade celular de reatividade cruzada e de mucosa contra variantes antigênicas.

As vacinas vivas atenuadas poderiam estimular os suínos para uma melhor reatividade cruzada. Um método para conseguir isso é usar o truncamento do gene NS1[200] que codifica um antagonista de interferona imunomodulador. Ele se replica mal, mas induz anticorpos séricos neutralizantes e anticorpos mucosos e proporciona proteção robusta contra o desafio homólogo após uma única aplicação intranasal (IN). Estas vacinas proporcionam em uma única dose IN proteção melhor do que uma vacina inativada administrada por via intramuscular (IM). Uma preocupação com as vacinas inativadas com adjuvante é o fenômeno da doença respiratória intensificada associada à vacina.[186,187]

Outro obstáculo é a presença de imunidade materna. Ela pode reduzir a doença clínica, mas os anticorpos passivos são menos eficazes no bloqueio da eliminação viral do trato respiratório anterior, porque a principal imunoglobulina no colostro é IgG. Os suínos com anticorpos maternos têm respostas de anticorpos adaptativas suprimidas à infecção homóloga ou vacinação. Essa interferência afeta os títulos de IgM e HI na mucosa sérica ou nasal. A resposta celular é menos suscetível aos anticorpos maternos. A percepção é que os anticorpos de origem materna interferem menos na resposta às vacinas intranasais vivas atenuadas.[188]

A transmissão do vírus é reduzida em suínos neonatos com imunidade materna homóloga em comparação com suínos neonatos soronegativos e suínos com imunidade materna heteróloga.[189] O desenvolvimento de vacinas foi descrito.[190]

A homologia genética da vacina e do vírus do desafio não é o preditivo final para o desempenho da vacina contra a influenza suína.[191]

A vacinação com vacinas comerciais atualmente aprovadas nos EUA não preveniu totalmente a transmissão, mas certas vacinas podem proporcionar benefício por limitar a eliminação do vírus, a transmissão e a disseminação zoonótica em feiras agropecuárias.[192]

A vacinação diminui as lesões e os achados clínicos e pode interromper a eliminação do vírus.[193] As vacinas podem reduzir a transmissão, mas não eliminam a infecção.[194]

Nos EUA, muitos produtores vacinam porcas (cerca de 67%), e muitos vacinam leitões desmamados (20%). Uma grande proporção de suínos reprodutores é vacinada com vacinas autógenas, e não vacinas comerciais, e estas por lei são preparadas pela inativação de culturas do vírus. A principal razão é que as vacinas comerciais não são atualizadas rápido o suficiente. As vacinas (1) precisam ser desenvolvidas rapidamente para acompanhar as mudanças do vírus, (2) precisam ter melhor proteção cruzada contra novos isolados e (3) precisam ser capazes de superar os anticorpos maternos, o que pode invalidar o uso da vacina.

As vacinas podem usar apenas uma ou duas cepas circulantes de H3N2, mas a grande variação de H3N2 presente na população suína pode significar que haverá proteção apenas contra uma pequena porcentagem das cepas atualmente circulantes com a vacina atual[194] e que estudos regulares de desafio podem ser necessários para determinar a eficácia das vacinas.

A vacinação com o vírus influenza A diminuiu as taxas de transmissão em suínos,[195] mas não foi completamente prevenida quando uma vacina heteróloga foi usada.

Vacinas inativadas

As vacinas inativadas de vírus inteiro têm capacidade limitada ou falha total na proteção contra o desafio homólogo e até mesmo proteção cruzada mais fraca contra cepas heterólogas.[196] Elas podem estimular tanto a imunidade humoral quanto a celular.[197]

Uma vacina trivalente inativada contra a influenza suína mostrou ser protetora para todas as três cepas (H1N1, H1N2 e H3N2).[198]

As vacinas inativadas dos vírus dos EUA e da nova pandemia mostraram proteção parcial, mas nenhuma foi capaz de prevenir toda a eliminação do vírus ou a doença clínica.[199]

Vacina de vírus vivo modificado

As vacinas de vírus vivo modificado ou as vacinas com subunidades vetorizadas induzem resposta imune equilibrada (humoral e mediada por células) e melhoram a proteção homóloga e heteróloga. Todos os suínos vacinados desenvolveram um nível significativo de título HI e anticorpos IgG e IgA séricos.[200,201]

Uma vacina de vírus vivo modificado como cepa doadora principal foi desenvolvida para o vírus pandêmico de 2009,[202] e foi desenvolvida uma vacina contra o vírus pandêmico superior às vacinas comerciais.[203]

As vacinas contra a influenza A (H1N1) pdm/09 com adjuvantes e sem adjuvantes mostraram produzir forte resposta de anticorpos e incluíam níveis elevados de títulos IgG1 e HI específicos para o vírus H1. As vacinas com adjuvante produziram resposta maior.[204]

Verificou-se a existência de um vírus da influenza suína de oito segmentos com H1 e H3 como sendo atenuado e protetor contra ambos os subtipos H1N1 e H3N2 em suínos.[205]

As vacinas tanto inativadas comerciais quanto com adjuvantes com o vírus da influenza suína para uso intramuscular estão disponíveis nos EUA e Europa. A imunização ativa ocorre na presença de anticorpos derivados da mãe quando os títulos são inferiores a 10 para o H1N1 e inferiores a 40 para o H3N2. Algumas das vacinas contêm o vírus H1N1 original, mas outras, como aquelas usadas nos EUA, contêm um vírus H1N1 monovalente. Depois dos surtos de H3N2 nos EUA em 1998, vacinas tanto monovalentes quanto bivalentes H1N1/H3N2 para o vírus da influenza suína foram disponibilizadas. Vacinas autógenas são usadas nos EUA.

Na Europa, embora os vírus tenham mudado, as vacinas antigas ainda são usadas porque produzem altos títulos de anticorpos. No entanto, há necessidade de adicionar o vírus H1N2 às vacinas, uma vez que não há proteção cruzada entre os vírus H1N2, H1N1 e H3N2 europeus e porque foi demonstrado que não há proteção vacinal atual contra H1N2. Há evidências dos EUA mostrando que há proteção cruzada com a cepa americana de H3N2 para infecções por H1N2. A maioria dos animais com títulos acima de 160 provavelmente estão protegidos contra a replicação viral nos pulmões e a doença. A vacinação da porca é importante no controle da infecção em leitões em lactação e frequentemente controla a infecção em leitões na creche. A vacinação IN ou IM/IN de suínos com vírus da influenza suína inativados por formol induz anticorpos IgM, IgG e IgA muito específicos em suas secreções nasais e no soro, resultando em proteção completa.

Um teste recente de uma nova vacina contra o H1N1/H3N2 foi bem-sucedido, com diminuição da excreção viral e redução de achados clínicos e pneumonia.

Vacinas experimentais continuam a ser produzidas, incluindo um adenovírus 5 humano recombinante expressando a hemaglutinina e a nucleoproteína do vírus H3N2 da influenza suína, que tem sido usado experimentalmente para proporcionar proteção contra o desafio com o H3N2. A proteção completa foi demonstrada pela falta de eliminação nasal do vírus e pela falta de lesões pulmonares após o desafio subsequente.

Uma vacina de DNA induziu respostas de anticorpos séricos e celulares robustas após três imunizações e conferiu proteção significativa contra o desafio do vírus da influenza.[206] A vacinação com vacinas vetoriais de adenovírus humano mostrou induzir tanto a imunidade mediada por células quanto humoral, tornando-as mais eficazes que vacinas inativadas e quase tão boas quanto as vacinas vivas. Elas também podem estimular a resposta imune na presença de anticorpos maternos.[207]

Recentemente, um vírus da influenza H1N1 do tipo aviário mostrou ser capaz de transmitir eficientemente através de quatro pares de suínos vacinados com títulos de anticorpos que se acreditava serem protetores.[208]

A imunidade induzida pela infecção por vírus da influenza suína H1N1 do tipo aviário europeu protege os suínos contra os vírus da influenza suína norte-americanos com um H1 clássico e possivelmente também protege contra o pH1N1.[209]

As partículas tipo vírus da influenza (H1N1) 2009 pandêmico são imunogênicas.[210] Os suínos vacinados foram protegidos e exibiram lesões pulmonares reduzidas, diminuição da eliminação viral e inibição da replicação viral nos pulmões.

Novas opções

Os mutantes do vírus da influenza suína dependentes de elastase podem ser usados como vacinas de vírus vivo contra a doença em suínos.[211,212]

O uso da proteína de matriz conservada M2 pode ter potencial como vacina, mas requer uma resposta imune à proteína HA para reduzir a eliminação viral.[213]

A vacina com partículas de replicon protege os suínos contra a influenza.[214-216]

A vacinação com o vírus H3N2 NS1-truncadas estimula células T e confere proteção cruzada mediada por células contra um desafio com um subtipo heterólogo H1N1 em suínos.[217] Além disso, houve um nível significativamente inferior de citocinas associadas a Th1 em pulmões infectados. Uma vacina similar pode ser usada para diferenciar entre animais infectados e vacinados.[218]

LEITURA COMPLEMENTAR

Ma W, Richt JA. Swine. Influenza vaccines: current status and future perspectives. Anim Hlth Res Rev. 2010; 11:81-96.

Torremorell M, et al. Transmission of influenza A virus in pigs. Transbound Emerg Dis. 2012;59(suppl 1):68-84.

Vincent A, et al. Swine influenza viruses: a North American perspective. Adv Virus Res. 2008;72:127-154.

REFERÊNCIAS BIBLIOGRÁFICAS

1. Jung K, Song DS. Vet Rec. 2007;161:104.
2. Neumann G, Kawaoka Y. Emerg Infect Dis. 2006; 12:881.
3. Morens DM, Taubenberger JK. Influenza Other Respir Viruses. 2010;4:327.
4. Parrish CR, et al. Microbiol Mol Biol Rev. 2008;457-470.
5. Taubenberger JK, Morens DM. Rev - Off Int Epizoot. 2009;28:187.
6. Song DS, et al. Virus Res. 2007;125:98.
7. Medina RA, Garcia-Sastre A. Natl Rev Microbiol. 2011;9.
8. Rossman JS, Lamb RA. Virology. 2011;411:229.
9. Taubenberger JK, Kash JC. Cell Host Microbe. 2010;7:440.
10. Vincent Al, et al. Adv Virus Res. 2008;72:127-154.
11. Conenello GM, Palese P. Cell Host Microbe. 2007; 2:207.

12. Wolf YI, et al. Biol Direct. 2006;1:34.
13. Rambaut A, et al. Nature. 2008;453:615.
14. Lycett SJ, et al. J Gen Virol. 2012;93:2326.
15. Memoli MJ, et al. Virology. 2009;393:338.
16. Yassine HM, et al. Vet Microbiol. 2009;139:132.
17. Karasin AL, et al. J Clin Microbiol. 2006;44:1123.
18. Xu M, et al. Vet Microbiol. 2011;147:403.
19. Starick E, et al. Influenza Other Respir Viruses. 2011;5:276.
20. Takemae N, et al. Influenza Other Respir Viruses. 2008;2:181.
21. Lloyd LE, et al. Influenza Other Respir Viruses. 2011;5:3570.
22. Yu H, et al. Virus Res. 2009;140:85.
23. Nfon CK, et al. J Virol. 2011;85:8667.
24. Howden KJ, et al. Can Vet J. 2009;50:1153.
25. Forgie SE, et al. Clin Infect Dis. 2011;52:10.
26. Brookes SM, et al. PLoS ONE. 2010;5:39068.
27. Welsh MD, et al. Vet Rec. 2010;166:642.
28. Irvine RM, Brown IH. Vet Rec. 2009;164:577.
29. Grontvedt CA, et al. Prev Vet Med. 2013;110:429.
30. Garten RJ, et al. Science. 2009;325:197.
31. Smith GJ, et al. Nature. 2009;459:1122.
32. Lam T, et al. J Virol. 2011;85:10279.
33. Vijaykrishna D, et al. Nature. 2011;473:519.
34. Gray GC, Baker WS. Clin Infect Dis. 2011;52:19.
35. Brookes SM, et al. Vet Rec. 2011;164:760.
36. Furuse Y, et al. Virology. 2010;405:314.
37. Starick E, et al. J Gen Virol. 2012;93:1658.
38. Banyai K, et al. J Virol. 2012;86:13133.
39. Markowska-Daniel I, et al. Bull Vet Inst Pulawy. 2013;57:293.
40. Weingartl HM, et al. J Virol. 2010;84:2245.
41. Vijaykrishna D, et al. Science. 2010;328:1529.
42. Howard WA, et al. Emerg Infect Dis. 2011;17:1049.
43. Tremblay D, et al. J Clin Microbiol. 2011;49:4386.
44. Moreno A, et al. Vet Microbiol. 2011;149:472.
45. Kitikoon P, et al. Virus Genes. 2011;43:1.
46. Kitikoon P, et al. J Virol. 2012;86:6804.
47. Kitikoon P, et al. J Gen Virol. 2013;94:1236.
48. Pereda A, et al. Influenza Other Respir Viruses. 2011;5:409.
49. Starick E, et al. J Gen Virol. 2011;92:1184.
50. Zhu H, et al. J Virol. 2011;85:10432.
51. Ducatez MF, et al. Emerg Infect Dis. 2011;17:1624.
52. Hiromoto Y, et al. Virus Res. 2012;169:175.
53. Ali A, et al. Vet Microbiol. 2012;158:60.
54. Trebbien R, et al. Virol J. 2013;10:290.
55. Olsen CW, et al. Emerg Infect Dis. 2006;12:1132.
56. Gramer MR, et al. Can J Vet Res. 2007;71:201.
57. de Jong JC, et al. J Virol. 2007;81:4315.
58. Cappuccio JA, et al. J Gen Virol. 2011;92:2871.
59. Nfon C, et al. Transbound Emerg Dis. 2011;58:394.
60. Liu Q, et al. Arch Virol. 2012;157:555.
61. Nelson MI, et al. J Virol. 2012;86:8872.
62. Su S, et al. J Virol. 2012;17:9542.
63. Kim S-H, et al. Arch Virol. 2013;158:2351.
64. Nidom CA, et al. Emerg Infect Dis. 2010;16:1515.
65. Lipatov AS, et al. PLoS Pathog. 2008;4:e1000102.
66. Kwon TY, et al. Vet Microbiol. 2007;153:393.
67. Killian Ml, et al. Avian Dis. 2011;55:611.
68. Ma W, et al. Proc Natl Acad Sci United States. 2007;104:20940.
69. Shin J-Y, et al. J Clin Microbiol. 2006;44:3923.
70. Moreno A, et al. Vet Microbiol. 2009;138:361.
71. Octaviani CP, et al. J Virol. 2010;84:10918.
72. Takano R, et al. Arch Virol. 2009;154:677.
73. Lee JH, et al. J Virol. 2009;83:4205.
74. Song X-H, et al. Zoonoses Public Health. 2010;57:291.
75. Londt BZ, et al. Vet Microbiol. 2013;162:944.
76. Zhao G, et al. Res Vet Sci. 2013;95:434.
77. Kwon TY, et al. Vet Microbiol. 2011;1253:393.
78. Cong YL, et al. J Gen Virol. 2007;88:2035.
79. Sun Y, et al. Vet Microbiol. 2010;146:215.
80. Jones JC, et al. J Virol. 2013;87:12496.
81. Zhu H, et al. Science. 2013;341:183.
82. Wang N, et al. J Virol. 2012;86:13866.
83. Hofshagen M, et al. Euro Surveill. 2009;14:19406.
84. Liu W, et al. Vet J. 2011;187:200.
85. Mastin A, et al. PLoS Curr. 2011;3:RRN1209.
86. Van Reeth K, et al. Influenza Other Respir Viruses. 2008;2:99.
87. Markowska-Daniel I, Kowalcczyk A. Med Wet. 2007;61:669.
88. Jung K, et al. Prev Vet Med. 2007;79:294.
89. Pascua PN, et al. Virus Res. 2008;138:43.
90. Suriya R, et al. Zoonoses Public Health. 2008;55:342.
91. Poljak Z, et al. Can J Vet Res. 2008;72:7.
92. Poljak Z, et al. Prev Vet Med. 2008;83:24.
93. Mancini D, et al. Virus Rev Res. 2006;11:39.
94. De Vleesschauwer A, Van Reeth K. Vet Microbiol. 2010;146:340.
95. Kyriakis S, et al. Zoonoses Public Hlth. 2011;58:93.
96. Markowska-Daniel I, Kowalczyck A. Med Wet. 2007;61:669.
97. Howden KJ, et al. Canad Vet J. 2009;50:1153.
98. Hofshagen M, et al. Euro Surveill. 2009;14:19406.
99. Moreno A, et al. Open Virol J. 2010;4:52.
100. Pasma T, Joseph T. Emerg Infect Dis. 2010;16:706.
101. Pereda A, et al. Emerg Infect Dis. 2010;16:304.
102. Song MS, et al. J Clin Microbiol. 2010;48:3204.
103. Sreta D, et al. Emerg Infect Dis. 2010;16:1587.
104. Forgie SE, et al. Clin Infect Dis. 2011;52:10.
105. Loeffen WLA, et al. Vet Microbiol. 2009;137:45.
106. Mastin A, et al. PLoS Curr. 2011;3:RRN1209.
107. Simon-Grife M, et al. Vet Microbiol. 2011;149:56.
108. Larsen LE, et al. Proc 21st Int Pig vet Soc Cong. 2010;80.
109. Ma W, et al. J Gen Virol. 2012;93:1261.
110. Lowen AC, et al. PLoS Pathog. 2007;3:1470.
111. Zhang H, et al. Virol J. 2013;10:204.
112. Brown JD, et al. Avian Dis. 2007;51:285.
113. Brown JD, et al. Vet Microbiol. 2009;136:20.
114. Tiwari A, et al. Avian Dis. 2006;50:284.
115. Thomas Y, et al. Appl Environ Microbiol. 2008;74:3002.
116. Brookes SM, et al. Vet Rec. 2009;164:760.
117. Lange E, et al. J Gen Virol. 2009;90:2119.
118. Tellier R. Emerg Infect Dis. 2006;12:1657.
119. Lowen AC, et al. Proc Natl Acad Sci United States. 2006;103:9988.
120. Mubareka SJ, et al. Infect Dis J. 2009;199:858.
121. Yee KS, et al. Avian Pathol. 2009;38:59.
122. Yee KS, et al. Virology. 2009;394:19.
123. Romijn PC, et al. Vet Rec. 2009;124:224.
124. Sawabe K, et al. Am J Trop Med Hyg. 2006;75:327.
125. Sawabe K, et al. J Med Entomol. 2009;46:852.
126. Nelson MI, et al. PLoS Pathog. 2011;7:e1002077.
127. Vijaykrishna D, et al. Nature. 2011;473:519.
128. Kyriakis CS, et al. Emerg Infect Dis. 2010;16:96.
129. Kitikoon P, et al. Vet Immunol. 2006;112:117.
130. Van Reeth K, et al. Vaccine. 2009;27:6330.
131. Myers KP, et al. Clin Infect Dis. 2007;44:1084.
132. Gerloff NA, et al. Emerg Infect Dis. 2011;17:403.
133. Myers KP, et al. Clin Infect Dis. 2006;42:14.
134. Terebuh P, et al. Influenza Other Respir Viruses. 2010;4:387.
135. Gray GC, et al. Vaccine. 2007;25:4376.
136. Beaudoin A, et al. Influenza Other Respir Viruses. 2010;4:163.
137. Shinde V, et al. N Engl J Med. 2009;360:2616.
138. Bowman AS, et al. Emerg Infect Dis. 2012;18:1945.
139. Vincent AL, et al. Vet Microbiol. 2009;137:51.
140. Nelli RK, et al. Vet Res. 2010;6:4.
141. Poucke SGM, et al. Virol J. 2010;7:38.
142. Trebbien R, et al. Virol J. 2011;8:434.
143. Detmer SE, et al. Vet Pathol. 2013;50:648.
144. Charley B, et al. Ann New York Acad Sci. 2006;1081:130.
145. Michael B, et al. Viruses. 2011;3:312.
146. Mussa T, et al. Virology. 2011;420:125.
147. Mussa T, et al. Vet Immunol Immunopathol. 2013;154:25.
148. Barbe F, et al. Res Vet Sci. 2010;88:172.
149. Safronetz D, et al. J Virol. 2011;85:1214.
150. Krumbholz A, et al. Med Micrbiol Immunol. 2011;200:69.
151. Ma W, et al. J Virol. 2011;85:e11626.
152. Munster VJ, et al. Science. 2009;325:481.
153. Maines TR, et al. Science. 2009;325:484.
154. Huang Y, et al. Arch Virol. 2013;158:2267.
155. Simon-Grife M, et al. Vet Res. 2012;43:24.
156. Williamson SM, et al. Vet Rec. 2012;171:271.
157. Deblanc C, et al. Vet Microbiol. 2012;157:96.
158. Mussa T, et al. Vet Res. 2012;43:80.
159. Barbe F, et al. Vet J. 2013;187:48.
160. Pomorska-Mol M, et al. Vet Res. 2013;9:14.
161. Weingartl HM, et al. J Virol. 2009;83:4287.
162. Busquets N, et al. Vet Res. 2010;41:74.
163. Vincent AL, et al. Influenza Other Respir Viruses. 2010;4:53.
164. Barbe F, et al. J Vet Diag Invest. 2009;21:88.
165. Ciacci-Zanella JR, et al. J Vet Diag Invest. 2010;22:3.
166. Detmer SE, et al. J Vet Diag Invest. 2011;23:241.
167. Goodell CK, et al. Vet Microbiol. 2013;166:450.
168. Romagosa A, et al. Influenza Other Respir Viruses. 2012;6:110.
169. Kowalczyk A, et al. Med Wet. 2007;63:810.
170. Hiromoto Y, et al. J Virol Meth. 2010;170:169.
171. Slomka MJ, et al. Influenza Other Respir Viruses. 2010;4:277.
172. Lorusso A, et al. J Virol Meth. 2010;164:83.
173. Chiapponi C, et al. J Virol Meth. 2012;184:117.
174. Nagarajan MM, et al. J Vet Diag Invest. 2010;22:402.
175. Gu H, et al. J Appl Microbiol. 2010;108:1145.
176. Harmon K, et al. Influenza Other Respir Viruses. 2010;4:405.
177. Hofmann B, et al. Berl Munch Tierartzl Wschr. 2010;123:286.
178. Shao H, et al. Virology. 2011;417:379.
179. Stoner TD, et al. J Virol. 2010;84:9800.
180. Torremorell M, et al. Vet Rec. 2009;165:74.
181. Schafer N, Morrison RBJ. Sw Hlth Prod. 2007;15:152.
182. Hernandez-Jover M, et al. Prev Vet Med. 2012;106:284.
183. Poljak Z, et al. Can J Vet Res. 2010;74:108.
184. Kitikoon P, et al. Vet Microbiol. 2009;139:235.
185. Dee S, et al. Virus Res. 2010;154:177.
186. Gauger PC, et al. Vaccine. 2011;29:2712.
187. Vincent AL, et al. Vet Microbiol. 2008;126:310.
188. Vincent AL, et al. J Virol. 2012;86:10597.
189. Allerson M, et al. Vaccine. 2013;31:500.
190. Chen Q, et al. Anim Hlth Res Rev. 2012;13:181.
191. Kyriakis CS, et al. Vet Microbiol. 2010;144:67.
192. Loving CL, et al. J Virol. 2013;87:9895.
193. Lee JH, et al. Can J Vet Res. 2007;71:207.
194. Gramer MR, et al. Can J Vet Res. 2007;71:201.
195. Romagosa A, et al. Vet Res. 2011;42:120.
196. Vincent AL, et al. Vet Microbiol. 2008;126:310.
197. Platt R, et al. Vet Immunol Immunopathol. 2011;142:252.
198. Durrwald R, et al. Tieratl Prax. 2009;37:103.
199. Vincent AL, et al. Vaccine. 2010;28:2782.
200. Richt JA, et al. J Virol. 2006;80:11009.
201. Vincent AL, et al. Vaccine. 2007;25:2999.
202. Pena L, et al. J Virol. 2011;85:456.
203. Loeffen WLA, et al. Vet Microbiol. 2011;152:304.
204. Lefevre EA, et al. PLoS ONE. 2012;7:e32400.
205. Masic A, et al. J Virol. 2013;87:10114.
206. Gorres JP, et al. Clin Vaccine Immunol. 2011; 18:1987.
207. Wesley RD, Lager KM. Vet Microbiol. 2006;118:67.
208. Lloyd LE, et al. Influenza Other Respir Viruses. 2011;5:357.
209. De Vleeschauwer AR, et al. Influenza Other Respir Viruses. 2010;5:115.
210. Pyo H-M, et al. Vaccine. 2012;30:1297.
211. Masic A, et al. J Virol. 2009;83:10198.
212. Masic A, et al. Vaccine. 2010;28:7098.
213. Kitikoon P, et al. Vaccine. 2010;28:523.
214. Erdman MM, et al. Vaccine. 2010;28:594.
215. Bosworth B, et al. Comp Immunol Microbiol Infect Dis. 2010;33:e99.
216. Vander Veen RL, et al. Vet Rec. 2013;doi:1136/vr.101741.
217. Kappes MA, et al. Vaccine. 2012;30:280.
218. Richt JA, et al. J Virology. 2006;80:11009.
219. Kobayashi M, et al. Emerg Infect Dis. 2013;19:1972.
220. He LO, et al. Arch Virol. 2013;158:2531.
221. Londt B, et al. Virus Res. 2013;178:383.
222. Ma W, et al. Influenza Other Respir Viruses. 2010;4:397.

Coronavírus respiratório suíno

A infecção por coronavírus causa soroconversão rápida para alguns dos testes para o vírus da gastrenterite transmissível (GET) e é responsável por "vacinar" grandes populações de suínos em todo o mundo contra a ameaça da GET. Isso coincidiu com a grande redução da doença na maioria dos países. O coronavírus respiratório suíno (CVRS) foi identificado pela primeira vez na Bélgica em 1986 e desde então se espalhou pelo mundo.

Etiologia

O vírus é muito semelhante ao vírus da GET, e a principal diferença é uma deleção nos pares de base 621 a 628 no gene da proteína S, causando uma proteína S truncada e perda da capacidade do vírus da GET de se ligar ao ácido siálico. O CVRS tem tropismo pelo trato respiratório. Ele é um dos quatro coronavírus suínos e é um mutante do vírus GET, isolado pela primeira vez em 1984. O vírus foi sequenciado total ou parcialmente e tem 96 a 98% de homogeneidade com o vírus da GET.[1] O ácido lipoteicoico do *S. aureus* exacerba a doença respiratória em suínos infectados com o CVRS,[2] e a coinfecção com *B. bronchiseptica* é relatada.[3] A imunossupressão induzida pelo vírus da síndrome reprodutiva e respiratória dos suínos (VSRRS) exacerba a resposta inflamatória ao CVRS nessa espécie.[4] Os suínos infectados por este último produzem anticorpos que neutralizam o vírus da GET.

Epidemiologia

A distribuição do vírus é afetada pela estação do ano e pela densidade das fazendas de suínos, e em uma área densa há rápida disseminação local, provavelmente por aerossol. O vírus infecta suínos de todas as idades por contato ou por transmissão aérea e em áreas de alta densidade; ele provavelmente pode se espalhar por vários quilômetros. O vírus circula no rebanho, infecta suínos com menos de 10 a 15 semanas de idade depois que os anticorpos maternos declinaram, e se torna endêmico. Experimentalmente, os suínos infectados eliminam o vírus do nariz durante menos de 2 semanas. A infecção pode ser mantida em rebanhos, circular regularmente ou aparecer em ondas. Na Europa, essas ondas geralmente coincidem com a estação chuvosa. Não há evidências de transmissão fecal ou oral.

Patogênese

O vírus tem uma tremenda capacidade de se replicar no trato respiratório, na maior parte das vias respiratórias, mas raramente nos macrófagos alveolares.[5-8] Os principais alvos são as células epiteliais alveolares tipo 1 e tipo 2, e induz necrose nessas células, causando o aumento em citocinas que induzem um aumento de óxido nítrico e IFN-α. A eliminação do vírus pelo nariz dura 4 a 6 dias. A pneumonia produzida e a replicação viral chegam ao pico aos 7 a 10 dias após a inoculação e então se resolvem com os níveis crescentes de anticorpos neutralizantes.

Achados clínicos

A maioria das infecções é inaparente, mas em uma população suscetível pode haver sinais respiratórios, como respiração ofegante e tosse, seguidos de depressão, anorexia e diminuição das taxas de crescimento.

Lesões

As lesões geralmente são autolimitadas. As principais lesões são de pneumonia broncointersticial com infiltração e formação de células sinciciais de hiperplasia tipo 2, seguida de necrose e hiperplasia linfoide. Células necróticas e células inflamatórias podem obstruir o lúmen dos alvéolos.

Diagnóstico

O isolamento do vírus em células PK e células testiculares de suínos é necessário utilizando fluidos nasais ou homogenados de pulmão, e frequentemente o vírus CVRS produz sincícios em cultura.

Amostras respiratórias são necessárias para o diagnóstico do coronavírus respiratório suíno. Atualmente, RT-PCR ou qRT-PCR são necessárias para diferenciar o vírus da GET do CVRS. Os primers direcionam a proteína S. Um teste de PCR multiplex foi desenvolvido agora para o vírus da GET, CVRS e vírus da diarreia epidêmica suína (VDES)[9] e até oito outros vírus. O microarranjo multiplex também foi desenvolvido para a diferenciação rápida de oito coronavírus.[10]

Os testes ELISA de bloqueio foram desenvolvidos para diferenciar anticorpos do CVRS do vírus da GET e devem ser usados em uma base de rebanho. Recentemente, foram desenvolvidos novos ELISA que também diferenciarão o vírus da GET, o CVRS e os novos coronavírus semelhantes ao GET.[11,12]

Tratamento

Não há tratamento para infecções pelo CVRS, exceto terapia de suporte e controle de infecções secundárias.[13]

Controle

Os suínos neonatos requerem 6 a 8 dias após a exposição ao CVRS para produzir imunidade parcial ao vírus da GET. Porcas naturalmente expostas a CVRS reinfectadas com este coronavírus durante a prenhez secretaram anticorpos contra o vírus da GET no leite e proporcionaram um alto grau de proteção.

REFERÊNCIAS BIBLIOGRÁFICAS

1. Zhang X, et al. Virology. 2007;358:424.
2. Atanasova K, et al. Vet J. 2011;188:210.
3. Brockmeier SL, et al. Vet Microbiol. 2008;128:36.
4. Renukaradhya GJ, et al. Viral Immunol. 2010; 23:457.
5. Atanasova K, et al. Open Vet Sci J. 2008;2:117.
6. Jung K, et al. J Virol. 2007;81:13681.
7. Jung K, et al. J Gen Virol. 2009;90:2713.
8. Jung K, et al. Vet Immunol Immunopathol. 2010; 136:335.
9. Ogawa H, et al. J Virol Meths. 2009;160:210.
10. Chen q, et al. Intervirol. 2010;53:95.
11. Elia G, et al. J Virol Methods. 2010;163:309.
12. Lopez I, et al. J Vet Diag Invest. 2009;21:598.
13. Zhang X, et al. J Virol. 2008;82:4420.

Vermes pulmonares em suínos

Etiologia

Os vermes que infestam os suínos são *Metastrongylus apri* (*M. elongatus*), *M. salmi* e *M. pudendotectus*. *M. apri* é a espécie mais comum, mas infestações mistas não são incomuns.

Ciclo evolutivo

Metastrongylus spp. adultos parecem muito com *D. viviparus* nos brônquios de seus hospedeiros. Seus ciclos evolutivos também são semelhantes, exceto que os ovos de *Metastrongylus* spp. são eliminados nas fezes e as minhocas atuam como hospedeiros intermediários. Aqui, o desenvolvimento para larvas infecciosas leva aproximadamente 2 semanas, e a transmissão acontece quando a minhoca é comida por um suíno.

Sinopse

- Etiologia: os parasitas nematoides *Metastrongylus apri* (*M. elongatus*), *M. salmi* e *M. pudendotectus*
- Epidemiologia: a transmissão é por ingestão do hospedeiro intermediário, a minhoca
- Achados clínicos: restrição da taxa de crescimento, tosse semelhante a um latido
- Patologia clínica: ovos característicos nas fezes
- Lesões: nódulos acinzentados perto da borda ventral dos lobos diafragmáticos do pulmão
- Confirmação do diagnóstico: ovos característicos nas fezes
- Tratamento: doramectina, ivermectina, fenbendazol, flubendazol, levamisol
- Controle: difícil, a menos que os suínos sejam criados em concreto.

Epidemiologia

A doença é mais prevalente em suínos de 4 a 6 meses de idade em sistemas de criação que permitem o acesso a minhocas. Os ovos aparecem pela primeira vez nas fezes 3 a 4 semanas após a infestação e, no seu pico, chegam a níveis de 25 a 50 ovos por grama de fezes. Os ovos são muito resistentes a temperaturas frias e podem sobreviver por mais de 1 ano no solo. As larvas podem sobreviver na minhoca por até 7 anos. O hospedeiro primário deve ingerir um hospedeiro intermediário para se infestar, e esse é um fator importante que influencia a disseminação da doença. Uma vez ingerida, as larvas infectantes migram para os pulmões da mesma maneira que as larvas de *D. viviparus*. Muitas infestações são assintomáticas e induzem imunidade contra a reinfecção.

Patogênese

A patogênese é semelhante à de *D. viviparus*. Esses vermes podem fornecer uma via de transmissão para o vírus da influenza suína e, possivelmente, para o vírus da cólera, de suíno para suíno, mas isso não é comprovado.

Achados clínicos

A infecção por vermes pulmonares em suínos pode causar uma restrição acentuada na taxa de crescimento. A bronquite é acompanhada por surtos esporádicos de tosse tipo latido, facilmente estimulada pelo exercício. A pneumonia é uma característica dos casos graves. Broncopneumonia fatal pode ocorrer nas coinfecções de circovírus suíno tipo 2 e *Metastrongylus* spp.[1]

Patologia clínica

O diagnóstico laboratorial é por demonstração dos ovos característicos nas fezes.

Achados de necropsia

As lesões iniciais compreendem pequenas áreas de consolidação como resultado da pneumonia verminótica. Os casos mais crônicos têm bronquite, enfisema, hiperplasia linfoide peribrônquica e hipertrofia muscular bronquiolar, frequentemente acompanhada por áreas de hiperinsuflação. As lesões são pequenas e discretas, aparecendo como nódulos acinzentados de até 1 cm de diâmetro, e estão presentes particularmente na borda ventral dos lobos diafragmáticos.

Confirmação do diagnóstico

O ovo de *Metastrongylus* spp. é embrionado (larvado) e tem casca espessa e um contorno ondulado. Eles podem ser ignorados na triagem de rotina, pois geralmente são eliminados em pequenos números e não flutuam bem na solução saturada de sal (NaCl). Um fluido de flotação com maior densidade deve ser usado. Sempre haverá história de acesso a pátios ou piquetes onde existem minhocas.

Diagnóstico diferencial

- Outras pneumonias suínas
- Migração de larvas na infestação pesada por *Ascaris* sp.

Tratamento

Tratamento

- Abamectina: 0,1 mg/kg VO (R1)
- Ivermectina: 0,3 mg/kg SC (R2)
- Fenbendazol: 9 mg/kg VO, durante 3 dias (R2)
- Flubendazol: 4 mg/kg VO (R2)
- Levamisol: 8 mg/kg VO.

Vários anti-helmínticos são eficazes em doses normais para suínos, incluindo abamectina, ivermectina[2], doramectina, fenbendazol e flubendazol. O levamisol (8 mg/kg) tem sido usado na água ou na ração.

Controle

A criação de suínos no concreto reduz consideravelmente o risco, mas, em razão da longevidade dos ovos e das larvas na minhoca, pouco pode ser feito se os suínos forem mantidos em terra contaminada. Os pastos que são conhecidos por serem contaminados devem ser deixados por pelo menos 6 meses antes do retorno dos suínos, embora as minhocas infestadas possam persistir em lotes de suínos por até 4 anos.

LEITURA COMPLEMENTAR

Roepsdorff A, Mejer H, Nejsum P, Thamsborg SM. Helminth parasites in pigs: new challenges in pig production and current research highlights. Vet Parasitol. 2011;180:72.

REFERÊNCIAS BIBLIOGRÁFICAS

1. Lopes WD, et al. Res Vet Sci. 2014;97:546.
2. Marruchella G, et al. Res Vet Sci. 2012;93:310.

INTOXICAÇÕES DO SISTEMA RESPIRATÓRIO

Intoxicação por furanos (ipomeanol e 3-metilindol)

O 4-ipomeanol (4-IPO) é uma micotoxina furanoterpernoide produzida pelo *Fusarium solani* (sinônimo *F. javanicum*) e *F. semitectum* que cresce em restos de jardim. Ele tem como efeito causar lesões indistinguíveis daquelas das pneumonias intersticiais atípicas. Outras causas conhecidas dessas lesões são o 3-metilindol e a cetona produzida por *Perilla frutescens*, *Zieria arborescens* e um dos fungos *Fusarium solani* ou *Oxysporum* spp. em tubérculos de *Ipomoea batatas* (batata-doce) e plantas que contêm triptofano.[1] O catabolismo pelo fungo de fitoalexinas induzidas nos tubérculos produz quatro ipomeanóis intimamente relacionados: ipomeanina (IPO), 4-ipomeanol (4-IPO), 1-ipomeanol (1-IPO) e 1,4-ipomeadiol (DIOL).[2] Estes não são tóxicos até serem ativados por enzimas microssomais pulmonares, sendo que o 4-ipomeanol e a ipomeanina são os mais tóxicos. A administração experimental de batatas infectadas a bezerros está associada a bronquiolite e pneumonia intersticial. Os bezerros lactentes não desmamados podem não ser afetados.[3]

Os animais são expostos a essas toxinas de várias maneiras. As vacas ganham acesso a batatas-doces mofadas pastando campos de batata arados ou sendo alimentadas com batatas-doces por mimo. A dose tóxica é de 7,5 mg de ipomeanol por quilo de peso corporal, que se converte em cerca de 6 kg de batata-doce deteriorada por vaca adulta.[1] A taxa de mortalidade costuma ser alta.[4] Alfavaca chinesa (hortelã roxa) é difundida no sudeste dos EUA[4] e encontrada na Ásia e em várias outras partes do mundo.[1,5] Todas as espécies de animais de grande porte são suscetíveis, mas o envenenamento é relatado mais amplamente em bovinos. As vacas são expostas comendo as folhas e sementes, a toxicidade é mais alta na porção de sementes da planta.[4]

De maneira similar, a toxicose por triptofano ocorre em vacas que pastam em pastagens verdejantes com concentrações elevadas de triptofano. Os surtos frequentemente se desenvolvem de vários dias a 1 semana depois que as vacas são retiradas de pastagens pobres ou forrageiras para pastagens no início do verão, com alto teor de triptofano nas gramíneas. A microflora ruminal converte o triptofano em 3-metilindol, que é então ativado pelo citocromo p450 no pulmão a um composto reativo.[4]

Os achados clínicos presentes na toxicose por ipomeanol e 3-metilindol são semelhantes à síndrome da angústia respiratória aguda e à pneumonia intersticial atípica. Os compostos reativos produzidos no pulmão lesionam as células endoteliais pulmonares e resultam em enfisema pulmonar e edema agudo.[1,4] Os animais afetados têm dificuldade para respirar, permanecendo frequentemente em posição quadrupedal com a boca aberta e o pescoço estendido. Secreção espumosa nas narinas ou língua coberta de espuma podem estar presentes. O tratamento visa reduzir o edema, dar suporte à respiração e reduzir o estresse físico. Animais que vivem mais de 48 h têm bom prognóstico para a sobrevivência.[4]

LEITURA COMPLEMENTAR

Kerr LA, Johnson BJ, Burrows GE. Intoxication of cattle by Perilla frutescens (purple mint). Vet Hum Toxicol. 1986;28:412-416.
Yokoyama MT, Carlson JR, Dickinson EO. Ruminal and plasma concentrations of 3-methylindole associated with tryptophan-induced pulmonary edema and emphysema in cattle. Am J V. 1975;36:1349-1352.

REFERÊNCIAS BIBLIOGRÁFICAS

1. Parkinson OT, et al. J Vet Pharmacol Therp. 2012; 35:402.
2. Chen LJ, et al. Chem Res Toxicol. 2006;19:1320.
3. Mawhinney I, et al. Cattle Pract. 2009;17:96.
4. Nicholson SS. Vet Clin North Am Food A. 2011; 27:456.
5. Lee Y-J, et al. J Taiwan Agric Res. 2009;58:2114.

Intoxicação por galegina

Galegina, uma guanidina isoprenoide, é encontrada nas seguintes plantas:

- *Galega officinalis*: Madressilva francesa[1]
- *Schoenus asperocarpus*: junça venenosa (Austrália)
- *S. rigens* (Austrália)
- *Verbesina encelioides*: *crownbeard* (América do Norte e Austrália).[1]

A ingestão de plantas que contêm galegina está associada a uma síndrome de dispneia grave, eliminação de espuma pelo nariz, convulsões e morte súbita em ruminantes, como consequência de edema pulmonar com grande acúmulo de líquido na cavidade torácica, resultado de um efeito direto na permeabilidade vascular pulmonar.[1] As ovelhas podem conseguir acesso a essas plantas quando elas são misturadas com feno ou nas próprias plantações.

REFERÊNCIA BIBLIOGRÁFICA

1. Jai SC, et al. Indian J Trad Know. 2008;7:511.

Envenenamento por gás de esterco e efeitos do confinamento

Etiologia

O alojamento de bovinos e suínos em confinamento é acompanhado pelo armazenamento de esterco por períodos variados, frequentemente em grandes fossos de terraços embaixo do piso de ripas. O oxigênio é excluído do armazenamento para que as bactérias anaeróbicas degradem os constituintes orgânicos e inorgânicos do esterco, produzindo sulfito de hidrogênio, amônia, metano e dióxido de carbono como gases principais.[1,2] Quando diluído com água para facilitar o manuseio, o esterco líquido armazenado se separa por gravidade. Os resíduos sólidos formam sedimentos, as partículas leves flutuam até o topo, deixando uma camada intermediária relativamente fluida. A remistura completa é necessária antes que os fossos sejam esvaziados para evitar que a fração fluida escoe e que os sólidos permaneçam. A remistura ou agitação resulta na liberação de grandes quantidades de gases tóxicos do lodo.[2]

Além dos produtos tóxicos gasosos bem estabelecidos listados, alguns outros agentes prejudiciais com riscos de inalação estão presentes nas operações de confinamento e foram melhor caracterizados para operações de confinamento de suínos. A poeira total é um dos principais contaminantes em recintos de suínos[3] e pode variar de 2 a 7 mg/m. Os materiais particulados podem absorver gases e fazer parte dos odores desagradáveis liberados, atingindo os vizinhos próximos a operações de confinamento. As poeiras respiráveis podem ser 10% ou mais do total de poeiras geradas em recintos de suínos. Essa poeira está contaminada com bactérias, fungos, endotoxinas e glucanos.[3] As poeiras são compostas principalmente de alimento ou material fecal. Tanto as endotoxinas quanto os glucanos têm sido sugeridos como potenciais contribuintes para a doença respiratória dos suínos e complicações respiratórias para os trabalhadores em instalações de suínos. Até agora, porém, a alta mortalidade e as perdas agudas por mortes nas operações de confinamento são mais comumente causadas por concentrações excessivas de sulfeto de hidrogênio e dióxido de carbono, enquanto a irritação subaguda ou crônica e a doença do trato respiratório anterior também podem ter a contribuição dos níveis elevados de amônia. O metano é explosivo e pode atuar como asfixiante, mas não está implicado como um agente tóxico.

Fatores adicionais que devem ser considerados em um diagnóstico diferencial incluem a possível perda de energia durante tempestades elétricas ou falha do equipamento, o que resulta na interrupção da ventilação artificial necessária para arrefecer o edifício e expelir o dióxido de carbono da respiração dos animais. Nessas situações, os níveis de CO_2 aumentam rapidamente e as temperaturas ambientais também aumentam drasticamente, especialmente quando as condições climáticas são quentes e úmidas.[1] Perdas agudas por hipertermia ou insolação podem ser confundidas com intoxicação por gás de esterco.[1] Isso é importante para os médicos-veterinários, pois eles podem ser chamados para estabelecer um diagnóstico que afeta os pedidos de seguro por muitos milhares de dólares. Além do superaquecimento e do acúmulo de CO_2, a eletrocussão deve ser considerada sempre que houver muitas perdas agudas em uma instalação de confinamento.

Patogênese

A exposição de pessoas, bovinos e suínos a altas concentrações (acima de 700 ppm de H_2S) de gases de esterco, particularmente sulfeto de hidrogênio, pode estar associada a mortes hiperagudas em bovinos e suínos. O sulfeto de hidrogênio é tanto um irritante quanto um agente tóxico agudo. A exposição fatal ou grave geralmente está associada a angústia respiratória e edema pulmonar. Acredita-se que a exposição a baixas concentrações de sulfeto de hidrogênio por longos períodos está associada com a redução do desempenho em bovinos e suínos. Em altas concentrações, de 500 a 1.000 ppm, os receptores do corpo carotídeo são estimulados, causando respiração rápida. Conforme as altas concentrações se mantêm ou aumentam, o centro respiratório fica deprimido e os animais ficam deprimidos e morrem. Altas concentrações de H_2S deprimem os sensores olfatórios, e o odor desagradável de ovo podre não é mais detectado como sinal de alerta.

A amônia é um agente irritante ou corrosivo, dependendo da concentração. A amônia se combina com a umidade do tecido para produzir hidróxido de amônio, um alcalino forte capaz de causar necrose tecidual.

Achados clínicos

No envenenamento agudo por sulfeto de hidrogênio, os animais morrem repentinamente. Animais afetados podem ser encontrados mortos ao longo de um edifício em várias posturas de decúbito lateral ou esternal. Pode haver pouca ou nenhuma evidência de luta ou excitação, porque altas concentrações podem estar associadas à paralisia respiratória quase imediata. Na intoxicação aguda por amônia, a síndrome inclui conjuntivite, espirros e tosse por alguns dias, mas os suínos logo se aclimatizarão, após o que nenhum efeito poderá ser detectado. O aumento da incidência de pneumonia e redução do ganho de peso diário em suínos estão associados à exposição a uma combinação de amônia gasosa em níveis de 50 a 100 ppm e à presença de poeira atmosférica nos recintos. Concentrações mais altas de amônia (100 a 200 ppm) estão associadas à irritação da conjuntiva e da mucosa respiratória. Em concentrações muito elevadas de amônia (> 500 ppm), há irritação faríngea e laríngea, laringospasmo e tosse. Concentrações acima de 2.000 ppm podem estar associadas à morte em 30 min. A superexposição ao dióxido de carbono em primeiro lugar está associada com excitação leve a moderada, seguida por depressão, fraqueza, coma e morte. Concentrações acima de 30% no ar são graves e 40% de dióxido de carbono por mais de alguns minutos podem causar a morte.

Achados de necropsia

Em bovinos que morreram de intoxicação aguda por sulfeto de hidrogênio, as lesões incluem edema pulmonar, hemorragia extensa em músculos e vísceras e edema e necrose cerebral bilateralmente simétricos. A exposição à amônia resulta em lacrimejamento, conjuntivite, opacidade corneana, hiperemia ou hemorragia traqueal e edema pulmonar. Pneumonia bacteriana secundária pode ser evidente em animais expostos. Para o dióxido de carbono, as principais lesões são de cianose.

Controle

A produção de sulfeto de hidrogênio no esterco pode ser inibida por aeração usando ar como agente oxidante ou o uso de agentes oxidantes químicos. O uso de sais ferrosos praticamente elimina a evolução do sulfeto de hidrogênio. A ventilação adequada com todas as portas e janelas abertas durante a remistura e a agitação do lodo reduzirá a concentração de sulfeto de hidrogênio para níveis não tóxicos. Animais e trabalhadores não devem entrar em estábulos fechados quando os fossos estão sendo esvaziados. Nos recintos de confinamento, a amônia geralmente não se acumula em níveis fatais, mas grande parte da perda econômica provém do consumo reduzido de alimentos e, possivelmente, do aumento da suscetibilidade a doenças respiratórias agudas ou crônicas. Limitar a suplementação proteica às necessidades reais tem sido considerado um meio de reduzir as perdas de nitrogênio e a resultante produção de amônia nas fezes e na urina.

LEITURA COMPLEMENTAR

Kerr LA, Johnson BJ, Burrows GE. Intoxication of cattle by Perilla frutescens (purple mint). Vet Hum Toxicol. 1986;28:412-416.

Yokoyama MT, Carlson JR, Dickinson EO. Ruminal and plasma concentrations of 3-methylindole associated with tryptophan-induced pulmonary edema and emphysema in cattle. Am J V. 1975;36:1349-1352.

REFERÊNCIAS BIBLIOGRÁFICAS

1. Parkinson OT, et al. J Vet Pharmacol Therp. 2012; 35:402.
2. Chen LJ, et al. Chem Res Toxicol. 2006;19:1320.
3. Mawhinney I, et al. Cattle Pract. 2009;17:96.
4. Nicholson SS. Vet Clin North Am Food A. 2011; 27:456.
5. Lee Y-J, et al. J Taiwan Agric Res. 2009;58:2114.

Plantas que causam doença pulmonar (toxinas não identificadas)

As seguintes plantas foram associadas a doenças pulmonares. As toxinas atualmente não foram identificadas.

- Dispneia e edema pulmonar:
  - Glechoma hederacea (= Nepeta hederacea: hera-de-canteiro)
  - *Gyrostemon* spp.: veneno de camelo
- Consolidação pulmonar e fibrose, caracterizada por dispneia e tosse (equinos):
  - Eupatorium (= Ageratina) adenophorum: abundância, inça-muito
  - *E. riparium*: flor-de-névoa
  - *Lactuca scariola*: alface-espinhosa.

DOENÇAS NEOPLÁSICAS DO TRATO RESPIRATÓRIO

As neoplasias decorrentes de infecção viral (adenocarcinoma nasal em ovinos, adenocarcinoma pulmonar em ovinos) e os tumores não neoplásicos (hematoma etmoidal equino) são discutidos em tópicos específicos deste capítulo.

Neoplasias pulmonares e pleurais

As neoplasias primárias dos pulmões, incluindo carcinomas e adenocarcinomas, são raras em animais e os tumores metastáticos também são relativamente incomuns em grandes animais. Os tumores primários relatados nos pulmões ou pleura de espécies de animais pecuários incluem:

- Equinos:
  - Tumores de células granulares são os tumores mais comuns que surgem no tecido pulmonar de equinos
  - Melanomas malignos em equinos tordilhos adultos
  - Adenocarcinoma pulmonar (ou primário ou como doença metastática)
  - Leiomiossarcoma pulmonar
  - Carcinoma broncogênico, carcinoma pulmonar, carcinoma de células escamosas broncogênico, condrossarcoma pulmonar e mixoma brônquico são tumores raros em pulmões de equinos
  - O mesotelioma surge da pleura visceral ou parietal
- Bovinos:
  - O adenocarcinoma pulmonar é o tumor pulmonar primário mais comumente relatado em bovinos. A ultraestrutura e a origem de alguns deles foram caracterizadas
  - A linfomatose em bovinos jovens pode ser acompanhada por localização pulmonar
- Ovinos:
  - O adenocarcinoma pulmonar de ovinos (retrovírus jaagsiekte ovino) é localmente comum em algumas áreas
- Caprinos:
  - Um tumor semelhante ao de células escamosas, assintomático, considerado um papiloma benigno, foi observado em 10 de uma série de 1.600 cabras adultas da raça Angorá. As lesões ocorreram principalmente nos lobos diafragmáticos, foram múltiplas em 50% dos casos e não evidenciaram malignidade, embora algumas tivessem centros necróticos
  - Relatou-se carcinoma broncoalveolar não relacionado com o vírus do adenocarcinoma ovino.[1]

Uma ampla variedade de tumores metastatiza para os pulmões, e esses tumores podem se originar em quase todos os tecidos ou órgãos. Uma série de neoplasias torácicas em 38 equinos incluiu linfossarcoma, carcinoma de células renais metastático, carcinomas pulmonares primários, carcinoma de células secundárias do estômago, mesotelioma pleural e melanoma maligno.

A etiologia dos tumores é desconhecida na maioria dos casos, com exceção daqueles que surgem decorrentes de infecções virais. Os tumores de células granulares em equinos surgem das células de Schwann do sistema nervoso periférico nos pulmões.

Caracteristicamente, os tumores primários pulmonares ou pleurais surgem em animais de meia-idade a idosos. A prevalência desses tumores não é bem documentada, embora sejam raros em estudos de abate de equinos. Os tumores ocorrem esporadicamente, com exceção daqueles associados a agentes infecciosos (linfomatose bovina, adenocarcinoma pulmonar ovino).

A patogênese dos tumores pulmonares inclui o comprometimento das trocas gasosas, quer por deslocamento do pulmão normal pelo tecido tumoral e pela atelectasia e necrose circundantes, quer pela obstrução das grandes vias respiratórias (p. ex., tumor de células granulares em equinos).

Achados clínicos

Os achados clínicos são aqueles normalmente associados à diminuição da capacidade vital dos pulmões e incluem dispneia que se desenvolve gradualmente, tosse e evidências de consolidação local na percussão e auscultação pulmonares. Não há febre ou toxemia, e a neoplasia pode ser confundida com um abscesso pulmonar crônico e encapsulado. Os principais achados clínicos incluíram perda de peso, inapetência, dispneia e tosse. Um carcinoma de células pequenas anaplásico do pulmão de um bezerro de 6 meses de idade localizado no tórax anterior causou inchaço crônico, anorexia e perda de peso corporal. Alguns tumores, notadamente o mesotelioma e o adenocarcinoma, causam acúmulo de líquido pleural. A osteopatia pulmonar hipertrófica ocorre em alguns animais com tumores pulmonares.

O adenocarcinoma pulmonar ovino pode sofrer metástase para o fígado, rins, músculo esquelético, trato gastrintestinal, baço, pele e glândulas adrenais.[2]

Os *tumores de células granulares* em equinos apresentam-se como tosse crônica e intolerância ao exercício em equinos sem sinais de doença infecciosa. À medida que a doença progride, há aumento da frequência respiratória e do esforço respiratório e perda de peso, sugestivos de asma (obstrução recorrente das vias respiratórias) grave. No entanto, os equinos não respondem ao tratamento para asma. A doença pode evoluir para *cor pulmonale* e insuficiência cardíaca direita. A massa brônquica é evidente no exame endoscópico ou radiográfico (Figuras 12.34 e 12.35). Não há alterações hematológicas ou de bioquímica sérica características.

Os hemangiossarcomas das cavidades torácicas dos equinos ocorrem e são evidentes como excesso de líquido pleural com uma alta contagem de eritrócitos.[3]

O *timoma*, ou *linfossarcoma* como parte da leucose viral bovina, não é incomum em bovinos e pode assemelhar-se a neoplasia pulmonar, mas geralmente há deslocamento e compressão do coração, resultando no deslocamento do choque de ponta e em insuficiência cardíaca congestiva. A presença de ingurgitamento jugular, edema ventral, taquicardia, timpanismo crônico e hidropericárdio podem causar diagnóstico errôneo de pericardite traumática. O tumor ou abscessos mediastínicos (massas torácicas craniais) podem ter efeito semelhante. Metástases para os linfonodos brônquicos podem causar obstrução do esôfago com disfagia e, em bovinos, timpanismo ruminal crônico. Este tumor também é comum em cabras, muitas das quais não apresentam doença clínica.

O exame *radiográfico* ou *ultrassonográfico* é útil para demonstrar a presença de uma massa nos pulmões ou no tórax. O *exame endoscópico* é útil para a detecção de tumores que invadem as grandes vias respiratórias, como os tumores de células granulares de equinos. A toracoscopia e a biopsia pleural podem ser úteis no diagnóstico de lesões nas superfícies pleurais.

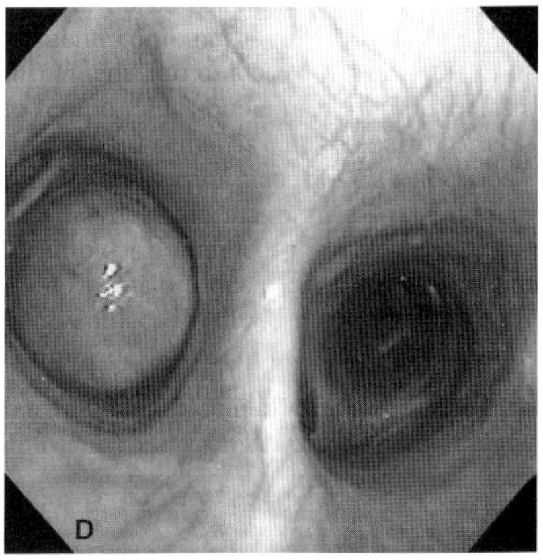

Figura 12.34 Visão endoscópica de um tumor de células granulares em equino. (Esta figura encontra-se reproduzida em cores no Encarte.)

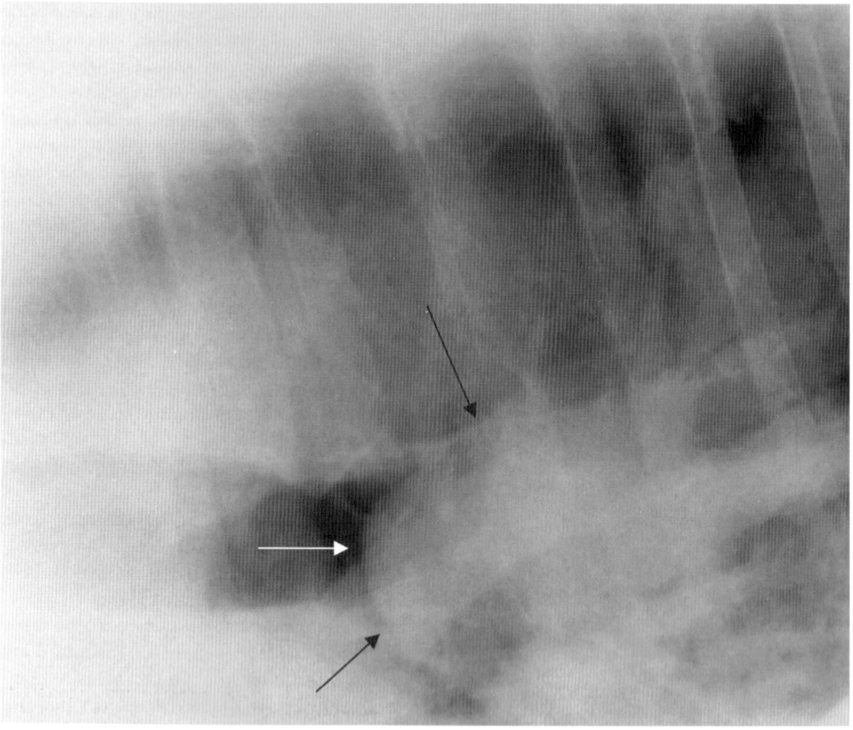

Figura 12.35 Radiografia torácica lateral de um equino adulto demonstrando tumor de células granulares (delineado pelas setas).

A natureza do tumor pode às vezes ser determinada pelo exame do *líquido pleural* – no qual alguns tumores eliminam células – ou do tecido tumoral obtido por biopsia. O exame do líquido pleural para a presença de células tumorais não é muito sensível, pois muitos tumores não eliminam um número suficiente de células para serem detectáveis, mas é bastante específico, pois a detecção de células anormais é diagnóstica.

Tratamento

Não há tratamento efetivo, com exceção da ressecção de tumores localizados. Os tumores de células granulares em equinos têm sido tratados com sucesso por ressecção pulmonar ou eletrocirurgia transendoscópica.[4,5]

LEITURA COMPLEMENTAR

Davis EG, Rush BR. Diagnostic challenges: equine thoracic neoplasia. Equine Vet Educ. 2013;25:96-107.

REFERÊNCIAS BIBLIOGRÁFICAS

1. Ortin A, et al. Vet Pathol. 2007;44:710.
2. Minguijon E, et al. J Comp Pathol. 2013;148:139.
3. Taintor J. Equine Vet Educ. 2014;26:499.
4. Sullins KE. Equine Vet Educ. 2015;27:306.
5. Van Heesewijk N, et al. Equine Vet Educ. 2015; 27:302.

DOENÇAS CONGÊNITAS E HEREDITÁRIAS DO TRATO RESPIRATÓRIO

Defeitos congênitos

Os defeitos congênitos primários são raros no trato respiratório dos animais. Os defeitos congênitos do palato mole de potros são relatados esporadicamente, os equinos com defeitos menores podem crescer normalmente e podem ser capazes de ter uma carreira atlética bem-sucedida para o uso pretendido.[1] A hipoplasia da epiglote é detectada ocasionalmente em equinos. A hipoplasia traqueal é reconhecida em bezerros e equinos miniatura. Os cistos broncogênicos são raros em potros[2] e bezerros[3] e resultam do desenvolvimento anormal do sistema traqueobrônquico durante o período embrionário. Os cistos broncogênicos podem causar desconforto respiratório e disfagia, particularmente quando localizados na região cervical. Os defeitos secundários, que estão associados a defeitos principais em outros sistemas, são mais comuns. A maioria dos defeitos está associada a defeitos da cavidade oral, face e calota craniana, particularmente fenda palatina. Os pulmões acessórios são registrados ocasionalmente, e se seus brônquios são vestigiais, os pulmões podem se apresentar como massas semelhantes a tumores que ocupam a maior parte do tórax. A hipoplasia pulmonar tem sido associada à hérnia diafragmática congênita. A hérnia retroesternal (hérnia de Morgagni), que é um defeito diafragmático ventral direito, foi cirurgicamente corrigida em equinos adultos como consequência do encarceramento do cólon maior; em todos os casos, o defeito foi considerado congênito.[4]

REFERÊNCIAS BIBLIOGRÁFICAS

1. Barakzai SZ, et al. Equine Vet J. 2014;46:185.
2. Matsuda K, et al. Vet Pathol. 2010;47:351.
3. Lee JY, et al. J Vet Diagn Invest. 2010;22:479.
4. Pauwels FF, et al. J Am Vet Med Assoc. 2007;231:427.